国家出版基金项目
NATIONAL PUBLICATION FOUNDATION

"十三五"国家重点图书出版规划项目
天津市重点出版扶持项目

Edward C. Halperin · David E. Wazer · Carlos A. Perez · Luther W. Brady

Perez and Brady's Principles and Practice of Radiation Oncology

Sixth Edition

Perez 和 Brady 放射肿瘤学 原理和实践

上卷

第 6 版

主 编 〔美〕 爱德华·C.海普林
戴维·E.沃泽
卡洛斯·A.佩雷兹
路德·W.布莱迪

主 译 于金明

副主译 岳金波 朱 慧 邢力刚

天津出版传媒集团

天津科技翻译出版有限公司

著作权合同登记号:图字:02 -2014 -86

图书在版编目(CIP)数据

Perez 和 Brady 放射肿瘤学原理和实践/(美)爱德华·C. 海普林(Edward C. Halperin)等主编;于金明主译.—天津:天津科技翻译出版有限公司,2019.3

书名原文:Perez and Brady's Principles and Practice of Radiation Oncology

ISBN 978 -7 -5433 -3917 -0

Ⅰ.①P… Ⅱ.①爱… ②于… Ⅲ.①肿瘤-放射治疗学 Ⅳ.①R730.55

中国版本图书馆 CIP 数据核字(2019)第 034180 号

Edward C. Halperin, David E. Wazer, Carlos A. Perez, Luther W. Brady: Perez and Brady's Principles and Practice of Radiation Oncology. ISBN:978 -1 -4511 -1648 -9

授权单位:Lippincott Williams & Wilkins Inc.
出　　版:天津科技翻译出版有限公司
出 版 人:刘 庆
地　　址:天津市南开区白堤路 244 号
邮政编码:300192
电　　话:(022)87894896
传　　真:(022)87895650
网　　址:www.tsttpc.com
印　　刷:山东临沂新华印刷物流集团有限责任公司
发　　行:全国新华书店
版本记录:889×1194　16 开本　145.25 印张　3500 千字
2019 年 3 月第 1 版　2019 年 3 月第 1 次印刷
定价:898.00 元　(上下卷)

(如发现印装问题,可与出版社调换)

主译简介

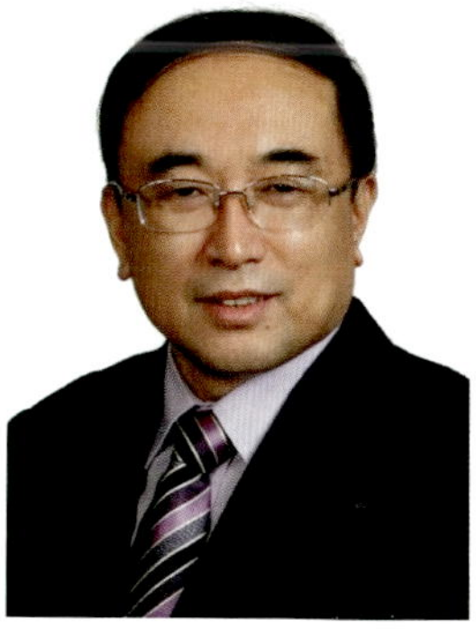

于金明 医学博士,博士研究生导师,中国工程院院士;山东省第十三届人大常委会委员、教科文卫委员会副主任委员;中共十七大党代表,全国第十届、第十二届和第十三届人大代表。

现任山东省医学科学院名誉院长、山东省肿瘤医院院长,中央联系的高级专家和中央保健会诊专家、中国抗癌协会副理事长、中华医学会放射肿瘤治疗学专业委员会名誉主任委员、中国抗癌协会肿瘤放射治疗专业委员会主任委员、山东省抗癌协会理事长。担任《中华肿瘤防治杂志》《中华放射肿瘤学杂志》等杂志主编或副主编。

1988—1993年在美国弗吉尼亚大学和哈佛大学从事肿瘤放射治疗研究,是我国现阶段开创性地开展肿瘤精确放疗新技术、新方法的开拓者之一,近年来带领其团队创造性地率先开展影像引导放射治疗、生物靶向放射治疗等多项新技术。其研究成果修改了美国、欧洲、加拿大和中国等多个国家的肿瘤临床治疗指南和规范。其率领的团队被山东省委、省政府评为"山东省十大优秀创新团队",并记集体一等功。其本人被中华医学会放射肿瘤治疗学分会授予"中国放射肿瘤事业特殊贡献奖"。

先后获得国家和省部级科技奖12项,其中作为项目第一完成人或主要负责人获得国家科技进步二等奖3项、山东省科技进步一等奖3项;2010年荣获山东省科学技术最高奖,2015年荣获何梁何利基金科学与技术进步奖。主持和参与国家重大专项课题和国家自然科学基金等项目20余项。出版或参编专著20余部,以第一作者或通讯作者在国内外杂志发表论文600余篇,其中SCI收录200余篇,被《新英格兰医学杂志》和《柳叶刀》等国外期刊引用500余次。多次应邀到美国哈佛大学、斯坦福大学等国际著名大学和医疗机构进行学术讲座,多次应邀到美国临床肿瘤学会(ASCO)年会和美国放射肿瘤学(ASTRO)年会等欧美国际学术大会做主题报告。近年来,先后培养了硕士研究生、博士研究生和博士后科研人员200余名。

先后被授予"全国劳动模范""山东省劳动模范""全国卫生系统劳动模范""山东省道德模范""山东省有突出贡献的中青年专家""卫生部有突出贡献中青年专家"等荣誉称号,获得全国五一劳动奖章。先后被评为山东省十大中青年科技专家,山东省十佳优秀专业技术人员,山东省委、省政府首批"泰山学者"特聘专家,山东省首批"泰山学者攀登计划"专家,全国优秀留学归国人员和国家人事部(现为中华人民共和国人力资源和社会保障部)特聘专家。2011年当选中国工程院院士。

副主译简介

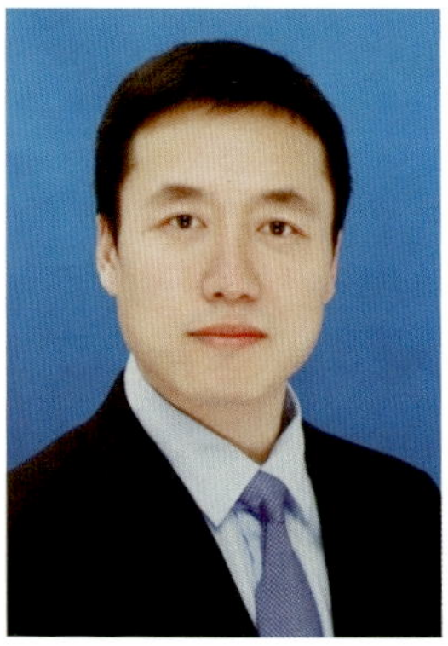

岳金波 肿瘤学博士，山东省肿瘤医院放一科副主任医师、硕士研究生导师、副主任，山东大学临床医学副教授，美国杜克大学肿瘤中心及美国MD安德森癌症中心访问学者。

承担多项国家自然科学基金面上项目、青年项目及省部级课题。以第一作者或通讯作者在*Lancet Oncology*等杂志发表SCI文章11篇。荣获山东省科技进步一等奖和三等奖、中华医学科技奖二等奖各1项。荣获“山东省肿瘤医院十佳青年医生”“山东省肿瘤医院优秀人才”称号。

担任中国医师协会肝癌专业委员会放疗学组副主任委员、*Radiation Oncology*杂志编委等。

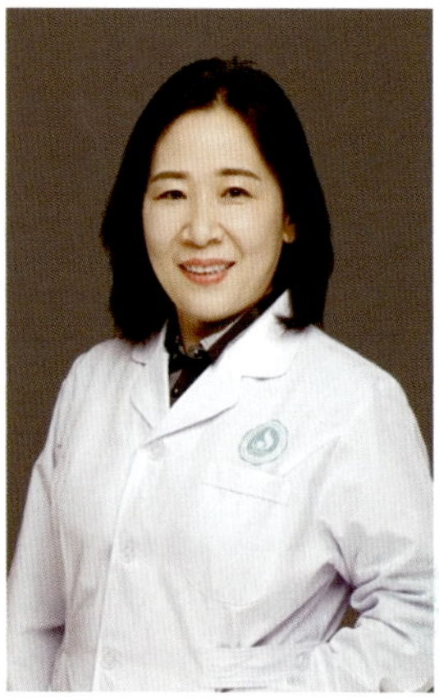

朱　慧 肿瘤学博士，博士后，山东省肿瘤医院放疗科特需病房副主任医师，硕士研究生导师，山东大学临床医学副教授，美国斯坦福大学肿瘤中心访问学者。

主持多项科技部重点项目子课题、山东省自然科学基金面上项目及山东省科技攻关项目。荣获山东省医学科技进步二等奖、山东省科技进步二等奖各1项。入选山东省肿瘤医院首届“十百千人才建设工程”。

担任中国抗癌协会肿瘤放射治疗专业委员会肺癌学组委员及青年委员会副主任委员、山东省抗癌协会放疗专业委员会青年委员会副主任委员、山东省医师协会肿瘤放疗医师分会住培委员会副主任委员。

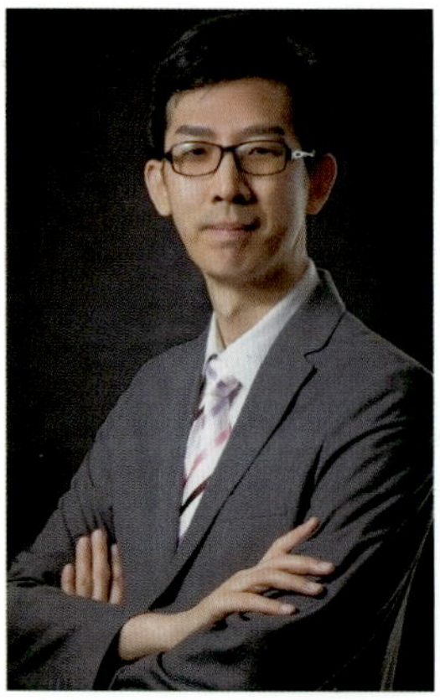

邢力刚 主任医师，博士研究生导师，山东省肿瘤医院科研部部长。担任中华医学会放射肿瘤治疗学分会委员、中国抗癌协会肿瘤放射治疗专业委员会委员、中国临床肿瘤学会肿瘤放射治疗专家委员会副主任委员等。

率领团队成为国内首家通过美国放射治疗协作组(RTOG)放疗质量认证的临床中心，承担RTOG在国内组织实施的首项多中心临床试验。以第一作者或通讯作者发表SCI论文30余篇。多次荣获省部级科技进步奖，荣获“中国肿瘤青年科学家奖”，以及“山东省有突出贡献的中青年专家”等荣誉称号。

译者名单

主　译　于金明

副主译　岳金波　朱　慧　邢力刚

译　者　（按姓氏汉语拼音排序）

白　曈　蔡鸿超　陈金龙　陈进琥　丁秀平　董鑫哲　段敬豪
范秉杰　冯　帅　巩贯中　巩合义　郭培芬　郭秋芬　韩安勤
韩大力　胡　漫　蒋力扬　井绪泉　寇培思　李　莉　李成强
李澄明　李大鹏　李慧慧　李明焕　李晓琳　李彦康　李振祥
刘　奥　刘　静　刘　潇　刘成新　刘希军　刘治超　栾晓慧
罗毅君　马长升　石　芳　苏艳霞　孙明萍　陶　城　王　哲
王琳琳　王世江　王银霞　吴　倩　谢　鹏　邢　军　邢力刚
徐　瑾　薛　松　闫洪江　严晓慧　杨　佳　尹月菊　于金明
余以珊　袁令芹　袁双虎　岳金波　张　璐　张　栩　张　盈
张竞泽　张娜莎　张晓丽　赵　芬　赵汉玺　周　跃　朱　慧
朱　健　朱婉琦　朱文尧

主编简介

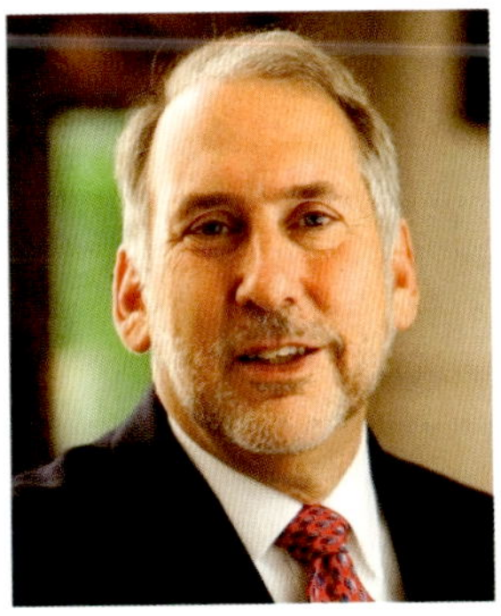

爱德华·C.海普林(Edward C. Halperin)

医学博士，文学硕士

纽约医学院院长和卫生部部长

纽约医学院(瓦尔哈拉)和杜鲁大学生物医学系主任

放射肿瘤学、儿科学和历史学教授

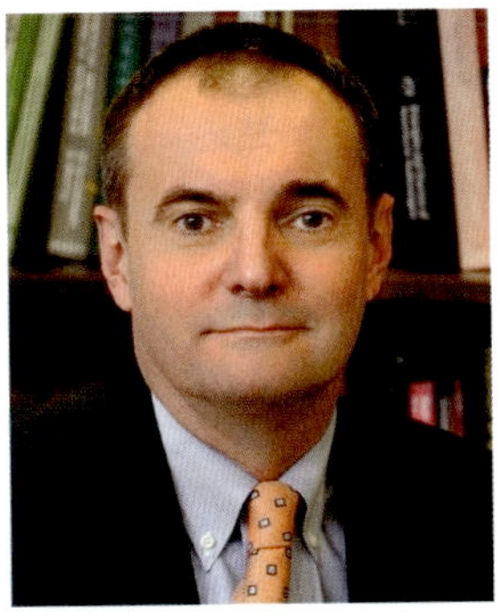

戴维·E.沃泽(David E. Wazer)

医学博士，美国放射肿瘤学协会院士

美国马萨诸塞州波士顿塔夫斯大学医学院、塔夫斯医学中心、罗德岛州普罗维登斯布朗大学医学院、罗德岛医院放射肿瘤科主任、教授

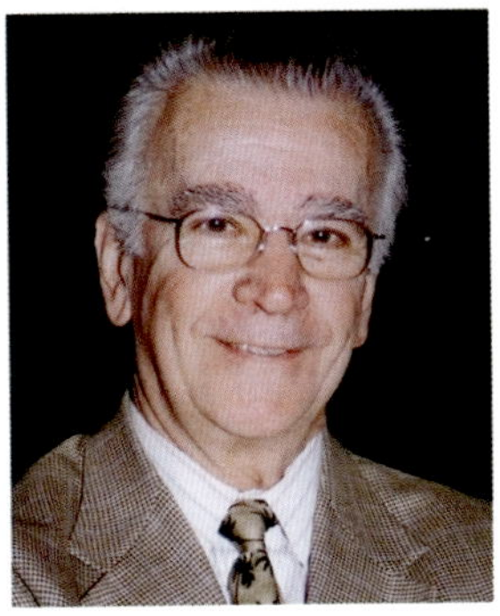

卡洛斯·A.佩雷兹(Carlos A. Perez)

医学博士

美国密苏里州圣路易斯市华盛顿大学斯特曼癌症中心马林克罗特放射肿瘤研究所名誉教授

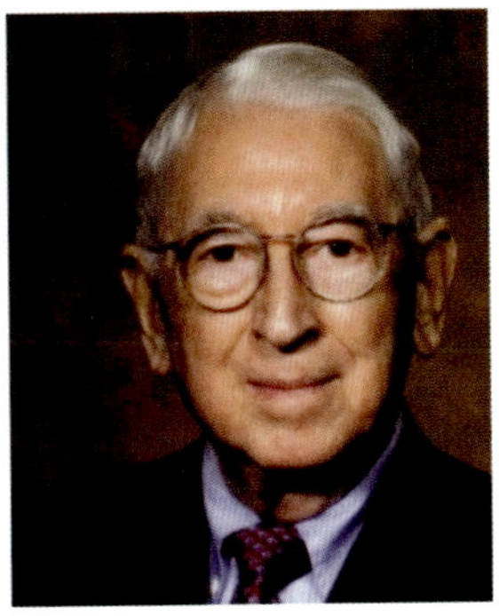

路德·W.布莱迪(Luther W. Brady)

医学博士

美国癌症协会临床肿瘤学杰出教授

美国宾夕法尼亚州费城德雷塞尔大学医学院放射肿瘤学系教授、临床肿瘤学教授

编者名单

David J. Adelstein, MD
Professor of Medicine
Cleveland Clinic Lerner College of Medicine of Case Western Reserve University
Cleveland, Ohio

Anesa Ahamad, MD
Associate Lecturer
Faculty of Medical Sciences
University of the West Indies
St. Augustine, Trinidad Tobago

Kaled M. Alektiar, MD
Department of Radiation Oncology
Memorial Sloan Kettering Cancer Center
New York, New York

Robert J. Amdur, MD
Department of Radiation Oncology
College of Medicine
University of Florida
Gainesville, Florida

K. Kian Ang, MD, PhD
Professor
Department of Radiation Oncology
The University of Texas MD Anderson Cancer Center
Houston, Texas

Douglas W. Arthur, MD
Professor and Vice Chairman
Virginia Commonwealth University
VCU Massey Cancer Center
Richmond, Virginia

Elizabeth H. Baldini, MD, MPH
Associate Professor
Harvard Medical School
Radiation Oncology Director
Bone and Soft Tissue Sarcoma Program
Dana-Farber Cancer Institute and Brigham and Women's Hospital
Boston, Massachusetts

Michael Baumann, MD
Medical Faculty and University Hospital Carl Gustav Carus
Department of Radiation Oncology and OncoRay
National Center for Radiation Research in Oncology Dresden
Technical University of Dresden
Dresden, Germany

Jose G. Bazan, MD, MS
Resident, Department of Radiation Oncology
Stanford Cancer Center
Stanford, California

Stanley Benedict, PhD
Director, Radiological Physics
Department of Radiation Oncology
University of Virginia Health System
Charlottesville, Virginia

Ross Berkowitz, MD
Brigham and Women's Hospital/Dana-Farber Cancer Institute
Harvard Medical School
Boston, Massachusetts

Eric J. Bernhard, PhD
Chief, Radiotherapy Development Branch
Radiation Research Program, Division of Cancer Treatment and Diagnosis (DCTD)
National Cancer Institute
Washington, D.C.

Jeffrey D. Bradley, MD
Washington University School of Medicine
St. Louis, Missouri

Luther W. Brady, MD
Distinguished University Professor
Hylda Cohn/American Cancer Society Professor of Clinical Oncology
Professor, Department of Radiation Oncology
Drexel University College of Medicine
Philadelphia, Pennsylvania

John C. Breneman, MD
Charles M. Barrett Professor of Radiation Oncology and Adjunct Professor of Neurosurgery
University of Cincinnati College of Medicine
Cincinnati Children's Hospital Medical Center
Cincinnati, Ohio

David J. Brenner, PhD, DSc
Center for Radiological Research
Columbia University Medical Center
New York, New York

James D. Brierley, MS, MB, FRCP, FRCR, FRCPC
Professor, Department of Radiation Oncology
University of Toronto
Princess Margaret Hospital
Toronto, Ontario, Canada

David M. Brizel, MD
Leonard R. Prosnitz Professor of Radiation Oncology
Department of Radiation Oncology
Duke University Medical Center
Durham, North Carolina

Richard T. Bryan, MBChB, PhD, MRCS
Senior Research Fellow
School of Cancer Sciences
University of Birmingham
Edgbaston, Birmingham, United Kingdom

Thomas A. Buchholz, MD, FACR
Division Head
Radiation Oncology
The University of Texas MD Anderson Cancer Center
Houston, Texas

Jeffrey Buchsbaum, MD, PhD, AM
Associate Professor
Departments of Radiation Oncology, Pediatrics, and Neurological Surgery
Indiana University School of Medicine
Indiana University Health Proton Therapy Center
Bloomington, Indiana

Theresa M. Busch, PhD
Department of Radiation Oncology
University of Pennsylvania
Philadelphia, Pennsylvania

Jacek Capala, PhD, DSc
Program Director, Clinical Radiation Oncology Branch
Radiation Research Program
Division of Cancer Treatment and Diagnosis
National Cancer Institute/National Institutes of Health
Rockville, Maryland

Christian Carrie, MD
Head, Radiotherapy Department
Medical Director
Centre Leon Berard
Lyon, France

Barrie R. Cassileth, PhD, MS
Integrative Medicine Service
Memorial Sloan-Kettering Cancer Center
New York, New York

Keith A. Cengel, MD, PhD
Department of Radiation Oncology
University of Pennsylvania
Philadelphia, Pennsylvania

K.S. Clifford Chao, MD
Chu H. Chang Distinguished Professor and Chairman
Radiation Oncology
College of Physicians and Surgeons
Columbia University
Professor and Chief
Radiation Oncology
Weill Cornell Medical College
Cornell University
Chairman, Radiation Oncology
New York-Presbyterian Hospital
New York, New York

Zhe Chen, PhD
Associate Professor, Department of Therapeutic Radiology
Hunter Radiation Therapy Center
Yale University School of Medicine
New Haven, Connecticut

Skye H. Cheng, MD
Chief
Department of Radiation Oncology
Koo Foundation Sun Yat-Sen Cancer Center, Taipei, Taiwan
Clinical Professor
Radiation Medicine
National Yang-Ming Medical University, Taipei, Taiwan
Adjunct Associated Professor, Department of Radiation Oncology
Duke University Medical Center
Durham, North Carolina

Sravana Chennupati, MD
Resident
Department of Radiation Medicine
Oregon Health & Science University
Portland, Oregon

Indrin J. Chetty, PhD
Department of Radiation Oncology
Henry Ford Health System
Detroit, Michigan

Junzo P. Chino, MD
Assistant Professor
Department of Radiation Oncology
Duke University Medical Center
Durham, North Carolina

Hak Choy, MD
Professor and Chairman
Department of Radiation Oncology
University of Texas Southwestern Medical Center
Dallas, Texas

Jared D. Christensen, MD
Assistant Professor
Department of Radiology Cardiothoracic Division
Duke University Medical Center
Durham, North Carolina

Hans T. Chung, MD, FRCPC
Assistant Professor
Department of Radiation Oncology
University of Toronto
Odette Cancer Centre
Sunnybrook Health Sciences Centre
Toronto, Ontario, Canada

John J. Coen, MD
Department of Radiation Oncologist
Hartford Radiation Oncology Associates, PC
Hartford, Connecticut

C. Norman Coleman, MD
Associate Director
Radiation Research Program
Division of Cancer Treatment and Diagnosis
National Cancer Institute
Bethesda, Maryland

Stephanie E. Combs, MD
Vice Chairman
Department of Radiation Oncology
University Hospital of Heidelberg
Heidelberg, Germany

Louis S. Constine, MD
Professor and Vice Chair, Department of Radiation Oncology
Professor, Department of Pediatrics
James P. Wilmot Cancer Center
University of Rochester Medical Center
Rochester, New York

Jay S. Cooper, MD
Director
Department of Radiation Oncology
Maimonides Cancer Center
Brooklyn, New York

Nils Cordes, MD, PhD
Head, Molecular Targeting Group
OncoRay Center for Radiation Research in Oncology Medical Faculty Carl Gustav Carus
University of Technology Dresden
Dresden, Germany

Edwin Crandley, MD
Department of Radiation Oncology
University of Virginia
Charlottesville, Virginia

Bernard J. Cummings, MB, ChB, FRCPC
Professor, Department of Radiation Oncology
University of Toronto
Toronto, Ontario, Canada

Brian G. Czito, MD
Associate Professor
Department of Radiation Oncology
Duke University Medical Center
Durham, North Carolina

Roi Dagan, MD
Department of Radiation Oncology,
College of Medicine, University of Florida
Gainesville, Florida

Megan E. Daly, MD
Assistant Professor
Department of Radiation Oncology
UC Davis Medical Center
Sacramento, California

Rupak K. Das, PhD
Professor
Department of Human Oncology
University of Wisconsin
Madison, Wisconsin

Barnali Dasgupta, MD
Research Fellow
Department of Radiation Oncology
Indiana University School of Medicine
Indianapolis, Indiana

Roy H. Decker, MD, PhD
Assistant Professor
Department of Therapeutic Radiology
Yale University School of Medicine
New Haven, Connecticut

Gary Deng, MD, PhD
Integrative Medicine Service
Memorial Sloan-Kettering Cancer Center
New York, New York

Albert S. DeNittis, MD
Chief, Department of Radiation Oncology
Lankenau Hospital
Associate Professor
Lankenau Institute for Medical Research
Wynnewood, Pennsylvania

Phillip M. Devlin, MD, FACR
Chief, Division of Brachytherapy
Dana-Farber/Brigham and Women's Cancer Center
Associate Professor
Harvard Medical School
Boston, Massachusetts

Mark W. Dewhirst, DVM, PhD
Professor of Pathology and Biomedical Engineering
Gustavo S. Montana Professor
Director of Tumor Microcirculation Laboratory
Department of Radiation Oncology
Duke University Medical Center
Durham, North Carolina

James A. Deye, PhD
Radiation Research Program
National Cancer Institute
Rockville, Maryland

James J. Dignam, PhD
Associate Professor, Biostatistics
Department of Health Studies
The University of Chicago
Chicago, Illinois
Group Statistician
Radiation Therapy Oncology Group
American College of Radiology
Philadelphia, Pennsylvania

Bernadine R. Donahue, MD
Department of Radiation Oncology
Maimonides Cancer Center
Brooklyn, New York
Department of Radiation Oncology
New York University School of Medicine
New York, New York

Sarah S. Donaldson, MD
Catharine and Howard Avery Professor
Department of Radiation Oncology
Stanford University School of Medicine
Department of Radiation Oncology
Stanford, California

Lei Dong, PhD
Department of Radiation Physics
The University of Texas MD Anderson Cancer Cen
Houston, Texas

James G. Douglas, MD, MS
Professor
Department of Radiation Oncology
Indiana University School of Medicine
Medical Director
Indiana University Health Proton Therapy Center
Bloomington, Indiana

Dan G. Duda, DMD, PhD
Assistant Professor of Radiation Oncology
Edwin L. Steele Laboratory for Tumor Biology
Department of Radiation Oncology
Massachusetts General Hospital and Harvard Medical School
Boston, Massachusetts

Tony Y. Eng, MD
Professor and Vice Chair
Radiation Oncology Department
University of Texas Health Science Center at San Antonio
Cancer Therapy and Research Center
San Antonio, Texas

Joshua Evans, PhD
Assistant Professor of Medical Physics
Department of Radiation Oncology
Virginia Commonwealth University
Richmond, Virginia

Jean-Pierre Farmer, MD
Professor of Neurosurgery and Oncology
McGill University
Montreal, Quebec, Canada

Jarod C. Finlay, PhD
Assistant Professor
Department of Radiation Oncology
University of Pennsylvania
Philadelphia, Pennsylvania

John C. Flickinger, MD
Professor of Radiation Oncology
University of Pittsburgh School of Medicine
Pittsburgh, Pennsylvania

Franklin P. Flowers, MD
Professor Emeritus of Dermatology
University of Florida College of Medicine
Gainesville, Florida

Silvia C. Formenti, MD
Sandra and Edward Meyer Professor and Chair
Department of Radiation Oncology
New York University School of Medicine
New York, New York

Steven J. Frank, MD
Associate Professor
Department of Radiation Oncology
The University of Texas MD Anderson Cancer Center
Houston, Texas

Carolyn R. Freeman, MBBS, FRCPC
Professor of Oncology and Pediatrics
Mike Rosenbloom Chair in Radiation Oncology
McGill University
Montreal, Quebec, Canada

C. David Fuller, MD
Assistant Professor
Department of Radiation Oncology
The University of Texas MD Anderson Cancer Center
Houston, Texas

Hiram Gay, MD
Assistant Professor
Department of Radiation Oncology
Washington University School of Medicine
St. Louis, Missouri

Iris C. Gibbs, MD
Associate Professor
Stanford University
Stanford, California

Maura L. Gillison, MD, PhD
Professor and Jeg Coughlin Chair of Cancer Research
Ohio State University Comprehensive Cancer Center
Columbus, Ohio

Daniel R. Gomez, MD
Assistant Professor
Department of Radiation Oncology
The University of Texas MD Anderson Cancer Center
Houston, Texas

Vanai Gondi, MD
Chief Resident
Department of Human Oncology
University of Wisconsin Comprehensive Cancer Center
Madison, Wisconsin

Sharad Goyal, MD, MS
Assistant Professor
Department of Radiation Oncology
University of Medicine & Dentistry of New Jersey–Robert Wood Johnson Medical School
Cancer Institute of New Jersey
New Brunswick, New Jersey

Sean Grimm, MD
Assistant Professor
Department of Neurology
Northwestern University Feinberg School of Medicine
Chicago, Illinois

Amitabh Gulati, MD
Department of Anesthesia
Memorial Sloan-Kettering Cancer Center
New York, New York

Bruce G. Haffty, MD
Professor and Chairman
Department of Radiation Oncology
University of Medicine & Dentistry of New Jersey–Robert Wood Johnson Medical School
Associate Director
The Cancer Institute of New Jersey
New Brunswick, New Jersey

Caroline L. Halloway, MD, FRCR(C)
Clinical Assistant Professor
University of British Columbia
Radiation Oncologist
BC Cancer Agency
Victoria, British Columbia, Canada

Edward C. Halperin, MD, MA
Chancellor for Health Affairs and Chief Executive Officer
New York Medical College
Professor of Radiation Oncology, Pediatrics, and History
Provost for Biomedical Affairs
Touro College and University
Valhalla, New York

Timothy P. Hanna, MD, MSc, FRCPC
Radiation Oncology Research Fellow
Collaboration for Cancer Outcomes Research and Evaluation (CCORE)
Liverpool Hospital
New South Wales, Australia

James E. Hansen, MD, MS
Chief Resident in Therapeutic Radiology
Yale University School of Medicine
New Haven, Connecticut

Paul M. Harari, MD
Jack Fowler Professor and Chairman of Human Oncology
University of Wisconsin
Madison, Wisconsin

William F. Hartsell, MD
Medical Director
CDH Proton Center, A ProCure Center
Warrenville, Illinois

Laura J. Havrilesky, MD, MHSc
Associate Professor
Department of Obstetrics and Gynecology, Division of Gynecologic Oncology
Duke University Medical Center
Durham, North Carolina

Jaroslaw T. Hepel, MD
Department of Radiation Oncology
Brown University
Rhode Island Hospital
Providence, Rhode Island
Tufts University
Tufts Medical Center
Boston, Massachusetts

Felix Ho, BS
Research Assistant
Department of Radiation Oncology
Memorial Sloan-Kettering Cancer Center
New York, New York

David C. Hodgson, MD, PRCPC
Department of Radiation Oncology
University of Toronto
Princess Margaret Hospital
Toronto, Ontario, Canada

Henry T. Hoffman, MD
Professor of Otolaryngology, Head and Neck Surgery
University of Iowa
Iowa City, Iowa

Richard T. Hoppe, MD
The Henry S. Kaplan-Harry Lebeson Professor in Cancer Biology
Professor and Chairman
Department of Radiation Oncology
Stanford University
Stanford, California

Jiayi Huang, MD
Assistant Professor
Department of Radiation Oncology
Washington University School of Medicine in St. Louis
St. Louis, Missouri

Andrew T. Huang, MD
President and CEO
Koo Foundation Sun Yat-Sen Cancer Center
Taipei City, Taiwan
Professor of Medicine
Duke University
Durham, North Carolina

Syed A. Hussain, MD
Clinical Senior Lecturer and Consultant in Medical Oncology
University of Liverpool and Clatterbridge Centre for Oncology
Liverpool, United Kingdom

Hirota Inaba, MD, PhD
Associate Member
Leukemia/Lymphoma Division
Department of Oncology
St. Jude Children's Research Hospital
Memphis, Tennessee

Siavash Jabbari, MD
Radiation Oncologist
Barnhart Cancer Center
Sharp Chula Vista Medical Center
Chula Vista, California

Rakesh K. Jain, PhD
A.W. Cook Professor of Tumor Biology
Director, Edwin L. Steele Laboratory for Tumor Biology
Department of Radiation Oncology
Massachusetts General Hospital and Harvard Medical School
Boston, Massachusetts

Nicholas James, BSc, MBBS, PhD, FRCP, FRCR
Professor of Clinical Oncology
School of Cancer Sciences
University of Birmingham
Honorary Consultant in Clinical Oncology
Edgbaston, Birmingham, United Kingdom

John A. Kalapurakal, MD
Professor
Radiation Oncology
Northwestern University Feinberg School of Medicine
Chicago, Illinois

Tadashi Kamada, MD, PhD
Director
Research Center for Charged Particle Therapy
National Institute of Radiological Sciences
Chiba, Japan

Josephine Kang, MD, PhD
Attending Physician
Flushing Radiation Oncology Services
Queens, New York

Rojano Kashani, PhD
Instructor
Department of Radiation Oncology
Washington University School of Medicine
St. Louis, Missouri

Brian D. Kavanagh, MD, MPH
Professor of Radiation Oncology
University of Colorado School of Medicine
Aurora, Colorado

Christopher R. Kelsey, MD
Assistant Professor
Department of Radiation Oncology
Duke University Medical Center
Durham, North Carolina

D. Nathan Kim, MD, PhD
Assistant Professor
Department of Radiation Oncology
University of Texas Southwestern Medical Center
Dallas, Texas

Youn H. Kim, MD
Professor of Dermatology
Stanford University School of Medicine
Stanford, California

Thomas J. Kinsella, MS, MD
Research Scholar Professor
Department of Radiation Oncology
Warren Alpert Medical School of Brown University
Rhode Island Hospital
Providence, Rhode Island

John P. Kirkpatrick, MD, PhD
Associate Professor and Clinical Director
Department of Radiation Oncology
Duke University Medical Center
Durham, North Carolina

Jessica M. Kirwan, MA
Research Coordinator
Department of Radiation Oncology
University of Florida
Gainesville, Florida

Eric E. Klein, PhD
Professor
Department of Radiation Oncology
Washington University School of Medicine
St. Louis, Missouri

Mechthild Krause, MD
OncoRay–National Center for Radiation Research in Oncology
Medical Faculty Carl Gustav Carus
Technische Universität
Dresden, Germany

Timothy J. Kruser, MD
Resident Physician
Department of Human Oncology
University of Wisconsin
Madison, Wisconsin

Abraham Kuten, MD
Director, Department of Oncology
RAMBAM Health Care Campus
Haifa, Israel

Young Kwok, MD
Associate Professor
Department of Radiation Oncology
University of Maryland School of Medicine
Baltimore, Maryland

Chelsea D. Landon, MS
Department of Pathology
Duke University Medical Center
Durham, North Carolina

Corey J. Langer, MD
Professor of Internal Medicine
Hospital of the University of Pennsylvania
Director of Thoracic Oncology
Department of Medicine
Perelman Center for Advanced Medicine
Abramson Cancer Center
Philadelphia, Pennsylvania

Brian D. Lawenda, MD
Clinical Director
21st Century Oncology
Las Vegas, Nevada
Adjunct Assistant Professor
Department of Radiation Oncology
Indiana University School of Medicine
Indianapolis, Indiana

Yaacov Richard Lawrence, MA, MBBS, MRCP
Director
Center for Translational Research in Radiation Oncology
Sheba Medical Center, Israel
Assistant Professor (Adjunct)
Department of Radiation Oncology
Jefferson Medical College of Thomas Jefferson University
Philadelphia, Pennsylvania

Nancy Y. Lee, MD
Department of Radiation Oncology
Memorial Sloan-Kettering Cancer Center
New York, New York

Larissa Lee, MD
Brigham and Women's Hospital/Dana-Farber Cancer Institute
Harvard Medical School
Boston, Massachusetts

X. Allen Li, PhD, DABMP, FAAPM
Professor and Chief of Medical Physics
Director, Physics Residency Program
Medical College of Wisconsin
Milwaukee, Wisconsin

Zuofeng Li, PhD
University of Florida Proton Therapy Institute
Jacksonville, Florida

Bruce Libby, PhD
Department of Radiation Oncology
University of Virginia
Charlottesville, Virginia

Yolande Lievens, MD, PhD
Head of Department of Radiotherapy
University Hospital Ghent
Professor in Radiotherapy
Ghent University
Ghent, Belgium

Ray Lin, MD
Medical Director
Department of Radiation Oncology
Scripps Green Hospital
La Jolla, California

Mirrorer M. Liu, MD
Assistant Member of Koo-Foundation Sun Yat-Sen Cancer Center
Taipei City, Taiwan

Benjamin H. Lok, MD
New York University School of Medicine
Memorial Sloan-Kettering Cancer Center
New York, New York

Laurel J. Lyckholm, MD
Sydney Page Professor of Bioethics and Humanities
Division of Hematology/Oncology & Palliative Care Medicine
Virginia Commonwealth University Health System
Richmond, Virginia

Roger M. Macklis, MD
Staff Physician
Department of Radiation Oncology
Taussig Cancer Institute, Cleveland Clinic
Professor of Medicine
Cleveland Clinic Lerner College of Medicine
Cleveland, Ohio

Anthony A. Mancuso, MD
Professor and Chairman
Department of Radiology
Professor of Otolaryngology
University of Florida College of Medicine
Gainesville, Florida

Rafael R. Mañon, MD
Section Leader
Head and Neck and Gynecologic Radiation Oncology
MD Anderson Cancer Center—Orlando
Orlando, Florida

David B. Mansur, MD
Associate Professor and Vice Chair for Education
Department of Radiation Oncology
Case Western Reserve University School of Medicine
Director of Pediatric and Hematologic Radiation Oncology
University Hospitals Seidman Cancer Center
Rainbow Babies and Children's Hospital
Cleveland, Ohio

Robert B. Marcus, Jr., MD
Gulf Region Radiation Oncology Centers
Pensacola, Florida

Timothy D. Marinetti, PhD
Senior Grants Manager and Editor
Department of Radiation Oncology
College of Physicians and Surgeons
Columbia University
New York, New York

Peter W. Marks, MD
Department of Internal Medicine
Yale University School of Medicine
New Haven, Connecticut

Lawrence B. Marks, MD, FASTRO
Professor and Chair
Department of Radiation Oncology
University of North Carolina School of Medicine
North Carolina Cancer Hospital
Chapel Hill, North Carolina

Ursula Matalonis, MD
Brigham and Women's Hospital/Dana-Farber Cancer Institute
Harvard Medical School
Boston, Massachusetts

William H. McBride, PhD, DSc
Department Radiation Oncology
David Geffen School Medicine
University of California
Los Angeles, California

Minesh P. Mehta, MD
Professor, Radiation Oncology
University of Maryland
Director
Maryland Proton Therapy Center
Baltimore, Maryland

Loren K. Mell, PhD
Associate Professor and Director
Division of Clinical and Translational Research
Department of Radiation Medicine and Applied Sciences
UC San Diego Moores Cancer Center
La Jolla, California

Nancy Price Mendenhall, MD
Medical Director
Proton Therapy Institute
Jacksonville, Florida

William M. Mendenhall, MD
Department of Radiation Oncology
University of Florida College of Medicine
Gainesville, Florida

Monika L. Metzger, MD, MSc
Associate Member
Department of Oncology
St. Jude Children's Research Hospital
Memphis, Tennessee

Jeff M. Michalski, MD, MBA, FACR, FASTRO
The Carlos A. Perez Distinguished Professor of Radiation Oncology
Vice Chair and Director of Clinical Programs
Department of Radiation Oncology
Washington University School of Medicine
Siteman Cancer Center and Barnes-Jewish Hospital
St. Louis, Missouri

Joseph Mikhael, MD
Department of Hematology and Medical Oncology
Mayo Clinic Arizona
Scottsdale, Arizona

Michael T. Milano, MD
Associate Professor
Department of Radiation Oncology
James P. Wilmot Cancer Center
University of Rochester Medical Center
Rochester, New York

Radhe Mohan, PhD, FAAPM
Professor
Department of Radiation Physics
Division of Radiation Oncology
The University of Texas MD Anderson Cancer Center
Houston, Texas

Gustavo S. Montana, MD
Professor
Department of Radiation Oncology
Duke University Medical Center
Durham, North Carolina

Gerard C. Morton, MB BCh BAO, MRCPI, FRCPC, FFRRCSI
Associate Professor
Department of Radiation Oncology
University of Toronto
Sunnybrook Odette Cancer Centre
Toronto, Ontario, Canada

Ben Movsas, MD
Chairman, Department of Radiation Oncology
Henry Ford Health System
Detroit, Michigan

Arno J. Mundt, III, MD, FACRO
Professor and Chair
Department of Radiation Medicine and Applied Sciences
University of California San Diego
Rebecca and John Moores Comprehensive Cancer Center
La Jolla, California

Jeffrey N. Myers, MD, PhD, FACS
Professor
Department of Head and Neck Surgery
Division of Surgery
The University of Texas MD Anderson Cancer Center
Houston, Texas

Subir Nag, MD, FACR, FACRO
Director of Brachytherapy Services
Department of Radiation Oncology
Kaiser Permanente
Santa Clara, California
Clinical Professor (Affiliated)
Department of Radiation Oncology
Stanford School of Medicine
Stanford, California

Elizabeth M. Nichols, MD
Chief Resident
Department of Radiation Oncology
University of Maryland School of Medicine
Baltimore, Maryland

Ajay Niranjan, MD, MBA
Associate Professor of Neurological Surgery
Director, UPMC Brain Mapping Center (MEG)
Associate Director, Center for Image-Guided Neurosurgery
Director of Radiosurgery Research
Department of Neurological Surgery
University of Pittsburgh
Pittsburgh, Pennsylvania

William P. O'Meara, MD, MPH
Lahey Clinic Medical Center
Burlington, Massachusetts

Nitin A. Pagedar, MD
Assistant Professor of Otolaryngology, Head and Neck Surgery
University of Iowa
Iowa City, Iowa

Manisha Palta, MD
Assistant Professor
Department of Radiation Oncology
Duke University Medical Center
Durham, North Carolina

Roy A. Patchell, MD
Chairman of Neurology
Barrow Neurological Institute
Phoenix, Arizona

Prashant Patel, MBBS, FRCSEd (Urol), PhD
Consultant Urological Surgeon and Senior Lecturer
Department of Urology
Queen Elizabeth Hospital NHS Trust
School of Cancer Sciences
University of Birmingham
Birmingham, United Kingdom

Todd Pawlicki, PhD
Associate Professor
Director of Medical Physics
Director of Clinical Operations
Department of Radiation Oncology
University of California, San Diego
San Diego, California

Carlos A. Perez, MD
Professor Emeritus
Department of Radiation Oncology
Mallinckrodt Institute of Radiology
Siteman Cancer Center
Washington University
St. Louis, Missouri

Pascal Pommier, MD, PhD
Department of Radiation Oncology
Centre Léon Bérard
Lyon, France

Leonard R. Prosnitz, MD
Professor and Chairman, Emeritus
Department of Radiation Oncology
Duke University Medical Center
Durham, North Carolina

James A. Purdy, PhD
Professor and Vice Chairman
Department of Radiation Oncology
Director, Physics Division
University of California, Davis
Sacramento, California

Harry Quon, MD
Department of Radiation Oncology and Molecular Radiation Sciences
Department of Otolaryngology-Head and Neck Surgery
The Johns Hopkins University
Baltimore, Maryland

Ramji R. Rajendran, MD, PhD
Department of Radiation Oncology
The Cancer Institute at Alexian Brothers Medical Center
Elk Grove Village, Illinois

Shyam S. Rao, MD, PhD
Assistant Attending
Department of Radiation Oncology
Memorial Sloan-Kettering Cancer Center
New York, New York

William F. Regine, MD
Professor and Chairman
Department of Radiation Oncology
University of Maryland Medical Center
Baltimore, Maryland

Ramesh Rengan, MD, PhD
Assistant Professor
Chief, Thoracic Service
Department of Radiation Oncology
Hospital of the University of Pennsylvania
Perelman Center for Advanced Medicine
Philadelphia, Pennsylvania

Nadeem Riaz, MD, MSc
Resident
Department of Radiation Oncology
Memorial Sloan-Kettering Cancer Center
New York, New York

Mack Roach, III, MD
Professor and Chairman
Department of Radiation Oncology
University of California, San Francisco
San Francisco, California

Kenneth B. Roberts, MD
Associate Professor of Therapeutic Radiology
Yale University School of Medicine
New Haven, Connecticut

Cliff Robinson, MD
Assistant Professor
Department of Radiation Oncology
Washington University in St. Louis
St. Louis, Missouri

Joseph K. Salama, MD
Associate Professor
Department of Radiation Oncology
Duke University
Durham, North Carolina

Nicholas J. Sanfilippo, MD
Assistant Professor
Department of Radiation Oncology
New York University School of Medicine
New York, New York

Paul J. Schilling, MD, FACRO
Community Cancer Center of North Florida
Gainesville, Florida

Granger R. Scruggs, MD
Department of Radiation Oncology
Baylor University Medical Center—Dallas
Texas Oncology
Dallas, Texas

Stuart Seropian, MD
Associate Professor of Medicine (Hematology)
Yale Cancer Center
New Haven, Connecticut

Jeremy Setton, MD
Department of Radiation Oncology
Memorial Sloan-Kettering Cancer Center
New York, New York

Hiral K. Shah, MD
Radiation Oncologist
Pinellas Radiation Oncology Associates
Clearwater, Florida

Lawrence J. Sheplan Olsen, MD
Resident
Department of Radiation Oncology
Cleveland Clinic
Cleveland, Ohio

Charles B. Simone, II, MD
Assistant Professor
Department of Radiation Oncology
Perelman School of Medicine at the University of Pennsylvania
Philadelphia, Pennsylvania

Heath D. Skinner, MD, PhD
Assistant Professor
Department of Radiation Oncology
Division of Radiation Oncology
The University of Texas MD Anderson Cancer Center
Houston, Texas

William Y. Song, PhD
Associate Professor
Center for Advanced Radiotherapy Technologies (CART)
Department of Radiation Oncology
University of California, San Diego
La Jolla, California

Tod W. Speer, MD
Department of Human Oncology
Radiation Oncology
University of Wisconsin School of Medicine and Public Health
Madison, Wisconsin

Paul Stauffer, MSEE, CCE
Professor and Director Hyperthermia Physics
Department of Radiation Oncology
Duke University Medical Center
Durham, North Carolina

Alexandra J. Stewart, DM, MRCP, FRCR
Consultant Clinical Oncologist
St Luke's Cancer Centre
Royal Surrey County Hospital
Senior Lecturer
University of Surrey
Guildford, United Kingdom

Michael Story, PhD
Associate Professor
Department of Radiation Oncology
University of Texas Southwestern Medical Center
Dallas, Texas

Jeremy Sugarman, MD, MPH, MA
Harvey M. Meyerhoff Professor of Bioethics and Medicine
The Johns Hopkins Berman Institute of Bioethics
Baltimore, Maryland

Roger E. Taylor, MA, FRCP, FRCR
Professor of Radiation Oncology
University of Wales
Swansea, United Kingdom

Stephanie Terezakis, MD
Johns Hopkins School of Medicine
Baltimore, Maryland

Chris H.J. Terhaard, MD, PhD
Associate Professor
Radiation Oncologist
University Medical Center, Utrecht
Utrecht, The Netherlands

Bruce Thomadsen, PhD
Departments of Medical Physics, Engineering Physics, Biomedical Engineering and Industrial and Systems Engineering
University of Wisconsin
Madison, Wisconsin

Charles R. Thomas, Jr., MD
Professor and Chairman
Department of Radiation Medicine
Knight Cancer Institute
Oregon Health and Science University
Portland, Oregon

Patrick R.M. Thomas, MD, FACR
Former Professor and Chair
Department of Radiation Oncology Temple University School of Medicine
Radiation Oncologist
Bayfront Cancer Care
Bayfront Medical Center
St. Petersburg, Florida

Wade L. Thorstad, MD
Associate Professor
Department of Radiation Oncology
Washington University in St. Louis
St. Louis, Missouri

Robert D. Timmerman, MD
Professor of Radiation Oncology and Neurosurgery
Effie Marie Cain Distinguished Chair in Cancer Therapy Research
University of Texas Southwestern Medical Center
Dallas, Texas

Prabhakar Tripuraneni, MD, FACR, FASTRO
Head, Radiation Oncology
Scripps Clinic
La Jolla, California

Filip T. Troicki, MD
Resident Physician in Radiation Oncologist
Bala Cynwyd, Pennsylvania

Richard W. Tsang, MD, FRCPC
Department of Radiation Oncology
University of Toronto
Princess Margaret Hospital
Toronto, Ontario, Canada

Richard K. Valicenti, MD, MA
Professor and Chairman
Department of Radiation Oncology
UC Davis School of Medicine
Sacramento, California

Gregory M.M. Videtic, MD, CM, FRCPC
Staff Physician
Department of Radiation Oncology
Taussig Cancer Institute
Cleveland Clinic
Associate Professor of Medicine
Cleveland Clinic Lerner College of Medicine
Cleveland, Ohio

Bhadrasain Vikram, MD
Clinical Radiation Oncology Branch
Radiation Research Program
Division of Cancer Treatment and Diagnosis
National Cancer Institute
Rockville, Maryland

Richard Viney, MBChB, MSc, FRCS (Urol)
Senior Lecturer in Urology
Queen Elizabeth Hospital
Birmingham, United Kingdom

Akila N. Viswanathan, MD, MPH
Director, Gynecologic Radiation
Associate Professor of Radiation Oncology
Harvard Medical School
Department of Radiation Oncology
Brigham and Women's Hospital
Boston, Massachusetts

Michael A. Vogelbaum, MD, PhD, FACS
Associate Director
Burkhardt Brain Tumor and Neuro-Oncology Center
Associate Professor of Surgery (Neurosurgery)
Cleveland Clinic Foundation
Cleveland, Ohio

Zelijko Vujaskovic, MD, PhD
Professor of Radiation Oncology
Director of the Division of Translational Radiation Sciences
University of Maryland School of Medicine
Baltimore, Maryland

Tony J. C. Wang, MD
Chief Resident
Department of Radiation Oncology
Columbia University
New York, New York

David E. Wazer, MD, FASTRO
Professor and Chairman
Radiation Oncologist-in-Chief
Department of Radiation Oncology
Tufts Medical Center
Tufts University School of Medicine
Boston, Massachusetts
Rhode Island Hospital
Alpert Medical School of Brown University
Providence, Rhode Island

Maria Werner-Wasik, MD
Department of Radiation Oncology
Thomas Jefferson University Hospital and Kimmel Cancer Center
Philadelphia, Pennsylvania

John W. Werning, MD, DMD, FACS
Associate Professor and Chief, Division of Head and Neck Oncologic Surgery Department of Otolaryngology
University of Florida College of Medicine
Gainesville, Florida

Christopher G. Willett, MD
Professor and Chair
Department of Radiation Oncology
Duke University Medical Center
Durham, North Carolina

Jeffrey F. Williamson, PhD, FAAPM, FACR
Professor of Radiation Oncology
Department of Radiation Oncology
Virginia Commonwealth University
Richmond, Virginia

Lynn D. Wilson, MD, MPH
Professor, Clinical Director, and Vice-Chairman of Therapeutic Radiology
Yale University School of Medicine
Smilow Cancer Hospital
New Haven, Connecticut

Karen M. Winkfield, MD, PhD
Instructor of Radiation Oncology
Harvard Medical School
Massachusetts General Hospital
Boston, Massachusetts

H. Rodney Withers, AO, MD, DSc
Professor and Chair Emeritus
Department of Radiation Oncology
University of California at Los Angeles
Los Angeles, California

Theodore E. Yaeger, MD, FACRO, FRSM
Associate Professor Radiation Oncology
Wake Forest University School of Medicine
Winston-Salem, North Carolina

Santosh Yajnik, MD
Section Chief of Radiation Oncology
Advocate, Illinois Masonic Medical Center
Chicago, Illinois

David S. Yoo, MD, PhD
Medical Instructor
Department of Radiation Oncology
Duke University Medical Center
Durham, North Carolina

Michael J. Zelefsky, MD
Professor of Radiation Oncology
Chief, Brachytherapy Service
Department of Radiation Oncology
Memorial Sloan-Kettering Cancer Center
New York, New York

Timothy C. Zhu, PhD
Department of Radiation Oncology
University of Pennsylvania
Philadelphia, Pennsylvania

Daniel Zips, MD
Department of Radiation Oncology and OncoRay
National Center for Radiation Research in Oncology
Dresden, Germany

中文版前言

《Perez 和 Brady 放射肿瘤学原理和实践》是放射肿瘤学领域的一部权威著作,在国际上享有很高的学术声誉。几十年来,本书历经多次修订和再版,我非常荣幸受到天津科技翻译出版有限公司的邀请,来组织翻译本书第 6 版。

放射治疗是肿瘤治疗的重要手段,一本经典的放射治疗书籍,不但能为初入放射治疗学科的年轻医师提供基础知识和基本理论,也能为从事多年放射治疗专业的资深医师带来新进展和拓宽新思路。《Perez 和 Brady 放射肿瘤学原理和实践》(第 6 版)既包含医学放射物理学、放射生物学和临床放射肿瘤学这些经典章节,用以提供调整治疗建议的数据以及放射肿瘤学方面的参考资料,同时又纳入放射肿瘤经济学、伦理学和政策的知识现状,内容丰富翔实。该书中文版的出版必定会促进我国肿瘤放射治疗学科的发展。

感谢第 5 版的主译北京中日友好医院朱广迎教授、中国医学科学院肿瘤医院李晔雄教授、中国人民解放军空军总医院夏廷毅教授、中山大学附属肿瘤医院卢泰祥教授和译者们,他们为第 5 版翻译所做的卓越工作为再次翻译的顺利完成奠定了良好的工作基础。

此书翻译工作量巨大,感谢朱慧教授、邢力刚教授和岳金波教授及所有译者的辛苦工作,感谢出版社编辑们为此书付出的辛勤劳动,在此深表谢意!

由于时间紧迫,水平有限,译文中的不当之处敬请读者指正。

2019 年 1 月

前言

《Perez 和 Brady 放射肿瘤学原理和实践》第 1 版于 1987 年出版，第 6 版于 2013 年出版。这 26 年间，书稿几经修改，才使得第 6 版与读者见面。第 6 版中有许多内容进行了修改，也有些内容保持不变。

有哪些内容保持不变呢？这 26 年间，放射肿瘤学仍是姑息治疗和支持治疗的主要方法，在许多良性病变中也发挥重要作用。肿瘤患者最好的治疗方法是综合治疗，其中就包括医术精良、密切配合的放射治疗医师团队。肿瘤放射治疗科医师必须了解患者病史，对患者进行全面彻底的体格检查、大体和显微病理检查以及化学检查；为患者制订详细的治疗计划。自本书第 1 版开始，卡洛斯·佩雷兹和路德·布莱迪一直是该书的主编。

有哪些内容进行了修改呢？主要是癌症分子生物学和肿瘤生理学的飞速发展带来的相关变化。在 20 世纪 80 年代尚未明确的一些概念如今已成为肿瘤学研究的基石。本书第 1 版出版时，^{60}Co 仍在广泛使用；治疗野使用表面解剖进行临床模拟；剂量分布估算不精细。如今，配有多叶准直器的精细的线性加速器、粒子治疗设备、调强放射治疗和(或)影像引导放射治疗、复杂的腔内放射治疗设备、剂量勾画、图像融合、代谢成像以及功能日益强大的计算机技术已成为日常工作的内容。对于部分病变，诊断和分期流程已经发生了巨大的变化，如霍奇金病。而在有些病变中，放射治疗的作用也发生了巨大的变化，如视网膜母细胞瘤、乳腺癌和前列腺癌。本书的主编也发生了变动，第 4 版新增了爱德华·C.海普林教授，第 5 版新增了戴维·E.沃泽教授。

本版涵盖了癌症生物学、医用放射物理学、临床放射肿瘤学，以及放射肿瘤学的经济、伦理和相关政策。我们竭力做到与时俱进，如实反映临床应用情况，提供治疗评估原则、综合图解和参考文献。

非常感谢读者对本书的关注和支持！衷心希望第 6 版的《Perez 和 Brady 放射肿瘤学原理和实践》能够继续引领读者进一步了解癌症的病因、预防和治疗。也希望本书的出版能够帮助肿瘤放射治疗科医师治愈某些恶性肿瘤，改善患者预后，减轻患者及其家属的负担，增加人们战胜癌症的信心！

爱德华·C.海普林

戴维·E.沃泽

卡洛斯·A.佩雷兹

路德·W.布莱迪

第1版前言

在美国，每年有50%~60%的癌症患者接受根治性、姑息性或者以手术和化学治疗为主的辅助放射治疗。根据美国癌症协会统计，1986年美国新诊断约960 000例浸润性癌、45 000例子宫颈原位癌、5000例女性乳腺原位癌和400 000例非黑色素瘤皮肤癌患者。约71%的浸润性癌患者表现为局限性病灶；29%的浸润性癌患者在最初诊断时即有远处转移。对于局限性肿瘤患者，其中56%的患者将会被治愈，而44%的患者最终会复发。因此，肿瘤治疗的重点应该放在肿瘤的局部控制上，包括放射治疗的应用。

癌症患者的管理已经形成一个多学科管理模式，整合应用先进技术评估肿瘤分期，综合各种治疗手段以获得更好的预后，同时更加注重患者的生活质量。《Perez和Brady放射肿瘤学原理和实践》有助于读者更好地理解放射治疗应用的原理；正常组织的辐射效应；放射治疗个体化应用的最佳放射治疗方案，如放射治疗单独应用或作为多种治疗手段的组成部分。

本书主要介绍了放射治疗生物学基础、放射治疗物理学和治疗计划设计、多学科治疗患者管理和电子束放射治疗、近距离放射治疗及高线性能量传递(LET)放射治疗等技术的应用。

本书各章编写结构相似，按照解剖学位置描述相关疾病，尽可能涵盖所有肿瘤信息。具体内容包括流行病学、病理学、诊断、治疗、手术和化学治疗的应用、预后和相关临床试验等。

据我们所知，目前有大量的患者接受放射治疗，我们已经详细阐述了各种技术方法，以指导读者为患者选择合适的个体化治疗方案。我们相信，利用书中全面严谨的方法对每种肿瘤进行综合评估，可以为放射治疗技术和多学科诊疗在肿瘤患者治疗的合理应用中提供较好的理论基础。

《Perez和Brady放射肿瘤学原理和实践》的编写初衷是与目前诊疗指南共同推动临床和基础研究在癌症患者管理中的应用。我们希望本书可以形成新的知识体系从而促进放射治疗学知识的传播，并最终减少其他活动造成的时间损失、降低医疗保健成本，并减轻癌症患者的痛苦。

卡洛斯·A.佩雷兹

路德·W.布莱迪

致 谢

感谢为本书编写辛苦付出的博学、严谨的编者们。历经6版，在每位编者的不懈努力下，本书已成为放射肿瘤学专业的“圣经”。

感谢 Lippincott Williams & Wilkin 出版公司的乔纳森·派恩、艾米莉·莫耶、格雷斯·卡普托、因杜·贾瓦德及相关公司为本书编写和出版提供的专业服务。

感谢科室同事、住院医师和医学生为此书的编写提供灵感、建议及素材。

本书第4版的共同主编，极其卓越的物理学家和同事，弗利吉尼亚联邦大学医学院医学博士鲁伯特·K.施密特-乌尔里希于2005年去世，但他的贡献永远铭记于书中。作为海普林博士21年的秘书，露丝·奥尔特曼参与了本书第4版至第6版的编写工作，于2012年去世，并在去世之前完成了本书第1章手稿的撰写。向他们表示衷心的感谢。

感谢威尔玛·博尔多纳罗、黛比·哈伯菲尔德、苏珊·普法伊费尔和玛丽·卢·秦为本书的编写认真地准备材料。

感谢家人在我们全身心投入编写这一巨著时给予的包容与支持。

爱德华·C.海普林

戴维·E.沃泽

卡洛斯·A.佩雷兹

路德·W.布莱迪

谨以此书献给：

以勇气与磨难教育我们的患者们！

以知识与智慧启发我们的师长们！

创造更美好明天的学者们！

以及无私支持我们工作的家人们！

目 录

上 卷

下 卷

第 1 篇　放射肿瘤学概论与基础知识

第 1 章 放射肿瘤学概论

Edward C. Halperin, David E. Wazer, Carlos A. Perez

历史回顾

威廉·康拉德·伦琴

1845 年 3 月 27 日,威廉·康拉德·伦琴(Wilhelm Conrad Röntgen)(图 1.1) 出生于德国的莱纳普(Lennep),他的父亲(Friedrich Conrad Röntgen)和母亲(Charlotte Constanze)是纺织品商人。伦琴 3 岁时,他们一家从普鲁士搬到了荷兰的阿珀尔多伦,距离伦琴祖父母居住的地方(西北方向)大约 100 英里(约 160.9km)。1862 年,伦琴进入乌特勒支技术学院(Utrecht Technical School)学习。有一次,一个学生在教室的火炉栏上画漫画讽刺老师。当校长要求伦琴说出这个捣乱的学生名字时,伦琴因为不愿意出卖他的同学而被学校开除。伦琴的教育看起来似乎要因为这一事件而结束。然而,幸运的是,伦琴被荷兰的学校开除的"劣迹",并没有阻碍他通过瑞士的苏黎世工业学校(Polytechnical School in Zurich)严格的入学考试。1865 年,伦琴进入这所学校学习,并最终于 1868 年取得了机械工程的学位[167,175]。

伦琴在设计和制造测量物理现象精密仪器方面的高超技术引起了理论物理学家 August Kundt 博士的注意,并成为 Kundt 在苏黎世大学 (University of Zurich)的助手。之后,伦琴一直跟随 Kundt 到维尔茨堡大学(University of Würzburg),后来到斯特拉斯堡大学(University of Strasbourg)任教。1879 年,伦琴成为吉森大学(University of Giessen)的教授。

1888 年,伦琴被聘为维尔茨堡大学理论物理学教授(图 1.2)。1895 年 11 月 8 日,伦琴做实验时发现了一个异常现象,同年 12 月 28 日,他向维尔茨堡物理学医学学会主席介绍了他的这一发现(图 1.3)[174,175,325]。

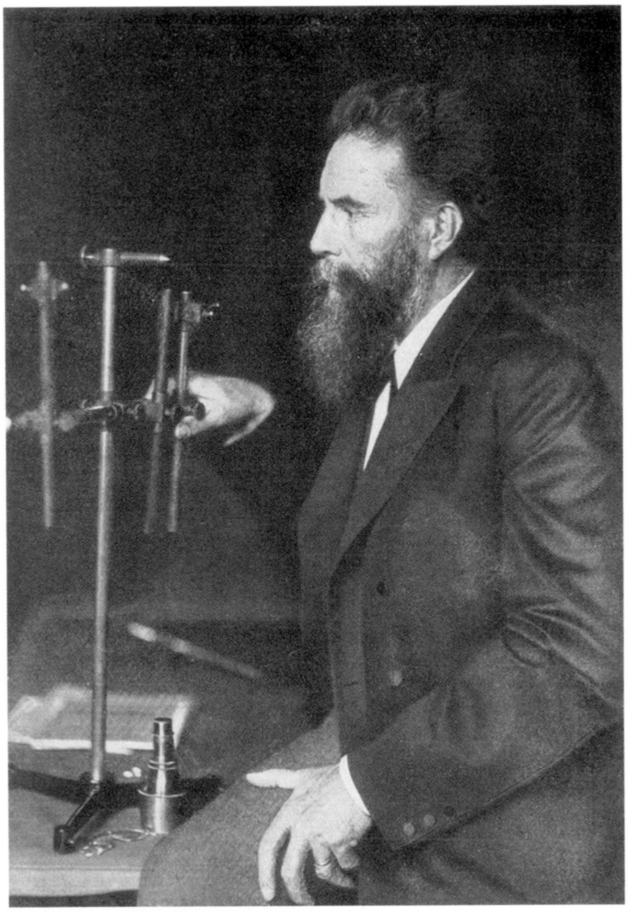

图 1.1　1845 年,威廉·康拉德·伦琴出生于德国的莱纳普。他跟随 Kundt 博士在苏黎世学习,1879 年被聘为吉森大学的物理学教授,1888 年被聘为维尔茨堡大学的物理学教授。1895 年,伦琴在研究阴极射线时,发现了一种来自阴极射线管的穿透力更强的射线,并于当年发表了有关 X 线的发现。1901 年,伦琴获得诺贝尔物理学奖。于 1923 年逝世。(From Glasser O. *Wilhelm Conrad Röntgen and the early history of the Roentgen rays*. Springfield, IL: Charles C. Thomas, Publisher, Ltd., 1934, with permission.)

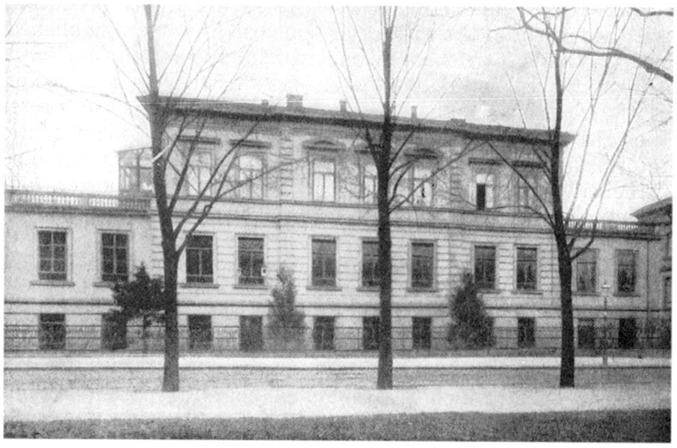

图 1.2　1896 年拍摄的维尔茨堡大学物理研究所的照片。伦琴教授和他的妻子住在顶楼。左上方的房间是他们特别喜欢的卧室。(From Glasser O. *Wilhelm Conrad Röentgen and the early history of the Roentgen rays*. Springfield, IL: Charles C. Thomas, Publisher, Ltd., 1934, with permission.)

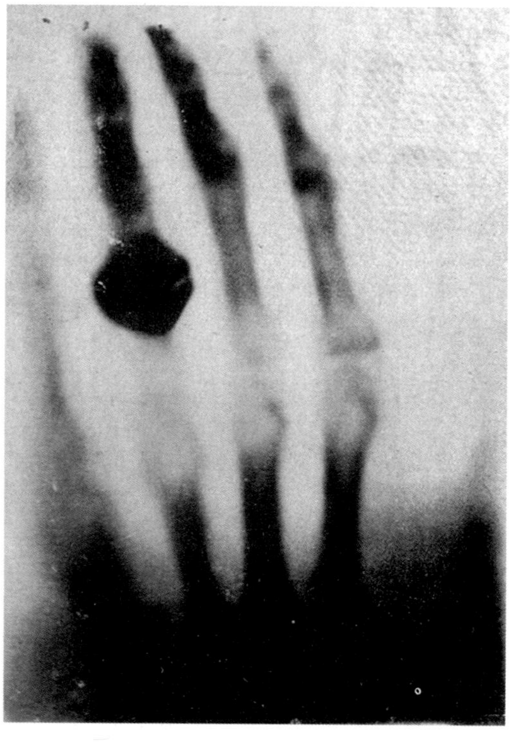

图 1.3　1895 年 12 月 22 日,伦琴拍摄了这张照片并将它赠送给维也纳的物理学家 F. Exner。(From Glasser O. *Wilhelm Conrad Röntgen and the early history of the Roentgen rays*. Springfield, IL: Charles C. Thomas, Publisher, Ltd., 1934, with permission.)

此后,对于伦琴的发现有各种不同的报道,在众多采访伦琴的记者中,一名叫丹姆的英国记者,是加拿大《麦克卢尔杂志》(*McClure's Magazine*)的通讯员。尽管丹姆拿到了大不列颠皇家学会 (Royal Institution of Great Britain)的介绍信,但像所有其他记者一样,当他抵达维尔茨堡时也被拒之门外。之后丹姆用法语给伦琴写了一封信,要求进行采访。“相比 Berthlot、Pasteur、Dewar 和其他一些我所采访过的科学界人士,采访您要困难得多。”显然被丹姆的勇气所感动,可能也希望有一名知识丰富的记者报道他的发现,伦琴接受了丹姆的独家专访。

丹姆在 1896 年 4 月的《麦克卢尔杂志》以头条报道对伦琴的发现做了详细的描述[104]。丹姆告诉他的读者:“4 个星期前,伦琴教授在维尔茨堡物理学医学学会上发表了自己的研究。在此之前,从来没有其他的科学发现如此迅速、广泛地影响欧洲的科学中心。伦琴自己的报告如此清楚,如同商业文书一般严谨,但又具备了科学的真实性,毫无疑问,之前的报道是真实的而且是具有重要意义的。”[325]

丹姆能够用英语、法语和德语同伦琴交流,而且在伦琴的实验室进行了实地采访,请伦琴介绍了与发现有关的情况。在这里摘录了丹姆的精彩描述,从中可以深入了解伦琴本人与他的科学研究。

丹姆:“教授,您愿意介绍一下这一发现的历史背景吗?”

伦琴:“没有什么历史背景,很长时间以来,我一直对 Hertz 和 Lenard 所研究的真空管中的阴极射线非常感兴趣,之后就决定尽快去做一些相关研究。经过一段时间的研究,在接近 10 月底的时候我发现了一些新的事物。实际上,新发现出现之前,我已连续工作几天了。”

丹姆:“那是在哪一天?”

伦琴:“11 月 8 日。”

丹姆:“那发现了什么呢?”

伦琴:“当时我正在研究一个表面覆盖着黑色硬纸板的克鲁克斯阴极射线管,在旁边的凳子上有一片涂有氰亚铂酸钡的纸片。当电流通过射线管的时候,我注意到氰亚铂酸钡纸片上出现了一条黑色的线。”

丹姆:“那是什么?”

伦琴:“通常来说,这种现象只可能是在有光线透过氰亚铂酸钡的时候才会发生,但是当时阴极射线管覆盖了黑色的纸板,任何已知光线,甚至是电弧都无法通过。”

丹姆:“那您是怎么想的?”

伦琴:“当时我开始分析,这种现象的特点决定了它只能够来自射线管,而不是外界,之后我就进行了实验。很快就发现,从射线管中发出的射线能够使涂有氰亚铂酸钡的纸片感光。之后我又在不同距离做了很多试验，最远在距离 2 米的地方，都发现了这样的现象。它的确是一种看不见的光线，是从未被发现过的、全新的光线。”

丹姆：“那它是光吗？”

伦琴：“不是。”

丹姆：“是电吗？”

伦琴：“不是我们已知的任何一种物质。”

丹姆：“那它是什么？”

伦琴：“我不知道。当我发现了这种新射线的存在之后，就开始研究它的作用。不久之后，经过一系列的试验，发现这种射线的穿透能力非常强，能够轻而易举地穿透纸张、木头和布料，而且在一定范围内射线的穿透能力是不受物体的厚度影响的，这种射线也可以穿过不同密度的各种金属。这些现象我已经在写给维尔茨堡物理学医学学会的报告中详细描述过了，在我的报告里有所有的试验结果。这种射线有如此强大的穿透能力，因此自然就能够穿透人体，就像在这里我展示给你的这张手的照片。”

教授认为详细讨论这种射线的特点是没有必要的。他认为这种未知的射线不是光，因为它们在本质上是不同的，尽管光线也是不可见的。伦琴射线不能被反射面反射，也不能被镜头折射或衍射。它们在感光胶片上有感光作用，尽管这种作用还很弱，但这是其发展的第一个重要领域。教授的曝光成像需要相对长的时间——在容易穿透的介质中平均需要 15min，但是在拍摄手骨这种图像时则需要半小时或者更长的时间。关于真空管，他说他更喜欢希托夫真空管，因为它有最完美的真空状态以及最完善、最理想的排气性能。

丹姆：“那这种射线未来的发展会怎样？”

伦琴：“我不是一个预言家，也反对预言，我正在做进一步的研究，研究结果得到证实后，相信很快就可以公布。”

丹姆：“您是否设想过这些射线经过一定的改进，在将来能够对人体的器官进行拍摄？”

他拿起一个装满照片的盒子，“这就是我做的一些改进”，说完他指着射线片上由铝、铂、黄铜甚至是盒子表面的金属印字产生的难以清晰辨认的阴影。

丹姆：“但是 Neusser 教授已经宣称有可能拍摄人体的不同器官了。”

伦琴：“我们很快就能看到我们想看到的东西，目前刚刚开始，很快会有结果。”

丹姆：“您了解用于腹部检查的电子线设备吗？”

伦琴：“了解。”

丹姆：“您认为这种电子线能成为一种真空设备对胃、腹部以及胸部进行拍摄吗？”

吞入一个克鲁克斯管并发送一个高频电流进入胃部的想法，使他感到非常有趣。“当我实验成功的时候，我会告诉你的。”他微笑着说道。

“目前有太多的工作需要完成，我一直很忙，非常忙。”他同我握手道别，但眼睛已经在注意实验室里边的工作了。我赶紧离开了。发自内心的“我很忙”，这简单的一句话不但反映出了他的性格，更给人一种不同寻常的感觉[104]。

1896 年 1 月，距伦琴将他的文章寄给其他著名物理学家不到 2 周的时间，恺撒·威廉二世邀请伦琴到波茨坦的皇宫中展示他的研究成果。之后，伦琴被授予了二等普鲁士皇冠勋章。1 月 23 日，他在维尔茨堡物理学医学学会发表了演讲，受到听众的热烈欢迎。在演讲结束时，伦琴邀请德国杰出的解剖学家 Albert von Killiker 来到讲台上，并且给他的手拍摄了 X 线片。当听众看到他手上的骨头时，立刻发出了雷鸣般的掌声，这成为伦琴最后一次关于 X 线的正式演讲。各种大小团体的追捧，使得伦琴感到十分慌乱，他认为这些邀请都是无聊和无趣的。

1901 年，瑞典国王给伦琴颁发了诺贝尔物理学奖。但是他仅仅对国王表示感谢却没有发表演讲。他将奖金捐赠给了维尔茨堡大学[167]。在颁奖仪式上，瑞典皇家科学学院主席 C. T. Odhner 高度评价了伦琴的发现在诊断和治疗中的巨大应用潜力。

科学院给伦琴教授颁发诺贝尔物理学奖，是因为以他的名字命名的重大发现——伦琴射线，也就是伦琴教授所称的 X 线。众所周知，这是一种新型的能量，之所以被称为射线，是因为它同光线一样具备直线传播的性质。这种射线的能量组成目前并不清楚，但是它的一些特性已经被伦琴教授和后来一些从事这一领域研究的科学家所发现。当这一未知能量形式得到充分的研究和与其相关的领域得到开拓之后，无疑将会给物理学方面带来巨大的成就。让我们记住，已发现的伦琴射线的重要特点之一就是其能够在医学领域广泛应用。很多的物体不但能够允许光线不同程度地透过，而且也允许 X 线不同程度地透过，有的物体能完全阻止光线却能够被 X 线穿透，而有的连 X 线都无法透过。例如，金属能阻止光线和 X 线透过，而木材、羽毛、木板和其他的物体却能像动物机体的肌肉组织一样允许这两种射线透过。因此,当一个X线不能透过的异物(如子弹或针)进入这些组织中时,通过应用X线照射身体的适当部位,并在感光板上显影,便能够确定异物的位置,进而立刻发现不透X线的物体。这项技术使得各种手术和大量的操作能够得到实施。如果我们将伦琴射线应用到各种严重的皮肤病(如狼疮)的治疗中,也同样取得很好的效果,那我们就可以说伦琴的发现给人类带来了如此大的益处,也充分实现了诺贝尔遗嘱中设立诺贝尔奖的意图[325]。

亨利·贝克勒尔、玛丽·斯卡洛多斯卡·居里和皮埃尔·居里

在伦琴的发现之后,各种临床知识和技术进步的速度大都快于基础生物科学的发展(图1.4和图1.5)。很多科学家开始研究普通的荧光或者发磷光的物质是否也可能产生与X线类似的其他射线。亨利·贝克勒尔(Henri Becquerel)将荧光矿物表层放到用不透光的黑色纸包裹的照相底片上,然后暴露在阳光下,发现底片上出现了影像。1896年2月,由于天气恶劣,他没有能够将底片放在阳光下,而是将底片和矿石留在了抽屉中。1896年3月1日,当他再次冲洗底片时,在底片上发现了矿石的轮廓,于是就得出了结论,无论是阳光、荧光物质还是发磷光的物质都不是产生这种效应的必需条件。这种能够穿过铝片或铜片的射线,最初被称为贝克勒尔射线[31]。第二天,他就在法国科学

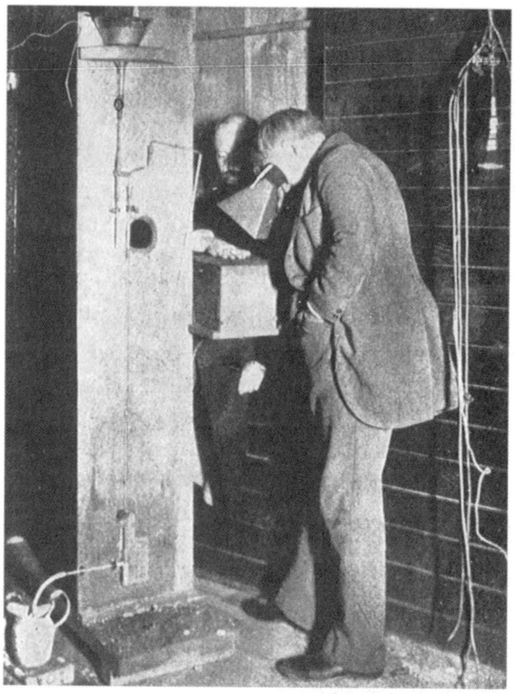

图1.4 托马斯·爱迪生试验X线,很显然并没有进行辐射防护。(From Glasser O. *Wilhelm Conrad Röntgen and the early history of the Roentgen rays*. Springfield, IL: Charles C. Thomas, Publisher, Ltd., 1934, with permission.)

学院发表了自己的发现。贝克勒尔发现镭在人体中的第一个生物学效应,将少量镭放在他的衬衫口袋中,观察到了皮肤红斑,随后是湿性脱屑、溃疡[32]。

1867年11月7日,玛丽·斯卡洛多斯卡·居里

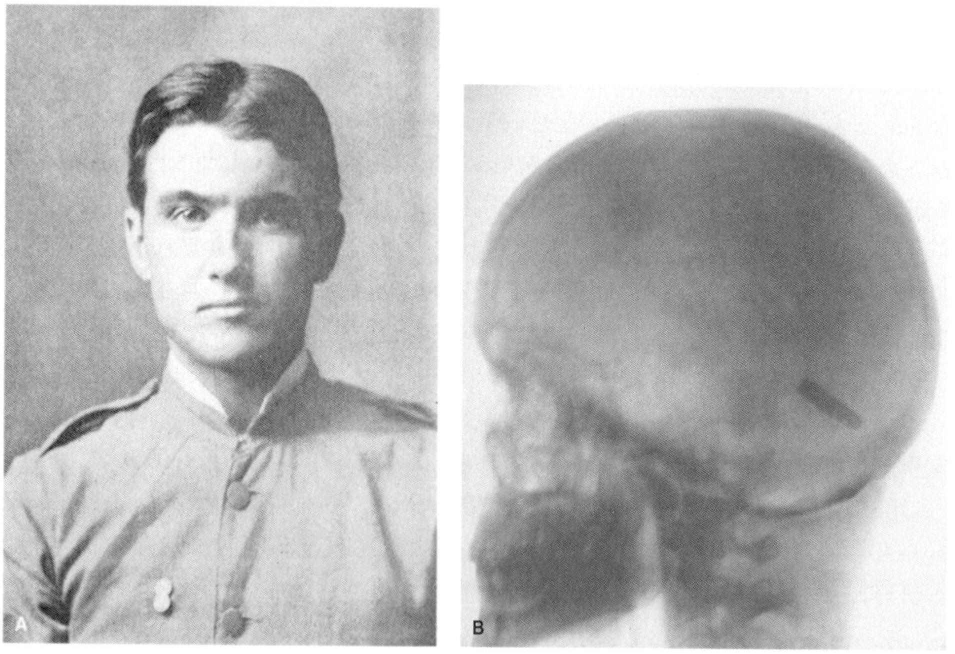

图1.5 John Gretzer Jr.是内布拉斯加州的志愿兵,在菲律宾的一次长途战争中左眼受伤。5个月之后他又重新在军队的邮递部门找到了工作。诊断性X线设备被美国陆军医学部在1898年与西班牙和菲律宾的战争中使用,这仅仅是在X线发现之后的4年。[From *The use of the Roentgen ray by the Medical Department of the United States Army in the war with Spain* (1898). Washington, DC: Government Printing Office, 1900.]

(Marie Sklodowska Curie)出生在华沙。她有三个姐姐和一个哥哥,当时都生活在沙俄统治下的波兰。为凑齐大学的学费，她 17 岁就离家去华沙东北部给一个甘蔗厂领导的女儿做家教。1891 年,斯卡洛多斯卡被巴黎索邦大学科学系录取,1800 名学生中只有 23 名女生。在那里她获得了数学和物理学双学位，并于 1893 年受雇于振兴民族工业组织从事钢的磁特性研究工作。在争取更多的实验室空间的过程中,她认识了皮埃尔·居里(Pierre Curie)。

皮埃尔·居里的父亲是一名医师，曾于 Louise Pierre Gratiolet(1815—1865 年)的实验室工作,他研究并描述了枕部视觉通路。皮埃尔·居里的博士论文《不同温度下物体的磁特性》评估了物质加热到高温情况下磁特性的改变情况。他发现物质的磁特性在某一特定温度下可发生改变。这一特定的温度命名为"居里点",其对于板块构造论的研究、地外磁场的进一步理解和液体化学成分的测定都具有十分重要的意义。此外,居里还发现当晶体沿其对称轴受压时会产生电荷,这种现象被称为"压电效应",根据意为"压榨"的希腊单词"*piezin*"命名,在石英表的运作、喷墨打印、自动对焦相机和医学超声的发展方面都发挥重大作用。

玛丽·斯卡洛多斯卡(现用其法语名形式"*Marie*")和皮埃尔·居里于 1895 年 7 月 26 日结婚。玛丽选择贝克勒尔射线作为自己的博士论文的研究课题。她发现这种射线是一种具有原子特性的元素,它的强度既不受外部环境的影响也不受任何化学反应的影响。玛丽说:"一个全新的科学正在诞生，我称之为放射性(radioactivity)。"[372]

在确认了贝克勒尔的发现之后,玛丽和皮埃尔在 1898 年共同发表了一篇名为 *Sur une substance fortement nouvelle radio-active, continue dans la pechblende* (一项新发现,沥青铀矿中含强放射活性物质)的文章。这种新型放射性物质名为钋(以向波兰致敬为名)。同年 11 月和 12 月,玛丽和皮埃尔在研究钋的过程中发现了另一种化学性质类似钡,一种放射性比钋更强的物质。Demarcay 发现这种新元素具有特定的光谱特征,称为镭(源自拉丁文"*ray*",意为放射)。居里夫妇拒绝为他们的发现申请专利,皮埃尔说:"申请专利与科学精神是相违背的。"1903—1904 年,镭-226 开始用于治疗皮肤癌和子宫癌[293]。1903 年 6 月 25 日,玛丽完成了她的论文《放射性物质的研究》的答辩,并成为法国首位获得博士学位的女性。同年稍后,居里夫妇和贝克勒尔共同被授予诺贝尔物理学奖。

1905 年 4 月 19 日，皮埃尔在横穿塞纳河附近的王妃街时,被负重 13 000 磅(约 5896.7kg)军备物资的马车冲撞致死。而后玛丽继续回归工作并描述了钋放射性衰减系列。1911 年,玛丽获得了诺贝尔化学奖,成为首位两次获得诺贝尔奖的人。当法国卷入第一次世界大战时,玛丽为照顾伤员建立了医院,组装了移动 X 线机。这台移动 X 线机后被授予"小玛丽"的称号[372]。1912 年 3 月,经过与类似的标准对比后,含 20mg 镭的玻璃管在维也纳被宣布为国际镭标准。放射活度的单位被称为居里，定义为 1g 镭处于平衡状态时的射气。1975 年,国际辐射单位与测量委员会(ICRU)以贝克勒尔取代了居里作为放射单位(1 居里=3.7×10^{10}Bq)。

1924 年，玛丽和皮埃尔的大女儿 Irène 与 Lieutenant Frederic Joliot 结婚。婚后他们共同研究铝在 α 粒子轰击下放射性状态的转变。1934 年 7 月 4 日,玛丽·居里因放射毒性逝世。1935 年,她的大女儿和女婿因人工放射性的发现获得诺贝尔奖[103,372,448]。

放射治疗的历史起源

外部放射治疗迅速成为一种有效的肿瘤治疗手段。在伦琴的发现发表仅 8 年之后,即 1903 年,Charles L. Leonard 博士发现:

> 尽管人们进行了一系列苦心研究，但由于对恶性肿瘤的病因学和组织学知之甚少，因此无助于肿瘤的治疗。如果不清除人体内的肿瘤,就无法改变肿瘤的发展和最终致命的结局,因此,手术切除肿瘤被作为唯一可能的治愈手段。但是 Leonard 也发现了一些非常有希望的新型治疗手段。使用 X 线的结果也提示射线能够改变恶性肿瘤细胞的特性,阻止肿瘤的发展和转移,产生脂肪变性和囊性变等退行性改变，最终使得受累组织恢复到接近正常状态。X 线的治疗被作为很多晚期无法手术患者的姑息治疗方法，甚至出现疾病治愈的情况,即使不能完全治愈,也能够使患者存活几个月甚至几年的时间。目前获得的结果非常令人鼓舞,已发现一种新型制剂，其抑制恶性肿瘤生长的能力超过已知的所有物质,很多病例也得到了永久治愈[265]。

尽管存在争议，但很可能是 Leopold Freund 在 1897 年首次提出了应用电离辐射来治疗 1 例年轻女性患者背部的巨大色素痣。但可惜的是,患者治疗后期出现了皮肤溃疡并形成了瘢痕[166]。Victor Despeignes

作为另一名提倡将X线作为治疗方法的先驱者，于1896年利用X线对1例52岁的男性进展期胃癌患者（很可能是淋巴瘤）进行了治疗，据说患者情况有非常显著的改善[112]。

1922年，在巴黎举行的国际肿瘤学会议上，Coutard[99]和Hautant的研究表明，进展期喉癌如无严重并发症是有望治愈的。1934年，Coutard[100]提出了一种至今仍旧是放射治疗基础的分割治疗模式。1936年，Paterson[347]发表了一系列使用X线治疗肿瘤的结果。

近距离放射治疗最早使用的是镭-226（^{226}Ra）针和管，用于治疗很多部位的恶性肿瘤。核反应堆产生的铯、铱-192（^{192}Ir）、碘-125（^{125}I）和钯-103（^{103}Pd），通过后装技术，包括远程后装设备和高剂量近距离放射治疗，为这种治疗方式提供了新的手段。

随着时间推移，电离辐射越来越精确，高能光子、电子、质子和中子逐渐可以使用，治疗计划的设定和实施也更加精确和可重复。计算机技术和电子技术的发展推动了更为复杂的治疗计划和实施技术的发展，出现了新的三维适形放射治疗（3DCRT）和调强放射治疗（IMRT）（方框1.1）。

放射肿瘤学的定义

放射肿瘤学是一门研究肿瘤病因、预防、治疗，特别是放射治疗的临床医学学科。作为一门物理学和生物学的交叉学科，放射肿瘤学单独使用放射线或联合生物治疗、手术、药物、氧和热等对肿瘤进行治疗。而且，放射肿瘤学也研究肿瘤生物学的基本原理，正常组织和肿瘤组织的放射生物作用，以及放射治疗的物理基础。作为一个成熟的专业，放射肿瘤学包括临床医疗、科学研究和专业教育。

放射治疗是一种利用电离辐射对恶性肿瘤（偶尔用于良性肿瘤）进行治疗的临床手段。放射治疗的目的是给予肿瘤剂量精确的照射，同时尽可能减少对正常组织的损伤，从而以合理的方式治疗肿瘤，获得较高的生存质量，并延长生存期。除了对于肿瘤的根治性治疗外，放射治疗在肿瘤管理中的姑息治疗和预防疾病症状方面也发挥重要作用：缓解疼痛，保留各种管腔的功能，保留骨骼完整，以最小的损害重建器官功能[94]（方框1.2）。

1962年，Buschke[69]将放射治疗师定义为仅从事放射治疗的医师，他强调了放射肿瘤科医师的作用：

方框1.1

前进的动力

1936年，一所癌症研究中心在麦迪逊的威斯康星大学（University of Wisconsin）建立。最早参与组建的著名科学家包括James Ewing（康奈尔大学医学院的肿瘤学教授，尤文肉瘤就是以他的名字命名的）、Gioacchino Failla（美国纽约纪念癌症医院的著名放射治疗医师）、Henri Coutard（巴黎居里实验室的放射治疗师）。Glenn Frank（威斯康星大学校长）在开会的第一天向所有科学家进行了一次演讲。75年后，Frank的公开演讲仍是基础科学、技术转化以及临床研究者、物理学者和临床医师们前进的动力。[353]

"多年以来，癌症一直是人类最为可怕的敌人，它使人类遭受无法忍受的痛苦，不断摧毁生命，患者往往处于最为成熟、对于家庭和国家最有价值的年龄。除此之外，肿瘤还有更加可怕的影响。在所有死于肿瘤的患者中，更多的人是被对癌症的恐惧所击败的。癌症作为一个未解之谜，影响了数百万不了解这种有巨大破坏性的疾病的患者。一部分肿瘤不能被内科药物、外科手术刀或者任何针对患者恐惧的合理建议所消灭。只有真正地征服癌症才能够将今天悬在每个人头顶的这把剑移走。我记得当我还是密苏里郊区的一个孩子时，癌症引起的死亡很少被提及，对于癌症只能够屏息以待。我现在认识到这种反应来自对神秘敌人的彻底绝望和恐惧。令人高兴的是，这种对癌症的原始反应已经消失。虽然我们并没能完全揭开这个秘密，但是由于你们和全世界的同仁的努力，已经获得了很多重要发现。世界将最终战胜这如同夜晚的盗贼一样没有任何征兆地盗走人类生命的可怕疾病。要使这一时刻最终到来，就要通过像你们这样不知疲倦和痛苦、富有自我牺牲精神的天才的科学家不断进行研究，投身于将人类从对这种灾难的恐惧中解脱出来的奋斗之中。当然，在人类世俗生活的每一个角落，到处都有为此献身的精神！"[253]

当患者接受治疗时，我们应对患者承担全部的责任，就像外科医师对待他们的患者一样。这就表示我们需要亲自检查患者，回顾显微镜下资料，进行各种

方框 1.2

radiate 的词源

放射肿瘤学的定义动词 *radiate* 源于拉丁语的动词 *radiatus*。*radiatus* 是词根。一些词典指出 *radiate* 来自动词的其他时态，例如现在不定式 *radiarae*，或者是第一人称单数现在时陈述形式 *radio*。*radiate* 定义为“从中心向周围扩展”或者“从公共点分出”或者“发出和产生”。*radiate* 与其他的英文单词（如 *ray*、*radius*、*radial*）使用同一个词根，并有相关联的意思。但动词 *radiate* 与其他词的关系更密切，例如，如果一个人偏离政治中心走向极端，那么他（她）被称为 *radical*。

动词 *irradiate* 的意思是“使射线照射到某物体上”。在拉丁语中，前缀 *in* 的意思为 *in*、*within*、*on*、*upon* 或 *against*。当这个前缀用在以字母 *r* 开头的单词时，字母 *r* 代替前缀中的字母 *n* 来作为动词的第一个音节发音，因此表示灌溉的动词从 *inrigate* 变为 *irrigate*，同样 *inradiate* 也变为 *irradiate*。

一个物体能够被描述为辐射某物或者发出射线，例如，^{60}Co 能够辐射所有接近的物体。而表示发出射线到或进入某物体的这个动词是 *irradiate*，这个词应用的一个例子是，“我建议照射（*irradiate*）原发肿瘤的总剂量为 45Gy”。错误的用法是“我建议原发肿瘤被放射（*radiated*）的总剂量为 45Gy”[200]。

临床检验，在必要情况下进行活检等。在进行了充分的临床研究的基础上，我们决定患者的下一步治疗方案，并向患者或会诊医师提出建议。我们有权保持自己对于诊断或者治疗的独立建议，以及在必要的情况下，可以与会诊医师持有不同的意见……在治疗过程中，我们备有患者可能需要的各种药物，时刻准备参与到急诊抢救中。

为了更好地整合各个学科的知识以服务于患者，放射肿瘤科医师尤其需要与其他专业医师密切合作[64,395]。

放射治疗计划和实施过程

当放射治疗医师对患者进行治疗时，必须回答 6 个基本问题。一旦能回答这些问题，就是综合评估及有计划性指导放射治疗的开始。这 6 个问题分别是：

1.放射治疗的适应证是什么？

2.放射治疗的目的是什么？

3.计划放射治疗的体积是多少？

4.计划使用的放射治疗技术是什么？

5.计划的放射治疗剂量是多少？

6.病灶周围正常组织（即危及器官）的放射耐受性是多少？

放射治疗的适应证，是指根据患者已有的资料分析认为放射治疗对患者是有效的。这些资料可以来自单中心的回顾性研究，提示放射治疗对某些肿瘤治疗有效。Ⅰ期和Ⅱ期临床试验的目的是为了验证放射治疗的安全性和可行性。尽管对很多肿瘤科医师来说，前瞻性的随机Ⅲ期临床研究是确定放射治疗效果的金标准（有关临床证据的质量评价见第 98 章）。但良好的个人临床经验仍具有十分重要的作用。即使对目前发表的临床研究，尤其是双盲、前瞻性的Ⅲ期随机临床研究的依赖性逐渐增强，但在与患者诊疗的相关知识中，放射肿瘤科医师仍然需要依靠自己的临床经验进行判断分析。虽然深厚的科学基础和广泛的临床研究知识使医患关系更加密切，但也不能完全取代前瞻性的随机Ⅲ期临床研究。

放射治疗的作用可以体现为加强肿瘤局部控制、缓解症状、提高生活质量、增加治愈的可能性等方面。用来判断放射治疗疗效的研究必须具有明确的研究终点，采用合适的统计方法，进行恰当的数据分析。有经验的放射肿瘤科医师必须学会正确评价科学文献，并用来治疗患者。

放射治疗的目的主要有两个。治愈性放射治疗以一个较小的副作用风险为代价来换取患者治愈的可能性。例如，使用放射治疗方法治疗早期乳腺癌，为了提高治愈率，可能会引起放射性肺炎的发生。姑息性放射治疗的目的是改善某一个具体症状，如疼痛、阻塞或出血。在姑息性放射治疗中，对于无法治愈的恶性肿瘤，患者不愿冒着较大的副作用风险进行姑息性治疗。因此，如果希望减轻患者肺癌骨转移时的疼痛，应当选择一定剂量和放射治疗技术缓解疼痛，而不产生放射性骨坏死的副作用。

适应证和治疗目标都是需要面对的问题。无论对恶性肿瘤采用何种治疗方案都应该回答这些问题。如果计划采用化学治疗、手术、热疗、生物治疗或放射治疗，就需要考虑适应证和治疗目标。肿瘤科医师往往更愿意制订根治性治疗方案而不是姑息性治疗方案。对于姑息性治疗，必须牢记治疗无症状的转移灶而引起严重并发症的方法往往是不可取的。

肿瘤姑息性治疗必须针对患者的症状而不是肿瘤的原发病灶。

6个主要问题中的其余3个包括体积、剂量和治疗技术，它们不是普遍性问题，而是放射肿瘤学特有的问题。首先，放射肿瘤科医师必须考虑体积（图1.6）。为了达到治愈肿瘤或姑息性治疗的目的，需要照射的组织体积是多少？是否需要严格按照能够观察到或者触及的肿块进行治疗？是否需要治疗肿瘤和淋巴引流区？是否应当考虑显微镜下病灶的转移？所有这些问题都是在进行放射治疗计划时需要考虑的。如果仅仅治疗能够观察到或者触及的肿块，放射肿瘤学就仅仅是一种物理学上的实践，而不是人类医学的实践。了解肿瘤的扩散方式和周围正常器官的耐受性需要丰富的临床经验。

肿瘤放射治疗中一个关于照射体积的例子是对于髓母细胞瘤的治疗。髓母细胞瘤是生长于后颅窝的恶性肿瘤。如果单独采用手术切除的方法，所有患者几乎都会出现局部复发和通过脑脊液发生的软脑膜播散。因此，对于大于3岁的患者，放射治疗髓母细胞瘤的范围要包括髓母细胞瘤和整个脑脊髓轴。另一个有关照射体积的例子是头颈部肿瘤的治疗。根据体检或者影像学检查，这些肿瘤大多数表现为局限性的病灶。但是这些颈部鳞状细胞癌却有很高的颈部淋巴结转移率。因此，恰当的放射治疗范围包括原发病灶和颈部。

放射肿瘤科医师必须面对的下一个问题就是，应当采用何种放射治疗技术？总体来说，放射肿瘤科医师主要使用两种手段。第一是远距离治疗（teletherapy），这个词与电话（telephone）、电报（telegraph）、感应（telepathy）等词汇有同样的词根，它表示放射线通过空间投影。远程治疗使用外照射的^{60}Co源机或直线加速器。如果使用外照射的方式对患者进行治疗，需要制订适当的外照射计划。治疗计划必须确定如下的内容：是否需要采用光子、电子、中子、碳离子或质子对患者进行治疗；使用对穿两野、四野还是采用多个斜野；是否使用IMRT技术；是否使用楔形板；是否使用补偿器等。不断发展的影像诊断技术和计算机技术能够处理更多的数据，也使得外放射治疗（EBRT）的各种新技术得到了迅速发展。

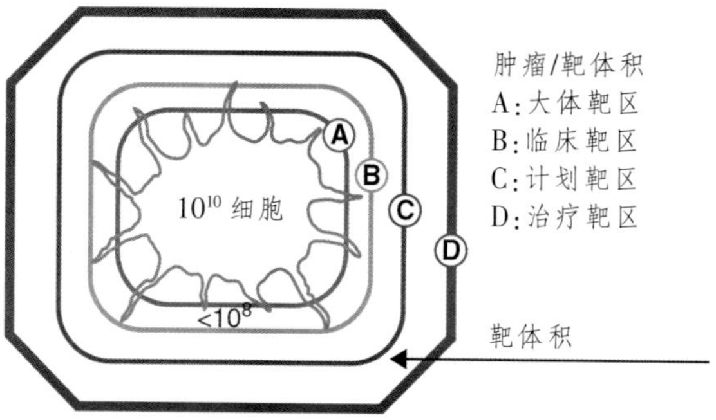

图1.6 显示放射治疗“体积”的示意图。治疗体积包括肿瘤体积、肿瘤周围局部显微镜下病灶和周围正常组织的边缘。(Modified from Perez CA, Purdy JA. Rationale for treatment planning in radiation therapy. In: Levitt SH, Khan FM, Potish RA, eds. *Levitt and Tapley's technological basis of radiation therapy: practical clinical applications*, 2nd ed. Philadelphia: Lea & Febiger, 1992, with permission.)

放射治疗的另外一种方式是近距离放射治疗。近距离放射治疗（brachytherapy）这个词与短头（brachycephaly）、短指（趾）（brachydactyly）有相同的词根，它指缓慢和短的治疗，例如放射性植入物。近距离放射治疗的范围很广，包括组织间近距离放射治疗、腔内治疗、模体治疗。组织间近距离放射治疗是指直接将放射源种植到组织间，例如将放射源种植到乳腺癌和软组织肉瘤的瘤床。腔内治疗则是指将放射源通过鼻咽腔或者宫颈口种植到人体体腔中。模体近距离放射治疗则通过将放射源种植到皮肤表面来治疗浅表恶性肿瘤。如果要应用近距离放射治疗技术，放射肿瘤科医师必须确定放射性同位素及其使用是通过后装技术还是直接植入的。

当放射肿瘤科医师确定了治疗的体积和治疗技术之后，他（她）还需要确定放射治疗的合适剂量。放射治疗的剂量选择是一个复杂的问题，需要确定放射治疗的次数、每次治疗的剂量、照射的总剂量等。此外，在一些特殊情况下还要确定剂量率（每分钟内cGy的数量），例如在骨髓移植的全身照射（TBI）和近距离放射治疗中。剂量的确定还要同时考虑治疗的体积和治疗技术。治疗效果始终是放射肿瘤科医师最为关心的问题，医师必须确定能够达到根治性或者姑息性治疗目标的剂量。更广泛地讲，放射肿瘤科医师在特定临床状况下，必须考虑到肿瘤控制中的剂量-反应关系。这一部分内容在本章的其他部分详述，介绍放射治疗野内的肿瘤控制率与施照剂量的函数关系。

最后，放射肿瘤科医师必须考虑正常组织的耐受剂量。放射治疗的近期和远期副作用发生概率与剂量具有函数关系。最终的放射治疗剂量确定需要放射肿瘤科医师进行平衡，使之既达到预期的治疗目的又避免副作用的发生。

放射肿瘤学的基本问题并不仅仅是医师的问题。患者有权利知道医师对于这些问题的考虑，如肿瘤控制率(如有可能治愈)和后遗症。同时这些信息也需要根据患者的知识、社会和文化背景(比如以一种适当的方式来告知他们)，这样患者才能真正参与其治疗过程。患者需签署知情同意书。

外照射放射治疗计划

治疗体积

通过电离辐射杀伤的肿瘤细胞是放射治疗剂量的指数函数。达到一定程度的肿瘤控制率(TCP或局部控制率)所需的放射治疗剂量与肿瘤中的克隆细胞数目的对数成正比。肿瘤亚临床病灶(也叫作显微镜下病灶或者目前临床手段无法发现的病灶)通常需要比可触及肿瘤低的 EBRT 剂量进行控制。相对于较大肿块的肿瘤，显微镜下肿瘤病灶所含的乏氧细胞更少，也就意味着更容易被放射治疗控制。

到目前为止，正常组织的耐受剂量与正常组织受照射的体积呈负相关，给予相同的放射治疗剂量，小范围高剂量照射易于出现边缘复发，大范围低剂量照射易于出现中心复发，大范围高剂量照射易于引起周围正常组织损伤。可以得出这样的结论，根据不同的克隆细胞类型和数量，需要给予不同的放射治疗剂量。

缩野技术就是一种经常被用来解决肿瘤异质性分布的方法(图 1.7)。Withers 和 Talor 等[508]曾提出："在理想的病例中，照射剂量需要保证肿瘤各部位 TCP 相同而不是简单维持相同的物理学剂量。"我们正进入到一个"剂量勾画"的时代，通过各种复杂的影像技术给肿瘤各部分施加不同的剂量[40]。放射治疗科医师对肿瘤的不同区域应用不同的照射剂量(肿瘤的中心区域与周边区域，或者 CT/PET 上有代谢活性与无代谢活性的病灶)，或者对已经行手术切除肿瘤的病例应用不

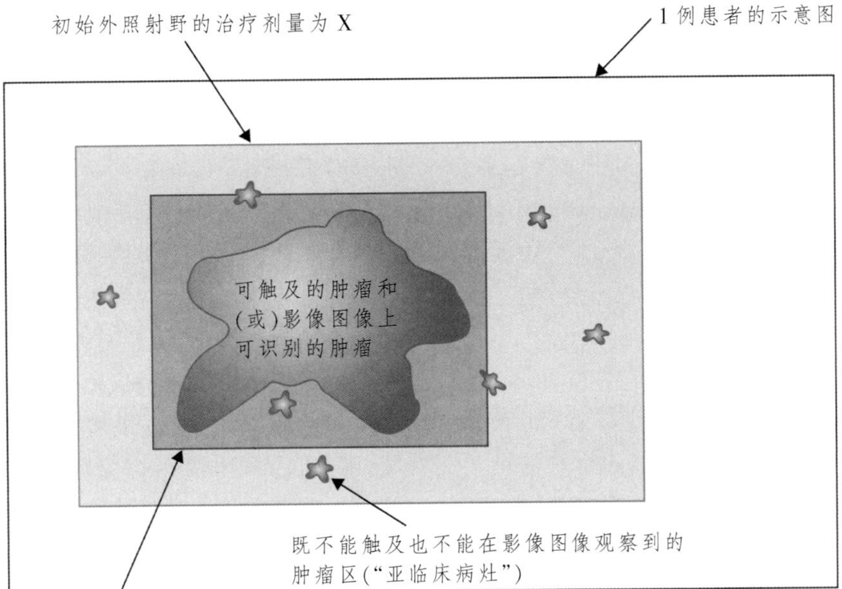

图 1.7　通过电离辐射杀伤的细胞是剂量的指数函数。达到一定的肿瘤控制率(TCP)所需的剂量与肿瘤中的克隆细胞数的对数成正比。相比于巨大的肿瘤，亚临床病灶能够通过较小的照射剂量得到控制。对于此，很多的研究者认为显微镜下病灶所含的乏氧病灶少，能够降低对于再氧和的需要，但是对此仍存在争议。目前为止，组织的耐受剂量与照射的体积呈负相关，给予相同的照射剂量，小范围高剂量照射易于出现边缘复发，大范围低剂量照射易于出现中心复发，大范围高剂量照射易于引起周围正常组织损伤。一种较为合理的方式是采用缩野技术，治疗开始给予的照射剂量为 X，最后集中到一个较小的照射野，剂量为 X+Y。在理想的情况下，在整个治疗体积内，照射剂量提供相同的 TCP，而不是给予相同的物理学剂量分布。(This diagram was prepared based on a concept articulated by Withers HR, Peters LJ. Biologic aspects of radiotherapy. In: Fletcher GH, ed. *Textbook of radiotherapy*, 3rd ed. Philadelphia: Lea & Febiger, 1980:142.)

同的剂量。

ICRU 第 50 号报告,推荐放射治疗的治疗体积和边界的定义为[229]:

●大体肿瘤体积(GTV)是指可以观察到的肿瘤,它包括肿瘤及异常肿大的局部淋巴结。在确定 GTV 时,非常重要的是使用适当的 CT 或者 MRI 设置,如果可能的话,PET 扫描可以提供潜在病灶的最大范围。

●临床靶区体积(CTV)包括 GTV 和亚临床病灶(即疑似肿瘤的组织体积)。

●计划靶区体积(PTV)包括 CTV 以及几何学不确定性边缘。还需要考虑摆位误差和器官的运动,例如呼吸运动等。

因为 PTV 未考虑治疗机器的特点,所以实际的治疗体积是放射肿瘤科医师为达到治疗目的而选择和确定的等剂量曲线围成的治疗体积。不可能设计一个仅仅照射 PTV 的放射治疗计划,围绕治疗靶区的正常周围组织也会受到等于处方剂量的照射。因此,治疗体积常常会大于 PTV,而且会具有一定程度简化的形状。

●照射体积是指接受与组织耐受性有密切关系的一定剂量的体积,它包括单野照射穿透的区域或射线半影区。

●计划危及器官体积是指由高危放射损伤器官边缘所界定的区域,例如,我们定义视交叉周围 0.5cm 的边界,以免发生失明风险。

不确定性

在治疗计划的设计和治疗过程中不可避免地存在不确定性,最需要感谢著名的剂量学家 Gunilla Bentel[38,39](1936—2000 年)对这一问题进行的讨论。

不确定性从广义上可以分为两类:第一是剂量的不确定性,包括射线的不均匀性、剂量计算相关的问题、治疗机的输出变化、射线监测技术的不稳定性,以及其他与射线平坦度相关的问题;第二是空间的不确定性,包括设备方面的不确定性和与患者相关的不确定性问题。

设备不确定性

●射野大小设置:无论机械或数字设定的射野,显示的射野大小和实际大小并不完全一致。

●旋转角度设置:无论机械或数字设定,机架和准直器显示的旋转角度与实际角度之间存在误差。

●十字线:直线加速器上用来显示射野中心轴或射野边缘的细线可能移位。

●等中心点:机头下垂可能导致等中心点移位。

●光野一致性:直线加速器的光野显示与实际射野之间可能有误差。这种误差可由机头内的灯泡或反光镜的细小移位引起。

●定位系统:激光定位系统可能存在误差,如三束光不能准确地在等中心点交叉,可能不垂直,光线可能太粗引起误读。

●床面:每次照射时床面的下垂幅度不完全一致。另外,用于 3D 和 IMRT 计划制订的模拟机、CT 模拟机和加速器治疗床的下垂也不一致。有时,在治疗室应用网球拍型的插入物。应用时间过长,加速器床面两侧或两端出现倾斜。

●射野挡块或准直器:如果应用射野挡块而非多叶准直器进行遮挡,射野挡块制作中可能因操作误差、切割丝太热或转弯时移动过快引起误差。而若应用多叶准直器,则可能在校准时出现误差。

患者相关的不确定性

●靶区勾画:如果医师无法确定肿瘤的位置,无论治疗计划系统如何精密都是无效的。PET、MRI、CT 本身存在的瑕疵,以及我们将解剖和功能影像对应的能力、肿瘤位置都影响准确确定肿瘤侵犯范围,同时也难以将影像学中的解剖信息应用于 3D 或 IMRT 放射治疗计划中。

●器官运动:可以由呼吸运动或者心脏搏动产生。此外,排泄或者消化器官的大小或形状变化也可引起器官运动(即胃、小肠、膀胱和直肠的大小和位置的改变,以及直肠对于前列腺位置的影响)(图 1.8)。

●皮肤标记:相对于深部组织,皮肤标记是可移动的,这可能由患者体重、体位甚至治疗过程中激素的使用而引起。一个特别的问题就是治疗师在患者皮肤上描画的定位标记线的宽度,该线宽度的变化以及光野相对于该线的位置变化都会引起治疗的不确定性。

●重复摆位:每天的重复摆位都会有一定的误差。

●患者运动:在治疗过程中,患者无法保持完全静止。无论是由患者焦虑、疼痛、痴呆还是神经系统疾病导致患者运动,都可以引起放射治疗过程中的不确定性。

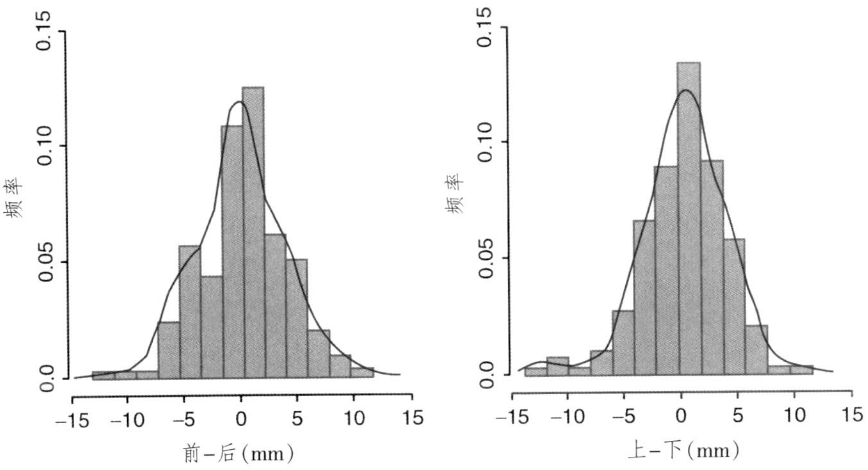

图1.8 精确放射治疗的治疗计划需要考虑靶区的生理活动。Wu等利用平片和植入前列腺的基准标记，评估了适形治疗前列腺癌过程中摆位和前列腺运动引起的治疗误差。这个直方图显示了前列腺在前后位和上下位运动的频率分布。外照射治疗中，前列腺的运动可以造成摆位误差和治疗误差。(From Wu J, Haycocks T, Alasti H, et al. Position errors and prostate motion during conformal prostate radiotherapy using on-line isocentre set-up verification and implanted prostate markers. *Radiother Oncol* 2001;61:127–133.)

体位固定

放射治疗中不确定性的程度是不同的。一些不确定性能够相互叠加，而另一些能够相互抵消，因此治疗过程中每天的不确定性差异明显。

为了在照射肿瘤的同时尽可能减少对于正常组织的照射，需要绝对精确地控制患者的运动。精细的肿瘤定位、三维治疗计划、放射外科手术和(或)IMRT技术，在患者无法保持静止的情况下都无法实施。摆位和固定是肿瘤治疗中最为薄弱的环节[201]。放射治疗的摆位需要每天都达到精确至毫米的准确度。

对清醒患者使用的机械固定与患者的教育背景和心理状况密切相关。机械固定尽管无法取代教育背景和心理状态，但是能够极大地改善治疗的精确程度。使患者摆位理想的机械固定要达到如下的目标[201]：

1.必须使患者感到舒适和安全。必须使患者没有坠落的风险，而且不能使患者产生幽闭恐惧。

2.器械必须确保为进行正确的区域照射治疗计划所要求的患者体位。

3.治疗师必须能够迅速准确地摆位。

4.身体治疗部位必须能够保持静止。

5.身体治疗部位的位置必须保证每天能够重复治疗。

6.器械应使用便捷，以便于治疗师、剂量师和医师操作。

7.固定装置不应影响射线的建成和散射性质。

8.这种器械必须是经济的。

9.如要采取麻醉，器械必须不能影响安全气道、静脉通路的建立和监测仪器的使用。

很多固定设备可以不同程度地满足这些要求，但是并没有完美的系统。在不同的中心，采用的技术并不相同。对于医师而言，需要了解各种不同情况下体位固定的不同技术。

目前有多种固定设备，包括塑料头架和海绵、咬块、热塑性塑料、石膏、真空成型热塑性塑料、聚氨酯泡沫、真空包装袋、在前列腺癌放射治疗中稳定前列腺和直肠壁的直肠内气球、门控放射治疗和当屏气使呼吸运动最小时应用的治疗，以及通过补偿治疗床运动或准直器叶片运动来补偿患者移动的设备。

外照射摆位精度可以定期使用射野(定位)片来评价。现在多使用在线影像验证(电子射野图像)、在线CT、透视或超声来评价[302,475]。射野定位误差可以是系统性的，也可以是随机的。在线电子验证片已用来记录每次放射治疗期间或放射治疗之间的摆位误差。

患者的运动无疑会使外照射治疗的质量降低。在一项对48例患者进行多个数字射野验证影像的研究中，Bissett等[45]注意到，射野横向移位为2.9mm，头尾方向移位为3.4mm，平均旋转移位为2°，平均治疗覆盖面积为95%。对多个放射治疗医师的观察进行分析发现，横向误差的评估存在差异。Rabinowitz等[371]比较了71例患者的模拟定位和射野片，结果发现两者之间存在差异。变异的平均标准差为3mm，最大的头颈部差异为3.5mm，胸部最大差异为9.2mm，腹部最大差异为5.1mm，盆腔最大差异为8.4mm，肢体最大差异为6.9mm。其他研究者在回顾性分析射野验证胶片时发现存在同样的误差[285,286,414]。Hendrickson等[216]报道，在包括有射野大小、计时器、机架和准直器角度、患者摆位等多项参数的研究中,单个技术员操作存在3.5%的误差概率,而两个技术员同时工作则能够使概率降低到0.82%。

Doss [122] 在对上气道肿瘤患者进行研究时发现,30%或以上的射野挡块位置存在误差的患者复发率为75%(21/28),而无误差患者的复发率仅为17%(2/12)。Perez 等[384]也曾报道,鼻咽癌患者放射治疗中挡耳时会遮挡部分肿瘤,导致复发率升高。

大量的证据表明,固定装置能够起到减少患者运动的作用。Marks 等[285,286]研究证明,通过系统地应用验证片,能够在头颈部肿瘤或恶性淋巴瘤患者中发现较高的定位误差。这些误差能够通过提高患者固定技术得到纠正,通过使用咬块能够使头颈部肿瘤患者的定位误差从16%降低到1%[286](表1.1)。目前不断发展的3D CRT 和 IMRT 技术,以及体部立体定向放射外科手术,为评价固定装置的作用提供了较多的文献依据。这样的固定装置在治疗肺部、肝和脊髓旁肿瘤时尤为重要。这些设备常包括一套热塑性塑料体模、真空枕头、手臂和腿支撑、木制的背板和(或)两侧板或碳板。现已证明,这些设备能够使摆位误差和变异维持在1~3mm的范围内[279,404]。同样,这些设备也能使移位误差保持在1~3mm的范围内[226]。

由瑞典斯德哥尔摩卡罗林斯卡大学医院的研究小组完成的一项随机研究中,将头颈部肿瘤患者随机分为两组,一组使用热塑性面罩固定头部,另一组使用热塑性面罩固定头肩部。通过比较三维验证片与模拟片评估患者三维计划的可重复性。治疗过程中每周评价2次治疗体位与治疗床的实际位置比较。同时评价患者的耐受性和皮肤反应。共评估241例患者,头部面罩固定与头肩部面罩固定的重复性并无统计学差异。同时指出使用头肩部面罩固定的患者更容易出现幽闭恐惧反应和皮肤反应。这项研究也因为使用热塑性面罩固定而不是真空聚乙烯面罩而受到批评[383]。

不同的固定装置用于不同的临床情况,并没有一种简单的方法来确定哪种是最好的固定装置。美国东北质子治疗中心进行的一项对比研究显示,由于治疗分次内患者的运动,总的移位距离将会变小的概率为95%。定制的拟合模具有望实现放射治疗分次内固定达2~7mm,在脑瘤精确放疗中使用的头环和咬块能够起到最佳的固定效果(表1.2)[144]。

我们也希望能够从新的固定装置研究中获得更多的益处,例如,充气的直肠气球已证明能够降低放射治疗时前列腺的运动。气体和组织界面放射治疗剂量的微小变化能够在直肠黏膜附近产生低剂量区,但

表1.1 固定装置对外照射摆位重复性的影响

	摆位调整次数/验证次数(%)	*P*值
霍奇金病(*n*=56)[a]		
短固定器固定	48/237(20)	0.009
全躯干固定器固定	21/213(10)	—
头颈部肿瘤(*n*=71)[b]		
三条固定带固定	55/307(18)	0.23
塑形面罩固定	40/291(14)	—
肺癌(*n*=60)[c]		
无固定装置	17/119(14)	0.139
固定器	14/171(8)	—

[a] Bentel GC, Marks LB, Krishnamurthy R, et al. Comparison of two repositioning devices used during radiation therapy for Hodgkin's disease. *Int J Radiat Oncol Biol Phys* 1997; 38(4):791–795.

[b] Bentel GC, Marks LB, Hendren K, et al. Comparison of two head and neck immobilization systems. *Int J Radiat Oncol Biol Phys* 1997; 38(4):867–873.

[c] Bentel GC, Marks LB, Krishnamurthy R. Impact of cradle immobilization on setup reproducibility during external beam radiation therapy for lung cancer. *Int J Radiat Oncol Biol Phys* 1997;38(4):527–531.

表1.2 固定装置对放射治疗分次内患者运动的控制[a]

固定设备	患者运动
α支架	5.0mm
其内填充小球粒或泡沫塑料的袋子	6.8mm
头部固定器	3.6mm
Duncan 头部支架	7.0mm
修正的 Gill-Thomas-Costman 支架	1.8mm
俯卧位颅脊柱头部支架	3.0mm
头部固定器和咬块	2.9mm
侧板	5.9mm

[a] 在一项超过10 000野的分析中,患者最初定位与下次治疗前位置的变化有95%的概率会小于测量值。

Modified from Engelsman M, Rosenthal SJ, Michaud SL, et al. Intra and Interfractional patient motion for a variety of immobilization devices. *Med Phys* 2005;32:3468–3474.

不影响前列腺受照射的剂量[443]。目前,有关患者运动的主动呼吸控制、门控放射治疗和治疗床补偿性运动的研究正在进行中[126]。

呼吸衰减、呼吸门控和呼吸同步放射治疗

与呼吸相关的运动影响多个器官的位置。如果放射治疗医师希望能够使用高度适形或者单次放射治疗治疗肝、肺、胰腺、肾、腹膜后、胸壁、纵隔和邻近组织的肿瘤,需要考虑呼吸运动而增大放射野或者设法减少呼吸运动。

一种用来限制放射治疗时呼吸运动的方法是腹部加压法,其使用放置平板或者其他限制性设备约束胸部和腹部的运动,有时使用补充氧气的方法减少放射治疗时膈肌的呼吸运动[31]。这种方法称为呼吸衰减放射治疗[454]。另一种技术是使用全身麻醉和高频喷射通气的方法减少肝脏放射外科手术时膈肌的运动[169]。

呼吸门控放射治疗在呼吸周期的某一特定时段出束,这种方法需要患者在治疗中屏住呼吸。一种称为主动呼吸控制系统[Active Breathing Coordinator(ABC, Elekta,佐治亚州,诺克罗斯)]的设备试图使屏气标准化。训练患者在治疗过程中通过观察监视器控制呼吸深度。ABC 设备包括咬嘴、鼻塞、细菌过滤器、导管和球囊阀门。当护理人员启动设备时,可以使患者屏气。患者控制设备开关,能够控制设备的运行。使用 ABC 系统,技术员能够控制患者进行预定体积的呼吸。在模拟定位时,在放射治疗师的监督下患者练习吸气-呼气中的屏气。在固定吸气时,气阀能够阻止多余的吸气和呼气。照射时间与屏气时间同步[107,131,514]。

对于 ABC 系统进行的研究主要集中在肺部和肝脏肿瘤的治疗。如表 1.3 所示,这种系统能够用来减少横膈的运动,从而降低精确放射治疗中肝脏的运动幅度。

电离辐射导致的DNA损伤

电离辐射引起的生物学效应主要是由 DNA 损伤引起,主要通过直接损伤 DNA 分子和间接电离水分子产生自由基。DNA 损伤通常表现为碱基损伤、DNA 蛋白交联、单链断裂、双链断裂和以上损伤的复杂组合。

正常哺乳动物的细胞能够修复绝大部分的放射引起的 DNA 损伤。长期的生物效应是由这些损伤引起的,这些损伤往往无法修复或者错误修复。细胞通过各种不同的方式修复放射引起的 DNA 损伤。影响放射修复通路的关键基因包括 ATM(与毛细血管扩张性共济失调症有关)、Ku(参与修复双链 DNA 断裂)以及 XRCC2 基因。

目前有一些研究证据表明,对于 DNA 的多发局部损伤,如伴随着其他断裂、碱基损伤以及 DNA 蛋白交联的双链断裂,常常是难以修复的。即使是潜在可以修复的损伤往往会因为高剂量率放射线所致的损伤聚集,或者当修复正在进行时,细胞进入 M 期试图进行 DNA 合成,而最终出现错误修复的情况。相反,如果给予更小的剂量率和很多分次,能够使放射损伤快速修复。无法修复的 DNA 损伤能够引起细胞死亡,阻止细胞分裂或永久引起遗传病变,如点突变、小型和大型缺失和易位的 DNA 序列,以及各种各样的 DNA 畸变[276](表 1.4 和表 1.5)。

表 1.3　主动呼吸控制中的平均膈肌运动(平均值,范围)[106,131,514]

模拟时透视	治疗时透视	治疗时照射野
1.4mm(0~3.4mm)	1.2mm(0.4~2.5mm)	0.5mm(0~4.2mm)

临床放射治疗中放射生物学概念的相关性

放射生物学和肿瘤生物学对临床放射肿瘤学的贡献

放射肿瘤科医师始终在研究放射生物学和肿瘤生物学对临床放射肿瘤学的贡献。这个问题最早是在两次报告中提出的:1970 年,斯坦福大学的 Henry S. Kaplan 教授[244]在放射治疗研究协会的 Failla 报告中提出;1983 年,哈佛大学的 Herman D. Suit 教授[429]在 Failla 报告中也提出了这个问题。在 21 世纪初知识爆炸的时代,我们需要在 Kaplan 和 Suit 打下的研究基础上,对有关肿瘤分子和细胞基础的问题进行重新的研究。

回顾肿瘤生物学对临床放射肿瘤学发展贡献的历史,我们就会发现存在着两个争论:经验主义与基于研究的放射肿瘤学的争论以及放射生物学与放射物理学的争论。

经验主义与基于研究的放射肿瘤学的争论

经验主义接受大卫·休谟(David Hume)(1711—

表1.4 微环境和放射反应

问题
肿瘤及其与正常组织和间质的关系
从正常组织中确认肿瘤
异常的生理;应激反应和外基因改变
正常组织和间质成分——细胞因子、生长因子、细胞-细胞接触
免疫反应
炎症过程
间质压力——阻碍治疗
药物分布——取决于大小、电荷、可溶性
异质性——非常复杂,实验室中难以重复
不稳定性——基因、环境;对于环境变化的内在的细胞遗传不稳定性(如缺血-再灌注)
新的机遇
激光捕捉显微镜——分析异质性
cDNA 微序列——分子表型以及确定基因家族和修饰突变基因影响的基因
蛋白质功能依靠结构,所以正常基因产物在肿瘤微环境中功能可能异常
肿瘤进展可能是肿瘤和间质细胞因子相互作用的结果
肿瘤中的正常组织可能成为治疗的目标(如内皮细胞)
免疫反应——过继免疫治疗,通过共刺激分子和因子,还可能通过放射增强免疫原性来增加抗原表达
肿瘤内部放射剂量分布的不均匀性——调强放射治疗、近距离放射治疗、放射免疫标记分子(抗体、配体、多肽)
炎症过程和炎症分子及其在肿瘤治疗抵抗中的作用
晚期效应;可能存在一个持续作用的"慢性反应"过程
间质间隙分析——微透析、药物代谢动力学
药物/营养分布——利用药物和基因的缺氧活性治疗异常肿瘤生理状态
不稳定性——基因、环境
需要了解与环境有关的选择压力;成功的治疗或者预防措施可能阻止肿瘤细胞发展到更为恶性的细胞表型

From Coleman CN. International Conference on Translational Research and Preclinical Strategies in Radio-Oncology (ICTR): conference summary. *Int J Radiat Oncol Biol Phys* 2001;49:301-309, with permission.

1776年)以及其他17世纪和18世纪英国哲学家的观点,还有他们对于自由推理的不信任。在哲学家的经验主义观点中,一个人理解知识和世界的最佳接触方式不是通过数学方法证明,而是需要看见和触摸一个熟悉的物体。他们的模式是通过感官经验,而不是通过单纯的推理获得知识[47,315,419]。

有经验的放射治疗医师依靠积累的临床经验,也就是"既往有效的方法",他们怀疑根据理论推理和实验室研究得出的治疗方式,只有使用经过验证的治疗才使他们觉得最为安全。在放射肿瘤学的文献中,我们会发现很明显的经验主义的特征:病例报道;单中心回顾性临床研究;对于放射治疗回顾性临床分析的关注,以便得出与放射治疗体积、剂量和治疗技术的选择相关的临床经验。

表1.5 纳米微环境和放射反应

问题
实际的反应是
亚细胞的剂量测定——发生在纳米水平的密集电离辐射异质性
DNA 分子以外的多个靶向分子
分子药理学——细胞是高度分化的
为了有效治疗肿瘤,药物和放射治疗产生的自由基或其他的生物化学变化都需要适当的浓度、适当的地点和适当的时间
新的机遇
亚细胞的放射剂量测定——理解分子剂量测定,示踪和密集电离辐射对非 DNA 结构的影响
分次效应——低剂量超敏感性、适应性反应和旁效应——对正常组织和肿瘤的影响
DNA 分子之外的靶向分子
发现的新药物
通过特定的靶向和结构生物学合成的设计分子
组合分子能够创造很多的分子,而且可以根据活性分类
成像——肿瘤和正常组织的功能和分子的正电子发射断层成像、磁共振成像技术、电子顺磁共振技术等(例如,标记氧)
纳米技术——生物分子传感器/探针(例如,生化过程成像)
以放射性同位素为靶向——以特定的径长选择同位素(α、β或γ)
使用生物加物理的纳米逆向计划
放射肿瘤学不仅仅是技术而已,我们需要在同行中传播"强调生物学"的概念

From Coleman CN. International Conference on Translational Research and Preclinical Strategies in Radio-Oncology (ICTR): conference summary. *Int J Radiat Oncol Biol Phys* 2001; 49:301-309.

毫无疑问,放射肿瘤学的发展依靠经验主义。正如 Fowler 所说:"如果医师要等到有充足的研究基础才治疗第1例患者,那么放射治疗将永远得不到发展。"[158,159]我们必须注意到,放射生物学家很早便与放射肿瘤科医师有密切合作。早期放射肿瘤学的发展完全脱离放射生物学的支持,这一观点也是十分错误的。

这一学科的发展,始终围绕着对经验主义的争论以及为临床肿瘤学的发展寻找坚实的理论基础这一主题进行。“30 年来，有些人一直在错误地做一件事情，而将其称为积累临床经验”，一名批评家说。如果放射治疗医师参与治疗小儿麻痹症，他们一定会造出完美的铁肺。有关基因组、蛋白组、第二信使、实体肿瘤生物学、血管生成、氧合以及细胞周期控制的知识正改变着医学的现状和未来。如果放射肿瘤科医师希望有所突破和成就，就必须积极参与肿瘤分子和细胞基础的研究，以及转译研究。

物理学与生物学的争论

由于物理学和生物学的相互竞争，对于生物学在临床放射肿瘤学中的作用存在争论。医学放射物理学已经深刻影响了临床医师的思维，这一领域的主要成就包括：

- 确定和描述了放射剂量的物理单位。
- 光子和电子放射治疗设备的巨大改变[初期的千伏和后来的 ^{60}Co、高能直线加速器、γ 刀(Elekta Corp，瑞典，斯德哥尔摩)、射波刀(Accuray，加利福尼亚州，森尼韦尔)]。
- 三维治疗计划系统的发展使得能够确认肿瘤的体积和受照射的正常组织。
- IMRT 提高了治疗射线的适形性。
- 粒子治疗包括中子、质子、介子和裸核。
- 改进了固定装置，有助于治疗的重复性。
- 发展了近距离放射治疗技术，包括发现了新的同位素、后装技术和远程高剂量率机。
- 术中放射治疗(IORT)设备。
- 热沉积设备的应用促进临床热疗的应用。

目前临床放射肿瘤学主要集中于物理学家为医师提供的各种设备和技术的发展上。放射肿瘤会议主要讨论 IMRT、放射外科/适形放射治疗和设备的更新。简而言之，这些技术都优化了剂量分布，以提高肿瘤局部控制率和减少正常组织的损伤。目前，更好的剂量分布是物理学提供的解决一系列问题（包括氧合、监测肿瘤血流、肿瘤 pH 值、第二信使、抑癌基因、癌基因、转移的生物学基础、正常组织的辐射保护、肿瘤放射增敏)的主要方法。但是，“如果你只有一把锤子，那所有的问题都会看起来是钉子吗”?

肿瘤生物学为临床放射肿瘤科医师带来了什么呢？在我们看来是一个较为公平的问题，尽管它可能被描述得有点自恋，比如“你为我做了什么呢”[158,159,429,486]。在这一领域中，我们需要记住实验室研究对于临床的一系列贡献。

- 早在 1906 年，Bergonie 和 Tribondeau[42]就阐述了一系列著名的放射敏感性的定律。其次是法国研究者 Regaud 和 Ferroux[373]的研究，他们证实单剂量辐射总是对阴囊皮肤产生最大的损害，分次照射虽然不损伤皮肤但会破坏精子的生成。他们推测，这一相同的分次技术可能在肿瘤治疗中有不同的益处。这促进了 Coutard[98-100]的研究，最终使分割 EBRT 技术达到今天的高峰。
- 放射治疗剂量和杀伤细胞之间关系的研究最终产生了辐射细胞存活曲线。这对于我们理解放射治疗的剂量和分割，以及对于放射修复的理解都有重要的意义。这一发展促进了我们对分割照射的理解，使我们能够进一步研究可替代的分割方式。这也有助于提高肿瘤的控制率以及减少正常组织毒性。最终，辐射细胞存活曲线也能够有助于我们理解肿瘤控制和正常组织毒性的剂量-反应关系。
- 1909 年，Schwarz[400]证明压迫局部皮肤减少毛细血管血流能够降低皮肤的放射反应。这也许是对于“氧效应”的最早描述[336]。L. H. Gray[185]通过研究发现，人体肿瘤中存在大量乏氧细胞亚群，指出氧效应与放射肿瘤学具有相关性[451]。一系列重要的发展使我们认识到在放射对肿瘤的作用中，乏氧作用处于一个核心地位。组织病理学研究和肿瘤内部氧分压的侵袭性测量显示，人体大部分肿瘤内部确实存在这样的低氧分压区域[61]。我们认为至少有两种不同的机制，称为扩散限制性低氧和灌流限制性低氧，也有人称其为永久性缺氧和暂时性缺氧[336]。扩散限制性低氧是由于血管生成不足，而灌流限制性低氧是由于肿瘤血管的暂时性闭塞，而引起肿瘤细胞的急性缺氧。此外，我们也了解到缺氧能够激活相关的基因，使肿瘤分化，增加肿瘤转移的概率。临床研究证明，血红蛋白浓度能够预测肿瘤局部的控制[219,336]。根据缺氧的特点需要采取不同的治疗方法。一种方法是使用高浓度氧气混合吸入或者使患者在高压氧舱内接受放射治疗。另一种方法则使用氧模拟化学物。其他的治疗方法包括输血或者使用缺氧特异性的细胞毒药物，例如丝裂霉素 C。
- 对于细胞增殖、细胞周期和细胞修复机制的研究进展迅速。目前已知处于 M 期的细胞对放射线更为敏感，处于 S 期的细胞对高温更敏感。关于不同细胞周期的细胞对放射线的不同敏感性的认识，为我们选择放射治疗和化学治疗提供了理论基础。此外，对于影响细胞周期敏感性因素的认识，使得我们对卤代嘧啶类似物进行了研究，发现其能够通过增加无法修复的

DNA双链断裂达到增强辐射致死效应的目的[262]。已进行了大量临床试验，尽管这一系列研究目前尚未获得重要的临床成果，但已成为基本的研究领域，有望证明其研究价值。

●随着与辐射细胞存活曲线有关知识的扩展，临床医师显然需要很好地了解正常组织和恶性肿瘤的放射剂量以及对于放射剂量的反应。动物实验中50%致死量(LD_{50})，局部控制率和正常组织毒性的研究进展提高了对放射剂量-反应关系的认识。相关理解还包括：逐步缩野技术的应用，IORT，作为“推量”的近距离放射治疗，以及伴随着我们对放射治疗剂量与肿瘤体积和剂量分布关系认识的深入，适形射线的应用逐渐增多。将来为了提高局部控制率，有望对剂量均匀性进行更多的研究。

在1983年的Failla报告中，Herman Suit[429]研究了临床放射肿瘤学的发展历程。他用一个表格介绍了1956年和1982年放射肿瘤学在美国的发展，见表1.6的前两列。本章的作者重新加入了第三列，介绍了2013年的发展。通过表格可以了解这一学科的主要进展。将来，经验主义与基于研究的放射肿瘤学，以及放

表1.6 Suit最初总结的放射肿瘤学的进展

1956年	1982年	2013年
1.达到整个体积的剂量相同。治疗体积在整个治疗过程中保持不变(即不使用缩野技术)	1.使用缩野技术(即根据肿瘤细胞数使用不均匀的剂量分布)	1.剂量分布与活体肿瘤细胞分布相适应的“精确”、适度和适形外照射或者近距离照射
2.最初的大治疗体积达到耐受剂量	2.最初照射体积往往在耐受剂量以内，仅最终照射体积达到耐受剂量	2.最初的照射剂量小于耐受剂量，可以根据影响耐受性的特定的宿主因素和治疗因素等进行一定的调整
3.不特别强调对较大的肿瘤增加剂量	3.根据肿瘤的体积或者肿瘤细胞数目确定剂量 a.对大肿瘤应用最大剂量(发病率风险较高) b.对亚临床病灶应用中度耐受剂量 c.联合放射治疗和手术使用比根治剂量小的照射剂量	3.剂量目标是根据肿瘤的体积和细胞数目、手术切除范围和完整性、肿瘤侵袭性的生物学和基因学预测因素以及对诱导化学治疗的反应 a.最大剂量(发病率风险增高)治疗较大的肿瘤或更具侵袭性的肿瘤 b.中度耐受剂量治疗亚临床病灶 c.对于放射治疗联合手术、化学治疗和(或)生物治疗，在一定情况下小于根治剂量 d.联合外照射和近距离放射治疗或者外照射联合热疗，每一种方式的剂量根据其他方式的剂量进行调整
4.很少进行有计划的放射治疗和手术结合	4.强调放射治疗和手术的结合	4.强调放射治疗、手术、化学治疗、激素治疗和生物治疗的联合治疗计划
5.治疗野为正方形或者长方形	5.在所有照射野中使用二次准直来降低正常组织的照射体积	5.应用多叶准直器和调强设备来提高放射治疗的适形度，降低正常组织的照射。照射剂量分布往往通过精密的影像技术实现
6.常使用单纯放射治疗	6.已经认为多学科综合治疗是大部分肿瘤最有效的治疗方式	6.放射肿瘤科医师接受培训，利用病理学知识对肿瘤进行分级和分型；解剖和分子分型；诊断影像；了解化学治疗、激素治疗、生物治疗和手术治疗的作用
7.治疗结果几乎全部采用固定时间内(如5年)的绝对生存率表示	7.结果分析是根据对失败原因的具体分析(例如，局部残留或再次生长、局部并发症、忽略肿瘤边缘、局部播散、远处转移、并发疾病)	7.Ⅲ期随机前瞻性研究是临床决策的金标准。根据适当设计和有关放射治疗的剂量、体积及技术的肿瘤试验所进行的决策是最好的。循证医学用于指导临床决策的制订。如果没有这样的研究结果或者研究不充分，那么也可以选择Ⅱ期研究或涉及生存率、局部控制率、复发情况和多变量分析结果的回顾性研究。未来的发展要依靠肿瘤生物学和医学物理学的基础与转化研究对于临床的贡献

射物理学和生物学的进展也会占据一席之地。通过合作和交流,都可能为肿瘤学的发展做出贡献。方框 1.3 和表 1.7 说明了细胞对数死亡。

Coleman[91]在国际会议上总结放射肿瘤技术转化研究时,强调了放射肿瘤医师了解最新科学发现的重要性,这些发现最终将会在今后的治疗方式的改进中发挥重要作用。通过改变细胞周期蛋白或者激活细胞周期蛋白 p34 能够克服肿瘤细胞的抵抗。通过研究与凋亡有关的细胞机制,能够应用照射来诱导除了无法修复的 DNA 损伤之外的其他改变来杀伤肿瘤细胞。随着对肿瘤微环境和新技术(如 cDNA 微点阵)的了解,以及对生长因子改变细胞过程方式的认识,生物信息学和多学科治疗策略会有提高。同时多个基因的研究可以提供利用单基因解释生物效应时代无法提供的信息。对于乏氧的理解可以提高抗乏氧的临床疗效,包括乏氧细胞放射增敏和乏氧细胞毒素。细胞周期蛋白和生长因子可能在将来以临床放射修饰剂的身份发挥作用。

方框 1.3

细胞对数死亡

在放射肿瘤学医师的培训过程中,最简单的是建立杀伤细胞的对数表格。最初,这些练习非常琐碎而沉闷,但是经过多次训练,计算速度就会非常迅速。

假定一个肿瘤遵循经典的细胞存活曲线。细胞接受 2Gy 照射后的细胞存活概率为 50%。为了进行练习,假定细胞的杀伤概率在治疗过程中不受氧合状态、pH 值或其他因素的影响,没有加速再群体化,只在最简单的状态下(即各剂量杀伤 50%),我们能够建立一个显示杀伤细胞和存活细胞数量的表格(表 1.7)。

假定我们由一个较小的肿瘤开始(直径稍>1cm 的肿瘤,所含细胞数为 10^9),每次照射 2Gy 后,50% 的细胞被杀死,因此第一次照射后,5×10^8 个细胞被杀死,剩余 5×10^8 个细胞。每次照射都有 50%的细胞被杀死。在放射治疗结束时,每次照射杀伤的细胞绝对数目就很少了。

通过这样的练习,就可以发现即使对于一个很小的肿瘤,最初杀伤的肿瘤细胞数目都很大,而最后几次放射治疗时,每次杀伤的绝对数目都很少。因此对于一个中等敏感的肿瘤仍然需要较高的照射剂量。

显然,改变每次的放射治疗剂量就会得到不同的结果,产生不同的存活概率,或者肿瘤细胞系的内在放射敏感性发生变化,存活概率也会发生变化。

Based on Suit HD. Radiation biology: a basis for radiotherapy. In Fletcher GH, ed. *Textbook of radiotherapy*. Philadelphia: Lea & Febiger, 1966.

表 1.7　根据病变的大小,不同水平的照射能够得到不同的肿瘤控制率

累积剂量(Gy)	初始细胞数目	存活概率	存活的细胞数目
2	1 000 000 000	×0.5=	500 000 000
4	500 000 000	×0.5=	250 000 000
6	250 000 000	×0.5=	125 000 000
8	125 000 000	×0.5=	62 500 000
10	62 500 000	×0.5=	31 250 000
12	31 250 000	×0.5=	15 625 000
14	15 625 000	×0.5=	7 812 500
16	7 812 500	×0.5=	3 906 250
18	3 906 250	×0.5=	1 953 125
20	1 953 125	×0.5=	976 562
22	976 562	×0.5=	488 281
24	488 281	×0.5=	244 140
26	244 140	×0.5=	122 070
28	122 070	×0.5=	61 035
30	61 035	×0.5=	30 517
32	30 517	×0.5=	15 258
34	15 258	×0.5=	7 629
36	7 629	×0.5=	3 814
38	3 814	×0.5=	1 907
40	1 907	×0.5=	953
42	953	×0.5=	476
44	476	×0.5=	238
46	238	×0.5=	119
48	119	×0.5=	59
50	59	×0.5=	29
52	29	×0.5=	15
54	15	×0.5=	7
56	7	×0.5=	4
58	4	×0.5=	2
60	2	×0.5=	1
62	1	×0.5=	<1

目前还需平衡放射治疗技术与对于肿瘤生物学深入研究产生的概念和新方法之间的投入。Coleman[91,92]提出了一个非常复杂的影响放射治疗效果的生物因素的模型。这些技术的发展将极大地改变我们学科的发展方向。

放射敏感性和放射治愈性

1906年,Bergonie和Tribondeau[42]根据他们对于老鼠睾丸的研究,发现生殖细胞受到破坏,而间质细胞和Sertoli合胞体却能保持原样,从而制订了一条有关放射敏感性与细胞再生能力的规则。他们写道:"X线对于有着较强再生能力的细胞更为有效,对于那些有着更长分化周期的细胞作用更大……从这一规律,我们不难理解X线能够在不损伤正常组织的情况下破坏肿瘤组织的现象。"Fletcher[150]认为,肿瘤的放射敏感性与母体器官有关,对临床放射治疗的影响很大,因而产生了错误的概念:有丝分裂活跃的未分化肿瘤是对放射敏感的,分化较好的肿瘤是对放射抵抗的。

1914年,Schwarz[399]假设处于不同细胞周期的细胞的放射敏感性是不同的,多次照射能够在细胞放射敏感的阶段(如有丝分裂)更好地杀伤肿瘤细胞,一次治疗给予总剂量照射是无效的,从而提出了分次照射的概念。分次治疗能够产生理想的治疗比例,由于正常组织的耐受性相对于肿瘤较高,而且恶性肿瘤的增生能力更强,更容易处于放射敏感期。

根据这些和其他的一些观察,提出了"放射治愈性"的概念。它表示了清除原发部位和局部的肿瘤,反映了照射的直接作用,但并不等同于肿瘤治愈。相反,放射敏感性是肿瘤放射反应的衡量方式,用来描述肿瘤放射治疗期间及随后的退缩程度和速度。但是,对于多数的恶性肿瘤来说,肿瘤治愈性和肿瘤对于照射的反应敏感性之间无显著相关性。

肿瘤对照射的反应对于放射肿瘤学医师是非常重要的问题,而且很多著名的医师都提出了这一点。至少有四种解释能够单独或者共同解释肿瘤不同的放射敏感性[194,457]:

1.**乏氧**。根据这项理论解释临床中不同的放射敏感性问题,对于放射不敏感的肿瘤可能有较高的乏氧比例,或者分次治疗中无法发生再氧合,或者两者兼有[423]。直接使用氧电极测量发现宫颈癌、乳腺癌和鳞状细胞癌的平均氧分压低于周围正常组织[220,239,240,474]。尽管其数值范围较宽,但肿瘤中的氧分压随着肿瘤体积的增加而降低[473]。尽管无法证实乏氧在常规治疗中不是重要的因素,但是中子治疗或乏氧细胞放射增敏剂研究取得的成功确实有限,因此,目前对其重要性存在一些怀疑[111,127]。最近的研究证明,乏氧可以作为一种确定肿瘤细胞的恶性表现和影响治疗结果的决定因素[111,239,240]。

2.**克隆细胞比例**。增殖细胞的放射敏感性更高,也有更高的细胞消亡率。放射后的肿瘤退缩可能与增殖细胞的总数有关(生长比例)或者与增殖率有关,在分次照射中可能出现加速再群体化而引起增殖率的升高。

3.**肿瘤细胞的内在敏感性**。Fertil和Malaise[147]以及Deacon等[108]提出,人类肿瘤细胞氧合细胞存活曲线的初始斜率与其对放射治疗的反应之间存在正相关。低剂量时,不同细胞系中的巨大差异能够解释临床中的不同治愈率。Steel和Peacock[423]根据线性二次(LQ)方程式和先前的细胞杀伤概念分析了人类肿瘤细胞的放射敏感性。然而,尽管有一些研究发现有相关性,但是这些放射生物学参数并没有在临床实践中得到应用。

4.**放射损伤的修复**。亚致死损伤的修复(分割剂量修复)能够在几乎所有的肿瘤细胞系中观察到[134,135]。Weichselbaum和Little[492]报道,单次剂量照射后的潜在致死性损伤修复在不同的细胞系之间差异很大,并且与临床的放射治愈率有关,难以治愈的肿瘤表现出很强的潜在致死性损伤的修复能力。到目前为止,大型的临床研究还没有证实这些放射修复的参数能够预测放射治疗的结果(见本章后面部分)。

另外一些研究者报道肿瘤接受放射治疗后的临床或病理反应与肿瘤最终的局部控制率有关[432]。要想证实这样的分析,必须要比较相同初始阶段的患者,因为一般来讲,进展期的病灶接受放射治疗后有更大的可能性出现肿瘤残留,而且局部复发可能更频繁。Barkley和Fletcher[27]报道了在88例治疗后完全缓解的口咽癌患者中,肿瘤的控制率达到82%,而在治疗后仍有肿瘤残留的237例患者中,肿瘤控制率仅为41%。Sobel等[418]提出头颈部肿瘤局部控制率在放射治疗结束1~3个月后进行预测的准确性和一致性最大。他们发现,初期肿瘤(T1,T2)的预测准确率为80%;进展期原发肿瘤的准确率降低到50%~60%;肿瘤的清除是预测肿瘤控制更加精确的指标。这一现象通过对N2期(>3cm)头颈部肿瘤的放射治疗得到证实,放射治疗后8周内的完全缓解与>90%的颈部无复发率有关[305]。

肿瘤放射敏感性和预测分析

自从开始使用放射治疗,许多研究者根据肿瘤放射的敏感性对肿瘤的反应进行了分类。1913 年,Wetterer[498]根据肿瘤的组织类型对肿瘤放射敏感性进行了分类。Paterson[347]将肿瘤分为三类:放射敏感、中度敏感和放射抵抗。第一类包括生殖细胞肿瘤和网状细胞瘤;第二类包括鳞状细胞癌和腺癌;第三类包括软组织和骨肉瘤以及黑色素瘤。但是,根据增殖率和细胞死亡率的不同,评价放射治疗反应的终点差异可能很大,这一点也在恶性黑色素瘤中得到了证实[395]。根据几种参数预测肿瘤对于放射的反应已进行了很多研究,例如,Glucksmann[177]提出要研究初始放射治疗前和治疗后肿瘤生长边缘活检标本中分裂、休眠和退行性细胞的数目。通常认为,肿瘤包含干细胞的混合细胞群,其对抗肿瘤制剂有不同的敏感性,因此,应针对抵抗性细胞群选择治疗,避免使用某些细胞毒药物诱导细胞抵抗[73]。Peters 等[356,357]提出一种预测方法来评价体外的肿瘤反应,并描述了在预测某一患者经照射后的肿瘤控制率时的困难。不幸的是,尽管体外的放射敏感性与正常组织和肿瘤的放射反应性之间存在一定的关系[41,461],但是还没有发现足够有力的预测方法。考虑到肿瘤内部预测参数的固有差异,例如 SF_2[46,283]或者 T_{POT}[379,380],单一的预测参数不能提供足够的预测强度。将多个放射生物学的肿瘤-细胞参数(例如,放射敏感性和增殖潜力的标志)与 TCP 模型结合,可能会有较好的临床前景,但仍需临床研究进一步证实[66]。

肿瘤控制率

因为肿瘤有多种组织学类型,所以越高的放射剂量能够产生越好的肿瘤控制,目前已经发表了很多不同肿瘤的剂量-反应曲线。1934 年,Miescher[303]报道了皮肤癌的第一个剂量-反应曲线数据。10 年后,Strandqvist[428]也发表了皮肤癌的剂量-反应曲线。von Essen[479]对 Strandqvist 曲线进行了修订,他从较大的皮肤肿瘤的治疗经验得出,97%的肿瘤控制率和 3%的皮肤坏死率虽有所不同但均可以接受,因为使用的分割方式正确,也考虑了病变体积,即两个治疗终点是分离的。Fletcher[151]指出,只有对一组同源性的肿瘤给予一定范围的放射剂量,才能够产生有意义的剂量-反应曲线,表明肿瘤控制是一种概率事件。随着放射治疗剂量的增加,一部分细胞被杀死,因此,存活克隆细胞的总数与最初的细胞数目及每次杀伤的克隆细胞数成正比[134,135]。因此,根据病变程度(克隆细胞的数目),不同程度的放射治疗剂量可以产生不同的肿瘤控制率。对于上呼吸道鳞状细胞癌的亚临床病灶或者乳腺腺癌,45~50Gy 的照射剂量能够达到 90%以上的肿瘤控制率[151,301]。亚临床病灶被认为是临床上或者显微镜下无法发现的肿瘤细胞,但如果不接受治疗,将会发展为临床上可见的肿瘤[344]。必须强调的是,显微镜下肿瘤存在的证据,例如手术边缘,不应被认为是亚临床病灶,只有细胞数目≥10^6/cm^3 时病理医师才能够发现。因此,这些病灶需要接受高剂量的照射,对于上皮来源肿瘤,需要治疗 6~7 周,照射剂量 60~65Gy。临床结果表明,亚临床病灶的术后照射剂量需要达到 60Gy[506]。

对于临床上可触及的头颈部肿瘤,T1 期需要照射 65Gy,而对于 T4 期肿瘤则需要 75~80Gy 或者更高,2Gy/d,每周治疗 5 次。这一剂量范围和肿瘤控制率已经在鳞状细胞癌和腺癌中得到证实[150-152,301,405-407]。即使是术前放射治疗,剂量对肿瘤控制率的影响也可以得到证实。

Baclesse[24,25]提出了不同剂量照射肿瘤不同部位的概念。给予肿瘤残留病灶的较高照射剂量叫作推量(boost),这一剂量旨在达到与亚临床病灶相同的肿瘤控制率[151]。之前讨论的一个重要概念就是利用逐渐缩小照射野的方式。缩野技术可以给予整个大体肿瘤[残留大量克隆干细胞(包括乏氧细胞)]更高的放射剂量,而给予邻近临床大体病灶的组织较低剂量。肿瘤边界包括了少量氧合较好的克隆细胞(见图 1.3)。

正常组织效应

根据总的照射剂量、分割方案(每日剂量和整个治疗时间)和治疗体积,电离辐射可以诱发一系列的正常组织损伤。这些因素是密切相关的(图 1.9)。

据推测,对很多正常组织来说,随着器官照射次数减少,产生特定后遗症所需的照射剂量则增加。这一概念由 Paterson[345]提出,他描绘出能使皮肤产生湿性脱皮的中压 X 线剂量曲线(图 1.10)。后来,在高电压照射其他器官和近距离照射中也发现了同样的现象[421]。

几位作者发现,许多器官较最初报道有更高的耐受剂量(TD)[305,315,333,382,406,407],并以更准确的治疗方案和实施的照射,以及更准确的评价和并发症记录,强调了更新这一信息的重要性。最为经典的例子是通过适形放射治疗技术治疗前列腺癌[204]和肺癌的剂量

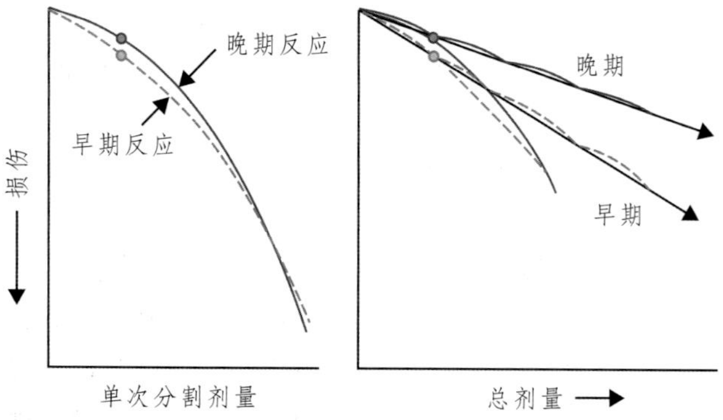

图 1.9 由单次或者多次分割照射剂量引起的早期或晚期效应的细胞存活曲线差异。(From Fowler JF. Fractionation and therapeutic gain. In: Steel GG, Adams GE, Peckham MT, eds. *Biological basis of radiotherapy*. Amsterdam: Elsevier Science, 1983: 181–194, with permission.)

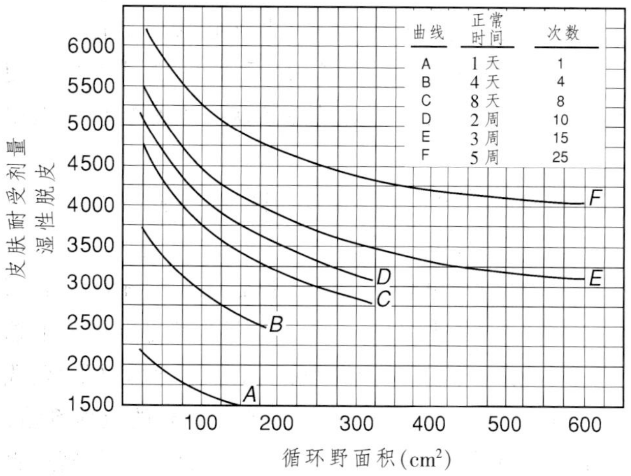

图 1.10 剂量与照射面积关系图(在“平均”位置的健康皮肤),在不同的治疗时间产生湿性脱皮(每次用半值层 1.5mm Cu 的照射剂量按 50R/min 进行每日照射)。(From Paterson R. *The treatment of malignant disease by radium and X-rays*. Baltimore: Williams & Wilkins, 1949: 39, with permission.)

递增试验[放射治疗肿瘤学组(RTOG)试验 93-11]。有关全部和部分器官耐受剂量的汇编文献,最初是由Emami[141]等发表的。这些全面更新的文献汇编——QUANTEC,在第 13 章中有具体介绍。

在一项晚期放射治疗作用的研究中,每个器官被认为是由多个串联或者并联的功能亚单位(FSU)组成[398,508]。对于串联器官,例如胃肠道或神经组织,对器官某一部分的损伤可以影响整个器官功能。相反,在并联器官中,功能亚单位损伤可能不会影响整个器官的功能,因为其他的功能亚单位能够独立于损伤部分运行,只有当影响较多的功能亚单位,残存的功能亚单位不能够维持器官的功能时,才会出现临床损伤。因此,器官的放射敏感性取决于功能亚单位的数目。Marks[287]讨论了器官结构在决定晚期放射反应方面的重要性,并指出常规的剂量–体积直方图(DVH)和正常组织并发症概率(NTCP)模型有很多不足,因为它们往往忽略了肿瘤的结构和功能的异质性。这对于应用接近器官功能单位耐受性的剂量进行部分照射肺、肝和肾脏时尤其重要。Yorke 等[526]提出了正常组织并发症概率的生物模型,研究肾脏和肺这一类由 FSU 组成的并联结构的照射剂量和照射体积分割的函数。Jackson 等[232]对这一课题进行了深入讨论,包括它的数学模型,并对计算不均质照射器官的 NTCP 进行了研究。他们提出功能亚单位的变化和功能残留可能产生 NTCP 的剂量–反应曲线,与临床观察到的结果类似。

我们能够发现很多没有解剖和功能损伤的结构异常,也可能发生组织破坏、功能损伤或者死亡等严重损伤[143]。正常组织可以从放射引起的亚致死性损伤或潜在致死性损伤中恢复(在耐受剂量内)。正常组织的损伤可能是由于对微血管或者是支持组织(间质或者实质细胞)的损伤引起的[457]。

Rubin 等[387,388]提出确定并发症风险比例的益处,取决于放射剂量。最小的耐受剂量定义为 $TD_{5/5}$,代表这一照射剂量在治疗后 5 年内引起不到 5%的严重并发症。(也有学者使用“组织耐受剂量”或者 $TTD_{5/5}$。$TD_{5/5}$ 和 $TTD_{5/5}$ 都为每次 2Gy,每周 5 次。)在大多数有疗效的临床情况下,对于严重损伤,可接受的并发症风险比例为 5%。根据照射剂量和危险器官,中度后遗症的发生比例是不同的(10%~25%的患者)。

从时间上划分,根据国际癌症学会常规毒性标准,辐射效应可进一步分为急性反应(3 个月内)和晚期反应(照射后 3 个月以上)。大体表现依赖于细胞增殖性质(更新快或慢)和照射的总剂量。

最早应用时间–剂量来进行研究的是 Baclesse[24,25],基于 Coutard[98–100]研究的皮肤照射,其认为不同程度的黏膜炎和湿性脱皮可以通过射野边缘黏膜的再上皮化和射野中心的存活细胞修复。延长分割照射疗程治疗乳腺癌(每日更低剂量,持续 10~12 周)能成功避免急性湿性脱皮[24],但是较高的照射剂量会在很多患者中引起严重的组织损伤[70]。

急性反应的发生率和严重程度与晚期反应的发生之间并没有明确的联系。在一项纳入 286 例头颈部肿瘤患者的研究中,Geara 等[173]发现急性黏膜炎最高为 1 级或 2 级，与 3 级或 4 级的患者相比，二者的局部肿瘤失败率没有统计学差异（分别为 28%和 18%）（P=0.17）。同时，晚期反应的严重程度和局部肿瘤控制率之间也没有相关性。Withers 等[511]汇编了多个器官的急性反应和晚期反应的等剂量曲线。晚期反应的曲线比急性反应的更为陡峭，但是在产生相同严重性的急性反应和晚期反应的剂量之间没有相关性[445,446]。这可能由急性反应与晚期反应组织细胞存活曲线斜率的差异引起[158]（图 1.11）。

放射治疗与手术或细胞毒性药物联合应用能够影响正常组织对所给放射剂量的耐受，因此可能需要调整治疗计划和剂量。急性反应和晚期反应组织之间无相关性表达了放射治疗和化学治疗联合的一个基本原理。只要联合治疗增加的急性毒性可以耐受，则不会明显增加晚期反应组织的损伤[446]。

放射治疗毒性定量

准确评价和记录治疗损伤的发病率是非常必要的，因为除了治疗效果外，这在评价新的治疗方法和为特定患者选择治疗时是一个重要的参数。尽管已经提出了多种标准，但是并未对理想的评分系统达成共识。多个器官的毒性分级系统由 RTOG 和欧洲肿瘤研究和治疗组织（EORTC）共同提出。Overgaard 和

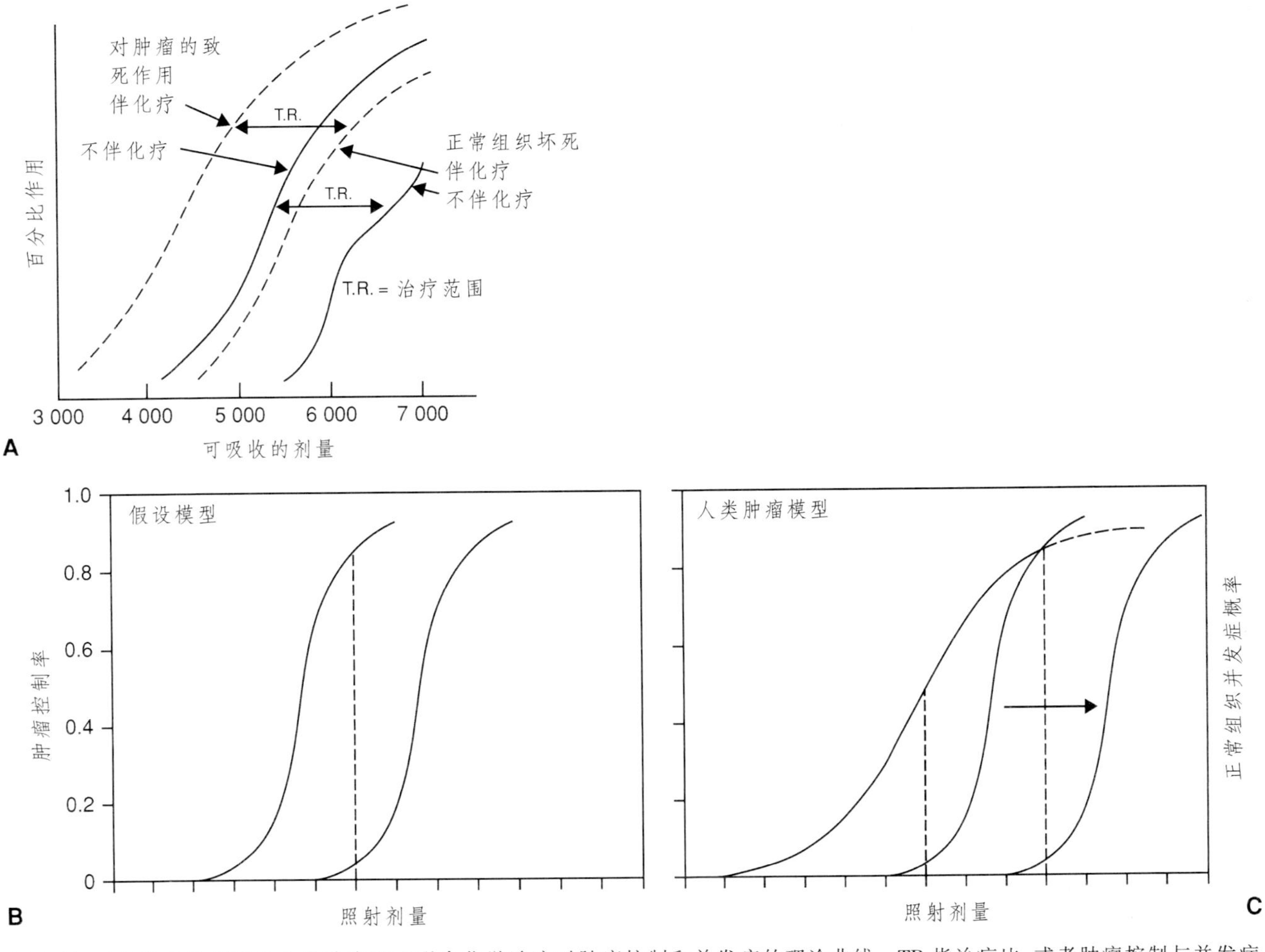

图 1.11 （A）放射治疗联合化学治疗和不联合化学治疗时肿瘤控制和并发症的理论曲线。TR 指治疗比，或者肿瘤控制与并发症概率的差别。（From Perez CA，Thomas PRM. Radiation therapy: basic concepts and clinical implications. In: Sutow WW, Fernbach DJ, Vietti TJ, eds. *Clinical pediatric oncology*，3rd ed. St. Louis，MO: CV Mosby，1984:167–209.）（B）肿瘤控制和正常组织损伤的假设的剂量–反应曲线。因为肿瘤控制和正常组织并发症曲线接近平行，但是能够分开，所以给予可治疗大多数患者的剂量，而不产生严重正常组织损伤（垂直虚线所示）。（C）人类肿瘤模型。肿瘤控制曲线的斜率比正常组织并发症曲线的斜率大，因此对于一定范围内的正常组织损伤，肿瘤的控制率相比于假设模型是下降的。由于体积效应，降低正常组织的体积能够使曲线移向高剂量区，也就可以使得剂量–反应曲线分离，最后能够给予肿瘤更高的照射剂量，增加肿瘤控制率而不增加正常组织损伤概率。（From Leibel SA，Fuks Z，Zelefsky MJ，et al. Intensity-modulated radiotherapy. *Cancer J* 2002;8[2]:60–166，with permission.）

Bartelink[337]强调在临床放射肿瘤学中记录损伤发生率的重要性，并要量化正常组织效应和描述治疗相关的损伤因素。

通过更好地定义靶区和敏感结构体积以及更精确的剂量量化的创新技术(3DCRT、IMRT、图像引导放射治疗、图像引导近距离治疗)推动的放射治疗计划和施照的进展，引入了更复杂的危及器官辐射效应评估方式。近期在 *International Journal of Radiation Oncology, Biology, and Physics* 杂志的增刊上[Vol.70 (Supplement 3), 2010]刊登了一系列以"临床中正常组织反应的量化分析(QUANTEC)"为主题的文章，更新了该领域的最新知识，提供了放射治疗毒性风险方面的实践指导，并尝试在阐明正常组织和器官的辐射效应方面确定今后的研究方向(见第13章)。

治疗比(增益)

对于TCP和NTCP[332]的进一步定义，提示有一个可产生最大肿瘤控制率而并发症发生率最低(合理可接受)的最佳照射剂量。TCP和NTCP曲线分得越开，治疗比越大(图1.12)。特定治疗方式的治疗比或者治疗增益因子(TGF)可以用如下比值来表示：

TGF=治疗A与治疗B的肿瘤控制之比/治疗A与治疗B的并发症发病率之比

TGF越高，某一治疗就越有效。这样的定量表述可以用来比较不同的治疗方法。Mendelsohn[300]最早提出了无并发症肿瘤切除的概念(图1.13)。剂量的选择必须要平衡为了提高肿瘤控制而引起严重并发症的发生率。根据Bayesian的理论，决策的模型包括分配给积极或消极结果不同的数值[300]。积极结果是指无并发症治愈肿瘤，而消极结果是指肿瘤治愈而出现严重并发症或者无论是否出现严重并发症的肿瘤复发。

局部肿瘤控制对生存期的影响

在过去20年中，强调全身化学治疗能够通过控制全身转移提高肿瘤患者的存活率，而局部肿瘤控制对于患者生存的作用也已经被反复强调了[212,488]。临床经验和随机研究[394]证明，对于有很高转移潜能的肿瘤，例如，乳腺癌、前列腺癌、肺癌，无论是否接受化学治疗，都可以通过放射治疗提高局部控制率而延长患者的生存期。局部肿瘤的放射治疗作为一种延长生存的治疗方式已经受到了广泛的关注，尤其是在肺癌、前列腺癌和宫颈癌的治疗中获得了前期的临床经验。

因为对疾病全身控制重要性的过分强调，对恶性肿瘤患者局部肿瘤控制的重要性却被相对低估了。在美国的大部分肿瘤患者中，局部复发和远处转移同样常见(69%的患者死于局部疾病进展)。约50%的患者既出现了局部复发，又出现了远处转移(见表1.6)。

在过去几十年中，逐渐丰富的临床经验证明，由于肿瘤的进展，在接受最初的治疗剂量后仍残留的病灶是预后不良的标志。此外，对于高度转移性的恶性肿瘤，例如，乳腺癌、前列腺癌、肺癌，如果给予更高的照射剂量，则可提高局部控制率，延长患者的生存期[92,204,395]。

剂量-时间因素

剂量-时间因素构成了复杂的关系，表达了在特定的组织体积中，总剂量、时间和分割次数之间的相互依存生物效应。从放射生物学的角度看，这种现象

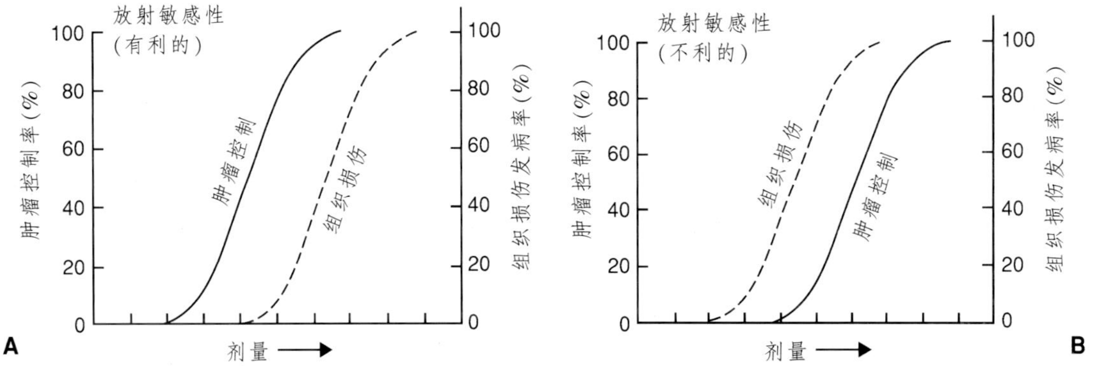

图1.12 根据照射野内肿瘤和正常组织的放射敏感性(剂量-反应曲线)，在不同的临床情况下有不同的治疗比。(A)有利的。(B)不利的。(From Rubin P. *Clinical oncology: a multidisciplinary approach for physicians and students*, 7th ed. Philadelphia: W.B. Saunders, 1993, with permission.)

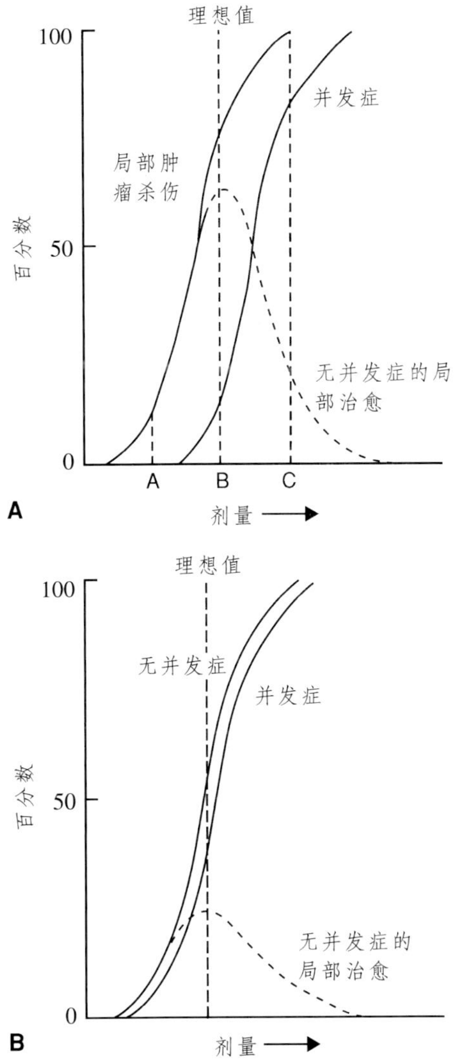

图 1.13 治疗结果。无并发症的曲线(虚线)是期望的治疗结果。这是作为治疗比的函数,也就是肿瘤控制曲线和正常组织并发症曲线的间距越大,就会出现越多的理想曲线。字母 A、B 和 C 表示不同的剂量水平,可以带来三种治疗结局:(A)表示不能治疗肿瘤也不会产生并发症;(C) 表示能够完全治愈肿瘤但是患者会遭受并发症;最佳的选择剂量为(B),治愈肿瘤的同时不会产生并发症。(From Mendelsohn ML. The biology of dose-limiting tissues. In: *Time and dose relationships in radiation biology as applied to radiotherapy. Brookhaven National Laboratory [BNL] Report 5023 [C–57]*. Upton, NY: Brookhaven National Laboratory, 1969:154–173.)

与电离辐射的四个方面密切相关:

1.修复亚致死性和潜在致死性损伤。

2.分割期间细胞的再群体化。

3.细胞周期中细胞的再分布(是在细胞周期检验点短暂性停止和周期依赖性死亡后放射诱导的同步的结果)。

4.反复照射引起的再氧合。

分次照射的优势包括:

1.通过杀伤细胞和再氧合,降低了乏氧细胞的数目。放射治疗后能够增加肿瘤内的氧合,而正常组织内的氧变化非常轻微或者不存在[79]。

2.通过分割照射杀伤氧合较好的肿瘤细胞来引起克隆细胞绝对数目的减少。假定持续供氧,更少的肿瘤细胞能够获得增加的氧含量。

3.肿瘤消退后能够使局部血管受压的情况减轻,这样即使在组织中氧的弥散距离接近 200μm,也可以提高肿瘤的氧合。

4.分割照射可以区别正常、急性反应和晚期反应组织与肿瘤之间恢复速度的不同。放射治疗引起的细胞周期内肿瘤细胞的再分布,能够使快速增殖的肿瘤细胞进入对于放射治疗更为敏感的细胞周期内。

5.单次照射剂量引起的急性正常组织毒性作用可以由于分割照射而降低,从而可以通过分割照射提高患者的耐受性。

总体而言, 由于皮肤和黏膜上皮的代偿增殖能力,分割照射可以减轻急性反应,这种加速增殖代偿可以在治疗开始后 2~3 周内进行实验测量,但大多开始于照射的初期[41,110,161,396]。然而,通过使用较小的每日剂量而延长治疗时间的方法可以减轻早期的急性反应,却不能够保护正常组织免于严重的晚期损伤。这种方法也促进再群体化的加速,并允许快速增殖肿瘤的生长。临床放射生物学的主要研究热点集中在不同肿瘤的治疗中,根据细胞的动力学特点、分子生物学和临床观察结果优化剂量–时间–分割计划[66,101,459]。Fowler[159]根据一系列的 LQ 等式中的假设数值,发表了相关的理论研究, 试图通过不同肿瘤细胞的倍增时间预测理想的剂量–分割计划。他最终得出结论,最佳的总时间决定于肿瘤细胞的倍增时间和内在放射敏感性 α(可能与 α/β 成正比)。对于低 α/β 比值或快速增殖的肿瘤,需要较短的治疗时间。对于中位倍增时间为 5 天和中度放射敏感的肿瘤, 最佳的治疗时间为 2.5~4 周。增生更加缓慢的肿瘤则需要更长的治疗时间(图 1.14)。评估活检标本肿瘤放射敏感性的离体技术可能有助于预测放射敏感性。

改变分割方式

尽管没有坚实的生物学基础, 出于经验和方便, 放射治疗的标准分割方式始终是采用每周 5 次。其他的分割方式包括每天多次照射或者每周照射 6 次,或

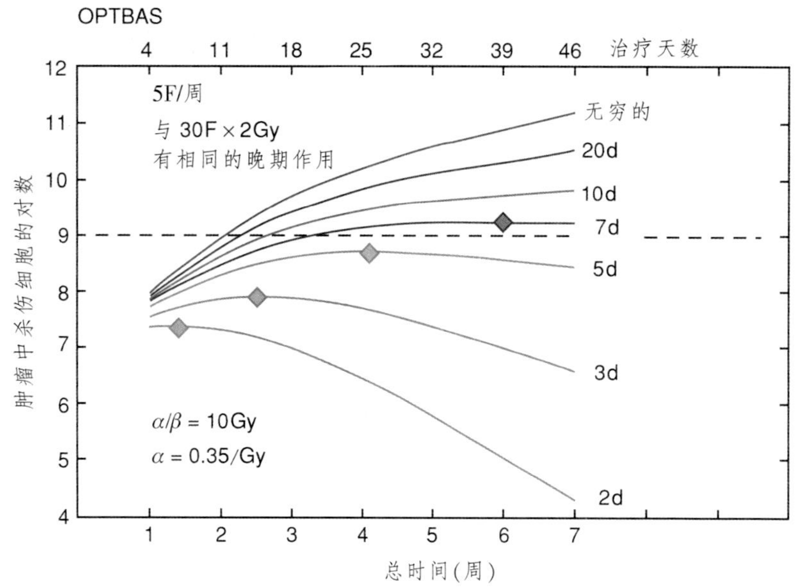

图 1.14 肿瘤中杀伤细胞的对数是总治疗时间的函数，使用每周5次的照射方案达到总剂量，产生的晚期作用与30次2Gy照射方案相同（对于晚期作用，假设 α/β=3Gy)。每条曲线表示一定增殖倍增时间(平均的总时间)。方块表示在合适分割次数、总时间情况下的最大某倍增时间细胞的最大杀伤。没有方块表示合适总时间超过7周。点线是9对数杀伤任意线。(From Fowler JF. How worthwhile are short schedules in radiotherapy? A series of exploratory calculations. *Radiother Oncol* 1990;18:165-181.)

者采用超分割治疗的方式进行(图1.15)。超分割、加速分割和分程照射的特点以及可能的优点、缺点都在表1.8中进行了总结。因为在提高肿瘤控制率和增加正常组织的毒性之间有很小的空间[355]，所以改变分割方式很可能带来损害，必须非常谨慎地解决。然而，随着国际研究小组和独立研究中心进行的临床研究质量的不断提高，以及生物模型的发展，在相对生物效应(RBE)计算的基础上，使得临床结果的预测相对准确[308]。

每日多次分割的方式对于增殖比例较高的肿瘤更为有效。正常组织在急性反应中表现为迅速增殖的细胞，而在晚期损伤中表现为缓慢增殖的细胞[509]。正如一些生物学研究所提示的那样[163]，EORTC和RTOG进行的一系列临床研究也证明，每日多次分割照射需要至少6小时的间隔时间，以允许正常组织能够修复损伤。肺癌患者放射治疗后并发症发生率的降低，以及扁桃体鳞状细胞癌患者高度统一的队列研究证实了这一点[160,506]。

加速分割目的在于缩短总治疗时间。放射治疗计划可为每周5次单次剂量高于标准分割剂量的方式，或每周多于5次总剂量为2Gy的分割方式。除此之外，多分割放射治疗可单独每日进行或与标准2Gy分割联合实施。总剂量的部分降低用于分割剂量大于2Gy的正常组织的保护。此类放射治疗计划在照射时，配合肿瘤内高浓度乏氧细胞增敏剂或其他辐射反应化学修正剂将更有效。

超分割是每次分割剂量小于常规剂量而总剂量大于常规剂量的治疗方式，总剂量常比标准分割大10%~20%，而总治疗时间很少发生变化，产生的正常组织毒性作用与标准分割方式相同。超分割治疗的目的是为了增加剂量来提高肿瘤控制率，而不增加正常

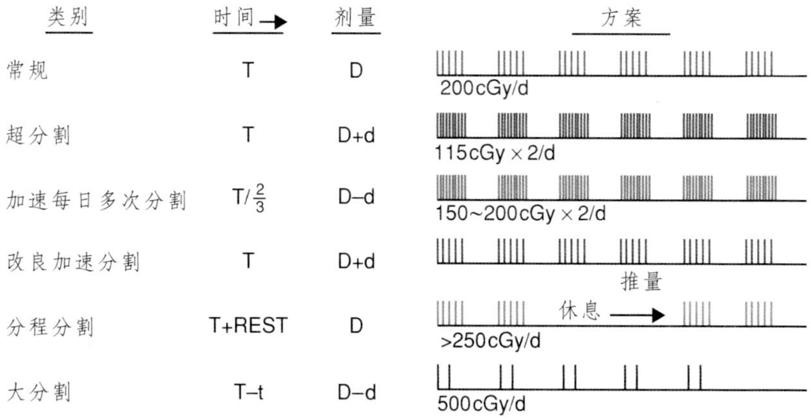

图 1.15 放射治疗中的不同分割方式。

表 1.8　不同剂量分割方案的比较

	常规	分程照射	加速分割	超分割
适应证(肿瘤生长速率)	一般	一般或较慢	快	慢(更大的细胞损失因子)
正常组织急性反应	标准	标准或更大	更大	标准或更大
正常组织晚期反应	标准	更大	标准(如果亚致死损伤完全修复)或更大	更低
优点	—	减少治疗时间(分割更少)	破坏更多的肿瘤细胞;阻止肿瘤细胞再群体化;减少治疗时间	多次小剂量较低 OER;减少晚期损伤;再氧合;干细胞再群体化
缺点	—	可能出现肿瘤再群体化	—	分割更多

OER:氧增效比。

组织的晚期反应概率[507]。

加速再群体化

Withers 和 Taylor[508]进行了一系列临床观察,证实分割治疗中肿瘤细胞的加速群体化,能够证明这种现象也发生在临床中(图 1.16 至图 1.18)。Withers 和 Taylor 的分析提示加速再群体化发生在放射治疗的第 4 周,而 Bentzen[40]和 Thames 等[445]对于这一资料的再次分析,以及 Fowler[161]独立研究的结果,则证明再群体化在分割照射早期就已经发生。这一结果也得到了 Schmidt-Ullrich 等的实验数据的支持[396],显示加速再群体化的分子过程,通过辐射引起的受体激活和细胞生长刺激介导,在单次剂量 2Gy 照射后发生。分割照射的作用部分依赖于单次分割杀伤细胞和分割间存活细胞的增殖速率。新辅助化学治疗也可能在病灶部分退化后增加存活细胞的增殖,引起之后分割照射的细胞杀伤减少。

等效应图

为了描述多次分割照射的等效生物效应,因而产生了等效应线。Kronig 和 Friedrich[254]最早发表了观察结果,如果在多次分割照射中给予特定物理剂量会产

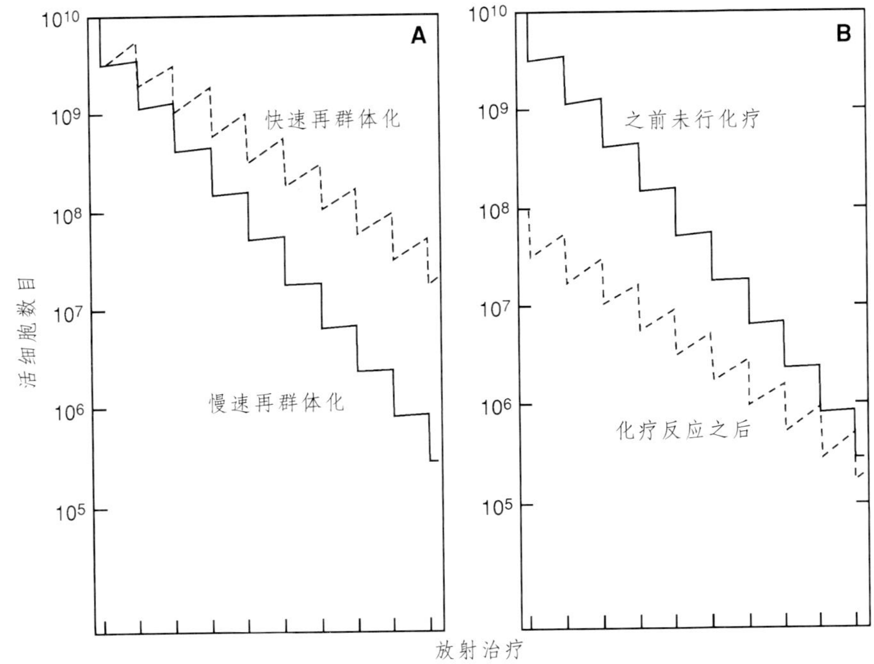

图 1.16　(A)示意图显示分割照射中细胞存活不但与每次照射杀伤的细胞比例有关(两条曲线显示相等),而且与分割间的细胞增殖速率相关,两条曲线显示不同。(B)假说示意图显示单独照射治疗中肿瘤内存活细胞的数目(实线),或先前对化学治疗有反应的肿瘤进行放射治疗后存活细胞的数目(即在照射开始时细胞数降到 1%),但也刺激细胞增殖(虚线)。无论对于药物是否有反应,分割照射后的细胞存活是类似的。(From Tannock IF. Combined modality treatment with radiotherapy and chemotherapy. *Radiother Oncol* 1989;16:83–101.)

BED=ln S/α

BED=$nD[1+D/(\alpha/\beta)]$

如果要比较两个治疗方案,可以应用如下公式:

$$\frac{Dr}{Dx}=\frac{\alpha/\beta+dx}{\alpha/\beta+dr}$$

其中,Dr 表示总剂量(参考剂量),Dx 表示新方案的总剂量(不同的分割方案),dr 是分割次数(参考),dx 是新的分割次数。

举一个使用这个公式的例子。如产生既定的生物效应需给 50Gy,分 25 次。假定皮下组织是限制性参数(晚期反应),需要知道使用 4Gy 分割照射的总剂量。假定晚期纤维化的 α/β=2Gy。

使用上述公式得到:

$$Dx=\frac{Dr(\alpha/\beta+dr)}{\alpha/\beta+dx}$$

因此,

$$Dx = 50\ \text{Gy}\left(\frac{5+2}{5+4}\right) = 39\text{Gy}$$

基本的 LQ 等式表达了均一细胞群的失活,实际上完全符合的情况不多。因为肿瘤克隆在放射治疗期间出现加速再群体化,同时发生了细胞周期再分布和再氧合,我们也需要考虑如何在这个等式中体现这些因素[58,194,522]。

再群体化可以近似描述为在时间 t 的克隆细胞数(N)与最初克隆细胞数(No)的关系。因此,

$$N=No^{e\lambda t}$$

参数 λ 表示细胞再群体化的速度,公式如下:

$$\lambda = \frac{\log e^2}{T\text{pot}} = \frac{0.693}{T\text{pot}}$$

其中,Tpot 表示肿瘤细胞内有效细胞倍增时间。如果我们忽略细胞的自然丢失,Tpot 接近可测量的体外肿瘤细胞倍增时间。报道的 Tpot 值为 2~25 天,中位值接近 5 天。对于晚期反应组织,Tpot 值很大,λ 接近于 0。

考虑到肿瘤细胞的增殖,t 表示时间,LQ 等式变为:

$$\text{BED} = nd\left(1+\frac{d}{\alpha/\beta}\right) - \frac{0.693t}{\alpha T\text{pot}}$$

假定急性反应组织(如肿瘤)的 α/β=10,α=0.3,而 Tpot=5。每次照射 2Gy,每周 5 次,持续 46 天,总剂量 70Gy 的 BED 为:

$$\text{BED}=70\times(1+0.2)=84\text{Gy}_{10}$$

在肿瘤治疗过程中加入肿瘤再群体化的修正:

$$\text{BED} = 70\left(1+\frac{2}{10}\right) - \frac{0.693}{0.3}\times\frac{46}{5}$$

$$\text{BED} = 84 - 21 = 63\text{Gy}_{10}$$

放射治疗引起的克隆细胞减少部分通过存活克隆细胞的再群体化而减弱。

在 LQ 等式,细胞周期的再分布和再氧合可以用再增敏表示。在一次照射剂量后,细胞群的平均放射敏感性降低,然后逐渐恢复。与肿瘤增殖相反,再增敏可能随总的治疗时间延长而增加。对于再增敏的临床重要性了解并不多,不足以使其成为 LQ 等式中的具体数值。

LQ 模型可以为临床放射治疗建立一个生物学导向的剂量分布算法[280]。一个物理剂量分布可以通过已知的生物参数转化为 BED。我们目前不能在临床中常规应用这一方法,尽管这个方法能够帮助临床医师优化治疗计划,在证实了这些生物参数和假设的正确性后,该技术可以用于临床研究的结果分析。

剂量率

放射的剂量率能够显著地影响生物反应,特别是对于电离辐射较少的 X 线和 γ 射线。在剂量率效应中包括 3 个主要的生物过程(图 1.23 和图 1.24)[194,212]。

1.当放射的剂量率较低时,会发生亚致死性损伤的修复,治疗时间延长到修复半衰期。当剂量率降低时,由于放射损伤时间很长,更多的亚致死性损伤能得到修复。细胞存活曲线更平缓,同时推算的数目接近一致。

2.如果剂量率足够低或者细胞周期足够短,在延长放射暴露下,会发生细胞增殖。

3.在低剂量率照射的情况下,在整个细胞周期发生细胞的再分布和聚集,因为细胞在 G2 期静止和聚集,所以增殖下降。这一阶段是相对放射敏感的。因此,较低剂量率时,细胞杀伤可能更大。这个效应仅仅发生在很窄的剂量率范围内,是与剂量率效应相反的。

随着中剂量率和高剂量率远程控制后装设备的发展,更加强调了剂量率的生物效应。很多体内和体外实验证实了不同剂量率下细胞杀伤的不同和亚致死性损伤或者潜在致死性损伤的修复。当剂量率在 1cGy/min 和 1Gy/min 之间时,剂量率效应最为明显[191]。一定剂量的生物效应随着剂量率的降低而减少,主要是由持续照射中细胞的修复增加引起,因为在使用低剂量率近距离照射的时间范围内,细胞增殖是可以忽

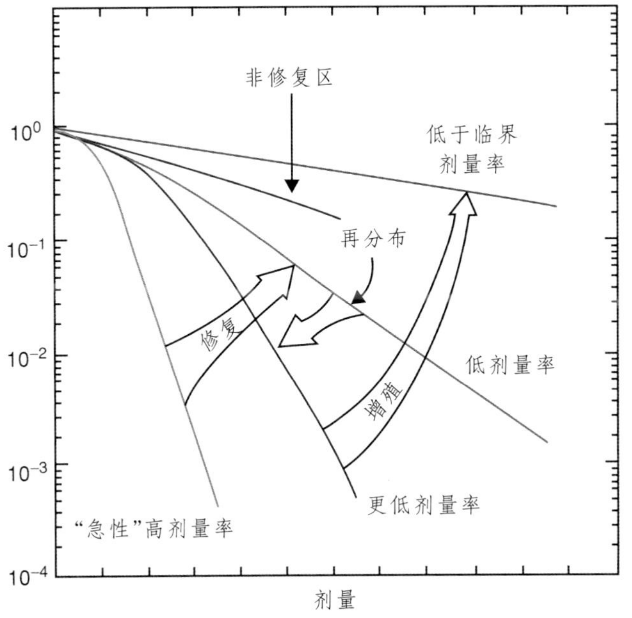

图 1.23　亚致死损伤修复、细胞周期再分布、细胞增殖的剂量率效应。急性反应的剂量率曲线特点是肩较宽。当剂量率降低时,存活曲线更浅,更多的亚致死损伤得到修复,细胞被"冻结"在固定的细胞周期内。当剂量率继续降低,对于一定范围内的剂量率,由于细胞集中在不能分裂但是放射敏感的 G2 期,存活曲线会再次陡峭。剂量率进一步降低使得细胞能够逃脱 G2 期并继续分裂,在延长照射中可能会出现细胞增殖。随着有丝分裂的细胞增殖弥补了照射引起的细胞杀伤,存活曲线又变浅。(Based on the ideas of Dr. Joel Bedford, and from Hall EJ. *Radiobiology for the radiologist*, 4th ed. Philadelphia: J.B. Lippincott, 1994, with permission.)

略的[129]。

在一些实验中,细胞存活曲线在较低剂量率的情况下会出现弯曲,与预想的结果不同,可能是由于细胞的再分布[529]或者大剂量时的修复能力降低[470]。在较低的剂量率情况下,因为细胞杀伤仅由直接致死性损伤引起,与剂量率无关,所以细胞修复也不考虑。亚致死损伤的速率相对于修复速率较慢,由于亚致死性损伤的积累,细胞杀伤保持很小。等效剂量的变化主要集中在中等剂量率(1~10Gy/h),因为在较短的治疗时间内,细胞损伤可以忽略,所以在很高剂量率时其会消失[129]。

剂量率效应在近距离放射治疗中的作用最早由 Green 和 Paterson 报道[138,332,346]。当时间从 2 天增加到 7 天时,等效曲线显示剂量明显增加。但是 Paterson 曲线的正确性受到了 Pierquin 等的质疑[360],他使用 ^{192}Ir 植入治疗头颈部肿瘤,总剂量为 70Gy,治疗时间为 3~8 天,但是没有发现肿瘤的控制率和坏死率的差别。Paterson 曲线在 α/β=3Gy,半修复时间(Tr)=1.5h,是可以接受的,但是当 α/β=10Gy,Tr=1h 时,曲线变得更平。Paterson 曲线与晚期反应有关,而且会过高估计鳞状细胞癌的控制率及早期反应的差异。

对于临床相关的剂量率需要考虑很多重要的概念[58,191]:

1.在超高剂量和瞬时剂量率(例如每纳秒>10Gy)的情况下,能量的迅速沉积能够很快消耗氧气,使氧气不能够有效弥散来维持足够的氧合水平,剂量反应曲线以低氧为特征,但这在临床应用中作用很小。

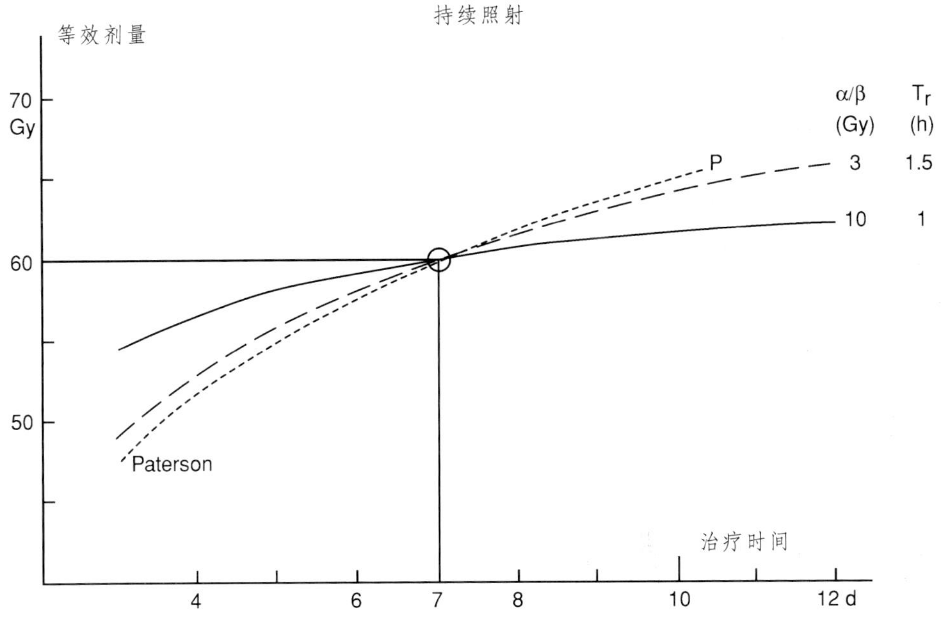

图 1.24　低剂量率照射。7 天照射 60Gy 的等效剂量。计算时考虑两组数据,与皮肤和黏膜的早期反应、对上皮瘤的作用(α/β=10Gy,Tr=1h)和晚期反应(α/β=3Gy,Tr=1.5h)有关。(From Dutreix J. Expression of the dose rate effect in clinical curietherapy. *Radiother Oncol* 1989:15:25–37.)

2.根据实验室研究的结果,采用间隔1h持续数分钟照射杀伤的细胞与连续60h持续照射总剂量30Gy(0.5Gy/h)的相同。

3.使用LQ等式,可以估计采取不同分割方式进行高剂量率(HDR)和低剂量率(LDR)照射的等效效果(要记住较低的分割数能够加强晚期反应)。

特别需要注意的是,高剂量率的近距离放射治疗对正常组织的作用,肿瘤剂量需要降低到常规分割低剂量率的30%~50%[333,335](进一步的讨论见第22~25章)。

在过去,应用外照射钴机进行持续低剂量率照射引起了研究者的兴趣[505]。Pierquin等[359]利用修正后的小型工业源^{60}Co(活度为45Ci),采用1~1.39Gy/h的剂量率每天照射肿瘤7~8h,剂量为8~10Gy。每周最低治疗5次,周末或者节假日偶尔改变计划。患者每1~2h接受短暂的休息,给予肿瘤接近63Gy的照射剂量,采用8~11次分割,45Gy后体积从10cm降到8cm。19例患有晚期口咽肿瘤的患者得到了治疗,治疗3个月后15例患者肿瘤消失,3例患者复发。19例患者中,2例出现了湿性脱皮,6例出现了干性脱皮,其他仅仅出现了红斑。皮肤和皮下组织没有出现明显的晚期反应,16例患者出现了严重的黏膜炎。7例患者出现坏死,6例在口腔和咽喉出现了大面积坏死,其他几例出现在原发肿瘤部位。

放射治疗计划的重要性

外照射放射治疗的预期效果取决于确定照射剂量和照射体积的准确性。一个不精确的治疗系统可以引起高的坏死率和低的肿瘤控制率(图1.25)[331]。如果错误地认为肿瘤的控制或并发症仅仅与照射剂量相关,那么为了避免并发症而降低照射剂量将会进一步降低肿瘤控制率。ICRU推荐剂量计算的精确度为a±5%[229]。但是需要有一种准确的剂量计算方法,包括能够纠正组织密度的不均匀性和患者外形的不同,提高治疗计划设计能力,以便在一定的体积内(肿瘤和正常组织下)获得最大可能的剂量优化。为了给予更高的照射剂量,降低治疗体积有很大的优势。这能够提高肿瘤的控制率,而不增加正常组织的照射剂量,因此降低了治疗相关的发病率。

为降低正常组织的毒性作用可以采用很多的方式,包括:精确的治疗计划和照射技术,通过估计细胞负荷来降低接受高剂量照射的体积,以及从照射体积中剔除敏感器官。为了强调器官保护,治疗计划必须获得最大的TCP,同时满足美容的需要。

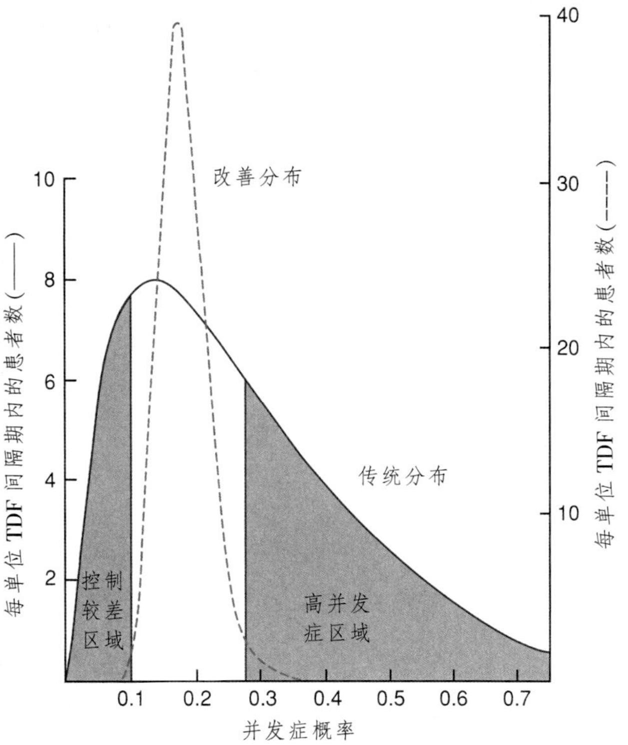

图1.25 不同并发症概率的频率分布。(From Orton CG. Other considerations in three-dimensional treatment planning. In: Bagne F,ed. *Computerized treatment planning systems*. HHS Publications FDA 84-8223,1984:136-141.)

理想的剂量分布必须通过结合多个固定野或者移动照射(如弧形,全旋转技术或者IMRT)来实现。此外,很多肿瘤的理想剂量分布需要多种方式或者射线能量。根据肿瘤的部位,结合外照射和腔内或组织内治疗也是必要的。

三维治疗计划

计算机技术的进步使得能够对物理计划进行实时精确的计算,包括3D照射的剂量分布和DVH[182,368]。这些技术促进了复杂3D治疗计划系统的发展,获得了相关的信息,包括评估肿瘤范围、定义靶体积、描绘正常组织、虚拟仿真治疗、数字重建影像、设计照射野和辅助器械(如补偿块、挡铅)、计算3D剂量分布和剂量优化、客观评价治疗计划[180,351,370]。

3D计划和治疗系统的潜在优势非常大,但尚不明确哪些特定疾病部位和治疗情形会从3D计划中获益[412]。随着先进的计算和操作技术,连续CT扫描用于确定解剖结构和靶体积。任意角度的外照射射线都能够模拟,这一系统最显著的特点是射束方向观,代表观察者眼睛是从照射源的方向、沿射线轴的中心观察患者的轮廓[369]。这些系统能够模拟几何结构,通过体积剂量分布来评价剂量优化。

在选择最佳射野和射线来获得最佳的肿瘤照射剂量方面,定量治疗计划评价非常重要。ICRU第50号报告和G2附件定义了外照射处方和报告的3D体积[229]。GTV定义为大体可见的恶性肿瘤生长范围和部位。CTV是GTV周围边缘的亚临床病灶,PTV是包含CTV周围摆位、体积和形状误差的范围,以保证处方剂量完全给予CTV。治疗体积是能够达到清除肿瘤或者姑息治疗目的的合适剂量受照区域(见图1.2)。

DVH对于展示剂量分布非常有效,尤其是在评价多个治疗计划的剂量分布问题上[85]。一个DVH提供了整个3D剂量矩阵的全部概况,显示接受超过特定剂量的靶体积的大小或重要器官。由于DVH图没有提供空间剂量信息,因此不能替代其他的展示方法,只能作为补充。

有文献描述了用肿瘤生物模型来优化3D剂量分布模型以及正常组织的放射剂量相关反应[384]。Mohan等[308]依靠理论分析认为,对于特定临床情况,仅仅凭借照射剂量类型来明确优化对象是不够的,方案中还应加入剂量-体积效应和生物学参数。

Niemierko等[324]根据肿瘤生物模型和正常组织对放射的反应以及物理剂量的评分,提出了一项优化3D适形放射治疗计划的技术。优化程序能够减少靶体积内剂量梯度,对于靶器官和重要器官采用特定的剂量轮廓,满足特定的剂量-体积限值,使患者整体体积的总剂量最小化,使重要器官的最大剂量最小化,确保正常组织受照剂量在耐受剂量以下。这些解决方法基于TCP、NTCP、患者特定体积的剂量水平、各种射线参数、射野数目和各种限值的结合。

调强放射治疗

日渐普及的3D适形放射治疗技术,可通过具有调节光子束剖面注量以及增加靶区适形剂量、增强周围正常组织保护作用的复杂逆向(或正向)计划系统和调强动态照射,优化对不规则形态靶区的照射[56]。

治疗计划以确定GTV和CTV开始,包括GTV和估计肿瘤扩散的程度。CT、MRI、氟脱氧葡萄糖正电子发射断层(FDG-PET)成像技术与图像融合技术的结合能够提高确定靶病灶的准确性。PTV考虑到了摆位误差和器官的运动。

在"正向"计划中,软件计算出剂量的分布,通过3D解剖模型展示,提供分析和图像测量数据来评价肿瘤治疗及避开正常组织。医师必须能够确定计划是否可行。如果不可行则需要改变射线的设计,不断重复这样的过程最终达到满意的效果。

计算机优化技术则能够实现"逆向"计划,提出一个能够接受的治疗计划目标,"逆向"计划计算公式从数千种可能中确定一种最满足治疗目标的计划。在IMRT中,射束被分割为"子束"(0.5cm×0.5cm或1cm×1cm),每个子束都具有不同的强度。IMRT能够提高肿瘤照射剂量,同时降低对邻近重要器官的剂量。

有多种实施IMRT的方式:

1.北美科学(NOMOS)公司(加利福尼亚州,查特斯沃斯)的孔雀系统:为多束由窄弧形光子束构成的子束照射靶区。照射流量通过以预排控制器激活小的动态多叶准直器(MLC)来实现调节。

2.多角度多种射束配置的直线加速器和多叶准直器也可用于实施IMRT。MLC决定了每个射野入口的形状,光子束流量可以由"机头转动-停止-出束"来实现。

3.计算机动态调强计划是按照以下方式实现的:机架或加速器围绕患者不断变换角度,同时MLC也不断改变射束轮廓。

4.螺旋断层治疗时扇形束围绕患者连续转动,同时治疗床沿纵轴方向通过环形机架运送患者。螺旋断层治疗的验证过程利用环形机架实现,CT扫描的几何参数保证了治疗中患者位置的可靠性。剂量重建是断层治疗的关键步骤,治疗探测器腔室X线片可计算患者的实际剂量。中心轴上射束可照射长度是40cm,宽度在0.5~5cm范围内可调。与NOMOS MIMiC MLC一样,螺旋断层治疗中的MLC的长度是临时可调的或进、出二元运动,二元运动由空气系统激发器控制,而不是由普通MLC的慢速电动机驱动。

5.机器人臂IMRT系统由一个小型的6MV光子直线加速器和一套固定在天花板上的X线相机组成。加速器安装在灵活的机械臂上;X线相机可以实时提供患者体位和靶区的信息。

大多数的IMRT系统使用6MV X线,但8~10MV在某些解剖部位可能更理想(为了降低皮肤和浅表的皮下组织剂量)。射线能量增大,中子污染也增多。剂量分布和照射野形状参数利用逆向3D计划，定义靶器官最小的剂量和周围正常组织的剂量限制[57,77,526]。“逆向”计划从一个理想剂量分布开始，通过反复试验或多重叠代(模拟退火)找到射野特征(流量剖面)，然后产生与三维剂量体素中确定的理想剂量最近似的值，三维剂量体素由二维剂量体素矩阵累加形成[337,491]。

反向-投射技术通过仔细选择过滤器、射束位置和射野形状使照射剂量适合肿瘤形状，并使周围重要器官的剂量最小化。使用这种技术的关键是治疗计划设计与肿瘤病理生物学的密切结合。设计良好的计划以影像(CT或MRI)为基础，在大多数病例中，影像显示的是大体肿瘤，所以必须保证周围的亚临床肿瘤受到足够剂量照射。

IMRT费时费力，因此很多问题还需要研究：

1.肿瘤能否准确定位，以充分发挥剂量分布的优势。

2.使肿瘤边缘和正常组织之间剂量迅速下降的治疗计划需要患者摆位更准确，否则容易出现肿瘤照射剂量不足和正常组织超量的情况。

3. 一些IMRT治疗计划给予肿瘤中心很高的剂量，以使照射边缘达到可接受的剂量，但这可能是不合适的。

4.很多IMRT技术导致低剂量区很大，这可能增加此后继发肿瘤的风险。

重粒子束

绝大多数的放射治疗是使用光子或电子外照射射线，或者是产生光子的近距离照射源。医师和物理学家一直在研究电离辐射的替代形式在临床上发挥作用的可能性。

应用一种替代粒子，医师可能通过两种机制提高X线的治疗效果。首先，所使用的粒子必须能够有更好的剂量分布特点，以改善剂量分布。理想的射线能够比X线有更低的皮肤剂量，更好的停止特点和(或)较少的侧向散射。这就能够产生更为适形的照射计划。其次，该粒子能够有更好的放射生物学特点，对于X线不能够杀伤的乏氧细胞或者有丝分裂晚期的S阶段的细胞有更强的杀伤力。这样的粒子需要有很低的氧增效比(OER)和更高的相对生物效应。这两种可能提高X线治疗效果的机制并不互相矛盾。一种粒子可以既有好的物理剂量分布，又有突出的放射生物学特点。

目前对于X线的替代粒子的研究重点为一类被称为强子的粒子。这些粒子由相互之间具有很强作用的夸克和胶子组成。强子包括介子和重子。后者包括质子、中子、负π介子和重原子的原子核[如 ^{2}He(氦)、^{6}C(碳)、^{8}O(氧)、^{10}Ne(氖)和 ^{18}Ar(氩)]。所有这些形式的辐射与X线和电子最大的不同就是它们的体积更大。这些替代辐射模式相对来说难以生产，更加昂贵，而且更加难以控制。

质子、重粒子和强子束由于其潜在有利的剂量分布特点而受到放射肿瘤学家的关注。从放射生物学角度来讲，它们的性质与X线并无本质的不同。当重粒子束穿过组织时，剂量沉积维持不变的速度。一个带电重粒子的能量损失率(也叫“终止能量”)与该粒子电荷的平方成正比，与速率平方成反比。质子或重粒子速度变慢时，其能量损失率增加，组织电离或吸收剂量也是如此。接近质子的穿透范围末端时，能量沉积在降为零之前急剧增加。粒子射程范围内接近末端的剂量峰值被称为布拉格峰。由于布拉格峰效应和很小的散射，质子提供了潜在优势和能力使剂量集中在肿瘤区域和附近，而使周围正常组织剂量最小化。目前在经济发达的国家，有多种质子治疗设施在运营或在建设中。该技术已经被广泛地应用于脉络膜黑色素瘤、颅底肿瘤、软组织肉瘤和前列腺癌的治疗。方框1.5列出了有助于了解重粒子束放射治疗的专业词汇表。

本章的这一部分对于质子和中子治疗进行了简单的回顾，要想深入研究这两种形式的放射，以及了解介子和带电的原子核的治疗，如氦离子和氖离子，请读者参阅本卷第19章和第20章。

硼中子俘获疗法

硼中子俘获疗法(BNCT)的基本概念是，当标记肿瘤细胞的化合物分子截面较大并能捕获一个“慢”(热)中子时产生的高线性能量传递(LET)粒子($^{7}Li^{3+}$和$^{4}He^{2+}$)治疗。在捕捉中子之后，它进入激活状态。激活的 ^{11}B 核裂变释放能量，这促使重离子产物前进一个细胞尺寸的短距离。94%的分裂活动能够产生一个0.48MeV的光子。这对于监测这一反应非常有用，但几乎没有细胞杀伤的效果(图1.26)。

中子具有0.782MeV的质量，远高于质子。1932年，Chadwick[81]在剑桥大学的卡文迪什实验室发现中子。后来，Fermi[146]发现，在中子通过富含氢的物质(如

方框 1.5

重粒子束放射治疗相关专业词汇表

重子：由 3 个夸克组成的强子。质子和中子都是重子，还可能包含其他夸克-反夸克对。

威廉·亨利·布拉格(1862—1942)：出生于坎伯兰(Cumberland)的韦斯特瓦德(Westward)，曾在曼岛威廉国王学院、剑桥圣三一学院和卡文迪什实验室学习。在与其子(参见下文)的合作中，开发了应用 X 线系统地分析晶体结构的技术。直到父子同时在 1915 年被授予诺贝尔物理学奖时，这一点才被认识到。

威廉·劳伦斯·布拉格(1890—1971)：出生于澳大利亚南部的阿德莱德(Adelaide)，他的父亲是当地的一名教授。后来与他的父亲来到英国(参见上文)，并进入剑桥圣三一学院学习。1915 年，他与父亲出版了《X 线和晶体结构》(*X-rays and Crystal Structure*)一书。在他后来的职业生涯中，他用 X 线分析研究蛋白质的结构。与他的父亲一起被授予诺贝尔奖时，他年仅 25 岁，是最年轻的一位诺贝尔奖得主。

布拉格峰(Bragg peak)：重带电粒子结束区域的高剂量区。

荷量：一个粒子所携带的量子数。用于确定该粒子是否可以参与相互作用过程。带电荷的粒子具有电的相互作用；强荷量粒子具有很强的相互作用，反之也成立。

电荷：决定参与电磁相互作用的量子数。

电磁相互作用：电荷的相互作用；包括磁场效应，其与运动电荷有关。

电子：质量最小的带电粒子，因此绝对稳定。这是最常见的轻子，电荷为-1。

费米子：具有半奇数(1/2、3/2……)的内在角动量(自旋)的任何粒子。由于这种特殊的角动量，费米子服从泡利不相容原理，即两个费米子不可能同时同地存在同一状态。普通物质的许多特性都源于这一规则。电子、质子和中子都是费米子，构成物质的基本粒子——夸克和轻子，也是费米子。

胶子：传递强相互作用的媒介粒子。

强子：由强相互作用基本粒子[夸克和(或)胶子]组成的粒子，包括介子和重子。这些粒子参与剩余的强相互作用。

轻子：不参与强相互作用的一个基本费米子。带电荷的轻子有电子、μ 介子、τ 介子及其反粒子。电中性的轻子称为中微子。

介子：由偶数个夸克组成的强子。多数介子由一个夸克和一个反夸克组成。

中子：不带电荷的重子。它是一个费米子，由两个下夸克和一个上夸克组成(由胶子结合在一起)。原子核中的电中性部分由中子组成。同一元素的各个同位素的区别在于它们的原子核含有不同数目的中子。

核子：质子或中子，是组成原子核的一种粒子。

原子核：由(一定数目的)质子和中子构成的原子核心部分。

粒子：具有确定质量和电荷的亚原子实体。

光子：传递电磁相互作用的媒介粒子。

π 介子：质量最小的介子，介子电荷为+1 或 0。

质子：最普通的强子，一个电荷为+1 的重子，与电子的电荷(-1)相反但等量。质子由两个上夸克和一个下夸克构成(由胶子结合在一起)。氢原子的原子核就是一个质子。一个电荷数为 Z 的原子核包含 Z 个质子；因此，质子数可以用来区分不同的化学元素。

夸克：一个参与强相互作用的基本费米子。在质子的电荷取定为 1 的前提下，夸克的电荷就(必须)是 2/3(上夸克、粲夸克、顶夸克)或-1/3(下夸克、奇夸克、底夸克)。

强相互作用：将夸克、反夸克和胶子结合起来构成强子的相互作用。剩余的强相互作用提供核结合力。

亚原子粒子：比原子小的任何粒子。

These definitions are derived from Welsh JS. Quarks, leptons, fermions, bosons: the subatomic pharmacology of radiation therapy. Science Med 2005;10:124-136; The Nobel Museum (www.nobel.se/physics/laureates); The Atlas Experiment (http://atlasexperiment.org/glossary.html); and Khan FM. *The physics of radiation therapy*, 3rd ed. Philadelphia: Lippincott Williams & Wilkins, 2003.

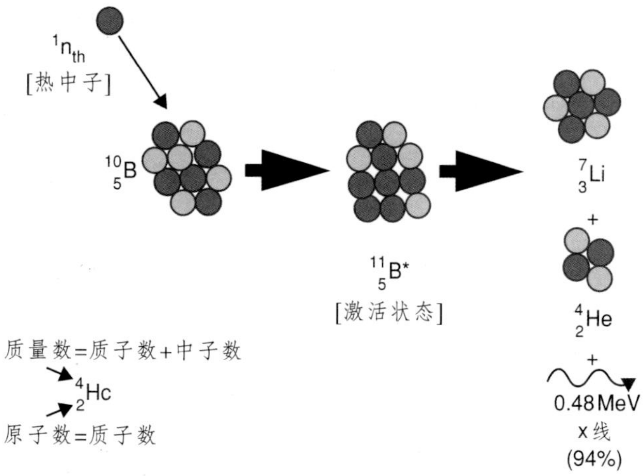

图 1.26 热中子轰击稳定的 ^{10}Bo 产生核反应。这一反应产生了 ^{7}Li 核和 α 粒子。这些裂变产物路径很短，有很高的 LET。高 LET 辐射通过较短的途径，能够提供一种可能的细胞内部的致命作用。

石蜡)而减速后,能非常有效地与许多物质发生反应。Chadwick 和 Goldhaber[82]、Taylor 和 Goldhaber[441]、Burcham 和 Goldhaber[67]发现,硼、锂、氮的特定稳定同位素的慢中子轰击，在摄影板上产生带电粒子的轨迹。硼和中子的作用路径是短直的,而且符合在对立轨道行驶的两个粒子的构成。在照相明胶中,它们的平均运行距离为 7.6μm。硼中子俘获过程是高度局部化的,原则上可以杀死含有硼的肿瘤细胞,同时保留邻近不含有硼的正常细胞。方框 1.6 为中子俘获治疗的相关专业词汇表。

完整的化学反应如下：

$^{10}B+^{1}n \rightarrow ^{7}Li+^{4}He+\gamma+2.4MeV$

对许多临床医师来说,硼中子俘获疗法是一种灵丹妙药。当时的想法是:使用特定的化合物(有大的横截面积) 标记肿瘤细胞，而不标记周围正常组织,因此,辐射最好只沉淀于肿瘤。不幸的是,现实情况与理想是大不相同的。

快中子与组织的相互作用方式不同于 X 线。X 线光子通过康普顿或者光电效应与原子的轨道电子相互作用,并加快电子的运动速度,中子与吸收组织中的原子核相互作用。中子使反冲质子、α 粒子、重原子核碎片快速运动。当能量超过 6MeV 时,发生中子的非弹性散射。例如,中子可能与碳或氧原子核相互作用而产生 α 粒子。这些核的片段被称为核分裂产物。中子的 LET 高于 X 线,由于中子辐射的 LET 较高,因此细胞存活曲线变得陡峭,而且肩较小。这产生了一种比 X 线更低的 OER 射线，因此中子对乏氧细胞更具杀伤性。中子对处于对 X 线抵抗的细胞周期的肿瘤细胞杀伤力较 X 线更强,因此,中子的 RBE 也就明显高于 X 线。

1936 年,Locher[278]发表了硼中子俘获生物学效应和治疗价值的理论。在评论中,他写道：

“肿瘤细胞本身可吸收或选择性吸收中子可能破坏或使肿瘤细胞受损,特别是有可能引入少量的中子到能释放电离能量的区域。一个简单的例子就是将可溶性无毒化合物(如硼、锂或金)注射到浅表肿瘤,然后使用慢中子照射。”

1950 年,Conger 和 Giles[95]在 Oakridge 国家实验室发表的论文报告说,存在于百合中的微量硼能够解释慢中子照射植物之后的辐射变化。这就清楚证明了该生物学事实,并使 William H. Sweet[436]和其他人去探讨,如果正常的大脑能排除足够的硼,而且肿瘤组织能有足够的硼,即可产生适当的治疗比。

1950 年,Sweet 在纽约的 Brookhaven 国家实验室从事 20MW 核反应堆的研究。他最初治疗 10 例胶质

方框 1.6

中子俘获治疗相关专业词汇表

超热中子:高能中子经过中间能区,逐渐变为慢中子或热中子。这一中间能区称为超热区。

快中子:快中子是具有较高动能、快速运动的中子。

慢化:裂变过程中产生的中子或粒子轰击(靶)物质所产生的中子具有相当高的能量。它们与周围环境中的原子相碰撞而损失能量,同时产生较高能量的反冲原子。经过足够多次的碰撞,中子几乎损失掉自己原有的全部能量而变为热中子。这一能量损失的过程称为(中子的)慢化。快中子与某些原子相碰撞会迅速被慢化,含有这类原子的物质称为慢化剂。水就是最常用的慢化剂。

慢中子:慢中子的能量很低。它们也叫作热中子,因为它们与周围的气体分子(达到了热平衡)具有相同的平均动能。

热(能)化:超热中子束穿透物质时被进一步慢化(为热中子),这一过程称为(中子的)热(能)化。

From Yanch JC, Shefer RE, Busse PM. Boron neutron capture therapy. *Science Med* 1999; January/February: 18–27.

母细胞瘤患者，这些患者大多在波士顿麻省总医院接受了肿瘤全切除术。Sweet 描述了最初的临床工作：

反应堆以上部分屏蔽被移走，以便将术后患者头部侧面放置在专门设计的射野内。为了防止头皮损伤，我们结扎了颈外动脉，使用紧密弹性绷带缠住整个头皮，来阻止含硼血液进入头皮。但是，这些方法并没有阻止头皮几处大的辐射糜烂的发生。5 例患者接受单次照射的辐射剂量，给予其余 5 例 2~4 次分割治疗。虽然未出现危及生命的并发症，但是所有患者都在中子俘获疗法后 6~21 周内死亡，在 20 世纪 50 年代利用任何手段治疗胶质母细胞瘤一般都是这种情况。对 6 例患者进行尸检，结果显示仍有大量的残留肿瘤。由于头皮的严重病变及放射剂量的不足，使我们考虑直接利用热中子束照射显微镜下肿瘤浸润的大脑组织。Rockefeller 基金会向麻省理工学院(MIT)提供了一项 500 000 美元(约 3 000 000 元)的捐助，建立一个新的核反应装置。包括一个在核反应堆下的手术室，这使得我们能够不打开头皮、头骨和硬膜来治疗肿瘤。再手术时瘤床的脑脊液也尽可能被抽吸，最大限度地减少经过无菌空气的热中子到达瘤床的障碍[436]。

Sweet 在 MIT 治疗了 18 例患者，患者在放射治疗后 10 天到 11.5 个月死亡。在所有患者中，9 例死于广泛的脑部辐射性坏死，2 例出现复发，1 例出现了广泛的辐射性坏死和肿瘤。

一些 BNCT 的早期工作都是具有争议性的，多年之后使得人们重新考虑关于人体试验知情同意的性质的问题。Willian J. Clinton 总统通过行政法令建立了一个研究冷战期间使用辐射进行医学研究的委员会。这个委员会报告的其中一个作用就是，Sweet 及其同事被起诉在 BNCT 试验后错误地进行了 40 年的研究。尽管原告被判定在试验中受到了实质性的损伤，但是原告的上诉最终仍旧被驳回[199]。

日本的很多临床试验一直在争论 BNCT 在治疗多形性胶质母细胞瘤中的作用。但是到目前为止，没有进行 BNCT 的随机研究。尽管日本的研究者报道了 3 级和 4 级恶性胶质瘤使用 BNCT 后生存率能够达到 58%，但是 Laramore 等对这一结果提出了质疑[258]。他们研究了在日本接受 BNCT 治疗的 14 例美国患者，应用 RTOG 预后因素，与常规放射治疗的患者进行生存率的比较，显示并无统计学差异。所以可以肯定地认为，相对有利于预后特点的患者(例如，较低的组织学分级、年轻、较好的功能状态和浅表的肿瘤)都被入组到硼中子俘获治疗组中。2011 年，日本茨成县 23 例脑胶质瘤患者接受 15~18Gy 的 BNCT 治疗，其中位生存期为 20 个月，且 5 年生存率仅为 6%[242]。由于这一治疗方法有着明显的正常组织毒性，而且它的深度-剂量特点并不比 X 线更优越，因此其应用目前很有限，而且临床结果至今仍未明确。也有临床研究将这一方法用于唾液腺和其他头颈部肿瘤、软组织肿瘤和前列腺癌的治疗。

BNCT 缺乏进展的原因可以归结为两个因素：在肿瘤内使用的硼化合物缺乏肿瘤特异性，而且热中子对于组织的渗透作用较差。此外，核反应堆产生的热中子和反热中子射线中也存在 γ 射线和快中子的污染。即使在组织不含硼中子的情况下，这也会引起正常组织的损伤。此外，正常组织中的许多化合物可以与热中子相互作用，它们有俘获的作用，也对不含硼的组织产生生物损伤。

理想硼介质在临床研究中的发展仍存在障碍，理想的介质必须是无毒、有很高的肿瘤亲和性、有很高的硼溶解浓度。三种分类有助于定义硼介质。

1.**复合制剂几乎没有肿瘤细胞选择性**。临床医师依赖适形的中子束达到选择性照射肿瘤的目的，而不是依赖硼的选择性聚集。

2.**肿瘤选择性制剂在肿瘤内聚集**。L-4- 二羟基硼酰苯丙氨酸被用来携带硼(图 1.27)。这种化合物为多巴胺的类似物，参与黑色素的合成途径，并且可在黑色素瘤中聚集。它于 50 年前合成，并于 1988—1989 年首次应用于临床治疗[30]。据说这种物质对黑色素瘤有潜在的治疗作用，初步的临床研究正在进行。肿瘤选择性药物，除了硼酰苯丙氨酸化合物之外，硼化卟啉、氨基酸和核酸也在研究之中。黑色素是由酪氨酸合成的细胞内蛋白，将硼酸结合到苯丙氨酸的对位基

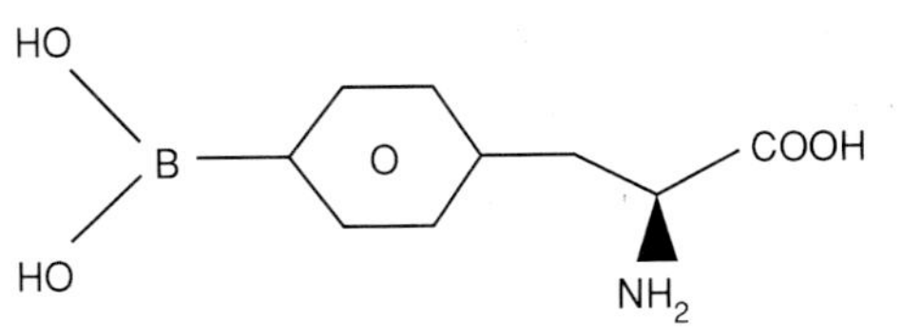

图 1.27 p-硼酰苯丙氨酸（BPA）在 20 世纪 50 年代后期合成，用于硼中子俘获治疗。体内和体外实验显示其选择性聚集在 [16]B 黑色素瘤细胞中。BPA 介导的硼中子俘获治疗皮肤黑色素瘤的临床试验目前正在进行，这一化合物也被用于脑肿瘤的治疗。

团,形成p-硼酰苯丙氨酸,后者产生一个分子,能够像酪氨酸一样将 ^{10}B 带进黑色素瘤细胞。在肿瘤和正常组织中的浓度比例可达3:1~4:1。然而,因为它们是酪氨酸酶的一个底物,所以不是形成黑色素的第一种酶。尽管如此,它们最终能在肿瘤中产生较高水平的 ^{10}B。在脑瘤中,颈动脉给药可以被更好地吸收[30]。

3.*肿瘤靶向药物的结构特点是能与肿瘤细胞的特异结构结合*。此类药物包括多聚复合肽,大家所熟知的树形聚酰胺,后者能允许硼连接到抗体上并且不会损失抗体的特异性,并以低密度脂蛋白囊泡的形式携带硼。其他药物运送方式包括碳纳米管或金纳米粒子[72]。

改进热中子的治疗方式的研究主要集中于以下两个领域:使用核反应堆及核反应堆的替代品。出于安全考虑,反应堆的铀含量很低,但是也需要考虑将这一设备放置于人口众多的医疗中心时的政策及社会可行性。因此,很多的研究者正在研究热中子和超热中子等不需要反应源的设备用于BNCT。

产生中子束最为重要的方式是使用核反应堆。尽管这些反应堆能够产生高能的中子,但是替代的中子源仍然被认为对于BNCT的实施非常重要。首先,只有很少的反应堆运作,患者为了治疗必须长途旅行。其次,由于政治和社会原因,核反应堆不可能位于人口聚集的中心城市附近。一个大型的反应堆必须远离人口聚集中心,而且需要有临床设备,少数的患者群是否能够支持这样的医疗反应堆运行也是一个问题。因此,很多研究者试图使用非反应堆来源的热中子和超热中子用于硼俘获疗法[88,258,436,489]。

反应堆的一个替代物是放射性衰变[如锎-252(^{252}Cf)]产生的一个中子源。但是产生用于BNCT的足量中子束所需 ^{252}Cf 大于每年 ^{252}Cf 的供应量。另一可替代源是粒子加速器。加速器可以在加速质子和重氢核等轻离子的电场内轰击目标物质时产生基于加速器的中子束。现在有很多加速器技术可以应用,能够产生用于硼中子俘获治疗的中子束。

很多关于BNCT的临床试验目前正在进行,或者即将完成,这些试验试图评价肢体的进展期黑色素瘤患者,了解硼中子俘获疗法中皮肤和皮下结缔组织的最大耐受剂量。另外的研究评价BNCT对多形性胶质母细胞瘤和恶性黑色素瘤脑转移的治疗作用。关于BNCT滑膜切除术用于治疗类风湿关节炎的动物实验和体模剂量计算也已经开始[206,489,516]。

辐射对细胞的影响

辐射引起的对细胞存活最为严重的损伤是DNA的破坏,能够引起有丝分裂细胞的死亡或凋亡。如果细胞能够修复损伤而存活,就能够恢复正常。而如果错误修复,可以引起永久性变异和产生致癌作用。电离辐射和细胞分子结构的物理作用导致化学反应,发生于 10^{-18}~10^{-3}s内[485]。吸收光子能量分解靶分子,引起分子破坏或释放高能电子,产生继发的能量衰减的光子,与其他的细胞分子作用引起连锁反应,产生短寿命的离子和化学上不稳定的自由基。通过细胞水分子分解产生的自由基包括羟基(·OH)、水合电子(e_{aq})、氢原子(H·)和过氧化氢(H_2O_2)。自由基非常不稳定,能够与邻近的分子发生相互作用产生永久性化学损伤。这一过程可以被自由基清除剂和氧改善,对于稳定损伤的数目和细胞的放射敏感性有相反的作用[460]。但是,如果所有因素保持不变,永久性损伤与剂量呈线性关系。对于细胞核与细胞质分别照射,证明通过照射细胞质来杀伤细胞所需的剂量要远远大于照射细胞核所需的剂量[91,312]。通常认为辐射引起细胞死亡的靶分子在细胞核内,与DNA损伤有关[114]。但是其他靶点,例如,细胞膜和线粒体膜也被提出来,作为凋亡损伤的起始,最终造成细胞死亡。

在很多细胞中,放射引起的致死损伤不会立刻发生,因为在最终的有丝分裂死亡之前,细胞仍旧能够继续发挥功能,甚至维持多次分裂[410]。静止期的淋巴细胞、胸腺细胞和造血细胞发生间期细胞死亡,而没有进入有丝分裂周期[9,513]。哺乳动物细胞的死亡有两种形态学变化[177]。细胞坏死是最为常见的一种损伤,细胞代谢的破坏和三磷腺苷的耗竭最终造成了细胞死亡[508]。坏死的最终结果是细胞膜破坏、溶酶体减少、核染色质降解与核溶解。放射治疗引起的另一种细胞损伤是凋亡,程序性细胞死亡或凋亡是一个生理过程,包含一系列特征性的、基因控制的步骤。这包括染色体浓聚和分段、细胞核断裂为凋亡小体、细胞萎缩、失去与邻近细胞的细胞联系[243,244,518,519]。凋亡最终被相邻细胞吞噬,例如,巨噬细胞,不伴随炎性反应[289]。在各种实体瘤中凋亡会自动发生,以保证细胞数量的平衡[248]。

放射治疗后数分钟内,由蛋白激酶C和酪氨酸激酶介导的信号传导途径被激活[83]。控制放射损伤修复的基因和酶也被激活，应激基因被活化，调节哺乳动物细胞对电离辐射反应的生长因子和细胞因子也被激活[177]。放射引起的刺激导致多种基因和蛋白活化，包括早期反应基因，其又反过来激活其他基因，包括肿瘤坏死因子、结缔组织细胞生长因子和转化生长因子[91]。此外，新的蛋白质，例如，组织纤维蛋白溶酶原激活剂被合成[157]。基因激活和转录以及蛋白合成的级联与细胞的关键功能有关，使细胞在受到辐射后试图存活[157]（表 1.10）。

放射反应修饰剂

已应用多种措施来增强放射治疗的治疗比：

1.**低 LET 放射的物理修饰剂**。IMRT 和 3D 适形治疗计划、解剖和功能成像技术的进步、计算机硬件和软件的进展以及直线加速器的改善导致了光子和电子更好的剂量分布、更少的散射、更少的骨和正常组织吸收剂量，以及伴随带电重粒子在特定深度选择性的能量沉积。

2.**高 LET 放射**。对细胞乏氧以及停滞于有丝分裂放射治疗抵抗期对中子、π 介子和重粒子治疗效果的影响要低于标准剂量低 LET 束治疗[162]。

3.**高压氧或止血带技术**。这一技术通过提高氧分压来增强肿瘤对照射的反应，或者使用止血带使周围正常组织产生严重缺氧，从而提高放射治疗剂量[435]。理论上，这些措施均能够获得更好的局部肿瘤控制率而不损伤正常组织，但是止血带技术已经被摒弃多年。目前一些研究者仍在对高压氧进行研究，但是困难重重，临床研究尚未得出结论[87,116,217,469]。

4.**乏氧细胞增敏剂**。硝基咪唑等亲和电子的化合物，理论上产生自由基的方式与氧类似，有选择性地增加乏氧细胞对辐射的敏感性。RTOG 已进行了许多临床试验评估米索硝唑（misonidazole）（RO-07-0582）的作用，但没有确切的临床疗效[489]。但是丹麦的头颈部肿瘤试验中，喉癌亚组的生存率显著提高[339]。新的化合物，例如 SR-2508，已进行了Ⅰ期和Ⅱ期临床试验，但未得到明确的阳性结果。

5.**全氟化碳化合物**。这些制剂能够通过乳剂（不溶于水）与 95%~100% 的氧气一同吸入，来增强低氧分压下氧气的输送和释放。它们在治疗肿瘤中的作用正在进行进一步的评价[249,384]。

6.**细胞毒药物**。放线菌素 -D、多柔比星、氟尿嘧啶、环磷酰胺、顺铂、甲氨蝶呤、博来霉素和其他药物能够与放射治疗共同作用来增强肿瘤杀伤作用。在一些情况下，正常组织反应也会增加。

7.**表皮细胞生长因子**（EGFR）。EGFR 是受体酪氨酸激酶 ErbB 家族成员，可在部分上皮细胞肿瘤中激活。放射治疗可增加肿瘤细胞中 EGFR 的表达，并且阻断 EGFR 通路，有提高肿瘤细胞放射治疗敏感性的作用。西妥昔单抗作为针对 EGFR 的单克隆抗体，具有增加肿瘤的局部控制率并提高局限性中晚期头颈部鳞状细胞癌患者生存期的作用[6]。

8.**放射保护剂**。含巯基的化合物，例如胱氨酸、半

表 1.10 放射生物学在放射治疗中的应用

过程	潜在作用	治疗的例子[a]
DNA 损伤	增加肿瘤细胞损伤	乏氧细胞增敏剂，胸腺嘧啶类似物
DNA 修复	降低肿瘤细胞修复	氟尿嘧啶，羟基脲，顺铂
信号传导	抑制肿瘤细胞的保护性信号级联	蛋白激酶 C 抑制剂(?)，磷酸酪氨酸激酶抑制剂(?)
放射治疗诱发的基因表达	应用基因治疗	与放射反应启动子有关的肿瘤坏死因子(?)
生长因子的表达	给予或增加保护因子的表达	白介素 -1，粒细胞集落刺激因子，粒细胞-巨噬细胞集落刺激因子，成纤维细胞生长因子(?)
	阻止产生长期毒性作用的因子的表达	表皮生长因子抗体或反义 RNA 或转化生长因子 β(?)
细胞凋亡	使肿瘤细胞凋亡	野生型 p53 基因转染(?)
细胞周期	使肿瘤细胞在敏感细胞周期(S 早期或 M 期)同步	抗代谢药物(S 早期)，帕尼特西期(M)，细胞周期蛋白抑制剂(G1 到 S 期)(?)
	阻止肿瘤细胞停滞于 G2	细胞周期蛋白抑制剂(G2 到 M 期)(?)

[a] ? 表示潜在的治疗方法。

From Lichter AS, Lawrence TS. Recent advances in radiation oncology. *N Engl J Med* 1995;332:371–379.

胱氨酸，已经在动物试验中证明能够保护正常组织免于辐射损伤。阿米福汀（WR-2721）是半胱氨酸的硫代磷酸酯衍生物，能够选择性保护正常组织，包括骨髓、唾液腺、小肠黏膜，但不影响肿瘤对于辐射的反应[466]。阿米福汀经细胞内碱性磷酸酶的脱磷酸作用转化为活性代谢产物 WR-1065。由于正常组织中碱性磷酸酶的含量高于肿瘤组织，因此这种碱性磷酸酶依赖性激活作用更有利于选择性保护正常组织。而消除自由基可保护细胞减少辐射损伤[412]。这一化合物目前正处于Ⅱ期和Ⅲ期临床试验中[60]。目前阿米福汀经 FDA 和欧洲药品管理局批准已应用于头颈部肿瘤患者放射治疗引起的口腔干燥症[412]。对于阿米福汀在放射治疗中是否同样保护肿瘤组织方面存在争议，但一项 Meta 分析表明，阿米福汀并无降低放射治疗和放化学治疗患者总生存期以及无病生存期的作用[52]。

9. ***加热治疗***。高于 42.5℃的温度能够单独杀伤细胞，或者增强放射和许多细胞毒药物的作用。热能够杀伤乏氧、酸性和缺乏营养的细胞，而这些特点往往使肿瘤细胞区别于氧合状态和营养状态都较好的正常细胞。此外，热能够优先杀死处于 S 期对放射抵抗的增殖细胞[113,444]。

上述内容的详细论述见第 29、31、32 章。

基因与肿瘤生物学

Francis Peyton Rous（1879—1970 年）在 1910 年的试验中证明了一些肿瘤的感染特性，从小鸡肉瘤中提取的亚显微物质能够在健康的小鸡中诱发肿瘤。Rous 和他的研究直至获得 1966 年的诺贝尔生理学或医学奖时才被发现和承认（图 1.28）[326]。在他的获奖演讲“肿瘤细胞对于人类的挑战”中，Rous 提出了可能促进肿瘤生长的基因，他称为致瘤物，现在则称为癌基因。

“肿瘤以一种独特而可怕的方式破坏人体，其生长是一种不受限制的增殖、侵蚀和无法控制的过程。它们是最具体和最可怕的人类疾病，人类经过 70 年的研究仍旧对其了解甚少。更值得注意的是，本来可以通过许多物理和化学方法来诱发肿瘤，以便进行仔细的研究，但是随着肿瘤的生长，这些方法都被放弃了，因为这些方法只在开始时起作用。对于研究者来说，往往会发现化学制剂诱导的兔子皮肤上的小点儿发展为小结节，随着结节的生长，经常会发展为破坏性的表皮细胞肿瘤。是什么诱发这些现象发生的呢？

每一种肿瘤均由发生异常改变的细胞组成，这些细胞不再遵守细胞生长基本原理，即机体的细胞成分相互协调发展。这些细胞快速增殖而且能够产生致命的损伤。我们称这些不受限制的细胞为新生物，因为它们形成新的组织，而且其生长本身就是一种新生物。但是当我们查阅医学词典时，neoplastic 是指“新生物的或与新生物相关的”，而 neoplasm 是指一种由新生物细胞组成的肿瘤，并没有能够对我们的疑问进行解释。

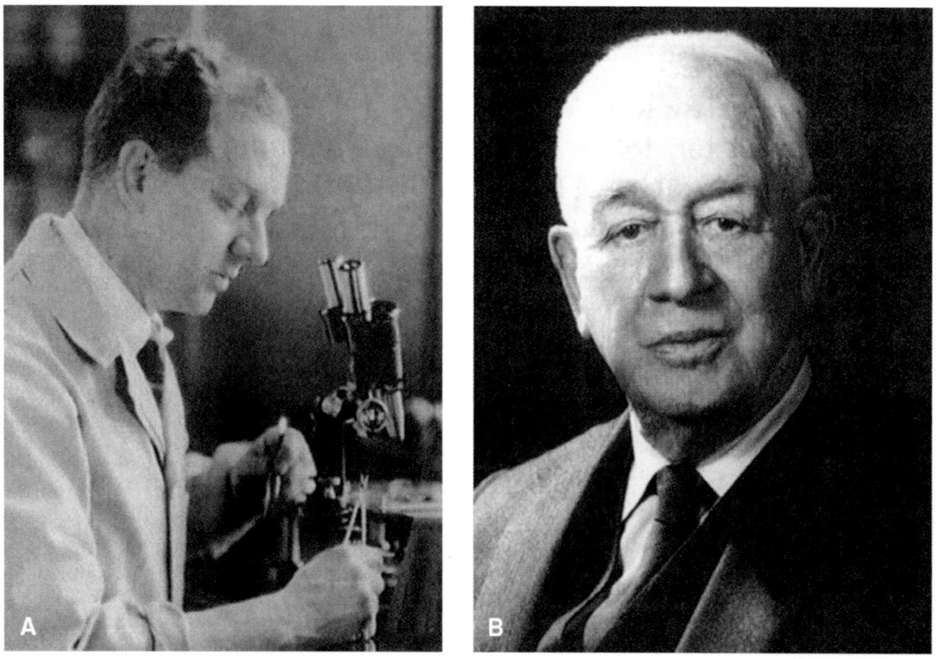

图 1.28　1966 年，Peyton Rous 因他在 1910 年开始的实验而获得了诺贝尔奖。该实验证明肉瘤可以通过非常微小的致癌剂（一种病毒）在鸡之间传播。(A)Rous 年轻时作为调查员的照片；(B)Rous 获得诺贝尔奖时的照片。(From Weinberg RA. *The biology of cancer.* New York: Garland Science, Taylor and Francis Group, 2007.)

物理和化学诱因常被称为致癌物,但是这是一个具有误导的词汇,因为它们不但诱发恶性的表皮肿瘤生长,而且也诱发其他各种肿瘤的生成。在本章中,将更多应用癌基因这一词汇,代表能够产生肿瘤,在表达上更为精确。

肿瘤产生和持续存在的原因,以及它们不可逆的、跳跃性生长的过程仍旧不为人所知。一个可能的解释是致癌基因可以改变人体的基因,它们被称为体细胞突变,但是更多的事实排除了这项假设[326]。"

最终证明了 Rous 对于致癌基因的认识是错误的。Theodor Boveri[53]是正确的。1914 年,他使用海胆和蠕虫作为试验平台研究正常的有丝分裂,提示肿瘤可能是通过染色体的增减或者功能的异常诱发的[53]。1926 年,他出版了《恶性肿瘤的起源》(*The Origin of Malignant Tumors*),在 1929 年的英文版中,Boveri 写道:

"肿瘤细胞的无限快速增殖是由呈现明显优势的促分裂染色体引起。还有可能是由于抑制增殖的染色体有限引起。若抑制增殖的染色体消失,则引起肿瘤细胞的无限增殖。每一种染色体在正常细胞中是双倍的,对于两者之一的抑制往往是不受注意的[53]。"

Boveri 预测了异常基因可以通过两种方式产生肿瘤:促生长基因和抑制生长基因。如果促生长基因的数目或者活性很高,则可以诱发细胞增殖。但是,抑制生长基因的活性或者数目降低时,就不能阻止这些细胞的增殖并导致不受约束的细胞增殖(图 1.29)。这些促生长基因称为癌基因,抑制生长基因称为抑癌基因。

我们可以将癌基因和抑癌基因看成是汽车的油门踏板和刹车踏板。当空转的传输驱动推动油门踏板,或者减轻刹车踏板的压力,或者两个同时进行时,汽车向前移动。同样,细胞生长和增殖导致癌症,也通过癌基因的激活或抑癌基因的失活引起。

很多生理情况下需要有效使用生长促进和生长抑制基因。必须有一个机制导致胚胎生长,然后在适当的时候抑制其生长。必须有一种方法引起结缔组织细胞增殖以便伤口愈合,然后,在适当的时候阻止结缔组织细胞(除了瘢痕形成的情况)。不受控制的细胞生长或癌症,可能被认为是一套控制细胞生长生理过程的失败。

癌基因

最初确认癌基因的实验很大程度上基于在小鸡、小鼠和大鼠身上的种植肿瘤的转化逆病毒[257]。癌基因最早被认为是 RNA 肿瘤病毒携带的遗传物质,可以引起靶细胞的迅速恶性转变。癌基因是被定义为病毒编码的单一基因,其单独或联合其他基因诱发受累细胞的表型改变[38]。

关于癌基因的定义(来源于古希腊语 onkos:意思为"肿块"或"肿瘤")目前仍存在很大的争议,很多癌基因可以在反转录病毒中发现,但是,不是所有的能够转化细胞的基因都在反转录病毒中发掘出来。癌基因被认为能够直接引起正常细胞转化为癌细胞,原癌基因则能够通过多种分子机制引起细胞基因转化为癌基因:顺序突变、基因扩增、染色体异位、病毒转录和插入突变。总之,这些变化最终导致两种效应:通过核苷酸序列的突变和重新排列,改变调控或增强癌基因的表达,这些核苷酸序列构成调控转录、处理 mRNA 的信号以及通过插入强大外显子或提高基因量增强稳定性。癌基因蛋白编码区的变异或者转位影响生化功能或者蛋白的异位表达。原癌基因影响正常细胞的增殖和分化。

大量的病毒癌基因已经被发现,此外,癌基因被认为与 RNA 肿瘤病毒无关,但是通过转化的活性或

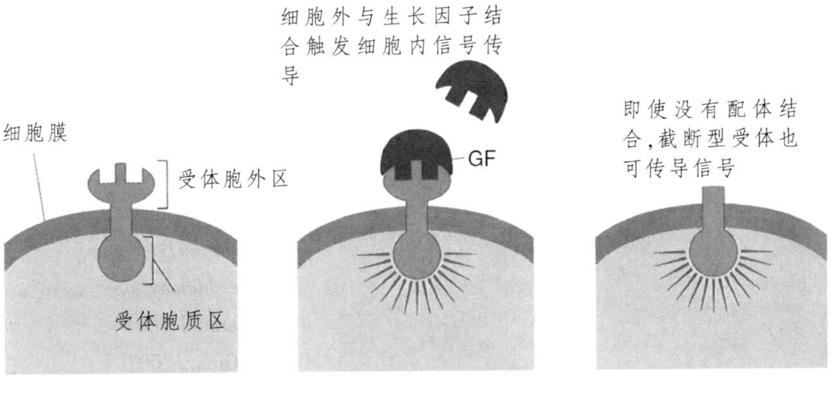

图 1.29 癌基因有很多作用方式。其中一种作用于生长因子受体,其通常仅在结合配体时才具有活性,但是癌基因可以在不存在与其结合的生长因子的情况下使其也始终具有活性。这种被称为"组成型活性",并且是癌基因突变的结果。(From Weinberg RA. *The biology of cancer*. New York: Garland Science, Taylor and Francis Group, 2007.)

者通过染色体的移位发挥作用[326]。当使用DNA探针技术时，可以发现病毒的癌基因区域同源序列同样存在于所有未感染病毒小鸡的组织DNA中。正常的细胞顺序是原癌基因[427]。病毒携带的癌基因被称为*v-onc*，而原癌基因被称为*c-onc*。在正常细胞中，原癌基因的表达可以被很好地控制，可能在细胞的生长和发展中起作用。这些基因中一部分的作用已经被证实，另外一些基因的细胞增殖和基因表达之间的密切关系也已经被确认。

刺激一个正常细胞进入到增殖状态需要依靠外界的信号，通过细胞膜表面的受体传递到胞质后至细胞核中，促使DNA合成。原癌基因可以在整个过程中发挥作用。癌基因*erb*-B与编码细胞膜表皮生长因子(EGF)受体的基因同源。EGF和这一受体的相互作用可以降低乳腺癌表皮细胞的增殖。

有证据表明，恶性变的诱发与细胞中的遗传物质变化有关。这一理论的例子是，在很多的恶性细胞中存在染色体异常，以及肿瘤形成与电离辐射和化学致癌物引起的DNA损伤有关，还包括在很多遗传性疾病(例如，着色性干皮病)中癌症的高发病率。癌基因是一类正常细胞基因，其能够通过突变、转位、增殖和其他机制引起恶性肿瘤细胞的形成。有证据表明，很多的基因改变能够产生癌细胞，对于癌基因的研究证明了这一点。

在一些肿瘤中染色体易位的发生率较高，说明染色体易位在肿瘤发展过程中起作用。易位的例子包括慢性髓样白血病(CML)中的费城染色体t(9;22)，早幼粒细胞白血病的t(15;17)，以及淋巴细胞癌中所见的8号染色体的几个移位。恶性肿瘤细胞中常见的易位常发生在接近癌基因的位置。这些移位，例如CML中出现的t(9;22)可以导致诱发细胞恶性转化的蛋白质形成。在CML中，*ber*基因能够易位到*abl*癌基因附近，形成新的*bcr-abl*基因。这个新基因的蛋白产物是高活性的蛋白激酶，能给细胞提供永久的生长信号。

原癌基因在正常和变异细胞中的作用

原癌基因是指具有潜在致癌作用的基因，由于在所有动物中普遍存在，推测某些类型的原癌基因激活可能与肿瘤的发生和发展有关。癌基因的激活在大部分人类肿瘤中被发现，表明其在人类肿瘤的发展中起着关键作用；癌基因的激活与肿瘤性疾病的相关性肯定对癌基因和肿瘤有某些特异性。

原癌基因可通过基因突变激活，影响蛋白的结构和表达，Weinberg曾这样说明这一现象：

> 体细胞突变引起的原癌基因激活分为两类：致编码蛋白结构改变和致蛋白表达上调或失异常。影响结构的突变包括激活原癌基因的*ras*的点突变和生成混合癌基因*bcr-abl*的染色体易位。肿瘤中癌基因可通过基因扩增或染色体易位使表达升高，如那些免疫球蛋白增强子控制的*myc*基因……
>
> 基因通过染色体DNA的优先复制片段(扩增子)扩增。扩增的基因片段可首尾相连不断重复复制成线性排列，在显微镜下可见染色体上表现为均匀染色区(HSR)。或者该区域携带的扩增片段从染色体上脱离，成为独立的小复制体，即额外染色体颗粒(也称双微体)。但基因扩增并不一定表现为基因过表达……
>
> 许多蛋白结构的改变同样可以激活原癌基因，如生长因子受体(如EGFR)结构改变以及易位可使完全不同的两种阅读框融合生成融合蛋白(如Bcr-Abl)。这两种改变均可引起蛋白表达失调，并持续释放强生长刺激信号[494]。

依据所在位置及活性，癌基因蛋白产物可被分为几类：细胞核、细胞质以及膜蛋白激酶；胞质鸟苷三磷酸(GTP)结合蛋白；生长因子；其他。原癌基因蛋白产物*src*、*abl*和*ras*位于细胞质。原癌基因产物*myc*、*fos*、*ski*和*myb*位于细胞核，在控制细胞分裂中发挥重要作用。这些基因的表达可能导致细胞的DNA合成。生长因子是在细胞表面刺激细胞生长的蛋白。

现有的证据显示，*ras*癌基因促进人类肿瘤的发生与发展。肿瘤的活检标本中普遍存在原癌基因的扩增，扩增水平高度可变，并且通常为低水平。然而，特定原癌基因的扩增与特定的肿瘤之间可能存在相关性。*c-erb*-B-2/*neu*(即*her*-2)原癌基因的扩增可能与人类乳腺、唾液腺和卵巢癌的病因相关，并且是这些恶性肿瘤的一个有效的预后因子[410]。Slamon等[411]发现在30%的原发乳腺癌中存在*erb*-B-2/*neu*基因扩增，并且扩增与预后不良相关。

另一种原癌基因(C-*myc*)的扩增主要发生于腺癌、鳞癌和肉瘤，但是不发生于血液系统恶性肿瘤，而N-*myc*基因扩增在神经母细胞瘤中较常见，偶尔见于视网膜母细胞瘤及少数小细胞肺癌。

抑癌基因

体细胞遗传实验显示，抑癌基因产物能够抑制肿瘤细胞增殖[207]。正常人类细胞中不同的同源染色体携带的抑癌基因能够抑制癌细胞形成肿瘤。癌细胞必须维持两种抑癌基因的突变才具有形成肿瘤的潜能[267]。

通过细胞融合技术进行的体细胞遗传实验，在第一种类型的动物实验中，能够形成肿瘤的癌细胞与正常细胞融合成为杂交细胞。这种杂交细胞不再形成肿瘤。推测正常细胞中存在某些成分能抑制癌细胞的致瘤潜能。同时发现，杂交细胞系中的某个细胞偶尔能够形成肿瘤。为什么？这些癌细胞系丢失了来自正常亲代细胞的遗传物质。进一步的研究发现，正常亲代细胞中存在抑癌基因。最终，几种特异性的抑癌基因已被发现并命名。

抑癌基因发现的另一个重要部分来自婴幼儿视网膜母细胞瘤的研究。视网膜母细胞瘤可能是单侧、单灶或双侧、多灶。根据阳性家族史的情况，这种疾病可能是遗传的或者非遗传的。在一项经典的研究中，Alfred Knudson[250]指出，遗传性视网膜母细胞瘤在年龄较小的孩子中多见，且双侧、多灶更常见；而非遗传性视网膜母细胞瘤常为单侧，在年龄较大的孩子中多见。Knudson 假设在这些孩子中存在一个视网膜母细胞瘤易感基因。遗传性视网膜母细胞瘤患者继承有一个缺陷基因和一个正常的等位基因。这一正常的等位基因一旦发生突变，就会形成肿瘤。然而，非遗传性视网膜母细胞瘤患者继承两个正常的等位基因。只有两个独立突变出现在相同的基因中，该基因的功能完全被抑制，才会发展为肿瘤。

Knudson 认为视网膜母细胞瘤的发生需要在两个等位基因中存在两次突变。这被称为“Knudson 二次突变”假说。该假说预测两个等位基因中只要有一个保持活性，就有充分抑制生长的能力而使细胞保持正常。只有当两个等位基因均失活，细胞才会失去控制，异常增殖。视网膜母细胞瘤基因——*Rb* 在染色体 13 的长臂上被隔离。因为染色体的短臂被缩写为 p，长臂缩写为 q，*Rb* 基因的丢失记录为 $13q^-$。

在肿瘤抑制基因明显缺失的情况下，它们是如何被发现的？Robert Weinberg 给出了如下解释：

起主导作用的癌基因与抑癌基因完全不同，癌基因很容易通过在反转录病毒基因组中表达、转染实验，或其染色体片段在多种肿瘤中大量扩增而被发现……

目前抑癌基因的发现需要一种更普遍的方法，而非幸运地偶然观察到间质染色体缺失或已知基因的表达位于同一染色体中的抑癌基因附近。上述两种情况极大地促进了 *Rb* 基因隔离。但是往往大多数抑癌基因的研究没有如此幸运。

肿瘤发生过程中的抑癌基因杂合性缺失(LOH)倾向使得研究者找到了一条新的抑癌基因研究途径。由于抑癌基因侧翼的染色体区域可以和抑癌基因本身一起演变为 LOH，因此在特定类型的肿瘤发展中，可仅凭染色体上位于抑癌基因附近的未知基因标记的反复 LOH 发现缺失等位抑癌基因的存在。

日渐强大的绘图技术使得遗传学家可以沿每条染色体臂的基因图谱更密集地植入多态性标记物。在给定的染色体臂中，很多发生 LOH 的基因标记物较其他标记物更容易被发现。很显然，这些标记物与所寻找的抑癌基因越接近(即遗传连锁越紧密)，它们同步发生 LOH 的概率便越高。相反，标记物在染色体臂上的位置距抑癌基因越远，它们共同演变为 LOH 的概率则越低。目前为止，通过多种类型肿瘤制备的 DNA 基因分析揭示了大量的频繁发生 LOH 的染色体区域。这些区域的子片段中已生成基因克隆攻击并导致了多于 30 个的抑癌基因隔离[494]。

有许多特征可将癌基因与抑癌基因区别开(表 1.11)。大多数人类肿瘤的发生是一个多步骤的过程，包括一系列癌基因和抑癌基因突变的积累[267]。

表 1.11 原癌基因与抑癌基因的特性

特点	原癌基因	抑癌基因
肿瘤形成要求突变数目	1	2
突变等位基因的功能	功能增强，显性表型	功能缺失，隐性表型
突变等位基因种系遗传	无	多见
体细胞突变致癌	是	是
突变的组织特异性	少见，但可在多种组织发挥作用	常见

From Levine AJ. Tumor suppressor genes. In: Mendelsohn J, Howley PM, Israel MA, et al., eds. *The molecular basis of cancer*. Philadelphia: W.B. Saunders, 1995:86-104.

超过 30 个抑癌基因已被克隆(*APC*、*BRCA*、*DCC*、*MLM*、*NF1*、*NF2*、*Rb*、*p53*、*VHL* 和 *WT1*)。*p53* 抑癌基因是位于染色体 17p13.1 的一个 20kb 的 DNA 位点。该基因是由 393 个氨基酸残基组成的人类核磷蛋白[267]。*p53* 突变已在多种人类恶性肿瘤中被发现。*p53* 基因是人类 17 染色体的短臂上 16~20kb 的 DNA 片段。体外实验显示正常 *p53* 的功能缺失与细胞转化有关,体内实验显示与肿瘤形成相关。*p53* 正常通路缺失是人类恶性肿瘤的一个普遍特征,并且可能是这些肿瘤形成的关键[73]。部分抑癌基因的识别是基于该基因丢失或失活与肿瘤发生的关联推测出来的。

细胞周期控制

细胞周期由 4 个阶段组成(G1、S、G2 和 M),管理遗传信息的复制和复制染色体在子代细胞的分配。"细胞周期控制"或"细胞周期时钟"用于描述细胞核内的分子环路过程,其处理和整合传入信号并决定细胞是否主动增殖或保持静止。如果"进行/不进行"的决定是"进入"增殖,环路便启动必要的生化转化器,将细胞内容物复制成双份并等分成两个相同的子细胞。在传入信息过程中起关键作用的主要有酪氨酸激酶受体、G 蛋白偶联受体、转化生长因子受体、整联蛋白以及细胞的营养状态[494](图 1.30)。

2001 年,诺贝尔生理学或医学奖授予 Leland H. Hartwell、R. Timothy Hunt 和 Paul M. Nurse,奖励他们在细胞周期控制方面的研究发现。Anders Zetterberg 教授在诺贝尔大会演说中简要描述了由这三位科学家所阐明的细胞复制控制的重要性。

细胞分裂是生命的一个基本过程。地球上的所有生命体均由大约 30 亿年前出现的一个祖细胞经过连续不断的细胞分裂、遗传延续而来。每个人的生命也是来自单个细胞,其经过反复分裂产生我们体内所有的上万亿个细胞……在我们体内每秒钟有数百万个细胞在分裂。

细胞周期是指细胞完成从一次分裂到下一次分裂所经历的循环过程。在细胞周期中,细胞体积增大,遗传信息得以复制(即染色体上 DNA 分子复制),分配进入两个子细胞。

这一年的诺贝尔奖得主已经发现细胞周期的关键调控物——细胞周期蛋白及细胞周期蛋白依赖性激酶(CDK)。这两个成分一起形成一种酶,其中 CDK 通过改变细胞内其他蛋白的结构和功能,像"分子引擎"一样驱动细胞进入细胞周期。细胞周期蛋白是打开和关闭"CDK 引擎"的主要开关。细胞周期引擎在不同的生物体(如酵母细胞、植物、动物和人类)中以相同的方式运作。

关键调控物 CDK 和细胞周期蛋白是如何发现的呢? Lee Hartwell 发现了细胞周期调控的遗传学基础。他以酵母为标本。当升高温度培养细胞时,他在显微镜下发现突变细胞在细胞周期中停滞。利用这

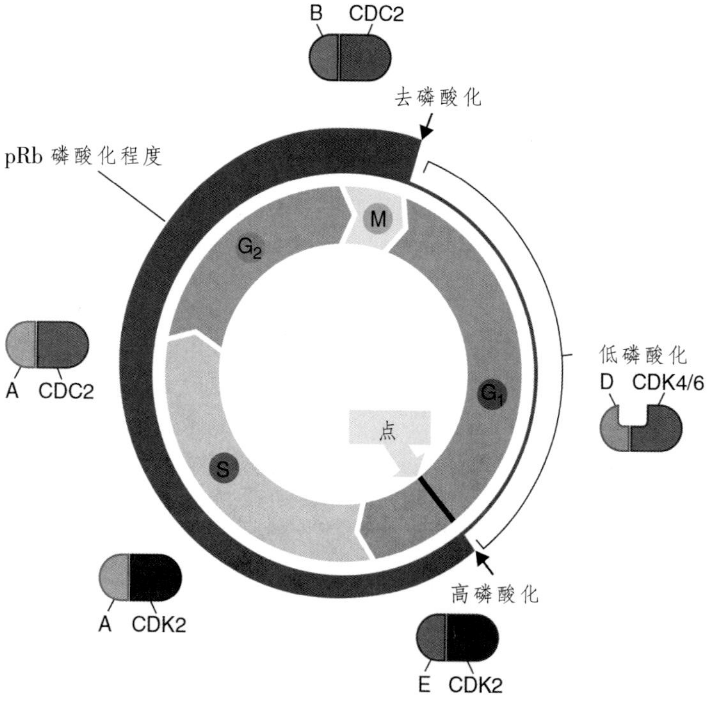

图 1.30 成视网膜细胞瘤基因产物蛋白的磷酸化(红色圆圈)有助于控制细胞周期。当细胞从 M 移动到 G1 时,蛋白质未磷酸化;随着细胞通过 G1 进展,蛋白质被低磷酸化;并且在通过 R 点(限制点)后,其被高度磷酸化。这种磷酸化过程由细胞周期蛋白控制。(From Weinberg RA. *The biology of cancer*. New York: Garland Science,Taylor and Francis Group,2007.)

种方法，Hartwell 在 20 世纪 70 年代早期发现了十余种细胞周期特异性基因并将它们命名为细胞分裂周期(*CDC*)基因。这些基因之一——*CDC28* 控制每个细胞周期的开始，即“开始”功能。Hartwell 也提出了“检查点”的概念，确定细胞周期变化按照正确次序发生。检查点与洗衣机的控制程序类似，在下一个步骤开始之前，检查前一个环节是否已经适当地完成。检查点缺陷被认为是正常细胞转化为癌细胞的原因之一。

Paul Nurse 也在一种不同类型的酵母细胞周期研究中使用了遗传学方法。在 20 世纪 70 年代后期和 80 年代早期，他发现了 *CDC2* 基因，其有两种不同的突变方式：细胞不分裂或过早分裂。他由此得出 *CDC2* 控制细胞分裂。他后来发现，*CDC2* 不仅控制细胞周期的最后一个变化，即细胞分裂，而且对整个细胞周期都有重要的调节功能，包括面酵母细胞中的 *CDC28*。这一重要功能通过 CDK 引擎实现。通过移植人类基因进入酵母细胞，Nurse 在 1987 年分离出了人类的 *CDC2* 基因。*CDC2* 基因的功能在酵母细胞中完全得以展现。因此，通过十多亿年进化——从酵母到人，细胞周期引擎中的 CDK 功能被保留了下来。

Tim Hunt 发现了细胞周期引擎的另一主要成分，即细胞周期蛋白，其调节 CDK 分子的功能。以海胆卵细胞为标本，在 1982 年，他发现了一种特殊的蛋白质，数量在细胞分裂前明显增加，而在细胞分裂后突然消失。由于周期性的变化，他将这种蛋白命名为细胞周期蛋白。这些实验不仅发现了细胞周期蛋白，同时也说明了细胞周期中存在周期性蛋白的降解这一基本的控制机制。Hunt 发现细胞周期蛋白也存在于其他物种中。因此，与 CDK 一样，细胞周期蛋白也在进化过程中保留下来。

DNA 分子双螺旋结构的发现已近 50 年，这一发现阐明了基因复制的分子机制。随着 CDK 和细胞周期蛋白的发现，我们正在分子水平开始了解细胞如何复制[326]。

为了确保子细胞拥有一套完整的遗传信息，检查点的存在保证了 DNA 复制的保真度和染色体分离的准确性[312]。检查点停顿让遗传信息得以编辑和修复，使每个子代细胞得到和亲代细胞完全相同的遗传信息(见图 1.30)。一些细胞存在有丝分裂开始的检查点。在 X 线照射后检查点基因突变使细胞进入有丝分裂[313]。例如，*rad-9* 基因是一个 G2/M 检查点基因，因为它能对两种不同信号做出反应[314]。实验观察显示，*p53* 基因作为转录激活因子[366]，可能是 G1 检查点控制的关键环节。*p53* 诱导 *p21* 的转录，*p21* 抑制 *PCNA*、细胞周期蛋白 D 和 CDK4，6 的结合。结果，视网膜母细胞瘤蛋白不能被磷酸化，停留在转录因子 E2F 复合物中，有效地抑制促细胞周期蛋白的转录，而引起细胞周期阻滞。

检查点接收信号后对信号进行放大，并传递给控制细胞周期的其他成分的信号转导系统。双链 DNA 断裂、未切除的紫外线光照射诱导的 DNA 二聚体和着丝粒无法与纺锤体结合是潜在的信号[36,209]。检查点确保基因组复制和解聚的准确度。生物中广泛存在的自发损害需要检查点控制，以使细胞维持一个染色体传输的高保真。因此，受损检查点的修复能够减慢癌细胞进化，即使在外源性 DNA 损害缺乏的情况下[209]。许多信号传递系统，包括检查点控制，会产生适应性改变，即当刺激信号持续存在时，反应会逐渐消失。结果，细胞可能程序性地通过细胞周期，虽然最初的干扰还未消除[223]。检查点激活能够引发多种细胞反应，包括细胞死亡。哺乳动物细胞中控制进入 S 期的检查点包括 *p53*。在这条通路中的一个功能是凋亡。缺陷检查点的修复能够修复癌细胞的凋亡反应，并增加它们对 DNA 损伤药物的敏感性。因为不是所有细胞对相同的凋亡信号都产生反应，所以在特定的癌细胞会产生特异性反应[504,518,519]。

生长因子和信号传导

生化信号向细胞核的传导导致多种基因表达的改变，涉及基因分子及细胞分化[417]。许多生长因子通过其受体的内在蛋白酪氨酸激酶活性发挥作用。激活时，这些受体自身及酪氨酸上的其他细胞内蛋白磷酸化。存在受体的生长因子包括表皮生长因子、血小板生长因子、胰岛素、神经生长因子和巨噬细胞集落刺激因子。由蛋白酪氨酸激酶受体激活的丝裂信号途径包括 ras 蛋白的激活。ras 发生构象变化，并与下游目标相互作用。蛋白激酶级联反应被激活，这经由 raf、mek、map 激酶和其他的蛋白质向细胞核传递生长因子始动的信号。

端粒

人类的染色体是线性的。每个染色体的末端有一种名为端粒的结构，源自希腊语的“结束”(telo)和“结构”(mere)。端粒由特殊的DNA和DNA结合蛋白质组成。随染色体复制,细胞每分裂一次,端粒便会缩短一些。端粒随细胞分裂的不断进行逐渐缩短。举例来说,老年人结缔组织细胞中的端粒比儿童的短。当端粒缩短到临界长度时,正常的人类细胞开始衰老。

干细胞和癌细胞必须保持它们的端粒长度从而避免衰老。已发现两种端粒长度的维持机制:端粒酶的表达和端粒的重组。

端粒假说认为,达到临界长度的端粒阻止了体细胞继续分裂。相反,端粒长度的维持允许癌细胞持续分裂。越来越多的实验证明了端粒假说及其与癌的关系。

细胞对电离辐射的反应能力由多种因素决定。有多种综合征与放射所致的分子缺陷相关。这些综合征包括共济失调、毛细血管扩张、Nijmegen染色体断裂综合征和共济失调性毛细血管扩张症。这些综合征普遍存在端粒维持缺陷。由此推测放射敏感表型与端粒功能障碍表型可能相关。多个实验模型显示端粒维持与放射敏感性相关,这可能为治疗提供新的靶点。

凋亡

凋亡或程序性细胞死亡是区别于细胞坏死的一种现象,于1972年被Kerr等描述[248]。凋亡是由核酸内切酶致染色质DNA降解的特异性信号程序性控制的。

可以通过以下几种方法检测凋亡:细胞膜发泡和染色质浓集的组织学评价,应用荧光标记核苷酸和末端转移酶检测DNA碎片的流式细胞技术,探测通常很小并且剖面具有特征性的直角及前向光散射的凋亡细胞,或者利用DNA荧光色素法探查细胞凋亡时由于DNA碎片胞外弥散所致的荧光减弱[86,518,520]。凋亡的早期改变,磷脂酰丝氨酸(PS)自脂质双分子层的内层向外层移动并形成凸起,可用与PS具有高度亲和力的荧光标记的膜联蛋白V蛋白探查。一些癌基因、细胞因子和生长因子已被发现在促进或减弱放射诱导的凋亡中起作用[114]。

大多数放射引起的分裂细胞死亡(细胞增殖性丧失)似乎由分裂相关死亡所致,后者在染色体畸变的细胞分裂时导致遗传信息丢失。凋亡通常发生在放射后4~6h,自然发生并被放射增强,正如在活体肠隐窝、唾液腺、泪腺中观察到的不分裂细胞和不分裂淋巴细胞。凋亡细胞在活体内快速被消除,难以定量。相反,由于凋亡细胞在体外仍可以被培养数小时,因此这种细胞死亡机制很容易在体外定量。然而,非凋亡细胞的细胞分裂使得定量复杂化[114]。在易凋亡细胞系,凋亡往往发生在细胞进入有丝分裂前或者细胞分裂后。晚期凋亡可能与有丝分裂相关死亡有关,事实上,可能由染色体畸变触发。凋亡可能对临床有关的放射分割剂量相当重要,即使它导致的癌细胞克隆减少作用较小。然而,这要求每次分割照射后部分细胞获得凋亡易感性。

这种现象在某些肿瘤的进展中出现,自发凋亡和与治疗相关的凋亡不常发生。放射导致的凋亡反应可被细胞因子修正以保护正常组织[171],或诱导肿瘤细胞杀伤[197,214,215]。肿瘤坏死因子增强某些肿瘤放射后的凋亡效应,同时通过阻滞凋亡保护造血系统[321]。放射治疗通过提高分化阻止肿瘤和正常组织细胞过度增殖。同时,放射治疗似乎能加速正常细胞的老化。放射治疗导致的细胞增殖能力可逆性丢失的另一个机制是坏死,发生于高剂量照射时,并且是大剂量分割,如立体定向放射治疗的主要机制。

肿瘤转移生物学

前缀“meta”一词来自希腊文,意思是“在……之后”“超出”或“扩展到全部”,用来表示变化或改变。“stasis”一词表示“维持原状”或“静止的”。因此,当这两个词被组合为“metastasis”时,这个新单词就用来表示疾病的部位或病情的改变。它也表示疾病从一个器官或身体某部位转移到另外一个不直接相连的器官或身体部位。肿瘤学家使用“转移(metastasis)”这一术语表示恶性肿瘤从原发灶转移到当前的继发部位。

很明显,癌症扩散转移的形式不是随机的。一些继发性肿瘤灶的分布可以应用机械学说解释(即肿瘤细胞进入血流,并且在下游所遇到的第一个狭窄的毛细血管网中停留下来)。举例来说,这就可以解释为什么肝脏是一些继发性肿瘤最常见的转移部位,这些患者的原发灶位于肝门静脉引流区,如胃肠道的恶性肿瘤。同样,肺是侵入体循环静脉的原发肿瘤转移的一个好发部位。毫无疑问,在一些原发肿瘤中,血管引流形式将影响其继发肿瘤灶的分布。

然而,一些转移性肿瘤的分布不能单纯通过肿瘤细胞侵入并停留于最近的狭窄的血管床来解释。这称为“转移向性”,意思为肿瘤仅在远处器官的有限位置形成可探及的转移灶。对这一问题具有深远影响的论文由 Stephen Paget(1855—1926 年)所著。Paget 是英国著名的内科医师 James Paget 先生的第四个也是最小的儿子。Stephen Paget 曾在英国伦敦西区都市医院担任外科助理医师。不久后,他便致力于公共卫生问题,并且成为一位极其受人尊重的传记作家和随笔作家[341]。在 1889 年 3 月 23 日的《柳叶刀》杂志上发表的“乳腺癌继发性生长的分布”一文中,Paget 写道:

如果可能有答案的话,应该提出这个问题:“在播散性癌症中,是什么决定了哪个器官将会受累?”在这种情况下,如果远端器官都同样被动,并且可谓是无助的,全都同等地准备好接受并滋养原发肿瘤的任何颗粒,这些颗粒可能“从肺经过”,然后被带给它们,那么癌症在全身的分布一定就是机会的问题。但是如果我们可以追踪癌症播散的任何规则或者次序,追踪任何原发灶生长的特性与其继发灶生长环境的关系,那么远端器官不全是像所认为的栓塞那样被动或中立……每一单个癌细胞被视为一个有机体,有活力且有能力生长。当一种植物将要播种时,它的种子将被带向四面八方;但是只有落在适宜的土壤中时,它们才能存活并且生长[342]。

Paget 在大量女性乳腺癌患者的尸检中观察到,她们的淋巴结、肝、肺、骨骼和脑已普遍受累。然而,他发现肾和脾尽管接受相当多的心输出量但却很少受累。他很惊讶,在不同的器官中血液供应和转移性肿瘤发生的频率之间存在差异。Paget 根据他的数据详细阐明了“种子与土壤假说”。他表明转移的成功同时需要“活跃”的种子?(细胞内在的因素)和“好客”的土壤(宿主器官)两方面因素。一定存在着使肿瘤细胞和宿主器官之间满意互动的内在细胞因素,从而导致转移得以实现。从现代来看,我们明白这意味着肿瘤细胞一定具有有利的黏附分子,而宿主器官内皮细胞上一定存在受体,从而为循环中的肿瘤细胞提供结合、迁移入器官并且继续生长的合适位置。

转移形成是一个低效能的过程。Fidler 和 Zeidman[148] 将黑色素瘤细胞注入 DNA 已被放射性碘标记的小鼠的外周静脉。不久后,他们观察到,被注入的细胞大部分停留在肺内(即最近的狭窄毛细血管床)。然而,多数肿瘤细胞在肺中相继死亡。只有少数活细胞继续循环。1 天之内,被注入的细胞只有 1%依然存活,2 个星期之后,肺中见不到任何转移细胞。最初注入的细胞只有 0.1%依然存活[148]。血源性转移是一个高选择性过程。侵入血流的恶性肿瘤细胞只有非常小的比例能够幸存并且生长。

转移的三个主要途径是:

● 穿越体腔,如腹膜腔或脑脊液。例如,髓母细胞瘤通过软脑膜播散,卵巢肿瘤在肠系膜表面播散。

● 经由淋巴系统。常见的例子是,容易触及的继发于乳腺癌的腋窝下肿块。

● 血源性转移,通常经由静脉而非动脉。例如,肢体肉瘤转移到肺(图 1.31)。

肿瘤转移的分子机制是一个多步骤的过程,包括许多肿瘤细胞与宿主细胞之间相互作用以及细胞与基质间相互结合[427]。这一过程有时称为侵袭–转移级联。关键步骤如下:

● 肿瘤细胞与恶性肿瘤原发灶的其他肿瘤细胞、宿主细胞或细胞外基质成分相黏附。

● 在侵袭过程中,蛋白酶水解细胞外基质。

● 肿瘤细胞从细胞外基质移动到血管或淋巴内皮组织。

● 渗入血管或淋巴管腔内,渗入情况随促进肿瘤细胞穿过周细胞和内皮细胞屏障的分子改变而增加。

● 癌栓进入淋巴系统和(或)血液循环。

● 尽管肿瘤细胞会受到血管系统的抗细胞转移的机械损伤,同时机体免疫还直接攻击循环中的肿瘤细胞(大多数肿瘤细胞直径为 20~30μm,毛细血管直径约为 8μm,循环中的大多数肿瘤细胞可能在毛细血管床被快速捕获),但依然有部分肿瘤细胞可以幸存。

● 当肿瘤细胞达到并停留于继发器官的转移灶时,与内皮组织相黏附。

● 降解细胞间连接和血管、淋巴管的基膜,进入器官实质。

● 适应宿主器官的微环境,促使肿瘤继发灶的生长。

● 肿瘤细胞在新的器官中增殖和血管形成。

只有当所有这些步骤都协调成功后,肿瘤细胞才最终在“落户地”形成转移灶。事实上,只有一小部分肿瘤细胞幸存并成功地建立一个转移灶,这表明了最终成功的细胞一定相当不寻常。我们可以合理地认为这一小部分细胞代表了肿瘤细胞的一个亚群,为了肿瘤的成功转移,这一亚群被赋予特殊的性质。随着肿瘤细胞数目的增多,很有可能出现具有多种属性的侵袭性亚群,并且在宿主免疫防御选择性压力之下,它

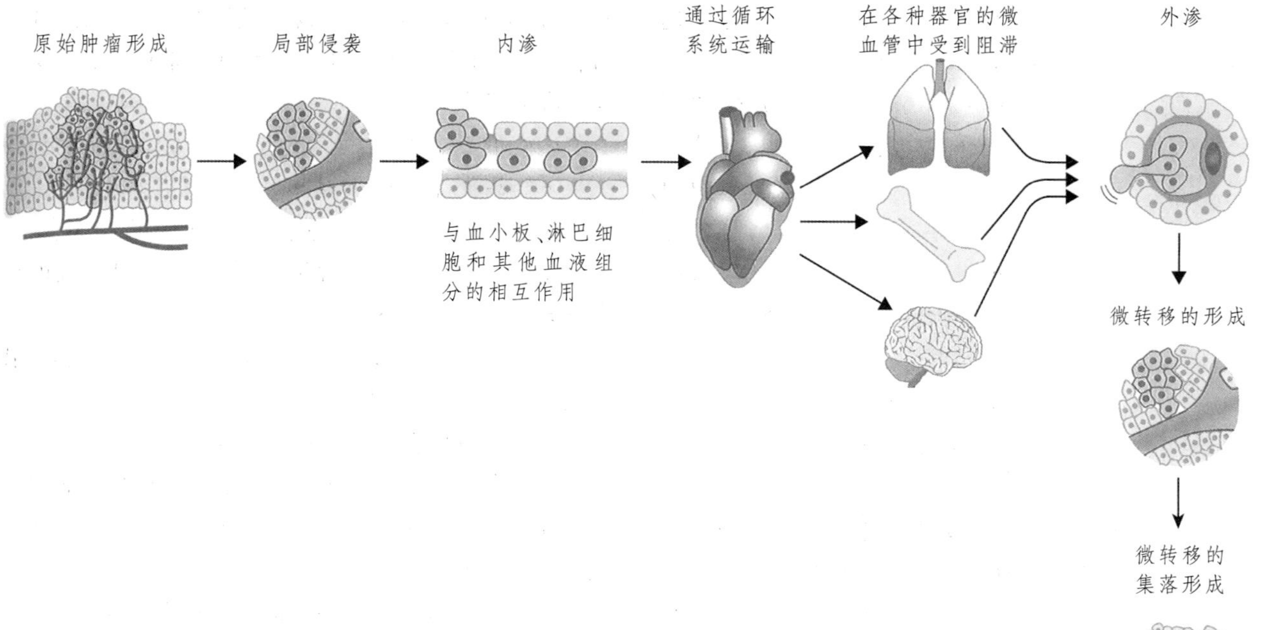

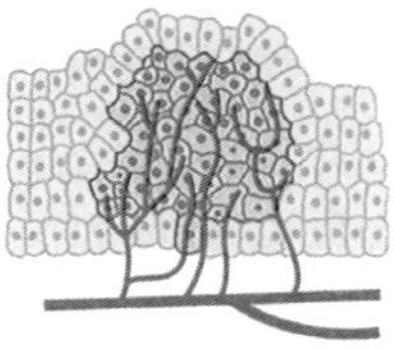

图 1.31 转移的发生是一种相当低效的多步骤过程。为了形成转移，肿瘤必须破坏基底膜并进入血管或淋巴管，穿过血流或淋巴管，并且不被免疫系统的攻击或机械创伤破坏，附着于其他部位的内皮，侵入器官实质，汲取血液供应到转移处，并在新的器官中增殖。(From Weinberg RA. *The biology of cancer*. New York: Garland Science, Taylor and Francis Group, 2007.)

们在群体中出现的频率将增加。最终，这将导致恶性度高的细胞出现[427]。很多人认为肿瘤细胞通过达尔文自然选择理论进化。肿瘤细胞中遗传变异持续发生，有生存优势的细胞不断克隆最终变得过多。这些细胞的"转移毒性基因"使得它们能够转移扩散。这些成功的转移性细胞具有成瘤的特性，即启动血管形成、转为侵袭表型并具有逃避免疫反应的能力，以及较强的细胞黏附和运动特性[154-156,467,494]。

转移进展不仅涉及肿瘤细胞本身，还与肿瘤细胞招募基质细胞辅助的能力有关。随着肿瘤进展，基质变得越来越具有反应性，类似于伤口愈合或慢性炎症的组织。

肿瘤转移表型和血管生成的分子生物学

肿瘤进展是肿瘤的一种或多种特性，获得永久性、不可逆的质变，最终将导致肿瘤的自主性更强、恶性度更高[426]。一项肿瘤进展阶段的遗传分析已经使得科学家们详细阐述肿瘤发生的多步骤理论。这一多步骤理论包括致癌基因的激活、抑癌基因的失活和许多肿瘤相关分子的识别。转移表型需要细胞有正面影响因素(致癌基因)的累加效应和负面影响因素(抑癌基因、侵袭和转移抑制基因)的丢失。因此，转移细胞的分子生物学很明显是一个多样化的、克隆性选择侵袭细胞的多步骤过程。

将突变的癌基因 *ras* 序列导入老鼠胚胎源性结缔组织细胞(NIH 3T3 细胞)内，导致那些被转染的细胞产生许多转移酶[509]。这一发现已经在人源性和鼠源性结缔组织细胞和上皮细胞上得到证实。已报道了许多其他的转移相关基因，包括 *NM23-1* 和 *stomelysm-3* (*ST-3*)。*NM23-1* 具有与转录因子同样的特性，不仅在 *c-myc* 表达中而且还在细胞对 TGF-β 的反应中都起到重要作用。*ST-3* 是基质蛋白酶家族成员之一[426]。

如果认为转移表型的出现单纯是由于与侵袭性致瘤性相关的基因改变，这未免太简单了。很明显，细胞被癌基因转染后可以转化，但不是所有的细胞在转染癌基因后都获得转移表型。简单地说，我们一定要牢记致瘤性基因的变化与转移表型之间的区别。在那些导致生长失控的遗传基因改变的基础之上，侵袭和转移还需激活附加效应基因或丢失局部抑制因子。

转移灶得以形成需要新生血管生长。最近的证据已经证实，血管形成的促进因子和抑制因子可能在肿瘤所致的血管源性反应中被更改或被消除。在新生转移灶中，肿瘤血管的形成是一个严密控制的过程，是血管形成刺激因子与抑制因子之间精细平衡的结果[268]。

血管形成

肿瘤能够生长部分是由于肿瘤细胞和周围正常组织之间存在的一种复杂的相互作用的调控。这种相互作用的一个显著的例子是肿瘤血管形成的过程（也称肿瘤新生血管形成）。

肿瘤的生长依赖于能够获得营养物质和氧，并能够去除代谢废物和二氧化碳。在非常小的肿瘤中，这些必要条件通过扩散提供。然而当肿瘤增大时，单纯扩散不能满足。不断生长的肿瘤需要直接与循环系统相接触。

通过血管形成，从而保证肿瘤与循环系统接触，由此肿瘤细胞促进毛细血管和更大的血管从邻近正常组织向内生长。肿瘤细胞通过释放血管源性因子招募血管。这些血管源性因子可以引起内皮生长因子和组织生长因子-β(TGF-β)增殖。肿瘤血管的产生是血管生成刺激因子和血管生成抑制因子之间精细平衡的结果。目前在肿瘤的治疗中，这些因子已经形成了不断增大的治疗目标体系。

一些权威人士建议，将肿瘤看作是一种由实际的克隆源细胞、结缔组织和血管等各种成分组成的结构。利用对肿瘤的这种看法，我们可以想象通过攻击肿瘤的不同成分来治疗肿瘤（即抗血管形成药物直接攻击血管系统和抗克隆增生药物直接攻击增殖细胞）。实验证据表明，在特定的肿瘤系统，放射治疗与抗血管形成药物组合是治疗肿瘤的有效方法。在未来数年内，我们可以期待越来越多的患者来验证联合使用放射治疗、化学治疗、激素治疗和抗血管形成药物的疗效。

侵袭性肿瘤的标志是其具有破坏上皮基底膜的能力，并在间质中出现癌细胞。因此在促进转移能力方面必然会反复涉及两大类分子：细胞间黏附分子和移动分子，因为它们在转移潜能的发展方面起着至关重要的作用[55]。肿瘤细胞与其他肿瘤细胞、宿主细胞或细胞外基质成分的黏附能力影响转移级联中的多个成分。这些相互作用依赖于表达于细胞表面的多种分子。钙黏蛋白是钙依赖分子，调节同种细胞间的黏附。整合素是由 α 和 β 两种亚单位非共价形成的异二聚体跨膜蛋白。整合素与细胞外基质配体相结合被认为是类似启动转导旁路。这些旁路导致细胞增殖、分化、转移或细胞死亡。选择素通过末端钙依赖凝集素样结构域发挥作用。它们主要参与血细胞和内皮细胞间的异质性细胞间黏附[65]。

肿瘤与细胞外基质的黏附以及细胞移动是转移级联中的另一个决定性成分。肿瘤细胞可以与细胞外基质的特定脂蛋白（如纤维连接蛋白、胶原和层黏蛋白）相黏附。这些黏附的形成可以通过整合素或者非整合素细胞表面的受体。CD44 是一个至关重要的跨膜糖蛋白，具有一个大的重复结构域和一个单一细胞质结构域。CD44 参与细胞与透明质酸的黏附[416]（方框 1.7）。

有转移潜能的细胞必须克服一系列组织屏障，包括基底膜和结缔组织。在转移过程中，肿瘤细胞必须穿越这些组织。人们发现 5 种天然的蛋白水解酶与侵袭性肿瘤细胞有关，并且蕴含了转移酶的含义。它们包括基质金属蛋白酶基因家族的成员。这 5 种蛋白水解酶均以酶原形式分泌并需要激活，大致可分为 3 种亚型：间质胶原酶、Ⅳ型胶原酶（明胶酶）和基质溶解酶。一旦屏障被降解，就需要活跃的肿瘤细胞运动来穿透基底膜和间质孔。转移细胞的成功迁移需要推进的力量以实现从细胞外基质到细胞骨架的转变。肿瘤细胞表现为阿米巴样运动，以伪足的延长为特点。而伪足的伸出和回缩需要细胞内聚合交联细丝网的分解，然后重组[427]。

肿瘤患者的治疗

癌症患者的最佳治疗是多学科努力的结果，它需要两个或更多学科相结合：手术、放射治疗和化学治疗。许多专业人士，包括医师、物理学家、实验室科学家、护士、康复人员、社会学家和社会工作者都参与进来。病理学家、放射科医师、临床实验室医师和免疫学家都是提出正确诊断的小组成员。生物学、生物化学和药理学已经为改进癌症患者的评估和治疗方法做出了巨大贡献（例如，生物标记、细胞动力学指示器和癌基因）。

与任何其他医师一样，放射肿瘤学医师在治疗过程中必须评估与患者和肿瘤相关的所有情况，并且要系统地审查诊断与分期程序以及制订最佳治疗策略的需要。这已经在放射治疗护理模式研究小组设计的

方框 1.7

肿瘤抗血管生成治疗

肿瘤血管与正常血管存在着根本上的不同，它们通常结构不规则并且排列紊乱。这些肿瘤血管可能有裂隙，易出血，形态纡曲，并且所容纳的携氧能力较差的血液可能会在同一血管内反复流动。肿瘤血管系统可能成为一个治疗目标。最近，公众和科学机构正在因为血管形成抑制因子可能被应用于临床来干扰肿瘤血管形成而无比激动。这一治疗形式可能会补充现有的肿瘤治疗。血管内皮生长因子(VEGF)是刺激血管生成的关键因素。VEGF与结合内皮细胞上的受体结合(VEGFR)，激活酪氨酸激酶，反过来刺激下游信号传导和内皮细胞的活化。治疗过程中的药物可以分为如下几类：

- 抗VEGF药：阻碍VEGF与其受体结合的药物。贝伐单抗(Bevacizumab)是可以与VEGF特异性结合的单克隆抗体，阻碍VEGF与其受体VEGFR结合，并抑制VEGFR激活。目前应用于多种恶性肿瘤的治疗[179]。
- 抗VEGFR药：VEGF的许多受体，如VEGFR1、VEGFR2、NRP-1和NRP-2。VEGR2在肿瘤血管内皮细胞表面高表达，并通过与VEGF结合介导VEGF的血管生成活性激活。目前在动物模型中针对VEGF受体的单克隆抗体已在研究中。
- 酪氨酸激酶抑制剂受体：通过抑制酪氨酸激酶活性，靶向抑制VEGFR结合后的下游分子活性也是抗血管生成治疗的一种策略。目前下列药物正处于临床试验中，主要有：西地尼布(Cediranib或Recentin)(AZD2171)、帕唑帕尼(Pazopanib)、尼达尼布(BIBF 1120)、索拉菲尼(Sorafenib)和舒尼替尼(Sunitib或SU11248)。

一系列的“决策树”中进行了充分说明[224]。在一些例证中，服从诊断和治疗程序(最佳新管理共识)的指导方针与治疗结果之间存在明确的关系，正如存活、复发形式或治疗的并发症所确定的。

重视癌症的筛查与早期诊断以及改进治疗策略，已经对癌症患者的生存产生重大的积极影响。在美国，流行病学监测和最终结果项目显示，多种肿瘤患者的生存率已经得到了小但稳步的提高。从1960年以来，在诊断后的不同时期，癌症患者的相对生存率已经获得实质上的提高。

综合治疗模式

放射治疗与手术

术前放射治疗的基本原理是其具有潜在的能力，其中包括：能够根除超出手术切除边缘的亚临床病灶或显微镜下病灶，能够通过减少手术范围内活细胞数目来减少肿瘤培植，能够灭活术野外转移的淋巴结，能够降低可能导致远处转移的克隆源性肿瘤细胞播散的可能性，以及能够提高肿瘤切除率。术前放射治疗的缺点是：由于受到辐射影响，其可能干扰组织的正常愈合，延迟手术期，以及可能会干扰肿瘤的手术分期和(或)组织学或免疫组织化学预后因子的表达。

术后放射治疗的基本原理是以可能去除瘤床中(包括转移的淋巴结)肿瘤细胞的亚临床灶的事实为基础。通过向高危区或行术前放射治疗后已知的残留区释放高剂量，可以获得更好的肿瘤控制。例如，与单纯手术相比，结合放射治疗可以提高头颈部肿瘤患者的生存率[151]。

术后放射治疗的潜在缺点是伤口愈合后才能进行放射治疗。理论数据和实验证据表明，放射效应可能被手术引起的瘤床中血管的改变所影响。实验数据表明，术前放射治疗比术后放射治疗更有效[392](图1.32)。

放射治疗与化学治疗

放射治疗与化学治疗的综合治疗不论对肿瘤组织还是对正常组织的影响都优于两种疗法的单独应用[358]。应用于放射化学治疗的药物包括对抗肿瘤的细胞毒性药物，它们可能表现为相加效应、次相加效应或超相加效应，例如用于治疗肛管癌的5-氟尿嘧啶或丝裂霉素-C；对于某种特定肿瘤具有最小或无显著活性的药物，但是可能会提高放射治疗效果；比如放射治疗中乏氧细胞毒性药物或生物还原剂以及放射防护剂。

单独化学治疗或结合放射治疗可以在一些情况下应用[438]。最初化学治疗被用来作为原发病变治疗的一部分(即使后来伴随其他局部治疗)，而原发肿瘤对最初治疗有反应是判断全身疗效的关键指标。辅助化学治疗作为最初根治性治疗的一部分被用来辅助其

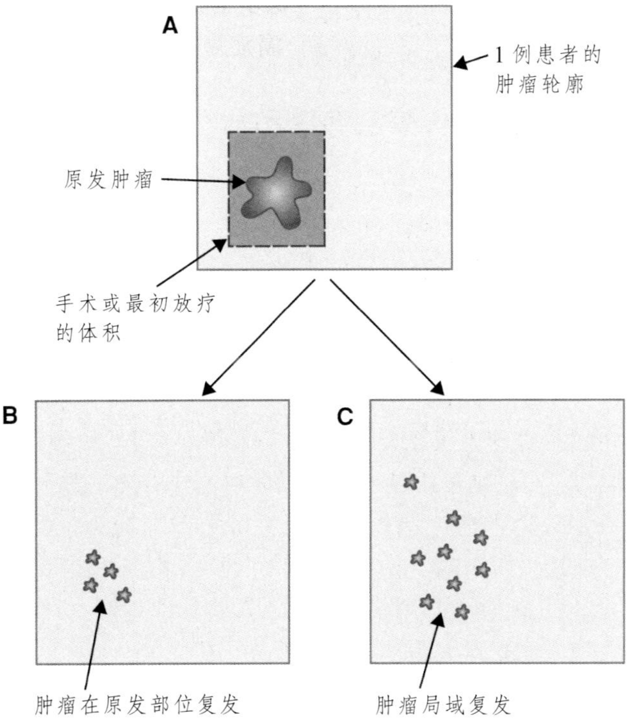

图 1.32 (A)一种分析失败的模式对改进恶性肿瘤的治疗有益。(B)如果肿瘤在手术和(或)放射治疗后易于在治疗范围内的原发部位复发,则表明局部治疗强度不够。(C)然而,如果肿瘤局域性复发,则表明最初的手术范围或放射治疗范围不足以覆盖有可能被控制的肿瘤微扩散。如图(C)所显示的一个失败模式本身不足以为扩大照射野提供有力证据,还需要有改用大野照射减少局域性复发的证据。

他局部治疗手段。“新辅助化学治疗”这一术语是指,局限性肿瘤患者行手术或放射治疗前给予化学治疗作为初始治疗手段的方法。

放射治疗结合化学治疗的效果可以是独立、累加或相互作用的。化学治疗和放射治疗可以续贯或同期实施。在适当时机进行续贯治疗对残余肿瘤细胞的负荷影响重大,其关键在于每一个新治疗项目的介入时机[515]。

在放射治疗前给予化学治疗可以杀死细胞,从而减少放射治疗需要消除的细胞数目。放射治疗和化学治疗同时应用的基本原理是其可以与局部治疗相互配合(相加作用甚至超相加作用),并且可以在治疗早期影响亚临床病灶。然而,这种综合治疗可能增加对正常组织的毒性。由于联合治疗会增加发病率,因此需要降低有效药物的剂量或延长整体放射治疗时间。这样当与毒性累加的药物配合应用时,将可能导致更低的肿瘤控制。当化学治疗的毒性可致死时,就观察不到一些临危患者幸存下来时出现的肿瘤反应。患者整体的生存率也可能降低。

放射化学治疗结合的生物学注意事项

许多动物实验研究已经证实,放射治疗与药物联合应用可使治疗获益,但大部分益处是表面现象。治疗获益要求肿瘤与正常组织之间具有不同特性,可以利用这些特性使治疗增益。与正常组织相比,肿瘤组织的特性包括遗传的不稳定性、细胞增殖的差异(特别是分割放射治疗期间细胞的再群体化)以及环境因素如缺氧和酸性(这些通常限于肿瘤)。因此对放射治疗或药物的敏感性或抵抗力不同。抵抗这些药物的机制可能在某些肿瘤中一致,在其他肿瘤中不同。对抗癌药物的抵抗可能暗示对放射治疗也存在抵抗;许多药物抵抗机制是多因素的,如抗顺铂,其原因可能是药物摄取的减少、DNA 修复的增加、巯基复合物(如谷胱甘肽和金属硫蛋白)表达的增加,以及谷胱甘肽-S-转移酶表达的增加。如果抵抗机制是相互独立的,那么放射治疗结合药物治疗可以提高治疗指数[440]。

氧、pH 值和营养的供给在放射治疗与化学治疗联合治疗肿瘤中起重要作用[128]。乏氧细胞对放射治疗和某些化学治疗药物敏感性低,而且慢性缺氧可以改变细胞周期时相分布和增殖率——两者都是调节细胞对电离辐射和药物反应的重要因素。除此之外,慢性缺氧可以影响细胞修复放射治疗和药物所致的 DNA 损伤。生物还原剂如丝裂霉素-C 对毒性细胞是有活性的,并且可以在缺氧条件下影响动物的实体肿瘤。DNA 修复、细胞周期时相分布以及某些化学治疗药物的活性和稳定性可能依赖于 pH 值;因此,pH 值在细胞对放射治疗和细胞毒性药物的敏感性中,起着重要作用。

肿瘤组织中普遍存在的缺氧环境可能导致基因扩增。低氧条件下促使低氧诱导因子(HIF-1)生成,HIF-1 水平升高及功能性 HIF-1 转录因子复合体形成均可诱导血管生成、红细胞生成、糖酵解及葡萄糖转运入细胞内,上述因素都是保证细胞在低氧环境内生存的条件。HIF-1 可诱导基因编码生成 VEGF、血小板衍生生长因子和转化生长因子[494]。放射治疗后,恶性肿瘤细胞和人体正常细胞中可以产生一些细胞因子(如肿瘤坏死因子 α 或白细胞介素[513])和生长因子(如血小板衍生生长因子和成纤维细胞生长因子)[512]。这些细胞因子和生长因子可以增加放射治疗和化学治疗对肿瘤细胞的细胞毒性效应[256],而在正常细胞中提供放射防护[322]。

化学治疗与放射治疗相互作用的分子或细胞机制包括：

1.化学治疗药物可以改变剂量-反应曲线斜率,如放线菌素D、顺铂、多柔比星、丝裂霉素-C、5-氟尿嘧啶和其他药物。

2.化学治疗药物可以降低累积计量或抑制亚致死性损伤的修复,如放线菌素-D、顺铂、博来霉素、羟基脲和亚硝基脲[76,246,408]。在体外研究中,多柔比星和其他DNA嵌入剂缩窄了曲线肩宽,但并没有降低斜率或抑制致死性损伤的修复[121]。

3.化学治疗药物可以抑制潜在的致死性损伤的修复,如放线菌素-D、多柔比星和顺铂[124,482]。

4.化学治疗药物可以干扰细胞动力学。例如,羟基脲的作用是将细胞杀死于S期,用药后部分细胞可能同步并停滞于G1/S期。由于细胞周期随后出现停滞,因此,如果在此敏感期进行放射治疗,细胞毒性效应可能会增强。

5.化学治疗药物具有选择性细胞毒性和乏氧细胞的放射增敏性,如丝裂霉素-C和顺铂[252]。

6.化学治疗药物可以抑制细胞再群体化。

7.化学治疗药物可以减小肿瘤体积,从而改善血供,引起乏氧细胞再氧合、细胞周期再分布,从而增加放射敏感性和化学敏感性。

放射治疗前给予细胞毒性药物可能造成的危险是加速细胞增殖或再群体化。由于细胞毒性剂(药物或放射治疗)可以诱导一些肿瘤缩小,从而也可缩短肿瘤细胞与邻近功能毛细血管间的距离,有可能导致肿瘤细胞的增殖,因此要想达到规定的肿瘤控制就需要高剂量放射治疗。这种情况可能发生是因为,在放射治疗期间,可能刺激新辅助化学治疗后幸存的瘤细胞加速再群体化。因此,药物杀死细胞的最初优势已不存在,分割放射治疗的生存曲线可能重叠甚至相交叉。正如Tannock[440]所指出的,虽然这一机制是假设的,但是这表明给予诱导化学治疗需要谨慎,并且解释了为什么应用这种联合治疗模式后最初的肿瘤反应并未能转化为一种治疗优势。如图1.33所示,3个疗程的诱导化学治疗后,肿瘤细胞的数目从10^{10}个减少到10^8个(重量从10g减少到大约0.1g),这被视为肿瘤临床完全消退。即使完全的病理复原也有时间限制;完全的病理复原是指每克组织大约存在10^6个肿瘤细胞,即相当多的生物细胞负荷。

癌症的多学科综合治疗和器官保留

将经典的治疗手段两两联合或全部三种联合常用来提高肿瘤控制率和患者的生存率。Steel和Peckham[424]假定癌症治疗的生物学基础是空间协作,即不同的治疗手段在对抗肿瘤细胞过程中作用的空间部位不同,两种或更多治疗手段联合增加了抗肿瘤效应,并且未增加毒性还保护了正常组织。较大的原发肿瘤或转移性淋巴结必须行手术切除或根治性放射治疗。区域微量扩散可以通过放射治疗有效消除而不必使用解剖手段,有时也可以被等效医学手术产生的生理缺损所消除。虽然化学疗法对一些较大的肿瘤也有影响,但它主要用于控制亚临床病灶的播散。

人们正在大力提倡器官保留,因为在许多肿瘤中已经证实,它在保证极好的肿瘤控制和生存率的前提下,提高了患者的生活质量,并改善了心理状态。研究已经表明,在头颈部肿瘤、乳腺癌、胃肠道恶性肿瘤、泌尿生殖系统肿瘤、软组织肉瘤和儿童肿瘤的某些类型和阶段中,非根治性手术联合化学治疗和放射治疗

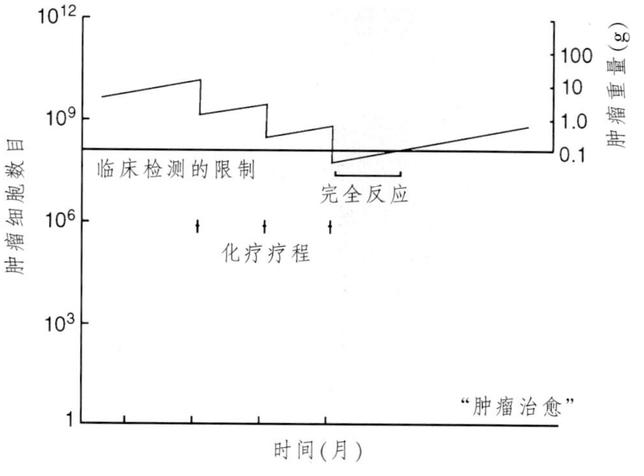

图1.33 临床缓解和治愈之间的关系。一个重10g的肿瘤含有10^{10}个细胞,需要3个疗程的化学治疗,每个疗程可以杀死现存肿瘤细胞的90%。3个疗程之后,存活的肿瘤细胞数目小于10^8(<0.1g),并且患者被判定为临床上和放射学上的完全缓解。注意:这是向肿瘤治愈迈出的一小步。此外,如果3个疗程的化学治疗后,药物抵抗细胞已经出现,额外的化学治疗将是无益的。(From Tannock IF. Combined modality treatment with radiotherapy and chemotherapy. *Radiother Oncol* 1989;16:83-101,with permission.)

所达到的原发部位的局部肿瘤控制和生存率与根治性手术完全相同。器官再造术的进步已经极大地弥补了根治术的缺点。

肿瘤预防

癌症在很大程度上可以预防。流行病学研究已经明确了很大一部分成人癌症的致病原因(表1.12和表1.13)。在美国30%~35%的癌症患者与烟草使用有关。另外的30%~35%与过度摄入脂肪和肥胖有关。大约5%的癌症患者与酗酒有关。而另外5%与病毒感染有关[119]。在其他致癌因素中,每种都与一小部分恶性肿瘤有关,包括职业暴露、癌症家族史、环境污染、电离辐射和紫外线照射,以及处方药品和医疗操作。

癌症的预防可以分为两大类:Ⅰ级预防和Ⅱ级预防。由于Ⅰ级预防策略可预期并肯定降低个人罹患癌症的风险,因此当一种明确且不容置疑的行为应避免或采用时,应当采用Ⅰ级预防策略。Ⅱ级预防策略不同于Ⅰ级预防策略,在于它干预了疾病的自然转归,从而避免了疾病相关的不利结果[97]。Ⅱ级预防策略最常使用的两种方法是广泛基础或重点人群的筛查。

Ⅰ级预防策略的原则是直接对抗与癌症相关的特定行为。首先也是最重要的,就是避免吸烟。不论是以香烟、烟斗、雪茄的形式吸烟还是吸鼻烟或咀嚼烟草,烟草的使用都与肺癌、喉癌、咽癌、口腔癌和食管癌有密切联系。烟草可能也是胰腺癌、膀胱癌、肾癌、胃癌、结肠癌和子宫颈癌的一个重要诱因。烟草除了在癌症的病因学中的作用之外,也与冠心病、慢性肺部疾病、卒中和其他疾病有关。在当今西方国家,烟草是唯一最可预防的死因。

近几年来,我们已经开始认识过度摄取脂肪和肥胖在癌症病因学中的作用。研究表明,在不同的国家,每餐平均脂肪摄入量与乳腺癌的发生率直接相关。经典的研究已经表明,当日本人移民到夏威夷后,其胃癌的发病率降低。而第二代移民的胃癌发病率与当地的白种人相同[297]。很明显,一种更健康的饮食方式可以降低癌症的发病率[292]。

过度饮酒也与癌症有关。吸烟者饮酒尤其有害。在口腔癌、口咽癌、咽癌、喉癌和食管癌中,吸烟可能作为始动因素产生损伤变异,乙醇则作为一种

表1.12 评估美国癌症患者5年生存率的趋势(%)

诊断部位	1974—1976年	1999—2006年
脑部	24	36[a]
胸部(女性)	75	90[a]
结肠	52	66[a]
食管	5	19[a]
霍奇金病	74	87
喉	67	63
肺和支气管	13	16[a]
多发性骨髓瘤	26	39[a]
非霍奇金淋巴瘤	48	69[a]
口腔	53	63[a]
卵巢	37	45[a]
胰腺	3	6[a]
前列腺	69	100[a]
直肠	49	65[a]
子宫颈	79	71[a]
子宫体	88	84[a]

[a] $P<0.05$。

Data from Siegel R, et al. Cancer statistics 2011. *CA Cancer J Clin* 2011;61:212-236.

表1.13 估计美国2011年最新癌症患病人数和死亡人数

	新增病例	死亡人数
所有部位	1 596 670	571 950
口腔与咽	39 400	7900
消化系统	277 570	139 250
呼吸系统	239 520	161 250
骨骼与关节	2810	1490
软组织(不包括心脏)	10 980	5920
皮肤(不包括基底与鳞状)	76 330	11 980
乳腺	232 620	39 970
生殖系统	338 620	63 980
泌尿系统	132 900	28 970
眼睛与眶腔	2570	240
脑与其他神经系统	22 340	13 110
内分泌系统	50 400	2620
淋巴瘤	75 190	20 620
多发性骨髓瘤	20 520	10 610
白血病	44 600	21 780
其他部位和不确定部位的原发灶	30 500	44 260

Data from Siegel R, et al. Cancer statistics 2011. *CA Cancer J Clin* 2011;61:212-256.

诱因。

多种职业也与特定癌症有关。这些癌症包括石棉矿工和工人所患的癌症、化工工人所患的各种癌症、农业工人所患的杀虫剂相关的癌症和铀矿工中放射相关的癌症。一个明确的预防策略可以在工作环境中减少或消除这些有害的因素。

近几年来，科学家已经开始逐渐关注与癌症相关的各种遗传综合征，包括多种内分泌瘤综合征及其与甲状腺髓样癌的关系，结肠癌易感基因、*BRCA1*基因和*BRCA2*基因与乳腺癌和卵巢癌的关系。对于一些遗传易感性特征，医师所能提供的最好方法就是密切随访。在某些情况下，为了避免潜在致死性癌症的发生，人们可能会考虑预防性手术。举例来说，1例行保乳术后接收放射治疗的女性乳腺癌患者，随后被检测到有*BRCA1*基因或*BRCA2*基因的有害突变。那么这例患者可能面临行保乳术的患侧乳腺癌症复发、癌症累及对侧乳腺以及罹患卵巢癌的危险。此时对这例患者最好的处理办法是否仍为紧密随访，是否应该行双侧乳房切除术[316]，目前尚无定论。在一份2002年的研究报告中，调查人员指出，对存在*BRCA1*、*BRCA2*基因（家族性乳腺癌相关基因）突变的女性行预防性输卵管-卵巢切除术，可以显著降低其罹患卵巢癌和乳腺癌的危险性[8,294]。据推测，其原因是减少有*BRCA*基因突变的机体内生性雌激素的暴露，这表明乳腺易受雌激素引发的DNA损伤的影响[54]。

有关癌症预防最令人兴奋的进展是成功进行的一种疫苗临床试验，它使人类乳头瘤病毒(HPV)相关性宫颈癌发生率降低了约70%。美国FDA在2006年夏天批准该疫苗投入临床使用。这种疫苗，再加上巴氏涂片细胞学检查的常规应用，有可能使侵袭性宫颈癌极其少见。

癌症筛查是Ⅱ级预防策略最常考虑的手段。一项癌症筛查过程可以通过在目标人群中应用简单又廉价的测试或检查尽早发现无症状或未意识到的疾病。为了使癌症筛查适当且成功，应满足以下标准：

1.所筛查的癌症应当具有高的发病率和(或)死亡率，值得筛查。

2.所筛查的癌症应当具有足够高的患病率，处于可检出的临床前期状态，保证筛查的进行。

3.一旦癌症被筛查检出，应当有一种与早期发现相对应的有效治疗方法。这一标准相当重要，因为筛查一种不可治疗的恶性肿瘤是毫无意义的。

4.筛查试验应该有高敏感性和高特异性。

5.筛查试验应降低成本，以便治疗早期肿瘤(而不是晚期的恶性肿瘤)所节省的社会费用可以弥补筛查大量人群所花的费用。

6.筛查过程中，不应使个体感到不方便或不舒适。

目前完美的筛查试验。当前使用的那些试验基本符合以上提到的大部分标准，但不是所有标准[97,377]。

以下是一些目前应用的筛查试验实例。乳腺癌的筛查包括：自我检查、受训健康医师体格检查、乳腺X线摄影术，如有必要，还可以进行超声和MRI增强扫描。目前，在不同的女性人群中，这些检查方法的价值尚有很大争议。结直肠癌的筛查中，临床医师可以应用的手段包括：粪便潜血试验、乙状结肠镜检查、结肠镜检查、钡剂灌肠检查以及正在发展的领域——虚拟结肠镜。人们达成了一个共识，即粪便潜血试验的筛查和在适龄人群中进行结肠镜检查是有价值的。筛查在发现早期前列腺癌中的作用是癌症筛查领域中最有争议的。人们迅速普遍接受体格检查和前列腺特异性抗原(PSA)测定来发现早期前列腺癌。然而，进一步考虑，作为一个社会，许多研究人员担心虽然成功地确认了大量患有早期前列腺癌的男性，但他们可能在余生中永远不会被诊断为有症状的前列腺癌或永远不需要接受治疗。与筛查乳腺癌时的乳腺X线摄影术一样，前列腺癌筛查的作用也已经引起了争议。对于无症状的男性，强制地监测他们的血清PSA水平已引起明显不安。2011年秋天，美国肿瘤学界对美国预防服务工作组的建议进行了公开的讨论，以撤销目前广泛推荐的PSA筛查的建议。2011年10月发布的工作组报告建议，健康男性不应再接受PSA血液检测以筛选前列腺癌，因为该项检查不能改善总体生存情况，还常需进一步检查并实施很多不必要的引起疼痛、勃起功能障碍和尿失禁的治疗。

这项基于5项临床试验结果的建议草案可以大大改变对50岁及以上男性的护理。在美国，44 000 000名男性中有33 000 000名已经接受PSA检查，而且很多时候在例行体检中这些人对于PSA没有任何的了解。

很有可能，未来的研究将主要集中在那些可从PSA筛查中获益，并携带这种生物标记的男性的鉴别上，而且一旦确诊即实施个体化治疗。

但是对于Pap检测宫颈癌的争论则少很多。实施Pap筛查可以降低宫颈癌导致的死亡率。

癌症化学预防的定义是使用特殊营养素或其他化学药品进行药理干预，从而抑制或逆转致癌作用，以及阻止侵袭性癌的进展。化学预防治疗的临床试验需要大量有家族史、致癌因素暴露或出现基因突变的高风险罹患恶性肿瘤的人群。理想的化学预防药物应具有最小的副作用,因为它将应用于相当数量的未患癌症的人群。化学预防试验在几个重要方面与其他类型的癌症预防研究和癌症治疗研究不同:参与者是健康的志愿者,而且研究人员试图从长远来测量发病率和死亡率的下降。确切地说,化学预防试验是大规模的。它具有严格的入组标准,这一标准反映了该组的共同点。这些研究通常是长期的并且是昂贵的。到目前为止,人类预防试验中研究得最好的药物是视黄醇类化合物(维生素 A 的天然衍生物)和合成类似物和类胡萝卜素族成员之一——β- 胡萝卜素。一些应用类胡萝卜素和类视黄醇的癌症预防随机试验已经完成。其中一些试验已经报道了不同的类视黄醇和 β- 胡萝卜素的化学预防效果,尤其是在口腔恶性肿瘤中的作用。其他试验结果是阴性的,有的甚至表明 β- 胡萝卜素有促癌作用[292]。

临床试验

临床研究分为Ⅰ期临床试验(毒性实验)、Ⅱ期临床试验(剂量/效应实验)和Ⅲ期临床试验(新药的效力和毒性与建立标准的比较)。随机Ⅲ期临床试验和荟萃分析是循证医学中最常采用的两类科学信息来源。这些临床试验常包含复杂的治疗方案、大量患者、自定义终点和严格的统计分析,美国 FDA 越来越多地要求记录新药的有效性和安全性 (而且还应该加入对医疗设备的要求), 使得临床试验执行困难且花费昂贵。Suit 和其他人都建议以人性化实验动物代替临床试验。RTOG 作为主要的贡献者和其他参与的机构、研究者及相关工作人员一起, 将临床研究的重点集中在电离辐射的应用上,电离辐射单独或与手术、细胞毒性药物、激素等联合应用,以提高肿瘤患者治疗效果。

在学校和社区中心工作的放射肿瘤医师有责任成为一名积极的贡献者,不仅应投身学术,还应鼓励自己的患者积极参加临床试验。

放射治疗诱发的继发性恶性肿瘤

通过放射治疗治愈了原发肿瘤的患者有可能罹患其他的肿瘤。许多刊物记载了癌症生还者中与放射治疗有关的继发性恶性肿瘤的发生率[201]。以下几项描述了放射治疗诱发的癌症特点:

1.放射治疗可以诱发多种组织学类型的癌症。就目前的知识水平而言,我们还不能从形态学上将这些肿瘤与"自然发生"的癌症相区分。未来,人们可能会识别与放射诱发的恶性肿瘤相关特定的基因改变。这一未来技术被称为分子法医,它最终可能会影响我们对放射诱发恶性肿瘤危险的理解[20,51]。

2.与低 LET 射线相比,高 LET 射线尤其是低剂量率的射线致癌作用的剂量发生率曲线通常更陡 (图 1.34)[465]。在小鼠肝癌模型中,与 γ 射线照射相比,中子束照射可以产生更高的肝细胞瘤发生率[502]。随着剂量衰减, 每 cGy 低 LET 射线的致癌作用降低。但是,高 LET 射线不存在这种情况[251]。

3.研究人员通过多次比较继发恶性肿瘤的发生率发现,似乎千伏级电压放射治疗比兆伏级电压放射治疗更可能产生致癌作用。这也许是一种剂量相关现象,因为与兆伏级电压照射相比,千伏级电压照射可以给予骨骼更高的剂量。当然也有可能是能够更长期地随访千伏级电压放射治疗的幸存者,从而导致报道的肿瘤发生率高于实际情况[210,292,362]。

4.组织对放射治疗诱发恶性肿瘤的敏感性是不一致的。目前证据指出,甲状腺和乳腺组织是敏感的,相对低剂量的照射就可以诱发癌症;淋巴组织、肺和肝需要中等剂量;而骨骼则需要最高剂量。剂量与反应间的关系随所致肿瘤的类型也可能发生改变。人们可以用放射治疗的计量单位 Gy 或者西弗特估计放射诱发癌症的危险性。当以西弗特为单位测量时,质量因

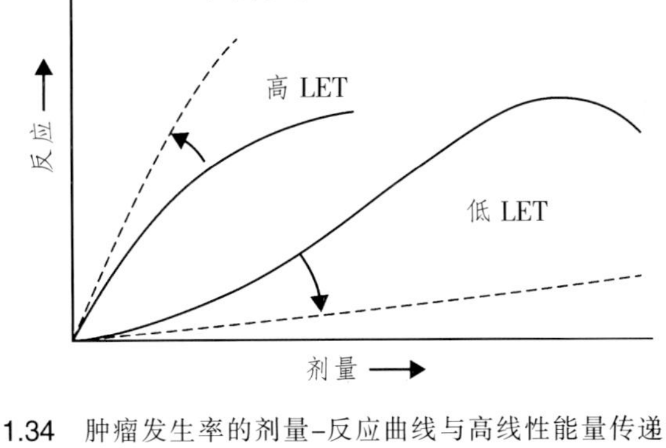

图 1.34　肿瘤发生率的剂量-反应曲线与高线性能量传递和低线性能量传递放射治疗的剂量和剂量率的关系。(From Upton AC. Biological aspects of radiation carcinogenesis. In: Boice JD, Fraumeni JF, eds. *Radiation carcinogenesis: epidemiology and biological significance*. New York: Raven, 1984:9.)

素(Q)用来考虑不同种类辐射所引起的不同生物学效力。例如,对于传统的 γ 射线或 X 线,Q=1,而对于中子照射,Q=20。一篇选自有效文献的综述指出,一名放射治疗从业者(无论男女)其一生的癌症致死的风险是每 Sv 0.004~0.008[196]。而一般人群全身暴露后癌症致死的风险是每人每 cGy 0.0001~0.0004。

5.放射治疗诱发癌症最令人费解的一个方面是低剂量辐射与致癌作用的关系。我们拥有的数据大多是暴露于相对高剂量的辐射。然而,产生争议的往往是暴露于相对低剂量的辐射。由于我们几乎没有关于低剂量辐射的确切数据,因此常用推测法估计低剂量的致癌风险。当原告提起诉讼宣称暴露于相对低剂量的放射治疗后导致恶性肿瘤时,这将是一个特别令人烦恼的问题。

6.在评估继发性恶性肿瘤放射剂量-反应曲线时,应排除其他可能的致癌因素,包括化学治疗、环境暴露和遗传易感性。

7.放射治疗诱发恶性肿瘤的危险性很小,因此对放射治疗后患者大规模长期全面随访,在任何可信度下计算危险性都很有必要。

8.放射治疗诱发肿瘤的潜伏期随所诱发的肿瘤类型而不同。一类表现为随着时间延长,发病率早期呈脉冲式增加之后逐渐下降到基线水平,典型例子是原子弹爆炸后幸存者中罹患白血病的危险性。第二类表现为随着时间延长,这种继发性恶性肿瘤发生的相对危险性持续增加,典型例子是实体肿瘤。因此,对于任何被研究的人群,随访的时间很可能影响所观察到的肿瘤发生频率。

9.年龄是决定放射危险性的一个关键因素。在儿童中,继发性癌症更有可能在快速增殖的组织如骨骼和甲状腺中发生。

下面是一些经典的人类辐射致癌的例子,包括:

1.接受放射治疗的强直性脊柱炎患者罹患白血病的危险增大。在这些患者中,结肠癌的死亡率增加(结肠癌通过溃疡性结肠炎而与强直性脊柱炎有关)。除了白血病和结肠癌之外,其他癌症患者的死亡率也上升[105]。

2.用来测定妊娠女性分娩前骨盆出口大小的诊断性腹部和盆腔 X 线检查与其后代罹患恶性肿瘤的危险性增加有关。

3. 1948 年以色列建国以来,有大量移民涌入。人们用 X 线脱毛法来治疗头癣。与同等数量的未接受放射治疗的同年龄组对照儿童和 5392 名兄弟姐妹相比,10 834 例接受放射治疗头癣的儿童,其脑和神经系统肿瘤(危险性为每年每 10 000 人中超过 1.8 人)的发生率有所增加。在接受放射治疗的患者中,有 12 例发生脑部恶性肿瘤,而未接受放射治疗者中有 5 例和 1 例疑似。5 天连续照射的平均剂量是 4Gy。1~2Gy 的放射治疗剂量显著增加了神经系统肿瘤发生的危险性[382]。

4.美国于 1945 年 8 月在日本的广岛和长崎上空投放原子弹。对爆炸后幸存者中放射相关危险的研究显示,白血病的发病率上升。其危险性在爆炸后的 1~3 年内出现并逐渐增加,6~7 年达到高峰。而对于实体肿瘤,其发生的过度危险性只有在受暴露的个体达到癌症通常易于发生的年龄时才显现。

5.铀矿工由于吸入氡气,其肺癌的发病率增加。为手表绘制含镭夜光度盘的工人由于习惯用嘴润画笔,因此咽下嗜骨性的镭而发展为骨肉瘤[170]。

6.既往胶质二氧化钍常用作放射性诊断的一种媒介物。它是一种含二氧化钍(α- 放射体)的胶体悬浮液。这种化合物与血管肉瘤的发生有关。

7.加拿大学者对重复行荧光镜监测人工气胸的女性肺结核患者进行研究,结果表明,这种方式会增加乳腺癌的发病率。

8. 1986 年 4 月 26 日的切尔诺贝利核电站意外事件,似乎与白俄罗斯和乌克兰地区罹患甲状腺癌的危险性增加有关。

1948 年,Cahan 等发表了一篇重要的有关放射源性肉瘤的综述[71]。曾用来定义放射源性肉瘤的 Cahan 标准具有广泛的适用性,并被一些研究人员用来定义一切放射源性恶性肿瘤。修正后的 Cahan[71]标准是:

1.放射源性恶性肿瘤必须产生于放射治疗部位。

2.从最初受辐射到所诱发的恶性肿瘤发生,必须要有充足的潜伏期,一般应长于 4 年。

3.受治疗的恶性肿瘤与所谓的放射源性恶性肿瘤均必须进行过活组织检查,二者一定具有不同的组织形态。

4.产生放射源性恶性肿瘤的组织在放射治疗之前是正常的(即在代谢和遗传上正常)。

质量与安全

质量与安全是放射治疗领域最重要的话题。放射治疗和影像诊断引起的患者安全问题已引起新闻媒体和相关国会听证会的重视。《纽约时报》报道的一系列放射治疗管理失误引起了人们对放射治疗过程中患者安全的担忧[49,50]。这些文章着重强调了放射治疗计划、系统以及机器本身存在的安全隐患。并且组织了很多相关的提议、会议,旨在保护放射治疗过程中患者的安全。

作为其中的一部分,美国放射肿瘤学会(ASTRO)发行了一系列"安全白皮书",用于帮助确定需要改进的地方,从而使患者的放射治疗安全性得到持续提高[14]。这些白皮书已经由小型的跨学科团队书写完成,由专家组审查,已进入大众点评阶段。白皮书的第一章是"调强放射治疗安全性考虑:总摘要",由莫兰[310]等编写,旨在解决 IMRT 的安全性和质量问题。其他章节主要包括 SBRT、高剂量率的近距离放射治疗、IGRT 以及放射治疗肿瘤的同行评审等;并随着放射治疗技术和设备的发展而不断更新。任何复杂技术的安全问题都不能一带而过。因此,白皮书的主要目标是:①总结这些技术(例如 IMRT)普遍存在的安全性问题;②向放射治疗协会推荐解决这些安全性问题的新方法、新指南或者其他修改当前的安全性和质量保证方法的措施。该书的目标人群是放射治疗相关人员,包括放射治疗学家、物理师、医师、护士、剂量师、放射治疗管理人员以及供应商。

安全和质量是不同但是有类似之处的概念。安全一般涉及防止错误,可以有重大的治疗意义(例如,治疗了错误的患者,错误计划的治疗,不正确的铅块的放置,未能正确地传输各种计算机系统之间的电子数据)。与之相反,质量往往涉及更多的一些主观的问题,如确保所涉及的体积、剂量、射野等,这些治疗在临床上是适当的,并在可接受的临床耐受范围之内。为了解释这些概念, 在 2011 年 5 月,ASTRO 特意召开了理事会,并综述和更新了以前指南所涉及的放射肿瘤学在肿瘤综合治疗中的作用。在这份题为"安全没有事故"的更新文件中,描述了患者评估、治疗计划和治疗实施的每个方面,其具体目标是最大程度优化患者的安全[231]。护理过程、工作人员的作用和责任、工作人员培训和维持能力、设施和设备的要求以及质量保证的管理被正式认为是与提供安全、有效的放射治疗密不可分的。这些 ASTRO 计划涉及与其他组织的合作,包括美国医学物理学家协会(AAPM)、美国短程治疗协会、美国放射学会(ACR)、美国放射肿瘤学院、美国放射学委员会、美国辐射技术人员协会和放射肿瘤学管理员协会。

现代放射治疗比较复杂,并且进展迅速。放射治疗的安全递送需要具有不同责任的许多个体协调一致的努力。因此,所有的团队成员都需要共同努力,创造一个安全、高质量、高效的临床环境和工作流程。

放射肿瘤学中的护理过程

放射肿瘤学中的"护理过程"是指用于确保所有使用放射治疗的患者的适当性、质量和安全性的概念框架。放射肿瘤学护理过程的每个方面都需要癌症自然进程、某些良性疾病、放射生物学、医学物理学和放射安全方面的知识和培训,而这些只有通过发放放射肿瘤学(或等效训练)的资格认证来实现,并整合必要的知识库从而安全和完全地提供护理。这种高水平的培训和资格认证得到了放射治疗团队所有专家的一致认可。医用的放射治疗是不可逆的,可能引起显著的发病率提高,并且有潜在致死性。因此,在进行放射治疗的过程中,需要放射治疗医师牵头的其他必要部门的配合。

放射肿瘤学治疗过程可以分为 5 步:

1.患者评估。

2.治疗准备。

(1)治疗模拟;

(2)治疗计划;

(3)预处理质量保证(QA)和计划验证。

3.治疗计划传输。

4.放射治疗管理。

5.后续护理管理。

放射治疗的过程由不同复杂性的一系列活动组成,并且是针对患者个体情况发挥作用。所有的护理要素都与放射肿瘤学家及其临床团队的其他成员的强烈认知医学评估、解释、管理和决策有关。每次批准和报告程序时,其工作量/复杂程度应在患者病程中适当记录。

由放射肿瘤学家主导的临床团队提供与护理过程相关的医疗服务。其他参与患者规划和治疗方案的团队成员包括医学物理学家、剂量师、放射治疗师和护理人员。在每个护理阶段中,许多的程序将在患者进入下一阶段护理之前完成。有些程序将在治疗过程中多次发生,由于患者耐受性、肿瘤大小的变化、需要加大剂量部位或边界变化,或者保护正常组织,或者根据其他临床需要,其中有些程序必须在治疗期间重复出现(即某些程序可能需要在治疗过程中发生多次)。每个阶段的护理都要包括放射肿瘤学家以及其他团队成员的医疗评估、解释、管理和决策。

患者评估

患者情况是由放射治疗医师根据其他医师、类似患者或者合适的情况做出的评估。这种评估可以为患者提供相应的护理或者决定是否给予患者持续的护理，或者对于患者的特殊情况/病情提供特殊的护理。放射治疗医师作为评估的主体,要复习患者的放射治疗和病理病史、患者的主诉以及症状体征。这种初步访问还可用于患者咨询,协调护理,并提出关于肿瘤管理或分期等其他方面的建议。

治疗准备

选择舒适且合适的患者体位用于治疗是模拟定位过程的重要部分。这其中需要考虑靶区的位置以及放射野可能的方向。适当的固定装置能提供舒适性、坚固性和可重复性。将患者固定在舒适的治疗位置可能需要构建或选择用于帮助患者在治疗期间保持在适当位置的某些治疗装置。该步骤必须考虑潜在的治疗计划方式,才能使治疗辅助措施不受限于治疗技术。

模拟定位是确定患者立体形状关键信息的过程,以保证在兆伏级加速器上进行安全和可重复性治疗。外照射的模型定位常常是图像引导的。现在大多数的模拟程序已经可以从直接使用的治疗射线转移到在诊断范围能量内的X线。总体来说,模型定位过程决定了靶区与周围重要器官的位置关系。当使用模拟治疗单元的几何形状的常规设计的模拟器时或当在治疗机上执行直接模拟时,这种关系通常通过观察骨骼解剖结构间接确定其可以充当目标位置的替代物。现代常规模拟器,如CT模拟器,除了2D图像之外还有产生容积数据的能力。

外照射治疗的准备也可以取决于在模拟过程中直接或间接引入的其他成像模态。MRI、超声和(或)PET现在是可用的，并且有图像配准能力的治疗计划系统可以将来自其他成像模态的信息与在适当情况下在模拟期间获得的标准CT数据进行融合。甚至现在有可能产生图像数据集,用以量化由于呼吸、心脏运动和人体内的生理变化而引起的结构和靶区的运动。

对于大多数近距离放射治疗,治疗前的准备与前面描述的用于EBRT的程序相类似。模拟过程也基于图像。多种成像模态对于一些近距离治疗程序是十分重要的,并且这些图像还可以作为预计划成像过程的一部分。对于需要用未封装的放射性核素进行临床治疗的情况,由于其需要多学科共同协作,因此要求单独且不同的治疗规划过程[2]。

临床治疗计划是在放射肿瘤学医师的指导下,为每一位接受放射治疗的患者进行的一项综合专业的团队工作。放射肿瘤学医生负责了解患者疾病的自然发病史,了解病灶相对于邻近正常解剖结构的病变程度,综合评估患者的整体病情和相关并发症。详细了解化疗和手术治疗与放射治疗的结合也是必要的。

经过培训并具有资格证书的剂量师的技能关系到复杂治疗计划系统硬件和软件的有效和高效使用。剂量师还必须了解放射肿瘤学的临床知识,以便在治疗计划的制订中与放射肿瘤科医生沟通。医学物理师的作用是保证用于计划执行过程中硬件和软件正常运行,并与放射肿瘤学医生和剂量师协商,检查所选治疗计划的准确性，并进行测量和其他的一些检查,以确保计划准确执行。

无论是EBRT还是近距离照射,治疗计划开始前要有一个完整正式的记录以及批准的签字。包括所有靶区和危险器官(OAR)的总剂量、分割次数、治疗方式、能量、照射时间以及其他方面书面或电子格式的放射处方剂量的详细信息必须在治疗开始之前由放射肿瘤学医师提供。某些情况下,可根据治疗过程中疗效的改变修正这一处方剂量。

EBRT与近距离放射治疗的临床治疗计划制订是进行肿瘤放射治疗前重要的一步。该放射治疗计划包括以下部分：基于图像分析和病理学信息确定疾病面积,确定治疗方式(近距离放射疗法、光子束、粒子束、其他)和放射治疗传输方法,指定要治疗的区域,以及处方剂量和治疗次数。在制订临床治疗计划时,放射肿瘤学家可以使用从患者的临床评估中获得的信息以及完成治疗计划所需的任何附加测试、研究和程序。而上述帮助完成计划的研究可能与分期癌症所必需的研究相关或不相关。同时必须结合影像学和实验室检查结果,以确定治疗靶区和邻近治疗区域的临界结构。

在治疗规划过程的各个步骤中,有一个或多个治疗计划可供放射治疗医师用于考虑和选择。这个过程经常是迭代的,需要额外的治疗计划。放射治疗医师负责选择和正式批准该计划用于治疗。

在完成治疗计划之后和开始治疗之前采取的质量保证步骤对于确保患者安全至关重要。在过去,治疗验证包括使用照射胶片的单孔径成像。这些图像被称为孔径图像或孔径胶片。随着 IMRT 的引入，单孔径成像不再使用。然而，使用正交成像验证计划中心位置的传统方法经常用于 3DCRT 和 IMRT。对于 IMRT，这种重要的 QA 技术也不被认为足以保证患者的安全。除了这种等中心检查程序之外，对于使用逆向治疗计划的 IMRT 和其他复杂递送技术，还需要患者特异性 QA 检测。通过有效地组织放射肿瘤学护理过程中的不同步骤，在治疗的第一天和每当治疗计划改变时，验证与治疗递送之间的误差将减少。

放射治疗传输

医师负责与初始治疗计划相关的治疗执行准确性的验证和记录。图像引导放射治疗(IGRT)可以确保精确放射治疗的实施。IGRT 需要预测每天移动并且可以由所选成像模式可识别的靶点。医师负责监督和审查这些图像并做出必要的位置移位，以确保递送的治疗符合原始计划的剂量测定约束条件。同样，在治疗递送期间器官运动的管理也是治疗医师的责任。

放射治疗管理

放射治疗管理包括放射治疗医师对患者治疗和护理过程的全面管理，以及由放射治疗团队的其他成员在放射治疗过程的各点提供的检查和批准。对于放射治疗医师，放射治疗管理要求并包括对患者进行至少一次检查以用于医学评估和管理。治疗管理中提供的专业评估通常包括：

- 审查定位图像；
- 剂量测定：剂量递送和治疗参数的审查；
- 复查患者治疗设置；
- 患者评估访问。

并非所有这些治疗管理要素对于每周管理(除了患者评估访问)的所有患者都是必需的，因为护理的临床过程可能由于治疗方式和患者个体需求的变化而不同。检查和评估可能不到一周就要进行一次。

随访护理

完成放射治疗患者的继续随访护理对于治疗导致的急性和慢性发病率以及监测患者的肿瘤复发是必要的。

放射肿瘤学团队

放射肿瘤学团队通过协作的多学科方法确保每个接受放射治疗的患者在治疗前、治疗期间和治疗后接受相应水平的医疗、情感和心理护理。

放射肿瘤学团队由放射肿瘤学家、物理学家、剂量师、肿瘤学护士和放射治疗师组成，但不限于此。放射肿瘤学中的护理过程涉及由合格专业人员团队的密切合作。现场或咨询服务可以由非医师提供者提供，包括护士、临床护理专家、高级实习护士和医师助理、牙医、临床社会工作者、诊疗学家/精神病医师、营养学家、言语/吞咽治疗师、物理治疗师、职业治疗师、遗传咨询师、综合医学专家和牧师护理提供者。

资格认证是为任何放射肿瘤学专业工作人员建立适当资格和培训的主要途径。相关专业学会将确定参加相关考试的资格要求。这可能包括教育和培训要求，例如临床经验。此外，在某些管辖区，专业人员必须满足获得适当许可证的要求。

随着放射肿瘤学的应用、技术和方法继续扩大和发展，继续教育对于确保将新知识纳入临床实践至关重要。因此，跨学科放射肿瘤学小组的每个成员都应参加现有的继续教育(CE)和维持认证(MOC)计划。每个步骤应该有一个有关所有团队成员的方向、能力、资格认证和定期能力评估的政策。

人员配备要求

1986 年，放射肿瘤协作委员会出版了一本名为《放射肿瘤学的癌症治疗一体化》的小册子，其中包含一系列指导方针[230]，随后于 2011 年 5 月又对此进行了更新。该文件提供了人员配备要求和设备利用的准则。基于患者病情和所提供服务的复杂性，每个设施的人员需求是独特的。患者负荷、机器数量、周围诊所和附属治疗中心将影响对管理和临床工作人员的需求(图 1.35)。放射肿瘤学设施的最低人员要求规定每个团队需要一名医学主任(放射肿瘤学家)、首席医学物理师和部门负责人[231]。表 1.14 显示了估计的每年每 FTE 治疗的最大患者数量。

放射肿瘤学的质量保证与管理

放射肿瘤学的质量保证(QA)是指通过确定放射治疗已被或将被准确安全实施、准确记录的一系列程序或措施，其目的是改进放射治疗实践。QA 过程的总体目标是向所有患者提供高质量的放射肿瘤学治疗。请注意，QA 是一个包罗万象的术语，通常用于描述质量管理和安全性方面涉及的部分或所有不同要素。

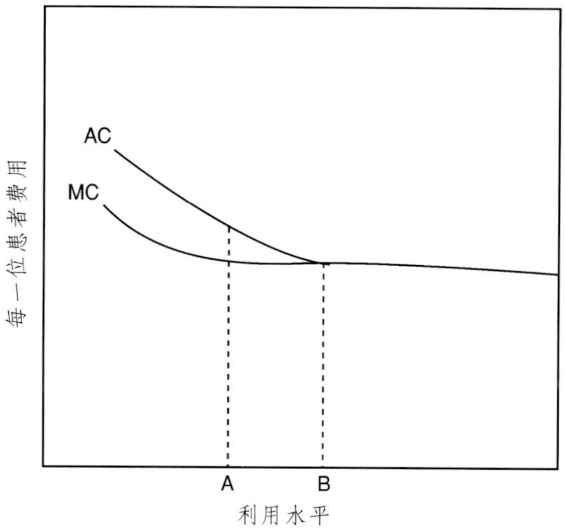

图 1.35 癌症治疗中每例患者的花费与直线加速器利用率之间的理论关系。随着直线加速器利用率增加，在规模经济达B点之前，每例患者的平均治疗费用逐渐下降，只要任何额外的患者边际成本比平均成本(花费)低，放射治疗平均花费将下降。重要的是要记住，B点仅表示运行直线加速器的最小成本。如果将下列成本计算在内，患者到达有加速器的地方所花费的时间、照顾患者花费的时间成本、照顾儿童的费用及压力，那么就一台加速器而言，总社会成本将不会降至B点，相反，将降至A点。然而，我们很难计算旅行花费、工作损失及压力，导致确定B点比较困难，依次类推，很难确定是否需要一台新加速器，如果要说服政府监管机构参考现有的设备，在其合适的距离颁发加速器配置许可证，那么需强调时间成本和治疗不便的重要性。在美国，随着医疗机构设法说服政府监管机构关于直线加速器、放射外科及质子治疗装置的需求量，申请配备许可证的情况越来越多。生产和销售这些设备的公司为了既得利益多夸大这一需要。(Modified from Suit H D, Urie M. Proton beams in radiation therapy. *J Natl Cancer Inst* 1992;84:155-164.)

放射肿瘤学设施必须满足多项要求[231]：

- 部门必须提供足够的诊疗空间、检查室和设备、患者等候室和更衣室、方便的患者停车场、治疗室、模拟和成像空间、近距离放射治疗源准备和存储空间、剂量/治疗计划室、专业人员的办公空间，以及医学物理实验室和设备存储空间。设施的空间范围应该适合于患者的治疗和视野。
- 治疗室(直线性加速器或其他治疗机)必须严格设计用于辐射屏蔽、环境条件、备件的充足存储空间、测试和剂量测定设备，以及患者的安全。
- 必须有CT成像用于治疗计划的设计。
- 用于近距离放射疗法的房间需要特别注意与所使用的特定近距离放射治疗模式相关的特定辐射防护要求。如果要保证近距离治疗程序，则应提供近距离治疗配套设施，包括患者等候室、手术室、康复室和近距离放射治疗源制备和存储区。
- 每个部门必须具有电子访问医院或诊所信息系统、图像存档和通信系统(PACS)。

表 1.14 放射肿瘤学家、医学物理师、剂量师和放射治疗技术人员的水平

临床 FTE[a]	每年治疗的最大患者数
放射肿瘤学家	250
医学物理师	250
剂量师	250
治疗师	90
护士	250
加速器	300[b]
治疗师/加速器	3.5[c]

FTE，全职等同。

[a] 建议至少有两名合格的人员参加所有患者的外照射治疗。

[b] 假定每台加速器每天运行9h。

[c] 每台加速器治疗师的数量是治疗师的总数与加速机数量的比率，不包括模拟器。

每个放射肿瘤学计划都应经过ASTRO/ACR认证过程的认证[231]。认证将验证所执行的关键的基本能力和程序，这些能力和程序通常被认为是高质量放射治疗所必需的。以下是用于放射治疗过程的各个方面具体能力和方法[231]：

- 治疗机、CT和MRI扫描仪、治疗计划系统和近距离放射治疗源的校准应根据科学/专业组织描述的适当方案仔细完成。
- 应制订旨在监测患者安全，避免辐射事故和防止治疗过程中出现错误的安全程序，并定期审查和更新。
- 用于记录放射治疗和患者医疗护理的其他方面的系统应该是严格的，并且应当定期审查和更新。
- 高质量和全面的治疗计划，使用3D计算机化治疗计划系统进行剂量计算、成像和计划的其他方面。
- 全面的质量管理计划，包括QA、质量控制(QC)和其他质量改进方法。
- 模拟器和治疗的放射监测仪器。按照监管机构的要求仔细控制和监测所有放射源的系统。
- 设备修理和程序维护。
- 员工培训应该是全面的、持续的，并有相应的记录。

● 一个完善的持续性同行评审的程序。这应是包括一个对整个部门及其程序以及个别临床护理决定进行同行评审的机制。

● 包括医学肿瘤学、外科肿瘤学以及参与患者的多学科护理和随访的其他医师和非医师专家。

● 每个部门必须为患者护理过程的质量保证、医疗人员行为以及可能影响患者和(或)员工安全的任何问题的各个环节实施仔细和详细的政策和程序。每个具体的治疗方式[例如,IMRT、IGRT、立体定向放射治疗(SBRT)等]应当具有其治疗规划和递送过程的详细文档,包括该程序中每个团队成员的角色和职责的描述、QA 清单,以及持续质量安全和改进的计划。

高质量放射肿瘤科最重要的活动之一是有组织地监测安全,审查错误和结果的所有方面。创造“安全文化”取决于放射治疗部门领导的指导和财政支持,还包括该部门每一个成员的努力,以及该机构各级的质量和安全有组织的支持。

每个部门都应有一个部门范围的审查委员会,负责监测具体的质量指标,包括近似错误和错误的治疗、诊断、患者护理或可能导致错误的其他程序性问题。该委员会应组织收集和分析这些事件,识别设备或过程中的潜在问题,然后尝试通过修改过程或添加新的检查或操作来减少这些问题,以最大限度地减少进一步出现问题的可能性。放射肿瘤科应定期检查患者发病率和死亡率、剂量差异以及任何涉及事故或对患者造成伤害的事故报告。发病率和死亡率包括治疗的异常或严重并发症,意外死亡或治疗的计划外中断。选定的工作人员应代表所有团队成员,包括放射肿瘤学家、护士、医学物理师、剂量师、治疗师和管理人员。

放射肿瘤学家和物理师的专业绩效审查

在过去几年中,一般公众和政府机构对医师和其他医疗保健者的监督力度越来越大。为此,美国医学专业委员会规定所有医学专科必须制订 MOC 计划来替代当前的重新认证计划。美国医学专业委员会定义了 MOC 的四个组成部分:专业知识、终身学习和自我评估、认知专业知识和实践质量改进(PQI)[11]。

ASTRO 和 AAPM 为放射肿瘤学家和物理师提供了满足 MOC 要求的机会。ASTRO 和其他专业组织开发了具有自我评估模块(SAM)的在线课程,以满足终身学习要求和称为“放射肿瘤学治疗进展的性能评估”(PAAROT)[14]的特殊计划,以满足 PQI 要求。AAPM 为医学物理师提供类似的评估。

这些计划的一个重要方面是使用同行评审来帮助个人从该领域的其他从业者得到学习。同行评审在临床实践的许多不同方面相关,包括对实践行为的整体评价、个人技能和方法的评审,以及每周以图表回顾医师临床决策。同行评审是一种在整个放射治疗过程中应用的质量改进工具[245]。

放射肿瘤学是一个高技术领域,依赖于许多训练有素和高度熟练的个体。因此,团队的所有成员都应通过每年展示的能力获得其技能和培训所反映的适当证书。在一些情况下(例如,治疗师在不同种类的治疗机之间移动),使用特定装置的额外训练或定期评审可能不止每年一次[311]。

设备和设施质量管理

放射治疗的传输依赖于计算机控制的治疗机,互联的成像,传输和计划系统以及复杂的辅助装置。任何新的放射治疗系统都应该经过以下过程,才能为临床使用做准备[1-4]:

● 每个系统在采购、购买或开发前都应仔细指定,包括设计、期望、能力、误差、危险、必要的培训、可用性和技术规格。

● 为了防止数据通信错误和临床效率问题,每个系统必须是可互操作的,并且可以与诊所中的其他系统连接。

● 必须进行验收测试,以证明新系统满足要求。通常,接受标准和(或)测试方法应记录为系统规范的一部分。

● 临床调试包括为了理解、记录、表征和证明给定系统已准备好在临床上使用而必须执行的所有活动。标准操作程序、培训和危害分析应是调试过程的一部分。

● 每个新的系统、设备和过程必须在临床调试完成后正式发布后供临床使用。

设备、系统或过程的临床使用必须涉及创建和应用面向安全和质量的程序,旨在确保机器或设备按照公认的标准运行[1-4]:

● 质量管理(QM)定义为组织对放射肿瘤学中任何系统或过程的使用进行监督的总体计划。QM 计划应包括危害分析、质量控制、质量保证、培训和记录以及持续的质量改进工作。

● 危险分析是对将导致不正确结果或对患者造成伤害的故障潜在可能性的积极评估,应该对任何新系统执行。

●对输入到决策或过程中的数据进行 QC 检查，并设计防止错误的程序。

●QA 是整个 QM 程序的典型简写术语，并解决质量检查，确认给定的过程是合理的并产生适当的结果。QA 检查与 QC 一起是大多数设备和系统 QA 过程的重要部分，因为它们可以检查由系统执行的可能非常复杂的决定或动作的结果。

●对工作人员进行目标、方法、结果、操作和输出质量评估的培训对于正确使用任何系统都很重要。

患者相关的质量管理

在对放射治疗患者进行复杂和多步骤过程的治疗中，必须仔细和全面地分析、记录和验证患者特异性问题。每一种放射肿瘤学设施，无论其位置或大小，都必须适当地管理和遵守针对一般医学问题的高质量实践标准[6]，包括：

●药物过敏；

●药物调解；

●不复苏代码；

●清洁和努力减少感染；

●患者信息保密和受保护健康的安全信息。

现代肿瘤患者护理通常涉及多种模式，并且需要与各种肿瘤学相关学科的专家进行审查和讨论。通过适当的学科组合来解决大多数癌症的管理，是至关重要的。将这些病例定期呈递给多学科肿瘤组会诊是治疗的标准，应该对大多数癌症病例进行，以确定每个病例适当的联合(协调)治疗方法。

放射肿瘤学中的患者护理过程的细节因机构而异。然而，对大多数患者维持放射治疗过程的安全性和质量都要求执行相同的程序[231]。这些程序包括：

●制订患者治疗方案的会议，包括简要介绍该患者的病史和身体检查的详细信息、疾病状态和治疗计划，给参与患者护理的其他医师和工作人员作为基本治疗决定的初始同行评审。

●作为放射治疗决策过程的一部分，医师必须结合适当的查体结果获得患者主诉和相关病史的清楚、准确和详细的描述。

●几乎所有接受放射治疗的患者都应接受基于 CT 或 MRI 的图像模拟定位。

●医师定义靶区体积和其他正常组织(轮廓)后，应在治疗计划开始之前对其进行同行评审和确认。

●治疗计划完成后，医师和规划组成员应审查计划，并验证其是否满足医师的临床要求和处方剂量，然后才可以准确地进行。

●医师通过患者的治疗随访才是实现对于护理的连续性以及肿瘤反应和正常组织毒性的监测。通常，这种随访在放射治疗 5 次后进行，但是在一些情况下可能需要更频繁的随访。

●患者图表回顾是重要的同行评审程序，所有涉及患者的放射治疗团队人员都要接受每周评审，包括医师、治疗师、护士、剂量师和物理师。

●后续随访是放射治疗患者护理的一个关键组成部分。随访的频率将根据癌症的类型、阶段、肿瘤反应程度、正常组织反应和其他因素而变化。

●需要关于患者护理的所有相关细节的文件。维护和持续改进治疗记录的质量和可获得性是至关重要的。

应记录患者在治疗前的整体性能状态。应在治疗期间和之后评估肿瘤反应和正常组织毒性。患者反应的临床评估是对整体质量管理体系成功的一种有价值的独立检查，因为意外的结果可以鉴别与技术或设备性能相关的问题。

外照射质量保证

几乎所有的外照射都需要以下步骤，每个步骤必须仔细确认并作为患者特异性 QA 过程的一部分：确定患者设置位置和固定性；横断面成像(CT 模拟)；创建解剖模型(轮廓)；规定治疗目的；由医师制订处方剂量和治疗方式；计算机化治疗计划和剂量计算；监测单元计算和(或)IMRT 叶顺序；计划和(电子图表)准备；计划评价；下载到治疗管理系统(TMS)；如通常对 IMRT、立体定向放射外科手术(SRS)或 SBRT 执行的患者特异性 QA；患者设置和传输；计划验证检查；计划适应和修改；图表检查和其他。与这些过程相关的细节已经在一系列指南报告中描述[3,4,208,317]。

近距离照射质量保证

近程治疗的 QA 过程与外部束的 QA 过程类似，涉及必须作为患者特异性 QA 管理的一部分来确认的几个方面有：治疗计划；治疗输送系统；加速器调试和定期检查;横断面成像(CT 模拟);治疗意图的规范,规划指令和医师的治疗处方;计划准备;计划评价;下载到 TMS;计划验证检查;计划修改和图表检查。这些过程的细节已经在一系列指南报告中描述[145,317,318,447,477,478,524]。

放射肿瘤学中涉及治疗事故的一些法律原则

如果某一原告起诉肿瘤放射治疗事故的案例被记录在案,并且法庭也认为是由于放射肿瘤医师给其造成了伤害,那就进入法律赔偿程序。治疗事故的诉讼必须在原告初步证据确实的案件基础上展开。这将包括一些事实和法律理论的陈述,而且建立在原告相信是法律赋予他们权力来起诉这名医师的基础上。

一个初步证据确实的治疗失当案例由四个基本因素组成,即玩忽职守、违反原则、因果关系以及造成损伤的确立。一个医疗事故的成立,作为原告的患者必须表明,肿瘤放射治疗医师有责任对患者精心照顾,而医师是由于粗心造成违反原则的治疗,而这种治疗又造成了患者的损伤或损害[376]。

要建立一种责任,原告必须有足够证据证明患者与放射肿瘤医师有一种法律上的联系。这是英美法律的一个基本原则,除非一个人与另一个人有法律上的联系,否则另一个人将会没有责任。作为原告的患者必须证明医师与患者之间存在一种关系[376]。

要建立一个突破口,原告患者必须用事实表明放射肿瘤医师违反了法律职责,患者和医师间的这种联系和职责是社会成员间普遍接受的责任和义务。原告必须确定其违反了医疗常规,尽管在理论上讲,医疗标准的建立和违反在法律上是分开的,然而,实际上,除非有这样一个事实即肿瘤放射医师实际做了什么,否则证据会表明被告违反了医疗常规的标准。在法律上,绝大多数情况下,医疗常规的定义是在相同或相似情况下,具有相似资格的放射治疗医师对患者的治疗。在大多数医疗事故中,医疗标准的建立和违反是通过专家来鉴定的[269]。

"粗心大意"是这样定义的:"一个正常人是由常规的思考来指导做事情的,而常规的思考会指导正常人和谨慎的人去做什么和不能做什么,疏忽这些原则去做某事就是粗心大意。"提出医疗事故的原告声称是被告医师的某些责任引起的,而且这种失责一定会引起某些损伤。法庭将根据被告医师在相同情况下是否使其成为受伤害者,由此判断医师的处置是否恰当。疏忽可能是由于医师缺乏训练或缺乏经验,也可能是医师的粗心大意或是漫不经心造成的[48]。

要理解"专家证据"这样一个概念,我们必须要考虑实践这些法律条文、当地的规章制度和专家资格的概念。制订实践学派的法律条文是为了解决医师们的利益冲突的一个历史性问题,医师们一般都不愿为反对自己的同事而提供证据,但他们又时常努力使他们的竞争对手关门停业。对抗疗法的医师们很高兴为顺势疗法的同行贴上庸医的标签,许多医师经常乐于讨论一个脊椎按摩师是否能胜任的问题。要处理这种问题,法庭利用实践学派的法律条文,不允许医学专家对不同的学派有不同的哲学和心理信仰而提出质疑[376]。行医规章制度学校现在普遍用于区别自我指定的专家和自我指定的医师,因为很少有一些州承认一些专家资格或限制这些专家在某些领域的行医资格,即使他们在这方面受过专门训练。

"地方法规"指的是这样一个概念,一个医师是否有胜任资格是通过在这个社区或相似的邻近社区与其他医师比较而决定的[376]。然而,随着放射治疗行医国家标准的发展,没有法律证据来保护一个低于医疗标准的决定,这也是一个特定社区的标准。举例说明,一名肿瘤放射治疗科医师没有用特殊的或新引进的技术治疗患者,而这一新技术在患者的社区中尚未应用,那么就不能认为这个医师有错。然而,还要求医师要向患者介绍可利用设备的局限性,如有必要,应立即推荐转诊。当医师缺乏经验,即使适当治疗也有导致治疗事故的可能,就不要向患者提供这种治疗。此外,如果一个放射肿瘤医师没能给患者提供信息,即使用一种专门技术不需要特殊专家,那么这个医师可能被认定是有责任的。当一个特殊的医疗问题在他们诊断和治疗能力的范围之外时,医师们必须要认识到。当患者对现有的医疗设备不满足,需要特殊的专家或特殊的设备时,他们有责任及时和适当地获得咨询。放射肿瘤学的知识在不断扩展,医师受到特殊的训练在不断提高,因此,放射肿瘤医师能认识到他们能力的局限性,而且能够根据医疗护理标准去治疗一个特定的患者。如果没有获得适当的咨询或者做出适当的转诊就有可能导致疏忽[17,18,261]。

认证专家有时不同意护理标准。当存在另一些学术派别时,被告医师有权让其遵从的学派带头人进行裁决。在一些州,这种情况被称为少数民事诉讼实践原理，也称为体面的少数原则，医师可以为自己辩护，虽然其所应用的治疗过程与其他从业者不同，但是这种治疗已被少数受人尊敬的专家承认[376]。

在美国，医师们面对的问题在不断增多，医师面对健康维护组织（HMO）和保险公司所带来的压力整合他们的治疗方案去改变以前的治疗方针。当患者宣称其没有得到最精确和最适当的诊断和治疗措施时，尽管立法机构认为健康管理部门是有责任的，然而，放射肿瘤医师在最容易发生风险的案例中占重要比例。不管是来自HMO还是保险公司的任何压力，放射肿瘤医师根据医疗护理标准得出结论才是最重要的。在诉讼案例中，放射肿瘤医师对一个治疗事故起诉最好的防御是，如果其证明这种治疗行为只是为了患者的利益，没有任何经济方面的考虑，或是没有保险公司或HMO带来的官僚主义约束以及其他经济方面的考虑。如果医师推荐的最好的治疗过程建议与由HMO权威性发布的诊疗水平间发生了冲突，医师必须给患者最好的治疗，即使医师最终无法获得补偿[225]。

在医疗事故案例中，放射肿瘤医师有时会被叫去当专家证人。受过训练的医师发表意见可能在法庭外进行调节互相让步。对于一个专家证人，首要的资格是有效的陈述和讲解能力。作为专家证人的放射肿瘤医师必须受到律师、法官以及陪审团的相关培训。放射肿瘤医师一旦对事件有了认识，当其证据正确时，就有可能说服法官和陪审团，从而做出一个独立的决定。

原告律师和被告律师两者都会限制专家证人要做到互不偏袒。专家证人将会在誓言之下，如实回答放射治疗的剂量、体积、应用的技术对正常组织产生的副作用以及对肿瘤的控制都会产生什么影响。这种专家证人体系干扰了许多医师，他们认为对某些案例，能够带来不带偏见和科学的观点，在诉讼程序之外能够更合理地得出是或不是医疗事故的结论[225]。医师不管有什么希望，临床试验就是一个自我否定的过程，因此，医师最好坦率地说出其意见，而不是预测或干扰这个临床试验的结果。医师应该尽最大努力去证明一种意见，然后自己置身于一个旁观者地位，在这种情况下，他或她几乎没有什么专业知识和经验，任凭律师和法官评判。虽然经常受到挫折和苦恼，但如果医师们试图充当律师或法官，他们就会发现自己被排除在同事之外。

有些放射肿瘤医师作为专家证人既受雇于被告也受雇于原告，而有些医师只选择为被告医师做专家证人或在这一过程中袖手旁观。金钱的诱惑是巨大的，作为专家证人的服务费是非常可观的，然而，每一个医师在选择做专家证人时，应该充分考虑这个过程的麻烦和困难的方面。

放射肿瘤医师在医疗事故中理解“自己为自己辩护”这样的概念是非常重要的，“res ipsa loquitur”[376]大概翻译为：“事情不言自明”。这个概念经常用于处理一些案例，实际上是由于粗心大意，却可能没有被证实，但是，显而易见，这种损伤是由粗心大意引起的。在法律上，这个概念来自这样一个案例，当一只滚筒从仓库的第二层滚出，使一个人受到伤害。被告律师宣称，原告在滚筒从窗户滚出之前并不知道这一事件发生，因此，不能证明仓库的职员是粗心大意。然而，原告却反击说滚筒从仓库二楼窗户里滚出来是不正常的，这一简单事实就是，滚筒从仓库窗户滚下并造成伤害“这一不争事实”表明一定是有某个人疏忽大意造成的。

在医疗事故的法律中，“事实自证（res ipsa loquitur）”常常会改变证据的要点，即关于起因时被告的状态。如果患者受到伤害，就会引起“滚筒效应”，这一伤害是临床上不希望出现的并发症，是不正常的，是某人的疏忽引起的，在患者受伤害的时候，被告对患者的健康是有责任的。下面举一些例子来说明这一概念：如患者在拍胸片时调整不当使患者肩关节脱位；患者在麻醉状态下行扁桃体切除时损伤了牙齿；皮下注射损伤了神经；手术中一个棉球遗留在腹腔中；拔牙时造成患者下颌骨骨折等[376]。

故意侵权行为是导致原告受到伤害的行为，在医疗事故法律中，典型的故意侵权行为是强迫患者做不需要的医疗护理行为。即使治疗很明显将对患者有好处，但治疗被拒绝时，放射肿瘤医师没有说明就强迫用于患者身上，不管怎么说，患者可能已经遭受了故意侵权行为。最常见的侵权行为是殴打，殴打的法定标准是“一种故意的没有知情同意的粗暴行为”[269]。

在法律上，袭击和侵犯是不相同的。袭击是一个人身体受到伤害的一种恐惧行为。绝大多数对医师的侵犯索赔是以真实侵害为基础的。然而，侵犯索赔也可能是治疗环境产生的。法定的医疗护理标准是如果一位女性患者没有女伴或女护士陪同，男医师就不能检查这位女患者。尽管这一原则经常被忽视，但这是不应该的。一个原告律师可能试图表明允许一名男性肿瘤学医师去检查一位没有陪伴的女性患者是一个具体的事实，然而至少表明，这个医师没有很好地做出判断。

在医疗事故范围内，对于放射肿瘤医师来说，还有“治疗机会丧失”这一概念。这通常是因为医师没能诊断出晚期病症，这种机会的丧失是因为医师没有及时对患者进行诊断，从而使患者失去了治愈的机会。并不是所有的州都认可这一原则，然而，在认可的那些州里，患者必须证明机会的丧失是有统计学意义的[376]。

任何患者暴露在一台有缺陷的 X 线机下受到伤害将作为法律事实得到赔偿，这是一个基本大纲[48]。然而，如果放射肿瘤医师并不知道或没有意识到机器是有缺陷的，肿瘤医师通常正常使用这台仪器，那么医师一般不会认为是有责任的[19]。放射肿瘤医师应受该领域常规标准的约束，包括技能、知识及相宜注意程度方面的标准。

如果一例患者对放射治疗特别敏感，在没有任何方法可以预测的情况下，我们并不是希望放射肿瘤医师去预测或预防它，否则将会阻碍这种治疗[21,390,503]。然而，在某种特定情况下，原告律师可能会拿出滚筒原理来引证[96]。例如，一个患有良性肿瘤的患者接受放射治疗，发生了严重的皮肤反应，并且需要截肢，那么一定会认为是由这个放射肿瘤医师的疏忽造成的[480]。在利用放射诊断上，应该包括最小的辐射暴露，不希望产生皮肤反应，因此，如果发生皮肤反应，法庭将会推断是粗心大意造成的[28]。如果身体的一部分不需要照射而受到损伤，接下来一般也会被认定是医师的责任。例如，一个患者接受头、颈部放射治疗，出现严重手臂损伤，这个患者就会受到补偿[290]。一个特定患者接受耳部放射治疗，其头、面、颈部受到损伤，则医师当然负有责任[142]。希望患者在放射治疗时签署知情同意书并接受一定的并发症的风险是合情合理的，这并不意味着让患者去承担由于疏忽导致的风险[188,223]。

在一个直肠癌的病例中，患者接受了比常规认可要高的放射剂量，结果出现了严重并发症。肿瘤放射治疗医师提出证据，认为这样的剂量在最近的科学论文中已得到认可，而法庭则不承认这样的证据。在法庭看来，这不是普遍接受的治疗计划和过程，也并没有得到患者对不同治疗的特殊知情同意[7]。

在治疗育龄期女性时要特别小心，放射治疗前一定要排除妊娠的可能。因为胎儿有可能会受到损伤，导致先天畸形或被迫流产。患者有权利拒绝治疗，或者至少应该让患者有充分的机会签署知情同意书[392]。

在放射治疗中还必须警惕其他形式的粗心大意造成损伤。这类损伤包括：让患者躺下，解开腰带，移动加速器时让患者离开，被荧光屏或其他治疗仪器或模拟机碰伤，或者患者进入治疗室被高压电线烧伤或击倒。

在放射肿瘤学中涉及这类医疗事故有一些特殊的数据。1975—1994 年，在伊利诺伊州库克(Cook)法庭，总共有 18 860 起医疗事故诉讼，至少有一名医师被认定为共同被告的就有 8%是放射肿瘤医师作为被告之一。1982 年以后，库克法庭直接针对放射肿瘤医师的诉讼案例数量急剧下降，在那时，由于儿童时期扁桃体良性肿瘤受到辐射引起的成人甲状腺癌诉讼案例，诉讼没有成功而停止。最近几年，对放射肿瘤学最普遍的抱怨有以下几点：

1.被指控放射治疗并发症。

2.被指控放射治疗不适当指征的管理。

3.被指控放射治疗不适当终止[43]。

一项有趣的调查发现，在 Fletcher Society 审理的 107 起放射肿瘤学案例中，59%的原告是女性。涉及的案例中最常见的 4 种器官是妇科器官(17%)、乳腺(16%)、头颈(14%)及泌尿器官(12%)。一个放射肿瘤医师在从医 30 年后没有被诉讼的实际概率是 35%[403]。

美国国家保险理事委员会(National Association for Insurance Commissioners)进行了一项关于医疗责任要求和保险理赔的广泛研究，在 1977—1980 年每年发表一次。最终的报告数字是，超过 70 000 例医疗责任索赔和超过 62 000 例损伤和事故发生认定，都由保险公司赔偿原告。这些数字显示，有 4%的赔偿要求涉及外放射治疗[319]。

近距离放射治疗作为医疗事故的一个起源给放射肿瘤医师提出了一些特殊的问题。采用近距离放射治疗相对较少，因此，这方面专家较少而且这方面专家个体经验也可能有限。植入后用胶片来验证放射活性物质的位置，常常使植入过程的质量受到挑战。近距离放射治疗的并发症有时数年后发生，而近距离放射治疗时常治疗前列腺癌、宫颈癌、子宫癌，长期存活患者发生各种瘘，时常会导致医疗纠纷。

放射肿瘤医师在临床上需要和其他辅助人员一起工作，包括物理师、剂量师、护士和治疗技术人员，因此，放射肿瘤医师有必要了解其他人员的责任和义务。一般而言，雇主要为其雇员的行为负责，这叫作上级负责效应，也叫作主仆关系[284]。确定一个人是否从法律上认为他是一个雇员最基本的问题是，雇用他的人在多大程度上控制工作的一些具体细节。护士、医师助理、放射治疗人员和其他一些医师助理都是专业性的，但是，在大多数州里，他们要得到许可证才能工作，而且一般他们都有执业范围的限制。他们从事医疗工作的范围是由州法律确定的，但是，通常他们是在一个执业医师的监督下工作。然而，医师的执照是不受限制的，例如，医师可以做护士工作而没有违反护士工作法。医师助理造成的损伤可能最终会导致一起医疗事故而起诉医师。放射肿瘤医师对医院职员的行为负有责任是一个特殊的问题。许多放射肿瘤医师是在医院临床科室行医，一般而言，借用“仆人学说”或“船长学说”表明，医院职员的所有行为都要由患者的主治医师负责。在这样一个学说下，放射肿瘤医师可能对护士、剂量师或放射治疗技师的行为负有责任，而内科医师既不能雇佣、解聘，也不能直接控制他们[269]。

当放射肿瘤医师成为临床服务的主要指导者时，他们应该意识到这样一个事实，如果他们忍受雇员不适当的行为或对雇员的危险倾向不做防护，那么他们可能会对雇员的行为承担责任。例如，一个放射治疗技师过去曾冲撞了患者，放射肿瘤医师没有发现，在雇佣失当理论下，这个放射肿瘤医师要承担责任。如果有人抱怨放射治疗技师的行为，而医师没有对他采取行动，那么这个放射肿瘤医师就可能要承担留任失当责任[376]。

“船长学说”意味着医师对在一起工作的放射治疗技术员、剂量师、物理师、护士和其他人员所犯的错误是应该负有责任的，他们必须在医师的监管和控制下工作。因此，放射肿瘤医师有责任对全体人员进行选择、培训和管理。将这种事委托给办公室主任去做是危险的。归根结底，医师必须扮好自己的角色，选择完全信任的辅助人员，处理好患者治疗的方方面面，这意味着放射肿瘤医师必须防止对性别的错误处置和性歧视，乙醇或药物的损害，以及精神疾病等潜在因素影响患者的治疗，因为医师对某一患者的治疗负全部责任，所以放射肿瘤医师对全体人员的继续培训和专业发展同样起积极作用。

如果发生了一个错误处置的事故或起诉，放射肿瘤医师必须采取彻底、有效以及适当的方法对事情进行调查。如果有必要，要对当事人进行惩罚或者免职。必须保持适当的工作档案记录[225]。

现在对于放射肿瘤医师来说，最头疼的是资产的问题、在工作场合酗酒以及雇员有潜在的犯罪记录。某些习惯是以前的工作环境强迫形成了酗酒、吸毒以及犯罪背景。然而，这些事是极其复杂的，有些事情还不清楚；如应该检查哪种吸毒药物，什么时候检查；应该对哪些人进行潜在犯罪背景评估，哪种明确的犯罪背景检查有利于做出决定而不去雇用一个人或解雇这个人；在什么情况下能让一个人感觉到他或她在某种程度上有负于社会，从而让这个人在医疗卫生这个环境中工作；在这些过程中，由于谨慎而没能去实践，一个放射肿瘤医师在什么范围内负有责任。在工作人员关系方面，从专家和法律顾问那里得到合理的建议是明智的[43]。

众所周知，没有一个放射肿瘤医师在任何时候、任何情况下都能正常工作，在外出休假或身体不适不能上班时，一个医师可以安排另一个医师来代替他的工作。当一个放射肿瘤医师代替另一个的工作时，如果临床工作“不能无缝衔接”，患者的安全就会受到威胁，而且可能容易发生医疗事故纠纷。为了使医疗事故纠纷的风险降到最低，应该遵循以下指导方针：

- 当你离开工作岗位时，选择一个知识和技术至少与你相当的放射肿瘤医师来接替你。
- 对那些会受到影响的患者应该获得知情同意。
- 告诉代替你的医师关于患者的任何重要临床信息，在你不在的时候，该医师将注意这些细节。
- 期望代替你的医师比你做得更多、更好。作为一个常规的放射肿瘤医师，必须用相同的医疗技术治疗患者。
- 当这个放射肿瘤医师回来时，应该收到一份关于治疗患者重大事件的报告、实验室检查结果、诊断影像学结果、有价值的随访和其他任何尚未解决的问题[37]。

当在放射肿瘤治疗学中发生医疗纠纷诉讼时，要想得到一个满意的法律辩护，保持完好的医疗文书记录是至关重要的，这一点怎么强调也不过分。在法律上，损坏的概念指的是重要证据的毁灭或对一个文件做重大修改。在医疗纠纷的案例中，这指的是医疗文书的缺失或丢失。给放射肿瘤医师一个明智的劝告：收集你以前的所有资料，在做决定和进行治疗时，遵循你一贯的治疗原则。这是不是能在医疗纠纷中为你做充分的辩护呢[403]？

放射肿瘤学中不满及治疗失当索赔的性质

有些患者忽视他们主治医师的意见，而另一些患者则去寻找一个新的医师。由此断定这些患者可能对他们的医师有对抗心理。患者与朋友和亲戚一起谈论他们对医师的抱怨也是经常的事。

在英美的法律和惯例中，患者不满意会有几种选择去采取行动。这些包括向法庭提起医疗事故诉讼和寻求赔偿。其他选择还包括:向政府医疗部门写投诉信,向医院或联合开业的“患者联系办公室”写投诉信,向医院院长或办公室主任直接写投诉信,或者向当地、州、区或国家医疗卫生协会直接投诉。有些患者不满意并没有采取行动，而有些人采取正式行动,其原因尚未进行深入研究。然而,有些作者已经评估了患者对医师不满的一般特性[198]。投诉可以分成以下几种类型:

- 医师没能按照患者的期望完成检查和治疗(即不适当的治疗,在治疗前没能签署知情同意,不适当的体格检查或对住院患者缺乏足够重视)。
- 没能迅速做出诊断。
- 行为粗鲁或失礼。
- 不可接受的行医行为,如检查产生过分疼痛或在专业知识范畴外行医。
- 记录和收集资料有不规范行为。
- 医师酗酒和吸毒。
- 性歧视。
- 开错处方。
- 对保险的欺骗行为。

正式的抱怨,包括医疗事故诉讼,代表的仅仅是患者不满意这座冰山的一角。患者对待不满意,只有少数人写投诉信,大多数人常常是对自己的亲属和朋友发泄不满情绪或者换一个医师。例如,哈佛医疗实践研究(Harvard Medical Practice Study Group)的一项研究发现，在有不利事件的患者中只有不到 2%的患者因为医疗事故曾经申请过医疗事故诉讼[277]。患者进行医疗事故诉讼有各种不同的原因，最常见的 4 种原因包括:企图让冒犯治疗者负责,对不利事件寻找一种更圆满或者更满意的解释,使类似事情不要发生在其他患者身上和获得经济上的赔偿[476](方框 1.8 和方框 1.9)。

方框 1.8

全身放射治疗不当：最近在英国发生的事件

1998 年在 Exeter 发现,在对 207 例乳腺癌患者的放射治疗中，应用的放射治疗剂量比常规剂量高 25%以上,有些患者有明显的放射反应。当资料公布于众时,在杂志上出现了公开反对的声音。在斯坦福(Stafford),20 年间,1000 例患者接受的剂量比常规剂量约低 25%，一项研究认为有 500 例患者由于剂量不足,可能已经对治疗结果产生了影响,有少数患者复发率明显高于预期结果[22,255]。

分析这两种情况的原因可能主要是与医学物理人员不足密切相关。皇家学院放射学家的一项研究显示,在英国许多放射治疗部门,放射肿瘤医师每年诊治的新发患者≥600 例,相比之下,在法国、德国和美国通常只有 250~300 例患者。

方框 1.9

RAGE 运动

1991 年，在英国一群女性组成了一个名为 RAGE(放射治疗揭露行动小组,Radiation in Action Group Exposure)的组织。这项运动起源于一个乳腺癌患者,她在手术和放射治疗后出现了严重的臂丛神经损伤,这个患者向几家报社写了一封信,描述了这件事情并批评了医疗和法律程序,这引起了其他患者的共鸣，她们声称遭受了相同的并发症。RAGE 这个组织促使乳腺癌放射治疗发生了重大改变[373]。这个组织成功地利用法律援助机构筹集资金,对一组法律行为进行研究,在 1995 年成立了一个医疗事故案例原告组织。诉讼案件公开联合行动促使皇家放射学学院建立了一个多学科联合工作小组,进一步建议和确定有症状的患者,她们可能是与放射有关的臂丛神经损伤,利用健康保健和癌症中心的专业人员所必需的技术来进行诊断、功能评估和进一步治疗。这些病例突出体现了 20 世纪 70 年代和 80 年代分次高剂量放射治疗的风险性。Ebsworth 法庭最后判定，这些案例没有疏忽行为，原告的费用直接取消,法庭补充认为:“针对医疗忽视的诉讼让人感到这是唯一成立的法律手段,这是很不幸的”，尤其看到诉讼费用超过了 400 万英镑(约 3477 万元),更觉得不幸。这个案例在以下几个方面应该接受教训:

1.放射治疗的并发症有时需要很长时间才表现出来。

2.就损伤致残的原因与治疗和患者充分沟通是至关重要的。

3.诉讼费是相当昂贵的,人们一定希望在未来,社会能有一种可选择的机制来抵消医疗失当行为,让患者了解如何和为什么会发生损伤[22,117,255]。

患者和放射肿瘤医师意见不一致可能导致患者对医师不信任、临床结果不满意、更换医师、改变治疗计划、写投诉信或者进行法律诉讼。然而对于医师来讲,与患者的不同意见可能会导致失意、生气、失控的感觉和对职业的不满意。

向患者解释放射治疗的风险和好处,使患者充分了解那些风险,并让患者签署具有法律效应的知情同意书,再进行治疗,这一点非常重要。放射肿瘤医师应该和患者或其监护人一起讨论治疗的过程和结果,详细而充分地解释所有的风险,让患者自己做出决定。应该得到患者签署的知情同意书,但这仅仅是让患者签署的一个标准的形式而不是事情的最终目的。这种形式需要容易理解并且用清楚的语言书写。医师用标准打印的形式而没有让患者书写、确认是不明智的做法,放射肿瘤医师必须确保知情同意书要正式填写,例如,如果一些特殊风险包括治疗过程中的解释是空白的,应该正式填写进去[225]。

放射肿瘤医师使用基本的交流技术是必要的,这样可以避免抱怨和医疗纠纷,理解患者担心和关心的问题,表达足够的同情,积极讨论治疗的选择,商量不同的治疗方案,和患者有充足的时间交流。了解患者未完成的期望,和患者讨论一致性的目标,避免产生不满意,从而和患者构建一种相互信任的关系,这对放射肿瘤医师来说是一种挑战(方框 1.10)。

健康保险便携性和责任法案

自从 1996 年健康保险便携性和责任法案(HIPPA)生效以来,医疗行业欺骗和滥用行为已经发生了很大改变。除了加强现存的一些制度以外,HIPPA 还建立了新的打击犯罪法和民众起诉补救法。然而,更重要的是对执业中的放射肿瘤医师,HIPPA 主观策略上占有更大一部分,其中医疗行业的欺骗和滥用行为成了法律优先强制处理的顶点,大量民众调查已经发现在医疗保险和医疗补助方面存在滥用行为,由于掌握了他们确凿的犯罪证据,许多医师和机构已经被联邦健康保健计划排除在外,并征收了大量犯罪罚金。

放射肿瘤学中的风险管理

不幸的是,在诉讼案件不断增加的时代,医师和患者之间的敌对情况也在增加,因此放射肿瘤医师和工作人员尽一切努力降低职业责任风险是很重要的。

> **方框 1.10**
>
> **《纽约时报》对放射治疗的调查**
>
> 当《纽约时报》在 2009 年 6 月 21 日发表了一篇题为"VA. 医院的一个劣等癌症单位"和 2010 年 1 月 23 日第二篇题为《辐射提供新的治疗和危害的方法》的文章时,放射治疗实践被严重怀疑了。这两篇文章由 Walt Bogdanich 撰写[49,50]。
>
> 第一篇文章描述了指控,费城医学中心的前列腺近距离放射治疗计划是"医院里的一个劣等癌症单位,几乎没有外部审查,并在超过 6 年的时间里错误治疗了92/116 例肿瘤患者,并默不作声……"该文章指控了前列腺近距离放射治疗粒子的重复移位,改变治疗计划以掩盖所谓的错误,缺乏同行评审和质量保证程序,以及患者严重并发症的发生。
>
> 第二篇文章重点讨论了一名在曼哈顿的圣文森特医院接受放射治疗舌癌的 43 岁男性的死亡案例,还有一名在纽约州立大学下州医疗中心治疗的 32 岁的女性乳腺癌患者。第一个患者在接受 IMRT 过程中多叶准直器保持完全打开;后一个患者加速器的叶片缺失了。两个人受照射剂量明显超标,甚至导致了舌癌患者的死亡。Bogdanich 探讨了错误的原因:可能是软件故障,人为错误,缺乏质量监督和安全检查程序。此外,他还提出了一个严重的问题,即政府监督是否足以确保临床放射治疗的安全性。
>
> 这些文章使放射治疗的安全成为国家关注的问题,并且在医学物理学和临床放射治疗领域产生了相当多的自我反省。我们正在许多层面上努力了解放射治疗中可能出现的问题,可以采取哪些措施来防止这些错误,可以做多少工作来防止机器和人为错误,以及需要什么类型的监督来使错误最小化。我们永远不要忘记希波克拉底的诫命:"首先不要对患者进行治疗上的伤害。"

医疗事故诉讼的起因包括以下几种情况[242]:

- 医疗意外事件的发生可能是因为患者没有充分理解或经治医师没有详细解释。
- 治疗成功的概率很小或得到意想不到的相反治疗结果。
- 以前在其他地方的治疗结果不好,以及其他医师或医院工作人员不负责任的言论。
- 拒绝治疗计划而没有适当的文字记录,尽管医师已经告知患者停止治疗的一切后果。有些医师将告知患者停止治疗会发生一系列后果的谈话记录文书作为证据寄给法庭。

- 当没有恰当告诉患者要进行治疗的性质时，患者可能抱怨这是试验性治疗。

- 一个不满意的患者可能会寻找一种方式来发泄愤怒和不满，这可能包括医疗过程中的任何事件，例如缺乏交流，医师或工作人员在治疗时态度不好，医疗费用的总额过高。

防止法律诉讼最好的方法是与患者及其亲属进行友好的情感交流，涉及患者治疗的方方面面都要进行有效的沟通和质量保证程序，发生在治疗前、治疗中和治疗后的所有过程、谈话和事件都要清楚、准确地进行记录。

在获得临床诊断后，在进行治疗的医院，患者的组织学诊断必须被证实，这包括复查在外院的病理学玻片。治疗的原因和治疗计划的任何改变都应该有适当的解释和进行医疗文书记录。对患者进行治疗的所有过程都应该用表格记录，包括每日治疗的详细内容，如使用了特殊的治疗辅助设施(例如，挡块、睾丸屏蔽、眼屏蔽、固定装置)和有关机器运转的任何问题。所有的治疗参数和计算结果都应该精确记录，而且要有放射肿瘤医师、物理师、剂量师共同核实无误的记录。我们应该记住专业责任赔偿律师说的话："如果没有记录在案，我们可以假定所做的事从来没有发生过。"

在诉讼案例发生时，医师和工作人员可以为自己进行职业责任赔偿辩护。这一点非常重要，因为医师知道，在适当的时间能察觉到医疗事故诉讼要发生的早期警告信号，医师应该迅速联系代理律师、风险管理办公室和保险公司。

在预测有潜在医疗诉讼时，医师应该准备一份事件发生报告，详细描述有关潜在的责任事件，包括事件发生的日期，以及操作者和证人的姓名、从属关系和身份。事件报告是有关医师与律师、风险管理者或保险人员之间的保密信息。当诉讼有可能发生时，就应该准备好报告，因为这时医疗文书是最可信的。

患者进行治疗时清楚完好的文书记录，包括每一次谈话和治疗过程，都将会对诉讼案例有所帮助。与患者及其亲属进行的关于治疗计划尤其是放射治疗副作用的全部谈话，以及完好记录的知情同意书，在风险处理上都是很有价值的。

知情同意书

签署知情同意书是基于患者的权利，需要患者参与并决定治疗方式并使患者和医师建立一种信任关系[375]。法律要求经治医师要充分告知每例患者，他所患疾病需要治疗的种类、推荐治疗过程的细节、可供选择的治疗方案及从推荐治疗方案中的受益情况，以及与治疗相关的所有主要和次要风险，包括急性和迟发性反应(表1.15)。如果需要调整治疗计划，应该和患者一起讨论。如果患者同意，可能需要签署第二份知情同意书。在有证人的情况下和患者讨论知情同意书的内容，证人可以签署表格或图表证明该信息是和患者讨论后做出的结论，这将是明智的做法。

知情同意书是一种法律程序，而不是一种形式。知情同意签署成文具有法律效应，并不能代替经治医师用足够时间向患者耐心讲解，解决问题，自由讨论和交流。最后，有法定资格的成年患者或合法的代理人必须对治疗达成共识并签署同意书，无法定资格的未成年人或法定资格不健全的成年患者，其知情同意书必须由父母、成年的兄弟姐妹、尽责的亲属或法定监护人来完成。对于那些法定资格不健全的成年人，根据国家法律，配偶可以代签；孤身未成年人可以自己签署知情同意书。对放射肿瘤学专家和相关工作人员来说，花大量的时间使患者甚至其亲属详细了解放射治疗的各个方面，尤其是详细说明这种治疗方式各种潜在的有害作用是极其重要的。大多数医师应该向患者说明在什么情况下需要手术去治疗并发症，尤其是放射治疗后遗症需要行手术解决时，如胃造口、结肠造口、回肠代膀胱或其他器官替换。

放射肿瘤医师一定要权衡考虑，既要全面公开治疗风险和治疗选择，也不需要用数据强迫患者从而导致不幸。患者出于对既定疗程的现实期望和对副作用的真诚理解，完全可以预计不去会见经治的放射肿瘤医师，这是对医师和医疗机构的一种信任[225]。完备的医疗文档是十分重要的，如果出现了医疗事故，其责任可能会根据在治疗的某个阶段是谁制订的治疗决策而定。缺乏或丢失这些记录对放射肿瘤医师将会十分不利[225]。

尤其在处理未成年人或精神不健全的成年人时必须要加以强调，需要和患者的父母、亲属或法定监护人做详细的讨论，告知整个治疗计划和并发症，而且他们也必须签署知情同意书。

一旦出现了诉讼事件，一份完整的知情同意书记

表 1.15 知情同意书中描述的治疗可能引起的后遗症

解剖部位	急性后遗症	晚期后遗症
脑	耳痛、头痛、头晕、脱发、皮肤红斑	听力受损 中耳或内耳损害 垂体功能障碍 白内障 脑坏死
头颈部	吞咽疼痛、吞咽困难、声嘶、口干、味觉障碍、体重下降	皮下纤维化、皮肤溃疡、坏疽 甲状腺功能不全 永久声嘶、发声困难、口腔干燥、味觉障碍 软骨坏死 放射性下颌骨坏死 伤口延迟愈合、瘘管形成 牙齿脱落 中耳和内耳损害 肺尖纤维化 脊髓炎(少见)
肺和纵隔或食管	吞咽疼痛、吞咽困难、声嘶、咳嗽 放射性肺炎 心肌炎	肺纤维化、呼吸困难、慢性咳嗽(久咳) 食管狭窄 慢性心肌炎及脊髓炎(少见)
乳腺和胸壁	吞咽疼痛、吞咽困难、声嘶、咳嗽 放射性肺炎(无症状) 心肌炎 血细胞减少症	纤维化、乳腺挛缩 肺纤维化 上肢水肿 慢性心内膜炎、心肌梗死 肋骨坏死(少见)
腹部或盆腔	恶心、呕吐 腹痛、腹泻 尿频、排尿困难、遗尿症 血细胞减少	直肠炎、乙状结肠炎 直肠或乙状结肠狭窄 结肠穿孔或梗阻 挛缩性膀胱、尿失禁、血尿(慢性膀胱炎) 膀胱阴道瘘 直肠阴道瘘 下肢水肿 阴囊水肿、性功能障碍 阴道挛缩或瘢痕 绝育 阳痿 肝肾损伤
四肢	红斑、干性或湿性脱皮	皮下纤维化 关节僵直、水肿 骨或软组织坏死

录是很有帮助的，与患者中肯地讨论并记录在无可置辩的文件上将更为重要。知情同意书中应该包括某些解剖部位的许多特殊后遗症(表 1.15)。总之，放射肿瘤医师和内科医师应该了解最近的法律决定，即将揭示患者理论上的预期生存期以及在信任基础上(对于医患关系)倡导以患者为中心的决策都作为知情同意

书的一部分,这给内科医师施加了相当大的压力[16]。

智能放射肿瘤学的来临

人类基因组测序已经完成,由政府部门、学术界、产业界联合正在尽一切努力编录特殊基因和测定蛋白的细胞结构——基因组学和蛋白组学。

基因组学和蛋白组学对未来的放射肿瘤学有什么意义呢?预言是要冒很大风险的。但我们完全有理由相信,一个全新的、知识面更广、更精确的放射肿瘤学将会展现在我们的面前。

首先,我们认为癌症分子学分期将会逐渐代替解剖学分期。当分期首先得到发展,由此可以判断肿瘤可否行手术治疗,我们的学科将会超越解剖分期的时代,通过检验和触诊来评判肿瘤状况的时代。这样典型的例子莫过于前列腺癌的 Jewett 系统或宫颈癌的国际联盟系统。肿瘤学分期现在已发展成这样一个系统,基于物理学检查、放射学检验和病理学评估(在某些病例)。目前临床应用最广泛的是 TNM 分期,其中,T 表示肿瘤的状态,N 表示淋巴结状态,M 表示有无远处转移。

对于更多的以分子为基础的肿瘤学分期,有一个趋势,那就是将个体肿瘤的遗传组分作为临床治疗结果的预测因子,从而作为治疗方案选择的一项指南。我们已经看到证据,这种趋势已经用在利用 DNA 技术、测定 *n-myc* 的表达或缺乏、*H-erb-2B* 的表达或缺失,以及在淋巴瘤和实体瘤的分期中基因重排的亚型研究上。对某些特殊需要的患者完全能够采取量身定做的治疗方案[500]。

利用基因组学和蛋白组学去排查那些可能癌变的高危患者,现在越来越多地应用起来。许多肿瘤有一个明显的遗传基础,群体筛查实验就是根据某些基因的表达或缺失来进行的,临床医师所面对的这些基因能显著改变恶性肿瘤的分期[145]。我们有望能够通过筛查诊断早期病例并进行更有效的治疗。例如,人们更愿意通过基因检测来诊断早期结直肠癌而不是通过麻烦的、极不舒服的、费用昂贵的结肠镜检查。

遗传学和基因组学的发展将改变临床医师用药和放射治疗模式(图 1.36)。目前,内科医师将统计平均个体用药剂量作为依据来治疗每例患者,因为他们只能根据平均剂量和已知不良反应来开方用药,如果较好地了解患者个体的基因信息,就可以更准确地预测知道他是否对药物有反应,是否有不良反应,基因组学使个体化用药成为可能,可以根据患者个体的特殊 DNA 信息进行用药,这种发展学科被称为药物基因组学。

预测肿瘤控制及正常组织并发症的实验是当前研究的热点。以下这些假设正在研究探索中:促进或抑制凋亡的基因活性与肿瘤对放射线的反应之间可能存在的联系;缺氧肿瘤标志物的存在或缺乏与放射治疗对肿瘤局部控制率之间的联系;皮肤纤维原细胞放射敏感性与放射治疗正常组织并发症概率是否存在联系;转移生长因子 β-1 多态性与放射诱导正常组织损伤之间的联系;淋巴细胞体外染色体放射敏感性与体外放射治疗正常组织损伤之间可能的联系;以及治疗前预测肿瘤基因表达的微阵技术与肿瘤和正常组织蛋白表达谱(蛋白组学)之间的联系。对于后两种技术,能够迅速检测成千上万种基因或蛋白,因此,将来临床上可能通过治疗前、中、后获得基因图谱从而预测治疗结果,也可以根据肿瘤分子学反应来制订个体化治疗[26,102,190,265,266,379]。

最后,我们希望看到每例患者的微细结构及其基因组来影响治疗。致癌基因过度表达或抑癌基因不足可通过在肿瘤中植入剔除基因从而得到改变。几乎可以肯定,这种治疗模式在不远的将来将会得到广泛应用。生物技术可以完全处理这种问题,下面是关于抑

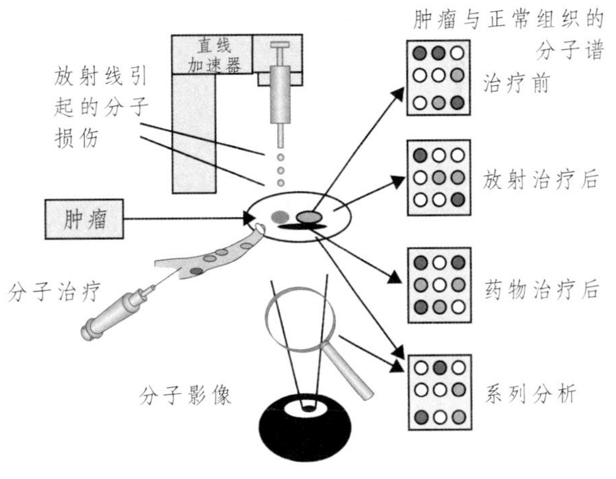

图 1.36　生物技术的新发展使得分析肿瘤的基因组学和蛋白组学如何随着治疗改变的情况成为可能。从而使得研究者发现新的治疗靶点或寻找预测治疗结果的因子。电离辐射和生物系统的相互作用可能被认为是分子事件。放射治疗前、中、后可应用微阵技术产生基因表达图谱。(From Coleman CN. Radiation oncology-linking technology and biology in the treatment of cancer. *Acta Oncolog* 2002; 41:6-13.)

癌基因 *p53* 的一个例子：

这个基因可以产生肿瘤抑制蛋白。如果这个基因表达受到抑制，细胞会发生癌变。所以当 *p53* 表达过低，细胞的整个网络系统将会改变，肿瘤就开始生长。

然而，现在研究发现，如果 *p53* 表达过高，将会发生骨质疏松、皮肤皱纹、器官衰老，从而导致未老先衰及其他疾病。因此，一个正常人对 *p53* 基因有非常精确的调节，其表达数量在发生提前衰老与发生肿瘤之间有精细的界线，显然这是一个非常重要的基因，然而我们还不知道它的作用机制[499]。

毫无疑问，放射治疗的进展之一，将是在优化治疗方案的基础上，不断提高生物学或剂量学的发展。这些技术与影像诊断技术相匹配，影像诊断技术（包括 PET 和 PET/CT）能够识别肿瘤局部代谢显像从而显示肿瘤活性，可以估计肿瘤局部控制率、正常组织并发症概率以及肿瘤控制无并发症概率。这些影像技术利用软件包使放射剂量不但与肿瘤解剖位置相匹配，而且与肿瘤代谢最活跃的区域相一致。与此同时，还能够使最容易发生并发症的正常组织受到最小剂量照射[379]。

全新的、更精确的放射肿瘤学将为临床实践提供极大的可能。一个令人兴奋的医学时代将会出现在我们面前。很明显，生物工程技术的发展会给临床医师带来不安的伦理问题。我们或许会知道每例患者由多少个基因组成，如何将这些信息与患者的家庭、保险公司甚至雇主共享，建设一个怎样的保护系统才能将每例患者大量的隐私信息以电子表格的形式存储等。我们只希望伦理学和法律能跟上科学技术进步的步伐。

放射治疗医师必须丰富培训计划，更多地接触基础科学调查和研究，为恶性肿瘤患者的治疗提供放射治疗的个性化应用的新方向。

（刘成新 译　于金明 巩贯中 校）

部分参考文献

本章全部参考文献请登录网站：http://www.tsttpc.com/download_list.html

24. Baclesse F. Carcinoma of the larynx. *Br J Radiol* 1949;3:1–62.
31. Becquerel H. Sur les radiations invisible emises par les sources d'uranium. *Cr Acad Sci Paris* 1896;122:689–694.
32. Becquerel H, Curie P. L'action physiologique des rayons du radium. *Cr Acad Sci Paris* 1901;132:1289–1291.
38. Bentel GC. *Patient positioning and immobilization in radiation oncology.* New York: McGraw-Hill, 1999.
39. Bentel GC. *Radiation therapy planning,* 2nd ed. New York: McGraw-Hill, 1996.
40. Bentzen SM. Dose-painting by numbers. Theranostic imaging for radiation oncology. *Lancet Oncol* 2005;6:112–117.
42. Bergonie J, Tribondeau L. Interpretation of some results of radiotherapy and an attempt at determining a logical technique of treatment. *Radiat Res* 1959;11:587–588. [Translation of original article in *CR Acad Sci* 1906;143:983.]
53. Boveri T. *The origin of malignant tumors.* Baltimore: Williams & Wilkins, 1929.
80. Catterall M. Neutron therapy at Hammersmith Hospital 1970 to 1985: a re-examination of results. *Strahlenther Onkol* 1989;165:298–301.
81. Chadwick J. The existence of a neutron. *Proc Roy Soc London* 1932;136:692–708.
82. Chadwick J, Goldhaber M. Disintegration by slow neutrons. *Nature* 1935;135:65.
91. Coleman CN. International Conference on Translational Research and Preclinical Strategies in Radio-Oncology (ICTR): conference summary. *Int J Radiat Oncol Biol Phys* 2001;49:301–309.
92. Coleman CN, Stevenson MA. The hallmark of modern radiation oncology. *Int J Radiat Oncol Biol Phys* 1994;30:1247–1249.
98. Coutard H. Cancer of the larynx: results of roentgen therapy after five and ten years of control. *Am J Roentgenol* 1938;40:509.
99. Coutard H. Principles of x-ray therapy of malignant diseases. *Lancet* 1934;2:1–8.
100. Coutard H. Roentgentherapy of epitheliomas of the tonsillar region, hypopharynx and larynx from 1920 to 1926. *Am J Roentgenol* 1932;28:313–331.
103. Curie P, Curie MP, Bemont G. Sur une nouvelle substance fortement radioactive contenue dans la pechblende (note presented by M. Becquerel). *Compt Rend Acad Sci (Paris)* 1898;127:1215–1217.
104. Dam HJW. The new marvel in photography. *McClure's Magazine* 1896;6:403.
119. Doll R, Peto R. *The causes of cancer: quantitative estimates of avoidable risks of cancer in the United States.* Oxford: Oxford University Press, 1981.
120. Donaldson S. Lessons from our children. *Int J Radiat Oncol Biol Phys* 1993;26:739–749.
140. Emami B, Lyman J, Brown A, et al. Tolerance of normal tissue to therapeutic irradiation. *Int J Radiat Oncol Biol Phys* 1991;21:109–122.
146. Fermi E. Artificial radioactivity produced by neutron bombardment. In: Holberg MA, ed. *Les Prix Nobel in 1939.* Stockholm: Norstedt and Söner, 1939.
148. Fidler IJ, Hart IR. Biological diversity in metastatic neoplasms: origins and implications. *Science* 1982;217:998–1003.
149. Fletcher GH. Clinical dose-response curve of human malignant epithelial tumors. *Br J Radiol* 1973;46:1–12.
151. Fletcher GH. Keynote address: the scientific basis of the present and future practice of clinical radiotherapy. *Int J Radiat Oncol Biol Phys* 1983;9:1073–1082.
152. Fletcher GH, Shukovsky LJ. The interplay of radiocurability and tolerance in the irradiation of human cancers. *J Radiol Electrol* 1975;56:383–400.
155. Folkman J. Tumor angiogenesis: therapeutic implications. *N Engl J Med* 1971;285:1182.
163. Fowler JF. The linear quadratic formula and progress in fractionated radiotherapy: a review. *Br J Radiol* 1989;62:679–694.
168. Friend SH, Dryja TP, Weinberg RA. Oncogenes and tumor-suppressing genes. *N Engl J Med* 1988;318:618–622.
170. Fry SA. Studies of US radium dial workers: an epidemiological classic. *Radiat Res* 1998;150:521–529.
171. Fuks Z, Alfieri A, Haimovitz-Friedman A, et al. Intravenous basic fibroblast growth factor protects the lung but not mediastinal organs against radiation-induced apoptosis. *Cancer J Sci Am* 1995;1:62–72.
175. Glasser O. *Wilhelm Conrad Röntgen and the early history of the Roentgen rays.* Springfield: Charles C. Thomas, 1934.
185. Gray LH. Oxygenation in radiotherapy. I. radiobiological considerations. *Br J Radiol* 1957;30:403–406.
199. Halperin EC. Historical review: particle therapy for cancer. *Lancet Oncol* 2006;7:676–685.
212. Hellman S. Roentgen Centennial Lecture: discovering the past, inventing the future. *Int J Radiat Oncol Biol Phys* 1996;35:15–20.
213. Hellman S, Vokes EE. Advancing current treatments for cancer. *Sci Am* 1996;275:118–123.
214. Hellman S, Weichselbaum RR. Radiation oncology. *JAMA* 1996;275:1852–1853.
215. Hellman S, Weichselbaum RR. Radiation oncology and the new biology. *Cancer J Sci Am* 1995;1:174–179.
243. Kaplan HS. Historic milestones in radiobiology and radiation therapy. *Semin Oncol* 1979;6(4).
244. Kaplan HS. Radiobiology's contribution to radiotherapy: promise or mirage? Failla Memorial Lecture. *Radiat Res* 1970;43:460–476.
250. Knudson AG Jr. Mutation and cancer: statistical study of retinoblastoma. *Proc Natl Acad Sci U S A* 1971;68:820–823.
251. Kohn HI, Fry RJM. Radiation carcinogenesis. *N Engl J Med* 1984;310:504–511.
252. Korbelik M, Skov KA. Inactivation of hypoxic cells by cisplatin and radiation at clinically relevant doses. *Radiat Res* 1989;119:145–156.
258. Laramore GE. The use of neutrons in cancer therapy: a historical perspective through the modern era. *Semin Oncol* 1997;24:672–686.
267. Levine AJ. Tumor suppressor genes. In: Mendelsohn J, Howley PM, Israel MA, et al., eds. *The molecular basis of cancer.* Philadelphia: W.B. Saunders, 1995:86–104.
270. Lichter AS, Lawrence TS. Recent advances in radiation oncology. *N Engl J Med* 1995;332:371–379.
273. Liotta LA. Tumor invasion and metastases: role of the extracellular matrix: Rhoads Memorial Award Lecture. *Cancer Res* 1986;46:1–7.
310. Moran JM, Elshaikh MA, Lawrence TS. Radiotherapy: what can be achieved by technical improvements in dose delivery? *Lancet Oncol* 2005;6:51–58.
334. Orton CG, Ellis F. A simplification in the use of the NSD concept in practical radiotherapy. *Br J Radiol* 1973;46:529–537.
339. Overgaard J, Horsman MR. Modification of hypoxia-induced radio-resistance in tumors by the use of oxygen and sensitizers. *Semin Radiat Oncol* 1996;6:10–21.
342. Paget S. The distribution of secondary growths in cancer of the breast. *Lancet* 1889;1:571–573.
347. Paterson RP. The radical x-ray treatment of the carcinomata. *Br J Radiol* 1936;9:671–679.
367. Puck TT, Marcus PI. Actions of x-rays on mammalian cells. *J Exp Med* 1956;103:653–666.
373. Regaud C, Ferroux R. Discordance des effects de rayons X, d'une part dans le testicule, par le fractionnement de la dose. *CR Soc Biol* 1927;97:431–434.
381. Roentgen WC. On a new kind of rays (preliminary communication). Translation of a paper read before the Physikalische-medicinischen Gesellschaft of Würzburg on December 28, 1985. *Br J Radiol* 1931;4:32.

428. Strandqvist M. Sutdien uber die kumulative wirkung der rontgenstrahlen bie frakionierung. *Acta Radiol (Stockh)* 1944;55(Suppl):1–300.
429. Suit H. Radiation biology: the conceptual and practical impact on radiation therapy. *Radiat Res* 1983;94:10–40.
432. Suit HD, Westgate SJ. Impact of improved local tumor control on survival. *Int J Radiat Oncol Biol Phys* 1986;12:453–458.
434. Suit HD. A personal philosophy of a radiation oncologist. *Radiother Oncol* 2011;100:10–14.
436. Sweet WH. Early history of development of boron neutron capture therapy of tumors. *J Neuro Oncol* 1997;33:19–26.
437. Tannock IF. Eradication of a disease: how we cured symptomless prostate cancer. *Lancet* 2002;359:1341–1342.
445. Thames HD, Withers HR, Mason KA, et al. Dose-survival characteristics of mouse jejunal crypt cells. *Int J Radiat Oncol Biol Phys* 1981;7:1591–1597.
471. Varmus H, Weinberg RA. *Genes and the biology of cancer.* New York: Scientific American Library, 1993.
479. Von Essen CF. A spatial model of time-dose-area relationships in radiation therapy. *Radiology* 1963;81:881–883.
484. Wang CC, Blitzer PH, Suit HD. Twice-a-day radiation therapy for cancer of the head and neck. *Cancer* 1985;55:2100–2104.
487. Wasserman TH, Brizel DM. The role of amifostine as a radioprotector. *Oncology* 2001;15:1349–1354.
494. Weinberg RA. *The biology of cancer.* New York: Garland Science, Taylor and Francis Group, 2007.
495. Weinberg RA. Tumor suppressor genes. *Science* 1991;254:1138–1146.

第 1 部分　肿瘤放射生物学

第 2 章 放射治疗的生物学基础

William H. McBride, H. Rodney Withers

引言

临床相关的生物化学活动

电离辐射(IR)以许多不同的方式与物质相互作用。对于高能光子,以两步过程为主:首先产生高能离子化的电子,直接电离原子并破坏化学键;随后的物理化学反应涉及自由基和受细胞内环境严重影响的其他反应性物质的产生,例如自由基清除剂和生物靶的四级结构。对于低传能线密度(LET)的 X 线或 γ 射线,1Gy 表示约 1000 个电离轨迹,所形成的大多数自由基如羟基自由基、单线态氧、超氧化物和过氧化氢均来自对水的电离,而水是细胞的主要成分(约 90%)。这些含氧分子,尽管不完全准确,通常统称为活性氧(ROS)。它们由于其未配对的价电子束电离而在细胞内产生氧化损伤,这是低 LET 射线产生辐射损伤的主要原因(约占 70%)——占主导地位的辐射间接作用,其对放射治疗所产生的生物学效应具有强烈影响。

辐射间接作用的重要性随着辐射类型(质量)的变化而变化,能量沉积的密度决定了所引起的损伤程度和类型。对于所有电离辐射,电子轨道末端的密度尤其高。对于高 LET 辐射,例如 α-粒子辐射,致密电离沿着并靠近轨道发生,每 Gy 约产生 4 次。其结果是使更多的能量直接沉积于生物分子中,并且更多的是直接损伤而非间接损伤。

由于自由基的引入,产生这些效应的生物微环境有助于提高获益。如果存在氧或其他电子亲和分子[1],其可以参与自由基级联反应,但是其主要作用可能是"固定"生物分子中的化学损伤并限制化学修复。因此,氧是有效的放射增敏剂,而乏氧将抑制辐射损伤。在肿瘤内,乏氧是放射治疗失败的潜在因素。大量研究在着手寻找可能渗透到肿瘤乏氧区的氧模拟药物;一些药物如咪唑类药物尽管仍具有一定副作用,但也已经开始临床应用而且被证实是有效的。

相反,抗氧化剂,如谷胱甘肽,以毫摩尔量存在于细胞中,通过清除辐射产生的自由基来限制对细胞的损伤。核爆时代的到来促使了对正常组织放射性保护剂的探索。有机硫代磷酸酯,例如 WR-2721,可在体内被碱性磷酸酶水解成硫醇代谢物 WR-1065,这一现象引起了广泛关注。其商业版本 Amifostine 已经被美国食品和药物管理局(FDA)批准,用于减少头颈部肿瘤患者接受放射治疗后出现的口腔干燥症状,但这一应用尚未得到广泛认可。

自由基以许多不同的方式和不同的速率与基质发生反应;然而,通常情况下,电离辐射具有氧化作用,降低细胞中抗氧化剂的缓冲能力并改变其氧化还原状态。细胞对电离辐射的敏感性取决于大量分子的水平和氧化还原电位，而这一敏感性可能受到细胞代谢状态的严重影响。例如，静止的干细胞似乎具有高水平的自由基清除剂和抗氧化剂，这恰恰解释了干细胞对放射线的相对抗拒的特性[2]。细胞中含有许多用于氧化还原变化的分子传感器。这些可以通过激活转录和翻译途径使细胞结构发生改变以启动快速的分子反应。

DNA作为辐射的生物靶标

虽然与电离辐射曝光相关的初级电离和激发事件仅发生在约 1s 的时间内，但其产生的放射生物学后果可能持续一生。电离辐射将损伤所有细胞器，但其最大的损伤在于对 DNA 的破坏。事实上，与其他损伤相反，无论是在循环还是非循环细胞中，电离辐射所引起的复杂的 DNA 损伤，其效率之高，正是其能成为高效细胞毒性剂的原因。复杂损伤或簇损伤（也称为多重损伤位点）是位于 DNA 中一个类似螺旋旋转内的多个病变，涉及 DNA 链和 15~20 个碱基对。这些是电离辐射在空间中将能量沉积在密集"包"这一特征方式的直接结果。对于稀疏电离辐射，约 30%的事件是这种形式，而 α 粒子则>90%。极少数复杂的损伤由日常氧化损伤和化学损伤引起。相反，在每个细胞每天产生的 10 000~20 000 个 DNA 损伤中，占主导的是单链断裂（SSB）和基本损伤。许多方式，甚至是呼吸，都能够产生对 DNA 的损伤。然而，电离辐射是个例外，因为它在 DNA 中引起相对数量更大的复杂损伤，这些损伤对于细胞来说通常是致死性的。尽管在存活率方面而不同，但电离辐射确实能够对处于所有周期阶段的细胞产生影响。

保护 DNA 的完整性以使突变最小化，这在放射生物学上来讲是很必要的。目前已经发展了一些复杂、高效的 DNA 修复机制来实现这一点，其中每种方法分别关注一种 DNA 损伤类型的修复。与日常氧化损伤一样，通过电离辐射（每个细胞 1000/Gy）形成的单链断裂和碱基损伤都通过诸如碱基切除修复（BER）的方法，以互补的未损伤的 DNA 链作为模板，来快速和忠实地完成修复。

每 1Gy 辐射剂量在每个细胞中产生 15~20 个 DNA 双链断裂（DSB），这比辐射暴露后带来致死和致癌作用的单链断裂更显著；然而，这些损伤也是可以修复的。两个主要的双链断裂修复途径是非同源末端连接（NHEJ）和同源性重组（HR），前者容易出错但确是有效的，后者主要作用于晚期 S/G2 细胞周期阶段。同源重组不易出错，因其使用姐妹染色单体作为模板，但修复速度较慢。这些是处理双链断裂的规范机制，其产生作用的受体包括处于减数分裂（HR），DNA 复制（HR）阶段的细胞和用于产生特异性免疫受体（NHEJ）以及病理性氧化阶段的损伤。通过遗传实验和检验，已经鉴定出了 NHEJ（Ku70、Ku80、DNA-PKcs、XRCC4、XLF、DNA 连接酶 IV）和 HR（Rad51、Rad52、Rad54、BRCA2、RPA）在 DSB 位点形成的电离辐射诱导灶（IRIF）的组成成分。MRE11、Rad50 和 NBS1 作为复合物（MRSN）参与 DNA 复制和特异性免疫受体的产生。许多其他分子在 DSB 修复中发挥重要作用，包括毛细血管扩张性共济失调症突变基因（ATM）编码的蛋白质，该蛋白质的缺失会在人体中引起极端的放射敏感性。IRIF 的分析表明，它们的组成和数量变化取决于 DSB 是在常染色质中还是在异染色质中，也取决于照射发生时细胞周期所处的相位。

另一方面，复杂的电离辐射诱导的 DNA 损伤是高度多样化的，并且对修复机制提出了极大的挑战。断裂随时间缓慢溶解，并且非双链断裂的损伤有时会在发生过程中转化为双链断裂。例如，单链断裂可以在复制叉处被转换成双链断裂，使得 BER 与照射结果相关。这种复杂性的一个后果是 DNA 修复所需的时间随着修复机制和损伤部位的变化而变化。"快"和"慢"的部分是最小考虑因素，后者具有长达 4h 的估计半衰期，前者为 50min 至 1h。因此，组织内"修复"率的估计是非常不确定的。在讨论分次放射治疗中两个分次间的修复时间时，这通常是指组织恢复率而不是 DNA 修复率。

不同 DNA 双链断裂修复机制的复杂性及其在不同细胞周期阶段的参与，对于癌症治疗具有重要影响。化学治疗药物常以 S 期细胞为靶向细胞，特别是当与放射治疗相结合时更强调同源重组机制的重要性。由于大多数细胞处于 G0~G1 期，NHEJ 是全局主要的修复机制。携带损害其执行同源重组能力的 BRCA1 或 BRCA2 突变的肿瘤，对通过称为合成致死性的过程阻断 BER 机制的 PARP-1 抑制剂是敏感的，其中两个基因中任意一个的突变是无法致死的，而是需要两者同时突变才能引起细胞死亡。这些药物与放射治疗相结合，共同参与临床试验。最终，DNA 损伤和修复中的关键缺陷并不总是容易被检测，因为它们可能仅影响一个细胞周期阶段或一种机制。例如,ATM或BRCA1突变细胞在DNA损伤或DNA修复速率方面不总是显示放射敏感性。对这种突变的检测还提示我们,相比于某些可能导致胎儿死亡的基因突变,这些基因在DNA修复中的作用更小。

我们通过使用IRIF测定,大大提高了审查DNA修复机制的能力。一个早期IRIF事件是通过几种磷酸肌醇3-激酶相关蛋白激酶(PIKK)之一的磷酸化组蛋白2A亚型H2AX,包括ATM检查点激酶、DNA-PK和ATR。γ-H2AX分子在几个侧翼染色质的碱基上结合DSB,并且使用特异性抗体可以容易地检测到。这种敏感性的测定已经成为测量DSB形成和修复的常规方法[3]。更重要的是,这种组蛋白为其他修复和检测点分子提供交互表面和激活激酶依赖通路,由此导致一致的下游DNA损伤反应(DDR)。通过ATM的经典DDR驱动*p53*的激活,其原始功能是应激反应的转录激活。激活细胞周期检测点用以满足修复时间,以及去除高度受损细胞的细胞死亡途径。

辐射的其他生物靶标

放射治疗也以除DNA以外的细胞结构为靶目标,以激活信号传导途径。如前所述,其中一些是由氧化还原变化来驱动的。事实上,尽管电离辐射是氧化应激,但是由电离辐射产生的大多数活性氧和活性氮(RNS)可以来自次级来源,例如损伤的线粒体,阳离子膜通道的活化和NADPH的活化其他氧化酶,细胞代谢的改变,氧化亚氮合成酶的诱导和促炎细胞因子,例如可通过辐射产生的肿瘤坏死因子(TNF)家族的成员(例如TNF-α、fasL、Trail)。低水平的活性氧物质和活性氮物质是代谢的组成部分并且参与大多数细胞过程,包括细胞信号传导。更高的水平可以沉淀细胞死亡。通过诱导氧化应激,电离辐射可激活氧化还原敏感的转录因子系统,例如NF-κB、AP-1、HIF-1α、Nrf2、PPARγ、p53、Sp1、c-abl、STAT3和其他分子,包括膜受体如EGFR。结果,在电离辐射暴露后,可以快速激活初级(也称为立即早期应答)遗传程序而不从头合成蛋白质。这些快速和相对混杂的反应在适当时通过产生更有限的次级基因程序而得到巩固。重要的是,这些途径将分子损伤与DNA修复,细胞周期停滞,表型变化和细胞死亡相结合。它们还通过组织损伤反应(TDR)来表示对人体的“危害”。

辐射后出现的细胞损伤反应

细胞和组织“感知”辐射损伤的方式将影响最终结果。换句话说,它们依赖于预先存在的内部“传感器”,这些“传感器”受到代谢状态和来自乏氧、细胞因子、细胞-细胞和胞外基质相互作用、被激活的信号传导途径等外部分子信号的影响。因为肿瘤发生涉及控制DNA修复、细胞周期和细胞死亡的分子途径中的突变,所以与癌症相关的遗传改变常常改变对放射疗法的细胞反应。这些通路被电离辐射以外的应激激活,包括化学治疗、高热和炎症,使这些相互之间的作用变得复杂化。鉴于生物系统的复杂性,临床结果不能从沉积的物理剂量来预测,而只能从生物学的背景来预测。这就是为什么所谓的“生物剂量”与“物理剂量”显著不同的原因。

因为电离辐射在DNA中引起相对大量致死的复杂损伤,所以它是高度有效的细胞毒性剂,并且肿瘤细胞生殖能力的丧失正是所需的结果。这可以以几种不同的方式发生,取决于剂量和细胞类型。1956年,Puck和Marcus[4]指出:“即使细胞的繁殖能力被低于800r的剂量所破坏,但仍然可以繁殖几次。在较高剂量下,甚至排除单细胞分裂。他们观察到的有丝分裂死亡是由电离辐射引起的细胞死亡的最常见形式[5]。这是一个缓慢的过程,与在某些细胞类型(包括许多淋巴细胞、内皮细胞和唾液腺、甲状腺、肠隐窝和毛囊中的一些细胞)中4~6h内发生的快速间期死亡形成对比。现在已知间期死亡是通过快速细胞凋亡引的[6-9]。然而,有丝分裂死亡可以由几种机制中的任何一种引起——例如,M期中的纺锤体形成失败,导致“有丝分裂灾难”的G2检查点的丧失或来自损伤和遗传物质缺失的不当染色体分离。有丝分裂死亡所使用的分子机械也可以是凋亡的,坏死的或涉及其他机制。

正常组织中的辐射诱导的凋亡通常(但不总是)依赖于通过*p53*及其下游效应器Bax和Bak[10]的DDR的活化。这些干扰线粒体膜,释放激活蛋白水解酶的胱天蛋白酶级联的因子和在核小体之间切割DNA以实现细胞“自杀”的内切核酸酶[10]。因此,细胞凋亡可以通过细胞皱缩或通过标记凋亡DNA链的5’-末端,使用末端脱氧核苷酸转移酶(TdT)(TUNEL技术)断裂。这种内在的线粒体因子激活半胱天冬酶9导致凋亡,并且通常与通过激活半胱天冬酶8的质膜中的肿瘤坏死因子受体(TNFR)家族成员激活的外源途径重叠。最值得注意的是,两者都利用相同的最终鞭毛蛋白酶 3 依赖途径。

因为辐射可以诱导 TNF 和 TNFR 家族成员的表达,所以这些途径可以形成导致照射后一些细胞类型的死亡或存活的另外的间接途径[11,12]。例如,缺乏 TNFR2 的小鼠,其不具有死亡结构域并驱动细胞存活,但对电离辐射对脑的晚期作用特别敏感[13]。某些化学治疗药物如 5-FU 和顺铂的细胞毒性也可涉及 TNF-α[14]。

细胞凋亡是在发育形成器官过程中表现出的程序性细胞死亡的一种形式。在成人中,其作用在于生理稳态控制,例如,在增殖和自反应淋巴细胞的位点去除过量细胞。病理应激的细胞也可以使用这种形式的细胞死亡(例如,在电离辐射暴露后)。有趣的是,电离辐射诱导凋亡通过炎症信号传导组织中的“危险”,而由生理凋亡死亡的细胞是免疫沉默的。许多细胞被保护免于凋亡。只有在促细胞凋亡环境中具有其内部分子“变阻器”的细胞响应于电离辐射而经历这种形式的死亡。因此,电离辐射增加了细胞凋亡的频率,尽管只有在具有相关分子通路的细胞中,例如,淋巴瘤以这种方式死亡,而胶质瘤细胞却并不如此。由倾向于凋亡的细胞形成的肿瘤通常在临床上最为敏感。

与凋亡相反,坏死是不涉及细胞通路活化的纯病理性组织损伤过程。细胞膜的完整性丧失,细胞增大,溶酶体酶被释放,脉管系统受损,并且产生炎症反应。DNA 以无差异的方式裂解。

自噬是电离辐射暴露后的另一种可能的替代死亡方式。这是原始的生存反应,其中细胞将其细胞内细胞器内在化并且消化它们;它最常见于营养缺乏。细胞可以从自噬中拯救,虽然如果过量,它们死亡。另一个重要的替代辐射诱导结果是衰老,其涉及激活细胞周期关卡分子例如 *p21* 和 *p16*,并且可以通过驱动胶原生成的细胞因子转化生长因子 β(*TGF-β*)[15,16]来促进。因此,IR 诱导的衰老与 IR 诱导的纤维化高度相关[17]。

在正常情况下,组织中的细胞死亡通过细胞生成和存活保持平衡。细胞环境中的信号,例如生长因子,细胞-细胞接触和细胞外基质,对于存活是至关重要的,并且它们的损失可导致细胞通过脱落或“无家可归”而脱离细胞周期和细胞死亡,这可能通过任何机制而发生[18]。

凋亡、自噬和衰老都具有从繁殖池中去除受损细胞的作用。这可能限制放射性致癌作用的机会,但衰老和自噬的细胞可能保持一段时间的功能。长期结果可以是通过增强的胶原产生或重新进入细胞周期,或在肿瘤细胞的情况下,重新进入于细胞期和随后的肿瘤再生长中的电离辐射诱导的纤维化[17]。

因为细胞需要阳性信号来增殖和存活,所以这些途径通常促进放射抵抗性,并且阻断它们常常导致放射致敏。这是复杂生物学的过度简化,但可能有助于解释为什么用西妥昔单抗或吉非替尼(Iressa)阻止 EGFR 酪氨酸激酶信号传导或用硼替佐米激活 NF-κB,可使肿瘤细胞具有放射敏感性。存活途径信号传导可以是归因于照射后潜在致死性损伤修复(PLDR)的一些现象的基础。在 PLDR 中,细胞微环境决定细胞死亡的可能性。通常,当细胞被照射并维持在接触抑制的平台期培养物中时,发生潜在致死损伤修复。如果这种接触抑制的细胞立即被胰蛋白酶化,或者在照射后不久,存活被损害。一种解释是细胞通过胰蛋白酶消化而变得“无家可归”,并且更可能死亡。然而,必须注意,PLDR 就像自噬,已被调用作为一种机制,增加在不同组的实验条件下的生存,多个机制有助于最终结果。

组织损伤反应

分子和细胞层面

在组织中,细胞凋亡通常可在电离辐射暴露的数小时内观察到。这通常限于组织内的特定部位。小鼠小肠中的辐射诱导的快速凋亡在从隐窝基部开始的位置 4 附近是最大的[19],所述隐窝是大多数增殖和最自发性凋亡的部位。相比之下,细胞凋亡在结肠中不那么明显,并且在增殖区中不可见。实际上,抗细胞凋亡分子 *Bcl-2* 由该区域中的细胞表达[20]。在胸腺中,产生的约 98%的细胞死亡(在成年小鼠中每天约 5×10^7 个细胞),并且在照射后,皮层中 T 细胞具有大量快速的 *p53* 依赖性凋亡,但是较少在髓质,其中含有更多的成熟细胞。与 *p53* 相关的 DDR 的一致性在一些组织中是明显的,但在其他组织中并不明显。在淋巴组织、小肠、毛囊和室管膜中,辐射诱导的凋亡细胞的位置与上调的 *p53* 相关[19,21,22]。在其他组织中的细胞亚群中，*p53* 可被上调，几乎没有快速凋亡的证据，而肝、骨骼肌和脑中的大多数细胞既不显示 *p53* 也不显示大量凋亡[10,14]。

凋亡在正常组织中对电离辐射反应的作用仍然是有争议的。其可能取决于促细胞凋亡细胞的生理作用。如果它们是多余的，电离辐射诱导的细胞死亡可能没有什么影响；然而，如果它们对组织功能是关键的，相反的情况将是真实的。虽然在人类中没有可用的信息，但是在接受头部和颈部照射的患者治疗前24h可能发展为急性腮腺炎，这反映浆液细胞的凋亡死亡[23]。在黏液细胞中没有这种急性死亡；因此，口腔干燥，唾液更黏稠。

脉管系统在辐射反应中的作用存在长期争论。最近发现，通过神经酰胺激活的放射诱导的内皮细胞凋亡，对于正常组织和肿瘤损伤都很关键[24-27]，这使得该论点又被重新得到认识。毫无疑问，电离辐射引起血管损伤，特别是微血管"修剪"，这是组织对电离辐射以及任何随后的缺氧反应的重要方面；然而，实质细胞反应也显然是相关的。折中的观点是：最关键的是综合组织反应。

部分组织损伤反应通过产生促炎症条件而发生，所述促炎症条件通过促进炎症趋化因子和细胞因子例如 TNF-α 和 IL-1 以及蛋白酶、细胞黏附分子和细胞外基质，在受损组织中发出"危险"信号[28,29]。这种受调节的急性组织反应的根源在于通过细胞死亡、炎症、细胞增殖以及具有组织再生和重塑的伤口愈合过程对抗组织感染。高于 6~7Gy 的电离辐射剂量是极易引起炎性并发症反应的[30,31]。事实上，2Gy 可能在放射治疗的早期已经成为流行的分次剂量，因为它使皮肤炎症最小化，X 线管的功率输出低，并且对皮肤的辐射剂量高。

这种危险信号可以延伸到辐射场以外，并且可以通过与产生抗病原体免疫的那些类似的机制产生肿瘤特异性免疫。这些可以被称为电离辐射的"远视"效应[32,33]。细胞介导的应答能够发挥许多可以影响放射治疗的整体结果的作用。例如，辐射诱导的碱性成纤维细胞生长因子(bFGF)可以通过自分泌途径起作用，以促进内皮细胞的存活[34]。在体内，放射诱导的 IL-1 和 TNF-α 的拮抗剂增加小鼠对照射后骨髓死亡的内在敏感性[35,36]，表明这样的反应具有适应的生存值。另一方面，辐射诱导的 TNF-α 可以引起某些细胞凋亡，并可能触发与细胞死亡无关的临床症状[11]。例如，可以在涉及上腹部的放射治疗的数小时内发生恶心或呕吐；急性红斑和与血管渗漏有关的水肿；接受大量放射治疗的患者，特别是腹部内的疲劳以及可在颅骨照射数小时内发展的嗜睡。放射诱导的增殖反应如胶质增生或某些形式的纤维化也可引起与细胞消耗无关的症状[37]。

在较长时间内，通过电离辐射的危险信号传递可以使一系列事件运动，最终在暴露后长时间的组织中产生持续的炎症反应。在 IR 组织暴露后数月观察到剂量相关的炎症反应的振荡波。不能控制这些可能是非常有害的。正如 IR 诱导的氧化还原失衡通过抗氧化反应(例如，超氧化物歧化酶、过氧化氢酶、谷胱甘肽过氧化物酶、硫氧还蛋白还原酶、过氧化物酶)在时间上抵消，炎症由关键介导伤口愈合和组织修复的抗炎机制控制，促炎细胞因子的波推测可反映在组织恢复和重塑的连续失败的尝试[38]。再次强调，组织损伤反应的炎症方面可以延伸到照射部位之外以调节局部放射治疗的旁观者区域和系统效应；因为它们的持久性，晚期辐射效应可以被认为具有慢性炎症成分[28,33]。

细胞因子和生长因子是晚期电离辐射效应的重要介质。例如，通过 TNFR2 的信号传导保护小鼠免受脑辐射的晚期影响[13]。Anscher[39]已经报道，在 RT 之前具有升高的 TGF-β 血浆水平的肺癌患者更可能发展为放射性肺炎，从而照射对局部辐射损伤的系统影响。升高的 TGF-β 水平可以来自侵入它的肿瘤或基质细胞，或可以是电离辐射诱导的；结果可能是相同的。不足为奇的是，正在研究在放射治疗期间抑制 TGF-β 活化作为降低非小细胞肺癌患者中肺炎风险的策略[40]。此外，在放射治疗过程中 TGF-β 水平正常化的患者中尝试剂量递增。

正常组织辐射损伤的动力学

尽管放射治疗引起的组织损伤更多的是病理层面的表现，但特定组织表达并发症(潜伏期)的时间在很大程度上由生理细胞更新率确定，即细胞分化的动力学、损失和更新。由此，并发症的潜伏时间在个体之间非常相似，例如，黏膜反应通常在放射治疗开始后以相似的时间间隔发生。

"急性""亚急性"和"晚期"这些术语通常用于描述放射治疗后出现功能不全的时间，并反映组织之间的主要动力学差异。术语也常常被宽松地用于描述其中看到这种效应的组织，如在“急性效应组织”中，但这种表述是不准确的，因为组织和器官包括多种细胞类型，每种具有其自身的周转率特征。因此，任何一种组织都可以表达辐射损伤的急性反应和晚期反应症状，这取决于限制功能表现的细胞类型。此外，严重的急性放射性损伤可导致非特异性的晚期（后续）变化，例如纤维化、萎缩或溃疡（例如，肠黏膜溃疡导致的狭窄，或皮肤或口咽组织的脱屑引起的纤维化或坏死，以及急性溃疡）。

急性效应

放射治疗的急性效应是指细胞更新很快的组织（胃肠道黏膜、骨髓、皮肤和口咽部及食管黏膜）在标准的6~8 周疗程内出现的反应。这些组织由等级制约细胞系统构成。小部分的干细胞缓慢地增殖，产生具有高度增殖能力的祖细胞群体，进而再分化为无增殖能力的成熟功能细胞。辐射可以使干/祖细胞池中的细胞减少，但无增殖能力已分化的细胞在经过正常的细胞更新过程死亡之前却可以维持组织功能的正常发挥。在许多情况下，例如在致死剂量的全身照射之后，祖细胞库的消耗可能是通过功能丧失而导致死亡的关键事件，而不是干细胞本身的损失。最近发现的干细胞标记物目前允许在许多不同组织中评估这些反应。

辐射后，受损的干/祖细胞池首先是恢复细胞池中的细胞数目，然后再继续分化以恢复功能，不同的组织恢复的程度是不同的。在正常的稳定状态下（不处于生长或退化阶段），组织的细胞丢失系数（φ）为 1，组织处于生长状态时 φ 降低至小于 1，这也正是胚胎、胎儿、再生组织和恶性肿瘤的特点。辐射后，一些组织（如空肠隐窝）的 φ 降为 0，再生很迅速；而另一些组织（如皮肤）φ 可降至约 0.5，再生相对慢一些，但也持续产生一些功能细胞；还有一些组织（如生精上皮）φ 几乎无变化，大部分维持在稳态，精子产生减少可持续数月或数年，且数目减少的程度和干细胞减少的程度有直接的关系。然而，这只是一个需要使用定义的干细胞标记来进一步确认的模型。

因为急性反应性组织由等级制约细胞系统构成，辐射损伤的严重程度取决于干/祖细胞受损的程度和释放新生有功能细胞所延误的时间。辐射损伤的严重程度随辐射剂量的增加而增加，但只要增殖池中的细胞数维持在一定数值以上，出现的反应都是短暂的，并可以完全恢复。剂量分割就是利用治疗期间干/祖细胞再生来减轻急性反应的严重程度。与损伤的严重程度不同的是，急性损伤的发生率和损伤出现的潜伏时间相对与辐射剂量无关。因为潜伏期的长短主要取决于已分化细胞丢失的速率。例如，在血细胞生成过程中，骨髓受照射后淋巴细胞和血小板由于更新速度很快，迅速减少，而贫血很明显就不是急性效应，因为红细胞的更新速度较慢。同样，睾丸中每一个生精干细胞通过精原细胞和精母细胞的不断分裂最终可产生 1000 多个精子。在人体中这一过程要经历 60 多天，处于分化早期的精原细胞数目较少，可以被一定的照射剂量选择性地杀死，而同样的剂量对精子产生过程中较成熟的细胞则几乎没有作用。所以，射线暴露后的最初几周内精子数目仍然是正常的，直到照射的精原细胞的子代在正常情况下应该到达精液囊泡数目才会急剧下降。在小肠黏膜内，隐窝部位的有丝分裂活动较活跃，隐窝细胞分裂速度很快（在人体平均 1 天分裂不止 1 次），辐照后数天内死亡。而绒毛端的细胞无增殖活性，照射后未立即出现辐射效应。只有当已分化的细胞程序性脱落进入肠腔，隐窝部位又没有新生细胞来补充时才出现明显的绒毛缩短，所以每日接受标准化腹部放射治疗的患者在治疗后 2 周才会出现症状。

亚急性效应

有些组织可能在照射后数月出现亚急性效应，提示更新周期相对较长的这一类细胞出现了死亡。尽管有一些病例出现严重的损伤甚至死亡，但一般来说亚急性症状是可逆的。脊柱辐照后出现的 Lhermitte 综合征、肺部放射治疗 2~3 个月后出现的亚急性肺炎都是暂时性效应的例子。靶组织似乎具有更长的周转时间，并且由于功能群体的丧失和干/祖细胞恢复之间的滞后而被认为是暂时性的症状，尽管由于微血管修剪而持续的细胞损失和乏氧可以对促炎细胞因子的产生起到相当大的作用，以及控制这些反应的遗传上确定的机制。

远期效应

放射治疗对正常组织造成的远期效应可能很严重，而且常常恢复有限。一般认为是由于组织中缓慢增殖性靶细胞缓慢丢失造成的，例如，从中枢（少突神经胶质）或外周（施万细胞）神经组织、肾脏（小管上皮)、血管(内皮)、真皮(成纤维细胞)和骨(成骨细胞和成软骨细胞)等组织中丢失。然而,组织愈合失败涉及不同细胞集中区中各种类型的细胞,而且损伤可以剂量依赖的方式随着时间的推移不断进展。由于治疗水平的提高,癌症患者的生存期得以延长,一些损伤,比如与关节硬化及心脏疾病相关的损伤,可以在辐照后的数十年才出现,正日益成为一个突出的问题。晚反应组织衰退后的病理学表现可以多种多样。例如,脑部照射后晚期可出现脱髓鞘,同时伴有神经病学的变化,星形细胞和小神经胶质细胞增殖,水肿、出血及炎性浸润的血管损伤。其中,脱髓鞘可能是由于出现神经病学变化使得前少突神经胶质细胞和神经元丢失导致的。辐射损伤的发病机制可能与浸润细胞有关,如放射性肺炎的发病机制中就涉及浸润细胞的作用;同时,辐射损伤的修复可能也与浸润细胞有关,如全身照射后小鼠皮肤损伤愈合的速度要比局部照射慢。

与早反应组织不同的是,缓慢增殖的晚反应组织中细胞既具有一定的功能又可根据需要进行增殖,被认为是"具有韧性"的组织。这并不是说晚反应组织中没有功能有限的干细胞和无增殖能力的功能细胞,只是这类细胞在晚反应组织中的地位可能不如在等级制约组织中重要。晚反应组织从干细胞池中再生的能力相对要弱一些,因此出现远期效应比较慢。或者说,再生可能受到炎症和纤维化的损害,而这种炎症和纤维化是晚反应组织的替代性愈合反应。

照射剂量对潜伏期的影响较大,随着剂量的增加远期效应出现的速度加快。因为剂量越大,细胞在死亡前成功进行有丝分裂的次数就越少。另一个可能原因是随着细胞的死亡,募集至增殖池中的残余靶细胞(大部分受致死性损伤)逐渐增多,引起连锁反应使大量的细胞死亡和组织功能受损。第三个可能的解释是,远期效应的出现涉及不同类型细胞间的相互作用。随着时间的推移,损伤的本质也有所变化,这主要取决于特定时间受损的主要是哪一种类型的细胞。各种应激事件如手术、化学治疗、感染或物理性损伤都可以使辐射损伤的进程加速、严重程度加大。上述这些因素在加快人体远期效应(例如坏死、损伤后经久不愈的溃疡)出现的过程中的确都发挥了重要作用。相反,减慢增殖的速度、减少应激事件的出现可以减少远期效应的产生,降低其严重程度。

临床上日益重视的是远期辐射效应可以在多大程度上被逆转。最近证实辐射后晚期给予某一种物质可以减轻组织的辐射损伤。例如,血管紧张素转换酶抑制剂卡托普利能抑制大鼠体内放射性肾炎和肺纤维化的进展。类固醇在动物体内也可以抑制放射性肺炎引起的死亡,但在肺炎恢复前停止用药会导致死亡率增加。一些实验研究证实,己酮可可碱单用或和维生素E联用可抑制辐射远期效应的产生。一项临床研究发现,两者联合应用可以逆转辐射导致的慢性纤维化过程。目前还不清楚这些物质具体的作用机制,是不是促进了细胞的修复,但此类研究为如何控制放射治疗晚期并发症指明了方向。

在放射治疗过程中我们可以根据早反应组织中出现的严重急性效应来调整剂量,但对于远期效应却不行,因为远期效应要在治疗完成后才出现。此外,因为细胞动力学决定了正常组织表现出辐射效应的时间,所以潜伏期不是放射敏感性的指标。

耐受剂量和功能性亚单元

正常组织的耐受剂量,即使是能被普遍接受的各种器官的剂量限值,也尚未被准确定义。

组织对辐射的耐受程度除了与它们内在固有的辐射敏感性有关外,也与可再生细胞的数目及构成的方式有关。组织可看作是由功能性亚单元(FSU)构成的。FSU是组织结构再生过程中促克隆形成的最小单位。例如,引起脱毛所需的照射剂量就比脱屑要少,这并不是因为毛囊细胞和基底上皮细胞的辐射敏感性不同,而是因为产生一根毛发的FSU中所含有的克隆原细胞数比可再生基底细胞团中所含的克隆原细胞数要少。同样,去除毛发中的色素只需要相对较低的辐射剂量,但去除表皮色素沉着则需要更大的剂量。这是因为每一个毛囊中只有很少量的黑素细胞,有时只有一个,而表皮中黑素细胞数则较多。

在肾脏中每一个肾单位就是一个FSU。如果肾小管已经全部脱上皮,那么这个肾单位就会永久地丢失,因为它不会从邻近的肾单位中再生出来。所以,肾脏的辐射耐受剂量更多的是由肾单位中的小管细胞数来决定,而不是由肾单位数来决定。如果肾脏含有 10^{11} 个克隆原性小管细胞,共有 10^{7} 个肾单位,每个肾

单位中含 10^4 个小管细胞，那么，即使辐射使存活率降为 10^{-4}，大部分肾单位也是可以再生的。泊松分布的统计数据显示 37%的肾单位会死亡。如果肾脏含有 10^{11} 个克隆原性小管细胞，共有 10^4 个肾单位，每个肾单位中含 10^7 个小管细胞，那么同样使 37%肾单位死亡的辐射剂量可使存活率降低至 10^{-7}。在超分割治疗中，细胞数呈对数级减少，这一剂量是存活率降至 10^{-4} 所需剂量的 7/4(1.75)倍。所以，即使靶细胞内在的放射敏感性相同，不同的组织和器官可耐受的辐射剂量也可以差别很大。以小鼠皮肤为例，正常情况下每立方厘米中有 10^6 个基底干细胞，要维持皮肤的完整性且没有脱屑，要求存活率为 10 个细胞/cm^2，而 FSU 则要求存活率为 1/10cm^2。

具有更多管状结构的器官(例如，唾液腺、胰腺、汗腺、睾丸、乳腺上皮、肺，也许包括肝脏)类似于肾组织，由大量 FSU 组成，被称为“串型组织”，而像真皮、肠上皮和表皮等组织可以被称为“并型组织”。对细胞迁移缺少物理屏障的限制，这可能有助于组织再生。结构良好的器官似乎具有小的 FSU，脊髓中的 FSU 介于中间，而真皮组织具有大的 FSU。肿瘤表现为仅一个 FSU，因为一个存活的干/祖细胞可导致复发。因此，这种细胞的数量将在确定局部肿瘤控制中起重要作用。对于转移性沉积物，即使在总细胞数目相同的情况下，较大数目的小转移性沉积物可以通过较低的辐射剂量来杀灭，较少数目的较大转移灶需要更高的辐射剂量。

容积效应

对于大容积的正常组织，传统的放射肿瘤学家一般都会降低总的照射剂量。事实上，现在头颈部照射普遍将分次剂量从 2Gy 降至 1.8Gy，也是考虑到容积效应的原因，因为治疗时间延长可增加照射野中黏膜的耐受性。在正电压时代，通常推荐增大治疗容积并减小剂量，但随着对皮肤具有保护作用的兆伏射线的出现，容积效应逐渐不再被重视，因为肿瘤越大(治疗容积越大)，控制肿瘤所需要的照射剂量也越高。现代 IMRT 计划对各种正常组织都给出了可读的剂量-体积直方图，以用于避免过高剂量投射到过大的体积上。然而，其作用有限，因为缺少空间信息，因此并不能很好地预测放射治疗毒性。

事实上，除了一些特殊情况以外，治疗容积增大需降低照射剂量的想法几乎没有什么放射生物学的依据。例如，FSU 像链式一样呈线性排列，如同在神经通路、脊柱和包绕小肠的圆柱形脏腹膜一样，不管这一条链中其他亚单位如何，有一个亚单位死亡就可引起很明显的损伤效应。随着容积(暴露的 FSU 数)增加，出现损伤效应的可能性也增大(图 2.1)。这种容积效应可在临床上的小肠梗阻以及实验性的骨髓炎中得到证实。

对大鼠脊髓辐射的体积效应的实验结果表明，长度<10mm 的大鼠脊髓具有陡峭的体积效应，同时发现了有趣的“浴缸-淋浴”效应——一个小的局部区域表现出了对辐射引起麻痹这种并发症的高度耐受性。在这一模型中，如果将一个约 4Gy 的“浴缸”剂量额外投射到 4mm 的脊髓区间，而这个脊髓区间中还包括一个 2mm 的“淋浴”靶区，那么，引起 50%概率麻痹的等效剂量(ED_{50})将从 88Gy 急剧下降到 61Gy。尽管这一效应背后的机制尚未可知，但抑制血管生成和细胞迁移可能是一种合理的解释。

脊髓是最具有代表性的体积效应模型。最近的一项研究表明，电离辐射引起的猪的运动缺陷，似乎与侧向照射体积无关，致瘫痪的等效剂量约 20Gy。这具有相当大的临床相关性，因为该实验结果提示，即使

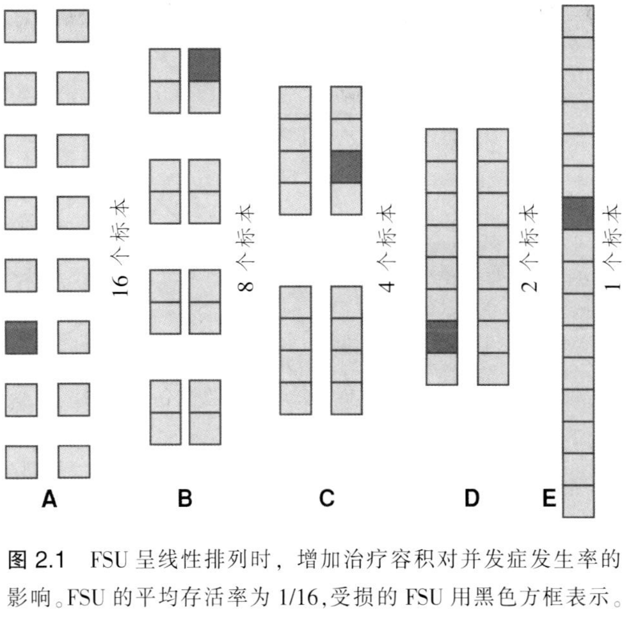

图 2.1 FSU 呈线性排列时，增加治疗容积对并发症发生率的影响。FSU 的平均存活率为 1/16，受损的 FSU 用黑色方框表示。小容积(A)时发生脊髓炎的概率为 6%(1/16)，但如果 1 例患者的 16 个 FSU 都暴露(E)，骨髓炎的发生率接近 100%。实际的发生率可通过文中的公式计算出。(From Withers HR, Taylor JMG, Maciejewski B. Treatment volume and tissue tolerance. *Int J Radiat Oncol Biol Phys* 1988;14:751.)

的肿瘤延长治疗时间以提高50%肿瘤控制剂量(TCD_{50})的做法是不可取的。

(2)TCD_{50}分析。图2.7是文献79中报道的头颈部鳞状细胞癌的TCD_{50}值,治疗时间不超过28天TCD_{50}不受治疗时间的影响,疗程达28天以后TCD_{50}随时间延长迅速增加(与增长0.6Gy/d一致)。由此可见,头颈部鳞状细胞癌照射后出现再生的停滞期是3~4周,倍增时间平均是3~4天。

(3)分析初始肿瘤控制率。以标准化的处方进行照射(如总剂量50Gy在4周内分20次进行照射),但由于任何原因总疗程被延长了,肿瘤控制率会出现降低,头颈部癌一般每天降低1%~2%(图2.6B)[99,100]。

需要注意的是,照射后肿瘤出现再生的停滞期是4周,且4周后TCD_{50}增加0.6Gy/d,并不是说头颈部肿瘤的放射治疗最好在4周内完成。黏膜的再生在照射后10~12天时就开始且再生速度较肿瘤快,此后要达到同等黏膜效应日平均剂量至少要增加1Gy[79]。因此,相对于肿瘤控制率来说,疗程超过4周对增加黏膜耐受性还是有益的。只有治疗期间不出现增殖的晚反应组织损伤较大。如果能够在尽可能短的

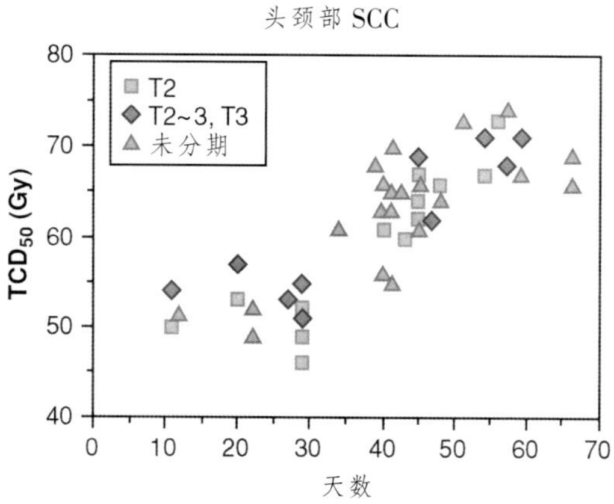

图2.7 从出版的资料来看,头颈部(不包括鼻咽部和声带)鳞状细胞癌放射治疗持续时间对TCD_{50}估计值的影响。TCD_{50}值用$LQED_{2Gy}$来表示[LQED根据2Gy/次时线性二次(LQ)模型计算得出],随着治疗时间延长,达到相同效应的总剂量迅速增加,说明存活的肿瘤克隆原出现加速再生和散点图计算出的平均3~4天的倍增时间是一致的[171,328](图2.6A),治疗时间未满4周时TCD_{50}值相对是恒定的,这和加速生长的潜伏期约4周是一致的。克隆原以照射前平均倍增时间2个月的速度增长对TCD_{50}值(8周内增加2.5Gy)几乎没有明显的影响。(From Withers HR, Taylor JMG, Maciejewski B. The hazard of accelerated tumor clonogen repopulation during radiotherapy. *Acta Oncol* 1988;27:131.)

时间内完成主要晚反应组织可耐受剂量的照射,且急性反应可接受[75,79],不影响肿瘤受到照射的总剂量,治疗的增益效果将最大。

4.加速治疗

如果肿瘤加速生长导致治疗失败,那么加速放疗对这些肿瘤效果较好。一项非随机性研究中发现,缩短总疗程可提高炎性乳腺癌[101]、黑色素瘤脑转移[102]、头颈部肿瘤[47,103,104]的局部控制率。一项随机性研究也证实了对头颈部肿瘤进行加速治疗的有效性。但加速治疗的有效性也并不是在所有部位的肿瘤中都得到了证实,比如对生长非常缓慢的前列腺癌可能就是个例外[92,93],尽管SBRT对其治疗看起来很有前景[105]。

剂量强度研究[106-108]表明,化学治疗也加速肿瘤再生长。此外,对于头颈部肿瘤,于放射治疗开始前行2个或3个周期的新辅助化学治疗,尽管可以观察到肿瘤体积的缩小,但其所带来的治疗收益却并不明显,这一现象与亚临床残余肿瘤干细胞的加速再生相吻合。

辐射后细胞周期再分布

细胞处于分裂周期的不同时相其放射敏感性是不同的[109],细胞存活曲线的初始斜率也存在明显的差异(图2.8),处于S期晚期与G2~M期细胞的辐射敏感性的差别较含氧与乏氧细胞间的辐射敏感性差别还要大。处于细胞周期不同时相的细胞群接受2Gy照射后,存活的细胞将会部分同步化进入辐射抗性相对较高的周期时相中(因为处于敏感时相细胞已优先被杀死)。随着细胞分裂进程的继续进行,这些存活的细胞都进入辐射相对敏感的时相。如果它们真的都存在这种同步化进程,那完全有可开发利用的价值[110]。然而不幸的是,事实并不是如此。但是与照射后即刻检测相比,照射再经过一段时间以后处于敏感时相的存活细胞的比例要高,从而产生自身增敏作用。这在非增殖性细胞群体中没有出现。分割治疗使肿瘤细胞得到再分布而提高治疗率,而晚反应正常组织中非增殖性细胞没有再分布[111]。分割照射的剂量越小,肿瘤和晚反应组织再分布的差异就越大,而且随着分割次数增加这种差异可呈指数级放大。在认识到晚反应正常组织和肿瘤对低剂量分割效应存在固有差别之前[111],处于周期循环的肿瘤细胞与晚反应正常组织中未再分布靶细胞之间微小的差别可以被放大就是临床超分割治疗最初的

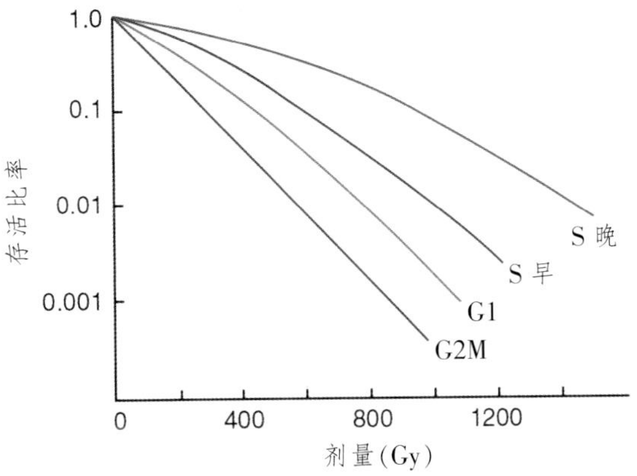

图 2.8 同一种哺乳动物细胞(中国仓鼠 V-79)处于分裂周期 4 个不同时相时的剂量-存活曲线[249]。不同时相的细胞存活率存在显著的差别,存活率变化的绝对值在低剂量水平时差别最明显。2Gy 照射后,S 期晚期和 G2M 期细胞的存活率比值约为 5。(From Withers HR, Peters LJ. Biological aspects of radiation therapy. In: Fletcher GH, ed. *Textbook of radiotherapy*, 3rd ed. Philadelphia: Lea and Febiger, 1980.)

理论基础[112]。

细胞周期再分布对超分割照射后肿瘤和正常组织辐射效应的影响很难阐明[113]。这可能是因为肿瘤内异质性和时序性。肿瘤干细胞被认为存在于细胞周期的 G0 期,并且由于它们所处的微环境的内在代谢状态影响而缓慢循环。大多数肿瘤干细胞的小基因尚未得到令人信服的证明;但胶质瘤干细胞似乎存在于血管周围位置[114-116]。大多数肿瘤干细胞对于增殖标志物 Ki67 是阴性的[118],但是多分次的电离辐射可以促进肿瘤干细胞从微环境的募集并且增加循环细胞的比例,并伴随可能的放射敏感性的增加[118]。因此,对于肿瘤干细胞,照射后的再分布可能与它们向细胞周期的转移和由此带来的再生有关。这提出了一种有趣的可能性——这可能是一种增加放射敏感性的策略。

氧效应

1909 年,Schwarz 报道,限制组织中的血流量可以降低辐射效应的产生 [119]。这被认为是一种代谢性作用。然而到了 1951 年,Read[120]证实氧气通过放射化学的机制可使细胞致敏。现在,氧气被认为是增加辐射敏感性强有力的化学修饰剂[121,122]。

氧分压与辐射敏感性之间的关系不固定,氧分压在 3~10mmHg[1,121,122]间波动时,细胞辐射敏感性处于乏氧和含氧细胞辐射敏感性的中值水平(*k* 值[5])(图 2.9)反映细胞代谢活性与氧浓度之间关系的曲线向左移且斜率较大。因此,具有辐射抗性的乏氧细胞代谢活动是正常且具有活性的。图 2.9 中的小插图反映的是不同氧浓度条件下的存活曲线。乏氧和含氧细胞中产生同样效应(如细胞存活)所需剂量的比值称氧增强比(OER)。暴露于高剂量 X 线或 γ 射线下的细

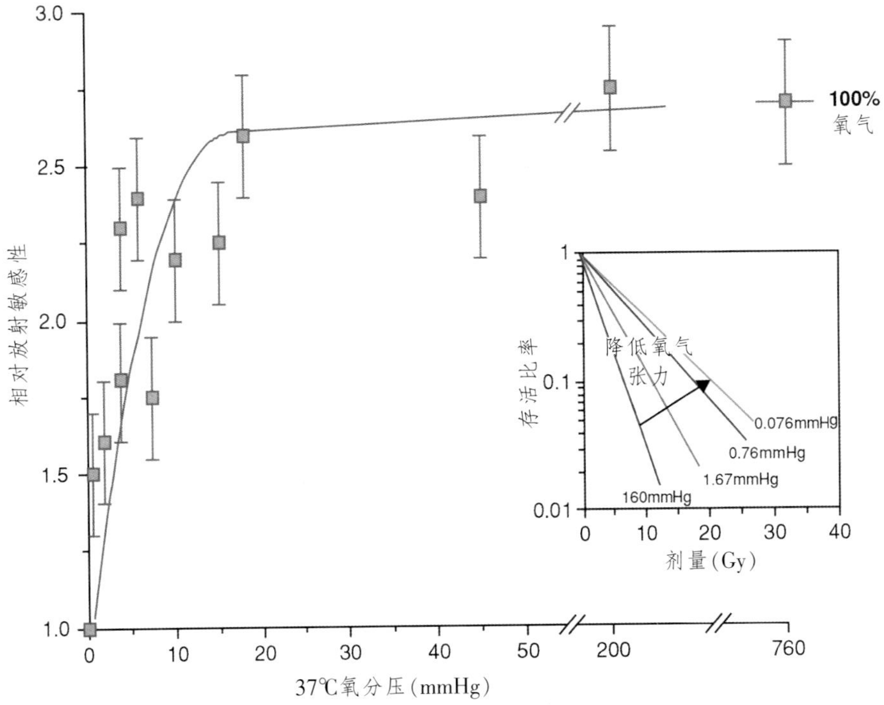

图 2.9 曲线反映是细胞放射敏感性与辐照时氧分压的关系。主要是对 Ehrlich 腹水肿瘤细胞的晚期畸变进行评估获得数据,辐照杀菌时也可获得相似的曲线。37℃氧分压约 4mmHg 时,氧增敏作用可达 50%。插图是不同氧分压下的存活曲线。

胞 OER 在 2.5~3 之间，且随着细胞周期的进程 OER 变化不大。在低剂量或低剂量率[123]照射时，OER 略有降低，原因可能是光子散射的电子在操作上被认为是低 LET 和高 LET 两种粒子混合存在。在电子径迹的末端有一段致密电离，对低剂量或低剂量率辐射来说可能会引起较低的 OER，相对更重要些，临床治疗中所用的中子 OER 为 1.6。α 粒子或负电子射线的 OER 为 1 或接近 1。

氧气辐射增敏的特性主要是源于它对电子的亲和力。基于这个认识，放射化学家模仿氧气的特性研发出各种亲电子辐射增敏剂，如甲硝唑、米索硝唑、依他硝唑、尼莫唑以及其他一些硝基咪唑。这些辐射增敏剂比氧气更容易控制，代谢相对缓慢，因此可以从血管进一步扩散至肿瘤乏氧区域。这些药物的毒性在一定程度上限制了它们的使用，但经证实还是具有一定的临床功效的。近年来，这些药物得到了进一步的发展，如替拉扎明，对乏氧细胞具有选择性的毒性，既有辐射增敏的作用，又有化学增敏的作用[124]。

乏氧与临床放射治疗的相关性

组织进行氧合主要依赖于毛细血管中的血流。如果血流像肿瘤毛细血管中的一样很缓慢，那么动脉和静脉内的氧分压与组织氧合次相关[125-127]。所以实体肿瘤中有部分组织处于乏氧的状态并不奇怪[90,126,128,129]。这可能是由于肿瘤生长超出血供的范围，还有坏死、血流缓慢、血流分流或血管暂时闭塞所致[127]。暂时性的血管闭塞和血液分流引起的短期乏氧以及氧弥散受限引起的慢性乏氧一样需要重视，有时甚至比慢性乏氧还重要。

我们可以通过许多方法来证实乏氧的存在。对实验性肿瘤模型给予不同水平的单一高剂量辐射，在体外检测克隆存活率，可发现剂量-存活曲线包括两部分：在初始阶段含氧细胞被快速杀死，曲线相对迅速地下降；在后一阶段，杀死辐射抗性较高的乏氧细胞的效率降低，曲线下降速度相对减慢[129]。近年来，逐渐发展起来的实验技术包括：检测人体和实验性肿瘤内氧分压(PO_2)的氧电极检测技术[126]，反映 DNA 链断裂情况的彗星实验[130,131]，免疫组织化学法检测和 2-硝基咪唑结合的情况(EF5)[132]或 PET 技术，免疫组织化学法检测局部表达的乏氧诱导因子-1α 及其下游的效应器。乏氧诱导因子-1 表达在缺氧条件下稳定，并且可作为上调多种促进细胞和组织存活基因的转录因子，包括促进血管生成的糖酵解酶和血管内皮生长因子(VEGF)。它是一种代谢转换机制，可以在有氧环境的炎症条件下、在转录因子 NF-κB(核因子 κB)的指导下产生。因此，乏氧诱导因子-1 的表达可以被认为是一种在癌症中表达失调的因子，并且具有比促进放射抗性更广泛的影响。

乏氧和临床疗效的联系日益紧密。高压氧治疗[133,134]或纠正贫血[133,135]已被报道可改善预后，然而使用红细胞生成素却具有相反的效果[136]，这很可能是因为由此带来的肿瘤干细胞增殖和干细胞存活[137]。头颈部和宫颈癌针对乏氧而实施的大分割放射治疗[126]过程中，如果乏氧组织的比例较高则提示肿瘤局部控制率以及存活率不理想[95,138]。然而，仅进行手术治疗的宫颈癌患者其结果也与乏氧有关[139]。有研究表明，乏氧状态利于 *p53* 突变的细胞生长[140]，可以选择并成为一种侵袭力更强的肿瘤标志物。

尽管不是所有的实体肿瘤内都含有乏氧细胞，但确实是有许多实体肿瘤内存在乏氧细胞，作为一个对个体放射治疗效应进行预测的指标，乏氧的重要性尚未得到证实。研究表明，肿瘤干细胞具有高抗氧化特性，并且对活性氧产生的电离辐射反应较小[2]。这使得它们抵抗氧增敏。

放射治疗及其他治疗也可能诱发乏氧。Fuks 和 Kolesnick 指出[24]“肿瘤内皮细胞快速死亡，在 8~10Gy 表现出明显的阈值，而在 20~25Gy 表现出最大反应”。这种凋亡可在数小时内被观察到，并且在几周后出现放射治疗后微血管损伤[141]。用<20Gy 剂量照射正常组织无法支持血管再生，这在过往的数十年中被称为肿瘤床效应(tumor bed effect)[142]。鉴于此，放射治疗期间或之后的肿瘤再生取决于血管生成而不是血管再生[143]。血管生成是相对低效的过程，而由此可能产生的效果是乏氧的增加。

在肿瘤微环境中这些辐射诱导的改变在临床现实中有多常见，以及它们与肿瘤治疗的关系，这些都尚未完全建立。但正如 Fuks 和 Kolesnick[24]所建议的，剂量仍然发挥的是主要作用，尽管 Tsai 等[144]表示适当的分割方案可导致类似于单次高剂量的血管损失。再次强调，促炎细胞因子(如 TNF-α)在高剂量照射后所起到的作用可能是特别重要的，因为它们瞄准的是血管系统[145]。事实上，并不确定慢性乏氧导致放射耐受，因为它已被证明减少 DNA DSB 修复，特别是对 RAD51 介导的 HR[146]。因此，乏氧的实质很关键——由于对氧扩散的限制，由间歇性血管闭合导致的暂时性急性缺氧可能比慢性乏氧更具临床相关性。

一个重要的问题是，在分次放射治疗过程中是否发生再氧化。如果乏氧仅仅是肿瘤侵袭的标志物，那么再氧合可能对治疗结果不重要；然而，如果乏氧具有放射生物学相关性，那么再氧合的速率和程度将很关键。

肿瘤再氧合

分割放射治疗过程中了解肿瘤发生再氧合的程度很重要。如果肿瘤克隆原30%是乏氧的而70%是含氧正常的，且在每次2Gy的分割治疗过程中这个比例没有发生变化，那么在最初几次分割照射后存活细胞中大部分是乏氧细胞。总剂量70Gy，每次2Gy的分割治疗不会使细胞存活率低于10^{-4}。因此，临床上肿瘤控制率达到很高时都会有再氧合存在。尽管再氧合不充分会导致一些治疗失败，但它还是必需的。再氧合对多剂量分割治疗反应的影响可见表2.1。例如，80%含氧细胞和20%乏氧细胞构成的肿瘤所需的剂量，比所有细胞都是含氧细胞的肿瘤所需的剂量要高15%。减少总的肿瘤细胞和减少血管损伤、间质压力降低，以及暂时性血管闭塞减少引起的更充分的氧弥散，都是发生再氧合的原因[125]。需要注意的是，再氧合过程中产生的自由基对细胞可能有一定毒性。这可能是为什么癌症干细胞可以存在于血管周围的微环境中，对氧化还原反应更有抵抗力[62]。

大部分有关动物肿瘤再氧合动力学的研究都采用了相对大的分割剂量治疗，表明各种不同肿瘤之间还存在一定的差异。大多数情况下，再氧合发生很迅速，在6~24小时内完成[147]。人体肿瘤中的再氧合动力学仍然存在着争议[148]。不同类型及不同部位肿瘤的再氧合动力学明显不同。

表 2.1　不同乏氧情况和氧合完全的情况下，2Gy 照射后达到相同存活率所需照射剂量的比值[a]

含氧与乏氧细胞比	剂量修正因子
100/0	1
90/10	1.107
80/20	1.15
70/30	1.23
60/40	1.35

[a] 所有剂量的 OER 均为 2.5。

分次剂量的改变似乎不可能影响再氧合的有益效果。在完全的超分割治疗中，每次分割的剂量很小，10%~20%的细胞乏氧对产生的效应几乎没有什么影响[149]。如果总疗程没有缩短，那发生再氧合的时间还是一样的。在加速治疗中，需要注意存活的乏氧细胞所占比例随着时间延长会不断增加。然而，实验研究发现肿瘤再氧合的速度很快，而且实验和临床上3~4周的近距离放射治疗都可以获得很高的肿瘤控制率，说明大部分肿瘤再氧合是充分的，即使是短期的分割照射或低剂量率照射也一样。

术中放射治疗、立体定位的单一剂量放射外科治疗，高剂量率的近距离照射时作为单一暴露的大剂量分割治疗其疗效可能更易受乏氧因素的影响。但研究表明通常这些情况下肿瘤可达到局部控制。可见，这些照射条件所具有的物理学优势超过了缺乏再氧合带来的缺陷。在以肿瘤血管或血管生成为靶点的放化学治疗或放射生物学治疗中，同样也要考虑再氧合程度的问题。

定量放射生物学和剂量分割

细胞死亡的随机性

我们最初有关照射细胞的剂量-效应关系的认识都是来自对细菌的研究[150]。细菌的存活率随剂量增加呈几何级数下降。也就是说，如果使存活率降至50%的剂量增加1倍，则存活率将降至25%，如果增加2倍，存活率将降至12.5%等。经半对数化后两者之间呈直线型关系。这样的剂量存活关系反映出细胞杀伤的随机性过程。也就是说100次致死性损伤随机作用于100个辐射敏感性相同的细胞后不会将100个细胞全部杀死。泊松统计学表明，100个细胞中平均有37个细胞未受到损伤，37个细胞受到一次致死性损伤，18个细胞受到两次损伤，6个细胞受到3次损伤，各有一个任意细胞将受4次或5次损伤（图2.10）。当然，细胞是因为受到一次还是多次致死性损伤死亡的不重要，但两者之间的半对数关系是不变的，再进行一次平均致死剂量照射，存活率还是37%。

早期的放射生物学家中许多都是物理学家，比较擅长数学，因此他们用平均致死剂量（D_{37}或D_0）来描述存活曲线的斜率。D_{37}可使存活率降低一个自然对

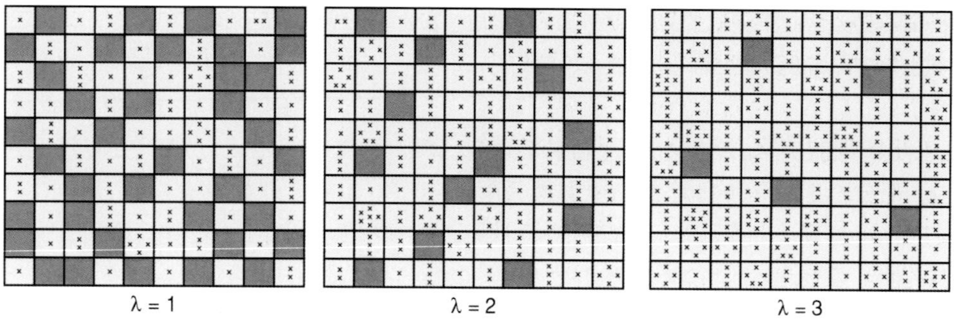

图 2.10 100 个大小相等的靶点分别受到 100、200 或 300 次撞击随机分布的概率图。如果 100 次撞击随机分布，那 100 个“靶”中任一个“靶”不被击中的可能性是 e^{-1} 或 37%。随着撞击次数增加，每一个“靶”存活的可能性也具有相同的概率，200 次撞击中每一个“靶”存活的可能性是 e^{-2} 或 0.37×0.37。300 次撞击后，每一个“靶”仍有 e^{-3}=5%的可能存活。这种存活率成比例的或几何级的降低经半对数化后呈一条直线。(From Withers HR, Peters LJ. Biological aspects of radiation therapy. In: Fletcher GH, ed. *Textbook of radiotherapy*, 3rd ed. Philadelphia: Lea and Febiger, 1980.)

数(e^{-1})，而 D_{10} 使其降低一个普通对数。对生物学家来说 D_{37} 相对较容易理解，D_{10} 是 D_0 的 2.3 倍。

哺乳动物细胞的存活曲线

Puck 和 Marcus[4]在 1956 年第一次发表了哺乳动物细胞的存活曲线，他们发现细胞存活率随剂量的增加呈对数级数降低。这一模型和细菌的相似，但有两个重要的区别：哺乳动物细胞的 D_0 值一般为 0.75~2Gy，比大部分细菌 D_0 值的 1/10 还要低，充分说明后者“靶”较小(DNA 量较少)。此处，与细菌不同的是，哺乳动物细胞的存活曲线在对数下降前存在一个肩区(图 2.11)。肩区出现的生物学基础并不十分明确，但是与 Catcheside 等[150]提出的机械论观点一致——辐射引起的细胞灭活与辐射剂量具有线性单击 α 损伤和二次多击 β 损伤的关系。在 2Gy 左右的临床低剂量区，大多数灭活来自单击；在高剂量区，存在来自其他电子轨道(轨道间)的电离损伤进一步积累。这种“亚致死”损伤可转换为致死损伤。

剂量-效应曲线的复杂性还表现在，有些系统对低剂量照射(<10cGy)存在很高的辐射敏感性。剂量达 30cGy 后随剂量增加，辐射耐度也不断增加，照射剂量达 1Gy 后细胞存活率开始按常规的曲线下降趋势随剂量增加而下降[151,152]。这种现象并非普遍存在，但在许多人细胞系体外研究以及小鼠的皮肤、肾脏和肺的实验性研究中发现。其中具体的机制还不清楚，但低剂量超敏现象可能归因于激活细胞周期 G2 相位点的失败[17]。

其他一些现象也对 DNA 链损伤和辐射效应间的简单关系提出了挑战。一是辐射诱导的基因组不稳定

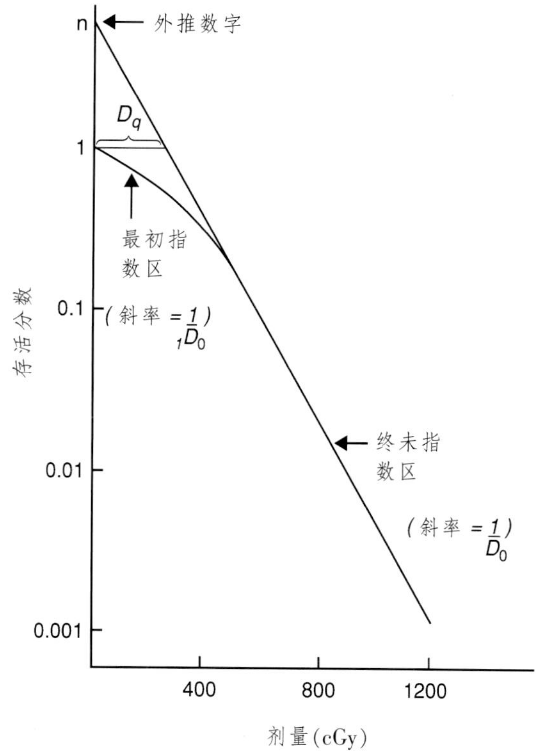

图 2.11 哺乳动物细胞存活曲线由肩区和末端指数部分构成。其斜率的倒数为 D_0 值(斜率=1/D_0)。直线部分外推与纵坐标相交点的数值为外推 n 值，D_q 是细胞存活 100%时作一条与横坐标的平行线，与外推线的交点在横坐标上投影点的剂量，又称准阈剂量。曲线在 x 轴上的位置由 n 或 D_q 决定。n 和 D_q 是反映存活曲线肩区宽度的参数，但它们不能决定曲线的形状。存活曲线的形状对指导放射治疗很重要。存活曲线肩区可看作是直线部分的起始指数区域，逐渐弯曲后渐渐到最后的存活曲线的指数区域。(From Withers HR, Peters LJ. Biological aspects of radiation therapy. In: Fletcher GH, ed. *Textbook of radiotherapy*, 3rd ed. Philadelphia: Lea and Febiger, 1980.)

性。随着受照细胞进行有丝分裂次数增加，基因组发生突变的频率也增加，出现染色体重排、微核形成、基因扩增和细胞杀伤[153]。另一个现象就是非靶向性的辐射效应，即处于受照细胞旁未接受照射的细胞也可受到辐射的影响。部分情况下受照细胞的培养基也具有活性[154,155]。最后也可见到染色体相关的改变、突变、诱导基因和细胞死亡。低剂量超敏反应、适应性反应、诱导的基因组不稳定、旁效应和临床放射治疗的关系还有待进一步研究。但是很显然，这些现象都对经典的放射生物学提出了挑战。它们很可能与辐射致癌密切相关，可能也是辐照后染色体畸变频率比预期高的原因所在。这为将来提供了新的治疗干预措施。在任何情况下，它们都不会显著影响用于评估放射细胞毒性的数学模型。这些模型进而可以评估临床相关剂量范围内的生存数据。

线性二次(L-Q)模型

Lea[150]和 Read[120,156]用线性剂量系数(α)和剂量平方的系数(β)来对辐射产生的生物学效应进行量化。生物学效应和 $\alpha D+\beta D^2$ 成一定比例关系，这可以用如下公式描述为一条连续的曲线：

S.F.(存活分数)$=e^{-(\alpha D+\beta D^2)}$

剂量-存活关系的线性部分(αD)主要反映低剂量时的效应，在每次 2Gy 的分割治疗时表现明显(图 2.12)。在 20 世纪 70 年代时，αD 的重要性常被忽视，直到 70 年代早期，Datreix 等[157]发现分次剂量低于 3Gy 后并不能再减轻人的皮肤急性反应，αD 又重新受到重视。现在普遍认为：低剂量近距离放射治疗或标准的分割治疗没有导致单击致死性损伤，因此不会彻底根除癌症[158,159]。

在低剂量水平时存活曲线实质上是呈线性的，因为主要是 α 型损伤为主导，几乎没有 β 型损伤的积聚。同样的，暴露在持续低剂量率照射的结果由于持续性修复的作用主要还是产生 α 型损伤。所以，在这些情况下有效存活曲线呈线性，定义为 α 型。

在其之上的剂量范围内存活曲线由线性成分占主导主要取决于 α/β 比值。α/β 是细胞杀伤中线性成分和二次方成分所占比重相同时的剂量。α/β 比值越高，剂量-效应曲线中线性成分就多一些，对剂量分割的敏感性就低一些。如果 α/β 比值很小，在相对小的原初直线区之后存活曲线就较弯曲，从剂量分割中得到的保护也相对多一些(图 2.13 和图 2.14)。这些参数

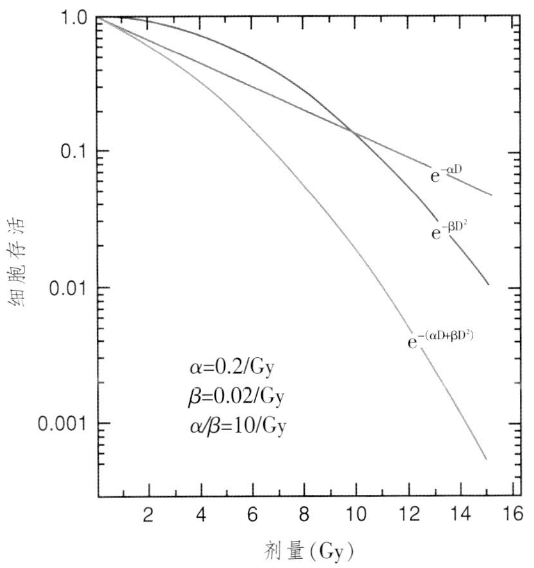

图 2.12　哺乳动物细胞的剂量-存活曲线模型。从图中可知实验获得的急性暴露曲线(最下面的一条曲线)由单击损伤和多击/积聚性损伤两种机制产生。单击损伤模型呈指数型曲线($e^{-\alpha D}$)，多击损伤是和剂量平方的系数 β 相关的持续弯曲的曲线。在临床所采用的剂量水平上，细胞死亡主要是由单击损伤引起，存活曲线从起始部开始弯曲即出现指数型变化的速度取决于单击和多击两个系数 α 和 β 的比值；α/β 比值越低，曲线下降的速度就越快、斜率越大。α/β 比值就是引起细胞杀伤中单击和多击成分相等时的剂量。图中 α/β=10Gy，是早反应组织的代表。晚反应正常组织中靶细胞的特点就是 α/β 比值较低，因此晚反应组织的存活曲线较弯曲。转折剂量 D_f 表示用现有的生物学分析系统很难检测出曲线起始指数区域开始偏离的点的剂量，D_f 约为 α/β 的 1/10。如果多分割治疗的分次剂量已经低于 D_f，进一步再分割不会出现可检测到的“保护作用”(因为此时细胞死亡实质上都是单击事件引起的，多击事件引起的潜在性的损伤在分割治疗的间期内已经完全被修复)。α/β 比值越低，多击导致细胞死亡所需的剂量就越低，D_f 值也越低，无法产生剂量分割保护效应的分次剂量就越低。通过小剂量的分割或持续低剂量率暴露可获得单击致死($e^{-\alpha D}$)的曲线模型，多击致死($e^{-\beta D^2}$)的曲线模型只能间接地从其他两条曲线中获得。

可以从多分割治疗总剂量 $1/nd$、对应分次剂量(d)的图中推算出[160]。纵坐标上的截距是 $\alpha/\log_e S$，斜率为 $\beta/\log_e S$，截距和斜率的比值就是 α/β 比值。晚反应组织的 α/β 比值一般较低，分割效应较明显(斜率较大)，早反应组织包括许多肿瘤的 α/β 比值一般较大，但不同组织间也存在较大差异(表 2.2)，如黑色素瘤、软组织肉瘤以及脂肪肉瘤都倾向于小 α/β 比值[68]，这一情况与前列腺癌[69]和乳腺癌[70]是相同的。这种肿瘤间的巨大差异可能源自未考虑肿瘤干细胞的原因[61]。

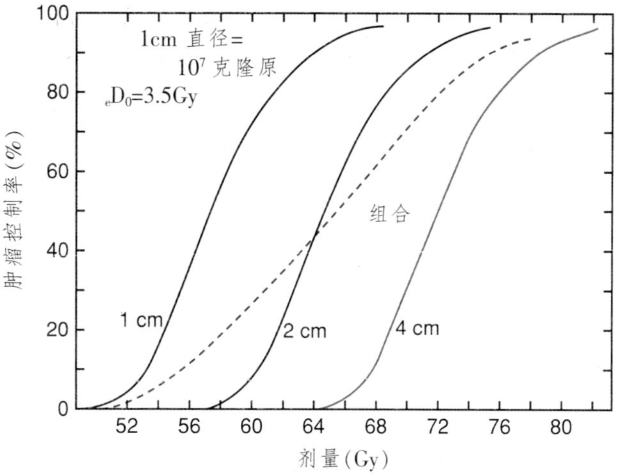

图 2.19 三个不同大小的球形肿瘤模型的理论肿瘤控制率(TCP)曲线(实线),虚线表示三种肿瘤等比例合并后获得的量效关系曲线。假设受到的分次照射剂量是 2Gy,$_eD_0$ 值为 3.5Gy,直径 1cm 的球形肿瘤包含 10^7 克隆原。随着肿瘤体积增加,达到相同控制率所需的照射剂量也增加。球形肿瘤直径从 1cm 增加至 2cm 和 4cm,所含有的细胞数分别增加 8 倍和 64 倍。克隆数呈指数级增加与等效剂量呈直线型增加有关。哪怕只有一个因素不均一,如初始克隆数,都可使 TCP 曲线变平坦(虚线)。临床回顾性研究就包含许多影响效应的因素。

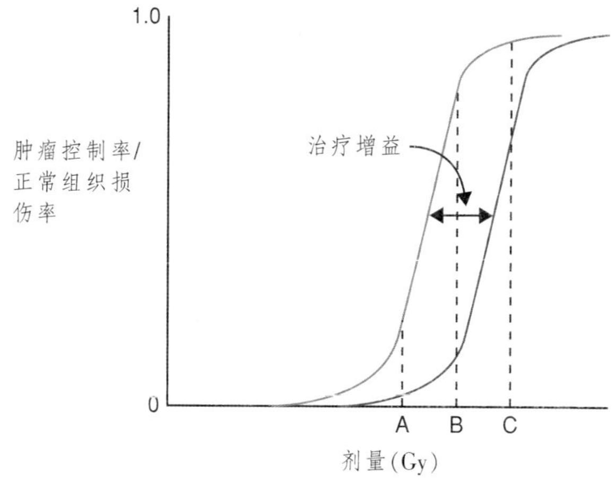

图 2.20 肿瘤控制率和正常组织并发症关系的理论曲线。两种曲线都存在一个阈值,都是 S 形。放射治疗应尽量增加两条曲线间的距离,也就是说,使治疗增益。如果正常组织损伤曲线在 TCP 的左边,要达到控制肿瘤一定会产生一些不能耐受的并发症。

一条 S 形曲线(如图 2.19)。从前面的公式和计算可以明显看出,曲线斜率是 $_{eff}D_0$ 与最后被灭活的若干克隆细胞之间的函数。相比于多分次 X 线照射,描述中子治疗或者单次大剂量照射的曲线更陡峭;相比于乏氧细胞,描述照射富氧细胞的曲线更陡峭。

使肿瘤控制率达 50%的剂量称为肿瘤控制剂量 50(TCD_{50})。临床上常常试图达到更高的控制率。对于实验性研究而言,TCD_{50} 很有用处,因为它处于 TCP 曲线中的陡峭部分,很小的剂量变化可以导致很明显的效应改变。[实际上,曲线在 TCD_{37} 位置是最陡峭的(即在这一位置平均一个肿瘤内有一个克隆原细胞存活)]。

实验动物的 TCP 曲线较陡峭,人体肿瘤实际的 TCP 曲线要比根据肿瘤细胞辐射敏感性推测出的曲线平坦些[53,168-176]。说明临床上各种肿瘤的不同特性,以及不同的照射方案使同一剂量照射产生的效应各不相同。然而,即使在最近的研究中,尽可能地使肿瘤特征和治疗参数的差异最小化或做适当调整,扩大样本量以提高均一性,TCP 曲线仍然很平坦,提示需要更好的肿瘤细胞系筛选。异质性可能来自与癌症相关的分子差异、癌症起源或影响其固有放射敏感性、再分布和再增殖动力学、再氧化率或物理参数(如剂量率、剂量计算、剂量分布的不均匀性、处方剂量方法的不一致性)的 CSC 数量、靶区遗漏、总时间等。当然,如果 RT 是完美的,TCP 曲线在高水平的控制下会很宽。事实上,治疗通常是个体化的(例如,较大的肿瘤处方剂量更大),这往往会加宽 TCP 曲线。

一些只有一个方面——靶区(T 期)——存在差异的肿瘤构建的 TCP 曲线见图 2.19。3 种大小的(球形)肿瘤,直径相差 2 倍,分为体积不同的 3 类(T 分期),可产生 3 个不同的 TCP 曲线。取相同数目的 3 种肿瘤一起分析,获得的 TCP 曲线如图中虚线所示。临床上进行 TCP 分析时,肿瘤体积相差 64 倍似乎不太可能,但是属于同一 T 分期的人体肿瘤,其含有的克隆原数目范围跨度很大。放射治疗过程中肿瘤内在的生长动力学和存活细胞加速再增殖的潜力存在差异,也使有效克隆原数目的差异进一步加大。

正常组织出现某一并发症的量-效曲线在达到一定阈值后也呈 S 型。可通过曲线推算出 LD_{50} 或 ED_{50} 值,LD_{50} 或 ED_{50} 是指 50%病例出现死亡或某一特定效应的剂量。因为正常组织在组织构成及辐射效应方面的均一性要比肿瘤好,并发症发生率曲线要比肿瘤控制率(TCP)曲线更为陡峭[20]。

放射治疗就是对风险-效益进行量化,使 TCP 和并发症发生率(NTCP)间达到平衡(见图 2.20 中的 S

形曲线)，但这其中涉及很多问题。可以从以下几方面来看：

1.要想治疗增益，肿瘤组织获得的放射治疗生物学效应必须比正常组织大，即正常组织必须优先得到保护。

2.在 TCP 或并发症发生率曲线较陡峭的中段，治疗产生的很小的生物学效率都可以使临床表现出现实质性的改变，相反，如果治疗方案改变使产生的效应(如 TCP 或并发症发生率)出现中等程度的变化，不应该认为是由于生物学效率发生很大变化才引起的。用等效剂量的改变来反映这种变化关系更贴切些，也就是说应该对 TCP 或 NTCP 曲线水平移动的量进行量化。等效剂量的比值称为剂量修饰因子。

3.当发生率或控制率<10%或>85%，改变生物学有效剂量产生的效应没有曲线中段时明显。例如，当 TCP 为 90%时，增加剂量获得的治疗增益很小，如果剂量增加刚好处于 NTCP 曲线的陡峭部分，那将使并发症发生率显著上升，或许并不能给治疗带来益处。

4. TCP 和 NTCP 曲线靠得很近，不产生任何并发症通常是不可能的。大部分情况下 TCP 并不能达到 100%。治疗区内正常组织出现一些损伤并发症可以看作是放射治疗要达到很好的治愈效果所必需的。

5.如果 TCP 曲线主要是在 NTCP 曲线的右边，要达到控制肿瘤，出现并发症的可能性就很高。这时应该采取其他一些独立的或辅助的措施。例如，假设大体积肿瘤的 TCP 曲线在并发症曲线的右边，小体积肿瘤在并发症曲线的左边，通过手术或化学治疗使大体积肿瘤的主体部分被切除或杀死，可以提高放射治疗的效果而不增加对正常组织的毒性，使治疗增益。然而，体积缩小 50%甚至 90%意义一般，体积缩小 90%表示细胞数只减少了 1/10，相当于同等情况下接受总量 6.5~7Gy 每次 2Gy 的分割照射。

6.它定义了生物学理论基础，否认增加照射剂量对控制患者肿瘤有潜在的益处，因为回顾性研究发现 TCP 曲线是较平坦的。

亚临床疾病的TCP

临床可检测出的肿瘤的 TCP 曲线如果应用于亚临床转移灶则不太合适。如果临床检测不出转移灶的上限是含有 10^n 克隆原，那么亚临床转移灶的患者就要额外承担 1~10^n 个肿瘤细胞的负担。假设微小转移灶呈指数级生长，很自然地就会想到在这一组患者中转移性克隆原(1~10^n 个细胞之间)呈对数级分布[177,178]。

进一步假设 n 值为 9，11%的亚临床转移患者含有的克隆原数目在 1~10 之间，11%的患者含有的克隆原数目在 10~100 之间，其他的 11%的患者在 10^2~10^3 之间等。基于这个简单的模型，我们可知 TCP 曲线不存在阈值且较平坦。没有可检测的阈值说明有一些患者会存在很少量的转移细胞。曲线较平坦说明隐匿的亚临床转移灶中含有的细胞数目范围跨度较大。图 2.21A 中的模型解释了这些问题。尽管这种分布趋势受许多因素的影响，但一般还是与亚临床转移灶照射后的结果一致(图 2.21B)。

时间-剂量等效公式和剂量分割

历史

早期等效曲线主要研究的是出现某一皮肤反应或达到特定的 TCP 所需总的照射剂量随治疗时间变化的曲线图[179]。这项工作要早于 1956 年 Puck 和 Marcus[4]证实哺乳动物细胞存活曲线存在肩区，也早于 1959 年 Elkind 和 Sutton[180]的研究，他们证实亚致死性损伤可以得到修复，因此分割的次数要比总疗程更重要。Fowler 和 Stern[181]通过实验改变分割次数(N)和总疗程的时间(T)，结果证实它们的变化具有独立性，相互之间不受影响。Ellis[182]将这两个变量整合到同一个等效曲线中，建立了 NSD 公式，且与放射治疗的相关性要比 Strandqvist 曲线好[179]。

近年来又提出了仅以剂量-存活曲线参数为基础[112,160,165,183]或者包含其他生物学参数(如再生)的等效曲线[184,185]。现在我们知道，没有一个等效方程或曲线是普遍适用的，因为不同组织(和肿瘤)的分割效应和再生动力学是不同的。

早反应组织和晚反应组织的比较

影响分割效应最普遍的生物学因素就是亚致死性损伤的修复[110]。不同组织间亚致死性损伤修复的能力是不一样的。晚反应组织比早反应组织拥有更强的修复能力[112,165,186-188]，这可能是因为早反应组织中存活细胞在分割间期内发生细胞周期再分布，使未修复的损伤得以表现出来，或者进入了对辐射敏感的周期时相。此外，晚反应组织中亚致死性损伤的修复似乎要比早反应组织更完整[189]。不考虑这其中的机制，总之

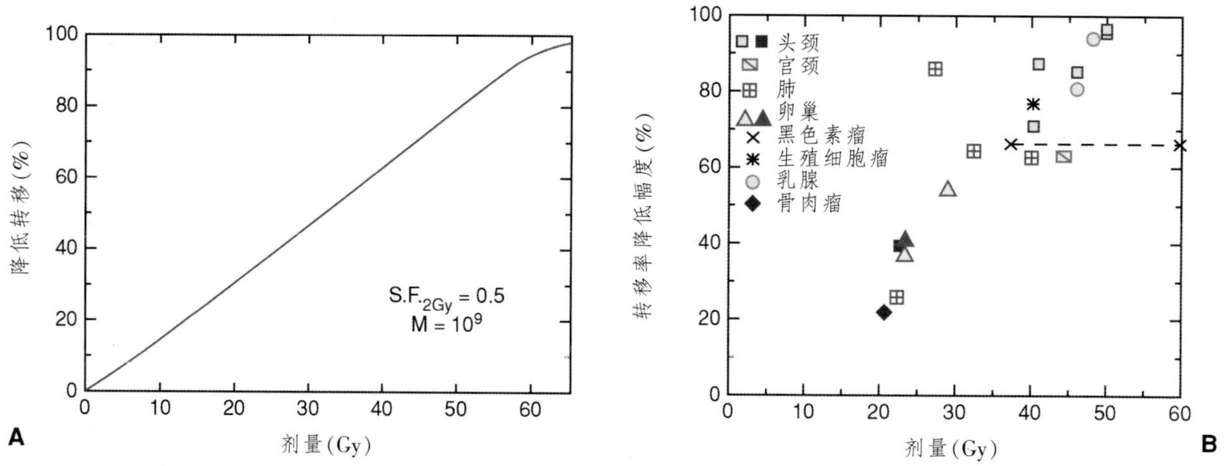

图 2.21 亚临床转移灶控制率与剂量间的关系图。(**A**)假设每例患者转移性肿瘤细胞数为 $1 \sim 10^9$,统一呈对数级分布,SF_{2Gy} 值为0.5。曲线截距稍微偏离0,因为从随机性的角度来看,任何剂量照射时任何细胞都有存活的可能。同样,在高剂量水平,杀死所有肿瘤细胞的可能性也只能是接近100%。(**B**)降低复发百分比与剂量之间的关系图。数据来自针对各种类型肿瘤研究的文献报道,实心的图标表示的是前瞻性随机研究,其他数据是在接受或不接受辐射条件下,对控制率进行比较的回顾性研究中获得的。(From Withers HR, Peters LJ, Taylor JMG. Dose-response relationship for radiation therapy of subclinical disease. *Int J Radiat Oncol Biol Phys* 1995;31:353.)

剂量分割对晚反应组织的保护作用比早反应组织更大一些,也就是说,随着分次剂量的减少,晚反应组织中等效剂量增加的速度要比早反应组织快。

图2.18和图2.22中等效曲线的斜率可反映出各种不同组织剂量–存活或剂量–效应曲线的情况。图2.22中的总剂量用LQ公式(详见后述)进行校正,再计算出与每次2Gy照射总剂量(标准化至1)的比值。可根据NSD公式做出曲线进行相互之间的比较[190],其中可忽略时间校正,即:$D=NSD \times N^{0.24}$。

在LQ细胞存活模型中,晚反应组织 α/β 比值较低[112,188,191],曲线弯曲程度要比早反应组织更大(图2.13),因此,降低分次剂量,晚反应组织要比早反应组织得到更大的保护。各种组织的 α/β 比值见表2.2。

早反应与晚反应组织之间分次照射效应存在差别的临床意义如下:

1.大的分割剂量对晚反应组织相对不利。如果临床上两种不同分割方案,一种大剂量分割,另一种小剂量分割,产生的急性反应相同,那么大剂量分割对晚反应组织的损伤较严重。许多临床研究都可见此现象[112,165,192–194]。

2.降低分割剂量可以使晚反应组织和肿瘤间的效应差异增大,因此应该尽可能地降低分割剂量[195]。例如:假设1.15Gy照射2次和2Gy照射1次在晚反应组织中产生同样的效应,但只要1.05Gy照射2次就可以得到与2Gy照射1次相同的肿瘤控制率,治疗增益1.15/1.05=1.1。因此,用1.15Gy照射2次取代2Gy照射1次的超分割治疗可以使肿瘤有效生物学剂量增加10%。尽管早反应的正常组织受到的生物学剂量也增加,但不会增加晚期并发症。

3.要使超分割治疗获得最好的效果,晚反应组织的亚致死性损伤必须修复完全,因此分次间隔至少应达6小时[167,189]。对脊柱来说,是否再进一步延长间隔时间值得商榷[80,189,196–198]。

4.高LET照射照射时,低剂量照射对远期效应的相对生物效能(RBE)要比高剂量照射大。因为此时失去了X线分割照射时的保护作用[188](见图2.13)。

计算等效关系的LQ公式

可以用LQ效应公式来改变分次剂量的大小(在限制范围内):[165]

$$D_{new}/D_{ref}=(\alpha/\beta+d_{ref})/(\alpha/\beta+d_{new})$$

其中,D_{new} 是分次剂量变为 d_{new} 时新的总剂量;D_{ref} 是分次剂量为 d_{ref} 时之前的总剂量,α/β 是欲研究组织的参数,所有剂量都用Gray(Gy)表示。假设 d_{new} 为4Gy,d_{ref} 为2Gy,在 α/β 比值是2Gy的组织中获得相同效应的总剂量比是0.66;如果组织 α/β 比值是10Gy,那总剂量比是0.85。图2.22中的曲线就是经这样计算得出的。

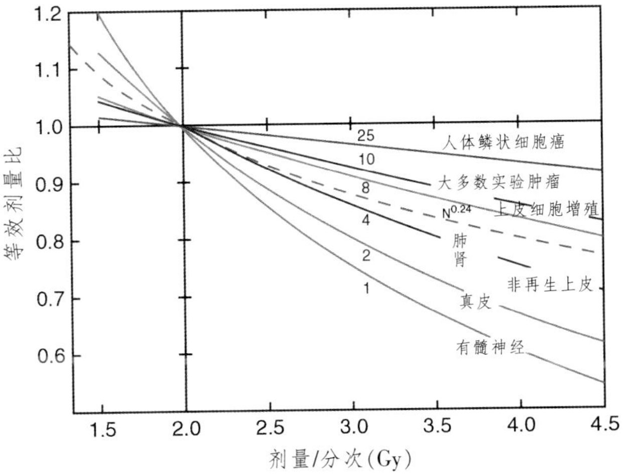

图 2.22　总剂量与分割剂量间的等效曲线，总剂量用与 2Gy 分割照射等效总剂量的比值来表示($LQED_{2Gy}$)。α/β 比值(Gy)见曲线中所示。尽管大部分正常组织尤其是晚反应组织的 α/β 比值还不是很明确(表 2.2)，但是从图中可以看出各组织对分割治疗敏感性大概的排列顺序。虚线表示的是根据 NSD[84]公式中 $N^{0.24}$ 来预测的剂量的变化。除了亚致死性损伤修复以外，组织出现的一些其他生物学现象，尤其是再生，不能用这些曲线来解释。(From Withers HR. Contrarian concepts in the progress of radiotherapy. *Radiat Res* 1989;119:395.)

使用 LQ 等效公式时应注意以下情况：

1. LQ 模型并不是在所有的剂量水平都同样适用。它只有在一个有限的剂量范围(2~8Gy)内可以很好地适用。一旦超过这个范围，无论是高于[161]还是低于[199]这个剂量范围，它的有效性和精确性都还有待验证。

2. α/β 比值不确定对晚反应组织的影响更大，风险也更高。α/β 比值为 10Gy 甚至更大时，产生的等效曲线几乎没有差别，但 α/β 分别为 1Gy 和 2Gy 的组织产生的差别就很明显(图 2.22)。

3.剂量校正在低剂量分割区所受影响最大，这个区域同时也是 LQ 模型验证的最少的区域。可以用这个等效公式或者图 2.22 中的曲线比较 α/β 为 2Gy 的组织中，分割剂量从 2Gy 变为 1Gy(增加 33%)和从 2Gy 变为 3Gy(降低 20%)时等效剂量的比值。

4.基本的 LQ 模型中没有时间参数。对于晚反应组织，由于修复缓慢，所以时间参数的重要性就不像对于肿瘤和急性反应组织那么重要。当考虑到不完全修复、再氧合、再分布[184]、增殖初始化时间以及增殖对全局反应的影响时，可以在基本 LQ 模型中添加时间因子，尽管因子的参数值并不确定。

鉴于上述原因，LQ 公式或曲线应谨慎使用。

再增殖(再生)的影响

正常组织

总疗程对分割效应产生影响主要是由于各种正常和肿瘤组织出现再增殖的时间和再增殖动力学存在明显差异(图 2.3)。因此，不考虑组织类型，而在等效公式中，保持总疗程的指数恒定不变是没有生物学基础的“危险”的简单化。例如：经过几周的治疗，小肠黏膜或骨髓的早期再生可对辐射效应产生重要影响，但对脊柱、肾脏或真皮却几乎没有任何益处。当 *T* 值很小时，小于 1 的恒定的指数对等效剂量的影响更大，只有当 *T* 值很大时(10~60 天)再增殖才发挥重要作用。

肿瘤

与早反应的正常组织一样，对损伤的反应可使肿瘤生长加速。根治性放射治疗时肿瘤再增殖的临床意义如下：

1.不必要地延长治疗时间很可能对治疗是不利的。例如：与每次 2Gy 每周 5 次的照射相比，每次 1.8Gy 照射可使总的治疗时间延长 10%。只有当急性反应可能影响到剂量累积的速率或者剂量分布不均时，才考虑 1.8Gy/次的分割照射。剂量分布不均时那些受到照射总剂量高的区域受到的分次剂量也高，不均匀性可导致双重不利。物理学剂量的增加还带来额外的生物学效应，不利于晚反应组织(图 2.23)。

2.如果由于急性毒性反应严重，治疗必须中断时，在患者可耐受的情况下应尽量缩短间隔的时间。

3.一般情况下不推荐分段照射治疗，除非是最终能缩短总疗程的加速治疗(稍后讨论)。

4.由于非医疗原因治疗中断(如机器故障、节假日等)，有时需要追加治疗，例如，根治性的治疗病例在余留的时间可以 1 天内给予 2 次治疗。

5.很显然，增殖快的肿瘤必须迅速进行治疗。对于增殖指数很高的肿瘤，不论其生长速度如何，都要进行加速治疗。因为很可能在治疗期间出现肿瘤细胞丢失速度降低，再生时间早，再生速度加快。事实上，绝不允许不必要地延长治疗时间，因为我们很难预测个别肿瘤的加速再增殖效应。

剂量分次模式的调整

标准的每周 5 次，每次 2Gy 的放射治疗，作为一

更受损害,这就是为什么对位于中心型肺癌 SABR 剂量必须调节的原因。在肺组织中,小区域周围组织功能的丧失在临床上并不重要,因为存在充足的残余肺功能。并不是所有组织都如此。位点和体积似乎是消融放射治疗必须关注的主要约束,虽然剂量-体积关系对于大多数位点是未知的,并且不可能依赖剂量体积直方图给出指导。

加速治疗

加速治疗是指缩短整个疗程,而总的治疗剂量没有减少。然而,实际上通常总剂量要低些(如 3~4 周内 50~55Gy),分次剂量大于 2Gy,临床采用的连续加速超分割放射治疗(CHART)是 1.5Gy,1 天 3 次,1 周 7 天。加速治疗的目的是在治疗期间尽量限制肿瘤的生长或增殖。存活的克隆原细胞倍增 2~3 次(4~8 倍)就相当于肿瘤细胞 T 期增加一级,肿瘤治疗期间细胞加速再增殖的重要性由此可见。难点在于如何利用组织再生来避免早反应正常组织出现过度的毒性反应。增加分次剂量可以使治疗加速,但在根治性治疗中不推荐使用,其中的原因前面已提及。实际上,加速治疗应该每次剂量不变或降低,增加照射的频率(如 1 周 6 次或更多)。

标准的治疗方案是每次 2Gy、1 周 5 次的照射,有许多方法可以增加其剂量累积的强度(与每次 1.8Gy 相比,已加速了 10%)。

1.每天 2Gy:持续时间控制在 2 周以内的多分割治疗,可获得较好的局部控制率,但发生严重并发症的频率也很高[18,104,202,221,239]。

2.相对低分次照射:在一些研究中心采用 50Gy 在 3 周内分割成 15 次或 4 周内分割成 20 次[134,172]完成。

3.辅助追加照射:缩野的增量照射应该和大野的初始照射相伴,而不是在其后[103]。这个缩野增量的照射每天 2 次,其间最少间隔 6 小时,在几天内完成,一般选择在治疗后期,正常组织的再增殖已全面启动时进行。

4. CHART:51~54Gy 分割成每次 1.4~1.5Gy,每天 3 次,两次间隔 6 小时,持续 12 天[80,197]。在一项大的前瞻性随机 CHART 试验中,肿瘤的控制率随着可接受的急性发病率的增加而增加。尽管脊柱一天接受 3 次照射出现脊髓病的可能性加大,但一些永久性的并发症(如口腔干燥、肝纤维化)减少了。

5.分段加速治疗:治疗头颈部肿瘤时,38Gy 分割成每次 1.6Gy,每天照射 2 次,共 10 天,休息 12~14 天后再接受 28Gy 的照射,总疗程持续 6 周左右,结果比作为对照的既往病例要好。

6.近距离放射治疗:加速放射治疗的另一种形式,随后将单独介绍。

7.其他:一项主要针对治疗口咽癌和喉癌的随机实验荟萃分析结果显示,相比常规放射治疗,加速放射治疗在总剂量未降低时 5 年后生存获益增加 2%,在总剂量有所减少时生存获益增加 1.7%(P=0.02)。

肿瘤出现再生前存在一个潜伏期,因此肿瘤加速再生发挥最大作用出现在治疗阶段的后期。即使是缩短 1 周的疗程也是有利的(见图 2.5 和图 2.6)。但是,过度地缩短疗程以致于短于潜伏期的时间(如在头颈部癌症中少于 3~4 周),特别是为了控制急性毒性反应而减少总剂量时,并不能提高肿瘤的控制率。

加速治疗主要适用于那些肿瘤生长迅速或再生潜力很大的患者,例如具有高度增殖活性和细胞丢失率高的肿瘤。因此可以预测哪类肿瘤将很早出现再生及迅速再生[80,82,84]。如果肿瘤迅速出现衰退,常提示肿瘤很可能出现快速再生。原则上在正常组织早期反应可接受的情况下,治疗所有肿瘤都应以尽可能短的疗程进行,总剂量不应减少。否则,激进的治疗产生严重的毒性反应以致治疗中断反而事与愿违。

对某些患者实施个体化的治疗方案可提高疗效,但是肿瘤加速生长、早反应组织再生、晚反应正常组织和肿瘤反应存在差别对每天的常规治疗还是具有重要的意义[79]。例如放射治疗,至少在头颈部肿瘤照射时,不应该在周末停止照射 2 天后的周一完成治疗,因为需要间隔 3 天的时间。同样的,根治性的治疗不应该在周五开始。总之,治疗中断后(如节假日、患者要求)至少应该在疗程进行的某一周内 5 次照射后再追加一次照射进行补偿,而不是增加每次照射的剂量。在放射治疗开始前的几周实施化学治疗也能使肿瘤出现加速再增殖,从而降低肿瘤局部控制率。这种辅佐的治疗在放射治疗过程中或放射治疗后实施可能效果好,此时肿瘤内存活的克隆原细胞正在活跃地增殖。很显然,治疗转移瘤时可能会影响这些决定。

超分割

超分割治疗是指每次照射剂量较常规量少,可以每天照射 1 次，每周照 6~7 天，但常常是 1 周照射 5 天，每天照射 2 次，而不增加总的治疗时间。主要目的是使晚反应正常组织与早反应肿瘤组织之间的反应差别加大，曾经还认为它利用细胞周期再分布，使肿瘤组织增敏，但对晚反应正常组织无影响。另一个理论基础是低剂量时 OER 较低。每天两次照射的间隔时间应尽可能地长，最好不少于 6 小时。如果涉及中枢神经组织，间隔的时间还要更长，因为神经细胞的修复可持续超过 12 小时。超分割治疗对增殖缓慢的肿瘤益处不大，因为与增殖缓慢的正常组织一样，组织的 α/β 比值可能很低。

临床研究也证实，就纤维血管组织中产生的毒性反应而言，每日 1 次 2Gy 照射应该被每次 1.2Gy、日照两次所代替。而对早反应组织（和大部分肿瘤）的等效剂量是每次 1.05Gy。假设晚反应组织的等效剂量增加了 20%，肿瘤组织只增加了 5%，治疗增益 1.2/1.05=1.14。因此，如果每次 1.2Gy、日照两次取代了每日 1 次 2Gy 的照射，那么剂量增加了 14%。正常组织的急性反应和肿瘤的细胞毒性反应都会增加，而对远期效应没有影响。同样的，如果总疗程没有变化，那么肿瘤治疗和早反应正常组织的“生物学”速率也提高了 14%。超分割治疗提高了肿瘤的控制率，但也增加了急性毒性反应。一项针对口咽癌和喉癌随机实验的 Meta 分析对比了常规分割放射治疗和超分割放射治疗，无论有或是没有总剂量的衰减，5 年生存获益均增加 8%。

低剂量率辐射

持续的低剂量率照射和超分割治疗有同样的生物学优势。此外：

1.增殖性细胞可能在细胞分裂的周期进程中特别是在 G_2 期后期受阻[123,138]。这种不正常的再分布，可以增加增殖性组织和肿瘤的自身敏感性，而对晚反应的正常组织没有影响。

2.总的疗程缩短了。

3.靠近辐射源的高剂量区内肿瘤细胞被完全杀伤的可能性较高。但是杀伤细胞是呈对数分布的，似乎优势也不那么明显。例如，辐射损伤 50%肿瘤细胞相当于 2~2.5Gy 的标准多分割方案产生的辐射效应。

4.受到高剂量照射的正常组织的体积降到了最小。不仅使治疗区以外的组织受到的总剂量减少了，剂量率也降低了，从而使更多的晚反应组织受到保护，即为逆向双重不利或双倍的效益。

5.潜在的生物学缺点是，治疗区外的组织内剂量减少的速度相对较快，在由粒子错位或移动导致的“冷点”处，如果肿瘤处于特异性的最小等剂量范围以外（几何缺失），那么杀死肿瘤细胞的可能性就会降低。

相比较低剂量的近距离放射治疗而言，高剂量率、高剂量分割近距离放射治疗的优势在于提高了对工作人员的防护。因为正常组织不在高剂量区能够耐受。它的缺点在于，晚反应组织与肿瘤间治疗反应的差异丢失，降低了细胞周期再分布和延误的影响，肿瘤乏氧的影响加重。

永久性地植入拥有长半衰期的低剂量率放射性同位素（如 ^{125}I）同样也有缺点。因为晚反应正常组织可能积聚很高的剂量，如果总剂量固定但照射的时间相对较长，最初的剂量率可能很低，以致于促进了肿瘤克隆原细胞的逃逸。对于高剂量率的近距离放射治疗而言，可能考虑到其他因素而忽略了这些放射生物学缺点。

最优剂量率

由于伴发亚致死性损伤的修复，剂量率的改变甚至是在相对高剂量率之间变化，如从 10Gy/min（600Gy/h）变为 1Gy/min（60Gy/h），能影响组织的辐射效应。剂量率在低水平变化，特别是在 0.1~10Gy/h 间变化，组织可受到保护作用，这也是近距离放射治疗的特点所在。但在早反应组织，也包括一部分肿瘤，低剂量率照射时组织再生要比修复重要。

在晚反应组织，如大鼠的脊柱和肺[212]，剂量率从 4Gy/h 变为 2Gy/h，可出现明显的高剂量率效应。由于存在一些技术性因素，要研究更低的剂量率很困难。但如果将 2Gy/h 和多分割治疗的数据进行比较会发现，剂量率进一步降低，低至 2Gy/h 以下，仍有保护正常组织的潜力[189,198]。就像超分割治疗可保护晚反应组织一样，希望降低剂量率也能对晚反应组织有保护作用。

低剂量率全身照射

增殖性骨髓细胞群体和白血病[206]细胞的 α/β 比值较高（见表 2.2），所以准备骨髓移植的患者可采用小剂量多分割放射治疗或持续低剂量率照射。各种持续性整体照射方案常采用的低剂量率范围是 1~7Gy/h，在这一范围内产生的生物学效率变化很快。剂量率越低,产生的效应差别就越明显[212,213]。由于低剂量照射用时太长,许多移植中心都采用低剂量率的低剂量多分割治疗。总之,如果根据白血病细胞和淋巴干细胞的生长速率,将总疗程控制得很短,那么低剂量分割和低剂量率可获得最理想的效应差别。

空间剂量因素

肿瘤区域性受照剂量不足

肿瘤内部区域性剂量不足(冷点)对于 TCP 的影响取决于该冷点区域内肿瘤干细胞的数量及剂量缺失的程度。如果临床上肿瘤内所有的克隆原都均匀分布且具有相同的放射敏感性,那么就可能模拟出 TCP 的下降。这尽管看上去好像不正确,但仍然是有启发性的。我们可以把肿瘤设想成由许许多多的"小瘤"构成,每一个"小瘤"都受到特定的但不一样的剂量照射,那么总的 TCP 可估计为所有"小瘤"TCP 之和。如图 2.24 所示,如果受照剂量不足的"小瘤"数越多,剂量不足越厉害,TCP 就下降越明显。剂量分布的均一性及肿瘤克隆原放射敏感的一致性,对于治愈的可能性起到关键作用。(需要注意的是,剂量分布不均一使生物剂量的不均一性得以放大,放大的程度取决于 α/β 比值)。

图 2.24 描述了 TCP 随肿瘤内剂量缺失区域体积和剂量缺失程度大小的函数。受照不足的程度用 D_{10} 的倍数来表示。D_{10} 指使克隆原存活的剂量减少到原值的 10%。在标准的 2Gy 分割照射中约为 7Gy。因此,从图 2.24 可以看出,10%肿瘤缺少 7Gy($1\times D_{10}$)受照可使 TCP 从 90%降至 83%,而 5%肿瘤缺少 14Gy 的照射可使 TCP 从 90%降至 55%。受照剂量不足的程度要比肿瘤受照不足的体积更重要些。

图 2.25 显示的是理论上的剂量-体积直方图(DVH),a~e 显示了 100%肿瘤体积和 100%剂量变化的最小偏差,表示 5%的肿瘤体积受照不足 5%($0.5\times D_{10}$)。总剂量 70Gy 的照射中 b~e、c~e、d~e 表示 5%的肿瘤受照剂量不足的程度分别为 10%($1\times D_{10}$)、15%($1\times D_{10}$)和 20%($2\times D_{10}$)。图 2.25 中显示的 4 种不同水平的照射剂量不足对 TCP 的影响可从图 2.24 中得知。假设总剂量 70Gy 每次 2Gy 照射时 TCP 为 90%,5%的肿瘤受照剂量不足 5%($0.5\times D_{10}$)、10%($1\times D_{10}$)、15%($1.5\times D_{10}$)和 20%($2\times D_{10}$)可使 TCP 分别下降 1%、3.5%、12.5%和 35%(见图 2.24)。

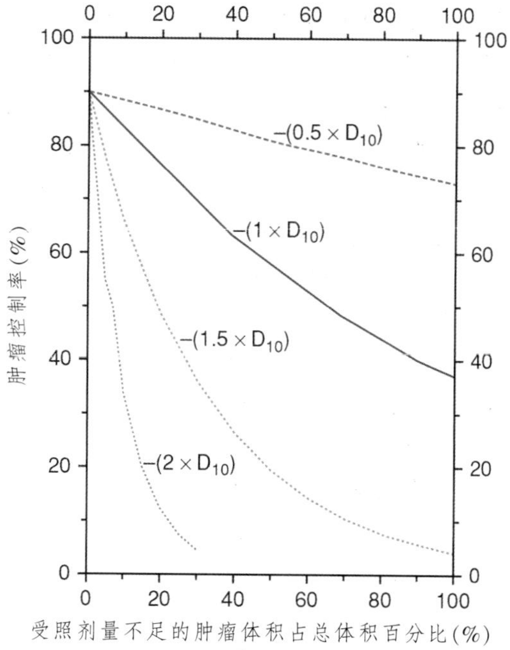

图 2.24 不同程度的受照剂量不足(用 D_{10} 值表示)及不同体积的肿瘤受照不足对肿瘤控制率的影响。需注意的是,最重要的影响因素是受照剂量不足的程度[317]。

很显然,大部分 DVH 和 TCP 无关,但右上角 x 轴方向上很小的内陷都很重要。说明即使受照不足的体积很小,中等程度或严重的照射剂量不足也很危险。

图 2.25 中 DVH b~e、b~f、b~g 分别表示 5%、10% 和 20%肿瘤受照剂量不足 10%。图 2.24 表明,这 3 种剂量下受照剂量不足 10%可使 TCP 分别降低 3.5%、7%和 14%,更不用说在 x 轴上的小的内陷的损失。

显然,与肿瘤受照剂量不足的体积相比,受照剂量不足的程度是决定 TCP 更重要的因素。因此,图 2.25 中肿瘤 DVH 右上角在 x 轴上缩进比 y 轴上缩进对 TCP 更不利。

区域性的受照剂量过高

小范围内的剂量增高或热点(例如占肿瘤的 30% 或更低)对总 TCP 的影响可忽略,尤其是剂量均一时 TCP 已经很高的情况下(图 2.26)。显然,肿瘤高剂量区域越大,TCP 增加的潜能就越大,尤其是较低水平的均一剂量照射 TCP 已经很低的情况下(图 2.26 下面的曲线)。一般来说,增加肿瘤内部分区域的剂量几乎没有什么益处,反而是提高整个肿瘤的照射剂量更

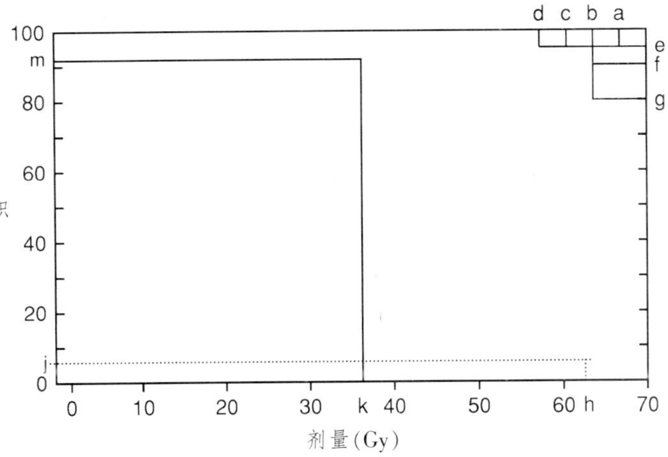

图 2.25 多种理论上的剂量体积直方图。参考图 2.24，可以推算出剂量-体积直方图(DVH)右上角向内缩进对 TCP 的影响(见本文)。受照剂量不足(a~e, b~e, c~e, d~e)是 TCP 最重要的决定因素。直方图 h~j 描绘了一种对功能性亚单位呈线性排列的器官(如脊柱)不利的 DVH，但对肺、肝、肾等是有益的。直方图 k~m 则描述了对肝、肺、肾有害，但不是对脊柱。

有价值。例如，30%肿瘤受照剂量提高 $1\times D_{10}$，可使 TCP 从 10%增至约 18%，但整个肿瘤受照剂量提高 $1\times D_{10}$，TCP 可从 10%提高至 80%。

如果热点可以很精确地以具有持续辐射抗性的区域(如慢性乏氧细胞的核或 CSC 巢)为靶点，那在肿瘤剂量分布均一的范围内导入小的热点就有显著的优势。肿瘤如果存在这样一个具有辐射抗性的核，用相对低的均一剂量是不可能将肿瘤治愈的。目前还没有明确的方法来对肿瘤中存在持续辐射抗性的微小区域进行定位。因此，就目前认知和技术水平而言，提高整个肿瘤的照射剂量，也许能获得最好、最肯定的疗效。图 2.26 可以解释这一点：随着高剂量区域的比例增加接近 100%，曲线的斜率也不断上升。

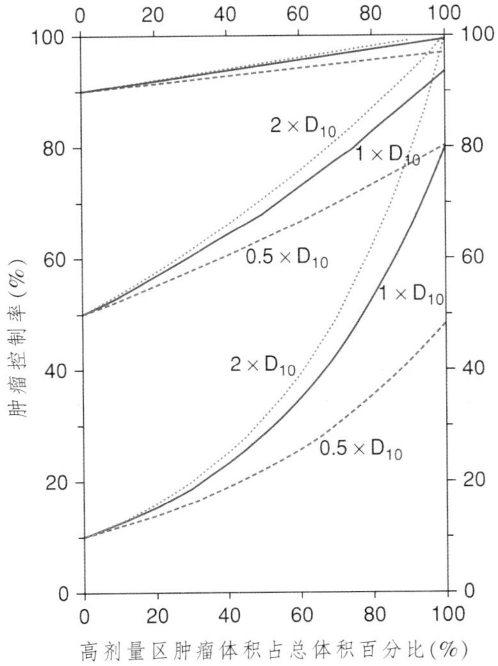

图 2.26 增加剂量和增加肿瘤中高剂量区比例对 TCP 的影响。小的热点不是非常有用，特别是当 TCP 已经很高时。肿瘤中高剂量区比例越是接近 100%，TCP 曲线的斜率就越大。

等效均匀剂量

剂量分布不均一对 TCP 的影响可以用等效均一剂量(EUD)来量化[214]。肿瘤受照不足或受照剂量过大的体积变化时，EUD 可保持肿瘤控制率不变。从图 2.24 和图 2.26 中可见，任一 TCP 曲线的水平线就可以将不同体积和各种倍数 D_{10} 剂量的 EUD 连接起来，特定的 EUD 就是相对应的情况下产生 TCP 的均匀剂量。

正常组织剂量-体积直方图

受照的体积内剂量分布不均一可产生不同水平的损伤，但最终产生的病理生理学结果由器官的结构和功能所决定。对于功能性亚单位呈线性排列的器官(如脊柱)，高剂量作用于很小的体积(图 2.25，h~j)就可引起损伤，但低剂量对大体积却不会引起损伤(图 2.25，k~m)。但对于储备很多功能性亚单位的器官，高剂量作用于小体积(图 2.25，h~i)则几乎不会产生什么影响。相反，低剂量作用于较大的体积(图 2.25，k~m)可能对脊柱几乎没有作用，但却可以对肺、肝或肾产生破坏性作用。因此，正如先前所讨论的，我们必须在对特异性组织的结构和生理状况有所了解的情况下来研究 DVH 的结构。

辐射质量

传能线密度

传能线密度(LET)是指电离粒子,如电子或质子,在其单位长度径迹上消耗的平均能量。粒子质量越重,其LET越高。因此,电子的LET明显要低,而质子的LET要稍高一些,中子的LET更高。重离子是临床使用的射线中LET最高的。

随着粒子速度的降低,能量转移的速率是增大的,也就是说LET只是一个平均值,这对指导放射治疗有一定意义。随着LET增加,其生物效能也增加。当LET达100~150 kV/μm时,生物效能增加的速度和量达到顶峰,此时可代表电离事件发生的部位,也最有可能撞击双链DNA。随后每单位物理剂量却逐步下降,同时LET进一步增加("超杀"效应)。随着LET增加,与生物效应相反,OER反而下降[19],细胞周期相关的放射敏感性变化的影响也相应变小。高LET照射时,单击未修复的细胞死亡增多,与亚致死性损伤的积聚有关。因此,中子或重离子照射的存活曲线至少在细胞杀伤的第一阶段是呈直线型的,剂量分割治疗几乎起不到保护作用。晚反应组织与早反应组织之间分割效应的差别减小[188]。

相对生物效应

相对生物效应是指两种射线产生同一生物效应所需剂量的比值:

REB=标准射线剂量/待测射线剂量。

REB常常用来比较高LET和低LET辐射,但也可广泛地用于不同治疗方法,如高剂量率X线照射和低剂量率X线照射间产生生物效应的比较。最初,标准的光子束是250kVp的X线。但是现在,至少从放射治疗角度来看是^{60}Co(在杀伤哺乳动物细胞方面,250kVp X线比^{60}Co高出15%的效能)。即使在剂量率相对较高时,光子束的效能也会随着剂量率的不同而变化,而且剂量率还是一个决定RBE的重要因素。只有当两种辐射达到同样的效应时才可以准确测量RBE,因此,必须清晰明确地叙述测量RBE的条件。

中子

中子主要是与核(主要是氢原子)碰撞导致能量沉积,而不是像光子束那样用电子碰撞。尽管中子不带电,但它能从核中释放出质子。因此,它主要是通过由离子对形成的自由基来损伤细胞。X线引起细胞损伤也是同样的机制,差别在于中子撞击核释放质子产生的电离密度,要比光子撞击释放电子产生的电离密度高。由于产生的自由基密度不同,中子比起X线更易引起不可修复的致死性单击DNA损伤。

中子辐射产生的高密度电离也可引起OER下降。如果X线的OER为2.6,中子的OER为1.6,两者比值(即所谓的乏氧增益因子)为2.6/1.6=1.6。换句话说,如果一定剂量的中子照射产生的正常组织后遗症和总剂量66Gy每次2Gy的X线照射相同,那么中子照射对完全缺氧的肿瘤产生的生物学效应相当于(1.6×66Gy)106Gy的X线照射。当然,不是所有肿瘤细胞都是缺氧的,治疗增益因子要低于1.6,这还要取决于乏氧细胞所占比例以及多分割治疗中细胞再氧合的程度[215]。

中子照射产生细胞效应受细胞周期的影响要较X线少一些。因此,正处于对X线耐受期的细胞的RBE要比处于X线敏感期细胞大,这可能会影响到中子治疗的增益效果。例如:若肿瘤全部是由处于X线耐受期的细胞构成的,其RBE是5,而主要的正常组织RBE是3,那治疗增益因子就是5/3=1.66。

中子治疗时发生单击未修复事件较多,因此细胞存活率在大多剂量范围近似指数型,比X线陡峭。在LQ存活曲线模型中,中子的α/β比值很高(30~100Gy)。所以,对中子治疗采用剂量分割治疗的重要性要比X线低一些。

对于再氧合、再分布很不理想,存在X线抵抗,生长再生很迅速的肿瘤采用中子治疗有很多优势。对这类肿瘤做一些前瞻性的分析很有必要,同时还可以为X线照射提出更多可供选择的调整方案[215]。

致谢

感谢Jan Haas和Natalia Mackenzie在本书编写过程中给予的帮助!

(朱健 译 白曈 校)

部分参考文献

本章全部参考文献请登录网站：http://www.tsttpc.com/download_list.html

1. Alper T, Howard-Flanders P. Role of oxygen in modifying the radiosensitivity of E. coli B. *Nature* 1956;178:978.
3. Banuelos CA, Banath JP, Kim JY, et al. GammaH2AX expression in tumors exposed to cisplatin and fractionated irradiation. *Clin Cancer Res* 2009;15:3344.
4. Puck TT, Marcus PI. Action of x-rays on mammalian cells. *J Exp Med* 1956;103:653.
6. Dewey WC, Ling CC Meyn RE. Radiation-induced apoptosis: relevance to radiotherapy. *Int J Radiat Oncol Biol Phys* 1995;33:781.
7. Kerr JF, Wyllie AH, Currie AR. Apoptosis: a basic biological phenomenon with wide-ranging implications in tissue kinetics. *Br J Cancer* 1972;26:239.
10. Kemp CJ, Sun S, Gurley KE. p53 induction and apoptosis in response to radio- and chemotherapy in vivo is tumor-type-dependent. *Cancer Res* 2001;61:327.
11. Hallahan DE, Haimovitz-Friedman A, Kufe DW, et al. The role of cytokines in radiation oncology. In: DeVita VT, Hellman S, Rosenberg SA, eds. *Important advances in oncology*. Philadelphia: Lippincott, 1993:71–80.
15. Rodemann HP, Binder A, Burger A, et al. The underlying cellular mechanism of fibrosis. *Kidney Int Suppl* 1996;54:S32.
18. Kavanagh BD, Schefter TE, Cardenes HR, et al. Interim analysis of a prospective phase I/II trial of SBRT for liver metastases. *Acta Oncologica* 2006;45:848.
19. Potten CS, Merritt A, Hickman J, et al. Characterization of radiation-induced apoptosis in the small intestine and its biological implications. *Int J Radiat Biol* 1994;65:71.
23. Stephens LC, Ang KK, Schultheiss TE, et al. Target cell and mode of radiation injury in rhesus salivary glands. *Radiother Oncol* 1986;7:165.
24. Fuks Z, Kolesnick R. Engaging the vascular component of the tumor response. *Cancer Cell* 2005;8:89.
26. Rotolo JA, Kolesnick R, Fuks Z. Timing of lethality from gastrointestinal syndrome in mice revisited. *Int J Radiat Oncol Biol Phys* 2009;73:6.
28. McBride WH, Chiang C-S, Olson JL, et al. A sense of danger from radiation. *Radiat Res* 2004;162:1.
29. Schaue D, McBride WH. Links between innate immunity and normal tissue radiobiology. *Radiat Res* 2010;173:406.
31. Hong JH, Chiang CS, Tsao CY, et al. Rapid induction of cytokine gene expression in the lung after single and fractionated doses of radiation. *Int J Radiat Oncol* 1999;75:1421.
32. Demaria S, Bhardwaj N, McBride WH, et al. Combining radiotherapy and immunotherapy: a revived partnership. *Int J Radiat Oncol Biol Phys* 2005;63:655.
33. Formenti SC, Demaria S. Systemic effects of local radiotherapy. *Lancet Oncol* 2009;10:718.
38. Chiang CS, Hong JH, Stalder A, et al. Delayed molecular responses to brain irradiation. *Int J Radiat Biol* 1997;72:45.
40. Anscher MS. Targeting the TGF-beta1 pathway to prevent normal tissue injury after cancer therapy. *Oncologist* 2010;15:350.
43. Withers HR, Mason KA, Thames HD Jr. Late radiation response of kidney assayed by tubule-cell survival. *Br J Radiol* 1986;59:587.
45. Withers HR. Recovery and repopulation in vivo by mouse skin epithelial cells during fractionated irradiation. *Radiat Res* 1967;32:227.
49. Neta R. Modulation of radiation damage by cytokines. *Stem Cells* 1997;15(Suppl 2):87.
51. Farrell CL, Bready JV, Rex KL, et al. Keratinocyte growth factor protects mice from chemotherapy and radiation-induced gastrointestinal injury and mortality. *Cancer Res* 1998;58:933.
54. Mason KA, Withers HR, Chiang CS. Late effects of radiation on the lumbar spinal cord of guinea pigs: re-treatment tolerance. *Int J Radiat Oncol Biol Phys* 1993;26:643.
55. Landuyt W, Fowler J, Ruifrok A, et al. Kinetics of repair in the spinal cord of the rat. *Radiother Oncol* 1997;45:55.
56. Ang KK, Jiang GL, Feng Y, et al. Extent and kinetics of recovery of occult spinal cord injury. *Int J Radiat Oncol Biol Phys* 2001;50:1013.
57. Stewart FA, Oussoren Y, Van Tinteren H, et al. Loss of reirradiation tolerance in the kidney with increasing time after single or fractionated partial tolerance doses. *Int J Radiat Biol* 1994;66:169.
58. Withers HR. The 4Rs of radiotherapy. In: Lett JT, Adler H, eds. *Advances in radiation biology*, vol. 5. New York: Academic Press, 1975:241.
59. Malaise EP, Fertil B, Chavaudra N, et al. Distribution of radiation sensitivities for human tumor cells of specific histological types: comparison of in vitro to in vivo data. *Int J Radiat Oncol Biol Phys* 1986;12:617.
61. Lim E, Vaillant F, Wu D, et al. Aberrant luminal progenitors as the candidate target population for basal tumor development in BRCA1 mutation carriers. *Nat Med* 2009;15:907.
62. Pajonk F, Vlashi E, McBride WH. Radiation resistance of cancer stem cells: the 4 R's of radiobiology revisited. *Stem Cells* 2010;28:639.
63. Nichols AC, Faquin WC, Westra WH, et al. HPV-16 infection predicts treatment outcome in oropharyngeal squamous cell carcinoma. *Otolaryngol Head Neck Surg* 2009;140:228.
65. Meyn RE, Stephens LC, Hunter NR, et al. Reemergence of apoptotic cells between fractionated doses in irradiated murine tumors. *Int J Radiat Oncol Biol Phys* 1994;30:619.
66. McBride WH, Dougherty GJ. Radiotherapy for genes that cause cancer. *Nat Med* 1995;1:1215.
68. Thames HD, Bentzen SM, Turesson I, et al. Time-dose factors in radiotherapy: a review of the human data. *Radiother Oncol* 1990;19:219.
69. Brenner DJ, Hall EJ. Fractionation and protraction for radiotherapy of prostate carcinoma. *Int J Radiat Oncol Biol Phys* 1999;43:1095.
70. Bentzen SM, Agrawal RK, Aird EG, et al. The UK Standardisation of Breast Radiotherapy (START) Trial A of radiotherapy hypofractionation for treatment of early breast cancer: a randomised trial. *Lancet* 2008;9:331.
72. Dewan MZ, Galloway AE, Kawashima N, et al. Fractionated but not single-dose radiotherapy induces an immune-mediated abscopal effect when combined with anti-CTLA-4 antibody. *Clin Cancer Res* 2009;15:5379.
80. Dische S, Saunders MI. Continuous, hyperfractionated, accelerated radiotherapy (CHART). *Br J Cancer* 1989;59:325.
87. Hermens AF, Barendsen GW. Changes of cell proliferation characteristics in a rat rhabdomyosarcoma before and after x-irradiation. *Eur J Cancer* 1969;5:173.
95. Maciejewski B, Withers HR, Taylor JM, et al. Dose fractionation and regeneration in radiotherapy for cancer of the oral cavity and oropharynx: tumor dose-response and repopulation. *Int J Radiat Oncol Biol Phys* 1989;16:831.
103. Knee R, Fields RS, Peters LJ. Concomitant boost radiotherapy for advanced squamous cell carcinoma of the head and neck. *Radiother Oncol* 1985;4:1.
105. King C. Stereotactic body radiotherapy for prostate cancer: current results of a phase II trial. *Front Radiat Ther Oncol* 2011;43:428.
106. Hryniuk W. Will increases in dose intensity improve outcome. *Proc Am J Med* 1995;99:69S.
108. Kim JJ, Tannock IF. Repopulation of cancer cells during therapy: an important cause of treatment failure. *Nat Rev Cancer* 2005;5:516.
109. Terasima T, Tolmach LJ. Changes in the x-ray sensitivity of HeLa cells during the division cycle. *Nature* 1961;190:1210.
110. Elkind MM, Sutton H. X-ray damage and recovery in mammalian cells in culture. *Nature* 1959;184:1293.
111. Withers HR. Cell cycle redistribution as a factor in multifraction irradiation. *Radiology* 1975;114:199.
112. Thames HD Jr, Withers HR, Peters LJ, et al. Changes in early and late radiation responses with altered dose fractionation: implications for dose-survival relationships. *Int J Radiat Oncol Biol Phys* 1982;8:219.
114. Calabrese C, Poppleton H, Kocak M, et al. A perivascular niche for brain tumor stem cells. *Cancer Cell* 2007;11:69.
115. Gilbertson RJ, Rich JN. Making a tumour's bed: glioblastoma stem cells and the vascular niche. *Nat Rev Cancer* 2007;7:733.
116. Vlashi E, Kim K, Lagadec C, et al. In vivo imaging, tracking, and targeting of cancer stem cells. *J Natl Cancer Inst* 2009;101:350.
121. Deschner EE, Gray LH. Influence of oxygen tension on x-ray-induced chromosomal damage in Ehrlich ascites tumor cells irradiated in vitro and in vivo. *Radiat Res* 1959;11:115.
123. Hall EJ. Radiation dose-rate: a factor of importance in radiobiology and radiotherapy. *Br J Radiol* 1972;45:81.
124. Brown JM, Giaccia AJ. Tumour hypoxia: the picture has changed in the 1990s. *Int J Radiat Biol* 1994;65:95.
125. Jain RK. Barriers to drug delivery in solid tumors. *Sci Am* 1994;271:58.
126. Vaupel P, Schlenger K, Hoeckel M. Blood flow and tissue oxygenation of human tumors: an update. *Adv Exp Med Biol* 1992;317:139.
129. Powers WE, Tolmach LJ. A multicomponent x-ray survival curve for mouse lymphosarcoma cells irradiated in vivo. *Nature* 1963;197:710.
130. Olive PL. DNA damage and repair in individual cells: applications of the comet assay in radiobiology. *Int J Radiat Biol* 1999;75:395.
134. Henk JM, Kunkler PB, Smith CW. Radiotherapy and hyperbaric oxygen in head and neck cancer. Final report of first controlled clinical trial. *Lancet* 1977;2:101.
136. Henke M, Laszig R, Rube C, et al. Erythropoietin to treat head and neck cancer patients with anaemia undergoing radiotherapy: randomised, double-blind, placebo-controlled trial. *Lancet* 2003;362:1255.
137. Phillips TM, Kim K, Vlashi E, et al. Effects of recombinant erythropoietin on breast cancer-initiating cells. *Neoplasia* 2007;9:1122.
139. Hockel M, Schlenger K, Hockel S, et al. Hypoxic cervical cancers with low apoptotic index are highly aggressive. *Cancer Res* 1999;59:4525.
140. Graeber TG, Osmanian C, Jacks T, et al. Hypoxia-mediated selection of cells with diminished apoptotic potential in solid tumours. *Nature* 1996;379:88.
141. Chen FH, Chiang CS, Wang CC, et al. Radiotherapy decreases vascular density and causes hypoxia with macrophage aggregation in TRAMP-C1 prostate tumors. *Clin Cancer Res* 2009;15:1721.
142. Milas L. Tumor bed effect in murine tumors: relationship to tumor take and tumor macrophage content. *Radiat Res* 1990;123:232.
143. Ahn GO, Tseng D, Liao CH, et al. Inhibition of Mac-1 (CD11b/CD18) enhances tumor response to radiation by reducing myeloid cell recruitment. *Proc Natl Acad Sci U S A*. 2010;107:8363.
144. Tsai CS, Chen FH, Wang CC, et al. Macrophages from irradiated tumors express higher levels of iNOS, arginase-I and COX-2, and promote tumor growth. *Int J Radiat Oncol Biol Phys* 2007;68:499.
145. Ten Hagen TL, Eggermont AM. Changing the pathophysiology of solid tumours: the potential of TNF and other vasoactive agents. *Int J Hyperthermia* 2006;22:241.
146. Chan N, Koritzinsky M, Zhao H, et al. Chronic hypoxia decreases synthesis of homologous recombination proteins to offset chemoresistance and radioresistance. *Cancer Res* 2008;68:605.
148. Lyng H, Sundfor K, Rofstad EK. Changes in tumor oxygen tension during radiotherapy of uterine cervical cancer: relationships to changes in vascular density, cell density, and frequency of mitosis and apoptosis. *Int J Radiat Oncol Biol Phys* 2000;46:935.
150. Catcheside DG, Lea DE, Thoday JM. Types of chromosome structural change induced by the irradiation of Tradescantia microspores. *J Genet* 1946;47:113.
152. Joiner MC, Marples B, Lambin P, et al. Low-dose hypersensitivity: current status and possible mechanisms. *Int J Radiat Oncol Biol Phys* 2001;49:379.
153. Baverstock K. Radiation-induced genomic instability: a paradigm-breaking phenomenon and its relevance to environmentally induced cancer. *Mutat Res* 2000;454:89.
154. Little JB. Repair of potentially-lethal radiation damage in mammalian cells: enhancement by conditioned medium from stationary cultures. *Int J Radiat Biol Relat Stud Phys Chem Med* 1971;20:87.
155. Mothersill C, Seymour C. Radiation-induced bystander effects: past history and future directions. *Radiat Res* 2001;155:759.
156. Read J. The effect of ionizing irradiations on the broad bean root: X. The dependence on the x-ray sensitivity of dissolved oxygen. *Br J Radiol* 1952;25:89.
160. Douglas BG, Fowler JF. The effect of multiple small doses of x rays on skin reactions in the mouse and a basic interpretation. *Radiat Res* 1976; 66:401.
161. McBride WH, Schaue D. Radiation biology of SBRT: Is there a new biology involved? In: Ahmed MM, Pollack A, eds. *Hypofractionation. Scientific concepts and clinical experiences*. Ellicott City, MD: LumiText, 2011:3.

162. Brenner DJ. The linear-quadratic model is an appropriate methodology for determining isoeffective doses at large doses per fraction. *Semin Radiat Oncol* 2008; 18:234.
178. Withers HR, Peters LJ, Taylor JM. Dose-response relationship for radiation therapy of subclinical disease. *Int J Radiat Oncol Biol Phys* 1995;31:353.
179. Strandquist M. A study of the cumulative effects of fractionated x-ray treatment based on the experience at the Radiumhemmet with the treatment of 280 cases of carcinoma of the skin and lip. *Acta Radiol* 1944;55(Suppl):300.
184. Brenner DJ, Hlatky LR, Hahnfeldt PJ, et al. A convenient extension of the linear-quadratic model to include redistribution and reoxygenation. *Int J Radiat Oncol Biol Phys* 1995;32:379.
190. Ellis F. Nominal standard dose and the ret. *Br J Radiol* 1971;44:101.
196. Ang KK, Price RE, Stephens LC, et al. The tolerance of primate spinal cord to re-irradiation. *Int J Radiat Oncol Biol Phys* 1993;25:459.
197. Saunders MI, Dische S, Grosch EJ, et al. Experience with CHART. *Int J Radiat Oncol Biol Phys* 1991;21:871.
200. Fowler JF. The eighteenth Douglas Lea lecture. 40 years of radiobiology: its impact on radiotherapy. *Phys Med Biol* 1984;29:97.
201. Down JD, Boudewijn A, van Os R, et al. Variations in radiation sensitivity and repair among different hematopoietic stem cell subsets following fractionated irradiation. *Blood* 1995;86:122.
202. Bourhis J, Overgaard J, Audry H, et al. Hyperfractionated or accelerated radiotherapy in head and neck cancer: a meta-analysis. *Lancet* 2006;368:843.
203. Leksell L. Stereotactic radiosurgery. *J Neurol Neurosurg Psych* 1983;46:797.
204. Hazard LJ, Jensen RL, Shrieve DC. Role of stereotactic radiosurgery in the treatment of brain metastases. *Am J Clin Oncol* 2005;28:403.
205. Fakiris AJ, McGarry RC, Yiannoutsos CT, et al. Stereotactic body radiation therapy for early-stage non-small-cell lung carcinoma: four-year results of a prospective phase II study. *Int J Radiat Oncol Biol Phys* 2009;75:677.
206. Martinez AA, Demanes J, Vargas C, et al. High-dose-rate prostate brachytherapy: an excellent accelerated-hypofractionated treatment for favorable prostate cancer. *Am J Clin Oncol* 2010;33:481.
207. Fowler JF, Tome WA, Fenwick JD, et al. A challenge to traditional radiation oncology. *Int J Radiat Oncol Biol Phys* 2004;60:1241.
214. Niemierko A. Reporting and analyzing dose distributions: a concept of equivalent uniform dose. *Med Phys* 1997;24:103.

第 3 章 分子肿瘤学与放射生物学

Michael Baumann, Nils Cordes, Michael Haase, Daniel Zips

在最近的 30 年中，分子肿瘤学研究已成为快速成长的生物医学分支。有关肿瘤知识的许多进展与生物技术方面的创新密切相关。例如，敲除或插入一个特异性目标基因的技术，操纵基因时间和空间表达的实验策略，研究肿瘤细胞全基因组和蛋白质组的高通量方法的发展，以及特异干扰信号传导的方法学的飞速成长。本章介绍分子肿瘤和放射生物学的概况。

细胞生物学方法对现代放射生物学做出了贡献，并帮助人们更好地理解电离辐射对细胞、肿瘤和正常组织的效应。分子肿瘤生物学方面的知识对于肿瘤学上的临床决策和多学科临床环境中基于生物学理论而形成的新战略的发展非常重要[1,2]。肿瘤分子病理学对经典的组织病理学和免疫组织化学提供越来越多的补充，从而为肿瘤学上改进的治疗分层提供了基础[3,4]。分子病理生理学描述形成肿瘤特征性微环境的机制或最终导致正常组织中呈现放射后遗症的机制[5]。分子成像不仅对肿瘤分期而且对肿瘤生物学特征及放射肿瘤学上靶体积的确定，包括诸如剂量喷涂(dose painting)的新探讨都很重要[6-8]。放射治疗中的分子靶向可以增强肿瘤反应，或者保护正常组织，因而可增加放射疗法的治疗获益[9-11]。

与肿瘤学的其他领域相比，放射治疗似乎特别有希望将分子靶向方法整合到一起[11]。首先，肿瘤和正常组织的放射治疗反应的生物学机制被很好地描述，并且有关这些反应的分子途径越来越明了。其次，与常规的化学治疗药类似，新开发的化学治疗药迄今单独使用尚不能治愈肿瘤。相反，放射治疗自身杀灭克隆原肿瘤细胞非常有效，而复发常常由仅仅一个或很少的存活细胞所造成[12-14]。这样，即使新的药物仅仅具有杀死有限数量肿瘤细胞的潜力，那么当它们同放射治疗联合使用时，亦有可能足以增强对肿瘤的局部控制。同样的观点也适用于这些药物增强肿瘤细胞的放射敏感性或使正常组织受到特异保护时。第三，与全身化学治疗相比，放射治疗可以在剂量、时间和空间上进行调整。这就允许除了考虑正常组织以外，还可以在考虑克隆原肿瘤细胞数量的空间分布的情况下，对联合治疗效应做出个体调整。临床前资料和早期临床结果确证了这些观点[15-19]，并支持开展关于放射治疗通过生物学方法增强疗效的进一步解释性研究。

分子肿瘤生物学原理

大部分人类肿瘤是由于单个体细胞的突变所引起的，是多重遗传和后天畸变在细胞中积累所导致的分阶段演化过程的结果[20]。遗传的改变包括点突变、缺失、插入、基因扩增、染色体不稳定性、杂合性丢失和易位。启动子超甲基化及由此而造成的肿瘤抑制基因沉默是肿瘤发生的一种重要的后天机制[21,22]。致癌病毒的感染可能能够促进人类肿瘤的发生，例如子宫颈癌中的人类乳头瘤病毒、肝细胞癌中的乙型肝炎病毒和卡波西肉瘤中的人类免疫缺陷病毒[23,24]。实体瘤中不利的微环境，尤其是缺氧，进一步促进渐进的基因组改变和克隆选择[25]。结果，获得了增殖和存活方面优势的细胞最终发生恶性转化，这也是肿瘤发生和转移扩散的必要条件。

从概念上讲，肿瘤基因可以被分为两类。首先，致癌基因通过导致获得某种功能的遗传改变而在肿瘤细胞中被激活。以显性形式发挥作用的原癌基因的突变(即等位基因中一个基因的遗传改变)已足以导致基因激活。典型的致癌基因功能是刺激细胞增殖(例如，通过激活 *Ras*)，并促进细胞的存活(例如，通过激活 PI3K/Akt 信号传导)。第二类肿瘤基因——抑癌基因的紊乱造成某种功能的缺失。抑癌基因的一个等位基因的突变是隐性的，因为其功能可以被第二个未突变的(野生型)等位基因所代偿。虽然某些肿瘤可被归因于单一的遗传学改变，但大多数散发的实体瘤展现出范围广泛的多个肿瘤基因的改变。一般肿瘤渐增的发病率作为年龄的函数的简化数学模型提示，癌瘤发生需要4~7个体细胞基因的改变[20,26]。多阶段肿瘤发生的典型例子是结肠癌发生过程中的腺瘤-癌变顺序[27]。

遗传的癌症易感性可被分成为包括遗传癌症综合征和家族性癌症(强易感性)的罕见组和没有明显家族性聚集的易感性(弱易感性)的常见组[28]。前一组包括由影响到DNA修复、基因组稳定性和细胞周期控制的种系突变所造成的各种综合征，例如*TP53*(Li-raumeni综合征)、核苷酸切除修复基因突变(着色性干皮病)、毛细血管扩张性共济失调症基因突变(ATM)、DNA错配修复基因突变(遗传性非息肉性结肠癌，HNPCC)和*BRCA 1/2*突变(家族性乳腺癌)。一个与致癌基因激活相关的家族性癌症综合征的例子是Ⅰ型神经纤维瘤，该肿瘤中突变的*NF1*基因导致致癌基因*Ras*的激活[28]。在家族扩散性胃癌中发现黏附分子E-钙黏蛋白基因因发生种系突变而失活[29]。

基本的肿瘤分子生物学可以被总结为基于几个根本性原理的简化概念。在他们富有创意的论文中，Hanahan和Weinberg[30,31]将大多数人类肿瘤类型所共有的这些原理描述为“肿瘤的6种标志”(表3.1)。这6种标志是重要的致癌基因和肿瘤抑制基因发生特异性遗传改变的结果。

表3.1 与癌基因和肿瘤抑制基因分子(有选择)相关的6种肿瘤标志

肿瘤标志	与之相关的癌基因和肿瘤抑制基因
丧失生长控制能力	
1.生长信号的自给自足性	*p53*,*TGF-β*,*RTK*,*Ras*,*pRB*,细胞周期蛋白D,*cdk4*,*p16/ARF*,*p27*,*Akt*,*PTEN*,细胞因子
2.对于抗生长信号的不敏感性	受体,*JAK/STAT*,*APC*,β-连环蛋白,*myc*
3.对细胞凋亡的抵抗性	半胱天冬酶8,*FLIP*,*Bcl-2*,*Apaf-1*,*HSP*,*IAP*,*Akt*,*PTEN*
4.血管发生的诱导和维持	*VEGF*,*PDGF*,*FGF*,*TSP-1*,血管生成抑制素,内皮抑素
5.组织侵袭和转移	*MMP*,融合素,*E*-钙黏蛋白
6.无限的复制潜力	*p53*,*pRB*,端粒酶

Adapted from Hanahan D, Weinberg RA. The hallmarks of cancer. *Cell* 2000;100:57–70.

肿瘤标志物

肿瘤具有丧失生长控制能力的特征，这是由于肿瘤细胞获得了生长信号的自给能力、细胞周期调控能力的减退和对于生长抑制信号的不敏感性[30,31]。正常的细胞分裂由刺激生长信号和抑制生长信号严密调控。生长信号包括可扩散的生长因子之间或带有跨膜受体的细胞因子之间的相互作用，还包括通过细胞外基质成分和细胞-细胞间相互作用而达成的生长调控。一旦静止细胞接收到足够的生长刺激，便会通过限制点和胞质分裂及有丝分裂的4个不同时相：G1期、DNA合成期(S)、G2期和有丝分裂期(M)而进入细胞周期[32]。通过限制点(G1/S和G2/M检查点)进入S期和M期由数个原癌基因和肿瘤抑制基因控制。细胞周期的每一时相是由细胞周期蛋白(细胞周期蛋白A~E)和它们各自的匹配物——细胞周期蛋白依赖性激酶构成的特异性复合物所调控的。重要的复合物是细胞周期蛋白D/Cdk4和细胞周期蛋白D/Cdk6(限制点，G1)，细胞周期蛋白E/Cdk2(G1/S)，细胞周期蛋白A/Cdk2(S，G2)以及细胞周期蛋白B/Cdk1(M)。越来越多的证据证实，细胞周期蛋白的很多功能被细胞周期蛋白家族补偿性地覆盖，如果一个细胞蛋白周期缺失，其他细胞蛋白周期可以在不同的细胞周期相位中发挥作用[33,34]。细胞周期蛋白可被生长因子直接上调或经由*c-myc*和*Ras*基因间接上调。几种细胞周期蛋白/Cdk复合物可使视网膜母细胞瘤蛋白(pRB)磷酸化，进而促进G1/S转换并阻断细胞分化。细胞周期蛋白依赖性激酶的活性由磷酸化和各种起抑制作用的小分子比如INK4(p15、p16、p18和p19)及Cip1/Kip1(p21、p27和p57)家族的成员所调控。p15和p21蛋白分别与两个重要的肿瘤抑制基因——抗增殖的因子*TGF-β*(转化生长因子-β)和*p53*相关联。

生长信号的自给自足性

来自生长因子、细胞因子、细胞外基质和细胞-细胞间黏附分子的有丝分裂信号通过不同种类的跨膜受体被转入细胞内[30,31]。恶性细胞获得可以摆脱来自细胞外生长信号严密调控的能力。其分子机制包括生长因子还有生长因子受体(自分泌和旁分泌刺激)的过表达，导致没有配体结合亦能呈现组成性受体活化的受体突变，以及细胞内信号传导途径方面的分子畸变。

受体酪氨酸激酶(RTK)代表了一组致癌的跨膜受体,其构成包括一个细胞外配体结合域、跨膜部分和一个带有酪氨酸激酶活性的细胞内催化区[35]。当配体结合并且形成受体同源或异源二聚体时，该蛋白激酶随之被活化，导致受体自身酪氨酸残基的磷酸化(自身磷酸化)或靶蛋白酪氨酸残基的磷酸化。依据细胞内的情况，上述变化将会触动细胞内信号级联反应并最终导致细胞增殖、存活、分化和迁移。在已知的人 RTK 中,有表皮生长因子受体(EGFR)、血小板衍生生长因子受体(PDGF)、血管内皮生长因子受体、成纤维细胞生长因子受体、ephrin 受体和内皮细胞的酪氨酸激酶受体。EGFR 家族由 4 个不同的成员组成(EGFR/ErbB-1,HER2/ErbB-2,HER3/ErbB-3 和 HER4/ErbB-4)[36]。这些受体的配体如表皮生长因子、肿瘤生长因子-α 和神经调解素-1，以及它们的同族受体,在许多种人类肿瘤包括肺癌、乳腺癌、头颈部癌和神经胶质瘤中大量表达，其被认为与预后不良有关,并使人们认识到 EGFR 可作为肿瘤治疗的重要的靶。癌细胞中 EGFR 途径增强活化的机制包括基因扩增和激活突变,例如,EGFRv Ⅲ就是一个组成性配体非依赖性 EGFR 突变体[36]。

RTK 启动的信号传导

RTK 接收的细胞外信号通过分子级联过程被转换为各种不同的细胞反应,即信号传导[35]。RTK 的信号传递涉及在肿瘤细胞内常常失去调控的几个不同的分子途径。这种失去调控的分子途径的主要例子就是 Ras/RAF/MAPK 促分裂原活化蛋白激酶) 途径、PI3K(磷酸肌醇 3’激酶)/Akt 途径、jak/stat 分子和蛋白激酶 C。这些不同转导途径之间的共同作用交叉传递形成一个复杂的信号传导网络。

在 EGFR 信号传递中已被深入研究的一个重要信号传导路径就是 Ras/Raf/MAPK 途径。Ras 蛋白(H-Ras、K-Ras4A、K-Ras4B 和 N-Ras) 是鸟苷三磷酸(GTP)酶,它们在活化状态(GTP 结合态)时附着于细胞膜的内表面。*Ras* 原癌基因(主要是 *K-Ras*)在大约 1/3 的人类癌瘤中发生了突变。活化突变常见于胰腺腺癌(高达 90%)、结肠直肠癌(约 50%)和肺癌(约 30%)[37]。功能性 Ras 的加工处理和膜附着由法尼基转移酶控制,此酶是活化后 Ras 的特异性药物抑制剂的分子靶点[38]。EGFR 活化经由 Grb2/SOS 复合物通达 Ras 分子。活化的 Ras 与 Raf 结合，促进其作为丝氨酸/苏氨酸激酶的功能。作为 *Raf* 基因遗传改变的结果,组成性活化的 Raf 蛋白已见于各种人类恶性肿瘤[39]。Raf 与 MEK1/2 激酶有关联,该激酶依次激活 MAPK。活化的 MAPK 随后转入细胞核并通过激活几个转录因子(比如 Elk-1)而启动转录。结果,基因表达被改变,增殖进程被启动。

除 Raf 以外,活化的 Ras 对许多下游分子包括 PI3K 都有影响[40]。在或者经由 RTK 直接活化,或者由 Raf 介导间接活化之后,该组激酶使肌醇磷脂的肌醇环上的 3’-OH 基团磷酸化。PI3K 的信号传递中介分子包括磷酸肌醇依赖性激酶 1、Akt、蛋白激酶 C 和其后的核转录因子 NFκB。细胞对 PI3K 途径活化的反应具有细胞类型的特异性,并包括基因表达、细胞周期进程、存活和凋亡方面的变化。而凋亡已与 PKB/Akt 负调节凋亡调控分子(如 Bad、半胱天冬酶 9、Fas 配体、CREB 和 IκB 激酶)联系在一起。肿瘤抑制蛋白 PTEN 负调控 PI3K/Akt 途径。Akt 过度表达或活性过高和 PTEN 突变已见于许多人类恶性肿瘤中[41]。Akt 使 mTOR 磷酸化,而 mTOR 是一种展现出抗癌活性的化合物西罗莫司的分子靶点[42]。

细胞因子受体

许多生长刺激激素、生长因子和细胞因子(例如白介素、红细胞生成素和催乳素)与一类细胞因子受体相结合并激活它们。这类细胞因子受体在结构上不同于前面提到的 RTK[43]。对细胞因子受体活化应答的细胞内信号是 JAK 和 STAT 激酶。除了细胞因子受体外,许多 RTK 也能激活 JAK/STAT 通路。在恶性细胞中,生长信号的自主性很可能与细胞因子受体(例如红细胞生成素受体)的突变以及造血恶性肿瘤中 JAK/STAT 通路活性的组成性上调有关。STAT 的活化可能是 HTLV 或者 EBV 的病毒癌蛋白转化酪氨酸激酶(诸如 v-src、v-Abl 和 Bcr/Abl)的结果[44]。

Wnt 信号传导

Wnt 蛋白是扩散性生长因子,它们与特异的表面受体结合，并触发细胞内引导细胞生长的不同的细胞内通道[45]。Wnt 信号传导中有腺瘤性结肠息肉病(APC)的肿瘤抑制蛋白介入,且通过磷酸化作用调节细胞溶质 β-连环蛋白的稳态水平。β-连环蛋白水平的增高有助于其转入细胞核,激活相关转录因子,继而使 β-连环蛋白的靶基因(如 *c-myc*、*c-jun* 和细胞周期蛋白 D1)转录。因 β-连环蛋白和 APC 基因突变引起的 Wnt 信号不正常活化不仅在结肠癌和黑色素瘤中是代表性所见,而且也见于许多其他癌中。Wnt 信号传导已经被证明在肿瘤的发生、肿瘤干细胞的自我更新和分化方面起到重要的作用，由此也为抗肿瘤治疗药物的研发带来了希望[46]。

细胞质非受体激酶常在恶性病中常被激活。例如,染色体易位t(9;22)产生的Bcr/Abl融合蛋白激酶是在慢性髓细胞白血病中发现的典型分子,而且是小分子抑制剂(如伊马替尼)的靶分子[47]。这种药物也抑制c-KIT(一种细胞质的酪氨酸激酶),已经证实此酶在胃肠基质瘤中因突变而被激活[48]。

转录因子与DNA结合,激活特异基因表达。致癌基因转录因子在大多人类癌症中是高活性的,而且促进生长信号传递的自主性。根据它们的活化机制,可分为3组[49]。第1组是类固醇受体,这类受体见于激素敏感的乳腺癌或前列腺癌。第2组是核内转录因子,受激酶信号控制,这类转录因子由myc、AP-1(激活蛋白1)和E2F组成。癌细胞中myc转录因子由不同的机制所诱导,包括染色体易位和基因扩增。例如染色体易位t(8;14)激活c-myc,并置c-myc基因于IgG增强子控制之下，由此导致80%的Burkitt淋巴瘤中c-myc的组成性表达。N-myc和L-myc扩增分别见于成神经细胞瘤和小细胞肺癌中。由JUN、FOS、ATF和MAF组成的AP-1起致癌基因作用还是起抗癌基因作用,视细胞的情况而定[50]。第3组致癌基因转录因子,即潜伏转录因子由配体-受体相互作用激活。这类转录因子包括STAT(见前面的讨论)、WNT-β-连环蛋白途径（见前面的讨论)、核因子κB（NFκB）以及Notch分子和Hedgehog分子。在淋巴瘤、白血病、乳腺癌和结肠癌中所见NFκB水平为组成性活性[49]。

细胞周期失调

视网膜母细胞瘤肿瘤抑制蛋白(pRB)

视网膜母细胞瘤蛋白是细胞周期运行和细胞分化的重要调节物[51]。pRB功能丧失常见于恶性细胞,且导致G1/S期过渡失控、基因组不稳定和去分化。低磷酸化的pRB与几种蛋白结合，包括E2F转录因子和组蛋白脱乙酰酶。在pRB磷酸化时,这些蛋白就被细胞周期蛋白D/Cdk4、细胞周期蛋白E/Cdk2和细胞周期蛋白A/Cdk2等所释放，从而使细胞周期过渡和(或)抑制末端分化,其结果是细胞由静止表象转化为增殖态。被释放的E2F激活DNA合成所需要的基因的转录,例如二氢叶酸还原酶、胸苷酸还原酶和DNA聚合酶。pRB的功能丧失可能是由致癌基因病毒性蛋白(如HPVE 7)致突变或灭活所造成的。在各种上皮和间质恶性肿瘤中曾检测到RB基因的体细胞性突变[51]。pRB通路损伤性细胞周期失调也可由以下原因造成：细胞周期蛋白D过表达,Cdk4激活突变和扩增,以及P16(INK4)丢失导致的E2F靶基因的组成性表达[51]。由E2F介导的MAD2过表达致pRB通路功能丧失可造成基因组不稳定性,而MAD2是有丝分裂检查点的重要成分[52]。编码RB的基因是第一个被确认的有关视网膜母细胞瘤(稀有的青少年肿瘤)的肿瘤抑制基因。视网膜母细胞瘤是诱发肿瘤双击模型的一个典型例子[26]。第一击(即一个RB等位基因的突变)或者是种系突变(遗传型,常常是双边的)或者是获得性体细胞突变(散在型,多半是单边的)。另一RB等位基因的获得性体细胞突变造成pRB灭活,继而引起肿瘤生成。

肿瘤抑制基因*TP53*在大多数肿瘤中被灭活,而且与某些癌的预后不良有关[53]。野生型*p53*与特异的DNA序列结合激活许多基因转录,其中有*MDM2*、*GADD45*、*p21CIP-1*、细胞周期蛋白D和促凋亡基因*BAX*。另一方面,*p53*也能负调控某些基因转录,如*myc*、细胞周期蛋白A、*MDR1*,以及抗凋亡基因*Bcl-2*[54]。*p53*对辐射反应方面的作用将在本章后面论述。*p53*功能的丧失引发多种生物学后果,包括基因毒性应激后细胞周期G1/S期过渡阻滞的消失、凋亡抑制及分化[54]。由于*p53*关系到DNA修复、重组和复制,所以*p53*功能的丧失似乎对染色体的稳定性有关键性影响。*TP53*基因失活是人类癌症的最常见的遗传学变化,80%以上的*p53*变异是由DNA结合区的错义突变引起的[55]。在具有全长蛋白的人类肿瘤,特异的错义突变具有显著优势,说明*p53*突变体作为一种致癌基因蛋白的另一功能,这种致癌基因蛋白具有获得性功能和显性失活特性。除了突变之外,*p53*的功能还可因其负调节物MDM2的变异或病毒蛋白HPV E6/E7的感染而遭受损失[56]。虽然大多数*TP53*突变是分散型的,但很多Li-Fraumeni综合征(一种少见的、具有早年癌和肉瘤谱的癌症综合征)患者带有种系突变。

对生长抑制信号的不敏感性

TGF-β对多种细胞功能起调节作用,例如增殖、细胞外基质合成、新血管生成、免疫反应、凋亡和分化[57]。TGF-β家族(TGF-β 1~5)属于肽类激素超家族。不同亚型的TGF-β分别与特异的细胞表面受体(TβRⅠ~TβRⅤ)结合。TGF-β介导的生长抑制作用与活化和抑制靶基因转录有关。原增殖激酶基因(诸如*Cdk*)被抑制，而主要的周期蛋白依赖性激酶抑制基因*p15*和

p21 反而被转录性活化。配体与 TβRⅤ受体结合刺激丝氨酸/苏氨酸特异磷酸化酶，这种酶通过 pRB 的去磷酸化抑制细胞增殖。肿瘤内 TGF-β 信号传导的变化(例如因突变和转录沉默）导致对生长抑制配体效应的不敏感性。

凋亡抗性

在生理条件下，细胞分裂和丢失之间的平衡维持着组织自身的稳定。对大多数肿瘤来说，由于细胞分裂速度的加快破坏了这种平衡，细胞分裂速度的增加是由前面所介绍的分子机制和不适当的细胞死亡率(如细胞衰老和凋亡)所造成的[53,58](表 3.2)。凋亡是一个复杂的多步骤过程，牵涉许多生物分子，包括衔接蛋白、Bcl-2 家族成员和半胱天冬酶家族（即半胱氨酸-天冬氨酸蛋白酶)[59]。半胱天冬酶家族分为启动子(半胱天冬酶 1、2、4、5、8、9、10、12)和效应子(半胱天冬酶 3、6、7、11、13)。半胱天冬酶通过蛋白酶解切割作用激活特异的底物，其的活性是由热休克蛋白和凋亡蛋白抑制剂调控的。凋亡程序有一执行期，包括线粒体膜去极化后释放细胞色素 C，凋亡体复合物(Apaf-1、半胱天冬酶 9 前酶、细胞色素 C)形成，以及半胱天冬酶效应子的活化，继而导致形态学变化(例如 DNA 凝聚和片段化)。半胱天冬酶启动子的激活有两个主要途径，即细胞外受体介导途径和细胞内线粒体介导途径。细胞外凋亡信号传导从死亡配体[例如 Fas、肿瘤坏死因子(TNF)和 TRAIL]与它们相应的细胞表面受体相结合开始，接着执行细胞类型特异的细胞内程序，包括半胱天冬酶和 Bcl-2 家族成员(Bax、Bid、Bak)，最终激发细胞色素 C(Ⅱ型)释放，或者直接激活半胱天冬酶效应子 3（Ⅰ型)。细胞应激反应时，如 DNA 损伤、化学治疗、电离辐射、生长因子扯断以及激酶抑制等，细胞内线粒体介导途径被激活。从细胞凋亡中逃逸的能力是肿瘤发生的先决条件，这无须与抗肿瘤治疗相关[53]。

DNA 改变的识别和凋亡之间的重要介质是肿瘤抑制剂 p53[54]。当 DNA 损伤时，p53 被稳定并诱导细胞周期阻滞(见前面的讨论)、衰老或凋亡。p53 能促进凋亡是源于抗凋亡蛋白(例如 Bcl-2、存活因子)的转录性抑制和前凋亡蛋白(包括 Bax、PUMA 和 NOXA)的活化。重要的是凋亡途径与蛋白激酶信号传导紧密相连，因此，像 MAPK 和 PI3K/Akt 等蛋白激酶(见前面的讨论)能调节细胞内死亡刺激与存活刺激之间的平衡。鉴于凋亡调控的复杂性，毫不奇怪，有关各种分子的变异均可能导致癌细胞从这一死亡形式(凋亡)中逃逸[60]。例如，由于启动子的甲基化、突变和负调节物 FLIP 的上调所致的半胱天冬酶 8 活性下调会影响细胞外途径的运行。很多肿瘤细胞的细胞内线粒体相关凋亡途径失调，这种失调是因为 Bcl-2 家族的前凋亡和抗凋亡蛋白的表达水平不平衡造成的。Apaf-1、凋亡蛋白抑制剂和热休克蛋白表达水平异常均有碍癌细胞凋亡程序的施行。而且，凋亡程序的重要介质和调节物，诸如 p53、PI3K/Akt、PTEN 和 MAPK 等常常呈功能性失调。现在已很明确，逃避凋亡对肿瘤生成来讲是一种重要的且很可能是基本的一步，但这种现象对

表 3.2 辐射诱导的细胞死亡的类型及其特性

细胞死亡类型	主要形态学特点	主要分子机制
有丝分裂灾难	有丝分裂期间或之后，染色体错误分离，细胞融合，微核、巨细胞形成	致死性染色体损伤，半胱天冬酶非依赖型
凋亡	染色质凝聚，核碎裂，细胞膜起泡	DNA 和(或)膜损伤，细胞内信号传导的变化，半胱天冬酶依赖型(通过半胱天冬酶 9 的内在途径)
衰老	有代谢活性但不分裂，功能性分化细胞	DNA 损伤和(或)细胞内信号变化，通常为 p53 依赖性终点生长阻滞，增加的 β-半乳糖苷酶相关衰老
自吞噬	部分染色质凝聚，细胞膜起泡，自吞噬泡数量增加	以细胞质内双膜小泡为特征的蛋白降解，可能与 DNA-PK 活性有关
坏死	空泡形成增加，细胞器和细胞肿胀，细胞膜崩溃，坏死团形成	不能调控的创伤性细胞破坏；照射后有丝分裂灾难或血管损伤等的结果

Adapted from Brown Jm, Wouters BG. Apoptosis, p53, and tumor cell sensitivity to anticancer agents. *Cancer Res* 1999;59:1391–1399, and Okada H, Mak TW. Pathways of apoptotic and non-apoptotic death in tumour cells. *Nat Rev Cancer* 2004;4:592–603.[90,236]

治疗抗性、后果预见以及作为改善常规癌症治疗潜在靶标的重要性尚不清楚[53,60]。

无限复制能力

肿瘤细胞单凭生长失控和抗死亡能力并不足以发展成肉眼可见的肿瘤[31]。正常细胞具有限定分裂数目的能力，即有限的复制潜力，之后便停止增殖并进入衰老程序。在肿瘤生成期间，某些癌前细胞通过逃避衰老变为不死性细胞，即获得了无限复制的潜力[139]。重要的是，恶性肿瘤是由具不同复制潜力的多种细胞群组成，大多数癌细胞具有有限的复制潜力，只有一小部分细胞亚群（即肿瘤干细胞）具有构建肿瘤的无限复制能力[31]。重要的是，恶性肿瘤由复制潜能不同的异质群体组成。虽然大多数癌细胞具有有限的复制潜能，但小的亚群（即肿瘤干细胞）具有重建肿瘤的无限复制能力[61]。所以，这一细胞亚群才是根治癌的靶标，也就是说，要根治肿瘤必须将这种干细胞全部杀灭。仍有一些问题有待澄清，比如：癌症干细胞是否代表不同的肿瘤细胞亚群？是否所有癌细胞都具有干细胞潜能，并且可以在响应应激或响应环境条件变化之间不同的阶段中来回切换？

逃脱衰老和其他细胞死亡形式的分子机制包括肿瘤抑制蛋白 p53 和 pRB 等的丢失以及端粒长度的维持[31]。端粒是位于染色体末端的染色质片段，其作用是防止这些区域的重组和降解[62]。由于细胞每次分裂时端粒不完全被复制，所以它们逐渐变短，失去对染色体的保护作用，结果引发细胞衰老。癌细胞的端粒一般比正常细胞的短，但通过表达端粒酶能维持端粒复制潜力。端粒酶是一含有 DNA 聚合酶的复合物，它可以重建端粒[62]。

诱导和维持血管生成

肿瘤生长到大于 1~2 mm 肉眼可见的大小，必须依赖新血管的生成。增殖性细胞需要适当的氧和营养供应，由于生理学上的原因，这类营养供应仅限于距血管 100~200μm 的范围内。所以，为了形成肿瘤和转移，恶性细胞必须诱生和维持自己的血管系统[63]。肿瘤生成期间血管生成的转换过程（即从无血管期向有血管阶段过渡）是由肿瘤细胞和周围间质细胞内不同的分子变化操纵的。血管生成转换的主要事件是前血管生成因子（主要是生长因子，如 VEGF、成纤维细胞生长因子和 PDGF）胜过了抗血管生成因子[如血小板反应蛋白（TSP-1）、血管抑制素和内皮抑制素]。肿瘤内这种倾向于强化血管生成因子的驱动力也来自致癌基因的活化，例如 *Ras* 和 *myc* 的激活导致 VEGF 上调和 TSP-1 的抑制[64,65]。因肿瘤抑制蛋白的功能丧失而使血管生成因子转录性上调也对血管生成转换有贡献，例如 *p53* 上调 TSP-1 基因表达，而下调 VEGF 基因表达[30]。肿瘤缺氧时通过缺氧诱导因子 1 促进肿瘤血管生成，缺氧诱导因子 1 转录性调控许多血管生成分子[66,67]。正如 Folkman[68]当初指出的那样，以有关血管生成分子和途径为有效靶标的治疗已展示出抗癌活性[69]。

组织侵袭和转移

肿瘤细胞局部的和远距离的扩散需要脱离原肿瘤，侵入周围组织，进入血液和淋巴管，附着在远处的内皮细胞上，通过外渗最终定位于远处的器官中。癌细胞获得侵袭性生长和转移的能力与细胞-细胞之间和细胞-基质之间相互作用的许多遗传性和生化性改变有关。组织侵犯和转移需要在不同阶段具有性质相反的两种能力，例如从原肿瘤脱离与在转移位点附着的能力，这提示快速适应性、遗传不稳定性和成克隆选择性起着重要作用。基因表达概念图展现了原发肿瘤的转移特征，也揭示了宿主的多态性，结果导致发生转移的由遗传决定的个体化归宿[70,71]。结合在不同类型癌症病例中常常看到的非随机性转移范例，于是提出了“种子与土壤”假说，该学说阐明了癌细胞与环境因素之间的相互作用[72]。最近的实验资料表明，骨髓衍生内皮祖细胞显示出转移预处理功能，即在肿瘤细胞着位之前，它们先着位于肿瘤特定转移位点，为肿瘤细胞入住准备最适宜的环境[73]。

细胞的许多生理功能，例如增殖、迁移、存活和分化都是通过与邻近细胞和与细胞外基质（ECM）的分子相互作用来调节的。ECM 是由各种不同成分组成的，其中有胶原、纤连蛋白、层粘连蛋白、腱生蛋白、糖蛋白、基质蛋白酶及其特异抑制剂。ECM 组分的改变是恶性组织中代表性所见，例如，乳腺癌、结肠癌和神经胶质瘤基质中可见腱生蛋白过表达[74]。由于腱生蛋白的抗黏附性，说明 ECM 的这种变化有利于癌细胞脱离原发瘤及进行以后的组织侵犯和转移。基质蛋白酶对 ECM 运转很重要，它能使肿瘤细胞降解细胞外壁垒，是组织侵袭和转移的先决条件[75]。基质蛋白酶分不同类别，有丝氨酸蛋白酶（纤维蛋白溶酶原活化蛋白、纤维蛋白溶酶和弹性蛋白酶)、半胱氨酸蛋白酶(组织蛋白酶)和基质金属蛋白酶(胶原酶、溶基质素)等。后者是以非活性形式从细胞中释放出来,与锌离子结合时被激活。基质蛋白酶的活性以及与其相关的 ECM 运转速度都是由蛋白酶抑制剂(例如金属蛋白酶组织抑制剂或纤维蛋白溶酶原活化物抑制剂)决定的。与正常细胞相比,各种癌的组织侵犯性和转移都与基质蛋白酶表达增高和它们的抑制剂活性降低有关[76]。

细胞与细胞和细胞与基质间的相互作用是由不同的黏附分子介导的,这类分子有整联素、钙黏蛋白、免疫球蛋白样细胞黏着分子和透明质酸受体 CD44 等[77]。这些分子不仅发挥着结构性功能,而且也是信号传递通路中的重要分子。整联素是一类异源二聚体跨膜 ECM 受体[78]。至少有 24 个整联素受体是由对 ECM 组分和功能有重叠结合亲和力的 18α 和 8β 亚单位形成的。整联素的更多差异性是翻译后修饰(例如选择性拼接)的结果。整联素与 ECM 组分结合触发的细胞内信号传导首先是灶性黏着激酶的活化, 继之是与 PI3K 联合,PI3K 对促进细胞迁移和存活的灶性黏着激酶来说是必不可少的。整联素的另外信号伴侣有 ILK、蛋白激酶 C、小 G 蛋白的 Rho 家族以及细胞质激酶(src、Abl),这些激酶激活 MAPK/JNK,进而刺激细胞增殖和迁移。

整联素除了能与 ECM 蛋白(例如纤连蛋白、胶原或层粘连蛋白)结合外,某些整联素还识别解整合素样金属蛋白酶(ADAM)家族成员或相邻细胞上的反受体,例如,免疫球蛋白类受体样细胞内细胞黏着分子或血管细胞黏着分子[79]。曾见关于整联素信号、生长因子信号以及肿瘤抑制蛋白(如 PTEN 和 p53)之间几种相互作用对话的论述。组织侵犯性和转移扩散的能力与肿瘤内整联素功能改变有关[80]。总之,癌细胞在整联素组合方面有更显著的变异性, 与非恶性细胞相比,是一种异常的表现模式和变异的立体表象,这种特性使其更容易与 ECM 的不同组合相互作用, 并以此维护癌细胞在远处的存活与增殖。透明质酸受体 CD44 的选择性拼接导致一种复杂的细胞类型特异的表达模式,现已证明,在许多肿瘤和转移瘤中,这种表达形式发生了变化[81]。E-钙黏蛋白是在细胞表面表达的一种糖蛋白,通过连环蛋白与细胞内细胞骨架相连。另外,E-钙黏蛋白与多个细胞内信号通路有接触。E-钙黏蛋白作为肿瘤抑制剂的功能已被实验和临床观察所确证,其功能的丧失(原因:突变、启动子甲基化、基质金属蛋白酶作用增加了蛋白水解式降解以及磷酸化诱发的细胞内吞增多)在人类癌瘤中很常见,而且与侵袭性和转移表型有关[82]。多功能免疫球蛋白样细胞黏着分子在多种类型的细胞中均有表达。这一超家族的某些成员,例如神经细胞黏着分子(NCAM)、癌胚抗原(CEA)、Mel-细胞黏附分子(Mel-CAM)和 L1 蛋白等都与肿瘤生成、转移和侵袭有关[77]。

分子放射生物学

辐射损伤的靶分子

辐射效应可因机体内有机分子的直接电离而发生,也可间接地通过自由基反应而形成。因为细胞的成分主要是水,放射造成的电离作用大多发生于水分子中。当水受到辐射分解时,仅仅在 10^{-10} 秒内就会导致水合电子(e-aq)、氢自由基(H·)和氢氧自由基(OH·)的形成。电离辐射产生的细胞 DNA 损伤,60%~70%是由 OH·引起的[83]。辐射诱发的活性氧(ROS)之间可进一步发生相互作用,例如两个 OH·可形成 H_2O_2。需氧菌为了自身防护,对内源性或外源性氧衍生物具有抗氧化防御机制。防护性物质有酶类(诸如超氧化物歧化酶、过氧化氢酶和谷胱甘酞过氧化酶)、低分子化合物(例如,α-生育酚和抗坏血酸)以及与金属离子相结合的蛋白类,这种形式的蛋白质不能催化自由基的形成。与这些防护机制相反,氧分子对自由基具有高度亲和性, 从而引发自由基产物的进一步级联反应,并导致细胞重要大分子(如 DNA)的自由基损伤固定化。可以此解释辐射损伤的氧效应,即氧合良好的细胞比缺氧细胞对辐射更敏感[84,85]。

对电离辐射的生物学效应来说,迄今为止最重要的靶分子是 DNA(图 3.1)。辐射诱导突变效应是显而易见的,其杀细胞作用在大量不同的实验中也得到一致的见证。用短射程 α 粒子照射细胞的细胞质时,需用很大的剂量才能将细胞杀死,而用千分之一此剂量照射细胞核就足以杀死细胞[86]。将发射短射程粒子的放射性同位素掺入到细胞的 DNA 中, 能有效地杀死细胞,而掺入到细胞膜时就不然[87]。人们可以用不同的方法,如乏氧、高 LET 辐射或高温来改变辐射的杀细胞作用,而这种杀细胞作用的改变与 DNA 双链断裂的生成和修复紧密相关。用 1Gy 的剂量照射细胞可引起约 3500 个 DNA 损伤,其中 1500~2500 个为碱基损伤,1000 个为单链断裂(SSB),40 个为双链断

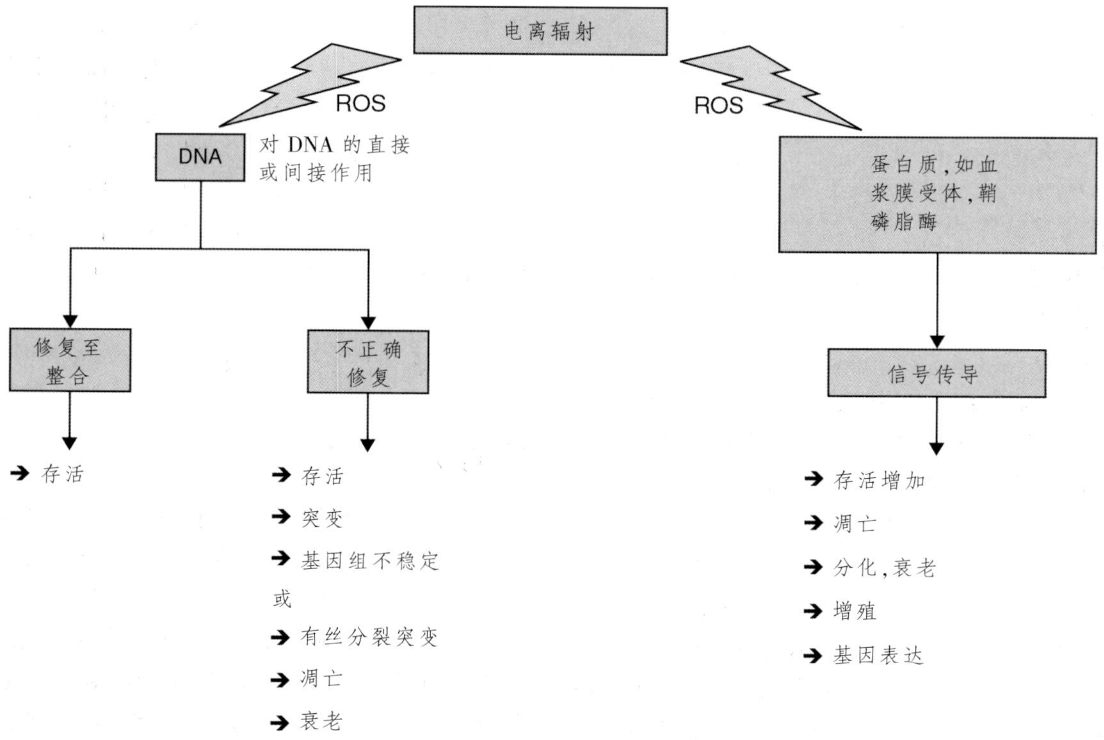

图 3.1 电离辐射经 DNA 和非 DNA 靶分子、活性氧(ROS)介导的生物学效应简示图。

裂(DSB)，并且估计会形成100~200个局部多损伤位点，在这些位点处紧靠着单链断裂和碱基损伤有一处或几处DNA双链断裂发生[88]。大多数辐射诱导的DNA损伤可被细胞识别并有效地修复，这些留待后面讨论。

除了DNA外，电离辐射也对蛋白质（如转膜受体）和脂质体（如神经酰胺）产生重要的生物学效应(图3.1)。辐射激活受体问题留待以后讨论。电离辐射还可通过激活酸性鞘磷脂酶使神经鞘磷脂迅速水解而生成神经酰胺（一种凋亡诱导物）[89]。

辐射的生物学后果

电离辐射对细胞靶分子的效应可导致各种各样的功能性后果。这些功能性效应可大致归类为细胞死亡、修复、细胞周期效应、基因表达改变、信号传导变化以及突变和基因组不稳定性(图3.2)。这些类别不是唯一的。

细胞死亡

对放射肿瘤学来说，在电离辐射的功能性后果中，细胞死亡是最重要的。细胞死亡可以有多种方式[90]：凋亡、有丝分裂灾难、衰老、坏死和自吞噬(见表3.2)。就

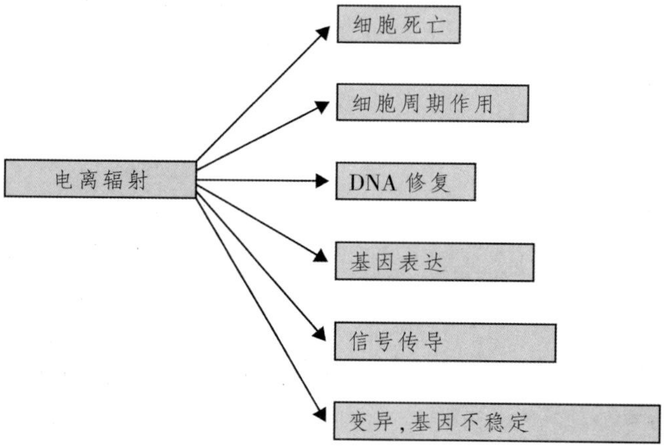

图 3.2 电离辐射对细胞的功能性效应(这些类别不是唯一的)。

实体肿瘤的放射治疗效应来说，在这些死亡方式中，由致死性染色体损伤造成的有丝分裂灾难是最重要的[91]。照射后，细胞在导致其复制潜力(克隆形成能力)丧失的染色体错误分离或者细胞融合发生之前可以通过一个或几个有丝分裂周期。常常能检测到含有未修复染色体片段的微核，这些微核及其携带的一些基本遗传信息都将在下一细胞周期内丢失，从而导致细胞死亡。频繁的多核巨细胞反映出辐射使得细胞分裂时细胞质分离失败。

肿瘤造血细胞或淋巴细胞常通过内在的半胱天冬酶 9 依赖途径死于辐射诱发的凋亡。辐射诱发凋亡分早期(或有丝分裂前)和晚期(或有丝分裂后)两种形式[92]。早期凋亡是 p53 依赖性的,在照射后几小时内、细胞进入有丝分裂前出现,主要是 DNA 损伤的结果。早期凋亡是一种辐射诱导细胞死亡的独特方式。与之相比,第二种凋亡发生在有丝分裂后,而且是辐射诱发致死性染色体畸变的几种可能表现之一。在大多数癌瘤中,特别是实体肿瘤,凋亡似乎不是辐射诱发细胞死亡的主要机制[53]。不论是用凋亡指数或用 p53、Bcl-2 或 Bcl-2 家族其他成员的表达水平来预测实体肿瘤对放射治疗的反应都是没有确凿证据的。例如,虽然看到 Bcl-2 过表达显著地降低了照射时的凋亡率,但这并不能转化为照射后成克隆细胞存活的变化[93]。

辐射诱发衰老对正常组织损伤例如组织纤维化的进展起着重要作用[94],但也发生在非致死性应激(如在肿瘤细胞)的响应中[95]。细胞存活着,而且具有代谢活性,但丧失了它们的复制能力。坏死是一个通过释放细胞内成分毁灭细胞的不可调控的过程。这通常是一种病理生理状态诸如局部缺血和炎症的结果[90]。目前尚无临床相关剂量照射后直接导致细胞坏死的清晰途径的报道。然而,众所周知,新辅助放射治疗或放化学治疗后,肿瘤常出现大量坏死,对某些肿瘤来说,这与良好的预后相关[96,97]。这类辐射诱发的坏死似乎可从多方面解释,包括肿瘤细胞的有丝分裂灾难、辐射影响肿瘤血管导致微环境变化等,这些因素必然导致细胞死亡。

自吞噬是一种非凋亡和非坏死的细胞死亡形式,与蛋白质和细胞器的溶酶体降解有关[90]。这一程序性细胞死亡模式是由生长因子匮乏、分化和发育性刺激引起的。近来的实验数据表明,电离辐射也能诱发自吞噬[98],而且,自噬通过不同的乏氧依赖性途径调节,从而促进代谢应激期间的细胞存活[99]。

辐射诱发的DNA损伤的识别

DNA 损伤,特别是 DNA 双链断裂是由多种不同蛋白识别的。这些蛋白激活毛细血管扩张性共济失调症突变基因(ATM)依赖的信号传递级联反应,在某些情况下是激活毛细血管扩张性共济失调症和 *Rad 3* 相关基因(ATR)依赖的信号传导级联反应[100](图 3.3)。而 ATM 激活需要端粒蛋白 TRF2 和 MRN 复合物,MRN 复合物由以下蛋白组成:Rad50、Mre11(减数分裂重组蛋白 11)、NBS1(Nijmegen 断裂综合征蛋白质-1)、MDC1(DNA 损伤检查点蛋白-1 介体)和 53BP1[101]。另外,为了适当激活下游 DNA 修复蛋白,组蛋白 H2HAX 分子在 DNA 双链断裂附近需要被磷酸化。所有这些蛋白聚集在断裂位点处,大概起控制从几种修复途径中选择出一种的作用。除了起修复作用外,ATM 还在 DNA 损伤后参与调节多个细胞周期检查点(G1/S,S,G2/M)[102]。ATM、ATR 和 DNA-PKCS(DNA 依赖性激酶催化亚基)使 p53 和许多有关细胞周期延迟、凋亡和诱导 DNA 修复的蛋白质磷酸化。ATR 似乎对识别紫外线损伤、其他类型大型损害以及诱发复制阻断的损伤很重要,而 ATM 似乎是电离辐射诱发的 DNA 双链断裂的感受器[100]。在某些情况下,ATR 可能对 ATM 起支持作用。

DNA修复

基因组的完整性是细胞和机体存活的基础。据估计,人的一个细胞内每天大约发生 10^4 DNA 损伤[103]。大多数损伤的起因是内源性的,诸如氧自由基、复制错误或自发性脱氨基等。为了避免过多地发生永久性损伤,在进化过程中发展了修复系统,这一系统对外源性挑战(例如辐射或化学性 DNA 损伤)也起作用。为了能修复大量的 DNA 损伤,细胞会停止增殖。这可

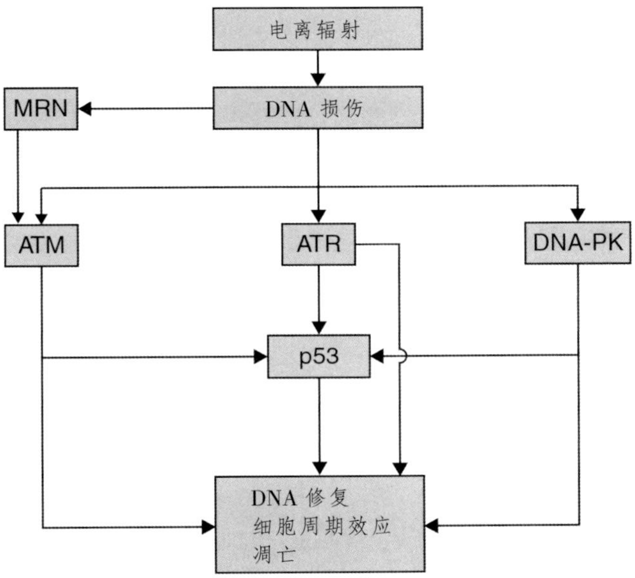

图 3.3 简化的辐射诱发 DNA 损伤识别途径。MRN:Mre 11、Rad 50、NBS1 复合物;ATM:毛细血管扩张性共济失调症突变基因;ATR:毛细血管扩张性共济失调症和 *Rad 3* 相关基因;PK:蛋白激酶。

以避免受损遗传物质的复制或分离。如果损伤不能修复，则细胞可能死亡，在存活下来的情况下，则会遗传突变的DNA（见图3.2）。DNA复制机器遇到损伤的DNA时，能通过跨越损伤合成，忽略损伤区别段使复制继续进行，这需要保真性低的DNA聚合酶。DNA修复涉及不同的修复机制[100,104]。

碱基切除修复（BER）

碱基切除修复机制负责多种碱基损伤（无碱基位点、氧化碱基、脱氨碱基和烷基化碱基）和单链断裂的修复。碱基损伤和单链断裂是细胞受照射后最常见的DNA损伤类型[105,106]。主要的碱基切除修复途径是短片修复途径，即只切除一个碱基。较少见的修复途径是长片修复途径，一般切除2~10个核苷酸。在短片修复途径中，DNA糖基化酶识别损伤的碱基，并将它们从DNA上切除。由脱嘌呤/脱嘧啶内切核酸酶1（APE1）（其同义词：HAP-1、氧化还原效应因子1）水解磷酸二酯键5'端，造成无碱基位点。也可由AP-水解酶切开3'端核糖-磷酸键。在上述两种情况下，留下的糖残基均由5'-或3'-磷酸二酯酶切除。聚合酶β（Pol-β）将一个核苷酸插入空隙，最后由DNA连接酶Ⅲ通过与Pol-β相互作用将DNA切口封合起来。在此过程中，X线修复交叉互补蛋白（XRCC1）与该途径中的几个酶相互作用并调控它们的活性[107]。在长片修复中，由AP-内切核酸酶或AP-水解酶在DNA损伤位点造成切口，通过5'-、3'-外切核酸酶［即聚合酶δ或ε（Pol-δ或Pol-ε）的外切核酸酶功能］切除或由游离端内切核酸酶-1（Fen-1）去除游离端，将切口扩大为2~10个核苷酸的间隙。然后，由Polδ或Polε和相关复制因子（增殖细胞核抗原和复制因子C）填充空隙。该合成完成后，由DNA连接酶Ⅰ，或者在较少见的情况下由连接酶Ⅲ将切口封合起来[108]。

双链断裂（DSB）修复

自发性双链断裂可因重组期间拓扑异构酶失效和复制错误而发生，也可由热运动学波动所造成。在胚细胞中，DSB是在T和B淋巴细胞的减数分裂交换期间产生的，是在T-细胞受体和抗体成熟时VDJ基因的sik-特异DNA重组期间形成的。辐射诱导的DSB，尽管发生频度相对较低（单位照射剂量下每个细胞产生40个DSB），但其生物学意义远比碱基损伤和单链断裂重要得多。DSB有两种主要修复途径：同源重组（HR）和非同源末端连接（NHEJ）[109,110]（图3.4）。NHEJ可发生在细胞周期的所有时相，而HR在细胞周期的S/G2转换期特别重要。

HR是慢速的高保真修复途径。DNA同源区（通常为其姊妹染色单体）被用来作为模板。在同源重组期间，激活的ATM启用内切核酸酶处理断裂末端，最终形成单链的3'末端。在此过程中，需要MRN复合物的参与。在BRCA1、BRCA2和Rad 51共生同源物（XRCC2、XRCC3、Rad51B、Rad51C、Rad51D、Rad52和Rad54）的配合下，Rad51蛋白在复制蛋白A的帮助下结合到单链DNA上，并寻找姊妹染色单体上的同源序列。当链侵入时，Rad51使其形成暂时的三股螺旋。一旦互补链配对成功，损伤DNA的3'末端将由（尚未确定的）聚合酶延长超出先前双链断裂处。当双链断裂另一末端的3'单链也侵入这一结构时，则形成一个称之为Holliday连接的四股螺旋，它可以向两个方向伸展。在安全地跨越间隙后（一般拷贝约50个碱基对），Holliday连接结构溃解，留下的缺口由（尚未确定的）DNA连接酶封合。

NHEJ是一快速但易错、因而也具有潜在致突变性的修复途径。该修复途径一般是在切除有限数量的碱基对之后重接DNA末端。NHEJ由Ku70/Ku80异源二聚体启动，该二聚体结合到DNA末端并启用DNA-PKcs。DNA-PKcs能磷酸化各种修复蛋白，诸如Ku、XRCC-4、Artemis、p53或复制蛋白A。然而，已经鉴别明确只有自身磷酸化对修复来说才是必需的。在DNA-PKcs的配合下，Artemis整理双链断裂的末端以便后续加工处理。DNA-PKcs从DNA释放后，由连接酶Ⅳ/XRCC-4/XLF（XRCC-4样因子）组成的复合物为断裂末端搭桥，并履行最后的连接步骤。已经观察到，在几个核心蛋白不存在的情况下能够发生某种程度的NHEJ修复。由此提出了后备途径的观念，这种途径只在DNA-PK依赖的NHEJ修复失败时才起作用[111]。最近的资料提示，除了真正的修复蛋白外，肿瘤抑制基因*p53*也参与修复的调控。在不可能进行无错修复的情况下，*p53*可能通过抑制HR和NHEJ而降低易错修复的致突变风险[112]。

尽管我们已经具备关于双链断裂修复的分子生物学知识，但染色质组织对双链断裂诱导和修复的影响是最近才被认识到的[113-116]。染色质包括常染色质和异染色质，分别代表松散和浓缩的DNA区域。虽然双链断裂在真核细胞中容易获得以修复蛋白质，双链断裂在异染色质DNA区域需要移动到较不密集的区域才能进行有效的修复[114,116]。涉及这种差异染色质依赖性过程的关键分子是毛细血管扩张性共济失调突变与异染色标记蛋白（如KAP-1、53BP-1和某些类型的组

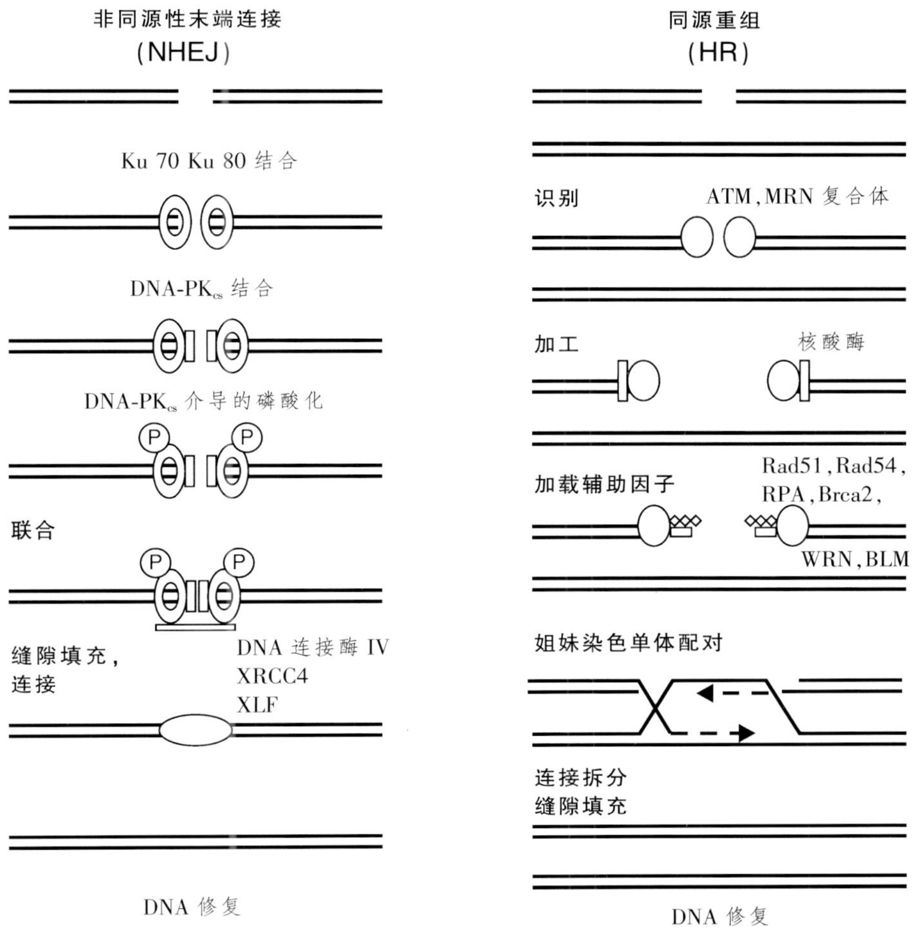

图 3.4 哺乳类细胞的 DNA 双链断裂修复机制。

蛋白)的结合[113,115]。

辐射诱发的细胞周期延迟

研究人员在很久以前就认识到辐射诱发的 DNA 损伤与细胞周期延迟有关。这种周期延迟被理解成为细胞修复赢得更长的时间。最近的研究结果表明,双链断裂可以在所有细胞周期阶段被发现,提示在进入下一阶段之前会出现不完全修复。例如,辐射诱导示踪剂 γH2AX foci,表现为双链断裂,揭示了在 G1 细胞周期阶段诱导的双链断裂转移到了子细胞[117]。

G1 期

G1 细胞周期检查点能防止损伤的 DNA 被复制,在哺乳类细胞里,G1 检查点是了解得最清楚的检查点[118]。辐射诱发的 G1 期细胞周期阻滞是由 p53 调控的(图 3.5)。在大多数肿瘤中发现,p53 功能的丧失导致 G1 期阻滞的消失。取而代之的是,这些细胞在细胞周期的 G2 期和 M 期出现剂量依赖性阻断。对 G1 检查点来说,最重要的是积累和活化 p53 蛋白,这一过程由 ATM 和 ATR 激酶调控。这些激酶连同 DNA-PK 一起被辐射诱发的 DNA 损伤激活,并用来修复这些损伤。p53 的生理学表达水平很低,这是由于 p53 与其负调节因子 MDM2 的相互作用,MDM2 作用于 p53 出核以及 p53 在细胞质中由蛋白体介导的降解[119]。辐射诱发 DNA 损伤后,ATM 通过 Thr68 位点的磷酸化激活下游细胞周期检查点激酶 2(Chk2)[120],反过来由活化的 Chk2 再使 p53 的氨基酸残基 Ser20 磷酸化。这导致了明显的四聚体化、显著的活性和稳定性。p53-Ser20 的磷酸化抑制 p53/MDM2 的相互作用,导致 p53 的积累。再者,ATM 通过直接磷酸化 MDM2 的 Ser395 使 p53 更稳定[121]。尽管这一事件维持了 MDM2/p53 的相互作用,但避免了 p53 从核内输出到细胞质从而发生降解。体外研究揭示了 ATR-相关细胞周期检查点依赖性激酶 1(Chk1)对 p53-Ser20 的磷酸化作用[122]。反式转录激活活性是由 p53 的 Ser15 的磷酸化介导的[123]。在对辐射的反应中,ATM 和 ATR 都能直接磷酸化这一残基。p53 的靶基因中包括几个有关 DNA 损伤反应的基因(诸如 MDM2、GADD45a 和 p21Cip1)。积累的周期蛋白依赖激酶抑制剂 p21Cip1

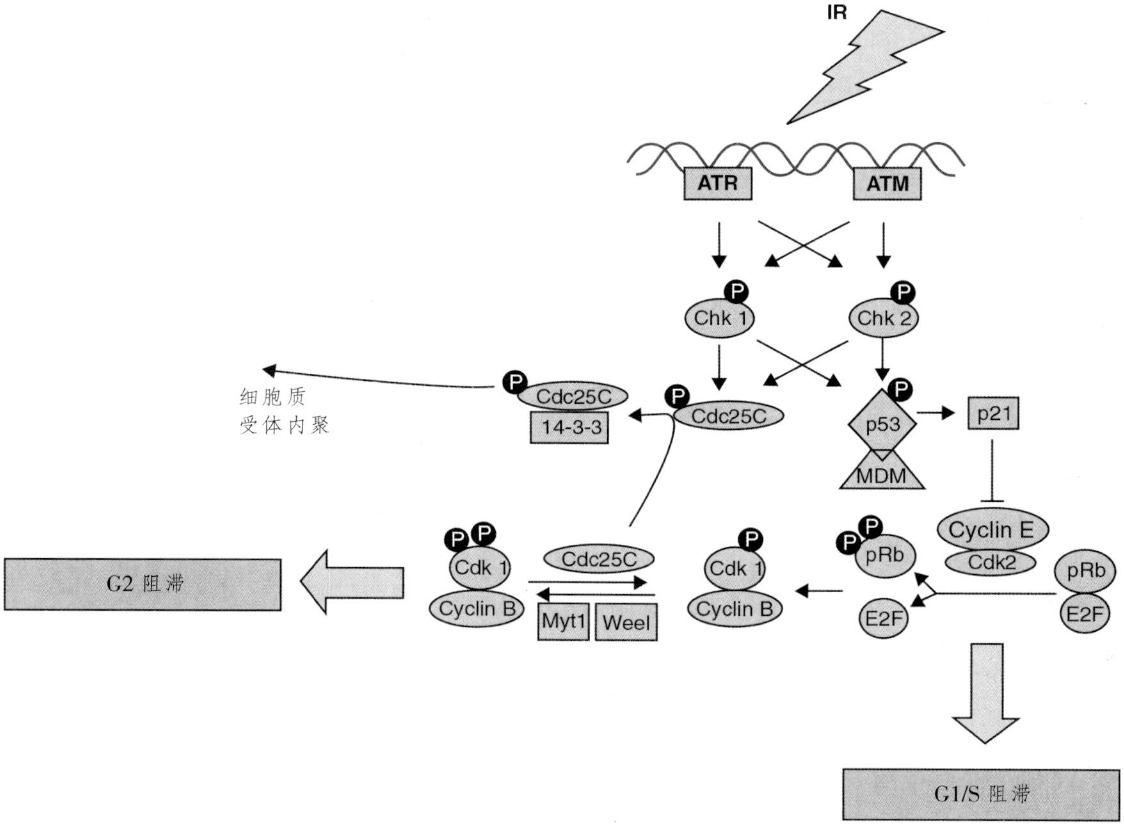

图 3.5 辐射诱发 G1/S 和 G2 细胞周期阻滞的途径。IR：电离辐射；ATR：毛细血管扩张性共济失调症和 Rad 3 相关基因；ATM：毛细血管扩张性共济失调症突变基因。

通过与周期蛋白 E/周期蛋白依赖激酶 2(Cdk2)复合物结合，降低 Cdk2 的活性(这在 pRB 的磷酸化中具有重要功能)，从而阻断 G1/S 期进程。

S 期

照射后，通过 ATM 和 NBS1 依赖途径，DNA 合成速率下降[124]。辐射诱导的 DNA 损伤激活 ATM，使 Chk2 的 Thr68 磷酸化[125]。活化的 Chk2 激活 CDC25A 磷酸酶以使 CDC25A 泛素化。作为 CDC25A 降解的结果，使得 Cdk2 在 Thr14 和 Tyr15 位点的磷酸化受到抑制。Cdk2/细胞周期蛋白 E 和 Cdk2/细胞周期蛋白 A 复合物处于失活状态，阻碍 DNA 合成的完成及进入 G2 期。另外，辐射激活的 ATM 磷酸化几个下游底物，包括 Ser1387 外的 BRCA1、Ser343 外的 NBS1 及 Ser957 和 Ser966 外的 SMC1[125,126]。ATR 磷酸化细胞周期检查点激酶 Chk1 的 Ser317 和 Ser345。随后，Chk1 磷酸化 CDC25A，由此导致细胞质的多价螯合并进而抑制 S-G2 转换[127]。

G2 期

与 G1 检查点不同，辐射诱发损伤后，正常的或转化的所有哺乳动物细胞都发生 G2 期细胞周期阻滞[128]。G2 细胞周期检查点是决定细胞是否分裂的最后的重要环节。细胞周期蛋白依赖激酶 1(Cdk1)的活性调控细胞进入有丝分裂期[129](图 3.5)。Cdk1 的 Thr14 和 Tyr15 的磷酸化阻断细胞进入 G2 期。这些磷酸化可被磷酸酶 CDC25C 清除。照射后，ATR 和 ATM 激活下游的检查点激酶 Chk1 和 Chk2，活化的 Chk1、Chk2 磷酸化 Ser216 外的 CDC25C [130]。这导致 CDC25C 与 14-3-3- 蛋白相结合。CDC25C/14-3-3- 蛋白复合物被移入细胞质进行多价螯合。由于 CDC25C 的降解，使 Cdk1 保持磷酸化状态，从而阻止细胞进入有丝分裂期。ATM 似乎在 G2/M 检查点活化的早期阶段发挥更大作用，而 ATR 可能主要对持续性检查点事件起作用[131]。

辐射诱发的基因表达

辐射能够改变基因表达[132]。研究表明，许多转录活化蛋白在辐射损伤的致病机制或肿瘤细胞辐射效应的调节上发挥核心作用。早期反应能在照射后几小时内出现，并主要涉及转录因子诸如原癌基因 *jun*、*fos*

和 *junB*，以及早期生长反应基因 1(*Egr*-1)[133]。早期辐射反应基因，如 *NFκB* 的持续激活可能造成晚期辐射损伤[134]。照射后或早或晚出现的其他辐射诱导基因有：*TGF-β*、*TNF-α*、*bFGF*、*PDGF* 和 *IL*-1。

jun 的诱导，部分是由蛋白激酶–C[133]和活性氧中间产物[135]介导的。除了转录活化作用，还观察到了 jun 半衰期的延长[136]。jun 和 fos 形成一种称之为转录因子 AP-1 的异源二聚体。这一转录因子是细胞增殖、分化和死亡的中心调节蛋白[137]。例如，AP-1 的活化导致 MAPK 磷酸酶的转录抑制[138]。此外，AP-1 似乎还是其他一些辐射诱导基因转录的重要调节物，例如 TGF-β 的早期转录[139]。AP-1 的氧化还原依赖性 DNA 结合活性由 DNA 修复蛋白 Ref-1 调节[140]。

NFκB 的基因表达和 DNA 结合活性在电离辐射照射后迅速出现[141]。NFκB 是序列特异的 DNA 结合蛋白复合物，以二聚体形式与 DNA 结合。已经鉴别确定，这一家族有 5 种哺乳类蛋白：NFκB1(p50 及其前体 p105)、NFκB2 (p52 及其前体 p100)、c-Rel、RelA(p65)和 RelB[142]。最常见的二聚体是 p50/p65。在非活性状态，该二聚体与其抑制剂 IκB(NFκB 的抑制剂)结合留在细胞质里。NFκB 通路活化后，IκB 就被称为 IKK(IκB 激酶)的由 3 个亚单位 α、β、γ 组成的激酶复合物磷酸化。按照它的多功能性，NFκB 还可以被许多因素激活，如膜受体 TNFR 或 Toll 样受体以及氧化应激作用。辐射诱导的 NFκB 活化是由 IKK 介导的[143]。这一反应不依赖于核信号，因为在去核细胞里该反应也会发生[144]。但是，研究表明转录因子 NFκB 的慢性激活需要 ATM 参与[145]。NFκB 有抗凋亡作用，可保护肠上皮免受辐射损伤[146]。

射线照射诱导 TGF-β1 基因即刻和持续性表达，并激活这一细胞因子[147]。一旦转录激活，就产生非活性的潜伏态 TGF-β 并行分泌。潜伏态 TGF-β 储存在细胞外基质中并在受照射组织中经蛋白水解而被激活[148]。活性 TGF-β1 结合并活化 TGF-β1Ⅰ型受体，导致 TGF-β1 依赖性基因诱导表达，例如 p21、p27、胶原和 TIMP[11,139]。这很可能与 TGF-β 的细胞效应(诸如成纤维细胞增殖、分化和放射敏感性的调节)以及生物化学事件(例如胶原沉淀、辐射诱发纤维化的特征)有关[245]。受照射肿瘤细胞分泌的 TGF-β 还可能促成辐射诱发的纤维化的发展[149]。TGF-β 介导效应的干预(例如使用 TGF-β1 中和抗体及超氧化物歧化酶)为防止辐射诱发的纤维化提供了很有希望的对策。除了纤维化，TGF-β 已经被证明可以降低潜伏期，促进侵袭性肿瘤生长，并增加雌激素受体阴性乳腺癌[150]。此外，可以通过 TGF-β 引导下的治疗来增强癌细胞的放射敏感性[151,152]。

TNF-α 属于致炎细胞因子群，与辐射诱导的正常组织损伤如肺炎和肺纤维化有关。TNF-α 在照射后立即转录上调，并从支气管上皮释放。TNF-α 增强中性粒细胞的吞噬作用和细胞毒性，并调节其他细胞因子(如 IL1 和 IL6)的表达[153]。实验资料表明，也有一些肿瘤株，特别是小儿肉瘤，受照射后能产生大量的具有生物活性的 TNF-α。这可能对放射治疗后肿瘤响应和正常组织反应具有潜在重要性[154]。

已对电离辐射诱导基因进行了旨在用于治疗的实验性探讨。例如，将早期反应基因 Egr-1 插在 TNF-α 上游，可以发挥放射增敏剂的作用。这为放射治疗的生物学效应的空间和时间调控提供了一种策略[132,155]。

辐射对信号传导的影响

电离辐射能激活细胞内的信号传导[156]。激活信号传导的一般机制与剂量依赖的活性氧类(ROS)和活性氮类(RNS)生成有关，例如，这些活性物质刺激细胞质蛋白激酶、磷酸酶和细胞膜受体，或者干扰诸如脂质和蛋白质的代谢[157]。许多信号通路以细胞类型依赖的方式被同时激活，这可能使得辐射反应因细胞类型不同而不同。平行的和上下游的信号通道之间会发生合作和相互干扰[158]。下面将举例讨论重要的细胞内信号通路和电离辐射对它们的调控。

EGFR 介导的信号传导

EGFR 家族属于 RTK 族群，由 4 个不同的单一受体(EGFR/ErbB-1、HER2/ErbB-2、HER3/ErbB-3 和 HER4/ErbB-4)组成，配体结合到细胞外域后，这些受体便形成二聚体[159]。除了其天然配体如 EGF、TGF-α 或双调蛋白激活 EGFR 外[160]，电离辐射也能激活 EGFR[161]。剂量为 1~2Gy 的电离辐射能像生理水平 0.1~1nM 浓度的 EGF 那样，有效地激活 EGFR 及其下游信号级联反应。新近的报道证明，辐射诱生的 ROS/RNS，在 EGFR 激活和经由 MAPK 的下游信号传导中起关键作用[157,162]。现已明确，蛋白酪氨酸磷酸酶在对磷酸酶活性至关重要的位点上含有 ROS/RNS 敏感性半胱氨酸残基。于是 EGFR 的辐射依赖性活化很可能是由 ROS/RNS 调节的蛋白磷酸酶调控的。另外，EGFR 的旁分泌和自分泌活化也可能由辐射诱导的受照射细胞释放 TGF-α 所引起[163-165]。

照射后经由 Ras-Raf-MAPK 途径的 EGFR 信号传

递与促进细胞增殖相关联[166],这同分次放射治疗期间EGFR的过表达与细胞再增殖相关的观察报告相一致[167-169]。此外,经由PI3K/Akt途径的EGFR依赖性信号传递与增加细胞存活和细胞周期进程相关[170-171]。另一EGFR下游通路是由c-Src介导的STAT3的激活。STAT3与TGF-α介导的自分泌生长有关[172]并通过产生血管内皮生长因子(VEGF)调节血管生成[173]。EGFR经辐射诱导激活后被内在化,并可能作为核转录因子起作用[174]。另外,内在化的EGFR能激活DNA-PK。药理学抑制因子能在不同水平上阻断EGFR信号传递,从而影响多种放射抗性机制,例如DNA修复、再增殖、抗凋亡信号传递和肿瘤乏氧[18]。细胞的特定突变状态(如*Ras*突变[164,175]和药物种类[176,177])能使EGFR抑制对辐射反应的影响发生关键性变化。抑制EGFR以改善放射治疗效果的理念已被最近的Ⅲ期临床试验所证实[17]。然而,已经可观察到肿瘤间存在相当大的异质性,而其机制仅能部分地被理解[19]。对放射肿瘤学有重要意义的EGFR的一个变异体是具有组成性活性、截短了的EGFRvⅢ,在大多数实体瘤里,EGFRvⅢ与EGFR共表达[178]。由于缺少了NH(2)-末端区,EGFRvⅢ缺乏与EGF结合的能力,但像野生型EGFR那样能被辐射激活[179]。目前有证据提示,与正常的EGF受体相比,EGFRvIII的信号传递性质有所变化,而且是肿瘤细胞特异的靶标[178]。实验资料表明,与野生型EGFR相比,EGFRvⅢ的激活导致更显著的对辐射细胞的保护性反应[179]。

Ras信号传导

Ras的突变体(组成性活性Ras)是MAPK通路的一个重要成分,在许多类型的人类肿瘤中均已发现。法尼基转移酶抑制剂(FTI)能有效地阻断Ras介导的信号传导[180]。应用FTI能使细胞对电离辐射更加敏感。现正对FTI与放射治疗的联合作用进行临床前和临床研究[38,181]。

PDGF介导的信号传导

辐射诱发的自分泌和旁分泌PDGF信号传导在成纤维细胞和内皮细胞的体外激活和增殖中起重要作用[187]。已经观察到照射后PDGFR的磷酸化增强[182]。辐射与PDGFR酪氨酸激酶抑制剂联合应用导致内皮细胞和成纤维细胞体外成克隆存活减少[182]。最近的资料提示,抑制PDGFR信号传导能减轻辐射诱导的肺纤维化的发展[183]。

VEGFR介导的信号传导

VEGF跨膜受体和相关配体有:VEGFR-1(Flt-1)、VEGFR-2(KDR/Flk-1)、VEGFR-3(Flt-4)、神经纤维素-1(NRP-1)和NRP-2[184]。细胞受照射时,VEGF经由EGFR/STAT信号途径被上调并被肿瘤细胞释放,通过VEGFR/PI3K/Akt信号途径对肿瘤和内皮细胞施行促存活刺激[185]。已经发现,电离辐射照射后,VEGFR表达上调[186,187]。除了使肿瘤微环境正常化以外[188],抑制辐射诱导的VEGF/VEGFR信号传导代表了将抗VEGF策略和放射治疗联合应用的理论基础,这一联合治疗方案现正在进行临床前和临床研究[189]。

环氧合酶介导的信号传导

前列腺素合成中的限速酶是环氧合酶(COX)。COX存在两种异形体,COX-1和COX-2。在正常组织中,COX-2一般不表达或表达水平相当低,但在40%~80%的肺、结肠、头颈、乳腺、前列腺、脑和胰腺的肿瘤中过表达[190]。在其他刺激之中,已经显示辐射能上调肿瘤和正常组织中的COX-2的表达[191,192]。COX-2的表达与放射治疗患者疗效不佳有相关性[193,194]。已经证明,特异地抑制COX-2可增强肿瘤细胞在体内和体外的辐射反应[195]。COX-2抑制剂的放射增敏作用涉及多种机制,包括减少血管生成、增加凋亡和免疫反应。最近的实验资料表明,COX-2抑制剂通过下调Ku70、从而抑制DNA-PKCS来抑制DNA修复,发挥显著的放射增敏作用[196]。而且,COX-2抑制剂似乎还通过抑制NFκB减弱放射基因表达[196]。尽管仍存在数据上的冲突[199],尽管对于无选择性的非小细胞肺癌患者联合放化学治疗的功效仍存在质疑[200],但正在进行的COX-2抑制剂与放射治疗联合应用的早期临床实验仍然表明了该方法的可行性[197,198]。

整合素介导的信号传导

细胞和细胞外基质(ECM)蛋白之间的相互作用主要由细胞黏附分子的整合素家族促进[201]。除了生长因子和细胞因子的影响之外,这些相互作用在细胞暴露于电离辐射时,为调控细胞行为的微环境因素添加另一回路(图3.6)。化学治疗药物与电离辐射一样对附着于ECM的细胞所呈现的细胞毒效力比悬浮生长或在塑料表面生长的细胞要小[202]。整合素介导ECM附着的促抗性效应在来自肺[203,204]、乳腺[205]、肝[206]、结肠、胰腺[202,207,208]、卵巢[209]、前列腺[210]、脑的实体瘤的细胞系[211]以及白血病细胞[212]中均被发现。某些整联素似乎能传递增强的辐射和药物抗性,这可受到受体酪氨酸激酶(如EGFR)的协同影响[213]。例如,$\alpha5\beta1$整合素("经典"的纤连蛋白受体)充当下列化学治疗药物诱发的细胞死亡的主要拮抗物:多发性骨髓瘤时的阿

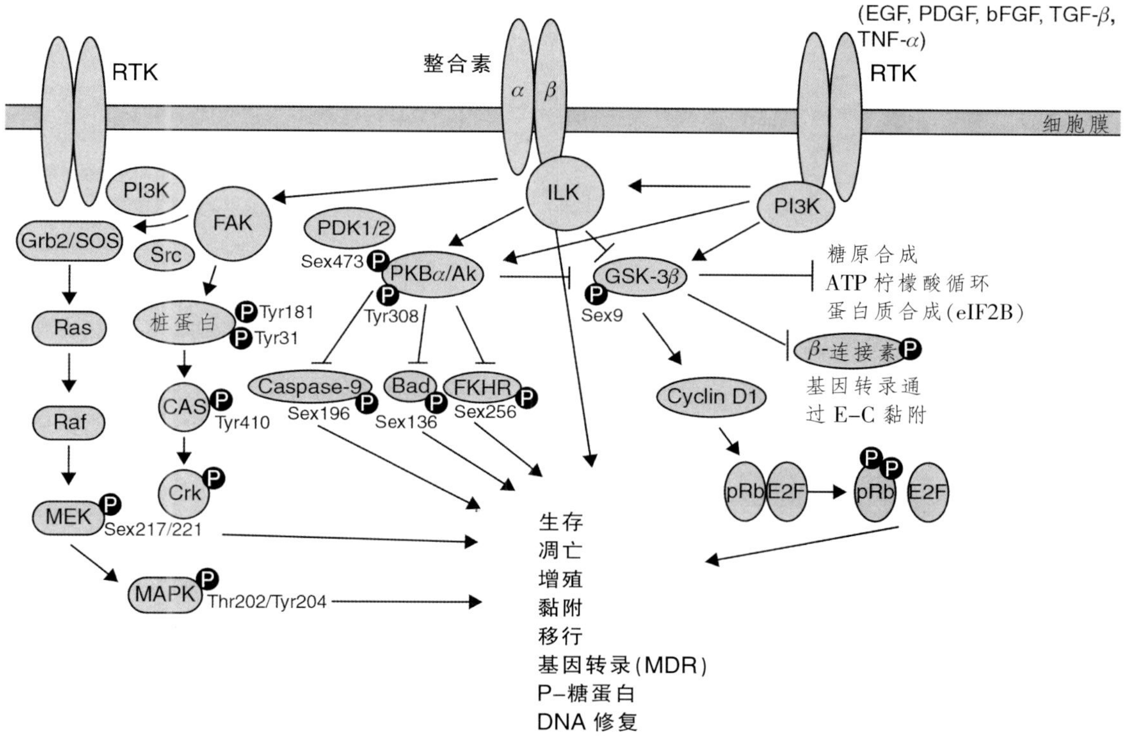

图 3.6　受体酪氨酸激酶(RTK)和整合素介导的信号转导之间的相互作用。

霉素或美法仑[214]、乳腺癌或小细胞和非小细胞肺癌(NSCLC)时的紫杉醇[215,216]、非小细胞肺癌时的顺铂或丝裂霉素 C[215]。在另一些研究中,依据衔接蛋白桩蛋白和 p130Cas 到存活调节蛋白激酶 JNK 的信号传导事件,突显出 β1 整合素在促进电离辐射抗性方面的重要作用[217,218]。β1 整合素在遗传毒剂处理细胞时发挥有利存活作用的、履行进一步调控功能的细胞质级联反应下游包括调节促凋亡蛋白 Bim 和 Bax[220,221]、抗凋亡的 Bcl-2 样蛋白或 Bcl-2/Bax 比率[212]。除了调节细胞存活外,细胞-基质相互作用还影响辐射诱导的细胞周期阻滞,即细胞与基质蛋白的附着延长 G1 期和 G2 期细胞周期阻滞,同时增强活化与检查点激酶 Chk1 和 Chk2、Cdk1、p53 以及多种细胞周期蛋白相关的 DNA 修复途径[215,222-224]。

辐射暴露后,在人的皮肤和肺成纤维细胞[202]、内皮细胞和角质形成细胞[225]以及结肠、造血细胞[226]、前列腺[227]、肺[228]、脑[229]和黑色素瘤[202]的肿瘤细胞内,几个整合素亚单位包括 β1、β3、α5 和 αv 的表达均上调。整合素介导的与基质蛋白的黏附并不总是引起化学或放射抗性,在某些肿瘤系也能促进凋亡[212,213,230]。

致突变性和基因组不稳定性

照射后,尽管存在着未被修复或错误修复的 DNA 损伤,即带有突变或染色体畸变,细胞仍可能存活下来。这种突变可能保持沉默,也可能导致辐射相关的继发性原发癌变,或者由于生殖细胞系突变引起遗传性疾病[231-233]。除了直接诱发突变外,辐射还能诱发可遗传的、全基因组范围的不稳定进程(即基因组不稳定性),这种不稳定性导致原受照细胞的后代中遗传性变化发生频度升高,而且可在细胞复制的多代中传递[234]。辐射直接诱发的大多数突变属于受试基因的大段丢失导致杂合性丧失,而辐射诱发的基因组不稳定性所导致的大多数突变属于点突变和小缺失[234,235]。虽然某些研究,特别是切尔诺贝利核泄漏事故后关于儿童甲状腺癌的研究,提出了染色体损伤的非随机模式,但总的来说并未找到能明确表明是辐射诱发的肿瘤的 DNA 指纹变化[233]。

(朱健　译　白曈　校)

部分参考文献

本章全部参考文献请登录网站：http://www.tsttpc.com/download_list.html

1. Baumann M. Keynote comment: radiotherapy in the age of molecular oncology. *Lancet Oncol* 2006;7:786–787.
2. Okunieff P, Chen Y, Maguire DJ, et al. Molecular markers of radiation-related normal tissue toxicity. *Cancer Metastasis Rev* 2008;27:363–374.
3. Bentzen SM. Preventing or reducing late side effects of radiation therapy: radiobiology meets molecular pathology. *Nat Rev Cancer* 2006;6:702–713.
4. Grade M, Becker H, Ghadimi BM. The impact of molecular pathology in oncology: the clinician's perspective. *Cell Oncol* 2004;26:275–278.
5. Vaupel P. Tumor microenvironmental physiology and its implications for radiation oncology. *Semin Radiat Oncol* 2004;14:198–206.
6. Bentzen SM, Gregoire V. Molecular imaging-based dose painting: a novel paradigm for radiation therapy prescription. *Semin Radiat Oncol* 2011;21:101–110.
7. Coleman CN. Linking radiation oncology and imaging through molecular biology (or now that therapy and diagnosis have separated, it's time to get together again!). *Radiology* 2003;228:29–35.
8. Bussink J, Kaanders JH, van der Graaf WT, et al. PET-CT for radiotherapy treatment planning and response monitoring in solid tumors. *Nat Rev Clin Oncol* 2011; 8:233–242.
9. Wilson GD, Bentzen SM, Harari PM. Biologic basis for combining drugs with radiation. *Semin Radiat Oncol* 2006;16:2–9.
10. Begg AC, Stewart FA, Vens C. Strategies to improve radiotherapy with targeted drugs. *Nat Rev Cancer* 2011;11:239–253.
13. Baumann M, Krause M, Hill R. Exploring the role of cancer stem cells in radioresistance. *Nat Rev Cancer* 2008;8:545–554.
14. Baumann M, Krause M, Thames H, Trott K, Zips D. Cancer stem cells and radiotherapy. *Int J Radiat Biol* 2009:1–12.
15. Ma BB, Bristow RG, Kim J, et al. Combined-modality treatment of solid tumors using radiotherapy and molecular targeted agents. *J Clin Oncol* 2003;21:2760–2776.
16. Bonner JA, Harari PM, Giralt JL. Cetuximab (Erbitux TM) prolongs survival in patients with locally advanced squamous cell carcinoma of the head and neck: a phase III study of high dose radiation therapy with and without cetuximab. *Proc Am Soc Clin Oncol* 2004;22:abstract 5507.
17. Bonner JA, Harari PM, Giralt J, et al. Radiotherapy plus cetuximab for locoregionally advanced head and neck cancer: 5-year survival data from a phase 3 randomised trial, and relation between cetuximab-induced rash and survival. *Lancet Oncol* 2010;11:21–28.
18. Baumann M, Krause M, Dikomey E, et al. EGFR-targeted anti-cancer drugs in radiotherapy: preclinical evaluation of mechanisms. *Radiother Oncol* 2007; 83:238–248.
19. Krause M, Gurtner K, Deuse Y, et al. Heterogeneity of tumour response to combined radiotherapy and EGFR inhibitors: differences between antibodies and TK inhibitors. *Int J Radiat Biol* 2009;85:943–954.
20. Sarasin A. An overview of the mechanisms of mutagenesis and carcinogenesis. *Mutat Res* 2003;544:99–106.
22. Sharma S, Kelly TK, Jones PA. Epigenetics in cancer. Carcinogenesis 2010; 31:27–36.
23. Chen R, Aaltonen LM, Vaheri A. Human papillomavirus type 16 in head and neck carcinogenesis. *Rev Med Virol* 2005;15:351–363.
25. Vaupel P, Harrison L. Tumor hypoxia: causative factors, compensatory mechanisms, and cellular response. *Oncologist* 2004;9(Suppl 5):4–9.
30. Hanahan D, Weinberg RA. The hallmarks of cancer. *Cell* 2000;100:57–70.
31. Hanahan D, Weinberg RA. Hallmarks of cancer: the next generation. *Cell* 2011; 144:646–674.
32. Vermeulen K, Van Bockstaele DR, Berneman ZN. The cell cycle: a review of regulation, deregulation and therapeutic targets in cancer. *Cell Prolif* 2003;36:131–149.
35. Blume-Jensen P, Hunter T. Oncogenic kinase signalling. *Nature* 2001;411:355–365.
36. Yarden Y, Sliwkowski MX. Untangling the ErbB signalling network. *Nat Rev Mol Cell Biol* 2001;2:127–137.
38. Brunner TB, Hahn SM, Gupta AK, et al.. Farnesyltransferase inhibitors: an overview of the results of preclinical and clinical investigations. *Cancer Res* 2003;63:5656–5668.
39. Beeram M, Patnaik A, Rowinsky EK. Raf: a strategic target for therapeutic development against cancer. *J Clin Oncol* 2005;23:6771–6790.
40. Fresno Vara JA, Casado E, de Castro J, et al. PI3K/Akt signalling pathway and cancer. *Cancer Treat Rev* 2004;30:193–204.
41. Sansal I, Sellers WR. The biology and clinical relevance of the PTEN tumor suppressor pathway. *J Clin Oncol* 2004;22:2954–2963.
42. Bjornsti MA, Houghton PJ. The TOR pathway: a target for cancer therapy. *Nat Rev Cancer* 2004;4:335–348.
45. Karim R, Tse G, Putti T, et al. The significance of the Wnt pathway in the pathology of human cancers. *Pathology* 2004;36:120–128.
46. Wend P, Holland JD, Ziebold U, et al. Wnt signaling in stem and cancer stem cells. *Semin Cell Dev Biol* 2010;21:855–863.
51. Knudsen ES, Knudsen KE. Tailoring to RB: tumour suppressor status and therapeutic response. *Nat Rev Cancer* 2008;8:714–724.
53. Brown JM, Attardi LD. The role of apoptosis in cancer development and treatment response. *Nat Rev Cancer* 2005;5:231–237.
56. Petitjean A, Achatz MI, Borresen-Dale AL, et al. TP53 mutations in human cancers: functional selection and impact on cancer prognosis and outcomes. *Oncogene* 2007;26:2157–2165.
57. Meulmeester E, Ten Dijke P. The dynamic roles of TGF-beta in cancer. *J Pathol* 2011;223:205–218.
58. Collado M, Serrano M. Senescence in tumours: evidence from mice and humans. *Nat Rev Cancer* 2010;10:51–57.
61. Clarke MF, Dick JE, Dirks PB, et al. Cancer stem cells—perspectives on current status and future directions: AACR Workshop on Cancer Stem Cells. *Cancer Res* 2006;66:9339–9344.
63. Folkman J. Role of angiogenesis in tumor growth and metastasis. *Semin Oncol* 2002;29:15–18.
66. Bergers G, Benjamin LE. Tumorigenesis and the angiogenic switch. *Nat Rev Cancer* 2003;3:401–410.
68. Folkman J. Tumor angiogenesis: therapeutic implications. *N Engl J Med* 1971;285:1182–1186.
69. Gaur P, Bose D, Samuel S, Ellis LM. Targeting tumor angiogenesis. *Semin Oncol* 2009;36:S12–S19.
70. Hunter K. Host genetics influence tumour metastasis. *Nat Rev Cancer* 2006;6:141–146.
71. Albini A, Mirisola V, Pfeffer U. Metastasis signatures: genes regulating tumor–microenvironment interactions predict metastatic behavior. *Cancer Metastasis Rev* 2008;27:75–83.
76. Bourboulia D, Stetler-Stevenson WG. Matrix metalloproteinases (MMPs) and tissue inhibitors of metalloproteinases (TIMPs): positive and negative regulators in tumor cell adhesion. *Semin Cancer Biol* 2010;20:161–168.
77. Cavallaro U, Christofori G. Cell adhesion and signalling by cadherins and Ig-CAMs in cancer. *Nat Rev Cancer* 2004;4:118–132.
79. Danen EH. Integrins: regulators of tissue function and cancer progression. *Curr Pharm Des* 2005;11:881–891.
81. Herrlich P, Morrison H, Sleeman J, et al. CD44 acts both as a growth- and invasiveness-promoting molecule and as a tumor-suppressing cofactor. *Ann N Y Acad Sci* 2000;910:106–118; discussion 118–120.
84. Wright EA, Howard-Flanders P. The influence of oxygen on the radiosensitivity of mammalian tissues. *Acta Radiol* 1957;48:26–32.
85. Gray LH, Conger AD, Ebert M, et al. The concentration of oxygen dissolved in tissues at the time of irradiation as a factor in radiotherapy. *Br J Radiol* 1953;26:638–648.
86. Munro TR, Gilbert CW. The relation between tumour lethal doses and the radiosensitivity of tumour cells. *Br J Radiol* 1961;34:246–251.
88. Ward JF. DNA damage produced by ionizing radiation in mammalian cells: identities, mechanisms of formation, and reparability. *Prog Nucleic Acid Res Mol Biol* 1988;35:95–125.
90. Okada H, Mak TW. Pathways of apoptotic and non-apoptotic death in tumour cells. *Nat Rev Cancer* 2004;4:592–603.
91. Eriksson D, Stigbrand T. Radiation-induced cell death mechanisms. *Tumour Biol* 2010;31:363–372.
94. Rodemann HP, Bamberg M. Cellular basis of radiation-induced fibrosis. *Radiother Oncol* 1995;35:83–90.
95. Ewald JA, Desotelle JA, Wilding G, et al. Therapy-induced senescence in cancer. *J Natl Cancer Inst* 2010;102:1536–1546.
98. Chaachouay H, Ohneseit P, Toulany M, et al. Autophagy contributes to resistance of tumor cells to ionizing radiation. *Radiother Oncol* 2011;99:287–292.
99. Rouschop KM, Wouters BG. Regulation of autophagy through multiple independent hypoxic signaling pathways. *Curr Mol Med* 2009;9:417–424.
102. Khanna KK, Lavin MF, Jackson SP, et al. ATM, a central controller of cellular responses to DNA damage. *Cell Death Differ* 2001;8:1052–1065.
104. Helleday T, Lo J, van Gent DC, et al. DNA double-strand break repair: from mechanistic understanding to cancer treatment. *DNA Repair* (Amst) 2007;6:923–935.
105. Fortini P, Dogliotti E. Base damage and single-strand break repair: mechanisms and functional significance of short- and long-patch repair subpathways. *DNA Repair* (Amst) 2007;6:398–409.
106. Wilson DM 3rd, Bohr VA. The mechanics of base excision repair, and its relationship to aging and disease. *DNA Repair* (Amst) 2007;6:544–559.
109. Mladenov E, Iliakis G. Induction and repair of DNA double strand breaks: the increasing spectrum of non-homologous end joining pathways. *Mutat Res* 2011; 711:61–72.
110. Barker CA, Powell SN. Enhancing radiotherapy through a greater understanding of homologous recombination. *Semin Radiat Oncol* 2010;20:267–273.
111. Iliakis G. Backup pathways of NHEJ in cells of higher eukaryotes: cell cycle dependence. *Radiother Oncol* 2009;92:310–315.
113. Storch K, Eke I, Borgmann K, et al. Three-dimensional cell growth confers radioresistance by chromatin density modification. *Cancer Res* 2010;70:3925–3934.
115. Goodarzi AA, Noon AT, Deckbar D, et al. ATM signaling facilitates repair of DNA double-strand breaks associated with heterochromatin. *Mol Cell* 2008;31:167–177.
117. Deckbar D, Jeggo PA, Lobrich M. Understanding the limitations of radiation-induced cell cycle checkpoints. *Crit Rev Biochem Mol Biol* 2011;46:271–283.
124. Taylor AM, Groom A, Byrd PJ. Ataxia-telangiectasia-like disorder (ATLD)—its clinical presentation and molecular basis. *DNA Repair* (Amst) 2004;3:1219–1225.
125. Falck J, Mailand N, Syljuasen RG, et al. The ATM-Chk2-Cdc25A checkpoint pathway guards against radioresistant DNA synthesis. *Nature* 2001;410:842–847.
132. Kufe D, Weichselbaum R. Radiation therapy: activation for gene transcription and the development of genetic radiotherapy—therapeutic strategies in oncology. *Cancer Biol Ther* 2003;2:326–329.
139. Martin M, Lefaix J, Delanian S. TGF-beta1 and radiation fibrosis: a master switch and a specific therapeutic target? *Int J Radiat Oncol Biol Phys* 2000;47: 277–290.
142. Senftleben U, Karin M. The IKK/NF-kappaB pathway. *Crit Care Med* 2002;30: S18–S26.
148. Barcellos-Hoff MH. Integrative radiation carcinogenesis: interactions between cell and tissue responses to DNA damage. *Semin Cancer Biol* 2005;15:138–148.
149. Yarnold J, Brotons MC. Pathogenetic mechanisms in radiation fibrosis. *Radiother Oncol* 2010;97:149–161.
150. Nguyen TD, Panis X, Froissart D, et al. Analysis of late complications after rapid hyperfractionated radiotherapy in advanced head and neck cancers. *Int J Radiat Oncol Biol Phys* 1988;14:23–25.
155. Weichselbaum RR, Kufe DW, Hellman S, et al. Radiation-induced tumour necrosis factor-alpha expression: clinical application of transcriptional and physical targeting of gene therapy. *Lancet Oncol* 2002;3:665–671.
156. Schmidt-Ullrich RK, Dent P, Grant S, et al. Signal transduction and cellular radiation responses. *Radiat Res* 2000;153:245–257.

159. Hynes NE, Lane HA. ERBB receptors and cancer: the complexity of targeted inhibitors. *Nat Rev Cancer* 2005;5:341–354.
161. Schmidt-Ullrich RK, Valerie K, Fogleman PB, et al. Radiation-induced autophosphorylation of epidermal growth factor receptor in human malignant mammary and squamous epithelial cells. *Radiat Res* 1996;145:81–85.
168. Eriksen JG, Steiniche T, Askaa J, et al. The prognostic value of epidermal growth factor receptor is related to tumor differentiation and the overall treatment time of radiotherapy in squamous cell carcinomas of the head and neck. *Int J Radiat Oncol Biol Phys* 2004;58:561–566.
169. Bentzen SM, Atasoy BM, Daley FM, et al. Epidermal growth factor receptor expression in pretreatment biopsies from head and neck squamous cell carcinoma as a predictive factor for a benefit from accelerated radiation therapy in a randomized controlled trial. *J Clin Oncol* 2005;23:5560–5567.
170. Mendelsohn J, Baselga J. The EGF receptor family as targets for cancer therapy. *Oncogene* 2000;19:6550–6565.
171. Marmor MD, Skaria KB, Yarden Y. Signal transduction and oncogenesis by ErbB/HER receptors. *Int J Radiat Oncol Biol Phys* 2004;58:903–913.
174. Lin SY, Makino K, Xia W, et al. Nuclear localization of EGF receptor and its potential new role as a transcription factor. *Nat Cell Biol* 2001;3:802–808.
175. Toulany M, Dittmann K, Baumann M, Rodemann HP. Radiosensitization of Ras-mutated human tumor cells in vitro by the specific EGF receptor antagonist BIBX1382BS. *Radiother Oncol* 2005;74:117–129.
176. Krause M, Schutze C, Petersen C, et al. Different classes of EGFR inhibitors may have different potential to improve local tumour control after fractionated irradiation: a study on C225 in FaDu hSCC. *Radiother Oncol* 2005;74:109–115.
177. Gurtner K, Deuse Y, Butof R, et al. Diverse effects of combined radiotherapy and EGFR inhibition with antibodies or TK inhibitors on local tumour control and correlation with EGFR gene expression. *Radiother Oncol* 2011;99:323–330.
179. Lammering G, Hewit TH, Valerie K, et al. EGFRvIII-mediated radioresistance through a strong cytoprotective response. *Oncogene* 2003;22:5545–5553.
180. McKenna WG, Muschel RJ, Gupta AK, et al. The RAS signal transduction pathway and its role in radiation sensitivity. *Oncogene* 2003;22:5866–5875.
184. Cross MJ, Dixelius J, Matsumoto T, et al. VEGF–receptor signal transduction. *Trends Biochem Sci* 2003;28:488–494.
185. Wachsberger P, Burd R, Dicker AP. Tumor response to ionizing radiation combined with antiangiogenesis or vascular targeting agents: exploring mechanisms of interaction. *Clin Cancer Res* 2003;9:1957–1971.
189. O'Reilly MS. Radiation combined with antiangiogenic and antivascular agents. *Semin Radiat Oncol* 2006;16:45–50.
190. Milas L. Cyclooxygenase-2 (COX-2) enzyme inhibitors and radiotherapy: preclinical basis. *Am J Clin Oncol* 2003;26:S66–S69.
192. Jaal J, Dorr W. Radiation induced inflammatory changes in the mouse bladder: the role of cyclooxygenase-2. *J Urol* 2006;175:1529–1533.
193. Khor LY, Bae K, Pollack A, et al. COX-2 expression predicts prostate-cancer outcome: analysis of data from the RTOG 92-02 trial. *Lancet Oncol* 2007;8:912–920.
195. Petersen C, Petersen S, Milas L, et al. Enhancement of intrinsic tumor cell radiosensitivity induced by a selective cyclooxygenase-2 inhibitor. *Clin Cancer Res* 2000;6:2513–2520.
201. Hynes RO. Integrins: bidirectional, allosteric signaling machines. *Cell* 2002;110:673–687.
212. Damiano JS, Cress AE, Hazlehurst LA, et al. Cell adhesion mediated drug resistance (CAM-DR): role of integrins and resistance to apoptosis in human myeloma cell lines. *Blood* 1999;93:1658–1667.
214. Hazlehurst LA, Dalton WS. Mechanisms associated with cell adhesion mediated drug resistance (CAM-DR) in hematopoietic malignancies. *Cancer Metastasis Rev* 2001;20:43–50.
217. Cordes N, Seidler J, Durzok R, et al. beta1-integrin–mediated signaling essentially contributes to cell survival after radiation-induced genotoxic injury. *Oncogene* 2006;25:1378–1390.
220. Hazlehurst LA, Damiano JS, Buyuksal I, et al. Adhesion to fibronectin via beta1 integrins regulates p27kip1 levels and contributes to cell adhesion mediated drug resistance (CAM-DR). *Oncogene* 2000;19:4319–4327.
229. Cordes N, Hansmeier B, Beinke C, et al. Irradiation differentially affects substratum-dependent survival, adhesion, and invasion of glioblastoma cell lines. *Br J Cancer* 2003;89:2122–2132.
231. Allan JM, Travis LB. Mechanisms of therapy-related carcinogenesis. *Nat Rev Cancer* 2005;5:943–955.
232. Hall EJ. Intensity-modulated radiation therapy, protons, and the risk of second cancers. *Int J Radiat Oncol Biol Phys* 2006;65:1–7.
233. Trott KR, Rosemann M. Molecular mechanisms of radiation carcinogenesis and the linear, non-threshold dose response model of radiation risk estimation. *Radiat Environ Biophys* 2000;39:79–87.
234. Little JB. Induction of genetic instability by ionizing radiation. *C R Acad Sci III* 1999;322:127–134.
236. Brown JM, Wouters BG. Apoptosis, p53, and tumor cell sensitivity to anticancer agents. *Cancer Res* 1999;59:1391–1399.

第 4 章
肿瘤分子病理生理学

Rakesh K. Jain，Dan G. Duda

实体性肿瘤具有由肿瘤细胞和间质细胞组成的类器官结构，其营养成分有赖于内皮细胞、基底膜和血管周细胞等组成的脉管系统来供应。所有这些成分都存在于细胞外基质内(图 4.1)。这些细胞、细胞外基质和细胞局部微环境间的相互作用可以影响不同基因的表达。而这些基因编码的产物又反过来决定着肿瘤的病理生理学特征。肿瘤的病理生理学特征不仅决定了肿瘤的生长、浸润、转移，同时影响了其对放射治疗和其他治疗方法的反应。本章探讨肿瘤血管和血管外腔隙成分中各种病理生理指标的分子构成及相应的功能变化。最后，将总结相关研究的临床应用价值和发展前景。

血管间隙

与正常细胞一样，肿瘤细胞生存与生长需要氧气和其他养分。人体内每个具有正常增值能力的细胞都位于距毛细血管周围 100~200μm 范围内。这样，细胞可在分子弥散作用下获取足够的氧气和其他养分。同样正常细胞在向肿瘤细胞转化和生长发育过程中也需要周围毛细血管的支持。一般来说，瘤前细胞(不典型增生)会形成球形或者椭球型的细胞聚集体，当其体积到达或者超过所需养分扩散距离的极限时，聚集体内部分细胞将进入休眠状态。这种休眠状态可以在人体内存活很多年，因为部分代谢活跃的细胞仍在不断增殖中，所以聚集体总处于细胞增殖和灭亡的动态平衡中。但是，当有新生血管打通时，肿瘤细胞就会快速生长和转移。那么，是什么触发了新血管的生成，有哪些分子和细胞因子参与了血管生成过程，新生血管与正常血管在结构和功能上又有什么差异呢？在此，我们将详细地论述这些知识。

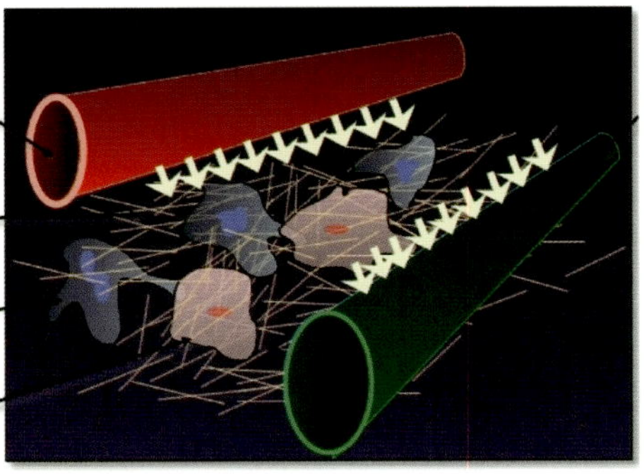

图 4.1 实体肿瘤类器官结构示意图。关键成分主要包括肿瘤细胞、宿主细胞、血管内皮细胞和血管周围细胞，这些细胞都浸润在细胞基质的间质液中。在大多数正常组织存在的淋巴管，在实体肿瘤往往是功能缺失的。

血管生成

人体和动物体内肿瘤生长与血管系统密不可分的事实已被人们所熟知超过了一个世纪[1]。Ide、Algire 和 Chalkley 等分别利用透明窗技术对移植瘤的新血管形成进行了深入透彻的观察[2–5]。1968 年，Greenblatt 和 Shubik、Ehrmann 和 Knoth 曾分别指出肿瘤可产生某种"促血管生成"的物质[6–7]。1971 年，Folkman 提出了阻止血管生成即可阻止肿瘤的生长和转移的假设；到了 1978 年，Gullino 阐述了在肿瘤细胞转化过程中，组织具有形成新生血管的能力，并提出抑制血管生成方法可以防治癌症[8–10]。这些假设均被许多临床前的研究中得到了证实[11,12]。在临床上，抗血管和促血管生成的治疗策略被用来治疗包括癌症在内的多种疾病[11]。最重要的是，抗血管生成治疗方案可以提高结直肠癌、非小细胞肺癌、肾细胞癌和胃肠道间质瘤等患者总存活率；同时可改善晚期乳腺癌、甲状腺髓样癌、卵巢癌、胰腺神经内分泌瘤和胶质母细胞瘤的治疗反应和无进展生存期[13–22]。这些成果直接导致美国 FDA 批准了 8 种抗血管生成药物来治疗疾病，见表 4.1。

表 4.1　FDA 批准的抗血管生成药物

药物	批准的适应证	RR 提高率(%)	PFS 改善(月)	OS 改善(月)
贝伐单抗治疗	转移性结直肠癌(化学治疗)	10	4.4	4.7
		0	1.4	1.4
		7.8	2.8	2.5
		14.1	2.6	2.1
	转移性非小细胞肺癌化学治疗)	2.0	1.7	2.0
		10.3~14.0	0.4~0.6	NS
	转移性乳腺癌化学治疗)	15.7	5.9	NS
		9~18	0.8~1.9	NS
		11.8~13.4	1.2~2.9	NS
		9.9	2.1	NS
	复发性 GBM(单药治疗)	目前只有 2 期数据报告		
	转移性肾细胞癌(IFN-α)	18	4.8	NS
		12.4	3.3	NS
舒尼替尼	转移性肾细胞癌	35	6.0	4.6
	胃肠间质瘤	6.8	4.5	NS
	原始性神经外胚肿瘤	9.3	4.8	?
索拉非尼	转移性肾细胞癌	8	2.7	NS
	不可切除的原发性肝癌	1	NS	2.8
	不可切除的原发性肝癌	2	1.4	2.3
帕唑帕尼	转移性肾细胞癌	27	5.0	N/A
	高级别软组织肿瘤	6.0	3.0	NS
凡德他尼	晚期甲状腺髓样癌	43	6.2	N/A
阿西替尼	高级别肾细胞癌	10	2.0	N/A
瑞戈非尼	化学治疗难治性转移性结直肠癌	0.6	0.2	1.4
阿柏西普	化学治疗难治性转移性结直肠癌	8.7	2.2	1.4

Updated from Carmeliet & Jain, *Nature* (2011).

促血管和抗血管生成因素的动态平衡是控制着正常和病变血管生成过程的重要因素[11]。此平衡在不同生理状态下可以获得空间和时间上的调节，如在胚胎生长、创面愈合和黄体形成时期)”。需要时，血管生成开关”处于”开启”状态，不需要时则处于”关闭”状态。然而在肿瘤进展和转移期，这种调节是紊乱的，从而导致血管的异位生成，以适应不断生长的肿瘤组织[11]。

细胞机制

有多种细胞机制参与了肿瘤血管形成过程：选择、摄取、芽生(血管生成)、血管内皮前体细胞生成、癌细胞沿血管壁排列和内皮细胞转化等[11](图 4.2)。肿瘤细胞能够在现存血管周围生长，形成所谓的”血管周围套”。然而，如前所述，这些囊套的生长不可能超越关键性养分的扩散极限，与此同时生长压力(也称“固体应力”)的升高会导致血管塌陷[23-25]。反之，已存的脉管会在肿瘤释放的生长因子推动下发生扩展，间质组织也会在扩展的脉管间隙内生长，把脉管间隙分隔形成脉管网。这种摄取式的微血管生成模式在肿瘤生长、创面愈合和基因治疗中十分常见[26-27]。

“芽生”式血管生成是血管生成模式中被研究得最广泛的一种。在发芽式血管生成过程中，已存血管会在癌细胞或基质细胞释放的生长因子作用下而发生渗漏，基底膜与间质基质溶解，外膜细胞与血管脱离，内皮细胞移行并增生形成一组/一个芽，并在芽内形成一个内腔(也称小管形成)。血管芽融合成枝状和环状血管，以使的血液流通。最终，这些未发育完全的血管就被基底膜和外膜细胞包绕。在正常血管生理性生成过程中，这些血管将会分化成为成熟的小动脉、毛细血管和小静脉，然而在发生肿瘤时，它们依然保

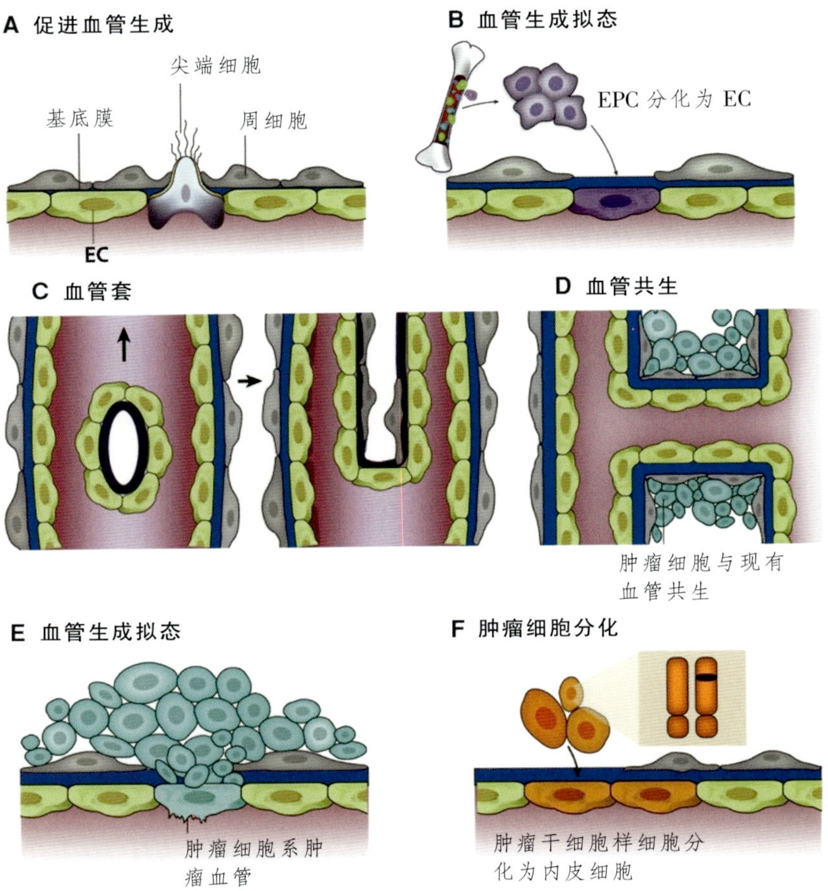

图 4.2 实体肿瘤中血管形成的模式。在正常组织和肿瘤中有几种已知的血管形成方法。(A~C)血管形成可以通过发芽的血管生成(A),通过骨髓-来源和(或)血管壁-招募来的内皮祖细胞(EPC)分化为内皮细胞(B),或由血管分裂称为血管套叠的过程(C)。(D~F)肿瘤细胞可以选择与预先存在的血管共生(D),或肿瘤血管内衬的癌细胞(血管血管瘤;E)或来自肿瘤干细胞分化而来的染色体异常的内皮细胞(F)。不同于正常组织,以促进血管生成,血管生成和血管套叠3种方式形成新的血管(A~C),肿瘤可以使用上述所有6种血管形成方式。(Reproduced from Carmeliet P, Jain RK. Molecular mechanisms and clinical applications of angiogenesis. *Nature* 2011;473:298–307, with permission.)

持着未分化状态[5,11,28]。

哺乳动物的胚胎发育中,自血管母细胞或内皮前体细胞生成原始血管丛的过程称之为血管形成。不同的信号决定了原始血管向动脉还是静脉分化。已有多个研究证明了由骨髓迁移或者来自外周血液的内皮前体细胞也参与了人类出生后肿瘤及组织血管的生成[29]。虽然目前尚未有定论,然而正常健康血管的修复或病理血管的扩张都得益于骨髓衍生细胞(BMDC)和(或)内皮祖细胞(EPC)对血管壁的作用[30]。

在缺血组织再灌注中,侧支血管通过像吸引或者活化髓样细胞的方式来实现扩张和生长的[31]。然而这种机制在肿瘤新生血管生成中的作用有限。组织中成血管过程受多种机制影响,这些机制尚不是十分清楚。例如:肿瘤细胞的伏壁生长[31-37]。这一现象尚不十分明确确,有一种假设是肿瘤干细胞可以分化为肿瘤血管的内皮细胞[38-41]。目前最大挑战在于如何准确判断不同机制在肿瘤新生血管生成中的作用,从而可以更好地优化抗血管生成药物进行癌症的治疗。

分子机制

表4.1列出了参与血管生成不同阶段促和抗血管生成分子以及它们的功能,在这些分子,VEGF或许是最重要的成血管因子。早在1983年,Dvorak及其同事将VEGF作为血管通透性因子,并在1989年由Ferrara等完成了其克隆研究。VEGF作为内皮细胞的活化因子,能正性调内皮细胞的白细胞黏附分子,来能增加血管通透性,促进内皮细胞的迁移和增殖[43-45]。随肿瘤进展,其所产生的血管生成分子的种类和浓度也会相应地增加。因此,VEGF被阻滞后,肿瘤血管仍然会在其他的血管生成分子[如碱性成纤维细胞生长因子(bFGF)、白细胞介素-8(IL-8)和间质细胞衍生因子-1α(SDF1α)]的作用下继续生长[42-47]。除VEGF外,其他的正调节因子包括促进血管成熟的血管生成素、参与细胞外基质重塑的各种蛋白酶和器官特异性血管生成因子(如内分泌腺-VEGF)等[11,28,45,48](图4.3)。

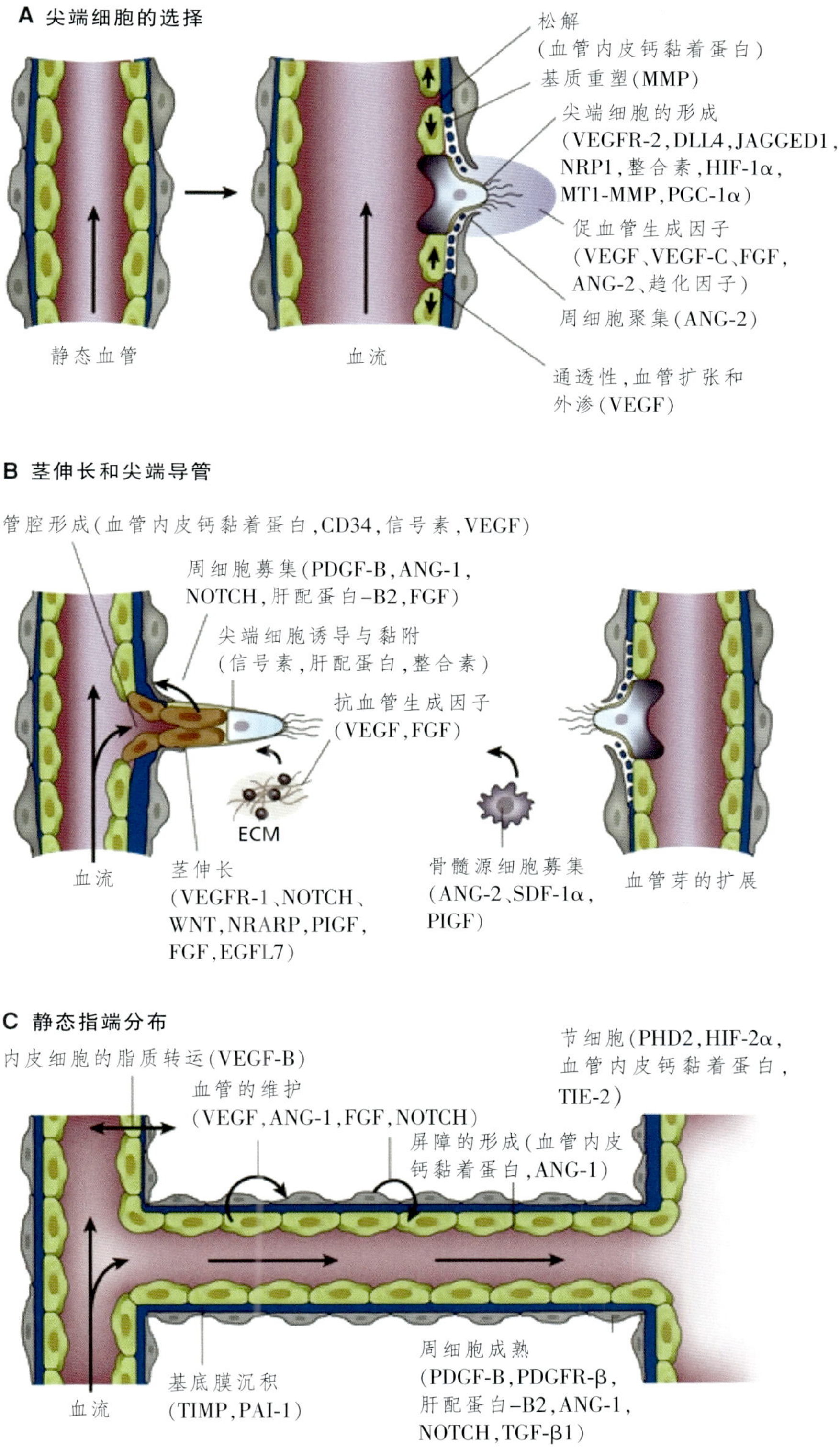

图 4.3　血管分支的分子基础。本示意图显示了血管分支的连续步骤和参与血管分支形成的关键的分子。(A)受血管生成因子刺激后,静止的血管扩张,内皮细胞顶端细胞被选择(DLL4 和 Jagged1)确保分支形成。尖端细胞的形成需要降解基底膜,松动支队和内皮细胞连接,增加血管的通透性,进而允许血浆蛋白外渗(如纤维蛋白和纤维连接蛋白)参与形成临时基质层,基质重塑和蛋白酶,继而迁移所有的细胞。为简单起见,本图仅描绘周细胞和内皮细胞之间的基底膜,事实上周细胞和内皮细胞是嵌入基底膜中的。(B)尖端细胞在迁移对 GUID 传导信号(如信号素及其配体)和细胞外基质黏附(整合素介导的细胞外基质)的响应。尖端细胞增殖、伸长,形成一个腔,和血管芽融合建立新血管灌注。尖端细胞的增殖细胞和基底膜的相互吸引形成稳定结构。募集而来的骨髓细胞如肿瘤相关性巨噬细胞(TAM)及其相关单核细胞(TEM)可在细胞外基质中产生的促血管生成因子或酶促血管生长因子。(C)相邻血管分支融合后,形成的新血管灌注腔。进而通过平静,通过促进指骨表型完成细胞连接重塑,基底膜沉积,周围细胞成熟,和血管维护等的一系列信号传导和表达,进而是新生血管进行稳定的静息状态。当然了,还有一些其他因素来促进内皮细胞的脂质转运。(Reproduced from Carmeliet P, Jain RK. Molecular mechanisms and clinical applications of angiogenesis. *Nature* 2011;473:298–307, with permission.)

血管生成抑制剂包括各种表达用以下调促血管生成因子配体的可溶性受体的刺激素(如干扰素)。干扰素的释放可阻止刺激素同其受体(如血小板因子-4)的结合。凝血酶敏感蛋白类属于最早且是最典型的内源性抑制剂,干扰内皮细胞的生长、黏附、迁移和存活。其他的内源性抑制剂包括各种血浆和基质蛋白片段,例如:血管生成抑制因子—纤维蛋白溶酶原的片段,内皮他汀——胶原ⅩⅧ的片段,胶原Ⅳ的肿瘤抑制片段[49,51]。

促和抗血管生成物质的产生能够通过损伤、代谢应激(如低氧分压、低 pH 值或低血糖)、机械应力(如切变应力、固体应力)、免疫/炎性反应(如已渗入组织的免疫/炎症细胞)以及基因突变(如控制血管生成调节因子产生的致癌基因和抑癌基因的缺失)等诱发[52-57]。这些分子能够在癌细胞、血管内皮细胞、基质细胞、血液和细胞外基质中产生[58-60](图 4.4)。因不同器官宿主细胞有异，所以有时血管的生成取决于肿瘤与宿主细胞的相互作用[59,61-65]。此外，由于肿瘤微环境可在肿瘤的生长、治疗和复发过程中发生改变，因而促和抗血管生成分子的形态及分布会随时间和空间而发生改变[66-75]。目前主要的挑战是要如何建立一个统一的，用以描述这些数量不断增长的血管生成调节分子形态的时空变化框架，进而获得有效的治疗策略[42-76]。

血管结构

正常组织中，血液是从动脉流向微动脉、毛细血管，微静脉，最后到静脉。尽管肿瘤血管起源于宿主血管，且部分血管形成机制十分相似，但由于肿瘤类型、位置，以及肿瘤是处于生长、退缩或者复发的状态有异，其结构会完全不同[77,79]。一般而言，肿瘤血管是以互相交错的形式，呈杂乱无章的膨胀囊状[80]，而正常血管系统是二分叉式的。然而肿瘤的血管系统则有许多管径不一致的三分叉和更多分支组成[80-81]。肿瘤血管系统的分支尺度、最小长径与正常的宿主血管系统都是不同的[78,78,82]。

这种异常血管生成的分子机制尚未完全明确，但目前有一种较为合理的假说是：促血管和抗血管生成

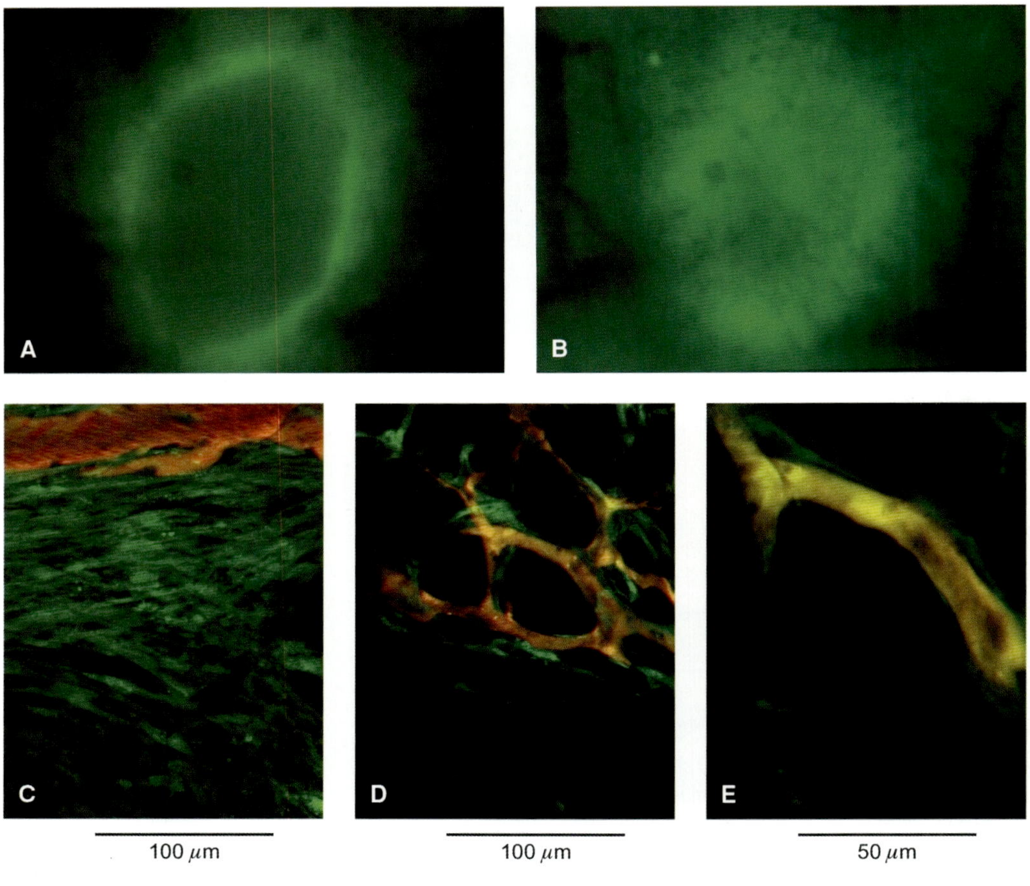

图 4.4 肿瘤诱导的宿主基质细胞活性启动机制。用绿色荧光蛋白监测转基因小鼠在启动的控制下宿主细胞中的 VEGF 的表达。(A)小鼠乳腺癌异种移植瘤 1 周后，肿瘤周围宿主细胞的 VEGF 的表达。(B)2 周后，VEGF 表达的宿主细胞被肿瘤浸润了。(From Fukumura D, Xavier R, Sugiura T, et al. Tumor induction of VEGF promoter activity in stromal cells. *Cell* 1998;94:715–725, with permission.)(C) 在肿瘤-宿主界面处可见一层宿主细胞表达的绿色荧光蛋白表达层。(D,E)VEGF 表达的宿主细胞与肿瘤血管共定位。(From Brown EB, Campbell RB, Tsuzuki Y, et al. In vivo measurement of gene expression, angiogenesis and physiological function in tumors using multiphoton laser scanning microscopy. *Nat Med* 2001;7:866–870, with permission.)

分子间的失衡造成了这一现象，并将其作为一个关键性因素考虑，这种机制似乎更加合理[11,83]。进一步推测可以发现，这种血管生成调节的失衡也为肿瘤异常血管的校正，留下了结构和功能上较为正常的血管床。多项研究结果也支持这种"正常化"假设[83]。在降低 VEGF(如：对激素依赖型肿瘤的激素停药)、干扰 VEGF 信号传导（如：用抗 VEGF 或者抗 VEGF 受体-2 抗体治疗)(图 4.5)或模拟一种抗血管生成药物(如：曲妥株单抗治疗 her2 过表达的肿瘤)的过程中，均可见异常肿瘤血管系统的正常化现象[70,84-90]。已完成的使用抗 VEGF 抗体-贝伐单抗或者血管内皮生长因子受体(VEGFR)酪氨酸激酶抑制剂-AZD2171 来治疗癌症患者的临床结果有力地支持了这种假说[16,41,66-69,71-73,75,83,91-92]。目前已有研究表明，血管正常化的程度与胶质母细胞的生存有直接关系。此外经西地尼布治疗后的患者，肿瘤血流量显著增加的患者可以获得一个长期的生存[93-94]。

在肿瘤组织中经常可以发现肿瘤细胞增殖的机械压力，可引起血管的局部压缩或完全塌陷[23,95]。通过诱导血管周细胞的凋亡来减少细胞和基质给肿瘤血管减压的实验结果支持这种机械性的假说[24,25,96]。分子和机械因素的结合可能是导致肿瘤血管系统异常的重要因素。因此，在设计新的癌症治疗策略时必须予以考虑。

血流量和微循环

无论正常还是异常的血管系统中，血流量是由动静脉压和血流阻力共同决定的。血流阻力则由血管结构和血液黏稠度决定[97]。肿瘤组织中，血管系统和血液黏稠度两者的异常可能会增加了血流阻力[80,81,98-100]。最

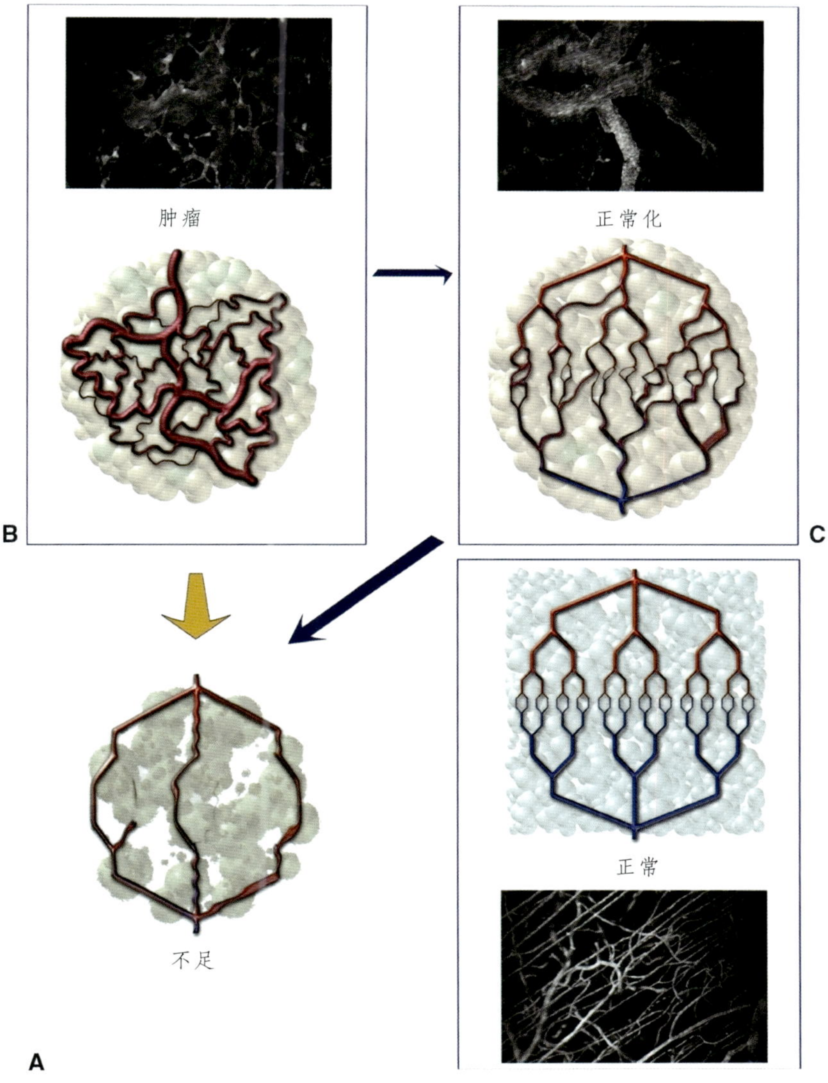

图 4.5 肿瘤血管正常化。(A)正常血管组成均质，直径均匀。(B)相反，肿瘤血管是纡曲的，这是为了增加血管直径，长度，密度和渗透性。(C)抗血管疗法后"正常化"的肿瘤血管网，最终可能减少血管对肿瘤生长提供支持。(From Jain RK. Normalizing tumor vasculature with anti-angiogenic therapy: a new paradigm for combination therapy. Nat Med 2001;7:987–989; and Tong RT, et al. Vascular normalization by vascular endothelial growth factor receptor 2 blockade induces a pressure gradient across the vasculature and improves drug penetration in tumors. *Cancer Res* 2004;64:3731–3736, with permission.)

后,使得肿瘤组织总的灌注率(单位体积的血流量率)低于正常组织[101–103]。

无论宏观还是微观上，肿瘤组织血流量存在时间和空间上的差异。宏观上,肿瘤组织可分为四个空间区域:无血管坏死区、半坏死区、稳定的微循环区和前沿区[12,104](图 4.6A)。微观上,正常组织红细胞流速依赖于血管直径，而大部分肿瘤组织不存在这种依赖性[63,65,105]。而且,在肿瘤组织中红细胞平均流速要低于宿主组织[65]。在部分肿瘤血管中,其血流量随时间波动,有时会出现逆流现象[104–106]。

除了增加了空间结构和黏滞(流变)阻力外,其他的分子和机械因素均可造成这种空间和时间的异质性,其中就包括促血管生成和抗血管生成分子调节的失衡、增殖肿瘤细胞产生的实体应力、血管套叠重构和因肿瘤血管通透性过高引起的血管内与组织间隙液压的平衡变化[23–25,78,95–96,105,108–110]。后文将详细论述这些因素的异质性是如何促进肿瘤急性和慢性乏氧现象发生的。众所周知,乏氧是肿瘤对放射治疗和其他治疗抵抗的潜在重要因素,并增加发生远处转移的可能。

在通过调节肿瘤血流量来提高疗效方面,科学家们付出了大量努力,但是很多实验很难被重复,究其原因可能是因为肿瘤血管系统包括两部分：一是来源于宿主血管系统，二是来自宿主血管对癌细胞所产生的血管生成效应。前者具有完整的内皮细胞包绕,而后者不是缺乏内皮细胞包绕，就是被内皮细胞进行病态包绕[111–113]。因此通过药理学、物理学方法增加肿瘤血流量,以改善细胞毒素输送的方法也不一定会成功[97–114]。相反，通过使用血管扩张剂和血管靶向作用分流肿瘤血液,可以达到"盗取"肿瘤血液的作用;或者通过血管栓塞阻断肿瘤血管系统,减少或者切断肿瘤血供来饿死肿瘤"，这些方法已经被准许进行临床试验性研究[114–115]。还有文献表明,合理应用抗血管生成药物治疗可使异常的肿瘤血管"正常化",而且这些"正常化"的

A

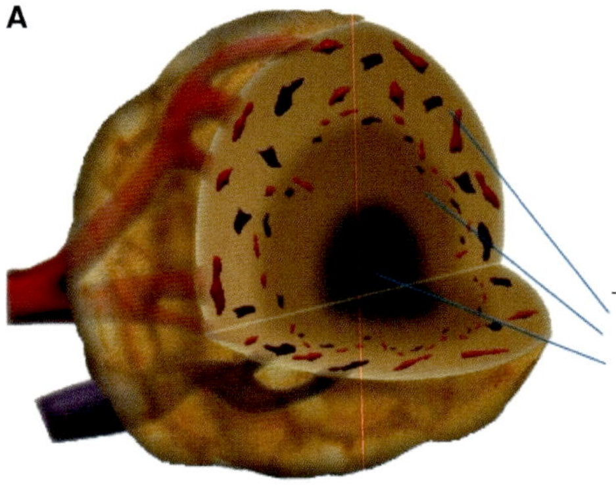

肿瘤区	灌注	细胞间隙压力	pO_2	细胞外 pH 值	增殖	药物传输
增殖	++	+	++	<7.4	++	++
静态	+	+++	+	~6.5~7	+/–	+
坏死	–	+++	–	~7~8	–	+/–

B

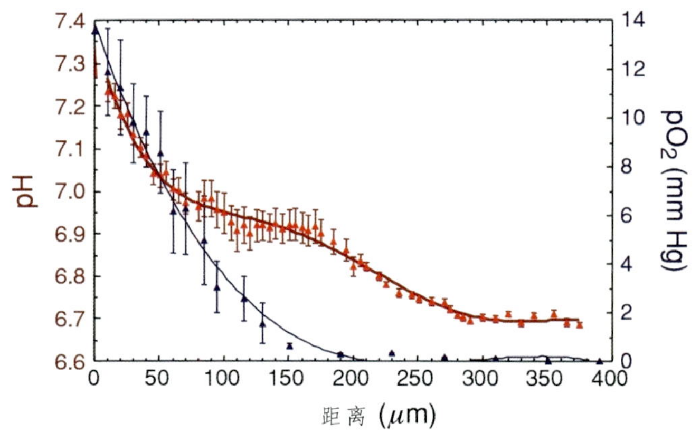

图 4.6 肿瘤微环境中增殖,静态和坏死区域等造成的代谢异质性。(**A**)这些地区的特点是在不同的生理参数。这些参数的幅度降低在毗邻的表表示为+ + +, + +, +, + /–和–。(From Jain RK, Forbes NS. Commentary-can engineered bacteria help control cancer? *Proc Natl Acad Sci U S A* 2001;98:14748–14750, with permission.)(**B**)pH 值和 PO_2 在血管和肿瘤之间存在一个功能距离。因此远离血管的肿瘤环境逐渐变得更加缺氧和酸性远离血管。(From Helmlinger G, Yuan F, Dellian M, et al. Interstitial pH and PO_2 gradients in solid tumors in vivo: high-resolution measurements reveal a lack of correlation. *Nat Med* 1997;3:177–182, with permission.)

血管对血管活性制剂更敏感[12,16,41,83,116](见图4.5)。

血管通透性

血液中的成分在流经交换血管时，通过扩散、对流和跨细胞转运等方式外渗到细胞间隙[117]。血管壁对分子扩散通透性取决于分子大小、形状、电荷、弹性及血管跨膜转移通道分子的大小、形状、电荷和动力学。在正常血管中,这些通路包含透过血管内皮细胞(EC)膜扩散(对于亲脂性溶质),贯穿 EC 膜扩散,细胞连接处(<7nm),打开或关闭的血管窗小孔(<10nm),以及贯穿内皮通道[包括小囊泡或囊-泡小体(VVO)][118]。有些通路可能夹在 EC 膜的多糖-蛋白质复合物之间,因此有效地减少了通道的尺寸。基底膜可能进一步延缓分子的移动。肿瘤血管的超微结构显示其内皮细胞的连接处较正常血管变宽了，血管壁的窗口直径变大了,血管通路周围囊泡、囊泡小体的数目增加了,而正常的基底膜及其周边细胞数目则大大减少了[43,63,118–120]。

依超微结构所见,肿瘤血管对于溶质和水的通透性(有赖于液压的传导性)明显高于正常组织[65,100,121–124]。而且,与正常血管不同,肿瘤血管缺乏对渗透物分子大小的选择性[125]。然而,富含负电荷的新生肿瘤血管对正电荷分子有很强的亲和力[126]。尽管肿瘤血管整体的通透性提高了,但并不是所有的肿瘤血管都存在泄漏现象。有泄漏的血管口径具有肿瘤依赖性[63,120]。超微结构研究显示,内皮细胞连接处是肿瘤血管中最大孔径漏隙的所在之处。血管通透性和孔径在不同的肿瘤中存在差异,且在同一肿瘤的生长、复原、复发的不同阶段内亦存在时空方面差异[63,70,84]。

局部微环境在控制血管通透性中起着重要的作用。例如,人脑胶质瘤(HGL21)在免疫缺陷小鼠皮下生长时,会发生泄漏的现象,但展现出其在颅窗内的血脑屏障特性[65]。这种位置依赖性亦在研究其他肿瘤异位与原位生长的表现差异时所观察到[61,64,127]。一个可能的解释就是，宿主-肿瘤的相互作用控制着增加血管通透性分泌细胞因子（如 VEGF）的生产和减少(例如,血管生成素)[12,28,48,90,120]。更好地了解肿瘤血管渗透调节的分子机制有助于设计应对策略,以提高分子药物输送到肿瘤[129]。

细胞的跨壁运动

肿瘤细胞和免疫细胞都在频繁地穿越血管壁,前者是发生远处转移的基础,后者则是发生细胞免疫应答的基础。有人提出把这种贯穿内皮和包绕内皮的通路作为细胞内渗和外渗的主要途径。对于内渗我们知之甚少,据估算每克肿瘤每天可能流出超过 100 万个细胞,并且它们都是缺少了肿瘤干细胞基因片段的非克隆原细胞[103,130–132]。但对于外渗的分子和细胞机制我们有更多的了解[133–135]。血管内一个细胞可随着血液流动不断地移动,碰撞血管壁,暂时或者稳定地黏附在血管壁上,最终完成外渗的一系列流程。这种相互作用受局部水动力和黏附力的影响,而前者由血管直径和血流速度决定，后者由黏附分子间的结合方式、强度、动力和接触面积决定[133,136–140]。肿瘤细胞的变形和穿越受着两种力的共同作用[141]。

一般来说，内生白细胞在肿瘤血管中移动度很低，稳定在肿瘤血管和正常血管内的黏附力(≥30s)相似[142]。但在由最有效的血管生成因子 bFGF 或VEGF 诱导下胶原凝胶剂形成的新生血管中,内生性白细胞移动和黏附力几乎为零。这一现象是否由新生血中白细胞的低流入和(或)在幼稚血管中黏附分子的表达下调所致，目前尚不清楚。同时年龄也可能在白细胞-内皮的交互作用中起到重要作用[143]。

一些研究的结果使我们进一步了解了黏附于肿瘤血管的细胞生物学行为,这些研究使用 PET 扫描小鼠正常组织和肿瘤组织,用以定位 IL-2 激活的自然杀伤细胞(A-NK)的位置[144,145]。全身注射示踪剂后立即扫描,可见这些细胞主要集中在肺脏,而未能检测出的细胞到达肿瘤组织[144]。被 IL-2 激活后,增加了这些细胞在肺微循环的机械捕获机会[146–147]。在肺血管系统中,某一黏附分子表型改变可能会使它们很容易固定在肺脏中[133]。一种减少肺捕获的方法是减少这些细胞的强度[141–145];或者通过直接注射 A-NK 细胞入肿瘤血供,这样可以绕过肺脏。这种情况下,同种基因和异种基因的 A-NK 细胞以 3 种不同肿瘤模式黏附于血管[145,148–149],这些模式分别通过 A-NK 细胞表面分泌的 CD18 和迟发的完全抗原-4（VLA-4）、细胞间黏附分子-1(I-CAM-1),血管细胞黏附分子-1(VCAM-1)以及新生血管中激活的内皮细胞选择素-E 来完成[44,150–151]。

这些分子受很多细胞因子的调控而上调和下调,前者包括由肿瘤细胞分泌的肿瘤坏死因子-α(TNF-α)和分子量 90kD 的蛋白(p90)[44,137];后者包括可能由癌细胞分泌的转化生长因子-β(TGF-β)[62,152]。令人惊讶的是,促血管生成的 VEGF 可通过 VEGFR1、VEGF 受体来上调这些分子[55,140,148,188,269];而另一种促血管生成因子——bFGF 则能下调这些分子[188]。现在我们所面临的主要挑战,就是如何减少正常血管非特异性免疫细胞捕获,增加它们向肿瘤血管的传递,最终改进以细胞为基础的治疗,包括基因治疗。

血管外室

组成和起源

实体瘤的血管外室由位于间质区内且浸润在组织液中的肿瘤细胞(实质)和宿主细胞(如炎症细胞、成纤维细胞)所组成(见图4.1)。依照肿瘤类型及分化阶段不同,肿瘤细胞可能以单细胞形式(如淋巴瘤、黑色素瘤)或成簇、成巢的形式(如癌)分散于基质中。80%以上的肿瘤起源于上皮细胞,称之为癌。其余20%主要包括起源于间质细胞(如骨骼、肌肉细胞)的肉瘤、起源于淋巴组织的淋巴瘤、起源于造血细胞的白血病和起源于内皮细胞的血管瘤。在低分化的癌组织中,癌细胞可呈簇状松散地排列;而高分化的癌组织,癌细胞可存在胞间连接并且由基底膜紧密包裹,排列成团。随着肿瘤的进展,癌细胞可侵破基底膜扩散至其他部位[43]。

与癌细胞不同的是,宿主细胞必须从正常组织迁移至肿瘤内。炎症细胞可通过血管或从邻近的组织浸润进到肿瘤内。其他宿主细胞,如成纤维细胞,可从邻近的结缔组织增殖并迁移至肿瘤内[28,58,60,156-157]。迁移的宿主细胞逐渐地被认为是致瘤程序的关键调整因素。比如,目前已证实与癌症相关的成纤维细胞可促进肿瘤生长和血管生成,这可通过基质细胞衍生因子-1α的分泌并产生作用[131,158-161]。此外,肿瘤相关免疫/炎症细胞不仅与癌症免疫监视和抑制有关,还与诱发肿瘤有关,如Tie-z表达的单核细胞或Gr-1+骨髓来源抑制性细胞(MDSCS)[52,204,231],现在的主要挑战在于如何建立一种通过影响表型表达来增加癌症患者抗肿瘤免疫的方法[54,159,162-164]。

血管壁和癌细胞或基质细胞的细胞膜束缚着肿瘤的间质部分。在正常组织中,有一层基底膜包绕血管;而在肿瘤中往往缺乏这层基底膜的(见血管通透性部分)[28,83]。而且,在肿瘤边缘淋巴系统的功能性是有可能受限制的(见淋巴运输部分)[165-166]。与正常组织相似的是,肿瘤的细胞间隙由为组织提供结构性支撑的胶原和弹性蛋白纤维网组成,形成亲水性凝胶的组织液和大分子成分[多糖透明质烷和蛋白聚糖(PG)]分布在交联的结构中。

与我们所熟知的血管形成理论相比,对间质增殖的理解却少之又少。Dvorak等提出了一种肿瘤间质液(TIF)的关键组成部分——外渗血浆纤维蛋白原可形成纤维蛋白,这种外渗血浆纤维蛋白原是临时间质的重要组成部分[43]。这种临时间质最后被更多发育成熟的结缔组织间质所替代。TIF也包含很多蛋白质,包括纤维连接蛋白、玻连蛋白、骨桥蛋白、血小板凝血酶敏感蛋白、核心蛋白多糖以及结合黏蛋白。这些蛋白质是以游离或结合的形式存在,同时这些蛋白质还含有精氨酸-甘氨酸-天冬氨酸(RGD)氨基酸序列。这个RGD序列提供一个用来黏合的结合位点,以协助包括基质细胞在内的各种细胞迁移。除了从有漏隙的肿瘤血管溢出外,这些以一种不同于在血浆或正常组织内的形式存在蛋白质以及胶原和各种PG,依然可以由基质细胞合成[43]。TIF也包含各种促进基质形成的生长因子。比如说,体外研究表明,血小板源性生长因子-β参与了从成纤维细胞到肿瘤细胞的过渡,TGF-β(β型转化生长因子)控制肿瘤的胶原和其他间质分子的产生[28,167]。随着调控血管生成的基质成分片段研究的日益增多,我们对肿瘤基质分子学和细胞学机制的理解也很有可能随之加深[136]。

间质运输

当分子出现外渗时,其运动是通过在细胞间隙的扩散和对流来实现的[121]。扩散与间质内浓度梯度成比例,对流与间质内液体的流速成比例,而后者与间质内压力梯度是成比例的。D(cm²/s)是间质内扩散系数,与扩散量和浓度梯度相关;K(cm²/mmHg·s)是间质内液压导电率,与间质流速和压力梯度相关[118]。间质层的结构和组成,溶质分子的理化性质决定着这些运输系数的数值[126,168-172]。

用两种不同的方法测量人类肿瘤异种移植物(LS174 T)K值(间质内液压导电率),发现其K值比肝癌组织的K值高,肝癌组织中的K值较正常肝组织中的K值高。应用光致漂白荧光恢复技术,测得的肿瘤中各种分子的扩散系数(D)是在水中D值的1/3,高于宿主组织中的D值[169,175]。在肿瘤中,胶原的含量及结构是影响D值的重要因素[171,173,176]。透明质烷和蛋白聚糖而并非胶原是正常组织的最大阻力,这一点令人非常惊奇。这或许是因为胶原是由宿主细胞(如成纤维细胞)产生的,大分子进入肿瘤内的穿透性将依赖于宿主-肿瘤的相互作用。因此,那些干扰胶原的合成和(或)组建(如弛缓素、细菌胶原酶)物质都可以增进肿瘤内间质的运输[168,177,178]。

当扩散系数为 D,扩散的长度为 L 时,分子的时间常量约为 L2/4D。对于肿瘤中 IgG(免疫球蛋白 G)的扩散来说,这个时间常量为 100μm 长度扩散需 1h,1mm 需数天,1cm 需数月。因此，对于一个直径 1mm 的肿瘤，其沿周围的扩散运输需数天，而对于一个 1cm 的肿瘤,这个时间则需要数个月。当因为细胞增生和间质内基质重新排列而导致中央血管完全塌陷时,通过血流除去大分子物质的效率将大大降低[23,24,96]。此时,扩散成为这个乏氧中心的主要运输机制,当物质以结合的形式存在于肿瘤中时，其运输会更加迟缓[175,179,180]。通过比较注入肿瘤组织中的光致漂白点荧光还原的非特异性 IgG 和特异性 IgG 比例的研究表明，以结合形式存在的物质确实存在这种运输差异。除了肿瘤中 D 值的不均一性,这些研究中最不期望看到的结果是非特异性结合的范围(30%~40%)过大[175]。这些结果的共同结论是:对于治疗用的大分子(如抗体、基因),肿瘤的间质层是难以克服的屏障,将来仍需投入大量的研究来解决这个屏障问题[117,126,177,178,181]。

淋巴运输

在大部分的正常组织中,外渗的血浆和大分子物质会被淋巴系统吸收并且输送回血液循环。在肿瘤边缘和肿瘤周围组织中存在淋巴管的观点已被广泛接受,但是能否在解剖学上证实实体瘤中淋巴管的存在,如果在实体瘤中存在淋巴管,那么淋巴管是否能发挥其功能,已经成为近一个世纪以来的热点问题[166,182]。目前有效的免疫组织化学标记可以对一些肿瘤中类淋巴管结构进行染色。因为一些标记物缺乏特异性,还不清楚这些标记物是否能对功能性的淋巴管及来自残存淋巴管的上皮细胞或其他结构及细胞类型(如优先液体通道)进行染色[165,166,173-183]。增殖的癌细胞压迫损坏肿瘤中已存在或形成的淋巴管所引起的应激诱导[23-24]和(或)发育不全的淋巴瓣膜因肿瘤生长而被破坏[184],这是有可能的。反过来,受损的淋巴管可以促进动物和人肿瘤中形成具有特征性的间质高压(见间质高压部分)。另外,侵及周围淋巴系统被认为是一些肿瘤的不良预后因素,同时淋巴转移是影响发病率和死亡率的一个主要原因。

我们对淋巴管生成的认知要落后于血管生成机制。然而,最近有关在淋巴管生成中识别分子作用的研究,取得了很大的进展。VEGF-C(通过 VEGFR-3 起作用),在肿瘤相关的淋巴管生成中起着核心的作用。一些试验性和临床性研究已表明,VEGF-C 表达与肿瘤周围淋巴管密度、淋巴转移呈正相关,且在一些病例中提示不良的临床结果[185-190]。除此之外,与血管生成相似,诸如 VEGF、VEGF-D、肝细胞生长因子、血小板源生性生长因子-BB 和血管生成素,这些正、负调节物质参与淋巴管生成[11,186,190-192]。此外,类似于共选择、摄取、发芽等参与血管生成的机制,可在淋巴生长中起作用(见血管生成:细胞机制部分)[11,4,5]。与最近发现的器官特异性血管源性分子(EG-VEGF)和内皮前体细胞相似,器官特异性淋巴管生成分子和淋巴内皮前体细胞促进肿瘤相关的淋巴管生成[45,194]。而且,与合成淋巴系统的表型和功能一样,淋巴管生成分子的蛋白水解加工,可能依赖于肿瘤类型和肿瘤生长的宿主器官[28,86,165,190]。

这些淋巴管生成分子在诱导淋巴转移中的确切作用还没有被完全理解。近期的数据表明,通过激活 VEGFR-3,肿瘤中 VEGF-C 的过度表达诱导肿瘤周围淋巴管的增殖,进而导致了淋巴液流量的增加[155]。其结果是输送至淋巴结的肿瘤细胞增加和淋巴液转移速度加快[185](图 4.7)。对于 VEGF-C 的过度表达是如何影响肿瘤细胞进入淋巴管的机制还不清楚;然而，一个引人注意的假说是淋巴系统表面积的增加单纯地提高肿瘤细胞进入淋巴系统和播散的可能性。或者,VEGF-C 可以刺激趋化性因子的释放,后者促使肿瘤细胞进入淋巴管。潜在的临床意义是,阻断 VEGFR-3 可以抑制 VEGF-C 诱导的淋巴管增生,抑制肿瘤细胞输送至引流淋巴结，进而抑制肿瘤初始治疗时的淋巴转移。然而,如果在肿瘤细胞播散至引流淋巴结后开始阻断 VEGFR-3,淋巴转移则无明显的降低[185,95]。这些资料表明,除了那些在 血管内皮细胞和(或)癌细胞过度表达 VEGFR-3 的情况外,抗 VEGFR-3 单一疗法在预防临床上更为常见的淋巴转移方面是有效的,但是没有治疗的作用。现阶段对于淋巴转移的病例治疗来说,其主要挑战在于确定替代的治疗方法及是否应用综合治疗(如:抗 VEGFR-2 或抗 VEGFR-3)或对其他淋巴管生成途径进行调节。

用以触发淋巴管生成的机械信号尚未得知。因为淋巴管帮助维持组织液的平衡,静水压很有可能是一个触发器[195-197]。肿瘤边缘可以见到部分淋巴管的增

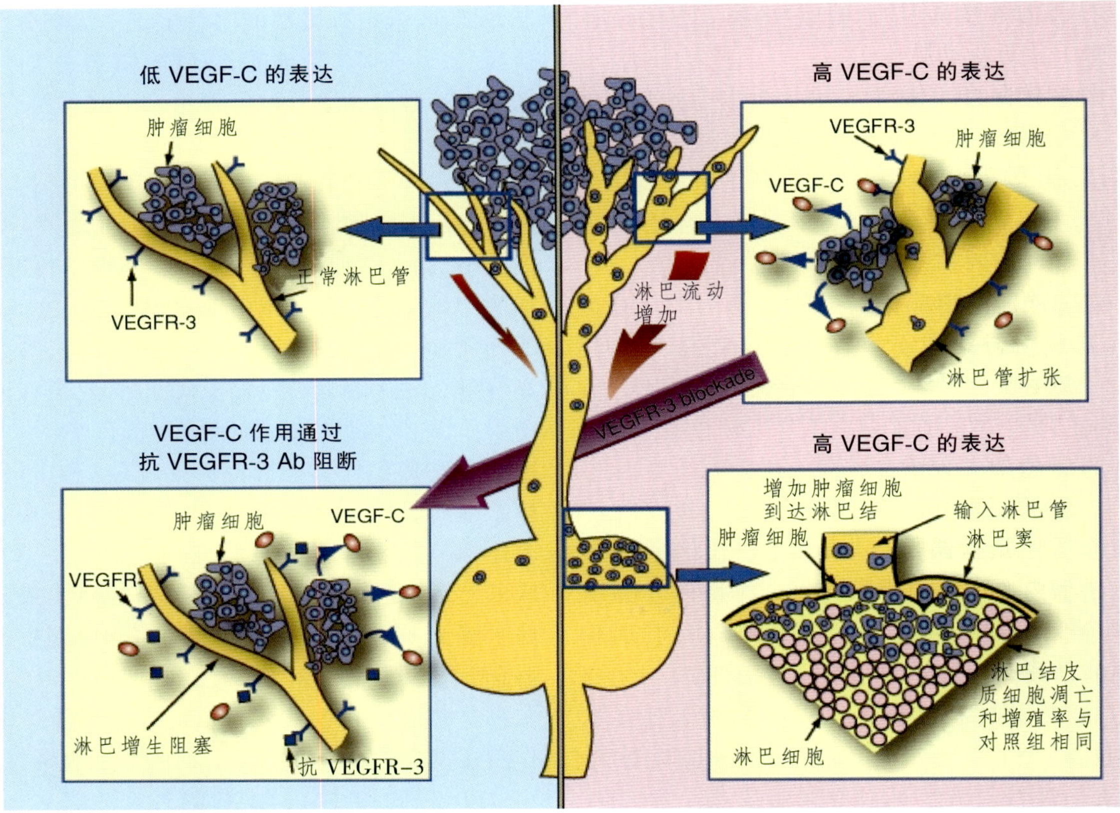

图 4.7 在低(左图)与高(右图)血管内皮生长因子 C(VEGF-C)表达的肿瘤中淋巴管分布示意。VEGF-C 可由肿瘤细胞刺激淋巴管内皮细胞内血管内皮生长因子受体(VEGFR)的表达,进而诱导癌周淋巴管增生(右图)。淋巴表面积的增加可能会增大肿瘤细胞进入淋巴管的概率。增强淋巴流增强肿瘤细胞输送到引流淋巴结(右下图)。在 VEGF-C 过表达的缺失,癌周淋巴管增生不明显减少传递到引流淋巴结的肿瘤细胞(左图)。抗 VEGF-C、VEGFR-3 可以诱导淋巴管增生和肿瘤细胞传递到引流淋巴结(左下图)。(From Hoshida T, Isaka N, Hagendoorn J, et al. Imaging steps of lymphatic metastasis reveals that vascular endothelial growth factor-C increases metastasis by increasing delivery of cancer cells to lymph nodes: therapeutic implications. *Cancer Res* 2006;66:8065–8075, with permission.)

殖,是否是对肿瘤组织静水压升高的反应,以及新形成的淋巴系统能否保持开放并缓解这个压力还是个未解决的问题。诸如微淋巴管造影术和荧光光致漂白淋巴流量测定技术有望帮助我们回答这些重要的问题[4,165–166,182,185,188,198–203]。

间质高压

正常组织内间质流体压力(IFP)约为 0mmHg,与其不同的是,动物和人的肿瘤组织内可出现间质高压[69,71–73,118,166,174,204,215]。肿瘤组织内 IFP 随着宿主血管通透性增加(作为对那些诸如 VEGF 的血管生成分子的反应)而开始增加,可以通过 VEGF 或 VEGFR-2 的抗体阻断剂来降低 IFP[69,71–73,88,217]。在某些肿瘤中,IFP 随着肿瘤增大而增加[204,206,210],而在其他肿瘤中 IFP 的变化却不依赖于肿瘤的大小而改变[211]。

有 3 个机制促进肿瘤中间质高压的形成。在正常组织中,淋巴系统可以维持体液内环境的稳定。因此,肿瘤中缺乏有功能的淋巴系统是一个肿瘤间质高压的促成因素。DiResta 等已经证明了通过在肿瘤中放置"人工淋巴系统"能够降低 IFP[218]。第二个促成因素是肿瘤血管的易漏特性。因此,血管内外的静水压和胶体渗透压几乎相等[82,88,205,219]。至少有两项证据支持这个假说。其一,通过阻断 VEGF 信号传导降低血管通透性使 IFP 降低[71,88,217]。其二,IFP 在数秒之内随着微血管压而上升和下降[220–222]。截至目前,这两项机制仅仅可以解释我们体内绝大多数交换血管的微血管压压力升高至 20~30mmHg 时的情况, 而在人类肿瘤中测量到的 IFP 值可高达 94mmHg[214]。因为微血管压(MVP)是肿瘤内 IFP 的驱动力,所以这类肿瘤内 MVP 一定很高的现象的确存在[205]。对于肿瘤内 MVP 的增高有两种可能的解释：①肿瘤血管降低了动脉的阻力，使得 MVP 接近于动脉压；②肿瘤血管因压迫和纡曲增加了静脉的阻力，使得整个血管网处于高压状态。后者的间接证据来自通过药物造成血管周围癌细胞的凋亡，引起肿瘤血管压力降低，可以使得 IFP 降低[24,96]。

间质压力升高能影响肿瘤的微循环，由此产生了3 种治疗途径：第一种物质，由于 MVP 和 IFP 的平衡造成的透壁压力梯度降低，使肿瘤血管对流减少，影响了大分子的运输[82,88,97,205,221]。第二种，因为在肿瘤内各处的 IFP 几乎一致，而在肿瘤边缘 IFP 急剧下降，因此组织液携带的大分子由肿瘤内渗出进入周围正常组织[15,35,130]。第三种，由于肿瘤血管的高通透性致使 IFP 和 MVP 发生透壁偶联，所以，不用经过堵塞血管就可导致肿瘤内血流停滞[108,110]。因此，降低血管的通透性可以恢复血管内外压差，并有可能在肿瘤无灌注区域恢复或重建血流。一些直接或间接的抗血管生成的治疗方法，可以通过这个机制使整个肿瘤脉管系统“正常化”[12,16,41-43,67,70,83,116,223]（表 4.2、表 4.3 和图 4.5）。

代谢环境

乏氧

脉管系统的一个主要功能是为实质细胞提供足够营养物质并排出代谢废物。基于毛细血管床解剖和氧扩散与消耗的数学模型，诺贝尔奖得主 August Krogh 在近一个世纪以前提出了氧扩散 100~200μm 极限的概念。这个由单独的毛细血管形成的组织单位，被围绕在半径为 100~200μm 的圆柱体内，这个涉及生理学中的 Krogh 柱面[224]。大约 50 年后，Thomlinson 和 Gray 在人类肺癌中发现了相似的“束”，并且在距离血管 180μm 以外找到了可能因乏氧而形成的坏死细胞[225]。这被称为慢性乏氧或乏氧扩散限制。尽管各种乏氧标记物和微电极技术证实了血管周围存在氧分压（PO_2）梯度和 pH 梯度，而这些梯度直接测量随着磷光猝灭显微镜检查法的发展而变为可能的[223,236]（见图 4.6B）。

如前所述，肿瘤血管中的血流是间断的，因此肿瘤中一些区域会出现周期性地乏氧。这种乏氧结果被称为急性乏氧或乏氧灌注受限。间断血流的一个必然结果是在血流停止后的再流动，继而产生自由基会导致缺血再灌注损伤或再氧合损伤。因此，在肿瘤细胞上应用的选择压力可引起其局部的侵袭、转移以及对治疗的抵抗[227]。

pH值降低

肿瘤微循环异常所导致的另一个结果是细胞外 pH 值降低。肿瘤内 H^+至少有两个来源——乳酸（α-羟基丙酸）和碳酸[228]。前者来自糖酵解，后者来自 CO_2 和 H_2O 经由碳酸酐酶的转换。然而，尽管癌细胞的细胞外 pH 值是呈酸性的，其细胞内 pH 值仍然呈中性或呈碱性（≥7.2）。这是由于碳酸酐酶-9、各种葡萄糖载体（GLUT-1，GLUT-3）和糖酵解途径中的酶因乏氧而产生正调节[227]。一种期望是细胞外 pH 值的降低和乏氧相互作用时使低血流量的区域集中化。随着最近同步的多重生理学参数的高分辨率标测光学技术的发展，使得这些参数之间相互联系的发现成为可能[23]。这种异质性的可能性解释是一完成灌注的肿瘤血管携带的是乏氧血液[23]。当然，尽管完成灌注的肿瘤血液不能给周围细胞输送足够的氧，但它们能够携带走废物（如乳酸）。

治疗结果

放射过程中存在的分子氧能可以“固定”生物（例如 DNA）自由基，可以诱发不可修复的损伤（氧固定假说）。因此，乏氧能降低体内外肿瘤细胞和正常细胞的放射敏感性。同样，乏氧也可以降低一些化学疗法的效果[227]。乏氧自身能提高癌细胞的转移能力。因此，在将近半个世纪中，大量的预试验和临床试验都在努力通过如下手段干预：轻微升高体温或应用药物提高肿瘤灌注，经高压氧治疗增加血氧含量，通过输血或应用外源性红细胞生成素增加血红蛋白或血细胞比容来缓解乏氧症状。然而，非常遗憾的是临床结果并没有达到预期目的。早期研究表明，接受根治性放射治疗的头颈部癌症贫血患者通过输血可得到显著疗效，但是仔细分析表明：在这些研究被输血纠正贫血这一结论被选择性偏倚所困扰[229-230]。另一方面，应用红细胞生成素（或类似物）对于合并贫血的、接受非铂类化学治疗的癌症患者和接受化学治疗的肺癌患者都显示有生存获益[231-232]。然而，随后的试验表明，合并贫血的头颈部癌症患者和大部分未合并贫血的远处转移的乳腺癌患者的治疗结果会被红细胞生成剂所削弱[233-234]。这种干预导致的如此纷杂的结果可能有多种原因，包括：不能像明显增加全身性 PO_2 一样增加肿瘤 PO_2，因为异常的脉管系统不能使肿瘤全部的 PO_2 提升至最佳水平，以及不期望出现的干预所致的”脱靶”效应

表 4.2 抗血管生成治疗对改善肿瘤氧合的研究报告汇总

抗血管生成治疗	肿瘤模型	氧合效应	肿瘤氧合改善的时间窗
抗体治疗			
贝伐单抗	黑色素瘤，乳腺癌，卵巢癌	↑	开始治疗后 2~4 天
贝伐单抗	多形性胶质母细胞瘤	↑	高达 5 天
DC101	多形性胶质母细胞瘤	↑	开始治疗后 2~8 天的 O_2
抗 PIGF 抗体	胰腺癌	无变化	
TKI 治疗			
舒尼替尼	肺鳞状细胞癌	↑	测量开始治疗后 4 天的 O_2
司马沙尼	黑色素瘤	↑	测量开始治疗后 3 天的 O_2
PI3 K 抑制剂 PI-103	纤维肉瘤，鳞状细胞癌	↑	测量开始治疗后 10 天的 O_2
吉非替尼(EGFR 抑制剂)	纤维肉瘤，鳞状细胞癌	↑	测量开始治疗后 10 天的 O_2
厄洛替尼(EGFR 抑制剂)	鳞状细胞癌，NSCLC	↑	测量开始治疗后 5 天的 O_2
内分泌治疗			
阉割(雄激素耗竭)	致癌物	↑	测量开始治疗后 21 天的 O_2
节律化学治疗			
低剂量吉西他滨	胰腺癌	↑	测量开始治疗后 28 天的 O_2
其他疗法			
FTI(Ras 抑制剂)	前列腺癌、膀胱癌、脑胶质瘤、纤维肉瘤、鳞状细胞癌	↑	O_2 在第 7~10 到最高
奈非那韦(AKT 抑制剂)	纤维肉瘤，鳞状细胞癌	↑	测量开始治疗后 10 天的 O_2
TNP-470	乳腺癌	↑	测量开始治疗后 9 天的 O_2
苏拉明	多形性胶质母细胞瘤	↑	测量开始治疗后 5~周的 O_2
沙利度胺	肝癌	↑	O_2 在第 2~4 天开始增加
沙利度胺	纤维肉瘤	↑	O_2 在第 2~3 天开始增加
基因变化			
VEGF-/-(骨髓细胞)	肺癌	↑	
nNOS-/-(肿瘤细胞)	胶质母细胞瘤	↑	
$\alpha_v\beta_3$ / $\alpha_v\beta_5$ 整合素-FAK-Rho 击倒剂(肿瘤细胞)	胶质母细胞瘤	↑	
SEMA3 过表达(基因传递)	胰岛素瘤	↑	O_2 在 4 周后开始增加
RGS5-/-(基质)	胰岛素瘤	↑	
PHD2-/-(基质或内皮细胞特异性)	黑色素瘤，胰腺癌	↑	
IFN-β 过表达(转基因递送)	胶质母细胞瘤，神经母细胞瘤	↑	

PlGF，胎盘生长因子；TKI，酪氨酸激酶抑制剂；PI3 K，磷脂酰肌醇 3 激酶；EGFR，表皮生长因子受体；NSCLC，非小细胞肺癌；FTI，法尼基转移酶抑制剂；VEGF，血管内皮生长因子；nNOS，神经元型氧化亚氮合酶；FAK，黏着斑激酶；PHD，脯氨酰羟化酶域蛋白；EC，内皮细胞；IFN，干扰素。

Reproduced with permission from Goel S, Duda DG, Xu L, et al. Normalization of the vasculature for treatment of cancer and other diseases. *Physiol Rev* 2011;91(3):1071–1121.

(如输血所致的免疫抑制)[82,110,235-238]。而且，在常规分割放射治疗期间，肿瘤可能通过再氧合向靶组织供氧来将影响减至最小。

同样的细胞外低 pH 值可能不利于(或有利于)一些药物的摄取和发挥细胞毒性作用。肿瘤和正常组织差异化 pH 梯度为癌症的弱酸化学治疗提供了一个肿瘤特异靶[239-240]。不同 pH 值的特异性药物研发和调整肿瘤 pH 值的策略目前还未应用于临床，但是值得期待[227]。

目前可以有两种针对肿瘤特异性代谢环境的治

表 4.3 有关血管生成和血管正常化方法增加全身化学治疗时药物进入肿瘤的研究报告汇总

全身给药的分子	血管正常化策略	肿瘤模型(s)	对药物传输的影响
传统的细胞毒性药物			
伊立替康	A4.6.1	结肠癌	↑
拓扑替康,依托泊苷	贝伐单抗	胶质瘤	↑
替莫唑胺	舒尼替	神经母细胞瘤	↑[a]
环磷酰胺,顺铂	TNP-470	肺癌	↑
替莫唑胺	TNP-470	胶质瘤	↓
环磷酰胺	沙利度胺	肝癌	↑
阿霉素	PDGF-D 过表达	乳腺癌	↑
拓扑替康	IFN-β过表达	神经母细胞瘤	↑
阿霉素	抗 TGF-β抗体或过表达 sT βrⅡ	乳腺癌	↑
纳米粒			
多柔比星脂质体	抗 TGF-β抗体或过表 sT βrⅡ	乳腺癌	↑
抗体			
非特异性 IgG、抗 E-钙黏蛋白抗体 B	阿西替尼	肺癌,胰腺癌	↑(每个血管)
病毒粒子			
溶瘤病毒	西仑吉肽	神经母细胞瘤	↑
其他分子			
BSA	DC101	乳腺癌,结肠癌	↑
FDG	贝伐单抗	直肠癌	↑(每个血管)[b]

PDGF,血小板源性生长因子;IFN,干扰素;TGF,转化生长因子;BSA,牛血清白蛋白;FDG,氟脱氧葡萄糖。

[a] 用舒尼替尼增加替莫唑胺输送达到 20mg/kg,而不是 60mg/kg。

[b] 在人类主体中开展研究。

Reproduced with permission from Goel S, Duda DG, Xu L, et al. Normalization of the vasculature for treatment of cancer and other diseases. *Physiol Rev* 2011;91(3):1071–1121.

疗策略:①利用乏氧去激活药物或吸引破坏肿瘤细胞的厌氧菌;②仔细分析乏氧诱导途径,为药物研发寻找新的靶点[241]。利用第一种思路我们研发了一种名叫替拉扎明的抗肿瘤药,并对溶菌疗法有了新的认识,以上两种方法都还在临床试验中[242](见网站:ClinicalTrials.gov 上 Trial Identifier NCT00358397)。利用第二种思路,我们揭示了乏氧产生的生理和病理生理过程中出现的几个新分子[227,243-244]。一方面是乏氧诱导的凋亡或坏死,另一方面是由多种乏氧诱导途径介导的细胞死亡抵抗性的增加,这两者之间的平衡决定了肿瘤存活与否。最终乏氧使肿瘤细胞恶性度更高,侵袭性更强,以及遗传易变,并使它们对不同疗法产生抵抗。因此,乏氧诱导途径中所确定的某些因子已成为诊断和治疗过程中的研发标靶之一。乏氧诱导途径包括氧输送、糖酵解和葡萄糖摄取、pH 控制、应激反应途径、生长因子信号、血管生成、转录、凋亡、生长抑制以及侵袭和转移等相关的基因[11,243](图 4.3 和方框 4.1)。

在参与乏氧的感应与应答的不同的分子中,乏氧诱导因子-1α(HIF-1α)最受关注。这个转录基因在许多人类肿瘤中是正向调节的[243,245]。受脯氨酸和天冬氨酸羟化酶的调节,HIF-1α 与乏氧反应元件 (HRE)结合,参与激活一系列生理学反应包括血管生成、血管舒张、糖酵解以及红细胞生成的基因。虽然 HIF-1α 是一种有吸引力的治疗靶点,但 HIF-1α 的多效行为是临床研发中的一个主要挑战。例如,尽管血管内皮生长因子和血管生成水平低,起源于 HIF-1α(-/-)胚胎细胞的畸胎瘤生长很迅速[246]。这一违反直觉的发现可能是由于 HIF-1α(-/-)细胞具有在乏氧条件下生存而不会凋亡这一能力所导致的[27]。HIF-1α 还通过多向的、有时是相反的过程在决定肿瘤放射反应中起重要作

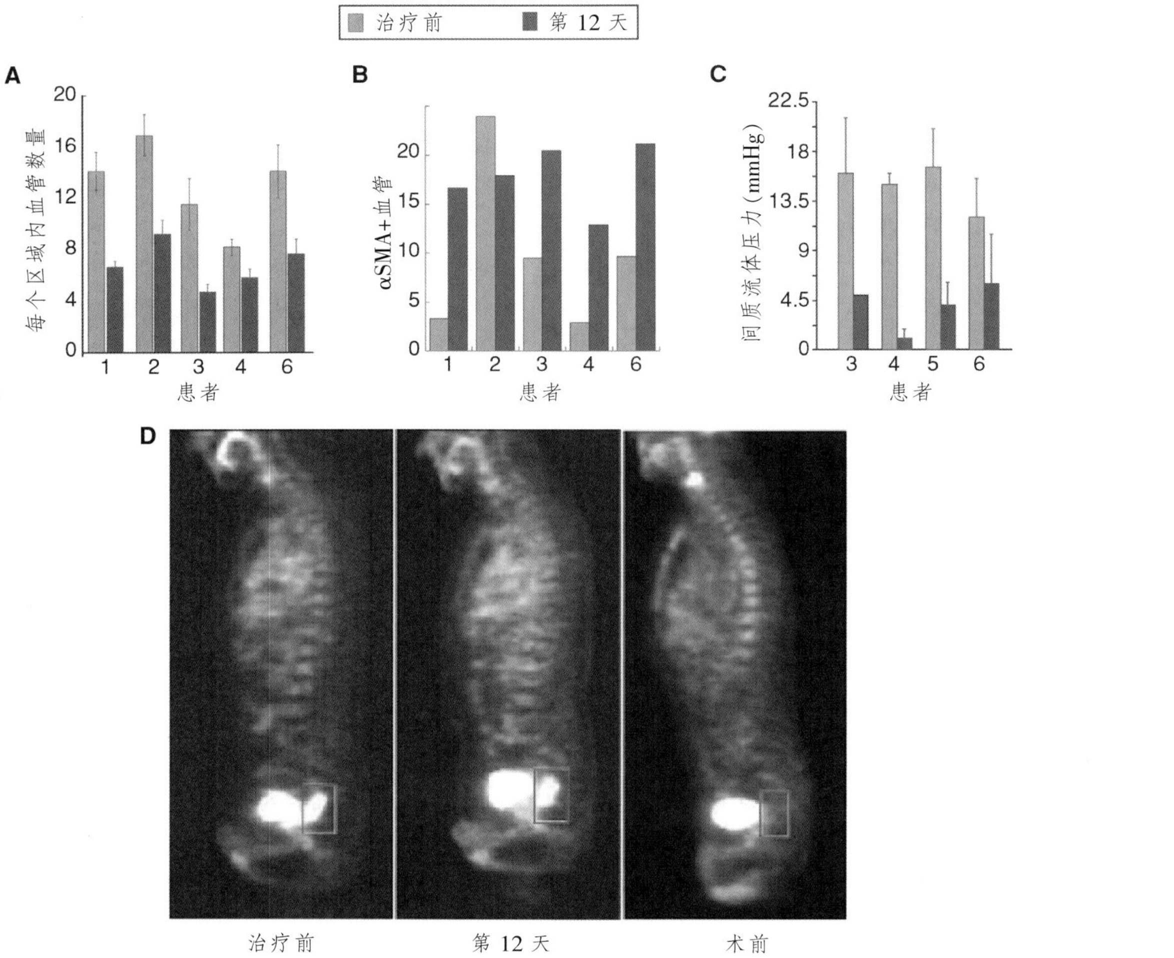

图 4.8　在直肠癌患者进行血管内皮生长因子(VEGF)抗体贝伐单抗治疗后的血管“正常化”表现。(A)降低肿瘤微血管密度而单次注射贝伐单抗后肿瘤血管”正常化” 的表现。(B)周细胞覆盖肿瘤血管的分数的增加。(C)间质流体压力下降。(D)新辅助放化学治疗后(贝伐单抗,5-氟尿嘧啶,盆腔外照射治疗,其中贝伐单抗为单剂量给药)PET 扫描显示 ^{18}F-FDG 的摄取没有变化。说明尽管有明显的微血管密度减少，贝伐单抗治疗后残余肿瘤的血管的工作效率提高了。因此,FDG 摄取没有变化。(From Willett CG, Boucher Y, di Tomaso E, et al. Direct evidence rectal cancer. *Nat Med* 2004;145–147, with permission.)

(巩贯忠　译　刘成新　校)

部分参考文献

本章全部参考文献请登录网站:http://www.tsttpc.com/download_list.html

3. Algire GH, Chalkley HW. Vascular reactions of normal and malignant tissues in vivo. I. Vascular reactions of mice to wounds and to normal and neoplastic transplants. *J Natl Cancer Inst* 1945;6:73–85.
5. Jain RK, Munn LL, Fukumura D. Dissecting tumour pathophysiology using intravital microscopy. *Nat Rev Cancer* 2002;2(4):266–276.
8. Folkman J. Tumor angiogenesis: therapeutic implications. *N Engl J Med* 1971;285(21):1182–1186.
9. Folkman J. Angiogenesis: an organizing principle for drug discovery? *Nat Rev Drug Discov* 2007;6(4):273–286.
10. Gullino PM. Angiogenesis and oncogenesis. *J Natl Cancer Inst* 1978;61(3):639–643.
11. Carmeliet P, Jain RK. Molecular mechanisms and clinical applications of angiogenesis. *Nature* 2011;473:298–307.
12. Jain RK. Normalizing tumor vasculature with anti-angiogenic therapy: a new paradigm for combination therapy. *Nat Med* 2001;7(9):987–989.
13. Demetri GD, van Oosterom AT, Garrett CR, et al. Efficacy and safety of sunitinib in patients with advanced gastrointestinal stromal tumour after failure of imatinib: a randomised controlled trial. *Lancet* 2006;368(9544):1329–1338.
14. Hurwitz H, Fehrenbacher L, Novotny W, et al. Bevacizumab plus irinotecan, fluorouracil, and leucovorin for metastatic colorectal cancer. *N Engl J Med* 2004;350(23):2335–2342.
2004;350(23):2335–2342.
15. Llovet J, Ricci S, Mazzaferro V, et al. Sorafenib in advanced hepatocellular carcinoma. *N Engl J Med* 2008;359(4):378–390.
16. Jain RK, Duda DG, Clark JW, et al. Lessons from phase III clinical trials on anti-VEGF therapy for cancer. *Nat Clin Pract Oncol* 2006;3(1):24–40.
17. Sandler A, Gray R, Perry MC, et al. Paclitaxel-carboplatin alone or with bevacizumab for non-small-cell lung cancer. *N Engl J Med* 2006;355(24):2542–2550.
18. Miller K, Wang M, Gralow J, et al. Paclitaxel plus bevacizumab versus paclitaxel alone for metastatic breast cancer. *N Engl J Med* 2007;357(26):2666–2676.
19. Motzer RJ, Hutson TE, Tomczak P, et al. Sunitinib versus interferon alfa in metastatic renal-cell carcinoma. *N Engl J Med* 2007;356(2):115–124.
20. Cloughesy TF, Prados MD, Wen PY, et al. A phase II, randomized, non-comparative clinical trial of the effect of bevacizumab alone or in combination with irinotecan (CPT-11) on 6-month progression free survival in recurrent, treatment-refractory glioblastoma. *J Clin Oncol* 2008;26S:abstract 2010b.
21. Raymond E, Dahan L, Raoul JL, et al. Sunitinib malate for the treatment of pancreatic neuroendocrine tumors. *N Engl J Med* 2011;364(6):501–513.
23. Helmlinger G, Netti PA, Lichtenbeld HC, et al. Solid stress inhibits the growth of multicellular tumor spheroids. *Nat Biotechnol* 1997;15(8):778–783.
24. Padera TP, Stoll BR, Tooredman JB, et al. Pathology: cancer cells compress intratumour vessels. *Nature* 2004;427(6976):695.
28. Jain RK. Molecular regulation of vessel maturation. *Nat Med* 2003;9(6):685–693.
33. Duda DG, Cohen KS, Kozin SV, et al. Evidence for incorporation of bone marrow-derived endothelial cells into perfused blood vessels in tumors. *Blood* 2006;107(7):2774–2776.
34. Kozin SV, Kamoun W, Huang Y, et al. Recruitment of myeloid but not endothelial precursor cells facilitates tumor re-growth after local irradiation. *Cancer Res* 2010;70(14):5679–5685.
36. Peters BA, Diaz LA, Polyak K, et al. Contribution of bone marrow-derived endo-

thelial cells to human tumor vasculature. *Nat Med* 2005;11(3):261–262.
37. Kozin SV, Duda DG, Munn LL, et al. Is vasculogenesis crucial for the regrowth of irradiated tumours? *Nat Rev Cancer* 2011;11(7):532.
38. Ricci-Vitiani L, Pallini R, Biffoni M, et al. Tumour vascularization via endothelial differentiation of glioblastoma stem-like cells. *Nature* 2010;468:824–828.
41. Carmeliet P, Jain RK. Principles and mechanisms of vessel normalization for cancer and other angiogenic diseases. *Nature Rev Drug Discov* 2011;10(6):417–427.
43. Dvorak HF. Vascular permeability factor/vascular endothelial growth factor: a critical cytokine in tumor angiogenesis and a potential target for diagnosis and therapy. *J Clin Oncol* 2002;20(21):4368–4380.
44. Melder RJ, Koenig GC, Witwer BP, et al. During angiogenesis, vascular endothelial growth factor and basic fibroblast growth factor regulate natural killer cell adhesion to tumor endothelium. *Nat Med* 1996;2(9):992–997.
47. Yoshiji H, Harris SR, Thorgeirsson UP. Vascular endothelial growth factor is essential for initial but not continued in vivo growth of human breast carcinoma cells. *Cancer Res* 1997;57(18):3924–3928.
52. Fukumura D, Xu L, Chen Y, et al. Hypoxia and acidosis independently upregulate vascular endothelial growth factor transcription in brain tumors *in vivo*. *Cancer Res* 2001;61:6020–6024.
53. Hanahan D, Weinberg RA. Hallmarks of cancer: the next generation. *Cell* 2011;144(5):646–674.
54. Huang Y, Snuderl M, Jain RK. Polarization of tumor-associated macrophages: a novel strategy for vascular normalization and antitumor immunity. *Cancer Cell* 2011;19(1):1–2.
55. Jain RK, Duda DG. Role of bone marrow-derived cells in tumor angiogenesis and treatment. *Cancer Cell* 2003;3(6):515–516.
58. Fukumura D, Xavier R, Sugiura T, et al. Tumor induction of VEGF promoter activity in stromal cells. *Cell* 1998;94(6):715–725.
60. Brown EB, Campbell RB, Tsuzuki Y, et al. In vivo measurement of gene expression, angiogenesis and physiological function in tumors using multiphoton laser scanning microscopy. *Nat Med* 2001;7(7):864–868.
61. Fukumura D, Yuan F, Monsky WL, et al. Effect of host microenvironment on the microcirculation of human colon adenocarcinoma. *Am J Pathol* 1997;151(3):679–688.
62. Gohongi T, Fukumura D, Boucher Y, et al. Tumor-host interactions in the gallbladder suppress distal angiogenesis and tumor growth: involvement of transforming growth factor beta1. *Nat Med* 1999;5(10):1203–1208.
63. Hobbs SK, Monsky WL, Yuan F, et al. Regulation of transport pathways in tumor vessels: role of tumor type and microenvironment. *Proc Natl Acad Sci U S A* 1998;95(8):4607–4612.
64. Monsky WL, Carreira CM, Tsuzuki Y, et al. Role of host microenvironment in angiogenesis and microvascular functions in human breast cancer xenografts: mammary fat pad vs. cranial tumors. *Clin Cancer Res* 2002;8:1008–1013.
67. Batchelor TT, Sorensen AG, di Tomaso E, et al. AZD2171, a pan-VEGF receptor tyrosine kinase inhibitor, normalizes tumor vasculature and alleviates edema in glioblastoma patients. *Cancer Cell* 2007;11(1):83–95.
70. Izumi Y, Xu L, di Tomaso E, et al. Tumour biology: herceptin acts as an anti-angiogenic cocktail. *Nature* 2002;416(6878):279–280.
71. Willett CG, Boucher Y, di Tomaso E, et al. Direct evidence that the VEGF-specific antibody bevacizumab has antivascular effects in human rectal cancer. *Nat Med* 2004;10(2):145–147.
73. Willett CG, Duda DG, di Tomaso E, et al. Efficacy, safety, and biomarkers of neoadjuvant bevacizumab, radiation therapy, and fluorouracil in rectal cancer: a multidisciplinary phase II study. *J Clin Oncol* 2009;27(18):3020–3026.
76. Zhu AX, Duda DG, Sahani DV, et al. HCC and angiogenesis: possible targets and future directions. *Nat Rev Clin Oncol* 2011;8(5):292–301.
77. Baish JW, Stylianopoulos T, Lanning RM, et al. Scaling rules for diffusive drug delivery in tumor and normal tissues. *Proc Natl Acad Sci U S A* 2011;108(5):1799–1803.
83. Goel S, Duda DG, Xu L, et al. Normalization of the vasculature for treatment of cancer and other diseases. *Physiol Rev* 2011;91(3):1071–1121.
84. Jain RK, Safabakhsh N, Sckell A, et al. Endothelial cell death, angiogenesis, and microvascular function after castration in an androgen-dependent tumor: role of vascular endothelial growth factor. *Proc Natl Acad Sci U S A* 1998;95(18):10820–10825.
85. Chae S-S, Kamoun W, Farrar C, et al. Angiopoietin-2 interferes with anti-VEGFR-2-induced vessel normalization and survival benefit in mice bearing gliomas. *Clin Cancer Res* 2010;16:3618–3627.
87. Kamoun WS, Ley CD, Farrar CT, et al. Edema control by cediranib, a vascular endothelial growth factor receptor-targeted kinase inhibitor, prolongs survival despite persistent brain tumor growth in mice. *J Clin Oncol* 2009;27(15):2542–2552.
88. Tong RT, Boucher Y, Kozin SV, et al. Vascular normalization by vascular endothelial growth factor receptor 2 blockade induces a pressure gradient across the vasculature and improves drug penetration in tumors. *Cancer Res* 2004;64(11):3731–3736.
89. Winkler F, Kozin SV, Tong R, et al. Kinetics of vascular normalization by VEGFR2 blockade governs brain tumor response to radiation: role of oxygenation, angiopoietin-1 and matrix metalloproteinases. *Cancer Cell* 2004;6:553–563.
90. Yuan F, Chen Y, Dellian M, et al. Time-dependent vascular regression and permeability changes in established human tumor xenografts induced by an anti-vascular endothelial growth factor/vascular permeability factor antibody. *Proc Natl Acad Sci U S A* 1996;93(25):14765–14770.
91. Duda DG, Willett CG, Ancukiewicz M, et al. Plasma soluble VEGFR-1 is a potential dual biomarker of response and toxicity for bevacizumab with chemoradiation in locally advanced rectal cancer. *Oncologist* 2010;15(6):577–583.
92. Sorensen AG, Batchelor TT, Zhang WT, et al. A "vascular normalization index" as potential mechanistic biomarker to predict survival after a single dose of cediranib in recurrent glioblastoma patients. *Cancer Res* 2009;69(13):5296–5300.
93. Sorensen AG, Emblem KE, Polaskova P, et al. Increased survival of glioblastoma patients who respond to anti-angiogenic therapy with elevated blood perfusion. *Cancer Res* 2012;72:402–407.
94. Gerstner ER, Emblem KE, Chi AS, et al. Effects of cediranib, a VEGF signaling inhibitor, in combination with chemoradiation on tumor blood flow and survival in newly diagnosed glioblastoma. *J Clin Oncol* 2012;30 (suppl; abstr 2009).
96. Griffon-Etienne G, Boucher Y, Brekken C, et al. Taxane-induced apoptosis decompresses blood vessels and lowers interstitial fluid pressure in solid tumors: clinical implications. *Cancer Res* 1999;59(15):3776–3782.
97. Jain RK. Determinants of tumor blood flow: a review. *Cancer Res* 1988;48:2641–2658.
102. Vaupel P, Kallinowski F, Okunieff P. Blood flow, oxygen and nutrient supply, and metabolic microenvironment of human tumors: a review. *Cancer Res* 1989;49(23):6449–6465.
104. Endrich B, Reinhold HS, Gross JF, et al. Tissue perfusion inhomogeneity during early tumor growth in rats. *J Natl Cancer Inst* 1979;62(2):387–395.
112. Kashiwagi S, Izumi Y, Gohongi T, et al. NO mediates mural cell recruitment and vessel morphogenesis in murine melanomas and tissue-engineered blood vessels. *J Clin Invest* 2005;115(7):1816–1827.
115. Heath VL, Bicknell R. Anticancer strategies involving the vasculature. *Nat Rev Clin Oncol* 2009;6(7):395–404.
116. Jain RK. Normalization of tumor vasculature: an emerging concept in antiangiogenic therapy. *Science* 2005;307(5706):58–62.
118. Jain RK. Transport of molecules across tumor vasculature. *Cancer Metastasis Rev* 1987;6:559–594.
129. Weis SM, Cheresh DA. Pathophysiological consequences of VEGF-induced vascular permeability. *Nature* 2005;437(7058):497–504.
131. Duda DG, Duyverman AM, Kohno M, et al. Malignant cells facilitate lung metastasis by bringing their own soil. *Proc Natl Acad Sci U S A* 2010;107(50):21677–21682.
136. Hiratsuka S, Goel S, Kamoun WS, et al. Endothelial focal adhesion kinase mediates cancer cell homing to discrete regions of the lungs via E-selectin up-regulation. *Proc Natl Acad Sci U S A* 2011;108(9):3725–3730.
142. Fukumura D, Salehi HA, Witwer B, et al. Tumor necrosis factor alpha-induced leukocyte adhesion in normal and tumor vessels: effect of tumor type, transplantation site, and host strain. *Cancer Res* 1995;55(21):4824–4829.
154. Hamzah J, Jugold M, Kiessling F, et al. Vascular normalization in Rgs5-deficient tumours promotes immune destruction. *Nature* 2008;453(7193):410–414.
155. Huang Y, Yuan J, Righi E, et al. Vascular normalizing doses of antiangiogenic treatment reprogram the immunosuppressive tumor microenvironment and enhance immunotherapy. *Proc Natl Acad Sci USA* 2012;doi:10.1073/pnas.1215397109.
159. Hiratsuka S, Duda DG, Huang Y, et al. C-X-C receptor type 4 promotes metastasis by activating p38 mitogen-activated protein kinase in myeloid differentiation antigen (Gr-1)-positive cells. *Proc Natl Acad Sci U S A* 2011;108(1):302–307.
162. de Visser KE, Eichten A, Coussens LM. Paradoxical roles of the immune system during cancer development. *Nat Rev Cancer* 2006;6(1):24–37.
164. Rolny C, Mazzone M, Tugues S, et al. HRG inhibits tumor growth and metastasis by inducing macrophage polarization and vessel normalization through down-regulation of PlGF. *Cancer Cell* 2011;19(1):31–44.
166. Padera TP, Kadambi A, di Tomaso E, et al. Lymphatic metastasis in the absence of functional intratumor lymphatics. *Science* 2002;296(5574):1883–1886.
168. Brown EB, McKee T, diTomaso E, et al. Dynamic imaging of collagen and its modulation in tumors in vivo using second-harmonic generation. *Nat Med* 2003;9(6):796–800.
174. Znati CA, Rosenstein M, Mckee TD, et al. Irradiation reduces interstitial fluid transport and increases the collagen content in tumors. *Clin Cancer Res* 2003;9:5508–5513.
178. Diop-Frimpong B, Chauhan VP, Krane S, et al. Losartan inhibits collagen I synthesis and improves the distribution and efficacy of nanotherapeutics in tumors. *Proc Natl Acad Sci U S A* 2011;108(7):2909–2914.
179. Baxter LT, Jain RK. Transport of fluid and macromolecules in tumors. IV. A microscopic model of the perivascular distribution. *Microvasc Res* 1991;41(2):252–272.
181. Olive KP, Jacobetz MA, Davidson CJ, et al. Inhibition of Hedgehog signaling enhances delivery of chemotherapy in a mouse model of pancreatic cancer. *Science* 2009;324(5933):1457–1461.
185. Hoshida T, Isaka N, Hagendoorn J, et al. Imaging steps of lymphatic metastasis reveals that vascular endothelial growth factor-C increases metastasis by increasing delivery of cancer cells to lymph nodes: therapeutic implications. *Cancer Res* 2006;66(16):8065–8075.
186. Tammela T, Alitalo K. Lymphangiogenesis: molecular mechanisms and future promise. *Cell* 2010;140(4):460–476.
191. Cursiefen C, Chen L, Borges LP, et al. VEGF-A stimulates lymphangiogenesis and hemangiogenesis in inflammatory neovascularization via macrophage recruitment. *J Clin Invest* 2004;113(7):1040–1050.
192. Nagy JA, Vasile E, Feng D, et al. Vascular permeability factor/vascular endothelial growth factor induces lymphangiogenesis as well as angiogenesis. *J Exp Med* 2002;196(11):1497–1506.
198. Hagendoorn J, Padera TP, Kashiwagi S, et al. Endothelial nitric oxide synthase regulates microlymphatic flow via collecting lymphatics. *Circ Res* 2004;95(2):204–209.
198. Jeltsch M, Kaipainen A, Joukov V, et al. Hyperplasia of lymphatic vessels in VEGF-C transgenic mice. *Science* 1997;276(5317):1423–1425.
204. Boucher Y, Baxter LT, Jain RK. Interstitial pressure gradients in tissue-isolated and subcutaneous tumors: implications for therapy. *Cancer Res* 1990;50(15):4478–4484.
206. Boucher Y, Kirkwood JM, Opacic D, et al. Interstitial hypertension in superficial metastatic melanomas in humans. *Cancer Res* 1991;51(24):6691–6694.
212. Milosevic M, Fyles A, Hedley D, et al. Interstitial fluid pressure predicts survival in patients with cervix cancer independent of clinical prognostic factors and tumor oxygen measurements. *Cancer Res* 2001;61(17):6400–6405.
217. Lee CG, Heijn M, diTomasso E, et al. Anti-vascular endothelial growth factor treatment augments tumor radiation response under normoxic or hypoxic conditions. *Cancer Res* 2000;60:5565–5570.
223. Jain RK. Taming vessels to treat cancer. *Sci Am* 2008;298:56–63.
240. Kozin SV, Boucher Y, Hicklin DJ, et al. Vascular endothelial growth factor receptor-2-blocking antibody potentiates radiation-induced long-term control of human tumor xenografts. *Cancer Res* 2001;61:39–44.
243. Semenza GL. Oxygen sensing, homeostasis, and disease. *N Engl J Med* 2011;365(6):537–547.
244. Mazzone M, Dettori D, Leite de Oliveira R, et al. Heterozygous deficiency of PHD2 restores tumor oxygenation and inhibits metastasis via endothelial normalization. *Cell* 2009;136(5):839–851.
246. Carmeliet P, Dor Y, Herbert JM, et al. Role of HIF-1alpha in hypoxia-mediated apoptosis, cell proliferation and tumour angiogenesis. *Nature* 1998;394(6692):485–490.
248. Cramer T, Yamanishi Y, Clausen BE, et al. HIF-1alpha is essential for myeloid cell-mediated inflammation. *Cell* 2003;112(5):645–657.
251. McCormick F. New-age drug meets resistance. *Nature* 2001;412(6844):281–282.
255. Serganova I, Humm J, Ling C, et al. Tumor hypoxia imaging. *Clin Cancer Res* 2006;12(18):5260–5264.

256. Sorensen AG, Batchelor TT, Wen PY, et al. Response criteria for glioma. *Nat Clin Pract Oncol* 2008;5(11):634–644.
267. Helmlinger G, Yuan F, Dellian M, et al. Interstitial pH and pO2 gradients in solid tumors in vivo: high-resolution measurements reveal a lack of correlation. *Nat Med* 1997;3(2):177–182.
270. Du R, Lu KV, Petritsch C, et al. HIF1alpha induces the recruitment of bone marrow-derived vascular modulatory cells to regulate tumor angiogenesis and invasion. *Cancer Cell* 2008;13(3):206–220.
271. Arany Z, Foo SY, Ma Y, et al. HIF-independent regulation of VEGF and angiogenesis by the transcriptional coactivator PGC-1alpha. *Nature* 2008;451(7181): 1008–1012.

第 5 章 SMART 放射治疗

C. Norman Coleman, Eric J. Bernhard, Jacek Capala, Bhadrasain Vikram, James A. Deye

在构思本章章名“SMART 放射治疗”时，我们感觉实在没有再好的办法了（此处的 SMART，并非是 SMART 这个单词，而是“一种放射治疗策略的系统性”首字母缩写的组合）。在第 4 版中并没有“SMART 放射治疗”这一章内容。是否需要补充一章或几章内容描述“So-So radiotherapy”或“Oy-Vay radiotherapy”？尽管很容易举例，但是我们最后决定用最积极的方法来完成这部优秀的教科书：由顶级专家编写，内容全面，并且描述了相关领域的最新研究内容，在未来 5 年有可能影响临床放射治疗。其中部分观点则是来自美国癌症研究所(NCI)有关癌症分化、诊断、治疗和放射治疗等的研究项目。我们预计在放射生物这一章中，将包含放射治疗分子机制和肿瘤微环境基本概念。在放射物理这一章节中，我们将讨论包括质子和碳离子在内的粒子放射治疗，并在临床部分探讨肿瘤的分子特征、分子影像学和分子靶向药物的研究现状。

放眼未来，什么将会为放射治疗带来 5 年或更久的影响力？放射治疗技术日趋复杂，而成本也随之增高，这就使得放射治疗技术的临床应用和费用报销可能需要一个直接的合理证据。在计算机屏幕上显示的完美的粒子治疗计划产生剂量分布，准确而又重复性良好的传输到患者身上的前提是对剂量分布自身可能存在缺陷的正确认识。可以想象，随着加速器技术的发展，将来可能会有低成本可以超越质子的新的粒子传输技术的发现。癌症生物学的快速发展提示新的分子靶向药物可能需要更多的临床试验来验证，其中二期临床试验可能会成为主要工具[1]。当然了，新的临床试验工具也将不断地投入到临床实践中。

正如已经被证明的“侧边效应”那样，肿瘤细胞在意识到被放射线照射时，它不仅会自身发生应答，还会通知周边细胞及其子代细胞。因此，存活细胞的表型改变应该被应用于治疗。最后在宏观层面，如癌症、心脏病这类非传染性疾病的发病率已经超过了传染性疾病，已经成为导致发展中国家疾病发病率、死亡率升高和加重经济负担的主要原因之一[2,3]。理性而又具有社会责任感的放射治疗，不仅服务于那些可以承担费用、可以接受复杂的专家服务系统的患者群体，也应该包括那些在发展中国家或发达国家医疗资源匮乏地区用来缓解症状或姑息治疗的患者群体。

当然了，任何教科书中都会有些过时的内容，因为在从开始筹备撰写到印刷出版的这段时间内，每一个领域都会有新的发现。我们安排这一章节的目的就是为了阐述一些当前最热门的观点，并列举一些关键文献和示例。我们希望这些观点可以启示读者通过生物学、物理学和社会学方面对放射治疗做出一些有意义的贡献，进而改善癌症的治疗，造福更多的肿瘤患者。

肿瘤微环境

放射治疗的疗效，一部分是由肿瘤所处的微环境决定的，例如肿瘤氧合情况、肿瘤 pH 值及肿瘤细胞与宿主细胞、炎性细胞间的相互作用。肿瘤中都包含血管灌注匮乏、低氧、低 pH 值的区域，这些区域会影响细胞毒性疗法的实施及作用[4]。这种对治疗的抵抗性可能是由于低氧、低 pH 值等因素限制了药物输送和促进耐药细胞的生成等引起的，也有可能是四种情况的联合作用[5]。肿瘤微环境不仅仅影响了肿瘤细胞对治疗的反应，又反过来影响肿瘤细胞与宿主细胞/炎症细胞的相互作用。此外，某些肿瘤环境造就了肿瘤更具有侵袭性和抵抗治疗的基因表达[6]。

放射治疗中，肿瘤的微环境会发生相应的变化[7]。分次放射治疗时，乏氧细胞的再氧合得益于富氧细胞被杀灭后，增强了氧向乏氧区域的输送。相仿的，高剂量的单次放射治疗可以在破坏肿瘤细胞的同时，损伤血管的内皮细胞[8]。用某种方法去揭示不同氧状态下，揭示血管损伤与肿瘤对治疗反应的关系，是目前应用单次大剂量SBRT的一个研究热点[9-12]。

肿瘤乏氧

或许肿瘤内部氧气状态改变是研究肿瘤微环境对肿瘤细胞生存影响最好的例子。据了解，在大气氧分压条件下进行放射治疗对肿瘤的杀伤效果是缺氧情况下的2~3倍，这被定义为氧增益比（Horsman等综述[58]）[7-13]。在临床应用中乏氧可以影响放射治疗的效果，同时乏氧也被证明是手术、化学治疗的不良预后因素之一[14-19]。这些研究结果都是用微电极和免疫组织化学染色方法，通过控制氧气浓度来诱导细胞慢性缺氧的情况下观察到的。让肿瘤乏氧区域克服乏氧比较困难。但是无创的乏氧显像技术应用将为肿瘤中乏氧区域精确确定提供可行工具，如PET、MRI和电子顺磁MRI氧成像技术[20-23]。

最近的研究表明，肿瘤氧合的剧烈波动（"短暂"或"循环"缺氧），在促肿瘤生存和进展方面较慢性缺氧的作用更加显著[7]。确定间歇性或慢性缺氧在放射治疗抵抗中的放射生物学机制是当前一个开放的热门课题。显然，对循环性乏氧区域的准确识别，确定其放射生物学效应，并依此指导靶区的剂量雕刻，将具有极其复杂的影响[24]。因为，现有手段对循环乏氧进行成像非常困难，如用：硝基咪唑显像剂更适合慢性乏氧技术的监测。当然了，MRI和电子顺磁MRI氧成像等的实时监测技术将有利于乏氧的瞬态检测，目前尚在研究验证中。

乏氧细胞增敏剂和毒素

目前有两种化学方法可以用于减少乏氧细胞对放射治疗抵抗作用：放射增敏剂或细胞毒素。硝基咪唑类乏氧细胞放射治疗增敏剂：吗啉硝唑已在乏氧肿瘤患者放射治疗中展现出了令人鼓舞的效果[25-26]。然而，在除了丹麦以外的国家，针对此类药物的测试已经（至少部分）放慢速度，主要是由于对该类药物的专利保护（一个可能的原因是出于应用化学治疗药物作为放射治疗增敏的考虑）。理论上，应用此类药物可以提高头颈部鳞状细胞癌等肿瘤的治疗效果。针对乏氧细胞的细胞毒素是另外一种方法（TPZ已经进行了测试）。其可在缺氧条件下进行还原，形成一个具有高反应性的自由基，引起DNA损伤，杀伤肿瘤细胞[27]。在正常氧合状态下，TPZ减少了逆转，因此其具有乏氧细胞特异性的细胞毒性[28-29]。尽管前期的临床效果令人鼓舞，但是最近的一个有关TPZ联合放射治疗和化学治疗进行头颈部癌症的三期临床试验表明，该方法并未改善无瘤生存率、局部复发率和患者生存质量[30]。这个试验失败的主要原因是目前的一个讨论热点，因此这种化合物的应用前景仍然充满未知[31-32]。开发比TPZ更有效细胞毒素的课题正在进行中。

将来，通过提高对肿瘤乏氧区域识别和实施有针对性的治疗方法将有助于提高治疗的效果。因此使用新一代的乏氧成像方法、乏氧增敏剂和细胞毒素可以改变以往针对性选择乏氧肿瘤患者的临床试验获得的阴性结果，从而有利于新方法的推广和临床应用。

肿瘤血管生成

正常血管的生成是一个在涉及不同功能的内皮细胞，在氧浓度探测器、生长因子、成熟促进素（VEGF）和跨膜受体严格监控下一个高规则化的流程[33]。这些调制体的微小变化或分泌失调将对血管的生成产生显著的影响，进而导致不能正常运转营养成分、氧气和代谢废物的异类肿瘤血管的构建。灌注和对流受限将会减少化学治疗药物的输送。与肿瘤细胞不同的是，血管内皮细胞和宿主细胞一样具有基因稳定性，理论上具有强大的靶向作用。抗血管生产药物通过阻断VEGF信号通路选择性地作用于血管的生成，从而减少或切断肿瘤血流。肿瘤血管的靶向作用最初由Judah Folkman提出[34]。这种方法的复杂性已经得到了公认，因为肿瘤血管的生长、构建和治疗后的转归，除受到肿瘤细胞和基质环境的作用外，同样受到骨髓源内皮祖细胞的影响[35]。此外，在肿瘤血液循环中，肿瘤细胞驱动血管生成（血管生成拟态）发挥了重要作用，因此针对宿主血管内皮细胞的抗血管生成策略的作用效率及优势并没有想象中的那么高[36-38]。西仑吉肽作为一种抗血管生成剂，可以与细胞外基质中的整合素阻断剂结合，其生物活性备受关注[39]。胶质母细胞瘤的其他抗血管疗法具有潜在血管生成拟态[38,40]。西仑吉肽是作用于整合素而不是内皮细胞本身，因此，它在阻断肿瘤血管构建中的作用要大于宿主血管。

VEGF可以诱导肿瘤对放射治疗的反应，而VEGF阻滞因子在临床前试验模型中表现出了增强肿瘤控制的潜在优势[41]。VEGF受体阻断剂抑制体外照射后血管内皮细胞的增殖，降低肿瘤血管密度[42]。临床试验表明，联合化学治疗和抗血管治疗在直肠癌和肉瘤可潜在获益[43-44]。当然了，放射治疗联合贝伐单抗的毒性也备受关注[44]。

肿瘤血管正常化

血管正常化是使用DC101（血管内皮细胞生长因子受体-2的抗体）血管抑制剂后观察到的肿瘤血管的瞬态变化[46]。其他抗血管生产方法已经对肿瘤血管展现出了相同的效应。甲基酰代半胱氨酸具有抗血管活性的作用，已经证明其可以有助于肿瘤血管形态的成熟化，进而增强血流灌注，并将阿霉素的输送效率提高1倍[45]。血管正常化主要体现在杂乱分支和纡曲血管的减少，从而促进肿瘤乏氧区域的缩小和放射治疗敏感性的提高。血管正常化的效应也体现在肿瘤间质液体压力的下降[48]。目前，已经证明肿瘤间质液体的高压力会影响放射治疗后患者的生存，并且受肿瘤基质的影响。Tong等已证明，阻断VEGF的DC101传导通路可降低少数种植瘤的组织间质液体压力[49]。虽然血管正常化的时间为改善肿瘤对放射治疗和化学治疗的反应提供了机会，但是临床前研究表明这种直接作用于VEGF信号通路的血管正常化的现象持续的时间一般不会超过1周。其次，这些抑制剂强烈的抗血管活性会导致部分血管的功能不全。再者，血管正常化现象并没有在所有的实验中观察到，可能不是所有的肿瘤都具有这种功能[50]。

在临床中，血管正常化已经成为一种接受西地尼布治疗的复发性胶质瘤患者的预测因子[51]。在西地尼布治疗后血管灌注的提升与这些患者生存期改善有关[52]。

通过生长因子或者癌基因信号通路的阻断剂可以获得更加持久的肿瘤血管正常化水平。通过阻断在接受内皮生成因子靶向治疗后RAS、磷脂酰肌醇3-激酶或AKT通路阻断剂，异种移植的人类肿瘤和小鼠自发肿瘤血管的形态、功能和成熟状态的变化，并伴随着肿瘤乏氧减少的现象可以持续2周[53]。其他研究亦表明，VEGF信号可以增加肿瘤对顺铂吸收的同时增强肿瘤血管功能和氧合[54]。在这些研究中，传导信号只是被抑制了，并没有被完全消除，肿瘤产生的VEGF可以减少效应持续时间。

其他改变肿瘤血管的方法正在被研究中，整合素与$\alpha_V\beta_3/\alpha_V\beta_5$的阻断剂已经被报道具有与信号抑制剂相同的对血管形态影响的作用[55]。研究人员在使用另外一种方法时发现，关闭NOS1通路可以恢复U87胶质母细胞瘤血管周围氧化亚氮的浓度梯度。伴随着血管表型的正常化，血管纡曲的减少和数量的增加，血管细胞的覆盖也大幅度提高[56]。在这些肿瘤中，乏氧区域的减少增强了其对放射治疗的反应。这些优势可以从肿瘤相对体积的测量和生存端点观察到[57]。宿主pHD-2的调制可能会影响到肿瘤血管的结构和成熟度，而pHD-2抑制剂，如ODMG将引入到临床应用中。

抑制血管生成

与血管再生不同的是，新生血管形成可以募集远处细胞来参与包括骨髓源细胞（Patenaude等综述[58]）。虽然不同来源细胞的具体贡献仍然存在较大争议，但是这种募集细胞的方式被认为是肿瘤血管形成重要的过程之一[35]。CD11b阳性，基质金属蛋白酶-9（MMP-9）表达骨髓系细胞的出现是这个过程的中心[59]。CD11b的中性化抗体抑制了骨髓系细胞迁移到肿瘤，放射线可以导致肿瘤血管再生长的延迟。除此之外，降低小鼠CD11b表达，可以增强移植瘤的放射敏感性[60]。基质衍生因子SDF-1及其受体CXCR4也有助于血管内皮前体细胞的靶向募集[61]。阻断CXCR4/SDF-1的相互作用可以减少骨髓源内皮细胞的迁移，减少放射治疗中胶质母细胞瘤的原位移植，减缓肿瘤的再生长。临床中用于血管干细胞动员的SDF-1的阻滞剂AMD3100有望解决这个问题。抑制肿瘤血管生成作用在将来会成为阻止治疗后血管恢复的重要方法。

抗血管治疗

血管阻断剂（VDA）可以通过选择性地破坏肿瘤血管从而切断肿瘤的血液供应来杀死肿瘤（Mckeage和Baguley综述[62]）。然而这种方法主要作用于肿瘤内部血管，并没有消除肿瘤边界上正常或者接近正常的宿主血管。位于肿瘤-宿主界面的肿瘤细胞可以在肿瘤治疗后保持活性，并再次形成肿瘤。其次，肿瘤血管破裂可以产生含有活肿瘤细胞的乏氧区域，因此含有治疗抵抗的基因选择性保留下来了[6]。VDA与细胞毒性的联合应用可以克服这个问题，这种VDA单独或联合抗血管生成药物、化学治疗、放射治疗或其他治疗已经开展了一系列的临床研究（Horsman、Siemann等综述）[50]。VDA类药物单独或者联合化学治疗二期临床试验正在进行中[62-64]。

肿瘤间质和细胞外基质

肿瘤间质成分包含细胞外间质、宿主成纤维细胞和免疫细胞。在这些成分共同作用下，肿瘤得以进展和生存[65-66]。在诸如胰腺癌等肿瘤，静息状态下的间质细胞，如星状细胞可以活化为成纤维细胞来参与细胞外基质的产生，帮助肿瘤进展[67]。其次，活化的成纤维细胞可以导致胶原蛋白的沉积，促进基质硬度的变化[68]。基质有助于肿瘤进展的机制主要包括多条信号传导通路的整合作用，如PI3-kinase通路[69]。基质成分的变化可以引发的肿瘤拉伸性的改变有助于肿瘤进展阻断基质改变的多个关键点，可以被阻断，如用血管紧张素转化酶抑制剂(ACE)和其他抗纤维形成因子可以抑制星状细胞的活化。

肿瘤生长因子TGF-β介导的信号传导通路可以在肿瘤生长和放射治疗后正常组织中促进纤维化的形成。直接抑制肿瘤TGF-β可以阻断或减少纤维组织的增生、减缓肿瘤的生长[71]。血管紧张素Ⅱ在病理条件下可以促进星状细胞生长，当其与ACE结合时可以阻止血管紧张素Ⅱ发挥作用。血管紧张素Ⅰ~Ⅶ，是一种内源性的7肽氨基酸，已经被证明一种可以有效减少TGF-β表达，阻断肿瘤相关纤维化程度，阻止肿瘤生长的作用[73]。Hedgehog传导通路阻断后，可以促进小鼠自发胰腺癌模型间质细胞的高度活化和改善血管灌注不良的现象。与人类胰腺导管癌非常相似，在这类肿瘤中，间质细胞下游Gli转录因子被活化后，最终导致结缔组织增生。通过阻断Hedegohog信号通路来阻断Smothened受体活化Gli通路，可以降低间质成分活化和增殖。

因为同时参与肿瘤自身及其血管的生成，整合素的结合和信号通路也被确定为癌症治疗的一个潜在靶点(Desgrosellier和Cheresh综述)[39]。如那些同时参与肿瘤生产和血管生成的受体。西仑吉肽是一种RGD结合位点的阻断肽，可以阻断整合素$\alpha_V\beta_3$和$\alpha_V\beta_5$与细胞外基质成分的结合[75]。除了具有抗血管生成的活性外，其还具有抑制黏附斑环激酶信号通路的活性[76]。西仑吉肽是一种耐受良好的具有抗肿瘤活性的物质。目前大部分的报道证明，其与放射治疗结合也具有良好的活性[78-80]。整合素对维持细胞的正常功能和存活是必不可少的。因此，用单一或多模态治疗方法去阻断信号传导势必给正常组织带来潜在的毒性[79]。在动物模型中，西仑吉肽也被证明可以加重动物模型的肝脏纤维化[81]。尽管如此，在西仑吉肽联合替莫唑胺和放射治疗的临床试验中已经取得了比过去更加令人鼓舞的疗效[82]。目前有关西仑吉肽的临床实验主要集中于胶质母细胞瘤、黑色素瘤、乳腺癌和胰腺癌等肿瘤中[78,83-84]。

肿瘤干细胞靶向

当前肿瘤干细胞模型主要用于研究肿瘤扩散、生长和治疗抵抗的大框架中(Bednar和Sineone综述[85])。CSC被认为是处于肿瘤发生、发展链条顶峰具有无限增殖能力的细胞。其被首次发现于乳腺癌CD44+/CD24−的细胞中[86]。CSC分化的细胞缺少繁殖能力和致瘤性，可以形成大量的肿瘤细胞群。CSC可能较肿瘤中一般性的处于静息状态的细胞对细胞毒性药物更具有抵抗性[87]。CSC周围存在的血管龛可以促进其定植和存活的事实已经在多个实验中得到了证实[88]。然而在动态变化的肿瘤微环境中，识别干细胞和血管龛相关细胞仍富有挑战性[89]。对这些因素进行靶向治疗可以用于癌症治疗。肿瘤血管周围的细胞，如内皮细胞既可以协助组织修复，又可以通过分泌促血管生成因子促进肿瘤生长。对这些因素的特异性处理，可能是治疗肿瘤的一种新方法[90]。

通过应用血管生成阻断剂可以减少肿瘤血管龛，进而减少CSC的数量，肿瘤血管的细胞成分也可能成为治疗的一个靶点。在U87胶质母细胞瘤模型中，干扰素β疗法可以减少CD34+肿瘤干细胞的数量。检查肿瘤干细胞周围的血管龛发现，血管周细胞数不增加[90-91]。这种周细胞数目的增加预示了阻断肿瘤干细胞和内皮细胞或许可以降低生成因子的暴露。Krause等近期总结了肿瘤干细胞对放射治疗作为潜在靶点和生物标志点的作用[92]。

免疫和炎性反应

免疫反应在通过放射治疗调制的同时，也有助于放射治疗反应(Shiao和Coussens综述[93])。虽然全身放射治疗可以抑制免疫反应，但是局部放射治疗可以通过高免疫抗原递呈来增强针对肿瘤的免疫活性。在多次大剂量分割放射治疗中，这可能是事实[94]。放射治疗可以促进肿瘤细胞因子的额外释放，增加Ⅰ类抗原、细胞及基质细胞的表面黏附分子ICAM-2、E选择素和ICAM-1的表达[93]。放射治疗对免疫系统和肿瘤浸润细胞的作用仍在研究中。在未来，放射治疗可以与免疫佐剂相结合来促进抗肿瘤的免疫反应[95]。如前所述，CD11b细胞的阻断剂，可以阻止细胞的血管再生[60]。反而言之，肿瘤乏氧本身可能就具有免疫抑制作用，肿瘤相关的巨噬细胞可以影响肿瘤进展和转移[96-98]。它们的存在与患者预后不良有关。通过调节巨噬细胞的分化类型，通过平衡类型Ⅰ和类型Ⅱ的巨噬细胞比例可能会为治疗提供另外的策略。

最近的研究表明，在肿瘤基质内有一个新的潜在靶点——成纤维细胞的活化蛋白，它有可能会增强内在抗肿瘤的免疫反应。在成纤维蛋白基因敲除小鼠中，成纤维活化单位可以增强抗肿瘤的免疫反应。在转基因小鼠中，活化肿瘤浸润的 T 细胞可以增强干扰素 α 与肿瘤坏死因子 α 介导的肿瘤免疫反应[99]。用基质酶抑制赖氨酸酶来消除这些活化成纤维的细胞。用单克隆抗体来减少这种酶可以降低结缔组织增生和肿瘤生长，目前亦有小分子酶类物质存在[100]。赖氨酰氧化酶可以促进小鼠肿瘤模型中继发和自发肿瘤的生长，对其靶向治疗可以阻止此类肿瘤的生长[68](图 5.1)。

肿瘤微环境总结

用肿瘤微环境、宿主与肿瘤相互作用的知识去准确预测放射治疗反应的作用是不太可能的。但是，有一点日益明朗，那就是这些因素越来越多地受到重视。对微环境的针对性处理，具有比直接杀伤细胞更具有肿瘤特异性和低细胞毒性的优点，未来的发展可以允许针对肿瘤乏氧区域进行剂量雕刻。其次，乏氧的靶向性药物也将最终投入到临床应用中。抑制肿瘤乏氧也有利于肿瘤血管结构和功能向正常化转变。这一策略的优势在于减少了可能进入肿瘤的乏氧选择性，增强了化学治疗药物的输送。对肿瘤免疫反应的影响，即免疫系统在不同放射治疗方式干预下的翻译变化，将会被不断地揭示和利用。通过直接的细胞间信号传导通路和刺激自分泌机械力的方式来揭示宿主间质成分对放射治疗后肿瘤细胞存活影响的发现，会揭示可能用于放射治疗的新靶点。

肿瘤微环境改变和放射治疗的结合点需要强大的临床数据来支持，至少要证明这种方法具有最小的不良反应和可接受的毒性作用。细致的临床前测试，应该包括正常组织的反应评估和如何避免许多情况下的后续问题。可以用治疗的靶点包括：如乏氧、癌症相关的成纤维细胞或免疫浸润细胞，进行标记成像和检测的手段，可以用来监测、评估治疗带来的肿瘤微环境的变，因此这些手段需要充分利用起来。

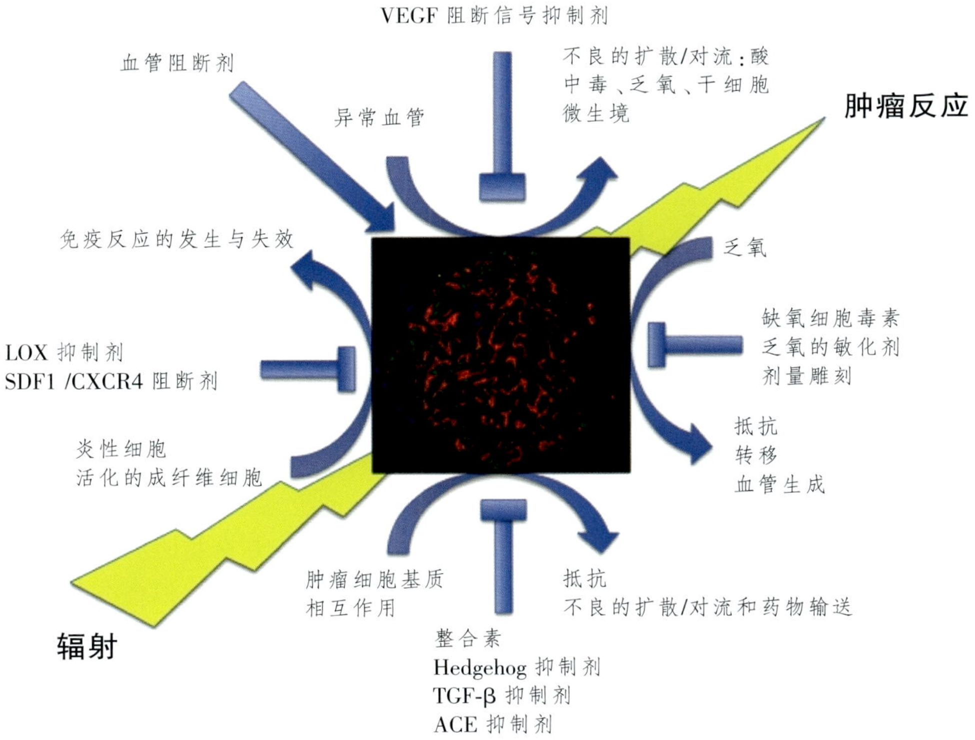

图 5.1　肿瘤对放射治疗的反应是多个微环境因素相互作用的影响，这些可能在未来成为临床干预的目标。异种移植的人类肿瘤细胞核染色显微图像（蓝色）、血管（绿色）和乏氧（红色）。(Courtesy of Professor A. van der Kogel.)

新型的靶向成像手段

分子成像

截止目前，随着核物理、粒子物理、计算机科学和影像手段的进步，放射治疗手段也是日新月异。实验室和临床上的放射生物学的研究数据改变临床中分次放射治疗方式。因为放射剂量的物理学特点限制技术的进步，只能从技术上带来剂量增量的好处，即使是包含了肿瘤和正常组织对放射治疗反应的多种复杂模型最先进的治疗计划系统，也不能反应肿瘤微环境在靶细胞杀伤和免疫调节中的巨大潜力。因此在放射生物和放射治疗中的作用日趋重要。基于上述原因，要想进一步增强肿瘤控制就需要对肿瘤个体化放射治疗反应和可能活化的细胞分子机制进行深入的了解。

无须过分强调分子成像在追求个体化放射治疗、优化治疗反应、减少放射性毒性、降低成本方面的作用。作为自适应放射治疗的补充内容，癌症的分子成像及其显示的生化特征将在治疗干预部分进行重述。因此，放射治疗可以扩展到个体化医疗的概念，从目前的治疗计划阶段，到通过采用分子影像来提供监测肿瘤治疗效果的主要特征提供了可行工具。如，^{18}F-FDHT[101]，^{18}F-FLT 等[102]进行持久增殖信号进行标记；生长因子受体-特异性示踪剂 ^{18}F-Affibody（亲合体）可以通过肿瘤端粒酶直接成像实现肿瘤复制能力的可视化；肿瘤促生的慢性炎症可以用 ^{18}F-FDG 或 NK1[106]成像；FDG-FLT 和 MMPK 可以靶向观察肿瘤侵袭和转移潜能[101-107]。整合素 $\alpha_V\beta_3$ 的 RGD 成像为新生血管的变化提供了量化数据，而细胞凋亡可以有 ^{18}F-ML10 成像予以揭示[108-109]。FDG 现象可以监测细胞非常规代谢情况。正如在肿瘤微环境中所论述的，乏氧可以造成肿瘤放射治疗抵抗和引导肿瘤侵袭[110]。因为，肿瘤的乏氧区域需要接受更高的放射剂量和应用乏氧靶向药物，而这些方法也在不断地开发和研究中。肿瘤对治疗反应的多参数分析和基于个体化肿瘤特征对放射治疗策略的在线校准方法有望实现基于放射治疗技术和生物知识双重优化，而这类临床试验正在不断的尝试中[11]。

核医学

系统性靶向放射治疗是一个不断发展且大有前途的癌症治疗方式。其是为有效消除在被现有手段检测出来之前传播的肿瘤细胞和微小转移灶提供了一种独特的手段。系统性靶向放射治疗的关键特征是特异性。利用放射性化合物和肿瘤靶区分子物质（抗体、抗体或肽片段）的特异性结合，可以为癌细胞供应比正常组织更多的放射性核素。一些在肿瘤细胞表面的抗原或受体，包括：CD20、CD45、PSMA、黏蛋白-1（MUC1）、HER2，EGFR、肿瘤坏死因子及新生血管内皮细胞表面丰富的 VEGF 和整合素 $\alpha_V\beta_3$ 均可成为患者放射免疫治疗（RIT）的潜在目标[112]。

目前在临床实践中有两种不同的方法，包括用直接结合放射性免疫同位素和单克隆抗体与肿瘤前靶区和肿瘤预定位方法。在第一种情况下，患者利用 SPECT 或 PET 诊断剂量的放射性核素进行抗体标记，如果这种共轭结合稳定，将疾病的抗体进行准确的定位，那么就可以为患者注入治疗用量的放射性核素，以达到减灭或者潜在消灭肿瘤细胞的作用。当然，这个方法存在很多局限性。首先，因为人体对大分子放射性免疫物质的通透性较差，因此到达实体瘤的放射性剂量可能不足；其次，放射性同位素与单克隆抗体结合后可延长其在血清的半衰期，从而增加正常器官的放射剂量，增加骨髓的放射性毒性。

在预定位方法中，放射性核素被抗体赋形剂分别引导。目前主要有两种方法：在预定位方法，放射性核素治疗在抗体赋形剂分离出来。有两种策略：一是选择性定位放射性生物素结合物的抗体亲和素管理。该方法利用了小生物素分子快速动力学与亲和素-生物素结合的高亲和力[113]。另外，放射性金属螯合剂能够同时结合肿瘤相关抗原，因此金属螯合剂可用于多特异性抗体[114]。

医学影像和剂量传输的发展将有利于新放射性核素治疗计划方法的应用。通过一个剂量管理（跟踪标记）和剂量测定（衡量多久的放射性核素在体内保留），可以精确调整治疗剂量，使治疗效果最大化同时大大减少毒性。一个有针对性的药物与患者的具体剂量的范例可能会变得更加常规，有针对性的治疗方法是更好地直接测量药物的水平。目前应用的是常规全身放射免疫治疗剂量。但在不久的将来，基于患者特定的最大耐受性治疗性辐射剂量将被用来最大限度地提高疗效，同时最大限度地减少器官和骨髓毒性[111]。

纳米技术

在未来，纳米技术的临床应用可能会彻底改变癌症的治疗。多功能纳米颗粒能够对肿瘤组织进行靶向诊断和治疗，纳米治疗技术结合了诊断和治疗方式，将在肿瘤治疗领域快速成长[115]。

金纳米粒子

在过去的 20 年中，如碘等高原子序数元素来增强辐射剂量的方法已经用于癌症放射治疗[116]。作为小分子的辐射剂量增强物质(smRDE)、碘苷(IUdR)已经由于其易于掺入细胞 DNA[116-117]而被应用。后续的外照射高能量光子含有靶细胞 IUdR 可以触发光电辐射发射(即钻/次级电子发射或 X 线荧光)[118]。由此引发的 smRDE 释放能劈开 DNA 双链，可以诱导辐射相关的细胞死亡[119]。smRDE 介导的放射治疗有几个优点已经被证明。smRED 的衰变一般在几个毫米。这是一个典型的高度依赖于 smRED 蜂窝定位尺度产生的毒性。因此，只有 smRDE 位于靶细胞可以提供内在辐射的高毒性，而细胞外的靶毒性大大减少[120]。

虽然这样的 smRED 可以提高放射治疗疗效，减少副作用，安全有效的分泌并传输 smRED 到靶组织仍然是临床应用的主要难点之一[120]。碘附肿瘤靶向抗体被用来改善其分布，其靶向性和治疗效果并不满意，由于在 DNA 的快速脱卤反应机制以及靶向受体在肿瘤细胞上的异质性和有限的表达[121]。此外，长期的治疗与高剂量的碘化合物，应避免其对宿主器官的副作用。

这些限制可以通过发展一种基于高能聚合物纳米包裹 RDE(nanoRDE)平台来解决。nanoRDE 平台可以展示几个优点。首先，可以通过“增强的渗透和保留”效应明显提高 nanoRDE 在实体肿瘤组织的分布，可以实现患病部位的 nanoRDE 选择性积累(被动靶向)[122-123]。其次，大量 nanoRDE 可以很容易地通过内吞被称为一个完全不同的细胞内化机制进入到靶细胞内部[124]。此外，后续酸性内环境可作为一个额外的化学治疗药物 pH 敏感释放触发体[125]。

在传统化学治疗中，癌细胞多药耐药特性的快速发展导致临床肿瘤治疗所面临的一个关键问题[95]。很明显，组合治疗是非常有利的癌症的完全缓解，而不是一个单一的治疗类型。为此，抗癌药物共轭 nanoRDE 将“SMART 综合疗法”作为一种放射治疗和化学治疗传输平台。

金纳米粒子已证明可以改善化学治疗和放射治疗[126-127]。肿瘤坏死因子-PEG 胶体金纳米颗粒，CYT-6091(Citimmune，马里兰州，盖瑟斯堡)，已被证明对肿瘤组织有选择性通过。临床试验表明该制剂具有选择性地传递 TNF-α 肿瘤的能力。黄金纳米粒子的尺寸范围比较广泛。

除了作为纳米载体的属性，胶体金作为一个高原子序数元素，也可以增加具体靶细胞辐射剂量。在这个系统中，金纳米粒子(AuNP)作为无机 nanoRDE 放射治疗以及化学治疗药物的作用平台。由于黄金的 K 能级边界在 80.7keV，金能级的 X 线辐射可以引起 AuNP 光电效应[128-129]。由此产生的辐射可以诱导目标分子的降解、分子电离能与周围水分子作用，产生活性氧可损伤靶分子的相互作用[130]。因此，金纳米粒子敏化质粒 DNA 对 X 线辐射和人类蛋白质的降解已在体外模型系统被证明[131]。此外，当对含有金纳米粒子的肿瘤细胞进行照射时，检测由于在胞内细胞器的连续应力可以增加细胞凋亡[132-133]。此外，金纳米粒子增强体内放射治疗的疗效也在人类癌症的小鼠模型中观察到[134]。然而，这些纳米金都表现了较差的药代动力学：部分原因是作为一个光秃秃的胶体粒子，其表面功能有限。

最近，金由于其生物相容性和众所周知的表面化学特性已被广泛用于生物医学。金纳米粒子可以很容易地修饰封端的聚合物性质改变，可显著改变药代动力学[135-137]。该功能性聚合物可以由高度可控的可逆加成-断裂链转移自由基聚合来制备，它可以被加工为广泛的共聚单体[138]。

因为金的 K 能级边界在 80.7keV，因此可以通过优化单能 X 线来使得在光电控制 X 线辐照条件下的效果最优。最后，黄金可以很容易地激活热中子发射 411keV 的 X 线，并为通过 SPECT 监测它们的分布提供一种手段。

脂质体

另一种可供选择的作为一种放射治疗前释放或激活释放到肿瘤药物的方法，是使用放射的敏感脂质体。探讨脂质体作为载体进行成像和传输有效载荷药物已有几十年了[139]。然而，实际应用中，对脂质体在体内的相互作用和影响分布因素的了解有限，其次缺乏治疗脂质体在最佳时间内中断控制手段[140-141]。至目前为止，各种触发方式都已被探讨如局部热疗，pH 值触发，组织相关的酶的触发和辐射引发的药物释放。其中，脂质体药物释放的电磁辐射被认为是一种很有前途的方法，包括磷脂分子发光触发策略。这些脂质体是基于聚合脂质的疏水性原理、光敏膜锚定探头，或活化光异构性脂质的成像[143-144]。然而，到目前为止还没有在体内成功应用的成熟配方，大概是由于缺乏足够的光子能量产生的辐射源(S)去透到生物组织(图5.2)。

放射活化的光动力治疗

光动力疗法(PDT)作为在许多不同的人类疾病治疗的一个有吸引力的有用工具越来越被认可，包括黄斑变性、皮肤病、肿瘤[145]。PDT是利用可优先定位在肿瘤组织中的光敏剂。光敏剂与光产生的相互作用可导致细胞毒性，包括生产单线态氧($^1O_2$)。自由基和过氧化物可以攻击靶细胞实体内的关键结构。这些毒性物质的特点是寿命短(<0.04μs)和作用距离短。因此，受损的面积基本上是局限于组织中同时含有光敏剂和接受光的区域。

相对于目前的治疗，如手术、放射治疗、化学治疗，PDT相对无创，更加精准，且不受与放射治疗总剂量限制；此外，治疗过程中通常会产生很少瘢痕或没有瘢痕[146]。尽管有这些优点，PDT尚未得到临床认可。目前已有光敏剂被批准用于常规PDT治疗，其可以吸收低于700nm可见光谱区的光，从而阻止其进入更深位置的肿瘤。因此，在更复杂的光传输系统的出现之前，PDT的临床应用仅限于内镜可到达的浅表肿瘤或皮肤病变。随着近红外区吸收光敏剂的发展，将有助于克服穿透深度的限制，这是一个活跃的研究领域。仍有等距纯光敏剂的需要。改善组织微环境中$^1O_2$的生产效率，允许必要肿瘤治疗光敏剂浓度的减少。最后，这将有助于选择性开发对病变阻止更具有选择性的光敏剂。

放射治疗与光动力疗法的结合，利用X线电离辐射的组织渗透和细胞水平靶向光动力，可以提供一种解决问题的新方法。其可以克服渗透深度有限的问题，同时有助于光动敏感药物的靶向输送。在一定条件下，某些光敏剂可以作为放射增敏剂的现象已经被观察到了。光敏剂结合，美国FDA已经批准光敏剂与放射治疗联合应用，二者联合可以显著增强癌细胞杀伤和凋亡[147-148]。然而，这种效果的分子机制仍然未知。

最近，基于纳米粒子PDT光敏剂输送系统结合放射治疗的方法引起了广泛的兴趣。Chen和Zhang提出用闪烁纳米粒子结合光敏剂；响应于辐射穿透组织的X线，这些纳米粒子会产生能够激活连接的光敏剂的光，从而定位身体所需的大量有毒自由基的位置[149]。这些纳米粒子将克服当前PDT和扩大到深部肿瘤应

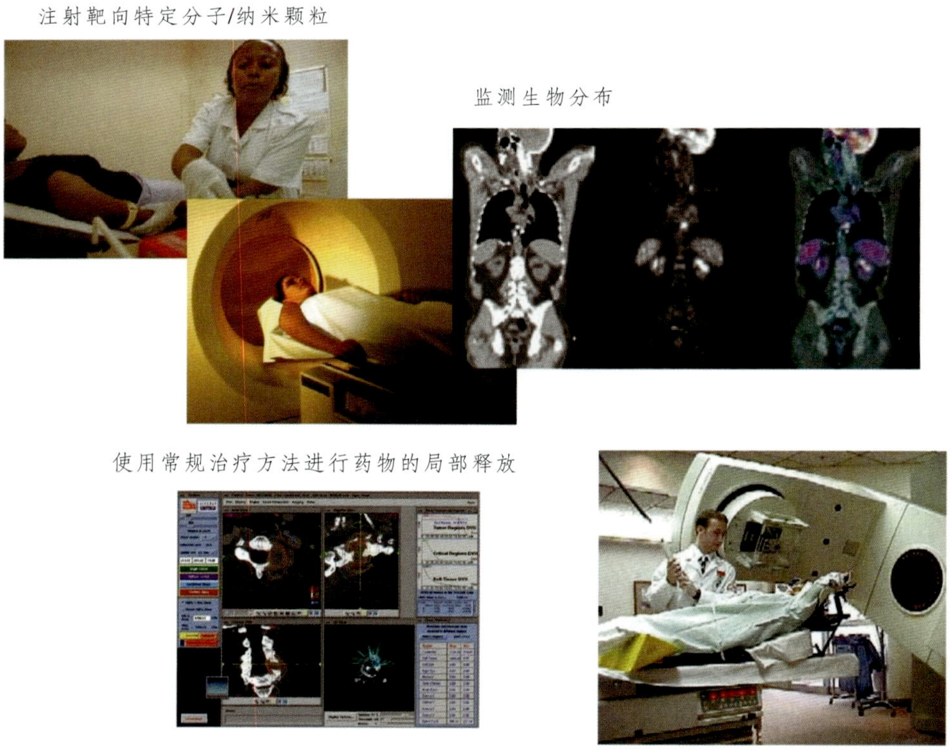

图5.2 纳米技术与放射治疗相结合的3个例子。(A)射线触发脂质体释放药物。(B)射线触发纳米闪烁体组成发光与光敏剂作用产生有毒的活性氧物种(光动力疗法)。(C)纳米颗粒提供高原子序数的化学元素，在被肿瘤细胞内化后，增强X线的杀伤效率。

用的局限性。此外,它可能是共轭分子受体介导的纳米粒子,以及确保交付到细胞内的空间,甚至是有针对性的脆弱亚细胞结构。

几种混杂纳米粒子(LaF_3:CE^{3+},LUF_3:CE^{3+},CaF_2:Mn^{2+},CaF_2:Eu^{2+},BaFBr:Eu^{2+})和半导体纳米粒子(ZnO、ZnS、和 TiO2 纳米颗粒)可以成为 PDT 系统潜在的光源。这些纳米粒子发射的光谱可以是完全匹配的光敏剂,吸收光谱的富勒烯和纳米 TiO_2。例如,BaFBr:Eu^{2+}:Mn^{2+}纳米 X 线激发下有 3 个发射谱带,一个峰值大约分别位于 400nm、500nm 和 640nm 处。这些纳米粒子的光谱匹配良好的血卟啉吸收光谱。另一个例子是 LaF X 线荧光光谱:Ce^{3+}纳米粒子的最大发射波长为 350nm、500nm。这个发射光谱与吸收光谱的配合最佳敏感。如果成功,这种方法可以降低控制癌症所必要的外部放射治疗剂量,从而减少副作用,提高放射治疗的获益。

正常组织对策

在 2001 年 9 月 11 日恐怖袭击发生后,人们加大了对辐射和核威胁的恐惧,对正常组织放射生物学的研究也进展迅速。学术界的科学家们和政府提出一项研究计划, 正常组织修饰剂按照时间划分为 3 个阶段:①在辐射前用药物进行保护;②接受辐射后在症状表现出来之前用药;③针对辐射性损伤用药[150]。一些物质可能会有一个或者以上阶段的作用。与临床肿瘤学相比, 针对核恐惧开发的药物的一个优点是,基于肿瘤保护将不再是一个问题。但是,主要的挑战在于设计一种基于人口健康无毒的化合物, 这在肿瘤学中使用基本没有问题。针对放射性和核威胁程序化的医疗对策,国家过敏和传染病研究所(NIAID),有一个建立 6~8 个医疗中心对抗辐射的研究计划[151]。武装部队放射生物学研究所已经开展了一个长期的研究计划,并仍在进行中[152]。

放射性或核事件的研究计划包括大类:①医疗对策(MCM),这是为了防治辐射的药物或生物制品开发;②可以量化个人的辐射剂量为治疗提供指导的生物标志物;③有助于减少暴露于放射性核素的内化、阻断吸收或增强排泄的药物[153]。全身暴露(或显著的部分身体暴露)的放射剂量可以产生急性辐射综合征(ARS)的医疗后果[154]。根据造成人体从辐射开始到死亡的某种器官接受的剂量可以进行细分,从低到高剂量的序列是造血、胃肠道、皮肤、心血管或神经系统。然而,这对消化道或皮肤系统产生的亚致性死损伤可以与血液综合征预后影响重叠。由辐射产生的生物标志物,即使在较低的剂量范围内,可以反映多个器官的反应,所有这些对辐射的反应都是有意义的。因此,虽然治疗往往是针对某一器官(如骨髓细胞因子对 ARS,血液综合征),但是人体生理的变化和整体处理时应该认识到损伤的多器官性[154]。表 5.1 包括医疗对策的发展总体任务。

一个针对整个放射科学或核医学反应计划的基本原则,就是为它建立坚实的科学基础。这是能源部等部门连续资助的低剂量生物学基础研究项目的基本宗旨,它主要研究体内外生物防御机制和发展趋势。同时此类项目支持一些先进的产品开发[155]。放射性或核事件都是“没有通知”的。对于规模大、级别高的核事件,医疗对策是有用的,它有效辐射长达 24 小时[155-158]。而此时临床表现延迟与接受辐射的概念是不合适的。为此,有两个术语用来传达不同的概念,以诠释在接受辐射和临床表现之间的延迟时段:急性辐射综合征和急性辐射暴露的延迟效应[159]。事实上,许多年后长期持续、渐进的过程产生延迟效应。NIAID 确定的具有潜在的作用机制如下。

表 5.1 国家过敏和传染病研究所(NIAID)和生物防御高级研究和发展管理局(BARDA)放射对策研究项目结论

急性放射综合征(ARS)	
急性辐射暴露的延迟效应	**放射治疗方式**
造血 ARS:	镅-241
• 中性粒细胞减少症	钴-60
• 血小板减少	铯-137
• 贫血	碘-131
• 淋巴细胞减少	铱-192
胃肠 ARS	钋-210
中枢神经系统损伤	钚-238/239
皮肤损伤	锶-90
肺损伤	铀-235
肾损伤	
放射复合损伤	
生物剂量估算的方法和策略	**迟发效应**
	癌变
	心血管疾病
	白内障

From refs. 151, 155, 156, Courtesy of Bert Maidment, NIAID.

医疗对策的作用机制：

- 抗氧化剂；
- 消炎药；
- 抗凋亡；
- 生长因子和细胞因子；
- 细胞基础疗法；
- 其他。

减少放射性核素的内部暴露：

- 阻断剂；
- 促排剂；
- 增强黏液纤毛清除功能。

考虑到从最初的产品开发、费用投资到获得药物执照，可能采用 MCM 和生物标志物诊断程序“双重效益”的方法。一种药物不仅要求在灾难性的事件中更具成本效益，但也可能成为医疗界经验来使用。由副秘书长办公室开发的部署工作，准备和响应的各种方法将增加没有通知事件情况下药物的可用性，包括供应商管理、用户管理和分销商管理的库存。双重效用包括潜在辐射损伤的生物标志物和癌症治疗中辐射规避。为此，提出了一个在肿瘤治疗中缓和潜在危险的保护路径[159]。图 5.3 提出了一种辐射规避和保护决策树。

分次放射治疗的新应用

包括那些美国团队在内，一些研究团体一直在探索“放射治疗”作为药物使用时，其剂量大小和分次放射治疗的概念也可以像其他方法一样用于癌症治疗。目前已经有大量的研究数据报道。本章研究的辐射范围从研究低剂量对细胞和分子的影响（<0.1Gy），到用于放射肿瘤学的经典分次大小（中剂量），到现在作为立体定向放射治疗和放射治疗部分大剂量分割（>15Gy）。系统性靶向分子治疗中，有两个很具有潜力的分次治疗概念：增强免疫反应和诱导

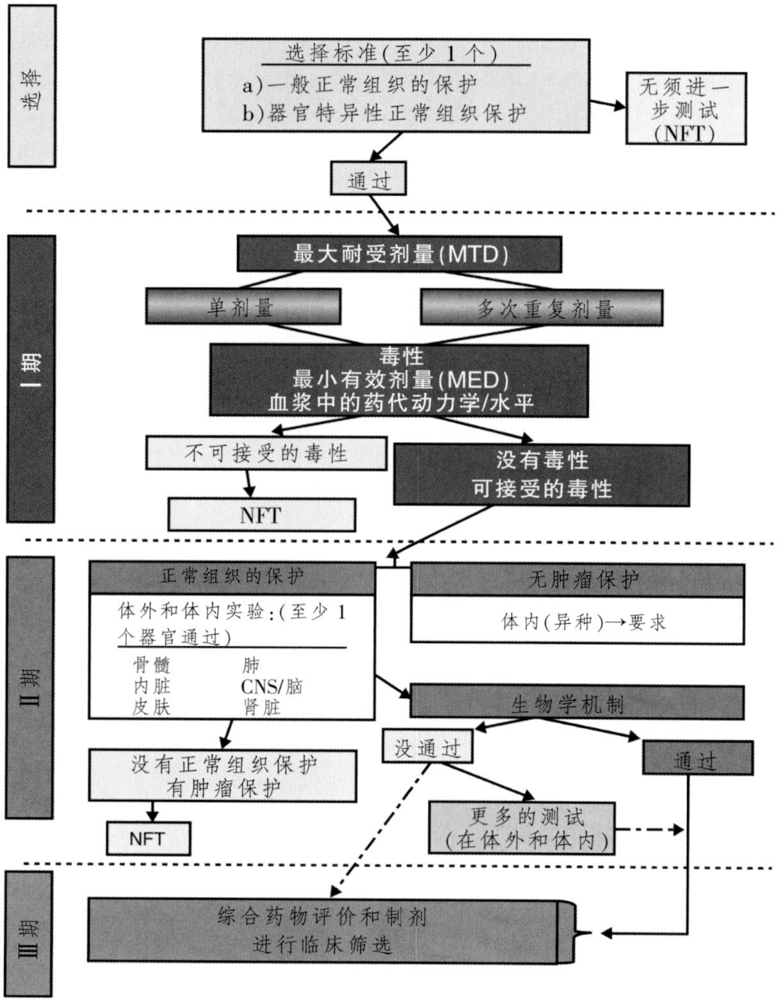

图 5.3 临床放射治疗中研究放射缓解和保护的决策树。(From Ryan JL, Krishnan S, Movsas B, et al. Decreasing the adverse effects of cancer therapy: an NCI workshop on the preclinical development of radiation injury mitigators/protectors. *Radiat Res* 2011;176(5):688–691, with permission.)

细胞的表型。

放射治疗作为免疫治疗的一部分

Chakraborty 等[160,161]的结果表明,放射治疗可以上调细胞表面的变化,使它们容易受到免疫细胞的杀伤。这种方法已被用于放射治疗加疫苗进行离体前列腺癌治疗的临床试验,并已观察到免疫反应。这些免疫反应的变化对肿瘤预后的影响仍有待进一步验证和优化方案[162,163]。

Dewan 等[94]研究了不同分次放射治疗方法与9H10,一种通过 CTLA-4 受体阻断剂克服免疫耐受的药物,结合使用对免疫反应增强影响的研究。他们对比了 3 个放射治疗方案的 20Gy×1,8Gy×3 和 6Gy×5 与不同药物配比[94]。分次放射治疗方案协同免疫调节剂提高了对肿瘤局部的影响。他们观察到在未放射治疗侧肿瘤使用 8Gy×3 方法的远期效应要优于 6Gy×5。虽然还有很多工作尚未完成,但是利用免疫治疗并定义放射治疗在增强免疫反应中的作用,观察分次放射治疗对提高全身和局部免疫反应的影响的工作,将有利于开辟分次放射治疗新的潜在应用点。

放射治疗作为药物

两种新的癌症治疗概念已经引入到了放射治疗。Luo 等通过在 Hannahan 和 Weinberg“癌症功能特征”模型中增加非癌基因依赖成为目标癌基因依赖的标志[114]。图 5.4 是改编 Luo 等人的研究,显示了 6 种癌基因依赖通路,由 Hannahan 和 Weinberg 在 2000 年提出的额外的癌基因通路而引起癌细胞的分子异常[165]。作者说“放射性”应具有物理目标的应激反应,产生 6 种非癌基因途径。我们使用放射治疗来诱导或刺激一个特定分子和细胞反应的术语,即为聚焦生物学。

第二个概念是合成的杀伤力,在肿瘤细胞一个突变途径存在的情况下,可能会使依赖于由第一个突变抑制的第二通路上的细胞容易被杀灭[166]。有大量的研究是有关合成杀伤力的,在这种背景下放射治疗的应用是值得注意的。Tsai 等用 DNA 微阵列研究了 3 个肿瘤细胞株(乳腺癌、前列腺癌和脑瘤)在 10Gy 作为单次剂量或作为分次治疗 2Gy×5,在体外和体内中的影响[167]。在单次和分次治疗中有一个显著不同的基因表达模式。分次治疗时免疫应答基因明显上调。分次放射治疗使细胞株有点相似(一个假设测定),在体内与体外治疗的肿瘤却有相当大的差异,这可能反映了放射治疗的影响,因为一个肿瘤内的细胞类型在数量上仍存在差异。

John-Aryankalayil 等进一步研究前列腺癌细胞暴露于 10Gy 的单次大剂量或多次分割(MF)用 2Gy×5(MF 2)和 1Gy×10(MF 1)的分子变化。图 5.5 显示,基因图谱是 SD 和 MF 的对比图,MF 1 诱导比 MF 2 变化差异更明显。后续的工作已经完成,通过对比研究 5Gy(SD)和 0.5Gy×10(MF 0.5)下细胞株 p53 状态,miRNA 和蛋白质组变化包括 MF 后与照射前的药敏对比。这些信息在出版本章内容时尚未发表。

以上研究表明了使用“聚焦生物”的概念的独特潜力,也强调了放射治疗后存活细胞分子表型研究的重要性。

SMART放射治疗:创新的临床试验设计与以干细胞作为生物标志物和靶向

概要

“SMART”放射治疗就是让癌症患者体内每一个不良细胞获得致死照射剂量,而正常细胞接受少量或者不接受照射剂量。实施这一战略需要更好地理解放射治疗可取和不可取的细胞之间的差异,将这些差异作为外照射与放射性药物或两者结合应用的目标。

从技术上讲,完成体外任何位置的照射源到人体内部毫米级别误差精度的放射治疗是完全可行的。但因我们无法从影像上识别不良细胞小集群,限制了我们杀伤它们的能力。可以用来更好识别和标记不希望保护的细胞,如癌干细胞,图像工具应该被开发出来。当前的成像方法只能显示照射厘米大小的细胞簇,因此高剂量可会对正常组织造成太大的伤害。

如前所述,一种放射性药物应该有一个“有效载荷”分子可以识别、连接或进入到不希望存活细胞内。这一策略展现了所有以药物治疗为基础方法的优点和缺点(如药代动力学、药效学)。在罕见的情况下,如放射性碘,放射性核素本身可以发现不希望存活的细胞,因为这些细胞生物代谢需要碘。

另外,“SMART”放射治疗可能会改变需要杀死肿瘤细胞的表型方式,使其容易被其他药物或身体自身的免疫机制所识别。放射治疗即使不杀死肿瘤细胞也

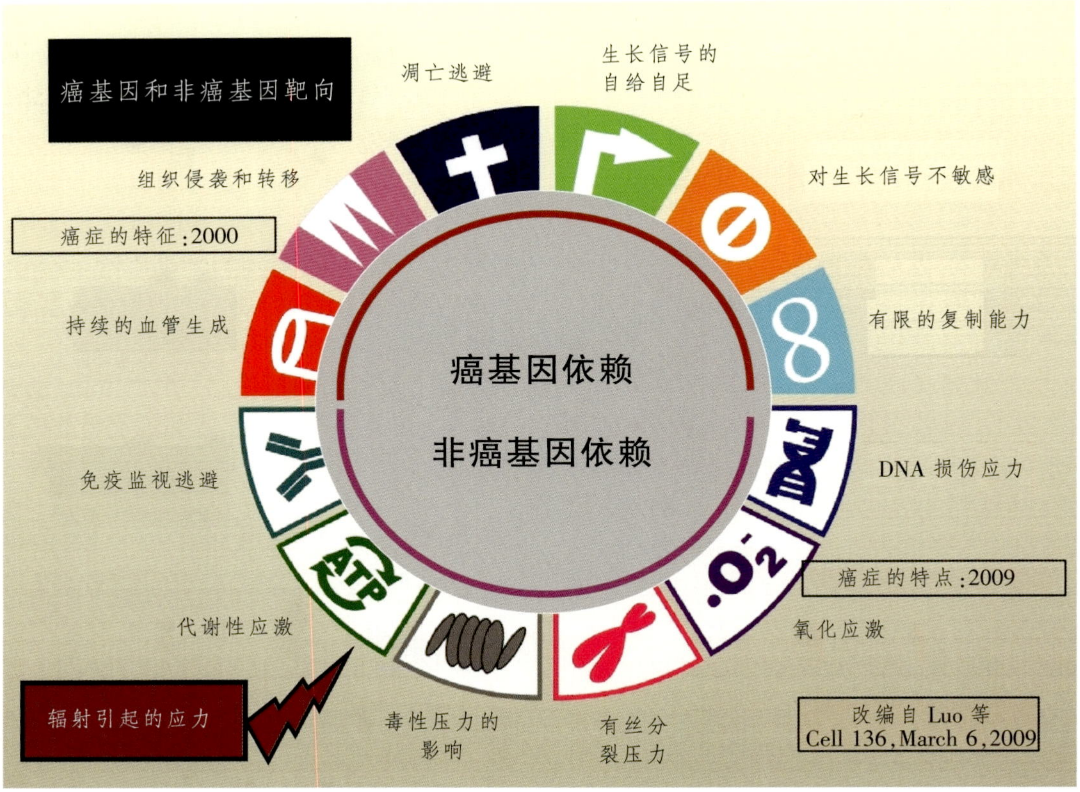

图 5.4 癌基因和非癌基因依赖。(Adapted from Luo J, Solimini NL, Elledge SJ. Principles of cancer therapy: oncogene and non-oncogene addiction. *Cell* 2009;138(4):807–807.)

单次大剂量放射治疗 vs.分次小剂量放射治疗

SD = 10Gy, MF2 = 2Gy × 5; MF1 = 1Gy × 10

Rx 后 2、6 和 24h 的基因表达

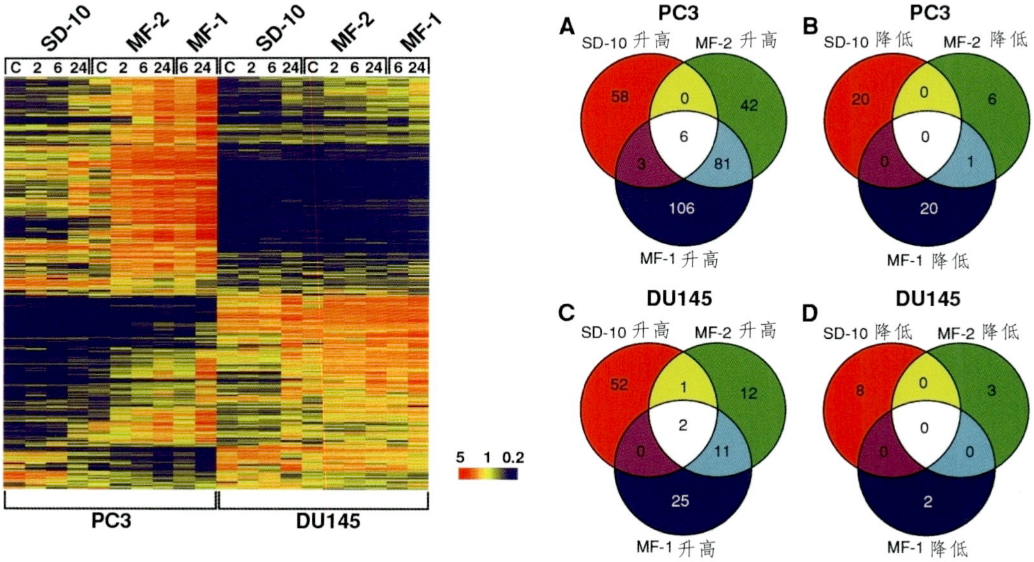

图 5.5 单次大剂量(SD)或分次小剂量放射治疗(MF)对 PC3 和 DU145 前列腺癌细胞基因表达模式的影响。(From John-Aryankalayil M, Palayoor ST, Cerna D, et al. Fractionated radiation therapy can induce a molecular profile for therapeutic targeting. *Radiat Res* 2010;174(4):446–458, with permission.)

会改变细胞表型，或许是它们的后代。如前所述，更好地了解这些改变以及免疫系统对它们的反应，可能会提供新的治疗机会，利用这些变化及其响应方法来杀死不希望存活的肿瘤细胞。

SMART的临床试验

SMART 临床试验开始于临床前实验模型，这种在实验室中的实验模型可以更好地预测什么会或不会在放射治疗的诊疗机构中应用。读者可以参阅解决这方面一些重要问题的最新文献[169]。

一个 SMART 的癌症临床试验将对患者活得更长或更好有客观帮助，或两者都有。因此，一个明确的试验的主要终点应该是患者整体生存及可以在患者病历报告中反映出生活质量[170]。

在设计一个 SMART 癌症治疗的临床试验中，重点在于发现那些更需要完善的地方。从 NCI 资助项目的基准数据中可以发现，多机构试验可以在这方面做出最有价值的工作。在放射治疗中，部分疾病放射治疗或放化学治疗后的局部控制仍然较差（例如，胶质母细胞瘤、局部晚期人类乳头状瘤病毒阴性的头颈部癌症、局部晚期非小细胞肺癌、胰腺癌和肝细胞癌），对放射治疗或放化学治疗后病理完全缓解的肿瘤进行病灶取出手术是非常有必要的（如肉瘤、直肠癌），但是这种方法短期或长期的副作用十分常见[171]。对于许多已经有转移的患者来说，用新的放射治疗方法来防止或消除这些转移灶是必需的，这些已在前面进行了讨论。

新型放射治疗技术的主要目的是降低对危及器官的放射剂量，例如 IMRT 和质子治疗。SMART 的临床试验来验证这些放射治疗技术时，必须达到在肿瘤控制不受影响的情况下降低危及器官的毒性。由于质量保证、患者或器官运动或其他因素的影响，可能会导致肿瘤的一部分没有得到完全控制，因此这些新技术比传统技术有更大的治疗失败风险[172]。用于在体内进行剂量测定的工具可以发现近实时剂量分布与计划剂量分布之间的差异。当前用于评估人体内放射剂量沉积的可视化工具仍未研发出来。如果这种可视化的工具发明出来了，临床结果数据将会很快得到，可能不再需要几十年或几年。将来，有没有控制良好的临床试验方法来确定这些新的技术是否辜负大家的期望。最近发表的一项随机临床试验的结果表明 IMRT 技术虽然保护了腮腺，但是肿瘤控制可能已经下降[173]。

宿主细胞的靶向性杀灭

放射肿瘤学的主要焦点是有针对性地实现恶性细胞耗竭。然而，最近的一些研究表明，有针对性地对一些其他类型的细胞进行杀灭，可能有助于包括癌症在内的一些其他疾病的治疗。例如，采用来自自体或生物工程的淋巴细胞疗法去治疗恶性黑色素瘤和其他类型的癌症。淋巴细胞输注前对患者进行放射治疗，可以明显增加转移性黑色素瘤产生持久完全缓解的可能性。其可能的原因是通过降低一些宿主淋巴细胞增殖，从而促进注入淋巴细胞的存活。该方法中用到的放射治疗技术（全身照射）相对来说过于粗暴（野蛮）[174]。另外一个更好的理解是，宿主细胞的靶向细胞（例如，调节性 T 细胞）可能会进一步增加照射的有效性，没有像全身照射那样的并发症发病率；另一个可能的解释是由肠道微生物接受放射治疗后的改变，导致了其对恶性细胞产生了更强大的免疫反应[175]。

在动物实验中已被证明，有针对性地对宿主肝细胞进行放射治疗杀灭后，可以促进注入供体肝细胞的种植和增殖，进而促使它们产生一种新“有功能”的肝脏[166-167]。最近，一项临床试验开始评估这一策略在等待肝移植儿童中的应用价值。当然，这种策略在其他许多疾病，如糖尿病和神经退行性疾病中亦有潜在的适用可能性。

健康治疗系统的学习

放射肿瘤学可以说是依赖于计算机的医学专业。几乎每例患者都有电子病历。由于 NCI 支持的多中心临床试验基础设施的建立，大量标准化和统一化的数据已经获得，从而保证了在过去十几年中，我们有能力进行数字化剂量学和影像数据的交换。这可以促进建立国内甚至是全球性的数据库，进而有利于一些医学假说的提出和验证开发可行工具。同时为医疗工作和患者提供决策支持，比如患者靶区的勾画和照射野的设置等。

在这个领域一个显著的进步是由 QUANTEC 完成的[178,179]。在其出版物中，作者们总结了许多器官放射治疗剂量、体积和临床结果信息，并鼓励从业人员人员将这些表格和指南转换为考虑了群体化数据和患者特化数据的可计算模型，进而为患者提供最佳治疗方案[180]。通过多方面的数据互补，通过分析和 Meta 分析放射治疗安全限制，建立并发症发生概率图谱[181]。欧洲 MAASTRO 诊所也在进行着类似的工作[182]。

SMART治疗的保证

质量保证(QA)要求放射治疗与临床经验一样,在各个关键点一直处于于最佳控制的状态。然而,就其本质而言,临床试验或前卫处理技术不可能都投入到日常使用中。如果可能,需要到达经验依赖的质量控制要求。此外,新的治疗模态和方法使得引进这些技术的机构的变得非常复杂采。在这方面,质子治疗是一个很好的例子,因为每个设备有非常独特的光束传输特性,患者的成像和体位固定显著影响照射野内外的剂量传输。这增加了确定已经规定好的QA过程和QA输出结果的判读难度。

一个学习型医疗保健系统整合到临床实验可以产生更加灵活有效和质量自适应的临床试验方法。从而在处理超过规定的质量控制指标时,可在优先牺牲部分试验结果的基础上,解决最关键的问题。自适应质量控制的方法,可以用实时监控的方法发现患者的移动和剂量的不足,进而发现剂量传输和放射治疗计划之间的偏差。这些事实在NCI近期召开的放射治疗临床试验中的优化质量保证的挑战与机遇研讨会中得到重申[159]。最后研讨会提出了4条建议:

1.发展层次(更有效的)系统的放射疗法QA,QA治疗临床试验的目标调整强度。

层次包括:①一般的认证;②特异性试验;③病例回顾分析。

2.建立质量保证案例库。

3.建立临床试验质量保证的证据基础,并引入新的前瞻性试验设计,以评估放射治疗质量保证在临床试验中应用。

4.探索和巩固美国临床试验质量保证模式的可行性。

此外,现代的"SMART"放射治疗方法,如作为内部发射器和粒子治疗,面临的一个突出事实就是放射剂量是作为生物效应的替代品。我们需要应用更可靠的方法,以确保从多个机构获得具有可比性的数据。这些方法应包括可以通过体内成像, 组织或体液的分子特征,以及发病率的结果反映的生物剂量学指标[183]。

在认识到医学成像反映放射治疗反应的重要性后,NCI在2008年PAR08-225公告中启动了名为应用医学图像进行癌症治疗反应定量评价的研究项目。这导致了一个U01资助网络的成立,其主要任务是"开发和应用数据获取和分析方法改善个体化患者的治疗,预测和监控患者对药物和放射治疗的反应,进而提高医学图像量化分析在肿瘤临床决策中的应用"[184]。

面对健康差异:放射治疗应该满足世界各地的需要

根据作者的观点:"SMART"放射治疗应当包括和超越了最新的技术和生物学的应用。它应该将癌症治疗中创新性和创造性的方法引入到部分缺医少药的发展中国家和发达国家。

非传染性疾病的患病率和发病率大于传染性疾病和生长[23]。这并不意味着传染性疾病,如获得性免疫缺陷综合征(AIDS)、肺结核和痢疾,不是至关重要的。众所周知,一些癌症与病毒感染有关,如人类乳头状瘤病毒;当然也有许多人患有心脏病、癌症、呼吸系统疾病等疾病,则有赖于环境、饮食和生活方式等的问题。事实上,在2011年9月份,联合国提出加强解决非传染性疾病的需求。

本章认为,"SMART"放射治疗是连接这些已经在运作的由国际原子能机构和NCI确定的研究项目与临床实践之间重要桥梁[185-187]。这些社会问题具有潜在的研究部分,包括实施科学、创新经济学、发展协作网和可持续的再教育方法关系维持的独特职业生涯路径(包括癌症专家团,个体化医疗)[188-190]。在低收入和中等收入国家,癌症治疗的费用问题是一个重要挑战,而这些地方的医学研究所是真正需要SMART方法的地方[190]。

结论

治疗癌症的新方法涉及放射治疗的基础科学和放射剂量传输的各个方面:如新的肿瘤靶向技术、新的肿瘤成像技术、健康政策和社会贡献等。SMART放射治疗或许仅仅是一个缩略词,随着肿瘤研究技术的发展和放射治疗的多功能应用,或许会有很多的组合可能:

S——基于癌症、分子、细胞和组织生物学等科学知识的临床治疗。

M——放射治疗应用时面向社会的多维问题:癌症治疗与预防,辐射暴露的潜在风险等。

A——获得多人参与的团队治疗, 包括放射肿瘤学(通常称为临床肿瘤学家)是最基础癌症治疗的提供者。

R——负责人的技术实施，用量化的数据去帮助癌症患者参与自己的疾病诊治。

T——足够的培训和指导，以培养新一代具有社会责任意识的临床医生、科学家和教育工作者。

不断上涨的医疗保健成本和高位运转的研究资金对我们的限制，需要我们启发创造性思维综合运用放射治疗中物理学和生物学的知识和能力去为那些可能获益的患者提供更好的服务。从这一点上来讲："SMART 放射治疗是好东西"。

（巩贯忠 译 刘成新 校）

部分参考文献

本章全部参考文献请登录网站：http://www.tsttpc.com/download_list.html

1. Kim ES, Herbst RS, Wistuba II, et al. The BATTLE trial: personalizing therapy for lung cancer. *Cancer Discovery* 2011;1(1):44–53.
3. WHO-Report. World Health Organization global status report on non-communicable diseases. Available at: http://whqlibdoc.who.int/publications/2011/9789240686458_eng.pdf.
4. Tredan O, Galmarini CM, Patel K, et al. Drug resistance and the solid tumor microenvironment. *J Natl Cancer Inst* 2007;99(19):1441–1454.
5. Mohyeldin A, Garzon-Muvdi T, Quinones-Hinojosa A. Oxygen in stem cell biology: a critical component of the stem cell niche. *Cell Stem Cell* 2010;7(2):150–161.
6. Graeber TG, Osmanian C, Jacks T, et al. Hypoxia-mediated selection of cells with diminished apoptotic potential in solid tumours. *Nature* 1996;379(6560):88–91.
10. Ogawa K, Boucher Y, Kashiwagi S, et al. Influence of tumor cell and stroma sensitivity on tumor response to radiation. *Cancer Res* 2007;67(9):4016–4021.
12. Garcia-Barros M, Thin TH, Maj J, et al. Impact of stromal sensitivity on radiation response of tumors implanted in SCID hosts revisited. *Cancer Res* 2010;70(20):8179–8186.
16. Nordsmark M, Bentzen SM, Rudat V, et al. Prognostic value of tumor oxygenation in 397 head and neck tumors after primary radiation therapy. An international multi-center study. *Radiother Oncol* 2005;77(1):18–24.
24. Lin Z, Mechalakos J, Nehmeh S, et al. The influence of changes in tumor hypoxia on dose-painting treatment plans based on 18F-FMISO positron emission tomography. *Int J Radiat Oncol Biol Phys* 2008;70(4):1219–1228.
32. Hicks KO, Siim BG, Jaiswal JK, et al. Pharmacokinetic/pharmacodynamic modeling identifies SN30000 and SN29751 as tirapazamine analogues with improved tissue penetration and hypoxic cell killing in tumors. *Clin Cancer Res* 2010;16(20):4946–4957.
35. Ahn GO, Brown JM. Role of endothelial progenitors and other bone marrow-derived cells in the development of the tumor vasculature. *Angiogenesis* 2009;12(2):159–164.
37. Wang R, Chadalavada K, Wilshire J, et al. Glioblastoma stem-like cells give rise to tumour endothelium. *Nature* 2010;468(7325):829–833.
48. Rofstad EK, Ruud EB, Mathiesen B, et al. Associations between radiocurability and interstitial fluid pressure in human tumor xenografts without hypoxic tissue. *Clin Cancer Res* 2010;16(3):936–945.
53. Qayum N, Muschel RJ, Im JH, et al. Tumor vascular changes mediated by inhibition of oncogenic signaling. *Cancer Res* 2009;69(15):6347–6354.
58. Patenaude A, Parker J, Karsan A. Involvement of endothelial progenitor cells in tumor vascularization. *Microvasc Res* 2010;79(3):217–223.
61. Kioi M, Vogel H, Schultz G, et al. Inhibition of vasculogenesis, but not angiogenesis, prevents the recurrence of glioblastoma after irradiation in mice. *J Clin Invest* 2010;120(3):694–705.
65. Tsai KK, Stuart J, Chuang YY, et al. Low-dose radiation-induced senescent stromal fibroblasts render nearby breast cancer cells radioresistant. *Radiat Res* 2009;172(3):306–313.
87. Prestegarden L, Enger PO. Cancer stem cells in the central nervous system—a critical review. *Cancer Res* 2010;70(21):8255–8258.
89. LaBarge MA. The difficulty of targeting cancer stem cell niches. *Clin Cancer Res* 2010;16(12):3121–3129.
92. Krause M, Yaromina A, Eicheler W, et al. Cancer stem cells: targets and potential biomarkers for radiotherapy. *Clin Cancer Res* 2011;17(23):7224–7229.
94. Dewan MZ, Galloway AE, Kawashima N, et al. Fractionated but not single-dose radiotherapy induces an immune-mediated abscopal effect when combined with anti-CTLA-4 antibody. *Clin Cancer Res* 2009;15(17):5379–5388.
108. Zannetti A, Del Vecchio S, Iommelli F, et al. Imaging of alpha(v)beta(3) expression by a bifunctional chimeric RGD peptide not cross-reacting with alpha(v)beta(5). *Clin Cancer Res* 2009;15(16):5224–5233.
111. He B, Wahl RL, Du Y, et al. Comparison of residence time estimation methods for radioimmunotherapy dosimetry and treatment planning—Monte Carlo simulation studies. *IEEE Trans Med Imaging* 2008;27(4):521–530.
112. Steiner M, Neri D. Antibody-radionuclide conjugates for cancer therapy: historical considerations and new trends. *Clin Cancer Res* 2011;17(20):6406–6416.
113. Zhang M, Zhang Z, Garmestani K, et al. Pretarget radiotherapy with an anti-CD25 antibody-streptavidin fusion protein was effective in therapy of leukemia/lymphoma xenografts. *Proc Natl Acad Sci USA* 2003;100(4):1891–1895.
114. Karacay H, Sharkey RM, McBride WJ, et al. Pretargeting for cancer radioimmunotherapy with bispecific antibodies: role of the bispecific antibody's valency for the tumor target antigen. *Bioconjug Chem* 2002;13(5):1054–1070.
115. Kelkar SS, Reineke TM. Theranostics: combining imaging and therapy. *Bioconjug Chem* 2011;22(10):1879–1903.
123. Peer D, Karp JM, Hong S, et al. Nanocarriers as an emerging platform for cancer therapy. *Nat Nanotechnol* 2007;2(12):751–760.
127. Hainfeld JF, Slatkin DN, Smilowitz HM. The use of gold nanoparticles to enhance radiotherapy in mice. *Phys Med Biol* 2004;49(18):N309–N315.
129. Carter JD, Cheng NN, Qu Y, et al. Nanoscale energy deposition by x-ray absorbing nanostructures. *J Phys Chem B* 2007;111(40):11622–11625.
133. Chang M-Y, Shiau A-L, Chen Y-H, et al. Increased apoptotic potential and dose-enhancing effect of gold nanoparticles in combination with single-dose clinical electron beams on tumor-bearing mice. *Cancer Sci* 2008;99(7):1479–1484.
146. Brown SB, Brown EA, Walker I. The present and future role of photodynamic therapy in cancer treatment. *Lancet Oncol* 2004;5(8):497–508.
149. Chen W, Zhang J. Using nanoparticles to enable simultaneous radiation and photodynamic therapies for cancer treatment. *J Nanosci Nanotechnol* 2006;6(4):1159–1166.
150. Stone HB, Moulder JE, Coleman CN, et al. Models for evaluating agents intended for the prophylaxis, mitigation and treatment of radiation injuries—report of the NCI workshop, December 3–4, 2003. *Radiat Res* 2004;162(6):711–728.
154. DiCarlo AL, Maher C, Hick JL, et al. Radiation injury after a nuclear detonation: medical consequences and the need for scarce resources allocation. *Disaster Med Public Health Preparedness* 2011;5:S32–S44.
156. Grace MB, Cliffer KD, Moyer BR, et al. The US government's medical countermeasure portfolio management for nuclear and radiological emergencies: synergy from interagency cooperation. *Health Physics* 2011;101(3):238–247.
159. Ryan JL, Krishnan S, Movsas B, et al. Decreasing the adverse effects of cancer therapy: an NCI workshop on the preclinical development of radiation injury mitigators/protectors. *Radiat Res* 2011;176(5):688–691.
161. Chakraborty M, Abrams SI, Coleman CN, et al. External beam radiation of tumors alters phenotype of tumor cells to render them susceptible to vaccine-mediated T-cell killing. *Cancer Res* 2004;64(12):4328–4337.
164. Luo J, Solimini NL, Elledge SJ. Principles of cancer therapy: oncogene and non-oncogene addiction (vol 136, pg 823, 2009). *Cell* 2009;138(4):807.
168. John-Aryankalayil M, Palayoor ST, Cerna D, et al. Fractionated radiation therapy can induce a molecular profile for therapeutic targeting. *Radiat Res* 2010;174(4):446–458.
169. Harrington KJ, Billingham LJ, Brunner TB, et al. Guidelines for preclinical and early phase clinical assessment of novel radiosensitisers. *Br J Cancer* 2011;105(5):628–639.
172. Ibbott GS, Followill DS, Molineu HA, et al. Challenges in credentialing institutions and participants in advanced technology multi-institutional clinical trials. *Int J Radiat Oncol Biol Phys* 2008;71(1 Suppl):S71–S75.
176. Guha C, Parashar B, Deb NJ, et al. Normal hepatocytes correct serum bilirubin after repopulation of Gunn rat liver subjected to irradiation/partial resection. *Hepatology* 2002;36(2):354–362.
179. Bentzen SM, Constine LS, Deasy JO, et al. Quantitative analyses of normal tissue effects in the clinic (QUANTEC): an introduction to the scientific issues. *Int J Radiat Oncol Biol Phys* 2010;76(3 Suppl):S3–S9.
183. Jeraj R, Cao Y, Ten Haken RK, et al. Imaging for assessment of radiation-induced normal tissue effects. *Int J Radiat Oncol Biol Phys* 2010;76(3):S140–S144.
185. Programme for Action for Cancer Therapy (PACT) from the International Atomic Energy Agency. 2011. Available at: http://cancer.iaea.org/wherewework.asp.
187. Cancer DCTD. Available at: http://rrp.cancer.gov/initiatives/cdrp/index.htm
189. Kerr DJ, Midgley R. Can we treat cancer for a dollar a day? guidelines for low-income countries. *N Engl J Med* 2010;363(9):801–803.
190. Kerry VB, Auld S, Farmer P. Global Health. An international service corps for health—an unconventional prescription for diplomacy.. *N Engl J Med* 2010;363(13):1199–1201.
191. Institute of Medicine Report. Cancer control in low and middle income countries. Available at: http://iom.edu/Activities/Disease/LowMiddleCancerCare.aspx.

第 2 部分 医用放射物理学

第 6 章 放射物理学和剂量学基本原理

James A. Purdy

从事现代放射肿瘤学实践必须牢固地掌握放射物理学、剂量测定及治疗计划的基本原理。本章讨论了放射物理学的基本概念、放射治疗设备和用于光子外照射治疗计划和剂量/机器跳数计算方法的剂量学参数。因为本书的目的是培训放射肿瘤医师和住院医师，所以这些主题没有探讨医学物理师所要求的细节。关于这些主题更详细的内容，可查阅参考文献中列出的医学物理教科书[1-5]。

原子与原子核的结构

原子可认为由一个处于中心的核——原子核，以及围绕原子核运动的小的轨道粒子组成，这些轨道粒子称为电子。原子大小约为 10^{-10}m，而原子核大小约为 10^{-14}m。每个电子带有 1.602×10^{-19} 库仑(C)的负电荷，其静止质量(m_e)为 9.109×10^{-31}kg。原子的主要质量集中在原子核上，其质量密度非常高(10^{15}kg/m^3)。原子核由两种粒子组成——质子和中子，它们统称为核子。质子的静止质量(m_p)为 1.673×10^{-27}kg，它带有与电子电荷等量(1.602×10^{-19}C)的正电荷。原子核所带的电荷等于核内质子所带电荷的总和。中子不带电荷，其静止质量(m_n)为 1.675×10^{-27}kg，比质子的质量稍大。

用来描述原子过程的单位包括：描述质量的原子质量单位(amu)，描述距离的纳米(nm)，描述能量的电子伏特(eV)，以及描述电荷的电子电荷(e)。amu 定义为中性碳原子(^{12}C)质量的 1/12。因此，1amu=1.660×10^{-27}kg。以 amu 为单位，质子的静止质量等于 1.00727amu，中子的静止质量等于 1.00866amu，电子的静止质量等于 0.000548amu。电子伏特(eV)定义为电子通过 1V 的电势差(电压)加速后获得的动能。1eV=1.6×10^{-19}J。1keV=10^3eV，1 兆电子伏特(MeV)=10^6eV。1nm=10^{-9}m。1 电子电荷单位=1.602×10^{-19}C。

原子的行星模型归功于玻尔(Niels Bobr)，他在 1913 年建立的行星模型认为，氢原子由一个轨道电子围绕带等量正电荷的原子核组成。玻尔将该理论进一步拓展到多电子原子，要求围绕原子核运动的电子处在分立的、同心壳层或能级上，如图 6.1 所示。当电子向靠近原子核的轨道跃迁时释放能量，向较高的外层轨道跃迁时需要吸收能量。从最内层向外，不同的壳层分别用字母 K、L、M 等表示。每个壳层容纳的电子数有一个最大值：第 1 壳层上最多可容纳 2 个，第 2 壳层最多可容纳 8 个，第 3 壳层上最多可容纳 18 个等。每个壳层最多可容纳的电子数为 $2n^2$，其中 n 是每一个壳层特有的整数，称为主量子数。电子的其他特性可以由具有分立值的其他量子数描述。这些量子数包括：电子绕核运动的角动量量子数，用 l 表示，$l=0,1\cdots\cdots,n-1$；相对于自身轴的自旋，用自旋量子数

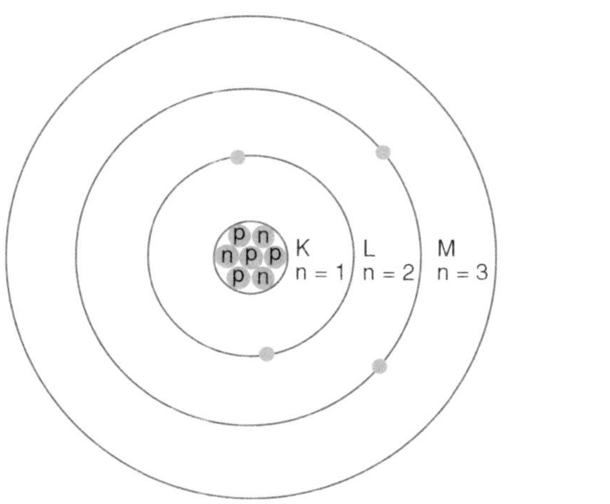

图 6.1　原子的玻尔模型示意图。原子核由质子(p)和中子(n)组成。电子在特定的轨道绕核旋转,这些轨道具有分立能级。通常,这些轨道(能级)用量子数(n=1,2,3……)或者字母(K,L,M……)表示。

s 表示,$s=\pm1/2$;轨道角动量磁矩用磁量子数 m_l 表示,$m_l=0,\pm1,\cdots\cdots,\pm l$。因此,每一个轨道电子有一组相关联的量子数($n,l,s,m_l$)。这些构成泡利不相容原理的基础,该原理说明在一个特定的原子中没有两个电子具有完全相同的一组量子数。

现代物理已用抽象的量子力学模型——弥散电子云,来替代玻尔简单的轨道电子模型。电子云表示电子位置的概率分布。然而,为了理解放射物理学,掌握简单的玻尔模型就足够了:原子核由质子和中子组成及电子在不同的轨道(能级)环绕原子核运动的概念。

一个元素的原子可用它的原子序数 Z 和质量数 A 确定。原子序数等于核内的质子数,质量数等于核内的核子(质子和中子)数。因此,A 减 Z 等于核内的中子数 N。另外,每一种元素有一个相关的化学符号(例如,钴元素为 Co)。当采用上述定义时,原子的标准符号为 ${}_Z^AX$。例如 Co,它是钴元素的一种放射性同位素,它的原子序数是 27 (也就是有 27 个质子),质量数是 60(也就是有 60 个核子,即 27 个质子和 33 个中子)。

同一元素的同位素(例如,${}_{27}^{58}Co$、${}_{27}^{59}Co$ 和${}_{27}^{60}Co$)具有相同的原子序数,不同的中子数,因此它们具有不同的质量数。同位素具有相同的化学性质,但是它们的物理性质不同。具有相同质量数,但是质子和中子数不同的原子称为同质异位素,例如,${}_{27}^{60}Co$ 和${}_{28}^{60}Ni$。中子数相同,但原子序数和质量数不同的原子称为同中子异位素,例如,${}_{27}^{57}Co$ 和${}_{26}^{56}Fe$。

每一个原子都有一个特定的原子质量 A_m(有时指原子重量)。一个同位素的克-原子质量是用克表示的同位素量,数值上等于该同位素的原子质量。例如,${}^{12}C$ 克-原子质量为 12g。1 个克-原子质量包含 6.0228×10^{23} 个原子,此数值称为阿伏伽德罗常数(N_A)。用阿伏伽德罗常数可以计算下述有用的参数:

每克原子数$=N_A/A_m$

每克电子数$=(N_AZ)/A_m$

每原子质量$=A_m/N_A$

电子越靠近原子核,被原子核束缚得越紧。这是带负电荷的电子以及带正电荷的原子核之间的引力造成的,该引力称为库仑力或静电力。必须提供足够的能量,才能使一个电子从一个内壳层跃迁到一个外壳层(激发)或将电子彻底从原子中脱离(电离)。将电子彻底从原子中电离所需要的能量称为电子的结合能。结合能为负值,因为将轨道电子电离需要提供能量。原子的壳层通常用结合能进行描述,如图 6.2 所示的钨原子。K、L、M 壳层的结合能分别是-69 500eV、-11 000eV 和-2500eV。原子的最外层电子称为价电子,它的结合能只有几个电子伏特,因为它们被束缚得非常松。这些电子决定了原子的化学性质。

电磁辐射

一个可变的电磁场引起电磁辐射,并可以用正弦波模型方便地进行描述。正弦波由两个参数描述:频率,用希腊字母 ν 表示;波长,用希腊字母 λ 表示。波长是正弦波相邻两个波峰之间的距离,频率是每秒完

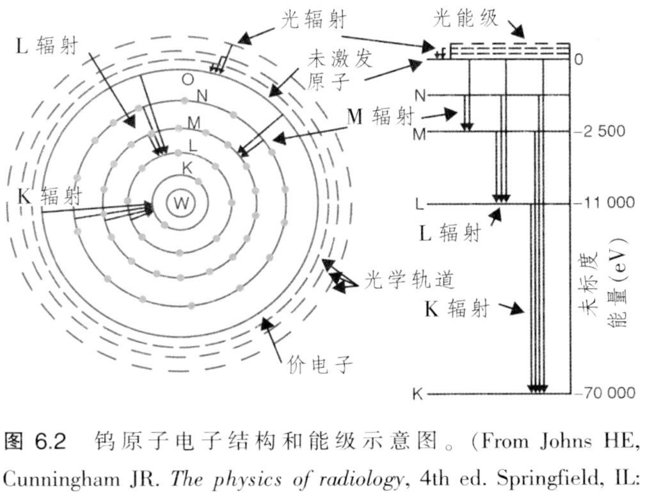

图 6.2　钨原子电子结构和能级示意图。(From Johns HE, Cunningham JR. *The physics of radiology*, 4th ed. Springfield, IL: Charles C Thomas; 1983.)

成的周期或振动次数，可以用赫兹(Hz)来度量。频率与波长的乘积等于波传播的速度，真空中波传播速度等于光速($c=3\times10^8$m/s)。

电磁辐射波波长范围为 10^{-13}~10^7m，与此相应的辐射频率为 10~10^{21}Hz。图 6.3 给出了电磁波谱图，包括：广播和电视波段，雷达和微波，红外线、可见光和紫外线区段，以及 X 线和宇宙射线。

量子力学中电磁辐射既可以用波描述，也可以用粒子(称为光子)描述。该性质称为波粒二象性。光子的能量与经典波的频率成正比，比例常数称为普朗克常数(h)，其值为 6.625×10^{-34}J·s。能量 E 和频率 ν 的关系为：

$E=h\nu$

光子能量和光子波长的关系为：

$E=hc/\lambda$

其中，c 是光在真空中的速度。从这一关系式可以看出，随着波长变短或频率变大，光子的能量相应地变大。

X线

伦琴于 1895 年 11 月 8 日发现 X 线[6]。他观察到当将一个镀有荧光物质的纸屏放在阴极射线管附近时，荧光物质发光。现在我们知道，当电子束轰击阳极时产生 X 线。高能电子撞击物质时，这些电子与靶原子的轨道电子相互作用，或者与靶原子的原子核发生相互作用。电子的动能转化为热能或者电磁能(以 X 线形式)。

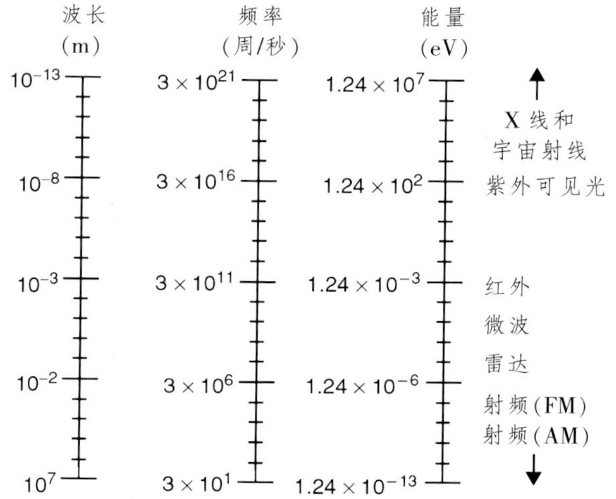

图 6.3 常见电磁波谱波长、频率和标识值列表(延续了几个数量级)。

碰撞电子通过与靶原子外层电子相互作用，碰撞电子的动能转化为热能，碰撞后的靶原子外层电子跃迁到一个较高的能级(激发)。接下来，被激发的电子退回到正常能级，同时伴有低能电磁辐射(红外线)。

如果碰撞电子的动能足够高，相互作用可以使轨道电子变成自由电子(电离)，当外层轨道电子填补电离产生的空穴时，会导致电磁辐射的产生（特征 X 线），如图 6.4 所示。特征 X 线的能量等于两个相关的轨道电子的结合能之差。有时这些过剩能量直接转移给另外的轨道电子，使它从原子中发射出来，这些电子被称为俄歇(Auger)电子。

碰撞电子还可以通过轫致辐射(刹车辐射)的形式损失动能，当入射电子与原子核的电场(而不是轨道电子)相互作用时，入射电子发生偏离同时损失能量，产生轫致辐射。损失的动能转移给 X 线光子。在轫致辐射过程中碰撞电子可以损失不同大小的动能，因此，与特征 X 线只产生分立能量不同，轫致辐射产生的 X 辐射具有一个连续的能量范围。图 6.5 给出了轫

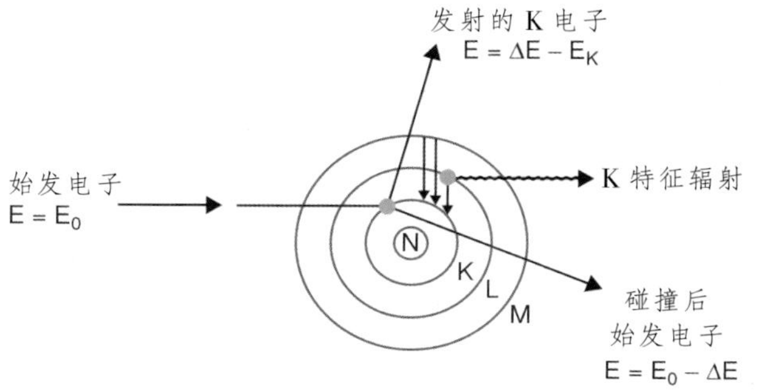

图 6.4 特征 X 线产生的示意图。

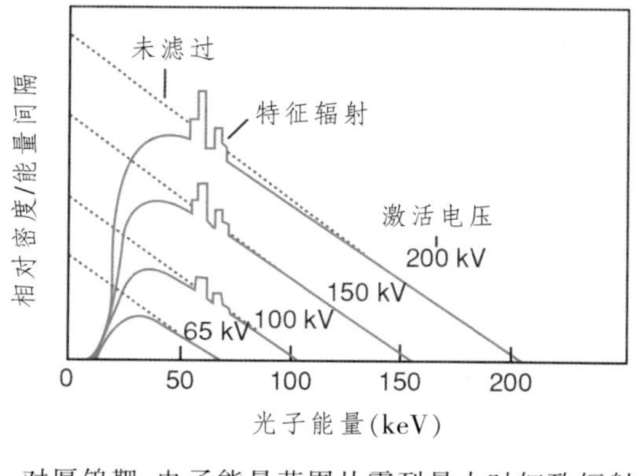

图 6.5 对厚钨靶，电子能量范围从零到最大时轫致辐射 X 线能谱计算结果。虚线表示没有滤过，实线表示加 1mm 铝的滤过。注意叠加在上的特征 X 线发射谱。(From Johns HE, Cunningham JR. *The physics of radiology*, 4th ed. Springfield, IL: Charles C Thomas; 1983.)

致辐射能谱(即 X 线强度与能量的关系图)。叠加在连续韧致辐射 X 线能谱中的是特征 X 线谱。韧致辐射的最大能量在数值上等于入射电子的最大能量。韧致辐射 X 线发射方向取决于入射电子的能量,电子能量越高越产生朝前发射的 X 线。

放射性

在 1896 年贝克勒尔指导的实验中,他用遮挡光线的黑纸将一个感光片包起来,并将多种不同的元素碎片放置在被包起来的感光片的对面[7]。他发现沥青铀矿石发射 X 线。其他元素,例如,钍、锕和另外两种被居里夫妇[8]发现的钋和镭的新元素,也发射 X 线。进一步的实验发现放射性元素发射三种类型的射线:带正电的 α 粒子、带负电的 β 粒子以及不带电的高能 γ 射线。现在我们知道,α 粒子是氦原子核,β 粒子是电子,γ 射线是与 X 线相似的电磁辐射,但是它从原子的原子核发出。

后来,人们又发现了其他多种基本粒子,它们都是当前物理研究的重要课题,但是它们与我们讨论的放射肿瘤物理学不是密切相关的。与放射治疗相关的粒子性质在表 6.1 中列出。

放射性衰变与涉及的力有关。原子核内紧邻的、带正电的质子之间存在巨大的静电(库仑)斥力。然而,质子和中子之间的核引力(强核力)使它们紧密束缚在一起形成原子核。强核力要比静电(库仑)力复杂得多,至今人们还没有彻底理解。然而,核子之间的强核力取决于它们之间的距离,核力只有在很短距离内才有效,但是静电力随距离平方减少。如果质子靠得很近,它们之间的强核力很容易超过它们之间的静电斥力。然而,对于一个大的原子核,将核子结合在一起的强核力较弱,不足以抵消静电斥力。因此,大的原子核没有小原子核稳定。

由于中子通过强核力发生相互作用,而不是通过静电斥力,因此,可认为它们是原子核中的稳定粒子。比如,对轻核来说,仅需要质子数和中子数相等即可,但是对重核,核内的中子数必须大于质子数的 1.5 倍,用以抵消质子之间的静电斥力。如果一个原子核中的质子比中子多很多,可以说它们的中–质比不合理,因此,这样的原子核要经过放射性衰变达到一个稳定的结构。

放射性核素的衰变常数定义为单位时间发生衰变的原子数占总原子数的份额,用符号 λ 表示。衰变过程可以用数学公式进行描述。如果 N_0 表示特定放射性核素个数的初始值,经过特定时间 t 后剩余的放射性核素数 N 则由如下方程给出:

$$N=N_0e^{-\lambda t}$$

活度用来描述样品的放射性,用符号 A 表示。其定义为单位时间间隔内衰变的总数,由下式给出:

$$A=\triangle N/\Delta t=-\lambda N$$

衰变常数方程可用活度表示:

$$A=A_0e^{-\lambda t}$$

其中,A 表示 t 时刻的活度,A_0 表示初始活度。活度单位居里(Ci)等于 3.7×10^{10} 次衰变/秒,近似等于 1g ^{226}Ra 每秒衰变的数目。贝克(Bq)是国际单位制中活度的专用名,每秒衰变 1 次为 1Bq(表 6.2)。

放射性核素的半衰期是特定样品中放射性核素

表 6.1 放射治疗中涉及的粒子

粒子	符号	电荷	质量
光子	hυ,γ	0	0
电子	e, e^-, β^-	–1	0.000549amu
正电子	e^+, β^+	+1	0.000549amu
质子	$p, {}^1_1H$	+1	1.007277amu
中子	$n, {}^1_0n$	0	1.008665amu
α 粒子	$\alpha, {}^4_2He^{++}$	+2	4.002604amu
中微子	γ	0	$<1/2000m_0$
Pi 介子	π^+, π^-	+1,–1	$273m_0$
	π°	0	$264m_0$
μ 介子	μ^+, μ^-	+1,–1	$207m_0$
K 介子	K^+, K^-	+1,–1	$967m_0$
	K°	0	$973m_0$

1amu=1.66043×10^{-27}kg。m_0:电子静止质量,$m_0=9.1091\times10^{-31}$kg。

表 6.2 放射治疗相关的国际制单位

物理量	国际制单位(专用名)	非国际制单位	转换因子
照射量	C/kg	伦琴(R)	1C/kg≈3876R
吸收剂量,比释动能	J/kg [戈瑞(Gy)]	拉德	1Gy=100rad
当量剂量	J/kg [西沃特(Sv)]	雷姆	1Sv=100rem
活度	s^{-1} [贝可勒尔(Bq)]	居里	1Bq=2.7×10^{-11}Ci

的数目减少一半所需要的时间。半衰期($T_{1/2}$)与衰变常数的关系为：

$T_{1/2}=0.693/\lambda$

放射性核素的平均寿命(T_a)与衰变常数和半衰期的关系如下：

$T_a=1/\lambda=1.44T_{1/2}$

如果一个假定的放射源(在某一时段保持它的初始活度,之后突然衰变到零活度)呈指数衰变的话,那么该放射源的平均寿命表示与经过一个无限期产生同样数目的衰变所需要的时间。

当一个原子核从高能级跃迁到低能级时会发生γ衰变。在这一过程中,发射高能光子——γ射线。γ射线是从原子核内发出的，而X线是从原子核外发出，除了这一区别外,γ射线与原子激发发出的X线是相同的。通常γ衰变的半衰期很短,大约只有 10^{-15}s。

与γ衰变非常类似的过程称为内转换。内转换过程中过剩的能量不是通过发射γ射线的形式释放,而是转移给原子的内壳层电子,使电子从原子中发射出来,并伴随特征X线产生。随着原子序数的增加,内转换发生的概率相应地增加。

在β衰变中,原子核内的中子转变为质子,发射出电子和反中微子；或者原子核内的质子转变为中子,并发射出正电子和中微子。

β^-衰变：$n\rightarrow p+\beta^-+\bar{v}$

β^+衰变：$p\rightarrow n+\beta^++v$

1932 年,在进行宇宙射线实验时发现正电子。它是一个带正电荷的粒子，与电子的质量和自旋相同，可认为是电子的反粒子。中微子和它的反粒子——反中微子,都是不带电、无质量(或者质量非常小)的粒子,它们具有相反的自旋,是观察到的β衰变中的能量守恒和连续能谱的原因。粒子–反粒子对相互作用时发生湮灭,它们的质量都转化为电磁能量(2 个γ光子,每个能量是 0.51MeV)。在β衰变中,发射的粒子可能具有不同的动能,但很少大于 3MeV。与γ衰变的半衰期相比,β衰变的半衰期要长一些，从几秒到几年不等。与核子之间强核力和静电力相比,造成β衰变过程的力是很弱的。因此,β衰变过程的力称为弱核力。

电子俘获也是正电子衰变的一种方式。在这一过程中,一个电子,通常是K壳层的电子被俘获到原子核内,与一个质子结合产生一个中子。电子俘获后通常伴随γ衰变,用以释放多余的核能。

α衰变通常发生在原子序数>82 的核素中。这些核素的中–质比较小,因此,导致质子间的库仑斥力可以克服强核引力。发射出的α粒子是氦原子核(2 个质子和 2 个中子)。特定α衰变的动能是单能的(即可能跃迁到激发能态随后伴随γ射线发射)，通常为 4~5MeV。半衰期为 10^{-3}~10^{10} 年。镭到氡的放射性衰变就是一个α衰变过程。式中Q表示衰变过程中释放的总能量(称为跃迁能)。

$$\frac{226}{88}\text{Ra}\rightarrow\frac{222}{86}\text{Rn}+\frac{4}{2}\alpha+\gamma+Q$$

最新的元素周期表上列出了 118 种元素（注意，117 号和 118 号元素还没有被观测到，而是被列到期望的位置上),只有前 92 种元素是天然的,其他都是人工生产的。总的来说,高原子序数的元素具有放射性。实际上,除了$^{209}_{83}$Bi 是稳定核素外,所有原子序数大于 82(铅)的核素都具有放射性。

天然放射性元素被分为 3 个放射系：铀系、锕系和钍系,它们最终衰变成铅的稳定的同位素。成功进行衰变的例子是铀系,它的放射性核素经过逐次的α衰变和β衰变,衰变过程中母核产生的放射性产物称为子核。

当母核的半衰期比子核的长时,存在一个平衡状态。当衰变平衡时,母核与子核的活度之比是个常数。此时,子核的显衰变率受母核的衰变率控制。放射性平衡条件有两种：瞬间平衡和长期平衡。当母核的半衰期不是远大于子核的半衰期时,存在瞬间平衡(图 6.6)；当母核的半衰期远大于子核的半衰期时,存在长期平衡(图 6.7)。这两种类型的平衡可以用下述关系式描述：

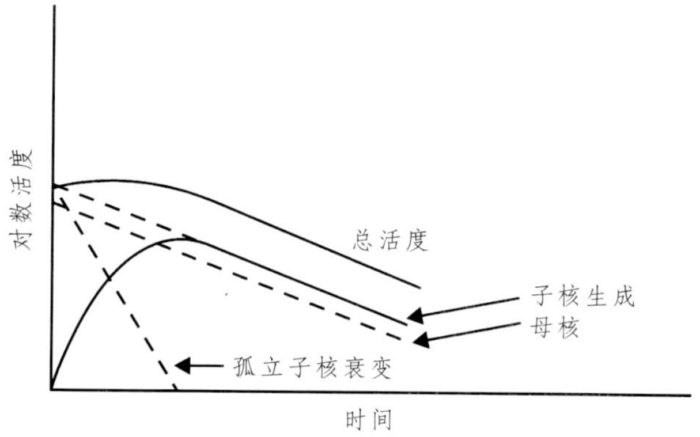

图 6.6 瞬间平衡。图示为活度与放射性母核和子核衰变时间的半对数图，说明当母核的半衰期不是远大于子核的半衰期时,可达到瞬间平衡状态。一旦平衡建立,子核的活度超过母核的活度,两者均以母核的半衰期衰变。

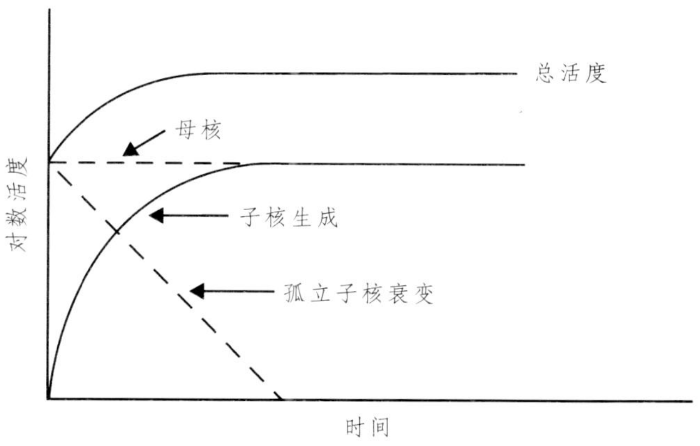

图 6.7　长期平衡。图示为活度与放射性母核和子核衰变时间的半对数图，说明当母核的半衰期远大于子核的半衰期时，可达到长期平衡状态。一旦长期平衡建立，母核与子核的活度相等。

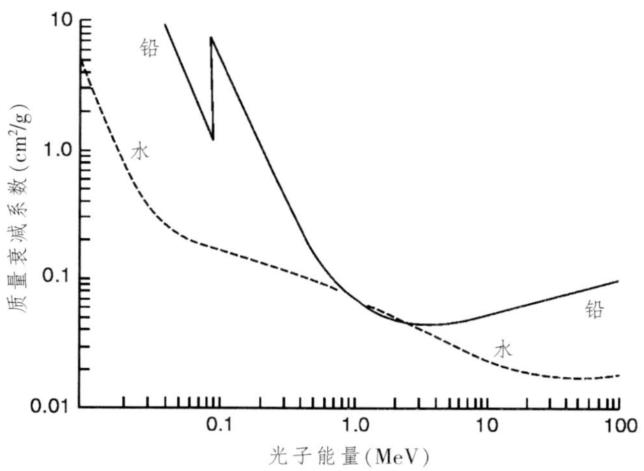

图 6.8　铅和水的质量衰减系数。注：不连续的尖峰称为吸收峰。(From Johns HE, Cunningham JR. *The physics of radiology*, 4th ed. Springfield, IL: Charles C Thomas; 1983.)

瞬间平衡：$\frac{A_D}{A_P}=\frac{\lambda_D}{\lambda_D-\lambda_P}$

长期平衡：$A_D=A_P$

其中，A_P 和 A_D 分别表示母核和子核的活度。

光子与物质的相互作用

如前所述，X 线和 γ 射线可被认为是能量束，称为光子。如果 X 线光子进入一薄层物质，它可能穿过物质而不发生相互作用，也可能通过多种作用方式中的某一种发生相互作用（通常与原子中的电子，但有时与原子核发生作用）（这里仅讨论光电效应、康普顿散射和对生成相互作用）。光子穿过一个指定厚度的物质时，与物质发生相互作用的概率是这 3 种相互作用过程发生概率的乘积。衰减过程可以用下述关系式描述：

$N=N_0e^{-\mu x}$

其中，N_0 是与厚度为 x 的吸收体碰撞的光子数目，e 是自然对数的底，μ 是线性衰减系数。物理量 μ 实际上是 5 个过程中各自衰减系数之和，其数值取决于光子的能量和吸收物质的类型。

衰减系数有多种，包括线性衰减系数（μ）、质量衰减系数（μ/ρ）、质量-能量转移系数（μ_{tr}/ρ）和质量-能量吸收系数（μ_{en}/ρ）。每一类型的系数用于解决不同类型的衰减或能量吸收问题；除以介质的物理密度（ρ），使这些系数与介质无关。图 6.8 给出铅和水的质量衰减系数与入射光子能量的函数关系示意图。质量衰减系数不连续、突然升高的地方称为吸收边，它在光子能量等于特定电子壳层结合能时才出现。

使光子数减少到入射光子数一半的物质厚度称为半价层（HVL）。HVL 与线性衰减系数的关系如下：

$HVL=0.693/\mu$

这一参数用于描述射线质或辐射穿透能力，将在本章后面讨论。

相干或经典散射

如果光子能量足够低的话，量子效应的相互作用是不重要的，结合电子可以被视为基本上是“自由的”，相互作用对应于“经典散射”的情况（称为相干散射），在相干散射中，入射电场加速一个或更多的轨道电子引起辐射。有两种相干散射类型：汤姆逊散射，一个单一的轨道电子参与；瑞利散射，轨道电子作为一个单一组。在相干散射中，没有能量被转移，只有入射光子的方向被改变。相干质量衰减系数表示为 σ_{coh}/ρ。

光电效应

在光电效应过程中，光子的总能量转移给轨道电子（该电子通常靠近原子核），光子消失。之后，电子从原子中发射出来，它的能量等于光子的能量减去电子的结合能（图 6.9）。电子的出射方向取决于入射光子的能量。对低能入射光子（如 50keV），光电子的出射方向与入射光子的方向夹角较大，当光子能量增加时，出射方向更向前。发射电子后，中性原子变为带正电的离子，同时在内壳层产生一个需要填充的空穴。远离原子核且束缚松散的电子填充空穴，使原子重新恢复到稳定状态，在这一过程中发射特征 X 线或一个俄歇电子。

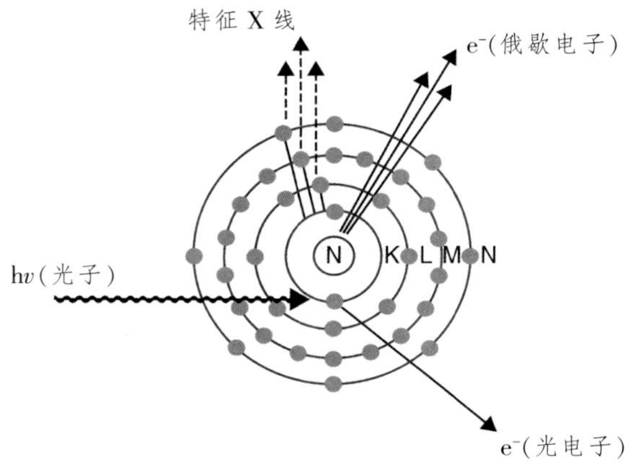

图 6.9 光电效应。在这种类型的光子相互作用中,入射光子消失,出射电子的动能等于入射光子能量减去电子的结合能。当原子中的电子填充出射电子形成的空穴时,发射特征 X 线和俄歇电子。

给定光子通过光电效应过程(用 τ/ρ 表示)发生相互作用的概率是入射光子能量和靶原子序数的函数。要发生这一过程,入射光子的能量必须大于相关轨道电子的结合能。通常,光子与每个电子发生光电效应的概率与光子能量的三次方成反比,与靶原子原子序数的三次方成正比。

康普顿散射

在康普顿散射中,入射光子与一个松散束缚的轨道电子发生相互作用,入射光子将部分能量转换成出射电子的动能,剩余能量被散射的光子带走(图 6.10)。与入射光子的能量相比,电子的结合能很小,因此可以忽略不计。康普顿散射光子的能量等于入射光子能量与转移给电子的能量的差值。如果入射光子的能量较低(如 100keV),只有很少一部分能量转移给电子。随着光子能量的增加,较大比例的能量将转移给电子,因此散射光子必然保留一小部分入射能量。散射光子可与入射光子成任何角度,但是康普顿电子与入射光子的方向夹角被限制在 0°~90°。如果入射光子能量较低,散射光子的分布是各向同性的(在所有方向相等)。光子和电子的散射角随入射光子能量的增加而减小(比如,入射光子能量在兆伏级时,两者向前散射占优势)。

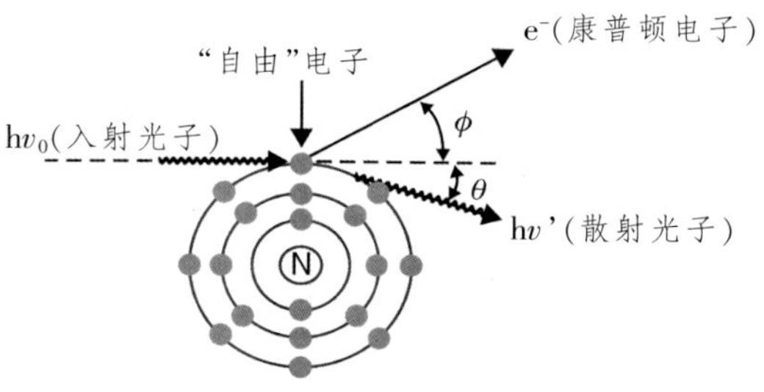

图 6.10 康普顿效应。在这种类型的光子相互作用中,入射光子与原子的一个外层电子发生相互作用,能量分配给出射电子和散射光子。

由能量和动量守恒,入射光子的能量 $h\upsilon_0$,散射光子能量 $h\upsilon'$ 以及散射电子的能量 E 的关系式如下:

$$E = h\upsilon_0 \frac{\alpha(1-\cos\theta)}{1+\alpha(1-\cos\theta)}$$

$$h\upsilon' = h\upsilon_0 \frac{1}{1+\alpha(1-\cos\theta)}$$

$$\cot(\varphi) = (1+\alpha)\tan(\theta/2)$$

其中,$\alpha = h\upsilon_0/m_0c^2$,$m_0c^2$ 是电子的静止能量(0.511MeV)。如果 $h\upsilon_0$ 用 MeV 表示,则 $\alpha = h\upsilon_0/0.511$。

光子与靶原子发生康普顿过程(σ_c/ρ)的概率取决于入射光子的能量,通常随入射光子能量增加而降低。康普顿相互作用发生概率基本与吸收体的原子序数无关,与每克的电子数成正比。

电子对的产生

只有当入射光子的能量大于 1.02MeV 时,才可能有电子对产生(图 6.11)。当这种能量的光子与靶原子的原子核靠得足够近时,入射光子的能量可以直接转化为一个电子-正电子对。光子的动能超过 1.02MeV 时,它可以以任何比例将能量分配给电子和正电子。当正电子停止运动时,它与一个电子结合,接着这两个粒子发生相互湮灭,产生两个能量为 0.511MeV 运动方

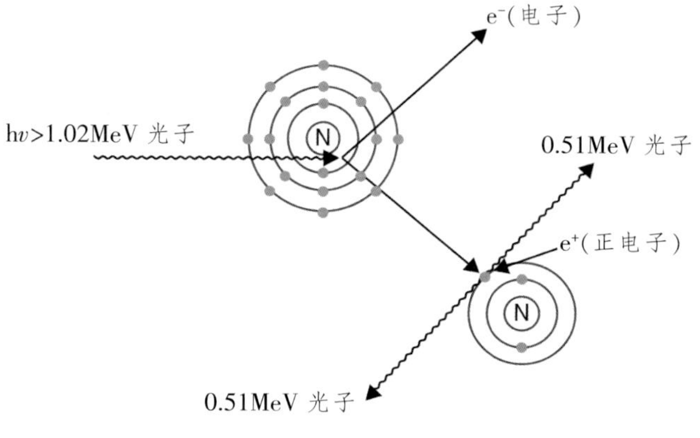

图 6.11 电子对的产生。在这一相互作用过程中,入射光子与原子核的电磁场发生相互作用,入射光子消失,产生两个高能电子(正电子和负电子)。当正电子和它的反粒子——另外一个电子相互作用时,产生两个能量为 0.511MeV 的湮灭光子。

向相反的光子。当入射光子的能量大于阈值 1.02MeV 时,电子对产生的概率(π/ρ)随入射光子的能量的增加而迅速增加,而且与每个原子的 Z^2、每个电子的 Z 和每克近似 Z 成比例。

光致分裂

在光致分裂中,一个高能光子与原子的原子核相互作用,完全破坏原子核,伴随一个或多个核子发射。它通常发生在光子能量远高于在放射治疗中遇到的那些。然而,重要的是要考虑到在设计屏蔽周围的高能量加速器,因为这种相互作用是低能中子的源。

相互作用过程的相对重要性

图 6.12 用能量和吸收体原子序数的函数关系给出放射治疗中相关的主要作用方式——光电效应、康普顿效应、电子对生成过程的相对重要性。例如,对一种原子序数近似等于组织(Z=7)的吸收体,在单能光子入射时,30keV 以下光电效应是主要作用方式,超过 30keV 康普顿效应成为主要作用方式,直到能量接近 24MeV,此时电子对产生变成主要作用方式。用于描述所有光子相互作用的总的质量衰减系数等于单个作用系数之和:

$$\mu_{en}/\rho=\sigma_{coh}/\rho+\tau/\rho+\sigma_c/\rho+\pi/\rho$$

粒子与物质的相互作用

电子

电子穿过物质时通过相互作用损失动能,相互作用主要包括:弹性碰撞和非弹性碰撞。在弹性碰撞中,没有能量损失;在非弹性碰撞中,电子的一部分动能转化为其他形式的能量。电子可与原子中的电子发生弹性碰撞,也可与原子核发生弹性碰撞,此时入射电子的方向发生改变,没有动能损失。电子可与原子中的电子发生非弹性碰撞,导致原子的电离和激发,也可以与原子核发生非弹性碰撞,导致韧致辐射 X 线(辐射损失)的产生。在电离情况下,出射电子可能获得足够的能量导致它自己产生另外的电离。这些电子称为次级电子或 δ 射线,它们可以继续产生另外的电离和激发。通常,治疗用的电子束在组织中的能量损失被其整个射程平均后,在水中约为 2MeV/cm。

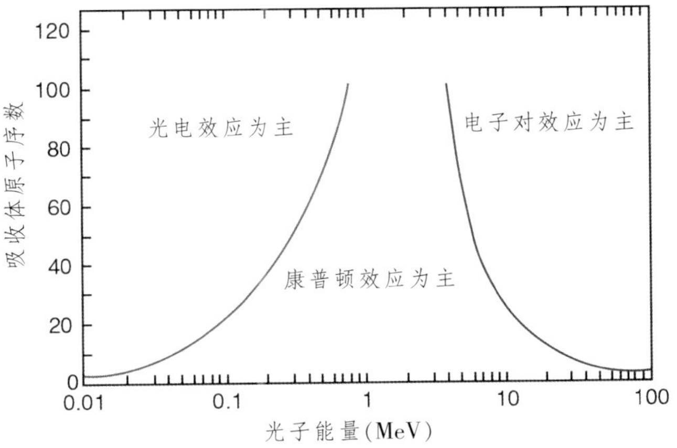

图 6.12 3 种主要相互作用的相对重要性:能量和吸收体原子序数的函数关系。(From Hendee WR, Ritenour ER. *Medical imaging physics*, 3rd ed. St. Louis: Mosby-Year Book; 1992.)

因为电子比原子核轻很多,完全描述运动电子在介质中任一点的能量和穿透深度是非常复杂的。因此,电子在单个过程中可以损失绝大部分能量,发生大角度偏转。这就意味着,即使刚入射到介质上的电子是单能的,所有运动的电子在介质中的停留位置也会发生较大的变化,这被称为射程歧离。

质子和轻离子

质子穿过物质的路径相对较直,当它与原子中的电子和原子核发生相互作用后逐渐慢化。这就导致了质子的深度剂量曲线的特点:在射束的大部分射程范围内,质子的吸收剂量近似是常数,直到接近质子射程末端时,剂量曲线出现一个尖峰(称为布拉格峰),如图 6.13 所示。峰值处的剂量大约是表面剂量的 4 倍,峰的末端宽度在 1cm 的量级,这一宽度取决于射束的能量和射束能量的扩展度。每位患者的深度剂量特性可由不同能量的多束质子束叠加产生。这一技术产生一个展宽的布拉格峰,它可以覆盖整个靶体积,当超过靶体积几毫米时剂量迅速跌落为零。质子束的相对生物效应(RBE)与光子和电子束的低线能传递辐射类似。Pagnetti 等[9]对 250MeV 质子射束进行测量,测得在平坦区 RBE=1,在布拉格峰值的中心区 RBE=1.1。因此,对光子和电子治疗建立的临床反应也适用于质子治疗。

中子

中子同光子一样不带电,因此属于间接电离辐射,在物质中呈指数衰减,其相互作用过程主要和原子核发生。它们包括与组成人体组织的原子核(氢、氧、碳、氮等)的弹性散射。中子相互作用产生反冲质子和相对低能的带电的原子核碎片。这些次生粒子的

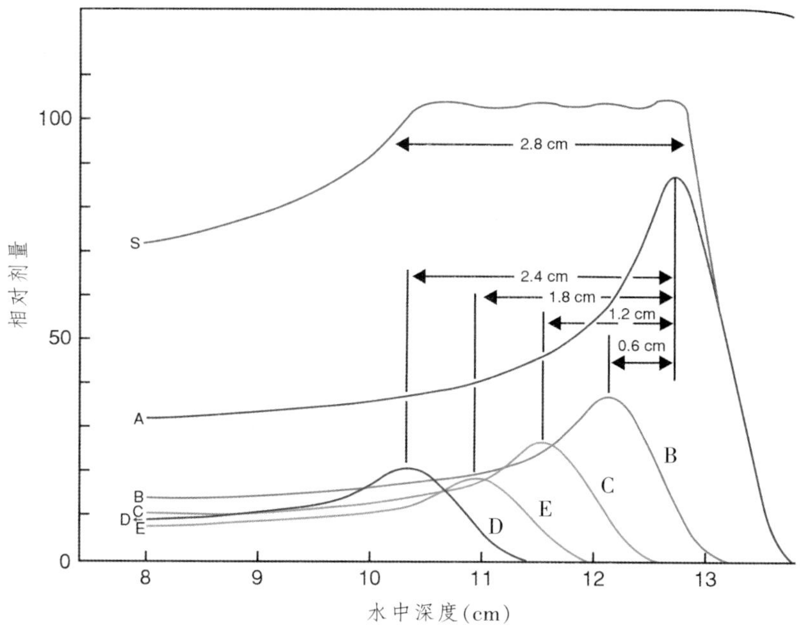

图 6.13 可以展现质子束布拉格峰的方式。曲线A是哈佛大学回旋加速器产生的160MeV的初级质子射束的深度剂量分布。图中B、C、D和E给出低强度、短射程的射束,叠加形成一个合成的曲线S,产生大于2.8cm宽的均匀剂量。(From Hall EJ. *Radiobiology for the radiologist*, 4th ed. Philadelphia: JB Lippincott; 1994.)

RBE尚未明确,因此难于理解临床效应与吸收剂量之间的关系。

放射治疗机

千伏治疗机

1951年之前,多数放射治疗机是千伏电压X线机,它产生的光子只有有限的穿透性。至今,许多现代的放射肿瘤诊所仍使用这种类型的机器用于皮肤癌的治疗。在这类机器中,电子在变压器中产生的高压静电场中加速,高压直接用于灯丝(阴极)和X线靶(阳极)之间。图6.14给出放射治疗X线管的示意图。

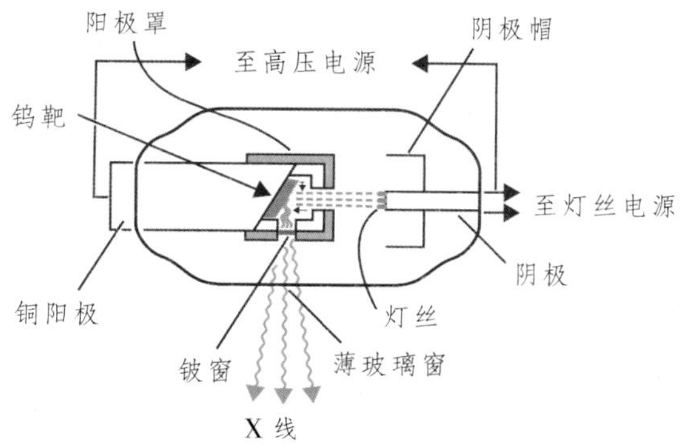

图 6.14 放射治疗X线管示意图。(From Khan FM. *The physics of radiation therapy*, 3rd ed. Baltimore: Williams & Wilkins; 1994.)

这些机器的电势差(kVp)是可变的,并且可以加金属滤过板来吸收低能光子、改变射束的穿透能力。可变的kVp和不同的滤过板组合使它具有产生多种X线束的能力。根据穿透程度可以将机器分为接触、表浅和深部(深部治疗)X线机。Biggs等[10]给出了这些类型的治疗机的详细评论。

接触型治疗机

接触型治疗机的工作电压通常为40~50kVp,管电流为2~5mA。适配的限束筒通常用于2cm或更小的源皮距(SSD)。0.5~1.0mm铝滤过板用于形成一个标准的0.6mm铝的半价层。X线管呈柱状,带有一个很薄的云母-铍窗口,装有一个等效0.03mm铝的内置过滤板,辐射呈轴向发出。最初,接触X线机应用于经挑选的直肠癌腔内照射[11,12]。

表浅治疗机

表浅治疗机是工作电压为50~150kVp,电流为5~10mA的X线机。附加滤过厚度(1mm铝或1mm铝+0.25mm铜)产生1.0~8.0mm铝的半价层。使用附加筒,用铅模来形成不规则野。SSD通常是15~20cm。这类机器最早用于治疗皮肤疾病,现在仍在相对广泛地应用。

深部治疗机

深部X线机的工作电压为150~500kVp, 多数工作电压为 200~300kV，管电流为 10~20mA。使用附加的滤过板，例如 Thoreaus 滤过器，产生该滤过器 1~4mm 铜的半价层是由薄的锡板、铜板和铝板排列组成，高原子序数的板通常接近 X 线靶，确保较高能量特征 X 线被低 Z 金属吸收。通常用可拆卸的限束筒形成治疗野。SSD 通常是 50cm。这种类型机器很少在临床中应用。

超高压、兆伏级光子和电子束治疗机

工作电压为 500~1000kV 的 X 线治疗机被称为超高压治疗机[13]。共振变压器 X 线机是这种千伏电压机器的例子。能产生≥1MV X 线的治疗机称为兆伏级治疗机。Van de Graaff 发生器是最早的兆伏机之一，其工作电压为 1~2MV。1941 年，Kerst[14]首先研制的电子感应加速器是另外一种较早类型的兆伏机。放射肿瘤中应用的电子感应加速器产生的 X 线束能量超过 40MV。所有这些早期使用的机器现在已废弃，不再在临床上使用。关于这类早期用于放射治疗的加速器的详细历史和发展可以参阅 Karzmark 等[15]写的参考书。

^{60}Co远距离治疗机

1951 年 8 月，在加拿大 Saskatoon 癌症诊所，第一台 ^{60}Co 远距离治疗机装上 ^{60}Co 源，同年 11 月 8 日治疗了第 1 例患者[16,17]。关于 ^{60}Co 治疗机的详细内容可参考 Glasgow 给出的评论[18]。^{60}Co 治疗机的优点是：射束输出相对不变；由于 ^{60}Co 源有确定的半衰期，它的衰变可以预计，避免了通常在需用电的设备上发生的小的日常输出波动。现代等中心 ^{60}Co 治疗机，比如，Theratronics 国际有限公司（加拿大，卡娜塔）的 Theratron-780 和 Theratron-1000 的源轴距分别是 80cm 和 100cm。直径 1.5~2.0cm 源的活度为 5000~13 000Ci，在 1m 处产生的照射率为 150~250R/min。图 6.15 给出 Theratron-780 治疗头的典型设计。目前一些新的机器在等中心处的最大射野大小为 40cm×40cm。辐射束由 1.17MeV 和 1.33MeV 的 γ 射线组成，它们在组织中的 $d_{1/2}$（剂量减少到最大剂量值的 50%时的深度）约为 10cm。^{60}Co 治疗机的缺点有：每 4~5 年需要更换 1 次源，大射野时射野平坦度差，以及与医用直线加速器产生的高能光子相比有较低的深度剂量。

γ刀

第二类利用 ^{60}Co 源的治疗机是 Elekta 的 γ 刀，于 1968 年由瑞典神经外科医生 Lars Leksell 博士发明，是专门用于立体定向放射外科的装置。这一机器采用多个固定的 ^{60}Co 源聚焦于中心点，可精确地给予颅内多点单次、大剂量、高适形度的辐射（γ 射线）。γ 刀有 3 个基本组成部分：球面形源容器、4 个准直器头盔、电动控制治疗床。源容器装有 201 个 ^{60}Co 源，这些源呈半球型分布。每个源发射的 γ 射线会聚于治疗机的中心点（UCP），中心点距每个源 40cm 远。治疗机的中心点类似于远距离治疗机的等中心，是治疗时靶体积所处的位置。定位由 Leksell 立体定向框架上的三维坐标系统完成。新装的每个源的活度大约是 30Ci，201 个源组合起来可以在 UCP 处给出约 300cGy/min 的剂量率。射线先经初级准直器准直，接着由 4 个准直头盔中的任一个进行次级准直。对每一个头盔，201 个钨准直器界定了指定大小的圆形孔（在 UCP 的投影分别为 4mm、8mm、14mm 或 18mm）。为了使辐射剂量与患者的靶体积形状符合，采用不同直径的孔、孔挡（塞子）、照射时间和治疗头位置的组合。这 4 个参数的特定组合被称为 γ 刀术语中的一次照射。数十万患者已经采用过这种类型的治疗机进行治疗。

最近 Elekta 公司推出了一个新的模型，γ 刀 Perfexion（图 6.15），不同于以前的型号，这次具有一个重要设计变化，具有几个先进的功能，包括扩大的内部患者空腔用于扩展访问周围颅骨解剖。与早期

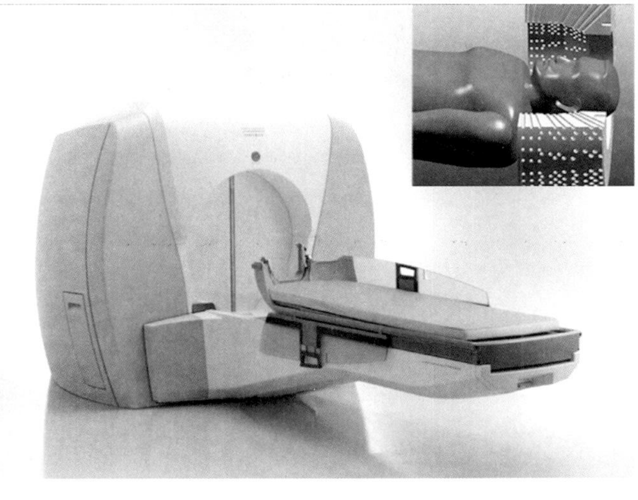

图 6.15　医科达的 γ 刀（Elekta AB，瑞典，斯德哥尔摩）是瑞典神经外科医生 Lars Leksell 博士于 1968 年首次研制出来的一种专门用于立体定向放射外科治疗的设备，可对颅内靶区进行高度精确的放射消融治疗。图示为最新型号，γ 刀 Perfexion，这一型号在治疗技术上进行了更新，并且扩大了治疗范围，拥有了治疗上段颈椎病变的能力。

的模型不同的是,Perfexion 可以在治疗床上移动患者到每一立体定向 x、y 和 z 坐标。该源是径向排列的并分为 8 个移动扇区,每个扇区 24 个源。每个扇区都是独立可选的，从而提供各种各样的射野大小或阻挡的扇区组合在治疗期间的照射位置。随着引入相关扩展系统配件,Perfexion 可以达到治疗上颈椎的目的。

直线加速器

1953 年,第一台医用微波电子直线加速器(8MV)在伦敦 Hammersmith 医院医学研究委员会辐射研究中心开始运行[20]。P. Howard-Flanders 首先构想出加速器的等中心机架装配设计[21]。此后不久,Ginzton 等[22]在 Stanford 生产了 1 台 6MV 的医用直线加速器。从此,直线加速器的设计和结构得到不断的改进。目前,临床使用的兆伏级治疗机中医用直线加速器(称为直线电子加速器)占多数[15,23]。

图 6.16 是高能偏转束流医用直线加速器主要部件框图。直线加速器采用 S 波段的电磁波(2856MHz)产生电场。微波辐射在一个被称为加速管的装置中传播,电子注入该装置中,就被电场直线加速。加速管由一系列的柱状金属腔构成，金属腔具有轴向的孔,被加速的电子可以从中穿过。微波产生的加速管的电场可以是行波也可以是驻波设计。在行波设计中,当场随时间通过加速管传播时,电子随电场传播,与冲浪运动员冲在海浪峰上有点类似。在驻波加速器中,反射的微波功率用于产生驻波电场。在这种情况下,微波功率通过旁耦合腔耦合进加速结构中,而不是通过加速管的轴向空腔。

多数低能(4~6MV)直线加速器的加速管常常在治疗头中垂直放置,与产生、控制、监测 X 线束的相关的部件在同一条直线上(图 6.17 左)。高能(15~18MV)直线加速器采用水平放置的加速管,并装有射束偏转磁铁系统(图 6.17 右)。目前,加速结构技术有可能产生宽能量档的多种高剂量率光子束流。

加速器的其他重要部件包括调制器、微波功率源、电子枪和束流控制部件。调制器是脉冲直流功率源,用于产生微波功率。脉冲直流功率同样也提供给电子枪(一个热丝灯丝作为被加速电子的源)。电子被加速之前通过一个称为聚束器的装置集束。这样,电子束由聚束电子的脉冲以窄的笔形束形式组成。磁控管是一个既提供微波源又充当功率放大器的装置。速调管用于放大微波功率，微波功率由独立的微波源(射频驱动器)产生。来自磁控管或速调管的微波功率,通过一个金属管——波导管传输到加速管中。一个被称为循环器的装置用于将磁控管/速调管与反射的微波功率隔离。

直线加速器中其他重要部件都固定在治疗头中,包括 X 线靶、固定的初级准直器、散射箔、均整器、监测电离室、可移动的次级准直器、光野定位器和光距指示器。另外,治疗头包含很多防护材料用以降低漏辐射。

在加速管的出射窗，高能电子束以直径 2~3mm 的笔形束出射。在低能(4~6MeV)的直线加速器中,被加速的电子以直线前进并撞击 X 线靶,在光子治疗模式时,产生轫致 X 线。在高能直线加速器中,因为加速管非常长,采用水平或与水平呈一定角度放置,电子必须通过一个合适的角度进行偏转,通常加速管和靶之间的夹角为 90°或 270°。这些可以通过束流传递系统得以实现，束流传递系统由一组消色散的聚焦、偏

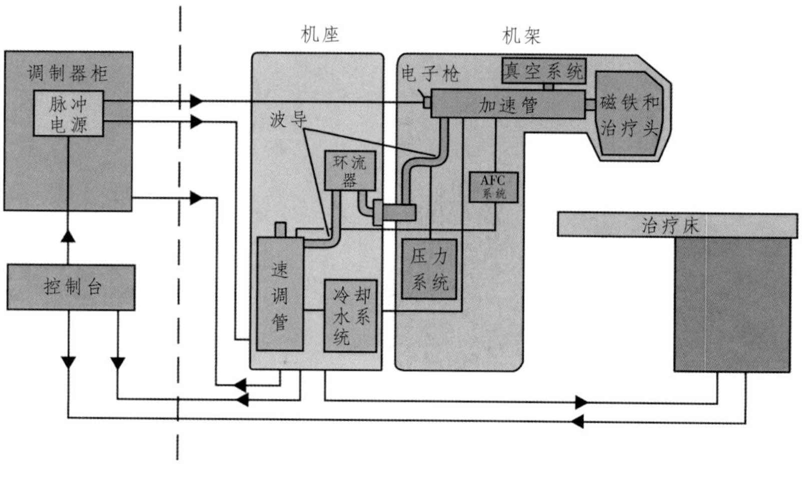

图 6.16 高能偏转束流医用直线加速器主要部件简图。(Courtesy of Varian Associates, Palo Alto, CA.)

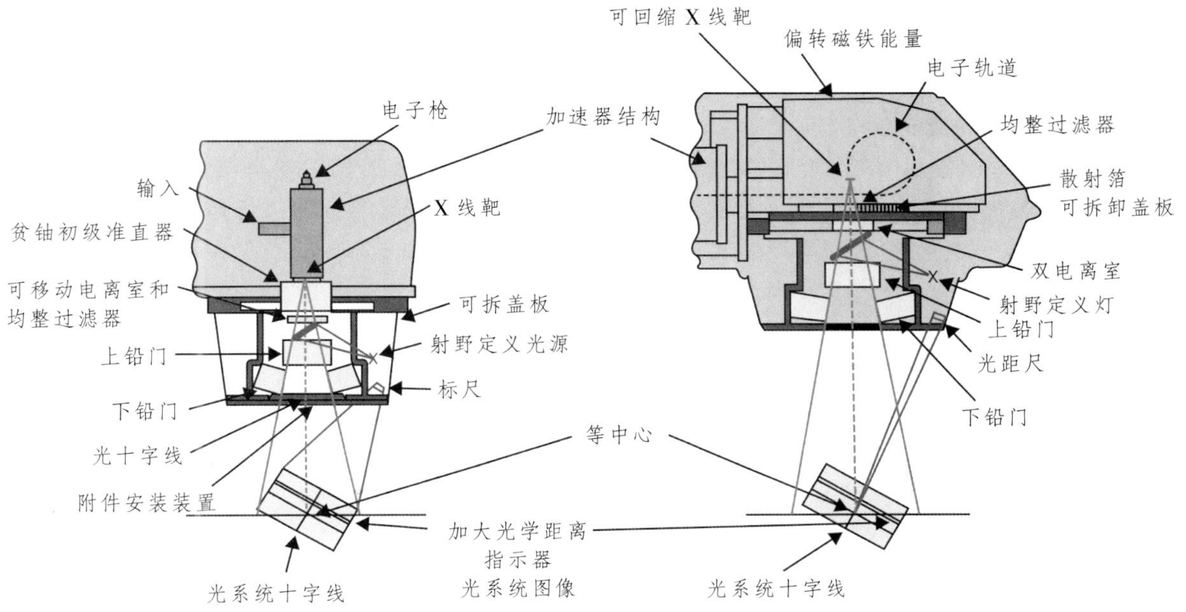

图 6.17　低能直线射束(左)和高能偏转射束(右)医用直线加速器剖面示意图。(Courtesy of Varian Associates, Palo Alto, CA.)

转磁铁以及导航和聚焦线圈组成。

初级准直器是一组固定的准直器，装在X线靶的正下方，用于准直患者治疗方向的X线束，以减少X线源产生的漏射。兆伏级电子轰击靶产生的韧致X线的角分布具有前冲的峰值。为使整个野的X线强度分布均匀，一个锥形的金属均整器板插入射束中。均整器由铅、钨、铀、钢和铝(或它们的合金)组成，其组合取决于X线的能量。X线束经均整后穿过一个监测电离室。多数情况下，这一系统由几个透射型平行板电离室组成，它覆盖了整个射束。这些电离室用于监测射野的对称性、剂量率和每监测单位的累积剂量。

穿过监测电离室后，射束可以进一步被连续可动的X线准直器准直，这组准直器由两对铅门或钨门组成，用于在距离100cm处提供0~40cm×40cm大小的矩形射野。野的大小由灯光定位器和一个镜子组件来界定。独立准直器可以在现代治疗机上实现。这一灵活性简化了患者摆位，避免了相邻野的重叠，不必采用重的分束挡块，提高了安全性[24]。独立准直器技术与计算机控制剂量率相结合可以用于产生楔形等剂量图[25]。

多数现代加速器带有多叶准直器(MLC)系统[26,27](图6.18)。每一个野的叶片设置由计算机控制。现代治疗计划系统有设定MLC形成射野的功能，患者的

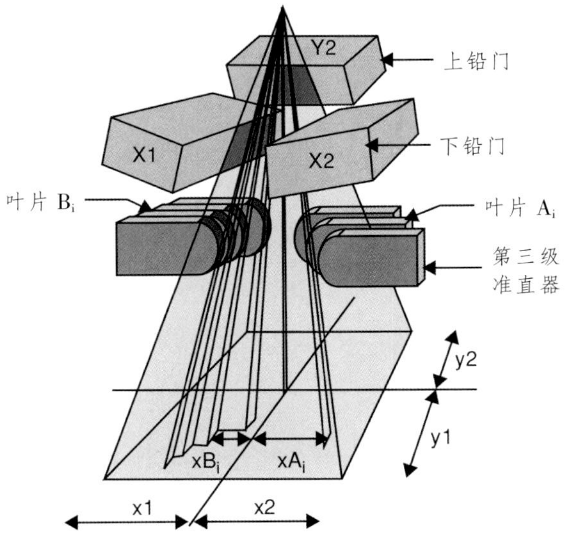

图 6.18　Varian 直线加速器多叶准直器的几何结构示意图。x方向是横跨每个叶片对射野的宽度，y方向是射野的长度。(Courtesy of Varian Associates, Palo Alto, CA.)

MLC配置文件通过局域网传给直线加速器的MLC控制计算机。最重要的是，计算机控制的MLC系统用于创建优化的调制光束通量。这种治疗方式称为调强放射治疗，并通过固定的机架角度(a)传输多个射束子野[称为静态MLC(SMLC)或者步进式IMRT]或(b)使叶片在X线出束过程中以不同的速率运动[称为动态MLC(DMLC)或者滑窗IMRT][28]。

在电子束治疗模式时，加速器的射束电流减少了1000倍，X线靶撤回。电子散射箔将被移入并放置在射束的中心线上，这样被加速的笔形电子束撞击它用于展宽射束，产生覆盖治疗野的平坦射野。散射箔通常由双铅箔组成。第一层散射箔的厚度确保多数电子进行散射，只有一少部分产生轫致X线。第二层散射箔通常中心区域较厚，用于平坦射野。产生的轫致辐射作为电子线的X线污染，通常小于最大剂量的5%。电子限束器装在可移动准直器的下方，用于射野最后的准直。在图6.19中给出X线和电子束治疗头的分系统示意图。

传统医用加速器的最新发展是新增的锥形束CT影像功能。这类加速器被称为图像引导放射治疗(IGRT)直线加速器。第1台商业化的锥形束计算机断层IGRT直线加速器是Elekta Synergy[29,30]。其他医用加速器制造厂家也接受IGRT这一观念，已经生产了自主型号的IGRT直线加速器——Varian Trilogy，或正在做这方面的研发。Synergy IGRT系统(称为XVI)由一个可伸缩的kV X线源、一个装在直线加速器上与辐射束的方向垂直的非晶硅面平板成像器、一个用于处理数据的软件模块和用于记录图像的工具共同组成(图6.20)。XVI系统可提供平面、运动和容积图像功能。配准软件用于比较日常摆位的图像与存储的CT计划图像，比较之后在治疗患者之前可以调整床的位置。

最近，医用直线加速器的制造商和他们的相关计划系统已经推出新功能，提供旋转调强治疗能力，例如Elekta VMAT和Varian Rapidarc[32]。基于旋转调强放射治疗的直线加速器的概念是由Yu[33,34]提出的，被称为强度调制弧形治疗(IMAT)，但计划软件在那个时候并没有商业化的可用。相比只使用固定数量射野方向的静态MLC或动态MLC调强方法，常规直线加速器旋转调强放射治疗方法可以提供更适形的剂量分布和更短时间的剂量传递。此外，由于它消除了计划师的迭代射野数量和方向选择使计划优化更简单。虽然仍然存在争议[35,36]，旋转调强的常规MLC方法可能改善IMRT计划的质量和传输效率[32]，这需要更多的用户在接下来的几年中报告他们的旋转调强放射治疗经验。

电子回旋加速器

电子回旋加速器是一个结合电子直线加速器和回旋加速器基本原理的电子加速器，其概念的提出应该归功于Veksler[37]。通过磁体使电子束在微波加速腔中循环一次或多次，这样，采用低能的加速区可以得到高能电子束。通过磁体的每一个轨道后，电子束与加速器微波电场必须同相位。因此，磁体系统充当一个能谱仪，限制电子能量到一个可接受的窄的能量宽度，从而将束流限制到某种程度。

这一概念被Schwinger进一步发展[38]，提出了跑道式电子回旋加速器。它采用两个D形的磁极，这两个磁极以固定的距离被分开，在它们之间是直线加速器的加速结构。瑞典Scanditronic公司生产了一种50MeV的设备用于放射治疗，它是文献中描述的最早

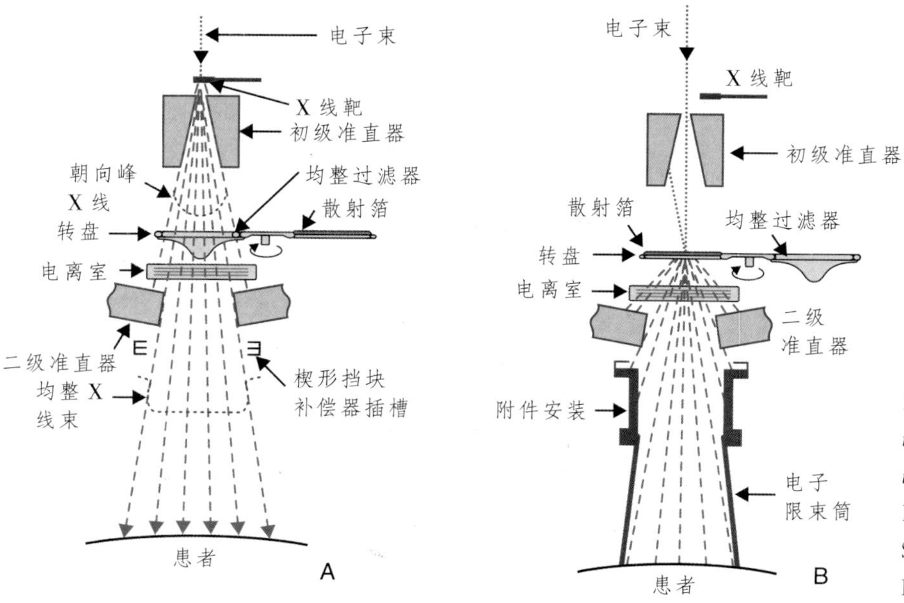

图6.19 X线束(A)和电子线射束(B)辅助系统示意图。(From Karzmark CJ, Morton RJ. *A primer on theory and operation of linear accelerators in radiation therapy*. Rockville, MD: Department of Health and Human Services, Public Health Service, Food and Drug Administration, Bureau of Radiological Health; 1997.)

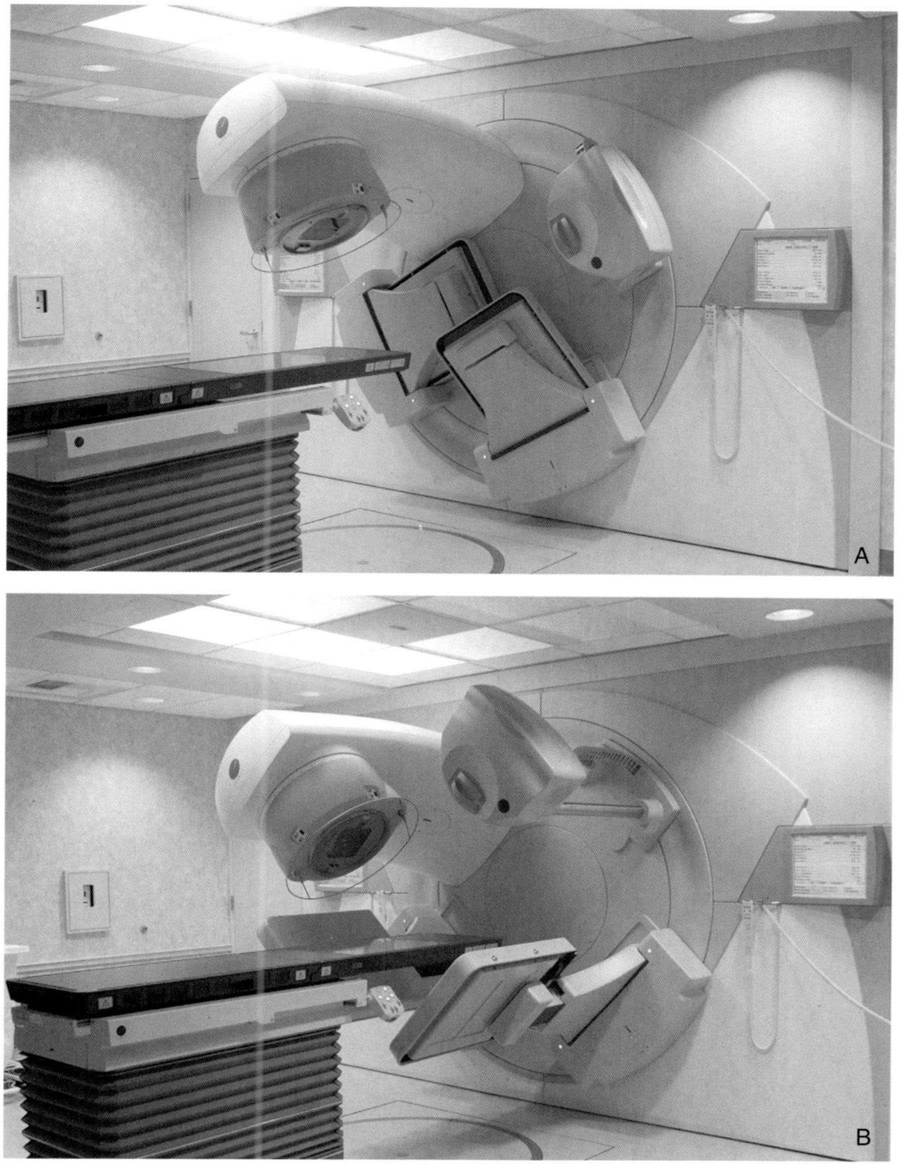

图 6.20　安装在加利福尼亚大学 Davis 分校的 Elekta Synergy。治疗机由传统的多模医用直线加速器与一个可伸缩的 kV X 线源，一个装在加速器上与辐射束方向垂直的非晶硅平板影像设备以及一套软件模块组成(称为 XVI 系统)。(A)X 线源和缩回的非晶硅平板。(B)平板伸出。

的现代调强治疗输送系统之一[39]。只有两台这种型号的电子回旋加速器在美国被安装使用,而且现在它们都已经被替换掉了。

断层放射治疗机

螺旋断层治疗概念首先由 Mackie 等[40]提出,目前 TomoTherapy HI-ART 系统已商业化[41]。一个短的嵌入式 6MV 直线加速器在一个环形机架上旋转，其源轴距为 85cm。图 6.21 为安装在加利福尼亚大学 Davis 分校的机器图示。当给予患者调强放射治疗时,患者的治疗床在 y 方向运动(朝机架方向)通过机架的孔,类似于进行螺旋 CT 检查。因此,在患者的参考坐标系中,治疗束与螺旋方向成角度,扇形束的中点通过孔径的中心。与螺旋 CT 类似,治疗束的间距定义为机架旋转 1 周床移动的距离除以 y 方向射野的宽度(通常为 0.2~0.5)。在 y 方向射束的宽度用一对铅门来确定,它可以从 3 个可选值(1cm、2.5cm 或 5cm)中选择一个用于任一特定患者的治疗。横向上,治疗束被 64 对多叶准直器进行强度调节，多叶准直器的叶片在开、关状态之间快速转换。对于尽可能大的横向 40cm 长度的野,每一个叶片在孔径中心的投影宽度为 6.25mm。通过改变不同叶片被打开的时间份额来完成强度的调节。单个调制模式可以随角度变化(整个循环周期被严格地分为 51 个照射方向)。在治疗中,机架以每周 10~60s 的周期范围匀速旋转。被调制的治疗束的照射程度用所谓的调制因子来描述。调制因子的定义

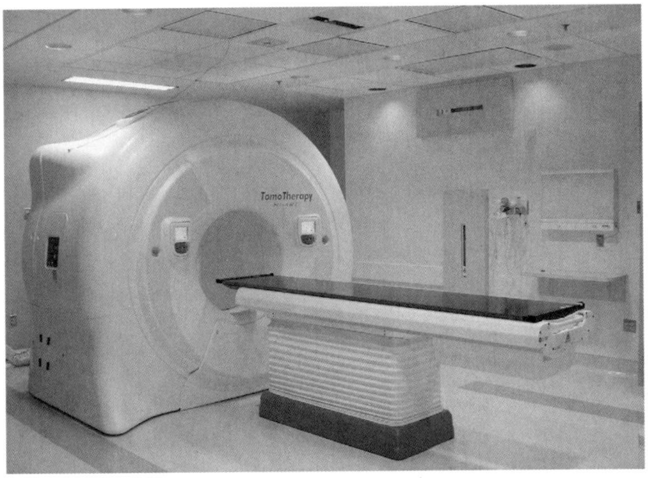

图 6.21 安装在加利福尼亚大学 Davis 分校的 TomoTherapy HI-ART 系统。一个短的嵌入式 6MV 直线加速器在一个环形机架上旋转。同进行螺旋 CT 检查一样，当患者支撑床穿过机架孔径时，对患者实施调强放射治疗。患者进出方向的射野宽度用一对铅门来定义，它对每一特定的患者是固定的，治疗射束的横向用 64 对多叶准直器调整。

为：照射过程中叶片打开的最大时间与平均的叶片打开时间的比值。间距和可准许的最大调制因子是治疗计划设计者需要说明的新参数。高度调制的治疗可以获得更好的适形度，但是它不可避免地延长了治疗时间。当患者的治疗床沿 y 方向通过机架孔径时，使用机载的氙 CT 探测系统和叶片全部打开的 6MV 直线加速器（解调至 3.6MV），可以获得一个螺旋的 MVCT 图像。配准软件可用于日常患者摆位图像与存储的 CT 治疗计划图像的比较。

射波刀

一种安装在一个工业机械臂上的小的 X 频带（约 10 000 MHz）直线加速器，最早被用于放射外科学[42,43]。机械臂可从任意方向将经准直的窄束 X 线对准靶区。系统采用两个装在天花板上的诊断 X 线源和水平装在地面上的非晶硅影像探测器。由机器臂的轨迹和在每一个机械臂取向上给予的监视器记数来确定某次治疗。在患者治疗过程中，CyberKnife 系统将实时的放射影像与治疗前的 CT 或 MRI 图像关联起来，用于确定在整个治疗过程中患者和肿瘤位置的重复性。

新的和不断发展的光子治疗机

还有其他几个新的光子束治疗机显示重大改进的设计。例如，Kamino 等[44]提出的四维 IGRT 系统，有一个独特的平台式的 X 线头设计可以使直线加速器头转动。通过很容易地让没有治疗床旋转的共面射野，新的自由度可用于调强优化，更适形的剂量分布是可能的。

最近推出的 Vero（Brainlab AG，德国，费尔德基兴）立体定向手术/立体定向放射治疗，使用旋转环机架，兆伏级 X 线治疗头安装在正交框架内[45]。图像引导系统包括电子射野影像系统（EPID）和两个固定千伏级 X 线球管结合两个固定的平板探测器。这种双成像系统提供平面影像、CBCT 和实时透视监视。

另一个非常有前途的图像引导调强投射系统上线，它有显著的潜力以提高定位和跟踪软组织肿瘤，这个系统是 Renaissance 系统 1000（威瑞，克利夫兰）。该装置使用 MRI 图像引导的多头 ^{60}Co 传统调强放射治疗系统，即使在出束的治疗过程中仍然可以不间断地获取图像。除 Renaissance 系统外，研究一直致力于混合磁共振-加速器系统的发展[46]。

一些研究人员也提出了高能量电子束（150~250MeV）的使用[47,48]。这样的高能光束目前还没有应用，所以只有光束模拟软件被用来证明使用从相反的方向和调制高能电子束强度的能力[47,48]。这样的机器投入使用尚有时日，但这些早期的研究表明其很有希望。

质子、轻离子和中子束治疗机

质子束首先用于放射治疗应该归功于 Wilson[49]，他在 1946 年指出质子束具有优越的深度剂量特性。在 Breuer 和 Smith[50]及 Delaney 和 Kooy[51]的参考书中给出质子束治疗机的历史和发展的详细情况。质子放射治疗在全球范围内正受到越来越多的关注，因为它的深度-剂量特性显示出优于光子束的优势[52]。

在多数现有的或计划中的质子和轻离子治疗机中，要么采用回旋加速器，要么采用同步加速器作为加速装置加速质子束到足够的能量（200~250MeV）和射束强度。

回旋加速器

1929 年，加利福尼亚大学的 Ernest Lawrence 发明了回旋加速器（图 6.22）。在两个导引的 D 形真空半圆柱（Ds）上施加高频率、交变电压（电势差）加速重带电粒子，例如质子、氘核和重离子。垂直于两个 Ds 上端的一个固定的磁场使带电粒子绕圆形路径运动。只有通过两个 Ds 的缝隙时带电粒子才能被加速。随着粒子速度的增加，射束被盘旋到容器的边缘。这时，粒

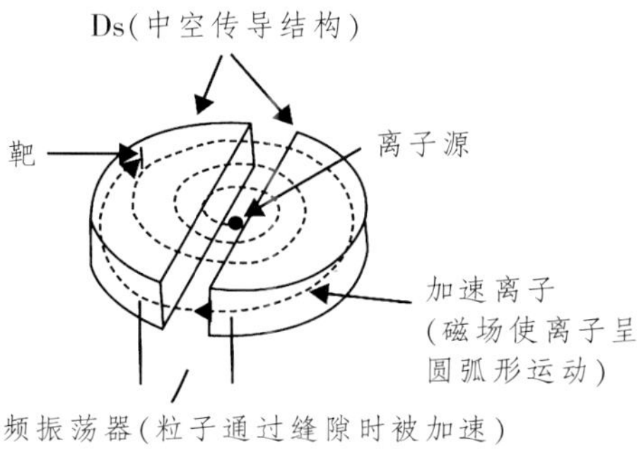

图 6.22 回旋加速器工作原理示意图。这一机器用于加速正离子,在临床上产生质子和中子束。金属半圆盘(Ds)具有一个抽成真空的中心,质子能通过。质子被半圆盘间振荡的电场加速。一个垂直于半圆盘平面的磁场将带电粒子限制在半圆盘中。

子的速度接近光速。质子能量在 200~250MeV 时被认为能适用于多数放射治疗。加速器产生的射束强度必须足够克服射束输送系统的损失以及提供适当的治疗时间。

同步回旋加速器和同步加速器

同步回旋加速器采用磁场变化或者电场的频率变化,而同步加速器两者都变化。随着粒子能量的增加,适当增加这些参数,可以使那些被加速的粒子的路径保持不变。这就允许粒子的真空罐是大的、薄的圆环。实际上很容易用一些直的零件和一些弯的零件利用多级偏转磁铁,产生圆的多角形状。Loma Linda 的质子束设备就是这种加速器的例子[53]。

同步加速器具有简单的能量变化的优点,而回旋产生一个固定能量的连续束和更高的光束强度,这使他们的设计稍微简单化。射束可以通过被动调节(散射箔)或笔形束动态扫描系统进行展宽[53],允许肿瘤的远端边缘和近端均可剂量适形。Hall[54]指出那些采用散射箔的质子治疗机有明显的中子泄漏,推荐采用笔形束扫描系统。

至少有 9 个专为放射治疗设计的现代质子放射治疗设施已经在美国投入使用,大约 10 个以上正在发展中或预定在未来几年内开放。

只有很少的临床光离子设施用于放射治疗(主要是碳离子)[52,55]。目前在日本使用的有 2 台,第 3 台在线生产中,第 4 台很快开始装机。德国海德堡有第 1 个具有从质子到碳离子的多个离子能力的临床中心,包括第 1 个碳离子束的机架;2 个正在德国建设中。国家肿瘤学中心(肿瘤强子治疗国家中心)位于意大利帕维亚,计划于 2011 年开始治疗。此外,设施在法国和奥地利建设中。

轻离子辐射治疗需要光束比质子治疗高得多的能量。例如,一个 150MeV 的质子束可以穿透 16cm 的水。实现与碳离子相同渗透,能量为 3000MeV 或 250MeV/每核子是必要的。同步加速器是提供这样的高能离子束的唯一来源,它们是大而复杂的机器,需要大型设施和同样大资本支出。

对轻离子辐射治疗感兴趣是由于它结合了 2 个重要的物理优势:①其深度-剂量特征;②在射束布拉格峰区的高线性能量传递(LET)。优于其深度特征,布拉格峰值剂量与入口区域剂量的比值甚至比质子大。此外,与质子束治疗不同,在布拉格峰区的 LET 辐射大幅增加。这两个特征的结合导致一个潜在的独特的优势——一个高 LET 区域可以高度适形靶区体积。

新兴的和不断发展的质子治疗设备

质子放射治疗投送的新技术正在逐渐兴起。单机架系统正处于研发和制造过程中,图 6.23 为 MEVION S250 质子治疗系统(Mevion 医疗系统,马萨诸塞州,利特尔顿;原先为 Still River Systems)。此系统为机架式安装,使用超导同步回旋加速器,并且整合了图像引导和自动患者定位功能。2011 年,第 1 台设备计划在华盛顿大学安装(密苏里州,圣路易斯)。

另外,Varian 近期也发布了他们的首台单室质子放射治疗系统,如果需要可以使用超导粒子回旋加速器技术将其扩展为多室设备。

Caporaso 等提出了一种更超前的设计理念[56]。这个治疗系统目前正由紧凑型粒子加速器公司(Compact Particle Acceleration Corp,加利福尼亚州,利弗莫尔)和螺旋断层放射治疗公司 TomoTherapy(威斯康星州,麦迪逊)共同研发。设计理念基于介质壁加速器(DWA)技术实现,目的就是为了使得质子放射治疗直线加速器更加紧凑以便于安装在传统直线加速器治疗室内。此外,生产 2m 长的直线加速器需要 100MV/m 的加速梯度。如果成功的话,DWA PBRT 能够产生由强度、能量、点宽各异的单脉冲构成的 200MeV 质子束。尽管 DWA 还很大程度上处于研究发展水平,小型的图像引导质子放射治疗系统能够实现旋转调强质子治疗,并且可以安装在与传统直线加速器相差无几的治疗室内,在放射治疗领域实现一次重要改变。

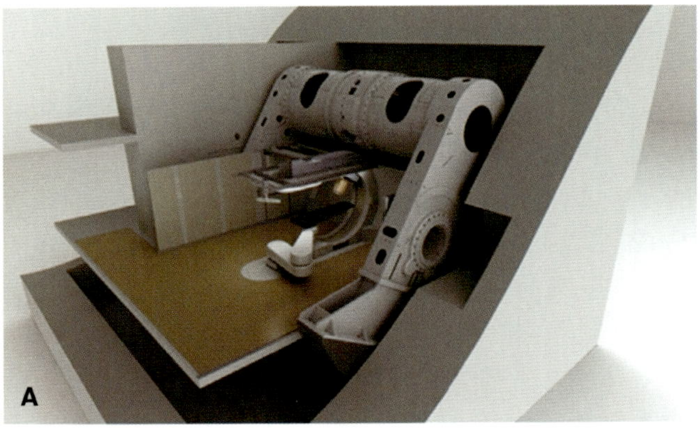

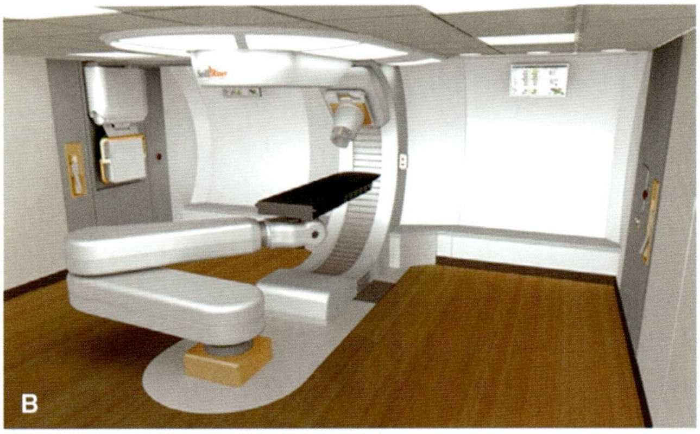

图 6.23 展示新一代质子治疗系统（MEVION S250 质子治疗系统,Mevion 医疗系统，马萨诸塞州，利特尔顿；以前的 Still River 系统）。(A)外部机架保证质子加速器在中心,直接指向等中心点。加速器是一个 250MeV 的回旋加速器,专门设计(使用超导磁体)用于质子治疗(具有强度调制质子治疗能力,高剂量率,高可靠性和易于维护)。(B)治疗室描绘了内部机架和 6 个自由维度自动机械治疗床。

中子治疗设备

现代的中子治疗设备使用粒子回旋加速器加速质子或氘核子到 50MeV,产生具有等同于 6MeV X 线深度剂量特征的中子束。p,Be 反应(质子加速轰击铍靶)最常用,因为质子在围绕等中心位置的机架上更容易弯曲,这就使得粒子加速器更加小型化、更加便宜。唯一例外的是安装在 Harper 医院(密歇根州,底特律)的超导粒子回旋加速器使用的是 d,Be 反应(氘核子加速轰击铍靶)[57]。超导技术让粒子回旋加速器变得足够小,使其能够在等中心圆环上围绕患者进行旋转，因此淘汰了围绕旋转机架弯曲氘核子束的技术。另外,d,Be 反应所产生的中子数量是 p,Be 反应的 5 倍。中子束治疗设备的历史和发展在 Maughan 和 Yudelev 的综述中详细介绍[58]。

模拟机

常规模拟机

Van Dyk 和 Munro[59]的综述指出了放射治疗模拟机的详细发展历史以及模拟机的选择、验收测试和质量保证等。现代常规模拟机模仿了治疗机的功能及运动方式,并采用诊断 X 线管来模拟治疗射束的辐射特性(图 6.24)。模拟机允许射束的方向和治疗野的大小包围靶体积的投影。通过图像上可视的内部结构和体表标记点之间的联系，可以做出不同的挡块装置(Cerrobend 挡块)，以助于将对正常重要组织的辐射剂量降到最低。机架臂需足够结实用以支持重的挡块以及模拟电子束限光筒。床的宽度与治疗机床的宽度类似,操作控制台具有数字显示参数的特性,可以对源轴距、机架角、射野大小进行程序设定。常规模拟机装有 X 线透视系统,用于加快射野设置、射束角度形成,还具有自动曝光控制用以提高 X 线成像技术。常

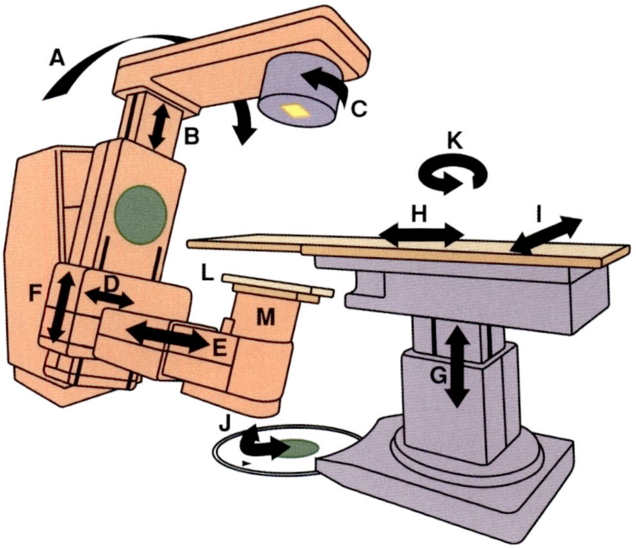

图 6.24 放射治疗模拟机的基本部件和运动方式。A：机架旋转;B:源轴距;C:准直器旋转;D:影像增强器(横向);E:影像增强器(纵向);F:影像增强器(辐射方向);G:患者检查床(垂直部分);H:患者检查床(纵向);I:患者检查床(横向);J:患者检查床绕等中心旋转;K:患者检查床绕基座旋转;L:胶片暗盒;M:影像增强器。运动没有给出射野大小描述,辐射束光阑和源到托盘的距离。(From Van Dyk J, Mah K. Simulators and CT scanners. In: Williams JR, Thwaites DI, eds. *Radiotherapy physics*. New York: Oxford Medical Publications; 1993.)

规模拟机影像电路设计最主要的改变是用非晶硅探测器来代替影像增强器和摄像机系统。新的影像器可以产生高空间分辨率和对比分辨率的图像，接近胶片图像的质量，促进了无胶片放射肿瘤科的概念，并且提供了锥形束 CT 功能。

CT模拟机

20 世纪 80 年代至 90 年代初，研究使诊断 CT 扫描与三维治疗计划系统相结合，产生了虚拟模拟的概念[60-62]。这一系统被称为 CT 模拟机，它由 CT 扫描装置、平板床、患者定位系统（包括一个正交的激光系统）、虚拟模拟工作站和硬拷贝输出装置构成（图 6.25）。CT 模拟机提供了很多高级的图像处理和查看功能，包括射野方向观显示——允许从射束出射的方向观看解剖结构，还允许在图像显示工作站电子显示射野的形状以及产生数字重建图像。现代 CT 模拟系统与专门为放射肿瘤设计的大孔径 CT 扫描装置结合，具有多层扫描的功能、高质量激光患者摆位/标记系统和精密的虚拟模拟软件特性。虚拟模拟的具体过程将在第 8 章进行详细的讨论。关于 CT 模拟更详细的内容可以查阅 Van Dyk 和 Taylor[63]以及 Mutic 等[64,65]的综述。

新兴的和不断发展的模拟定位设备

模拟定位设备现今出现的具有重要意义的发展就是在模拟定位和计划阶段可以实现功能成像和解剖成像相结合。在放射肿瘤学领域具有特殊功能的 MR 模拟定位机和大孔径 PET-CT 模拟定位机已经实现商用。尽管在放射治疗部门还没有普遍使用，在未来 10 年内包含检测内部运动的四维多模态影像模拟定位设备将会成为常规。

辐射质

X 线束的穿透能力称为射束的质，可由其能谱分布曲线（即不同能量光子的相对强度）来完整地说明。能谱分布曲线是管电压波动、韧致辐射过程、特征辐射以及入射电子与 X 线靶多种相互作用的共同作用的结果。在连续谱中光子能量的分布，包括光子峰值能量，只受 X 线管电压的控制。然而，特征光子的能量随靶元素原子序数的增加而增加。在其他因素相同的情况下，辐射强度与靶元素的原子序数成比例。

X 线束的能谱分布可以通过在射束中放置不同厚度的吸收物质（也就是滤过器）来改善。尽管所有能量的光子都受到某种程度的消除，通常滤过器消除的低能光子要多于高能光子。在中电压区域的辐射（除了吸收边效应），光子的能量越低，总的质量衰减系数就越大，光子被吸收的可能性也越大。因此，射束从滤过器射出时比它进入滤过器时带有较大比例的高能光子。此时射束被滤过器“硬化”，具有较大的穿透能力。X 线束的射线质随管电压的提高以及滤过器的厚度和原子序数的增加而增加。

对放射治疗来说，完全用能谱分布来说明射线质的性质是不太方便的。通常描述表浅和深部治疗射线质的办法是列出 HVL 和加速电势。对于兆伏级射束，

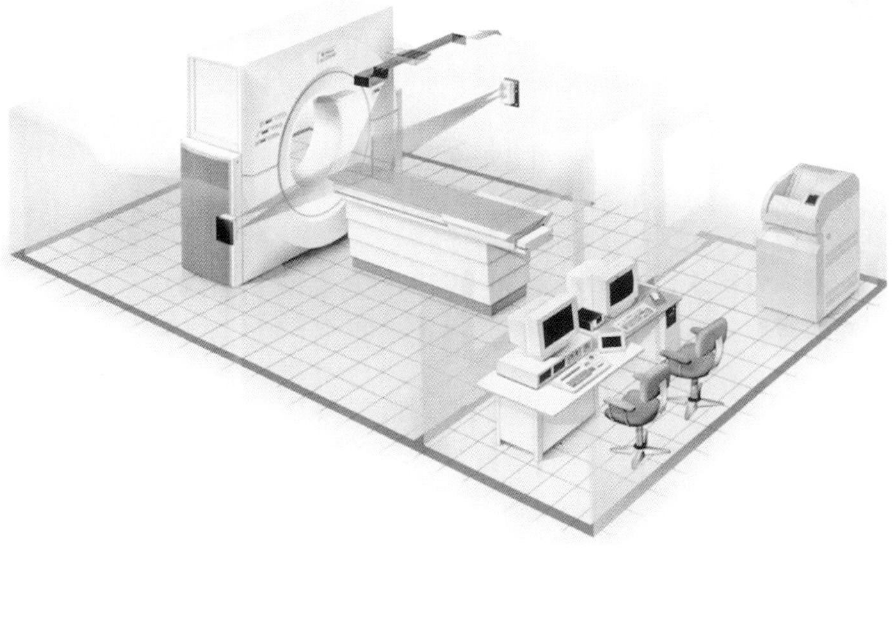

图 6.25　典型的 CT 模拟机房图例，图示扫描机、平板床、正交激光系统、虚拟模拟工作站和硬拷贝输出装置。

通常仅用电子打靶的最大能量。均匀性系数表示相对光子能量X线束的均匀性，其定义为第一个HVL与第二个HVL的比值。当滤过增加时，照射量率降低。因此，在一个给定的千伏特、毫安和治疗距离组合的深部治疗中，滤过的厚度存在一个实际的限值。在一定情况下，可用等效能量来方便地表示X线射束的质，它可以由HVL的知识推导得到。放射治疗中用到的X线束通常是非均匀类型，然而，可认为X线束具有一个单能X线的等效能量，这个单能X线束具有与测量的非均匀射束相等的HVL。

辐射照射量

在1928年第二届国际放射学大会上，将空气的电离称为照射量，该量作为可测量的光子射束辐射效应[66]。当射束穿过物质时，通过电离作用产生离子对。在空气中，这些离子具有一定的移动性，可以被跨过空气的电场收集。收集到的离子对数目是穿过空气辐射量的度量。

在1928年国际会议上定义照射量的单位为伦琴(R)。在后来的会议上对这一定义稍做了修改，但其基本概念保持不变。伦琴是X辐射或γ辐射引起的每0.001293g空气发射的相关粒子在空气中产生的带有一个任一符号静电单位的离子的总数。数值0.001293g是在0℃、760mmHg大气压下$1cm^3$空气的质量。“相关的粒子发射”指入射光子与空气分子相互作用而形成的康普顿电子和电子对。通过单位转换，伦琴可以表述为下式：

$1R=2.58\times10^{-4}C/kg$(空气)

随着国际单位制的出现，伦琴不再是辐射单位的专用名词，照射量的国际单位制单位是库仑/千克(C/kg)，它约等于3876R(表6.2)。

必须存在电子平衡，才能满足伦琴的定义（图6.26)。根据定义，在特定体积中产生的电子，必须通过电离的方式在空气中损失所有能量，并测量总的电荷量。然而，因为在特定体积内产生的电子在体积之外产生离子对，而在体积之外产生的某些电子对特定体积内的电离有贡献，要满足伦琴定义，离子对的盈亏必须相同。

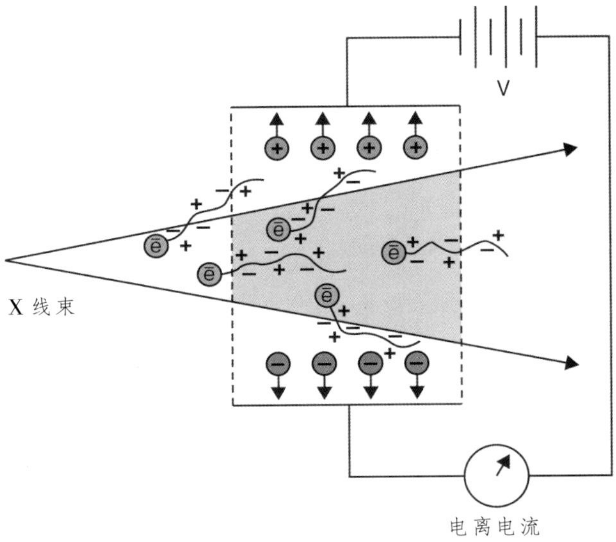

图 6.26 电子平衡示意图。(From Khan FM. *The physics of radiation therapy*, 3rd ed. Baltimore: Williams & Wilkins; 1994.)

自由空气电离室直接用伦琴来测量照射量[1]。它被设计用于收集辐射束在规定体积中产生的所有离子，最初用于标准实验室。自由空气电离室体积比较大，用于日常测量太复杂。取而代之的是小的电离室——指型电离室用于测量照射量。电离室对产生的电离进行测量，紧接着用照射量校准因子转换成用伦琴表示的照射量。其中，照射量校准因子N_x可以溯源至国际标准和技术研究院。指型电离室的设计适用于特定的能量，电离室壁的厚度等于电子最大射程(电子平衡建立)。如果用于较高的能量、电子射程较大时，必须采用室壁厚度加大的或者带平衡帽的电离室。

在空气中，将一个用照射量校准的指型电离室(具有合适的室壁厚度)连接到静电计上，并将其放置在射束的中心轴上需要确定照射量率的点，与射束的中心轴成直角，用于确定X线或γ射线的照射量率。设定测量照射量率需要的射野大小，打开辐射机器后，经过指定的时间T，在连接的静电计上得到一个读数M。这一读数经过温度、气压、时间误差、杆效应和离子复合效应的修正。以(R/min)为单位给出的治疗机的照射量率X，如下式：

$$\dot{X}=\frac{M\cdot N_x\cdot C_{tp}\cdot C_{st}\cdot C_s}{T+\alpha}$$

其中，M是原始电离室读数，N_x是从标准实验室得到的照射量校准因子，C_{tp}是温度(t)和气压(p)修正因子，C_{st}是杆效应修正因子，C_s是离子复合效应修正因子，T是定时器或监视器设定的时间(分)，α是计时器误差。温度气压修正因子C_{tp}由下式给出：

$$C_{tp}=\left(\frac{t+273.16}{295.16}\right)\left(\frac{760}{p}\right)$$

计时器误差 α 由下式给出：

$$\frac{M_1}{T+\alpha}=\frac{M_2}{T+n\alpha}$$

其中，M_1 是单次长时间照射时仪器的读数，M_2 是总时间 T 分成 n 次短时间照射时仪器的读数，α 是单次照射时计时器误差（加速器监视器末端效应）[67]。

超过 3MeV，伦琴不能被精确测量，因此，在这些较高能量下放射治疗机的校准是通过采用一个照射量校准电离室作为 Bragg-Gray 空腔来完成的。电离室读数转换成吸收剂量，将在接下来的部分中进行讨论。

吸收剂量

1953 年，国际辐射单位与测量委员会（ICRU）引入了吸收剂量的概念，并定义了它的单位——拉德（rad）[66]。在介绍其定义前，读者必须理解剂量吸收的概念。当辐射束穿过吸收介质时，通过两个阶段过程与物质发生相互作用。第一步，间接电离粒子——光子所带的能量转化成高速电子的动能；第二步，这些直接电离粒子——电子逐渐慢化，在介质中沉积能量。

Kerma（比释动能）是 kinetic energy released in the medium 首字母缩写，表示光子转移给直接电离粒子的能量（第一步）。接下来直接电离粒子转移给介质的能量（第二步）用吸收剂量表示，吸收剂量根据辐射束穿过介质时的能量沉积进行定义。比释动能和吸收剂量的关系如图 6.27 所示。

1 拉德表示每千克吸收物质吸收的能量是 0.01J（1rad=0.01J/kg）。拉德现在已被另外一个国际单位制单位（1J/kg）替代，它的专用名为戈瑞（Gy）（表 6.2）。通过单位转换，戈瑞可以表示为：

1Gy=1J/kg=100cGy=100rad

吸收剂量的确定

直接测量吸收剂量很困难，但是在一些实验室可以用到两个直接的方法——量热法和 Fricke 剂量学。没有哪一个方法是特别实用的和广泛应用的，读者可以参考文献获得更详细的内容[68]。取而代之的是一个简单的、非直接的方法——采用照射量校准的电离室来确定吸收剂量。

从照射量测量计算吸收剂量

对 ^{60}Co 光子的能量或更低的能量，可以用有资质的国家校准机构[如：国家标准和技术研究院或美国医学物理师协会（AAPM）授权的剂量校准实验室]指定的照射量校准因子的电离室，根据辐射照射量部分描述的方法在空气中测量照射量。然后可以通过这里讲的方法用照射量计算吸收剂量。可以计算已知照射量在固定质量的空气中的能量沉积，因为我们知道 1 伦琴的照射量在每单位质量的空气中产生一定数目的离子对（即每千克空气中产生 1.61×10^{15} 个离子对），在空气中每产生一个离子对需要的平均能量（用 W 表示）是 33.97eV。当使用这些值时，照射量 X 和给予空气的剂量 $D_{空气}$ 可用下式表示：

$$D_{空气}(\text{Gy})=\left(8.76\,\frac{\text{Gy}}{\text{R}}\right)\cdot X\ (\text{R})$$

自由空气吸收剂量 D_{fs} 定义为刚好能提供电子平衡的类似模体小质量物质的中心剂量（图 6.28）。可以使用质量吸收系数（μ_{en}/ρ）之比和光子在小质量的类模体物质中的吸收修正因子 A_{eq}，从 $D_{空气}$ 中导出。

$$D_{fs}=\left[0.873\,\frac{(\mu_{en}/\rho)_{介质}}{(\mu_{en}/\rho)_{空气}}\right]\cdot X\cdot A_{eq}$$

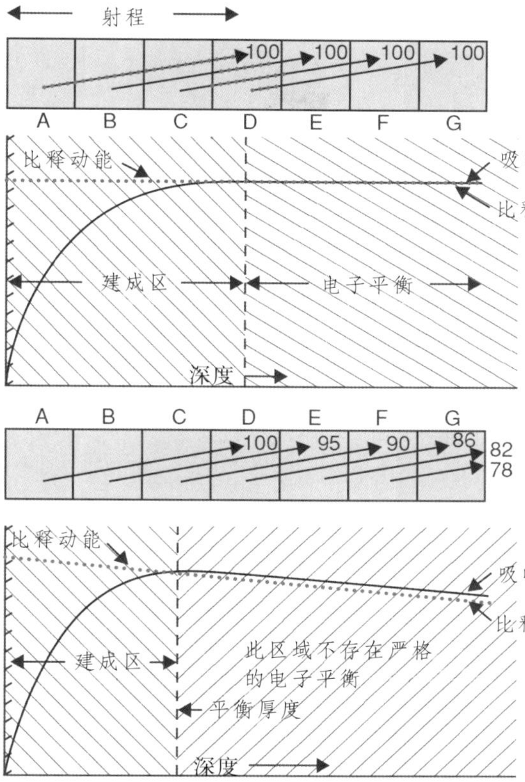

图 6.27 比释动能和吸收剂量的关系示意图。(From Johns HE, Cunningham JR. *The physics of radiology*, 4th ed. Springfield, IL: Charles C Thomas; 1983.)

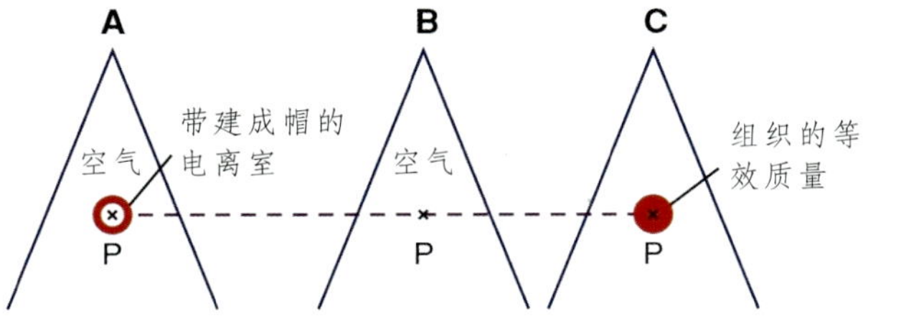

图 6.28 通过空气中的电离测量来确定自由空间中的剂量示意图。(From Khan FM. *The physics of radiation therapy*, 2 nd ed. Baltimore: Williams & Wilkins; 1994.)

其中,括号中的部分称为 f 因子或伦琴-拉德转换因子,用 f_{med} 表示,由此得到自由空气中的剂量公式:

$$D_{fs}=f_{med}\cdot X\cdot A_{eq}$$

通常用于放射治疗能量范围的 f_{med} 值见于图6.29,注意 f 因子是介质和光子束能量的函数。^{60}Co 和 250kV 能量的 A_{eq} 的代表值分别是 0.989 和 1.00。

在空气中电离室的校准程序操作如下:在空气中被校准的电离室(电离室壁足够厚以确保电子平衡)的灵敏体积放置在射束的中心轴上,电离室的杆与射束方向垂直。电离室的中心通常放置在距源或靶的距离等于机器的标称 SSD 加上建成深度的地方。使用可移动的准直器或标准的治疗限束筒,设定一个标准的射野大小,通常为 10cm×10cm。可得到确定时间或监视器跳数的照射量。在模体中最大剂量深度 d_{med} 处的电离室读数可以通过下式转换为以 Gy/min 为单位。

$$\dot{D}_{med}=\frac{M\cdot N_x\cdot C_{tp}\cdot C_{st}\cdot C_s\cdot A_{eq}\cdot f_{med}\cdot \mathrm{TAR}(d_{max})}{T+\alpha}$$

其中,式中 M、N_x、C_{tp}、C_{st}、C_s、A_{eq}、f_{med}、T 和 α 采用前述定义。TAR(d_{max})表示最大剂量深度处的组织-空气比(即反向散射或峰值散射因子),用于自由空气的剂量向模体中最大剂量深度处的剂量的转换。这个参数将在后面进行详细讨论。前面的公式可以改写为:

$$\dot{D}_{med}=\dot{X}\cdot f_{med}\cdot A_{eq}\cdot \mathrm{TAR}(d_{max})$$

和

$$\dot{D}_{med}=\dot{D}_{fs}\cdot \mathrm{TAR}(d_{max})$$

当用照射量校准的电离室插入介质中,例如水模体中进行测量时,这一方法同样适用。在这种情况下,TAR(d_{max})这一项没有包括在计算中,并且 A_{eq} 用位移因子 A_m 代替。A_m 的数值与 A_{eq} 十分接近,对水模体中的照射量测量,剂量率可以用下式表示:

$$\dot{D}_{med}=\dot{X}\cdot f_{med}\cdot A_m$$

从Bragg-Gray空腔电离测量计算吸收剂量

对于高于 ^{60}Co 量级的能量,由于测量限制,从标准实验室得不到照射量校准因子。1983 年,AAPM 引入了用于校准高能光子和电子的方案,这一方案基于 Bragg-Gray 空腔理论,对超过 ^{60}Co 量级的能量,允许我们于介质中电离室测量后直接计算剂量[69]。由于校准中采用不同的模体物质(例如:塑料和水)以

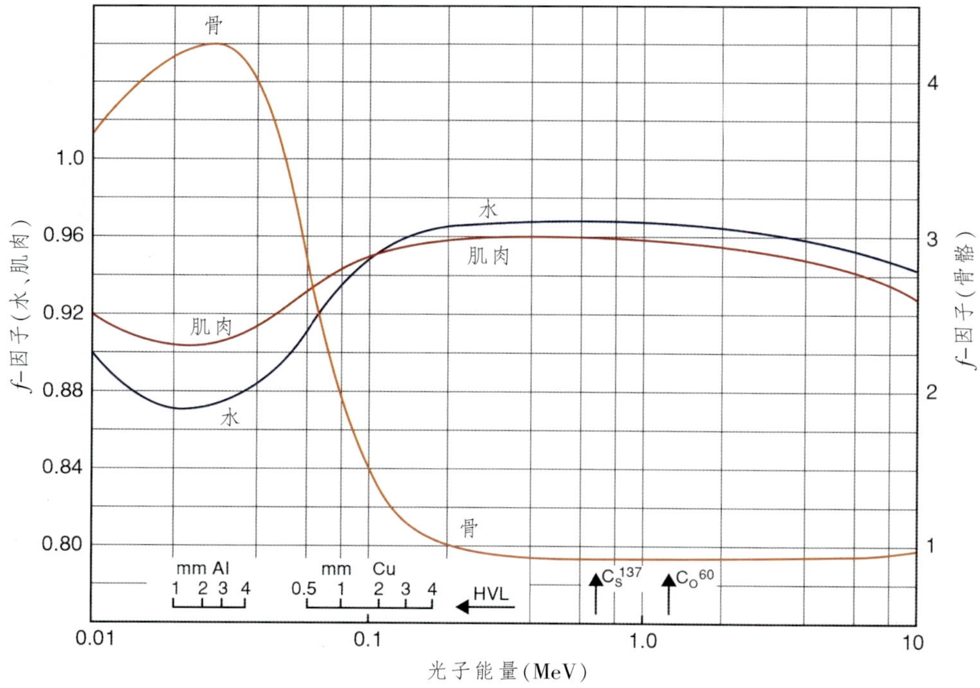

图 6.29 骨骼、肌肉和水的伦琴-拉德转换因子与光子能量的函数关系。(From Johns HE, Cunningham JR. *The physics of radiology*, 4th ed. Springfield, IL: Charles C Thomas; 1983.)

及电离室的设计和结构不同,方案对这方面的物理参数以及校准和测量的程序进行了更新。该方案引入气腔校准因子($N_{空气}$),它与电离室的 ^{60}Co 照射量校准因子 N_x 相关,与约化阻止本领比 L/ρ 一起使用,在辐射束问题中采用下述公式,将电离读数转换为吸收剂量:

$$D_{\text{med}} = M \cdot N_{\text{gas}} \cdot (\bar{L}/\rho)_{\text{gas}}^{\text{med}} \cdot P_{\text{ion}} \cdot P_{\text{repl}} \cdot P_{\text{wall}}$$

其中,M 表示经过温度和气压修正的每监视器跳数电离室的原始读数,P_{ion} 表示电离室电离复合效应修正因子,P_{repl} 表示模体的物质被电离室替代的修正因子,P_{wall} 表示因电离室室壁组成所致的修正因子。

1999 年,AAPM 出版了一个新的方案(TG-51)用于高能光子和电子束的校准[70]。这一方案中电离室采用水中吸收剂量校准因子,它可以经过 ^{60}Co 标准溯源到国家基准。电离室放置在参考条件处测量水中的吸收剂量 D_W^Q,可以用下述等式给出:

$$D_W^Q = M \cdot k_Q \cdot N_{D,W}^{\text{Co-60}}$$

其中,Q 是临床应用射线的射线质,M 是经过全面修正的电离室的读数,k_Q 是品质转换因子,可以将 ^{60}Co 射束的校准因子转换为射线质 Q 的校准因子。这一方案不再需要庞大的阻止本领比和质能吸收系数表格,用户不需要计算任何理论上的剂量学因子,从这些意义上看,它对 AAPM TG-21 进行了简化[71-73]。

其他剂量测定方法

热释光剂量测定法

某些晶体物质存在一种称为热释光的现象。当具有热释光性能的晶体受到照射时,一部分被吸收的能量贮存到晶格结构中。当物质被加热时,能量以可见光的形式释放。热释光荧光物质有多种,但是有效原子系数为 8.2 的氟化锂材料是最常用的热释光材料。

热释光剂量测定法的物理原理可以解释如下。在单个原子中,电子占据分立能级。然而在晶格中,电子的能级被原子之间的相互作用干扰,产生能带——所谓的容许能带和禁止能带。晶体中的杂质在禁带中产生能量陷阱,形成亚稳态,比如:当荧光物质被照射后,一些在价带(基态)的电子,接受足够的能量跃迁到导带。如果它瞬时发出光,这一现象称为荧光。如果势阱中的电子需要能量离开势阱,当它返回到价带时所释放的光,称为磷光。如果释放的光在室温下慢化,但在加热时能加速,这一过程称为热释光。

热释光剂量计在用于测量未知剂量之前必须进行校准。由于热释光材料的响应受辐射和热经历的影响,因此,必须对它进行退火以消除残余效应。对氟化锂来讲,标准的预照射退火程序是在 400℃时加热 1 小时,在 80℃时加热 24 小时。更多细节可以在 DeWerd 等的综述中查阅[74]。

胶片剂量测定法

当 X 线胶片受到电离辐射时,曝光的溴化银晶体形成潜影。在胶片冲洗过程中,受到影响的晶体使胶片变黑,没有受到影响的晶体使胶片清晰。胶片变黑的程度与吸收的能量成正比,可以用黑度计测量光学密度来确定。光学密度定义如下式:

$$\text{OD}=\log(I_0/I_T)$$

其中,I_0 是在没有放置胶片情况下探测到的光通量,I_T 是放置胶片后探测到的光通量。对辐射剂量测定法来说,净光学密度可以通过从测得的光学密度中减去胶片乳剂灰雾(胶片干净的部分)造成的光密度读数。多数胶片照射后产生的最佳视读光学密度范围为 1.3~1.7。

净光学密度与照射量或剂量的函数曲线称为感光曲线或 Hunter-Driffield(H-D)曲线。如果曲线是非线性的,净光学密度转换为吸收剂量时需要进行适当的修正。

对电子束来说,使用胶片是一个比较直接的剂量测量法,但是用它来做光子的剂量测量时需要格外小心。问题是光电效应依赖于 Z^3($Z_{银}$=47),胶片乳胶直接吸收低于 100kV 的辐射。关于放射胶片剂量测定法的综述可以查阅 Kron 的文章[75]。

色谱胶片剂量测定法

在 AAPM 工作组第 55 号报告中给出关于色谱胶片剂量测定法的建议。色谱胶片由一薄层(7~23μm)对辐射敏感的无色染料紧黏在 100μm 厚的聚酯薄膜基底上。胶片在照射之前是无色的,经过辐照后不需要经过物理、化学或热处理即变为深蓝色。胶片近似组织等效,所有的测量点能够同时进行,并且具有高空间分辨率(大于 1200 线/毫米)。如果不受紫外线、不稳定温度和湿度的影响,它会表现出稳定的、可重复的响应。由于染料是芳族烃,同塑料闪烁计数器一样,它具有的能量响应优于二极管,类似于热释光剂量计。灵敏度超出 4 倍的胶片(MD-55)的出现激起了将色谱胶片作为定量剂量计的兴趣,扩展它的响应至 5Gy 水平。Soares 等的文章中给出了关于色谱胶片剂量测定法更多的详细的内容[76]。

半导体剂量测定法

半导体二极管作为临床剂量计表现出高灵敏性、实时读出读数、结实耐用以及与空气气压无关等很多优点。多数半导体二极管由硅制成，它们是 n 型(硅掺入Ⅴ族物质，例如磷)或 p 型(硅掺入Ⅲ族物质，例如硼)。要形成二极管探测器，首先要形成 p-n 结。

关于半导体剂量测定法的物理理论可以解释如下。在照射过程中，二极管探测器体内的耗尽区内外均有电子空穴对产生。电荷载流子横穿耗尽区，并且在穿过它的电场作用下迅速聚集。这样，产生了与正常二极管电流的流动方向相反的电流，它可以被测得，并且与吸收剂量相关。

剂量计二极管通过电缆与一个简单的静电计连接，不需要外部反向偏压即可运行。AAPM 87 号报告[77]中提供了它在体内剂量测定法中使用的细节。通常，通过二极管与标准设置的电离室读数的比较来进行二极管校准，由此生成一个二极管水中吸收剂量校准系数，并建立一系列修正因子，说明在不同的实验条件下进行测量造成的校准差异。通常关心的是二极管的能量依赖性、温度敏感性、方向依赖性和辐射损伤。每一个放射治疗中心应该确定他们所用的二极管在不同条件下的响应，并在二极管接受的累计剂量增加时对它们进行监测。监测频率应随二极管的使用频率以及性能变化进行适当的调整。Zhu 和 Saini 的文章中给出了二极管剂量测定的更多细节[78]。

金属氧化物半导体场效应管剂量测定

金属氧化物半导体场效应管代表半导体剂量测定装置的另一实例。基于氧化硅晶体管门控电路受到电离辐射就会积聚电荷，独创了空间剂量测定法。对于这一类型的剂量测定装置，读者可以参考 Cygler 和 Scalchi 的文章获取更详细的内容[79]。

聚合物凝胶剂量测定法

聚合物凝胶剂量计是基于量化放射引起的一定体积水性凝胶基质填充材料内发生化学变化的效应。凝胶中的化学变化程度与剂量有关。剂量依赖性改变是由成像技术决定的，包括 MRI、CT 和光学 CT。因此，凝胶剂量计通过测定凝胶剂量计的照射体积可能提供完全的三维剂量。

例如，这种方法的一种形式利用了辐射诱导分散在含水凝胶中的丙烯酸单体自由基链聚合。当受到照射时，形成分立的交叉链聚合物微观区域，其浓度与辐射剂量成比例。凝胶中水的质子磁共振弛豫率，受聚合物分子结构和动力学局部变化的强烈影响，因此，辐射剂量的分布可以用高分辨率 MRI 来可视化和量化。由于聚合物微粒能散射光线，剂量分布也可以用透明的凝胶来检测，这种凝胶的三维光浊度和光学 CT 对剂量有依赖性。

不幸的是，凝胶剂量测定，尽管有潜在的 20 年以上的组织等效三维剂量测定，仍没有进入临床常规使用，因为事实证明其在门诊应用困难[80]。凝胶剂量测定的研究继续显然需要一个强大的 3D 高分辨率的剂量测定系统[80,81]。

剂量测定参数

百分深度剂量

百分深度剂量(PDD)可以参照图 6.30 进行理解。它是中心轴上深度 d 处的吸收剂量与参考点深度 d_0 处吸收剂量的比值，通常用百分数表示。PDD 由下式给出：

$$PDD(d, d_0, S, f, E) = \frac{D_d}{D_{d_0}} \times 100$$

通过插入表达式的函数符号可清晰地看出 PDD 受一系列参数的影响，包括 d、d_0、射野大小 S、源皮距 f 和射线能量(或辐射质)E。S 指的是参考深度处方形射束的边长。非方形射束可以用其等效方野来确定。射野的形状和附加的射野准直系统也影响中心轴上的百分深度剂量分布。光子束的 PDD 随能量、SSD 以

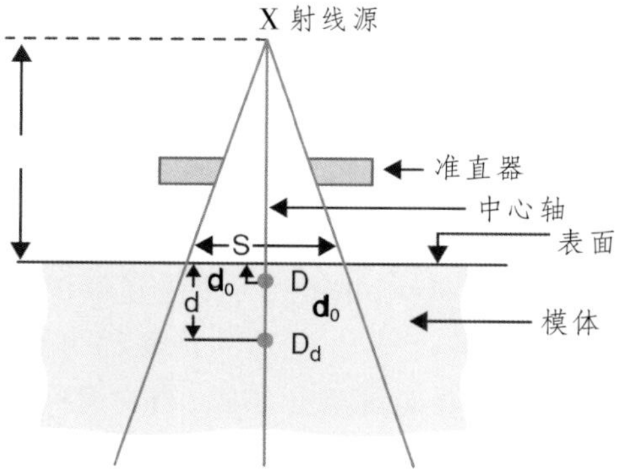

图 6.30 百分深度剂量定义示意图。其中，d 表示任意深度，d_0 表示参考深度，通常在 d_{max} 处。

及射野大小的增加而增加。图 6.31 显示 50%剂量深度从 9MV X 线的约 14cm 增加到 20MV X 线的近 23cm。最大剂量深度从 6MV X 线的约 1cm 变化到 20MV X 线的大于 3.5cm。

某一 SSD 条件下的 PDD 与另外一 SSD 条件下的 PDD 的关系由下式给出：

$$\mathrm{PDD}(d,S,f_2)=\mathrm{PDD}(d,S,f_1)\left(\frac{f_1+d}{f_2+d}\cdot\frac{f_2+d_{\max}}{f_1+d_{\max}}\right)^2$$

其中，括号中的项称为 *Mayneord F* 因子。

组织空气比

组织空气比(TAR)的定义为模体中给定点的吸收剂量 D_{d} 与自由空间的吸收剂量 D_{fs} 的比值，其中 D_{fs} 是在移开模体而其他辐射条件(比如准直器、距源的距离)相同的情况下在同一点测得数据(图 6.31)。TAR 可表示为：

$$\mathrm{TAR}(d,S_d,E)=\frac{D_d}{D_{\mathrm{fs}}}$$

其中，d 为深度，E 为辐射束能量，S_{d} 是在深度 d 处测得的射束的大小。TAR 与深度、射野大小和射线质有关，但是实际应用中，其与距源的位置无关。

最大剂量深度处的 TAR 称为峰值散射因子。它更多地被认为是反向散射因子，但是由于深度有限，这种理解容易误导读者。图 6.32 给出不同射野大小和射线质时的峰值散射因子。

组织体模比和组织最大比

由于对在空气中使用最大能量>3MeV 的光子束进行测量有疑义，因此提出了组织-体模比(TPR)和组织－最大比(TMR)的概念[83,84]。按照以前的定义，TPR 以两个剂量比的形式给出：

$$\mathrm{TPR}(d,d_{\mathrm{r}},S_d,E)=\frac{D_d}{D_{d_{\mathrm{r}}}}$$

其中，D_{dr} 是模体中中心轴上固定参考深度 d_{r} 特定点的剂量，d_{r} 为该点上组织等效材料厚度；D_{d} 是同一空间点模体中任意深度 d 的剂量，d 为该点上组织等效材料厚度；S_{d} 是测量深度处射束的宽度(图 6.34)。在任一情况下，下面的物质均能够提供充分的全反向散射。目前没有相关参考深度量级协定，尤其在高能情况下。TPR 的定义与 TAR 类似，但其优势在于在用到的整个 X 线和 γ 射线范围的参考剂量是可以直接测量的，消除了当电子建成深度很大时在自由空间获得剂量值的问题。

除了参考深度 d_{r} 是最大剂量处的深度外，TMR 的原始定义与 TPR 的定义类似。然而，对兆伏级 X 线束，其最大剂量深度随射野大小变化明显，同时也是

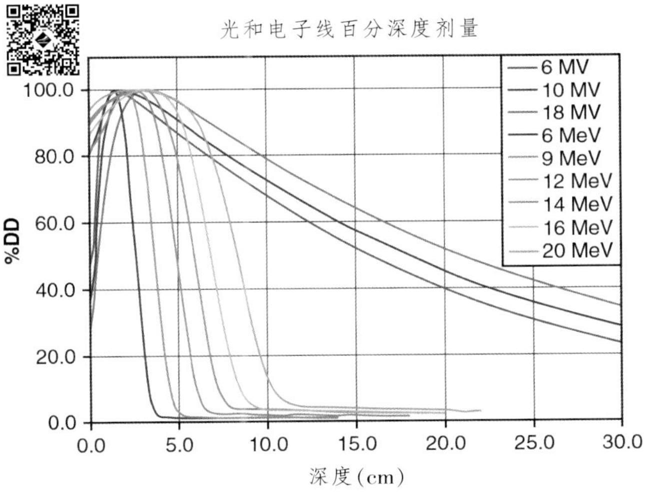

图 6.31　18MV X 线和 6~20MeV 电子线的中心轴百分深度剂量(DD)示例。

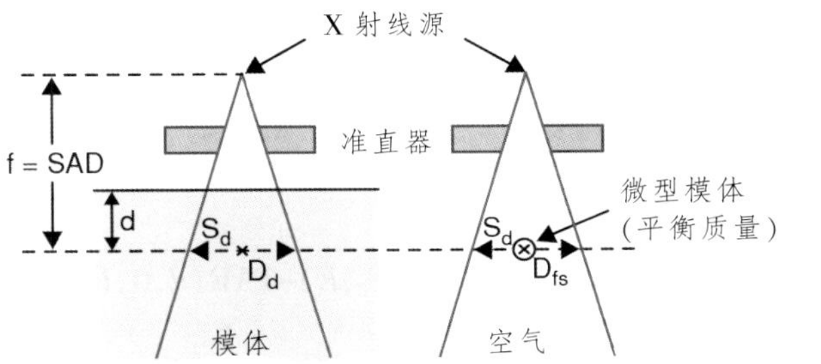

图 6.32　组织空气比定义示意图，其中 d 表示覆盖材料的厚度。

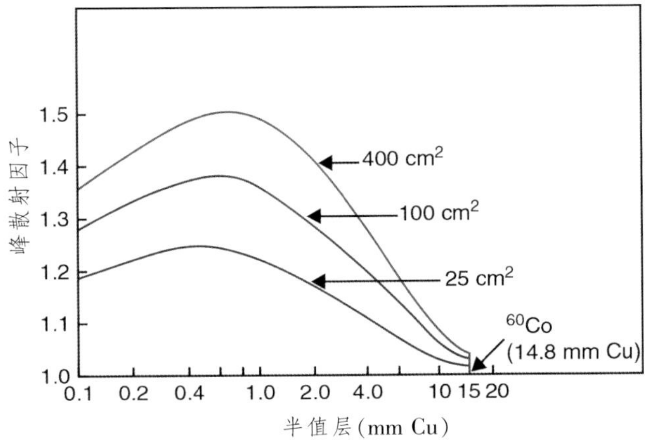

图 6.33　峰值散射因子随射线质（半值层）的变化。(From Johns HE, Cunningham JR. *The physics of radiology*, 4th ed. Springfield, IL: Charles C Thomas; 1983.)

例如源的大小、均整滤过器、射野的大小和SSD,对等剂量曲线的形状有很大影响。

剂量剖面图

剂量剖面图表示照射体积中的剂量沿单一直线空间位置的函数。剂量剖面图很适合用来描述射野的平坦度和半影。这些数值通常归一到中心轴,以剂量比值的形式给出(图6.37)。被称为离轴因子或离中心比的剂量剖面图,可以在空气中(即只带平衡帽)或在模体中的选定深度处进行测量。空气中的离轴因子只给出原射线强度的变化,模体中的离中心比附加了模体散射效应。

楔形滤过板

楔形滤过板最早由Ellis和Miller[88]提出,通常由黄铜、钢或铅制成。当将它们放置在射束中时,能沿射野平面渐次减少射束强度,导致等剂量分布有一个确定的不对称性(图6.37)。

楔形角定义为特定深度处特定射野的等剂量曲线和垂直于中心轴的直线的夹角。当前实践中采用的深度是10cm。过去的定义是基于50%的等剂量线,最近的定义则基于80%的等剂量线。楔形角是射野大小和深度的函数。楔形因子定义为组织等效模体中心轴上最大建成深度处加有楔形板时测得的剂量与同一点不加楔形板测得剂量之比。

楔形等剂量曲线可以通过不同的方式进行归一,如图6.38所示。在左边的图中,楔形等剂量曲线分布在加有楔形板时中心轴 d_{max} 处归一到100%,右边的图在没有放置楔形板时进行归一。因此,将楔形板用于临床前,一定要清楚地理解归一和楔形因子的使用。

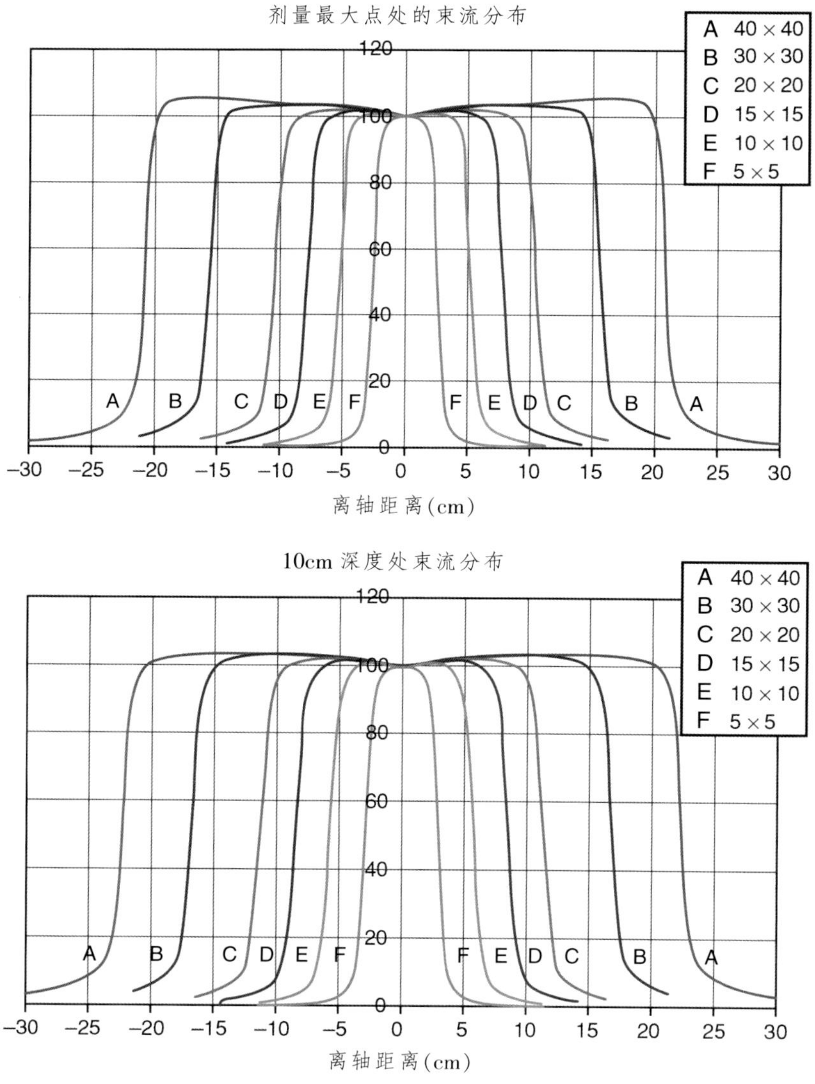

图6.37 18MV直线加速器X线束在3cm和10cm处剂量剖面图示例。

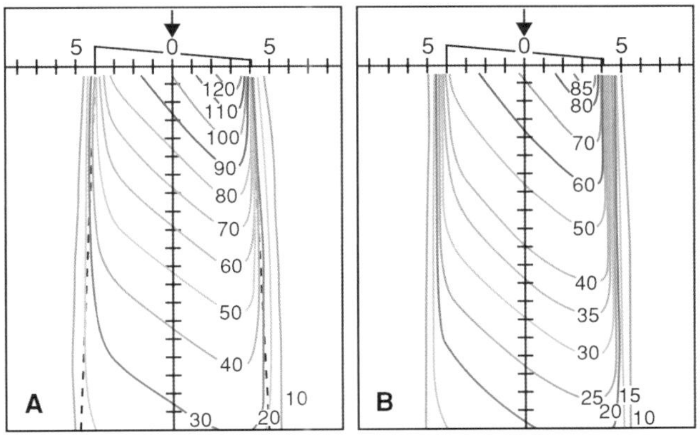

图 6.38　楔形滤过板的等剂量曲线。(A)归一到 D_{max}。(B)不加楔形板归一到 D_{max}。^{60}Co，楔形角=45°，射野大小=8cm×10cm，源皮距=80cm。(From Khan FM. *The physics of radiation therapy*, 3rd ed. Baltimore: Williams & Wilkins; 1994.)

当楔形板插入辐射束时，射线质变硬。因此，可认为在深度方向 PDD 增加。有报道称 4MV X 线、60°的楔形野在 12cm 深度处与开野的 PDD 差别接近 7%，25MV X 线束 60°的楔形野与开野的 PDD 相比相差近 3%[89,90]。

（马长升　译　陈进琥　校）

参考文献

1. Khan FM. *The physics of radiation therapy.* 4th ed. Philadelphia: Lippincott Williams & Wilkins; 2010.
2. Podgorsak EB. *Radiation physics for medical physicists,* 2nd ed. Berlin: Springer; 2010.
3. Van Dyk J, ed. *The modern technology of radiation oncology.* Madison, WI: Medical Physics Publishing; 1999.
4. Williams JR, Thwaites DI. *Radiotherapy physics: in practice,* 2nd ed. Oxford: Oxford University Press; 2000.
5. Van Dyk J, ed. *The modern technology of radiation oncology,* Vol. 2. Madison, WI: Medical Physics Publishing; 2005.
6. Roentgen WC. A new kind of rays [in German]. *Sitzungber Phys Med Ges (Wurzburg)* 1895;137.
7. Becquerel H. Emission de radiations nouvilles par l'uranium métallique. *C R Acad Sci Paris* 1896;122:1086.
8. Curie P, Curie M, Belmont MG. Sur une nouvelle substance fortement radioactive, contenue dans la pechblende. *C R Hebdomadaires Séances Acad Sci Paris* 1898;127:1215.
9. Paganetti H, Niemierko A, Ancukiewicz M, et al. Relative biological effectiveness (RBE) values for proton beam therapy. *Int J Radiat Oncol Biol Phys* 2002; 53(2):407–421.
10. Biggs P, Ma C-M, Doppke K, et al. Kilovoltage x-rays. In: Van Dyk J, ed. *The modern technology of radiation oncology.* Madison, WI: Medical Physics Publishing; 1999:287–312.
11. Aumock A, Birnbaum EH, Fleshman JW, et al. Treatment of rectal adenocarcinoma with endocavitary and external beam radiotherapy: results for 199 patients with localized tumors. *Int J Radiat Oncol Biol Phys* 2001;51(2):363–370.
12. Purdy JA, Prasad SC, Walz BJ, et al. Radiation protection considerations for endocavitary. *Int J Radiat Oncol Biol Phys* 1985;11:2177–2181.
13. Schulz MD. The supervoltage story. *Am J. Roentgenol Radium Ther Nucl Med* 1975;124:541–559.
14. Kerst DW. The betatron. *Radiology* 1943;40:120–127.
15. Karzmark CJ, Nunan CS, Tanabe E. *Medical electron accelerators.* New York: McGraw-Hill; 1993.
16. Johns HE, Bates IM, Watson TA. 1000 curie cobalt units for radiation therapy. I. The Saskatchewan cobalt-60 unit. *Br J Radiol* 1952;25:296.
17. Green DT, Errington RF. Design of a cobalt 60 beam therapy unit. *Br J Radiol* 1952;25:309.
18. Glasgow GP. Cobalt-60 teletherapy. In: Van Dyk J, ed. *The modern technology of radiation oncology.* Madison, WI: Medical Physics Publishing; 1999:313–348.
19. Leksell L. Cerebral radiosurgery: I. Gammathalamotomy in two cases of intractable pain *Acta Chir Scand* 1968;134:585–595.
20. Miller CW. Traveling-wave linear accelerator for x-ray therapy. *Nature* 1953; 171:297–298.
21. Howard-Flanders P. The development of the linear accelerator as a clinical instrument. *Acta Radiol* 1954;116:649–655.
22. Ginzton EL, Mallory KB, Kaplan HS. The Stanford medical linear accelerator. I. Design and development. *Stanford Med Bull* 1957;15:123–140.
23. Podgorsak EB, Metcalfe P, Van Dyk J. Medical accelerators. In: Van Dyk J, ed. *The modern technology of radiation oncology.* Madison, WI: Medical Physics Publishing; 1999:349–435.
24. Klein EE, Taylor M, Michaletz-Lorenz M, et al. A mono-isocentric technique for breast and regional nodal therapy using dual asymmetric jaws. *Int J Radiat Oncol Biol Phys* 1994;28:753–760.
25. Leavitt DD, Martin M, Moeller JH, et al. Dynamic wedge field techniques through computer-controlled collimator motion and dose delivery. *Med Phys* 1990;17: 87–91.
26. American Association of Physicists in Medicine. *Report 72: Basic applications of multileaf collimators: Report of Task Group 50 of the Radiation Therapy Committee.* Madison, WI: Medical Physics Publishing; 2001.
27. Klein EE, Harms WB, Low DA, et al. Clinical implementation of a commercial multileaf collimator: dosimetry, networking, simulation, and quality assurance. *Int J Radiat Oncol Biol Phys* 1995;33:1195–1208.
28. Intensity Modulated Radiation Therapy Collaborative Working Group. NCI IMRT Collaborative Working Group: Intensity modulated radiation therapy: current status and issues of interest. *Int J Radiat Oncol Biol Phys* 2001;51(4): 880–914.
29. Jaffray DA, Drake DG, Moreau M, et al. A radiographic and tomographic imaging system integrated into a medical linear accelerator for localization of bone and soft-tissue targets. *Int J Radiat Oncol Biol Phys* 1999;45:773–789.
30. Jaffray DA, Siewerdsen JH, Wong JW, et al. Flat-panel cone-beam computed tomography for image-guided radiation therapy. *Int J Radiat Oncol Biol Phys* 2002;53(5):1337–1349.
31. Rao M, Yang W, Chen F, et al. Comparison of Elekta VMAT with helical tomotherapy and fixed field IMRT: plan quality, delivery efficiency and accuracy. *Med Phys* 2010;37(3):1350–1359.
32. Ling CC, Zhang P, Archambault Y, et al. Commissioning and quality assurance of RapidArc radiotherapy delivery system. *Int J Radiat Oncol Biol Phys* 2008; 72(2):575–581.
33. Yu CX. Intensity modulated arc therapy with dynamic multileaf collimation: an alternative to tomotherapy. *Phys Med Biol* 1995;40(9):1435–1449.
34. Yu CX, Tang G. Intensity-modulated arc therapy: principles, technologies and clinical implementation. *Phys Med Biol* 2011;56(5):R31–R54.
35. Ling CC, Archambault Y, Bocanek J, et al. Scylla and Charybdis: longer beam-on time or lesser conformality—the dilemma of tomotherapy. *Int J Radiat Oncol Biol Phys* 2009;75(1):8–9.
36. Mehta M, Hoban P, Mackie TR. Commissioning and quality assurance of RapidArc radiotherapy delivery system: in regard to Ling et al. (*Int J Radiat Oncol Biol Phys* 2008;72;575–581): absence of data does not constitute proof; the proof is in tasting the pudding. *Int J Radiat Oncol Biol Phys* 2009;75(1):4–6.
37. Veksler VJ. A new method for acceleration of relativistic particles [in Russian]. *Dokl Akad Nauk SSSR* 1944;43:329.
38. Schwinger J. On the classical radiation of accelerated electrons. *Phys Rev* 1949; 75:1912–1925.
39. Brahme A. Design principles and clinical possibilities with a new generation of radiation therapy equipment. *Acta Oncol* 1987;26:403–412.
40. Mackie TR, Holmes T, Swerdloff S, et al. Tomotherapy: a new concept for the delivery of dynamic conformal radiotherapy. *Med Phys* 1993;20(6):1709–1719.
41. Jeraj R, Mackie TR, Balog J, et al. Radiation characteristics of helical tomotherapy. *Med Phys* 2004;31(2):396–404.
42. Adler JR, Chang SD, Murphy MJ, et al. The CyberKnife: a frameless robotic system for radiosurgery. *Stereotactic Functional Neurosurg* 1997;69:124–128.
43. Adler JR, Murphy MJ, Chang SD, et al. Image-guided robotic radiosurgery. *Neurosurgery* 1999;44:1299–1307.
44. Kamino Y, Takayama K, Kokubo M, et al. Development of a four-dimensional image-guided radiotherapy system with a gimbaled x-ray head. *Int J Radiat Oncol Biol Phys* 2006;66(1):271–278.
45. Depuydt T, Verellen D, Haas O, et al. Geometric accuracy of a novel gimbals based radiation therapy tumor tracking system. *Radiother Oncol* 2011;98(3):365–372.
46. Kirkby C, Stanescu T, Rathee S, et al. Patient dosimetry for hybrid MRI-radiotherapy systems. *Med Phys* 2008;35(3):1019–1027.
47. DesRosiers C, Moskvin V, Bielajew AF, et al. 150–250 MeV electron beams in radiation therapy. *Phys Med Biol* 2000;45:1781–1805.
48. Fuchs T, Szymanowski H, Oelfke U, et al. Treatment planning for laser-accelerated very-high energy electrons. *Phys Med Biol* 2009;54:3315–3328.
49. Wilson RW. Radiological use of fast protons. *Radiology* 1946;47:487–491.
50. Breuer H, Smit BJ. *Proton therapy and radiosurgery.* Berlin: Springer-Verlag; 2000.
51. Delaney TF, Kooy HM. *Proton and charged particle radiotherapy.* Philadelphia: Lippincott Williams & Wilkins; 2008.
52. Schulz-Ertner D, Jakel O, Schlegel W. Radiation therapy with charged particles. *Sem Radiat Oncol* 2006;16(4):249–259.
53. Coutrakon G, Bauman M, Lesyna D, et al. A prototype beam delivery system for the proton medical accelerator at Loma Linda. *Med Phys* 1991;18((6)):1093–1099.
54. Hall EJ. Intensity-modulated radiation therapy, protons, and the risk of second cancer. *Int J Radiat Oncol Biol Phys* 2006;65(1):1–7.
55. Henning W, Shank C, eds. *Accelerators for America's future.* Washington, DC: U.S. Department of Energy; 2010.
56. Caporaso GJ, Mackie TR, Sampayan S, et al. A compact linac for intensity modulated proton therapy based on a dielectric wall accelerator. *Phys Med* 2008; 24(2):98–101.
57. Maughan RL, Powers WE. A superconducting cyclotron for neutron radiation therapy. *Med Phys* 1994;21(6):779–785.
58. Maughan RL, Yudelev M. Neutron therapy. In: Van Dyk J, ed. *The modern technology of radiation oncology.* Madison, WI: Medical Physics Publishing; 1999: 871–917.
59. Van Dyk J, Munro PN. Simulators. In: Van Dyk J, ed. *The modern technology of*

radiation oncology. Madison, WI: Medical Physics Publishing; 1999:95–129.
60. Nishidai T, Nagata Y, Takahashi M, et al. CT simulator: A new 3-D planning and simulation system for radiotherapy. I. Description of system. *Int J Radiat Oncol Biol Phys* 1990;18:499–504.
61. Perez CA, Purdy JA, Harms WB, et al. Design of a fully integrated three-dimensional computed tomography simulator and preliminary clinical evaluation. *Int J Radiat Oncol Biol Phys* 1994;30(4):887–897.
62. Sherouse GW, Bourland JD, Reynolds K, et al. Virtual simulation in the clinical setting: some practical considerations. *Int J Radiat Oncol Biol Phys* 1990;19(4):1059–1065.
63. Van Dyk J, Taylor JS. CT simulators. In: Van Dyk J, ed. *The modern technology of radiation oncology*. Madison, WI: Medical Physics Publishing; 1999:131–168.
64. Mutic S, Palta JR, Butker EK, et al. Quality assurance for computed-tomography simulators and the computed-tomography-simulation process: Report of the AAPM Radiation Therapy Committee Task Group No. 66. *Med Phys* 2003;30(10):2762–2792.
65. Mutic S, Purdy JA, Michalski JM, et al. The simulation process in the determination and definition of the treatment volume and treatment planning. In: Levitt SH, Purdy JA, Perez CA, et al., eds. *Technical basis of radiation therapy*. Berlin: Springer; 2006:107–133.
66. Almond P. A historical perspective: a brief history of dosimetry, calibration protocols, and the need for accuracy. In: Rogers DWO, Cygler JE, eds. *Clinical dosimetry measurements in radiotherapy*. Madison, WI: Medical Physics Publishing; 2009:1×27.
67. Orton CG, Seibert JB. The measurement of teletherapy unit timer errors. *Phys Med Biol* 1972;17:198.
68. Kron T. Dose measuring tools. In: Van Dyk J, ed. *The modern technology of radiation oncology*. Madison, WI: Medical Physics Publishing; 1999:753–821.
69. American Association of Physicists in Medicine, Task Group 21, Radiation Therapy Committee. A protocol for the determination of absorbed dose from high-energy photon and electron beams. *Med Phys* 1983;10:741–771.
70. Almond PR, Biggs PJ, Coursey BM, et al. AAPM's TG-51 protocol for clinical reference dosimetry of high-energy photon and electron beams. *Med Phys* 1999;26:1847–1870.
71. Huq MS, Andreo P. Reference dosimetry in clinical high-energy photon beams: comparison of the AAPM TG-51 and AAPM TG-21 dosimetry protocols. *Med Phys* 2001;28(1):46–54.
72. Huq MS, Andreo P, Song H. Comparison of the IAEA TRS-398 and AAPM TG-51 absorbed dose to water protocols in the dosimetry of high-energy photon and electron beams. *Phys Med Biol* 2001;46(11):2985–3006.
73. Huq MS, Song H. Reference dosimetry in clinical high-energy electron beams: comparison of the AAPM TG-51 and AAPM TG-21 dosimetry protocols. *Med Phys* 2001;28(10):2077–2087.
74. DeWerd LA, Bartol LJ, Davis SD. Thermoluminescent dosimetry. In: Rogers DWO, Cygler JE, eds. *Clinical dosimetry measurements in radiotherapy*. Madison, WI: Medical Physics Publishing; 2009:815–840.
75. Das IJ. Radiographic Film. In: Rogers DWO, Cygler JE, eds. *Clinical dosimetry measurements in radiotherapy*. Madison, WI: Medical Physics Publishing; 2009:865–890.
76. Soares CG, Trichter S, Devic S. Radiochromic film. In: Rogers DWO, Cygler JE, eds. *Clinical dosimetry measurements in radiotherapy*. Madison, WI: Medical Physics Publishing; 2009:759–813.
77. American Association of Physicists in Medicine. *Report 87. Diode in Vivo Dosimetry for Patients Receiving External Beam Radiation Therapy: Report of Task Group 62 of the Radiation Therapy Committee*. Madison, WI: Medical Physics Publishing; 2005.
78. Zhu TC, Saini AS. Diode dosimetry for megavoltage electron and photon beams. In: Rogers DWO, Cygler JE, eds. *Clinical dosimetry measurements in radiotherapy*. Madison, WI: Medical Physics Publishing; 2009:913–939.
79. Cygler JE, Scalchi P. MOSFET dosimetry in radiotherapy. In: Rogers DWO, Cygler JE, eds. *Clinical dosimetry measurements in radiotherapy*. Madison, WI: Medical Physics Publishing; 2009:941–977.
80. Baldock C, De Deene Y, Doran S, et al. Polymer gel dosimetry. *Phys Med Biol* 2010(55):R1–R51.
81. Schreiner LJ, Olding T. Gel dosimetry. In: Rogers DWO, Cygler JE, eds. *Clinical dosimetry measurements in radiotherapy*. Madison, WI: Medical Physics Publishing; 2009:979–1025.
82. Burns JE. Conversion of depth doses from one FSD to another. *Br J Radiol* 1958;31:643.
83. Holt JD, Laughlin JS, Moroney JP. The extension of the concept of tissue-air (TAR) to high energy x-ray beams. *Radiology* 1970;96:437–446.
84. Karzmark CJ, Deubert A, Loevinger R. Tissue-phantom ratios—an aid to treatment planning. *Br J Radiol* 1965;38:158-159.
85. Khan FM, Sewchand W, Lee J, et al. Revision of tissue-maximum ratio and scatter-maximum ratio concepts for cobalt 60 and higher energy x-ray beams. *Med Phys* 1980;7:230–237.
86. Purdy JA. Relationship between tissue-phantom ratio and percentage depth dose. *Med Phys* 1977;4:66.
87. Cunningham JR. Scatter-air ratios. *Phys Med Biol* 1972;17:42–51.
88. Ellis F, Miller H. The use of wedge filters in deep x-ray therapy. *Br J Radiol* 1944;17:90.
89. Abrath FG, Purdy JA. Wedge design and dosimetry for 25-MV x rays. *Radiology* 1980;136:757–762.
90. Sewchand W, Khan FM, Williamson J. Variations in depth-dose data between open and wedge fields for 4-MV x rays. *Radiology* 1978;127:789–792.

第 7 章 光子外照射剂量学与治疗计划

James A. Purdy, Eric E. Klein

为肿瘤患者制订放射治疗计划时,放射肿瘤医师要面对如何设定治疗的处方剂量才能不引起严重的正常组织并发症,同时尽可能治愈或控制疾病。这是个非常困难的问题,因为肿瘤的控制和正常组织的影响都对放射剂量很敏感,很小的剂量改变(±5%)就会在组织的局部反应中引起显著的变化(±20%)[1-3]。而且规定的治愈剂量通常是必需的,也非常接近正常组织的耐受剂量。因此,最佳的治疗需要在计划和实施中都保持放射剂量的高度精确。

在形状规则、表面平坦、密度均匀的模体中,光子、电子或混合线的剂量分布可以很容易地被计算出来,但患者具有不规则形状的解剖结构及多种密度和原子组成的组织(即异质性),情况比较复杂。此外,射线补偿器(如楔形板、补偿滤过板或填充物等)有时会被放入射线束中,使剂量计算被进一步复杂化。

本章中将回顾外照射剂量学和治疗计划的部分内容,包括剂量/跳数的计算方法、患者解剖结构影响的修正方法、光子剂量分布的内部异质性,组合野的剂量分布、射野衔接、治疗所需射野的成形及设计和相关的临床剂量学问题。

剂量计算方法

采用基于校正或基于模型的方法描述光子剂量计算是比较简单的[4]。在以前的方法中,采用测量中心轴数据某一点的剂量计算,例如百分深度剂量(PDD)、组织空气比(TAR)、组织最大剂量比(TMR)、组织模体比(TPR)和离轴比(OAR)。这些定量的参数都是在参考条件(例如,均匀水膜下,从X线源标准距离处较为平坦的射线)下得到的。因此,在设计实际患者的治疗计划时引入一个特殊的修正因子(CF)来解释不同的患者体表、组织非均匀性、不规则射野和射野调节器。

在基于模型的算法中,剂量分布通过模体或者射线的侧向传输、能量、几何形状、射野调节器、患者体表形态和电子密度分布等被计算得出,而不是基于水模的剂量分布参数。这种模型利用的是卷积能量沉积算法,这个算法描述的是单个光子相互作用时的分布,与不均匀的几何形状相比具备更高的精度。两种方法在后续章节都有讨论,而基于模型的光子剂量计算方法在参考文献中也有介绍[4,5]。

基于校正的剂量计算方法

按照Khan等的解释,对于一个不规则野,射野中心轴上深度为 d 处的点剂量(D_P)表示为:

$$D_P = D_{ref} \cdot S_c(r_c) \cdot S_p(r_d) \cdot TF \cdot WF \left(\frac{SCD}{SAD}\right)^2 \cdot TMR(d,\ r_d)$$

其中,S_c 为准直器的散射因子,S_p 为模体散射因子,TMR为组织最大比。TF和WF分别表示托盘因子和楔形因子,其定义为托盘或楔形板位于野内时与开野时中心轴上剂量的比值。准直野尺寸表示为 r_c,通常表示与投影到等中心处的矩形准直器开口等效的方形野的大小。有效射野尺寸表示为 r_d,指等中心距离(SAD)处的尺寸。平方反比定律因子说明了源到剂量点相对于源到校准点剂量的距离变化。当使用等中心校正时,这个因数为1。需注意的是,准直器定义的射野尺寸是用于查询准直器散射因子 S_c 的,而等中心处的有效射野尺寸是用于查询TMR和模体散射因子 S_p 的。将准直器开口处原发剂量成分的作用与体内组织受照的影响分开计算,大部分外加挡块所引起的剂量计算精确度困难都可得到解决。考虑到原射线和散射线的影响,关于不规则形状野的有效野尺寸将在后边的部分详细介绍。

多样化患者表面形态(空间间隙)的修正

在前面的公式中,假定射线束非正交地投照到单位密度的均匀模体中。CF 可以被应用到这个方程中解释因患者体表发生变化导致的非正交射线投照现象[7]。

空气间隙 CF:组织空气比法

在 TAR 或 TPR 的比例中, 直接在 A 点 [源皮距(SSD)=S']上方的表面(沿一条射线)不变,所以该点的原剂量分布也不变 (假定散射成分也未发生变化)(图 7.1)。因此,A 点剂量被认为不随患者的体形改变。然而,对于 B 点,患者的表面形态有相当大的变化,射线的原射线和散射部分都发生改变。CF 由 TAR 或 TPR 两者决定,如下所示:

$$CF = \frac{T(d-h, s_d)}{T(d, s_d)}$$

其中,h=空气间隙。

空气间隙 CF:有效源皮距法

在有效 SSD 法中,使用的等剂量图被放置于轮廓线图之上,定位中心轴于被测曲线的距离(图 7.1),然

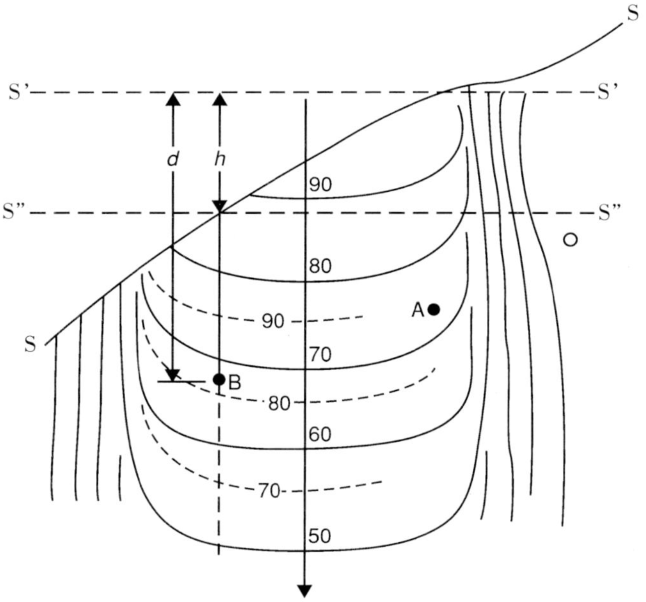

图 7.1 倾斜平面下等剂量线校正的组织空气比和有效源皮距(SSD)方法(实线,SSD=S';虚线,SSD=S")。(From International Commission of Radiation Units and Measurements. *Report 24: Determination of absorbed dose in a patient irradiated by beams of × orgamma rays in radiotherapy procedures*. Washington, DC: International Commission of Radiation Units and Measurements, 1976.)

后沿射线方向下移至空气间隙的长度 h, 使得 SSD= S"。B 点的 PDD 值被读出并进行距离平方反比修正,以考虑峰值剂量的有效改变。CF 可用下式表示:

$$CF = \frac{P(d-h, d_0, S, f, E)}{P(d, d_0, S, f, E)} \cdot \left(\frac{f+d_0}{f+h+d_0}\right)^2$$

组织不均匀性的校正

CF 可以用来解释患者体内的组织不均匀性问题。

组织不均匀性 CF:组织空气比之比的方法

校正不均匀性的组织空气比之比方法由下式给出:

$$CF = \frac{T(d_{eff}, S_d)}{T(d, S_d)}$$

其中,分子表示等效水厚度 d_{eff} 的组织空气比,分母表示计算点与表面之间沿过点线方向的实际厚度 d 的组织空气比,S_d 为计算深度处射线横截面的尺寸。组织空气比之比方法考虑了射野尺寸和深度,但并未考虑计算点相对于非均匀性的位置,也未考虑不均匀性的形状,其假设非均匀性扩展到整个射野且厚度不变(如参考平面几何学)。

组织不均匀性 CF:Power Law TAR 方法

Power Law TAR 方法由 Batho[8]提出,由 Young 和 Gaylord[9]总结。这种方法有时也被称为 Batho 方法,其尝试考虑不均匀性的性质及其相对于计算点的位置,然而,其并未考虑不均匀性的范围和形状。P 点的修正因子由下式给出:

$$CF = \left(\frac{T(d_2, S_d)}{T(d_1, S_d)}\right)^{\rho_2 - 1}$$

其中,d_1 和 d_2 分别表示 P 点到非水等效材料的近端和远端的距离,S_d 表示 P 点深度处的射线维度,ρ_2 表示不均匀组织相对于水的相对电子密度。

Sontag 和 Cunningham[10]推导出这个修正因子的更普遍形式,可应用于不均匀组织的有效原子序数与水不同且感兴趣点位于不均匀组织中的情况。上述情况下的修正因子由下式给出:

$$CF = \frac{T(d_2, S_d)^{(\rho_b - 1)}}{T(d_1, S_d)^{(\rho_b - \rho_a)}} \times \frac{(\mu_{en}/\rho)_a}{(\mu_{en}/\rho)_b}$$

其中 ρ_a 为 P 点位于表面下深度 d 处的材料的密度,ρ_b 为厚度为(d_2-d_1)的覆盖材料的密度,$(\mu_{en}/\rho)_a$ 和 $(\mu_{en}/\rho)_b$ 分别为介质 a 和 b 的质能吸收系数。

基于模型的剂量计算方法

高级三维剂量计算算法，例如卷积/叠加剂量计算算法和蒙特卡罗算法，在实践中被认为是标准的算法[4,5,11-13]。这些模型算法为复杂的多种形式提供了精确的结果。

卷积/叠加剂量计算算法

卷积/叠加剂量计算算法是基于如下方程[4]：

$$D(\vec{r}) = \iint\iint T_E(\vec{s})h(E,\vec{r}-\vec{s})d^3sdE$$

其中，D 表示某点 $\vec{r}$ 的剂量，$T_E(\vec{s})$ 表示每单位质量初级光子相互作用所释放的总能量（或 TERMA），$h(E,\vec{r}-\vec{s})$ 是点扩散函数（也称为剂量扩散矩阵、微分笔形束和能量沉积核）。点扩散函数代表点 $\vec{s}$ 处能量沉积的份额（每单位体积），其后传递给计算点 $\vec{r}$。因此，$\vec{r}$ 点处的剂量可通过全部空间积分模体或患者中的所有其他点产生的光子和电子的贡献而得到。

Ahnesjö 等[14]的研究表明作为能量的函数点扩散函数 $h(E,\vec{r}-\vec{s})$ 只随能量轻微的改变，因此可被 $h(\vec{r}-\vec{s})$（定义为由射线光谱成分加权的平均点扩散函数）替换，将空间中的四维积分减少到三维积分。单能光子的点扩散函数通常使用蒙特卡罗方法预先计算[14]。可通过对模体或患者表面的光子通量应用平方反比定律和指数衰减定律表示 TERMA 的能量依赖性 $T_E(\vec{s})$。

三维积分通常使用两步过程评估，第一步要考虑加速器的特性（包括有限源尺寸、初级准直器、均整器、铅门、多叶准直器和治疗中用的射线调整装置，如楔形板、铅挡块和补偿滤过板等）去计算模体或患者表面的能量注量。计算的第二步对入射注量考虑平方反比定律和指数衰减用于确定模体或患者中每点的 TERMA、$TE(\vec{s})$，并将结果与点扩散函数 $h(\vec{r}-\vec{s})$ 进行卷积计算。

卷积方程只对均匀介质严格有效[即 $h(\vec{r}-\vec{s})$ 必须是空间不变量]。为考虑组织不均匀性的影响，卷积中所有物理距离都由放射学距离替换，即物理距离与沿所讨论的线上平均密度的乘积[11,14]。因此，卷积/叠加算法考虑了三维空间中计算点邻近的任意位置的不均匀性影响。相反，大多数基于修正因子的剂量计算技术只需要一个简单的一维放射学路径长度评估，因此只能考虑沿放射源与计算点连线方向上的组织不均匀性的影响。

几个研究者已就包括均匀和非均匀模体的复杂模体对卷积/叠加算法与测量结果和蒙特卡罗生成的数据进行了对比测试，发现即使是在建成区和半影的部分[15,16]，卷积/叠加模型也给出了精确的结果。

蒙特卡罗方法

蒙特卡罗基本上是放射治疗中所碰到的所有情况下都能精确计算剂量分布的唯一方法，包括能够精确预测原子序数差别较大的材料的交界面附近的剂量，如接近金属假肢或不同密度如肺组织中的肿瘤[17]。蒙特卡罗方法使用物质中已知的电子与光子相互作用截面，跟踪每个光子及相关电子在整个不均匀模体或患者中的运动。通过计算大量的光子和电子的轨道和相互作用可精确地建模剂量分布。最近，几种用于放射治疗计划的蒙特卡罗代码得到发展[13,18]，其中很多已经被商业化。读者可参考 AAPM TG-105 号报告，这份报告简述了蒙特卡罗方法在放射治疗计划系统中的应用[12]。读者可参考 Siebers 等的评论文章以了解更详细的外照射放射治疗蒙特卡罗计算[17]。

剂量计算算法和组织不均匀性

2004 年，美国医学物理学家协会（AAPM）发表了关于兆伏光子射线的组织不均匀性修正的第 85 号报告（TG 65）[19]。工作组建议在剂量实施过程中应达到 3%的总体精确度，需保证组织不均匀性的校正达到 2%的精确度。在计算算法被医学物理学家讨论并严格测试的条件下，AAPM 报告推荐的不均匀性校正被应用于治疗计划和处方。下面列出所推荐的一个简要总结。对于头颈区域，使用一维路径修正算法评估超过下颌骨和耳腔的点剂量被认为是合理的。然而，对于软组织区域和接近不均匀组织的部分，应采用卷积/叠加或蒙特卡罗算法。特别是对于喉部，如果靶区邻近气腔或位于前连合，则应采用卷积/叠加或蒙特卡罗算法。肺癌治疗中感兴趣点远于肺交界面的，一维路径修正算法被认为是合理的。然而，考虑肿瘤与肺交界面上的剂量时，应采用卷积/叠加或蒙特卡罗算法。同样，报告还推荐肺癌治疗应采用能量在 12MV 以下的光子以减少在较高能量中存在的非平衡状态。对于乳腺癌治疗（特别是靶区的感兴趣剂量是在胸壁上），推荐使用卷积/叠加或蒙特卡罗算法进行计算。但对简单的完整乳房计划，一维算法即可。对于上消化道，一维算法即可，但须注意钡造影剂会因其为高原子序数材料而导致错误的剂量计算。就盆腔和前列腺而言，除含有高原子序数的髋关节假体外均可采用一维算法。(注:含有髋关节假体的患者的盆腔照射剂量算法在后面章节中讨论)。Frank 等[20]的研究提供了一种明确的临床使用的安全转换方法,在计划基础上假定一个均匀的单位密度的患者,将其转变为一个不均匀的患者模型。

近期,放射物理中心报告了一项实验研究,该研究利用非模体在类似的情况下使用多种商业化的 TPS 不同几何形状的射野剂量计算结果。他们发现如果某一种算法不如叠加/卷积算法复杂的话会引起显著的差异[21]。

跳数计算方法

跳数(MU)计算决定与直线加速器每个野对处方剂量传输的设置,它包含肿瘤深度、治疗距离、多叶准直器、二级遮挡器配置和主准直器的开口配置。这是通过使用先前的章节中所描述的不同剂量测定参量将任意一套治疗机参数对应的剂量与一个标准治疗方案建立关系,机器的输出量定义为 Gy/MU。参考源到刻度点距离、射野尺寸和输出量定义深度分别表示为 SCD、r_{cal} 和 d_{cal}。对于固定源皮距刻度时:

$SCD=SAD_{源轴距}+d_{max}$

$r_{cal}=10cm \times 10cm$

$d_{cal}=d_{max}$

假设为正入射开野情况(即无托架或任何射线修正滤过器)。

治疗机通常在 SAD 距离进行等中心跳数校准,而不是前述的 SAD+d_{max} 距离。对于等中心校准,SCD=SAD。

对于直线加速器,校正过程需要调整其内部监测电离室的灵敏度,在参考刻度剂量条件下使 1cGy=1MU。有多个报告详细介绍了关于跳数计算及其证情况[22-24]。

固定野MU计算

对患者采用等中心治疗时,无论靶区深度如何,处方剂量点都位于等中心。当采用 Khan[6]的方法时,中心轴上层组织深度为 d 处的等中心肿瘤处方剂量(TD_{iso})所需的 MU 由下式给出:

$$MU=\frac{TD_{iso}}{TMR(d,r_d)\cdot S_c(r_c)\cdot S_p(r_d)\cdot TF\cdot WF\left(\frac{SCD}{SAD}\right)^2}$$

其中,TF 和 WF 分别表示托盘因子和楔形因子。其定义为托盘或楔形板位于野内时与开野时中心轴上剂量的比值。准直野尺寸表示为 r_c,通常表示与投影到等中心处的矩形准直器开口等效的方形野尺寸。有效射野尺寸表示为 r_d,指等中心距离(SAD)处的尺寸。平方反比定律因数说明了源到处方剂量点相对于 MU 定义点的距离变化。当使用等中心校正时,这个因数为 1。需注意的是,准直器定义的射野尺寸是用于查询准直器散射因子 S_c 的,而等中心处的有效射野尺寸是用于查询 TMR 和模体散射因子 S_p 的。将准直器开口处原发剂量成分的作用与体内组织受照的影响分开计算,大部分外加挡块所引起的剂量计算精确度困难都可得到解决。

当使用固定 SSD 治疗患者时,使用基于 PDD 的剂量计算公式而不是基于等中心剂量比的计算公式。当深度 d 处需要剂量 TD 时,MU 由下式给出:

$$MU=\frac{TD\cdot 100}{PDD(SSD,d,r)\cdot S_c(r_c)\cdot S_p(r)\cdot TF\cdot WF\left(\frac{SCD}{SSD+d_{\max}}\right)^2}$$

中心轴上皮肤表面处的射野尺寸(或其等效方野)表示为 r,用于计算 PDD 和 S_p。等中心处准直器射野尺寸 r_c 用于计算 S_c。当治疗距离增加时,等中心处的准直器射野尺寸与患者皮肤表面射野尺寸显著不同。需注意的是,PDD 是受治疗距离、SSD、深度和有效射野尺寸影响的函数。在较宽范围的延长治疗距离时,SAD 处的准直器散射因子是有效的[6]。

当这个剂量计算公式被用于高度延长的治疗距离如全身放射治疗时,须注意验证这些距离情况下距离平方反比定律的可靠性。推荐使用电离室测量法对其上述设置进行验证。由于机头内均整器及其他组成部分产生的大量散射对有效原发剂量的影响,虚放射源的位置与加速器靶的位置大约相距 2cm。

剂量计算的 TAR 系统被广泛用于替换 Khan 公式,只需将 ^{60}Co 和深部 X 线剂量学中所用的 TAR 和反散射因子概念引申至兆伏光子能量范围。与 ^{60}Co 类似,所需的剂量学参数由电离室测量(模体中和空气中)获得,但需使用更大的建成帽(半径厚度=d_{max})。因此有效射野尺寸为 r 的兆伏峰散射因子 $PSF(r)$ 可简单表示为两个电离室读数之比,如下所示:

$$PSF(r)=\frac{模体中\ d_{max}\ 处电离量}{空间某点建成帽的电离量}$$

兆伏级射线剂量率(Gy/MU)在自由空间由下列公

式给出：

$$\dot{D}_{fs}(SAD+d_{\max},r_c)=\frac{\dot{D}(SSD,r_c,d_{\max})}{PSF(r_c)}$$

其中，计数器为距离 SSD=SAD+d_{max} 处，准直器设定为 r_c 时测得的 d_{max} 处剂量。这个系统的完成需要每个准直器开口的 D(SAD+d_{max},r_c)值的表格和 PSF 对有效射野尺寸的表格。而后任意距离、有效射野尺寸和准直器开口的 d_{max} 处剂量/MU 才能被计算得到。

使用等中心技术治疗患者时，中心轴上深度 d 处得处方等中心剂量(ID)所需的跳数由下式给出：

$$MU=\frac{ID}{TAR(d,r_d)\cdot\dot{D}_{fs}(SAD+d_{\max},r_c)\cdot TF\cdot WF\cdot\left(\frac{SCD}{SAD}\right)^2}$$

如果使用固定源皮距照射，中心轴上深度 d 处处方剂量(TD)所需的跳数由下式给出：

$$MU=\frac{TD\times 100}{PDD(d,r)\cdot\dot{D}_{fs}(SAD+d_{\max},r_c)\cdot PSF(r)\cdot TF\cdot WF\cdot\left(\frac{SCD}{SSD+d_{\max}}\right)^2}$$

对任意宽度为 a，长度为 b 的矩形野，所有的跳数计算公式都需要根据散射特性来估计方野尺寸 r 的方法。应用最广的矩形等效原则就是“A/P”原则，即方野与矩形野通过相同的面积/周长比等效，见下式：

$$r=\frac{2(a\times b)}{(a+b)}$$

另一种将矩形野有效射野面积的估算简化为方野尺寸的方法，是发表在《英国放射学杂志》(*British Journal of Radiology*)上的等效方野表[25]。不规则射野的等效野剂量计算将在后边的章节予以介绍[26,27]。

非对称X线准直器的跳数计算

非对称 X 线准直器(也指独立准直器)允许一侧铅门独立运动，也支持一对铅门或两对铅门。由于跳数计算和治疗计划方法通常需要对称铅门数据，在临床应用前必须很好地验证非对称铅门的剂量影响。部分研究者已研究了非对称铅门对 PDD、准直器散射和等剂量分布的影响[28,29]。非对称二级准直器的跳数计算比对称的二级准直器稍微复杂[22]。离轴比(OAR)和离心比(OCR)修正因子取决于机器中心轴到射野准直器开野中心的距离[30,31]。PDD 受的影响很低，但等剂量线的形状会发生改变，应针对每台加速器单独研究。与简单的合并楔形离轴比和离心比一样，非对称楔形野的剂量计算也是很简单的步骤[29,32]。

多叶准直器的跳数计算

多叶准直器(MLC)现已几乎代替了合金射野适形的临床标准方法。有学者曾研究过 Varian MLC 关于百分深度剂量、准直器散射和等剂量分布方面的设计[33]。这种类型的 MLC 形成的射野与合金射野在百分深度剂量和射野输出参数方面是一致的。因此，可用前述的剂量/跳数计算方法并使用 MLC 确定的等效面积。准直器散射因子和自由空间中的剂量是由 X 线准直器铅门设定和应用于非对称铅门设定的离轴比因子共同决定的。

然而，需要注意的是，对于取代下位铅门的 MLC 系统，MLC 射野形状是选择适当的输出因子的一个决定因素[34]。例如，在 Elekta 加速器中，下准直器铅门被 MLC 系统所代替，剂量计算时应当考虑多叶准直器和下准直器铅门共同遮挡的区域[35]。对于 MLC 系统代替上准直器铅门（如西门子加速器），Das 等描述了依赖挡块区域决定计算参数(主要输出因子、百分深度剂量和散射因子)的方法[36]。

因此，因为机器厂商 MLC 设计的不同及 MLC 设计一直在改变的现实，读者应该注意的是，在每台新的加速器安装完后投入临床应用之前，应该谨慎地研究 MLC 对基本的跳数计算程序的影响。我们鼓励读者参考 AAPM TG50 号报告，它提供了更多关于 Varian 加速器 MLC 的细节，并且讨论了相关的质量保证 QA 和 MU 计算问题[37]。

不规则射野的跳数计算

对于大的不规则形状射野和离轴的点，必须考虑射线强度的离轴变化(相对于中心轴)、治疗野内 SSD 变化、一级准直器对输出因子的影响及散射对剂量的影响。射线质的变化作为射野内位置的函数也应予以考虑[38,39]。

在每个感兴趣点，用于不规则射野计算的方法通常由原发和散射的总和构成，还要对强度和 SSD 的离轴变化(离轴比因子)进行修正[26,27]。不规则射野内任意点传递特定肿瘤剂量所需的跳数(图 7.2)由下式给出：

$$MU=\frac{TD}{[TAR(d,0)+\overline{SAR}(d)]\cdot\dot{D}_{fs}(SSD+d_{\max},r_c)\cdot TF\cdot OAF\left(\frac{SSD+d_{\max}}{SSD+g+d}\right)^2}$$

所用的参数如下：

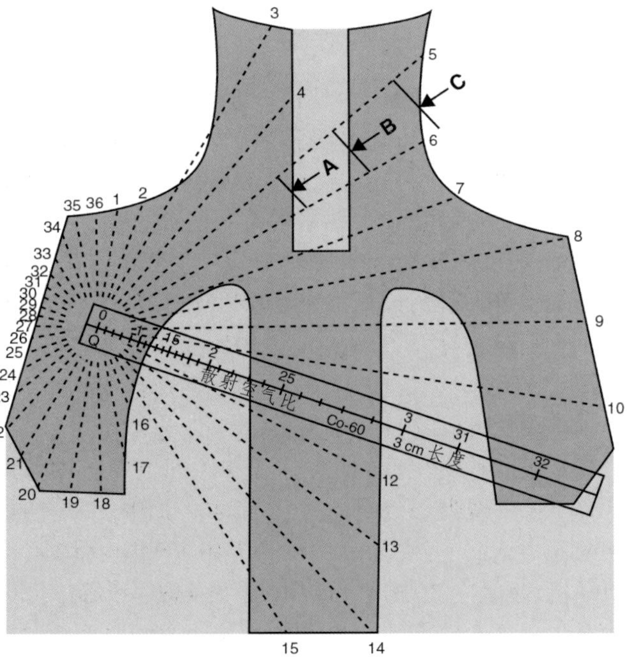

图 7.2 斗篷野概要说明了决定散射空气比的方法，用于不规则射野剂量计算。(From Cundiff JH, Cunningham JR,golden R, et al. A method for the calculation of dose in the radiation treatment of Hodgkin's disease. *Am J Roentgenol* 1973;117:30–34.)

TAR(d,0) = 深度 d 处射野尺寸为 0 的 TAR

SAR(d) = 使用 Clarkson 技术得到的深度 d 处所涉及点的平均 SAR

D_{fs} = 对于准直射野尺寸，中心轴上标称 SSD+ d_{max} 距离处空气中小块组织的 Gy/MU

SSD = 治疗限制的标称 SSD

d_{max} = 最大剂量深度

TF = 挡块托盘衰减因子

g = 皮肤到所讨论点和标称点的垂直距离

SSD = (射线垂直)

d = 皮肤到所涉及点的垂直距离

OAF = 空气中的离轴比因子

计算机实现方式有所不同，但通常都包括使用某深度的扩大野尺寸计算 SAR，使用中心轴与计算点斜投影的距离决定离轴因子，以及使用沿源与计算点连线上的倾斜深度决定零野 TAR。最早提出时，普遍认为离轴因子应乘以零野 TAR 和 SAR 之和。

射线质是直线加速器产生的束流射野内的位置的函数[38,39]，TAR_0 可表示为射线内位置的函数以将射线质的变化整合到计算之中，其可与水的半价层(HVL)通过下式建立联系：

$$TAR(d,0,r) = e\left[\frac{-0.693(d-d_{max})}{HVL(r)}\right]$$

其中，d 为参考点的深度，d_{max} 为最大剂量深度，r 为射线中心轴到计算点的径间距离，e 为自然对数基，$HVL(r)$ 为使用水中测量的半价层表示的射线质。

旋转治疗的MU计算

经典的旋转治疗 MU 计算公式如下：

$$MU = \frac{ID}{TAR_{avg}\cdot \dot{D}_{fs}\left(\frac{SCD}{SAD}\right)^2}$$

跳数/角度的设定由下式给出：

$$MU/deg = \frac{跳数设置}{旋转角度}$$

其中，符号的意义如前所述，TAR_{avg} 代表平均 TAR(所选角度范围内的平均值，如 10°或 20°)。

最近，加速器制造商及其附带的计划系统都具备旋转 IMRT 的能力[41,42](例如，Elekta 的 VMAT[42]和 Varian 的 RapidArc[43])。旋转 IMRT 的概念出现自 Yu[44,45]，被称之为旋转调强放射治疗IMAT，但是当时并未出现商业化的计划软件。与有限角度的步进式调强和滑窗式调强技术相比，常规加速器上的旋转调强技术可能在较短的治疗时间内得到更好的剂量分布。此外，因消除了计划设计者射野数量和方向的迭代选择，旋转调强计划设计更为简单。传统的多叶准直器旋转调强可能提高了计划的质量和传输效率[43]。尽管这种观点还饱受争议，未来几年中有学者会报道更多关于旋转调强照射的经验。对于复杂的旋转调强照射技术的跳数计算需要更为先进的计划系统。在旋转调强照射时 MLC 形状不断变化，这都依赖于加速器的特性，其他参数(例如剂量率或许变化)。这种先进的照射技术在患者治疗之前需要模体验证，而并非仅仅手动计算。

显然，这里介绍了一种无须复杂及计算基数的简单 MU 计算方法。当前的计划设计可利用感兴趣处的剂量权重点，而这在经典的 MU 计算时是无法实现的。此外，对于密度不均匀现象、第三方设备(例如 MLC 及其非对称的铅门)和调强射野，手动跳数计算可能是有问题的。例如，剂量权重点位于被低密度组织环绕的小块区域(例如肺内的钱币样病变)或者胸廓边缘和肺(例如乳腺切除患者)上，手动的跳数计算是无法简单地确认的，必须依赖于计划系统，更要注意临床治疗前的测试。目前，专用的商业软件是可用的，例如基于 Kung 等工作的 RadCalc 系统[48]和基于 Yang 等工作的 IMSure 系统[49]。显而易见，这些系统在应用于临床之前都需要物理师做一些验证工作。

临床光子射线剂量测定

百分深度剂量和单野等剂量图表

中心轴 PDD 表示射线的穿透性。表 7.1 总结了放射治疗中具代表性的 X 线和 γ 射线的射线特性，且列出了最大剂量深度和 10cm 深度处的 PDD 值。图 7.3 中所示为常规 SSD 代表性 PDD 曲线。在已得出的经验中，18MV、6MV 和 ^{60}Co 光子射线越过最大剂量点 d_{max}(射野 10cm×10cm，源皮距 100cm 条件下获得)后每厘米分别减少 2%、3.5%和 4.5%。对于哪种 X 线能量为最佳还没有一致的意见，习惯的偏好或放射肿瘤医师所受的训练会影响其选择，通常每个机构都具有自己的特色。如第 5 章中指出的，多数现代加速器是多能的，可提供 4~25MV 范围内的一系列光子和电子射线，6MV、15MV 或 18MV 的 X 线最为普遍。

表 7.1　放射治疗中有关的光子射线能量的射线特性

220kVp，2mm Cu HVL，SSD=50cm
- 最大剂量深度=表面
- 由于(a)低能和(b)短源皮距而随深度迅速跌落
- 由于小焦点而射野边缘锐利
- 由于低能的康普顿散射导致射野边界外的显著剂量

^{60}Co，SSD=80cm
- 最大剂量深度=0.5cm
- 穿透能力增加(10cm 处 PDD=55%)
- 由于源尺寸而射野边缘不确定–半影
- 由于多数散射是向前的导致射野外的剂量低
- 等剂量曲率随射野尺寸增加而增加

4MV X 线，SSD=80cm
- 最大剂量深度=1~1.2cm
- 穿透能力较钴机轻微增加(10cm 处 PDD=61%)
- 半影较小
- 由均整器设计造成的“喇叭”(离轴射线强度)≈14%

6MV X 线，SSD=100cm
- 最大剂量深度=1.5cm
- 穿透能力较钴机和 4MV 轻微增加(10cm 处 PDD=67%)
- 半影小
- 由均整器设计造成的“喇叭”(离轴射线强度)≈9%

15~18MV X 线，SSD=100cm
- 最大剂量深度=3~3.5cm
- 穿透能力更强(10cm 处 PDD=80%)
- 半影小
- 由均整器设计造成的“喇叭”(离轴射线强度)≈5%
- 出射剂量常高于入射剂量

HVL：半价层；SSD：源皮距；PDD：百分深度剂量。

等剂量图表提供了除中心轴 PDD 数据外更多的射线特性信息，但等剂量图表只能代表一个平面内的剂量分布(通常包括射线中心轴)且通常只提供方形或矩形野的分布。等剂量图表通常在射线垂直于模体平坦表面的水模体中测得。等剂量图表显示了不同深度处射野内射线的相对均匀性，也提供了射线半影区域宽度的描述。^{60}Co 远距离治疗时具有相对较大的半影，其等剂量分布较加速器 X 线而言更圆，这是由于其相对较大的源尺寸(通常直径 1~2cm，而加速器仅为数毫米)。直线加速器射线的半影宽度随能量和使用非聚焦多叶准直器而会轻微增加，但仍远小于 ^{60}Co 治疗机。除半影较小外，直线加速器 X 线在一定深度处具有相对平坦的等剂量分布，但在较浅深度，尤其是 d_{max} 处，直线加速器 X 线通常显示出中心轴外的部分射线强度增加。这种射线特性是指剂量剖面图的喇叭口形分布，其依赖于均整器的设计。总之，每种治疗机都具有唯一的放射线特性，因此，每台治疗机的等剂量分布必须要测量或至少要验证。

另一个需要理解的重点是射野尺寸如何定义。射野尺寸指的是垂直射线入射方向，对应射线边缘 50%等剂量区域的距离。SSD 治疗时在皮肤表面确定，而等中心治疗时在源轴距(SAD)深度处确定。

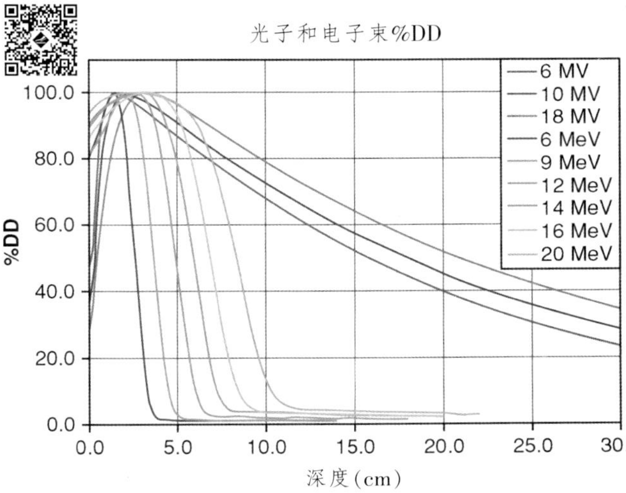

图 7.3　^{60}Co 到 18MV X 线和 6~20MeV 电子线 10cm×10cm 射野典型 X 线或电子线中心轴百分深度剂量(DD)曲线。

深度剂量建成区

当光子射线照射到组织表面，电子开始运动，导致剂量随深度增加，直到在 d_{max} 处达到最大剂量。表6.2列出常用光子能量入射表面下剂量建成随深度的变化。随着光子射线能量的增加，建成区域的深度也在增加。高能射线的皮下组织间隙效应与其高的穿透能力，使其更适用于治疗深部病变。一般来说，皮肤剂量和兆伏级光子形成的区域通常随射野尺寸增加和射线内插入塑料挡块托板而增加（图7.4）。挡块托板应距离皮肤表面至少20cm，因为皮肤剂量在随距离的减少而明显增加。塑料托板下的铜、铅或铅玻璃滤片可用于去除增加皮肤剂量的低能电子，但在临床中很少采用[50,51]。

表面剂量随入射线角度的倾斜增加而增加，且 d_{max} 向表面移动（图7.5）。这是由于更多的次级电子沿射线的倾斜路径射出[52]。

深度剂量/出射剂量区域

如果没有足够的反散射材料，当射线脱离患者时皮肤和表浅组织会欠量。剂量减小的程度与X线能量、射野尺寸和射线达到出射表面时已穿透的组织厚度有关。对于6MV射线，测量剂量减小到15%，射野尺寸相关性很小[50]。在18MV射线上进行重复，射剂量减小到11%[53]。一般说来，在出射一侧增加厚度为2/3 d_{max} 的组织等效材料就足以提供出射侧剂量区的全部剂量。图7.6表示各种后散射媒质效应当置于表面下时。

组织不均匀性和组织表面剂量学

诸如空腔、肺、骨结构和假体等组织器官，其不均匀性的存在会影响剂量的分布。这种剂量学的改变来源于原射线和散射线在传输过程中的扰动以及光子间的相互作用所产生的次级电子所导致的。由于光子能量及非均匀组织的形状、大小和成分，众多因素的共同作用会导致这种变化更大。

在低能射线中，光子在传输过程中的扰动作用更应该受到重视。当射线在低密度的非均匀物质中传输时，这种作用会有所增加。相反，在大于水的高密度非均匀组织中，这种作用会减弱。然而，在散射剂量中增加或减少的共同作用，这种变化是非常复杂的。例如，在≥10cm厚的肺组织中，^{60}Co 或6MV的X线的剂量会增加15%，而18MV的X线剂量仅增加15%[54]。

当一束不均衡的电子离开或进入非均匀区域时，电子均衡的条件会被破坏。患者体内过渡区域（不同介质的交界面）的剂量分布依赖于照射野尺寸（散射影响）、界面间的距离（如气腔）、交界面介质的物理密度和原子序数的不同及不同介质的尺寸和形状。因电子射程有限，这种剂量学上的改变常发生在非均匀组织中的交界的位置，但是区域可能比较大。这种现象在高能的光子束中较为常见，因其散射线成分能量和范围的增加。在肺边缘和空腔区域，这种剂量学上的减少能大于15%[55]。

对于密度大于水的非均匀组织来说，因更多电子

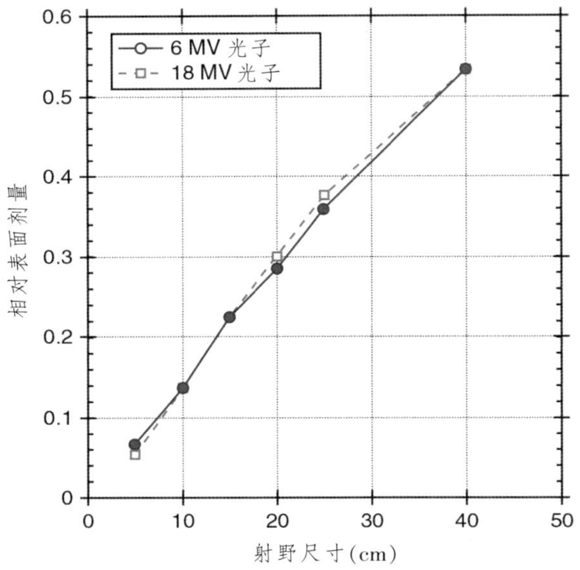

图 7.4 6MV和18MV光子插入挡块托板时相对表面剂量和射野尺寸的比较。(From Klein EE, Purdy JA. Entrance and exit dose regions for Clinac-2100C. *Int J Radiat Oncol Biol Phys* 1993; 27:429–435.)

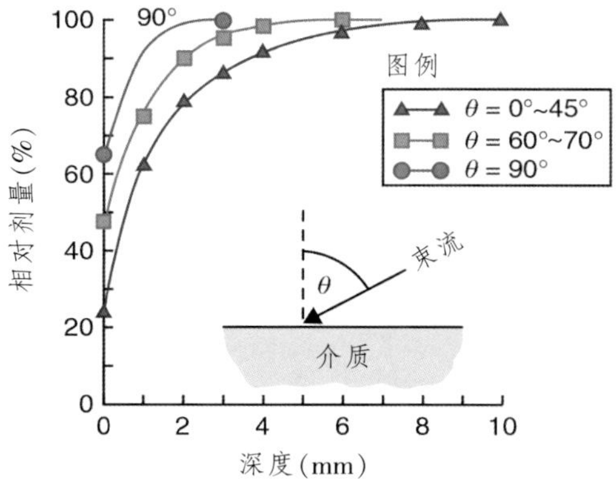

图 7.5 表面剂量和最大剂量深度随X线与表面入射角度的变化(4MV，10cm×10cm)。

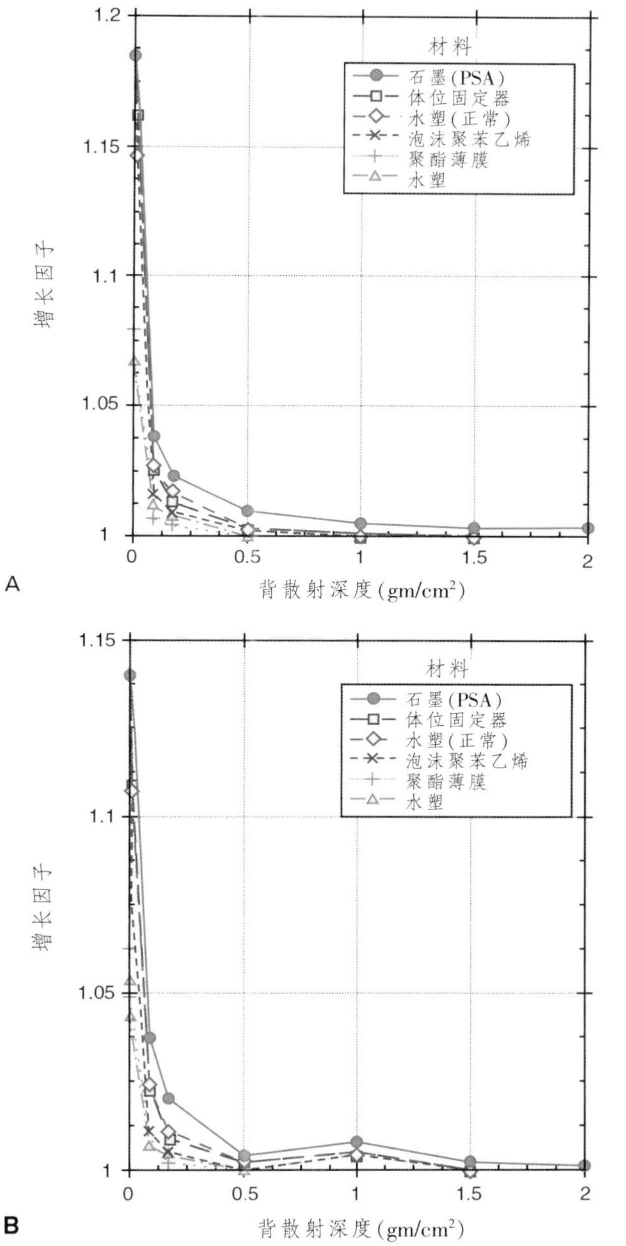

图 7.6 6MV(A)和 18MV(B)光子,15cm×15cm 射野,源轴距 100cm,不同反散射材料的反散射深度出射剂量增强。(From Klein EE, Purdy JA. Entrance and exit dose regions for Clinac-2100 C. *Int J Radiat Oncol Biol Phys* 1993;27:429–435.)

的产生,局部剂量将会增加。然而,大多数密集的非均匀组织的原子数大于水的原子数,因此,共同的剂量扰动比多库伦的电子散射扰动更为复杂。在骨结构或者近似水组织密度交界的区域有可能出现大的剂量热点或者冷点区域。多个相关的临床机构已报道过基准测量,这部分将在接下来的章节简要介绍。

气腔

气腔存在于人体的各个部位,尤其是在头颈部区域,由于缺少电子平衡,这种区域很容易产生剂量问题。Epp 等研究发现对于 Co 源射线,在喉部的气腔处剂量减少 12%, 而在远离 5mm 的区域又恢复正常[56]。这种减少的现象来源于前向电子散射的缺失。Epp 等指出在 10MV 光子的交界面远端有 14.5%的损失,该能量光子在交界面后建成曲线平台为 20mm[57]。Klein 等分别测量了 4MV 和 15MV 处末端和近端区域空腔处的剂量分布[58]。对于这两种能量的射线来说,在平行对穿形状的射野中联合剂量分布丢失了 10%。

肺组织

虽然肺交界面重建平衡的问题并不像气腔那样严重,但肺组织交界面的过渡区域在整个临床采用的光子射线能量范围内依然存在。Rice 等使用平行板电离室和模拟肺材料(平均肺材料密度 ρ=0.31g/cm^3,其他测量结果是密度 0.015g/cm^3 和 0.18g/cm^3)测量了 4MV 和 15MV 光子线下肺模体的剂量响应[59]。图 7.7 给出了测量 15MV 的射线下特殊修正因子的结果。15MV 的射线的小野(5cm×5cm)中会出现一个建成曲线(特殊矫正因子处 10%的变化),这出现在肺的末端区域和模拟肺 5cm 的交接处。

骨软组织交界面

Das 等使用平行板电离室测量了 6MV 和 24MV X 线模拟骨组织交界面区域近端和远端剂量扰动因子(DPF),他们报道交界面近端 DPF 对 6MV 射线为 1.1,对 24MV 射线为 1.07[60]。交界面远端 24MV 射线测到 7%的增长(降低),而 6MV 射线呈现出新的远端建成区,其交界面剂量扰动因子为 0.95。增强或降低区域在几毫米内消散,扰动不依赖于厚度、骨的侧向范围或射野尺寸。

金属假体

Das 等在臀部假体上测量了 10.5mm 厚钢结构的剂量扰动因子[60]。他们测得对于 24MV 光子会有 19%的增强,但对于 6MV 光子只有 3%的增强。在近端,因电子的反向散射作用(其独立于能量、射野和钢结构的侧向范围)剂量扰动因子有 30%的增强。在聚苯乙烯材料中,交界处的效应在几毫米的范围内会逐渐消失。

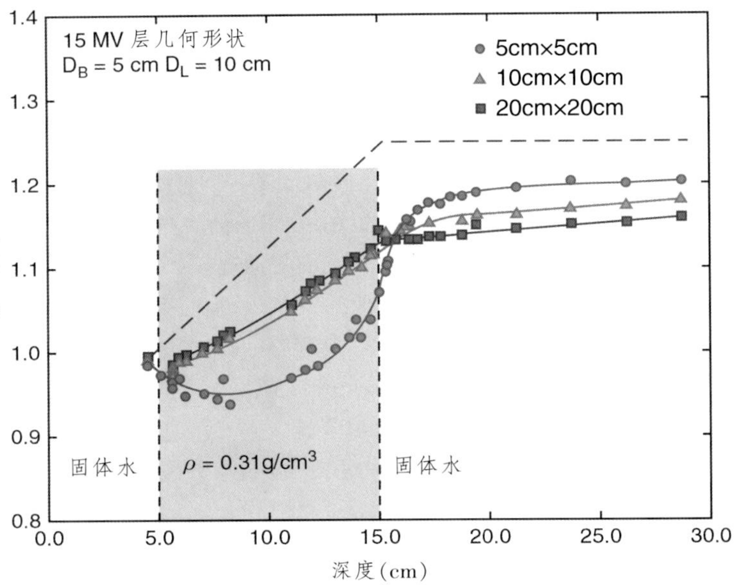

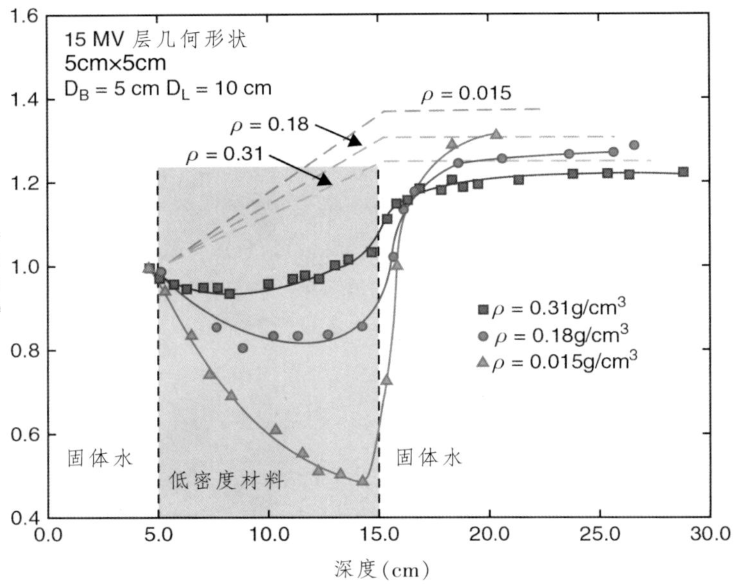

图 7.7 (A)以深度为函数的过渡区域剂量修正因子,模拟了 15MV X 线,肺厚为 10cm,3 种不同射野尺寸的肺-组织交界面。中心轴上初级剂量的变形(虚线所示)与射野尺寸无关。(B)以深度为函数的过渡区域剂量修正因子,模拟了 15MV X 线,肺厚为 10cm,5cm×5cm 射野,3 种不同密度的肺-组织交界面。中心轴上初级剂量的变形由虚线显示。(From Rice RK, Mijnheer BJ, Chin LM. Benchmark measurements for lung dose corrections for X-ray beams. *Int J Radiat Oncol Biol Phys* 1988; 15:399-409.)

其他关于金属物体计量扰动的报告见参考文献[61,62]。

Niroomand-Rad 等研究了 6MV 和 10MV 光子下头颈部肿瘤放射治疗患者的组织和钛合金交接处的剂量扰动效应。他们发现在组织和牙齿植入物上交界面 6MV 和 10MV 的光子的剂量扰动因子分别为 1.22 和 1.20。下交界面 6MV 和 10MV 的剂量分别减少了 13.5%和 9.5%。

目前关于人工髋关节剂量学最完整的信息来自 AAPM 81 号(TG 63)报告[64]。报告提供了对于高原子序数的人工假体肿瘤放射治疗患者在这方面的科学理解和临床剂量学方面的使用情况。布野时避开人工髋关节永远是第一选择，如无法达到,81 号报告可提供有价值的信息，包括不同人工髋关节的电子密度值、射线穿过人工髋关节的大致衰减和髋骨可能增加的剂量[72]。值得注意的是,数据和建议同样适用于具有其他高原子序数的假体植入(如栓钉和肱骨头置换)。

硅与软组织交界面

Klein 和 Kuske 报道了人工乳房硅树脂周围的交界面扰动,其具有与乳房组织相近的密度但原子序数不同[65]。他们观察到在交界面近端有 6%的增强,远端有 9%的下降。

楔形滤过器剂量测定

当楔形板被插入射线，在射线的整个横截面上特定深度处剂量分布相对于射线的入射方向形成了所需的角度(图 7.8)。对于钴机，通常选择 50%的等剂量深度定义楔形角，而对于高能加速器，更高百分比的等剂量线如 80%或特定深度(10cm)处的等剂量线被用于定义楔形角。

直线加速器通常装备多个楔形板（通用楔形板）可用于允许的射野尺寸范围内。虽然直线加速器楔形板可按所需楔形角设计，但 15°、30°、45°和 60°为常用楔形板。

部分直线加速器(Elekta AB，瑞典)只有一个楔形板(即电动楔形板)位于治疗头内，通过适当的组合楔形野和非楔形野得到所需的楔形剂量分布。Tatcher[66]首次提出一种组合楔形野和非楔形野的简单近似模型，其中由楔形野和非楔形野叠加得到的有效楔形角 θ_E 等于楔形野次数加权的楔形野的标称楔形角 $\theta_W B$：

$B = \theta_E/\theta_W$

飞利浦医疗系统部门[67]提出下述的不同方法：

$B = tan(\theta_E)/tan(\theta_W)$

Petti 和 Siddon[68]研究了两种方法，得出了下述接近精确理论解答的方法：

$B = f/([tan(\theta_W)/tan(\theta_E)]+f-1)$

最重要的是他们的研究显示 Tatcher 的近似法只适用于小于 45°的 θ_W 值，因此不适用于 Elekta 等使用的 60°电动楔形板的加速器。他们的研究显示对于其研究的射野尺寸(最大 20cm×20cm)，飞利浦方法的误差小于 3°。

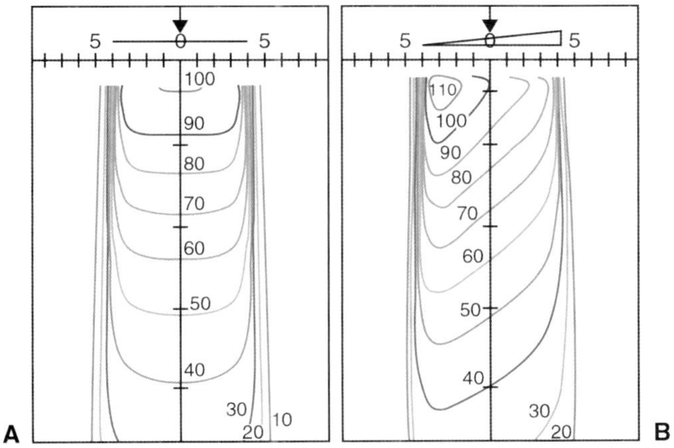

图 7.8 6MV X 线 8cm×8cm 射野等剂量分布。(A)开放野。(B)45°楔形野。(From Khan FM. *The physics of radiation therapy*, 2nd ed. Baltimore: Williams & Wilkins, 1994.)

楔形等剂量线可用两种方法归一。在某些旧系统中，楔形剂量分布将楔形因子(即测量有无楔形板的中心轴剂量率之比)整合到楔形等剂量分布中。更普遍的是，楔形等剂量线在 d_{max} 处归一为 100%，而单独的楔形因子被用于计算实际的治疗跳数或时间。McCullough 等[69]注意到 d_{max} 处与 10cm 深度处测量的楔形因子通常误差小于 2%，但更大的深度会产生 5%的误差或更大。楔形因子是否引入是非常重要的，因为如果使用不当会对患者的剂量产生严重的错误。

Sewchand 等[70]和 Abrath 与 Purdy[71]指出当楔形板插入射线后会产生射线硬化的结果。因此，百分深度剂量显著增加。12cm 深度处 4MV 60°楔形野与开放野 PDD 相差接近 7%，25MV 60°楔形野与开放野 PDD 相差 3%。

现代计算机控制的医用直线加速器拥有的软件具备特殊功能，允许用户在日常单野治疗中通过在调整剂量率的同时移动一侧铅门来创建楔形形状的剂量分布[72]。这项技术提供了先进的剂量分布，也消除了前述的物理楔形板的射线硬化问题。这一特性可以实现很多的楔形角，覆盖较大的射野尺寸，包括非对称射野尺寸（沿楔形方向 30cm，沿楔形板厚端方向 20cm，沿楔形板薄端 10cm)。增加的大量楔形角增强了计划的选项，但也使测试和质量保证更加复杂[73]。

当进行患者的治疗计划设计时，楔形野通常由射野之间的夹角(θ)和相应的楔形角(Φ)通过下式决定(图 7.9)：

$\theta = 90°-\Phi/2$

例如，图 7.10 中所示，两 45°楔形野互相正交得到均匀剂量分布。

治疗计划：治疗野的组合

平行对穿射野

当放射治疗中使用两个未经调制的 X 线射野时，它们通常是平行对穿射野(即位于解剖部位两侧中心轴重合直接相对)。图 7.11 所示为平行对穿射野，大小为 10cm×10cm，源皮距 100cm，患者直径 15~30cm(5cm 递进)的归一的相对轴向剂量轮廓线。射野的权重表示分配给此射野在某归一点的数值。对于源皮距射野，权重表示 d_{max} 处分配的相对剂量，而对于等中心射野则为等中心分配的剂量。图中的射野权重为 1:1

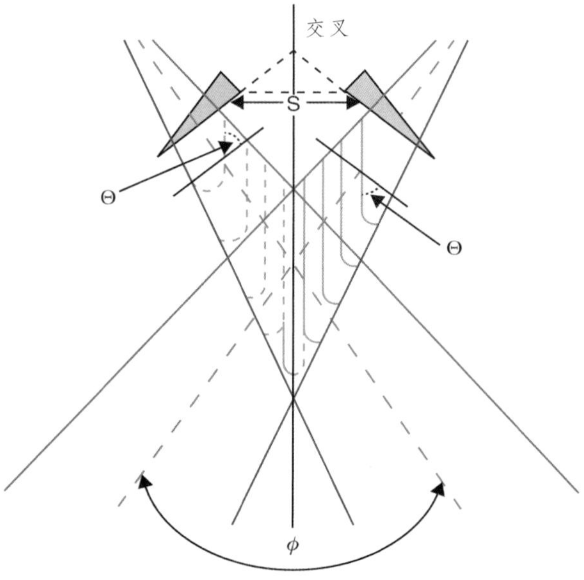

图 7.9 楔形野参数：Φ 为楔形角，θ 为射线中心轴交角，S 为间距。每个楔形野的等剂量线与等分线平行。(From Khan FM. *The physics of radiation therapy*, 2nd ed. Baltimore: Williams & Wilkins, 1994.)

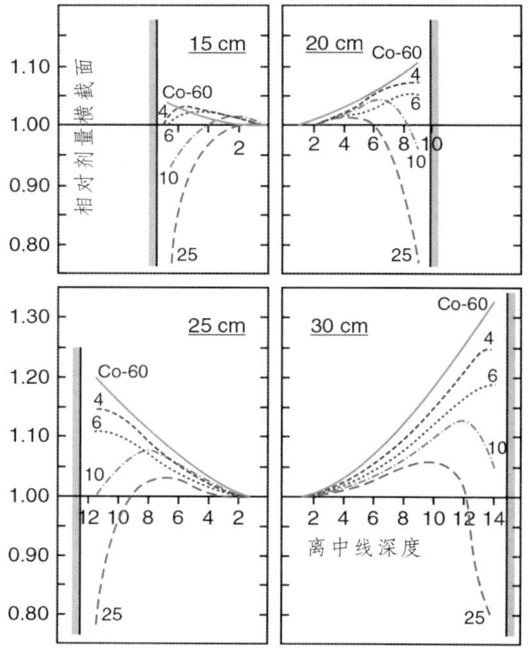

图 7.11 以 X 线能量为函数的相对中心轴剂量轮廓线(^{60}Co 或 4MV、6MV、10MV 和 25MV)和患者厚度(15cm、20cm、25cm 和 30cm)。平行对穿射野是等权重的，轮廓线按正中线上的值归一。因其对称性，图中只显示每个轮廓线的一半。

(即 d_{max} 处权重相等)，剂量轮廓线已对累积的正中 PDD 进行归一。

平行对穿射野用较低能量的兆伏射线即可较容易地在最大直径 18cm 的患者的正中平面肿瘤处得到 50Gy 的剂量，对更厚的患者，更高能量的 X 线能通过中心轴上较小的剂量变化来改善剂量轮廓线，以避免更加复杂的多野计划。

对于某些治疗过程，很高能量的平行对穿射野在接近皮肤表面造成的剂量不足是很有益处的，但其他治疗可能却要求在接近皮肤处形成较高的剂量。使用

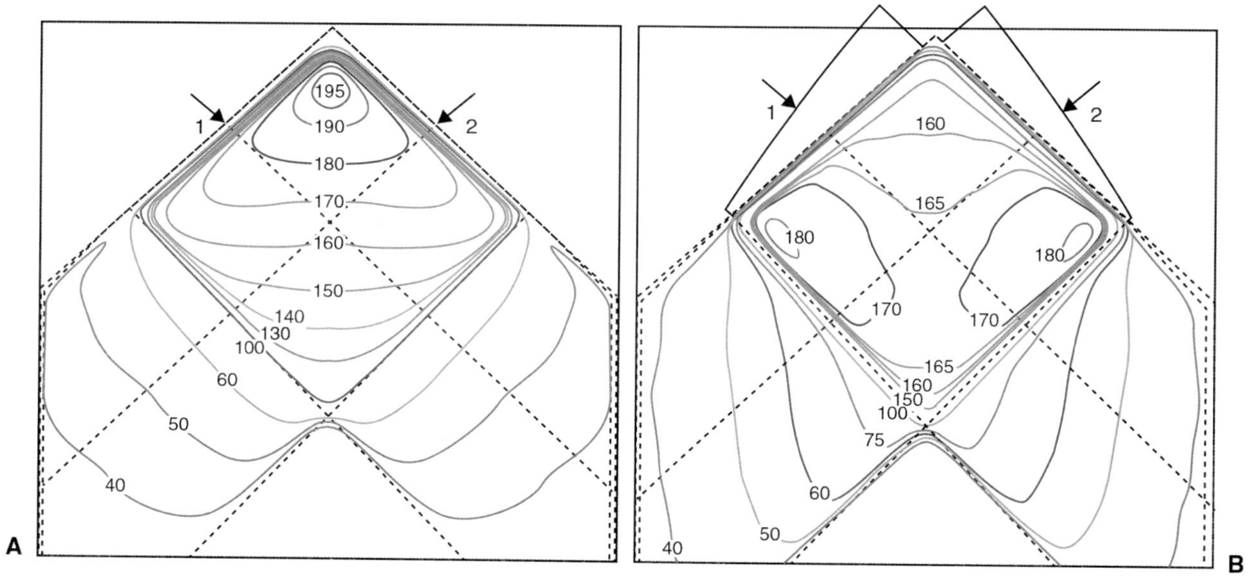

图 7.10 成角度的两野的等剂量分布。(A)无楔形板。(B)有楔形板。都为 4MV，10cm×10cm 射野，源皮距 100cm，45°楔形角。(From Khan FM. *The physics of radiation therapy*, 2nd ed. Baltimore: Williams & Wilkins, 1994.)

非常高能量的 X 线穿过较小厚度的解剖位置，出射剂量会大于入射剂量，在平行对穿高能 X 线射野的入射和出射表面间的区域的精确剂量分布必须被仔细地评估以适当地考虑入射和出射成分的作用。

如果靶区不在正中则采用不等的射野权重，图 7.12 所示为其他权重的归一化中心轴剂量轮廓线，如 2:1 和 3:1，更大的不对称权重会导致高剂量区域由正中线向一侧移动而远离中线。虽然在某些解剖部位上不相等的权重具有优越性，但对解剖结构的高剂量区域需特别注意。

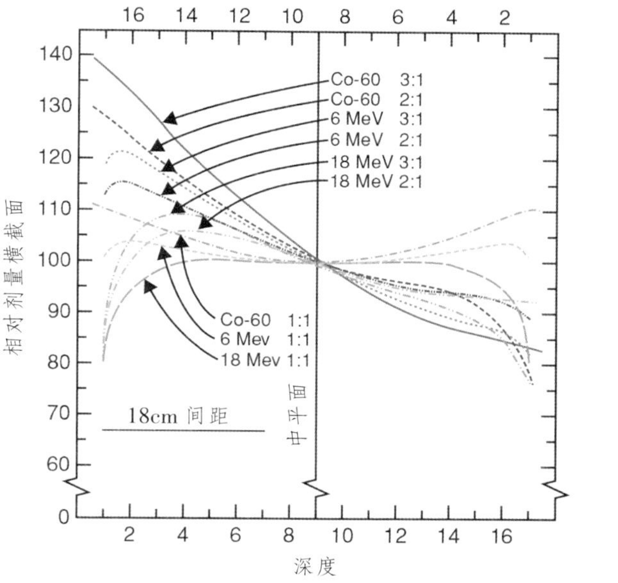

图 7.12 平行对穿射野不相等权重得到的剂量轮廓线；轮廓线以正中线上的值归一。

多野布野

图 7.13 所示为常用的共轴三野布野方式，一正前野加两前斜野会在三野重叠部分产生高剂量区域，而在三野重叠部分以外产生低剂量区域。如这种布野用于治疗纵隔，脊髓会进入前野照射范围，但避开了两前斜野。侧向移动两前斜野得到一对平行对穿射野，产生一个剂量梯度更均匀的矩形等剂量区域，但剂量梯度的大小决定于各野的相对权重和穿过的组织厚度。一个正前野加两个对称排列的后斜野产生伸长的等剂量曲线，延长的角度决定于各野到交点穿过的组织的相对厚度和各野的相对权重。三野布野常用于治疗患者正中的侧向肿瘤。

三野非共轴（非共面）布野可很简单地通过旋转床和机架实现，常用的治疗垂体瘤的技术使用两侧野和一射线由头顶进入，星形细胞瘤通常使用两侧平行对穿射野和一由前额进入的前额野治疗。90°的床旋转与机架旋转结合使用以实现头顶野和前额野。侧野也可通过机头旋转以保证楔形板厚端位于头顶/前额野轨迹平面内。

四野技术通常用于腹部或盆腔的治疗，大多数情况下，由两对交于同一点的平行对穿射野组成，产生

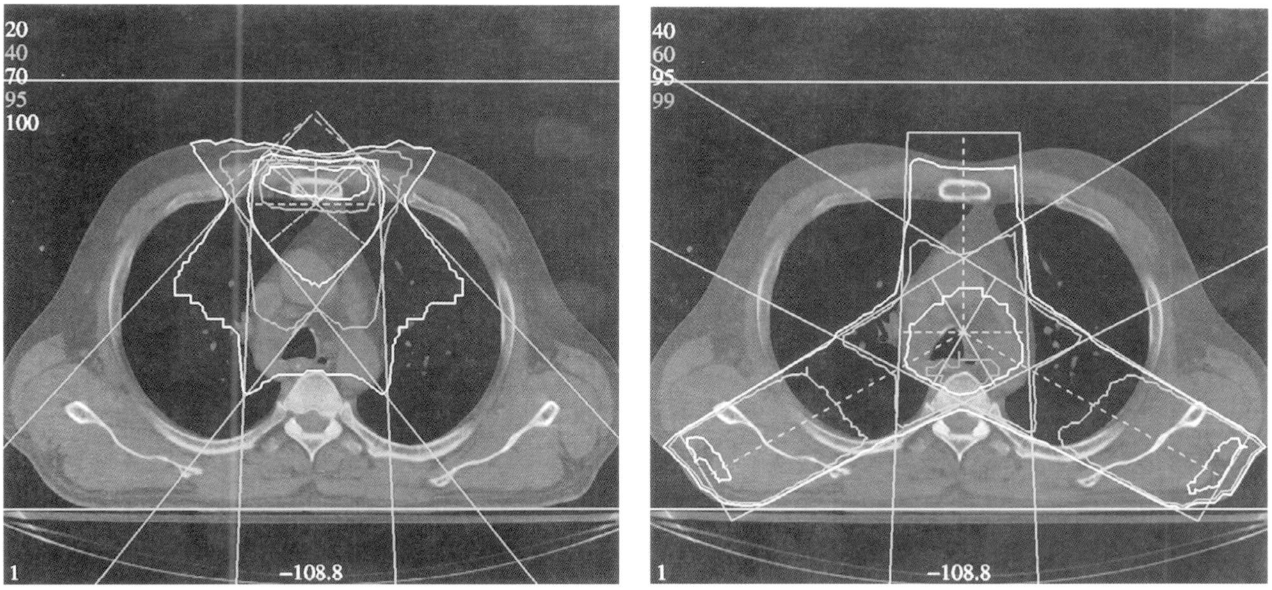

A B

图 7.13 三野共轴排列：使用 6MV X 线，8cm×10cm 射野，源皮距 100cm 的两种布野方式的剂量分布。等剂量线已重新归一使 100%剂量线几乎包括靶区。（A）正前野加正负 40°两斜野，权重等分。（B）正前野权重 0.8 加正负 120°两等权重（1）斜野。

“箱形”等剂量分布。图 7.14 比较了 6MV 和 18MV X 线使用四野“箱形技术”得到的剂量分布。所有能量射线的中心剂量分布相似，但穿透能力较高的高能射线在箱外区域产生较低的剂量。不同的射野权重会产生不同的剂量梯度变化。图 7.15 所示为其他可能的四野布野方式，互成角度的射野产生了菱形的剂量分布。如每对射野的交点在一直线上但相距几厘米会产生蝴蝶状的剂量分布。

涉及大于 4 个机架角的治疗时，最初很少用高能的兆伏级射线，理论上需要正电压的 X 线单元以便达到相应的治疗深度和中度损伤。然而，随着 3DCRT 和 IMRT 的广泛应用，多射术治疗逐渐增加，例如用于前列腺癌的 6 野 3DCRT 技术[74]和用于头颈部肿瘤患者的 9 野 IMRT 技术[75]。最近，通过增加同一角度射野下

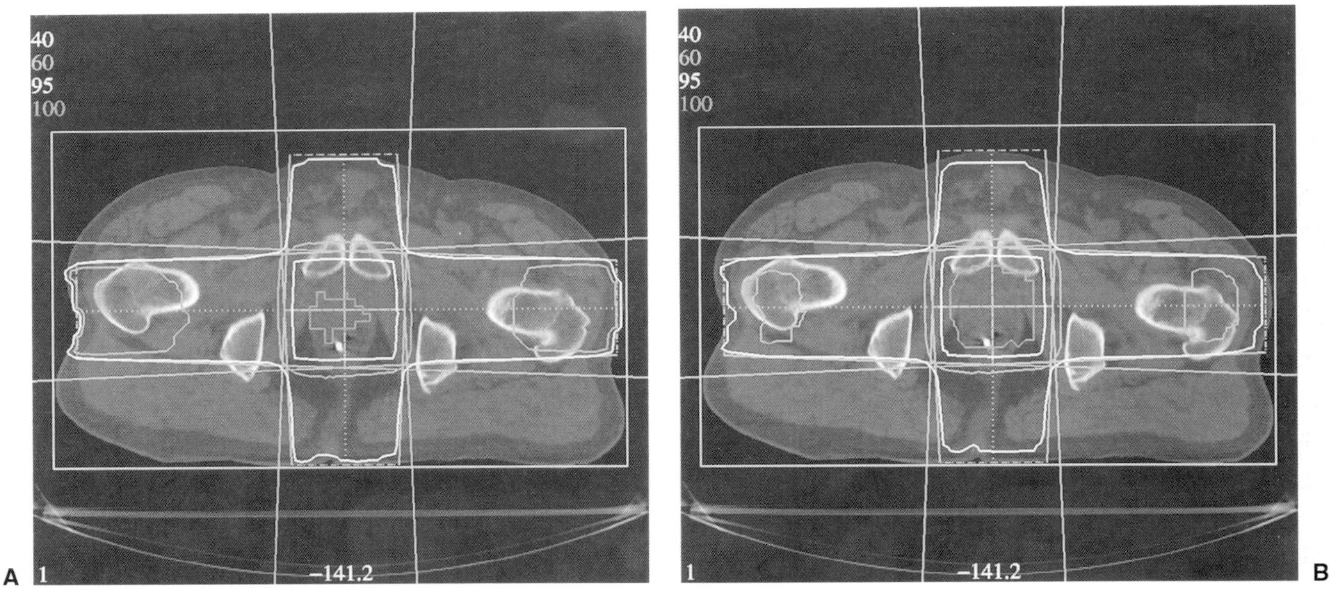

图 7.14 4 野“箱形技术”共轴布野(射野权重相等)：(A)6MV X 线。(B)18MV X 线。采用高能射线技术得到改善的剂量分布(靶区区域剂量更均匀，侧野接近股骨头区域剂量较低)是由于 18MV X 线的百分深度增加的结果。

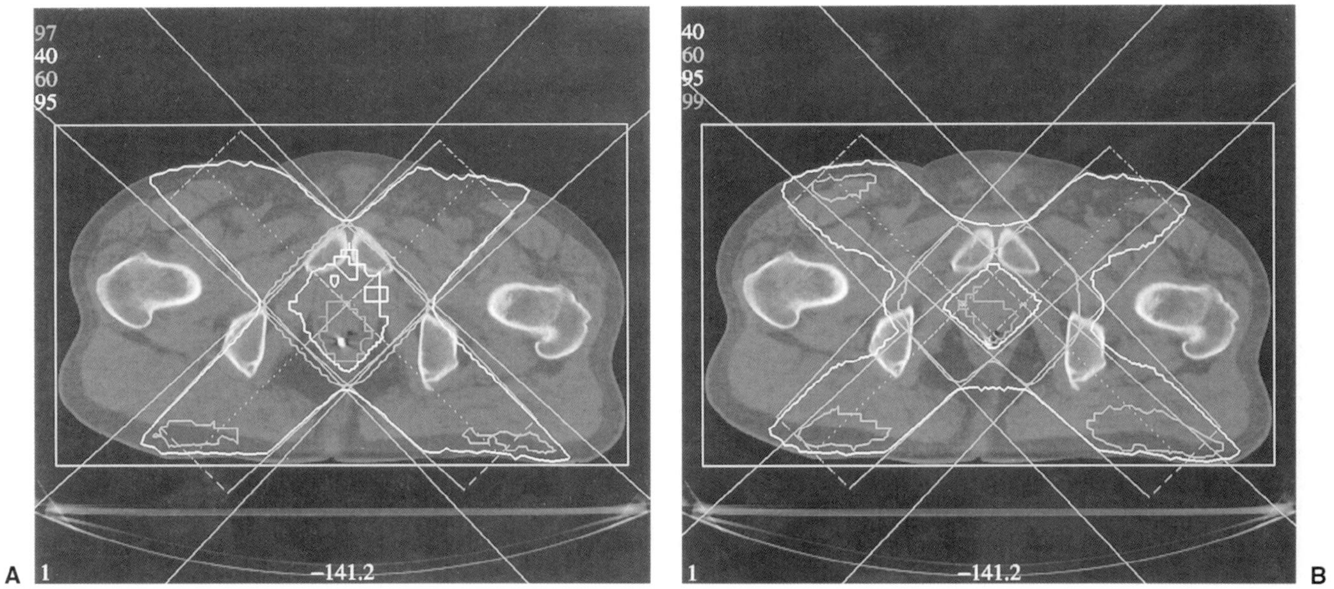

图 7.15 4 野“倾斜技术”共轴布野(6MV X 线，等权重)：(A)同一等中心导致菱形剂量分布。(B)每对射野的交点位于一条线上的两点导致蝴蝶状剂量分布。

的子野来进一步改良多射束的阵列,进而提高均匀性或有意产生非均匀剂量分布(例如同步推量技术)[76]。

旋转治疗

旋转(或弧形)治疗技术,即治疗实施过程中机架(放射线)围绕患者旋转,可认为是上述的多野技术的极大延伸。这项技术对于较小的、对称的、位置较深的及位于中央的射野宽度小于 10cm 的病变 (即病变周围各方向都有数量相当的组织)最为适用。

旋转技术产生的剂量分布对光子射线的能量不敏感,图 7.16 显示此情况,所示为 6MV 和 18MV X 线得到的剂量分布。18MV 射线在患者解剖结构短轴方向上形成的延伸较小,周围的剂量分布较低。

在弧形治疗技术中,360°旋转范围的一个或几个扇形区域被避开以减少重要器官的剂量,当一个扇形区域被避开,高剂量区向远离被避开的区域平移。因此, 等中心必须向被避开区域移动, 这项技术称为 past-pointing,如图 7.17 所示。

前列腺、膀胱、宫颈和垂体等临床病变常使用旋转或弧形治疗技术进行初始或加量治疗。虽然旋转或弧形治疗得到的剂量分布会产生高靶区剂量,但与固定多野技术相比,这些技术通常会导致更多的正常组织受到照射(虽然是低剂量)。

如前所述,现代旋转治疗的技术有以下几种:tomotherapy,RapidArc 和 VMAT。一种所谓的无均整器模式下的治疗模式 (即在治疗时均整器不会出现)已经在加速器上诞生,它会对现代的旋转治疗产生重要的影响。这种无均整器模式下的治疗剂量率可达 2400MU/min。这种模式在很大程度上提高了剂量传输效率, 对于诸如 SBRT 技术的单日大剂量放射治疗有很大帮助[77]。读者可参考 Georg 等关于当今和未来无均整器模式下治疗的报道[78]。

射野成形

癌症治疗中使用放射线的主要限制是由于靶区周围或邻近的重要正常组织的剂量限值导致肿瘤的剂量受限, 遮挡正常组织可使放射肿瘤医生提高靶区剂量的同时保持重要器官耐受剂量低于某耐受水平。器官常用的耐受剂量并不绝对,取决于临床和治疗的很多因素。根据危及器官的串行和并行特点,对于并行器官的部分体积往往可以给予较大的剂量(如肝、肾和肺)[79,80]。经常使用准直器铅门(非对称的)或者多叶准直器来形成射野, 单独的患者需使用专门的射野形状。多叶准直器的出现迅速代替了低熔点的铅。

多叶准直器及相关剂量测定

非对称准直器铅门

在现代放射治疗加速器中,伴随着非对称铅门的

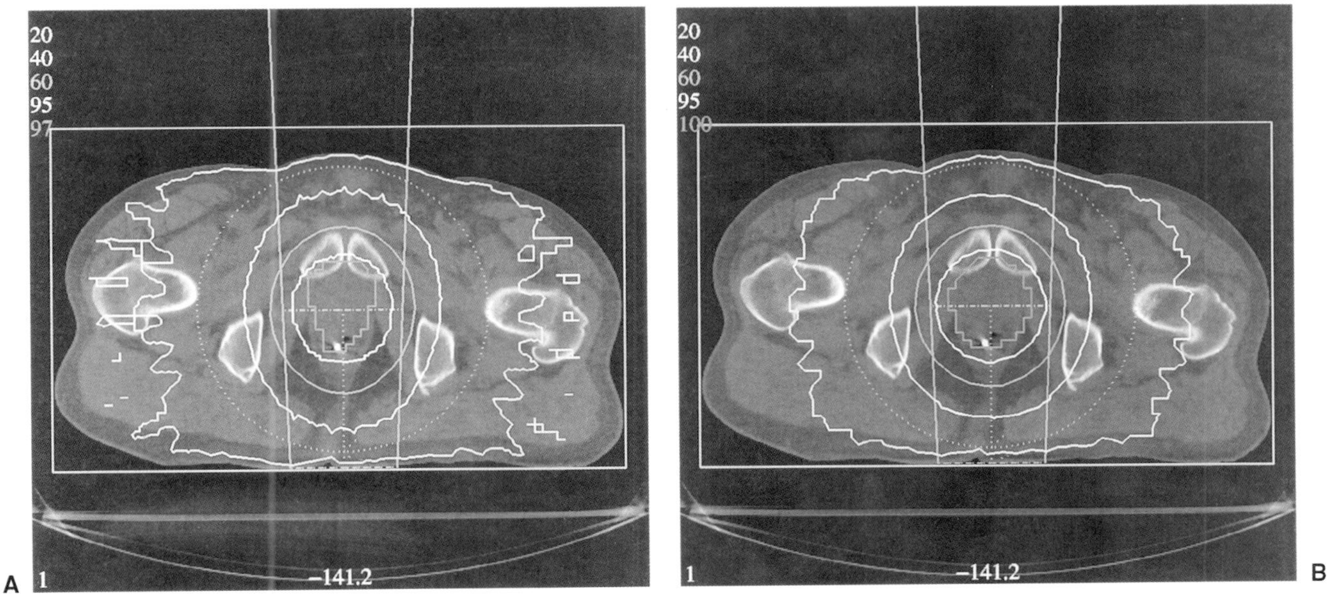

图 7.16 360°旋转治疗技术。(A)6MV X 线。(B)18MV X 线。高能量射线由于其增加的百分深度引起的偏移效应和较高的出射剂量而导致剂量分布有较小差异。

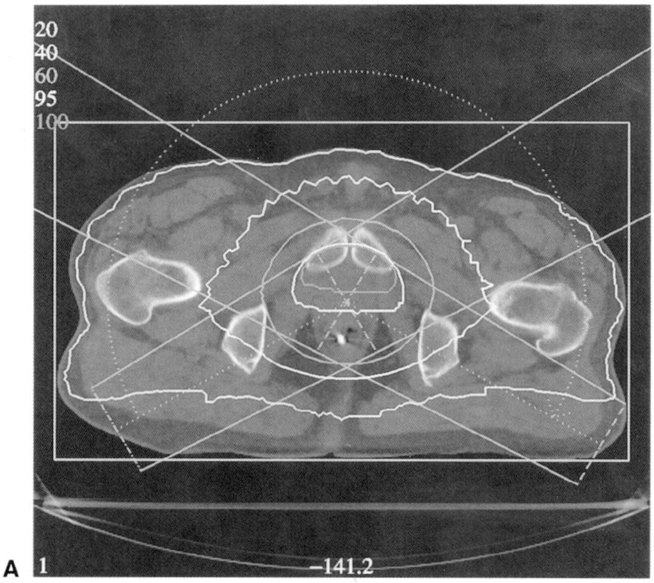

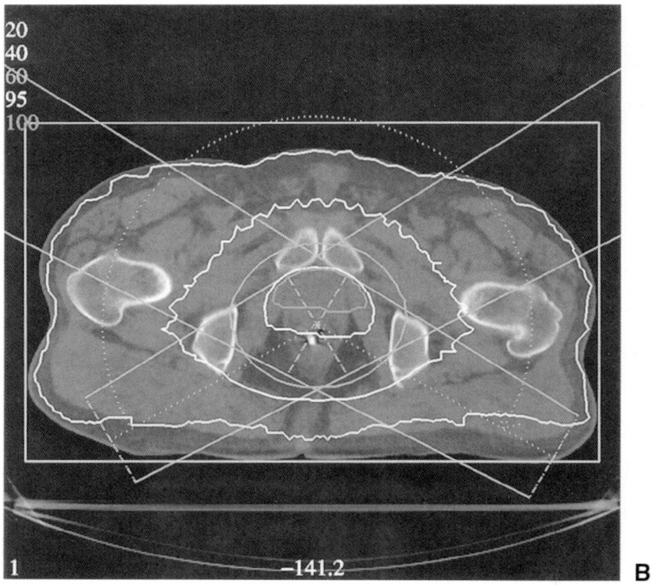

图 7.17 6MV X 线弧形治疗技术。(A)240°弧。当 360°旋转中的部分扇形被避开,高剂量区向远离被避开扇形的方向平移。(B)240°弧,但患者定位的等中心向被避开扇形下移 2cm(这种技术被称为 past-pointing)。高剂量等剂量线包含靶区。

出现,射野成形和邻近野放射治疗技术变得更加普遍。这种特性允许每个铅门可以单独打开或者关闭(图 7.18)。相比于多叶准直器或者合金铅块,准直器铅门对射线具有更高的衰减作用,因此其在挡铅区域具有更大的优势。

非对称野的剂量特性与对称野极其相似,伴随着非对称程度的增加越来越不显著。临床中,非对称的准直器常常用于乳腺(图 7.19),头颈,全脑全脊髓和前列腺的肿瘤病例中。此外,使用不对称的铅块作为

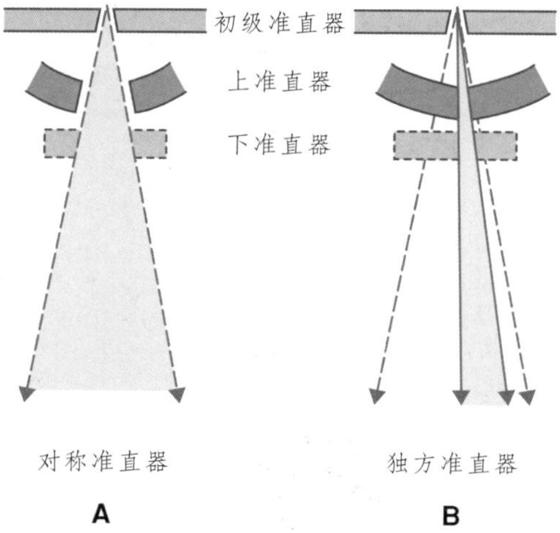

图 7.18 独立的或者不对称的准直器。(A)传统对称的一对准直器。(B)非对称的准直器,其准直器的铅门允许独立的相互运动。

射线分束器将射野缩小,多叶准直器对于大多数肿瘤是有意义的。有学者已经研究了使用非对称铅块匹配锁骨和使用正切野做乳腺放射治疗[81,83]。对于所有的治疗射野,这种技术允许单个设置点,包括后腋窝区域。在锁骨上野和正切野区域,y 方向的铅门可以分裂为头部和尾部;x 方向的铅门可以用来屏蔽同侧肺和对侧的乳腺。因此,一个普通的等中心所匹配的一个面可以用于所有的射野,从而消除患者在治疗前的移动,将患者的摆位时间减少 1/2。此外,伴随着铅门对射线的衰减增加,对于对侧乳腺和肺的剂量也随之降低[84]。Sohn 等描述了一种利用非对称的铅门匹配侧向头颈部和锁骨上的射野技术[85]。

多叶准直器

多叶准直器 20 世纪 60 年代在日本首次提出[82],现已获得广泛接受,并已取代合金挡块成为现代放射治疗临床工作中的标准射野成形手段。不同直线加速器厂商的多叶准直器系统,其射野尺寸有效范围、叶片设计和多叶准直器位置也各不相同。叶片通常被置于两个相对的托架上。叶片的计算机分配和控制是独立的。最初,大多数商用 MLC 系统被铅块所代替,但是现在也提供动态 IMRT 传递。

Elekta 公司在 20 世纪 80 年代末提出了它们的 MLC。它们当前的 MLC 替代了上面的光子准直器铅门,因此其最大射野可达 40cm×40cm。该 MLC 系统通

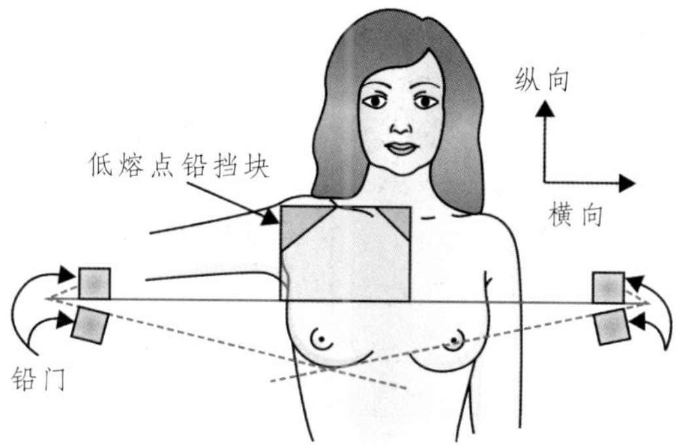

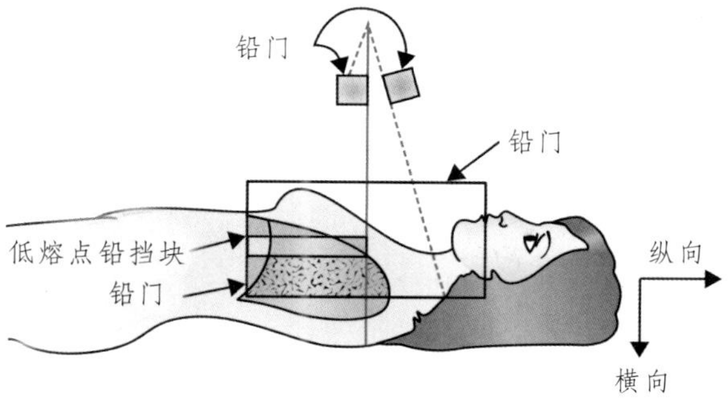

图 7.19 独立准直器乳腺癌治疗技术。(From Klein ee, Taylor M, Michaletz-Lorenz M, et al. A mono isocentric technique for breast and regional nodal therapy using dual asymmetric jaws. *Int J Radiat Oncol Biol Phys* 1994;28:753–760.)

过平行的膜片增强，其通过另外两个 HVL 增加了叶片的衰减。

Varian 的 MLC 被认为是第三代 MLC，其置于光子准直器铅门的下方。Varian 的 MLC(无 SRS)有 120 片(每侧 60 片),中间叶片厚度为 0.5cm,外边 20cm 处是 0.5cm 厚的 MLC。叶片投影在等中心处为 16cm 长，运动范围是 14.5cm。叶片运动方向垂直与射野中心轴。从 X 线靶到叶片底端(中心轴)的距离为 54cm。叶片远离中心轴可以使得它们的边与射野方向不一致。叶片通过凹槽设计成交叉状态。读者可以查阅此文献以便了解西门子 MLC，在这种 MLC 系统中低准直器铅门被双聚焦 MLC 系统代替[36]。

Varian 的 MLC 透射率对于 6MV 的 X 线是 1.5%~2.0%,对于 18MV 的 X 线透射率为 1.5%~5%[33,88]。这个值比合金挡铅(3.5%)低,比准直器铅门高(1%)。穿过邻近(关闭)叶片对的穿射值在 18MV 光子的中心轴上可达 28%。邻近叶片对的穿射值是离轴距离的函数可降至 12%。

图 7.20 所示为多叶准直器和合金铅块关于半影的比较。多叶准直器的不连续步进导致等剂量曲线出现波动,这种影响导致波动后的波形半影明显增加。单聚焦多叶准直器系统半影较合金挡块稍大，与准直器铅门相比更大。Boyer 等[89]发现叶片末端产生的半影(20%~80%)比上准直器铅门宽 1~1.5mm,比下准直器铅门宽 1~2.5mm，视射线的能量和射野尺寸而定。Powlis 等[90]比较了多叶准直器与合金挡块的射野成形，发现了较小差异。LoSasso 和 Kutcher[91]发现了同样的结果,并做出多叶准直器改善了几何精确性的总结。

因为它们的发散特性,叶片侧面测得的半影与上铅门测得的半影相比较，半影增加和台阶效应在 d_{max} 处最为显著。此效应在深处减小是由于散射电子和光子影响,因为散射初级比随深度增加。增加一个相对野会使波动更加平滑,半影差异明显减小。多野布野时多叶准直器和合金挡块的剂量分布差别可以忽略。

适合治疗计划的射野形状的最佳多叶准直器配置设计的两种方法如下:①使用数字化的胶片图像和专用的多叶准直器工作站(含或不含自动优化)配置多叶准直器;②使用治疗计划系统软件配置多叶准直器。优化多叶准直器叶片配置以符合射野形状的主要限制是不连续的叶片步进。多数射野形状只需较小地调节机头角度就可达到所需射野形状与获得的射野形状间的最小偏差。多叶准直器叶片配置优化的标准由在射野的切线放置最多的叶片端面并保持与初始规定同样的内部面积的条件来实现。多叶准直器成形系统通常提供将叶片端面完全置于射野外(外部的)、

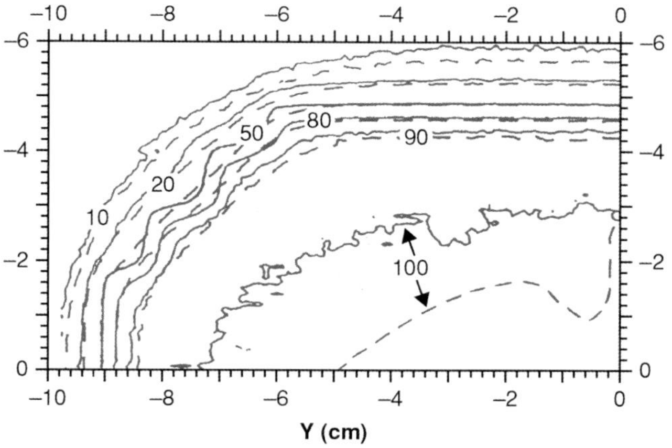

图 7.20 10cm 深度处,18MV 光子,多叶准直器(实线)和低熔点合金挡块(虚线)形成射野的射野方向观等剂量曲线比较。(From Klein EE, Harms WB, Low DA, et al. Clinical implementation of a commercial multileaf collimator: Dosimetry, networking, simulation, and quality assurance. *Int J Radiat Oncol Biol Phys* 1995;33:1195–1208, with permission.)

完全置于射野内(内部的)或叶片中部交于射野(叶片中心插入)的选择。最后一项是应用最广的标准,因为所需要的射野面积可得到最接近的保持,但这种选择会导致部分治疗区域被遮挡而部分正常组织被照射。Zhu 等[92]报告了一种可变插入技术,其叶片被置于射野内某位置使其产生的50%等剂量线的波动范围能够达到所需轮廓。LoSasso 等[93]报告了一种方法可使每个叶片插入后叶片遮挡的治疗区域与未保护的正常组织区域相等。Brahme[94]还展示了选择准直器角度以优化叶片方向的最佳选择,这取决于场形状是凸还是凹。Du 等[95]报道了一种方法将定义最佳叶片位置与最佳机头角度合并起来。叶片运动的最佳方向通常是较窄轴方向,对于一个简单的椭圆,最佳叶片方向是平行于短轴的方向。关于不均与组织的半影和合成野的效应会导致肺的半影增加(尤其是在18MV光子线)。然而,对于骨组织,合金铅块和MLC会使得半影较小[33]。

如前所述,由于多叶准直器系统仍在发展中,其对于跳数计算和在整个射野尺寸及形状范围内的组合剂量分布的影响应在实际临床使用前仔细评价。

低熔点合金铅块

尽管合金铅块在临床中已经被迅速淘汰了,为了本书的完备性在此章节需简要介绍。Lipowitz 金属(Cerrobend)挡铅系统由 Powers 等[96]介绍,Lipowitz 金属由13.3%的锡、50%的铋、26.7%的铅和10%的镉组成,物理密度在20℃时为9.4g/cm^3,而铅则为11.3g/cm^3。铅挡块制作过程见图7.21, 使用这种射野遮挡方式的更多细节请参阅 Leavitt 和 Gibbs[97]的综述。

对危及器官的特定剂量可以通过使用全层厚度块,通常5个HVL(3.125%透射)或6个HVL(1.562%透射),或者使用部分透射屏蔽,例如单个HVL(50%透射)屏蔽材料。在屏蔽区域下传递的实际剂量通常大于这些规定的透射水平,因为来自相邻未屏蔽部分的铅块下面的散射辐射。随着更多的辐射散射进入到铅块下面的屏蔽体积中,剂量的散射部分随着深度会增加。因此,铅块区域的剂量是铅块材料、厚度(和宽度)、射野面积和能量的总和函数。图7.22所示为2MeV、4MeV、10MeV和18MeV X线和^{60}Co γ线的 Lipowitz 金属衰减图[98]。标准厚度(7.6cm)的泡沫块所制成的铅挡块能将初级射线强度减少到其非衰减值的5%。通常不增加挡块厚度是因为挡块越厚挡块下散射线会造成相等或越高的剂量。

由于多叶准直的出现,金属挡铅在光子束治疗空间中存在局限性,所以已经很少使用。此外,金属挡铅

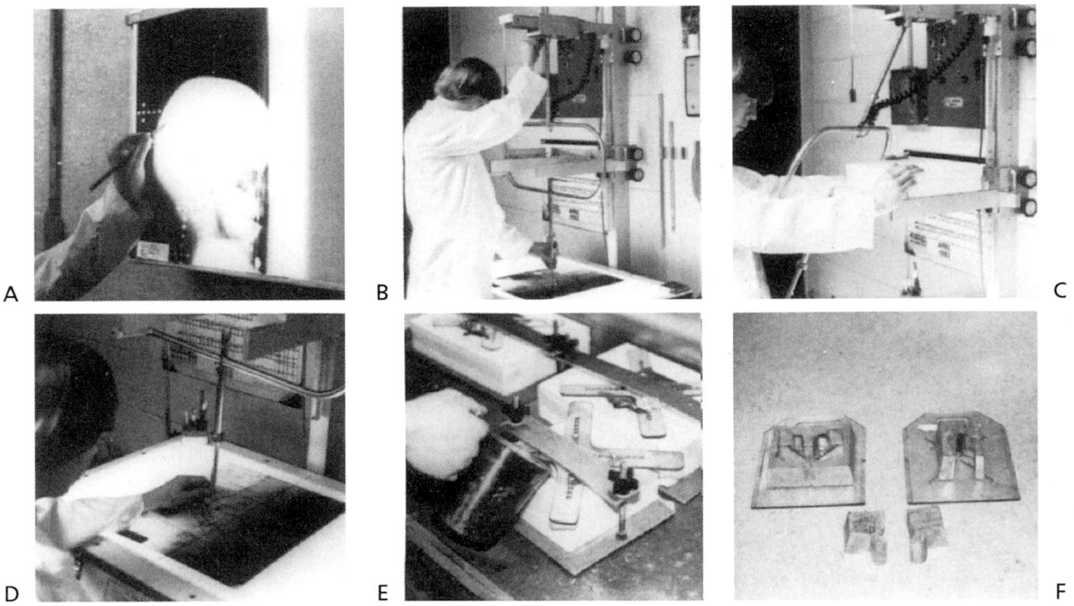

图7.21 多幅图片展示了低熔点合金遮挡铅块的设计和装配过程。(A)医生在X线模拟片上定义治疗区域。(B)物理技术人员调整热丝切割机的源皮距和源片距以模仿模拟机的几何结构。(C)将适当厚度的泡沫对准切割机的中心轴。(D)使用热丝切割机切割泡沫模型。(E)使用特殊夹紧装置对准并固定泡沫块,熔化的合金被倒入模型使其硬化。(F)使用此系统制成的典型遮挡铅块实例。(From Purdy JA. Secondary field shaping. In: Wright AE, Boyer AL, eds. *Advances in radiation therapy treatment planning*. New York: American Institute of Physics, 1983.)

的制作比较耗时而且价格昂贵。金属物体本身在受热时也会散发有害的气体(尤其是铅和镉金属材料)。铅块的一个优点是在通过照射野连续的形状修饰可形成平滑的边缘并且没有尺寸的限制。然而,铅块的重量可能比较大,有时超过 15 磅(约 6.8kg),这对放射治疗技师和患者存在误伤的隐患。

补偿滤过板

如图 7.23 所示,补偿滤过板由 Ellis 等[99]提出,其抵消了患者表面曲线变化引起的影响,同时还保留了兆伏光子射线的皮肤保护特性,这是通过将定制的补偿滤过板置于射线内,从患者表面充分地“反流”实现的。临床中已应用了几种不同的补偿系统[100]。但是,由于 IMRT 的出现,在解释患者表面曲率的物理补偿器已经不再临床中使用。但是有一种特定的 IMRT 传递方法确实使用了物理补偿器,其是从规划系统设计的,并且经常由第三方供应商提供设计传递照射野[101]。

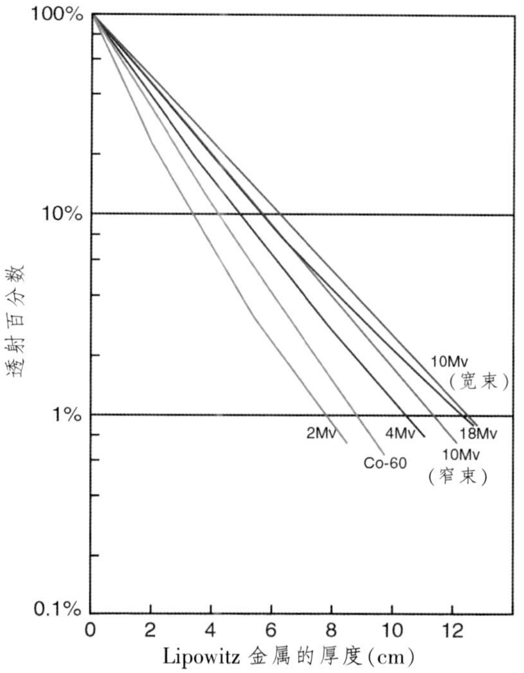

图 7.22　2MV、4MV、10MV 和 18MV X 线和 ^{60}Co γ 线的 Lipowitz 金属衰减图。(From Huen A, Findley DO, Skov DD. Attenuation in Lipowitz's metal of X-rays produced at 2, 4, 10, and 18MV andgamma rays from cobalt-60. *Med Phys* 1979;6:147.)

填充物

直接置于患者皮肤表面以减少兆伏光子射线的具有皮肤保护效应的组织等效材料被称为填充物。组织等效填充物应具有与组织或水相近的电子密度、物理密度和原子序数,还要柔软以紧贴皮肤表面轮廓。廉价的、接近组织等效的材料如石蜡块、填满苏打的米袋、涂凡士林的纱布和合成物质如 Super-Flab 或 Super Stuff 被用作放射治疗中的填充物。

沿皮肤表面的填充物薄层增加了填充物下皮肤的剂量,当填充物厚度接近光子射线的 d_{max} 深度时会得到最大的效果。另外,增加填充物来填补组织缺失可以使不规则表面变平滑。填充物也可被塑形以改善剂量分布,但通常组织缺失补偿器或楔形板被用于改善兆伏光子射线的剂量分布以保留皮肤保护作用。

患者定位、注册和固定

确保患者治疗位置的日常定位精度并减少治疗中的移动对于处方剂量的实施和计划的剂量分布的实现至关重要。患者治疗中的日常定位重复性除治疗的解剖部位外还依赖于几个因素,包括患者的年龄、健康状况和体重。一般情况下,肥胖的患者和较小的儿童是最难定位的。

需治疗的区域通常在 CT 模拟过程中使用可视或紫外光下可视的皮肤标记进行描绘,有些情况下也采用外部标记。这些标记被用于在治疗机上与治疗机的灯光野、光距尺和安装于治疗室内在患者皮肤表面投射横断、冠状和矢状激光线(或点)的激光灯配合进行

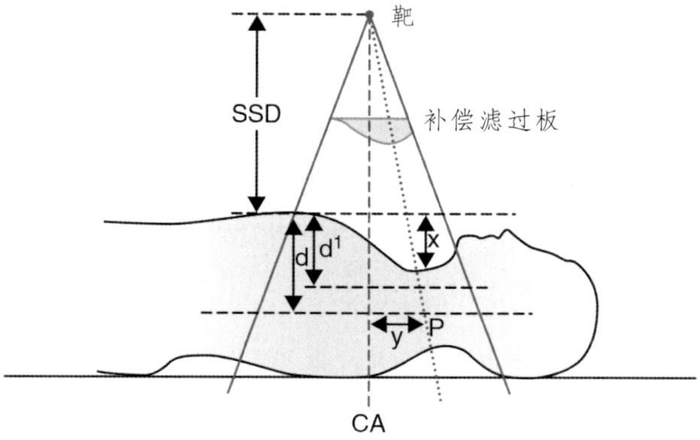

图 7.23　简略图示补偿患者不规则形状表面的补偿滤过板设计的典型几何形状。SSD:源皮距;CA:中心轴。

患者的定位。

值得注意的，是面罩的使用可在整个治疗过程中保持一致性。在过去的十年中，为了使患者在治疗过程中保持体位的一致性，多采用才面膜上做标记的方法。因此，固定装置和治疗床必须是固定的并且是一致的。到目前为止，患者一旦适应了整个固定装置，其治疗的三维坐标就已经被确定下来。

为很多患者设计了限制和复位装置并用于治疗特定的解剖位置，如一次性泡沫塑料头部固定器用于提供患者仰卧位的头部稳定性。如果患者采用俯卧位治疗，可使用面朝下的固定器，其附有覆盖一次性纸的泡沫海绵内衬，在患者的眼、鼻、口处留有开口，在患者进行俯卧位治疗时可使空气流通并提供舒适性和稳定性。

真空成形体部固定系统已有商品提供，由真空泵和盛满塑料颗粒的橡皮袋组成。用盛满塑料颗粒的橡皮袋定位以保持患者的治疗体位，然后使用真空泵使颗粒聚在一起形成患者形状的坚固模型。咬块（图 7.24）是另一种用于头颈患者复位的装置，治疗位置中的患者使用此装置，咬住一个附加在支撑装置上的特别准备的牙印模材料，当材料硬化后，牙印被记录下来。咬块与附加在治疗床上的支撑臂相连，可与标尺配合进行定位。

热塑面膜目前在美国被广泛使用（图 7.25）。塑料薄板放入热水中，覆盖在所需部位上，冷却后硬化[103]。热塑面膜的使用可减少在患者皮肤表面所做的标记，因为多数参考线可被标在膜上。治疗可穿过面膜实施，但皮肤保护作用有所损失。当皮肤保护很重要时，可在膜上切出治疗野的形状，但会损失部分刚性结构。

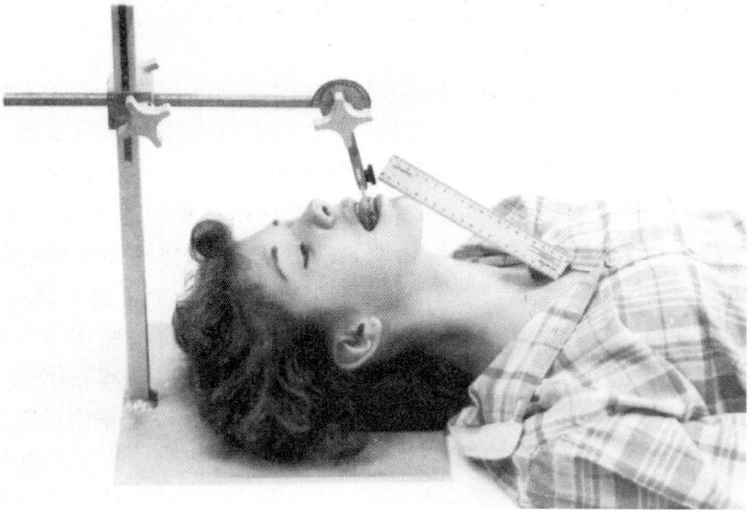

图 7.24 用于头颈部癌症治疗的咬块定位和固定系统（Courtesy of Radiation Products Design, Buffalo, MN.）

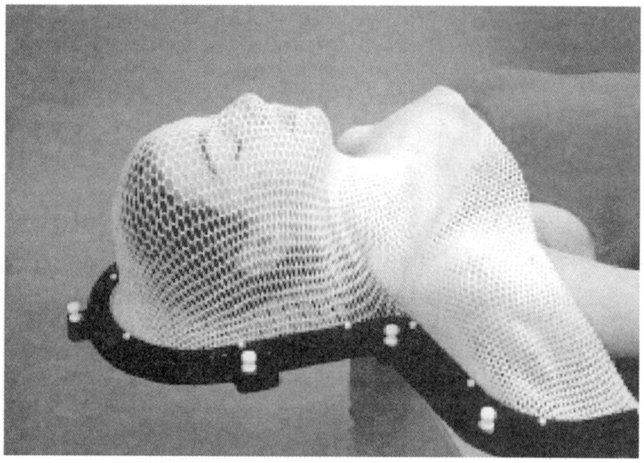

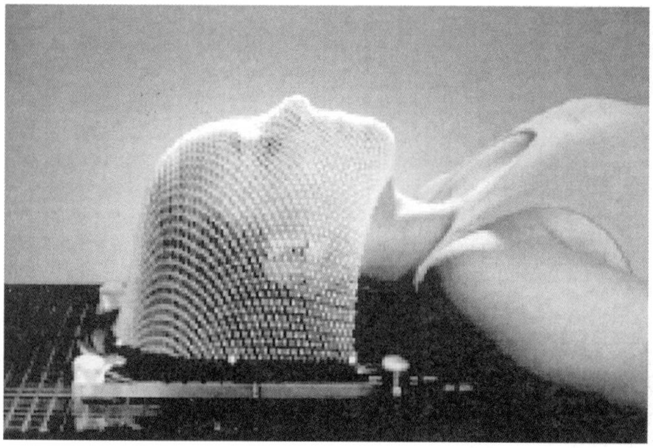

图 7.25 头颈部癌症中应用的定位和固定系统（热塑面膜）。

由聚氨酯依患者轮廓构成的定制模型作为定位和复位的辅助物已获得广泛的应用(图 7.26)。在患者治疗位置周围,聚氨基甲酸酯泡沫胶的化学成分被混合进液体膨胀后硬化,这些模型用于 Hodgkin 病斗篷野治疗、胸部或前列腺癌患者和极端的复位/固定。Johnson 等 [104] 报道了该模型对于 ^{60}Co,6MV 和 18MV 光子射线引起的表面剂量影响,也关注了固定装置引起的表面剂量影响,不应忽略对于碳纤维床嵌入物引起的影响[105]。

头颈部肿瘤患者固定时通常用的是咬合固定装置或热塑面膜。使用咬合固定装置固定的患者相对于更有效率的热塑面膜系统需要更多的调整。因热塑面膜在使用时可以在面膜上做标记而不是在皮肤上,因此,患者更倾向于热塑面膜。然而,最终的日常治疗精确性和重复性评估由治疗区域的放射学影像获得,因为存在患者在面膜中运动的可能,尤其是发生明显的肿瘤缩小或体重减轻时。

邻近X线野的分离

连接野

关于匹配邻近野的不同技术在图 7.27 中有所说明。图 7.28A 所示为深度 d 处邻近照射野衔接常用的方法。依照每野半野长度和源皮距形成的相似三角形,邻近野边界间的必要间隔必须产生与中心轴剂量相似的衔接剂量。射野边界由深度 d 处 50%剂量的边界定义。对于两个长为 $L1$ 和 $L2$ 的邻近野,两野在皮肤表面的间隔 S 由下式得出:

$$S = \tfrac{1}{2}L_1\left(\frac{d}{SSD}\right) + \tfrac{1}{2}L_2\left(\frac{d}{SSD}\right)$$

当考虑图 7.28B[106]所示倾斜表面时,上述公式需做轻微调整。典型的做法是经常移动皮肤间隔位置以减少这项技术所造成的热点和冷点,图 7.29 所示为 3 种不同野间隙的剂量分布[107]。

使用覆盖半个射野的 5 个或 6 个半价层的挡块作为“射线分离器”,用来消除射线发散度。相邻野的中心轴没有发散,可用来做衔接。如前所述,这是加速器独立准直器功能一个很好的应用方法。用于加速器射线的衔接线楔形板或产生较宽半影的半影生成器已被报道,但并没得到广泛应用[108],其目的是拓宽直线加速器的狭窄半影使 50%等剂量水平更易于衔接,其得到的剂量分布与移动间隙技术得到的相近。最后,基于邻近野和机架允许角度、准直器和床之间的数学关系的边缘匹配的技术见相关参考文献[109]。

正交野衔接

图 7.30 所示为相邻直角光子射线匹配的几何形状,这种技术在髓母细胞瘤的多脊髓野治疗和侧面的脑照射野(头颈部脊髓可能处于射野叠加区域)中是必需的。消除重叠的常用方法是使用前述的半挡块使相邻的前野和侧野边缘垂直于机架轴。在头颈部肿瘤中,在侧面的口腔野的后角有一个凹口,通常用于确保在前后野照射下颈无法使用正中脊髓挡块时,避免脊髓的重叠,以便与口腔野衔接。其他技术是将床围绕垂直轴转动以补偿侧野的发散[110]。旋转角度由下式给出:

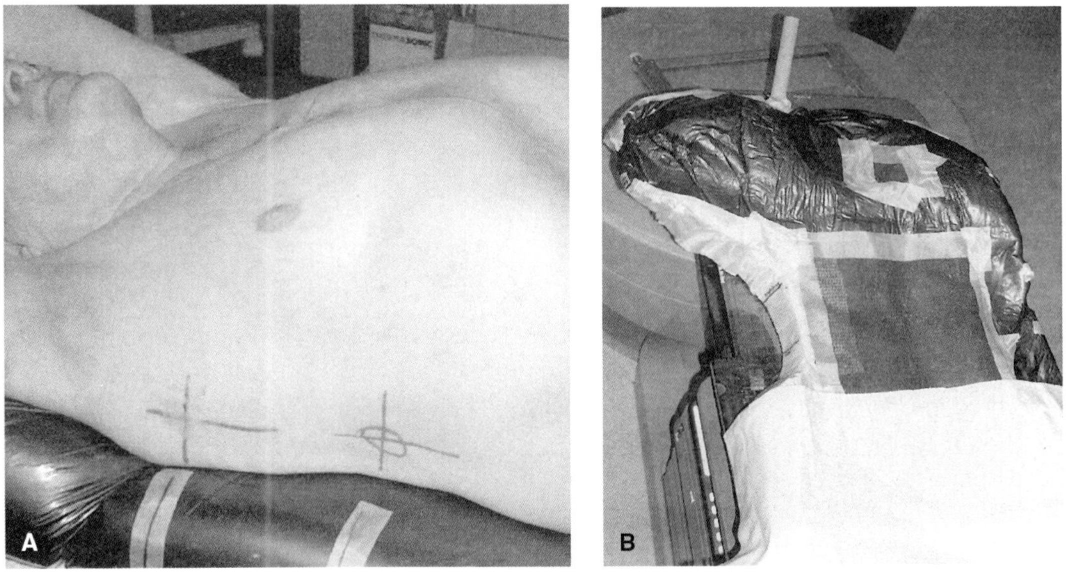

图 7.26　胸部治疗中应用的定位和固定系统(泡沫模型)。(A)模型已通过标记与床和患者对准。(B)模型的治疗区域被挖空使射线无遮挡并可见嵌入的把手。

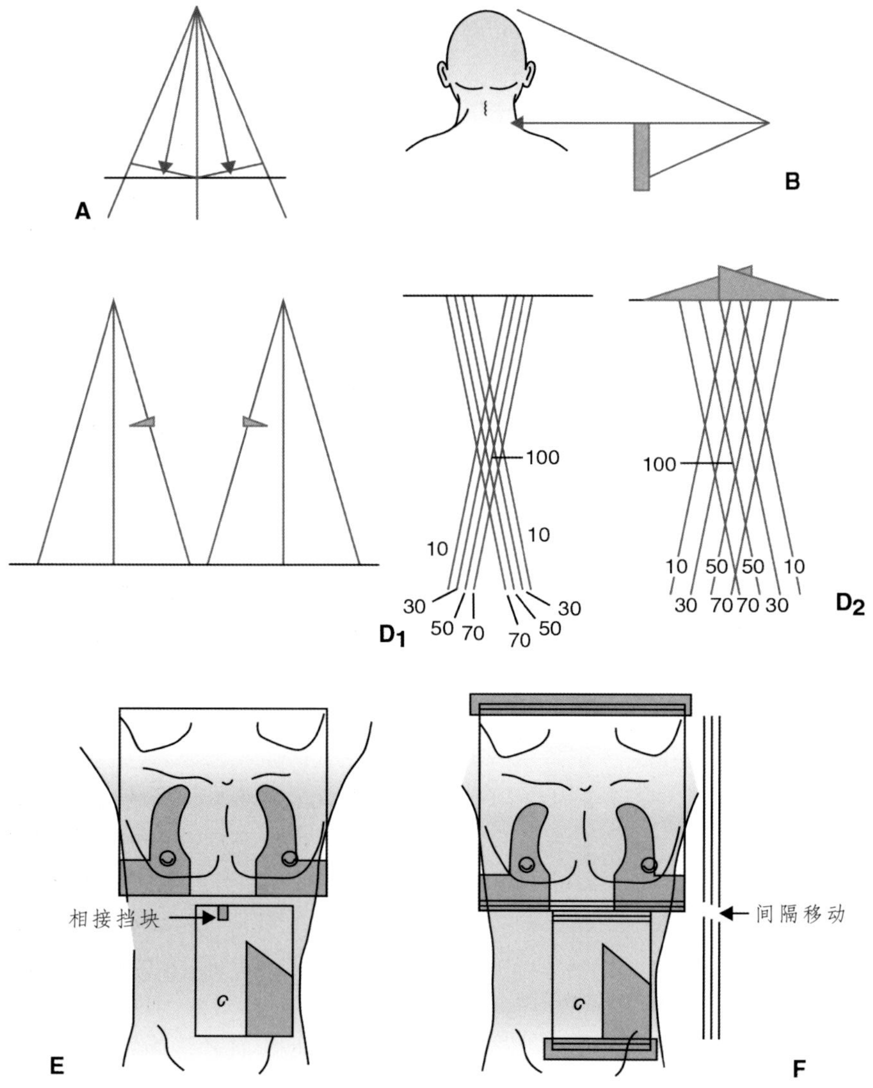

图 7.27 相邻射野衔接的不同技术。(A)两射线中心轴成较小角度使发散射线平行。(B) 半野挡块消除发散射线。(C)半影产生器(小楔形板)增加半影宽度,如 D_1 和 D_2 所示。(E)脊髓上放置衔接挡块。(F) 移动间隙技术。(From Bentelg C, ed. *Radiation therapy planning*, 2nd ed. New York: McGraw-Hill, 1996.)

$$\tan\theta^{-1}=\left(\frac{\frac{1}{2}\text{照射野宽度}}{\text{SAD}}\right)$$

另一项技术是在前颈表面长度为 L 的后野和侧野边界之间留间隙 S。S 可以由以下公式计算,其中,d 为后野之下的脊柱深度:

$$S=\frac{1}{2}(L)\left(\frac{\text{d}}{\text{SAD}}\right)$$

重叠野可能会导致中枢神经系统疾病放射治疗时放射性脊髓炎的发生。颅脊椎照射是已确定的对蝶鞍上无性细胞瘤、松果体瘤、髓母细胞瘤和其他累及中枢神经系统肿瘤的标准治疗方法。全颅脊柱靶区的共识治疗可通过使用分开的平行对穿侧颅野实现,射野旋转后其下缘与脊柱野的上缘相衔接,视治疗的脊柱的长度决定采用一个或两个野治疗[112]。在总剂量的 1/3 和 2/3 时移动两次相接点,脊椎野中心轴平移离开脑 0.5cm,随着颅野的长度增加射野长度减小 0.5cm,使脑野下缘与脊柱野上缘衔接。为实现此衔接,旋转全脑野,旋转角度由下式给出:

$$\tan\theta^{-1}=\left(\frac{\frac{1}{2}\ \text{脊椎野长度}}{SAD}\right)$$

此外,为消除颅野和脊柱野间的发散,床被旋转如下角度:

$$\tan\alpha^{-1}=\left(\frac{\frac{1}{2}\ \text{全脑野}}{SAD}\right)$$

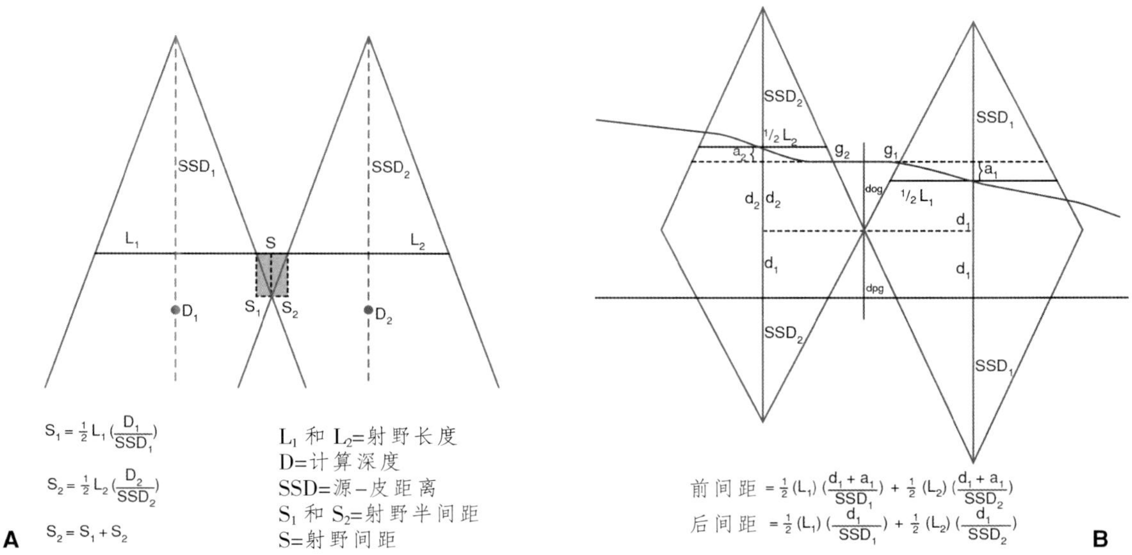

图 7.28　(A)使用相似三角形计算给定深度处在皮肤表面的间隙的标准公式。(B)用于在倾斜表面上衔接四野间隙的修正计算公式。(From Keys RA, Grigsby PW. Gapping fields on sloping surfaces. *Int J Radiat Oncol Biol Phys* 1990;18:1183–1190.)

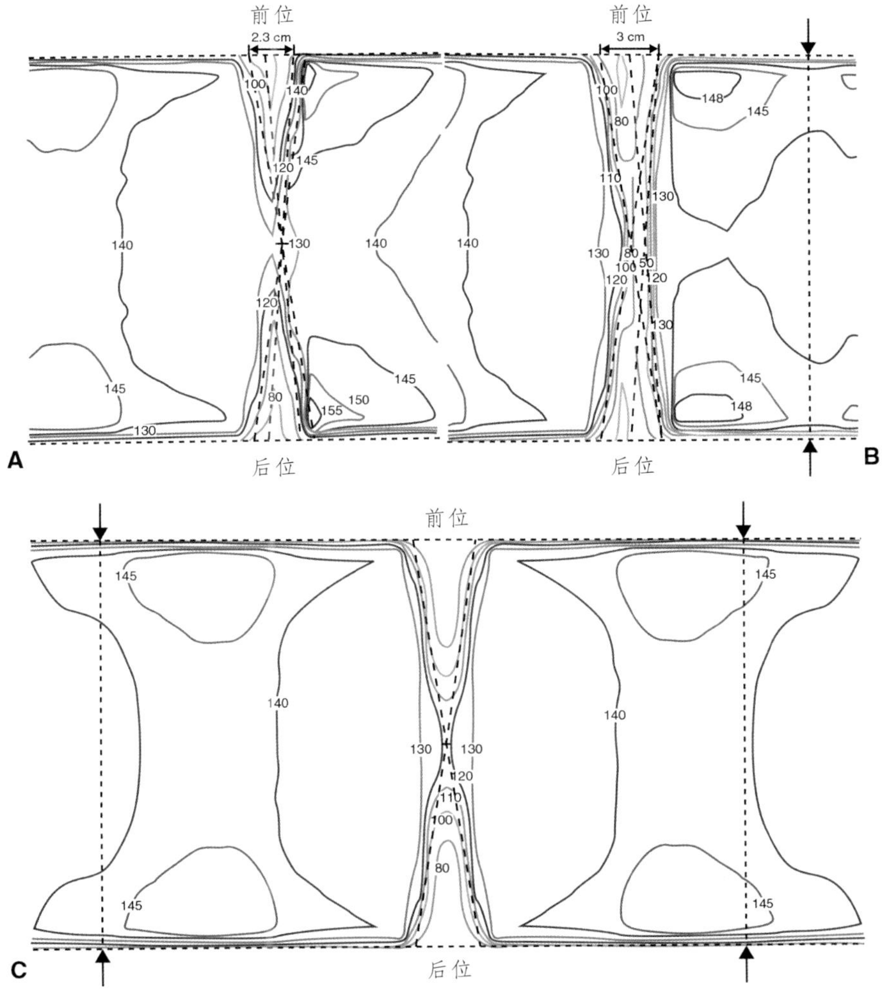

图 7.29　4 个交于中点的分离野的剂量分布。相邻射野尺寸：30cm×30cm 和 15cm×15cm；源皮距(SSD)100cm；前后野厚度 20cm；4MV X 线。(A)表面处射野间隔 2.3cm。由于射野尺寸不同但源皮距相同导致其存在三野重叠。(B)相邻野间隙增加以消除表面三野重叠。(C)野间隙调整为 2.7cm 以消除距前表面 15cm 深度处脊髓的三野重叠。(From Khan FM. *The physics of radiation therapy*, 2nd ed. Baltimore: Williams & Wilkins, 1994.)

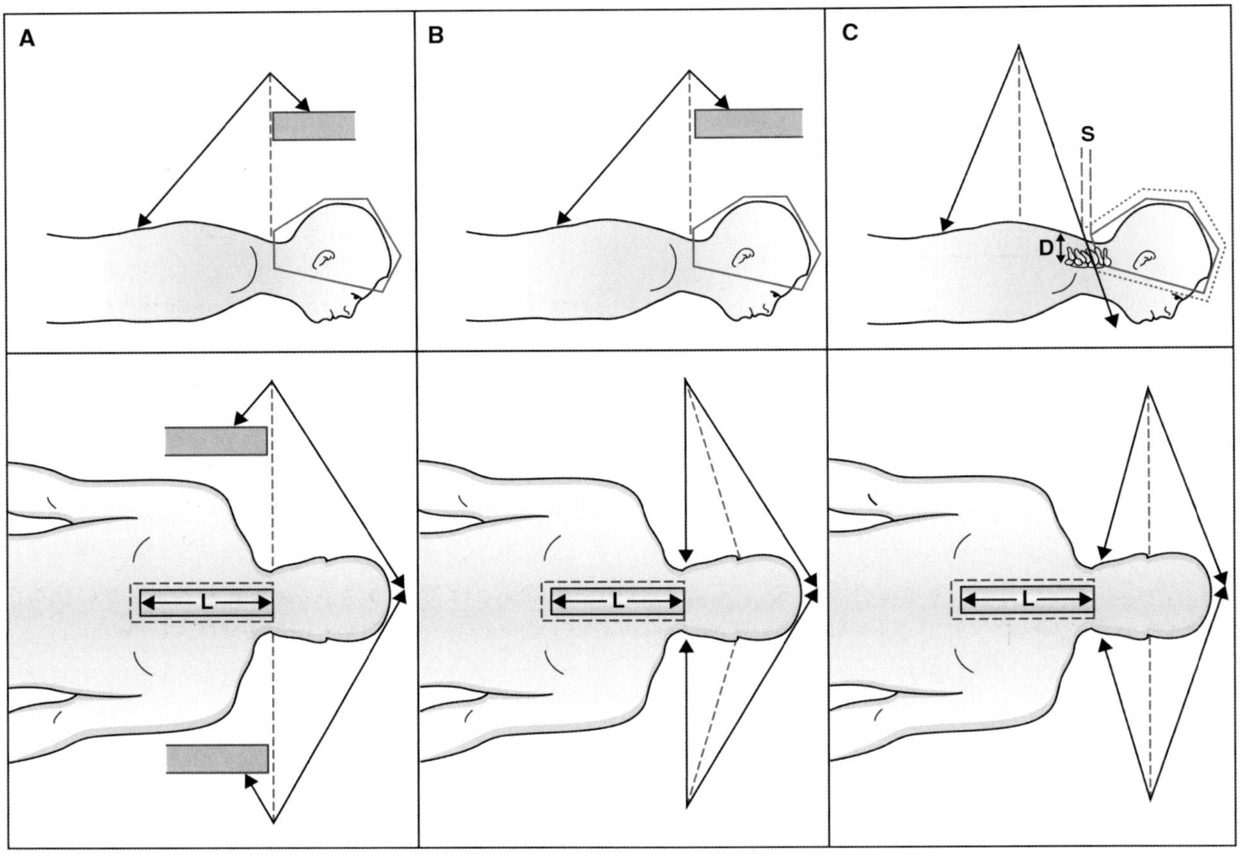

图 7.30 正交野重叠问题的某些解决办法。(A)射线分离器,遮挡一半射野的遮挡器,用于侧野与后野及脊髓野射线边界的无发散衔接。(B)侧野的发散也可通过侧野角度的旋转使其脚方向边界匹配的方法消除,由于多数治疗机不能够如此旋转,可通过在相反方向小角度旋转床实现同样的效果。(C)间隙技术允许后野和侧野通过表面间隔 S 达到在深处衔接,虚线显示深度为 D 的正交野衔接处投影的野边界。(From Williamson TJ. A technique for matching orthogonal megavoltage fields. *Int J Radiat Oncol Biol Phys* 1979;5:111, 1979.)

带心脏起搏器患者的放射治疗

随着人口的老龄化,遇到心脏内安装起搏器或植入式心脏复律除颤器的胸部和下颈部肿瘤患者已经比较常见。起搏器是可以刺激心房、心室或两者(分别为单室和双室模型)的电气装置,以便调节心脏的自然节律 [113]。植入式心脏复律除颤器比心脏起搏器要大,并且可以主动地推动心脏以帮助控制危及生命的不规则心跳,特别是那些可能引起心脏骤停的患者。大多数植入式心脏复律除颤器可以替代起搏器和除颤器[114]。现代起搏器和植入式心脏复律除颤器将金属氧化半导体置入了其中(包括密闭的锂电池和电路)。有几项研究已经表明,与双极晶体管电路的旧型号设备相比,这些现代设备对辐射更加敏感[115–117]。为了安全和充分地治疗这些患者,重要的是理解放射治疗对这些装置的潜在影响,并且采取措施以减少危及患者的心脏任何操作。AAPM TG 34 号报告列举了一些可以接受的临床管理措施[118]。功能起搏器和放射治疗环境之间存在两种潜在的相互作用方式:①治疗机器在发射高能光子和电子时产生的电磁噪声干扰;②由于辐射而导致的损伤。大多数专家认为第一种方式不再是一个令人关注的问题。然而,剂量和剂量率是一个非常引人关注的方面[115,117]。现代起搏器对辐射是敏感的,并且在远远低于正常组织辐射剂量限值的情况下具有突然失效的概率,因此其不应该被直射束照射。另外,一些学者的研究表明,从制造商获得的推荐的最大剂量没有被证明是可靠的,并且在制造商之间变化很大[119]。Hudson 等综述研究提供了最新的信息并指出因机器导致的放射损伤不常见,因机器导致的死亡更是罕见[119]。然而,他们认为现有的数据不足以支持出版的指南介绍。他们建议应考虑放射治疗所有的方面，而非仅限于累积剂量。这些因素包括反向散射、剂量率、分次和诸如 IMRT 和呼吸门控等新技术所带来的电磁噪声干扰。他们推荐每个放射治疗部门都应该基于国内外相关的指南(1994 年的 AAPM)制订本部门的政策用来管理心脏起搏器和植入式心脏复律除颤器的患者(表 7.2)。

胎儿剂量

放射治疗是几种恶性肿瘤（如霍奇金淋巴瘤、乳腺癌)的标准治疗方法，这些疾病的女性患者通常处于孕产期，问题比较复杂，患者必须与放射肿瘤医师一起对这种情况下胎儿的治疗危险性进行评价。胎儿受照射的影响尚未完全了解，不能对每个病例给出预测。如果决定照射，治疗野外的剂量水平应被量化，应尽一切努力降低胎儿所受的剂量。这可能需要改变照射技术(即调整斗篷野)，消除双曝光射野片和增加额外的特殊患者遮挡。AAPM TG 36 号报告提供了 ^{60}Co 到 18MV[120]能量范围内的数据和技术来评价和减少胎儿的照射剂量。妊娠患者在治疗之前，应了解其妊娠阶段以评价治疗期间胎儿的尺寸和位置。所选剂量评价点应能够评价整个胎儿的剂量(即基底、耻骨联合和脐)。

可使用两种方法减少胎儿的剂量，即治疗技术的调整和特殊遮挡的使用。调整包括改变射野角度(避免靠近胎儿放置机架，即让患者俯卧在一假床面上进行后野的治疗)，减小射野尺寸，选择不同的放射能量(由于泄漏较大应避免使用 ^{60}Co，由于存在中子应避免使用 10MV 以上能量)，使用第三级准直器限定最接近胎儿的射野边缘。设计遮挡时，遮挡装置必须考虑横膈膜以上和下肢上的治疗野。患者和工作人员的安全是遮挡设计的首要考虑。作为妊娠患者管理的一部分，表 7.3 中所列的治疗计划任务应被执行以确保胎儿所受剂量最低[120]。

值得注意的是，以上 AAPM TG 报告是基于治疗机器的，是在现代 MLC 之前的。一项研究表明使用三级 MLC 系统，例如 Varian 在妊娠期女性放射治疗时减少了胎儿的受照剂量[121]。叶片和驱动系统提供了吸收，如果叶片沿着某个关注的平面运动时，例如典型的霍奇金淋巴瘤患者(叶片沿着治疗床的长轴方向运动)，与没有 MLC 相比，这种减少的程度是不同的。

表 7.2 心脏起搏器患者放射治疗处理指导方针

1. 植入心脏起搏器的患者不能用电子回旋加速器治疗。
2. 在治疗前和治疗完成后心脏病专家应立刻对患者的冠状动脉和起搏器状态进行评价。
3. 在治疗和拍摄射野片过程中须保证起搏器位于射野以外。
4. 在第一次治疗时仔细观察患者以确认起搏器没有短暂故障发生，在其后的治疗中观察有否磁控管或速调管不点火(打火)现象发生。
5. 在治疗前评价和记录起搏器将接受的散射剂量，总的累积剂量应不超过 2Gy。
6. 如果治疗中这些指导方针无法实现，医师应考虑在照射前暂时或永久移除起搏器。
7. 如果患者带有植入式自动心律转复除颤器(AICD)，医师应遵循与起搏器同样步骤，联系厂商并确定 AICD 期望的剂量，如果厂商没有关于 AICD 的照射影响信息，应考虑采用 100cGy 的保守阈值。

Modified from Marbach JR, Sontag MR, Van Dyk J, et al. Management of radiation oncology patients with implanted cardiac pacemakers: report of AAPM Taskgroup no. 34. *Med Phys* 1994; 21(1):85–90.

表 7.3 确保胎儿所受剂量保持最小值的治疗计划工作

1. 按患者未妊娠情况完成所有计划。
2. 以最小化胎儿剂量为目标考虑计划的调整（即改变射野尺寸和角度，使用不同能量)。
3. 使用模体或 AAPM 报告[2]的数据在无遮挡情况下评价胎儿剂量。
4. 如有需要，设计和制造专用遮挡，通常需要 4 个或 5 个半价层。
5. 模拟遮挡条件下治疗，在模体中测量胎儿剂量。
6. 记录治疗计划并与治疗相关人员讨论。
7. 检查所有安全装置，包括床、遮挡的运动和支撑的负载限值，以确保不会对患者和工作人员造成伤害。每个野的摆位都应被照相存档。
8. 在治疗过程中监视胎儿的尺寸和位置，如有需要则更新胎儿剂量的评价。
9. 通过评价放射治疗导致的胎儿所受总剂量完成治疗记录。

Modified from Stovall M, Blackwell CR, Cundiff J, et al. Fetal dose from radiotherapy with photon beams: report of AAPM Radiation Therapy Committee Taskgroup no. 36. *Med Phys* 1995;22:63–82.

性腺剂量

很多用于评价周围剂量和胎儿剂量的报告同样被用于睾丸和卵巢的剂量评价[122,123]。同时还有关于应用遗传有效剂量(GSD)确定卵巢和睾丸外围放射剂量的研究。Niroomand-Rad 和 Cumberlin[124]结合测量数据和 GSD 数据以确定个别治疗技术对卵巢和睾丸产生的外围剂量。他们认为常规治疗的 GSD 较小,但对于精原细胞瘤等情况,必须使用睾丸遮挡包围睾丸以减少头散射漏射和某些内散射[125]。

(段敬豪 译 刘潇 校)

部分参考文献

本章全部参考文献请登录网站:http://www.tsttpc.com/download_list.html

2. Herring DF. The consequences of dose response curves for tumor control and normal tissue injury on the precision necessary in patient management. *Laryngos* 1975;85:119–125.
4. Mackie RT, Liu HH, McCullough EC. Treatment planning algorithms: model-based photon dose calculations. In: Khan FM, ed. *Treatment planning in radiation oncology*, 2nd ed. Philadelphia: Lippincott Williams & Wilkins, 2007:63–77.
5. Ahnesjö A, Aspradakis MM. Dose calculations for external photon beams in radiotherapy. *Phys Med Biol* 1999;44:R99–R155.
6. Khan FM, Sewchand W, Lee J, et al. Revision of tissue-maximum ratio and scatter-maximum ratio concepts for cobalt 60 and higher energy x-ray beams. *Med Phys* 1980;7:230–237.
7. International Commission on Radiation Units and Measurements. *ICRU Report 24: determination of absorbed dose in a patient irradiated by beams of X or gamma rays in radiotherapy procedures.* Washington, DC: International Commission on Radiation Units and Measurements, 1976.
8. Batho HF. Lung corrections in Cobalt 60 beam therapy. *J Can Assoc Radiol* 1964;15:79–83.
9. Young MEJ, Gaylord JD. Experimental tests of corrections for tissue inhomogeneities in radiotherapy. *Br J Radiol* 1970;43:349–355.
10. Sontag MR, Cunningham JR. Corrections to absorbed dose calculations for tissue inhomogeneities. *Med Phys* 1977;4:431–436.
11. Mackie TR, Scrimger JW, Battista JJ. A convolution method of calculating dose for 15-MV x-rays. *Med Phys* 1985;12:188–196.
12. Chetty IJ, Curran B, Cygler JE, et al. Report of the AAPM Task Group No. 105: issues associated with clinical implementation of Monte Carlo-based photon and electron external beam treatment planning. *Med Phys* 2007;34(12):4818–4853.
13. Verhaegen F, Seuntjens J. Monte Carlo modelling of external radiotherapy photon beams (Topical Review). *Phys Med Biol* 2003;48(21):R107–R164.
14. Ahnesjö A, Andreo P, Brahme A. Calculation and application of point spread functions for treatment planning with high energy photon beams. *Acta Oncol* 1987;26:49–56.
16. Ahnesjö A. Collapsed cone convolution of radiant energy for photon dose calculation in heterogeneous media. *Med Phys* 1989;16:577–592.
17. Siebers JV, Keall PJ, Kawrakow I. Monte Carlo dose calculations for external beam radiation therapy. In: Dyk JV, ed. *The modern technology of radiation oncology—a compendium for medical physicists and radiation oncologists,* vol 2. Madison, WI: Medical Physics Publishing, 2005:91–130.
18. Cygler JE, Daskalov GM, Chan GH, et al. Evaluation of the first commercial Monte Carlo dose calculation engine for electron beam treatment planning. *Med Phys* 2004;31(1):142–153.
19. American Association of Physicists in Medicine. *Report 85: tissue inhomogeneity corrections for megavoltage photon beams: report of Task Group 65 of the Radiation Therapy Committee.* Madison, WI: Medical Physics Publishing, 2004.
20. Frank SJ, Forster KM, Stevens CW, et al. Treatment planning for lung cancer: traditional homogeneous point-dose prescription compared with heterogeneity-corrected dose-volume prescription. *Int J Radiat Oncol Biol Phys* 2003;56(5):1308–1318.
21. Davidson SE, Popple RA, Ibbott GS, et al. Heterogeneity dose calculation accuracy in IMRT: study of the commercial treatment planning systems using an anthropomorphic thorax phantom. *Med Phys* 2008;35:5434–5439.
22. Gibbons JP, ed. *Monitor unit calculations for external photon and electron beams.* Madison, WI: Advanced Medical Publishing, 2000.
23. Georg D, Huekelom S, Venselaar J. Formalisms for MU calculations, ESTRO booklet 3 versus NCS report 12. *Radiother Oncol* 2001;60(3):319–328.
24. Stern RL, Heaton R, Fraser MW, et al. Verification of monitor unit calculations for non-IMRT clinical radiotherapy: report of AAPM Task Group 114. *Med Phys* 2011;38(1):504–530.
25. Central axis depth dose data for use in radiotherapy. *Br J Radiol* 1996;25(Suppl).
26. Cundiff JH, Cunningham JR, Golden R, et al. A method for the calculation of dose in the radiation treatment of Hodgkin's disease. *Am J Roentgenol* 1973;117:30–44.
27. Cunningham JR. Scatter-air ratios. *Phys Med Biol* 1972;17:42–51.
29. Rosenberg I, Chu JC, Saxena V. Calculation of monitor units for a linear accelerator with asymmetric jaws. *Med Phys* 1995;22:55–61.
30. Slessinger ED, Gerber RG, Harms WB, et al. Independent collimator dosimetry for a dual photon energy linear accelerator. *Int J Radiat Oncol Biol Phys* 1993;27(3):681–687.
31. Palta JR, Ayyangar KM, Suntharalingam N. Dosimetric characteristics of a 6 MV photon beam from a linear accelerator with asymmetric collimator jaws. *Int J Radiat Oncol Biol Phys* 1988;14:383–387.
33. Klein EE, Harms WB, Low DA, et al. Clinical implementation of a commercial multileaf collimator: dosimetry, networking, simulation, and quality assurance. *Int J Radiat Oncol Biol Phys* 1995;33:1195–1208.
34. Palta JR, Yeung DK, Frouhar V. Dosimetric considerations for a multileaf collimator system. *Med Phys* 1996;23(7):1219–1224.
35. Jordan TJ, Williams PC. The design and performance characteristics of a multileaf collimator. *Phys Med Biol* 1994;39:231–251.
36. Das IJ, Desobry GE, McNeeley SW, et al. Beam characteristics of a retrofitted double-focused multileaf collimator. *Med Phys* 1998;25(9):1676–1684.
37. Boyer A, Biggs P, Galvin J, et al. AAPM report 72: basic applications of multileaf collimators, report of Task Group 50. Published for the American Association of Physicists in Medicine. Madison, WI: Medical Physics Publishing, 2001.
38. Hanson WF, Berkley LW. Calculative technique to correct for the change in linear accelerator beam energy at off-axis points. *Med Phys* 1980;7(2):147–150.
40. Otto K. Volumetric modulated arc therapy: IMRT in a single gantry arc. *Med Phys* 2008;35(1):310–317.
41. Bedford JL, Warrington AP. Commissioning of volumetric modulated arc therapy (VMAT). *Int J Radiat Oncol Biol Phys* 2009;73(2):537–545.
42. Rao M, Yang W, Chen F, et al. Comparison of Elekta VMAT with helical tomotherapy and fixed field IMRT: plan quality, delivery efficiency and accuracy. *Med Phys* 2010;37(3):1350–1359.
43. Ling CC, Zhang P, Archambault Y, et al. Commissioning and quality assurance of RapidArc radiotherapy delivery system. *Int J Radiat Oncol Biol Phys* 2008;72(2):575–581.
45. Yu CX, Tang G. Intensity-modulated arc therapy: principles, technologies and clinical implementation. *Phys Med Biol* 2011;56(5):R31–R54.
47. Mehta M, Hoban P, Mackie TR. Commissioning and quality assurance of RapidArc radiotherapy delivery system: in regard to Ling et al. (*Int J Radiat Oncol Biol Phys* 2008;72:575–581): absence of data does not constitute proof; the proof is in tasting the pudding. *Int J Radiat Oncol Biol Phys* 2009;75(1):4–6.
48. Kung JH, Chen GTY, Kuchnir FK. A monitor unit verification calculation in intensity modulated radiotherapy as a dosimetry quality assurance. *Med Phys* 2000;27(10):2226–2230.
49. Yang Y, Xing L, Li JG, et al. Independent dosimetric calculation with inclusion of head scatter and MLC transmission for IMRT. *Med Phys* 2003;30(11):2937–2947.
50. Purdy JA. Buildup/surface dose and exit dose measurements for 6-MV linear accelerator. *Med Phys* 1986;13:259.
52. Gerbi BJ, Meigooni A, Khan FM. Dose buildup for obliquely incident photon beams. *Med Phys* 1987;14:393–399.
53. Klein EE, Purdy JA. Entrance and exit dose regions for Clinac-2100 C. *Int J Radiat Oncol Biol Phys* 1993;27:429–435.
54. Cunningham JR. Tissue inhomogeneity corrections in photon-beam treatment planning. In: C.G. Orton, ed. *Progress in medical physics,* vol 1. New York: Plenum Press, 1982:103–131.
55. Kornelsen RO, Young MEJ. Changes in the dose-profile of a 10 MV x-ray beam within and beyond low density material. *Med Phys* 1982;9:114–116.
56. Epp ER, Lougheed MN, McKay JW. Ionization build-up in upper respiratory air passages during teletherapy units with cobalt-60 irradiation. *Br J Radiol* 1958;31:361.
57. Epp ER, Boyer AL, Doppke KP. Underdosing of lesions resulting from lack of electronic equilibrium in upper respiratory air cavities irradiated by 10 MV x-ray beams. *Int J Radiat Oncol Biol Phys* 1977;2:613.
59. Rice RK, Mijnheer BJ, Chin LM. Benchmark measurements for lung dose corrections for x-ray beams. *Int J Radiat Oncol Biol Phys* 1988;15:399–409.
60. Das IJ, Kase KR, Meigooni AS, et al. Validity of transition-zone dosimetry at high atomic number interfaces in megavoltage photon beams. *Med Phys* 1990;17(1):10–16.
61. Sibata CH, Mota HC, Hoggins PD, et al. Influence of hip prostheses on high energy photon dose distribution. *Int J Radiat Oncol Biol Phys* 1990;18:455–461.
62. Thatcher M. Perturbation of Cobalt 60 radiation doses by metal objects implanted during oral and maxillofacial surgery. *J Oral Maxillofac Surg* 1984;42:108–110.
63. Niroomand-Rad A, Razavi R, Thobejane S, et al. Radiation dose perturbation at tissue-titanium dental interfaces in head and neck cancer patients. *Int J Radiat Oncol Biol Phys* 1996;34(2):475–480.
64. Reft C, Alecu R, Das IJ, et al. Dosimetric considerations for patients with HIP prostheses undergoing pelvic irradiation. Report of the AAPM Radiation Therapy Committee Task Group 63. *Med Phys* 2003;30(6):1162–1182.
65. Klein EE, Kuske RR. Changes in photon dosimetry due to breast prosthesis. *Int J Radiat Oncol Biol Phys* 1993;25(3):541–549.
66. Tatcher M. A method for varying effective angle of wedge filters. *Radiology* 1970;97:132.
68. Petti PL, Siddon RL. Effective wedge angles with a universal wedge. *Phys Med Biol* 1985;30(9):985–991.
69. McCullough EC, Gortney J, Blackwell CR. A depth dependence determination of the wedge transmission factor for 4-10 MV photon beams. *Med Phys* 1988;15:621–623.
70. Sewchand W, Khan FM, Williamson J. Variations in depth-dose data between open and wedge fields for 4-MV x rays. *Radiology* 1978;127:789–792.
71. Abrath FG, Purdy JA. Wedge design and dosimetry for 25-MV x rays. *Radiology* 1980;136:757–762.
72. Leavitt DD, Martin M, Moeller JH, et al. Dynamic wedge field techniques through computer-controlled collimator motion and dose delivery. *Med Phys* 1990;17:87–91.
73. Klein EE, Low DA, Meigooni AS, et al. Dosimetry and clinical implementation of dynamic wedge. *Int J Radiat Oncol Biol Phys* 1995;31:583–592.

78. Georg D, Knöös T, McClean B. Current status and future perspective of flattening filter free photon beams. *Med Phys* 2011;38(3):1280–1293.
79. Emami B, Lyman J, Brown A, et al. Tolerance of normal tissue to therapeutic irradiation. *Int J Radiat Oncol Biol Phys* 1991;21:109–122.
80. Marks LB, Ten Haken RK, Martel MK. Guest editor's introduction to QUANTEC: a users guide. *Int J Radiat Oncol Biol Phys* 2010;76(3, Suppl 1):S1–S2.
81. Rosenow UF, Valentine ES, Davis LW. A technique for treating local breast cancer using a single set-up point and asymmetric collimation. *Int J Radiat Oncol Biol Phys* 1990;19:183–188.
83. Klein EE, Taylor M, Michaletz-Lorenz M, et al. A mono-isocentric technique for breast and regional nodal therapy using dual asymmetric jaws. *Int J Radiat Oncol Biol Phys* 1994;28:753–760.
85. Sohn JW, Suh JH, Pohar S. A method for delivering accurate and uniform radiation dosages to the head and neck with asymmetric collimators and a single isocenter. *Int J Radiat Oncol Biol Phys* 1995;32:809–814.
86. Takahaski S. Conformation radiotherapy-rotation techniques as applied to radiography and radiotherapy of cancer. *Acta Radiol Suppl* 1965;242:1–142.
87. Hounsell AR, Sharrock PJ, Moore CJ, et al. Computer-assisted generation of multileaf collimator settings for conformation therapy. *Br J Radiol* 1992;65:321–326.
89. Boyer AL, Ochran TG, Nyerick CE, et al. Clinical dosimetry for implementation of a multileaf collimator. *Med Phys* 1992;19(5):1255–1261.
90. Powlis WD, Smith AR, Cheng E, et al. Initiation of multileaf collimator conformal radiation therapy. *Int J Radiat Oncol Biol Phys* 1993;25:171–179.
91. LoSasso T, Kutcher GJ. Multi-leaf collimation vs. Cerrobend blocks: analysis of geometric accuracy. *Int J Radiat Oncol Biol Phys* 1995;32:499–506.
92. Zhu Y, Boyer AL, Desorby GE. Dose distributions of x-ray fields as shaped with multileaf collimators. *Phys Med Biol* 1992;37:163–173.
93. LoSasso T, Chui CS, Kutcher GJ. The use of a multi-leaf collimator for conformal radiotherapy of carcinomas of the prostate and nasopharynx. *Int J Radiat Oncol Biol Phys* 1993;25:161–170.
94. Brahme A. Optimization of stationary and moving beam radiation therapy techniques. *Radiother Oncol* 1988;12:129–140.
95. Du MN, Yu CX, Symons M, et al. A multi-leaf collimator prescription preparation system for conventional radiotherapy. *Int J Radiat Oncol Biol Phys* 1995;32:513–520.
96. Powers WE, Kinzie JJ, Demidecki AJ, et al. A new system of field shaping for external-beam radiation therapy. *Radiology* 1973;108:407–411.
97. Leavitt DD, Gibbs FA Jr. Field shaping. In: Purdy JA, ed. *Advances in radiation oncology physics: dosimetry, treatment planning, and brachytherapy.* New York: American Institute of Physics, 1992:500–523.
98. Huen A, Findley DO, Skov DD. Attenuation in Lipowitz's metal of x-rays produced at 2, 4, 10, and 18 MV and gamma rays from cobalt-60. *Med Phys* 1979;6:147–148.
99. Ellis F, Hall EJ, Oliver R. A compensator for variations in tissue thickness for high energy beams. *Br J Radiol* 1959;32:421–422.
101. Chang SX, Cullip TJ, Deschesne KM, et al. Compensators: an alternative IMRT delivery technique. *J Appl Clin Med Phys* 2004;5(3):15–36.
102. Humphries SM, Boyd K, Cornish P, et al. Comparison of super stuff and paraffin wax bolus in radiation therapy of irregular surfaces. *Med Dosimetry* 1996;21(3):155–157.
104. Johnson MW, Griggs MA, Sharma SC. A comparison of surface doses for two immobilizing systems. *Med Dosimetry* 1995;20(3):191–194.
105. Higgins DM, Whitehurst P, Morgan AM. The effect of carbon fiber couch inserts on surface dose with beam size variation. *Med Dosimetry* 2001;26(3):251–254.
106. Keys R, Grigsby PW. Gapping fields on sloping surfaces. *Int J Radiat Oncol Biol Phys* 1990;18:1183–1190.
107. Johnson JM, Khan FM. Dosimetric effects of abutting extended source to surface distance electron fields with photon fields in the treatment of head and neck cancers. *Int J Radiat Oncol Biol Phys* 1994;28:741–747.
108. Fraass BA, Tepper JE, Glatstein E, et al. Clinical use of a match line wedge for adjacent megavoltage radiation field matching. *Int J Radiat Oncol Biol Phys* 1983;9:209–216.
109. Christopherson D, Courlas GJ, Jette D. Field matching in radiotherapy. *Med Phys* 1984;3:369.
110. Siddon RL, Tonnesen GL, Svensson GK. Three-field techniques for breast treatment using a rotatable half-beam block. *Int J Radiat Oncol Biol Phys* 1981;7:1473–1477.
111. Williamson TJ. A technique for matching orthogonal megavoltage fields. *Int J Radiat Oncol Biol Phys* 1979;5:111.
112. Lim MLF. A study of four methods of junction change in the treatment of medulloblastoma. *Am Assoc Med Dosim J* 1985;10:17–24.
115. Hurkmans CW, Scheepers E, Springorum BGF, et al. Influence of radiotherapy on the latest generation of implantable cardioverter-defibrillators. *Int J Radiat Oncol Biol Phys* 2005;63(1):282.
118. Marbach JR, Sontag MR, Van Dyk J, et al. Management of radiation oncology patients with implanted cardiac pacemakers: report of AAPM Task Group No. 34. *Med Phys* 1994;21(1):85–90.
119. Hudson F, Coulshed D, D'Souza E, et al. Effect of radiation therapy on the latest generation of pacemakers and implantable cardioverter defibrillators: a systematic review. *J Med Imaging Radiat Oncol* 2010;54(1):53–61.
120. Stovall M, Blackwell CR, Cundiff J, et al. Fetal dose from radiotherapy with photon beams: report of AAPM Radiation Therapy Committee Task Group No. 36. *Med Phys* 1995;22:63–82.
122. Francois P, Beurtheret C, Dutreix A. Calculation of the dose delivered to organs outside the radiation beams. *Med Phys* 1988;15(6):879–883.
123. van der Giessen PH. A simple and generally applicable method to estimate the peripheral dose in radiation teletherapy with high energy x-rays or gamma radiation. *Int J Radiat Oncol Biol Phys* 1996;35(5):1059–1068.
124. Niroomand-Rad A, Cumberlin RL. Measured dose to ovaries and testes from Hodgkin's fields and determination of genetically significant dose. *Int J Radiat Oncol Biol Phys* 1993;25(4):745–751.
125. Fraass BA, Kinsella TJ, Harrington ES, et al. Peripheral dose to the testes: the design and clinical use of a practical and effective gonadal shield. *Int J Radiat Oncol Biol Phys* 1985;11(3):609–616.

第 8 章 电子线放射治疗的剂量测定、治疗计划和照射技术

Eric E. Klein, Rojano Kashani

由于兆伏级光子束的剂量建成和剂量传输特性，其用于治疗表浅肿瘤变得非常复杂。尽管光子束可以治疗表浅肿瘤也可以治疗深部肿瘤，但当治疗表浅肿瘤时，光子束却又穿射了很深的厚度而照射到了患者深部的正常组织。而兆伏级电子束有特定的射程，不会对深部正常组织产生很大的辐射剂量。因此，电子线比较适宜治疗表浅部位肿瘤（深度<5cm），例如：头颈部肿瘤、皮肤和唇部肿瘤、乳腺癌的胸壁照射和淋巴结局部补量。电子线可以在靶区产生均匀的剂量分布，同时使深部的正常组织得到很好的保护。事实上G.H. Fletcher[1]曾直言不讳地说过，“电子线治疗是独一无二的。”即使是最执着于光子束和质子束治疗的人也不得不承认电子线治疗是放射治疗不可分割的一部分。

1976 年，Tapley[2]曾经发表过一篇关于电子线治疗的综合论述，文中指出：“任何一个放疗机构，不管是公立医院还是私立医院都不可能拥有所有类型射线质的放疗设备。理想的做法就是这些医院一定要装备电子线设备。”现在，多数放疗中心使用电子线放射治疗技术。将患者转诊到区域中心以利用电子线进行特殊治疗仍然是有利的。

从 20 世纪 70 年代末至今，电子线放射治疗经历了三个重要的技术发展阶段，使我们进行电子线放射治疗的能力得到了显著的提高。第一，基于 CT 影像的放疗计划系统的出现，使得人们可以对计划靶区（PTV）的放疗剂量和周围正常组织和器官的受量进行精确的评估。CT 影像提供了对于精确剂量计算所需的解剖结构的物理描述[3,4]。第二，20 世纪 80 年代初期，随着电子线笔形束算法（PBA）的发展及其在治疗计划系统中的应用，给电子线照射提供了精确计算剂量的机制[5,6]。最近，随着蒙特卡罗算法的商业化，剂量计算的精度得到了很大的提高，尤其是在不均匀组织中[7]。第三，生产厂商通过改进双重散射箔系统和限光筒技术优化了电子线质（即深度剂量、离轴比均一性和半影宽度）。Klein 等[8]通过最新的 Varian 电子线传输体系描述了电子线剂量学特性的改进。目前，由于不同厂商生产的不同设备导致电子线剂量特性的差异已经非常小了。Kashani 等[9]描述了 Varian 新一代数字化加速器 TrueBeam 的电子线剂量学特性。

电子线治疗的优点就是可以在从表皮到一定深度形成均一的剂量分布，而在这一深度后剂量迅速跌落直至为零。治疗深度可以通过选择合适的能量和适当厚度的组织等效物来控制。通过利用能量为 20MeV 的电子线可以使深度<6cm 的肿瘤得到很好的治疗，同时深部正常组织得到很好的保护。

电子线非常适合治疗皮肤、唇部、上呼吸道、消化道、头颈部[10,11]、乳腺和其他很多部位[2,12,13]的肿瘤。治疗的皮肤部位有：眼睑、鼻、耳部[14]、头皮[2,15]、发病于四肢的大范围疾病（黑色素瘤、淋巴瘤）[16]或者是全身皮肤疾病（如蕈样真菌病）[17,18]。可治疗的上呼吸道和消化道的部位包括：口底、软腭、磨牙后三角区以及唾液腺[10,19]等。乳腺的治疗部位有：乳腺癌根治术后的胸壁照射[2,20,21]、淋巴结照射，内乳淋巴结引流区和腋窝淋巴结照射，以及乳腺癌根治术或保乳术后的瘤床补量照射[22]。目前乳腺癌光子束切线野照射技术对锁骨上和腋窝淋巴结区域射野衔接处剂量非常难控制，这还不包括内乳的光子线和电子线的混合照射。其他适合用电子线照射的区域还包括视网膜[23]、眼眶[24]、椎旁肌[3,25]、胰腺等腹部器官（术中照射）[26]、外阴[27]以及宫颈（腔内照射）[26]等。

本章旨在讨论电子线治疗以及为达到有效治疗目标所必需的电子线治疗计划技术。要讨论这些我们

首先必须对电子线在水中的剂量分布、在非均质的人体中的剂量分布、治疗计划工具和原理以及使用电子线的特殊技术等有一个基本的了解。

水中剂量分布

要在临床中正确使用电子线，首先必须了解其在水中的剂量分布，包括理解深度剂量的特性、离轴比(OAR)以及二维等剂量线分布图。同样也需要了解剂量分布与能量、射野和源皮距(SSD)间的依赖性。限光筒对剂量分布的影响较小。

深度剂量

下面这段讨论水中的百分深度剂量(将最大剂量深度处剂量归一为 100%，以 R_{100} 表示)。中心轴深度剂量前提为射野相对于中心轴对称，射野中心位于方野中心。电子深度剂量会随着射野的变化而变化，但当射野增大到一定大小时，中心轴边缘散射将达到电子平衡，这时继续增大射野就不会对深度剂量产生很大影响[29,30]。能量为 20MeV 的电子线，在射野大小为 10cm×10cm 时，中心轴就会达到电子平衡。图 8.1 描述了深度剂量与能量的依赖关系，即射野大小为 10cm×10cm，能量从 7~18MeV 的中心轴深度剂量。这组深度剂量曲线描述了剂量特性与入射电子能量之间的关系：

1. 随着能量的增加，表面剂量(D_s)从大约 75%增加至 95%。从表面到最大剂量深度处(R_{100})剂量的缓慢增加是电子在水中发生多次库伦散射的结果。

2. 90%剂量深度(R_{90})，也就是临床中的处方剂量深度，随着能量的增加而增大。

3. R_p 为电子线最大穿射深度，随着能量的增加而增加。

4. 由韧致辐射所致的，超出电子剂量成分的 X 线剂量用值 D_x 表示，从 R_p 外 10cm 处的 PDD 曲线上取值。D_x 随能量的增加而增加。加速器设计时 D_x 的值要控制在 5%以内。

5. 最大剂量深度会随着机器的深度和型号的不同发生不规则变化，这种变化对治疗计划没有太大影响，但临床物理师在计算 PDD 数据和对电子线进行校准时应格外注意。

表 8.1 描述了一台现代的直线加速器(Trilogy，Varian)的电子线剂量学参数。

深度剂量很大程度上依赖于射野大小，但随着能量的变化它们之间的相互依赖关系也随之变化。其根本原因就是边缘散射电子平衡的缺失，这一点 Hogstrom[29]和 Kahn 等[30]曾做过详细论述。图 8.2 A，B 分别描述了 9MeV 和 20MeV 电子线的 PDD 的射野依赖性，很明显可以看出这种问题在高能射线中显得尤为突出。随着射野的缩小，在较深的位置首先出现散射电子平衡缺失，从而导致 R_{90} 向表面推进。随着射野进一步缩小，最大剂量减小，此时，如果我们还是把最大剂量深处剂量归一为 100%的话，可以发现表面的相对剂量 D_s 会因此而增加。另外，较深处的深度剂量的变化更大。由于随着射野的缩小 R_{90} 会变小，因此临床上我们必须要考虑当要使用小野照射时(<5cm)，应当使用更高能量的电子线。

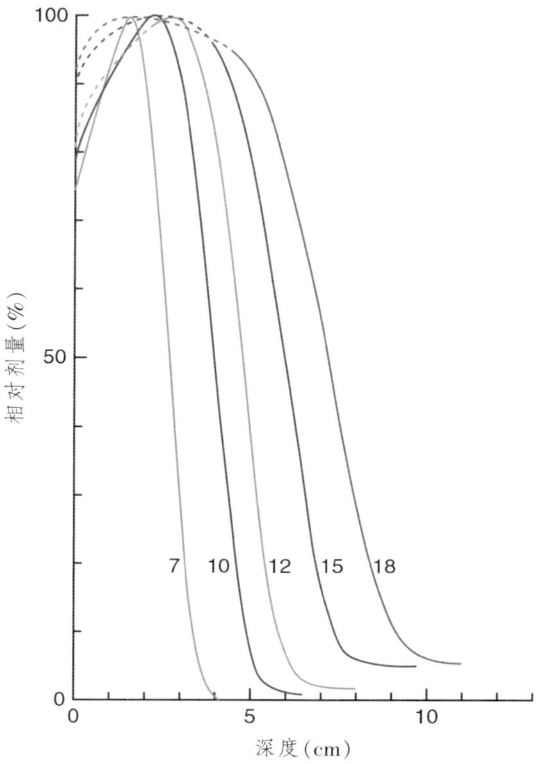

图 8.1　深度剂量与入射能量的关系。相对剂量与深度的关系曲线，射野为 10cm×10cm，能量为 7~18MeV（机器为 Siemens MeVatron 77 放疗设备，SSD=100cm）。(From Meyer JA, Palta JR, Hogstrom KR. Demonstration of relatively new electron dosimetry measurement techniques on the Mevatron 80. *Med Phys* 1984;11:670–677,with permission.)

深度剂量随 SSD 的变化通常会很小。由平方反比效应所致的深度剂量的差别很小，原因是电子线本来的穿透能力就很小（在治疗区域内<6cm），而且随着 SSD 的增加半影宽度明显变大，所以临床上限制

表 8.1 Varian Trilogy 测量的电子深度(R_p, R_{50})和计算的能量(E_p, E_0)

标称能量	测量的 E_0(MeV)	测量的 E_p(MeV)	R_{90}:深度 90%(cm)	R_{50}:深度 50%(cm)	R_p(cm)	D_x(%)
6	5.55	6.08	1.53	2.38	2.95	0.1
9	8.41	8.84	2.69	3.61	4.33	0.3
12	11.77	12.23	3.85	5.05	6.02	0.9
16	15.63	16.02	5.10	6.71	7.90	1.6
20	19.62	20.78	6.14	8.42	10.25	2.1

E_0:表面平均能量,其值为 $E_0=2.33\times R_{50}$。

E_p:表面最有可能能量,值为 $E_p=C_1+C_2R_p=C_3Rp^2$,其中,C_1,C_2 和 C_3 均为常数,$C_1=0.22$MeV,$C_2=1.98$MeV·cm,$C_3=0.01025$MeV·cm^2。

SSD<115cm。高能量的电子线随着 SSD 的增加,距离平方反比的主要影响就是 R_{90} 会稍微深了几个毫米,如图 8.3 所示。也有少数情况(如准直器散射电子线成分较大),深度剂量随 SSD 发生较大变化,这是因为准直器散射电子线散射到野外,导致 D_s 变小而 R_{90} 变大[31]。

对于矩形射野的百分深度剂量 Hogstrom[32]和其他学者都曾证明[31,33]可以通过求长度为 L,宽度为 W 的方野的百分深度剂量的几项平均值来计算,其公式为:

$$\%D(d;LxW)=\sqrt{\%D(d;LxL)\cdot\%D(d;WxW)} \quad (1)$$

如果方野的 PDD 曲线没有 R_{100},我们必须将其最大剂量归为 100%。这种方法就是我们通常所说的平方根法。

有些特殊情况(如术中照射、口腔内照射、阴道内照射等)会用到圆形射野。此时的剂量分布要区别于方野、长方野的剂量分布,须进行单独测量计算。

临床应用中通常会在电子线限光筒内加入附加准直器(挡铅块)来形成不规则的射野形状,偶尔这些铅块可能会遮挡射线中心轴。这种情况下使用射线中心轴的深度剂量会变得不合理,这时要使用射野中心轴深度剂量来进行剂量计算,即假定射野内存在一条

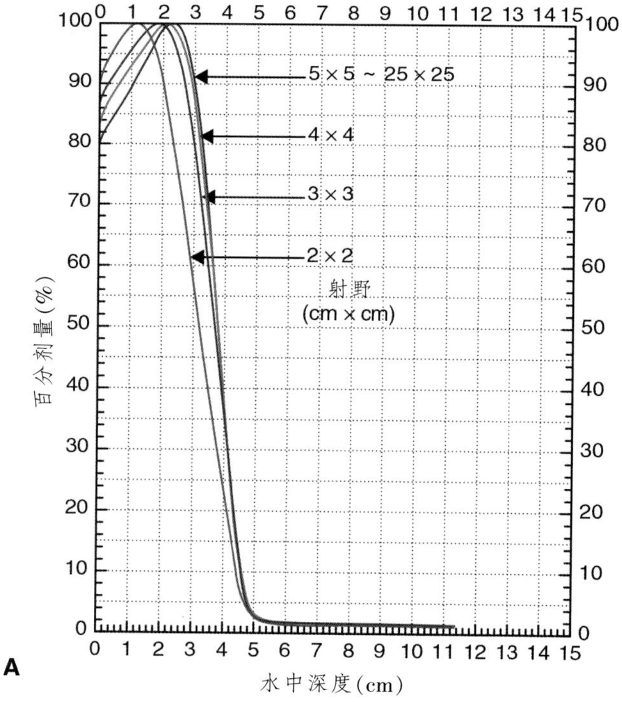

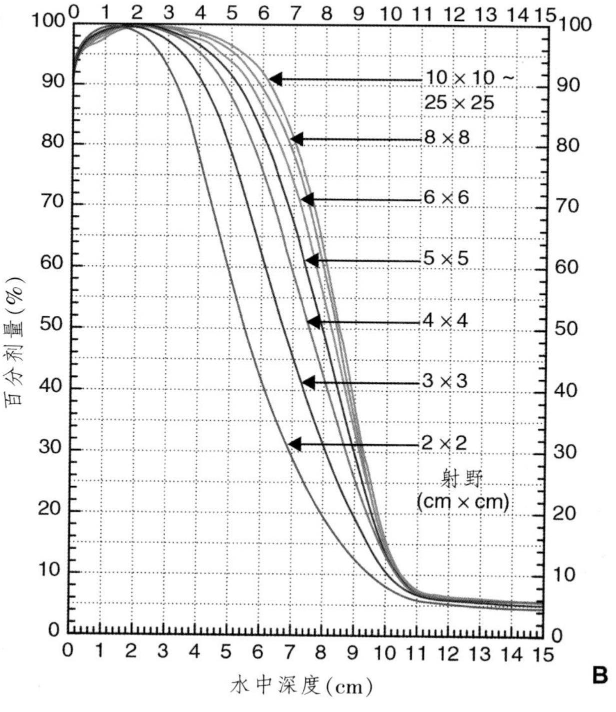

图 8.2 深度剂量随射野变化的依赖关系。绘制了射野从 2cm×2cm 到 25cm×25cm 的 PDD 曲线,(A)能量 9MeV 电子线,(B)能量 20MeV 电子线。机器型号为 Varian Clinac 2100C 治疗机,源皮距(SSD)为 100cm。

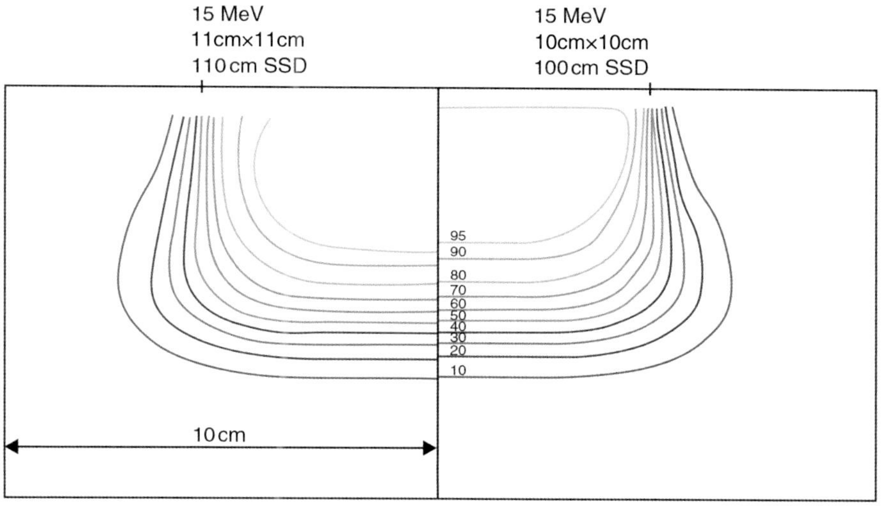

图 8.3 描述了射野的深度剂量随 SSD 变化的情况，将 15MeV 电子线在 SSD=100cm 时 10cm×10cm 的射野与 SSD=110cm 时 11cm×11cm 射野的等剂量曲线进行比较。(From Hogstrom KR. Clinical electron-beam dosimetry: basic dosimetry data. In: Purdy JA, ed. *Advances in radiation oncology physics: Dosimetry, treatment planning, and brachytherapy*. Woodbury: American Institute of Physics, Inc., 1991; 390–429, with permission.)

相互对称的轴。如果内置的挡铅形状不规则，就用与射野近似等值的矩形野的深度剂量来近似代替[36]。如果射野的形状非常不规则，那么应该在三维治疗计划系统中采用适当的算法来进行剂量计算。对于非常小的射野，无论规则与否，推荐用常规的方法单独测量 PDD 数据(即用 R_{90} 进行标定)。

离轴剂量

垂直于射野中心轴的平面内的剂量分布用 OAR 表示。射野 OAR 定义为垂直于射野中心轴的某一平面内，中心轴以外某点的剂量与该平面内中心轴的剂量的比值。在水中测量的 OAR 用于评估射束内均质部分的平坦度和对称性，以及半影区域内射束的衰减(例如分别为 90%→10%或 80%→20%)等线质特性。

治疗机生产厂家应当保证机器电子射线的对称性达到 2%，沿主轴方向射野中轴的平坦度在±3%之内(对角线方向在±4%之内)。AAPM 第 25 号报告中推荐电子线的平坦度、对称性应当沿主轴线(含有中心轴且与准直边缘垂直) 以及对角线方向进行综合评估[30]，评估深度为表面和处方深度。通常建议在最大剂量深度处 R_{100} 进行评估。

平坦度和对称性要在半影区内进行评估，通常我们选择距离射野边缘 2cm 范围内 (沿对角线为 $2\sqrt{2}$ cm 范围内)。在放疗物理师对治疗机进行验收或年检时通常用 AAPM 推荐的第 40 号报告标准，即对称性好于 2%，平坦度好于 5%。通常每个能量都采用一个中等大小的限光筒，但是在进行机器验收时每个能量限光筒要逐一进行检测。图 8.4 描述了一个标准的加速器性能检测结果[36]。

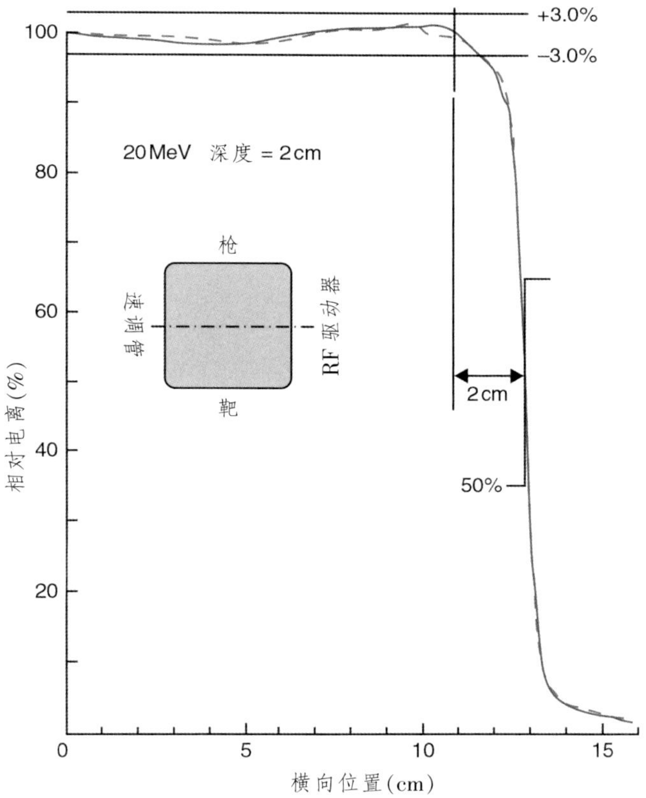

图 8.4 电子线均匀度的检验。图为沿主轴线各点的离轴比曲线。以射线中心轴为原点，负半轴(虚线)与正半轴(实线)进行比较。数据在射线能量为 20MeV、SSD=100cm、水中深度为 2cm 处测得 (Varian Clinac 2100C 型治疗机，限光筒大小为 25cm×25cm)。

电子线的半影由射线均整系统、末端准直器到测量表面的空气间隙和水中电子的散射情况决定。半影与深度的函数关系由以下两部分的平方根的平均值表示，一个是空气间隙，一个是电子在水中的散射情况[6]。这两部分对半影的影响非常复杂,但可以近似地用图 8.5 表示。图 8.5 描述了 SSD 从 100cm 延长到 110cm 时 6MeV 和 16MeV 电子线的等剂量线各自变化的情况。这些数据表明:随着深度增加,半影呈非线性变化,电子线能量较低时,空气间隙对半影的影响较大,能量较高时,水中的电子散射对半影的影响较大。值得庆幸的是,这种复杂的关系在治疗计划系统中可用笔形束算法或更为先进的算法所模拟[29,32,34,37]。

等剂量曲线的绘制

将深度剂量和 OAR 综合起来就得到了三维的剂量分布,我们可以通过观察含有中心轴和一条主轴的二维平面的剂量分布来了解三维剂量的分布情况。图 8.5 举例说明了射野为 15cm×15cm 时的剂量分布的情况。随着射野尺寸的增减,半影的变化并不明显,但是空气间隙的大小和准直器类型对半影影响较大。例如,对皮肤进行准直时,半影减小则非常明显。

等剂量曲线所需数据应包括每个能量所有射野。二维等剂量线图和所需数据在人工治疗计划、剂量计算算法的数据拟合、治疗计划系统的剂量计算的检验和做线质的质量保证时都非常有用[29,30,38]。

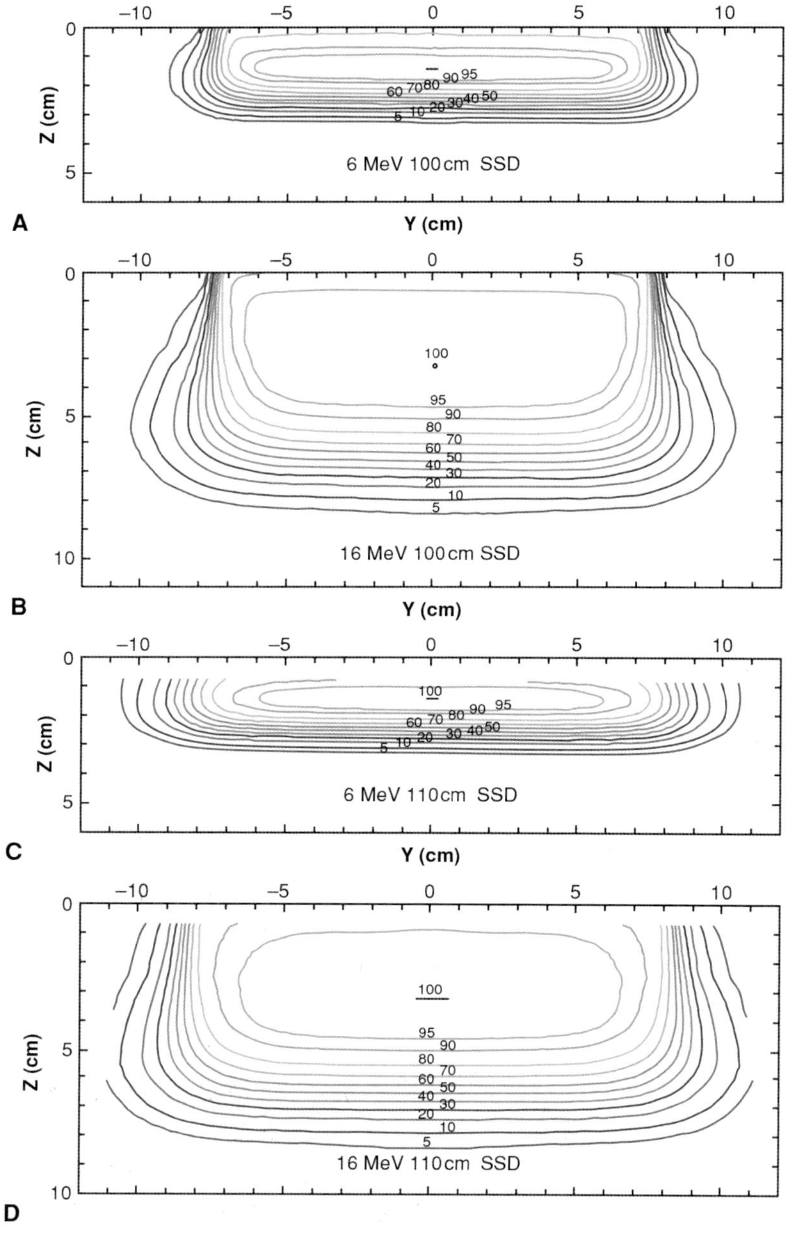

图 8.5 剂量分布随能量和 SSD 的变化情况。限光筒尺寸为 15cm×15cm,等剂量曲线范围为 5%~100%。(A) 能量 6MeV,SSD=100cm。(B) 能量 16MeV,SSD=100cm。(C)能量 6MeV,SSD=110cm。(D)能量 16MeV,SSD=110cm(机器型号为 Varian Clinac 2100C)。

不均匀患者的剂量

在临床治疗患者时，射线照射的是密度很不均匀的人体，理想的照射状态是射线照射在表面平坦且表面以下为密度均匀的软组织上。这种照射状态与之前所叙述的照射在水模体表面上相似，剂量分布在半影区内从表面到 R_{90} 范围内非常均匀，并且在一定深度之后剂量迅速跌落。但是当射线照射有一定的入射角，表面非常不规则或者照射区域内有非匀质组织（如空气、肺组织、骨组织等）时，剂量分布的特性就会发生改变[39]。组织内部的密度不均匀导致射线穿透的深度发生改变，从而发生能量损失多少的改变，这种改变最终可能导致靶区剂量的降低或者危及器官受量的增加。不管是表面不规则还是照射区域密度不均匀都会导致内部电子散射的平衡发生改变，从而导致器官的剂量增加（热点）或者降低（冷点），最终导致危及器官受量增加，照射靶区受量不足[3,39]。通过对治疗技术的调整可以减小或消除上述照射状况带来的影响。

照射表面的不规则

两种几何图形分别描述了斜面入射和梯面入射对剂量分布的影响。图 8.6 对斜入射和常规入射两种情况的深度剂量曲线进行了比较。与常规入射相比，斜入射的射野中心轴和深度剂量曲线发生了如下改变：①表面剂量增加；②最大剂量增加；③治疗剂量（R_{90}）穿透深度减小；④射线穿透深度增加[30,40]。当入射线与表面夹角>30°时，对临床治疗的影响非常巨大。当大范围照射患者的某些部位时（如胸壁、四肢、颈部和头皮），这种情况就会发生。以射野中心轴上的 R_{90} 为治疗深度，取其垂直于表面的深度为实际治疗深度，则实际治疗深度可以通过 $R_{90}\times\cos(\Phi)$ 进行计算，这里的 Φ 为射线中心轴与垂直于表面的轴偏离的角度。通过这个公式我们可以解释为什么在用前野大范围照射胸壁时，侧胸壁的表面剂量非常高而穿透的距离却非常小。

当患者皮肤表面的变化梯度非常大时，边散射平衡缺失，就会导致近端的皮下产生低量区而远端的皮下组织产生高量区[32,39,41,42]。这种情况经常发生在组织补偿物的边缘、手术创口或正常的解剖组织处。例如所使用的均匀的组织补偿物只覆盖了部分射野，补偿物 90°的边缘就会导致剂量差别高达 20%的冷点或热点，如图 8.7 所示。这种情况下，尽量将补偿物做成锥形，锥形角度为 45°时，就会明显降低热点的剂量且使 90%剂量线所覆盖的范围显著增加（图 8.7）。照射鼻腔时，由于鼻尖的隆起会导致其下的肿瘤组织区域产生低剂量区[31,33,35]。耳道（图 8.8）和手术间隙导致的患者表面的凹陷区在用某些能量照射时会导致该区域剂量高出 50%[43,44]。这些凹陷区域通常需要填充组织补偿物。人体的组织经常存在突出或凹陷区域（如外耳道、鼻腔等），在进行剂量计算时都应考虑在内。

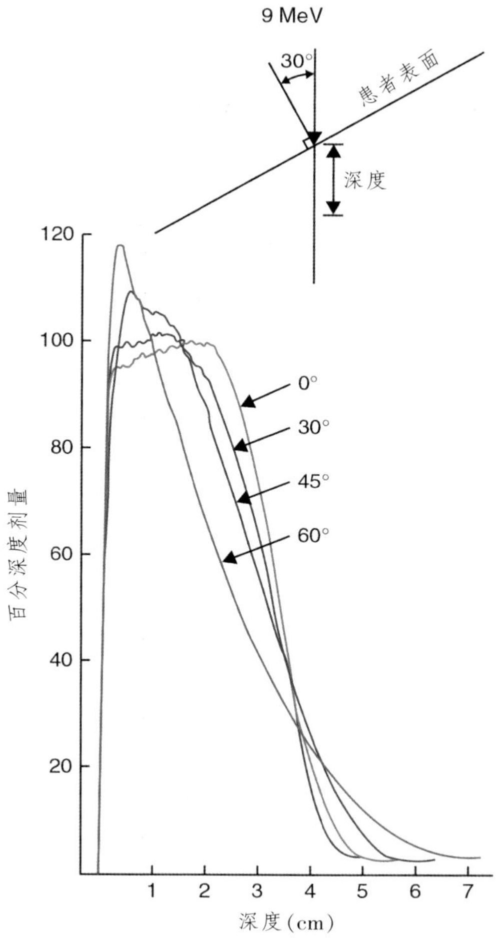

图 8.6　电子线能量为 9MeV，角度从常规 0°偏转到 60°时深度剂量的改变。（From Ekstrand KE, Dixon RL. The problem of obliquely incident beams in electron-beam treatment planning. *Med Phys* 1982;9:276–278, with permission.）

空气腔的影响

图 8.9 描述了有空气腔和没有空气腔时其以下组织等剂量线改变的情况。结果为：①在气腔下方等剂量线向深处推移；②在气腔下方由于电子平衡的缺失导致剂量增加；③随着深度增加，空气的影响亦增大。

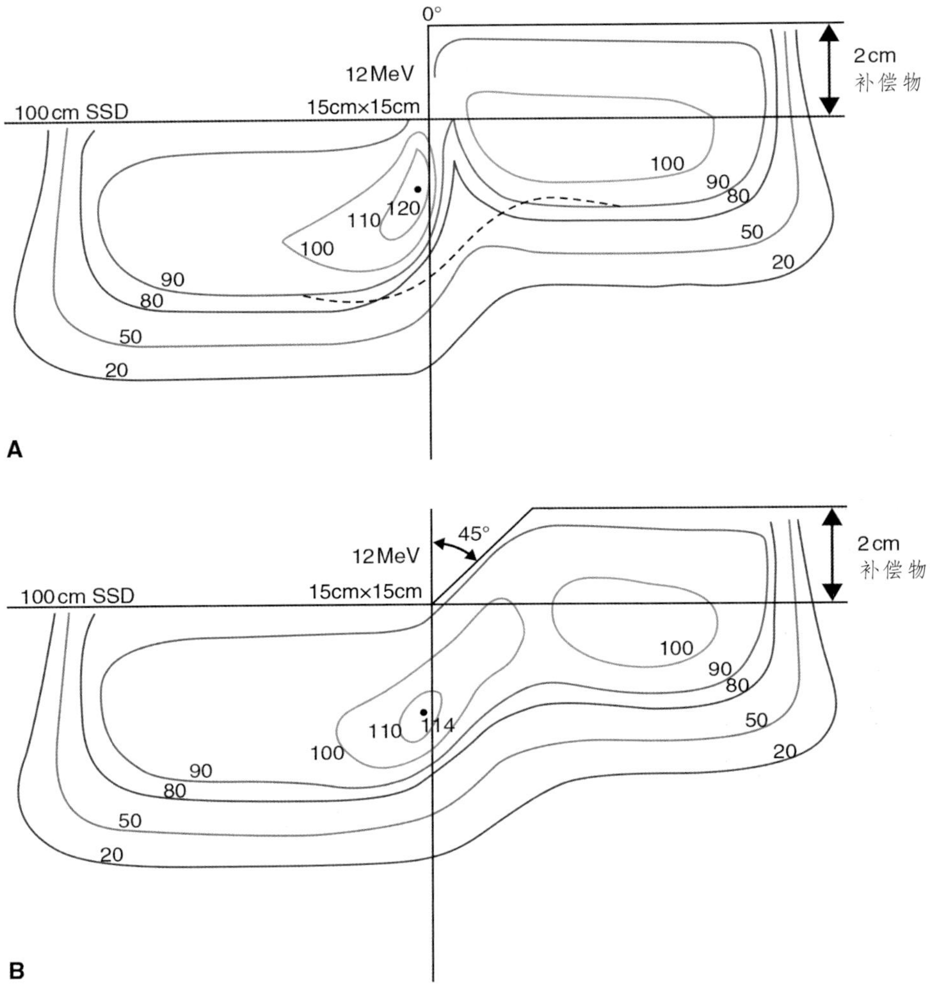

图 8.7 不规则照射表面对剂量分布的影响。射野大小为 15cm×15cm、能量为 12MeV、SSD 为 100cm，分别通过在模体表面覆盖 2cm 的组织补偿物和 45°斜坡与 2cm 组织补偿物组成的非规则表面。上图中的虚线代表下图中 90%等剂量曲线分布。(From Hogstrom KR. Treatment planning in electron-beam therapy. In: Vaeth JM, Meyer JL, eds. *Frontiers of radiation therapy and oncology Vol. 25: The role of high energy electrons in the treatment of cancer.* Basel: S. Karger AG, 1991;30 –52, with permission.)

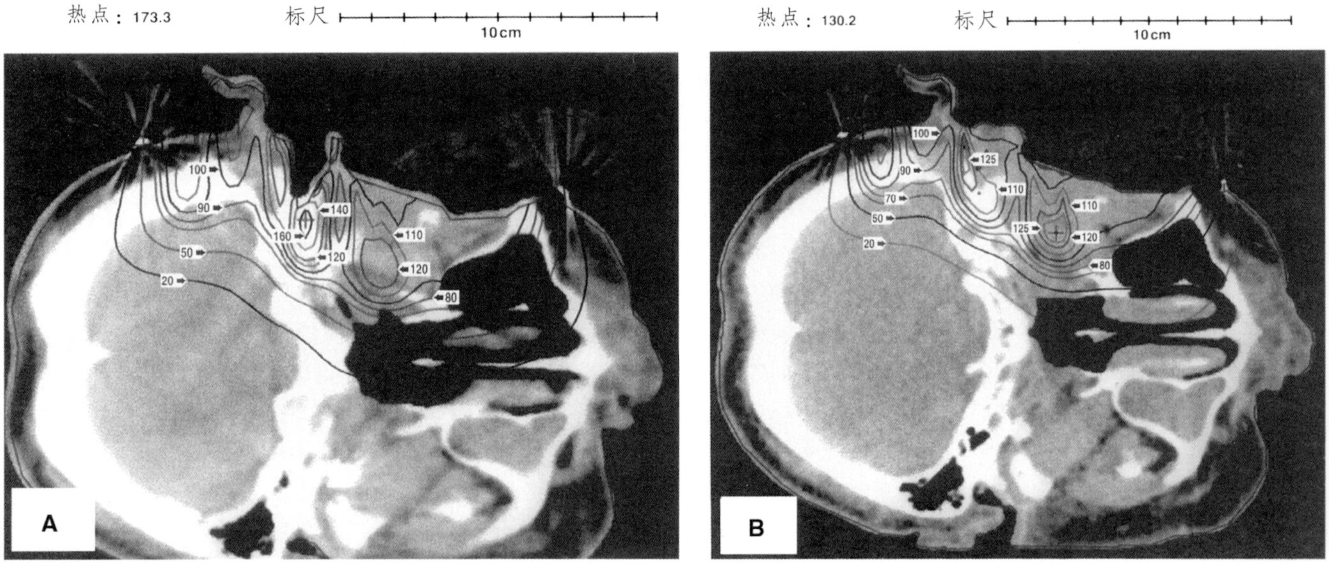

图 8.8 解剖结构的不规则对剂量分布的影响。用 15MeV 的电子线照射周围神经已经受侵犯的皮肤鳞状细胞癌。用蜂蜡组织补偿物对后颅窝和上颌窦进行保护。以给定剂量的百分比表达的等剂量分布图。(A)由于外耳道造成中耳 160%高量区。(B)通过灌注生理盐水消除了上述高量区。125%的高量区是由于耳廓的存在而导致的。(From Morrison WH, Wong PF, Starkschall G, et al. Water bolus for electron irradiation of the ear canal. *Int J Radiat Oncol Biol Phys* 1995;33:479–483, with permission.)

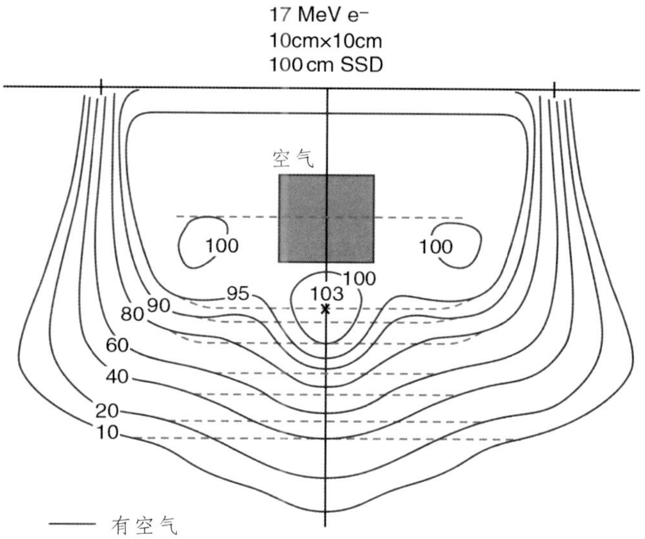

图 8.9　内部气腔对剂量分布的影响。用笔形束算法(PBA)分别计算并对比了有无气腔时剂量分布的差异,气腔大小为 2cm×2cm,位于水下 2cm 处。(From Hogstrom KR. Dosimetry of electron heterogeneities. In:Wright AE, Boyer AL, eds. *Advances in radiation therapy treatment planning*. New York: American Institute of Physics, Inc., 1983;223-243, with permission.)

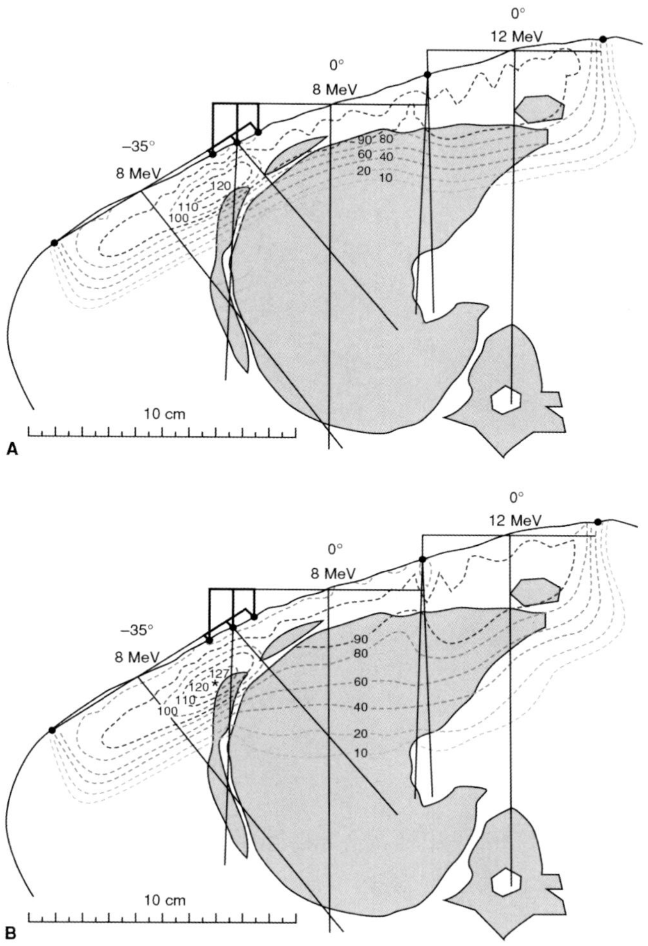

图 8.10　胸壁照射时,肺组织对剂量分布的影响。(A)假设人体为匀质的水组织。(B)根据 CT 值得出的真实的人体解剖结构。电子线能量为 8MeV,采用笔形束算法(PBA)进行剂量计算。

在治疗头颈部(如鼻腔、筛窦、上颌窦、喉和乳突)时,都会有这种情况的发生[32,39]。

另外一种情况就是当某些均质的治疗组织旁存在空气腔时,当电子经该组织进入空气腔时,由于空气腔不能对该组织进行有效的散射,从而导致与气腔靠近的组织边缘剂量下降,这时最好使用组织填充物来进行剂量修正(例如鼻部肿瘤侵犯中隔时)。

肺

在肺中电子的穿射距离比在均质器官中深 3~4 倍。图 8.10 是电子线照射胸壁时,真实的人体肺组织与假设成匀质器官的肺组织的等剂量曲线分布图。当大面积照射肺组织时,照射剂量(50Gy)的 40%(即 20Gy)即可引发肺炎。所以如果低估了肺组织低密度的影响,那么照射剂量>20Gy 的肺体积将大大增加[32]。

这种影响在高能电子线时变得更加明显。例如,当能量从 9MeV 增加到 12MeV 时,穿透水等效组织距离增加了 1.5cm(电子线在水中的能量衰减速度为 2MeV/cm),这个距离相当于 6cm 的肺组织(肺组织密度为水密度的 25%)。假如患者的胸壁照射需要 10MeV 的能量,但我们只有 12MeV 的能量可以选择时,就会导致 4cm 的肺组织接受不必要的照射,这时最好在皮肤表面加 1cm 的组织补偿物将患者受照射能量修正到 10MeV。

当肺组织在靶区远源端时(如全胸壁照射),需要更加注意。

骨

电子与骨组织的相互作用十分复杂,图 8.11 通过比较有无骨组织两种情况的等剂量线的分布的不同来描述了骨组织对电子线剂量分布的影响。其结果是:

1. 骨组织以后区域的等剂量线向近端推移。

2. 在骨-水两种组织相互交界的部位,由于电子散射平衡的缺失,界面外(或界面内)剂量增加(或减少)将近 5%。

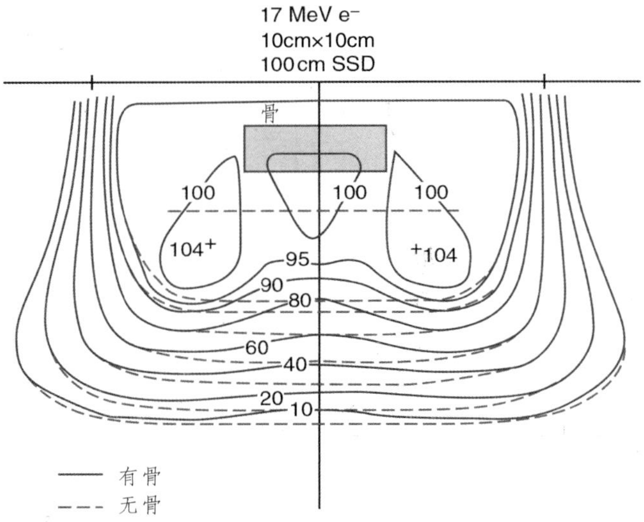

图 8.11 高密度骨组织的存在与否对剂量分布的影响。采用 PBA 算法进行剂量计算。骨组织大小为 3cm×1cm 圆柱形结构，位于水下 1cm 处。(From Hogstrom KR. Dosimetry of electron heterogeneities. In: Wright AE, Boyer AL, eds. *Advances in radiation therapy treatment planning*. New York: American Institute of Physics, Inc., 1983;223–243, with permission.)

3. 骨组织周围的剂量随着骨组织深度的不同所受到的影响也随之变化。

实际上骨组织的内部密度也不均匀，并且多数情况下骨组织的边缘并不平行于入射电子线。这些差异降低了骨组织对射线在非均质人体中的剂量分布的影响份额。在治疗下颌骨、头盖骨(治疗眼眶时的额骨、颧骨，治疗腮腺时的颞骨)、锁骨和椎骨(如颅脊柱放射治疗)时，密质骨对剂量分布的影响非常明显。

另外一个常见问题就是骨组织散射的存在对骨组织内部及其周围的剂量分布的影响到底有多大？由此造成的反散射电子将使最大剂量提高 5%，骨组织周围及其内部最大剂量将提高约 7%[45]。这些剂量的增加表明骨组织密度本身存在差异，理论上不能用一个常数值来表示，而这些差异在临床中通常被忽略。事实上，在电子线治疗过程中未出现因忽略了这些剂量的差异而导致的骨组织及其周围的不良反应。

处方剂量和机器跳数的计算

处方剂量

处方剂量通常是用给定剂量或者给定剂量的 90%来定义。如果机器可选择的能量的能谱比较宽泛(典型的为 3~4MeV 间隔为一个能量阶梯)，那么可以用中位处方或者低处方来进行剂量的计算 (即 95%、85%或 80%)。给定剂量是指与实际用于患者的 SSD、能量、限光筒和射野大小均一致的水模体中最大中心轴剂量。由于大多数的非规则射野的数据不能单独测量，那么当使用非规则野进行照射时，可以将非规则野转换成与其相似的矩形野来进行处方剂量的计算。虽然目前对最具代表性的矩形野仍没有明确定义，但是 Hogstrom 等[37]曾经证明过这种近似算法的可行性。

一般建议将处方剂量设为给定剂量或者给定剂量的百分比剂量，不能以患者体内的某一点为标准进行计算，因为此点处可因为密度不均匀或照射表面不规则而造成靶区高量或低量区域。

机器跳数的计算

机器跳数(MU)可以通过下面公式计算得出：

$$MU = \frac{D_{处方}/\%D}{O(E, C, LxW, SSD)} \qquad (2)$$

其中，$D_{处方}$表示处方剂量，$\%D$ 表示给定剂量的百分比(如 90%)，$O(E,C,LxW,SSD)$是输出因子(剂量/机器跳数)，E 为能量，C 为限光筒，LxW 是射野大小，SSD 是源皮距。要使用这种算法，物理师必须测量每个能量、不同方野大小以及不同源皮距情况下的输出因子的大小。Mills 等[14,46]和 Shiu 等[31]研究得到用方根的方法取得矩形野的输出因子的计算方法。其计算公式为：

$$O(E,C,LxW,SSD)=[O(E,C,LxL,SSD)\cdot O(E,C,WxW,SSD)]^{1/2} \qquad (3)$$

同样可以通过等效方野的方法来计算矩形射野的输出因子[30,33,47,48]，但是 Biggs 等[47]提出只有当长宽比<2:1 时方可使用等效方野法，而方根法却没有使用限制，Shiu 等[31]更为精确地证明了这个观点。图 8.12 示意了 Varian Clinac 2100C 机器(Varian Medical Systems，加利福尼亚州，帕洛阿尔托)、能量为 9MeV、SSD=100cm 时，4 种常规限光筒的输出因子。

延长 SSD 照射的输出因子可以由空气间隙法和有效照射源(虚源)来计算[30]。Khan 等[48]对有效照射源法进行了详细的描述。空气间隙法有一个坚实的物理基础理论。上述两种方法所得结果无明显差异，这里我们只对空气间隙法进行叙述[33]。延长 SSD 的输出因子在标定 SSD(SSD_0)的基础上得到，是一个关于空气间隙因子(f_{air})的平方反比的函数：

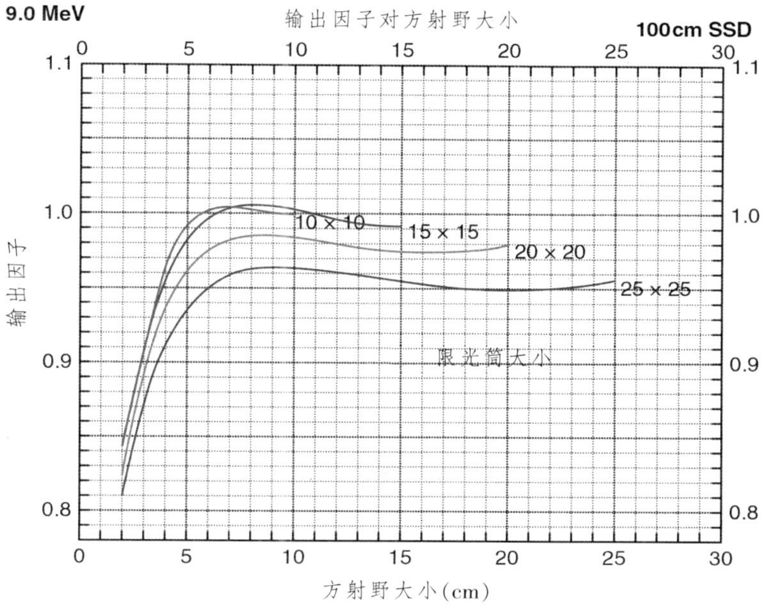

图 8.12 输出因子与射野大小的相互关系（剂量/机器跳数）。输出因子(cGy/MU)与该限光筒开野(2cm×2cm)时的剂量之比，分别列举了 4 个常规限光筒，能量为 9MeV 电子线，机器型号为 Varian Clinac 2100C.

$$O(E, C, LxW, SSD) = O(E, C, LxW, SSD_0)\, f_{air}(E, LxW, SSD) \times \left(\frac{SSD_o + R_{100}}{SSD + R_{100}}\right) \quad (4)$$

通过将延长 SSD 测量得到的输出因子带到公式(4)中就可求出 f_{air} 的大小。对于矩形野，f_{air} 可以通过平方根法求得[34]：

$$f_{air}(E, LxW, SSD) = \sqrt{f_{air}(E, LxL, SSD)\cdot f_{air}(E, WxW, SSD)} \quad (5)$$

其中，f_{air} 与限光筒相互独立，因此只需要测量最小限光筒的方野输出因子即可。图 8.13 示意了 Varian Clinac 2100C 型机器，能量为 9MeV 电子线、SSD 从 100cm 增加到 120cm 时，方野的空气间隙因子的值。关于不同 SSD 输出因子的详细解释和 MU 的计算，可以参考 Hogstrom 等发表的文章[34]。临床上经常使用表格列出几个固定源皮距（如 100cm、105cm、110cm、115cm）的各个能量、限光筒的输出因子，进行差值运算得到所需 SSD 的输出因子。

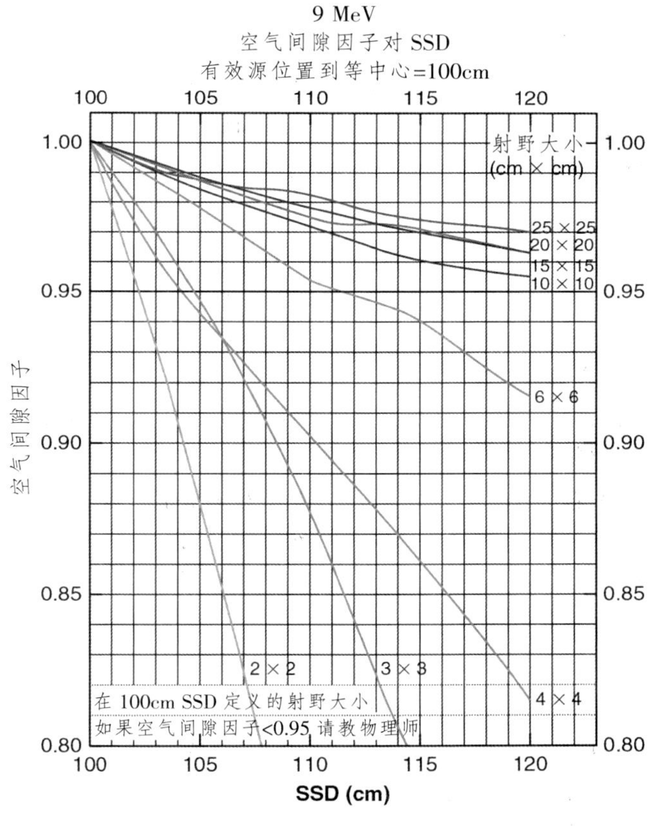

图 8.13 空气间隙因子与 SSD 和射野大小的关系。曲线代表 f_{air} 在不同源皮距时射野大小从 2cm×2cm 增加到 25cm×25cm 的变化情况，电子线能量为 9MeV，机器型号为 Varian Clinac 2100C。

体内剂量的计算

患者体内剂量计算的标准

合理的治疗计划的决策需要体内剂量的精确计算，因此给出了电子线治疗计划的几点建议。第一，计算必须在三维空间内进行，以便准确评估靶区内剂量分布的均匀性，使 90% 的等剂量线包绕靶区，并了解危及器官的受量情况。第二，所用算法必须考虑到非均质的校准，如果忽略了此项就会造成靶区受量过低或危及器官受量过高[5,39,49]。第三，算法必须精确，并且了解那些不能精确计算的情况，以便物理师和放疗医师做出正确的解释。

根据最后一项的要求，算法必须符合临床治疗有效性的标准[50]，即第一，在低剂量梯度区内剂量精度要好于4%，或者高剂量梯度区内精度在2mm范围内（如半影区、剂量跌落区等）[38,51]。第二，算法应该很容易被合格的物理师使用。第三，算法的计算精度必须被很好地证明过。从1981年开始，笔形束算法(PBA)就非常符合上述条件。最近出现的更为精确的基于解析和蒙特卡罗理论的算法正在应用到商业的治疗计划系统中，随着时间的推移这种更为先进的算法将取代或很好地补充PBA算法[52]。临床物理师有责任去使用算法、检验其精确性，以及去指导培训剂量师和放射肿瘤医师如何应用该种算法并了解其局限性。

剂量计算方法

在过去的20年内，剂量计算的标准算法就是PBA算法，其各种版本已经应用到商业的治疗计划系统中，随着运算能力的提高，这种算法已经可以进行三维的剂量计算[53]。关于剂量算法的详细使用规程以及算法本身的精确性早已被论述刊登[5,6,50]。PBA算法在标准SSD和延长SSD的水中剂量计算中体现了很高的精确性，并且很好地模拟了半影区剂量的改变情况[29,32,34]，还准确地模拟斜入射和非规则表面入射的剂量变化情况[5,50]。对于体内的非均质组织，它可以很好地模拟射线在肺中的穿射以及由于肺组织导致的半影变宽的情况[50]，尽管如此，由于对中心轴采用了近似计算而低估了靠近纵隔的肺组织的受量[50]。对骨组织的影响，该算法能很好地模拟骨削减了射线穿透力的现象，但是稍微低估了(<5%)由于高密度骨组织如下颌骨的边缘而产生的高量区或低量区的数量[5]。PBA算法不能很好地模拟由于骨与周围组织交界面的背向散射而造成的剂量增加(<5%)或者由于骨内部散射而导致的剂量增加(>7%)。另外，它不能很好地模拟由于气腔的存在而导致的交接面处的高量区或低量区[5,50]。

现在新的算法已经将误差缩小到4%甚至更小，并且开始应用到商业的治疗计划系统中。Hogstrom和Steadham都曾对这些新的算法进行过论述[50]。其中有一种PBA改良算法(PBRA)，与传统的PBA算法相似，但是计算精度有了很大提高[54-56]。图8.14描述了PBRA算法的改进。

很多新的算法都是基于蒙特卡罗理论，这使得它们更加精确[57-61]。Cygler等[52]报道了第一款基于蒙-卡算法的电子线计算的治疗计划系统，它的结果非常可喜。Ding和同事着重报道了宏观蒙特卡罗算法与PBA算法相比的优越性[63]。

治疗计划原理、工具和方法

电子线治疗通常适合照射靶区深度<6cm的病灶，它可以单独使用也可以与光子束联合使用。单独使用时，治疗计划设计者的目标是选择合适的入射方向、能量和射野大小以期在靶区内形成均匀剂量的同时将周围的正常组织和器官的剂量降到最低。为了使

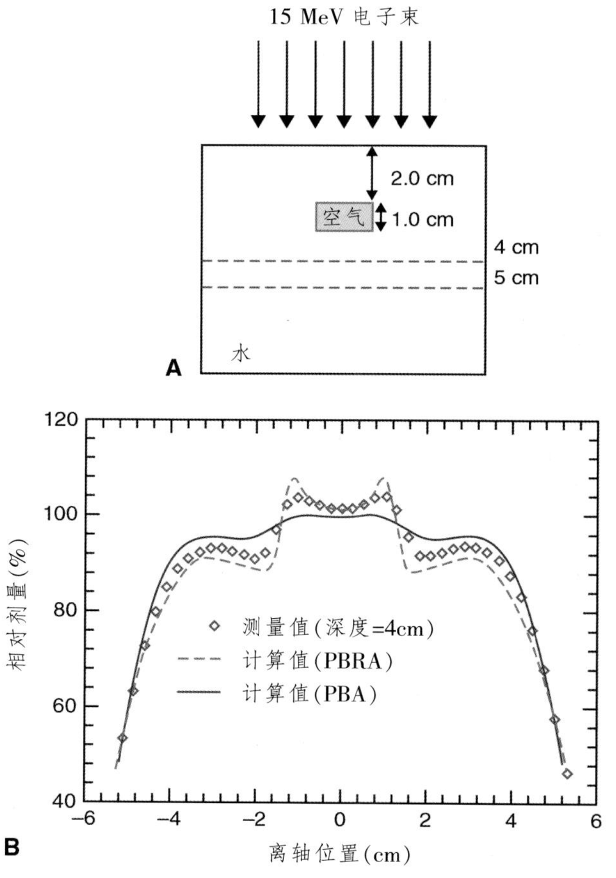

图8.14 不同算法评估空气腔所产生的剂量变化的精确性。(A)在内部气腔后所测得的剂量。(B)在深度4cm处分别用PBA算法和PBRA算法所算得的剂量分布曲线与实际测得的剂量分布曲线的比较。(From Shiu AS, Hogstrom KR. Pencil-beam redefinition algorithm for electron dose distributions. *Med Phys* 1991;18:7-18, with permission.)

剂量分布尽量均匀,射线的方向应尽量垂直入射实际的患者体表。一旦入射方向确定以后,射线能量和射野大小随之确定。图 8.15 对水中的 R_{90} 处射野边缘等剂量线和 R_{90} 等剂量线进行了比较。不难看出在匀质组织中 R_{90} 等剂量线所包绕的范围比较固定，在体内 R_{90} 以外的区域剂量迅速跌落。尽管如此,人体的解剖结构和水很不相同,由密度的不均匀造成的剂量分布的差异在临床中很难接受,还有就是靶区的深度变化不定,所以有时只用一个能量的射线远远不够。治疗计划可以通过使用特殊的辅助手段如皮肤或内部准直器、组织补偿物、射野衔接手段或其他一些技术得到改进。

能量的选择

发射的电子线能量选择的要求是 90%的给定剂量包绕整个靶区而重要器官应在电子的最大穿透深度以外或者在可接受的剂量范围内。制订计划时,应在以下范围内选择能量：

$$E_{p,0}(\text{MeV})\sim 3.3 \cdot R_{90}(\text{cm}) \quad (6)$$

其中,$E_{p,0}$ 代表应该选择的能量,单位为 MeV。所选能量必须保证其 R_{90} 刚刚超过靶区的最大深度。在水中大野照射时，由于射野中心轴产生电子散射平衡,这种近似的算法是正确的。但是当使用小野照射时,由于达不到电子平衡,R_{90} 变小或者消失,这时需要选择更高的能量。同时非均质组织(如空气、骨组织等)也会影响电子的穿透能力,因此要根据实际情况选择较大或较小的能量。

同样,制订计划时,应遵循以下原则：

$$E_{p,0}(\text{MeV})=2 \cdot R_p(\text{cm}) \quad (7)$$

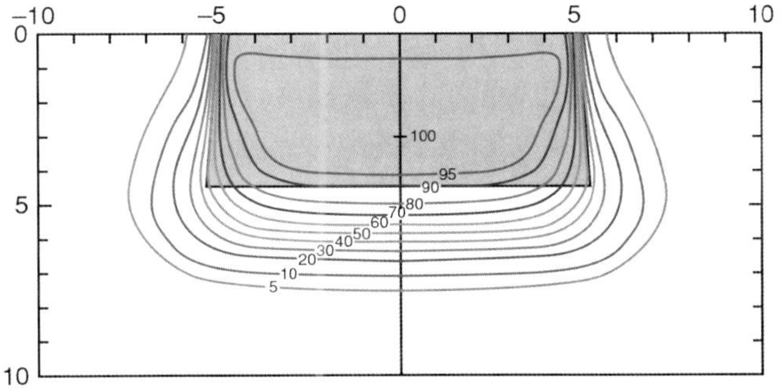

图 8.15　在水中由能量 15MeV、射野大小 10cm×10cm、SSD=100cm 情况下所得等剂量曲线。图中的阴影区为由射野边缘和 R_{90} 深度所共同形成的,将其与 90%的等剂量曲线做比较。

其中,R_p 是电子线的实际射程,单位为 cm[32]。计划设计者可以选择射线射程小于重要器官最小深度的射线能量。这种近似取值不受射野大小的局限,但是如前所述,非均质组织(如骨、肺组织、空气等)仍然会影响射线穿透力,所以应根据实际情况对射线能量稍加调整。

下面通过利用电子线照射颈后淋巴结而又要避免颈部脊髓过量照射的例子来说明以上原则的运用。假如淋巴结最大深度为 3cm，而脊髓的最小深度为 6cm,那么根据以上两个原则可得,要使淋巴结区得到有效照射而脊髓得到有效保护的电子线能量为 9.9~12MeV,因此可选择的能量范围为 10~12MeV。在任何情况下，电子线能量都要在经 CT 图像引导的人体内进行三维的剂量计算得以确认。有时可以在整个或者部分区域使用合适的组织补偿物来进行射线能量的调节。

电子线准直器的设计

电子线的准直受很多准直器因素影响,但总的来说,电子线射野的形状主要受限光筒内置准直器或者皮肤准直器的影响。定制的准直器通常由铅或低熔点铅合金(利波维茨低温可熔合金)制成。铅块有效遮挡电子所需的厚度(单位 mm)可使入射电子能量(以 MeV 为单位)衰减一半[29,30]。考虑到实际制作过程中铅厚度的微小差异,通常通过额外加 1mm 进行计算。公式如下：

$$t_{Pb}(\text{mm})=0.5 \cdot E_{p,0}(\text{MeV})+1 \quad (8)$$

如要选择能量 18MeV 的电子线，则铅块厚度应为 10mm。低熔点铅合金是在铅中适量掺杂了密度比铅小 20%的铋,所以在使用低熔点铅合金时,铅块厚度应相应增加 20%。因此,上述情况若选用低熔点铅合金其厚度应为 12mm。限光筒内置铅块通常制作成统一的厚度,该厚度足够遮挡临床所能使用的最高电子线能量。如机器最大能量为 20MeV,则低熔点铅合金的最小厚度应为 13mm。

皮肤准直器

准直器距离患者越近，所形成的半影就越小,因此皮肤准直器理论上可以提供最小的射野半影。由于制作皮肤准直器需要消耗巨大的人力、物力,所以只有在皮肤准直器能取得最大治疗效益时才被使用,如:①小野治疗;②最大程度地保护周围的重要器官;

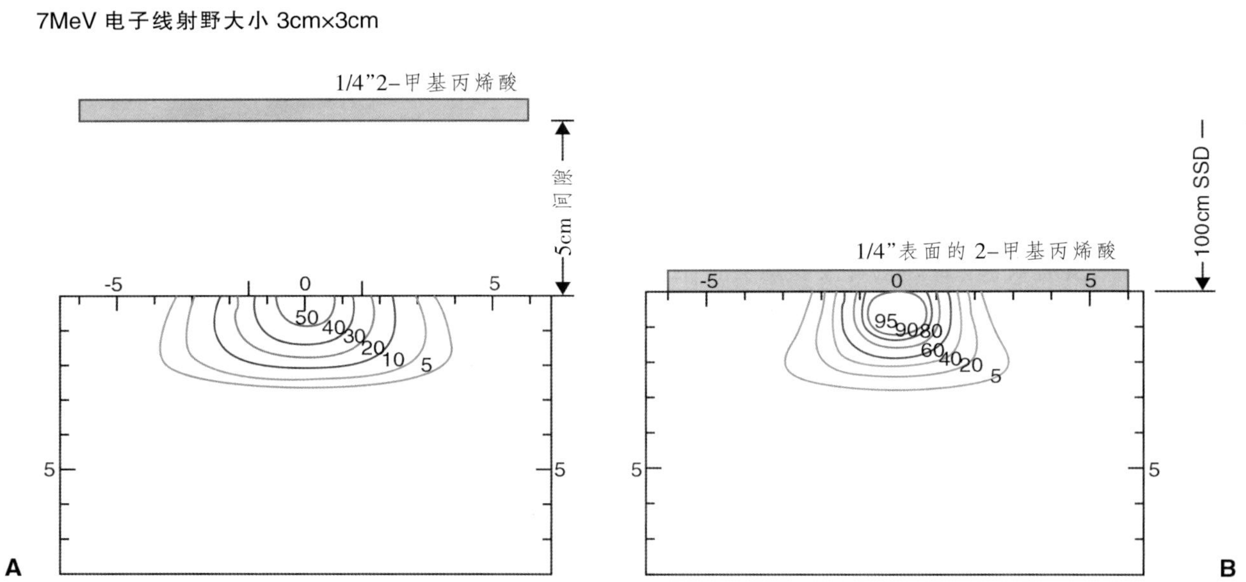

图 8.17 平板补偿物的适当放置方式。均匀厚度的平板补偿物常用来增加皮肤表面剂量和改善射线的穿透力（表 7.2），在低能(7MeV)小野(3cm×3cm)照射时补偿物的放置方式显得很重要。(A)将厚度为 0.635cm 的聚甲基丙烯酸甲酯(PMMA)补偿物放置在距皮肤表面 5cm 处，电子线就被其散射，从而导致半影的增大和给定剂量的损失(约 50%)。(B)将同样材料的补偿物置于皮肤表面，则既增加了表面剂量，又减小了半影。

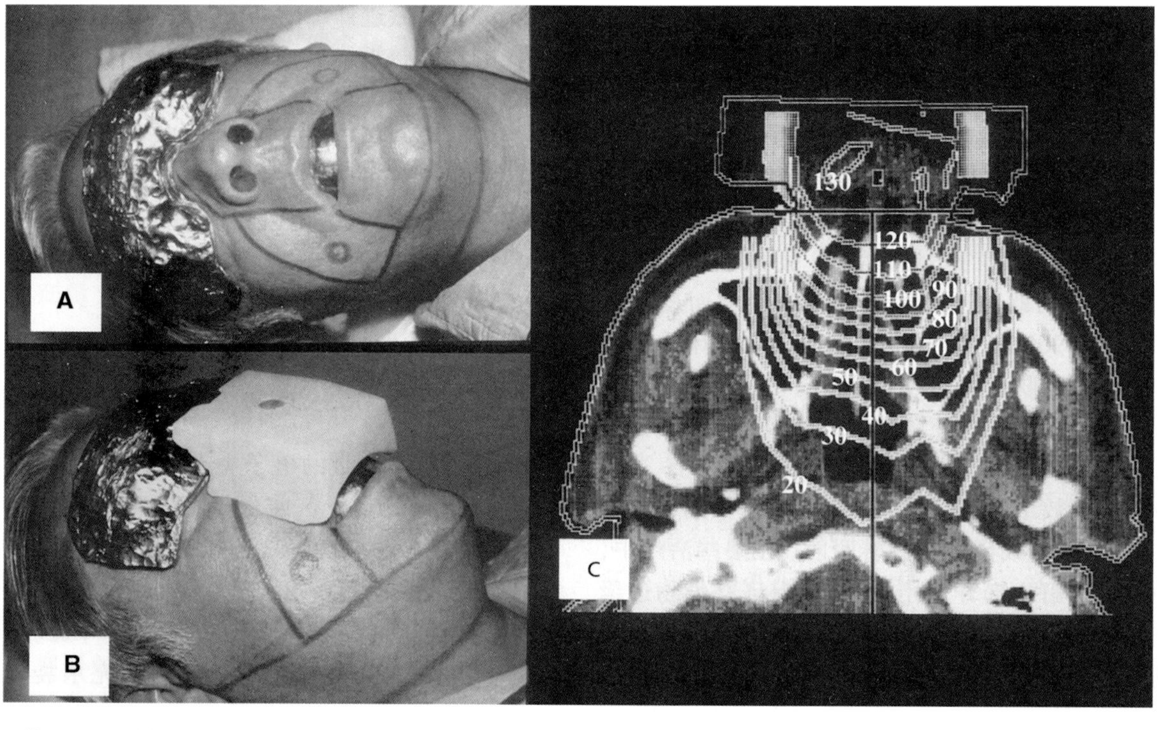

图 8.18 利用组织补偿物消除由于鼻腔不规则表面所致的剂量分布不匀。(A)鼻腔中的补偿物可以防止鼻中隔区域产生低量区(同时应当注意配合使用皮肤准直器以缩小半影，口腔内置支架以保护舌)。(B)鼻腔周围的蜡状补偿物有效消除了表皮形状的不规则带来的影响。(C)利用 CT 图像横断面的剂量分布图展示了补偿物怎样将人体的不均匀组织变得像水模体一样具有均匀的剂量分布特性。照射线是 12MeV 电子线和 ^{60}Co 光子束按 4:1 比例进行混合线照射。(注意皮肤的实际剂量低于所示剂量，因为计划系统所计算剂量是整个照射过程中都加补偿物的剂量，而实际照射中光子束照射时不加补偿物)。(From Hogstrom KR. Treatment planning in electron-beam therapy. In: Vaeth JM, Meyer JL, eds. *Frontiers of radiation therapy and oncology Vol. 25: The role of high energy electrons in the treatment of cancer.* Basel: S. Karger AG, 1991;30–52, with permission.)

功能[67]的三维治疗计划系统[68]和一个精确的三维 PBA 算法[53]。图 8.19 描述了利用特制补偿物提高靶区剂量和降低重要器官剂量的方法。Perkins 等描述了在解剖结构高度扭曲和胸壁复发时进行胸壁照射时使用特制补偿物 [20](图 8.20),Kudchadker 等描述了特制补偿物在头颈部照射时的使用[69],Low 等描述了照射椎旁肌肉时补偿物对脊髓、肺和肾脏的保护作用[25]。

补偿物的作用可以通过实际测量和计算来进行验证。如可以使用体内剂量测量(如使用热释光剂量计)来测量补偿物对增加皮肤剂量的作用。在电子线适形照射和改善皮肤不规则时所使用的形状复杂的补偿物,可以通过在使用补偿物的情况下进行患者的 CT 扫描,并利用三维治疗计划系统中的电子剂量算法重新计算剂量的分布[20,25]。

能够利用治疗计划中机械坐标定制部补偿物的制造商大大促进了该方式的电子线适形治疗。

内置准直器

内置准直器可以在电子到达重要器官前进行有效阻止并且使照射区域得到足量照射。临床中有很多这些准直器使用的例子,如:照射头颈部位时使用口腔内置准直器对腮腺进行有效保护[2],在治疗眼睑[71]、眼眶或视网膜等部位肿瘤时,使用眼内准直器可以有效保护晶体,以及术中治疗时保护内部的组织结构。

使用内置准直器时应当着重记住两点,第一,准直器的厚度足够遮挡所在深度处的电子线的能量,电

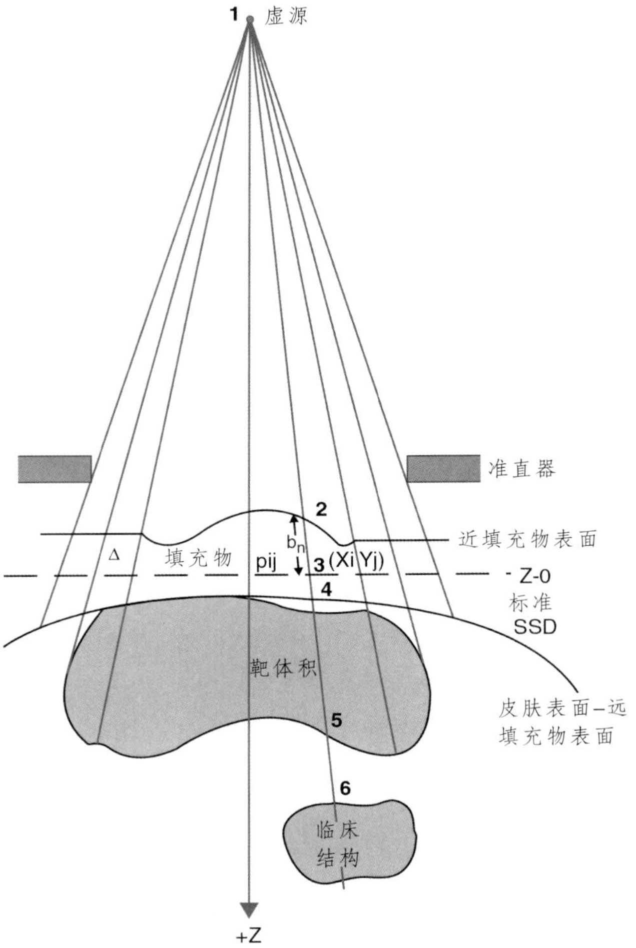

图 8.19 加了组织补偿物后优化了患者表面和靶区的剂量分布,同时降低了深部正常组织的剂量。(From Low DA, Starkschall G, Bujnowski SW, et al. Electron bolus design for radiation therapy treatment planning: Bolus design algorithms. *Med Phys* 1992;19:115–124, with permission.)

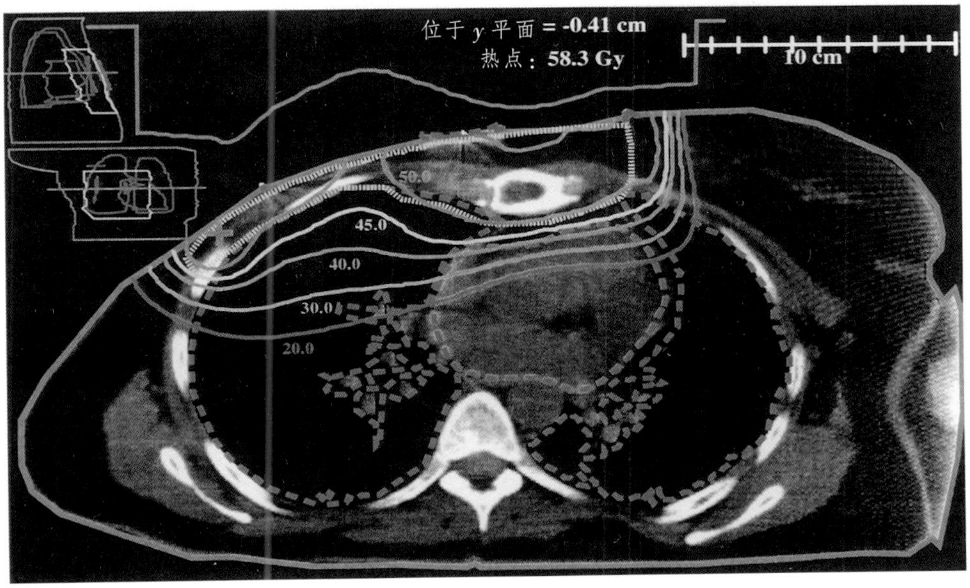

图 8.20 在胸壁电子线适形照射时使用可变厚度的组织补偿物。补偿物可以使远端胸壁接收到 90%的处方量(45Gy)而肺组织得到有效保护。(From Perkinsg H, McNeese MD, Antolak JA, et al. A custom three-dimensional electron bolus technique for optimization of postmastectomy irradiation. *Int J Radiat Oncol Biol Phys* 2001;51: 1142–1151, with permission.)

子线在均质组织中按2MeV/cm的速度衰减,所以假如使用12MeV的电子线则在2cm深度处能量衰减为8MeV,这时就需要厚度为4mm(8MeV×0.5mm/MeV)的铅质准直器进行遮挡。

在照射中使用眼罩时,有时眼罩的厚度会被忽略。Shiu等[71]曾经指出使用在铅表面涂有塑胶的X线眼罩只能阻挡千伏级的X线而不能阻挡6MeV的电子线,从而使眼罩后区受到将近处方量50%的剂量照射,而使用在钨表面涂有釉质的眼罩可以遮挡能量高达9MeV的电子线(图8.21),使用高密度的钨(ρ=19.3g/cm^3)来代替密度比较小的铅(ρ=11.5g/cm^3)可以将眼罩做得足够薄。如果临床中只有X线眼罩可用时,则需要在眼睑表面加补偿物配合使用,这样可以有效防止眼部过量照射。

第二,由于铅和周围组织的背向散射可以使铅周围剂量增加,范围为27%(20MeV)~60%(4MeV),这里的能量为电子线与铅块相互作用时的平均能量[30,72]。Das和Bushe[73]曾发表文章证明了反散射电子和电子线能量在一定范围内有一定的函数关系。在铅和组织间加入两个半价层的补偿物可以使组织的剂量降到临床可以接受的范围。半价层的厚度为1cm(10MeV)~0.5cm(3MeV)[30,74]。口腔内支架表面通常涂有丙烯酸树脂[28],且应用某种物质(如牙蜡)可很容易地将其固定

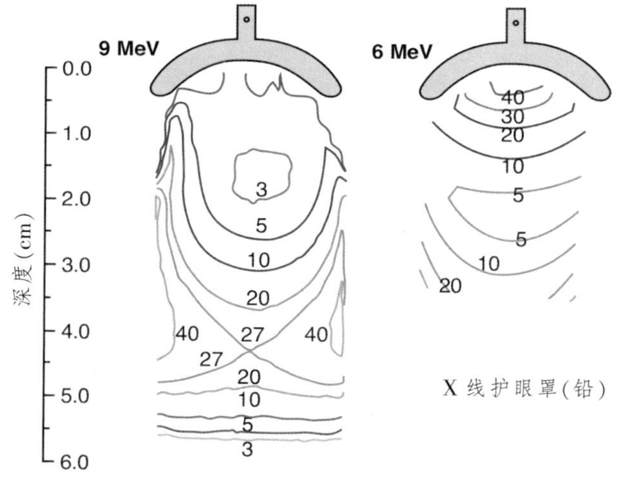

图8.21 电子线眼罩。用钨制眼罩可以有效阻止9MeV的电子线,而普通的铅制X线眼罩却不能阻挡6MeV的电子线。(From Shiu AS, Tung SS, Gastorf RJ, et al. Dosimetric evaluation of lead and tungsten eye shields in electron-beam treatment. *Int J Radiat Oncol Biol Phys* 1996;35:599–604, with permission.)

在黏膜层与牙龈之间,而眼罩通常只给涂层留出1~2mm的空间,因此反散射剂量对眼睑的照射非常重要[71]。在决定某一特定位置使用的内置准直器的厚度时首先要考虑该位置处电子的能量。电子线的表面能量$E_{o,p}$通常就是机器的标称能量,在匀质组织中按2MeV/cm的速度衰减,可据此计算出任意深度的电子线能量。例如,12MeV的电子线经过3cm的组织衰减后能量为6MeV。

射野的衔接

在增大电子线射野、更换电子线能量或调整照射方法时就会遇到射野衔接的问题。在这些情况下,为了保证射线的均匀性,必须做到以下三点要求。第一,射野的整个边缘必须做到很好的衔接[29,30,35,70]。如果两个射野的边界衔接得很好(图8.22A),则可视为一个电子束照射,且射线均匀。如果两个射野的中心轴相互平行(图8.22B),则会出现重叠情况,且在重叠区域的上方产生低量区而重叠的区域产生高量区。窄束电子线照射时,这种情况对剂量的影响不大,如颈部淋巴结照射、正胸壁的电子线照射和内乳淋巴结照射的衔接时会出现这种情况。如果两个射野的中心轴相互会聚(图8.22C),如正、侧胸壁的电子线照射时就会在很大的区域内出现射野重叠的情况,这时射野边界位置错开移动1cm就会削弱剂量的不均匀性。图8.23描述了乳腺切除后电子线照射胸壁时的标准方法。

第二,射野的半影必须相互匹配。这种情况在早先提及的两个野照射椎骨时出现,这种情况临床并不多见,主要在电子束和光子束射野衔接时出现。这种情况下两个射野或其中一个必须在射野重叠的位置进行定期的错开移动。第三,射野半影最好稍微大一些。这样可以减小由于射野衔接而导致的重叠区剂量不均匀的情况。Harms和Purdy[49]曾经论述过能量、SSD和补偿物配合使用时的线性匹配的剂量学。图8.24描述了12MeV电子线射野衔接处的剂量均一性与空气间隙的依赖关系。由于光子束和电子束的射野半影不同导致的射野衔接的问题一直是两种射野配合使用的一个挑战。Johnson和Khan[76]曾经发表文章论述过混合野照射时能量与SSD之间存在某种函数关系。图8.25绘制了典型的头颈部混合线照射时线性匹配曲线。

混合线照射治疗

电子线经常与光子束混合使用以达到最佳的治

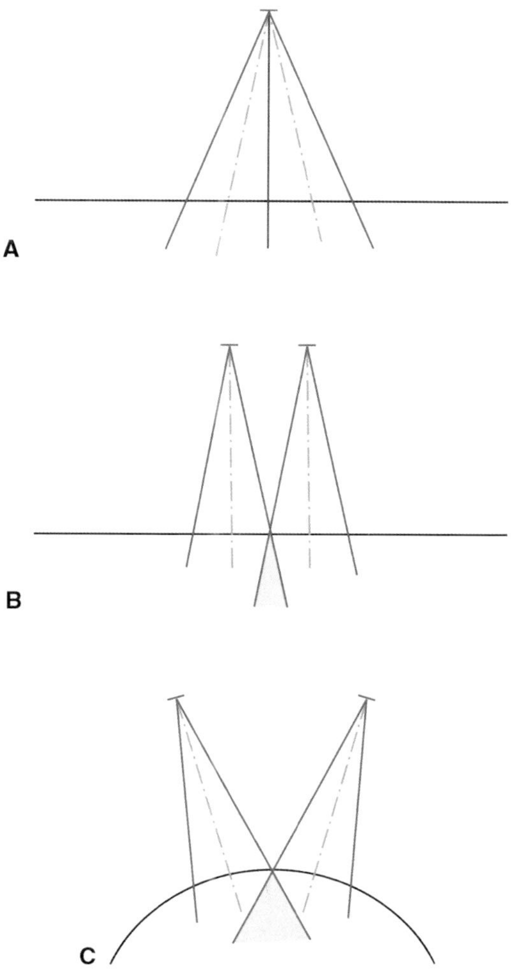

图 8.22　集中射野衔接情况的重叠区剂量的比较。(A)两中心轴互相发散时的情况。(B)两轴平行时重叠区剂量情况。(C)两轴相互会聚时导致的很大区域相互重叠的情况。(From ICRU Report 35. *Radiation dosimetry: Electron beams with energies between 1 and 50MeV*. Bethesda: International Commission on Radiation Units and Measurement, 1984, with permission.)

疗效果。两种射线可以照射同一部位也可以相互衔接使用。前一种情况出现在电子线照射时的光子束补量或者光子束照射时的电子线补量,如乳腺癌胸部光子束照射后用电子线在手术局部进行补量,或者颈部光子束照射时脊髓已达耐受剂量时用电子线照射补量以避免脊髓过量照射(淋巴瘤治疗时)[77]。在某些头颈部照射时利用光子束对电子线照射野进行补量,这样既可以降低皮肤剂量又可以在保护对侧腮腺的同时增加剂量穿透性[2,10]。随着将来光子束和电子束调强治疗的开展,混合线照射治疗将在乳腺和头颈部治疗中发挥其独特的作用。

在同一个组织的不同部位分别受益于不同的射线时,就会遇到混合线照射射野衔接的问题。最常出现在乳腺癌照射时用光子束切线野照射乳腺或胸壁区,而用电子线照射内乳淋巴结引流区、锁骨上淋巴结引流区或腋窝淋巴结引流区[2]。由于胸部的表面不规则和密度的不均匀,导致电子线配合光子束使用时射野衔接问题变得非常复杂。这时必须认真制订治疗计划,合理选择电子线能量和剂量以期达到混合线照射部位得到理想的剂量分布。图 8.26 描述了光子束切线野和电子线射野混合使用照射内乳淋巴结引流区的情况,这里采用了一种照射技术很好地解决了射野衔接的问题[78]。这种技术也被用在后面将要介绍的头皮照射或全脑全脊髓照射。光子束和电子束射野混合调强技术在以前曾经被报道过,而且在某些治疗部位可以达到理想的治疗效果。迄今为止,这种混合照射技术在电子回旋加速器上实现过。先前的很多文章都是关于用多叶准直器准直的光子束和电子束的常规(非调节性)混合使用的论述。Zackrisson 和 Karlsson[79]曾经设计了一种使光子束和电子束在适当的深度进行配合,使用混合线适形照射技术。最近很多学者都致力于研究光子束和电子束混合使用的问题。Mu 等[80]研究认为,与单独 X 线调强治疗时相比,利用混合线照射在能达到相同计划目的的同时降低深部正常组织的受照剂量。使用于电子回旋加速器中的计算机控制多叶准直器在电子束和光子束的混合照射中被使用。Das 等[81]开发了一种自动射束方向和线束强度选择的算法,以便在电子束和光子束混合调强照射治疗时优化射束序列。最后 Ma 等[82]发表文章比较了乳腺癌治疗时单纯光子束切线野照射、IMRT 和电子线调强放射治疗(MERT)三种照射技术的差异。

电子线特殊照射技术

尽管临床中电子线照射不如光子束照射常用,但是它仍是一种最基本的照射技术。要很好地使用电子治疗技术,就必须充分了解电子线照射和计划设计技术。它包括下文中将要介绍的几种特殊的照射技术,通常在临床中很少用到,且涉及了复杂的治疗几何学,专用的治疗设备以及专用的治疗计划应用软件。这里并不是指所有的治疗设备都可以提供这些特殊的治疗技术,而是指放射肿瘤医生应当知道这些技术,并且在必要时建议患者到具备这些治疗技术的治疗中心去接受治疗。这些中心应当有足够的时间,资源以及完成、维护、提供某些复杂电子线专用规程所

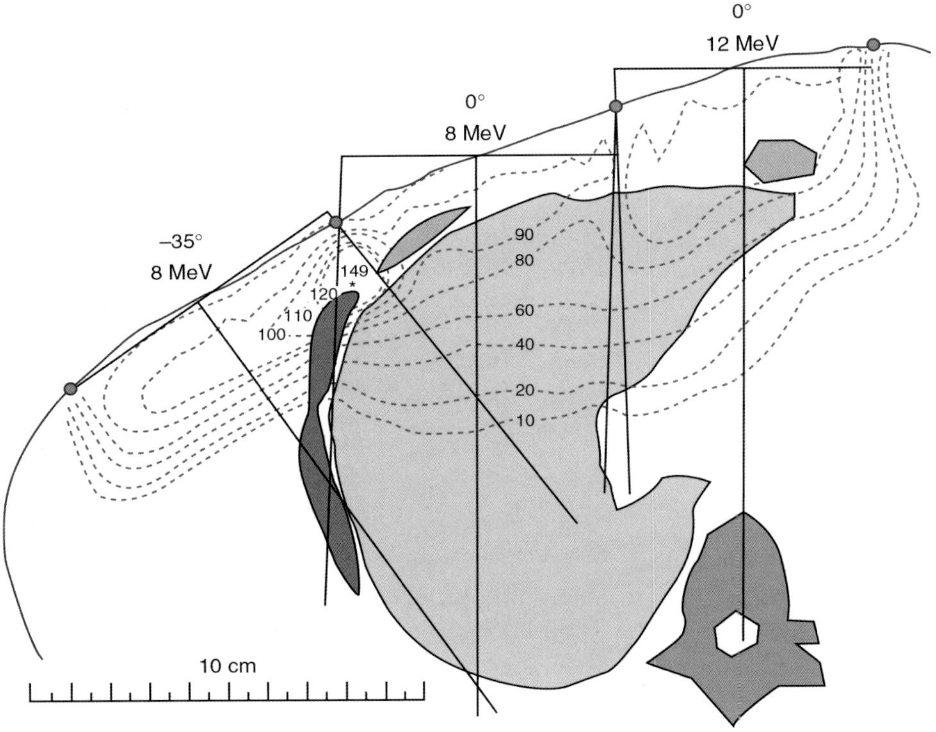

图 8.23 临床治疗胸壁时的电子线射野衔接问题。在内乳野与正胸壁衔接处，由于射野较窄且两中心轴互相平行，所以射野重叠区域的剂量均匀性可以被接受。在正、侧胸壁照射时，由于两中心轴互相会聚导致重叠区剂量均匀性无法被接受(图 8.10B)。通过在治疗过程中调节正、侧野重叠的位置(1cm 范围内)可以改善重叠区域的剂量分布情况。

需要的财力。美国医学物理学院对与一些特殊电子线照射技术和规程相关的财力和物力进行了论述，其中包括电子线旋转照射、术中电子线治疗和全皮肤电子线治疗技术[83]。

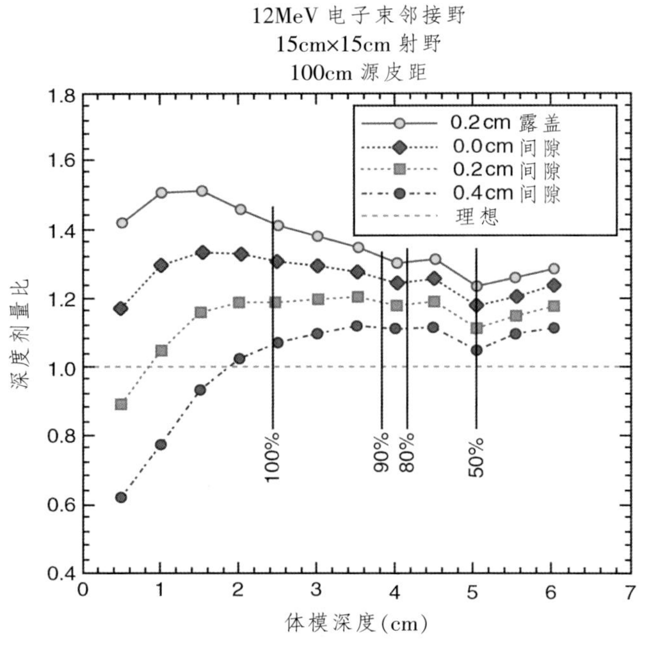

图 8.24 描述了 12MeV 电子线射野重叠区剂量均匀性随着空气间隙的改变而改变的关系。(From Harms WB, Purdy JA. Abutment of high energy electron fields. *Int J Radiat Oncol Biol Phys* 1991;20(4):853–858, with permission.)

以下介绍 4 种典型的电子线特殊治疗技术。第一，用术中放疗和腔内放疗举例说明体内组织的放射治疗。第二，用颅脊椎照射和全头皮照射举例说明光子束射野和电子束射野的射野衔接的应用问题。第三，用四肢和全表皮照射举例说明圆柱状解剖结构的电子线照射。第四，用胸壁的电子线旋转照射举例说明固定野照射的替代治疗技术。

腔内照射

利用专门设计的准直器进行腔内电子线照射可以得到比传统的常规正电压 X 线照射更好的剂量分布。为了避开肿瘤原发灶周围的正常组织，通常使用电子线腔内照射对原发灶区进行局部补量。在口腔内、阴道内、术中治疗时通常会用到腔内照射。Wang[19]描述了利用口腔内电子线限光筒对口腔底部、软腭、舌头和磨牙后三角区进行照射而避开下颌骨、牙齿、齿龈和腮腺的优越性。McGinnis 等[28]介绍了利用特制限光筒经阴道对宫颈癌进行电子线照射，使肿瘤体积缩小后再行腔内后装照射的情况。术中电子线放疗可以在很多部位进行[13]，但是一般腹部应用较多。Merrick 等[26]介绍了美国在胰腺癌、胆管癌和胃癌的术中放疗的使用情况。

不同部位的电子线腔内治疗原则基本相似。对肿

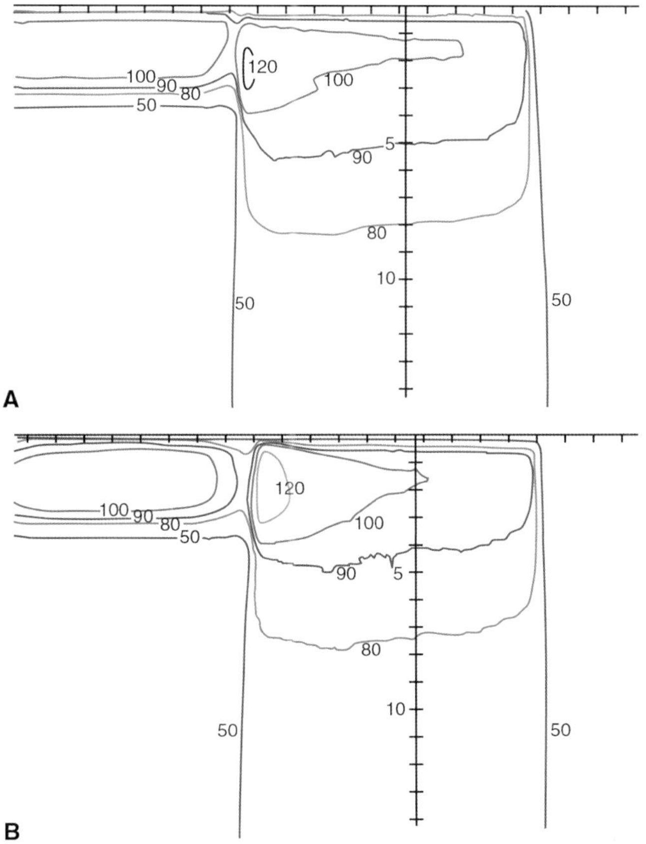

图 8.25 在光子束和电子线射野衔接时，垂直于交接线的平面内的等剂量线分布情况。电子线能量为 9MeV，射野为 10cm×10cm。光子束能量为 6MV,SSD=100cm。(A) 电子线 SSD 为 100cm 时。(B) 电子线 SSD 为 120cm 时。(From Johnson JM, Khan FM. Dosimetric effects of abutting extended source to surface distance electron fields with photon fields in the treatment of head and neck cancers. *Int J Radiat Oncol Biol Phys* 1994;28 (3):741–747, with permission.)

瘤组织进行照射的同时用限光筒来保护正常组织免受照射。限光筒壁的厚度要适中，即在不影响肿瘤照射的同时足够对电子线进行野外屏蔽。关于术中治疗用限光筒的标准，Hogstrom 等曾做过论述[84]。另一个问题是，在使用限光筒的过程中，如何在保证患者的安全性的同时保证定位精度。我们需要通过在限光筒方

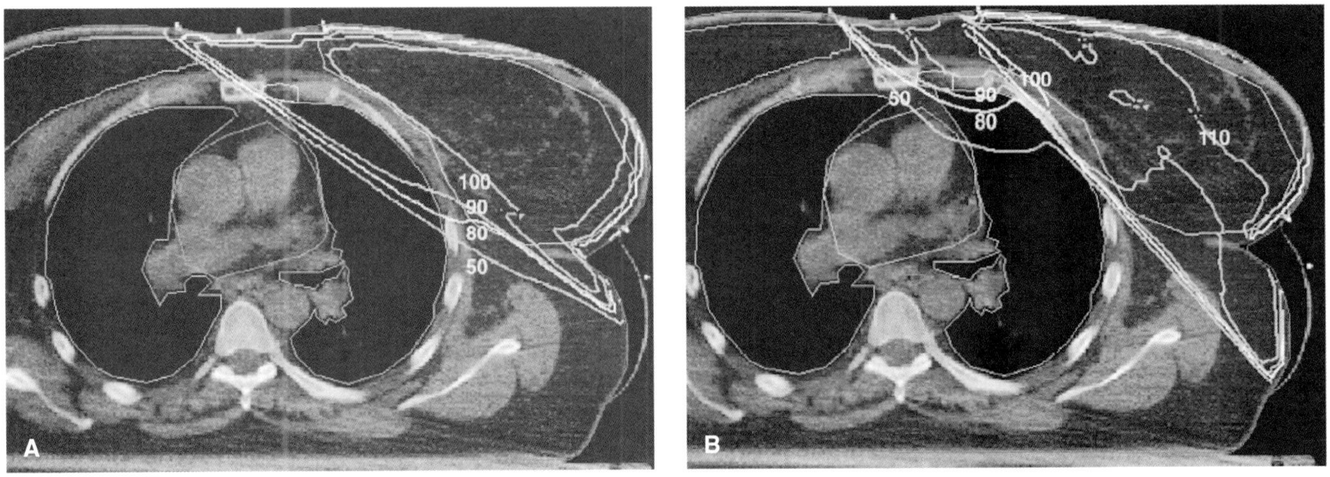

图 8.26 乳腺胸部大野切线照射和光子束、电子束混合照射在高量区剂量分布的区别。左肺、心脏、内乳淋巴结引流区、左右侧乳腺和胸壁均做了轮廓勾画。图中显示了 50%、80%、90%、100%、120%等剂量曲线。(A)乳腺的切线野照射后的剂量分布。(B)乳腺的光子束和电子束混合照射后的剂量分布。(From Severin D, Connors S, Thompson H, et al. Breast radiotherapy with inclusion of internal mammary nodes: A comparison of techniques with three-dimensional planning. *Int J Radiat Oncol Biol Phys* 2003;55 (3):633–644, with permission.)

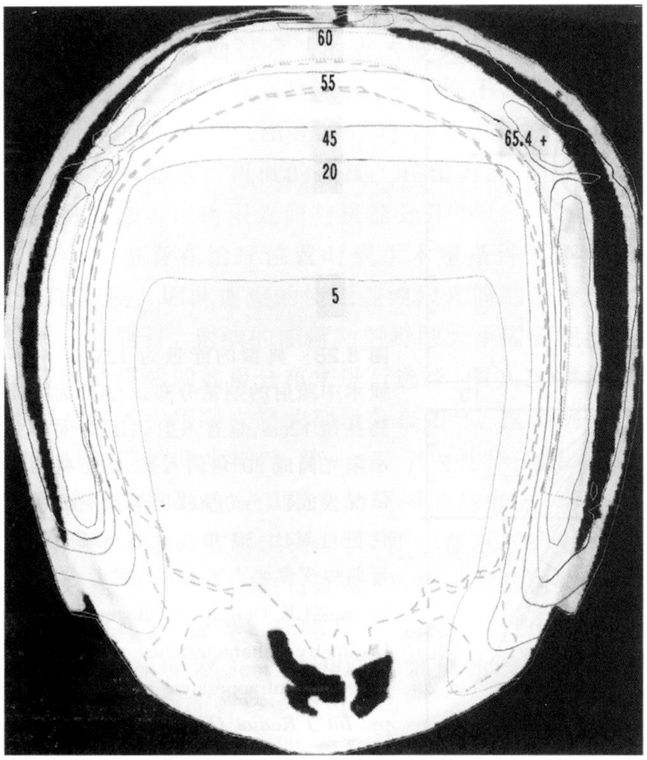

图 8.30 CT 横断层面内的剂量分布显示，采用这种治疗方式后射野重叠区的剂量均匀性和脑组织的受量情况。等剂量线标注单位为 Gy。(From Tung SS, Shiu AS, Starkschall G, et al. Dosimetric evaluation of total scalp irradiation using a lateral electron-photon technique. *Int J Radiat Oncol Biol Phys* 1993;27:153-160, with permission.)

到均匀剂量分布的同时很好地保护深部的组织和器官。Wooden 等[16]曾在治疗发生于腓肠肌部位的卡波西肉瘤时报道过这种照射技术。如图 8.31，在照射直径为 9cm 的圆柱体时使用了 6 个等间距(等间隔角度入射)且能量为 5MeV 的电子线射野，每个射野都足够宽使整个圆柱体的四周都受到射野的均匀照射。由于圆柱体周围的斜入射导致了这部分区域接受了更多的照射剂量，当然由于距离平方反比的效应导致了上述区域剂量部分抵消变小。同样切线照射使射线穿透力下降。我们也可以通过 6 个或者更多的射野来模拟 360°旋转照射 (但由于碰撞，这不是切实可行的方法)。最终的剂量分布体现了三个特点：第一，平均最大剂量大约是单独射野照射时给定剂量的 2.5 倍。第二，平均最大剂量的 90%的等剂量线深度为 8~10mm，比单野照射平坦表面 90%剂量深度 15mm 要小得多(图 8.32)。第三，表面剂量提高到最大剂量的 90%或者更高，比单野照射平坦表面时表面剂量的为给定剂量 70%要高得多。这些都是由于电子线切线照射时的自身补偿效应所致。

这种照射技术需要通过治疗计划系统对其剂量学特性进行仔细评估。

全身皮肤照射

通常在需要照射整个皮肤或其中的一大部分时需要用到这项治疗技术。它最常用在治疗蕈样真菌病时，Hoppe[17]曾经对这些技术的应用做过论述。

关于全皮肤电子线照射的很多技术 AAPM 的第 23 号报告已做过论述[18]。不同的照射技术的原则基本相似，图 8.33 以经过改良的斯坦福照射技术为例对其进行了说明。第一，这项治疗技术从右到左需要一个足够宽的射野，通过延长源皮距(300~400cm)可达到此目的。通过在两个射野的剂量分布的 50%离轴比处进行衔接可以使患者从头到脚得到均匀的剂量分布(图 8.33A)。(注意：50%离轴比位于光野边缘的外侧，这样通过适当的射野衔接，两个光野边缘之间会留有一定的间隙。)通过射野的上下移动，患者就会避免射野中心轴处由于韧致辐射所造成的高剂量区。通过在 6 个不同的角度进行照射，可以在患者的周围得到均匀的剂量分布(图 8.33B)。与全四肢照射相似，切线照射会导致表皮剂量的增加和深度剂量的降低。在放射源与患者之间放置一个塑胶屏，目的是对射线能量进行衰减的同时充当一个散射体。患者的治疗位置也是影响剂量均匀性的重要因素，所以在斯坦福技术中对患者进行摆位也非常重要(图 8.33C)。尽管上述做法可以产生均匀的剂量分布，仍然会有一些低剂量区的存在(如头顶部、头皮、脚底、会阴以及肥胖患者的乳腺或脂膜下区域)。对这些区域和某些肿瘤性损害，需进行单独治疗或者补量。相反，手指、脚趾、脚等部位也会产生高剂量区，在治疗过程中需要对这些区域进行部分遮挡。当患者需要补量治疗时，对患者全皮肤照射进行实时的剂量检测也非常必要。

完成全皮肤照射的过程非常复杂。它需要一个外置的带有塑胶散射屏的支架，一个外置散射箔来发散射野，质控和校准所特需的剂量测量设备，患者的某些部位所需的专用的屏蔽物以及必要的实时剂量检测等[93]。同时，直线加速器需要具备的条件有：电子线的高剂量率模式，与电子线能量、机架角度和 X 线准直器相关的连锁装置。一个完整的电子线全皮肤照射约需要 105 小时[83]，所以治疗单位必须要保证有一定数量的患者需要全皮肤照射时再开展这项技术。

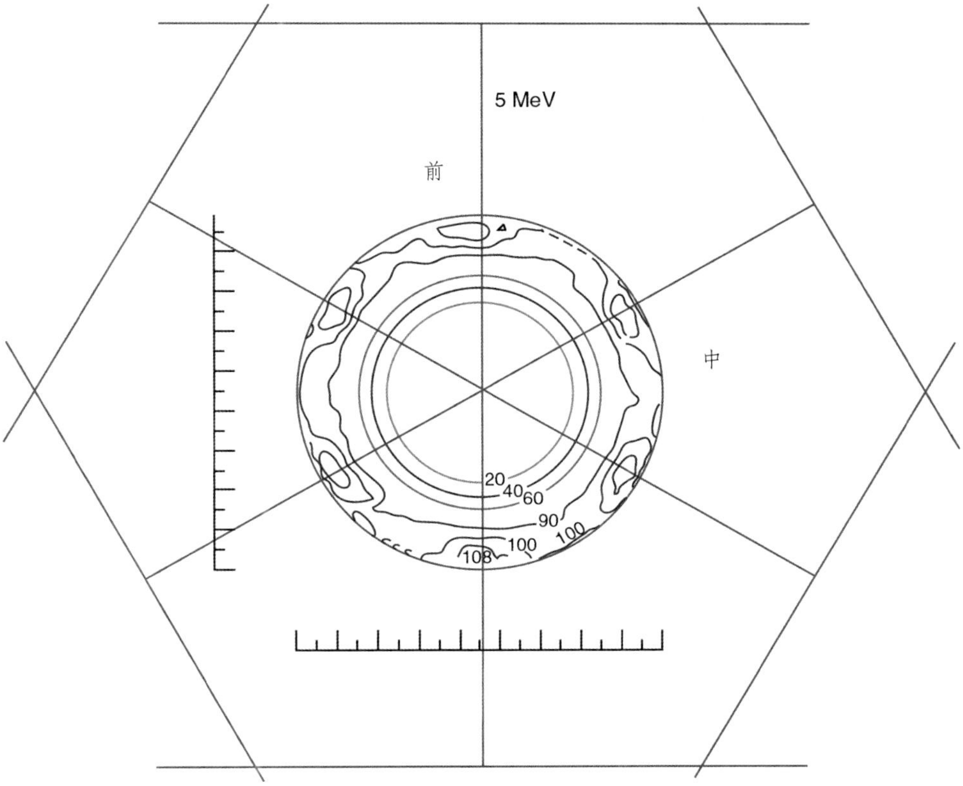

图 8.31 四肢的电子线照射的剂量分布。6 个等间距射野(宽度为 17cm,能量为 5MeV)照射直径为 9cm 的圆柱物体,100%的剂量是单野照射时给定剂量的 2.55 倍。(From Wooden KK, Hogstrom KR, Blum P, et al. Whole-limb irradiation of the lower calf using a six-field electron technique. *Med Dosim* 1996;21:211–218, with permission.)

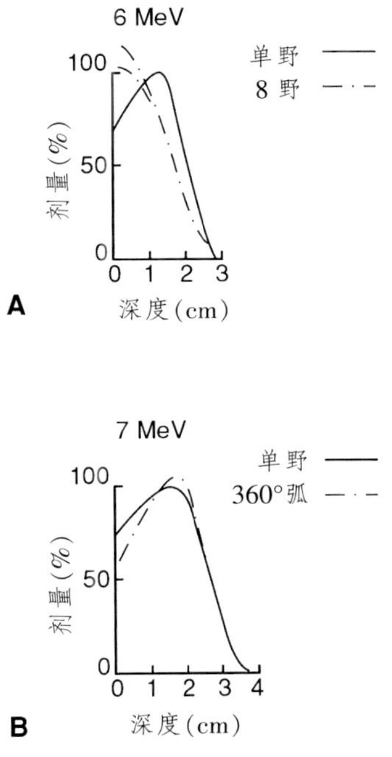

图 8.32 多野等间距 360°范围内照射圆柱形解剖结构。照射轴方向深度剂量取决于射野的宽度。(A)典型的全皮肤或全四肢照射的深度剂量分布(能量 6MeV,射野足够宽,照射物体为直径为 20cm 的水模体,采用 8 野照射技术)。(B)典型的电子线等中心旋转照射的深度剂量(能量为 7MeV 的窄束电子线,照射物直径为 20cm 的水模体,采用旋转照射)。

电子线旋转照射

在对乳腺癌根治术后的患者进行胸壁照射时,电子线旋转照射非常有用[21]。它可以取代传统的光子束对穿切线野胸壁照射。对于桶状胸的患者,它可以避免切线野照射造成肺组织过多照射的情况。特别是内乳淋巴结照射时,仅仅采用光子束切线照射不仅存在内侧切线野和内乳野衔接的剂量问题,更会造成肺组织的大范围照射,这时电子线旋转照射技术就是一个很好的解决方案。这项技术对双侧乳腺癌患者来说非常重要。

电子线旋转照射有其独特的几何特性和剂量学特性。电子线旋转照射用到了三级准直器,分别为:初级准直器——X 线准直器,用于形成射野形状的插入式二级准直器以及皮肤准直器(图 8.34)。典型的二级准直器可以在等中心处形成射线宽度为 5~6cm 的射野。在二级准直器与患者之间留有一定的空气间隙,以致形成较大的半影。同时,有限的射野宽度可以在旋转完成后产生相对较宽的射野的边缘。通过使用皮肤准直器可使射野半影缩小,这就需要二级准直器所形成的射野边缘略大于皮肤准直器所形成的射野边缘。在旋转平面内,可通过起始位置各超过治疗野边

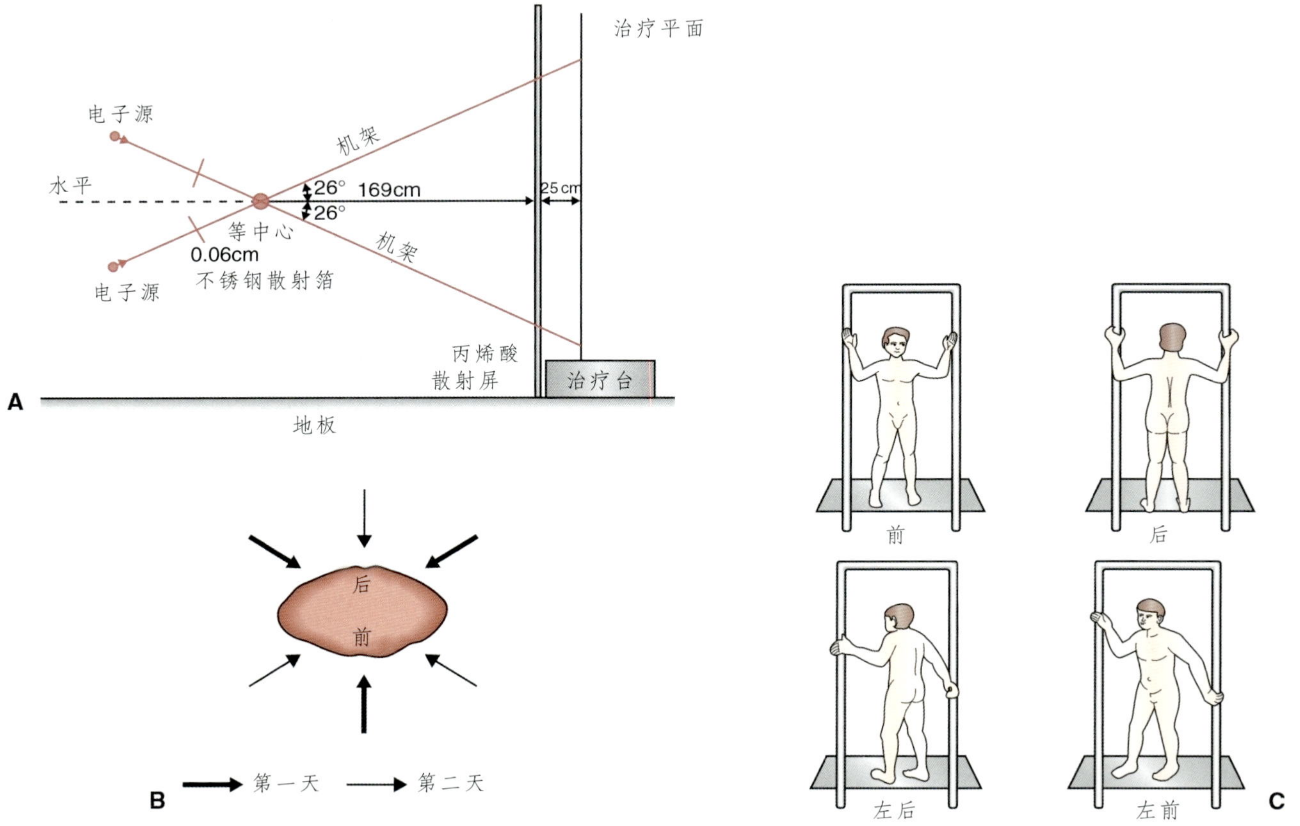

图 8.33 改进的斯坦福照射技术示意图。(**A**)设置的侧视图展示了患者、散射屏、等中心和机架角度之间的相对位置。(**B**)通过 C 图所示的患者的 6 个照射位置完成 6 个不同方向射野的照射。(From Almond, PR. Total skin electron irradiation technique and dosimetry. In: Kereiakes JG, Elson HR, Born CG, eds. *Radiation oncology physics* 1986. New York: American Institute of Physics, Inc., 1987;296–332; and Karzmark CJ, Anderson J, Fessenden P, et al. *AAPM Report No. 23, total skin electron therapy: Technique and dosimetry*. New York: American Institute of Physics, Inc., 1987, with permission.)

缘 15°角来达到此目的(图 8.35)。

如前所述,电子线旋转射野的深度剂量与固定射野的不同(图 8.27B),皮肤表面剂量显著降低且剂量跌落更快,所以要用组织补偿物来提高表皮剂量。还有一个问题就是二级准直器的固定射野宽度会使头尾方向的剂量不均匀。越接近颈部,相对于射束中心轴来说患者的弯曲半径越显得不重要了。如果弯曲半径变小,就相当于体表与射线源的距离变大(即源皮距变长)。与固定野照射相反,由于电子线的等中心聚焦效应,这些区域的剂量反而增加。尽管如此,通过减小准直器宽度可以使剂量变得均匀。

旋转照射的计划设计需要对患者进行 CT 扫描,勾画靶区,选择等中心位置,精确的设定电子线治疗弧的起始角度,选择适当的能量和组织补偿物,设计二级准直器,以及进行剂量和机器跳数的计算。图 8.36 示意了用旋转照射技术照射内乳淋巴结区域和胸壁所达到的典型的剂量分布情况。启动这个项目所需的物理测试时间为 4~6 周。

电子线放射治疗还没有突破传统治疗,主要由于:用于形成射野形状的准直器和用于调节线质的补偿物的制作需要大量的劳力,深度剂量和侧向剂量不够均匀,没有逆向治疗计划,以及不能进行动态的射野强度调节照射。如果这些缺陷能够通过某个自动化技术得以克服,表浅部位肿瘤的剂量分布就会大大改善,那么就到了 MERT 的时代。电子线调强治疗可以很好地完善光子束调强治疗。MERT 可以通过调节强度(与光子束 IMRT 类似)得到很好的水平剂量分布,通过调节能量(电子线独有的特性)得到很好的深度剂量分布。还有就是 MERT 在提高靶区剂量均匀性的同时可以降低深部器官的受量(如肺组织、心脏和健侧乳腺),且在与光子束 IMRT 配合使用时可以提高或降低皮肤的照射剂量[82,94]。

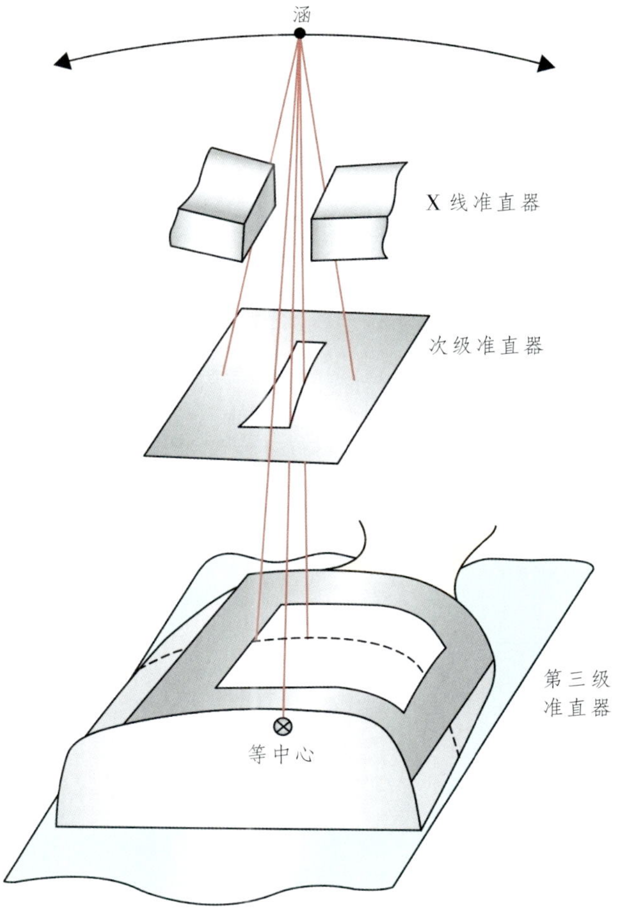

图 8.34 电子线旋转照射的几何结构示意图。由于旋转的需要，在患者与二级准直器之间留有一定的空气间隙，这时就要使用皮肤准直器来对射野大小进行最后调整。

对于某些表浅部位的疾病如乳腺癌根治术后的胸壁、蕈样真菌病、头皮受侵的淋巴瘤等，最好使用MERT进行治疗，或者与光子束配合治疗。尽管如此，现在的直线加速器的内置准直器系统都是专门为兆伏级的光子束所设计的，无益于电子线照射，并且现在商业的治疗计划系统没有不带有限光筒的电子线准直器模型。

在进行胸壁照射时，MERT的优势就非常明显。如果不单独对内乳淋巴结引流区进行光子束和电子束混合照射，那么采用现在的技术通过光子束切线野照射胸壁和锁骨上、腋窝淋巴结引流区进行衔接照射是远远不够的。尽管对这项技术的改进提高需要做大量工作[95]，但是能短期解决一系列的问题，如心脏、肺和健侧乳腺的超量照射，在临床上这些问题就会导致乳房水肿、纤维化、心脏病和肺炎。用光子束切线照射胸壁不太理想的另一个原因就是光子在非均质物质中进行传递时容易产生电子的二次建成区。可以使用组织补偿物，但其缺点是增加了皮肤剂量。电子线旋转照射在20世纪80年代被发明用来解决光子束切线野照射存在的缺陷[96]，但是整个治疗过程耗时太长。

很多治疗中心都使用光子束IMRT技术来改善剂量均匀性，但是光子束有自身的缺点，如深部剂量高、建成区剂量低等，这些缺陷难以克服。但是MERT可以很好地克服这些缺点，特别是对于那些乳腺癌根治术后的患者[62,82]。电子线最根本的优点就是深度剂量跌落迅速，基于这个原理，可以使表浅肿瘤得到很好治疗的同时，很好地保护深部的重要器官，如肺和心脏。

MERT技术一个很重要的方面就是优化问题。很多人提到用逆向计划技术进行光子束优化，最近更多的人提出将其用于电子线优化中。Al-Yahya等[97]提出一种用少数几个电子线多叶准直器进行电子线计划优化。计划通过蒙特卡罗算法进行模拟，利用模拟退化法进行优化，这个逆向计划的实施基于一个功能强大的数学模型。FELC由4个安装在限光筒末端的马达驱动叶片组成，用来形成矩形射野形状，该报道强调这种技术的治疗时间可能仅为15分钟甚至更短。Lee等[65]通过大量的研究工作发明了一种利用蒙特卡罗算法优化基于分步照射的电子线调强治疗技术。这些剂量计算和优化算法面临的一个最大的问题就是叶片的散射问题，因为由于叶片的位置的变化引起的散射剂量的变化高达20%。Lee等[65]通过计算由三级电子线准直器形成的各个子野综合的剂量分布来完成该电子线多叶计划，剂量计算时考虑了MLC的散射和漏射，利用逆向剂量优化来分配每个子野的权重。多叶准直器叶片间的二次电子的产生和吸收需要进行更多的计算，但是它对重要器官进行精确的剂量计算非常必要。因此，在精确的剂量计算时对叶片的散射和穿射进行有效模拟就非常重要。这项技术的关键在于建立一个电子线多源模型。诸多文献也报道了光子用多叶准直器来调制电子束执行电子线适行治疗可行性。

总结

电子线治疗仍然是放疗中很重要的一种治疗方式。如前所述，要很好地使用它，就要对电子线独特的剂量分布、电子线在患者体内的剂量分布的影响和电子线照射的基本原理有充分的了解，要通过大量的实践来验

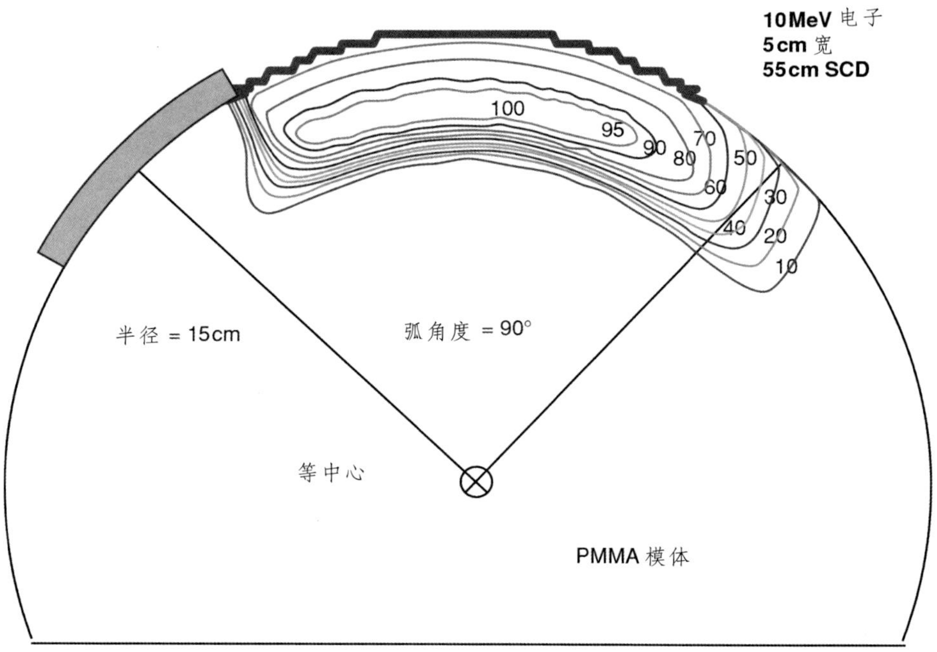

图 8.35 对使用皮肤准直器和没有使用皮肤准直器两种情况的剂量分布的比较。没有使用皮肤准直器的射野边缘剂量跌落缓慢,有利于与其他旋转射野进行射野衔接。皮肤准直器修复了射野边缘,但是需要在准直器两端各额外旋转15°角。

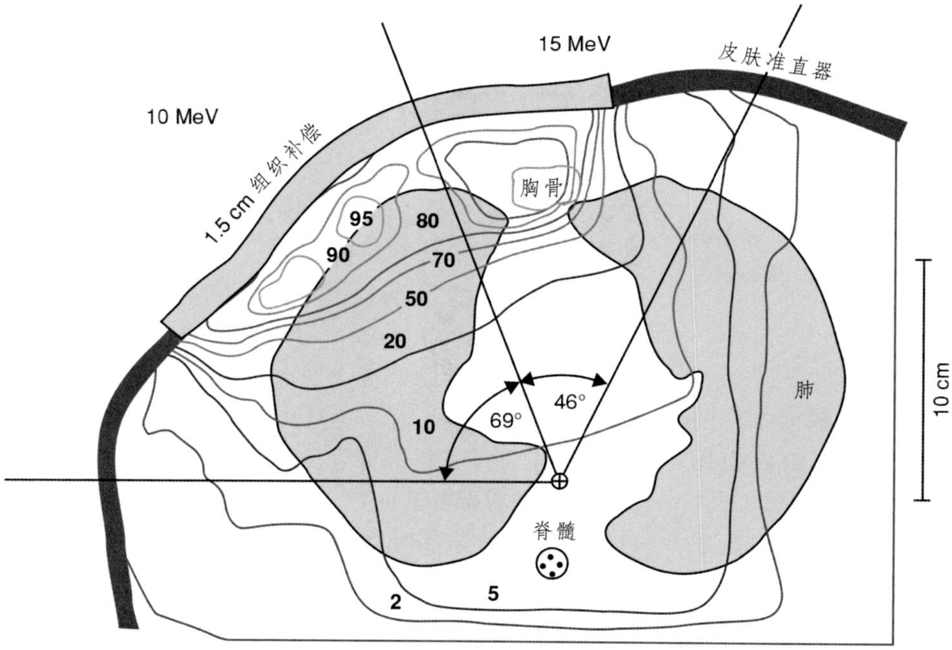

图 8.36 典型的电子线旋转照射后的剂量分布。注意内乳区和胸壁采用了不同的能量，二者的射野之间的衔接，旋转角度超过皮肤准直器两端各15°,以及使用了组织补偿物来提高表面剂量。(From Hogstrom KR, Kurup RG, Shiu AS, et al. A two-dimensional pencil-beam algorithm for calculation of arc electron dose distributions. *Phys Med Biol* 1989;34:315–341, with permission.)

证,需要有适当的治疗计划设计和执行工具,需要有能够给少数大范围患者带来独特疗效的特殊照射技术。

随着电子线调强治疗技术的不断发展,电子线治疗在将来会变得非常精确。随着电子线剂量计算、射野优化方法的进步,以及电子线专用多叶准直器的应用，光子束和电子束的复合调强的应用将成为现实。这些都将推动电子线适形照射和混合线照射的发展!

(李成强 译 陶城 校)

参考文献

1. Fletcher GH. Introduction. In: Tapley N, ed. *Clinical applications of the electron beam*. New York: John Wiley and Sons, 1976:1.
2. Tapley ND, ed. *Clinical applications of the electron beam*. New York: John Wiley and Sons, 1976.
3. Hogstrom KR, Fields RS. Use of CT in electron beam treatment planning: current and future development. In: Ling CC, Rogers CC, Morton RJ, eds. *Computed tomography in radiation therapy*. New York: Raven Press, 1983:241–252.
4. Hogstrom KR. Implementation of CT treatment planning. In: Wright AE, Boyer AL, eds. *Advances in radiation therapy treatment planning*. New York: American Institute of Physics, 1983:268–281.
5. Hogstrom KR, Mills MD, Meyer JA, et al. Dosimetric evaluation of a pencil-beam algorithm for electrons employing a two-dimensional heterogeneity correction. *Int J Radiat Oncol Biol Phys* 1984;10:561–569.
6. Hogstrom KR. Evaluation of electron pencil beam dose calculations. In: Kereiakes JG, Elson HR, Born CG, eds. *Radiation oncology physics 1986*. New York: American Institute of Physics, 1987:532–557.
7. Popple RA, Weinber R, Antolak JA, et al. Comprehensive evaluation of a commercial macro Monte Carlo electron dose calculation implementation using a standard verification data set. *Med Phys* 2006;33(6):1540–1551.
8. Klein EE, Low DA, Purdy JA. Dosimetric changes with the new scattering foil applicator system on a C12100 C. *Int J Radiat Oncol Biol Phys* 1995;32:483–490.
9. Kashani R, Santanam L, Moore K, et al. Electron beam dosimetric characteristics for the Varian TrueBeam [abstract]. *Med Phys* 2011;38:3662.
10. Fields RS, Hogstrom KR. Optimization of electron-photon mixed beam planning. In: *Proceedings of the Eighth International Conference on the Use of Computers in Radiation Therapy*. Silver Spring, MD: IEEE Computer Society Press, 1984:248–254.
11. Million RR, Parson JT, Bova FJ, et al. Electron beam: the management of head and neck cancer. In: Vaeth JM, Meyer JL, eds. *Frontiers of radiation therapy and oncology vol. 25: The role of high energy electrons in the treatment of cancer*. Basel: S. Karger AG, 1991:107–127.
12. Kun LE. Electron beam therapy in children. In: Vaeth JM, Meyer JL, eds. *Frontiers of radiation therapy and oncology vol. 25: the role of high energy electrons in the treatment of cancer*. Basel: S. Karger AG, 1991:201–206.
13. Vaeth JM, Meyer JL, eds. *Frontiers of radiation therapy and oncology vol. 25: the role of high energy electrons in the treatment of cancer*. Basel: S. Karger AG, 1991.
14. Mills MD, Hogstrom KR, Fields RS. Determination of electron beam output factors for a 20-MeV linear accelerator. *Med Phys* 1985;12:473–476.
15. Tung SS, Shiu AS, Starkschall G, et al. Dosimetric evaluation of total scalp irradiation using a lateral electron-photon technique. *Int J Radiat Oncol Biol Phys* 1993;27:153–160.
16. Wooden KK, Hogstrom KR, Blum P, et al. Whole-limb irradiation of the lower calf using a six-field electron technique. *Med Dosim* 1996;21:211–218.
17. Hoppe RT. Total skin electron beam therapy in the management of mycosis fungoides. In: Vaeth JM, Meyer JL, eds. *Frontiers of radiation therapy and oncology vol. 25: the role of high energy electrons in the treatment of cancer*. Basel: S. Karger AG, 1991:80–89.
18. Karzmark CJ, Anderson J, Fessenden P, et al. *AAPM Report No. 23, total skin electron therapy: technique and dosimetry*. New York: American Institute of Physics, 1987.
19. Wang CC. Intraoral cone for carcinoma of the oral cavity. In: Vaeth JM, Meyer JL, eds. *Frontiers of radiation therapy and oncology vol. 25: the role of high energy electrons in the treatment of cancer*. Basel: S. Karger AG, 1991:128–131.
20. Perkins GH, McNeese MD, Antolak JA, et al. A custom three-dimensional electron bolus technique for optimization of postmastectomy irradiation. *Int J Radiat Oncol Biol Phys* 2001;51:1142–1151.
21. Stewart JR, Leavitt DD, Prows J. Electron arc therapy of the chest wall for breast cancer: rationale, dosimetry, and clinical aspects. In: Vaeth JM, Meyer JL, eds. *Frontiers of radiation therapy and oncology vol. 25: The role of high energy electrons in the treatment of cancer*. Basel: S. Karger AG, 1991:134–150.
22. Recht A, Triedman SA, Harris JR. The "boost" in the treatment of early-stage breast cancer: electrons versus interstitial implants. In: Vaeth JM, Meyer JL, eds. *Frontiers of radiation therapy and oncology vol. 25: the role of high energy electrons in the treatment of cancer*. Basel: S. Karger AG, 1991:169–179.
23. Kirsner SM, Hogstrom KR, Kurup RG, et al. Dosimetric evaluation in heterogeneous tissue of anterior electron beam irradiation for treatment of retinoblastoma. *Med Phys* 1987;14:772–779.
24. Donaldson SS, Findley DO. Treatment of orbital lymphoid tumors with electron beams. In: Vaeth JM, Meyer JL, eds. *Frontiers of radiation therapy and oncology vol. 25: the role of high energy electrons in the treatment of cancer*. Basel: S. Karger AG, 1991:187–200.
25. Low DA, Starkschall G, Sherman NE, et al. Computer-aided design and fabrication of an electron bolus for treatment of the paraspinal muscles. *Int J Radiat Oncol Biol Phys* 1995;33:1127–1138.
26. Merrick HW III, Dobelbower RR Jr, Konski AA. Intraoperative radiation therapy for pancreatic, biliary and gastric carcinoma: the US experience. In: Vaeth JM, Meyer JL, eds. *Frontiers of radiation therapy and oncology vol. 25: the role of high energy electrons in the treatment of cancer*. Basel: S. Karger AG, 1991: 246–257.
27. Perez CA. Management of vulvar cancer. In: Vaeth JM, Meyer JL, eds. *Frontiers of radiation therapy and oncology vol. 25: the role of high energy electrons in the treatment of cancer*. Basel: S. Karger AG, 1991:183–186.
28. McGinnis WL, Bischof CJ, Latourette HB. Transvaginal cone electron beam technique for a Varian 18 MeV linear accelerator. *Int J Radiat Oncol Biol Phys* 1979;5:123–125.
29. Hogstrom KR. Clinical electron beam dosimetry: basic dosimetry data. In: Purdy JA, ed. *Advances in radiation oncology physics: dosimetry, treatment planning, and brachytherapy*. Woodbury: American Institute of Physics, 1991:390–429.
30. Khan FM, Doppke KP, Hogstrom KR, et al. Clinical electron-beam dosimetry: report of AAPM Radiation Therapy Committee Task Group No. 25. *Med Phys* 1991;18:73–109.
31. Shiu AS, Tung SS, Nyerick CE, et al. Comprehensive analysis of electron beam central axis dose for a radiation therapy linear accelerator. *Med Phys* 1994;21: 559–566.
32. Hogstrom KR. Treatment planning in electron beam therapy. In: Vaeth JM, Meyer JL, eds. *Frontiers of radiation therapy and oncology vol. 25: the role of high energy electrons in the treatment of cancer*. Basel: S. Karger AG, 1991:30–52.
33. Meyer JA, Palta JR, Hogstrom KR. Demonstration of relatively new electron dosimetry measurement techniques on the Mevatron 80. *Med Phys* 1984;11: 670–677.
34. Hogstrom, KR, Steadham RE, Wong PF, et al. Monitor unit calculations for electron beams. In: Gibbons JP, ed. *Monitor unit calculations for external photon and electron beams*. Madison, WI: Advanced Medical Publishing, 2000:113–126.
35. Klein EE, Hanley J, Bayouth J, et al. Task Group 142 report: quality assurance of medical accelerators. *Med Phys* 2009;36(9):4197–4212.
36. Kutcher GJ, Coia L, Gillin M, et al. Comprehensive QA for radiation oncology: report of AAPM Radiation Therapy Committee Task Group 40. *Med Phys* 1994;21(4):581–618.
37. Hogstrom KR, Horton JL, Kutcher GJ, et al. *ACMP Task Group Report: survey of physics resources for radiation oncology special procedures*. Reston, VA: American College of Medical Physics, 1998.
38. Fraass B, Doppke K, Hunt M, et al. American Association of Physicists in Medicine Radiation Therapy Committee Task Group 53: quality assurance for clinical radiotherapy treatment planning [review]. *Med Phys* 1998;25(10):1773–1829.
39. Hogstrom KR. Dosimetry of electron heterogeneities. In: Wright AE, Boyer AL, eds. *Advances in radiation therapy treatment planning*. New York: American Institute of Physics, 1983:223–243.
40. Ekstrand KE, Dixon RL. The problem of obliquely incident beams in electron-beam treatment planning. *Med Phys* 1982;9:276–278.
41. Boyd RA, Hogstrom KR, Antolak JA, et al. A measured data set for evaluating electron-beam dose algorithms. *Med Phys* 2001;28:950–958.
42. Shiu AS, Tung S, Hogstrom KR, et al. Verification data for electron beam dose algorithms. *Med Phys* 1992;19:623–636.
43. Morrison WH, Wong PF, Starkschall G, et al. Water bolus for electron irradiation of the ear canal. *Int J Radiat Oncol Biol Phys* 1995;33:479–483.
44. Perry DJ, Holt JG. A model for calculating the effects of small inhomogeneities on electron beam dose distributions. *Med Phys* 1980;7:207–215.
45. Shiu AS, Hogstrom KR. Dose in bone and tissue near bone-tissue interface from electron beam. *Int J Radiat Oncol Biol Phys* 1991;21:695–702.
46. Mills MD, Hogstrom KR, Almond PR. Prediction of electron beam output factors. *Med Phys* 1982;9:60–68.
47. Biggs PJ, Boyer AL, Doppke KP. Electron dosimetry of irregular fields on Clinac-18. *Int J Radiat Oncol Biol Phys* 1979;5:433–440.
48. Khan FM. *The physics of radiation therapy*, 4th ed. Baltimore: Lippincott Williams & Wilkins, 2009.
49. Harms WB, Purdy JA. Abutment of high energy electron fields. *Int J Radiat Oncol Biol Phys* 1991;20(4):853–858.
50. Hogstrom KR, Steadham RE. Electron beam dose computation. In: Palta JR, Mackie TR, eds. *Teletherapy: present and future*. Madison, WI: Advanced Medical Publishing, 1996:137–174.
51. Craig T, Brochu D, Van Dyk J. A quality assurance phantom for three-dimentional radiation treatment planning. *Int J Radiat Oncol Biol Phys* 1999;44(4):955–966.
52. Cygler JE, Daskalov GM, Chan GH, et al. Evaluation of the first commercial Monte Carlo dose calculation engine for electron beam treatment planning. *Med Phys* 2004;31(1):142–153.
53. Starkschall G, Shiu AS, Bujnowski SW, et al. Effect of dimensionality of heterogeneity corrections on the implementation of a three-dimensional electron pencil-beam algorithm. *Phys Med Biol* 1991;36:207–227.
54. Boyd RA, Hogstrom KR, Rosen II. Effect of using an initial polyenergetic spectrum with the pencil-beam redefinition algorithm for electron-dose calculations in water. *Med Phys* 1998;25:2176–2185.
55. Boyd RA, Hogstrom KR, Starkschall G. Electron pencil-beam redefinition algorithm dose calculations in the presence of heterogeneities. *Med Phys* 2001;28: 2096–2104.
56. Shiu AS, Hogstrom KR. Pencil-beam redefinition algorithm for electron dose distributions. *Med Phys* 1991;18:7–18.
57. Faddegon B, Balogh J, Mackenzie R, et al. Clinical considerations of Monte Carlo for electron radiotherapy treatment planning. *Radiat Phys Chem* 1998;53: 217–227.
58. Jiang SB, Kapur A, Ma CM. Electron beam modeling and commissioning for Monte Carlo treatment planning. *Med Phys* 2000;27(1):180–191.
59. Ma CM, Mok E, Kapur A, et al. Clinical implementation of a Monte Carlo treatment planning system. *Med Phys* 1999;26(10):2133–2143.
60. Neuenschwander H, Born EJ. A macro Monte-Carlo method for electron-beam dose calculations. *Phys Med Biol* 1992;37(1):107–125.
61. Neuenschwander H, Mackie TR, Reckwerdt PJ. MMC—a high-performance Monte Carlo code for electron beam treatment planning. *Phys Med Biol* 1995; 40(l):543–574.
62. Ding GX, Duggan DM, Coffey CW, et al. First macro Monte Carlo based commercial dose calculation module for electron beam treatment planning—new issues for clinical consideration. *Phys Med Biol* 2006;51(11):2781–2799.
63. Ding GX, Cygler JE, Yu CW, et al. A comparison of electron beam dose calculation accuracy between treatment planning systems using either a pencil beam or a Monte Carlo algorithm. *Int J Radiat Oncol Biol Phys* 2005;63(2):622–633.
64. Klein EE, Li Z, Low DA. A feasibility study of multileaf collimated electrons with a scattering foil based accelerator. *Radiother Oncol* 1996;41:189–196.
65. Lee MC, Jiang SB, Ma CM. Monte Carlo and experimental investigations of multileaf collimated electron beams for modulated electron radiation therapy. *Med Phys* 2000;27(12):2708–2718.
66. Karlsson MG, Karlsson M, Ma CM. Treatment head design for multileaf collimated high-energy electrons. *Med Phys* 1999;26(10):2161–2167.
67. Starkschall G, Antolak JA, Hogstrom KR. Electron beam bolus for 3-D conformal radiation therapy. In: Purdy JA, Emami B, eds. *3-D radiation treatment planning and conformal therapy, proceedings of an international symposium*. Madison,

也不是一个革命性的概念，而是适形放射治疗技术的革新。过去使用过很多系统和方法来辅助患者治疗的定位和摆位,包括X线模拟机、兆伏级放射照相射野胶片、电子射野影像系统(EPID)、植入放射成像标记点、超声成像系统和光学表面追踪系统[9,10],甚至早期使用的等中心型 ^{60}Co 远距离放射治疗机在20世纪60年代也安装了千伏级X线球管。

本章对组成适形治疗计划和实施的关键部分进行综述,主要阐述了采用正向计划的3DCRT过程。然而,需要了解的是所讨论的大部分概念和方法同样适用于IMRT和IGRT,尤其是有关靶区的定义,计划评估和临床质量保证的许多方面。此外,读者应当理解2D、3D甚至4D[11]等用于描述适形治疗计划和实施的术语指的是过程和所使用的工具,而不仅仅是射野的设置。例如:三维治疗计划并不一定要求使用非共面射野,但一定要求它能够对某一射野设置做出计划并将其体积剂量分布直观地显示出来。目前,还在不断开发新的工具,使得基于四维图像的治疗计划(即在呼吸运动的条件下勾画靶区和剂量计算）得以实现。因此,如果将适形治疗看作是一种采用越来越先进的计算机软件和技术不断改进的计划设计和治疗传输的流水线过程,或许读者更容易完全理解。

适形放射治疗的历史发展和三维治疗计划系统

20世纪50~60年代几个研究小组最先提出适形治疗方法,包括日本的Takahashi[12]、美国的Proimos[13]和Trump,Wright等[14]以及英国的Green[15]小组。这项研究工作一直持续到了70年代,当时有几个小组采用了真正意义上的计算机控制的放射治疗,其中有Bjarngard和Kijewski[16]主持的波士顿联合中心项目和伦敦皇家自由医院的Davy等[17]主持的追踪钴项目。

Sterling等[18,19]被认为最先采用三维方法(剂量计算和显示)来做治疗计划。他们开发出一种技术,通过计算机生成的片环产生患者相应解剖结构的三维立体感效应和整个治疗区域的等剂量分布（二维颜色填充)。然而,他们的研究没能得到实用的三维治疗计划系统,而仅仅被视为示范研究项目。布朗大学罗德岛医院在应用具有临床实用价值的三维治疗计划系统上迈出了实质性的第一步，这种三维治疗计划系统使用了全新的显示方式，即所谓的射野方向观(BEV)。BEV能模拟计划设计者从放射源沿射束中心轴看出去的透视图像,类似于看模拟X线片[20,21]。

CT的出现进一步促进了三维计划系统的发展。1983年,Goitein及其同事利用CT和小型计算机报道了他们开发的系统[22,23]。这个系统得到了高质量的彩色BEV图像和从数字化CT数据计算得到的放射图像；这种计算得到的放射图像现在被称为数字重建放射影像(DRR)。20世纪80年代后半期,其他一些研究小组开发的三维治疗计划系统具备了强大的新功能[24-27]。

到了20世纪90年代,三维治疗计划系统的商业化使得三维计划和适形治疗成为放射治疗的标准而被广泛采用。20世纪80和90年代一系列由美国国家癌症研究中心(NCI)资助的研究项目是促成这个进步的关键,这些研究项目目的是评估三维计划的潜在优势并向NCI推荐这个领域未来的研究方向[28]。每一项研究项目资助一个联合工作小组(CWG)。表9.1列出了每个参与CWG的研究机构。负责评估三维计划过程的各个方面和开发所需的各种新软件工具。CWG由物理学家、临床医生和计算机学家组成。这些CWG提出了很多三维计划的重要的发展与改进方案,特别是计划评估软件工具——剂量-体积直方图(DVH)[29,30]、电子观片灯[31]和生物效应模型,如肿瘤控制概率(TCP)模型和正常组织并发症概率(NTCP)模型[32]。CWG的研究也促进了IMRT的发展,譬如在2001年形成了一致的共识声明,帮助澄清许多问题并指出关于适形放射治疗重要研究领域[33]。

适形放射治疗的体积定义

1978年,国际辐射与测量委员会(ICRU)在29号报告中首次对放射治疗的靶区和剂量做出定义和说明[34]。报告中定义,靶区体积即是包含用特定时间-剂量模式照射特定吸收剂量的组织的区域(图9.3A)。令人感兴趣的是（尽管是在二维放射治疗时代出版的）该报告已试图对靶区的空间不确定性做出说明,指出靶区的大小和形状在治疗过程中会发生改变,在描述靶区体积时应当考虑下面的参数:

1.包含靶区的组织相对于解剖参考点(如:皮肤标记点、胸骨上切迹)的运动范围(如:由呼吸引起);

2.治疗过程中靶区体积大小和形状的变化(如:膀胱、胃);

3.治疗过程中的摆位误差。

表9.1 国家癌症机构资助三维适形放射治疗计划的研究合同一览表

重离子治疗计划评估(1982—1986)
劳伦斯·伯克利实验室和加州大学
哈佛大学马萨诸塞州综合医院
得克萨斯大学MD安德森癌症中心
宾夕法尼亚大学医学院和福克斯蔡斯癌症中心
外照射光子治疗计划评估(1984—1987)
哈佛大学马萨诸塞州综合医院
纪念斯隆-凯特琳癌症中心
宾夕法尼亚大学医学院和福克斯蔡斯癌症中心
圣路易斯华盛顿大学
外照射电子治疗计划评估(1986—1989)
得克萨斯大学安德森癌症中心
密歇根大学
圣路易斯华盛顿大学
放射治疗计划工具软件的开发(1989—1994)
北卡罗来纳大学
华盛顿大学
圣路易斯华盛顿大学

但是报告并未阐明坐标系问题（如患者与治疗机），也未明确定义和规定不同类型误差所需要外放的边界。

除了靶区，ICRU 29号报告还定义了其他两个区域：治疗区和照射区。这两个区域并非基于解剖结构而是基于剂量分布来划分。治疗区定义为最小靶区剂量的等剂量线所包含的体积，照射区则是指接受了正常组织耐受剂量的区域(例如50%等剂量线)。

在29号报告中危及器官(OAR)定义为在靶区内或邻近靶区的放射敏感器官，它们的存在将显著影响治疗计划的设计或靶区处方剂量的大小。报告认为靶区外接受超过100%靶区剂量的组织具有重要意义，并将其定义为热点。热点只有在面积≥2cm²时，临床上才会认为有意义。

回过头来看，ICRU 29号报告所做的阐述非常适合于20世纪70~80年代的技术水平，当时使用常规模拟定位机生成放射相片，根据片子上显示的软组织和骨性标志设计射野，对同一类相似的患者采用标准的布野技术。前几代放射治疗医生都使用这一套命名规则和方法进行培训，ICRU对剂量及靶区的定义和阐述推动了放射肿瘤学的发展。

1993年，ICRU在50号报告中更新了对剂量及靶区体积的定义和说明，使其与适形治疗相适应[35]。靶区的定义分为三种：①肉眼可见的肿瘤区域，即肿瘤区(GTV)，②肿瘤可能侵犯的区域，即临床靶区(CTV)，③考虑到几何和其他误差而外放的区域，即计划靶区(PTV)，如图9.3B所示。

GTV和CTV是临床解剖概念，在选择治疗模式和技术之前就应该定义。GTV通过下标或其他标志来区分原发肿瘤与其他转移的区域，如影像学上可见的转移淋巴结(如：$GTV_{原发}$和$GTV_{淋巴结}$，或者GTV-T和GTV-N)。与之相似，包括GTV和周围亚临床侵犯区域的CTV，可用CTV-T来表示。需要注意的是，即使通过根治手术切除了GTV，该区域仍可用CTV-T来表示。在描述CTV时，临床医生不仅需要考虑GTV周围侵犯区域，还要考虑特定肿瘤和位置的自然转移途径，包括淋巴结、血液循环和神经系统转移，这些区域用CTV-N表示(如果有必要，用CTV-N1、CTV-N2等)。

PTV是在CTV外放一定的边界，该边界根据器官、肿瘤和患者的运(移)动范围、射野设置和患者摆位及其他误差来确定。PTV是一个用于治疗计划和特定剂量的静态几何概念，其大小和形状主要由GTV/CTV的大小和形状、器官和肿瘤的运动及所采用的治疗技术(患者的体位固定技术)来决定。PTV可看作是一个三维的密闭空间，肿瘤及其侵犯区域在此空间内运动。PTV一旦确定下来，即可选择合适的射野尺寸(考虑半影)和入射方向来获得PTV所需的剂量分布。应当注意，对放射治疗患者一次可能会定义多个PTV，例如，对包含GTV的PTV通常会给予更高的计划剂量，而对包含CTV的PTV则给予较低的剂量。这样的PTV通常用处方剂量作下标来表示，比如给予66Gy和54Gy剂量的PTV分别用PTV_{66}和PTV_{54}来表示。

ICRU 50号报告保留了29号报告中的两个剂量-体积定义，将治疗体积(treatment volume)改为被治疗体积(treated volume)，并重新定义为为了达到不同的治疗效果(根治肿瘤、减症治疗)而由放射治疗医生规定的等剂量线面所包含的区域，照射区内组织受到的剂量与正常组织耐受剂量显著相关。

50号报告将OAR重新定义为正常组织，它们的放射敏感性将显著影响治疗计划的设计和处方剂量的大小。报告还强调必须考虑每次治疗中OAR的运动和整个治疗过程中的摆位误差，但是未提出解决方法。

热点的定义被修改为PTV外接受了超过100%

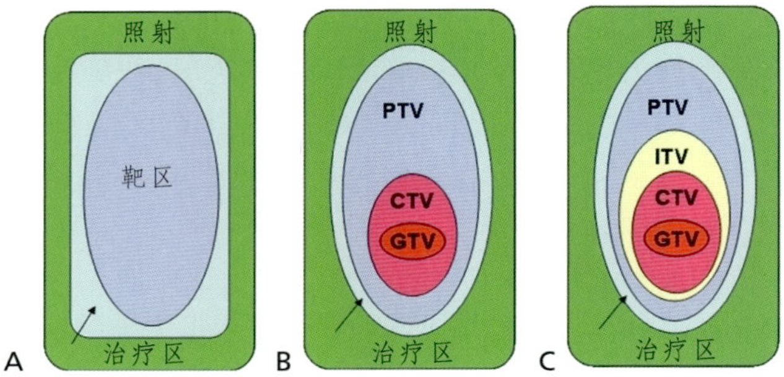

图 9.3 (A)ICRU 29 号报告定义的各种区域的边界示意图：靶区、治疗区和照射区。(B)ICRU 50 号报告定义的区域边界：肿瘤区(GTV)、临床靶区(CTV)、计划靶区(PTV)、治疗区和照射区。(C)ICRU 62 号报告定义的区域边界：GTV、CTV、内靶区(ITV)、PTV、治疗区和照射区。

PTV 剂量的区域。只有在其直径>15mm(以前规定≥$2cm^2$)时才认为有临床意义。但是，如果热点在一些很小的器官上，如视神经，即便直径小于推荐的 15mm 也要考虑。

如前所述，50 号报告的阐述适合于适形治疗，它引起了放射肿瘤学界的广泛兴趣。然而，放射治疗技术的日新月异(如 IMRT)，影像技术的进步(如 PET、MRI)也提供了肿瘤/靶区和危及器官的位置、形状和边界及功能方面更多信息。为了响应这些技术的发展，1999 年 ICRU 出版了 62 号报告[36]，该报告对 50 号报告的一些定义做了扩展，同时考虑了技术和临床的进展。但是应当清楚，62 号报告只是作为 50 号报告的补充，而不是用来取代它。

ICRU 62 号报告重新定义了 PTV，介绍了内边界概念，用它来解决 CTV 形状、大小和位置在由解剖参考点确立的患者坐标系中的变化，同时介绍了摆位边界概念，用来解决治疗机坐标系中患者定位、射野设置方面的所有误差。这两种边界的确定具有非常重要的意义，因为它们用于补偿不同类型的误差，适用于不同坐标系。内边界不确定性是由生理变化引起的(例如直肠的充盈程度、呼吸动度)，在实际应用中很难或基本不可能控制。摆位边界不确定性主要是由技术原因引起的，可通过更精确的摆位和患者体位固定及提高机器的稳定性来控制。然而，这两种边界该怎样结合起来考虑仍不清楚。这一点将在后面的章节进一步讨论，但就目前来说，总边界的确定和 PTV 的勾画一般依赖于放射治疗医生和治疗计划小组的经验和判断。

ICRU 62 号报告定义了由 CTV 和内边界组成的内靶区(ITV)(图 9.3C)。ITV 定义为在患者坐标系中 CTV 外边界运动的范围，并与内、外参考点特定相关，内、外标记点应通过骨性标记彼此刚性连接。如果没有明显的内部器官运动，放射治疗医生可以不必考虑 ITV 而只使用 GTV、CTV 和 PTV 概念。然而，在涉及重要的运动位移的情况下，如常见的肺癌病例，ITV 就变得非常有用，而且应该被采用[37]。

ICRU 62 号报告对 50 号报告中的两个剂量-体积的定义进行了修改，如下：

被治疗区指的是(根据已被接受的治疗计划)至少接受一定剂量的区域，该剂量由放射肿瘤治疗团队为了达到不同的治疗效果(根治肿瘤、减症治疗)而选择和规定，其并发症在可接受范围内。

照射区是指组织受到的剂量与正常组织耐受剂量显著相关。

ICRU 62 号报告将 OAR 重新定义为正常组织(如脊髓)，它们的放射敏感性将显著影响治疗计划的设计和处方剂量的大小。报告将 OAR 分为“串型”“并型”和“串-并型”器官。62 号报告还解决了 50 号报告中可能最受批评的缺陷，即没有提出解决 OAR 的运动、形状/大小的变化和摆位误差的方法。为了解决这个空间不确定性，62 号报告引入了计划危及器官体积(PRV)的概念，即 OAR 外扩一个边界用于补偿该器官的几何误差。OAR 外的 PRV 边界与 CTV 外扩的 PTV 相似。PRV 概念的引入非常及时，它在适形治疗(包括 IMRT)中的应用有更为重要的意义，因为这类治疗技术对几何误差有更高的敏感性，例如通常在脊髓外面扩 0.5cm 边界作为 PRV。我们注意到，PRV 与 PTV 可能会重叠，实际上也经常如此，这就要求在计划过程中恰当地权衡两者的权重。表 9.2 综合了 ICRU 历次报告中有关靶区的定义。

适形放射治疗计划过程

如前所述，CRT 治疗计划和传输应该看作为一个流程和使用的工具。这一过程在表 9.3 中做出了总结，包括：(1)确定患者的治疗体位，制作患者使用的体位固定器，并获取患者在当前治疗体位下的容积图像数据集；(2)在定位图像上勾画靶区和危及器官；(3)给出 PTV 的处方剂量和危及器官的剂量-体积限值；(4a)对于三维适形正向计划，确定射野方向、设计射野挡块，根据处方剂量计算出三维剂量分布；(4b)对于 IMRT 逆向计划，设置初始设野方向和

表 9.2　国际辐射与测量委员会(ICRU)对区域命名总结(20 世纪 70 年代至今)

ICRU 29 号报告：1970—1993 年	ICRU 50 号报告：1993 年至今	ICRU 62 号报告：1999 年至今	ICRU 83 号报告：2010 年至今
靶区	GTV	GTV	GTV
	CTV	CTV	CTV
	PTV	ITV	ITV
		PTV	PTV
治疗区	治疗区	治疗区	治疗区
照射区	照射区	照射区	照射区
危及器官	危及器官	危及器官	危及器官
		PRV	PRV
热点(靶区外接受超过 100%剂量的区域)	热点(PTV>100%剂量区)	热点(PTV>100%剂量区)	RVR
至少 $2cm^2$	直径>15mm	直径>15mm	RVR 高剂量区
剂量均匀性(未给出数值)	剂量均匀性(处方量+7% ~-5%)	剂量均匀性(处方量+7%~-5%)	未定义

CTV,临床靶区;GTV,肿瘤靶区;ITV,内靶区;PRV,计划危及区;PTV,计划靶区;PVR,剩余危及区。

输入参数优化条件(靶区和感兴趣区的剂量-体积限值),并启动 TPS 优化过程,产生设野通量、剂量分布、跳数和叶片运动文件;(5)评估治疗计划,如有必要,修改治疗计划(如:射野方向、挡块、设野权重等)直到该计划被医生接受;(6)计划接受后必须在治疗机上做模拟,治疗过程中依据质量保证(QA)程序做治疗验证。这些步骤组成了适形治疗计划过程,将在后面的章节进行讨论。

患者治疗位置和固定及计划成像

确定患者的治疗体位，在模拟/治疗过程中使用体位固定器是适形放射治疗过程的第一步。应当清楚地认识到为了计划的剂量分布得到精确实施,必须使患者的体位具有良好的重复性并考虑分次放射治疗间其器官运动,这是适形治疗最重要的环节之一。患者如果没有很好地进行体位固定，每天重复治疗时患者体位就不能很好地保持一致而造成误差，而且患者和(或)肿瘤区也会在每次治疗过程中因为没有得到很好的体位固定或因生理活动而发生移动。对于放射肿瘤学 CRT 计划和传输过程的各种不确定性仍然是一个挑战,对其研究和发展也正在进行中。

患者治疗体位的固定和体位固定器的制作可在常规模拟定位机上完成。放射治疗的 CT 模拟机包括诊断 CT 扫描仪、患者激光定位/标记系统、虚拟仿真三维治疗计划软件，以及查看 DRR 图像的各种数字显示系统[38,39]。CT 扫描仪用来获取患者的定位图像。在定位的一些情况下,需要考虑使用静脉注射或其他增强方法帮助实现靶区的勾画。CT 扫描时患者必须采用确定好的治疗体位,先观察 CR,确保患者正确摆位,然后再行 CT 扫描获取定位图像。在患者皮肤表面和体位固定器贴上能在 CT 上显像的标记点作为三维计划设计和计划实施时进行坐标转换的基准。图 9.4 是一种用于头颈部肿瘤放射治疗的典型的体位固定

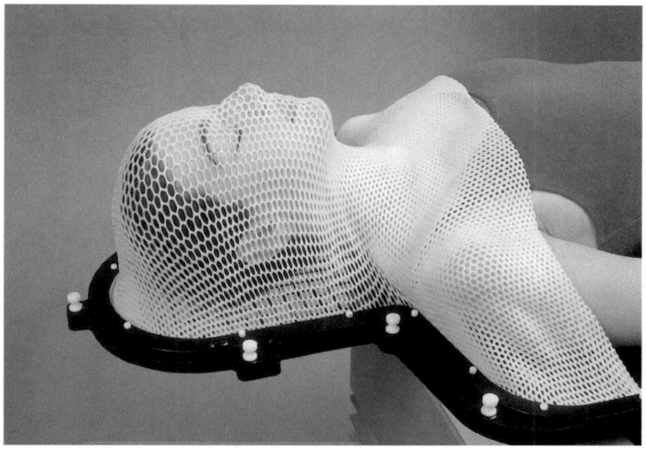

图 9.4　用于头颈部肿瘤患者放射治疗的定位摆位系统。应当清楚,为了将计划的剂量分布精确地实施在患者上,对患者进行精确定位并考虑内部器官运动是适形治疗过程最重要的步骤之一。(Courtesy of MEDTEC, Inc, Orange City, IA)

表 9.3 三维适形治疗过程

1. 患者治疗摆位,固定和计划图像
   - 将患者摆放于放射治疗体位
   - 制作患者使用的体位固定器
   - 放置标记点,在患者身上标记重复摆位的标记线和固定装置
   - 获取定位片检查患者位置配准
   - 获取患者治疗体位的 CT 图像
   - 制作验证片协助治疗床上的患者重复摆位
   - 将 CT 图像传输到三维治疗计划系统(3DTPS)中
   - 根据治疗医生的要求进行图像融合(如 MRI,PET/CT 等),然后将图像数据传输到 3DTPS
2. 肿瘤/靶区和危及器官的勾画
   - 医生勾画靶区
   - 医生或剂量师勾画危及器官
3. 剂量处方
   - 医生提供靶区处方剂量和危及器官的剂量-体积限值

4a. 正向计划(三维适形放射治疗)
   - 设置初始射野位置和射野形状;楔形板/填充物/无射野调节器;射野权重
   - 计算三维剂量矩阵
   - 计算治疗机器跳数

4b. 逆向计划[调强放射治疗(IMRT)]
   - 设置初始射野位置
   - 输入靶区和感兴趣区所需要的剂量-体积限值
   - 启动治疗计划系统优化过程,形成射野通量,剂量分布,机器跳数和叶片运动文件。

5. 计划评估和完善
   - 评估计划(剂量-体积直方图,平面等剂量线显示,三维等剂量线显示)和修改计划直到治疗医生可以接受
   - 将患者计划传输到患者图表(电子病历)和治疗机器验证和记录(V&R)系统。
6. 计划执行和治疗验证
   - 物理师对治疗计划进行二次检查,然后将数据传输到 R&V 系统
   - 对于 IMRT 计划,进行模体剂量学验证
   - 利用加速器 EPID 和 DRR 正交图像或者在线 CT 与计划 CT 验证患者和等中心位置
   - 对于 3DCRT,通过比较治疗射野的 DRR 和 EPID 图像检查射野形状
   - 在 V&R 系统获取治疗加速器设置参数
   - 用二极管测量检查第 1 天的治疗剂量
   - 在治疗过程中进行周期性图像验证检查(如:EPID/DRR 的正交片或 EPID/DRR 形成的射野,CBCT/计划 CT)

器系统。

计划 CT 扫描条件的设定与肿瘤位置有关,一般层厚 2~5mm,总图像数 50~200 张。一般情况下,3mm 层厚就能获得质量足够好的 DRR 图像。在一些情况下,如头颈部肿瘤,对于视交叉和视神经这种小体积器官的勾画,需要进行 1mm 层厚的扫描。同样适用于需要植入标记物进行优化重建的图像,如前列腺癌的放射治疗。

计划 CT 图像通过计算机网络传输到三维治疗计划系统。CT 数据能提供患者精确的几何模型和电子密度,这些信息用于需要做组织不均匀性校正的三维剂量分布计算。

肿瘤、靶区和危及器官的勾画

通常由放射治疗医生和医学剂量师组成的小组负责在计划 CT 图像上勾画肿瘤(靶区)和危及器官。CT 数据在 3DCRT 工作站中显示出来(图 9.5),放射治疗医生/剂量师通常使用鼠标或感应笔在 CT 图像上一层一层手动勾画。一些边界明显的危及器官(如:皮肤、肺)可以自动勾画,并且基本不用手工修改;其他器官(如:臂丛神经、视交叉)需要医生手动勾画[40]。使用现代三维治疗计划系统的图像分割软件,勾画通常需要 0.5~1 小时,花费的时间与病变部位有关。然而,一些结构复杂的部位,如头颈部肿瘤,需要勾画很多危及器官和形状复杂的肿瘤/靶区是正常的,这项工作需要花费数个小时。

对大部分部位的肿瘤,CT 仍然是定义大多数病变 GTV 的主要图像数据来源,但其成像形态也存在潜在的缺点。首先,勾画 GTV 时,为了确定病灶的最大范围,选择合适的 CT 窗宽和窗位非常关键(图 9.6)。其次,对那些器官运动较大的治疗部位,例如胸部肿瘤,CT 图像并不能正确地反映肿瘤的时间平均位置和形状,因此需要采用新的 4DCT 技术[41-43]。我们可以认为,单层或多层 CT 模拟机几乎完全依靠快速的螺旋 CT 技术,从而获得 2D 数据,将其组合在一起,构建一个三维矩阵。它能够在呼吸周期内抓取特定部位肿瘤的横断面图像。如果肿瘤运动范围大、不规则且可能是不连续的,就有可能在不同的呼吸时相内获取肿瘤的横断面图像,造成靶区的误差。螺旋 CT 图像内插会进一步增加这种误差。因此,根据这种时间上可变的二维图像重建的三维结果会失真,既不是静态肿瘤的几何形状,也不能很好地代表肿瘤运动的情况。目

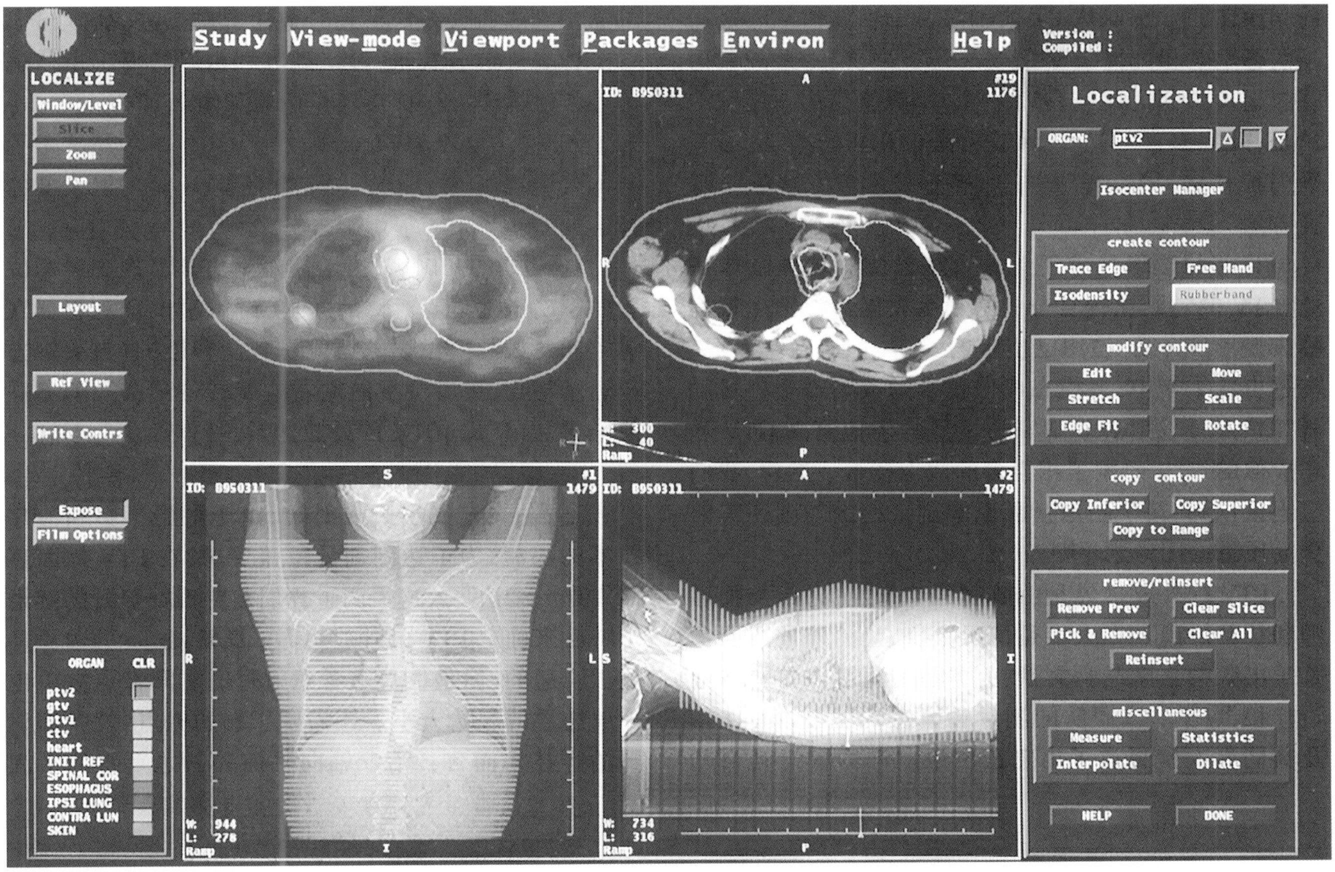

图 9.5　先进的图像分割软件为放射治疗医生和计划设计者提供用于三维计划勾画危及器官、肿瘤和靶区的工具。计划设计者和放射治疗医生在 CT 图像上一层一层地围绕肿瘤、靶区和正常组织边缘勾画相应的轮廓线，如右上图所示。同时，来自前后和侧向投影的平面图像显示在右下和左下图。左上图显示的是 CT 图像与 PET 图像配准后叠加了轮廓线。

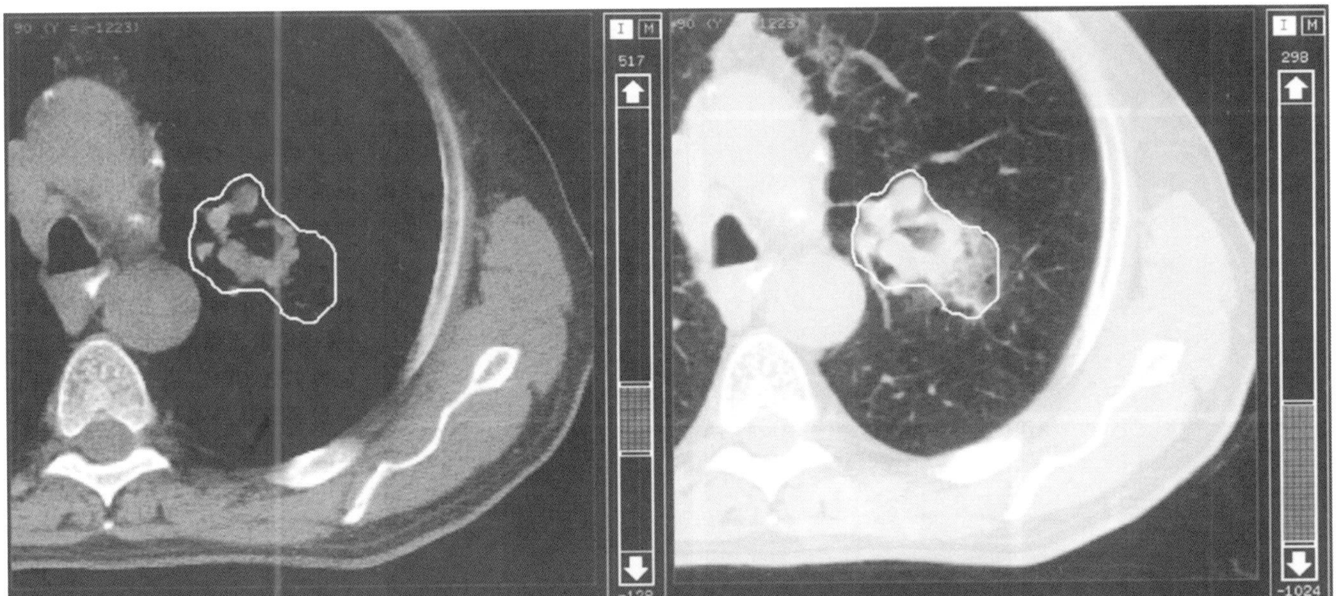

图 9.6　肺癌患者的 CT 图像，表明必须采用合适的窗宽和窗位设置（右边框图）来确定 GTV 的最大尺寸。注意，如果使用左边框图确定的窗宽窗位，勾画出来的 GTV 就会比较小。（From Purdy JA. Advances in three-dimensional treatment planning and conformal dose delivery. *Semin Oncol* 1997; 24: 655–672.）

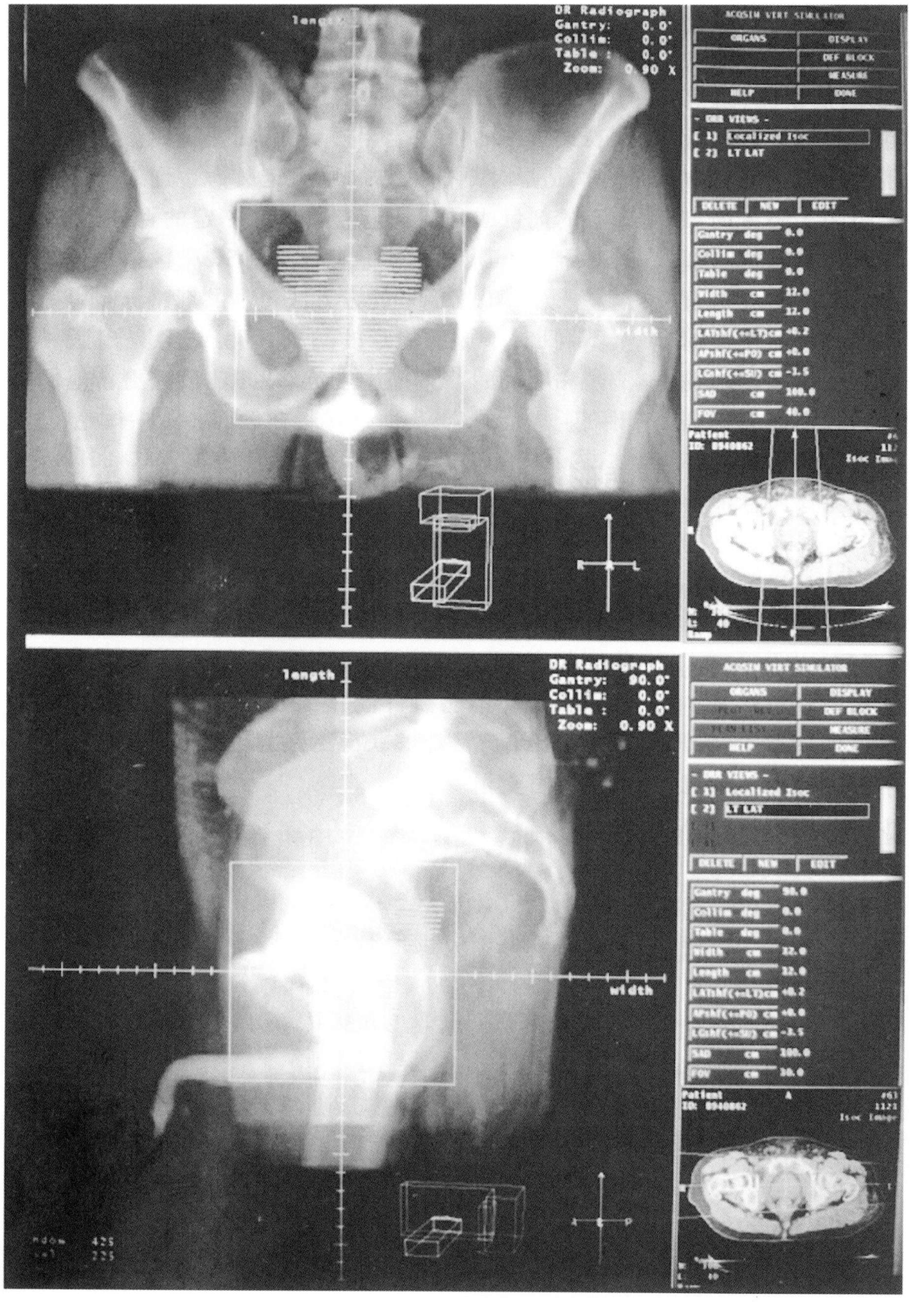

图 9.8 前列腺癌患者三维适形放射治疗计划的射野方向观(BEV)和数字重建放射影像(DRR)。BEV 在确定最佳的机架、准直器和转床角,并通过交互式移动患者和治疗射野,使靶区受到照射,相邻正常结构免受照射时是非常有用的。在患者的 CT 横断面图像上勾画危及器官和靶区的轮廓。轮廓线以透视图的形式显示出来,好像观察者的眼睛置于辐射源并沿着射束中心轴往外看出去一样。射野形状用 MLC 来定义。(From Purdy JA. Advances in three-dimensional treatment planning and conformal dose delivery. *Semin Oncol* 1997; 24: 655-672.)

量分布被确定后,TPS 会计算出实现该剂量分布的 MLC 叶片序列运动以及剂量的再计算。通常情况下,优化的剂量分布与最终的剂量分布可能存在一些差异,这些差异可通过计算机控制的 MLC 系统提供,但这种差异通常是可以接受的。

剂量分布计算

剂量计算采用患者三维定位 CT 图像上的直线坐标系。横断面 CT 图像的水平方向通常定义为患者或 CT坐标系统的 x 轴,垂直方向定义为 y 轴,床进出方向定义为 z 轴。轮廓线由此系统中具有 x、y、z 坐标的一系列点构成,三维 CT 图像矩阵中每个体素的中心相对于相同的坐标系计算,并用于查找与 CT 值相关的相对电子密度值(见后面章节)。剂量计算精度、计算速度和对计算机硬件的要求是选择计算网格大小需要考虑的重要因素。Drzymala 等[30]指出 5mm 大小的计算网格能够满足 2%的剂量精度和 2mm 等剂量位置精度的要求,然而,在剂量梯度变化较大的区域通常需要更精细的计算网格，这会产生更大的计算机文件，三维治疗计划系统还需要更多的内存和存储空间。

读者应当清楚CT值并不能直接用于光子剂量的计算。然而,CT值和相应组织的电子密度与水的电子密度比值有关[53]。这是因为对放射治疗常用的光子束(^{60}Co到25MV X线)，康普顿散射是光子和物质相互作用的主要形式,光子在组织中的吸收和散射主要与该组织的电子密度相关。CT值误差会导致剂量计算不准确。但是在通常情况下,电子密度(CT值)误差在10%以下时,剂量分布不会发生显著变化[53]。

剂量计算算法在单独的章节再进行详细讨论,这一部分只进行适形计划过程相关问题的讨论。在过去,剂量计算算法是基于在标准条件下水模体中测量的剂量分布参数,对患者体表轮廓的非均匀性、射野倾角、组织不均匀性、射野调节器如挡块、楔形板和补偿器进行射野校正因子应用。然而,更先进的技术已经用于CRT计划设计,如叠加/卷积方法[53]。对于适形计划设计，作者认为三维治疗计划使用先进算法产生的组织非均匀校正现今应该成为实践标准。Frank等[54]研究提出了一个明确的方法,可以安全地从基于计划假设均匀单位密度患者的临床经验转变为异质患者模型。

计划评估和改善

三维适形治疗计划的评估和改善是一个反复、交互式的过程。通常,在BEV显示模式下根据临床经验选择最初的射野入射方向。计划设计者/医师对产生的剂量分布进行评估，根据DVH的评估对射野进行更改(图9.9),然后用多级二维显示方式将等剂量曲线叠加到CT图像上(图9.10);有时以渐变的颜色谱的形式叠加到解剖信息上,即颜色填充。

3DTPS另一种显示方式称为REV,计划者可以模拟治疗室内任意观察位置[26,55]。根据勾画的PTV和危及器官,REV用于显示“剂量云”。图9.11清晰可见感兴趣区内的冷、热点。REV另一价值即所谓的“皮肤视图,”我们可以清楚地看到(虚拟)患者皮肤上的射野孔径投影(图9.12)。

能够被放射治疗医生接受的治疗计划其剂量分布通常满足下面的条件,靶区内剂量均匀(如:95%~107%处方剂量)，而危及器官的剂量控制在耐受剂量之内[56-59],由医生规定的绝对最大剂量、中位剂量或体积(如V_{20Gy})要在限值范围内。

计划实施和治疗验证

治疗计划设计、评估和批准后,应当建立计划实施文档。这些文档包括传输到治疗机器的记录和验证系统的射野参数设置、通过网络传输到治疗机的计算机系统控制MLC系统的MLC参数、生成DRR图像并将传输机器图像数据。

如果某个放射治疗科刚刚开展适形治疗技术(或进行非常规射野照射)，需要进行模拟验证以确保三维治疗计划的有效性和精确性。由3DTPS生成的DRR与验证模拟相片比较以确保治疗时射野入射方向是准确的。当射野方向不能被模拟时,需要拍摄正交相片和对应的正交DRR比较以确保等中心位置的准确。光距尺有助于判断某一射野是否正确。放射治疗文档能提供射野中心轴上体表下等中心深度,可以用来与治疗床和机架在治疗计划设定的位置时用模拟机或治疗机测量的等中心深度做比较。然而,目前许多现代放射治疗部门不再使用有传统功能模拟机，许多这些类型的检查都在第一次治疗前的治疗机器上完成。

QA检查项目可确保适形计划的有效性和精确性,包括:物理师检查治疗计划和机器跳数;治疗机上拍摄正交相片并与计划的正交DRR比较来验证等中心位置,或有时拍摄CBCT图像与计划CT图像比较。根据放射治疗单位和部门的标准,用射野相片或电子射野影像来验证射野形状;硅半导体或金属氧化物半导体场效应管(MOSFET)剂量仪作体内剂量检测。最重要的是,必须对输入到记录和验证系统中的数据进行细致检查以确保数据的正确。这些检查将在每一个单独的部分进行详细讨论。

剂量报告和剂量处方

ICRU 50和62号报告定义了使用的一系列剂量概念,包括最小剂量、最大剂量、平均剂量和ICRU参考剂量(定义在ICRU参考点处)用于适形计划中的剂量。一个治疗计划的ICRU参考点的选择须遵循下面的原则:①临床相关,定义明确;②该点剂量能精确测量;③该点位于剂量梯度平缓区域。总之,参考点应该在PTV的中心区域。ICRU推荐将参考点选择在所有射野中心轴的交点处。

ICRU 83号报告[37]更新了之前ICRU关于适形放射治疗计划的剂量报告,并建议将单个空间点剂量报告(如ICRU的参考点剂量,最小和最大剂量)变为剂

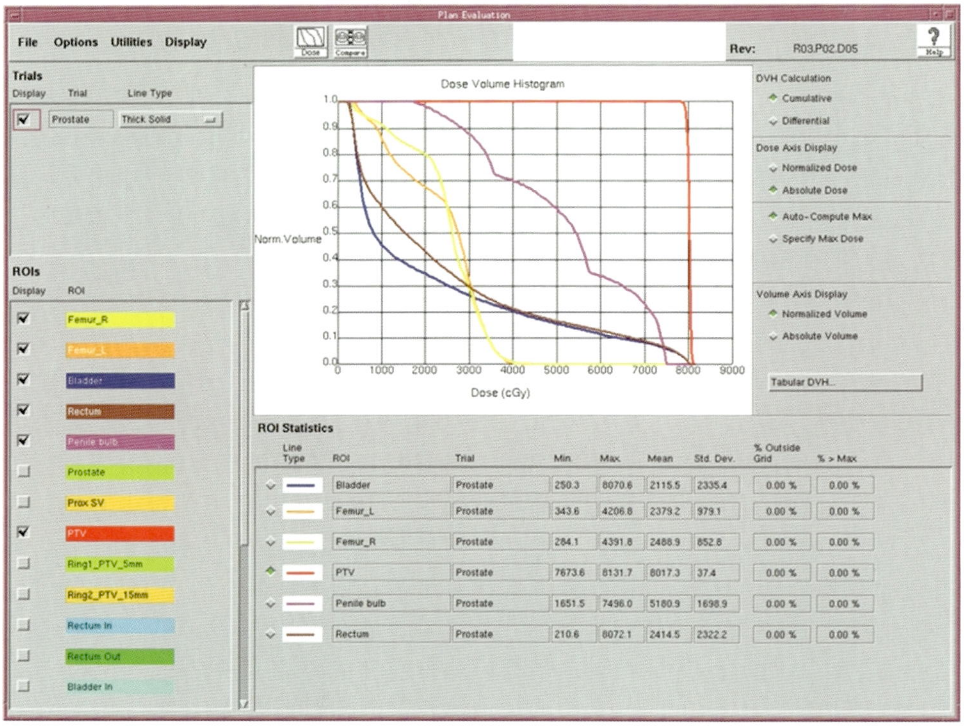

图 9.9　治疗计划系统(pinnacle, philips Medical Systems, highland heights, Oh)显示了 1 例典型前列腺癌患者计划的累积剂量-体积直方图:前列腺计划靶区(红色)和多个危及器官(阴茎:绛红色;右股骨头:黄色;左股骨头:橘色;直肠:棕色;膀胱:蓝色);同时也显示了各种定义体积的相关剂量学数据。

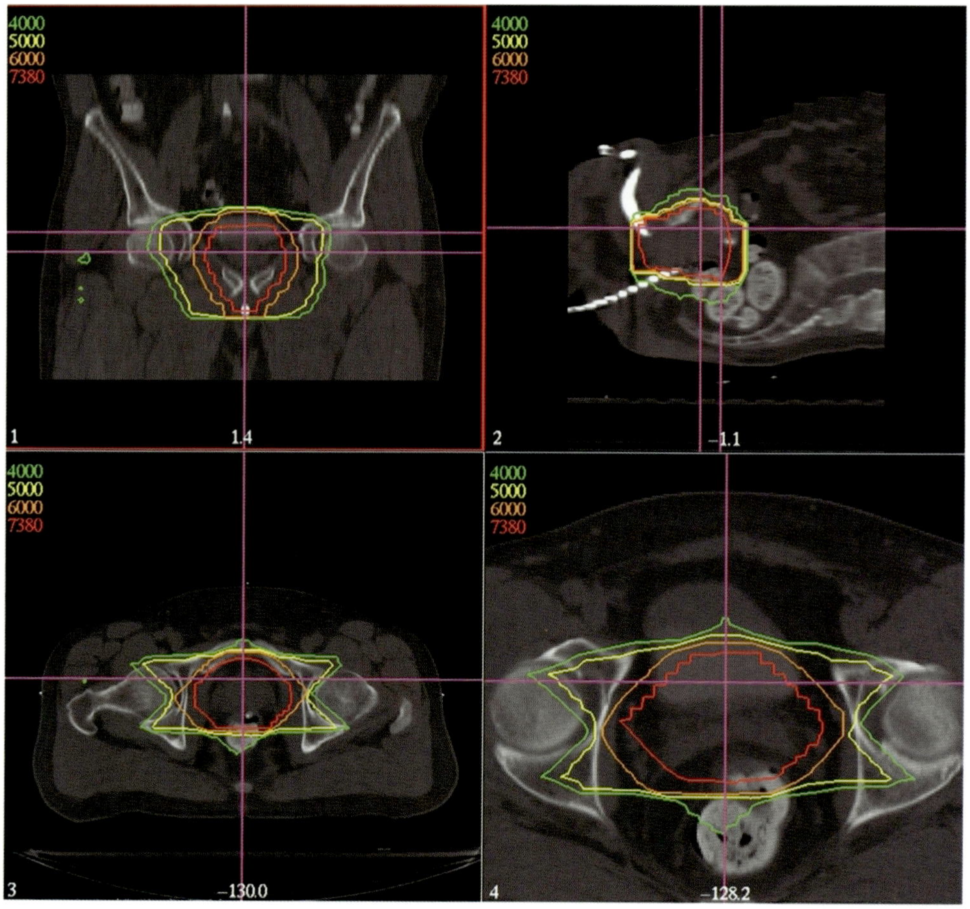

图 9.10　在前列腺癌患者的冠状面、矢状面和两幅横断面 CT 图像上显示剂量分布,等剂量线分别表示 73.8Gy、60Gy、50Gy 和 40Gy。图像上的水平线和垂直线指示出每种断面图像的位置。只用其中一种二维剂量显示方式来评估三维容积剂量分布不但费时而且也很困难。

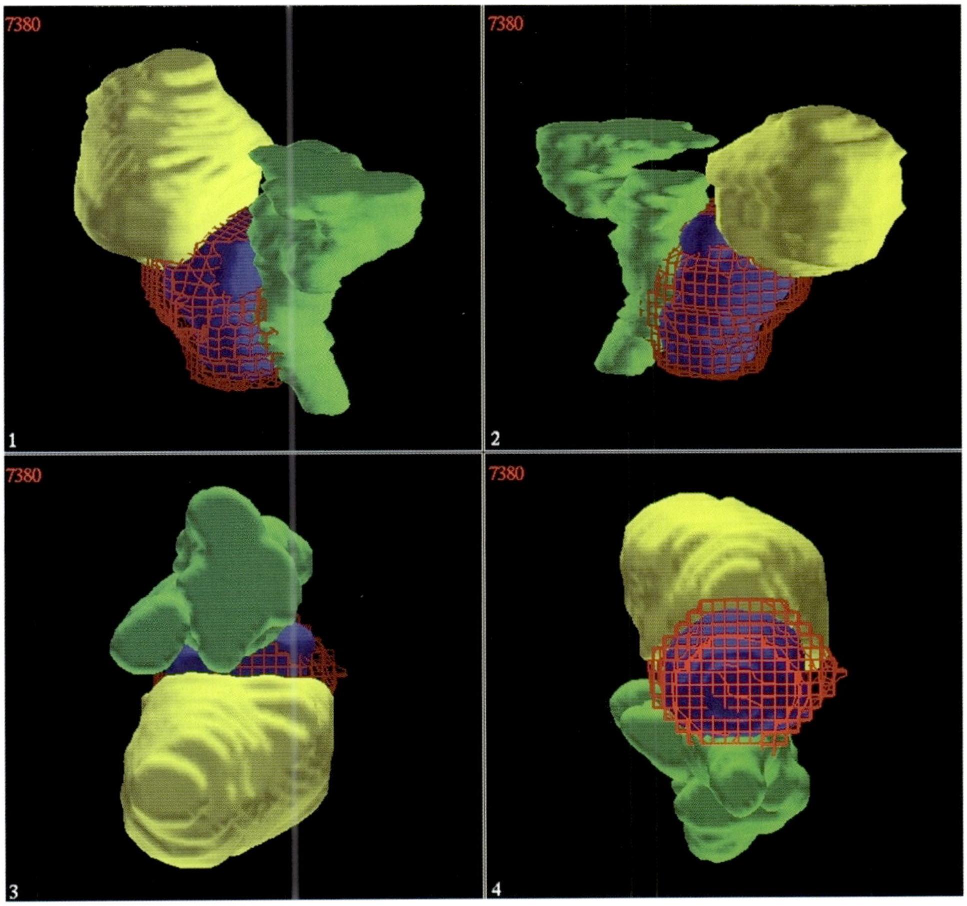

图 9.11 用 REV 实时互动显示三维等剂量线面，对于评估三维剂量分布能否足够好地包覆靶区和保护危及器官是非常有用的。REV 允许放射治疗医生将等剂量线面或“剂量云”叠加到靶区或正常组织上，并从任意角度进行观察。图上用 4 幅 REV 来显示前列腺癌患者用 6 野技术照射时的 73.8Gy 剂量-体积、前列腺计划靶区、膀胱和直肠。用 REV 能很容易辨别出 PTV 上某一特定剂量水平未覆盖的区域。

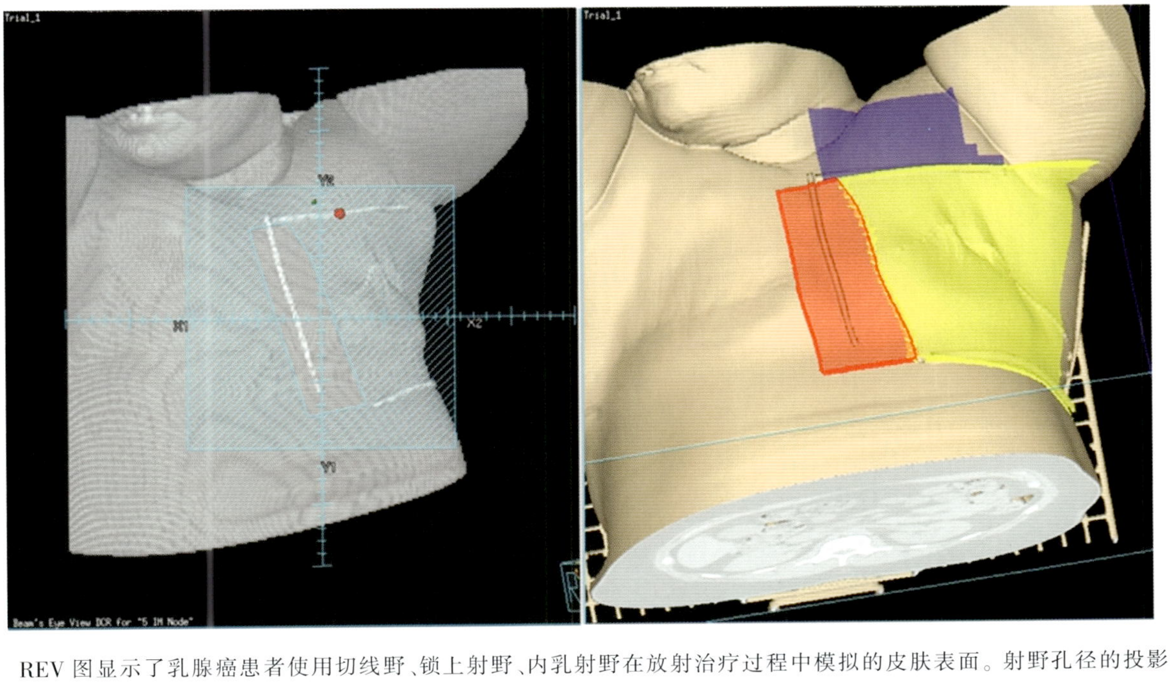

图 9.12 REV 图显示了乳腺癌患者使用切线野、锁上射野、内乳射野在放射治疗过程中模拟的皮肤表面。射野孔径的投影在虚拟患者的皮肤表面清晰可见。

量-体积报告。这对于更精确的剂量计算算法和现今普遍存在的先进的解剖/功能成像的应用是合理的。

在过去,我们应该了解最小剂量和最大剂量这样的点剂量在剂量计算网格中被作为单个体素进行计算。现在已经认识到如果最小剂量位于PTV边缘高剂量梯度区内,最小剂量不可能被精确确定,从而影响计算的分辨率和CTV和PTV边界计算精度。而且,今天所用的治疗计划仅仅代表计算的剂量分布,然而在每天的放射治疗过程中,最小和最大剂量点可能会每天不同。ICRU 83号[51]报告建议停止使用最大和最小剂量,而是使用近似最小剂量($D_{2\%}$)和近似最大剂量($D_{98\%}$)。除此之外,中位剂量,用$D_{50\%}$表示,它被认为是最佳代表ICRU剂量参考点的剂量。

最大点剂量经常用于表示串行器官或结构(D_{max}或$D_{0\%}$)。先前报道的最大剂量仅与最小直径<15mm的器官有关,然而对于一些器官较小的尺寸会更合适,如眼睛、视神经或喉[35]。ICRU认为器官中最大剂量区域的最小直径不是很容易确定,因此建议使用$D_{2\%}$。然而,ICRU也指出应该注意观察最大剂量到近似最大剂量$D_{2\%}$之间的变化。

对于剂量均匀性,ICRU 50号报告建议将PTV剂量覆盖率保持在一定范围内,即处方剂量的-5%~+7%[35]。并非所有计划都能达到这个剂量均匀性标准(特别是对于当前的IMRT技术)。ICRU在50号报告中明确指出如果不能达到这种剂量均匀度,必须由放射治疗医生决定计划的剂量不均匀度能否接受,并指出在PTV中被认为是肿瘤细胞最集中的区域(即GTV),更高的剂量甚至可能是优势。同样地,PTV也会出现欠量(特别是在危及器官附近)或者由于电子不平衡引起低密度肺组织周围的肺部肿瘤欠量。

需要注意,ICRU 50和62号报告并未对处方剂量做出严格的规定;相反,ICRU声明“放射治疗医生有按自己的习惯和经验给予处方剂量的自由,他们按照当时主流的规范给出处方剂量以获得期望的临床治疗结果”[35]。然而,对于剂量报告而言,如果没有相应的实际处方,建议给出处方剂量。

现在人们认识到,IMRT计划和报告中的结果在不同机构间存在很大的差异[60,61]。研究强烈支持ICRU 83号报告的建议,即从单个空间点剂量处方转向剂量-体积处方。此外,美国放射肿瘤学协会(ASTRO)甚至还建议了逆向治疗计划的具体细节和图像引导治疗过程的记录使用(a)一个IMRT治疗指令,(b)治疗目标概要,(c)图像引导概要,(d)运动管理概要[62]。我强烈建议放射肿瘤学的电子医疗记录系统的制造商(如Elekta-Impac MOSAIQ和瓦里安ARIA)能够迅速将这些模板合并到他们的用户界面,允许医生以更方便和明确的方式输入IMRT处方。

剂量-体积直方图(DVH)

适形计划评估时需要分析大量的剂量测量数据,因而促进了用更易于理解的格式压缩和呈现数据方法的发展。其中之一就是DVH[29,30]。它分为两种,一种是微分DVH,另一种是积分DVH,均适用于适形放射治疗计划,后者广泛用于计划评估中PTV覆盖率和危及器官剂量的评估,如图9.13所示。然而,我们应该清楚地知道DVH不能够提供空间信息,因此它只能作为一个补充,而不能取代空间剂量分布如等剂量线显示。

微分DVH如图9.13A所示,它本质上是从剂量网格中获取的个体剂量分布单元(剂量元)频率分布图。通常,每个体积元都小到足以将其内部的剂量看作是恒定的,然后将区域内的剂量分布分割成小剂量区间,每个体积元根据所处的剂量区间进行分组(不考虑解剖部位)。将每个剂量区间内的体积元个数作为纵坐标(y轴),剂量区间作为横坐标(x轴)做一关系图,这种表示方法就定义为微分DVH。剂量区间的大小决定了每个DVH条带的高度。例如,如果剂量区间变大,直方图条带会变高,因为会有更多的体积元并入到扩大的剂量区间。因此应当清楚,即使剂量-体积数据相同,微分DVH的具体形状取决于所选择的剂量区间大小。

积分DVH如图9.13B,每一单元表示接受等于或大于所指示的剂量(x轴)的体积或体积百分比(y轴)。积分DVH是每个剂量相应微分DVH的体素之和。注意,第一个剂量区间(剂量起始点)的体积值是该结构的所有体积,因为所有体积都至少接受了零剂量照射,最后一个剂量区间的数值是接受了最大剂量的体积值。在文献中,我们会注意到cDVH中“c”通常被丢弃,只留下DVH。

从DVH数据中可以得到详细清楚的剂量-体积参数,称为剂量-体积统计,或简称为剂量统计。这些参数包括靶区的最大点剂量、最小点剂量、平均剂量和接受大于或等于处方剂量的体积百分比,以及OAR的最大点剂量、平均剂量和接受大于或等于耐受剂量的体积百分比。如前所述,ICRU 83号报告[51]建议用接近最大剂量($D_{2\%}$)和接近最小剂量($D_{98\%}$)替换最小剂量和最大剂量[51]。

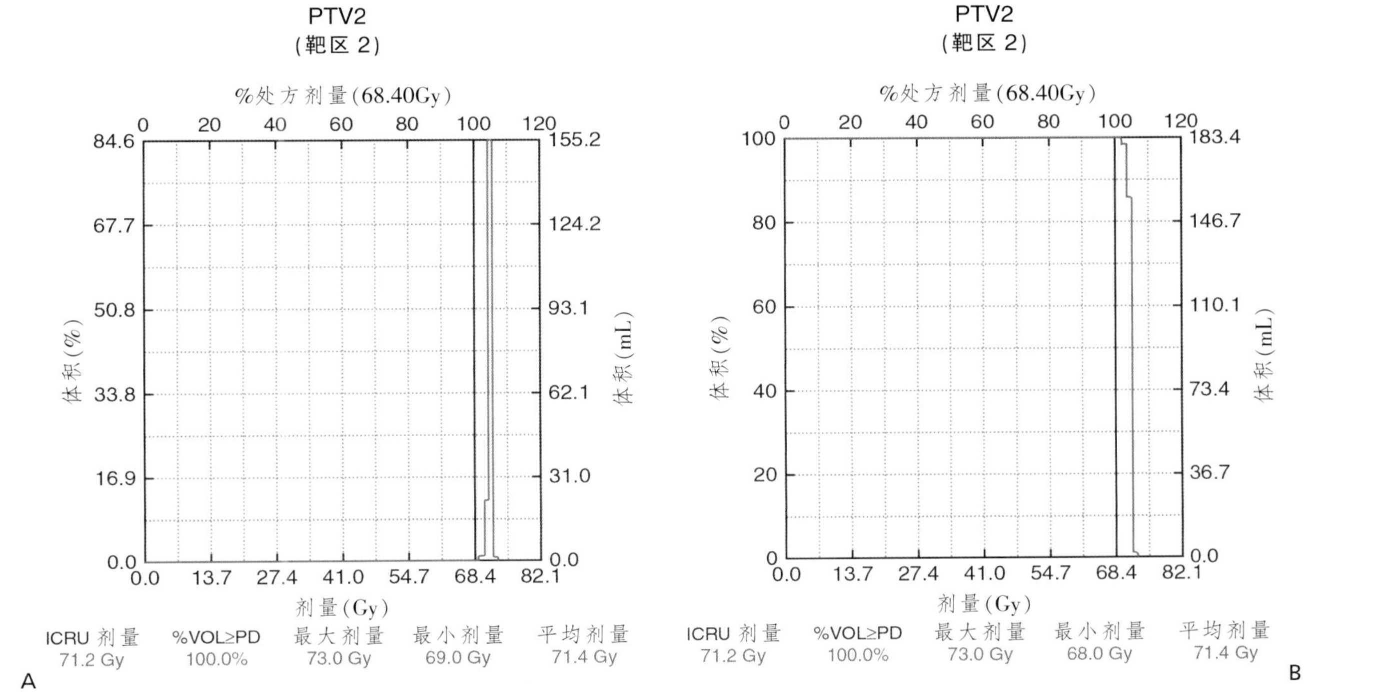

图 9.13 (A)显示了特定靶区(PTV2)的微分剂量-体积直方图-体积被分成独立的元素(称为体素),根据由三维剂量网格确定接受的剂量进行标记。不考虑空间位置,根据每一个特定的剂量区间,体素被分组。用 y 轴表示体素的数目,x 轴表示剂量区间,定义为微分剂量-体积直方图。(B)积分剂量-体积直方图是每个剂量相应微分剂量-体积直方图的体素之和,y 轴表示体积或者体积的百分比,x 轴表示接受等于或大于所指示的剂量。

剂量-体积生物模型

评估一个治疗计划的质量(如 A 计划好于 B 计划?)是困难的,充其量就是一个定性的过程。例如,随着应用 CRT 技术使剂量水平得到显著提高,并不能清楚地评定 PTV 内剂量均匀度是否达到最佳。对于相互交叉的特定危及器官的 DVH 并不能清楚地判断哪个计划好(很难权衡剂量与体积之间的重要性)。

一些研究人员提出了生物物理模型试图将剂量-体积信息转化为生物效应模型(例如 TCP 和 NTCP 模型)[58,59,63]。大多数作者认为,迄今为止开发的 TCP 和 NTCP 模型不够精确,绝对值可用于预测临床结果;然而,它们可被用于比较竞争对手的计划,因此有助于对计划质量进行排名。在任何情况下,这些生物学指标必须在确定它们能够应用于常规临床工作的情况下进行规范使用。ICRU 83 号报告明确指出,如果生物指标被采用,在模型中使用的假设条件,它们的参数和模型本身必须明确定义[51]。

肿瘤控制概率

作为剂量函数绘制的 TCP 具有经典的 S 形状,在某些低剂量下具有零控制以控制某些高剂量区。我不是试图详细审查各种模型,而是讨论一些相关问题。读者可参阅 Moiseenko 等的文章[64]。简单的 TCP 模型可以用下列逻辑函数表示:

$$\mathrm{TCP}=\frac{1}{1+\left(\dfrac{D_{50\%}}{D}\right)^{4\gamma_{50\%}}}$$

其中,$D_{50\%}$表示 TCP 为 50%时所需要的剂量,$\gamma_{50\%}$表示 50%肿瘤控制时剂量响应曲线的斜率,D 表示所需剂量[65]。值得注意的是,逻辑函数的使用是假设建立在一个近似均匀的细胞响应和均匀的剂量分布的条件下。

对非均匀剂量分布,肿瘤总体积划分成受均匀剂量照射的小体积 V_i,对于每个体积单元内的 TCP,即 TCP(v,D),使用下列公式可以推断出整个肿瘤体积受均匀照射的 TCP 值,即 TCP$(1,D)$:

$$\mathrm{TCP}(v,D)=\mathrm{TCP}(1,D)^{v}$$

因此,对于肿瘤接受不均匀剂量照射的 TCP,可以由每个体积元素的 TCP 乘积获得,如下:

$$\mathrm{TCP}=\prod_{i=1}^{N}\mathrm{TCP}(v_i,D_i)$$

表 9.4 适形放射治疗质量保证的指导规范

1. 在科室内建立安全制度,确保适形放射治疗的安全执行过程的完善。为此,请执行以下操作:
   a. 建立正规的安全条例。放射治疗团队应该在辐射安全条例下工作,每一个团队成员都应该保障每一位患者的安全。
   b. 确保治疗团队的每一位成员有权利和责任提出"暂停",如果他或者她对患者治疗计划或过程提出质疑。
   c. 确保质量保障工作正常运行。
2. 寻求由适当的国家机构认证的实践标准;如,美国放射学院(ACR)/美国放射肿瘤学学会(ASTRO)。
3. 参与外部剂量测定,如放射物理中心(RPC)提供的每年外部剂量测定。
4. 扩大使用适形放射治疗计划和传输过程的治疗单。
5. 建立一个正规的政策,以确保适形放射治疗计划的政策与程序(P&Ps),包括治疗申请单,每年需要定期归档、更新和审查(需要文档证明这是实际完成的)。
6. 定期审查人员配备水平,以确保人员和技能组合适合治疗患者的数量和治疗的复杂性。
7. 建立临床操作委员会(COC),每组有一个监管代表,解决临床中的问题,以保证适形放射治疗过程所有团队之间的良好沟通。
8. 建立市政厅会议(质量保证工作作为一个主要关注点),部门教员和员工至少每个季度进行一次,以保证治疗过程所有团队之间的良好沟通。
9. 维护涉及放射治疗的所有员工的培训记录。他们应该详细和具体的了解某个特定程序,如CRT的内部形式认定。
10. 维持资金以支持培训和继续教育,尤其当新的CRT技术被引进。
11. 引入新的CRT技术需要全面风险评估进行精心策划,审查所需的人员配备水平和技能,制定相应的政策与程序(P&Ps)。在新的治疗技术或过程用于临床应用之前,涉及这一过程的所有员工需要进行特定培训。
12. 工作环境,尤其两个地方——治疗加速器控制室和治疗计划室——需要有利于安全,而且设计的要使员工能够顺利工作。
13. 规范的QA程序应该到位,但要不断进行评估,以确保每一个特定测试的应用价值,那些没有增加应用价值的测试则被淘汰。
14. 使用基于工业工程的工具进行系统风险分析和改进,如流程图解,失效模型效果分析(FMEA)和故障树型分析(FTA),用于所有先进的治疗方式。
15. 建立治疗单登记系统(CT模拟机和治疗机器),这样可以使患者/定位装置位置登记到治疗单上。
16. 对于特定过程使用治疗计划/传输系统的限值表,并且监测设置的可变性。(如为了便于治疗患者,治疗师忽略了治疗床、机架、小机头等走位)
17. 根据需要进行在线治疗图像验证,但需要注意图像剂量,并寻求提高效率的方式。
18. 对于所有身体方便的3DCRT患者在治疗前进行在体剂量验证(如,二极管检查)。
19. 每周进行同行评审(审查处方,验证图像,剂量分布和其他相关文档,如签署同意书、病理报告等)。
20. 每周进行同行评审计划会议以审查CRT的计划。审查GTV,CTV和PTV的勾画,DRR图像和剂量分布图以便于建立一种一致的方法来实施ICRU 50/62/83号报告。
21. 建立一个治疗计划工作流程监控软件系统。
22. 建立一个软件系统来报告和分析误差和未遂事件,并在市政厅会议上向工作人员提供反馈。
23. 努力权衡部门事故报告间的问责制和开放性。
24. 部门应该大力支持关于放射治疗事故建立国家/国际事故报告系统。

动会导致MRI和CT图像失真,可能导致用于CT剂量计算的电子密度发生改变。此外,患者在CT扫描孔径中的位置会导致用于导出患者线性密度系数的CT值产生误差。

用于治疗计划的所有成像模态的几何精度。这可以熟练地运用图像标配的模体在多个设备上进行测试并与已知结果进行比较。应该特别注意MRI设备,可能会有明显的空间扭曲。如果使用PET-CT,应该特别注意床板的物理校准及两个成像孔径。如果采用CT、MR或PET图像进行配准并融合,必须进行QA以保证所采用的固有算法和部门程序能够为计划生成准确的合成图像[102,103]。最后,对于CT图像,有必要获得或确定CT值与电子密度之间的关系。

图像数据通常直接采用计算机网络进行传输,但也应定期进行检查。对减少系统误差提高警惕性是必要的。例如,扫描直径的规格中的误差可能会导致图像的几何失真。

质量保证:体积勾画

靶区体积勾画被许多业内专家公认为是适形放射治疗工作流程中最薄弱的一环。所有的研究表明,评估医师在勾画靶区体积和危及器官间的一致性存在很大差异[104-109]。这说明缺乏通用的靶区体积勾画标准,而且,最有可能的是放射肿瘤学医师对横断面成像的培训不足。很明显,靶区体积勾画的误差/不一致性会严重破坏适形放射治疗的目标。解决这一难题的一种方法是采用基于该领域许多专家描述的指南和共识[108,110]。放射治疗肿瘤学组和欧洲放射治疗肿瘤学会高度重视这种方法,现在为几个网站提供更多的在线指南。

由于 CT 程序错误或不完整,也可能不正确地定义 OAR。例如,如果在勾画时也可以进行矢状面重建,则可以在 CT 断层图像上更好地定义大脑基部。另外,如果采用增强扫描,治疗计划在执行前需要进行密度覆盖以避免高原子序数的介质的错误影响。与此相关的是,当在患者体内发现诸如髋假体的高原子序数材料,并且需要密度覆盖来解释伪影时发生的情况。

质量保证:设计射野

多叶准直器叶片或挡块孔径及射野角度显示器在临床使用前和软件更改后进行验收和检查。另外,可以定义物理上不可能建立的射野方向,并且该过程需要由产生治疗计划的剂量师进行临床判断。因此,必须审查和验证物理设置特定射野方向的能力,特别是当射野方向涉及治疗床旋转时。在这种情况下,需要在治疗计划前验证治疗机架与患者或机架与治疗床之间的空间余量。

质量保证:计划评估

3DTPS 计划系统的评估工具(即剂量分布显示、剂量-体积直方图、硬拷贝等)的精确性除了剂量计算算法的准确性还取决于很多因素,因此应该定期检查。例如,图形显示和(或)绘图系统的非线性可能导致显示的患者解剖结构和覆盖的剂量分布扭曲失真。因此,一种最佳的方法是显示/打印固定长度比例,以便能够检查治疗计划输出的几何精度。另外,剂量分布计算可能对网格大小敏感,并且 DVH 图可能另外对计算框大小敏感[111]。

综上所述,随着治疗技术越来越复杂,计划评估变得越来越繁琐。这种对治疗计划充分性的直接“临床感觉”的丧失是有问题的。如果科室采用基于经验的靶区与危及器官的剂量体积限制,而不是遵循文本规定的原因,会让使用剂量-体积直方图、平面等剂量线和剂量表面室野方向观进行计划评估更加可靠。

质量保证:治疗计划审核

所有的 CRT 治疗计划应该经过治疗计划者的审核,签名及注明日期。治疗医师也应当审查、批准和签署治疗计划。此外,所有的计划在开始放射治疗之前应该由不直接参与计划设计的放射治疗物理师进行独立检查。独立的计划审核应保证设置参数录入正确,例如,射野大小,计划角度等。另外,如果靠近非组织介质或在 MLC 叶片边缘下方或附近,则射野归一点(通常在等中心处)可能是有问题的,因此,应该移动到更合适的位置。MU 数通常是根据处方剂量由 3DTPS 直接计算得到。这些值必须经过手动计算或更常见的独立计算机计算进行独立检查。应该根据计算机算法和独立剂量计算程序的准确性建立执行水平。显然,任何 MU 检查系统必须在临床使用之前以及任何更改或软件升级后进行相应的测试。美国医学物理学家协会第 114 号报告针对非 IMRT 放射治疗关于验证 MU 计算提供了依据[112]。

请注意,IMRT 计划需要额外的检查,包括检查优化参数、最小间距大小、最小 MU 数/子野,靶区外的最大剂量。另外,在美国,患者的治疗计划必须对预期的治疗机进行模体测量检查,以验证点剂量和空间剂量分布。

质量保证:计划会议

CRT 质量保证程序最重要的一个组成部分就是建立每周的计划 QA 会议,由放射治疗医生、医学物理师、治疗师和剂量师参加。这是正常的新患者图表轮次会议的补充,其中在患者的相关病史、身体、病理学、诊断影像学发现和肿瘤分期,以及提出的治疗计划,包括由参会的放射治疗医生提出的处方剂量。在计划 QA 会议上,该小组可以使用连接到 3DTP 网络的高分辨率大屏幕视频投影仪来审查 CRT 计划。GTV、CTV 和 PTV 的勾画,DRR 和剂量分布都可以非常有效地进行。这种类型的计划会议可以帮助工作人员建立一种非常一致的方法来实施 ICRU 50/62/83 号报告对于定义体积的方法,对于 CRT 的临床应用提供了非常有效的同行审查机制。

质量保证:计划实施和治疗验证

如果科室处于开展 CRT 技术的初始阶段或者有经验的用户使用非传统射野方向开展新的 CRT 技术,则建议使用验证模拟程序来确认射野方向的正确性。最重要的是要检查所有治疗计划参数能够正确实施。在这一过程中最好由治疗计划团队(随叫随到)完成,从而使任何检测到的疑点或问题可以得到及时解决。当射野方向不能够被模拟,可以采用电子射野影像装置(EPID)获取正交图像与相似的 DRR 图像进行比较,保证正确的等中心位置。今天,可以使用更先进的机载成像和其他数据定位系统(如超声、影像表面、静态千伏成像、千伏锥形束 CT、兆伏螺旋 CT 和兆伏锥形束 CT)[10,50]。关于①定位程序,②移动(或不移动)患者时治疗指示和容错标准,③移动后是否需要成像,④医生随访,⑤验证图像的同行审查程序,应制订明确的书面政策和程序(P&PS)。特别注意所有射野修改装置需要正确放置。尽管在审查入射影像时应观察 MLC 的设置或挡块制造安装中的误差,但是楔形板或补偿器存在更大的问题,并且可能仅在患者摆位期间通过仔细观察来揭示。

光学指示器用来评估特定射野位置的准确性。计划单会提供射野中心轴皮肤表面下的等中心深度,这可以与模拟机上测量的等中心深度或者根据治疗计划单显示床、机架读数摆位后加速器显示的读数相比较。

验证记录(V&R)系统的应用保证了每天使用相同的参数(在容差范围内),这样的系统至少对下面的参数在验证和记录过程中有意义:(a)机器跳数,(b)能量,(c)模式,(d)准直器设置(包括独立的铅门和 MLC),(e)准直器角度,(f)机架角度,(g)治疗床位置,(h)楔形板数值和方向。然而,纪录和验证系统需要小心使用,因为它们会给用户带来虚假的安全感。例如,如果第一天的摆位误差被加速器的几何参数捕获,系统将忠实地每天验证这一错误设置。为了减少这种情况发生的可能性,患者需要根据治疗计划进行认真摆位(最好是将计划参数直接电子转移到 V&R 系统),并且应该有一个强大的 P&P 用于批准患者治疗摆位。经批准后,使用 V&R 系统捕获参数。随着医学数据交换中通信和数字成像的供应商实施已经成熟,从 TPS 到验证记录系统数据可以直接转换,无疑降低了这类错误的发生;然而,仍建议仔细检查患者位置。

热释光剂量仪(TLD)、二极管和 MOSFET 探测器通常用于在体剂量测量。二极管或 MOSFET 最常用于所有非 IMRT 患者治疗开始时的剂量检查。TLD 通常用于特殊治疗条件或危及器官位于或邻近靶区体积时测量多个剂量位置。此外,植入式剂量仪现可以用于实时剂量的测定[113]。现今,使用 EPID 测量出射剂量可提供全野信息,即使对于 IMRT 射野也是如此。

总结

我坚信,三维治疗计划和适形放射治疗(CRT)已经(并将持续)对放射治疗的实践产生重大影响。在与国家癌症研究所合作的协议下,放射治疗肿瘤学小组已在(或正在)进行几个疾病部位的Ⅰ/Ⅱ期和Ⅲ期 CRT 剂量递增的研究[116]。另外,有文献表明,特别是在前列腺癌、头颈癌和肺癌中,许多其他研究发现 3D 计划和适形放射治疗的优势[117]。被确定从 3D 计划和 CRT 中获益最多的是那些在解剖结构复杂、肿瘤体积形状不规则、与辐射敏感的正常结构相邻的肿瘤以及接受小体积或高剂量治疗的患者。

(刘潇 译 段敬豪 校)

参考文献

1. Purdy JA. 3-D radiation treatment planning: a new era. In: Meyer JL, Purdy JA, eds. *3-D conformal radiotherapy: a new era in the irradiation of cancer.* Basel: Karger; 1996:1–16.
2. Purdy JA. From new frontiers to new standards of practice: advances in radiotherapy planning and delivery. In: Meyer JL, ed. *IMRT, IGRT, SBRT.* Basel: Karger; 2007:18–39.
3. Purdy JA. Advances in the planning and delivery of radiotherapy: new expectations, new standards of care. In: Meyer JL, ed. *IMRT, IGRT, SBRT,* 2nd ed. Basel: Karger; 2011:1–28.
4. Bortfeld T, Schmidt-Ullrich R, De Neve W, et al. *Image-guided IMRT.* Berlin: Springer; 2006.
5. Purdy JA. Intensity-modulated radiation therapy. *Int J Radiat Oncol Biol Phys* 1996;35(4):845–846.
6. Webb S. *Intensity-modulated radiation therapy.* Bristol: Institute of Physics Publishing; 2000.
7. Jaffray DA, Drake DG, Moreau M, et al. A radiographic and tomographic imaging system integrated into a medical linear accelerator for localization of bone and soft-tissue targets. *Int J Radiat Oncol Biol Phys* 1999;45:773–789.
8. Jaffray DA, Siewerdsen JH, Wong JW, et al. Flat-panel cone-beam computed tomography for image-guided radiation therapy. *Int J Radiat Oncol Biol Phys* 2002;53(5):1337–1349.
9. Ling CC, York E, Fuks Z. From IMRT to IGRT: frontierland or neverland? *Radiother Oncol* 2006;78:119–122.
10. Dawson LA, Balter JM. Interventions to reduce organ motion effects in radiation delivery. *Semin Radiat Oncol* 2004;14(1):76–80.
11. Keall PJ. 4-dimensional computed tomography imaging and treatment planning. *Semin Radiat Oncol* 2004;14(1):81–90.
12. Takahaski S. Conformation radiotherapy-rotation techniques as applied to radiography and radiotherapy of cancer. *Acta Radiol Suppl* 1965;242:1–142.
13. Proimos BS. Synchronous field shaping in rotational megavoltage therapy. *Radiology* 1960;74:753–757.
14. Trump JG, Wright KA, Smedal MI, et al. Synchronous field shaping and protection in 2-million-volt rotational therapy. *Radiology* 1961;76:275–283.
15. Green A, Jennings WA, Christie HM. Rotational roentgen therapy in the horizontal plane. *Acta Radiol* 1960;31:275–320.
16. Bjarngard BE, Kijewski PK. Computer-controlled radiation therapy. In:

Proceedings 2nd Annual Symposium on Computer Applications in Medical Care. Long Beach, CA; 1978.
17. Davy TJ, Brace J. Dynamic 3-D treatment using a computer-controlled cobalt unit. *Br J Radiol* 1979;53:612–616.
18. Sterling TD, Knowlton KC, Weinkam JJ, et al. Dynamic display of radiotherapy plans using computer-produced films. *Radiology* 1973;107:689–691.
19. Sterling TD, Perry H, Katz L. Automation of radiation treatment planning V. Calculation and visualization of the total treatment volume. *Br J Radiol* 1965; 38:906–913.
20. McShan DL, Silverman A, Lanza D, et al. A computerized three-dimensional treatment planning system utilizing interactive color graphics. *Br J Radiol* 1979; 52:478–481.
21. Reinstein LE, McShan D, Webber BM, et al. A computer-assisted three-dimensional treatment planning system. *Radiology* 1978;127:259–264.
22. Goitein M, Abrams M. Multi-dimensional treatment planning: I. Delineation of anatomy. *Int J Radiat Oncol Biol Phys* 1983;9:777–787.
23. Goitein M, Abrams M, Rowell D, et al. Multi-dimensional treatment planning: II. Beam's eye view, back projection, and projection through CT sections. *Int J Radiat Oncol Biol Phys* 1983;9:789–797.
24. Fraass BA, McShan DL. 3-D treatment planning. I. Overview of a clinical planning system. In: *Proceedings of the 9th International Conference on the Use of Computers in Radiation Therapy.* Scheveningen, Netherlands; 1987.
25. Mohan R, Barest G, Brewster LJ, et al. A comprehensive three-dimensional radiation treatment planning system. *Int J Radiat Oncol Biol Phys* 1988;15:481–495.
26. Purdy JA, Wong JW, Harms WB, et al. Three dimensional radiation treatment planning system. In: *Proceedings of the 9th International Conference on the Use of Computers in Radiation Therapy.* Scheveningen, Netherlands; 1987.
27. Sherouse GW, Mosher CE, Novins K, et al. Virtual simulation: concept and implementation, in the use of computers in radiation therapy. In: *Proceedings of the 9th International Conference on the Use of Computers in Radiation Therapy.* Scheveningen, Netherlands; 1987.
28. Smith AF, Purdy JA. Editors' note. *Int J Radiat Oncol Biol Phys* 1991;21(1):1.
29. Drzymala RE, Holman MD, Yan D, et al. Integrated software tools for the evaluation of radiotherapy treatment plans. *Int J Radiat Oncol Biol Phys* 1994;30(4): 909–919.
30. Drzymala RE, Mohan R, Brewster L, et al. Dose–volume histograms. *Int J Radiat Oncol Biol Phys* 1991;21(1):71–78.
31. Bosch WR, Low DA, Gerber RL, et al. The electronic viewbox: a software tool for radiation therapy treatment verification. *Int J Radiat Oncol Biol Phys* 1995;31(1):135–142.
32. Goitein M. The probability of controlling an inhomogeneously irradiated tumor. In: Goitein M, Lyman J, Maor M, et al., eds. *Report of the working groups on the evaluation of treatment planning for particle beam radiotherapy.* Bethesda, MD: National Cancer Institute; 1987.
33. IMRT Collaborative Working Group. Intensity modulated radiation therapy: current status and issues of interest. *Int J Radiat Oncol Biol Phys* 2001;51(4):880–914.
34. International Commission on Radiation Units and Measurements. *Report 29: Dose Specification for reporting external beam therapy with photons and electrons.* Washington, DC: International Commission on Radiation Units and Measurements; 1978.
35. International Commission on Radiation Units and Measurements. *Report 50: Prescribing, recording, and reporting photon beam therapy.* Bethesda, MD: International Commission on Radiation Units and Measurements; 1993.
36. International Commission on Radiation Units and Measurements. *Report 62: Prescribing, recording, and reporting photon beam therapy (Supplement to ICRU Report 50).* Bethesda, MD: International Commission on Radiation Units and Measurements; 1999.
37. Jin J-Y, Ajlouni M, Chen Q, et al.. A technique of using gated-CT images to determine internal target volume (ITV) for fractionated stereotactic lung radiotherapy. *Radiother Oncol* 2006;78(2):177–184.
38. Perez CA, Purdy JA, Harms WB, et al. Design of a fully integrated three-dimensional computed tomography simulator and preliminary clinical evaluation. *Int J Radiat Oncol Biol Phys* 1994;30(4):887–897.
39. Mutic S, Palta JR, Butker EK, et al. Quality assurance for computed-tomography simulators and the computed-tomography-simulation process: Report of the AAPM Radiation Therapy Committee Task Group No. 66. *Med Phys* 2003; 30(10):2762–2792.
40. Hall WH, Guiou M, Lee NY, et al. Development and validation of a standardized method for contouring the brachial plexus: preliminary dosimetric analysis among patients treated with IMRT for head-and-neck cancer. *Int J Radiat Oncol Biol Phys.* 2008;72(5):1362–1367.
41. Caldwell CB, Mah K, Skinner M, et al. Can PET provide the 3D extent of tumor motion for individualized internal target volumes? A phantom study of the limitations of CT and the promise of PET. *Int J Radiat Oncol Biol Phys* 2003;55(5):1381–1393.
42. Chen GTY, Kung JH, Beaudette KP. Artifacts in computed tomography scanning of moving objects. *Semin Radiat Oncol* 2004;14(1):19–26.
43. Rietzel E, Chen GT, Choi NC, et al. Four-dimensional image-based treatment planning: Target volume segmentation and dose calculation in the presence of respiratory motion. *Int J Radiat Oncol Biol Phys* 61(5):1535–1550.
44. Rietzel E, Pan T, Chen GT. Four-dimensional computed tomography: image formation and clinical protocol. *Med Phys* 2005;32(4):874–889.
45. Qi XS, White J, Rabinovitch R, et al. Respiratory organ motion and dosimetric impact on breast and nodal irradiation. *Int J Radiat Oncol Biol Phys* 2010; 78(2):609–617.
46. Bortfeld T, Jiang S, Rietzel E. Effects of motion on the total dose distribution. *Semin Radiat Oncol.* 2004;14(1):41–51.
47. Chino JP, Lee WR, Madden R, et al. Teaching the anatomy of oncology: evaluating the impact of a dedicated oncoanatomy course. *Int J Radiat Oncol Biol Phys* 2011;79(3):853–859.
48. van Herk M. Errors and margins in radiotherapy. *Semin Radiat Oncol* 2004; 14(1):52–64.
49. van Herk M, Remeijer P, Lebesque JV. Inclusion of geometric uncertainties in treatment plan evaluations. *Int J Radiat Oncol Biol Phys* 2002;52(5):1407–1422.
50. Keall P. Locating and targeting moving tumors with radiation beams. In: Meyer JL, ed. *IMRT, IGRT, SBRT,* 2nd ed. Basel: Karger; 2011:118–131.
51. International Commission on Radiation Units and Measurements. Report 83: Prescribing, Recording, and reporting photon-beam intensity-modulated radiation therapy (IMRT). *J ICRU* 2010;10(1):1–106.
52. Sherouse GW, Novins K, Chaney EL. Computation of digitally reconstructed radiographs for use in radiotherapy treatment design. *Int J Radiat Oncol Biol Phys* 1990;18(3):651–658.
53. Mackie RT, Liu HH, McCullough EC. Treatment planning algorithms: model-based photon dose calculations. In: Khan FM, ed. *Treatment planning in radiation oncology,* 2nd ed. Philadelphia: Lippincott Williams & Wilkins; 2007:63–77.
54. Frank SJ, Forster KM, Stevens CW, et al. Treatment planning for lung cancer: Traditional homogeneous point-dose prescription compared with heterogeneity-corrected dose-volume prescription. *Int J Radiat Oncol Biol Phys* 2003;56(5): 1308–1318.
55. Purdy JA, Harms WB, Matthews JW, et al. Advances in 3-dimensional radiation treatment planning systems: room-view display with real time interactivity. *Int J Radiat Oncol Biol Phys* 1993;27(4):933–944.
56. Emami B, Lyman J, Brown A, et al. Tolerance of normal tissue to therapeutic irradiation. *Int J Radiat Oncol Biol Phys* 1991;21:109–122.
57. Milano MT, Constine LS, Okunieff P. Normal tissue tolerance dose metrics for radiation therapy of major organs. *Semin Radiat Oncol* 2007;17(2):131.
58. Marks LB, Ten Haken RK, Martel MK. Guest Editor's Introduction to QUANTEC: A Users Guide. *Int J Radiat Oncol Biol Phys* 2010;76(3, Suppl 1):S1–S2.
59. Marks LB, Yorke ED, Jackson A, et al. Use of normal tissue complication probability models in the clinic. *Int J Radiat Oncol Biol Phys* 2010;76(3, Suppl 1):S10–S19.
60. Das IJ, Chang C-W, Chopra KL, et al. Intensity-modulated radiation therapy dose prescription, recording, and delivery: patterns of variability among institutions and treatment planning systems. *J Natl Cancer Inst* 2008;100(5):300–307.
61. Willins J, Kachnic L. Clinically relevant standards for intensity-modulated radiation therapy dose prescription. *J Natl Cancer Inst* 2008;100(5):288–290.
62. Holmes T, Das R, Low D, et al. American Society for Radiation Oncology recommendations for documenting intensity-modulated radiation therapy treatments. *Int J Radiat Oncol Biol Phys* 2009;74(5):1311–1318.
63. Bentzen SM, Constine LS, Deasy JO, et al. Quantitative Analyses of Normal Tissue Effects in the Clinic (QUANTEC): an introduction to the scientific issues. *Int J Radiat Oncol Biol Phys* 2010;76(3, Suppl 1):S3–S9.
64. Moiseenko V, Deasy JO, Van Dyk J. Radiobiological modeling for treatment planning. In: Van Dyk J, ed. *The modern technology of radiation oncology,* Vol. 2. Madison, WI: Medical Physics Publishing; 2005:185–220.
65. Schultheiss TE, Orton CG, Peck RA. Models in radiotherapy: volume effects. *Med Phys* 1983;10:410–415.
66. Lyman JT, Wolbarst AB. Optimization of radiation therapy. III. A method of assessing complication probabilities from dose-volume histograms. *Int J Radiat Oncol Biol Phys* 1987;13:103–109.
67. Lyman JT, Wolbarst AB. Optimization of radiation therapy. IV. A dose-volume histogram reduction algorithm. *Int J Radiat Oncol Biol Phys* 1989;17(2):433–436.
68. Källman P, Lind BK, Brahme A. An algorithm for maximizing the probability of complication free tumor control in radiation therapy. *Int J Radiat Oncol Biol Phys* 1992;37:871–890.
69. Olsen DR, Kambestad BK, Kristoffersen DT. Calculation of radiation induced complication probabilities for brain, liver and kidney, and the use of a reliability model to estimate critical volume fractions. *Br J Radiol* 1994;67:1218–1225.
70. Withers HR, Taylor JMG, Maciejewski B. Treatment volume and tissue tolerance. *Int J Radiat Oncol Biol Phys* 1988;14:751–759.
71. Kutcher G, Berman C. Calculation of complication probability factors for non-uniform tissue irradiation: the effective volume method. *Int J Radiat Oncol Biol Phys* 1989;16:1623–1630.
72. Niemierko A, Goitein M. Calculation of normal tissue complication probability and dose-volume histogram reduction schemes for tissues with a critical element architecture. *Radiother Oncol* 1991;20:166–176.
73. Niemierko A, Goitein M. Modeling of normal tissue response to radiation: the critical volume module. *Int J Radiat Oncol Biol Phys* 1993;25:135–145.
74. Niemierko A. Reporting and analyzing dose distributions: a concept of equivalent uniform dose. *Med Phys* 1997;24(1):103–110.
75. Niemierko A. A generalized concept of equivalent uniform dose (EUD) [Abstract]. *Med Phys* 1999;26:1100.
76. McGary JE, Grant W, Woo SY, et al. Comment on "Reporting and analyzing dose distributions: A concept of equivalent uniform dose" [*Med. Phys.* 24, 103–109 (1997)]. *Med Phys* 1997;24(8):1323–1324.
77. McGary JE, Grant W, Woo SY. Applying the equivalent uniform dose formulation based on the linear-quadratic model to inhomogeneous tumor dose distributions: caution for analyzing and reporting. *J Appl Clin Med Phys* 2000;1(4):126–137.
78. Niemierko A. Response to Comment on "Reporting and analyzing dose distributions: A concept of equivalent uniform dose" [*Med. Phys.* 24, 1323–1324 (1997)]. *Med Phys* 1997;24(8):1325–1327.
79. Abdel-Wahab M, Rengan R, Curran B, et al. Integrating the healthcare enterprise in radiation oncology plug and play—the future of radiation oncology? *Int J Radiat Oncol Biol Phys* 76(2):333–336.
80. Kutcher GJ, Coia L, Gillin M, et al. Comprehensive QA for radiation oncology: report of AAPM Radiation Therapy Committee Task Group 40. *Med Phys* 1994;21(4):581–618.
81. Bogdanovitch W. Radiation offers new cures, and ways to do harm. *New York Times* 24 Jan 2010. Available at: http://www.nytimes.com/2010/01/24/health/24radiation.html.
82. Williamson JF, Dunscombe PB, Sharpe MB, et al. Quality assurance needs for modern image-based radiotherapy: recommendations from 2007 interorganizational symposium on "Quality Assurance of Radiation Therapy: Challenges of Advanced Technology." *Int J Radiat Oncol Biol Phys* 2008;71(1, Suppl 1):S2–S12.
83. Klein EE, Hanley J, Bayouth J, et al. Task Group 142 report: quality assurance of medical accelerators. *Med Phys* 2009;36(9):4197–4212.
84. ASTRO. Press release: ASTRO reaffirms commitment to quality, issues progress report on patient safety plan; 2011. Available at: http://www.astro.org/News-and-Media/News-Releases/2011/Target-Safely,-a-six-point-patient-protection-plan-developed-in-January-2010,-to-improve-the-safety-and-quality-of-radiation.aspx.
85. Pawlicki T, Mundt AJ. Quality in radiation oncology. *Med Phys* 2007;34(5):1529–1534.
86. Ford EC, Gaudette R, Myers L, et al. Evaluation of safety in a radiation oncology setting using failure mode and effects analysis. *Int J Radiat Oncol Biol Phys*

2009;74(3):852–858.
87. Pawlicki T, Dunscombe PB, Mundt AJ, et al., eds. *Quality and safety in radiotherapy*. New York: Taylor & Francis; 2011.
88. Rath F. Tools for developing a quality management program: proactive tools (process mapping, value stream mapping, fault tree analysis, and failure mode and effects analysis). *Int J Radiat Oncol Biol Phys* 2008;71(1, Suppl 1):S187–S190.
89. American College of Radiology. *Practice guidelines and technical standards*. Reston, VA: American College of Radiology; 2010.
90. International Atomic Energy Agency. *Safety Report Series No. 17: Lessons learned from accidental exposures in radiotherapy*. Vienna: International Atomic Energy Agency; 2000.
91. International Atomic Energy Agency. *Comprehensive audits of radiotherapy practices: a tool for quality improvement*. Vienna: International Atomic Energy Agency; 2007.
92. Royal College of Radiologists, Society and College of Radiographers, Institute of Physics and Engineering in Medicine, National Patient Safety Agency, British Institute of Radiology. *Towards safer radiotherapy*. London: Royal College of Radiologists; 2008.
93. Hendee WR, Herman MG. Improving patient safety in radiation oncology. *Med Phys* 2011;38(1):78–82.
94. Fraass B, Doppke K, Hunt M, et al. AAPM Radiation Therapy Committee Task Group 53: Quality assurance for clinical radiotherapy treatment planning. *Med Phys* 1998;25:1773–1829.
95. Jacky J, White CP. Testing a 3-D radiation therapy planning program. *Int J Radiat Oncol Biol Phys* 1990;18:253–261.
96. Van Dyk J, Barnett RB, Cygler JE, et al. Commissioning and quality assurance of treatment planning computers. *Int J Radiat Oncol Biol Phys* 1993;26(2):261–273.
97. Van Dyk J. Quality assurance of radiation therapy planning systems: current status and remaining challenges. *Int J Radiat Oncol Biol Phys* 2008;71(1, Suppl 1):S23–S27.
98. International Atomic Energy Agency. *Commissioning and quality assurance of computerized planning systems for radiation treatment of cancer*. Vienna: International Atomic Energy Agency; 2004.
99. Ezzell GA, Burmeister JW, Dogan N, et al. IMRT commissioning: multiple institution planning and dosimetry comparisons, a report from AAPM Task Group 119. *Med Phys* 2009;36(11):5359–5373.
100. Bruinvis IAD, Keus RB, Lenglet WJM, et al. *Quality assurance of 3-D treatment planning systems for external photon and electron beams: Report 15 of The Netherlands Commission on Radiation Dosimetry*. Delft, Netherlands; 2006.
101. Mijnheer B, Olszewska A, Fiorino C, et al. *Quality assurance of treatment planning systems: practical examples of non-IMRT photon beams. ESTRO Booklet No. 7*. Brussels; 2004.
102. Lavely WC, Scarfone C, Cevikalp H, et al. Phantom validation of coregistration of PET and CT for image-guided radiotherapy. *Med Phys* 2004;31(5):1083–1092.
103. Mutic S, Dempsey JF, Bosch WR, et al. Multimodality image registration quality assurance for conformal three-dimensional treatment planning. *Int J Radiat Oncol Biol Phys* 2001;51(1):244–260.
104. Gregoire V, Coche E, Cosnard G, et al. Selection and delineation of lymph node target volumes in head and neck conformal radiotherapy. Proposal for standardizing terminology and procedure based on the surgical experience. *Radiother Oncol* 2000;56(2):135–150.
105. Gregoire V, Levendag P, Ang KK, et al. CT-based delineation of lymph node levels and related CTVs in the node-negative neck: DAHANCA, EORTC, GORTEC, NCIC, RTOG consensus guidelines. *Radiother Oncol* 2003;69(3):227–236.
106. Matzinger O, Gerber E, Bernstein Z, et al. EORTC-ROG expert opinion: radiotherapy volume and treatment guidelines for neoadjuvant radiation of adenocarcinomas of the gastroesophageal junction and the stomach. *Radiother Oncol* 2009;92:164–175.
107. Poortmans PMP, Ataman F, Bernard Davis J, et al. Guidelines for target volume definition in post-operative radiotherapy for prostate cancer, on behalf of the EORTC Radiation Oncology Group. *Radiother Oncol* 2007;82:121–127.
108. Symon Z, Tsvang L, Wygoda M, et al. An interobserver study of prostatic fossa clinical target volume delineation in clinical practice: are regions of recurrence adequately targeted? *Am J Clin Oncol* 2011;34(2):145–149.
109. van Mourik AM, Elkhuizen PHM, Minkema D, et al. Multiinstitutional study on target volume delineation variation in breast radiotherapy in the presence of guidelines. *Radiother Oncol* 2010;94(3):286–291.
110. Miralbell R, Vees H, Lozano J, et al. Endorectal MRI assessment of local relapse after surgery for prostate cancer: A model to define treatment field guidelines for adjuvant radiotherapy in patients at high risk for local failure. *Int J Radiat Oncol Biol Phys* 2007;67(2):356–361.
111. Henriquez FC, Castrillon SV. Confidence intervals in dose volume histogram computation. *Med Phys* 2010;37(4):1545–1553.
112. Stern RL, Heaton R, Fraser MW, et al. Verification of monitor unit calculations for non-IMRT clinical radiotherapy: Report of AAPM Task Group 114. *Med Phys* 2011;38(1):504–530.
113. Black RD, Scarantino CW, Mann GG, et al. An analysis of an implantable dosimeter system for external beam therapy. *Int J Radiat Oncol Biol Phys* 2005;63(1):290.
114. Kruse JJ. On the insensitivity of single field planar dosimetry to IMRT inaccuracies. *Med Phys* 2010;37(6):2516–2524.
115. Mans A, Wendling M, McDermott LN, et al. Catching errors with in vivo EPID dosimetry. *Med Phys* 2010;37(6):2638–2644.
116. RTOG. Image-Guided Radiation Therapy Committee. *Int. J. Radiat Oncol Biol. Phys*. 2001;51(3, Suppl 2):60.
117. Meyer JL, ed. *IMRT, IGRT, SBRT*, 2nd ed. Basel: Karger; 2011.

第 10 章
调强放射治疗技术与临床应用

K.S. Clifford Chao, Radhe Mohan, Timothy D. Marinetti, Lei Dong

本章在上一版中引用的文献截止于 2006 年。当时作为一种新技术,IMRT 刚刚崭露头角。而 5 年后,一种安全的说法是 IMRT 事实上已经成为多种肿瘤的标准放射治疗技术。国际辐射单位与测量委员会(ICRU)在 2010 年发布了第 83 号报告[1]。这份 106 页长，参考了 350 多篇文献的报告全面描述了 IMRT 的处方、记录和报告方面的内容。这份报告为初学者提供了很好的关于 IMRT 的综合介绍，也为具有临床经验的人员提供了新的 IMRT 报告指导原则。

电离辐射用于医学诊断和治疗可以追溯到 1 个多世纪以前。Bernier 等[2]对此做了精彩而简明扼要的回顾。放射治疗始终要面对的一个问题是如何使高剂量的射线到达肿瘤位置而不引起入射路径上正常组织的严重毒性反应甚至是致死的结果。技术的进步，尤其是快速而低廉的计算机,开创了真正意义上三维放射治疗在临床上的应用前景。IMRT 自应用于临床以来[3-5],引起了广泛关注。它将非均匀的强度分布(如权重)优化分配给射野的每一微小部分,这些微小部分称为射线束或“子束”。IMRT 具备优化生成每个射野的各个子束强度的能力。这种能力极大加强了对其射野辐射通量的控制,使按需要生成最优剂量分布成为可能。这一改进后的剂量分布有可能在提高对肿瘤控制的同时降低正常组织损伤。例如,头颈部肿瘤放射治疗时通常会面对内凹形的剂量投射范围与密切毗邻的危及器官的矛盾(如脑干、脊髓等)。此时,传统技术包括三维适形放射治疗技术难以达到既满足肿瘤照射剂量而又减少危及器官损伤的剂量分布。而 IMRT 技术相对容易实现。图 10.1(来源自 ICRU 83 号报告)对这个问题做了简要的描述。

由于需要对构成治疗计划的数万个子束的相对强度进行设置,IMRT 需要运用专门的计算机辅助的优化方法,仅靠人工难以完成。最佳子束强度分布是由系统的迭代过程决定的。在这过程中计算机顺序生成一个个调强计划,通过用户设定的判定准则(期望目标)进行评估,得出根据与期望目标的偏差产生的射线束强度的递增量。以这一方式生成的 IMRT 计划的质量取决于许多参数,包括:优化过程中用于评价和计划比较的数学模型及其参数; 优化数学和算法;射野的数量、方向及能量;对 PTV 以及正常结构轮廓的外放;剂量计算算法等。本章将对其中内容进行详细讨论。

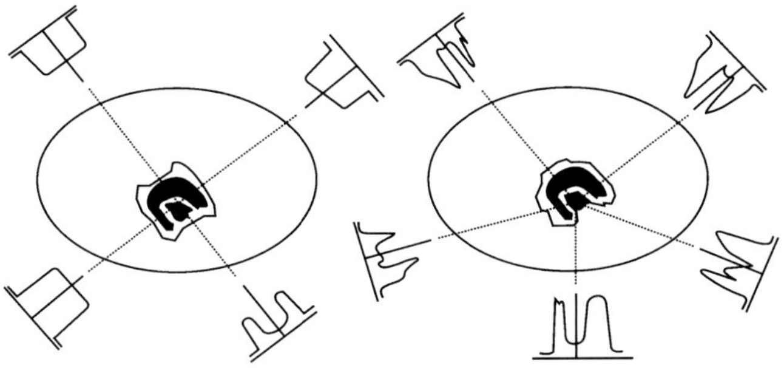

图 10.1 三维适形放射治疗(左)和调强放射治疗(右)示意图。三维适形放射治疗的不足之处是不能使用 MLC 或挡块使等剂量线与靶区形状更加贴合,或使用楔形板、补偿器、中央挡块保护重要器官。调强放射治疗的射束可以在射野内形成高度不均一的射线强度,以及形成内凹的剂量分布。虽然三维适形放射治疗或调强放射治疗都不能完全使危及器官免于照射,但调强放射治疗以其内凹的剂量分布可以更好地保护危及器官。如图所示,深色内凹形区域为 PTV,内凹处区域为危及器官,围绕 PTV 的曲线为典型的等剂量曲线。(Reprinted from ICRU Report 83: prescribing, recording, and reporting photon-beam intensity-modulated radiation therapy [IMRT]. *J ICRU* 2010;10[1]:1–106, with permission.)

ICRU 83 号报告对一些定义和概念进行了更新。ICRU 早年发布的关于光子放射治疗的报告(ICRU 50 号报告,1993;及作为 50 号报告补充版的 ICRU 62 号

狭缝式多叶准直器(称为 MIMiC),并实现了商业化。这种准直器被安装在 Peacock 系统中，该系统主要用于断层治疗的计划及实施[26,27]。图 10.2 为一种由 NOMOS 公司开发并已经安装于加速器上的二元制多叶光栅。图中同时显示一种新型的螺旋断层放射治疗设备。

第二种方法,是在纪念斯隆-凯特琳癌症中心第一次用于临床治疗的[4,5,35,37,44,45,50]。这种方式采用一个标准的多叶准直器,通过动态模式(叶片移动时出束不中断)或静态模式即“step-and-shoot”模式(通过顺序改变射束子野来实现期望的通量分布)，在固定机架角度上实现强度调节的一系列射野，如图 10.3 所示。这些技术迅速地被广泛接受。主流的治疗计划系统制造商都实施其中的一种或两种模式。

第三种方法，称为旋转调强技术或 IMAT，是由 Yu[49]开发的,采用动态多叶准直技术和弧形治疗相结合的治疗方式。在机架旋转的同时由多叶准直器形成的射野形状也随之不断发生变化。运用多个弧叠加，且相邻弧在同一特定机架角度对应不同的射野形状，最终多个弧累积而成的剂量分布将等同于期望的剂量分布。Jin JY 等对弧形治疗作为众多调强技术的一种技术性和应用进行了回顾和探讨[51]。

除以上方法外，密歇根大学运用所谓的多子野方法[52],将大量射束中的每一个分成多个子野。每个射束中的一个子野包括整个靶体积，而其他子野避开一个或更多的正常组织。每个子野强度均匀。将所有子野的权重进行优化以生成期望的治疗计划。治疗是由一系列均匀强度的子野照射实现的。该方法类似之前由 Mohan 等[53]提出的方法。这些不同的治疗实现方法,虽然其特性有显著差异,但优化的基本原理相似。

IMRT步骤概述

如上所述,IMRT 与三维适形放射治疗在概念和

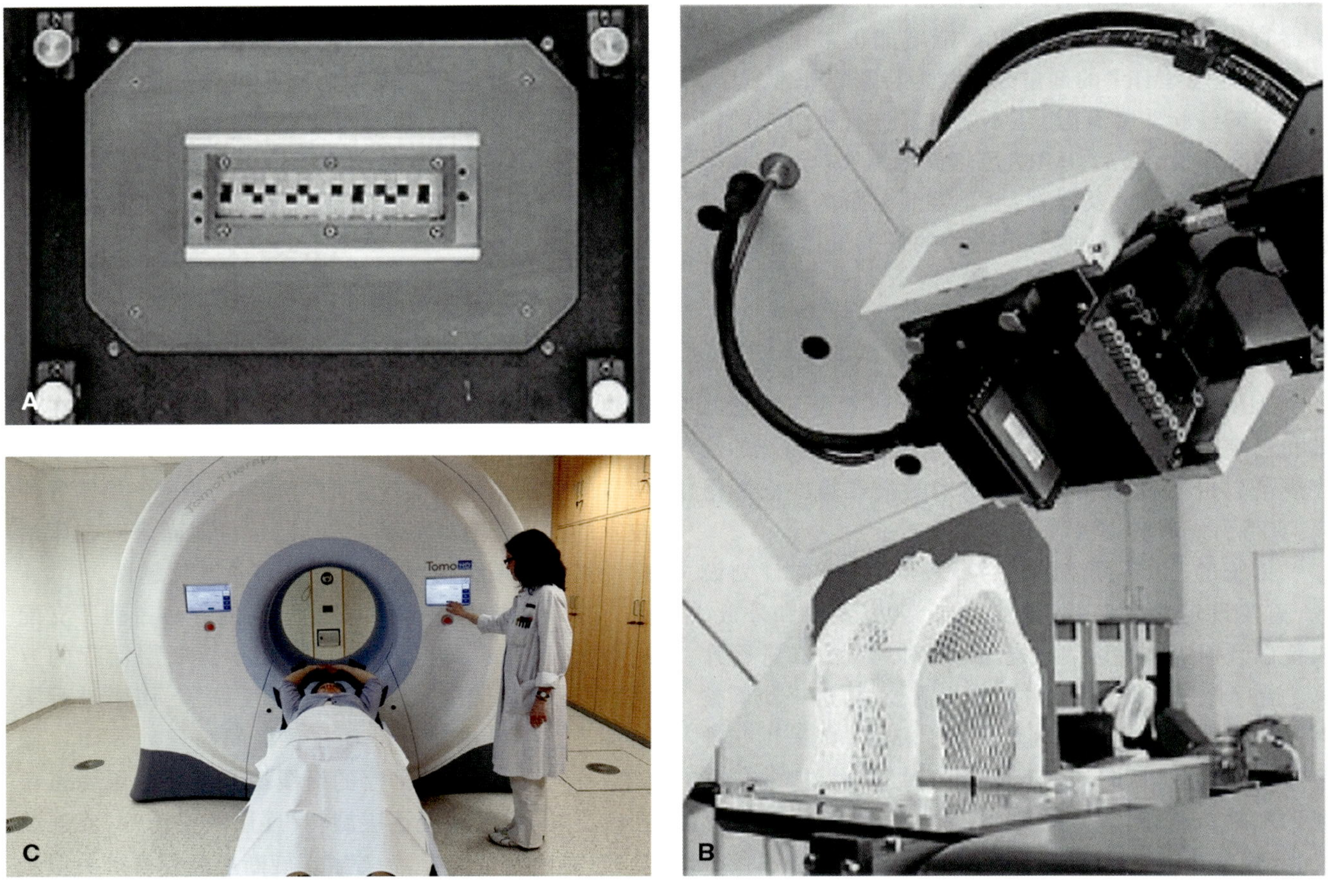

图 10.2 传统的直线加速器上配备的商业逐层断层治疗装置。(A)朝射线源方向看准直器的视图,突出显示了系统形成复杂通量模式的能力。(B)传统直线加速器配备的多叶准直器。(C)现代螺旋断层治疗机——TomoHD®。(C used with permission by Accuray, Incorporated, Madison, WI.)

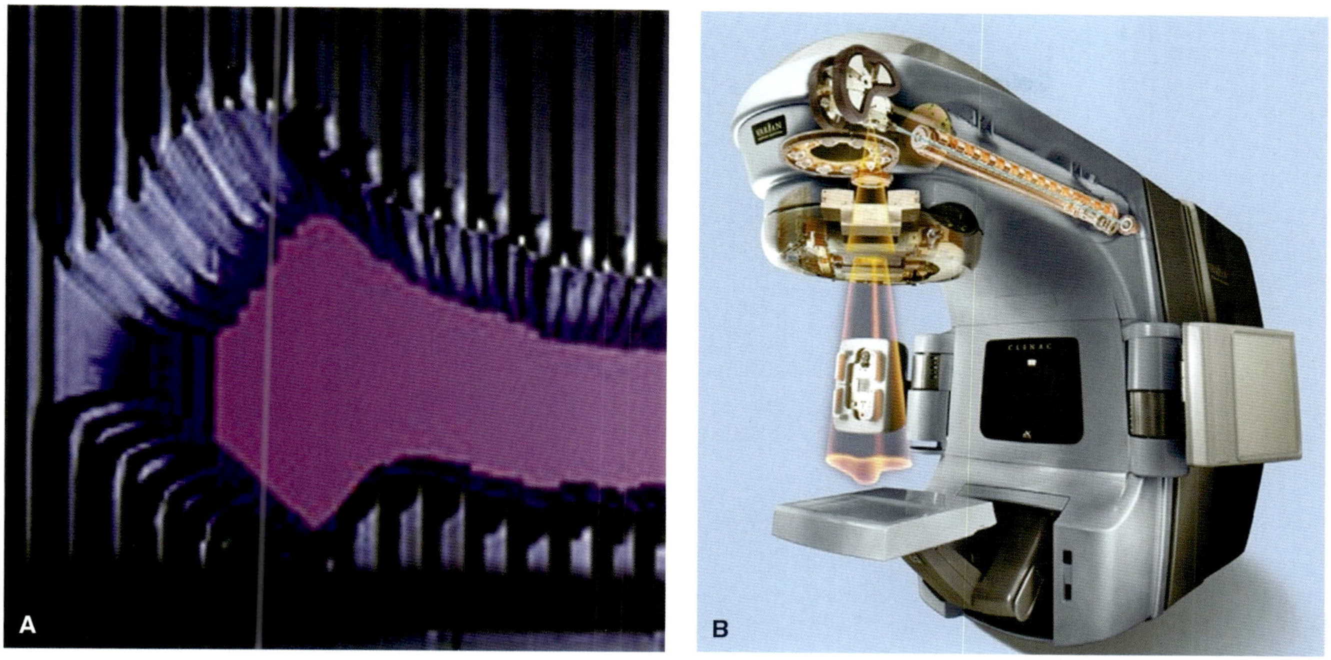

图 10.3　(A)一个典型的用于 IMRT 的多叶准直器，此图为向射线源方向看的视图。在动态模式中，叶片来回移动或者在射野范围连续滑动以连续地形成指定的射野形状，与此同时加速器出束不中断。在静态模式(或称 step-and-shoot 模式)中，在多叶叶片运动成指定形状的过程中，出束中断。(B)一款瓦里安加速器机头剖面结构图。(Courtesy of Varian Medical Systems, Palo alto, Ca.)

实现方法上有显著差别。但是它们仍有很多相似之处，尤其是 IMRT 和三维适形放射治疗一样，都基于相同的图像、剂量计算、计划评估、质量保证(QA)以及实施工具。

动态或静态多叶准直器的 IMRT 的计划、质量保证以及实现过程如图 10.4 中所示。图 10.5 为 IMRT 过程中的每个步骤。断层治疗方式的过程与其类似，只是它不再需要选择固定射野方向，而是选择断层的厚度，以及在逐层断层治疗时选择机架旋转角度。

IMRT 的准备阶段，需要在三维的 CT 图像中勾画出感兴趣区域(如肿瘤和正常组织)的体积[54]。勾画过程通常需要借助于其他成像模态的配准图像来完成，包括能够同时提供解剖和生理信息的 MRI 图像[55]，以及通过自身激发或外部注入显像介质反应代谢信息的 PET 图像[56-60]。在这一阶段，还需要以目标函数的形式定义期望的目标，指定其参数值，确定 IMRT 的分次方法及排列射野。目标函数的优化[61]通常是计算期望值与实际值的差值，并通过迭代计算尽可能减少差值，即满足靶区剂量需要并降低危及器官的受量。

在治疗计划优化阶段，计划系统通过迭代过程反复调整并设置每个射野的子束强度(或拉弧的某个部分)，使之生成最接近于期望目标的强度分布。然后对调强治疗计划进行评估以确保优化系统产生的平衡可以被接受。如果仍需要并可以进行改进，则需要修改目标函数的参数，然后重复优化过程直到获得令人满意的治疗计划。

在叶片序列生成阶段，强度分布被转换成叶片位置的多个序列。可以想到，由于设备的漏射特性一些剂量分布很难实现。因此在大多数治疗计划系统中，叶片序列被用在逆向过程中来计算期望实施的剂量分布。这种剂量分布称为可实施的剂量分布，用来评估能否满足临床需要。如果必要，目标函数的参数也

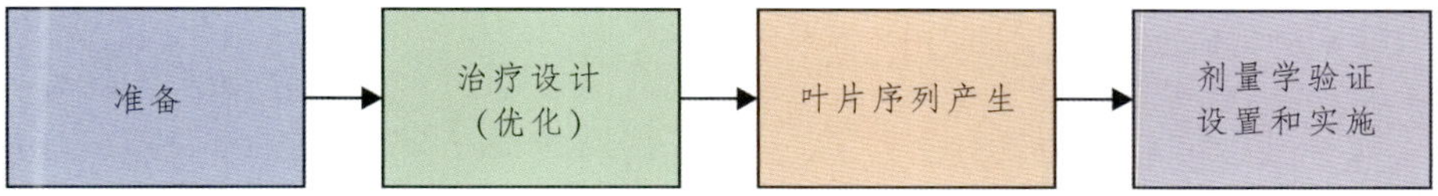

图 10.4　典型的 IMRT 计划及其实施过程概要。

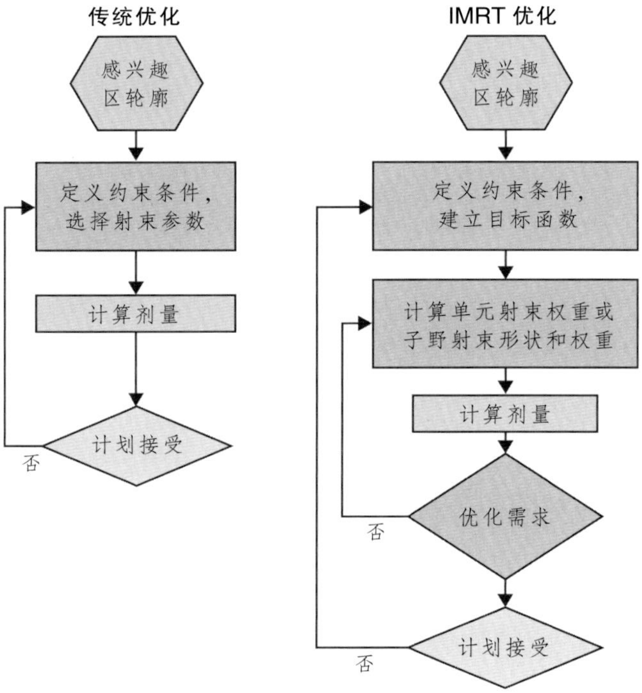

图 10.5 传统优化过程（左）与强度调节优化过程（右）示意图。(Reprinted from ICRU Report 83: prescribing, recording, and reporting photon-beam intensity-modulated radiation therapy [IMRT]. *J ICRU* 2010;10[1]:1–106, with permission.)

需要进一步调整以生成一个强度分布，从而产生满足期望目标的剂量分布。大多数系统均如此，但是一些系统将叶片序列生成过程融入调强计划优化过程中，以便优化出来的剂量分布即为可实现的剂量分布。更多细节将在本章后面加以说明。

叶片序列被传送至治疗设备并用于验证剂量分布以确保在患者治疗时剂量分布的准确性与精确性。经上述验证后，患者才能复位并开始接受治疗。一般而言，整个治疗过程是远程控制的，转换射野时不再需要进入治疗室。

IMRT技术的开展及计划阶段

本节将对 IMRT 的准备步骤及计划设计过程进行讨论。为了条理清晰，讨论的步骤顺序与图 10.5 和图 10.6 所示的顺序略有不同。

兴趣区的图像及体积

ICRU 83 号报告对传统的各种感兴趣区的定义进行了更新。大体分为三类：①恶性组织病变区；②邻

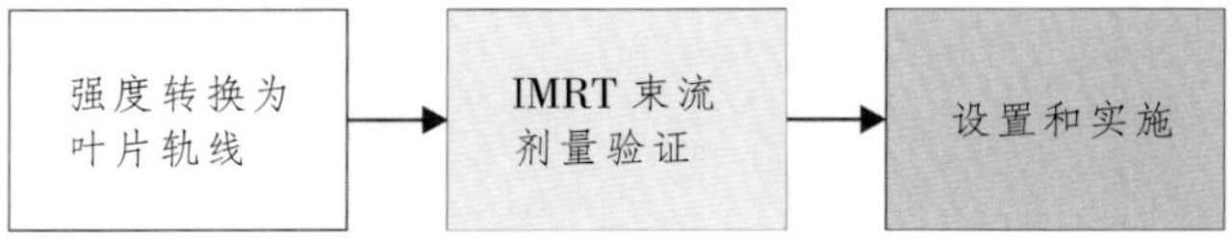

图 10.6 IMRT 的流程：质量保证与实施阶段。

近病变区具有事实上或潜在可能浸润及微小病变的正常组织；③远处正常组织或器官。以下为引自 ICRU 83 号报告的内容：

- 大体肿瘤区（GTV）：“GTV 是可见肿瘤区域的解剖位置和总的边界的描述。应包含原发肿瘤（primary tumor GTV 或 GTV-T）、区域转移淋巴结（nodal GTV 或 GTV-N）及远处转移区（metastatic GTV 或GTV-M）”[1]。需要注意的是，某些情况下很难判别原发灶与邻近转移。对于 IMRT，GTV 通常是根据解剖性图像来定义。通常为 CT 图像，也可以配合 MRI 或 PET。

- 临床靶区（CTV）：“临床靶区是指包含可见 GTV 和（或）存在一定的转移风险概率需要接受治疗的亚临床病灶。目前尚未有一个需要接受治疗的统一风险概率标准，一般如果发生概率超过 5%~10%，则需要接受治疗。”GTV 外被 CTV 包绕的组织的体积取决于肿瘤类型（比如淋巴结扩散转移的风险性高低）。以往 CTV 多为 GTV（包括阳性淋巴结）外扩 1~2cm 生成。目前更强调的是根据不同肿瘤扩散和侵袭的方式来确定 CTV 的边界。Gregroire 等在其编撰的书中对 CTV 的确定进行了论述[62]。对于行 R0 或 R1 手术切除的患者，由于已经没有明显的肿瘤病灶，所以只需要确定 CTV 即可。具体请见 ICRU 83 号报告原文。

- 计划靶区（PTV）：“PTV 是为了方便计划设计及评估而引入的一个几何学概念。PTV 被用来描述吸收剂量的分布以确保 CTV 受到处方剂量照射的体积达到临床要求，而不用考虑器官运动或摆位误差等诸如此类的不确定性因素。”[1]

- 危及器官（OAR）：“危及器官或重要的正常结构是指如果受到照射可以产生严重的并发症并能影响治疗计划和处方剂量制订的组织。原则上，所有的非靶区组织均为危及器官。不过，一般邻近 CTV 或照射区的正常组织才被认为是危及器官。”[1] 在放射治疗中所有暴露在射线下的组织都存在损伤风险，而危及器官则指特定的在放射治疗过程中会迅速产生损伤反应的正常组织。为了保护这些组织有时需要对 CTV 或 PTV 进行修正。危及器官传统上可大体分为串行、并行两种类型，也可根据器官子单元的概念将

危及器官视为一个串并混合[64,65]。当串行器官(例如脊髓)的一个很小比例的体积受到超量照射后会发生严重的损伤;相对而言,并行器官,例如肝脏,在很小比例体积损伤的情况下不会影响整体的功能。

● 计划危及器官(PRV):"与 PTV 一样,为避免严重的放射治疗并发症,治疗过程中危及器官位置的不确定性和变化必须予以考虑。因此有必要对危及器官进行适当的外放以补偿这些不确定和变化带来的误差,这与 PTV 外放边界的应用原则相似。这就形成了计划危及器官。"[1]计划危及器官外放边界的大小应视器官类型及毗邻位置而定。

● 剩余危及区(RVR):"剩余危及区可定义为扫描图像外轮廓以内除去靶区及危及器官的剩余区域。"[1]在 IMRT 计划中,定义并明确剩余危及区是非常必要的,需要对此进行剂量限制。如果不对剩余危及区进行剂量限制,IMRT 中该区域内组织可能会产生一定的损伤。

● 治疗区(TV):"治疗区指特定的等剂量曲线包绕的区域。这个特定剂量是由放射肿瘤学的团队制订,能够在并发症可接受的范围内实现肿瘤的消除或者缓解。"[1]治疗区不仅代表着射线束物理上的一定限制,更重要的可反映临床或患者可接受的治疗相关致病率的风险性。ICRU 83 号报告建议将治疗区定义为 PTV 98%体积接受的剂量所包绕的体积。这与其在质子治疗指南中的建议是一致的。这可用于在计划评估中作为评价最小剂量的指标,表示为 $D_{接近最小剂量}$。同理,$D_{接近最大剂量}$或 $D_{2\%}$,代表 PTV 的最大剂量,即 PTV 2%体积接受的剂量。具体请见 ICRU 83 号报告原文第 3 部分。

需要指出的是,以上所述 GTV、CTV 以及 OAR 的定义及勾画是基于解剖和生理性信息,与肿瘤位置、生长及由于肿瘤转移和治疗引发的毒性相关。这些定义应用在不同治疗技术(例如,三维适形放射治疗、调强放射治疗及粒子治疗)时有所区别。PTV、PRV 以及 TV 与治疗方式紧密相关。

布野

固定野IMRT技术

布野对优化的 IMRT 的质量有显著的影响。上述观点也存在争论,因为 IMRT 通过射野强度调节对剂量分布起主要控制作用,与传统放射治疗相比,射野角度的微调就不那么重要了。不过射野角度最好还是选择尽量少地穿过危及器官的通路,以便在尽量减小损伤的同时达到期望的剂量分布。

射野角度的优化问题并非不重要。为此,人们做了些尝试以图解决这个问题[66-68]。Ehrgott 等[69]对这些尝试在数学以及应用上的探索进行了回顾。以下几个例子可以说明这个问题的重要性。如果角度范围以 5 度等分,那么三野照射有近 6 万种组合,5 野照射有近 140 万种组合方式,而 7 野照射的组合方式将达到近 15 亿种等。考虑到巨大的搜索范围,没有哪个优化方法能够证明其对治疗计划有显著的改善,更不用说当射野数为 5 个或更多时寻找一个真正最优组合了。此外,射野角度优化存在多个极小值的问题[70],这就意味着快速梯度优化技术可能失效。原则上,随机搜索方法[71,72]可以避免局域最小解的问题,但是会伴随大量计算时间。或许在不久的将来,借助并行处理器之类的方法,可大幅缩短计算时间使之成为现实。详情可参阅 Pratx 与 Xing 的研究[73]。

另一个问题是,多少个射野合适呢?原则上,射野越多可调节的参数越大,达到预期剂量分布的概率就越大。(因此,理论上讲,旋转射野是最终的解决办法。)但是,对于固定射野的 IMRT 而言,少的射野就意味着减少计划、质量保证、剂量验证以及治疗所需要的时间和工作量。相对于等角分布射野而言,射野角度优化会减少调强射野的需要量。Webb 等[9]通过研究发现对于固定射野调强和连续断层技术,使用 7 野或 9 野均可得到足够适形的剂量分布。

图 10.7 显示的是一组前列腺计划比较,分别采用三维适形、连续断层及步进调强技术,使用了不同射野数进行优化和计算。随着射野数目的增加,计划质量得到了提高,但趋势逐渐减缓。这与之前类似的研究结果相似。射野不使用角度均分方式,尝试最佳入射角度的情况下,可以更好地改善剂量分布。图 10.8 中 A 及 B 图为两种不同入射角度的头颈部调强计划。A 图所示计划治疗的患者在疗程早期就出现了黏膜炎。C 图中箭示的角状高剂量区与黏膜炎的出现有关。因此,对计划射野角度进行了调整,如图 D,角状剂量得到了修正。

总体而言,布野时尽量避免彼此靠近和对穿野,避免入射路径上有明显阻碍(如有很强吸收作用的治疗床边框)的射野。简单起见,射野中心轴通常都可在同一平面内。但是,非共面射野有更高的自由度,并且有可能增加治疗获益。需要注意的是,三维适形技术的布野方式与 IMRT 的有所不同[74]。

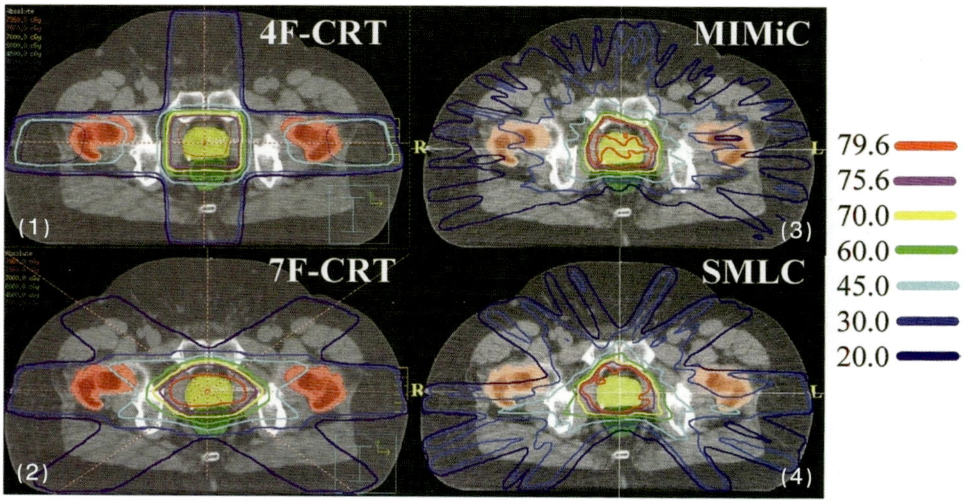

图 10.7 不同计划剂量分布图。(1)四野适形计划;(2)七野适形计划;(3)螺旋断层调强计划;(4)十野静态调强计划。(Reprinted from Chao et al. *Practical essentials of IMRT,* 2nd edition Philadelphia: Lippincott Williams & Wilkins 2005, with permission.)

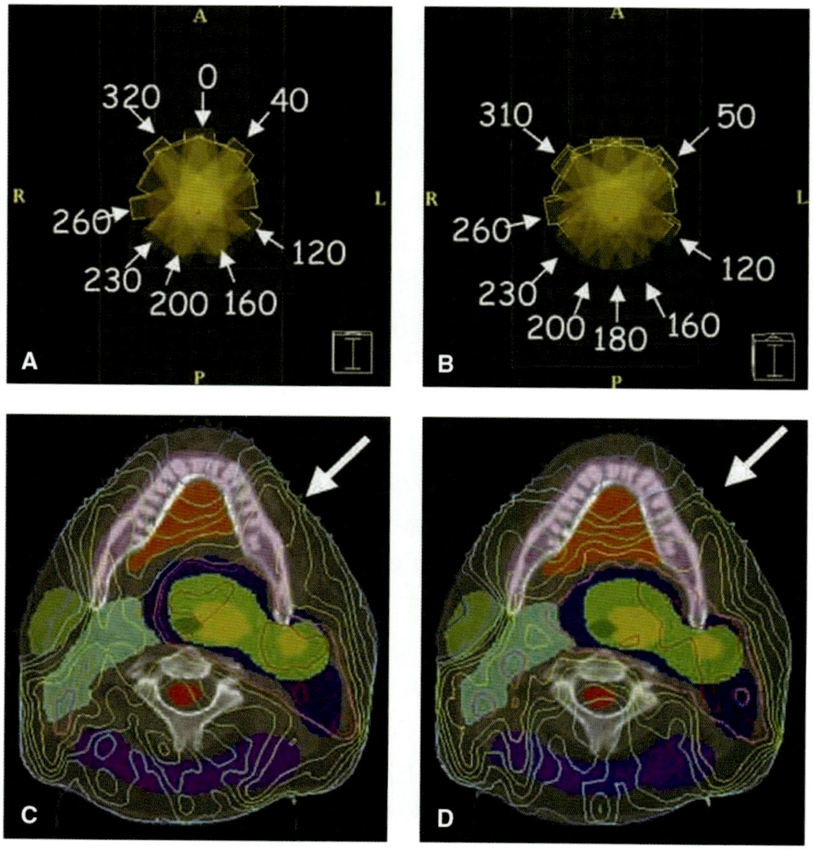

图 10.8 1例舌根癌患者调强放射治疗计划剂量分布图。(A)图与(B)图分别代表两种射野角度设置方式。(C)图中箭示左侧口腔黏膜处形成的角状高剂量区域。(D)图中相同位置由于角度调整,高剂量区域减小。

虽然在采用多个机架固定角度和动态多叶准直器实现IMRT的过程中,减少射野数量是期望达到的目标,但却不应该是首要考虑的。IMRT的计划及治疗时间与简单的传统治疗并没有太大差别。因此,6~20个射野的治疗时间是可以接受的。不过,需要记住的是,目前的一些直线加速器在实现多个小跳数调强射野的能力上仍存在不足[75]。

旋转窄束(螺旋断层)方式的系统

螺旋断层放射治疗与固定角度的IMRT方法有本质的区别。Mackie对此技术的历史和发展做了详尽的回顾[76]。直线加速器在治疗时旋转,射束在旋转的同时被调节。典型的是,其强度调节细分至小的机架角度范围(例如5°),且在每个固定机架角度进行独立调节。每个叶片用于实施单个旋转笔束。笔束调节受控于每个叶片在一个很小机架范围内的打开,这一过程又与相应机架角度需传递的通量份额一致。例如,在一个 5°角范围设置内,如果一个叶片应该提供 50%的通量, 那么这个叶片在 5°分级中的 2.5°范围内打开。由于用来进行调节的扇形射野的几何学约束,加速器旋转 1 周仅能对 1~2 个很薄的层面进行照射。以 Peacock 系统 26 为例,使用两组相对的叶片,相应投射出 1.7cm 或 3.4cm,这依赖于用户选择的机械限位。这种方式将调强射束实施到两个相邻的且独立的调制层面。而螺旋断层治疗机则是用一个附加准直器的一个叶片组不断地对照射野的宽度进行调整。越窄的叶片宽度提供了越高的强度调节空间分辨率,但也就需要更多的治疗弧和更长的治疗时间。目前最新型的 TomoHD 使用的钨合金 MLC 高 10cm,投影宽度为 0.625cm。叶片由气动装置控制,20ms 内完成一次开关。

射野边缘外放

IMRT 本身就能减少因射野半影所致的边缘外放。当光射束通过身体,光子会发生散射,剂量不单沉积在每个光子束所通过的路径上,同时也会沉积到远离它们的一部分体积单元上。入射光子击出的电子在光子束邻近范围做侧向运动,同时也沿运动路径将剂量沉积下来。在均匀射束的射野中部,入射电子补偿出射电子,形成电子平衡。但是,在射野边缘或稍内侧,没有入射电子来平衡出射电子,因此存在"侧向电子不平衡"导致射野边缘剂量不足。低能射线在较大深处时,散射光子对此也有显著贡献。传统克服这一不足的方法是增加 PTV 边缘的外放,使得肿瘤接受的剂量保持在要求水平。

IMRT 可通过另外一个方法来抵消欠剂量的问题。射束边缘内的束流可以增加。如果没有考虑半影的外放,或者外放较小时,因为某些增加的能量流出边界,因此需要在边缘处极大地增加注量。因此,仅在边缘增加注量是不够的, 需要同时增加注量和外放,即便是最小的外放也大有帮助。这样缩小的外放可以有效减少正常组织暴露于高剂量的体积,也就降低了不良反应,进而还可以增加剂量。

只有当剂量计算方法能将射线的侧向输运考虑进去[77],并且强度矩阵的计算网格足够密的情况下,IMRT 的射野边缘锐利和边缘外放缩小的优势才能体现出来。初始,对给定射束布野的剂量分布是在考虑侧向输运的基础上计算出来的。在每一次优化迭代的过程中, 在忽略了侧向输运的情况下得出强度分布。在迭代结束时,再把射野成形装置对侧向输运的影响考虑进去,重新计算剂量分布,并展现出其与目标剂量分布的偏差。在下一次迭代中,进一步调节射束强度以矫正这种偏差[50,78]。Carrasco 等利用肺模体对比了几种剂量计算算法[77]。

图 10.9 展示了所涉及的问题。图 10.9A 显示一个与正常组织重叠的靶区,用一对平行对穿野对靶区进行照射。期望重叠区域的剂量为靶区剂量的 60%。如果增加照射剂量,会导致正常组织的受损。如果照射剂量低于期望剂量,会导致该区域治疗失败。如果优化过程中忽略侧向输运,则优化过程中产生的强度分布实质上就是阶梯函数,如图 10.9B(实线)所示。相应的剂量分布(虚线)为高剂量靶区中和重叠区域边缘外欠量,而邻近高剂量区域的重叠部分超量。如果通过调节注量考虑侧向输运的问题,则其注量及剂量形状如图 10.9C 中所示。双侧的边缘注量增加。在重叠区域分界处的高剂量一侧的注量增加而在低剂量一侧注量则减少。这样,剂量与期望剂量更为接近。比较图 10.9B 和 C, 表明在边缘内侧适度增加注量不会导致射野边缘外侧剂量的显著增加。这可能是由于剂量流出靶区边缘的过多沉积在大范围的组织中的结果。研究得出,前列腺癌治疗中因半影问题而将外放减少 8mm 是可行的[50,78]。

IMRT分次

原则上,传统分次方法可以用于 IMRT 计划的设计。例如,与传统的 1.8~2.0Gy 照射方式相似,总剂量的主要部分可以在初始阶段由标准三维适形均匀射野实施,然后再用调强进行推量照射。作为选择也可以用 IMRT 分别设计初始大野治疗和推量治疗。显而易见,如果大部分的剂量已经通过大野实现,那么在推量照射阶段要达到高度的剂量适形,如果可能,是非常困难的[15]。如本章之前阐述过的,如果所有的靶区(肿瘤病灶、亚临床病灶以及选择治疗的淋巴引流区)以不同的剂量同时进行治疗,那么 IMRT 的适形度有可能是最好的。这种方式称为同步整合推量(SIB)[11,12,15,19]。Mackie 等在其关于连续断层技术的第一篇文章中论述了剂量推量的可能性[79]。同步推量的方法不仅在剂量分布上有很大的优越性,而且由于整个治疗过程都使用同一个计划,使得治疗过程更为简单、高效,或许也是计划及实施过程中不容易发生错于剂量–响应的目标函数也会存在多个极小值的情况。通过简单的图例，也可以证明在使用基于剂量–体积的目标函数时也存在多个极小值的现象[94]。然而，上述可能只是理论上的情况，目前还没有发现多个极小值的存在严重影响运用梯度技术的基于剂量–体积或基于剂量–响应的优化算法。实际上，在不久前的一项有关基于剂量–体积的 IMRT 优化的研究中，Wu 和 Mohan[95]发现，即使从差别很大的初始强度开始优化，结果依然会会聚于一些几乎相同的计划。对导致这一状况的原因也有过推测，但是并没有得到令人信服的验证，还需要进一步研究。

如果发现可以将这些最小值设为参数，则需要考虑一下运用随机最优化技术的某些形式。最简单的，可以将随机搜索技术与梯度优化技术相结合。目前有一种更为先进的随机优化技术，称为“模拟退火”或是其变种“快速模拟退火”[8,46,53,92]。这些技术允许优化过程从局部最优解的陷阱中跳出。另一些随机方法，例如“遗传算法”也被提出来[96]。原则上，模拟退火技术和其他随机方法可以寻求到全局最优解，但实际上证明不了找到的是绝对最优解，只能说它是考察过的解中最好的一个。(当然，这也包括梯度技术)。另外，随机方法非常慢，只有在确定必须使用这种方式的情况下，才能运用于传统的工作。不过，一些商业计划系统已经将模拟退火方法应用到调强放射治疗优化中[3]。同样，如前所述，应用了并行处理技术的计算机可以使计算时间大幅减少[73]。Xu 与 Mueller 在 2005 年使用配置了专门图像处理卡的计算机来进行 CT 图像处理，发现能够极大的缩短时间[97]。

目标函数

基于剂量的目标函数

举一简单例子，借助于每个感兴趣体积内各点的期望剂量与计算剂量差的平方求和作为目标函数的判据，公式为：

$$S=\sum_i(D_{T,0}-D_{Ti})^2+\sum_n\sum_j p_n\times H(D_{n,0}-D_{n,j})\times (D_{n,0}-D_{n,j})^2 \quad (1)$$

这种形式的目标函数称为二次方程或方差目标函数。优化过程尝试得到治疗计划得分的最小值 S，10.1 式中的 $D_{T,0}$ 表示靶区的期望剂量，$D_{n,0}$ 为第 n 个正常组织的耐受剂量。$D_{T,i}$ 为计算得到的靶区第 i 个体素的剂量，$D_{n,j}$ 为计算得出的第 n 个正常组织第 j 个体素的剂量。对于正常组织，函数 $H(D_{n,j}-D_{n,0})$ 由下式定义：

$$H(D_{n,j}-D_{n,0})=0,D_{n,j}\leqslant D_{n,0}\text{ 时}$$
$$=1,D_{n,j}>D_{n,0}\text{ 时} \quad (2)$$

换句话说，只要正常组织体素剂量没有超出耐受剂量的限值，体素剂量对得分函数没有贡献。p_n 的值为超出耐受剂量的“相对罚分”。

基于剂量–体积的目标函数

如上所述，完全基于剂量的标准是不够的。总的来说，肿瘤与正常组织的反应不仅仅是辐射剂量的函数，同时也是随组织类型而改变的受不同强度剂量照射的体积的函数。目前，基于剂量–体积的目标函数在临床上使用最为广泛。基于剂量–体积的目标函数表示为每个结构允许接受某一剂量或更高剂量的体积限值。ICRU 83 号报告提出放射治疗计划的报告必须包含剂量–体积限值以及剂量–体积直方图。

Bortfeld 等[98]提出一个实用的方案，它包含基于剂量–体积的目标。图 10.10 用一个器官为例子加以简要解释。剂量–体积约束定为 $V(>D_1)<V_1$。换言之，接受剂量大于 D_1 的体积应小于 V_1。将这样一个限制应用于目标函数，寻求另一个剂量值 D_2，使得当前剂量体积直方图(DVH)中 $V(D_2)=V_1$。组成这一器官的目标函数可以表示为：

$$p_n\cdot\sum_j H(D_2-D_j)\cdot H(D_j-D_1)\cdot(D_j-D_1)^2 \quad (3)$$

即，只有剂量值在 D_1 和 D_2 之间的点对得分有贡献。因此，也就只有这些点被罚分。

对靶体积来讲，两种类型的剂量–体积判据可用来限制热点和冷点。例如，对于 80Gy 的靶区期望剂量，可指定 $V(>85Gy)\leqslant 5\%$，且 $V(>79Gy)\geqslant 95\%$。也就是说，靶区接受大于 85Gy 剂量的体积不能大于 5%，同时接受到 79Gy 或更高剂量的体积至少有 95%。基于剂量的判据可以视为体积设置为极限值(一般为 0 或 100%)时剂量体积判据的特例。剂量体积判据为优化过程提供更大的灵活性和更强的剂量分布控制能力。原因是，基于剂量的优化方法会对所有大于剂量限制的点罚分，而基于剂量–体积的优化方法只会对在大于剂量控制点中处于超量较少的点加以罚分。图 10.10A 图为例，基于剂量–体积的优化过程试图将剂量仅在 D_1 和 D_2 之间的点满足约束条件。相比之下，基于剂量的优化过程则试图将所有剂

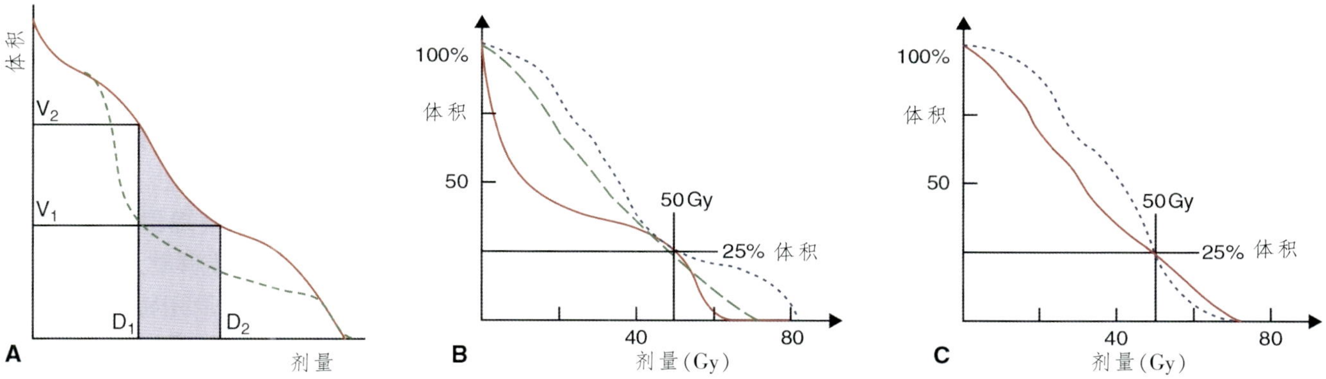

图 10.10 (A)图为优化过程中的剂量–体积限制。(Adapted from Wu Q, Mohan R. Multiple local minima in IMRT optimization based on dose-volume criteria. *Med Phys* 2002;29[7]:1514–1527.)(B,C)为某一器官在 DVH 中不同剂量–体积曲线示意图。

量高于 *D*1 的点加以约束。此外,剂量–体积标准是剂量分布高度“退化”的函数。(即有无限的剂量分布可以达到同样的剂量–体积约束条件)。因此优化系统有一个很大的解决空间，可以使我们较容易找到最好的解。

基于剂量–体积目标函数的局限性

基于剂量–体积的判据已经显示出一定的局限性。图 10.10B 以一个正常组织为例对其局限性加以说明，这个正常组织的约束条件为接受 50Gy 或更高剂量照射的体积不能大于总体积的 25%。所有 3 条 DVH 曲线均显示符合这一要求，但显然实线所示的 DVH 为损伤最小的一条。有人提出可以通过指定多个剂量–体积控制点甚至整个 DVH 来克服这种局限性，但是如图 10.10C 所示，这一方法作用非常有限。很多的 DVH 曲线，实际上是许多的约束条件，会导致对特定器官的等效损伤，但是每个 DVH 可能会对其他器官和肿瘤带来不同的效应。当这种情况出现时，各 DVH 往往彼此互相交叉，如图 10.10C 所示。就肿瘤和其他器官而言，只有一个 DVH 是最适合的。

为了克服基于剂量–体积判据的局限性，可以补充生物学(或基于剂量–响应)的判据，比如肿瘤控制率(TCP)、正常组织并发症概率(NTCP)和等效均一剂量(EUD)[77]。下一步研究的主题将是基于剂量–响应的目标函数[53,99]。ICRU 目前正在研究在放射治疗计划报告中包括 NTCP 及 EUD 内容的可行性。ICRU 83 号报告(51 页)注明，大部分组织耐受剂量限值的数据可以追溯到开展三维适形放疗以前。但是报告中也同时引用了开展三维适形及 IMRT 后的一些前瞻性研究数据[100,101]。

目标函数的参数

IMRT 期望的剂量分布是由目标函数的参数确定的。例如公式 10.1，目标函数的参数分别为靶区和正

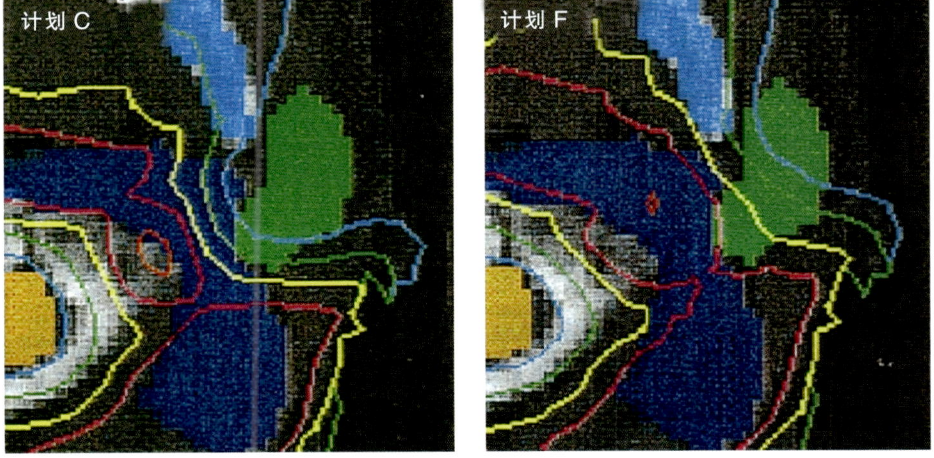

图 10.11 1 例头颈部肿瘤 IMRT 计划剂量分布示意图。图中蓝色区域为 PTV，绿色区域为腮腺。计划 C 为强调保护腮腺形成的剂量分布；计划 F 为强调满足 PTV 剂量覆盖的剂量分布。

其独自的照射形状和权重或机器跳数设定。叶片序列生成算法将优化好的强度图作为输入，将其分解成多个子野，每个由 MLC 成形。每个 MLC 子野的通量强度相对均一。所有静态子野的和组成期望的调强剂量分布。理想状况下，可将子野分类，使得子野间转换时叶片穿行时间最短。需要注意的是，这样的分类对滑窗技术而言既不是必需的也并不适用。

叶片序列生成的第一步是将连续强度分布分成有限的离散的强度分级。再将这些强度分级按照文献中介绍的某一种方式转换成叶片序列。例如，Bortfeld 等[23]提出了一种与滑窗方式类似的方法，对每组强度分别进行处理。优点是总的跳数比较少，而子野的数量可能会比较多。Xia 和 Verhey[108]提出了所谓的面积法则，不是按强度等间距分级，而是将强度按照分级数的平方进行分级，这样可以减少分级数并且获得更高的效率。Wu 等[99]提出了一种方法称为 K-均集组，强度等级将其分级值和用户指定的容忍级别结合起来进行分组。强度分级不是等间距而且比较随意。

与滑窗方式不同，步进式和多子野技术中叶片的最大速度并不重要。子野的数量会显著影响步进式技术的效率，而对滑窗技术来讲这并不是问题。对滑窗技术而言，子野数量带来的唯一的问题就是电脑内存的大小；而对步进技术而言，由于子野变换过程中射线终止出束，子野数量会影响效率。此外，对一些直线加速器存在子野间相互联系的架空时间。

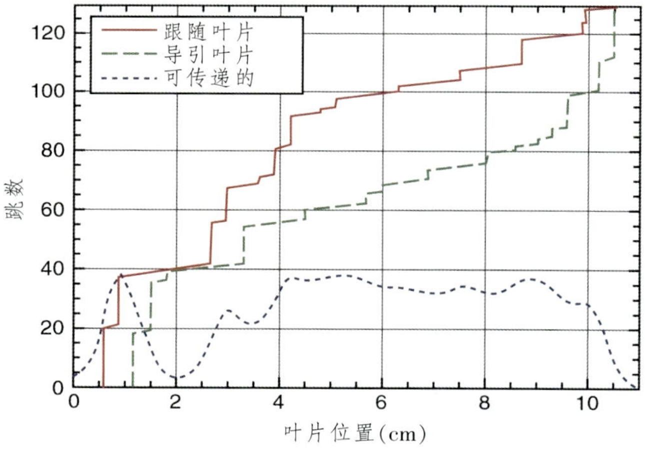

图 10.13 用来实现调强射束剂量剖面的(图 9.14 所示)一对叶片的典型运动轨迹。基于滑窗技术可以传递的剂量分布而优化的 IMRT。导引叶片和跟随叶片的位置以跳数(MU)为函数进行绘图。一对叶片产生的间隙从左侧移动到右侧。宽度和运动的速度由计算机进行调节，使一定量的射线达到射野内预先确定的每个点。左侧叶片和右侧叶片上的射野强度跳数是不同的。

Que[109]比较了几种步进算法，发现 Xia 和 Verhey[108]使用的算法常常但也不一定总能产生最少的子野数量。其他研究者也报道过降低子野数量的方法。Dai 和 Zhu[110]的算法则针对每个子野检查了大量的候选野，而导致残余强度矩阵最简单的候选野将被挑出。如果存在多个同等复杂程度的候选野，则选择其中射野最大的。Langer 等[111]报道了一项基于整数规则的技术，它可以在跳数不超过一定限值的约束下使子野的数量达到最小。这种技术在相同或更少 MU 的情况下比 Bortfeld[8,98]以及 Xia 和 Verhey[108]的算法显著地减少了子野数量。

IMRT的跳数

基于与之前讨论过的类似方法，已经开发了由强度分布转变成叶片运动轨迹的软件系统。软件的输入数据是每个射野的强度分布，它以跳数或更精确的"有效"跳数的方式表示。有效跳数是总跳数中经强度调节或是补偿装置后的剩余部分。强度分布转换为叶片运动轨迹的软件不仅生成运动轨迹，而且在转换过程中自动计算出每个射束的实际跳数——转换过程的固有副产品。每个射束的叶片运动轨迹和跳数将被传输给计算机控制的放射治疗机，用于剂量学验证和实施治疗。

需要注意到，处方剂量与调强射束实施所需跳数之间的关系是非常复杂而且不明显的。对比传统治疗中可以手算出跳数作为预置跳数的独立验证，IMRT 则没有实用的手算方法。为了确保患者治疗安全且满足复核的要求，一些系统配备了独立的软件用于二次跳数计算，还有一些则采用了在第一次治疗前测量每个射束剂量或剂量分布的方法。

多叶准直器特性的影响

ICRU 83 号报告提到对于 IMRT 技术 MLC 到位精度的误差运行范围应比三维适形放射治疗技术更加严格。叶片连续运动会造成这种误差形成累积效应影响到实际的照射剂量。闭合叶片的漏射剂量同样需要注意[112]。叶片运动轨迹的调节需要对一些与 MLC 特性相关的各种影响加以考虑，如弧形端面、叶片的凹凸槽设计、叶片的透射和漏射、叶片散射以及叶片上方的准直器散射。剂量实施的准确性以及计算和测量剂量分布的一致性取决于是否充分考虑了这些影响。基于上述原因，引入了近似经验修正量用于这些影响的修正，并通过算法和软件把强度分布转换为叶片运动轨迹。

多叶准直器的叶片有连锁的凹凸槽设计,用于尽量减少叶片的漏射。然而,叶片间漏射和叶片透射是有区别的。这种区别对跳数很多的射野以及射束中接受较大透射线的部分来说会变得显著。目前,尽管有学者利用蒙卡技术来研究其影响,但这一影响还是被忽略掉[113,114]。

另外,在产生强度剖面时,由于叶片的凹面或相邻叶片的凸面会对被照射介质造成一个薄窄条的遮挡,这种遮挡既不是完全的阻挡也不是完全的暴露。van Santvoort 和 Heijmen[43]证明,这样会导致薄窄条欠量。他们和随后的 Webb 等[48]也表明,这种影响可以用叶片同步运动技术消除掉。但是,这种技术却使得机器跳数增加。然而,由于多个射野以及位置和移动的不确定性所导致的模糊效应,使上述影响不会对临床结果造成显著差异。对不同的照射野用不同的准直器角度也可以进一步减少这种影响。

根据强度图形的复杂程度(峰值和谷值的频率与幅度),在射野范围内的点即使在多叶叶片的遮挡下,也都会因为多叶叶片所致的透射或散射而受到一定剂量的照射。多叶射野外的点则通过这些"间接"辐射源接受其全部剂量。由 IMRT 优化过程产生的强度分布复杂性依赖于多种因素的组合,如射野形状、大小、肿瘤与正常组织的相对位置关系、肿瘤所需剂量、剂量均匀性以及正常组织剂量-体积限制等。例如头颈部的强度分布一般比前列腺更为复杂。对有高度复杂强度图形的射束,实现治疗所需的平均窗口宽度趋小,而且在给予肿瘤同样剂量情况下,治疗时间(即机器跳数)也会更长一些。因此,射线经叶片穿射和散射的贡献会构成总剂量的一个重要部分。由于这些贡献都只能近似计算,因此剂量实施的不确定性也随之增加了,另外,叶片间漏射与叶片透射的差别也许不再被忽略了。复杂的强度图形带来的另一个结果是可实施强度的下限高。

可实现的剂量分布也许与最初优化的结果有很大出入。有很多不同的方法来消除这种期望和可实现的剂量分布的差别。例如,如果对特定正常组织的可实施剂量高于最初优化的剂量,计划者可以更改这个目标函数,要求它达到一个相对合适的较低的剂量。再者,优化循环可以包括叶片序列产生过程和可实现的剂量分布的计算。然后,优化者根据可以实现的剂量分布调节射线权重,而不再针对理想化的条件。这一方案是由 Siebers 等[115]提出的。

IMRT质量保证

IMRT 需要许多特有的质量保证(QA)步骤来确保治疗的准确和安全。这包括动态模式下多叶准直器的 QA,每个动态照射野及整个治疗计划的剂量验证,射野片,治疗验证,体内剂量监测,以及减少日常摆位和器官在放射治疗中运动所导致的不确定度。认识到 IMRT 中 QA 的重要性和特殊性,美国医学物理师协会(AAPM)权威发布了 TG-142 号报告[116],作为新的直线加速器 QA 的指南大纲。

当用传统三维适形放射治疗治疗时,叶片位置的校准误差会影响射野边缘辐射分布的精确性。由于 PTV 和射野半影的边缘外放,叶片校准中较小的误差对靶区剂量影响也很小。叶片校准可以接受的精度为 2mm[1],但对于调强放射治疗技术这个数值就不适用了。在 IMRT 中叶片用于产生非均匀的注量分布。例如,在滑窗技术中,是通过辐射实施过程中对叶片运动速度和叶片间隙的宽度的调节来实现。如果多叶准直器校准不够准确,那么实施的剂量分布就会出错。这种错误是叶片校准误差比上滑窗宽度的函数。例如,如果用滑窗来实现一个 1cm 宽的规则射野,叶片间隙 1mm 的误差将会引起剂量分布 10%的误差。如果用步进法,剂量误差将会更大(因为叶片边缘剂量梯度极陡),但是大都限制在子野的边缘。因此对用于调强放射治疗的多叶准直器的叶片,厂家需要确保其到位精度小于 0.25mm,物理师还要通过日常 QA 规程确保叶片能够达到并且维持到位精度。有意思的是,滑窗和步进技术整体的剂量误差近似,而误差分布却不尽相同。

由于多叶准直器叶片校准和光栅运动精确度影响剂量分布实施,新的更严格的 QA 规程已经开发出来。Chui 等[117]、LoSasso 和 Chui[118],Ling[5]以及其他研究者开发了针对动态模式下多叶准直器的 QA 规程。定期的 QA 检查必须确保多叶准直器的叶片在特定的跳数下移动到指定的位置。而且,要确保多叶准直器安全和准确地实施治疗,制造商必须要为叶片配备冗余且独立的检测器。此外,万一治疗中断或重新开始治疗,要避免剂量实施中的任何可知的改变。

IMRT 中 QA 另一个重要方面是日常体位的不确定度和治疗期间的运动。IMRT 是高度适形且高度精确来提高剂量的一种方法。剂量分布在靶区和邻近的正常组织间有很高的剂量梯度。此外,边缘外放要小于传统三维治疗。患者摆位和固定要求比以往更为严格,以保证靶区完全覆盖在内且充分避开正常组织。实际上,一些特殊的固定装置和固定技术已经研发出来,以保证靶区和正常结构位置的重复性和准确性。其中很多的设备已经投入商业生产(如前列腺IMRT中通过直肠的插入物来提高摆位精度)。

同样的,治疗期间的运动,主要由呼吸引起,也成为胸腹部调强放射治疗需要考虑的一个问题。因为IMRT是动态实施的,运动的靶区可能会在瞬态射野内外移动。部分靶体积可能会受到大于或小于计划的剂量。减少呼吸运动影响的方法之一是使用"门控治疗",即出束和叶片运动仅在呼吸周期中特定的、可重复的部分或者是患者的呼吸主动或被动地保持住时才会实施[119]。目前一种基于CT的新型方法正被应用于临床,使用该方法可以使射线输出与患者的呼吸运动同步[120-122]。

IMRT的剂量学验证

一项新的治疗技术投入到临床使用,通常要经过独立的但密切相关的3个步骤:①设备验收测试。这是初步测试,用于确保硬件和软件可以满足厂家规格或客户要求。通常,当然也不总是,说明书包含这些测试必要的介绍或指导(以避免测量中的歧义)。用户同样可以借此机会建立设备特别是硬件的性能基准;②试运行测试。IMRT试运行是根据用户硬件设备和射束数据实现IMRT的过程。很多组织都曾经研究过治疗计划系统试运行的通用指导方针。AAPM在2009年也发布了一个相关的报告[123]。这一过程通常从为束流模型收集基本射束参数开始。剂量计算算法的参数需要调节到能为用户射束提供最佳性能。进一步的测试要评估出治疗计划系统的局限,如果问题能清楚识别,则要找到解决方法或者临时性解决方案。然后,需要通过模体测量来测试剂量实施系统的准确度以及数据的衔接性。如果精度可以接受,在一些必要的用户培训并履行一些程序后,系统便可以用于临床应用了。建议成立小的(各学科间的)讨论组来负责IMRT的临床实施。将新技术转换到临床实际应用中,"逐级培训"方法经试验证明是有效的;③实际应用中的质量保证。

QA进展:当系统投入到临床应用以后,建立一个日常质量保证程序是十分重要的。要对IMRT过程中的诸多步骤进行追踪监测以保证治疗的质量。实际应用中的质量保证工作可分为具体患者的质量保证和设备的质量保证,后面会进一步加以详细介绍。

患者和设备的具体质量保证

由于非规则射野形状、小野剂量学以及时间依赖的可实施叶片序列均较为复杂,AAPM和ASTRO推荐,针对具体患者的质量保证可作为IMRT管理程序和提供调强放射治疗服务收费要求的一部分。图10.14为患者和设备质量保证的总的类别,在下文做详细阐述。

患者摆位虽然不是IMRT剂量学特有的要求,却是保证IMRT准确性的一个关键环节。从简单的正交射野片到叠加了调强强度图形的射束方向观(BEV)射野片[124]、植入标记物的影像[125,126],日常超声引导定位[127-129],再到最为集成的断层治疗解决方案[130],多种图像引导下的定位方法已经用于IMRT。详细讨论这些特定的图像引导方式已经超出本章的范围,但是患者定位的质量保证仍然是IMRT的一个至关重要的问题。呼吸运动引起的治疗相关问题也在之前讨论过。有研究探讨了在患者摆位及呼吸门控技术中使用CBCT的应用价值[131-134]。患者质量保证的实施高度依赖于相应机构。例如,机器跳数设置的剂量测量可以分别验证每个射野(通常在平板体模中)或者对整个计划进行验证(通常用特殊设计的体模,也可以用简

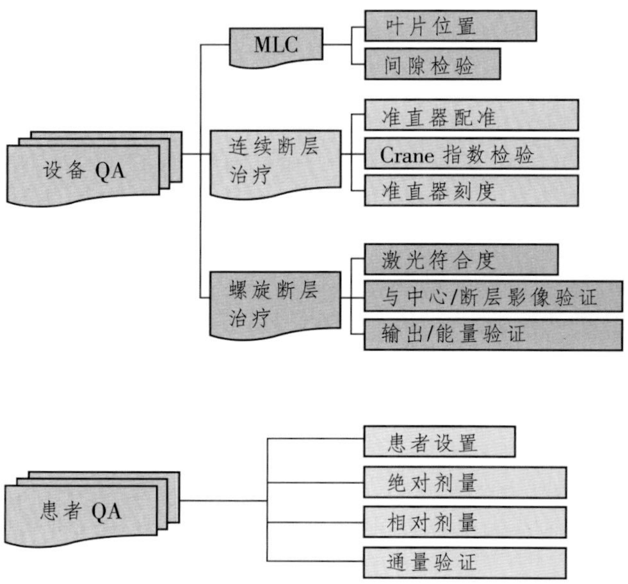

图10.14 IMRT质量保证(QA)概览,包括患者和设备的QA规程。

单的平板体模实现)。与单野验证不同(单野的剂量分布可以与原始患者计划的剂量分布有很大的差别),对模体内(无论模体的形状如何)整个计划进行验证的优势是整个剂量分布或是模体中产生的剂量分布形状通常都和原始患者计划中的相似。这有利于选择测量点以及观察可能存在的剂量误差。对 IMRT 而言,绝对剂量检测通常指“跳数验证”。由于射野数量大再加上子野形状和大小都多而复杂,用传统的手工计算跳数的方法进行验证已经不太现实。有尝试用替代算法的方式来验证 IMRT 计划的跳数设置[135]。然而,这些替代算法不能预测出治疗机实际实施过程中的不确定性,同时也受到剂量计算模型的局限及近似的限制。目前进行 IMRT 跳数验证最可靠和最实用的技术仍旧是模体中基于电离室的点剂量测量。绝对剂量测量通常要通过使用一种混合模体计划实现。这个计划将所有患者计划中的射野角度和强度分布都移植到模体上,在模体上计算出剂量用于质量保证。这个过程的基本假设为:如果模体中的剂量计算值与测量值一致,那么实施在患者身体上的剂量就与计划系统计算出的患者剂量一致。相对剂量通常用放射胶片或是二维探测器矩阵测量。其过程与绝对剂量测量相似,同样使用混合模体计划的方法。对于胶片剂量测定,重要的是通过胶片校准过程将胶片灰度转换为相对剂量。由于增加了维度,使得难以定义一个合适的数值判据来评估相对的二维/三维测量结果。各种各样的数值指标(如 DTA、γ 通过率或是归一化一致性测试)被提出来。特别是 γ 通过率的概念,结合了剂量差别和距离符合度,用于二维和三维剂量分布的评估。临床应用中评估二维分布最为可靠且实用的方法是将测量和计算的等剂量线叠加在一起进行评估。需要特别注意的是患者原始计划危及器官附近的低剂量区域。还要注意等剂量线的系统偏移,它可能揭示等中心或设置的某个参考点的偏离。IMRT 的相对剂量的验证需要与绝对剂量的验证相结合。如果相对剂量分布可以归一到绝对剂量测量点,就可以将相对剂量测量转换为绝对剂量分布,这在剂量学验证中非常有用。

二维矩阵探测器及其所需软件的发明使强度图形的二维注量验证得以普及[135–137]。注量验证通常是对每个调强射野在一个固定的角度、采用或不采用平板体模进行。通量验证的目的是确定每个 IMRT 计划中强度分布的形状可以在理想条件下(二维,射野方向观)可靠地实现。注量验证需要结合针对患者的和设备的质量保证,以确保调强治疗准确地实施。

图 10.14 也阐明了针对放射治疗设备的 QA 流程。总的来说,IMRT 的 QA 是整个设备 QA 过程的一部分。IMRT 技术和 QA 的技巧需要同时提高。需要强调的是,IMRT 用户需要参加国家的相关会议和技术讨论或是相关培训课程,使得他们可以定期更新有关 IMRT 的知识。

IMRT 从各个方面来讲都是难以理解的、不能凭直觉获知的、不透明的技术,部分原因是它采用动态技术实施。很多人怀疑其计划中显示的剂量分布是否是实际中实施的剂量分布。而且由于其计算复杂,没有一个实用的方法能像传统治疗一样通过手算核对跳数设置。再者,由于 IMRT 射野固有的非均匀性,知道射束中每个点的剂量准确性就变得尤为重要。确定设定的剂量在患者治疗时能否实施的方法之一是进行剂量验证测量。

有两类方法用于验证基于多叶准直器的 IMRT 计划。其一,是对照射野的剂量分布进行独立测量和评估。通常采用平板均匀水等效模体并分别照射每个射野来完成验证。在相同照射条件下,胶片测量的剂量分布与治疗计划系统计算出来的剂量分布进行比较。图 10.15 阐明了这一过程。为了计算剂量分布,需要将每个射野移植到平板均匀模体中进行计算。图 10.16 所示为一个典型的由滑窗技术实现的调强射野的剂量分布验证。这种技术在某些方面有一定优势,例如,它可以追溯出计划剂量与实时剂量的差异归因于哪个射野。然而,总的剂量分布却不能做到这一点。

第二种方法是用所有射野同时对模体进行照射,对整体的剂量分布进行评估[138,139]。典型的是利用电离室和放射胶片进行上述测量。虽然电离室可以作为基准级的剂量计,但是它测量的是体积平均值,并且多点测量时的效率低。由于待测量的剂量分布比较复杂,因此需要应用二维剂量计对非均匀的剂量分布进行评估。定量的放射胶片测量需要用单独标定的胶片灰度曲线进行仔细地剂量校准。胶片的光学密度测量后经胶片校准数据转换成绝对剂量,然后同计划系统事先计算出的结果进行比较[44]。

人体剂量测量通常用于验证适形放射治疗射野所传递的剂量。而 IMRT 射野复杂的注量分布使得人体剂量定量探测,特别是使用体表固定剂量计,难以实现。

胶片、热释光剂量计以及二极管探测器或者不够

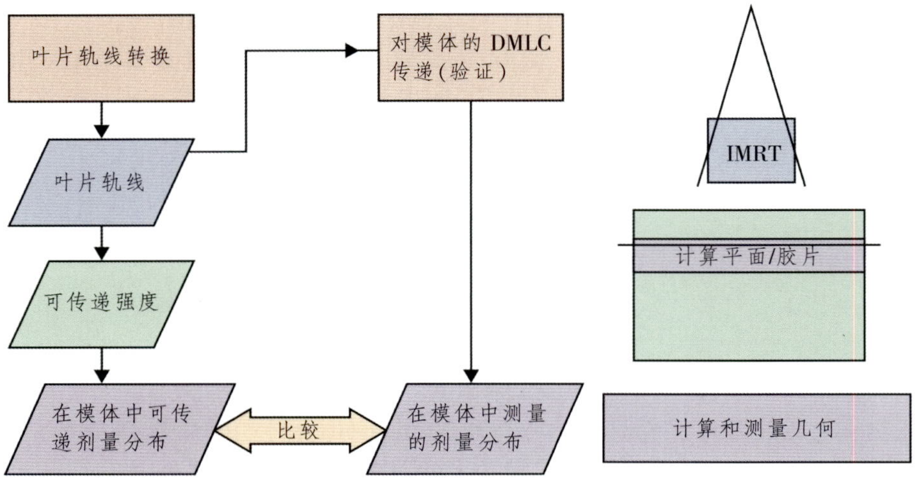

图 10.15 IMRT中单个射野的剂量验证。DMLC,动态多叶准直器。

精确,或者实际应用困难,且就热释光剂量计和半导体探测器来讲不能提供足够详细的信息。从长远看来,验证复杂的IMRT射野最有效的方法寄希望于用标定后的电子射野影像装置(EPID)的二维剂量测量系统进行实时验证。van Etmpt W 等详细回顾了EPID的临床应用[140]。这种设备可以用于IMRT实施前射野的剂量验证,也可以通过透射出口射野剂量图像(PDI)来检测出口剂量。对用来进行治疗前剂量验证和出口剂量验证的电子射野影像装置,则必须在积分模式下运行以收集整个照射过程中每个射束的透射辐射。这样可以将PDI与调强数字化重建的PDI相比较。对给定射野的治疗前剂量验证,可以利用三维治疗计划系统计算出在电子射野影像探测器中的剂量沉积来产生PDI。而出口剂量的PDI可以由患者的三维CT图像计算得出。无论采用哪种方法,为了保证剂量验证的准确度都需要将散射射线的影响及探测器的能量响应考虑在内。前者可以通过剂量扩散核叠加方法考虑进去,而两种效应都可以用蒙卡技术加以解释说明。

治疗摆位和实施

固定机架角度的IMRT

与传统放射治疗相同,对采用射野方向固定的IMRT技术来讲,在患者第一次治疗前需要用实际照射野的射野影像片对患者治疗位置进行实际验证,之后也需要定期验证。由于IMRT射野不需要普通限束装置,因此还需要编辑一个特殊的射野限束装置用于获取射野影像,该射野限束装置由引导叶片的末端位置和跟随叶片的开始位置确定。

IMRT可以在计算机控制下远程或自动实施。治疗机的电脑可以自动设定机器的各个部件并出束。对于滑窗技术,在出束时,叶片按照指定的叶片序列进行运动。对于步进方式,叶片移动时停止出束。在完成第一个照射野后,计算机将机器设置到下一个射野状态,完成叶片序列运动并出束。这个过程会重复直到完成治疗。治疗时间会因射野数量以及通量分布的复杂程度而有所差别。目前的治疗时间为5~20分钟,不包括摆位时间[4,5,44]。

连续断层IMRT的摆位与实施

Bailat CJ 等回顾总结了连续断层IMRT的实施[141]。Achterberg 与 Müller 等介绍了新一代的连续断层放射治疗加速器[142]。由于连续断层放射治疗实施过程中没有确切的射野或入射方向,因此治疗的质量保证就集中到患者的位置准确性和固定方式上。外置的多叶准直器(MIMiC)相对较重并且装卸需要花费时间,因此在获取射野影像片时MIMiC通常是安装着的。这就将入射野的大小限制到约为3.4cm×20cm。因此,对每个射野影像片而言,有用的、不动的骨性解剖标志的图像是非常关键的。这就意味着射野影像位置的选择对确定患者摆位的准确性非常重要。影像片的位置不需要与治疗位置一致,但是作为与射野影像对比的数字重建图像需要在相同治疗床位置条件下模拟重建出来。典型的,需要前后位片和侧位片,但如果靶区大于10cm并且所在区域的患者轮廓弯曲(如颈部),则需要在多个床位拍摄射野影像,以确保患者在整个治疗区范围内定位准确。

治疗以将患者摆到治疗床上,并且以标准的方法

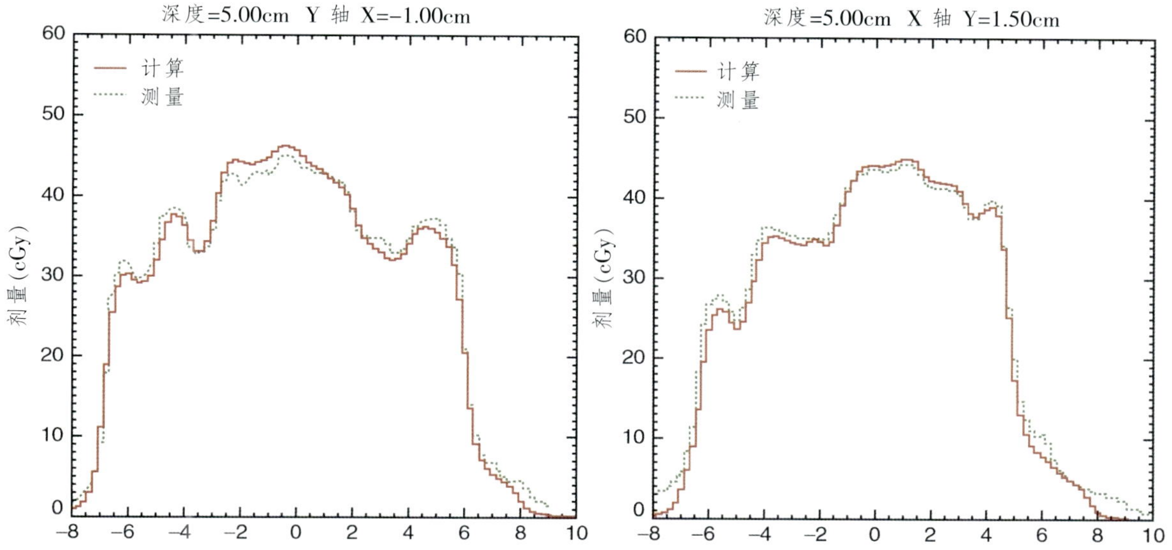

图 10.16 剂量学验证举例。妇科肿瘤 IMRT 中采用滑窗技术的右侧射野,比较测量剂量和计算剂量的曲线。

将患者与直线加速器配准作为起始。一旦患者配准完毕(与传统治疗相似,将定位点对准等中心),治疗床平移装置(称为 CRANE)的坐标设置到零位,治疗床移动到第一标志的位置。这个位置由治疗计划系统得出。机架转动到弧的起始位置,患者的治疗计划被传输到 MIMiC 的控制计算机内。直线加速器在传统弧治疗模式下操作,然后由 MIMiC 控制计算机确定治疗是否可以进行。如果机架的速度在允许范围内,多叶准直器叶片将以程式化序列开启。MIMiC 通过传统的门连锁完成与加速器间的通讯。如果 MIMiC 控制计算机测定计划不能再继续进行,那么门连锁的回路将被中断,加速器停止工作,正像打开防护门(加速器报门连锁故障)一样。一旦弧治疗完成,治疗师进入治疗室将 CRANE 移到下一个床位,并按照屏幕提示重新设置 MIMiC 的控制计算机。

断层治疗和固定射野角度IMRT的比较

断层治疗和固定射野角度 IMRT 的物理和运转方式的差别使得综合考虑各系统时有所权衡。在强大的射束排列优化工具——尤其是那些涉及非共面射束——研发出来之前,断层治疗中的旋转射束具有显著的优势。

对于连续断层治疗的实施,难度之一就是在连续弧治疗过程中需要精确移动患者(以治疗床为指示)。由结合点的错误移动引起的剂量传递误差与传统射野交叠相似。研究表明,邻接区域由于治疗床移动或是患者内部运动引起的最大剂量差别可达每毫米 25%。传统接野通常用变距来减少系统的剂量误差。有人提出类似的技术用于改善连续断层治疗邻接区域的剂量分布 [144]:编辑多个修正了靶体积的治疗计划,迫使治疗床标志重新分布。

即便理想地衔接,由于射野发散仍然会导致衔接区域的剂量不均匀,特别是当使用的弧度小于 360°时。Low 等[143]研究了范围从 180°~340°的弧的衔接区域剂量分布,证明当弧度范围较小时肿瘤剂量会有显著的冷点。而使用更长的叶片设置(1.7cm)时,这一状况将更加严重。虽然还没有评估治疗计划系统推算这些不均匀性的准确度,但是计划系统趋向于对非均匀性的严重性估计不足。尽管螺旋断层治疗中射野发散仍旧存在,但是射野边缘的螺旋路径分散了剂量分布,相对于连续断层治疗方式而言,床走位误差或是患者移动引起的剂量误差明显减少。

固定入射角度 IMRT 的一个优势是可以使用非共面射野。用于逐次换位精确移床的硬件设备也已商业化,它直接与治疗床相连,同时允许床旋转。而对于连续断层治疗,虽然可以实施有限的非共面剂量,特别是治疗头部时,但是这一方法并未被广泛采用。

连续断层治疗使用门控是不现实的,一方面因为传统直线加速器的使用,另一方面是由于连续断层治疗机多叶准直器和加速器控制计算机之间缺乏共享信息。由于旋转机架角度需要相对较长时间,因此呼吸控制技术也是不现实的。由于可能有很大的衔接区域的剂量误差,当对靶区选择连续断层治疗时,就需要重点考虑靶区及危及器官的固定精度。螺旋断层治疗则可以实现门控,当门控电路要求停止治疗时可以中断出束及床的运动。但是,当门控信号重启恢复治疗时,由于需要机架回到门控信号中断时的位置,因此重新进行治疗时会有一个延迟。

由于剂量实施基于很多指标或机架旋转,因此螺旋治疗会比传统的三维适形治疗或是基于多叶准直器的IMRT生成更多的跳数。即便同基于多叶准直器的IMRT相比,跳数的比率可以高达10:1145。跳数的增长导致全身剂量的增加,也就显著增加了放射治疗致癌的可能性。解决方法是增加加速器的机头防护,即减少了断层治疗中大部分全身剂量的来源。

断层治疗的另一个限制是缺少电子束。电子束(包括能量和强度调制的电子束),单纯电子线或结合强度调制光子束,在诸如乳腺癌及皮肤癌等疾病的放射治疗中逐渐受到重视。

螺旋断层治疗的一个主要的优点是它是一个专用调强放射治疗设备。然而,基于多叶准直器的IMRT作为一个剂量实施模式拥有了部分之前讨论的断层治疗的局限性。此外,使用带多叶准直器的加速器的广泛程度意味着将断层放射治疗广泛用于调强放射治疗患者还需要很多年。

IMRT设备设计的特殊要求

IMRT室的屏蔽设计规格与传统放射治疗的要求不同。断层治疗和基于MLC的IMRT中,对主射束和散射束的屏蔽墙体分别被确定。基于MLC的IMRT其总的累积辐射通量与适形治疗相似,因此主屏蔽的厚度没有差别。但是跳数增加近3倍,那么就需要增加次级屏蔽墙体以进行衰减,除非加速器制造商改进机头的泄漏参数。对于没有束档器的连续断层治疗,同一主屏蔽墙于每个床位处受到轰击,因此可能需要增加主屏蔽的厚度。然而由于旋转射野的使用,以及经MIMiC约束后较小的发散角度,减小了对一个点的有效作用因子,几乎成倍地消除了射束对主屏蔽的照射。然而,由于总跳数显著增加,相比调强放射治疗而言需要增加次级防护。

IMRT的临床经验

头颈部肿瘤的IMRT

关于头颈部肿瘤IMRT的第一篇报道来自Baylor学院。Kuppersmith等[146]报道了用连续断层治疗机实现IMRT的28例患者腮腺受量低于30Gy。他们还发现急性中毒的发生率比传统放射治疗显著降低。之后,Butler等[147]实现了“同步加速调强放射治疗”[148]技术,等效于SIB技术,并发现20例患者中的19例治疗完成后,同等疗效下其毒性反应在可接受范围内。Low等[149]描述了华盛顿大学圣路易斯分校在头颈部治疗中连续断层治疗技术的实际应用及QA实践。Chao等[101]报道了对17例患者采用这些技术的初期结果,显示其对肿瘤的控制很有前景,并且没有严重的急性不良反应。Chao等[150]做了一项临床前瞻性的调查研究同样表示,对于头颈部肿瘤患者采用IMRT,其腮腺受量的减少不仅对口干症,而且对患者的生活质量都带来主观或客观的改善。

Chao等[151]在另一篇报道中也阐述了IMRT在口咽癌治疗中的剂量优越性。其中有260例患扁桃体原发肿瘤,170例患舌根癌。研究未发现肿瘤的控制和无病生存率(DFS)产生负面的影响。但晚期唾液腺功能损伤显著减少。相较传统放射治疗,无论是固定射野IMRT还是断层放射治疗都能够在鼻咽癌的治疗中获得较好的靶区包绕度以及较低的腮腺吸收剂量[152]。MSK[153]以及UCSF[154]两家医疗中心的研究团队均得到了与之相似的临床结果。这种优势同样在口腔癌和口咽癌放射治疗[155]以及头颈部鳞癌推量治疗[12,87]中得到证明。图10.17与图10.18分别是鼻咽癌与下咽癌靶区勾画示意图。

21世纪初始的几年间,IMRT已经广泛用于头颈部肿瘤的放射治疗。根据*Web of Science*数据库显示,在2002—2011年题目中包含“head and neck”及“IMRT”的文献为135篇。其中有102篇是在2005年以后发表的。Lee及Terezakis[156]和Maingon等[157]分别在2008年和2010年就IMRT在头颈部肿瘤治疗中的应用做了论述。Lu及Yao研究发现鼻咽癌患者通过IMRT治疗可以获得更好的生活质量及更长的生存期[158]。Scott-Brown等[159],Tribius和Bergelt[160]重点回顾了治疗后患者生存质量的问题。Roe[161]等回顾了患者的吞咽困难症状。Chao 等[150,151]研究发现 IMRT 可以显著降低唾液腺的射线损伤。Nutting 等[162]对鳞状细胞咽癌(T1~4,N0~3,M0)患者进行了一项三期试验,比较 IMRT 与传统放射治疗的结果。IMRT 组患者二级口干症状明显低于传统放射治疗组。放射治疗后 12 个月时,传统放射治疗组发生率为 74%,IMRT 组为 38%;24 个月时,为 83%与 29%;而 24 个月时,未观察到显著的其他毒性、局控率及总生存期的差异。

这就产生了一个疑问:与传统放射治疗技术相比,当付出了更大的人力物力代价后,仅仅提高了患者的生存质量值不值?Tribus 及 Bergelt[160]的研究对此作出了解答:为了患者,这当然值得。进一步讲,是否还有提高局控率延长生存期的可能性呢?IMRT 的本质仍是以放射线为介质——X(γ)线,与激光不同之处是,其存在散射效应并且随深度增加而不断增大。这种散射效应限制了 X(γ)线进入人体后在射野边缘形成陡峭的剂量跌落梯度,同时会影响靶区内剂量均匀性及危及器官的保护。以下为几种应对办法:

1.在放射治疗过程中实施更好的图像监测。IMRT 计划需要根据图像提供的肿瘤大小/位置变化信息进行调整。Apisarnthanarax 及 Chao[57]总结和分析了几种可用作上述目的的图像种类。近期 Moeller 等[60]报道了其在头颈部肿瘤治疗中开展的前瞻性研究,该研究使用了 FDG-PET 及 CT。CBCT 也正受到重视[163]。

2.加速超分割法。这就应用到 IMRT 的放射生物学优势[13],即 IMRT 可以在不明显增加危及器官受量的情况下提高肿瘤的受照剂量。Ling 等[164]使用广泛应用的线性二次模型研究了不同剂量率的生物剂量效应。Chakraborty 等[165,166]对 20 例不同原发位置的头颈部鳞状细胞癌进行了 IMRT, 观察发现无病生存率达到了 95%。不过应用 SIB 技术接受了更高剂量照射的患者出现了更多的急性毒性反应。

3.综合治疗。放化疗结合对于局部进展期的头颈部鳞状细胞癌在目前是一种尝试[167]。Seiwert 等对此进行了研究和总结[168]。通常应用顺铂,但逐渐转向应用血管生成抑制剂和表皮生长因子受体抑制剂。相似观点也在西南肿瘤组(Southwest Oncology Group)的报告中得到表述[169]。Riesterer 等[170]总结了近几年关于射线致化学增敏的文献并予以总结。

至此我们仅仅论述的是 X(γ)在放射治疗中的应用。不过 X(γ)在外照射治疗中的地位目前是不可撼动的。新型技术,包括带电粒子、重离子(如质子、碳离子),均显示出应用优势(如布拉格峰)。Thariat 等[171]回顾了这些新技术在头颈部肿瘤治疗中的应用。重离子治疗成本颇高且仅有几家医疗中心可以开展。所以在目前也仅适用于那些 X(γ)无法或很难满足的病例,比如病灶毗邻眼球或视交叉。

前列腺癌的IMRT

前列腺与周围神经、器官(精囊、尿道、膀胱以及直肠)关系密切。这些器官的损失将会严重影响生活质量。在 MSK 医疗中心,前列腺癌是首个应用 IMRT 技术进行治疗的疾病[4,5]。

Zelefsky 等[172]在 2000 年的研究显示,IMRT 可以比传统放射治疗或三维适形放射治疗获得更好的靶区剂量覆盖度; 在 2002 年又报道了一个入组更多病例数的研究,显示给予高剂量同时降低急性毒性反应的治疗的可行性[173]。

在这个研究中,一共入组了 772 例患者。其中 698 例患者(90%)接受了 81Gy 的处方量,74 例(10%)接受剂量为 86.4Gy。35 例(4.5%)发生了 2 级急性直肠毒性反应。未观察到 3 级或以上毒性反应。217 例(28%)出现了 2 级急性泌尿系统毒性症状,但只有 1 例出现 3 级毒性反应。11 例(1.5%)出现了迟发性直肠出血症状(2 级)。轻度、中度以及重度组患者的 3 年无 PSA 阳性复发生存率分别为 92%、86%和 81%。其他的后续研究也得到了相似的结果[174,175]。有文献对此进行了回顾和总结[176-178]。

与头颈部肿瘤或其他肿瘤治疗相同,同步放化疗也用于前列腺癌以达到增敏和摧毁微小转移病灶。对于侵袭性且对内分泌或放射治疗抵抗的前列腺癌高危患者,适用于同步放化疗方案。Sanfilippo 等[179]近期开展了一项Ⅰ/Ⅱ期临床试验, 入组了 22 例局部进展期(T1~3)患者[179]。所以患者每 2 周给予 1 次紫杉醇,并进行四野三维适形放射治疗。治疗剂量从 63Gy 开始,增加至 66.6Gy、70.2Gy 及 73.8Gy。急性毒性反应包括腹泻(多数为 1 级和 2 级,但有 4 例出现 3 级);治疗后 38 个月,21 例(95%)仍然存活;6 例(27%)出现复发。Tucker 等[180,181]通过总结 RTOG 9406 试验的临床数据获得了前列腺癌放射治疗迟发性直肠毒性的 NTCP 模型参数以及 α/β 比值。

得益于 MRI 技术的发展,包括传统 MRI 以及 MR 波谱成像(MRSI),前列腺癌的治疗获得了巨大进步。Sciarra 等[182]和 Mazaheri 等[183]对这方面进展进行了详细的回顾和总结。肿瘤组织其固有的原子核自旋弛豫

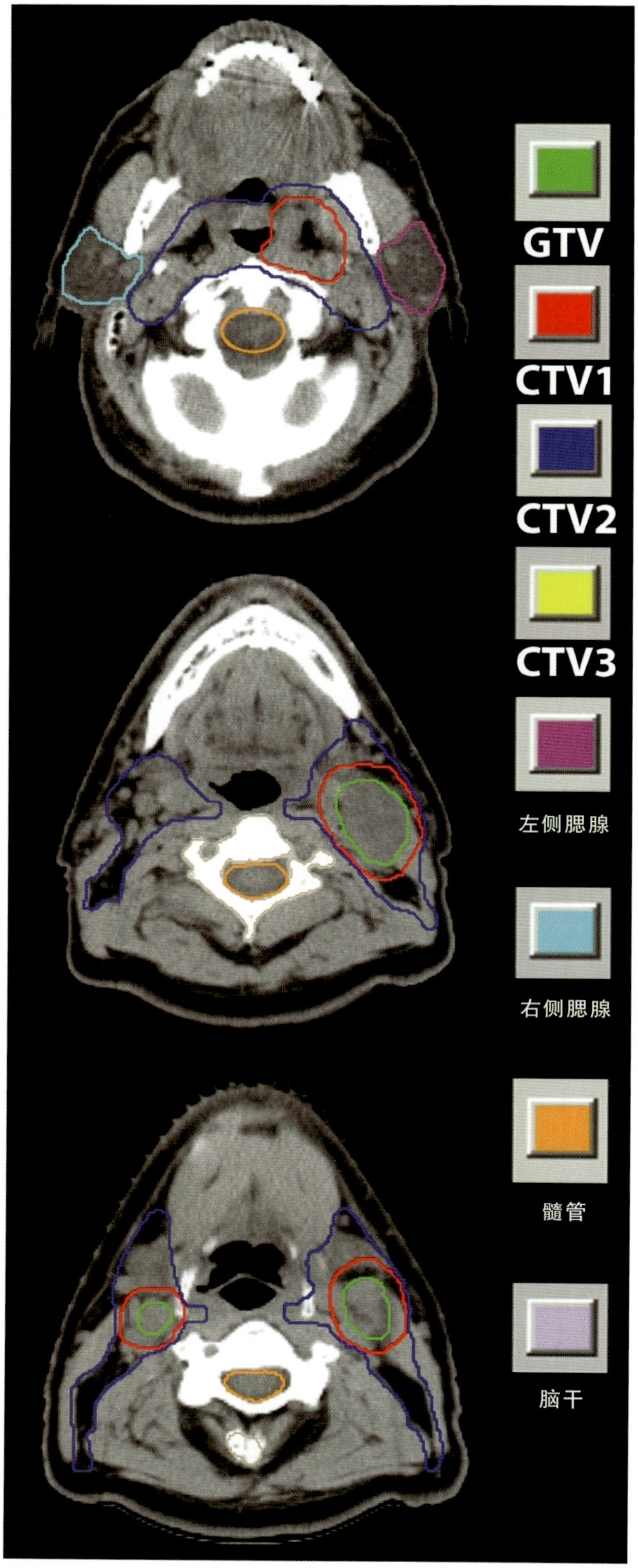

图 10.17 1 例 T2N2 鼻咽癌病例靶区勾画示意图。图中为 3 个不同层面。

时间(T1 和 T2)不同于正常组织,并且可以通过相关技术使这种特性增强或降低,以区别于正常组织的磁共振信号。这样可以通过 MRI 观察到前列腺肿瘤在 CT 图像上无法显示出的信息。MRI 也可以用于勾画靶区,使之更加精准,这具有非常大的临床意义。

颅内恶性肿瘤的IMRT

相较于 CT,FDG-PET 和 (或)MRI 可以更加清晰地显示出脑部肿瘤。对于患有中枢神经系统肿瘤的患者,IMRT 被寄希望于在保护正常组织和减少神经损伤方面发挥更大作用。Gutierrez 等[184]使用 TomoTherapy 技术研究了全脑放射治疗计划保护患者海马组织的剂量学可行性。

日本的 Iuchi 等[185]发表了一篇 25 例用 IMRT 治疗 8 次给予 48~68Gy 处方剂量的方法治疗恶性星形细胞瘤(WHO 定义的Ⅲ、Ⅳ级)的回顾性报道。其中 13 例患者接受 68Gy 的照射,12 例患者接受 48~65Gy 剂量的照射。全部治疗分 8 次完成。将 IMRT 组与 60 例接受传统技术照射(剂量为 40~60Gy,每天 2Gy)的患者进行比较。用 IMRT 治疗的患者(55.6%)比用传统技术治疗的患者(19.4%)的 2 年总体生存率有显著增加(P=0.043)。

Huang 等[186]对 15 例小儿髓母细胞瘤患者传统照射脑脊髓后用 IMRT 对后颅窝补量的治疗方法进行了报道。IMRT 在保证靶区接受全剂量照射时减少听觉器官的受照剂量。他们发现即使给予更高剂量顺铂,或注射顺铂前进行放射治疗,IMRT 仍可以显著降低患髓母细胞瘤儿童在接受放射治疗时的听觉损伤比率。

多形性胶质母细胞瘤(GBM)是一种预后不良的疾病,术后中位生存期为 9~11 个月[187]。Floyd[188]等应用 TomoTherapy 治疗了 20 例患者。给予肿瘤区 50Gy/10 次(每日 1 次)照射剂量,肿瘤周围水肿带给予 30Gy/10 次照射剂量。病情进展时间为 7 个月,显示此种方案没有使患者在生存期上获益,但使总治疗时间从 6 周缩短为 2 周。一项关于术后 GBM 患者生存期的研究[189]显示,在接受放射治疗后(使用或不使用替莫唑胺),放化疗治疗组的中位生存期为 14.6 个月,而单纯放射治疗组的为 12.1 个月。Koukourakis 等[190]对替莫唑胺治疗脑瘤的效果进行了回顾。Amelio[191]等近期对脑胶质瘤的 IMRT(包括大分割方式)进行了研究。他

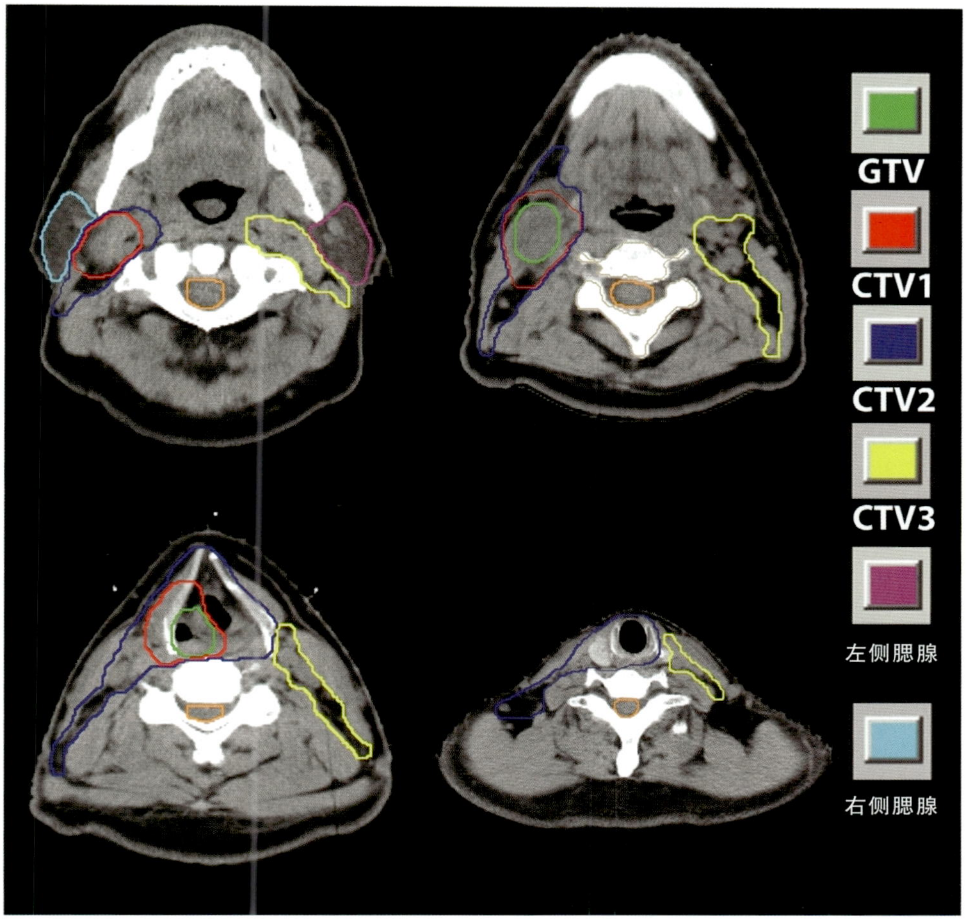

图 10.18　1 例 T2N1 下咽癌病例靶区勾画示意图。图中为 4 个不同层面。图中橙色区域为脊髓。

们认为 IMRT 存在诸如更大剂量、较短治疗时间而不增加毒性反应等优势。

乳腺癌的IMRT

乳腺癌放射治疗需要处理较多难题，比如射束方向上较大的组织深度变化，肺尖及心脏受量，以及作为靶区的胸壁随呼吸运动等问题。Taylor 等[192]回顾研究了 1950—1990 年大量因心脏损伤而致死的病例。这些病例的心脏受量达到了 14~17Gy。照射野覆盖了皮肤与空气交界的部分。由于空气散射较低，这就容易造成剂量不均匀和皮肤超量。目前商用计划系统可以自动勾画乳腺组织靶区体积并按照传统设计出切线照射射野，然后再用逆向计划计算法则对这对切线野进行优化使剂量均匀。然而，大部分商业逆向计划系统不能对“皮肤动度”做适当处理。由于摆位的不确定性以及呼吸动度，乳腺的一部分靶区组织可能会移动到患者原治疗计划 CT 图像所标示的皮肤界限以外。传统的 IMRT 技术用来约束靶区不确定移动的方法为外扩 PTV 的边界并且按照整个 PTV 覆盖的范围进行剂量优化。然而，这种方法在这里也许并不实用，因为 PTV 的一部分外扩到空气，其内没有必要的物质来吸收剂量。一些治疗计划系统忽略了超出皮肤以外的区域。因此，必须在逆向计划系统中添加一部分虚拟的组织到 PTV 中。有时需要用户手动开启调强放射治疗中的某一部分，以处理皮肤动度的影响。

尽管如此，目前 IMRT 已用于治疗左侧乳腺癌，以减少心肌的高剂量体积。Guerrero Urbano 和 Nutting 关于 IMRT 的论述中就此做出了简要的总结[193]。就乳腺癌 IMRT 后的临床结果而言，目前还没有完整的数据，然而多种剂量学研究[194–200]已经逐渐表明，与传统放射治疗技术相比，使用 IMRT 可以减少肺和心肌的受照剂量。Hurkmans 等[201]用 NTCP 模型来判断放射治疗引起的心脏和肺并发症，发现与传统放射治疗技术相比，IMRT 确实能降低晚期心脏不良反应，但是对放射性肺炎的 NTCP 影响却不大。

Hong 等[196]报道了 10 例乳腺癌 IMRT 研究，显示冠状动脉、患侧肺以及周围软组织的剂量都有所减少。同时，靶区的剂量均匀性有所改善。Li 等[197]描述了

IMRT与电子线相结合治疗乳腺癌的技术，也比传统切线野治疗方法有了很大提高，患侧肺和心脏的剂量都减少了。其他研究[195,200]也认为IMRT可以显著降低乳腺外围受照的高剂量体积，并且部分病例可以达到在不影响靶区剂量的前提下减少心脏受量的效果。此外，IMRT使得乳腺和淋巴结多野照射时的接野问题得到改善[200,202,203]。乳腺的IMRT是使全乳接受到均匀剂量照射的一种有效的和高效的方法。初步发现在对32例不同大小的早期乳腺癌患者进行治疗时，有很小或没有急性皮肤反应[202]。Taylor等[204]分析了2006年乳腺癌患者放射治疗的资料发现，使用更为现代的治疗技术可以显著降低心脏平均剂量至2.3Gy。不过分析也发现左侧乳腺癌放射治疗中心脏仍有一小部分体积受量超过20Gy。

妇科肿瘤的IMRT

关于IMRT治疗盆腔淋巴引流区的问题，Taylor等[205]根据20例患者的MRI图像(氧化铁颗粒引导的)绘制了淋巴引流图，发现沿髂血管外放约7mm所得的CTV能够充分覆盖盆腔淋巴引流区。

Ahamad等[206]对妇科肿瘤患者在子宫切除术后进行盆腔IMRT，与传统放射治疗相比，虽然IMRT能使更多小肠、膀胱和直肠减少照射，但是这些优点很快被削弱，因为靶区周围的剂量延伸变小了。D'Souza等[207]用相同的患者资料发现，IMRT可以使盆腔淋巴结轴向区域和阴道顶安全地接受高剂量照射(54Gy)，而传统技术照射剂量只有50.4Gy。Gielda等[148]针对少量不适合进行后装治疗的病例进行了研究。使用TomoTherapy技术以降低小肠和股骨头的受量。

Salema等[208]报道了用IMRT扩大野对盆腔和主动脉旁进行放射治疗的13例患者，发现其中2例患者发生3级或以上级别的不良反应，这2例患者均接受了顺铂同期辅助化疗。

Portelance等[209]对10例宫颈癌患者的三维适形放射治疗和IMRT的剂量进行了比较。论证了IMRT使靶区剂量覆盖相同的同时，减少了正常组织的受量。Mundt等[210]报道了40例妇科恶性肿瘤患者接受盆腔IMRT的临床经验。与35例既往用传统放射治疗技术治疗的病例相比，IMRT诱发的急性胃肠道不良反应要比传统全盆腔放射治疗诱发的有所减少。Portelance等[211]研究证明，IMRT具备治疗肿瘤同时降低2级以上小肠毒性的能力。该结果来自RTOG 0418试验，是一项关于宫颈癌治疗的多中心研究。Ring等[212]开展了一项研究，入组了36例宫颈癌病例，FIGO分期为ⅠB2~ⅢB期(国际妇产科联盟分期法)。所有病例接受病灶、可疑盆腔及主动脉旁淋巴结或局部瘤荷扩大野照射，同步使用顺铂。治疗后32个月时，24例无病生存，8例带病生存。

胃肠肿瘤的IMRT

胰腺癌仍是一种预后不良的肿瘤。Lillemoe在1995年回顾总结了当时的疾病管理措施[213]。那时的术后死亡率下降了2%或3%，但是平均加权后的5年总生存率仅约为22%。Showalter等[214]在2011年重新分析了RTOG 9704试验的数据。该试验研究了胰腺癌术后辅助放化疗病例。5年总生存率约为28%(淋巴结阴性病例)和19%(1~3个淋巴结阳性患者)，说明15年间没有得到显著提高。

Crane等[215]开展了一项研究，试图对不能手术的病例进行联合吉西他滨化疗的推量放射治疗。但研究最终由于剂量相关性不良反应而被迫终止。

Ben-Josef等[216]报道了15例胰腺癌患者IMRT治疗(45~55Gy)同期配合卡培他滨化疗，其中仅1例患者发生3级胃肠不良反应——胃肠溃疡，可以通过药物治疗治愈。

Brown等[217]完成了一个15例胰腺癌患者的剂量分析，将三维适形放射治疗、IMRT补量以及整合补量IMRT进行对比，发现整合补量IMRT可以将肿瘤剂量增加至64.8Gy。近期Yovino等[218]报道，按照RTOG 9704试验方案对病例进行化疗及IMRT，能够比三维适形放射治疗更好地降低上下消化道的毒性反应。

Bockbrader和Kim等[219]从放射生物学、剂量学以及临床评价指标方面回顾了IMRT在胃肠道肿瘤(包括胰腺癌)的应用。Meyer等[220]为应用PET/CT对肛门直肠癌进行IMRT建立了依据。IMRT能够降低射线诱发的不良反应。同时他也给出了部分临床资料。

Guerrero-Urbano等[221]对5例局部晚期直肠癌患者进行了剂量评估，发现与三维适形放射治疗相比，整合补量IMRT理论上可以减少小肠的受照剂量。Milano等[222]报道了对17例肛管鳞状细胞癌患者全盆腔照射45Gy后肛管补量的IMRT。13例患者同期配合5-氟尿嘧啶和丝裂霉素-C化疗。治疗耐受性好，没有第3级或更高的非血液性不良反应，皮肤或胃肠不良反应都没有引起治疗中断。然而，1例接受丝裂霉素-C化疗的患者发生了第4级血液性不良反应。3例没有完成完全缓解者，要求进行Miles手术和结肠造瘘术。在平均

20.3 个月随访中没有其他局部失败的病例。

Milano 等[223]还对 7 例胃癌接受 50.4Gy IMRT 的患者进行了报道。其中没有 1 例产生 3 级不良反应。IMRT 计划和传统前后对穿以及三野计划进行比较，发现 IMRT 计划可以更好地覆盖靶区，而且使肝和双肾的受量降低了。

肺癌的IMRT

考虑到肺癌放射治疗过程中呼吸运动对放射治疗的影响，用 IMRT 手段治疗肺癌时必须采用一些特殊的方法来确定肿瘤以及器官在治疗计划以及治疗实施过程中的运动，这些技术包括呼吸门控[120]和四维计划[224]。Starkschall 等[225]使用 4DCT 测量了自由呼吸状态下 GTV 在分次间的运动，认为屏气治疗可以提高肿瘤位置的重复性。当使用 CBCT 或 KV 二维图像进行配准校正时，可以分别将外放边界减小到 0.3cm(植入标记物配准)和 0.8cm(骨性标志配准)。

传统肺癌放射治疗的局部控制率较差[226]，使得人们感兴趣于用 IMRT 方法将剂量提高，进而提高局部控制率。Holloway 等[227]报道了 5 例不可切除的Ⅱ级和Ⅲ级非小细胞肺癌患者治疗的结果，在剂量递增的第一阶段引导性化疗后跟随每天 2.4Gy 共 84Gy 的 IMRT。用 PET CT 勾画靶区。其中 1 例患者发生致命性放射性肺炎而终止试验。Murshed 等[228]对 41 例最初用三维适形放射治疗(剂量为 63Gy)的患者进行了剂量学分析。IMRT 计划基本还是使用患者最初的计划 CT 图像，IMRT 降低了肺受 10Gy 和 20Gy 照射的体积。IMRT 的靶区覆盖有所改善，而且心和食管受照的体积也相对减少了。图 10.19 和图 10.20 显示了肺癌患者的 MLC 射野和 IMRT 治疗计划。

Grills 等[229]对 18 例Ⅰ～ⅡB 期肺癌患者的 4 种放射治疗方法进行了剂量比较。文章对 IMRT、三维适形放射治疗多野优化、2 野或 3 野的三维适形放射治疗以及传统的大野淋巴结照射进行比较。文章表示淋巴结为阴性的患者，IMRT 和三维适形优化放射治疗的正常组织受量结果相似。而淋巴结阳性患者，肺接受 20Gy 照射的体积(V_{20Gy})减少了 15%，并且放射性肺炎的正常组织并发症概率减小了 30%。Liao 等[230]在 2010 年报道了其在 MD 安德森癌症中心对 409 例 NSCLC 病例的研究结果。其中 318 例接受了 CT /三维适形放射治疗，91 例接受了 4DCT/IMRT，中位剂量为 63Gy。IMRT 组的平均肺受量(24.9Gy)略高于三维适形放射治疗组(22.1Gy)，但是 95%CI 和均值(34.4%±1.2%)低于三维适形放射治疗(37.0%±1.1%)。通过吸烟、组织学类型以及淋巴结浸润等因素修正后，显示 IMRT 的风险比低于三维适形放射治疗，可以降低正常组织毒性(3 级放射性肺炎)，并且出现远端转移的概率相似。因此说明 IMRT 可以获得相似或更好的总生存期和局控率，并且能够降低正常组织毒性。Vogelius 等[231,232]通过研究剂量学模型后提醒道：对于同时进行放化的病例，与 3DCRT 或质子治疗比较，由 IMRT 导致的肺组织大体积低剂量问题会加重放射性肺炎。因此，建议在 IMRT 计划中将药物剂量也作为放射剂量予以考虑和评估。

其他部位肿瘤的IMRT经验

IMRT 除了用于治疗头颈部肿瘤和前列腺癌时有强大的数据支持之外，还有很多关于用 IMRT 治疗其他肿瘤初级研究的可行性报告和结果，其中一些只是基于理论的剂量学研究。理论上讲，单纯改善剂量测定可能不能满足 IMRT 的传统要求，而且就实际治疗结果而言缺乏足够的临床数据，IMRT 在这些方面应该加大研究力度。

综上所述，IMRT 在各种部位肿瘤的放射治疗中均可以获得更好的剂量分布。这种优势会在某些病例中使患者受益。尽管如此，证明 IMRT 具有优势的临床结果目前还远远不如剂量学数据显而易见。对于许多患者来说，肿瘤的治愈是一个远期目标，而减少瘤荷，缓解症状并且不增加甚至减少放射治疗毒性反应是一个吸引人的选项。IMRT 可以降低放射治疗毒性反应和并发症，这使患者可以在短时间内获益。想要提高总生存期就要借助更好的能力以获得肿瘤的生物学信息。这是一个相当热门的研究话题。作为放射肿瘤医师，应义不容辞地关注和研究 IMRT 技术的临床应用。

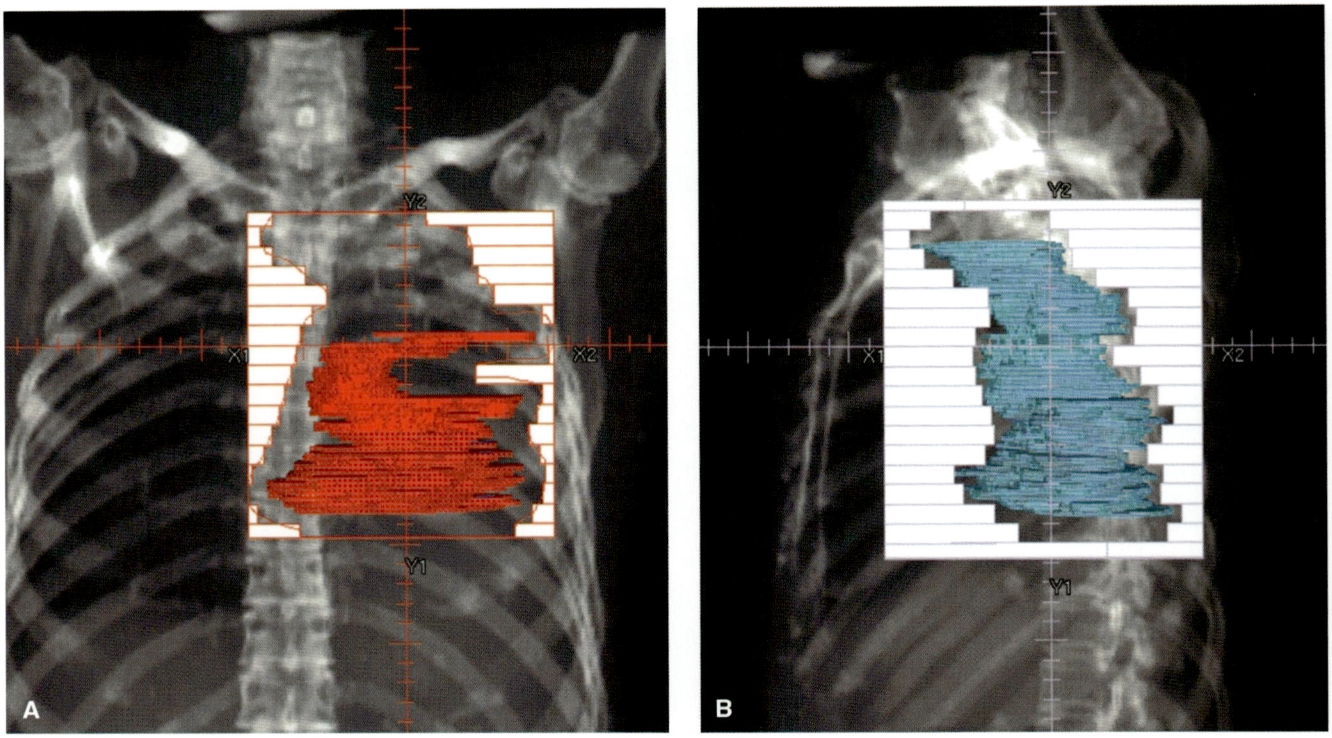

图 10.19 (A)MLC 及靶区的正位观。(B)斜入射角观。

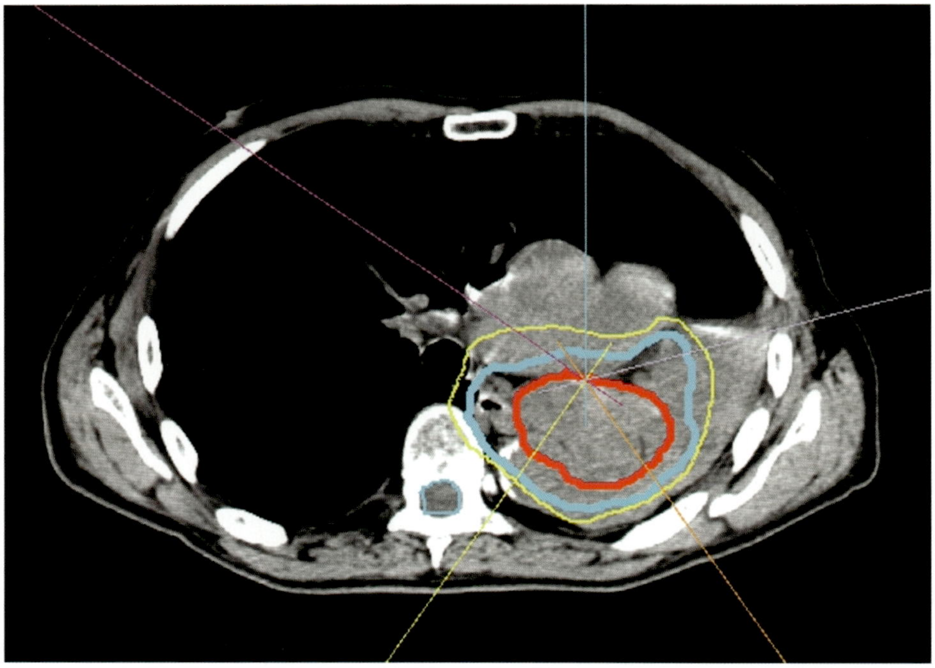

图 10.20 1 例局部进展期非小细胞肺癌病例靶区及剂量示意图。红色为 GTV,浅绿色为 CTV。CTV 包括了 GTV 及其左侧的淋巴结。外围黄色线为 60Gy 等剂量曲线。

(陈进琥 译 马长升 校)

部分参考文献

本章全部参考文献请登录网站：http://www.tsttpc.com/download_list.html

1. ICRU. ICRU report 83: prescribing, recording, and reporting photon-beam intensity-modulated radiation therapy (IMRT). *J ICRU* 2010;10(1):1–106.
2. Bernier J, Hall EJ, Giaccia A. Timeline - radiation oncology: a century of achievements. *Nat Rev Cancer* 2004;4(9):737–747.
3. Carol MP. Peacock (TM) - a system for planning and rotational delivery of intensity-modulated fields. *Int J Imag Syst Technol* 1995;6(1):56–61.
4. Ling CC, Burman C, Chui CS, et al. Conformal radiation treatment of prostate cancer using inversely-planned intensity-modulated photon beams produced with dynamic multileaf collimation. *Int J Radiat Oncol Biol Phys* 1996;35(4):721–730.
8. Bortfeld T, Schlegel W. Optimization of beam orientations in radiation therapy: some theoretical considerations. *Phys Med Biol* 1993;38(2):291–304.
9. Webb S. Optimizing the planning of intensity-modulated radiotherapy. *Phys Med Biol* 1994;39(12):2229–2246.
10. Sodertrom S, Brahme A. Optimization of the dose delivery in a few field techniques using radiobiological objective functions. *Med Phys* 1993;20(4):1201–1210.
12. Lauve A, Morris M, Schmidt-Ullrich R, et al. Simultaneous integrated boost intensity-modulated radiotherapy for locally advanced head-and-neck squamous cell carcinomas: II–clinical results. *Int J Radiat Oncol Biol Phys* 2004;60(2):374–387.
13. Orlandi E, Palazzi M, Pignoli E, et al. Radiobiological basis and clinical results of the simultaneous integrated boost (SIB) in intensity modulated radiotherapy (IMRT) for head and neck cancer: a review. *Crit Rev Oncol Hematol* 2010;73(2):111–125.
14. Mechalakos J, Lee N, Hunt M, et al. The effect of significant tumor reduction on the dose distribution in intensity modulated radiation therapy for head-and-neck cancer: a case study. *Med Dosim* 2009;34(3):250–255.
19. Allison RR, Gay HA, Mota HC, et al. Image-guided radiation therapy: current and future directions. *Future Oncol (London, England)* 2006;2(4):477–492.
36. Mohan R, Ling CC, Stein J, et al. The number of beams in intensity-modulated treatments: in response to Drs. Soderstrom and Brahme. *Int J Radiat Oncol Biol Phys* 1996;34(3):758–759.
51. Jin JY, Wen N, Ren L, et al. Advances in treatment techniques arc-based and other intensity modulated therapies. *Cancer J* 2011;17(3):166–176.
55. Bradbury M, Hricak H. Molecular MR imaging in oncology. *Magn Reson Imag Clin N Am* 2005;13:225–240.
57. Apisarnthanarax S, Chao KSC. Current imaging paradigms in radiation oncology. *Radiat Res* 2005;163(1):1–25.
58. Frank SJ, Chao KSC, Schwartz DL, et al. Technology insight: PET and PET/CT in head and neck tumor staging and radiation therapy planning. *Nat Clin Pract Oncol* 2005;2(10):526–533.
59. Cheebsumon P, Yaqub M, van Velden FHP, et al. Impact of (18)F FDG PET imaging parameters on automatic tumour delineation: need for improved tumour delineation methodology. *Eur J Nucl Med Mol Imaging* 2011;38(12):2136–2144.
68. Webb S. The physical basis of IMRT and inverse planning. *Br J Radiol* 2003;76(910):678–689.
69. Ehrgott M, Guler C, Hamacher HW, et al. Mathematical optimization in intensity modulated radiation therapy. *Ann Operations Res* 2010;175(1):309–365.
76. Mackie TR. History of tomotherapy. *Phys Med Biol* 2006;51(13):R427–R453.
85. Fowler JF. The linear-quadratic formula and progress in fractionated radiotherapy. *Br J Radiol* 1989;62(740):679–694.
140. van Etmpt W, McDermott L, Nijsten S, et al. A literature review of electronic portal imaging for radiotherapy dosimetry. *Radiother Oncol* 2008;88(3):289–309.
141. Bailat CJ, Baechler S, Moeckli R, et al. The concept and challenges of TomoTherapy accelerators. *Rep Prog Phys* 2011;74(8).
146. Kuppersmith RB, Greco SC, Teh BS, et al. Intensity-modulated radiotherapy: first results with this new technology on neoplasms of the head and neck. *Ear Nose Throat J* 1999;78(4):238, 241–236, 248 passim.
147. Butler EB, Teh BS, Grant WH, 3rd, et al. Smart (simultaneous modulated accelerated radiation therapy) boost: a new accelerated fractionation schedule for the treatment of head and neck cancer with intensity modulated radiotherapy. *Int J Radiat Oncol Biol Phys* 1999;45(1):21–32.
148. Gielda BT, Shah AP, Marsh JC, et al. Helical tomotherapy delivery of an IMRT boost in lieu of interstitial brachytherapy in the setting of gynecologic malignancy: feasibility and dosimetric comparison. *Med Dosim* 2011;36(2):206–212.
149. Low DA, Chao KS, Mutic S, et al. Quality assurance of serial tomotherapy for head and neck patient treatments. *Int J Radiat Oncol Biol Phys* 1998;42(3):681–692.
150. Chao KS, Deasy JO, Markman J, et al. A prospective study of salivary function sparing in patients with head-and-neck cancers receiving intensity-modulated or three-dimensional radiation therapy: initial results. *Int J Radiat Oncol Biol Phys* 2001;49(4):907–916.
151. Chao KS, Majhail N, Huang CJ, et al. Intensity-modulated radiation therapy reduces late salivary toxicity without compromising tumor control in patients with oropharyngeal carcinoma: a comparison with conventional techniques. *Radiother Oncol* 2001;61(3):275–280.
152. Cheng JC, Chao KS, Low D. Comparison of intensity modulated radiation therapy (IMRT) treatment techniques for nasopharyngeal carcinoma. *Int J Cancer* 2001;96(2):126–131.
153. Hunt MA, Zelefsky MJ, Wolden S, et al. Treatment planning and delivery of intensity-modulated radiation therapy for primary nasopharynx cancer. *Int J Radiat Oncol Biol Phys* 2001;49(3):623–632.
154. Lee N, Xia P, Quivey JM, et al. Intensity-modulated radiotherapy in the treatment of nasopharyngeal carcinoma: an update of the UCSF experience. *Int J Radiat Oncol Biol Phys* 2002;53(1):12–22.
155. Claus F, Duthoy W, Boterberg T, et al. Intensity modulated radiation therapy for oropharyngeal and oral cavity tumors: clinical use and experience. *Oral Oncol* 2002;38(6):597–604.
156. Lee NY, Terezakis SA. Intensity-modulated radiation therapy. *J Surg Oncol* 2008;97(8):691–696.
157. Maingon P, Marchesi V, Crehange G. Intensity modulated radiation therapy. *Bull Cancer* 2010;97(7):759–768.
158. Lu HM, Yao M. The current status of intensity-modulated radiation therapy in the treatment of nasopharyngeal carcinoma. *Cancer Treat Rev* 2008;34(1):27–36.
159. Scott-Brown M, Miah A, Harrington K, et al. Evidence-based review: quality of life following head and neck intensity-modulated radiotherapy. *Radiother Oncol* 2010;97(2):249–257.
160. Tribius S, Bergelt C. Intensity-modulated radiotherapy versus conventional and 3D conformal radiotherapy in patients with head and neck cancer: is there a worthwhile quality of life gain? *Cancer Treat Rev* 2011;37(7):511–519.
161. Roe JWG, Carding PN, Dwivedi RC, et al. Swallowing outcomes following intensity modulated radiation therapy (IMRT) for head & neck cancer - a systematic review. *Oral Oncol* 2010;46(10):727–733.
162. Nutting CM, Morden JP, Harrington KJ, et al. Parotid-sparing intensity modulated versus conventional radiotherapy in head and neck cancer (PARSPORT): a phase 3 multicentre randomised controlled trial. *Lancet Oncol* 2011;12(2):127–136.
163. Boda-Heggemann J, Lohr F, Wenz F, et al. kV cone-beam CT-based IGRT: a clinical review. *Strahlenther Onkol* 2011;187(5):284–291.
164. Ling CC, Gerweck LE, Zaider M, et al. Dose-rate effects in external beam radiotherapy redux. *Radiother Oncol* 2010;95(3):261–268.
166. Chakraborty S, Ghoshal S, Patil V, et al. Acute toxicities experienced during simultaneous integrated boost intensity-modulated radiotherapy in head and neck cancers - experience from a North Indian regional cancer centre. *Clin Oncol* 2009;21(9):676–686.
167. Wirth LJ, Posner MR. Recent advances in combined modality therapy for locally advanced head and neck cancer. *Curr Cancer Drug Targets* 2007;7(7):674–680.
168. Seiwert TY, Salama JK, Vokes EE. The chemoradiation paradigm in head and neck cancer. *Nat Clin Pract Oncol* 2007;4(3):156–171.
169. Okunieff P, Kachnic LA, Constine LS, et al. Report from the Radiation Therapy Committee of the Southwest Oncology Group (SWOG): Research Objectives Workshop 2008. *Clin Cancer Res* 2009;15(18):5663–5670.
170. Riesterer O, Milas L, Ang KK. Combining molecular therapeutics with radiotherapy for head and neck cancer. *J Surg Oncol* 2008;97(8):708–711.
171. Thariat J, Bolle S, Demizu Y, et al. New techniques in radiation therapy for head and neck cancer: IMRT, CyberKnife, protons, and carbon ions. Improved effectiveness and safety? Impact on survival? *Anticancer Drugs* 2011;22(7):596–606.
173. Zelefsky MJ, Fuks Z, Hunt M, et al. High-dose intensity modulated radiation therapy for prostate cancer: early toxicity and biochemical outcome in 772 patients. *Int J Radiat Oncol Biol Phys* 2002;53(5):1111–1116.
176. Guckenberger M, Flentje M. Intensity-modulated radiotherapy (IMRT) of localized prostate cancer - a review and future perspectives. *Strahlenther Onkol* 2007;183(2):57–62.
177. Hatano K, Araki H, Sakai M, et al. Current status of intensity-modulated radiation therapy (IMRT). *Int J Clin Oncol* 2007;12(6):408–415.
178. Shridhar R, Bolton S, Joiner MC, et al. Dose escalation using a hypofractionated, intensity-modulated radiation therapy boost for localized prostate cancer: preliminary results addressing concerns of high or low alpha/beta ratio. *Clin Genitourinary Cancer* 2009;7(3):E52–E57.
179. Sanfilippo N, Hardee ME, Wallach J. Review of chemoradiotherapy for high-risk prostate cancer. *Rev Recent Clin Trials* 2011;6(1):64–68.
181. Tucker SL, Thames HD, Michalski JM, et al. Estimation of alpha/beta for late rectal toxicity based on RTOG 94-06. *Int J Radiat Oncol Biol Phys* 2011;81(2):600–605.
182. Sciarra A, Barentsz J, Bjartell A, et al. Advances in magnetic resonance imaging: how they are changing the management of prostate cancer. *Eur Urol* 2011;59(6):962–977.
183. Mazaheri Y, Shukla-Dave A, Muellner A, et al. MRI of the prostate: clinical relevance and emerging applications. *J Magn Reson Imaging* 2011;33(2):258–274.
184. Gutierrez AN, Westerly DC, Tome WA, et al. Whole brain radiotherapy with hippocampal avoidance and simultaneously integrated brain metastases boost: a planning study. *Int J Radiat Oncol Biol Phys* 2007;69(2):589–597.
185. Iuchi T, Hatano K, Narita Y, et al. Hypofractionated high-dose irradiation for the treatment of malignant astrocytomas using simultaneous integrated boost technique by IMRT. *Int J Radiat Oncol Biol Phys* 2006;64(5):1317–1324.
186. Huang E, Teh BS, Strother DR, et al. Intensity-modulated radiation therapy for pediatric medulloblastoma: early report on the reduction of ototoxicity. *Int J Radiat Oncol Biol Phys* 2002;52(3):599–605.
188. Floyd NS, Woo SY, Teh BS, et al. Hypofractionated intensity-modulated radiotherapy for primary glioblastoma multiforme. *Int J Radiat Oncol Biol Phys* 2004;58(3):721–726.
189. Stupp R, Mason WP, van den Bent MJ, et al. Radiotherapy plus concomitant and adjuvant temozolomide for glioblastoma. *N Engl J Med* 2005;352(10):987–996.
190. Koukourakis GV, Kouloulias V, Zacharias G, et al. Temozolomide with radiation therapy in high grade brain gliomas: pharmaceuticals considerations and efficacy; a review article. *Molecules* 2009;14(4):1561–1577.
191. Amelio D, Lorentini S, Schwarz M, et al. Intensity-modulated radiation therapy in newly diagnosed glioblastoma: a systematic review on clinical and technical issues. *Radiother Oncol* 2010;97(3):361–369.
192. Taylor CW, Nisbet A, McGale P, et al. Cardiac exposures in breast cancer radiotherapy: 1950s-1990s. *Int J Radiat Oncol Biol Phys* 2007;69(5):1484–1495.
193. Guerrero Urbano MTG, Nutting CM. Clinical use of intensity-modulated radiotherapy: part II. *Br J Radiol* 2004;77(915):177–182.
194. Cho BC, Schwarz M, Mijnheer BJ, et al. Simplified intensity-modulated radiotherapy using pre-defined segments to reduce cardiac complications in left-sided breast cancer. *Radiother Oncol* 2004;70(3):231–241.
195. Evans PM, Donovan EM, Partridge M, et al. The delivery of intensity modulated radiotherapy to the breast using multiple static fields. *Radiother Oncol* 2000;57(1):79–89.
196. Hong L, Hunt M, Chui C, et al. Intensity-modulated tangential beam irradiation of the intact breast. *Int J Radiat Oncol Biol Phys* 1999;44(5):1155–1164.
197. Li JG, Williams SS, Goffinet DR, et al. Breast-conserving radiation therapy using combined electron and intensity-modulated radiotherapy technique. *Radiother Oncol* 2000;56(1):65–71.

198. Remouchamps VM, Vicini FA, Sharpe MB, et al. Significant reductions in heart and lung doses using deep inspiration breath hold with active breathing control and intensity-modulated radiation therapy for patients treated with locoregional breast irradiation. *Int J Radiat Oncol Biol Phys* 2003;55(2):392–406.
200. van Asselen B, Raaijmakers CP, Hofman P, et al. An improved breast irradiation technique using three-dimensional geometrical information and intensity modulation. *Radiother Oncol* 2001;58(3):341–347.
201. Hurkmans CW, Cho BC, Damen E, et al. Reduction of cardiac and lung complication probabilities after breast irradiation using conformal radiotherapy with or without intensity modulation. *Radiother Oncol* 2002;62(2):163–171.
203. Landau D, Adams EJ, Webb S, et al. Cardiac avoidance in breast radiotherapy: a comparison of simple shielding techniques with intensity-modulated radiotherapy. *Radiother Oncol* 2001;60(3):247–255.
204. Taylor CW, Povall JM, McGale P, et al. Cardiac dose from tangential breast cancer radiotherapy in the year 2006. *Int J Radiat Oncol Biol Phys* 2008;72(2):501–507.
205. Taylor A, Rockall AG, Reznek RH, et al. Mapping pelvic lymph nodes: guidelines for delineation in intensity-modulated radiotherapy. *Int J Radiat Oncol Biol Phys* 2005;63(5):1604–1612.
206. Ahamad A, D'Souza W, Salehpour M, et al. Intensity-modulated radiation therapy after hysterectomy: comparison with conventional treatment and sensitivity of the normal-tissue-sparing effect to margin size. *Int J Radiat Oncol Biol Phys* 2005;62(4):1117–1124.
207. D'Souza WD, Ahamad AA, Iyer RB, et al. Feasibility of dose escalation using intensity-modulated radiotherapy in posthysterectomy cervical carcinoma. *Int J Radiat Oncol Biol Phys* 2005;61(4):1062–1070.
208. Salama JK, Mundt AJ, Roeske J, et al. Preliminary outcome and toxicity report of extended-field, intensity-modulated radiation therapy for gynecologic malignancies. *Int J Radiat Oncol Biol Phys* 2006;65(4):1170–1176.
209. Portelance L, Chao KS, Grigsby PW, et al. Intensity-modulated radiation therapy (IMRT) reduces small bowel, rectum, and bladder doses in patients with cervical cancer receiving pelvic and para-aortic irradiation. *Int J Radiat Oncol Biol Phys* 2001;51(1):261–266.
210. Mundt AJ, Lujan AE, Rotmensch J, et al. Intensity-modulated whole pelvic radiotherapy in women with gynecologic malignancies. *Int J Radiat Oncol Biol Phys* 2002;52(5):1330–1337.
211. Portelance L, Moughan J, Jhingran A, et al. A phase II multi-institutional study of postoperative pelvic intensity modulated radiation therapy (IMRT) with weekly cisplatin in patients with cervical carcinoma: two year efficacy results of the RTOG 0418. *Int J Radiat Oncol Biol Phys* 2011;81(2):S3 (abstr.).
212. Ring KL, Young JL, Dunlap NE, et al. Extended-field radiation therapy with whole pelvis radiotherapy and cisplatin chemosensitization in the treatment of IB2-IIIB cervical carcinoma: a retrospective review. *Am J Obstet Gynecol* 2009;201(1):6.
214. Showalter TN, Winter KA, Berger AC, et al. The influence of total nodes examined, number of positive nodes, and lymph node ratio on survival after surgical resection and adjuvant chemoradiation for pancreatic cancer: a secondary analysis of RTOG 9704. *Int J Radiat Oncol Biol Phys* 2011;81(5):1328–1335.
215. Crane CH, Antolak JA, Rosen, II, et al. Phase I study of concomitant gemcitabine and IMRT for patients with unresectable adenocarcinoma of the pancreatic head. *Int J Gastrointest Cancer* 2001;30(3):123–132.
216. Ben-Josef E, Shields AF, Vaishampayan U, et al. Intensity-modulated radiotherapy (IMRT) and concurrent capecitabine for pancreatic cancer. *Int J Radiat Oncol Biol Phys* 2004;59(2):454–459.
217. Brown MW, Ning H, Arora B, et al. A dosimetric analysis of dose escalation using two intensity-modulated radiation therapy techniques in locally advanced pancreatic carcinoma. *Int J Radiat Oncol Biol Phys* 2006;65(1):274–283.
218. Yovino S, Poppe M, Jabbour S, et al. Intensity-modulated radiation therapy significantly improves acute gastrointestinal toxicity in pancreatic and ampullary cancers. *Int J Radiat Oncol Biol Phys* 2011;79(1):158–162.
219. Bockbrader M, Kim E. Role of intensity-modulated radiation therapy in gastrointestinal cancer. *Exp Rev Anticancer Ther* 2009;9(5):637–647.
220. Meyer JJ, Willett CG, Czito BG. Emerging role of intensity-modulated radiation therapy in anorectal cancer. *Exp Rev Anticancer Ther* 2008;8(4):585–593.
221. Guerrero Urbano MT, Henrys AJ, Adams EJ, et al. Intensity-modulated radiotherapy in patients with locally advanced rectal cancer reduces volume of bowel treated to high dose levels. *Int J Radiat Oncol Biol Phys* 2006;65(3):907–916.
222. Milano MT, Jani AB, Farrey KJ, et al. Intensity-modulated radiation therapy (IMRT) in the treatment of anal cancer: toxicity and clinical outcome. *Int J Radiat Oncol Biol Phys* 2005;63(2):354–361.
224. Alasti H, Cho YB, Vandermeer AD, et al. A novel four-dimensional radiotherapy method for lung cancer: imaging, treatment planning and delivery. *Phys Med Biol* 2006;51(12):3251–3267.
225. Starkschall G, Balter P, Britton K, et al. Interfractional reproducibility of lung tumor location using various methods of respiratory motion mitigation. *Int J Radiat Oncol Biol Phys* 2011;79(2):596–601.
226. Byhardt RW, Scott C, Sause WT, et al. Response, toxicity, failure patterns, and survival in five Radiation Therapy Oncology Group (RTOG) trials of sequential and/or concurrent chemotherapy and radiotherapy for locally advanced non-small-cell carcinoma of the lung. *Int J Radiat Oncol Biol Phys* 1998;42(3):469–478.
227. Holloway CL, Robinson D, Murray B, et al. Results of a phase I study to dose escalate using intensity modulated radiotherapy guided by combined PET/CT imaging with induction chemotherapy for patients with non-small cell lung cancer. *Radiother Oncol* 2004;73(3):285–287.
228. Murshed H, Liu HH, Liao Z, et al. Dose and volume reduction for normal lung using intensity-modulated radiotherapy for advanced-stage non-small-cell lung cancer. *Int J Radiat Oncol Biol Phys* 2004;58(4):1258–1267.
229. Grills IS, Yan D, Martinez AA, et al. Potential for reduced toxicity and dose escalation in the treatment of inoperable non-small-cell lung cancer: a comparison of intensity-modulated radiation therapy (IMRT), 3D conformal radiation, and elective nodal irradiation. *Int J Radiat Oncol Biol Phys* 2003;57(3):875–890.
230. Liao ZX, Komaki RR, Thames HD Jr, et al. Influence of technologic advances on outcomes in patients with unresectable, locally advanced non-small-cell lung cancer receiving concomitant chemoradiotherapy. *Int J Radiat Oncol Biol Phys* 2010;76(3):775–781.
231. Vogelius IR, Westerly DC, Aznar MC, et al. Estimated radiation pneumonitis risk after photon versus proton therapy alone or combined with chemotherapy for lung cancer. *Acta Oncol* 2011;50(6):772–776.
232. Vogelius IS, Westerly DC, Cannon GM, et al. Intensity-modulated radiotherapy might increase pneumonitis risk relative to three-dimensional conformal radiotherapy in patients receiving combined chemotherapy and radiotherapy: a modeling study of dose dumping. *Int J Radiat Oncol Biol Phys* 2011;80(3):893–899.

第 11 章 影像引导放射治疗

Loren K. Mell, William Y. Song, Todd Pawlicki, Arno J. Mundt

影像引导放射治疗(IGRT)包括一系列的技术应用,其共同目的为在放射治疗中最大化靶区和正常组织的位置。如何准确地将这些应用定义为 IGRT 的子集仍有相当多的争议。IGRT 的定义基本可以分为狭义和广义两种:狭义的定义为在每次外照射治疗前应用影像来进行位置验证[1];广义的定义为使用影像来辅助放射治疗过程中的决策[2]。前者有将像自适应四维正电子发射螺旋图像等先进技术排除在外的风险;而后者则有将一些诸如分期胸部 X 片等陈旧技术包含在内的风险。美国放射学会和美国放射肿瘤学学会的诊疗指南对 IGRT 的定义为"通过应用基于图像的靶区定位使得患者重新准确定位,以达到保证准确治疗和减少正常组织体积受到电离辐射的风险的目的,最终改善治疗照射传输的过程"[3]。而 Greco 和 Ling[4] 对于 IGRT 的定义更为广泛:"应用影像探测和诊断,勾画靶区和危及器官,确定生物特性,剂量分布设计,保证剂量传输,以及解读治疗反馈",即所谓的六维定义。本章中,作者也试图选取一种广义的视角来定义 IGRT: 应用创新的影像方法来增强放射治疗计划和传输中的靶区和正常组织的定位准确度。这就包括了用于结构勾画,调整运动或位置的不确定性和自适应治疗等很大范围内的各种影像技术。对于 IGRT 多方面的探索使得人们能够对技术成果的先进程度和发展程度感到赞叹,同时使得人们能够谨慎地评估患者的真实获益。

影像引导放射治疗的基本理论

提高放射治疗的准确度和精确度一直是治疗的目标之一。不准确度是指系统误差,相对于真实的靶区位置,它的存在会造成治疗剂量传输出现偏差。系统误差主要源于诸如不正确的靶区勾画,缺乏代表性的模拟,皮肤标记点和内部解剖结构的分离,可预见的器官运动(例如,肺部肿瘤的周期性)等。另一方面,不精确度则是指随机误差,它会在真实靶区周围的治疗空间引入变化。随机误差的来源主要有日常摆位时不可避免的波动和不可预见的靶区移动(例如,子宫前倾或后倾)等。对这些不确定因素的补偿不足会导致靶区欠量和附近危及器官过量照射;而过度补偿则会导致对正常组织不必要的照射和治疗计划的限制。这就导致需要在肿瘤控制率(TCP)和正常组织并发症概率(NTCP)之间进行权衡考量,并突出减小不确定因素的作用,以提高放射治疗的治疗率。

大量文献报道了肿瘤靶区勾画的不确定性问题[5,6]。即便对于专家来说,靶区定义的重复性都是一个挑战。无论是一个观察者多次观察的不同结论还是多个观察者的不同结论,都会导致对靶区位置的多种解释,而且现有的靶区勾画指导准则主要基于定性的判断。此外,CT 和 MRI 已经成为 3D 计划的标准,功能性影像技术,特别是 PET,已经越来越多地引入到治疗计划中[7],以帮助界定肿瘤边界和特征化具有不同生理特征的靶区的亚区域。定量的影像能够帮助提高靶区勾画的一致性,而自动分割和图像形变配准软件增加了辅助和标准化治疗计划的可能性。

适形和大分割放射治疗技术的应用,会延长治疗时间并使剂量梯度变得陡峭,这会突出靶区定位的不确定度的影响,因而更加需要 IGRT 来对不确定度进行补偿。放射毒性往往成为增加治疗强度的重要限制,包括放射剂量增量和高强度的综合治疗模式。在减轻毒性方面,IGRT 能够允许执行强度更高,而毒性相当的治疗方法。此外,随着治疗继续提高对肿瘤的控制,减少放射治疗的晚期和慢性效应,以最大限度地提高患者的生活质量已经变得越来越重要。与标准方法相比,确定 IGRT 的功能性关系,肿瘤和危及器官的剂量变化，以及临床结果的变化（例如,TCP 和 NTCP 模型）在评估 IGRT 技术的有效性方面至关重要。对于 IGRT 累积剂量分布和累积剂量对 TCP 和 NTCP 的相应效应的评估方面的需求迅速增长。

传统的放射治疗计划受限于肿瘤和正常组织在分次治疗中和分次治疗间的运动和变化。在许多情况下,基于静态初始模拟的治疗模型是不够的,需要对初始计划进行自适应过程。尤其当发生在治疗反应中的变化有可能指示或多或少的有利预后,在这种情况下,应考虑修改治疗方案。理论上,自适应放射治疗可以在分次间(离线模式)和患者正在进行治疗(在线模式)时进行。在整个治疗疗程中,利用创新性策略来监测和优化治疗,如 4D PET-CT、室内 MRI 和快速在线自适应重新计划,能够在理想状态下提升当前和未来放射治疗的质量。

影像引导的靶区和正常组织划分

正电子发射断层扫描

PET 变革了癌症分期和治疗。PET 扫描涉及对在衰变时能够产生正电子的放射性同位素标记的示踪剂的系统管理。示踪物在感兴趣区域聚集并发射正电子，在与此处负电子湮灭后，会释放两个能量为 511keV 的光子,这两个光子的传播方向为反向 180°。扫描仪配备有平行安装的传感器,可以检测并确定这些湮灭事件的空间位置,因此能够推断出放射示踪剂聚集的感兴趣区域。大多数现有的治疗计划系统提供了帮助与计划 CT 进行图像配准融合的工具，以辅助靶区勾画。包含图像形变配准的商业软件能够通过调整不同扫描之间患者的解剖和位置的变化来辅助勾画,并基于定量的方法对靶区体积分割(图 11.1)[6,8]。

^{18}F-氟代脱氧葡萄糖

使用最广泛的示踪剂是 ^{18}F-氟脱氧葡萄糖(^{18}F-FDG),其通过主动运输进入细胞,然后由己糖激酶磷酸化,并被细胞内的分子捕获。^{18}F 衰变为 ^{18}O,分子进入糖酵解途径，但是 FDG 相对于正常葡萄糖的代谢缓慢，并在代谢活跃的细胞中相对高聚集，如炎性组织、神经元、棕色脂肪、骨髓、胃肠道上皮细胞和肿瘤[9]。对多种癌症的研究发现,FDG-PET 能够提高分期诊断[10-14],获得更适合的多风险适应性策略。其他研究发现，在治疗前后增加肿瘤的 FDG 摄取会导致预后不良[15-17],这表明一些患者更适合可替代的治疗方案。

很多研究探索了 FDG-PET 在肺癌放射治疗中的作用[18-23]。对于非小细胞肺癌(NSCLC),FDG-PET 影像能够更改 40%~60%的治疗体积[19,21,23,24];也可以辅助勾画间皮瘤靶区[25]。FDG-PET 在检测不易察觉的淋巴结转移和鉴别肺不张与肿瘤方面很有价值[19,26],而这些仅仅依靠 CT 是很难检测的(图 11.2)。在 73 例通过纵隔镜检查分期的淋巴结阳性患者中,Vanuytsel 等[21]发现,FDG PET-CT 更改了其中 45 例(62%)的治疗体积;其中 16 例体积增大,29 例体积缩小。肿瘤放射治疗协作组(RTOG)最近报道了 52 例 NSCLC 患者Ⅱ期临床试验的研究 RTOG-051 的结果[22];结合 FDG PET-CT，能够更改 47 例可评估患者中 51%的淋巴结

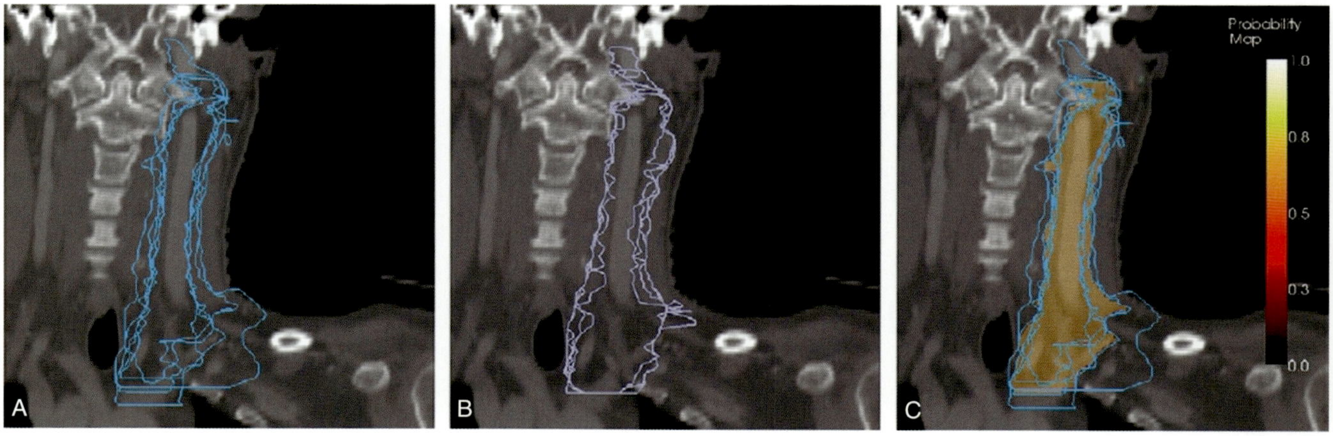

图 11.1 从自动勾画结果观察到勾画差异性减少。医生手动勾画轮廓如蓝色所示,医生修改的自动勾画轮廓如紫色所示,使用真实性和性能等级同步评估算法的手动勾画轮廓如棕色所示。(From Stapleford LJ, Lawson JD, Perkins C, et al. Evaluation of automatic atlas-based lymph node segmentation for head-and-neck cancer. *Int J Radiat Oncol Biol Phys* 2010;77:959–966, with permission from Elsevier.)

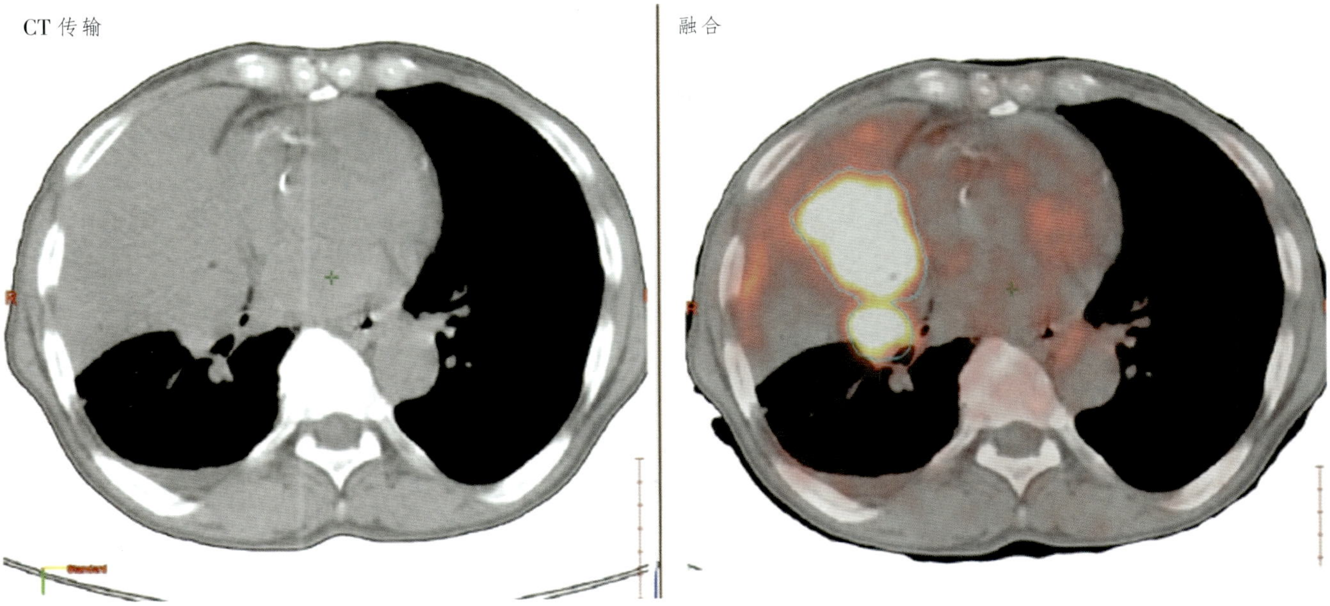

图 11.2　右中叶肺癌患者的 FDG-PET-CT 扫描。在 CT(MB15)(左图)上,肿瘤边界被梗阻后的肺炎和肺不张所遮盖。在融合扫描(右图)上,肿瘤对 FDG 非常敏感,更加易于区分。(From Spratt DE, Diaz R, McElmurray J, et al. Impact of FDG PET-CT on delineation of the gross tumor volume for radiation planning in non-small-cell lung cancer. *Clin Nucl Med* 2010;35:237–243, with permission.)

体积,普遍得到更小的大体肿瘤体积(GTV)和平均肺受量。对于如何勾画 PET 引导的靶区体积尚未达成共识,尽管 PET 似乎能够提高靶区的界定[18]。Yu 等[24]报道了最佳的标准摄取值(SUV)的阈值与病理的相关性为 31%±11%。但是,无论是基于模体还是基于患者的近期研究均表明,基于梯度的方法对于靶区勾画来说可能更加准确和一致[8,27]。

在头颈部肿瘤(HNC)中,FDG PET 得到了相似的结果,在结合 PET 图像后,计划体积经常可以更改[23,28–35]。在包含 40 例 HNC 患者的研究中,Paulino 等[30]对比了分别基于 FDG PET 和 CT 的 IMRT 计划。在 25%的患者中,基于 CT 的计划对 PET 勾画的 GTV 的覆盖度未能达到最佳标准。在包括 20 例患者的前瞻性研究中,Schwartz 等[32]发现通过 FDG PET-CT 优化的 IMRT 计划提高了对腮腺和喉的保护,而且能够将剂量增加到 81Gy。纪念斯隆–凯特琳癌症中心的研究表明,是否结合 PET 或 MRI 引导勾画的靶区体积具有显著的差异,表明了对于任何患者,来自包括 CT 和物理检查的多源的补充信息,对于靶区勾画的最佳调整非常必要[33]。使用 FDG PET 勾画的 GTV 显著小于仅依靠 CT 得到的 GTV[33–35]。一些研究关注于 PET 引导的 HNC 放射治疗的技术层面,包括建立最佳图像配准的困难[36]和靶区界定的较大的易变性[37]。近期研究表明,自动勾画技术能够提高 HNC 的勾画一致性[6,38,39]。但是,靶区勾画依然很大程度上依赖于分割和重建方法,强调了阐明和标准化各个研究中心之间方法学的重要性[40,41]。

FDG PET 的靶区勾画也在食管癌[14,42–47]和直肠癌中得到了广泛的研究[48–52]。Hong 等[44]研究了 25 例行 FDG PET-CT 放疗计划的食管癌患者;PET 对其中 21 例患者 (84%) 的靶区勾画产生了影响,其中 9 例 (34%)变化巨大。然而,Muijs 等[14]回顾了 30 项研究中的 1222 例患者,并未发现 PET 在对放射治疗计划必要性方面具有令人信服的证据。很显然,PET 在确定淋巴结状态和探测隐性转移方面非常有用,然而,其是否在 GTV 勾画方面优于其他模态尚不清楚。如果用于勾画 GTV,研究提出将绝对 SUV 值 2.5 或相对于肝摄取的 SUV 值作为阈值[47]。对于直肠癌,Braendengen 等[48]对比了 77 例患者行 MRI 和 FDG PET-CT 的 GTV 勾画。PET 引导下的勾画体积要小于 MRI 引导下的体积,但是 PET 引导似乎只是对 MRI 的补充数据,导致 15%的患者发生改变。作为新兴技术的动态 FDG PET-CT [50],未来可以在直肠癌和其他癌症的影像引导靶区勾画方面发挥作用。

华盛顿大学的研究人员利用 FDG PET 对宫颈癌进行了广泛的研究[53–55]。在 IMRT 放射治疗中,PET 引导的累及腹主动脉旁淋巴结的宫颈癌靶区能够将安全剂量提高至 60Gy[53]。在近距离治疗[54]和外照射治疗[55]

中，宫颈肿瘤体积的连续变化可以被记录下来。但是，如何对较差的治疗反应进行自适应治疗尚不清楚。Ling 等[56]报道了基于 FDG PET 的近距离治疗计划显著优化了 GTV 的覆盖度，而且不会增加膀胱和直肠的受量。Liang 等[57]对 10 例盆腔恶性肿瘤患者进行了前瞻性分析，研究了 FDG PET 引导的骨髓保护 IMRT 计划。IMRT 计划显著降低了活性骨髓的剂量，而且这种方法的可行性和耐受性均较好。Rose 等[58]进行的相关研究工作表明，由 FDG PET 勾画的代谢活性骨髓亚区域的受照剂量对血液学毒性有显著的预测作用。

FDG PET 在其他疾病部位的放射治疗计划研究发现了混杂的结果。其在乳腺癌[59]肿瘤切除术腔，包含淋巴结或包含野的淋巴瘤[60,61]以及 GTV 的胰腺癌[62]的放射治疗中具有潜在的实用性，但对肉瘤[63]的治疗没有明显的效用。FDG PET 在中枢神经系统(CNS)肿瘤中的应用受限于正常脑细胞对 FDG 的的高背景摄取，而其在前列腺癌中的应用则受限于肿瘤细胞的相对低摄取。Douglas 等[64]在 40 例恶性胶质瘤患者中成功地应用 FDG PET 来进行剂量递增，但是并没有观察到患者的预后有所改善。正如下文所讨论的，其他 PET 示踪剂在这些疾病中得到了更为广泛的研究。

其他正电子发射断层成像示踪剂

尽管大多数研究都集中于 FDG 的研究，但是许多其他放射示踪剂也得到了研究，如 ^{18}F-胸腺嘧啶核苷(FLT)、^{18}F-米索硝唑(MISO)、^{18}F-氮霉素阿糖胞苷(FAZA)、^{18}F-氟乙基-l-酪氨酸 (FET)、^{18}F-胆碱、^{11}C-胆碱、^{11}C-蛋氨酸 (MET)、^{11}C-乙酸和 ^{60}Cu (Ⅱ)-丁二(N^4-甲基缩氨基硫脲)(^{60}Cu-ATSM)。^{15}O 和 ^{13}N 标记的 H_2O、CO_2、O_2、NH_3 分子也在 PET 中被用来测量血流量、细胞凋亡或缺氧等[65-67]。新的示踪剂正在持续不断地开发和测试中。为进一步讨论新的分子影像应用可参考一些文献[65-69]。

神经组织对 MET 的背景摄取较低，使得其在脑部肿瘤的影像引导计划中比较有用。Grosu 等[70]分析了 39 例胶质母细胞瘤(GBM)患者，29 例患者(74%)MET 摄取范围(可达到 4.5cm)超过 MRI 勾画的肿瘤[70]。MET 也能够提高颅底脑膜瘤的 GTV 勾画[71]。MET PET 的一个局限性是 ^{11}C 的半衰期较短(20min)。相比 MRI，FET 得到的 GTV 不同[72]，与 MET 相当(图 11.3)[73]，而且其优势是有更长的同位素半衰期。Milker-Zable 等[74]在 26 例脑膜瘤患者中评估了 ^{68}Ga-(0)-D-苯丙氨酸(1)-Tyr(221)-奥曲肽(DOTATOC)-PET。这项结合 DOTATOC 的技术利用了生长激素抑素受体 2 型的高表达。在 19 例患者中，DOTATOC PET 显著影响了靶区定义。Gehler 等[75]得到了类似的结果，DOTATOC PET-CT 显著影响了 26 例患者中的 17 例的靶区体积[75]。

一些研究者也应用 MISO[76,77]和 FAZA[78]对 PET 引导 RT 治疗进行了研究。跨塔斯曼放射肿瘤学组对 45 例行放化疗的Ⅲ期或Ⅳ期 HNC 患者进行了研究，在伴或不伴乏氧细胞毒素替拉扎明的情形下，将 MISO PET 定义的乏氧区域与临床结果相关联[77]。乏氧和残余氧基线（在 4~5 周治疗后应用 MISO PET 检测）与局部高复发率相关。6 例有残余氧患者中有 4 例局部复发，而 23 例无残余氧患者中仅有 4 例局部复发。^{60}Cu-ATSM 因其生物动力学优势和更好的分辨率而在乏氧影像中吸引了更多关注。^{60}Cu-ATSM PET 引导的乏氧影像在 HNC 和宫颈癌中得到了研究[79,80]。在对 14 例宫颈癌患者进行的初步研究中，^{60}Cu-ATSM 提供了较好的预后判断；其中，5 例乏氧患者全部出现了复发，而 9 例含氧正常的患者中只有 3 例出现复发[80]。

^{11}C-胆碱和 ^{18}F-胆碱在前列腺癌中的应用都得到了研究[81,82]；然而，这种方法在常规设置中的应用尚不清楚。用最大 SUV 值的 60%作为阈值似乎在勾画主要前列腺病变方面与病理学的关联更好[81]。FLT PET 在诸如食管癌等疾病中较为有效，其对累及淋巴结的阳性预测价值可能高于 FDG PET[51]。在对 5 例 NSCLC 患者进行的研究中，连续的基于 FLT PET 的治疗发现，肿瘤和骨髓的 FLT 摄取降低[83]。但是，其在直肠癌和 HNC 肿瘤和淋巴结勾画方面的应用较为有限[84,85]。

总之，大量的文献支持 PET 在影像引导治疗中的作用。对于其方法的标准化和确定 PET 引导计划在患者收益方面需要进一步的研究。

磁共振成像

MRI 在 RT 计划，特别是在 CNS、HNC 和盆腔恶性肿瘤中的应用，是众所周知的[86-94]。此外，MRI 模拟机和 MRI 计划方法的应用也越来越广泛(图 11.4)[95]。定量的 MRI 技术也越来越多地用于提高 RT 计划。例如，在 CNS 肿瘤治疗中，功能性 MRI(fMRI)已经被用来降低正常功能脑组织的放射剂量[96-100]。Aoyama 等[99]利用脑磁描记法和各向异性弥散加权 MRI 对 20 例患者进行计划设计评估，其中 15 例为动静脉畸形(AVM)患者。在 15 例患者中，靶区进行了修正并显著降低了照射量超过 15Gy 的敏感区域体积。在放射外科计划中，利用稳态获取的快速成像能够辅助实现三叉神经的可视化[101,102]。^{1}H MR 波谱(MRS)也可用于脑胶质瘤的计划指导[103,104]。利用 ^{1}H MRS 勾画的代谢活跃区域的受量不足与 GBM 较差的预后相关[104]。

在前列腺癌患者中,van Li 等[105]报道了将 ^{1}H MRS 辨别的前列腺病变区域的受照剂量提升到 90Gy 是可行的。注射 ferumoxtran-10 的 MR 淋巴造影术已经被用于识别前列腺癌中的受累淋巴结(图 11.5)[106,107]。在一项对 47 例患者行前列腺切换术后前列腺特异性抗原(PSA)补救性放射治疗的研究中,79%的病例发现至少有一个异常阳性淋巴结,其中 18 例中有 10 例(61%)的 PSA<1.0ng/mL。因而,MR 淋巴造影术有助于定义前列腺癌中淋巴结推量体积。

动态对比增强(DCE)MRI 在诸如 HNC、肺癌、直肠癌和宫颈癌的放射治疗计划中都得到了研究[108-111]。Mayr 等[111]研究了 102 例行 DCE MRI 治疗的宫颈癌患者。具有低 DCE 信号的低肿瘤总体积的患者的肿瘤控制率和疾病特异性生存率明显更差。Liang 等[112]利用了一种称为回声不对称反复水和脂肪分解的 MRI 技术以及最小二乘评估方法来研究盆腔放化疗过程中盆腔骨髓组织的脂肪成分占比的变化(图 11.6)。放射治疗中,可观察到骨髓组织从低脂肪高细胞密度到高脂肪低细胞密度的转化,使得非侵入性定量方法可以用来分析放射剂量对局部变化的影响。

总之,新的定量或功能性 MRI 技术已经越来越多地用于 RT 计划。基于 MRI 的 IGRT 技术对临床获益的影响正在进一步研究中。

单光子发射计算机断层成像

单光子发射计算机断层成像(SPECT)是一种价格相对低廉的功能性影像技术,且具有广泛的可利用的示踪剂。尽管相对于 SPECT,PET 在确定放射性分布方面更为定量准确[69],SPECT 示踪剂往往具有更长的半衰期并且释放更少的能量,使得其在研究缓慢的生物学过程方面更具有剂量学优势和效用[69]。然而,相比 PET,SPECT 在 RT 计划的应用方面具有更多的局限性[7]。

一些关于 ^{111}In-卡罗单抗喷地肽放射免疫成像(RIS)的研究发现,其对前列腺癌的外照射治疗[113-115]和近距离治疗[116,117]均具有效用。Jani 等[114]报道了 RIS 在前列腺术后补救性 RT 中对大部分患者的 RT 体积和治疗决定均有所影响。在 54 例可评估患者中,18.5%的患者的治疗计划基于 RIS 进行了修正,其中有 4 例鉴于 RIS 发现而未行 RT。在对 107 例患者(53 例基于 RIS 进行计划)的多因素分析中,RIS 提高了 3 年生物化学无失败生存率(bFFS)[115]。但是,在一项对 82 例患者利用 RIS 行补救性治疗的相似分析中,RIS 并未显示出明显的获益[118]。Ellis 等[116]对 80 例中低危前列腺癌患者进行了 RIS 辅助近距离治疗[116]。计划中给予 RIS 摄取增加的前列腺区域 1.5 倍标准的处方剂量。4 年生物化学无失败总生存率为 97.4%。

其他 SPECT 引导治疗应用包括神经胶质瘤的 ^{123}IMT(^{123}I-α-甲基-l-酪氨酸)SPECT[119-121]和神经母细胞瘤的间位碘代苄胍扫描[122]。Krengli 等[121]应用融合 ^{99m}Tc-MIBI SPECT 和 MRI 对 21 例高级别胶质瘤患者进行研究。与 Grosu 等[119]的发现相似,SPECT 的靶区体积显著增大,相比单独应用 MRI,平均增加了 33%,特别是在手术切除病例中更为明显。

SPECT 还被用于指导规避正常组织。对于 NSCLC 患者,Christian 等[123]应用 ^{99m}Tc-SPECT 来识别功能肺,以在放射治疗计划中予以保护,并表明在不影响靶区覆盖度的情况下可以降低功能肺的 V_{20} 受量[123]。Roeske 等[124]使用 ^{99m}Tc-SPECT 来识别活性骨髓亚区域,以在患者接受盆腔放化疗时降低血液学毒性。

室内影像引导放射治疗技术

大量的研究发现,在不同疾病部位的运动和摆位误差相当大[125],会导致治疗计划不准确或并非最佳,也会导致较差的肿瘤控制[126-130]。例如,在一项包括 127 例未进行每日前列腺定位的前列腺癌患者的研究中,de Crevoisier 等[130]发现显著的直肠扩张导致的前列腺前部位移是生物化学失败的独立危险因素[130]。解决运动的方法包括外放边界、精心设计的固定技术、重新模拟和重新计划,以及门放射影像技术。IGRT 利用更加频繁和复杂的影像的优势来更准确地进行患者摆位和定位靶区,从而提高治疗剂量传输并减少外放边界。

本节将描述用来解决分次间和分次内的运动问题的各种 IGRT 技术。特别关注室内 IGRT 技术的应用和支持这项技术的数据。尽管有些技术已经应用了许多年,还有一些技术最近才被引入,但似乎已经被临床医生迅速采用[131]。还有许多技术正在开发当中,尚未临床使用。

超声

超声(US)是临床上最常用的 IGRT 技术,特别是对于前列腺癌[131]。它利用高频声波的发射来产生内部

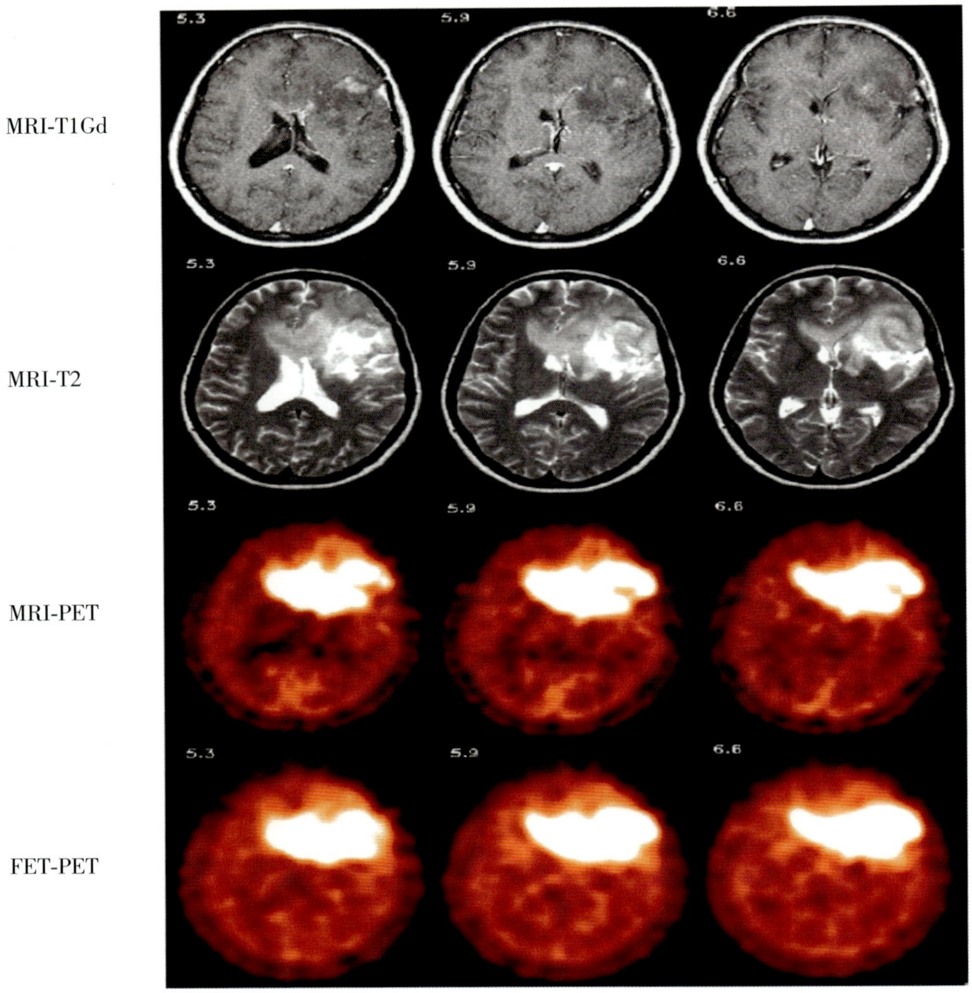

图 11.3 1例Ⅲ期星形细胞瘤患者的L-(甲基-^{11}C)甲硫氨酸PET和O-[2-(^{18}F)氟代乙酯]-L-络氨酸PET与MRI图像的对比。(From Grosu AL, Astner ST, Riedel E, et al. An interindividual comparison of O-(2-[18F]fluoroethyl)-L-tyrosine (FET)-and L-[methyl-11C]methionine(MET)-PET in patients with brain gliomas and metastases. *Int J Radiat Oncol Biol Phys* 2011;81:1049–1058, with permission from Elsevier.)

解剖结构的图像,主要由一个应用于皮肤表面的封装在探头中的探测器组成,声波在遇到密度不同的组织时,反射声波阻抗会发生变化。而回声返回的时间则可以用来计算组织界面的深度。图像信息由探头获取,一个完整的图像信息则通过对感兴趣区域的全面扫描创建。尽管有三种操作模式可供选择,B型(亮度)超声是最常使用的。读者如果想进一步了解,可参考文献[132]。

一些US产品当前可用。所有的产品都有一个可以对应直线加速器(LINAC)坐标系统和模拟图像的图像坐标系。这可以通过追踪实体臂的位置或通过红外影像系统探测探头位置来实现。靶区位置可以在治疗室内治疗前确定,进行一些必要的移动来引导解剖结构到达位置。最广泛应用的US系统是B模式采集和定位(BAT)跨腹部系统(NOMOS,North American Scientific,加利福尼亚州,查茨沃思)。探头安装在LINAC机架的实体臂上,使得其位置可以被追踪。治疗前,产生横断位和矢状位图像,在计划CT上勾画的靶区和正常组织可以覆盖到US图像上。如果靶区位置移动,就可以在触摸屏上移动CT结构,然后3D床的移动就会被计算出来。另一个系统是SonArray(Varian Medical Systems,加利福尼亚州,帕洛阿尔托),它在治疗室中联合US定位的光学引导系统来追踪探头的位置[133,134]。BrainLab(德国,海姆斯特滕)也发展了一套类似的系统。I-Beam系统(Computerized Medical Systems Inc,密苏里州,圣路易)使用机器视觉模式识别技术来校准探头相对于机架的位置。Clarity(Elekta,瑞典,斯德哥尔摩)则采用基于结构的组织匹配和分割工具来辅助勾画。

据报道,在经验丰富的中心,进行基于US的IGRT的时间为5min甚至更少[135,136]。但是,当首次采用这种技术或需要医生来在线检查移动时,可能需要额外的

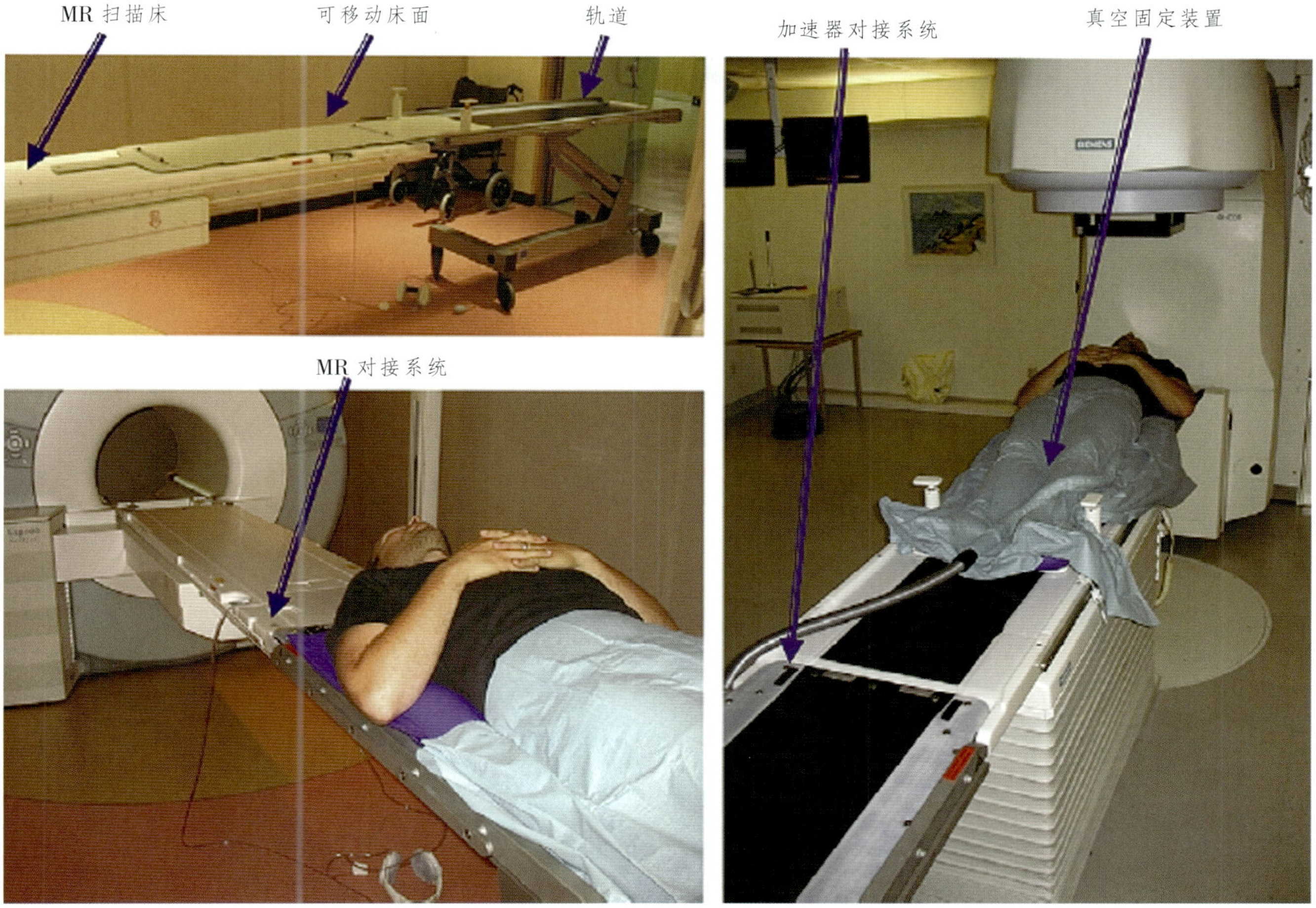

图 11.4 MRI 与放射治疗集成系统，有用于在 MR 和直线加速器间进行平稳转移的有轨方案和特殊的设备。(From Karlsson M, Karlsson MG, Nyholm T, et al. Dedicated magnetic resonance imaging in the radiotherapy clinic. *Int J Radiat Oncol Biol Phys* 2009;74: 644–651, with permission from Elsevier.)

时间。前列腺到皮肤距离的增加，膀胱前部的组织厚度的增加和耻骨上端前列腺体积较小都会降低图像质量[137]。但是，重复度和图像质量普遍已足够进行前列腺定位[137-139]。也应该考虑探头引导的前列腺运动，尽管大多数情况下运动幅度在 3mm 及以下[133,135,138,140,141]，但达到 1cm 的位移也曾被观察到[140]。

许多研究者对比过 US 系统和传统的摆位技术(例如，外部体表标记点)的前列腺定位[133-145]。Kuban 等[145]在回顾了 9 个系列研究之后，报道了初次摆位的位移在前后方向最大，前后、上下、左右的标准差分别为：2.7~6.4mm，2.8~7.3mm，2.1~4.6mm，最大值分别为：29.8mm、30.3mm、34.9mm。一些研究者利用每日射野影像技术[138,140]评估前列腺癌患者的位移，来消除患者摆位不确定性的影响。Little 等[140]在对 35 例患者应用 BAT 的研究中，报道了前后、上下、左右方向的平均移动分别为 -1.3mm、-1.6mm、-0.89mm。Trichter 和 Ennis[138]报道了单独使用每日门影像(不使用 US)包含前列腺的外放边界在左右、上下、前后方向的 95% 置信区间分别为 9.2mm、14.6mm、10.2mm，主要是因为器官运动而非摆位误差[138]。

尽管基于 US 的定位可以解释分次间的器官运动，但是它不能处理分次中的运动。然而，这样的运动的幅度在前列腺患者中似乎比较小。Huang 等[140]在对 20 例治疗前后行 US 的患者的研究中发现，前后、上下、左右方向的平均移动分别为 (0.2±1.3)mm、(0.1±1)mm、(0.01±0.4)mm。Trichter 和 Ennis[138]应用治疗前后 US 时也注意到分次内的平均移动比较小；但是，在前后、上下、左右方向上较大的最大移动分别为 8.1mm、20.4mm、8.3mm。

一些作者对比了应用 CT[136,145,147,148]和植入基准

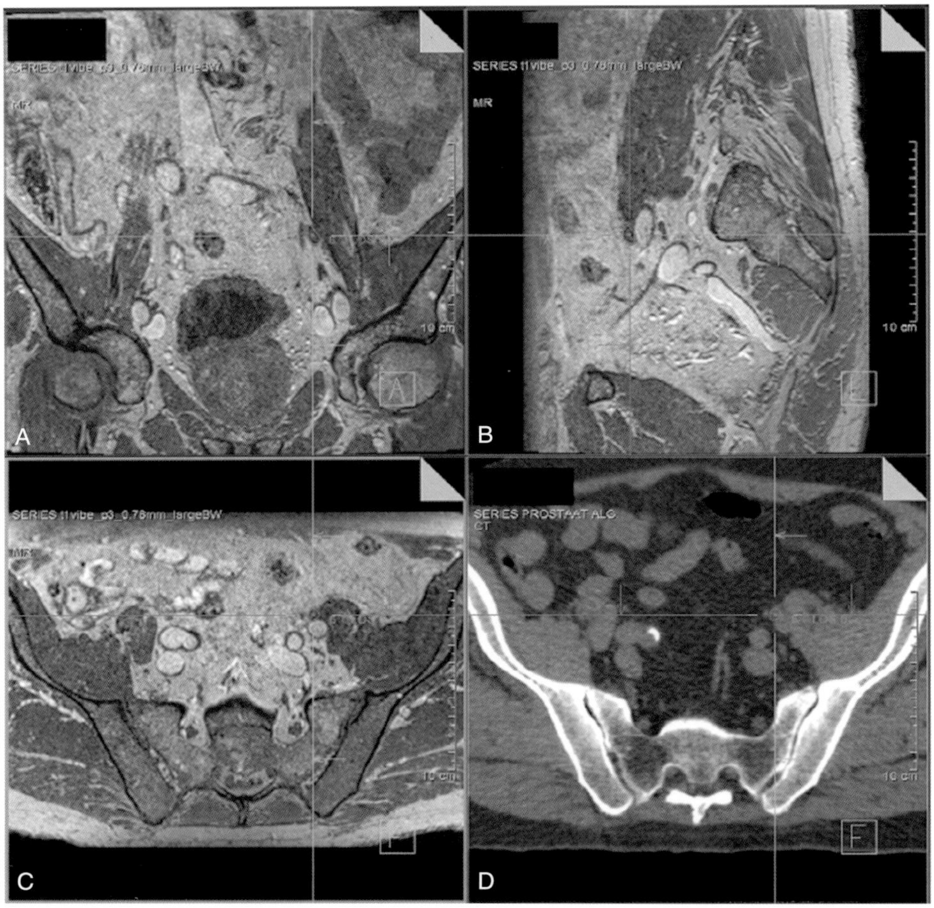

图 11.5 MR 淋巴管造影 (A~C)和CT(D)的融合图像。结合 MR 淋巴管造影结果,CT 图像上的淋巴结被确定为病理性的。(From Meijer HJ, van Lin EN, Debats OA, et al. High occurrence of aberrant lymph node spread on magnetic resonance lymphography in prostate cancer patients with a biochemical recurrence after radical prostatectomy. *Int J Radiat Oncol Biol Phys* 2012;82 (4):1405–1410; with permission from Elsevier.)

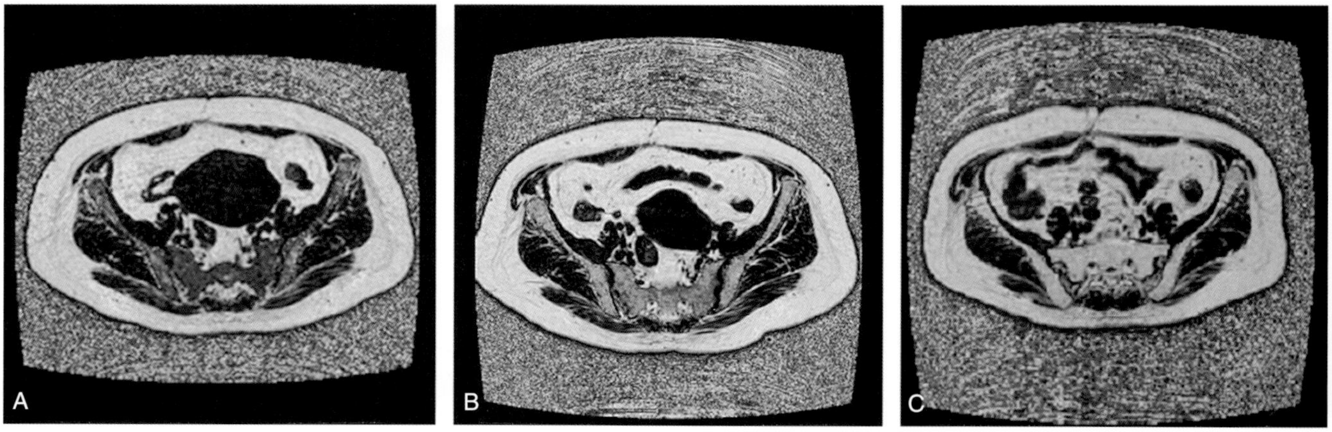

图 11.6 应用回声不对称和最小二乘法来评估接受放化疗的妇科肿瘤患者的骨盆 MRI 扫描分析水和脂肪的轴向迭代分解。在基线(A)、治疗中(B)和治疗后(C)进行扫描,逐渐增高的信号转变的结果提示脂肪相对于盆骨中水的比例分数稳步上升。

标记的前列腺定位[144,149,150]。Lattanzi 等[136]发现模式之间的平均不一致性很小:前后、上下、左右方向分别为-0.09mm、-0.03mm、-0.16mm。O'Daniel 等[148]比较了 4 种靶区配准技术:体表标记点、骨性配准、US 和 CT。相比其他方法,直接使用 US 和 CT 进行配准能够得到更好的靶区覆盖度。Scarbrough 等[150]对比了使用 US 和基准标记点的 40 例患者,发现相比基准标记点,US 会导致显著的系统和随机误差。相似的,Gayou 和 Miften 发现,相比锥形束 CT(CBCT),US 带来 5mm 以上的移动的概率更高。

关于 US IGRT 对患者获益的影响方面的数据比较少。但是,使用每日 US 引导的前列腺癌患者的良好收益间接支持了这一结论[152–154]。Kupelian 等[152]报道了 100 例应用每日 BAT 的行短程 IMRT 的患者[152]。靶区外放边界为后向 4mm,横向 8mm,其他方向 5mm。中位随访期为 66 个月,5 年生存率为 85%,5%的患者发生 2 或 3 级直肠后遗症。相似的,Zerini 等[153]使用每日 BAT 对 25 例中低度风险的患者进行了 70Gy/30 次的治疗。平均随访 45 个月,1 例患者有生化复发,没有患者出现 3 级或更高的晚期直肠毒性。

Jani 等[155]评估了使用(50 例)和不使用(49 例)每日 BAT 的患者的急性毒性，报道了使用 BAT 的患者较少出现急性毒性。他们也独立分析了使用或不使用 BAT 患者发生晚期后遗症的情况 [156]。虽然使用 BAT 的患者发生毒性的概率更低,但是多因素分析表明使用 BAT 和毒性之间并没有显著的关联。Bohrer 等[157]也报道了相比使用 BAT 前治疗的患者，使用 BAT 治疗的患者发生直肠毒性的概率更低。但是,两组的膀胱毒性和前列腺特异性抗原并无差异。US 对前列腺切除术后的摆位也很有用[158,159]。Chinnaiyan 等[159]评估了 6 例前列腺切除术后患者使用 SonArray 的情况[159]。初次摆位在前后、上下、左右方向的平均移动分别为(5±4)mm、(3±4)mm、(3±3)mm。

关于 US 在其他部位肿瘤中的应用的报道较少。US 可以用来确定妇科患者在盆腔 RT 中的膀胱体积和位置,其通常是易变的[160]。在腔内近距离治疗中,US 是穿孔检测和预防的有价值的工具[161,162]。一些研究者最近评估了基于 US 的 IGRT 用于界定和验证乳腺肿瘤切除术后的腔洞位置的作用[163,164]。Boda-Heggeman 等[165]使用 US 引导肝转移中的无框架立体定向放射手术（SRS），应用了主动呼吸控制来减少肿瘤运动[165]。Fuss 等[166]评估了应用基于 US 的 IGRT 的 62 例上腹部恶性肿瘤患者,主要是胰腺癌。前后、上下、左右的平均移动分别为(6±5.31)mm、(6±6.7)mm、(4.9±4.35)mm。Meeks 等[167]对 16 例患者应用了 US 引导颅外 SRS。单次剂量为 12.5~24Gy，未发生显著的急性并发症。US 引导颅外 SRS 和胃肠道恶性肿瘤治疗同样安全[168–170]。例如,在包括 10 例胆囊癌患者的系列研究中,应用每日 US 定位,中位剂量为 59Gy,只有 1 例患者发生了 2 级或更低的急性毒性[168]。

作为新的 IGRT 技术引入到临床中,US 未来的作用尚不明晰。最近的调查显示,其应用呈下降趋势[131]。然而,US 的优势之一就是它不会带来额外的离子辐射,这使其仍将在临床中发挥作用。

视频和表面影像

基于视频技术的患者定位已经使用了 25 年以上。Conner 等[171]描述了一种闭路电视摄像机和管理系统,可将摆位误差减少到 1mm 以下。记录器会存储每次治疗摆位的参考图像，并在实时摄像机上反色叠加。芝加哥大学的研究人员研发了一套在线视频“减法”摆位系统,由在墙壁和天花板安装的摄像机连接到配备有图像采集卡的电脑[172,173]。在进行最佳的摆位后,可以获取参考图像,在随后的几天内,减去实时视频图像。“减法”图像将会显示在室内监视器中,用来调整患者位置。Milliken 等[172]报道了使用这套系统可以在 2D 和 3D 重新摆位中得到高水平的精度。Johnson 等[173]使用这套系统对 5 例每天行 2 次放射治疗的 HNC 患者进行了临床研究[173]。上午进行常规摆位,视频只是简单地记录患者的最终位置。下午在进行常规摆位后,使用实时“减法”图像进行摆位校正。使用激光灯的摆位误差的标准差 σ=3.9mm,应用视频摆位可降低至 56%(σ=1.7mm)。整个过程大约需要 1min。

一些研究人员评估了乳腺癌患者应用基于视频摆位技术的情况。Baroni 等[174]研发了一套基于光电和近景摄影的视频系统，以实时获取患者的标记点位置,用于监视和调整患者位置。Bert 等[175]研发了一套商业立体视觉成像系统（AlignRT,Vision RT Ltd,英国,伦敦)用于部分乳腺照射患者的摆位,这套系统采用近景摄影测量法来生成患者的 3D 表面图像。将由这套系统产生的图像与模拟产生的图像或从 CT 序列生成的患者外部表面图像进行对比。对模体的研究发现，这套系统可以识别平移和旋转<0.1°的移动。AlignRT 系统目前已经应用于临床，用于治疗辅助全乳腺放射治疗的乳腺癌患者(图 11.7)[176]。

AlignRT 的新应用是用于使用最小固定的行颅 SRS 患者的摆位和位置监控。Cerviño 等[177]应用 AlignRT 来监测只用头模装置固定以露出脸部的患者的位置。在使用仿真头部模型和志愿者的研究中,头模内的移动非常小，并且可以通过实时表面影像准确地监测。这些研究者最近提出了他们的初步经验,使用这种方法对 23 例患者进行了 SRS[178]。使用表面成像和 CBCT 的平均摆位时间为 26min,表面成像平均需要 14min。从初始摆位到最后照射的平均时间是 40min。总共有

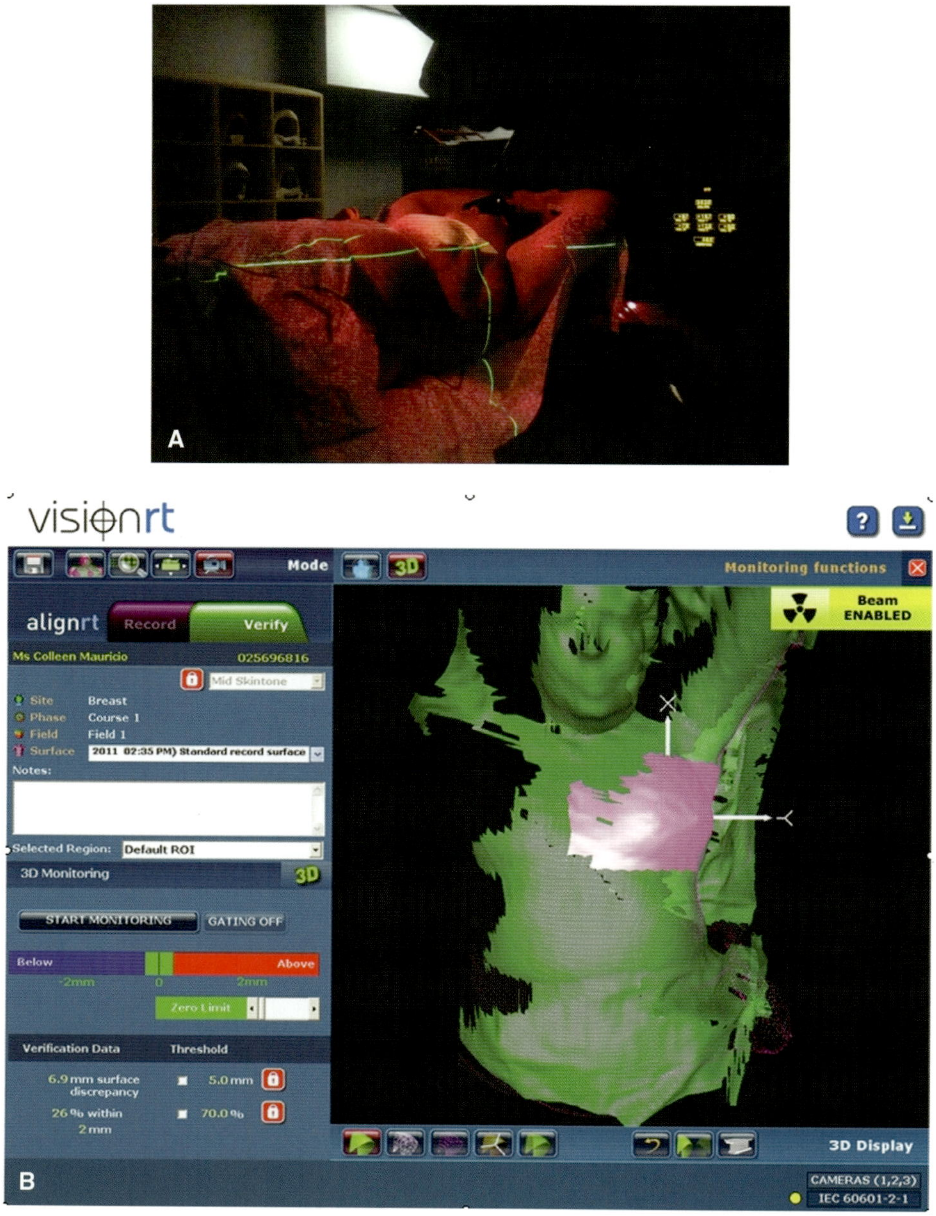

图 11.7 用于乳腺癌患者的 AlignRT。(A)使用视频摄像机将患者体表与计划CT配准。(B)体表监测显示乳腺的感兴趣区域显示为粉红色,左侧准许级别以深蓝色显示。

8例(35%)患者需要重新摆位。其他研究也应用类似的视频表面成像对行颅放射外科手术的患者进行了研究[179]。

Li 等[180]以及 Djajaputra 和 Li[181]研究了一套用于乳腺癌患者的实时视频引导 IMRT 方法，通过使用一个能够获取全帧3D表面图像的摄像机单次快速摄像实现。半自动决定患者摆位参数,IMRT的叶片子野实时修正。不同于其他视频方法,这套系统能够根据表面结构的变化来修改治疗计划进行补偿,而不是调整患者位置。这套系统也被用于进行分次立体定向RT的患者[182]。

总之,视频和表面成像方法目前是临床上最不常见的IGRT技术之一,在美国最近的一项调查中,仅有3.2%的医生在使用[131]。随着新的商业系统和新应用的引入(如对无框放射外科手术的实时位置监测),这种技术的应用在未来可能有所增加。

平面影像

平面影像方法包括兆伏(MV)和千伏(kV),是当前最常见的室内IGRT技术。在2009年的美国调查中，使用兆伏和千伏平面系统的比例分别为63%和58%[131]。这些系统几乎应用于所有位置的疾病,特别是CNS肿瘤和前列腺癌(连同植入基准标记)。MV平面系统的应用更便捷,2004年,大多数用户(53%)都在使用这项技术。kV 平面系统出现较晚，2006 年，大多数用户(54%)开始采用这项技术。

电子射野影像装置

电子射野影像装置(EPID)可以提供当患者在治疗床上时由照射野产生的电子图像。与传统的射野成像相似，EPID 能够使用治疗(MV)束产生图像。EPID 克服了许多传统射野成像的缺点，包括图像处理产生的延迟。而且，EPID 图像能够进行数字化处理，获得更佳的相关解剖视野，还可以离线存储进行回顾。大多数 EPID 包括视频设备、离子电离室和固态系统。当前大多数商业系统使用的是非晶硅(aSi)平板探测器。使用这种方法，闪烁体首先将 X 线转换为可见光。光电二极管阵列将光转换为电子，然后反过来激活非晶硅层面上的像素点。像素点被相继读出并处理，然后显示在计算机显示屏上。临床研究表明，基于 EPID 的 IGRT 方法最早出现于 20 世纪 90 年代早期[183-185]，此后，在许多部位疾病中得到研究[186-192]。读者如果对关于 EPID 技术的综述感兴趣，可以参考文献[193,194]。

对于在线 EPID 方法增加工作量和增加辐射剂量方面的关注逐渐增多。一种方法称为收缩动作级策略[195]。最初，EPID 图像在给定(N_{max})数目的连续的几天内获取。3D 摆位偏差可离线计算，偏差向量的长度与预定的“动作级”进行对比。如果超出，则在下次执行时进行摆位修正。这种方法的可行性在一项前列腺癌多中心研究中得到论证[196]。在肺癌[197]和 HNC 中也得到了有利的结果[198]。另一种方法是“无动作级”策略，计算固定数目的分次治疗的平均摆位误差并进行校正[199]。

EPID 结合植入标记在前列腺定位中非常有用[200,201]。Pouliot 等[202]对一个使用 EPID 的前列腺标记方案进行综述分析，该方案由加利福尼亚大学旧金山分校发展而来[202]。在模拟之前，3 个金属标记点被植入(2 个位于前列腺的横向两侧，1 个位于顶端)。计划 CT 扫描后，勾画每个标记点的位置，然后生成数字重建图像(DRR)。治疗前，获取横向 EPID 图像，用于评估上下和前后移动，大约需要 0.02Gy 的剂量。通过对比标记点的质心和 DRR 图像上的位置来评估是否需要重新定位的需要。如果移动>3mm，需要进行床的调整。大多数研究者报道了标记点可视化良好[200-204]，特别是当使用最小直径为 0.9mm 的金属标记点时[201]。通常至少可见两个金属标记点[203]，使用这种方法的高重复性也见诸报道[204,205]。尽管标记点移动是潜在问题，一些研究人员报道了植入标记点的移动非常小[200-204]。Kupelian 等[206]在 56 例前列腺癌患者的治疗过程中对标记点位置进行了评估。在 2037 次配准中，所有内标记点距离的平均定向偏差为(-0.31±1.41)mm。只有 2 个标记(1%)表现出频繁的位置变化，最有可能是由前列腺变形所导致的。值得注意的是，其他研究人员报道了在接受激素治疗的前列腺患者中有标记点的移动[207]。

其他肿瘤部位关于 EPID 和植入标记点的研究数据比较有限[208]。在非泌尿生殖器(GU)部位，通过对比 EPID 和 CBCT，一些研究报道了 CBCT 的摆位精度更高[209-211]。Topolnjak 等[210]在 20 例进行辅助放射治疗的乳腺癌患者中对这两种模式进行了对比，指出 EPID 低估了骨解剖 20%~50%的摆位误差。

一些研究人员报道了基于 EPID 的 IGRT 的患者受益。Nichol 等[212]对 140 例 T1 或 T2 分期的前列腺癌患者进行了研究，给予剂量为 75.6Gy，基于骨解剖应用每日 EPID 来进行摆位校正[212]。总体来说，患者发生晚期 2 级或 2 级以上的 GI 和 GU 毒性概率分别为 2%和 1%。其他研究也报道了使用 EPID 和收缩动作等级方法的有利结果[213]。Ostet 等[214]在 196 例前列腺术后辅助放射治疗的患者中对比了急性 GI 和 GU 毒性。总的来说，使用 EPID (2006 年之前，n=116)或 CBCT(2006 年后，n=80)能够校正患者位置。相比使用 EPID，使用 CBCT 的患者发生 1 级或 2 级 GU 毒性的概率要小。两组的 GI 或高级 GU 毒性没有差异。

EPID 一直以来都是最常见的应用于临床的室内 IGRT 技术。在美国 IGRT 的调查中[131]，EPID 是最常见的几乎应用于所有部位疾病的 IGRT 技术。但随着新技术，特别是 CBCT 技术的发展，未来其使用可能会有所减少。

射波刀

射波刀(Accuray Inc，加利福尼亚州，森尼韦尔)由一个紧凑的 6MV X 线直线加速器和耦合了 6 个自由度的多连接机器人机械手组成(图 11.8)[215]。当前一代的射波刀技术由两个固定在天花板上的精确校准的诊断 X 线管和两个近似正交的非晶硅平板探测器组成。在粗略地对齐后，摄像机得到的投影图像会自动与计划 CT 得到的 DRR 图像进行配准。靶区位置的改变传送到机械臂，以调整治疗束的指向。在治疗过程中，机械手臂经过一系列的位置(节点)。在每个节点处，获取一对图像，用来确定和调整患者的位置。

射波刀最初是以追踪颅骨和上部脊柱等骨性解

剖结构为基础，其治疗范围仅限于脑部、头颈部和上部脊椎。随后，引入了追踪植入基准标记的能力，因而可以在亚毫米量级内治疗低位脊椎肿瘤[216]。新开发的软件可以不再需要在脊椎患者中植入基准点，而且可以使用呼吸追踪。

一些临床研究报道了射波刀极高的准确性。Murphy 和 Cox[217]指出射束的径向机械精度为 0.7mm，轴向为±0.5mm[217]。Yu 等[218]报道了在使用标记点的模体研究中可达到亚毫米精度。许多临床研究描述了射波刀治疗的有利结果，包括腺瘤[219,220]、神经鞘瘤[221]、神经胶质瘤[222,223]、脑转移[224]、脑膜瘤[225]、三叉神经痛[226,227]、AVM[228]和视神经或视交叉肿瘤[229]。

射波刀的一个挑战是小儿脑瘤。射波刀不需要一个硬质头部固定框，经筛选的儿童患者需要全身麻醉。此外，无固定框架治疗可以分次进行。贝勒大学的研究者报道了射波刀用于婴幼儿[231]和普通儿科患者[232]治疗的有前景的结果[232]。Giller 等[232]治疗了 21 例 CNS 儿童患者(中位年龄 6 岁)，单次平均剂量为 18.8Gy。在中位时间为 18 个月的随访图像中，10 例患儿肿瘤较小或病情稳定。

射波刀应用于脊髓病变是许多研究的重点（表 11.1)[233–248]。Dodd 等[233]治疗了 51 例良性硬膜内髓外脊髓肿瘤患者，在 1 或 2 次内给予的中位剂量为 19.6Gy。在 2 年以上的随访中，所有患者病情稳定或肿瘤体积减小。1 例患者在治疗 8 个月后发生脊髓损伤。匹兹堡大学的研究人员报道了 125 例恶性脊髓病变(115 例患者)，治疗中位剂量为 14Gy，治疗 3~5 次(图 11.9)[238]。平均时间为 18 个月的随访中，没有患者出现新症状或 RT 后遗症，尽管 68%的患者之前已经接受过 RT 治疗。出现疼痛的 79 例患者中，74 例(94%）患者有所改善。在良性和转移脊髓肿瘤中，其他研究得到了类似的有前景的结果[235–249]。

最近，射波刀被用来治疗脊髓外肿瘤[250–258]。然而，数据结果仍然有限。King 等[252]治疗了 41 例低风险的前列腺癌患者，5 次治疗的剂量为 36.25Gy，每次 7.25Gy。在中位时间为 33 个月的随访中，2 例患者发生 3 级 GU 毒性，没有患者发生 3 级或以上的 GI 毒性。相比 5 天连续照射，隔天照射的直肠毒性更低(0%比 38%，P=0.0035)。最后随访中，所有患者仍然得到生物化学控制。32 例患者最少随访 1 年，25 例(78%)患者 PSA 的最低点为 0.4ng/mL 或更低。

一些研究人员研究了在肺癌患者中使用射波刀的情况[251,254]。Nuyttens 等[251]对植入了基准标记点用于肿瘤追踪的 20 例肺部肿瘤患者进行了治疗。在患者

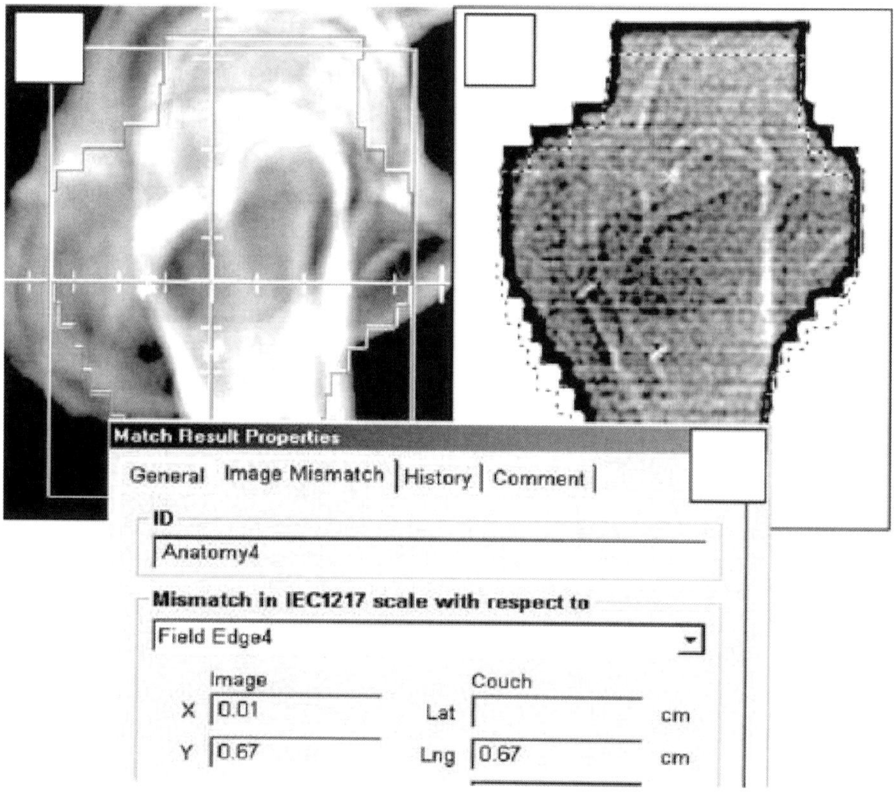

图 11.8 射波刀放射手术系统。两个非晶硅 X 线探测器相对于治疗床正交放置。(From Gerszten PC, Ozhasoglu C, Burton SA, et al. Cyberknife frameless stereotactic radiosurgery for spinal lesions: clinical experience in 125 cases. *Neurosurgery* 2004;55:89–99, with permission.)

表 11.1　选取的脊髓肿瘤射波刀治疗系列的收益

作者	患者例数/病变	肿瘤病史	中位剂量,Gy(范围)	分次	中位随访时间(月)	结局和并发症
Dodd 等[233]	51/55	多种良性	19.6(16~30)	1~5	36	100% LC[a] 25%~50% 疼痛改善 1 例晚期脊髓损伤
Ryu 等[234]	16/16	多种良性和恶性	11~25	1~5	≥6	100% LC 无并发症
Sinclair 等[235]	15/15	AVM	20.5[b](20~25)	2~5	27.9	86%[c] 体积退缩 没有新的症状和出血
Gerszten 等[236]	18/18	骶骨肿瘤(94%恶性)	15(12~20)	1	6	100% LC 没有新的神经学症状
Gerszten 等[237]	26/26	多种转移	18(16~20)	1	16	所有患者进行椎体后凸成形术。92% 疼痛改善
Gerszten 等[238]	115/125	108 例转移,17 例良性	14(12~20)	1	18	没有新的神经学症状,94%[d] 疼痛改善
Bhatnagar 等[239]	44/59	多种良性	16(10~31)	1(95%)	8	96% LC[e]
Gibbs 等[247]	74/102	多种转移	NS(14~25)	1~5	9(平均)	84% 症状改善;1 年生存率为 46%;3 例发生放射脊髓病
Gagnon 等[245]	200/274	多种良性和恶性	之前未行 RT: 26.4 之前行 RT: 21.1	3(平均)	12	疼痛分数降低,生活精神质量提高;没有晚期并发症
Kufeld 等[241]	36/39	脑膜瘤和神经鞘瘤	14(12~15)	1	18	100% LC;42%疼痛减轻;没有并发症
Chang 等[249]	129/167	多种转移	16~39	1~5	6	91% 疼痛缓解
Patel 等[240]	117/154	多种转移	16(12~20)	1	8	二次治疗: 全锥体(WB)11%比部分锥体(PB)19%。2 年生存率: WB 21%比 PB 29%。局部进展率:WB 20%比 PB 35%
Tsai 等[244]	69/127	多种转移	15.5(10~30)	1~5	10	97% LC; 疼痛分数和功能障碍降低;27% 急性恶心

LC,局部控制;AVM,动静脉畸形;RT,放射治疗;NS,没有描述。

[a] 其中 28 例患者随访时间超过 2 年。

[b] 平均剂量。

[c] 其中 7 例患者随访时间超过 3 年。

[d] 其中 79 例患者表现出疼痛症状。

[e] 患者有随访图像(包含非脊髓颅外肿瘤)。

腹部放置发光二极管,用来监控标记点的位置,跟踪呼吸运动并对射波刀机器人手臂提供反馈。获取四维 CT 模拟扫描,并且患者接受大剂量照射(36~60Gy,共 3 次治疗)。中位随访时间为 4 个月,没有观察到局部控制失败。

Novalis

Novalis 系统(BrainLab Inc,伊利诺伊州,韦斯切斯特)由配有微型多叶准直器(MLC)的 6MV 直线加速器构成。红外摄像机和立体 kV 的 X 线技术用于患

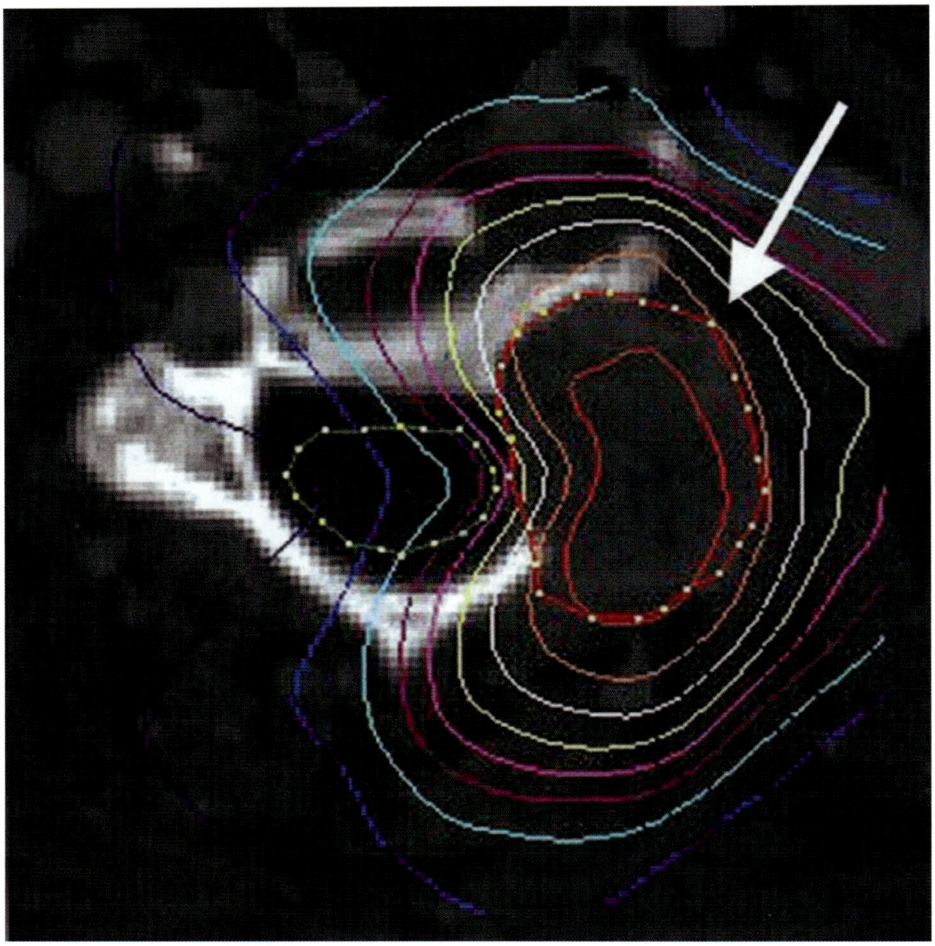

图 11.9 1 例肾细胞转移到 C5 的 70 岁女性患者的 X 线等剂量线(箭)。在首次外部放射治疗后,患者有严重的疼痛复发。对肿瘤进行单次 14Gy(橙色 80%等剂量线)治疗,注意脊髓周围剂量线的适形度。经 1 个月的治疗后,患者的疼痛得到显著缓解。(From Gerszten PC, Ozhasoglu C, Burton SA, et al. Cyberknife frameless stereotactic radiosurgery for spinal lesions: clinical experience in 125 cases. *Neurosurgery* 2004;55:89–99, with permission.)

者的摆位。在治疗室的地板上安装两个 80~100kV 的 X 线管以获取内部解剖图像(如椎体)。获取的图像可以自动与计划 CT 得到的 DRR 图像进行配准。相机用于检测患者皮肤上的传感器位置,并自动将位置与模拟位置进行对比,以确定治疗床所需的移动。

在对 Novalis 系统的位置精度分析中,模拟红外标记点的移动显示,计划等中心的位置误差在前后、上下、左右方向分别为(0.6±0.3)mm、(0.5±0.2)mm、(0.7±0.2)mm[259]。模拟靶区的移动显示,计划等中心的位置误差在前后、上下、左右方向分别为(0.6±0.3)mm、(0.7±0.2)mm、(0.5±0.2)mm。其他研究也同样报道了 Novalis 系统具有亚毫米级精度[260]。

不同的研究报道了使用 Novalis 系统治疗颅内肿瘤患者的临床收益[261-268]。在对 32 例三叉神经痛患者的治疗中,Chen 等[261]发现 78%的患者疼痛得到缓解。Pedroso 等[263]治疗了 44 例脑部 AVM 患者,单次治疗中位剂量为 15Gy,治疗率为 53%。3 例患者(7%)治疗后发生出血;然而没有患者发生严重远期后遗症。

其他研究也报道了 Novalis 系统在脊髓肿瘤治疗中的使用情况[269-272]。亨利福特医院应用外照射 RT(25Gy,共 10 次)治疗了 10 例脊柱转移瘤患者,然后使用 Novalis 系统进行 6~8Gy SRS 推量(图 11.10)[271]。所有患者的疼痛都得到了显著缓解。在中位时间为 6 个月的随访中,没有患者发生急性或慢性后遗症。这些研究者还报道了单独使用 SRS(10~16Gy)治疗 49 例患者的 61 个脊髓转移瘤的结果[272]。85%的患者疼痛得到全部或部分缓解。在恶性和良性脊柱肿瘤中,其他研究也报道了类似的有利结果[269,270]。

Novalis 系统被越来越多地用于其他部位肿瘤[273-279]。Ryu 等[277]治疗了 13 例 HNC 肿瘤,分别使用了 SRS(12~18Gy,共 1 次)和超分割放射治疗(30~36Gy,共 6 次)[277]。6 例患者完全反应,3 例患者部分反应。Soete 等[278]报道了前列腺癌患者应用超分割放射治疗(56Gy,3.5Gy 每日治疗)的短期结果[278]。患者发生急性 2 级直肠和膀胱毒性的概率为 12%和 29%。没有患者发生 3 级或更高的毒性。Soete 等[279]发现,相比传统的摆位技术,使

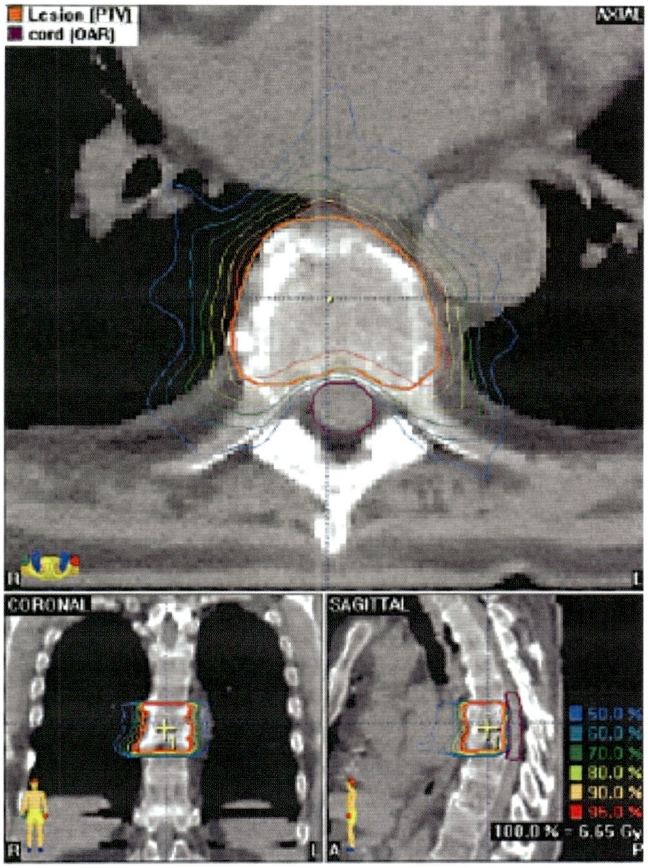

图 11.10　利用 Novalis 系统治疗的 1 例患者的调强立体定向脊髓放射外科计划。患者有多发性骨髓瘤，累及第 7 和第 8 胸椎椎体。(From Ryu S, Yin FF , Rock J, et al. Image-guided and intensity-modulated radiosurgery for patients with spinal metastasis. *Cancer* 2003;97:2013-2018, with permission.)

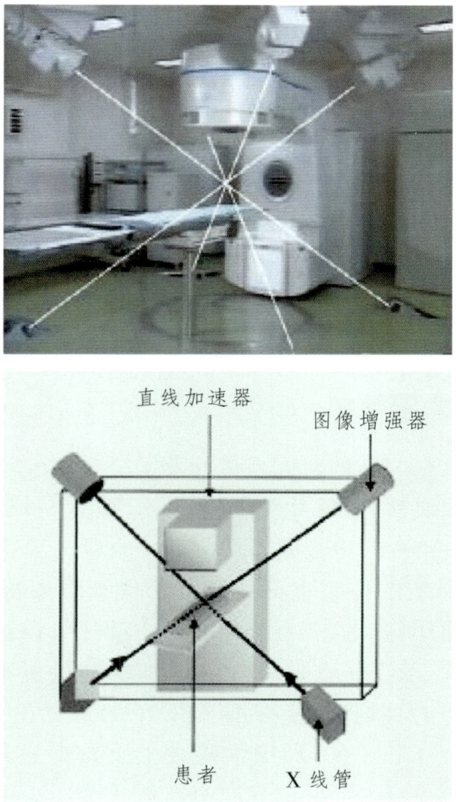

图 11.11　实时肿瘤追踪放射治疗(RTRT)系统。(From Harada T, Shirato H, Ogura S, et al. Real-time tumor-tracking radiation therapy for lung carcinoma by the aid of insertion of a gold marker using broncho-fiberoscopy. *Cancer* 2002;95:1720-1727, with permission.)

用 Novalis 系统能够显著改善前列腺癌患者的摆位准确度。≥5mm 的摆位误差概率为 2%~14%，传统摆位技术为 28%~53%。

肿瘤实时追踪

肿瘤实时追踪放射治疗(RTRT)系统(Mitsubishi Electronics Co. Ltd.，日本，东京)由 4 组诊断 X 线管和成像系统组成(图 11.11)[280]。每个 X 线单元都由一个安装在地板上的固定机头的 1.5 MHU X 线管和对应的安装在天花板上的成像仪组成。治疗期间，4 组 X 线系统中的 2 组使用动作追踪软件追踪植入基准标记点[281]。当标记点位置与其计划位置相符时，触发治疗束照射。

模体实验证明 RTRT 系统有高度准确性，对于移动速度高达 40mm/s 的目标的几何精度优于 1.5mm。在胸部模体测量中，诊断 X 线监测剂量为靶区剂量的 0.01%~1%[280]。4D RTRT 系统也已经被开发出来[282]。

日本北海道大学的研究人员发表了大量使用 RTRT 系统的临床研究[280-293]。在早期报道中，Shirato 等[280]研究了 14 例不同部位肿瘤患者，包括肺、膀胱、前列腺、肝和直肠癌。所有患者的计划靶区体积(PTV)边界<10mm。在中位时间为 6 个月的随访中，患者没有发生局部或边缘复发。他们以及其他研究人员还研究了 RTRT 系统在肺[281,286,289-291]、前列腺[283,285]、胃肠道[287,293,294]和女性生殖道[288,290]中的应用。在对 18 例肺癌患者的研究中，Harada 等[281]在视频指导下通过纤维支气管镜放置金属标记点[281]。在治疗期间，65%的肿瘤标记点都是稳定的。所有患者接受 35~40Gy 剂量，共 4 次治疗，肿瘤外放边界为 5mm。在中位时间为 9 个月的随访中，所有患者得到局部控制，只有 1 例患者发生肺炎症状。

Hashimoto 等[287]使用 RTRT 系统治疗了 20 例 GI

患者(14例食管、2例胃、4例十二指肠)。标记点在手术时植入或通过内镜植入,肿瘤外放边界为5mm。在中位时间为10个月的随访中,未发生3级或更高的晚期毒性。Ahn等[294]将RTRT系统用于3例不可进行手术切除的胰腺癌患者。所有患者进行术中电子照射和外照射。没有患者发生2级或以上急性毒性。在中位时间为3个月的随访中,3例患者得到部分控制,1例病情稳定。RTRT系统将在"呼吸门控"章节进一步讨论。

密歇根大学系统

密歇根大学的研究人员开发了一个用于肝内肿瘤高剂量照射的IGRT系统,其包括一个电子回旋加速器和安装在治疗室地板和天花板上的诊断X线管[295]。一个室内屏蔽的控制室可以通过千伏级影像得到患者的可视化影像。这个系统与一个主动呼吸控制(ABC)装置相结合可以减少由呼吸运动带来的肿瘤运动。在一项可行性研究中,获取ABC下的每日正交图像,并与计划CT配准,利用纵隔在上下方向进行配准,利用椎体在前后、左右方向进行配准[296]。总体而言,262例中的171例(65%)患者需要重新定位。摆位误差从3.8mm(AP)、6.7mm(SI)、4.0mm(RL)减小到2.3mm(AP)、3.5mm(SI)、2.1mm(RL)。治疗时间为25~30min,呼吸控制时间为35s。

Ben-Josef等[297]通过对128例不可手术切除的接受高剂量适形RT和肝动脉氟尿苷的肝内肿瘤患者的回顾分析发现,中位生存期为15.8个月,相比之前控制率显著提高。21%和9%的患者发生了3级和4级毒性。然而,研究未对进行或未进行在线摆位校正的患者结果进行对比,所以,IGRT技术对患者受益的直接影响尚不清楚。

安装于机架的原型系统

日本东北大学的研究人员对商业直线加速器进行了修改,加装了X线发生器(安装在机架上,与射束轴向成±45°)和两组相反方向的以15帧/秒的速度获取图像的非晶硅平板传感器(图11.12)[298]。在后续研究中,Takai等[299]使用该系统对转盘上的金属标记点和植入肺转移性肿瘤的标记点进行了成像,并报道了非常好的可视化结果。该系统与动态的多叶准直器相结合,能够追踪运动靶区并对其进行持续照射。

联用这套系统和植入金属标记点对8例患者的前列腺的分次内和分次间的器官运动进行研究[299]。在使用皮肤标记点配准后,获取图像并计算等中心的移动。在各个射野照射前获取图像,分次内的位移校正大于1mm。分次间在LR、SI、AP方向的平均位移分别为1.76mm、3.14mm、3.78mm。对应的分次内的位移分别为0.45mm、1.08mm、1.45mm。在214次治疗中,有84次(39%)需要分次内修正。

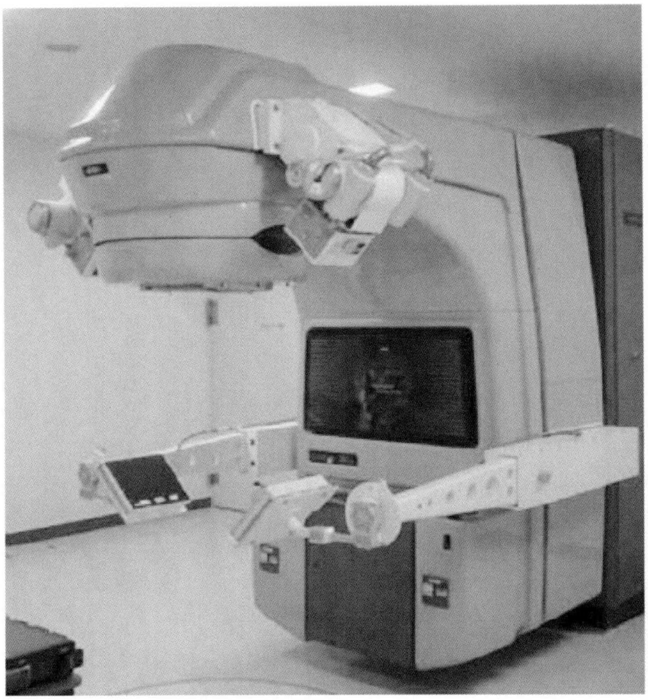

图11.12 日本东北大学的Takai等开发的在机架安装影像引导放射治疗(IGRT)系统的原型机。(From Takai Y, Mitsuya M, Nemoto K, et al. Development of a new linear accelerator mounted with dual X-ray fluoroscopy using amorphous silicon flat panel X-ray sensors to detect a gold seed in a tumor at real treatment position[abstr]. *Int J Radiat Oncol Biol Phys* 2001;51[Suppl]:381, with permission.)

麻省总医院研发了一套集成放射成像系统(IRIS),由两个安装于机架两侧的诊断X线单元和两个相对的非晶硅平板探测器组成(图11.13)[300]。该系统与机架一起旋转,MV和kV X线束之间的相对位置保持不变。这套系统还集成了直线加速器的脉冲,以减少MV成像的噪声。每个平板的有效区域为39.7cm×29.8cm。为适应CBCT的较大的覆盖(参见下文的"容积成像"),面板可以沿长轴滑动13.2cm。不同于商用系统,双成像的IRIS系统可提供肿瘤的立体视图,可以用来进行肿瘤3D运动轨迹的评估。到目前为止,还没有使用该系统的临床研究发表。

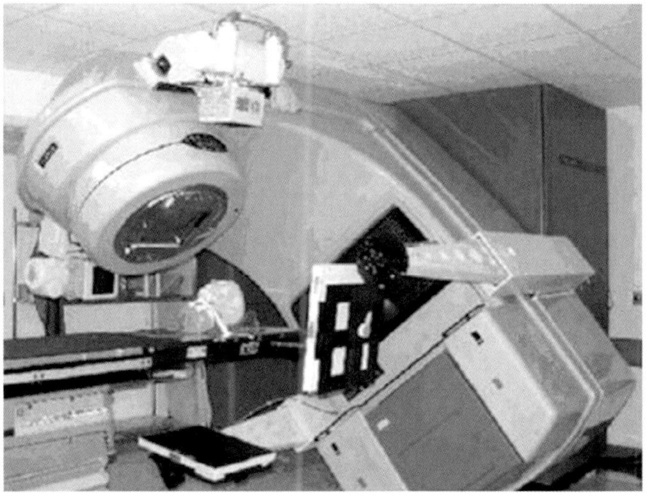

图 11.13 麻省总医院开发的集成放射治疗成像系统。(Courtesy of Steve Jiang, PhD.)

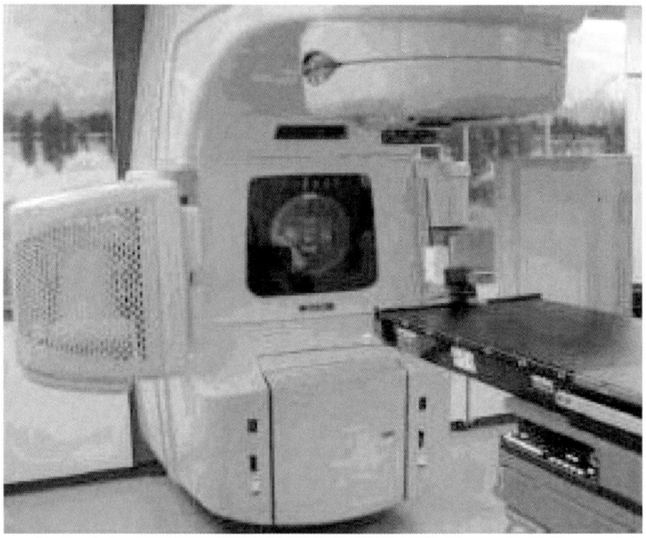

图 11.14 Varian 机载成像(OBI)系统。(From Fox T, Huntzinger C, Johnstone P, et al. Performance evaluation of an automated image registration algorithm using an integrated kilovoltage imaging and guidance system. *J Appl Clin Med Phys* 2006;7:97–104, with permission.)

安装于机架的商业系统

当前有两种安装于机架的商业平面成像系统：Varian 机载成像系统 (OBI)(Varian Medical Systems, 加利福尼亚州，帕洛阿尔托)和 Elekta Synergy(Elekta Oncology Systems，佐治亚州，诺克罗斯)。两者都能够产生高分辨率诊断质量的 X 线影像，而且相比 EPID，剂量大大减少。Varian OBI 系统包括一个 X 线管和对侧的非晶硅平板探测器，都安装在直线加速器机架上，并与治疗射束方向垂直。X 线管和非晶硅平板探测器可以通过机械手臂从成像位置收回(图 11.14)。X 线管产生 40~150kV 的 X 线，成像大小为 40cm×30cm。图像在 0.195 毫米/像素下为 7.5 帧/秒，在 0.390 毫米/像素下为 15.0 帧/秒。

Fox 等[301]对 OBI 系统软件和硬件进行了概述，并对自动图像配准算法的性能进行了评估。在模体验证测试中，配准算法能够检测平移和旋转精度<1.4mm 的 3D 矢量偏移(在横向、纵向和垂直方向分别为 0.4mm、1.1mm、0.8mm)。早期研究表明，有 OBI 手臂的直线加速器的等中心稳定性<1mm[302]。

Elekta Synergy 系统包括一个 X 线管和对侧的非晶硅平板探测器，两者都安装在直线加速器机架上，并与治疗射束方向垂直。与 Varian 系统相似，X 线管和非晶硅探测面板可以通过机械手臂收回。X 线管能产生 60~150kV 的 X 线，图像尺寸为 41cm×41cm。当前的基于直线加速器的 kV 成像系统最初是由威廉·博蒙特医院的研究人员研制出来的(图 11.15)。原始

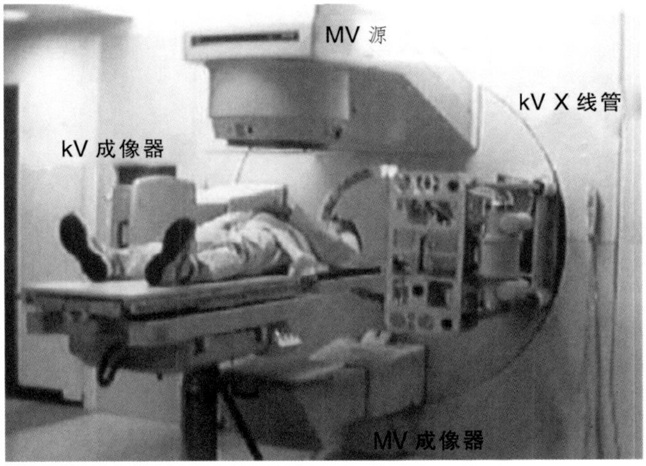

图 11.15 改良的同时具有 kV 和 MV 成像功能的 Elekta 直线加速器(LINAC)。(From Jaffray SA, Drake DG, Moreau M, et al. A radiographic and tomographic imaging system integrated into a medical linear accelerator for localization of bone and soft-tissue targets. *Int J Radiat Oncol Biol Phys* 1999;45:773–789, with permission from Elsevier.)

系统的完整描述由 Jaffray 等[303]提供。

商业机架 kV 平面系统在放射肿瘤学中的临床应用逐渐增加[131]。Lawson 等[304]发表了他们使用 OBI 系统对 117 例不同肿瘤患者(2088 分次)的早期临床经验[304]。总体来说，绝大部分基于骨骼或植入基准标记

点配准的误差很小；然而，10%的患者在横向、纵向、垂直方向的移动分别为 0.8cm 或更大、0.6cm、0.7cm。不同解剖位置的中位矢量移动为：0.42cm（HNC）、0.40cm（脑部）、0.59cm（前列腺）和 0.73cm（乳腺）。Pisani 等[305]利用安装在 Elekta SL-20 直线加速器上的 kV 和 MV 级双光束成像系统评估了在线摆位误差的精度。在大多数情况下，不同观察者和相同观察者不同观察下 kV 成像的变化更小。

Perkins 等[306]使用 OBI 系统研究 13 例联合放化疗和 IMRT 治疗的胃肠道肿瘤患者，基于骨性标记或手术夹进行每日在线摆位校正[306]。276 分次中，等中心的平均移动为：(0.30±0.42)cm（垂直方向）、(0.33±0.34)cm（纵向）、(0.35±0.39)cm（横向）。相应最大移动为：4.0cm、2.3cm、2.4cm。5 例患者发生 2 级或以上急性恶心，2 例患者发生腹泻。在中位时间为 6 个月的随访中，21%的患者疾病逆转，71%的患者病情稳定。卡罗琳斯卡大学的研究者报道了结合植入金属标记点的 OBI 系统在前列腺癌患者中的应用[307]。使用 2D 配准算法通过对比患者在治疗床上的每日正交图像和参考 DRR 图像来确定治疗床的移动。整个治疗过程增加不到 1min。

其他研究人员也发表了在前列腺癌[308]、胰腺癌[309,313]、头颈部肿瘤[311,312]和妇科肿瘤中[313-330]应用 OBI 系统的初步经验。该系统也被用于接受 SRS[314]、立体定向放射治疗（SBRT）[315]和腔内远距离治疗[316]的患者。OBI 系统的一个有趣的应用是可以在日常摆位中选择正常组织配准。Willis 等[317]应用 OBI 系统来验证接受腹部照射患者的肾脏位置[317]。在这项研究中，60%的图像中的肾脏都可见。肾脏的可视化能力取决于多个因素，包括相对患者前后和肾脏分离程度，肾脏的轴向轮廓以及肾脏和周围结构的相对对比度。

容积成像

在对 IGRT 技术的调查中，59%的放射治疗医生临床使用容积成像方法，通常应用于头颈部肿瘤、肺癌、胃肠道肿瘤和前列腺癌[131]。相比其他室内 IGRT 方法，容积 IGRT 技术最近被采用，大多数用户自 2007 年以来才开始采用这项技术。

CT和直线加速器的融合

CT 和直线加速器融合（FOCAL）系统包括三菱 EXL-15DP 直线加速器（Mitsubishi Electric，日本，东京），通用电气的高速 DX/I CT（GE Medical Systems，日本，东京）和常规 X 线模拟机（图 11.16）。这套系统由日本的

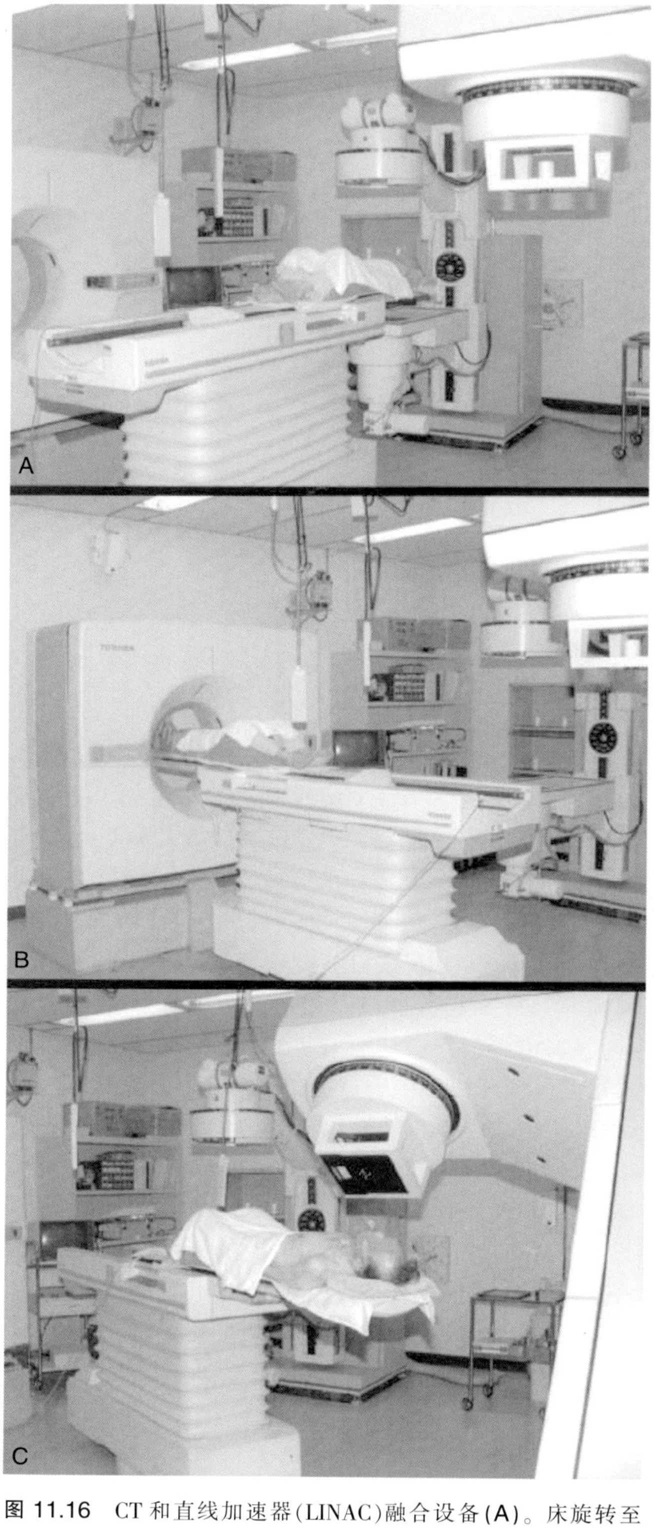

图 11.16 CT 和直线加速器（LINAC）融合设备（A）。床旋转至 X 线模拟机以监测呼吸运动，然后行 CT 扫描（B），最后至直线加速器进行治疗（C）。（From Uematsu M, Shioda A, Suda A, et al. Intrafractional tumor position stability during computed tomography (CT)-guided frameless stereotactic radiation therapy for lung or liver cancers with a fusion of CT and linear accelerator (FOCAL) unit. *Int J Radiat Oncol Biol Phys* 2000; 48:443-448, with permission from Elsevier.）

国家国防医学院发展而来，其主要目的是针对肺部肿瘤的立体定向照射[318]。直线加速器机架、CT 扫描仪和模拟机为同轴转动，床可以向三个方向旋转，CT 扫描仪、模拟机与直线加速器均可成像。直线加速器等中心和 CT 图像配准精度为 0.5mm 或更小。

Uematsu 等[318-321]发表了一系列关于 FOCAL 应用的报道。肺癌患者进行仰卧位固定，通常借助氧气面罩来辅助浅呼吸。首先使用平面 X 线评估肺肿瘤的位置和运动。然后旋转床至 CT 机，进行 4 秒/层的薄层扫描，确保能够捕获全部的肿瘤运动。确定靶区体积后，生成计划，最后床旋转至直线加速器进行治疗。使用这种方法，Uematsu 等[319]治疗了 50 例 Ⅰ 或 Ⅱ 级肺癌患者，剂量为 50~60Gy，共 5~10 次。在中位时间为 36 个月的随访中，局部控制率为 94%。除 2 例患者轻微骨折，6 例患者暂时胸膜疼痛外，没有发生不良后遗症。

在另一项独立研究中，FOCAL 被用来评估 38 例肺癌和 12 例肝癌患者的分次内肿瘤稳定性[320]。总体来说，没有观察到>10mm 的分次内移动，68%的病灶的移动在临床上可忽略不计(0~5mm)。肺上叶、肺下叶和肝部肿瘤运动为 5mm 或更小的概率分别为 100%、50%和 25%。但是，除了训练患者进行浅呼吸外，腹带也可用来使患者进一步减少运动。

纪念斯隆–凯特琳癌症中心系统

纪念斯隆–凯特琳癌症中心(MSKCC)的研究人员建造了一套治疗系统，这套系统包括常规 CT(Phillips Medical Systems，加利福尼亚州，米尔皮塔斯)和Clinac 2100EX 直线加速器(Varian Medical Systems，加利福尼亚州，帕洛阿尔托)[322,323]。CT 扫描床和直线加速器床配准，在 CT 扫描后可以平滑转移到直线加速器。在最初的报道中，Yenice 等[322]描述了使用这套系统对椎旁患者进行治疗。患者首先固定在体膜中，在筛选的骨骼结构使用压力点。在行计划 CT 扫描后生成 IMRT 计划。然后在治疗室内获取 CT 图像，并使用骨性标记和外科硬件自动与计划 CT 进行配准。治疗前，通过患者和体膜上的基准标记点进行第二次配准。首次分次的整个过程需要 60~85min。整个系统的 3D 精确度为(1.3±0.8)mm。

35 例椎旁肿瘤患者(14 例原发，21 例转移)使用 MSKCC 系统行 IMRT 治疗[323]。24 例(68%)患者曾接受过放射治疗。除在脊髓交界面处外放边界为 5mm，其他外放边界均为 10mm。中位处方剂量为 20Gy，共 5 次。在中位时间为 11 个月的随访中，原发和转移性肿瘤的 2 年局部控制率分别为 75%和 81%。对 30 例患者随访超过 3 个月，90%患者症状明显减轻。没有患者出现晚期 RT 相关后遗症。在最新的报道中，使用每日 CT 脊髓造影来改善曾接受放射治疗患者的脊髓和马尾的定位[324]。

最近，MSKCC 的研究人员发表了关于颅外转移患者的单次或超分割的 SBRT 方案的研究结果[325]。3 年局部无进展存活率为 44%。但是，单次高剂量(≥24Gy)治疗的局部无进展生存率为 88%，单次低剂量(<24Gy)治疗为 21%，超分割放射治疗为 17%。

轨道CT

最初的轨道 CT 系统由日本山梨大学提出。它由一个线性加速器、一台 CT 扫描仪和一个治疗床组成，直线加速器和 CT 机架位于治疗床的两端[326]。该系统可以通过移动 CT 机架代替床的移动来最小化患者的运动和位移。该系统的基础是智能机架系统（GE Medical Systems，日本，东京)，其包括一条位于中间的轨道和两条位于两侧的轨道。两侧的轨道能够控制水平的机架运动，而中间的轨道引导机架在扫描方向上的前进和后退。Kuriyama 等[326]报道了治疗床在横向、纵向和垂直方向的位置精度分别为 0.2mm、0.18mm、0.39mm。CT 机架的扫描在 3 个方向的位置精确度均<0.4mm。

Onishi 等[327,328]在一系列的报道中描述了轨道 CT 系统在姑息性肺癌患者中的应用。22 例 Ⅰ ~ⅢB 期的患者进行自主呼吸控制和自引导射束控制下的治疗。患者能够通过手持开关来打开或关闭射束[327]。使用 X 线透视，可以确定合适的呼吸控制程度，以保持肿瘤的位置。肿瘤位置的可重复性很高，每日 CT 和计划 CT 在 SI、AP、RL 方向的平均位置差异分别为 2.2mm、1.4mm、1.3mm。在另一份报道中，他们治疗了 35 例 Ⅰ 期肺癌患者，剂量为 60Gy，共 10 次[328]。在中位时间为 131 个月的随访中，94%的肿瘤得到局部控制。5 例患者发生了轻微晚期呼吸道症状(1 级或 2 级)。

最近，一些研究人员发表了使用商业轨道 CT 系统的经验。MD 安德森癌症中心的研究者使用 Varian ExaCT 定位系统(Varian Medical Systems，加利福尼亚州，帕洛阿尔托)，这套系统集成了高速轨道 CT(GE Medical Systems，威斯康星州，密尔沃基）和配备有 120 片多叶准直器的 Varian 双能直线加速器[329,330]。可以通过床的旋转来进行治疗或扫描，而不需要转移到 CT 床。Court 等[331]回顾分析了该系统的准确性，指出最大的单次不确定性出现在床旋转至 CT 侧（横向 0.5mm)时。所有其他来源的不确定性,包括 CT 和直线加速器因床下沉造成的差异,均<0.3mm。

Chang 等[330]使用 ExaCT 对 15 例脊柱转移瘤患者应用 IMRT 进行Ⅰ期临床试验。所有患者由立体定向体膜固定，剂量为 30Gy，共 5 次，脊髓最大剂量为 10Gy。日常过程的平均持续时间为 1.5 小时。在中位时间为 9 个月的随访中，没有患者发生明显的 RT 相关后遗症。这些研究人员报道了 63 例患者的 74 例脊柱病变使用轨道 CT 的Ⅰ期临床试验和后续的Ⅱ期临床试验的治疗情况[332]。在中位时间为 21.3 个月的随访中,1 年局部无进展生存率为 82%,其中 52%的患者 12 个月内无疼痛。没有患者发生晚期 3 级或以上的神经后遗症。使用这种方法治疗肾细胞脊柱转移[333]和接受二次放射治疗的患者的研究也得到了有利的结果[334]。

其他研究人员报道了使用西门子 Primatom 轨道 CT(Siemens Oncology Systems,加利福尼亚州,康科德)的经验。该系统由共享同一治疗床的 Somatom CT 扫描仪和 Primus 直线加速器组成(图 11.17)[335-338]。与其他系统类似,CT 在一对水平轨道上移动。Wong 等[335]使用 Primatom 治疗了 108 例接受推量 IMRT 治疗的前列腺癌患者。总体来说,等中心的调整是常见的。AP、SI 和 LR 方向的调整概率分别为 54%、27%和 34%。对应的≥1cm 的移动的患者比例分别为 15%、4%和 5%。

Ma 和 Paskalev 给出了一个关于室内 CT 系统和技术的很好的综述。因为其他诸如机载 CBCT 和螺旋断层放射治疗等商业容积成像系统越来越多地出现,这种系统的未来仍不明朗[340]。然而,高质量的室内常规 CT 图像的价值和潜在应用仍然是临床研究中的一个令人感兴趣的领域。

兆伏级系统

早期兆伏级CT系统

兆伏级 CT(MVCT)的基本原理与 kVCT 类似,即使用 X 线源和探测器来重建 2D 图像到 3D 数据集。第一个 MVCT 系统出现于 1982 年,由改进的 4MV 直线加速器和安装在直线加速器机架上的探测器阵列组成[341]。除了具备使用 MV 射线束成像的能力,MVCT 的优势还有在产生图像时不像千伏 kVCT 那样需要去除人工假体,如补牙材料或髋关节假体。

最近，东京大学的研究人员在 6MV 直线加速器的机架上安装了一个小型探测器,以在肺肿瘤患者进行 SRS 治疗时生成 MVCT 图像[342,343]。所有的患者在指导下保持浅呼吸以在计划和治疗时减小器官的运动。此外，应用 X 线透视来监测肿瘤的运动，如果运动>1cm,则使用氧气面罩和束缚带来压缩胸部和腹部。在即将治疗之前,获取治疗床上患者的 MVCT 图像,并得到合适的移动。在使用这种方法对 14 例患者进行中位单次剂量为 20Gy 的治疗中,总局部控制率为 95%。此外，尽管在超过 3 个月随访中所有患者发生肺间质改变,但是只有 1 例患者出现肺炎症状。

螺旋断层放射治疗系统

Tomotherapy 系统(Tomotherapy Inc.,威斯康星州,麦迪逊）由 6MV 直线加速器和安装在对侧的探测器阵列组成,当环形机架持续旋转时,治疗床前进通过机架(图 11.18)[344,345]。Tomotherapy 系统中的 MVCT 图像由入射电子束生成的能量减少到 3.5MV[346]。有 3 种获取模式可供选择(精细、正常、粗略)。

威斯康星大学的研究人员在对 8 例狗进行放射治疗的研究中，评估了 Tomotherapy MVCT 成像优化摆位的结果[347]。治疗之前,先获取 MVCT 图像,并与计划 kVCT 图像在轴位、矢状位进行匹配。在 8 例动物中,MVCT 图像的质量足够用来验证治疗摆位情况,但软组织的对比度不如 kVCT 扫描。原发肿瘤和相邻的骨性标记都可以用来进行配准。整个过程需要 5~12min,包括 3min 图像采集时间。

Mahan 等[348]报道了使用 Tomotherapy 对 8 例二次放射治疗的脊髓转移瘤患者进行了摆位优化研究。二次放射治疗的中位剂量为 28Gy，脊髓最大剂量为处方剂量的 27%~56%。治疗之前,获取 MVCT 图像并与计划 CT 自动配准,以计算治疗床的移动。分次间的移动范围达 1.5cm,标准差为±4mm(AP)、±4.3mm(SI)和±4.1mm(RL)。在中位时间为 15.2 个月的随访中,所有 8 例患者有积极反应(2 例部分,6 例完全)。没有患者发生野内复发或明显的晚期毒性。其他研究人员报道了 Tomotherapy 系统在其他部位的日常摆位中的应用价值,特别是肺癌[349,350]。

使用 Tomotherapy 系统进行日常摆位的关注点是其图像质量的问题。虽然在使用骨性标记时较少关注图像质量问题,但在单独使用软组织配准时图像质量就变得非常重要。Song 等[351]评估了 Tomotherapy 系统在每日前列腺摆位中的可行性。对 5 例患者的 MVCT 图像与计划 KVCT 图像进行对比。值得注意的是，kVCT 上的前列腺体积更小,且更具有一致性。此外,在

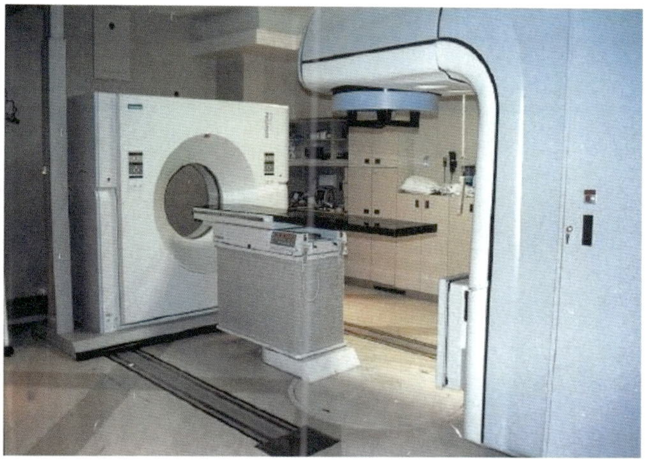

图 11.17　西门子 Primatom 轨道 CT 系统。(From Wong JR, Grimm L, Uematsu M, et al. Image-guided radiotherapy for prostate cancer by CT-linear accelerator combination: prostate movements and dosimetric considerations. *Int J Radiat Oncol Biol Phys* 2005;61:561–569, with permission from Elsevier.)

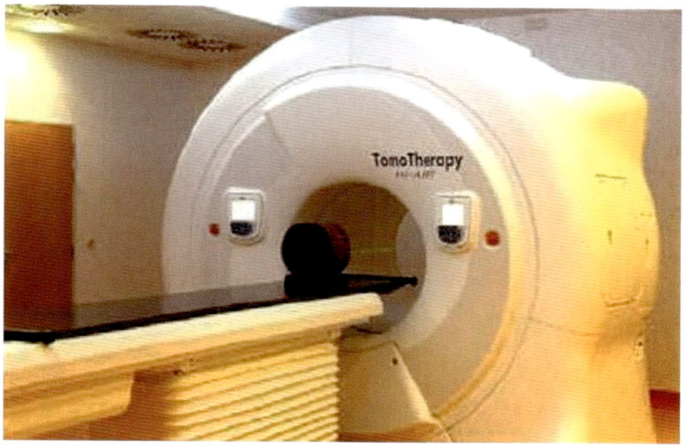

图 11.18　螺旋断层放射治疗系统。(From Tomsej M. The Tomotherapy Hi-Art System for sophisticated IMRT and IGRT with helical delivery: recent developments and clinical applications. *Cancer Radiother* 2006;10:288–295, with permission from Elsevier.)

MVCT 上，不同观察者或相同观察者的不同观察的勾画不确定性更大。但是，通过植入在 Tomotherapy 系统上可见的标记点，能够改善前列腺患者的日常配准[352]。

Tomotherapy 系统是常用的 IGRT 治疗方法，许多剂量学研究支持其潜在的获益[353-360]。许多研究人员报道了 Tomotherapy 系统在头颈部[361]、中枢神经系统[362]、儿科[363]、胃肠道[364]、妇科[365]和泌尿生殖系统[366]肿瘤中的有利结果。Tomotherapy 系统的一个有趣的应用是用于同种异体干细胞移植的白血病患者，其可以进行全骨髓照射来代替全身照射(图 11.19)[367]。

兆伏级CBCT系统

兆伏级 CBCT 成像首先使用 MV 级射束和探测器

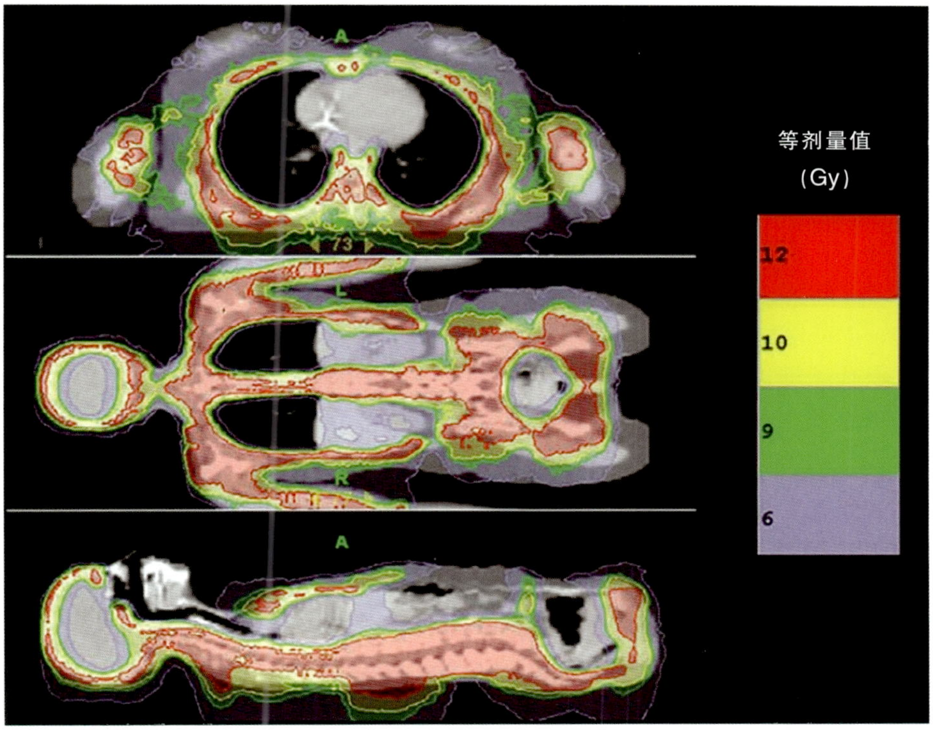

图 11.19　患者女，20 岁，使用 Tomotherapy 进行全身照射的剂量分布的颜色显示图。靶区结构为骨骼。可以看出对大脑、口腔、甲状腺、肺脏、心脏、软组织和胃肠道的相对保护情况。(From Wong JYC, Rosenthal K, Liu A, et al. Image guided total marrow irradiation (TMI) using helical Tomotherapy in patients with multiple myeloma and acute leukemia undergoing hematopoietic cell transplantation. *Int J Radiat Oncol Biol Phys* 2009;73:273–279, with permission from Elsevier.)

对患者生成一系列的2D投影[368]。然后使用Feldkamp重建算法来重建3D序列[369],这与传统CT成像的处理过程相类似,只是X线源和探测器安装在一个旋转的机架上。然而,传统CT系统都是使用了一个1D线性探测器阵列,而CBCT系统则使用了一个2D阵列。

许多研究人员对MV CBCT的应用进行了评估[370-375],其中加州大学旧金山分校的研究成果最多[370,374-376]。Pouliot等[374]使用配备有非晶硅平板EPID的6MV Primus直线加速器(Siemens Oncology Systems,加利福尼亚州,康科德)在弧型模式下运行并进行患者配准和剂量验证[374]。从仿真头部模体、冷冻的羊或猪尸体头部标本,以及HNC患者获取MV CBCT所需剂量为0.05~0.15Gy。采集和处理时间都在90s量级。MV CBCT和传统CT序列的匹配精度在毫米量级上。

Morin等[370]在一次前瞻性临床试验中评估了MV CBCT在HNC、肺癌和盆腔癌患者中的潜在价值[370]。在1例局部晚期HNC患者中,MV CBCT发现了颈部椎体和脊髓的配准偏差,而这在射野影像中未被发现(图11.20)。MV CBCT也可以通过植入金属标记来辅助患者治疗计划[377]。

关于MV CBCT影像的患者结局的数据有限。Swamy等[378]评估了12例进行剂量递增IMRT治疗的前列腺癌患者。通过植入标记点,每日使用MV CBCT来对患者前列腺进行定位。在中位时间为12.2个月的随访中,92%的患者得到生物化学控制。只有1例患者在治疗后进展为2级直肠炎;没有患者发生3级或更高的毒性。

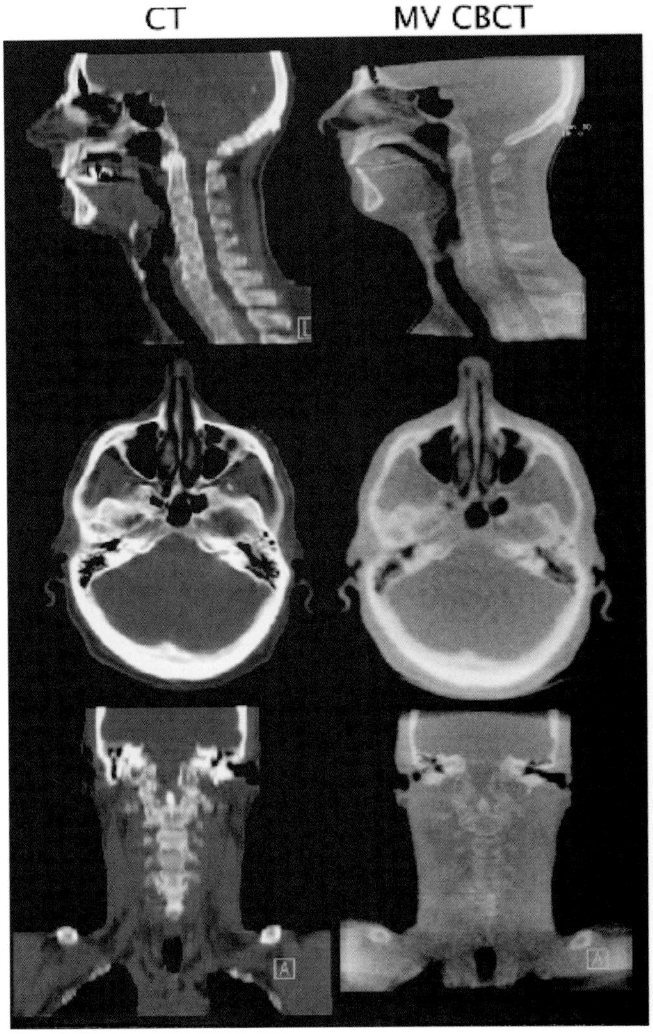

图11.20 头颈部肿瘤患者的kVCT(左图)与MV锥束CT(右图)的比较。两幅图像的窗级都调整到能够提供最好的软组织对比度。(From Morin O, Gillis A, Chen J, et al. Megavoltage cone-beam CT: system description and clinical applications. *Med Dosim* 2006;31:51-61, with permission from Elsevier.)

千伏级系统

移动透视C形臂系统

一些研究组报道了使用移动透视C形臂进行千伏级CBCT扫描的结果[378-380]。Swamy等[378,380]改良了商业等中心移动透视C形臂(Power-Mobil,Siemens Medical Solutions,德国,埃尔朗根),取代了非晶硅平板探测器的标准图像。在C形臂围绕患者180°旋转时,可得到100~1000幅图像。类似于MV CBCT成像,kV CBCT图像也使用Feldkamp算法重建,由于弧度投影有限,还需进行修正[381]。其他中心也研发了类似的设备[382]。

在前列腺癌和HNC患者中使用由移动C形臂系统生成的kV CBCT图像来提高摆位和靶区定位的实用性已得到研究[378]。患者每周进行kV CBCT成像,并对图像进行离线评估。总体来说,成像过程小于5min,且剂量低于传统CT。然而,虽然其空间分辨率较好,但其图像质量却不理想(例如,从直肠和前列腺交界面来区分两者的能力较差)。在降低呼吸运动的俯卧位中,图像质量可以通过关联CBCT与呼吸来提高[380]。

安装于机架的CBCT系统

大部分直线加速器供应商目前都提供了安装在机架上的kV CBCT解决方案。Elekta Synergy系统和Varian OBI系统由安装在可伸缩手臂上与治疗射束正交的 kV X 线管和平板探测器组成[383,384]。西门子公司与海德堡大学的研究人员合作，开发了一个“内联”系统，将诊断 X 线管 180°安装在 MV 源上(图 11.21)[385,386]。这三种系统在机架旋转 360°时获得 kV 投影，然后重建一个三维数据集[387]。

威廉·博蒙特医院报道了 Elekta kV CBCT 系统的初始原型(及其相应的商业版本)的应用[388,389]。在对前列腺癌模体的研究中，使用 kV CBCT 系统可以在 LR、AP 和 SI 方向达到 1mm 或更小的摆位精度。几乎所有病例的摆位误差都有所减小，一般在±1.5mm 以内。整个影像引导过程需要 23~35min。其他研究人员报道了使用 Elekta kV CBCT 系统的经验[390-394]。在 20 例不同肿瘤患者中，McBain 等[390]指出所有患者的图像质量都是足够的，包括那些机架不能完全旋转的患者(四肢和乳腺肿瘤患者)[390]。一般来说，其软组织的轮廓已足够评估靶区和正常组织。然而，前列腺图像不够清晰，因而不能进行器官勾画，补偿较小(<3mm)的移动，或验证较小的 PTV 边界。

Guckenberger 等[391]在 24 例不同肿瘤的患者中对比了 Elekta kV CBCT 系统和 EPID 的摆位精度[391]。发现 kV CBCT 在评估较小的平移误差时作用有限。应用任何方法检测的平移误差，<1mm 的概率为 70.7%，<2mm 的概率为 93.2%。然而，CBCT 在检测旋转误差方面具有优越性。盆腔肿瘤、胸腺癌和 HNC 的旋转误差>2°的概率分别为 3.7%、26.4%和 12.4%。在细长且接近正常组织的靶区中，这种旋转误差导致靶区覆盖度较差且正常组织受量增加。一些作者报道了使用 Varian kV CBCT 系统治疗不同肿瘤的经验，包括神经母细胞瘤[395]和膀胱癌[396]。

Thilmann 等[386]与西门子公司合作，评估了内联 KV CBCT 系统的应用。在不同肿瘤中，所有图像均可容易地看到骨性标志，并自动计算移床数值。除了一例病态肥胖患者，软组织的对比度也是可以接受的。在 2mm 的操作级别设定下，6 例患者中的 4 例进行了摆位修正。成像、重建、分析和位置修正需要 10~12min。

尚无使用 kV CBCT 进行摆位或靶区定位的临床收益研究。然而，Groh 等[397]对比了 MV 和 kV CBCT 技术的使用情况[397]。MV CBCT 在直线加速器机械集成的简易性方面比较有优势，而 kV CBCT 在软组织结构成像和每单位剂量的信噪比方面具有优势。

预计在未来几年，kV CBCT 技术将会产生更多优势。一个较为活跃的研究领域是数字断层融合技术(DTS)，使用这种方法可以对获取自有限源角(如 40°

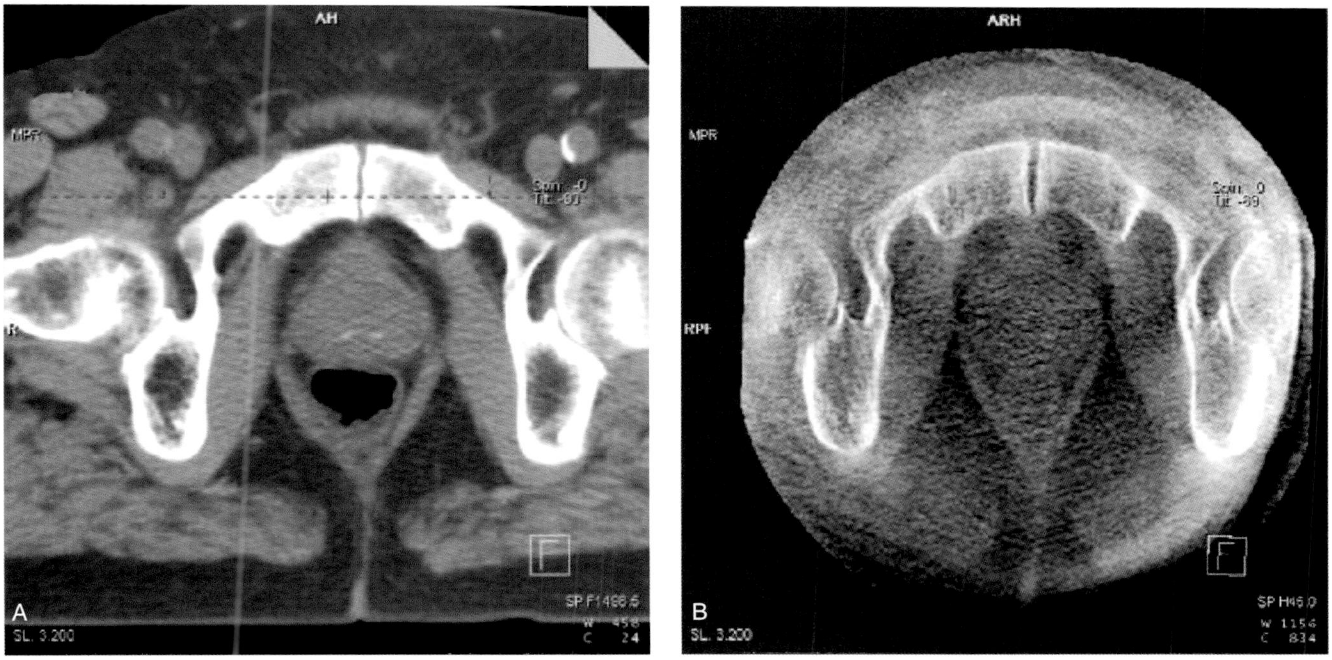

图 11.21　1 例前列腺癌患者的传统 CT(A)和使用移动荧光 C 形臂成像的 kV 锥形束 CT 扫描(B)的比较。(From Sorensen SP, Chow PE, Kriminiski S, et al. Image-guided radiotherapy using a mobile kilovoltage X-ray device. *Med Dosim* 2006;31:40-50, with permission from Elsevier.)

度)的 2D 锥形束 X 线投影重建为 3D 序列。与传统的 kV CBCT 方法不同,DTS 需要更少的扫描时间而且对患者的辐射更少。杜克大学的研究人员最近报道了使用 DTS 方法能够在前列腺癌、HNC 和肝部肿瘤患者中生成高质量的图像[398]。

电磁定位系统

电磁定位系统一般由磁偶极子源和一个或多个用来检测磁场产生的偶极子的传感器组成。偶极子源被产生磁场的射频(RF)信号激发。总的来说,当射频信号被移除时,电容开始放电,会产生振荡磁偶极子。转发器是用于无线传输和接收电信号的电子装置。在临床电磁系统中,偶极子源通常作为转发器。每个转发器的大小与金属基准标记点类似。转发器永久植入到治疗的组织内。到目前为止,唯一的商业系统由 Calypso Medical Technologies,Inc.(华盛顿州,西雅图)提供。Litzenberg 对这项技术及其在 IGRT 中的临床应用进行了回顾[399]。电磁追踪系统的优势包括:①转发器可以直接移植入到靶区;②没有电离辐射;③在治疗分次内可实现实时定位。

Calypso 系统在行根治性放射治疗的前列腺癌患者中的应用得到了特别关注[400-404]。Kupelian 等[400]报道了 35 例接受前列腺癌定位且在治疗期间持续监测的患者的多中心研究结果[400]。在 75%以上的疗程中,平均初始移动(皮肤标记点摆位)超过 5mm。30s 或以上发生≥3mm 和≥5mm 的移动分别占总疗程数的 41% 和 15%。个体患者中移动≥3mm 的概率变化非常大(3%~87%)。Rajendran 等[401]在对 28 例植入 Calypso 转发器的患者的研究中发现,平均治疗天数中垂直、纵向、横向移动超过 0.5cm 的概率分别为 62%、35%和 38%。但未对前列腺癌患者应用或不应用 Calypso 系统的患者受益进行比较;因此,分次内移动的临床意义尚不清楚。

关于 Calypso 在其他部位肿瘤中的使用的研究相对较少。Shinohara 等[405]最近对 Calypso 系统在 5 例局部晚期胰腺癌患者中的潜在应用进行了评估。总体来说,标记点是可接受的,除 1 例患者对一个转发器排斥外,移动较小。x、y 和 z 方向的平均初始移动(与摆位标记点相比)分别为 4.5mm、6.4mm 和 3.9mm。各个方向的平均分次内移动相当明显:上(7.2mm),下(11.9mm),前(4.9mm),后(2.9mm),左(2.2mm),右(3.1mm)。

几乎没有室内 IGRT 系统提供对靶区位置持续监测的能力。因此,尤其对于分次内运动值得注意的部位,Calypso 系统还是很有吸引力的。

新兴室内成像技术

将先进的成像技术集成在治疗设备上以创造新型室内 IGRT 平台已经成为当前关注的热点。这些平台与 CT 技术结合可以整合功能性和高分辨率的成像技术来促进更好的摆位和靶区勾画。这些技术未来或许能够促使自适应放射治疗技术提高。

磁共振–直线加速器系统

与 CT 相比,MRI 可以提供更好的软组织分辨率。因为在成熟的放射治疗项目中直线加速器是主要的放射输出设备,室内 MR-LINAC 系统正在开发中,但迄今为止还没有商业系统可用。集成 MR-LINAC 系统的早期提案源自乌得勒支大学医学中心[406]。该系统被设计为将 1.5T 诊断成像质量的 MRI 扫描仪与 6MV 直线加速器相结合。最近,该系统可获取 MRI 和 MV 的传输图像而不会互相干扰[407]。Cross 癌症研究所报道了第一个操作原型系统[408]。这个原型将 0.2T MRI 系统与固定机架的 6MV 直线加速器相结合,在直线加速器出束时,MRI 能够全面投入使用。MR-LINAC 系统的问题在于直线加速器的磁干扰,源于 MR 边缘场、电子枪的束流损耗和 MLC 马达的射频噪声。然而,这些都是活跃的研究领域,MR-LINAC 系统在临床应用的实现似乎没有不可逾越的障碍[409-411]。

磁共振–钴系统

由于一些技术问题限制了 MR-LINAC 系统,MR–钴系统也被开发出来[412]。MR–钴系统由一个或多个高剂量率的钴源、MRI 系统和用于 IMRT 的 MLC(与 MR-LINAC 系统同样存在 MLC 马达带来的射频干扰问题)组成。商业钴–MR 系统由 ViewRay Inc.(俄亥俄州奥克伍德村)开发,使用 0.35T MR、3kCi 钴源和 3 个双焦点的 MLC(图 11.22)。

与 MR-LINAC 系统相同,高磁场可以显著影响剂量的分布。在组织空气交界的剂量区域,这个效应会显著增加。由于磁场的存在,电子会出现回转现象,称为电子回转效应。据报道,在约为 0.2T 的弱磁场中,这种效应最小[413]。因此,在保证 MR 图像有足够的空间分辨率的情况下,使用尽可能低的磁场强度是有优势的。

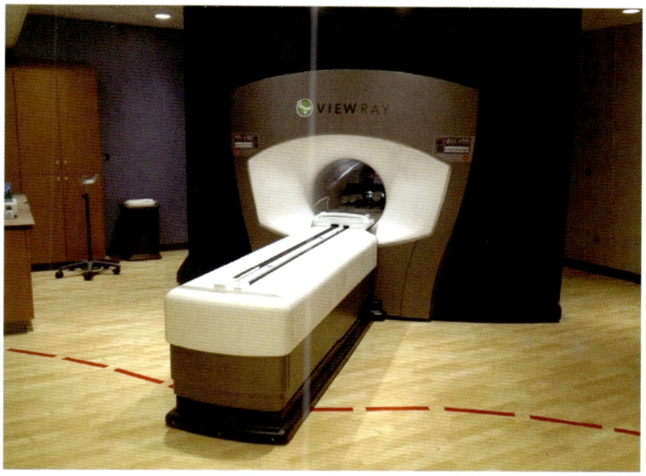

图 11.22 Viewray 钴磁共振系统。(Courtesy of Timothy Sokolich.)

机载单光子发射计算机断层扫描成像系统

SPECT 利用注入患者体内的附着于生物活性分子的放射性示踪剂成像。γ 射线的发射能量取决于在这一过程中使用的放射性核素。用于 SPECT 成像的 γ 相机可创建三维图像。γ 相机收集从患者体内发射的 γ 射线。放射性核素在患者体内位置的图像由 γ 相机所收集的数据生成。γ 相机由准直器、探测器晶体、光电倍增管阵列和诸如过滤反投影或迭代的重建算法组成。SPECT 使用准直系统(如放置于患者和探测器之间的有许多空隙的铅块)来仅允许平行轨迹的光子通过准直器到达探测器。基于准直器空隙的方向信息,利用线性插值得到探测到的光子的原始路径,从而使用重建算法来生成 3D 图像。机载 SPECT-LINAC 系统的定位精度已经经仿真研究证实。研究表明,传统的 SPECT 系统太笨重复杂,使用能够更接近患者的更小的 γ 相机可以提高空间分辨率,进而提升这个系统[414]。

质子-正电子发射断层扫描系统

与 SPECT 类似,PET 是一种利用放射性核素与分子的潜在生物相关性的成像技术。然而,其光子发射的物理机制与 SPECT 不同。在 PET 中,从放射性示踪剂发射的光子是重合的,也就是说,几乎背向发射。对湮灭事件源的定位方法称为重合检测。PET 系统的组件也类似于 SPECT 系统(如探测器、光电倍增管、准直器和重建算法),除了一个用来利用反向探测器的 PET 相机。假定每个湮灭事件在两个光子之间的虚构直线上的某个点上发生。这个信息由重建算法匹配。重合检测是一种非常有效的技术,其使得 PET 的采样率和灵敏度均优于 SPECT。

在质子治疗中,治疗质子和患者组织核之间发生非弹性反应,会产生少量的短寿命的正电子发射同位素。建议将 PET 成像作为一种确定治疗几何精度的方法。非弹性核反应发生的阈值导致组织正电子激活的能量范围为 15~20MeV。远端活动的下降与质子射程末端的剂量下降并不匹配。尽管如此,研究质子-PET IGRT 在离线质子治疗验证的作用的临床研究已经完成[415]。试点研究之后,该方法将进一步发展,包括准确预测基于治疗计划的预期 PET 图像的有效解析模型[416]。此外,移动 PET 扫描仪已经研究出来,可为室内 PET 成像提供一个低成本的解决方案,并且由于较低的生物扫描范围,其具有增加图像敏感性的优势[417]。

四维成像和运动管理

呼吸运动

呼吸导致的器官运动是一个巨大的挑战。特别对于胸部和上腹部肿瘤,如果不对呼吸运动进行主动控制,肿瘤的运动可能超过 3cm(图 11.23)[285,418]。呼吸运动可能导致计划 CT 和用来引导治疗的 CBCT 图像出现伪影。如果未进行矫正,可能导致靶区勾画和射束照射位置的不确定,进而危害整体治疗的有效性。当前,有很多针对运动并减少其影响治疗完整性的补偿方法,包括 4D 成像、4D 靶区勾画,增加计划外放边界、自主屏息和浅呼吸、腹部施压、呼吸门控和肿瘤的实时追踪。尽管大多数方法以各种形式应用于临床,但它们各有利弊,需要在具体情况下进行权衡。

四维成像

四维成像是指随时间进展对空间运动信息进行采集。可以通过 CT[419,420]、PET[421]或 MRI[422]完成,上述技术均可用于放射治疗计划。尽管 4D PET 获得了更大的关注,尤其是与 4DCT 联用,但在过去 10 年中只有 4DCT 得到广泛应用[423,424]。4DCT 的使用如图 11.24 所示。可以看到,没有 4D 成像,明显且不可预知的伪影会使得看清肿瘤变得困难。取决于相对于肿瘤运动速度的扫描速度,伪影以不同形式出现[425]。如果扫描速度比肿瘤速度慢得多,将会获得模糊的图像。如果扫

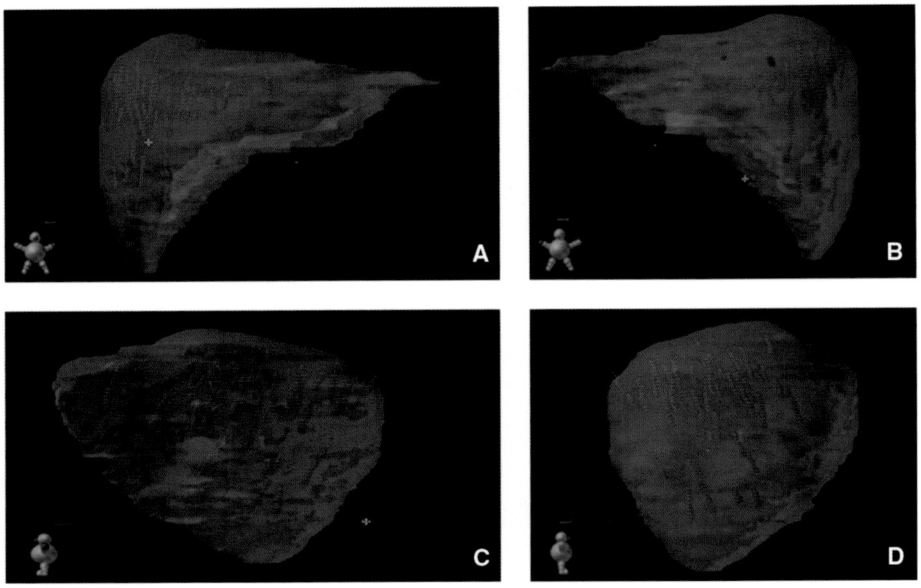

图 11.23 20 例肝癌患者的肿瘤轨迹，在 CBCT 获取时使用 49 个植入标记点：(A) 从前到后；(B) 从后到前；(C)从左到右；(D)从右到左的投影视图。在 1 个分次内，患者的平均运动可高达(3.0±0.4)cm。

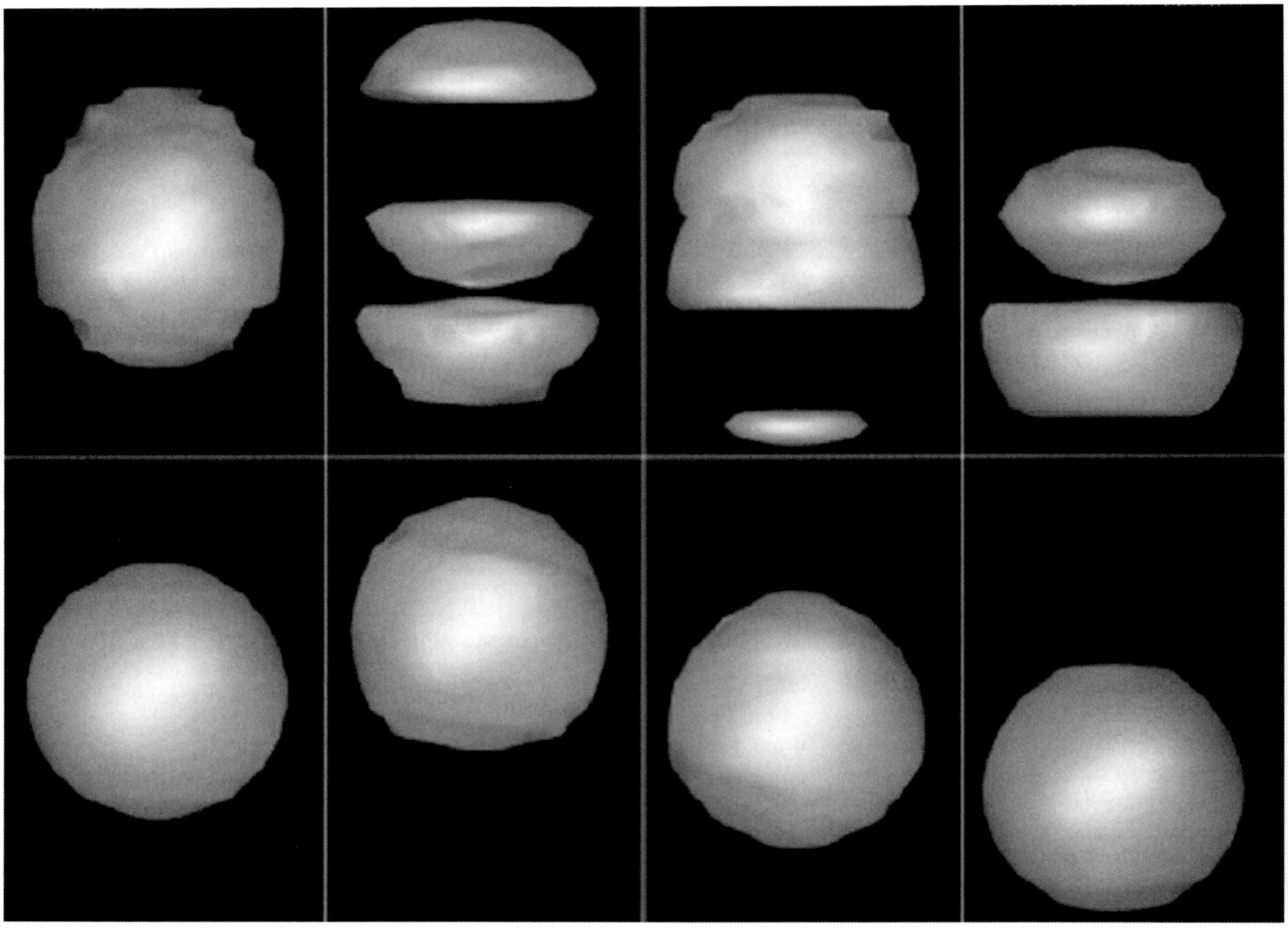

图 11.24 轴向周期性运动的圆形物体的 CT 图像。顶行：螺旋 CT 上的伪影。这些伪影取决于 CT 数据采集和物体运动之间的相对相位。为了评估不同的伪影，CT 扫描始于不同的相位。右侧图像显示球体的顶部和底部已断开连接。底行：左侧是对静态物体的 CT 扫描。其他图像显示了 4DCT 下运动球体的 3 个位置。在运动周期的不同位置，图像上只有很小的残存伪影(球体表面)。(From Rietzel E, Pan T, Chen GT. Four-dimensional computed tomography image formation and clinical protocol. *Med Phys* 2005;32:874–889, with permission.)

描速度更快,将会得到任意呼吸阶段下的肿瘤位置和形状。如果扫描和肿瘤的速度相当(见图 11.2),目前大多数 CT 都可实现,肿瘤的位置和形状将会严重扭曲。基于实验和计算机模拟发现,沿运动轴向的扭曲可能会导致靶区的延长或缩短。除了形状畸变,图像中靶区中心将与运动振幅相当[425]。

为了克服上述问题,需要使用呼吸相关的方法或 4DCT。4DCT 的理念是在沿患者长轴的每一个感兴趣位置,图像都是过采样的,而且每一图像都附加了呼吸相信息(图 11.25)。呼吸瞬时相位信息可以通过实时位置管理系统(RPM)[426],GateCT,VisionRT,英国,伦敦[427])、肺量测定法[428]、压力带[429]等获得。扫描完成后,图像基于相应的呼吸相或幅度信号进行分类存储。因而可以获得许多 3DCT 集,每一个序列对应一个特定的呼吸相位,它们一起构成了覆盖整个呼吸周期的 4DCT 集。4DCT 能够减少运动导致的伪影并准确评估分次内的运动程度。4DCT 的缺点包括图像采集的时间增加和来自多次 CT 扫描的患者受照剂量增加。Keall 对 4DCT 扫描进行了回顾综述[430]。

四维靶区勾画和计划

对于运动的肺部肿瘤,有多种方法来进行内部靶区体积(ITV)勾画[431–437]。Lagerwaard 等[432]使用多套"慢速"CT 来勾画 ITV,相比自由呼吸下的 CT 勾画的各向同性外扩的 ITV,结果表明这种勾画体积的方法可以提供更好的靶区覆盖度。但是,这个方法是陈旧且有限的,3DCT 中存在的运动导致的伪影会阻碍靶区的准确勾画。在 3DCT 获取中,屏息或受迫浅呼吸在理论上可以减小运动导致的伪影[433]。然而,并不是所有的患者都能够耐受这种方法,特别是肺功能较差的患者。改善靶区勾画的更为复杂精细的方法是 4DCT 成像。

不同的研究者已经提出了许多基于 4DCT 的技术,主要可以分为 4 类:①最大密度投影(MIP)的 ITV 勾画[434–436];②使用两个极端相位并外放边界[434];③时间加权的平均肿瘤位置并外放边界[437];④使用 10 个时相来创建叠加体积[434,436]。基于 MIP 的 ITV 技术较为常见,因为其可以基于一个单独的三维图像简单快速地获得 ITV。它已被证明与"两个极端时相"和"所有 10 个时相"技术相一致[435]。然而,Wolthaus 等[437]发现,相比平均肿瘤位置方法,基于 MIP 的 ITV 技术造成高达 33%的正常组织过度照射。此外,Muirhead 等[436]发现,尽管基于 MIP 的 ITV 技术在大多数情况下是安全的,但与作为金标准的 10 个时相技术相比,但当肿瘤位于或接近隔膜的特殊情况下,基于 MIP 的 ITV 技术会导致对真实 ITV 的低估。这是因为肿瘤与隔膜和其他周围正常组织具有相似的电子密度,当生成 MIP 时,就无法区分重叠部分的肿瘤和具有相似密度的周围组织的边界(图 11.26)。因此,不应相信所有情况下基于 MIP 的 ITV 技术,在有所怀疑的情况下,应当使用所有 10 个时相技术。

对于肝癌,作者不建议使用基于 MIP 的 ITV 的技

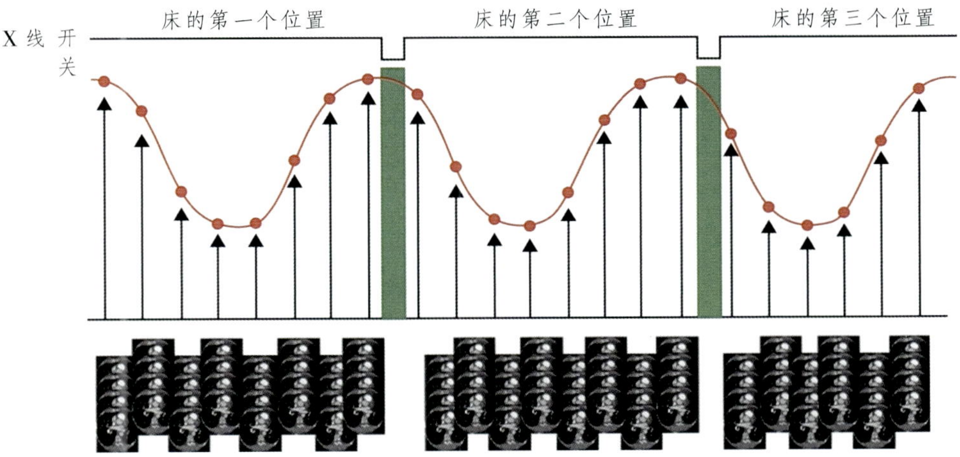

图 11.25　4DCT 的数据采集和处理。当 X 线处于"打开"状态时,数据采集的每一步都大于或等于平均呼吸周期加上用于图像重建的数据采集持续时间。呼吸信号轨迹上的点代表 CT 图像重建的中期扫描时间。每个点代表在 4 层 CT 上的四幅图像重建。当床从一个位置移动到下一位置时,X 线处于"关闭"状态。(From Pan T, Lee TY, Rietzel E, et al. 4D-CT imaging of a volume influenced by respiratory motion on multi-slice CT. *Med Phys* 2004;31:333–340, with permission.)

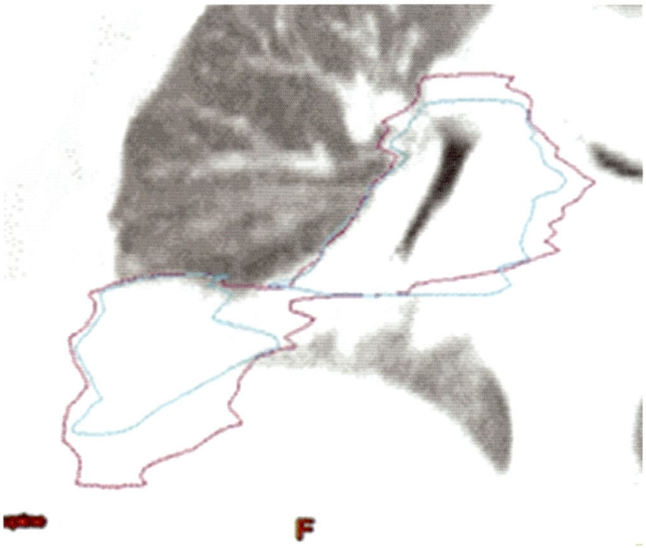

图 11.26 当肿瘤邻近密度相似的纵隔组织时，基于最大密度投影(蓝色)和10时相4D CT图像(紫色)的内靶区体积差异的示例。(From Muirhead R, McNee SG, Featherstone C, et al. Use of maximum intensity projections (MIPs) for target outlining in 4DCT radiotherapy planning. *J Thoracic Oncol* 2008;3:1433–1438, with permission.)

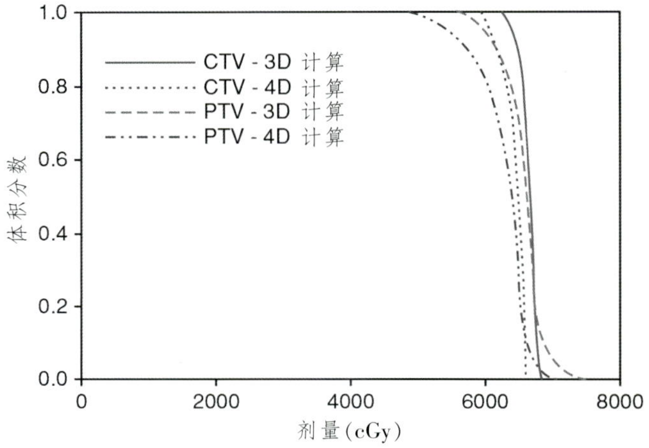

图 11.27 2例患者的三维和四维剂量计算的剂量-体积直方图。(From Starkschall G, Britton K, McAleer, et al. Potential dosimetric benefits of four-dimensional radiation treatment planning. *Int J Radiat Oncol Biol Phys* 2009;73:1560–1565, with permission from Elsevier.)

术，因为肝部肿瘤的电子密度通常低于周围正常肝组织。因此，MIP图像会低估ITV的体积。替代方法是使用最小密度投影(MinIP)。对于计划和剂量计算，作者推荐使用平均密度投影图像而非MIP、MinIP或自由呼吸CT图像。因为相比其他图像，平均密度投影图像更接近代表患者的时间平均解剖结构。如果想达到最准确，就需要进行4D计划(图11.27)(例如，在每个4DCT时相进行剂量计算，然后使用形变剂量追踪技术进行剂量叠加)[438,439]。然而，当前4D计划方法的全面实现受限于计算资源，以应对剂量计算和图像形变配准次数的增加。如果计算负担不是问题，那么基于4DCT时相图像和四维剂量叠加的完全集成的4D IMRT将是最好的方法[440]。

运动肿瘤的治疗方法大致可分为5类[441]：①运动-包含；②呼吸门控；③屏气呼吸；④腹部受压迫使浅呼吸；⑤肿瘤实时追踪。运动-包含方法是在患者自然呼吸的状态下，治疗全部ITV，而不通过干预手段来最小化治疗体积。一旦ITV勾画完成，治疗门可以外放到足以充分地覆盖计划阶段的体积。治疗期间，有必要对患者进行监控，以确保其呼吸幅度始终没有任何偏移或突然改变。我们也应该意识到，目前为止大多数直线加速器系统不能提供4D影像协助患者摆位(如4D CBCT)[442,443]。因此，恰当培训医生正确认识到3D CBCT中运动导致的模糊效果对于图像配准精度和整个治疗效果都是至关重要的。图11.28说明了由于呼吸模式导致的3D CBCT图像的模糊效果(如呼气-吸气持续时间比)[444]。

呼吸门控

呼吸门控有两种主要方法：内部门控[445,446]和外部门控[176,433,447]，尽管两者相结合也能够实现[448,449]。内部门控利用内部肿瘤运动，如植入基准标记点或无标记点的内部解剖成像，而外部门控则使用外部呼吸，如放置于患者腹部的标记点、压迫带或肺活量信号。

目前唯一在临床使用的内部控制系统是RTRT系统[281]。它的主要优势包括其精确性和在治疗过程中能够实时对肿瘤位置进行定位。植入的标记点能够很

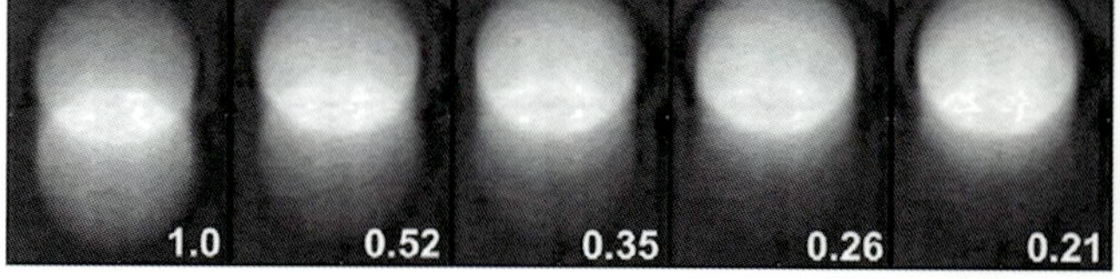

图 11.28 5个模拟呼吸剖面图的三维锥形束计算机断层扫描(3D CBCT)。从吸气到呼气的时间比显示于每个3D CBCT的右下角。[From Vergalasova I, Maurer J, Yin FF. Potential underestimation of the internal target volume (ITV) from free-breathing CBCT. *Med Phys* 2011;38:4689–4699, with permission.]

好地代表肿瘤的位置，而标记点的偏移通常不是问题，尤其在使用多个标记点的情况下。其主要缺点包括其侵袭性和透视追踪需要高成像剂量。

RPM 系统(Varian Medical Systems，加利福尼亚州，帕洛阿尔托)可以看作是外部门控系统的代表。该系统由一个放置于患者腹部前表面的带有 2 个或 6 个被动红外反光标记点的重量较轻的塑料块和安装在治疗室墙壁上的电荷-耦合装置监控摄像机组成。腹部表面运动为代表信号。振幅和相位都可以作为门控。治疗期间，使用周期性的过滤器检查呼吸波形的规律，如果患者运动或咳嗽，波形将变得不规律，射束会停止照射，直到呼吸再次规律后，射束出束照射。RPM 系统也被用于在模拟时获取门控窗中的患者几何信息和建立门控窗。

外部门控的主要优点包括其非侵袭性、相对容易使用，以及患者耐受性好。此外，它不需要成像所需的额外剂量。然而，应该注意的是，对外部标记点的追踪并不等同于对肿瘤的追踪。对外部代表信号的盲目信任将会导致误差[448]。特别是在分次内和分次间，肿瘤运动和代表信号之间的关联可能会随着时间的推移而改变。

BrainLab(伊利诺伊州，威彻斯特)有一个美国食品和药物管理部门认证的呼吸门控设备，称为 ExacTrac Gating/Novalis Gating[449]。该设备使用外部标记点来对射束进行门控，然而，它使用 X 线成像来确定内部解剖位置并在治疗期间验证其可重复性。通过在合理的频率内更新内部和外部信号之间的关联，患者受 X 线照射量会被最小化，而且能够保持外部门控信号的准确性。

对于能够重复屏气超过 15s 的患者来说，屏气呼吸和深吸屏气呼吸技术[450–453]是减小摆位不确定性(由此而来的计划外放边界)的十分有吸引力的选择。对于胸部和上腹部肿瘤患者来说，这项技术十分有用，特别是对于左侧乳腺癌患者，其可以更好地保护心脏。由于屏气不可能保持相同的水平，摆位可重复性是具有挑战性的。呼吸训练是有帮助的，而监控设备也是必需的。所有监控技术都包括内部和外部信号(如前所述)都可以被使用，包括肺活量计[450]、ABC 设备[450–452]、RPM[449,450]和 AlignRT 表面追踪系统[454]。

结合腹部压迫设备的受迫浅呼吸对于上腹部肿瘤和肺下部肿瘤是一种有效的运动控制技术[452,455–457]。这最初是由 Lax 等[455]开发，如今在世界各地都已可见。Eccles 等[456]使用 MRI 电影彻底分析了腹部施压对 60 例肝脏运动患者的影响。他们发现 90%以上的患者在至少一个方向表现为运动减少，而且 40%以上的患者运动减少>3mm。然而，这种技术会使得部分患者很不舒服甚至痛苦，因此压迫的强度应该在患者的舒适度和合理的运动减少之间找到平衡点(图 11.29)。同时，由于腹部压迫设备重复摆位比较困难，在每个治疗分次进行治疗床定位引导和后续成像都是至关重要的。这项技术对于不累及纵隔的早期肺癌和肝癌或淋巴结病变最为适合。

肿瘤追踪

肿瘤追踪也许是最理想和最具有技术性的策略，肿瘤实时定位、快速处理和传递信息，以及相应的射

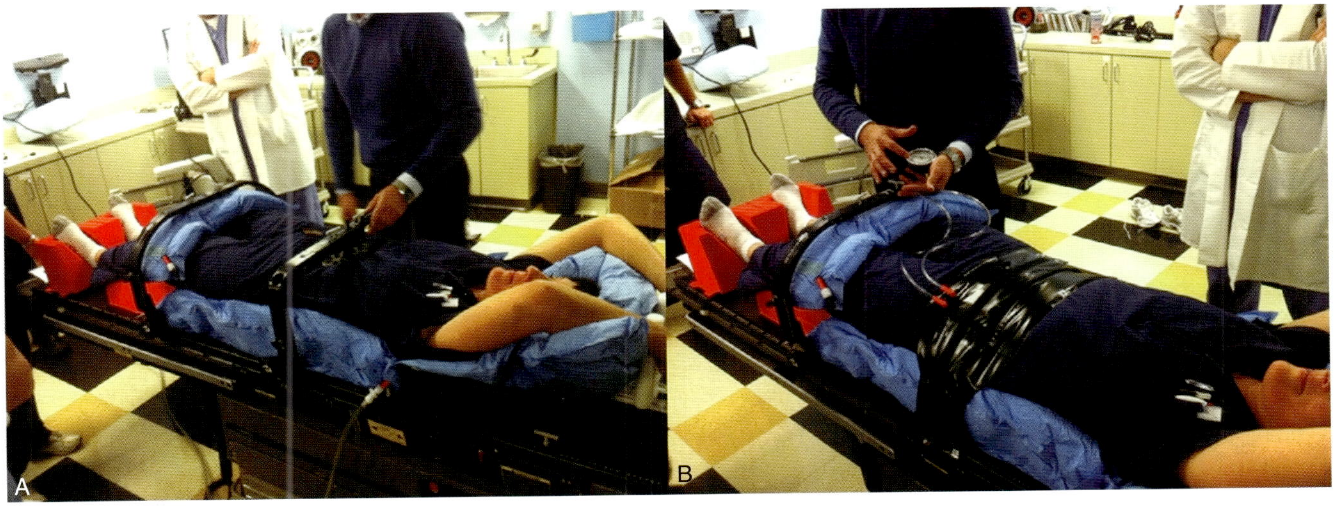

图 11.29 市场上腹部压迫装置示例：塑料平板(A)，压迫带(B)。

束位置重新调整都需要动态无缝集成[458-473]。与运动“冻结”方法相比,肿瘤追踪技术需要较高的输出效率和较少的剩余靶区运动。这些因素可能对胸部和腹部肿瘤的 SBRT 照射尤其重要,因为在一个或几个的相对较短的治疗疗程内会输出较大剂量。然而,这种方法在用于临床之前还有许多技术障碍,包括治疗计划和 MLC 对实时测量的肿瘤位置的准确响应。在治疗期间,真实的肿瘤运动及其与周围关键结构的关系在治疗计划时不可知。因此,计划只能基于某类患者的平均几何信息或最好基于于 4DCT 模拟数据来完成,而且在整个治疗过程内必须采用一个适合的方案。

如前所述,肿瘤追踪目前并未在临床广泛使用。除少数的专业商业系统外,大多数研究到目前为止仍处于基于直线加速器的研究阶段[461,466]。有很多方式可以获得肿瘤的实时 3D 位置信息,包括:①无标记成像[445,446,472];②标记引导成像[281,462,463,467-469];③使用植入式磁性转发器[465,470,473]。在这些方法中,使用植入式磁性转发器是最有前途的,因为其具有较小的额外 X 线照射、最小系统延迟和系统相对容易集成于基于临床直线加速器加速系统等优势。MRI 引导肿瘤追踪同样具有 X 线照射量较小的优势;然而,执行 MRI 需要在直线加速器表面有一个完整的全新设计的接口。系统延迟也是一个复杂的问题,因为存在图像处理和提供接近似实时 3D 肿瘤位置信息的需求。图 11.30 展示了一个基于动态 MLC(DMLC)的肿瘤追踪策略的流程图,其基于由磁性转发器提供的实时 3D 位置信息(Calypso,华盛顿州,西雅图)。

自适应放射治疗

放射治疗一般生成一个静态计划,基于患者解剖学的单个成像,然后在数周内进行照射。现代 IGRT 技术可以将这个静态过程转换为动态过程,甚至在单次治疗或整个疗程内不断地对计划进行修改。在许多方面,在治疗过程中改变治疗计划并不新鲜;例如,患者往往会由于体重减少或急性肿瘤反应进行再计划。不同的是,IGRT 技术使得这一加速和复杂性较高的过程具有可行性。

自适应放射治疗(ART)概念于 1997 年由 Yan 等[474]率先提出。同一时期,同一研究机构(William Beaumont Hospital,密歇根州,奥克)的 David Jaffray 致力于在治疗前、治疗中和治疗后将 CBCT 集成到直线加速器上,使得室内软组织成像变得可行[475]。因此,ART 概念的提出是建立在室内成像技术在靶区定位和定义过程中具备更加精准的优势的理论之上的。

自适应的最佳水准是一个宽泛的问题,不太可能存在一个适用于所有情况的全球性的解决方案。一个吸引人的方法是利用患者定位和器官运动信息的知识来针对每个患者确定一个“安全剂量”(例如,同等毒性),而不是对所有患者都给定相同剂量的处方,因为正常组织的耐受通常限制了处方剂量。Song 等[476]应用不同 IGRT 方法评估了保持相同直肠 NTCP 水平下可给予的最大剂量(如相同 NTCP 剂量推量)(图 11.31)。发现剂量推量水平具有高度的患者依赖性,即使使用

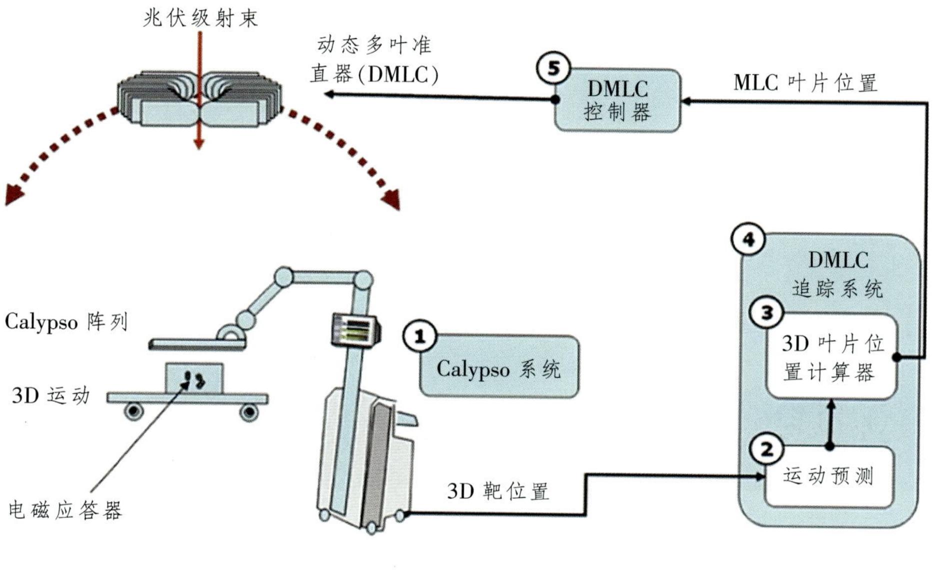

图 11.30 电磁引导的实时动态多叶准直器追踪的流程图。(From Keall PJ, Sawant A, Cho B, et al. Electromagneticguided dynamic multileaf collimator tracking enables motion management for intensity-modulated arc therapy. *Int J Radiat Oncol Biol Phys* 2011;79:312–320, with permission from Elsevier.)

相同的靶区定位方法，且基于软组织的图像配准能够使得患者之间的差异最小。

这种水平的自适应被证明是临床可行的[477,478]。方法如下所述。基于计划 CT 模拟，在 1cm CTV-PTV 外放边界下生成初始治疗计划。在每次治疗的第 1~4 天，在治疗前或治疗后须立即行每日 EPID 和 CT。基于患者摆位的不准确性和内部器官运动，产生置信限制内的 PTV 外放边界。使用直肠和膀胱的限值来确定个体患者的总剂量，范围为 70.2~79.2Gy。使用同等毒性的 ART 策略，他们发现在上述处方剂量范围内，直肠毒性率的差异没有统计学意义。这是临床上第一个关于个性化处方可能提示影像引导 ART 的获益的证据。

Deutschmann 等[479]在基于植入标记点对分次内移动进行修正后，进一步使用在线子野自适应来减少 39 例前列腺癌患者的计划外放边界。他们发现这种方法是可行的，而且修正分次内 6°的旋转可以让计划外放边界减少到 3mm。对比基于治疗前 kV 平面成像的分次内运动和最后射束的 EPID 图像显示，在 RL 方向旋转可达 26.9°（平均为 2.5°），3D 移动高达 10.2mm（平均 3.0mm）。

对患者解剖结构（肿瘤或正常组织）变化的自适应的需要并不仅仅局限于前列腺癌中。许多研究人员报道了在不同肿瘤位置的肿瘤或正常组织都发生了形态学上的显著变化，包括 HNC[480,481]、肺癌[482,483]和妇科肿瘤[484]。Barker 等[480]发现在应用滑轨 CT 系统治疗的 HNC 患者中，GTV 的体积平均减小 0.2cm³/d。值得注意的是，腮腺体积减小 0.19cm³/d，而且平均移动了 3.1mm。在接受每日 MVCT 成像的 7 例肺癌患者中，Ramsey 等[485]报道了 GTV 平均减少了 31%[485]。Kupelian 等[482]使用 Tomotherapy 系统治疗了 10 例 NSCLC 患者，发现 GTV 平均每天减少 1.2%。6 例重新计划的患者中有 5例的结果显示肿瘤受照剂量少量增加。Van de Bunt 等[484]报道了 14 例接受 30Gy 治疗的宫颈癌患者应用 MRI 重新获取图像，发现 GTV 平均减少了 46%（图 11.32）。

一些研究人员报道了对形态学变化进行自适应可能提高治疗输出。Ramsey 等[485]通过对肺癌患者减小的 GTV 进行自适应发现，肺 V_{20} 从 23%下降到了 17%，相应的肺灌注减少了不到 17%[485]。Hansen 等[481]评估了重新计划对 13 例明显体重下降或在 IMRT 过程中肿瘤有反应的 HNC 患者的影响（图 11.33）。与重新计划相比，未重新计划显著降低了靶区剂量并增加了正常组织受量（脊髓和脑干）。95%的 PTV GTV 和 PTVCTV 的剂量分别下降了多达 6.3Gy 和 7.4Gy。

适应可能扩展到形态学变化之外。一个有趣的想法是对肿瘤的功能性变化进行适应。目前的 IGRT 技术一般不允许行室内功能性成像，然而，越来越多的数据表明肿瘤的功能变化与收益相关[17,486]。例如，Wieder 等[486]对术前进行放化疗的食管癌患者进行了肿瘤 ^{18}F-FDG 亲和力变化的检查（图 11.34）。在 27 例进行 ^{18}F-FDG PET 中期治疗的患者中，发现 SUV 下降超过 30%，与 2 年总生存率提高和病理反应相关。对于计划进行自适应（例如，对新陈代谢不佳的患者进行强化治疗）是否能提高患者受益尚不清楚。

从技术的角度来看，一个主要关注点是在治疗中如何对肿瘤或正常组织的变化进行准确适应。尽管对

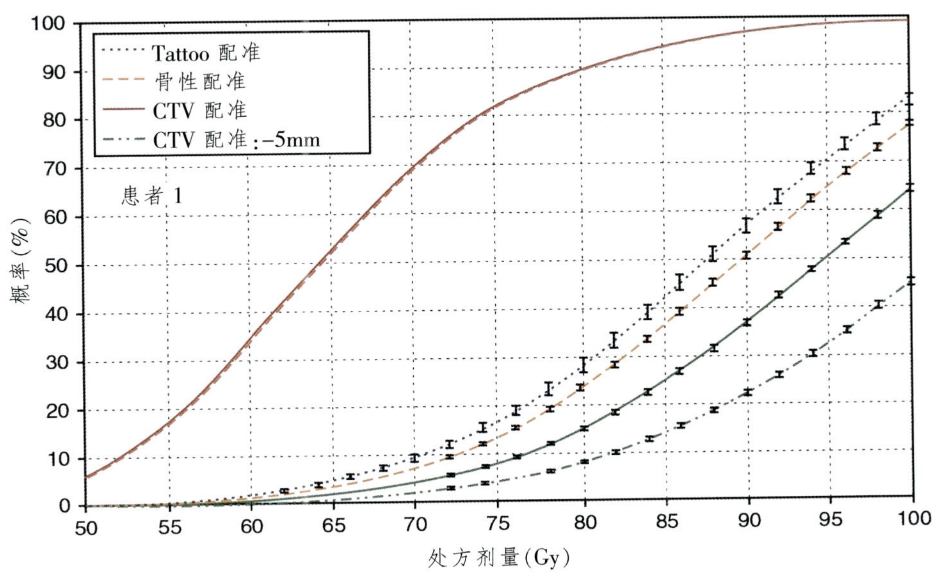

图 11.31　在 50~100Gy，2Gy/次增量下，3 种影像引导自适应配准技术的前列腺癌患者的肿瘤控制率（TCP）和直肠的正常组织并发症概率（NTCP）曲线：文身配准、骨性配准和临床靶区体积（CTV）配准，以及外放减小到 5mm 的 CTV 配准。左侧为 TCP 曲线，右侧为 NTCP 曲线。误差条为标准差。（From Song WY, Schaly B, Bauman G, et al. Image-guided adaptive radiation therapy (IGA RT): radiobiological and dose escalation considerations for localized carcinoma of the prostate. *Med Phys* 2005;32:2193–2220, with permission.）

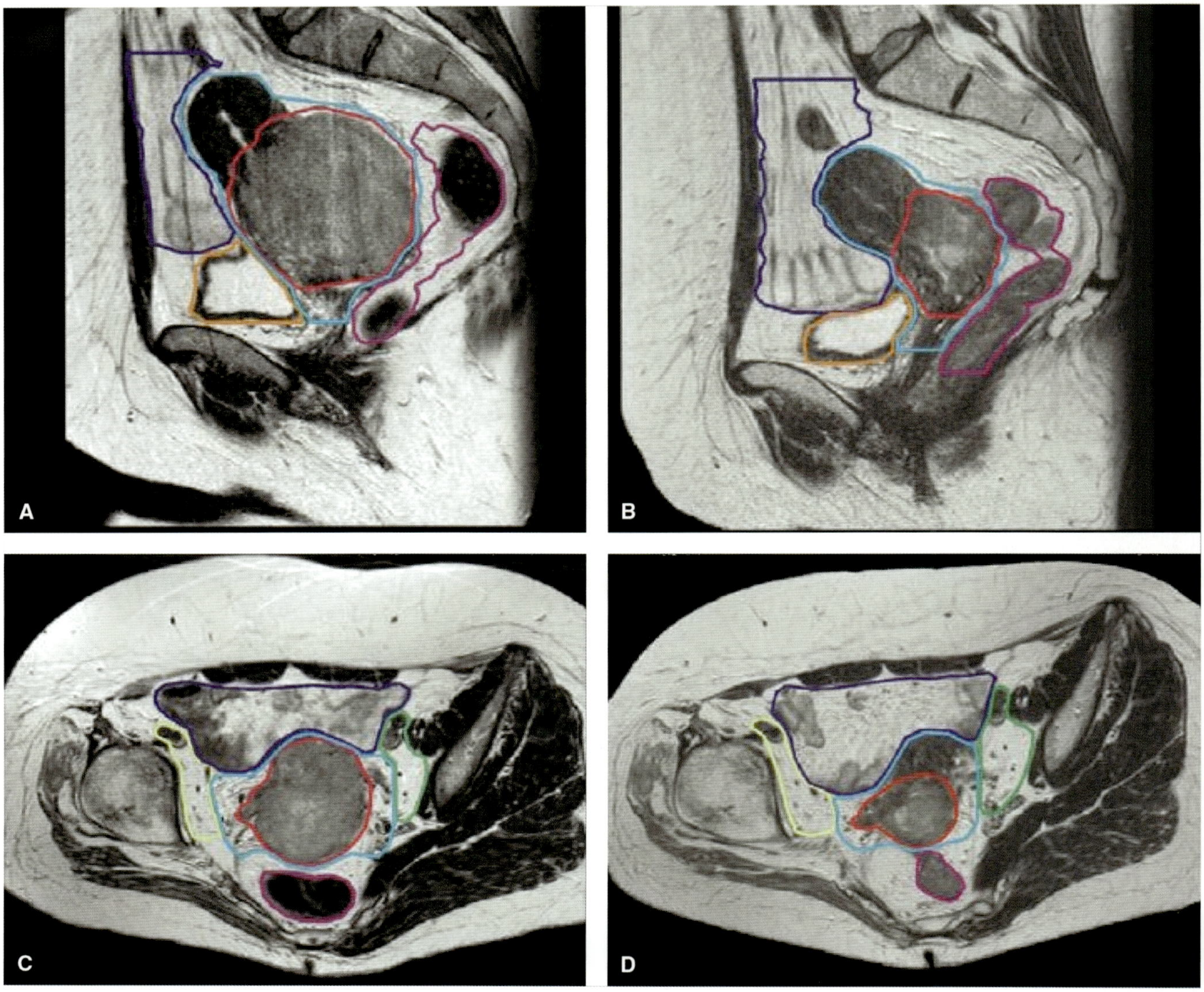

图 11.32 治疗前获取的 1 例巨大宫颈癌患者的 MRI 图像（A：矢状位；C：轴位）和 30Gy 治疗后的图像（B：矢状位；D：轴位），显示原发肿瘤明显退缩。（From Van de Bunt L, van der Heided UA, Ketelaars M, et al. Conventional, conformal and intensity modulated radiation therapy treatment planning of external beam radiotherapy for cervical cancer: the impact of tumor regression. *Int J Radiat Oncol Biol Phys* 2006;64:189–196, with permission from Elsevier.）

有限数目的患者偶尔进行离线再计划微不足道，但是对大量患者的频繁再计划需要耗费大量劳力和时间，尤其是当在线重新计划非常必要时。这就需要新的软件工具、方法，以及快速可靠的计算。当前，这是一个活跃的研究领域。加州大学圣地亚哥分校的研究人员希望利用显卡技术的巨大计算能力来执行在线重新计划（图 11.35）[487–495]。图形处理单元（GPU）卡片最初是为游戏产业开发，为了提高游戏体验度，需要快速显示大量图像数据。通过开发适合 GPU 并行处理的数学结构算法，可以大大提高放射治疗中传统计算任务的计算效率，如剂量计算[487,491,493,495]、逆向计划重新优化[483,493]、CT 重建[490,494]和用于快速勾画的形变图像配准[489]。值得注意的是，Gu 等[487,493]的研究表明，对于基于有限元笔形束算法的完整的 3D 剂量计算的速度，可以提升 200~400 倍，对于典型的 IMRT 计划，只需要不到 1s[487,493]。Men 等[488,492]发现，对于典型的 9 野前列腺 IMRT 计划，在 5mm×5mm 的射束和 2.5mm×2.5mm×2.5mm 的体素下，重新优化只需要 2.8s[488,492]。Park 等[494]发现，对于典型 3D CBCT 的过滤投影重建过程，可以在实时模式下完成（如与扫描完成速度相当），而 Gu 等[489]发现，典型的 3D CBCT 的 daemons 形变图像配准可以在 7~11s 内完成[489]。

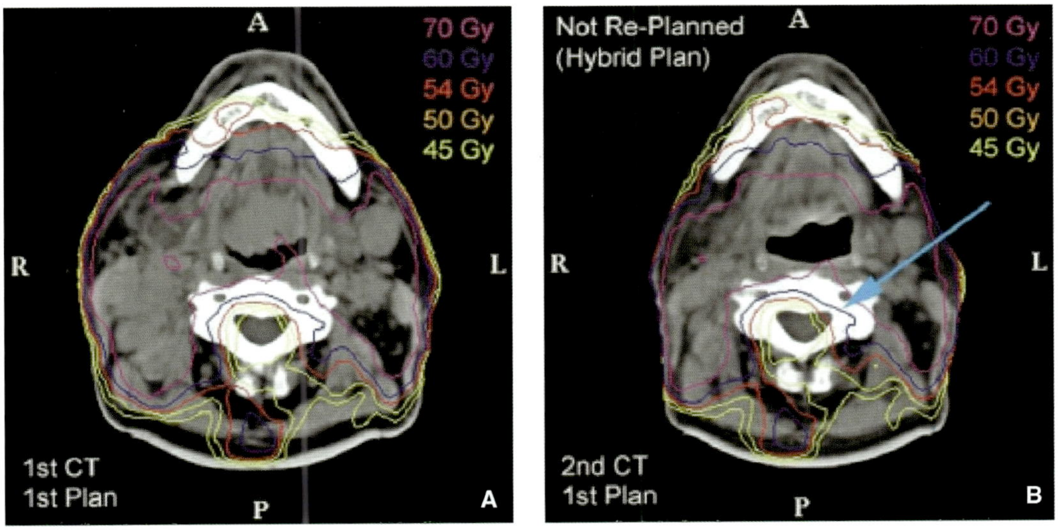

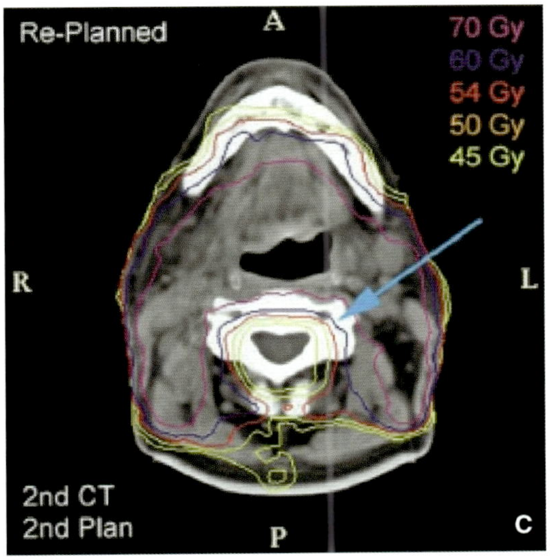

图 11.33 以 1 例 T2N2C 舌癌患者为例，阐明了在治疗中进行重新计划的益处。(A)在初始计划 CT 图像上制订的初始 IMRT 计划。(B)治疗期间第二次 CT 扫描显示了没有进行重新计划而得到的等剂量线。(C)第二次 CT 扫描的相同层面，重新计划后获得的等剂量线。第二次 CT 是在治疗 22 个分次，患者重量减轻 12%后获得。箭示未重新计划时脊髓剂量的增加。(From Hansen EK, Bucci MK, Quivey JM, et al. Repeat CT imaging and re-planning during the course of IMRT for head-and-neck cancer. *Int J Radiat Oncol Biol Phys* 2006;64:355–362, with permission from Elsevier.)

另一种算法加速是将云计算应用到放射治疗应用程序中，这是由斯坦福大学的 Meng 等[496]和 Wang 等[497]所倡导的。云计算是超级计算技术方面的最新进步，终端用户只需要连接网络，将计算需求上传到终端用户不可见的计算机（节点）组成的巨大网络中。任务的划分和处理自动以并行计算的方式实现。使用的节点数量越大，计算越迅速。因为这个系统不需要用户附近有计算机，而且可以通过网络连接从任何地点访问，因而它在与临床位置无关的自适应放射治疗中的用途是巨大的。这项技术是崭新的，而且在放射治疗领域的研究还处于起步阶段，但其潜在的益处还有待观察。

即使在线计算问题得到完全解决，重新计划在技术上也可以实现，但在不同 ART 治疗策略被引入临床实践之前，仍有许多问题需要得到解决。例如，多长时间需要制订新的计划?每次？每周？每天？另一个问题是靶区体积的改变是否会对肿瘤控制产生负面的影响。在 Hansen 等[481]的研究中，他们试图“在第 2 次计划时保持原始 GTV 大小不变，并使其不超出皮肤或进入到邻近正常结构中”，并确保对可能的微观病变侵及区域进行照射。这些担忧对于类似 HNC 等浸润性肿瘤比较合理，但对于非浸润性肿瘤（如巨大的淋巴结病变）可能没有必要。根据在这种情况下的肿瘤反应来改变靶区体积可能风险更小。此外，应该降低毒性风险，以允许输出更高，更有效率的剂量。这些问题以及其他问题应该通过前瞻性临床试验来解决。

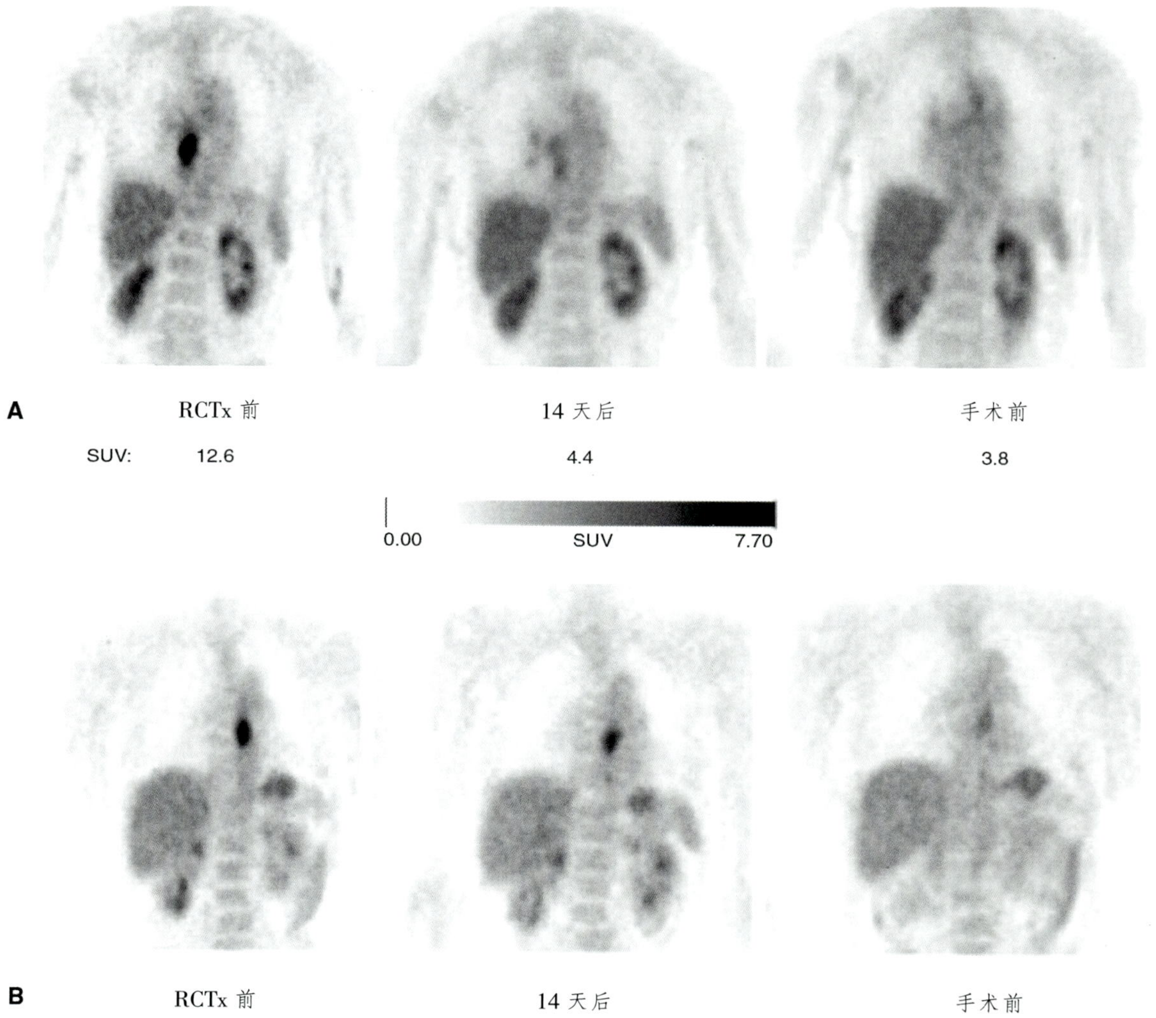

图 11.34 组织病理学有反应(A)和无反应(B)的食管癌患者的 FDG PET 图像的冠状层面。在产生反应的肿瘤中,开始放化疗 14 天后,相对于背景水平 FDG 摄取减少。在同一时间点上,未产生反应的肿瘤的 FDG 摄取基本不变。(From Wieder HA, Brucher BL, Zimmermann F, et al. Time course of tumor metabolic activity during chemoradiotherapy of esophageal squamous cell carcinoma and response to treatment. *J Clin Oncol* 2004;22:900-908. Reprinted with permission. © 2004 American Society of Clinical Oncology. All rights reserved.)

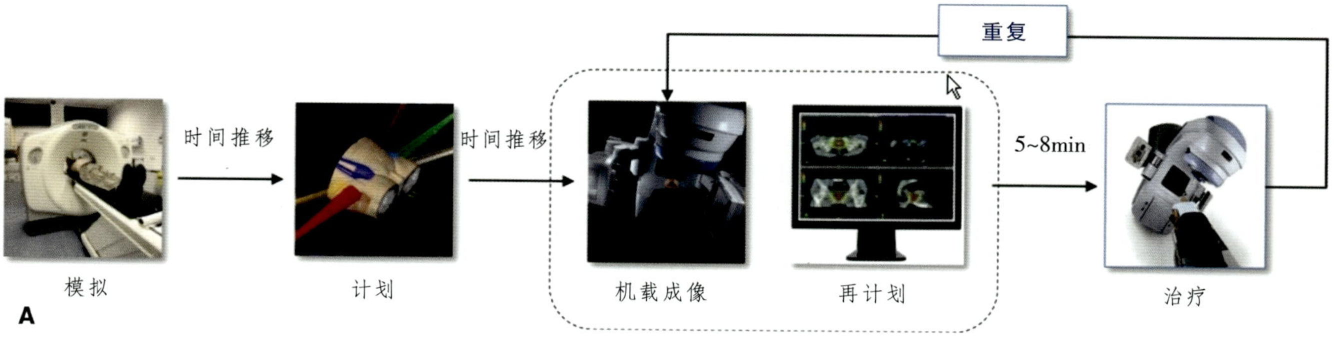

图 11.35 自适应放射治疗中的超级计算在线重新计划环境(SCORE)。(A)SCORE 工作流程。(待续)

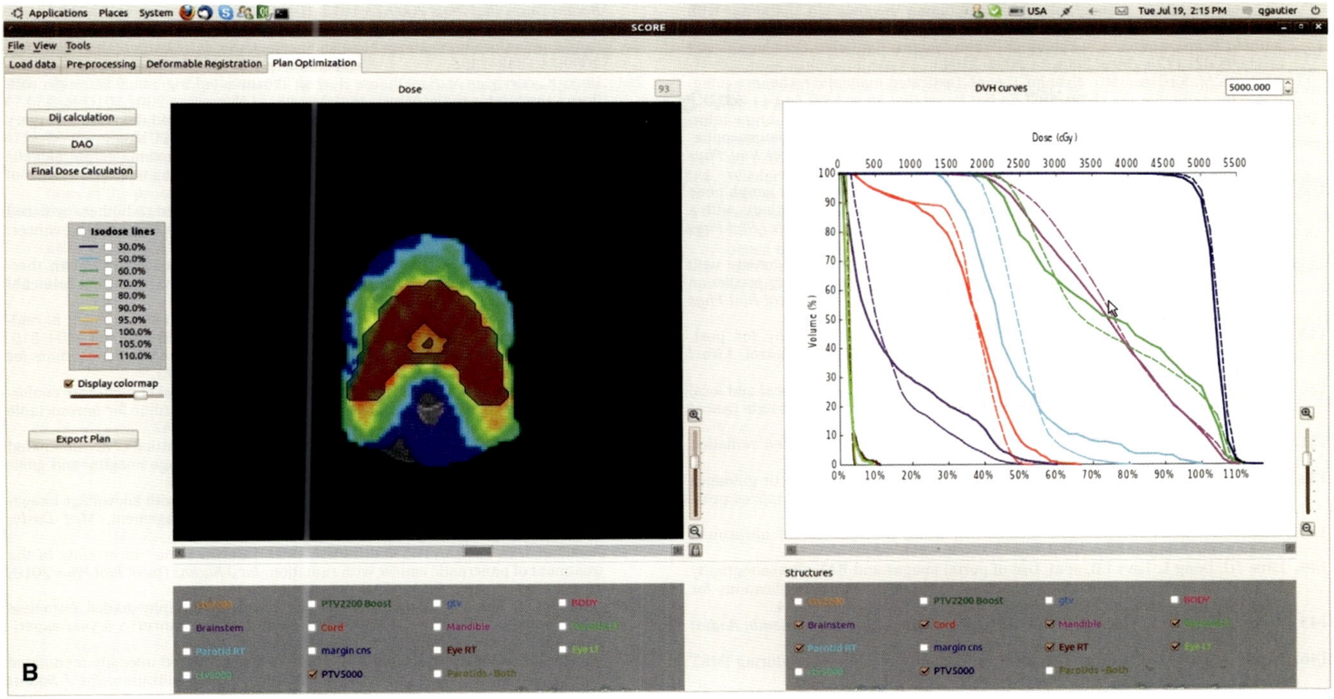

图 11.35(续) (B)进行 SCORE 模拟的头颈部肿瘤患者的再优化剂量分布(左)和计算的剂量-体积直方图(右)。SCORE 计划生成后,传输回治疗计划系统以在治疗前进行验证。(Courtesy of Xun Jia and Steve Jiang.)

结论

在经济层面上,技术进步被定义为提高生产效率。这可以通过在给定输入下产生更多的输出,或反过来,在产生给定输出下需要更少的输入来实现。在医学层面上,技术进步可以类似定义为提高医疗服务的效率。在低成本("输入")下提高患者受益("输出")。医疗费用成本可能包括经济资源和不良事件。当达到治疗收益且毒性较小,技术的进步就等同于治疗比的增加。放射肿瘤学领域面临的持续挑战是开发、测试以及利用这些新技术来满足技术进步的定义。

(陶城 李成强 译 陶城 校)

部分参考文献

本章全部参考文献请登录网站:http://www.tsttpc.com/download_list.html

3. ACR–ASTRO Practice Guideline For Image-Guided Radiation Therapy (IGRT). American College of Radiology. http://www.acr.org/SecondaryMainMenuCategories/quality_safety/guidelines/ro/IGRT.aspx.
6. Stapleford LJ, Lawson JD, Perkins C, et al. Evaluation of automatic atlas-based lymph node segmentation for head-and-neck cancer. *Int J Radiat Oncol Biol Phys* 2010;77:959–966.
7. Simpson DR, Lawson JD, Nath SK, Rose BS, Mundt AJ, Mell LK. Utilization of advanced imaging technologies for target delineation in radiation oncology. *J Am Coll Radiol* 2009;6:876-883.
8. Werner-Wasik M, Nelson AD, Choi W, et al. What is the best way to contour lung tumors on PET scans? Multiobserver validation of a gradient-based method using a NSCLC digital PET phantom. *Int J Radiat Oncol Biol Phys* 2012;82(3):1164–1171.
9. Plathow C, Weber WA. Tumor cell metabolism imaging. *J Nucl Med* 2008;49(Suppl 2):43S-63S.
10. MacManus MP, Hicks RJ, Matthews JP, et al. High rate of detection of unsuspected distant metastases by PET in apparent stage III non-small-cell lung cancer: implications for radical radiation therapy. *Int J Radiat Oncol Biol Phys* 2001;50:287–293.
11. Pieterman RM, van Putten JW, Meuzelaar JJ, et al. Preoperative staging of non-small-cell lung cancer with positron-emission tomography. *N Engl J Med* 2000;343:254–261.
14. Muijs CT, Beukema JC, Pruim J, et al. A systematic review on the role of FDG-PET/CT in tumour delineation and radiotherapy planning in patients with esophageal cancer. *Radiother Oncol* 2010;97:165–171.
15. Schoder H, Noy A, Gonen M, et al. Intensity of 18-fluorodeoxyglucose uptake in positron emission tomography distinguishes between indolent and aggressive non-Hodgkin's lymphoma. *J Clin Oncol* 2005;23:4643–4651.
17. Schwarz JK, Siegel BA, Dehdashti F, et al. Metabolic response on posttherapy FDG-PET predicts patterns of failure after radiotherapy for cervical cancer. *Int J Radiat Oncol Biol Phys* 2012;83(1):185–190.
21. Vanuytsel LJ, Vansteenkiste JF, Stroobants SG, et al. The impact of (18)F-fluoro-2-deoxy-D-glucose positron emission tomography (FDG-PET) lymph node staging on the radiation treatment volumes in patients with non-small cell lung cancer. *Radiother Oncol* 2000;55:317–324.
22. Bradley J, Bae K, Choi N, et al. A phase II comparative study of gross tumor volume definition with or without PET/CT fusion in dosimetric planning for non-small-cell lung cancer (NSCLC): primary analysis of Radiation Therapy Oncology Group (RTOG) 0515. *Int J Radiat Oncol Biol Phys* 2012;82:435–441.e1.
23. Grosu AL, Piert M, Weber WA, et al. Positron emission tomography for radiation treatment planning. *Strahlenther Onkol* 2005;181:483–499.
42. Leong T, Everitt C, Yuen K, et al. A prospective study to evaluate the impact of FDG-PET on CT-based radiotherapy treatment planning for oesophageal cancer. *Radiother Oncol* 2006;78:254–261.
48. Braendengen M, Hansson K, Radu C, et al. Delineation of gross tumor volume (GTV) for radiation treatment planning of locally advanced rectal cancer using information from MRI or FDG-PET/CT: a prospective study. *Int J Radiat Oncol Biol Phys* 2011;81:e439–e445.
61. Hutchings M, Loft A, Hansen M, et al. Clinical impact of FDG-PET/CT in the planning of radiotherapy for early-stage Hodgkin lymphoma. *Eur J Haematol* 2007;78:206–212.
65. Schöder H, Ong SC. Fundamentals of molecular imaging: rationale and applications with relevance for radiation oncology. *Semin Nucl Med* 2008;38:119–128.
69. Wahl RL, Herman JM, Ford E. The promise and pitfalls of positron emission tomography and single-photon emission computed tomography molecular imaging-guided radiation therapy. *Semin Radiat Oncol* 2011;21:88–100.
77. Rischin D, Hicks RJ, Fisher R, et al. Prognostic significance of [18F]-misonidazole

第 2 篇　放射肿瘤学的技术、设备和修饰剂

第 12 章
分次放射治疗计划

Anesa Ahamad

本章讨论美国分次放射治疗计划与常规分次的不同;即分次剂量 1.8~2Gy,每日 1 次,周一至周五。第一部分介绍了放射生物学背景。第二部分介绍了部分临床试验结果,其中增加了针对乳腺和前列腺的单纯大分割放射治疗的新成果。高度适形立体定向放射治疗技术和放射治疗计划大分割放射治疗在本书的其他章节有所介绍。方案分为超分割或加速。在超分割中,总剂量增加,分次剂量显著降低,剂量分次的次数增加,总体时间相对不变。在加速分割中,总体时间显著减少。

放射生物学背景

改变分次放射治疗计划最重要的结果或许是晚期效应对分次剂量大小的改变更敏感[1]。急性反应对累积剂量率的改变更敏感。

对早期和晚期反应的经典描述倾向于使用靶细胞杀灭这样的术语。这样的描述对急性反应有更稳固的基础，因为可测损伤与可知的细胞群减少直接相关;而对于晚期反应,这样去解释损伤程度是有问题的[2](见第 2 章)。尽管存在这一缺点,对分次放射治疗方案潜在优势的常规理解仍建立于靶细胞概念上。

时间-剂量参数

决定正常组织耐受性的时间-剂量参数包括总剂量、总治疗时间、分次剂量大小和剂量分次频率。后两项决定累计剂量率,有时被称为每周剂量率。由干细胞、成熟细胞和功能细胞(如骨髓)组成的上皮和其他组织急性反应的强烈程度反映了放射导致细胞死亡率和存活干细胞再生率之间的平衡。这种平衡主要取决于累计剂量率。虽然分次大小也是决定急性反应严重程度的一项因素(大分割比小分割更具破坏力),但相比晚期反应影响较小。急性反应达到峰值后(例如,已经发生皮肤湿性剥脱或融合性黏膜炎)，干细胞进一步死亡不能导致急性反应强烈程度加剧,但治疗反应时间明显增加。如果没有足够多的存活干细胞重新生成组织,那么急性反应可能进展为继发性迟发性损伤[3]。

通常认为晚期反应发生于具有缓慢细胞周转特性的组织中，如成人的结缔组织和各器官实质细胞。因为在典型的放射治疗疗程后,这些组织的细胞减少并不明显,所以累积剂量率和总治疗时间对晚期反应严重程度的决定性意义较小。因此,晚期反应主要取决于总剂量、分次剂量大小和分次间隔时间。

将该观点简化描述有难度。例如,有证据表明某些晚期反应的发生频率与急性反应水平相关,可能通过对累积剂量率的影响起作用[4-6]。此外,有证据表明可以通过药理学干预改善晚期效应。例如,治疗肺癌时给予阿米福汀可以保护肺组织和食管黏膜[7],已经发现其他药物影响放射相关性肾炎(卡托普利)和纤维化(己酮可可碱和维生素 E)进展。

分次剂量大小和分次间隔时间

分次剂量的缓解斜率清楚表明了分次剂量对放射治疗结果的影响,而且反映了靶细胞修复能力。回顾试验资料[8]和图 2.18 所示的结果(见第 2 章)表明对晚期效应来说，分次剂量改变导致的等效剂量改变(实线曲线)比急性效应(虚线曲线)更陡峭。意义在于如果肿瘤和正常组织的急性反应对分次大小改变的敏感性相似，那么显著降低分次大小且提高总剂量(超分割)可实现治疗比获益。这些结果是独立于任何数学模型的,其余数据如图 2.18 所示。而为了便于分次敏感性定量,应用二次线性方程(LQ)模型是最简便的,如果靶细胞假说成立,那么 LQ 模型能正确地表述靶细胞存活曲线。鉴于这些条件,LQ 模型参数 α/β 比值是对不同分次剂量敏感性的定量测定[8]:比值低意味着分次敏感性高,比值高意味着分次敏感性低。比值低提示当分次剂量改变时等效剂量有相对大的改变,高比值则相反。这意味着采用较小的分次剂量的晚期效应耐受剂量的增加比肿瘤组织和急性反应耐受剂量更大(超分割)。表 2.1(见第 2 章)列出了某些动物正常组织的 α/β 比值,人体组织和肿瘤的 α/β 比值见表 12.1[9]。

一般来讲,人体正常组织早期和晚期反应的 α/β 估计值与实验动物的结果是一致的。对于肿瘤来说,来自头颈部、宫颈和皮肤的鳞状细胞癌及非小细胞肺癌(NSCLC)的特点是高 α/β 比值,与啮齿动物模型一致。然而,黑色素瘤和脂肪肉瘤的现有数据表明这些肿瘤类型的 α/β 比值较低。乳腺腺癌的 α/β 比值可能比表 12.1 中列出的肿瘤要低[9]。前列腺癌通常包含小部分周期中细胞[10]。前列腺癌放射治疗对分次剂量的改变的反应与其他肿瘤不同[11,12],更类似于正常组织晚期反应的改变。在数学模型中,前列腺癌的 α/β 比值较低,为 1~3Gy,与晚期后遗症的值近似[13-16]。前列腺癌的放射生物学支持采用较大分次,经大分割高剂量(HDR)近距离照射证实[17]。

这里提出的论点指前列腺癌的 α/β 比值,与晚期反应正常组织 α/β 比值相关。来自于动物[11,18-22]和人

表 12.1 人体组织和肿瘤预估 α/β 比值

组织/肿瘤	参考文献	α/β 预估值/范围(Gy)(95%CI)
急性反应		
皮肤		
脱屑(时间≤29 天)	Turesson 和 Thames[6]	11.2 (8.5~17.6)
红斑	Turesson 和 Thames[6]	8.8 (6.9~11.6)
	Bentzen 等[148]	12.3 (2~23)
黏膜:溃疡	Rezvani 等[149]	15 (0~45.2)
肺:急性	Cox[150]	>8.8
晚期反应		
声门上型喉癌:晚期后遗症	Maciejewski 等[151]	3.8 (0.8~14)
喉:软骨坏死	Henk 和 James[152]	~3.4
	Horiot 等[153]	≤4.4
	Fletcher 等[154]	
	Stell 和 Morrison[155]	≤4.2

(待续)

表 12.1(续)

组织/肿瘤	参考文献	α/β 预期值/范围(Gy)(95%CI)
喉:咽	Taylor 等[156]	7.8 (3~∞)
	Rezvani 等[149]	3.5 (1.1~5.9)
口咽:晚期后遗症	Horiot 等[157]	~4.5
皮肤		
皮下纤维化	Bentzen 等[158]	1.9 (0.8~3)
毛细血管扩张症	Turesson 和 Thames[6]	3.9 (2.7~4.8)
	Bentzen 等[158]	3.7 (0.2~4.7)
	Bentzen 和 Overgaard[159]	2.8 (0~8.1)
黏膜溃疡(继发性效应)	Withers 等[160]	21.3 (5.2~∞)
肩部:运动障碍	Bentzen 等[161]	3.5 (0.7~6.2)
肋骨:骨折	Overgaard[162]	1.8~2.8
骨:暴露/坏死	Withers 等[160]	0.8 (0~2.4)
肺		
肺炎	Cox[150]	≤3.8
CT 密度	van Dyk 等[163]	3.3(0.5~6.5)
脊髓:脊髓炎	Dische 等[164]	≤3.3
臂神经丛:神经丛病变	Powell 等[165]	≤5.3
肠道:狭窄/穿孔	Bennett[166], Edsmyr 等[80]	2.2 ≤α/β≤8
肿瘤		
扁桃体	Withers 等[160]	14.7 (4.4~∞)
声带	Harrison 等[167]	>9.9
喉	Rezvani 等[168]	T2[a]:18(0~42)
		T3[a]:13(3~23)
口腔/口咽	Maciejewski 等[169]	~25
	Byhardt 等[170]	<6.5
	Cox 等[171]	~10.3
	Handa 等[172]	>7
非小细胞肺癌	Cox 等[171]	50~90
宫颈	Watson 等[173]	>13.9
皮肤	Trott 等[174]	8.5(4.5~11.3)
前列腺	Brenner 等[14]	1.2(0.03~4.1)
	Brenner 和 Hall[175]	1.5(0.8~2.2)
	Fowler 等[176]	1.5(1.3~1.8)
	King 和 Fowler[177]	1.8~2.8
黑色素瘤	Bentzen 等[161]	0.6(0~2.5)[b]
脂肪肉瘤	Thames 和 Suit[178]	0.4 (0~5.4)[b]

[a] 美国癌症联合委员会分期体系。

[b] 下限为负,但是表中为 0,因为负的 α/β 比值无生物学含义。

Modified from Thames HD, Hendry JH. *Fractionation in radiotherapy*. London: Taylor & Francis, 1987.

类[5,23-25]的研究充分表明，晚期直肠后遗症 α/β 比值>4Gy，高于其他大多数晚期后遗症。如果前列腺癌 α/β 比值实际上低于周围晚期反应正常组织，适当剂量大分割（来自于体外射线束或 HDR），预计将在晚期并发症相同的情况下提高肿瘤的控制率，或在肿瘤控制率相同的情况下降低晚期并发症。

而在可治愈的疗程设计中，大分割放射治疗可能导致不可预料的晚期反应[26,27]，目前已有相关文献报道，应用大分割治疗前列腺癌，即使放射剂量分布较差），长期泌尿系统或胃肠道并发症发生率很低。常规治疗，如英国伦敦使用 6 次 6Gy 方案[28]治疗；英国曼彻斯特克里斯蒂医院应用 15 次 3.1Gy 治疗前列腺癌。目前，已有 16 项关于前列腺癌大分割放疗的临床试验应用 IMRT 技术。在这些研究中，已有潜在的晚期并发症的报道，但在这些中位随访期分别为 31[29]、48[30]、66[31]、68[32]和 97[28]个月的临床试验中，几乎没有不可接受的晚期后遗症的报道。前列腺癌大分割放疗随机临床试验的初步结果见表 12.5。

修复动力学

为通过剂量分割来认识和增加晚期反应组织的耐受性，分次剂量之间的时间间隔要足够长，以便完成修复。如果剂量分次太密集，分次损伤将会累积，累积剂量会使损伤持续加重。这就强调了修复动力学的重要性，通过半修复期进行量化。通过实验模型研究修复动力学，组织中半修复期最长（1 小时至几小时）的为皮肤、肾和脊髓，最短（约 1/2 小时）的为空肠黏膜、肺间质和结肠[2,33-42]。根据实验方案得出的精确值各不相同，且半修复期的可信区间有相当一部分是重叠的。重要的一点是确保在超分割中分次间隔时间足够长。

修复动力学在决定每天超过一次的分次照射计划中的脊髓的反应尤其重要。大鼠的实验数据表明二次函数能最好地阐述修复，试验中较长的半数修复时间为 3.8 小时[43]。提示了任何每天超过一次的分次计划与脊髓的不完全修复程度相关。有临床报道支持这一观点[44]，尽管不完全修复不能完全解释所观察到的损伤频率，但脊髓接受 45~48Gy/28 次，1.5Gy/次，每天 3 次，每次间隔 6 小时，连续照射 9 天，有 4 例患者发生了放射性脊髓炎[45]。肿瘤放射治疗协会（RTOG）[46,47]的两篇报道显示，当平均间隔时间<4.5 小时，超分割方案治疗的患者发生其他晚期并发症的概率增加。在临床实践中，对不完全修复潜在的混合效应还应谨慎。剂量分次最小的时间间隔应为 6 小时[48]。

人体正常组织的修复动力学数据极少，但是，如前所述，有证据显示人类分次放射治疗间期的修复比啮齿类动物缓慢。最近，Bentzen 等[49]分析了连续加速超分割放射治疗（CHART）随机试验导致的晚期并发症，其结果与这一观点一致。估计 95%可信区间的半修复期，喉头水肿为 4.9 小时（3.2，6.4），皮肤毛细血管扩张为 3.8 小时（2.5，4.6），皮下组织纤维化为 4.4 小时（3.8，4.9）。这些结果与欧洲癌症研究治疗组织（EORTC）22791 和 EORTC 22851[50,51]公布的两项分次放射治疗随机试验的观察数据一致。在每天两次的放射治疗计划中，2 次放射治疗间至少应间隔 6 小时。

总时间

急性反应的严重程度主要取决于累计剂量率（每周剂量率）。急性反应反映了射线导致的细胞死亡率和存活干细胞的细胞再生之间的不平衡。干细胞群减少，急性反应达到最高峰之后，细胞群进一步减少不增加反应的严重程度。这意味着总剂量达到一定的阈值后，累积剂量率比总剂量对急性反应的强度峰值影响更大。

与之相反，如果每周剂量率超过存活干细胞再生能力，那么修复所需时间取决于总剂量。这是因为修复与治疗过程中存活干细胞绝对数量关系密切，总剂量越高，存活干细胞数量越少。尽管大部分常见的放射治疗晚期后遗症（如脊髓损伤）显示很少或不取决于总时间（假设分次剂量间期发生完全修复），总时间对于被称为间接晚期效应的一系列其他晚期效应可能有重要意义，随之而来的晚期反应可以表现为严重且长期的上皮剥脱，而不是和这些晚期反应有关的间充质组织的直接放射损伤[3,52-55]。

许多癌症治愈率（尤其是鳞状细胞癌）主要取决于总治疗时间，同时长时间治疗的肿瘤控制降低。其可归因于肿瘤克隆加速再生[56]。增加肿瘤控制剂量同时增加治疗时间的研究表明，经过一段长短不同的滞后期后，分次放射治疗间期存活的肿瘤快速克隆再生，平均每天治疗需额外增加约 0.6Gy，才能抑制克隆细胞再生，提示克隆细胞倍增时间为 3.5~5 天（图 2.6）[2,57-59]。

已有其他证据表明经治疗介入后存活的肿瘤细胞加速再生[60]。大部分头颈部鳞状细胞癌复发发生于治疗 2 年内[61]，其需近 30 倍的体积倍增，非无菌性肿瘤克隆中位倍增时间约为 6 天[43]。对比间断治疗和连续治疗提示每天需 0.5Gy 来代偿治疗间隔。假设在 2Gy 的分次中需 2~3Gy 使存活的克隆细胞比例降低 50%，治疗间隔 3 周会发生 4~6 倍的倍增，克隆细胞倍增时间为 3.5~5 天。因此，在放射治疗开始后，在头颈部鳞状细胞癌中存活的克隆能够再生，倍增时间为 3~5 天。

相反，减少整体的治疗时间可能会增加局部肿瘤控制。分子标志物（表皮生长因子、E-钙黏蛋白、KI-67，TP53）可能有助于选择可能从整体治疗时间减少中获益的患者[62]。

等效方程

对于产生一定水平生物效应的总剂量，剂量分次计划改变所产生能的效应近似为等效曲线或方程。Strandqvist[63]绘制了第一条临床等效曲线。随后进行了其他研究[64-67]，最终得出标准剂量（NSD）Ellis 方程[68]：$D=N^{0.24}\times T^{0.11}$，其中 D 为剂量；N 为剂量分次数；T 为总时间。其中没有明确指出每次照射剂量。

20 世纪 80 年代初期，研究表明不同早期和晚期效应指数可以用不同靶细胞群的生存曲线来解释[8]，晚期效应曲线的“弧度”比急性反应大（图 12.1）。这是由于与相同剂量产生的急性效应相比，正常组织各种晚期效应的等效剂量对单次照射剂量改变更敏感。随着普遍采用 LQ 模型来确定分次治疗敏感性，以下模型已被广泛应用：$D_1=D_2(\alpha/\beta+d_2)/(\alpha/\beta+d_1)$，其中 D_2 表示分次剂量大小 d_2 给定的参考总剂量，用于计算等效的分次大小为 d_1 的总剂量 D_1。该基础公式是假设剂量分次间期完全修复，且无时间因素影响（见第 2 章的详细讨论）。因此，该基础公式仅适用于剂量分次间隔时间足够长能确保完全修复且终点是时间独立的（如大多数晚期反应）或对比两种计划方案有相同的总时间-剂量强度（图 12.2）。

以 LQ 为基础的等效模型涵盖范围广泛的组织类型和终点，该模型应用于临床推导出新的分次计划，至少受两个因素限制。首先，缺乏精确的预期 α/β 比值。即使是在严格监测的动物体系中，预期 α/β 比值置信区间仍很大（见第 2 章表 2.1 ）。现有的人体数据的 α/β 比值与实验测定的 α/β 比值一致，但置信区间很大（表 12.1 ）。其次，前文所讨论的并发症的严重程度受各种不同因素调控，包括生长因子、防辐射药物及药理学因素，而且为了使未来的研究结果能够使用，必须修正当前的等效概念。底线是，对于早于临床的判断，等效公式不是完全可靠的，因此在最后的分析中，每一个新的分次计划必须做临床检测以确定其安全性。

超分割原理

超分割基本原理是在晚反应正常组织耐受范围内，采用小剂量分次方案可使总剂量更高，且其转化为对肿瘤的有效生物剂量更高。肿瘤细胞的 α/β 比值必须大于剂量限制的正常组织才适用该原理。急性反应组织比晚反应正常组织的 α/β 比值高。由于肿瘤和正常组织急性反应的动力学相似，预测肿瘤（可能存在例外，如前列腺）也可能有高 α/β 比值。超分割的另一原理是通过再分布和氧合作用较低达到放射增敏。剂量分次数越多，下次照射时细胞处于放射敏感期的概率越大。小剂量分次照射从两方面使肿瘤乏氧细胞减少。首先，只有乏氧细胞比例更大才能显著增加肿瘤细胞存活的比例；其次，氧增强比值较低[69]。

已经有超过 20 项随机试验验证了超分割治疗，数据总结见表 12.2。

加速超分割原理

加速超分割原理是在治疗中减少总治疗时间以降低肿瘤细胞再生机会，从而在总剂量固定的情况下增加肿瘤控制率。因为总治疗时间对正常组织晚期损伤的影响很小，如果不增加单次剂量且分次间隔时间足够长以完成完全修复，那么就可实现治疗获益。

当治疗总时间明显减少时，必须减少总剂量才能预防产生极严重的急性反应。只有剂量减少值小于因时间缩短导致肿瘤细胞再生所需的剂量，才能有治疗获益。

超分割放射治疗方案可分为两种类型：①单纯加速分割方案，总治疗时间减少，不同时改变分次大小和总剂量（表 12.3）；②混合加速分割，总治疗时间减少，同时伴其他因素改变，如分次大小、总剂量和时间分布。因此设计了 4 种类型的混合加速分割，表 12.4 列出了检验这些方案的临床随机试验。这些类型进一步分为以下 3 型（图 12.3）。

A 型：总时间大幅度减少，同时总剂量明显降低。

B 型：连续治疗时间适度减少，同时总剂量不变，且存在一个治疗间断期。

C 型：治疗时间适度减少，同时总剂量不变，且存

表 12.2　超分割放射治疗Ⅲ期临床试验数据

肿瘤部位和类型	患者例数	分次剂量(Gy)	分次/天	总剂量(Gy)	总时间(周)	肿瘤缓解率	不良反应	参考文献
头颈部肿瘤								
口咽癌，Ⅲ~Ⅳ期	98	1.1 2.0	2 1	70.4 66.0	6.5 6.5	肿瘤缓解率 84%比 64%(*P*=0.02) 3.5 年 OS:27%比 8%(*P*=0.03)	HF 中急性反应早期发生 晚期并发症：不详	Pinto 等[73]
口咽癌，T2~3，N0~1	356	1.15 2.0	2 1	80.5 70.0	7.0 7.0	5 年 LRC:59%比 40%(*P*=0.02) T3 期肿瘤局部控制率提高	HF 中急性黏膜炎多见 晚期并发症发生率无差异	Horiot 等[51] Horiot[72]
不同部位，T3~4，N0 或任何 T，N+	331	1.45 2.55	2 1	58.0 51.0	4.0 4.0	5 年 LRC:45%比 37%(*P*=0.01) 5 年 OS:40%比 30%(*P*=0.01)	HF 中急性黏膜炎多见 5 年 3~4 级晚期不良反应：8%比 14%(*P*=0.31)	Cummings 等[74]
不同部位，Ⅲ~Ⅳ期，舌根癌Ⅱ期，下咽癌	1073	1.2 1.8* 1.6 2.0	32 1~2 2 1	81.6 72.0 67.2 70.0	6.0 7.0 6.0 7.0	LRC：HF 较高，CB(*P*=0.045 和 0.05) DFS：倾向于 HF 和 CB(*P*=0.067 和 0.054)，但 OS 无差异	所有分次放射治疗中急性黏膜炎多见，晚期并发症发生率无差异	Fu 等[71]
膀胱癌（TCC）								
T2~4	168	1.0 2.0	3 1	84.0 64.0	8.0 8.0	生存率：HF 较高，RH 为 1.52(95% CI:1.10~2.09)，OS 获益时间为 10 年	需手术治疗的肠道损伤有增加的趋势	Naslund 等[81]
非小细胞肺癌								
Ⅱ~Ⅲ期（手术不能切除）	458	1.2 2.0	2 1	69.6 60.0	5.8 6.0	中位生存期和 5 年生存率无明显差异（联合化疗组获得较好的 OS）	晚期毒性反应无详细报道	Sause 等[82]
Ⅲ期（RTOG 9410)；A 组，新辅助化疗；B 组和 C 组，同步化疗	610	A：2.0 B：2.0 C：1.2	1 1 1	60.0 60 69.6	6.0 6.0 5.8	B 组和 C 组的中位生存期无统计学差异；同步化疗组 5 年总生存率提高	同步化疗组 3~5 度急性非血液学毒性高于序贯治疗组，晚期毒性相似	Curran 等[83]
脑干肿瘤								
年龄：3~21 岁	130	1.17 1.80	2 1	70.2 54.0	6.0 6.0	疾病进展时间和总生存率无明显差异	两组发病率相似	Mandell 等[84]
颅脑放射治疗多种类型高危急性淋巴细胞白血病								
2 种连续方案治疗所有高危 ALL 儿童	369	0.9 1.8	2 1	18.0 18.0	2.0 2.0	8 年 EFS 为 72%±3%比 80%±3%(*P*=0.06) OS 为 78%±3%比 85%±3%(*P*=0.06)；CNS HF 可能降低抗白血病疗效	已知的晚期效应无获益智力、完成学业、视觉逻辑和语言学习上无差异，HF 组儿童视觉记忆存在轻微优势(*P*≤0.05)	Weber 等[86] LeClerc 等[85]

（待续）

表 12.2(续)

肿瘤部位和类型	患者例数	分次剂量(Gy)	分次/天	总剂量(Gy)	总时间(周)	肿瘤缓解率	不良反应	参考文献
儿童横纹肌肉瘤								
入组Ⅳ期 RMS 研究Ⅳ的儿童患有Ⅲ型 RMS	490	1.1 1.8	2 1	59.4 50.4	5.5 5.5	HF 和 SF 的 5 年 FFS 和 OS 无差异	依据治疗目的分析；非高依从性分析也显示无差异；HF 急性毒性较高	Donaldson 等[87]
不能切除的脑转移瘤(超分割对照后程加速分割)								
RTOG 9104；患者脑转移瘤可测量且 KPS 至少为 70；AHF 对照 AF	429	1.6 3.0	2 1	54.4 30.0	3.5 2.0	1 年 OS 无差异：AF 19%比 AHF 16%	两组Ⅲ或Ⅳ级不良反应相当	Murray 等[88]
化疗和胸部放疗后行预防性颅脑照射完全缓解局限期小细胞肺癌								
标准或高剂量的常规或加速超分割放射治疗	720	2.5 2.0 1.5	1 1 2	25 36 36	2.0 3.5 3	脑转移率无差异；高剂量预防性颅脑照射后发病率明显增加	高剂量组中急性毒性轻度增加；标准剂量组发生严重不良反应	Le Pechoux 等[89]

数据结果以 $x\%$ 比 $y\%$ 的方式给出，其中 x 是试验组结果。AF，加速分割；ALL，急性淋巴细胞白血病；CNS，中枢神经系统；DFS，无病生存率；EFS，无事件生存率；FFS，无失败生存率；HF，超分割；LC，局部控制率；LRC，局部区域控制率；MST，中位生存期；NSCLC，非小细胞肺癌；OS，总生存率；TCC，移行细胞癌；RMS，横纹肌肉瘤；SF，标准分割；T，肿瘤分期。

在一个增量期。

临床研究

该部分将对超分割(HF)放射治疗试验和加速超分割(AF)放射治疗试验结果进行总结，包括一项新的关于单纯大分割放射治疗(分割剂量>2Gy)的总结，以及关于同步化疗时改变分割剂量的总结；应用 IMRT 时要考虑的关键问题；临床应用中常见的分次方案；结合分子靶向与分割照射的未来研究方向。超分割放射治疗计划与高度适形立体定向放射治疗技术或近距离放射治疗在本书的其他章节进行讨论。

超分割放射治疗试验结果

关键的临床试验结果总结如下：

- 对于局部晚期头颈部肿瘤的局部控制，超分割放射治疗优于常规分割放射治疗。同时三项试验也显示其对生存率有所改善[56]。
- 分次大小从 2Gy 减少为 1.1~1.2Gy，总放射剂量可增加 7%~17%，且不增加晚期并发症。该结论支持人体晚反应正常组织和头颈部肿瘤间存在不同的分次敏感性(α/β 比值不同)。
- 头颈部肿瘤临床试验的荟萃分析结果显示，超分割放射治疗相比常规分割放射治疗(2%)，具有显著 5 年生存获益。

改变放射治疗分割提高了头颈部鳞状细胞癌患者的生存率[70]。比较不同放射治疗分割照射显示，超分割放射治疗可以给患者带来更大获益。一项荟萃分析报道了改变放射分割的治疗效果。该分析共纳入了 15 项随机试验中的 6515 例非转移性头颈部鳞状细胞癌患者，对比常规分割和改变分割放射治疗的临床随机研究，结果显示改变分割放射治疗的 5 年绝对生存获益为 3.4%[风险比(HR)=0.92，95%置信区间(CI)=0.86~0.97；P=0.003]。其中超分割放射治疗组的 5 年显著生存获益为 8%，加速分割组为 2%(总剂量没有减少)和 1.7%(总剂量减少，P=0.02)。改变放射治疗分割照射的局部控制率也较好(5 年局部控制率为 6.4%；P<0.0001)，尤其是局部控制有所改善，区域淋巴结控制获益较少。年龄小于 50 岁的患者获益明显较高。

表 12.2 总结了已报道的前瞻性随机试验，采用超分割照射治疗患者头颈部、膀胱、肺部和脑干肿瘤，全

表 12.3 单纯加速分割Ⅲ期临床试验结果

肿瘤部位和类型	患者例数	分次剂量(Gy)	分次/天	总剂量(Gy)	总时间(周)	肿瘤缓解率	不良反应	参考文献
不可手术的非小细胞肺癌	204	2.0 2.0	2 1	60±卡铂 60±卡铂	3.0 6.0	中位生存期和 2 年 OS 无明显差异	AF 中食管毒性显著增加	Ball 等[90]
各种类型头颈部肿瘤，Ⅲ~Ⅳ期	82	2.0 2.0	2(≥6) 1	66.0 66.0	3.4 6.8	CR：35% 对 29%（P=0.18） 3 年无复发生存率无差异	3~4 级反应：27 对 8（P=0.00005） 4 级晚期毒性：8 对 2（P=0.10）	Jackson 等[91]
各种类型头颈部肿瘤，T2~4，N0~1	100	1.8~2.0 1.8~2.0	1 1	~70.0 ~70.0	5.0 7.0	3 年 LC：82%对 37%（P ≤0.0001），3 年 OS：78%对 32%（P≤0.0001）	严重黏膜炎：62% 对 26% 晚期并发症：10% 对 0%	Skladowski 等[92]
各种类型头颈部肿瘤，所有分期	1485	2.0 2.0	1 1	~66.0 ~66.0	6.0 7.0	5 年 LRC：66%对 57%（P=0.01） 5 年 DFS：72%对 65%（P =0.04），OS 无差异	AF 急性黏膜炎更常见 晚期并发症发生率无差异	Overgaard 等[94]
喉癌，T1~3，N0	395	2.0 2.0	1~2(≥6) 1 1	66.0 66.0	5.5 6.5	LRC：AF 较高（P=0.03）	AF 中急性反应更常见；晚期并发症除毛细血管扩张外无差异	Hliniak 等[95]
鼻咽癌	416	1.8~1.9 1.8~1.9 2.0	1 1	74~76 74~76 +Cis/5-FU 70~76	6.0 6.0 7.0	LR：16.7% 对 13.6% 对 27.3%（P≤0.05） 5 年 OS：53.6%对 57.6%对 43.8%（P≤0.05） 加速分割与同步化疗的缓解率相似	加速分割急性反应较多见	Wang 等[93]

数据结果以 x%比 y%的方式给出，其中 x 是试验组结果。AF，加速放射治疗；Cis，顺铂；CR，完全缓解；DFS，无病生存；5-FU，5-氟尿嘧啶；LC，局部控制；LR 局部复发；LRC，局部区域控制；OS，总生存。

脑放射治疗儿童急性淋巴细胞白血病，全脑放射治疗或预防性全脑放射治疗脑转移瘤，以及横纹肌肉瘤。最引人注意的试验结果是采用超分割照射通过增加剂量治疗头颈部鳞状细胞癌（HNSCC）。

头颈部

4 项头颈部试验[51,71-74]中，HF 均采用较高总剂量，局部控制率提高了 8%~20%。其中 3 项试验中，HF 使总生存率提高了 10%~19%。在 4 项试验中，HF 均导致了更严重的急性黏膜炎，但晚期并发症发生率未增加。一个巴西小组[73]测试了给予 HF 70.4Gy，1.1Gy/次，2 次/天，显示局部缓解率提高了 20%，3.5 年总生存率从 8%增至 27%。EORTC 测试了给予 HF 80.5Gy，1.15Gy/次，2 次/天，共 7 周[51]。剂量增加 10Gy 提高了总生存率，且局部控制率从 38%增至 56%[57,72]。玛嘉烈医院（加拿大，多伦多）研究了给予总剂量 58Gy，1.45Gy/次，2 次/天，共 4 周的方案，对照总剂量 51Gy，2.55Gy/次，1 次/天（当地标准分次方案）的方案[74]。剂量增加 7Gy 使局部控制率从 37%增至 45%，5 年总生存率从 30%增至 40%。

RTOG 9003 试验[171]研究了 HF 给予总剂量 81.6Gy，1.2Gy/次，2 次/天，共 6 周的方案，对照总剂量 70Gy，2Gy/次的方案和两种 AF 方案（连续和间断加速分割方案），如表 12.2 和表 12.4 所示。HF 使局部控制率从 46%增至 54.4%（与同步加量 AF 试验组结果相似）。该试验有力地证明了总剂量和持续治疗时间对结果很重要。通过采用 HF 增加总剂量但总时间保持不变，或采用同步加量分次照射增加总治疗时间但总

表 12.4 混合加速分割放射治疗Ⅲ期临床试验数据

肿瘤部位和类型	患者例数	分次剂量(Gy)	分次/天(Ti,h)	总剂量(Gy)	总时间(周)	肿瘤缓解率	不良反应	参考文献
加速分割总剂量减少(A 型)								
各种类型头颈部肿瘤,以Ⅱ~Ⅳ期为主	918	1.5 2.0	3(6) 1	54.0 66.0	2.0 6.5	LRC、无病生存间期和 OS 无差异	AF 中急性黏膜炎更常见,但皮炎、毛细血管扩张和水肿较少见	Dische 等[179]
各种类型头颈部肿瘤,Ⅲ~Ⅳ期	350	1.8 2.0	2(≥6) 1	59.4 70.0	3.5 7.0	5 年 LRC:52% 对 47%(P=0.30) 5 年 DFS: 41% 对 35%(P=0.32) 5 年 DSS:46% 对 40%(P=0.40)	AF 中严重的急性黏膜炎更常见(P=0.000 08),但≥2 级的晚期软组织反应降低 (P≤0.05)(除了晚期黏膜反应)	Poulsen 等[98]
所有部位的头颈部肿瘤,口咽 75%;T4 70%	268	2.0 2.0	2 1	~63.0 70.0	3.3 7.0	2 年 LRC: 58% 对 34%(P≤0.01) OS 无差异	3~4 级黏膜炎:83% 比 28%(P≤0.01) 晚期毒性相似	Bourhis 等[99]
术后的头颈部肿瘤	70	1.4 2.0	3(6) 1	46.2 60.0	2.0 6.0	3 年 LRC:88%±4% 对 57%±9%(P=0.01) OS:60%±10% 对 46%±9% (P= 0.29)	加速分割后黏膜炎发展更快、更严重;纤维化和水肿更频繁	Awwad 等[100]
RTOG 9104;明确的脑转移患者且 KPS 至少为 70 分;AHF 对照 AF	429	3.0 1.6	1 2	30.0 54.4	2.0 3.5	1 年 OS 无差异:AF 19%对 AHF 16%	两组 3 或 4 级毒性相当	Murray 等[88]
非小细胞肺癌局部进展	563	1.5 2.0 间断疗程	3(6) 1	54.0 60.0	2.0 6.0	2 年 OS:29% 对 20%(P=0.008) 局部进展风险较低(P=0.033)	短期或长期发病率无差异	Saunders 等[103]
ⅢA 期和 B 期非小细胞肺癌	141	1.5 2.0	3 1	57.6 60.0	2.5 6.5	生存率有提高趋势,MS 为 20.3 个月对 14.9 个月(P=0.28);2 年 OS 为 44%对 34%,3 年 OS 为 24%对 14%	研究包括提前终止的联合 CT 因同步 CRT 现在看来更有效;共需 388 例患者	Belani 等[104]
局部进展期非小细胞肺癌 周末休息 CHART 方案(CHART WEL)	406	1.5 2.0	3(6) 1	60.0 60.0	2.5 6.0	2 年、3 年和 5 年 (31%、22% 和 11%) 对照 CF (32%、18% 和 7%) 无差异;HR = 0.92, 95% CI =0.75 ~ 1.13,P=0.43)	CHARTWEL 后急性食管炎和放射性肺炎较多	Baumann 等[105]
间断加速分割(B 型)和同步增量(C 型)加速分割								
各种类型头颈部肿瘤, T2~4 N0~1	500	1.6 2.0 间断疗程	3 1	72.0 70.0	5.0 7.0	5 年 LRC: 59% 对 46%(P=0.02) 5 年 DFS 有升高的趋势 (P=0.08) 但 OS 无差异(P=0.96)	AF 中急性黏膜炎更严重且晚期发病率更高(P≤0.001)	Horiot 等[50]

(待续)

表 12.4(续)

肿瘤部位和类型	患者例数	分次剂量(Gy)	分次/天	总剂量(Gy)	总时间(周)	肿瘤缓解率	不良反应	参考文献
各种类型头颈部肿瘤，Ⅲ~Ⅳ期，舌根癌Ⅱ期，下咽癌	1073	1.8[a] 1.20 1.60 间断疗程 2.0	1~2 2 2 1	72.0 81.6 67.2 70.0	6.0 7.0 6.0 7.0	LRC: CB 和 HF 较高 (P=0.05 和 0.045) DFS:CB 和 HF 有升高趋势 (P=0.054 和 0.067) 但 OS 无差异	所有类型分割照射急性黏膜炎更常见 晚期并发症无差异	Fu 等[71]
不能手术切除的口咽肿瘤	192	2.0 1.6 间断疗程 2[b]	 1 2 1	66~70 64~67.2 66~70	6.5~7 5.5 6.5~7	同步放化疗使 5 年总生存率、无复发生存率、局部控制率成倍增加但未达到统计学意义	与 AFS 或 SF 化疗相比，SF 中严重的黏膜炎较少见，同步化疗显示皮下和黏膜 G3+晚期不良反应	Fallai 等[106]
膀胱肿瘤 T2~3 N0~1	229	1.8 (上午) 2(下午) 间断疗程 2.0	2 1	60.8 64.0	5.0 6.5	3 年或 5 年 DFS 和 OS 无差异 5 年 OS 为 37%对 40%	AF 中急性肠道反应更常见	Horwich 等[107]
各种类型头颈部肿瘤，术后病理为高危	151	1.8 1.8	1~2 1	63.0 63.0	5.0 7.0	CB 的 LRC (P=0.11) 和 OS (P=0.08) 有升高趋势 累计时间是 LRC (P=0.005) 和 OS (P=0.03) 重要的预后因素	CB 中发生更多急性黏膜炎 晚期并发症发生率无差异	Ang 等[101]
术后高危 (pT4, 切缘+, pN>1, 累及周围神经/淋巴结，向包膜外扩散，累及声门下)	226		1~2 1	64.0 60.0	5.0 6.0	OS 和 LRC 无差异但推迟 RT 的患者的 LRC 有升高趋势	CB 中急性黏膜炎更常见	Sanguineti 等[102]
加速超分割								
多形性胶质细胞瘤	231	1.6 1.8	2 1	70.4 ± DMFO 59.4 ± DMFO	4.4 6.5	PFS (P=0.32) 和 OS (P=0.48) 无差异	未见脑坏死；DFMO 组不良反应发生率更高	Prados 等[111]

数据结果以 x% 比 y%的方式给出，其中 x 是试验组结果。混合加速治疗分为 3 种类型：加速伴剂量减少(A)；间断加速(B)；同步增量加速(C)。AF，加速分割；AFS，间断加速超分割；AHF，加速超分割；CB，同步增量；CRT，同步放化疗；CT，放化疗；DFS，无病生存期；DMFO，二氟甲基鸟氨酸；DSS，疾病特异性生存期；EFS，无事件生存期；HF，超分割；KPS，卡诺斯基评分；LRC，局部区域控制；MS，中位生存期；OS，总生存期；PFS，无进展生存率；RTOG，放射治疗协作组；SF 标准分割；SF，chemo，标准分割加同步化疗。

[a] 分次给予 1.5Gy 增量。

[b] 第三组行同步化疗。

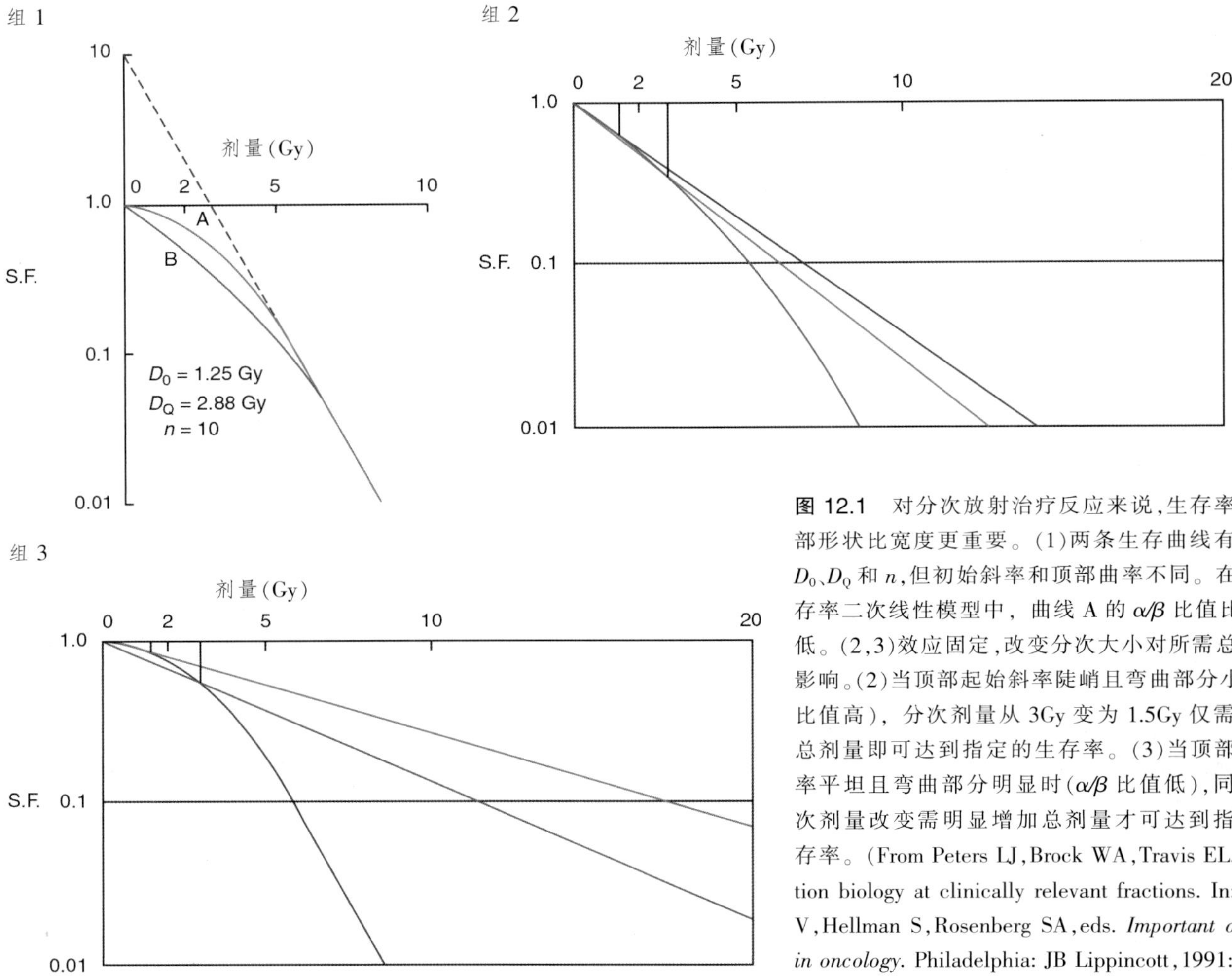

图 12.1　对分次放射治疗反应来说，生存率曲线顶部形状比宽度更重要。(1)两条生存曲线有相同的 D_0、D_Q 和 n，但初始斜率和顶部曲率不同。在细胞生存率二次线性模型中，曲线 A 的 α/β 比值比曲线 B 低。(2,3)效应固定，改变分次大小对所需总剂量的影响。(2)当顶部起始斜率陡峭且弯曲部分小时(α/β 比值高)，分次剂量从 3Gy 变为 1.5Gy 仅需略增加总剂量即可达到指定的生存率。(3)当顶部起始斜率平坦且弯曲部分明显时(α/β 比值低)，同样的分次剂量改变需明显增加总剂量才可达到指定的生存率。(From Peters LJ, Brock WA, Travis EL. Radiation biology at clinically relevant fractions. In: DeVita V, Hellman S, Rosenberg SA, eds. *Important advances in oncology*. Philadelphia: JB Lippincott, 1991:65–83.)

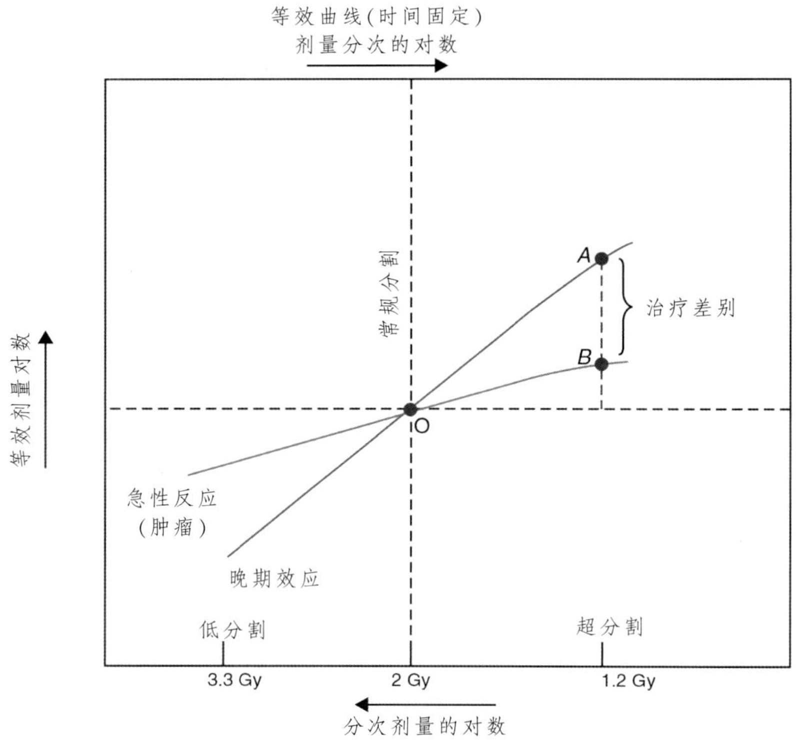

图 12.2　对于产生一定水平急性和晚期效应所需的总剂量，改变分次剂量大小(总时间保持不变)所产生的效应。曲线被校正为“常规”，每次给予 2Gy。与急性反应相比，分次大小改变对晚期反应等效剂量影响更大，且肿瘤缓解 α/β 比值高。因此，降低每次照射剂量，例如从 2Gy 降为 1.2Gy，晚期效应相同，总剂量可以从 O 增加到 A，这比达到相同，的肿瘤缓解所需的增量(O 到 B)更有意义。剂量由 B 到 A 的增量代表超分割达到治疗差别。

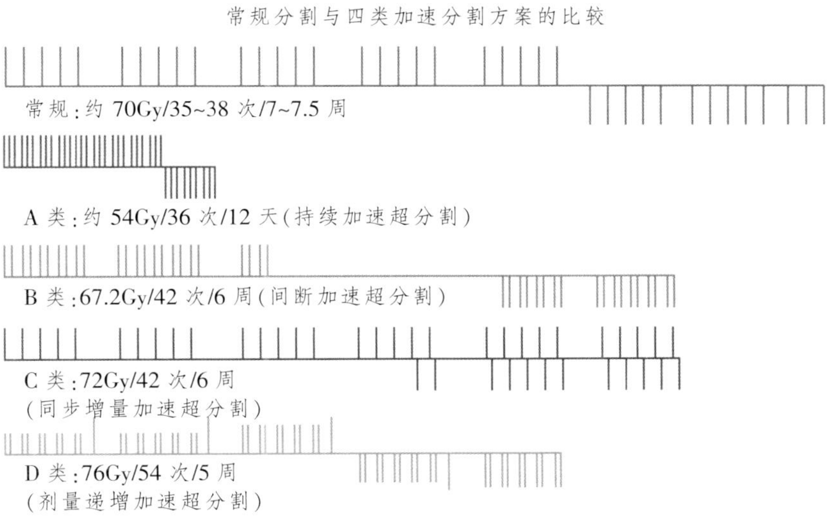

图 12.3　常规和加速分割方案。对每一方案来说,水平线以上的竖杠代表大野治疗,线下的竖杠代表增量野照射治疗。点状竖杠代表漏照的低剂量区。

剂量保持不变,局部控制率明显提高。

最近一份关于加速超分割放疗治疗不能手术切除的局部晚期头颈部鳞状细胞癌的荟萃分析显示,与常规放疗相比,超分割能明显延长中位生存期(14.2 个月;$P<0.001$)[75]。研究的 4 项试验[51,71,73]中有一项来自巴塞罗那的试验[76]因质控不可靠而遭到质疑[77]。4 项试验均显示显著的有统计学意义的生存获益。检验 HF 不伴剂量增加的研究显示无生存优势[78,79]。HF 是能使剂量提高且不增加严重的晚期毒性的最简单有效的方式。

膀胱癌

Edsmyr 等[80]的研究中,将 T2~4 期膀胱肿瘤随机分组,给予 1Gy/次,3 次/天,分次间隔时间为 4 小时,共 84Gy,或每天 1 次,单次给予 2Gy,总剂量 64Gy,在 8 周期间两组均有一个间断期。HF 治疗应用膀胱镜检查的完全缓解率从 36%增至 65%(P=0.001),5 年生存率也明显增加。但是,超分割组严重晚期并发症发病率较高更多,意味着对于晚期正常组织损伤来说选择该剂量是不恰当的。最新分析显示,HF 组生存获益可持续 10 年,但需手术患者的肠道并发症有增加的趋势[81]。

非小细胞肺癌

RTOG 联合试验[82]、东部肿瘤协作组(ECOG)和西南肿瘤协会对诱导化疗(顺铂和长春碱)联合给予总剂量 60Gy,2Gy/次或 HF(69.6Gy,1.2Gy/次)与常规分割治疗(60Gy,2Gy/次)进行对照。尽管 HF 略有优势,但与标准分割相比,其生存率并没有明显提高。

一项Ⅲ期临床试验,RT0G 9410 对比了标准或超分割放射治疗同步方案。此方案共入组 610 例患者,分为新辅助化疗给予顺铂联合长春新碱或化疗同步给予 60Gy 标准分割组对比给予顺铂联合依托泊苷同步超分割治疗组,总剂量 69.6Gy,1.2Gy/次,2 次/天。3 组的中位生存期分别为 14.6 个月、17 个月和 15.6 个月。化疗同步每天放疗 1 次方案的 5 年总生存率优于序贯治疗方案[5 年总生存率:序贯 1 组为 10%(20 例患者),95%CI 为 7%~15%; 同步 2 组为 16%(31 例患者),95%CI 为 11%~22%,P=0.046; 同步 3 组为 13%(22 例患者),95%CI 为 9%~18%]。晚期不良反应 3 组相似[83]。

儿童脑干肿瘤

儿科肿瘤协会[84]的试验比较了给予总剂量 70.2Gy,1.17Gy/次和总剂量 54Gy,1.8Gy/次的疗效, 两者均联合使用顺铂 100mg/m^2。该研究显示 1 年和 2 年的疾病进展中位时间、死亡中位时间和生存率无差异,且毒性无明显差异。

高危急性淋巴细胞白血病的颅脑放射治疗

为检验超分割(2 次/天)治疗和预防性颅脑放射治疗(18Gy)能否降低晚期毒性的发生率和严重程度,采用丹娜法伯癌症研究所的两种连续方案, 将 369 例儿童随机分组, 给予 18Gy/10 次,1.8Gy/次,1 次/天, 共 2 周,对照 18Gy/20 次,0.9Gy/次。对已知的晚期效应来说无获益,结果提示 HF 可能降低抗白血病的疗效[85,86]。

Ⅲ型横纹肌肉瘤

490 例患Ⅲ型横纹肌肉瘤(RMS)的儿童被随机分为超分割放射治疗(HFRT)(59.4Gy/54 次,1.1Gy/次,2次/天) 和 RMS 组间Ⅳ期研究的常规分割放射治疗(CFRT)(50.4Gy),研究显示与 CFRT 相比,HFRT 不能提高局部/区域控制率、无失败生存率和总生存率,且实际上其导致的急性毒性反应更多[87]。与增量 HFRT 治疗 HNSCC 研究的阳性结果不同, 剂量增加 9.5Gy 不能改善 RMS 愈后。

不能手术切除的脑转移瘤

RTOG 9104 比较了加速超分割放射治疗(1.6Gy,2 次/天,总剂量 54.4Gy)和加速低分割(30Gy/10 天)治疗不能手术切除的脑转移瘤的 1 年生存率和急性毒性发生率。对 429 例患者进行分析,两组中位生存期均为 4.5 个月。低分割组的 1 年生存率为 19%, 超分割组为 16%。两组Ⅲ级或Ⅳ级毒性相当。尽管提高了剂量,HF 无获益[88]。

局限期小细胞肺癌的预防性颅脑照射

为了比较高剂量预防性颅脑照射(PCI)能否降低脑转移的发生率,一项研究共入组了 720 例行化疗和胸部放疗后达到完全缓解的局限期小细胞肺癌(SCLC)患者,随机分为标准放疗组,给予 25Gy/10 次,或总剂量 36Gy,2Gy/次, 共 18 次以及加速超分割组,总量 1.5Gy/次,2 次/天,共 24 次/16 天。结果显示 2 年脑转移率无明显差别,高剂量组的总生存率较低。因此给予 25Gy PCI 被推荐作为局限期 SCLC 的标准治疗[89]。

加速放射治疗试验结果

AF 方案主要结果如下:

- 6 次/周,2Gy/次, 共 1 周的适当加速或不降低剂量且无治疗间断的同步增量方案, 对头颈部肿瘤的局部控制率较高,同时不增加晚期毒性,但对生存率无明显影响。加速治疗超过 3 周且总剂量减少 10%(<6~7Gy)也可提高局部控制率,且无证据显示晚期并发症增加。然而,总剂量进一步降低 5%~8%,肿瘤控制率获益消失,但似乎减少了正常组织晚期并发症的严重程度,如纤维化和水肿。
- 当给予每日 2Gy 分 2 次照射,每周 5 天或周末每日照射,总剂量达到 66~70Gy(单纯加速)时,应防止每周剂量超过 12Gy 引起黏膜炎或由黏膜炎导致的晚期毒性。
- 加速治疗明显提高高分化肿瘤和进展期原发黏膜部位肿瘤的局部控制率,但是进展期淋巴结转移和低分化肿瘤或许无获益。该结论支持黏膜源性肿瘤细胞存在加速增殖现象。

试验分为总剂量相同的单纯加速或 3 种类型的混合加速:①加速伴剂量减少;②间断加速;③同步增量加速。

单纯加速分割

表 12.3 总结了 6 项单纯 AF 治疗非小细胞肺癌和头颈部肿瘤患者随机试验的放射方案和结果。

非小细胞肺癌

将 204 例患者随机分组, 分别给予 60Gy/3 周和 60Gy/6 周,两组均同时使用或不使用卡铂[90]。研究结果显示 AF 或同时使用卡铂均无生存优势。研究结果显示 60Gy 共 3 周诱发的食管炎比 60Gy 共 6 周方案明显更严重。

头颈部肿瘤

表 12.3 显示了前两项 HNSCC 试验[91,92]因产生不可接受的毒性导致试验提前终止,这两种分次方案已被舍弃。然而,其他三项试验中有两项得出了阳性结果[93,94],同时另一项试验[95]显示无获益且晚期毒性相似。

波兰协作组比较了 66Gy/33 次,共 38 天(每周四照射 2 次)的方案和常规方案(66Gy/33 次,共 45 天)。395 例 T1~3、N0、M0 期声门和声门上喉癌患者随机分组。局部控制率两组无差异(P=0.37)[95]。

丹麦试验——最大的分割照射试验之一[94],增加了 1485 例各期喉、口咽和口腔肿瘤患者。比较每周 6 次共 6 周或 7 周的治疗方案。5 年总局部控制率提高(70%对 60%,P=0.0005)。缩短治疗时间的获益表现为原发性肿瘤的控制率提高(76%对 64%,P=0.0001),但颈部淋巴结控制率无获益。喉癌从 7 周减少到 6 周的加速治疗使发声保留率提高 (80%对 68%,P=0.007),并且提高了疾病特异性生存率(73%对 66%,P=0.01),但总生存率无提高。囊括 754 例喉癌患者的多因素分析显示 AF 治疗中度分化和高分化肿瘤存在获益,在低分化肿瘤中无获益。这提示原发性肿瘤的再生机制可能与其起源的正常黏膜反应和再生功能机制相似。

这种对放射损伤的反应能力更可能存在于高分化肿瘤，且来自周围正常黏膜的信号可能使这一过程更顺利。因此，加速增殖而非淋巴结转移可能是原发性肿瘤的一种反应[96]。

鼻咽癌

中国广西壮族自治区的研究验证了单纯加速治疗鼻咽癌的疗效。416 例患者被随机分为 3 组：所有患者都给予 7400~7600cGy，AF 每周给予 6 次对照 AF 联合同步顺铂和 5-氟尿嘧啶（AFC）及常规 5 次/周（CF），2Gy/次。AF 组的局部复发率为 16.7%、AFC 组为 13.6%、CF 组为 27.3%（$P<0.05$）。5 年生存率分别为 53.6%、57.6%和 43.8%（$P<0.05$）。令人感兴趣的结果是，加速治疗与加速联合同步化疗对鼻咽癌的疗效相似[93]。

混合加速分割

表 12.4 总结了采用 A~C 型混合加速分割的前瞻性随机试验的详细方案和结果（图 12.4）。

A型

表 12.4 显示了研究所选择的 AF 方案（剂量减少），包括 HNSCC（根治性和术后放疗）、脑转移瘤和 NSCLC 试验。其包括英国医学研究委员会（MRC）、跨塔斯曼放射肿瘤学组（TROG）、法国头颈部肿瘤放射治疗协作组（GORTEC）和美国东部肿瘤学协作组（ECOG）的试验。

头颈部肿瘤

如表 12.4 所示，在 MRC CHART[97]和 TROG 方案[98]这两项 HNSCC 试验中，局部控制率、无病生存率和总生存率无提高。相比之下，局部晚期头颈部肿瘤采用 3.5 周加速且只降低 7Gy 剂量（10%）的 GORTEC 方案[99]后，肿瘤局部控制率显著提高，总生存率无获益。

基于术后加速增殖假设，开罗的 Awwad 等[100]研究了局部晚期 HNSCC 的术后加速放疗。该研究包括了 70 例 T2/N1~2 期或 T3~4/任何 N 期的口腔、喉和下咽鳞状细胞癌术后患者，患者随机分为加速超分割治疗组（46.2Gy，治疗 12 天）和常规对照组（60Gy/6 周）。加速治疗组的 3 年局部控制率（88%±4%）高于常规对照组（57%±9%，$P=0.01$），生存率无差异（60%±10%比 46%±9%；$P=0.29$）。正如预期，加速治疗组发生的急性黏膜炎更严重，纤维化和水肿也有发作更频繁的倾

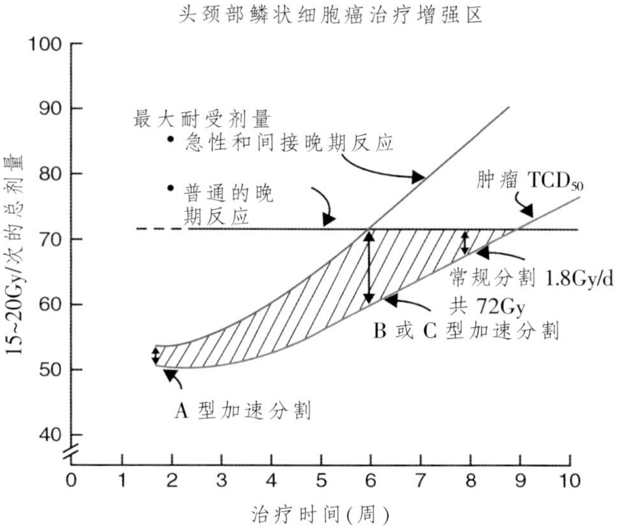

图 12.4 不同加速分割方案治疗头颈部鳞状细胞癌的治疗增益区。A 型给予 54Gy/36 次，共 12 天，B 型给予 67.2Gy/42 次，共 42 天，C 型给予 72Gy/42 次，共 40 天。解释见原文。（From Peters LJ，Brock WA，Travis EL. Radiation biology at clinically relevant fractions. In: DeVita V，Hellman S，Rosenberg SA，eds. *Important advances in oncology*. Philadelphia: JB Lippincott，1991: 65–83.）

向；这一结果与后文所述和表 12.4 中两项 C 型（同步增量）术后研究结果相反[101,102]。

非小细胞肺癌

一项随机对照试验显示对于局部晚期不能手术切除的Ⅲ期 NSCLC 患者，CHART 对生存率的提高优于标准放射治疗（60Gy，共 30 次）。MRC 试验[103]显示 CHART 伴加速分割治疗 4 周且剂量减少 6Gy（10%）降低了局部进展风险，明显提高了总生存率且不增加短期和长期发病率。现在常规给予这些患者同步化疗。然而，在某些国家，所选择的患者不适合化疗或倾向于放疗的患者可能考虑应用 CHART。ECOG 验证了诱导化疗（给予卡铂加紫杉醇 2 周期）后应用加速放疗治疗ⅢA 和ⅢB 期 NSCLC。加速治疗（57.6Gy，1.5Gy/次，3 次/天，共 2.5 周）对比传统治疗（64Gy，2Gy/d）。参与的 141 例患者中 83%随机分组，60 例行加速治疗，59 例行常规治疗。中位生存期分别为 20.3 个月和 14.9 个月（$P=0.28$）。随着人们逐渐认可同步放化疗比序贯治疗更有效，该试验提前终止[104]。

在 CHARTWEL CHART 试验中，共入组了 406 例非小细胞肺癌患者，随机分组接受三维适形放射治

疗，总剂量 60Gy/40 次，共 2.5 周(CHARTWEL)，或 66Gy/33 次，共 6.5 周(常规分割)。两组的 2 年、3 年以及 5 年总生存率差异无统计学意义（CHARTWEL 组为 31%、22%和 11%；CF 组为 32%、18%和 7%；HR 为 0.92，95%CI 为 0.75~1.13，P=0.43）[105]。

间断加速分割方案(B型)

表 12.4 也列出了间断加速分割方案(B 型)。EORTC[50]、RTOG[71]和意大利佛罗伦萨的研究[106]选择该方案治疗局部晚期头颈部肿瘤患者，伦敦皇家马斯登国民保健信托基金会的癌症研究所选择该方案治疗膀胱癌 [107]。EORTC 方案包括给予 28.8Gy/7 天，间断 2 周，然后给予 43.2Gy/11 天直至累积剂量达到 72Gy/45 次，共 5 周。尽管 2 周加速提高了局部控制率，但也导致许多 3~4 级急性发病率升高 2 倍，晚期毒性更多（P<0.001），7 例永久性周围神经病变，2 例脊髓炎。该方案已被禁用。

RTOG 间断方案对比马萨诸塞州总医院的研究[108]：1.6Gy/次，2 次/天，总剂量 67.2Gy/6 周，包括治疗 38.4Gy 后间断的 2 周，对照标准 70Gy/7 周。加速 1 周剂量降低 3.8Gy(5%)增加了急性黏膜炎且局部控制率无改善[69]，而同步加量超分割组更有优势。Fallai 等[106]报道的意大利多中心随机试验采用常规放射治疗治疗 192 例晚期口咽癌患者(A 组：66~70Gy，共 33~35 次，每周 5 天，共 6.5~7 周)对照加速间断放射治疗(B 组：64Gy~67.2Gy，1.6Gy/2 次，每周 5 天，38.4Gy 后间断 2 周)和同步放化疗(C 组：与 A 组相同的放射治疗加用卡铂和 5-氟尿嘧啶)。尽管研究结果无显著差异，但同步放化疗组的 5 年总生存率(A 组 21%、B 组 21%、C 组 40%)和缓解率(A 组 15%、B 组 17%、C 组 36%)更高。同时联合治疗组 5 年局部控制率(P=0.07)有轻度提高：C 组局部区域复发率无提高，A 组为 21%、B 组为 18%、C 组为 48%。3 组的 3 度口干发生率相似。

伦敦皇家马斯登研究评估了 AF 方案治疗 T2 或 T3，N0 或 N1 期肌层受累的膀胱癌的疗效和毒性。229 例患者随机分为两组，一组给予 60.8Gy/32 次，共 5 周，在 12 次照射后有 1 周的治疗间歇，对照组给予 64Gy/32 次，共 6.5 周。加速分割剂量为 1.8Gy 和 2.0Gy，2 次/天。加速组 RTOG 2 级或 3 级肠道毒性为 44%，常规组为 26%(P=0.001)，急性 2 级或 3 级膀胱毒性无差异，晚期 RTOG 2 级毒性相当。3 年和 5 年无病生存率和总生存率无显著差异[107]。

同步增量加速分割方案(C型)

同步增量加速分割方案(C 型)由 MD 安德森癌症中心[109]设计，给予 54Gy 大野照射，分次 1.8Gy，共 6 周，在最后的 2.5 周增量 18Gy，1.5Gy/d，RTOG[71]也选择了该方案。该方案提高了局部控制率，无病生存率明显有升高的趋势，虽然黏膜炎更严重，但晚期并发症无可见增加。

在两项Ⅲ期试验[102,110]中，同步增量也用于术后放射治疗。Ang 等 [110] 将病理示高危的患者随机分为 63Gy/35 次，共治疗 5 周(1 次/天×3 周，然后 2 次/天×2 周)或 7 周两组。该研究显示，同步治疗的累计时间是局部控制率和总生存期的重要决定因素。同步增量部分抵消了因术后开始放射治疗延误超过 6 周所带来的不利影响，且其诱导的晚期并发症无可见增加。意大利热那亚的 Sanguineti 等[102]证实了这些结果，将来自 4 个机构的有一项或多项高危因素的术后患者随机分组，常规给予 60Gy/6 周对照 64Gy/5 周，且在治疗的第一周和最后一周每天治疗 2 次。再次发现两组结果无差异；但是，与采用 CF 治疗放射治疗开始时间延误的患者相比，采用 AF 治疗的患者的局部控制率有升高的趋势(HR 为 0.5；95%CI 为 0.2~1.1)。尽管加速治疗对放射治疗开始时间延误的患者来说是一种选择，但是对头颈部肿瘤的术后放射治疗好像并无价值。

对患多型性胶质细胞瘤患者进行的一项Ⅲ期试验评估了联合加速超分割方案的作用，该方案连续治疗时间减少 2 周且剂量增加 11Gy(18%)[111]。发现该放射治疗方案联用或不联用二氟甲基鸟氨酸均不会带来更高的无进展率和总生存率。

乳腺及前列腺癌的单纯大分割治疗

尽管 2.0Gy 分割剂量被认为是标准剂量，在英国和加拿大，大分割照射也长期应用于临床实践，而较低的总剂量较少应用，较大分割(低分割)比较常见。乳腺和前列腺癌的分割试验数据见表 12.5。

在英国，标准化乳腺放射治疗试验 B 采用大分割对早期乳腺癌患者行辅助全乳腺照射，随机分为 50Gy/25 次，2.0Gy/次，共 5 周，或 40Gy/15 次，2.67Gy/次，共 3 周[112]。共入组 2215 例女性患者，分期为 pT1~3a、pN0~1 和 M0，中位随访时间为 6 年(IQR 5.0~6.2)。两组的局部肿瘤复发率以及晚期不良反应相似。在 40Gy 组，5 年局部肿瘤复发率为 2.2%(95%CI 为 1.3~3.1)，

表 12.5 乳腺癌和前列腺癌 III 期加速分割放射治疗试验数据

肿瘤位置和类型	患者例数	分次剂量(Gy)	分次/天	总剂量(Gy)	总时间(周)	肿瘤缓解率	不良反应	参考文献
早期乳腺癌(pT1~3a, pN0~1,M0)	2215	2.67 2.0	1 1	40 50.0	3 5	LRC 无差别	40Gy 大分割后晚期不良反应发生率低	Bentzen 等[112]
早期乳腺癌(pT1~3a,pN0~1,M0)	2236	3.2 3.0 2.0	1 1 1	41.6 39.0 50	5 5 5	LRC 无差别	39Gy 大分割后晚期不良反应	Bentzen 等[113]
早期乳腺癌,边缘清晰;淋巴结阴性	1234	2.67 2.0	1 1	42.5 50	3 5	LRC 无差别	大分割治疗后不良反应无差异	Whelan 等[114]
前列腺癌 T1/T2,PSA<40	936	2.625 2	1 1	52.5 66		5 年时,常规组的生化或临床失败概率为 52.95%,常规组为 59.95%(差异 90%CI=1.4%~12.6%),偏向常规组 7.0%;2 年的放射治疗活检或总生存期无差异	大分割组的急性毒性(11.4%)比常规组(7%)(95%CI=0.6%~8.1%)高 4.4%;两组晚期毒性同样较低(3.2%)	Lukka 等[32]
前列腺癌 T1~3 高风险	100	2.7 2.0	1 1	70.2 76	5.2 7.6	结果未报告	急性毒性几乎没有差异,但在第 2、3 和 4 周用大分割时 GI 毒性略有增加	Pollack 等[116]
前列腺癌局限期	91	[3×13 次]+[4.5×4 次] 2	1 1	57 74	3.5 7.5	结果未报告	大分割组的 GU 2 级急性毒性较低:19.1% 对 47.7% (P=0.003);GI 总毒性中位持续时间较少:3 周比 6 周(P=0.017)	Norkus 等[117]
前列腺癌 T1/T2,N0,M0(任何风险)	217	2.75 2	1 1	55 64	4 6.5	低分割组(53%)生化无复发生存率显著优于常规方案(34%),但 90 个月的总生存率无明显优势	大分割组的不良反应为排便的紧迫性,1 个月时相比常规组个人和总 G! 症状评分显著较差;然而常规组 4 年泌尿生殖道症状更糟	Yeoh 等[118]
局限性前列腺癌	457	3 3 2	60 57 74			结果未报告	大分割放射治疗与 2 年常规分次治疗耐受似乎相当;2 年或以上肠毒性的发生率:74Gy 组,4.3% (95% CI=1.6~9.2); 60Gy 组为 3%~6%(1.2~8.3);57Gy 组为 1.4% (0.2~5.0);2 级或以上膀胱毒性:74Gy 组为 2.2% (0.5~6.2),60Gy 组为 2.2% (0.5~6.3),57Gy 组为 0.0%(0.0~2.6)	Dearnaley 等[119]

数据结果以 x% 比 y%的方式给出,其中 x 是试验组结果。CI,置信区间;GI,胃肠道;GU,泌尿生殖系统;LRC,局部区域控制;N,淋巴结;T,原发灶。

50Gy 组为 3.3%(95%CI 为 2.2~4.5)，绝对差为-0.7%(95%CI 为-1.7%~0.9%)。统计分析和患者自我评估显示,40Gy 组晚期不良反应的发生率低于 50Gy 组。

英国标准化乳腺放射治疗试验 A 测试了两种剂量水平,共分为 13 次治疗,来研究正常组织及乳腺癌恶性组织对分次剂量的不同反应[113]。2236 例患者入组该试验,分期 pT1~3a,pN0~1,M0,随机分组为标准总剂量 50Gy/25 次,对比 41.6Gy/13 次或 39Gy/13 次,总疗程超过 5 周。中位随访时间为 5.1 年(IQR 4.4~6.0),50Gy 组的 5 年局部区域肿瘤复发率为 3.6%(95%CI 为 2.2~5.1),41.6Gy 组为 3.5%(95%CI 为 2.1~4.3),39Gy 组 5.2%(95%CI 为 3.5~6.9)。39Gy 组的晚期不良反应发生率低于 50Gy 组,晚期乳腺外观的改变 HR 为 0.69(95%CI 为 0.52~0.91,P=0.01)。荟萃分析结果显示,调整后肿瘤控制的 α/β 比值为 4.6Gy(95%CI 为 1.1~8.1)，晚期乳腺皮肤变化 α/β 比值为 3.4Gy(95%CI 为 2.3~4.5)。

加拿大的一项大分割加速全乳腺照射研究,对比了总剂量 42.5Gy/16 次,共 3 周的治疗与标准 50Gy/25 次,共 5 周的方案,共入组 1234 例保乳术后患者,均为切缘阴性且腋窝淋巴结阴性[114]。结果显示 10 年的局部复发风险相似。标准放射治疗组为 6.7%,大分割放射治疗组为 6.2%(绝对差为 0.5%;95%CI 为-2.5~3.5),美容效果也类似。

以上三项乳腺癌临床试验数据表明,对于早期乳腺癌,与标准的 50Gy/25 次方案相比,较低的总剂量及较少的分割次数可以获得相似的肿瘤控制率及正常组织损伤率。

然而,上述结果是否适用于所有的亚组患者仍有争议。美国放射肿瘤协会因此拟定了一项以循证医学为基础的指南来指导临床实践[115]。

目前已有足够的数据支持对于早期乳腺癌行全乳腺大分割放射治疗,但需满足以下条件:年龄≥50 岁;分期为 pT1~2,pN0;未接受全身化疗;患者在中心轴平面内的辐射剂量均匀性范围在±7%之内。建议将心脏排除于初始治疗靶区之外,但并不推荐对这些患者肿瘤靶区进行增量。

对前列腺癌行大分割放射治疗的早期研究结果不一致,见表 12.5。一致的争议是,大分割放射治疗的总剂量均低于 75.6~81Gy,该剂量目前普遍应用,且大多数实验并未采用 IMRT 技术。

2005 年,一项加拿大的研究表示,无法排除大分割放射治疗可能劣于标准方案的可能性。该研究共入组了 936 例早期(T1 或 T2 期)前列腺癌患者,随机给予治疗总剂量 66Gy/33 次或 52.5Gy/20 次。中位随访时间为 5.7 年，生化或临床失败率分别为 52.95%和 59.95%。大分割组的急性毒性稍高,两组晚期毒性相似[32]。

福克斯蔡斯癌症中心的一项随机临床研究发现,大分割治疗的第 2、3、4 周的胃肠道毒性略有增加。急性毒性在最初入组的 100 例男性患者中也有所报道。该研究对比了应用 IMRT 治疗，总剂量 76Gy/38 次和 72Gy/26 次。整体最大急性胃肠道(GI)或泌尿生殖系统(GU)毒性没有差异。然而,在第 2、3、4 周,GI 毒性是略有增加。疗效未见报道[116]。

相反，一项立陶宛的只包括 91 例患者的小型临床研究结果报道(最短随访时间为 3 个月),对于前列腺癌患者,总剂量 57Gy/17 次,共 3.5 周(3Gy×13 次+4.5Gy×4 次)的大分割治疗发生急性毒性的概率低于 74Gy/37 次的方案。虽然存在 3 或 4 级急性毒性,大分割组的 2 级 GU 毒性发生率为 19.1%，而常规照射组为 47.7%(卡方检验,P=0.003)。总 GI 急性毒性的中位持续时间较短,与 CFRT 分别为 3 周和 6 周(中位值检验,P=0.017)[117]。

更有趣的结果来自澳大利亚的一项大型研究,共入组 217 例患者,中位随访时间为 90 个月(3~138 个月)，结果显示大分割治疗对于治疗前列腺癌有独特的优势:生化无复发生存期而非总生存期更长,大分割组 90 个月的生存率为 53%,常规分割组只有 34%。多因素分析表明,常规分割是 4 年生化失败和泌尿生殖道症状预后不良的独立因素。一种 2D CT 方法被用于比较 55Gy/20 次和 64Gy/32 次方案,然而很难解释该剂量及技术手段下的结果[118]。

英国有一项尚未结束的临床试验结果非常重要,该研究入组了 457 例患者,应用 IMRT 技术,常规分割对照组采用>70Gy 的剂量[119]。该研究相比加拿大的研究,总剂量要高(60Gy/20 次对 55Gy/20 次)。研究结果显示,与常规分割 74Gy/37 次相比,两组的 2 年耐受性相似[118]。

分次放射治疗联合同步化疗

古斯塔夫-鲁西肿瘤中心(法国维勒瑞夫)指导的一项荟萃分析中,观察了 5 年的分次方案,发现绝对获益为 3%(36%~39%,HR 为 0.92;95%CI 为 0.87~0.97;P=0.004)[120]。鉴于研究数据支持非常规分次治疗优于单独应用标准放疗且几项随机研究[121-123]和两项近期的荟萃分析[124,125]发现放射治疗联合同步化疗可以提高局部控制率和生存率，至少 11 项研究对分次放射治疗联合化疗的探索情况进行了报道(表 12.6)。多数研究没有探究联合不同分次方案的化疗结果,只有一项研究除外[29,126],该研究通过化疗联合标准分次或复杂的延长间歇方案,验证放射治疗联合化疗治疗不能切除的头颈部鳞状细胞癌的治疗效果。

分次放射治疗联合同步化疗的关键发现

尽管化疗联合分次放射治疗方案对生存指标的作用没有对局部控制率那么明显,但相比超分割或单独加速方案明显提高;然而,对正常组织晚期毒性的作用还未完全了解。

对于鼻咽癌,同步化疗与不联合化疗的加速治疗获益相似。联合放化疗中化疗和放射治疗间潜在的生物相互作用总结如下[127]:

1.给予一定剂量的照射,细胞生存曲线走向为细胞死亡水平较高和细胞存活比例较低;

2.协同治疗预防残存克隆生长;

3.肿块缩小且再氧合率降低;

4.对乏氧细胞有特异性毒性;

5.选择性毒性取决于细胞周期;

6.细胞动力学协同作用;

7.抑制 DNA 修复;

8.增加凋亡。

表 12.6 总结了分次放射治疗联合同步化疗方案疗效的随机研究调查结果。

加速放射治疗对照放化疗或联合化疗

奥地利三组试验研究了治疗第 5 天时加入丝裂霉素-C(MMC)的连续加速超分割放射治疗维也纳方案(V-CHART):55.3Gy/17 天。3 个试验组为单独 70Gy 常规分次治疗对照 V-CHART、V-CHART 联合第 5 天同步使用 MMC(V-CHART+MMC)[128]。239 例患者随机分组。肿瘤局部控制率分别为常规分次治疗 31%、V-CHART 32%和 V-CHART+MMC 48%($P<0.05$)。总生存率分别为常规分次 24%、V-CHART 31% 和 V-CHART+MMC 41%($P<0.05$)。由此得出,治疗时间从 7 周减为 17 天连续照射且放射剂量从 70Gy 降至 55.3Gy 产生的疗效相同,而加速分割治疗第 5 天加入 MMC 明显提高了局部控制率和生存率。为 AF 联合化疗提供了依据。

德国协作组比较了联合或不联合卡铂和 5-氟尿嘧啶的同步增量放射治疗方案[129]。联用化疗使局部控制率和生存率有升高的趋势,但其导致慢性吞咽困难发生率明显升高,最终只能依赖胃管进食(51%对 25%)。第二次随机选择使用或不使用粒细胞集落刺激因子来减少黏膜炎,产生了令人惊讶的结果,给予粒细胞集落刺激因子的两个治疗组的局部控制率均明显降低。

法国协作组 GORTEC 测试给予 62~64Gy 5 周联用顺铂和 5-氟尿嘧啶治疗,该试验因导致不可接受的毒性而提前终止[74]。中国的鼻咽试验得出了非常有趣的结果, 加速放射治疗与同步放化疗的获益相同,已在前文的加速放射治疗部分讨论过[25]。

意大利 Corvo 等[130]研究了交替放化疗并与大剂量加速放射治疗进行对照研究。136 例Ⅱ期或Ⅲ~Ⅳ期头颈部肿瘤患者随机分组,采用同步增量方法,交替应用顺铂和 5-氟尿嘧啶行放疗,2 周为 1 个疗程, 共 3 个疗程(20Gy,2Gy/d:60Gy/40 次对 75Gy/40 次,共 6 周)。60 个月的总生存率、无进展生存率和局部控制率无差异。

两项试验研究了联合或不联合同步化疗的间断疗程分割放射治疗。两组均为间断 AF 方案(70Gy/42~51 天)联合顺铂和 5-氟尿嘧啶[123,131]。两组均显示放化疗方案相比单用非常规分次治疗,局部控制率有所提高。然而,已发现间歇加速方案并不比标准分次方案更有效。局部控制率提高的同时, 晚期反应增加了 18%~26%。更大型试验显示总生存率提高。

Adelstein 等[126]报道了头颈部协会试验,该试验通过化疗联合标准分次方案或延长间歇方案治疗不能手术切除的头颈部鳞状细胞癌患者来研究联合放化疗。295 例患者随机分为 3 组:70Gy,2Gy/d(单纯 RT),对照相同放射治疗联合同步团注顺铂[RT+化疗(C)],以及间歇放射治疗,从第 9 周放射治疗间歇开始同时应用化疗 (间歇 RT+C)。没有达到预计目标单纯 RT 组。52%的患者发生 3 级或以上毒性、RT+C 组 89%($P<0.0001$)、间歇 RT+C 组 77%($P<0.001$)。单纯 RT 组患者的 3 年预期总生存率为 23%、RT+C 组为 37%($P=0.014$)、间歇 RT+C 组为 27%(P 值无意义)。常规放射治疗联合同步大剂量、单药顺铂明显提高了生存率,且毒性增加;然而,多药化疗不能补偿因间歇照射时间延长而降低的疗效。

超分割放射治疗联合同步化疗

Jeremic 等[132]进行的随机试验测试了每天使用低

表 12.6 同步化疗和非常规分割放疗治疗头颈部肿瘤的Ⅲ期试验

参考文献	肿瘤部位和分期	患者例数	治疗方案	肿瘤反应	并发症
加速分割治疗联合化疗					
Dobrowsky 和 Naude[128]	不同部位 T1~4,N0~3	239	V-CHART: 55.3Gy/17 天(第 1 天 2.5Gy,第 2~17 天 1.65Gy,2 次/天) V-CHART+MMC:第 5 天 20mg/m^2 CF:70Gy/7 周	与 V-CHART 和 CF 比较,V-CHART+MMC 可获得较高的 LRC(P<0.05)和存活(P≤0.33)	V-CHART 诱导的黏膜炎多于 CF,但联用 MMC 未强化 未报道晚期毒性
Staar 等[129]	Ⅲ~Ⅳ期不能切除的口咽和下咽癌	240	69.9Gy/5.5 周+卡铂[70mg/(m^2·d)]和 5-FU[600mg/(m^2·d)] 5 天×2 69.9Gy/5.5 周(1.8Gy/d,共 3.5 周,然后 1.8Gy+1.5Gy,2 次/天,共 2 周)	2 年 OS:48%对 39%(P=0.11) 2 年 LRC 51%对 45%(P=0.14) 接受 G-CSF 的患者的 LRC 更差(P=0.007)	3~4 级黏膜炎:68%对 52%(P=0.01) 3~4 级呕吐:8.2%对 1.6%(P=0.02) 晚期吞咽问题和饲管依赖性:51%对 25%(P=0.02)
Bourhis 等[99]	不同部位 晚期不能手术的肿瘤	109	62~64Gy/5 周+Cis(第 1、16、32 天 100mg/m^2)和 5-FU[第 1~5 天,31~35 天 1g/(m^2·d)] 62~64Gy/3 周	结果未报道	早期中止,由于联合组治疗相关死亡率较高
Wang 等[93]	鼻咽癌	416	74~76Gy/6 周(6 次/周)+Cis/5-FU 74~76Gy/6 周(6 次/周) 70~76Gy/7 周	LRC 13.6% 对 16.7% 对 27.3%(P<0.05),5 年 OS 57.6%对 53.6%对 43.8%(P<0.05);加速分割组与同步化疗组结果相似	加速分割组的急性反应发生率更高
分次放化疗对比部分加速放射治疗局部晚期头颈部鳞状细胞癌					
Corvo 等[130]	有不利因素的Ⅱ期或Ⅲ~Ⅳ期	136	1 周 Cis [20mg/(m^2 ·d) +5-FU 200mg/m^2,5 天]伴 20Gy 分次照射 2 周,2Gy/d,5 天/周(60Gy)对照 75Gy/40CB,6 周	3 年 OS:37%对 29%;3 年 PFS:35%对 27% 3 年 LRC:32%对 27%	急性皮肤和晚期黏膜与皮肤毒性显著少于放化疗,但放射治疗剂量为 15Gy 或以下
间歇加速分割治疗联合化疗					
Denham 等[4]	不同部位 T2~4,N0~3	122	RT:70Gy/47 天,1.25Gy,2 次/天(40Gy 后间歇 7~10 天)+Cis 和 5-FU(第 1 周和第 6 周) 仅 RT:75Gy/42 天,1.25Gy,2 次/天	3 年 LRC:70%对 44%(P=0.01) 3 年 RFS:61%对 41%(P=0.07) 3 年 OS:55%对 34%(P=0.07)	黏膜炎类似;内部进食和败血症增加 晚期并发症相似
Byhardt 等[170]	不同部位 Ⅲ~Ⅳ期	270	70.2Gy/51 天+Cis、5-FU 和甲酰四氢叶酸 70.2Gy/51 天(23.4Gy,1.8Gy/次,2 次/天,间隔 10 天,共 3 周期)	3 年 LRC:36%对 17%(P<0.004) 3 年 OS:48%对 24%(P<0.0003)	3~4 级急性黏膜炎:38%对 16%(P<0.001) 严重晚期不良反应:10%对 6.4%(NS)

(待续)

表 12.6(续)

参考文献	肿瘤部位和分期	患者例数	治疗方案	肿瘤反应	并发症
联合间歇延期放射治疗和放化疗					
Adelstein 等[126]	Ⅲ期或Ⅳ期不能手术切除的肿瘤	295	30Gy,2Gy/d 联合同步 5-FU 和 Cis 1~3 周,化疗后间断 5 周,30~40Gy/8~11 周对 70Gy,2Gy/d+Cis(第 1、22 和 43天)对单独给予 70Gy,2Gy/d	3 年映射 OS:27%对 37%对 23% 中位生存期:13.8 对 19.1 对 12.6 个月;1 组与 3 组之间没有差异 3 年 DSS:41%对 51%对 33%;2 组更佳(P=0.01)	3 级或以上毒性:77%对 89%对 52%(P<0.001)
超分割治疗联合化疗					
Denham 等[54]	不同部位Ⅲ~Ⅳ期	130	77Gy/7 周+Cis[6mg/(m²·d)] 77Gy/7 周(1.1Gy,2 次/天)	5 年 LRPFS:50%对 36%(P=0.04) 5 年 PFS:46%对 25%(P=0.007) 5 年 DMFS:86%对 57%(P=0.001) 5 年 OS:46%对 25%(P=0.008)	急性发病率或晚期毒性无显著性差异(白细胞减少除外,P=0.006)
Hugeunin 等[133]	头颈部鳞状细胞癌	224	74.4Gy;1.2Gy,2 次/天+Cis 20mg/m²(第 1 周和第 5 周的第 5 天) 74.4Gy; 1.2Gy,2 次/天	2.5 年无复发生存率为 45%和 33%;LRC 显著改善,对数秩检验(P<0.039)	晚期毒性是可比的
联用同步化疗和加速超分割放化疗对照单独增量加速超分割放疗治疗局限性晚期头颈部肿瘤					
Budach 等[75]	不同部位Ⅲ~Ⅳ期	384	70.6Gy/6 周 (30Gy,2Gy/d +40.6Gy,1.4Gy,2 次/天)+5-FU (600mg/m²)+MMC(10mg/m²) 77.6Gy (14Gy,2Gy/d +1.4Gy,2 次/天):增量放射治疗	5 年 LRC 49.9%对 37.4%(P=0.001) 5 年 OS:28.6%对 23.7%(P=0.023)	最大急性黏膜炎、潮湿脱屑和红斑的发生率在剂量递增放射治疗中较高;晚期反应无差异

CB,伴随加强;CF,常规分次治疗;Cis,顺铂;DMFS,远处无转移生存;DSS,疾病特异性生存;5-FU,5-氟尿嘧啶;LC,局部控制;LRC,局部区域控制;LRPFS,局部区域无进展生存;MMC,丝裂霉素-C;NS,不显著;OS,总生存;PFS,无进展生存;G-CSF,粒细胞集落刺激因子;RFS,无复发生存;V-CHART,Vienna 变异连续超分割加速放射治疗。

剂量顺铂联合 77Gy,1.1Gy/次,2 次/天,共 7 周的放射治疗。每天使用顺铂使 HF 放射治疗达到更高的局部无进展生存率(50%对 36%,P=0.04)、5 年无进展生存率 (46%对 25%,P=0.007)、5 年无远处转移生存率(86%对 57%,P=0.001)和 5 年总生存率(46%对 25%,P=0.008)。因晚期不良反应无差异,所以其真正实现了治疗获益。

苏黎世的一项研究也报道了相似的结果。224 例鳞状细胞癌患者随机分组,HF 放射治疗 (平均剂量 74.4Gy,1.2Gy,2 次/天),第 1 周和第 5 周同步使用 5 天顺铂 20mg/m² 2 周期,对照同方案放射治疗。使用顺铂组的局部控制率和无远处转移生存率明显提高(时序检验;P=0.039、0.011),总生存率无差异,晚期毒性相似。同步使用顺铂提高了 HF 放射治疗的疗效。

报道的第三项试验来自德国癌症协会,病例数更多,采用无铂方案联合 HF 加速放射治疗对照逐步增量 HF 加速放射治疗,证实了该结果[134]。84 例Ⅲ期(6%)和Ⅳ期(94%)口咽癌(59.4%)、下咽癌(32.3%)和口腔癌(8.3%)患者随机分组,行同步化疗和 HF 加速放射治疗 70.6Gy/6 周,对照单独 HF 加速放射治疗 77.6Gy。化疗第 1~5 天应用 5-氟尿嘧啶(600mg/m²,120h 持续输入),第 5 天和第 36 天应用丝裂霉素

(10mg/m²)。5年局部控制率为49.9%对37.4%(*P*=0.001),总生存率为28.6%对23.7%(*P*=0.023)。无进展率和无转移率分别为29.3%和51.9%对26.6%和54.7%(*P*=0.009、0.575)。晚期反应无差异。他们得出结论HF加速放射治疗(70.6Gy)联合同步化疗优于逐步增量HF放射治疗(77.6Gy),且急性反应更少,晚期反应相似,提示治疗率提高[134]。

肿瘤放射治疗协会关于选择性分次放射治疗联合同步化疗方案的试验结果

RTOG指导的随机试验检验分次放射治疗是否提高同步顺铂化疗疗效(例如,分次放射治疗联合同步化疗是否存在真正获益)[135]。加速放射治疗病没有提高同步顺铂化疗组的有效率。共743例Ⅲ期或Ⅳ期口腔、口咽、下咽和喉部鳞状细胞癌患者被随机分为两组:常规标准放射治疗[70Gy/35次,1次/天,共7周,(SFX)]同步应用顺铂3周期(放射治疗期间每3周给予100mg/m²),对照同步增量[72Gy/42次,6.5周,(AFX-C)]同步使用2周期相同化疗。共分析了721例患者结果(AFX-C组360例,SFX组361例患者)。两组在肿瘤部位、分期、体能状态以及年龄因素上是均衡的。在中位生存期4.8年(0.3~6.5年)时共418例患者存活。初步试验结果分析显示当联合同步顺铂化疗时,AFX-C组并没有提高疗效或增加晚期毒性。两组的OS(5年:59%对56%;HR为0.90,CI为0.72~1.13;*P*=0.18)、DFS(45%对44%;*P*=0.42)、局部失败率(31%对28%;*P*=0.76)、转移率(18%对22%;*P*=0.06)没有统计学差异。3~4级急性黏膜总反应(33%对40%)以及晚期毒性(26%对21%)均未增加。治疗前的管饲率分别为22%和25%,治疗结束后分别为67%和69%,结束后1年为28%和29%,最后降为5%和15%。分析结果显示放射治疗持续时间和顺铂剂量均显著影响生存率。顺铂化疗通过降低局部进展率提高了总生存率,但同时也增加了毒性。顺铂剂量对AFX-C组带来的影响,表明同步顺铂化疗可部分抑制集落形成。

该研究建议,对于那些无法按计划接受与标准放射治疗联合全程同步顺铂化疗的患者,剩余的放射治疗疗程采用加速照射的方法获益更多。可以采用每周照射1天,每天2次的方案。

在RTOG 0129中,每天放射治疗计划的延迟作为一个连续变量可导致以下临床因素的改变:OS 5%、PFS 4%、局部控制率4%(*P*=0.001、0.006、0.02)[136]。

有关使用IMRT的临床分次问题

IMRT分次治疗的异质性比较大。国际上一项关于IMRT分次放射治疗的调查显示,14个国际中心分别采用12种不同的分割剂量:其中有3个中心采用常规2Gy/次的同步放化疗,11个中心采用非常规分次剂量,其中3个中心应用丹麦头颈部肿瘤小组方案,即每周照射6次,3个中心采用≤2.2Gy/次,4个中心采用≥2.3Gy/次的剂量递增的低分割放射治疗,1个中心采用连续超分割放射治疗,1个中心采用连续加速分割,1个中心采用推量照射。分割剂量差异的原因可能包括:①剂量递增;②总照射体积;③靶体积数量;④系统性全身治疗;⑤较短的治疗时间;⑥放射治疗资源的可获得性;⑦更长的住院时间;⑧可变的大体肿瘤体积边缘;⑨摆位的舒适性;⑩晚期组织毒性;⑪使用较低的颈前野[137]。

高精确放射治疗时代有两大主要优势:提高了处方剂量对瘤体的覆盖面积,同时无须使用复杂的射野,且应用IMRT增强了对正常组织的保护,如腮腺、脊髓、脑干、脑和眼睛。然而,仍需考虑两个重要的分次问题:

- 如果仅采用单一计划,用相同的总分次数治疗所有靶区,可能会导致第二靶区分次剂量较低。将不得不通过改变总剂量来补偿第二靶区,以避免可能出现较低有效生物剂量分布这一严重后果。
- 如果可以通过避开器官来减少剂量限制毒性,那么IMRT可以达到更高的照射剂量。其可通过延长治疗时间以增加分次或增加每天的照射次数来实现。可选择增加分次剂量和在相同或更短的治疗时间内逐步增加总剂量。

靶区内有效生物剂量降低和治愈率降低的潜在可能性

常规非调强放射治疗技术治疗HNSCC时,总靶区内剂量分布分次剂量固定。开始大野照射整体给予一初始剂量,然后缩小照射野局部推量(缩野技术)。例如,常规头颈部三野计划采用两侧光子野对穿并接电子野输送50Gy,2Gy/次,治疗肉眼可见病灶的原发部位和淋巴结、淋巴引流区和镜下可能存在瘤细胞的肿瘤周围区域。然后根据肿瘤的大体范围,采用较小的照射野补量16~20Gy/8~10次,从而使大体肿瘤和淋巴结病灶剂量提高到66~70Gy。随后采用电子野可使邻近的大体淋巴结肿瘤剂量提高到56~60Gy。该种分次治疗尤其适用于联用同步化疗。与此相反,IMRT 治疗区内各部分处方剂量是同时给予的。疗程中每一靶区每次照射剂量均为特定的恒定剂量。所有靶区治疗照射次数相同。例如,大体肿瘤处方剂量为 70Gy/35 次,该瘤体每次要给予 2Gy。次级靶区处方剂量 56Gy 和 50Gy 也分为 35 次/7 周给予,应用 IMRT 分次剂量分别为 1.6Gy 和 1.43Gy,共 7 周。因为分次剂量较小且治疗时间延长,所以应用 IMRT 给予 56Gy 和 50Gy,35 次,共 7 周的方案的有效生物剂量较低。此须通过增加选择区和交界区剂量靶区总剂量来补偿, 如表 12.7 所示。

靶区剂量递增同时不增加正常组织剂量来提高治疗率的研究

分次放射治疗研究的经验和结论完全以常规放射治疗技术和常规适形技术结果为基础。这些技术使得较大的正常组织体积受到了增量照射,它们不可避免地受到了全部增量照射。然而,IMRT 在很大程度上能降低正常结构的剂量且潜在的毒性更少。例如,TMRT 应用于头颈部能保护腮腺,明显降低了口腔干燥的发生率和严重程度[138-140]。而 IMRT 更大的优势可能在于其使剂量递增的潜力。临床剂量学比较研究表明, 对于肿瘤亚瘤床区域采用同步增量来提高剂量或许是可行的[141]。下一步要进行的工作是设法探索是否可以通过代谢或乏氧成像使增量体积定位更加明确[142]。

常见的临床标准方案

一篇对头颈部肿瘤协作组关于化疗的荟萃分析显示,同步放化疗的生存获益要大于分次治疗方案[125]。大部分局部晚期(如Ⅳ期)HNSCC 获益显著,且同步放化疗常推荐用于大的 T3 或 T4 期肿瘤或 N2~3 期淋巴结患者,通常联用标准分次方案。

由于加速方案似乎使得原发性肿瘤的局部控制有明显获益,而淋巴结控制期无获益,因此选择非常规分次方案治疗 T2、外生型 T3 或 N0~1 且没有接受过常规化疗的患者和那些较晚期局限性肿瘤且不适合化疗的患者是合理的[143]。

在美国和欧洲的许多地方,标准分次仍为 2Gy/d。但是,尽管有随机研究结果,常规做法仍存在相当大差异,各机构往往坚持使用他们所熟悉的剂量分割方案。曼彻斯特(英国)、加拿大、丹麦和美国的常用方案如表 12.7 所示。

未来方向:分子影像和联合分子靶向与非常规分割放射治疗方案相结合的治疗获益

对肿瘤生物学的进一步了解开启了令人激动的新机遇,发展特异性分子靶向治疗以选择性增强肿瘤对放射治疗的反应。例如,对于晚期 HNSCC 患者[71],表皮生长因子受体(EGFR)过表达是总生存率和无病生存率的一个强有力的独立的预后指标, 强烈提示局部复发,但不提示远处转移。数据表明应考虑使用 EGFR 免疫组织化学来筛选患者,并进行更积极的综合治疗[109]。

临床前期和早期临床预期结果支持应用 EGFR 抑制剂联合放射治疗治疗晚期 HNSCC[144]。一项Ⅲ期多国试验证实 EGFR 信号分子被抑制后产生放射增敏可提高预后。西妥昔单抗为 EGFR 单克隆抗体,当联合大剂量放射治疗治疗局限性晚期 HNSCC 患者时,可提高局部控制率并降低死亡率,同时不增加常见毒性反应。该项研究中的 424 例患者随机分组,接受单独放射治疗 6~7 周(RT),或放射治疗联合每周使用西妥昔单抗 400mg/m^2(RT+C)。RT+C 组的局部控制中位持续时间为 24.4 个月, 单独 RT 组为 14.9 个月(局部进展或死亡 HR 为 0.68;P=0.005)。中位随访时间为 54.0 个月,RT+C 组中位总生存时间为 49.0 个月, 单独 RT 组为 29.3 个月 (死亡 HR 为 0.74;P=0.03)。西妥昔单抗明显延长了无进展生存时间(疾病进展或死亡 HR 为 0.70;P=0.006)。除痤疮样皮疹和输液反应外,两组包括黏膜炎在内的 3 级或以上毒性反应发生率无明显不同[145,146]。

然而,进一步的研究没有发现将西妥昔单抗加入化疗同时改变分次有任何益处。RTOG 0522 是一项随机试验, 包括 940 例口咽、喉和下咽Ⅲ~Ⅳ期癌症患者,对比同步加速放疗联合顺铂与同步加速放疗联合顺铂和西妥昔单抗的疗效。初步结果显示,在顺铂-放疗方案中加入西妥昔单抗并未改善无进展生存或总体生存率,而且黏膜炎发生率和西妥昔单抗引起的皮肤反应增多[147]。

致谢

真挚地感谢助理编辑 Sharon A.和 21 世纪肿瘤医院科研和教育部执行主任 Salenius,M.P.H.(佛罗里达州,迈尔斯堡)。

表 12.7 常见的头颈部肿瘤分次治疗方案

剂量/分次	GTV(Gy)	交界区危险靶区剂量(Gy)	镜下可疑低危险靶区剂量(Gy)
美国：IMRT[a]			
70Gy/33 次;1 次/天联合化疗	70	60~63	57~60
同步增量			
72Gy/42 次	72	57~63	54
2 次/天,10~12 天			
66Gy/30 次,1 次/天	66	60	54
无化疗术后			
60~66Gy/30 次,1 次/天	66	56~57	54
加拿大 (PMH)：IMRT[a]			
70Gy/35 次,1 次/天	70	63	56
60Gy/25 次	60	56	50
T2,N0 喉癌,T1~2 口咽小肿块			
64Gy/40 次;2 次/天	64	56	46
T3, T4 且淋巴结转移低			
术后加量			
66Gy/33 次,1 次/天	66	60	56
60Gy/30 次,1 次/天	60	60	54
51Gy/20 次			
T1a,N0,M0 声门癌			
曼彻斯特(英国,克里斯蒂医院)			
喉部小肿块(5~6cm)50~52.5Gy/16 次			
中等体积达最大 10cm 长,55Gy/20 次			
术后 50Gy/20 次联合化疗			
50~52.5Gy/20 次,无化疗			
丹麦			
70Gy/35 次,每周 6 次			

第 3 列和第 4 列应用 IMRT 对靶区肿瘤进行控制的等效生物剂量考虑到了每次减少剂量产生的效应和延长总治疗时间产生的效应。GTV,大体肿瘤体积;IMRT,调强放射治疗;N,淋巴结分期;PMH,玛格丽特公主医院;T,肿瘤分期。

[a] 单相治疗计划。

(李晓琳 译 邢力刚 校)

部分参考文献

本章全部参考文献请登录网站:http://www.tsttpc.com/download_list.html

2. Thames HD, Hendry JH. *Fractionation in radiotherapy.* London: Taylor & Francis; 1987.
6. Turesson I, Thames HD. Repair capacity and kinetics of human skin during fractionated radiotherapy: erythema, desquamation, and telangiectasia after 3 and 5 year's follow-up. *Radiother Oncol* 1989;15(2):169–188.
8. Thames HD Jr, Withers HR, Peters LJ, et al. Changes in early and late radiation responses with altered dose fractionation: implications for dose–survival relationships. *Int J Radiat Oncol Biol Phys* 1982;8(2):219–26.
24. Dorr W, Hendry JH. Consequential late effects in normal tissues. *Radiother Oncol* 2001;61(3):223–231.
25. Wang CJ, Leung SW, Chen HC, et al. The correlation of acute toxicity and late rectal injury in radiotherapy for cervical carcinoma: evidence suggestive of consequential late effect (CQLE). *Int J Radiat Oncol Biol Phys* 1998;40(1):85–91.
26. Cox JD. Large-dose fractionation (hypofractionation). *Cancer* 1985;55(9, Suppl): 2105–2111.
27. Peters LJ, Withers HR. Morbidity from large dose fractions in radiotherapy. *Br J Radiol* 1980;53(626):170–171.
28. Collins CD, Lloyd-Davies RW, Swan AV. Radical external beam radiotherapy for localised carcinoma of the prostate using a hypofractionation technique. *Clin Oncol* 1991;3(3):127–132.
29. Akimoto T, Muramatsu H, Takahashi M, et al. Rectal bleeding after hypofractionated radiotherapy for prostate cancer: correlation between clinical and dosimetric parameters and the incidence of grade 2 or worse rectal bleeding. *Int J Radiat Oncol Biol Phys* 2004;60(4):1033–1039.
31. Kupelian PA, Thakkar VV, Khuntia D, et al. Hypofractionated intensity-modulated radiotherapy (70 Gy at 2.5 Gy per fraction) for localized prostate cancer: long-term outcomes. *Int J Radiat Oncol Biol Phys* 2005;63(5):1463–1468.
32. Lukka H, Hayter C, Julian JA, et al. Randomized trial comparing two fractionation schedules for patients with localized prostate cancer. *J Clin Oncol* 2005;23(25):6132–6138.
33. Ang KK, Thames HD Jr, van der Kogel AJ, et al. Is the rate of repair of radiation-induced sublethal damage in rat spinal cord dependent on the size of dose per fraction? *Int J Radiat Oncol Biol Phys* 1987;13(4):557–562.
34. Ang KK, Xu FX, Landuyt W, van der Schueren E. The kinetics and capacity of repair of sublethal damage in mouse lip mucosa during fractionated irradiations. *Int J Radiat Oncol Biol Phys* 1985;11(11):1977–1983.
43. Ang KK, Jiang GL, Guttenberger R, et al. Impact of spinal cord repair kinetics on the practice of altered fractionation schedules. *Radiother Oncol* 1992;25(4):287–294.

46. Cox JD, Pajak TF, Marcial VA, et al. ASTRO plenary: interfraction interval is a major determinant of late effects, with hyperfractionated radiation therapy of carcinomas of upper respiratory and digestive tracts: results from Radiation Therapy Oncology Group protocol 8313. *Int J Radiat Oncol Biol Phys* 1991;20(6): 1191–1195.
48. Thames HD, Peters LJ, Ang KK. Time–dose considerations for normal-tissue tolerance. *Front Radiat Ther Oncol* 1989;23:113–130.
49. Bentzen SM, Saunders MI, Dische S. Repair halftimes estimated from observations of treatment-related morbidity after CHART or conventional radiotherapy in head and neck cancer. *Radiother Oncol* 1999;53(3):219–226.
50. Horiot JC, Bontemps P, van den Bogaert W, et al. Accelerated fractionation (AF) compared to conventional fractionation (CF) improves loco-regional control in the radiotherapy of advanced head and neck cancers: results of the EORTC 22851 randomized trial. *Radiother Oncol* 1997;44(2):111–121.
51. Horiot JC, Le Fur R, N'Guyen T, et al. Hyperfractionation versus conventional fractionation in oropharyngeal carcinoma: final analysis of a randomized trial of the EORTC cooperative group of radiotherapy. *Radiother Oncol* 1992;25(4):231–241.
56. Withers HR, Taylor JM, Maciejewski B. The hazard of accelerated tumor clonogen repopulation during radiotherapy. *Acta Oncol* 1988;27(2):131–146.
57. Bentzen SM, Thames HD. Clinical evidence for tumor clonogen regeneration: interpretations of the data. *Radiother Oncol* 1991;22(3):161–166.
58. Dubben HH. Local control, TCD50 and dose–time prescription habits in radiotherapy of head and neck tumours. *Radiother Oncol* 1994;32(3):197–200.
59. Thames HD, Bentzen SM. Time factor for tonsillar carcinoma. *Int J Radiat Oncol Biol Phys* 1995;33(3):755–758.
62. Eriksen JG, Buffa FM, Alsner J, et al. Molecular profiles as predictive marker for the effect of overall treatment time of radiotherapy in supraglottic larynx squamous cell carcinomas. *Radiother Oncol* 2004;72(3):275–282.
63. Strandqvist M. Studien uber die kumulative wirkung der rontgenstrahlen bei fraktionierung. *Acta Radiol* 1944;55(Suppl):1.
67. Fowler JF, Stern BE. Fractionation and dose-rate. II. Dose–time relationships in radiotherapy and the validity of cell survival curve models. *Br J Radiol* 1963;36: 163–173.
68. Ellis F. Nominal standard dose and the ret. *Br J Radiol* 1971;44(518):101–108.
70. Baujat B, Bourhis J, Blanchard P, et al. Hyperfractionated or accelerated radiotherapy for head and neck cancer. *Cochrane Database Syst Rev* 2010(12): CD002026.
71. Fu KK, Pajak TF, Trotti A, et al. A Radiation Therapy Oncology Group (RTOG) phase III randomized study to compare hyperfractionation and two variants of accelerated fractionation to standard fractionation radiotherapy for head and neck squamous cell carcinomas: first report of RTOG 9003. *Int J Radiat Oncol Biol Phys* 2000;48(1):7–16.
72. Horiot JC. Controlled clinical trials of hyperfractionated and accelerated radiotherapy in otorhinolaryngologic cancers [in French]. *Bull Acad Natl Med* 1998;182(6):1247–1260.
73. Pinto LH, Canary PC, Araujo CM, et al. Prospective randomized trial comparing hyperfractionated versus conventional radiotherapy in stages III and IV oropharyngeal carcinoma. *Int J Radiat Oncol Biol Phys* 1991;21(3):557–562.
74. Cummings B, O'Sullivan B, Keane T. 5-year results of a 4 week/twice daily radiation schedule: the Toronto Trial. *Radiother Oncol* 2000;56:S8.
75. Budach W, Hehr T, Budach V, et al. A meta-analysis of hyperfractionated and accelerated radiotherapy and combined chemotherapy and radiotherapy regimens in unresected locally advanced squamous cell carcinoma of the head and neck. *BMC Cancer* 2006;6:28.
76. Sanchiz F, Milla A, Torner J, et al. Single fraction per day versus two fractions per day versus radiochemotherapy in the treatment of head and neck cancer. *Int J Radiat Oncol Biol Phys* 1990;19(6):1347–1350.
77. Bourhis J, Lapeyre M, Tortochaux J, et al. Very accelerated versus conventional radiotherapy in HNSCC: results of the GORTEC 94–02 randomized trial. *Int J Radiat Oncol Biol Phys* 2000;51(Suppl 1):39.
79. Willers H, Liertz-Petersen C, Dubben HH, et al. Outcome of hyperfractionated radiation therapy in randomized clinical trials. *Int J Radiat Oncol Biol Phys* 1998;40(1):257–259.
80. Edsmyr F, Andersson L, Esposti PL, et al. Irradiation therapy with multiple small fractions per day in urinary bladder cancer. *Radiother Oncol* 1985;4(3):197–203.
81. Naslund I, Nilsson B, Littbrand B. Hyperfractionated radiotherapy of bladder cancer. A ten-year follow-up of a randomized clinical trial. *Acta Oncol* 1994;33(4):397–402.
82. Sause W, Kolesar P, Taylor SI, et al. Final results of phase III trial in regionally advanced unresectable non–small cell lung cancer: Radiation Therapy Oncology Group, Eastern Cooperative Oncology Group, and Southwest Oncology Group. *Chest* 2000;117(2):358–364.
84. Mandell LR, Kadota R, Freeman C, et al. There is no role for hyperfractionated radiotherapy in the management of children with newly diagnosed diffuse intrinsic brainstem tumors: results of a Pediatric Oncology Group phase III trial comparing conventional vs. hyperfractionated radiotherapy. *Int J Radiat Oncol Biol Phys* 1999;43(5):959–964.
85. LeClerc JM, Billett AL, Gelber RD, et al. Treatment of childhood acute lymphoblastic leukemia: results of Dana-Farber ALL Consortium Protocol 87–01. *J Clin Oncol* 2002;20(1):237–246.
86. Waber DP, Silverman LB, Catania L, et al. Outcomes of a randomized trial of hyperfractionated cranial radiation therapy for treatment of high-risk acute lymphoblastic leukemia: therapeutic efficacy and neurotoxicity. *J Clin Oncol* 2004;22(13):2701–2707.
87. Donaldson SS, Meza J, Breneman JC, et al. Results from the IRS-IV randomized trial of hyperfractionated radiotherapy in children with rhabdomyosarcoma—a report from the IRSG. *Int J Radiat Oncol Biol Phys* 2001;51(3):718–728.
88. Murray KJ, Scott C, Greenberg HM, et al. A randomized phase III study of accelerated hyperfractionation versus standard in patients with unresected brain metastases: a report of the Radiation Therapy Oncology Group (RTOG) 9104. *Int J Radiat Oncol Biol Phys* 1997;39(3):571–574.
89. Le Pechoux C, Dunant A, Senan S, et al. Standard-dose versus higher-dose prophylactic cranial irradiation (PCI) in patients with limited-stage small-cell lung cancer in complete remission after chemotherapy and thoracic radiotherapy (PCI 99–01, EORTC 22003–08004, RTOG 0212, and IFCT 99–01): a randomised clinical trial. *Lancet Oncol* 2009;10(5):467–474.
90. Ball D, Bishop J, Smith J, et al. A randomised phase III study of accelerated or standard fraction radiotherapy with or without concurrent carboplatin in inoperable non–small cell lung cancer: final report of an Australian multi-centre trial. *Radiother Oncol* 1999;52(2):129–136.
91. Jackson SM, Weir LM, Hay JH, et al. A randomised trial of accelerated versus conventional radiotherapy in head and neck cancer. *Radiother Oncol* 1997;43(1):39–46.
92. Skladowski K, Maciejewski B, Golen M, et al. Randomized clinical trial on 7-day-continuous accelerated irradiation (CAIR) of head and neck cancer—report on 3-year tumour control and normal tissue toxicity. *Radiother Oncol* 2000;55(2):101–110.
93. Wang RS, Liu WQ, Li J, et al. Accelerated fractionated radiotherapy with concurrent chemotherapy in advanced nasopharyngeal carcinoma [in Chinese]. *Ai Zheng* 2003;22(9):982–984.
94. Overgaard J, Hansen HS, Grau C. The DAHANCA 6 and 7 trial: a randomized multicenter study of 5 versus 6 fractions per week of conventional radiotherapy of squamous cell carcinoma (SCC) of the head and neck. *Radiother Oncol* 2000;56:S4.
95. Hliniak A, Gwiazdowska B, Szutkowski Z. Radiotherapy of the laryngeal cancer: the estimation of the therapeutic gain and the enhancement of toxicity by the one–week shortening of the treatment time. Results of the randomized phase III multicenter trial. *Radiother Oncol* 2000;56:S5.
96. Overgaard J, Hansen HS, Specht L, et al. Five compared with six fractions per week of conventional radiotherapy of squamous-cell carcinoma of head and neck: DAHANCA 6 and 7 randomised controlled trial. *Lancet* 2003;362(9388):933–940.
97. Saunders MI, Rojas AM, Parmar MK, Dische S. Mature results of a randomized trial of accelerated hyperfractionated versus conventional radiotherapy in head-and-neck cancer. *Int J Radiat Oncol Biol Phys* 2010;77(1):3–8.
98. Poulsen MG, Denham JW, Peters LJ, et al. A randomised trial of accelerated and conventional radiotherapy for stage III and IV squamous carcinoma of the head and neck: a Trans-Tasman Radiation Oncology Group Study. *Radiother Oncol* 2001;60(2):113–122.
99. Bourhis J, Lapeyre M, Tortochaux J, et al. Preliminary results of the GORTEC 96–01 randomized trial, comparing very accelerated radiotherapy versus concomitant radio-chemotherapy for locally inoperable HNSCC. *Int J Radiat Oncol Biol Phys* 2001;51(3, Suppl 1):39.
100. Awwad HK, Lotayef M, Shouman T, et al. Accelerated hyperfractionation (AHF) compared to conventional fractionation (CF) in the postoperative radiotherapy of locally advanced head and neck cancer: influence of proliferation. *Br J Cancer* 2002;86(4):517–523.
101. Ang KK, Trotti A, Brown BW, et al. Randomized trial addressing risk features and time factors of surgery plus radiotherapy in advanced head-and-neck cancer. *Int J Radiat Oncol Biol Phys* 2001;51(3):571–578.
102. Sanguineti G, Richetti A, Bignardi M, et al. Accelerated versus conventional fractionated postoperative radiotherapy for advanced head and neck cancer: results of a multicenter Phase III study. *Int J Radiat Oncol Biol Phys* 2005;61(3): 762–771.
103. Saunders M, Dische S, Barrett A, et al. Continuous, hyperfractionated, accelerated radiotherapy (CHART) versus conventional radiotherapy in non–small cell lung cancer: mature data from the randomised multicentre trial. CHART Steering committee. *Radiother Oncol* 1999;52(2):137–148.
104. Belani CP, Wang W, Johnson DH, et al. Phase III study of the Eastern Cooperative Oncology Group (ECOG 2597): induction chemotherapy followed by either standard thoracic radiotherapy or hyperfractionated accelerated radiotherapy for patients with unresectable stage IIIA and B non–small-cell lung cancer. *J Clin Oncol* 2005;23(16):3760–3767.
105. Baumann M, Herrmann T, Koch R, et al. Final results of the randomized phase III CHARTWEL-trial (ARO 97–1) comparing hyperfractionated-accelerated versus conventionally fractionated radiotherapy in non–small cell lung cancer (NSCLC). *Radiother Oncol* 2011;100(1):76–85.
106. Fallai C, Bolner A, Signor M, et al. Long-term results of conventional radiotherapy versus accelerated hyperfractionated radiotherapy versus concomitant radiotherapy and chemotherapy in locoregionally advanced carcinoma of the oropharynx. *Tumori* 2006;92(1):41–54.
111. Prados MD, Wara WM, Sneed PK, et al. Phase III trial of accelerated hyperfractionation with or without difluromethylornithine (DFMO) versus standard fractionated radiotherapy with or without DFMO for newly diagnosed patients with glioblastoma multiforme. *Int J Radiat Oncol Biol Phys* 2001;49(1):71–77.
112. Bentzen SM, Agrawal RK, Aird EG, et al. The UK Standardisation of Breast Radiotherapy (START) Trial B of radiotherapy hypofractionation for treatment of early breast cancer: a randomised trial. *Lancet* 2008;371(9618):1098–1107.
113. Bentzen SM, Agrawal RK, Aird EG, et al. The UK Standardisation of Breast Radiotherapy (START) Trial A of radiotherapy hypofractionation for treatment of early breast cancer: a randomised trial. *Lancet Oncol* 2008;9(4):331–341.
114. Whelan TJ, Pignol JP, Levine MN, et al. Long-term results of hypofractionated radiation therapy for breast cancer. *N Engl J Med* 2010;362(6):513–520.
115. Smith BD, Bentzen SM, Correa CR, et al. Fractionation for whole breast irradiation: an American Society for Radiation Oncology (ASTRO) evidence-based guideline. *Int J Radiat Oncol Biol Phys* 2011;81(1):59–68.
116. Pollack A, Hanlon AL, Horwitz EM, et al. Dosimetry and preliminary acute toxicity in the first 100 men treated for prostate cancer on a randomized hypofractionation dose escalation trial. *Int J Radiat Oncol Biol Phys* 2006;64(2): 518–526.
117. Norkus D, Miller A, Kurtinaitis J, et al. A randomized trial comparing hypofractionated and conventionally fractionated three-dimensional external-beam radiotherapy for localized prostate adenocarcinoma: a report on acute toxicity. *Strahlenther Onkol* 2009;185(11):715–721.
118. Yeoh EE, Botten RJ, Butters J, et al. Hypofractionated versus conventionally fractionated radiotherapy for prostate carcinoma: final results of phase III randomized trial. *Int J Radiat Oncol Biol Phys* 2011;81(5):1271–1278.
119. Dearnaley D, Syndikus I, Sumo G, et al. Conventional versus hypofractionated high-dose intensity-modulated radiotherapy for prostate cancer: preliminary safety results from the CHHiP randomised controlled trial. *Lancet Oncol* 2012;13(1):43–54.
120. Bourhis J, Audry H, Overgaard J, et al. Meta-analysis of conventional versus altered fractionated radiotherapy in head and neck squamous cell carcinoma (HNSCC): final analysis. *Int J Radiat Oncol Biol Phys* 2004;60(1, Suppl):S190–S191.
122. Merlano M, Benasso M, Corvo R, et al. Five-year update of a randomized trial of

alternating radiotherapy and chemotherapy compared with radiotherapy alone in treatment of unresectable squamous cell carcinoma of the head and neck. *J Natl Cancer Inst* 1996;88(9):583–589.
123. Wendt TG, Grabenbauer GG, Rodel CM, et al. Simultaneous radiochemotherapy versus radiotherapy alone in advanced head and neck cancer: a randomized multicenter study. *J Clin Oncol* 1998;16(4):1318–1324.
124. El-Sayed S, Nelson N. Adjuvant and adjunctive chemotherapy in the management of squamous cell carcinoma of the head and neck region. A meta-analysis of prospective and randomized trials. *J Clin Oncol* 1996;14(3):838–847.
125. Pignon JP, Bourhis J, Domenge C, et al. Chemotherapy added to locoregional treatment for head and neck squamous-cell carcinoma: three meta-analyses of updated individual data. MACH-NC Collaborative Group. Meta-Analysis of Chemotherapy on Head and Neck Cancer. *Lancet* 2000;355(9208):949–955.
126. Adelstein DJ, Li Y, Adams GL, et al. An intergroup phase III comparison of standard radiation therapy and two schedules of concurrent chemoradiotherapy in patients with unresectable squamous cell head and neck cancer. *J Clin Oncol* 2003;21(1):92–98.
127. Bernier J. Alteration of radiotherapy fractionation and concurrent chemotherapy: a new frontier in head and neck oncology? *Nat Clin Pract* 2005;2(6): 305–314.
129. Staar S, Rudat V, Stuetzer H, et al. Intensified hyperfractionated accelerated radiotherapy limits the additional benefit of simultaneous chemotherapy—results of a multicentric randomized German trial in advanced head-and-neck cancer. *Int J Radiat Oncol Biol Phys* 2001;50(5):1161–1171.
130. Corvo R, Benasso M, Sanguineti GL, et al. Alternating chemoradiotherapy versus partly accelerated radiotherapy in locally advanced squamous cell carcinoma of the head and neck: results from a phase III randomized trial. *Cancer* 2001;92(11):2856–2867.
131. Brizel DM, Albers ME, Fisher SR, et al. Hyperfractionated irradiation with or without concurrent chemotherapy for locally advanced head and neck cancer. *N Engl J Med* 1998;338(25):1798–1804.
132. Jeremic B, Shibamoto Y, Milicic B, et al. Hyperfractionated radiation therapy with or without concurrent low-dose daily cisplatin in locally advanced squamous cell carcinoma of the head and neck: a prospective randomized trial. *J Clin Oncol* 2000;18(7):1458–1464.
133. Huguenin P, Beer KT, Allal A, et al. Concomitant cisplatin significantly improves locoregional control in advanced head and neck cancers treated with hyperfractionated radiotherapy. *J Clin Oncol* 2004;22(23):4665–4673.
134. Budach V, Stuschke M, Budach W, et al. Hyperfractionated accelerated chemoradiation with concurrent fluorouracil–mitomycin is more effective than dose-escalated hyperfractionated accelerated radiation therapy alone in locally advanced head and neck cancer: final results of the radiotherapy cooperative clinical trials group of the German Cancer Society 95–06 Prospective Randomized Trial. *J Clin Oncol* 2005;23(6):1125–1135.
135. Ang K, Pajak TF, Wheeler R, et al. A phase III trial to test accelerated versus standard fractionation in combination with concurrent cisplatin for head and neck carcinomas (RTOG 0129): report of efficacy and toxicity. *Int J Radiat Oncol Biol Phys* 2010;77(1):1–2.
136. Ang K, Zhang Q, Wheeler R, et al. A phase III trial (RTOG 0129) of two radiation–cisplatin regimens for head and neck carcinomas (HNC): impact of radiation and cisplatin intensity on outcome. *J Clin Oncol* 2010;28(15, Suppl):5507.
137. Ho KF, Fowler JF, Sykes AJ, et al. IMRT dose fractionation for head and neck cancer: variation in current approaches will make standardisation difficult. *Acta Oncol* 2009;48(3):431–439.
138. Lin A, Kim HM, Terrell JE, et al. Quality of life after parotid-sparing IMRT for head-and-neck cancer: a prospective longitudinal study. *Int J Radiat Oncol Biol Phys* 2003;57(1):61–70.
147. Ang K, Zhang QE, Rosenthal D, et al. A randomized phase III trial (RTOG 0522) of concurrent accelerated radiation plus cisplatin with or without cetuximab for stage III–IV head and neck squamous cell carcinomas (HNC). *J Clin Oncol* 2011;29(15, Suppl):5500.

第 13 章 晚期反应和临床中对正常组织效应定量分析(QUANTEC)

John P. Kirkpatrick, Michael T. Milano, Louis S. Constine, Zeljko Vujaskovic, Lawrence B. Marks

现代癌症治疗是基于安全地强化放射治疗、化学治疗和生物辅助治疗。这可导致生存率明显增加，目前已超过总体的64%，且一些恶性肿瘤如乳腺癌和前列腺癌的生存率更高。恶性肿瘤对治疗的抵抗性要求更积极的治疗方法，往往处于甚至超过正常组织耐受的"可接受的"程度。显然，改善或预防这种正常组织损伤，或管理和恢复受影响的患者的潜力，需要了解组织对治疗的耐受性。由于"晚期反应"在停止治疗后数月或数年后才显现，倾向于消除这种反应的治疗决定可仅基于概率，而不是确定这种影响会发展。在做出这样的决定时，应考虑疗效和潜在毒性之间的平衡，以及宿主、疾病和治疗相关风险因素的影响。

从历史上看，放射治疗野和剂量依据经验选择，在很大程度上基于医生的临床经验和判断。他们明白这些经验指导方针是不准确的，且不能完全地反映潜在的解剖学、生理学、分子生物学及剂量分布。3D 治疗计划的推出为量化相关的剂量/体积与临床预后提供了希望。这一希望已部分实现。当 3D 剂量学信息被广泛应用后，需要治疗准则来帮助医生预测所提出的治疗方案的相对安全性，尽管可用数据是有限的。

1991 年，研究人员汇集了他们的临床经验、意见及关于部分器官耐受剂量的信息并生成了"Emami 文件"[1]。正如后文将要讨论的，该文件清楚地在其建议中陈述了不确定性和局限性，且对解决如此重要的临床需要表示赞赏。在过去的 20 年中，许多研究已报道了剂量学参数和正常组织结果之间的联系。在 2007 年，物理学家和医生组成联合专门工作小组，由美国放射治疗及肿瘤学会(ASTRO)和美国医学物理学家协会(AAPM)支持，总结了对临床医生有用的数据，并更新/完善了 Emami 等人提供的预测。

由此产生的临床中对正常组织效应定量分析(QUANTEC)评论[2]，发表于国际放射肿瘤学、生物学及物理学杂志 2010 年 3 月份的特刊中，在本章中将加以概述。

历史背景

剂量–体积参数和预后之间的关系是几十年来众多研究者关注的焦点。下文简短地总结了历史上的里程碑，以及我们关于这些综述的重大贡献和缺点的评述(图 13.1 和表 13.1)。

3D剂量–体积信息纳入临床指南

在没有工具可用来（无论对于作者还是临床医生）精确地量化各受照射器官的分次的情况下，Emami 前的报道[3]是新颖的。因此，给出的剂量/体积/预后信

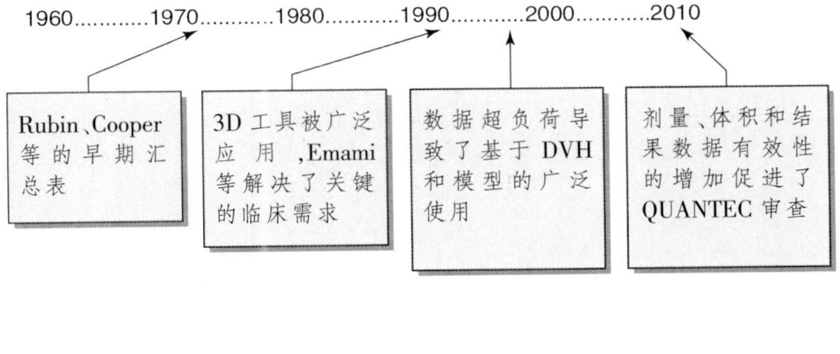

图 13.1 放射肿瘤学中剂量–体积和正常组织毒性间的关系发展的关键事件。

表 13.1 剂量/体积/结果信息总结的历史回顾

报道	主要贡献	主要缺陷
Rubin，1975[3]	提出了 $TD_{5/5}$ 和 $TD_{50/5}$ 的概念	剂量–体积数据极少
Emami，1991[1]	以统一的方式简要总结了多数有临床意义的终点 基于可获得的数据和专家意见	剂量–体积关系基于有限的数据，从而导致专家意见过多
QUANTEC，2010[2]	主要由可获得的 3D 剂量/体积/结果数据驱动 系统地回顾解决许多挑战，如器官勾画和化疗等混杂因素	由于并非涵盖所有有意义的剂量/体积/结果临床数据，因此该总结不能指导所有临床实践

息主要由基于专家意见的预期构成。同样，为了运用所提供的信息，临床医生需要估计他们的患者不同受照射器官的部分体积。

在 20 世纪 80 年代末期和 90 年代早期，3D 计划系统为临床医生提供了过多的信息。然而，基于这些信息、用于指导临床决策的系统性的剂量/体积/预后数据是有限的。临床医生迫切地需要一些指导，用于做出临床剂量–体积决策。Emami 等[1]的报道满足了这一关键需求。该报道目前仍然是几十年来对各种器官有价值的数据的里程碑式的总结，在数据缺失的部分补充了专家的意见。这篇文章仍然是我们领域的学员需要阅读的内容。

在 20 世纪 90 年代和 21 世纪，大量的研究发现剂量–体积数据与临床预后相关。QUANTEC 综述是一个尝试，用来改善基于现有的三维剂量/体积/预后数据的指南。

剂量–体积直方图和相关品质数据

3D 剂量–体积数据可能对临床医生来说是很难掌握的。可视化的等剂量分布是一大挑战，比较相互矛盾的分布情况是几乎不可能的。因此，剂量–体积直方图（DVH；本质上是将 3D 数据用 2D 形式表现出来）作为一种快捷的归纳剂量分布的方式被广为接受。注意到 DVH 摒弃的信息与剂量的空间特征且(通常)与分次大小变化有关。然而，DVH 对临床医生考虑和比较仍有一定挑战性。因此，从 DVH 中提取“品质数据”变得有吸引力，如 V_x(器官接受 ≥xGy 的百分比)。因此，DVH 及其相关品质数据是临床医生快捷地将 3D 信息应用于临床的必要工具。它们是很好的工具，但显然也有缺点。

基于模型的预后评估

Emami 等使用相同的基于 DVH 的跨多个器官的结构系统性地进行了报道，例如，对 1/3、2/3 和全部器官体积的 $TD_{5/5}$ 和 $TD_{50/5}$ 进行均匀照射。这种一致的方法使跨器官的剂量/体积/预后“单次统一模型”得到应用。例如，Lyman 等[4]、Kutcher 等[5]及 Burman 等[6]使用 Emami 等的剂量/体积/预后评估生成一组器官特异性的模型参数。这种统一的方法对建模者及忙碌的临床医生非常有吸引力。

在过去的 20 年中，许多临床上的剂量/体积/预后报道计算了这些“统一模型”(例如，Ten Haken 等[7–9])的参数。其他研究者推荐的替代模型似乎更适用于特定器官(参见下文)。

可用于 QUANTEC 综述的剂量/体积/预后数据没有统一的格式。器官的结果与多样化的剂量/体积指标[例如，临界体积(V_x)、临界剂量(D_x)、平均剂量]相关。因此，QUANTEC 综述包括基于模型的参数，仅用于几种器官，而不总是以一种系统的方式呈现。

QUANTEC 与 Emami 综述之间的主要差异

Emami 等[1]提供了 26 个器官的信息，认为有必要支持“高能光子的 3D 治疗计划(RFP #NCI-CM-36716-21)”协议。相反，QUANTEC 综述着眼于那些督导委员会认为有意义的剂量/体积/预后数据的器官(表 13.2)。

Emami 等专注于各种各样的临床预后并因此为读者提供了一组囊括了基本上所有临床情况的剂量–体积参数。相反，QUANTEC 综述着眼于那些有剂量/

表 13.2　比较 Emami 等和 QUANTEC 的特征/内容

特征	Emami 等[1]	QUANTEC[2]
器官数目	26	16
可用的 3D 数据	极少	更多/中等程度(18 年间)
剂量-体积限制的格式	统一的 1/3、2/3、整个器官的 $TD_{5/5}$ 和 $TD_{50/5}$	不统一
终点	特异、完全	特异、不完全
专家意见	占主导地位	少
化疗的影响	未明确讨论	每个器官单独讨论

体积/预后数据的终点。就这一点而言,Emami 表格更完整。例如,考虑对小肠进行 QUANTEC 总结。对急性≥3 级的毒性设置体积限制的终点。没有为晚期小肠损伤设置的指南,因为作者不相信有对晚期损伤有意义的剂量/体积/预后数据。这是 QUANTEC 综述的缺陷,即其不"完整"。当评价所提出的 3D 治疗计划时,显然必须考虑急性和晚期损伤。

Emami 等用系统性的/统一的格式展示了信息,便于器官间的比较和基于模型的参数估计。QUANTEC 综述用不同的方式提出了剂量/体积/预后数据,这些数据在文献中可用。

晚期辐射损伤的分子机制

最佳放射治疗计划的设计和用于预防放射诱导的损伤的治疗策略的识别将受益于对电离辐射潜在的晚期效应的理解。由于观察到在不同类型疾病和患者对放射敏感性的可变性,以及目前缺少可识别的能预测放射诱导毒性的因素,这两个问题都进一步复杂化了[10-13]。众所周知,由于暴露于电离辐射,形成了细胞 DNA、蛋白质及膜脂质的初始破坏,基因表达和信号通路的持续性变化背后的机制尚不清楚,这些机制可能促进了潜在的和永久的组织损伤。本节将重点介绍放射诱导的组织损伤的机制,并确定需进一步努力的领域,来为放射损伤的发展确定促进组织损伤和预后标志物的机制。

辐射的早期细胞反应

暴露于电离辐射通过线性能量传递引起直接 DNA 损伤,并可对水进行辐射分解,形成羟基自由基,从而吸引 DNA 支柱上的氢原子,造成双链断裂,从而引起间接损伤[14,15]。这种对基因组 DNA 的损伤通过凋亡或有丝分裂障碍引起细胞死亡。而羟基自由基造成 DNA 损伤的能力很重要,羟基自由基和由于辐射暴露造成的其他活性氧自由基(ROS)的初始增加,与细胞中基线 ROS 的存在相比,可忽略不计[15]。然而,在辐射暴露后的数小时内,细胞增加 ROS 生成,通过引起蛋白质和脂质的氧化性损伤,创造能加剧初始损伤的细胞环境[16]。这被认为是通过 ROS 介导的线粒体依赖性和非依赖性代谢酶的活化而发生,上述酶包括氧化亚氮合酶(NOS)及氧化还原酶。

活性氧来源

NADPH氧化酶

烟酰胺腺嘌呤二核苷酸磷酸(NADPH)氧化酶是一类广泛分布的氧化还原酶。膜相关 NADPH 氧化酶是非吞噬细胞中 ROS 的主要来源[17]。在正常情况下,NADPH 氧化酶衍生的超氧阴离子是维持和平滑血管肌张力的中介物[18]。然而,当这些酶被诱导来开始病理性 ROS 生产过剩时,它们能引起氧化应激的发展,导致细胞损伤和信号通路的中断[19]。NOX4 是一种过氧化氢-生产亚型,由于 NOX4 引起过氧化氢的生产过剩被证明是肿瘤生长因子-β1(TGF-β1)介导的细胞死亡的必要元素,因此需特别引起重视[20]。

线粒体

正常情况下,电子传递链上的电子能漏进线粒体基质并与氧发生反应变为超氧阴离子形式[21]。行放射后,Leach 等[21]观察到鳞状细胞癌细胞的线粒体发生通透性转变,引起高水平 ROS 释放入细胞质[22]。他们进一步发现,抑制这种转变不仅能减少细胞质自由基的增加,还能防止有丝分裂原活化蛋白(MAP)激酶的放射诱导活化,提示在线粒体 ROS/活性氮(RNS)产生与一大组信号转导通路之间有因果关系。线粒体产生的 ROS/RNS 在放射损伤中的作用通过 Mn 卟啉超氧化物歧化酶(SOD)类似物的辐射防护作用得到进一步支持,上述类似物优先在线粒体内蓄积[23]。

其他来源的活性氧的增加

任何来源的超氧阴离子均能与氧化亚氮反应,形成过氧亚硝基阴离子($ONOO^-$,其本身就是一种强大的氧化剂,能与其他分子和细胞成分反应,使自由基保持生产过剩，并引起细胞氧化损伤[24]。

自由基和放射的组织反应

当 ROS 生产增加超过了细胞的抗氧化能力时，细胞内环境变为强氧化性。这种变化作为基因组 DNA 氧化损伤反应、氧化还原敏感性蛋白质活化的改变和膜脂质氧化的一部分，改变了基因表达[25]。所有这些损害可影响结构、功能以及细胞的信号能力。对放射反应特别重要的是转录因子的持续上调，包括乏氧诱导因子 1α(HIF-1α)和核因子 κB(NFκB)，以及细胞因子，包括 TGF-β，它们有助于放射诱导的组织损伤的发展[16,26]。这些分子都有助于血管的变化、炎症和细胞死亡，可在对辐射反应中观察到，但是它们在复杂信号通路中的作用表明，这些分子活性的早期改变也可能在潜在性损伤中起作用。ROS 在放射诱导的组织损伤中的作用已通过 SOD 过表达和 SOD 类似物的使用能在电离辐射暴露后减轻组织损伤而证实[11,23,27-30]。

炎症在放射反应中的作用

尽管放射损伤的表现可分为早期和晚期反应，受照组织在“潜伏”期表现出一种动态的不同炎症细胞类型的群集，这表明在细胞水平，放射损伤是一个不断发展的疾病过程[31]。炎性细胞的定位通过血管黏附标记物介导，且优先阻断的细胞间黏附分子-1(ICAM-1)确实能减少 C57BL/6 小鼠肺的放射炎性反应[32,33]。然而，源于此的炎症的减少不足以抑制潜在肺损伤的发展，表明在潜伏期中仍有其他促进疾病进程的机制存在[32]。不断变化的炎症细胞群引起细胞因子，尤其是白介素、肿瘤坏死因子-α(TNF-α)、TGF-β、单核细胞趋化蛋白-1 (MCP-1) 和角质细胞趋化因子(KC)活性的变化[31,34,35]。已知白细胞介素-1(IL-1)信使 RNA(mRNA)，连同 TGF-β 表达的上调与 C57BL/6 小鼠纤维化的发展相一致，提示炎性反应确实促进组织损伤的发展[36]。这个想法得到 TGF-β 的早期抑制减少了放射诱导的肺纤维化并改善了肺功能的进一步支持[37-39]。进一步的研究表明，胸部放射后，给予外源性 SOD 可减少 IL-1、TNF-α 和 TGF-β 的早期上调并延长放射后生存期[40]。ROS、炎症信号和潜在损伤发展之前明显的联系表明，ROS 产生的早期改变确实能通过持续的信号通路的干扰影响延迟性组织损伤。

放射诱导的血管改变

暴露于电离辐射能引起内皮细胞和血管结构的破坏，导致血管通透性增加[41]。这样的血管功能障碍导致水肿及灌注减少，由此可在受影响的组织内导致缺氧区的发展[42]。缺氧通过增加炎症细胞聚集加剧初始损伤，在经历呼吸暴发的过程中，通过消耗有效氧产生 ROS 并增加组织缺氧[43]。缺氧能导致 HIF 的活化。HIF-1α 是 ROS 稳定的转录因子，它在缺氧条件下，与 HIF-1β 形成异源性二聚体。这种异源性二聚体易位到细胞核，在那里结合低氧反应元件(HRE)，诱导基因转录，参与迁移增殖、凋亡及血管生成[44]。这种缺氧反应元件有助于内皮细胞损伤，增加血管通透性，并由此增加纤维蛋白漏出至细胞外基质。

血管内皮生长因子(VEGF)是一种 HIF 介导的生长因子。在缺氧条件下，VEGF 表达增加，导致异常血管网的形成，引起不规则的灌注[45]。由此产生的低灌注和再灌注的循环导致氧化应激，进一步破坏组织[38]。

巨噬细胞聚集进一步有助于放射诱导的组织损伤的自我延续性。已知巨噬细胞的聚集在低灌注和供氧不足的区域存在并可在放射暴露后的组织中观察到[46,47]。当被激活时，这些细胞产生 HIF-1α，目的是启动血管生成，纠正低灌注[47]。这种巨噬细胞的反应增加了氧化应激的水平，通过不适当的伤口愈合机制延续了损伤的持续播散。

可能的代谢变化

碳酸酐酶-9(CA-9)通常被用作缺氧标记物，因其转录依赖于 HIF-1α。由于碳酸酐酶法催化代谢产生的 CO_2 碳酸氢钠的转换[48]，CA-9 的增加表明细胞可能也在缺氧环境下经历了代谢变化。观察到的线粒体活性的变化将支持放射后细胞代谢的改变，但需要进一步研究来确定这一变化的本质。

意义

暴露于电离辐射会破坏 DNA，引起细胞死亡，但也能使活细胞中的 ROS 产生增加。由 ROS 产生超过细胞的抗氧化能力所形成的氧化环境破坏了细胞功能和信号通路，从而导致进一步的损伤。这种干扰导致血管完整性发生改变、持续的炎性反应，以及异常血管生成。由于 ROS 的过量生产是自我延续性的，它们的影响被放大，增加了损伤面积和严重性。

尽管存在许多机制，但 ROS 的产生对晚期放射效应发展的影响尚不清楚，很可能是由于这些早期改变引起疾病的进程，随着时间的推移，引起所观察到的晚期损伤。

器官系统综述

为各个器官综述提供一个一致的范围广泛的信息的总结,大纲如下:

1.临床意义;
2.终点;
3.定义靶区的挑战;
4.剂量/体积/毒性数据;
5.风险影响因素;
6.数学/生物学模型;
7.特殊情况;
8.推荐的剂量-体积限制;
9.未来研究;
10.毒性评分标准。

请注意,对每一个综述中简短的总结不能替代阅读和理解原始文章,必要时需阅读和理解基础的文献。此外,QUANTEC 综述中描述的剂量-体积限制仅用于补充,而不是取代临床评价。

中枢神经系统

脑

临床意义。放射治疗对脑的急性和晚期反应很常见,且发病率颇高[49]。尤其对于有肿瘤相关神经认知功能障碍的患者,可能在放射治疗后表现加剧。此外,用于治疗上消化道(如鼻窦和咽部)的放射野通常包含部分大脑。

终点。放射治疗对大脑的急性不良反应包括恶心、呕吐和头痛;癫痫发作、视觉障碍和眩晕较少见[49]。这些症状通常是短暂的,且一般对药物治疗反应良好。评估长期放射诱导的并发症的终点通常是放射性脑坏死或无症状的在连续 MRI 图像上的影像学改变[49]。其他措施包括类固醇的使用、体能状态保留及神经认知功能[50-52]。

定义靶区的挑战。整个大脑的轮廓是简单的,且恰当地固定,分次内或分次间移动很小。然而,勾画脑的亚区域(如脑干和丘脑间的边界)及功能分段(如 Broca 区)是具有挑战性的,且勾画这些区域的效用尚未得到证实[49]。

剂量/体积/毒性数据。对脑的分次放射治疗而言,部分脑照射中剂量和放射坏死的关系如图 13.2 所示,给出了不同的分次方案[53-60]。Lawrence 等通过在 α/β 比值为 3Gy[49]的条件下通过计算生物等效剂量(BED)[61]比较了不同的分次方案。在标准分次中,剂量-效应关系似乎存在,当 BED 为 120Gy_3(范围为 100~140Gy)和 150Gy_3(范围为 140~170Gy)时不良反应发生率分别为 5%和 10%[对应 2Gy/次,给予 72Gy(范围为 60~84Gy)和 90Gy(范围为 84~102Gy)]。对于 2 次/天的分次方法,当 BED 超过 80Gy 时毒性明显陡增。对于每天进行的大分割剂量(>2.5Gy),毒性的发生率和严重程度是无法预测的。Lawrence 等告诫由于数据源的异质性(例如,不同的靶区、终点、样本大小和脑区域),勿过度解释这项分析。

在儿童中,全脑放射治疗似乎与神经认知功能下降有关。对于预防中枢神经系统急性淋巴细胞白血病来说,在化疗方案的基础上额外增加 24Gy 的全脑放射治疗与放疗后 5 年中位数 13 分的智商降低,以及学业成绩较差和心理压力更大有关[62]。有报道称当使用 14~18Gy 的剂量时毒性会降低[63-65]。在髓母细胞瘤中,给予全脑总剂量 23.4Gy 相比给予 36Gy,放射治疗后智商高 10~15 分[66,67]。在成人中,全脑放射对神经认知功能的影响尚不清楚。

在脑病变的立体定向放射外科治疗(SRS)中,正常组织毒性似乎是大脑中剂量、体积和位置的函数。放射治疗协作组(RTOG)指导了放射外科治疗复发性脑转移瘤和先前接受过全脑或部分脑照射的原发性肿瘤患者的剂量递增研究(RTOG 9005)[68]。该治疗的目的是确定最大耐受剂量作为病变最大直径的变量。不可接受的毒性定义为急性不可逆性重度神经系统症状,需要住院治疗或门诊治疗,危及生命的神经系统毒性或死亡。这项研究发现肿瘤最大直径分别为≤2.0cm、2.1~3.0cm、3.1~4.0cm 时,肿瘤边缘的最大耐受处方剂量为≥24Gy、18Gy 和 15Gy。使用这些剂量治疗的患者的急性和晚期不可接受的毒性发生率分别为 0%和 10%,0%和 14%,以及 0%和 20%。剂量限制似乎通过 RTOG 9508 的结果得以验证,它是一项比较 SRS+全脑放射治疗(WBRT)与单行 WBRT 的随机对照研究,入组了 333 例脑转移患者[50]。这项研究使用 RTOG 90-05 开发的剂量限制,发现在入组的 167 例接受放射外科治疗的患者中,3~4 级急性和晚期毒性的发生率分别是 3%和 6%。

单次放射外科治疗后"放射性骨坏死"的发展的剂量-体积研究结果见表 13.3[46,69-78]。而在这些研究中的共同元素是接受 10Gy 或 12Gy 或以上剂量的体积

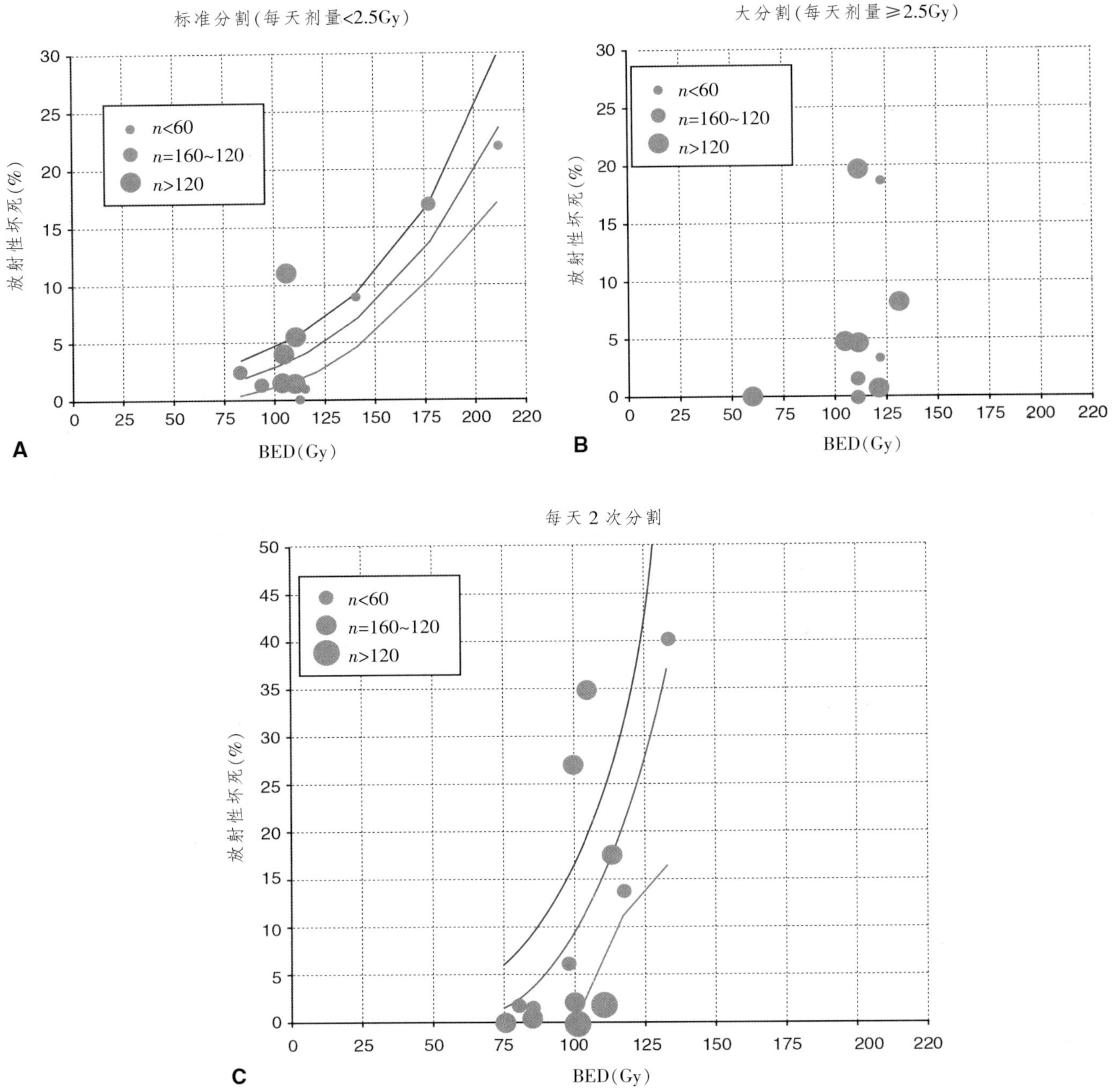

图 13.2 脑照射研究中放射性坏死的发生率。由线性二次模型计算出生物等效剂量(BED),α/β=3Gy;n=患者数。实线表示概率模型的最小二乘数据最佳拟合,虚线表示 95%置信区间。(A)每天 1 次,分次剂量<2.5Gy。(B)每天 1 次,分次剂量≥2.5Gy(数据过于分散,无法生成最佳拟合曲线)。(C)每日 2 次放疗。(From Lawrence YR, et al. Radiation dose-volume effects in the brain. *Int J Radiat Oncol Biol Phys* 2010;76[3 Suppl]:S20–S27.)

(V_{10} 或 V_{12}),放射性坏死发生概率作为照射体积的一个应变量有很大的变化。这可能是因为放射性坏死的定义、照射的位置、邻近和避开危及器官以及临床随访的长度和强度不同。

这些结果表明当 V_{12} 增加超过 5~10cm³ 时,并发症的发生率迅速增加。注意,采用 RTOG 指南时,对平均直径≥2cm 的病灶,V_{12} 将远远超过这些限制。例如,假设对直径为 1cm、2cm、3cm、4cm 的球形病变在 RTOG 指南指导下使用单次放射外科技术,计划分别采用 V_{12} 为病变体积的 6 倍、5 倍、4 倍、3 倍。然后,计算出的 V_{12} 分别是 3cm³、21cm³、57cm³ 和 101cm³。

病变的位置是重要的,因为在大脑更有说服力的

表 13.3 脑立体定向放射外科治疗导致放射性坏死的相关研究

参考文献	诊断	*n*	平均 D_{min}(Gy)(范围)	RN 总发生率	亚组	亚组 RN 发生率	主要毒性预测因子	其他风险因素
Lax 和 Karlsson[74]	AVM	823	?	5%			$20cm^3$ 平均剂量	
Voges 等[78]	混合	133	15.0(7.0~25.0)	12.8%	V_{10}<10mL	0%	V_{10}	位置
					V_{10}>10mL	23.7%		
Flickinger 等[71]	AVM	307	20.9(12~30)	10.7%			V_{12}	位置
Miyawaki 等[75]	AVM	73	16(10~22)	14%	Tx 体积:<1mL	0%	Tx 体积	剂量,先前有脑损伤
					1~3.9mL	15%		
					4~13.9mL	14%		
					>14mL	27%		
Chin 等[70]	混合	243	20(10~30)	7%			V_{10}	重复的放射外科治疗,胶质瘤
Nakamura 等[76]	混合	749	18(16~19)a	?	Rx 体积:		Rx 体积	
					0.05~0.66mL	0%		
					0.67~3mL	3%		
					3.1~8.6mL	7%		
					8.7~95.1mL	9%		
Barker 等[69]	AVM	1250	10.5(4~65)	4.1%			剂量和体积结合	年龄,位置
Friedman 等[72]	AVM	269	?	4.7%			V_{12}	
Varlotto 等[77]	脑转移	137	16(12~25)	11.4%	Tx 体积:		体积	
					<2mL	3.7%		
					>2mL	16%		
Korytko 等[73]	肿瘤	129	17.3(11~25)	30%	V_{12}:		V_{12}	位置,先前有 WBRT 史,男性
					0~5mL	23%		
					5~10mL	20%		
					10~15mL	54%		
					>15mL	57%		

[a] 范围是指第 25 到第 75 四分位数。

RN,放射性坏死;AVM,动静脉畸形;V_{10},接受 10Gy 剂量的体积;V_{12},接受 12Gy 剂量的体积;Tx,治疗;Rx,处方;WBRT,全脑放射治疗。

Adapted from Lawrence YR, et al. Radiation dose-volume effects in the brain. *Int J Radiat Oncol Biol Phys* 2010;76(3 Suppl):S20–S27.

部分表现出来的损伤更严重。例如,当 V_{12} 为 $10cm^3$ 时,Flickinger 等发现在额叶、颞叶和顶叶,动静脉畸形(AVM)有症状的放射外科治疗后发生损伤的概率<5%,而在脑干、丘脑和基底节区发生率>20%。

风险影响因素。在接受全脑照射的儿童中,年龄小与神经认知功能下降的风险增高有关[79,80]。其他危险因素包括女性、神经纤维瘤病-1(NF-1)突变、手术切除范围、脑积水、同步化疗(尤其是甲氨蝶呤)、位置,以及受照脑体积[81]。但是,没有证据表明儿童有放射性坏死的特定风险[82,83]。

数学/生物学模型。线性二次模型似乎在常规比较剂量/分次放射治疗方案中是有效的,其在高剂量每分次(≥8Gy)中的效用是有争议的。在一般情况下,部分脑照射中神经认知功能定量的剂量/体积/临床毒性的关系尚未建立。在每天 2 次的部分脑照射中放射性坏死风险明显增加,这表明放射诱导的损伤修复持续时间可能长于典型的分次间间歇期,但是这并不是为该特定系统模型化的。

特殊情况。全脑二次放射治疗常用于复发和多发脑转移的治疗。一项有关全脑二次放射治疗(放射治疗间隔时间为 3~55 个月)的荟萃分析发现,当总放射治疗剂量<100Gy 时(归一到 2Gy/次,α/β 比值=2Gy),无病例发生坏死[84]。原发性中枢神经系统淋巴瘤全脑放射治疗与不典型的认知下降,尤其是>60 岁的患者危险性升高有关[85,86]。这一人群对照射的高度敏感性可通过肿瘤的高度弥散、血管中心性生长模式和多数患者接受高剂量甲氨蝶呤(一种神经毒素)来解释。因此,对于该病的老年患者,现在通常避免先前的全剂量放射治疗。低剂量放射治疗给予23.4Gy,1.8Gy/次,1次/天,似乎与认知毒性最小化相关,尤其是对于老年患者[87]。

推荐的剂量–体积限制[49]。按每分次给予常规剂量行部分脑照射,有预测在BED 120Gy_3(范围为100~140Gy)和150Gy_3(范围为140~170Gy)有症状性放射性坏死的风险分别为5%和10%,对应给予72Gy(60~84Gy)和90Gy(84~102Gy),2Gy/次,1次/天。据Emami报道[1],不保守的估计1/3给予60Gy的脑照射发生放射性坏死的风险>5%。作者强调,对于大多数癌症,部分脑照射剂量超过60Gy没有临床指征,在某些情况下,5年放射性坏死发生率将高到不可接受,达到1%~5%。脑对分次剂量>2Gy,每日2次的放射治疗特别敏感。

对放射外科来说,现有数据表明,当给予处方剂量时,最小化正常脑接受单分次>12Gy的体积并考虑靶区直径和解剖位置是明智的。然而,QUANTEC作者承认"报道的不同中心的治疗参数和预后之间的实质性变化阻碍了(更多的)精确的毒性风险预测"。

未来研究。将从系统性的研究中获益的关键问题包括:

1.单次SRS治疗脑转移和其他常见病变的剂量/体积/位置/临床毒性关系是什么?

2.上述部位作为处方剂量参数的局部和远处失败率是多少?

3.在单次SRS中,大体肿瘤体积(GTV)到计划靶区体积(PTV)的扩展是如何影响正常组织毒性的发生率和失败率的?

4.正常组织毒性发生率是如何受到之前大野脑照射,尤其是WBRT联合SRS治疗脑转移的影响的?

5.系统性治疗是如何影响正常组织毒性发生率的?

6.脑部放射诱导的损伤修复的时间间隔是多少?

毒性评分标准。脑放射治疗的研究应该报道详细计划和预后数据,包括神经认知和神经病学的功能障碍[例如,不良事件的常用术语标准4.0版(CTCAE v. 4.088)]、处方剂量、剂量/分次、靶区、V_{12}、治疗的解剖位置和临床预后数据(例如,不良反应、失败模式)。

视觉器官

临床意义。视神经和视交叉经常在脑、颅底、头颈靶区放射治疗期间接受大剂量的照射,且在这些病例中视觉器官通常也是剂量限制性结构。虽然罕见,但视觉器官的损害会造成毁灭性的和目前来说不可逆的视力缺陷[88]。

终点。放射性视神经病变(RION)的主要终点是视觉障碍,通过视力和视野大小/范围来定义[89]。当然,晶状体的损伤(白内障)、视网膜的损伤(视网膜炎)和泪器以及三叉神经的损伤(干眼综合征)也会造成视力受损[90]。而毒性可使用CTCAE第4版进行客观评分[91],正常组织晚期反应可应用主观的、客观的、医疗管理和损伤分析评价(LENT-SOMA)标准客观评分[92,93],怀疑为RION的患者接受全面的眼科检查非常重要。

定义靶区的挑战。视神经大致起源于大脑的后中心,并在它通过眼眶向后走行时由直肌肌肉包绕,经过视缺口,恰好向内至前床突。视神经交叉联结形成视交叉(一个X形的结构)位于蝶鞍的正上方,其中心正好在垂体柄前方[94]。视神经和视交叉很细(直径<5mm),最好使用薄层(≤3mm)的T1加权或T2加权磁共振成像来达到可视化。勾画视神经/视交叉是具有挑战性的,确认这些结构时连续性地勾画(如轮廓没有间隙)很重要。使用多平面和融合图像模式可视化这些区域有利于这些结构的恰当勾画(例如,使用MRI在冠状面和横断面追踪视神经/视交叉及通过矢状面CT图像观察蝶鞍)。

剂量/体积/毒性数据。筛选的研究中行常规分割RION的发生率的数据见图13.3[95–102]。给予60Gy后,RION的风险似乎急剧上升。在Parsons等[95]的研究中,视神经/视交叉的最大剂量点(D_{max})<59Gy时,无1例发展为RION。在Martel等[96]的研究中,无RION的患者的视交叉和视神经平均最大剂量是53.7Gy(28~70Gy)和56.8Gy(0~80.5Gy)。有中重度并发症的患者的视神经D_{max}为64Gy,25%的体积接受>60Gy的剂量。Jiang等[97]报道剂量<56Gy时,同侧RION发生率为0%,剂量<60Gy,约2.5Gy/次时,10年发生率为5%。

RION的风险似乎与分次剂量有关。Parsons等[95]报道,总剂量为60~70Gy以下时,≥1.9Gy/次和<1.9Gy/次的15年RION的精算率分别为50%和11%。给予1.2Gy/次,2次/天的患者中无1例出现RION。在总剂

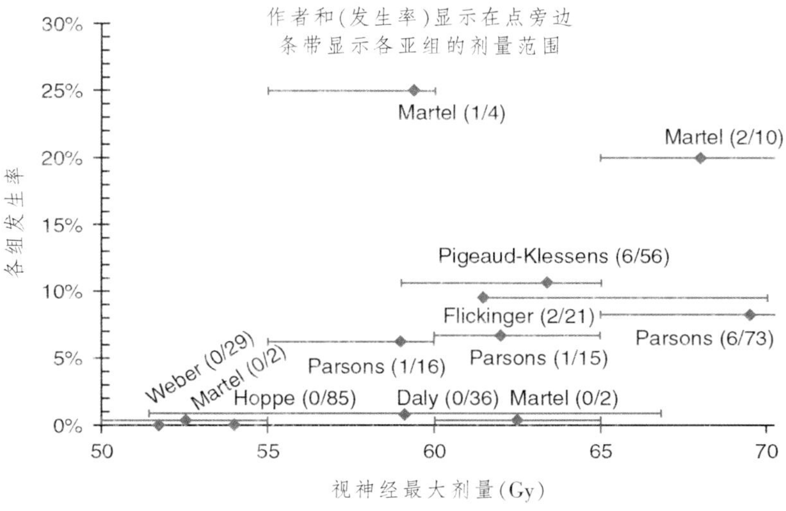

图 13.3 放射诱导的视神经病变(RION)发生率的相关研究。0%~1%的点偏移清晰地显示在范围条带上。Parsons 等及 Martel 等的研究中 55~60Gy 剂量范围中有单例患者治疗剂量分别达到了 59Gy 和 59.5Gy。(From Mayo C, et al. Radiation dose-volume effects of optic nerves and chiasm. *Int J Radiat Oncol Biol Phys* 2010;76[3 Suppl]:S28–S35.)

量为 70~83Gy 时，≥1.9/次和<1.9Gy/次发生率分别为 33%和 11%，给予 1.2Gy/次，2 次/天时，发生率为 12%。Bhandare 等指出，每天 2 次较每天 1 次放射治疗减少了 RION 发生率。

质子治疗的结果似乎与光子治疗的结果一致[102,104-106]。请注意质子剂量报道为等效钴剂量(CGE)，反映了它们较大的生物效应，且光子往往和质子联合使用。大多数质子系列研究报道了 RION 发生率很低，在少有的已报道的 RION 病例中，观察到的阈值剂量为 55~60CGE，这与光子治疗的经验一致。当与光子联合时，许多患者超过了这个阈值但未发展为 RION。Wenkel 等[106]、Noel 等[104]、Weber 等[102]和 Nishimura 等[105]使用的视觉结构 D_{max} 限制分别为 54CGE、55CGE、56CGE、60CGE。

因为视神经/视交叉的体积非常小，且放射外科的剂量递增非常陡峭，大多数涉及 SRS 的 RION 研究使用视神经/视交叉的 D_{max} 作为临界剂量度量[88]。正如表 13.2 中显示的，单次剂量 SRS 研究描述了 RION 的 D_{max} 的阈值范围。在分析放射外科早期经验时，Tishler 等[107]报道了 RION 的 D_{max} 低至 9.7Gy，并推荐将 8Gy 作为 SRS 中视神经/视交叉的剂量限制。Stafford 等[108]发现接受中位剂量 D_{max} 为 10Gy 的 215 例患者中有 4 例发生了 RION。患者的 D_{max} 为 0.4~16Gy，且 4 例患者中有 3 例之前该区域接受过外照射放射治疗。他们估计 D_{max}<8Gy、8~10Gy、10~12Gy 和>12Gy 患者发生 RION 的概率分别为 1.7%、1.8%、0%和 6.9%。

相反，Pollock 等[109]发现 62 例无功能性垂体腺瘤且视觉器官在单次 SRS 接受中位 D_{max} 为 (9.5±1.7)Gy 的患者，使用 12Gy D_{max} 作为视觉器官的剂量限制，无 1 例发生 RION。一项研究入组了 50 例颅底良性肿瘤患者，使用单次 SRS 治疗，中位随访时间为 40 个月，Leber 等[110]估计 D_{max}<10Gy、10Gy 到<15Gy 和≥15Gy 时，RION 的风险分别为 0%、27%和 78%。缺少关于大分割立体定向放射治疗（4~8Gy/次）的剂量-体积和 RION 数据[88]。

风险影响因素。年龄增加似乎与 RION 的风险增加相关[95]。据 Parsons 等[95]报道，在 38 例年龄为 20~50 岁的患者中，即使视神经剂量>60Gy 者占 58%，>70Gy 者占 26%，无 1 例发生 RION。相反，在 50~70 岁和>70 岁年龄组中，剂量>60Gy 的发生率分别为 26%和 56%。儿童的 RION 特性较差，但治疗视觉器官时须谨慎。关于其他因素如辅助化疗、糖尿病和高血压的影响的报道一直不一致。视觉器官二次照射和放射治疗间歇期对 RION 的影响的少量数据是可用的。Flickinger 等[11]发现 10 例接受视觉器官二次照射的患者中有 1 例发生 RION，该患者初次接受 40Gy 剂量，间隔 7.5 年，二次放射剂量为 46Gy，均为 2Gy/次。

数学/生物学模型。最初的 Lyman-Kutcher-Burman 正常组织并发症概率体积模型估计[4] TD_{50}=65Gy，n=0.25，m=0.14。来自 Jiang 等的剂量-反应数据（1.5~2.2Gy/次）建议 TD_{50} 为 72~75Gy。Martel 等[96]和 Brizel 等[112]分别估计 TD_{50} 为 72Gy 和 70Gy。Parsons 剂量-反应数据推断建议 TD_{50}>70Gy[95]。

特殊情况。有建议认为 RION 可能会发生于给予垂体瘤患者低剂量时，有报道称并发症发生于给予 46Gy，1.8Gy/分次的低剂量时。Mackley 等[100]和 van den Bergh 等[113]将视觉器官的 D_{max} 限制在 46Gy 和 45Gy[100,113,114]。RION 潜伏期似乎在垂体瘤患者中更短。

垂体靶区的患者和非垂体靶区的患者的平均潜伏期分别为10.5个月和31个月(范围5~168个月)[100,114]。

推荐的剂量-体积限制。Emami等[1]估计50Gy的剂量下5年失明风险为5%似乎不准确。QUANTEC综述[88]表明,当D_{max}<55Gy,尤其当分次剂量<2Gy时,RION的发生不常见(<2%)。当剂量为55~60Gy时风险增加(3%~7%),当剂量>60Gy且分次剂量为1.8~2.0Gy时,RION的风险更高(>7%~20%)。应用55~60Gy剂量治疗RION患者时,通常治疗剂量在上述范围的高点(如59Gy)。对于粒子治疗,大多数研究者发现当D_{max}<54CGE时,RION的发生率低。一个例外是垂体瘤,研究者使用D_{max}<46Gy~48Gy,1.8Gy/分次的限制剂量。

上述研究表明,当D_{max}<8Gy时单次放射外科治疗发生RION的概率很低,当D_{max}为8~12Gy时增加,当D_{max}超过12Gy时>10%。尽管QUANTEC报道提出使用不同放射生物学模型时RION的等效曲线剂量范围为2~12Gy/次,作者强调大分割放疗的范围并无数据,且应注意该线不应该用于预测该方案的毒性。

未来研究。除了关于伴发或不伴发RION患者视觉器官接受照射的详细的剂量-体积数据外,研究者必须一致地、完全地、准确地勾画视觉器官。

毒性评分标准。视觉缺陷应使用CTCAE 4.0版进行评分[37]。

脑干

临床意义。与视觉器官类似,对脑/颅底和颈部的照射会对脑干输送显著的剂量,脑干通常是剂量限制性结构。

终点。放射诱导的脑干损伤可表现为特定的颅神经病变;局灶性运动、感觉或平衡缺陷;或轻度乃至威胁生命的脑功能障碍。这在CTCAE中有所体现[91],基于症状为脑干相关毒性打分。放射诱导的脑干损伤研究具有挑战性,因为:①报道的损伤发生率低;②许多患者生存时间短;③脑干损伤的正式分级是主观的且对颅神经病变的描述往往是直截了当的(如"是/否");④对于颅内肿瘤患者,往往很难区分不良反应和疾病进展[115]。

定义靶区的挑战。在轴位MRI上勾画脑干通常是简单的,但需要特别注意大脑的优势半球和脑界面及小脑脚模糊的边界。除轴位图像外,冠状面和矢状面图像经常有助于观察脑干及其交界面。成人脑干体积约为(35±8)mL[116]。

剂量/体积/毒性数据。关于常规分次行部分脑、颅底或颈部照射时潜在的放射诱导的脑干毒性的研究在经典的短期随访内报道了粗略的放射学和功能毒性[99,102,104-106,117-126]。报道的毒性可归因于脑干的照射和剂量限制(表13.4)。Uy等[126]报道了使用IMRT治疗40例成人脑膜瘤患者,其中1例发生脑干坏死。该患者的D_{max}为55.6Gy,脑干超过54Gy照射剂量的绝对体积为4.7mL。Jian等[121]注意到在48例给予1.2Gy/次,2次/天光子照射,总剂量达74.4Gy的同步化疗的鼻咽癌患者中,有3例发生了1度神经功能缺陷。

在最大型的研究中,Debus等[117,118]报道了367例接受联合适形放射治疗和质子治疗的颅底肿瘤患者。观察到19例患者发生晚期脑干相关毒性,其中3例死亡。在单变量分析中,显著的毒性预测因子是D_{max}>64CGE、V_{50CGE}>5.9mL、V_{55CGE}>2.7mL、V_{60CGE}>0.9mL、2次或2次以上的颅底手术、糖尿病和高血压。在多变量分析中只有V_{60}>0.9mL、2次或2次以上的颅底手术和糖尿病是预测因子。在一项入组了46例复发颅底脑膜瘤患者的研究中,患者接受中位脑干D_{max}为58.0CGE的治疗,Wenkel等[106]发现1例患者出现脑干损伤,该患者的放射剂量超过未加详细说明的限制值的10%。另2例出现神经毒性患者的脑干剂量超出了限制(表13.4)。

在脑干胶质瘤儿童患者中(使用相对平行野,包括了大部分脑干),分别给予54~60Gy,2Gy/次或75.6Gy,1.26Gy/次,2次/天[119],或78Gy,1Gy/次,2次/天[123],均无报道毒性发生。这些研究的主要局限是生存期短,<12个月。在32例剂量达72Gy,2次/天联合重组β干扰素治疗的患者中,至少有1例发生治疗相关死亡[124]。

大多数儿科中枢神经系统肿瘤指南的建议剂量>54Gy,且往往缺乏单独的脑干剂量限制。Merchant等[122]研究了68例接受手术和适形放射治疗(54~59.4Gy)的幕上室管膜瘤患者。在完全恢复的患者中,脑干的相当一部分接受了超过60Gy[V_{60}=(7.8±1.4)mL]的剂量。在脑干的绝对或百分体积基础之上,接受>54Gy剂量的脑干恢复无显著性差异。对于未获得完全恢复的患者,这些数值无统计学上的显著性差异。1例患者死亡,尸检证实有残余肿瘤和局灶性脑干坏死区域。平均脑干剂量为59Gy,其也在两次手术后表现出重度围术期发病率。

数量有限的研究报道单次SRS或大分割立体定向放射治疗(HFSRT)的脑干毒性[127-131]。经报道的处方

表 13.4　常规分割或超分割放疗中放射诱导的脑干毒性相关研究

参考文献	患者/疾病	模式	剂量限制	放射诱导的脑干毒性
Jian 等[121]	48 例成人/鼻咽腔	光子	V_{65}<3mL V_{60}<5mL	3 例 1 级神经毒性
Hoppe 等[120]	85 例成人/鼻腔和(或)鼻旁窦	光子	D_{max}<50Gy	
Daly 等[99]	36 例成人/鼻腔和(或)鼻旁窦	光子	$D_{1\%}$<54Gy	
Schoenfeld 等[125]	100 例成人/咽或喉	光子	V_{55}<0.1mL	
Uy 等[126]	40 例成人/颅内脑膜瘤	光子	未知	1 例脑干坏死 D_{max} 55.6Gy, V_{54} 4.7mL
Merchant 等[122]	68 例儿童/幕下室管膜瘤	光子	无单独的脑干剂量限制	1 例脑干坏死, D_{mean} 59Gy
Freeman 等[119]	136 例儿童/脑干胶质瘤	光子	处方剂量 54~60Gy,2Gy/次,1 次/天;或 75.6Gy,1.26Gy/次,2 次/天	未报道
Packer 等[123,124]	98 例儿童/脑干胶质瘤	光子	处方总剂量 72Gy 或 78Gy,1Gy/次,2 次/天	1 例治疗相关死亡,总剂量 72Gy。1Gy/次,2 次/天,同步使用重组β干扰素
Weber 等[102]	29 例成人/脊索瘤,软骨肉瘤	光子	表面≤63CGE,中心≤54CGE	未报道
Nishimura 等[105]	14 例成人/嗅神经母细胞瘤	光子	表面<64CGE,中心<53CGE	未报道
Noel[104]	45 例成人/颅底肿瘤	光子+质子	表面≤63CGE,中心≤54CGE	
DeBus[117]	367 例成人/颅底肿瘤	光子+质子	表面≤64CGE,中心≤53CGE	19 例脑干毒性,其中 3 例死亡
Wenkel[106]	46 例成人/颅底脑膜瘤	光子+质子	表面≤64CGE,中心≤53CGE	1 例脑干损伤,2 例神经毒性

CGE,钴 Gy 当量。

等剂量水平和剂量指标范围广泛,使得预测脑干毒性的剂量-体积模型难以发展[115]。在最大型的研究中,Foote 等[127]分析了 1988—1998 年间 149 例前庭神经鞘瘤患者经 SRS 治疗后的预后;41 例在 1994 年之前治疗,当时放射外科治疗主要基于 CT 成像,108 例在 1994 年之后治疗,当时计划是基于 MRI 的。使用大剂量单次放射治疗(10~22.5Gy)。他们的分析显示出一个"学习曲线",1994 年后治疗者的面神经和三叉神经病变的 2 年发生率分别为 5%和 2%, 而 1994 年之前治疗者上述两种神经病变的发生率均为 29%。这项研究发现 1994 年前治疗者的 2 年面神经和三叉神经病变发生率由 29%降至 1994 年后治疗者的 7%。作者认为这一差异是由于使用基于 MRI 而非是 CT 的成像技术,且后者降低了处方剂量。单因素分析显示给予剂量<12.5Gy 时脑神经病变的发生率为 2%,>12.5Gy 时为 24%(P<0.0003)。在多因素分析中, 处方剂量>12.5Gy、曾行手术治疗及 1994 年之前接受治疗是显著性变量。

数学/生物学模型。Emami 综述估计 5 年并发症发生率为 5%,在这项研究中被定义为"坏死/梗死",传递到全部、2/3 或 1/3 的脑干的剂量分别为 50Gy、53Gy 和 60Gy[1]。相关的用于计算正常组织并发症概率(NTCP) 的 Lyman-Kutcher-Berman (LKB) 参数为 n=0.16,m=0.14,以及并发症发生率为 50%时的耐受剂量(TD_{50}) 等于 65Gy。这些估计和模型参数显得过于保守。例如,LKB 模型估计给予全脑干 54Gy 剂量时,严重并发症发生率为 12%, 当使用质子剂量限制 (表 13.4) 时有并发症风险为 3%。临床数据表明,TD_{50} 越大,m 值越小,或 m 值越大,可能产生更合理的毒性估计。例如,当 LKB 模型中 TD_{50} 更大(72Gy),m 值更小(0.1)时,预测风险将分别下降至<5%或<1%。然而,目前现有的剂量/体积/并发症数据不足以产生更准确的模型估计。

推荐的剂量-体积限制。QUANTEC 研究得出结论,使用常规分割方式行全脑干治疗剂量可达 54Gy,严重或永久性的神经功能受损效应发生的风险有限[115,122]。当精确的剂量及体积关系尚不清楚时,脑干部分体积(1~10mL)受照的最大剂量为 59Gy,≤2Gy/次。风险似乎在剂量>64Gy 时显著增加。在放射外科,应用单次放射 SRS 治疗前庭神经鞘瘤患者时最大脑干剂量为 12.5~13Gy 与神经病变低风险(<5%)相关。当边缘处方剂量>15Gy 或当靶区体积超过 4mL 时风险迅速增加[115,127,132]。然而,15~20Gy 的剂量过去常用于治疗脑干转移,报道的并发症发生率低,可能是由于这些患者的生存时间短[129,133]。

未来研究。需要统一的、完整的患者具体剂量/体积/预后数据及有无并发症的报道。

毒性评分标准。患者应定期行完整的病史记录及查体,特别要注意神经系统检查。毒性可使用CTCAE 4.0.91版进行评分并报道[91]。

听觉器官

临床意义。脑肿瘤及头颈部肿瘤的放射治疗可能损伤耳蜗和(或)听神经,导致感音神经性聋(SNHL)并影响生活质量[134]。

终点。常规分割放射治疗引起的SNHL通常用骨传导阈值下降0.5~4kHz来衡量[134],这个范围是使用纯音测听(PTA)时主要的人类语音范围。随着该技术得以建立和规范化,用于描述SNHL的特定听力参数范围很广泛,包括用于测试的频率(范围)、选入骨导阈值(BCT;10~20dB)中用于临床有意义的变化的阈值,以及用于比较的控制/标准。在立体定向放射外科、SRS或HFSRT中,普遍使用Gardner-Robertson量表来评价听力状况,该量表是基于PTA和语音识别的。SRS/HFSRT后的听力损失可以通过Gardner-Robertson听力分级或保留有效听力(例如,助听器帮助下的功能性听力)或任何可测量的听力为特征。此外,随访的长度会影响所报道的听力损失,单分次SRS治疗相比HFSRT后,听力损失发展得更快速,且听力损失在这两种情况下均随着时间增加。

定义靶区的挑战。在高分辨率对比增强T1加权像和稳态进动成像快速成像MRI上勾画听神经和脑干是最好的方式。耳蜗和相关的骨性解剖被更好地在薄层(层厚≤1mm)CT扫描上勾画。听神经和耳蜗都是很小的结构,且后者的剂量梯度往往很陡峭。此外,听神经解剖可被肿瘤扭曲,显著地增加了其表观直径。因此,这些结构的剂量通常以平均或最大剂量,而不以剂量体积分布来描述。在许多研究中,初始剂量测量指听神经瘤的剂量,而不是正常组织结构本身,当肿瘤剂量似乎是与听神经接受的剂量相关时是不合理的[45]。

剂量/体积/毒性数据。在头颈部肿瘤常规分割放射治疗后SNHL的关键频率见图13.4的总结[134-141]。Pan等[135]前瞻性地研究了31例行单侧标准分割RT的患者,使用对侧耳作为标准(0.25~8kHz)评价变化。BCT>10dB非常少见,除非耳蜗平均剂量>45Gy。对侧耳蜗的剂量范围为0.5~31.3Gy(平均4.2Gy)。Honore等[140]回顾性地估计了20例行放射治疗的头颈部肿瘤患者的平均耳蜗剂量[142-144]。剂量反应关系仅在4kHz能观察到,在其他频率观察不到。

Chen等[136]回顾性地研究了22例行放射治疗的鼻咽癌患者(分次剂量为1.6~2.3Gy且行同步或辅助化疗)并研究了放射治疗后12~79个月的BCT。当耳蜗接受的平均剂量超过48Gy时,在所有频率(0.5~4kHz)观察到明显的听力损失(BCT在一个频率变化>20dB或在两个连续的频率变化>10dB)。Van der Putten等[141]回顾性地评估了21例行头颈部放射治疗(分次剂量为1.8~3.0Gy)后的单侧腮腺肿瘤患者的BCT的变化。使用对侧耳作为对照,SNHL定义为BCT变化>15dB或频率为0.25~12kHz,当耳蜗接受的平均剂量>50Gy时出现。Oh[139]前瞻性地研究了25例行放射治疗(分次剂量为2Gy)后鼻咽癌患者的BCT的变化。在该研究中,内耳剂量高(63~70Gy),听力损失(较基线比BCT下降>15dB)与内耳接受的总剂量相关。

表13.5总结了报道的单次SRS和分次立体定向放射治疗(FSRT)治疗前庭神经鞘瘤后的听力损失发生率[142,143,145-154]。报道的听力损失范围很宽,部分原因是对听力保护和随访时长的定义变化很大。然而,一些研究表明,在受照的听神经体积/长度和(或)神经剂量与耳蜗听力损失有关。在一项包括82例接受边缘剂量12Gy患者的单次SRS研究中,Massager等[155]发现管内肿瘤体积增加(<100mm^{3}比≥100mm^3)和平均体积管内剂量是听力损失增加的显著性预测因子。Follock等报道在单次SRS中,肿瘤直径<3cm与>3cm相比更可能保留听力[156]。

Niranjan等[157]发现剂量超过管内肿瘤体积和处方剂量是损害听力的最重要因素。在该研究中,在单分次SRS治疗中边缘肿瘤剂量≤14Gy可用听力可保留100%,相比较而言,接受剂量>14Gy时仅有20%可用听力保留。同样,Kondziolka等和Lunsford等报道当边缘剂量从16~20Gy降至12~14Gy时,听力保存率有明显改善[150,151]。

一些研究表明,听力保存率在FSRT中相比单分次SRS有所改善。然而,有一个选择偏倚的问题,患者经常因为听力良好而被选择行分次放射治疗。Meijer等[152]发现使用4~5次5Gy的HFSRT治疗听神经瘤相比10~12.5Gy的单分次SRS,听力保存无显著性差异(61%对75%),尽管三叉神经保护在HFSRT中有显著改善(98%对92%)。

风险影响因素。当行头颈部分次放射治疗时,耳蜗的平均总剂量及行前庭神经鞘瘤SRS时听神经的平均总剂量是放射治疗后引起听力损失的一个主要

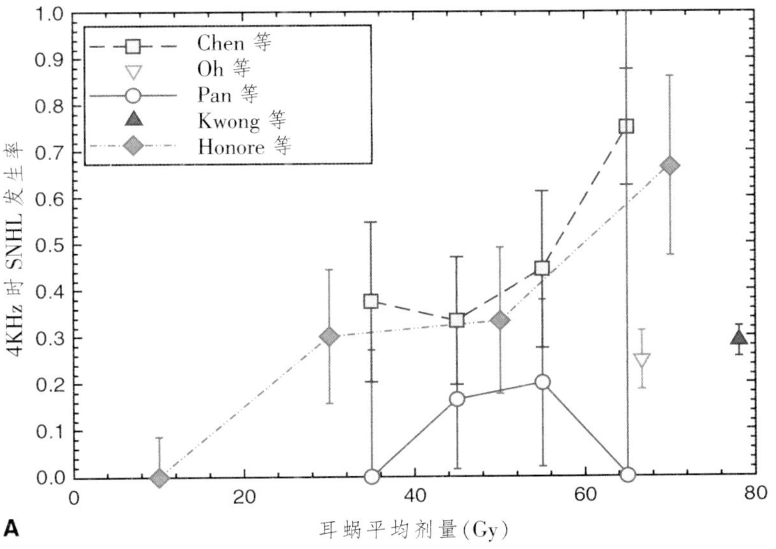

A

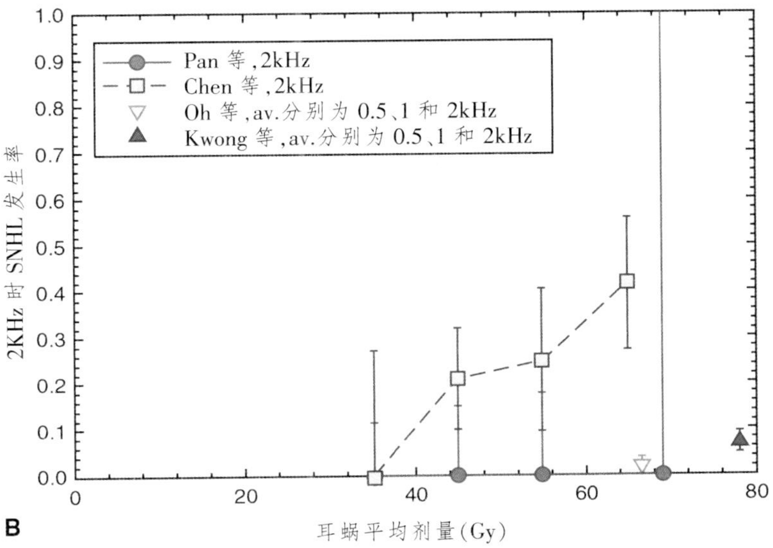

B

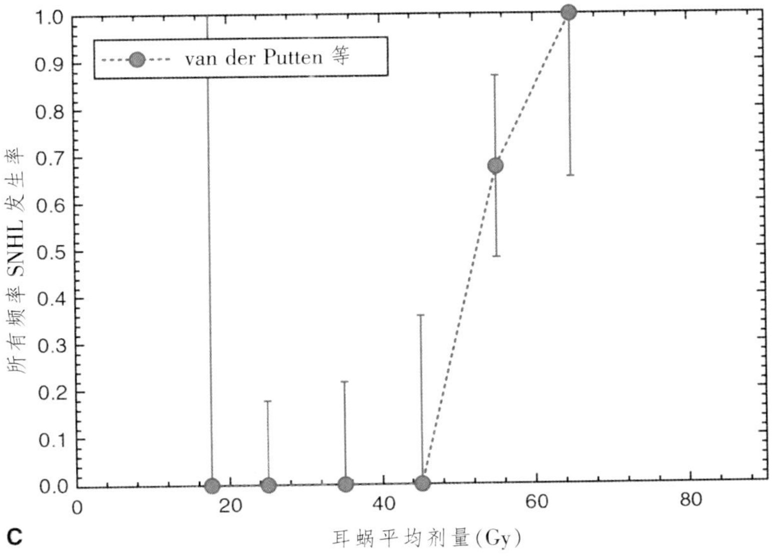

C

图 13.4　感音神经性耳聋(SNHL)的平均剂量效应 (A)4kHz, (B)0.5 ~2kHz, (C) 所有频率 (0.25 ~ 12kHz)。(From Bhandare N, et al. Radiation therapy and hearing loss. *Int J Radiat Oncol Biol Phys* 2010;76 [3 Suppl]:S50–S57.)

表 13.5 立体定向放射外科和放疗中的听力保留

参考文献	技术:患者例数	治疗剂量(Gy)	平均/中位随访时间(月)	肿瘤控制(%)	听力保留率(%)
Hirsch 和 Noren[149]	SRS:126	18~25	56	86	26
Noren 等[133]	SRS:254 (NF2:61)	18~20 10~15	(12~204)	单臂:94 NF2:84	22 (中度比重度耳聋:55%比23%)
Foote 等[148]	SRS:36	16~20	(2.5~36)	100	2 年时为 42±17
Flickinger 等[147]	SRS:273(CT 对 MRI 计划:118 对 155)	12~20		CT:44 MRI:32	CT:39 MRI:68
Kondziolka 等[150]	SRS:162	12~20 平均:16.6	(6~102) (60%>60)	94	47~51
Lunsford 等[151]	SRS:402	系列早期:17 系列后期:12~14	36	93	系列早期:39 系列后期:68
Flickinger 等[146]	SRS:190	11~18 中位数:13	30 (最大值:80)	5 年时为 91	74
Andrews 等[142]	SRS:64(NF2:5) FSRT:46(NF2:10)	SRS:12 FSRT:50(2Gy/F)	SRS:30±17 SRT:30±24	SRS:98 SRT:97	SRS:33 SRT:81
Combs 等[143]	FSRT:106	57.6Gy(1.8Gy/F)	49(3~172)	3 年时为 94% 5 年时为 93%	5 年时为 94
Williams[154]	HFSRT:125	肿瘤<3cm:25/5F 肿瘤≥3cm:30/10F	22(12~68)	100	64
Meijer 等[152]	SRS:12 HFSRT:25	SRS:10~12 HFSRT:20~25	25(12~61)	—	91

SRS,立体定向放射外科;NF2,2 型神经纤维瘤病;FSRT,分次的立体定向放射治疗;HFSRT,低分割的立体定向放射治疗。

因素(参见前文),分次剂量的大小及每天 2 次和每天 1 次治疗之间的区别尚不清楚。放射治疗中或放射治疗后使用顺铂可能会加剧 SNHL[136,158,159]。

数学/生物学模型。正如在 QUANTEC 文章中讨论的,头颈部肿瘤行常规分割放射治疗后 SNHL 的结果适用于多因素分析模型[134]。

特殊情况。QUANTEC 分析只适用于成年患者,在儿童患者中放射治疗后听力损失可能会有更多的问题,尤其是联合化疗时[160]。在 2 型神经纤维瘤病患者中,使用 SRS 治疗前庭神经鞘瘤与偶发性肿瘤相比,会导致听力损失率增加[161–163]。

推荐的剂量–体积限制。对于常规分割放射治疗,耳蜗的平均剂量应限制在≤45Gy(或更保守≤35Gy)以将 SNHL 的风险降至最低[134]。因为 SNHL 的阈值尚未建立,为避免听力损失,耳蜗的受量应保持越低越好。为了使听力损失最小化,同时对前庭神经鞘瘤保持适当的控制,QUANTEC 作者推荐单分次 SRS 的边缘剂量为 12~14Gy[127,134,164]。虽然低分割方案的数据相当有限,作者推测总剂量为 21~30Gy,给予 3 次×7Gy,5 次×5Gy,10 次×3Gy,将能满足听力保留和肿瘤控制之间的平衡[134]。

未来研究。同步化疗在头颈部肿瘤放射治疗中的影响,听神经受照长度及前庭神经鞘瘤的分次方式,以及所有设置下耳蜗的绝对剂量将通过前瞻性的多中心的研究获益。

毒性评分标准。应在放射治疗前和放射治疗后内半年内进行听力评估。QUANTEC 作者建议将“有临床意义的听力损失”定义为放射治疗后 BCT 阈值上升 10dB 或语音识别评估下降 10%[134]。

脊髓

临床意义。脊髓恰好是从颅骨的基底部延伸至腰椎的顶部,个别神经从椎管向下延续到骨盆水平。因此,在涉及颈部、胸部、腹部和骨盆恶性肿瘤的治疗期间,脊髓和椎管的一部分通常包括在放射治疗野中[165]。此外,在约 40%的癌症患者中有椎体的转移性疾病[166],并且这种疾病常常应用放射治疗。虽然罕见,放射诱发的脊髓损伤(如脊髓病)可能很严重,会导致疼痛、感觉异常、感觉缺失、瘫痪,Brown-Sequard 综合征和肠/膀胱失禁[167]。

终点。根据 CTCAE 4.0 版[91],骨髓病被定义为 2 级或更高级别的脊髓炎。根据该定义,影像学检测到变化但无症状及轻微症状/体征 (如 Babinski 征或 L'hermitte 综合征)的无症状变化不会被归类为骨髓病。因此,骨髓病的诊断基于感觉或运动缺陷、功能丧失或疼痛的体征/症状的出现,现在经常通过 MRI 确认。放射性脊髓病很少发生在放射治疗结束后 6 个月以内,大多数情况下在 3 年内出现[168]。

定义靶区的挑战。在常规外照射中,放射野通常包括脊髓、椎体和脊神经根的整个圆周,并且未正确地识别所涉及的脊髓水平, 精确的器官定义并不严格。在放射外科治疗中,脊髓的勾画比较混乱,各种研究在横轴图像上勾画关键器官和脊髓 (脊髓外扩 2~3mm)、硬膜囊及其内容物或整个椎管[169]。由于接受高剂量的体积通常向靶区的上方和下方延伸,一些研究在靶区之上和之下延伸了关键器官体积。例如,RTOG 0631 号协议是一项关于脊柱转移瘤的图像引导放射外科治疗的研究,将脊髓定义为 MRI 可见的未外扩的脊髓本身并将部分脊髓的体积由靶区上下各外扩 5~6mm。

剂量/体积/毒性数据。Schultheiss[165,170]汇总并分析报道了 1946 例接受放射治疗的患者中有 335 例发生放射性脊髓病,分别为先前未经照射的颈椎[168,171-174]和胸椎[175-186]的全周(图 13.5A,B)。虽然少数患者接受的每分次剂量相对较高, 但均未使用立体定向技术治疗,以排除脊椎周长的一部分。注意,脊髓的受量是研究报道的处方剂量;通常,剂量测定数据不可用于计算真实的脊髓剂量。后文将讨论,给予 2Gy/次、总剂量低于 50Gy 的常规照射,骨髓病的发生率非常低。

放射外科治疗脊髓后发生放射性脊髓病的已发表的报道的总结见表 13.6[187-194]。在已发表的文献中提到的 1400 例脊柱放射外科治疗中,仅有 12 例报道了放射性脊髓病变,粗率相当于 0.8%。因为通常大多数此类患者的生存时间较短,有可能低估了真实的损伤

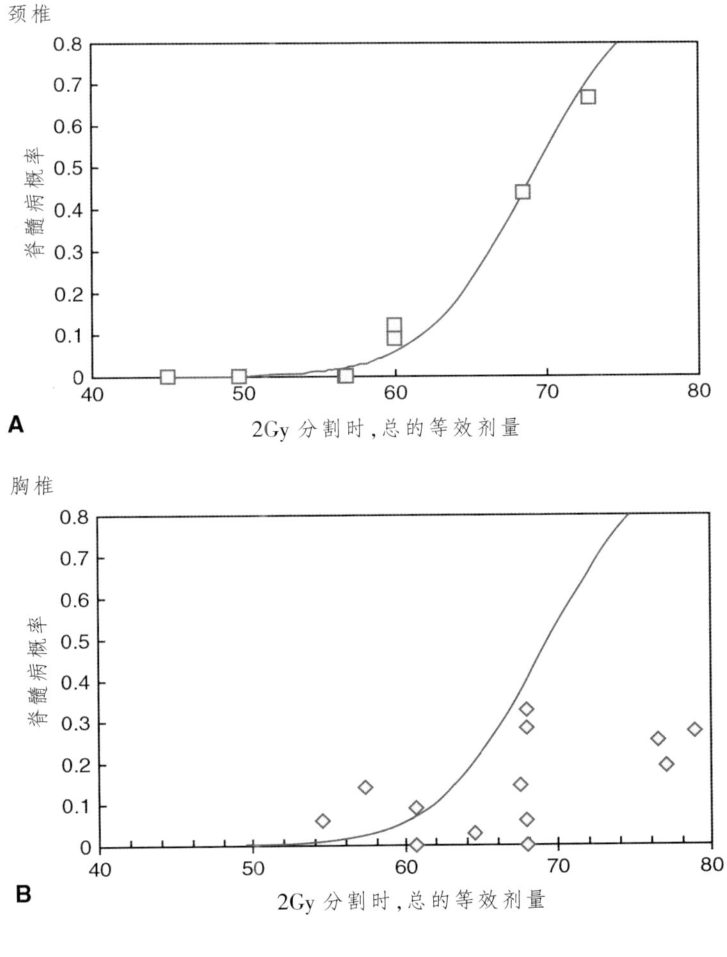

图 13.5 横向脊髓病变发生率的相关研究。(A) 颈椎:□所显示的相关研究数据表示经估计存活率校正的脊髓病变发生概率,并且实线是用舒尔赫斯方法拟合这些数据。(B)胸椎:◇所显示的相关研究数据表示经估计存活率校正的脊髓病变发生概率。实线是最佳拟合了颈椎数据,由于胸椎数据不足以允许充分地拟合。(Adapted from Schultheiss TE. The radiation dose-response of the human spinal cord. *Int J Radiat Oncol Biol Phys* 2008;71(5):1455–1459.)

表 13.6　脊柱立体定向放射外科治疗(SRS)的横向脊髓病变

参考文献	脊髓病变例数/患者总例数	总剂量(Gy)	分次剂量(Gy)	脊髓受量(Gy)	脊髓 BED(Gy_3)	脊髓节段曾受照射的患者比例
Gibbs 等[190]	6/1075	12.5~25	5~25	D_{max}:3~28	范围:24~121Gy_3	>55%
		25	12.5	D_{max}:26.2	D_{max}:141	
		20	12.5	D_{max}:29.9	D_{max}:81	
		21	10.5	D_{max}:19.2	D_{max}:46	
		24	8	D_{max}:13.9	D_{max}:129	
		20	10	D_{max}:10	D_{max}:33	
		20	20	D_{max}:8.5	D_{max}:43	
Ryu 等[195]	1/86[a]	<10~18	<10~18	平均值±标准差	平均值±标准差	0%
				D_{max}:12.2±2.5	D_{max}:62±4.6	
				D_{10}:8.6±2.1	D_{10}:33±3.6	
				最大值	最大值	
				D_{max}:19.2	D_{max}:142	
				D_{10}:13	D_{10}:69	
		18[b]	18	平均值±标准差	平均值±标准差	
				D_{max}:13.8±2.2	D_{max}:77±3.8	
				D_{10}:9.8±1.5	D_{10}:42±2.3	
		16	16	D_{max}:14.8	D_{max}:88	
				D_1:13.0	D1:69	
				D_{10}:9.6	D_{10}:40	
Gwak 等[191]	2/9	21~44	3~5	中位值	中位值	33%
				D_{max}:32.9	D_{max}:106	
				D_{25}:11.0	D_{25}:21	
				范围	范围	
				D_{max}:11~37	D_{max}:19~172	
				D_{25}:1.2~24	D_{25}:1~88	
		30	10	D_{max}:35.2	D_{max}:172	
				D_{25}:15.5	D_{25}:42	
		33	11	D_{max}:32.9	D_{max}:153	
				D_{25}:24	D_{25}:88	
Benzil 等[187]	3/31	中位值:10	中位值:5	中位值:6.0	中位值:12	未知
		100	50			
		12	12			
		20	5			
Sahgal 等[194]	0/38	24	8	中位值	中位值	62%
				$D_{0.1mL}$:10.5	$D_{0.1mL}$:23	
				D_{1mL}:7.4	D_{1mL}:14	
Sahgal 等[193]	0/16	21	7	中位值	中位值	6%
				D_{max}:20.9	D_{1mL}:22	
				D_{1mL}:13.8	范围	
				范围	D_{1mL}:6~54	
				D_{max}:4.3~23		
				D_{1mL}:2.8~19		
Chang 等[188]	0/63	30 例:30Gy	30 例:6Gy	30 例:<10	30 例:<16.7	56%
		33 例:27Gy	33 例:9Gy	33 例:<9	33 例:<18	
Gerzsten 等[189]	0/50	19	19	平均值	平均值	96%
				D_{max}:10	D_{max}:21	
				范围	范围	
				D_{max}:6.5~13	D_{max}:11~32	
Nelson 等[192]	0/32	中位值:18	中位值:7	平均值±标准差	平均值±标准差	58%
				D_{max}:14.4±2.3	D_{max}:46.0±13.2	
				D_{10}:11.5±2.1	D_{10}:31.2±8.1	
				最大值	最大值	
				D_{max}:19.2	D_{max}:78.3	
				D_{10}:15.2	D_{10}:46.5	

After Kirkpatrick JP, van der Kogel AJ, Schultheiss TE. Radiation dose-volume effects in the spinal cord. *Int J Radiat Oncol Biol Phys* 2010;76(3 Suppl):S42-S49.

率。考虑到报道的骨髓病病例数较少,以及公布的剂量学参数差异较大,在脊髓放射外科中建立脊髓剂量函数的骨髓病风险定量模型是不可行的。事实上,如下文所述,大多数骨髓病病例涉及的脊髓剂量不在与骨髓病相关的剂量范围内。

风险影响因素。动物研究表明,未成熟的脊椎更易发生放射诱发的并发症,且损伤表现出现的时间更短[196-199]。虽然关于放射引起的儿童脊髓病的文献很少,但照射儿童脊柱时应格外注意,因为发育中的中枢神经系统和骨骼对电离辐射的敏感性不断增加[200]。有少数关于化疗后脊柱接受相对低剂量照射后发生脊髓病的报道[201-204]。许多化疗药物具有直接神经毒性[205],且在中枢神经系统照射期间应谨慎使用[206]。

数学/生物学模型。Schultheiss[170]使用概率分布模型,并根据估计的总生存率调整后的颈椎和胸椎脊髓病变的数据计算脊髓病风险作为剂量的函数。良好匹配颈椎和胸椎合并数据是不可能的,因此进行了单独的分析。对于颈椎的数据,D_{50}=69.4Gy 且 α/β 比值=0.87Gy 时提供了较合理的数据拟合,如图 13.5 所示。D_{50} 的 95%置信区间为 66.4~72.6Gy,α/β 比值的 95%置信区间为 0.54~1.19Gy。给予剂量为 2Gy/次,当总剂量为 45Gy 时,计算得出的脊髓病发生概率为 0.03%,总剂量为 50Gy 时为 0.2%。由于胸部数据较分散,不可能获得上述数据的良好拟合。如图 13.5b 所示,胸椎的数据点通常位于颈椎生成的剂量-效应曲线的右侧。这表明胸椎相比颈椎可能对照射更不敏感。

对于放射外科治疗中出现的每分次高剂量,线性二次模型的适用性是有争议的,如表 13.6 所示的生物等效剂量仅应用于对不同剂量方案进行的粗略比较。尤其是在每分次低剂量时获得的数据不应该外推到每分次 10Gy 或更高剂量的方案[165,207]。将 Schultheiss 模型[170]应用于脊柱放射外科治疗似乎高估了脊髓病的风险。例如,使用 0.87Gy 的 α/β 比值时,该模型在单分次 12Gy、13Gy、13.7Gy 和 14Gy 时脊髓病发病风险估计值分别为 0.8%、13.6%、50%和 73%的。相比之下,Ryu 等[195]发现 86 例接受单分次脊柱放射外科治疗,平均脊髓 D_{max} 为 12.2Gy(±2.5Gy 标准差)的患者中仅 1 例发生脊髓病变,在 39 例分次剂量为 18Gy 且平均脊髓 D_{max} 为 13.8Gy 的亚组中无 1 例发生脊髓病变。注意到 Medin 等[208]关于猪脊髓单次照射的研究显示,中位有效 D_{max} 为 20Gy 时剂量-效应曲线非常陡峭。

特殊情况。对于照射后复发的脊椎转移,或在先前治疗过的肺、胰腺或食管射野内出现新发的脊柱病灶,常常需要进行二次照射的设置。在评估脊髓再照射时,必须考虑每个疗程的剂量方案、受照射的体积和(再)照射区域,以及两次放射治疗疗程之间的时间间隔[209]。动物研究支持对脊髓的辐射损伤的修复的时间依赖性模型[196,210-214]。例如,Ang 等[196]在对恒河猴行胸椎和颈椎放射治疗时给予剂量达 44Gy,然后在 1~2 年后给予再照射 57Gy 或 2~3 年后给予 66Gy,分别达到 101Gy 和 110Gy 的合并剂量。在评价的 45 只动物中,有 4 只在观察期结束时发展为脊髓病。从这些和类似数据[210]中开发出来的再照射耐受性模型估计在 1 年、2 年和 3 年后分别恢复 34Gy(76%)、38Gy(85%)和 45Gy(101%)。在保守假设下,计算出总体恢复为 26Gy(61%)。

表 13.7 总结了使用常规和全周外照射对人类的脊髓进行再照射的已发表的报道[209,215-227]。为了比较不同的方案, 使用 α/β 比值为 3Gy 来计算 Gy_3 中的生物等效剂量。在这些研究中,疗程之间的中位间隔时间至少为 6 个月,仅有少数病例的间隔时间<6 个月。尽管累积剂量很高,但仅报道了少数脊髓病病例,等效剂量为 2Gy, 累积剂量<60Gy 时基本未观察到脊髓病病例。这些观察结果与动物模型中观察到的放射治疗后修复的预测一致。

如前所述,每分次高剂量的放射外科治疗越来越多地用于脊髓病灶的治疗。虽然毒性报道很少、随访时间较短且患者数量少。当给予处方剂量时应谨慎,并通过固定体位、图像引导和对患者舒适度的关注这些合理的方法来限制剂量。未进行进一步的仔细研究,基于常规分割的毒性估计不应用于这样的治疗。

推荐的剂量-体积限制。对于 2Gy/d 的常规分割方式,包括完整脊髓横截面,50Gy、60Gy 和约 69Gy 的总剂量与 0.2%、6%和 50%的脊髓病发生率相关。可接受的风险水平将取决于临床实际情况; 也就是说,5%的脊髓病风险在原发性脊髓肿瘤的治疗中可能是可接受的,但在肺部病变的照射中是不可接受的。在先前的 2Gy/次的常规分割放射治疗后再次照射完整的脊髓横截面,在初始放射治疗 6 个月后,脊髓的耐受性似乎至少增加 25%。在脊柱的放射外科治疗中,脊髓最大剂量为单次照射 13Gy 或分 3 次照射 20Gy,似乎与<1%的脊髓病风险相关。相比之下,Sahgal 等[228]推荐 10Gy 的硬膜囊原始单次最大点剂量以完全避免骨髓病的发生,RTOG 0631 号协议规定了相关的脊柱的 D_{10} 和 $D_{0.35mL}$ 为 10Gy,D_{max} 为 14Gy。

未来研究。脊髓毒性的剂量/体积/预后的模型需

表 13.7 脊柱再照射后的横断脊髓损伤

参考文献	脊髓损伤例数/患者总例数	中位 F/U（月）	BED，首次照射（Gy_3）中位值（范围）	BED，再照射（Gy_3）中位值（范围）	两疗程间隔时间（月）中位值（范围）	总 BED（Gy_3）中位值（范围）	2Gy 等效剂量，α/β 比值=3Gy 中位值（范围）
Wright 等[227]	0/37	8	60(10~101)	16(5~50)	19(2~125)	79(21~117)	47(13~70)
Langendijk 等[219]	0/34	—	—	—	—	<100	<60
Nieder 等[209,216,221]	0/15	30	70(34~83)	50(38~83)	30(6~96)	115(91~166)	69(54~100)
Schiff 等[224]	4/54	4[a]	60	37	10(1~51)	97	58
	4		均为 60	73[b](29~115)	9(5~21)	133(109~175)	80(65~105)
Ryu 等[223]	0/1	60	75	72	144	147	88
Kuo 等[218]	0/1	8	75	42	37	117	70
Bauman 等[215]	0/2	>3~9	40~56	18~35	8~20	58~91	35~57
Sminia 等[225]	0/8	—	56(29~78)	42(36~83)	30(4~152)	106(65~159)	64(39~96)
Magrini 等[220]	0/5	168	47(32~47)	55(33~67)	24(12~36)	94(80~113)	57(48~68)
Fades 等[222]	0/62	12	29(29~47)	29(29~47)	6(2~40)	69(59~77)	41(35~46)
Jackson 和 Ball[217]	0/6	15	均为 73	36(32~39)	15	106(103~109)	63(62~65)
Wong 等[226]	11/–[c]	11	72(28~96)	42(14~86)	11(2~71)	115(100~138)	69(60~83)

[a] 总生存率。

[b] 1 例接受了两程再照射；另 1 例接受了三程再照射。

[c] 未报道患者总数。

After Kirkpatrick JP, van der Kogel AJ, Schultheiss TE. Radiation dose-volume effects in the spinal cord. *Int J Radiat Oncol Biol Phys* 2010;76(3 Suppl):S42–S49.

要多年来收集到的更加广泛和详细的数据，包括应用放射治疗和放射外科治疗的患者，而不仅仅是那些具有脊髓病的患者的全部队列数据。要收集的剂量参数应包括 D_{max}、D_1、D_{10}、D_{50}、$D_{0.1mL}$、$D_{0.35mL}$ 和 D_{1mL}，以及累及的脊髓节段的体积，以及处方总剂量、分次剂量、累及脊柱水平、照射的椎体部分、照射技术和患者特征/人口统计学。此外，确定放射诱导毒性的基本机制的临床前研究将是有价值的。

毒性评分标准。应使用 CTCAE 4.0 版[91]对毒性进行评分和报道。

颈部

喉部和咽部

临床意义。放射治疗通常作为早期喉癌的主要治疗，以努力保留言语和吞咽功能。然而，放射诱导的进行性水肿和相关的纤维化可导致发音和吞咽的长期问题[229]。对咽和喉进行照射，特别是联合同步化疗，可导致严重的吞咽困难，对营养状况、气道保护和生活质量造成不良影响。

终点。所检查的关键的喉特异性终点是喉水肿和声音功能[230]。可以通过基于仪器的吞咽研究[231]，或基于观察者的标准（如 CTCAE 4.0 版[91]），或通过患者报道的生活质量问卷来评估由喉部和（或）咽部功能障碍引起的吞咽障碍。

定义靶区的挑战。发音和吞咽是多个彼此相邻的解剖结构共同参与的复杂过程。影响声音功能和吞咽的各种正常组织结构的相对重要性是有争议的。在研究声带功能障碍时，已经考虑到了会厌、舌根、咽侧壁、会厌前间隙、杓会厌皱襞、假声带、上段食管括约肌和环状软骨的剂量[230,232,233]。放射诱导的吞咽困难与咽上缩肌以及声门上和声门区的特定点受量有关[232,234-237]。治疗计划中这些结构的精确识别需要行高分辨率增强 CT 扫描。

剂量/体积/毒性数据。在多变量分析中，Sanguineti 等[213]发现平均喉部剂量或接受>50Gy 剂量的体积百分比和颈部分期为 2 级或以上喉水肿的独立预测因素。发声功能通常在 T1 期喉癌[230]行放射治疗（通常 60~66Gy）后保存良好。关于局部晚期喉癌治疗后声音质量的信息较少。然而，Dornfeld 等[232]发现语音质量与杓会厌皱襞、会厌前间隙、假声带、咽侧壁在假声带水平的剂量之间有强相关性。特别是当这些结构的剂量超过 66Gy 时,观察到声音功能急剧变差。

在一项前瞻性研究中,Feng 等[235]使用调强放射治疗来减少接受放化疗患者的吞咽困难,观察到平均剂量和吞咽困难终点(图 13.6)之间有强相关性。当咽缩肌的平均剂量>60Gy 时，咽缩肌体积接受≥40Gy、≥50Gy、≥60Gy 和≥65Gy 剂量的体积分别为 90%、80%、70%和>50%。吸气时,声门/声门上区剂量-体积阈值为受量≥50Gy 的体积>50%。在常规分割放射治疗的回顾性研究中,Jensen 等[236]发现声门上区、喉和上段食管括约肌的剂量<60Gy 与误吸风险相关。Dornfeld 等[232]发现吞咽困难随着杓会厌皱襞、假声带及其附近的咽侧壁放射治疗剂量>50Gy 逐渐增加。Levendag 等[237]报道称,上、中咽缩肌的中位剂量为 50Gy 时,预测吞咽困难发生的概率为 20%,并且平均剂量超过 55Gy 时概率显著增加。

风险影响因素。在高剂量放射治疗的基础上额外行同步化疗,喉水肿和喉功能障碍的风险至少增加 2 倍[235]。肿瘤放射治疗后继发的严重喉功能障碍通常会持续,并且在这种情况下喉头切除术可能优于放化疗。

数学/生物学模型。Rancati 等[238]使用 Lyman-Kutcher-Burman 模型和剂量-体积直方图减少到等效均匀剂量(EUD)的 Logit 模型,计算出 2~3 级喉水肿的适当剂量-体积数据。这两个模型恰好符合临床数据。Lyman-Kutcher-Burman 模型的最佳拟合参数为 n=0.45±0.28,m=0.16±0.05,TD_{50}=(46.3±1.8)Gy。基于这些发现，研究者提出给予<30~35Gy EUD 以降低 2~3 级喉水肿的风险。Feng 等的研究[235]表明,在咽缩肌和喉部的平均剂量为 50~60Gy 时观察到正常组织并发症概率为 50%(图 13.6)。

特殊情况。在评估喉部和咽部的放射治疗的功能反应时,应考虑治疗前的声音和吞咽功能。

推荐的剂量-体积限制。为了将喉水肿的风险降到最低,QUANTEC 作者建议如果可能的话,根据肿瘤程度将非未受累喉部的平均剂量限制在 40~45Gy,最大剂量限制在<63~66Gy。使咽缩肌和喉部接收>60Gy 的体积最小化，接受>50Gy 剂量的体积与吞咽困难/误吸发生率下降有关[230]。当然,考虑到靶区勾画的不确定性,必须考虑此类剂量减少对肿瘤控制的影响。

未来研究及毒性评分标准。前瞻性研究,包括声音功能和吞咽功能的治疗前评估,应该进行观察者评分,如 CTCAE 4.0 系统[91],患者报道的质量评分以及客观吞咽[230]。这些研究应着眼于接受同步放化疗的患者,因为这部分人群的喉/咽毒性的风险最大。虽然基于 CTCAE 的评分简单且广泛应用，但是由语音病理学家进行的客观测量通常对于量化放射治疗后的吞咽功能障碍是必需的。

腮腺

临床意义。在头颈部肿瘤的放射治疗中,腮腺、下颌下腺和唾液腺通常接受大剂量照射。唾液产生减少是常见的毒性，且对患者的生活质量产生不利影响。唾液功能不足导致多种问题,包括牙齿卫生差、口腔感染倾向、睡眠障碍、疼痛以及咀嚼和吞咽困难[240]。大多数受刺激的唾液产生来自腮腺,而静息(未刺激)的唾液产生主要来自于下颌下腺、舌下腺和许多小的口腔唾液腺[241]。

终点。可以基于患者的症状(味觉改变或口干的感觉)和(或)量化唾液产生来评估口干症(继发于唾

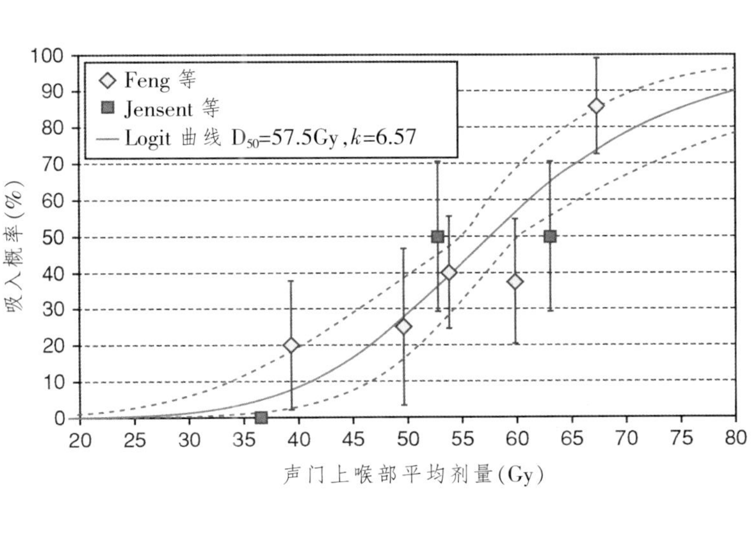

图 13.6　吸收概率(吞咽困难为代表)与喉部剂量的相关研究。实线拟合了组合数据的 Logit 模型;虚线表示 68%置信区间。(From Rancati T, et al. Radiation dosevolume effects in the larynx and pharynx. *Int J Radiat Oncol Biol Phys* 2010;76[3 Suppl]:S64–S69.)

液分泌不足的口干)。

定义靶区的挑战。腮腺和下颌下腺可以在增强CT 扫描图像上充分勾画。然而,在照射期间,腮腺通常在 RT 期间收缩, 可能导致腺体保护减少。例如,Robar 等发现[242],腮腺的内侧在放射治疗过程中是稳定的,外侧边界收缩约为 1mm /周,产生 4~6mm 的总位移。

剂量/体积/毒性数据。多种剂量-体积参数与唾液腺终点相关,包括主观口干症和客观刺激/未刺激唾液量。尤其是平均腮腺剂量[242-245]与全口或单个腺体唾液产生相关。表 13.8 总结了报道的唾液量、并发症发生率和唾液功能恢复的剂量-体积预测值。在平均剂量<10~15Gy 时观察到唾液量的减少最小, 在 20~40Gy 的范围内逐渐降低,并且在给予 40Gy 以上时显著降低[243,247]。当避开至少一个腮腺或下颌下腺时,口干的风险降低。在 Portaluri 等[249]的研究中,对侧腮腺接受<30Gy 的患者没有或仅有轻度主观口干。

唾液功能随着时间的推移逐渐恢复,在更长的随访时间中获得与需要剂量等效减少的唾液量增加(图 13.7)[245,248,250-253]。50%的反应(TD_{50})所需的基于全口或同侧唾液腺测量的组织剂量较基于闪烁扫描的 TD_{50} 低, 与那些来自唾液量的数据相比产生更高的 TD_{50}。报道的 TD_{50} 值的宽变异可以是几个因素的结果,包括剂量分布的变化、唾液测量方法、分割方式和固有的组织敏感性。

风险影响因素。患者因素(如性别、年龄)及化疗

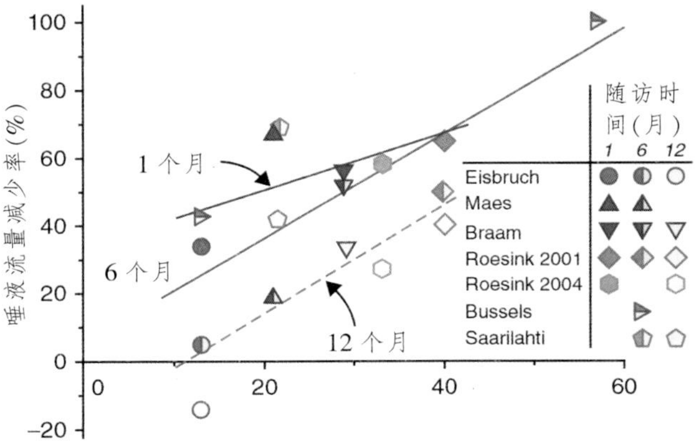

图 13.7 在相关研究中使用不同随访时间时,刺激唾液流量减少的百分比平均值与平均唾液腺剂量间的关系。所列出的随访时间为 1、6、12 个月,分别代表了 1~1.5 个月、6~7 个月和 12 个月。图中各线代表每个所列出随访时间数据的最小二乘拟合。(From Deasy JO, et al. Radiotherapy dose-volume effects on salivary gland function. *Int J Radiat Oncol Biol Phys* 2010;76[3 Suppl]:S58-S63.)

的使用通常都不会与口干症风险相关。然而,预处理唾液腺功能和影响唾液腺功能的药物可以影响口干症的风险[240]。

数学/生物学模型。如前所述,根据所选择的患者群体、治疗技术和终点,观察到的剂量/体积/毒性关系存在很大差异。因此,预测口干风险作为剂量-体积参数的函数的模型产生了宽泛的参数范围[240,243,247,252,255,256]。因为腺体似乎对照射有独立的反应,所以腮腺功能应该单独

表 13.8 口干症的剂量预测因子

			剂量-体积参数	
参考文献	患者例数/随访时间	处方总剂量(Gy)[a]	无刺激	有刺激
Eisbruch 等[246]	88 例/1~12 个月	58~72	平均剂量≤22~25Gy[b]	平均剂量≤25~26Gy[c]
			V_{15}<66%	V_{15}<67%
			V_{30}<43%	V_{30}<45%
			V_{45}<26%	V_{45}<24%
Maes 等[245]	39 例/1~4 个月	66~70	—	平均剂量≤20Gy[d]
Blanco 等[243]	55 例/6 个月	50~71	平均剂量<25.8Gy	—
	29 例/12 个月			
Li 等[244]	142 例/1~24 个月	60~75	平均剂量<25~30Gy	平均剂量<25~30Gy

V_x=腺体接受>xGy 剂量的体积所占的百分比。

[a] 1.5~2.0Gy 每分次剂量。

[b] 1 个月和 3 个月为 24Gy,6 个月为 22Gy,12 个月为 25Gy;阈剂量定义为在该平均剂量以上唾液分泌急剧地接近于零。

[c] 1、3、6 个月为 26Gy,12 个月为 25Gy;阈剂量定义为在该平均剂量以上唾液分泌急剧地接近于零。

[d] 相当于唾液分泌损失率<50%的概率为 70%。

建模。使用线性二次模型预测分次剂量大小对毒性的影响的尝试已使由低至高的 α/β 比值返回,可能是因为检查的不同终点分别代表着急性和晚期反应[240]。

特殊情况。避开下颌下腺似乎降低了刺激和未刺激的口干症的风险[248]。在一些研究中[254]已经发现口腔平均剂量(其含有少量唾液腺)是一个独立的危险因素,但另一些研究[257]则不然,可能是由于技术上的差异。尽管公认的定量数据很少,但是已经显示氨磷汀可增加腮腺和下颌下腺对治疗性照射的功能耐受性[258]。

推荐的剂量-体积限制。如果至少一个腮腺接受小于约 20Gy 的平均剂量或双侧腮腺接受小于约 25Gy 的平均剂量,则通常可以避免严重的口干症(长期唾液功能小于基线的 25%)。在应用 IMRT 治疗头颈部肿瘤的患者中,考虑到所需的靶区覆盖,每个腮腺的平均剂量应该保持尽可能低。相似的,将下颌下腺的剂量保持在适度水平(<35Gy)可降低口干症的严重程度[240]。

未来研究。放射诱导的唾液腺功能障碍和口干症的关键问题包括:

1.部分性地避开下颌下腺或唾液腺是否对生活质量(QOL)有积极影响?

2.(任意的)25%作为唾液腺阈值是相对于 QOL 的最佳定量值吗?

3.在功能预测中是否应明确考虑 RT 过程中腮腺收缩?

4.下颌下腺保护应如何纳入预测唾液功能模型?

5.口腔保护是如何定量地影响口干症的?

6.放射防护剂氨磷汀是否在临床上对全口腔唾液腺功能有显著益处?

毒性评分标准。QUANTEC 作者建议使用经验证的生活质量表格(如口干症问卷[254])和(或)定量的唾液测量来补充基于观察者的系统(如 CTACAE 4.0 版)。

胸部

肺

临床意义。肺的主要功能是将 O_2 置换为 CO_2。放射相关的肺损伤是临床肿瘤学中最常见的不良反应之一,其风险限制了可用于治疗胸部肿瘤的放射剂量。

终点。对肺的辐射损伤可导致有症状的肺炎和纤维化。症状性放射性肺炎的特征在于呼吸困难、咳嗽以及偶有低热,通常在放射治疗后数周至数月发生。长期肺纤维化可导致呼吸功能不全。将放射相关性肺部症状与并存性疾病(如慢性阻塞性肺疾病的恶化、感染、心脏事件)区分开来是很困难的[259]。肺部移动和置换气体的能力的客观降低可通过正式肺功能测试(PFT)进行测量。如表 13.9 所示的各种终点依据其表现(临床与亚临床)以及它们是否反映部分或全部肺功能来随意地区分。

定义靶区的挑战。因为肺部移动且其体积随着呼吸而改变,所以定义肺体积存在固有的不准确性。由于肺的质量在呼吸期间相对恒定,因此其密度必将随着肺体积的增加而下降,所以可以考虑使用剂量-质量直方图而不是 DVH。据我们所知,这种方法尚未得到广泛应用。由于体积与呼吸的这种变化,剂量/体积/预后数据很可能取决于呼吸控制的类型(如果有的话)。绝大多数剂量/体积/预后数据来自自由呼吸扫描/治疗。这些可能不适用于诸如应用呼吸控制技术治疗的患者。此外,在界定中央气道附近的肺边界方面存在不确定性。在"定义的肺"中气道可变包含的内容可影响患者间/机构间的比较。

剂量/体积/毒性数据。有一些参数与放射性肺炎风险相关,包括 V_5~V_{70},平均肺剂量(MLD)和基于模型的参数[9,260]。这些剂量参数是相互关联的,考虑到在大多数研究中检查 V_x 范围的事实,许多研究显示出统计学意义[261-276]。图 13.8 总结了这些研究。

来自荷兰与密歇根大学合作的 NTCP 分析表明,使用 MLD(线性函数)比使用 V_x(阶梯函数)更具预测能力[270]。然而,在 MLD>20Gy 或 V_{13}>50%的情况下,V_{13} 趋向于更具预测能力。本研究中的 TD_{50} 值为 30.8Gy,V_{13}>77%,V_{20}>65%,与早年的多机构研究中报道的 31.8Gy 的 MLD 类似[267]。纪念斯隆-凯特琳癌症中心(MSKCC)[276]的研究显示,平均肺剂量约为 26Gy,同侧肺的 V_{13}>80%,或肺下叶的 V_{40}>32%导致发生晚期并

表 13.9 放射诱导的肺损伤的终点

	地理分布	
表现	区域的	全球的
临床	有症状的支气管狭窄	呼吸系统症状(呼吸困难、咳嗽)
亚临床	影像学异常(CT、灌注/通气扫描)	肺功能检查、运动试验结果

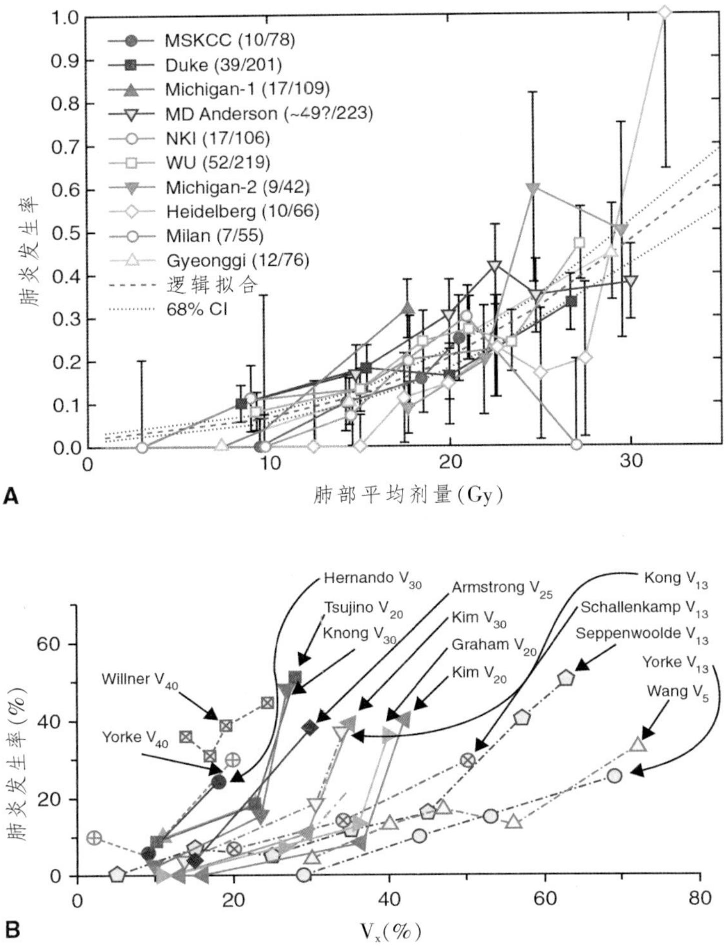

图 13.8 分次部分肺放疗后放射性肺炎的发生率与 2 个参数有关：(A)平均肺受量(MLD)和(B)接受 xGy 的肺体积(V_x)。(A)MLD：置信区间表示±1 个标准差。来自斯隆-凯特林纪念癌症中心的结果，6 个月时 RTOG 标准 3 级或更高级别的肺毒性；杜克大学的结果[264]，6 个月时 CTCAE 标准 1 级或更高级别；密歇根大学的结果[277]，6 个月时 SWOG 标准 2 级或更高级别；MD 安德森癌症中心的结果[272]，1 年精算(包括同步化疗患者)时的 SWOG 标准 3 级或更高级别；荷兰癌症研究所的结果[278]，6 个月时 SWOG 标准 2 级或更高级别；华盛顿大学的结果[265]，6 个月时 SWOG 标准 2 级或更高级别；密歇根大学的结果[279]，SWOG 标准 1 级或更高级别；海德堡大学的结果[280]，RTOG 急性 1 级或更高级别；米兰大学的结果[281]，SWOG 标准 2 级或更高级别，无时限，患者无慢性阻塞性肺疾病，包括诱导化疗的患者；京畿道大学[266]，6 个月时 RTOG 标准 3 级或更高级别，包括同步化疗患者。虚线是这些数据的最佳拟合适合 logistic 表达式[f/(1+f)]，其中 f=exp(b0+b1*MLD)。最佳拟合值(95%置信区间)是 b0=−3.87(−3.33，−4.49)和 b1=0.126(0.100，0.153)，与 TD_{50}=30.75(28.7，33.9)Gy 和 γ_{50}=0.969(0.833，1.122)相对应，其中 γ_{50} 表示约 50%剂量-反应水平的剂量每增加 1%的响应增加(以百分比测量)。(B)V_x。来自 Yorke[275]、Willner[273]、Hernando[364]、Tsujino[282]、Kong[277]、Armstrong[283]、Kim[266]、Graham[260]、Seppenwoolde[270]、Wang[272]和 Schallenkamp 的数据。上述数据中，部分引用于或根据 Marks 等[284]的原始著作修改。(From Marks LB, et al. Radiation dose-volume effects in the lung. *Int J Radiat Oncol Biol Phys* 2010;76[3 Suppl]:S70–S76.)

发症的风险为 50%。平均肺剂量约为 12Gy 或同侧肺的 V_{13}>40%导致发生晚期并发症的风险为 5%。肺下叶的 V_{13} 为 36%，全肺为 42%，或同侧肺为 62%时，患者发生 3 级及以上并发症的风险为 20%。

另一项来自 MSKCC 的关于接受单纯放射治疗的患者的报道显示，3 级或以上的肺毒性的风险显著增加，V_{25}>30%的患者发生率为 38%，V_{25}<30%的患者为 4%(P=0.04)[261]。在同组患者的后续研究中，预测 3 级或以上肺毒性的重要变量包括平均肺剂量、全肺 V_5~V_{40}，同侧肺 V_5~V_{40}，肺下叶 V_5~V_{50}[275,276]。同侧肺 V_5~V_{20} 是最具预测能力的。

华盛顿大学是另一个早期的研究机构，显示肺炎的风险与 V_{20} 显著相关；2 级或更高级别的放射性肺炎的 2 年发病率在 V_{20}>40%、32%~40%、22%~31%和<22%时分别为 36%、13%、7%和 0%(P=0.0013)。在华盛顿大学的另一项研究中，放射性肺炎与 V_5~V_{80} 显著相关，在 V_5~V_{15} 和 V_{70}~V_{75} 范围内具有最大意义；放射性肺炎也在 D_{30}~D_{40} 和 V_{90}~V_{95} 范围内具有最大意义，与 5%~100%的肺(D_5~D_{100})的受量显著相关[265]。

杜克大学的一项研究（其中 18%的患者接受了同步放化疗）发现，V_{30}>18%和<18%与 1 级或以上放射性肺炎的风险相关的概率，为 24%比 6%(P=0.0003)[264]。MLD<10Gy、10~20Gy、21~30Gy 和>30Gy 时的风险分别为 10%、16%、27%和 44%。日本对使用基于铂类的放化疗的患者进行研究发现，6 个月时 2 级或以上放射性肺炎的风险在 V_{20}≥31%、26%~30%、21%~25%和≤20%时分别为 85%、51%、18.3%和 8.7%(P<0.0001)[282]。在密歇根大学的一项研究中，2 级或以上肺炎和纤维化的风险发生率为 10%，与 V_{20}>30%和 MLD>20Gy 相关。这些阈值提供了 50%~71%的阳性预测值和 85%~89%的阴性预测值[277]。在 MD 安德森癌症中心(MDACC)的一项研究中，平均肺剂量和 V_5~V_{65} 肺炎风险高度相关，

V_5 是多变量分析中最重要的因素[272]。对比 $V_5 \leq 42\%$ 和>42%,1 年时 3 级或以上肺炎的风险为 3%对 38%(*P*=0.001)。在梅奥诊所的研究中,V_{10}~V_{13} 最具放射性肺炎预测能力;V_{10}=32%~43%,V_{13}=29%~39%,V_{15}=27%~34%,V_{20}=21%~31%导致的肺炎风险为 10%~20%。

几项剂量递增研究已经将 V_{20},V_{eff} 和(或)NTCP 用于剂量函数的毒性风险分层[285-288]。在 RTOG 93-11 剂量递增研究中[285],处方剂量为 70.9~90.3Gy 时,7%~16%的 V_{20}<25%的患者在 18 个月时出现 3 级或以上晚期肺毒性;在 90.3Gy 剂量水平有致命的肺并发症,2 级或以上的晚期肺毒性的绝对风险为 30%~45%。15%的 V_{20} 为 25%~36%,治疗剂量为 70.9~77.4Gy 的患者在 18 个月时出现 3 级及以上的晚期毒性,出现 2 级或以上的晚期肺毒性的风险为 40%~60%。D_{15} 是放射性肺炎的最大预测变量[262]。

风险影响因素。在荷兰研究[278]中研究了剂量对肺部区域的影响,将肺分为中央和外周、同侧和对侧、尾侧和颅侧,以及前部和后部的亚体积。对后部、尾部、同侧、中央和外周肺亚体积的平均区域剂量与需要类固醇的放射性肺炎的发生率显著相关。来自 MSKCC 的类似研究中,放射性肺炎的风险与肺下叶的放射剂量相关性更强,与肺上叶的结果相反[276]。

胸腔中的肿瘤位置也是可以影响肺炎风险的因素。在华盛顿大学的研究中[265],下部肿瘤位置是放射性肺炎的最重要的预测因子。肿瘤位置与 RTOG 93-11 中的放射性肺炎并不密切相关,可能部分地归因于治疗(使用 RTOG 93-11 治疗较小体积至较高剂量)的差异以及肿瘤大小和位置的差异(RTOG 93-11 肿瘤倾向于更小和更上部的位置)[262]。使用来自 RTOG 93-11 和华盛顿大学的患者的组合数据集,肿瘤位置和 MLD 是毒性的显著预测因子。

数学/生物学模型。大多数上述研究使用 NTCP 模型来拟合毒性数据。在 QUANTEC 分析中[284],作为 MLD 的函数的放射性肺炎数据与对数表达式的拟合(图 13.7)产生预测的 TD_{50}=30.8Gy(95%CI 为 28.7~33.9Gy),γ_{50}= 0.97(0.83~1.12)。后者表示在 50%剂量-效应水平下剂量每增加 1%时相应放射增加的百分比增加。使用概率响应函数(相当于具有 *n*=1 的 Lyman 模型的拟合)的拟合产生 TD_{50}=31.4Gy(95%CI,29.0~34.7Gy)和 *m*=0.45(0.39~0.51),结果基本上与由数据占据的区域中的对数拟合相同。

特殊情况。IMRT 为一些晚期非小细胞肺癌患者[289]提供独特的剂量分布,潜在地降低了正常组织损伤的风险。MDACC 的研究者比较了应用 IMRT 治疗的患者与 3D 计划治疗的患者的肺毒性发生率,并注意到使用 IMRT 降低了毒性[290]。V_5>70%与 3 级或以上级别肺炎的发生率为 21%相关,而 $V_5 \leq 70\%$(*P*=0.017)的风险为 2%。类似的,来自 MSKCC 的研究发现,应用 IMRT 治疗的非小细胞癌患者的临床肺损伤发生率较低[291]。

在 Dana Farber 的一项研究中[292],在 13 例接受胸部 IMRT 的肺切除术后间皮瘤患者中,有 6 例发生致命性肺炎。发生肺炎的患者的中位 V_{20}、V_5 和 MLD 分别为 17.6%、98.6%和 15.2Gy,而未发生肺炎的患者分别为 10.9%、90%和 12.9Gy。虽然这些差异不显著,但毒性的严重性表明在肺切除术后对患者进行大剂量放射治疗时要谨慎。在杜克大学的一项研究中[293],13 例接受 IMRT 治疗的间皮瘤患者中有 1 例死于肺炎,另外 2 例患者出现症状性肺炎。发生肺炎的患者的中位 V_{20}、V_5 和 MLD 分别为 2.3%、92%和 7.9Gy,而未发生肺炎的患者分别为 0.2%、66%和 7.5Gy,发生致命性肺炎的患者分别为 6.9%、92%和 11.4Gy。在 MDACC 治疗间皮瘤患者的研究中[294],63 例中有 6 例死于肺部相关的原因(包括 2 例致命性肺炎)。V_{20} 在单变量和多变量分析(*P*=0.017)中均是显著的,V_{20}>7%与肺死亡风险增加 42 倍相关。

立体定向体部放射治疗(SBRT)通常在 5~20 天内给予几次大分割治疗(如 18Gy×3 次或 10Gy×5 次)[295-297]。通常,SBRT 中的高剂量体积较小,剂量梯度陡峭,将危及器官周围的剂量降至最低。然而,因为使用多个射束,肺部有很大体积接受低剂量到中等剂量[297]。因此,肺 SBRT 的剂量-体积特征与常规 RT 大不相同,值得特别考虑。放射性肺炎在 SBRT 后相对不常见,通常<10%[296,298,299],但在一项研究中高达 25%[300]。支气管损伤/狭窄在常规剂量分割后不常见,与肺门周围/中心肿瘤 SBRT 相关[296]。

推荐的剂量-体积限制。个别研究注意到基于各种度量的放射性肺炎的剂量-效应关系。然而,合并数据的 QUANTEC 分析[284]显示,没有肺炎的特异性阈值,随着剂量增加,风险逐渐增加。由于肺的许多剂量-体积参数(如 V_5~V_{30}、MLD)彼此相关,所以可能不存在"最佳"参数。对于非小细胞肺癌患者,谨慎地将 V_{20} 限制在<30%~35%,将平均肺剂量限制在<20~23Gy,以便将肺炎的风险降至<20%。在间皮瘤肺切除术后照射的患者中,应谨慎地将 V_5 限制在 60%以下,$V_{20} \leq$ 4%~10%,平均肺剂量≤8Gy。

未来研究。放射诱发的肺炎在下叶肿瘤患者中较上叶肿瘤患者中更常见，并且肺下部与肺上部相比，可能与放射剂量更相关。这种相关性的原因目前是未知的，并且需要进一步研究，尽管它可能与心脏照射有关。需要进行额外的工作以更好地理解临床因素（例如，放射治疗前功能状态，烟草使用）和全身性用药（如化疗）对肺损伤风险的影响。旨在确定和利用生物标志物如 TGF-β[在肺放射治疗之前和（或）期间测量]对放射性肺炎的能力的研究将是有价值的。

毒性评分标准。应将 LENT-SOMA 系统用于毒性评分，因为其可明确地获取症状性的、功能性的和射线照射的终点。可以生成总分数，但是应该记录和维护精细数据。

心脏

临床意义。心脏是通常位于左侧胸腔的肌肉器官，它通过连续性有节律的收缩，泵送血液通过血管。心脏功能和结构的复杂性使其处于一系列照射和化学治疗损伤的风险中，这些损伤可以在治疗后数月至数年显现出来[302]。

终点。心脏和心包的所有组分均易受照射损伤。放射诱发的心脏损伤包括心包炎、充血性心力衰竭，限制型心肌病、瓣膜功能不全和狭窄、冠状动脉疾病、缺血和梗死。

定义靶区的挑战。对于心脏的亚结构，以及心脏、大血管、肝脏、隔和胃之间的交叉/边界，在 CT 图像上进行勾画可能是具有挑战性的。心脏在呼吸和心脏周期期间运动，不同的区域移动的程度不同。当勾画靶区和正常组织结构以及解释 DVH 时，必须考虑伴随这些解剖/生理现实的不确定性。

剂量/体积/毒性数据。多项研究显示，在乳腺癌治疗后的患者中，左胸照射较右胸照射后心脏发病率的风险增加。普遍为减少纵隔剂量并减少射野内心脏体积可降低晚期毒性的风险[303–305]。杜克大学最近的研究表明，左心室受照百分比增加与心脏灌注缺陷的风险增加相关[306–308]。即使小体积的心尖在低剂量暴露（8~20Gy）下，也有心脏疾病风险增加的报道[309]。

斯德哥尔摩的一项研究使用正常的组织并发症概率模型来预测女性乳腺癌患者治疗后的晚期心脏毒性风险[310]。这些模型预测了心肌的 TD_{50} 为 52Gy。15 年时心脏相关死亡率风险超过 5%与约 30Gy，$V_{33}>60\%$，$V_{38}>33\%$或 $V_{42}>20\%$的心肌剂量相关。使用全心脏体积（与心肌相反）的计算产生相等的结果。

来自斯德哥尔摩的同一小组使用相似的分析来评估霍奇金病患者的心脏风险[311]。基于 $V_{38}>35\%$与<35%将患者分层。15 年时死亡率风险分别为 7.9%和 4.7%。计算得出 TD_{50} 为 70Gy。42Gy 和 53Gy 的心脏剂量导致的心脏并发症风险分别为 5%和 10%。乳腺癌患者的相应值分别为 37Gy 和 44Gy（更低的阈值剂量和更陡的梯度）。乳腺癌和霍奇金病组（图 13.9）的并发症概率和 TD_{50} 间的差异表明，心脏不同部位的辐射暴露导致心脏风险的差异，尽管可能存在其他混杂变量（如患者的治疗年龄、乳腺癌和心脏疾病风险因素相叠加等）。

MDACC 的一项研究描述了食管癌患者治疗后发生心包积液的风险[312]。平均剂量>26Gy，而在大于 3~50Gy（V_3~V_{50}）的剂量下治疗的心包的相对体积显示出最大的风险，该相关性在 V_{30} 最明显。对比 $V_{30}<46\%$与>46%，放射治疗后 18 个月时心包积液的发生率为 73%比 13%（P=0.001）。对比平均心包剂量<26Gy 和>26Gy，心包积液的发生率为 73%比 13%（P=0.001）。来自密歇根大学[313]的一项研究也证明平均剂量>27Gy 和最大剂量 47Gy 与心包积液的风险相关。然而，只有应用 3.5Gy/次治疗的患者发生了心包积液。

瓣膜疾病的发生率与纵隔放射剂量>30Gy 和照射的最低年龄相关[314]。在 2~20 岁以上发现放射治疗后亚临床瓣膜疾病，但临床症状似乎需要更长时间变得明显（从照射到症状出现的中位间隔时间为 22

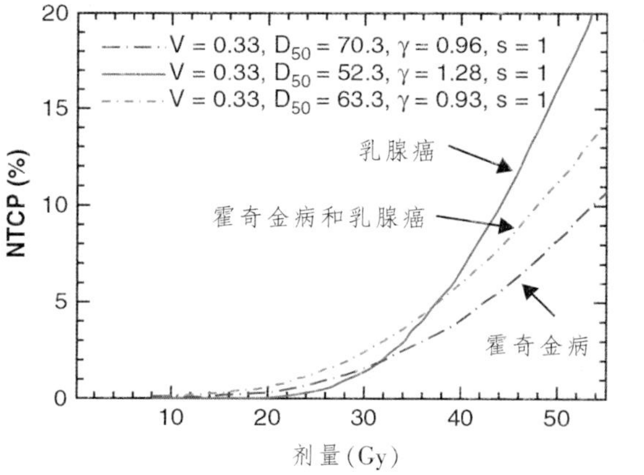

图 13.9 霍奇金病（HD）和乳腺癌患者胸部放疗后长期心脏死亡率的剂量–反应曲线。NTCP 为正常组织并发症概率，在该研究中定义为缺血性心脏病的过高风险。通过拟合来自乳腺癌试验、霍奇金病患者队列和组合数据集的数据获得曲线。绘制曲线与 1/3 的心脏体积的均匀照射相对应。(From Eriksson F, et al. Long-term cardiac mortality following radiation therapy for Hodgkin's disease: analysis with the relative seriality model. *Radiother Oncol* 2000;55[2]:153–162.)

年)。对于在放射治疗之前治疗霍奇金淋巴瘤 10 年以上的患者,主动脉疾病(通常由混合性狭窄和反流组成)比二尖瓣和右侧瓣膜疾病更常见[314,315]。

风险影响因素及特殊情况。蒽环类化疗可加剧放射性心脏毒性。在霍奇金病患者中,辐射暴露与蒽环类药物联合可能损害射血分数并增加心肌梗死、充血性心力衰竭和瓣膜疾病的风险。囊括 1474 例霍奇金淋巴瘤幸存者的荷兰研究[316]显示,心肌梗死和充血性心力衰竭的风险显著增加,这些幸存者与一般人群的标准发生率分别为 3.6 和 4.9。单独行纵隔放射治疗增加心肌梗死、心绞痛、充血性心力衰竭和瓣膜疾病(2~7 倍)的风险。蒽环类药物的加入进一步提高了充血性心力衰竭和瓣膜疾病的风险,风险比分别为 2.81 和 2.10。联合放射治疗和蒽环类化学治疗后充血性心力衰竭的 25 年累积发病率为 7.9%。

还必须考虑心脏病,特别是冠状动脉疾病的其他风险因素。例如,罗切斯特大学的研究[317]评估了霍奇金淋巴瘤幸存者中冠状动脉疾病的风险以及心脏危险因素的患病率。男性心脏死亡的相对危险为 3.1,女性为 1.8。其他危险因素比普通人群更常见;在发生心脏事件的霍奇金淋巴瘤患者中,72%的患者吸烟,72%为男性,78%有高胆固醇血症,61%的患者肥胖,28%有阳性家族史,33%有高血压,6%有糖尿病。

数学/生物学模型。没有可接受的心脏毒性模型。然而,一些作者已经计算了各种心脏终点的模型参数,在 QUANTEC 综述中有所总结[302]。

推荐的剂量-体积限制。心脏的 V_{30}~V_{40} 为 30%~35%时与 15 年内心脏相关死亡过度风险为 5%相关。心脏 V_{30}>45%和平均心脏剂量>26Gy 与较高的心包炎风险相关。在乳腺癌和肺癌患者中,建议尽可能减少照射的心脏体积,而不影响靶区覆盖。在淋巴瘤患者中,如果单独使用放射治疗,整个心脏应限于 30Gy,对于联合蒽环类化疗的患者,整个心脏应限制为 15Gy。虽然没有直接证据表明消除传统的心脏危险因素改变了放射相关心脏病的自然病史,但谨慎起见,似乎应尽量减少这些因素[302,318,319]。

未来研究。心脏特定亚靶区的放射影响、现代放射治疗技术对心脏毒性的影响、心脏照射与基线心血管危险因素之间的关系对心脏疾病的发展的影响,在胸部立体定向体部放射治疗中采取低分割方式的影响,以及胸部放射治疗的全身生理效应(如心脏和肺部同时照射时的相互作用)将从进一步的系统研究获益[302]。

毒性评分标准。QUANTEC 作者建议使用 LENT-SOMA 系统[93,320]描述心脏毒性,因为它明确包括心脏功能障碍的临床、放射学和功能评估。

食管

临床意义。急性食管炎在接受胸腔内恶性肿瘤(如原发性肺癌和食管癌)照射的患者中非常常见且通常很严重。重症食管炎患者可能需要胃肠饲管和(或)导致治疗中断。

终点。因为大多数胸腺癌患者的预后不良,相比晚期损伤,急性毒性可能被认为与临床更加相关。晚期食管并发症包括吞咽困难、狭窄、运动障碍、食欲缺乏和很少出现的坏死或瘘。

定义靶区的挑战。在轴位图像上辨识食管具有挑战性,并且使用稀释的口服对比剂可帮助识别。此外,食管通常折叠,使得在轴位图像上看到的外部轮廓可能不能精确地表示其真实周长。事实上,在 CT 成像中,食管的周长在不同的轴位水平上表现为高度变异,而实际上食管具有相对均匀的周长。一项研究表明,应用这种先前的解剖学知识的剂量学参数比传统的剂量学参数能更好地预测急性和晚期食管损伤[321]。

剂量/体积/毒性数据。多种剂量-体积参数与食管炎的发病率相关[312,322-329]。虽然基于一系列剂量参数观察到急性食管炎的连续剂量-反应曲线,如图 13.10 所

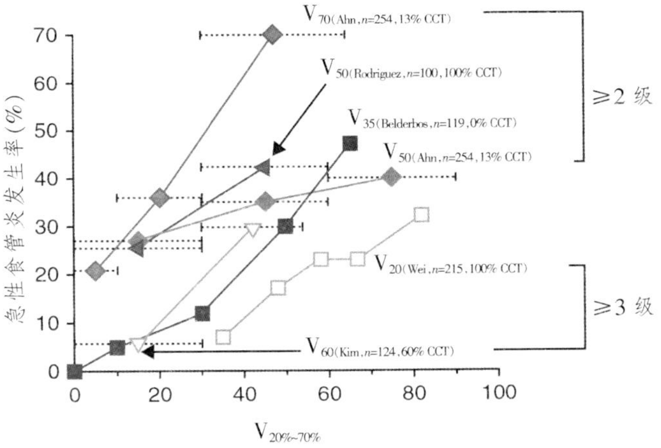

图 13.10　急性食管炎发生率与 V_x(接受 xGy 以上剂量的体积)关系的相关研究。X 轴的值由报告中剂量范围估计。数据集注释如下:V 剂量[研究者、患者数、同步化疗(CCT)百分比]。(From Werner-Wasik M, et al. Predictors of severe esophagitis include use of concurrent chemotherapy, but not the length of irradiated esophagus: a multivariate analysis of patients with lung cancer treated d with nonoperative therapy. Int *J Radiat Oncol Biol Phys* 2000;48[3]:689-696.)

示，但在急性或晚期食管损伤的最佳剂量学预测因子上没有一致意见。

在华盛顿大学的一系列研究中，3~5级食管的毒性（急性和晚期）与>58Gy的最大剂量（D_{max}），>34Gy的平均剂量和是否行同步化疗相关[328]，V_{55}差异不具有统计学意义。来自中国的一项研究报道称，最大剂量>60Gy，以及应用同步化疗是食管毒性（急性和晚期）的重要影响因素[327]。在杜克大学的研究中，V_{50}，表面受量≥50Gy（S_{50}），接受>50~60Gy的食管长度，以及食管圆周D_{max}>80Gy是晚期食管毒性的显著预测因素[326]。V_{50}>32%或S_{50}>32%导致晚期食管毒性粗率约为30%，当低于这些阈值时粗率为7%。当>3.2cm的食管接受>50Gy时，晚期毒性发生率约为30%，而<3.2cm的食管接受>50Gy的患者（P=0.008）的晚期毒性发生率为4%。

在杜克大学的另一项研究中，1级或更高级别的晚期毒性与几个剂量参数相关：食管全周受量≥50Gy和≥55Gy；75%的食管周长受量≥70Gy；以及食管全周接受剂量≥60~80Gy的最大百分比[322]。V_{50}~V_{70}为0%~30%的患者的1级或更高级别晚期毒性发生率约为5%，而V_{70}为31%~64%的患者的发生率约为25%，V_{50}>60%（无显著性差异）的患者的发生率约为10%。急性食管毒性是晚期毒性的最大预测因子。在两项研究中，大多数发生晚期3级或更高毒性的患者先前有急性3级或更高级别的毒性，但发生3级或更高晚期毒性者中仅有25%~40%先前发生过0~2级急性食管毒性[327,328]。

风险影响因素。已观察到应用更积极的放射治疗方案（如超分割、同步增量），加用同步化疗，再加上年龄和若干其他临床因素（例如，预先存在吞咽困难和淋巴结分期较晚）与更高的急性食管炎发生比率相关。单纯常规放射治疗的患者的3级或更高级别的急性食管炎发病率约为1%，而在同步应用吉西他滨的患者中高达49%。几项研究已经评估了公认的放射性保护剂氨磷汀。三项单中心Ⅲ期研究表明氨磷汀对降低2级或更高级食管炎的发生率有益，但这一结果在大型合作组Ⅲ期随机试验（RTOG试验9801）中未得到证实[330-337]。

数学/生物学模型。使用2级或更高级急性食管炎的数据，两项研究获得了相对一致的Lyman-Kutcher-Burman模型参数的估计，包括TD_{50}为47~51Gy[7,323]。注意到这些参数与从Emami数据[4]得出的参数有显著的不同，这些参数评估了临床上更严重的终点（狭窄和穿孔）。

特殊情况。在立体定向体部放射治疗中，关于中央型胸部病变的低分割治疗的食管毒性数据非常有限[334]，并且该数据和其他改变的分割方式（例如，加速分割和同步增量）中的长期数据没有全面的报道[335]。

推荐的剂量–体积限制。依据可用的数据，对于食管没有严格的剂量–体积限制。几个参数与不良事件的风险相关，由于看来合理，临床医生可以将这些数据应用于临床情况。不幸的是，许多局部晚期非小细胞肺癌患者的解剖学现实是PTV（当然也包括GTV）通常直接邻近食管，因此不可能根据需要限制剂量，会影响靶区覆盖。正在进行的Ⅲ期组间试验RTOG 0617建议（但没有强制）食管的平均剂量保持在<34Gy。

未来研究。IMRT可以在肺照射期间增加灵活性以保护食管，其结果作为剂量–体积函数应该系统地研究并用于该治疗技术。与其他器官系统一样，应根据明确界定的目标和器官风险轮廓的方法报道详细的结果和剂量测定数据。

毒性评分标准。食管毒性应使用CTCAE 4.0.37版进行评分[37]。

腹部/盆腔

肝脏

临床意义。肝脏是一个重要的器官，它参与摄入的营养物质的代谢、解毒、蛋白合成、胆汁生成、糖原储备和红细胞分解。肝脏在腹部或胸部肿瘤的放射治疗期间偶尔会受到照射，并在肝转移或肝细胞癌患者行放射治疗时部分受照。没有有效的治疗方法可逆转放射性肝病（RILD）的过程；因此，预防是最好的。当需要肝移植来治疗重型放射性肝病时，应用抗凝剂、穿刺术和利尿剂可缓解症状。

终点。RILD通常表现为隐痛至剧烈的右上腹痛，然后是由于肝大和腹水引起的腹胀，导致体重增加。无黄疸性的腹水经常在照射后2~4个月发生；放化疗诱导的肝病可能更快地发生（如骨髓移植放射治疗后1~4周）。RILD的其他后遗症包括肝酶升高、黄疸、扑翼样震颤（震颤）、脑病或昏迷。

典型RILD的基本病理生理后遗症是小叶水平的中心静脉血栓形成，可导致逆行充血，从而引起周围肝细胞出血和继发性改变。这通常发生在治疗后 2 周至 3 个月。严重的急性肝脏变化通常进展为纤维化或肝硬化和肝衰竭。

非典型 RILD 可出现肝转氨酶的剧烈升高 (高于上限的 5 倍)或在无典型 RILD 的情况下肝功能下降。非典型 RILD 的潜在病理学尚不清楚[336]。

定义靶区的挑战。在 CT 和 MRI 上很容易识别肝脏。安排放射治疗计划时,必须认识到肝脏会随着呼吸周期移动[336]。

剂量/体积/毒性数据。肝实质由无数冗余的,平行的功能亚单位组成,这决定了如果能避开足够体积的正常肝实质,肝脏将耐受局灶性损伤而不出现临床后遗症。

在密歇根大学对 79 例接受肝脏放射治疗的患者进行的一项研究中,33 例接受全肝照射的患者中有 9 例发生晚期放射性毒性,46 例接受部分肝照射者中未发生[337]。数项研究挖掘了部分肝照射的许多细节,其中许多使用平均肝脏剂量作为剂量-体积度量(表 13.10)。在来自中国台北的一系列患者中,放射治疗后发生晚期肝毒性的肝细胞癌患者接受平均肝脏剂量 25Gy(对照未发生肝毒性的患者接受 20Gy,P=0.02)[346]。在韩国对 105 例肝细胞癌患者进行的研究中,对全肝和正常肝(总肝减去 GTV)的平均剂量和 V_{20}~V_{40} 参数进行了调查[345]。全肝 V_{30} 是唯一的显著的参数 (P<0.001)。在全肝 V_{30} 约为 60%的患者中仅有 2.4%观察到 2 级或更高的肝毒性,而在全肝 V_{30}>60%的患者中有 55%观察到肝毒性(P<0.001)。

风险影响因素及数学/生物学模型。已经报道了多种试剂可导致肝酶升高:亚硝基脲(BCNU)、甲氨蝶呤、化学治疗剂[如环磷酰胺、多柔比星、长春碱和泼尼松(CHOP)]以及 proMace-MOPP(泼尼松、甲氨蝶呤、多柔比星、环磷酰胺、依托泊苷和 MOPP)。在骨髓移植中,预处理方案可能是有毒的。

如前所述, 部分肝体积的剂量可以影响 RILD 的风险。一些研究已经使用 NTCP 建模来帮助预测风险。在密歇根大学的一项研究中,平均肝脏剂量<31Gy 没有观察到晚期肝毒性, 其中正常组织并发症概率模型在全肝照射中优化为 TD_{50} 为 43Gy,TD_5 为 31Gy;并发症的风险很大程度上取决于被照射的肝脏的体积[338]。晚期毒性的其他危险因素包括原发性肝胆管癌(与转移性疾病相反),应用溴脱氧尿苷化疗(相对于氟脱氧尿苷)及男性。如果不到 1/3 的肝脏受照,正常组织并发症概率模型预测 TD_5>80Gy。2/3 的肝脏受照,TD_5 为 50Gy 量级,TD_{50} 为 60Gy 量级。

在来自中国台湾的一系列肝细胞癌患者(前文所述)中[346],全肝、2/3 肝和 1/3 肝照射的 TD_{50} 分别被模型计算为约 43Gy、50Gy 和 67Gy。全肝、2/3 肝和 1/3 肝照射的 TD_5 分别被模型计算为约 25Gy、28Gy 和 38Gy。在这个系列中肝脏照射的体积效应较小。在同一组的另一项研究中,平均肝脏剂量和乙型肝炎病毒阳性是放射毒性的显著预测因子;用 NTCP 模型计算出的 TD_{50} 约为 50Gy[340]。

来自亚洲的数据与西方的数据不同,可能反映了所治疗的恶性肿瘤(西方大多数为肝转移瘤,而亚洲多为原发性肝癌,常发生肝硬化的情况)的差异,如图 13.11 所示。此外,放射分割方式、同步放化疗,以及亚洲大多数肝细胞癌患者为乙型肝炎病毒感染者的事实可能影响肝脏耐受性[336]。预先存在的较差的肝功能预示着放射耐受性差[336]。

特殊情况。大分割放疗使用诸如 SBRT 和(或)图

表 13.10　部分肝照射中放射诱导的肝病

参考文献	*n*/% C-PA	诊断	剂量分次	RILD 粗率	有与没有 RILD 的患者平均正常肝脏剂量对比
Michigan[338,339]	203/100%	PLC+LMC	1.5Gy bid	9%	37Gy 对 31.3Gy
Taipei[340]	89/76%	HCC	1.8~3Gy qd	19%	23Gy 对 19Gy
Shanghai[341,342]	109/85%	PLC	4~6Gy qd	16%	24.9Gy 对 19.9Gy
Guangdong[343]	94/46%	HCC	4~8Gy qd	17%	未说明
S. Korea(Seong 等)[344]	158/74%	HCC	1.8Gy qd	7%	未说明
S. Korea(Kim 等)[345]	105/81%	HCC	2.0Gy qd	12%	25.4Gy 对 19.1Gy

%C-PA,基线 Child-Pugh 评分为 A 的患者百分比(在所有研究中,患者均为 A 或 B);RILD,放射诱导的肝病;PLC,原发性肝癌;LMC,转移性肝癌;bid,每天 2 次治疗;HCC,肝细胞癌;qd,每天 1 次治疗。

After Pan CC, et al. Radiation-associated liver injury. *Int J Radiat Oncol Biol Phys* 2010;76(3 Suppl):S94–S100.

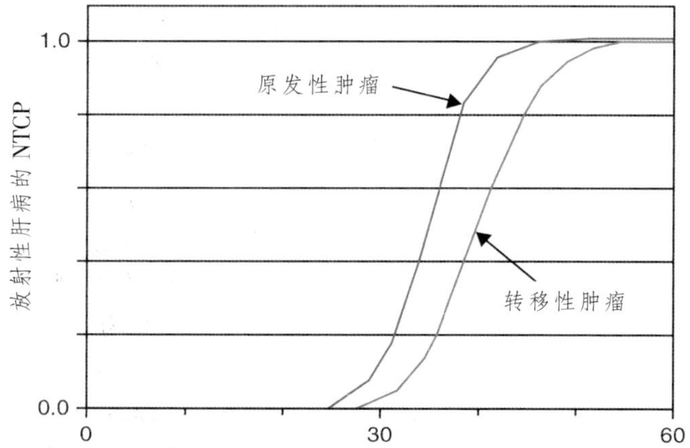

图 13.11 平均肝脏受量，由原发性和转移性肝脏癌症的 2Gy 分次剂量对经典放射诱导的肝脏疾病(RILD) Lyman NTCP 线性二次模型校正。(From Pan CC, et al. Radiationassociated liver injury. *Int J Radiat Oncol Biol Phys* 2010;76[3 Suppl]:S94–S100.)

像引导放射治疗(IGRT)的新技术，但原发性和转移性肝脏病变是特殊情况，小体积的正常肝脏每分次接收非常高剂量的辐射。科罗拉多大学和印第安纳大学在联合Ⅰ期研究中招募了 18 例患者，其中 1~3 个肝转移瘤应用 3 分次的 SBRT 治疗[347]。没有患者产生 2 级或更高级别毒性。通常可观察到控制良好的低密度病变的晚期影像学变化，与 30Gy 的剂量分布相对应。在随访分析中，包含了在 20Gy×3 次的Ⅱ期研究中治疗的另外 18 例患者，1 例患者发生皮下组织分解；没有放射相关的肝毒性发生[348]。在后续的一项研究中，其中≥700mL 的正常肝脏需要接受<15Gy×3 分次的放疗，没有患者出现 RILD[349]。

玛格丽特公主医院治疗了 41 例原发性肝细胞癌或肝内胆管癌患者，在Ⅰ期研究中进行 6 分次，总剂量为 24~60Gy 的放疗[350]。使用正常组织并发症模型，根据有效肝脏照射体积将患者分成三个不同的剂量递增组。有 24%的患者发生肝酶的急性(<3 个月)升高，7%发生 3 级急性恶心，5%发生急性暂时性胆汁阻塞。相比之下，68 例肝转移瘤患者接受 SBRT 治疗，2 例(3%)发生 3 级肝酶变化，但未报道 RILD 或其他 3 级或更高级别的肝毒性[351]。

推荐的剂量–体积限制。对于经历部分体积肝脏照射的肝转移患者，放射诱导的肝脏毒性风险似乎更取决于被照射的肝脏的体积。肝脏的部分体积可以耐受相对高的剂量。然而，原发性肝癌患者的肝脏耐受性(更易于患潜在的肝脏疾病)更低。对于全肝辐射，推荐 2Gy/次 (28Gy 用于肝转移，30Gy 用于原发性肝癌)，≤28~30Gy 的剂量以及 3Gy/次，≤21Gy。对于部分肝脏照射，使用标准分割方式治疗，肝转移患者建议给予正常肝脏的平均剂量(肝脏减去 GTV)<30Gy，原发性肝癌为<28Gy

未来研究。需要更好地将剂量–体积参数与长期临床/客观结果相关联的研究。治疗相关(包括分次剂量和全身治疗)和宿主相关变量的影响应该更好地定义。

毒性评分标准。CTCAE 3.0 版将肝胆毒性根据黄疸、扑翼样震颤、脑病或昏迷的临床标准分为 2、3 和 4 级。在没有症状表现的情况下，更常见肝酶的变化，如谷丙转氨酶(ALT)和谷草转氨酶(AST)升高，可在 CTCAE 代谢/实验室分类标准下分类。建议将 CTCAE 标准用于 AST 和 ALT 升高以及其他代谢效应，以达到报道的一致性。

小肠/胃

临床意义。胃和小肠帮助消化和吸收食物和营养。放射相关的晚期毒性症状包括消化不良、胃溃疡、腹泻、肠梗阻和溃疡、瘘或穿孔[352]。

终点。恶心和呕吐可立即发生或在胃或小肠 RT 后数小时内发生。胃黏膜的放射敏感性反映在适度的放射剂量 15~20Gy 之后，盐酸和胃蛋白酶分泌的早期抑制中。虽然发生细胞结构的一些恢复，但抑制可以在照射后持续 6 个月至多年。通常，在 50Gy 或高于 50Gy 的总剂量下，细胞功能不可恢复。溃疡是胃照射的最常见的并发症，临床上可出现消化不良、显著的疼痛，有时伴出血。解剖结构中的溃疡可导致出血和穿孔，尽管罕见，但可能是致命的。溃疡常发生在胃窦部，可能是因为射野位置的原因，并且最早在治疗后 2~12 个月发生。幽门阻塞可能是由于溃疡愈合后的纤维化的晚期不良反应。

在适度剂量的照射后早期发生脂肪吸收不良和运动过度，说明小肠的放射敏感性较高。通常，虽然可以注意到小肠功能障碍和肠系膜痉挛较为持久，但在低于 40~45Gy 的剂量水平是可恢复的。手术干预和粘连可以引起更严重的事件。较高的剂量可导致腹泻、脂肪吸收不良和白蛋白渗漏到肠内。如果发展为闭塞性动脉炎，即使处于恢复期，梗死和穿孔的风险仍将保持。潜在的病变是溃疡或节段性肠炎，可导致肠腔狭窄，在慢性期可出现不同程度的阻塞。

定义靶区的挑战。胃和小肠能够很好地可视化，特别是使用静脉对比剂和(或)口服对比剂时。胃和小肠位置是可变的,因此建议患者在模拟定位和治疗之前避免大量进食或饮碳酸饮料。

剂量/体积/毒性数据。因为胃和小肠是移动的和可扩张的,确定准确的剂量–体积(或剂量–表面)限制是有挑战性的。已报道晚期放射诱导的胃损伤随着剂量增加而增加。在 Walter Reed 的一项研究中,比较了治疗剂量<50Gy 与>50Gy,胃溃疡的发生率分别为 4% 和 16%。类似的,在相同剂量组中,穿孔率分别为 2% 和 14%。总体而言,给予胃约 50Gy 的剂量与 2%~6% 的严重晚期损伤发生率相关。晚期胃损伤的体积效应没有很好地定义。对于晚期小肠毒性,约 50Gy 的剂量与 2%~9%的阻塞/穿孔发生率相关。

在预测胃或肠晚期毒性的剂量–体积度量时,缺乏良好的定量数据。但有数据证实体积效应。对直肠癌射野延伸至 L1 或 L2 的患者,肠梗阻风险为 30%,而仅有骨盆射野的患者为 9%[353]。密歇根大学调查了肝脏肿瘤患者放射后的胃和十二指肠出血情况[354]。正常组织并发症模型与没有大体积效应的出血的剂量阈值(约 60Gy)一致。

风险影响因素。影响晚期毒性风险的因素包括总剂量(剂量超过 40~50Gy,晚期并发症的风险增加)、分次剂量、先前的腹部手术(增加了肠梗阻的风险)和应用同步化疗。在欧洲癌症研究和治疗组织(EORTC)关于霍奇金淋巴瘤研究中,先前无腹部手术史患者的并发症发生率为 3%,而在先前有手术史患者中为 12%[355]。

数学/生物学模型。密歇根大学分析了应用放射治疗肝脏肿瘤患者的胃出血情况[354]。显著影响出血风险的变量包括 NTCP、胃平均剂量和存在肝硬化。来自威廉·博蒙特医院的数据表明,暴露于>5~40Gy 的照射剂量的肠的体积与急性 3 级毒性的风险相关;他们[356,357]和其他人的研究已经显示小肠 V_{15} 是高度显著的($P<0.0001$)因素。模型结果如图 13.12 所示。对直肠癌术前放射的患者使用 NTCP 模型,显示 IMRT 可将 2 级或更高级腹泻的预期发生率从 40%降至 27%(如果再使用 IGRT 可进一步降低)[352]。

特殊情况。高级别小肠黏膜炎、溃疡和穿孔,以及急性胃轻瘫在接受低分割 SBRT 的胰腺恶性肿瘤患者中被报道[359],虽然已报道的 3~4 级毒性的发生率(尽管在患者群体中生存较差)在美国研究中相对较低[360-362]。在接受 3~5 分次 SBRT 的肝转移患者中,报道的肠毒性的最大剂量>30Gy[336]。

推荐的剂量–体积限制。使用整个潜在的小肠空间,建议暴露于 V_{45}~V_{50} 的小肠应<195mL,以减少急性毒性(未讨论过)[352,363];同时使用可见的肠袢,建议 V_{15} 应小于 120mL[352,356]。虽然这些剂量限制是从急性毒性数据中得出的,但它们确实提供了应该有助于最小化晚期毒性风险的指南。对于胃,建议将胃的剂量维持在<45Gy;最大点剂量可能是毒性的重要预测因子,但需要更多的数据来证实这一假设。

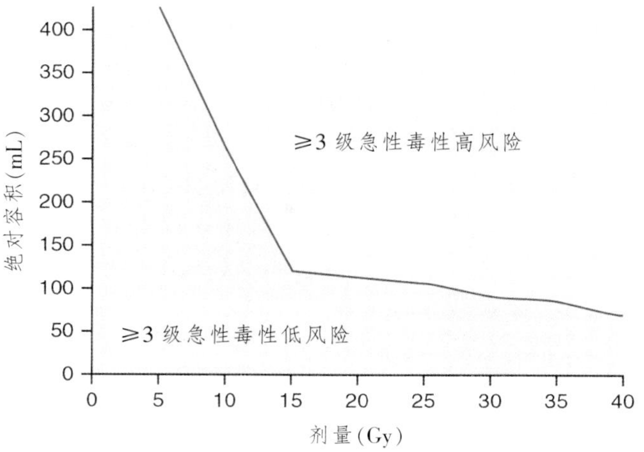

图 13.12 急性小肠毒性的 Baglan-Robertson 阈值模型的图示。“低风险”意味着<10%、“高风险”意味着>40%的 3 级毒性。绝对体积是基于勾画个别肠袢,而不是整个腹膜间隙。(From Kavanagh BD, et al. Radiation dose-volume effects in the stomach and small bowel. *Int J Radiat Oncol Biol Phys* 2010;76 [3 Suppl]: S101–S107.)

未来研究。需要晚期肠道毒性更详细的剂量–体积效应,特别是改变的分割方式(如 SBRT)。由于许多胃肠道癌采用化疗,需要化疗对急性和晚期胃肠毒性影响的数据。

毒性评分标准。CTCAE 4.0 版用于评价胃和小肠毒性[91]。

肾脏

临床意义。肾脏的作用是清除废物;调节电解质;产生红细胞生成素,刺激红细胞生成;并通过肾素–血管紧张素途径及体液/电解质平衡途径调节血压。放射性肾病是一种鲜有报道的毒性,不是因为肾脏具有放射抵抗性,而是因为临床医生对待肾耐受剂量较为谨慎。

终点。五种不同的临床综合征可能在症状、体征和时间序列上重叠:急性放射性肾病、慢性放射性肾病、良性高血压、恶性高血压和继发于瘢痕包囊肾的高肾上腺高血压 (Goldblatt 肾)。放射性肾病的体征

(如肾小球滤过率降低) 和症状不能与肾损伤的其他原因区分开,应当予以排除。急性(6 个月内)放射诱导的肾损伤一般是亚临床性的。尿液的发现包括镜下血尿、蛋白尿和尿结石。β_2-微球蛋白的血液变化与菊粉和肌酐清除率以及随后的血尿素氮(BUN)升高呈线性相关。在急性放射性肾病的临床表现之前有 6~12 个月的潜伏期。在亚急性期,体征和症状包括呼吸困难、头痛、踝水肿、疲乏、贫血、高血压、蛋白尿、视乳头水肿、血尿素氮升高和尿液检查异常(颗粒管型和透明管型, 红细胞)。死亡可源于慢性尿毒症或左心衰竭、肺水肿、胸腔积液和肝淤血。慢性放射性肾病和高血压直到 12~18 个月后才出现。当慢性肾病严重时,可能导致死亡。

定义靶区的挑战。肾脏容易在增强和平扫 CT 图像上勾画。理想情况下,与集合系统相对的"功能性"肾实质应当应勾画。

剂量/体积/毒性数据。几项研究已经调查了全肾剂量耐受性,包括全腹照射或全身照射后(通常给予较低分次剂量)。肾毒性可发生在双侧肾脏剂量 ≥10Gy 后, 并且在给予 20Gy 后的风险相当高(50%~80%)。因此,肾脏具有相对低的损伤阈值。长期以来已认识到肾脏的剂量-体积效应, 尤其是在计划 CT 时代之前, 因为肾脏在普通模拟机上可被很好地看到。从这些研究中,当>50%的肾接受>20~30Gy 的剂量,或>1/3 体积接受>30~40Gy 时,患者发生肾萎缩、肾功能下降和高血压的风险增加[1,364-366]。

几乎没有发表过预测晚期肾毒性的剂量-体积参数的文章,部分是因为临床医生努力使超过可接受的耐受剂量的肾脏体积最小化。较大体积的肾脏接受低剂量,即 10~15Gy,增加了肾毒性的风险[77,367,368],而对于较小体积的肾脏,剂量超过 20~25Gy 可导致晚期肾毒性[77,367,369,370]。在海德堡系列研究中,正常组织并发症模型用于估计晚期并发症的风险 [369]。中位剂量为 17.5~21.5Gy 和 22~26Gy 分别对应于 5%和 50%的晚期并发症风险(贫血、氮血症、高血压和水肿)。在另一项德国研究中,通过放射性核素显像变化测量的肾功能降低作为剂量和体积的函数进行分析[367]。在受照的肾脏体积为 10%~30%、30%~60%和 60%~100%接受 20Gy 剂量时,活性降低的发生率分别为<10%、约 40%和>70%。在受照的肾脏体积为 10%~30%、30%~60%和 60%~100%接受 20Gy 剂量时, 活性降低的发生率分别为约 35%、>90%和>98%。在荷兰对胃癌患者进行的一项研究(采用放射治疗联合同步顺铂或卡培他滨化疗)中,左肾与右肾相比,V_{20}≥64%,平均左肾剂量≥30Gy 与左肾功能显著降低相关[370]。

认识到前文所述的限制,QUANTEC 研究总结了双侧肾脏照射的毒性数据,如图 13.13 所示。

风险影响因素。已经有多种药物作为毒性或放射增敏剂(如视黄酸、顺铂、BCNU、放线菌素 D),单独使用或联合化学治疗。值得注意的是,在实验中,血管紧张素转换酶(ACE)抑制剂和血管紧张素 Ⅱ 受体阻断剂可延迟放射损伤的进展。全身照射(TBI)剂量率(≤6cGy/min 比 ≥10cGy/min)已显示可显著影响肾毒性的风险[372]。患者相关因素可能包括潜在的肾功能不全、糖尿病、高血压、肝脏疾病、心脏病和吸烟[373]。

特殊情况。一些报道已经描述了 SBRT 在治疗临床上不可切除的肾癌和(或)仅具有一个功能性肾的患者的用途。有限的随访中,据报道高剂量(≥10Gy)的 SBRT 耐受良好[373]。

推荐的剂量-体积限制[373]。对于整个(双侧)肾脏照射,推荐总剂量<10Gy,5~6 分次(剂量率<6cGy/min),以及<15~18Gy,建议在超过≥5 周的时间中给予。对于部分肾脏照射,接受>20Gy 的肾脏体积预测有肾毒性的风险。部分肾照射的建议是最大限度地避开肾脏并保持双肾<18Gy 的平均剂量,或者如果一个肾脏不能充分避开则维持 V_6<30%。

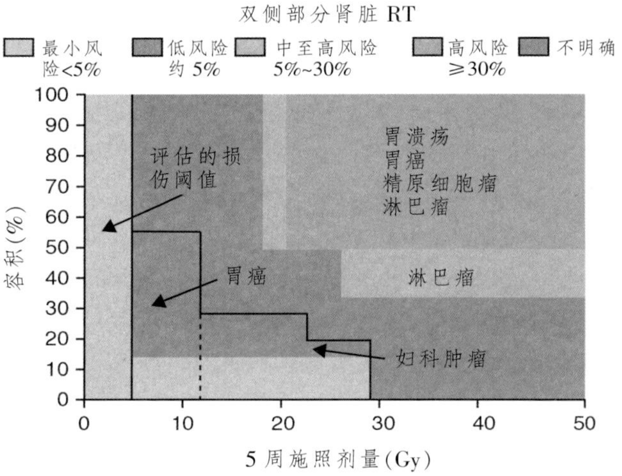

图 13.13 双侧肾脏剂量体积直方图的示意图的相关研究,由极低(<5%)、低(~5%)、中等(5%~30%)、高(>30%),或未确定的毒性估计风险相关的区域表示,并表明了对每个区域产生风险估计的临床情况。实际风险是计划特异性的并且与很大的不确定性相关。(Adapted from Dawson LA, et al. Radiation-associated kidney injury. *Int J Radiat Oncol Biol Phys* 2010;76 [3 Suppl]: S108-S115.)

未来研究。需要进行研究以更好地限定部分肾对照射的耐受性,研究基础肾功能、剂量-体积暴露(区域差异的计算)、分次剂量传递和放射保护剂的影响。

毒性评分标准。CTCAE 4.0 版可用于肾毒性分级[91]。损伤严重程度也可根据肾小球滤过率、连续尿蛋白、血清尿素氮、肌酐清除率、血压和肾衰竭症状分级。

直肠

临床意义。直肠是大肠的末端部分,临时储存粪便,以及提供排便的冲动。在行放射治疗的前列腺癌、妇科癌症和其他骨盆肿瘤(如肉瘤)患者中会照射部分直肠。

终点。急性直肠毒性包括腹泻或稀便、里急后重、直肠炎和直肠急迫和(或)频率。最常见的晚期放射相关直肠并发症是出血。直肠溃疡和瘘管不常见。其他晚期损伤包括狭窄和直肠顺应性降低,其可导致频繁的排便和(或)里急后重。肛门也有晚期并发症的风险,包括狭窄和松弛,导致大便失禁。

定义靶区的挑战。直肠从乙状结肠交接处延伸到肛门,其中下部范围可定义为肛门边缘坐骨结节水平或者在坐骨结节下方 2cm 处,或者在肛门上方(肠的最下方 3cm)。直肠分段应该从肛门边缘上方到转弯至乙状结肠处,直肠的上下边界并不总能容易地在 CT图像上界定,且头端和尾端范围的定义是可变的[374]。直肠是可移动和可扩张的,因此其位置和体积可以在放射分次之间发生变化。

接受给定剂量的直肠或直肠壁的百分比在某种程度上可以是主观的(如基于直肠被分段的情况);使用直肠绝对体积[375]或直肠壁比较客观,尽管界定直肠壁不是标准化的。威廉·博蒙特医院证实,直肠体积及直肠壁的 V_{50}~V_{70} 值可用于预测晚期毒性, 直肠壁更可用于预测 2~3 级晚期反应;急性毒性也预示着晚期毒性[376]。MDACC 也显示直肠壁能更好地预测晚期直肠出血[377]。

剂量/体积/毒性数据。丰富的剂量测定数据显示了接受放射治疗的前列腺癌患者的其直肠体积和表面/直肠壁剂量的风险相关性。图 13.14 总结了讨论前文的许多研究。

MSKCC 显示出发展为直肠出血的患者与没有接受前列腺癌适形放射治疗的患者之间的 DVH 的显著差异[378]。暴露于处方剂量(70.2Gy 或 75.6Gy)的 62%和102%的直肠的百分比是具有统计学意义的;50%等剂量线以内的直肠壁,直肠的最大剂量和较小的直肠体积也是显著不利的风险因素[378,387]。在最近的一项针对 1571 例 MSKCC 治疗的患者的研究中, 应用 IMRT 和无急性直肠毒性可作为较低的晚期直肠毒性风险的预测因子[388]。

在来自 MDACC 的关于早期至中期风险的早期前列腺癌治疗的随机试验中,分别给予 70Gy 与 78Gy 的处方剂量,直肠 V_{70}≥25%的患者发生 2 级或更高级别的晚期直肠并发症的风险相比 V_{70}<25%的患者(46%比 16%,P=0.001)明显升高[389]。MDACC 的回顾性分析显示,风险是剂量和体积的连续函数,提出降低并发

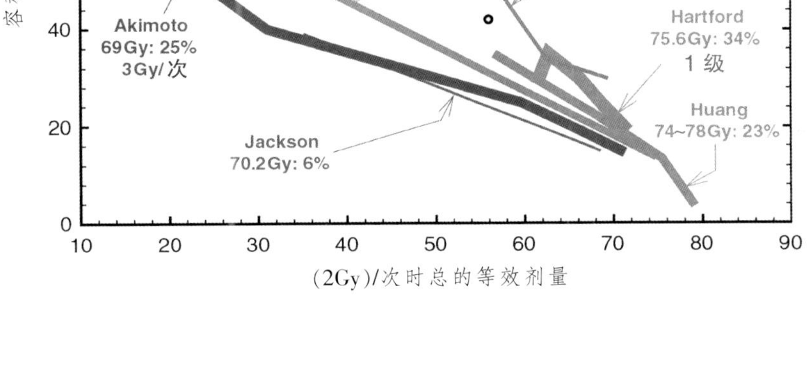

图 13.14　2 级及以上的直肠毒性剂量-体积直方图阈值的相关研究。线条越粗表示总毒性发生率越高(百分比与处方剂量也一并标示在图中)。阈值剂量以按 2Gy 分次剂量放疗时总的等效剂量表示,使用 α/β=3Gy 的线性二次模型调整。相关的等效处方剂量使用由最低(蓝色)到最高(红色)的色谱编码。图中所示的体积是基于解剖学直肠的全长。请注意这些曲线在高剂量范围内汇合,这意味着该范围内的剂量与直肠毒性更一致。(From Michalski JM, et al. Radiation dose-volume effects in radiation-induced rectal injury. *Int J Radiat Oncol Biol Phys* 2010;76 [3 Suppl]: S123–S129.)

剂量/体积/毒性数据。几项研究已经调查了剂量-体积参数以预测勃起功能障碍的风险。在一些研究中，没有辨别出阴茎球部剂量和勃起功能的相关性[409,412,143]。一项研究尝试减少对阴茎球部的剂量(平均剂量为25Gy)，因此少有患者阴茎球部接受高剂量[481]。在另一项对70例患者进行的研究中,没有发现对阴茎球部、阴茎脚或阴茎脚最上1cm与平均剂量或最大剂量的相关性;与DVH进行了比较,发现是相似的[413]。

在来自旧金山的加利福尼亚大学的小型(21例患者)早期研究中,接受D_{70}<40%,40%~70%和>70%的患者的阴茎球部,发生放射诱导的阳痿的风险分别为0%、80%和100%[414]。在托马斯·杰斐逊大学的一项研究(29例患者)中,分析了几个剂量-体积参数;近端阴茎的D_{30}>67Gy,D_{45}>63Gy,D_{60}>42Gy和D_{75}>20Gy与勃起功能障碍增加以及射精功能下降相关[415]。在皇家马斯登医院的一项研究中，阴茎球部D_{90}>50Gy与阴茎勃起障碍显著相关,阳痿患者对照中等勃起和勃起患者D_{15}、D_{30}和D_{50}表现出相似的(但不显著)的剂量增加趋势。迄今为止调查阴茎球部剂量最大规模的研究(158例患者)是RTOG 9406剂量递增研究[417]。中位剂量≥52.5Gy与阳痿风险较大(5年时50%对25%)相关。

风险影响因素。放射后勃起功能障碍的病因可能是多因素的。除了放射效应,治疗前勃起功能、糖尿病、吸烟史和高血压病史都被认为是影响风险的重要因素,尽管迄今为止的数据有些矛盾[416]。

特殊情况。激素治疗通常用于患有早期中高危前列腺癌或晚期前列腺癌的患者中,其本身可导致勃起功能障碍。然而,荷尔蒙治疗和剂量-体积传递到阴茎球的相互作用(如果有的话)尚未很好地建立[414]。质子疗法是一种成熟的前列腺癌治疗方法,随着更多的质子中心的开发,其应用越来越广泛。虽然质子治疗报道可以降低阴茎球部剂量,但对勃起功能障碍的影响是未知的[418]。质子疗法可能减少睾酮抑制[419]。组织间插植近距离放射治疗(使用后装导管或持久低剂量率粒子的高剂量源)也是标准放射模式。勃起功能与近距离放射治疗的阴茎球部剂量相关联的数据很少。在一项研究中,阴茎球部剂量和行近距离治疗后出现勃起功能障碍之间没有相关性[420]。前列腺癌的立体定向体部放射治疗是一种新兴的方法。低分割SBRT对于勃起功能障碍或预测前列腺SBRT后风险的剂量-体积参数的影响还没有得到很好的研究。在一项对32例患者进行的一项小型研究中,阴茎球部剂量与勃起功能障碍无关[421]。

推荐的剂量-体积限制。根据已公布的X线外照射数据,QUANTEC作者建议保持95%的阴茎球部的平均剂量低于50Gy,并将D_{70}和D_{90}分别限制在70Gy和50Gy[411]。

未来研究。研究应针对由勃起功能障碍影响的推定的解剖部位的更佳的解剖学定义和剂量-体积参数与勃起功能障碍的严格前瞻性相关性。

毒性评分标准。勃起功能障碍的治疗前和治疗后评估应使用国际勃起功能量表指数[411]。

剂量/体积/结果数据的综合总结

表13.11总结了QUANTEC综述中的剂量/体积/结果。请注意,临床医生必须了解QUANTEC推荐的临床情况,原始QUANTEC文章没有替代读物。同时,应用于特定患者的临床判断是必要的。除了QUANTEC文章,Emami文章也在评估放射治疗期间的正常组织毒性中发挥重要作用。最后,随着更全面的剂量/体积/预后数据的发展,特别是与新兴和不断发展的化疗方案相结合，放射肿瘤学家需要持续和批判性地跟进正常组织毒性的临床文献。

QUANTEC的临床应用、局限性和影响

对于理解放射诱导的正常组织损伤的潜在机制的影响

Emami剂量-体积限制的一致结构以及该信息对预测模型的应用可以被认为是指放射诱导损伤的统一机制。在QUANTEC审查中获得的信息的结构的多样性表明放射诱导的损伤的机制更多样。来自QUANTEC评价的剂量-反应函数的器官间比较是很有趣的(图13.15),并且可能对我们对放射诱导的正常组织损伤的理解有帮助。

1.不同器官的剂量-反应曲线存在显著变化,表明在不同器官中存在放射诱导损伤的不同机制和(或)针对不同器官选择的终点反映不同类型的损伤。

2.通常考虑为串行结构的器官(例如,脊髓、视神经和小肠,类似于串联的电路)在超过表观临界阈值的剂量下具有陡峭的剂量-反应曲线。这是基于我们对一系列器官的结构/解剖结构的预期:功能亚基的损

表 13.11 QUANTEC 一览表:临床剂量/体积/结果数据

器官	体积节段	放疗类型(部分器官,除非额外说明)	终点	剂量(Gy),或剂量体积参数[a]		发生率(%)	剂量–体积参数的注释
脑	整个器官	3DCRT	有症状的坏死	D_{max}	<60	<3	72Gy 和 90Gy 的数据由 BED 模型推算而来
	整个器官	3DCRT	有症状的坏死	D_{max}	72	5	
	整个器官	3DCRT	有症状的坏死	D_{max}	90	10	
	整个器官	SRS(单分次)	有症状的坏死	V_{12}	<5~10mL	<20	当 V_{12}>5~10mL 时急剧上升
脑干	整个器官	整个器官	永久性颅神经病变或坏死	D_{max}	<54	<5	点剂量<<1mL 针对听神经瘤患者
	整个器官	3DCRT	永久性颅神经病变或坏死	$D_{1\sim10mL}$	≤59	<5	
	整个器官	3DCRT	永久性颅神经病变或坏死	D_{max}	<64	<5	
	整个器官	SRS(单分次)	永久性颅神经病变或坏死	D_{max}	<12.5	<5	
视神经/视交叉	整个器官	3DCRT	视神经病变	D_{max}	<55	<3	由于体积小,3DCRT 常会覆盖整个器官的面积[b]
	整个器官	3DCRT	视神经病变	D_{max}	=55~60	3~7	
	整个器官	3DCRT	视神经病变	D_{max}	>60	>7~20	
	整个器官	SRS(单分次)	视神经病变	D_{max}	<12	<10	
脊髓	部分器官	3DCRT	脊髓病变	D_{max}	50	0.2	包括整个脊髓横切面
	部分器官	3DCRT	脊髓病变	D_{max}	60	6	
	部分器官	3DCRT	脊髓病变	D_{max}	69	50	
	部分器官	SRS(单分次)	脊髓病变	D_{max}	13	1	放射部分脊髓横切面
	部分器官	SRS(单分次)	脊髓病变	D_{max}	20	1	放射部分脊髓横切面分 3 次放疗
耳蜗	整个器官	3DCRT	感觉神经性耳聋	平均剂量	≤45	<30%	耳蜗平均剂量,在 4kHz 的听力
	整个器官	SRS(单分次)	感觉神经性耳聋	处方剂量	≤14	<25%	有效听力
腮腺	双侧整个腮腺	3DCRT	远期腮腺唾液功能较放疗前水平降低<25%	平均剂量	<25	<20%	针对双侧腮腺[c]
	单侧整个腮腺	3DCRT	远期腮腺唾液功能较放疗前水平降低<25%	平均剂量	<20	<20%	针对单侧腮腺。至少一侧腮腺受量<20Gy
	双侧整个腮腺	3DCRT	远期腮腺唾液功能较放疗前水平降低<25%	平均剂量	<39	<50%	针对双侧腮腺
咽	咽缩肌	整个器官	有症状的吞咽困难和吸气	平均剂量	<50	<20	基于 B4 纸部分
喉	整个器官	3DCRT	构音障碍	D_{max}	<66	<20	联合化疗
	整个器官	3DCRT	吸气	平均剂量	<50	<30	联合化疗
	整个器官	3DCRT	水肿	平均剂量	<44	<20	不联合化疗,基于非喉癌患者的单个研究
	整个器官	3DCRT	水肿	V_{50}	<27	<20	

(待续)

表 13.11(续)

器官	体积节段	放疗类型(部分器官,除非额外说明)	终点	剂量(Gy),或剂量体积参数[a]		发生率(%)	剂量-体积参数的注释
肺	整个器官	3DCRT	有症状的肺炎	V_{20}	≤30%	<20	针对双侧肺。渐增剂量反应
	整个器官	3DCRT	有症状的肺炎	平均剂量	7	5	排除有目的的全肺照射
	整个器官	3DCRT	有症状的肺炎	平均剂量	13	10	
	整个器官	3DCRT	有症状的肺炎	平均剂量	20	20	
	整个器官	3DCRT	有症状的肺炎	平均剂量	24	30	
	整个器官	3DCRT	有症状的肺炎	平均剂量	27	40	
食管	整个器官	3DCRT	3级及以上急性食管炎	平均剂量	<34	5~20	基于RTOG和几项研究
	整个器官	3DCRT	2级及以上急性食管炎	V_{35}	<50%	<30	标示了各种不同的阈值剂量。似乎是剂量体积效应
	整个器官	3DCRT	2级及以上急性食管炎	V_{50}	<40%	<30	
	整个器官	3DCRT	2级及以上急性食管炎	V_{70}	<20%	<30	
心脏	心包	3DCRT	心包炎	平均剂量	<26	<15	基于单项研究
	心包	3DCRT	心包炎	V_{30}	<46%	<15	
	整个器官	3DCRT	远期心脏死亡	V_{25}	<10%	<1	基于模型预测的过度安全风险估计
肝脏	全肝—GTV	3DCRT或整个器官	经典RILD	平均剂量	<30~32	<5	排除先前已存在的肝病或肝细胞癌,因为这些患者耐受剂量较低
	全肝—GTV	3DCRT	经典RILD	平均剂量	<42	<50	
	全肝—GTV	3DCRT或整个器官	经典RILD	平均剂量	<28	<5	在先前已存在肝病或肝细胞癌,排除乙型肝炎活动期作为终点,Child-Pugh A级的患者
	全肝—GTV	3DCRT	经典RILD	平均剂量	<36	<50	
	全肝—GTV	SBRT(低分割)	经典RILD	平均剂量	<13	<5	原发性肝癌分3次放疗
					<18	<5	原发性肝癌分6次放疗
	全肝—GTV	SBRT(低分割)	经典RILD	平均剂量	<15	<5	转移性肝癌分3次放疗
					<20	<5	转移性肝癌分6次放疗
	>700mL正常肝	SBRT(低分割)	经典RILD	平均剂量	<15	<5	关键的体积,分3~5次放疗
肾脏	双侧全肾[d]	双侧整个器官或3DCRT	临床相关的肾功能损害	平均剂量	<15~18	<5	
	双侧全肾[d]	双侧整个器官	临床相关的肾功能损害	平均剂量	<28	<50	

(待续)

表 13.11(续)

器官	体积节段	放疗类型(部分器官，除非额外说明)	终点	剂量(Gy)，或剂量体积参数[a]		发生率(%)	剂量-体积参数的注释
	双侧全肾	3DCRT	临床相关的肾功能损害	V_{12} V_{20} V_{23} V_{28}	<55% <32% <30% <20%	<5	针对双侧肾脏
胃	整个器官	整个器官	溃疡	D_{max}	<45	<7	
小肠	单个小肠袢	3DCRT	3 级及以上急性毒性[e]	V_{15}	<120mL	<10	基于单个肠袢节段的体积，而不是整个腹膜腔潜在空间
	腹膜腔整个潜在空间	3DCRT	3 级及以上急性毒性	V_{45}	<195mL	<10	基于整个腹膜腔潜在空间
直肠	整个器官	3DCRT	2 级及以上晚期直肠毒性 3 级及以上晚期直肠毒性	V_{50}	<50%	<15 <10	前列腺癌治疗
	整个器官	3DCRT	2 级及以上晚期直肠毒性 3 级及以上晚期直肠毒性	V_{60}	<35%	<15 <10	
	整个器官	3DCRT	2 级及以上晚期直肠毒性 3 级及以上晚期直肠毒性	V_{65}	<25%	<15 <10	
	整个器官	3DCRT	2 级及以上晚期直肠毒性 3 级及以上晚期直肠毒性	V_{70}	<20%	<15 <10	
	整个器官	3DCRT	2 级及以上晚期直肠毒性 3 级及以上晚期直肠毒性	V_{75}	<15%	<15 <10	
膀胱	整个器官	3DCRT	3 级及以上晚期 RTOG	D_{max}	<65	<6	膀胱癌治疗。放疗期间膀胱大小/形状/位置各异阻碍准确数据产生
	整个器官	3DCRT	3 级及以上晚期 RTOG	V_{65} V_{70} V_{75} V_{80}	≤50% ≤35% ≤25% ≤15%		膀胱癌治疗 基于当前 RTOG 0415 建议
阴茎	整个器官	3DCRT	严重的勃起功能障碍	95%腺体平均剂量	<50	<35	

(待续)

表 13.11(续)

器官	体积节段	放疗类型(部分器官,除非额外说明)	终点	剂量(Gy),或剂量体积参数[a]		发生率(%)	剂量-体积参数的注释
	整个器官	3DCRT	严重的勃起功能障碍	D_{90}	<50	<35	
	整个器官	3DCRT	严重的勃起功能障碍	$D_{60\text{-}70}$	<70	<55	

临床上,这些数据应该谨慎使用。强烈建议临床医生使用单独的 QUANTEC 文章来检验这些限制对临床的适用性。这些终点很大程度上不影响现代 IMRT 放疗。

3DCRT:三维适形放射治疗;SRS:立体定向放射外科;D*x*:器官最"热"的 *x*%体积接受的最小剂量;RILD:放射诱导的肝脏疾病(特点是细菌性肝肿大和腹水,通常发生于放疗后2周至3个月,典型的 RILD 还包括碱性磷酸酶升高,高处正常值上限或基线值的2倍以上);RTOG:放射治疗肿瘤组;SBRT:立体定向放射治疗。

[a] 均为常规分割(如 1.8~2.0Gy 每分次剂量),除非另有说明。

[b] 对于视神经,55~60Gy 范围内接受了约 59Gy 的神经病变患者(详见视神经章节)。排除耐受性可能降低的垂体肿瘤患者。

[c] 严重的口干与其他因素相关,包括下颌下腺受量。

[d] 非创伤性脑损伤。

[e] 联合化疗。

Adapted from Marks et al[422]. based on the literature summarized in the QUANTEC reviews [49,88,115,134,165,230,240,284,302,335, 336,352,373,374,408,411](unless otherwise noted.)

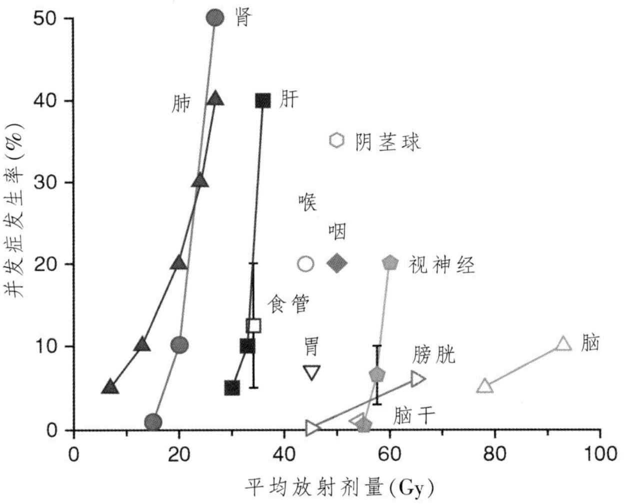

图 13.15 正常组织并发症概率与平均照射剂量的关系。

伤可导致整体结构功能障碍。

3.几个神经结构表现出类似的损伤阈值剂量:对于脑、脑干、视神经和脊髓,损伤为 55~60Gy(对应的 BED≈100,α/β 比值为 3Gy)。这表明在这些结构中可能存在共同的损伤机制。因为所有这些器官依赖于脉管系统,所以诱导血管损伤作为这些器官的共同靶标是吸引人的。

4.通常认为并行器官(例如,肺、肝、腮腺和肾,类似于电路)会在更低的剂量下出现损伤,并且与串行器官相比具有更平缓的剂量-反应曲线。存在较低剂量下的损伤表明,与串行器官相比,这些器官的损伤机制不同。看起来,这些器官各自具有对于放射更敏感的关键成分,而不是神经组织内的关键成分。因此吸引人的结论是,亚单位如肝细胞、肾单位和肺泡是相对放射敏感性的。

5.在异质器官照射期间,一些并行器官中的平均器官剂量的预测值是有趣的,但违反直觉。例如肺脏,相对均匀的分次全肺剂量高达 15~23Gy 具有非常低的症状性肺炎的风险。因此,肺的"功能亚基"通常必须能够耐受这些剂量。然而,非均质肺照射到平均肺剂量为 15~23Gy,与 10%~25%的症状性肺炎的风险相关。因此,在非均质肺照射期间,平均剂量可能仅仅是暴露于各种其他剂量照射的肺的百分比的替代。在其他并行器官中也是如此。

结论

QUANTEC 工作使我们领域内数十年的努力更上一层楼,它更好地量化了剂量-体积参数和临床预后之间的关系。由于 QUANTEC 综述的范围主要限于有意义的剂量/体积/预后数据的器官系统，因此综述本身是指导临床的不完整工具。一致和清楚的剂量/体积/预后数据报道[423]将使临床指南得到进一步改进，并希望能改善患者疗效。

致谢

部分由美国国立卫生研究所 CA69579(L.B.M.)和兰斯阿姆斯特朗基金会(L.B.M.)支持。本章部分内容改编自 Rubin 等的《警惕放射治疗的晚期不良反应》(ALERT: *Adverse Late Effects of Radiation Therapy*)。

(王银霞　译　邢力刚　校)

部分参考文献

本章全部参考文献请登录网站：http://www.tsttpc.com/download_list.html

1. Emami B, et al. Tolerance of normal tissue to therapeutic irradiation. *Int J Radiat Oncol Biol Phys* 1991;21(1):109–122.
2. Marks LB, Ten Haken RK, Martel MK. Guest editor's introduction to QUANTEC: a users guide. *Int J Radiat Oncol Biol Phys* 2010;76(3 Suppl):S1–S2.
6. Lyman JT. Complication probability as assessed from dose-volume histograms. *Radiat Res Suppl* 1985;8:S13–S19.
9. Ten Haken RK, et al. Use of Veff and iso-NTCP in the implementation of dose escalation protocols. *Int J Radiat Oncol Biol Phys* 1993;27(3):689–695.
15. Ward JF. The complexity of DNA damage: relevance to biological consequences. *Int J Radiat Biol* 1994;66(5):427–432.
25. Mikkelsen RB, Wardman P. Biological chemistry of reactive oxygen and nitrogen and radiation-induced signal transduction mechanisms. *Oncogene* 2003;22(37):5734–5754.
30. Vujaskovic Z, et al. A small molecular weight catalytic metalloporphyrin antioxidant with superoxide dismutase (SOD) mimetic properties protects lungs from radiation-induced injury. *Free Radic Biol Med* 2002;33(6):857–863.
37. Anscher MS, et al. Small molecular inhibitor of transforming growth factor-beta protects against development of radiation-induced lung injury. *Int J Radiat Oncol Biol Phys* 2008;71(3):829–837.
42. Vujaskovic Z, et al. Radiation-induced hypoxia may perpetuate late normal tissue injury. *Int J Radiat Oncol Biol Phys* 2001;50(4):851–855.
48. Olive PL, et al. Carbonic anhydrase 9 as an endogenous marker for hypoxic cells in cervical cancer. *Cancer Res* 2001;61(24):8924–8929.
49. Lawrence YR, et al. Radiation dose-volume effects in the brain. *Int J Radiat Oncol Biol Phys* 2010;76(3 Suppl):S20–S27.
50. Andrews DW, et al. Whole brain radiation therapy with or without stereotactic radiosurgery boost for patients with one to three brain metastases: phase III results of the RTOG 9508 randomised trial. *Lancet* 2004;363(9422):1665–1672.
57. Shaw E, et al. Prospective randomized trial of low- versus high-dose radiation therapy in adults with supratentorial low-grade glioma: initial report of a North Central Cancer Treatment Group/Radiation Therapy Oncology Group/Eastern Cooperative Oncology Group study. *J Clin Oncol* 2002;20(9):2267–2276.
61. Fowler JF. The linear-quadratic formula and progress in fractionated radiotherapy. *Br J Radiol* 1989;62(740):679–694.
68. Shaw E, et al. Single dose radiosurgical treatment of recurrent previously irradiated primary brain tumors and brain metastases: final report of RTOG protocol 90-05. *Int J Radiat Oncol Biol Phys* 2000;47(2):291–298.
71. Flickinger JC, et al. Complications from arteriovenous malformation radiosurgery: multivariate analysis and risk modeling. *Int J Radiat Oncol Biol Phys* 1997;38(3):485–490.
88. Mayo C, et al. Radiation dose-volume effects of optic nerves and chiasm. *Int J Radiat Oncol Biol Phys* 2010;76(3 Suppl):S28–S35.
91. Program, C.T.E. *Common Terminology Criteria for Adverse Events (CTCAE) Version 4.0*. Available at: http://evs.nci.nih.gov/ftp1/CTCAE. Accessed January 16, 2011.
92. Pavy JJ, et al. EORTC Late Effects Working Group. Late Effects toxicity scoring: the SOMA scale. *Int J Radiat Oncol Biol Phys* 1995;31(5):1043–1047.
93. Rubin P, et al. RTOG Late Effects Working Group. Overview. Late Effects of Normal Tissues (LENT) scoring system. *Int J Radiat Oncol Biol Phys* 1995;31(5):1041–1042.
95. Parsons JT, et al. Radiation optic neuropathy after megavoltage external-beam irradiation: analysis of time-dose factors. *Int J Radiat Oncol Biol Phys* 1994;30(4):755–763.
96. Martel MK, et al. Dose-volume complication analysis for visual pathway structures of patients with advanced paranasal sinus tumors. *Int J Radiat Oncol Biol Phys* 1997;38(2):273–284.
115. Mayo C, Yorke E, Merchant TE. Radiation associated brainstem injury. *Int J Radiat Oncol Biol Phys* 2010;76(3 Suppl):S36–S41.
122. Merchant TE, et al. Factors associated with neurological recovery of brainstem function following postoperative conformal radiation therapy for infratentorial ependymoma. *Int J Radiat Oncol Biol Phys* 2010;76(2):496–503.
127. Foote KD, et al. Analysis of risk factors associated with radiosurgery for vestibular schwannoma. *J Neurosurg* 2001;95(3):440–449.
134. Bhandare N, et al. Radiation therapy and hearing loss. *Int J Radiat Oncol Biol Phys* 2010;76(3 Suppl):S50–S57.
135. Pan CC, et al. Prospective study of inner ear radiation dose and hearing loss in head-and-neck cancer patients. *Int J Radiat Oncol Biol Phys* 2005;61(5):1393–1402.
140. Honore HB, et al. Sensori-neural hearing loss after radiotherapy for nasopharyngeal carcinoma: individualized risk estimation. *Radiother Oncol* 2002;65(1):9–16.
165. Kirkpatrick JP, van der Kogel AJ, Schultheiss TE. Radiation dose-volume effects in the spinal cord. *Int J Radiat Oncol Biol Phys* 2010;76(3 Suppl):S42–S49.
167. Schultheiss TE, et al. Radiation response of the central nervous system. *Int J Radiat Oncol Biol Phys* 1995;31(5):1093–1112.
169. Sahgal A, Larson DA, Chang EL. Stereotactic body radiosurgery for spinal metastases: a critical review. *Int J Radiat Oncol Biol Phys* 2008;71(3):652–665.
190. Gibbs IC, et al. Delayed radiation-induced myelopathy after spinal radiosurgery. *Neurosurgery* 2009;64(2 Suppl):A67–A72.
195. Ryu S, et al. Partial volume tolerance of the spinal cord and complications of single-dose radiosurgery. *Cancer* 2007;109(3):628–636.
196. Ang KK, et al. The tolerance of primate spinal cord to re-irradiation. *Int J Radiat Oncol Biol Phys* 1993;25(3):459–464.
208. Medin PM, et al. Spinal cord tolerance to single-fraction partial-volume irradiation: a swine model. *Int J Radiat Oncol Biol Phys* 2011;79(1):226–232.
221. Nieder C, et al. Update of human spinal cord reirradiation tolerance based on additional data from 38 patients. *Int J Radiat Oncol Biol Phys* 2006;66(5):1446–1449.
230. Rancati T, et al. Radiation dose-volume effects in the larynx and pharynx. *Int J Radiat Oncol Biol Phys* 2010;76(3 Suppl):S64–S69.
235. Feng FY, et al. Intensity-modulated radiotherapy of head and neck cancer aiming to reduce dysphagia: early dose-effect relationships for the swallowing structures. *Int J Radiat Oncol Biol Phys* 2007;68(5):1289–1298.
240. Deasy JO, et al. Radiotherapy dose-volume effects on salivary gland function. *Int J Radiat Oncol Biol Phys* 2010;76(3 Suppl):S58–S63.
254. Eisbruch A, et al. Xerostomia and its predictors following parotid-sparing irradiation of head-and-neck cancer. *Int J Radiat Oncol Biol Phys* 2001;50(3):695–704.
262. Bradley JD, et al. A nomogram to predict radiation pneumonitis, derived from a combined analysis of RTOG 9311 and institutional data. *Int J Radiat Oncol Biol Phys* 2007;69(4):985–992.
275. Yorke ED, et al. Correlation of dosimetric factors and radiation pneumonitis for non-small-cell lung cancer patients in a recently completed dose escalation study. *Int J Radiat Oncol Biol Phys* 2005;63(3):672–682.
284. Marks LB, et al. Radiation dose-volume effects in the lung. *Int J Radiat Oncol Biol Phys* 2010;76(3 Suppl):S70–S76.
297. Timmerman RD, Park C, Kavanagh BD. The North American experience with stereotactic body radiation therapy in non-small cell lung cancer. *J Thorac Oncol* 2007;2(7 Suppl 3):S101–S112.
302. Gagliardi G, et al. Radiation dose-volume effects in the heart. *Int J Radiat Oncol Biol Phys* 2010;76(3 Suppl):S77–S85.
305. Hancock SL, Tucker MA, Hoppe RT. Factors affecting late mortality from heart disease after treatment of Hodgkin's disease. *JAMA* 1993;270(16):1949–1955.
308. Marks LB, et al. The incidence and functional consequences of RT-associated cardiac perfusion defects. *Int J Radiat Oncol Biol Phys* 2005;63(1):214–223.
311. Eriksson F, et al. Long-term cardiac mortality following radiation therapy for Hodgkin's disease: analysis with the relative seriality model. *Radiother Oncol* 2000;55(2):153–162.
318. Jones LW, et al. Early breast cancer therapy and cardiovascular injury. *J Am Coll Cardiol* 2007;50(15):1435–1441.
335. Werner-Wasik M, et al. Radiation dose-volume effects in the esophagus. *Int J Radiat Oncol Biol Phys* 2010;76(3 Suppl):S86–S93.
336. Pan CC, et al. Radiation-associated liver injury. *Int J Radiat Oncol Biol Phys* 2010;76(3 Suppl):S94–S100.
337. Lawrence TS, et al. The use of 3-D dose volume analysis to predict radiation hepatitis. *Int J Radiat Oncol Biol Phys* 1992;23(4):781–788.
339. Jackson A, et al. Analysis of clinical complication data for radiation hepatitis using a parallel architecture model. *Int J Radiat Oncol Biol Phys* 1995;31(4):883–891.
349. Rusthoven KE, et al. Multi-institutional phase I/II trial of stereotactic body radiation therapy for liver metastases. *J Clin Oncol* 2009;27(10):1572–1578.
352. Kavanagh BD, et al. Radiation dose-volume effects in the stomach and small bowel. *Int J Radiat Oncol Biol Phys* 2010;76(3 Suppl):S101–S107.
366. Willett CG, et al. Renal complications secondary to radiation treatment of upper abdominal malignancies. *Int J Radiat Oncol Biol Phys* 1986;12(9):1601–1604.
373. Dawson LA, et al. Radiation-associated kidney injury. *Int J Radiat Oncol Biol Phys* 2010;76(3 Suppl):S108–S115.
374. Michalski JM, et al. Radiation dose-volume effects in radiation-induced rectal injury. *Int J Radiat Oncol Biol Phys* 2010;76(3 Suppl):S123–S129.
408. Viswanathan AN, et al. Radiation dose-volume effects of the urinary bladder. *Int J Radiat Oncol Biol Phys* 2010;76(3 Suppl):S116–S122.
411. Roach M 3rd, et al. Radiation dose-volume effects and the penile bulb. *Int J Radiat Oncol Biol Phys* 2010;76(3 Suppl):S130–S134.
417. Roach M, et al. Penile bulb dose and impotence after three-dimensional conformal radiotherapy for prostate cancer on RTOG 9406: findings from a prospective, multi-institutional, phase I/II dose-escalation study. *Int J Radiat Oncol Biol Phys* 2004;60(5):1351–1356.
422. Marks LB, et al. Use of normal tissue complication probability models in the clinic. *Int J Radiat Oncol Biol Phys* 2010;76(3 Suppl):S10–S19.

第 14 章
临床试验的方法学

Yaacov Richard Lawrence, James J. Dignam, Maria Werner-Wasik

本章将讨论肿瘤临床试验的设计、实施和分析，重点是放射肿瘤学领域，同时我们也要回顾分析在近期临床试验中这些方法是如何应用的。本章进行了简短的本质上的非技术层面的关于主要概念和目前研究领域的介绍，如果读者想进一步详细了解，我们建议参考关于肿瘤学临床试验应用的综合性书籍。最近出版的优秀书籍，如《临床肿瘤统计学手册》《肿瘤学临床试验》和《肿瘤学临床试验：成功的设计、实施和分析》，不仅提供了基本原理，还介绍了肿瘤临床试验统计方法的新挑战，并对几项重要研究进行了新的探讨[1-3]。

临床试验可以安全、科学、符合伦理地推进医学的进步。临床试验的正式定义是在医学研究中进行的可以使健康干预措施的安全性和有效性数据得以收集的一系列程序[4]。关于我们的目的更详细的定义如下，临床试验作为一项前瞻性研究应包括积极的医疗干预措施，纳入严格符合入组标准的患者，并得出用医疗干预解释的相关的结果信息[5]。虽然这在某些方面类似于一项设计严谨的实验室研究，但因为纳入研究的是有生命的人类主体，所以必须要求严格遵守道德原则，但同时这也增加了对研究结果解释的复杂性。近 60 年来，我们见证了前所未有的对临床试验重要性的认可，以及随之而来的大量临床试验的开展。根据 PubMed 搜索结果，仅 2010 年，肿瘤放疗领域就发表了 376 项临床试验结果，其中 65 项是Ⅲ期临床试验。

不到 100 年的时间，医学实践的证据经历了完全从经验获得到高度规范科学研究取得的过程，而高度规范科学研究则基于严谨的临床试验设计及许多科学和政府机构的密切监管。临床试验设计和实施的里程碑事件如下：

- 1747 年——James Lind 致力于柑橘类水果对皇家海军水手维生素 C 缺乏病预防作用的研究。
- 1863 年——Austin Flint 在治疗风湿热的临床研究中开始应用安慰剂对照组。
- 1947 年——纽伦堡公约达成共识，根据此公约纳粹德国医生进行的大量医学实验是不道德的，无法用科学解释。
- 1948 年——英国医学研究理事会第一次进行了链霉素治疗肺结核疗效评估的双盲试验。
- 1964 年——世界医学协会发展了赫尔辛基宣言，此道德准则持续更新，并作为进行临床试验的基础。
- 2000 年——ClinicalTrials.gov 的网站建立，所有注册的临床试验都在国家健康机构（NIH）的监督下进行。

进行高质量癌症临床试验涉及多方的通力合作，即所谓的利益共同体，包括癌症患者及其家属、医生（招募患者）、试验环境（学术或实践机构内）、研究团队（日常试验操作）、赞助商（监督和资助试验）、独立监察者（确保研究团队操作正确性）、政府监管机构、协同研究组织（CRO，可能执行试验的某些特殊方面，如审计）和医疗保险公司。现代临床试验可能还需要翻译科学家和临床心理学家以及生活质量、成本效益，以及其他学科专家的共同参与。临床试验的复杂性也使监管工作增加。例如，对于一项由多个联邦政府机构资助的临床试验，其协议要求至少有 3 个不同的临床研究伦理审查委员会（IRB）批准，包括协调试验小组、招募试验患者的机构及赞助商。

通常多数Ⅰ期和Ⅱ期临床试验在一个研究机构内进行，但许多大型Ⅱ期和大多数Ⅲ期临床试验通常是在多家研究机构进行的。因此，研究者网络已经成为大型Ⅱ期和大多数Ⅲ期临床试验必不可少的组成部分。美国国家癌症研究所提供基金的癌症协作组就是很好的例子[6],类似的团体包括还包括欧洲癌症研究治疗协作组（EORTC)。临床肿瘤放射治疗组(RTOG)于 1968 年由 Simon Kramer 建立,专门致力于放射治疗的临床试验,目前已经进行了 460 项临床研究,累计招募 9 万例患者进行临床试验。早期研究试图回答放疗剂量和分割方式相关问题。随着癌症治疗发展为多种方法联合应用,其提出了放疗与全身化疗相结合的问题。最近开展的临床试验尝试将当代放射治疗技术与靶向药物相结合[6]。

临床试验的实施过程需要消耗大量的经费,随着监管和试验的复杂度增加,试验成本持续增加。据估计,欧盟临床试验指南(在临床实施中临床试验操作相关的法律和法规)完成后,英国的非营利癌症临床试验经费将增加 2 倍[7]。大型Ⅲ期试验的成本经常超过 1 亿美元，这导致了临床试验经常由医药行业出资。其最终的恶果就是临床试验中几乎没有通用药物,因为发现新的适应证不会有多少商业利益。此外,新的药物进行严格的临床研究无疑会增加药物的研发成本,从而导致新药品的商业定价不断增加。

伦理问题概述

医学伦理应遵循自主性原则(患者有拒绝或选择治疗的权利)、获益性原则(患者获得最大获益)、无害性原则（无害是最首要的)、正义性原则（公平和平等)、尊重原则和诚实原则。如果对此没有很深的理解,医生可能在鼓励患者参与临床试验时违反这些原则。医生是否相信推荐的临床研究是有益的而不是有害的?可能入组的受试者是否充分意识到参与此研究会产生某些影响?所有受试者是否有同等的机会参加和接受潜在的更好治疗？尽管这些原则被普遍接受,但在西方国家仍进行了大量的违背伦理的研究。纽伦堡公约、赫尔辛基宣言和贝尔蒙报告等文件试图解决这些问题。Emanuel 等[8]列出了 7 个要求,其提供了一个系统连贯的框架,以此确定临床研究是否符合伦理要求(表 14.1)。

伦理原则与准则不足以保证医学研究符合伦理要求。尽管早在 1931 年德国就已经发布了伦理指南[9],但纳粹德国医生仍然实施了违背人伦的暴行,这表明了伦理立法的必要性。关于统一人用药品注册技术要求(ICH)的国际会议召集了来自欧洲、日本和美国的监管当局和制药行业的专家们,他们一起规范了对药品注册的科学和技术方面的要求。ICH 指导原则在许多

表 14.1　确定临床研究是否符合伦理的固定要求

具体项目	描述
价值	研究是否会促进医学进展?
科学性	研究方法论是否严格?
公平的科目选择	科学目标,而不是脆弱性或特权,应确定主体包含在试验内
风险-收益比获益	风险必须最小化,潜在利益增强了个人和社会的观点
独立审查	从研究开始就必须经过第三方审查和批准
知情同意	每个入组患者均应该被告知研究内容并签署自愿同意书
尊重入组患者	应该保护他们的隐私、撤出的权利,并监测他们的健康情况

Based on Emanuel EJ, Wendler D, Grady C. What makes clinical research ethical? *JAMA* 2000;283:2701–2711.

国家是具有法律约束力的(虽然美国没有执行),其每隔几年就会更新一次,间接反映了该领域的日益复杂化。一个例子就是最近增加的数据和安全监测委员会(DSMC)作为一个独立的专家小组对临床试验进行时患者安全和疗效的数据进行监测。另一个最新的进展是临床试验要求在网站进行注册，如 ClinicalTrials.gov.网站。临床试验登记一方面提高了透明度,即什么样的临床试验已经开展和正在进行,另一方面也便于患者找到相关的临床试验信息。

传统的临床试验发展阶段概述

传统上，一种新的抗癌剂应进行三个阶段的测试,首先是小剂量探索试验(Ⅰ期),然后是疗效测试试验(Ⅱ期),最后是大型的随机对照试验(Ⅲ期)。这一发展范式创建和建立于细胞毒性化疗时代并沿用至今,但现在是低毒(且可能也非剂量依赖的)靶向治疗时代,期间的一些调整和创新我们稍后讨论。现在,我们回顾一下传统模式,但不涉及技术细节,其体现在许多优秀的临床试验设计和实施中[2,5]。

Ⅰ期

Ⅰ期试验的主要目标是确定安全可耐受的最高剂量,为以后的疗效测试做准备。这一概念虽然最初来源于药物试验制订,但现在已经用于单独放疗研究以及联合治疗方案。基本的设计方案是在少量患者中

进行剂量递增治疗，直到毒性达到预定的水平，或者出现意想不到的毒性为止。这样，Ⅰ期试验的剂量递增研究将确定最大耐受剂量(MTD)，这是公认的评价疗效的最有效剂量。

在Ⅰ期试验的开始需要定义的关键参数应包括：患者的入组标准、起始剂量、剂量递增进度表(包括预期MTD)、不良事件毒性反应事件定义、预期的MTD以及最终剂量递增方案[10]。目前，普遍采用的试验设计方案为“3+3”的方法，即每3例患者为一组，并给予一定剂量的药物，然后根据试验的结果，减少或增加剂量，或者再增加患者入组至该剂量组。当然还存在大量的其他设计方案。应该认识到MTD是一个相对的概念，可以随着时间的推移而改变。例如，由于骨髓刺激因子的发展，如促红细胞生成素和粒细胞集落刺激因子的应用，血液毒性不再像以前那样是剂量限制的。

Ⅱ期

Ⅱ期试验的主要目的是确定治疗的反应率，寻找临床应用的早期证据。一个重要的次要目的就是探索应用Ⅰ期临床研究确定的给予药物剂量时发生的突发不良事件。Ⅱ期试验的主要疗效终点即为传统意义上的肿瘤反应率，但反应持续时间、无进展生存期(PFS)和肿瘤局部特异性活性如局部控制也都属于此范畴，且目前应用逐渐增多。患者的生存率在Ⅱ期临床研究中通常为次要终点，因为Ⅱ期研究通常样本量有限并且后续随访的时间也较短。一般情况下，Ⅱ期临床研究的目的通常并不是为新治疗优于标准治疗提供明确的证据。事实上，Ⅱ期临床研究通常为单臂研究，并与历史治疗反应率做对比。依赖这种非同步外部控制率是有问题的[11,13]。此外，患者的筛选因素也可以影响试验的结果，例如单中心Ⅱ期试验的整体反应率可以显著高于多中心研究或后续Ⅲ期对照研究[14]。随机Ⅱ期临床试验通常采用多臂试验的方式，以此来检测筛选最佳治疗[15]。最近，它作为提供更可靠测试效果数据的一种手段备受青睐[16]。然而如后文所述首选的方法也正在改变。

Ⅲ期试验

Ⅲ期试验是评估新的治疗方案和目前的最佳标准治疗方案(如对照)之间的随机对照研究。通常情况下，试验的方案已经在随机试验前的Ⅰ/Ⅱ期试验证实有效了。随机试验相比非随机试验有主要的优势。随机化能够平衡每种治疗方案组的预后因子分布，确保治疗不受这些因素的影响，从而最大限度地减少或消除这些因素对试验结果的影响。随机化可以将患者、研究者或两者的治疗盲法相结合，可以以最小偏差评估主观结果。此外，在多中心研究中，随机化能平衡治疗医生或机构间的系统性偏倚。

Ⅲ期试验可以解决多种问题。例如，某项研究可以设计用来确定标准治疗方案是否优于最佳支持治疗。更多情况下，Ⅲ期研究的目的是比较新的治疗方案与目前的标准治疗方案。Ⅲ期研究还可以对2个或3个不同的方案彼此进行比较，也可以与标准方案进行比较。最后，Ⅲ期研究的设计也可以是比较一种治疗方法不劣于另一种治疗方法，但是耐受性更好。这种“等效性”研究通常被定义为非劣效性研究，其对促进侵袭性较小或负担较轻的治疗方法起重要作用。

Ⅲ期试验的主要终点通常是总生存期(任何原因导致的死亡时间)，但其他重要的观察终点如无病生存(DFS)等在研究评估中也开始增加。因为试验的目的是充分证实获益率，因此完成Ⅲ期试验和随访所需的时间远远长于Ⅰ期和Ⅱ期试验。重要的次要终点包括局部控制率、局部特异性失败终点、不良事件或者生活质量测量。

Ⅳ期试验

Ⅳ期临床试验也被称为上市后监测试验。这些试验关注药物获得监管批准后，标准给药时的安全数据监测。监控的目的是检测任何罕见的或长期的副作用，因此与Ⅰ~Ⅲ期临床试验相比，观察的患者人群更大且时间更长。

放射肿瘤学临床试验的独特功能

放射肿瘤学治疗的临床试验通常涉及引进的新技术(例如，体部立体定向放射手术应用的新适应证)或放射治疗与全身性药物的新组合，后者更为常见。放射肿瘤学的临床试验相比不涉及放疗的临床试验有独特的生物学和临床特点。

在肿瘤药物临床试验的初步评估中反应率常作为证明抗肿瘤活性的指标；但是考虑放射治疗本身在缩小肿瘤方面疗效显著，所以以此来作为评估终点并不客观。更合适的“抗肿瘤活性”的终点可能是PFS，虽然PFS本身往往难以客观评价。现代影像学终点

（如氟脱氧葡萄糖摄取，FDG）可作为早期疗效评级的指标的观点已得到认可，但仍需要大量的针对不同疾病的研究予以证实。此外，放射治疗试验中的有效性和毒性终点取决于多个生物因素，包括靶区大小、肿瘤周围正常组织、靶区施照的准确性、患者固定方法、放疗剂量和分割方案。因此，质控措施是放射学试验的一个基本特征，尤其是涉及多个机构的临床研究[17]。质控的不完善及放疗施照一致性的缺乏会导致对结论的质疑，即使此结论是从大型的消耗大量资金的临床试验中获得的[18–24]。最近的一个例子是 RTOG 9704 试验，该研究的目的是评价术后辅助放化疗在胰腺癌治疗中的作用，勾画靶区时违背治疗方案的行为影响了毒性和生存的评估结果[25]。

在肿瘤药物学试验中，不良事件通常发生在治疗期间或治疗完成几天内。而放射治疗的毒性与之不同，其分为早期损伤（开始治疗 3 个月内）及晚期损伤（数月至数年后）。晚期毒性通常是不可逆的，因此在实验室治疗确定耐受性的过程是至关重要的。把长期毒性作为临床试验的主要终点是不可行的，但对其结果的收集和报告却是势在必行的。事实上，即使是放射治疗试验的Ⅰ期，其随访期也显著长于化疗试验。我们稍后讨论最新的关于Ⅰ期临床试验的剂量升级方法，该方法以晚期毒性作为决定是否提前进入下一个剂量水平的判断标准[26]。

此外，还有选择患者的差异。在抗肿瘤药物的早期试验中，入组患者往往接受了多线治疗并且缺乏进一步治疗的选择。相比之下，在Ⅰ期关于放疗的临床试验中，患者通常接受全剂量放射治疗，而且受试者往往既往未接受过任何抗肿瘤治疗。此外，抗肿瘤药物的Ⅰ期临床试验中的药物经常是第一次应用于人体，因此药物毒性是不可预测的，药代动力学研究也必不可少。相反，在多数包含放疗的Ⅰ期临床研究中，如果采用多种治疗方式结合的抗肿瘤模式，其抗肿瘤药物已经通过广泛的临床试验；全身毒性是已知的，药代动力学研究则是不必要的。试验的目的是验证放射野内的局部损伤程度；因此，放射肿瘤学的Ⅰ期临床研究是器官特异性的。一项最新的研究表明，事实上放射肿瘤学Ⅰ期试验几乎很少首次应用于人体，相关毒性是可预测的，并且比较安全[27]。表 14.2 提供了当代放射肿瘤学试验设计的实例。

表 14.2　来自放射肿瘤治疗学小组的临床试验设计的实例[a]

研究名称	类型	主要研究问题
RTOG 0227：原发中枢神经系统淋巴瘤照射前应用甲氨蝶呤、利妥昔单抗和替莫唑胺化疗和照射后应用替莫唑胺治疗的Ⅰ/Ⅱ期研究	“3+3”剂量发现Ⅰ期研究，随后Ⅱ期单臂研究	评估原发性中枢神经系统淋巴瘤全脑每天 2 次放疗之后给予三联药物联合应用的最大耐受剂量
RTOG 0813：用于临床上早期位置居中的非小细胞肺癌（NSCLC）且不能手术患者的立体定向肺放射治疗（SBRT）的Ⅰ/Ⅱ期研究	Ⅰ期时间事件连续测评（TITE-CRM），其次是Ⅱ期单臂研究	评估肿瘤位于中心位置的早期肺癌患者行立体定向体放射治疗（SBRT）时不同剂量水平的安全性
RTOG 0926：评估进行经尿道根治术后再分期的 T1 膀胱癌患者行选择性膀胱保留并同步放化疗的Ⅱ期研究	Ⅱ期有效试验：单臂	评估非手术治疗早期疾病的疗效，主要终点是“根治性膀胱切除术 3 年时的无病率”
RTOG 1119：一项评估全脑放疗联合拉帕替尼在 HER2 阳性乳腺癌脑转移患者中作用的 RTOG 和 KROG 协作研究	Ⅱ期有效试验：双臂随机设计	确定是否有足够的证据证明全脑放射治疗时加入拉帕替尼改善了 12 周完全缓解率以保证Ⅲ期试验进行
RTOG 0825：常规同步放疗和辅助替莫唑胺加贝伐单抗治疗对于常规同步放化疗和替莫唑胺用于新诊断的胶质母细胞瘤患者的Ⅲ期双盲对照临床试验	Ⅲ期优势研究	确定贝伐单抗加替莫唑胺联合放疗是否提高了无进展时间和（或）总生存期
RTOG 1016：放射治疗加西妥昔单抗治疗对比同步放化疗在 HPV 相关性卵巢癌的Ⅲ期试验	Ⅲ期非劣效性研究	为了确定西妥昔单抗替代顺铂治疗 HPV 相关的口咽癌是否可以获得可比拟的 5 年总生存率

[a] 试验协议可登录网站查看：http://www.rtog.org/ClinicalTrials/ProtocolTable.aspx。

临床试验设计的统计问题

入组标准和分层

临床试验的一个关键问题是入组标准的制订。典型的标准包括传统的疾病预后特征,如分期或病理类型。越来越多的肿瘤病理或分子标志物特征被纳入该标准。无论在何种情况下,这些限定标准必须明确。因为这些因素往往与预后密切相关,随机比较研究可采用分层随机方法以确保各预后因子在治疗组中分布均衡。分层因素也需要限制在一个合理的范围内。例如,最近完成的一项RTOG前列腺癌的临床试验,分层因素包括前列腺特异抗原(PSA)(<4对4~20),细胞分化类型(良好,一般,差),淋巴结状态(N0对NX)。这些变量可能的组合为2×3×2=12层次,而治疗方法在分配上必须是平衡的。

随机化

随机法用于在不同的发展阶段使用不同的方法,但其目的类似,即各组中除了治疗外其他可以影响结果的因素均相似。在Ⅰ期试验中通常没有对照组,但各剂量组的患者情况也是必须评估的。因此,随机化便于对预测生物标志物或其他感兴趣的因素进行比较。在Ⅱ期试验中,随机化应用于两组相似但治疗方法不同的患者中。首先,所谓的选择设计,就是用来帮助决定在备选治疗中,哪种可以采取进一步试验予以证实[15]。在这类研究中,最重要的不是治疗效果在统计学上产生显著差异,而是对最佳的潜在疗效做一个排序。这种方法对最佳治疗有很高的识别率,但假阳性结果较高,特别在错误应用时就更加显著[28]。随机化在Ⅱ期试验中另一个也是最新的作用是提供证据,就是证明一个正在被测试的治疗尽管标准不太严格但确实是有希望提高疗效的[16]。在Ⅲ期试验中,随机化是评判结论是否正确的关键。

关于随机化的实施,分配方法可以简单或者更常见的,用静态或动态方法来平衡各治疗组间的关键因素如先前提到的分层变量。有许多已被证实的方法是可以应用[5]。

重要的是,研究人员必须注意防范使随机化的益处受损的操作方法。首先,任何违反随机分配的过程都会对试验效度产生不可弥补的影响。第二,大量的患者脱落(或各治疗组患者例数有差异)也使检验效度受到质疑。同样,不同的随访时间会导致患者的病情评定时间不同,因此也会使治疗效果评价产生偏差。第三,评估结果的偏差也会对治疗效果产生重大影响。因此,客观评价标准及治疗方法分配的盲法原则是非常重要的。治疗方案的分配盲法虽然对于放疗和大多数化疗方案是不可行的,但可用于许多药物研究。特别是不能采用盲法(在患者或照顾者之间)的研究,明确的、客观定义的研究终点是必不可少的。结束终点可能涉及研究者的主观评价,如通过扫描结果判读疾病的进展情况,那么使评估人员不知道治疗分配情况就是必要的。

研究终点

在临床试验中,终点必须被明确地定义,可以评估并可复验,并且是反映干预作用的评估。通常情况下,临床试验仅有一个主要研究终点,但可能有许多次要终点。

通常,Ⅱ期癌症试验的治疗目的是减少肿瘤负荷。最新的测量标准是"实体肿瘤治疗效果评价标准(RECIST)"[29]。此标准需要在基线时首先明确目标和非目标病灶以及它们的最大单径。治疗反应定义如下:完全缓解(CR)即所有目标和非目标病灶均消失并且没有新的病变;部分缓解(PR)即所有目标病灶最长直径之和缩小30%及以上,非目标病灶无进展,并且无新发病灶;疾病进展(PD)即目标病灶增加20%及以上,非目标病灶进展,或出现新发病灶。患者未满足反应或进展标准则归类为疾病稳定。达到CR或PR被定义为客观有效,并且通常此有效的比率被认为是主要研究终点。虽然该标准被广泛使用,但长期以来人们一直认为反应率只是替代品,其临床相关性及客观性远不及一些指标,如生存时间。一项研究表明,药物治疗有效的患者只有不到25%最终延长了生存期[30],而另一项研究认为肿瘤的反应率代表生存率还是合理的[31]。Ⅱ期临床研究中另一个问题就是主观性和缺乏重复性[32]。

如前所述,反应率在放射治疗研究中并不经常使用。在任何情况下,其他离散二进制研究终点更加容易应用。例如,在固定的时间如2年,此时某一事件的发生比率(如存活率、无复发率等)是常见的和简单的研究终点。

对于许多Ⅱ期和大多数Ⅲ期试验来说,更翔实的研究终点是从开始入组试验直到某一事件的发生时间长度。其中最直接的是总生存时间或任何原因引起死亡的时间。这个简单的研究终点不依赖死亡的原因判定及治疗的复杂性和治疗结果的自然校正等因素。虽然可以从公共医疗记录中简单地对情况予以核实，但最重要的还是要积极按照操作方案进行随访。疾病特异性生存也是可以考虑的研究终点，但是如前所述，死亡的原因归类并不简单，必须考虑是否为其他原因引起的死亡，或者是否与治疗有关。此外，何时造成疾病特异性死亡或其他部位特定的失败率也可以作为研究终点，妥善处理竞争风险也必须得到重视[33,34]。

其他常用的时间事件终点包括 DFS(任何原因引起的复发或死亡的时间)和 PFS(疾病进展时间，可能通过影像学或其他方法来定期评估）及疾病特异性失败事件等，虽然这些定义并不规范(例如，见 Hudis 等[35])，但当它们作为研究终点时，其定义应加以明确。使用 DFS 或 PFS 的主要优点是观察时间较短，仅需要一个较小的样本量。在许多癌症类型中，如果以此为研究终点，其获益不一定导致总生存延长，但仍可表明患者的临床获益。对于其他的疾病(例如，结肠癌的辅助治疗)，DFS 是一个可靠和公认的主要研究终点，与生存密切相关[36]。此即所谓代理研究终点，这些研究终点的优点就是可以可靠地测量。目前已经对不同的生物标志物和临床研究终点进行了探索，并提出临床试验中的替代终点。Prentice[37]指出如果用替代终点来替代临床终点，那么其评定的标准如下：针对替代和临床终点的治疗干预必须都能显示效益；替代和临床终点必须相关；当用替代终点来评价干预作用时必须能代表临床效果。目前被广泛研究的替代标志物就是 PSA，无论是静态或动态的观测(PSA 速度；PSA 倍增时间；PSA 最低值时间，特别对于放射治疗后完整的前列腺)都可用于评估无转移的前列腺腺癌患者的生化失败时间[38,39]。这仍然是一个发展中的领域，而且在临床研究中应用替代终点还有许多的警示和注意事项[40]。

统计功率和样本量

临床试验的总体设计要尽可能获取有关干预的详细信息，易于对其进一步的发展或应用做出可靠判断。在经典的(例如，频率)统计假设检验范式中，可建立一个无效假设即没有治疗效果和另一个替代假设(验证其中一个是有优势的)即有治疗效果。Ⅱ类或 β 类错误为统计测试失败的概率，即样本数据显示没有显著性差异而实际情况却存在差异。此概率值的互补率(1–β)被称为“检验效能”，其为检验正确判定的概率。在设计试验时，检验效能取决于其他主要参数，特别是样本检测数据显示有显著性差异而实际情况并不存在差异的可能性(Ⅰ类或 α 类错误，按惯例通常设置为 0.05 或 0.01)，治疗效果的规范及样本量均被认为是可靠的且临床可获得的。试验设计必要有足够的检验效能；通常情况下可选取 0.80~0.90，这样可以避免在研究新治疗的潜在价值时得到模棱两可的结果。低检验效能的研究可能会延迟，甚至放弃发展有前途的治疗，也浪费了宝贵的资源，最重要的是浪费了患者的参与和善意[41]。与之相反，对于“阴性结果”的试验，虽然发现测试的治疗不优于标准治疗，但如果检验效能较高的话，可以引导该领域的资源进入其他更有前途的治疗方案中。

因此样本量的计算在Ⅱ期及Ⅲ期临床研究中是能否满足研究目的关键因素(在Ⅰ期试验中样本量的计算不依赖于试验前的假设而是具体试验设计)。具体样本的计算取决于研究终点，具体的操作细节此处不再详述，两类最常见研究终点总结如下。

例如，在Ⅱ期临床研究中，对于离散二进制的研究终点，即有效或无效，样本量可以直接使用公式对比比例进行计算。在单臂研究中，目的是比较某新制剂试验的有效率与一些历史同期有效率(P_0)，或比较在目标人群中的有效率与标准治疗的有效率。主要目的是确定是否有足够的证据得出这样的结论：新方案的有效率比 P_0 更大。我们指定 P_A 作为有效率值，如果是正确的，将会成为临床研究的结果。我们进行无效假设，即 H_0:P=P_0，及有效假设，H_A:P=P_A。P_0 和 P_A(更重要)以及样本量的大小将决定研究的效力。值得注意的是，即使检测一个很小的进展(如≤10%)也需要很大的样本量。例如，原有 20%改进到 30%，研究的权重比为 85%时，就需要有 120 例患者入组。此外，P_0 值和 P_A 值必须是真实的，如果 P_A–P_0 的值不真实，那么由此设计出来的临床研究几乎没有价值，仅仅因为它将会影响招募的患者数量。

在随机Ⅱ期双臂临床试验中，离散研究终点，如前文所述，其重新定义了对两个比率进行对比的方法，样本量因此大得多。表 14.3 显示了不同比率差所需样本量的大小，同时也表明检验效度等对样本量的影响。最后，如果研究终点是一个固定的时间点的某一比率，如 1 年的无病生存率或生存率，那么计算时还应考虑失访等情况。

在许多随机Ⅱ期和几乎所有的Ⅲ期临床试验中，主要感兴趣事件是从随机化开始到某一事件发生的

表 14.3 以比率作为试验终点的双臂比较研究(1:1 分配)的样本大小[a]

	第 2 组中反应率的改善(P_2–P_1)									
P_1	0.05	0.10	0.15	0.20	0.25	0.30	0.35	0.40	0.45	0.50
0.05	1240[b]	412	226	148	108	84	66	54	46	38
	946[c]	318	176	116	86	66	54	44	36	32
0.10	1912	570	292	184	128	96	76	60	50	42
	1448	436	224	142	100	76	60	48	40	34
0.15	2500	708	348	212	146	106	82	66	52	44
	1888	538	266	164	114	84	64	52	42	36
0.20	3004	822	394	238	158	114	88	68	54	44
	2264	626	302	182	124	90	68	54	44	38
0.25	3424	918	432	254	168	120	90	70	56	46
	2578	696	330	196	130	94	72	56	46	38
0.30	3760	990	460	268	176	124	92	72	56	44
	2828	750	350	206	136	96	74	56	46	38
0.35	4012	1044	478	276	178	126	92	70	54	44
	3018	790	364	212	138	98	74	56	44	36
0.40	4180	1074	488	278	178	124	90	68	52	42
	3142	814	372	214	138	96	72	54	42	34
0.45	4264	1086	488	276	176	120	88	66	50	38
	3206	822	372	212	136	94	68	52	40	32
0.50	4264	1074	478	268	168	114	82	60	46	34
	3206	814	364	206	130	90	64	48	36	28

[a] 表的条目是针对组 1 的反应率 P_1 和组 2 的反应率 P_1+P_2 的两个不同水平的检验效率所得出的需要患者总数。例如,P_1= 0.10,P_2= 0.30(P_2–P_1=0.20); 90%检验效率需要 184 例患者(每组 92 例)。

[b] 第一行:α=0.05 和 β=0.10(功率=90%)。

[c] 第二行:α=0.05 和 β=0.20(功率=80%)。

时间,而不是固定时间点某一事件的状态。在更大的Ⅱ期及Ⅲ期临床试验中,患者的招募可能需要一个较长的时间,因此每一个患者有不同的随访时间,使用随访时间比等待所有患者达到某一固定时间更高效。疗效的测量方面有一个较重要的指标,即失败风险。风险比是单位时间内发生的事件数占被试总体的百分比。我们通常假定风险比(HR)为 H_0:λ_A/λ_B=HR=1.0,其中 λ_A 和 λ_B 是治疗 A 和 B 的风险。与之相反的假设 H_A:HR<1.0,即代表疗效明显不同。假设率始终为一个常数,给定 HR 可以计算出某一固定时间两组间某一事件发生比率的差值。例如,两组间的新/标准 HR 为 0.75,表明实验组比标准组失败率减少了 25%,如果标准治疗组的 5 年生存率为 80%,那么试验组与标准组间的差值为 4.6%(表 14.4)。

如果两组间感兴趣事件或效果的差值是规范的,事件样本量大小的计算需要确定预期的统计效率和统计学意义水平。还须参考预期的入组速度及对照组的预后(例如,出现失败事件的时间是否快速),需要患者的数量可为一个近似值。样本量与 HR 密切相关,HR 越接近 1,样本量增大越显著(表 14.4)。患者的样本量及试验的完成时间取决于入组速度及对照组的失败率,两者均有助于确定观察事件的速度。入组速度通常来自于以前的经验,也与调查人员时间内的计划入组率有关。同样,标准治疗的失败率也是从既往相关数据中得到的。虽然在某些条件下,样本量可以大致估算出来[43],但是一般需要应用计算机程序直接计算出来[42]。样本量计算的方法已被发展到将其他影响效力因素纳入考量的程度,如患者退出治疗(脱落),从指定的治疗组转到另外一组(交叉),或偏离原治疗方案(方案违背)[44-46]。

表 14.4　以时间–事件为试验终点的双臂比较研究(1:1 分配)的样本大小[a]

新治疗方法减少失败的危险度	对照组 5 年无事件率 0.500	0.600	0.700	0.800	0.900	需要的事件数
25%	S(5)=0.595	0.682	0.765	0.846	0.924	386
	Pts=850	1072	1440	2174	4372	
33%	0.630	0.711	0.788	0.862	0.932	198
	452	572	768	1162	2340	
40%	0.660	0.736	0.807	0.875	0.939	126
	300	380	510	774	1558	
50%	0.707	0.775	0.837	0.894	0.949	72
	180	226	306	464	934	

[a] 表的条目显示实验治疗组的 5 年生存率[S(5)]、因新的治疗方法而风险降低的所需人数(Pts,左侧纵向)和标准治疗组 5 年生存率(中间列,顶部;假设 80%功率,双侧 $\alpha=0.05$)。此处患者大致数量的计算是基于 Freedman 的公式 [43]。在某些特定时间段内试验获得结果所需的实际患者数量将取决于患者的累积速率和潜在的其他因素。最右侧一列显示了所需的失败事件的数量,其仅由风险降低值确定,因此对于不同的失败事件,只要降低值相同,其取值是相同的。

期中分析和试验终止规则

主要是出于伦理方面的考虑,同时也为了资源的最佳利用, 临床试验的所有阶段都应进行中期分析。可以为研究者的早期决策提供参考, 如试验是否继续,试验的初步结果如何,是否对试验进行修改调整,与此同时还要控制效度和Ⅰ类错误。这些方法是极其必要的,因为重复进行此假设检验会使两组间有差异的可能性增加。

Ⅰ期试验有终止规则,其是临床试验设计中不可或缺的一部分,试验终止在某一剂量组,是基于某一时间点时所观察到的累积不良事件发生率。具体细节可以参考回顾性研究的设计[1]。

Ⅱ期试验有更正式的纳入–停止规则, 通常设定为无效停止或发现治疗结果没有前途时终止。使用离散试验终点如肿瘤的有效率,这是通过多阶段研究设计完成的,即一组患者入组并评估其疗效,如果观测到了一个特定的最低有效率,则试验继续,否则停止招募。虽然还有其他类似的方法[2],但最常用的研究设计是由西蒙提出的[47]。在将时间–事件试验作为研究终点的试验中,无效停止研究的规则类似于Ⅲ期临床试验(后文讨论),即随访一段时间后若发现结果不理想则终止研究。因为疗效非凡而早期停止的单臂Ⅱ期临床试验并不常见,但也没有禁止的明确规定。

Ⅲ期试验使用重复测试策略,该策略来自于被称为成组序贯期中方法的统计学范畴[48]。简单地说,期中分析(通常是 3~5 个次)应对主要的假设进行评估,评估的内容应与终期分析时需要的全部结果(通常是以失败事件的形式)一致。应用独立测评可以避免:①防止某些不稳定的“早期”结果造成试验的提前终止;②纠正Ⅰ类错误对再次实验的影响, 其也会导致虚假的治疗效果,从而使得评估不可靠。常用的方法包括 Haybittle-Peto 法(为了终止研究,其中每个测试都需要恒定的、高度的显著性差异,如 $P<0.0001$[49,50])和 O'BrienFleming 法及其后续的方法 [51](每次测试的显著性差异水平均降低)。在特殊情况下,后一种方法有许多变化和扩展方法, 同时伴有不同的属性和优势。除了疗效监测规则,Ⅲ期临床试验也逐渐被纳入无效停止规则,即使诸如效度方法计算已经应用了一段时间[52,53]。无效停止规则同样涉及制定一个界限,如测试该统计数据超出范围, 由于新型治疗方法最终获胜而需中止研究。停止无效研究是一个复杂的决策[54],需要慎重考虑并且其方法还在不断被研究和开发[55,56]。

终期分析和再次分析

当一个试验完成时(无论是按原计划或根据期中测评结果),终期分析开始。在此之前,通常不披露或者不建议披露试验结果[57],这一政策是国家癌症研究所(NCI)协作组试验要求的。

临床试验分析的一个关键方面是分析队列的定义。意向治疗分析的概念经常被引用,但是这个术语的定义有时是不清楚的,因此最好明确描述纳入患者的情况[58]。从严格的意义上讲,意向治疗包括所有患者随机(不论是否符合标准)、坚持按随机组别治疗,或任何其他随机化后的偏离方案情况。然而,通常有以下情况发生:患者随机化后发现分期错误或由于其他原因而不适合入组,在初步分析时就被排除,这种做法有时是提倡的(慎用),因为其允许对试验目标人群进行治疗评估[2]。以下做法不可接受:不遵守指定的治疗方案或接受非研究方案治疗或其他随机化后的情况。这种排除容易产生偏移,在一般情况下,治疗获益的事后分析充满解释困难,在初步分析中应避免[59]。

主要分析方法要按照既定的研究方案执行(如后文所述)。鉴于专业期刊逐渐要求论文在出版时提供研究方案(监管机构和资助者也有同样的要求),试验者最好在研究方案中提及分析方法,然后在研究结束时按此执行。但这并不意味着不能进行其他的分析,但有研究分析方法的框架增加了结果的可信性。

使用统计分析方法或其他技术对次要预后因素进行分析,经常遵循Ⅲ期临床试验的初步分析方法。特别关注的方面是否有存在效果极好或无效果的特殊患者亚群,可以使研究的结果与临床实践更相关。建模过程是极其复杂的,包括决定需要囊括哪些因素,确定正确的能代表某因素的方法(即分类变量还是连续变量等),考虑因素间的相关性(如相互之间的作用),以及许多其他问题,同时应该意识到这些分析在很大程度上是探索性的。虽然可能值得探索,但由其他因素引起的治疗效果差异化的正确与否通常需要一个较大的样本量,除非效果非常显著[60]。Schumacher 等提供了肿瘤数据建模方法的综合评述[61]。

实际问题的设计、实施和临床试验报告

研究方案文件和研究实施

临床试验的目标是回答一个精心制订的可以改变临床实践的问题。要做到这一点,研究人员必须了解所研究疾病目前的治疗现状;清楚界定研究入组标准;了解研究机构/协作组有符合研究入组的患者人数;选择简单可行的研究终点;对既往的研究数据进行彻底审查,在此基础上建立统计假设,并与生物统计学家合作确定研究设计、样本量和效度。

临床试验研究方案必须包含标题、研究者和发起人的姓名、期别(Ⅰ、Ⅱ或Ⅲ)、研究简介、背景知识、研究设计和方案、目标、方法论、选择标准、注册程序、治疗计划、剂量修改、不良反应事件报告、数据和安全监测方案、研究日历、结果测量、数据报告、统计考量和知情同意书[62]。

选择正确的研究终点是至关重要的,因为它需要反映研究的主要目标。尽管获得监管部门的批准,任何数量的研究终点都可能有合适的、科学的临床价值,那么很明显,研究终点选择必须满足各方的要求。总体生存率在很大程度上仍然是为获得营销批准注册试验的金标准。然而,总生存时间可能会受到多方面影响,如有效的补救治疗或患者“转”到其他研究组。根据疾病的原发部位不同,DFS 和 PFS 等已经被用于快速药物批准或常规批准的研究终点[63]。如果采用易对评估产生偏差的研究终点(例如,PFS 或肿瘤反应),那么就需要采取减少偏差的措施。解决这个问题的一种方法是独立的审查小组,如放射诊断医生对基线和后续的检查图像评估以量化的肿瘤反应率及肿瘤进展的时间。该独立审查小组成员必须与本研究无关,并且不知道患者的随机分组结果。同时应用现代设备进行评估时也可能产生偏差。例如,假性进展和假性反应现象会使以影像评估为基础的研究终点产生问题,如影像评估反应率及 PFS[64]。

临床试验的成功完成需要不断解决实施中的问题。有足够的研究人员是试验顺利进行及入组患者安全的必要保证。临床研究护士、临床研究助理、数据管理者和临床药剂师是研究团队的重要组成部分[65]。至关重要的是认真并及时记录所有的不良事件。严重的不良事件必须及时向有关监管机构 [研究所在机构的伦理委员会、美国食品和药物管理局(FDA)]以及研究发起人报告。因为大多数研究方案在操作过程中都会进行修改,其他的临床研究也会报道研究药物的新毒性,因此研究方案通常会有几个连续更改的版本。因此,新版本的同意书也要随之更改,并且再次通过 IRB 批准。最重要的是患者必须签署最新版本的知情同意书。所有规定的随访检查(影像学检查、血液学检查等)必须提前制订而且记录。在定期审计中发现的任何违背方案的事件都记录为偏离,其会对研究的有效性造成不利影响。此外,高风险的试验(如大多数的单一机构研究者发起的试验)应该指定独立的医疗监察员对已报告的任何事件进行持续的观察,随后定期由机构的 DSMC 来进行评估。

数据和安全监测委员会

改变正在进行中的临床试验[包括停止招募和(或)治疗,取决于研究现状、研究已经呈现出的结果]以及公布结果的决定通常是由独立的 DSMC 决定的。除了前文描述的监控原则外,DSMC 还要对试验中获得的信息进行考量,同时考虑目前研究疾病治疗外部提供的信息。具体来说,提前终止研究的规则就是指导方针,做任何决定时额外的考虑都是必要的[66]。NCI 资助合作组试验的政策和程序对 DSMC 结构与功能很好地进行了概述[67]。

试验报告

一旦研究完成且对数据进行充分分析后,其结果应及时报告。试验结果在科学杂志上对外公布,这也代表了研究人员的成就。然而,缺乏准确的报告方法可能会导致结果出现不准确或偏差。临床试验报告的统一标准(CONSORT)目前已在世界范围内使用,以提高随机对照试验的报告质量[68]。它提供了所有必需的元素和流程图的 25 个项目清单,以确保所有入选患者都被报告。许多期刊要求作者遵循 CONSORT 指南,因为"研究人员对清单中项目的按时完成有利于研究报告的透明度、清晰度和完整性[68]。国际委员会医学期刊编辑(ICMJE)同样发布了指南,对提交生物医学杂志文章进行统一要求[69]。此外,还有对Ⅰ期和Ⅱ期临床试验报告改进的要求[70,71]。除了质量方面的内容,研究者在财务上的分歧也要予以体现。重复出版是不允许的(在几种期刊上重复出版相同的试验结果),也有义务出版阴性结果的研究。关于研究癌症合作组试验结果出版率的研究表明,对于临床试验操作负责的态度有很大的改善空间[72]。

在美国,立法强制要求使临床研究的报告趋向更加"开放"。ClinicalTrials.gov 是世界上最大规模的临床试验数据库,由美国国立卫生研究院的国立医学图书馆成立。最初,只包括美国国立卫生研究院资助的研究信息,现在该数据库还包含由制药公司赞助的研究,并且要求在研究结束后 1 年内获得所有的"基本结果"。研究结果的获取促使几种药物因出现早期未发现的毒性而停止销售,这些毒性信息因为没有出版或者未在其他公开文件中发布而不被人熟知。

最新临床试验设计的方法

一种可选择的肿瘤放疗Ⅰ期试验设计

如前所述,放射治疗的Ⅰ期试验是一种独特的挑战,因为其毒性可能会在治疗后很长一段时间才发生,并需要包括剂量评价的因素。传统的逐步设计不适应这一点,因此,事件-时间连续重新评估方法(TITECRM)产生了,其为对连续重新评估方法(CRM)的改良,并且包括每个患者的时间-事件信息(如时间-毒性事件)[26,74]。在应用 TITECRM 方法时,首先假定剂量-反应模型,即要定义起始剂量和试验涉及的剂量范围,从治疗开始直到某一单位时间,随着时间延长,某些事件发生。并非等待各研究组中每个患者都达到某一时间段,而是研究可以每隔一段时间就纳入新的患者,例如,间隔半个月。在 CRM 中,第一个患者给予的剂量参考先前的研究信息,或者如 CRM 改良方法中给予的最低候选剂量。下一个患者被纳入时,已纳入患者所观察到的毒性和随访时间可以用来对 β 参数进行进一步评估,以此来定义剂量反应曲线,并根据常规 CRM 或 CRM 改良方法选择下一个患者的给药剂量。在模拟研究中,根据 TITECRM 计算出的结果可以同 CRM 的结果相媲美,同时显著减少试验的平均时间。然而,TITECRM 方法与轻微的毒性反应相关,特别是当事件在观察快要结束时发生的情况下,因为在观察到毒性反应前就已经递增到下一个剂量水平了[74]。另一个问题是入组迅速表明剂量递增可能过早。最近的评论和修改建议可能使这种方法更适合放射肿瘤学研究[75]。

可选择的Ⅱ期临床试验设计

如前所示,传统单臂Ⅱ期临床试验的价值常常被质疑,即其能否为进一步研究潜在获益治疗提供了一个可靠的依据。目前受青睐的试验设计是存在对照组的随机Ⅱ期临床研究[12,16,76]。此方法加快发展的目的使Ⅱ期研究研究设计增加,包括自适应随机化,即进入某组治疗时存在明显的优势,那么就增加此组的入组人数,同时减少其他组别的入组概率,甚至直接去掉某些治疗组。这种理念有悠久的历史[77];然而,最近计算机和贝叶斯方法的创新以及其他因素使其拥有更广泛的应用[78]。在某些情况下,它提供了某些优势,但必须与其他效率相似或更有效、更简单的方法进行权衡比较后再选用[79]。

治疗方法的变化也代表试验设计的变化。因为主要的细胞抑制剂(例如,绝大多数的生物药物)不一定会导致传统意义上的肿瘤疗效,所以替代Ⅱ期研究有必要考虑反应率以外的其他研究终点。对于既往治疗失败的患者,米克等[80]提出了一种利用患者自身做对照的方法,把运用新的药物时获得的无进展时间与既往治疗的无进展时间进行比较。罗斯纳等[81]提出随机停止设计评价细胞抑制剂首次应用于人体的评估。在指定的时间间隔后,有效者继续应用药物,而发生进展的患者停止用药,疾病稳定的患者随机分为继续治疗组或安慰剂组。这种随机比较允许研究者评估药物是否真正减缓肿瘤的增长率,而单纯地从患者中筛选出肿瘤本身生长缓慢的亚群。因为疾病稳定的患者形成了一个更均匀的亚组,这种设计相比患者随机入组来说需要的样本量也比较少。重要的是要注意这种设计的目的是确定药物是否在解释效果上存在意义。无论疾病稳定患者的百分比的高低是否决定关于该方法的实际应用效率，因为当疾病稳定患者比例较低时，所需的总样本量可能是相当大的，且随机化后任何得出的结论只针对一小部分亚人群。Korn等[82]指出了本设计的其他注意事项。例如，患者可能对此研究不感兴趣，因为可能会停止给予对疾病有潜在治疗效果的药物。

以生物标志物作为纳入标准

越来越多的研究发现肿瘤靶向药物高度依赖于它们的分子亚型。因此，越来越多的试验把肿瘤的分子特性作为纳入标准，或作为底限及分层因素。例如，最近正在招募患者的RTOG脑肿瘤试验，其分组标准是患者存在MGMT基因甲基化，而不是头颈部肿瘤试验常用的人乳头状瘤病毒(HPV)感染。当研究纳入足够多的患者，然后根据标记情况进行治疗（统计上称为相互作用）和研究。评估标志物分组的组间获益差时，有意义的方法是要求治疗是随机的；因此，随机Ⅱ期和Ⅲ期临床试验是针对治疗的理想的模式。

在许多情况下，潜在有效的患者亚群可能是很小的，也可能在试验招募后才确定下来。例如，间变性淋巴瘤激酶(ALK)抑制剂治疗是非常有效的，但只有3%~5%的肺癌患者存在ALK基因重排。对各肺癌亚型进行独立的Ⅲ期临床研究的可行性较差。可能的选择方法就是“自适应随机”试验设计，即进行试验的过程中收集的数据随着试验的进展用于对试验的某些方面进行改进。最近的几个例子是肺癌BATTLE试验[83]及乳腺癌I-SPY试验[84]。但这些复杂的试验设计仍有局限性和挑战性。例如，为了能够迅速获得足够的信息来对随机化加权，以便于增加获益组或是消除无效组，必须应用替代研究终点如“疾病8周控制率”。但还不清楚这些短期的研究终点是否与肿瘤放疗相关，而后者单独应用时常能获得很好的局部控制率。

最近发表的几篇临床研究文献对现代分子医学临床试验设计的优势及挑战进行了回顾及评价[85,86]。

超越临床试验

疗效比较研究

Ⅲ期随机对照临床试验被认为是对新治疗方法最有效的评估方法。临床研究效力评价系统认为随机对照试验的力度高于观察研究[87]。最近，这种对科学证据的分级评定遭到质疑[17]；批评内容包括临床试验的成本高，获得结论的时间长（在这段时间内，结果往往不相关了，因为治疗标准改变了）及存在大量的阴性试验结果。

其中一项具体的批评涉及临床方案，其通常只招募最佳的患者，往往没有并发症且一般状态良好。而这些原则都会限制试验结果的临床应用价值。例如，研究表明，老年患者因为可能的潜在不良事件而被排除在试验之外[88,90]。事实上，长期以来人们一直呼吁要制订更简单和更包容性的入组原则[91]。

如前所述，从某种意义上说，减少排他性及拓宽临床试验入组标准的愿望与“个性化医学”及更集中试验的理念是有冲突的。然而有一些方法可能会使这两种理念协同合作。那就是更大型的试验，其足以进行正确的亚组分析，而此亚组分析是通过生物的、临床的和健康史/行为因素来分组的，可以有更大的包容性，同时也解决了获益亚组的问题。

对Ⅲ临床试验批评的另一个回应是对以人口学基础的重要的回顾性研究的再次回顾分析，此方法可以解决某一治疗方法在“真实的世界”的效果。更有价值的是精心设计的前瞻性队列研究，如CaPSURE，此研究将提供两个方面的信息，一是驱使治疗选择的因素，二是具体措施的效果，而这是随机试验不能证明的[92]。另一个关键措施是设计临床研究时与医生和患者的选择和(或)常规治疗进行平行对照，如个性化的治疗选择试验(Rx)或是TAILORx试验[93]。在此研究中，7000例女性乳腺癌患者应用分子分析工具进行筛选。对于筛选工具作用不确定的患者，将被随机分到激素治疗组或激素治疗加化疗组。对于获得分数低于或高于这一范围的患者，进行登记、准确记录治疗的选择并获得有效的随访数据。这项研究不仅确定了未知筛选工具的临床应用，同时提供了基于治疗选择时疗效的高质量数据。

荟萃分析

将多个临床研究获得的证据相结合并进行定量分析的方法称为荟萃分析，其作为分析工具广泛应用于社会和医学。荟萃分析是一个分析过程，该过程从多个独立的研究中获取数据后整合形成一个对给定的作用的定量汇总评估，是将该领域内许多较小的研究工作结果进行汇总。

荟萃分析同大型随机临床研究一起被某些人认为是Ⅰ类临床学证据的研究。荟萃分析结合了几项研究的结果，所有这些类似但独立的研究因为过小而效度不足，不能明确回答这个问题。对确定的随机试验的所有数据进行系统分析可以确定新治疗方法的折中但真实的优势。为解决发表偏倚(杂志往往倾向于发表阳性结果的文章)，荟萃分析应包括未发表的研究(因为缺乏同行评审，它们的质量有时可能会受到怀疑)。试验的选择是关键的，因为分析中患病人群差异或者治疗方法差异可能会得出错误的结论。尽管有一定的局限性，荟萃分析还是对临床治疗指南产生了影响。例如，一项荟萃分析对Ⅲ期非小细胞肺癌的胸部放疗治疗结合序贯化疗与同期化疗结果进行评价[94]，确认了同步治疗在整体上存在生存优势，并使其成为了标准治疗。早期乳腺癌临床试验协作组的报告中提供了一个应用肿瘤学荟萃分析的研究方法及数据总结的经典案例[95,96]。

结论

过去的 20 年间，分子生物学的进展引起了新型抗癌药物的急剧增加，临床试验的数量也快速增加，这改善了肿瘤患者的总生存率及生活质量。而试验的研究经费、复杂性及监管要求不断增加，使得原本已经紧张的可用资源又增加了不必要的负担。国家之间不合而禁止直接开展国际试验是效率低下的另一个原因，有时美国和欧洲之间的合作组织会进行不必要的重复的研究。此外，学术赞助(例如，NCI)与制药公司赞助研究间的不平衡可能会导致入组患者的竞争。公众和医生对入组临床研究重要性的认识和了解仍需要改进，同时促进不同的社会经济团体和民族团体参加临床研究的过程是必不可少的。

促使电子临床试验管理系统广泛统一，建立对所有研究者开放的组织标本和数据库，研究结果随时向公众开发，这些我们现在正在进行的努力将有助于对宝贵资源的优化利用，最重要的是对癌症患者治疗的发展产生重要的影响。

致谢

本章中的部分内容是根据以前版本进行修改的。在此作者本人感谢前版作者做出的贡献。

(朱婉琦 译 邢力刚 校)

参考文献

1. Crowley J, Ankerst D. *Handbook of statistics in clinical oncology.* New York: Chapman & Hall/CRC, 2006.
2. Green S, Benedetti J, Smith A. *Clinical trials in oncology.* Chapman & Hall/CRC, 2012.
3. Kelly K, Halabi S. *Oncology clinical trials: successful design, conduct and analysis.* New York: Demos Medical, 2009.
4. Unknown. *Wikipedia.* Available at: http://en.wikipedia.org/wiki/Clinical_trial.
5. Piantadosi S. *Clinical trials: a methodologic perspective.* John Wiley & Sons, 2005.
6. National Cancer Institute. *NCI's Clinical Trials Cooperative Group Program.* Available at: http://www.cancer.gov/cancertopics/factsheet/NCI/clinical-trials-cooperative-group.
7. Hearn J, Sullivan R. The impact of the 'Clinical Trials' directive on the cost and conduct of non-commercial cancer trials in the UK. *Eur J Cancer* 2007;43:8–13.
8. Emanuel EJ, Wendler D, Grady C. What makes clinical research ethical? *JAMA* 2000;83:2701–2711.
9. Wendler D. The ethics of clinical research. In: Zalta EN, ed. *The Stanford encyclopedia of philosophy,* 2009. Available at: http://plato.stanford.edu/cgi-bin/encyclopedia/archinfo.cgi?entry=clinical-research.
10. Piantadosi S. Principles of clinical trial design. *Semin Oncol* 1988;15:423–433.
11. Ratain MJ, Sargent DJ. Optimising the design of phase II oncology trials: the importance of randomisation. *Eur J Cancer* 2009;45:275–280.
12. Mandrekar SJ, Sargent DJ. Randomized phase II trials: time for a new era in clinical trial design. *J Thorac Oncol* 2010;5:932–934.
13. Tang H, Foster NR, Grothey A, et al. Comparison of error rates in single-arm versus randomized phase II cancer clinical trials. *J Clin Oncol* 2010;28:1936–1941.
14. Leventhal BG. An overview of clinical trials in oncology. *Semin Oncol* 1988;15:414–422.
15. Simon R, Wittes RE, Ellenberg SS. Randomized phase II clinical trials. *Cancer Treat Rep* 1985;69:1375–1381.
16. Rubinstein LV, Korn EL, Freidlin B, et al. Design issues of randomized phase II trials and a proposal for phase II screening trials. *J Clin Oncol* 2005;23:7199–7206.
17. Vogelbaum MA. The future of clinical research beyond phase III trials. *Clin Neurosurg* 2009;56:37–39.
18. FitzGerald TJ, Urie M, Ulin K, et al. Processes for quality improvements in radiation oncology clinical trials. *Int J Radiat Oncol Biol Phys* 2008;71:S76.
19. Justin EB, Joachim Y. Quality of radiotherapy reporting in randomized controlled trials of Hodgkin's lymphoma and non-Hodgkin's lymphoma: a systematic review. *Int J Radiat Oncol Biol Phys* 2009;73:492–498.
20. Morris SL, Beasley M, Leslie M. Chemotherapy for pancreatic cancer. *N Engl J Med* 2004;350:2713–2715; author reply 2713–2715.
21. Bydder S, Spry N. Chemotherapy for pancreatic cancer. *N Engl J Med* 2004; 350:2713–2715; author reply 2713–2715.
22. Crane CH, Ben-Josef E, Small W Jr. Chemotherapy for pancreatic cancer. *N Engl J Med* 2004;350:2713–2715; author reply 2713–2715.
23. Rischin D, Peters L, Fisher R, et al. Tirapazamine, cisplatin, and radiation versus fluorouracil, cisplatin, and radiation in patients with locally advanced head and neck cancer: a randomized phase II trial of the Trans-Tasman Radiation Oncology Group (TROG 98.02). *J Clin Oncol* 2005;23:79.
24. Weiner MA, Leventhal B, Brecher ML, et al. Randomized study of intensive MOPP-ABVD with or without low-dose total-nodal radiation therapy in the treatment of stages IIB, IIIA2, IIIB, and IV Hodgkin's disease in pediatric patients: a Pediatric Oncology Group study. *J Clin Oncol* 1997;15:2769–2779.
25. Abrams RA, Winter KA, Regine WF, et al. Failure to adhere to protocol specified radiation therapy guidelines was associated with decreased survival in RTOG 9704-A phase III trial of adjuvant chemotherapy and chemoradiotherapy for patients with resected adenocarcinoma of the pancreas. *Int J Radiat Oncol Biol Phys* 2012;82(2):809–816.
26. Normolle D, Lawrence T. Designing dose-escalation trials with late-onset toxicities using the time-to-event continual reassessment method. *J Clin Oncol* 2006; 24:4426–4433.
27. Glass C, Den R, Dicker AP, et al. *Toxicity of phase I radiation oncology trials: worldwide experience, abstract #1605. American Society for Therapeutic Radiation Oncology (ASTRO) 52nd Annual Meeting,* October 31–November 4, 2010, San Diego, CA.
28. Liu PY, LeBlanc M, Desai M. False positive rates of randomized phase II designs. *Control Clin Trials* 1999;20:343–352.
29. Therasse P, Arbuck SG, Eisenhauer EA, et al. New guidelines to evaluate the response to treatment in solid tumors. European Organization for Research and Treatment of Cancer, National Cancer Institute of the United States, National Cancer Institute of Canada. *J Natl Cancer Inst* 2000;92:205–216.
30. Chen TT, Chute JP, Feigal E, et al. A model to select chemotherapy regimens for phase III trials for extensive-stage small-cell lung cancer. *J Natl Cancer Inst* 2000;92:1601–1607.
31. Buyse M, Thirion P, Carlson RW, et al. Relation between tumour response to first-line chemotherapy and survival in advanced colorectal cancer: a meta-analysis. Meta-Analysis Group in Cancer. *Lancet* 2000;356:373–378.
32. Moertel CG. Improving the efficiency of clinical trials: a medical perspective. *Stat Med* 1984;3:455–468.
33. Gaynor JJ, Feuer EJ, Tan CC, et al. On the use of cause-specific failure and conditional failure probabilities: examples from clinical oncology data. *J Am Stat Assoc* 1993:400–409.
34. Dignam JJ, Kocherginsky MN. Choice and interpretation of statistical tests used when competing risks are present. *J Clin Oncol* 2008;26:4027–4034.
35. Hudis CA, Barlow WE, Costantino JP, et al. Proposal for standardized definitions for efficacy end points in adjuvant breast cancer trials: the STEEP system. *J Clin Oncol* 2007;25:2127–2132.
36. Sargent DJ, Wieand HS, Haller DG, et al. Disease-free survival versus overall survival as a primary end point for adjuvant colon cancer studies: individual patient data from 20,898 patients on 18 randomized trials. *J Clin Oncol* 2005;23:8664–8670.

37. Prentice RL. Surrogate endpoints in clinical trials: definition and operational criteria. *Stat Med* 1989;8:431–440.
38. Buyyounouski MK, Hanlon AL, Horwitz EM, et al. Interval to biochemical failure highly prognostic for distant metastasis and prostate cancer-specific mortality after radiotherapy. *Int J Radiat Oncol Biol Phys* 2008;70:59–66.
39. Denham JW, Steigler A, Wilcox C, et al. Time to biochemical failure and prostate-specific antigen doubling time as surrogates for prostate cancer-specific mortality: evidence from the TROG 96.01 randomised controlled trial. *Lancet Oncol* 2008; 9:1058–1068.
40. Schatzkin A, Gail M. The promise and peril of surrogate end points in cancer research. *Nat Rev Cancer* 2002;2:19–27.
41. Halpern SD, Karlawish JH, Berlin JA. The continuing unethical conduct of underpowered clinical trials. *JAMA* 2002;288:358–362.
42. Shuster J. Power and sample size for phase III clinical trials of survival. *Handbook of statistics in clinical oncology.* New York: Chapman & Hall/CRC, 2006: 207–226.
43. Freedman LS. Tables of the number of patients required in clinical trials using the logrank test. *Stat Med* 1982;1:121–129.
44. Ahnn S, Anderson SJ. Sample size determination in complex clinical trials comparing more than two groups for survival endpoints. *Stat Med* 1998;17:2525–2534.
45. Lachin JM, Foulkes MA. Evaluation of sample size and power for analyses of survival with allowance for nonuniform patient entry, losses to follow-up, noncompliance, and stratification. *Biometrics* 1986;42:507–519.
46. Shih JH. Sample size calculation for complex clinical trials with survival endpoints. *Control Clin Trials* 1995;16:395–407.
47. Simon R. Optimal two-stage designs for phase II clinical trials. *Control Clin Trials* 1989;10:1–10.
48. Jennison C, Turnbull BW. *Group sequential methods with applications to clinical trials.* London: Chapman & Hall/CRC, 2000.
49. Haybittle JL. Repeated assessment of results in clinical trials of cancer treatment. *Br J Radiol* 1971;44:793–797.
50. Peto R, Pike MC, Armitage P, et al. Design and analysis of randomized clinical trials requiring prolonged observation of each patient. II. Analysis and examples. *Br J Cancer* 1977;35:1–39.
51. Fleming TR, Harrington DP, O'Brien PC. Designs for group sequential tests. *Control Clin Trials* 1984;5:348–361.
52. Halperin M, Lan KK, Ware JH, et al. An aid to data monitoring in long-term clinical trials. *Control Clin Trials* 1982;3:311–323.
53. Lan KK, Wittes J. The B-value: a tool for monitoring data. *Biometrics* 1988;44: 579–585.
54. Dignam JJ, Bryant J, Wieand HS, et al. Early stopping of a clinical trial when there is evidence of no treatment benefit: protocol B-14 of the National Surgical Adjuvant Breast and Bowel Project. *Control Clin Trials* 1998;19:575–588.
55. Freidlin B, Korn EL, Gray R. A general inefficacy interim monitoring rule for randomized clinical trials. *Clin Trials* 2010;7:197–208.
56. Freidlin B, Korn EL. A comment on futility monitoring. *Control Clin Trials* 2002; 23:355–366.
57. Fleming TR, Sharples K, McCall J, et al. Maintaining confidentiality of interim data to enhance trial integrity and credibility. *Clin Trials* 2008;5:157–167.
58. Gail MH. Eligibility exclusions, losses to follow-up, removal of randomized patients, and uncounted events in cancer clinical trials. *Cancer Treat Rep* 1985;69:1107–1113.
59. Redmond C, Fisher B, Wieand HS. The methodologic dilemma in retrospectively correlating the amount of chemotherapy received in adjuvant therapy protocols with disease-free survival. *Cancer Treat Rep* 1983;67:519–526.
60. Schmoor C, Sauerbrei W, Schumacher M. Sample size considerations for the evaluation of prognostic factors in survival analysis. *Stat Med* 2000;19:441–452.
61. Schwarzer G, Schumacher M, Sauerbrei W, et al. Prognostic factor studies. In: Crowley J, Ankerst DP eds. *Handbook of Statistics in Clinical Oncology,* 2nd ed. New York: Chapman & Hall, 2005:289–333.
62. Grant N, Sacatos M, Kelly K. The trials and tribulations of writing an investigator initiated clinical study. In: Kelly K, Halabi S, eds. *Oncology clinical trials: successful design, conduct and analysis.* New York: Demos Medical, 2009:119–130.
63. FDA. Guidance for industry: clinical trial endpoints for the approval of cancer drugs and biologics. Available at: http://www.fda.gov/downloads/drugs/GuidanceComplianceRegulatoryInformation/Guidances/UCM071590.pdf. Accessed November 9, 2011.
64. Brandsma D, Stalpers L, Taal W, et al. Clinical features, mechanisms, and management of pseudoprogression in malignant gliomas. *Lancet Oncol* 2008;9:453–461.
65. De Pourcq F. Defining the roles and responsibilities of study personnel. In: Kelly K, Halabi S, eds. *Oncology clinical trials: successful design, conduct and analysis.* New York: Demos Medical, 2009:321–326.
66. Lan KK, Lachin JM, Bautista O. Over-ruling a group sequential boundary—a stopping rule versus a guideline. *Stat Med* 2003;22:3347–3355.
67. Smith MA, Ungerleider RS, Korn EL, et al. Role of independent data-monitoring committees in randomized clinical trials sponsored by the National Cancer Institute. *J Clin Oncol* 1997;15:2736–2743.
68. Schulz KF, Altman DG, Moher D. CONSORT 2010 statement: updated guidelines for reporting parallel group randomised trials. *BMJ;*340:c332.
69. International Committee of Medical Journal Editors (ICMJE). Uniform requirements for manuscripts submitted to biomedical journals: writing and editing for biomedical publication. *Haematologica* 2004;89:264.
70. Mariani L, Marubini E. Content and quality of currently published phase II cancer trials. *J Clin Oncol* 2000;18:429–436.
71. Zohar S, Lian Q, Levy V, et al. Quality assessment of phase I dose-finding cancer trials: proposal of a checklist. *Clin Trials* 2008;5:478–485.
72. Krzyzanowska MK, Pintilie M, Tannock IF. Factors associated with failure to publish large randomized trials presented at an oncology meeting. *JAMA* 2003;290:495–501.
73. O'Quigley J, Pepe M, Fisher L. Continual reassessment method: a practical design for phase 1 clinical trials in cancer. *Biometrics* 1990;46:33–48.
74. Cheung YK, Chappell R. Sequential designs for phase I clinical trials with late-onset toxicities. *Biometrics* 2000;56:1177–1182.
75. Polley MY. Practical modifications to the time-to-event continual reassessment method for phase I cancer trials with fast patient accrual and late-onset toxicities. *Stat Med* 2011;30:2130–2143.
76. Cannistra SA. Phase II trials in *Journal of Clinical Oncology. J Clin Oncol* 2009; 27:3073–3076.
77. Zelen M. Play the winner rule and the controlled clinical trial. *J Am Stat Assoc* 1969; 64:131–146.
78. Biswas S, Liu DD, Lee JJ, et al. Bayesian clinical trials at the University of Texas M.D. Anderson Cancer Center. *Clin Trials* 2009;6:205–216.
79. Korn EL, Freidlin B. Outcome—adaptive randomization: is it useful? *J Clin Oncol* 2011;29:771–776.
80. Mick R, Crowley JJ, Carroll RJ. Phase II clinical trial design for noncytotoxic anticancer agents for which time to disease progression is the primary endpoint. *Control Clin Trials* 2000;21:343–359.
81. Rosner GL, Stadler W, Ratain MJ. Randomized discontinuation design: application to cytostatic antineoplastic agents. *J Clin Oncol* 2002;20:4478–4484.
82. Korn EL, Arbuck SG, Pluda JM, et al. Clinical trial designs for cytostatic agents: are new approaches needed? *J Clin Oncol* 2001;19:265–272.
83. Kim ES, Herbst RS, Wistuba II, et al. The BATTLE trial: personalizing therapy for lung cancer. *Cancer Discov* 2011;1:44–53.
84. Barker AD, Sigman CC, Kelloff GJ, et al. I-SPY 2: an adaptive breast cancer trial design in the setting of neoadjuvant chemotherapy. *Clin Pharmacol Ther* 2009;86:97–100.
85. Freidlin B, McShane LM, Korn EL. Randomized clinical trials with biomarkers: design issues. *J Natl Cancer Inst* 2010;102:152–160.
86. Simon R. The use of genomics in clinical trial design. *Clin Cancer Res* 2008; 14:5984–5993.
87. Harbour R, Miller J. A new system for grading recommendations in evidence based guidelines. *BMJ* 2001;323:334–336.
88. Hutchins LF, Unger JM, Crowley JJ, et al. Underrepresentation of patients 65 years of age or older in cancer-treatment trials. *N Engl J Med* 1999;341:2061–2067.
89. Kumar A, Soares HP, Balducci L, et al. Treatment tolerance and efficacy in geriatric oncology: a systematic review of phase III randomized trials conducted by five National Cancer Institute–sponsored cooperative groups. *J Clin Oncol* 2007;25:1272–1276.
90. Lewis JH, Kilgore ML, Goldman DP, et al. Participation of patients 65 years of age or older in cancer clinical trials. *J Clin Oncol* 2003;21:1383–1389.
91. George SL. Reducing patient eligibility criteria in cancer clinical trials. *J Clin Oncol* 1996;14:1364–1370.
92. Lubeck DP, Litwin MS, Henning JM, et al. The CaPSURE database: a methodology for clinical practice and research in prostate cancer. CaPSURE Research Panel. Cancer of the Prostate Strategic Urologic Research Endeavor. *Urology* 1996;48:773–777.
93. Sparano JA. TAILORx: trial assigning individualized options for treatment (Rx). *Clin Breast Cancer* 2006;7:347–350.
94. Auperin A, Le Pechoux C, Rolland E, et al. Meta-analysis of concomitant versus sequential radiochemotherapy in locally advanced non-small-cell lung cancer. *J Clin Oncol* 2010;28:2181–2190.
95. Clarke M, Collins R, Darby S, et al. Effects of radiotherapy and of differences in the extent of surgery for early breast cancer on local recurrence and 15-year survival: an overview of the randomised trials. *Lancet* 2005;366:2087–2106.
96. Davies C, Godwin J, Gray R, et al. Relevance of breast cancer hormone receptors and other factors to the efficacy of adjuvant tamoxifen: patient-level meta-analysis of randomised trials. *Lancet* 2011;378:771–784.

第 15 章 全身照射和半身照射

Kenneth B. Roberts, Zhe Chen, Stuart Seropian

过去，全身照射(TBI)曾被用于在无干细胞支持条件下姑息治疗放射敏感性疾病，如慢性淋巴细胞性白血病(CLL)或滤泡性淋巴瘤。由于具有细胞毒性及免疫学效应，TBI 主要用于造血干细胞移植的情况下。其剂量超出了正常骨髓对照射的耐受剂量，再经干细胞移植程序重建患者的造血系统。供体细胞可来自于另一个体或来自患者自身的干细胞池，分别称为同种异体或自体移植。当供体细胞来自于同卵双胞胎时，适用同系移植一词。半身照射(HBI)的治疗目标则不同，一般用于弥散转移性疾病的姑息治疗，且无需干细胞支持。

全身照射

无干细胞解救的TBI应用

自 20 世纪初以来，全身照射一直用作针对各种恶性疾病的系统治疗[1]。然而，无造血干细胞解救的 TBI 用途有限，这是由于人类单次全身暴露于射线的中位致死剂量约为 4Gy。鉴于慢性淋巴细胞性白血病或低级别进展期非霍奇金淋巴瘤的放射敏感性高，TBI 曾用作上述疾病的姑息治疗手段，单次剂量低至 0.025~0.15Gy，每周数次，逐步滴定至总剂量，以达到临床疗效[2,3]。由于骨髓抑制，尤其是血小板减少症的标准建议是每当 TBI 累积剂量达 0.5Gy 后，给予 4~8 周的治疗间歇期[4,5]。20 世纪 70 年代，Johnson 报道仅行低剂量 TBI 治疗，有 1/3 的慢性粒细胞性白血病患者获得完全缓解，当加用烷化剂化疗后该比例略有升高[5]。然而，东方肿瘤协作组(ECOG)[6]的Ⅲ期临床试验并不支持上述结果，且随着细胞毒药物化疗的发展，及近年来抗 CD20 抗体治疗、包括放射免疫药物的应用，自 20 世纪 60 年代后，无干细胞解救的 TBI 的重要性逐渐下降。

干细胞移植中的TBI

造血干细胞移植的预处理方案有以下功能。一种是细胞毒性，即清除残余肿瘤。另一种重要功能为免疫抑制，使宿主对同种异体的供体干细胞失去排异作用。TBI 剂量范围很宽泛，为 2~15Gy，与化疗联合使用可很好地达到上述作用。

正常造血系统的放射生物学效应

成功的造血干细胞移植需要：①摧毁受体骨髓；②达到免疫抑制以阻止异体移植时对供体骨髓的排斥；③相对保留受体的骨髓间充质细胞。报道的骨髓干细胞的 D_0 值通常为 0.5~1.4Gy，该值反映了骨髓固有的放射敏感性[7,8]。尽管传统的观念认为必须清除受体的骨髓细胞，从而为供体细胞留出空间，以便于供体细胞在干细胞微环境条件下完全再群体化，这一观念现已面临挑战。事实上，在较低细胞毒性的非清髓移植下发生的混合骨髓嵌合现象是可接受的，甚至是期望发生的。

在行异体骨髓移植时，有必要达到免疫抑制以避免排斥供体骨髓，TBI 是一种非常有效的免疫抑制手段。Storb 及其同事进行的动物实验中，对基因相同的同窝狗进行骨髓移植发现，分次 TBI 的效果要明显劣于相同剂量的单次 TBI[9,10]。他们的结论是在分次间歇期淋巴样细胞显著修复了 DNA 损伤。Salomon 等使用小鼠模型观察了三种建议用于人类的 TBI 方案(8.5Gy 单次 TBI、2Gy×6 次 TBI，以及 1.2Gy×12 次的超分割 TBI)[11]。就免疫抑制的效果来说，单次剂量 TBI 较好。有报道称 T 淋巴细胞前体[12]及人类淋巴母细胞系[13]在剂量–生存曲线上有显著的初始“肩”形表现。TBI 的免疫抑制效果有显著的分次敏感性，因此研究者得出结论,即分次 TBI 相比相同剂量的单次 TBI 会产生更多的移植物排异。临床数据证实了这些发现,即分次 TBI 方案总剂量为 13~15Gy 时可大致相当于 10Gy 单次 TBI 照射的效果。

如果骨髓间质细胞及其祖细胞(成纤维细胞集落形成细胞)遭到破坏,可能延迟成活或导致移植失败[14]。已发现人类骨髓间质细胞的祖细胞 D_0 为 1.46Gy[15]。它们还对剂量率效应和分割次数敏感,因此,分次 TBI 与单次 TBI 相比,能更好地保留骨髓间质细胞及其祖细胞[16]。

白血病的放射生物学效应

在干细胞移植过程中,TBI 具有显著的白血病细胞杀伤作用,结合化疗和移植物抗白血病(GVL)效应后,可在大部分病例中实现恶性克隆的清除。D_0 值可用于粗略地估计不同细胞群的放射敏感性;动物和人类的白血病细胞株的 D_0 极值范围为 0.3Gy 至>5Gy,大多数为 0.8~1.5Gy[17-20]。白血病细胞株在放射细胞生存曲线上经常出现一个小的初始"肩"形,从而推论分次放疗(或降低剂量率的照射)对细胞生存的影响较小。分割剂量放射试验进一步支持这一推论。分化程度较高的白血病或淋巴细胞(如 B 细胞或 T 细胞表型)似乎有更强的修复能力。

移植物抗白血病/肿瘤效应

异体干细胞移植很大程度上是一种免疫治疗。异体造血细胞必须与受体的大多数主要组织相容性抗原相匹配,从而避免发生排异反应并将移植物抗宿主病控制在最小程度,但是少数的人类白细胞抗原(HLA)不同有利于移植物抗白血病效应,可增强移植的疗效。早期的研究证明使用异体骨髓细胞较使用同系(同卵双胞胎)捐献细胞更能改善白血病的控制。有关移植物抗白血病效应进一步的证据来自于行异体移植的白血病复发后捐献者淋巴细胞输注的疗效。一般来说,在异体移植中,有必要在移植过程中进行免疫重建(如使用环孢霉素),使之在产生移植物抗白血病效应的同时最小化移植物抗宿主病。

移植物抗宿主病

尽管 HLA 匹配,异体干细胞移植仍受到移植物抗宿主病(GVHD)的限制。GVHD 的起因是成熟供体 T 细胞激活并增殖,识别受者的异体抗原,即由抗原呈递细胞(APC)产生的肽分子。在行异体基因移植时,尽管 HLA 匹配,由于 HLA 系统以外的基因多态性,受体细胞显示的肽的全部序列可以被供体 T 细胞识别为次要组织相容性抗原[21]。在接触特异的 APC 后供体 T 细胞发生活化,导致效应细胞分化,产生细胞因子,如 γ-干扰素和肿瘤坏死因子,并介导对抗正常受体器官的细胞毒性。急性 GVHD 包括临床上皮肤、胃肠道、肝脏的损害,其他器官也会受累。晚期 GVHD 可以慢性形式表现为多种多样的临床症状,类似于风湿性疾病或结缔组织疾病。

尽管预防性使用免疫抑制剂如环孢素、他克莫司、氨甲蝶呤、泼尼松或霉酚酸酯,仍有超过一半的 HLA 匹配的同胞造血干细胞移植受体经历了某种程度的 GVHD[22,23]。进展形式的 GVHD 需要加强的免疫抑制,通常使用大剂量的糖皮质激素,这将增加患者移植后感染的风险[24]。在移植过程中,GVHD 可通过供体细胞 T 细胞的耗竭减轻,但是这将导致感染风险增加,且会导致对理想的移植物抗白血病效应减少或丢失的担心。然而,T 细胞耗竭的异体移植在减少 GVHD 的同时,仍有一定的临床效果,通常依赖于以 TBI 为基础的清髓性预处理方案[25,26]。

近期的实验室工作重点集中于供体产物中识别可能与 GVHD 有关的 T 细胞亚群,并在 T 细胞种群中加以鉴别,以保留介导移植物抗肿瘤效应这一重要功能,并重建针对各种病毒和真菌病原体如巨细胞病毒、EB 病毒、白色念珠菌、流感病毒以及水痘-带状疱疹病毒等的 T 细胞免疫。所谓的幼稚 T 细胞似乎介导了 GVHD,且人类 CD45RA 和 CD62L 有不同的细胞表面抗原[27,28]。在异体移植的小鼠试验模型中,记忆 T 细胞亚群特异性地保留了幼稚 T 细胞的选择性消耗,成功地减少了 GVHD,同时保留了移植物抗白血病效应[29-33]。这一观察伴随氟达拉滨和 TBI 清髓性预处理,启发了目前在供体产物中 CD45RA 细胞选择性 T 细胞消耗的研究。希望在于 T 细胞种群,包括自然杀伤(NK)细胞、NK/T 细胞,以及中心记忆 T 细胞将被保留以介导白血病、肿瘤和病原体杀伤等重要的免疫学机制,可改善移植的有效率。

TBI剂量限制毒性-肺炎和其他晚期反应

在 TBI 的早期历史上,4~5 级的实体器官毒性被认为是主要的限制因素,促使 TBI 从低剂量率、单次 TBI 向分次 TBI 和非 TBI 方案发展。针对小鼠和人类的研究显示,TBI 的毒性能通过分次放射和低剂量率照射进一步得到改善。正常肺组织的分次间修复能力较强。泰晤士报及亨得利报报道了肺的 α/β 比值较低(3~6Gy)[34]。这已被动物和人类的数据所证实[35-37]。Sampath 等基于 20 个报道中的共 1090 例患者的临床 TBI 数据模型估计肺的 α/β 比值为 2.8Gy[38]。分次照射中肺的保护效应明显降至约 1Gy[39]。这个剂量在某些超分割 TBI 计划中大致相当于最低的分次剂量[40]。Penney 的工作已证实,分次放射和低剂量率放射有明显的肺保护作用,增加分次数可增加肺保护,减少早期肺炎和晚期肺纤维化[41]。Travis 综述了分次之间的肺修复率,指出两种修复率之间存在显著性差异,快速修复半衰期为 0.40 小时,慢速修复半衰期为 4.01 小时[42]。在设计每天行 2~3 次的 TBI 计划时,慢速修复部分需要牢记在心[37]。

已有随机临床试验比较了急性髓细胞性白血病患者经低剂量率、低剂量率单次 TBI(9.2Gy 或 10Gy)以及分次 TBI(12Gy/6 次,超过 3 天)治疗后获得初始缓解的情况,研究显示出分次放射的无事件生存率有显著改善,证实了通过分次放射可降低肺炎风险,这主要是由于早期死亡率下降。分次放射使间质性肺炎发生率从 26%降至 15%[43]。其他研究证实分次 TBI 方案显著地降低了特发性间质性肺炎[44-46]的发生率至<20%,且未增加肿瘤复发率。常规分次剂量为 1.5~2Gy,每天 1~2 次,不显著增加间质性肺炎发生率的总剂量可高达 15Gy[44,47,48]。然而,肺的放射总剂量是肺炎风险的关键因素[49,50]。

另一个用来降低间质性肺炎发生率的放射生物学方法是降低放射剂量率,其本质上是一种连续分次放射。凭经验其被认为是有效的[51,52],但是治疗 2~3 小时或更长,对大多数放射治疗中心来说是不切实际的。此外,过长的治疗时间使患者的耐受性较差。由于肿瘤细胞和肺组织有各自的放射生物学特性,分次 TBI 似乎能较好地利用潜在优势。在分次 TBI 方案背景下,普遍使用 0.05~0.18Gy/min 的瞬时剂量率,这通常是由在延长治疗距离下直线加速器的有效输出决定的。目前还不清楚是否更高的瞬时剂量率是有害的,尽管理论上对其有所关注。一项小型研究在 TBI 处方剂量 12Gy/6 次的背景下,比较了 0.075Gy/min 与 0.15Gy/min 的剂量率,报道的肺炎风险分别为 13%和 43%,尽管其中有很多混杂的变量[53]。其他研究未显示剂量率是分次 TBI 预测肺炎的重要因素,而肺的总剂量是更关键的决定因素[38]。

清髓性干细胞移植的临床应用

骨髓或干细胞移植被设想为是一种拯救患者于致死剂量的剂量密集型放化疗方法。自 Thomas 及其同事于 20 世纪 50 年代后期开始的开创性工作以来,TBI 成为白血病异体移植的核心部分。以低剂量率 0.07Gy/min 单次给予 9.2Gy,以使试验动物获得一致性和持续性的异体骨髓移植成活。因此,在应用钴远距离治疗时单次剂量 10Gy,剂量率 0.07~0.10Gy/min 可用于人类。

在 20 世纪 70 年代末,当 Peters 等证实通过改变分割方式和剂量率可显著改善多数正常组织的敏感性,而对骨髓祖细胞和白血病细胞影响很小时,TBI 必须是单次分割的说法受到了挑战[52,54]。结论是,在相同总剂量的条件下,有希望通过减少单次 TBI 的剂量率或分次 TBI,改善治疗有效率。已有基于线性二次模型的不同分次方案和剂量率的计算发表[55-57]。O'Donoghue 计算了对于与更常见的分次 TBI 方案有相等放射生物学效应的极低剂量 TBI 方案,需要不合常理的 20~24 小时的放射时间[57]。当头脑中有了放射生物学及实用性的概念后,可使用各种分次的 TBI 方案。在新一代的临床调查后,没有一个方案是明显优于其他方案的,有许多混杂因素存在(包括 TBI 技术、疾病类型及患者一致性、化疗方案、支持治疗及免疫抑制),导致不能清楚地证实某个特定方案的优势。目前,大多数清髓性 TBI 方案使用每天 2~3 次的分次方案,超过 3~4 天,共给予总剂量 12~15Gy。

TBI联合化疗

与 TBI 配合使用的化疗药物包括环磷酰胺、依托泊苷和阿糖胞苷,基于 E. Donnall Thomas 及其同事在西雅图的早期工作,应用 120mg/kg 环磷酰胺 2 天以上是常用方案。在高危患者移植情况下,一线化疗方案中通常还需加用其他药物,但是鉴于较好的免疫抑制及细胞毒性,仍需以环磷酰胺为基础。近几年来,使用低剂量 TBI 的降低强度方案或非清髓性移植方案常用氟达拉滨或赛司他汀替代环磷酰胺[58,59]。化疗和 TBI 序贯进行,而非同步进行,以避免任何潜在的正常组织毒性的增加。应在 TBI 之前还是之后行化疗尚不清楚,且缺乏相关的临床数据显示哪种更好,因此主要从逻辑上考虑。通常,超过 3~4 天的 TBI 最好在常规工作日进行，因为在工作日有充分的技术人员支持。当患者无疲乏、无显著的化疗反应时，若先给予TBI可被更好地耐受。当患者在出现粒细胞减少症并进行调节之前至放疗中心接受治疗可使院内感染的风险有所下降。此外，在预处理方案的最后进行TBI使得干细胞移植得以紧随其后立即进行；与化疗不同，没有“洗脱期”来清除细胞毒药物，否则这些药物将对干细胞有害，因此可在等待移植时节省1天左右的预期粒细胞减少的时间。

非TBI预处理方案

尽管TBI的演变导致毒性明显减少，最初的对致死性肺炎风险的关注促进了非TBI方案的发展。约翰霍普金斯大学的Santos首先在白消安–环磷酰胺(BuCy)方案中使用白消安(busulfan)替代放疗[60]。随后，降低环磷酰胺剂量的方案(BuCy2)降低了毒性且疗效无明显下降，该方案建议用作基于TBI预处理方案的标准替代方案[61–63]。

已有多个研究比较了BuCy预处理方案和基于TBI的预处理方案，包括五项前瞻性随机研究，数项荟萃分析和大宗患者的登记审查研究[64–75]。法国的一项随机临床试验在异体骨髓移植治疗成人急性髓性白血病(AML)第一次完全缓解前，比较了BuCy与环磷酰胺–TBI方案[65]。结果显示，环磷酰胺–TBI方案在无疾病生存率、复发率和移植死亡率均较好。一项北欧骨髓移植组进行的相似的随机研究显示，基于TBI的预处理生存率高、死亡率低[64]。与此相反，西雅图组证实在慢性髓性白血病(CML)慢性期，BuCy更易耐受且生存率及复发率与环磷酰胺–TBI方案相当[67]。2001年，Socie等回顾了上述四项随机研究中所有患者的汇总预后，平均随访7年[71]。治愈的概率在CML和AML统计学上相似，尽管TBI在AML患者中无显著优势。两种预处理方案的长期并发症的发生率相等，除了TBI方案中白内障高危及白消安导致的不可逆的脱发。登记综述和荟萃分析通常显示两种方案具有类似的效果，基于TBI的预处理方案在AML患者中可能有益，使用白消安可能与肝静脉闭塞性疾病危险增高有关[63,72–75]。

问题是任何一方的研究都抱持了非常少的变量常数，导致大多数数据不可解释。药代动力学监测和静脉制剂的应用使白消安的安全给药获得进展，进一步降低了两种预处理方案的差异。移植前预处理方案的选择取决于各种因素，包括移植的类型(异体或自体)、疾病类型、患者治疗史的一般情况，以及疾病状态。

预处理方案相关的毒性问题

随着TBI技术的演化，TBI和非TBI方案中肺炎的风险越来越相似。然而，照射因素是将这种肺炎风险及其他终末器官损害降到最低的关键。不仅要注意总剂量、分次方案，剂量率也很重要，剂量均匀性、器官剂量递减，以及之前的暴露情况也很重要，尤其是必须考虑到是否接受过其他毒性治疗。先前的胸部放疗是致死性肺炎的危险因素(一项研究中先前的胸部放疗剂量>20Gy的患者TBI治疗后风险为32%)，这将是一个不使用清髓性TBI方案的理由[76]。在选择一个移植预处理方案时，先前的化疗暴露也必须考虑。一项当代系列的清髓性移植显示，33%的患者有明显高的肺炎发生率，其中先前化疗方案的数目为肺毒性的显著性危险因素[77](这项研究可能还强调了尽管有肺剂量补偿，成人使用低兆伏级光子线4~6MV，横向TBI射野时肺剂量均匀性较差的误区)。

过去，相比基于TBI的方案来说，BuCy方案与肝静脉闭塞性疾病、出血性膀胱炎和癫痫发作的相关性更显著[64,70,78–80]。由于对白消安的血药浓度的药代动力学监测的发展，以及白消安静脉制剂的出现，即使在老年患者人中，肝脏毒性有所下降且耐受性有所提高[81,82]。有研究回顾性地比较了静脉给予白消安结合嘌呤类似物氟达拉滨每日一次的方案与BuCy2方案，结果显示前者预后较好[83]。

干细胞移植应用TBI的相对优势是全身的剂量给予是高度可控的。与化疗相比，其剂量分布是独立于诸如血供等因素之外的，且不必关注药物活性、代谢、排泄，或基于肝脏或肾脏功能的剂量修改。TBI也可以到达一些特别关注的化疗庇护所的位置，例如，在有中枢神经系统受累或高风险的患者。

过去，由于认为白血病是全身分布的，放射肿瘤学家旨在给予TBI一个全身相对均匀的剂量。是否这总是一个重要的目标尚不清楚，因为在缓解的过程中微观疾病负荷可能在全身中不统一。一些TBI程序使用能量大于20MV的射线，理论上可能由于电子对产生增加及较高的骨吸收，能提供更高的骨髓剂量[84]。例如，使用射线扰流器对MV级照射皮肤保留效应进行修正，尽管是在单核细胞白血病中无白血病性表皮或皮肤受累导致营养缺乏的情况下，这可能对低能量光子来说没有必要。对于高负荷疾病，可在TBI时增加射野。举例来说，在治疗CNS复发或预防时可给予头部增强放射剂量，对于男性ALL患者，可给予睾丸增强放射剂量。

有关TBI剂量和分次方案的临床数据

一项来自西雅图的针对 AML 的随机研究比较了单次剂量 TBI(10Gy)与分次照射方案(2Gy×6 次)。这项试验的最新进展显示了分次照射在无事件生存上有显著性的优势[85]。法国[86]和意大利[87]的调查报道,剂量率并不影响复发率。西雅图的另一项针对 AML 的随机试验比较了 12Gy 与 15.75Gy 的分次 TBI 的首次缓解,结果显示后者显著降低了复发率(35%比12%),但显著增加了治疗相关死亡率,导致高放射剂量并无生存优势[47]。简言之,在 AML 背景下,①依据白血病无病生存率,分次 TBI 优于 10Gy 单次 TBI;②剂量率对白血病无病生存率影响不大。

相反,在异体移植治疗慢性期 CML 中发现显著的剂量率效应。更高的剂量率与复发率下降相关[87,88]。此外,一项多中心、非随机的法国研究入组了 180 例 CML 患者,显示分次 TBI 与复发率增加有关[89]。在一项法国试验中比较了白消安/环磷酰胺方案和环磷酰胺/TBI 方案,在行单次剂量 TBI(10Gy)后复发风险的精算率是 11.1%,分次 TBI 后为 31%[69]。在接受 T 细胞耗竭骨髓的患者中可见同样的趋势。总之,CML 慢性期的单分次方案或 TBI 分次方案的剂量率下降可以导致白血病细胞杀伤的减少[16]。

目前仍缺乏有关 ALL 的 TBI 最佳剂量分次方案的临床数据。希望之城医疗中心(the City Medical Center)的一系列研究显示,单次剂量(10Gy)和超分割 TBI(1.2Gy×11 次,4 天)的复发率无显著性差异[90]。但是,一项法国的多中心研究显示,接受分次 TBI 的患者主要通过 T 细胞耗竭预防 GVHD,其复发率可能较高[91]。伴随 GVHD 的消除,T 细胞耗竭也能导致 GVL 效应的损失,这也许能揭示 TBI 方案的抗白血病效应的已知差异,否则可能会被传统化疗–照射–GVL 相关的疗效遮蔽[92]。事实上,剂量率效应(剂量率大于 14cGy/min 的治疗的复发率较低)与分次剂量效应(分次越多,复发率越高)都有相关证据,提示某些白血病细胞具有修复能力[16]。一项来自国际血液与骨髓移植研究中心和希望之城医疗中心的回顾性分析报道了 ALL 患者二次缓解时,当 TBI 剂量超过 13Gy 时,预后改善[93]。

非清髓性或降低强度的干细胞移植

在过去的 10 年中,人们逐渐认识到异体移植中免疫治疗的潜质,这导致需要重新认识高剂量清髓性预处理方案这一传统上在移植前需执行的方案。Storb 和其他人在犬模型的建立上进行了开创性的工作,高度免疫抑制但非清髓性的方案使用常用的清髓性方案 1/6 的剂量结合移植后免疫抑制药物,可在主要组织相容性复合体–匹配的同窝幼崽中建立稳定的混合型的造血嵌合体[9,94]。随后,大量的临床试验证实亚清髓性的强度各异的预处理方案可允许供体细胞的移植并伴随方案相关的毒性降低,使得过去因年龄或药物预处理被排除在异体移植外的患者获得移植机会[59,95–99]。降低强度的异体移植本质上是免疫治疗形式的一种。非清髓性预处理方案的主要目的是充分地抑制患者的免疫系统,以允许供体细胞植入,同时对宿主的毒性最小。移植物抗肿瘤效应导致肿瘤细胞的消灭。

这些方案的共同之处是使用其他抗代谢药物如氟达拉滨、TBI 或二者结合联合其他药物达到充分的免疫抑制来克服宿主对移植物的排异。其他因素,如患者年龄、与供体 HLA 的差异程度、肿瘤负荷以及先前的治疗,可能也会影响移植物植入的程度。例如,西雅图移植组的一系列临床研究显示,单次 2Gy 分次 TBI 结合移植后环孢霉素和麦考酚酯能使先前已行自体干细胞移植的患者达到供体移植物高成活率,但是为了保证低强度预处理方案的患者或接受了无关供体移植物的患者接受移植,额外的免疫抑制剂如氟达拉滨是必要的。

目前降低强度的移植约占所有正在进行的异体移植的 25%。由于缺少随机实验,效果很难评估,但是降低强度的预处理方案扩大了高危人群移植的适应证。举例来说,急性白血病首次缓解的老年患者在非清髓性移植后的长期生存率>40%,这与历史经验相比是一项卓越的成就,过去仅有非常少的患者能期待存活[100]。其毒性显著地低于传统的清髓性移植。西雅图组报道异体移植清髓性方案后 1 年无复发相关死亡率为 30%,而降低强度的预处理方案为 14%(P=0.04)[101]。当然,基于第一原理,单次剂量 2Gy 的 TBI 方案的毒性应为最低。大多数给予该剂量 TBI 的移植中心将省去肺挡块的复杂性及补偿滤波器,以达到最佳剂量均匀性。调强放射治疗能否用于 TBI 正处于研究中[102–111]。在一种使用螺旋断层放疗的形式中,全身骨髓和淋巴组织为靶区,而其他器官相对免于放射暴露。假设全身剂量不需要一致。此外,应用降低强度的移植时,放疗的重要靶区可以是骨髓,以杀死残余恶性细胞，似乎在造血部位及淋巴组织给予更高密度剂量可影响免疫抑制。当然，恶性细胞可进入循环或身体的其他部位；循环细胞的统计学模型表明螺旋断层放疗中合理的照射剂量仍可期待输送至血池[112]。然而，这种方法的一个警示来自于一项旧的临床试验，有关单次TBI中使用不同的肺挡块，研究显示过度的肺屏蔽可降低白血病的控制[113]。然而，有早期数据采用全骨髓淋巴照射（TMLI）。希望之城医疗中心的方案结合了氟达拉滨、美法仑及TML，总剂量为12Gy，共8次，4天以上。脑、肺、心脏、肠、肾和膀胱的剂量明显降低。在一组囊括33例患者的队列研究中包含多种高危血液学恶性疾病，这种形式的螺旋断层放疗被认为是可行的且平均肺剂量降至5.7Gy，而使用传统技术的肺剂量预期为8~9Gy。急性黏膜炎仍是最重要的问题，1年无事件生存率为72%[114]。需要行进一步的实验验证是否是一种更好的使用放疗进行造血干细胞移植的方法[115]。

TBI技术及剂量学

基本要求

由于认为白血病是全身分布的，TBI技术已被设计为给予全身一个相对均匀的剂量。由于身体的几何形状级组织密度变化很大，全身剂量同一性的需求通常被规定在一个指定窗口内，例如，±10%，作为处方剂量，除了为计划进行关键器官保护而进行额外的局部剂量调整的区域，如肺部和（或）为行加强靶区细胞杀伤，如骨髓内和淋巴细胞，主要取决于临床表现。为确定计划剂量分布准确地输送至TBI患者，所有的TBI技术必须经过严格和综合性的剂量学界定。在普通放疗的背景下，国际放射单位及测量委员会建议，基于剂量-反应数据分析和剂量输送误差的评估，剂量输送的总体准确性为±5%。对TBI和HBI，有证据表明肺受量5%的变化可导致放射性肺炎发生率20%的变化，放射性肺炎是一种全肺照射导致的通常会致命的并发症[50,116]。因此，TBI和HBI技术的基本剂量应该准确且易实行[117]。准确的剂量再加上有效的质量摆正计划将确保TBI治疗的安全实施，以及有意义的剂量-反应分析的准确的剂量学数据。由于一些临床程序，如骨髓移植，需要在特定的时间使用综合性的药物和放射治疗协议中行TBI，一旦患者开始行TBI，如何成功地分次的时机就成为预后的关键。在建立一个TBI程序时，计划一个备份TBI系统是很有必要的，无论是在同一机构还是在附近的放射治疗门诊。当主系统当机时，一个完全委托备份的TBI系统能完成剩余的治疗。

TBI技术

许多全身有效照射的技术已在文献中有所描述，事实上，照射技术和物理剂量学的改善仍然被报道[118–124]。早期的许多TBI和HBI程序的临床经验可在有专门设计的大野照射设施的中心获取[125]。尽管一些专用系统仍然存在，目前TBI程序主要是采用建立在线性加速器上的技术，该技术常规用于放疗。这些TBI技术的共同点是使用的照射野大于最大野尺寸（约40cm×40cm）可在标准源皮距（SSD）治疗距离（约100cm），通过延长的SSD（200~600cm）治疗TBI患者。治疗室应足够大以容纳5m或更大的SSD，一个在最大准直器开口处的单方野将充分地涵盖典型高度的放置在设野对角线上的患者（图15.1A~E）。当SSD较短时，多个衔接野是必要的（图15.1F~H），且全身照射可以通过旋转放射野[126]或旋转患者[127]，或在静止的患者上方大范围伸展放射野[128]的方式实现。对于这些照射技术，通常使用两个平行相对的野治疗患者。当使用单一放射源时，可通过在两次照射之间将患者沿纵向轴旋转180°的方式完成。在专用的有两个相对安装的照射源的系统中，治疗可以通过两个照射野同时照射的方式完成，不必改变患者的位置。不同的患者位置，从坐位或直立位到仰卧位或侧卧位[129,130]，已应用于这些技术（图15.1）。用一个大的单野在延长的SSD涵盖整个患者的技术是目前最简单且应用最普遍的技术。治疗通常直接通过首要屏蔽墙在水平野实施。它消除了在多野衔接处的剂量学难题。它还能减轻当衔接野序贯实施时，细胞通过身体循环可能会潜在地减少剂量的担心。

近年来，随着IMRT技术的出现及IMRT治疗系统的发展，如在常规线性加速器上的容积旋转调强放射治疗（VMAT）和在专门的治疗单元上的螺旋断层治疗，在常规放疗SSD实施TBI治疗类型的可能性被多个研究小组探索[122–124]。除了避免使用延长的SSD，这些技术开启了设计和实现全身个性化剂量分布的可能性。它们对整个骨髓和（或）淋巴系统无缝地实施整体化的推量，同时维持不受累的关键器官的低剂量以在将来进一步改善TBI治疗的治疗率。只有有限的临床经验被报道。需要对这些新技术进行更精细的临床对照试验来完全建立它们的临床应用和疗效。

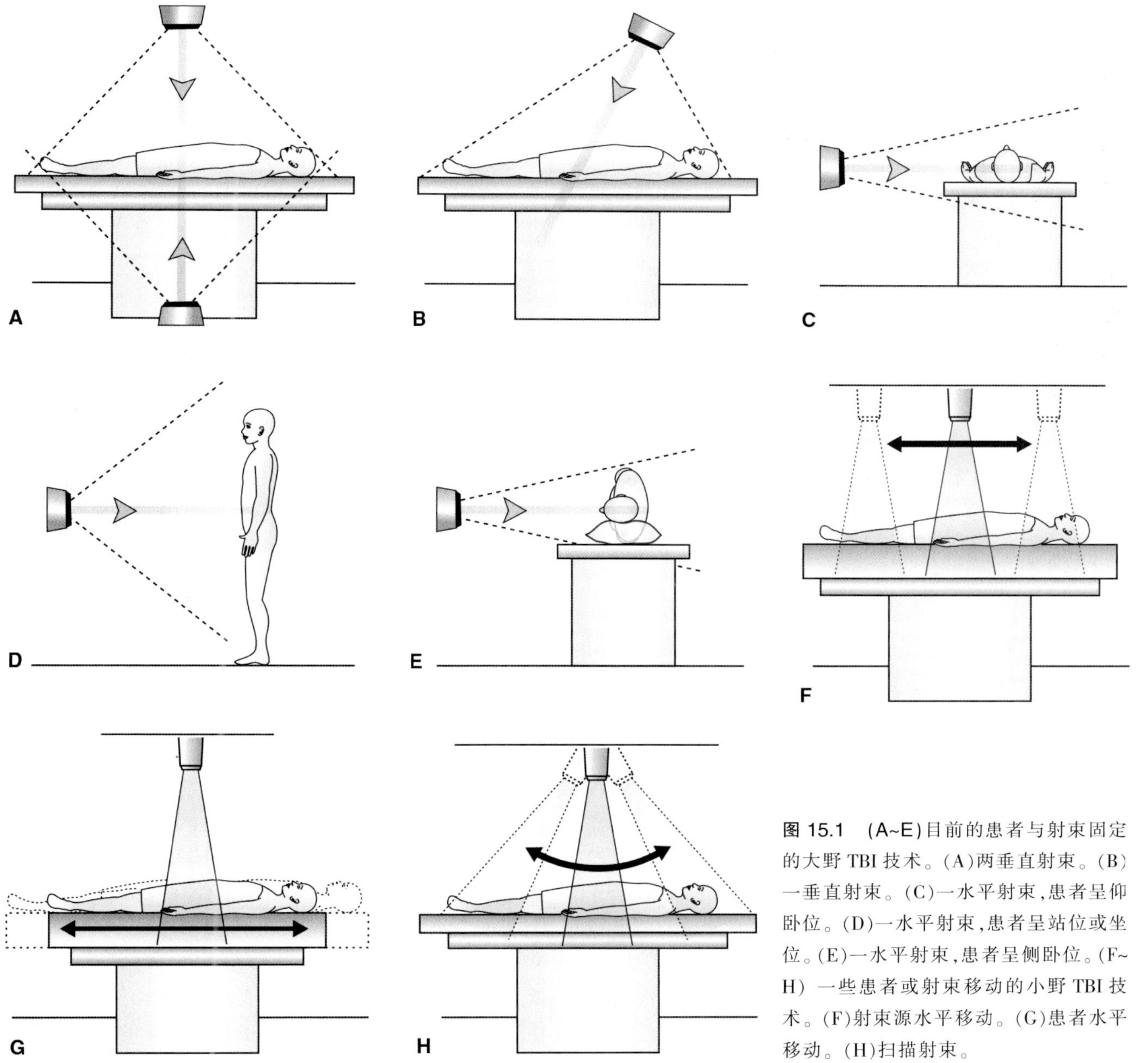

图 15.1　(A~E)目前的患者与射束固定的大野 TBI 技术。(A)两垂直射束。(B)一垂直射束。(C)一水平射束,患者呈仰卧位。(D)一水平射束,患者呈站位或坐位。(E)一水平射束,患者呈侧卧位。(F~H)一些患者或射束移动的小野 TBI 技术。(F)射束源水平移动。(G)患者水平移动。(H)扫描射束。

TBI技术的剂量学界定方法

一旦选择了照射技术,应该由合格的医学物理学家对该技术的剂量学特性进行精心界定。为了准确计划 TBI,应该将所需的治疗计划系统的个体患者剂量学数据制成模型,进行仔细地测量和验证。TBI 放射剂量学的技术问题和方法已在一些报道中进行综述[125,132,133]。尤其是,美国医学物理学家协会(AAPM)课题组 29(TG-29)在 TBI 和 HBI 物理学方面的报告,提供了在特定的大野 TBI 剂量学问题和技术上的综合讨论[125]。它对于负责行大野 TBI 技术任务的医学物理学家来说是一个很好的资源。

自 TG-29 报告发表以来,标准治疗 SSD 外照射的参考剂量学协议,即 TG-21 协议,已更新为新的校准协议(TG-51)。标准 SSD 下的光子束,TG-51 协议得到和 TG-21 协议相似的结果。然而,TG-51 协议不能直接应用于 TBI 中延长 SSD 的大野。AAPM 已经针对不符合 TG-51 的射束成立了剂量校准协议工作组。该工作组负责在其他任务中制订不符合射束校准的程序。与此同时,TBI 射束的校准可以通过使用与 Curran 等的建议相似的方法建立直接可追踪性 TG-51[134]。在这种方法中,TBI 射束的光子源首先在标准 SSD 和 TG-

51参考条件下校准。在TBI治疗条件下,在TBI束参考点上每单位时间出束剂量与在TG-51参考点下使用校准因子进行相同光子源每单位时间出束剂量进行相关,应考虑TBI设置的几何和散射条件。这个校准因子,与相对剂量因素一起,用于描述TBI束空间分布的特点,如沿中心轴的百分深度剂量(PDD)或组织最大比(TMR),可以直接在TBI治疗条件下使用与典型患者尺寸相似的模体测量。在离轴射束剖面的模体的不同深度,尤其是沿野角落附近对角线,也应该对TBI治疗距离进行测量, 以评估穿过射线束的剂量变异。TBI校准独立的验证应该在初始调试后进行。治疗计划系统的建模也应在拟人化的模体上进行验证[135-138]。在独立的线性加速器上使用热发光剂量计进行校准,用来验证TBI校准和其他感兴趣点的剂量。离子室和薄膜可用于评估剂量分布[139]。

皮肤表面剂量

尽管皮肤保留往往是常规放疗兆伏级照射的一个可取的特点,对TBI来说,可能皮肤表面接受与完整处方剂量接近的剂量是可取的,因为白血病可循环通过或渗透入皮肤。必要时,可通过在皮肤上放置小圆片或者在放射源和患者之间放置射束扰流器来增加皮肤剂量[140]。在后者中,可使用一个较大的合成树脂屏幕(例如,2cm厚的有机玻璃或丙烯酸树脂片)覆盖整个身体,置于距离患者约10cm处。当TBI束的光子经过射束扰流器时,将产生散射电子,扰流器使大部分电子的能量停留在接近皮肤表面浅层的位置。射束扰流器的使用改变了TBI射束剂量建成区的深度剂量特性。这种修饰作用的大小取决于TBI射束的光子能量、散射屏的成分和厚度以及屏幕与患者之间的距离。TBI技术作为调试任务应仔细评估。射束扰流器的剂量效应可被单独处理或纳入TBI射束校准中处理。当射束扰流器被纳入校准中时,校准深度的选择成为一个重要考虑因素。在5cm及以上深度进行校准测量,以减少射束扰流器的影响-产生显著的电子。

剂量率

如前所述,TBI剂量传递率可能对TBI的生物学效应产生影响,其取决于疾病种类[141]。许多临床协议需要以0.05~0.10Gy/min的低剂量率进行治疗[125]。现代线性加速器可提供范围较宽泛的的剂量率, 例如,从以1Gy/min为分隔的1~6Gy/min, 到标准SSD下的最大剂量建成深度。在延长的SSD,由于SSD光子能量密度的平方反比衰减,标称剂量率将更小。TBI治疗距离的剂量率取决于SSD和在线性加速器(LINAC)控制台设定的标称剂量率。如果给定的SSD和标称LINAC剂量率不能产生TBI患者所需的剂量率,可在射束路径上放置一个定制的衰减器,以帮助实现所需的剂量率。TBI校准和剂量学界定应该与所需的治疗剂量率同时进行,以保证准确的剂量传递[125]。

患者体位

由于分次TBI协议每分次的治疗时间可能长达30min或40min(单次TBI协议甚至更长),患者必须被置于舒适的和可重复的体位。当使用一对平行相反的野时,一般首选沿前-后/后-前(AP/PA)方向照射,当身体厚度在AP/PA方向时, 通常比横向时更小,可使沿射束路径上的给定的光子能量有更好的剂量均匀性。如图15.1所示,这可以通过垂直的射线束下患者呈仰卧/俯卧位或水平定向射束下患者呈侧卧位来实现。对仰卧位患者实施水平方向射束的照射对小横向分离的患者是可行的,如儿科患者,或当使用高能量光子束时也是可行的。由于存在与患者疲劳和直立性低血压相关的临床问题,某些机构对特殊的患者采取直立位。

治疗计划

处方剂量的照射出束时间和TBI治疗计划的计算通常使用特殊的内部程序或手动计算来进行。这是由于大多数商业治疗计划系统是使用常规放射治疗的标准数据集设计和调试的,并不自动适用于TBI配置。有一些新版本的商业治疗计划系统使用深度剂量、射束形状及其他直接在TBI条件下测量的参数,用于TBI在延长的SSD的等剂量计划。例如,在耶鲁大学, 特殊的TBI射束模型成功地在Theraplan Plus 3D系统中进行了调试并用于常规TBI治疗计划。其他系统也已对TBI在Pinnacle[3]计划系统上的延长SSD光子模型进行了调试和评估[142]。较新的全骨髓和(或)淋巴照射技术在标准治疗距离使用螺旋断层放疗或VMAT,在已有的治疗计划系统中利用已调试的射束模型,尽管按照TBI/全骨髓照射(TMI)的要求,照射大而复杂的靶区时剂量准确性必须经过仔细的验证。

除TBI射束特性外,为特定患者制订治疗计划还需要对患者进行准确的几何描述。处于治疗体位的TBI患者的体外轮廓可通过对代表性的解剖点身体厚度进行测量重建而谨慎地分布于患者身上。最近,全身 CT 扫描变得可行。它提供了最好的对患者几何形态的描述，并可用于新的以 IMRT 为基础的 TBI/TMI 技术。常规延长的 SSD TBI 技术使用两个平行相对射束,患者体内的剂量变化主要来自于:①光子沿射束路径的衰减;②患者的体表轮廓变化;③组织密度的变化。

光子在射束路径上的衰减引起的剂量变异取决于射束能量和身体厚度。它随着身体厚度和光子能量增加而减小。因为身体通常前后方向上更薄,使用 AP/PA 技术高光子能量治疗患者将改善沿射束路径上的剂量均匀性。使用横向相反射束通常导致比 AP/PA 治疗更大的剂量变化,尤其是对成年患者来说。可通过使用缺失-组织补偿器或将组织-等效材料直接放置于患者身上来减小身体轮廓引起的剂量变异。计算体部等剂量分布的能力对补偿器的设计是非常有用的。TBI 的缺失-组织补偿器通常沿头-脚方向建构，甚至超出身体厚度变化。这样的一个一维的补偿器可使用多重薄的铜(或其他材料的)片手动建构。因为补偿器通常安装在直线加速器的头部,补偿片放置位置的微小变化将会在延长的 SSD 距离上放大。必须小心地练习建构这些补偿器。例如,当在头颈部区域使用补偿片时，安装补偿器太远太靠下会导致肩部剂量不足。此外,仔细对准患者的计划位置很重要,可实现所需的缺失-组织补偿。

由胸部区域组织异质性引起的剂量变异需要特别地注意,因为在 TBI 中肺部是关键的剂量限制性器官。若未补偿空气密度,尤其在 AP/PA 治疗中,剂量不均匀性可超出处方剂量 10%~24%，这取决于所用射束的能量[125]。为了减少肺毒性,常使用肺挡块对肺空气密度进行校准以降低全肺剂量。使用肺挡块增加了 TBI 程序的复杂程度，且准确的肺挡块重新摆位对分次治疗来说是一个挑战。已报道了一些用来增加肺挡块重新摆位准确性的技术[143-145]。在耶鲁大学,个体化的肺挡块(约 85% 光子传输)使用钩环扣件系统并安装在邻近患者的一个丙烯酸树脂托盘上,以达到每分次放疗时肺挡块易重新摆位的目的(图 15.2C,D)。通过使用定制的在线电子门户成像来验证肺挡块摆位的正确性。对于侧向技术,手臂可用于屏蔽肺部,从而改善剂量均匀性。用手臂遮盖肺部时必须谨慎。儿科患者的手臂也许不足以横向地覆盖整个肺部。

剂量描述和报告

由于 TBI 和 HBI 没有标准的治疗技术,使用不同的治疗方法可存在剂量分布上显著性的差异。两个机构可在一些选定的剂量点给予相同的处方剂量,但是如果使用了不同的治疗技术,可使其他点的剂量有很大不同。没有关于剂量分布的补充信息,将很难评估不同的基于报道的单独处方剂量 TBI 程序的临床效果。

为了方便各机构间的治疗比较,已报道了不同的 TBI 处方剂量的方法[146,147]。一种方法使用单一处方剂量点补充,这种补充是由特定的高剂量水平和低剂量水平限制的,在体内任何点均可接受。此外,剂量限制也为某些特定组织设定,如肺。AAPM TG-29 给出了一个 TBI 处方的例子,将脐水平的中点作为处方点。处方如下:“脐水平中点的剂量为 14Gy/8 次,每天 2 次,间隔至少 6 小时。身体内所有的点应该接受剂量限制-5%及+10%处方剂量。肺的剂量应该不超过 85%的处方剂量。”当报告 TBI 经验时,应该提供相应的处方剂量的治疗方案描述的实际值。当基于 CT 的 TBI 治疗计划可用时,应报告靶区和关键器官的剂量体积直方图。

质量保证

为了改善剂量的准确性和一致性,TBI 校准和射束特性的定期检查应当作为持续的质量保证程序的一部分。每例患者的治疗计划,包括定制的组织补偿过滤器的设计,在使用过程中,应由独立的物理师检查。此外，治疗计划的体内剂量验证应当在所有 TBI 患者第一次治疗时进行。患者身体形状(例如,由于在模拟和治疗之间的体重减轻)和在摆位时的变化可以改变剂量分布。照射时间和组织补偿滤波器的调整在随后的基于体内验证(假设体内测量的准确性和信心已经建立)的治疗中可能是需要的。热释光剂量计和二极管探测器是通常用于监测患者的体内剂量[138,139]。这些探测器应在治疗条件下，在患者治疗前，在 TBI 射束内进行校准。多探测器二极管剂量计系统对于这种类型的测量十分简便,因为它们允许在多个解剖位置近乎实时地测量剂量。在耶鲁大学,使用该系统对每位患者第一次治疗的体内剂量进行验证。必要时,对治疗计划的调整将在随后的分次治疗中进行验证。

肺(和其他器官)的剂量衰减

许多移植中心在 TBI 过程中使用肺挡块,目的是纠正肺密度的剂量效应或特异性地减少大部分肺组织受量,从而降低肺炎的风险。这对那些有基线肺功能障碍的患者来说是特别重要的[148]。在其他因素一致的情况下,肺屏蔽将明显降低肺炎的风险[38]。然而,过度补偿会增加白血病复发的风险[113]。特别是,在一项来自 Gustave-Roussy 研究所的研究中,给予患者 10Gy 的单次 TBI 超过 4 小时,显示使用肺挡块将肺受量限制于 6Gy 而不是 8Gy 的患者有较高的复发率[113]。耶鲁大学使用 1/8 英寸的铅过滤器使剂量衰减 10%~15%,在本质上对肺空气密度的剂量学效应有轻微的过度矫正[149](图 15.2)。纪念斯隆-凯特琳癌症中心使用 1-半价层(HVL)屏蔽[45],在肺挡块下使用胸壁电子增量。这种技术有相当多的剂量学问题:治疗计划是在仰卧位下制订的但是在站位下给予的;光子和电子野有重叠的问题;存在表面轮廓变化,尤其在有乳腺疾病的女性患者中;仍给予了肺的限制靶区不必要的照射剂量。古斯塔夫·鲁西研究所报道了肺挡块下胸壁电子线增量没有临床获益[150]。约翰·霍普金斯小组报告他们的 TBI 治疗在几天内仅有一个分次使用厚(7HVL)

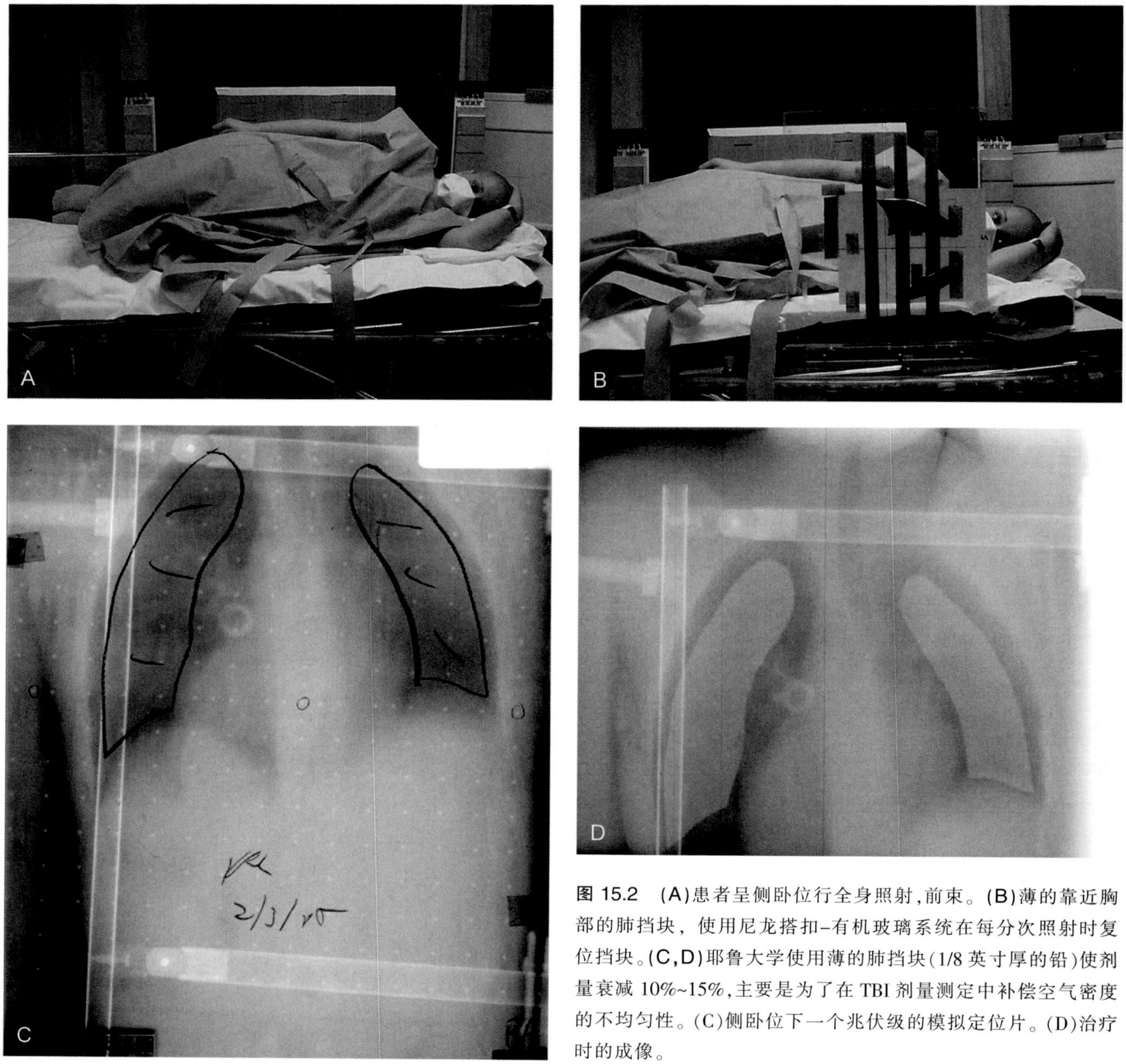

图 15.2 (A)患者呈侧卧位行全身照射,前束。(B)薄的靠近胸部的肺挡块,使用尼龙搭扣-有机玻璃系统在每分次照射时复位挡块。(C,D)耶鲁大学使用薄的肺挡块(1/8 英寸厚的铅)使剂量衰减 10%~15%,主要是为了在 TBI 剂量测定中补偿空气密度的不均匀性。(C)侧卧位下一个兆伏级的模拟定位片。(D)治疗时的成像。

挡块[151]。西雅图小组对一半的 TBI 分次使用 1-HVL 或 2-HVL 挡块,不使用胸壁增量。其他移植小组,如明尼苏达大学,已报道对肝脏和肾脏使用部分传输块来减少肝静脉闭塞性疾病或肾病的风险[152,153]。当 TBI 用于非肿瘤性疾病时(例如,再生障碍性贫血),其主要目的是免疫抑制,也可以考虑屏蔽放射敏感结构,如性腺或眼睛(如晶状体)[154]。

全身照射的选定器官的推量

TBI 的相对优势是对化疗保护区位置的治疗,特别关注 CNS 复发高风险患者。从理论上讲,疾病负荷较重的身体部位在移植时可能会对补充的 TBI 增加额外的放射区域。在选择性的淋巴细胞白血病患者中,CNS 的预防性治疗包括颅脑照射。当这样的患者确诊,接受最好的异体移植管理时,将预防性颅脑照射推迟至 TBI 时是合理的。可给予头部增强剂量的照射,使累积颅脑剂量达 14~18Gy(目前儿童和很多成人 ALL 患者的标准)。更高的头部或脊髓剂量可考虑用于 CNS 白血病患者的治疗。头部增量使用侧向野可给予 1.8~2.0Gy/次。当患者之前由于毒性问题接受过颅脑照射时,必须对额外的 CNS 增量治疗提出警告。同样的,男性 ALL 患者的睾丸剂量可增加至累积剂量 16~18Gy。阴囊可用适当能量的面对电子(或对男孩用正电压 X 线)。因为这样的睾丸照射增加的毒性较低,不需考虑分次剂量大小,未在 TBI 后发现睾丸复发,睾丸增量的处方剂量范围为 0~4Gy。CML 中脾脏和 AML 中绿色瘤的增量治疗在理论上有吸引力但未证实有益[155,156]。

并发症

低剂量 TBI

过去对 CLL 和低度恶性淋巴瘤患者行低剂量 TBI,主要的不良反应是血小板减少症,通常在累积剂量超过 1~1.5Gy 时发生[1,157]。有时出现恶心和呕吐,可通过使用标准的止吐药控制。当使用烷化剂化疗时,可导致急性白血病或骨质增生异常的风险显著增加,15 年随访发生率为 8%~9%[158]。

高剂量 TBI

TBI 用于干细胞移植后的出现不良反应与细胞毒药物和其他支持疗法或免疫抑制药物之间有复杂的相互作用。此外,GVHD 自身具有毒性,这些毒性与预处理方案之间有复杂的相互作用。感染性并发症在移植相关毒性中有相当重要的作用。认清何种毒性与 TBI 密切相关并不简单;然而,西雅图组的随机试验比较了 12Gy 和 15Gy 两个剂量,显示非移植相关死亡率随照射剂量增加而增加[47,48]。

急性毒性。恶心、呕吐和腹泻是单次给予 8~10Gy TBI 时最常见的早期不良反应。这些不良反应也可由 TBI 前给予的细胞毒药物引起[52,159,160]。据报道,接受单次 TBI 的患者中,约 50%出现口干、头痛、发热和高血压[161]。分次 TBI 或低剂量率 TBI 的使用降低了上述和其他不良反应的发生率和严重程度;此外,发热和高血压很少发生在分次 TBI 患者中[46,160]。患者在 10 天内也可能出现口干、泪液形成减少,以及口腔和食管黏膜炎。所有患者在大约 2 周时出现可逆性脱发[52]。TBI 独特的不良反应是腮腺炎,通常发生在第一天照射后,在 24~48 小时内减弱,在单次放疗时很常见,但是分次放疗方案病例中仅有 10%以下的患者出现[160-162]。

在几项小型随机试验中,恶心可使用 5-羟色胺受体拮抗剂控制[163-166]。由放射和化疗引起的黏膜炎可由良好的口腔卫生护理[167]以及各种局部用药改善,体现在镇痛需求减少。无论如何,使用肠外营养及麻醉类药物的支持治疗较常见。已有研究针对这些辅助用药,包括外用的氯己定葡萄糖酸盐[168,169]、磷酸钙浆[170]、黏膜保护剂[171]和克拉霉素[172]。一项异体干细胞移植的试验显示,使用阿米福汀,黏膜炎持续时间缩短,严重感染减少,但未影响肝脏或肾脏毒性或造血干细胞移植[173]。在一项自体移植研究中,发现重组人角质细胞生长因子能减少 TBI 和密集化疗后黏膜炎症,可减少麻醉类药物和肠内营养的使用[174]。

迟发毒性反应

肺。间质性肺炎是 TBI 和上部 HBI 主要的剂量限制性毒性。放射生物学对肺的耐受性进行了广泛的研究[37,175]。多伦多的玛格丽特公主医院已发表的经验提供了一些关于肺耐受性的最佳数据。245 例转移性实体瘤患者接受了不同的上部 TBI,剂量最高达 10Gy,剂量率为 0.3~0.8Gy/min。急性放射性肺炎定义为放疗后约 16 周时突然发生咳嗽、呼吸困难,以及胸片上模糊可见病灶,其有明显的剂量依赖性。当剂量被密度异质性校正时,产生了对肺实际受量的过度估计,分析后形成如图 15.3 中乙状的曲线。在异质性校正数据的基础上,当单次剂量<7.5Gy 时估计肺炎发生率是可以忽略不计的[116]。

在 BMT 设置中,肺炎的病因是多方面的,不仅反映了照射的影响,也能反映化疗、GVHD、肿瘤肺损伤、

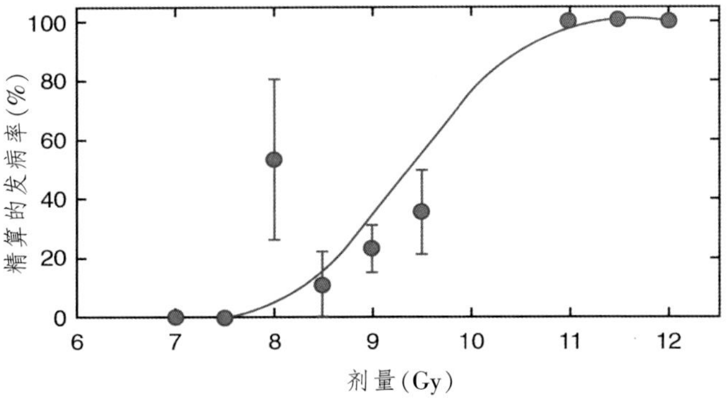

图 15.3 患者接受单次剂量，全肺照射时放射性肺炎的发生率，剂量率为 0.3~0.8cGy/min。剂量通过组织空气异质性校正。(Data are from Van Dyk et al.[116])

基线肺功能、机会性感染、患者年龄及其他危险因素的影响[38,49,176]。环磷酰胺在 TBI 中广泛使用。其他药物的增加基于机构的治疗政策。已知许多抗肿瘤药物对肺有损伤。事实上，不使用 TBI 的 BMT 预处理方案(往往使用白消安代替放疗)的间质性肺炎的发生率与包含 TBI 的方案相似。GVHD 可直接引起肺损伤，且用于控制 GVH 的药物也可能引起肺毒性[177]。T 细胞消耗的移植发生肺炎的风险往往较低[178]。

肝。肝脏的肝静脉闭塞性疾病(VOD)最近已更名为窦间隙阻塞性综合征(SOS)，已认识到这种临床问题主要见于清髓性的移植，是一种对肝窦的内皮损伤，以及肝栓塞是继发性的晚期效应[179-181]。这种综合征在高剂量移植方案中可引起显著的发病率和死亡率，其特征包括疼痛性肝大、腹水、黄疸、肝性脑病，以及患者体重增加 10%~40%[80,160,181,182]。这种疾病需要与胆汁淤积性药物损伤和急性 GVHD 相鉴别，最好是由经静脉肝脏活检诊断，在疾病过程中可发现肝静脉压力梯度升高，伴随特征性的组织学变化显示肝窦和重要静脉纤维化伴肝细胞坏死。SOS/VOD 是肝窦毒性损伤的结果，由纳入清髓性预处理方案中的多种药物或其代谢之物引起。环磷酰胺的代谢产物、高剂量 TBI (>14Gy)、白消安、吉妥珠单抗，以及先前存在的或伴随的肝脏疾病与发病高风险相关[183]。在放射生物学上，肝细胞对剂量分次(或剂量率)的反应模式类似于晚期反应组织，当分次剂量大小发生改变时，等效剂量的变化很大[34,184]。α/β 比值估计为 1~2Gy[185]。

在临床移植设置中，SOS/VOD 的发生率已被分次 TBI 最小化了，且总剂量保持在 13.2Gy 以下。西雅图组报道了随机试验中，10Gy 单次 TBI 相比 12Gy 分次 TBI，SOS/VOD 病例明显增多[43]。一项非随机回顾性研究发现，分次 TBI 导致更少的 SOS/VOD，但具有边界意义[186]。Barrett 发现低剂量率下 SOS/VOD 发生率下降[187]。其他研究表明基于个体化药效学的化疗剂量和间隔时间的调整也可降低风险[64,181]。用氟达拉滨代替环磷酰胺与白消安联用导致 SOS/VOD 风险降低[188]。其他预防 SOS/VOD 的策略包括使用低分子量肝素和熊去氧胆酸，可作为移植前支持治疗方案的一部分[181]。在一个精心设计的临床试验中，熊去氧胆酸可预防胆汁淤积性肝损伤和 GVHD，但对 SOS/VOD 无影响[189]。治疗主要是支持治疗，但是有一些限制性的证据表明去纤苷，即一种单链多聚脱氧核苷酸药物，具有抗血栓和抗缺血的性质，可能会有帮助[190]。

晶状体。晶状体有很高的内在放射敏感性。Schenken 和 Hagemann 得出其 α/β 比值为 1.2Gy(0.6~2.1Gy)，这表明白内障诱发的高分次或剂量率敏感性[191]。在第一次西雅图组的经验中，75%以上的患者在行单分次 TBI 5 年后发生白内障[162]。在 20 世纪 80 年代引入的分次 TBI 降低了该风险。Ozsahin 等计算了单次 TBI(39%)和分次 TBI(13%)5 年估计白内障发生率，表明低剂量率有获益[192]。Bray 等报道了 TBI 的白内障诱发率为 63%，但是该风险在分次 TBI 较低[193]。Tichelli 等报道了单次 TBI 后需要行白内障手术治疗的概率为 85%，而在分次 TBI 后概率为 20%[194]。西雅图组的长期分析证实，分次 TBI 对晶状体的毒性较单分次方案小[195]。即使不行TBI 时，激素治疗对骨髓移植后白内障形成仍是一个独立的危险因素。因为白血病的球后复发风险，不建议在 TBI 过程中屏蔽晶状体，但是应在再生障碍性贫血及其他非肿瘤性疾病患者行干细胞移植时予以考虑。

肾脏。肾毒性作为骨髓移植主要的晚期并发症已被低估。1998 年，一项来自 Tarbell 等的报道显示在接受移植的 ALL 患者中有 35%出现肾功能不全[196]。然而，近期的报道中该风险为 17%，受到使用 TBI、环孢霉素的免疫抑制，以及显著的 GVHD 出现的影响[197]。在不同的动物和人类系统中，对肾脏的 α/β 比值进行计算总能显示相对较低的数值，提示分次和剂量率的放射敏感性[198-200]。von Rongen 等[201]发现，晚期损伤修复的半衰期的预测值为 2.10 小时(1.90~2.34 小时)[201]。由于移植患者在密集的肿瘤细胞减灭治疗之前、之中及之后接受各种肾毒性药物(依托泊苷、替尼泊苷、两性霉素 B、氨基糖苷类抗生素)治疗，TBI 在肾功能不全中的作用尚不明确[202]。GVHD 与放射剂量在确定移植相关的肾炎风险中有复杂的相互作用[203]。Helenglass

等报道了一项比较环磷酰胺/TBI 和美法仑/TBI 的临床试验。使用美法仑降低复发率的获益可由肾毒性效应抵消[204]。其他研究表明 TBI 的使用和慢性 GVHD 是移植后慢性肾疾病的危险因素[197,205]。一些移植程序用于对肾脏部分传输阻滞或者对总剂量限制,表明肾剂量大于 12Gy 与肾病的风险增加相关[153,206]。但是,在这方面没有标准的建议。

对生长、性腺和内分泌的影响。几乎所有接受骨髓移植的有 TBI 经验的儿童都经历了生长速度下降,分次 TBI 不如单次 TBI 明显[207,208]。生长激素缺乏可在 34%的童年接受过 TBI 的成年人中检测到[209]。在这个背景下，其他内分泌影响包括 23%的患者有 Leydig 细胞功能障碍,34%的患者有原发性甲状腺功能减退[209]。高剂量 TBI 使得几乎所有的患者产生原发性的性腺衰竭,但是女性患者可痊愈[208]。在儿童患者中,青春期常延迟,但是能通过适当的激素替代治疗诱发[210,211]。有报道称在 TBI 后甲状腺功能异常发生率为 43%[207,212]。亚临床甲状腺功能减退症非常常见,伴有促甲状腺激素升高,而甲状腺素水平正常。当使用超分割 TBI 时,甲状腺功能减退的发生率较低[213]。

继发性癌症。在密集型放化疗和干细胞移植 15 年后发生继发性癌症的风险估计为 13%~20%[210,211,214-220]。继发性恶性肿瘤的风险约比一般人群高出 4 倍[220]。国际骨和骨髓移植研究中心和 Fred Hutchinson 癌症研究中心进行的最大的一宗关于继发性恶性肿瘤的联合登记研究观察到,在 28 874 例移植患者中有 189 例发生实体癌症,所有患者中超过 6000 例生存期超过 5 年[221]。2/3 的患者在预处理中接受了放射治疗,其与慢性免疫抑制都是继发性癌症的主要决定因素。接受治疗的 30 岁以下患者患非鳞状细胞癌的风险为未接受放疗的患者的 9 倍。慢性 GVHD 和男性年龄增加了鳞状细胞癌的风险。其他研究显示皮肤癌和口腔癌的风险增加,后者与慢性苔藓样口腔病变和既往因 GVHD 免疫抑制使用硫唑嘌呤相关[222]。常见的移植后非鳞状细胞癌包括恶性黑色素瘤、宫颈癌或子宫癌、甲状腺癌、乳腺癌和神经胶质瘤[220]。在一项研究[214]中,TBI 剂量越高,与实体癌的风险增加相关,但是未在其他研究[221]中证实。骨髓增生异常综合征和急性髓性白血病是淋巴组织恶性肿瘤患者治疗后最常见的继发性肿瘤。老年患者、使用抗胸腺球蛋白或抗 CD3 抗体治疗急性 GVHD 患者或接受 TBI 患者的风险最高[210,216-219]。一些发生在异体移植后的淋巴细胞增生性疾病与 EB 病毒有关,且可通过抗 B 细胞抗体[223,224]、过继免疫治疗[225-227]或供体淋巴细胞输注[226]成功地控制。

半身照射

半身照射多年来用于缓解广泛转移的实体肿瘤,经常在病程末期使用[228-230]。由于医学肿瘤学领域已经发展了许多针对播散性癌症的系统治疗,这种形式的放疗已不再频繁使用。

应用

多发骨转移患者往往有多个部位的疾病,在疾病发展的过程中,75%以上的患者会出现多个部位的疼痛[231]。使用单次 HBI 治疗多个部位骨转移时,疼痛缓解较快,约有 50%的反应在治疗后 48 小时内减轻,约 80%的患者在治疗后 1 周减轻 [232,233]。在一些研究中,70%以上的治疗患者经历了疼痛缓解,包括从 20 世纪 80 年代开始的各项 RTOG 试验[231,232,234-236]。疼痛缓解可持续至患者 50%的剩余寿命[228,232]。RTOG 研究发现最有效的 HBI 剂量是上部 6Gy 和中下部 8Gy。超过这个水平的剂量不会增加疼痛缓解或持续时间或更快起效[232]。

当需要治疗另一半身体时,最好等待 6~8 周以使血细胞和照射过的骨髓得到充分恢复[228]。计划序贯性的上部或下部 HBI 要相隔 6~8 周,已用于治疗多发性骨髓瘤、恶性淋巴瘤和其他广泛播散的肿瘤[228,237-241]。HBI 似乎能够延迟已存在的无症状转移和临床上新发转移的发展[231,237,238,242],这可消除或减少患者将剩余寿命的很大一部分消耗在治疗中心的需求。然而,对于多发性骨髓瘤,至少有一项随机试验不支持常规应用半身放疗[241]。

技术

如前所述,HBI 的物理因素与 TBI 相似；然而, HBI 需要的野的大小较 TBI 小很多,且 HBI 常常可在传统的直线加速器上进行,虽然使用延长的距离。按照惯例,亚全身照射通常分为上部 HBI、下部 HBI 和中部 HBI[232,243]。主观上 L4 椎体下线常用于区分上部和下部 HBI [243]，尽管这可能会基于个人情况进行调整。治疗使用前后方向的平行相对野进行。患者使用垂直射束可覆盖半个身体的体位,且治疗床降至适当的水平或降至地板。可屏蔽先前照射过的区域或其他身体区域来降低毒性,如腮腺和肺。在射束的中心轴上给予患者盆腔中段平面的处方剂量。

并发症

HBI一般是很好耐受的。单次分割的HBI最常见的不良反应是恶心和呕吐，主要见于放射野包括腹部时。这些不良反应在放射治疗后不久出现，约持续数小时[228,232,233]。需要在治疗前使用类固醇和止吐药。因为这些患者经常因潜在疾病出现厌食或恶病质、脱水，常需要静脉输液，并需要住院行支持治疗[243]。与TBI的经验类似，分次HBI使治疗更易耐受[244]。当肠道有足够大的体积受照时，常发生腹泻，并可能持续数天。这种不良反应的严重程度可通过限制腹部剂量至6Gy得以降低[232]。如果全肺的单分次剂量限制在7Gy(未考虑空气密度)，则肺炎的风险非常低。如果上半身给予8Gy，建议使用部分传输肺挡块将肺受量限制在6~7Gy。血液学的恢复通常发生在4~6周内。

(王银霞 译 王银霞 校)

部分参考文献

本章全部参考文献请登录网站：http://www.tsttpc.com/download_list.html

1. Mendenhall NP, Noyes WD, Million RR. Total body irradiation for stage II-IV non-Hodgkin's lymphoma: ten-year follow-up. *J Clin Oncol* 1989;7:67–74.
9. Storb R, Raff RF, Appelbaum FR, et al. Fractionated versus single-dose total body irradiation at low and high dose rates to condition canine littermates for DLA-identical marrow grafts. *Blood* 1994;83:3384–3389.
10. Storb R, Raff RF, Appelbaum FR, et al. Comparison of fractionated to single-dose total body irradiation in conditioning canine littermates for DLA-identical marrow grafts. *Blood* 1989;74:1139–1143.
17. Cosset JM, Socie G, Girinsky T, et al. Radiobiological and clinical bases for total body irradiation in the leukemias and lymphomas. *Semin Radiat Oncol* 1995;5:301–315.
18. O'Donoghue JA, Wheldon TE, Gregor A. The implications of *in-vitro* radiation-survival curves for the optimal scheduling of total-body irradiation with bone marrow rescue in the treatment of leukaemia. *Br J Radiol* 1987;60:279–283.
22. Chao NJ, Chen BJ. Prophylaxis and treatment of acute graft-versus-host disease. *Semin Hematol* 2006;43:32–41.
26. Jakubowski AA, Small TN, Young JW, et al. T cell depleted stem-cell transplantation for adults with hematologic malignancies: sustained engraftment of HLA-matched related donor grafts without the use of antithymocyte globulin. *Blood* 2007;110:4552–4559.
28. Anderson BE, McNiff J, Yan J, et al. Memory CD4+ T cells do not induce graft-versus-host disease. *J Clin Invest* 2003;112:101–108.
33. Zheng H, Matte-Martone C, Jain D, et al. Central memory CD8+ T cells induce graft-versus-host disease and mediate graft-versus-leukemia. *J Immunol* 2009;182:5938–5948.
40. Shank B, Chu FC, Dinsmore R, et al. Hyperfractionated total body irradiation for bone marrow transplantation. Results in seventy leukemia patients with allogeneic transplants. *Int J Radiat Oncol Biol Phys* 1983;9:1607–1611.
43. Deeg HJ, Sullivan KM, Buckner CD, et al. Marrow transplantation for acute nonlymphoblastic leukemia in first remission: toxicity and long-term follow-up of patients conditioned with single dose or fractionated total body irradiation. *Bone Marrow Transplant* 1986;1:151–157.
44. Phillips GL, Herzig RH, Lazarus HM, et al. Treatment of resistant malignant lymphoma with cyclophosphamide, total body irradiation, and transplantation of cryopreserved autologous marrow. *N Engl J Med* 1984;310:1557–1561.
47. Clift RA, Buckner CD, Appelbaum FR, et al. Allogeneic marrow transplantation in patients with acute myeloid leukemia in first remission: a randomized trial of two irradiation regimens. *Blood* 1990;76:1867–1871.
48. Clift RA, Buckner CD, Appelbaum FR, et al. Allogeneic marrow transplantation in patients with chronic myeloid leukemia in the chronic phase: a randomized trial of two irradiation regimens. *Blood* 1991;77:1660–1665.
58. Miller KB, Roberts TF, Chan G, et al. A novel reduced intensity regimen for allogeneic hematopoietic stem cell transplantation associated with a reduced incidence of graft-versus-host disease. *Bone Marrow Transplant* 2004;33:881–889.
59. McSweeney PA, Niederwieser D, Shizuru JA, et al. Hematopoietic cell transplantation in older patients with hematologic malignancies: replacing high-dose cytotoxic therapy with graft-versus-tumor effects. *Blood* 2001;97:3390–3400.
60. Santos GW, Tutschka PJ, Brookmeyer R, et al. Marrow transplantation for acute nonlymphocytic leukemia after treatment with busulfan and cyclophosphamide. *N Engl J Med* 1983;309:1347–1353.
61. Tutschka PJ, Copelan EA, Klein JP. Bone marrow transplantation for leukemia following a new busulfan and cyclophosphamide regimen. *Blood* 1987;70:1382–1388.
64. Ringden O, Ruutu T, Remberger M, et al. A randomized trial comparing busulfan with total body irradiation as conditioning in allogeneic marrow transplant recipients with leukemia: a report from the Nordic Bone Marrow Transplantation Group. *Blood* 1994;83:2723–2730.
65. Blaise D, Maraninchi D, Archimbaud E, et al. Allogeneic bone marrow transplantation for acute myeloid leukemia in first remission: a randomized trial of a busulfan-cytoxan versus cytoxan-total body irradiation as preparative regimen: a report from the Group d'Etudes de la Greffe de Moelle Osseuse. *Blood* 1992;79:2578–2582.
66. Blaise D, Maraninchi D, Michallet M, et al. Long-term follow-up of a randomized trial comparing the combination of cyclophosphamide with total body irradiation or busulfan as conditioning regimen for patients receiving HLA-identical marrow grafts for acute myeloblastic leukemia in first complete remission [2]. *Blood* 2001;97:3669–3671.
67. Clift RA, Buckner CD, Thomas ED, et al. Marrow transplantation for chronic myeloid leukemia: a randomized study comparing cyclophosphamide and total body irradiation with busulfan and cyclophosphamide. *Blood* 1994;84:2036–2043.
68. Blume KG, Kopecky KJ, Henslee-Downey JP, et al. A prospective randomized comparison of total body irradiation-etoposide versus busulfan-cyclophosphamide as preparatory regimens for bone marrow transplantation in patients with leukemia who were not in first remission: a Southwest Oncology Group study. *Blood* 1993;81:2187–2193.
69. Devergie A, Blaise D, Attal M, et al. Allogeneic bone marrow transplantation for chronic myeloid leukemia in first chronic phase: a randomized trial of busulfan-cytoxan versus cytoxan-total body irradiation as preparative regimen: a report from the French Society of Bone Marrow Graft (SFGM). *Blood* 1995;85:2263–2268.
71. Socie G, Clift RA, Blaise D, et al. Busulfan plus cyclophosphamide compared with total-body irradiation plus cyclophosphamide before marrow transplantation for myeloid leukemia: long-term follow-up of 4 randomized studies. *Blood* 2001;98:3569–3574.
74. Uberti JP, Agovi MA, Tarima S, et al. Comparative analysis of BU and CY versus CY and TBI in full intensity unrelated marrow donor transplantation for AML, CML and myelodysplasia. *Bone Marrow Transplant* 2011;46:34–43.
75. Shi-Xia X, Xian-Hua T, Hai-Qin X, et al. Total body irradiation plus cyclophosphamide versus busulphan with cyclophosphamide as conditioning regimen for patients with leukemia undergoing allogeneic stem cell transplantation: a meta-analysis. *Leuk Lymphoma* 2010;51:50–60.
76. Van der Jagt RH, Appelbaum FR, Petersen FB, et al. Busulfan and cyclophosphamide as a preparative regimen for bone marrow transplantation in patients with prior chest radiotherapy. *Bone Marrow Transplant* 1991;8:211–215.
77. Kelsey CR, Horwitz ME, Chino JP, et al. Severe pulmonary toxicity after myeloablative conditioning using total body irradiation: an assessment of risk factors. *Int J Radiat Oncol Biol Phys* 2011;81:812–818.
83. Andersson BS, de Lima M, Thall PF, et al. Once daily i.v. busulfan and fludarabine (i.v. Bu-Flu) compares favorably with i.v. busulfan and cyclophosphamide (i.v. BuCy2) as pretransplant conditioning therapy in AML/MDS. *Biol Blood Marrow Transplant* 2008;14:672–684.
84. Bradley J, Reft C, Goldman S, et al. High-energy total body irradiation as preparation for bone marrow transplantation in leukemia patients: treatment technique and related complications. *Int J Radiat Oncol Biol Phys* 1998;40:391–396.
86. Ozsahin M, Pene F, Touboul E, et al. Total-body irradiation before bone marrow transplantation. Results of two randomized instantaneous dose rates in 157 patients. *Cancer* 1992;69:2853–2865.
87. Scarpati D, Frassoni F, Vitale V, et al. Total body irradiation in acute myeloid leukemia and chronic myelogenous leukemia: influence of dose and dose-rate on leukemia relapse. *Int J Radiat Oncol Biol Phys* 1989;17:547–552.
93. Marks DI, Forman SJ, Blume KG, et al. A comparison of cyclophosphamide and total body irradiation with etoposide and total body irradiation as conditioning regimens for patients undergoing sibling allografting for acute lymphoblastic leukemia in first or second complete remission. *Biol Blood Marrow Transplant* 2006;12:438–453.
94. Storb R, Yu C, Wagner JL, et al. Stable mixed hematopoietic chimerism in DLA-identical littermate dogs given sublethal total body irradiation before and pharmacological immunosuppression after marrow transplantation. *Blood* 1997;89:3048–3054.
100. Niederwieser D, Gentilini C, Hegenbart U, et al. Allogeneic hematopoietic cell transplantation (HCT) following reduced-intensity conditioning in patients with acute leukemias. *Crit Rev Oncol Hematol* 2005;56:275–281.
101. Diaconescu R, Flowers CR, Storer B, et al. Morbidity and mortality with nonmyeloablative compared with myeloablative conditioning before hematopoietic cell transplantation from HLA-matched related donors. *Blood* 2004;104:1550–1558.
109. Wong J, Rosenthal J, Liu A, et al. Image-guided total-marrow irradiation using helical tomotherapy in patients with multiple myeloma and acute leukemia undergoing hematopoietic cell transplantation. *Int J Radiat Oncol Biol Phys* 2009;73:273–279.
112. Molloy JA. Statistical analysis of dose heterogeneity in circulating blood: Implications for sequential methods of total body irradiation. *Med Phys* 2010;37:5568–5578.
113. Girinsky T, Socie G, Ammarguellat H, et al. Consequences of two different doses to the lungs during a single dose of total body irradiation: results of a randomized study on 85 patients. *Int J Radiat Oncol Biol Phys* 1994;30:821–824.
114. Rosenthal J, Wong J, Stein A, et al. Phase 1/2 trial of total marrow and lymph node irradiation to augment reduced-intensity transplantation for advanced hematologic malignancies. *Blood* 2011;117:309–315.
115. Giralt S. TMLI: A better TBI or more of the same? *Blood* 2011;117:9.
116. Van Dyk J, Keane TJ, Kan S, et al. Radiation pneumonitis following large single dose irradiation: a re-evaluation based on absolute dose to lung. *Int J Radiat Oncol Biol Phys* 1981;7:461–467.
117. Van Dyk J. Magna-field irradiation: physical considerations. *Int J Radiat Oncol Biol Phys* 1983;9:1913–1918.

125. Van Dyk J, Glavin JM, Glasgow GP. *The physical aspects of total and half body photon irradiation: a report of Task Group 29 Radiation Therapy Committee.* College Park, MD: American Association of Physicists in Medicine; 1986.
140. Shank B. Techniques of magna-field irradiation. *Int J Radiat Oncol Biol Phys* 1983;9:1925–1931.
148. Singh AK, Karimpour SE, Savani BN, et al. Pretransplant pulmonary function tests predict risk of mortality following fractionated total body irradiation and allogeneic peripheral blood stem cell transplant. *Int J Radiat Oncol Biol Phys* 2006;66:520–527.
149. Dutreix J, Janoray P, Bridier A, et al. Biologic and anatomic problems of lung shielding in whole-body irradiation. *J Natl Cancer Inst* 1986;76:1333–1335.
155. Gratwohl A, Hermans J, von Biezen A, et al. No advantage for patients who receive splenic irradiation before bone marrow transplantation for chronic myeloid leukaemia: results of a prospective randomized study. *Bone Marrow Transplant* 1992;10:147–152.
156. Dusenbery KE, Howells WB, Arthur DC, et al. Extramedullary leukemia in children with newly diagnosed acute myeloid leukemia: a report from the Children's Cancer Group. *J Pediatr Hematol Oncol* 2003;25:760–768.
162. Deeg HJ. Acute and delayed toxicities of total body irradiation. Seattle Marrow Transplant Team. *Int J Radiat Oncol Biol Phys* 1983;9:1933–1939.
164. Spitzer TR, Bryson JC, Cirenza E, et al. Randomized double-blind, placebo-controlled evaluation of oral ondansetron in the prevention of nausea and vomiting associated with fractionated total-body irradiation. *J Clin Oncol* 1994;12:2432–2438.
166. Okamoto S, Takahashi S, Tanosaki R, et al. Granisetron in the prevention of vomiting induced by conditioning for stem cell transplantation: a prospective randomized study. *Bone Marrow Transplant* 1996;17:679–683.
174. Spielberger R, Stiff P, Bensinger W, et al. Palifermin for oral mucositis after intensive therapy for hematologic cancers. *N Engl J Med* 2004;351: 2590–2598.
183. McDonald GB. Hepatobiliary complications of hematopoietic cell transplantation, 40 years on. *Hepatology* 2010;51:1450–1460.
195. Benyunes MC, Sullivan KM, Deeg HJ, et al. Cataracts after bone marrow transplantation: long-term follow-up of adults treated with fractionated total body irradiation. *Int J Radiat Oncol Biol Phys* 1995;32:661–670.
197. Ellis MJ, Parikh CR, Inrig JK, et al. Chronic kidney disease after hematopoietic cell transplantation: a systematic review. *Am J Transplant* 2008;8: 2378–2390.
214. Curtis RE, Rowlings PA, Deeg HJ, et al. Solid cancers after bone marrow transplantation. *N Engl J Med* 1997;336:897–904.
221. Rizzo JD, Curtis RE, Socie G, et al. Solid cancers after allogeneic hematopoietic cell transplantation. *Blood* 2009;113:1175–1183.
231. Poulter CA, Cosmatos D, Rubin P, et al. A report of RTOG 8206: a phase III study of whether the addition of single dose hemibody irradiation to standard fractionated local field irradiation is more effective than local field irradiation alone in the treatment of symptomatic osseous metastases. *Int J Radiat Oncol Biol Phys* 1992;23: 207–214.
232. Salazar OM, Rubin P, Hendrickson FR, et al. Single-dose half-body irradiation for palliation of multiple bone metastases from solid tumors. Final Radiation Therapy Oncology Group report. *Cancer* 1986;58:29–36.
244. Salazar OM, DaMotta NW, Bridgman SM, et al. Fractionated half-body irradiation for pain palliation in widely metastatic cancers: comparison with single dose. *Int J Radiat Oncol Biol Phys* 1996;36:49–60.

放射外科技术

放射外科起初被用来治疗颅内病变，对颅内靶区应用精确校准的多线束进行单次高剂量照射。随着影像和计算机技术的发展，放射外科得到了更广泛的应用。现在许多不同的放射外科和立体定向放疗技术被用于颅内和颅外病变的治疗。

γ刀放射外科

根据先前应用光子束和质子束进行放疗的经验，Leksell 和 Larson 在 1967 年创造出了第一台 γ 刀的雏形。γ 刀通常将多个固定的 ^{60}Co(大多数模型中为 201 个)放射源呈近似半球形地排列，能精确地聚焦产生较小的相对球形的治疗区，治疗区的直径有所不同，剂量下降非常明显。早期的原始模型类似于 U 形，并且在半球形阵列中分布了钴放射源，在半球形的极点上也分布有放射源。这套设备面临的挑战就是 ^{60}Co 放射源需要反复装卸，而且也不利于放射防护。为解决这个问题，B 型机(Elekta，Inc.，佐治亚州，诺克罗斯)(在挪威卑尔根之后)被重新设计，放射源在半球上呈环状排列，类似北半球去掉北极圈。1999 年，γ 刀引入 C 型模式，应用机器人定位来设定治疗参数。这促成了多个等中心的放疗计划的实施。在离头部中心较远的一些靶点还需要人工定位。2005 年引入的 4-C 型，改善了工作流程，增加了精确度，并提供集成成像功能。2006 年的 Perfexion 型使用了较大的孔径，并且内置了次级准直器。由于应用了更大的孔径，使得该型可以在机器人定位的情况下更加迅速有效地治疗所有颅内病灶，甚至包括颈椎病灶。

旋转式γ刀系统

旋转式 γ 刀系统(RGS)作为一种放射外科设备，是由中国人发明的。旋转式 γ 刀系统 (OUR International Inc.，中国深圳)在旋转的半球形外壳上安装了 30 个 ^{60}Co 放射源。次级准直仪是一个同轴的半球形外壳，由 6 组准直器构成，每组包含 5 个不同的准直器，从而产生不同直径的球状治疗区。应用这台设备的经验目前还比较有限。

质子放射外科

带电荷的质子放射外科的主要优点是光束停留的深度与光束的能量有关。电子束也使用带电粒子，但是缺乏质子束那样的锐利的光束边缘。质子放疗与光子放疗(X 线直线加速器或 ^{60}Co γ 刀)相比，由于散射剂量小并有锐利的束流截面，所以需要更低的累积剂量。未修正的质子束放疗剂量在最后 2mm 光程时能量增加。在这个增强的电离区域，由于相应的放射生物学效应更强，因此更容易杀伤细胞，称为 Bragg 峰或 Bragg-Gray 峰。为了使>1mm 或 2mm 的靶区受到均匀照射，就要在整个靶区内修正或者扩大 Bragg 峰来消减其效应。第一次应用质子束 Bragg 峰治疗恶性肿瘤是在 1957 年，紧接着 1958 年在功能性神经外科中被用于改善进展期帕金森病。目前，由于质子放疗设备和维护费用昂贵，只在少数治疗中心应用。质子放疗有剂量测定的优势，如果随着工业技术进步和竞争的加剧而使价格持续下降，那么它将得到更加广泛的应用。

直线加速器放射外科

20 世纪 80 年代，随着研究者的探索，用于常规放射治疗的直线加速器(LINAC)逐渐改进，也可以进行立体定向放射。由于对 LINAC 技术不断进行改进，加入了引导(立体定向)设备，改进了测量方法，提高了各个组件的精确度，使得用于常规放射治疗的未改良的直线加速器趋向于以不同的扫描角度偏离等中心点进行照射。早期绝大多数以直线加速器为基础的放射外科技术针对立体定位的 3D 靶区，利用多个照射弧通过环状的次级准直器来产生球形的剂量分布区域。计算机硬件和剂量计算软件的发展提高了适形性。这些发展包括应用微型多叶准直器调整光束形状、依靠逆向治疗-计算法调整强度。许多以 LINAC 为基础的设备如 X 刀 (Radionics Inc.，佛蒙特州，伯明顿)、Novalis(BrainLAB，德国，海姆施泰滕)、孔雀系统(NOMOS Corp.，宾夕法尼亚州，赛威克利)和射波刀(Accuray Inc.，加利福尼亚州，森尼韦尔) 都已商用。孔雀系统使用逆向计划系统和楔形多叶光栅产生的调强光束来获得靶区的适形性。射波刀在一个有靶区跟踪系统和光束调整系统的工业机器人上安装了一台小型化的LINAC。这个系统应用一个 6MeV 的 LINAC，以及连接于 6 轴机器人操作器的不同规格的环形准直器。立体定位框架通常并不用于确定靶区。射波刀采用多个固定光束和多个等中心。在从任何光束位置进行照射前，靶区位置由集成的 X 线影像处理系统追踪，X 线图像处理系统由 2 个垂直的诊断 X 线照相机和光学追踪系统组成。在治疗时，图像处理系统获得患者多个体位的 X 线图像,同时追踪软件将靶区图像与实际图像进行对比以调整光束。

螺旋断层放疗系统

螺旋断层放疗系统以字面上理解是指"断层"治疗,是放射治疗的一种新形式,是将用于诊断的 CT 技术融入到进行治疗的机器,从而将精确的 CT 成像与放射治疗整合在一起。它通过在旋转的 X 线源上安装一个兆伏级治疗束的直线加速器(通常只有千电子伏),并改动诊断 CT 工作台的设计来完成。传统放射治疗通过外部机架的缓慢移动,在几个不同方向上以固定位置光束照射肿瘤;断层治疗与其不同的是,采用围绕患者迅速旋转的光束(患者在设备之中),因此保证光束可以从很多不同的角度连续照射患者。IMRT 通过多叶准直器系统实现。包含了 CT 成像技术的螺旋断层放疗系统使得在治疗前以及治疗中能够精确定位靶区。

影像引导的直线加速器放射治疗

将用于诊断的 3D 成像技术与高度适形的放射治疗融入一个设备,以获得更精确的治疗,这种基于多种技术手段的治疗方法即为影像引导的放射治疗(IGRT)。虽然螺旋断层放疗(也属于 IGRT 的一种)是通过把 CT 改装加入一个兆伏级的放疗设备中来实现的,但是其他大多数 IGRT 是通过在直线加速器放疗设备中加入 CT 成像功能来实现立体定向和调强放疗的应用。因为在图像采集和实施治疗之间(或者是治疗过程之中),患者的任何活动都能够引起误差,所以 IGRT 采用无创的固定设备和患者体位追踪系统。目前已有制造商提供能够实施立体定向放射外科和放射治疗的使用直线加速器技术的 IGRT 设备,例如 Trilogy (Varian Medical Systems,Inc.) 和 SynergyS (Elekta,Inc.),都配备了有成像能力的锥形束 CT。

立体定向放射外科和立体定向放射治疗中正常组织的耐受性

放射敏感性

估计各种剂量治疗计划的危险性是立体定向放射外科和立体定向放射治疗制订治疗计划和处方剂量的重要部分。正常组织放射耐受度(不受损伤)的能力取决于给予的放射剂量、受照射的组织体积、组织的敏感性、该区域的既往放射治疗史,以及不同患者之间放射敏感性的个体差异。目前除了已知有放射敏感性增加的患者(运动失调性毛细血管扩张症)之外,根据放射敏感性的个体差异来调整治疗计划时尚无资料可循。较早的分次放射治疗资料显示,其对放射外科治疗后发生组织水肿和神经系统后遗症的风险有较小的影响,但是观察到对视神经的耐受有影响。

位置效应

对动静脉畸形患者的放疗后损伤反应进行分析显示,在大脑的不同区域,放射损伤影像改变的发生率没有显著差异(在长弛豫时间或 T2 加权像上显示大脑周围的增强信号)[3,5]。但大脑不同区域的神经系统后遗症发生率却有显著差异(图 16.2)。

放射治疗肿瘤组(RTOG)剂量-递增研究

RTOG 放射外科剂量-递增研究确定了复发脑转移瘤和脑干以外的高分级神经胶质瘤的耐受剂量[6]。他们对 156 例经过传统放疗治疗的复发的脑转移瘤或者原发脑肿瘤患者按照剂量-递增方案进行放射外科治疗。对于直径<20mm、21~30mm 和 31~40mm 的肿瘤给予 18Gy、15Gy、12Gy 的初始剂量,然后每次增加 3Gy 处方剂量,直到 3 个月内超过 20%的患者发生不可逆的毒性反应为止。例外的情况是,对于肿瘤直径<20mm 的患者,在剂量未达到剂量限制性毒性时,研究者不愿意把剂量增加到 24~27Gy。对于直径<20mm、21~30mm 和 31~40mm 的肿瘤,根据这个方案推荐的耐受剂量分别是 24Gy、18Gy 和 15Gy。超过 3 个月的长期随访数据用于评估迟发毒性,其个体的对数剂量-反应曲线见图 16.3。这些耐受剂量被广泛地用于直径为 20~30mm 的恶性肿瘤的放射外科治疗的剂量指导(例如,靶区直径为 18~22mm 的剂量为 20Gy,直径为 28~32mm 的剂量为 16.5Gy)。

放射外科治疗时视神经的耐受性

对放射外科治疗时视神经耐受性的第一个分析——哈佛和匹兹堡大学联合对海绵窦脑膜瘤、颅咽管瘤、垂体腺瘤患者进行的研究——建议视神经/视交叉的最大安全耐受剂量为 8Gy[7]。研究报道的视交叉发生视神经病变的最低剂量是 9.7Gy。评估视神经/视交叉剂量的依据是 CT 图像上的等剂量分布,而不是目前 MR 图像显示的整个视神经系统,通过剂量-体

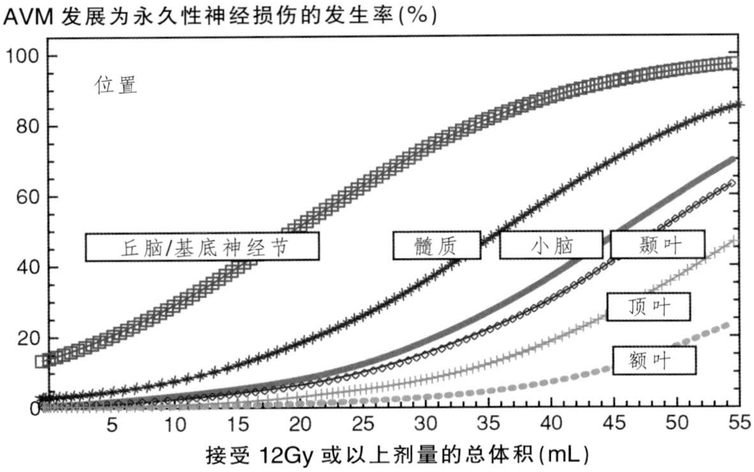

图 16.2 位置对于动静脉畸形(AVM)放射外科治疗后永久性神经损伤发生率的影响。

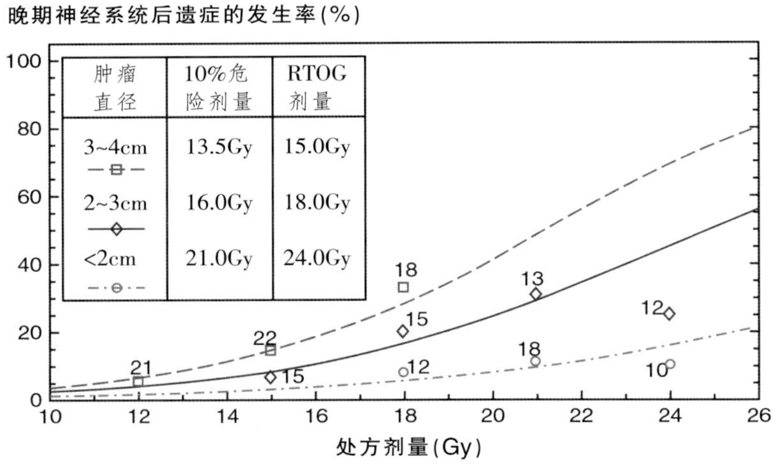

图 16.3 放射治疗组(RTOG)对复发脑转移瘤和恶性胶质瘤进行剂量-递增的放射外科治疗获得的第一期数据符合对数剂量-反应曲线。每个数据点的数量是指在每个不同剂量/直径分组的患者数量[6]。

积直方图来评估最大剂量。视觉系统实际的最大剂量可能会更高,或者仅发生在无法看见的神经部分。

Stafford 等[8]报道了梅奥诊所给予 215 例患者放射外科治疗,视交叉的中位剂量为 10Gy,其中 4 例发生视神经病变。1 例是在仅给予放射外科治疗, 视神经/视交叉剂量为 12.8Gy 时发生的, 仅给予放射外科治疗,风险水平约为 3%。其他病例是先前进行过分次放射治疗的患者 (1 例视神经照射 58.8Gy 后再照射 7Gy,1 例 45Gy 后再照射 9Gy,2 例 50.4Gy 后给予 9Gy 然后再给予 12Gy)。

Leber 等[9]对 50 例因颅底良性肿瘤进行放射外科 γ 刀治疗的患者进行了 24~60 个月(中位时间为 40 个月)的随访,以研究视神经损伤的风险。视神经病变的发生率在照射剂量<10Gy 时为 0%,10~15Gy 时为 27%,>15Gy 时为 78%。他们发现在 5~30Gy 时均未见海绵窦神经病变。

根据这些数据和已公布的传统分次放射治疗的视神经病变的风险,α/β 比值为 0~1 时,对于估计放射外科治疗视神经和其他脑神经病变相对于分次放射治疗的等效剂量是合理的。

其他脑神经的耐受性

从传统分次剂量的放射治疗和放射外科的临床经验看,一些特殊的感觉神经(视觉和听觉)对放射最敏感,其次是躯体的感觉神经(三叉神经),最后是运动神经(第Ⅱ、Ⅳ、Ⅵ、Ⅷ~Ⅻ对脑神经)。在治疗听神经鞘瘤时,应用放射外科治疗,剂量为 12~13Gy,或应用分次立体定向放射治疗,给予 18Gy/3 次,或者采用立体定向放疗,给予 45~50Gy,25~28 分次后,30%~50%的患者出现听力下降,2%~3%的患者出现面神经麻痹,≤0.5%的患者出现面神经无力。目前用于脑膜瘤(包括海绵窦)的放射外科技术引起的三叉神经病变的发生率约为 3%,对于第Ⅲ、Ⅳ或第Ⅵ对脑神经的放射损伤较少见[5,10-13]。

脊髓耐受性

脊髓对立体定向放射外科或立体定向放射治疗的耐受性取决于脊髓受照体积、剂量的分布(如最大剂量)、先前脊髓受照射的剂量以及初次放疗和再放疗的间隔时间。脊髓对立体定向放射外科或立体定向放射治疗的耐受性还未详细阐明的原因是目前还相当缺乏放射损伤反应的临床经验。Gerszten 等[14]报道了应用射波刀进行脊柱病变放射外科治疗的 125 例患者(17 例良性和 108 例转移病例)。78 例患者之前曾接受过外照射。治疗体积为 0.3~232mL，平均为 27.8mL。对于 80%等剂量线覆盖区域，处方剂量为 12~20Gy(平均 14Gy)。脊髓受照>8Gy 的体积为 0~1.7mL(平均 0.2mL)。经过中位 18 个月(9~30 个月)的随访研究确定没有急性放射毒性或新的神经缺陷。Benzil 等[15]报道了纽约医学院采用 Novalis 直线加速器系统对 31 例脊柱病变患者进行放射外科治疗的情况。2 例受照生物剂量>60Gy 的患者发生了脊神经根炎。

立体定向放射外科和立体定向放射治疗的临床应用

表 16.2 列出了放射外科最常见的适应证和有代表性的参考文献。除了功能放射外科外,还有立体定向放射治疗应用于每种适应证的经验。

功能性放射外科手术

放射外科在功能性病变中最广泛的应用就是治疗典型的顽固性三叉神经痛[3,4,16,17,70]。对不典型的或持续性疼痛不起作用。其他治疗典型三叉神经痛的方法包括药物疗法、微血管减压开放手术、甘油注射切断神经根、气囊加压或者射频神经损毁。一般的,放射外科应用 4mm 准直器，最大剂量为 80Gy。反应率接近 85%,一般在治疗后 1 周至 4 个月出现反应,有时在 6 个月以后出现。约 50%的典型三叉神经痛患者行放疗后摆脱疼痛,并在 5 年内不需要药物治疗。图 16.4 显示了一个典型的三叉神经痛放射外科治疗计划。

对于特发性震颤和(或)帕金森病患者,既可以通过有创的射频发生器的针刺设备处理,也可以采用无创的放射外科技术治疗，通过直径为 4mm 的准直器给予最大剂量 130Gy,在丘脑腹中核产生一个小的破坏性损伤,从而减缓顽固性单向震颤症状[1,18-20]。考虑非破坏性治疗方案时，应首选在大脑深部插入刺激器,不是所有患者都适宜采用。根据目前有限的经验,并不推荐采用放射外科技术照射苍白球(苍白球切开术)来缓解全身帕金森症状[71-73]。但有少数经验支持采用放射外科技术进行双侧囊切开术治疗严重的顽固性强迫障碍[74]。对下丘脑错构瘤进行放射外科治疗可能有助于顽固性痴笑发作的控制[52,75]。放射外科治疗替代外科手术治疗顽固性中央颞叶癫痫的前景乐观,但仍需要进一步研究[55]。

表 16.2 放射外科或大剂量分割立体定向放射治疗的常见适应证

适应证	经验	评价	参考文献
功能性			
a.三叉神经痛	a.广泛	1.数量比神经根切断术少	a.16,17
b.单向震颤	b.中度	2.少数患者适于深部脑刺激	b.1,18–20
血管			
a.AVM	a.广泛	a.高	a.14,21–23
b.海绵窦	b.中度	b.有争议	b.24–26
良性肿瘤:神经鞘瘤、垂体腺瘤、脑膜瘤及其他	广泛	肿瘤控制率高,筛选的小肿瘤具有可接受的发病率	10–12,26–56
脑转移	广泛	控制率等于或高于小转移灶的外科手术	57,58
原发性恶性脑肿瘤	广泛应用于 GBM,其他应用有限	初始 SRS 对 GBM 无效；对复发肿瘤有效，可能对初始的纤维状神经细胞瘤有效	59–67
脊柱转移	中度	对复发性肿瘤效果好,对于初次治疗,与传统 XRT 没有进行Ⅲ期比较	68,69

AVM,动静脉畸形；GBM,多形性成胶质细胞瘤；SRS,立体定向放射外科；XRT,放射治疗。

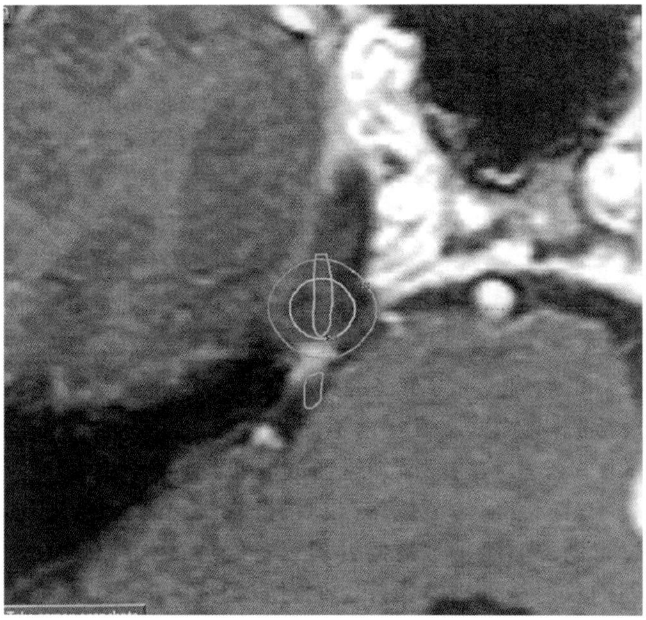

图 16.4 典型的右侧三叉神经痛放疗方案。右侧三叉神经用白色标注。应用一台 γ 刀治疗设备通过 4mm 直径准直器针对一个等中心的 30%和 50%等剂量线覆盖的靶体积进行治疗。最大剂量为 80Gy，50%和 20%等剂量线覆盖的靶体积处方剂量分别为 40Gy 和 16Gy。

血管畸形

未治疗的颅内动静脉血管畸形每年发生脑出血的概率约为 3%，如果先前曾经发生过脑出血，那么概率会更高[41,44]。这导致每年平均 1%未治疗的动静脉血管畸形患者死于脑出血。治疗的方法包括加强观察、外科切除畸形、血管栓塞和放射外科治疗。放射外科治疗能够显著降低出血的风险。3 年内通过放射外科治疗消除动静脉血管畸形病灶的患者可以达到约 75%[4,59,76]。根据治疗采取的边缘剂量不同，个体间病灶消除的概率为 50%~88%，图 16.5 为剂量–反应曲线。

尽管使用边缘剂量为 23Gy 时，AVM 的消除率最佳，但是对于大多数患者，选择更小的剂量可以减少并发症发生。放射外科治疗引起的神经后遗症的发生率约为 3%，但因治疗体积、剂量和位置不同而有差异(图 16.2)。出血的风险在畸形病灶未彻底消除前似乎不会改变[44]。所有这些风险和放射外科治疗的好处需要我们综合动静脉血管畸形患者个体情况进行考虑。

行放射外科治疗 3 年后，动静脉血管畸形病灶仍未能完全消除，在患者可以接受的情况下可以进行重复照射[45]。尽管在先前放射治疗基础上的残余放射损伤的影响是可预期的，但是对未消除的动静脉血管畸形病灶血管系统采用相似剂量再治疗时达到完全消除的概率与首次治疗相似[45]。

巨大动静脉血管畸形的治疗目前还比较困难，因为放射外科治疗可能存在着较高的并发症风险和较低的矫正比例。近期液态胶(ev3，Inc.，明尼苏达州，普利茅斯）或聚合物的应用提高了栓塞形成的水平，有时能够帮助减小靶区，但是增加了全面治疗的总体风险[77]。另一种有希望的治疗方式是阶段性放射外科治疗，将较大的动静脉血管畸形的治疗分为 2~3 个疗程，每个疗程间隔 4~6 个月，这样可降低急性毒性的风险。分次立体定向放射治疗对于动静脉血管畸形是

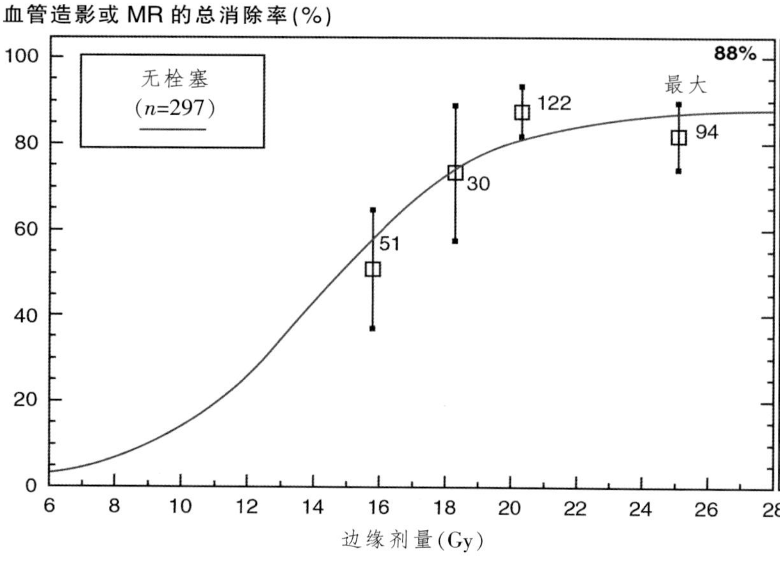

剂量	消除率
26	88%
24	87%
22	85%
20	80%
18	73%
16	60%
14	44%
12	28%

图 16.5 匹兹堡大学采用放射外科治疗后的 297 例患者，经 MR 振显示无栓塞形成的血管畸形消除率与剂量反应的关系[4]。

否有益目前尚不清楚[78]。

虽然使用血管造影术检测不出海绵状血管畸形有血流，但是既往没有出血史的血管病变仍存在每年 0.5%的出血概率，既往有过 1 次出血史的患者的每年出血概率达到 4.5%，有 2 次或以上出血史的患者的出血概率约为 32%[77,79–82]。与典型的动静脉畸形所见出血相比，在海绵状畸形的血管病变中，较低压力导致更少的出血。脑干海绵状畸形的反复出血能够引起严重的神经系统病变。有症状的、能够采用外科手术处理的病变应当切除。既往有 2 次或以上出血史的脑干海绵状畸形经放射外科治疗后可以减少再次出血的风险，每年发病率可减小至可以接受的水平(约为 1%)[76,81,83–85]。

良性肿瘤

多数小的颅内良性肿瘤经放射外科治疗、分次立体定向放疗(FSR)或立体定向放疗(SRT)可以得到很好的疗效。放射外科治疗使用 12~14Gy 的处方剂量可以使放疗的控制率达到较高水平 [10–12,26–29,57]。1987—1992 年，Kondziolka 等[86]连续 5 年间对 285 例接受放疗的颅内良性肿瘤患者进行中位 10 年的随访，持续观察以评估肿瘤的长期控制效果。这些患者中包括 157 例听神经鞘瘤、10 例其他脑神经鞘瘤、85 例脑膜瘤、28 例垂体腺瘤和 5 例颅咽管瘤。44%的患者先前接受过手术切除，5%以前接受过分次放射治疗。他们发现，285 例患者中有 95%经影像学确定肿瘤得到局部控制(63%的肿瘤已经消退，32%的肿瘤没有进一步发展)。原发性肿瘤控制比例为 95%(271/285)，15 年的精算控制率为 93.7%。5%的患者出现迟发性肿瘤生长。经放射治疗后，对 13 例有肿瘤生长的患者(5%)进行手术切除。

听神经鞘瘤

听神经鞘瘤，也就是熟知的听神经瘤，即由施万细胞发展而成的良性肿瘤。与 22 号染色体遗传信息缺失有关[36]。听神经鞘瘤可以像自发突变一样发生于一侧，也可以像多发性神经纤维瘤 2 型(NF-2)一样发生于两侧。听神经鞘瘤通常发生在内耳道，随后延伸到颅内至小脑脑桥角。由于这些肿瘤缺少侵入骨组织的能力，因此小脑脑桥角内的小管外侧肿瘤部分呈球形扩张性生长，甚至会大于小管内的部分(图 16.1)。小脑脑桥角肿瘤的鉴别诊断包括听神经鞘瘤 (90%)、硬脑(脊)膜瘤(接近 10%)、胆脂瘤、面神经或三叉神经鞘瘤和罕见的原发性或转移性恶性肿瘤。小脑脑桥角硬脑(脊)膜瘤(处理方法与听神经鞘瘤类似)也可以累及内耳道，但是通常由一个宽广伸展的硬脑(脊)膜附件将二者区分开，因为听神经鞘瘤没有这个附件结构。

在 20 世纪 80 年代利用 γ 刀行放射治疗的经验报道之前，观察或外科手术切除对于听神经鞘瘤患者来说基本上是唯一的治疗策略。NF-2 型患者和一些患有小的、症状轻微的听神经鞘瘤的老年患者可能更适合观察性治疗，但是早期干预措施对于保护多数患者的长期听力可能是最佳策略[87,88]。听神经鞘瘤的体积较大，可能引起脑干压迫症状伴阻塞性脑积水，对该类患者初期最好的治疗策略可能是外科手术。对于中小体积的听神经鞘瘤而言，放射治疗或立体定向放射治疗方法对肿瘤的控制率与外科手术方法相当[30–52]。

早期放疗研究包括 20 世纪 80 年代的高剂量照射(14~18Gy)和适形度差的治疗方案，经这些方法治疗的患者，发生放疗后脑神经病变的比例较高[15%~20%的患者出现三叉神经和(或)面神经病变，67%的患者出现 Gardner-Robertson 听力水平下降][72]。这种情况的出现迫使一些团队开始追求 SRT 治疗听神经鞘瘤的方法，同时其他人也开始摸索改进的放疗技术和尝试减少放射剂量。这两种治疗方法都引起了治疗结果的改善[30–52]。匹兹堡大学报道了 313 例先前未经治疗的单侧听神经鞘瘤的患者，在 1991 年 2 月至 2001 年 2 月的 10 年间对他们应用 γ 刀进行放射外科治疗，使用剂量为 12~13Gy[16]。中位随访期为 24 个月，最长随访期为 115 个月，其中 36 例患者的随访期>60 个月。7 年内未经过外科手术干预的精算临床肿瘤控制率为 98.6%。1 例患者出现肿瘤继续生长，随后行手术彻底切除。另 1 例失败的患者需要进行部分切除，原因是尽管肿瘤经过照射已经得到基本控制，但是蛛网膜下的包囊仍然出现扩大现象。7 年间，无面部力量变化、无面部知觉变化、无听力水平变化以及有效的听力保护的 7 年精算概率分别为 100%、95.6%、70.3%和 78.6%。8 例患者出现新的三叉神经病变进展，其中 6 例出现麻木症状(7 年间精算概率=2.5%)，其他 2 例出现典型的三叉神经痛(7 年精算概率=1.9%)。放疗后发生三叉神经病变的风险和肿瘤体积的增加相关(P=0.038)。Iwai 等 [58]、Paek 等 [42]、Muacevic 等 [35]和 Rowe 等[56]已经报道应用低剂量放疗治疗听神经鞘瘤也会出现相似的结果。

治疗[30,98]。尽管回顾性试验显示最初的近距离放射疗法或者传统放疗后追加放射外科治疗提高了恶性胶质瘤患者的存活率，但是对于采用先前的两种传统放疗方式治疗恶性胶质瘤患者，其前瞻性随机试验的结果显示是无效的[30,98]。放射外科治疗可能对于先前经大野放射疗法和化学疗法之后复发的小的、边缘清晰的高度恶性神经胶质瘤是一个合理的选择。

脊柱转移的放射外科治疗

放射外科已被应用于治疗脊柱肿瘤，其既可以作为大多数转移灶初始的治疗手段，也可以用于先前经分次放射治疗后复发灶的治疗[14,15,20,22]。应用放射外科技术限制脊髓放射剂量，能够将更高的剂量安全作用于肿瘤靶区，并且有希望获得更好的肿瘤局部控制率和更高的应答率。如前所述，Gerzsten 等[14]报道的应用射波刀放射外科技术治疗 125 例脊柱病灶（其中 17 例为良性肿瘤，108 例为转移病例）的文献中提到脊柱耐受性的问题。Gerzsten 等[20]分别报道了单次射波刀放射外科治疗 68 例乳腺癌转移到脊柱的结果，对 50 例患者进行 6~48 个月的随访（中位时间 16 个月）。疼痛是放射外科治疗最常见的适应证（57 个病变）。放射外科治疗被用于治疗放疗后进展的肿瘤（作为手术后辅助手段）和逐渐进展的神经损害病例。8 例患者采用放射外科作为初始治疗手段。靶体积为 0.8~197mL（中位 27.7mL）。最大肿瘤治疗剂量为 15~22.5Gy（中位 19Gy）。在随访期内（6~48 个月）未出现放射所致的毒性发生。采用射波刀放射外科治疗后，57 例有疼痛症状的患者中有 55 例（96%）疼痛得到长期缓解。初期经放射外科治疗的患者，以及经放疗或手术治疗后影像学显示肿瘤进展而应用放射外科治疗的患者，在影像学上都可见到长期的肿瘤控制。相似的结果也可见于黑色素瘤脊柱转移的放射外科治疗[20]。需要随机试验来证明立体定向放射外科或者大分割立体定向放疗与传统分次放射治疗或者调强放射疗法相比可以改善结果[99]。

肺癌的立体定向放射治疗

大分割立体定向放射治疗已被用于治疗小的、不能手术治疗的原发性非小细胞肺癌和局限性肺转移的患者[75,100,101]。Beitler 等[102]报道了对 75 例患者（67 例单独应用立体定向放射治疗，8 例经传统放疗后辅助应用立体定向放射治疗）施行 8Gy/次，共 5 次的立体定向放射治疗的经验，随访 1~92 个月（中位 17 个月）。治疗体积为 0.26~1197mL（中位 26.8mL）。7 例患者达到完全反应，25 例患者肿瘤缩小，22 例患者病情稳定，9 例患者肿瘤进展；12 例患者失访。2 例患者发生放射性肺炎。肿瘤体积小于 65mL 的患者的中位生存期为 26 个月，肿瘤体积大于 65mL 的患者的中位生存期为 10 个月。

Ernst-Stecken 等[12]报道了对 21 例患者的 39 个原发或继发肺肿瘤应用分次立体定向放射治疗的结果。他们应用 7Gy/次（n=21）或 8Gy/次（n=18），共 5 次的剂量治疗，肿瘤中位体积 2.9mL（0.15~67.9mL），计划靶体积为 7.2~124.0mL（中位 25.8mL）。他们报道的完全缓解率为 51%，部分缓解率为 33%，无变化的概率为 3%，疾病进展率为 13%。多数患者有 1 级毒性反应；没有 2 或 4 级毒性反应发生，但是 1 例患者在立体定向放射治疗后 6 个月发生 3 级呼吸困难。

Schefter 等[91]报道了对 25 例患者的肺转移瘤应用立体定向体部放射治疗的Ⅰ/Ⅱ期剂量递增研究的结果。采用周围 5mm 和头尾方向 10mm 的边缘界限，他们给予 16Gy、18Gy 或 20Gy 的剂量，分 3 次照射，同时将正常肺组织接受>15Gy 的百分比限制在 35%以下。14 例患者纳入Ⅰ期研究：6 例给予 48Gy，4 例给予 54Gy，4 例给予 60Gy。然后，14 例患者接受Ⅱ期研究，并且接受 60Gy/3 次的照射，但是随访时间不足，无法报道毒性反应情况。剂量限制性毒性定义为发生在任何单个患者的 3 级以上的肺、食管或脊柱反应，在这项研究中未曾出现。最低剂量组中有 3/4 的患者出现 1~2 级食管炎。在接受 18Gy×3 和 20Gy×3 剂量的患者中各有 1/4 发生 1 级皮炎。在每一个剂量水平组都有 1/4 的患者发生 1 级疼痛。

其他的应用

放射外科治疗和分次立体定向放疗已经取代近距离放疗作为头颈部复发肿瘤的治疗方法[73,100]。肝转移瘤也能够使用这些技术进行照射[92]。大分割立体定向放射治疗在前列腺中的应用目前仍在研究中[63,82]。

（朱婉琦 译　邢力刚 校）

参考文献

1. Garcia-Barros M, Paris F, Cordon-Cardo C, et al. Tumor response to radiotherapy regulated by endothelial cell apoptosis. *Science* 2003;300:1155–1159.
2. Szeifert GT, Massager N, DeVriendt D, et al. Observations of intracranial neoplasms treated with gamma knife radiosurgery. *J Neurosurg* 2002;97:623–626.
3. Flickinger JC, Kondziolka D, Pollock BE, et al. Complications from arteriovenous malformation radiosurgery: multivariate analysis and risk modeling. *Int J Radiat Oncol Biol Phys* 1997;38:485–490.

4. Flickinger JF, Kondziolka D, Maitz AH, et al. An analysis of the dose-response for arteriovenous malformation radiosurgery and other factors affecting obliteration. *Radiother Oncol* 2002;63:347–354.
5. Flickinger JC, Kondziolka D, Lunsford LD, et al. Development of a model to predict permanent symptomatic postradiosurgery injury for arteriovenous malformation patients. Arteriovenous Malformation Radiosurgery Study Group. *Int J Radiat Oncol Biol Phys* 2000; 46:1143–1148.
6. Shaw E, Scott C, Souhami L, et al. Single dose radiosurgical treatment of recurrent previously irradiated primary brain tumors and brain metastases: final report of RTOG protocol 90–05. *Int J Radiat Oncol Biol Phys* 2000;47:291–298.
7. Tishler RB, Loeffler JS, Lunsford LD, et al. Tolerance of cranial nerves of the cavernous sinus to radiosurgery. *Int J Radiat Oncol Biol Phys* 1993;27:215–221.
8. Stafford SL, Pollock BE, Leavitt JA, et al. A study on the radiation tolerance of the optic nerves and chiasm after stereotactic radiosurgery. *Int J Radiat Oncol Biol Phys* 2003;55:1177–1181.
9. Leber KA, Bergloff J, Pendl G. Dose-response tolerance of the visual pathways and cranial nerves of the cavernous sinus to stereotactic radiosurgery. *J Neurosurg* 1998;88:43–50.
10. Combs SE, Thilmann C, Edler L, et al. Efficacy of fractionated stereotactic reirradiation in recurrent gliomas: long-term results in 172 patients treated in a single institution. *J Clin Oncol* 2005;23:8863–8869.
11. Combs SE, Volk S, Schulz-Ertner D, et al. Management of acoustic neuromas with fractionated stereotactic radiotherapy (FSRT): long-term results in 106 patients treated in a single institution. *Int J Radiat Oncol Biol Phys* 2005;63:75–81.
12. Ernst-Stecken A, Lambrecht U, Mueller R, et al. Hypofractionated stereotactic radiotherapy for primary and secondary intrapulmonary tumors: first results of a phase i/ii study. *Strahlenther Onkol* 2006;182:696–702.
13. Flickinger JC, Kondziolka D, Lunsford L. Fractionation of radiation treatment in acoustics. Rationale and evidence in comparison to radiosurgery. *Neurochirurgie* 2004;50:421–426.
14. Gerszten PC, Ozhasoglu C, Burton SA, et al. CyberKnife frameless stereotactic radiosurgery for spinal lesions: clinical experience in 125 cases. *Neurosurgery* 2004;55:89–98.
15. Benzil DL, Saboori M, Mogilner AY, et al. Safety and efficacy of stereotactic radiosurgery for tumors of the spine. *J Neurosurg* 2004;101(Suppl 3):413–418.
16. Flickinger JC, Kondziolka D, Niranjan A, et al. Acoustic neuroma radiosurgery with marginal tumor doses of 12 to 13 Gy. *Int J Radiat Oncol Biol Phys* 2004;60: 225–230.
17. Florio F, Lauriola W, Nardella M, et al. Endovascular treatment of intracranial arterio-venous malformations with Onyx embolization: preliminary experience. *Radiol Med (Torino)* 2003;106:512–520.
18. Foote KD, Friedman WA, Buatti JM, et al. Analysis of risk factors associated with radiosurgery for vestibular schwannoma. *J Neurosurg* 2001;95(Suppl):440–449.
19. Friedman DP, Goldman HW, Flanders AE, et al. Stereotactic radiosurgical pallidotomy and thalamotomy with the gamma knife: MR imaging findings with clinical correlation–preliminary experience. *Radiology* 1999;212:143–150.
20. Gerszten PC, Burton SA, Ozhasoglu C, et al. Stereotactic radiosurgery for spinal metastases from renal cell carcinoma. *J Neurosurg Spine* 2005;3:288–295.
21. Aoyama H, Shirato H, Tago M, et al. Stereotactic radiosurgery plus whole-brain radiation therapy vs stereotactic radiosurgery alone for treatment of brain metastases: a randomized controlled trial. *JAMA* 2006;295:2483–2491.
22. Gerszten PC, Burton SA, Quinn AE, et al. Radiosurgery for the treatment of spinal melanoma metastases. *Stereotact Funct Neurosurg* 2005;83:213–221.
23. Hadjipanayis CG, Kondziolka D, Flickinger JC, et al. The role of stereotactic radiosurgery for low-grade astrocytomas. *Neurosurg Focus* 2003;14:1–7.
24. Harris AE, Lee JY, Omalu B, et al. The effect of radiosurgery during management of aggressive meningiomas. *Surg Neurol* 2003;60:298–305.
25. Hasegawa T, Kondziolka D, Spiro R, et al. Repeat radiosurgery for refractory trigeminal neuralgia. *Neurosurgery* 2002;50:494–502.
26. Hasegawa T, McInerney J, Kondziolka D, et al. Long-term results after stereotactic radiosurgery for patients with cavernous malformations. *Neurosurgery* 2002;50:1190–1198.
27. Henson CF, Goldman HW, Rosenwasser RH, et al. Glycerol rhizotomy versus gamma knife radiosurgery for the treatment of trigeminal neuralgia: an analysis of patients treated at one institution. *Int J Radiat Oncol Biol Phys* 2005;63:82–90.
28. Hsieh PC, Chandler JP, Bhangoo S, et al. Adjuvant gamma knife stereotactic radiosurgery at the time of tumor progression potentially improves survival for patients with glioblastoma multiforme. *Neurosurgery* 2005;57:684–692.
29. Huang YC, Tseng CK, Chang CN, et al. LINAC radiosurgery for intracranial cavernous malformation:10-year experience. *Clin Neurol Neurosurg* 2006;108: 750–756.
30. Mehta MP, Tsao MN, Whelan TJ, et al. The American Society for Therapeutic Radiology and Oncology (ASTRO) evidence–based review of the role of radiosurgery for brain metastases. *Int J Radiat Oncol Biol Phys* 2005;63:37–46.
31. Meijer OW, Vandertop WP, Baayen JC, et al. Single-fraction vs. fractionated linac-based stereotactic radiosurgery for vestibular schwannoma: a single-institution study. *Int J Radiat Oncol Biol Phys* 2003;56:1390–1396.
32. Mingione V, Yen CP, Vance ML, et al. Gamma surgery in the treatment of nonsecretory pituitary macroadenoma. *J Neurosurg* 2006;104:876–883.
33. Modha A, Gutin PH. Diagnosis and treatment of atypical and anaplastic meningiomas: a review. *Neurosurgery* 2005;57:538–550.
34. Morita A, Coffey RJ, Foote RL, et al. Risk of injury to cranial nerves after gamma knife radiosurgery for skull base meningiomas: experience in 88 patients. *J Neurosurg* 1999;90:42–49.
35. Muacevic A, Jess-Hempen A, Tonn JC, et al. Results of outpatient gamma knife radiosurgery for primary therapy of acoustic neuromas. *Acta Neurochir Suppl* 2004;91:75–78.
36. Narod SA, Parry DM, Parboosingh J, et al. Neurofibromatosis type 2 appears to be a genetically homogeneous disease. *Am J Hum Genet* 1992;51:486–496.
37. Nicolato A, Foroni R, Alessandrini F, et al. The role of Gamma Knife radiosurgery in the management of cavernous sinus meningiomas. *Int J Radiat Oncol Biol Phys* 2002;53:992–1000.
38. Niranjan A, Jawahar A, Kondziolka D, et al. A comparison of surgical approaches for the management of tremor: radiofrequency thalamotomy, gamma knife thalamotomy and thalamic stimulation. *Stereotact Funct Neurosurg* 1999;72:178–184.
39. Ohye C, Shibazaki T, Sato S. Gamma knife thalamotomy for movement disorders: evaluation of the thalamic lesion and clinical results. *J Neurosurg* 2005;102(Suppl):234–240.
40. Okun MS, Stover NP, Subramanian T, et al. Complications of gamma knife surgery for Parkinson disease. *Arch Neurol* 2001;58:1995–2002.
41. Ondra SL, Troupp H, George ED, et al. The natural history of symptomatic arteriovenous malformations of the brain: a 24-year follow-up assessment. *J Neurosurg* 1990;73:387–391.
42. Paek SH, Chung HT, Jeong SS, et al. Hearing preservation after gamma knife stereotactic radiosurgery of vestibular schwannoma. *Cancer* 2005;104:580–590.
43. Pan L, Wang EM, Zhang N, et al. Long-term results of Leksell gamma knife surgery for trigeminal schwannomas. *J Neurosurg* 2005;102(Suppl):220–224.
44. Pollock BE, Flickinger JC, Lunsford LD, et al. Factors that affect the hemorrhage risk of arteriovenous malformations. *Stroke* 1996;27:1–6.
45. Pollock BE, Flickinger JC, Lunsford LD, et al. Hemorrhage risk after radiosurgery for arteriovenous malformations. *Neurosurgery* 1996;38.
46. Pollock BE, Garces YI, Stafford SL, et al. Stereotactic radiosurgery for cavernous malformations. *J Neurosurg* 2000;93:987–991.
47. Pollock BE, Kondziolka D, Flickinger JC, et al. Preservation of cranial nerve function after radiosurgery for nonacoustic schwannomas. *Neurosurgery* 1993; 33:597–601.
48. Pollock BE, Lunsford LD, Kondziolka D, et al. Outcome analysis of acoustic neuroma management: a comparison of microsurgery and stereotactic radiosurgery. *Neurosurgery* 1995;36:215–225.
49. Pollock BE, Stafford SL. Results of stereotactic radiosurgery for patients with imaging defined cavernous sinus meningiomas. *Int J Radiat Oncol Biol Phys* 2005;62:1427–1431.
50. Pouratian N, Sheehan J, Jagannathan J, et al. Gamma knife radiosurgery for medically and surgically refractory prolactinomas. *Neurosurgery* 2006;59: 255–266.
51. Rades D, Schild SE. Value of postoperative stereotactic radiosurgery and conventional radiotherapy for incompletely resected typical neurocytomas. *Cancer* 2006;106:1140–1143.
52. Regis J, Hayashi M, Eupierre LP, et al. Gamma knife surgery for epilepsy related to hypothalamic hamartomas. *Acta Neurochir Suppl* 2004;91:33–50.
53. Regis J, Metellus P, Hayashi M, et al. Prospective controlled trial of gamma knife surgery for essential trigeminal neuralgia. *J Neurosurg* 2006;104:913–924.
54. Regis J, Pellet W, Delsanti C, et al. Functional outcome after gamma knife surgery or microsurgery for vestibular schwannomas. *J Neurosurg* 2002;97:1091–1100.
55. Regis J, Rey M, Bartolomei F, et al. Gamma knife surgery in mesial temporal lobe epilepsy: a prospective multicenter study. *Epilepsia* 2004;45:504–515.
56. Rowe JG, Radatz MW, Walton L, et al. Gamma knife stereotactic radiosurgery for unilateral acoustic neuromas. *J Neurol Neurosurg Psychiatr* 2003;74:1536–1542.
57. Inoue HK. Low-dose radiosurgery for large vestibular schwannomas: long-term results of functional preservation. *J Neurosurg* 2005;102(Suppl):111–113.
58. Iwai Y, Yamanaka K, Shiotani M, et al. Radiosurgery for acoustic neuromas: results of low-dose treatment. *Neurosurgery* 2003;53:282–288.
59. Karlsson B, Lindquist C, Steiner L. Prediction of obliteration after gamma knife surgery for cerebral arteriovenous malformations. *Neurosurgery* 1997;40: 425–430.
60. Katz TS, Amdur RJ, Yachnis AT, et al. Pushing the limits of radiotherapy for atypical and malignant meningioma. *Am J Clin Oncol* 2005;28:70–74.
61. Kim DS, Park YG, Choi JU, et al. An analysis of the natural history of cavernous malformations. *Surg Neurol* 1997;48:9–17.
62. Kim MS, Pyo SY, Jeong YG, et al. Gamma knife surgery for intracranial cavernous hemangioma. *J Neurosurg* 2005;102(Suppl):102–106.
63. King CR, Lehmann J, Adler JR, et al. CyberKnife radiotherapy for localized prostate cancer: rationale and technical feasibility. *Technol Cancer Res Treat* 2003;2:25–30.
64. Kondziolka D, Flickinger JC, Perez B. Judicious resection and/or radiosurgery for parasagittal meningiomas: outcomes from a multicenter review. Gamma Knife Meningioma Study Group. *Neurosurgery* 1998;43:405–413.
65. Kondziolka D, Levy EI, Niranjan A, et al. Long term outcomes after meningioma radiosurgery: physician and patient perspectives. *J Neurosurg* 1999;91:44–50.
66. Kondziolka D, Lunsford LD, Flickinger JC, et al. Reduction of hemorrhage risk after stereotactic radiosurgery for cavernous malformations. *J Neurosurg* 1995; 83:825–831.
67. Kondziolka D, Lunsford LD, Flickinger JC. Stereotactic radiosurgery for the treatment of trigeminal neuralgia. *Clin J Pain* 2002;18:42–47.
68. Flickinger JC, Kondziolka D, Lunsford LD. Radiobiological analysis of tissue responses following radiosurgery. *Technol Cancer Res Treat* 2003;2:87–92.
69. Flickinger JC, Kondziolka D, Maitz AH, et al. Gamma knife radiosurgery of imaging-diagnosed intracranial meningioma. *Int J Radiat Oncol Biol Phys* 2003; 56:801–806
70. Flickinger JC, Pollock BE, Kondziolka D, et al. Does increased nerve length within the treatment volume improve trigeminal neuralgia radiosurgery? A prospective double-blind, randomized study. *Int J Radiat Oncol Biol Phys* 2001;51:449–454.
71. Kondziolka D, Lunsford LD, Kestle JR. The natural history of cerebral cavernous malformations. *J Neurosurg* 1995;83:820–824.
72. Kondziolka D, Lunsford LD, McLaughlin MR, et al. Long-term outcomes after radiosurgery for acoustic neuromas. *N Engl J Med* 1998;339:1426–1433.
73. Kondziolka D, Lunsford LD. Stereotactic radiosurgery for squamous cell carcinoma of the nasopharynx. *Laryngoscope* 1991;101:519–522.
74. Lippitz BE, Mindus P, Meyerson BA, et al. Lesion topography and outcome after thermocapsulotomy or gamma knife capsulotomy for obsessive-compulsive disorder: relevance of the right hemisphere. *Neurosurgery* 1999;44:452–460.
75. Unger F, Schrottner O, Feichtinger M, et al. Stereotactic radiosurgery for hypothalamic hamartomas. *Acta Neurochir Suppl* 2002;84:57–63.
76. Maruyama K, Kawahara N, Shin M, et al. The risk of hemorrhage after radiosurgery for cerebral arteriovenous malformations. *N Engl J Med* 2005;352:146–153.
77. Maesawa S, Flickinger JC, Kondziolka D, et al. Repeated radiosurgery for incompletely obliterated arteriovenous malformations. *J Neurosurg* 2000;92:961–970.
78. Sirin S, Kondziolka D, Niranjan A, et al. Prospective staged volume radiosurgery for large arteriovenous malformations: indications and outcomes in otherwise untreatable patients. *Neurosurgery* 2006;58:17–27.
79. Liscak R, Vladyka V, Simonova G, et al. Gamma knife surgery of brain cavernous hemangiomas. *J Neurosurg* 2005;102(Suppl):207–213.
80. Liu KD, Chung WY, Wu HM, et al. Gamma knife surgery for cavernous hemangio-

mas: an analysis of 125 patients. *J Neurosurg* 2005;102(Suppl):81–86.
81. Mabanta SR, Buatti JM, Friedman WA, et al. Linear accelerator radiosurgery for nonacoustic schwannomas. *Int J Radiat Oncol Biol Phys* 1999;43:545–548.
82. Madsen BL, Hsi RA, Pham HT, et al. Intrafractional stability of the prostate using a stereotactic radiotherapy technique. *Int J Radiat Oncol Biol Phys* 2003; 57:1285–1291.
83. Mahajan A, McCutcheon IE, Suki D, et al. Case-control study of stereotactic radiosurgery for recurrent glioblastoma multiforme. *J Neurosurg* 2005;103:210–217.
84. Malik I, Rowe JG, Walton L, et al. The use of stereotactic radiosurgery in the management of meningiomas. *Br J Neurosurg* 2005;19:13–20.
85. Martin JM, Katati M, Lopez E, et al. Linear accelerator radiosurgery in treatment of central neurocytomas. *Acta Neurochir (Wien)* 2003;145:749–754.
86. Kondziolka D, Nathoo N, Flickinger JC, et al. Long-term results after radiosurgery for benign intracranial tumors. *Neurosurgery* 2003;53:815–822.
87. Sakamoto T, Shirato H, Takeichi N, et al. Annual rate of hearing loss falls after fractionated stereotactic irradiation for vestibular schwannoma. *Radiother Oncol* 2001;60:45–48.
88. Shirato H, Sakamoto T, Sawamura Y, et al. Comparison between observation policy and fractionated stereotactic radiotherapy (SRT) as an initial management for vestibular schwannoma. *Int J Radiat Oncol Biol Phys* 1999;44:545–550.
89. Lin VY, Stewart C, Grebenyuk J, et al. Unilateral acoustic neuromas: long-term hearing results in patients managed with fractionated stereotactic radiotherapy, hearing preservation surgery, and expectantly. *Laryngoscope* 2005;115:292–296.
90. Andrews DW, Suarez O, Goldman HW, et al. Stereotactic radiosurgery and fractionated stereotactic radiotherapy for the treatment of acoustic schwannomas: comparative observations of 125 patients treated at one institution. *Int J Radiat Oncol Biol Phys* 2001;50:1265–1278.
91. Schefter TE, Kavanagh BD, Raben D, et al. A phase I/II trial of stereotactic body radiation therapy (SBRT) for lung metastases: Initial report of dose escalation and early toxicity. *Int J Radiat Oncol Biol Phys* 2006;66(4 Suppl):S120.
92. Schefter TE, Kavanagh BD, Raben D, et al. A phase I/II trial of stereotactic body radiation therapy (SBRT) for lung metastases: Initial report of dose escalation and early toxicity. *Int J Radiat Oncol Biol Phys* 2006;66(4 Suppl):S120.
93. Selch MT, Pedroso A, Lee SP, et al. Stereotactic radiotherapy for the treatment of acoustic neuromas. *J Neurosurg* 2004;101(Suppl 3):362–372.
94. Sheehan JP, Niranjan A, Sheehan JM, et al. Stereotactic radiosurgery for pituitary adenomas: an intermediate review of its safety, efficacy, and role in the neurosurgical treatment armamentarium. *J Neurosurg* 2005;102:678–691.
95. Andrews DW, Scott CB, Sperduto PW, et al. Whole brain radiation therapy with or without stereotactic radiosurgery boost for patients with one to three brain metastases: phase III results of the RTOG 9508 randomized trial. *Lancet* 2004;363:1665–1672.
96. Kondziolka D, Patel A, Lunsford LD, et al. Stereotactic radiosurgery plus whole brain radiotherapy versus radiotherapy alone for patients with multiple brain metastases. *Int J Radiat Oncol Biol Phys* 1999;45:427–434.
97. Bhatnagar AK, Flickinger JC, Kondziolka D, et al. Stereotactic radiosurgery for four or more intracranial metastases. *Int J Radiat Oncol Biol Phys* 2006; 64(3):898–903.
98. Souhami L, Seiferheld W, Brachman D, et al. Randomized comparison of stereotactic radiosurgery followed by conventional radiotherapy with carmustine to conventional radiotherapy with carmustine for patients with glioblastoma multiforme: report of Radiation Therapy Oncology Group 93-05 protocol. *Int J Radiat Oncol Biol Phys* 2004;60:853–860.
99. Bilsky MH, Yamada Y, Yenice KM, et al. Intensity-modulated stereotactic radiotherapy of paraspinal tumors: a preliminary report. *Neurosurgery* 2004;54: 823–831.
100. Voynov G, Heron DE, Burton S, et al. Frameless stereotactic radiosurgery for recurrent head and neck carcinoma. *Technol Cancer Res Treat* 2006;5:529–535.
101. Weber DC, Chan AW, Bussiere MR, et al. Proton beam radiosurgery for vestibular schwannoma: tumor control and cranial nerve toxicity. *Neurosurgery* 2003; 53:577–586.
102. Beitler JJ, Badine EA, El-Sayah D, et al. Stereotactic body radiation therapy for nonmetastatic lung cancer: an analysis of 75 patients treated over 5 years. *Int J Radiat Oncol Biol Phys* 2006;65:100–106.
103. Aiba T, Tanaka R, Koike T, et al. Natural history of intracranial cavernous malformations. *J Neurosurg* 1995;83:56–59.
104. Bush DA, McAllister CJ, Loredo LN, et al. Fractionated proton beam radiotherapy for acoustic neuroma. *Neurosurgery* 2002;50:270–273.
105. Chang SD, Gibbs IC, Sakamoto GT, et al. Staged stereotactic irradiation for acoustic neuroma. *Neurosurgery* 2005;56:1254–1263.
106. Niranjan A. Gamma knife thalamotomy for disabling tremor. *Arch Neurol* 2002;59:1660.
107. Kupersmith MJ, Kalish H, Epstein F, et al. Natural history of brainstem cavernous malformations. *Neurosurgery* 2001;48:47–53.
108. Lax I, Karlsson B. Prediction of complications in gamma knife radiosurgery of arteriovenous malformation. *Acta Oncol* 1996;35:49–55.
109. Lederman G, Lowry J, Wertheim S, et al. Acoustic neuroma: potential benefits of fractionated stereotactic radiosurgery. *Stereot Funct Neurosurg* 1997;69(1–4 Pt 2): 175–182.
110. Lee JY, Niranjan A, McInerney J, et al. Stereotactic radiosurgery providing long-term tumor control of cavernous sinus meningiomas. *J Neurosurg* 2002; 97(1):65–72.
111. McDermott MW, Berger MS, Kunwar S, et al. Stereotactic radiosurgery and interstitial brachytherapy for glial neoplasms. *J Neurooncol* 2004;69:83–100.
112. Tyler-Kabara E, Kondziolka D, Flickinger JC, et al. Stereotactic radiosurgery for residual neurocytoma. Report of four cases. *J Neurosurg* 2001;95:879–882.
113. Williams JA. Fractionated stereotactic radiotherapy for acoustic neuromas. *Int J Radiat Oncol Biol Phys* 2002;54:500–504.
114. Wowra B, Muacevic A, Jess-Hempen A, et al. Outpatient gamma knife surgery for vestibular schwannoma: definition of the therapeutic profile based on a 10-year experience. *J Neurosurg* 2005;102(Suppl):114–118.
115. Young RF, Jacques S, Mark R, et al. Gamma knife thalamotomy for treatment of tremor: long-term results. *J Neurosurg* 2000;93(Suppl 3):128–135.
116. Young RF, Vermeulen S, Posewitz A, et al. Pallidotomy with the gamma knife: a positive experience. *Stereotact Funct Neurosurg* 1998;70(Suppl 1):218–228.
117. Zabel A, Debus J, Thilmann C, et al. Management of benign cranial nonacoustic schwannomas by fractionated stereotactic radiotherapy. *Int J Cancer* 2001;96:356–362.

第 17 章 中枢神经系统外肿瘤的立体定向放射治疗

Brian D. Kavanagh, Jeffrey D. Bradley, Robert D. Timmerman

20 世纪 80 年代后期和 90 年代初期，从传统的常规分次外照射中分离出了新的分割模式——大分割，美国、瑞典和日本的研究人员开始使用它来治疗肺癌、肝癌和其他颅外恶性肿瘤[1–3]。研究人员一直在不断地改进在颅内、脊柱立体定向外科中有临床价值的技术，探索高分次剂量放疗的有效性和生物学潜在优势[4]。后来其他研究人员也开始注意到高分次剂量放疗的临床优势，随之引起世界范围的研究热潮。

研究者们最初使用自己机构的定制的个体化辅助设备来固定患者并采用普通直线加速器实现治疗时肿瘤内靶区的精确定位。现在，有了相应的商业配套设备来帮助固定患者、解决治疗中的呼吸门控问题以及确保影像引导治疗的准确性，这使高剂量聚焦外照射放疗更加方便。几个厂家都推出了新一代直线加速器，它们中有些是为颅内或颅外立体定向放疗专门设计的，有些是通过内置的一些装置来简化立体定向放疗的过程。

美国放射治疗学和肿瘤学会（ASTRO）将体部立体定向放疗（SBRT）定义为由影像引导的、整个疗程不超过 5 次的高剂量毁损肿瘤的放疗[5]。过去对 SBRT 还有很多其他的描述方式，包括 SABR，即颅外立体定向消融放射治疗[6]。

体部立体定向放射治疗的生物学和肿瘤学原理

SBRT 的魅力是基于非线性的剂量和细胞毒性效应关系，即单次或几次高分次剂量比相同总剂量下低分次剂量照射的细胞致死效应更大。过去放射剂量和肿瘤细胞杀伤的关系是基于比较不同的传统分次放射治疗方案的等效生物效应的二次方程式（LQ）模型。在 SBRT 治疗的剂量范围内，越来越多的人认为 LQ 模型过高估计了分次剂量为 8~10Gy 甚至更高的剂量的放疗潜能。

大量的研究提出了各种替代的数学模型来解释观察到的报道失实的剂量在此范围内的 LQ 模型。例如，Guerrero 和 Li[7]就提出了潜在致死模型，也称为 Curtis 模型[8]，可以解释发生在个体放疗过程中正在进行的修复过程，因此可以对查过正常典型治疗间隔的高剂量下的低细胞毒性进行预测。修正颅内立体定向放疗的实验数据为这一理论提供了支持[9]。Park[10]等提供了普遍的生存曲线，将 SBRT 放疗中多靶点模型的常规放疗分次和 LQ 模型相结合。这种分段函数模型能够达到与 SBRT 治疗相适应的 LQ 模型相同的数学结果。

在前列腺癌的特殊情况下，评价 SBRT 的治疗还应包括基本的不同考虑因素。应用基于 LQ 模型的假设和解释，前列腺癌的 α/β 比值相对较低，范围为 1.5~3.0Gy[11,12]。如果该估计值是正确的，那么高剂量分次应比常规剂量分次提供更高的治疗比。越来越多的临床随机研究证据表明，对比常规 2Gy/次的放疗，3Gy/d 的大分割放疗能为该假设提供强有力的证据[13–15]。本章将介绍分次剂量高于 3Gy/次的治疗前列腺癌的 SBRT 临床试验。

上述高剂量–分次肿瘤细胞杀伤模型中，没有一种能精确涵盖与基于肿瘤 DNA 的损伤的机制相当或更重要的机制，被称为抗肿瘤血管生成，可发生在分次剂量超过 8~10Gy 时的血管内皮细胞凋亡。首先由 Garcia-Barros 等[16]在临床前研究中发现并报道。而临床相关证据通过测量 SBRT 治疗后的血清相关凋亡标记物间接证明了该机制的重要性[17]。其他相关的剂量节点并没有发现该现象的产生，除非该剂量节点超过最小“常规”剂量水平，这也为 SBRT 的研究提供了新的思路[18–20]。

除可作为筛选的早期肿瘤的初始治疗外，SBRT还可以作为一种治疗孤立转移瘤无创伤且高效的放疗方式，治疗原则遵循肿瘤细胞生长和扩散以及细胞毒性规律：①免疫现象学描述；②失败概念的模式；③寡转移理论；④Norton-Simon 假设；⑤免疫增强[21]。

SBRT 用于治疗几个孤立转移灶时如何描述是最受争议的内容。关于局部肺转移或各种肝实体瘤患者接受侵入性局部治疗（外科切除、射频消融、冷冻疗法）后获得3年或5年高生存率的报道屡见不鲜。在一定程度上，如果 SBRT 能证明具有相同的疗效且只有同等或更小的毒性，则其可被视为一种其他疗法的无创的替代治疗手段。

还可以用一种失败模式模型来描述用 SBRT 治疗转移瘤。这种模型已经在放射肿瘤学领域达成共识，并在淋巴瘤的综合治疗中应用多年，全身化疗联合受累区域放疗是基于这样的假设，即诊断时肉眼可见肿瘤部位有最多数量的肿瘤干细胞，被化疗完全消灭的可能性也最小。Rusthoven 等[21]报道了一种失败模式的分析，转移的非小细胞肺癌患者接受化疗，研究结果相似，患者在接受化疗后局部复发是失败的一种模式，提示 SBRT 可以作为化疗后残留的病灶的后续治疗。Mehta 等[23]更早的报道也显示相似的观察结果。

然而在关于 SBRT 对寡转移灶的治疗方面存在另一个争议。Hellman 和 Weichselbaum[24]认为有一部分患者是介于治疗后完全缓解和广泛转移之间的。对于这部分患者，全部疾病负荷是完全包含在影像学检查所知的有限的部位中。这种情况可能是个体自然病程中的节点，因此若有限的转移灶被根除，则可能被治愈。在众多支持这一理论的研究中，Stinauer 等[25]报道了应用 SBRT 治疗黑色素瘤或肾细胞癌，转移灶≤3个的寡转移疾病患者相比多转移灶患者有更长的生存期。

寡转移的理论可以根据患者目前的病灶检出数量来进一步区分可能获益的患者，对预后有连续的而不是间断的评价。在某种意义上说这种做法是 Norton-Simon 假说的变异，其适用于全部主体，而不是只是肿瘤细胞动力学。这个猜想源于动物模型的实验观察，主体体内的癌细胞从不可检出，通过一个阶段的快速增长，继续发展则可导致主体的死亡[26]。研究者在临床试验中验证这一观察结果，通过假设传统以 DNA 靶向化疗在有丝分裂活性期会对肿瘤细胞有最高程度的细胞毒性。剂量密度化疗的试验通过在肿瘤生长较快且体积相对较小的时候给予更高频度的化疗，阻止肿瘤进一步进展为相对不敏感且近乎致死的体积[27]。

在一项关于肿瘤致死负荷的连续测量而非离散变量的研究中，Lee[28]等应用基于正电子发射断层扫描的方法量化肺癌患者的代谢活跃肿瘤负担并观察其独立预测总生存。根据 Norton-Simon 假设，原则上，应用 SBRT 治疗转移性疾病的患者会获得良好的效果。首先，SBRT 可以降低肿瘤的全身负荷，使肿瘤细胞在患者体内进入一个相对高速增殖阶段，使其对细胞毒性系统药物更加敏感。其次，SBRT 可以预防或延迟肿瘤对患者的致命威胁[29]。

近年来，第5次审议考虑高分次剂量可能对免疫系统带来影响，从而提供更好的治疗效果。临床前研究表明，高分次剂量电离放疗可以诱导肿瘤间质内的抗原递呈[30]。此外，T 细胞诱导的抗体产生可以和高分次剂量电离放疗相结合，不仅可以提高局部肿瘤的治疗效果，也通过免疫效应对远离照射部位的肿瘤种植进行治疗[31]。这些研究成果促使研究者思考 SBRT 和免疫相结合治疗转移性疾病的新方法。

这些观点相互重叠，很难证明哪个观点更正确。例如，对病灶转移部位运用 SBRT 后无病生存率和总生存率提高可支持上述理论。然而，在更多情况下，SBRT 在转移瘤治疗中的运用和这些理论都在构建一个临床实验的主要目标：SBRT 一种是治疗转移性病灶的方式，既可以单独使用，也可以联合全身化疗药物使用。

体部立体定向放射治疗指南、物理学概要及安全性

ASTRO 和美国放疗协会（ACR）发表了相关指南，包括人员资格和责任、执行、质量控制、临床操作安全和适当的管理以及治疗后随访[5]。ASTRO-ACR 指南建议地方和机构的 SBRT 程序中应包括以下部分：

1.人员资格审定：

(1)通过认证的放射肿瘤学家；

(2)有资格的医学物理师；

(3)通过注册的放射治疗师；

(4)其他支持人员（剂量师、肿瘤学护士等）。

2.器械的质量保证程序。

3.根据“ACR 通讯实践指南：放射肿瘤学”归档的文件。

4.治疗器械的质量控制。

5.计划和治疗影像的质量控制。

6.治疗计划系统的质量控制。

7.建立模拟治疗系统,以便于计算在计划和定位过程中由于器官运动和过程不确定性产生的系统误差和随机误差。

美国医学协会中的物理学家协会任务组 101(TG101)将 ASTRO-ACR 指南生成一份报告,其中包括 SBRT 计划生成和实施过程中的要点[32]。其中包括关于对潜在的图像人为操作及其对放疗计划的影响、小射野剂量的挑战以及使用一种可接受的剂量计算方法的重要性的讨论。

在 SBRT 中,正确的患者摆位、靶区定位和呼吸相关运动的处理都至关重要。现在可利用的患者固定装置多种多样,包括以体外标记物为参考的各种体部框架。所谓无框系统包括超声、千伏级成像,近乎实时的 CT 扫描也被用于验证内靶区与所用射野的相对位置。因为 SBRT 的每次治疗过程比传统外照射治疗要长,所以考虑患者的舒适度也是很重要的。

控制呼吸运动的设备和系统可大致分为三类:①主动呼吸控制;②门控系统;③追踪装置。主动呼吸控制装置包括通过控制吸气–呼气肺部运动中的肋内扩张和浅呼吸来减少横膈膜移动(呼吸相关动度的最大影响因素)的腹压装置,还包括在呼吸周期中的某一重复过程中(例如,深吸气)运用屏气设备稳定肿瘤。SBRT 的门控系统和其他放疗中的门控系统一样,用能标示呼吸运动(如胸壁运动)的指示物作为参照,当其标示肿瘤进入特定范围时,电子束激活触发器开始照射。追踪系统随着肿瘤的运动即时移动射线束或患者的位置。

即使不考虑呼吸控制的设备,治疗计划也同样要考虑到治疗中呼吸运动的影响。尽管有控制设备,治疗位置仍有很多不确定性。计划治疗靶区(PTV)的边缘通常要考虑到可见大体肿瘤体积(GTV)的运动影响,范围通常为 5~10mm。

“立体定向”一词以前经常指运用与内部结构相连的外部标志物来帮助内部靶区重新定位,但现在定义的内容已经扩展到包括影像学引导的放射治疗(I-GRT)系统,即通过治疗设备的 3D 几何坐标而非患者身上的外部标记物来定位内部靶区。当然,现在 SBRT 定义中常常包括将多种影像学引导技术应用于治疗。

尽管也运用其他射线,但迄今为止关于 SBRT 的大多数报道都是运用高能量的光子(X 线)作为治疗射线。在现有的临床经验中,对于组合射线和拉弧角度并没有绝对的临床标准,每一个病例可能都存在特殊挑战。总而言之,为了达到 PTV 内密集的高剂量分布和 PTV 外围剂量的陡降,必须运用非共面多野(通常为 10 个或以上)或多弧技术。SBRT 中可对单个射野和弧进行调强。

作为 ASTRO 靶区安全计划的一部分,ASTRO 的临床事务与质量委员会的多学科质量保证小组委员会制订了一份白皮书,主题是关于颅内立体定向放疗与 SBRT,题目是“立体定向放射外科和立体定位放射治疗的质量和安全考虑”[33]。在该白皮书中特别强调了将关键点的核查和错误分析机制作为质量安全的重要性。

特定位置行体部立体定向放射治疗的临床经验

肝脏

运用 SBRT 进行肝细胞癌(HCC)治疗的两个主要原因是:严重的肝病使肝癌患者无法进行手术;其他非手术治疗方式目前并不成功。据报道,未经治疗的 HCC 的中位生存期为 3~8 个月[34–36],因此急需安全有效的方法。

最早进行肝癌患者 SBRT 治疗观察的临床试验来自卡罗林斯卡医学院研究组[2],且后续有更多的前瞻性研究。玛格丽特公主医院进行了前瞻性Ⅰ期临床试验,采用 6 分次方案,入组肝细胞癌(n=31)或肝内胆管癌(n=10)患者[37]。处方剂量基于常规放疗对肝脏的正常组织并发症概率(NTCP)模型。中位肿瘤剂量为 36Gy(范围为 24~54Gy)。NTCP 模型高估了辐射诱导肝脏疾病的发生率,在大部分病例资料中可能高于该剂量。然而,在这组既往接受过治疗的患者(超过 60% 的患者至少行一次 HCC 治疗)中,可以观察到中位生存时间为 12 个月。

伊拉斯莫斯大学医学中心的 Méndez Romero 等[38]应用 3~5 次,总量 25~37.5Gy 的大分割放疗治疗了 8 例患者,共 11 个独立病灶,1 年生存率为 75%。韩国天主教大学的 Choi 等采用 3 分次,中位剂量为 36Gy(30~39Gy)的治疗方法,共 23 例患者 32 个孤立病灶。虽然随访时间较短(中位 11 个月),但没有报道严重的毒性反应。有趣的是,亚组分析结果显示,正常肝组织接受超出 18Gy 或更(V18)高剂量照射的体积是 SBRT 后 Child-Pugh 评分(CPC)基线下降的预测因素。

当 V_{18}>800mL，对 CPC 的负面影响急剧上升[40]。后者的观察有利于形成肝脏临界体积模型，它是通过保留足够数量的接受某一阈值以上剂量保留某些最低限度正常肝脏的功能模型。

韩国放射医学研究所的研究人员开展了前瞻性的研究，应用 SBRT 治疗 38 例经动脉化疗栓塞术治疗失败的不可手术的 HCC 患者[41]。该组患者的中位肿瘤体积为 40.5mL(11~464mL)。SBRT 治疗的剂量为 33~57Gy/3~4 次。最低 3 级毒性发生率<3%，2 年的总生存率为 61%。

美国印第安纳大学和科罗拉多大学的 Cardenes[42]报道了一项 HCC 患者接受 3 分次增量 SBRT Ⅰ期的临床试验。入组条件为：CPC-A 或 B 级，不可手术切除、病灶数目<3 个、肿瘤累积直径≤6cm。该研究共入组 17 例患者，包括 25 个病灶。在 CPC-A 组中，患者剂量为 36~48Gy(16Gy/F)，没有剂量限制性毒性；然而，在 CPC-B 组中，患者在 42Gy(14Gy/F)时有 3 级肝脏毒性。因此，CPC-B 组患者剂量降至 40Gy，共 5 分次。在治疗体积范围内，没有局部失败，6 例患者接受了肝移植。整组的 2 年总生存率为 60%。

印第安纳大学研究组分别报道了他们的单中心研究，共入组了 60 例患者：34 例 CPC-A 级，25 例 CPC-B 级，1 例 CPC-C 级[43]。中位分次数、中位分次剂量及总剂量分别为：CPC-A 组 3 次、14Gy、44Gy；CPC-B 组 5 次、8Gy、40Gy。中位随访时间为 27 个月，2 年局控率为 90%，2 年总生存率为 67%。SBRT 作为 23 例患者接受肝脏移植前的治疗，中位治疗时间为 SBRT 后 7 个月。在为期 3 个月的治疗中，有 20%的患者观察到了 CPC 的进展。

SBRT 治疗肝转移的结果最近也有所报道[44-51]，结果见表 17.1。实施 1~5 分次放疗方案，PTV 总量已高达 60Gy。结果显示，既往治疗过的患者可以获得较好的生存获益且增加剂量后局部控制改善。

Chang 等[52]报道了肝 SBRT 治疗结肠癌肝转移的 3 家临床中心的荟萃研究。以上经验来自斯坦福大学、公主玛格丽特医院和科罗拉多大学，共纳入 65 例患者，102 个直肠癌肝转移灶。超过 50%的患者至少接受过一次全身治疗，超过 40%的患者甚至接受过

表 17.1 肝脏转移瘤的体部立体定向放疗

机构	病例数/病灶数	SBRT 剂量和分次	结果
海德堡[44]	37/60	11~21Gy×1	18 个月 LC： 低剂量(<16)：0% 高剂量(>16)：81%
维尔茨堡[45]	39/51	7Gy×4 10Gy×3 12.5Gy×3 26Gy×1	2 年 LC： 低剂量(28~30)：58% 高剂量(其他)：82%
奥胡斯哥本哈根[46]	44/未描述	10Gy×3	2 年 LC：79% 所有患者 CRC 3 例溃疡者肠道剂量>30Gy
伊拉斯莫斯[47]	17/34	10Gy×3 12.5Gy×3	54% 15 例患者 CRC；多方法治疗患者中 1 例门静脉高血压
科罗拉多/多中心[48]	47/63	12~20Gy×3	2 年 LC： ≤3cm：100% >3cm：75%
公主玛格丽特医院[49]	68/141	变化，基于 NTCP 中位 7Gy×6	1 年 LC：71% 体积较小，剂量更高更佳
斯坦福[51]	19/35	18~30Gy×1	1 年 LC：77% 7 例患者合并原发性肝癌；未达到最大耐受剂量
得克萨斯大学西南医学中心[50]	26/35	6~12Gy×5	总剂量为 30Gy、50Gy 和 60Gy，2 年 LC 分别为 56%、89%和 100%

PTV，计划靶区体积；LC，局部控制；OS，总生存；CRC，结肠癌；NTCP，正常组织并发症。

2 次或以上全身治疗。分析结果显示，为了实现病灶持续的局部控制，48Gy/3 次的总剂量是必要的。多因素分析结果显示，SBRT 治疗后的持续局部控制和生存改善相关（P=0.06）。

肝 SBRT 治疗后的技术问题和图像处理也包含在这些报告和审查中[53,54]。简而言之，靶区勾画及图像引导也十分困难，因为肝脏转移瘤在 CT 扫描和室内体积成像上可视化不高，较难用于 IGRT。在很多中心，在实施 IGRT 时将不透射线标记物置于转移灶内或其附近。在所有的中心，考虑到摆位误差及分次间位移。通常，轴向外放 GTV 到 PTV 5mm，头脚方向为 5~10mm。

科罗拉多组在其Ⅰ期研究[55]及随后的Ⅱ期研究中，首次应用正常肝脏临界体积法对正常肝剂量进行限定。韩国天主教大学在应用 SBRT 治疗原发性肝癌方面，也应用了肝脏临界体积法[56]。对于适用于并行器官的放射生物学，在估计器官的受照射体积及功能消失的保护方面，应用的关键在某种程度上讲仍落后方向。从最初常规分割分次放疗研究得出初步结果显示，对于接受部分肝脏切除后的患者，接受 3 分次 SBRT 照射时，至少 700cm³ 接受剂量<15Gy。

持续观察肝脏 SBRT 对正常组织的影响，随访 CT 扫描发现接受了大约 30Gy 剂量的组织会出现一个低密度区[55]。Herfarth 等[57]率先报道了这一现象：单剂量肝 SBRT 与肝小静脉闭塞相关[58]。这种现象与临床结果之间的联系仍不明确，但对肝 SBRT 治疗后前几个月的肿瘤反应评估造成困难。

病例讨论

肝脏体部立体定向放射治疗

患者女，45 岁，Ⅳ期乳腺癌 2 年病史。诊断时活检证明肝转移。已应用很多化疗药物，最近应用健择和曲妥珠单抗。尽管其他可测量或可评估部位的肿瘤已经稳定或减退，肝部的肿瘤却在过去的 3 个月内从 2.5cm×2.9cm 增大到 6.0cm×4.2cm。因为患者能耐受治疗并且治疗对大部分部位有效，所以认为 SBRT 在治疗肝部肿瘤方面有效。

因为病灶直径>6cm，患者无法入组科罗拉多大学正在进行的 SBRT Ⅱ期肝转移试验，所给予剂量也低于试验剂量（图 17.1）。53cm³ 的 GTV 环形外扩 5mm，并且在头尾方向外扩 10mm 形成 PTV。剂量分布显示使用多重动态适形拉弧和呼吸控制装置在 1 周内进行 3 分次的治疗是可行的。额定处方剂量为 45Gy。最大点剂量为 59Gy，等效均匀剂量为 54Gy。接受剂量<15Gy 的正常肝体积为 1800cm³。右肾部位接受>15Gy 的体积为 13%。6 个月和 10 个月的随访扫描显示出现了受照正常肝组织高密度的 Herfarth 2 型反应[18]。病灶周围的正常肝组织实质也出现了萎缩的现象，这一现象已经被报道过[58]。该病灶在患者随后的生存中维持稳定，患者最后死于中枢神经系统并发症。

肺部

不可手术的早期肺癌对管理提出了很大的挑战。常规的放射治疗效果令人不满意，局部失败率高达 30%。因此在前瞻性临床研究中，不可手术的早期肺癌推荐 SBRT 治疗。在斯德哥尔摩的卡罗林斯卡医学院[59]和琦玉县的国家医疗防卫医院[60]进行了对Ⅰ期非小细胞肺癌 SBRT 的前期探索性研究，目前已有大量正式的关于应用 SBRT 治疗不可手术的早期肺癌的前瞻性报道。表 17.2 列举了主要的前瞻性研究（n≥50），中位随访时间至少为 24 个月，且局部控制及总生存期为 3 年[61-64]。持续的观察结果显示 3 年生存率为 50%~60%，相对于常规分次放疗有显著改善。

印第安纳大学的研究发现了一个重要的现象：尽管治疗的耐受性很好，但在肿瘤位置邻近肺门（被称为支气管树周围区域）的大气道，会产生高毒性风险。由于这个原因，在 SBRT 的 RTOG-0236 研究中对于医学原因无法手术的非小细胞肺癌患者，肿瘤位于支气管树位置的病例应排除在外[63]。RTOG 发起了单独的剂量递增研究（RTOG-0813），研究对肿瘤近支气管周围区域行 SBRT 治疗。RTOG 和日本临床肿瘤学组已完成了对早期不可手术患者行 SBRT 治疗的入组。

虽然在肺 SBRT 研究中较多的前瞻性研究包括原发性和转移性病灶，少数的回顾性研究报道了肺转移灶的 SBRT 治疗。在科罗拉多大学对肺转移癌的Ⅰ期 SBRT 试验中[65]，入组患者有 1~3 处实体肿瘤的肺转移灶，累计肿瘤直径<7cm，并且肺功能较好（FEV_1>1.0L）。GTV 环形外扩 5mm 并且头尾方向外扩 10mm 从而形成 PTV。第一队列 PTV 接受剂量为 48Gy/3 次。接下来 SBRT 剂量提高到最大值 60Gy/3 次。接受超过 15Gy（V_{15}）的正常肺组织的百分比要控制在 35%以内。剂量限制性毒性（DLT）包括急性Ⅲ级肺或食管毒性或任何急性Ⅳ级毒性。没有患者出现 DLT，并且当 SBRT 剂量递增至 60Gy/3 次时也未达到最大耐受剂

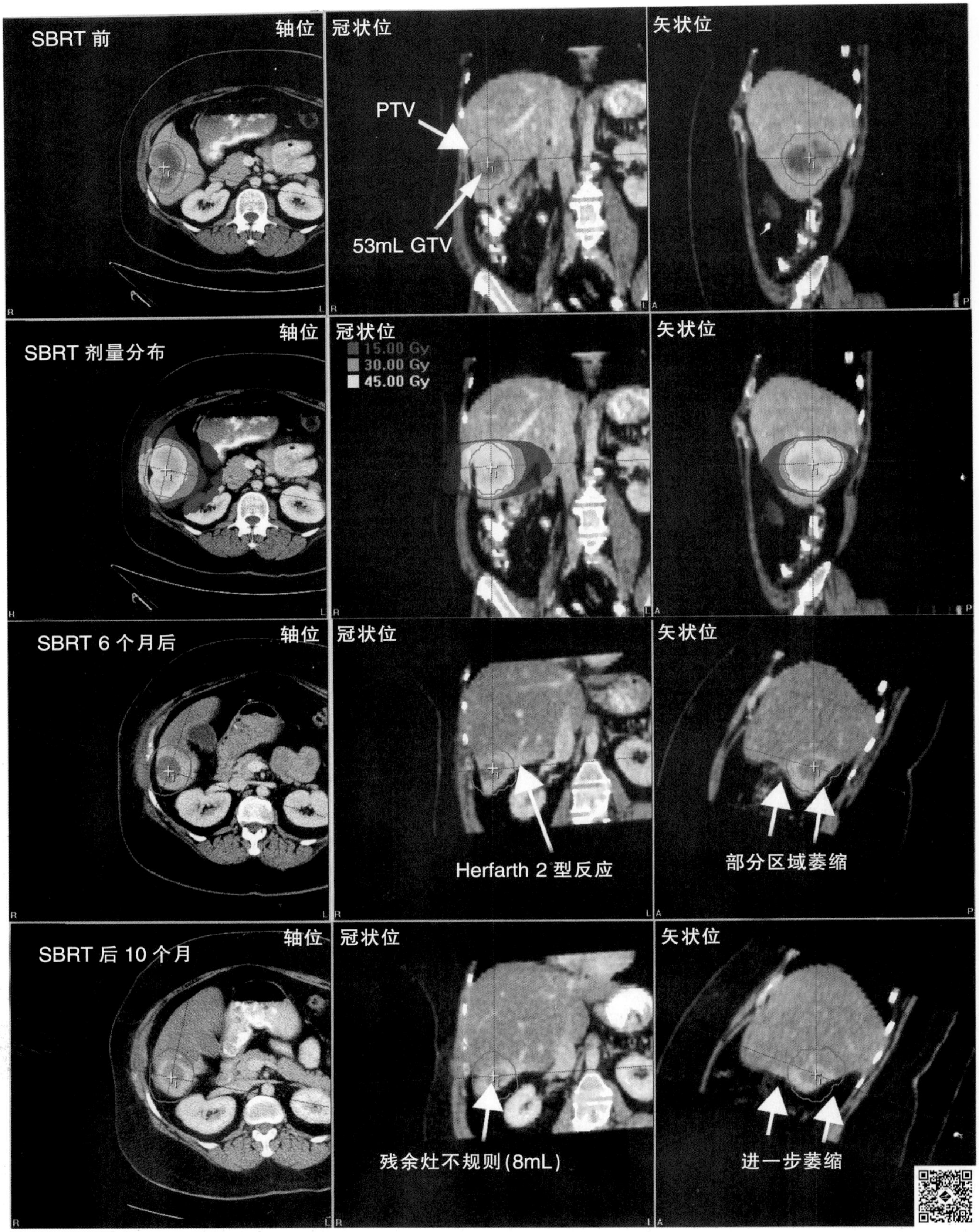

图 17.1 肝 SBRT 病例。第一行:SBRT 前的计划 CT 影像,细箭示大体肿瘤体积(GTV),粗箭示计划靶体积(PTV)。第二行:SBRT 合成剂量分布图。第三行:SBRT 治疗后 6 个月影像显示,在实质附近出现 Herfarth 2 型反应,并出现部分萎缩。最后一行:显示治疗后 10 个月影像,因为切除的肝组织持续萎缩,肿瘤体积继续缩小。

表 17.2 SBRT 治疗不可手术的非小细胞肺癌的主要临床试验结果

研究机构	患者例数	SBRT 剂量和分割方式	3 年结果
印第安纳大学[60]	70	60~66Gy/3 次	LC 88%，OS 43%
北欧协作组[62]	57	45Gy/次	LC 92%，OS 60%
RTOG[63]	55	54Gy/3 次	LC 98%，OS 56%
都灵大学[64]	62	45Gy/3 次	LC 88%，OS 57%

RTOG，美国放射肿瘤学会；LC，局部控制；OS，总生存率。

量。未发现对肺功能试验有明显持续的影响。

科罗拉多研究组应用 SBRT 治疗肺转移患者的Ⅱ期研究共入组了 38 例患者，共 63 个病灶[66]。大部分患者已至少接受过 1 次全身治疗，约 1/3 的患者接受过 2 次或以上治疗。3 级毒性反应的发生率为 8%(3/38)，并没有关于 4 级毒性反应的报道。1 例患者出现症状(2.6%)。对于 50 个可评价局控的病灶，中位随访时间为 15.4 个月。中位 GTV 为 4.2mL。精算 2 年局部控制率为 96%。中位总生存期为 19 个月。

病例讨论

肺部体部立体定向放射治疗

患者女，74 岁，pT1N0M0 非小细胞肺癌，患者 7 年前接受了右肺楔形切除术。3 年后因局部复发在抢救时接受了右肺切除。后经胸部 X 线检查发现左肺出现了结节，针刺活检确定为非小细胞肺癌，被认为是第二原发灶。分期研究未在其他部位发现病灶。患者接受了全身化疗，肿瘤暂时缩小，但很快又长大(图 17.2)。

白天的部分时间和晚上，患者接受 2L/min 的补充性吸氧。将患者所患病症作为新发 T1N0M0 肺癌进行了 SBRT 的根治性治疗。4cm³ 的 GTV 环形扩展 5mm，并在头尾方向上扩展 10mm，形成 29cm³ 的 PTV。剂量分布显示，使用多个动态适形拉弧，在 1 周内 3 分次的治疗是可行的。因为需要补充吸入氧气，患者不能接受呼吸控制设备，所以在定位和治疗中使用了腹压设备。额定处方剂量为 60Gy。最大点剂量为 79Gy，等效均匀剂量为 72Gy。接受剂量<15Gy 的正常肺部组织为 12.7%。该病灶在患者的生存期内保持稳定，患者在 SBRT 治疗 2 年后死于无关的原因。

脊柱

Hamilton 等[14,15]运用刚性的固定设备以脊柱为坐标，进行了此方面的最早研究。在传统放射治疗后对 9 例患者又进行了 8~10Gy 的保守剂量的治疗。使用此技术的脊髓受量很低(0.5~3.2Gy)。之后一定时期的随访显示一些患者有临床获益，且没有观察到并发症。最近，又发明了很多创伤更小的技术。

亨利福特医院的 Ryu 等[68]首先开始运用分割放射治疗脊柱转移瘤，随后进行了放射外科增量(6~8Gy)，接受治疗的 10 例患者都有效地减轻了痛苦。接下来他们又进行了单次脊柱放射外科研究（10~16Gy)，在治疗的 49 例患者中有 85%的患者疼痛完全或部分减轻[69]。但更重要的是，SBRT 后疼痛迅速减轻，有时甚至是在治疗后数小时就有效果。

MD 安德森癌症中心的 Chang 等[70,71]对脊柱转移瘤进行了Ⅰ期剂量递增前瞻性研究。设备包括了一个“在轨 CT”，能够帮助患者进行影像学引导的治疗摆位。63 例患者接受了近乎同步 CT 引导的 SBRT 治疗。对基线及每次随访都进行脊髓 MRI 扫描。74 例脊髓转移灶的中位肿瘤体积为 37.4mL。约 50%的患者接受了总量 30Gy，共 5 分次的治疗，另外 50%的患者接受了总量 27Gy，共 3 分次的治疗。脊髓最大剂量限制在 9~10Gy。近 2 年的中位随访期间没有观察到神经病变或脊髓炎症。精算 1 年肿瘤无进展率为 84%。研究者发现了两个失败模式：①在既往的治疗后骨邻近区域复发；②在毗邻硬脊膜外间隙复发。3 级毒性反应的发生率较低。

同样的结果和毒性反应也被其他中心报道[72-76]。最大的研究来自匹兹堡大学的 Gerszten[74]等，共入组了 500 例脊髓转移患者。最大的肿瘤剂量为 12.5~25Gy(平均 20Gy)。肿瘤体积范围为 0.2~264mL(平均 46mL)。86%的患者有疼痛缓解，肿瘤控制率约为 90%。大部分患者在神经症状进展前得到了部分的缓解。

不考虑正常组织的毒性，斯隆-凯特琳纪念癌症中心报道了 SBRT 治疗靶区超过 40%的椎体或位置低于 T10 椎体，治疗后的椎旁椎体骨折较常见[77]。MD 安德森癌症中心同样分析了 SBRT 治疗后脊柱骨折的风险，并指出年龄>55 岁，既往有骨折病史，治疗时发

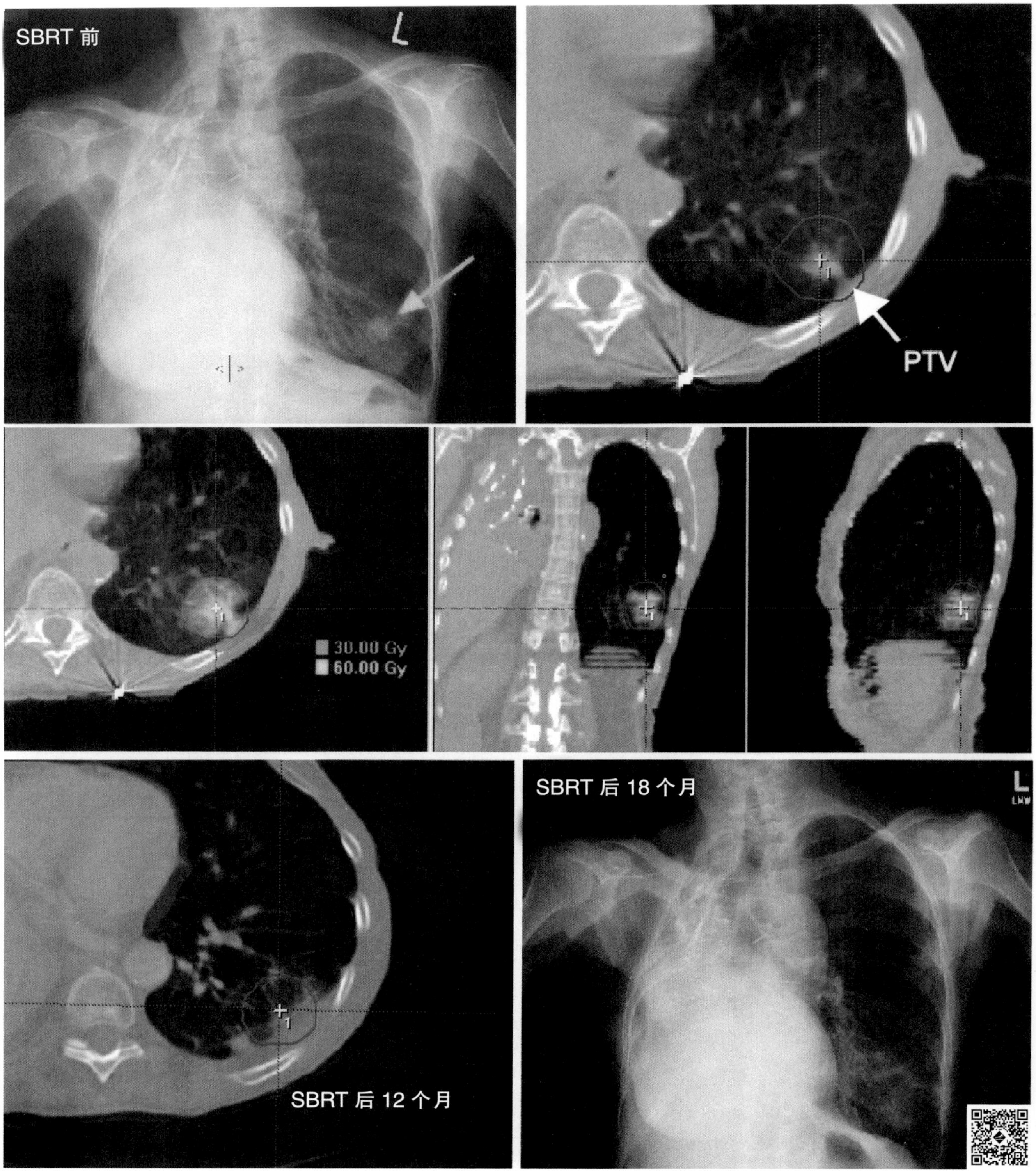

图 17.2 肺部 SBRT 的病例。第一行：SBRT 前胸部 X 线图像显示左肺结节（红箭），轴向计划 CT 图像中白箭显示计划治疗靶区体积（PTV）。中间一行：分别显示轴位、冠状位、矢状位的 SBRT 剂量组成分布。最后一行：SBRT 治疗 12 个月后随访 CT 轴向图像显示高剂量区出现稳定的斑状纤维化（左侧），胸部 X 线图像显示治疗区域肿瘤残余最小化。

生疼痛患者[78]更为常见，这部分患者要预防或干预骨折风险。幸运的是，SBRT 治疗后的脊髓毒性罕有报道。根据病例对照提供一些建议，这些参数可能使风险提高，但难以得出肯定的结论[79-80]。用于指导脊柱 SBRT 治疗的限制包括脊髓的最大剂量点范围为 10~14Gy，邻近脊髓接受超过 10Gy 的比例<10%或更低。

前列腺癌

Madsen[81]等首次报道了应用 SBRT 治疗前列腺癌，最近也更新了他们的观察结果[82]。在一项前瞻性临床研究中，40 例低危前列腺癌患者（Gleason 评分≤6 分，PSA≤10ng/mL）入组，治疗方案为 1 次/天，共 5 分次，总量 33.5Gy。该组患者的中位年龄为 69 岁（范围为 50~82 岁），中位随访时间为 5 年。5 年无生化复发总生存率（最低点加 2ng/mL）为 93%。没有患者死于前列腺癌。晚期 3 级泌尿生殖系统毒性反应非常少见，只有 1 例患者发生，未发生晚期 3 级或以上胃肠道反应。

温思罗普大学和加利福尼亚大学-旧金山团体也报道了 SBRT 治疗早期前列腺癌的结果[83,84]。采用总量 35~38Gy，4~5 分次，经过中位 1 年的随访时间，两组研究者均报道了相似的较低的 3 级或更高级别的毒性反应（<1%）。来自斯坦福大学的 King 等[85]近期报道了一项前瞻性临床试验结果，67 例临床低危前列腺癌患者接受 SBRT 治疗，总量 36.25Gy/5 次。4 年的无生化复发率为 94%，没有 3 级或以上的直肠毒性。只有 2 例患者（3%）报道有 3 级或以上膀胱毒性，其中 2 例患者有排尿困难。

最近出版的分析结合了斯坦福大学入组的患者，分别在那不勒斯、佛罗里达等中心接受治疗，在接受 SBRT 治疗后至少随访 5 年[86]。5 年无生化复发率为 93%，并且没有治疗相关的毒性反应报道。另一项包括几个哈佛大学中心的前瞻性临床试验囊括了低危前列腺癌患者，共 5 分次，每次 7.25~7.5Gy[87]。中位随访时间为 44.5 个月，结果基本复制了斯坦福大学的结果，3 年生化无复发率为 98%，3 级泌尿系统及生殖系统毒性反应分别为 2%和 4%。

得克萨斯州西南大学中心的 Boike 等[88]已完成前列腺 SBRT 的剂量递增试验，更积极的治疗方案可能适合中高危疾病患者。在前瞻性Ⅰ期临床研究中，结果显示给予直肠及膀胱剂量时应谨慎，安全剂量为 50Gy，共 5 分次，可以观察到 3 级或更高的直肠及泌尿道毒性分别为 2%和 4%。在该试验中，没有达到最大耐受的剂量，50Gy 共 5 分次的方案被选定为正在进行的前瞻性Ⅱ期试验的延续。

胰腺癌

同步放化疗与常规放疗的应用中的一个重大挑战是血液学毒性率很高。最近北美合作组的研究包括了化疗联合常规放疗分次，总量 50.4Gy，共 28 分次，结果显示 3 级或更高的非血液学毒性率为 29%~79%[89-92]。如果可以降低正常组织的受照剂量，从而达到较低的毒性反应率，而获得等效的生存获益，那么 SBRT 就可以得到更广泛的应用。

胰腺癌 SBRT 治疗方案包括 1~5 分次的治疗方法。丹麦合作小组的研究显示了正常组织受照剂量与毒性反应之间的关系。总量 45Gy，共 3 分次，包括 GTV 边缘，接受超过 30Gy 的中位体积为 136mL[93]。这种高治疗体积的毒性反应是不可以接受的。

最近的研究已经纳入更严谨的计划，毒性下降且生存改善。斯坦福中心入组 55 例患者，GTV 外放 3mm 边缘，单次剂量为 25Gy，联合吉西他滨在 SBRT 治疗前给予 1 周期，治疗后给予 4~6 周期[94]。中位生存期为 13 个月。圣巴托医院集团给予同样靶区范围的照射，共 30Gy/3 次，吉西他滨在 SBRT 治疗前后分别给予，中位生存期为 11 个月[95]。贝斯以色列中心应用 24~36Gy/3 次剂量，同时 SBRT 治疗后给予 6 周期吉西他滨化疗，中位生存期为 14 个月[96]。在每项研究中 3 级或更高的 SBRT 相关的毒性反应发生率非常低。上述研究中 3 级或以上非血液学毒性分别为 0%和 14%。

斯坦福大学研究组的分析结果显示潜在的剂量学因素预测 SBRT 治疗胰腺癌后十二指肠毒性反应[97]。在 73 例入组的患者中，6 例患者发生 2 级毒性反应，6 例患者发生 3~4 级毒性反应。许多相互关联的剂量因素被证明能够区分高风险与低风险毒性。例如，十二指肠接受 15Gy 或更高（V_{15}）剂量的体积更显著：对于 V_{15} 为 9.1mL 或更高，毒性反应率为 52%，然而对于 $V_{15}<$ 9.1mL，毒性反应率为 11%（P=0.002）。

结论

SBRT 已成为多种不同类型和分期肿瘤的常用治疗策略。对于任何形式的放射治疗，安全有效的 SBRT 治疗都需要谨慎的患者选择和技术质量保证。未来的进展可以帮助我们更好地理解肿瘤生物学机制，并为优化整合后续SBRT治疗方案提供更多的选择。

（李晓琳 译 邢力刚 校）

参考文献

1. Hamilton AJ, Lulu BA, Fosmire H, et al. Preliminary clinical experience with linear accelerator-based spinal stereotactic radiosurgery. *Neurosurgery* 1995;36:311–319.
2. Blomgren H, Lax I, Naslund I, et al. Stereotactic high dose fraction radiation therapy of extracranial tumors using an accelerator. Clinical experience of the first thirty-one patients. *Acta Oncol* 1995;34:861–870.
3. Uematsu M, Shioda A, Tahara K, et al. Focal, high dose, and fractionated modified stereotactic radiation therapy for lung carcinoma patients: a preliminary experience. *Cancer* 1998;82:1062–1070.
4. Kavanagh BD, Timmerman RD. Stereotactic radiosurgery and stereotactic body radiation therapy: an overview of technical considerations and clinical applications. *Hematol Oncol Clin North Am* 2006;20:87–95.
5. Potters L, Kavanagh B, Galvin JM, et al. American Society for Therapeutic Radiology and Oncology (ASTRO) and American College of Radiology (ACR) practice guideline for the performance of stereotactic body radiation therapy. *Int J Radiat Oncol Biol Phys* 2010;76(2):326–332.
6. Loo BW, Chang JY, Dawson LA, et al. Stereotactic ablative radiotherapy: what's in a name? *Pract Rad Oncol* 2011;1:38–39.
7. Guerrero M, Li X. Extending the linear–quadratic model for large fraction doses pertinent to stereotactic radiotherapy. *Phys Med Biol* 2004;49:4825–4835.
8. Curtis SB. Lethal and potentially lethal lesions induced by radiation—a unified repair model. *Radiat Res* 1986;106:252–270.
9. Benedict SH, Lin PS, Zwicker RD, et al. The biological effectiveness of intermittent irradiation as a function of overall treatment time: development of correction factors for LINAC-based stereotactic radiotherapy. *Int J Radiat Oncol Biol Phys* 1997;37:765–769.
10. Park C, Papiez L, Zhang S, et al. Universal survival curve and single fraction equivalent dose: useful tools in understanding potency of ablative radiotherapy. *Int J Radiat Oncol Biol Phys* 2008;70:847–852.
11. Brenner DJ, Hall EJ. Fractionation and protraction for radiotherapy of prostate carcinoma. *Int J Radiat Oncol Biol Phys* 1999;43:1095–1101.
12. Williams SG, Taylor JM, Liu N, et al. Use of individual fraction size data from 3756 patients to directly determine the alpha/beta ratio of prostate cancer. *Int J Radiat Oncol Biol Phys* 2007;68:24–33.
13. Arcangeli G, Saracino B, Gomellini S, et al. A prospective phase III randomized trial of hypofractionation versus conventional fractionation in patients with high-risk prostate cancer. *Int J Radiat Oncol Biol Phys* 2010;78:11–18.
14. Yeoh EE, Botten RJ, Butters J, et al. Hypofractionated versus conventionally fractionated radiotherapy for prostate carcinoma: final results of phase III randomized trial. *Int J Radiat Oncol Biol Phys* 2011;81:1271–1278.
15. Dearnaley D, Syndikus I, Sumo G, et al. Conventional versus hypofractionated high-dose intensity-modulated radiotherapy for prostate cancer: preliminary safety results from the CHHiP randomised controlled trial. *Lancet Oncol* 2012;13:43–54.
16. Garcia-Barros M, Paris F, Cordon-Cardo C, et al. Tumor response to radiotherapy regulated by endothelial cell apoptosis. *Science* 2003;300(5622):1155–1159.
17. Zhang L, Kavanagh B, Thorburn A, et al. Preclinical and clinical estimates of a cancer's basal apoptotic rate predict for the amount of apoptosis induced by subsequent pro-apoptotic stimuli. *Clin Cancer Res* 2010;16:4478–4489.
18. Lee Y, Auh SL, Wang Y, et al. Therapeutic effects of ablative radiation on local tumor require CD8+ T cells: changing strategies for cancer treatment. *Blood* 2009;114:589–595.
19. Kim DW, Huamani J, Niermann KJ, et al. Noninvasive assessment of tumor vasculature response to radiation-mediated, vasculature-targeted therapy using quantified power Doppler sonography: implications for improvement of therapy schedules. *J Ultrasound Med* 2006;25:1507–1517.
20. DeRose P, Thorpe PE, Gerber DE. Development of bavituximab, a vascular targeting agent with immune-modulating properties, for lung cancer treatment. *Immunotherapy* 2011;3:933–944.
21. Timmerman RD, Bizekis CS, Pass HI, et al. Local surgical, ablative, and radiation treatment of metastases. *CA Cancer J Clin* 2009;59:145–170.
22. Rusthoven K, Hammerman SF, Kavanagh BD, et al. Is there a role for consolidative stereotactic body radiation therapy following first-line systemic therapy for metastatic lung cancer? A patterns-of-failure analysis. *Acta Oncol* 2009;48:578–583.
23. Mehta N, Mauer AM, Hellman S. Analysis of further disease progression in metastatic non-small cell lung cancer: implications for locoregional treatment. *Int J Oncol* 2004;25:1677–1683.
24. Hellman S, Weichselbaum RR. Oligometastases. *J Clin Oncol* 1995;13:8–10.
25. Stinauer MA, Kavanagh BD, Schefter TE, et al. Stereotactic body radiation therapy for melanoma and renal cell carcinoma: impact of single fraction equivalent dose on local control. *Radiat Oncol* 2011;6(1):34.
26. Norton L, Simon R, Brereton HD, et al. Predicting the course of Gompertzian growth. *Nature* 1976;264(5586):542–545.
27. Fornier M, Norton L. Dose-dense adjuvant chemotherapy for primary breast cancer. *Breast Cancer Res* 2005;7(2):64–69.
28. Lee P, Weerasuriya DK, Lavori PW, et al. Metabolic tumor volume predicts for disease progression and death in lung cancer. *Int J Radiat Oncol Biol Phys* 2007;69:328–333.
29. Kavanagh BD, Kelly KA, Kane M. The promise of stereotactic body radiation therapy in a new era of oncology. *Front Radiat Ther Oncol* 2007;40:340–351.
30. Zhang B, Bowerman NA, Salama JK, et al.: Induced sensitization of tumor stroma leads to eradication of established cancer by T cells. *J Exp Med* 2007;204:49–55.
31. Dewan MZ, Galloway AE, Kawashima N, et al. Fractionated but not single-dose radiotherapy induces an immune-mediated abscopal effect when combined with anti–CTLA-4 antibody. *Clin Cancer Res* 2009;15:5379–5388.
32. Benedict SH, Yenice KM, Followill D, et al. Stereotactic body radiation therapy: the report of AAPM Task Group 101. *Med Phys* 2010;37:4078–4101.
33. Solberg TD, Balter JM, Benedict SH, et al. Quality and safety considerations in stereotactic radiosurgery and stereotactic body radiation therapy: executive summary. *Pract Radiat Oncol* 2012;2:2–9.
34. Yeung YP, Lo CM, Liu CL, et al. Natural history of untreated nonsurgical hepatocellular carcinoma. *J Gastroenterol* 2005;100:1995–2004.
35. Ruzzenente A, Capra F, Pachera S, et al. Is liver resection justified in advanced hepatocellular carcinoma? Results of an observational study in 464 patients. *J Gastrointest Surg* 2009;13:1313–1320.
36. Meng M, Cui Y, She B, et al. Transcatheter arterial chemoembolization in combination with radiotherapy for unresectable hepatocellular carcinoma: a systematic review and meta-analysis. *Radiother Oncol* 2009;92:184–194.
37. Tse RV, Hawkins M, Lockwood G, et al. Phase I study of individualized stereotactic body radiotherapy for hepatocellular carcinoma and intrahepatic cholangiocarcinoma. *J Clin Oncol* 2008;26:657–664.
38. Méndez Romero A, Wunderink W, Hussain SM, et al. Stereotactic body radiation therapy for primary and metastatic liver tumors: a single institution phase i-ii study. *Acta Oncol* 2006;45(7):831–837.
39. Choi BO, Choi BI, Jang HS, et al. Stereotactic body radiation therapy with or without transarterial chemoembolization for patients with primary hepatocellular carcinoma: preliminary analysis. *BMC Cancer* 2008;8:351.
40. Son SH, Choi BO, Ryu MR, et al. Stereotactic body radiotherapy for patients with unresectable primary hepatocellular carcinoma: dose-volumetric parameters predicting the hepatic complication. *Int J Radiat Oncol Biol Phys* 2010;78:1073–1080.
41. Seo YS, Kim M-S, Yoo S, et al. Preliminary result of stereotactic body radiotherapy as a local salvage treatment for inoperable hepatocellular carcinoma. *J Surg Oncol* 2010;102:209–214.
42. Cardenes HR, Price TR, Perkins SM, et al. Phase I feasibility trial of stereotactic body radiation therapy for primary hepatocellular carcinoma. *Clin Transl Oncol* 2010;12:218–225.
43. Andolino DL, Johnson CS, Maluccio M, et al. Stereotactic body radiotherapy for primary hepatocellular carcinoma. *Int J Radiat Oncol Biol Phys* 2011;81:e447–e453.
44. Herfarth KK, Debus J, Wannenmacher. Stereotactic radiation therapy of liver metastases: Update of the initial phase-I/II trial. *Front Radiat Ther Oncol* 2004;38:100–105.
45. Wulf J, Guckenberger M, Haedinger U, et al. Stereotactic radiotherapy of primary liver cancer and hepatic metastases. *Acta Oncol* 2006;45:838–847.
46. Hoyer M, Roed H, Traberg-Hansen A, et al. Phase II study on stereotactic body radiotherapy of colorectal metastases. *Acta Oncol* 2006;45:823–830.
47. van der Pool AE, Mendez-Romero A, Wunderink W, et al. Stereotactic body radiation therapy for colorectal liver metastases. *Br J Surg* 2010;97:377–382.
48. Rusthoven K, Kavanagh BD, Cardenes H, et al. Mature results of a multi-institutional phase I/II trial of stereotactic body radiation therapy for liver metastases. *J Clin Oncol* 2009;27:1572–1578.
49. Lee MT, Kim JJ, Dinniwell R, et al. Phase I study of individualized stereotactic body radiotherapy of liver metastases. *J Clin Oncol* 2009;27:1585–1591.
50. Goodman KA, Wiegner EA, Maturen KE, et al. Dose-escalation study of single-fraction stereotactic body radiotherapy for liver malignancies. *Int J Radiat Oncol Biol Phys* 2010;78:486–493.
51. Rule W, Timmerman R, Tong L, et al. Phase I dose-escalation study of stereotactic body radiotherapy in patients with hepatic metastases. *Ann Surg Oncol* 2011;18:1081–1087.
52. Chang DT, Swaminath A, Kozak M, et al. Stereotactic body radiotherapy for colorectal liver metastases: a pooled analysis. *Cancer* 2011;117:4060–4069.
53. Schefter TE, Kavanagh BD. Radiation therapy for liver metastases. *Sem Rad Oncol* 2011;21:264–270.
54. Høyer M, Swaminath A, Bydder S, et al. Radiotherapy for liver metastases: a review of evidence. *Int J Radiat Oncol Biol Phy.* 2012;82:1047–1057.
55. Schefter TE, Kavanagh BD, Timmerman RD, et al. A phase I trial of stereotactic body radiation therapy (SBRT) for liver metastases. *Int J Radiat Oncol Biol Phys* 2005;62:1371–1378.
56. Yeas RJ, Kalend A. Local stem cell depletion model for radiation myelitis. *Int J Radiat Oncol Biol Phys* 1988;14:1247–1259.
57. Herfarth KK, Hof H, Bahner ML, et al. Assessment of focal liver reaction by multiphasic CT after stereotactic single-dose radiotherapy of liver tumors. *Int J Radiat Oncol Biol Phys* 2003;57:444–451.
58. Olsen CC, Welsh J, Kavanagh BD, et al. Microscopic and macroscopic tumor and parenchymal effects of liver stereotactic body radiotherapy. *Int J Radiat Oncol Biol Phys* 2009;73(5):1414–1424.
59. Blomgren, H, Lax, I, Goranson, H, et al. Radiosurgery for tumors in the body: clinical experience using a new method. *J Radiosurg* 1998;1:63–74.
60. Uematsu M, Shioda A, Tahara K, et al. Focal, high dose, and fractionated modified stereotactic radiation therapy for lung carcinoma patients: a preliminary experience. *Cancer* 1998;82:1062–1070.
61. Fakiris AJ, McGarry RC, Yiannoutsos CT, et al. Stereotactic body radiation therapy for early-stage non-small-cell lung carcinoma: four-year results of a prospective phase II study. *Int J Radiat Oncol Biol Phys* 2009;75:677–682.
62. Baumann P, Nyman J, Hoyer M, et al. Outcome in a prospective phase II trial of medically inoperable stage I non–small-cell lung cancer patients treated with stereotactic body radiotherapy. *J Clin Oncol* 2009;27:3290–3296.
63. Timmerman R, Paulus R, Galvin J, et al. Stereotactic body radiation therapy for inoperable early stage lung cancer. *JAMA* 2010;303:1070–1076.
64. Ricardi U, Filippi AR, Guarneri A, et al. Stereotactic body radiation therapy for early stage non-small cell lung cancer: results of a prospective trial. *Lung Cancer* 2010;68(1):72–77.
65. Schefter TE, Kavanagh BD, Raben D, et al. A phase I/II trial of stereotactic body radiation therapy (SBRT) for lung metastases: initial report of dose escalation and early toxicity. *Int J Radiat Oncol Biol Phys* 2006;66(4S): S120–S127.
66. Rusthoven K, Kavanagh BD, Burri SH, et al. Multi-institutional phase I/II trial of stereotactic body radiation therapy for lung metastases. *J Clin Oncol* 2009;27:1579–1584.
67. Hamilton AJ, Lulu BA, Fosmire H, et al. LINAC-based spinal stereotactic radiosurgery. *Stereotact Funct Neurosurg* 1996;66:1–9.
68. Ryu S, Fang Yin F, Rock J, et al. Image-guided and intensity-modulated radiosur-

gery for patients with spinal metastasis. *Cancer* 2003;97(8):2013–2018.
69. Ryu S, Rock J, Rosenblum M, et al. Patterns of failure after single-dose radiosurgery for spinal metastasis. *J Neurosurg* 2004;101(Suppl 3):402–405.
70. Chang EL, Shiu AS, Lii MF, et al. Phase I clinical evaluation of near-simultaneous computed tomographic image-guided stereotactic body radiotherapy for spinal metastases. *Int J Radiat Oncol Biol Phys* 2004;59:1288–1294.
71. Chang EL, Shiu AS, Mendel E, et al. Phase I/II study of stereotactic body radiotherapy for spinal metastasis and its pattern of failure. *J Neurosurg Spine* 2007;7:151–160.
72. Nelson JW, Yoo DS, Sampson JH, et al. Stereotactic body radiotherapy for lesions of the spine and paraspinal regions. *Int J Radiat Oncol Biol Phys* 2009;73(5):1369–1375.
73. De Salles AA, Pedroso AG, Medin P, et al. Spinal lesions treated with Novalis shaped beam intensity-modulated radiosurgery and stereotactic radiotherapy. *J Neurosurg* 2004;101(S3):435–440.
74. Gerszten PC, Burton SA, Ozhasoglu C, et al. Radiosurgery for spinal metastases: clinical experience in 500 cases from a single institution. *Spine* 2007;32:193–199.
75. Gibbs IC, Kamnerdsupaphon P, Ryu MR, et al. Image-guided robotic radiosurgery for spinal metastases. *Radiother Oncol* 2007;82:185–190.
76. Yamada Y, Bilsky MH, Lovelock DM, et al. High-dose, single fraction image-guided intensity-modulated radiotherapy for metastatic spinal lesions. *Int J Radiat Oncol Biol Phys* 2008;71:484–490.
77. Rose PS, Laufer I, Boland PJ, et al. Risk of fracture after single fraction image-guided intensity-modulated radiation therapy to spinal metastases. *J Clin Oncol* 2009;27(30): 5075–5079.
78. Boehling NS, Grosshans DR, Allen PK. Vertebral compression fracture risk after stereotactic body radiotherapy for spinal metastases. *J Neurosurg Spine* 2012; 16(4):379–386.
79. Sahgal A, Ma L, Gibbs I, et al. Spinal cord tolerance for stereotactic body radiotherapy. *Int J Radiat Oncol Biol Phys* 2010;77:548–553.
80. Sahgal A, Ma L, Weinberg V, et al. Reirradiation human spinal cord tolerance for stereotactic body radiotherapy. *Int J Radiat Oncol Biol Phys* 2012;82:107–116.
81. Madsen BL, His RA, Pham HT, et al. Stereotactic hypofractionated accurate radiotherapy of the prostate (SHARP), 33.4 Gy in five fractions for localized disease: first clinical trial results. *Int J Radiat Oncol Biol Phys* 2007;67:1099–1105.
82. Pham HT, Song G, Badiozamani K, et al. Five-year outcome of stereotactic hypofractionated accurate radiotherapy of the prostate (SHARP) for patients with low-risk prostate cancer. *Int J Radiat Oncol Biol Phys* 2010;78:S58.
83. Katz A, Santoro M, Ashley R, et al. Stereotactic body radiotherapy for organ-confined prostate cancer. *BMC Urol* 2010;10:1.
84. Jabbari S, Weinberg VK, Kaprealian T, et al. Stereotactic body radiotherapy as monotherapy or post-external beam radiotherapy boost for prostate cancer: technique, early toxicity, and PSA response. *Int J Radiat Oncol Biol Phys* 2012;82:228–234.
85. King CR, Brooks JD, Harcharan G, et al. Long-term outcomes from a prospective trail of stereotactic body radiotherapy for low-risk prostate cancer. *Int J Radiat Oncol Biol Phys* 2012;82(2):877–882.
86. Freeman DE, King CR. Stereotactic body radiotherapy for low-risk prostate cancer: five-year outcomes. *Rad Oncol* 2011;6:3.
87. McBride SM, Wong DS, Dombrowski JJ, et al. Hypofractionated stereotactic body radiotherapy in low-risk prostate adenocarcinoma: preliminary results of a multi-institutional phase 1 feasibility trial. *Cancer* 2012;118(15):3681–3690.
88. Boike TP, Lotan Y, Chinsoo Cho L, et al. Phase I dose-escalation study of stereotactic body radiation therapy for low-and intermediate-risk prostate cancer. *J Clin Oncol* 2011;29:2020–2026.
89. Rich TA, Harrision J, Abrams R, et al. Phase II study of external irradiation and weekly paclitaxel for nonmetastatic, unresectable pancreatic cancer: RTOG-98–12. *Am J Clin Oncol* 2004;27:51–56.
90. Rich TA, Myerson RJ, Harris J, et al. A randomized phase II trial of weekly gemcitabine (G), paclitaxel (P), and external irradiation followed by the farnesyl transferase inhibitor R115777 (NSC#702818) for locally advanced pancreatic cancer (RTOG 0020). *Proceedings of the ASCO Gastrointestinal Cancers Symposium*, San Francisco, CA, 2006. Abstract 121. Available at: www.asco.org/ascov2/Meetings/Abstracts?&vmview=abst_detail_view&confID=41&abstractID=43.
91. Crane CH, Winter K, Regine WF, et al. Phase II study of bevacizumab with concurrent capecitabine and radiation followed by maintenance gemcitabine and bevacizumab for locally advanced pancreatic cancer: Radiation Therapy Oncology Group RTOG 0411. *J Clin Oncol* 2009;27:4096–4102.
92. Loerher PJ Sr, Feng Y, Cardenes H, et al. Gemcitabine alone versus gemcitabine plus radiotherapy in patients with locally advanced pancreatic cancer: an Eastern Cooperative Oncology Group trial. *J Clin Oncol* 2011;29:4105–4112.
93. Hoyer M, Roed H, Sengelov L, et al. Phase II study on stereotactic radiotherapy of locally advanced pancreatic carcinoma. *Radiother Oncol* 2005;76(1):48–53.
94. Schellenberg D, Quon A, Minn AY, et al. ^{18}Fluorodeoxyglucose PET is prognostic of progression-free and overall survival in locally advanced pancreas cancer treated with stereotactic radiotherapy. *Int J Radiat Oncol Biol Phys* 2010;77(5):1420–1425.
95. Polistina F, Constantin G, Cassamissima F, et al. Unresectable locally advanced pancreatic cancer: a multimodal treatment using neoadjuvant chemoradiotherapy (gemcitabine plus stereotactic radiosurgery) and subsequent surgical exploration. *Ann Surg Oncol* 2010;17:2092–2101.
96. Mahadevan A, Jain S, Goldstein M, et al. Stereotactic body radiotherapy and gemcitabine for locally advanced pancreatic cancer. *Int J Radiat Oncol Biol Phys* 2010;78(3):735–742.
97. Murphy JD, Christman-Skieller C, Kim J, et al. A dosimetric model of duodenal toxicity after stereotactic body radiotherapy for pancreatic cancer. *Int J Radiat Oncol Biol Phys* 2010;78(5):1420–1426.

第 18 章
术中放射治疗

Timothy J. Kinsella

术中放射治疗(IORT)指在手术中用不同的放射源/技术实施放射治疗，包括术中高能电子线放射治疗(IOERT)、高剂量率近距离放射治疗(HDR-IORT)、电子学近距离放射治疗/低千伏级 X 线放射治疗(KV-IORT)。术中放射治疗的主要优势在于尽可能地将放射剂量局限于肿瘤，或更理想情况下集中于切除的瘤床组织,因而限制了周围正常组织的受量。正常组织保护作用一方面取决于不同的术中放射治疗的射线的计量学分布特征、手术方式和(或)IORT 中保护/限制正常器官组织的方法。虽然术中放射治疗可在切除原发或复发肿瘤后使用，但更常用（理想下)于配合外照射(EBRT),特别是术前放化疗/术前放射治疗。实际上,基于近 30 年获得的术中放射治疗的数据,以治愈为目的的结合 EBRT(±化疗)、切除术以及 IORT 治疗实体瘤患者,急性和晚期毒性以及肿瘤控制率均可接受。有效的术中放射治疗需要多学科的密切配合,包括肿瘤外科、肿瘤内科和术后护理。然而,虽然近 10 年获得了鼓舞人心的临床应用数据,且 IORT 已在全球获得广泛应用,尚缺乏乳腺癌外的基于大型Ⅳ期临床试验的 1 类临床证据。

本章首先介绍术中放射治疗时正常器官/组织受照射时的放射生物学原理，该原理基于一系列动物实验(以犬类为动物模型),主要用于 IOERT±EBRT。采用美国猎狐犬和小猎犬作为动物模型，模拟 IOERT±EBRT 诱发的正常组织的急性和晚期迟发放射性损伤，该设计模拟预期可用于临床的胸部和腹部手术及术中放射治疗。其次，本章详细描述了 IORT 的原理和技术，尤其是 IOERT、HDR-IORT 和 KV-IORT 特殊应用。最后,总结了目前 IORT 在某些实体瘤中作为一种有效的治疗手段的临床数据，同时讨论了 IORT 将来可能的临床应用。

术中放射治疗的放射生物学及其试验研究

单次术中放射治疗等效剂量的放射生物学

术中放射治疗,特别是术中电子线照射和高剂量率近距离照射的最大优势在于可通过手术固定和(或)特制的铅挡来保护正常组织。然而,当术中放射治疗应用于 R_2 或 R_1 切除术后瘤床照射时，由于肿瘤位置、大小和邻近器官的浸润程度(包括区域淋巴结)的不同可能不可避免地照射部分邻近的正常组织或器官。基于单次大剂量 5~20Gy 体外克隆实验及活体动物实验的数据,单次使用 15~25Gy 的术中放射治疗在肿瘤细胞杀伤(或局部控制)及正常组织损伤方面可能存在理论上的劣势[1,2]。

通常,急性反应组织如胃肠道黏膜和骨髓组织的剂量-反应曲线非常陡峭，在接近正常组织耐受剂量时很小的剂量改变可导致严重的毒性反应。相反,对于晚反应组织,如心肌、外周神经、大动脉和骨组织的剂量-反应曲线不那么陡峭，其毒性更取决于受照射体积的大小。利用 α/β 比值,采用线性二次模型可推测正常组织和肿瘤的放射存活曲线。晚反应组织的 α/β 比值通常较低(<5Gy),急性反应组织和大多数实体肿瘤的 α/β 比值较高(>7Gy)。使用 α/β 比值,人们可以预期单次术中放射治疗（相较于常规分割的外照射)在控制肿瘤的前提下减少正常组织的损伤。例如,对于术后残留的鳞状细胞癌的微小病灶，常需要行 2Gy/次,共 60Gy(D_{2Gy}=60)的常规外照射,假设鳞状细胞癌的 α/β 比值为 10Gy,我们可利用下列公式：

$$D_{IORT}=1/2[(\alpha/\beta)^2+4D_{2Gy}(\alpha/\beta+2)^{0.5}-\alpha/\beta]$$

计算出术中等效 D_{IORT} 应为 22.3Gy，而这也被多个单中心 IORT 临床试验所证实，这些试验纳入复发或局部晚期头颈部肿瘤患者[3]。同样的，该等效剂量公式可用于计算晚反应组织受量，如外周神经，使用 D_{2Gy}=70Gy，α/β 比值为 2Gy，计算得出的术中单次放射治疗剂量为 16Gy，这也由一些人类临床试验和犬类的动物实验所证实[4-6]。

尽管上述公式在临床应用中有一定价值，但该公式中未包括其他临床变量，如既往或近期 EBRT±化疗；术中放射治疗靶区中受照射的急性反应及晚反应组织的种类和体积；患者的伴发疾病，如心血管疾病、糖尿病、结缔组织疾病等。实际上，在术前或术后行 EBRT±化疗的患者中，术中放射治疗增量的计算的影响因素应包括上述附加因素，特别是应同时考虑急性反应及晚反应组织。有许多犬类数据，特别是比格犬模型，单次剂量范围为 10~15Gy 时，可使用上述剂量计算公式。此外，从放射生物学角度上看，肿瘤细胞的乏氧是影响肿瘤放射敏感性的主要因素，而细胞修复、再氧合、再群体化对单次大剂量照射影响较低。

对于正常组织的毒性作用反应方面，该公式未考虑辐射诱发的肿瘤。辐射诱发的肿瘤是典型的放射晚期反应，常在放射治疗后数十年或更长时间出现。术中放射治疗诱发的肿瘤，一般发生于术中放射野内并且和原发肿瘤有不同的组织学分型。在犬类的试验中，接受大于 25Gy 单次照射后有 20%~25%的动物在较长的随访期（高达 5 年）发生辐射诱发的经活检证实的骨肉瘤或软组织肉瘤[7]。尽管尚无术中放射治疗诱发肿瘤的人类报道，考虑可能的原因是 IORT 治疗的患者的原发或复发肿瘤侵袭性强，经常在 IORT 治疗后 1~2 年内死于肿瘤转移。由于术中放射治疗可用于一些儿科肿瘤患者，应密切随访该部分患者以防可能发生的 IORT 诱发的肿瘤。

术中放射治疗伴或不伴外照射正常组织耐受性的试验研究

有关术中放射治疗±外照射的多项正常组织急慢性毒性作用的综合性研究使用两种犬类模型，国立癌症研究院（NCI）利用猎狐犬作为实验动物，而科罗拉多州立大学（CSU）采用的是比格犬模型。这两种犬类体格均足够大以至于可模拟人类的胸腔和腹腔手术及术中放射治疗。这些研究的主要目的是观察单纯术中放射治疗（NCI）和术中放射治疗±外照射（CSU）是否减少急慢性正常组织毒性，这些正常组织分为受手术影响或未受手术影响。在 IORT±EBRT 的试验中，实验动物被密切随访至 5 年，所有的动物均进行放射区域的病理组织学检查。

表 18.1 描述了 NCI IOERT 研究。两篇综述[8,9]详细总结了上述实验。在 IORT 剂量递增的术中放射治疗试验中总计共 13 个部位或靶组织的受量被记录。NCI 的试验共计使用了 227 只犬类，其中 196 只接受术中放射治疗，31 只作为阴性对照组（受照剂量为 0Gy）。CSU 的试验将比格犬随机分为单纯接受术中放射治疗组（射野大小为 5cm×8cm，6MeV 电子线，剂量为 17.5~55Gy）；单次外照射组（射野大小为 5cm×10cm，6MV X 线，剂量为 60Gy/30 次、70Gy/30 次和 80Gy/30 次）；外照射（射野大小为 5cm×10cm，6MV X 线，剂量为 50Gy/25 次）加术中放射治疗组（射野大小为 5cm×8cm，6MeV 电子线，剂量为 10~45.5Gy）。表 18.2 总结了 NCI 和 CSU 两项动物实验关于正常组织耐受量的临床和病理资料。

血管组织

因为脉管系统在一定程度上决定了所有正常组织的存活能力和正常功能，所以理解脉管系统的术中放射治疗的耐受性是至关重要的。利用放射学密切随访多达 5 年发现完整的大血管（动脉、腔静脉）受到单次大剂量术中放射治疗未见到明显的后遗症[10]。尸检结果显示，单次 20Gy 的照射未见到病理学改变，30Gy 和 40Gy 的单次照射仅见到轻到中度的血管内膜的纤维化。然而，常规分割 50Gy 的外照射合并大于 20Gy 的术中放射治疗后 2 年可发生脉管狭窄、血栓形成及中度的血管内膜纤维化[11]。为评估血管吻合术后对术中放射治疗的耐受性，实验动物的腹主动脉在被横断并行端-端吻合后行 20~45Gy 的术中放射治疗[10]。病理检查显示，行剂量大于 30Gy 的术中放射治疗后可见中度血管内膜纤维化。采用血管造影随访显示，尽管未见吻合口的破裂，在 6~12 个月时可见吻合口的闭塞。然而，吻合口闭塞发生得足够慢以至于侧支血管形成，阻止了吻合口远端缺血的发生。1 例实验犬在进行 45Gy 的术中放射治疗后发生晚期的动静脉瘘，预示在该剂量为术中放射治疗的剂量限制临床相关毒性。

在比格犬中研究了人造血管对术中放射治疗的耐受性，该动物试验采用切除部分腹主动脉后用人造血管重建以考察其对术中放射治疗的耐受性[12]。血管重建后立即给予 30Gy 的术中放射治疗，其中一半的

表 18.1 NCI IOERT 研究的正常组织耐受量

位置	手术方式	放射野大小/能量(MeV)	剂量(Gy)/分割方式
腹膜后软组织、主动脉、腔静脉、左输尿管、下极左肾	剖腹术;暴露单侧腹膜后	4cm×15cm;11	0:4;20:4;30:4;40:4;50:4
主动脉吻合口和小肠维线	剖腹术;主动脉的横断和吻合Roux-en-y 吻合术和盲曲	4×15cm;11	0:1;20:1;30:1;45:1;
主动脉吻合处	剖腹术;横断和再吻合	4cm×15cm;11	0:1;20:4;30:3;45:3
小肠缝线;腹膜后软组织	剖腹术;Roux-en-y 吻合术和小肠盲曲	4cm×15cm;11	0:1;20:5;30:5;45:5
完整的肝外胆管	剖腹术;胆管移动	直径 5cm;11	0:1;20:3;30:2;45:2
肝外胆管与空肠吻合口	剖腹术;胆管-空肠吻合术	直径 5cm;11	0:2;20:3;30:2;45:2
膀胱三角区	剖腹术;膀胱切开术	直径 5cm;12	0:3;20:3;25:3;30:3;35:3;40:7
移植到肾下大动脉的动脉血管	剖腹术;节段切除和移植	4cm×15cm;9	0:6;20:8;25:8;30:8
周围神经;腰骶丛(L4~L5)	剖腹术;暴露单侧腰骶丛	直径 9cm;11	0:3;10:4;15:4;20:8;25:4;30:3;35:3;40:4;50:2
脊髓	剖腹术;腹膜后暴露腰椎	4cm×15cm;11	0:3;20:7;25:7;30:8
右上肺叶和纵隔,包括右心房	右胸廓切开术	直径 5cm;9	0:3;20:4;30:7;40:7
左支气管残端,肺动脉和静脉,左心房	左肺切除术	直径 5cm;13	0:3;20:4;30:4;40:4
食管	右胸廓切开术和食管移动	直径 6cm;9	0:1;20:7;30:5

表 18.2 动物模型的术中放射治疗耐受剂量

系统	器官	最大耐受剂量(Gy)	最长随访期(月)	评论
心血管系统	主动脉	30	60	纤维化阈值,60Gy
	腔静脉	30	60	纤维化阈值,60Gy
	动脉吻合	30	36	狭窄性闭塞阈值
	动脉移植物	30	24	闭塞阈值
	心脏	30	60	纤维化
	气管支气管	30	60	纤维化
	支气管吻合处	40	60	气管瘘
	肺脏	20	60	纤维化性肺炎
	食管	20	60	溃疡,狭窄,
胃肠道系统	十二指肠	18	6	溃疡,阻塞或穿孔
	小肠分流环	45	60	肠道无功能,无临床表现,纤维化
肝胆胰	胆管	20	60	纤维化和狭窄
	胆管吻合	<20	12	裂开
泌尿系统	肾脏	15	60	肾小管损伤
	输尿管	30	60	纤维化和狭窄
	膀胱	30	60	输尿管结合狭窄
神经系统	外周神经	15	60	运动神经损伤

实验犬再接受 36Gy/10 次的外照射,4 周内完成。在两治疗组中均有实验动物发生急性移植动脉栓塞,但可经血栓摘除术纠正。在 1 年的随访期内,接受≥30Gy 的术中放射治疗的实验动物不论是否接受外照射多数发生晚期的动脉栓塞(12 个月),但血管造影均发现进展性侧支血管形成而阻止了远端缺血事件的发生。

胃肠道组织

由于黏膜增殖速度快且血供丰富,大、小肠是对射线最敏感的正常组织之一。因此,应采取手术方式移动肠道位置并确保其排除在术中放射治疗的靶区之内。NCI 的研究者采用手术方法制造了一段空肠盲曲,并且将远-近端空肠端端吻合,研究者评估了该段盲曲对术中放射治疗的耐受性[13]。术中放射治疗的靶区包括了该段空肠,放射剂量为 20~45Gy。研究结果显示,放射治疗后未发现急性的组织学改变,5 年的随访期内无肠破裂的临床证据。然而,给予 45Gy 剂量的术中放射治疗后可发生内肠间瘘。因此,虽然旷置的肠道的急性放射耐受量为 45Gy, 而慢性并发症提示最大耐受量为 30Gy。对发挥正常功能的大小肠来说,其耐受量低至 15~20Gy。

肝组织

NCI 试验研究了 5cm 的肝脏下缘覆盖了肝外胆管的术中放射野时胆管的耐受性[14]。当放射剂量为 20~45Gy 时,未发生急性并发症,但是在 2~8 个月的随访期内发生了持续进展的放射治疗相关的经生化检查证实的部分胆管狭窄。随访 1 年后,在接受≥30Gy 的实验犬中有一半发生 Frank 胆汁性肝硬化。同样的术中放射治疗剂量也被用于研究肝肠吻合术后耐受性。剖腹手术形成空肠胆管袢后,将胆管横切与空肠袢吻合,之后立即行 IOERT 所有试验动物在数周内均由于胆管炎或胆管坏死引起急性吻合口破裂或亚急性吻合口狭窄。因此,尽管正常的胆管可耐受高达 20Gy 的术中放射治疗, 但是胆肠吻合处应避免被纳入 IORT 照射野。

尿路组织

术中放射治疗的试验覆盖了单侧的腹膜后组织[10]、12cm 的输尿管组织及一侧肾下极的受照射剂量为 50Gy。所有的试验犬被密切随访,采用的方法为肾功能测定和静脉肾盂造影术。肾脏检测显示与剂量相关的纤维化及玻璃样变性。受照剂量为 50Gy 时可发生急性输尿管梗阻并继发急性输尿管梗阻, 而受 40Gy 照射剂量后随访 2~3 个月及受 30Gy 照射剂量后 6~12 个月后可发生亚急性输尿管梗阻。在受照 20Gy 剂量组, 随访未见到输尿管组织的临床和病理给予改变。科罗拉多州立大学(CSU)研究发现,较小(直径≤4cm)节段的输尿管可耐受的剂量为 30Gy[15]。一般情况下, 输尿管可采用手术方法移至放射野外,但部分高危残余镜下区域部分仍可被照射,因而预防性输尿管支架植入术可降低输尿管狭窄/梗阻的风险。

国立癌症研究院(NCI)采用猎狐犬研究了膀胱对术中放射治疗的耐受性[16,17]。在剖腹及膀胱切开术后,采用 5cm 术中放射治疗野,包含了膀胱三角及双侧输尿管入口,术中放射治疗剂量为 20~40Gy。5 年随访采用临床评估、肾功能检测、静脉肾盂造影及膀胱切开术。尽管未见急性的毒性反应,部分接受 25Gy 或以上剂量的试验犬在 2 年内可发现输尿管入口处的纤维化, 而这些改变在 5 年时在接受≥30Gy 剂量的试验犬中更为常见。在 30Gy 及以上组中虽可见然纤维化和微血管的病理改变,然而随访发现膀胱顺应性放射治疗前后无明显改变。

心血管组织

在 NCI 的将 IOERT 用于犬的纵隔的研究中,心房附属组织的受照射剂量为 40Gy[18,19]。在受照剂量为 30Gy 及以上的对象中病理可见严重的心内膜纤维化,内膜的玻璃样变性发生于放射治疗后早期(1 个月内), 随后在 1 年内可发生放射性血管变性及梗死形成。然而,由于心肌组织受照射体积较少,在 5 年的随访中未见心力衰竭的临床征象。

在 NCI 的试验中, 部分气管及主支气管也受到 20~40Gy 的 IOERT 照射[18,19]。当气管壁接受≥30Gy 照射剂量时可发生病理显示的纤维化,而气管环状软骨的坏死在 40Gy 以下剂量组更常见;然而,大多数动物未出现临床呼吸道症状。在犬的肺切除研究中,20~40Gy 的术中放射治疗后可见支气管残端的愈合,且在 5 年随访期间未见严重的临床后遗症[20]。但是,在所有剂量组,即使有限的肺组织受到照射后,在 1 年内可发生急性大叶性肺炎并持续进展至间质性肺纤维化及小动脉硬化[18,20]。

NCI 的纵隔研究还评估了食管的耐受性,伴随全层治疗和部分分层治疗(<50%周长)[18,19]。在高达 2 年的随访期内通过临床检查、钡剂造影检查及食管镜检查对接受 30Gy 的全层食管和接受 40Gy 的部分食管壁进行评估。在接受≥20Gy 全层食管术中放射治疗的动物中可见吞咽困难和体重减轻等急性临床毒性,给予 20Gy 剂量可发生急性短暂的食管黏膜炎症,但给予 30Gy 的照射剂量可见持续进展的严重的急性黏膜炎症, 并在 2~3 个月内发生食管溃疡及食管狭窄。但对部分食管壁进行照射时,即使高达 40Gy 的剂量,

也未见严重的临床或放射学后遗症，仅可见与剂量相关的纤维化，但无食管溃疡或狭窄。

神经组织

虽然一般认为外周神经对放射学相对抗放射性，但NCI的IORT临床试验表明在局限性可手术切除的腹膜后肉瘤患者中进行IOERT+EBRT可增加腰骶部神经病变的发生率[5,21]。在该临床试验中，患者被随机分为术后单独行EBRT（初始给予40Gy，而后增量14Gy16Gy）组和IOERT基于瘤床大小/位置使用多个邻接射野给予20Gy）和EBRT(36Gy)组，IOERT+EBRT组的15例患者中有9例发生躯干下部和(或)下肢的亚急性(1~3个月)和晚期(>6个月)末梢运动和(或)感觉神经异常，而术后单纯EBRT组中的发生率为1/20(P<0.01)[22]。

为进一步研究外周神经的IORT耐受性，NCI和CSU又进行了一系列研究[4-6,22-24]。在NCI的研究中使用猎狐犬，手术暴露腰骶部神经丛后给予20~75Gy IOERT剂量[5]。在12个月内，90%的实验犬发生了后肢运动功能的改变，这些改变表现为与放射治疗剂量相关的轻度至重度的运动力量降低或完全的运动功能丧失，IOERT剂量与神经系统体征的发生和严重程度呈负相关。然而，即使以神经传导时间作为测量工具，该损伤的阈值仍未确定。病理学上可见神经纤维丢失合并放射性血管病变引起的神经周围组织纤维化。NCI随即又进行了一项试验以期确定腰骶部神经丛的放射耐受阈值[4]。超过3年的随访显示，接受高达15Gy的IOERT剂量的动物未见临床的神经损伤症状，而接受20Gy的动物在IOERT后12个月内发生后肢麻痹。在长达5年的随访中，高达15Gy的照射剂量亦未见试验动物出现神经毒性[22]。

CSU使用比格犬进行了一些研究，旨在评估单纯IOERT、单纯EBRT、IOERT+EBRT对腰部神经的影响[6,23,24]。在长达2年的随访期内采用了和NCI类似的神经传导测试方法。单纯EBRT组未见神经并发症，而IOERT+EBRT或单纯IOERT组可见与时间及剂量相关的神经病变，该剂量阈值为15Gy。与NCI的研究类似，施万细胞及神经供血血管的放射诱导改变，以及超微结构病理学显示微血管损伤导致局部乏氧引起神经纤维丢失。综上所述，与EBRT的外周神经抗放射性不同，外周神经可能为术中放射治疗时的剂量限制组织。

术中放射治疗诱发的恶性肿瘤

放射诱发的恶性肿瘤常发生于常规分割EBRT且更常见于儿童时期的肿瘤成功治愈后数年。尽管目前尚未报道人类术中放射治疗诱发肿瘤的病例，犬类的数据支持可能在人类中有此类风险。再次强调，诊断术中放射治疗诱发的肿瘤需满足以下条件：发生于IORT射野范围之内、于潜伏期之内发展(如几年)、经组织学证实以及在某种犬类中不常发展的组织学类型。

在CSU的IOERT相关骨毒性的研究中，超过25Gy单纯IOERT伴或不伴EBRT后4年骨肉瘤的发生率达21%[25]。而单纯EBRT治疗犬类的自发的软组织肉瘤后，骨肉瘤的发生率仅为3%。NCI的研究中亦发现了IOERT诱发肿瘤的病例[7,26]，59只实验动物随访≥2年后通过全身尸检发现了12个病理证实的肿瘤。其中3个病灶未达到放射诱发的肿瘤的诊断标准，包括2例良性纤维瘤、1例乳腺恶性肿瘤。9例IORT相关的肿瘤包括1例膀胱横纹肌肉瘤、1例软组织恶性纤维组织瘤和7例骨或软骨肉瘤。在接受大于25Gy IOERT的试验动物中，放射诱发肿瘤的总发生率为25%，与CSU的研究类似。

总之，在本节及表18.2描述的犬类组织的耐受性可代表人类组织的耐受性。尽管IORT诱发的急性及慢性毒性存在组织学差异，高达20Gy的剂量通常可耐受。以上的研究提示术中放射治疗时应尽可能将最大剂量局限在肿瘤组织或切除肿瘤瘤床组织且尽量减少邻近正常组织的受照剂量。

术中放射治疗物理及技术

概念

术中放射治疗指当患者处于麻醉状态下进行的单次分割照射。实施办法主要有三种，包括IOERT、^{192}Ir高剂量率近距离术中放射治疗(HDR-IORT)、低千伏级X线照射(KV-IORT)。IOERT指使用加速器实施6~15MeV电子束照射。尽管在20世纪70至80年代，采用传统的直线加速器是标准的IOERT方法，后来发展了可移动的直线加速器在手术室实施放射治疗或在手术室内安装专用加速器，因此促进了IOERT的有效性及应用范围，不再需要移动麻醉状态下的患者。目前，有3种商业化的可移动加速器，包括Mobetron

(4~12MeV; IntraOp Medical, 加利福尼亚州，森尼韦尔)、Novac 7 (4~10MeV;NTA SpA, 意大利罗马)和LIAC(4~10MoV; Sordina SpA,意大利,绍纳拉)。高剂量率近距离术中放射治疗采用高剂量率后装技术,使用 ^{192}Ir 通过 β 或电子捕获，衰减后的同位素半衰期短,释放不同能量的 γ 射线。β 衰减被源包裹吸收,其平均的射线强度相当于 370keV X 线,其半衰期为 74 天。高剂量率近距离术中放射治疗仅适用于近全切后的患者,因为其最大的照射深度为距瘤床表面 0.5cm。Nucleotron(荷兰,费嫩达尔)和 Varian Medical Systems (英国,克罗利)提供数种 ^{192}Ir HDR 后装治疗设备。采用高剂量率近距离术中放射治疗时需要屏蔽射线的手术室。近 10 年来发展了可移动低千伏级 X 线术中放射治疗设备。低千伏级 X 线(20~50kV)的优势在于其剂量梯度陡峭,无需特殊防护的手术室,但其最大劣势在于靶区(瘤床)近似于球形且最大组织治疗半径仅 1~2cm。目前有两种商业化的可移动低千伏级 X 线术中放射治疗设备,包括 Zeiss Intrabeam(Zeiss Surgical,德国,上科亨)和 Xoft S700 AXXent System(Zoft,马萨诸塞州,德福德)。

术中电子束放射治疗:物理和技术应用

由于上述的可移动直线加速器的发展,因为其最大电子束能量为 12MeV 或以下，因此与固定于手术室的直线加速器不同，仅需非永久的手术室屏蔽设备。并且,中子污染对手术室工作人员或患者不构成影响。Mobetron 加速器有 1 个固定的射线遮挡设施,而 Novac 7 和 LIAC 加速器的射线遮挡设施是可移动的。当采用 4MeV 的电子束时,水中 90%剂量线深度为 1.1cm,而 12MeV 电子束的深度为 3.5cm。虽然因厂商不同可获得不同形状(如圆形、矩形)和尺寸的准直器。但是利用该设备进行术中放射治疗时一系列剂量测量设备对某一加速器是必需的。

移动 IOERT 直线加速器的质量保证程序的大致内容在美国医用射线物理师工作组 (AAPM)48 号和 72 号文件可见[27,28]。因为这些可移动加速器的任何故障均可导致患者不能接受预期 IOERT 或延迟手术,想获得高水平的质量保证需在手术当天校准所有的能量,并且细致地完成类似于标准直线加速器的定期检测。可移动直线加速器的特点是不具有可调节准直器及偏转磁极。Mobetron 的质量保证内容必须包括软对接系统,其他两种加速器需包括硬连接系统。尽管体内无菌手术床上无法采用热释光剂量仪或整流二极管进行剂量验证,但可采用变色薄膜进行离线剂量测量或金属氧化物半导体器件进行在线测量[29,30]。IORT 可应用于其他肿瘤部位。

可移动 IOERT 直线加速器仅有有限的移动性,需患者及手术床移动至加速器，有时需改变患者体位。具有特殊的上下左右方向、头高位或头低位以及俯仰位移动能力的手术床使得 IOERT 患者摆位和连接变得更加便捷快速。Mobetron 的软连接设备在治疗床上配备激光灯。Novac 7 和 LIAC 的硬连接施照器分为 2 部分，当射野大小和下半部分施照器形状配合好后，施照器的上半部分与直线加速器头部连接,下半部分与靶区(瘤床)连接。一旦配准,两部分的内连锁结构在放射治疗前锁止。一般情况下,软连接或硬连接的耗费时间少于 10~15 分钟。

在所有的准备工作完成前，最重要的工作是 IOERT 治疗体积的确定,该工作需要肿瘤外科医生和放射治疗医生共同完成。一般情况下,手术缝线或缝合钉可明确瘤床,在此基础上至少外扩 1cm。其次,确定施照器的尺寸、形状、斜度,并确定是否需一个或以上的 IOERT 照射野以覆盖所有的瘤床。虽然 IOERT 施照器在功能上可类似于正常组织牵引器,仍需额外的手术器械以更好地排除无需照射的正常组织，如小肠。临床上,当敏感的正常组织无法用物理的方法排除在 IOERT 放射野之外时,需要使用无菌铅板的第二级准直器以减少正常组织受量。二级准直器对杜绝剂量重叠也是非常关键的。最后,为减少瘤床区的渗血及渗液,在施照器周围放置吸引器。

高剂量率近距离术中放射治疗：物理和技术应用

高剂量率近距离术中放射治疗采用 ^{192}Ir HDR 后装技术以给予瘤床一次大剂量分割照射并对邻近正常组织进行保护和物理遮挡，与 IOERT 的指导类似。因为高活性的 ^{192}Ir 可采用计算机辅助远程后装技术，根据靶区(瘤床)大小的不同,其治疗时间为 30~60 分钟。在不同位置和驻留时间叠加较大的放射源分布可产生理想的剂量。AAPM 任务组 43 的两个版本总结了 ^{192}Ir 在空气及水中的剂量计算[31,32]。最近一篇综述文章亦提出了类似的建议[33]。

建造拟行高剂量率术中放射治疗的手术室时需配备内连锁门、室内射线检测设备、适合手术室团队(手术医生、放射治疗医生、护士)的空间并保证其在 HDR-IORT 时保持无菌状态。在与该手术室毗邻的空间内放置供麻醉和手术监测设备。高剂量率术中放射治疗的质量保证程序参见 AAPM 任务组[34]。一般情况下，一系列的质量保证程序的检查需在 HDR-IORT 前 24 小时内完成，内容包括确定源位置、源强度、校准室内射线检测仪，检查危机状况发生时的设备可靠性。

对于高剂量率近距离术中放射治疗，施照器必须足够坚硬以保护后装导管被固定在可复制的位置并保持瘤床区覆盖。施照器需有一定的厚度以保持治疗区域和施照器之间约 0.5cm 的距离[33]。在给予 HDR-IORT 照射之前，放射治疗医生必须确保施照器安置在合适的位置以覆盖全部靶区，分隔开 0.5cm 的距离能使照射剂量减少高达 30%。构建临床预计肿瘤靶区模拟计划可简化临床高剂量率术中放射治疗的治疗计划[35]。计划的实施在一定程度上强化有效性及减少错误发生。然而，当模拟计划在某些患者中需要规避正常器官时不能充分发挥作用。

千伏级X线术中放射治疗：物理和技术应用

Zeiss Intrabeam 设备的球管长 10cm，宽 3mm，其末端为微型的 X 线源，球管尖端电子加速撞击金靶产生 30~50kV 低千伏级的 X 线。因为这些射线的能力较低，所以无需在标准手术室基础上加装额外的防护设施。Intrabeam 设备很小且轻便，能配套于标准手术室。50kV 的设备发出的 X 线在水深 1cm 中心束的剂量率为 2Gy/min。然而，组织中的剂量衰减和离表面的距离呈反比。该种设备已发展了 10 年余。

Xoft S700 AXXent 系统是一种具有 Wolfra 靶区的电子近距离放射治疗设备，可发射 20~50kV 的 X 线能量。与 Intrabeam 系统一样，50kV 能量是最常用的。微型 X 线管位于柔性的一次性护套内，X 线管采用水冷却。与 Intrabeam 系统源相比，Xoft 源在手术室中更适应，并且在 3cm 水中具有 0.6Gy/min 的更高百分深度剂量率。此外，由于更重的过滤，剂量在组织中比 Intrabeam 源中下降缓慢。然而，典型的 Xoft 源半衰期仅为 2.5 小时，并且在临床上得到使用更短的时间(3 年)，而 Intrabeam 系统可达 10 年以上。

最近对这两种 KV-IORT 系统进行了全面的综述[36]。这两种系统都可能适用于乳腺癌的 IORT 治疗，无论是作为局部增量照射还是根治性治疗，尽管大多数当前的临床数据涉及使用 Intrabeam 系统。这两个制造商正在将其各自的低 kV IORT 系统的临床使用扩展到皮肤肿瘤和子宫内膜癌的阴道应用。Intrabeam 系统的直径主要为 1.5~5cm，并且由固体可生物降解材料与放置源的 2.8mm 中心腔组成。通过加用直径>3.5cm 的施用器的铝压平过滤器产生均匀的表面剂量。Xoft 系统使用类似于 MammoSite(Hologic，马萨诸塞州，贝德福德)的充气球囊用于乳房照射，具有球形或椭圆形气球形状。圆形气球尺寸为 3~6cm，椭球形气球为 5cm×7cm 和 6cm×7cm。两个系统都具有多个安全特征以警告用户发射 X 线并允许监测输出剂量。最近审查了涉及预处理检查、每月检查和年度检查的 QA 程序[36]。

几种术中放射治疗方法的比较

最近有研究综合比较了 3 种最近发表的 IORT 方法的技术应用[37]。IOERT 相比 HDR-IORT 的优势在于更好的剂量均匀性、更快的治疗时间、所需手术室放射防护设备较少、可治疗较大的残留病灶。潜在的劣势包括采用 6~9MeV 时表面的剂量常小于 90%(相比使用丸剂)，由于解剖的原因，治疗低位盆腔腹侧壁、耻骨后区域、膈下区域、胸侧壁和颅底时难度大。应用低 kV IORT 治疗时靶区(瘤床)体积不能过大，表皮距施源器 0.5~1cm 为宜。

术中放射治疗加或不加外照射的临床应用结果：综述

关于 IORT±EBRT(±化疗)临床应用的综述不在本章的讨论范围之内，感兴趣的读者应参阅近期发表的关于术中放射治疗的专著，在该专著里详细按照肿瘤部位讲解了术中放射治疗的应用[38]。此外，该著作讨论了某些特定肿瘤和肿瘤部位的术中放射治疗的临床数据。本章主要讨论从这些大部分非随机的研究中获得的结论，以及有限的几项前瞻性随机试验的临床数据。基本的结论是，术中放射治疗作为局部进展的原发或复发肿瘤综合治疗的一部分，是可行的并且能增加局部控制率，可提高部分肿瘤的生存率，急性及慢性毒性可接受(表 18.2)。近 10~15 年来世界范围内大规模的术中放射治疗的临床应用得益于术中放射治疗技术的进步。目前更广泛的应用及前期获得的临床数据有助于未来针对某些肿瘤设计前瞻性随机临床试验。

结直肠癌

最近总结了 IOERT 和 HDR-IORT 作为局部晚期结直肠癌综合治疗中的一部分的临床数据[39]。在常规外照射(45~54Gy)和同步 5-FU 化疗后,超过 900 例患者接受 IOERT,59 例患者接受 HDR-IORT。这些数据源自多项非随机单中心的在美国和欧洲进行的研究。IORT 研究中多数患者为临床分期 T4 或 T3,不可直接与前瞻性随机德国直肠癌研究进行比较,因为 T4 期患者被排除在Ⅲ期临床试验之外。术中放射治疗 3 年和 5 年的局部控制率在 R_0 切除的患者中为 85%~90%,在 R_1/R_2 切除的患者为 50%~75%,2 或 3 级外周神经或输尿管毒性为 5%~10%。3 年和 5 年的无进展生存率在 R_0 切除的患者中为 50%~60%,R_2 切除的患者为 25%~35%。因此这些数据支持 T3 或 T4 期患者接受术中放射治疗可获益,但全身复发仍是主要的问题。

基于最近的文献,在复发的结直肠癌患者中可获得类似的结论[40]。在该部分患者中,大部分患者接受了 EBRT±5-FU 同步化疗后复发的患者,因此再次行 EBRT(±化疗)难度较大。最大规模的 IOERT 临床试验是在梅奥诊所进行的,140 例患者曾行 EBRT,而后行术前 30Gy EBRT 和 IOERT (10~20Gy 依据手术切除范围),3 年的局部控制率为 70%,总生存率为 30%。再次强调,在该部分患者中,没有随机的前瞻性数据以准确地评估术中放射治疗的作用,但单中心的数据是令人鼓舞的[40]。

胃癌

近期有一综述详述了将术中放射治疗作为综合治疗的一部分在可切除的胃癌患者中的应用[41]。其中 3 项 IOERT 的随机前瞻性研究已发表。1988 年,日本京都大学的 M. Abe 报道了将超过 200 例Ⅰ~Ⅳ期的胃癌患者(使日本手术分期系统)随机分为单纯手术组或手术+IOERT(28~35Gy)组[42]。该研究显示在Ⅱ~Ⅳ期患者中可见 5 年生存率的提高,但无统计学差异。另两项类似的 3 期临床研究未显示生存获益。NCI 研究共入组 40 例Ⅲ期和Ⅳ期胃癌患者,随机分为手术+术中放射治疗 (20Gy) 组和手术+外照射 (50Gy)组,弗赖堡大学(德国弗赖堡)的研究共有 115 例患者入组,随机分为手术组和手术+术中放射治疗组(28Gy)[43,44]。其他单中心非随机研究的数据支持术中放射治疗或术中放射治疗+外照射优于单纯手术 (Martinez-Monge 等[41])。当前对于局部进展期[淋巴阳性和(或)边缘阳性]胃癌的标准治疗包括术后放化疗或单纯前瞻性化疗,基于最近的 3 期临床试验结果[45,46]。因此,未来开展将术中放射治疗用于局部进展期胃癌的临床试验时必须包括上述治疗方案。

胰腺癌

文献总结了许多胰腺癌患者的单中心非随机临床试验[47]。对于病灶局限但手术无法切除的患者,术中放射治疗±外照射±化疗可获得更长时间的无腹痛控制时间,但对中位生存期及总生存期无改善。对于可手术切除的胰腺癌患者,综合运用术前外照射 (±化疗)+术中放射治疗显示可增加局部控制率和总生存率。未来将开展将术中放射治疗用于胰腺癌患者的临床试验必须包括更有效的全身治疗。

软组织肉瘤

术中放射治疗作为综合治疗的一部分在成人软组织肉瘤包括腹膜后、躯干、四肢中取得了一定的疗效。术中放射治疗亦被用于治疗部分青少年的原发性骨肉瘤。IOERT 和 HDR-IORT 均可应用。

腹膜后软组织肉瘤虽少见,但属于适宜术中放射治疗的肿瘤,因为该类肿瘤一般较大(>10~15cm)且多为局部浸润性,不宜手术完整切除。近期发表了一篇关于术中放射治疗用于腹膜后软组织肉瘤的综述[48]。在唯一一项随机前瞻性研究中,35 例技术上可切除的腹膜后软组织肉瘤患者被随机分为接受术后 EBRT 组(50~55Gy;对照组;20 例患者)或 IOERT 组(20Gy,多个邻接射野)+减量的术后 ETRT 组(30~35Gy;试验组;15 例患者)[21]。随访至少 5 年后,野内复发率实验组为 20%,对照组为 80%($P<0.001$)。然而,在与病理分级相关的总生存率或远处转移率方面无显著性差异。在急慢性正常组织并发症方面,对照组有较高的胃肠道毒性,而实验组有较高的外周神经毒性。多项非随机单中心研究支持≤15Gy 剂量的 IOERT 可提高局部控制率且外周神经毒性较小[48]。两个中心已发表了他们同时将外照射与高剂量率术中近距离放射治疗用于原发或局部复发的腹膜后软组织肉瘤的经验。其中一项在 MSKCC 进行的回顾性非随机试验共包括 32 例患者(12 例原发,20 例局部复发),在 0.5cm 深度瘤床处给予 14Gy 的 HDR-IORT。他们报道的原发肿瘤或复发肿瘤患者组的 5 年局部控制率分别为 74%和 54%;5 年生存率分别为 55%和 30%[49]。法国居里癌症中心进行的研究纳入 46 例原发或复发的腹膜后软组织肉瘤患者,大体肿瘤切除术后接受 20Gy 的 HDR-IORT(30 例 R_0 切除,16 例 R_1 切除)。这些患者的 5 年总生存率和局部无复发生存率分别为 55%和 51%[50]。

近期总结了 IORT 用于四肢和躯干软组织肉瘤的

文献[51]。尽管采用 R_0 切除手术和外照射(术前或术后)的局部复发风险较低(5%~8%),但当切缘阳性或有肉眼残留时需更高的外照射剂量,可导致更高的急慢性正常组织毒性风险。对于该类患者,IOERT 或 HDR-IORT 可用作外照射 45~50Gy 后局部增量的方法。一般来说,局部控制率非常高(≥85%)且正常组织并发症和功能结果可接受[52]。

文献提供了有限的将术中放射治疗用于骨肉瘤的数据[53]。在德国、西班牙、日本 IOERT 已被用于边缘可切除的青少年尤因肉瘤和骨盆瘤。尽管在高危患者中,局部控制率非常优秀,正常组织的远期并发症,包括术中放射治疗诱发的恶性肿瘤需引起关注,因此对该类患者进行术中放射治疗获得认可之前需长时间随访。

乳腺癌

术中放射治疗在早期乳腺癌患者的治愈性治疗中可发挥关键作用[54]。基于数项之前的单中心非随机研究[54],两项大型的在早期乳腺癌患者中进行的Ⅲ期临床试验以验证单剂量全剂量术中部分乳腺照射是否优于标准的常规全乳腺放射治疗(WBRT)。此外,欧洲术中放射治疗国际组织(ISIORT)将术中放射治疗作为全乳腺放射治疗后局部增量的方法。后文将简短叙述两项大型Ⅲ期临床试验中的术中放射治疗及正在进行的单臂 IORT 增量研究。更详细的讨论在本书的乳腺癌章节中进行。

靶向术中放射治疗试验共入组超过 2200 例早期浸润性导管癌患者(T1, T2;N0),排除小叶癌及 45 岁以上的患者,给予患者单次 20Gy(表面剂量)的正电压术中放射治疗或 50Gy 的常规分次全乳腺照射[55]。仅在有特殊风险因素的患者中给予术中放射治疗加全乳腺放射治疗。2010 年 6 月发表了第一次中期分析数据, 中位随访 2 年,4 年局部复发率相似(IORT 1.2%比 WBRT 0.95%), 正常组织并发症发生率相似(IORT 3.3%比 WBRT 3.9%)[55]。尽管结果令人鼓舞,但最终得出结论需更长期的随访。

术中电子束放射治疗试验对比了 90%等剂量线全乳腺照射和 24Gy IOERT。采用可移动 Novac 7 和 LIAC 设备[56]。该实验每组共纳入 650 例患者,关于第一次中期分析的论文即将发表。然而,意大利米兰的 Veronesi 等[57]报道的一项单臂术中放射治疗试验采用 21Gy 剂量,共入组 574 例早期乳腺癌患者,中位随访 20 个月后的乳腺内复发率仅为 1.05%。再次强调,这些前期的数据对于单剂量部分乳腺术中放射治疗是令人鼓舞的。

2005 年,ISIORT 欧洲组织进行的一项单臂全 90%等剂量线 50Gy 乳腺放射治疗前 IOERT 增量 (至 10Gy)试验共入组超过 1200 例患者[58]。至少 60%的患者至少有一项预后不良因素可发展为局部复发,如肿瘤直径>2cm、高级别、年轻(<45 岁)和(或)阳性淋巴结。中位随访 6 年,局部复发率为 1.2%。因此,术中放射治疗可用作高风险患者全乳腺放射治疗后局部增量的有效方法。

其他肿瘤

术中放射治疗用于肺癌、头颈部肿瘤、中枢神经系统肿瘤和儿科肿瘤的临床数据参见文献[38],本书的读者亦可参阅特殊肿瘤部位的章节。关于这些肿瘤目前无前瞻性随机试验数据。

(赵汉玺 译 于金明 邢力刚 校)

参考文献

1. Hall EJ, Marchese M, Hei TK, et al. Radiation response characteristics of human cells in vitro. *Radiat Res* 1988;114(3):415–424.
2. Thames HD, Suit HD. Tumor radioresponsiveness versus fractionation sensitivity. *Int J Radiat Oncol Biol Phys* 1986;12(4):687–691.
3. Hu K, Yom S, Kaplan M, et al. Head and neck cancer. In: Gunderson L, Willett C, Calvo F, et al., eds. *Intraoperative irradiation: techniques and results,* 2nd ed. Totowa, NJ: Humana Press; 2011:163–168.
4. Kinsella TJ, DeLuca AM, Barnes M, et al. Threshold dose for peripheral neuropathy following intraoperative radiotherapy (IORT) in a large animal model. *Int J Radiat Oncol Biol Phys* 1991;20(4):697–701.
5. Kinsella TJ, Sindelar WF, DeLuca AM, et al. Tolerance of peripheral nerve to intraoperative radiotherapy (IORT): clinical and experimental studies. *Int J Radiat Oncol Biol Phys* 1985;11(9):1579–1585.
6. LeCouteur RA, Gillette EL, Powers BE, et al. Peripheral neuropathies following experimental intraoperative radiation therapy (IORT). *Int J Radiat Oncol Biol Phys* 1989;17(3):583–590.
7. Barnes M, Duray P, DeLuca A, et al. Tumor induction following intraoperative radiotherapy: late results of the National Cancer Institute canine trials. *Int J Radiat Oncol Biol Phys* 1990;19(3):651–660.
8. Sindelar WF, Kinsella TJ. Normal tissue tolerance to intraoperative radiotherapy. *Surg Oncol Clin N Am* 2003;12(4):925–942.
9. Vujaskovic Z, Willett CG, Tepper J, et al. Normal tissue tolerance to IOERT, EBRT, or both: animal and clinical studies. In: Gunderson L, Willett CG, Calvo F, et al., eds. *Intraoperative irradiation: techniques and results,* 2nd ed. Totowa, NJ: Humana Press, 2011:119–138.
10. Sindelar WF, Tepper JE, Kinsella TJ, et al. Late effects of intraoperative radiation therapy on retroperitoneal tissues, intestine, and bile duct in a large animal model. *Int J Radiat Oncol Biol Phys* 1994;29(4):781–788.
11. Gillette EL, Powers BE, McChesney SL, et al.. Response of aorta and branch arteries to experimental intraoperative irradiation. *Int J Radiat Oncol Biol Phys* 1989;17(6):1247–1255.
12. Johnstone PA, Sprague M, DeLuca AM, et al. Effects of intraoperative radiotherapy on vascular grafts in a canine model. *Int J Radiat Oncol Biol Phys* 1994; 29(5):1015–1025.
13. Tepper JE, Sindelar W, Travis EL, et al.. Tolerance of canine anastomoses to intraoperative radiation therapy. *Int J Radiat Oncol Biol Phys* 1983;9(7):987–992.
14. Sindelar WF, Tepper J, Travis EL. Tolerance of bile duct to intraoperative irradiation. *Surgery* 1982;92(3):533–540.
15. Gillette EL, Gillette S, Powers BE. Studies at Colorado State University of normal tissue tolerance of beagles to IOERT, EBRT or a combination. In: Gunderson L, Willett CG, Calvo F, et al., eds. *Intraoperative irradiation: techniques and results,* 1st ed. Totowa, NJ: Humana Press; 1999:147–163.
16. DeLuca AM, Johnstone PA, Ollayos CW, et al. Tolerance of the bladder to intraoperative radiation in a canine model: a five-year follow-up. *Int J Radiat Oncol Biol Phys* 1994;30(2):339–345.
17. Kinsella TJ, Sindelar WF, DeLuca AM, et al. Tolerance of the canine bladder to intraoperative radiation therapy: an experimental study. *Int J Radiat Oncol Biol Phys* 1988; 14(5):939–946.
18. Barnes M, Pass H, DeLuca A, et al. Response of the mediastinal and thoracic viscera of the dog to intraoperative radiation therapy (IORT). *Int J Radiat Oncol Biol*

19. Tochner ZA, Pass HI, Sindelar WF, et al. Long term tolerance of thoracic organs to intraoperative radiotherapy. *Int J Radiat Oncol Biol Phys* 1992;22(1):65–69.
20. Pass HI, Sindelar WF, Kinsella TJ, et al. Delivery of intraoperative radiation therapy after pneumonectomy: experimental observations and early clinical results. *Ann Thorac Surg* 1987;44(1):14–20.
21. Sindelar WF, Kinsella TJ, Chen PW, et al. Intraoperative radiotherapy in retroperitoneal sarcomas. Final results of a prospective, randomized, clinical trial. *Arch Surg* 1993;128(4):402–410.
22. Johnstone PA, DeLuca AM, Bacher JD, et al. Clinical toxicity of peripheral nerve to intraoperative radiotherapy in a canine model. *Int J Radiat Oncol Biol Phys* 1995;32(4):1031–1034.
23. Vujaskovic Z, Gillette SM, Powers BE, et al. Intraoperative radiation (IORT) injury to sciatic nerve in a large animal model. *Radiother Oncol* 1994;30(2):133–139.
24. Vujaskovic Z, Gillette SM, Powers BE, et al. Ultrastructural morphometric analysis of peripheral nerves after intraoperative irradiation. *Int J Radiat Biol* 1995;68(1):71–76.
25. Gillette SM, Gillette EL, Powers BE, et al. Radiation-induced osteosarcoma in dogs after external beam or intraoperative radiation therapy. *Cancer Res* 1990;50(1):54–57.
26. Johnstone PA, Laskin WB, DeLuca AM, et al. Tumors in dogs exposed to experimental intraoperative radiotherapy. *Int J Radiat Oncol Biol Phys* 1996;34(4):853–857.
27. Beddar AS, Biggs PJ, Chang S, et al. Intraoperative radiation therapy using mobile electron linear accelerators: report of AAPM Radiation Therapy Committee Task Group No. 72. *Med Phys* 2006;33(5):1476–1489.
28. Palta JR, Biggs PJ, Hazle JD, et al. Intraoperative electron beam radiation therapy: technique, dosimetry, and dose specification: report of task force 48 of the Radiation Therapy Committee, American Association of Physicists in Medicine. *Int J Radiat Oncol Biol Phys* 1995;33(3):725–746.
29. Ciocca M, Orecchia R, Garibaldi C, et al. *In vivo* dosimetry using radiochromic films during intraoperative electron beam radiation therapy in early-stage breast cancer. *Radiother Oncol* 2003;69(3):285–289.
30. Consorti R, Petrucci A, Fortunato F, et al. In vivo dosimetry with MOSFETs: dosimetric characterization and first clinical results in intraoperative radiotherapy. *Int J Radiat Oncol Biol Phys* 2005;63(3):952–960.
31. Nath R, Anderson LL, Luxton G, et al. Dosimetry of interstitial brachytherapy sources: recommendations of the AAPM Radiation Therapy Committee Task Group No. 43. American Association of Physicists in Medicine. *Med Phys* 1995;22(2):209–234.
32. Rivard MJ, Butler WM, DeWerd LA, et al. Supplement to the 2004 update of the AAPM Task Group No. 43 Report. *Med Phys* 2007;34(6):2187–2205.
33. Furhang EE, Sillanpaa JK, Hu KS, et al. HDR-IORT: physics and techniques. In: Gunderson L, Willett CG, Calvo F, et al., eds. *Intraoperative irradiation: techniques and results,* 2nd ed. Totowa, NJ: Humana Press, 2011:73–84.
34. Kutcher GJ, Coia L, Gillin M, et al. Comprehensive QA for radiation oncology: report of AAPM Radiation Therapy Committee Task Group 40. *Med Phys* 1994;21(4):581–618.
35. Anderson LL, Hoffman MR, Harrington PJ, et al. Atlas generation for intraoperative high dose rate brachytherapy. *J Brachyther Int* 1997;13:333–340.
36. Kraus-Tiefenbacher U, Biggs PJ, Vaidya J, et al. Electronic brachytherapy/low KV-IORT: physics and techniques. In: Gunderson L, Willett CG, Calvo F, et al., eds. *Intraoperative irradiation: techniques and results,* 2nd ed. Totowa, NJ: Humana Press, 2011:85–98.
37. Nag S, Willett CG, Gunderson L, et al. IORT with electron-beam, high-dose-rate brachytherapy or low-KV/electronic brachytherapy: methodological comparisons. In: Gunderson L, Willett CG, Calvo F, et al., eds. *Intraoperative irradiation: techniques and results,* 2nd ed. Totowa, NJ: Humana Press, 2011:99–115.
38. Gunderson L, Willett CG, Calvo F, et al., eds. *Intraoperative irradiation: techniques and results,* 2nd ed. Totowa, NJ: Humana Press, 2011: Part IV, 139–518.
39. Nils D, Arvold ND, Hong TS, et al. Primary colorectal cancer. In: Gunderson L, Willett CG, Calvo F, et al., eds. *Intraoperative irradiation: techniques and results,* 2nd ed. Totowa, NJ: Humana Press, 2011:297–322.
40. Haddock MG, Nelson H, Valentini V, et al. Recurrent colorectal cancer. In: Gunderson L, Willett CG, Calvo F, et al., eds. *Intraoperative irradiation: techniques and results,* 2nd ed. Totowa, NJ: Humana Press, 2011:323–351.
41. Martinez-Monge R, Gaztanaga M, Alvarez-Cienfuegos J, et al. Gastric cancer. In: Gunderson L, Willett CG, Calvo F, et al., eds. *Intraoperative irradiation: techniques and results,* 2nd ed. Totowa, NJ: Humana Press, 2011:223–248.
42. Abe M, Takahashi M, Ono K, et al. Japan gastric trials in intraoperative radiation therapy. *Int J Radiat Oncol Biol Phys* 1988;15(6):1431–1433.
43. Kramling HJ, Willich N, Cramer C, et al. Early results of IORT in the treatment of gastric cancer. *Front Radiat Ther Oncol* 1997;31:157–160.
44. Sindelar WF, Kinsella TJ, Tepper JE, et al. Randomized trial of intraoperative radiotherapy in carcinoma of the stomach. *Am J Surg* 1993;165(1):178–186; discussion 186–177.
45. Cunningham D, Allum WH, Stenning SP, et al. Perioperative chemotherapy versus surgery alone for resectable gastroesophageal cancer. *N Engl J Med* 2006;355(1):11–20.
46. Macdonald JS, Smalley SR, Benedetti J, et al. Chemoradiotherapy after surgery compared with surgery alone for adenocarcinoma of the stomach or gastroesophageal junction. *N Engl J Med* 2001;345(10):725–730.
47. Miller RC, Valentini V, Moss A, et al. Pancreas cancer. In: Gunderson L, Willett CG, Calvo F, et al., eds. *Intraoperative irradiation: techniques and results,* 2nd ed. Totowa, NJ: Humana Press, 2011:249–271.
48. Czito B, Donohue J, Willett CG, et al. Retroperitoneal sarcomas. In: Gunderson LL, Willett CG, Calvo F, et al., eds. *Intraoperative irradiation: techniques and results,* 2nd ed. Totowa, NJ: Humana Press, 2011:353–386.
49. Alektiar KM, Hu K, Anderson L, et al. High-dose-rate intraoperative radiation therapy (HDR-IORT) for retroperitoneal sarcomas. *Int J Radiat Oncol Biol Phys* 1 2000;47(1):157–163.
50. Dziewirski W, Rutkowski P, Nowecki ZI, et al. Surgery combined with intraoperative brachytherapy in the treatment of retroperitoneal sarcomas. *Ann Surg Oncol* 2006;13(2):245–252.
51. Petersen IA, Krempien R, Beauchamp C, et al. Extremity and trunk soft-tissue sarcomas. In: Gunderson LL, Willett CG, Calvo F, et al., eds. *Intraoperative irradiation: techniques and results,* 2nd ed. Totowa, NJ: Humana Press, 2011:387–405.
52. Kunos C, Colussi V, Getty P, et al. Intraoperative electron radiotherapy for extremity sarcomas does not increase acute or late morbidity. *Clin Orthop Relat Res* 2006:247–252.
53. Calvo F, Sierrasesumaga L, Patino A, et al. Bone sarcomas. In: Gunderson LL, Willett CG, Calvo F, et al., eds. *Intraoperative irradiation: techniques and results,* 2nd ed. Totowa, NJ: Humana Press, 2011:407–429.
54. Sedlmayer F, DuBois J-B, Reitsamer R, et al. Breast cancer. In: Gunderson LL, Willett CG, Calvo F, et al., eds. *Intraoperative irradiation: techniques and results,* 2nd ed. Totowa, NJ: Humana Press, 2011:189–200.
55. Vaidya JS, Joseph DJ, Tobias JS, et al. Targeted intraoperative radiotherapy versus whole breast radiotherapy for breast cancer (TARGIT-A trial): an international, prospective, randomised, non-inferiority phase 3 trial. *Lancet* 2010;376(9735):91–102.
56. Intra M, Leonardi C, Luini A, et al. Full-dose intraoperative radiotherapy with electrons in breast surgery: broadening the indications. *Arch Surg* 2005;140(10):936–939.
57. Veronesi U, Orecchia R, Luini A, et al. Full-dose intraoperative radiotherapy with electrons during breast-conserving surgery: experience with 590 cases. *Ann Surg* 2005;242(1):101–106.
58. Sedlmayer F, Fastner G, Merz F, et al. IORT with electrons as boost strategy during breast conserving therapy in limited stage breast cancer: results of an ISIORT pooled analysis. *Strahlenther Onkol* 2007;183(Spec No 2):32–34.

第 19 章 质子治疗

Nancy Price Mendenhall, Zuofeng Li

质子治疗改善了许多采用放射治疗的恶性肿瘤的潜在治疗比，这引起医生对其关注度增加。本章将讨论与质子治疗相关的基本原理，技术进展，潜在的应用，效率，毒性，比较有效性和经济挑战。

基本原理

治疗比

通过任何医疗干预，在患者获益和伤害的可能性之间存在最佳平衡，称为治疗比。在肿瘤放疗中，它是对肿瘤的放疗作用与对正常非靶向组织的放射效应之间的平衡。该比率由每名医生和患者决定，但是在不同的临床情况下，可授予不同的优先级。例如，在具有与视神经和交叉相邻的进展期鼻旁窦肿瘤的患者中，一名医生可能推荐使视神经的风险最小化的治疗，损害以较低的肿瘤控制概率的代价，而另一名医生可能推荐具有更大的视神经损伤风险的治疗，以提供更大的肿瘤控制的可能性。在另一个示例中，当大量体积的脑组织受到低剂量照射时，与具有短的预期寿命的老年患者相比，幼儿的父母会更关心潜在的风险。在评估新的放疗模式时，首先面临的问题是能否提升潜在的治疗率。

剂量分布对治疗比的影响

许多因素在影响放疗疗效，因此治疗比，包括总剂量，剂量强度（给予剂量的总时间或分割的次数），相对生物学效应（RBE）和调整因素如化疗、患者年龄和合并症等因素影响。但这些因素中没有一个与剂量分布一样重要——与非靶向正常组织的剂量相比，靶组织的相对剂量——因为放射治疗是非特异性治疗，同时影响正常和癌细胞。肿瘤放疗学的一个恒定原则是，放疗剂量越高或越强，肿瘤控制的概率越大。类似的，治疗相关毒性的风险与正常组织剂量和剂量强度以及暴露于各种放射剂量水平的正常组织的体积相关。这个原则已经在许多恶性肿瘤（即前列腺、乳腺、头颈）中得到证实，但是，当由于正常组织风险过高而降低肿瘤实施剂量或调整测量毒性作用的工具时，不可用。

通过剂量递增或增强来最大化局部肿瘤控制，最主要的障碍是通过实施过高的剂量或暴露过多的正常组织增加了损害正常组织的风险。虽然肿瘤控制是一个二分的终点，毒性作为终点在许多组织中长期存在，并且可能难以测量。当毒性很容易定义、组织功能很重要且发生较早时，放疗并发症的风险通常高于治愈的概率，导致低的治疗比，因为疾病控制率低。相反，当毒性不明确，难以测量或迟发时，疾病控制将优先。在大多数临床环境中，通过增加疾病控制或通过降低毒性，有机会改善治疗比。提高治疗比的最直接的方法是通过减少对非靶向组织的放射剂量，既可减少毒性，又能促进剂量增加以增加肿瘤控制：这即是质子治疗的基本原理。

X线的问题和质子的优势和挑战

大多数外照射的 X 线通过患者，却没有效果，一些被吸收，因为它们与沿着它们的路径的亚原子粒子随机地相互作用，引发导致细胞损伤或细胞死亡的生化反应的形成。因此，X 线从皮肤表面入口到皮肤表面出口留下组织损伤的轨迹，非常类似于子弹的轨迹。随着累积 X 线吸收，沿着光束路径沉积的剂量随着可用于相互作用的 X 线的数量减少而衰减。具有基于 X 线的外照射治疗（EBRT；图 19.1）的照射剂量沉积的这种模式是特别有问题的，因为沿着射束入口路径的组织的剂量总是高于目标的剂量。此外，沿着射

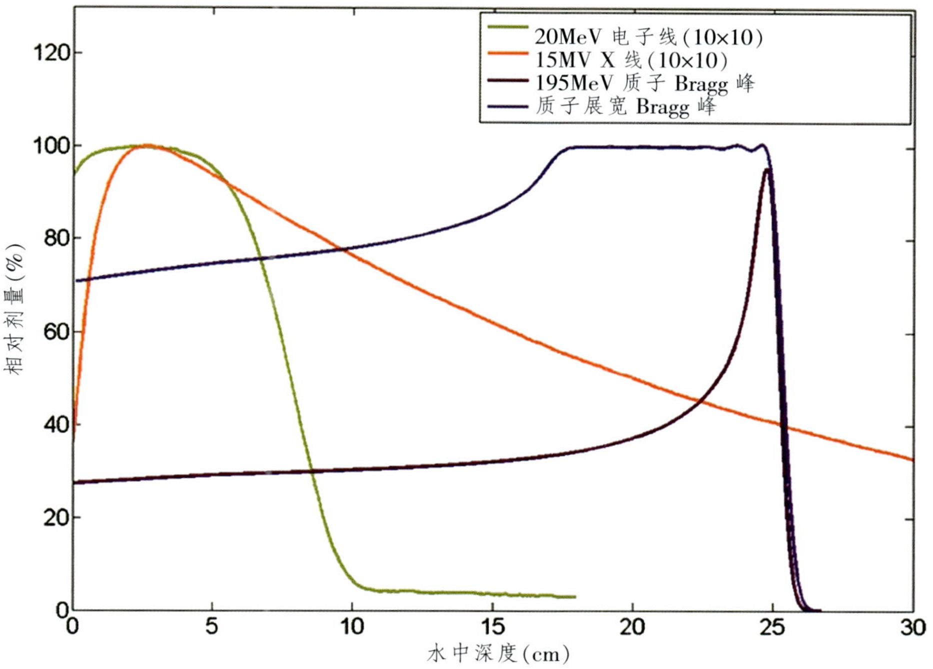

图 19.1 深度-剂量曲线的形状。对于电子(绿色),光子/X 线(橙色),原始质子布拉格峰(紫色)和展开布拉格峰(蓝色),由多个原始布拉格峰组成,显著不同。与光子或电子相比,质子的入射剂量是恒定并相对于目标剂量减少没有出口剂量。结束时的剂量下降,质子范围比电子更尖锐。总之,用光子,大部分照射能量沉积在靶的外部,而用质子,大部分照射能量被沉积在目标内。

束的出射路径,更多的正常组织暴露于仅略微小于靶的剂量的辐射剂量。因此,基于 X 线的治疗的大部分辐射剂量沉积在患者的目标外。

已经开发了许多优秀的策略来抵消这个基本问题[即多个领域、四野盒子、立体定向放射外科和立体定向放射治疗(SRT)、3DCRT、IMRT、断层疗法、电弧治疗、机器人放射外科等],但是即使使用这些技术,对非靶向组织的剂量主要是重新分布,而不是减少,并使更多的放射剂量沉积在靶的内部。因为给定组织的总剂量是毒性的关键决定因素之一,当使用这些复杂技术时,某些毒性降低。然而,因为更大体积的正常组织暴露于射线下,受暴露于射线的组织的体积所影响,其他毒性可能通过这些整体剂量再分布方法增加。一些与低剂量暴露于较大体积组织相关的效应可能需要更多时间出现临床表现(第二恶性肿瘤),并且一些损伤可能需要更精密的检测方法(神经认知测试),这些复杂的方法导致早期时低估了毒性。

质子放疗的剂量分布模式与 X 线显著不同。质子仅仅是已经失去其电子的氢原子。其质量约为电子的 1800 倍并带有正电荷。当质子穿过物质时,它们主要通过与原子电子的相互作用而失去能量。由于质子相对于电子的质量明显更大,质子在每次相互作用中仅损失其能量的一小部分(与 X 线相反),并且仅经历小的方向变化。

当质子穿越物质时,电子相互作用中的能量损失速率可由线性阻止本领描述,S(E)定义为 dE/dx,其中 dE 是在介质中在 dx 的距离上的电子碰撞中由质子损失的平均能量。更常用的公式是质量阻止本领,s=S(E)/ρ,其表示当质子在密度为 ρ 的介质中行进通过 dx 的距离时的能量损失 dE[1]。

线性能量传递或 LET 是与阻止本领密切相关的概念。而阻止本领表示由质子损失的能量,LET 表示质子穿过介质时转移到介质中的能量。LET 因此表示介质中能量沉积的密度,并且与辐射的局部 RBE 直接相关,类似于其在其他方式模式中的显著性。在较高能量(例如,沿着入口路径),质子具有小的阻止本领和低 LET 值;其 LET 值急剧增加高达两个数量级,因为质子的能量在即将完全停止之前降低。这种现象产生质子束的放射剂量沉积特性的布拉格峰,沿着入口路径具有小的,几乎恒定的剂量,之后在介质中停止之前在剂量沉积中形成尖锐的峰。此外,LET 值急剧上升,对应于在质子束范围的末端附近的 RBE 值的急剧增加。已经进行了许多工作来确定体外和体内质子束 RBE 值[2]。对于质子的临床应用,目前建议将 RBE 乘以 1.10 应用于物理剂量[1]。目前,该 RBE 因子被应用于均匀的物理剂量分布,而没有明确地考虑在质子束范围的末端附近增加的 RBE 值。在质子范围的最后几个 mm^3 期间 RBE 快速上升,使得在该范围的最后,实际 RBE 校正剂量可以超过物理剂量高达 25%,从而在质子范围的末端产生的 RBE 达到 1.3。

RBE效应在较重的离子如碳中更显著，因为它们沿着射束路径有显著变化；新生碳离子治疗计划系统中试图考虑到沿着波束光束路径的RBE中的这些变化[4]。

除了通过电子碰撞的能量损失，高能质子也经历介质中的核相互作用。从临床质子治疗的角度来看，这种相互作用从初始质子离子中去除质子并产生次级质子和更重的粒子，例如氘核，三重态，^{3}He和α；这些粒子仅沿着光束路径贡献很小一部分的剂量[5]。尽管可以忽略不计，但是来自这些核相互作用中产生的中子的大部分剂量沉积在质子束的停止点的下游，超出布拉格峰。由患者体内的质子产生的中子，以及在射束传递机械部分中产生的中子，已经有对其潜在的继发性癌症诱导效应进行的深入研究。Hall[6]担心过去的质子治疗系统治疗中散射的中子可能增加患者的继发性肿瘤的发生率，类似于从常规3DCRT到IMRT的转变[7]。已经进行了大量研究来估计当代质子治疗系统的继发性癌症风险，使用散射光束技术或扫描光束技术。关于这一主题的文献综述报道了质子治疗优于光子治疗技术的一致优势在于减少继发性癌症的风险，在治疗成神经管细胞瘤、前列腺癌和肝癌方面均有报道。

因此，与X线相比，质子的理论和前景在于沿着入口路径的非靶向组织的剂量的显著减少和不存在出射剂量。对正常组织的剂量（物理和RBE剂量）的减少应该转化为给定目标剂量和肿瘤控制的概率（即，与X线相比改善的治疗比）的并发症的较低风险。较低的并发症风险可以用于剂量规避或加强以在某些情况下产生较高的疾病控制，或在其他设置下用于低分割以降低成本或增加肿瘤控制。

技术

射线的生成和传输

质子是从去离子水电解产生的氢气或从市售的高纯度氢气中获得的。应用高压电通向氢气的电流将电子剥离氢原子，留下带正电荷的质子。经过回旋加速器，质子加速到适于临床的能量，进行治疗（图19.2）。大约250MeV的能量能穿透32cm进入组织。回旋加速器产生连续射线近单能和单向质子。然后，射线必须降级以满足对于每例患者的每个治疗领域的特殊要求。这个过程发生在射束离开回旋加速器之后不久，装置由具有低厚度的可变厚度的材料构成原子序数称为“能量降解器”。质子离开能量降解器的射束将具有能量扩展以达到期望的最终波束能量和方向为中心变化，这降低了最终治疗束的质量。能量选择系统（ESS）由能量缝隙组成，弯曲磁体和聚焦磁体，然后用于消除具有过多能量或角度偏差方向的质子。使用传统的双散射技术，回旋加速器可以产生高达300nA电流的质子束，可提高质子治疗高剂量率。

然而，同步加速器产生可选择的质子束能量，从而不需要降能器和能量选择装置。离开预加速器的质子脉冲，其能量通常高达7MeV，被注入环状加速器。每个完整的质子电路脉冲通过加速器环结构递增增加了质子脉冲能量。当达到所需的射线能量，从加速器提取质子脉冲。脉冲之间的时间段取决于最终质子束所需的能量，范围从亚秒到几秒钟的最高光束能量。特定的临床应用中，脉冲光束的本性在某种程度上使之更复杂，如利用门控技术治疗移动目标时和调强质子治疗（IMPT），来自同步加速器的电流通常远低于回旋加速器，因此限制了用于患者治疗的最大剂量率，特别是对于较大的照射野。对于25cm×25cm照射野，市售的同步加速器的质子治疗系统最大剂量率为0.8Gy/min[10]。去除降能器和选择系统后，也减少了加速器中的辐射生成。射线停止以进行维持时，同步加速器可以在之后立即使用，而对于回旋加速器，需要大约30分钟激活部分加速器，ESS维护前需要进行“冷却”，如果需要访问回旋加速器内部，则需要更长时间。由于ESS产生的高辐射，对于回旋加速器来说比同步加速器屏蔽要求要高。但是，整体回旋加速器拱顶的足迹，包括附加屏蔽需要，实际上类似于或小于同步加速器的拱顶，由于较小的物理尺寸回旋加速器。

无论从基于回旋加速器的系统的ESS射出还是从基于同步加速器的系统的加速器射出，质子束都经过射线传输系统被传输到治疗室。在射线传输系统中维护的射线的聚焦，定中心，光点尺寸和发散对于维持治疗中施照的高质量质子束是至关重要的。Paganetti等[11]应用蒙特卡罗方法计算质子束能量传递的剂量效应，光斑尺寸和布拉格峰形状的角能量扩散。他们发现这些参数与其标称值的小偏差将导致布拉格峰的加宽和入口剂量的增加。临床质子设施中的射束传输系统因此包括弯曲和聚焦磁体以及射线轮廓监测器，使得质子束质量可以在其通过束传输系统传输时被监测和调节（“调谐”）。

加速和控制技术的最新进展，已经促使新设计出具有小型回旋加速器的单处理室系统形式的质子治疗系统，其可以安装在台架上，以及电介质壁加速器（DWA）和激光加速加速器[12]。目前，许多产品供应商提供单室药物治疗系统，虽然在本章撰写时没有具体临床应用，每个都有其优势和弱点。DWA 和激光加速系统目前正在开发中。这些单室质子治疗解决方案开发的主要驱动因素之一是降低设备成本。

施照

离开传输系统的质子束（图 19.2）是具有最小能量和方向扩展的笔形波束。射束在其横向方向上具有小的斑点尺寸，并且在其深度方向上具有窄的布拉格峰剂量。已经开发了两种基本技术来将这种窄的笔形束转换成适合于处理 3D 目标的剂量分布，大致分类为"散射技术"和"扫描技术"。这些技术用于质子处理"喷嘴"或治疗头。

散射技术旨在产生具有平坦横向轮廓的剂量分布，类似于在线性加速器产生的 3D 适形 X 线束中实现的剂量分布，但是具有低入射剂量和平台区域的深度剂量，剂量的急剧下降到零。深度-剂量曲线具有足够宽度的平台以覆盖目标的完全厚度，通过将多个布拉格峰相加产生，每个布拉格峰在患者中具有逐渐减小的最大能量和范围。优化各个布拉格峰的权重以实现深度-剂量曲线的平顶区域。恒定能量质子束可以用于这种处理，其中范围减小材料插入到光束路径中以产生减小范围的后续布拉格峰。传统上使用由"丙烯酸玻璃"（聚合的甲基丙烯酸甲酯）或石墨台阶的可变厚度组成的范围调制轮[11]。质子束行进通过可变厚度的台阶，每个台阶产生一个布拉格峰预校准范围。校准调制轮的宽度和厚度以实现平坦的深度剂量或"展开布拉格峰"（SOBP）。当达到规定的宽度时，通过关闭射束来控制 SOBP 的宽度。或者，可以使用"脊形过滤器"来创建 SOBP[13]，其优点是消除了 SOBP 形成中受器官运动的敏感干扰，但每个脊形过滤器设计成获得单个 SOBP 宽度增加了其复杂性。

散射技术通过物理散射滤波器在质子束路径中产生大的平坦的横向剂量分布。可以使用单个散射滤波器，产生具有高斯剂量分布（单一散射束）的宽束，或第二散射滤波器可以被添加到波束中，平坦化波束以产生平坦的横向剂量分布（双重散射束）。由黄铜或

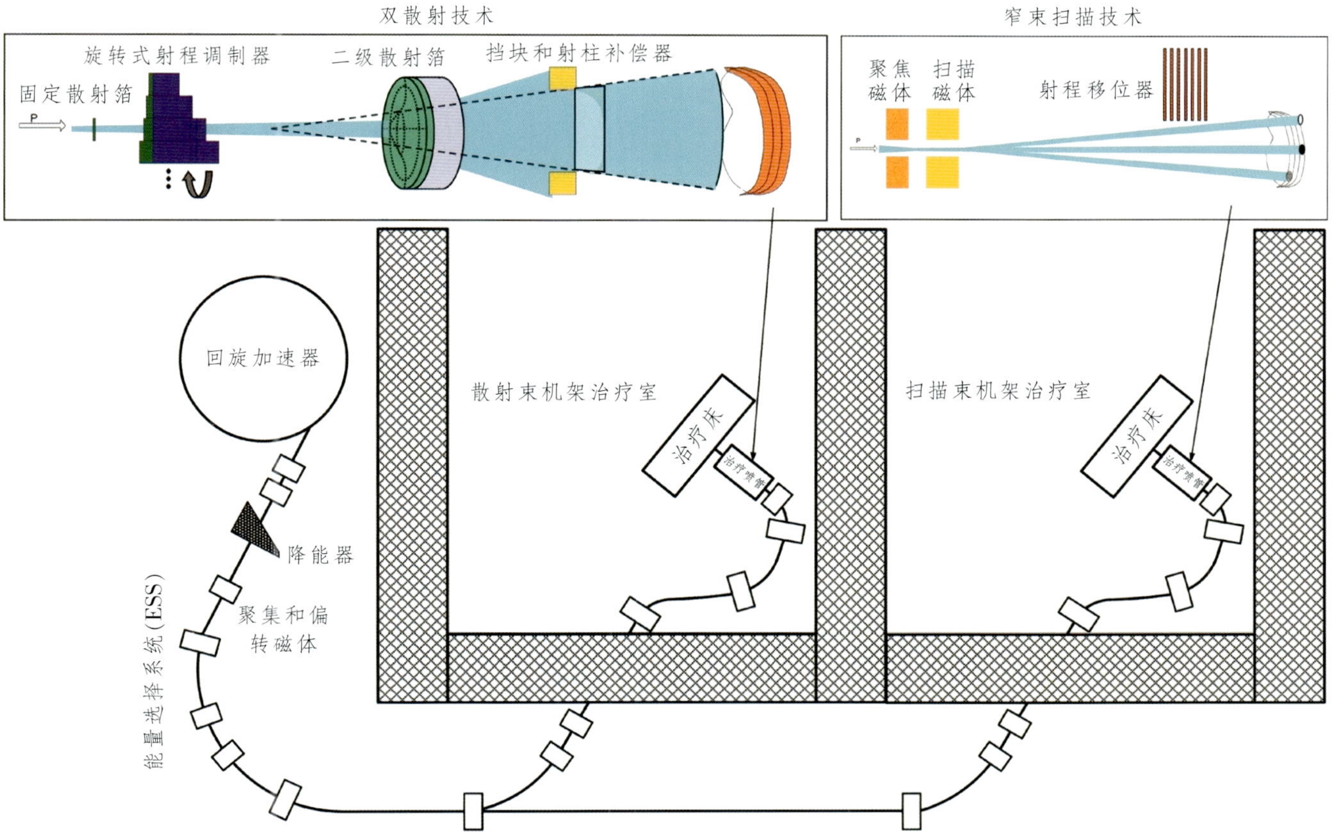

图 19.2 质子治疗系统与回旋加速器，能量选择系统，射线，机架和机头。左边是机头散射，右边是扫描。

其他金属制成的孔用于将治疗场限制在靶上。一个组织等效射程补偿器(或推注)被设计成在整个场中调整波束范围以符合目标的远端轮廓。

在扫描技术中，当笔形射束离开传输系统时，其在横向方向上被磁性地转向以将剂量输送到大的治疗野[10,15-17]。可以将原始束强度调制为在野内移动，导致调制的扫描射束技术或IMPT施照。IMPT的当前实施使用所谓的点扫描技术，将束斑移动到靶区内下一个斑点以照射至处方剂量，将束斑移动到靶区内的位置和传送到斑点的规定剂量。在束轴方向上，使用层堆叠技术递送IMPT。具有原始峰的笔形射束通过目标的最深层扫描，以在范围移位器(降能器能有效地设定厚度)插入到光束路径中之前递送该层强度调制的剂量分布，以递送剂量到紧邻的最深层深度。通过插入附加的范围移位器来递送到每个后续层的剂量。由描述笔形射束轮廓的高斯函数的西格马表示的光点的大小是笔形射束的关键参数。较小的光束西格玛值允许以增加的控制系统复杂性和传送时间为代价，对强度调制的剂量分布进行复杂的雕刻；较大的波束西格玛值导致所递送的剂量分布的更大的侧面半影，并且减小了在目标和关键器官的界面区域处可实现的剂量梯度。

类似于报道的IMRT相互作用效应[18-21]，扫描技术对器官的运动敏感，这是由于移动的笔形射束穿过治疗场到指定层并且插入射程移位器随后的层是耗时的。其他的呼吸运动控制措施用于尽量减少器官运动的剂量效应，如保持呼吸、门控治疗和腹部加压可能是必要的措施。

治疗计划

质子治疗的治疗计划需要患者大量的CT扫描数据集。将CT单位数(HU)转换为质子阻止本领值，以计算治疗场所需的质子范围[22,23]。与将CT数值相对可靠地转换为光子剂量计算的相对电子密度不同，在质子剂量计算中，CT数转换为质子阻止本领的误差和不确定性线性地转化为质子范围计算的不确定性和误差。在临床实践中，这些不确定性在治疗计划过程中通过在每个治疗领域的范围计算中将目标SOBP与目标之外的远端边界和目标之前的近端边界进行包绕来处理[24]。在确定远端和近端边缘值时，其他考虑因素包括目标运动，每日摆位误差，射束传递不确定性，以及治疗过程中患者解剖和生理变化的不确定性可能影响靶区的水等效深度。在质子场射束视野(BEV)的横向方向上，是必需计划目标体积(PTV)边缘的，以适应摆位误差和目标的移动，这与其在X线治疗中的使用相同。因此值得注意的是，PTV的概念，如在各种ICRU报告中所定义的[1,25,26]，不严格地适用于质子治疗。通常，具有均匀或不均匀边缘的PTV扩展用于X线计划，其适应每个患者轴(纵向、横向和前/后)中的最大目标运动和摆位误差。与X线计划相反，质子治疗的PTV对于每个治疗领域是特定的。横向边缘与传统定义相同，考虑到质子特异性不确定性，沿着射束轴的远端和近端边缘进行计算。质子束的较低入射剂量和不存在出射剂量，为质子治疗从业者提供了更多的灵活性，可以选择横向目标运动和摆位误差最小的射束角度；因此，对于给定的质子束，PTV扩张范围可能小于IMRT中所需的，以适应所有束角的不确定性。现有技术的质子治疗剂量计算使用笔形射束算法[27-30]，其模拟在光束路径的各种异质介质(包括喷嘴、射程补偿器和患者)中的质子相互作用和散射。蒙特卡罗计算已经用于研究这种剂量计算算法的准确性，其中结果指示组织界面附近的误差，特别是在介质的密度和组成接近界面处，例如头部和颈部治疗中的空气腔和骨。尽管目前没有一种可以从商业治疗系统供应商获得，已经提出了许多快速蒙特卡罗计算算法来改善质子治疗剂量计算精度[34-36]。

潜在的质子治疗应用

与基于X线的治疗计划相比，许多文章中已经报道了质子治疗在众多恶性肿瘤和良性病变中的应用，二者的剂量分布存在显著差异，包括眼睛[37]、脑[38,39]、鼻窦结构[41]、口咽、鼻咽、颅底、肺[42,43]、淋巴瘤[44,45]、胰腺[46]、食管、膀胱、直肠、儿科恶性肿瘤、前列腺[48,49]、子宫颈[50]、乳腺[51,52]、肉瘤和标准目标体积，如盆腔淋巴结[53]和脑脊髓照射。在所有情况下，质子都有一个显著的优势，即接受低至中程辐射剂量的非靶区正常组织的体积减小。在某些情况下，接受中至高剂量照射的非靶区组织的体积也减小。目前常用的双重散射质子递送模式，目标剂量均匀性和共形性指数有时但并不总是低于IMRT。使用扫描质子递送模式，IMPT计划通常不仅显著减少低和中等积分剂量，而且与IMRT相比改善剂量均一性和共形性指数。每种肿瘤类型中的每种情况是不同的，并且在进行比较计划之前，可能不清楚质子是否有帮助或者IMPT是否有用。在质子治疗发展的这个阶段，没有明确的解决方案来治疗计划。此外,由于在治疗规划算法和递送模式中的不确定性,尚未实现用质子的剂量分布改进的全部潜力。将高级质子传递模式实施为常规实践所需的运动管理和质量保证策略尚未完全开发。最后,目前可能无法预测到质子治疗可实现的某些模式的剂量分布改善的临床影响和(或)可能需要时间,需要细致的试验设计和特殊评估来定义。

目前,质子治疗是一种罕见的医疗资源,最适用于对通常应用的放射治疗方案改善剂量分布,并提供提升治疗比的情况。图 19.3 至图 19.10 中列出了 8 个临床实例,它们体现了特定类型的质子治疗机会。质子计划都是双向散射模式,因为目前很少有实践能够提供 IMPT。前两个例子(图 19.3 和图 19.4)表示了关键结构的相对高剂量的减少使得有可能通过质子治疗提供足够高的目标剂量,以便在经常不用光子治疗治愈的情况下使疾病控制成为可能。接下来的三个实例(图 19.5 至图 19.7)是通过减少暴露于低和中等辐射剂量的组织的体积,通过质子治疗减少早期功能性和潜在致命性晚期毒性的概率。图 19.8 和图 19.9 表示通过增加化疗和(或)放射治疗的剂量或剂量强度,通过减少对急性毒性的关键结构的中等剂量辐射而增加联合治疗的有效性的机会。最后一个例子(图 19.10)表示对于通常被认为用复杂 X 线技术治疗良好的肿瘤有可能改善治疗比;在这种情况下,可以利用毒性的小幅减少以促进低分裂,其可以既增强疾病控制又降低保健成本,而不增加毒性。

颅骨肉瘤

颅骨肉瘤经常不适于完全切除并需要非常高的辐射剂量进行疾病控制。其与脑干、视交叉和视神经邻近,因为担心致命的或严重的功能性放射损伤,常常排除了最佳肿瘤剂量的施照。在这些情况下,质子疗法可以实现剂量分布,其通常允许采用可能的治疗剂量照射肿瘤,具有最小的脑干坏死或失明的风险,并且可以为患者提供唯一的现实治疗机会。图 19.3 显示了患有颅底软骨肉瘤患者的 IMRT 和质子计划。如图 19.3 所示,IMRT 计划将低剂量照射到比质子计划更大体积的非靶区组织,特别是鼻腔、后颅窝、脑干和

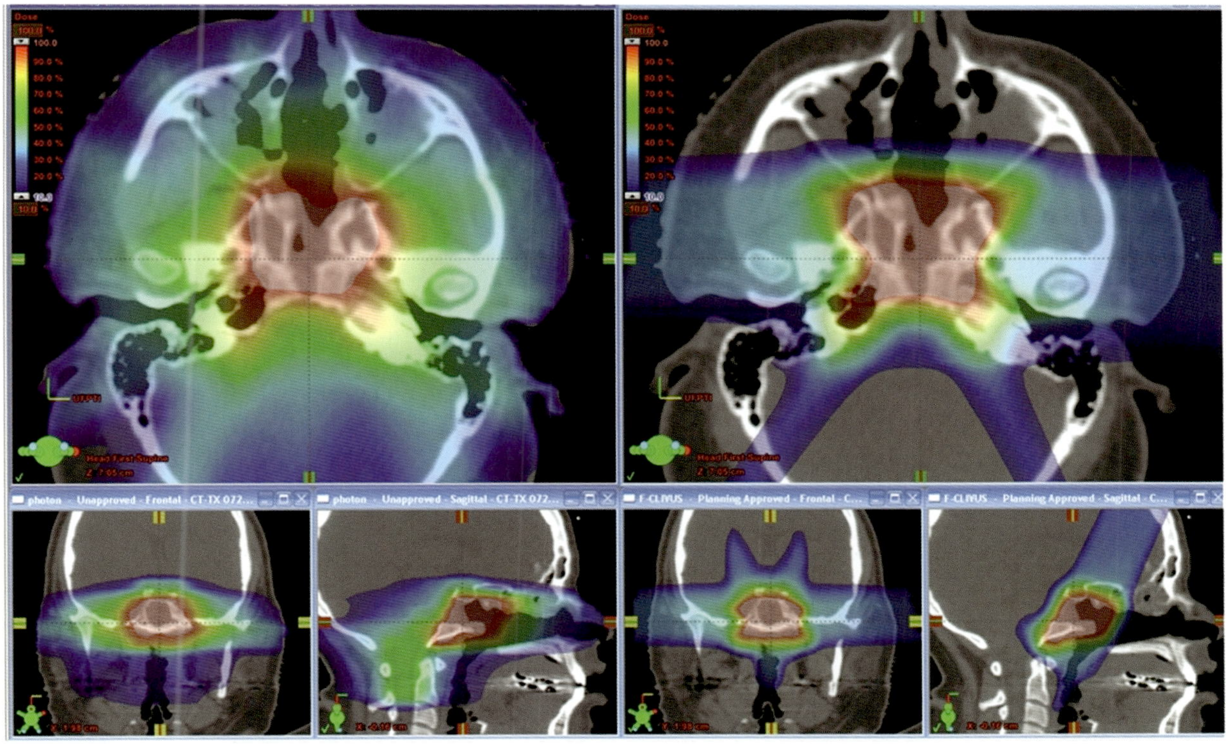

IMRT　　　　质子

图 19.3 左图是颅底肉瘤调强放疗(IMRT)计划的轴位和矢状位平面图,右图是质子计划。在这个例子中,质子计划相对于 IMRT 计划的主要优点是与脑干之间的急剧梯度变化可以用质子计划实现。IMRT 对脑干的最大和平均相对剂量分别为 71%和 42%,而质子分别为 59%和 11%。对脑干的较低的最大和平均相对剂量允许对小儿肉瘤靶区较高的施照剂量。此外,暴露于例如后窝、脊髓和鼻腔的非靶区组织的剂量显著减低,这可能导致更好治疗耐受性或更少的晚期神经认知后遗症。

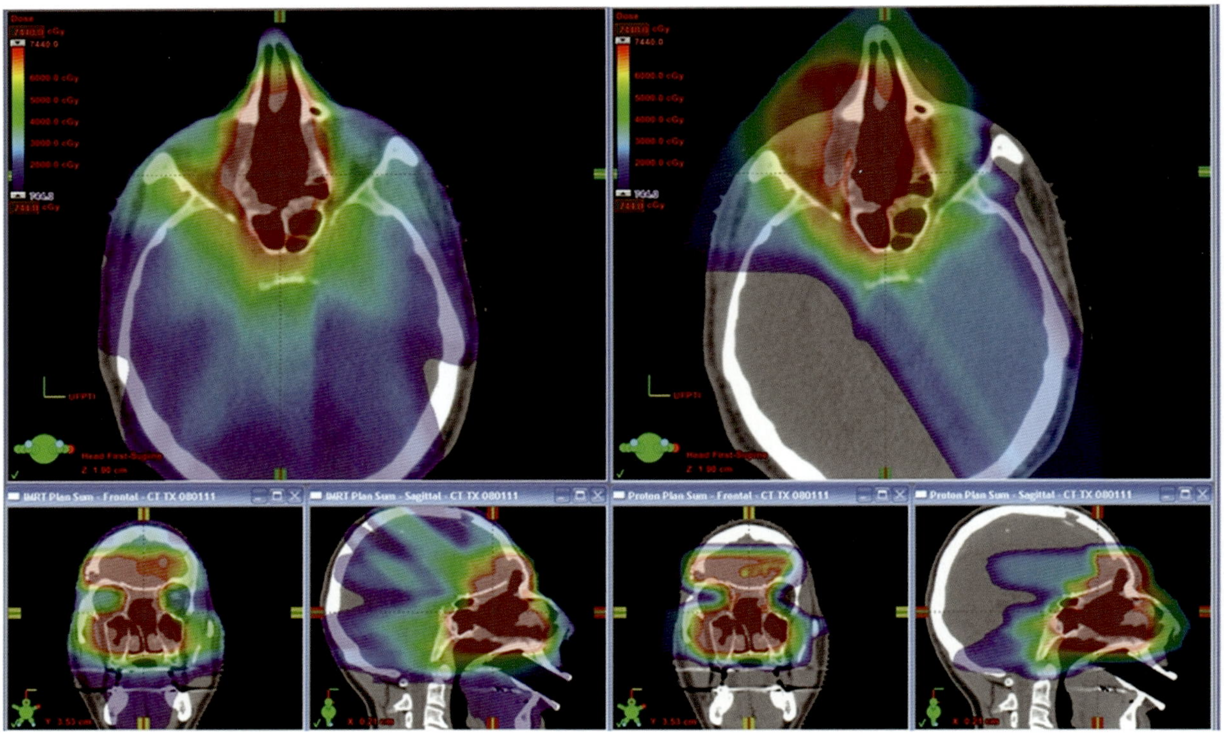

IMRT 质子

图 19.4 左图是鼻窦肿瘤调强放疗(IMRT)计划的轴位和矢状位平面图,右图是质子计划。在这种情况下,与 IMRT 计划相比,质子计划的主要优点是减少了视交叉[4356~3590cGy(相对生物学有效性,RBE)],右视神经[5237~4228cGy(RBE)]和脑干[3698~2743cGy(RBE)]的平均剂量。质子治疗的靶区覆盖更均匀。每个计划中 100%的处方剂量的 75Gy/cGy(RBE)照射至靶体积的至少 90%。质子和 IMRT 的平均和最大剂量分别为 7860cGy(RBE)和 8680cGy(RBE)与 8096cGy 和 9463cGy。

脊髓。

由 98%体积($D_{98\%}$)接受的相对最小剂量,由 2%体积($D_{2\%}$)接受的相对最大剂量和对脊髓的相对平均剂量为 62%、56%和 61%,用质子治疗分别为 16%、15%和 1%。对于脑干,IMRT 的 $D_{98\%}$,$D_{2\%}$和平均剂量分别为 20%、66%和 42%, 而质子治疗分别为 0%、39%和 10%。脑干和脊髓的相对剂量显著降低, 允许用质子治疗向肿瘤照射更高剂量。在其他颅骨肉瘤中,质子治疗的益处可能不同或程度不同。由于当前可用的双质子传递的双重散射模式,通常需要"补丁"场(在这种情况下)来避免关键结构,同时大大增加规划和施照的复杂性,以最小化剂量不均匀性为目标。实质上,单独的小野(其从最佳角度覆盖靶区体积的部分以避免相邻结构)被"修补"在一起以覆盖整个靶区,这有些类似于 IMRT。在上述情况下,IMRT 的 $D_{98\%}$,$D_{2\%}$和平均靶区剂量分别为 96%、106%和 104%, 而质子治疗分别为 94%、118%和 110%。必须小心避免在关键结构中存在潜在的热点。在未来,扫描模式质子治疗将消除对补丁场的需要, 并减少对孔径和补偿器的需要,增加靶区剂量的均匀性。

很有可能的是,在颅骨肿瘤中,质子治疗的益处将随着 IMPT 的可用性而增加。此外,未来改进的治疗计划系统还可以更准确地估计在组织分界处和其他异质性造成的实际剂量的不均匀性, 包括颅底手术的可能性。在这些复杂解剖区域的治疗计划系统的剂量测定较困难, 使用蒙特卡罗计算可能是有帮助的[32]。

鼻旁窦肿瘤

鼻旁窦肿瘤经常延伸到邻近关键的视觉结构,例如交叉、视神经、视网膜、泪腺、眼眶和晶状体的轨道或前颅窝。使用基于光子的治疗,通常难以向整个肿瘤靶区递送足够的剂量而不损伤至少一个关键的视觉结构。医生必须在优先考虑肿瘤控制和早期视力之间做出选择。图 19.4 显示鼻旁窦肿瘤患者的 IMRT 和质子计划的比较。规定两个计划以将处方剂量照射至靶体积的至少 90%。与质子计划相比,IMRT 计划将更大体积的非靶区组织暴露于低剂量辐射,其包括右颞

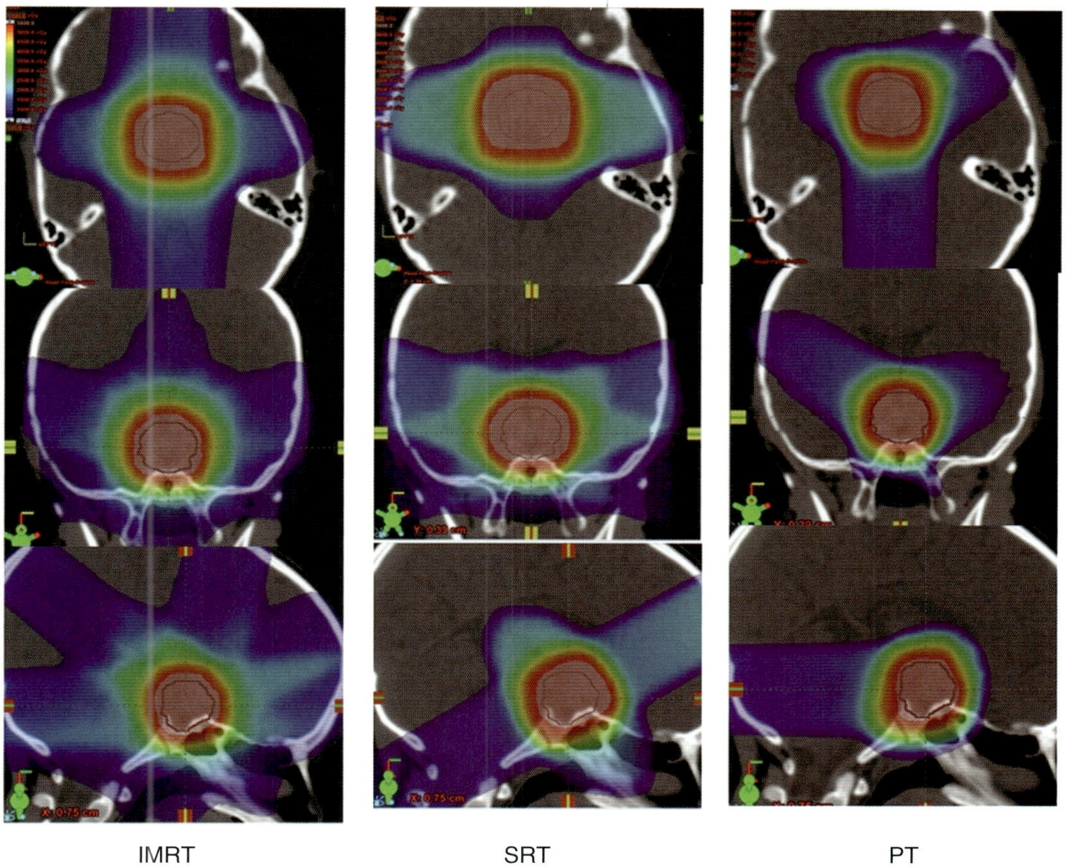

图 19.5　左图是小型颅咽管瘤调强放疗(IMRT)计划的轴位和冠状位平面图,中间是立体定向放射治疗(SRT)计划,右图是质子治疗计划。显然,质子计划中暴露于低和中等剂量照射的组织的体积减小。排除 PTV 的平均体积后,平均脑剂量是 233cGy 和 888cGy(IMRT),215cGy 和 810cGy(SRT),63cGy(RBE)和 358cGy(RBE)(质子)。平均右侧颞叶剂量是 904cGy(IMRT),1090cGy(SRT)和 297cGy (RBE)(质子)。平均左侧颞叶剂量为 IMRT 为 951cGy,SRT 为 1200cGy, 质子为 370cGy (RBE)。平均左侧海马剂量为 2749cGy(IMRT),3299cGy(SRT)和 815cGy(RBE)(质子)。平均右侧耳蜗剂量是 807cGy(IMRT),388cGy(SRT)和 7cGy(RBE)(质子)。平均左侧耳蜗剂量为 792cGy,887cGy 和 5cGy(RBE)。

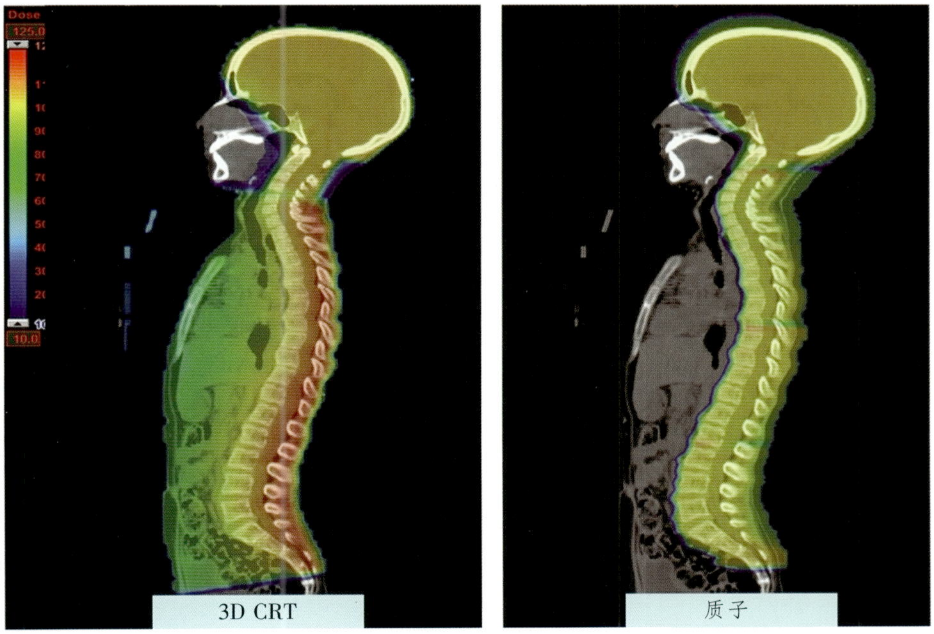

图 19.6　各种大脑肿瘤所必需的脑脊髓轴照射矢状面,左图是三维适形放射治疗(3DCRT)计划,右图是质子计划。大多数年轻患者晚期效应风险较高。如图所示,光子治疗对甲状腺、心脏、肺、乳腺、肠、性腺造成的照射,在质子治疗中可以避免。全身 V_{10} 和全身累积剂量分别为 37.2%和 0.223Gy-m³,而质子为 28.7%和 0.185Gy-m³ 治疗。

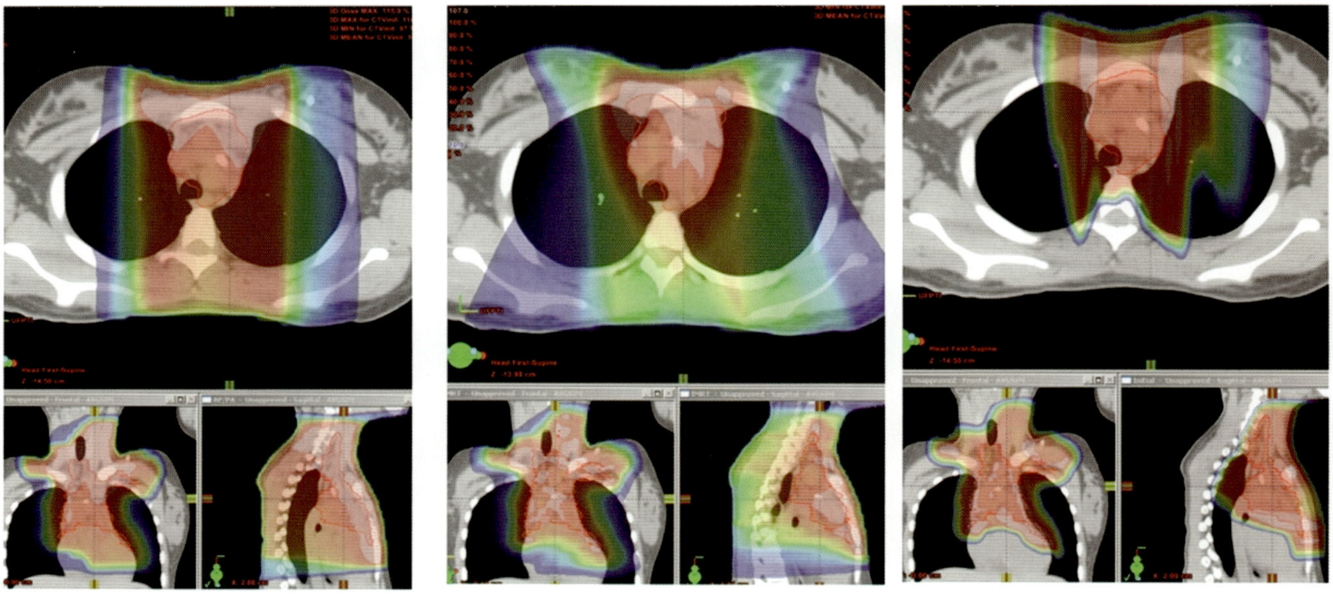

图 19.7 患者女，颈部和纵隔霍奇金淋巴瘤，三维适形放射治疗(3DCRT；左)，强度调制放射治疗(IMRT；中间)和质子治疗(右)对应的轴位、冠状位和矢状位平面图。显然，质子治疗计划比任一光子计划中非靶向组织(特别是心脏、肺、脊髓和乳腺)暴露于辐射的体积较小。肺 V_4 和 V_{20} 分别为 59%和 25%(3DCRT)，62%和 9%(IMRT)和 32%和 16%(质子治疗)。心脏 V_4 和 V_{20} 分别为 79%和 54%(3DCRT)，76%和 26%(IMRT)和 40%和 26%(质子治疗)。

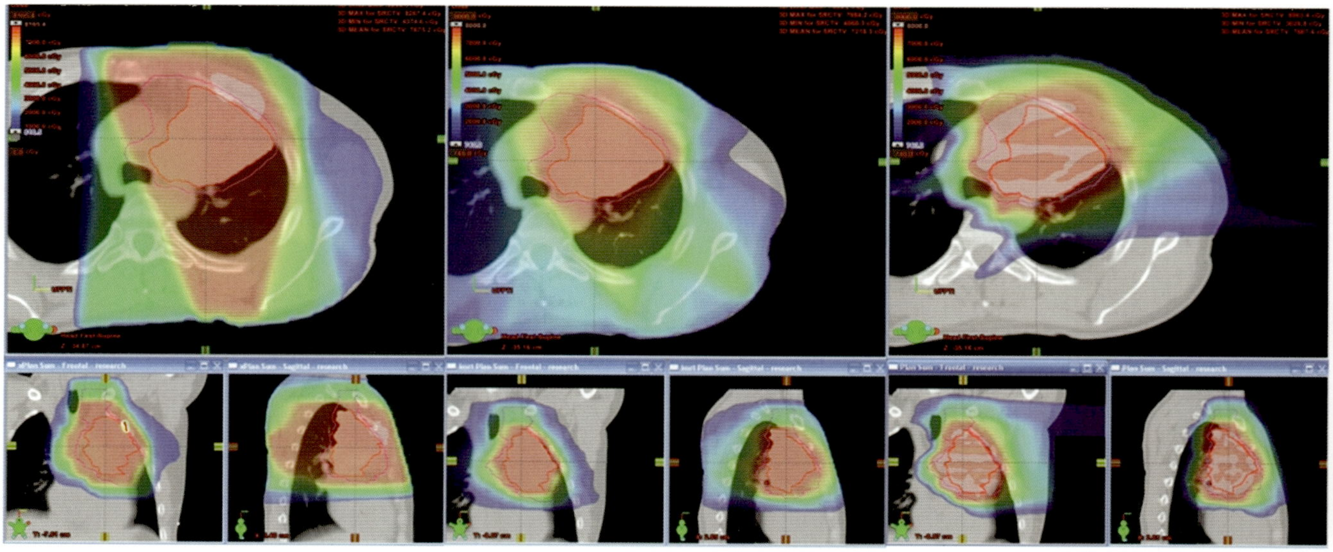

图 19.8 1 例肺癌患者的三维适形放射治疗(3DCRT；左)、调强放疗(IMRT；中心)和质子治疗(右)的轴位、冠状位和矢状位平面图。显然，IMRT 和质子治疗计划中接受高剂量照射的非靶向组织的体积减小。与 3DCRT 和 IMRT 计划相比，质子治疗计划中接受低剂量和中剂量照射非靶向组织的体积进一步减少。3DCRT，IMRT 和质子治疗计划分别产生 1170cGy，1424cGy 和 819cGy 的平均肺剂量(RBE)；肺 V_5 为 36%，50%和 21%；肺 V_{10} 为 27%，37%和 18%；肺 V_{20} 为 23%，22%和 13%；平均心脏剂量为 1156cGy，714cGy 和 548cGy(RBE)；平均食管剂量为 3401cGy，2617cGy 和 2171cGy(RBE)。

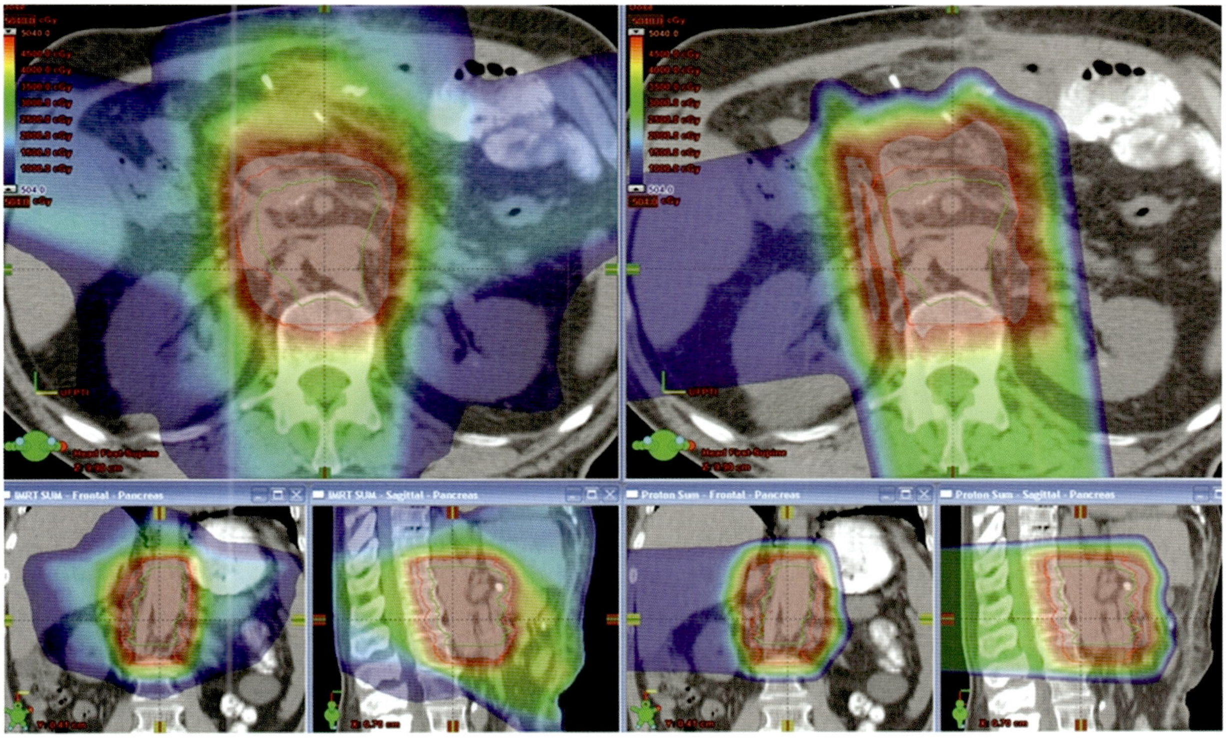

图 19.9 胰头癌调强放疗(IMRT;左)和质子治疗(右)计划的轴位、冠状位和矢状位图像。显然,质子计划中肠、肾和肝,具有低得多的中间剂量。IMRT 和质子治疗的肝脏平均剂量为 1174cGy 和 760cGy(RBE),小肠是 1705cGy 和 443cGy(RBE)。虽然 IMRT 和质子治疗计划的平均右肾和左肾剂量是相似的,质子治疗计划中超过 40%左肾组织未照射。

叶、后窝、口腔和上大脑。此外,IMRT 计划在靶区内产生的均匀剂量较低,$D_{98\%}$,$D_{2\%}$, 平均剂量为 82%,118% 和 109%,而质子治疗分别为 93%、112%和 106%。如果 90%的靶区接受规定剂量的 75Gy /钴灰等效物(CGE),可能需要控制这样的肿瘤,IMRT 目标剂量范围为 61.5~88.5Gy,平均剂量为 88.5Gy,质子为 69.8Gy(RBE)至 84Gy(RBE),平均剂量为 79.5Gy(RBE)。大多数视觉结构在质子治疗中相对保护,使用 IMRT 时,视交叉、右视神经、左视神经和脑干的平均剂量分别为 44Gy、36Gy(RBE)、53Gy 和 43Gy(RBE),而使用质子时则分别为 44Gy 和 36Gy(RBE),43Gy 和 29Gy(RBE)。与颅底肉瘤一样,质子治疗的益处和程度将因不同的鼻旁窦肿瘤而异,并且随着 IMPT 的可用性而增加的可能性很大。

颅咽管瘤

颅咽管瘤通常发生于儿童和青少年。其上端靠近颞叶、海马、下丘脑、视交叉和神经,有放射性损伤的风险。图 19.5 显示了青少年患者的 IMRT、SRT 和质子计划。所有三个计划均实现覆盖目标靶区,即 95%的规定剂量(54Gy)分布至 100%,100%的规定剂量至少 95%的靶区。排除 PTV,体部和脑部平均剂量分别为:IMRT 为 4%(2.2Gy) 和 17%(9.2Gy),SRT 为4%(2.2Gy)和 15%(8.1Gy),质子治疗为 1%[0.5Gy(RBE)]和 6%[3.2Gy(RBE)]。对于以下结构,IMRT、SRT 和质子治疗的相对平均剂量为:右颞叶 17%、20%和 8%;左颞叶 18%、22%和 10%; 左侧海马 50%、61%和 16%;右耳蜗 16%、7%和 0%;左耳蜗 14%、16%和 1%。通过质子治疗对非骨化脑组织的这些减少剂量可能导致神经认知和听觉功能的损失减少。

全脑全脊髓照射

在大多数髓母细胞瘤, 以及偶尔在其他脑肿瘤,如晚期或转移生殖细胞肿瘤, 原发性神经皮肤瘤(PNET)和室管膜瘤中,需要全脑全脊髓照射。大多数患有这些肿瘤的患者较年轻,并且具有放疗晚期影响

似的,在马萨诸塞总医院,与光子治疗相比,质子治疗剂量方案已经实现了颅底肉瘤优异的疾病控制率,质子治疗有望改变1级临床证据。

在儿科癌症幸存者中,第二恶性肿瘤的风险增加与低至4~15Gy的放射剂量相关。类似的剂量被认为与晚期心脏损伤增加相关[93]。此外,圣犹达儿童医院(田纳西州,孟菲斯)的剂量模拟研究建议在儿童大脑中没有辐射损伤的阈值剂量[94]。这需要成千上万的儿童和多年的随访来评估,进行质子治疗和常规放疗对比的研究,以确定用质子治疗可减少对大脑和全身的低剂量暴露,并导致第二恶性肿瘤或晚期心脏损伤的较低发生率。在这个过程中,许多儿童会故意暴露于大脑中非靶区组织中的低剂量辐射,可能导致永久性降低的神经认知功能。因此,大多数临床医生认为暴露于低剂量和中等剂量照射的组织体积显著减少的剂量测定证据足以迫使不需要对儿童进行质子治疗的对照试验。对于霍奇金淋巴瘤,在相对年轻的患者中发生的另一种恶性肿瘤也有类似的论点。霍奇金淋巴瘤具有高的治愈率和长的预期寿命,但也具有第二恶性肿瘤和晚期心脏损伤的高风险[44,45]。

对于脉络膜和葡萄膜黑色素瘤的质子治疗有大量的经验。几项大的回顾性比较研究使用各种策略为脉络膜或葡萄膜黑色素瘤的长期结果提供了关于疾病控制和视力保存的质子治疗的有益证据[57],可能使得对照试验变得不必要了。

目前最大争议的领域是前列腺癌。超过10 000例前列腺癌患者接受了质子治疗或质子治疗和光子治疗的联合治疗,效果极佳。疾病控制率似乎与使用相同剂量分割计划的光子治疗结果相当[72]。然而,质子治疗的毒性,特别是直肠毒性似乎比同样剂量分割计划的光子治疗更低[71-73]。虽然前列腺癌的剂量递增试验通常表现出毒性的显著增加,当在一个剂量递增试验中使用质子约1/3的剂量时[55,95,96],在较高剂量下,3级毒性没有显著增加,并且两个剂量水平的毒性率似乎低于现代光子剂量递增试验的报道。局部前列腺癌中3DCRT的放射治疗肿瘤组(RTOG)研究发现[97],将日剂量增加至2Gy,总剂量增加至78Gy,相比1.8Gy每天1次,总剂量79.2Gy方案,或2Gy每天1次,总剂量74Gy的2级或更高的胃肠道毒性的风险更少。当仅用前列腺治疗时,以2Gy分割78Gy方案的3级或更高的胃肠道毒性的速率为4%,当治疗前列腺和部分精囊时为7%。相比之下,在单机构的三项前瞻性试验中,对于每天1次的2Gy(RBE)分割方案,观察到78Gy(RBE)剂量的3级毒性率<1%,表明暴露于中度放射剂量的直肠体积的小幅减小可能影响辐射毒性的速率,并且在前列腺癌的情况下,这些相对小的毒性减少可能促进超分割方案的实施,这可能会降低医疗成本,并潜在地增加疾病控制[98]。由于在质子经验中迄今尚未观察到剂量增加和光子分离(或剂量强化)[55,95-97]所观察到的增加的毒性,前列腺癌中的质子治疗的潜在益处可以随剂量递增或超分割方案而越来越明显。对于比较有效性的一个驱动因素是经济方面——质子治疗看起来比光子治疗更昂贵。治疗方案上安全超分割方案可潜在扭转对质子治疗和光子经济成本方面的顾虑。

经济学

比较不同放疗技术时,成本和经济效益也是必须考虑的因素之一。其中一些包括设施和设备成本,操作和维护成本,患者量,以及临床预后的全球和个人财务影响。患者、医生和医疗机构,付款人和国家对这些因素的影响可能不同。

当前的质子治疗设备和设施比目前能够治疗类似患者体积的常规放射治疗设施贵10倍。此外,运营成本提高了1~3倍。然而,在任何经济效益比较中必须考虑到常规放疗和质子设施的患者量之间存在显著差异。常规的放射治疗商业模式基于每周5天、每天治疗单次或轻度延长的调整。设备通常在7~10年后贬值,并且当设备开始故障,加之技术上过时,或者比替代技术不再有前途时,需要更换。当超过单个处理器的容量时,大多数设施选择添加另一个处理机,而不是增加另一班人员。可能许多传统的放疗设施效率不高,必须过早更换,或两者兼而有之;然而,经济方面的考虑或设备耐久性问题继续造成常规放射治疗的单处理器模式和7~10年更换计划。

相比之下,大多数质子治疗设施每天运行两班,设备足够坚固,可持续20年或更长时间。哈佛回旋加速器已经使用了40多年,主要是因为有了新的基于机架的临床设施。Loma Linda大学(加利福尼亚州,洛马林达)同步加速器和大多数机架已经连续运行超过20年。质子治疗设备似乎比线性加速器更耐用。常规放射治疗和质子治疗设施中的患者组合可以不同,但是对于给定临床条件的治疗所需的时间似乎没有显著差异。因此,质子设施中的实际患者使用量(对于给定的各种类型的患者)可以基本上高于常规放射治疗设施的典型的患者使用量，可能是每天两倍的患者(由于双倍转换)数年中 2~6 倍的操作,导致与光子设施相比,质子设施的使用量增加 4~12 倍。如果使用质子治疗进行超分割比用 X 线更可行,则质子治疗产量可以进一步增强(如前所述,质子治疗已经在 8 周内给早期前列腺癌患者施照，具有与 IMRT 的 9 周疗程相同或更小的毒性[71,97,99])。

尽管初始成本和质子的操作成本大大高于常规放疗设施,质子设备具有设施的长期患者使用量可能抵消初始成本和增加的操作成本。如果患者预后也得到改善，某些肿瘤部位的一些合理的早期数据表明,质子治疗将减少与治疗毒性以及疾病复发相关的成本。因此,仅仅根据设备的初始成本来比较质子治疗和光子治疗的成本效益的全面陈述是被误导的不成熟看法。

然而,对质子治疗的认识需要改变对其利润模式想法:它不会是快速的“投资回报”,而是通过提高产量和改善随时间实现的预后价值。每日运行不能只关注一次运行完成的工作,而是注意最大程度利用照射时间,这意味着集中关注预防性维护、设施人员配备、患者期望和计划文化。

结论

与光子治疗相比,质子治疗通过减少对正常组织的辐射剂量降低了对患者的毒性。可以通过剂量递增或增强(超分割)来降低毒性及增加疾病控制。超分割照射可导致较低治疗成本,以及增加的疾病控制和降低的毒性。需要进一步的研究来优化治疗计划和质子治疗的施照，最大化其潜在的临床益处并撰写成文,进一步了解其全面的医疗经济效应。

(董鑫哲 译　邢力刚 校)

参考文献

1. DeLuca P, Wambersie A, Whitmore G. Prescribing, recording, and reporting proton-beam therapy (ICRU Report 78). *J ICRU* 2007;7.
2. Paganetti H, Niemierko A, Ancukiewicz M, et al. Relative biological effectiveness (RBE) values for proton beam therapy. *Int J Radiat Oncol Biol Phys* 2002;53:407–421.
3. Paganetti H, Goitein M. Radiobiological significance of beamline dependent proton energy distributions in a spread-out Bragg peak. *Med Phys* 2000;27:1119–1126.
4. Combs SE, Bohl J, Elsasser T, et al. Radiobiological evaluation and correlation with the local effect model (LEM) of carbon ion radiation therapy and temozolomide in glioblastoma cell lines. *Int J Radiat Biol* 2009;85:126–137.
5. Paganetti H. Nuclear interactions in proton therapy: dose and relative biological effect distributions originating from primary and secondary particles. *Phys Med Biol* 2002;47:747–764.
6. Hall EJ. Intensity-modulated radiation therapy, protons, and the risk of second cancers. *Int J Radiat Oncol Biol Phys* 2006;65:1–7.
7. Hall EJ, Wuu CS. Radiation-induced second cancers: the Impact of 3D-CRT and IMRT. *Int J Radiat Oncol Biol Phys* 2003;56:83–88.
8. Newhauser WD, Durante M. Assessing the risk of second malignancies after modern radiotherapy. *Nat Rev Cancer* 2011;11:438–448.
9. Tsunashima Y, Vedam S, Dong L, et al. The precision of respiratory-gated delivery of synchrotron-based pulsed beam proton therapy. *Phys Med Biol* 2010;55:7633–7647.
10. Smith A, Gillin M, Bues M, et al. The M. D. Anderson proton therapy system. *Med Phys* 2009;36:4068–4083.
11. Paganetti H, Jiang H, Lee SY, et al. Accurate Monte Carlo simulations for nozzle design, commissioning and quality assurance for a proton radiation therapy facility. *Med Phys* 2004;31:2107–2118.
12. Schippers JM, Lomax AJ. Emerging technologies in proton therapy. *Acta Oncol* 2011;50:838–850.
13. Akagi T, Higashi A, Tsugami H, et al. Ridge filter design for proton therapy at Hyogo Ion Beam Medical Center. *Phys Med Biol* 2003;48:N301–N312.
14. Urie M, Goitein M, Wagner M. Compensating for heterogeneities in proton radiation therapy. *Phys Med Biol* 1984;29:553–566.
15. Pedroni E, Bacher R, Blattmann H, et al. The 200-MeV proton therapy project at the Paul Scherrer Institute: conceptual design and practical realization. *Med Phys* 1995;22:37–53.
16. Pedroni E, Bearpark R, Bohringer T, et al. The PSI Gantry 2: a second generation proton scanning gantry. *Z Med Phys* 2004;14:25–34.
17. Kooy HM, Clasie BM, Lu HM, et al. A case study in proton pencil-beam scanning delivery. *Int J Radiat Oncol Biol Phys* 2010;76:624–630.
18. Yu CX, Jaffray DA, Wong JW. The effects of intra-fraction organ motion on the delivery of dynamic intensity modulation. *Phys Med Biol* 1998;43:91–104.
19. Bortfeld T, Jokivarsi K, Goitein M, et al. Effects of intra-fraction motion on IMRT dose delivery: statistical analysis and simulation. *Phys Med Biol* 2002;47:2203–2220.
20. Paganetti H, Jiang H, Adams JA, et al. Monte Carlo simulations with time-dependent geometries to investigate effects of organ motion with high temporal resolution. *Int J Radiat Oncol Biol Phys* 2004;60:942–950.
21. Zenklusen SM, Pedroni E, Meer D. A study on repainting strategies for treating moderately moving targets with proton pencil beam scanning at the new Gantry 2 at PSI. *Phys Med Biol* 2010;55:5103–5121.
22. Schneider U, Pedroni E, Lomax A. The calibration of CT Hounsfield units for radiotherapy treatment planning. *Phys MedBiol* 1996;41:111–124.
23. Szymanowski H, Oelfke U. CT calibration for two-dimensional scaling of proton pencil beams. *Phys Med Biol* 2003;48:861–874.
24. Moyers MF, Miller DW, Bush DA, et al. Methodologies and tools for proton beam design for lung tumors. *Int J Radiat Oncol Biol Phys* 2001;49:1429–1438.
25. Measurements ICoRUa. *Prescribing, recording, and reporting proton-beam therapy (ICRU Report 50).* Bethesda, MD, 1993, Contract No.: 50.
26. Measurements ICoRUa. *Prescribing, recording, and reporting photon beam therapy (ICRU Report 62).* Bethesda, MD, 1999, Contract No.: 62.
27. Schaffner B, Pedroni E, Lomax A. Dose calculation models for proton treatment planning using a dynamic beam delivery system: an attempt to include density heterogeneity effects in the analytical dose calculation. *Phys Med Biol* 1999;44:27–41.
28. Szymanowski H, Oelfke U. Two-dimensional pencil beam scaling: an improved proton dose algorithm for heterogeneous media. *Phys Med Biol* 2002;47:3313–3330.
29. Bortfeld T. An analytical approximation of the Bragg curve for therapeutic proton beams. *Med Phys* 1997;24:2024–2033.
30. Hong L, Goitein M, Bucciolini M, et al. A pencil beam algorithm for proton dose calculations. *Phys Med Biol* 1996;41:1305–1330.
31. Ciangaru G, Polf JC, Bues M, et al. Benchmarking analytical calculations of proton doses in heterogeneous matter. *Med Phys* 2005;32:3511–3523.
32. Paganetti H, Jiang H, Parodi K, et al. Clinical implementation of full Monte Carlo dose calculation in proton beam therapy. *Phys Med Biol* 2008;53:4825–4853.
33. Newhauser W, Fontenot J, Zheng Y, et al. Monte Carlo simulations for configuring and testing an analytical proton dose-calculation algorithm. *Phys Med Biol* 2007;52:4569–4584.
34. Fippel M, Soukup M. A Monte Carlo dose calculation algorithm for proton therapy. *Med Phys* 2004;31:2263–2273.
35. Yepes P, Randeniya S, Taddei PJ, et al. Monte Carlo fast dose calculator for proton radiotherapy: application to a voxelized geometry representing a patient with prostate cancer. *Phys Med Biol* 2009;54:N21–N28.
36. Hotta K, Kohno R, Takada Y, et al. Improved dose-calculation accuracy in proton treatment planning using a simplified Monte Carlo method verified with three-dimensional measurements in an anthropomorphic phantom. *Phys Med Biol* 2010;55:3545–3556.
37. Weber DC, Bogner J, Verwey J, et al. Proton beam radiotherapy versus fractionated stereotactic radiotherapy for uveal melanomas: a comparative study. *Int J Radiat Oncol Biol Phys* 2005;63:373–384.
38. Beltran C, Roca M, Merchant TE. On the benefits and risks of proton therapy in pediatric craniopharyngioma. *Int J Radiat Oncol Biol Phys* 2012;82(2)e281–e287.
39. Boehling NS, Grosshans DR, Bluett JB, et al. Dosimetric comparison of three-dimensional conformal proton radiotherapy, intensity-modulated proton therapy, and intensity-modulated radiotherapy for treatment of pediatric craniopharyngiomas. *Int J Radiat Oncol Biol Phys* 2012;82(2):643–652.
40. Chera BS, Malyapa R, Louis D, et al. Proton therapy for maxillary sinus carcinoma. *Am J Clin Oncol* 2009;32:296–303.
41. Mock U, Georg D, Bogner J, et al. Treatment planning comparison of conventional, 3D conformal, and intensity-modulated photon (IMRT) and proton therapy for paranasal sinus carcinoma. *Int J Radiat Oncol Biol Phys* 2004;58:147–154.
42. Chang JY, Zhang X, Wang X, et al. Significant reduction of normal tissue dose by proton radiotherapy compared with three-dimensional conformal or intensity-modulated radiation therapy in stage I or stage III non-small-cell lung cancer. *Int J Radiat Oncol Biol Phys* 2006;65:1087–1096.

43. Zhang X, Li Y, Pan X, et al. Intensity-modulated proton therapy reduces the dose to normal tissue compared with intensity-modulated radiation therapy or passive scattering proton therapy and enables individualized radical radiotherapy for extensive stage IIIB non-small-cell lung cancer: a virtual clinical study. *Int J Radiat Oncol Biol Phys* 2010;77:357–366.
44. Hoppe BS, Flampouri S, Su Z, et al. Consolidative involved-node proton therapy for stage IA-IIIB mediastinal hodgkin lymphoma: preliminary dosimetric outcomes from a phase II study. *Int J Radiat Oncol Biol Phys* 2012;83(1)260–267.
45. Chera BS, Rodriguez C, Morris CG, et al. Dosimetric comparison of three different involved nodal irradiation techniques for stage II Hodgkin's lymphoma patients: conventional radiotherapy, intensity-modulated radiotherapy, and three-dimensional proton radiotherapy. *Int J Radiat Oncol Biol Phys* 2009;75:1173–1180.
46. Bouchard M, Amos RA, Briere TM, et al. Dose escalation with proton or photon radiation treatment for pancreatic cancer. *Radiother Oncol* 2009;92:238–243.
47. Welsh J, Gomez D, Palmer MB, et al. Intensity-modulated proton therapy further reduces normal tissue exposure during definitive therapy for locally advanced distal esophageal tumors: a dosimetric study. *Int J Radiat Oncol Biol Phys* 2011;81(5)1336–1342.
48. Vargas C, Fryer A, Mahajan C, et al. Dose-volume comparison of proton therapy and intensity-modulated radiotherapy for prostate cancer. *Int J Radiat Oncol Biol Phys* 2008;70:744–751.
49. Fontenot JD, Lee AK, Newhauser WD. Risk of secondary malignant neoplasms from proton therapy and intensity-modulated x-ray therapy for early-stage prostate cancer. *Int J Radiat Oncol Biol Phys* 2009;74:616–622.
50. Slater JD, Slater JM, Wahlen S. The potential for proton beam therapy in locally advanced carcinoma of the cervix. *Int J Radiat Oncol Biol Phys* 1992;22:343–347.
51. Moon SH, Shin KH, Kim TH, et al. Dosimetric comparison of four different external beam partial breast irradiation techniques: three-dimensional conformal radiotherapy, intensity-modulated radiotherapy, helical tomotherapy, and proton beam therapy. *Radiother Oncol* 2009;90:66–73.
52. Ares C, Khan S, Macartain AM, et al. Postoperative proton radiotherapy for localized and locoregional breast cancer: potential for clinically relevant improvements? *Int J Radiat Oncol Biol Phys* 2009;76:685–697.
53. Chera BS, Vargas C, Morris CG, et al. Dosimetric study of pelvic proton radiotherapy for high-risk prostate cancer. *Int J Radiat Oncol Biol Phys* 2009;75:994–1002.
54. Krejcarek SC, Grant PE, Henson JW, et al. Physiologic and radiographic evidence of the distal edge of the proton beam in craniospinal irradiation. *Int J Radiat Oncol Biol Phys* 2007;68:646–649.
55. Kuban DA, Tucker SL, Dong L, et al. Long-term results of the M. D. Anderson randomized dose-escalation trial for prostate cancer. *Int J Radiat Oncol Biol Phys* 2008;70:67–74.
56. Caujolle JP, Mammar H, Chamorey E, et al. Proton beam radiotherapy for uveal melanomas at nice teaching hospital: 16 years' experience. *Int J Radiat Oncol Biol Phys* 2010;78:98–103.
57. Char DH, Kroll S, Phillips TL, et al. Late radiation failures after iodine 125 brachytherapy for uveal melanoma compared with charged-particle (proton or helium ion) therapy. *Ophthalmology* 2002;109:1850–1854.
58. Damato B, Kacperek A, Chopra M, et al. Proton beam radiotherapy of choroidal melanoma: the Liverpool-Clatterbridge experience. *Int J Radiat Oncol Biol Phys* 2005;62:1405–1411.
59. Wilson MW, Hungerford JL. Comparison of episcleral plaque and proton beam radiation therapy for the treatment of choroidal melanoma. *Ophthalmology* 1999;106:1579–1587.
60. Char DH, Quivey JM, Castro JR, et al. Helium ions versus iodine 125 brachytherapy in the management of uveal melanoma. A prospective, randomized, dynamically balanced trial. *Ophthalmology* 1993;100:1547–1554.
61. Munzenrider JE, Liebsch NJ. Proton therapy for tumors of the skull base. *Strahlenther Onkol* 1999;175:57–63.
62. Weber DC, Rutz HP, Pedroni ES, et al. Results of spot-scanning proton radiation therapy for chordoma and chondrosarcoma of the skull base: the Paul Scherrer Institut experience. *Int J Radiat Oncol Biol Phys* 2005;63:401–409.
63. Mizumoto M, Tsuboi K, Igaki H, et al. Phase I/II trial of hyperfractionated concomitant boost proton radiotherapy for supratentorial glioblastoma multiforme. *Int J Radiat Oncol Biol Phys* 2010;77:98–105.
64. Kahn J, Loeffler JS, Niemierko A, et al. Long-term outcomes of patients with spinal cord gliomas treated by modern conformal radiation techniques. *Int J Radiat Oncol Biol Phys* 2011;81:232–238.
65. Chan AW, Liebsch NJ. Proton radiation therapy for head and neck cancer. *J Surg Oncol* 2008;97:697–700.
66. Weber DC, Chan AW, Lessell S, et al. Visual outcome of accelerated fractionated radiation for advanced sinonasal malignancies employing photons/protons. *Radiother Oncol* 2006;81:243–249.
67. Slater JD, Yonemoto LT, Mantik DW, et al. Proton radiation for treatment of cancer of the oropharynx: early experience at Loma Linda University Medical Center using a concomitant boost technique. *Int J Radiat Oncol Biol Phys* 2005;62:494–500.
68. Mizumoto M, Sugahara S, Okumura T, et al. Hyperfractionated concomitant boost proton beam therapy for esophageal carcinoma. *Int J Radiat Oncol Biol Phys* 2011;81(4):e601–e606.
69. Chang JY, Komaki R, Lu C, et al. Phase 2 study of high-dose proton therapy with concurrent chemotherapy for unresectable stage III nonsmall cell lung cancer. *Cancer* 2011.
70. Bush DA, Slater JD, Shin BB, et al. Hypofractionated proton beam radiotherapy for stage I lung cancer. *Chest* 2004;126:1198–1203.
71. Mendenhall NP, Li Z, Hoppe BS, et al. Early outcomes from three prospective trials of image-guided proton therapy for prostate cancer. *Int J Radiat Oncol Biol Phys* 2012;82(1):213–221.
72. Slater JD, Rossi CJ Jr, Yonemoto LT, et al. Proton therapy for prostate cancer: the initial Loma Linda University experience. *Int J Radiat Oncol Biol Phys* 2004;59:348–352.
73. Zietman AL, Bae K, Slater JD, et al. Randomized trial comparing conventional-dose with high-dose conformal radiation therapy in early-stage adenocarcinoma of the prostate: long-term results from proton radiation oncology group/American College of Radiology 95-09. *J Clin Oncol* 2010;28:1106–1111.
74. Li J, Dabaja B, Reed V, et al. Rationale for and preliminary results of proton beam therapy for mediastinal lymphoma. *Int J Radiat Oncol Biol Phys* 2011;81:167–174.
75. Hoppe BS, Flampouri S, Li Z, et al. Cardiac sparing with proton therapy in consolidative radiation therapy for Hodgkin lymphoma. *Leuk Lymphoma* 2010;51:1559–1562.
76. Delaney TF, Liebsch NJ, Pedlow FX, et al. Phase II study of high-dose photon/proton radiotherapy in the management of spine sarcomas. *Int J Radiat Oncol Biol Phys* 2009;74:732–739.
77. MacDonald SM, Safai S, Trofimov A, et al. Proton radiotherapy for childhood ependymoma: initial clinical outcomes and dose comparisons. *Int J Radiat Oncol Biol Phys* 2008;71:979–986.
78. MacDonald SM, Trofimov A, Safai S, et al. Proton radiotherapy for pediatric central nervous system germ cell tumors: early clinical outcomes. *Int J Radiat Oncol Biol Phys* 2011;79:121–129.
79. Timmermann B, Schuck A, Niggli F, et al. Spot-scanning proton therapy for malignant soft tissue tumors in childhood: first experiences at the Paul Scherrer Institute. *Int J Radiat Oncol Biol Phys* 2007;67:497–504.
80. Yock T, Schneider R, Friedmann A, et al. Proton radiotherapy for orbital rhabdomyosarcoma: clinical outcome and a dosimetric comparison with photons. *Int J Radiat Oncol Biol Phys* 2005;63:1161–1168.
81. Habrand JL, Schneider R, Alapetite C, et al. Proton therapy in pediatric skull base and cervical canal low-grade bone malignancies. *Int J Radiat Oncol Biol Phys* 2008;71:672–675.
82. Mizumoto M, Okumura T, Hashimoto T, et al. Proton beam therapy for hepatocellular carcinoma: a comparison of three treatment protocols. *Int J Radiat Oncol Biol Phys* 2011;81(4):1039–1045.
83. Hong TS, Ryan DP, Blaszkowsky LS, et al. Phase I study of preoperative short-course chemoradiation with proton beam therapy and capecitabine for resectable pancreatic ductal adenocarcinoma of the head. *Int J Radiat Oncol Biol Phys* 2011;79:151–157.
84. Kagei K, Tokuuye K, Okumura T, et al. Long-term results of proton beam therapy for carcinoma of the uterine cervix. *Int J Radiat Oncol Biol Phys* 2003;55:1265–1271.
85. Zambarakji HJ, Lane AM, Ezra E, et al. Proton beam irradiation for neovascular age-related macular degeneration. *Ophthalmology* 2006;113:2012–2019.
86. Noel G, Bollet MA, Calugaru V, et al. Functional outcome of patients with benign meningioma treated by 3D conformal irradiation with a combination of photons and protons. *Int J Radiat Oncol Biol Phys* 2005;62:1412–1422.
87. Nikoghosyan AV, Karapanagiotou-Schenkel I, Munter MW, et al. Randomised trial of proton vs. carbon ion radiation therapy in patients with chordoma of the skull base, clinical phase III study HIT-1-Study. *BMC Cancer* 2010;10:607.
88. Hoppe BS, Nelson CJ, Gomez DR, et al. Unresectable carcinoma of the paranasal sinuses: outcomes and toxicities. *Int J Radiat Oncol Biol Phys* 2008;72:763–769.
89. Mendenhall WM, Amdur RJ, Morris CG, et al. Carcinoma of the nasal cavity and paranasal sinuses. *Laryngoscope* 2009;119:899–906.
90. Lomax AJ, Goitein M, Adams J. Intensity modulation in radiotherapy: photons versus protons in the paranasal sinus. *Radiother Oncol* 2003;66:11–18.
91. Travis LB, Hill DA, Dores GM, et al. Breast cancer following radiotherapy and chemotherapy among young women with Hodgkin disease. *JAMA* 2003;290:465–475.
92. van den Belt-Dusebout AW, Aleman BM, Besseling G, et al. Roles of radiation dose and chemotherapy in the etiology of stomach cancer as a second malignancy. *Int J Radiat Oncol Biol Phys* 2009;75:1420–1429.
93. Mulrooney DA, Yeazel MW, Kawashima T, et al. Cardiac outcomes in a cohort of adult survivors of childhood and adolescent cancer: retrospective analysis of the Childhood Cancer Survivor Study cohort. *BMJ* 2009;339:b4606.
94. Merchant TE, Kiehna EN, Li C, et al. Radiation dosimetry predicts IQ after conformal radiation therapy in pediatric patients with localized ependymoma. *Int J Radiat Oncol Biol Phys* 2005;63:1546–1554.
95. Peeters ST, Heemsbergen WD, Koper PC, et al. Dose-response in radiotherapy for localized prostate cancer: results of the Dutch multicenter randomized phase III trial comparing 68 Gy of radiotherapy with 78 Gy. *J Clin Oncol* 2006;24:1990–1996.
96. Dearnaley DP, Sydes MR, Graham JD, et al. Escalated-dose versus standard-dose conformal radiotherapy in prostate cancer: first results from the MRC RT01 randomised controlled trial. *Lancet Oncol* 2007;8:475–487.
97. Michalski JM, Bae K, Roach M, et al. Long-term toxicity following 3D conformal radiation therapy for prostate cancer from the RTOG 9406 phase I/II dose escalation study. *Int J Radiat Oncol Biol Phys* 2010;76:14–22.
98. Arcangeli G, Saracino B, Gomellini S, et al. A prospective phase III randomized trial of hypofractionation versus conventional fractionation in patients with high-risk prostate cancer. *Int J Radiat Oncol Biol Phys* 2010;78:11–18.
99. Zelefsky MJ, Levin EJ, Hunt M, et al. Incidence of late rectal and urinary toxicities after three-dimensional conformal radiotherapy and intensity-modulated radiotherapy for localized prostate cancer. *Int J Radiat Oncol Biol Phys* 2008;70:1124–1129.

第 20 章 碳离子治疗

Pascal Pommier, Stephanie E. Combs, Tadashi Kamada

碳离子治疗的现状与展望

碳离子疗法是一种创新的放射治疗方式，尤其对于不可手术切除的癌症和放射抗拒的肿瘤。其放射生物学优点包括深部肿瘤的质子高剂量分布适形性（优于光子和中子）和高线性能量传递（LET）颗粒（如中子）较高的生物效力（相比光子和质子）。此外，与质子和放射治疗相比，碳离子的生物学和物理性质极大减少了治疗期。

劳伦斯·伯克利实验室

在 1946 年由 R. R. Wilson 首次提出了用于临床应用的带电粒子（质子和离子）[1]。10 年后，加利福尼亚的劳伦斯·伯克利实验室（LBL）开始进行患者照射。LBL 在 1954 年开始使用质子，然后用轻离子。从 1957 年到 1974 年，超过 2000 例患者使用氦和更高的颗粒。从 1974 年到 1992 年，中心关闭的年份，氖离子用于 433 例患者。少数患者得到治疗在 LBL 处具有碳离子。混合型癌症用氖离子治疗，主要是几种病理类型的颅底肿瘤，包括脊索瘤、硬皮肉瘤、脑膜瘤和腺样囊性癌（ACC），以及骨肉瘤、骶骨脊索瘤、成胶质细胞瘤、胆管癌、头颈部鳞状细胞癌和前列腺癌。尽管在束施加（仅固定水平束），当时可用的成像模式的质量以及临床应用的有限时段（Bevalac 运行时间的 30%）方面存在严重限制，LBL 首先报告高局部肿瘤控制，特别是氖粒子，并证明高 LET 粒子治疗的可行性和安全性[2-6]。

国家放射科学研究所

日本的重离子放射治疗项目始于 1984 年。专门设计和建造了一个专门用于该项目的独特的双同步环形重离子加速器系统，包括两个离子源，射频四极（RFQ）线性加速器，Alvarez 线性加速器，两个同步加速器环，高能量束传输系统和辐照系统。它于 1993 年 10 月在日本千叶国立放射科学研究所（NIRS）完成，并在千叶（HIMAC）被命名为重离子医疗加速器。在 NIRS，有三个治疗室有固定的垂直和水平射线。垂直碳离子束的加速能量为每个核子为 290MeV 或每个核子为 350MeV，水平束的加速能量为每个核子 290MeV 或每个核子 400MeV。每个核子碳离子束的 290MeV 的范围在水中约为 15cm，每个核子束的 350MeV 的范围为 20cm，每个核子碳离子束的 400MeV 的范围为 25cm。最大场尺寸为 15cm×15cm。为了产生均匀的照射场，采用被动束传递系统，其具有一对摆动磁体和散射体。在系统调试（包括临床前生物学研究）之后，在 1994 年 6 月，NIRS 使用由 HIMAC 产生的碳离子束开始重离子放射治疗[8]。

自 1994 年以来，已经进行了开发安全和精确的照射技术（例如呼吸门控和针对各种癌症的优化的剂量分级）的临床研究。所有碳离子治疗已经作为前瞻性 Ⅰ/Ⅱ 和 Ⅱ 期临床试验进行，以试图鉴定适合于这种治疗的肿瘤部位，包括放射抗性肿瘤，并且确定最佳剂量分级，特别是对于常见癌症。在确认碳离子治疗的安全性和获得抗肿瘤效果的 Ⅰ/Ⅱ 期研究中，每种疾病的治疗分次和治疗期是固定的，总剂量逐渐增加 5%~10%。当在 Ⅰ/Ⅱ 期研究中确定推荐剂量时，将其纳入 Ⅱ 期研究。在 NIRS，超过 6000 例患者已经用碳离子束治疗了 17 年，并且已经证明对于许多恶性疾病的碳离子治疗的临床效果。

2011 年，在 HIMAC 开设了一个使用现有同步加速器的新医疗设施。它包括 3 个房间：2 个具有用于固定水平和垂直扫描照射端口的机械臂控制的病床，第 3 个配备具有超导磁体的轻质旋转台架。NIRS

在一个具有固定光束线路的房间完成了扫描设备的安装和系统的调试,并于2011年5月开始了临床试验。

日本碳离子治疗的现状与展望

目前,世界上有5个碳离子治疗设备在运行,其中3个在日本。1984年,日本政府在千叶县的第一个设施开始了碳离子治疗方案。开始于1994年的临床研究,得出有希望的结果,并促使日本其他碳离子治疗设施的发展。

第二个中心,位于日本兵库县的兵库离子束医疗中心成立于2001年,是世界上第一个提供质子和碳离子束的离子束设备。截至2010年9月底,共有2735例患者接受治疗。兵库现共有915例接受碳离子治疗的患者。与HIMAC相比,对于较小和较浅的肿瘤,碳离子束的较低能量(320MeV/核素)和较小的场尺寸(10cm×10cm)限制了碳离子治疗的进展。

第3个日本碳离子治疗设施于2010年3月在群马大学重离子医疗中心完成。它是一种简洁的碳离子治疗加速器复合体,几乎是HIMAC的尺寸和构造成本的1/3,性能相同。

第4个设施,位于日本南部的简明的群马型系统SAGA HIMAT(Tosu的重离子医疗加速器)正在建设中,并将在2013年开始治疗患者。第5个是在神奈川县的规划阶段,并将于2015年开始运营。

德国达姆施塔特的重离子研究所

在德国,碳离子研究和治疗在一个基本的临床前研究机构成为可能。从1997年开始,在德国达姆施塔特的重离子研究所(GSI),患者在德国海德堡的放射肿瘤学系接受碳离子治疗。在GSI的研究背景下,为患者治疗提供每年三个波束治疗时间段。在德国海德堡的德国癌症研究中心(DKFZ)、德累斯顿的罗森道夫研究中心(Forschungszentrum Rossendorf)和GSI的生物物理组织的临床医生、生物学家、物理学家和工程师努力合作下,患者治疗可与广泛的临床前研究同步进行。

对于由同步加速器提供的束传递,开发了强度调制光栅扫描技术,并且使用由Kraft和Scholz开发的局部效应模型(LEM)来改进生物剂量计算[9-11]。这种方法在超过600例特别关注放射抗性肿瘤例如颅骨基底的脊索瘤和软骨肉瘤、ACC和高级脑膜瘤的患者中显示和验证。

海德堡离子治疗中心

在欧洲,唯一可以进行疗碳离子放疗的中心是位于德国海德堡的海德堡离子疗法中心(HIT)。该中心配备了同步加速器,为3个治疗室提供不同的粒子种类。2个房间配有水平射束线;在第3个房间,世界上第1个碳离子机架已经实现。自2009年11月起,该中心一直在运行,为约1300例患者提供粒子治疗。该中心直接连接到现有的放射肿瘤科,以实现流线型的工作流程,患者可以住院或门诊治疗[12,13]。该中心通过主动光栅扫描提供治疗;同时,从GSI以前的工作中采用了治疗计划和生物计划优化[14]。

临床常规的操作是基于GSI治疗的适应证,主要是颅底脊索瘤、软骨肉瘤和ACC[12]。随后,对不同适应证的一些临床研究开始采用不同的治疗概念,包括碳离子与质子放射治疗的随机试验[15-17]。

欧洲、美国和西亚的碳离子治疗前景

到目前为止,HIT是德国唯一用碳离子处理的设施。马尔堡和基尔,德国的设施已经建成,但并没有作为临床常规应用。在欧洲,意大利帕维亚的国家肿瘤治疗中心(CNAO)配备质子和碳离子治疗,开始临床服务在2011年中期。在奥地利,维也纳新城的奥地利粒子束中心(MedAustron)正在建设中,将提供质子和碳离子治疗。正在讨论在法国建立碳离子临床设施(ETOILE项目)。

在亚洲,上海正在建设一个包括光子、质子和碳离子束的放射治疗设施。

在伯克利第一次进行碳离子疗法50多年后,放射治疗领域受到越来越多的关注,再次投资该领域。

放疗技术方面:现状和展望

射线传递

在千叶使用的当前被动波束递送系统是相当可靠的系统,自1994年以来,已经证明在HIMAC的稳定的性能。呼吸门控照射技术也被实际使用以用于被动射线束传递的治疗系统[18]。兵库县和群马大学采用了类似的系统。

已经开发了的扫描照射方法,使用碳离子的“窄”笔形射束通过一片一片地叠加碳离子的点束来覆盖目标体积,并且依次在GSI和HIT应用。在HIMAC帕维亚、在德国和奥地利新的设施(或将)配备这个系统。与被动方法相比,扫描照射技术适形度更高,照射目标体积,特别是更好地避开正常组织。因此,该技术更适于治疗被动波束不能充分照射的复杂形状的病变。扫描也消除了需要构建补偿滤光片以及患者特异性准直器。

机架角

到目前为止,没有机架可用于用碳离子治疗,而机架是质子治疗中的标准,主要是由于构建这样的机架所需的巨大结构以适应用于束传递的必要磁体的大尺寸和重量。然而,为了提供最佳的剂量分布,特别是对于脊柱侧壁肿瘤和胃肠道肿瘤,使用水平射束使这些患者治疗受限制。

世界上第一台碳离子扫描架是在 HIT(总重量超过 600 吨的钢材,约 420 吨精确地转向患者,长度为 25m,直径为 13m)设计和建造的。预计 2012 年中期,机架投入临床应用。

使用超导磁体的轻质旋转机架已经被设计并且应当安装在新的 HIMAC 设施中。

门控和追踪

为了减少呼吸导致的误差,HIMAC 的碳离子治疗开发了呼吸门控照射技术。在该技术中,仅当目标位于设计位置处并且同步加速器可以提取光束时,产生照射门信号。因此,呼吸门控照射的关键技术之一是来自光束提取法。根据光栅信号产生同步加速器。为此目的,开发了利用通过以水平电子感应加速器振荡的波数调谐的 RF 场的横波束加热的射频敲除(RF-KO)慢提取方法,以及呼吸门控辐照系统。在该系统中,通过观察位置敏感检测器设置在患者身体表面上的发光二极管的运动来产生呼吸信号。呼吸门控照射系统自 1996 年以来主要用于治疗肝和肺肿瘤,并且对于减少这些呼吸动度较大的肿瘤的分次内误差非常有效。

用光栅扫描技术处理带有离子的运动器官使物理学家和临床医生面临新的挑战。由于扫描光束和移动目标的相互作用效应,不能精确计算和保证计划剂量将被均匀地施用。因此,有效的补偿机制对于移动目标的治疗是必要的。

正在研究的用于移动目标照射的几种方法:监测呼吸运动和使用门控策略的信息(在设置门控窗口期间照射)可以显著减少相互作用。另一种方法是重新扫描技术:靶区体积不被全部计算剂量扫描;该体积被扫描几次,并且粒子(或剂量)划分为扫描运行。利用该概念,可以实现颗粒和剂量在体积上的更均匀地扩散,同时随着扫描次数的增加而具有增加的均匀性[21]。一个复杂的概念是监测器官运动并使光束跟随目标体积移动;这需要在光束扫描系统和监视设置之间的快速通信以提供对体积的实时跟踪[20]。

以上提出的概念正在评估;潜在的,所使用的技术可以取决于所治疗的肿瘤类型或解剖区域。此外,目标体积概念可能有助于补偿一些轻微的器官运动。然而,仅使用补偿目标体积,例如在光子放射治疗中使用的内部目标体积(ITV)将不足[20]。斑点扫描尺寸的变化和网格尺寸的减小也可以帮助补偿器官运动。最有可能的是几种方法的组合,即特定目标体积、斑点尺寸的修改和可能的门控提供最佳和临床适用的剂量分布。

射线成像

几个提供粒子治疗的中心,提出了这种可能性。作为放射治疗的副产物,产生 β^+活性,并且可以使用常规 PET 扫描仪监测体内剂量递送。

在 GSI,在治疗中建立了在线 PET 成像仪,允许在每个分次期间对 b^+活动的在线监测,并且使得能够与被动波束递送中心(例如波士顿的马萨诸塞综合医院)的计划和计算的治疗计划稍后相关。

在美国和日本,被动质子治疗后监测的超过 50 例患者已经获得了质子和碳离子治疗的 PET 成像的有前景的经验,并且在 GSI 的扫描碳离子束照射期间监测了超过 400 例患者。在 GSI 试点项目中,PET 的价值用于提高治疗计划系统采用的半经验 CT 范围校准曲线的准确性,以及用于检测和量化由于在分次治疗过程中患者未对准或解剖变化而导致的计划和实际治疗输送之间的偏差。在 HIT,在邻近治疗区域的专用房间中安装了商用 PET/CT 扫描仪,并且在预期试验中正在进行临床评价。

碳离子放射生物学性质:患者选择的理由

用于临床应用的碳离子的特征在于两个主要性质:①与入射能量相关的固定深度(布拉格峰)处具有尖锐的最大能量沉积的百分深度剂量分布,几乎没有剂量沉积超过该峰(图 20.1);②在布拉格峰内的射野范围的末端处的生物效应增加。

虽然没有大型前瞻性随机临床试验证明,但是这些可实现的潜在临床获益优势导致确定了几种用于质子治疗"标准"适应证(即颅骨脊索瘤和软骨肉瘤、眼黑色素瘤、选择性的儿科脑肿瘤)的基础[23,24]。

剂量分布:布拉格峰和扩展的布拉格峰

尽管性质类似,在质子和碳离子的剂量-深度分布之间存在一些显著的差异,并可能具有临床影响(由于核相互作用,碳离子存在"碎裂尾",可行高质量PET成像)。与质子相比,碳离子的半影非常窄[24]。与质子相似,碳离子束在一定深度扩散开来以覆盖靶区,这可能导致在入口通道内的低剂量"平台"之后的展开的布拉格峰(SOBP)超出靶区范围(图 20.2 和图 20.3)。此类缺点可以使用几种技术来克服,主要是利用被动散射;但使用更先进的技术(例如,具有摆动或均匀扫描的笔形束)可在射线入口中的正常组织内实现较低剂量沉积(近端到肿瘤体积),同时优化远端剂量分布并因此获得靶区内更高的剂量分布。

治疗计划相互比较

已经有几个文献比较光子束调强放射治疗(IMRT)与粒子治疗[质子和(或)碳离子]的剂量测定分析。关于质子的文献的一般结论是,目前所有的质子技术均可达到理想的剂量分布,即使对于大的肿瘤靶区,重离子治疗可降低周围关键正常组织的剂量[25-28]。

到目前为止,已经发表了少数针对碳离子的放疗计划研究。关于危及的关键器官的剂量约束,Schulz-Ertner 等[29]已经证明当治疗脊柱脊索瘤和腺样囊性癌伴颅骨基底浸润时,单独的碳离子或碳离子和光子的IMRT 的组合优于单独光子 IMRT 照射[29,30]。Amirul 等[31]已经注意到碳离子治疗对于头颈部肿瘤的肿瘤覆盖和危及器官保护的剂量学益处。

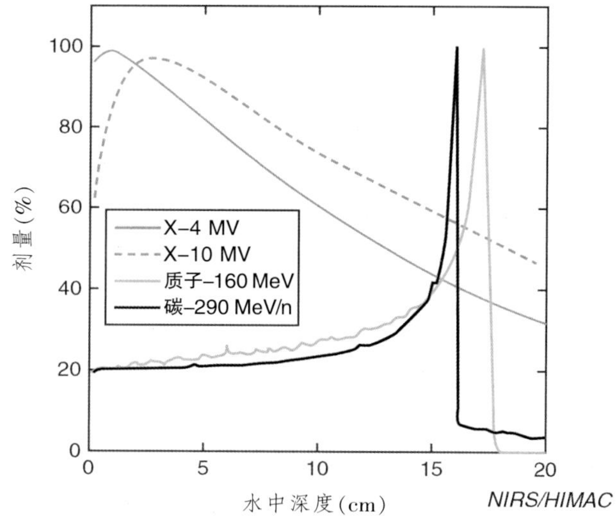

图 20.1 布拉格峰(质子、碳离子、光子)。

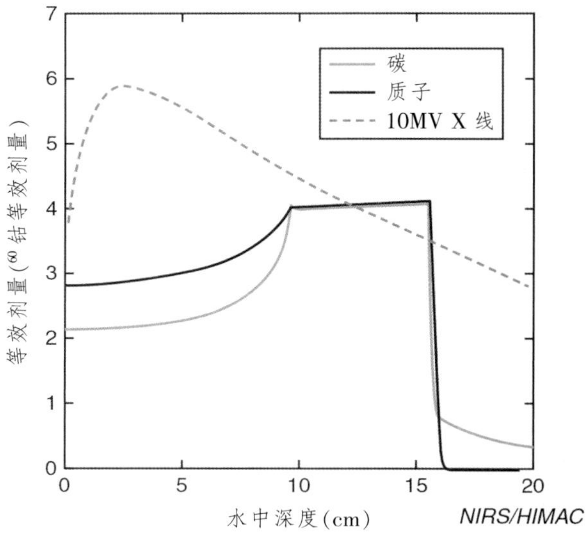

图 20.2 扩展的布拉格峰(质子、碳离子、光子)。

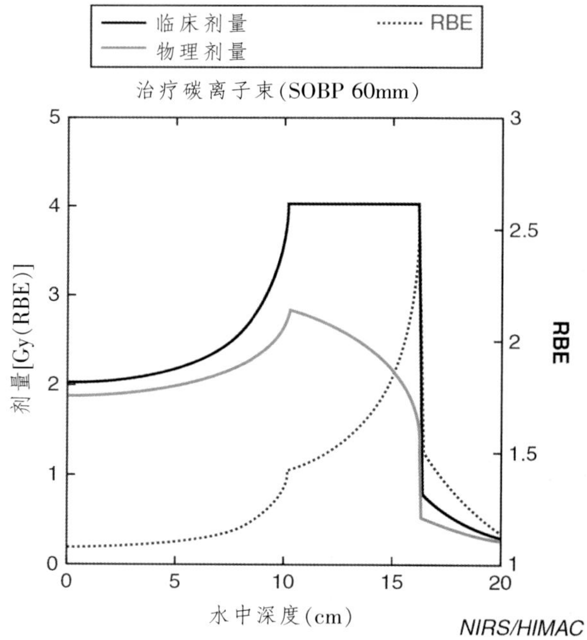

图 20.3 碳离子扩展布拉格峰(SOBP)的设计。碳离子束的高LET 区域位于布拉格峰的远端部分,并且 SOBP 变为在各种能量下的几个布拉格峰的加权函数,这导致目标体积中的剂量平均 LET 的稀释。因此,物理剂量(Gy)必须随着相对生物效率(RBE)值的升高而降低,以便在 SOBP 上具有平坦的生物有效剂量。

累积剂量

碳离子照射的另一个优点是，可采用更少的射野即可以实现可接受的剂量分布，与 X 线调强放射治疗相比，累积剂量明显降低（因此可在儿科适应证中潜在地减少射线诱导的肿瘤的发生率）[32]。

生物效应及等效生物剂量

与中子一样，碳离子的特征在于其高线性能力传递(LET)，其与低 LET 辐照模式（光子和质子）相比提供了用于更高生物效应的既定物理剂量。因此，用高 LET 的剂量由格瑞等价物(GyE)或钴等价物(CGE)规定，其剂量等于 GyE 中测量的物理剂量乘以相对生物效应(RBE)因子。RBE 指的是产生与光子的某种生物效应所需的照射剂量相对于使用另一种形式的电离辐射（例如质子和轻离子）产生相同效果所需的剂量的比率。

有趣的是，在临床应用中这种更高的生物效应，因布拉格峰的存在，既可导致对射线不敏感的肿瘤的更高的肿瘤控制概率(TCP)，也可以增加正常组织并发症概率(NTCP)。因此危及器官的主要部分应该在“入口”通道内，因此没有额外的生物效应。

碳离子的相对生物效应难以计算。出于剂量的目的，通常基于中子经验值[3]。然而，应该考虑几个其他参数，例如单次剂量、分割方式、肿瘤组织类型、肿瘤靶区和在照射体积中的每个点的氧分压值以及沿着扩展的布拉格峰的 RBE 变化（远端部分比在近端部分更高）[24]（图 20.3）。在国家放射科学研究所(NIRS)，临床剂量分布的设计中考虑 LET 依赖性，通过分析评估非小细胞肺癌的 TCP，选择人唾液腺肿瘤细胞的 10%存活作为终点[33,34]。LEM 是允许在各种组织类型和各种终点进行 RBE 计算的通用模型，已经在 GSI 上开发和应用，并且用于生物治疗计划[9,10]。

剂量分割

正常组织和肿瘤组织从亚致死性放射损伤中修复的能力随高 LET 辐射而急剧减少。所以在低 LET 治疗（光子和质子）需通过对正常组织对放射敏感性肿瘤的亚致死性放射损伤修复而证明剂量分割（应用具有低剂量/分割的标准分割方案）的需要。

实验数据表明，在标准培养条件下高 LET 粒子对于肿瘤和正常细胞系之间没有发现 RBE 值的任何差异[35,36]。然而，使用快中子和碳离子进行的实验已经证明，增加分割剂量倾向于降低 RBE，但是对于正常组织而言降低更多，因此使用碳离子放疗的短期低分割方案具有更高的治疗比[35,37]。在日本千叶的 NIRS，低分割碳离子放疗已经系统地研究了多种实体肿瘤，并且似乎可以对许多肿瘤实体实现整体治疗时间的显著减少，而不增强毒性[8]。

患者选择和放射治疗计划的应用

总之，基于碳离子在低 LET 辐射（光子和质子）和剂量–深度分布（光子和中子）上的生物学优势，碳离子的最佳应用是对光子治疗低放射敏感性的肿瘤，特别是如果肿瘤被辐射敏感的正常组织包围时。

碳离子生物学和物理性质还证明比常规放射治疗方案中使用的更大部分剂量，对患者生活质量（更短的总治疗时间）以及主要的经济影响（可降低健康保险费用）。

临床数据

主要基于 NIRS 和 GSI 的临床经验，各种临床数据可用于评估碳离子放疗在不同位置肿瘤和不同病理类型中的功效和耐受性[8,23,24,38]。

迄今为止，关于碳离子放疗的数据依赖于在超过 7000 例患者中进行的前瞻性 Ⅰ 期（剂量递增和低分割评估）和 Ⅱ 期试验，主要是在 NIRS 和 GSI。在表 20.1 至表 20.7 中对每个肿瘤部位总结了主要临床数据。

头颈部肿瘤（表20.1）

碳离子疗法已经应用于几种类型的原发性或复发性肿瘤（不可切除的或残留的肿瘤），并且在一些选择的情况下作为 Ⅰ 期和 Ⅱ 期前瞻性研究的再次放疗[39-49]。

在腺样囊性癌、恶性黏膜黑色素瘤和肉瘤等被称为高度抗辐射的肿瘤中获得了令人印象深刻的数据[39,40,44-46,48,50]。

当与 NIRS 历史数据相比时，在 3 年局部控制率(91.8%对 23.6%，剂量分别为 70GyE 对 57.6GyE 或 64GyE）和 3 年总生存期(74.1%对 42.9%，剂量分别为 70GyE 对 57.6GyE 或 64GyE）中证实了 NIRS 碳离子治疗肉瘤的剂量反应[44]。

海德堡放射治疗团队在同一时期内治疗的局部晚期 ACC 的临床结果，光子 IMRT 与碳离子联合（39 例患者）（中位总剂量，72GyE）或单独的光子 IMRT(29 例患者）（中位总剂量，66Gy），显示碳离子与光子联合治疗时 4 年局部控制率，无疾病生存率和总生存率分别

表 20.1 头颈部肿瘤(腺样囊性癌、黏膜黑色素瘤、腺癌、肉瘤)

研究	研究类型(患者例数)	治疗方式	中位随访时间	肿瘤特征	总生存率	LC/CSS/LRFS	毒性(晚期≥3级)
Hasegawa 等,2011[40]	Ⅱ期临床试验,404 例(4/1997—2/2011)	CIRT:265 例 57.6GyE/16F/4 周;或 142 例 64.0GyE/16F/4 周	无	不可切除的或肉眼残留的 ACC:151 例 MM:102 例 腺癌:50 例	5 年总生存率 总计:53% ACC:72% MM:35% 腺癌:62%	5 年 LC 总计:73% ACC:74% MM:79% 腺癌:77%	无
Hasegawa 等,2011[50]	Ⅱ期临床试验,134 例(4/1997—2/2010)	CIRT:57.6GyE/16F/4 周或 64.0Gy/16F/4 周	42.5 个月	不可切除的或复发或肉眼残留的 ACC:108 例	5 年总生存率 70% T1~3: 91% T4 或复发或肉眼残留:67%	5 年 LC:80% T1~3: 96% T4 或复发或肉眼残留:78%	3 级:0 2 级脑部毒性:9%
Schulz-Ertner 等,2005[48]	Ⅰ/Ⅱ期临床试验,29 例(6/1995—12/2003)	X 线:54Gy (1.8Gy×30F) 碳离子加量:18GyE (3Gy×6F)	16 个月(2~60)	肉眼残留的或不可切除的或复发的 ACC	2 年:86.6% 4 年:75.8%	2 年:77.5% 4 年:77.5%	3 级黏膜炎:2 例 感染:1 例
Jingu 等,2011[45]	Ⅱ期临床试验,37 例(4/2006—3/2009)	CIRT:57.6GyE/16F/4 周+同步 CT(达卡巴嗪)	19 个月(31 例)	MM 中位 GTV:25.7mL (2.0 ~ 137.1)	3 年总生存率:81.1%	3 年 LC:65.3% 3 年无转移生存期:37.6%	3 级:0
Jingu 等,2011[44]	Ⅱ期临床试验,27 例(4/2001—2/2008)	CIRT:70.4GyE/16F	37 个月	不可切除的骨及软组织肉瘤	3 年总生存率:74.1%	3 年 LC:91.8%	视觉丧失:1 例 3 级骨相关毒性:4 例

LC,局部控制;CSS,原因特异性存活;LRFS,局部无复发生存;ACC,腺样囊性癌;MM,黏膜黑色素瘤。

为 77.5% 对 24.6% (P=0.08),53% 对 23% (P=0.19),75.8%对 77.9%[48]。

在 HIT 已发起数项前瞻性试验[51,52]。

肉瘤(软组织肉瘤和骨肉瘤)和脊索瘤(表 20.2和表20.3)

从 1996 年 6 月至 2000 年 2 月在 NIRS 进行的Ⅰ期临床试验(64 例患者)建立了参考剂量和分割方式(16 次分割,4 周完成)[53]。

从那以后,到 2011 年 8 月,495 例患者(514 肿瘤位置)进入Ⅱ期试验:骨髓肉瘤/脊索瘤[骨髓瘤 177 例,软骨肉瘤 81 例,骨肉瘤 81 例,尤因肉瘤/原始神经外胚层肿瘤(PNET)28 例,其他 38 例]和 109 例软组织肉瘤[恶性纤维组织细胞瘤(MFH)21 例,恶性外周神经鞘瘤(MPNST)15 例,滑膜肉瘤 11 例,平滑肌肉瘤 11 例,其他 51 例]。2 年和 5 年总生存率分别为 79%和 59%,2 年和 5 年局部控制率分别为 85%和 69%,3/4 级皮肤/软组织晚期毒性发生率为 2%(主要与肿瘤体积及其位置相关的毒性,可以通过先进技术减少)[54]。

骶骨脊索瘤

碳离子放疗对于骶骨脊索瘤患者的治疗有效且安全。它提供了一种有前途的替代手术的方案,且与手术有类似的高局部控制率,优于单纯外科手术[55]或术后辅助质子治疗[56],并且有更高的功能保护,很少或没有关于尿和肛门功能严重的毒性的发生[54,57,58]。严重神经病变与剂量相关(>73.6GyE)。由于肠道的低耐受性,碳离子放射治疗对于与胃肠道相邻的肿瘤的应用可能受到限制。在这种情况下,可以在碳离子放射治疗之前放置外科间隔器[59]。注意到,在 50%的病例中,在放射治疗结束时有超过 10%的肿瘤体积增加但没有进一步进展[60]。

表 20.2　颅底(和脊髓)脊索瘤和软骨肉瘤

研究	研究类型(患者例数)	治疗方式	中位随访时间	肿瘤特征	总生存率	LC/DFS/LRFS	毒性(晚期≥3 级)
Mizoe 等,2009[67]	Ⅰ/Ⅱ期临床试验,33 例(34 例次[a])(6/1995—7/2003)	16F/4 周 48Gy:5 例 52.8Gy:3 例 57.6Gy:7 例 60.8GyE:5 例	中位 53 个月	脊索瘤 颅底:27 例 宫颈旁脊椎:7 例 活检或 1 处切除:21 例 >2 处切除:13 例	5 年总生存率:87.7% 10 年总生存率:67%	5 年 LC:85.1% 10 年 LC:63.8%	3 级:0 2 级脑部毒性:1(类固醇)
	Ⅱ期(4/2010—6/2007)	60.8GyE:14 例		中位 CTV 平均 51mL(2~328mL)			
Schulz-Ertner 和 Tsujii 等,2007[25]	Ⅰ/Ⅱ期临床试验,96 例(11/1998—7/2005)	CIRT:60GyE(60 ~70GyE)/(20F/3 周)	中位 31 个月(3 ~ 91)	颅底脊索瘤(大体肿瘤) 平均 PTV-HR:80.3mL(13.9~594.2) 原发:59 例;复发:37 例	3 年总生存率:91.8% 5 年总生存率:88.5%	3 年 LC:80.6% 5 年 LC:70% >60GyE:100% <60GyE:63%	3 级视神经毒性:4 例 3 级脂肪坏死:1 例
Schulz-Ertner 等,2007[68]	Ⅰ/Ⅱ期临床试验,54 例(11/1998—9/2005)	CIRT:60GyE(50~70GyE)(20F/3 周)	中位 33 个月(3 ~ 84)	颅底低级别和中级别软骨肉瘤 术后肉眼残留	5 年总生存率:98.2%	(2 处局部复发) 3 年 LC:96.2% 4 年 LC:89.8%	3 级:1 例(Ⅳ级神经麻痹)

LC,局部控制;CSS,原因特异性存活;LRFS,局部无复发生存。

[a] 1 例患者由于边缘转移接受 2 次治疗。

骨肉瘤

几项具有质子和光子的系列研究已经证明,大剂量照射可以在未切除或不完全切除的骨肉瘤中在 5 年时有相对高的局部控制 (约 70%),5 年总生存率为 40%~67%[61,62]。

NIRS 在 78 例不可切除的最差预后位置的骨肉瘤(中位直径 9cm)研究中已经报道了类似的结果[63,64],仅用碳离子治疗,5 年局部控制率及总生存率为分别为 61%、32%[65]。肿瘤体积是主要预后因素(当肿瘤体积<500mL 时,5 年局部控制率及总体生存率分别为 87%、46%)。

目前已在 HIT 发起了不可切除的骨肉瘤的前瞻性研究。

颅骨脊索瘤和软骨肉瘤的基础

对于颅骨脊索瘤和软骨肉瘤的研究,已经报道了具有较高局部控制率的类似结果[23,67,68]。Mizoe 等[67]和 Schulz-Ertner 等[68]观察到剂量-效应关系。照射小于或大于 60GyE 的剂量,3 年或 5 年局部控制分别为 60% 和 100%。术后碳离子放疗应能提高切除脑干和视神经后肿瘤的颅底脊索瘤生存率和生存质量[69]。

Combs 等[70]发表了他们的研究结果,包括 17 例年轻成人和儿童(5~21 岁;中位年龄 18 岁),应用碳离子治疗原发性(14 例)或复发性(3 例)脊索瘤(10 例)或软骨肉瘤(10 例)。中位随访 49 个月,没有观察到严重的毒性,只有 1 例患者出现了治疗区边缘的复发。

HIT 团队进行的一项随机试验评估了碳离子与质

表 20.3 无法切除的骨/软组织肉瘤和骶骨脊索瘤(头颈部除外)

研究	研究类型(患者例数)	治疗	中位随访时间	肿瘤特征	总生存率	LC/DFS/LRFS	毒性(晚期≥3级)
Kamada 等 2002[53]	Ⅰ/Ⅱ期 57例(64个病灶)(6/1996—12/1999)	CIRT: 52.8~73.6GyE/16F/4周	21个月(2~60)	肉瘤 中位 CTV:559mL (20–2,290)	5年: 37%	5年 LC: 63%	3级皮肤/软组织毒性:6
Serisawa 等 2009[71]	Ⅰ/Ⅱ期 24例(5/1997—2/2006)	CIRT: 52.8~73.6GyE/16F/4周	36个月(6~143)	不可切除腹膜后肉瘤 MFH:6,lipoS:3,MPNST:3,Ewing/PNET:2,其他:10 中值 CTV:525cm³ (57–1,194)	2年: 75% 5年: 50%	2年 LC: 77% 5年 LC: 69%	3级毒性:0
Imai 等 2011[54]	回顾性研究 95例(1996—2007)	CIRT: 52.8~73.6GyE(中位剂量 70.4GyE)/16F/4周	中位42个月(13~112)	医学上不可切除骶骨脊索瘤 原发性肿瘤:84 局部复发>手术:11 中值 CTV:370mL	5年: 86%	5年 LC: 88%	2例(皮肤坏死) 15例严重坐骨神经痛神经毒性(药物)
Imai 等 2011[65]	Ⅱ期 78例(2000—2011)	CIRT: 52.8~73.6GyE(中位剂量 70.4GyE)/16F/4周	无	不可切除的较大骨肉瘤 平均肿瘤直径:9cm (<500mL:28例)	5年全部总生存: 32% <500mL:46% >500mL:19%	5年 LC: 61% <500mL: 87% >500mL: 21%	无

LC,局部控制;CSS,原因特异性存活;LRFS,局部无复发生存;PNET,原始神经外胚层肿瘤;CIRT,碳离子放射治疗;MFH,恶性纤维组织细胞瘤;MPNST,恶性周围神经鞘膜瘤;lipoS,脂肪肉瘤。

子相比对颅骨脊索瘤和软骨肉瘤治疗的潜在优势[16,17]。

腹膜后肉瘤

尽管对腹膜后肉瘤治疗时严重毒性的风险非常高,NIRS 的初步经验(包括 24 例患者)证明了局部控制(2 年和 5 年时分别为 77%和 69%)和总体存活率较高(2 年和 5 年时分别为 75%和 50%),没有 3 级毒性反应发生[71]。

脑膜瘤(表20.4)

海德堡研究小组报道了 10 例患者的治疗情况,他们均在光子治疗(50.4Gy)后应用碳离子行增量照射(18GyE)[72]。与使用大剂量光子治疗的自身经验相比[73],获得了更高的局部控制率和生存率。NIRS 也报道了类似的结果[74]。

HIT 已经启动了一项前瞻性研究,用于评估在不完全切除或活检后肿瘤肉眼残留的非典型脑膜瘤患者应用光子放射治疗结合碳离子增量照射的效果[75]。

星形细胞瘤和成胶质细胞瘤(表20.4)

剂量效应已经在Ⅰ/Ⅱ期研究中被发现,该研究纳入 48 例患者,均应用光子组合碳离子增量(剂量递增)联合化疗治疗[76]。NIRS 还报道了另一项研究,14 例弥漫型 2 级星形细胞瘤患者应用碳离子治疗,高剂量碳离子治疗获得了很高的局部控制率并且没有严重的毒性出现[77]。

HIT 针对胶质母细胞瘤正在进行的两项前瞻性随机化研究:①替莫唑胺联合放疗后应用碳离子与质子加量照射的随机Ⅱ期对比研究[15];②一项复发性胶质瘤患者应用碳离子再照射与分次立体定向放射治疗

表 20.4 脑肿瘤:脑膜瘤、星形细胞瘤和成胶质细胞瘤

研究	研究类型(患者例数)	治疗	中位随访时间	肿瘤特征	总生存率	LC/DFS/LRFS	毒性(晚期≥3 级)
Combs 等 2010[72]	Ⅱ期 10 例(1999—2003)	XRT: 50.4Gy (FSRT 或 IMRT) 碳离子加量: 18GyE	无	脑膜瘤 初次照射:8 例 再照射:2 例	初次 5 年:75% 7 年:63%	初次 5 年 LC:86% 7 年 LC:72%	无
Adeberg 等 2011[73]	Ⅱ期 85 例(6/1985—10/2009)	XRT(FART 或 IMRT)+ 碳离子加量 总剂量 平均值:57.6Gy (30~68.4Gy), 1.8~3.0Gy/F	中位 73 个月	脑膜瘤 非典型:62 恶性:23 术后:60% 进展:19% 初次:8.3% 中位 PTV: 156 mL	5 年 非典型:81% 未分类:53%	5 年无进展生存 非典型:50% 间变:13%	无
Hasegawa 等 2011[77]	Ⅰ/Ⅱ期 14 例(10/1994—2/2002)	46.2~50.4GyE(9 例) 55.2GyE(5 例) 24F/6 周	平均 62 个月 (10~152)	星形细胞瘤 WHO 2 级弥漫性	中位 OS 剂量≤50.4GyE:28 个月 剂量 55.2:无	中位无进展生存 剂量≤50.4 GyE:18 个月 剂量 55.2:91 个月	没有 3 级毒性
Mizoe 等 2007[76]	Ⅰ/Ⅱ期 48 例(10/1994—2/2002)	XRT:50Gy/25F/5 周 CRT:16.8~24.8GyE, 8F/2 周 同时 ACNU	无	恶性神经胶质瘤 AA:16 GBM:32	MST AA:35 个月 GBM:17 个月	GBM(高剂量) 中位无进展生存:14 个月 MST:26 个月	没有 3 级毒性 2 级脑毒性:4 例

LC,局部控制;CSS,原因特异性存活;LRFS,局部无复发生存;XRT,X 线放射治疗;FSRT,分次立体定向放射治疗;IMRT,强度调制放射治疗;PTV,计划目标体积;CRT,碳离子放射治疗;ACNU,盐酸尼莫司汀;AA,间变性星形细胞瘤;GBM,多形性成胶质细胞瘤。

(FSRT)再照射相比的Ⅰ/Ⅱ期临床研究 。

再照射(脑、颅骨、头颈部和骶部)

由于剂量分布和放射生物学特点,人们开始对光子(或碳离子)治疗后的局部复发病灶进行碳离子再程治疗。

HIT 报告他们在脑、颅底、头颈部和骶骨区复发性肿瘤患者(主要是颅底脊索瘤)的治疗经验[42,79]。再程照射后 24 个月的存活率为 86%,60 个月时为 43%。对于颅底肿瘤,再程照射后 24 个月局部肿瘤控制率为 92%,36 个月时为 64%[79]。

肺癌(表20.5)

Ⅰ期非小细胞肺癌已成为 NIRS 的一个模型,用于评估外用碳离子治疗剂量递增和低分割方法的可行性[80]。

从 1994 年到 1999 年,Ⅰ/Ⅱ期试验建立了两种标准的放射治疗方案,其局部控制率超过 95%,并且严重毒性发生率较低(3 级肺炎为 2.7%):90GyE/18F/6W 和 72GyE/9F/3W[81,82]。一项入组 50 列患者的Ⅱ期试验证实了后一种分割方法[83]。同时,另一项Ⅱ期试验验证了另一个放射治疗分割方法,其仅给予 4 次放疗,且根据肿瘤大小分别给予两个水平的剂量(ⅠA 期为 52.8GyE 和ⅠB 期为 60GyE)。

这些结果直接导致了单次大剂量递增方案 (28~50GyE)Ⅰ/Ⅱ期临床研究的启动。此试验正在进行中。

在多变量分析中,碳离子获得的总体生存结果与常规放射治疗相比,明显更好,与立体定向和质子放射治疗所获得的结果类似[85]。

肝脏(表20.6)

从 1995 年到 2001 年,NIRS 进行了剂量递增Ⅰ

表 20.5 Ⅰ期非小细胞肺癌

研究	研究类型(患者例数)	治疗	中位随访时间	肿瘤特征	总生存率	LC/DFS/LRFS	毒性(晚期≥3级)
Miyamoto 等 2003[82]	Ⅰ/Ⅱ期 47 例 (48 个病灶) (10/1994—8/1998)	CIRT 59.4~95.4GyE,18F/3 周	37.5 个月	平均肿瘤直径:2.92cm(0.5~6) 平均 PTV:59.1mL(4.8~290)	5 年:42% 5 年 CSS:60%	5 年 LC:64%	0
	Ⅰ/Ⅱ期 34 例 (9/1997—2/1999)	CIRT 68.4~79.2GyE,9F/3 周		平均肿瘤直径:3.57cm(1.2~8) 平均 PTV:112.2mL(16.9~467.4)		5 年 LC:84%	0
Miyamoto 等 2007[83]	Ⅱ期 50 例 (51 个病灶) (4/1999—12/2000)	CIRT 72GyE,9F/3 周	59.2 个月(6~83)	平均 PTV:117.5mL(9.8~424.4) 平均肿瘤直径:2.96cm(1~7)	5 年:50%	5 年 LC:94.7%	3 级肺部放射相关反应:15 3 级皮肤毒性:1
Miyamoto 等 2007[84]	Ⅱ期 79 例 (80 个病灶) (12/2000—11/2003)	CIRT ⅠA 期:52.8GyE/4F; ⅠB 期:60GyE/4F	38.6 个月(2.5~72.2)	平均 PTV:(86.74±50.71)mL	5 年:45% 5 年 CSS:68%	5 年 LC:90%	0
Yamamoto 等 2011[80]	Ⅰ/Ⅱ期 131 例 (4/2003—8/2010)	CIRT 单次剂量 28~50GyE	35.2 个月(1.6~68.4)	T1:78 例 T2:53 例	5 年 OS:52.6%	5 年 LC: 全部:80.5% T1:82.8% T2:78.4% CSS:71.5%	3 级毒性:0% 2 级迟发性反应:2 例

LC,局部控制;CSS,原因特异性存活;LRFS,局部无复发生存;CIRT,碳离子放射治疗;PTV,计划目标体积。

期研究和大分割研究(110 例患者)[86],并进行了给予患者 52.8GyE/4F/1 周放疗的Ⅱ期研究(47 例患者)。其局部控制率达到高达 96%(3 年和 5 年时),没有严重的毒性(10%的患者 Child-Pugh 评分增加 2 分以上),但是对于一般状态较差的患者其总生存率较低。

甚至分割次数更少的研究方案也开始进行研究。首先进行了Ⅰ期,随后开始了Ⅱ期研究,其仅有给予 2 次照射却显示剂量效应,高剂量组(> 40.8GyE),得到了较高的局部控制率(3 年:94.5%),且与肿瘤直径无关(100%肿瘤>5cm),严重毒性低(5%~7%患者 Child-Pugh 评分增加≥2%)[87,88]碳放射治疗后的非照射部分肝脏的代偿性扩大可能有助于改善预后[89]。

考虑到其他替代疗法的应用,碳离子治疗的最佳应用条件将是肝功能 Child-Pugh A 或 B 级,肿瘤直径>3cm,并且肿瘤邻近肝门(其大小和位置难以应用射频消融或经皮乙醇注射治疗)[88]

另外,HIT 计划进行一项Ⅰ期研究[90]。

局部复发性直肠癌(表20.6)

自 2001 年以来,NIRS 进行术后局部复发性直肠癌(无放射治疗史)治疗的Ⅰ/Ⅱ期研究(目前正在进行的Ⅱ期研究的分割方法为 73.6GyE/16F)。虽然大多数患者的肿瘤被认为是不可切除的,但 140 例患者(148 个病灶,包括 118 例给予最高放疗剂量)的治疗结果可以与手术治疗的效果相媲美[91]。

23 例患者的初步结果还表明,在局部直肠癌复发后应用碳离子进行再次照射(70.4GyE/16F),获得了较高的无病生存率(51%),但 6 例患者出现了 3 度的毒性反应(外周神经病和感染)。

胰腺癌(表20.6)

一项Ⅰ期剂量递增研究(30~36.8GyE/8F/2W)评

表 20.6　消化道癌症(肝癌,直肠癌,胰腺癌)

研究	研究类型(患者例数)	治疗(CIRT)	中位随访时间	肿瘤特征	总生存率	LC/DFS/LRFS	毒性
Imada 等 2010[89]	Ⅰ/Ⅱ期 64 例 (4/2000—3/2003)	52.8GyE/4F/1 周	39.6 个月 (5.7~97.8)	肝癌 Ⅱ期:36%，ⅢA期:50%，ⅣA:14% 肿瘤直径:中位数 4cm (1.2~12) 初治:49% 复发:51% <2cm MPV:18 Child-Pugh A:77%,B:23%	5 年 OS 距 MPV: <2cm:22.2% > 2cm:34.8%	5 年 LC: 94% 距 MPV: <2cm: 87.8% >2cm: 95.7%	儿童 Pugh 评分增加≥2 10%(无 4 级)
Imada 等 2011[87]	Ⅰ/Ⅱ期 117 例 (4/2003—4/2006)	32~38.8GyE/2F	28.9 个月 (6~84.4)	肝癌 肿瘤直径：中值 4.4cm(1.4~14)	无	3 年 LC: 剂量>42.8: 94.5% 剂量<42.8: 73.7%	儿童 Pugh 评分增加≥2 直径<5cm:5% 直径>5cm:7% (无 4 级)
Yamada 等 2011[91]	Ⅰ/Ⅱ期 140 例 (4/2001—2/2010)	67.2~73.6GyE/16F/4 周	33.6 个月 (8~105)	直肠癌局部复发	3 和 5 年 OS 67.2GyE:36%~24% 70.4GyE:51.7%~27.5% 73.6GyE:73.5%~42.3%	3 和 5 年 LC: 70.4GyE:88.5% 73.6GyE:95.2%	3 级:4 例(无 4 级)
Shinoto 等 2011[92]	Ⅰ期 25 例 (10/2003—7/2010)	术前 CIRT 30~36.8GyE	中位 13.9 个月 (3.2~73.1)	可切除胰腺癌 21:手术	5 年 OS 全部:39% 术后:48%	无局部复发(术后) 转移:68%	3~4 级:2 例(与 CI RT 不相关)
Shinoto 等 2011[92]	Ⅰ期 60 例 (4/2007—2/2011)	(a)43.8GyE/8F+Gem 400~1000mg/m² (b)45.6~52.8GyE/12F/3 周+Gem 1000	无	局部进展期胰腺癌 Ⅲ期:54 例;Ⅳ期:6 例	中位生存:19 个月 2 年 OS 全部:32% ≥45.6GyE:66%	2 年 LC: 全部: 26% ≥45.6GyE: 47%	3 级 1 例

CIRT,碳离子放射治疗;OS,总生存;LC,局部控制;DFS,无病生存;LRFS,局部无复发生存;MPV,主门静脉;Gem,吉西他滨。

估了碳离子放疗作为影像学上可切除胰腺癌的新辅助疗法的可行性。其中位随访时间为 13.9 个月(范围为 3.2~73.1 个月),患者术后没有出现局部失败(25 例中有 21 例)。然而,转移率较高(68%)。2 例患者经历了与碳离子放疗无关的 3~4 级毒性。

NIRS 还证实了碳离子放射治疗联合吉西他滨在局部晚期胰腺癌中的可行性，其中最高放疗剂量组的结果与历史数据相比,毒性低、局部控制和存活率高[93]。

前列腺癌(表20.7)

NIRS 纳入了超过 1300 例患者，使用碳离子束(主要是 20F 和 16F 两种分割方法)治疗前列腺癌(主要是高度和中度风险)[94-96]。新的分割方法(12F/3W)也

表 20.7 前列腺癌

研究	研究类型(患者例数)	治疗	中位随访时间	肿瘤特征	总生存率	LC/DFS/LRFS	毒性(晚期≥3级)
Imada 等 2010[89]	Ⅱ期 254例 (2003—2009)	CI RT ± HT	无	无	无	8年 DFS 低风险:76% 中间风险:91% 高风险:76%	无
Imada 等 2011[87]	Ⅰ/Ⅱ期 1005例 (2000—2011)	CI RT ± HT 63~66GyE,20F: 466例患者 57.6GyE/16 F: 539例患者	≥12月	无	5年总生存率: 95.4%	3年 LC: 剂量>42.8: 94.5% 剂量<42.8: 73.7%	无

CIRT,碳离子放射治疗;LC,局部控制;DFS,无病生存;LRFS,局部无复发生存;MPV,主门静脉;Gem,吉西他滨。

在进行中。初步结果表明,与标准的替代疗法相比,可能无病生存率更高,特别是在高危患者中。

其他

已经进行了碳离子治疗几种其他部位和病理类型肿瘤的Ⅰ/Ⅱ期试验,包括局部晚期或不利部位的脉络膜黑色素瘤[97]、皮肤肿瘤[98]、食管肿瘤[99]和子宫颈肿瘤[100,101]。其还需要继续研究以明确治疗效果。

结论和观点

随着临床经验的积累, 目前认为某些类型的肿瘤,例如,晚期放射性抗拒的头颈部肿瘤(ACC、腺癌和黏膜恶性黑色素瘤)、大颅底肿瘤、直肠癌(术后盆腔复发)和肉瘤,很有可能只能通过碳离子治疗进行适当地控制甚至治愈[44,46,53,65]。研究已经表明,该疗法能够在相对较短的时间内安全地抑制几种类型的肿瘤,例如外周型非小细胞肺癌、肝癌和前列腺癌。具有这种肿瘤的患者可以在几天或几周内通过该治疗获得显著治疗效果且仅有轻度不适。

迄今为止, 没有随机临床试验显示碳离子束对质子或光子放射治疗的优越性。因此,未来不仅需要评估碳离子对特定肿瘤类型治疗效果, 而且需要与先进的光子技术(如IMRT)进行比较,以探索高LET粒子治疗的全部优点,并对患者进行特定的分层治疗。

(李晓琳 赵汉玺 朱婉琦 译 邢力刚 校)

参考文献

1. Wilson R. Radiological use of fast protons. *Radiology* 1946;47:487–491.
2. Castro JR, Linstadt DE, Bahary JP, et al. Experience in charged particle irradiation of tumors of the skull base: 1977–1992. *Int J Radiat Oncol Biol Phys* 1994;29:647–655.
3. Castro JR, Phillips TL, Prados M, et al. Neon heavy charged particle radiotherapy of glioblastoma of the brain. *Int J Radiat Oncol Biol Phys* 1997;38:257–261.
4. Linstadt DE, Castro JR, Phillips TL. Neon ion radiotherapy: results of the phase I/II clinical trial. *Int J Radiat Oncol Biol Phys* 1991;20:761–769.
5. Schoenthaler R, Castro JR, Petti PL, et al. Charged particle irradiation of sacral chordomas. *Int J Radiat Oncol Biol Phys* 1993;26:291–298.
6. Schoenthaler R, Castro JR, Halberg FE, et al. Definitive postoperative irradiation of bile duct carcinoma with charged particles and/or photons. *Int J Radiat Oncol Biol Phys* 1993;27:75–82.
7. Sato K, Yamada S, Ogawa K, et al. Performance of HIMAC. *Nucl Phys A* 1995;588:229–234.
8. Tsujii H, Mizoe JE, Kamada T, et al. Overview of clinical experiences on carbon ion radiotherapy at NIRS. *Radiother Oncol* 2004;73(Suppl 2):S41–S49.
9. Elsasser T, Kramer M, Scholz M. Accuracy of the local effect model for the prediction of biologic effects of carbon ion beams in vitro and in vivo. *Int J Radiat Oncol Biol Phys* 2008;71:866–872.
10. Elsasser T, Weyrather WK, Friedrich T, et al. Quantification of the relative biological effectiveness for ion beam radiotherapy: direct experimental comparison of proton and carbon ion beams and a novel approach for treatment planning. *Int J Radiat Oncol Biol Phys* 2010;78:1177–1183.
11. Weyrather WK, Ritter S, Scholz M, et al. RBE for carbon track-segment irradiation in cell lines of differing repair capacity. *Int J Radiat Biol* 1999;75:1357–1364.
12. Combs SE, Ellerbrock M, Haberer T, et al. Heidelberg Ion Therapy Center (HIT): Initial clinical experience in the first 80 patients. *Acta Oncol* 2010;49:1132–1140.
13. Combs SE, Jakel O, Haberer T, et al. Particle therapy at the Heidelberg Ion Therapy Center (HIT)—integrated research-driven university-hospital-based radiation oncology service in Heidelberg, Germany. *Radiother Oncol* 2010;95:41–44.
14. Rieken S, Habermehl D, Nikoghosyan A, et al. Assessment of early toxicity and response in patients treated with proton and carbon ion therapy at the Heidelberg Ion Therapy Center using the raster scanning technique. *Int J Radiat Oncol Biol Phys* 2011;81:e793–e801.
15. Combs SE, Kieser M, Rieken S, et al. Randomized phase II study evaluating a carbon ion boost applied after combined radiochemotherapy with temozolomide versus a proton boost after radiochemotherapy with temozolomide in patients with primary glioblastoma: the CLEOPATRA trial. *BMC Cancer* 2010;10:478.
16. Nikoghosyan AV, Rauch G, Munter MW, et al. Randomised trial of proton vs. carbon ion radiation therapy in patients with low and intermediate grade chondrosarcoma of the skull base, clinical phase III study. *BMC Cancer* 2010;10:606.
17. Nikoghosyan AV, Karapanagiotou-Schenkel I, Munter MW, et al. Randomised trial of proton vs. carbon ion radiation therapy in patients with chordoma of the skull base, clinical phase III study HIT-1-Study. *BMC Cancer* 2010;10:607.
18. Minohara S, Kanai T, Endo M, et al. Respiratory gated irradiation system for heavy-ion radiotherapy. *Int J Radiat Oncol Biol Phys* 2000;47:1097–1103.
19. Noda K, Kanazawa M, Itano A, et al. Slow beam extraction by a transverse RF field with AM and FM. *Nucl Instrum Meth A* 1996;374:269–277.
20. Bert C, Gemmel A, Saito N, et al. Gated irradiation with scanned particle beams. *Int J Radiat Oncol Biol Phys* 2009;73:1270–1275.
21. Furukawa T, Inaniwa T, Sato S, et al. Moving target irradiation with fast rescanning and gating in particle therapy. *Med Phys* 2010;37:4874–4879.

22. Parodi K, Saito N, Chaudhri N, et al. 4D in-beam positron emission tomography for verification of motion-compensated ion beam therapy. *Med Phys* 2009; 36:4230–4243.
23. Schulz-Ertner D, Tsujii H. Particle radiation therapy using proton and heavier ion beams. *J Clin Oncol* 2007;25:953–964.
24. Suit H, DeLaney T, Goldberg S, et al. Proton vs carbon ion beams in the definitive radiation treatment of cancer patients. *Radiother Oncol* 2010;95:3–22.
25. Lee CT, Bilton SD, Famiglietti RM, et al. Treatment planning with protons for pediatric retinoblastoma, medulloblastoma, and pelvic sarcoma: how do protons compare with other conformal techniques? *Int J Radiat Oncol Biol Phys* 2005;63:362–372.
26. Lin R, Hug EB, Schaefer RA, et al. Conformal proton radiation therapy of the posterior fossa: a study comparing protons with three-dimensional planned photons in limiting dose to auditory structures. *Int J Radiat Oncol Biol Phys* 2000;48:1219–1226.
27. Miralbell R, Lomax A, Bortfeld T, et al. Potential role of proton therapy in the treatment of pediatric medulloblastoma/primitive neuroectodermal tumors: reduction of the supratentorial target volume. *Int J Radiat Oncol Biol Phys* 1997;38:477–484.
28. St Clair WH, Adams JA, Bues M, et al. Advantage of protons compared to conventional x-ray or IMRT in the treatment of a pediatric patient with medulloblastoma. *Int J Radiat Oncol Biol Phys* 2004;58:727–734.
29. Schulz-Ertner D, Nikoghosyan A, Didinger B, et al. Treatment planning intercomparison for spinal chordomas using intensity-modulated photon radiation therapy (IMRT) and carbon ions. *Phys Med Biol* 2003;48:2617–2631.
30. Schulz-Ertner D, Didinger B, Nikoghosyan A, et al. Optimization of radiation therapy for locally advanced adenoid cystic carcinomas with infiltration of the skull base using photon intensity-modulated radiation therapy (IMRT) and a carbon ion boost. *Strahlenther Onkol* 2003;179:345–351.
31. Amirul IM, Yanagi T, Mizoe JE, et al. Comparative study of dose distribution between carbon ion radiotherapy and photon radiotherapy for head and neck tumor. *Radiat Med* 2008;26:415–421.
32. Miralbell R, Lomax A, Cella L, et al. Potential reduction of the incidence of radiation-induced second cancers by using proton beams in the treatment of pediatric tumors. *Int J Radiat Oncol Biol Phys* 2002;54:824–829.
33. Kanai T, Endo M, Minohara S, et al. Biophysical characteristics of HIMAC clinical irradiation system for heavy-ion radiation therapy. *Int J Radiat Oncol Biol Phys* 1999;44:201–210.
34. Kanai T, Matsufuji N, Miyamoto T, et al. Examination of GyE system for HIMAC carbon therapy. *Int J Radiat Oncol Biol Phys* 2006;64:650–656.
35. Ando K, Kase Y. Biological characteristics of carbon-ion therapy. *Int J Radiat Biol* 2009;85:715–728.
36. Suzuki M, Kase Y, Yamaguchi H, et al. Relative biological effectiveness for cell-killing effect on various human cell lines irradiated with heavy-ion medical accelerator in Chiba (HIMAC) carbon-ion beams. *Int J Radiat Oncol Biol Phys* 2000;48: 241–250.
37. Denekamp J, Waites T, Fowler JF. Predicting realistic RBE values for clinically relevant radiotherapy schedules. *Int J Radiat Biol* 1997;71:681–694.
38. Jensen AD, Munter MW, Debus J. Review of clinical experience with ion beam radiotherapy. *Br J Radiol* 2011;84(Spec No 1):S35–S47.
39. Hasegawa A, Jingu K, Mizoe J, et al. Carbon ion radiotherapy for malignant head-and-neck tumors invading the skull base. *Int J Radiat Oncol Biol Phys* 2010;78:S173.
40. Hasegawa A, Koto M, Takagi R, et al. Carbon ion radiotherapy for malignant head-and-neck tumors. Proceedings of NIRS-ETOILE 2nd Joint Symposium on Carbon Ion Radiotherapy, November 25–27, 2011, Centre ETOILE, Lyon, France.
41. Jensen AD, Nikoghosyan AV, Ecker S, et al. Carbon ion therapy for advanced sinonasal malignancies: feasibility and acute toxicity. *Radiat Oncol* 2011;6:30.
42. Jensen AD, Nikoghosyan A, Ellerbrock M, et al. Re-irradiation with scanned charged particle beams in recurrent tumours of the head and neck: acute toxicity and feasibility. *Radiother Oncol* 2011;101:383–387.
43. Jensen AD, Nikoghosyan AV, Ecker S, et al. Raster-scanned carbon ion therapy for malignant salivary gland tumors: acute toxicity and initial treatment response. *Radiat Oncol* 2011;6:149.
44. Jingu K, Tsujii H, Mizoe JE, et al. Carbon ion radiation therapy improves the prognosis of unresectable adult bone and soft-tissue sarcoma of the head and neck. *Int J Radiat Oncol Biol Phys* 2012;82(5):2125–2131.
45. Jingu K, Kishimoto R, Mizoe JE, et al. Malignant mucosal melanoma treated with carbon ion radiotherapy with concurrent chemotherapy: prognostic value of pretreatment apparent diffusion coefficient (ADC). *Radiother Oncol* 2011;98:68–73.
46. Mizoe JE, Tsujii H, Kamada T, et al. Dose escalation study of carbon ion radiotherapy for locally advanced head-and-neck cancer. *Int J Radiat Oncol Biol Phys* 2004;60: 358–364.
47. Ramaekers BL, Pijls-Johannesma M, Joore MA, et al. Systematic review and meta-analysis of radiotherapy in various head and neck cancers: comparing photons, carbon-ions and protons. *Cancer Treat Rev* 2011;37:185–201.
48. Schulz-Ertner D, Nikoghosyan A, Didinger B, et al. Therapy strategies for locally advanced adenoid cystic carcinomas using modern radiation therapy techniques. *Cancer* 2005;104:338–344.
49. Thariat J, Bolle S, Demizu Y, et al. New techniques in radiation therapy for head and neck cancer: IMRT, CyberKnife, protons, and carbon ions. Improved effectiveness and safety? Impact on survival? *Anticancer Drugs* 2011;22:596–606.
50. Hasegawa A, Koto M, Takagi R, et al. Carbon ion radiotherapy for adenoid cystic carcinoma of the head and neck. *Int J Radiat Oncol Biol Phys* 2011;81:S77–S78.
51. Jensen AD, Nikoghosyan A, Windemuth-Kieselbach C, et al. Combined treatment of malignant salivary gland tumours with intensity-modulated radiation therapy (IMRT) and carbon ions: COSMIC. *BMC Cancer* 2010;10:546.
52. Jensen AD, Nikoghosyan A, Hinke A, et al. Combined treatment of adenoid cystic carcinoma with cetuximab and IMRT plus C12 heavy ion boost: ACCEPT [ACC, Erbitux(R) and particle therapy]. *BMC Cancer* 2011;11:70.
53. Kamada T, Tsujii H, Tsuji H, et al. Efficacy and safety of carbon ion radiotherapy in bone and soft tissue sarcomas. *J Clin Oncol* 2002;20:4466–4471.
54. Imai R, Kamada T, Sugahara S, et al. Carbon ion radiotherapy for sacral chordoma. *Br J Radiol* 2011;84(Spec No 1):S48–S54.
55. Fuchs B, Dickey ID, Yaszemski MJ, et al. Operative management of sacral chordoma. *J Bone Joint Surg Am* 2005;87:2211–2216.
56. Park L, Delaney TF, Liebsch NJ, et al. Sacral chordomas: impact of high-dose proton/photon-beam radiation therapy combined with or without surgery for primary versus recurrent tumor. *Int J Radiat Oncol Biol Phys* 2006;65:1514–1521.
57. Imai R, Kamada T, Tsuji H, et al. Effect of carbon ion radiotherapy for sacral chordoma: results of phase I-II and phase II clinical trials. *Int J Radiat Oncol Biol Phys* 2010;77:1470–1476.
58. Nishida Y, Kamada T, Imai R, et al. Clinical outcome of sacral chordoma with carbon ion radiotherapy compared with surgery. *Int J Radiat Oncol Biol Phys* 2011;79: 110–116.
59. Takahashi M, Fukumoto T, Kusunoki N, et al. [Particle beam radiotherapy with a surgical spacer placement for unresectable sacral chordoma]. *Gan To Kagaku Ryoho* 2010;37:2804–2806.
60. Serizawa I, Imai R, Kamada T, et al. Changes in tumor volume of sacral chordoma after carbon ion radiotherapy. *J Comput Assist Tomogr* 2009;33:795–798.
61. Ciernik IF, Niemierko A, Harmon DC, et al. Proton-based radiotherapy for unresectable or incompletely resected osteosarcoma. *Cancer* 2011;117:4522–4530.
62. Oertel S, Blattmann C, Rieken S, et al. Radiotherapy in the treatment of primary osteosarcoma—a single center experience. *Tumori* 2010;96:582–588.
63. Bielack SS, Wulff B, Delling G, et al. Osteosarcoma of the trunk treated by multimodal therapy: experience of the Cooperative Osteosarcoma study group (COSS). *Med Pediatr Oncol* 1995;24:6–12.
64. Bielack SS, Kempf-Bielack B, Delling G, et al. Prognostic factors in high-grade osteosarcoma of the extremities or trunk: an analysis of 1,702 patients treated on neoadjuvant cooperative osteosarcoma study group protocols. *J Clin Oncol* 2002;20:776–790.
65. Imai R, Kamada T, Tsuji H, et al. Carbon ion radiotherapy for bone and soft tissue sarcomas. Proceedings of NIRS-ETOILE 2nd Joint Symposium on Carbon Ion Radiotherapy, November 25–27, 2011, Centre ETOILE, Lyon, France.
66. Blattmann C, Oertel S, Schulz-Ertner D, et al. Non-randomized therapy trial to determine the safety and efficacy of heavy ion radiotherapy in patients with non-resectable osteosarcoma. *BMC Cancer* 2010;10:96.
67. Mizoe JE, Hasegawa A, Takagi R, et al. Carbon ion radiotherapy for skull base chordoma. *Skull Base* 2009;19:219–224.
68. Schulz-Ertner D, Nikoghosyan A, Hof H, et al. Carbon ion radiotherapy of skull base chondrosarcomas. *Int J Radiat Oncol Biol Phys* 2007;67:171–177.
69. Takahashi S, Kawase T, Yoshida K, et al. Skull base chordomas: efficacy of surgery followed by carbon ion radiotherapy. *Acta Neurochir (Wien)* 2009;151:759–769.
70. Combs SE, Nikoghosyan A, Jaekel O, et al. Carbon ion radiotherapy for pediatric patients and young adults treated for tumors of the skull base. *Cancer* 2009; 115:1348–1355.
71. Serizawa I, Kagei K, Kamada T, et al. Carbon ion radiotherapy for unresectable retroperitoneal sarcomas. *Int J Radiat Oncol Biol Phys* 2009;75:1105–1110.
72. Combs SE, Hartmann C, Nikoghosyan A, et al. Carbon ion radiation therapy for high-risk meningiomas. *Radiother Oncol* 2010;95:54–59.
73. Adeberg S, Hartmann C, Welzel T, et al. Long-term outcome after radiotherapy in patients with atypical and malignant meningiomas—clinical results in 85 patients treated in a single institution leading to optimized guidelines for early radiation therapy. *Int J Radiat Oncol Biol Phys* 2012;83(3):859–864.
74. Koto M, Hasegawa A, Takagi R, et al. Carbon ion radiotherapy for skull base and paracervical tumors. Proceedings of NIRS-ETOILE 2nd Joint Symposium on Carbon Ion Radiotherapy, November 25–27, 2011, Centre ETOILE, Lyon, France.
75. Combs SE, Edler L, Burkholder I, et al. Treatment of patients with atypical meningiomas Simpson grade 4 and 5 with a carbon ion boost in combination with postoperative photon radiotherapy: the MARCIE trial. *BMC Cancer* 2010;10:615.
76. Mizoe JE, Tsujii H, Hasegawa A, et al. Phase I/II clinical trial of carbon ion radiotherapy for malignant gliomas: combined x-ray radiotherapy, chemotherapy, and carbon ion radiotherapy. *Int J Radiat Oncol Biol Phys* 2007;69:390–396.
77. Hasegawa A, Mizoe JE, Tsujii H, et al. Experience with carbon ion radiotherapy for WHO grade 2 diffuse astrocytomas. *Int J Radiat Oncol Biol Phys* 2012; 83(1):100–106.
78. Combs SE, Burkholder I, Edler L, et al. Randomised phase I/II study to evaluate carbon ion radiotherapy versus fractionated stereotactic radiotherapy in patients with recurrent or progressive gliomas: the CINDERELLA trial. *BMC Cancer* 2010;10:533.
79. Combs SE, Kalbe A, Nikoghosyan A, et al. Carbon ion radiotherapy performed as re-irradiation using active beam delivery in patients with tumors of the brain, skull base and sacral region. *Radiother Oncol* 2011;98:63–67.
80. Yamamoto N, Baba M, Nakajima M, et al. Carbon ion radiotherapy in a hypofractionation regimen for stage I non small cell lung cancer. Proceedings of NIRS-ETOILE 2nd Joint Symposium on Carbon Ion Radiotherapy, November 25–27, 2011, Centre ETOILE, Lyon, France.
81. Koto M, Miyamoto T, Yamamoto N, et al. Local control and recurrence of stage I non-small cell lung cancer after carbon ion radiotherapy. *Radiother Oncol* 2004; 71:147–156.
82. Miyamoto T, Yamamoto N, Nishimura H, et al. Carbon ion radiotherapy for stage I non-small cell lung cancer. *Radiother Oncol* 2003;66:127–140.
83. Miyamoto T, Baba M, Yamamoto N, et al. Curative treatment of stage I non-small-cell lung cancer with carbon ion beams using a hypofractionated regimen. *Int J Radiat Oncol Biol Phys* 2007;67:750–758.
84. Miyamoto T, Baba M, Sugane T, et al. Carbon ion radiotherapy for stage I non-small cell lung cancer using a regimen of four fractions during 1 week. *J Thorac Oncol* 2007;2:916–926.
85. Grutters JP, Kessels AG, Pijls-Johannesma M, et al. Comparison of the effectiveness of radiotherapy with photons, protons and carbon-ions for non-small cell lung cancer: a meta-analysis. *Radiother Oncol* 2010;95:32–40.
86. Kato H, Tsujii H, Miyamoto T, et al. Results of the first prospective study of carbon ion radiotherapy for hepatocellular carcinoma with liver cirrhosis. *Int J Radiat Oncol Biol Phys* 2004;59:1468–1476.
87. Imada H, Yasuda S, Yamada S, et al. Carbon ion radiotherapy for liver cancer. Proceedings of NIRS-ETOILE 2nd Joint Symposium on Carbon Ion Radiotherapy, November 25–27, 2011, Centre ETOILE, Lyon, France.
88. Imada H, Kato H, Yasuda S, et al. Comparison of efficacy and toxicity of short-course carbon ion radiotherapy for hepatocellular carcinoma depending on their proximity to the porta hepatis. *Radiother Oncol* 2010;96:231–235.
89. Imada H, Kato H, Yasuda S, et al. Compensatory enlargement of the liver after treatment of hepatocellular carcinoma with carbon ion radiotherapy—relation to prognosis and liver function. *Radiother Oncol* 2010;96:236–242.

90. Combs SE, Habermehl D, Ganten T, et al. Phase I study evaluating the treatment of patients with hepatocellular carcinoma (HCC) with carbon ion radiotherapy: the PROMETHEUS-01 trial. *BMC Cancer* 2011;11:67.
91. Yamada S, Shinoto M, Endo S, et al. Carbon ion radiotherapy for patients with locally recurrent rectal cancer. Proceedings of NIRS-ETOILE 2nd Joint Symposium on Carbon Ion Radiotherapy, November 25–27, 2011, Centre ETOILE, Lyon, France.
92. Shinoto M, Yamada S, Yasuda S, et al. Efficacy and safety of short course carbon-ion radiotherapy for patients with preoperative pancreatic cancer. *Int J Radiat Oncol Biol Phys* 2011;81:S331.
93. Shinoto M, Yamada S, Yasuda S, et al. Carbon ion for pancreatic cancer. Proceedings of NIRS-ETOILE 2nd Joint Symposium on Carbon Ion Radiotherapy November 25–27, 2011, Centre ETOILE, Lyon, France.
94. Ishikawa H, Tsuji H, Kamada T, et al. Carbon ion radiation therapy for prostate cancer: results of a prospective phase II study. *Radiother Oncol* 2006;81: 57–64.
95. Shimazaki J, Tsuji H, Ishikawa H, et al. Carbon ion radiotherapy for treatment of prostate cancer and subsequent outcomes after biochemical failure. *Anticancer Res* 2010;30:5105–5111.
96. Tsuji H, Yanagi T, Ishikawa H, et al. Hypofractionated radiotherapy with carbon ion beams for prostate cancer. *Int J Radiat Oncol Biol Phys* 2005;63:1153–1160.
97. Tsuji H, Mizoguchi N, Toyama S, et al. Carbon ion radiotherapy for prostate cancer. Proceedings of NIRS-ETOILE 2nd Joint Symposium on Carbon Ion Radiotherapy, November 25–27, 2011, Centre ETOILE, Lyon, France.
98. Zhang H, Li S, Wang XH, et al. Results of carbon ion radiotherapy for skin carcinomas in 45 patients. *Br J Dermatol* 2012;166(5):1100–1106.
99. Akutsu Y, Yasuda S, Nagata M, et al. A phase I/II clinical trial of preoperative short-course carbon-ion radiotherapy for patients with squamous cell carcinoma of the esophagus. *J Surg Oncol* 2012;105(8):750–755.
100. Kato S, Ohno T, Tsujii H, et al. Dose escalation study of carbon ion radiotherapy for locally advanced carcinoma of the uterine cervix. *Int J Radiat Oncol Biol Phys* 2006;65:388–397.
101. Suzuki Y, Oka K, Ohno T, et al. Prognostic impact of mitotic index of proliferating cell populations in cervical cancer patients treated with carbon ion beam. *Cancer* 2009;115:1875–1882.

第 21 章
外照射时定位与固定

Joshua Evans, Edwin Crandley, Bruce Libby, Stanley Benedict

外束固定与稳定综述

患者固定与稳定原理

放射治疗中若想取得较好的疗效,准确地给予处方剂量是至关重要的。放射治疗过程中有许多不确定性,这种不确定性可能导致目的靶区的脱靶。脱靶不但会降低肿瘤控制概率,也会增加正常组织的放射性损伤。位置的不确定性从广义上可分为机器不确定性、定位的不确定性和体位的不确定性。机器的不确定性包括激光灯定位,射野的重合,治疗床的稳定性,模拟和治疗时等中心的重合性等。定位的错误与很难在计划制订和放射治疗中准确定义肿瘤靶区的位置及范围有关。位置的不确定性与患者在模拟及治疗中位置的重复错误有关,最坏的结果就是治疗靶区的脱靶和关键的正常组织移动至靶区之内。

每天患者摆位的目的是尽可能重复定位时的体位及位置;然而,分次间的摆位误差会不可避免地发生。分次内的摆位误差亦有可能由于患者治疗中的活动而产生。患者在治疗过程中可能因为不舒服和紧张而坐立不安。更重要的是,体内器官可相对骨性标志或体表标记等运动,该运动是正常或不可避免的生理活动,比如呼吸运动、吞咽活动和肠道蠕动等。Haus 和 Marks[1]的早期研究表明,在他们中心发生的位置错误中 30%可归结于患者的活动。Dunscombe[2]的研究亦显示类似的结果。

本章的主要内容是描述肿瘤患者放射治疗过程中的固定设施和方法。固定及稳定的目的之一是减少患者运动产生的位置的不确定性(分次内误差),其次是增加每次放疗患者摆位的可重复性(分次间误差)。固定装置可减少每天摆位和确定靶区所需时间,因而增加临床治疗量。特定的固定装置可使摆位标记直接对应加速器而非患者皮肤标记,因此可增加治疗中患者的体位舒适度。固定装置应轻便,利于摆位及转运,同时又坚固耐用。更重要的是,该类装置应由对射线影响最小的原料制成,并且不会在断层扫描时造成伪影。

本章描述的固定装置及技术可增加分次间摆位的重复性,减少分次内的不确定性。任何固定装置系统的总的准确性都依赖于使用者在模拟定位及放射治疗时的技巧及耐心。在使用固定装置之前,需给予使用者必要的培训,在使用时给予充分的时间以利于适合的安排及固定患者。更重要的是,某些患者较其他患者更难重复体位。需要一系列的固定装置以利于最大程度上增加每例患者在分次内及分次间的重复性。最后,应注意的是,即使采用最自动化固定装置,也不能确保每天的肿瘤位置的准确性,因而不能代替影像引导技术。众所周知,肿瘤位置的变化与其他软组织的解剖位置、体外的体表标志及骨性标志有关。因此,在本书其他章节描述的每日靶区定位的方法是至关重要的,并且与患者体位固定密切相关。

简单的固定装置

采用简单的方法以减少放疗中由于患者活动引起的体位不确定性已在临床中应用数十年。图 21.1 显示了一系列增强患者舒适度的简单装置。对于采用仰卧位放疗的患者,放置于患者膝盖下的楔形或圆柱形物体可减少低位后背的张力。对于采用双手朝下体位放疗的患者,抓住圆环可增加舒适度。对肺癌或肝癌患者放疗时,最好采用双手上举至头部以上的体位。在上述情况下,双上臂应被垫在肩膀之下的楔形泡沫支撑起来,以获得舒适的休息体位。对于头颈部肿瘤患者,应固定患者的下半部分肩膀,以利于侧面设置放射野。在这种状况下,一个简单的束带可将患者肩膀向下牵拉至找射野外。头部的休息位总是采用仰卧体位以抬高头部并减少颈部的拉力。Timo 和 Silverman 头部标准固定器有各式各样的形状、规格及材料。对于那些不大适应标准头部固定器的患者,已有制造商可提供商品化的个体化头部固定垫。所以上述装置一般相对价格低廉,且可重复使用。

专用于CT模拟的放射治疗固定器特征

在初始模拟期间使用的简单装置可以改善患者舒适度并且减少由于患者移动引起的分次内运动。然而,它们可能不能解决总体患者设置和定位精度的分次间变化。自动化固定系统的主要目的是在所有随后的治疗部分时模拟定位患者的解剖几何结构。图 21.2 显示了用于治疗乳腺癌患者的自动化固定系统实例,以说明专用于放射肿瘤 CT 模拟器的一些所需特征。有了这个固定系统,患者仰卧时在膝盖下面有一个符合人体工程学的楔形物。双侧上臂位于头部上方并处于治疗区域之外。在身体下面的贴合部分放置可重复使用的真空负压袋,其有助于支撑患者的手臂,并且 T 形杆可以用于患者抓握。其上放置成角度的真空负压袋床板,使用重力来帮助乳房落入更可重复的位置,并且可以调节以使皮肤褶皱的影响最小化。乳房定位的这个实例(其中一个或两个手臂可以定位在头部上方)突出了用于放射肿瘤学治疗模拟的大孔径(例如,直径>85cm)CT 扫描仪的优点,与更常见的 70 孔直径相比,这可以扩大患者使用范围。

诊断 CT 的检查床为弧形,以利于患者舒适度;但当采用检查床定位时不利于模拟患者的几何形状在平坦的治疗床上再现。许多供应商提供平坦治疗床附属物以再现治疗床的几何形状。治疗床上附属物的一个重要特征是分度系统,其允许各种固定装置以高精度与系统模拟器和治疗床刚性固定。分度系统提高了患者摆位的分次间重复性,并且还可以缩短患者摆位的时间。

放置在患者皮肤或固定装置上的外部标记用在治疗机上作为内部靶区解剖结构的参考点的初始激光对准位置。CT 模拟器系统中的室内激光系统是提供与内部参考点位置相关的外部参考点的必要配置。在获取模拟 CT 扫描图像之后,定义等中心点,并将坐标传送到室内激光系统。然后,将激光系统和 CT 表移动到定义的设置点,并且可以进行外部设置标记,从而将内部等中心点的位置与外部标记相关。

头颈部固定装置

充分的固定在头颈部肿瘤的治疗中特别关键,因为靶区经常位于邻近结构附近。在大多数肿瘤治疗中心中,热塑性面罩已经取代了传统的石膏浇铸方法。将热塑性面罩在水浴中加热至约 70℃。在该温度下,热塑性材料变得可延展,并且可以被拉伸和成形以贴合患者的面部、头部和颈部。患者的头部和颈部由如图 21.1 所示的简单衬垫或头枕支撑。面罩连接到基板,其通过分度系统附接到定位床。设置标记可以直接形成在热塑性面罩上,从而消除在治疗期间在患者面部上画出不雅观的痕迹的需要。

Bentel 等的头颈部肿瘤早期研究显示,热塑性面罩固定技术展示了热塑性面罩较传统石膏三条带固定技术更好的功效[3]。在医师请求的面罩转移的频率方面,热塑性面罩为 6.2%,相比之下,石膏浇铸方法为 16.1%。然而,这个优点只是当面罩刚性地固定在治疗床上时才能观察到,突出了治疗床分度系统的重要性[3]。从那时起,许多文献定量研究了头颈部肿瘤患者摆位的准确性。这些研究中大部分使用 2D 成像来量化摆位误差,虽然后来使用 3D 锥形束 CT 数据的研究更频繁,因为这一技术被更多的肿瘤中心采用。一般来说,系统和随机误差的标准误差范围为 1~4mm[4-8]。基于使用射野成像评估摆位误差的研究综述,结合当前的技术和方法,Hurkmans 等[6]提出,随机和系统误差为 2mm 或以下应该是头颈部肿瘤患者的实际可实现的目标。

图 21.3 说明了使用热塑性面罩的患者体位选择的灵活性。面罩可以仅包括头部或可以向下延伸以覆盖肩部(图 21.3A)。Gilbeau 等[5]比较了短和长热塑性面罩在治疗头颈部肿瘤方面的准确性。获取了放置在头部、颈部和肩部水平处的等中心射野图像。他们的结果显示,长面罩和短面罩在头颈部的同中心的摆位精度类似。对于在肩部的等中心摆位,使用长面罩导致大约 1.0mm 的随机设置误差,这显著小于短面罩 2.3mm 的误差(P=0.01)。因此,长面罩推荐用于接受锁骨区域放射治疗患者的肩部固定,其等中心点放置在肩膀的水平。热塑性系统还可以兼容倾斜或侧向定位设置(图 21.3B)。一些在售的基板可以是成角度的,以允许患者在颈部处于伸展或弯曲位置的情况下模拟定位,并可以用于避免诸如眼睛的关键结构照射。颈部热塑性面罩可以用于俯卧位头颈部照射。当采用俯卧位定位时,环形垫支撑患者的面部,热塑性面罩围

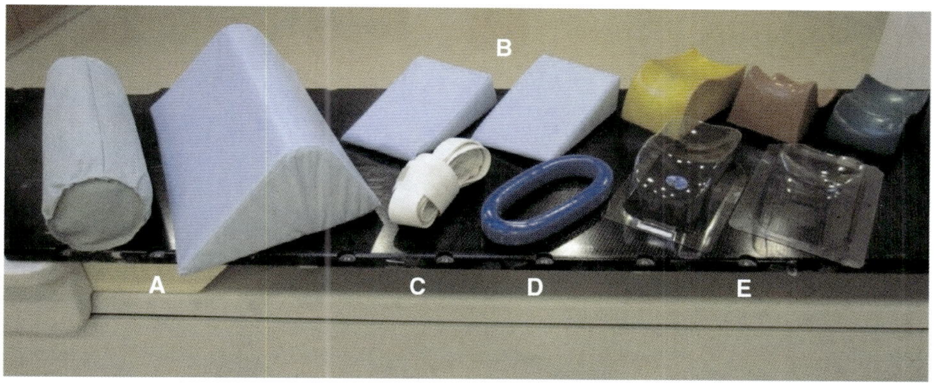

图 21.1 简单的固定装置成本有限，并且可以通过增加患者舒适度来减少分次间定位误差。这里显示的是可放置在膝盖下(A)和支撑手臂和肩膀的楔形物体(B)。可以使用简单的束带(C)来控制头颈部肿瘤患者的肩部,并且可以使用夹环(D)来支撑患者。头枕(E)有多种形状和尺寸可供选择。

绕头部的后部,以将患者的面部保持在环形物中。用弯曲或延伸的颈部治疗的潜在缺点是 PET 或 MR 的不同成像模态(例如 PET-CT 或 MR)在患者治疗时位置不兼容。

每个治疗中心在选择特定的固定系统时必须考虑空间限制。头颈部热塑料固定系统需要更多的设备,从而在模拟室中占有更多的空间。长的热塑性片材的水浴锅可以是大的(图 21.3C)。对于没有足够空间容纳大型水浴锅的中心，较小的水浴锅也可以买到，但只适合短面罩。此外，一些市售基板（例如 VersaBoard,Bionix Radiation Therapy,俄亥俄州,托莱多)结合由刚性塑料板组成的肩部控制系统,以在肩部上施加向下的压力。当没有长的热塑性面罩或不可用时,具有肩部控制面板的基板可以帮助将肩部保持在射束范围之外(图 21.3A)。若无长的热塑性面罩或具有肩部抑制面板的基板,患者可以拉动肩带(见图 21.1)将肩部移动到下部,避免在使用对穿射野照射时不必要的肩部及颈部照射。

已经观察到热塑性面罩在塑形后的 24 小时内冷却时可收缩,如果不加以考虑,可导致系统摆位误差[9]。此外,在模拟过程之后收缩的面罩可以导致患者不舒适并且可能需要再塑形和重新制订治疗计划。Bionix 放射治疗系统试图利用热塑性材料的 Klarity Green 线解决这个问题,该线被设计为具有减少收缩性及增加刚性的特点。与其他固定系统一样,应仔细遵循热塑性面罩制造商的建议,并且在模拟期间应预留足够的时间使面罩适当硬化,以减少面罩收缩的影响。

热塑性面罩广泛用于头颈部肿瘤的放射治疗；然

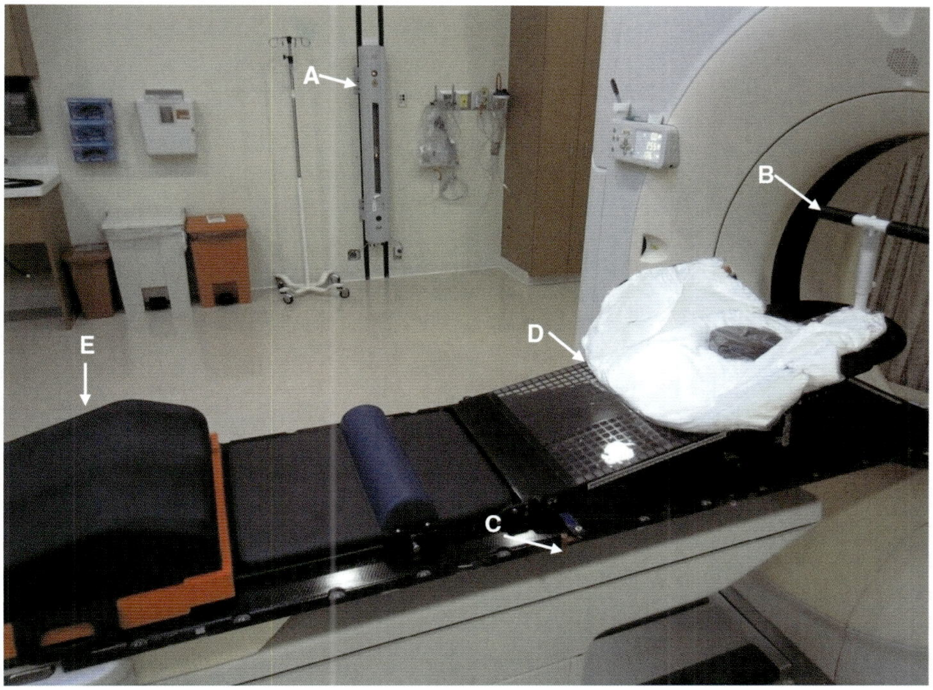

图 21.2 弗吉尼亚大学的模拟器套件中用于乳腺癌患者的固定系统。专用放射肿瘤 CT 模拟器的一些关键特征是室内激光系统，其标记参考点位置(A)和宽孔径(直径 85cm)可以允许患者定位中更大的灵活性(B),以再现治疗台的几何形状(C)。成角度的胸板(D)可以提高患者的舒适度，并且为放射治疗提供乳房的最佳定位。使用分度杆将胸板附接到平的诊察床覆盖层。真空负压垫(D)和 T 形杆(B)将患者的手臂支撑在头部上方。符合人体工程学的膝盖支撑物(E)可以减少下背部的应力。

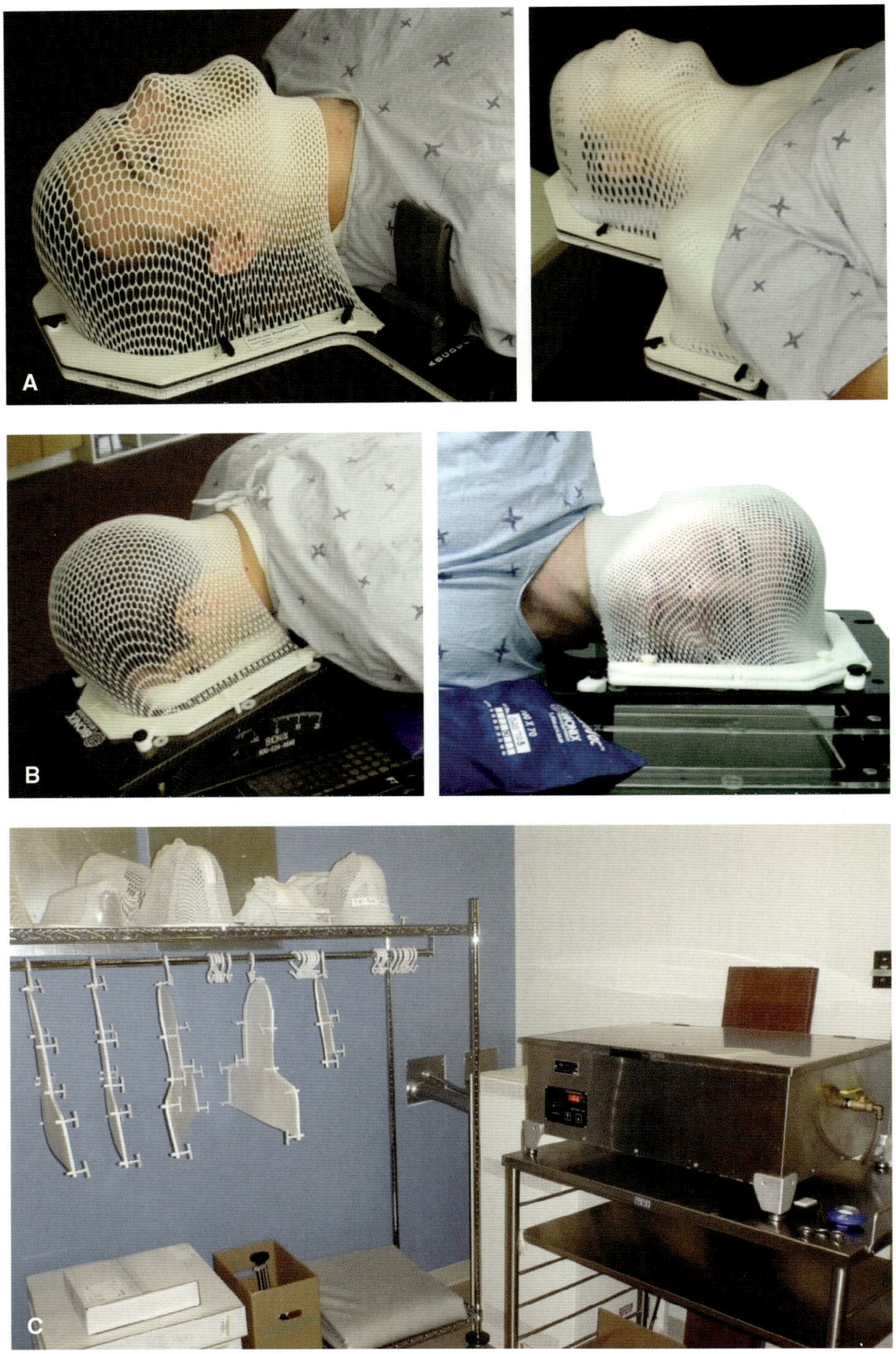

图 21.3　为了治疗头颈部肿瘤，热塑性面罩通常用于个体化固定。**(A)**热塑性片材分为仅覆盖头部的较短版本，以及在患者肩部上延伸的较长版本。**(B)**它们也可以用于治疗位于俯卧和侧卧位的患者。**(C)**需要额外的空间来容纳用于加热热塑性片材的水浴缸。(A and B courtesy of Bionix Radiation Therapy, Toledo, OH.)

而，它们不能被所有患者良好耐受，特别是患有幽闭恐怖症的患者。对于这些患者，不合并面罩的牙模系统是可接受的替代方案。Elekta（佐治亚州，诺克罗斯）提供了一个牙模系统，HeadFIX，如图 21.4 所示。为患者的上颌牙齿定制牙科模具，并且由真空系统产生模具到硬腭的吸力。在患者的头部、颈部和肩部下方放置负压袋。吹口附接到碳纤维框架并固定到处理台的分度系统。因此，头部通过嘴部部件与头部框架的连接而刚性地固定。HeadFIX 产品的碳纤维设计允许使用千伏（kV）图像引导系统，用于目标定位和摆位精度的验证。如果患者感到不适，该模具可以从框架快速释放。摆位精度类似于热塑性面罩的数量级，为 1~3mm[10,11]，这些独立的牙模系统需要高度的患者依从性，并且可能不适于牙齿缺失的患者。不鼓励使用由

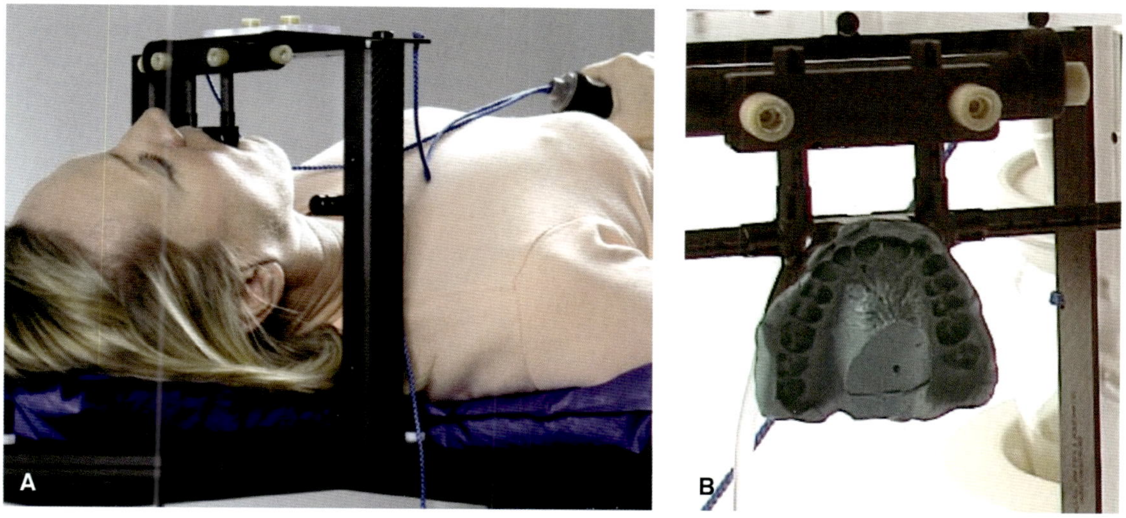

图 21.4　(A)Elekta HeadFIX 是咬合块系统的实例,其可以提供用于固定由于焦虑或幽闭恐惧症而不能耐受热塑性面罩的头颈部肿瘤患者的替代方法。(B)为每个患者形成定制牙科模具并且吸到患者的硬腭。牙模附着到具有快速释放手柄的碳纤维框架。

患者假牙形成的牙模,因为可能导致假牙的不准确摆位或假牙破裂。定制牙齿模具也可以结合使用在之前描述的常规热塑性面罩系统中，以提供附加固定点。定制牙模还可以有除固定之外的目的,例如,用于将舌与口腔的顶部分离。这可以用于治疗鼻窦/鼻腔肿瘤,以减少对舌的剂量。

体部固定装置

许多商品化的体部固定装置可用于各种放射治疗适应证。其中一种体部固定系统使用分成两部分的发泡剂来形成患者身体的永久模具。这类的系统包括 Alpha 支架(Smithers Medical Products,俄亥俄州,北坝顿),如图 21.5A,B 所示。该类系统可用于治疗患有多部位疾病的患者,包括头颈部、乳房、胸部、腹部、骨盆和四肢。在模拟定位时,将两部分化学发泡剂混合在一起,引发引起泡沫膨胀的化学反应。然后将混合的发泡剂均匀地分布在整个体模中并密封在聚乙烯袋内。当发泡剂膨胀并且符合患者的身体轮廓时,患者定位在该体模内。泡沫将继续膨胀 10~15 分钟。在泡沫膨胀期间，医师需要警惕地引导患者周围的泡沫,以防止泡沫从袋中逸出并移动到阻碍患者固定的位置。与任何固定装置一样,需要进行充分的培训以形成高质量的患者模具,并且应当仔细阅读并遵循制造商的说明书。化学发泡剂系统通常需要两个医师在模拟时制作,并且该过程可能需要约 30 分钟。显然,需要非常小心以防止任何化学品直接接触皮肤,因为这可能引起刺激反应。

另一类身体塑形系统(在此称为“负压袋”)包括填充有塑料微球的袋子。这些袋子有各种尺寸,以适应不同治疗部位和不同患者。在模拟定位时,通过推动小球颗粒填充在患者周围,负压袋首先要符合患者的身体轮廓。然后,将真空泵连接到负压袋上,并且从袋中抽出空气,使得塑料小球锁定在一起以刚性地保持装置的形状。在抽气期间,治疗师控制内部的小球颗粒以使患者身体轮廓与之相互贴合。这些负压袋由耐用的尼龙材料制成,以抵抗撕裂或刺破,并且可以保持形状达至少 6 周或更长时间。它们是可重复使用的,并且可能需要比膨胀泡沫系统更少的时间来产生定制的体模。真空负压袋的另一个优点是,如果在模拟过程中发现该装置不能达到预期的固定水平,或者发现患者对于该装置不舒适,则可以将其重新膨胀和重塑以实现所需的形状。然而,真空负压系统需要时间来清除之前设置的任何标记。此外,如果在治疗过程中发生撕裂或刺破,则需要重新定位。每个中心应考虑每个系统的优点和缺点。在一个机构内使用两种类型的体部塑形系统是很常见的。

因为身体塑形装置用于治疗整个身体的广泛的部位,所以应仔细考虑每个具体病例,以确保治疗部位被适当固定并可重复。延伸超过治疗部位以包围相邻解剖结构的体模比仅聚焦在治疗区域上的局部的体模效果更好。例如,Bentel 等[12]指出,对于霍奇金淋巴瘤,在骨盆下方延伸的体模比仅包括上身的体模更有效。围绕患者延伸的体模还可以直接在固定装置上进行标记。将激光灯对准固定装置上的设置标记可以

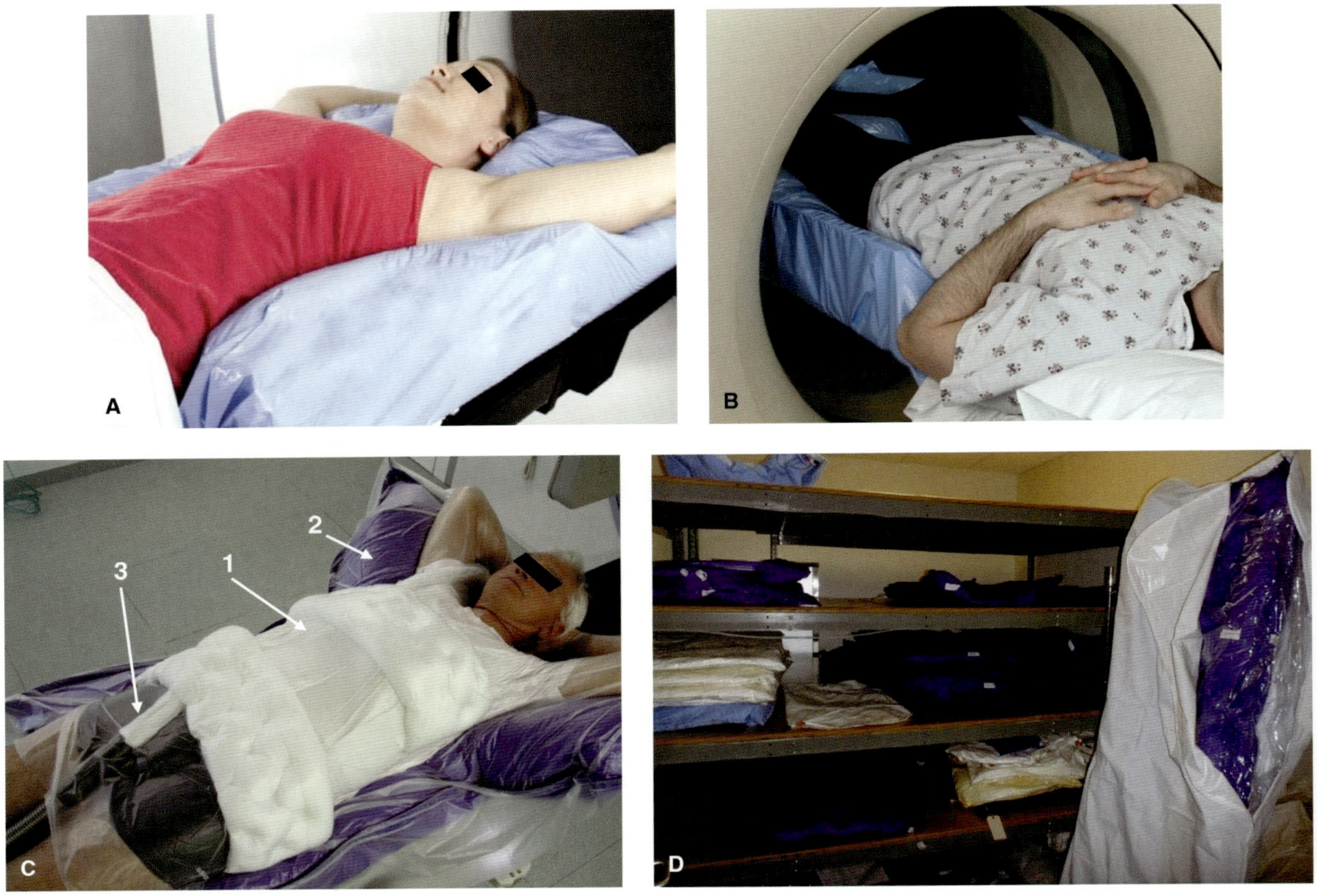

图 21.5 身体塑形系统用于全身照射治疗适应证。(A,B)两个患者在治疗位置用 Alpha Cradle 固定,使用两部分发泡剂定制身体塑形系统。(A and Bcourtesy of Smithers Medical products, North Canton, OH; Alpha Cradle is a registered trademark of Smithers Medical.)(C)在 Elekta 的 BodyfiX 系统中,患者采用真空负压袋[2]固定后将盖板[1]放置在患者身体前侧。单独的真空系统[3]排空盖板和患者之间的空气。来自覆盖板的压力可以帮助减少患者运动并且改善装置的重复性。(C Courtesy of Elekta,Norcross,GA.)(D)弗吉尼亚大学模拟定位套件中存储真空负压袋的房间。模拟定位套件为多个治疗中心提供服务。在模拟之后,固定装置通过快递服务被运输到其他中心(如右图所示)。

增加日常摆位的重复性[13],这对于体型较大或年长患者尤其适宜。然后可以在患者身体上制作标记,以帮助在体模内较准患者。较长的体模还允许在上下方向上进行更长的摆位标记,有助于检测小的旋转摆位误差。

杜克大学 Bentel 及其同事的早期研究表明,使用 Alpha 支架膨胀泡沫系统的固定方法减少了图像引导摆位校正的频率,包括霍奇金淋巴瘤[12]和肺[14]、乳腺[15]及前列腺[13]。然而,并不是所有的研究都显示出膨胀泡沫系统在身体塑形固定装置的摆位精度方面的优势。例如,Song 等[16]的早期研究显示,在门静脉图像量化大于 5mm 的误差方面, 其在前列腺癌的治疗中没有统计学优势。然而,他们的研究显示,肥胖患者倾向于具有更大的摆位误差[16]。Hurkmans 等[6]以图像评估摆位准确性提供了至 2001 年的数据综述。该研究的结论是,利用当前的患者定位技术,系统和随机摆位误差对于胸部、腹部和骨盆的治疗应当可以实现 2.5~3.5mm 的量级。将锥形束 CT 集成到治疗机中是评估摆位精度的极好的工具,并且已经进行了越来越多的研究以比较和评价各种固定系统。这项技术已被用来研究立体放疗固定装置的摆位精度。应当强调的是,特定机构可实现的摆位精度的程度将取决于定位人员的技能和知识,验证成像系统的调整,以及对每个步骤理解的限制。

Elekta BodyFIX 是一个独特的固定系统, 使用双真空系统(图 21.5C)。为了模拟,首先将患者放置在真空负压袋上, 然后将薄的塑料覆盖片放置在患者身上,通过特殊的黏合带附接到真空负压袋。然后使用真空泵抽空负压袋的空气。由盖板真空系统产生的附加压力帮助患者沉入真空负压袋中，真空负压袋被吸引到患者身上，然后用第二真空系统抽空以产生身体塑形装置。BodyFIX 可以在放置在腹部的真空片上，提供一定程度的腹部压缩，这可以帮助减少某些肿瘤的呼吸运动。我们中心的患者耐受 BodyFIX 双真空系统非常好，偶尔有幽闭恐惧症或不适的投诉。如果患者感到来自覆盖片的压力不舒服，则可以调低覆盖片的真空度。

全身膨胀泡沫或真空负压袋系统可以提供良好的患者舒适性和固定性，但它们是大型设备，占用较大空间。在患者接受治疗期间，需要足够的空间来存储每例患者的定制装置长达 6 周或更长时间。在弗吉尼亚大学（弗吉尼亚州，夏洛茨维尔）的 Emily Couric 临床癌症中心，在每个治疗室旁边配有专用房间和大壁橱用于存储患者身体适形固定装置（图 21.5C）。对于其中一个模拟套件用于支持多个附属医院时，还必须考虑运输固定装置的物流问题。

俯卧定位与固定

之前描述的身体塑形装置可以为广泛的疾病部位提供可重复的患者仰卧位定位。对于某些治疗适应证，俯卧位定位可提供剂量分布优势。在盆腔和腹部放疗中，小肠是重要的危险器官，急性毒性反应与小肠的受量密切相关。对于接受盆腔照射的患者，常用的方法是使用腹部固定器（图 21.6A）。患者俯卧于腹部固定器上，在重力的作用下，小肠将落入腹部固定器的空洞中，并且可以减少治疗区域中小肠的剂量。已经证明，使用俯卧腹部固定器可减少所有剂量水平的小肠体积[17-20]。即使使用调强放射治疗，使用腹部固定器技术已显示出可进一步减少小肠剂量[18]。

采用俯卧腹部固定器定位时，小肠受量减小的量高度依赖于患者。Kim 等[18]研究显示，50%等剂量水平的小肠受量与患者的年龄、体重和性别相关。例如，对于年龄>56 岁、体重<65kg 的女性患者，该研究在 50%等剂量水平下显示出较大的小肠受量（总体积，以 cm^3 计）。相反，Das 等[17]研究没有发现与患者体重、年龄、性别或是否进行术前或术后放疗的相关性。必须注意的是，另一些研究显示，使用腹部固定器会恶化患者定位的重复性。例如，Martin 等[19]报道了使用俯卧腹部固定器有 68%需要基于门静脉成像重新摆位，相比之下，仰卧位定位时重新摆位的概率为 23%。然而，Olofsen-Acht 等[20]报道了在与腹部固定器的俯卧位和仰卧位的患者之间有相近的摆位重复性。应该在

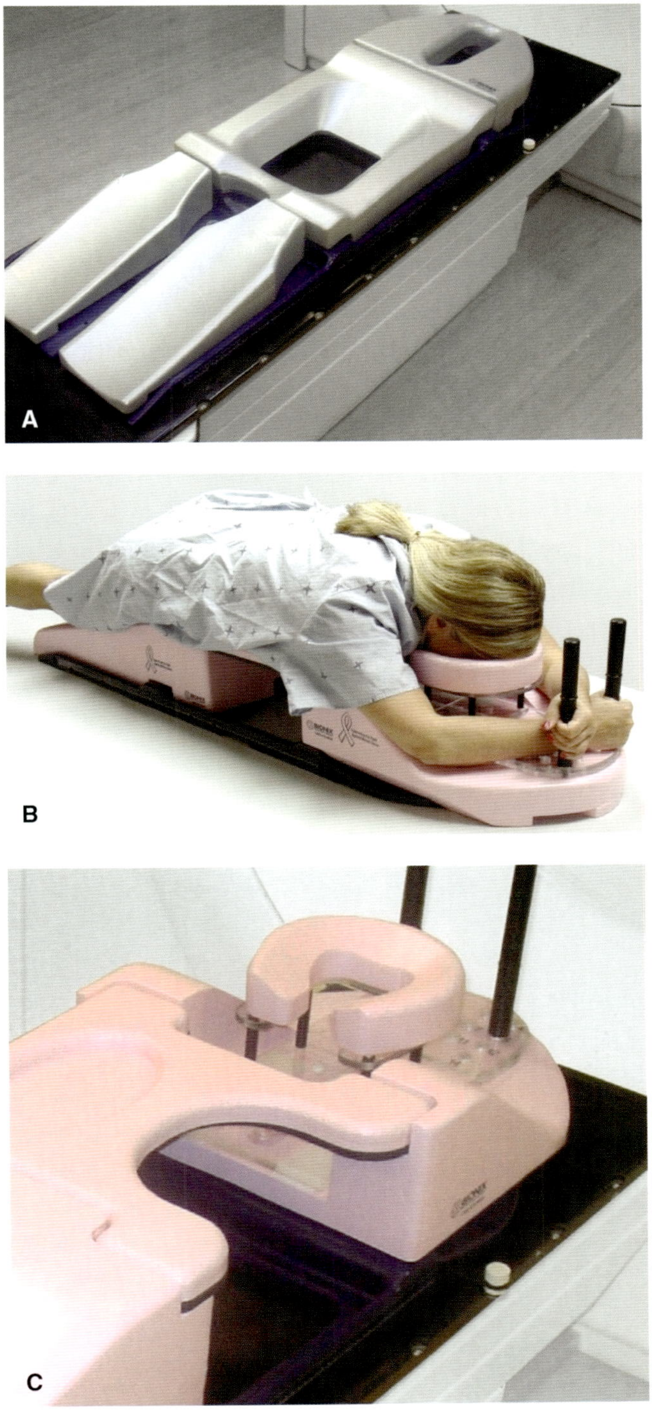

图 21.6　专为俯卧定位设计的固定装置。(A)可用于治疗盆腔肿瘤的俯卧位腹板。重力作用有助于将小肠移出治疗区域，这可以减少放疗相关的毒性。(B,C)由 Bionix 放射治疗提供的俯卧乳房板对于具有大的下垂乳房的患者可能是有利的。治疗板上有一个切口，易于翻转治疗两侧乳房。(Courtesy of Bionix Radiation Therapy，Toledo，OH.)

模拟定位时评估每位患者腹部固定器方法空置小肠的功效以及患者对于腹部固定器的耐受能力。

使用俯卧定位的另一个位点是在乳腺癌患者的治疗中。图21.6B显示了由Bionix放射治疗生产的俯卧乳房固定器。患者俯卧于缓冲平台上，面部放在环形垫子中，患者可以握住手柄，有助于提高重复性和舒适度。对于具有大的下垂乳房的患者，俯卧位定位是最有效的。具有大乳房的患者倾向于具有较大的治疗体积、较差的乳房表面不规则性和更多的乳房内褶皱。这些特征可以导致大乳房的患者具有更高的急性和晚期毒性的发生率[22,23]，如重症放射性皮炎和纤维化。

俯卧位定位已显示可改善整个乳房的剂量均匀性，因为横向组织几何形状变化在悬垂时最小[24,25]。这种剂量均匀性的改善可以降低晚期毒性的剂量，可改善美容效果。组织离散度减少可以减少所需的照射剂量，并且可以减少治疗计划的热点，特别是在皮肤表面[21]。剂量均匀性的改进和来自俯卧位的皮肤剂量减少也可以使低分割乳腺放疗方案更加合理。Stegman等[21]的5年随访数据显示，俯卧位提供了与全乳房照射的传统仰卧位相同的局部控制率，且具有较低的毒性水平。在乳房悬垂的情况下，也可以减少附近正常组织的受照剂量。乳房组织与胸壁分开程度的增加已经显示可减少整个乳房照射中辐照肺的量[26]。对于左侧乳房患者，大多数心脏受照剂量(20~30Gy)在俯卧位时下降，另一些患者在俯卧时显示出更高的心脏剂量[26]。

因为乳房每天位于不同的位置，乳房大的患者重复地设置仰卧位置也非常麻烦。仰卧位时，固定环或管可用于防止下垂的乳房折叠。而俯卧位乳房悬挂时，在重力的帮助下，每天的摆位可以更好地重复。然而，乳房照射患者的俯卧位摆位存在潜在缺点，即降低了治疗师对乳房的可见度。此外，对于老年人或肥胖患者，俯卧位定位可能无法耐受。最后，俯卧位可能不适合于需要局部照射的患者，因为俯卧将严重限制锁骨上区的摆位。

全身照射时定位与固定

多种装置可用于临床计划，包括具有光子的全身照射(TBI)，通常用于准备骨髓移植。这些装置还可以设计成可旋转并且还可用于治疗蕈样霉菌病时的全身照射。这些装置的特点是通常包含束流扰流器(因为在皮肤表面处的最大剂量对于TBI是优先考虑的)，具有部分肺挡铅的方法以及保持治疗期间患者稳定的方法。这些系统的主要缺点是在治疗室中的存储占据治疗区域中的重要空间。要注意的是，这些装置通常在距离照射目标大约5m的距离处操作，其中机架角处于水平位置(90°或270°)。图21.7显示来自Radiation Praducts Design(明尼苏达州，阿尔波特)和Mick Radio-Nuclear Instruments(纽约，芒特弗农)的两个代表性TBI设备。采用自行车座椅、手柄和肩部稳定器帮助支撑患者。一些TBI架提供了安全带，可提供额外的安全措施以防止患者摔倒。

固定装置对剂量的影响

置于患者与放射源之间的任何材料都可以改变放射线的特性。由低密度材料制成的现代固定装置对兆伏级射线的百分深度剂量几乎没有影响。然而，在固定装置内释放的电子线可导致患者体表剂量的增加。临床经验支持这种作用，并且已经表明当射线通过固定装置传递时，皮肤反应更频繁，并且倾向于在治疗过程中更早发生[27,28]。该效应的量值取决于该装置的成分组成、成分的密度和固定装置的厚度。

对于热塑性头颈部面罩，当面罩随着热塑材料被更多地拉伸时，增加皮肤反应的效应降低。临床医生可以切除部分面罩以移除射线路径中的材料，减少皮肤反应。然而，必须确保面罩的完整性和其提供刚性固定的能力不受损害。通过适当的技能培训，已经证明去处部分面罩能够实现与未改进面罩类似的设置精度[7,29]。对于定制的泡沫体-塑形系统可以刮除非必要部分，以减小射线路径的厚度。

立体定向放射治疗的固定

低分割立体定位技术使放射肿瘤学家能够对颅内和颅外肿瘤进行高剂量适形放射治疗。在这里，我们定义一次高剂量给予为立体定向放射外科(SRS)和数次高剂量给予为立体定向放射治疗(SRT)。靶体积可以接近关键结构，例如脊髓、视神经结构、食管或大血管，具有必须遵守的剂量限制，以防止出现显著的、通常不可逆的和潜在致死的放射性损伤。为了安全，需要可重复的、稳定和舒适的装置以确保靶覆盖，避免危及器官和患者受到不必要的损伤。

在低分割立体定向放射治疗中，必须认真考虑单次放疗内和分次放疗间的误差。患者固定和定位的改进，特别是图像引导技术的发展，有助于减少患者摆位误差。由于正常的生理过程如呼吸，在肺和肝肿瘤

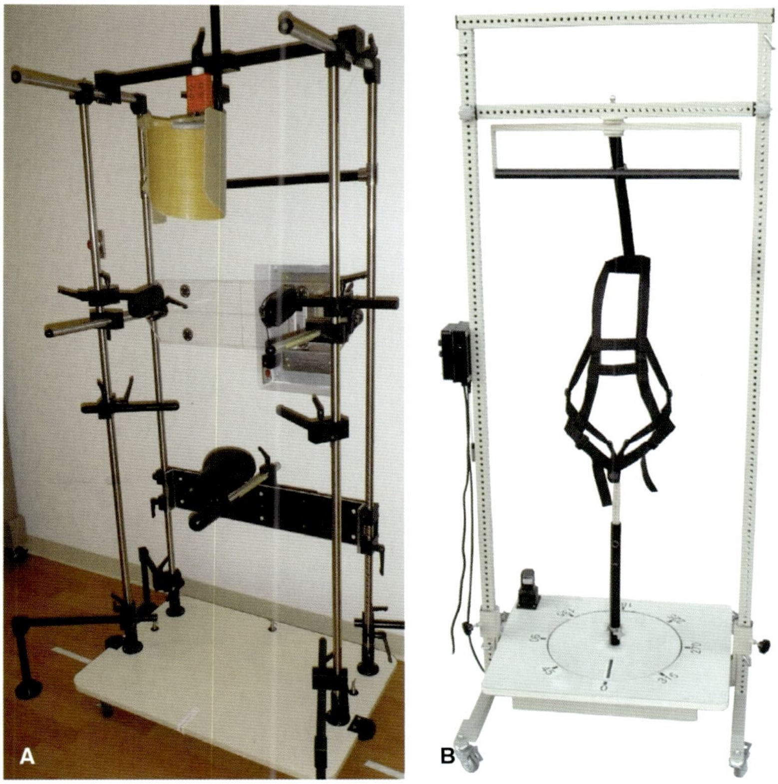

图 21.7 用于实施 X 线和电子线全身照射患者的支架。(A)TBI 支架的常见特征包括手柄和一个帮助支撑患者的座位。(B) 用于防止患者在疲劳和(或)昏厥的情况下坠落的束带。(B Courtesy of RPD, Albertville, MN.)

放射治疗中产生运动,在本节后面将讨论使这种运动最小化的策略。SRT 相关的较长的治疗时间也可能导致部分内靶区的准确性降低[30]。通过改善固定系统的舒适度和稳定性,可以降低患者在治疗期间在装置内移动的误差。与所有固定方法和装置一样,具有较差的功能状态的患者在固定装置内可能具有较差的摆位重复性。

侵入性头颅固定装置

侵入性头部立体定向放射治疗框架使用金属针,固定到颅骨中并且通常经由金属柱连接到框架上。通常,两个长柱放在前面,两个短柱放在后面。一些系统在框架上使用弯曲的前部件,以允许在治疗期间气管插管。然后患者经历成像(根据装置的兼容性选择 CT 或 MRI)与附接到框架的定位系统以提供框架内肿瘤位置的立体定位坐标,然后制定治疗计划。在治疗时,头部框架连接到安装在地面的支架或治疗台,以提供刚性头颅固定。基于框架的立体定向头部框架的主要优点是其提供的刚性固定,精度通常报道在小于 1mm 的范围内[32,33]。

Leksell 立体定位系统(Elekta;图 21.8)可用于在 γ 刀(Elekta)或直线加速器平台上进行颅内立体定向放射外科治疗。该框架附接到 4 个可调节的柱,并且由 4 个自攻螺钉固定到颅骨中。然后将 CT 或 MRI 激光灯附接到框架,并获得治疗计划成像。当患者在加速器上摆位时,将头环附接到床,基于计划成像中确定的立体坐标移动到治疗位置。使用 GafChromic 膜(Ashland,新泽西州,韦恩)的 γ 刀系统的研究发现,由 MRI 定义的等中心位置的平均总精度 (±标准偏差)在 x 轴和 y 轴分别为(0.21±0.32)mm 和(0.15±0.26)mm,当使用基于 CT 时,在 x 轴和 y 轴上分别为(0.06±0.09)mm 和(0.04±0.09)mm[32]。

Brown-Roberts-Wells(BRW)框架系统(Integra Radionics,马萨诸塞州,伯明顿)在市面上有售,与基于加速器(linac)的放射外科头环一起使用。为了实现颅骨固定,将环刚性地固定到患者的头部。框架连接到 4 个柱,然后通过 4 个销钉固定到头骨。BRW 定位器框架的特征在于一组垂直和带有对角线指示器的杆可以在图像集内进行立体定位。CT 和 MRI 兼容的指示杆都可用。在放疗时,环和 BRW 框架用适配器附接到治疗床或用于立体定位的地板安装支架上。Ramakrishna 等[34]使用立体千伏级 X 线成像来评估设置精度和使用 BRW 系统的误差。基于帧的图像和图像引导定位之间的平均误差为(1.0±0.5)mm,平均分次

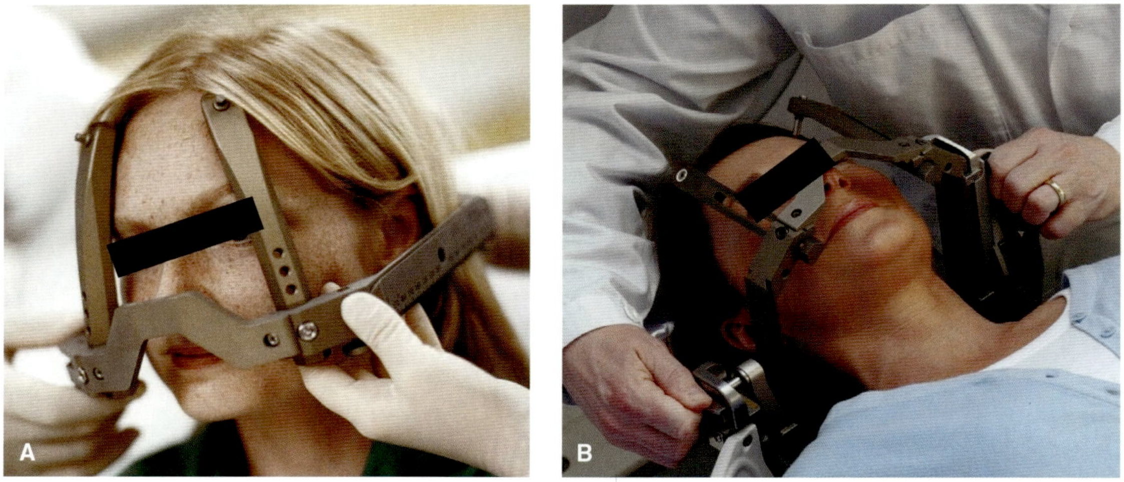

图 21.8　(A)Leksell 头部固定架通过 4 个自攻螺钉固定在患者头部。(B)在放射治疗时,框架附接到处理台。(Courtesy of Elekta, Norcross, GA.)

内误差为(0.4±0.3)mm。

这些侵入性定位装置的缺点是它们大部分限于单次放射治疗,需要在同一天进行环放置、图像采集、放射治疗计划、质量保证和放射治疗。患者将在早上放置框架,并且在治疗完成之前必须等待几个小时。具有侵入性固定装置的单次放射治疗的替代方案是由 Best Nomos(宾夕法尼亚州,匹兹堡)设计的 TALON 可移动头部框架系统。

TALON 系统是可重复定位的侵入性立体定向头部框架,使用 2 个自攻丝钛螺丝,在顶点插入患者的颅骨中。然后将可拆卸的 TALON 组件连接到植入颅骨中的螺钉,用于患者在成像和治疗台上定位。Salter 等[35]通过 CT 成像评估了系统的重新定位精度,并报道了用 SRS 治疗的患者的平均等中心偏差为(0.99±0.28)mm,并且在 6 周内治疗的患者的平均等中心偏差为(1.38±0.48)mm。该固定系统需要在颅骨中放置 2 个螺钉,这 2 个螺钉在治疗期间必须保持在适当位置,但是在模拟 CT/MRI 之后允许更多的时间用于制订治疗计划,以及执行多次放射治疗的能力。

非侵入性头颅固定装置:有框架

侵入性头颅固定装置已经成功地使用多年,但是这些系统的使用需要将螺钉置入患者的颅骨,具有出血和感染的风险,并且需要使用预处理和专用护理支持[34]。不可重复定位系统带来的压缩治疗计划时间在某些情况下也可能不太理想。已经开发了几种用于颅骨固定的非侵入模式,可重复定位的基于框架的解决方案可以提供头部精确和可重复的固定,而不使用拧入颅骨中的螺钉。与侵入性系统类似,在治疗计划的图像采集时,可以将立体定向的定位器系统附接到环。然后将立体定向定位器摆位到治疗机上的等中心点。在放射治疗时,该环连接到地面安装的装置或治疗床上。它们还允许在模拟之后有更多的时间用于治疗计划,并且不承担与侵入性固定相关的风险。类似于先前描述的侵入性系统,非侵入性系统可重新定位的头环系统能够提供极好的设置再现性和稳定性,以限制内靶区运动。

非侵入性立体定向定位器和固定装置可通过 Sandstrom Trade and Technology(加拿大,韦兰)公司购买。该装置用两个耳塞和鼻梁支架安装到患者的头部。耳塞被双向地插入外耳道中,鼻支撑件被降低支撑在鼻梁上。通过拧紧鼻螺钉将耳塞固定就位。2 个侧臂首先附接到连接器板,然后附接到顶点稳定器。然后将带固定在枕骨上以提供框架的额外稳定性。记录下立体适配器组件上的毫米刻度数据,用于在将来的应用中再现设置。该装置与 MRI 和 CT 成像兼容,并且使用 x、y、z 笛卡尔坐标系统用于目标定位。Kalapurkal 等[36]评估了该固定系统的设置重复性,使用由 CT 扫描图像配准的门静脉图像后在 x、y 和 z 轴上平均等中心的偏移分别为(1.0±0.7)mm,(0.8±0.8)mm 和(1.7±1.0)mm。

Brainlab 无创面罩系统(Brainlab,德国,慕尼黑;图 21.9)配有 U 形框架,2 个垂直柱,3 片热塑性面罩和用于非侵入性刚性颅固定的可选装咬合块附件。在模拟定位时,3 个热塑性面罩定制成患者头部的前部和后部。面罩被紧固到附接到头环的垂直柱。该环通

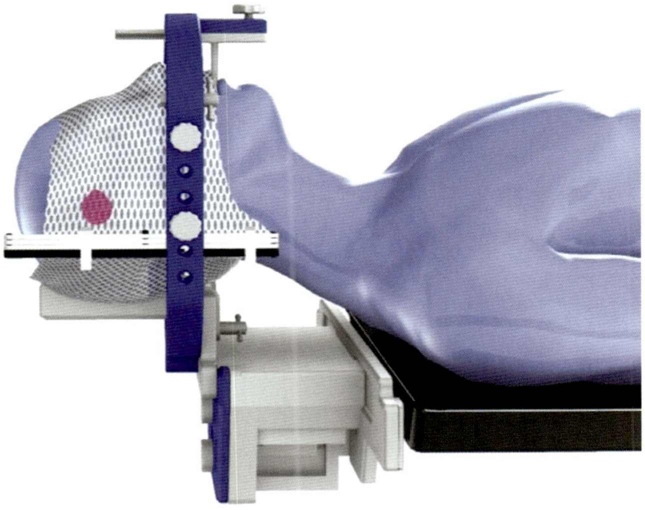

图 21.9 Brainlab 无创面罩系统使用 3 片热塑性塑料，模制到患者头部并附接到患者头部任一侧的垂直柱上。然后将这些柱附接到 U 形枕托，该 U 形枕托附接到治疗床，从而提供头部的刚性固定。(Courtesy of Brainlab，Munich，Germany.)

过适配器附接到 CT 床，然后可以附接立体定位器装置。可选的咬合板可以连接到框架的前部，以向患者提供附加的支撑点。Ali 等[37]使用 kV 成像评估了 Brainlab 系统的摆位精度，并且报道了在 x、y 和 z 轴的平均偏移分别为(0.7±2.0)mm，(1.6±2.6)mm 和(0.1±2.2)mm。Bednarz 等[38]还用预处理 kV 成像评估了摆位精度，发现等中心点的平均三维位移为(3.17±1.9)mm。Hong 等[33]使用预处理 kV 成像评估了 Brainlab 系统，在 x、y 和 z 轴的平均偏差分别为(0.3±0.8)mm，(0.1±1.4)mm 和(0.0±0.9)mm。他们报道在 x、y 和 z 轴分别为(0.4±1.0)mm，(0.0±1.3)mm 和(0.1±0.8)mm 的分次间移动。Ramakrishna 等[34]使用后处理 kV 成像用 Brainlab 系统评估了分次间运动，并报道了(0.7±0.5)mm 的平均分次间移位。

Masi 等[39]评估了使用和不使用咬合块的基于框架的热塑性面罩系统的摆位精度和内靶区运动。所有患者均进行框架引导摆位，然后进行锥形束 CT(CBCT)，基于骨解剖的平均总体位移有咬合块为(2.9±1.3)mm，无咬合块(3.2±1.5)mm(P=0.15)。用 CBCT 测量的平均分次间运动在用和不用咬合块治疗的患者之间没有差异，并且发现在 x、y 和 z 维度分别为(0.2±0.55)mm，(0.1±0.61)和(0.3±0.55)mm。

Gill-Thomas-Cosman(GTC)可重定位头环(Integra，纽约，匹兹堡)是一种基于框架的无创性、可重复定位的头部固定装置，与 BRW 定位器坐标系统兼容。使用以下两个定制装置：患者上齿列模具，向前安装到头环上；以及患者特异性头枕，向后安装到环。魔术贴带向后连接到头枕，并且向前连接到环的每一侧。在模拟定位时，标记带以允许重复摆位。然后，用 XKnife 深度头盔(Integra)获得测量结果，XKnife Depth Helmet(Integra)是一种带有孔的透明塑料装置，放置在环上。将具有毫米刻度的杆插入每个孔中，并且进行测量。在框架的每个后续应用中，获得测量以确保精确放置。在治疗时，将环附接到治疗床或地板安装架上以建立刚性固定。Das 等[40]在每个分割之前使用深度头盔测量 GTC 框架每日重新定位误差，发现平均径向位移为(1.03±0.34)mm。Burton 等[41]使用深度头盔评估了摆位重复性，发现 97%的位移矢量在 2.5mm 内，92%的位移矢量在 2mm 内，在上部的单个维度上最大的平均位移为 0.4mm。Kumar 等[42]评估每日摆位重复性发现总的三维平均位移(1.8±0.8)mm。

Tarbell-Loeffler-Cosman(TLC)儿童头环是 Integra 提供的另一种非侵入性头部固定装置，与 BRW 坐标系统兼容，用于立体定位。儿科患者的治疗通常需要使用全身麻醉插管，并且该装置被设计成在治疗期间允许气管插管。使用模制在眼睛和鼻梁周围并连接到可调枕头头杯的面罩实现刚性固定。侧耳杆提供支撑，但不涉及框架到患者头部的固定。在将装置放置在患者头部之后，XKnife 深度头盔可用于确认精确的环定位。然后，系统可以利用适配器附接到治疗床或者附接到地面安装支架。

Elekta Extend 框架系统(图 21.10)是用于立体定向放射治疗的可重复定位的非侵入性颅骨固定装置。类似于先前描述的 HeadFIX 系统，首先制作牙模，并且将牙模放置在口中，抽吸到硬腭。然后连接到附接到治疗床的碳纤维框架以固定患者。在治疗之前，重新定位检查工具(RCT)用于确认患者的头部被精确地重新定位在框架内。如图 21.10B 所示，RCT 由一个刚性固定在框架上的塑料盒组成。通过 RCT 盒中的通孔，放置一个弹簧加载的数字量规，以测量框架和患者头部之间的距离，将其与在治疗的第一天测量的值进行比较[43]。Ruschin 等[43]报道了摆位使用重定位检查工具的 eXtend 的精度，以及与系统的分次间运动。在加速器上治疗的患者的平均三维设置误差为 0.8mm，在 γ 刀治疗的患者中平均三维设置误差为 1.3mm。他们得出结论，RCT 足以确认精确的框架定位，并且该系统为分次颅内放射治疗提供了极好的固定。Sayer 等[44]报道了他们使用具有 γ 刀 eXtend 框架系统治疗

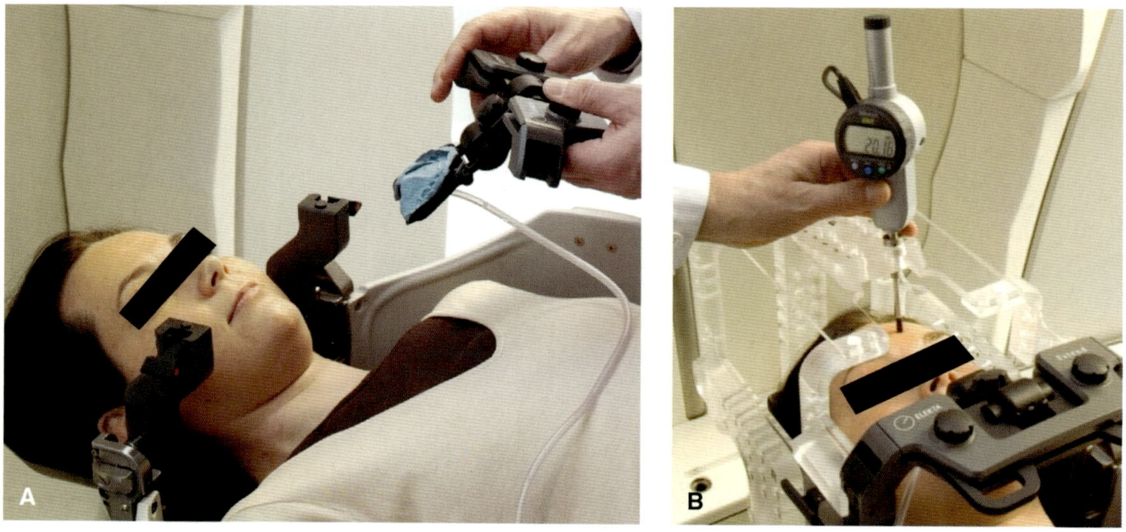

图 21.10 Elekta eXtend 是一种可重复定位的固定装置，用于分割立体定向放射治疗。（A）上颌牙列的定制模具通过抽吸固定到硬腭，然后连接到碳纤维框架以提供刚性固定。（B）在每次放疗之前用定位检查工具评估定位精度。（Courtesy of Elekta，Norcross，GA.）

的 4 例患者的初始经验，并且所有患者的平均径向定位误差为 0.33~0.84mm。

非侵入性头颅固定装置：无框架

基于框架的系统能够通过定义框架内的肿瘤的立体定位位置来提供刚性和精确的患者摆位，可以在使用立体定向坐标参考设备和室内激光系统的放射治疗中每天重现。另一种策略是使用热塑性面罩，每天进行图像引导，以提高患者定位的精确度。无框颅内 SRS 的另一个选择是使用光学引导的基准标记作为每天目标定位的代表并且实时监视患者运动。Tryggestad 等[45]评估了 4 种无框、热塑性面罩固定系统与 CBCT，以确定它们是否足以用于图像引导颅内放射外科手术。他们报道平均间隙偏差为 2.1~2.7mm，4 个系统的平均分次间误差为 0.7~1.1mm。他们得出结论，使用各种热塑性面罩与图像引导相结合的无框架设置，可以减少颅内放射外科手术中可接受的间接摆位误差。

1997 年，佛罗里达大学（佛罗里达州，盖恩斯维尔）的研究人员报道了一种机构开发的高精度、无框架、光学引导的立体定向放射治疗系统，它将固定和定位系统分离[46]。固定装置包括一个定制的头部保持器，定制的热塑性面具从前额延伸到上唇。将定制咬合板装配到上颌齿列，并且使用红外相机系统将一组 6 个红外发光二极管附接到板用于立体定位。该系统允许可再现的、无创的设置，具有执行红外标记物的实时跟踪能力。他们报道，咬合板可以定位和重新定位在（0.5±0.3）mm 内。Peng 等[47]通过使用 SonArray 系统（Varian，加利福尼亚州，帕罗奥图）建立坐标，然后采集 CBCT，评估了使用热塑性面罩和具有光学引导基准的咬合块的无框固定系统的准确性。他们报道的平均设置误差为（1.2±0.7）mm。

侵入性颅外固定装置

1995 年，汉密尔顿等人来自亚利桑那大学（图森，亚利桑那州），发表了他们在 5 例患者中进行的基于直线加速器立体定向外科治疗椎体肿瘤的初步临床结果。他们研发了一种刚性的有 2 个半圆形金属拱门构成的脊柱立体定向框架。局部麻醉或全身麻醉下，在靶区椎体上下 2 个椎体水平切开 2cm 的切口后，放置金属夹子固定在椎体棘突上。进行 CT 模拟扫描和治疗计划后，框架被转移至已改进的直线加速器机房，遵照计划 CT 得出的坐标进行准确固定。患者采用单次大分割放射治疗技术，剂量范围为 8~10Gy。虽然该文章显示此装置在颅外立体定向外科治疗中相当重要，但目前立体定向放疗固定装置已转变为非侵入性装置。

非侵入性颅外固定装置

SBRT 固定系统通常是定制的装置，且包括热塑性模具、保形身体模型和立体定位体框架。立体定位框架可用于日常摆位。然而，由于颅外靶区的移动性，图像引导定位由美国物理学家医学协会(AAPM)101任务组推荐用于用SBRT治疗的患者[49]。

Elekta BodyFIX是SBRT中使用的身体塑形系统的一个例子。其具有双真空设计,可提供多种尺寸,以适应各种患者体型和SBRT的靶区位置。如前面部分所述和图21.5C所示,BodyFIX系统包括填充珠的真空负压垫、基板、薄的透明塑料板和双真空泵。该系统要附接到基板或加速器床的立体定位器盒。在模拟定位时,患者被固定在负压袋中,并且透明的塑料覆盖板被放置在患者的身体上并附接到负压袋。然后连接真空泵以抽空患者和覆盖片之间的空气。当空气排空时,治疗师将真空负压袋模制到患者身体的后部和侧面。一旦实现令人满意的设置,任何剩余的空气都会从床垫中排出,并且小球锁定就位,形成专用的、可重复使用的刚性体模具。由盖板产生的负压和BodyFIX的真空提供了在放射治疗期间患者的额外固定。对BodyFIX系统的重新定位精度的研究显示,在 x、y 和 z 轴周围的旋转误差分别为0.9°±0.7°,0.8°±0.7°和1.8°±1.6°[50]。在假定刚体-目标和骨骼解剖结构配准,x、y 和 z 轴的平均偏差分别为 (2.9±3.3)mm,(2.3±2.5)mm和(3.2±2.7)mm,目标等中心偏差的中位数和平均向量分别为4.9mm和(5.7±3.7)mm。对使用SBRT治疗肺肿瘤的126例患者,研究使用治疗前和治疗后CBCT来确定BodyFIX系统的分次间稳定性,并报道平均肿瘤位置的分次间变化为(2.7±2.6)mm[51]。Han等[52]发现,分次间SBRT放疗的肺肿瘤的运动在 x、y 和 z 轴活动度分别为0.8mm、1.5mm和0.9mm,平均总肿瘤运动为2.3mm。

Civco Medical Solutions(爱荷华州,卡洛纳;图21.11A)生产的Body Pro-Lok是用于SBRT的模块化系统的实例,具有治疗多种部位疾病的能力。轻质碳纤维平台的整个长度被用于附件的附接,使得可以构建患者专用性固定装置。附件包括头枕、前额限制、用于固定头部上方手臂的手柄、肩部约束装置、腹部压缩装置和用于固定脚和腿的垫子。Gutierrez[53]等评估了该系统使用断层放射治疗与预处理兆伏CT来确定平均分次内摆位误差。将20例用SBRT治疗肝和肺肿瘤的患者放置在具有真空垫和腹部压缩装置的Body Pro-Lok中。在 x、y 和 z 轴,平均摆位误差分别为(0.9±3.1)mm,(1.2±5.5)mm和(6.5±2.6)mm,平均复合位移矢量为(8.2±2.0)mm。Civco还提供可充气呼吸带系统(图21.11A插图),以实现腹部压缩。对于刚性腹部压缩板压力过大引起不适的患者,呼吸带可以被充气到可耐受的压力。

Elekta立体定位体框架(SBF;图21.11B)具有用于可重现的等中心定位的参考系统。它可以与Murray等[54]描述的真空垫和腹部压缩装置一起使用。使用SBF系统的平均肿瘤位置的部分变化用治疗前和治疗后CBCT评估,结果报道为(1.5±1.1)mm。Purdie等[30]用

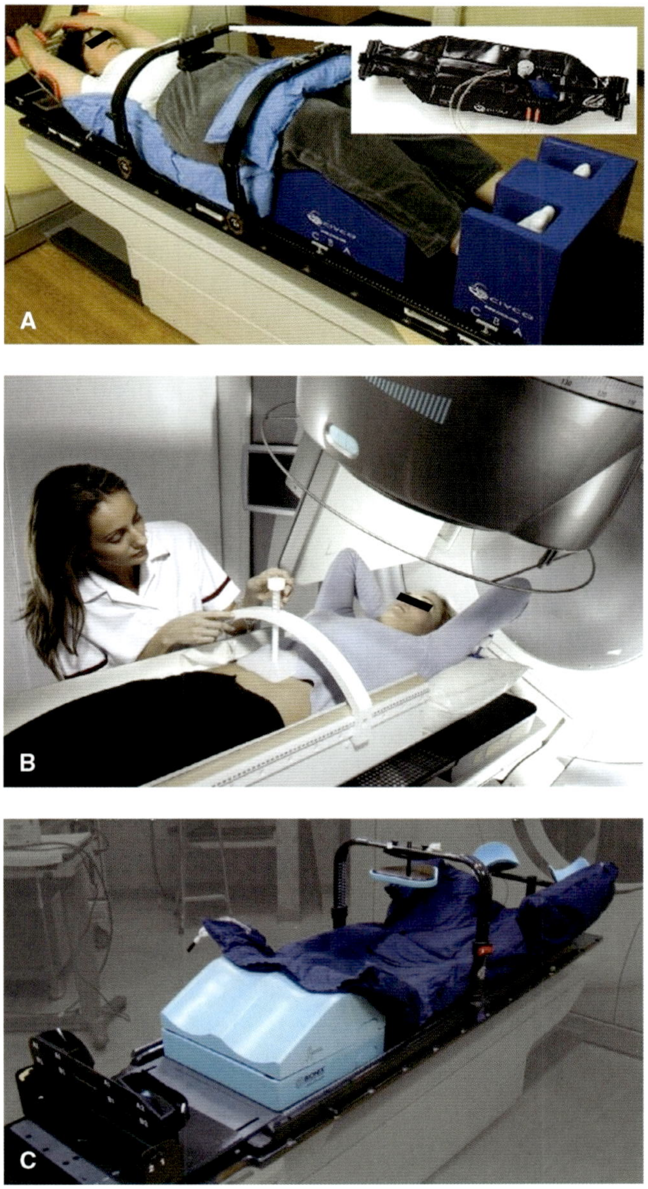

图 21.11 (A)Body-Pro Lok是一种模块化固定系统,可用于立体定向体部放疗。多个附件可用于构建患者的个体化设备。这种特定的系统使用腹部压缩板。(A Courtesy of Civco Medical Solutions, Kalona, IA.)(B)立体定位体框架具有沿着设备分布的参考系统。(B Courtesy of Elekta, Norcross, GA.)(C)Omni V是另一个模块化系统,具有多种选项,可提供个体化的患者固定。(C Courtesy of Bionix Radiation Therapy, Toledo, OH.)

SBRT 治疗的 28 例肺癌患者评估 SBF 的分次内肿瘤运动。将患者置于具有全身真空负压袋的 SBF 中，并且使用腹部压缩装置用于在模拟定位时显示运动大于 10mm 的肿瘤。他们发现 x、y 和 z 轴的系统摆位误差分别为 4.3mm、3.7mm 和 6.1mm，总体为 5.0mm。通过将计划 CT 与治疗中或治疗后 CBCT 比较来评估分次间目标位置的重复性，在定位 CBCT 和治疗 CBCT 中/结束之间的平均和中值时间间隔为 34 分钟。与计划 CT 相比，平均三维肿瘤位置为(2.2±1.2)mm，在定位 34 分钟内进行成像，并且在定位后超过 34 分钟时为(5.3±3)mm(P<0.01)，突出显示更长治疗时间可增加分次内误差。该设备已在多个机构和国际协议中使用，但 Elekta 公司已不再生产。

模块化 SBRT 固定系统的另一个例子是 Bionix 放射治疗 Omni V SBRT 定位系统(图 21.11C)，其使用具有真空负压垫的轻质、可透射线的分度 T 形治疗基座。可附接多种附加结构，包括腹部压缩装置、大腿和脚定位器和上臂支撑件。外部基准弓可用于附接到治疗基座以用于设置和定位。

固定和内部运动管理

除了由于患者在固定装置内移动而导致的分次内误差之外，由于呼吸引起的靶区运动必须在 SBRT 中考虑，特别是在肺和肝肿瘤的治疗中。AAPM 101 任务组建议所有患有胸部或腹部肿瘤的将用 SBRT 治疗的患者进行肿瘤运动评估[49]。

AAPM 76 任务组的报道[55]涉及放射治疗中的呼吸运动的管理。如在该报道中详细描述了评估肺肿瘤运动的各种研究的结果，平均肿瘤运动在上-下维度上是最大的，特别是在下叶的肿瘤中。在 x、y 和 z 轴的平均肿瘤运动值分别为 2.4~7.3mm，3.9~12.5mm 和 2.4~4.9mm。对于上叶和中叶肿瘤，上-下运动范围为 4.3~7.5mm，对于下叶肿瘤，上-下运动范围为 9.5~18.5mm。Seppenwoolde 等[56]评估了肺肿瘤运动与肿瘤周围基准标记。他们发现，与上叶或固定肿瘤相比，下叶和非固定肿瘤的上-下尺寸的平均运动幅度更大[(12±6)mm 对(2±2)mm，P=0.005]。Baba 等[57]使用 X 线透视法测量肺肿瘤运动，发现所有肿瘤位置的肿瘤运动的下平均幅度为(9.2±7.1)mm，下肺野肿瘤的平均幅度为(14.2±6.9)mm，上肺野肿瘤的平均幅度为(4.8±3.3)mm。

AAPM 76 任务组的报道[55]还总结了来自肝脏运动的各种报道的发现。上下方向的平均肝脏运动浅呼吸时为 10~25mm，深呼吸时为 37~55mm。Case 等[58]证明了没有内部运动控制的自由呼吸患者的肝脏运动的平均幅度在 x、y 和 z 轴分别为 1.4mm、9.0mm 和 5.1mm。在一项对 16 例患者 30 个肿瘤进行的研究中，Eccles 等[59]发现，通过 X 线检查的平均自由呼吸的肝脏运动范围为 22~40mm。Kitamura 等[60]使用肿瘤基准标记对 20 例患者的肝肿瘤运动进行的研究显示，在 x、y 和 z 轴上肿瘤运动的平均幅度分别为(4±4)mm、(9±5)mm 和(5±3)mm。与肝左叶肿瘤相比，右叶肿瘤中肿瘤运动在 x 轴[(5±4)mm 对(2±1)mm，P=0.01]和 z 轴[(6±3)mm 对(3±2)mm]中的肿瘤运动的统计学显著差异，P=0.01)。在使用四维(4D)CT 的 10 例患者的肝和下叶肺肿瘤运动的研究中，没有运动控制的平均总体肿瘤运动为 13.6mm[61]。

目前已经开发了多种策略来减少内部目标运动，包括深吸气屏气、主动呼吸控制、呼吸门控、实时肿瘤跟踪和腹部压缩装置。腹部压缩装置是用于控制呼吸偏移的患者固定附件。该技术也可以称为强迫性浅呼吸。腹部压缩装置通常由通过螺钉附接到弓的板组成，该板附接到立体定向的主体框架或治疗床。将板放置在剑突下数厘米处，并且拧紧螺钉直到实现所需的内部运动控制量。标记螺钉，以便其可以可重复地紧固以用于随后的放射治疗。弓应该在立体定向的主体框架或治疗床上具有标记位置，用于在上-下方向上可重复地设置。腹部压缩装置可从各种公司获得，包括用于 Pro-Lok 固定系统的 Civco Medical Solutions 和用于 Omni V 系统的 Bionix。

在具有肝和下肺叶肺肿瘤的 10 例患者中，利用 4DCT 的运动研究显示，平均总肿瘤运动从具有自由呼吸的 13.6mm 减少到具有中等腹部压缩力的 8.3mm[61]。高腹压定义为在 10 个呼吸周期内将肿瘤呼吸偏移限制到小于 1cm 的平均力[(90.7±27.1)N]，中等压缩定义为该力的 50%[(47.6 ±16.0)N]。Negoro 等[62]研究了 18 例 SBRT 治疗的肺肿瘤运动，发现使用 X 线透视法测量的上下尺寸的平均肿瘤运动从 12.3mm 降至 7.0mm(范围 2~11mm)。在 CBCT 的自由呼吸期间测量的肝脏运动的平均幅度分别从 x、y 和 z 轴上的 1.4mm、9.0mm 和 5.1mm 减少为 2.2mm、6.7mm 和 3.3mm。当使用腹部压缩装置时，用 X 线透视测量的肝脏运动的平均幅度显示为从 40mm 自由呼吸减小到 11mm。使用基准标记测量肝肿瘤运动并且与自由呼吸相比，使用腹部压缩装置时，X 线透视显示在上下维度中的中值偏移减少了 62%，在前-后尺寸中减少了 38%。然而增

表 21.1　固定装置总结

设备	描述	优点	缺点	典型应用部位	是否可重复使用	固定位置	花费
Timo 和 Silverman 头枕	为适应身体形状，有各种尺寸泡沫和塑料头枕	不贵，可重复使用	不定制	头颈部，胸椎，胸，腹，几乎所有仰卧位患者	是	一些连接到基板至治疗床；其他不连接到治疗床	$
Thermoplastic 面罩	热塑性面罩材料在水浴中加热，直到柔软，然后在患者面部上拉伸以产生定制装置	准确，定制固定	面罩有收缩的可能性；患者焦虑或幽闭恐惧症	头颈部，脑脊髓	否	可以连接到基板	$$
Elekta Head-FIX	图像导向放疗咬合块；有利于幽闭患者	无创，可重定位，不需要将热塑性面模材料紧密地模制到患者的面部	需要操作员创建定制的上颌牙列模具；可能不是牙列较差患者的最佳选择	头颈部	框架可重复	可以；立体定位	$$$
Elekta eXtend	可重复定位的咬合块系统，为分割立体定向放射治疗设计	无创，可重定位，不需要将热塑性掩模材料紧密地模制到患者的面部；允许分割 SRS；高度的患者设置精度	需要操作员创建定制的上颌牙列模具；可能不是牙列较差患者的最佳选择	颅内肿瘤和一些颅外颈部肿瘤	框架可重复	不可以	$$$
侵入性，不可重复定位的颅内立体定位固定装置	框架用 4 个螺钉连接到患者的颅骨；用于单级放射治疗外科	准确性极好	通常需要镇静；有感染和出血风险；患者不适	颅内肿瘤	框架，可以；颅骨螺钉，应在灭菌后重复使用	直接连接到治疗器械（γ 刀）、治疗床或落地装置	$$$
非侵入性，可重复定位的颅内面罩；例如 Brainlab 无创面罩系统	3 个热塑性壳定制成形到患者的头部和面部，它们通过患者头部两侧的两个柱连接到 U 形框架	不需要将螺钉放入患者的颅骨中；允许分割 SRS；高度摆位精度	不适用于有幽闭恐惧症或焦虑的患者	颅内肿瘤	框架可以重复使用，面罩不可以	可以连接至治疗床	$$$
非侵入性，可重复定位的无面膜颅内立体定向固定系统	各种基于框架的非侵入性技术用于头部的可重复固定；可用于高精度和分割 SRS	不需要将螺钉放置在患者的颅骨中；允许分割 SRS；无需热塑性面膜；高精度	在一些系统中可能需要咬合块；一些系统需要额外的时间来进行设置验证	颅内肿瘤	框架可以重复使用，其他不可以	可以连接至治疗床或落地装置	$$$
Alpha 支架	膨胀泡沫装置定制成形为患者身体轮廓	刚性固定用于广泛的身体部位	一次性使用；一次性实现充分和舒适的固定	胸，腹部，盆腔等	不可以	有可能连接？	$$

（待续）

表 21.1(续)

设备	描述	优点	缺点	典型应用部位	是否可重复使用	固定位置	花费
真空负压袋	塑料微球装在尼龙袋中;在抽真空时小球被压缩以形成患者身体轮廓的定制模具	可重复使用;如果需要,可以在模拟期间快速重新膨胀和重新塑形	刺穿,撕裂,漏气	胸部,腹部,盆腔,四肢	可以	可能?	$$$
Elekta Body-FIX	真空负压袋带塑料盖板;双真空系统增加固定	可重复使用;覆盖片可压缩腹部	一些患者可能发现覆盖片不舒服	胸部,腹部,盆腔	负压袋可以;覆盖片不可以	可能?	$$
俯卧乳房板	俯卧乳房板可以提高大而下垂乳房的患者的剂量分布	将靶区从胸壁分离,以尽量减少皮肤褶皱和肺部剂量	不是所有患者都能耐受;不易摆位	乳腺	可以	可以	$$
俯卧位腹板	可以减少小肠受照剂量	可减少小肠毒性	不是所有患者都能耐受	盆腔	可以	可以	$$$
模块化立体定向放疗固定装置,如Elekta,Civco,Bionix立体定向放射治疗固定装置	附带多种配件的定位基板,用于固定,定位和运动管理	利用SBRT技术治疗多部位肿瘤的灵活性,带有压迫腹部减少呼吸运动的附件	需更大的储存空间,更多的摆位时间,更复杂的摆位流程	椎体,肺,肝,腹部,盆腔,颈部	可以	可以	$$$

加腹部压缩装置增加左右尺寸的偏移15%(最大1.6mm)。表21.1是本章讨论的固定装置的总结。

近距离照射固定方法

一直以来,近距离放射治疗的焦点在于固定施源器,患者可自由移动。例如Nucletron和Varian等制造商销售的固定到施源器上的近距离治疗台。虽然设计的进步使得这些支架与CT和MR相容,但是患者仍然可以移动并且可能改变施源器相对于待治疗器官的位置。此外,患者数量问题可能导致近距离放射治疗的困难。施源器通常放置在手术室中的患者体内。然后将患者移至放射科或放射肿瘤科进行成像,然后移至近距离放射治疗室进行治疗。每次患者移动时,施源器可以从最佳位置移动。此外,对于在几天内放射治疗的患者,例如肿瘤间插值,患者要在治疗之间移动到医院的病房。

泌尿生殖系统肿瘤

近距离放射治疗常用于男性的前列腺癌和女性的各种妇科恶性肿瘤。图21.12B显示了安装在步进器中的超声探头,用于在低剂量率(粒子植入)或高剂量率近距离放射治疗期间定位前列腺[64]。已经确定的是,将穿刺针插入前列腺用于近距离放射治疗可引起前列腺的运动和变形。固定针(图21.12A)被设计成减少在整个前列腺中粒子植入时的前列腺运动的量[65]。固定针市面有售,例如,RPD(明尼苏达州,阿尔波特)以及Mick Radio-Nuclear Instruments Morgenstern Stabilizing Needle。通过将侧倒钩部署到前列腺组织中来实现前列腺的固定。然后用"锁定弹簧"将固定针固定到植入模板的近侧。在前列腺的周围使用2个固定针以提供足够的稳定性。

用于妇产科恶性肿瘤的近距离放射治疗的施源器固定问题多年来一直存在。维持施源器到目标和正

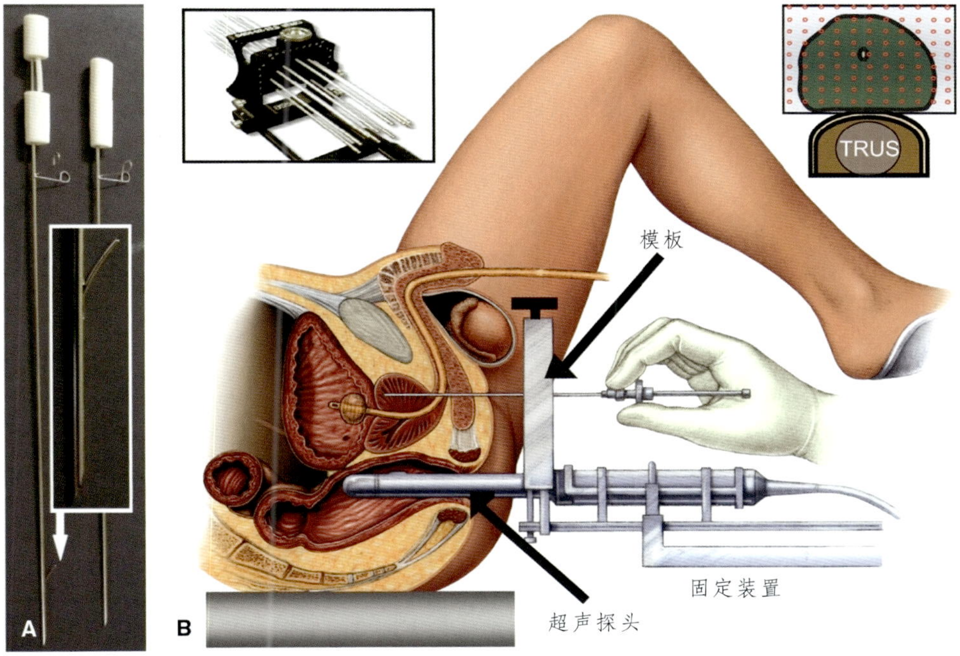

图 21.12 (A)用于前列腺近距离放射治疗的固定针。注意在前列腺中部署的倒钩(插图)。(B)使用经直肠超声进行前列腺显像的前列腺近距离放射治疗插植过程和用引导针加载过程的模板。

常组织(例如,膀胱和直肠)的相对位置可以确定治疗的质量。阴道套囊和腰带通常用于固定施源器,但是效果经常不令人满意[66]。早期的研究测量了由于患者从模拟定位时到治疗时的移动,串联和卵形施用器的位移高达 5mm[67]。这种运动导致高达 10%的 A 点和 9%直肠点和 17%膀胱点的剂量改变。最近,我们比较了用于阴道套囊短程治疗的固定方法,显示即使相同的医师用相同的固定方法对相同的患者进行插植,模拟时和随后插入之间的柱体几何形状也会发生变化[68]。与裙型系统相比,立式施源器固定的偏差幅度较小。已经发现,阴道近距离放射治疗中施用器的角度对正常组织(肠)剂量具有较大影响,并且施用器应当保持在水平位置[69]。此外,由于阴道套囊治疗已经从用于低剂量率近距离放射治疗的单施源器插入发展到用于高剂量率(HDR)治疗的多施源器插入[70]。此外,由于 HDR 源周围的更陡的剂量梯度,施源器位置的变化放大了剂量的变化。

减少近距离放射治疗中的运动的理想状况是在同一房间中进行扫描、计划和治疗,而不必将患者从治疗位置移开。集成近距离治疗系统[例如,Nucletron 集成近距离治疗单位(Elekta)或 Varian Acuity 套件]的开发允许在同一房间中放置施源器、扫描成像和治疗。这些系统使用室内锥形束 CT 系统进行图像引导。在弗吉尼亚大学,图像引导近距离治疗套件(图 21.13)具有用于房间内患者成像和 3D 治疗计划的 CT 导轨。

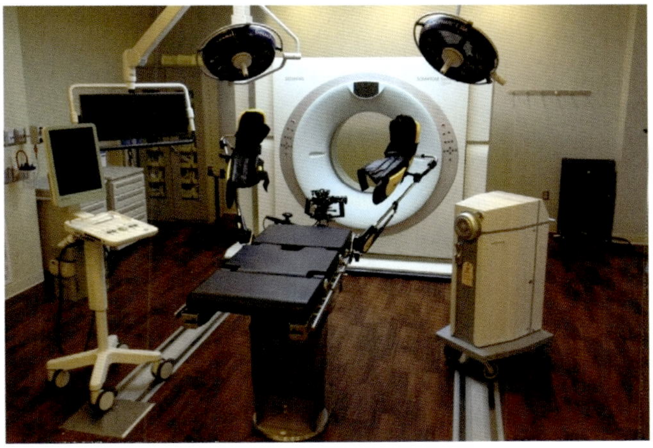

图 21.13 位于 Emily Couric 癌症中心(弗吉尼亚州,夏洛茨维尔)的近距离放射治疗系统在轨道上具有用于图像引导的 CT,可见地板上两侧的轨道,CT 扫描器沿着轨道在患者上方平移。房间配备了高品质的手术室灯,并具有全麻能力。手术室桌允许安装多个附件;这里展示了用于将腿放置在截石位的腿箍和经直肠超声步进器。注意高剂量率后装设备在图的右侧。

与常规 CT(其中患者通过扫描仪平移)相反,在该设置中,扫描仪在患者固定在桌子上时平移患者。弗吉尼亚大学的图像引导套房也设计为可容纳一个完整的麻醉团队。使用室内成像能力,如果成像研究显示施源器没有实现最佳放置,则可以较容易地进行调整。此外,室内成像允许患者处于治疗位置进行实时治疗计划。然后可以确信地放射治疗,使得患者位置在计划和治疗之间不改变。

不幸的是，大多数治疗中心缺乏在同一专用房间内执行 CT 成像和 HDR 近距离放射治疗的能力。代替策略是使施源器放置之后患者的运动最小化。如图 21.14 所示，Zephyr 患者运输系统(Diacor，犹他州，盐湖城)设计为在近距离放射疗法治疗过程中当患者在不同房间之间移动时使施放器运动最小化。患者保持在运输系统上的相同位置，以允许 CT 扫描和随后的治疗。Zephyr 系统使用空气轴承技术将患者从运输床移动到 CT 床或治疗床。这个系统有可能最大限度减少运输部门的物流和运动问题，而没有专门的图像引导近距离放射治疗套件[71]。

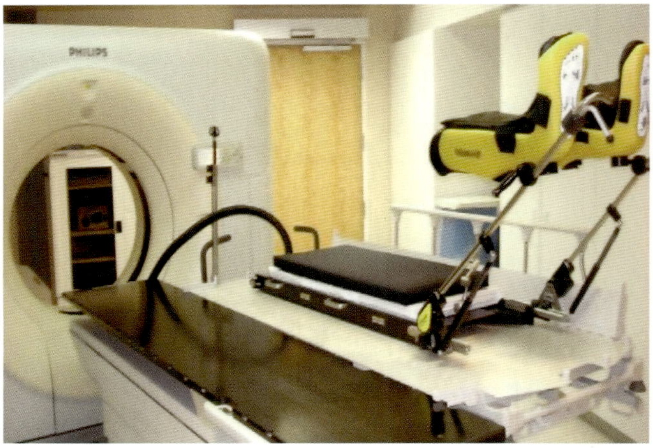

图 21.14 用于在近距离放射治疗扫描、计划和治疗期间最小化患者运动的运输系统。(Courtesy of Diacor, Satt Lake City, Utah.)

乳腺近距离照射时固定

因为引入了基于球囊的导管系统，使用近距离放射治疗乳腺癌已经变得更常见，例如 MammoSite(Hologic，马萨诸塞州，贝德福德)或 Contura(SenoRx，加利福尼亚州，尔湾)以及相关的 SAVI 施源器(Cianna，Medical，加利福尼亚州，亚里索维耶荷)。传统上，在移除肿瘤后需超过 5~7 周再进行乳腺照射。植入的导管或气囊允许使用加速治疗将该时间减少至 5 个治疗天[72,73]。与更复杂的间质插值相比，这些植入装置更简单[74]。部分乳房照射也可以用外照射来完成。然而，用于治疗乳房肿瘤切除术残腔的布置比用于整个乳房照射的正常切线布置复杂得多。如图 21.15 所示的 Varian 制造的桥，使得导管的放置在不同患者之间更具重复性[75]。

与插入可导致感染的导管或球囊不同，非侵入性乳房近距离放射治疗(NIBB)的更新的发展是 AccuBoost(马萨诸塞州，廷斯波罗)系统，可固定乳房用于成像和随后的高剂量率近距离放射治疗[76]。使用 AccuBoost 系统的 NIBB 由 3 步组成。在第一步中，乳房被固定在 2 个乳房 X 线源之间，实现用于成像和治疗的固定位置。乳房的这种固定可实现部分乳房照射，避免了由于用 CT 扫描描绘目标而可能产生的不确定

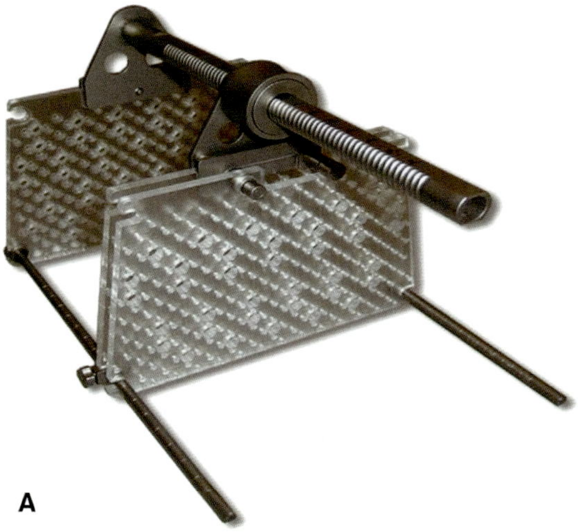

A

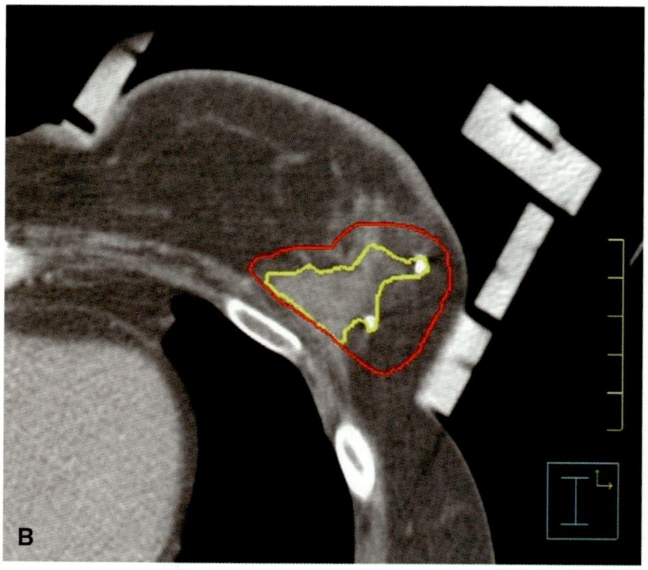

B

图 21.15 (A)用于间质导管放置的高级乳房桥系统。(B)CT 扫描显示乳房桥和划定的乳房肿瘤切除术腔(黄色)。(A Courtesy of Varian. B reproduced from Major T, Fröhlich G, Lövey K, et al. Dosimetric experience with accelerated partial breast irradiation brachytherapy. *Radiother Oncol* 2009;90:48-55; courtesy of Elsevier, copyright 2009.)

性。此外,如果外照射用于 PBI,呼吸运动和日常摆位误差也可以影响治疗效果。在已经执行乳房 X 线照射之后,常规使用在手术时放置的不透射线的银夹勾画乳房肿瘤切除术腔。然后以平行对穿技术从每个正交方向进行近距离放射治疗,产生如图 21.16 所示的剂量分布[77]。

术中放射治疗固定策略

在术中放射治疗(IORT)中,单次高剂量分割剂量在手术切除后立即直接照射到肿瘤床。剂量输送发生在手术室中,同时患者仍然在麻醉下。有越来越多的证据表明,该方法在低风险乳腺癌患者可以实现与传统全乳房放射治疗一样的部分乳房照射的局部控制率[72]。在部分乳房照射中使用较小体积的照射体积可允许给予治疗疗程缩短。在较短时间内递送治疗剂量的潜力可以增加患者的方便性,并且扩大对具有运输限制的患者治疗的可及性。术中放疗提供高的局部化剂量,非常适合部分乳腺照射患者,因此 IORT 的大多数临床经验是在低风险乳腺癌治疗中获得的。因为较少的正常组织被照射,IOR 毒性较低,且增加了患者的方便性,因为在手术过程中可以给予治疗剂量[78]。IORT 可被用于单独治疗[79,80]和作为前期诱导放疗与全乳腺照射联合治疗[81]。Reitsamer 等[78]对 IORT 的理论和方法进行了很好地概述。

IORT 可采用电子线和低千伏级光子线。TARGIT 试验中使用 50kVp X 线,在切除肿瘤后直接放置在肿瘤残腔中[79]。以在源和目标组织之间提供分离,X 射线源放置在球形施照器中。一种替代的照射方法使用移动加速器将剂量递送到靶区。目前市售的为 IORT 设计的加速器能够产生能量高达 12MeV 的电子线,在组织中治疗范围可达 3cm。当采用基于加速器 IORT 时,必须将准直器放置在目标组织上,然后与电子束对准。

Mobetron(IntraOp Medical Corporation,加利福尼亚州,森尼韦尔)移动加速器系统具有稳定照射不同形状靶区的有趣方法,如图 21.17 所示。在切除肿瘤之后,外科医师将待照射的肿瘤残腔周围的组织缝合在一起。将金属屏蔽物放置在靶组织的下游以保护胸壁和下面的肺组织。选择合适直径的桶状准直器并由医师直接放置在目标组织上。加速器被移动到适当位置以连接到准直器。对于大多数移动加速器系统,加速器必须刚性地连接到准直器,称为“硬对接”的过程,需要非常小心和一定技巧以正确对准加速器,同时维持医师的准直器定位。在这种情况下,最终结果是准直器附接到直线加速器本身。对于 Mobetron 系统,通过夹紧到手术台上的刚性臂,医师放置准直器并固定。Mobetron 的独特功能是“软对接”系统,其中内部激光引导系统使用准直器顶部的镜子来精确对准射束;直线加速器从不实际接触准直器。

固定方式的评估

作为放射治疗的一部分,固定患者的放射治疗策略已经在 100 多年前引入并得到发展。在本章中,我们介绍了几十年来一直使用的一系列简单设备,新的设计和材料使其使用更舒适、方便、卫生。我们还提供了高度专业的系统,可用于最复杂的放射治疗模式,解决图像引导和高剂量的高度适形治疗的特定问题,如立体定向放射治疗、近距离放射治疗和术中治疗。当前,放射治疗固定的共同主题已经成为使患者与根据模拟和实际治疗期间定位目标一致的有效且安全的方法,以及图像引导方法在治疗之前验证患者定位的能力。图像引导放射治疗(IGRT)和固定方法是相互关联的,IGRT 可能在将来各种类型的治疗中发挥越来越大的作用。因此,不会令人惊讶的是,商业放射治疗工业将继续专注于提供在 CT 和 MRI 中兼容的安全和有效的固定。

此外,患者和实照器固定的重要性已经开始转移到近距离放射治疗,特别是与 IGRT 类似的图像引导近距离放射治疗的发展,使其具有放置实照器、进行模拟和治疗患者的功能,而患者或施照器的运动达到最小。用于外照射的固定装置的发展,例如 CT 和 MR 兼容性,正在近距离放射治疗中得到进一步的应用。集成的近距离治疗套件(其可以组合成像和治疗模式)正变得越来越常见。

总之,有效的放射治疗取决于肿瘤的适当定位和患者的适当固定。随着放射治疗的发展,患者的固定策略也随之发展。图像引导的放射治疗,包括低分割的立体定向放射治疗,以及图像引导的近距离放射治疗,需要患者舒适地固定,以确保射线被适当地递送到肿瘤。这是特别重要的,因为随着分割剂量增加,如果肿瘤周围的正常组织由于较差的定位和固定而接受过量照射,可能导致严重的并发症。

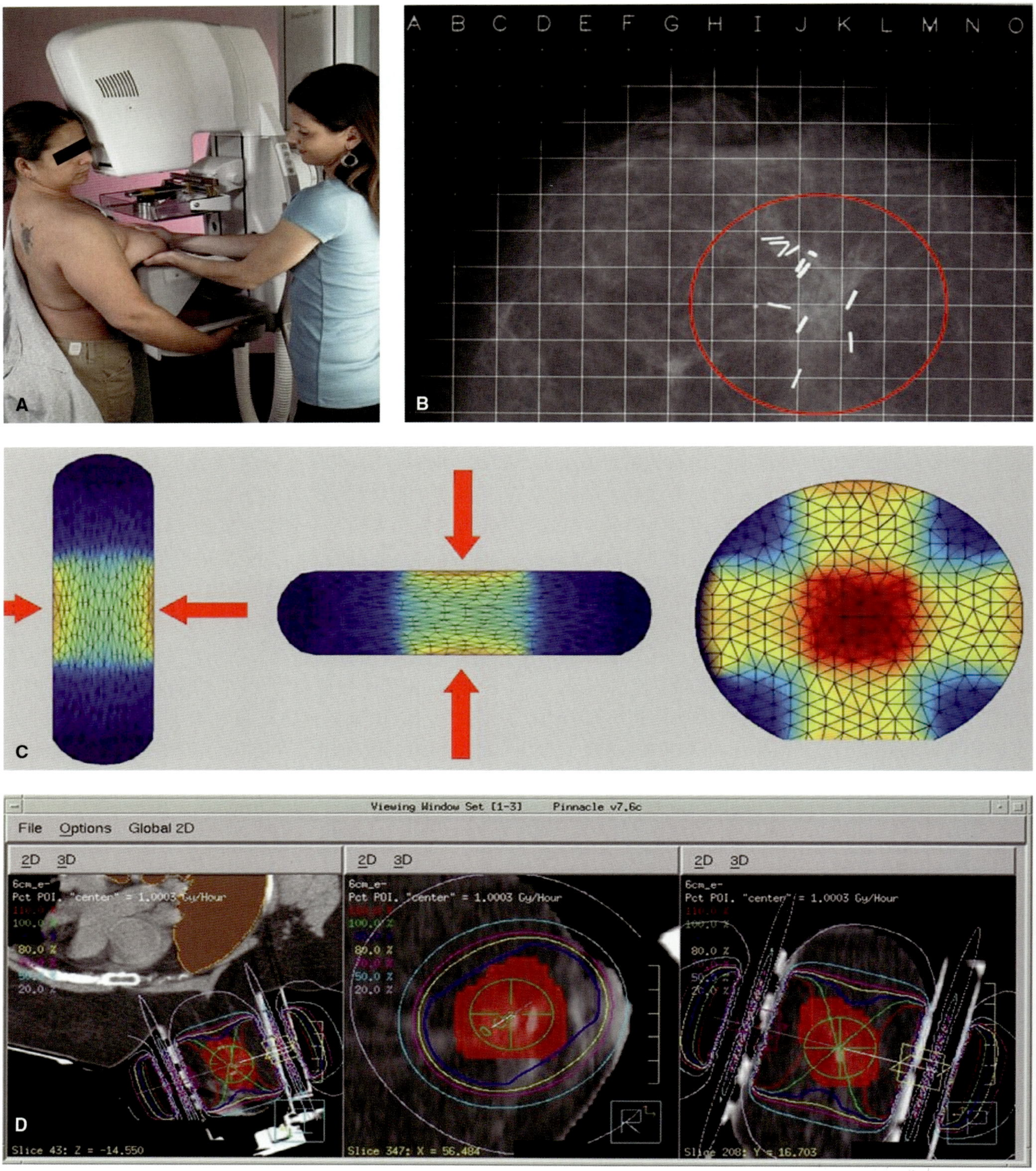

图 21.16 AccuBoost无创图像引导乳房近距离放射治疗。温和压缩固定乳房(A),并获得用于肿瘤床靶区和适当选择的千伏图像(B)。(C)图示乳房压缩和沿两个正交轴以平行相对方式顺序治疗。(D)使用平行相对的施用器沿压缩轴线覆盖肿瘤床的三维剂量分布。(Reproduced from Hepel J, Wazer DE. A comparison of brachytherapy techniques for partial breast irradiation. *Brachytherapy*. Philadelphia: Elsevier, 2011; courtesy of Elsevier, copyright 2011.)

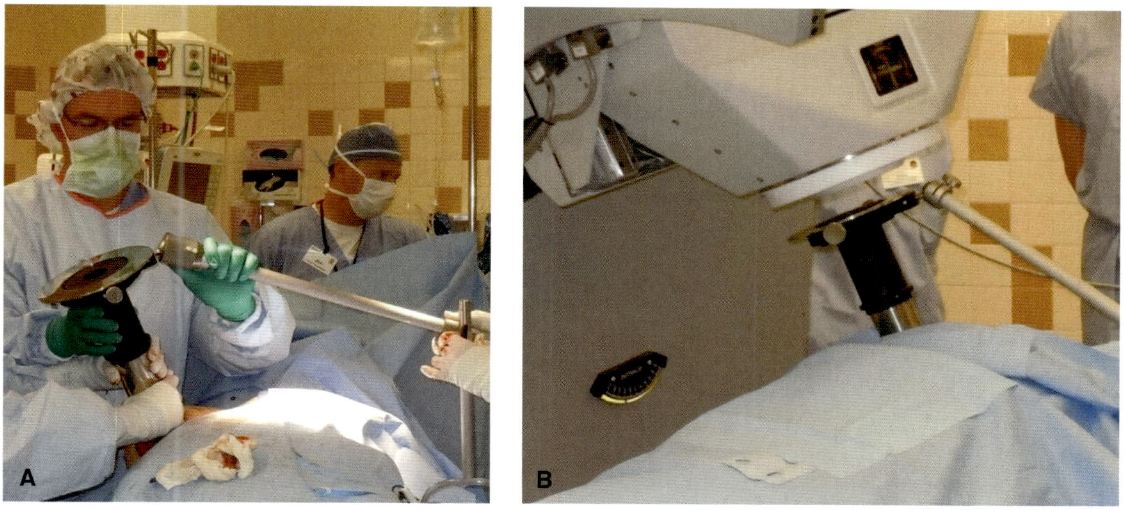

图 21.17 (A)对于使用 Mobetron 系统的术中放射治疗,在乳房肿瘤切除术之后,医生将锥形准直器直接放置在目标组织上。准直器通过刚性臂紧固到手术台上。(B)然后将加速器定位在锥体上方,并使用激光引导,使用准直器上的反射镜自动对准。

(赵汉玺 译 邢力刚 校)

参考文献

1. Haus AG, Marks JE. Detection and evaluation of localization errors in patient radiation therapy. *Invest Radiol* 1973;8(6):384–391.
2. Dunscombe PB, et al. The investigation and rectification of field placement errors in the delivery of complex head and neck fields. *Int J Radiat Oncol Biol Phys* 1993;26(1):155–161.
3. Bentel GC, et al. Comparison of two head and neck immobilization systems. *Int J Radiat Oncol Biol Phys* 1997;38(4):867–873.
4. Engelsman M, et al. Intra- and interfractional patient motion for a variety of immobilization devices. *Med Phys* 2005;32(11):3468–3474.
5. Gilbeau L, et al. Comparison of setup accuracy of three different thermoplastic masks for the treatment of brain and head and neck tumors. *Radiother Oncol* 2001;58(2):155–162.
6. Hurkmans CW, et al. Set-up verification using portal imaging; review of current clinical practice. *Radiother Oncol* 2001;58(2):105–120.
7. Velec M, et al. Cone-beam CT assessment of interfraction and intrafraction setup error of two head-and-neck cancer thermoplastic masks. *Int J Radiat Oncol Biol Phys* 2010;76(3):949–955.
8. Verhey LJ, et al. Precise positioning of patients for radiation therapy. *Int J Radiat Oncol Biol Phys* 1982;8(2):289–294.
9. Tsai JS, et al. A non-invasive immobilization system and related quality assurance for dynamic intensity modulated radiation therapy of intracranial and head and neck disease. *Int J Radiat Oncol Biol Phys* 1999;43(2):455–467.
10. Olch AJ, Lavey RS. Reproducibility and treatment planning advantages of a carbon fiber relocatable head fixation system. *Radiother Oncol* 2002;65(3):165–168.
11. Sweeney R, et al. Repositioning accuracy: comparison of a noninvasive head holder with thermoplastic mask for fractionated radiotherapy and a case report. *Int J Radiat Oncol Biol Phys* 1998;41(2):475–483.
12. Bentel GC, et al. Comparison of two repositioning devices used during radiation therapy for Hodgkin's disease. *Int J Radiat Oncol Biol Phys* 1997;38(4):791–795.
13. Bentel GC, et al. The effectiveness of immobilization during prostate irradiation. *Int J Radiat Oncol Biol Phys* 1995;31(1):143–148.
14. Bentel GC, Marks LB, Krishnamurthy R. Impact of cradle immobilization on setup reproducibility during external beam radiation therapy for lung cancer. *Int J Radiat Oncol Biol Phys* 1997;38(3):527–531.
15. Carter DL, Marks LB, Bentel GC. Impact of setup variability on incidental lung irradiation during tangential breast treatment. *Int J Radiat Oncol Biol Phys* 1997;38(1):109–115.
16. Song PY, et al. A comparison of four patient immobilization devices in the treatment of prostate cancer patients with three dimensional conformal radiotherapy. *Int J Radiat Oncol Biol Phys* 1996;34(1):213–219.
17. Das IJ, et al. Efficacy of a belly board device with CT-simulation in reducing small bowel volume within pelvic irradiation fields. *Int J Radiat Oncol Biol Phys* 1997;39(1):67–76.
18. Kim JY, et al. Intensity-modulated radiotherapy with a belly board for rectal cancer. *Int J Colorectal Dis* 2007;22(4):373–379.
19. Martin J, et al. Treatment with a belly-board device significantly reduces the volume of small bowel irradiated and results in low acute toxicity in adjuvant radiotherapy for gynecologic cancer: results of a prospective study. *Radiother Oncol* 2005;74(3):267–274.
20. Olofsen-van Acht M, et al. Reduction of irradiated small bowel volume and accurate patient positioning by use of a bellyboard device in pelvic radiotherapy of gynecological cancer patients. *Radiother Oncol* 2001;59(1):87–93.
21. Stegman LD, et al. Long-term clinical outcomes of whole-breast irradiation delivered in the prone position. *Int J Radiat Oncol Biol Phys* 2007;68(1):73–81.
22. Moody AM, et al. The influence of breast size on late radiation effects and association with radiotherapy dose inhomogeneity. *Radiother Oncol* 1994;33(2):106–112.
23. Taylor ME, et al. Factors influencing cosmetic results after conservation therapy for breast cancer. *Int J Radiat Oncol Biol Phys* 1995;31(4):753–764.
24. Algan O, et al. Use of the prone position in radiation treatment for women with early stage breast cancer. *Int J Radiat Oncol Biol Phys* 1998;40(5):1137–1140.
25. Merchant TE, McCormick B. Prone position breast irradiation. *Int J Radiat Oncol Biol Phys* 1994;30(1):197–203.
26. Griem KL, et al. Three-dimensional photon dosimetry: a comparison of treatment of the intact breast in the supine and prone position. *Int J Radiat Oncol Biol Phys* 2003;57(3):891–899.
27. Hadley SW, Kelly R, Lam K. Effects of immobilization mask material on surface dose. *J Appl Clin Med Phys* 2005;6(1):1–7.
28. Mellenberg DE. Dose behind various immobilization and beam-modifying devices. *Int J Radiat Oncol Biol Phys* 1995;32(4):1193–1197.
29. Weltens C, et al. Comparison of plastic and Orfit masks for patient head fixation during radiotherapy: precision and costs. *Int J Radiat Oncol Biol Phys* 1995;33(2):499–507.
30. Purdie TG, et al. Cone-beam computed tomography for on-line image guidance of lung stereotactic radiotherapy: localization, verification, and intrafraction tumor position. *Int J Radiat Oncol Biol Phys* 2007;68(1):243–252.
31. Li W, et al. Effect of immobilization and performance status on intrafraction motion for stereotactic lung radiotherapy: analysis of 133 patients. *Int J Radiat Oncol Biol Phys* 2011;81(5):1568–1575.
32. Heck B, et al. Accuracy and stability of positioning in radiosurgery: long-term results of the Gamma Knife system. *Med Phys* 2007;34(4):1487–1495.
33. Hong LX, et al. Clinical experiences with onboard imager KV images for linear accelerator-based stereotactic radiosurgery and radiotherapy setup. *Int J Radiat Oncol Biol Phys* 2009;73(2):556–561.
34. Ramakrishna N, et al. A clinical comparison of patient setup and intra-fraction motion using frame-based radiosurgery versus a frameless image-guided radiosurgery system for intracranial lesions. *Radiother Oncol* 2010;95(1):109–115.
35. Salter BJ, et al. The TALON removable head frame system for stereotactic radiosurgery/radiotherapy: measurement of the repositioning accuracy. *Int J Radiat Oncol Biol Phys* 2001;51(2):555–562.
36. Kalapurakal JA, et al. Repositioning accuracy with the Laitinen frame for fractionated stereotactic radiation therapy in adult and pediatric brain tumors: preliminary report. *Radiology* 2001;218(1):157–161.
37. Ali I, et al. Evaluation of the setup accuracy of a stereotactic radiotherapy head immobilization mask system using kV on-board imaging. *J Appl Clin Med Phys* 2010;11(3):3192.
38. Bednarz G, et al. Report on a randomized trial comparing two forms of immobilization of the head for fractionated stereotactic radiotherapy. *Med Phys* 2009;36(1):12–17.
39. Masi L, et al. Cone beam CT image guidance for intracranial stereotactic treatments: comparison with a frame guided set-up. *Int J Radiat Oncol Biol Phys* 2008;71(3):926–933.
40. Das S, et al. Accuracy of relocation, evaluation of geometric uncertainties and clinical target volume (CTV) to planning target volume (PTV) margin in fractionated stereotactic radiotherapy for intracranial tumors using relocatable Gill-Thomas-Cosman (GTC) frame. *J Appl Clin Med Phys* 2010;12(2):3260.
41. Burton KE, et al. Accuracy of a relocatable stereotactic radiotherapy head frame evaluated by use of a depth helmet. *Clin Oncol (R Coll Radiol)* 2002;14(1):31–39.
42. Kumar S, et al. Treatment accuracy of fractionated stereotactic radiotherapy. *Radiother Oncol* 2005;74(1):53–59.
43. Ruschin M, et al. Performance of a novel repositioning head frame for gamma knife perfexion and image-guided linac-based intracranial stereotactic radiother-

apy. *Int J Radiat Oncol Biol Phys* 2010;78(1):306–313.
44. Sayer FT, et al. Initial experience with the eXtend System: a relocatable frame system for multiple-session gamma knife radiosurgery. *World Neurosurg* 2011;75(5-6):665–672.
45. Tryggestad E, et al. Inter- and intrafraction patient positioning uncertainties for intracranial radiotherapy: a study of four frameless, thermoplastic mask-based immobilization strategies using daily cone-beam CT. *Int J Radiat Oncol Biol Phys* 2011;80(1):281–290.
46. Bova FJ, et al. The University of Florida frameless high-precision stereotactic radiotherapy system. *Int J Radiat Oncol Biol Phys* 1997;38(4):875–882.
47. Peng LC, et al. Quality assessment of frameless fractionated stereotactic radiotherapy using cone beam computed tomography. *Int J Radiat Oncol Biol Phys* 2010;78(5):1586–1593.
48. Hamilton AJ, et al. Preliminary clinical experience with linear accelerator-based spinal stereotactic radiosurgery. *Neurosurgery* 1995;36(2):311–319.
49. Benedict SH, et al. Stereotactic body radiation therapy: the report of AAPM Task Group 101. *Med Phys* 2010;37(8):4078–4101.
50. Fuss M, et al. Repositioning accuracy of a commercially available double-vacuum whole body immobilization system for stereotactic body radiation therapy. *Technol Cancer Res Treat* 2004;3(1):59–67.
51. Shah C, et al. Intrafraction variation of mean tumor position during image-guided hypofractionated stereotactic body radiotherapy for lung cancer. *Int J Radiat Oncol Biol Phys* 2012;82(5)1636–1641.
52. Han K, et al. A comparison of two immobilization systems for stereotactic body radiation therapy of lung tumors. *Radiother Oncol* 2010;95(1):103–108.
53. Gutierrez AN, et al. Clinical evaluation of an immbolization system for stereotactic body radiotherapy using helical tomotherapy. *Med Dosim* 2011;36(2):126–129.
54. Murray B, Forster K, Timmerman R. Frame-based immobilization and targeting for stereotactic body radiation therapy. *Med Dosim* 2007;32(2):86–91.
55. Keall PJ, et al. The management of respiratory motion in radiation oncology report of AAPM Task Group 76. *Med Phys* 2006;33(10):3874–3900.
56. Seppenwoolde Y, et al. Precise and real-time measurement of 3D tumor motion in lung due to breathing and heartbeat, measured during radiotherapy. *Int J Radiat Oncol Biol Phys* 2002;53(4):822–834.
57. Baba F, et al. Stereotactic body radiotherapy for stage I lung cancer and small lung metastasis: evaluation of an immobilization system for suppression of respiratory tumor movement and preliminary results. *Radiat Oncol* 2009;4:15.
58. Case RB, et al. Inter- and intrafraction variability in liver position in non-breath-hold stereotactic body radiotherapy. *Int J Radiat Oncol Biol Phys* 2009;75(1):302–308.
59. Eccles CL, et al. Interfraction liver shape variability and impact on GTV position during liver stereotactic radiotherapy using abdominal compression. *Int J Radiat Oncol Biol Phys* 2011;80(3):938–946.
60. Kitamura K, et al. Tumor location, cirrhosis, and surgical history contribute to tumor movement in the liver, as measured during stereotactic irradiation using a real-time tumor-tracking radiotherapy system. *Int J Radiat Oncol Biol Phys* 2003;56(1):221–228.
61. Heinzerling JH, et al. Four-dimensional computed tomography scan analysis of tumor and organ motion at varying levels of abdominal compression during stereotactic treatment of lung and liver. *Int J Radiat Oncol Biol Phys* 2008;70(5):1571–1578.
62. Negoro Y, et al. The effectiveness of an immobilization device in conformal radiotherapy for lung tumor: reduction of respiratory tumor movement and evaluation of the daily setup accuracy. *Int J Radiat Oncol Biol Phys* 2001;50(4):889–898.
63. Wunderink W, et al. Reduction of respiratory liver tumor motion by abdominal compression in stereotactic body frame, analyzed by tracking fiducial markers implanted in liver. *Int J Radiat Oncol Biol Phys* 2008;71(3):907–915.
64. Kanikowski M, et al. Permanent implants in the treatment of prostate cancer. *Rep Pract Oncol Radiother* 2008;13(3):150–167.
65. Stone NN, et al. Prostate gland motion and deformation caused by needle placement during brachytherapy. *Brachytherapy* 2002;1(3):154–160.
66. Nag S, et al. Proposed guidelines for image-based intracavitary brachytherapy for cervical carcinoma: report from Image-Guided Brachytherapy Working Group. *Int J Radiat Oncol Biol Phys* 2004;60(4):1160–1172.
67. Pham HT, et al. Changes in high-dose-rate tandem and ovoid applicator positions during treatment in an unfixed brachytherapy system. *Radiology* 1998;206(2):525–531.
68. Yaparpalvi R, et al. Skirt vs. stand applicator immobilization system in vaginal cylinder HDR brachytherapy. *Brachytherapy* 2008;7(2):152.
69. Hoskin PJ, Bownes P, Summers A. The influence of applicator angle on dosimetry in vaginal vault brachytherapy. *Br J Radiol* 2002;75(891):234–237.
70. Datta NR, et al. Variations of intracavitary applicator geometry during multiple HDR brachytherapy insertions in carcinoma cervix and its influence on reporting as per ICRU report 38. *Radiother Oncol* 2001;60(1):15–24.
71. Nag S. Zephyr—a novel "airchusion" patient transportation system for transferring brachytherapy patients for imaging and treatment while minimizing risk of applicator displacement. *Brachytherapy* 2011;10:S97–S98.
72. Arthur DW, Vicini FA. Accelerated partial breast irradiation as a part of breast conservation therapy. *J Clin Oncol* 2005;23(8):1726–1735.
73. Arthur DW, et al. Accelerated partial breast irradiation: an updated report from the American Brachytherapy Society. *Brachytherapy* 2003;2(2):124–130.
74. Baglan KL, et al. The use of high-dose-rate brachytherapy alone after lumpectomy in patients with early-stage breast cancer treated with breast-conserving therapy. *Int J Radiat Oncol Biol Phys* 2001;50(4):1003–1011.
75. Major T, et al. Dosimetric experience with accelerated partial breast irradiation using image-guided interstitial brachytherapy. *Radiother Oncol* 2009;90(1):48–55.
76. Sioshansi S, et al. Dose modeling of noninvasive image-guided breast brachytherapy in comparison to electron beam boost and three-dimensional conformal accelerated partial breast irradiation. *Int J Radiat Oncol Biol Phys* 2011;80(2):410–416.
77. Hepel J, Wazer DE. A comparison of brachytherapy techniques for partial breast irradiation. *Brachytherapy* 2012;11(2)163–175.
78. Reitsamer R, et al. Concepts and techniques of intraoperative radiotherapy (IORT) for breast cancer. *Breast Cancer* 2008;15(1):40–46.
79. Vaidya JS, et al. The novel technique of delivering targeted intraoperative radiotherapy (Targit) for early breast cancer. *Eur J Surg Oncol* 2002;28(4):447–454.
80. Veronesi U, et al. Full-dose intraoperative radiotherapy with electrons during breast-conserving surgery: experience with 590 cases. *Ann Surg* 2005;242(1):101–106.
81. Reitsamer R, et al. The Salzburg concept of intraoperative radiotherapy for breast cancer: results and considerations. *Int J Cancer* 2006;118(11):2882–2887.

第 22 章 近距离放射治疗物理学和生物学

Jeffrey F. Williamson, X. Allen Li, David J. Brenner

近距离治疗英文为 Brachytherapy (BT),其中 Brachy 一词来自希腊语,意为近距离。BT 通过将密闭放射源靠近或接触靶组织进行治疗。因为吸收剂量随着与放射源距离的增加而迅速跌落,所以局部靶区就可以在短时间内获得较高的剂量。本章将讨论常用放射性核素及放射源的性能及应用,指导临床近距离治疗的生物学基本原理、剂量评估方法和源强度的规定,以及针对组织间插植和腔内治疗置入的设计和处方剂量的详述。

基本术语

置入技术可以根据针对靶区的外科手段(组织间插植、腔内照射、管内照射、表面施源器技术)、控制实施剂量的手段(暂时性或永久性置入),源的装载技术(预装、手动后装、遥控后装)以及剂量率(低剂量率、中剂量率和高剂量率)进行分类。

腔内置入指放置施源器(引导、传输放射源)到体腔内来接近靶组织。腔内置入近距离治疗是局部妇科肿瘤应用最广泛的治疗方式。所有的腔内置入都是临时性的,它们在患者体内停留特定的时间以达到处方剂量。此外,临时置入期间,患者应适当控制,如果没有隔离防护,置入体就会对周围区域的辐射安全构成很大威胁。

组织间插植是采用外科方法将小的放射源直接置入到靶区内。永久性组织间置入需要放射源长期驻留,是不可移动的,源强的初始值是选定的,所以只有当置入的放射性物质衰变到了可以忽略的水平时,才能够达到处方剂量。

表面施源器技术(或者称 plesiocurie 疗法)由包括一排放射源的施源器构成,这样的设计可以在皮肤或者黏膜表面形成一致的剂量分布并立即贴近靶组织。

腔内近距离放射治疗指将单一线源插入到人体腔内,用来治疗管腔表面及其邻近的组织病变。

直至 20 世纪 60 年代初,放射源(插植治疗用针源,或腔内治疗用预载施源器)都是直接置入到患者体内。随着后装技术的出现,近距离治疗师及手术室工作人员所受到的辐射量都极大减少[1,2]。手动后装包括置入无放射性的管或腔内施源器到患者体内,跟随患者回到病房内,用长镊子或其他手执工具熟练地将放射源置入到施源器内。使用遥控后装系统可以很大程度上减少或消除执行源装载人员以及近距离治疗患者护理人员的辐射暴露。该装置一般由气动驱动或马达驱动的传输系统构成,用来实现在每个治疗施源器与屏蔽安全罐之间传输放射性材料。

根据国际辐射与测量委员会[3](ICRU)第 38 号报告,低剂量率(LDR)置入物所提供的剂量率为 40~200cGy/h(0.4~2Gy/h),需要的治疗时间为 24~144 小时,在此期间患者要在治疗室内。相反,高剂量率(HDR)近距离治疗使用的剂量率>0.2Gy/min(12Gy/h)。实际上,现代 HDR 遥控后装机在距离垂直于源的传输方向上 1m 处可提供 0.12Gy/s(430Gy/h)的即时剂量率,所以治疗时间仅需要几分钟。这样的治疗一定要在重防护室内用遥控后装设备实施,但是允许多次分割的近距离治疗可以应用于门诊患者。中剂量率的实施,变化范围在 2~12Gy/h 内很少用。虽然没有被 ICRU 第 38 号报告认证,但是变化范围在 0.01 ~ 0.3Gy/h 之间的极低剂量率(ULDR)也是非常重要的,这个剂量率变化范围常被用于 ^{125}I 和 ^{103}Pd 粒子源的永久性置入。

近距离放射治疗放射源以及放射性核素的特性

任何临床用放射性核素取决于其物理性质，如半衰期、单位放射性辐射活度、特定活度(Ci/g)和光子能量。另外，生产放射性核素的方法及其理化结构将对其成本效益、安全性和毒性产生重大的影响。详细的近距离放射治疗用放射性核素的性能见表22.1。

近距离放射治疗源的光谱和剂量学特性

近距离放射治疗所实施的剂量取决于单一源强、源的排列方式、置入时间以及置入源的剂量学特性。剂量学特性通过指定源相关的每单位强度的剂量率分配来说明，通常从直角坐标系“距离–边沿”表[4]来说明或者通过本章后续将要讨论的工作组43号协议书[5]来说明。单一源剂量分布对治疗计划至关重要，因为商用计算机计划系统使用迭加原理，通过置入源的空间坐标来估算剂量分布。源的叠加算法基于每个源的贡献，针对每一个感兴趣点给出相匹配的和单一源剂量率阵列。将这些贡献总结起来估算每点所受到的总剂量率。通常，总剂量率通过二维网格点来计算，并描绘成等剂量率曲线。

对于常规放射治疗，治疗相关的距离变化范围为3~20mm，只有能量超过15keV的光子(γ射线或特征X线)才对疗效有贡献。一般情况下，对于光子释放为主的源，有4个因素影响单一放射源剂量分布：①距离(距离平方反比定律)；②来自源芯和包壳的吸收及

表22.1 近距离治疗放射性核素的物理特性和使用

元素	核素	能量(MeV)	半衰期	半值层(mm)	曝光速率常数$^a\Gamma_\delta$	源种类	临床应用
具有历史意义已不再使用的密封源							
镭	^{226}Ra	0.83(平均)	1626年	16	8.25^b 7.71^c	管状和针状	LDR腔内和组织间插植
氡	^{222}Rn	0.83(平均)	3.83天	16	8.25^b	密封在金管内的气体	永久性置入组织间插植 临时性置入模具
目前使用的密闭源							
铯	^{137}Cs	0.662	30年	6.5	3.26	管状和针状	LDR腔内和组织间
铯	^{131}Cs	0.030	9.69天	0.030	0.64	粒子源	LDR永久性置入
铱	^{192}Ir	0.397(平均)	73.8天	6	4.69	尼龙带上的粒子源； 金属丝； 封装在钢缆上的源	LDR临时置入组织间插植 血管内近距离治疗 心脏病HDR组织间插植 血管内近距离治疗
钴	^{60}Co	1.25	5.26年	11	13.07	封装类	HDR腔内治疗
碘	^{125}I	0.028	59.6天	0.025	1.45	粒子源	永久性置入组织间插植
钯	^{103}Pd	0.020	17天	0.013	1.48	粒子源	永久性置入组织间插植
金	^{198}Au	0.412	2.7天	6	2.35	粒子源	永久性置入组织间插植
锶/铱	^{90}Sr-^{90}Y	2.24 β_{max}	28.9年	—	—	带状 粒子源	浅表性眼病治疗 血管内近距离治疗
密闭源进展							
镅	^{241}Am	0.060	432年	0.12	0.12	导管	LDR腔内放疗
镱	^{169}Yb	0.093	32天	0.48	1.80	粒子源	HDR组织间插植治疗
锎	^{252}Cf	2.4(平均)中子	2.65年	—	—	导管	高LET LDR腔内放疗
钐	^{145}Sm	0.043	340天	0.060	0.885	粒子源	LDR临时性组织间插植治疗

HDR，高剂量率；HVL，半值层；LDR，低剂量率；LET，线性能量传递。

[a] 无滤过的单位 R·cm²/(mCi·h)。

[b] 0.5 mm铂滤过；单位 R·cm²/(mg·h)。

[c] 1.0mm铂滤过；单位 R·cm²/(mg·h)。

散射；③光子的衰减；④周围环境的散射(图 22.1)。外壳可以防止放射性物质从源中外泄，也可以吸收非穿透性辐射(β 射线、α 射线以及低能光子)，还可以形成高的表面剂量而不影响疗效。

图 22.1 所示放射源源芯的每一个像素点可以假设为一个各向同性点源(图 22.2)。因为各个方向释放出的光子都是沿直线传播的，任意点的光子强度或注量 $\varphi(r)$ 都与距离 r 成反比，假设忽略散射及衰减。

$$\varphi(r)=\frac{\lambda\text{ 射光子数量}}{\text{单位面积辐照}}=\frac{\text{发出光子数量}}{4\pi r^2}\propto \text{剂量}(r)\propto \text{暴露}(r) \qquad (1)$$

由于此几何效应，在 r_1 和 r_2 处的绝对剂量 $D(r_1)$ 和 $D(r_2)$(图 22.2)是相关的：

$$\frac{D(r_1)}{D(r_2)}=\frac{\varphi(r_1)}{\varphi(r_2)}=\left(\frac{r_2}{r_1}\right)^2 \qquad (2)$$

如果假设忽略周围环境对光子的衰减和散射，那么这一基本法则适用于如图 22.1 所示的源活性放射源源芯的每一个点。然而，等式(2)将不能准确地描述分布在整个源芯的所有点源的累加所产生的“共同的”剂量跌落，除非 r_1 和 r_2 比活性源的尺寸要大。在

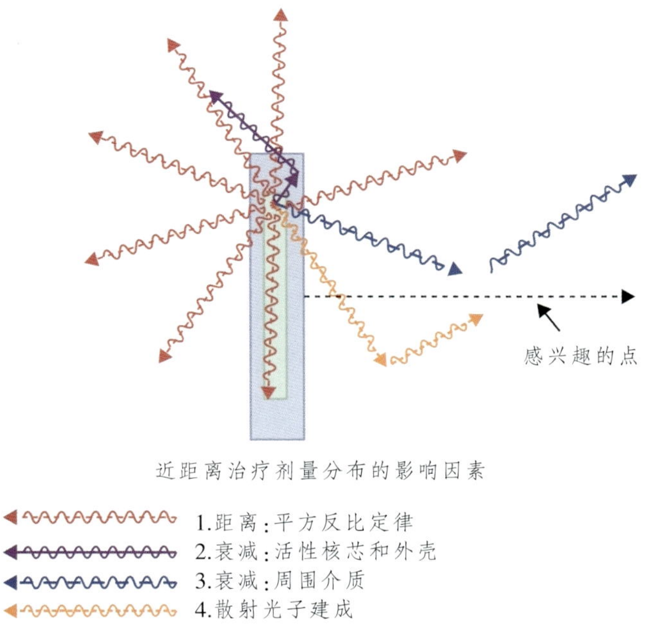

图 22.1　典型圆筒形近距离放射治疗放射源，由活性源芯(柱状均匀放射性物质)和外壳(对于现代源来讲，通常为不锈钢材料或是钛金属)。影响相对剂量分布的 4 个首要因素包括：①距离；②源结构导致光子的衰减和散射；③周围介质的衰减作用，初级光子的衰减；④周围介质中散射光子的集聚。

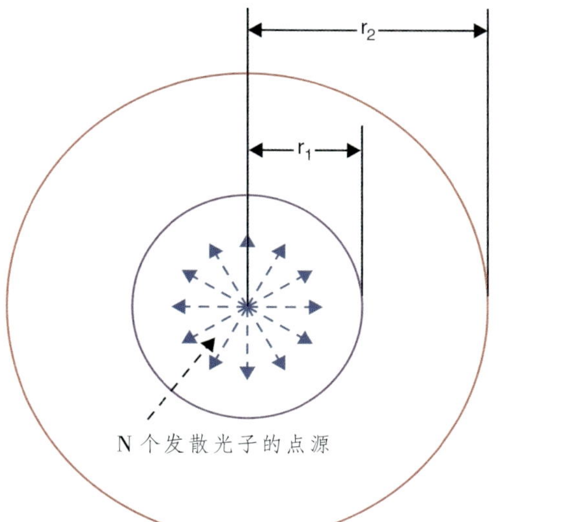

图 22.2　各向同性点源。用以说明距离平方反比定律的原理，源被一层真空所包围并且置于两个同心球的圆心，至两个球面的半径分别为 r_1 和 r_2。按照定义，各向同性的点源没有伸展并且释放的光子以相等的概率向各个方向以直线播散。

影响剂量分布的 4 个因素中(图 22.1)，距离平方反比定律是目前为止最重要的。对于理论上的各向同性的点源来讲，在 0.5~5cm 的距离范围内，剂量将以因子 100 来衰减。以上这个范围内其余因素的影响不会超过因子 2 或 3。因此，大多数插植的临床特点(例如，靶组织内混乱的剂量分布以及置入体积外围剂量的迅速跌落)，对于置入物内每个类似于点放射性物质可以通过距离平方反比定律解释。与靶区和剂量限制组织相关的间接源的放置与间隔的控制在分次近距离治疗中是最具挑战性的问题。

虽然距离平方反比定律可以用来指导剂量的分布，但是周围环境以及源的构造都会影响剂量的分布(图 22.1)。源芯及包壳通过对初级光子的吸收及散射减少感兴趣点的剂量。对靠近源长轴(源的圆柱轴或旋转轴)的点贡献剂量的初级光子一定要沿着包壳或源芯材料经过长的路径，这样才能比向源横轴(与纵向源轴成水平垂直，将活性核芯一分为二)上等距离点贡献剂量的光子受到更多的衰减。从源的中心到一个固定的距离处，沿长轴方向上的剂量通常要比横轴方向的剂量要小。这一现象称为斜滤过，而且是剂量分布各向异性的主要原因(剂量的变化，在每个相对于源中心的固定的距离类似于极角现象)，也是近距离放射治疗用源的特性。因为近距离治疗放射源是圆柱状对称的，剂量将形成赤道状各向同性的分布(恒定剂量对于每个固定的极角和距离，可以作为极角的函数)。

源周围的组织等效环境通过两个重要并且相互竞争的方式影响剂量的分布(图 22.1 中因素 3 和 4)。在每个感兴趣点,中间介质通过减弱初级光子来减少剂量的分布。同时光子从源向各个方向发射,并且与介质通过光电效应和康普顿散射相互作用。因此,每个组织体积单元向各个方向发出散射光子,为感兴趣点提供了剂量。这个现象实际上就是散射光子建成,提高了总剂量。周围介质总的影响是这两个竞争过程结合的结果:光子衰减和散射光子建成。同外照射治疗相比,散射体积限制成窄锥状,散射光子在>2cm 处决定近距离治疗的剂量分布。光子衰减是近距离治疗源的剂量测量以及算法发展的主要因素。

图 22.3 显示,只要平均光子能量>200keV,相对剂量与源的距离比几乎与其光子能量无关。在这一能量范围内,1~5cm 距离范围内的剂量经距离平方反比修正后误差<5%。所有的"镭替代"性同位素,包括 ^{137}Cs、^{192}Ir 和 ^{198}Au,都在这一能量范围内。这些使近距离治疗的剂量学简化的做法是初级光子衰减和散射光子建成达到平衡的结果。仅对于低能放射源(如 ^{103}Pd 和 ^{125}I)深度-剂量曲线才违背距离平方反比定律。因为光子的吸收比康普顿散射占优势,能量在 40keV 以下,散射建成不能补偿由于衰减所损失的剂量。

对于镭替代性核素如图 22.4A 和 B 所示,绝对剂量率[脂肪:cGy/h,或水:mgRaEq,或单位空气比释动能(S_K)],即相对剂量分布,几乎不依赖于能量以及周围介质的成分。康普顿散射中,光子吸收占主要作用并且散射能在 100keV 以上,这主要取决于介质的电子密度(电子数/克),其对于所有的生物构成都近乎于常数。在镭替代物能量范围以下的,绝对和相对剂量分布很大程度上取决于能量以及周围介质成分(原子序数)。与水(Z_{eff}=7.5)中的测量及计算相比,在脂肪组织(Z_{eff}=6)内置入 ^{125}I 粒子源将在 1cm 处得到期望值一半的吸收剂量。这是因为单位物质从光电效应中吸收的能量与介质原子序数的立方(Z_{eff}^3)成正比。尽管组织成分异质性对低能量粒子 BT 剂量施照有显著影响,但目前的治疗计划和剂量测量均假设患者是由均匀的水介质构成的。

图 22.4B 说明距离平方反比定律实际上低估了 5cm 处的相对剂量,在 60~100keV 的能量范围内大约差因素 2。这一狭窄范围叫做中间低能范围,光电效应可以忽略,然而康普顿散射将大部分光子碰撞能量传递至杂散光子而不是康普顿电子。由于能量吸收与光子散射间的不平衡,杂散光子对损失剂量的建成过偿,从而导致 4~6cm 以外的初级光子减少。

在 100keV 阈值以上,与外照射治疗相比,光子能谱对于近距离治疗剂量率分布的优化就明显不重要

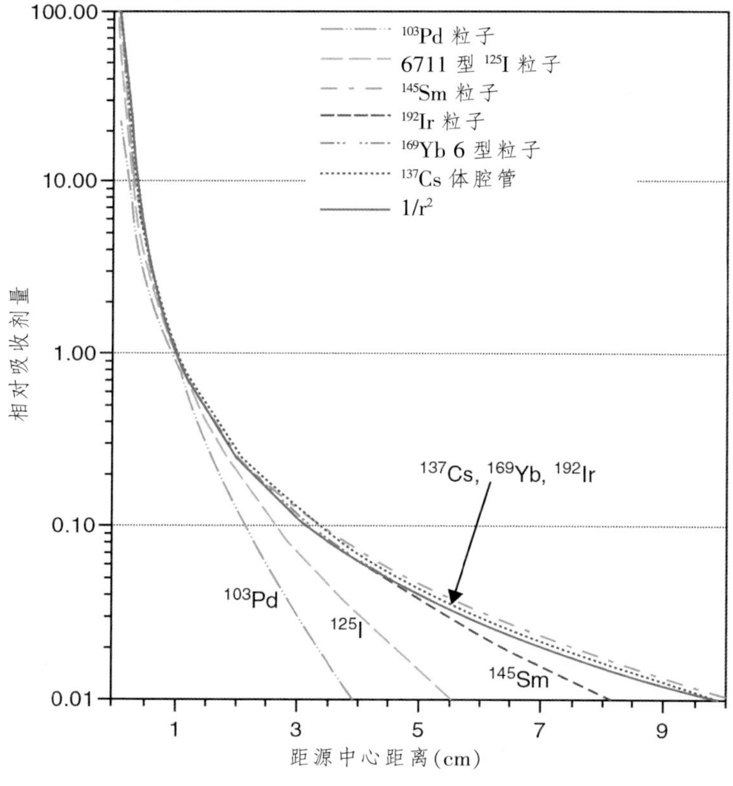

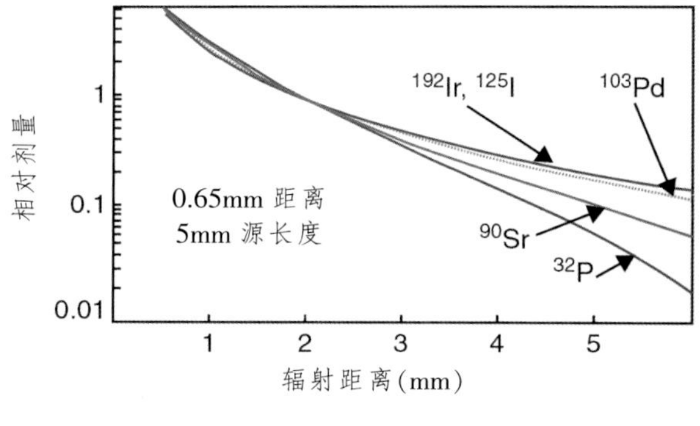

图 22.3 (A)对于点源 ^{60}Co,^{226}Ra,^{137}Cs,^{198}Au,^{192}Ir,和 ^{125}I 剂量的变化与距离的函数。到距源 1cm 处结果归为 100%。函数($1/r^2$)为方便对照以划分开来。(B)在 1~5mm 距离范围内,对于不同的柱状源(长 5mm,直径 0.65mm)相对剂量(归一到 1mm 处)与距离相对应。(From Amols HI, Zaider M, Weinberger J, et al. Dosimetric considerations for catheter-based beta and gamma emitters in the therapy of neointimal hyperplasia in human coronary arteries. *Int J Radiat Oncol Biol Phys* 1996;36:913-921, with permission.)

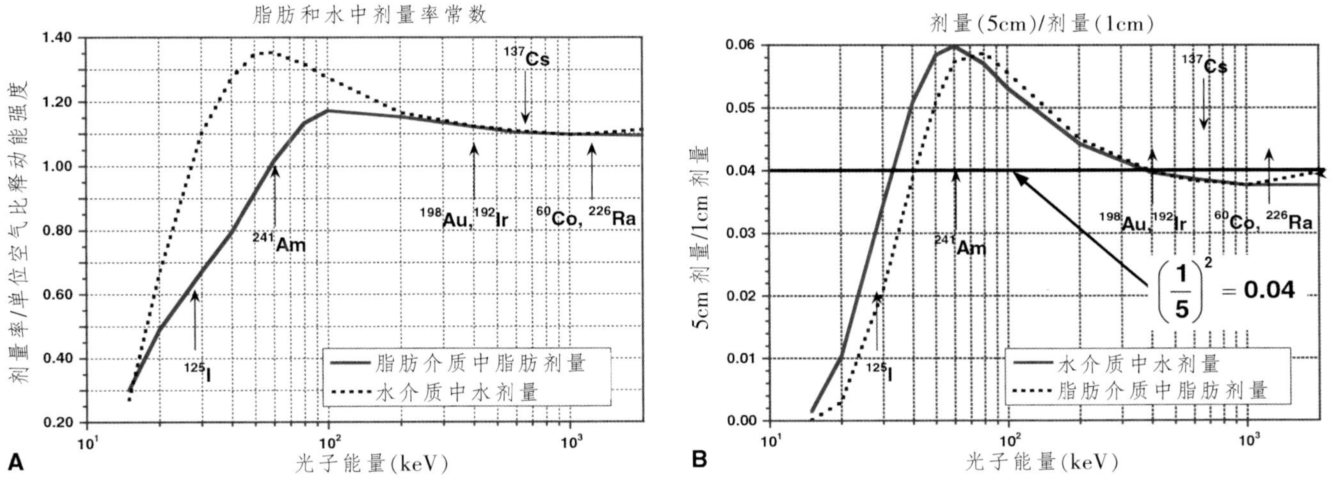

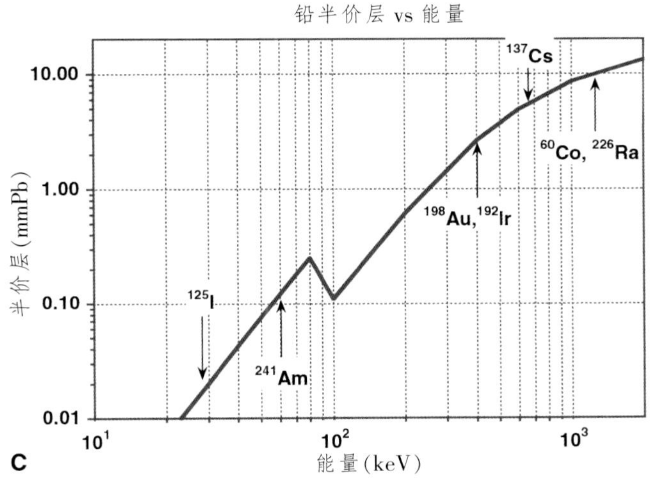

图 22.4　单能点源作为光子能量的函数所引发的剂量学特性改变。常用核素的位置(以平均能量的形式)通过竖直箭头标出。(A)脂肪或者水中距离源 1cm 处单位源强的绝对剂量率。源强以空气中的输出来定义。(B)在脂肪和水中,5cm 处的剂量与 1cm 处的剂量成函数关系。距离平方反比定律的影响$(1/5)^2$=0.04,用以对照,虚线表示。(C)采用铅半值层,铅厚度(mm)要求能够以因素 2 来减少主剂量。

了。因为人造近距离治疗用放射性核素(^{60}Co、^{137}Cs、^{192}Ir 和 ^{198}Au) 在此能量范围内所具有的剂量率分布在 1~5cm 变化时几乎都与 ^{226}Ra 的相同,它们常被作为镭替代品。

图 22.4C 说明,虽然光子能量对于确定组织剂量学特性不是一个重要的因素,但是却会影响保护患者体内器官和护理患者所涉及的工作人员的必要防护,以及耗资、重量和厚度等方面。铅的半值层(HVL)厚度从 100keV 源的 0.5mm 到 ^{60}Co 近距离治疗源的 12mm 不等。因此,对于典型的应用镭替代物的近距离治疗,理想的核素平均能量为 100~200keV。^{125}I 和 ^{103}Pd 作为近距离治疗放射源的主要优点是铅箔薄 (0.1~0.2mm),既可以提供足够的防护,又能够极大地减少置入过程中医生的受照量,并且允许永久置入的患者从医院射线污染区的禁锢中解放出来而不对公众形成辐射危害。最近,这样的想法已经通过使用中低能率(60~120keV)的核素得以实现[6-8]。这一能量范围内靶组织的剂量分布仍然与使用镭时近似等效,而且薄铅箔对邻近置入体积的正常组织提供了有效的保护。

低剂量率管内近距离治疗源

20 世纪 30 年代,典型的 LDR 管内近距离治疗用源采用物理长度为 2~2.5cm、外径为 3mm 的"管"状结构。随着 Manchester[9]和 MD Anderson[10]治疗技术对治疗系统的影响,典型的有效长度为 1.3~1.5cm。管内施源器用核素应具有足够长的半衰期,以提供 5~10 年的使用寿命,并且在规定剂量率上没有大的变化,所以这些可重复利用源的高成本就可以分摊到多次治疗中。平均的光子能量应该至少为 60~100keV,因为低能源的剂量跌落(如 ^{125}I)过于迅速而不能够充分治疗靶体积周围(从施源器中心向外 2~5cm),与施源器整体相接触的黏膜组织也不会过度治疗。

^{226}Ra放射源

^{226}Ra 是自然衰变而来的放射性核素,也是第一种放射源单体,被广泛研究并应用于临床近距离治疗

中。活度单位居里(Ci),最初被定义为1g ^{226}Ra 的衰变速率。^{226}Ra 具有复杂的衰变模式,包括一序列的由一个子产物转变为另一个,最终以稳定的同位素铅 ^{206}Pb 结束。镭以 α 衰变形式经过1626年半衰期成为气态 ^{222}Rn。大约75条 γ 射线从Ra及其衰变产物中发出,能量在0.05~2.4MeV范围内,平均能量约为0.8MeV。最大的 β 射线能量约为3.26MeV。当 ^{226}Ra 的光子能谱被0.5mm铂滤过后,其有效平均能量是1.25MeV,由于 β 粒子引起的表面剂量贡献就可以忽略了。^{226}Ra 源由镭化合物的碎末(镭的硫酸盐类加其他成分)构成,置于针或管内,同时分别辅以厚度为0.5~1.0mm的铂外壳。

管内治疗用镭管通常长22mm,包含5~30mg Ra (S_K=30~200μGy·m²/h),有效长度为15mm。对于组织间近距离治疗,曼彻斯特LDR置入系统普遍采用的全、半以及1/4强度的针状源,通常每厘米有效长度包括0.66mg、0.33mg以及0.165mg的镭。

镭在临床上已不再使用,现在只用于回顾性研究。主要的原因就是源破损后可能泄露放射性镭化物或释放出氡气,并且对从事组织间近距离治疗人员存在误照射的风险[11]。另一个因素是,与使用镭替代物的成本相比,从沥青油矿中提炼镭的成本较高。最终,废旧 ^{226}Ra 源的安全处理也是一项重大的开支。然而,由于它已经被采用多年,一些普遍使用的源强的定量描述以及管内治疗的处方定量一直沿用来自镭源的经验。

^{137}Cs放射源

^{137}Cs 是核裂变的副产物,因为其30年的半衰期而成为广泛采用的镭源替代品。它的单 γ 射线(0.66MeV) (HVL_{Pb}=0.65cm)同镭源的 γ 射线(HVL_{Pb}=1.4cm)或者 ^{60}Co(HVL_{Pb}=1.1cm)相比不太敏感。因为 ^{137}Cs 衰变成固体 ^{137}Ba,^{137}Cs 源实际上在妇科应用中已经取代了 ^{226}Ra 在腔内治疗中的应用。

^{137}Cs 近距离治疗源应用于20世纪60年代早期[12,13]。最近的商品源[如Amersham CDCS-J型管(Amersham,英国)以及3M 6500型腔内管(明尼苏达州,圣保罗)]由放射性铯分布于不溶的玻璃或陶瓷矩阵内所组成[4],此种结构的源比其他源破裂时释放氡气或者铯的化合物产生放射性辐射危害的可能性小得多。这些源封装在厚度为0.5~1.0mm的不锈钢外壳内,有效长度为13.5~15mm,直径2.6~3.0mm,物理长度约20mm。图22.5显示了铯及镭源的有效长度和源强都相等时,水平轴方向上的剂量分布大致相同。然而,由于 ^{226}Ra γ 射线通过高密度(ρ=21g/cm³)的1mm厚铂壳时的间接

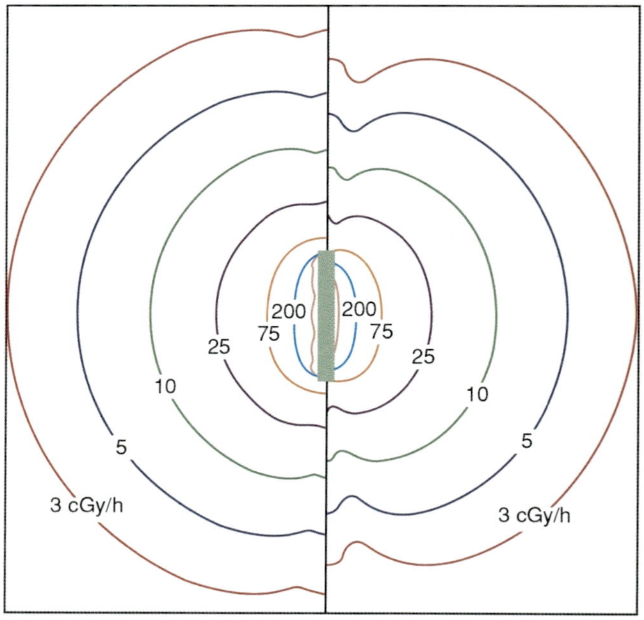

图22.5 包含现代的带金属外壳的 ^{137}Cs 源(左)的放射性陶瓷球[14]和包含 $RaSO_4$ 芯的封装在1mm厚铂壳内的 ^{226}Ra 管(右)的等计量曲线的比较。两种源都具有相同的源强度:72μGy·m²/h (10mgRaEq)。

滤过,导致 ^{226}Ra 管沿源的纵轴方向上等剂量线显示出良好的回缩。相反,轻度滤过的 ^{137}Cs 管形成近似椭圆形的等剂量曲线。因此,容纳现代 ^{137}Cs 源的阴道施源器系统沿轴位放置,与患者的冠状平面相垂直(如Fletcher系统),与装载 ^{226}Ra 管相比,通常引起较高的膀胱以及直肠剂量[14]。

过去的20年中采用了 ^{137}Cs 源许多其他的方案,包括用于可组合管数的源遥控传输后装机的球形钢外壳的 ^{137}Cs 小球[15]。用于子宫内膜癌[16]术前治疗或者不宜手术的子宫内膜癌姑息治疗,后装源强度为72μGy·m²/h,外直径约1.2mm,长度为12mm连接于长钢丝末端(Heyman-Simon源),至今仍广泛沿用。然而,所有这些 ^{137}Cs 源构造已从市场上消失,反映了LDR腔内近距离治疗到HDR技术的广泛转化。如前所述,仅有腔内治疗管仍由Isotope Product Laboratories (加利福尼亚州,巴伦西亚)[17]和BebigBt(德国,柏林)[18]两个生产厂家供应。

试验性腔内近距离治疗用放射性核素

^{252}Cf 是一个独特的放射性核素,以 α 散射形式衰变,半衰期为2.65年,并且通过原子核自发裂变发出平均能量为2.1~2.3MeV的中子。根据距离源的远近,

总剂量的 1/2~2/3 是由中子贡献的。假设中子的相对生物学效应(RBE)为 6,将近 90%的生物学有效剂量来自中子。使用 ^{252}Cf 源的放射生物学原理,特别是治疗较大的恶性妇科肿瘤,使高线性能量传递(LET)的中子能够更有效地减少肿瘤对辐射抗拒的源芯,因此提高局部控制,同时产生迅速的剂量跌落,使晚期并发症维持在可接受的水平[19]。由于辐射防护标准的限制,假设释放的中子高品质因数为 10~20,^{252}Cf 源就要求更加复杂的辐射防护和源操作程序,以将辐射暴露的危害降低到一个可以接受的水平[20]。适用于 HDR 腔内近距离治疗的后装管源在橡树岭国家实验室(田纳西州,橡树岭)进行装配[21]。

^{169}Yb[7]和 ^{241}Am[6]是所谓的中间低能量光子发射物质的例子,各自发出 60keV 和 100keV 的光子。发射的光子能量极低,以至于薄铅箔就足够满足个人屏蔽以及患者体内组织剂量限制的需要,但也足够使组织内合成的剂量分布同镭近似相等[22]。因为相关的薄铅皮也能够用来防护危及器官(如 0.4mm 厚铅皮减少 ^{169}Yb 的 50%),个体化的直肠膀胱防护就容易制作了。对于组织间插植[23],^{169}Yb 粒子源[7](平均能量 100keV,半衰期 32 天)已经研究过,可能作为 ^{192}Ir 的替代物质,也同样适用于腔内治疗。另外,^{169}Yb 具有相当高的活度。HDR ^{169}Yb 源和联合的单一步进源遥控后装系统近日已经获准出售[8]。

低剂量率源用于临时组织间近距离治疗

对于放射性核素临时组织间近距离治疗主要的附加要求就是为源的小型化(外直径<2mm)提供足够的活性,使置入组织时的创伤减小。目前,组织间插植技术青睐于可任意使用的源,包含短半衰期的核素并且允许后装以及根据需要有效长度可变。

非后装(预装)源:Ra和Cs插植针

1970 年以前,^{226}Ra 插植针是组织间近距离治疗的主力。这种源外径 1.5~2mm,有效长度 3~4.5mm,Pt-Ir 合金封装厚度为 0.5~0.65mm。因为插植针可能引起放射治疗医师手指受照量大,以及手术室内人员和置入成像人员的全身暴露,不论使用 ^{226}Ra 组织间插植还是 ^{137}Cs 插植针。

组织间后装源:^{192}Ir带和金属丝

因为 ^{192}Ir 的生产,临时性组织间近距离治疗于 20

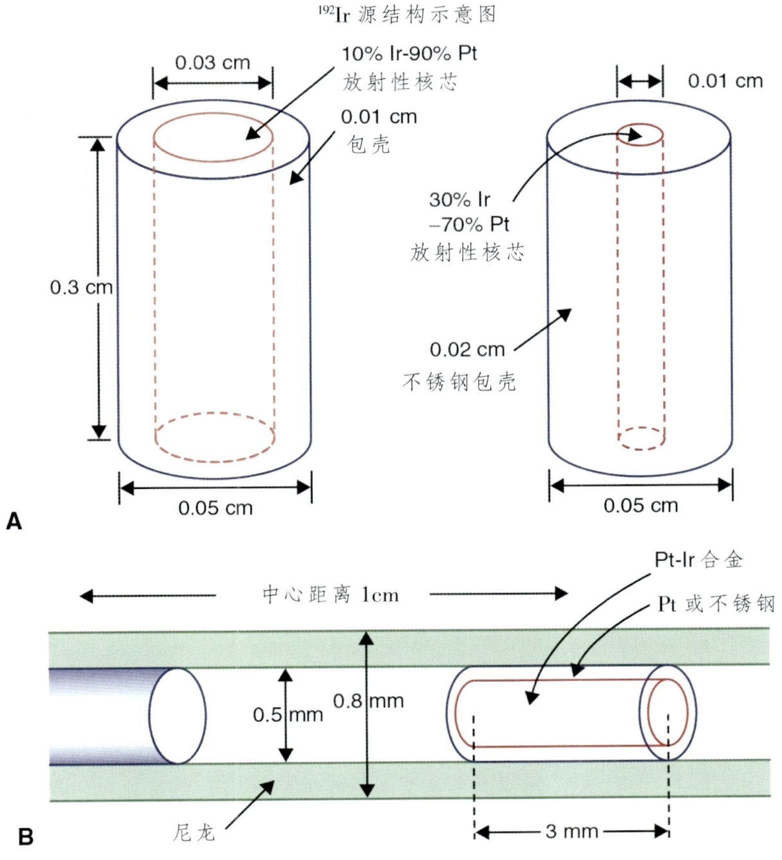

图 22.6　(A)两种商业用途的 ^{192}Ir 粒子源的结构及尺寸。(A from Williamson JF. The accuracy of the line and point dose approximation in Ir-192 dosimetry. *Int J Radiat Oncol Biol Phys* 1986;12:409,with permission from Elsevier.)(B)0.8mm 外径的封装粒子源的尼龙载体或条带。(B from Anderson LL, Nath R, Weaver KA, et al. *Interstitial brachytherapy: physical, biological and clinical considerations.* New York: Raven,1990.)

世纪60年代经历了一次复兴[11]。这一有用的核素通过核反应堆中用热中子轰击无放射性的 ^{191}Ir 来产生，结构单一，具有强大的中子俘获截面，不产生污染性放射性同位素。基于这些特性，较高活度才能够实现。使源小型化的工艺容易实现也相对便宜。^{192}Ir 在近距离治疗领域使用的先驱者是 Ulrich Henschke 等[24]，并由他们发展起来一个被广泛应用后装技术的家族，同样20世纪60年代 Pierquin 和 Dutreix[25]发展了基于 ^{192}Ir 的巴黎系统。

^{192}Ir 半衰期为73.8天，并且具有复杂的衰变形式，主要经β衰变为 ^{192}Pt，但是也包括一些电子俘获以及β+衰变。其光谱包括特征X线和γ射线，能量为63keV~1.4MeV，具有平均能量为397keV的曝光加权。与高能的 ^{137}Cs 相比，铅厚度以及固有防护层能够分别减少33%和20%[26]，患者也更加舒适。

在美国，^{192}Ir 以粒子源的形式应用，通常半径为0.5mm，长为3mm，用于LDR近距离治疗(图22.6)。铱粒子源装在直径0.8mm的尼龙带内，中心之间间隔1cm或者0.5cm，可用的源强度为1μGy·m²/h或者150μGy·m²/h(0.1~20mgRaEq)。在欧洲，^{192}Ir 粒子源的构成为铱铂放射性内芯外覆0.1mm的铂，固定在导丝(0.3mm或者0.6mm的外径)上。另外，消除了操作室内辐射暴露的危险，^{192}Ir 带和导丝可以根据每个施源管工作长度来取材。通常，^{192}Ir 带或导丝仅用于1~3例患者的治疗，之后就要返回卖方进行处理。

临时组织间近距离治疗用低能源

高强度 ^{125}I 源[27]以经典的剂量率被建议用于临时组织间插植。高强度型号6711或者3631 A/M ^{125}I 粒子源目前正式作为临时组织间放射源，用于眼内黑色素瘤巩膜斑块的治疗[28]。通过在巩膜斑块处放置0.5mm厚的金片，防护眼后组织，朝向肿瘤的射线被部分准直[29]。高强度 ^{125}I 粒子源用于治疗的一个缺点是与 ^{192}Ir 粒子源相比成本较高。

永久性组织间近距离治疗用放射源

永久性置入有两种基本的方法。典型的LDR永久性近距离治疗，开始用 ^{222}Rn 粒子源，而现在多用 ^{198}Au 粒子源，两者都具有大约几天的半衰期。为了管理放射源所释放的高能γ射线造成的辐射危害，患者必须限制在医院内直至源强衰变到安全水平（2~3个半衰期或者大约10天）。当代永久性置入的方法，超低剂量率(ULDR)近距离治疗，使用半衰期较长但是光子能量低的粒子源(如 ^{103}Pd 和 ^{125}I)。患者的组织通过薄铅片就足够将外界暴露率限制在一个可以忽略的水平，免除了患者仅因为辐射防护而需要住院的问题。置入的过程中，低能光子源有效减少了操作室人员以及放射肿瘤学家手部的辐射暴露。

放射性衰变的数学模型

指数型衰减的现象使剂量率的达到和放射性核素半衰期之间具有一定的相互关系。源置入后一定的时间间隔(t)以后，置入物内所呈现的总活度 A(t)，如图22.7所示：

$$A(t) = A(0) \cdot e^{-\ln 2 \cdot t/T_{1/2}} \tag{3}$$

A(0)是插入时刻的强度，ln2是以2为底的自然对数(等于0.693)，$T_{1/2}$ 是放射性核素的半衰期。用 ln2/$T_{1/2}$ 表示，符号λ，称为衰变常数。方程式(3)适用于源强的任何测量(S_K，同等质量的镭等)。因为 t 时刻剂量率 $\dot{D}(t)$ 与活度成正比，表示为 $\dot{D}(t) \propto A(t)$，列为：

$$\dot{D}(t) = \dot{D}(0) \cdot e^{-t \cdot \ln 2/T_{1/2}} \tag{4}$$

此处 $\dot{D}(0)$ 是源插入时刻的剂量率。总剂量 D(T) 是源插入后时间 T 内的累积剂量，是图22.7中曲线下的阴影部分，并且可以通过化简方程式(4)得到：

$$\begin{aligned} D(T) &= \dot{D}(0) \cdot \int_0^T e^{-t \cdot \ln 2/T_{1/2}} \cdot dt \\ &= \dot{D}(0) \cdot T_{1/2} \cdot 1.443 \cdot [1 - e^{-T \cdot 0.693/T_{1/2}}] \end{aligned} \tag{5}$$

产物 $T_a = 1.443T_{1/2}$，称为放射性核素的平均寿命，也是所有放射性原子衰变所需要的时间，假设衰变率固定为初始值 A(0)。当治疗时间 T 大于半衰期的5%

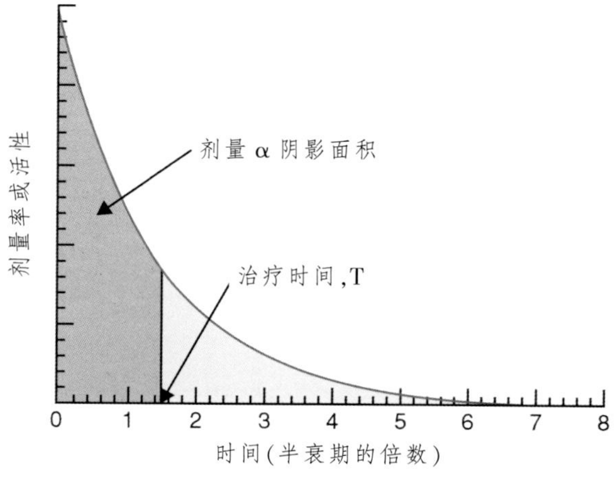

图22.7 源强和剂量率的指数衰减示意图。阴影部分是患者在治疗时间T内所获得的总剂量。

时，方程式(5)适用于计算来自于任何置入物的总剂量。对于更短的治疗时间（对于 ^{192}Ir<4 天或者对于 ^{125}I<3 天），近似的表达式为：

$$D(T) = \dot{D}(0) \cdot T \tag{6}$$

准确率在 2%以内才可以使用。

对于永久性置入物，由于置入物完全衰减使患者获得的总剂量 D_{tot} 可以由方程式(5)得出：

$$D_{tot} = \lim_{T\to\infty} D(T) = 1.443 \cdot T_{1/2} \cdot \dot{D}(0) = T_a \cdot \dot{D}(0) \tag{7}$$

方程式表明，初始剂量率以及放射性核素半衰期是相互关联的：半衰期越长，剂量率越低。常用于永久性置入源的典型的总剂量率和总剂量见表 22.2。这些源可分为两类：短期的初始剂量率在典型 LDR 范围的镭替代性源以及剂量率低于典型范围(ULDR)长期低能量源。

典型低剂量率永久性置入源：^{198}Au

多年来，由气态 ^{222}R 封装在金薄壁管[30]内构成的粒子源一直用于永久性置入。机构[31]仍然使用核反应产物实践典型的 LDR 永久性组织间近距离治疗，就是 ^{198}Au，释放单能 412keV γ 射线，半衰期 2.7 天。其衰变产物是无污染的固体，因此，排除了生产和使用 ^{222}Rn 所带来的污染危害。^{198}Au 粒子源置入并没有广泛应用是因为其对操作室工作人员(特别是近距离治疗师)具有辐射危害，出于辐射保护的目的，患者需要限制在医院内活动，还有持有如此短半衰期源合适库存量的后勤问题。

极低剂量率及能量的永久性置入源：^{125}I 和 ^{103}Pd

引入电子俘获而产生衰减的放射性核素作为组织间粒子源，这类核素具有合适长度的半衰期(10~60天)，并释放能谱为低能(20~40keV)的特征 X 线和 γ 射线。最早应用的 K 俘获源——钛封装的 ^{125}I γ 射线

表 22.2 永久置入用放射性核素总剂量和初始剂量率

放射性核素	平均光子能量	$T_{1/2}$	典型处方剂量	初始剂量率
^{222}Rn	1.2MeV	3.83 天	100Gy	75.0cGy/h
^{198}Au	412.0keV	2.70 天	100Gy	107.0cGy/h
^{131}Cs	29.0keV	9.70 天	115Gy	34.2cGy/h
^{125}I	28.0keV	59.60 天	145Gy	7.0cGy/h
^{103}Pd	22.0keV	17.00 天	125Gy	21.2cGy/h

粒子源(半衰期：59.6 天，平均能量：28keV)在 20 世纪 60 年代早期通过 Donald C. Lawrence 等[32]的努力使其得以发展，后来在 20 世纪 60 年代晚期通过 Basil Hilaris 等[33-35]于纪念斯隆-凯瑟琳医院的研究使临床用施源器得以发展。^{125}I 通过特殊装备的反应堆中进行的中子活化法所产生，其目的是减小放射性同位素污染物 ^{126}I 的活化作用。它通过电子俘获衰减产生 35keV 的单能 γ 射线。俘获的 K 层电子产生出能谱为 27~32keV 的特征 X 线。另外，93%的 γ 射线被内转换，产生次级特征 X 线能谱。因此，^{125}I 是一个"X 线辐射器"，因为 95%的有用初级光子都是特征 X 线粒子而非原子核。

其他重要的电子俘获核素是 ^{103}Pd(^{103} 钯，半衰期 17 天，平均能量 22keV)，1987 年投放市场，还有 ^{131}Cs(^{131} 铯，半衰期 9.7 天，平均能量 29keV)，最初由 Henschke 和 Lawrence[36]提出，但是直至最近才用于商业用途[37]。这些释放低能光子的源(包括 ^{125}I)显著减少了暴露危害：8cm 厚的组织曝光量可减少至 1/10，薄(0.2mm)铅箔也能产生几乎完全的屏蔽。因此，通常没有必要因为辐射安全的原因将患者独自限制在医院内。由于超声引导的永久性置入[38,39]作为低、中期前列腺肿瘤[40,41]的权威治疗方法迅速普及，1999 年以来约 25 种不同的 ^{125}I 和 ^{103}Pd 源的模型已经投入市场 [参考美国医学物理学协会(AAPM)修订的 TG-43 号报告[5,42]和联合 AAPM/放射物理中心(RPC)源注册处[43]对可用源进行了解)]。其中空腔粒子源都封装在薄 (0.05~0.10mm)钛管(参考 Wang 和 Hertel[44]的例外)，外形尺寸约为 0.8mm×4.5mm (图 22.8)。广泛应用的模型 6711 粒子源[45]是 1983—1998 年唯一可用的 ^{125}I 源，包括一根长 3mm 的放射性碘附着其上的银杆，可用强度 0.5~7μGy·m²/h(0.5~5mCi)(图 22.8A，上)。银杆具有射线下显影的特点，所以粒子源在正交或是变角 X 线片上可见。图 22.8A(中)表明，新近的大量由放射性碘构成的 ^{125}I 粒子源产品分布于低密度圆柱形环面内，连于金杆上用来通过放射能照相定位。

^{103}Pd 按 K 电子俘获衰变释放特征 X 线，能量为 21keV，具有极佳的 17 天半衰期以及 ^{125}I 所具有的所有辐射防护优点。通过使用此源，大约 8 周内以初始外部剂量率为 21cGy/h，置入可以实施 112Gy(处方剂量的 90%)。200 型粒子源(图 22.8A)是 1988—1999 年唯一具有商业用途的 ^{103}Pd 源。放射性元素钯分布在两个镀了一层薄金的石墨小球内，封装在同 ^{125}I 粒子源尺寸一样的钛管内。到 2006 年 7 月，将近有 7 种不

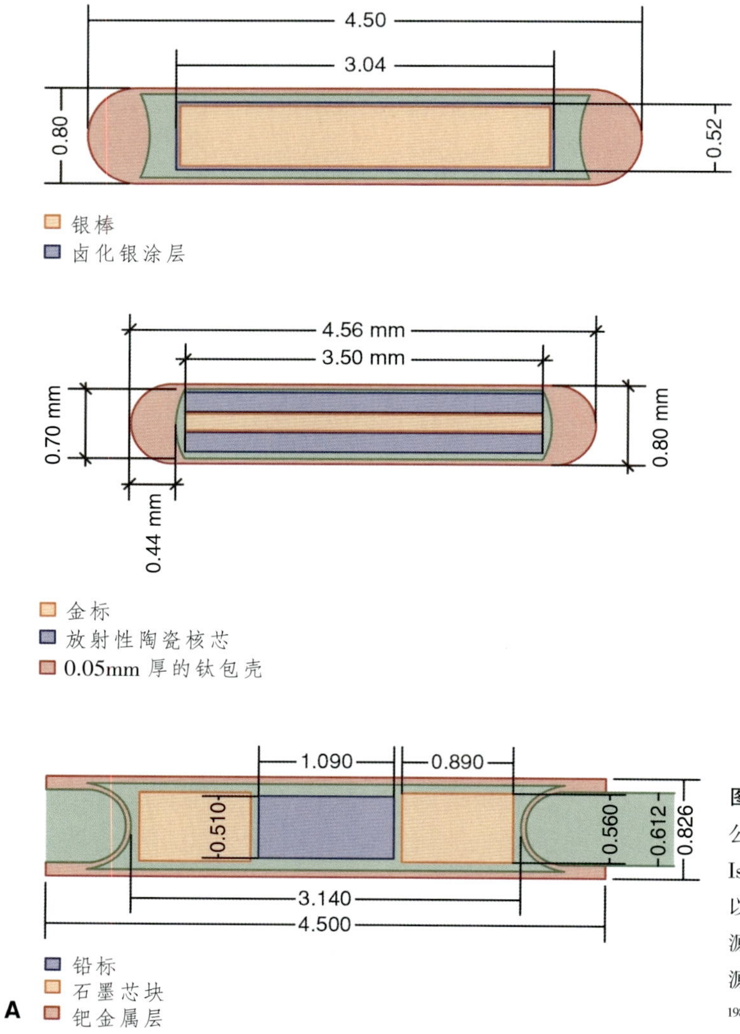

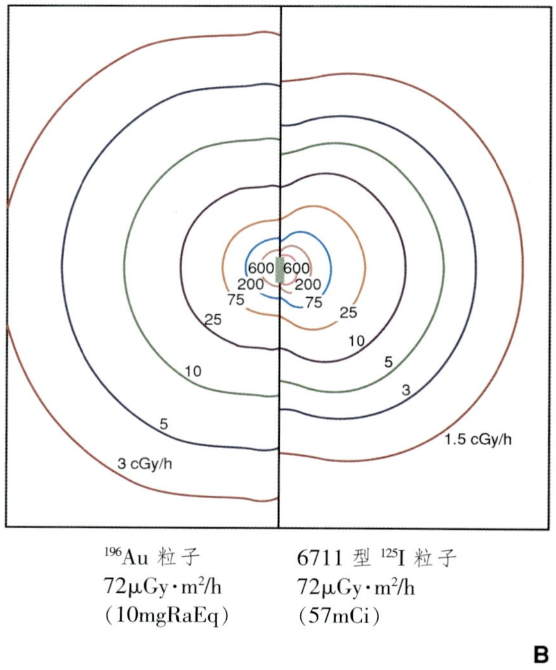

图 22.8 (A)GE 医疗保健公司（之前为 Amersham 和 3M 公司）的设计特征：6711 型 ^{125}I 粒子源 [50]（上），Bebig IsoSeed（之前为 Symmetra）I25. S06 型 ^{125}I 粒子源[45]（中），以及 Theragenics 200 型 ^{103}Pd 粒子[49]（下）。(B)^{198}Au 粒子源等剂量曲线（左半）以及 6711 型 ^{125}I 粒子源（右半），两源空气比释动能强度都为 72μGy×m²/h （相当于 35mCi ^{198}Au 和 57mCi ^{125}I）。

同型号的 ^{103}Pd 粒子源用于商业用途。使用半衰期相对短的 ^{103}Pd 和 ^{131}Cs 插植源的生物学基础将在本章后面生物学部分讨论。

低能粒子源置入面临着许多的挑战。剂量的分布并不是同镭等价的（图 22.8B），随着距离的增加跌落更迅速。剂量的估算自然更加复杂，很大程度上取决于光子能量以及周围介质的成分（图 22.4）[47,48]，并且对内部粒子源的外形更敏感[49,50]。由于校准标准的变化，剂量测量中的不确定性以及对经典的剂量计算模型实用性的怀疑，^{125}I 和 ^{103}Pd 剂量学测定在这些产品[11]的临床应用中变得不确定而且可变。1975—1999 年间，^{125}I 剂量率常数分几步向下修正达到将近 50%[11]。以过去 10~15 年间更多试验作为依据，加上剂量学计算技术的发展和确认，我们才能了解低能粒子源剂量率分布存在 3%~7%的不确定性[51]。由于低剂量率的使用，与典型的 LDR 近距离治疗相比，低能粒子源插植另辟新径。另外，20~30keV 的光子具有明显的相对高的 LET 频谱，导致 ^{125}I 生物体外系统的 RBE 同镭替代品的光子范围的联合比为 1.3~1.5 [52,53]。因此，典型的 LDR 临床应用中不包括指导 ^{125}I 永久性置入的治疗决策的确定。尽管存在这样的局限性，低能源永久性置入仍被论证为是对前列腺癌高效且方便的治疗方法[40,54]。

高剂量率近距离治疗源

与基于住院患者的 LDR 近距离治疗相比，HDR 近距离治疗是使用高密度源对门诊患者间隔分次给予 3~10Gy 的剂量。正如第 21 章所描述的，遥控的后装设备是必不可少的。具有精确的高活度（每单位质量的活度：Ci/g）的放射性核素是不可或缺的，这样就能够实现治疗至少 12Gy/h 的剂量率，不用以牺牲腔内及组织间近距离治疗需要的小型化的水平为代价。

一个直径不大于 1mm，长度为 4mm 的源，距其 1cm 处要求辐射率至少为 1R/s。

任何物质比活度的上限，即当其原子的 100%都具有放射性时，是其基本性质，取决于每克原子数。

$$原子数/克=\frac{阿伏伽德罗常数(6.023\times10^{23}原子数/摩尔)}{原子量} \quad (8)$$

对于通过中子活化法生产的放射性核素，同辐射性衰减的竞争排除了使 100%靶原子活动的可能。理论上可实现的最大 Ci/g（表 22.3）取决于靶区的中子俘获截面以及反应堆中的中子通量[55]。在此约束条件下，实际上所能到达的程度取决于靶区的同位素纯度，而同位素纯度又决定于反应堆活化时间，以及短半衰期放射性同位素污染物衰减到允许水平所必需的时间。最后，小源所实现的照射率（如表 22.3 所示 1mm×4mm 柱状源）取决于源的化学组成（如非放射性原子的相对质量）、密度、放射性核素的照射量率常数以及光子自吸收。

表 22.3 表明，^{226}Ra 不适用于 HDR 近距离治疗，而且 ^{137}Cs 至多作为边际选择。球形的 ^{60}Co（半衰期 5.26 年，γ 射线能量为 1.17MeV 和 1.33MeV）已经广泛作为腔内近距离治疗用 HDR 放射源。出于对特殊活度的考虑，^{192}Ir 作为放射源是 HDR 近距离治疗最佳的选择，而且也是应用最广泛的放射性核素。源外径仅有 0.6mm，现已应用于步进式微小源后装设备。与 ^{60}Co 相比，低能 ^{192}Ir 光子都被大多数现有的 ^{60}Co 远距离放射治疗以及直线加速器中的散射器和漏射屏蔽物有效屏蔽。因为其半衰期短，^{192}Ir HDR 源常每季度更换一次。因为对低能光子的屏蔽相对轻松，^{169}Yb 源用于 HDR 腔内以及组织间近距离治疗已经发展起来[8]。

表 22.3 不同放射性核素的特性活度以及所能达到的最大照射率

放射性核素	可能的最大 Ci/g	可实现的可用分次(%)	距离 1mm×4mm 粒子源 1cm 处的照射量率 ^{a}(R/s)
^{226}Ra	0.98	100	0.04R·cm²/s
^{137}Cs	87	23	0.22R·cm²/s
^{60}Co	1020^b	49	50R·cm²/s
^{192}Ir	7760^b	35	248R·cm²/s
^{169}Yb	33 700^b	14	51R·cm²/s

^{a} 忽略自吸收。

^{b} 通过反应堆中子活化产生：通量 $\varphi=10^{14}n/(cm^2\cdot s)$，假设对象纯度为 100%。

近距离放射治疗剂量学测定和源强度规定

近距离放射治疗剂量学测定可分为两个卓越的阶段。围绕经典近距离治疗系统成熟的经典时期（1940—1980），是从 ^{226}Ra 过渡到人工放射性核素放射源的过程，也是现代近距离放射治疗的前身。它开始于 Bragg-Gray 腔学说在照射方面[56]对 ^{226}Ra 和其他高能源校准的成功应用[57]，这就允许近距离放射治疗同外照射一样在使用相同单位和数量时能够进行量化分析。经典的或半经验主义的剂量计算模型是基于理想化点源的剂量分布。针状以及管状源周围的剂量率都是通过求基本点源在其外扩的放射能量分布的积分计算得出的。因为当剂量急剧跌落时，从技术上难以测量吸收剂量，近距离治疗计划很大程度上依赖于计算而非剂量分布测量。

现代的或定量的近距离放射治疗剂量学测定阶段开始于 20 世纪 80 年代并延续至今。定量的剂量学测定依赖于对源特异性剂量分布的测量，通过使用小热释光剂量仪（TLD）或硅二极管剂量测定仪[58]测量取平均值。无论哪种，三维蒙特卡罗模拟形式的辐射传输计算都以其精确可靠的源的临床用剂量学测定数据被广泛接受[58]。这些技术的发展是在对半经验主义剂量计算法则不适用于 ^{125}I 以及 ^{103}Pd 源的低能量谱的担心的推动下实现的。对于临床使用剂量的测量和蒙特卡罗计算，一个基于实践的计算形式——TG-43 号协议[5]发展了起来。经典的以及量化的剂量学测定，这两种方法都是基于这样的原则，即近距离放射治疗源强度应以环境空气中的辐射输出为基础。

源强度的数量和单位

近距离放射治疗的校准并不是一个难懂的话题，因为在近距离放射治疗的发展过程中已经有许多量用来说明源强。许多现在仍然广泛使用的量当初都是定义用来说明 ^{226}Ra 属性的，^{226}Ra 是 1940 年以前唯一的近距离放射治疗用放射性核素。这类量通常通过以活度单位描述测量结果而掩盖了实验的校准测量初始值。最后，近距离治疗的文献由于模糊了数量和单位之间的区别而增加了概念的不明确性。量是一种自然属性，通过直接或者间接的方法可以测量（如比释动能、镭当量、长度和时间），但是单位却是一个选定的样本数量，根据它可以将大的个体(1.0)分开(如戈瑞、镭当量、米和秒)，像吸收剂量这样的量可以有多种单位(如 rad、cGy、Gy、J/kg)。

无论描述校准的单位和数量是什么，所有的发射光子的近距离治疗密封源的校准都是基于空气中源的横向平分线上某一特定参考点的输出（比释动能率、剂量率、辐射率）。同浅表 X 线束校准一样，使用校准好的离子电离室(图 22.9)来测量自由空气电离室中近距离放射治疗放射源的输出，其中，源和电离室都悬浮于房间的空气中。

空气比释动能强度

在北美，发射光子的源强度用空气比释动能强度加以说明，符号为 S_k，1987 年的 AAPM 介绍了其应用实例[59]。AAPM[5]目前规定 S_k 表示空气比释动能率，其等于真空中距离 d 处能量大于 δ 的光子比释动能 $\dot{K}_{\delta,air}(d)$ 乘以这个距离的平方(d^2)：

$$S_K = \dot{K}_{\delta,air}(d) \cdot d^2 \qquad (9)$$

距离 d 是从源中心到空气比释动能率定义点(通常是这样，但并不一定是测量点)的距离，还应该位于源的横切面内(次面是相对于源长轴的标准面，将其辐射分布一分为二)。只要 d 相对于放射活性分布的最大线性维度足够大，那么 S_k 与规范距离无关。$\dot{K}_{\delta,air}(d)$ 常由自由空气电离室内横截面上空气比释动能率的测量(见图 22.9)推断出来，所在位置与探测器以及源的最大线性尺寸有很大关系，通常规定为 1m。“空旷”(与“自由空气”意义相同)表示 $\dot{K}_{\delta,air}(d)$ 必须指定为源和小质量空气，在距离 d 处产生电离，都置于真空中。空气比释动能率的测量一定要修正，因为周围空气对光子的衰减和散射以及周围物质的散射。能量去除因子 δ 用来排除低能量或者杂散光子(如来自外层钢铁的特征 X 线或钛源覆层[60])增加了 $\dot{K}_{\delta,air}(d)$ 而并没有对组织内距离>0.1cm 处的剂量有所贡献。典型的 δ 值对于低能光子辐射近距离治疗源是 5keV。空气比释动能强度的单位是 μGy·m²/h，通常在文章中以符号“U”表示，1U=1cGy·cm²/h=1μGy·m²/h。

空气比释动能在数值上(不是在尺寸上)等于参考空气比释动能率，$\dot{K}_{ref}$，这个相似量由 ICRU[3,61]定义，并在北美之外的地区使用。$\dot{K}_{ref}$ 定义为在自由空气中一定参考距离上的空气比释动能率，距离在横轴上用 l 表示(单位为 m)，在 1m 处的单位为 μGy/h。因此，$\dot{K}_{ref}=S_k/l^2$。$\dot{K}_{ref}$ 校准和测量的过程与 S_k 相同。

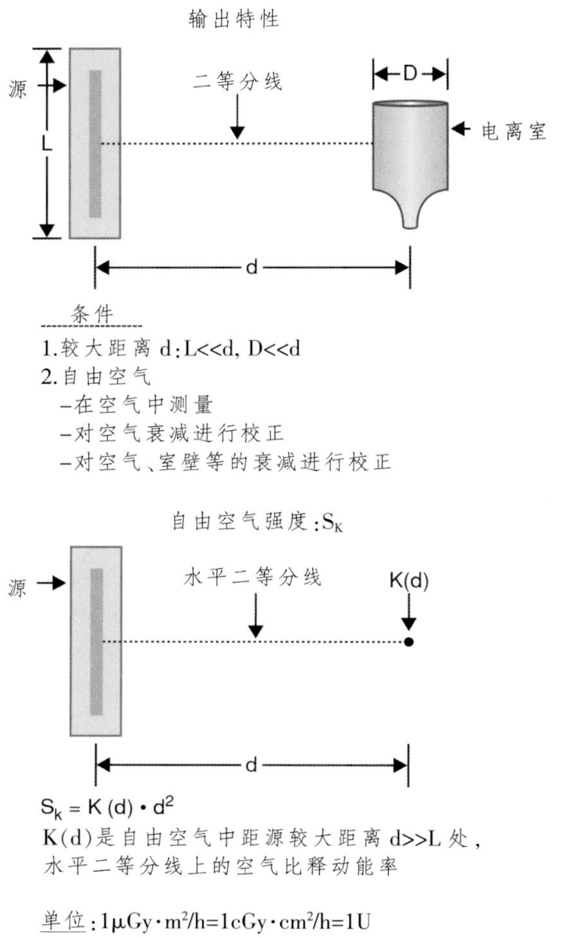

图 22.9 (A)测量近距离放射治疗源强度的自由空气电离室结构示意图，以辐射输出质量表示，如空气比释动能。实际上，源以及空腔电离室都是悬浮于室内空气中，相互距离 20~100cm(一定要够大，与探测器和源的尺寸有关)。测量的空气比释动能一定要经光子对墙体、地板以及顶棚的散射修正，还有中间空气的光子散射和衰减。(B)空气比释动能强度的定义。对于实际的源，空气比释动能率要在距离 d 处测量，d 点的选择与源的尺寸有关。

美国国家标准与技术协会(NIST)提供了用于商业用途的 ^{137}Cs 源[62]、LDR^{192}Ir 粒子源[63]以及 ^{103}Pd、^{131}Cs 和 ^{125}I 粒子源[64]的 S_k 一级标准。一级标准是衡量针对其他所有二级或者三级测量设备得出的 S_k 准确性的一种手段，必须与其进行比对。这些手段运用基本原理从测量出的电荷对空气比释动能值做出推断。对于 ^{137}Cs 和 ^{192}Ir 源，S_k 标准是基于使用具有碳外壁的球形离子电离室对水平轴向空气比释动能的测量。该方法也用于 ^{60}Co 深部 X 线机空气比释动能标准测量。对于低能量的插植粒子源，则使用称为广角真空电离室

(WAFAC)的特殊的真空电离室[65]。近距离治疗源直接通过 NIST 标准校正，或者通过一个 AAPM 认可的剂量学测定和校准实验室(ADCL)这样具有 NIST 可追溯的校准。源通过本身具有直接 NIST 可追溯特性的源或者离子电离室进行的校准被认为是具有间接 NIST 可追溯特性的校准。DeWerd[65]近期的回顾性研究针对空气比释动能的标准、测量技术以及可追溯性要求进行了更加详尽的描述。AAPM[66]建议，使用近距离治疗源维持仪器的各临床部门要能够对厂商提供的刻度通过间接可溯校准测量进行确认。

比释动能(介质释放的动能量)，K_x，是 ΔE_{tr} 与 Δm 之比，其中，ΔE_{tr} 是光子与原子在介质 x 的小的质量 Δm 内相互作用时总动能传递到带电粒子的能量[67]。对于光子，ΔE_{tr} 包括来自康普顿效应、光电效应、电子对效应的任何次级带电粒子的初始动能(如康普顿电子、光电子、正电子)。康普顿效应的定义仅针对间接致电离辐射(如光子和中子)和从照射野到物质的能量传递的量化。它与相对吸收剂量的单位 (cGy 和 Gy)相同。尽管比释动能适用于任何介质 x，通常假设空气(x 与空气等效)来进行辐射刻度。$K_{空气}$代替旧的曝光量并且更与绝对剂量相关比值 D：$\Delta E_{ab}/\Delta m$，ΔE_{ab} 为照射野中 Δm 所接受的能量。由于光子碰撞所释放的次级电子在能量稳定之前可能经过了一定的距离，也可能将部分动能转换为韧致辐射，$D_{空气}$和 $K_{空气}$并不一定要相等。当比释动能在次级电子范围内仍然保持不变时，一种特殊环境——次级带电粒子平衡(CPE)就出现了[55,68]。当满足 CEP 时，能量吸收率以及能量转换率近似相同，所以比释动能更接近于绝对剂量：

$$D_{空气} = X \cdot \left(\frac{W}{e}\right) = K_{空气} \cdot (1-g) \tag{10}$$

此处 X 表示曝光量。数量(W/e)是形成一个离子对空气释放的平均能量，并且是常数，与光子能量无关：(W/e)=33.97eV/离子对=33.97J/C=0.876cGy/R[69]。g 是动能通过韧致辐射传递给介质转换回辐射能 (光子)函数的一个因子，近距离治疗中因 g<0.001 而常被忽略，进一步得出方程式(10)。实质上，所有的近距离治疗剂量计算模型以及剂量学分析都假设满足 CPE，那么剂量 D 无论在哪里都能够通过比释动能 K 近似得出。虽然通常有效，但是在源附近剂量跌落区[70]、金属物表面[71]和薄边探测器活性物质内[72]几种情况下 CPE 通常会被打破。

活度

为了定义旧的描述源输出的量，必须介绍一下活度 A。它是用来表示核裂变或者放射源变化速率的量。当时的活度单位是贝克勒尔(1Bq=1 次分裂/秒)。我们可以自由运用更加传统但是旧的单位，居里(1Ci=3.7×10^{10} 次分裂/秒=3.7×10^{10}Bq)。更加便于使用的是居里的倍数，毫居里定义为 1mCi=10^{-3} Ci=3.7×10^{7} 次分裂/秒。每一次分裂表示原子自发地从一个核素转变为另一个。对大多数近距离治疗放射性同位素，这种核素的改变以 γ 射线、湮灭光子、特征 X 线以及韧致辐射等形式激发光子。活度的测量就是依靠闪烁计数或者倍数计数器对光子、β 粒子等其他放射性核素的非密封点源辐射出的粒子进行计数，这样得出的活度是推断出的[73]。对于密封近距离治疗源，活度的引用存在于粒子源之内。

在此严格意义下定义的活度已经不再应用于近距离放射治疗剂量学测定中。然而，活度作为规范化治疗以及用于诊断及治疗的非密封的放射性药品剂量学测定的基础仍在使用，而且可能在用于血管内近距离治疗和其他临床应用的密封 β 射线源中产生远期作用。NIST 对放射性核素在水溶液中的多种变化提供了活度标准[74]。

活度与曝光率之间的关系

活度 A，放射性核素放出的光子，真空中的曝光率，$\dot{X}_\delta(r)$在距离 r(cm)处(R/h)由于光子能量大于 δ 与基础量相关，曝光率常数$(\Gamma_\delta)_X$定义如下[67]：

$$(\Gamma_\delta)_X = \frac{\dot{X}_\delta(r)\cdot r^2}{A} \tag{11}$$

$(\Gamma_\delta)_X$ 单位是 R·cm²/(mCi·h)，等于距强度为 1mCi 点源 1cm 处的曝光率，单位为 R/h 。它描述了一点处的曝光率，此点的空气经由放射性衰变所产生的光子照射后大量电离，能量折损因子 δ 去除了低能量韧致辐射以及特征 X 线。δ 的精确值取决于实际应用，通常假设为 10keV。因为$(\Gamma_\delta)_X$的定义是在满足各向同性点源前提下，并且曝光率经过空气衰减和散射的修正，精确满足平方反比定律。因此$(\Gamma_\delta)_X$与方程式(11)中的 r 无关。

$(\Gamma_\delta)_X$ 只是决定于每次裂变所释放出的光子的数量和能量。每次裂变可能释放出 N 种不同的光子，能量为 $E_1,E_2,\cdots\cdots,E_N$，单位为 MeV。每次原子衰变，能量为 E_i 的

光子 P_i，当 i=1，2，……N。列表$\{E_i,P_i\}_{i=1}^{N}$是放射性核素的光子能谱。如果能谱是已知的，$(\Gamma_\delta)_x$ 能够通过下式计算：

$$(\Gamma_\delta)_X = 193.7 \cdot \sum_{i=1}^{N} P_i \cdot E_i \cdot (\mu_{en}/\rho)_i^{air} \qquad (12)$$

$(\mu_{en}/\rho)_i^{air}$ 是能量为 E_i 空气的质能吸收系数（单位 cm^2/g）。最近出版的评论[22]以及先前的版本中给出了这一重要关系的详细推导[75]。曝光率常数已经被 ICRU[67] 规定的空气比释动能率 $(\Gamma_\delta)_X$ 所取代。$(\Gamma_\delta)_X$ 是未密封放射性核素的光子能谱的重要属性；它仅适用于理想点源并且忽略许多真正源的重要性能，如自吸收、滤过以及延期[67]。

^{226}Ra 对于这样的规律是一个特例。首先，镭源强度是由源内中所包含的 ^{226}Ra 的质量数指定的，用 M_{Ra} 表示。M_{Ra} 包括源芯部分的非放射性物质以及放射性衰变产物。从以往来看，在更普遍的活度标准可用之前 M_{Ra} 被引入并广泛使用。甚至，单位居里最初定义为 1g ^{226}Ra 所产生的裂变数。M_{Ra} 标准通过使用分析天平精确称量纯 ^{226}Ra 样品。最初 M_{Ra} 标准由玛丽·居里于 1913 年得出，并且现在使用的 NIST 标准是由 Hönigschmidt 于 1934 年得出。为校准用户的源的 M_{Ra}，使用离子电离室将其放射输出与 NIST 镭标准进行比较。NIST 不再提供 M_{Ra} 校准服务。与其他放射性核素相比，^{226}Ra 的照射量率常数在本章内表示为特殊符号 $(\Gamma_\delta)_{Ra,t}$，与它实际的外壳厚度 t（单位为毫米铂）为函数列成表格。$(\Gamma_\delta)_{Ra,t}$ 归到源中所含有的镭的质量，单位为 $R \cdot cm^2/(mg \cdot h)$。

现已不用的描述源输出的量

由于早期近距离治疗与 ^{226}Ra 之间的密切关系，测量的近距离治疗源的输出依然表示为 1mg 镭针输出量的倍数就并不奇怪了。当人工放射性同位素如 ^{60}Co 和 ^{137}Cs 作为镭的替代物被使用，这个镭的等效质量 M_{eq} 就被引入。它允许将旧置入物和镭针的剂量学测定表以 ^{226}Ra(mg/h) 给出剂量并不加修改地直接应用于这些新源。M_{eq} 是由 0.5mm 铂滤过的 ^{226}Ra 的质量，并与给定的源具有相同的 S_K。因为 M_{eq} 仅是一个与假定的镭针相关的 S_K 的指标，给定源的量化可以不需要真的将 ^{226}Ra 封装在铂内，也不需要具有 0.5mm 的壁厚[76]。因为 $K_{air}=X \cdot (W/e)$，并且对于 0.5mm Pt[76]滤过的 ^{226}Ra，$(\Gamma_\delta)_{Ra,0.5}=8.25R \cdot cm^2/(mg \cdot h)$，$S_K$ 与 M_{eq} 相关：

$$S_K = M_{eq} \cdot (\Gamma_\delta)_{Ra,0.5} \cdot (W/e) = M_{eq} \cdot 7.223$$
$$M_{eq} = \frac{S_K}{(\Gamma_\delta)_{Ra,0.5} \cdot (W/e)} = \frac{S_K}{7.223} \qquad (13)$$

此处 (W/e)=33.97eV/离子对。M_{eq} 仍然广泛用于腔内和组织间近距离治疗源强度的定义。镭替代性源如 ^{137}Cs 和 ^{192}Ir。

同 Meq 一样，表面活度 A_{app} 是描述与假定的未滤过的点源相对的源的输出指标。A_{app} 是假定的未滤过的点源的活度，与给定源具有相同的 S_K。

$$A_{app} = \frac{S_K}{(\Gamma_\delta)_X \cdot (W/e)} \qquad (14)$$

表面活度的单位是 mCi，广泛用于永久性组织间置入物源强度的定义（如 ^{125}I 和 ^{103}Pd 源）。同 M_{eq} 相比，基于广泛认可的 $(\Gamma_\delta)_{Ra,0.5}$ 的 M_{eq} 值为 $8.25R \cdot cm^2/(mCi \cdot h)$[12]，对于其他的放射性核素没有对 $(\Gamma_\delta)_X$ 一致的认识。通常不同的厂家对于相同的核素会假设不同的 $(\Gamma_\delta)_X$。因此，A_{app} 是描述源的强度中含糊不清的方法。为了减少同此含糊点相关的低能量、剂量计算方面的错误，AAPM[5]最近建议 $(\Gamma_\delta)_X$ 的值对于 ^{103}Pd 和 ^{125}I 源分别为 $1.476R \cdot cm^2/(mCi \cdot h)$ 和 $1.45R \cdot cm^2/(mCi \cdot h)$，广泛用于 A_{app}。几乎所有参与到近距离治疗[3,66,77]中的科学组织都建议将 M_{eq} 和 A_{app} 舍弃，而使用 S_K 决定源的排列、剂量计算和置入物处方给定。

毫克–小时和参考空气比释动能

妇科腔内治疗中，M_{Ra} 和 M_{eq} 两个量都用于描述源的装载以及规定个体化治疗。对于规定的治疗，这些单位为毫克 ^{226}Ra（或者 mgRaEq）的量，都综合到治疗时间产生的所谓 mg-h 以及 mgRaEq-h 的量。作为总的源强度以及治疗时间的产物，mg-h 和 mgRaEq-h 代表总曝光或者空气比释动能在距离置入物外一点处的累积，前提是假定置入物是点源，并且组织衰减是可以忽略的。ICRU[3]建议放弃 mg-h 作为处方或报告的量，支持从空气比释动能方面定义。美国近距离治疗协会 (ABS) 已经提议用参考空气比释动能 (IRAK)，K_{ref}：

$$K_{ref} = \sum_{i=1}^{N} S_{K,i} \cdot t_i \qquad (15)$$

其中，$S_{K,i}$ 和 t_i 分别是第 i 个源的空气比释动能强度和以小时为单位的治疗时间。因此，单位 IRAK= $1cGy \cdot cm^2 = 1\mu Gy \cdot m^2 = 1U$-h。数字上同值的量，ICRU[3]建议使用 1m 处单位为 μGy 的总参考空气比释动能 (TARK)。IRAK 和 TRAK 都与 mg-h 和 mgRaEq-h 相关：

$$K_{ref} = \begin{cases} \text{mg-h} \times 6.754 & \text{滤过层} = 1\ \text{mm Pt} \\ \text{mgRaEq-h} \times 7.227 & \text{滤过层} = 0.5\ \text{mm Pt} \end{cases} \qquad (16)$$

腔内治疗系统[10]以前是基于 ^{226}Ra 管（1mm 铂封装）而经常使用 mg-h，而系统采用 ^{137}Cs 或者其他镭替代物指导治疗，单位为 mgRaEq-h。由于两个毫克级量假设的铂滤过的差异，数值相同的处方可以实施 IRAK 量，差异 7%。由于近距离放疗中镭源替代品的出现，可使用 IRAK 作为完整输出报告值，这样就避免了使两种置入系统混淆的这 7%的差异。

典型的剂量计算函数：各向同性点源

考虑非密封的点源具有的空气比释动能强度为 S_K，如图 22.10 所示。因为此源没有延展部分，没有源自身排放出来的放射物辐射的衰减。各向同性（见图 22.2）说明光子释放具有同等的可能性，并在各个方向上沿直线传播。相反，实际的近距离治疗源都是经过封装的，尺寸有限，通常是圆柱形而不是对称球面。剂量率，$\dot{D}(r)$（cGy/h），在源周围与水等效的材料中，距离为 r（cm）处通过以下等式得出：

$$\dot{D}_{介质}(r) = S_K \cdot \frac{\overline{(\mu_{en}/\rho)}^{介质}_{空气}}{r^2} \cdot T(r) \tag{17}$$

距离平方反比法则是用来修正不同的剂量施加距离 r，并且由空气比释动能强度所假定的距离为 1cm 的参考点。$\overline{(\mu_{en}/\rho)}^{介质}_{空气}$是介质与空气中的质能吸收系数之比，对于空气中的质能吸收系数要根据自由光子能谱进行平均。这一修正在自由空气中等于 $K_{介质}/K_{空气}$，表示粒子注量与剂量之间的基本关系[22,75]。它用来修正效能，同空气相比，介质从辐射光子中获得能量。对于所有的释放能量>200keV 的放射性核素，包括所有镭替代物质，$\overline{(\mu_{en}/\rho)}^{介质}_{空气}$ 在水介质中的比值为 1.11。

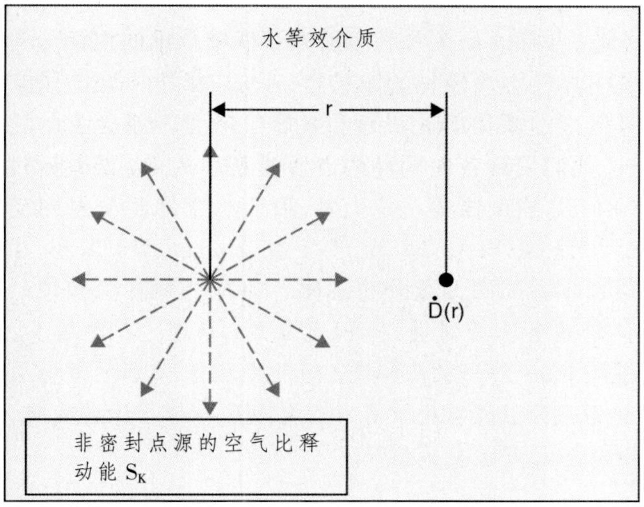

图 22.10 强度为 S_K 的非密封点源处于无限广阔的水等效介质中。

方程式（17）中最后的因子——比释动能到剂量的转换因子 $T(r)$ 描述了周围介质中初级光子衰减和散射光子建成的净影响。有时这一因子称为有效衰减因子或者散射-建成因子。

$$T(r)=\frac{介质中剂量}{自由空气中介质的比释动能} = \left.\frac{介质中照射量}{空气中照射量}\right\} 距点源\ r\ 处 \tag{18}$$

图22.11 所示用于一些镭替代性放射性核素以及一些低能量放射性核素的 $T(r)$。对于 ^{226}Ra 等效的放射性核素 $T(r)$，在距离 r=5cm 处与整体（1.00）偏离<5%。许多资料中提供了大量关于 $T(r)$ 的表格供使用，如 Meisberger 等[78]、Berger[79]以及 Van Kleffens 和 Star[80]的就较为著名。这些数据与理论上的光子传输计算相比会产生漂移。经典的半经验模型假定 $T(r)$ 是仅关于放射性核素光子波谱的方程，并且是一个单一数据集（如对于 ^{192}Ir），可以用于所有的 ^{192}Ir 源，无论它们的结构如何。

通过求解方程式（13）和（14）得出 S_K 代入到方程式（17），就可得出在距离剂量率的方程式等效镭当量和对于相同的未滤过点源的表面源活度：

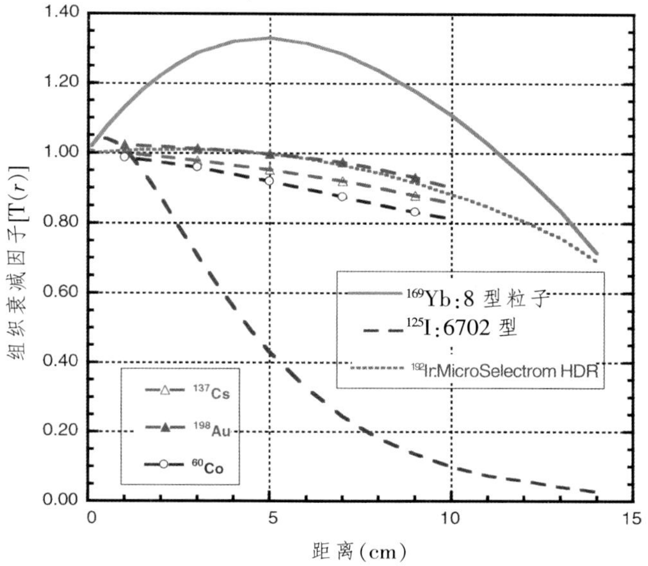

图 22.11 光子衰减和散射因子，$T(r)$，针对大多数近距离治疗放射性核素，如 Meisberger 等著名文章中所述[192]。对于低能量放射性核素，Meisberger 等将其数据应用于三次多项式 $T(r)=A+B\cdot r+C\cdot r^2+D\cdot r^3$，$T(r)$ 在现代治疗计划系统中广泛应用。

$$\dot{D}_{介质}(r) = M_{eq} \cdot \frac{(\Gamma_{\delta})_{Ra,0.5} \cdot f_{介质}}{r^2} \cdot T(r) \quad 等效\ ^{226}Ra\ 质量 \quad (a)$$

$$\dot{D}_{介质}(r) = A_{app} \cdot \frac{(\Gamma_{\delta})_X \cdot f_{介质}}{r^2} \cdot T(r) \quad 显活度 \quad (b)$$

$$(19)$$

$f_{介质}$代表剂量至照射量的转换因子：

$$f_{介质} = \frac{D_{介质}}{X} = (W/e) \cdot \left[\frac{\overline{(\mu_{en}/\rho)}^{介质}}{(\mu_{en}/\rho)^{空气}}\right]$$

$$= 0.876\frac{cGy}{R} \cdot \left.\overline{(\mu_{en}/\rho)}^{介质}_{空气}\right\} 在自由空气中 \quad (20)$$

对于所有 ^{226}Ra 代替物质（光子能量>200keV 的放射性核素），$f_{介质}$对于水的值为 0.974cGy/R，对于肌肉组织为 0.966cGy/R[55]。

方程式（17）和（19）给出剂量率$\dot{D}_{介质}(r)$，对于周围分布着由同等质量的镭指定的任意介质点源，表征活度为 S_K。假设相同照射率常数$(\Gamma_\delta)_{Ra,0.5}$和$(\Gamma_\delta)_X$，都用于估计吸收剂量，也用于通过方程式（13）和（14）将测量的空气比释动能强度转换为 M_{eq} 和 A_{app}，所有三个方程式都应给出数值相同的剂量率。这表明，Γ_δ 实际上是“假”常数，在粒子源的输出校准的剂量学测定中不发挥任何物理作用，此值将产生相同的剂量分布。这些单位转换可能不是被同一个人所执行。例如，销售商通过与 NIST S_K 标准比对校准 ^{125}I 源。销售商通过方程式（14）使用假设的$(\Gamma_\delta)_X$从测量的 S_K 校准 A_{app}，并且将结果记录在源校准证书上。医院的物理学家通过方程式（19）计算剂量率，通常也要用一假设的$(\Gamma_\delta)_X$值。如果物理学家不能够像销售商一样正确地使用相同的值，就可能引起重大的剂量计算错误的后果。临床源强度说明中使用 S_K 能够消除这些假常量，因此避免由于常规选择的不一致所导致的错误。

源的各向异性建模：各向异性因子

尽管典型各向同性的点源模型——方程式（17）简单，却准确估计了大多数镭替代源的轴向剂量率分布。简单地通过使用一个输出量来校准源，而不包含活度 A，含蓄地说明其内部构造的影响（滤过和自吸收）。真正的活度 A，取代 A_{app} 应用于方程式（19b），然后$(\Gamma_\delta)_X$［方程式（12）］的表达就应该对外壳周围和放射性核芯的衰减和散射进行修正。任何的不确定性（对许多放射性核素都是大的）和滤过修正都直接降低了剂量计算的精确性。另外，基本的活度测量对近距离治疗用高密度源存在技术上的困难。出于这个原因，包含活度在光子近距离治疗的剂量学测定中不发挥作用。相比之下，方程式（17）根据源外的测量推测出剂量率，这样未滤过的光子波谱的知识就不能对其产生显著影响。要求的量 $\overline{(\mu_{en}/\rho)}^{介质}_{空气}$ 和 T(r)是比率，并且因此对假设频谱的错误并不敏感。

实际上，所有的近距离治疗源都是圆柱状的，产生各向同性的剂量分布。另外，一些源，特别是用于腔内近距离治疗的源，其有效长度与典型的计算长度相匹配。因此，近距离治疗源周围的剂量率$\dot{D}(r,\theta)$取决于距离 r 和极角 θ（图 22.8B）。$\dot{D}(r,\theta)$可能产生与轴向剂量率明显的偏离，即方程式（17）所描述的$\dot{D}(r,\pi/2)$，特别是粒子源的长轴附近。

在置入物由许多有效长度小于最小感兴趣区距离的随机定向的粒子源所构成的情况下，如果对单一粒子源应用了各向异性的均值修正[81]，那么方程式（17）将精确地代表多粒子源剂量分布。这个修正因子称为各向异性因子，$\Phi_{an}(r)$，通过对立体角 Ω 每个固定距离 r 处的剂量进行平均来定义：

$$\phi_{an}(r) = \frac{r\ 处平均剂量}{r\ 处横轴剂量} = \frac{\int_{4\pi}\dot{D}(r,\theta)\cdot d\Omega}{4\pi\dot{D}(r,\pi/2)} \cdot$$
$$= \frac{\int_0^{\pi}\dot{D}(r,\theta)\cdot \sin\theta \cdot d\theta}{2\cdot\dot{D}(r,\pi/2)} \quad (21)$$

通常使用与距离无关的 $\Phi_{an}(r)$的平均值，即各向异性常数。将此均值修正因子代入方程式（17），得到：

$$\dot{D}_{介质}(r) = \frac{S_K \cdot \overline{(\mu_{en}/\rho)}^{介质}_{空气}}{r^2} \cdot T(r) \cdot \bar{\phi}_{an} \quad (22)$$

对于镭替代性放射源，通常通过使用 NaI 和 GeLi 闪烁晶体探测器测量空气中相对远距离（30~100cm）处的相对光子通量对其进行评价[45,82]。

方程式（22）表示源的强度，对各向异性的影响进行修正后大概增加 2%（^{192}Ir 粒子源）至 10%（^{103}Pd 粒子源）。Lindsay 等[83]利用前列腺插植三维的剂量分布各向异性点源模型的漂移$\dot{D}(r)$与二维单一源剂量计算模型的漂移$\dot{D}(r,\theta)$进行比较。基于三维像素的比较，他们发现各向同性的点源模型引入 D_{90} 误差超过 10%（见剂量描述一章），8%和 33%靶体积分别对应于 6711 型 ^{125}I 和 200 型 ^{103}Pd 源。Corbett 等[84]发现，尽管区域内的大剂量分布不同，包括二维各向异性效应并不能改变剂量-体积直方图（DVH）：不管是 V_{100} 还是 D_{100} 与前列腺界限之间的外放边缘都没有显著改变。对于批量粒子源并行陈列所构成 ^{192}Ir 置入物，类似的调查已有报道[81]。

外部源的剂量学计算：西韦特积分模型

更大的源周围的剂量分布，如腔内管和插植针，都是经过将外部源分割成系列的点源进行计算，再对距离、倾斜角、滤过、衰减以及散射分别进行修正。通过将这些源的分布求和，能够估计出点 P 处的剂量。这一级别的算法，首先由 Rolf Sievert 于 1921 年提出[85]，是作为西韦特积分算法，或者更笼统地说是一维（1D）光程长度模型[22,86]。

假设如图 22.12 所示源具有的空气比释动能强度为 S_K，包含活度 A。经典的西韦特模型认为圆柱形放射性核芯沿其轴放置一条放射性线。核芯的轴长度称为有效长度 L。斜滤过通过假设外壳使用一有效的渗透系数 μ'减少剂量并遵循指数衰减规律来建模。在点 (x,y) 处的剂量率 $\Delta\dot{D}(x,y)$ 通过位于角 θ 处的源的长度增量 ΔL 得出：

$$\Delta\dot{D}(x,y) = A \cdot \frac{\Delta L}{L} \cdot \frac{(\Gamma_\delta)_X \cdot f_{\text{介质}}}{(x/\cos\theta)^2} \cdot T(x/\cos\theta) \cdot e^{-\mu' \cdot t/\cos\theta} \qquad (23)$$

$(\Gamma_\delta)_X$ 是未滤过源材料的照射量率常数。因为 $S_K = A\cdot(W/e)\cdot(\Gamma_\delta)_X\cdot e^{-\mu' t}$，方程式(23)变为：

$$\Delta\dot{D}(x,y) = S_K \cdot \frac{\Delta L}{L} \cdot e^{\mu' \cdot t} \cdot \frac{\overline{(\mu_{en}/\rho)}^{\text{介质}}_{\text{空气}}}{(x/\cos\theta)^2} \cdot T(x/\cos\theta) \cdot e^{-\mu' \cdot t/\cos\theta} \qquad (24)$$

通过所有源求和（即与 θ'相关的积分），并且变为极坐标，即可得到西韦特积分式：

$$\dot{D}(r,\theta) = \frac{S_K \cdot \overline{(\mu_{en}/\rho)}^{\text{介质}}_{\text{空气}} \cdot e^{\mu' \cdot t}}{L \cdot r \cdot \cos\theta} \cdot \int_{\theta_1}^{\theta_2} e^{-\mu' t \cdot \sec\theta} \cdot T(x \cdot \sec\theta) \cdot d\theta \qquad (25)$$

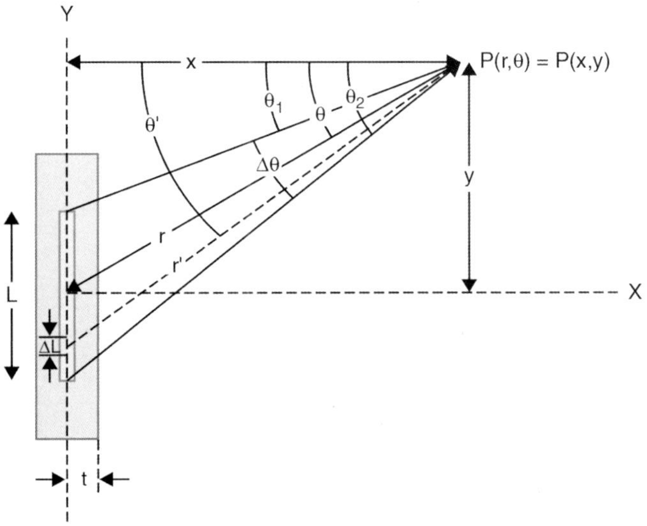

图 22.12 一个典型的密封线源，图示点 $P(x,y)$ 处剂量率的计算，通过西韦特积分方法与源中心相关联。有效长度以及径向屏蔽厚度分别表示为 *L* 和 *t*。文献中距离 *x* 和 *y* 分别代表垂直远离水平远离。

积分外的附加式 $e^{\mu' t}$ 是为了避免对滤过进行总体“双修正”。

适用于源外壳末端区域的方程式(25)的变形也是可用的。过去的这些年中，已经对基本模式进行了许多改进[87,88]，包括源核芯光子吸收的建模，对非圆柱状源的补充说明，固定体积内放射能分布的归纳[4]，低能量源的补充说明[86]，以及施源管治疗的屏蔽及衰减[89,90]。

西韦特运算法则广泛用于临床治疗计划中 ^{137}Cs 管及插植针周围二维模式剂量分布。实验性研究[91,92]以及蒙特卡罗研究[4,93]已经说明西沃特模型精确地预测了在这一能量范围内的剂量率分布。当线性能量吸收系数 μ_{en}（0.023/mm 钢封装 ^{137}Cs 源）近似等于滤过系数 μ'时[94]，最大误差不超过 5%~8%，并且在水平轴附近还会更小（3%）。出版的关于剂量率分布的读物源于西韦特模型，以垂直远离和水平远离的形式列表，用于几种类型的 ^{137}Cs 源[4,93]以及 ^{226}Ra 源[95]。Williamson[86]表示，当应用于低能量源如 ^{192}Ir、^{169}Yb 和 ^{125}I 时，经典的西韦特积分增大了误差（最大误差 20%~37%，平均误差 7%~16%）。虽然可以通过更改基本模型来提高精确性[86]，但是经典的半经验模型应该谨慎用于能量低于 ^{137}Cs 的光子。从测量或者蒙特卡罗模拟得来的剂量率分布列表对这些源同样适用。

如果方程式(25)中的封装厚度设为 0（$t=0$），那么西韦特积分就可简化为：

$$\dot{D}(x,y) = S_K \cdot \overline{(\mu_{en}/\rho)}^{\text{介质}}_{\text{空气}} \cdot \frac{\Delta\theta}{L \cdot x} \qquad (26)$$

式中 Δθ 代表角度，采用弧度单位，与感兴趣点对应源的有效长度 L 相关（图 22.12）。当感兴趣点位于水平轴上（$y=0$），那么 $\Delta\theta = 2\cdot\tan^{-1}(L/2x)$，$\tan^{-1}$ 表示反正切或者称为 arctan 函数。角度必须以弧度单位表达而不是角度（180°=π 弧度）。这个近似值作为手动计算辅助参数用处巨大，而且在轻度密封 ^{137}Cs 源的水平轴附近非常精确。

图 22.13 显示由于距离 $r=\sqrt{(x^2+y^2)}$ 关于有效长度 L 变大了，方程式(26)简化为点源公式。对于距离比 L 小的情况（对于腔内管为 1.5cm），使用方程式(17)将引进至少 10%的误差。对于距离大于 1.5L 时（妇科管为 2~2.5cm），点源的近似值精确在 5%以内。

现代量化剂量学

经典剂量计算模型，假设参数 $T(r)$ 和 $\overline{(\mu_{en}/\rho)}^{\text{水}}_{\text{空气}}$ 仅取决于使用的放射性核素，相比之下，量化剂量学测定的方法假设剂量学测定参数是源几何学所特定的，并且对每种类型的源（即商业用途的源模型）具体应该是测量得来的或者是计算得来的。20 世纪 70 年代早期，由于 ^{125}I 组之间插植源的引入导致典型的近距离治疗剂量学测定方法开始衰落，同样这个 30keV 的 X 线辐射器退出了确切的分析模型范围[11]。虽然 ^{125}I 来自半经验模型的剂量分布已经出版并被广泛使用，但众所周知，粒子源内部结构可以调整发出的光子波谱，并且明显改变吸收剂量分布[45]。^{125}I 使用量的增加以及 1985 年初级照射标准的采纳[97]推动了更多量化剂量学测定方法的研究。原版 TG-43 号报告的附录 C 给出了更加详细的关于早期 ^{125}I 剂量学测定历史的描述[98]。目前，实验性方法以及尖端的计算剂量学的方法都是按部就班地用于获得源相关的参数。实验性方法以及量化剂量学测定两种方法都是基于 NIST 空气比释动能强度标准。

实验性近距离治疗剂量学

近距离治疗中剂量率的测量在 20 世纪 80 年代获得临床认可。一直以来，剂量率的测量不仅导致了许多困难和劳动强度的增加，而且剂量测量的困难程度以及固有误差的存在，使得单纯的理论模式更加可信。近距离治疗剂量的测量关键取决于探测器，因为剂量的分布以大的剂量变化程度，较大的剂量率范围以及相对低的光子能量为特性。最关键的测量工具是对位置误差响应良好的高灵敏度探测器。点源附近的剂量测量具有 2%的精度就要求源到探测器的距离为

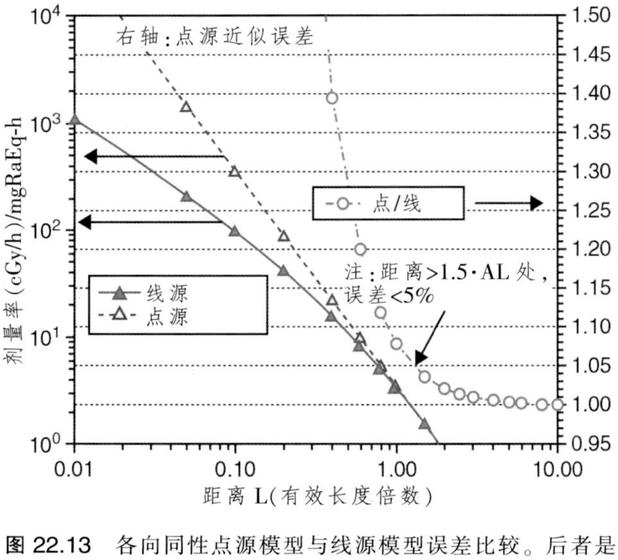

图 22.13 各向同性点源模型与线源模型误差比较。后者是水平轴长度的函数[公式(26)]。水平轴长度是有效长度的倍数。

2mm、5mm、10mm 和 20mm 时对应的到位精度为 20μm、50μm、100μm 和 200μm。

通常使用的探测器包括热释光探测器 （TLD）、小离子电离室、二极管探测器、卤化银感光平片[99]以及塑料闪烁体探测器[100,101]，展示了平面剂量测量系统的前景。正处于研究中的三维剂量测量技术包括液态闪烁混合物的释光断层摄影术剂量分布重建[102]，以及通过磁共振成像技术将探测器信号转换为剂量分布的聚合物凝胶剂量学测定[103,104]。选择用于近距离治疗剂量学测定的探测器时，需要考虑的一点是使其能响最小。能响是由于水和探测器之间成分的差异致使光子波谱位置的改变介导致介质中单位质量剂量/探测器读数的变化。硅二极管对于测量极低能量源（如 ^{103}Pd 和 ^{125}I）相对剂量分布十分有用，因为二极管敏感性与测量点的定位[105,106]几乎无关，但是并不用于高能量近距离治疗源，原因在于根据模体中位置的不同敏感度发生变化，据报道对于 ^{137}Cs 可达 15%，对于 ^{192}Ir 可达 75%[107]。

确定的剂量学测定的方法中，热释光 TLD 剂量学测定根据可以提供灵敏度与小尺寸之间最佳的折中，以及不考虑物质的能响[58]，这两点被认为是行业执行标准[5]。TLD 剂量学测定的认可应归功于由一个国际癌症组织进行的 3 年期（1987—1989）多机构联合实施的对低能量粒子源剂量学测定的权威性研究。所涉及的三个机构分别是纪念斯隆–凯瑟琳癌症中心、Yale 以及 UCSF，各自由 Lowell Anderson、Ravinder Nath 和 Keith Weaver 负责[108]。使用 TLD-100 热释光片和平衡帽，嵌入固体水模体中，按照成熟的 ICWG 程序，包括 TLD 剂量校准以及能响修正，进行水中绝对剂量率的定量评估。三组 ICWG 研究者各自独立地测量 ^{125}I 和 ^{192}Ir 源水平轴的剂量分布，然后比较证实他们的 TLD 测量整套方法 [108]。这种方法也被 ^{125}I、^{192}Ir 和 ^{103}Pd 近距离治疗源二维剂量分布计算所沿用[105,109,110]。结果显示了不同测量间良好的符合度，而对于 ^{125}I 粒子源（当归到空气比释动能强度标准[97]后 $S_{K,N85}$ 可用）测量出的与经典计算出的剂量率总体上存在差别，但是对于 ^{192}Ir，经典的与实验性的方法却共容很好。认真考虑 TLD 线性修正、探测器对光子野扰动以及相对能响这些因素，得出测量的总不确定性在 1~5cm 距离范围内为 7%~9%[5,58]。

使用 TLD 探测器测量剂量率分布的方法也适用于许多近距离治疗源，包括几乎全部的商业用 ^{125}I 和 ^{103}Pd （更多讨论请参考修订版 TG-43 号报告 5 以及最近的综述文章 [58]），许多 LDR ^{192}Ir 源作为 LDR、HDR

和脉冲剂量率(PDR)源,还有许多实验用源[308]。对于镭替代性源,测量结果与经典半经验模型得出的结果非常符合均质点源以及西韦特积分模型[4,22,86]。对于 ^{125}I 源的 $S_{K,N85}$ 标准,测得的剂量率比方程式[175,111]推出的要低 10%~20%。经典模型与当校准可追溯到 1999 年 WAFAC 标准($S_{K,N99}$)[64]时的测量之间具有较好的符合度[22]。然而,经典模型如西韦特积分不建议用于低能量源的测量,主要因为其较差的低能量非均质性[86]以及不考虑源内部几何结构对剂量分布的调整。

计算学剂量学测定方法:蒙特卡罗光子传输模拟

随着 20 世纪 90 年代蒙特卡罗光子传输模拟以及 TLD 剂量学测定的发展,其他研究者一直在研究蒙特卡罗光子传输技术作为单一源的剂量分布的量化评估工具。以对源内部结构的精确仔细的数学模型为基础,产生光子的轨迹然后评价吸收剂量。蒙特卡罗技术现在作为可信的而且可能是最精确的近距离治疗源的剂量学数据[5,58]已被接受。如图 22.14 所示,这一理论方法使用数字计算机随机选择一组小范围光子轨迹(10^5~10^7)或者“来历”。几何模型用于表示所有介质边界定位以及光子源。通过使用由总的以及不同的横截面得到的概率分布,随机形成的一个光子通过随后来自起始位的每一个光子经连续散射最终被吸收或者从系统中逃出。在每一个判定点,随机取样用来决定每个光子的转归。随机构成光子轨迹的过程与从所有这些可能之中选择光子来历是等效的。从统计学角度估计特定点的剂量率,预估每次模拟的冲突所产生的剂量分布,然后取所有碰撞的平均。蒙特卡罗模拟技术在其他地方有更加详细的讨论[58]。由于在复杂的三维几何情况下,粒子的轨迹能够被充分精确地重建,大部分几何结构复杂但临床相关的近距离放疗问题可以通过基本原理得出近似的但统计学上不精确的解。

蒙特卡罗模拟的剂量学测定的精确度已经确定适用于从 ^{125}I 到 ^{137}Cs 的全部能量波谱。蒙特卡罗模拟和 TLD 测量的符合度为 2%~6%,不论是在均匀介质中还是在前面的非均匀组织和施源器中[7,48,107,112,113]。与实验性方法相比,蒙特卡罗精确性没有被放射量测定因素如能响以及体积平均值等所限制。因为几何模型能够

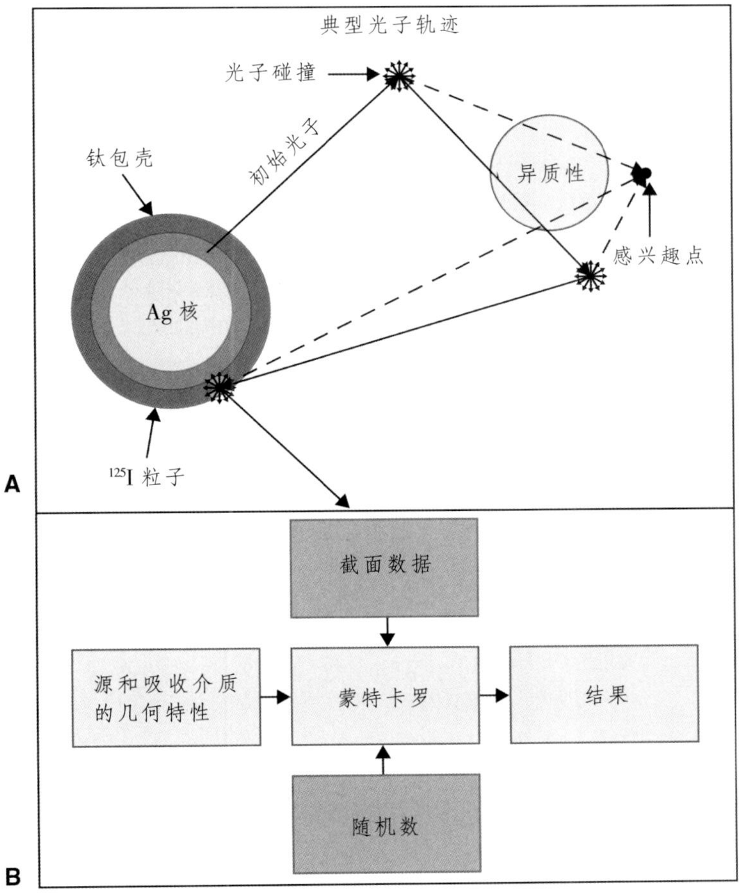

图 22.14 (A)典型光子轨迹的二维示意图。实线表示初级光子的起源(从假设放射能分布中随机选择),从竞争碰撞途径中随机选出的每一次连续碰撞(光电效应、康普顿散射以及相干散射),都是基于它们的相对概率。虚线表示评价的问题(如计算每次假定碰撞对感兴趣点的贡献)。(B)蒙特卡罗码的逻辑图表示期望的输入数据。横截面数据包括总的衰减系数、每次碰撞过程的总横截面以及用于对连续碰撞、每次碰撞相互作用的途径以及离开碰撞的光子的能量和角度之间的随机取样不同的横截面。随机数值的顺序由“随机数产生器”获得,随机数产生器是用来产生均匀分布于 0~1 之间的伪随机数的电脑程序。

被严格规定,蒙特卡罗中不存在探测器放置错误的问题。近期的分析[5,51,58]表明,蒙特卡罗绝对剂量率在 ^{125}I 粒子源的水平轴估计不确定性(包括所有的源已知的系统误差和随机误差)在1~5cm距离范围内为2.5%~5%。与剂量测量不同,蒙特卡罗剂量计算不能说明设计规范外的溢出(如源的放射性污染或者测量源强度过程中的错误)。

现今,蒙特卡罗模拟最重要的作用是计算近距离治疗源横轴的相对剂量率以及对于低、中能量近距离治疗源的非均质性功能。对于日常临床用低能量组织间粒子源,行业审查杂志中发表的实验性的以及基于蒙特卡罗的剂量学测定方面的研究是发展AAPM协议数据集或者组织间粒子源产品的更新与AAPM/RPC源注册的接合的条件[5,114]。蒙特卡罗模拟是一项在许多其他领域应用中的剂量测量很有用的备选方案,如表征施源器屏蔽材料[7,107]影响以及组织近距离治疗剂量分布的非均匀性[48];渐进的剂量计算算法的确认[116]以及对新源及施源器设计的优化[117]。

因为蒙特卡罗模拟统计学精度随计算时间的平方根的增加而提高,为获得高精确的剂量分布就需要几小时甚至几天的长计算时间,将基于蒙特卡罗的治疗计划[117]限制于实验性的框架内。然而,几个工作组正研究分析方差减弱技术[118],这一逻辑障碍已被有效克服。至少一个研究组已经报道了应用于临床前列腺粒子源置入[119]的相当于1分钟的单一处理器计算时间。更快的近距离治疗专用代码已被开发出来,包括一个快速相关取样代码和来自EGSnrc[121]的计划代码。其他团队也研究了确定的传输解决方案,主要是离散纵坐标代码[122](也称为基于网格的Boltzmann解算器,一些研究者称之为GBBS),这是一个更有效且定量准确的临床治疗剂量计算方案。最近,瓦里安医疗体系(帕罗奥多,加利福尼亚州)在BrachyVision HDR计划系统中,引入了一个基于离散纵坐标方法的剂量计算引擎[123],这是第一个商用的基于严格放射传输模拟的近距离治疗剂量计算引擎。与当前的TG-43号报告关于临床剂量分布计算不同,蒙特卡罗或者确定传输解决方案说明了多置入源对于单一源的剂量分布的扰动效应、组织成分与假想水介质相背离以及施源器屏蔽和衰减的影响。这些现象已被证明是剂量评估大小为2的因子。关于基于模型的剂量计算及其潜在的临床影响的更多信息,读者可参考Rivard等[124]最近的一篇综述。

AAPMTG-43号报告:一种基于表格的剂量计算形式

这是现代近距离治疗剂量学测定的一个重要的里程碑,出版在1995年最初的AAPMTG-43号报告[98],以及2004年[5]后续修正及扩大的版本中。TG-43方法由使用测量的和蒙特卡罗模拟法产生的直接用于临床剂量计算的剂量率分布通过标准表格查询形式构成。修订的TG-43号报告以及更近期的补充版[42]包含以下信息:

1. 一种推荐的用于表示二维以及一维的组织间插植源周围剂量分布的剂量计算形式,特别设计用以使用蒙特卡罗稀疏矩阵或者测量的剂量率作为其输入。

2. 严格审阅的对于特定源模式的二维剂量分布数据集(16个 ^{125}I 粒子源模式和 ^{103}Pd 粒子源模式),满足2003年7月版AAPM剂量测定的条件[114]。对于这些源类型中的任意一种,TG-43中推荐的或者共同认可的剂量分布形式是以"合并"为准的蒙特卡罗以及实验性的剂量学数据集,符合报告中第五部分呈现的标准。

3.空气比释动能来历的原始标准[64,97],涵盖了之前的AAPM指南[125,126],包括校准转换实际交付剂量与处方剂量的比值的影响。

4.关于通过TLD测量或者蒙特卡罗模拟获得TG-43剂量学参数的方法的推荐,包括不确定性的分析。

5. TG-43号报告推荐的临床实施方面的指导。

TG-43号报告建议,治疗计划软件销售商接受TG- 43形式作为剂量计算的基础或者至少支持数据输入,允许用户轻松输入新数据到他们的系统中。随着NIST对新的基于WAFAC的空气比释动能标准的介绍以及商业化,放射治疗协会已经接受TG-43剂量计算形式,后面也将进行介绍与TG-48临床应用介绍相关的重要AAPM建议。其中最重要的是,AAPM对非学术审查委员会批准的常规近距离治疗过程中剂量测定的先决条件[114]。在NIST、ADCL及销售商[127]对于源强度的相互比较中,仅有可被NIST追溯的 S_K 校准的低能量源受到推荐。在同行评议的文章中,两项独立的蒙特卡罗和实验性剂量学研究也已发表,并体现在AAPM/RPC网站[43]及未来的TG-43补充文件中。高能量源的开发中,也在进行着类似的剂量学验证过程[128]。

因为校准标准和剂量学参数的变化会改变处方

剂量比率，放射肿瘤学家必须应用新的剂量测定法系统和源强度标准，这对于处方剂量的选择有着重要的意义。解读发表研究结果，需始终重现他们的临床经验。AAPM 的报告中阐述了关于处理这些变化的详尽讨论和推荐。例如，在应用 ^{125}I 治疗前列腺癌时，之前的 TG-43 160Gy 的处方剂量等效于使用 TG-43 剂量学测试得出的 145Gy[125]。在 2005 年的 AAPM 报道中，^{103}Pd 单一治疗的复杂剂量史使得这些处方剂量比例的差异性高达 10%[126]。

二维情况下的一般形式

对于一个柱状对称源的强度 S_K(图 22.15)，剂量率 $\dot{D}(r,\theta)$，在点 (r,θ) 处以 TG-43 形式计算如下：

$$\dot{D}(r,\theta)=S_K\cdot\Lambda\cdot\frac{G_L(r,\theta)}{G_L(r_0,\theta_0)}\cdot g_L(r)\cdot F(r,\theta) \tag{27}$$

r 表示从实际源的中心点到感兴趣点的距离(cm)，θ 表示极角，定义为感兴趣点相对于源长轴的夹角，r_0 表示参考距离（指定为 1cm），θ_0 是参考角度(90° 或者 π/2 弧度）用来确定源截面。对于 ^{125}I 和 ^{103}Pd 源，AAPM 指南[125,126]使用符号 $S_{K,N99}$ 来代表基于 1999 年 WAFAC 的 NIST 标准[64]以及使用 $S_{K,N85}$ 表示由 Loftus 于 1984 年提出的之前的标准。方程式(27)中其他的符号表示下列各量：

$G_L(r,\theta)$是线源的几何函数，单位为 cm^{-2}。

Λ 是某种类型源的剂量率常数，单位为 cGy/(h·U)。

$F(r,\theta)$是无量纲的二维非均质性函数，在所有的 r 处对于 θ_0 取值整数。

$g(r)$是无量纲的比剂量函数，在 $r=r_0$ 处取整数。

剂量率常数通过下式定义：

$$\Lambda=\frac{\dot{D}(r_0,\theta_0)}{S_K}=\frac{\dot{D}(1\ \text{cm},\ 90°)}{S_K} \tag{28}$$

$\dot{D}(r_0,\theta_0)$代表参考点处测量的剂量率。Λ 取决于放射能的空间分布、封装、源的固有滤过和光子在周围介质中的散射及吸收，还取决于标准化测量相关的可追溯源的 S_K 校准。TG-43 建议使用液态水作为规范化测量临床近距离治疗吸收剂量的介质。对于镭替代性点源，$\Lambda=\overline{(\mu_{en}/\rho)}^{介质}_{空气}\cdot T(r)$。表 22.4 表明 1984—1999 年间的 $S_{K,N85}$ 标准，典型的点源模式过高估计了绝对剂量，相对于 TLD 测量以及蒙特卡罗计算，^{125}I 源约为 15%。1999 年，$S_{K,N85}$ 标准被 WAFAC($S_{K,N99}$)所取代，这些数据的值均需上调，对于 ^{192}Ir 及其他镭替代品，以前和现在的剂量计算十分符合。表格显示对于 ^{103}Pd 和

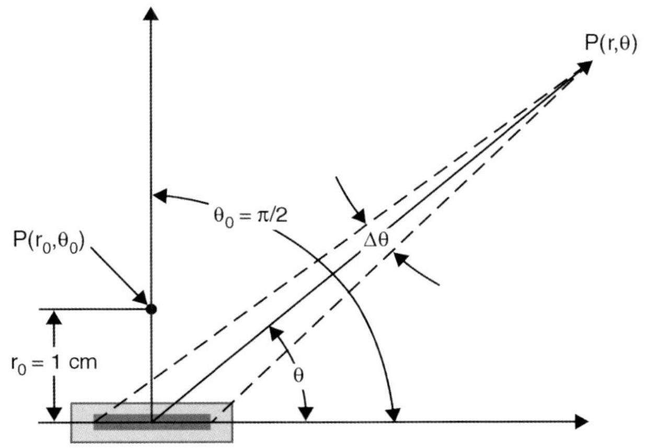

图 22.15　用于计算吸收剂量率的 TG-43 形式，$D(r,\theta)$，在点(r,θ)处，在以源放射性核芯为中心的坐标系内。

^{125}I 源，TLD 和蒙特卡罗两者的平均符合度大约为 5%，正好位于这些总的不确定性内[58]。

几何函数 $G_x(r,\theta)$(角标 x 标示点源或者线源)目的是提高精度，对离散的点处的数据列表进行内插从而就能够估计出剂量率。物理上，$G_x(r,\theta)$忽略了散射和衰减，并且提供了有效的基于源内放射能的空间分布的近似模型的平方反比定律修整。因为几何函数仅用于参考点处剂量率值进行列表然后内插，非常简单的近似法得出的对于治疗计划足够精确[5]。为提高源附近的线性内插精度，AAPM 协议对于二维计算要求使用(r,θ)，对于一维计算推荐 $G_L(r,\theta)$替代 $G_P(r,\theta)$。对于小圆柱状粒子源，$G_x(r,\theta)$由线源近似得出。

$$G_P(\ ,\theta)=r^{-2}\quad \text{点源近似}$$
$$G_L(\ ,\theta)=\begin{cases}\dfrac{\Delta\beta}{\sin\theta} & \text{if } \theta\neq 0°\\ (\ ^2-\ ^2/4)^{-1} & \text{if } \theta=0°\end{cases}\quad \text{线源近似} \tag{29}$$

$\Delta\beta=\theta_2-\theta_1$ 是放射源关于点(r,θ)的对角。对于源，放射能覆盖或者在柱状体积或者环形体积内分布的源，L 可以认为是柱状体的长度。对于包括均匀的相互分开的多重放射性组分的源，L 应认为是有效长度 L_{eff}，用等式 $L_{eff}=\Delta S\times N$ 标示，N表示源内散在分布的颗粒数，标称颗粒中心间距为 ΔS。

二维非均质函数 $F(r,\theta)$给出关于每一个距离的源的剂量角变化，结果为固有滤过、初级光子穿过封装材料的斜滤过以及周围介质中的光子衰减和散射。

$$F(r,\theta)=\frac{\dot{D}(r,\theta)}{\dot{D}(r,\theta_0)}\ \frac{G_L(r,\theta_0)}{G_L(r,\theta)} \tag{30}$$

表 22.4 给定组织间粒子源的剂量率常数

源	Λ[cGy/(h·U)][a]			
	2004 TG-43	典型模式(参考)	数量	作者/方法
Best industries ^{192}Ir (Fe Clad)	—	1.12[78]	1.11	TLD: ICWG[108]
			1.11	MC: Williamson[111]
Amersham Health ^{125}I (Model 6711)	0.965	1.04[45]	0.877($S_{K,N85}$)[b]	MC: DLC-99[111]
			0.935b($S_{K,N99}$)[c]	MC: DLC-146[341]
			0.879($S_{K,N85}$)[b]	TLD: ICWG[108]
			0.980($S_{K,N99}$)[c]	TLD: ICWG[108]
Theragenics I-Seed ^{125}I (Model I25.S06)	1.012	1.029[342]	1.033[c]	TLD[342]
			0.991[c]	MC: DLC-146[46]
Theragenics ^{103}Pd (Model 200)	0.686	0.683[49]	0.74($S_{K,T88}$)[d]	TLD: 1995 TG-43[98]
			0.68[c]	TLD[344]
			0.691[c]	MC: DLC-146[49]
North American Scientific ^{103}Pd(MED 3633)	0.688	0.683[49]	0.68[c]	TLD[345]
			0.677[c]	MC: DLC-99[346]

MC,蒙特卡罗;TLD,用热释光剂量计进行测量;DLC,最佳横截面库的数据代码库。

[a] 所有测量的Λ包括固体到液体的转换因子。

[b] NIST1985 年标准,$S_{K,N85}$。

[c] 统一为 NIST 1999 年标准,$S_{K,N99}$。

[d] 供应商实施 1988 年标准。

此处剂量率,$\dot{D}(r,\theta)$,通过测量或者蒙特卡罗模拟获得。线源的几何形状函数用来抑制平方反比定律应用于短距离的角剂量分布的影响。因此,$F(r,\theta)$仅需要对少数几个距离 r 列表,这样可以很容易地通过内插法正确得出所有距离的值。不同的组织间插植源的非均质函数举例如图 22.16 所示,列表于 22.5 。

径向剂量函数 $g_x(r)$,说明沿水平轴方向的剂量跌落,主要是因为介质中衰减和散射、封装的滤过以及内转换。

$$g_X(r)=\frac{\dot{D}(r,\theta_0)}{\dot{D}(r_0,\theta_0)}\cdot\frac{G_X(r_0,\theta_0)}{G_X(r,\theta_0)} \tag{31}$$

$g_x(r)$在距离为 1cm 处归为单位 1,附表 22.6 以说明。对于二维剂量计算,TG-43 建议令 X=L。

一维各向同性源的近似法

许多用于永久置入的商业化的治疗计划系统中,其剂量计算只支持一维各向同性点源。因此,TG-43 形式包括了相当于典型均质点源模式的一维方程式,如方程式(22)所示:

$$\dot{D}(r)=S_K\cdot\Lambda\cdot\frac{G_L(r,\theta_0)}{G_L(r_0,\theta_0)}\cdot g_L(r)\cdot\phi_{an}(r) \tag{32}$$

式中 $\Phi_{an}(r)$是一维非均质函数,由方程式(21)决定,如表 22.6 所示。

组织间插植

传统的置入系统(曼彻斯特,昆比,巴黎)早在 20 世纪就已形成,用以指导放射肿瘤学家对外科学方法确定的靶区排列及布置镭针。相反,今天使用最频繁的置入方法,经会阴永久性前列腺置入,使用图像引导技术决定源的位置。代替计算表和典型系统查找表格的计算机化的三维计划,可用来给定处方剂量以及对置入物进行几何优化。然而,即便使用最完善的优化软件和单一步进源遥控后装机实现驻留权重优化(见第 23 章和第 24 章),仍然依赖于操作者确认源以及插植针的放置。为指导源的定位,我们继续依靠经典的近距离治疗系统以及他们的派生。

用镭替代性源行组织间近距离治疗的经典系统

曼彻斯特和昆比系统都是在置入治疗中出现计算机辅助剂量学之前发展起来的,然而巴黎系统却依

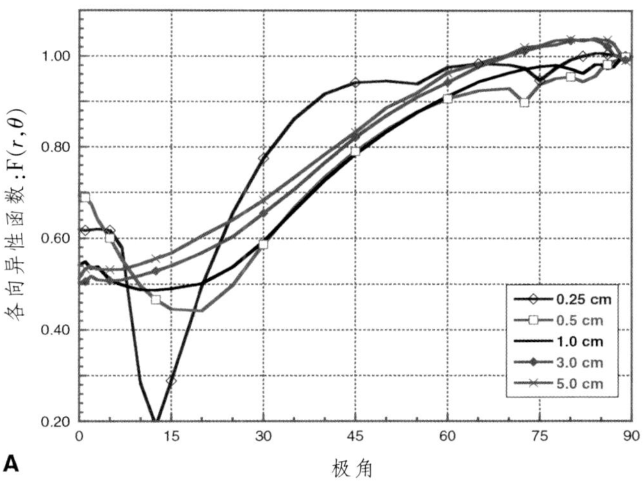

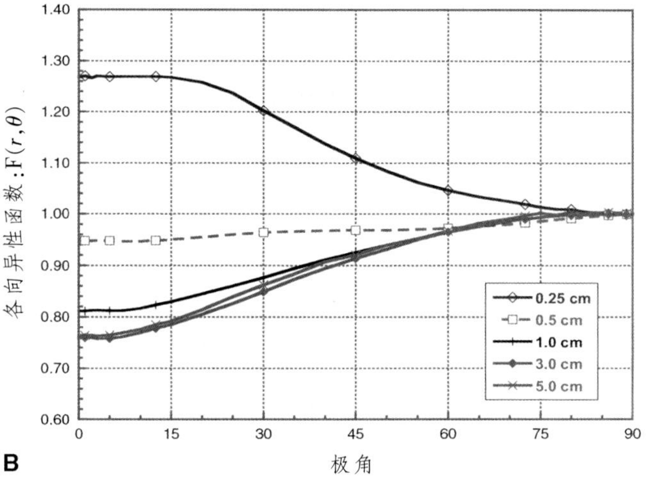

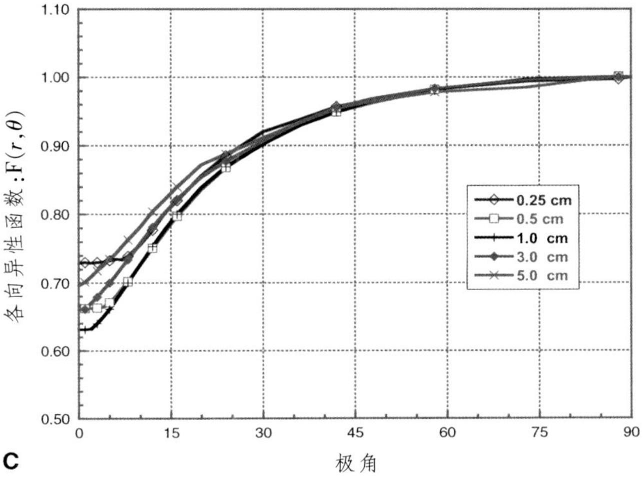

图 22.16　作者工作组用各向异性函数评价三个不同组织间插植源的例子。(A)Theragenics 200 型 "光粒子" ^{103}Pd 源。(B) DRAXIMAGE LS-1 型 ^{125}I 粒子源。(C)核通公司 Micro Selectron V2 型高剂量率 ^{192}Ir 源。

靠于多平面等剂量线分布。所有的组织间插植系统由下列成分构成:

1.分布规则:对于给定的靶体积,分布规则决定放射源以及施源管在靶体积内外如何分布。

2.剂量规范以及置入优化原则:每个系统的核心都是一个剂量规范的准则 (如处方剂量的定义)。例如,在曼彻斯特系统或者是帕特森–帕克系统中,处方剂量是外围源限制的与体积边界内的模量。分布的规律以及剂量说明规范通常考虑在互斥的目标如剂量均匀性、正常组织的保护、置入施源管的数量、靶区周围剂量限定环以及靶区外高剂量区域的存在之间做出折中的选取。

3.剂量计算辅助:这些设备用来评估达到处方剂量率的源的强度,剂量率由系统确定,由满足剂量分布规律的源排列给出。旧的系统(曼彻斯特以及昆比系统)使用表格形式给出剂量,以每毫克镭当量作为治疗体积或者区域的函数。最近的巴黎系统广泛应用计算机化治疗计划将吸收剂量与源强度以及治疗时间相关联。

曼彻斯特系统

曼彻斯特系统由 Ralston Paterson(放射肿瘤学专家)以及 Herbert Parker(物理学家)于 20 世纪 30 年代开发[129-132],通常称为 Paterson-Parker(P-P)系统。P-P 系统仍然沿用至今,因为它的分布规律,预期的"外装载技术"设计,对于模具或者平面置入,使置入体积内以及治疗平面内 (在治疗距离内与插植针平行的平面)剂量均匀性最大(图 22.17)。它的体积以及面积查表作为 HDR 体积置入的质量保证工具仍然有用。

P-P 系统规则优先集中放射能于置入物表面或者周围,补偿均匀密度置入物的剂量跌落特性,因此提高了剂量一致性。将放射能通过最佳分次施用于表面以及核芯(4:2)之后,Parker 将连续的放射能分布联合到几个同轴的柱状表面,然后再将这些表面的量离散

表 22.5 不同的 ^{125}I 粒子源的线源辐射剂量函数[a]

	线源					
r(cm)	Amorsham 6702 *L*=3.0mm	Amersham 6711 *L*=3.0mm	Best 2301 *L*=3.0mm	NASI MED3631-A/M *L*=4.2mm	Beloig 125.S06 *L*=3.5mm	Imagyn 1S12501 *L*=3.4mm
0.10	1.020	1.055	1.033		1.010	1.022
0.15	**1.022**	1.078	1.029		***1.018***	*1.058*
0.25	**1.024**	1.082	1.027	0.998	*1.030*	*1.093*
0.50	1.030	1.071	1.028	*1.025*	*1.030*	1.080
0.75	1.020	**1.042**	1.030	*1.019*	***1.020***	**1.048**
1.00	1.000	1.000	1.000	1.000	1.000	1.000
1.50	0.935	0.908	0.938	0.954	0.937	0.907
2.00	0.861	0.814	0.866	0.836	0.857	0.808
3.00	0.697	0.632	0.707	0.676	0.689	0.618
4.00	0.553	0.496	0.555	0.523	0.538	0.463
5.00	0.425	0.364	0.427	0.395	0.409	0.348
6.00	0.322	0.270	0.320	0.293	0.313	0.253
7.00	0.241	0.199	0.248	0.211	0.232	0.193
8.00	0.179	0.148	0.187		0.176	0.149
9.00	0.134	0.109	0.142		0.134	0.100
10.00	0.0979	0.0803	0.103		0.0957	0.075

[a] 加粗表示内插值，斜体表示外推值。

From Rivard Mj, Coursey BM, DeWerd LA, et al. Update of AAPM Task Group No. 43 Report: a revised AAPM protocol for brachytherapy dose calculations. *Med Phys* 2004;31(3):633–674.

表 22.6 二维各质异性函数的列表举例。THERAGENICS I 粒子源(I25.S06 型)^{125}I 的表 $F(r,\theta)$连同相关联的一维非均质函数 $\varphi_{an}(r)$的值

	r(cm)							
极角 θ(°)	0.25	0.5	1	2	3	4	5	7
0	0.302	0.429	0.512	0.579	0.610	0.631	0.649	0.684
5	0.352	0.436	0.509	0.576	0.610	0.635	0.651	0.689
10	0.440	0.476	0.557	0.622	0.651	0.672	0.689	0.721
20	0.746	0.686	0.721	0.757	0.771	0.785	0.790	0.807
30	0.886	0.820	0.828	0.846	0.857	0.862	0.867	0.874
40	0.943	0.897	0.898	0.907	0.908	0.913	0.918	0.912
50	0.969	0.946	0.942	0.947	0.944	0.947	0.949	0.946
60	0.984	0.974	0.970	0.974	0.967	0.966	0.967	0.976
70	0.994	0.989	0.988	0.990	0.984	0.985	0.987	0.994
80	0.998	0.998	0.998	1.000	0.994	1.000	0.993	0.999
$\Phi_{an}(r)$	1.122	0.968	0.939	0.939	0.938	0.940	0.941	0.949

Reproduced from Rivard MJ, Coursey BM, DeWerd LA, et al. Update of AAPM Task Group No. 43 Report: A revised AAPM protocol for brachytherapy dose calculations. *Med Phys* 2004;31(3):633–674.

至各个插植针内。体积和平面规则以及表格的发展经过 Anderson 和 Presser 审查[133]。表 22.7 列出了曼彻斯特系统的规则,表 22.8 列出了每毫克镭当量的规定剂量以及单位 IRAK 最为治疗区域或者体积的函数。

P-P 规则的设计是用于改变靶区或者靶体积的剂量分布,使偏离不超过指定剂量的±10%,除了角落的冷点和距离源中心<5mm 的局部热点外。对于平面置入物,靶区或者治疗表面(图 22.17)是周边插植针圈定的区域,与针平面平行且相距 5mm。对于体积置入物,靶体积是外围源所圈定的区域。分布原则假设平面物及体积置入物都将在两者末端交叉,通过针与插入主方向垂直放置并且在带状针活性尖端水平。推荐的针间隔固定为 1cm,将满强度的源置于置入平面周围,部分强度针作为中心针。对于体积置入物,这两组源各自称为带状源和核芯源。指定剂量或者处方剂量为靶区内的模剂量,比最小的周围剂量(置入体积或者区域的最小剂量)高将近 10%,比有效的最大剂量低 10%。

实际上,带有交叉末端的单一平面组织间置入物治疗 1cm 厚的靶体积,所在区域等效于周围源所界定的区域。较厚的靶体积(>1cm)一定要使用两个平行的平面将插植针置于靶体积边缘(双平面置入)进行治疗,源强根据单平面原则排列。从 0.5cm 单一平面表格中计算出来的毫克镭当量,通过双平面分离因子乘积,并在两平面之间分配。剂量实际上施加到内平面,距离每个针面 0.5cm, 导致中间层在距离 1.5~2.5cm 范围内出现 10%~30%的冷点。靶体积厚度大于 2.5cm 就要用体积置入系统治疗。

表 22.7　曼彻斯特系统规则

特征	Paterson 和 Parker(曼彻斯特系统)规则					
剂量和剂量率	6000~8000R 6~8 天内(1000R/d;40R/h)					
剂量详述标准	在治疗平面或者体积内,有效的最小剂量高于绝对最小剂量 10%					
剂量跌落	治疗体积或者平面内的剂量与规定的剂量相比变化不超过±10%,除区域内热点					
	对于双平面置入相距>1cm,剂量指定在内平面距置入面 0.5cm,导致 10%~30%中间面冷点。单一平面毫克镭当量通过分离因子获得总的双平面毫克镭当量					
线性特性	可变: 0.66 和 0.33mgRaEq/cm					
源强度分布:平面的	面积<25cm²:	2/3 外围;1/3 中心				
	25cm²<面积<100cm²:	1/2 外围;1/2 中心				
	面积>100cm²:	1/3 外围;2/3 中心				
源强度分布:体积的	圆柱状:	带状:核芯:末端:末端=4:2:1:1				
	圆形:	带状:核芯=6:2				
	立方体:	每个面占 1/8 活度				
		每个核芯占 2/8 活度				
源置入的样式以及之间的空隙	统一的间距常量:建议源之间间隔 1cm。对于小置入物一定要留有小间距用来指定分布原则					
十字针	在平行插植针的有效末端正交;如果置于插植针有效末端之前,就应该是双倍的强度。如有可能,使用十字针					
	平面置入:有效治疗的靶区每非正交末端长度减小 10%					
	体积置入:有效治疗的靶体积每非正交末端减少 7.5%					
	1 非正交末端:带状:核芯=4:2:1					
	2 非正交末端:带状:核芯=4:2					
延伸修正	长:短	1.5:1	2:1	2.5:1	3:1	4:1
	修正因子(运用毫克镭当量,非区域或者体积)					
	平面的	1.025	1.05	1.07	1.09	1.12
	体积的	1.03	1.06	1.10	1.15	1.23
置入体/区域与治疗(靶)体积/区域之间的关系	置于靶体积边界的外围和穿插插植针。有效长度确定靶长度					

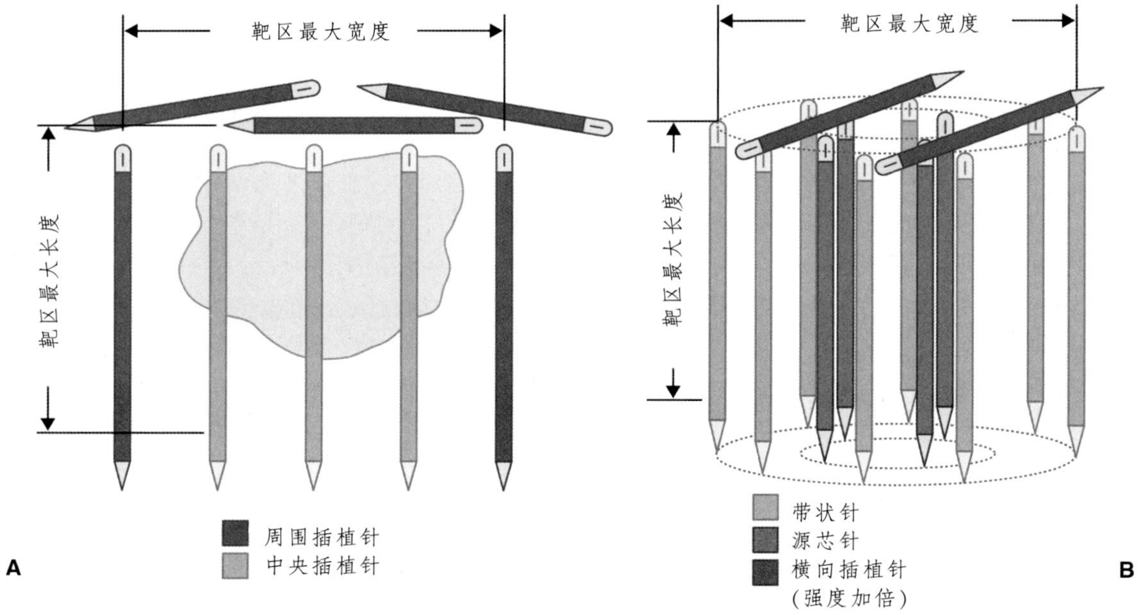

图 22.17 靶体积或者区域与周围插植针(实心颜色标定区域)以及中间针(阴影表示区域)之间的关系。注意,周围插植针通常置于靶区的边界。(A)治疗靶区的平面设计。(B)对于圆柱形靶区设计的置入物,周围插植针分布在圆柱形靶区的表面分别称为带状源,但是这些直角都称为末端或者十字针。因为置入物的末端是不交叉的,有效治疗的靶体积比带状针有效长度短 7.5%~10%。

体积置入物能够治疗圆柱形、球形或者立方体的靶体积,针状源或者粒子源在其中以同轴柱状体、同轴球体或者平行面排列,如有可能,使用 1cm 的针-针间隔。靶区是周围源所包绕的体积。不管置入物的大小如何,源强度的 75%分布于表面,25%在核芯,柱状施源器具有更多的特定规则。

为适用于 P-P 系统,对于正交和非正交的情况,一定要分清靶体积、置入体积(外围源限制区域)以及治疗体积(90%模剂量覆盖区)之间的关系。治疗体积可能比靶体积大,但是通常包括后者。当两末端是正交的,就需要使有效长度(AL)和靶长度(TL)相同。对于体积置入,对于每个非正交末端,AL 应至少比 TL 长 7.5%。对于平面置入,需要 AL 按照以下公式计算:

$$\begin{array}{ll}\text{两个正交末端} & AL = TL \quad \text{平面和体积} \\ \text{一个正交末端} & AL = \begin{cases} TL/0.90 & \text{平面} \\ TL/0.925 & \text{体积} \end{cases} \\ \text{无正交末端} & AL = \begin{cases} TL/0.81 & \text{平面} \\ TL/0.85 & \text{体积} \end{cases}\end{array} \qquad (33)$$

相反,给定 AL 时,治疗体积的长度通常能够通过解方程式(33)计算出 TL 而得出。从表 22.18 查找剂量每毫克镭当量的区域和体积应使用治疗长度计算。例如,对于具有两个非正交末端的单一平面置入,宽为 W,插植针的有效长度为 AL,则区域 A 用于表查询的形式为 A=W×AL×0.81。

把 P-P 表应用于现代的置入用 ^{192}Ir 金属丝或带时需引入一些修正。1938 年 P-P 表假设了一个 Γ 值 8.4,不考虑衰减和散射,忽略斜滤过,并且指定治疗是在照射的情况下而不是吸收剂量。对于 ^{226}Ra 针,根据最初的 P-P 表估计吸收剂量,平均的修正因子为 0.90[95]。对于 ^{137}Cs 针和 ^{192}Ir 粒子源,修改这些修正因子以及 10%的其他因子来从模靶剂量转换为最小靶体积剂量,可得到下面的等量关系:

$$1\,'\text{P–P}'\,\text{R} = \left\{\begin{array}{cccc} 0.97\cdot\dfrac{8.25}{8.4} & 0.98 & 0.98 & 0.90 \\ 0.97\cdot\dfrac{8.25}{8.4} & 1.00 & 0.98 & 0.90 \\ 0.97\cdot\dfrac{8.25}{8.4} & 1.00 & 1.00 & 0.90 \\ (\text{cGy/R})\cdot\left(\dfrac{\Gamma_{\text{新}}}{\Gamma_{\text{旧}}}\right) & (\text{滤过}) & (\text{衰减/建成}) & \left(\dfrac{\text{最小}}{\text{规定}}\text{剂量}\right) \end{array}\right\}$$
$$= \left\{\begin{array}{l} 0.82\ \text{cGy 镭针} \\ 0.84\ \text{cGy 铯针} \\ 0.86\ \text{cGy 铱针} \\ \left(\dfrac{\text{现代 cGy}}{'\text{P–P}'\ \text{R}}\right) \end{array}\right. \qquad (34)$$

使用 0.90cGy/P-P'R 转换因子,Stovall 和 Shalek[95] 发现对于多种平面的以及圆柱形的置入,电脑计算出

表 22.8　曼彻斯特置入表

体积置入			平面置入		
体积(cm³)	mgRaEq-h/1000 'P-P'R[a]	最小剂量/IRAK[b] cGy/(μGy·m²)	面积(cm²)	mgRaEq-h/1000 'P-P'Ra	最小剂量/IRAK[b] cGy/(μGy·m²)
1	34	3.49	0	30	3.97
2	54	2.20	2	97	1.23
3	70	1.68	4	141	0.844
4	85	1.38	6	177	0.672
5	99	1.194	8	206	0.578
10	158	0.752	10	235	0.506
15	207	0.574	12	261	0.456
20	251	0.474	14	288	0.413
25	291	0.408	16	315	0.378
30	329	0.361	18	342	0.348
40	398	0.298	20	368	0.323
50	462	0.257	24	417	0.285
60	522	0.228	28	466	0.255
70	579	0.206	32	513	0.232
80	633	0.188	36	558	0.213
90	684	0.174	40	603	0.197
100	734	0.162	44	644	0.185
110	782	0.152	48	685	0.174
120	829	0.143	52	725	0.164
140	919	0.129	56	762	0.156
160	1005	0.118	60	800	0.149
180	1087	0.110	64	837	0.142
200	1166	0.102	68	873	0.136
220	1242	0.0958	72	908	0.131
240	1316	0.0904	76	945	0.126
260	1389	0.0857	80	981	0.121
280	1459	0.0815	84	1016	0.117
300	1528	0.0779	88	1052	0.113
320	1595	0.0746	92	1087	0.109
340	1661	0.0716	96	1122	0.106
360	1725	0.0690	100	1155	0.103
380	1788	0.0665	120	1307	0.0910
400	1851	0.0643	140	1463	0.0813
—	—	—	160	1608	0.0740
—	—	—	180	1746	0.0682
—	—	—	200	1880	0.0633
—	—	—	220	2008	0.0593
—	—	—	240	2132	0.0558
—	—	—	260	2256	0.0527
—	—	—	280	2372	0.0502
—	—	—	300	2495	0.0477

[a] Original Manchester Values from Paterson R, Parker HM. A dosage system for interstitial radium therapy. *Br J Radiol* 1938;11:313–339.

[b] Modified from original values for Ir-192 assuming 860cGy minimum peripheral dose per 1,000 'P–P' R and 7.227 μGy·m²/mgRaEq-h.

的结果与 P-P 表按照曼彻斯特分布规则得出的结果非常符合。对于单一平面置入,90%的模剂量以 cGy 表示,覆盖 94%~99%的靶区。对于立方形的粒子源阵列,使用固定 1cm 的间隔,在治疗体积大于 $100cm^3$ 查表和计算机计算的结果符合度非常好[134,135],但是对于较小的阵列结果,误差在 10%~40%以内。这些差异可能是由于 4:2 活度比的背离以及使用的剂量详述标准与曼彻斯特系统不匹配造成的。

经典的置入系统是基于 ^{192}Ir 金属丝或者组织间插植针,其具有明确定义的有效长度,且辐射能连续分布(如线源)。为了将经典系统用于现代组织间插植源,包括分离的粒子源、分离粒子源带与线源之间的剂量学等效一定要弄清楚(图 22.18)。一条由 N 个中心隔开的粒子源构成的带 S, 具有的剂量分布接近于连续线源,其长度 AL 以及强度$(S_k)_{线源}$为[81,136]:

$$\left.\begin{array}{l} AL = N \cdot S \\ (S_K)_{线源} = N \cdot (S_K)_{粒子} \end{array}\right\} \qquad (35)$$

这一等价在小于 S/2 的距离内趋向于衰弱: 圆柱状等剂量线以每个粒子源为中心分成几个椭圆形的部分。另外,带的等剂量曲线在距离相当于或者小于邻近粒子源的间隙 S 时会有明显波动,虽然平均以后这种等效仍然准确。

因为 P-P 系统使用 1cm 的插植针间距,源的核芯部分(相对周边)随体积的增加而增加。因此,使用同一源强度的 ^{192}Ir 带以及固定的间距对于非常小的置入导致核芯装载不足,而对于很大的置入则为核芯装载过剩,与 P-P 分布规则有关。接下来,最小边缘剂量与中心最大剂量之间的间隔变宽了。不同的装载方法之间的选择随置入物的大小而改变,对于非常小的置入物使用较小(<1cm)间隔,大的置入物使用较大的间隔(接近限值 1.5cm),这样按照 P-P 原则,主带的数量允许使用一致的粒子源强度。下一章节给出这种策略的两个例子。

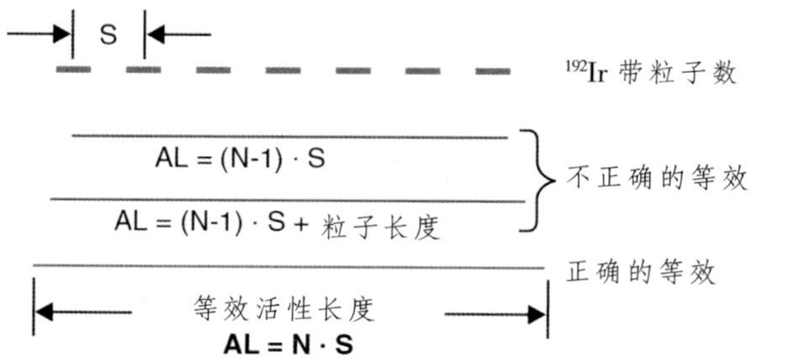

图 22.18 相互独立粒子源等距离线性排列与和它等效的线源之间的关系。两种源假设具有同样的强度。定义这种等效通常的错误如图所示。

使用曼彻斯特表格确定计算机化的剂量计算要求客观识别计算机产生的等剂量面的方法,相当于曼彻斯特系统的最小周围剂量率。对于体积置入,平均中心剂量(MCD)由 ICRU 报告提出,对于组织间近距离治疗的剂量说明非常有用[61](图 22.19)。我们的经验中,曼彻斯特系统的最大剂量(起始剂量的 110%)通过 MCD 近似得出。最小周围剂量以及起始剂量分别为 MCD 的 80%和 89%。对于平面置入, 最小剂量/MCD 的比值变化范围为 55%~70%, 取决于施源管间距以及限制值。

曼彻斯特体积置入举例

使用 ^{192}Ir 粒子对粒子带和间隔分别为 1cm 以及 1.3cm 的 ^{192}Ir 源治疗高 5cm、直径 5cm 的圆柱状靶体积(图 22.20)。按如下步骤计算:①需要的最小带长; ②要求的带排列; ③对 P-P 最小剂量特定体积实施 45Gy/h 照射所需要的强度/粒子源。

(1)有两种方法:用末端不交叉法像插植针一样处理带或者像交叉源那样处理每条带最接近的和末端的粒子源。在非交叉末端法中,通过等式(33)得出:

AL=靶区长度/0.925^2=5cm/0.85=5.9cm

等式(35)说明需要 *N*=6 的粒子源/带。在末端交叉法中, 第一个和最后的粒子源要放置于靶体积表面,也需要 6 个粒子源/带。

(2)为满足 1.3cm 带间隔的要求,12 条带要置于柱状靶区边界上,6 条带要置于柱状靶区的内表面,还需要有一条中央带。处理末端同非交叉法并且假设带强度一致,区域至核芯的比为 0.63:0.37,与 P5-P 的 4:2 接近。再次假设所有的粒子源具有相同的强度,图 22.20 显示要求的交叉末端比也十分接近。表明源强相同的前提下, 带间隔能通过够熟练控制达到遵循 P-P 分布规则。

(3)假设非交叉末端观点:

TL=AL×0.85=(1cm)×0.85=5.1cm

治疗体积=$\pi\times(2.5)^2\times5.1=100.1cm^3$

因此:

$$\frac{734\ \text{mg-h}}{1000'P-P'R} = \frac{734\ \text{mg-h}}{860\ \text{cGy 最小剂量}} = \frac{1\ \mu\text{Gy}\cdot\text{m}^2}{0.162\ \text{cGy}}$$

不同装载:

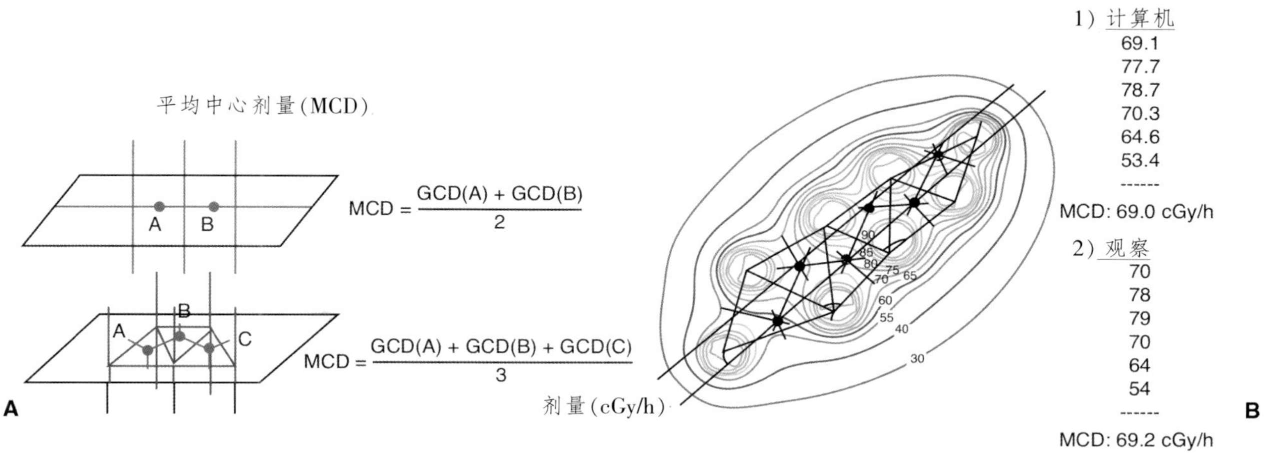

图 22.19　(A)平均中心剂量(MCD)的计算表示:对于单一平面置入,每对邻近源之间距离平均剂量的算术平均值;以及多平面置入中,3 个邻近源中每组之间局部最小剂量的平均值。所有局部最小剂量在"中心横断面"中指定,是源轴的法线并将其一分为二。(B)MCD 用于计算机计划的实际说明。

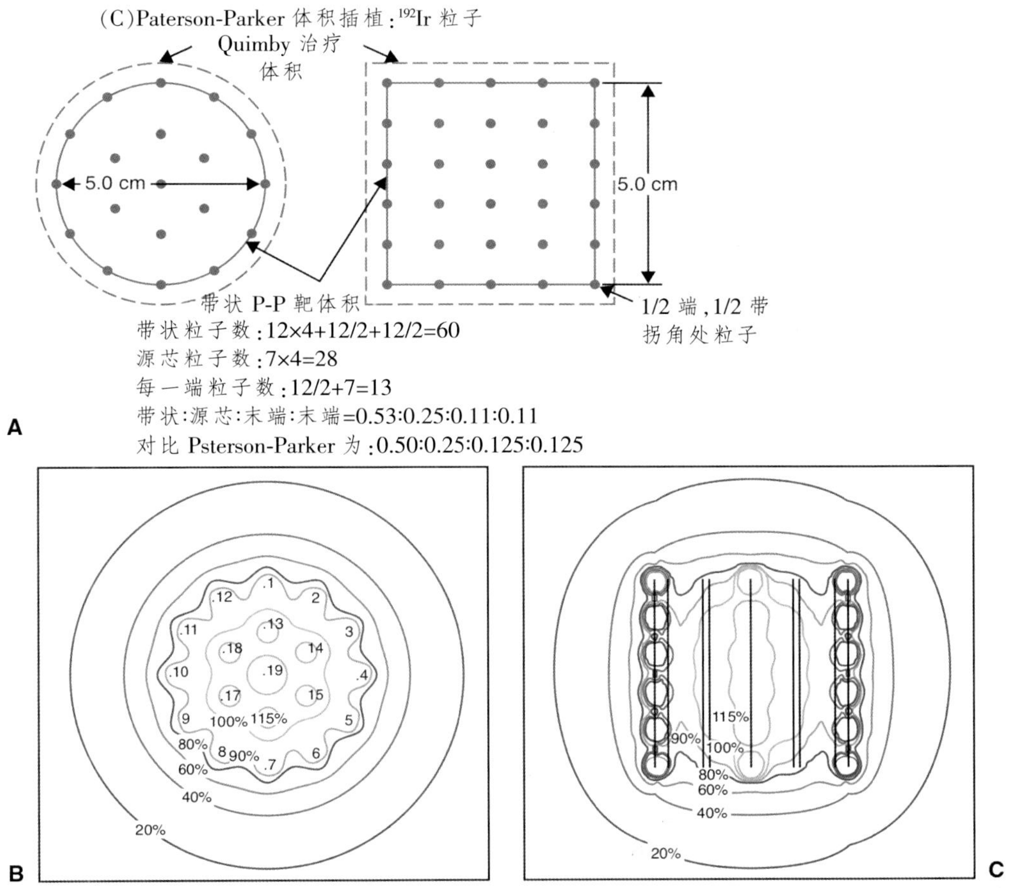

图 22.20　(A)圆柱状施源器,例如(C),应用固定强度的 ^{192}Ir,源与源之间有 1.3cm 的距离。(B)横断面与(C)冠状面的等剂量曲线规范为化平均中心剂量(MCD)=58.9cGy/h=100%,115%(68cGy/h),100%(59cGy/h),90%(53cGy/h),80%(47cGy/h),60%(35cGy/h),40%(24cGy/h),20%(12cGy/h)。注意 80%的 MCD,47cGy/h 满足 P-P 表格最小剂量率 45cGy/h 的要求。

$$S_{K/\text{粒子}} = \frac{45\ \text{cGy/h}}{0.162\ \text{cGy}} \cdot \times \begin{cases} \frac{2}{3} \cdot \frac{1\ \mu\text{Gy} \cdot \text{m}^2}{12\ \text{带} \times \text{粒子/带}} = 2.6\ \mu\text{Gy} \cdot \text{m}^2/\text{h}\ \text{外周} \\ \frac{1}{3} \cdot \frac{1\ \mu\text{Gy} \cdot \text{m}^2}{7\ \text{带} \times \text{粒子/带}} = 2.2\ \mu\text{Gy} \cdot \text{m}^2/\text{h}\ \text{核芯} \end{cases}$$

相同装载:

$$S_{K/\text{粒子}} = \frac{45\ \text{cGy/h}}{0.162\ \text{cGy/h}} \cdot \frac{1\ \mu\text{Gy} \cdot \text{m}^2}{19\ \text{带} \times \text{粒子/带}} = 2.4\ \mu\text{Gy} \cdot \text{m}^2\ \text{h}$$

昆比系统

昆比系统是由 Edith Quimby 等于 1920—1940 年间在纽约纪念医院发展形成[137,139]。不同于曼彻斯特系统,相同强度(mgRaEq/cm)的插植针在每个置入中是均匀分布的(固定间隔)。类似曼彻斯特系统,随着靶体积的变化,辅助的昆比表格能够使 mgRaEq-h 传输固定的照射量 1000R 作为体积或面积的函数。

所谓表面置入的表格是用于表面模型的,早前的出版物没有建议其使用单平面组织间置入。部分因为昆比的固定剂量是治疗平面的最大剂量,对于相同固定剂量,昆比的剂量传输较曼彻斯特系统少 30%~40%。镭插植针的分布规则(靶区边缘、交叉末端、空间等的相互关系)没有明确描述。插植针的配置与曼彻斯特系统也极为相似。这些系统都要求交叉的末端和周边插植针的分布要位于或是超过靶体积的边缘。但是,昆比系统允许插植针的间距随着施源器的尺寸和靶区最小绝对剂量变化而变化。昆比体积施源器表对于物理及数学原点的问题含糊不清;1952 年出版的《放射物理基础》一书表格中显示,相同大小的施源器 mgRaEq-h 的剂量比 P-P 型施源器多 25%~90%。但是它们的分布平坦,等强度的源与曼彻斯特系统对于中等大小体积分布规则是相似的,它们的不同在于两个系统对于最小体积的定义。昆比系统倾向于规定距边缘插植针尖端 3~5cm 点的最小剂量。这对应了一个治疗体积(处方剂量曲线包绕的体积),其大小比施源器的体积大 6~10mm。昆比平面和体积剂量的定义标准很不一致,辅助表格的详细推导过程也已缺失。因此,我们不推荐在临床中使用昆比表格。

巴黎系统

巴黎系统是在 20 世纪 90 年代由 Pierquin、Chassagne、Dutreix 和 Marinello[140,141]受到 Henschke 发展的 ^{192}Ir 后装技术启发提出的。在美国以外,巴黎系统被广泛应用于确定头部、颈部、胸部及其他部位后装治疗的损伤定位。至今为止,该系统的摘要信息已经被 Gillin 和 Mourtada 出版[142]。

巴黎系统的出发点是确定靶体积,用厚度 T,长度 L 和宽度 W 描述。这个系统提供了建立施源器的规则,来确保靶体积完全被处方等剂量曲线所包绕(表 22.9)。处方剂量的水平被称作参考剂量,是一个基本剂量(图 22.21)的固定百分比(85%),与一般平均中间剂量的定义十分相似(图 22.19)。^{192}Ir 线源与它们在中心平面的中心位置平行排列,与源垂直。相邻近的源的距离是相等的,使得单一平面插植有相等间距,两个平面的插植使得相近的源在中心平面上排列成等边三角形或是正方形(图 22.21)。所有源的线性强度[μGy·m^2/(h·cm)]必须一致。靶区内部插植针的间隔尺度与厚度为 T。放射源的数目取决于靶区横截面的相对形状,即 W×T。与此相反,曼彻斯特系统应用固定距离,且随着横断面靶区的增加而增加放疗源的数量。

表 22.9 显示了相对于靶区(如图 22.22 所示的被参考等剂量面包绕的区域)周边的放疗源的位置与曼彻斯特系统的不同,它们被插入治疗组织的边缘。在横断面上,周围的源在治疗表面 2~4mm 内,然而 AL 的长度超过了靶区外放边缘的 15%~20%。在实践中,外放的范围 M 被认为是治疗的安全范围,周围的插植针围绕着临床靶区的外放进行插植。巴黎系统可治疗的最大厚度 T 约为 2.5cm。在一个正方形中的双平面的插植显示在图 22.23 中。

为了应用巴黎系统,一定要知道靶区的厚度 T,它用来确定间隔和选择单平面或双平面。源的数量和三角形或正方形的分布与垂直于源的中间层面靶区的形状有关。最后,有效长度被计算出来。源的尖端与末端的坐标被垂直的放射影像重建出来,剂量分布和基本的剂量通过电脑计算出来,用以实现在患者体内的插植。这种方法与经典的曼彻斯特系统不同,其基本的处方剂量在 P-P 表中可以查到,通常忽略真实插植与理想状态的偏差。巴黎系统只在一个平面或两个平面进行插植,对于治疗盆腔和脑部肿瘤,大体积的插植不是原系统的一部分。Leung[143]和 Gillin[144]等还讨论了巴黎系统原则对于大体积插植的延伸。

组织间近距离治疗的剂量说明

曼彻斯特系统、巴黎系统和昆比系统的许多不同可以被归因于对剂量说明的不同。因为靠近周围源与

表 22.9 巴黎系统特性

特征	巴黎系统规则
剂量和剂量率	3~11 天内给予 6000~7000cGy，25~90cGy/h
剂量详细标准	参考剂量(处方剂量)是基准剂量的 85%，当遵循分布规则时，参考剂量应包绕靶体积。基准剂量是中心横轴平面一对或一组相邻源之间最小剂量的平均值
剂量梯度	参考剂量和基准剂量的梯度应该固定在 15%。超剂量区(接受至少 2 倍于参考剂量的区域)的直径应小于 8~10mm
线性活度	^{192}Ir 线源采用常数线性密度 4~14μGy·m²/(h·cm)
靶体积厚 T，宽 W，长 L 时，放射源的几何分布	只适用于单平面或双平面插植情况。源间距 S，在特定的插植情况下，横向边界(双平面情况时的安全边界)M 与厚度 T 成常数关系。活性长度 AL 与源长度 L 成固定关系，随 S 变化 单平面：T≤12mm S=2×T(2 个源) S=1.67×T(3 个源) M=0.37×T AL=(1.3~1.49)×T 双平面：正方形：S=0.62×T，M=0.27×T，AL=(1.37~1.62)×T 三角形：S=0.77×T，M=0.15×T，AL=(1.33~1.49)×T
源间距 S 限制	短源(1~4cm)：8mm≤S≤15mm 长源(≤10cm)：15mm≤S≤22mm
横向插植针	通常情况下不使用。AL=1.45×L 用于补偿没有通过的边缘。在口腔插植时，常用发夹，它近似靠近交叉边缘
靶体积和插值体积之间的关系	W=最外侧源之间的距离+2×M L=AL/(1.3~1.62) T= S/1.67 (单平面)；S+2×M (双平面：正方形)；S×cos30°+2×M (双平面：三角形)

靶区边缘的高剂量梯度，可重复的剂量规格和插植质量的评估是非常困难的。相反，剂量规格标准非常微小的不同可能导致治疗时间、插植体积和治疗体积几何关系非常大的不同。指定剂量表示空间体积或用来评估处方吸收剂量的位置(定义放疗医师希望达到的剂量)，是为了描述患者接受的真实照射剂量，或是为了报告。指定剂量有时也被称为参考剂量。置入物照射患者的真实剂量，是基于置入后治疗计划，可能因为不同的原因在剂量方面产生巨大的差异。例如，解剖或技术的约束可能影响源位置的精确性，从而导致部分的几何缺失或指定体积的剂量不足。报告用指定剂量通常是指努力开发可重复的和依赖于系统的规范，以比较不同的插植系统来减少治疗时由于患者和操作人员变化引起的变化。客观对比不同插植计划系统，例如，目标靶区的覆盖、正常组织的防护和剂量均匀性，都依赖于指定剂量的规范。剂量规范中许多有分歧和十分抽象的方法都已经被发展起来，并且已经被许多国际组织所推荐，但在内照射学科中还没有一种剂量规范被广泛接受。

解剖结构定义的靶区最小剂量

由解剖结构定义的肿瘤靶区最小剂量在概念上是有吸引力的，因为它满足肿瘤细胞的最小剂量能够决定肿瘤控制率的前提。美国内照射协会(ABS)[145]建议最小剂量的定义应当尽可能精确，并且应当用于处方剂量、评估和报告。在实践过程中，最小靶剂量的规范在很多插植中很难应用于临床。在前列腺后装的文献中[146]，当用做处方剂量或 D_{100}(见剂量-体积直方图)。以及当用做插植后的剂量评估时，最小靶剂量通常称为最小边缘剂量或 mPD。除了图像引导的前列腺插

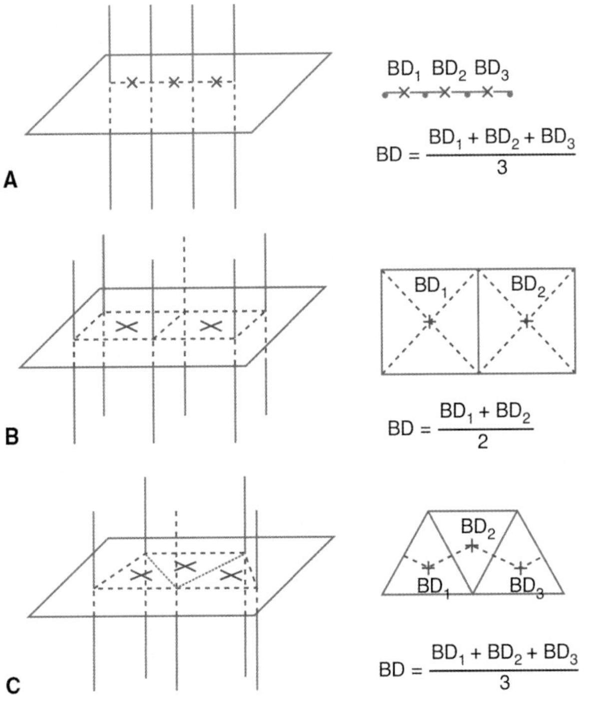

图 22.21　巴黎系统许可的三个中心平面的配置：(A) 单平面插植；(B)应用正方形模式的双平面插植；(C)应用等边三角形的双平面插植。等距离相邻源基本剂量率的计算在每个配置中都有插图。(From Gillin MT, Albano KS, Erickson B. Classical systems Ⅱ for planar and volume temporary interstitial implants: The Paris and other systems. In: Williamson JF, Thomadsen BR, Nath R, eds. *Brachytherapy physics*. Madison, WI: Medical Physics Publishing, 1995; 232–343, with permission.)

植，图像显示的靶区相对源的位置常常是不可用的。在这种情况下，ABS 建议通过手术置入银夹，获得二维正交图像，相对于周围源与位置来确定靶区的大体位置。最小剂量规范一个明显的缺点是靶区表面位于最小剂量梯度的范围内。这就导致了患者间中心点到指定位置剂量比值的波动现象，这是因为相对于靶区边缘或靶体积内，周围源位置变化很小。对于下面提到的永久性置入，CT 基础上的前列腺插植剂量评估显示，相对于处方剂量的最小绝对剂量(D_{100})在患者之间有较大变化，平均能够达到 30%~60%[147,148]。最小剂量覆盖最少 99%(或 95%)的靶区，这对周围粒子的位置变化或靶区表面位置的不确定性十分不敏感。

相对于源的最小插植剂量

传统的治疗计划系统运用二维图像进行三维重建来确定放射源的位置，产生相对于源而不相对于解剖靶体积的精确剂量评估[149]。因此，治疗很自然地规定一个点或是一个平面相对于周围源的固定关系。最小插植剂量(MID)被定义为相对于插植体积靶区受到的最小剂量，最小的规则的几何形状限制了周围的源。这个规范的体积经常比插植的体积大 2~5mm，如同巴黎系统和昆比系统。对于没有图像引导的前列腺插植，MID 可能是应用最广泛的规范，是经典系统的基础，也是美国从 2D 等剂量曲线图中选择的指定的等剂量面。但是，MID 产生的关于肿瘤覆盖的信息显示了放疗医师根据靶区解剖边缘来进行周围源的插

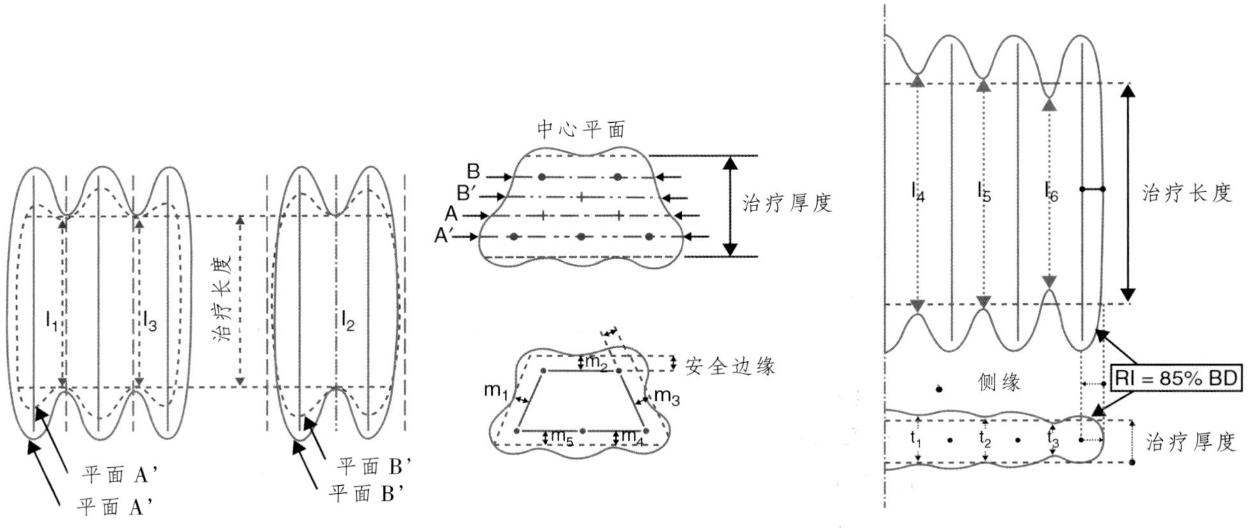

图 22.22　参数中心剂量、源位置和巴黎系统允许的插植基本配置的靶体积大小之间的相对关系。图示安全外放的概念(左右外放，M)。(From Pierquin B, Wilson JF, Chassange D. *Modern brachytherapy*. New York: Masson, 1987, with permission.)

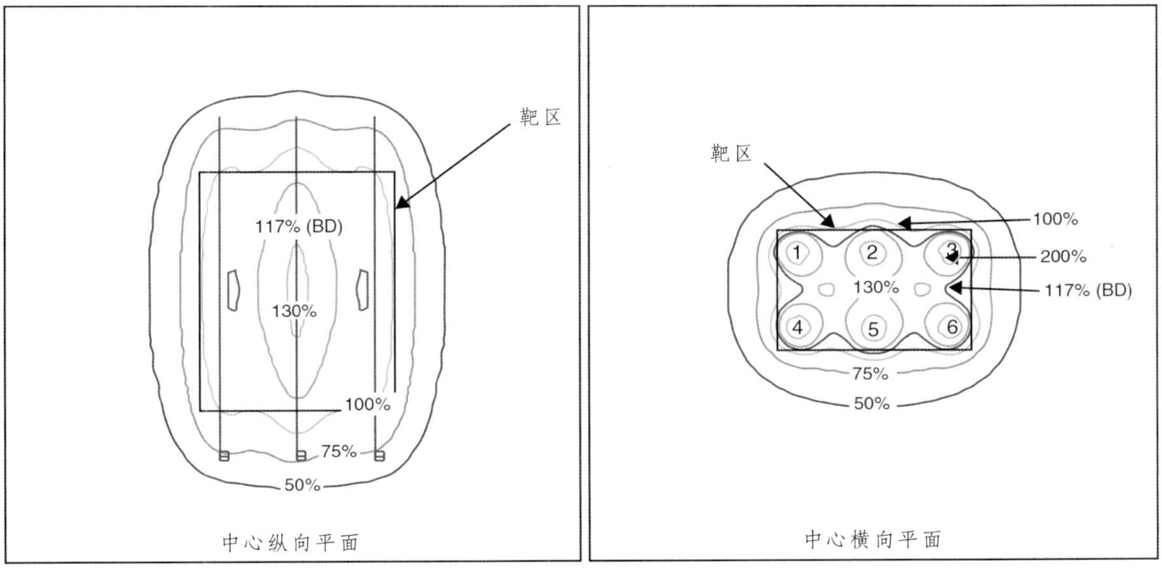

A

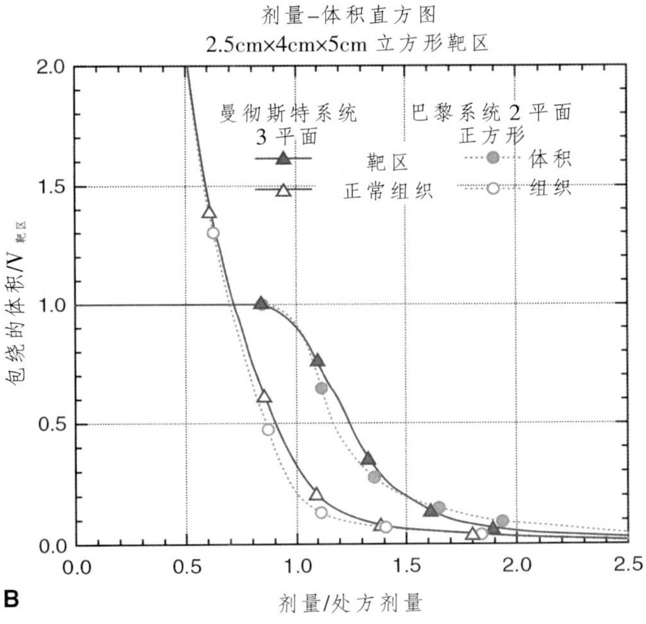

B

图 22.23　(A)巴黎系统双平面插植成正方形治疗 2.5cm×4cm×5cm 靶体积的等剂量曲线。^{192}Ir 链的间隔和有效长度分别为 1.6cm 和 7.3cm。6μGy·m^2/(h·cm)的线性强度给予参考(100%)和基本（117%）剂量率分别为 60cGy/h 和 70.6cGy/h。(B)2.5cm×4cm×5cm 靶体积与巴黎系统靶区外组织的剂量-体积直方图(DVH)的比较及曼彻斯特系统插植包括的 3 个平面,15 条 ^{192}Ir 带,每条包含 6 个粒子,在平面与带子上间距为 1.25cm。每个图表都分别显示了组织体积(靶体积的倍数)至少接受了规定的剂量(处方剂量的倍数)。巴黎系统和曼彻斯特系统插植处方剂量是计算的参考剂量及由 Paterson-Parker 体积表推算的最小靶区剂量。在这两个系统中,处方的等剂量线包括了约 90%的靶区。令人惊奇的是,巴黎系统中正常组织的防护及靶区剂量的均匀性只有此许改善。

植。另外,MID 在最大剂量梯度范围内,对于不规则形状的插植评估是非常困难的,导致患者间很大的变化和中间值与处方剂量比的变化。巴黎系统和曼彻斯特系统分别通过严格规定剂量率和应用基本剂量率及插植表格消除了对等剂量的主观选择。

平均中心剂量

ICRU 对于内照射剂量的规定强调了报告平均中心剂量(MCD,图 22.19)[61],但它建议描述处方剂量、边缘剂量(最小靶剂量)和剂量的均匀性。在低剂量梯度区域,MCD 规定的剂量位于中央插植平面相邻的源的位置。因此,在周围或靶区剂量规范上,MCD 相对比较稳定,它是巴黎系统基本剂量的概括。对于一个报告的参数,从二维中央横断面的等剂量线可以评估 MCD 的可重复性,对于对比不同临床系统插植非常有用。但是,对于巴黎系统和曼彻斯特系统以外的系统(严格规定了源相对于靶区的位置),MCD 剂量相对于最小边缘剂量和靶区剂量没有已知的相对关系。因此,用其值作为一个处方参数是有限制的。

三维剂量-体积直方图表示

DVH 是一维图像,描述组织体积的分布 V,通过插植给予期望的照射值 D。DVH 表示为微分 ΔV(D)/ΔD,或积分 V(D)。DVH 的计算包括计算粒子周围2cm范围内三维方向的剂量，将剂量轴分成很小的宽度ΔD，然后对跌落到每一个剂量区间的小体积进行计数。积分DVH给出组织的体积V(*D*)，得出至少为D的剂量。

DVH可以分析特定的解剖区域(例如，图22.23给出的靶区和正常组织)或可以评估没有考虑解剖范围的被照射组织，V(*D*)低于组织最小剂量。当对很大的范围进行评估时，随着剂量的减少和逐渐接近中心源的DVH，V(*D*)迅速增加，$V_{point}(\dot{D})=(4\pi/3)\cdot(S_K\cdot\Lambda/\dot{D})^{3/2}$。DVH的使用已经增加了人们对剂量规范特别是3维剂量分布方面的讨论。但是，在缺乏靶体积和正常组织几何关系的情况下，DVH本身并没有解决剂量规范问题。

因为缺少患者解剖结构的定量描述，通过DVH研究，人们提出了可以不通过定义靶区解剖的计算标准(FOM)。FOM对插植的几何对比非常有用，对于给定的插植几何位置，依据均匀性和正常组织的防护选择最优的规范剂量率。最重要的贡献是Anderson等提出的“自然”DVH[150,151]。“自然”DVH是$\Delta V(u)/\Delta u$，这里$u=D^{-3/2}$。“自然”DVH图表有一条水平线作为中心点源。用来抑制r^{-2}效应，它优于传统的V(D)图表，能够明确插植的详细几何位置。Low和Williamson[152]介绍了另外一种修正DVH，$R_p(D)=V_{impl}(D)/V_{point}(D)$。这些修正DVH中，MCD有锐利的峰值，量化组织体积的宽度和高度接收了近似一致的剂量。其他有用的剂量测量包括均匀性指数和剂量不均匀比值(DNR)[154]。DNR经常被绘制成参考剂量D_r，其定义为体积所接受到的D_r的特定倍数(通常为1.25或1.5)与所接受最小D_r的比值。

Saw和Suntharalingam[155]介绍了依赖于靶体积的DVH质量指数。对于单平面或双平面插植设计来覆盖特定的立方靶体积，他们分别定义了3个指数作为参考剂量D_r的一个功能。覆盖指数$CI(D_r)$是靶区体积接受剂量$\geqslant D_r$的分式。均匀一致性指数$HI(D_r)$是靶区所受剂量在D_r与$1.5D_r$之间的分式。外部体积指数$EI(D_r)$是靶体积外部组织的体积，用靶体积的倍数表示，接受剂量$\geqslant D_r$。当描绘这些指数时(图22.24)，对这些临床终点的权衡是很明显的。如果选择一个处方剂量率来使均匀性达到最大(例如，HI最大)，这样靶区85%~95%的覆盖率就可以接受。为了减少靶区外组织的照射，就要兼顾靶区覆盖率和剂量的均匀性。Low和Williamson[152]建议，通过指定最大参考剂量水平获得的HI服从于CI的统一来排列

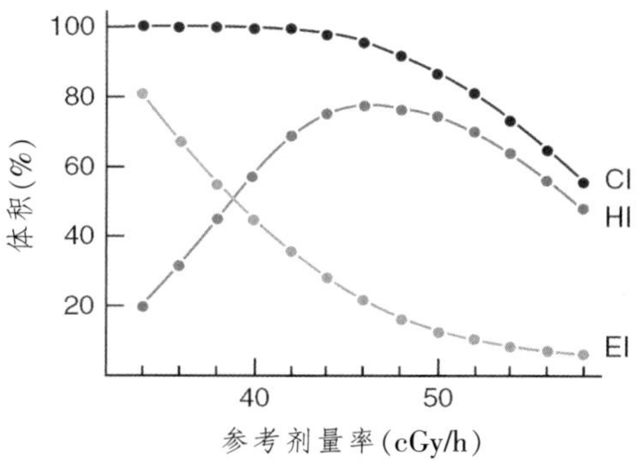

图22.24 覆盖指数(CI)、外部指数(EI)和同质指数(HI)三个指数的图表作为双平面插植参考剂量率的一个功能。双平面插植有5个^{192}Ir带，每个平面有7个ImCi，靶体积为6cm×6cm×2.5cm。每个带和平面之间间距1.5cm。(From Saw CB, Suntharalingam N. Reference dose rates for single and double plane ^{192}Ir implants. *Med Phys* 1988;15:391, with permission.)

插植几何位置。Zwicker和Schmidt-Ullrich[156]已经应用这个通用的方法来解决双平面中确定最优中间平面的问题。

对于超声引导的前列腺插植，DVH中的D_{100}、D_{99}和D_{90}指示给予CTV或PTV 100%、99%和90%体积的最小剂量，已经被广泛接受为报告的参数[157]。体积指数，例如，V_{150}、V_{100}和V_{90}表示处方剂量的150%、100%和90%所包含靶区的体积，来评估剂量均匀性和处方剂量。

永久性插植

与临时插植中改变治疗时间控制实施的总剂量相比，永久性插植所实施的剂量视源最初的几何排列以及每个源的S_K而定，患者一旦被插植后，不论实施总剂量还是相对分布都不能轻易改变。20世纪80年代，人工计划和剂量计算工具都广泛用于估计实施处方剂量的源的数量和密度或者术中计划与实际的源位置之间的背离的修正。对于镭替代性源(如^{198}Au)，已经使用Manchester Laughlin[134]或Shalek[135]的表格以及关联的分布原则。

对于镭等效源的人工计划，不能应用于低能量粒子源(^{125}I和^{103}Pd)置入，因为这一能量范围内的组织衰减有重要性。光子能量对剂量率$\dot{D}$与置入体积V之间关系的影响如图22.25所示。Parker[129]认识到这种关系能够通过指数方程进行精确的描述，形式为：

$$\dot{D}=\alpha\cdot S_K\cdot V^{-\beta} \tag{36}$$

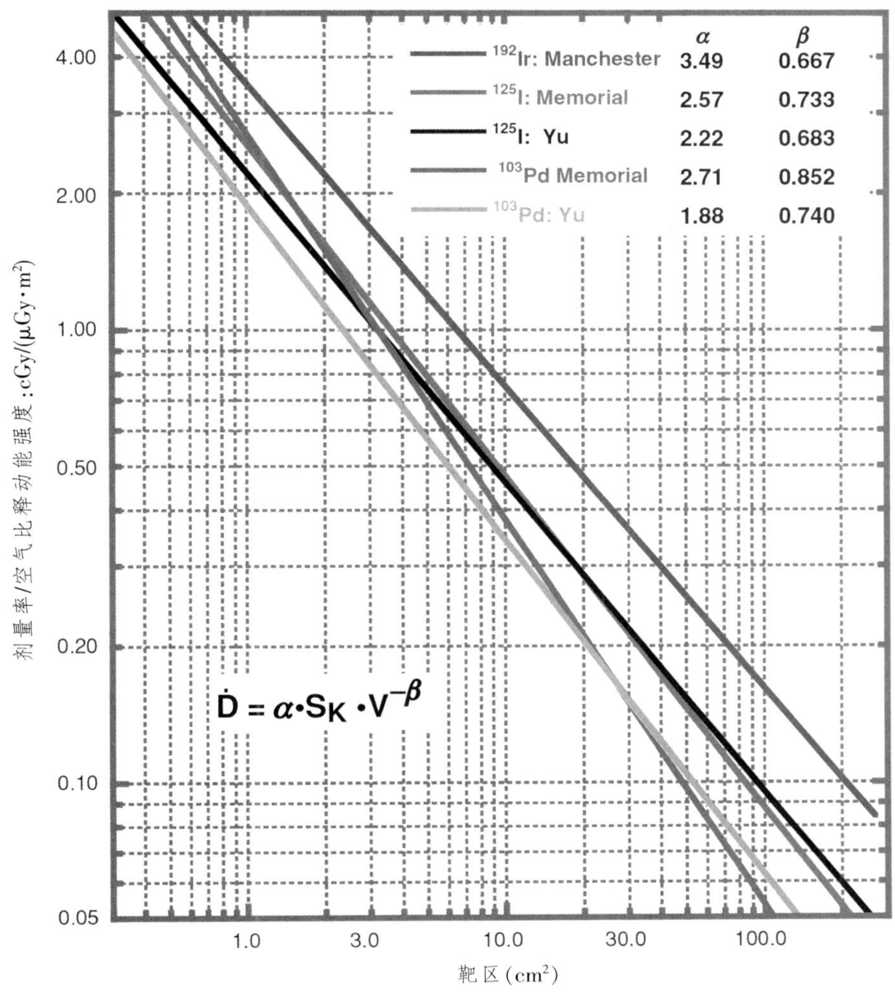

图 22.25 每单位空气比释动能强度的参考剂量率同曼彻斯特体积置入以及 ^{103}Pd 和 ^{125}I 永久性前列腺置入靶体积的体积用之间的比较。,就单一指数定律方程式(36)而言,插入给出了指数和比例常数以描述这些关系。(The data in the figure are from figure are from Yu [159], Memorial[158], and Manchester[12])

实际上,最初的曼彻斯特表(表 22.8)转换成现代的单位和量,可以设 $\alpha=3.49$,$\beta=2/3$,经方程式(36)计算获得。尽管 ^{103}Pd 和 ^{125}I 体积插植也能通过 ^{103}Pd 和 ^{125}I 的指数方程描述,但它们具有稍大些的指数 β,说明剂量率随体积的增加跌落得比镭替代性源要快[158,159]。比例常数 α 足够小,表示低能量粒子源插植要求更高的源强度,以实现一定剂量率。不同作者对相同放射性核素 α 值的不同看法部分是由于剂量指定以及插植分布的不同。Anderson[158]的基于预–TRUS 时代纪念诺模图的数据,依据匹配周围剂量(MPD)来指定假设剂量,而且所有的粒子源都插植到了靶区(前列腺)内 2~5mm,而 Yu 等[159]假设周围粒子源都处于或进入到了靶体积的边界,最小的靶剂量也已指定。人工计划工具[159–162]可用于各种各样的前列腺插植类型。这些计划工具假设多种的基础的单一源剂量率分布、粒子源排列、剂量说明标准以及绝对处方剂量,产生估计的粒子源强度,每个源之间都显著不同。在使用这些方法之一作为质量保证检查之前或者在预计划时,认真估计其与剂量计算以及具体的临床实践中所使用的计划方法的一致性非常重要。

针对永久性插植的著名的人工计划工具就是记忆尺寸平均法[158,163]。关联的计算图表用于通过直接置入粒子源到外科暴露的前列腺中实施术中人工插植计划,作为耻骨后方法而被熟知。靶体积(前列腺)术中照射后,测量 3 个靶体积正交部分,这些测量的算术平均值或者叫平均直径 d_a,单位为厘米,可计算得出。接下来,插植的总外观活度 A_{app}(单位为 mCi)的计算如下所示:

$$A_{app} = \begin{cases} 5 \cdot d_a & d_a < 3\ \text{cm} \\ 1.34 \cdot d_a^{2.2} & d_a \geq 3\ \text{cm} \end{cases} \tag{37}$$

通过使用由一些并列的对数表构成的计算图表,可估计需要的粒子源的总数绘成图画,给出每个粒子源的强度。其他的计算图表用于估计针之间的间隔,给出粒子源沿每条针路径上的间距。粒子源都置入到靶体积边界内部，这样外周针至靶边界的距离<插植针间隔的50%。Anderson等[158]已经扩展了真对 ^{103}Pd 的尺寸平均计算图表，并且研究了这一方法的基本假设。

方程式(37)设计用于当 d_a>3cm[158]时通过置入物来实施160Gy的MPD。MPD定义为符合包绕体积 V_E 的3D等剂量面的剂量水平，V_E 等于椭圆体的体积，具有同最初测量的靶体积($V_E=\pi d_x d_y d_z/6$)相同的正交尺寸。对于给定的插植，MPD由对应的累计DVH得出V(D)，根据 V_E=V(MPD)。注意，记忆图表对靶体积实施明显较高的MPD，平均尺寸<3cm。1985—1999年间指定剂量为160Gy，执行WAFAC一级标准以及43号工作组剂量学参数校正后相当于144Gy的剂量[126]。MPD过高估计了MPD，因为前列腺是椭圆体，具有小突起，可能伸出了MPD的等剂量面。同理，周围粒子源稍偏离它们的计划位置能够戏明显改变MPD等剂量面的外形。一项研究发现[164]，平均MPD是 D_{99} 水平的2倍（术后CT图像上保证99%的靶区被覆盖的剂量），并且仅69%~89%的靶体积接受了等效于或者大于MPD的剂量[164]。

组织间近距离照射的目前进展

计算机化的治疗计划

当前内照射计划和治疗系统技术的三项进展已经对插植设计与传统系统规则产生了很大的影响。包括：①计算机的剂量计算；②远程后装插植单步进源驻留权重的优化；③应用三维图像确定靶区及引导插植。

对于插植计算机剂量计算在1960年[11]就已被介绍了，随着依靠放射影像来重建插植几何结构的软件的发展，到现在已经应用了35年。与传统系统对比，基于理想的几何结构，计算机辅助的计划允许评估患者插植真实的剂量分布。因此，治疗人员可以通过选择处方剂量或调整导管的位置来补偿实际与计划的几何偏差。原则上，剂量计算能力允许导管相对于靶区的间隔、插入、位置程序专用来替代传统系统的分布规则。因为人工计划非常耗时，在实际中只有很少的几个可选计划进行比较。但是，运用计算机剂量计算来设计插植和规定剂量已经替代了传统系统的表格和插植规则。Khan[165]将这种方法叫做计算机系统，并指出它为源的分布提供了简单的指导方针。这包括1cm导管的间隔，均匀加载以及插植与肿瘤外放的距离。剂量的规定通常是基于MID的概念。因此，即使在计算机剂量计算的时代，来源于以前插植系统的分布规则还是有关联的。

驻留权重优化

过去的20年中，最主要的进步在于LDR手动后装到HDR BT的转变。远程遥控的单步进源允许为每个驻留点设定各自的驻留时间（第24章将详细介绍治疗过程）。这就能够应用驻留权重优化作为改进剂量一致性和靶区覆盖的工具。与传统系统对比，它假定粒子具有一致的线性强度。驻留权重优化对不均匀源强分布的支持比曼彻斯特系统更好。已经发表的文章[166]，大部分局限于类似巴黎系统的双平面乳腺插植，显示了几何优化增加了导管末端驻留点的驻留时间。最惊人的发现是优化使得靶活度长度的比值(AT/TL)从1.33~1.5减少到了1.1~1.25[167-169]。在横断面上，靶区的覆盖依然没有改变，但剂量的均匀性却明显改善了，用品质因数来量化这种效果。当应用剂量点优化时(指定治疗体积的剂量限制在剂量计算点)，甚至对于理想化体积植入以及实际体积置入[168]，当所有的外围驻留位置都置于靶体积内(AL/TL=1.0)[152,170]时，形成了具有更小AL/TL值允许的剂量均匀性。这些早期的工作并未涉及使用不规则施源管间隔的实际体积置入中，如何布置剂量限制点以及每根施源管中如何选择驻留位置的实际问题。虽然驻留权重优化技术具有减小AL/TL值但不减少靶区覆盖及剂量异质性分布，使其与良好的CI和HI接近统一的潜能，但是近距离治疗师还是应该根据临床经验或其中一种经典系统来决定导管相对于目标体积边界的安排和位置。

图像引导的近距离放射治疗和基于图像的剂量重建

3D成像在预置入计划或者术中指导施源管或者粒子置入中的应用显著增加。图像引导的近距离治疗中应用最广泛的技术是术中TRUS引导的经外阴插入插植针来将低能量的粒子源置入前列腺[38,39]。然而，图像引导的置入方法已经在针对乳腺癌HDR多导管组织间插植[171]和乳房切除术后的加速部分乳房照射的膨胀贴敷照射[172]，以及前列腺肿瘤HDR组织间插植照射[173]中得到了发展。所有这些方法要求在3D成像研究中对靶体积以及危及器官表面进行描述。可以通过选择施源管或者针以及粒子源或者驻留位置的定位提高靶体积覆盖率而使危及器官不必要的剂量尽量减少。这需要应用图像引导的或以BT为基础的

HDR 组织间近距离治疗，包括治疗计划、选择图像模式以及对临床工作流程的影响[174]。

如大多数近距离治疗学家所描述的那样，图像引导的术中置入计划依然取决于计划者对选择源定位的判断。这些决定都由“装载方法”或者关于外放边缘的确定、粒子源根据靶区边界的定位、间隔以及近似同心装载率的整套指导方针所指导[175,176]。剂量计算以及 DVH 量通常用于指导手动源位置的调整来提高靶体积覆盖率，提高剂量均匀度，以及选择源强度（或者驻留时间）和处方等剂量线。

以解剖学为基础的优化是重要的进步，其中约束条件以及治疗目标都以针对 CTV 或者正常组织的剂量的形式定义出来。由 Lessard 和 Pouliot[177]研发的模拟退火HPR 驻留时间优化技术说明了各种方法的一般特征（参考 Ezzell 的关于高度易续的优化技术的入门研究[77]）。目标或成本函数可以从数学上计算每一个 3D 剂量分布与治疗目标和医师指定的限制的依从性。它由单独的惩罚因子的总和组成，惩罚因子是一种针对特定结构，如 CTV、尿道、直肠等结构的剂量或剂量-体积限制。较低的惩罚因子意味着在特定结构成功率更高。优化器可以尝试找到使目标函数最小化的权值。Lessard 和 Pouliot[177]研发的 HDR 近距离治疗的逆行计划技术表明，同几何优化相比，CTV 的剂量以及临床前列腺插植中尿道剂量的不均匀性显著降低（V_{150} 为 29%对 50%）。以解剖学为基础的优化也解决了选择驻留位置以及剂量限制点定位的问题，表以旧剂量点优化算法。尽管以解剖学为基础的逆行计划剂量没有优化导管轨道，但其拥护者提出[184]，它减少了注入量对使用的分布和特定导管处的背离的依赖。如果这种假说被证实的话，逆行计划可以减小基于系统的置入指导和分布原则的重要性。

总的来说，计算机化的剂量计算、驻留权重的优化以及图像引导的近距离治疗已经使解剖学为基础的剂量说明以及有意义的置入优化在一些临床设定中成为了现实。然而，正如当前所遇到的，从指定的源和针的分布方式、置入靶体积的外放边界以及装载比等方面来说，这些革新仍然要求使用者概念性地计划置入。从经典系统（如 AL/TL 值）借用的特殊的规则，当适用于这些现代的技术时，可能要求进行重要的修改。

永久性插植进展

近 20 年来，永久性插植最重要的进展就是图像引导技术应用于前列腺癌的近距离治疗，现在已广泛应用于临床中。应用术中 TRUS[38,185]的经会阴方法包括：①在置入前 2~3 周获得预计划 TRUS；②使用实时交互 TRUS 影像插植针；③在手术后 0~30 天进行基于 CT 的后程序计划。PTV 通常定义为勾画了轮廓的前列腺附加一个任意均匀外放[18,118]。大多数近距离治疗医生实践一些形式的外周装载以提高均匀性以及减少尿道的受量。例如，由 Butler 等规定的[36]改进的均匀装载分配 75%的源活度在外围和注重周围插植针位于或者就在 PTV 边缘上以及附近。典型的，针定位以及粒子源强度都要熟练控制以实现规定的最小靶剂量（mPD 或 $D_{100\%}$）。对于 ^{125}I，单一疗法为 145Gy。对于 ^{103}Pd 单一治疗，根据 NIST $S_{K,N99}$ 标准及最近修订的 TG-43 参数，基于 AAPM 对 ^{103}Pd 处方剂量与照射剂量比值的最新分析结果，由于校准标准和剂量实施的改变，ABS[186]建议将 2000 年前一直沿用的 115Gy 处方剂量增加至 125Gy。

针对永久性置入实际给予的用于记录和报告的剂量说明，是以置入后的剂量评估为基础的[146]。置入完成之后行 CT 扫描，勾画出前列腺、直肠以及膀胱的轮廓，从轴位图像上明确粒子源的位置。为这一目的选择的剂量描述数据已经成为研究的热点。在理想的和实际的置入分析的基础上，Yu 等[159]发现，插入后 D_{100} 对于粒子源从它们的既定位置产生的小范围的移动非常敏感，这将引起靶区周围中小体积的 15%或更多的欠剂量。然而，他们发现，理想置入（没有粒子源移位）的 mPD 覆盖了至少 90%的靶区（如 $D_{90} \geq$ mPD 和 $V_{100} \geq 90\%$），甚至存在 6mm 的粒子源移位。在 60 例患者连续置入的研究中，Merrick 等[147]发现 V_{100} 和 D_{90} 平均值分别为 CT 中 94%的前列腺体积和 108%的处方剂量（预先计划的置入的 mPD）。患者中，82%具有超过预计划 mPD 的 D_{90}，而没有患者具有比 90%的 mPD 小的 D_{90}。相比之下，D_{100} 平均仅为规定 mPD 的 68%。两个工作组[187,188]发现了前列腺特异性抗原（PSA）4 年无复发生存和 D_{90} 之间的相互关系。特别是 Potters 等[187]发现处方剂量 90%的剂量效应临界值 D_{90}，但是不能发现统计学上有意义的 D_{100} 和 V_{100} 的临界值。

当代一项重要进展是“术中计划”[174,189]，基于 TRUS 的计划（在一些实施方式中对置入后剂量评估）在其过程本身实施，而不是在几周前基于体积研究。术中计划消除了由于探针定位误差或去势手术或外照射治疗引起的照射部位与解剖部位的差别。术中计划还可以进展出“剂量引导置入”[174,190]或“动态剂量计划"[191]，术中可以对插值计划进行一次或多次调整，因此，可以其克服以前插入源中的错误，从而优化插植针的位置。

腔内近距离治疗

与组织间近距离治疗较均匀一致的剂量分布相比，妇科腔内近距离治疗所使用的单向源的排列导致剂量分布随着施源器表面距离加大而迅速跌落，在靶体积内产生较大的剂量变化梯度。这样大的剂量变化梯度使得以靶体积为基础的剂量说明更加困难，而且使治疗形式具有了高经验值的特性。许多参数已经用于描述、约束或者报告腔内治疗的应用，包括 mg-h、mgRaEq-h、参考点剂量（A 点和 B 点）、膀胱和直肠参考点剂量、阴道表面剂量、治疗时间以及 ICRU 38 号报告[3]的 60Gy 参考体积。这里将强调这些参数之间的物理关系以及它们对施源器特性的依赖。治疗宫颈癌的系统以及针对腔内治疗的最集中的研究也将在此说明。本章将重点论述起源于曼彻斯特系统的施源器外形和治疗系统（如弗莱切和华盛顿大学/马林克罗系统）。因为对于 HDR 和 LDR 治疗，曼彻斯特或弗莱切式的施源器在全世界范围内依然是优先选择。

腔内治疗系统中的曼彻斯特家族

曼彻斯特系统于 1938 年由 Tod 和 Meredith [9]提出，已经在全世界范围内特别是北美很大程度上影响了腔内治疗的实践形式。广泛使用的弗莱切适用型施源器系统、弗莱切装载，以及参考点 A 和 B 都是从曼彻斯特系统中演变而来。这一系统第一次使用施源器和装载设计以满足特定的剂量学约束[9,192]。它是第一个用于射野量化和 A 点照射量，而不是 mg-h 来规定治疗的系统。

经典曼彻斯特系统

最初的曼彻斯特施源器系统包括一前一后交替使用的宫腔管和两个阴道卵圆体，设计成椭圆形是为了符合沿其长轴放置的 ^{226}Ra 管所产生的等剂量线。施源器设计是为了与 2.2cm 长，1mm 厚铂滤过的有效长度介于 1~1.5cm 的 ^{226}Ra 管联合使用。小、中、大号卵圆体最小的直径分别为 2cm、2.5cm 和 3cm，与弗莱彻系统的小、中、大号阴道保持器相同[193]。预载卵圆体没有屏蔽而依靠广阔的前部以及后部的填塞游离膀胱和直肠组织。

参考点 A（图 22.26）最初定义为"子宫所在平面侧面穹隆黏膜处子宫管中心横向旁开 2cm"的点[9]。这看上去随意的定义反映出了系统开发者的观点，"辐

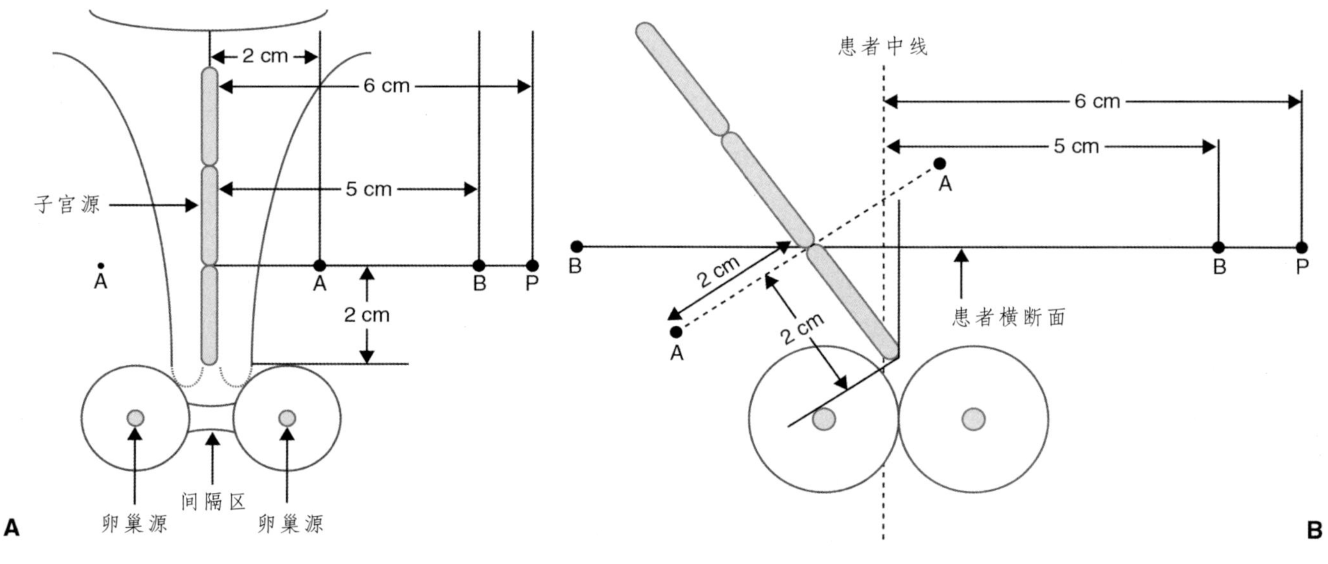

图 22.26 A、B 点的定义，在理想施源器（A）中以及患者中线左侧显示的变形施源器（B），以及右斜位的子宫。注意 A 点与子宫相伴随，而 B 点和 P 点定义为分别位于患者中线左右 5cm 和 6cm 的点。P 点被 *Mallinckrodt* 放射学系统协会用于确定盆腔淋巴结最小剂量。（Adapted from Meredith WJ. Dosage for cancer of cervix uteri. In: Meredith WJ, eds. *Radium Dosage:* The Manchester System, 2nd ed. Edinburgh: E. & S, Livingston, Ltd, 1967; 42–50, with permission.）

射致坏死不是放射作用于膀胱直肠的直接效应导致的,而是子宫血管横过输尿管的宽韧带中间沿区域的高剂量效应[194]。”他们相信这一称为“宫颈段三角”区域的容许剂量为宫颈癌治疗的限制因素,并且使用 A 点量代表它的平均剂量。当前实践中,A 点剂量用于近似于肿瘤的平均或者最小剂量。B 点定义为从患者中线旁开 5cm,相当于 A 点水平的点以确定实施于闭孔淋巴结剂量。

曼彻斯特卵圆体的尺寸以及施源器置入都是设计用来保证 A 点的剂量率,在现代单位中约为 0.52Gy/h,对于所有允许的施源器置入及组合保持恒定。此设计也保证了阴道管对于 A 点的分布限制在总剂量的 40%。小、中、大号卵圆体分别施加 17.5mg、20mg、22.5mg 镭,以补偿使用大的卵圆体的源对 A 点治疗增加的距离。使用中(4cm)和长(6cm)宫腔管顶至宫底,分别置入一列含 10mg 和 15mg 源以及 10mg、10mg、15mg 源,而短宫腔管(用于宫颈残端癌)配合单独 20mg 镭管使用。除短宫腔管外,这些施用满足了剂量限量 2%以内的条件。B 点剂量,很大程度上取决于距离平方反比定律,通过公式计算每给予 4000mg-h 的量相当于 9Gy。

对于没有进行全盆腔外照射的治疗,传统上给予 140 小时内 8000 R(72.8Gy)的总 A 点照射量分开到两个施源器内[192]。因为 A 点剂量率是常量,尽管施源器包含 60mg ^{226}Ra(小卵圆体,中号宫腔管)或者 80mg(大卵圆体,长宫腔管),固定 A 点剂量的实施与消耗的时间而不是 mg-h 关联,作为结束治疗的因素。与巴黎和斯德哥尔摩系统规定一个固定 mg-h 数量的做法相比,等效的曼彻斯特治疗方式可以实施从 8400~11 200mg-h 的 33%的可变率。

当腔内施源器(如阴道保持器直径以及宫腔管长度)的大小增加时,渗透或者“横向发散”的剂量分布增加。当阴道保持器直径从 2cm 增加到 3cm 时,阴道表面剂量增加距施源器表面 2cm 处剂量的 35%。这就是简单地增加源到表面距离的原因。同样,增加宫腔管的长度相当于增加 B 点对子宫腔表面剂量的贡献。长宫腔管末端附近的放射能对表面剂量贡献很少(由于距离平方反比定律),因而每节宫腔管对远离施源器的点产生大致相等的剂量贡献。这些物理原则是使用最大阴道保持器和最长宫腔管(以患者的解剖结构能够适应为前提)进行实践的基础[10,192]。

现代弗莱彻适用型施源器系统

弗莱彻施源器系统(图 22.27A)在依附于基础的曼彻斯特设计的同时合并许多的改良,包括内部屏蔽。这些屏蔽位于前后阴道保持器的中间(图 22.27B),并且由 180°和 150°圆盘状的 3~5mm 厚扇形钨构成,分别用来屏蔽直肠和膀胱[193]。圆柱状阴道保持器的直径为 2cm,可通过外套小的或者大的塑料帽扩展至 2.5cm 或 3cm,因此仍然是曼彻斯特卵圆体的尺寸。Suit 等给弗莱彻施源器增加了后装性能[2]。弗莱彻置入物——对于小、中和大号阴道保持器分别使用 15mg、20mg 和 25mg 源——与曼彻斯特系统相同,鉴于宫腔管置入与曼彻斯特配对方式类似。由于弗莱彻置入(55~85mg)与曼彻斯特置入的相似性,A 点剂量率与施源器尺寸几乎无关。

屏蔽的弗莱彻阴道保持器设计用于减小膀胱三角以及直肠前壁的剂量而不增加宫骶以及宽韧带的辐射量,因此减小了曼彻斯特插入的广泛阴道填充的需求[193]。对于单一阴道保持器(图 22.27B~D),最大剂量在 40%~50%可变范围内减少[14,195,196]。当宫腔管和对侧的阴道保持器的影响都包括在内时,通过常规的治疗计划计算,施源器屏蔽使中线处直肠和膀胱的剂量减少 21%~31%,忽略屏蔽以及仅包括源封装的影响[197]。基于 CT 的剂量评估研究显示,阴道保持器屏蔽适当地减少了直肠受量,直肠的 $D_{2\%}$减少 2%~11%[198],D_{2mL} 减少约 10%[199]。现代版的屏蔽弗莱彻阴道保持器用于 LDR 近距离治疗。包括 LDR 3M(3M 公司,明尼苏达州,圣保罗)弗莱彻匹配的 Delclos(FSD)[14]以及具有圆形把手的弗莱彻匹配[195]的再现,弗莱彻-威廉森施源器把最初的弗莱彻屏蔽外形加倍[200]。Weeks 和 Montana[201]设计出了 CT 兼容的版型,具有可后装的屏蔽以及全铝制作,具有与 FSD 施源器相同尺寸。

腔内近距离治疗中的剂量规范

A点剂量以及毫克小时

两个量被广泛应用于规定腔内近距离治疗:mg-h(或者其当前等效量 IRAK)应用于实践中,被 MD 安德森癌症中心系统所影响[10,202,203],而一些曼彻斯特 A 点剂量确定的形式也为许多其他从业者所使用。通过鉴别被曼彻斯特系统的观点误导的这些量之间的线性关系而努力统一这两种给量惯例[204]。华盛顿大学/Mallinckrodt 放射协会(WU)规定的曼彻斯特式的置入清楚地说明(图 22.28)了尽管在最小对最大的施源器系统中存在这样一个双重变化的源强度,但是 A 点剂量率仅变化 15%。用 WU 系统置入实现一个固定的 A

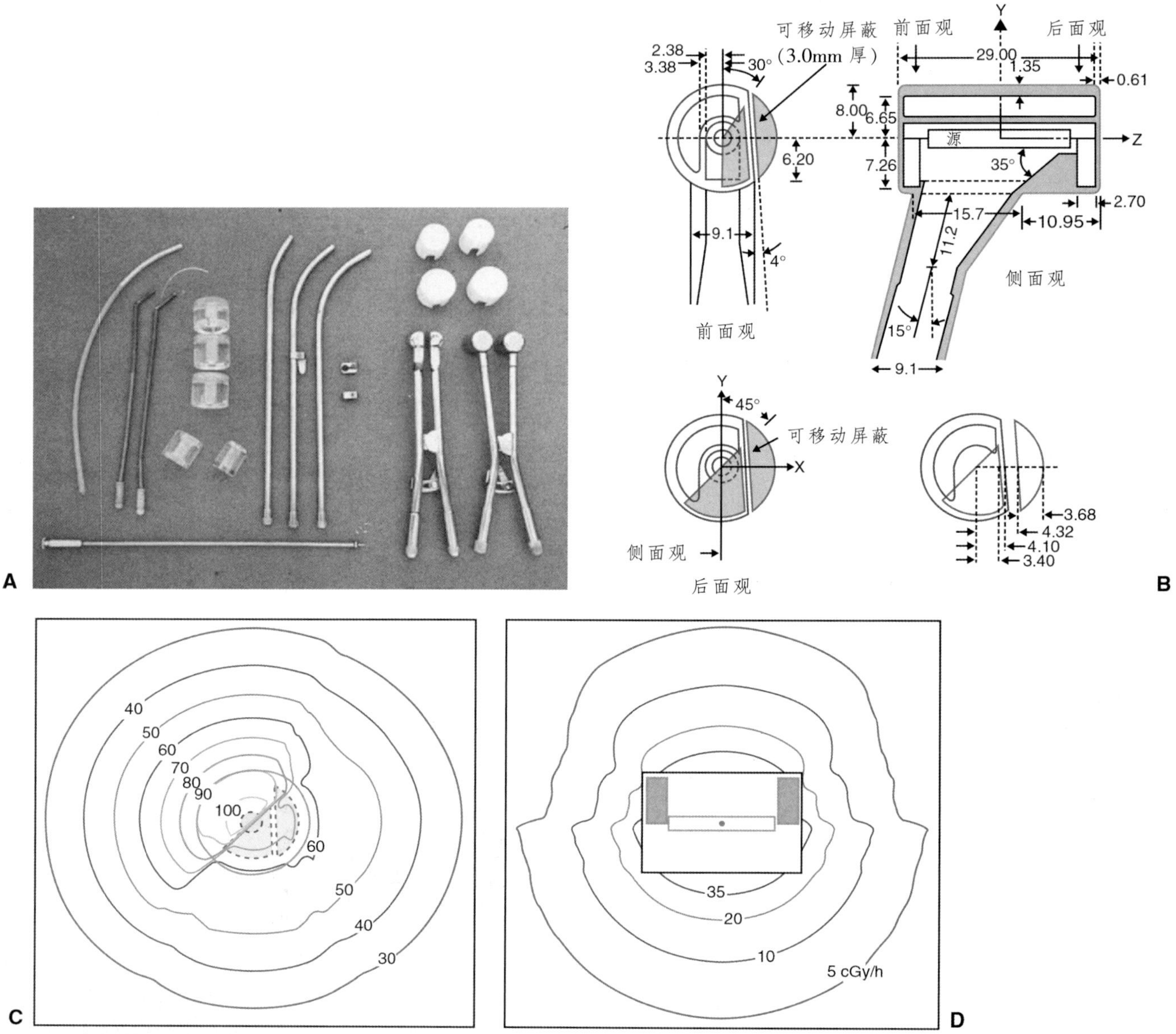

图 22.27 (A)弗莱彻匹配的施源器系统，从左到右是宫腔管插入假源置入，阴道保持器的源固定装置，阴道柱状套管，三种曲率的宫腔管、宫颈垫、Delclos 微阴道保持器，以及具有小号和中号帽的具有圆形把手的弗莱彻阴道保持器 。左侧显示的管状装置是宫颈定位粒子置入物。(A From Fletcher GH, Hamberger AD. Squamous cell carcinoma of the uterine cervix: Treatment techniques according to size of the cervical lesion and extension. In: Fletcher GD, eds. *Textbook of radiotherapy*. 3rd ed. Philadelphia: Lea & Febiger, 1980;732 - 772, with permission)。(B)3M 弗莱彻匹配的 Delclos 阴道保持器的 三正交视野图，由不锈钢组成。可移动的钨合金屏蔽部分允许与屏蔽的 Delclos 微阴道保持器间替换，插入了外径 2cm 的尼龙帽(未画出)中。图中所示为(C)阴道保持器内冠状面 10mm 等剂量曲线和 (D) 对于 72μGy·m²/h 的 ^{137}Cs 管在横断面内的阴道保持器 (B–D from Williamson JF. Dose calculations about shielded Gynecological colpostats. *Int J Radiat Oncol Biol Phys* 1990;19:167 - 178, with permission from Elsevier.)

点剂量 65Gy，需要将近 100 小时的总治疗时间，导致实施的 mgRaEq-h 在 5200~10 000 范围内变化，在任意患者抽样中以施源器大小变化率为特征。相反，对于固定的毫克镭当量(mgRaEq-h)，处方将在总治疗时间和 A 点剂量上引起一个双重变化。

A 点剂量与治疗时间的比例仅适用于经典(曼彻斯特)的 A 点定义。许多辐射肿瘤学家使用一个修订的 A 点定义(图 22.29)并参考相对于宫颈 OS(宫腔管轴环，宫腔管最尾部源的邻近方位，或者用金粒子置入到宫颈处)的位置，而不是参考侧面的穹隆。这样做

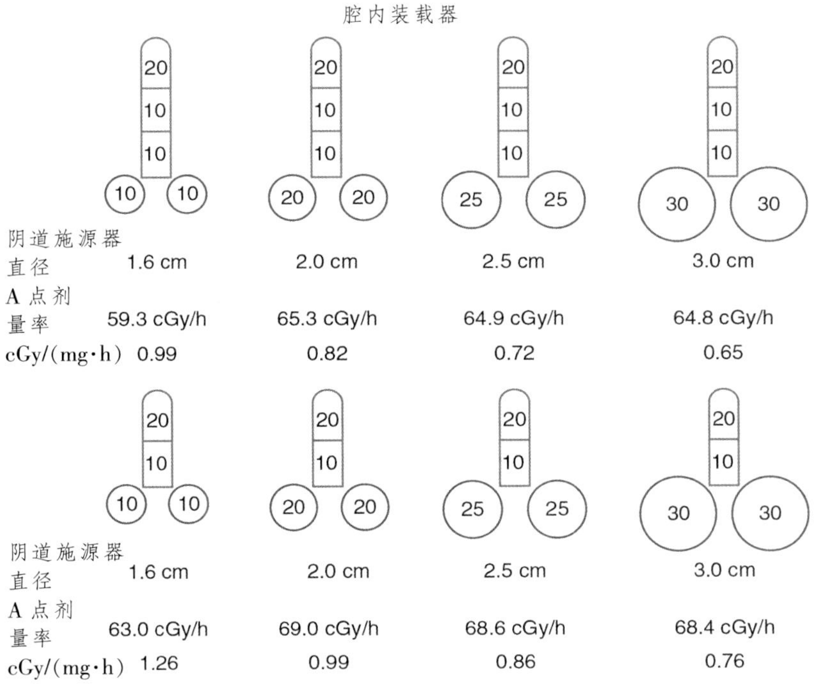

图 22.28 Mallinckrodt 放射协会/华盛顿大学(WU)施源器装载，与弗莱彻匹配施源器联合使用，用于子宫颈癌的治疗。因为 WU 系统使用 6500 型 3M ^{137}Cs 管，使用等效镭当量指定置入并且使用 mgRaEq-h 而不用 mg-h 来规定腔内治疗。A 点剂量率假定为经典曼彻斯特定义，满足平均阴道保持器的分隔以及宫腔管-阴道保持器位置对齐。

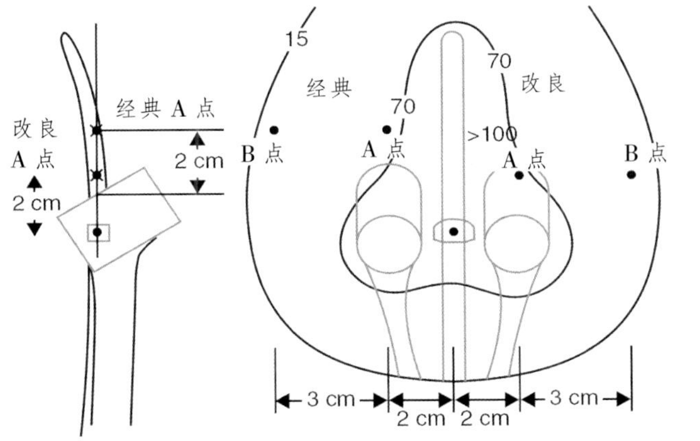

图 22.29 应用 X 线成像技术对经典 A 点的定义(倾斜的冠状面内阴道保持器的头方位上 2cm)。因为从子宫腔内近尾部的源尖端到阴道保持器中心(阴道保持器对宫腔管的位移)的距离在不同的患者之间存在着变化，阴道对修订版 A 点的贡献高度可变。Tod M，Meredith WJ 在 1953 年的文章中阐述了修改的定义[192]。(From Potish RA，Gerbi BJ. Role of point A in the era of computerized dosimetry. *Radiology* 1986；158:827-831，with permission.)

模糊了 A 点和 mg-h 处方原理之间的关系。Potish 和 Gerbi[204]关于 90 个弗莱彻施源器的研究表明，修订的 A 点剂量率在患者之间变化范围较大，平均高于经典曼彻斯特系统值。因为 A 点对于宫腔管和宫腔管对阴道保持器的垂直移位变化对于每例患者来说是固定的，阴道对 A 点贡献高度可变。相比之下，经典定义的 A 点剂量率紧紧地聚合，与置入无关，并且同 Tod-Meredith 值符合良好，由定义可知，阴道对经典 A 点的贡献是固定的，而宫腔的贡献受阴道保持器的位移影响不明显，是因为宫腔管等剂量曲线相互平行。因此，修订的 A 点定义并没有标准量的物理意义。因为小的、临床上无意义的置入物几何学变化，使用修订的 A 点剂量来指定“自由悬浮”的宫腔管和阴道保持器插入的治疗可能导致患者之间治疗时间出现较大的波动。

之前的讨论仅适用于融入曼彻斯特系统元素的弗莱彻施源器系统。当子宫内对阴道的置入比(对于曼彻斯特系统为 1:1)增加时，梨形参考等剂量线的最大宽度下降而且直肠的剂量增加[205]。载入如何影响等剂量线形状的评价以及 HDR 近距离治疗中正常组织剂量尤其重要，因为驻留权重优化的适用性超出了经典的载入规范。使用明确放置的剂量参考点来控制 A 点等剂量面的相对尺寸，Mai 等[206]能够在宫腔管头方位的附近增加锥形度以减少阴道表面剂量，并适当减少直肠的剂量而仅轻微损失一些梨形等剂量线的最大宽度。这些考虑建议，被动剂量点驻留权重分布的优化应该伴有 A 点等剂量面的几何分析(参考本章后续讨论的 ICRU 38 号报告)，所以对靶区覆盖范围的变化的估计就能够更加贴切。

现代使用的其他施源器包括 HDR 宫腔管和环状施源器[207]以及 LDR 亨施克(Henschke)施源器[1]。之后的半球状阴道保持器的组成严格地与宫腔管相匹配，同时满足阴道源轴平行于子宫内源而不是像弗莱彻系统中那样平行于横轴。具有内部屏蔽的亨施克阴道保持器[208]已经出现。Delclos 等[195]注意到弗莱彻和亨施克施源器系统不能够给出等效的剂量分布，特别是对于正常组织保护。阴道环状施源器由环形的引导管(通常外径 43mm)构成，其平面与宫腔管按严格标准固定，带着圆环形帽与宫颈和阴道穹隆接触放置。圆环形帽可以将阴道黏膜与环形排列的驻留位置(仅侧向驻留位是有活性的)之间的距离增加 7mm(与 10~15mm 的弗莱彻阴道保持器相比)。因此，置入到环内的源强度部分一定要显著减少，以避免阴道黏膜剂量超量[206,209]。虽然和 A 点剂量相比较，直肠和阴道穹顶剂量与弗莱彻系统相似，通过仔细优化能够实现，侧向覆盖(如 A 点等剂量最大冠状宽度)减小[206]。在放置施源器系统过程中，一定要仔细避免 GTV 欠剂量。对大量新旧剂量分布对比评价后，应改变施源器几何形状以及置入操作来避免剂量分布改变，这种改变可能使已经审核通过的临床经验作废，因此，近距离治疗师关于剂量反应休息的临床经验就无效了。最终，对于背离标准曼彻斯特几何形状或者相对的置入标准的施源器系统，任何人不能假设 A 点剂量与治疗时间成比例，包括所有允许的施源器大小以及置入模式的变化。

腔内治疗的体积说明:ICRU 38号报告建议

ICRU[3]介绍了辅以参考等剂量面参考体积的概念，用于不同中心开展的腔内治疗报告以及比较，不考虑施源器系统、插入技术以及治疗处方给定方法。特别是，ICRU 38 号报告建议，参考体积应具有 60Gy 等剂量表面，由来自任何外部射束、全盆腔照射以及所有的腔内插入的剂量分布相加形成。ICRU 提议，这一梨形参考体积(图 22.30)应以 3 个在包括子宫内源的倾斜冠状面和矢状面内测量出的正交最大尺寸描述：高度(d_h)、宽度(d_w)和厚度(d_t)。图 22.31 显示 ICRU 建议的膀胱和直肠参考点。

与 A 点剂量和 mgRaEq-h 相比，ICRU 建议只是一种描述或者报告治疗的方法。没有关于如何指定治疗的指导，使用这些测量来评估置入质量，或者将参考体积尺寸与临床疗效相关联。60Gy 剂量水平的选择是受到了法国放射治疗学校内流行的术前放疗规则的影响[210]。用于分期较早的宫颈癌患者的机构特有治疗技术的描述包括：评价 60Gy 参考体积尺寸的原则，以及关于施源器系统对施源器尺寸与置入的允许

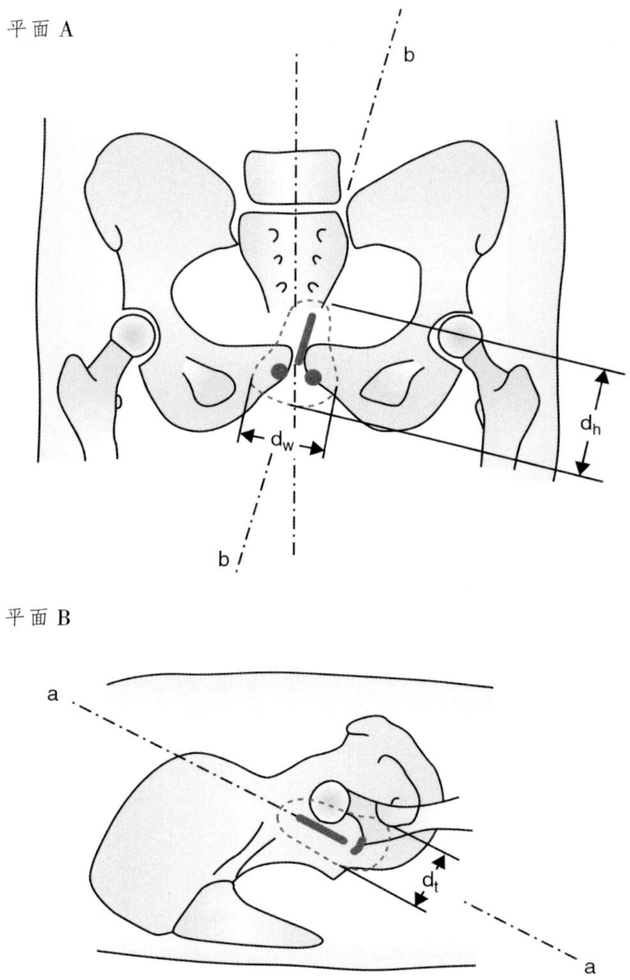

图 22.30 国际放射单位和测量委员会(ICRU)测量梨形参考等剂量面(虚线)三正交尺寸的几何学。在典型的宫颈癌治疗中，使用一根杆状宫腔管和两根阴道管。平面 a 为“倾斜”冠状面包括宫内装置，倾斜的冠状面可通过围绕横轴旋转冠状面获得。平面 b 为“倾斜的”矢状面，通过围绕前后方向轴旋转矢状面获得。参考体积的高度(d_h)和宽度(d_w)都在平面 a 内测量，作为最大尺寸分别平行及垂直于宫腔施源器。参考体积厚度(d_t)在平面 b 内测得，作为最大尺寸垂直于阴道施源器。(From ICRU. *Dose and volume specification for reporting intracavitary therapy in gynecology: report 38*. International Commission of Radiation Units and Measurements, 1985, with permission.)

组合的补偿[210]。随后的研究有两个途径。Potish 等[211,222]和后来的 Eisbruch 等[223]，调查了个别的 ICRU 参考体积尺寸和弗莱彻置入器(如阴道保持器间隔以及宫腔管对阴道保持器中心的垂直和水平移位)的几何特性之间的关系，发现二者之间在一定程度上关联良好。其他研究者[214-216]提议使用 ICRU 度量产物 $V_{ICRU}=d_t \times d_w \times d_h$，来估计包含在参考等剂量面内的相对体积。Esche 等[215]发现，V_{ICRU} 直接正比于 mg-h，而 Nath 等指

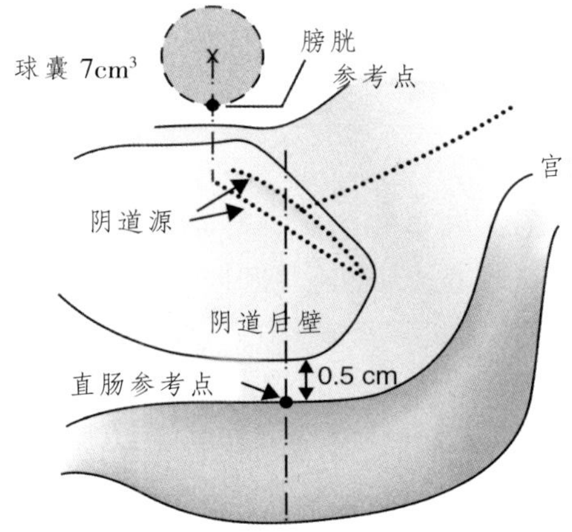

图 22.31　直肠和膀胱的近距离治疗剂量参考点。出自 ICRU 38 号报告[3]。

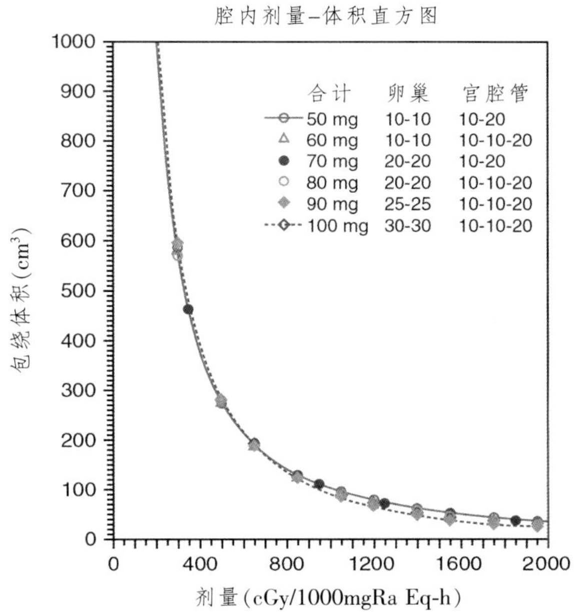

图 22.32　7 个华盛顿大学(WU)腔内置入的剂量-体积直方图，使用 1.4cm 有效长度的 ^{137}Cs 源。每个源的强度取决于模式 C 中 WU 的装载规则(20Gy 全盆腔照射外加 8000mgRaEq-h)，然后按比例缩小至 1000mgRaEq-h。注意当置入大小增加时，高剂量等剂量面包绕的组织体积也增加了。A 点剂量变化范围为 8.28~11.35Gy。

出，增加全盆腔剂量时，V_{ICRU} 急剧增加。在一回顾性临床研究中[214]，3 级直肠并发症与 $d_t \times d_w \times d_h$ 关联较大，而严重的膀胱并发症与高膀胱剂量和二维散布图上大的 V_{ICRU} 有关。研究 ICRU 参考体积尺寸产物的理由是其由来已久的外照射治疗组织的体积临床疗效的相关性[217]。与 ICRU 38 号报告[3]决定的对于单一固定剂量水平的参考等剂量面尺寸相比，这些研究把 ICRU 参考体积尺寸作为总剂量或者腔内剂量的函数。

ICRU 参考体积的概念适当强调照射组织的体积以及剂量，应该作为一个重要的腔内照射临床反应的预测值。Wilkinson、Ramachandran[218]和 Eisbruch 等[213]用 DVH 来研究腔内等剂量面包绕的体积和其他处方数据间的相互关系。后者分析了 128 例宫颈癌患者的 204 例腔内置入体积的特性，说明了腔内置入实施相同的 mgRaEq-h 时，对于临床感兴趣的剂量率具有几乎相同的 DVH，尽管形状和源置入方式存在明显的不同(图 22.32)。他们还发现，体积 V(D，M)和等剂量面相关联，能够从修正的能量-法规模式中准确推测，要求仅知道腔内剂量，单位为 cGy(D)和 mgRaEq-h(M)：

$$V(D,M)=\left[104.8-8.103\left(\frac{M}{D}\right)+0.437\left(\frac{M}{D}\right)^{2}\right]\cdot\left(\frac{M}{D}\right)^{1.635} \quad (38)$$

当 M/D>0.8 时，相当于一个腔内剂量为 100Gy 对于 8000mgRaEq-h 的腔内治疗时，在 95%的置入中这个简单模式所预示的体积精确度为±10%内。另外，使用 ICRU 的产物-正交尺寸来估计接受给定腔内剂量体积的做法被认为没有物理基础。ICRU 尺寸乘积与 DVH 分析给出的真实体积之比 $d_t \times d_w \times d_h$/V(D，M)在不同患者之间变化很大，置入装置类型之间也存在着系统差异。

方程式(38)的结果总结如下：

1.一个腔内置入表现得就像一个中央点源：$V(D,M)\propto(M/D)^{3/2}$

2.描述置入应从包含在其等剂量曲线内的体积方面来说，除 mgRaEq-h 或者 TRAK 外不包含更多的信息内容。

3.照射到指定剂量的组织体积与置入提供的总照射量(单位为 mgRaEq-h、TRAK 或者 IRAK)有关。

第 2 个结论建议，对于固定的外部盆腔剂量，就肿瘤控制和并发症而言，临床效果与等剂量面体积之间的相关性应该不会要求临床疗效与 mgRaEq-h 之间的相关性。结论 3 建议对于 mgRaEq-h 或者它的派生物 TRAK，要给出新的、必要的物理学解释。用 mgRaEq-h 指定腔内近距离治疗与治疗等效直到每个指定的等剂量面达到独立于基础置入几何学的固定体积。使用 mgRaEq-h 约束腔内治疗，限定了组织体积照射到较高的剂量。这种观察能够帮助解释 mgRaEq-h 作为处方剂量参数的临床效用。最后，个体化参考等剂量线尺寸受置入装置尺寸影响，比它们的乘积的影响大得多,清楚表达了各自平面内的参考等剂量面的空间扩张的附加信息,不能被还原为置入装置的总照射量,可能具有附加的前瞻性意义。

腔内治疗实践系统处方及报告

对于曼彻斯特式的装载和施源器,如果治疗指定为固定数量的 mgRaEq-h 或者 IRAK,而没有考虑施源器直径和长度,治疗时间和总的 A 点剂量随应用的总源强度比率而变化。应用小的源强度将得到无法接受的高 A 点和阴道穹隆表面的剂量以及过长的治疗时间。相比之下,对固定的 mgRaEq-h 的处方,应用大的源强度将使这些参考点欠剂量。相比之下,因为 mgRaEq-h 为常量,ICRU 对于固定水平的全盆腔照射的参考体积以及 mgRaEq-h 依赖于置入。

相反,当 A 点剂量保持不变时,mgRaEq-h 需要实施的剂量明显改变,ICRU 参考等剂量线包绕的体积内引入相应的变化。

很明显,没有基于 IRAK 的系统认可这样毫无经验的方法。实际上,以 mgRaEq-h 为基础的系统使用参数的组合。物理上,mgRaEq-h 或者 IRAK 控制组织体积治疗剂量在较高的水平,像时间、阴道插物保持器表面剂量以及 A 点,这些参数都用于控制施源器附近点的剂量以保证表面误差没有溢出以及肿瘤得到充分治疗。对于每种施源器组合和外照射剂量的选择,一定要达到治疗组织体积和施源器附近所受剂量之间的折中。例如,弗莱彻系统[10,212]指定最大治疗时间和最大 mgRaEq-h 两者都限制着每种外照射和腔内治疗的组合(表 22.10)。无论先达到哪种限制,应用都将被迫终止。局部应用趋向于被最大时间这一限制条件所终止,限制 mg-h 并防止施源器周围的组织超过允许剂量,而广泛的应用则被 mg-h 所终止,以保证肿瘤获得了足够的剂量。虽然古老的弗莱彻系统没有使用 A 点剂量来制定处方或报告,但是总的 A 点,对于图 22.10 的每个治疗方案中允许的宫腔管和阴道保持器填充,是波动范围在 12%以内的常量。读者应注意,弗莱彻系统是一个高度个体化的复杂的治疗系统,违背了依据某些规则的公式。表 22.10 为来自文献的高度总结以及简化的摘要,并不是出自最近 MD 安德森癌症中心实践模式的观察。

指定腔内治疗的 WU 系统显示了另外一种确保给予肿瘤足够剂量同时限制治疗组织体积具有高剂量的经验性方法。同弗莱彻系统相似,腔内近距离治疗处方以 mgRaEq-h 表示。历史上,WU 系统使用曼彻斯特式施源器和置入法预载 ^{226}Ra 或 ^{60}Co 管,直到 20

表 22.10 简化的弗莱彻系统处方

		外照射		腔内最大		范围:最小和最大置入		
治疗方案	提示	全盆腔(Gy)	分割野(Gy)	mg-h[a]	时间(h)	点 A(Gy)	点 B[b](Gy)	mg-h[a]
A	<1cm 肿瘤	0	0	6000	72	59~63	17~22	6600~10 000
				4000	48			
B	ⅠB/ⅡB 1~3cm 肿瘤	0	<40	5400	72	56~59	57~60	6600~9000
				3600	48			
C		20	<20	3600	48	67~69	54~56	5500~7500
				3900	52			
D	子宫内膜肿瘤;ⅠB/ⅡB 中等大小病变(3~6cm)	40	<10	3250	48	81~90	63~64	5280~6500
	ⅠB/ⅡB 巨大肿瘤(>6cm),退缩较好			3250	48			
E	病变巨大,退缩较差	50	0	2500	48	81~94	62	5000
				2500	48			
				或	或			
				5000	72			

[a] 带有 1mm 铂滤过层的镭。

[b] 具有最大分野剂量

Adapted from Potish RA, Gerbi BJ. Cervical cancer intracavitary dose specification and prescription. *Radiology* 1987;165:555–560.

世纪 50 年代后期 Ter-Pogossian 施源器引进之后。系统在不断改变，如 1958 年高能 X 线外照射治疗的引入，1965 年弗莱彻匹配的施源器的采用，以及 1971 年 ^{137}Cs 的出现[203]。由于 WU 系统与人工放射性核素之间长久关联，等效镭质量而非镭自身质量用于指定源强度，因此 WU 系统中 1mgRaEq-h 相当于弗莱彻系统中的 1.07mg-h，等效于 IRAK 的 0.00723mGy·m²。

曼彻斯特式施源器置入法现在用于 LDR 的应用，产生近似常数的 65cGy/h A 点剂量率。对于 HDR 的应用，选择驻留权重使相对曼彻斯特置入功效加倍以及每次置入的 IRAK 减少了，以此反映 HDR 分次列进度相对于 HDR 方式所增加的放射生物学效应。典型定义的 A 点剂量以适合所有患者的报告为目的而设计，虽然这个量在指定治疗中不起任何作用。盆腔淋巴结的剂量在 P 点处计算，P 点位于穹隆侧面上 2cm，患者身体中心横向 6cm 处。膀胱和直肠的参考点（图 22.31）根据 ICRU 38 号报告定义[3]。处方剂量以外照射和腔内照射（两次 LDR 插入实施）形式给予，列于表 22.11 中作为病情范围和分级的函数。mgRaEq-h 形式的处方同样地在阴道和子宫部分之间实施，只有在标准的 80mgRaEq-h 施源器（直径 2cm 的阴道保持器和长宫腔管，装入 20-10-10）情况下才能完全依照处方实施。对于使用微阴道保持器的非标准置入，阴道和子宫内的 IRAK 的规定都是独立更改的。当使用 Delclos 微阴道保持器时，阴道的 IRAK 被阴道穹隆量、表面剂量极限所限制，对于 LDR 为 150Gy（包括全盆腔剂量以及来源于同侧阴道保持器的剂量，但除外来自宫腔管和对侧阴道保持器的剂量）。对于中和大号阴道保持器，阴道的 mgRaEq-h 分别增加 16% 和 28%，以抵消源至表面距离的增加。当介质和短宫腔管置入都使用时，靶区的 IRAK 处方可通过实际置入与标注置入的比率修改（80mgRaEq-h）。

表 22.12 表示对于处方图解 C，WU 系统详细应用于 3 个施源器配置，列出了 A 点、P 点以及阴道黏膜和 A 点约束的组织体积，还有 ICRU 60Gy 参考等剂量面的总剂量。mgRaEq-h 通过等效置入物精确传递，通过 1.62 这一因子而变化，导致参考体积变化为 2.08。然而，对于固定 A 点处方量 65Gy，允许控制 mgRaEq-h 以因子 2.31 变化。与之相比，WU 规则限制了照射体积的变化。这些规则体现了以经验为主的限定治疗组织治疗体积与维持肿瘤在阴道保持器表面和 A 点的剂量分布之间的折中。

表 22.11 显示，当肿瘤大小增加时，治疗的重点由腔内插植转移到了外部射束治疗，A 点剂量增加，从小的ⅠB 级损伤（模式 A）的 58Gy 到Ⅳ级损伤（模式 B）的 94Gy。mgRaEq-h 实际上在给定的治疗组控制下可能偏离目标处方 mgRaEq-h -30%~+40%，分别对应于很小以及很大的置入。尽管对于 mgRaEq-h 处方体系很信任，治疗时间近似为常量，并且总的 A 点剂量几乎与施源器大小和曼彻斯特系统的定义特点无关。

总结原则：腔内近距离治疗处方剂量

在北美使用最广泛的腔内近距离治疗系统是基于曼彻斯特型置入和施源器的，A 点的剂量率近似常数并且独立于置入，在 A 点剂量和时间之间产生了线性关系，而不是 mgRaEq-h。实际的 mgRaEq-h 系统使用变化的剂量规范参数以约束和指导治疗，与“严格的”mg-h 体系建议的相比更加曼彻斯特化。这些参数具有如下作用：①IRAK 限制组织治疗体积至较高水平；②A 点剂量保证肿瘤周围接受足够剂量；③阴道表面剂量保证黏膜剂量同施源器系统相关联，并包含在耐受范围内；④治疗时间保证间接控制 A 点剂量。

表 22.11 华盛顿大学宫颈癌的处方：低剂量率施源系统

		外照射治疗		腔内治疗		范围：最小至最大置入		
治疗模式	适应证	全盆腔 (Gy)	分野 (Gy)	靶区 mgRaEq-h	最大剂量(Gy)	点 A (Gy)	点 P (Gy)	mgRaEq-h
A	ⅠB≤2cm	0	45	7000	150	58~60	56~60	5580~7980
B	ⅠB 2~4cm	10	40	7500	150	71~72	61~66	5580~8550
C	ⅠB/ⅡA/ⅡB/ⅢA 巨大肿瘤(>4cm)局限天宫旁浸润	20	30	8000	150	84~86	61~67	5600~9100
D	ⅡB/ⅡB 巨大且广泛宫旁浸润	20	40	8000	150	84~86	71~77	5600~9100
E	ⅡB，ⅢB，Ⅳ解剖结构差，退缩差	40	20	6500	150	92~94	69~74	4610~7410

表22.12 华盛顿大学模式C: 8000mg-h,20Gy全盆腔和30Gy局部盆腔

施源器	装载	时间	mgRaEq-h	腔隙[a]表面剂量(Gy)	A点总剂量(体积)	P点总剂量(Gy)	ICRU体积(40Gy)
小型宫腔管	20 10	×100h=	3000	152.3	83.5Gy(85cm³)	61.0	165cm
微型卵形施源器	10 10	×130h=	2600				
			5600				
标准宫腔管	20 10 10	×100h=	4000	150.1	86.3Gy(131cm³)	65.2	281cm
2cm阴道施源器	20 20	×100h=	4000				
			8000				
标准宫腔管	20 10 10	×100h=	4000	98.6	85.6Gy(160cm³)	66.9	343cm
3cm阴道施源器	30 30	×85h=	5100				
			9100				

a 在单个阴道施源表面上,不考虑其他源。
ICRU:国际辐射学单位和测量委员会。

虽然传统的治疗处方量具有明确的物理含义和相互关系,但这些概念仅在临床评估支持的临床系统中能够应用于患者治疗。当前实践中,施源器的放置由直接观察和触诊决定,而治疗处方则由放射肿瘤学家对具有相同肿瘤大小和位置以及内科条件的多组患者治疗效果平均状况的了解决定。这就提示施源器系统需作为一个整体来应用:混合的剂量规定方法、插入技术以及正常组织对于不同临床系统剂量的响应关系是一项危险的实践,可能导致不理想的或者不确定的临床效果。例如,使用WU最大直肠耐受剂量(75~80Gy)指导一系统中处方的给定,使用较高的全盆腔剂量或者较少的填塞将不能够保证该应用处于可以接受的水平。第二,因为标准剂量规范的量不能完全描述剂量分布,放射肿瘤学家必须掌握所有的腔内治疗系统细节才能事半功倍。最后,过去的临床经验通常要比绝对准确地计算出剂量分布或者一些实践标准的联合或者治疗系统的外部定义更重要。

图像引导的腔内近距离治疗

经典近距离治疗规定技术依靠基于经验的规则、处方实践,以及来自患者的反馈来定型以及安置腔内治疗的剂量分布,以产生能够接受的疗效,表明即使是较大的宫颈癌,经过同步放化疗亦有治愈的可能。在改善局部晚期宫颈癌临床预后以及减少局部复发风险及晚期正常组织毒性中,许多的研究者使用3D X线CT或者MRI获取施源器系统位于适当位置的图像以研究解剖学为基础的处方剂量。早期研究[219-221]均显示了常规的正交平片为基础的对于子宫颈参考点最小剂量估计过高,以及对危及器官最大剂量估计不足,因子为1.5~2.3,不同患者之间变化较大。因为MRI在区分正常宫颈组织与肿瘤这方面优于CT[222],专家团[223,224]建议使用T2加权MRI技术在模拟治疗之前获取,并且每次腔内插入后重建治疗前的CTV以及每次插入后通过MRI获得CTV。妇产科医学GEC- E-STRO工作组就是这样的组织之一,他们已经提出靶体积命名法(高风险、中风险以及低风险CTV[223])以及用于估计临床疗效与实施的剂量分布之间相互关系的特殊的剂量体积直方图数据[225]。

关于局部晚期宫颈癌图像引导的适形治疗的早期报道是有发展前景的。例如,应用IMRT代替传统的全部或者部分骨盆照射[226,227],这表明根据历史对照,在没有增加局部复发率的情况下,可显著减少3/4级迟发性毒性。基于MRI引导的管内近距离治疗计划的最广泛经验(Vienna医学院的156例患者),3年局部控制率高达86%~100%(FIGO Ⅰb~Ⅲb期),而2/4级迟发毒性只有4%或者更低[228]。对于较大的肿瘤,高危CTV(HRCTV)D_{90}和D_{100}存在显著的剂量-反应相关性,膀胱和直肠DVH参数(例如D_{2mL})也与主要的迟发

型并发症相关。图像引导的腔内近距离治疗需要面临的挑战包括:由于施源器放入与取出时软组织实质发生的位移及变形、肿瘤的退缩、膀胱与直肠填充物的变化(这些都是被先前的临床经验所忽视的),使得有效评估累计剂量分布更加困难。研究的一个重要区域是可变形的图像配准的应用，以明确说明表征腔内多样化插入和外照射治疗的 3D 解剖部位形变的先后顺序[231]。通过对每周一次的 MRI 图像进行非严格的配准,勾画出靶区并进行剂量叠加,Lim 等[232]发现作为治疗的 IMRT 部分，虽然某些患者的计划和累计正常组织剂量仍存在较大变异性,但中危 CTV 周围外扩 5mm 至 PTV 对于大多数患者是合适的。由于 IMRT 主要用于更适形的外射线剂量分布,应用于腔内治疗的一部分,使得 HRCTV 周围剂量不足,因此如何精确地计量局部组织变形程度成为更急切的需求[233]。

近距离治疗的放射生物学

高强度远程后装步进源以及低能量永久性可置入源的发展已经引起临床剂量率和剂量时间分次模型的利用从根本上与常规的 LDR 近距离治疗方案产生不同。清楚地了解近距离治疗中剂量时间分次方案的控制选择或者结合外照射放疗(EBBRT-BT)已经成为一项必不可少的临床工具。

同外照射治疗(EBRT)相比,BT 源的高适形剂量分布明显减少了暴露体积,也能减少相邻正常组织的最大剂量。还能逐渐减少晚反应正常组织并发症,如此的剂量限制使早反应正常组织后遗症处于可以接受的水平,使近距离治疗中使用的短时间治疗能够耐受。这是同外照射相比,其早反应组织并发症的危害要求治疗时间最少持续 8 周左右，由于肿瘤再增殖,可能减少了对其的控制。近距离治疗中所使用的短暂的全程治疗时间对于这些部位的肿瘤可能导致明显的临床效果(如宫颈部、头颈部以及肺部),而长全程治疗时间同减少的局部控制有关。

近距离治疗的生物物理学建模

基于对近距离治疗放射生物学原理的进一步了解,开发的生物物理模型用于预测疗效以及调整临时剂量实施计划。20 世纪 70 年代,在对不同的早反应和晚反应组织了解之前,设计供替代的分次方案的最普遍的方法是名义标准剂量(NSD)方程式[235],这一方程式是基于早反应组织的数据。相比之下,当前使用的线性二次(LQ)模型可清楚地区分早和晚反应,并且基于机械论的观点介绍了细胞如何被辐射杀死。经过几十年研究和使用后,LQ 模型的基本观点和参数已经获得了临床经验和结果数据的支持。

线性二次模型及其机械论基础

LQ 方法的核心是一个辐射活动的生物模型,由 Lea 和 Catcheside[235,237]于 50 多年前详细阐明,是基于辐射导致的染色体畸变归纳法机械论的分析。应用 LQ 形式的放射治疗已经被 Thames 和 Hendry[238]、Dale[239]、Fowler[240]以及其他人回顾性分析过。LQ 模型假定放射治疗的效应主要与细胞生存(或者细胞群生存)有关。虽然并非是唯一的生物效应决定因素,但是现在大量迹象表明细胞杀伤（例如丧失繁殖的完整性)是放射治疗反应的突出决定因素,无论是对于早反应还是晚反应边界点[238]。

大多数基础的 LQ 方法中,幸存量 S,在剂量点 D 写作:

$$S(D)=\exp(-\alpha D-\beta D^2) \tag{39}$$

方程式(39)给出机械论的解释为两个基本破坏类型间的相互作用引起的细胞杀伤，大多数通常是 DNA 双螺旋破坏(DSB),产生破坏,引起细胞致命损伤如双着丝点染色体的差错。方程式(39)中第一个术语是剂量的线性术语，表示由共同的电离辐射量子(通常是带电粒子)产生的两种 DSB;第二个术语是剂量平方，描述的是由两个独立的量子产生的多个 DSB。如果放疗被拖延而不是精确实施，这两个 DSB 可能在不同的时间形成。因此，可能在遇到第二个 DSB 之前,第一个 DSB 已经配对。这不会影响方程式(39)中的第一术语,因为两个 DSB 同时由一个单光子形成,但是 DSB 在长时间暴露期间的修复将导致第二个 DSB 减少,因子“G”修饰方程式中的平方项[236,237]:

$$S(D)=\exp(-\alpha D-G\cdot\beta D^2) \tag{40}$$

对于短时暴露,G→1,对于长期的暴露,G→0。在这种情况下,“短时”和“长期”是指相对于 DSB 的亚致死损伤修复半值时间(T_r)。一般而言,G 因子取决于剂量实施的时间分布细节,同 T_r。对于简单的例子,G 是能够分析计算的。例如,对于永久性指数衰减的置入,G 为简单式 $\lambda/(\mu+\lambda)$,$\lambda=\ln2/T_{1/2}=0.693/T_{1/2}$,是放射性核素的衰减常数,$\mu(=0.693/T_r)$是亚致死修复率。至于两个 DSB 损伤模型,μ 描述了单个 DSB 的修复。公式为 G 的许多其他标准方案也已经出现了[237,241],正如对任何一个可能的拓展都有一个普遍的形式[242]。

方程式(39)和(40)所描述的 LQ 形式体系,不是简单地拟合细胞存活曲线的一个公式,而是来自各种潜在的机制,当剂量或剂量率不是很高时,一阶时间依赖摄动理论约束了临床上和实验的相关剂量和剂量率[243]。例如,双重辐射作用理论[244]只作为从机械论角度描述辐射生物学损害的几种不同方法中的一种。Lea 和 Catcheside[236,237]所设计的方法涉及取代动力学损害发展。典型动力学模式跟踪病变的暂时进展,如细胞修复或配对错误造成的损害[245-247]。已经从动力学上研究了许多不同分子构造, 如 DNA DSB 的配对错误修复、直接命中致死损伤,以及可饱和的修复方法(其中修复酶系统能够超载)。

实际线性二次模型的应用

方程式等式(40)能够用于两种不同的途径:我们可以设计"等效"剂量延长方案(如设计一个具有相同的肿瘤效应的规则,或相同的晚期应用,作为一个"争取以及试验"规则),或者我们可以试着预测绝对放射治疗的效应。这里我们将讨论这两种途径,并且将讨论设计等效延长规则是否是一个相当健全的程序。

为了设计一个新的剂量延长规则 (标号为"2"),同现在的规则(标号为"1")具有相同的效果,基于方程式(40),我们需要保证量($\alpha D+G\beta D_2$)对于两种途径是相等的,即:

$$D_1[1 + G_1D_1/(\alpha/\beta)] = D_2[1 + G_2D_2/(\alpha/\beta)] \qquad (41)$$

方程式(41)两边的量通常称为生物等效剂量(BED)[240],所以产生了一个新的"等效"量与老的 BED 相等。

相比之下, 使用 LQ 模型来计算绝对肿瘤控制概率(TCP)或者正常组织并发症概率(NTCP),我们需要附加的关于幸存(S)同 TCP 或者同 NTCP 的模型。最简单的方法来源于 Munro 和 Gilbert[248],他们认为 TCP 为放射治疗后没有残存具有肿瘤再增殖能力的干细胞可能性。假设剂量 D 实施于给定的延长方式,产生干细胞残存概率 S。K 代表肿瘤中潜在干细胞初始数。之后任何给定的干细胞将不能够再增生的概率为(1-S)。因此受照肿瘤的 TPS 为简单的$(1-S)^k$,对于较小数值的 S 这个值可以近似为:

$$TCP = \exp(-S \cdot K) \qquad (42)$$

因此,如细胞幸存 S 通过方程式(40)描述,那么:

$$\begin{aligned} TCP(D) &= \exp[-K \cdot \exp(-\alpha D - G \cdot \beta D^2)] \\ &= \exp[-\exp(\ln K - \alpha D - G \cdot \beta D^2)] \end{aligned} \qquad (43)$$

方程式(43)也可以用于计算 NTCP,不同的是现在的参数不是指需要使其失去再增殖能力的肿瘤细胞数量,而是指正常组织中细胞组的数量(组织营救单位)[249],其破坏将导致晚反应并发症。

泊松 TCP 模型和类似的方法所面临的一个挑战是其参数值假设的精确度和敏感性, 尤其是 K 参数。相反,使用 LQ 模型比较竞争延长方案[方程式(41)]及其扩展描述后,没有假设生存率和临床预后之间的关系,因此使其比 LQ 参数值敏感性差[250]。

为了提高 TCP 和 NTCP 模型的临床应用,研究者做了大量努力使这些模型与临床数据相符, 产生了肿瘤/组织特异性模型参数,在头颈部肿瘤[251,252]、乳腺癌[253,254]、前列腺癌[256,256]、脑瘤[257]、直肠癌[258]和肝癌[259]中均有参数。

近距离治疗中线性二次模型的使用

低剂量率近距离治疗量化基本原理

长久以来人们认为, 降低剂量率可以增加亚致死损伤的修复[236,237],从而大量减少了放射生物学损伤[260]。自从 Coutard[261]先驱性的工作后,有一点也很明了了,就是分次或延长放射治疗提高了治疗比率(肿瘤并发症的控制比率)。然而,却不能明确给出这些观察数据之间精确的联系, 直到 20 世纪 80 年代 Withers 等进行了说明[262,263]。

为了理解他们的理论, 参考图 22.33 中的等效应曲线,代表早反应或者晚反应边界点"等效"方案,作为治疗时间的函数。对于更高的剂量率,需要符合晚期效应的剂量减少比需要符合肿瘤控制的剂量减少要大。无论对哪种选择的剂量,增加剂量率致使增加的晚期效应比肿瘤控制要更多。因此,剂量率减少时治疗增益比也随之增加。

这些观察数据能够通过线性二次方程式 (40)中的 α/β 来解释[262]。从生存曲线(图 22.34)方面讲,α/β 从本质上描述了严重的生存曲线的程度"曲率"。小的 α/β 比值表示 β (剂量平方) 为放射治疗的剂量的主宰,导致一条弯曲的生存曲线(图 22.34)。大的 α/β 比值表示 α(线性剂量)为主宰,导致直的半对数的生存曲线。现在作为首选近似值,对于分次的(或者 LDR)规则剂量效应关系可以认为是生存曲线最初部分多样重

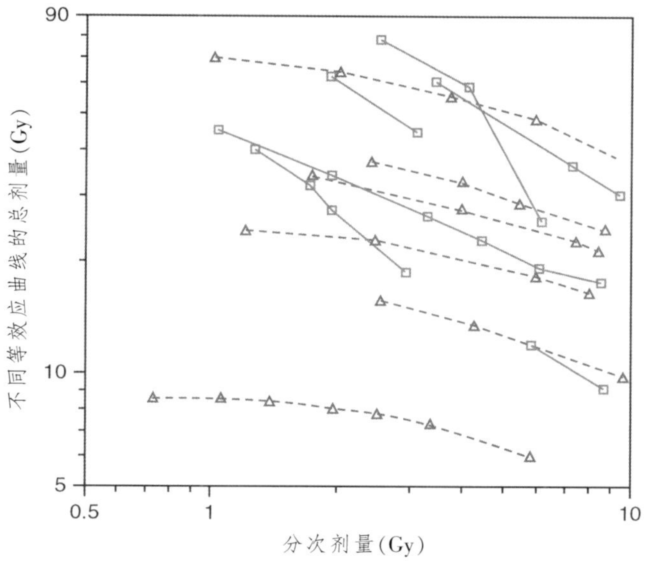

图 22.33 等效应曲线显示总剂量产生了一个给定终末点，与每次剂量相反分割，本文中代替剂量率。虚线构成的三角形指不同的早反应终末点的变化(其肿瘤控制是一例)，而实线所绘的正方形区域指不同晚反应后遗症的变化。注意实线的陡峭斜坡表明晚反应组织比早反应组织对于给定的照射剂量的延长改变更加敏感。(Adapted from Withers HR, Taylor JMG, Maciejewski B. The hazard of accelerated tumor clonogen repopulation during radiotherapy. *Acta Radiol* 1988;27:131-146.)

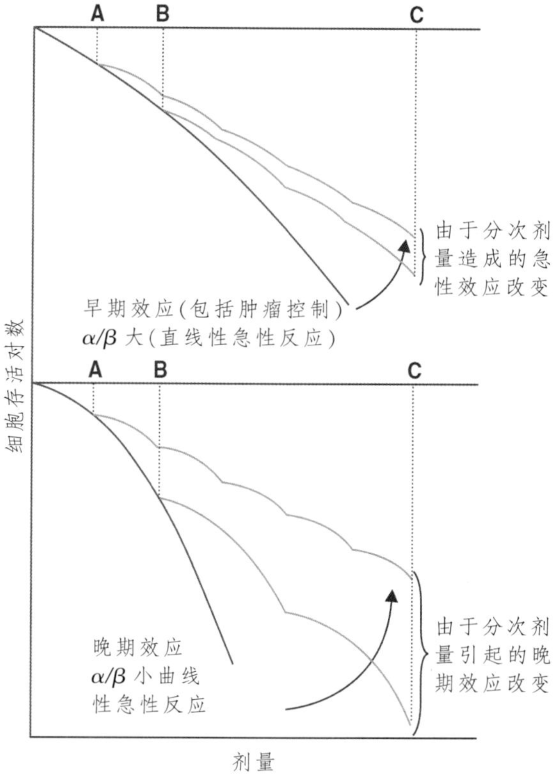

图 22.34 延长早反应和晚反应组织的不同影响图示，如 Thames 等所述[262]。

复的结果。很明显多次重复弯曲的生存曲线的早期部分将导致比重复直的生存曲线早期部分更多的保护。

因此，对分次改变非常敏感的晚期效应，具有小的 α/β 比值特征(典型值为 3Gy)，而早期效应(肿瘤控制或者正常组织早反应后遗症) 具有大的 α/β 比值特征，大多数肿瘤的典型值为 10Gy。因为通过临床数据可获得的 α/β 比值积累下来，早反应和晚反应的 α/β 之间的差异非常明显。因此，当使用 LQ 模型时，要明确计算是否是设计针对早或晚反应组织，然后使用相关的 α/β 比值。从方程式(41)可以看出，很明显使用不同的 α/β 比值将导致不同的等效剂量预期。

治疗时间的影响建模

对于临时的置入或者 HDR，肿瘤再增殖的影响大体上很小，但是对于长时间永久性置入而言就不同了。方程式(40)通过简单的修改就可将肿瘤再增殖考虑在内(如全程时间的影响)，引入因子 $\exp(\gamma T)$，增加生存分数，T 是全程治疗时间。作为 T 的函数，考虑到再增殖因素影响，调整公式(40)[264]。也可以通过($v-T_D$) 替代 T 来考虑加速再增殖开始的延时，T_D 是肿瘤细胞分裂开始之前，治疗开始之后的延时[240]。然后可以通过下式获得存活分数：

$$S = \exp[-\alpha D - G \cdot \beta D^2 + \gamma(T - T_D)] \qquad (44)$$

参数 γ 是再增殖的速度，$\gamma=0.693/T_P$，v_P 是肿瘤细胞有效倍增时间。如果我们忽略细胞损耗，T_P 和 T_{POT} 同，在体外肿瘤细胞倍增时间中可测量[265]。

如果肿瘤再增殖是相关的，那么为了设计一个新的等效规则，而不是符合量($\alpha D+G\cdot\beta D^2$)，我们需要符合量[$\alpha D+G\cdot\beta D^2-\gamma(T-T_P)$]，方程式(40)或者(43)可以相应地进行修改。

再分布与再氧化

放射生物学效应受四方面影响：修复、再增殖、再分布以及再氧化[266]。方程式(40)表示修复，其扩展式(44)涵盖再增殖。LQ 模型进一步的扩展有可能包括了剩下的两个因素，细胞周期再分布和再氧化是连续的过程[267]，术语叫再敏感化，放射线优先杀死多样化的细胞群中的放射敏感细胞时，留下平均放射敏感性低的细胞组群，使得剩下的细胞群放射敏感性下降。剩下的生物学被动的改变之后倾向于逐渐恢复到最初的组群平均放射敏感度。LQR 方法仅使用两个附加的可调节参数——一个全局敏感时间和一个全局敏感振幅。LQR 模型取代了 LQ 方程式(40)如下：

$$S(D) = \exp(-\alpha D - G\beta D^2 + \tfrac{1}{2}\sigma^2\hat{G}D^2) \quad (45)$$

新的术语 $1/2\sigma^2\hat{G}D^2$,是由 $1/2\sigma^2$ 产生(表示非均质肿瘤的主要再敏感效应),而因子 $\hat{G}$ 影响了分别脱敏。实际上,$\hat{G}$ 同用于说明亚致死损伤修复的 G 函数具有完全相同的形式[公式(40)],除了特征修复时间被特征敏感时间 τS 所取代。同修复相比,敏感度趋向于增加全局时间的同时增加辐射敏感度。例如,治疗起始处于周期抗拒部分的肿瘤细胞因此优先剩余下来,随着治疗的进展可能移动到一个更加敏感的细胞周期部分。尽管是从机制上 LQR 明显简单,能够用于放射治疗中等效剂量的计算且有文献中有关的实验数据支持[267]。

如果再氧化与再增殖有关联的话,那么为了设计一个新的制度, 我们需要符合 $(\alpha D+G\beta D^2-1/2\sigma^2\hat{G}D^2)$ 值,方程式(41)和(43)能够相应改进。

肿瘤缩小的影响

如果参考面的剂量已被指定,治疗期间尺寸的减小作为肿瘤缩小的结果,那么就会引起物理剂量率的增加,因为剂量参考点周围的细胞将更加靠近源并且将接受较高的剂量。这一现象的放射生物学推论在细节上被 Dale 等应用 LQ 形式所模拟[268,269]。对于肿瘤内长倍增时间永久性置入,肿瘤缩小可能明显增强长寿命核素如 ^{125}I 的临床应用潜力, 但是肿瘤的缩小应该对短寿命的核素如 ^{103}Pd 或者 ^{131}Cs 或者对于迅速生长的肿瘤没有多大影响。实际上,这是一个反对近距离治疗中使用长寿命核素作为永久性置入源的论据,那样的话临床效果可能取决于我们不能够预测的收缩参数。

不均匀的剂量分布

LQ 模型和其他放射生物学模型假定置入以单一处方剂量为特征,假定忽略近距离治疗所产生的高度不均匀的剂量分布。假设一个器官或肿瘤的剂量分布可以用 DVH 描述$\{D_i,\nu_i\}^N_{i=1}$,ν 对应剂量 D_i 的体积。如果描述的是肿瘤组织,那么非均质的计量分布可以计算整个肿瘤的整体生存分数：

$$S(\{D_i,\nu_i\}) = \sum_{i=1}^{N}\nu_i S(D_i) = \sum_{i=1}^{N}\exp(-\alpha D_i - G_i\cdot\beta D_i^2) \quad (45)$$

此处将方程式(40)用作例子。一个更简单直观的量化这样不均质剂量的度量方法是 Niemierko 等[270]定义的等效均匀剂量(EUD)。其定义是按照与非均质剂量分布相同的勾画方案,能达到相同的放射生物学效果的均质剂量分布量。在等效生物剂量(BED)的概念中,2Gy 的分割方案时,EDU 按照如下公式计算：

$$EUD_{BED} = -\log[S(\{D_i,\nu_i\})]/\alpha$$
$$EUD_{2Gy} = \frac{-\log[S(\{D_i,\nu_i\})]}{\alpha(1+2/(\alpha/\beta)} \quad (46)$$

公式中显示计算 EUD 时需要知道 α 的绝对值。Mohan 等[271]以及后来的 Niemierko[272]将 EUD 的概念拓展到正常组织,参考普遍的 EUD 和 gEUD 并提出了现象公式：

$$gEUD = \left(\sum_i \nu_i D_i^a\right)^{1/a} \quad (47)$$

其中,ν_i 是接受剂量 D_i 分割器官体积,α 是描述体积效应的组织特异性参数。对于 α→-∞,gEUD 方法接近最小剂量,因此,在肿瘤中用 α 的负值。对于 α→+∞,gEUD 等于算术平均值。α=0 时,gEUD 等于几何平均值。gEUD 与 EUD 不同,它对细胞生存机制没有更多的解释,是纯粹的经验模型。然而,gEUD 经常被用于计划的比较和 EBRT 的计划优化,由于同样的公式可以被用于肿瘤组织以及危机器官(OAR),它也经常用于不同方案之间的比较,仅需要捕捉生物反应的剂量学"核心"的单个参数(希望是这样)。

为比较非均质剂量分布之间的差异,需要替代方程式(45)将 TCP 和 NTCP 转换成泊松 TCP[公式(42)]模型：

$$\begin{aligned} TCP(\{D_i,\nu_i\}) &= \exp\left(-K\cdot\sum_i \nu_i S(D_i)\right) \\ &= \prod_i[\exp(-K\cdot S(D_i))]^{\nu_i} \\ &= \exp(-K\cdot e^{-\alpha\cdot EUD_{BED}}) \end{aligned} \quad (48)$$

第二个等式显示, 非均质的剂量 TCP, $(\{D_i,\nu_i\})$ 是指数扩展的产物(按照 *V* 体积分割),按照剂量 D_i 描述的均质肿瘤放疗剂量。第三个公式显示,将 EUD 替换成均质剂量 TCP 也产生了 TCP$(\{D_i,\nu_i\})$。有些作者[273,274]将此方法进行延伸,用于计算肿瘤内靶细胞的非均匀分布以及患者人群中的肿瘤内放射敏感性(α)差异。基于功能亚组(FSU)的生存,NTCP 模型也使用类似的方法进行延伸。许多器官是 FSU 的最佳模型,对于并行器官只有足够的其他大量 FSU 不被激活时是这样[276],当然许多像脊髓这样的串行器官也是可以模型化的[273]。

近距离治疗中不同放射性同位素的相对效能

如本章之前所讨论的那样，近距离治疗中使用的平均光子能量变化范围从 398keV (^{192}Ir) 降至 21keV (^{103}Pd)。已经完全确定，生物效能随光子能量变化，导致不同光子波谱产生不同的通量图[277,278]。然而就有可能直接从微剂量学的主旨——通量图中估计这些不同同位素的 RBE[279]。这种方法中，每单位剂量的响应在低剂量率(或者低剂量)R_i 到特殊辐射 i 可以写作[280]：

$$R_i = \int w(y) \cdot d_i(y) \cdot dy \tag{49}$$

式中 y 代表随机量，是线性能量[279]，定义为单一光子轨道所沉积的能量，除以靶细胞内的平均路径长度，$d_i(y)$ 为剂量加权的概率，光子将使线性能量作用于感兴趣的靶体积内。$d_i(y)$ 经常称为微剂量学单一光谱。可以通过使用低压正比计数器测量或者计算[279]。$w(y)$ 描述单独的靶细胞对于线性能量沉积 y 的响应。对于光子(尽管不针对强电离辐射如中子)，合理地假设 $w(y)$ 与 y 成正比[279]。因此，低剂量率时：

$$RBE_i \propto \int y \cdot d_i(y) \cdot dy \tag{50}$$

式中 $d_i(y)$ 表示剂量平均的线性能量。基于这种方法，RBE 值可以从测量或者计算的微剂量学范围中推测出来[278,281]。例如，Wuu 等[278]报道了分别为 1.3、2.1、2.1 和 2.3 的 ^{192}Ir、^{241}Am、^{125}I 和 ^{103}Pd 相对于 ^{60}Co 的低剂量率 RBE 值。这些值可与实验的方法获得的值相匹敌。上面标题所提到的方法只适用于 LDR 近距离治疗，但是它能概括为 HDR 方式[280]。合并 LDR 的 RBE 至 LQ 方程中非常容易[282]，只需要一个简单概括在等式(41)中的 BED(生物等效剂量)方程的修改。

$$BED = D[RBE + G \cdot D/(\alpha/\beta)] \tag{51}$$

永久性置入的LQ模型

应用 LQ 模型预测再增殖肿瘤的永久性置入施照的总剂量，应用到有效的双时间 T_p，我们需要将($\alpha D+G \cdot \beta D^2-\gamma\ [T-T_D]$)[见公式(44)]与相近的参考方案匹配。然而，Dale 等[283]认为这一有效的治疗时间 T_{eff} 对于永久性置入不是无限的，剂量率足够低到细胞杀伤率与每单位时间细胞再增殖量相当时，才是有限的，此时，治疗才是有效的，任何多余的剂量都是浪费。这一过程可以按照公式 $\alpha(\partial BED(T_{eff})/\partial t)=\alpha D_0 e^{-\lambda T_{eff}} \approx \gamma$，假设 $G \approx 1$ 处在低剂量率上，并且 $T_D \ll T_{eff}$，因此：

$$T_{eff} = -\frac{1}{\lambda}\ln\left[\frac{0.693}{\alpha \dot{D}_0 T_{pot}}\right] = -\frac{1}{\lambda}\ln\left[\frac{\gamma}{\alpha \dot{D}_0}\right] \tag{52}$$

式中 λ 表示所使用的特定核素的放射性衰变常数，T_{pot} 表示肿瘤潜在倍增时间。此时，T_{eff}，表示被实施的剂量而不是总剂量 D，是一个小的有效剂量，表示为：

$$D_{eff} = D(1 - e^{-\lambda T_{eff}}) \tag{53}$$

作为一个例子，对于前列腺肿瘤使用合理数据，对于一个 145Gy 的 ^{125}I 永久性粒子置入，其有效剂量实际上为 139Gy，也用于基于 LQ 的计算。LQ 模型也用于永久性置入用最佳放射性核素的选择[284,285-286]。现在用的最普通的源是 ^{125}I 和 ^{103}Pd(半衰期分别为 59 天和 17 天)，虽然对 ^{131}Cs(半衰期为 10 天)的考虑正日益增加 287。对于给定的肿瘤最佳放射性核素取决于肿瘤的生长率、肿瘤的 α/β 比值和肿瘤的放射敏感度(α)，以及肿瘤的 DSB 修复率。一般而言，使用一个短效放射性核素有利于治疗快速生长的肿瘤，而长效的放射性核素有利于治疗生长缓慢的肿瘤。然而，短寿命的放射性核素对不敏感肿瘤仍然有效，LQ 模型参数不仅适用于长效放射性核素。

宫颈癌的高剂量率腔内近距离治疗

近几年里，受效益和基于门诊患者的分次 HDR 近距离治疗的利益驱使，产生了针对某些部位肿瘤越来越多地使用 HDR 近距离治疗的趋势。有时使用的是单次，但是通常还是选用 3~12 次来完成治疗。某些情况下，就像保守治疗或者术中近距离治疗，肿瘤控制与晚期并发症之间的治疗增益比并不是首要因素。但是一般情况下，当治疗被设计用于医疗时，增加剂量率就可能增加肿瘤控制与晚期并发症之间的治疗增益优势。然而在两个医疗应用中(腔内置入治疗子宫颈部癌以及前列腺癌的插植治疗)，由于不同的原因，HDR 近距离治疗同 LDR 近距离治疗相比一样有效或者可能更加有效。

涉及从 LDR 过渡到 HDR 的放射生物学原理如图 22.35 所示，为早反应以及晚反应组织的典型的剂量效应关系。如前所述，对于晚期效应，剂量效应关系比对于早反应组织具有较大 α/β 比值的肿瘤明显“弯曲”(较小的 α/β 比值)。我们假设使用了 LDR 治疗剂量 D，想要产生与 HDR 相同的肿瘤控制：如左图所

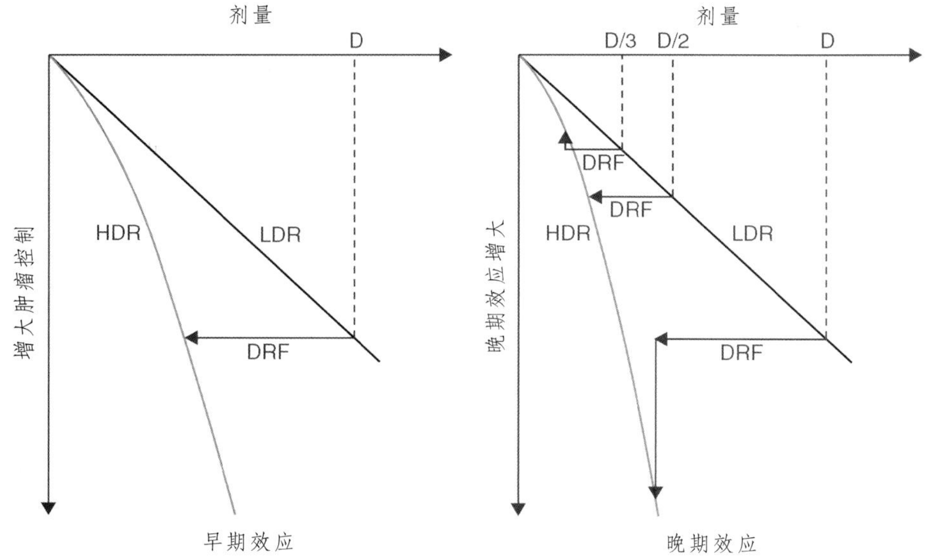

图 22.35 对于子宫颈癌低剂量率(LDR)以及高剂量率(HDR)近距离治疗的早期效应与晚期效应之间关系的说明。DRF 为剂量减少因子,能够使 HDR 产生与 LDR 相同的早期反应(肿瘤控制)。如果 D 为 LDR 引起的晚期效应,那么对于 HDR 通过 DRF 减小 D 将导致比 LDR 更多的晚期效应。

示,就需要通过 DRF 因子减少剂量。然而从右图可以看出,调整剂量 DRF×D,同 LDR 相比会导致晚期并发症的增加。因此,当从 LDR 过渡到 HDR 时就会产生预期的晚期效应的增加。但是现在我们假设引起晚期效应的 LDR 剂量不是治疗剂量 D 而是比它低的剂量(如 D/2)。这就是子宫颈的近距离治疗的情况,因为膀胱和直肠通常与宫颈的置入物有一段距离。为了更加明确,我们假设造成晚期效应的剂量为治疗剂量的一半(D/2)。从图 22.35 的右手边我们发现如果我们过渡到 HDR 并且通过因子 DRF 减少这个简化的直肠剂量(D/2)符合肿瘤的控制,同 LDR 相比我们不会得到更多晚期效应,但实际上具有相同的晚期效应概率。甚至,如果直肠的剂量是治疗剂量的更小的部分(如 D/3,在图 22.35 中),同一肿瘤控制水平下我们甚至处于 HDR 的晚期效应比 LDR 更少的情况。因为针对晚反应组织的 HDR 剂量通过治疗计划减少了,通过 DRF 减少的剂量所产生的晚期效应不会比其应用在 LDR 中所产生的晚期效应更糟[242,288]。

当然,还有其他相关因素要考虑,就是 HDR 特有的短治疗时间允许填塞以及收回敏感组织,这样同可实现的 LDR 相比就能进一步有效减少 20%直肠和膀胱剂量[215]。这就揭示了 HDR 除了讨论过的生物学因素外独特的基于物理学的优点。

归纳起来,基于放射生物学方面的考虑,当剂量限制的危及正常组织(膀胱、直肠)的剂量少于处方剂量的 3/4 时,对于同一肿瘤控制水平,同 LDR 相比,HDR(至少分 5 次以保证充分的肿瘤再氧化)导致相当的(或者更少的)晚期效应。大量的临床研究支持这些考虑[290-296]。这些报告大体反映了用于子宫颈癌近距离治疗时,HDR 和 LDR 产生相同的局部控制以及晚期并发症。

由于 BT 与盆腔 EBRT 结合使用,需要同时考虑 EBRT 的不同时间剂量模型和腔内近距离治疗对肿瘤控制及 OAR 保护的影响。给定 BT 有效剂量时,等效 EBRT 剂量 (BED_{BT}) 在传统分次中为 2Gy/d(EQD2),EQD2=BED_{BT} /[1+2/(α/β)]。如果不是 2Gy/d 的分割方法,EBRT 的剂量就需要重新计算。EBRT 和 BT 得出的 EQD2 的值应整合接受 EBRT 剂量的体积以及 BT 的感兴趣点。这种预估方法对 BT 靶体积有效,由于 OAR 经常是接受不均匀的 EBRT 剂量,对它的计算的确是最差模型。将一部分中,将介绍兼顾 BT 和 IMRT 高度不均匀剂量施照的更实际的计算方案。

前列腺癌的近距离治疗

前列腺癌近距离治疗的优化剂量延长

如上讨论,延长任何放射治疗照射量的主要原因是晚反应组织比典型的肿瘤组织对延长更敏感。通常晚反应组织(通常是 3Gy)α/β 比值比典型的肿瘤组织(通常是 10Gy)低,证明了这一理论。与正常组织相比,肿瘤组织中处于细胞周期的细胞比例决定了 α/β 比值的差异。因为前列腺肿瘤通常只有很少一部分细胞处于周期内[265],我们假设它对延长反应更接近于典型的晚反应正常组织[298-299]。如果是这样,许多使用低剂量率或者使用多分次的理论基础将消失。

针对前列腺癌的 α/β 比值最初的估计产生于

1999 年[298]，通过比较外部射束照射(EBRT)和永久性 ^{125}I 粒子近距离治疗(BT)的结果。和理论假定(见上文)相符合，α/β 的估计值为 1.5Gy[95%可信区间(CI)：0.8~2.2Gy]，甚至可以和晚反应正常组织的 α/β 比值相比较，并且比大多数肿瘤都小得多。

自从前列腺的 α/β 估计值被公布后，先后又报道了超过 20 种估计值[256,300-305]。这些分析考虑许多潜在的偏见和不确定性，包括 EBRT 和永久性粒子置入(剂量实施不确定性更高)的预后差异；RBE 和总生存时间的差异[306]；患者选择的偏倚；预后终点不同；其中的任何一个或者全部都对 α/β 估计值存在争论。然而，大多数研究都支持对于前列腺癌的 α/β 比值预估太低，与大多数晚反应组织相似，可能是在 1~4Gy 之间。例如，有两项研究分别分析了超过 5000 例前列腺癌患者的结果，他们接受了不同的外照射分割剂量模式，获得的 α/β 估计值为 1.55Gy[308]和 1.4Gy[309]。一篇综述回顾了所有的研究，结果是相当一致的，平均 α/β估计值是 2.7Gy[310]。

如果前列腺癌的 α/β 比值确实与周围的晚反应正常组织相同的话，HDR 或者分次的外照射治疗规则能够符合关于肿瘤控制以及晚期后遗症的常规分次规则而减少早期泌尿系统的后遗症以及提高消费效力和方便患者[311]。

这里出现的讨论同与晚反应正常组织的 α/β 比值有关的前列腺癌的 α/β 比值有关。Brenner 等通过对临床数据进行分析，认为用于 RTOG 的分期≥2 的晚期直肠毒性的 α/β 估计值为(5.4±1.5)Gy[312]，而 RTOG 94-06 另一项研究公布的数据是 4.8Gy。这些 α/β 比值比晚反应组织大，也比最近估计的前列腺肿瘤的 α/β 比值高。这就意味着 HDR 前列腺近距离治疗不仅是逻辑上更可行，还可真正改善前列腺癌近距离治疗的效果。

在医疗应用中，即使当剂量适当地降低时，HDR(或者分次法）也是一个乍一看就使人不安的想法。然而，前列腺近距离治疗中现在有一个重要的临床迹象表明这些方法不会导致早反应或者晚期后遗症增加，其用于外照射或者近距离治疗也是问题，提供进一步的证据支持潜在的放射生物学逻辑。对于外照射治疗，这些分次研究中报道了潜在晚期后遗症，在 48~97 个月[314-317]的平均重复周期之后只有极少数关于晚期并发症的数据。事实上，两项已经完成的Ⅲ期临床试验均证实超分割的放疗方式达到了相似的治疗率[318,319]。HDR 已经以单一治疗[320,321]以及更常见的作为外照射的补量用于前列腺的近距离治疗中[322-325]。这两种情况下结果都是可期待的，没有过度的正常组织并发症[326]。

前列腺癌外照射放疗与近距离治疗的比较与结合

近距离治疗(永久性置入或 HDR BT)已广泛用于前列腺癌的治疗，可作为单独治疗或者 EBRT 的补量治疗。我们可以用 EUD 形式体系比较不同的 EBRT-BT 集合模式的生物学效应，应用 LQ 模型计算剂量的均一性，以及每个体素的剂量时间分割效应[327]。对于典型的 DVH，$\{D_i, v_i\}$，每种模式的生存分数按照如下公式计算：

$$S(\{D_i, \nu_i\}) = \sum_{i=1}^{N} \nu_i e^{-\alpha D_i - G_i \cdot \beta D_i^2 + \gamma T_{eff}} \tag{54}$$

对于 EBRT 和 HDR BT 治疗中，总剂量为 $D=nd$，分 n 次照射，T_{eff} 是治疗次数乘以 1.4(每周 5 次)。假设每个 EBRT 分次照射时间比肿瘤修复半周期还短，G=1/n。然而，每次 HDR BT 照射时，施照时间 T_f(在分析中假设为 15 分钟）与前列腺癌细胞的修复半周期相当[327]，就迫使我们应用更复杂的亚致死性损伤修复修正[255,328]：

$$G = \frac{2}{n\mu T_f}\left[1 - \frac{1}{\mu T_f}(1 - e^{-\mu T_f})\right] \tag{55}$$

这里 μ 和 λ 与亚致死修复率和物理衰变常数分别相对应。

对于永久性 BT，总剂量 D 与有效治疗分别按照公式(53)和(52)计算。亚致死损伤修复修正公式如下[283,327]：

$$G = \frac{2\dot{D}_0^2}{D^2(\mu - \lambda)}\left[\frac{1}{2\lambda}(1 - e^{-2\lambda T_{eff}}) - \frac{1}{\mu + \lambda}(1 - e^{-(\mu+\lambda)T_{eff}})\right] \tag{56}$$

$\dot{D}_0$ 是初始剂量率。

EBRT 与 BT 结合时的总生存分数 S 按如下公式计算：

$$S = S_{EBRT} \cdot S_{BT} \cdot e^{\gamma T'} \tag{57}$$

S_{EBRT} 和 S_{BT} 是从公式(54)估计出来的，应用了典型的 DVH，T' 是两次治疗之间的时间间隔(如果治疗相互重叠 T'=0)。TCP 可以按照公式(42)计算。按照 EUD 量化结合形式的生存分数 S，参考每天 2Gy 一次的 EBRT 方案，计算如下：

$$EUD = \frac{-\log(S)}{\alpha + \beta d - 1.4\gamma/d} \tag{58}$$

表 22.13 描述了局部高危的前列腺癌常用 RT 方案中结合模式 EUD 的评价及相应的 TCP。结果显示永久性粒子置入内照射放疗对高危前列腺癌的控制率

表 22.13 基于两套 LQ 参数计算的 EUD 和 TCP，比较 EBRT、BT 和 EBRT+BT

治疗模式	处方剂 a(Gy)	EUDb (Gy)	TCPb (%)	EUDc (Gy)
单独 EBRT	70.2	68	20	66
单独 EBRT	81	78	87	77
单独 ^{125}I BT	145	71	43	71
单独 ^{103}Pd BT	124	74	69	77
EBRT+^{125}I	45(EBRT)+108(BT)	94	99	96
EBRT+^{103}Pd	45(EBRT)+100(BT)	103	100	104
EBRT+HDR	45(EBRT)+3×6Gy(BT)	78	87	97

EBRT，外照射放疗；BT，近距离放射治疗；EUD，等效均衡剂量；TCP，肿瘤控制概率；LQ，线性二次型。

a EBRT，分次剂量设定为 1.8Gy。

b LQ 参数[256]：α=0.15/Gy，α/β=3.1Gy，T_r=16min，T_d=42 天，K=1.1×107。

c LQ 参数[300]：α=0.039/Gy，α/β=1.0Gy，T_r=1.9h，再群体化效应忽略不计。

介于单独 EBRT 的传统剂量(70.2Gy)与加量(82Gy)之间。有趣的是，我们发现结合 EBRT 和永久性/HDR BT 有更高的 EUD 和 TCP，因此应该比 EBRT 或者 BT 单独治疗有更好的疾病控制。

表 22.14 阐述了如何应用结合形式的 LQ-EUD 分析设计近距离治疗的处方剂量。当与 46Gy 的 EBRT 联合时，应用表 22.13 中的 b 组 LQ 参数，^{125}I、^{103}Pb 或者分次的 HDR 插植的处方剂量需要 EUD 达到 68~110Gy。为使 TCP 达到 90%~100%，累积 EUD 必须达到 80~100Gy。我们很高兴地注意到，在这一 EUD 的上限，^{125}I、^{103}Pb 或者分次的 HDR 插植的预测 BT 剂量分别是 112Gy、87Gy 和 9.5Gy×3，与目前临床应用的剂量相近。目前应用的多模式治疗方案(初始 EBRT+永久性/HER 近距离治疗加量)比任何一种单独治疗方式都能更好地控制肿瘤。EBRT 或者 HDR BT 的超分割治疗方案在明显较低的处方剂量下能够提高 EUD 和 TCP。这些放射生物学工具有助于分析治疗预后以及开发新的治疗模式并设计临床试验。然而，在应用这些结果调整临床决策时应小心谨慎。我们必须包括前列腺和其他 OAR 的放射效果(如 EUD)。此外，这些结果也对以前用的 LQ 模型敏感。例如，为达到某一 EUD，当 α/β 比值为 1.5~3.1，分次剂量为 4Gy 时，EBRT 的处方剂量变化 10%。如果肿瘤中有冷点和(或)正常组织有热点，模型参数中的不确定性很小，将导致 EUD 和 TCP 的较大不确定性。关于这一问题的更多讨论，请参考之前发表的文章[327,329,330]。

表 22.14 EBRT 剂量为 46Gy(2.0Gy×23)，达到累计 EUD 所需的近距离放射治疗处方剂量

累计 EUDa	永久 BT ^{125}I	^{103}Pd	HDR BT 2 分次	3 分次	4 分次	5 分次
68Gy	50Gy	34Gy	5.8Gy×2	4.5Gy×3	3.8Gy×4	3.2Gy×5
72Gy	57Gy	40Gy	6.7Gy×2	5.2Gy×3	4.3Gy×4	3.7Gy×5
80Gy	72Gy	53Gy	8.4Gy×2	6.5Gy×3	5.4Gy×4	4.7Gy×5
90Gy	92Gy	70Gy	10.2Gy×2	8.1Gy×3	6.8Gy×4	5.9Gy×5
100Gy	112Gy	87Gy	12.2Gy×2	9.5Gy×3	8.0Gy×4	7.0Gy×5
110Gy	133Gy	106Gy	13.8Gy×2	10.8Gy×3	9.2Gy×4	8.0Gy×5

EBRT，外照射放疗；EUD，等效均衡剂量。

a LQ 参数[256]：α=0.15/Gy，α/β=3.1Gy，T_r=16min，T_d=42 天，K=1.1×107。

总结：近距离治疗的生物物理预后模型

在近距离治疗方案中，应用生物物理模型预测临床预后的调查表明，充足的临床经验支持基本 LQ 模型可用于开发等效分次方案或者在许多临床设置中优化治疗比例。生物物理模型更复杂的 NTCP 和 TCP 模型尽管在临床应用中仍不够强大，但考虑到可描述潜在的放射生物机制，还是能半定量推断某些部位的 LDR 和 HDR 近距离治疗临床预后。

结论

本章旨在讨论几个基本的话题，包括物理性质的相互影响、单一源的剂量学特性、源强度的说明、典型组织间以及腔内近距离治疗系统和剂量说明以及近距离源的生物学效应和临床效用。许多话题只是介绍性的一带而过。针对放射成像以及近距离治疗源的定位研究，读者应查阅更多专门的新近文献[149,331]。针对手动和遥控后装近距离治疗质量保证和治疗计划的讨论，读者应参考本书第 23~25 章还有其他文献[66,333-335]，包括《近距离治疗物理学》第 2 版中的相关章节[336]。针对近距离治疗质量控制，包括产业化工程方法方面的系统进展，可以参考 Thomadsen 编著的教材[337]以及近年 ATRO 会议[338]中先进的放疗质控技术进展。针对近距离治疗的许可和管理问题的讨论，建议参考 Glasgow[339]的文献。针对临床中近距离治疗的放射生物模型应用可参考本章中引用的诸多文献。

（董鑫哲 译 邢力刚 校）

部分参考文献

本章全部参考文献请登录网站：http://www.tsttpc.com/download_list.html

3. ICRU. *Dose and volume specification for reporting intracavitary therapy in gynecology: report 38.* Bethesda, MD: International Commission of Radiation Units and Measurements, 1985.
4. Williamson JF. Monte Carlo-based dose-rate tables for the Amersham CDCS.J and 3M model 6500 ^{137}Cs tubes. *Int J Radiat Oncol Biol Phys* 1998;41(4):959–970.
5. Rivard MJ, Coursey BM, DeWerd LA, et al. Update of AAPM Task Group No. 43 Report: a revised AAPM protocol for brachytherapy dose calculations. *Med Phys* 2004;31(3):633–674.
7. Perera H, Williamson JF, Li Z, et al. Dosimetric characteristics, air-kerma strength calibration and verification of Monte Carlo simulation for a new Ytterbium-169 brachytherapy source. *Int J Radiat Oncol Biol Phys* 1994;28:953–971.
8. Medich DC, Tries MA, Munro JJ 2nd. Monte Carlo characterization of an ytterbium-169 high dose rate brachytherapy source with analysis of statistical uncertainty. *Med Phys* 2006;33(1):163–172.
9. Tod MC, Meredith WJ. A dosage system for use in the treatment of cancer of the uterine cervix. *Br J Radiol* 1938;11:809–824.
10. Fletcher GH, Hamberger AD. Squamous cell carcinoma of the uterine cervix: treatment techniques according to size of the cervical lesion and extension. In: Fletcher GD, ed. *Textbook of radiotherapy,* 3rd ed. Philadelphia: Lea & Febiger, 1980:732–772.
11. Williamson JF. Brachytherapy technology and physics practice since 1950: a half-century of progress. *Phys Med Biol* 2006;51:R1–R23.
21. Rivard MJ. Dosimetry for Cf-252 neutron emitting brachytherapy sources: protocol, measurements, and calculations. *Med Phys* 1999;26(8):1503–1514.
22. Williamson JF. Semi-empirical dose-calculation models in brachytherapy. In: Thomadsen BR, Rivard MJ, Butler WM, eds. *Brachytherapy physics,* 2nd ed. Madison, WI: Medical Physics Publishing, 2005:201–232.
24. Henschke UK, Hilaris BS, Mahan GD. Afterloading in interstitial and intracavitary radiation therapy. *Am J Roentgenol* 1963;90:386–395.
28. Chiu-Tsao S-T. Episcleral eye plaques for treatment of intra-ocular malignancies and benign diseases. In: Thomadsen BR, Rivard MJ, Butler WM, eds. *Brachytherapy physics,* 2nd ed. Madison, WI: Medical Physics Publishing, 2005:673–706.
32. Lawrence DC, Sondhaus CA, Feder B, et al. Soft x-ray "seeds" for cancer therapy. *Radiology* 1966;86:143–143.
37. Murphy MK, Piper RK, Greenwood LR, et al. Evaluation of the new cesium-131 seed for use in low-energy x-ray brachytherapy. *Med Phys* 2004;31(6):1529–1538.
38. Holm HH, Juul N, Pederson JF. Transperineal Iodine-125 seed implantation in prostatic cancer guided by transrectal ultrasonography. *J Urol* 1983;130:283–286.
39. Blasko JC, Radge H, Schumacker D. Transperineal percutaneous Iodine-125 implantation for prostatic carcinoma using transrectal ultrasound and template guidance. *Endocuriether Hypertherm Oncol* 1987;3:131–139.
40. Grimm PD, Blasko JC, Sylvester JE, et al. 10-year biochemical (prostate-specific antigen) control of prostate cancer with (125)I brachytherapy. *Int J Radiat Oncol Biol Phys* 2001;51(1):31–40.
42. Rivard MJ, Butler WM, DeWerd LA, et al. Supplement to the 2004 update of the AAPM Task Group No. 43 report. *Med Phys* 2007;34(6):2187–2205.
43. Joint AAPM/RPC registry of brachytherapy sources meeting the AAPM dosimetric prerequisites. 2011. Available at: http://rpc.mdanderson.org/rpc./ Accessed October 11, 2011.
45. Ling CC, Yorke ED, Spiro IJ. Physical dosimetry of I-125 seeds of a new design for interstitial implant. *Int J Radiat Oncol Biol Phys* 1983;9:1747–1752.
49. Monroe JI, Williamson JF. Monte Carlo-aided dosimetry of the Theragenics TheraSeed® model 200 ^{103}Pd interstitial brachytherapy seed. *Med Phys* 2002;29:609–621.
50. Williamson JF, Rivard MJ. Quantitative dosimetry methods for brachytherapy. In: Thomadsen BR, Rivard MJ, Butler WM, eds. *Brachytherapy physics,* 2nd ed. Madison, WI: Medical Physics Publishing, 2005:233–294.
51. DeWerd LA, Ibbott GS, Meigooni AS, et al. A dosimetric uncertainty analysis for photon-emitting brachytherapy sources: report of AAPM Task Group No. 138 and GEC-ESTRO. *Med Phys* 2011;38(2):782–801.
58. Williamson JF, Rivard MJ. Thermoluminescent detector and Monte Carlo techniques for reference-quality brachytherapy dosimetry. In: Rogers DWO, Cygler J, eds. *Clinical dosimetry measurements in radiotherapy (AAPM 2009 Summer School).* Madison, WI: Medical Physics Publishing, 2009:437–499.
61. ICRU. *Dose and volume specification for reporting interstitial therapy.* Report No. 58. Bethesda, MD: International Commission on Radiation Units and Measurements, 1997.
64. Seltzer SM, Lamperti PJ, Loevinger R, et al. New national air-kerma-strength standards for ^{125}I and ^{103}Pd brachytherapy seeds. *J Res Natl Inst Stand Technol* 2003;108:337–358.
65. DeWerd LA. Calibration of brachytherapy sources. In: Thomadsen BR, Rivard MJ, Butler WM, eds. *Brachytherapy physics,* 2nd ed. Madison, WI: Medical Physics Publishing, 2005:153–172.
66. Nath R, Anderson LL, Meli JA, et al. Code of practice for brachytherapy physics: report of the AAPM Radiation Therapy Committee Task Group No. 56. American Association of Physicists in Medicine. *Med Phys* 1997;24(10):1557–1598.
67. ICRU. *Fundamental quantities and units for ionizing radiation.* Report No. 58. Bethesda, MD: International Commission on Radiation Units and Measurements, 1998.
76. Attix FH, Ritz VH. A Determination of fhe gamma-ray emission of radium. *J Res Natl Bureau Standards* 1957;59:293–305.
78. Meisberger LL, Keller RJ, Shalek RJ. The effective attenuation in water of the γ-rays of gold-198, iridium-192, cesium-137, radium-226, and cobalt-60. *Radiology* 1968;90:953–957.
86. Williamson JF. The Sievert integral revised: evaluation and extension to low energy brachytherapy sources. *Int J Radiat Oncol Biol Phys* 1996;36:1239–1250.
97. Loftus TP. Exposure standardization of Iodine-125 seeds used for brachytherapy. *J Res Natl Bureau Standards* 1984;89:295–303.
98. Nath R, Anderson LL, Luxton G, et al. Dosimetry of interstitial brachytherapy sources: recommendations of the AAPM Radiation Therapy Committee Task Group No. 43. *Med Phys* 1995;22(2):209–234.
107. Williamson JF, Perera H, Li Z, et al. Comparison of calculated and measured heterogeneity correction factors for ^{125}I, ^{137}Cs and ^{192}Ir brachytherapy sources near localized heterogeneities. *Med Phys* 1993;20:209–222.
108. Anderson LL, Nath R, Weaver KA, et al. *Interstitial brachytherapy: physical, biological and clinical considerations.* New York: Raven, 1990.
111. Williamson JF. Comparison of measured and calculated dose rates in water near I-125 and Ir-192 seeds. *Med Phys* 1991;28:776–786.
114. Williamson JF, Coursey BM, DeWerd LA, et al. Dosimetric prerequisites for routine clinical use of new low energy photon interstitial brachytherapy sources. *Med Phys* 1998;25(12):2269–2270.
119. Chibani O, Williamson JF. MCPI: a sub-minute Monte Carlo dose calculation engine for prostate implants. *Med Phys* 2005;32(12):3688–3698.
120. Sampson A, Le Y, Williamson JF. Fast patient-specific Monte Carlo brachytherapy dose calculations via the correlated sampling variance reduction technique. *Med Phys* 2012;39:1058–1069.
121. Taylor RE, Yegin G, Rogers DW. Benchmarking brachydose: voxel based EGSnrc Monte Carlo calculations of TG-43 dosimetry parameters. *Med Phys* 2007;34(2):445–457.
123. Zourari K, Pantelis E, Moutsatsos A, et al. Dosimetric accuracy of a deterministic radiation transport based ^{192}Ir brachytherapy treatment planning system. Part I: single sources and bounded homogeneous geometries. *Med Phys* 2010;37(2):649–661.
124. Rivard MJ, Venselaar JLM, Beaulieu L. The evolution of brachytherapy treatment planning. *Med Phys* 2009;36(6):2136–2153.
125. Williamson JF, Coursey BM, DeWerd LA, et al. Guidance to users of Nycomed Amersham and North American Scientific, Inc. I-125 interstitial sources: dosimetry and calibration changes: recommendation of the American Association of Physicists in Medicine Radiation Therapy Committee Ad Hoc Subcommittee on Low-Energy Seed Dosimetry. *Med Phys* 1999;26:570–573.
126. Williamson JF, Butler W, Dewerd LA, et al. Recommendations of the American Association of Physicists in Medicine regarding the impact of implementing the 2004 task group 43 report on dose specification for ^{103}Pd and ^{125}I interstitial brachytherapy. *Med Phys* 2005;32(5):1424–1439.
127. DeWerd LA, Huq MS, Das IJ, et al. Procedures for establishing and maintaining consistent air-kerma strength standards for low-energy, photon-emitting brachytherapy sources: recommendations of the Calibration Laboratory Accreditation Subcommittee of the American Association of Physicists in Medicine. *Med Phys* 2004;31(3):675–681.
128. Li ZF, Das RK, DeWerd LA, et al. Dosimetric prerequisites for routine clinical use of photon emitting brachytherapy sources with average energy higher than 50 kev. *Med Phys* 2007;34(1):37–40.
129. Parker HM. A dosage system for interstitial radium therapy. II. Physical aspects. *Br J Radiol* 1938;11:252–266.
131. Paterson R, Parker HM. A dosage system for γ-ray therapy. *Br J Radiol* 1934;7:592–632.
140. Dutriex A, Marinello G. The Paris system. In: Pierquin B, Wilson JF, Chassagne D, eds. *Modern brachytherapy.* New York: Masson, 1987:25–42.
142. Gillin MT, Mourtada F. Manchester planar and volume implants and the Paris system. In: Thomadsen BR, Rivard MJ, Butler WM, eds. *Brachytherapy physics,* 2nd ed. Madison, WI: Medical Physics Publishing, 2005:351–372.
146. Yu Y, Anderson LL, Li Z, et al. Prostate seed implant brachytherapy: report of the American Association of Physicists in Medicine Task Group No. 64. *Med Phys* 1999;26:2054–2076.
147. Merrick GS, Butler WM, Dorsey AT, et al. Potential role of various dosimetric quality indicators in prostate brachytherapy. *Int J Radiat Oncol Biol Phys* 1999;44(3):717–724.
155. Saw CB, Suntharalingam N. Reference dose rates for single and double plane ^{192}Ir implants. *Med Phys* 1988;15:391–396.
157. Nath R, Bice WS, Butler WM, et al. AAPM recommendations on dose prescription and reporting methods for permanent interstitial brachytherapy for prostate cancer: report of Task Group 137. *Med Phys* 2009;36(11):5310–5322.
174. Williamson J, Cormack R. Three-dimensional conformal brachytherapy: current trends and future promise. In: Timmerman R, Xing L, eds. *Image guided and adaptive radiation therapy.* Philadelphia: Wolters Kluwer-Lippincott Williams & Wilkins, 2010:99–188.
175. Butler WM, Merrick GS, Lief JH. Comparison of seed loading approaches in prostate brachytherapy. *Med Phys* 2000;27:381–392.
177. Lessard E, Pouliot J. Inverse planning anatomy-based dose optimization for HDR-brachytherapy of the prostate using fast simulated annealing algorithm and dedicated objective function. *Med Phys* 2001;28:773–779.
182. Ezzell GA. Optimization in brachytherapy. In: Thomadsen BR, Rivard MJ, Butler WM, eds. *Brachytherapy physics,* 2nd ed. Madison, WI: Medical Physics Publishing, 2005:415–434.
187. Potters L, Cao Y, Calugaru E, et al. A comprehensive review of CT-based dosimetry parameters and biochemical control in patients treated with permanent prostate brachytherapy. *Int J Radiat Oncol Biol Phys* 2001;50:605–614.
189. Zelefsky MJ, Yamada Y, Cohen GN, et al. Intraoperative real-time planned conformal prostate brachytherapy: post-implantation dosimetric outcome and clinical implications. *Radiother Oncol* 2007;84(2):185–189.
191. Nag S, Ciezki JP, Cormack R, et al. Intraoperative planning and evaluation of permanent prostate brachytherapy: report of the American Brachytherapy Society. *Int J Radiat Oncol Biol Phys* 2001;51(5):1422–1430.
192. Tod M, Meredith WJ. Treatment of cancer of the cervix uteri: a revised Manchester method. *Br J Radiol* 1953;26:252–257.
193. Fletcher GH. Cervical radium applicators with screening in the direction of bladder and rectum. *Radiology* 1953;60:77–84.
194. Meredith WJ. Dosage for cancer of cervix uteri. In: Meredith WJ, ed. *Radium dosage: the Manchester system,* 2nd ed., Edinburgh: E. & S. Livingston, Ltd., 1967:42–50.
204. Potish RA, Gerbi BJ. Role of point A in the era of computerized dosimetry. *Radiology* 1986;158:827–831.
213. Eisbruch A, Williamson JF, Dickson R, et al. Estimation of tissue volume irradiated by intracavitary implants. *Int J Radiat Oncol Biol Phys* 1993;25:733–344.

220. Gebara WJ, Weeks KJ, Hahn CA, et al. Computed axial tomography tandem and ovoids (CATTO) dosimetry: three-dimensional assessment of bladder and rectal doses. *Radiat Oncol Investig* 1998;6(6):268–275.
223. Haie-Meder C, Potter R, Van Limbergen E, et al. Recommendations from Gynaecological (GYN) GEC-ESTRO Working Group (I): concepts and terms in 3D image based 3D treatment planning in cervix cancer brachytherapy with emphasis on MRI assessment of GTV and CTV. *Radiother Oncol* 2005;74(3):235–245.
224. Nag S, Cardenes H, Chang S, et al. Proposed guidelines for image-based intracavitary brachytherapy for cervical carcinoma: report from Image-Guided Brachytherapy Working Group. *Int J Radiat Oncol Biol Phys* 2004;60(4):1160–1172.
225. Potter R, Haie-Meder C, Van Limbergen E, et al. Recommendations from gynaecological (GYN) GEC ESTRO working group (II): concepts and terms in 3D image-based treatment planning in cervix cancer brachytherapy-3D dose volume parameters and aspects of 3D image-based anatomy, radiation physics, radiobiology. *Radiother Oncol* 2006;78(1):67–77.
226. Kidd EA, Siegel BA, Dehdashti F, et al. Clinical outcomes of definitive intensity-modulated radiation therapy with fluorodeoxyglucose-positron emission tomography simulation in patients with locally advanced cervical cancer. *Int J Radiat Oncol Biol Phys* 2010;77(4):1085–1091.
228. Potter R, Georg P, Dimopoulos JCA, et al. Clinical outcome of protocol based image (MRI) guided adaptive brachytherapy combined with 3D conformal radiotherapy with or without chemotherapy in patients with locally advanced cervical cancer. *Radiother Oncol* 2011;100(1):116–123.
231. Christensen GE, Carlson B, Chao KS, et al. Image-based dose planning of intracavitary brachytherapy: registration of serial-imaging studies using deformable anatomic templates. *Int J Radiat Oncol Biol Phys* 2001;51(1):227–243.
241. Dale RG. The application of the linear-quadratic dose-effect equation to fractionated and protracted radiotherapy. *Br J Radiol* 1985;58:515–528.
242. Brenner DJ, Hall EJ. Fractionated high dose-rate versus low dose-rate brachytherapy of the cervix. I. General considerations based on radiobiology. *Br J Radiol* 1991;64:133–141.
256. Wang JZ, Guerrero M, Li XA. How low is the alpha/beta ratio for prostate cancer? *Int J Radiat Oncol Biol Phys* 2003;55(1):194–203.
260. Hall EJ, Bedford JS. Dose-rate: its effect on the survival of HeLa cells irradiated with gamma-rays. *Radiat Res* 1964;22:305–315.
267. Brenner DJ, Hlatky LR, Hahnfeldt PJ, et al. A convenient extension of the linear-quadratic model to include redistribution and reoxygenation. *Int J Radiat Oncol Biol Phys* 1995;32:379–390.
268. Dale RG, Jones B. The effect of tumour shrinkage on biologically effective dose, and possible implications for fractionated high dose rate brachytherapy. *Radiother Oncol* 1994;33:125–132.
270. Niemierko A. Reporting and analyzing dose distributions: a concept of equivalent uniform dose. *Med Phys* 1997;24(1):103–110.
271. Mohan R, Mageras GS, Baldwin B, et al. Clinically relevant optimization of 3-D conformal treatments. *Med Phys* 1992;19(4):933–944.
274. Webb S, Nahum AE. A model for calculating tumour control probability in radiotherapy including the effects of inhomogeneous distributions of dose and clonogenic cell density. *Phys Med Biol* 1993;38(6):653–666.
275. Yorke ED. Modeling the effects of inhomogeneous dose distributions in normal tissues. *Semin Radiat Oncol* 2001;11(3):197–209.
276. Jackson A, Kutcher GJ, Yorke ED. Probability of radiation-induced complications for normal tissues with parallel architecture subject to non-uniform irradiation. *Med Phys* 1993;20(3):613–625.
283. Dale RG. Radiobiological assessment of permanent implants using tumor repopulation factors in the linear-quadratic model. *Br J Radiol* 1989;62(735):241–244.
284. Armpilia CI, Dale RG, Coles IP, et al. The determination of radiobiologically optimized half-lives for radionuclides used in permanent brachytherapy implants. *Int J Radiat Oncol Biol Phys* 2003;55(2):378–385.
287. Bice WS, Prestidge BR, Kurtzman SM, et al. Recommendations for permanent prostate brachytherapy with (131)Cs: a consensus report from the Cesium Advisory Group. *Brachytherapy* 2008;7(4):290–296.
288. Brenner DJ, Huang Y-P, Hall EJ. Fractionated high dose-rate versus low dose-rate regimens for intracavitary brachytherapy of the cervix: equivalent regimens for combined brachytherapy and external irradiation. *Int J Radiat Oncol Biol Phys* 1991;21:1415–1423.
298. Brenner DJ, Hall EJ. Fractionation and protraction for radiotherapy of prostate carcinoma. *Int J Radiat Oncol Biol Phys* 1999;43(5):1095–1101.
300. Fowler J, Chappell R, Ritter M. Is alpha/beta for prostate tumors really low? *Int J Radiat Oncol Biol Phys* 2001;50(4):1021–1031.
306. Brenner DJ, Martinez AA, Edmundson GK, et al. Direct evidence that prostate tumors show high sensitivity to fractionation (low alpha/beta ratio), similar to late-responding normal tissue. *Int J Radiat Oncol Biol Phys* 2002;52(1):6–13.
309. Miralbell R, Roberts SA, Zubizarreta E, et al. Dose-fractionation sensitivity of prostate cancer deduced from radiotherapy outcomes of 5,969 patients in seven international institutional datasets: $\alpha/\beta = 1.4$ (0.9-2.2) Gy. *Int J Radiat Oncol Biol Phys* 2011.
313. Tucker SL, Thames HD, Michalski JM, et al. Estimation of α/β for late rectal toxicity based on RTOG 94-06. *Int J Radiat Oncol Biol Phys* 2011;81(2):600–605.
327. Wang JZ, Li XA. Evaluation of external beam radiotherapy and brachytherapy for localized prostate cancer using equivalent uniform dose. *Med Phys* 2003; 30(1):34–40.
328. Dale RG. The application of the linear-quadratic dose-effect equation to fractionated and protracted radiotherapy. *Br J Radiol* 1985;58(690):515–528.
329. Haworth A, Ebert M, Waterhouse D, et al. Prostate implant evaluation using tumour control probability - the effect of input parameters. *Phys Medi Biol* 2004; 49(16):3649–3664.
330. Li XA, Wang JZ, Stewart RD, et al. Designing equivalent treatment regimens for prostate radiotherapy based on equivalent uniform dose. *Br J Radiol* 2008; 81(961):59–68.

第 23 章 近距离放射治疗的临床应用：低剂量率和脉冲剂量率

Alexandra J. Stewart, Caroline L. Halloway, Phillip M. Devlin

近距离放射治疗是适形放射治疗最早的治疗形式，其将放射源放置于肿瘤内部或附近从而保证肿瘤部位接受高处方剂量。从 Roentgen 发现 X 线开始，皮肤部位的电离辐射效应就引起了关注。早期暴露在阴极射线管下，无论是患者还是放射科技师都会发生放射性皮炎及脱发等反应。在分离出镭之后，Henri Bequerel 和 Pierre Curie 报道了和早期接受 X 线的治疗者相似的烧伤表现。镭最初通过盒式或管状施源器应用于治疗皮肤疾病及浅表肿瘤。从那时起，将镭针和玻璃"种子"中的氡气通过表面施源器、腔内放置或组织间插植等形式直接置于肿瘤部位[1]。将放射源植入肿瘤可以保证肿瘤组织接受高处方剂量，而正常组织受照体积较小，此外肿瘤组织和正常组织边界部分有充足的照射剂量，可以有效清除肿瘤的微转移病灶。早期的结果表明这是一种充满前景的和革命性的肿瘤治疗方式。

在 20 世纪 50 年代，近距离放射治疗开始广泛应用。然而，最初近距离放射治疗有着许多不足之处。经典的镭针坚硬而且较粗（直径≥1.5mm）[2]。近距离放射治疗专家可以通过精巧的外科操作来准确放置镭针的位置，并且可以通过丰富的放射剂量学知识和快速的操作来尽可能减轻自己和他人接受的射线照射。远距离放射治疗（EBRT）可以有效减少工作人员的职业暴露，并且不依赖外科技巧便可以辐射治疗体内更多部位，因此远距离放射治疗的出现导致了近距离放射治疗的应用的减少。

然而，随着越来越多的人工高活性放射性同位素、后装治疗系统、先进的放射治疗影像系统和复杂的剂量学体系的出现，近距离放射治疗迎来了复苏机会。先进的放射治疗技术聚焦于靶区的推量以及正常组织的保护。近距离放射治疗可以在治疗各种部位的疾病时以高适形度来达到这两个目的。从患者便利的角度讲，例如前列腺癌患者，采用近距离治疗只需就诊 1~2 次，而采用 ERBT 则需要 7~8 周的治疗时间。此外，非国家医疗保健系统的高报销比例也在近距离放射治疗的复兴中发挥了一定作用。

早期的文献描述了近距离放射治疗在横切面、深度和治疗时机（时间）上一致性的重要原则[2]。尽管目前有着更先进的技术进行更准确的评估，但这些原则仍是现代近距离放射治疗的基石。近距离放射治疗中采用 CT 和 MRI 强化扫描成像，可以更准确地勾画靶区，更好地确定施用器位置，以及更有效地确定正常组织边界。结合计算机化的剂量测定，可以更好地确定近距离放射治疗植入物的剂量分布和随后的正常组织毒性的风险评估。

剂量率定义

根据国际辐射和计量委员会第 38 号报告分为 3 类[3]：

- 低剂量率（LDR）：0.4~2Gy/h，临床治疗中通常采用 0.4~1Gy/h。
- 中剂量率（MDR）：2~12Gy/h。
- 高剂量率（HDR）：>12Gy/h。

永久性粒子植入采用超低剂量率（vLDR，通常<0.4Gy/h）来达到高处方剂量。脉冲剂量率（PDR）近距离放射治疗模拟了 LDR 的放射生物学优势和剂量测定特点，但是有着计算机优化剂量、步进源和 HDR 远程后装的优点。HDR 放射活性 1/10 范围的放射源将会被采用。通常规定采用与 LDR 同等的处方剂量和治疗时间，但是多采用多次小剂量分割的方式，通常治疗间隔为 1~4 小时。研究显示，PDR 的毒性反应与 LDR 和 HDR 类似[4,5]。此外，与具有不同强度的 LDR 源的库存相比，它还具有单个后装放射源的优点。随

着传统 LDR 源的制造停止，现有 LDR 源的处置成本提高，这将变得越来越重要。表 23.1 总结了 LDR 与 PDR 后装的优劣。

近距离放射治疗核素的临床应用

近距离放射治疗使用放射性核素来传递处方剂量的辐射能量(表 23.2)。理想中用于近距离放射治疗的放射性核素应当具有相对较短的半衰期,这样在尽可能短的时间内递送辐射并且具有高的比活度，使得源很小,因此可以通过更多样的方式植入。产生的射线应当有足够的穿透力以到达治疗部位，同时要快速衰减来保护周围正常组织。可以针对肿瘤和危及器官(OAR)调整特定放射源的特点,例如半衰期或比活性。

临时植入物

最早使用的临时性核素是镭-226,通常将其置于针或管内,同时辅以厚度为 1.0mm 的铂外壳。但这些庞大的僵硬的镭针植入操作困难,并可导致对周围工作人员的高辐射暴露。镭-226 也有着相当长的半衰期,后期处理困难。钴-60 是第一批人造放射性核素之一,可用于针型或线型施源器中。虽然它用于发展中国家的后装中,具有低质量保证和低成本压力,但其低放射性活性和短半衰期限制了使用的普及率。从 20

表 23.1 低剂量率(LDR)和脉冲剂量率(PDR)后装的优劣

优势		劣势	
LDR	PDR	LDR	PDR
大于 100 年的数据	源更易获得	经常住院治疗,长时间休息	每位患者使用一台机器 3~5 天
标准化剂量	标准放射源强度	工作人员的辐射照射	加强维护
标准化治疗方案	员工更少放射暴露	受可用源强度的限制	在某些地方需要更多的医生-物理学家时间
更少的源的变换(根据选用的同位素)	正常组织剂量最优	许多 LDR 源不再生产	比 LDR 贵[a]
治疗过程中更少的遮挡	无辐射期有助于护理		将剂量从 LDR 转换为 PDR 时要小心,特别是随着间隔的增加
	无需源库存		根据植入位置,可能需要长时间卧床休息
	短脉冲间隔使用记录保持,已知安全性和有效性的剂量		

[a] 见参考文献[251]。

表 23.2 用作后装的放射性同位素的特性

	同位素	半衰期	主要射线	平均光子能量	半值层(毫米铅)
临时性	镭-226	1602 年	γ	0.83MeV[a]	14
	钴-60	5.27 年	γ	1.25MeV	10.2
	铯-137	30.07 年	γ	0.662MeV	5.57
	碘-192	74.2 天	γ	0.38MeV	2.5
	锶-90	28.78 年	β	0.54MeV	0.14
	磷-32	14.26 天	β	1.7MeV	最小[b]
永久性	氡-222	3.82 天	γ/β	5.59MeV	最小[b]
	金-198	2.7 天	γ/β	0.412MeV	2.68
	碘-125	59.6 天	γ	28KeV	0.025
	钯-103	17 天	γ	21KeV	0.004
	铯-131	9.6 天	γ	29KeV	最小[b]

[a] 镭-226 指 0.5mm 铂滤过时的光子能量,而其他的都没有滤过。

[b] 这些元素的准确半价层数据未知。

世纪 60 年代，铯-137 密封于陶瓷或玻璃珠内开始用于放射治疗。从 20 世纪 70 年代开始，铯-137 在世界范围内广泛应用于妇科肿瘤的腔内放射治疗。然而，在 2002 年铯-137 已经停产，并且大多数使用 LDR 的机构转型使用更适合应用远程后装的 PDR 技术。锶-90 是纯 β-发射体；因此，它适合应用于浅表部位的治疗，经常应用于冠状动脉的近距离放射治疗和眼科疾病，例如翼状胬肉。它的半衰期为 28.1 年，因此许多机构仍然使用着 20 世纪 80 年代所购买的施源器。钌-106 也是 β 发射体，但具有相当短的半衰期（1 年），减少了后续处置问题并使治疗更快速。

铱-192 自 20 世纪 60 年代以来一直在后装系统（包括手动和远程）中使用。其高比活性使其非常适合远程后装，因为更小的源拥有更高的灵活性。体积小的放射源可以植入因铯源体积过大而无法植入的部位，并且跟手动后装系统相比，远程后装系统可以使放射源植入更长的施源器以应用于食管或者支气管等部位的治疗。

永久植入物

密封在“玻璃种子”中的氡-222 是首个应用于永久植入的放射源。其具有非常短的半衰期并且需要从镭源中生产。金-198 是第一个用于永久性植入物的人造核素。它符合的经典 LDR 剂量率为 0.3~1Gy/h，但如此短的半衰期无法克服氡-222 的运输难题（也就是时间和放射防护的问题）。新的人工同位素碘-125、钯-103 和铯-131 都可用于现代永久 vLDR 植入物。所使用的同位素可以根据其各自的特性来选择（例如，较慢的剂量输出可以降低正常的组织毒性，或者理论上具有较高 α/β 比值的肿瘤可以使用具有较短半衰期的同位素从而杀伤更多肿瘤细胞）。以上 3 种同位素几乎完全被 0.2cm 的铅箔屏蔽，这样使辐射防护更容易。

近距离放射治疗的临床适用性

临床上和放射学明确具体边缘的肿瘤区域性和转移性扩散的风险较低，最适合采用近距离放射治疗作为单一治疗模式。然而，近距离放射治疗联合 EBRT 使局部高剂量推量在治疗中显得越来越重要。针对近距离放射治疗中肉眼可见残留或镜下可见的病灶，EBRT 可以在更大程度上杀伤镜下微浸润和淋巴结转移的病灶。这确保在肿瘤内实现高剂量，而正常组织不超过器官耐受水平。这也使得对于肿瘤复发高风险的部位进行高适形度和局部加量变成可能。

在 EBRT 中，剂量测定目标是剂量范围为处方剂量的 95%~107%均匀剂量分布[8]。相比之下，近距离放射疗具有高度异质性的剂量分布，其中孤立区域接收超过剂量的 200%。

这个剂量坡度是 CTV 接近放射源的结果，并且剂量随着距离根据平方反比定律衰减。正常组织得益于近距离放射治疗剂量的固有异质性。因为剂量随着距离而衰减，正常组织不仅接受的剂量减低，同时放射剂量率也在下降，这使得细胞存活能力增强。后装治疗急剧的剂量衰减与 EBRT 逐渐的剂量衰减形成鲜明的对比。

近距离放射治疗可以在短时间内完成（例如，采用 LDR 根治性头颈部放射治疗可以在 5~6 天内完成，而 EBRT 头颈部放射治疗常规分割需要 5~7 周）。当患者采用 EBRT 接受照射剂量达正常组织耐受剂量时，近距离放射治疗可以作为一种再治疗的措施。利用上述的急剧剂量衰减和高度适形性剂量的原理，通过最小化由再照射引起的晚期毒性反应风险可以保证足够的照射剂量。近距离放射治疗可应用于身体任何可以直接放置放射源的部位。多年以来，表面施源器和妇科腔内近距离放射治疗是主要的近距离放射治疗治疗方式。然而，随着现代外科技术和介入放射学的出现，近距离放射治疗可以应用于更多的身体部位。近距离放射治疗施源器可以在直视下（例如，宫颈或阴道），或者在放射或内镜引导下（例如，胆管或食管）安置在身体的中空器官内。

无论有无图像引导均可施行组织间插植（例如，前列腺插植需要经肛超声引导，肢体肉瘤插植则可徒手进行）。组织间插植可以采取游离种子、连接链中的种子或载有放射源的导管的形式。当然，表面施源器目前仍在应用，联合现代成像和剂量测定技术的优势可以确保靶区的覆盖率。

LDR 源可以直接置入体内；然而，对于较高活性的源和大的植入物，可能导致对近距离放射治疗师和工作人员的高辐射暴露。为了克服这个问题，研究者开发了后装技术。最初要求在手术室内放置施源器，并在屏蔽房间内人工连接后装放射源。现在主要由远程后装技术所取代，其中患者在手术室中放置施源器，并且稍后在屏蔽室中连接到远程后装机器。当所有工作人员到达安全区域后，放射源只进入患者体内，这可以用于 LDR 并且对于 PDR 是必需的。

当使用 LDR 或 PDR 时，重要的是，患者可以在无他人监督下安全地留在房间中，因为在源偏移期间，对工作人员的辐射剂量必须保持最小。在 LDR 植入期间，必须对放射源仔细监测以及时发现放射源位移。在 PDR 植入期间，应监测脉冲之间施源器的位移，这可以通过直接监视或者影像学检查来确认。可以使用局部保护危及器官的设备（例如，在唇部近距离放射治疗中使用含铅的橡胶挡板）。

靶区定义

许多 EBRT 中描述治疗体积的定义同样可以用于近距离放射治疗中[8,9]。如果在 CTV 内需要离散的剂量递增区域，则可以描绘高风险和低风险区域。高风险区域具有最高的疾病局部复发风险，通常是由于存在大块的残余肿瘤病灶。中间区域对应于在诊断时肉眼可见的肿瘤在近距离放射治疗后消退的部分。低风险区域包括潜在的镜下转移部位（也就是传统定义 CTV）。传统 ERBT 中 PTV 包括 CTV 加上生理动度以及摆位误差。通常，在近距离放射治疗中，这些变化被最小化，因此 PTV 通常与 CTV 相同。

在近距离放射治疗中，每个源周围将有高剂量区域。通常，超过 150%（V_{150}）剂量区域的体积作为其衡量指标[3]。低剂量区域是 CTV 内接受 <90% 的处方剂量的区域。由于近距离放射治疗剂量的不均一性，在特定靶区内平均剂量通常远高于植入物周围的参考等剂量点。由于体积效应关系，以下情况是可以接受的：非常小的正常组织体积（例如，1~2cm^3）可以耐受非常高的辐射剂量，更大的体积将不能耐受。无论采用总剂量或者体积比，危及器官的剂量都应当进行描述。

放射生物学相关问题

在临床应用的各种形式的近距离放射治疗中，放射生物学的原则具有重要意义。近距离放射治疗最初是凭经验开发的，剂量通过临床效应确定。目前，放射生物学建模用于预测不同处方剂量的生物学效应。从 LDR 治疗到 PDR 和分级 HDR 治疗，放射生物学及其在近距离放射治疗中的应用显得越来越重要。当然，施源器和源的放置仍然是近距离放射治疗中最重要的因素，这使得在几何形状差的植入物中，改变放射生物学参数（例如分次或剂量率）不会改善治疗效果。

影响组织对放射治疗效果的因素定义为“放射治疗的 4R”：修复、重组、再增殖和再氧化[10]。这些放射生物学特征在临床上与 LDR 和 PDR 单独使用或与 HDR 相比较的方式如下。

修复

如果有足够的时间并且细胞内含有必需的 DNA 修复蛋白和酶，则亚致死损伤的细胞能够进行修复。如果亚致死损伤的细胞在修复发生之前暴露于进一步的照射，损伤可能变得致死。晚期反应的正常组织比肿瘤细胞具有更强的修复能力，因此，在给定的治疗剂量下，肿瘤优先于正常组织被杀死。这可能是由于在肿瘤细胞中缺乏相关修复蛋白和酶以及修复精确度的损失。细胞暴露于辐射的剂量率越低，在第二次损伤发生之前，在该细胞内发生正常组织修复的可能性越大。

LDR 或者 PDR 数天的治疗时间给予正常组织以亚致死损伤修复的时间窗。相比之下，现实放射治疗中 HDR 较短的治疗时间则无法提供这种修复的时机。使用 PDR，通常规定与 LDR 相同的总剂量和总时间。如果 PDR 以 10 分钟的脉冲宽度和 1 小时脉冲间隔给出，则剂量相当于每小时 LDG 0.6Gy[11,12]。如果单次脉冲剂量较小（≤0.5Gy）并且正常组织修复半衰期超过 30 分钟，则对 LDR 的差异效应小于 10%。如果单次脉冲剂量超过 2Gy 或组织修复半衰期不到半小时，则不是这种情况，并且 PDR 效应在生物学上更接近于高度分级的 HDR 处理，特别是靠近放射源的部位[13]。在这种情况下，在相同的总时间内给予比 LDR 低的 PDR 剂量可以达到相同的临床效果。有时，PDR 使用“延长办公时间”时间表（即上午 8 时至下午 8 时）。这样做通常是为了克服监管问题，其中计划物理师和医生必须为每个源偏移到场。由 PDR 向 LDR 转化剂量的一个通用规则是不超过 LDR 在一天中输出的总剂量率（例如，以 0.5Gy/h 的剂量率输出，LDR 每 24 小时输出 12Gy 的总剂量 ），因此通过日间 PDR 方案，达到相同的生物效应和正常的组织并发症概率，总体治疗时间通常将略微延长[14]。

剂量率是决定近距离放射治疗生物学效应的关键因素。一般来说，放射治疗的效果随着剂量率的增加而增加，主要是由于修复的减少。虽然研究表明在总剂量一定的情况下采用每分钟 0.005~0.0167Gy 的剂量率对于肿瘤局部控制效果并无明显差异，但仍应针对植入物的总时间校正 LDR 总处方剂量[15,16]。一项宫颈癌的随机研究显示，在 0.4Gy/h 和 0.8Gy/h 的剂量率下，总生存或局部控制率并没有差异[17,18]。然而，在高剂量率组晚期并发症的发生率明显升高。在用于乳腺癌和头颈癌的 LDR 近距离放射治疗中也已经出现了类似的趋势[19,20]。因此,鉴于对晚期并发症的影响,而不是局部控制,LDR(和 PDR 当量)应在 0.3~1Gy/h 的范围内。如果剂量率超过 1Gy/h,则可以使用生物等效剂量(BED)方程式计算总剂量的减少(参见第 22 章)。

重组

在正常细胞中,增殖发生在细胞周期的事件序列中[21]。使用 LDR 治疗对重组的改善效果具有理论上的优势,因为在总的治疗过程中,细胞将从晚期 S 和早期 G2 的相对抗辐射的细胞周期阶段转移到晚期 G2 和更多辐射敏感期 M。这已经在体外试验中显示[22],但是在体内试验中重组的效应尚未显示出真正的优势,可能是由于癌细胞中细胞周期的机制被破坏[21]。

再增殖

在鳞状细胞癌中,当在最短的总时间内完成放射疗程时,研究显示了肿瘤控制率的改善和存活期的延长[23-26]。这可能是因为较短的治疗时间允许更少的时间用于肿瘤细胞再增殖或用于加速再增殖发生。持续性 LDR 和 PDR 治疗可能阻止治疗期间的再增殖。

再氧化

细胞对辐射的应答强烈依赖于氧。辐射导致肿瘤内自由基的形成,氧与这些自由基反应导致不可修复的 DNA 损伤。缺氧对肿瘤控制的影响已经被证实,具有低初始血红蛋白水平的某些患者生存率降低[27-29]。肿瘤中有两种缺氧细胞群:慢性和短暂性。当肿瘤超过其血液供应时,一部分的细胞将会发生坏死。这个坏死区附近的活细胞将长期缺氧。瞬时缺氧可以发生在几分钟到几小时,因为肿瘤内的小血管开放和闭合或小的瘤栓间歇性阻断血管。当使用 LDR 和 PDR 时,短暂缺氧可以在治疗时间内校正[30],这在 HDR 近距离放射治疗的短的治疗时间内是不可能的。如果近距离放射疗法是分次的,则在插入之间可能发生慢性缺氧区域的肿瘤缩小和再氧化。

近距离放射治疗的剂量测定

剂量测定系统旨在向近距离治疗师提供一组可以遵循的指南,通过可预测的方式将处方剂量递送给患者。最初的近距离放射治疗剂量学体系是针对 LDR 植入物开发的,根据经验进行放射源的放置和剂量计算。更现代的技术使用计算机程序产生等剂量分布,然后可以在二维、三维和体积层面进行分析。为了实现肿瘤与正常组织剂量的最佳比例,选择合适的处方点是必要的。施源器的放置是最重要的,因为差异负载不能补偿较差位置的植入物。

曼彻斯特剂量测定体系是最早公布的剂量测定体系之一,其起源可追溯到 20 世纪 30 年代[31]。对于 LDR 线型和管状施源器的使用指南列出了表面模具、间隙平面植入物和体积植入物。然而,它需要一系列有活性的可用的同位素,当时可用的镭源在美国的活动范围更是有限。因此,Quimby 体系修改了曼彻斯特体系,允许在整个植入期间使用统一的放射源强度[32]。巴黎剂量学体系在 20 世纪 70 年代制定了现代 LDR 近距离放射治疗源(例如柔性 ^{192}Ir 线)的指南[33]。但是,很难在不使用模板的情况下实现符合巴黎规则的植入物(参见 24 章)。

在 LDR 使用固定的源位置和强度来计算处方点的剂量的情况下,后装机器和计算机化的剂量测定系统允许优化放射源驻留时间以定制到患者的个体解剖结构和肿瘤体积的剂量传输上。PDR 可以利用这种 LDR 无法完成的剂量优化的方式。优化导致不均匀的放射源负载, 其给出更大的剂量均匀性和 CTV 覆盖率,通常类似于理想化的曼彻斯特剂量测定体系植入[34]。在引入计算机化的剂量测定之前,植入物的剂量测定基于假想源的位置而不是实际的源位置。这可能高度依赖于近距离放射治疗医师的个人专业知识。改良的放射影像可以更准确地限定 CTV 和相关的正常组织,根据患者解剖结构而不是施源器的位置给出剂量规格。这可能比先前的剂量测定系统与患者预后有着更密切的相关性。这不仅可以更好地控制肿瘤,而且可以降低晚期并发症的发生风险。

由于计算机化的剂量学的普及,近距离放射治疗师可能会试图放弃先前的剂量测定体系,并使用计算机计算剂量分布来安置放射源。但这种方法存在部分容积剂量超量的风险。在每个线周围存在陡峭的剂量梯度,并且宽间隔源可以形成大的高剂量区域并增加坏死的风险。以相同的方式覆盖靶区但与放射源相距较远的等剂量也可能在放射源附近造成组织坏死。巴黎系统中最大源分离和治疗厚度是有用的规则,这可以减少这种风险。将源扩展到靶区以外或在末端交叉的原理也可以克服源放射末端固有剂量下降的问题。这可以使用 PDR 近距离放射治疗的优化来实现。即使计算机化剂量学用于剂量计算,单个系统的原则也不应混合。

近距离放射治疗剂量的输出传统上被认为不因治疗体位的改变而受到影响。虽然对于目标靶区输出的剂量可能果真如此，但是与近距离放射治疗植入物相关的危及器官的位置可能发生改变，从而增加递送的剂量（例如，患者接受模拟定位平卧于计算机断层摄影，采用的乳房植入物可能通过重力横向下垂）。在坐位时，该施源器可以从相对内侧下落，可能改变心脏、肺和皮肤剂量。

临床应用

目前存在 LDR 技术继续占优势的领域（例如，vLDR 前列腺近距离放射治疗），HDR 技术占优势的领域（例如食管近距离放射治疗）和 HDR 及 LDR（现在朝向 PDR）的使用同等重要的领域（例如，子宫颈癌）。以下内容将讲述 LDR 和 PDR 的临床使用，重点是近距离放射治疗剂量率，而不是治疗技术。

宫颈癌

根据记载，在 1903 年 LDR 首次应用于宫颈癌的腔内放射治疗，并且在 1913 年首次用于组织间插植[35]。即使面临不断的技术革新，仍然是宫颈癌根治性治疗手段的重要组成部分[36,37]。LDR 的使用有着多年的安全性和有效性数据，并且医师可以放心地选择近距离放射治疗剂量。只要仔细遵循控制脉冲长度和脉冲间隔的规则，这些剂量已经显示有与 PDR 相同的生物等效性[14,38]。相比之下，各种各样的 HDR 剂量和分级方案具有时间较短的用于效果和毒性的随访数据。随机临床试验显示了 HDR 和 LDR 近距离放射治疗的等效性。一些研究表明，HDR 近距离放射治疗的发病率较低，这可能是由于远离正常组织的剂量优化所致。

多个临床试验显示出在宫颈癌的治疗中同步放化疗较单独放射治疗的优越性[43]。所有这些试验都采用 LDR 近距离放射治疗，并且没有关于使用 HDR 近距放射治疗和放化疗的前瞻性随机安全性数据。PDR 利用 LDR 的剂量和时间安排，因此应当具有相似的治疗效果，同时采用 HDR 的剂量优化能力，其可以改善正常的组织毒性。研究表明，这些是临床实践中的案例[44-46]。

通过使用基于 CT 和 MRI 确定靶区体积和危及器官的范围，子宫颈癌近距离放射治疗中的剂量报告已经从基于点发展到基于体积[47,48]。这意味着肿瘤覆盖率提高并且可以减少对正常组织的放射剂量。该方法依赖于剂量的优化，并且因此作为等效治疗模式从 LDR 转向 PDR。当优化远离正常组织的剂量时，重要的是传输 PDR 总体的一小部分比 HDR 需要更长的时间，并且在整个治疗时间递送到正常组织的剂量可以不同于预测结果，高达 33%以上[49]。这种基于靶区体积的剂量描述将在第 25 章中进行阐述（参见表 25.3）。美国近距离放射治疗学会关于在子宫颈癌中使用 LDR 和 PDR 的指南最近已更新[50]，纳入了基于体积的剂量学和更新的质量控制建议。

施源器放置通常是通过手术操作完成。术前影像学检查对于施源器的选用至关重要。患者可能要求全身麻醉，但是腰麻（图 23.1）已经显示出优异的镇痛效果[51-52]。患者采用截石位，麻醉状态下体格检查可以确认术前的影像学检查结果。扩张宫颈并优先采用超声引导下放置宫腔管。许多不同施源器可以应用于腔内近距离放射治疗。对于直径<5cm 的肿瘤，管状和环形施源器逐渐普及应用（图 23.2）。对于直径>5cm 的肿瘤，将插植针添加到专门的施用器（例如，维也纳施用器）中变得越来越普遍，因为其可以将组织间近距离放射治疗应用到更宽广的领域。组织间施源器例如 Syed Neblett 或多位点会阴施源器可以用于治疗具有侧向扩散的疾病，不过保持中心剂量异质性（与其他部位组织间插植优选的异质性相反）以保持治疗所需的中央宫颈剂量（图 23.3）是重要的[57]。可以使用定制的阴道模具，并且在法国特别普遍[58]，提供真个体化近距离放射治疗剂量。

一旦患者返回屏蔽的隔离患者房间，LDR 施源器通常被后负载。患者将在剂量输出之前进行 CT 扫描和使用 PDR 剂量优化计划。当患者接受该剂量照射

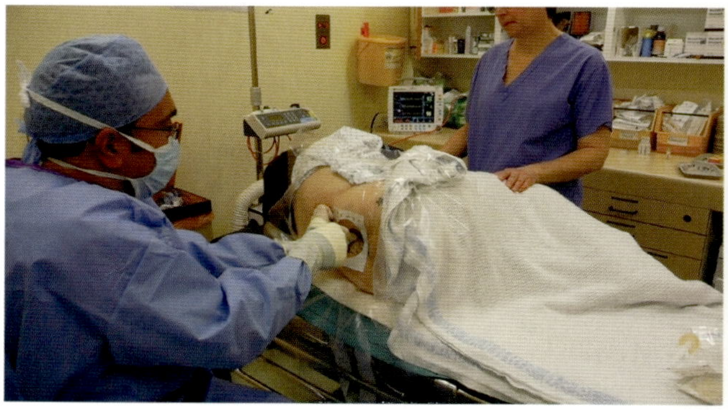

图 23.1 在盆腔近距离放射治疗程序之前注射脊髓麻醉剂。

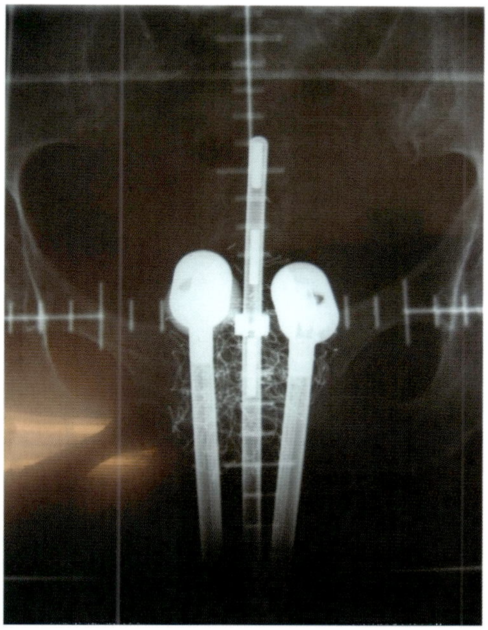

图 23.2 前-后模拟器 X 线图像显示低剂量率串联和卵形插入与原位虚拟源。

时,将平躺以预防静脉血栓栓塞。通常,给予药物以减缓肠蠕动,并且在植入之前和期间遵循低刺激性纤维膳食。在整个治疗期间留置导尿管。预防性应用抗生素不是常规必需的。疼痛和不适可以通过硬膜外或静脉内的患者控制镇痛来控制。注意通过使用放置在治疗床周围的移动屏蔽以及通过训练工作人员关于时间和距离的辐射安全知识来最小化护理患者的医务人员的职业暴露。怀孕的工作人员不允许在该地区,以尽量减少胎儿的剂量风险。

子宫内膜癌

子宫内膜癌是西方国家最常见的女性盆腔恶性肿瘤[59,60]。1935 年,Heyman 率先描述子宫内膜癌中近距离放射治疗的应用,通常在因子宫肿瘤行子宫切除术之前采用。大多数子宫内膜癌患者处于早期阶段,并且单独使用放射治疗已经改进。子宫内膜癌最主要的治疗措施为手术治疗(全子宫+双附件切除术),根据肿瘤的病理及临床分期决定是否采用辅助放化疗。由于子宫内膜癌与肥胖和高血压相关,一些患者具有手术禁忌证。对于这部分患者放射治疗或许是可供选择的有效治疗措施。在这组患者中,通过子宫腔内近距离放射治疗联合或者不联合体外放射治疗来作为治疗措施[62-64]。

对于特定的治疗,用球囊填充子宫可以完全覆盖整个子宫内膜腔,可适应每个患者的个体解剖[65,66]。标准化的施源器可以提供更直接和可再现的剂量测定。双通道施源器例如 Rotte 施源器[67]可以与 CT 计划系统联合使用,并且利用 HDR 的计算机优化系统提供与浆膜面[68]非常相近的剂量,其可以用 PDR 进行复制(图 23.4)。整个子宫处方剂量点已经被描述;然而,CT 计划系统允许对基于体积的剂量处方的子宫靶区进行勾画。典型剂量为 70~80Gy 单独施用于子宫的外部靶区,或 35~50Gy 与 30~45Gy 外照射联合应用[71]。

阴道穹隆近距离放射治疗可用于子宫内膜癌的辅助治疗和子宫内膜癌的阴道穹隆复发患者,以及其他妇科恶性肿瘤,例如术后早期宫颈癌或早期阴道癌[60,72-74]。辅助阴道穹隆近距离放射治疗的目标是阴道黏膜和

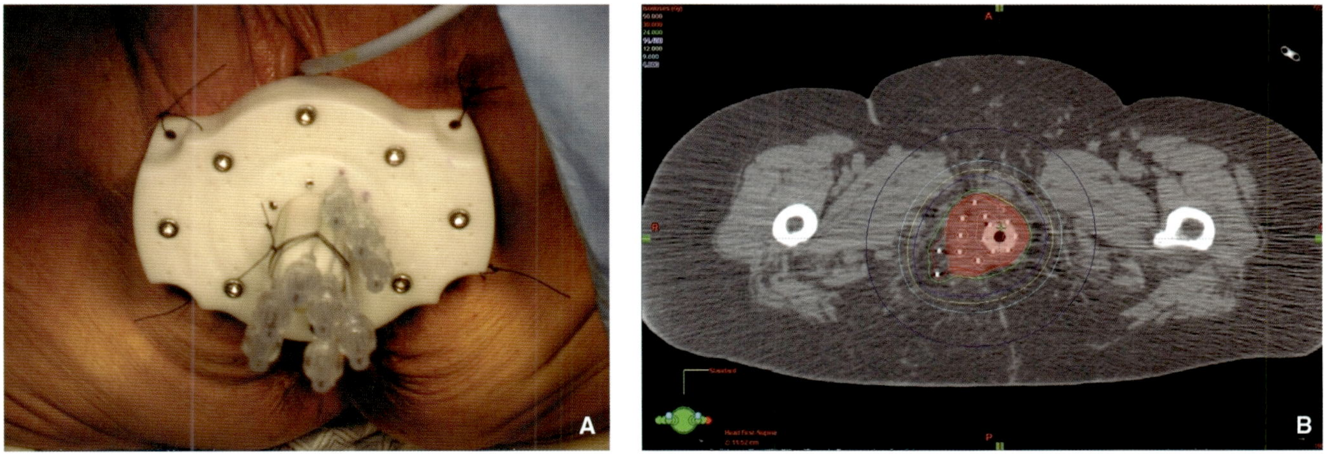

图 23.3 (A)低剂量率(LDR)组织间插植治疗宫颈癌阴道穹隆复发。(B)轴位 CT 图像显示 LDR 阴道穹隆模板组织间插植物的目标体积和剂量测定。

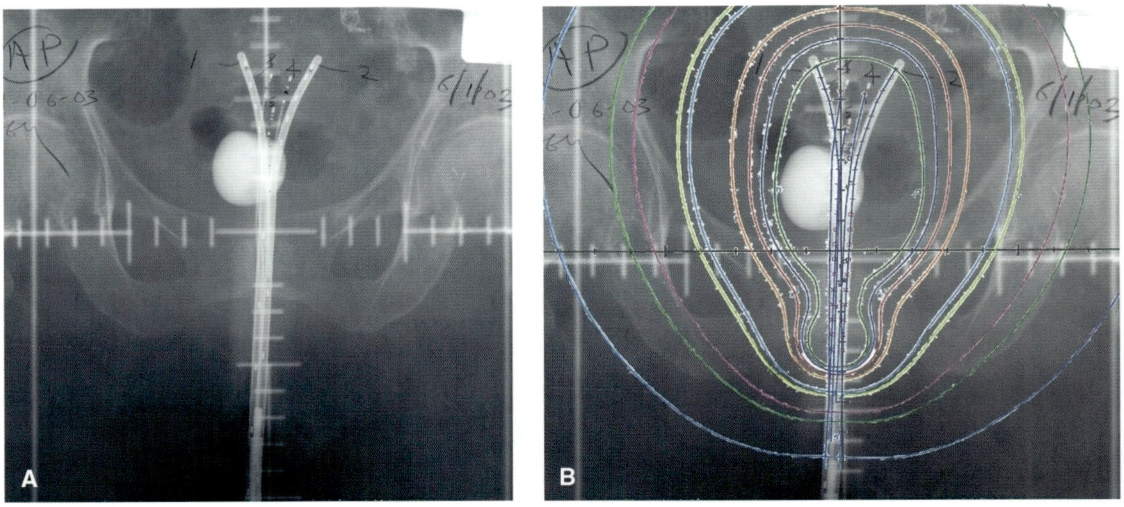

图 23.4 (A)双源 Martinez 施源器,在子宫内放置 3 个 Heyman 胶囊。(B)前–后模拟器 X 线图像显示图 23.5 所示的近距离放射治疗插植,其中叠有等剂量线。(Courtesy of Dr Akila Viswanathan.)

手术瘢痕[75]。90%的复发发生在阴道穹隆,10%发生在阴道穹隆;因此,大部分患者阴道的上 1/3~1/2 被治疗。这降低了与治疗整个阴道相关的发病率,例如阴道干燥或缩短[71]。近距离放射治疗可以在柱状表面或黏膜下 5mm 处描述剂量,此深度接近阴道淋巴管。

阴道穹隆近距离放射治疗可以选用各种不同的施源器。常用的单通道圆柱体可以根据患者解剖学和舒适度来选择各种宽度(图 23.5)。当使用 LDR 时,这可能是不利因素,因为缺乏优化导致放射源的各向异性。阴道顶端沿着放射源的纵向轴线定位;因此阴道顶端暴露于放射源各向异性的最大效应处。重要的是,计划系统包含放射源各向异性的修订。Li 等使用蒙特卡罗模拟显示在不考虑各向异性的条件下可导致在阴道顶点多达 30%的剂量不足。对柱状顶端采用 PDR 剂量优化可以克服这个问题,并可能减少晚期毒性反应。当然,必须考虑的是,我们通常规定的用于阴道顶端的近距离放射治疗的剂量是使用多年的经验性剂量,并且在阴道顶端的接收剂量可能实际上比规定剂量高得多。如果我们现在使用相同的规定剂量,但是使用诸如优化到圆柱体顶点或各向异性校正的方法降低阴道黏膜接收的实际剂量,则可能不利于肿瘤的控制。

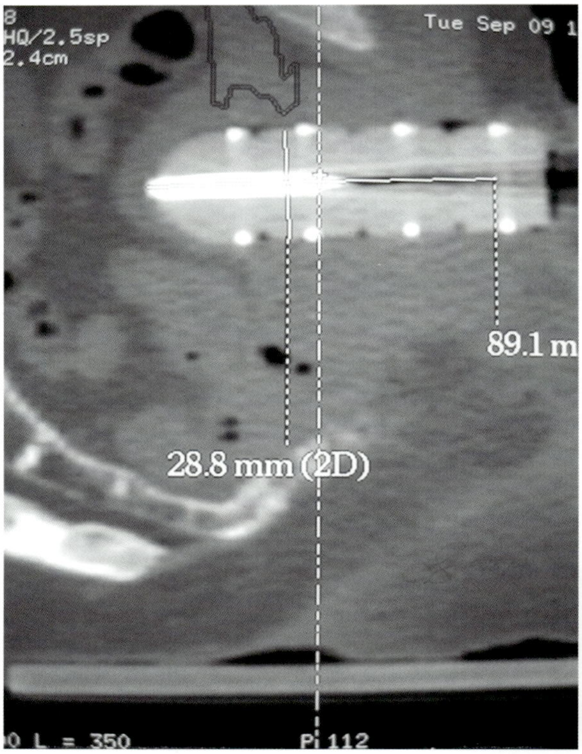

图 23.5 数字重建 X 线图像的侧面图像,显示原位阴道圆柱及其与周围正常组织的关系。

在随机试验[75,78-80]和 Cochrane 荟萃分析中,在筛选的Ⅰa期和Ⅰb期患者(中级风险)中使用盆腔放射治疗。选择的患者可以采用作为辅助放射治疗的阴道柱状近距离放射治疗,其给予与盆腔外照射相同的区域控制率和更低的毒性反应。辅助性阴道穹隆放射治疗已显示在选择的患者中将子宫内膜癌的阴道顶端复发率从 12%~15%降低至 0%,尽管其对总生存率没有明显影响[72,82]。单独的 LDR 阴道穹隆体的剂量为50Gy,在黏膜下 5mm 处处方剂量为 4~5 天或 0.5Gy/h,当与体外放射治疗 45Gy 联合应用时处方剂量约为 15Gy。盆腔器官接受的辐射剂量根据生理变化而变化(例如,膀胱受量可根据膀胱充盈的程度而变化,其也可影响照射野中小肠的剂量)[84,85]。

前列腺

前列腺近距离放射治疗已经成为针对所有期别前列腺癌局部疾病治疗规范的一部分(表 23.3)。它可以用作单一疗法或与体外放射治疗或激素治疗联合用于高风险疾病。单一疗法最常见的应用是 LDR 永久性种子。当用作加量照射时,LDR 和 HDR 技术以及最近的 PDR 加量照射都有使用。前列腺近距离放射治疗也可以作为体外照射后的补救治疗措施进行研究[86],目前正在通过放射治疗肿瘤小组(RTOG)RTOG-0526 进行研究。

经直肠超声引导经会阴技术是最流行的前列腺插植技术。其他模式还包括结合 MRI[87]和 MRI 光谱成像[88]。已经很好地描述了用于植入 ^{125}I 和 ^{103}Pd 的技术[89-91]。筛选患者标准包括接受全麻、腰麻或较少用的局部麻醉[92],前列腺体积<60cm^3,有利的解剖学(最小或没有耻骨弓干扰,中叶)和最小的阻塞性神经病变的能力。经尿道切除术后前列腺缺损也是种子植入物的相对禁忌证。肿瘤标准取决于是否计划单一疗法或推量照射。通常单一疗法保留用于所谓的有利风险疾病(例如,低中危因素疾病:T1~T2b 疾病,Gleason 评分<7,前列腺特异性抗原<15ng/mL)并且对中危和高危患者进行加量照射。体外放射治疗和激素治疗联合 LDR 近距离放射治疗作用尚不清楚并正在研究中。辅助性雄

表 23.3 前列腺癌后装治疗标准

患者因素
预期寿命超过 5 年
IPSS<15
前列腺体积<60cm^3
无 TURP 治疗失败史
最小的耻骨弓干扰
肿瘤因素
单纯治疗:T1~T2b,Gleason 评分 2~6 分,PSA≤15[a]
推量治疗:≥T2c,Gleason 评分≥7 分,PSA≥10

IPSS,国际前列腺症状评分;TURP,经尿道前列腺切除术;PSA,前列腺特异性抗原。

[a] Gleason 评分 7 分,PSA>10 可以考虑单纯治疗或推量治疗。

见参考文献[114,252]。

激素剥夺治疗(ADT)用于没有理想前列腺几何形状的患者[94]。可以使用促黄体激素释放激素激动剂和抗雄激素或抗雄激素与 5α-还原酶抑制剂联合实现肿瘤细胞减灭[95]。在被认为前列腺癌复发风险较高的患者中也考虑 ADT,然而,在这种情况下 ADT 的益处还没有很好的定义[96-99]。

在经会阴技术中,治疗计划可以作为预计划或在术中进行。在预计划技术中,在手术之前获取体积研究,并且评估前列腺体积和耻骨弓干扰。获取从基部到顶点的前列腺轴向图像(5mm),然后用于近距离放射治疗计划(图 23.6)。矢状面成像可用于帮助识别基

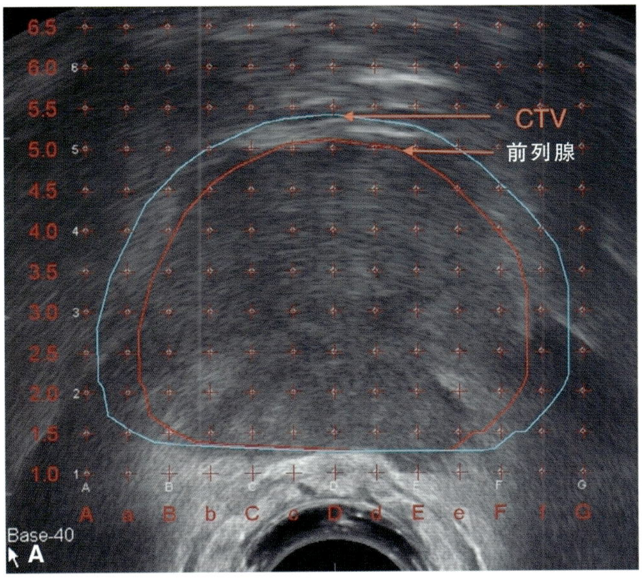

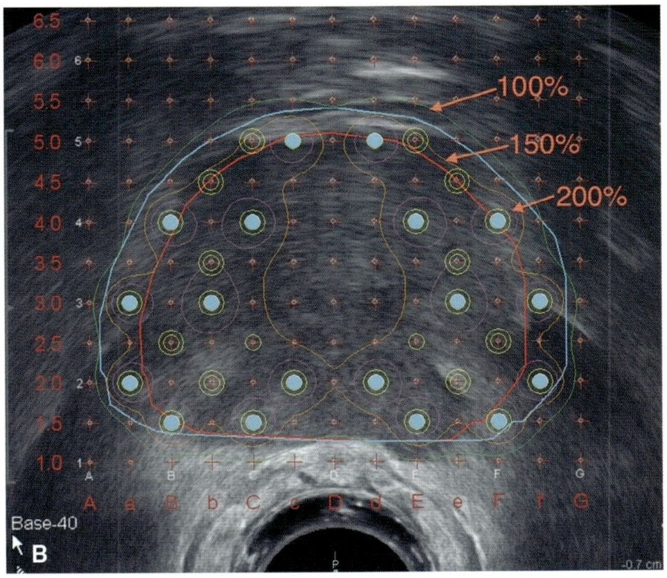

图 23.6 前列腺体积研究确定前列腺和临床目标体积(A),预先计划外周加载技术(B)。

部和顶点。在该技术中必须确保插植当天的前列腺位置的可再现性。术中技术定义为术中预规划,交互式计划和动态剂量计算。术中预规划避免两个单独的超声研究,并涉及在植入程序时创建一个计划。

它与预先计划的技术一样,不需考虑针位置或前列腺几何形状与预计划的偏差[100]。与术前技术相比,使用该技术所需的植入时间趋向于更长。交互式计划允许基于针位置的反馈和种子放置的评估来优化治疗计划。然后可以对针位置进行调整,或者可以添加额外的种子以优化计划。动态剂量计算允许基于实际种子位置的剂量分布的恒定更新并且考虑前列腺体积的变化[101,102]。

目前的永久性 LDR 技术包括植入 ^{125}I 或 ^{103}Pd 种子。^{131}Cs 也被批准用于前列腺近距离放射治疗,并在一些机构使用。这些同位素具有不同的能量和半衰期,因此具有不同初始剂量率(表 23.2)。假定 ^{103}Pd 与 ^{125}I 相比在剂量率较高时能更有效地治疗去分化肿瘤;然而,评估前列腺癌患者的临床预后的研究没有显示出差异[103-105]。评估对危及器官(包括直肠、膀胱和性功能)毒性的研究显示,急性或长期毒性或性功能方面没有明显差异[106-108]。国际前列腺症状评分(IPSS)回到植入前基线的时间存在差异,^{103}Pd 更快地回到基线[109]。^{131}Cs 没有被广泛研究。商业上,^{125}I 和 ^{103}Pd 种子可作为散在或串联种子。用比色法,两者是相似的。与散在种子相比,种子迁移的发生率降低,迁移到肺和会阴的差异最大[110]。

永久性 LDR 近距离放射疗法的处方剂量取决于同位素和植入物的指示,单一疗法或作为加量照射。表 23.4 描述了 ^{125}I、^{103}Pd 和 ^{131}Cs 用作单一治疗时以及与 40~50Gy EBRT 联合时的推荐剂量[94,111,112]。处方剂量覆盖整个前列腺(CTV)并且通常包括边缘。^{131}Cs 的剂量仍在研究中。

在术前技术中,要评估靶区体积的剂量以及危及器官的剂量。不同的装载技术用于基于针位置、种子间距和种子能量来实现这些目标[93]。外周加载技术常

表 23.4 永久性低剂量率后装用作单一治疗或联合外照射 40~50Gy 推量治疗的处方剂量

	单一治疗(Gy)	推量照射(Gy)
碘-125	145	110
钯-103	125	100
铯-131	115	85

应用于避免尿道 ^{125}I 的过量剂量,并且使用改良均匀加载技术采用 ^{103}Pd。^{131}Cs 源的加载具有与 ^{125}I 和 ^{103}Pd 不同的指标,针放置于远离尿道和直肠的位置[111]。良好的植入前剂量测定和毒性水平与 V_{100}>95%的 CTV,D_{90}>100%和 V_{150}≤50%的 CTV,直肠 D_{2mL} 小于参考处方剂量,D_{max} 150%的参考处方剂量,前列腺 D_{10}<150%,D_{30}<130%相关[102]。对于阴茎球和神经血管束的剂量限制尚处于研究阶段。

高度推荐结构化质量保证计划中的植入后剂量报告,并应包括靶区和危及器官的剂量参数[112,114]。植入后成像的时间随着不同中心发生变化,但理想情况下应该与水肿最小的时间相关。在第 0 天或第 30 天的评估是最常见的。在勾画前列腺和正常结构的轮廓时,种子的定位是至关重要的。如果可能的话,CT-MRI 融合允许鉴定种子和前列腺的精确范围,特别是在顶点和基部,这在 CT 上往往难以辨别(图 23.7)。报告和评价的主要参数包括预期剂量——D_{90}、D_{100}、V_{100}、V_{150}——反应前列腺和直肠体积、剂量和尿道剂量。对于具有不可接受的冷植入物的患者,应考虑再植入。目前,没有用于阴茎球部和神经血管束的参数。

研究表明,前列腺近距离放射治疗与“学习曲线”效应有关[115-117]。与任何近距离放射疗法技术一样,结果和毒性取决于接受辐射的位置。使用永久性种子近距离放射治疗,一旦放置种子,就不会有剂量优化。因此,关闭用于优化后续植入的反馈回路的质量保证过程是至关重要的。同行评议、剂量学、毒性和结果的评估以及继续教育应该是任何前列腺近距离放射治疗计划的一部分[118-122]。

在硬膜外或全身麻醉下,患者取仰卧截石位。如果使用预计划,必须再现相同的床角和超声探头角度。造影剂通常注射到膀胱中以在荧光透视下可视。尿道的可视化是必要的,并且可以通过在手术过程中将发泡的黏胶凝胶注射到尿道来实现。或者,可以在植入期间插入并留置导尿管;然而,一些临床医生一般不使用后一种技术以防止改变前列腺的形状。在超声波上可以确认前列腺、膀胱、精囊和耻骨弓。还可识别前列腺的基部和顶点。预加载的针保持在屏蔽的保护库或套管内,医生准备插入单独的针。每个空心针具有斜边和导丝。超声图像在轴位和矢状位视图(如果可用)下指导针的放置。一旦第一针位于正确的位置(在三维坐标中),则设置用于定位剩余针的缩进平面。为了将种子放在前列腺内,将导丝牢固地保持在适当位置,并且将外针沿着导丝慢慢拉回。可以进行

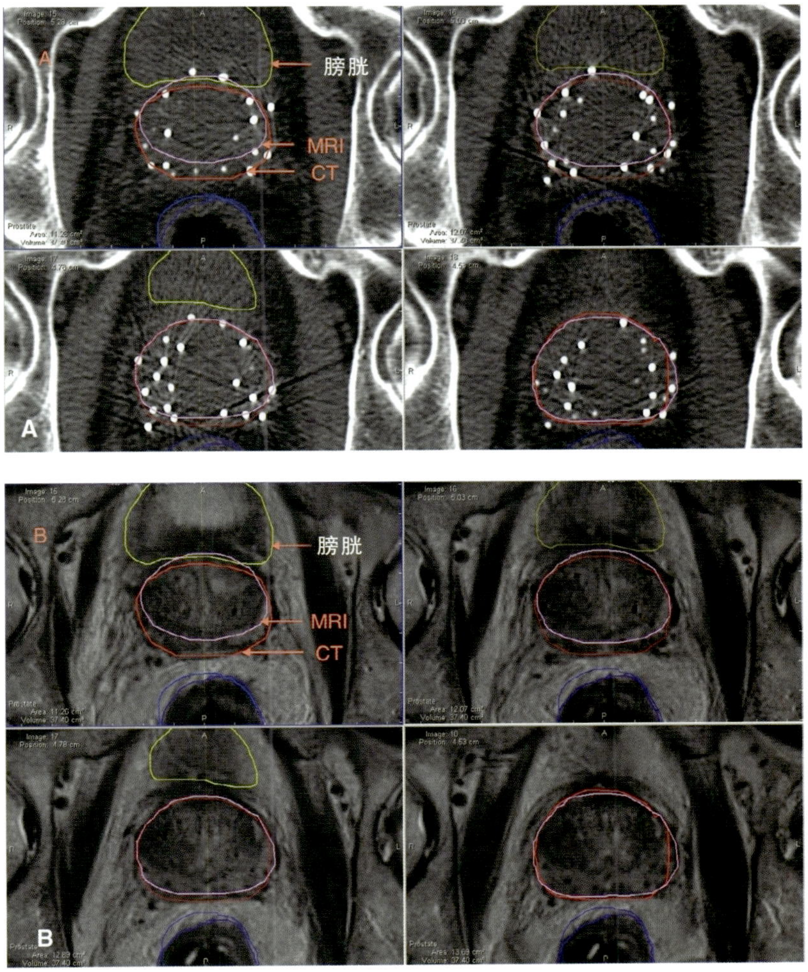

图 23.7 前列腺近距离放射治疗计划与 CT-MRI 融合。在 CT(A)和 MRI(B)上独立地绘制前列腺体积，以显示前列腺基部轮廓的差异。MRI 图像能够更好地描绘前列腺，而 CT 扫描能够更好地提供关于近距离放射治疗粒子位置的信息。

按需荧光透视检查其相对于骨和器官解剖的位置。可以根据需要在手术结束时放置其他种子。可以进行膀胱灌洗和膀胱镜检查以排出膀胱中迁移的种子。患者在手术的同一天方便地放置。

在中至高风险的前列腺癌患者中，体外放射治疗联合的近距离放射治疗已经采用 LDR 永久性种子和 HDR 近距离放射治疗进行评估[123-126]。用于 HDR 近距离放射治疗加量照射的相同技术可应用于具有 LDR ^{192}Ir 链或 PDR 近距离放射治疗的临时植入物，特别注意确保施源器在治疗时间内保持在位的技术。PDR 近距离加量照射没有像 HDR 或永久植入物那样广泛的研究[127,128]，但根据有限的随访结果初步研究显示了可接受的毒性反应和肿瘤控制率。在 Pieterset 等[128]的研究中，患者以≤1.2Gy 脉冲剂量并以短时间间隔≤2.2 小时治疗。在他们的研究中，剂量相对较低，2Gy/次的等效剂量范围为 68.8~74.4Gy。研究指出，5 年的肿瘤控制率与许多 HDR 研究相当，并且由于近距离放射治疗的异质性，大面积的前列腺接受> 20%的处方剂量。他们记录到较低的直肠和尿毒性，并且 IPSS 在治疗后 12 周恢复到基线水平。由于直肠和尿毒性低，认为 PDR 的进一步加量照射是值得尝试的。^{192}Ir LDR 加量照射也进行了的研究，但不常用[129-131]。

阴茎癌

阴茎癌在西方国家很少见，只占男性恶性肿瘤的 1%。鳞状细胞癌是主要的组织学形式。近距离放射治疗在 T1、T2 和部分 T3 病变(<4cm)中作为保留器官的治疗方式，其不涉及阴茎轴[132,133]。已经描述了表面模具技术(病变<5mm)和插植技术(图 23.8)[136-140]。插植近距离放射治疗的 5 年局部控制率为 70%~86%，阴茎保留率为 72%~88%。典型剂量范围为 50~65Gy，在 4~7 天内递送。通常需要至少两个平面，因为难以评估疾病的深度。Crook 等详细描述了在 1989—2009 年之间用 ^{192}I 线或种子和 PDR 技术植入的 75 例患者的植入技术。基于巴黎系统的植入物，使用间隔为 12~18mm 的刚性模板。计算机化剂量学模拟巴黎系统，并

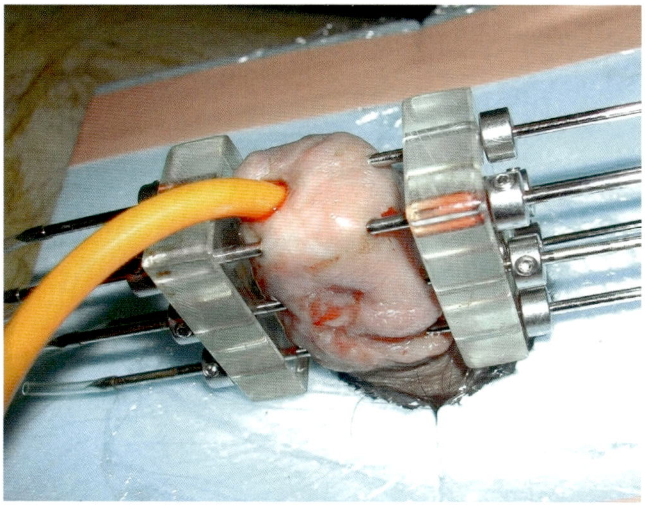

图 23.8 低剂量率组织间多平面阴茎插植。

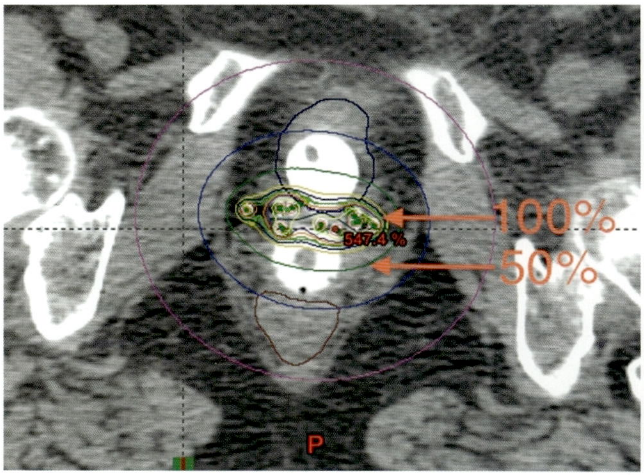

图 23.9 低剂量率组织间多平面尿道插植。

允许对靶区和危及器官的剂量进行可视化评估。当使用 PDR 时，它们以 0.5~0.65Gy/h 的剂量率用手动后装 ^{192}Ir 或 0.5~0.55Gy/h 到达总剂量 60Gy。5 年时阴茎保留率为 88%，10 年为 67%，10 年精算存活率为 59%，特异性存活率为 83.6%[137]。他们报道，软组织坏死率为 12%，尿道狭窄率为 9%。在文献中引用的软组织坏死率范围为 12%~26%，并且在剂量>60Gy、T3 疾病、大体积植入物(>30cm^3)和多于两个针平面的情况下加量[137-140,142]。如果保守措施不能控制软组织坏死，高压氧疗在采取手术干预如清创或截肢之前已经显示获得成功。在 10%~45%的病例中报道了尿道狭窄[138-140,144,145]，并且与针和尿道的距离和治疗平面的数量有关。使用 PDR 近距离放射治疗允许手动优化围绕尿道的剂量并且可以降低狭窄的速率。建议所有男性在近距离放射治疗之前进行包皮环切术，因为可以暴露肿瘤，潜在地移除疾病，允许较小的植入物，并降低包皮的溃疡和坏死的风险[139,141]。应记录对尿道和睾丸的剂量。在希望保持生育力的男性中，可以在睾丸周围放置铅屏蔽。

尿道

近距离放射疗法可用于治疗男性和女性尿道癌。管腔内、腔内和组织间插植技术已经被阐述。腔内近距离放射治疗局限于浅表病损，并且采用尿管置入。用于阴茎尿道的组织间插植类似于阴茎植入物。在女性尿道肿瘤的治疗中，组织间植入物可以与模制的阴道施用器联合使用，也可单独使用(图 23.9)。作为单一疗法的 LDR 剂量在 3~5 天 (0.5~1Gy/hPDR)中为 60~70Gy，如果用作加量照射则为 20~25Gy。Milosevic 等[147]发表了 34 例接受放射治疗的患者的经验。其中 20 例接受近距离放射治疗(单独 5 次近距离放射治疗，15 次EBRT 加近距离放射治疗)。适合采用近距离放射治疗的肿瘤倾向于≤4cm，涉及远端尿道，并且没有侵犯邻近的脏器。大多数患者接受体积植入。作为治疗的一部分，接受近距离放射治疗的患者具有更好的局部控制率，7 年局部无复发率为 77%，而单独使用 EBRT 的仅为 32%。病因特异性存活和 7 年精算总生存率没有差异(41%)。膀胱阴道瘘的风险报道为 15%。

头颈部

近距离放射疗法可用于治疗头颈部肿瘤，作为根治方案或作为 EBRT 后的加量照射。近距离放射治疗的使用可以避免毁容或损伤性手术并可以保留器官。近距离放射治疗也可以用作局部复发的再照射。有多年的 LDR 近距离放射治疗的安全性和功效数据，并且 PDR 似乎可以复制这些结果[149-152]。IMRT 正逐渐成为头颈部肿瘤的标准治疗方案；然而，有迹象表明，CT 计划的优化近距离放射治疗的效果优于 IMRT[153,154]。计划质量方面对于局部控制和毒性风险的重要性与其他部位组织间植入物相似：质量指数、体积梯度比和管距[155]。

患者选择是头颈部近距离放射治疗的关键。不适合根治性手术的患者可能仍然是近距离治疗的较差候选。PDR 可以允许对具有更复杂的护理需要的患者使用近距离放射治疗，而 LDR 将被列为禁忌。重要的是，在近距离放射治疗之前对患者要进行充分评估。口腔牙齿评估是必要的，可能需要拔牙；并且对于包含口腔的植入物，定制的含铅下颌骨屏蔽降低了骨质坏死的风险。应该评估喂养需求，并且如果需要，可以在植入前放置鼻胃或经皮胃造瘘术进入食管。对于舌植入物的基部，患者应当准备进行气管造口术，其可以在植入后水肿消退时立即逆转。在植入期间应定期评估患者，以便移动源或施源器。应该采用止痛药物，并且漱口通常是有帮助的。

大多数头颈部植入物通过徒手技术在多平面植入物中进行手术操作(图 23.10)。这些可以使用各种技术定位，由于辐射安全原因，目前可以使用后装导管[156]。也可以使用标准的施源器，例如鹿特丹施源器，其可以位于局部麻醉下而没有图像引导(图 23.11)。

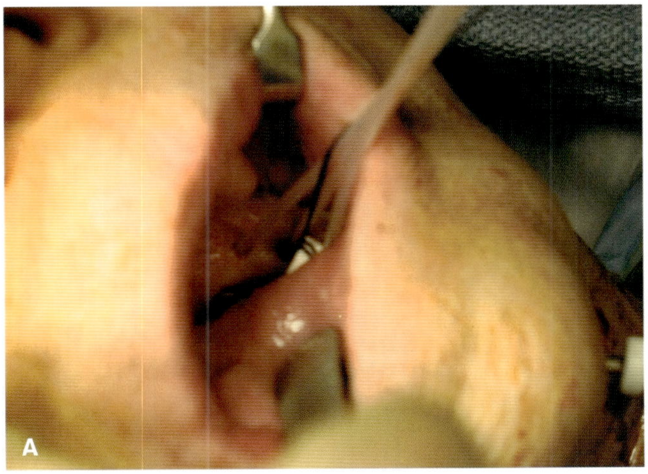

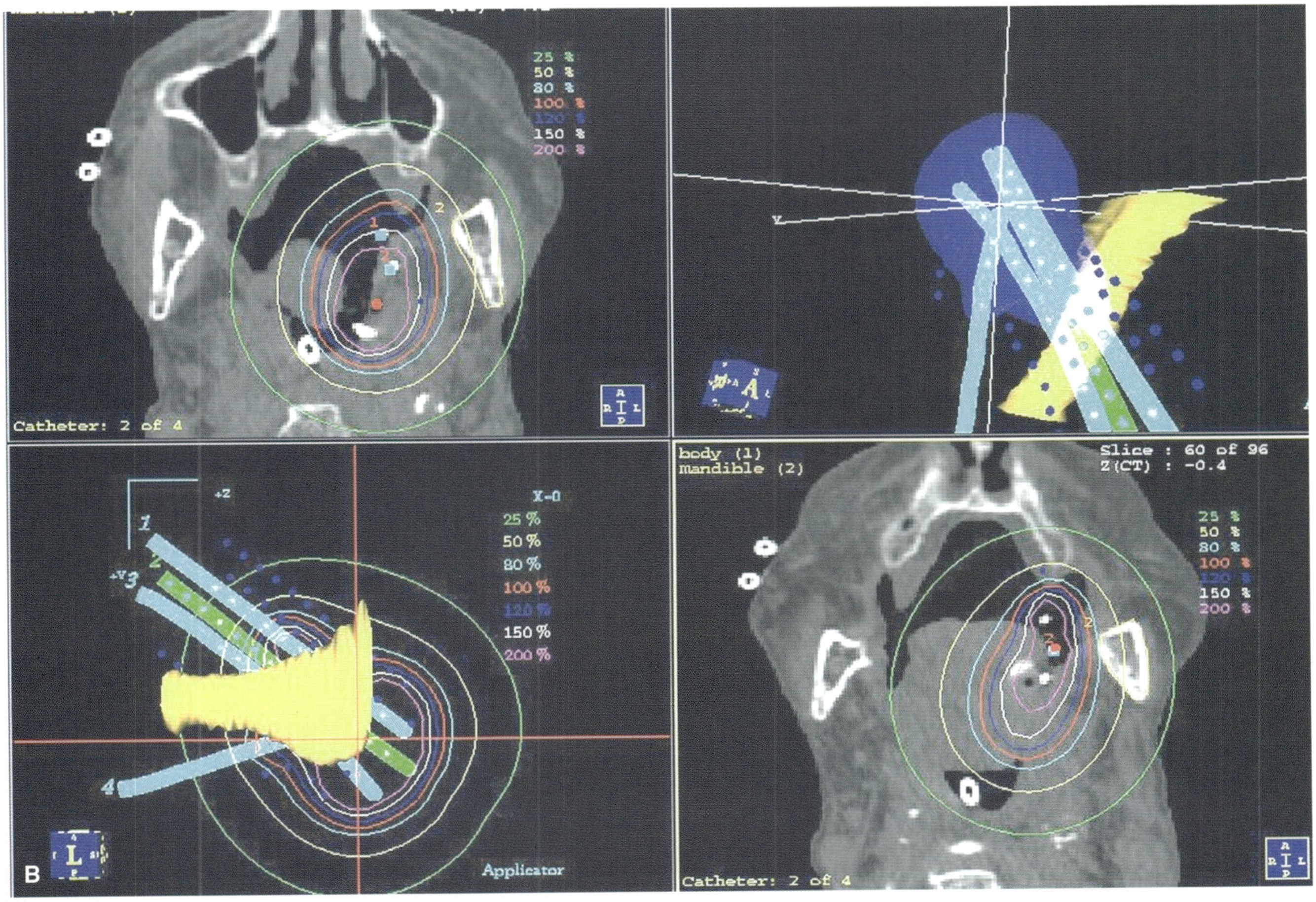

图 23.10　(A)放置导管以对咽部进行近距离放射治疗。(B)咽部插植的三维计算机优化剂量测定。

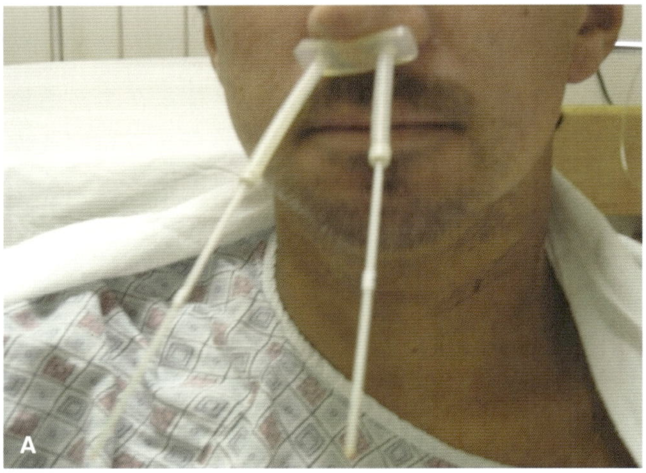

图 23.11 (A)在鼻咽内原位使用鹿特丹施源器的患者。(B)鹿特丹施源器的三维剂量测定,提供计算机优化的近距离放射治疗。

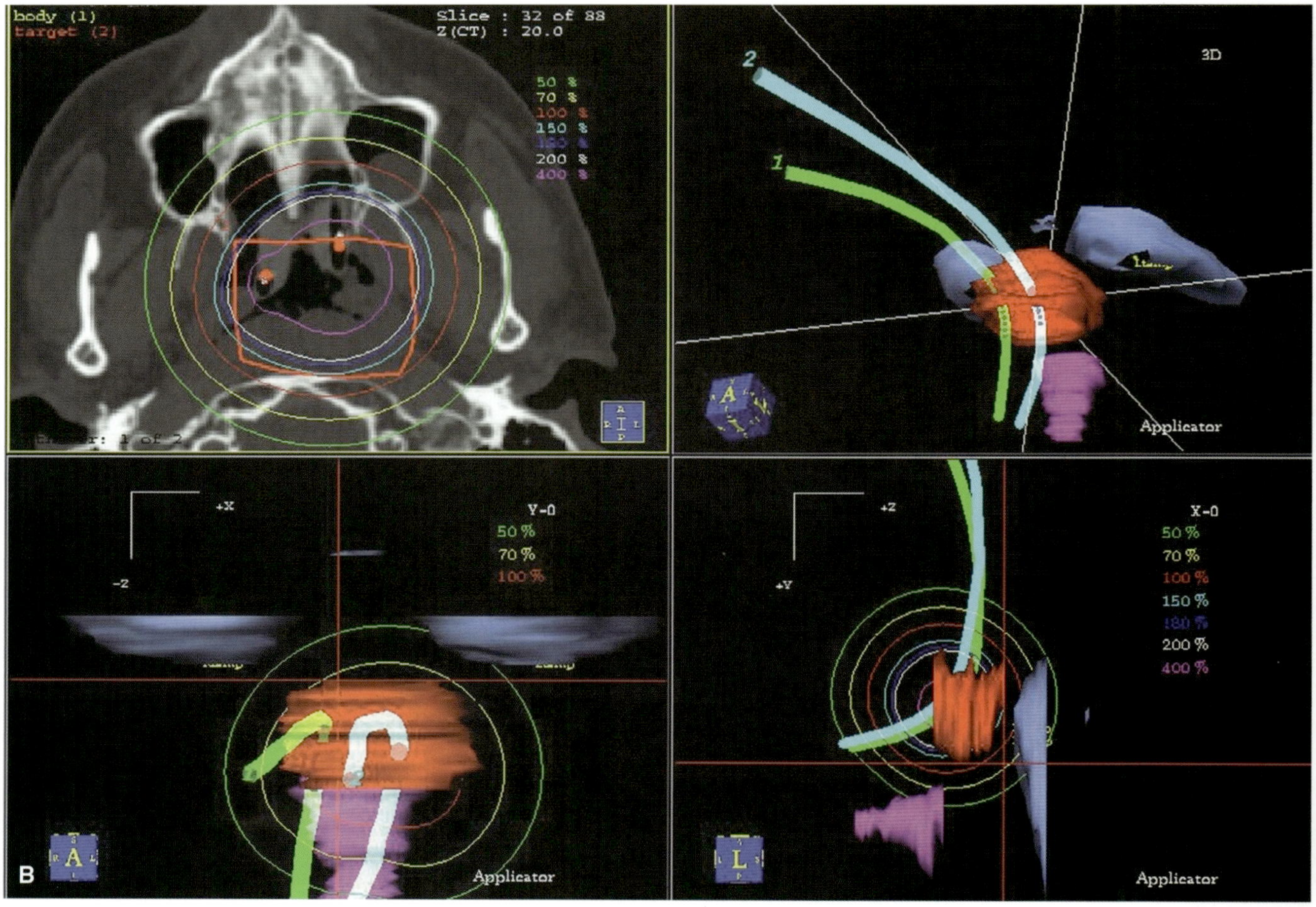

与下面描述的其他位点类似,组织间 ^{125}I 粒子植入物在不可切除的疾病的情况下具有较好的疾病控制率和不良反应[157–159]。

近距离放射疗法适用于大多数唇部癌,作为直径 0.5~5cm 的肿瘤的单一治疗形式或者直径>5cm 的肿瘤在 EBRT 后的加量应用。对于非常浅表的肿瘤,适合采用表面施源器(图 23.12),从而防止瘢痕刺穿伤口。然而,大多数肿瘤需要跨肿瘤放置 2 个或 3 个组织间导管(图 23.13);这些可以徒手在局部麻醉下放置。典型剂量在 85%参考等剂量下为 45~75Gy(较大肿瘤的较高剂量,尽管具有降低的美容术的风险)。局部控制率与 LDR 为 90%~95%[156,160]。

对于口腔舌肿瘤,近距离放射疗法与手术相比具有类似的控制率,但具有保留器官和功能的益处。近

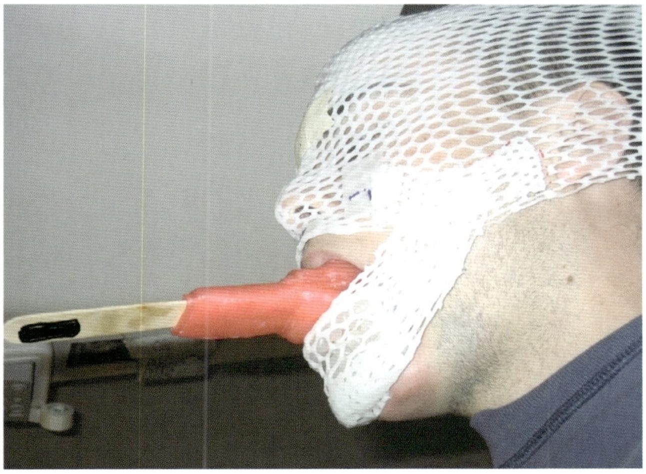

图 23.12　表面施源器技术用于在外照射后向下唇肉瘤推量照射。蜡口咬合用于移位舌头，并且可以针对脉冲剂量率的每个脉冲放置。

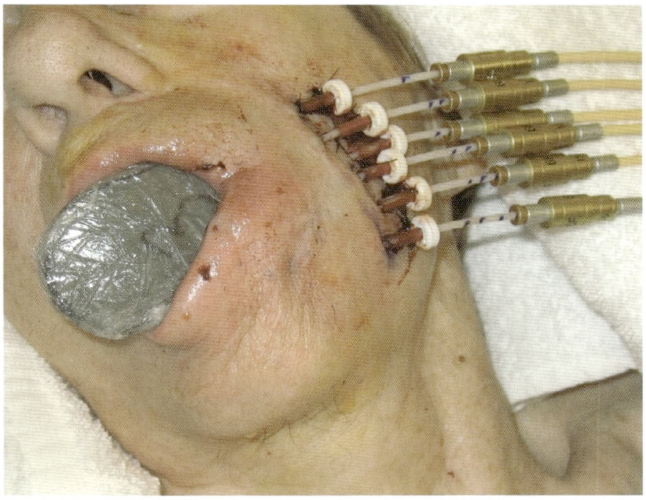

图 23.13　多导管单平面颊插植。可以针对脉冲剂量率的每个脉冲放置金属屏蔽。

距离放射治疗可单独用于较小的病损或用于较大损伤的加量照射。组织间插植更适合被选用，其使用金属套管针在全身麻醉下放置，并且使后装导管穿过这些部位。当使用 ^{192}Ir 带时环形施源器广泛采用，但是对于优化的 PDR，源难以进入弯曲管。因此，单独的按钮端导管优选用于源偏移(图 23.14)。为了防止舌头上的冷点，额外的间隔件可以将导管保持在舌头上方，或者可以使用剂量优化，注意不要引起局部热点。优先选用下颌屏蔽。典型的剂量为 65Gy 作为单一治疗剂量，20~25Gy 作为推量[161]。局部控制与手术相当，

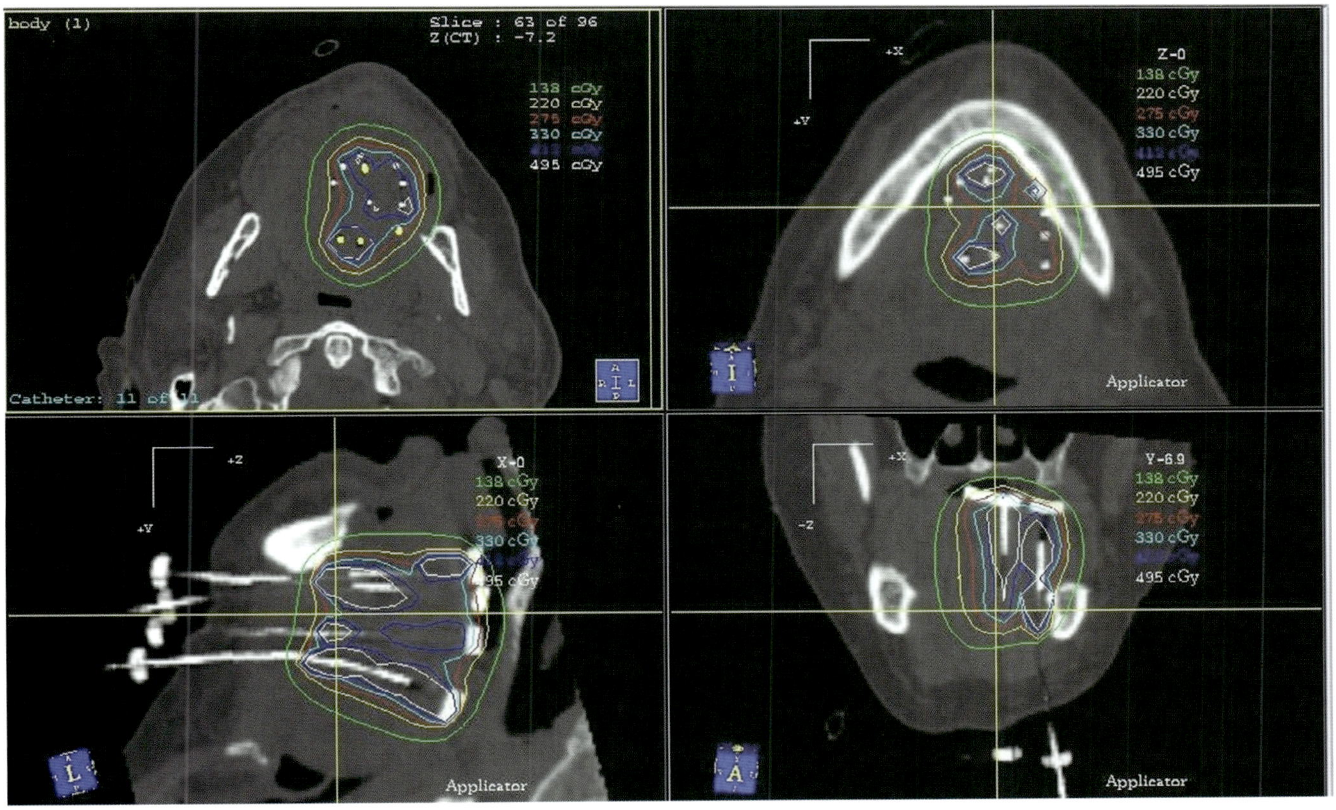

图 23.14　采用按钮结束导管舌部插植的三维计算机优化剂量图。

小的浅表肿瘤显示局部控制率超过 90%[20]。

口腔肿瘤也最好用与舌植入物相似的间质植入物进行治疗。到下颌的距离对于防止骨质疏松是至关重要的。可能优选进行重建手术而不是风险后遗症[162]。在晚期病例中,选择性淋巴结清扫术可能优于 EBRT。推荐使用 65Gy 的剂量用于单独治疗和 20~30Gy 的推量，使总体治疗时间尽可能缩短。控制率为 50%~92%,取决于肿瘤大小,但骨坏死比其他部位更常见,高达 30%[156,162]。

口咽癌多以晚期阶段表现,因为其位于疼痛纤维少且隐匿的区域中。手术可以使人非常虚弱；因此，EBRT 和局部推量技术是有利的。可以使用组织间插植递送 20~30Gy 的增强。植入物在全身麻醉下用鼻插管进行,并且通常需要覆盖气管造口术。在植入物移除中可能发生出血,因此重要的是在具有静脉通路和外科支持的受控条件下移除导管。局部控制率高达 90%,据报道有良好的器官保存率。

大多数鼻咽肿瘤由于它们在头骨基部的位置而不能操作。然而,鼻咽部很容易采用近距离放射治疗安置导管。这些可以在局部麻醉下进行(例如,使用鹿特丹施源器)或在直接下使用 Le Fort 截骨术。近距离放射疗法的主要作用是作为局部推量或作为单一的再照射技术,典型剂量分别为 12~20Gy 和 60Gy。即使在再照射中,局部控制也是优异的,其中报道了至少 50%的控制率[156]。

胸部粒子植入

术中永久放射性 ^{125}I 粒子植入可用于治疗肉眼或显微镜下邻近切缘或发现肿瘤[163-178]或病情减轻不能手术的恶性胸腔肿瘤[179]。外科医生术前选择患者要参考近距离放射治疗师的意见,并考虑肿瘤能否完整切除及切缘是否阳性。近距离放射治疗团队要求外科手术前患者需仔细审查以前的放射治疗和化疗治疗的细节,并同意必要时术中放置永久性植入体。切缘的冰冻切片分析可用于评估是否需要粒子植入。粒子直接置于肿瘤中作为体积植入物或编织物在平面植入物中的网格图案。体积植入物需要使用施源器或预装针将种子直接递送到肿瘤。平面植入物可以预先定制(图 23.15),或自定义(图 23.16)[180]。将 ^{125}I 粒子置于用 Vicryl 缝线以 1cm 间距编织而成的网片中或直接缝合至危险区域,Vicryl 缝合线编织而成的网格在大约 60 天之后自然降解,这一特点能递送更多剂量,并且种子通常通过局部纤维反应保持在适当位置。该网片可以在胸腔镜的开放手术中使用或利用机器人系统[181]。种子可以以均等间隔放置于泡沫层中[170,182],但是该植入物可能更难以在适当位置缝合,因为种子不容易看见并且因此具有被缝合针移位或损坏的风险。替代种子放置设备可以辅助种子放置,例如定制的缝合枪(图 23.17)。放射治疗过程中的辐射暴露对于植入放射肿瘤学家和外科医生非常低[183],而且有良好的职业辐射

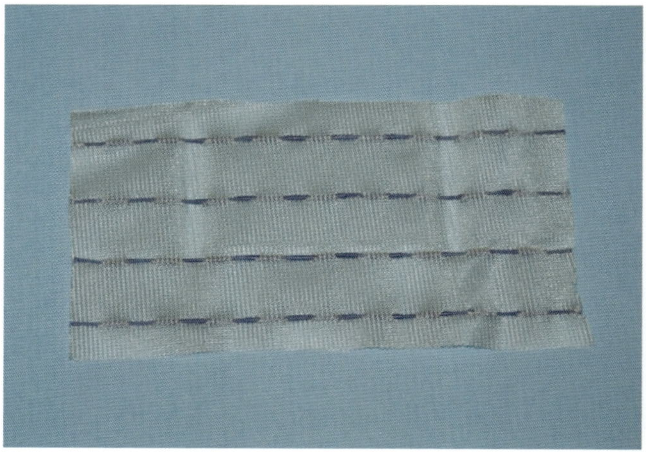

图 23.15 预制粒子网。

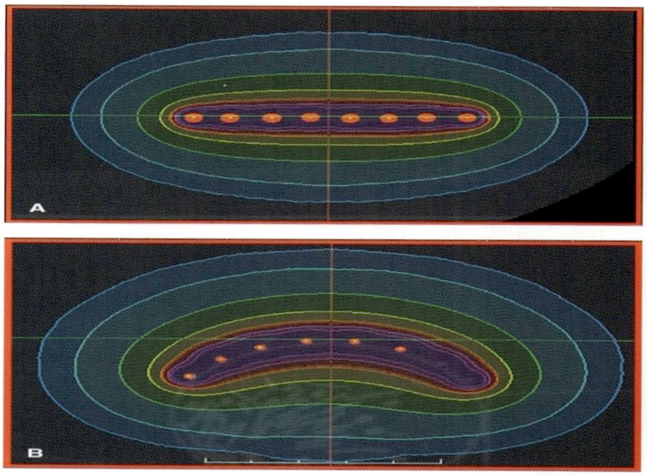

图 23.16 在 Vicryl 载体中使用碘-125 粒子定制的 6cm×10cm 网状植入物。用于屏蔽运输中同位素的钢环见图片左上角。

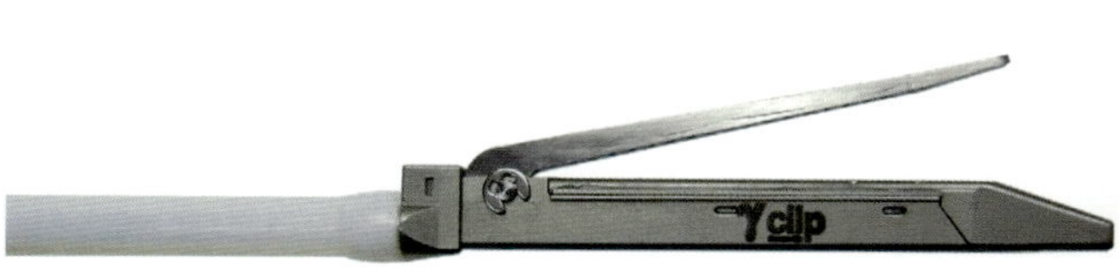

图 23.17 粒子钉枪。

暴露指南。当植入物已经定位,将检查手术室的辐射。患者在外面进行检查，体表面在植入物上方,0.5m 和 1m 位置处。在术后即刻,不需要改变患者护理,采用标准的 vLDR 后植入预防措施以保护儿童及妊娠期女性[184]。

对于肺段切除术,推荐的剂量为 100Gy,在距离网格 5mm 或距离植入粒子中心轴 7mm 注入。对于肿瘤的不完全切除或阳性边缘，所选择的剂量将取决于许多因素,例如相邻结构或先前的辐射,以及手术的类型也必须考虑,以防增加晚期正常组织毒性的风险[185]。植入物也应该评估,因为在曲面上,剂量穿透与线性植入物不对称[186]。曲率的凹侧上的等剂量距离植入物表面更远,潜在地减少了递送的剂量。这种不对称性随着曲率半径的减小而增加(图 23.18)。有趣的是,体外研究表明,所选择的肺患者的癌细胞系到 ^{125}I 的粒子近距疗法比 HDR 照射显示出更高的灵敏度,使用放射增敏剂使这种效应进一步加强[187]。

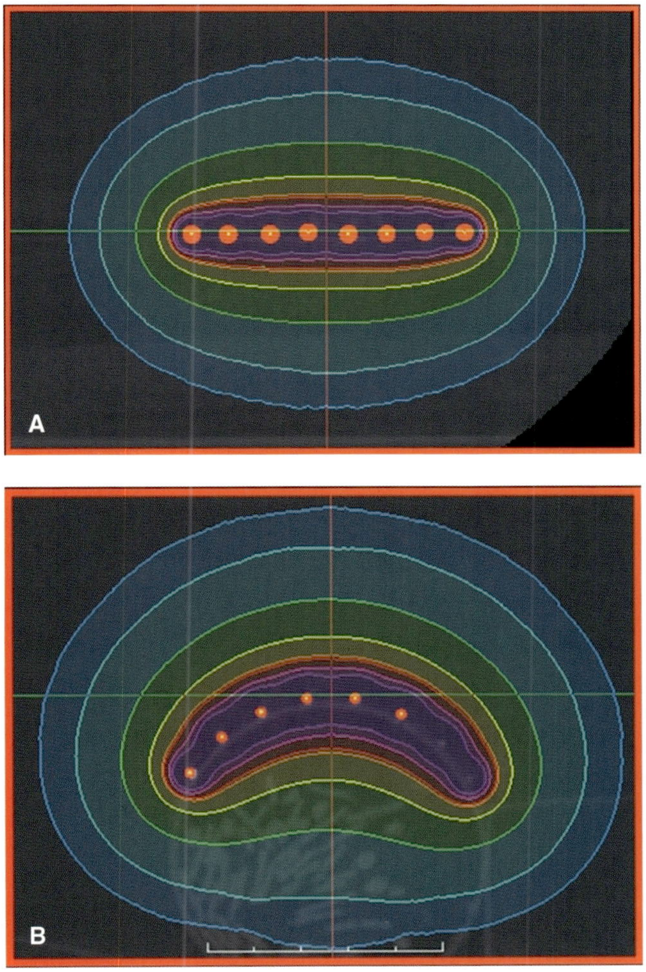

图 23.18 曲率对单个平面网状粒子植入物剂量测定的影响。

肺叶切除术是具有可操作性的 I 期非小细胞肺癌患者的护理标准;然而,术中 ^{125}I 粒子放置已经与在肺段切除术但不适合肺叶切除术的肺癌患者结合使用[166,171,172,174-178]。回顾性研究表明,肺叶切除术后的患者具有相似的无病生存率和总体生存率,但复发的模式与肺段切除组的局部复发率有关[188]。因此,术中永久粒子植入的近距离放射疗法已在美国外科肿瘤医师学院的多机构随机前瞻性试验中进行了评价(研究 Z4032)[189]。初步报道显示,与单纯肺叶切除术相比,接受肺叶切除术和近距离放射治疗的患者肺部发病率更低[190,191]。加入近距离放射治疗程序大约需要 15 分钟的麻醉时间[175]。

对于不完全切除的胸内肿瘤的微观边缘,回顾性和前瞻性研究显示添加术中永久粒子植入的无病率和总生存率比预期不完全病灶切除的高(图 23.19)[163-166,169]。

乳腺

早期乳腺癌患者，保乳手术是乳房切除术的替代方案,具有相同的无病生存率和总生存率[192-194]。辅助放射治疗是必要的,因为可显著减少乳腺癌死亡风险。不幸的是,由于其他原因导致死亡率增加,这种治疗效果被抵消了[194]。在未照射的乳腺组织中,复发倾向于发生于瘤床中，其他部位复发率也高达 3.5%[192,193,195,196]。因此,乳腺部分照射(PBI)作为替代治疗方式正在筛选出的早期乳腺癌患者中进行研究。

对于术后的部分乳腺照射,最初采用组织间插植

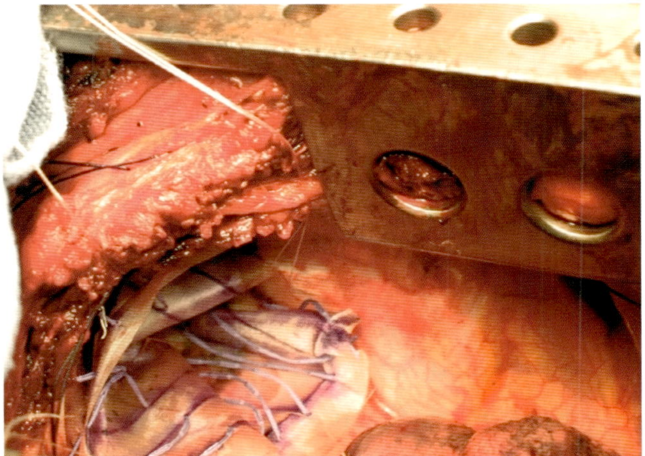

图 23.19 术中照片定制的网状间质非常低剂量率近距离放射治疗植入物切除具有密切切除边缘的肺上沟瘤后置于胸腔顶端。可以在图像的底部看到手术塌陷的肺。

进行近距离放射治疗。通常在全身麻醉下，通过模板图或手绘图的方式用许多针或管穿过瘤床（图23.20）。治疗区一般为肿瘤腔外扩1~2cm边距。剂量根据治疗区进行制定。可以使用LDR或PDR近距离放射治疗，通常超过4~5天。大量的导管组织间插植相比单导管技术，可以通过皮肤和胸壁更好地控制剂量，特别是PDR剂量优化。与单个大热点、单导管技术相比，采用许多较小的热点可以使肿瘤内剂量分布更均匀[197]。

组织间插植已经使用了10多年，并且在Ⅰ期或Ⅱ期研究中均获得了良好的效果[198-204]。最大的配对分析比较了1980—1997年间，从709例患者中随机选出的199例组织间插植PBI患者和199例全乳放射治疗（WBRT）患者[198]。根据多种预后因素，例如年龄、肿瘤大小、组织学分级和淋巴结状态，每个接受近距离放射治疗的患者均对应一个接受WBRT治疗的患者。局部复发率、远处复发率、无疾病生存率和总体生存期没有明显差异。近距离放射治疗组的对侧乳腺癌的发病率显著降低。

永久的组织间粒子植入已经被纳入PBI（图23.21）[205]。在超声引导下植入^{103}Pd粒子，规定肿瘤腔加1.5cm边距的放射剂量为90Gy。在一组67例患者中，在中位随访期限为32个月的随访中，没有观察到复发，而且具有可接受的毒性率，增加了患者的信心。一个放射生物学剂量学模型研究预测，对于PBI使用近距离放射治疗，毒性低于粒子植入与多导管间隙插

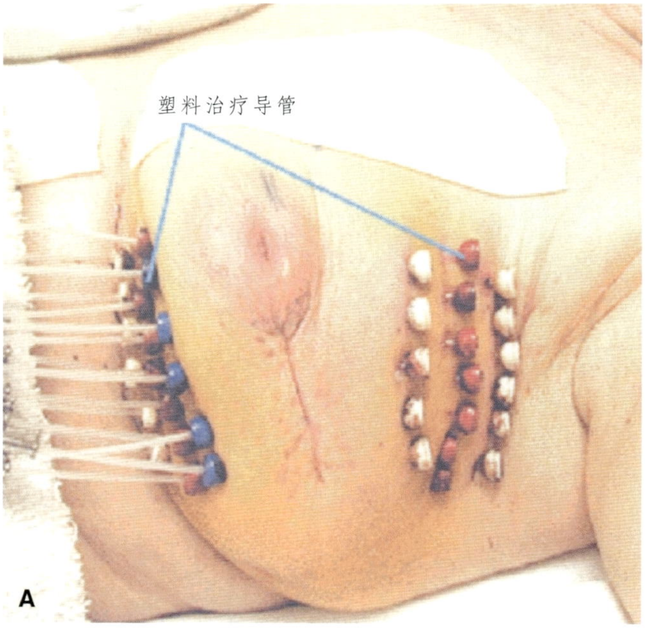

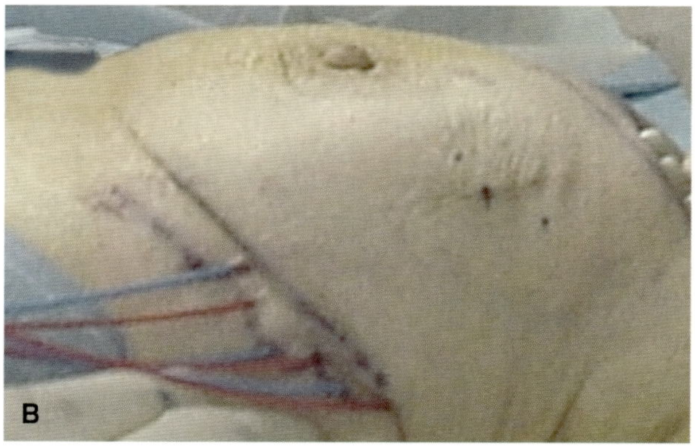

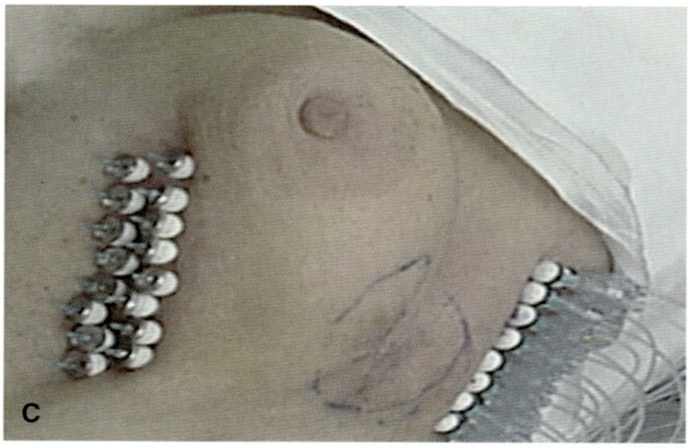

图23.20 （A）乳房组织间插植，可用于低剂量率（LDR），脉冲剂量率（PDR）或高剂量率（HDR）。（B,C）手绘乳房插植物，可用于LDR、PDR或HDR。（From Kelley JR, et al. Breast brachytherapy. In: Devlin P, ed. *Brachytherapy: applications and techniques*. Philadelphia: Lippincott Williams & Wilkins, 2006, with permission.）

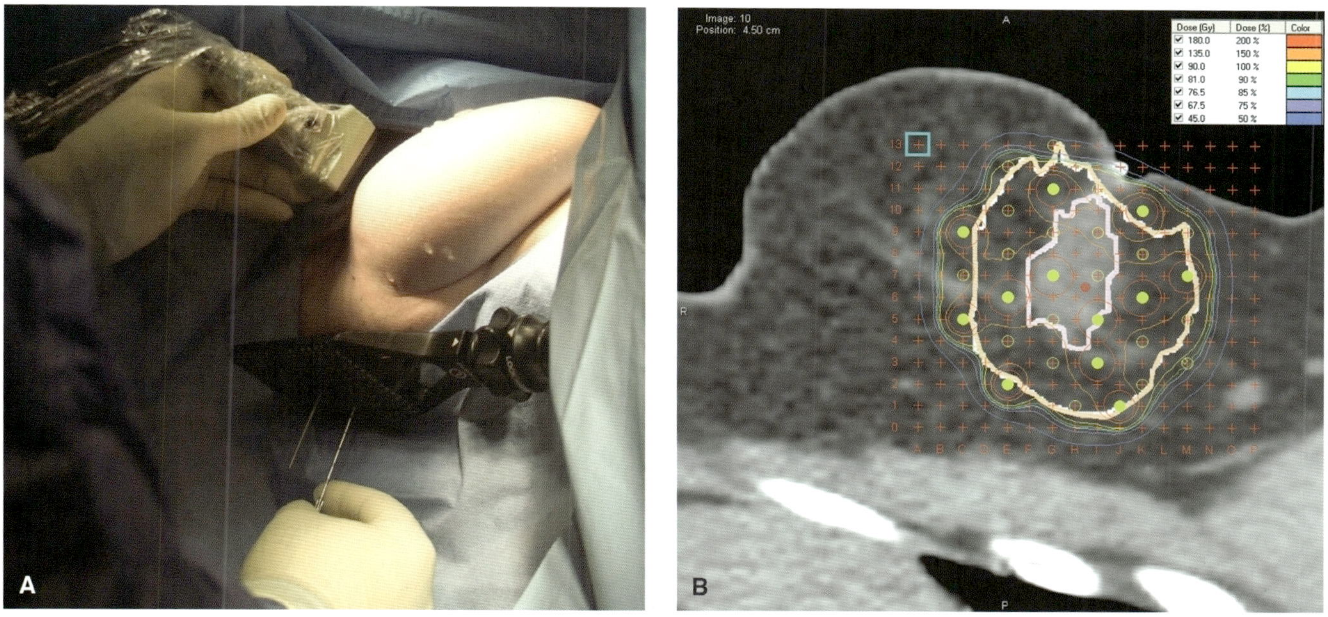

图 23.21　(A)在超声引导下使用碘-125 粒子显示部分乳房粒子植入的术中照片。(B)矢状位 CT 图像，以证明植入物的术后剂量测定。(Courtesy Dr Jean-Phillipe Pignol.)

植技术[206]。

肉瘤

在近代，肉瘤手术已经变得更加精细，从既往毁容和失能性手术向着多学科治疗发展，将手术和 EBRT 结合，某些肿瘤中还可以联合化疗[207,208]。第一次对软组织肉瘤(STS)采用 LDR 近距离放射治疗是 1963 年，使用了多种同位素，包括 ^{222}Ra 和 ^{192}Ir[209]。近距离放射治疗相比 EBRT 有几个优点：导管可以在初次切除时放置，可放置 5 天，使整个 STS 治疗在 10~14 天内完成。直视下放置可精确覆盖切除腔，可使缺氧更少，使放射治疗更有效。剂量传递的异质性使得肿瘤床剂量更高，同时使周围正常组织剂量最小，从而使毒性最小化。

美国近距离放射治疗学会发布了 STS 患者近距离放射治疗指南[210]。表 23.5 概述了 STS 近距离放射治疗的一般原则。

导管在手术时放置，使用单入口密封端导管(图 23.22)或双入口按钮端导管。导管用塑料按钮固定，其在 CT 或 MRI 扫描中不产生伪影。然后导管可以用于 LDR ^{192}Ir 后装线路或连接到 PDR 机器。网状植入物也可以采用类似的技术，例如在胸部 vLDR 部分[163]。典型的 LDR 剂量为 42~45Gy[211]，PDR 为 45~60Gy[212]，网状植入物在 5mm 处为 100~150Gy[163]。对于 LDR 或 PDR，典型的增加剂量为 15Gy，对于网状植入物是 50~70Gy。

Ⅱ期试验显示了 LDR 近距离放射治疗在 STS 术后的治疗效用[166,213]，因而进行了一项Ⅲ期随机试验[214]。

表 23.5　软组织肉瘤的后装治疗的建议（美国后装放疗协会指南）
在多学科环境中术前讨论患者
通过影像学检查，手术和病理结果确定 CTV
将导管放置在 CTV 的范围内，如有可能，用手术夹子划分 CTV
标识和划分正常结构，这些正常结构有并发症的风险，
覆盖带有血管良好的皮瓣的脆弱伤口
将微血管吻合远离放射靶区域
在导管上使用排水管作为垫片，增加伤口与种植体之间的距离
使用间隔物(如明胶海绵)增加导管与关键正常结构之间的距离
确保导管从距离伤口至少 1cm 处插入皮肤
导管以 1~1.5cm 的间隔平行排列
小心地固定导管，如有必要固定患者四肢
必要时使用 CT 扫描来确定 CTV 和有风险的器官
直到术后第 5 天再加载导管

CTV，临床靶区。
From refs. 210 and 211.

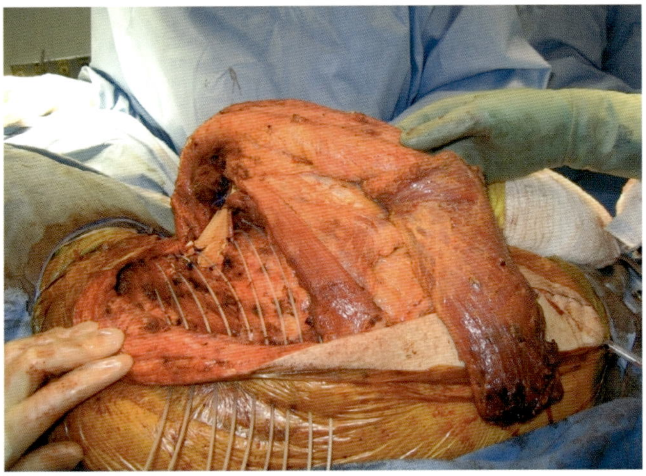

图 23.22 切除上背部肉瘤后，术中多导管组织间脉冲剂量率近距离放射治疗插植。

117 例患者在 R0 或 R1 切除后随机分为近距离放射治疗或无近距离放射治疗，根据多种因素经患者分层，包括尺寸和分级。所有患者的 5 年精确局部控制率为 82%对 69%（P=0.04），但是在亚组分析中，在低度恶性肿瘤患者中没有观察到效果。随着对高级别肿瘤的随访时间延长，局部控制率为 89%对 66%（P=0.0025），但在远处转移或总生存率方面均无明显差异。近距离放射治疗后，功能参数维持良好。作为提高疗效的辅助治疗（在手术中被证实肿瘤巨大，手术切除困难）或作为根治治疗，PDR 近距离放射治疗已经在成人和儿童中使用[212,215,216]。研究报道，LDR 具有可接受的毒性，与结果相对应，具有良好的局部控制率与美容效果。然而，一项回顾性研究显示，LDR 近距离放射治疗作为肢端肉瘤术前或术后 IMRT 治疗的辅助治疗，5 年的局部控制率在 IMRT 组优于近距离放射治疗（92%对 81%；P=0.04），但 IMRT 组有较高的不利因素的发生率（例如，直径>10cm 的肿瘤，接近或阳性手术切缘）。

表面施源器

近距离放射治疗表面施源器通过 LDR 或 PDR 治疗可用于多种浅表靶区。对于弯曲或不规则表面或较厚的病变，通常可使用丙烯酸或热塑性铸件定制模具（图 23.23）。近距离放射治疗导管可以直接铺设到模具上或与间隔物一起使用以确保导管均匀。经过计算机优化，表面施源器技术比常规电子技术的剂量分布更均匀[171]。PDR 具有剂量最优的特点，其使得单个导管在不同厚度的组织、不同的点达到应有的治疗深度。组织间植入也可以治疗合适的浅表靶区，使得在皮肤表面下具有更大的穿透剂量。

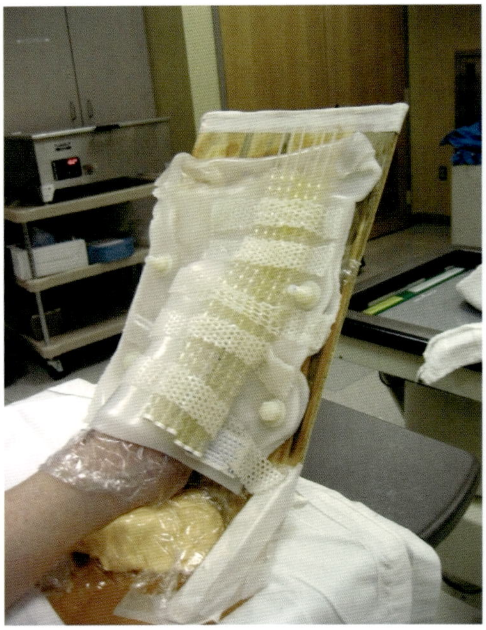

图 23.23 表面施源器用于在软组织肉瘤不完全切除后对足背进行近距离放射治疗。

表面施源器技术已经用于原发性肿瘤的根治和姑息治疗。Fraunholtz 等[218]采用了 ^{90}Sr 表面施源近距离放射治疗，剂量为 20Gy/4 次[218]治疗术后瘢痕，结果通过患者满意度调查表进行评估。61%的患者对治疗效果非常或基本满意，51%达到了美容效果。中位随访超过 5 年，44%的瘢痕瘤复发，胸骨病变复发显著增加（86%）（该部位由其他研究者报道，作为常见的区域瘢痕瘤复发部位[219,220]）。3 级皮肤毒性发生率在无复发组是 16%，复发组为 25%，虽然这些皮肤变化可能与后者复发不能区别。

表面施源器近距离放射治疗技术已经用于治疗接受过胸壁照射的局部复发乳腺癌患者。运用 LDR ^{192}Ir 植入柔韧的硅胶片，分为 2~3 次，以每月 1 次的间隔控制皮肤下方 2~4mm 的总剂量为 65Gy，Delanian 等[221]发现 11 例患者中，有 9 例肿瘤完全消退。2 例患者没有反应，死于近距离放射治疗 4、5 个月后的肺淋巴管炎。1 例患者发生皮肤坏死性溃疡，其在对症治疗 8 周后愈合。1 例患者死于呼吸衰竭，可能与累积肺毒性有关，必须将其视为治疗并发症。有些患者也接受了胸壁组织间插植治疗，这将增加到先前照射的组织和肺的剂量。

Harms 等[222]使用 PDR 近距离放射和柔性橡胶表面敷料模具，治疗 58 例局部复发的接受过乳房或胸壁 EBRT 治疗的乳腺癌患者。对皮肤表面的中位剂量控制在 40Gy/2 次，中位间隔时间为 31 天。近距离放射治疗的患者，有微小病灶者，1 年局部无复发生存率为 96%，有肉眼可见病灶者，1 年局部无复发生存率为 89%，二者 3 年无复发生存率分别为 75%和 71%。7%的患者发展为慢性溃疡，其中 2 例接受了手术治疗，而 50%的患者在治疗区域发生 3 级毛细血管扩张。在本研究中，皮肤毒性较高，但这可能是皮肤并发症报道增多的结果，因为 LDR 研究中，没有报道毛细血管扩张和纤维化的发生。

眼斑

眼科近距离放射治疗器可直接应用到眼睛，以获得可快速衰减的高剂量治疗（图 23.24）。放射剂量将传递到眼睛的结膜，最常用于结膜的恶性肿瘤，例如，鳞状细胞癌、黑色素瘤和淋巴瘤或预防手术切除后翼状肉复发。将 ^{125}I 粒子嵌入由硅橡胶或金制成的板中，然后缝合到巩膜上。^{90}Sr 和 ^{106}Ru 被制造为弯曲的施源器，^{90}Sr 作为固定直径（通常为 12mm）的施源器（图 23.25），^{106}Ru 有一系列的直径范围。眼睛用麻醉眼药水麻醉后安装施源器。将施源器浸泡在抗菌溶液中，然后用无菌盐水冲洗 2 次。无菌润滑剂涂抹到施源器的活性表面，以减轻角膜和巩膜的创伤。然后将施源器轻轻地安置在裸露的巩膜上，邻近角膜缘的区域上，由操作者在适当位置固定以短期应用，或缝合到巩膜使用更长的时间。避免增加不适当的压力，避免带来创伤和减少施源器与晶状体间的距离，用来限制正常组织的剂量。例如需要，两个治疗野可以重叠，例如要处理的区域超过活性表面覆盖区域，但这不可避免地增加急性和慢性后遗症风险。治疗后，患者佩戴眼罩 2 小时，直到局部麻醉消退。发生一定程度的结膜炎是常见的，如果较轻，可用抗生素滴眼液治疗。如果为中度至重度，应使用含类固醇的滴眼剂。长期后遗症并不常见，但其发生可能与高的剂量分数和总剂量有关。当剂量高达 52Gy 时，巩膜溃疡是最常见的并发症，一小部分会发生球睑粘连。手术创伤会影响这些后遗症的发生。再次治疗剂量>45Gy 时，少部分患者会发生辐射诱导的白内障。

眼黑素瘤合作研究小组在北美进行了两项随机试验，研究 ^{125}I 对脉络膜黑色素瘤的治疗。研究发现，^{125}I 近距离放射治疗与肿瘤 3~8mm 深度摘除治疗在生存率与毒性率方面没有差异[223,224]，因此支持 ^{125}I 的使用。研究中也对 ^{103}Pd 和 ^{131}Cs 粒子的使用进行了测定[225,226]。现代剂量学计划被用来研究应用最佳计划能否降低副作用[226-228]。

严格来讲，^{90}Sr HDR 近距离放射治疗（一种发射体）典型的剂量率为 100Gy/h，与之相比，^{125}I（γ 发射体）剂量率为 0.5~1Gy/h。因此，^{90}Sr 递送治疗剂量 2~3 小时，^{125}I 递送治疗超过 30~300 小时。组织中的百分深度剂量从 100%衰减至在 4mm 处为 4%，在 6.5mm 处为 1%，在 8 mm 处为 0.9%（分别相当于镜片的前表面、中线和镜片的后表面）。Van Ginderdeuren 等证实，使用 ^{90}Sr 施源器治疗巩膜黑素瘤，15 年肿瘤控制率是 90%，其中有一部分边缘复发，可能由于施源器尺寸小，巩膜剂量为 450~800Gy[229]。45%的患者视力保持良好，这通常依赖于肿瘤位置而不是剂量大小。^{106}Ru 眼板也能用于搭载 β 发射体，因为 ^{90}Sr 的眼板衰减要超过有用的剂量传送。需要使用热疗才能用 ^{90}Sr 获得类似的结果[230,231]。

翼状胬肉是覆盖角膜的结膜良性增殖，最常出现在具有高阳光暴露的区域。手术可以治疗刺激性症状、改善视力、美容，但复发率高。局部应用 ^{90}Sr 可将复发率降低至 0.5%[232]，剂量为 20~60Gy/6 次。采用分级治疗，巩膜并发症的发生率降低（4.5%对 1%）。然而，替代治疗如局部化疗和自体结膜移植正在取代眼板近距离放射疗法[233,234]。近距离放射治疗不应联合局部化疗，可出现巩膜融化的风险。

^{90}Sr 已经用于治疗湿性黄斑变性，即一种视网膜色素膜下的新血管形成引起的视觉损害性疾病。由于可能存在放射性视网膜病变副作用，包括近距离放射治疗在内的研究没有得到结论性的结果；因此，这种技术已经在很大程度上被血管内皮生长因子抑制剂的使用所取代[235]。然而，在特定案例中可以应用，特别是存在大面积病变时[236]。

肛门

肛门部鳞状细胞癌是一种罕见的癌症，通常同步放化疗是良好的括约肌保存治疗方法。局部复发最常见，因此已经研究了局部推量的治疗方法。EBRT 及优选的化疗方案对于治疗肿瘤是必要的，并且可以采用近距离放射治疗对更宽的淋巴结引流区进行推量[237]。组织间近距离放射治疗植入物通常由使用围绕肛门弯曲的塑性会阴模板的单平面导管植入物组成。导管放置可以通过使用高级成像技术例如三维腔内超声来优化[238,239]。Papillon 等[240]描述了在完成 EBRT 后 2 个月，在 221 例患者中使用 ^{192}Ir 递送 20~30Gy 的 LDR 加

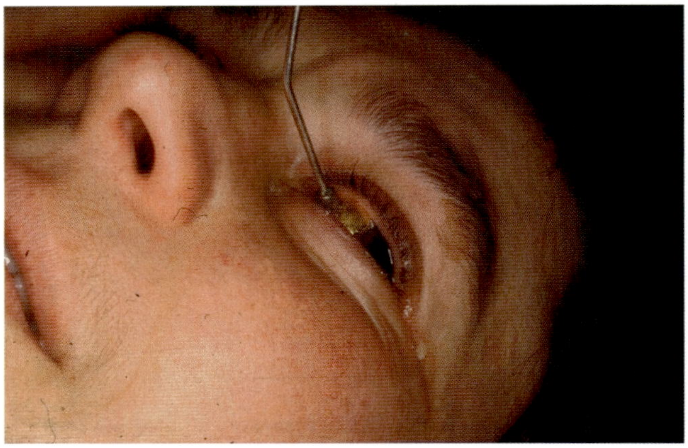

图 23.24 患者接受锶眼科应用。(Courtesy Dr Steve Whitaker.)

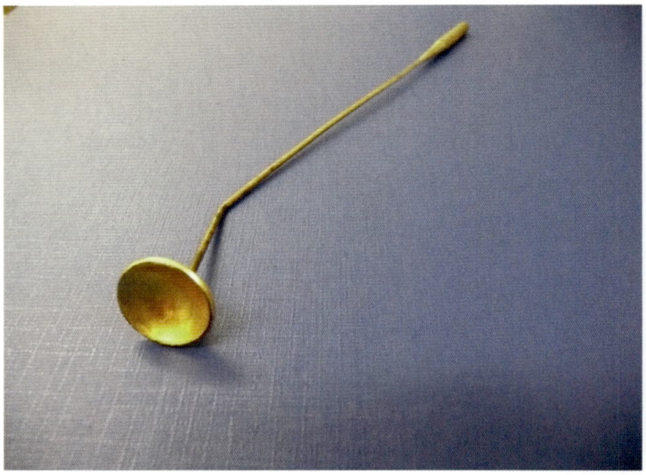

图 23.25 眼科施源器。

强。局部控制率与手术技术相当,90%没有复发迹象的患者保持无结肠造瘘。已经提出,当分解疗程时,如果治疗时间延长超过 80 天,则近距离放射治疗可以提供比 EBRT 更好的局部控制效果[241]。与 LDR 相比,PDR 技术具有类似的疾病控制率和副作用[242-244]。

中枢神经系统

尽管胶质母细胞瘤的初始治疗在过去十年中已经得到改善,但大多数胶质母细胞瘤都会复发,而且其中大多数在原始肿瘤腔的 2cm 内。因为大多数患者在初始诊断后已经接受了 60Gy 的处方剂量,所以再治疗技术可能受到限制,^{125}I 粒子可以用于递送适形剂量的再照射。在复发时,外科医生将进行可能的最大切除术,并以 0.5~1cm 的间隔在切除空腔中植入 ^{125}I 粒子。假定疾病残留的体积小且剂量快速衰减,可以进行局部高剂量推量。该方法似乎具有良好的耐受性,并且生存率优于没有接受近距离放射治疗的类似患者[245-247]。在初始放射治疗时使用 ^{125}I 粒子并对效果进行观测,但在随机试验中没有观察到明显差异[248,249]。因此,如果需要加量照射,该技术通常由立体定向放射外科手术代替,其不需要再次侵入性外科手术。

^{125}I 粒子放置在脊柱旁肿瘤的患者中表现出了低毒性率和良好的局部控制率[167,173]。该方式耐受性良好,尽管累积线剂量高达 167Gy,但并没有发现脊髓炎。

定制的 ^{90}Y 硬膜斑块已经应用于脊柱或椎旁肉瘤患者的手术中,以向硬膜施加高局部剂量,同时最小化传递到下面脊髓的剂量(图 23.26)。局部控制率是有希望的,并且没有来自近距离放射治疗的急性或晚期并发症[250]。

结论

LDR 近程放射治疗计划的剂量学已经从剂量的估算演变为精确的图像引导,以及计算机优化的剂量测定。精确掌握危及器官位置和靶区体积构象,并与 PDR 计算机化后装源剂量优化相结合,允许近距离放射治疗医师定制剂量递送至高度特异性的理想状态,并以极高的保真度递送。这可以对晚期毒性以及在具有高肿瘤负荷的区域中加量照射的可能性进行预测。

近距离放射治疗特别适合于子体积剂量推量,因为其能够在周围组织中递送具有快速剂量衰减的高度局部化剂量。这可以对 CTV 内子体积的剂量进行加量,而不会相应地增加对周围正常组织的剂量。随着

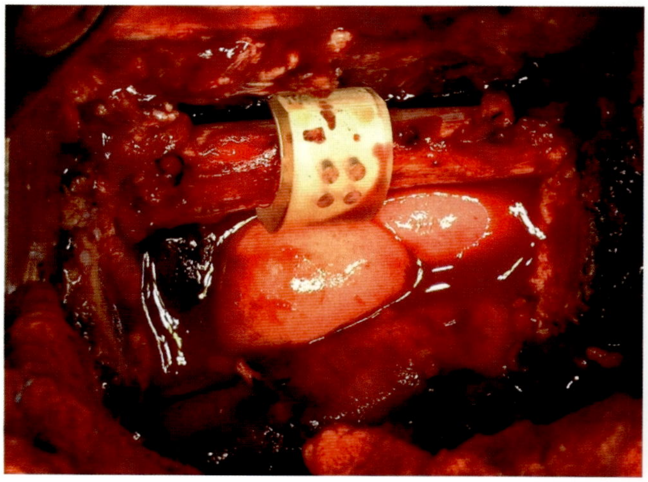

图 23.26 硬脑膜斑块利用磷-32 化学键合到柔性聚合物膜上。该薄膜厚 0.5mm,背面为 4.5mm 聚碳酸酯。治疗时的典型剂量率为 1.5~2.5Gy/min。

这些新技术的出现，重要的是，不断重新审查所接受的实践方法，以确保患者在未来接受具有最低并发症风险的最佳治疗方法。

剂量测定在现代近距离放射治疗实践中仍然至关重要。所建立的剂量测定系统的知识对于防止由于次优导管放置导致的晚期并发症是至关重要的，可以依靠计算机优化来克服这一点。现代成像技术可以提供关于目标体积和周围正常结构的三维信息。重要的是生成将该新知识与现有实践相结合的方法。

LDR 和 PDR 近距离放射治疗通常需要留置施源器或导管，其需要在近距离放射治疗过程中住院治疗。通常需要外科手术来放置近距离放射治疗粒子和施源器。还需要特殊技能和训练来进行近距离放射治疗，其中很多通常不是肿瘤学训练轮转的一部分。LDR 近距离放射治疗可能导致医务人员接受辐射照射，尽管远程后装和 PDR 技术使这种暴露得以最小化。这种局部高剂量的治疗可以导致对具有肿瘤扩散风险的邻近区域产生很少的剂量或不产生剂量，如果不仔细考虑病例选择，则存在边缘缺失和肿瘤复发的风险。

近距离放射治疗同样需要高的初始资金支出。需要足够数量的病例来保持近距离治疗师的技能和证明支出。美国放射学委员会正在进行近距离放射治疗中的重点实践识别试验计划，鼓励近距离放射治疗主要由医生进行，接受额外的培训和固定的同伴支持或审查。近距离放射治疗作为放射治疗方式的选择必须仔细考虑以患者为中心、以肿瘤为中心和以资源为中心等许多因素。

致谢

感谢 Rober Cormack 博士、Juanita Crook 博士、Melanie Curningham 夫人、George Dundas 博士、Jorger Hansen 先生、Mira Keyes 博士、Desmond O'Farrell 先生、Howard Pai 博士、Jean Phillipe Pignol 博士、Akila Viswanathan 博士和 Steve Whittakev 博士。

（李大鹏 译　邢力刚 校）

部分参考文献

本章全部参考文献请登录网站：http://www.tsttpc.com/download_list.html

3. International Commission on Radiation Units and Measurements. *Dose and volume specifications for reporting intracavitary therapy in gynecology* (report 38). Bethesda, MD: International Commission on Radiation Units and Measurements, 1985:1–23.
5. Swift PS, Purser P, Roberts LW, et al. Pulsed low dose rate brachytherapy for pelvic malignancies. *Int J Radiat Oncol Biol Phys* 1997;37:811–817.
11. Dale RG, Jones B. The clinical radiobiology of brachytherapy. *Br J Radiol* 1998;71:465–483.
13. Fowler JF, van Limbergen EFM. Biological effect of pulsed dose rate brachytherapy with stepping sources if short half-times of repair are present in tissues. *Int J Radiat Oncol Biol Phys* 1997;37(4):877–883.
37. Georg D, Kirisits C, Hillbrand M, et al. Image-guided radiotherapy for cervix cancer: high-tech external beam therapy versus high-tech brachytherapy. *Int J Radiat Oncol Biol Phys* 2008;71(4):1272–1278.
38. Polo A. Pulsed dose rate brachytherapy. *Clin Transl Oncol* 2008;10:324–333.
43. Green J, Kirwan J, Tierney J, et al. Concomitant chemotherapy and radiation therapy for cancer of the uterine cervix. *Cochrane Database Syst Rev* 2005;3:CD002225.
47. Haie-Meder C, Potter R, Van Limbergen E, et al. Recommendations from the gynaecological (GYN) GEC ESTRO working group: concepts and terms in 3D image based 3D treatment planning in cervix cancer brachytherapy with emphasis on MRI assessment of GTV and CTV. *Radiother Oncol* 2005;74:235–245.
48. Potter R, Haie-Meder C, Van Limbergen E, et al. Recommendations from gynaecological (GYN) GEC ESTRO working group (II): concepts and terms in 3D image-based treatment planning in cervix cancer brachytherapy-3D dose volume parameters and aspects of 3D image-based anatomy, radiation physics, radiobiology. *Radiother Oncol* 2006;78:67–77.
50. Lee LJ, Das IJ, Higgins SA, et al. American Brachytherapy Society consensus guidelines for locally advanced carcinoma of the cervix. Part III: low-dose-rate and pulsed-dose-rate brachytherapy. *Brachytherapy* 2012;11:53–57.
51. Benrath J, Kozek-Langenecker S, Hüpfl M, et al. Anaesthesia for brachytherapy—5½ yr of experience in 1622 procedures. *Br J Anaesth* 2006;96(2):195–200.
71. Potter R, Gerbaulet A, Haie-Meder C. Endometrial cancer. In: Gerbaulet A, et al., eds. *The GEC ESTRO handbook of brachytherapy*. Leuven, Belgium: ESTRO, 2002:365–402.
81. Kong A, Johnson N, Cornes P, et al. Adjuvant radiotherapy for stage I endometrial cancer. *Cochrane Database Syst Rev* 2007;2:CD00396.
93. Rosenthal SA, Bittner NH, Beyer DC, et al. American Society for Radiation Oncology (ASTRO) and American College of Radiology (ACR) practice guideline for the transperineal permanent brachytherapy of prostate cancer. *Int J Radiat Oncol Biol Phys* 2011;79(2):335–341.
94. Nag S, Beyer D, Friedland J, et al. American Brachytherapy Society (ABS) recommendations for transperineal permanent brachytherapy of prostate cancer. *Int J Radiat Oncol Biol Phys* 1999;44(4):789–799.
102. Nath R, Bice WS, Butler WM, et al. AAPM recommendations on dose prescription and reporting methods for permanent interstitial brachytherapy for prostate cancer: report of Task Group 137. *Med Phys* 2009;36(11):5310–5322.
111. Bice WS, Prestidge BR, Kurtzman SM, et al. Recommendations for permanent prostate brachytherapy with (131)Cs: a consensus report from the Cesium Advisory Group. *Brachytherapy* 2008;7(4):290–296.
114. Ash D, Flynn A, Battermann J, et al. ESTRO/EAU/EORTC recommendations on permanent seed implantation for localized prostate cancer. *Radiother Oncol* 2000;57(3):315–321.
141. Crook J, Jezioranski J, Cygler JE. Penile brachytherapy: technical aspects and postimplant issues. *Brachytherapy* 2010;9(2):151–158.
152. Mazeron JJ, Gerbaulet A, Simon JM, et al. How to optimize therapeutic ratio in brachytherapy of head and neck squamous cell carcinoma? *Acta Oncol* 1998;37(6):583–591.
156. Han P, Hu KS, Shankar RA, et al. Head and neck brachytherapy. In: Devlin PM, ed. *Brachytherapy: applications and techniques*. Philadelphia: Lippincott Williams & Wilkins, 2007:49–92.
180. Stewart AJ, Mutyala S, Holloway CL, et al. Intra-operative seed placement for thoracic malignancy—a review of technique, indications and published literature. *Brachytherapy* 2009;8(3):63–69.
210. Nag S, Janjan N, Petersen I, et al. The American Brachytherapy Society recommendations for brachytherapy of soft tissue sarcomas. *Int J Radiat Oncol Biol Phys* 2001;49(4):1033–1043.
223. Collaborative Ocular Melanoma Study Group. The COMS randomized trial of iodine 125 brachytherapy for choroidal melanoma: V. Twelve-year mortality rates and prognostic factors: COMS report No. 28. *Arch Ophthalmol* 2006;124(12):1684–1693.

第 24 章
高剂量率近距离放射治疗物理学和剂量学

Bruce Thomadsen, Rupak Das

高剂量率近距离放射治疗的特性

镭发现后不久,常规近距离治疗得到了发展。放置在针形或导管中有限数量的镭,被用于植入靶区内实施治疗。这种治疗方式即使同时使用多个放射源,仍需 1 天至 1 周的时间才能达到所需的剂量。大部分新的可用的放射线核素与镭源的强度相配,便于应用数十年镭治疗所获得的经验。这种常规治疗模式称为低剂量率(LDR)近距离治疗(详细讨论见第 22 章)。

约从 1962 年开始, 一种新的近距离治疗方式得到发展,在钢丝末端镶有较高强度的小型放射源(早期通常为 ^{60}Co,一般为 3 个),治疗时移动放射源至需要治疗的部位,在相对短的时间内(<1 小时)实施照射,这种快速的治疗被称为高剂量率(HDR)近距离治疗。早期的机器主要是移动放射源穿过治疗导管,此方法是下述的 80 年代早期现代治疗机出现前的常用方法,治疗时间较短,可用于门诊治疗。治疗通常采用几天或几周内分次实施。

现代 HDR 治疗机以步进方式移动单个放射源穿过治疗区域,放射源的位置(驻留位置),持续时间(驻留时间)由优化程序决定。

优点及缺点

HDR 近距离治疗相比于 LDR 的优点包括:

1. **优化**。步进源设计允许对放射源位置进行细调。在多数治疗中,驻留时间由逆向计划决定,即指定不同位置所需的剂量,并使用某些算法计算最适合剂量要求的驻留时间。由于可以提供的驻留时间范围很广,放射源在每个可能的位置驻留多长时间的具体情况,可按每个患者的几何学和具体需要进行精细的定制,这个过程构成优化。虽然优化对于 LDR 的应用也是可能且经常的, 但它更自然地成为 HDR 近距离治疗计划程序的一部分。

2. **固定和稳定性**。HDR 治疗相对较短的时间,为腔内治疗中施源器提供了更好的稳定性,因此靶区剂量适形可获得更高的精度。除了减少施源器的运动,施源器和患者都能在治疗过程中被固定于治疗床上,这种固定对于 LDR 近距离治疗是不可能的, 因为患者无法忍受长时间的固定。组织间插植病例可能会也可能不会显示更好的稳定性。即使固定针的模板被缝在患者身上,在前列腺植入源还在患者体内时,针就经常向外滑脱。对这种患者,在每次治疗前需要调整针的位置,在治疗过程中只有很小的移动。使用 LDR 近距离治疗进行相同治疗会导致针在又长又慢的治疗中移动。另一方面,使用纽扣固定导管两端的头颈植入源,在从插入到取出的整个过程中运动很小。这种病例使用 HDR 近距离治疗也无法改善稳定性。

3. **正常组织的剂量减少**。再次强调,HDR 腔内治疗的时间短,使其相对于 LDR 治疗,可更大范围地避开正常组织结构,这对妇科和腔内病例有作用。但对管腔内的应用(如食管内或支气管内的治疗)没有作用。多数组织间病例不能利用这项特性,因为针或导管被固定在组织中,多数头部的病例除外,舌通常可以从治疗部位移开。

4. **门诊患者治疗**。多数 HDR 患者是作为门诊患者接受治疗,除非患者体内留有治疗针,如分次照射的前列腺或妇科植入治疗。患者携带塑料导管(即体外没有针尖刺入)多数在分次治疗间,可离开医院。所有的腔内治疗都是门诊患者, 门诊治疗相对于 LDR 近距离住院治疗的优点是:

- 患者的舒适性。LDR 治疗中患者被限制在一个房间中,经常感到压抑,会发生综合幽闭恐惧症影响。从放射安全角度考虑,护理人员与患者接触时间有限

(通常非常短促),使患者感觉像一个被放逐者。

●患者的健康。许多 LDR 近距离治疗时需要患者卧床,增加了血栓或褥疮的可能性,虽然空气垫大大减少了血栓的可能性,但固定的肌肉疼痛会引起不适。许多无法忍受 LDR 治疗的患者可接受 HDR 技术的治疗。

●经济性。住院费用远超过门诊治疗,与住院治疗的费用相比,HDR 遥控后装治疗机装备的费用远超过 LDR,但 HDR 的费用很快会被适度的治疗患者量补偿,而住院治疗的费用对每个患者是不变的。

5.**尺寸小减轻不适**。由于密封的 HDR 源直径只有 1mm 或更小,与标准 LDR 7mm 的直径比较,妇科宫腔管只需 3mm 直径。而 LDR 治疗需用扩张器,而子宫颈癌治疗中的很多疼痛和不适都来自于扩张过程,消除了这一步就消除了很多疼痛。其结果是 HDR 内管的插入只需使用轻微的镇静,而 LDR 的同样过程通常需要全身麻醉。

6.**消除延迟**。当执行计划失败或当计划需要改变时,HDR 治疗仍能在很小延迟下进行其后的定位。LDR 治疗或许需要订购新源以适应新的情况,治疗就需要延迟等待实施。HDR 模型可以消除多源过程中额外的改变。

7.**术中操作**。HDR 近距离治疗在有合适屏蔽的手术室中支持术中治疗,由于其剂量实施时间短,外科医生只需增加很少的时间就能够放置施源器,对手术患者进行治疗。

8.**放射安全**。HDR 近距离治疗消除了对工作人员的射线照射。

另外,HDR 近距离治疗也有以下缺点:

1.**放射生物学**。与低剂量率近距离治疗相比,HDR 的治疗比较低,即同样剂量造成的肿瘤细胞损伤数与正常组织细胞损伤数之比,每单位剂量两种细胞的损伤随剂量率增加,但正常组织细胞增加较快。正如外照射放射治疗,也是高剂量率照射,缓和这种效应的方法就是分次治疗。虽然 LDR 治疗通常采用一次或两次,但多数 HDR 方案采用 3 次或多次。下一章将对放射生物进行更详细的讨论。

2.**错误损伤**。与 LDR 治疗相比,操作复杂性的增加和治疗时间的压缩增加了治疗中的误差概率。

3.**源收回失败可导致患者和操作人员接受非常高照射剂量的可能性**。HDR 源在患者体内 1cm 处剂量率为 7.4Gy/min,如果源停止移动或与驱动钢丝脱离,会在短时间内造成严重损伤。

4.**资源**。HDR 治疗比 LDR 治疗需要更多资源:

●工作人员。由于许多 HDR 治疗从治疗装置放置到治疗实施的时间很快,所有治疗相关人员须同时在场或很快离开,这意味着必须拥有 HDR 近距离治疗所需的足够的工作人员。

●经济性。HDR 后装治疗机需要较大初始投资(编写本书时为 500 000~1000 000 美元),不包括治疗室防护和所有治疗施源器及辅助材料的费用(1 美元≈6.9 元)。

放射生物剂量学

由于 HDR 治疗的放射生物学缺点,在计划治疗的时间过程时应非常小心。这种计划的重要工具是生物响应线性二次模型。

线性二次模型

辐射生物响应模型的基础,从近似值到细胞生存曲线,如图 24.1 所示。

过去有几种模型被用来描述曲线的形状,每种都给出了对放射与被照射生物的相互作用的不同理解。研究放射治疗分次法的比较有用的方法之一是线性二次(LQ)模型[1-3],这个模型约等于细胞存活 S,即

$$S = e^{-\alpha D - \beta D^2} \tag{1}$$

与其他模型一样,这个方程在特定范围内与曲线配合得很好。它在生物学基础也有某些帮助。但这个模型不能被看作是复杂生物现象的真实完整描述和说明。

显示的曲线适用于以给定剂量率在短时间内对细胞的单次照射,如图所示,剂量率的影响明显改变细胞的存活率,这个讨论只需考虑方程式 1 中的两组指数。概念上第一个指数 αD 对应于单个带电粒子轨迹打断 DNA 分子双链(如一个鸟嘌呤和一个胞嘧啶),即双链断裂时细胞的损伤。杀死细胞需要双链断裂。存活部分只依赖于剂量,有效剂量不依赖于剂量率。第二个指数 βD^2 表示一个带电粒子轨迹打断 DNA 环的一侧,如鸟嘌呤,而另一个不同的轨迹打断另一侧(胞嘧啶)所造成的伤害。第一侧打断被称为单链断裂,DNA 会尝试修复。由于对侧有剩余的胞嘧啶,只需在被损坏处填上一个鸟嘌呤即可。细胞核含有很多自由的鸟嘌呤分子,其中一个会被吸引并修复伤口。这种修复以 T_{bio} 的一半时间发生,其相对应的修复率为:

$$\mu = 0.693/T_{bio} \tag{2}$$

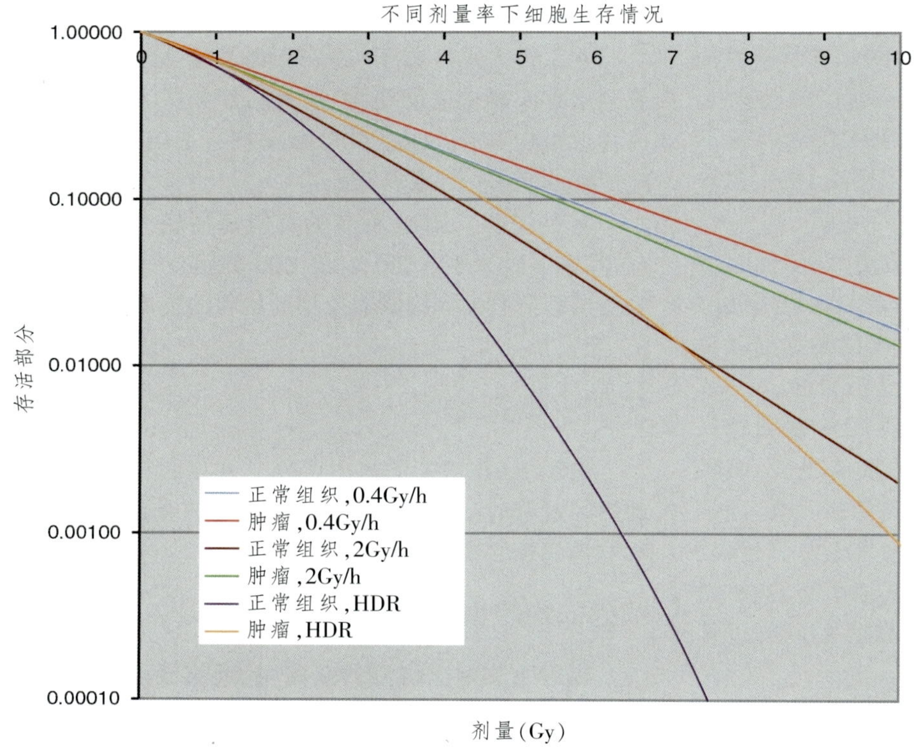

图 24.1 针对3种剂量率，横坐标为剂量，纵坐标为存活部分的典型细胞存活曲线。图中曲线使用正常组织3Gy，肿瘤10Gy的 α/β 比值，对两种组织使用0.35/Gy的 α 与1.5/h的 μ。

因为修复需要部分时间，所以存在一个时间段，在其中发生第二次断裂才能除去整个DNA，如果第二次打击在第一次修复后发生，仍只能造成单链断裂，还需再次打击对侧才能造成双链断裂。因为以这种方式造成双链断裂需要两次单独打击，所以可能性为 D^2。由于第二次打击必须在第一次修复前发生，双链断裂的发生率依赖于剂量率。通常1.5小时被作为 T_{bio} 值用于计算，但多数组织可能具有更复杂的修复模式和20分钟至2.2小时的时间。

存活部分也依赖于 α 和 β 的值。这些参数是被照射组织的特性和引起的组织损害类型。实际值通常不为所知，在多数已被报道的组织间变化很大。但一般而言，α 的值对多数组织趋向于非常小(偏差以内)，多数变化在 β 中。虽然两个参数确定值的变化较大，但 α/β 比值变化较小，其值多数可在文献中查到。对于大部分来说，晚反应组织此比趋向于2~3，早反应组织为5~20，一般而言，显示出较少有丝分裂活性的组织表现为较低的值。多数肿瘤表现与早反应组织相似，但值的范围更宽，前列腺癌例外，其 α/β 比值为1.5~2。

图24.1显示对于给定剂量，存活率随剂量率增长而下降，这种效应对低 α/β 比值组织更显著。因此，如上所述，与低剂量率近距离治疗相比，高剂量率近距离治疗中的正常组织具有一个缺点。分次实施剂量是克服缺点的常用办法。图21.6所示为分次实施剂量的生存曲线。实施中的停顿允许那些单链断裂但还没有被第二次击中而转变为双链断裂的进行修复，因此，在每个分次的开始，曲线由于第一次单链断裂开始累积而显示出一个新的肩部，分次治疗不影响 α 值。分次治疗在外照射放射治疗中已有很长历史，其也为高剂量率照射。对修复机制的理解使我们考虑什么剂量率可被定义为“高”：当照射持续时间远小于 T_{bio} 或大约30分钟。

存活率不直接依赖于剂量；全部指数构成了自变量。由于 α 趋向于常量，常被免除，剩下被称为生物有效剂量(BED)或相等的有效照射剂量(ERD)，即：

$$\mathrm{BED} = D + \frac{D^2}{\left(\frac{\alpha}{\beta}\right)} = D\left[1 + \frac{D}{\left(\frac{\alpha}{\beta}\right)}\right] \quad (3)$$

对于分次的高剂量率照射，每个新的分次开始的曲线越过在前一分次结束时剩下的存活率水平(没有增殖)，方程式变为：

$$\mathrm{BED_{HDR}} = n\left[d\left(1 + \frac{d}{\left(\frac{\alpha}{\beta}\right)}\right)\right] = nd\left(1 + \frac{d}{\left(\frac{\alpha}{\beta}\right)}\right) \quad (4)$$

其中 n 等于分次数，d 等于分次剂量。

LDR环境变得更加复杂，因为修复在照射期间发

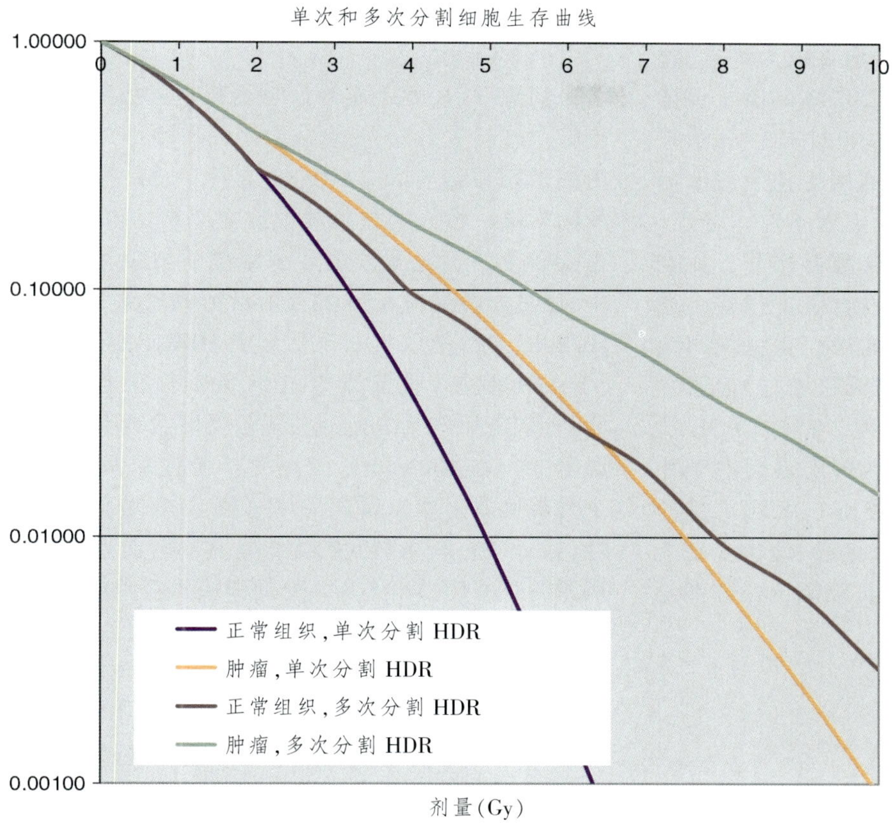

图 24.2 分割对生存曲线的影响。该曲线的正常组织 3Gy，肿瘤 10Gy 的 α/β 比值，对两种组织使用 0.35/Gy 的 α 与 1.5/h 的 μ。

生，减少了效力。在此例中，BED 变为：

$$BED_{LDR} = D\left(1 + \frac{2R}{\left(\frac{\alpha}{\beta}\right)\mu} \cdot \frac{1 - e^{-\mu T}}{\mu T}\right) \tag{5}$$

其中 T 等于治疗持续时间，R 等于剂量率。由于 BED 依赖于使用的 α/β 比值，规定使用以 Gy 为单位的 BED 带 α/β 下标，例如 α/β 比值为 3 的晚反应组织 BED 可被表示为 BED=$10Gy_3$。

实际上，两种形式的方程都包含一个在方程中没显示的量：

$$\frac{0.693T}{\alpha T_{pot}} \tag{6}$$

为补偿整个治疗过程中的细胞再增殖。T_{pot} 表示可能的细胞倍增时间，由于 α 和 T_{pot} 值的较大不确定性，多数应用忽略了这个量，在治疗总时间近似相等的情况下比较低剂量率和高剂量率应用的 BED 时，这种忽略可能不会造成明显的信息损失。

低剂量率近距离治疗到高剂量率近距离治疗的转变

通常当开始 HDR 近距离治疗程序前，问题由治疗的类型转变为使用分次数和每次多少剂量。分次数越大治疗效果越好，即肿瘤细胞损伤与正常组织细胞损伤之比。这个比例由每个新的分次改善，但增加的量随每个增加的分次减少，例如，第 4~5 个分次可改善治疗比 4%，增加的第 6 个分次只增加 3.5%的治疗比。每个增加的分次所需的代价为部分源(设计那些人的专用时间)和患者的不便(和可能的不适)，因此，分次数的选择变成一种妥协。如果施源器插入操作复杂，多数治疗方案采用 5~6 个分次，如果施源器能被留在患者体内且治疗简单则采用 8~12 个分次。小体积应用，如阴道断端或多数支气管内治疗，可能只需要 3~4 个分次。确定分次数后，接下来是决定分次剂量，一种利用 LDR 经验的方法是设两个形式的 BED 相等，解出分次剂量：

$$BED_{HDR} = BED_{LDR} \tag{7a}$$

$$nd\left[1 + \frac{d}{\left(\frac{\alpha}{\beta}\right)}\right] = D_{LDR}\left\{1 + \left[\frac{2R}{\left(\frac{\alpha}{\beta}\right)\mu}\right] \bullet \left[\frac{1 - e^{-\mu T}}{\mu T}\right]\right\} \tag{7b}$$

$$d = \frac{-\left(\frac{\alpha}{\beta}\right) + \sqrt{\left(\frac{\alpha}{\beta}\right)^2 + \left(\frac{4D_{LDR}}{n}\right)\left(\frac{\alpha}{\beta}\right)\left[1 + \frac{2R}{\left(\frac{\alpha}{\beta}\right)}\left(\frac{1 - e^{-\mu T}}{\mu^2 T}\right)\right]}}{2} \tag{7c}$$

分次剂量的绝对值依赖于 α/β 比值，因此需要另外决定。从 LDR 经验得到 d,正常组织毒性可被保持不变,采用 α/β 比值为 3,或肿瘤治愈将成为终点,建议 α/β 比值为 10(或治疗中特定类型肿瘤的值)。保持晚期并发症不变将导致肿瘤的 BED 相对于 LDR 治疗中使用的小很多,而尝试达到同样的肿瘤控制概率使正常组织 BED 值远高于 LDR 方案。对于腔内治疗,在治疗过程中正常组织经常被从施源器移开,如在宫腔管和卵圆体治疗中使用阴道内直肠扩张器。这将得到一个基于同等肿瘤控制的剂量。在组织间应用中,被植入的正常组织间的距离无法增加,但通常可通过 HDR 系统提供的优化来改善,与常规 LDR 植入相比可明显减少其中的高剂量,再次得到基于肿瘤控制的剂量。HDR 治疗很少造成比 LDR 更严重的正常组织毒性,一般来说,最大有效剂量,即包含一个以上导管或针迹的最高等剂量平面,应低于处方剂量的 150%。

高剂量率装置

遥控后装治疗机

遥控后装治疗机(RAL)是计算机控制,驱动放射源从屏蔽罐传送到患者体内,治疗结束或中断,放射源被拉回到屏蔽罐中。治疗机可通过几种方法驱动放射源。步进源的遥控后装治疗机是一种特殊设计的治疗机,包括一个钢丝末端的放射源,可在治疗区域放置的施源器中移动。治疗机可处理患者体内多个针或导管的植入。要使均匀照射剂量覆盖靶区,通常需要多个导管。每个导管或施源器与 RAL 通过管道相连。计算机驱动钢丝使放射源通过给定的管道从储源罐移动到已编程的驻留位置,停留特定的驻留时间,在每个施源器里都有很多驻留位置。治疗完给定导管(管道)的所有位置后,放射源被收回储源罐,然后再移入下个管道。每个管道内的驻留位置和驻留时间是分别控制的,因此可以非常灵活地实施治疗。目前所有可用的 HDR RAL 都采用步进源设计。市场上有 3 种 HDR RAL:MicroSelectron(Nucletron,荷兰,维尼达尔),Gamma-Med 和 VariSource(都来自 Varian Medical Systems,加利福尼亚州,帕罗奥图)。图 24.3 所示为两台治疗机。虽然它们的细节不同,但所有可用的 HDR RAL 都是由同样的主要部分构成(图 21.2):(a)储源罐,(b)放射源,(c)源驱动机构,(d)分度器,(e)传送管,(f)治疗控制台和(g)治疗控制面板。

放射源

实施 HDR 近距离治疗需要很强的放射源,在治疗针中移动放射源,要求放射源的尺寸小。HDR RAL 中的放射源通常长 3~10mm,直径<1mm,被固定于钢丝的末端。核通的放射源被放在不锈钢包壳中,并焊在钢丝上;而瓦里安的放射源被放在钢丝上钻的孔中,通过焊接封口。图 24.5 所示为放射源。几乎所有 HDR RAL 都使用 ^{192}Ir,虽然早期 HDR RAL 使用 ^{60}Co。^{192}Ir 发出多束不同能量的光子,大部分在 110~704keV 间,有效能量约为 380keV,新源强度接近 0.37TBq(10 居里,约 $44mGy \cdot m^2/h$)。^{192}Ir 的半衰期为 74 天,应每 3 个月替换放射源以保证治疗遵循 HDR 放射生物学特性(见下述)。应用 ^{60}Co 的优势是其半衰期为 5.3 年,将换源的时间延长至 5 年。受过训练的医用物理学家每次装源后要使用井形电离室校准放射源。如下所讨论。校准结果应与厂商提供的结果进行比较验证。

最近使用 ^{169}Yb 源的后装治疗机已上市。这种源的优点在于其发出的能量较低,主要为 63keV (44%)和 198keV(36%)。较低能量意味着与 ^{192}Ir 相比,能在更小范围内屏蔽以保护正常组织,如宫腔内管。

施源器

不同治疗部位的一组施源器由各厂商提供。每个厂商设计可用于特定机型的传送导管和 HDR RAL 的施源器。施源器用于临床前,需进行测试以验证施源器的功能,还应与模拟源拍片以验证厂商规格的一致性。每个施源器的长度、施源器驻留位置的定位,是日常质量保证(QA)程序的一部分,以确保放射治疗计划的安全和精确实施。图 24.6 所示为 HDR 和 LDR 治疗宫颈癌的比较,HDR 施源器的直径较小,治疗中患者较为舒适。这是由于高剂量率铱源小于低剂量率铯源,高剂量率施源器半径更小。

脉冲近距离治疗

脉冲近距离治疗 [也被称为脉冲高剂量率近距离治疗,或不完全恰当但最常用的脉冲剂量率(PDR)近距离治疗],尝试在保持优化剂量分布的能力和消除对工作人员的照射的同时,降低 HDR 近距离治疗的放射生物学不足。脉冲近距离治疗机除了放射源更短和活度只有 1/10 外,其他与 HDR 机相同。治疗也与 HDR 治疗遵循相同模板,但患者须在医院,不再分为 10 次,而是放射源每小时治疗 1 次。每小时的治疗脉冲只持续几分钟,但全部持续时间需要 1~2 天。因此,在生物学上,因为每个分次都是在未致死细胞损伤的修复完成前进行的,组织经历的照射几乎是连续的,与 LDR 近距离治疗相仿。

虽然这种方法结合了 LDR 治疗的生物学优点和 HDR 近距离治疗的最优化优点,但它也存在这两种技术的很多不足,包括:①住院治疗;②施源器稳定性的不足;③机械故障的可能性。由于放射源每天 24 小时治疗患者,每次治疗包括 3 个以上导管,源传输的次数变得非常大,是普通 HDR 方案的许多倍。如此频繁的放射源使用,增加了治疗中源故障的可能性。一旦放射源在传输过程中卡住,患者会接受非常大的剂量。与 HDR 操作不同,操作人员不必坐在控制面板前准备收回被卡住的放射源。将放射源的活度限制在普通 HDR 放射源的 1/10,为在卡源对患者造成严重损伤前争取了 10 倍的响应时间。活度低的另一原因是随着治疗被分成如此多的分次数,对于使用强源的治疗机来说驻留时间变得太短而无法控制。总而言之,脉冲近距离治疗为改善近距离治疗提供了机会,但仍有不足。有关内容在第 23 章中有详细介绍。

手术

工作人员职责

AAPM 的 TG59 报告讨论了高剂量率近距离治疗团队人员的作用[4]。大部分职责遵循任何近距离治疗的标准规程,医生插入治疗器械并开出治疗处方;护士监控患者情况;治疗师或放射技师拍摄定位像;物理师确保放射源的正确校准。下面讨论的不同单位会有差异,但需澄清以使所有相关人员理解职责的分配。

每日质量保证

治疗日开始时治疗机的测试通常由医学物理师负责,但在部分机构中,治疗师或剂量师负责实际的测试,而物理师在初次治疗前检查测试的结果。

治疗计划计算

TG59 报告讨论了将患者数据输入剂量计算机并生成治疗参数(驻留位置和驻留时间)的选项[4]。报告中提到的一种模式是由剂量师运行程序,物理师监视输入,在他们出错时进行改正。研究表明,这样的管理对预防错误可提供保护[5]。物理师或剂量师都可实行治疗计划设计。

治疗计划的质量保证

无论谁来进行治疗计划的设计,物理师都应检查计划的适当性和正确性,检查计划的物理师不应是设计计划的人,如果团队内只有一名物理师,应由剂量师进行。

治疗实施

治疗过程中由谁负责操作面板需考虑几个因素,在美国某些州,规程规定只有治疗师可以实施治疗和操作治疗机,多数州和美国原子能规程委员会的规程在此问题上没有表述。在本文写作时,规程大多一致要求物理师在治疗时参加,结果是很多团队的物理师负责在治疗中操作治疗机,一个重要的考虑是在治疗过程中控制区至少有一名工作人员,一旦源被卡在患者体内,工作人员应进入治疗室采取适当的行动。

正常操作

当后装治疗机接受从治疗控制面板发来的指令开始治疗时,钢丝带着源从储源罐经 S 管进入分度器的第一通道,然后沿传输导管所限定的路径到达施源器中第一个驻留位置,源在此位置按预定时间驻留,驻留结束后源到达下一个驻留位置(图 24.4)。部分治疗机在出源时(MicroSelectron 和 Gamma-Med),首先停在最接近后装治疗机的驻留位置,而其他治疗机(VariSource)则首先停在最远端驻留(施源器的顶端)位置,然后步进直至源回到储源罐中。向外驱动步进消除了传动机构松弛对源位置精度影响的担忧,向回步进的治疗机在源位置校准中包含松弛校正。第一通道治疗结束后,源被收回储源罐后再被送入第二通道,在其后的所有治疗通道重复此过程。通过光编码器或其他装置比较步进电机旋转的角度,或发送给驱动马达的放出或收回钢丝长度的脉冲数来验证源按程序运动的情况。这个系统具备通过钢丝移动中摩擦力的增加探测导管闭塞或压缩的能力。在某种故障条件下,如步进电机回收源失败,一个高转矩直流紧急马达将收回源。

源出入储源罐的确认由一对光敏探测器和红外光源通过钢丝末端阻塞光路来探测。所有目前市场上销售的后装治疗机都装备了检测钢丝或"模拟源"。检测钢丝是带源钢丝的精确复制品,只是没有放射性。

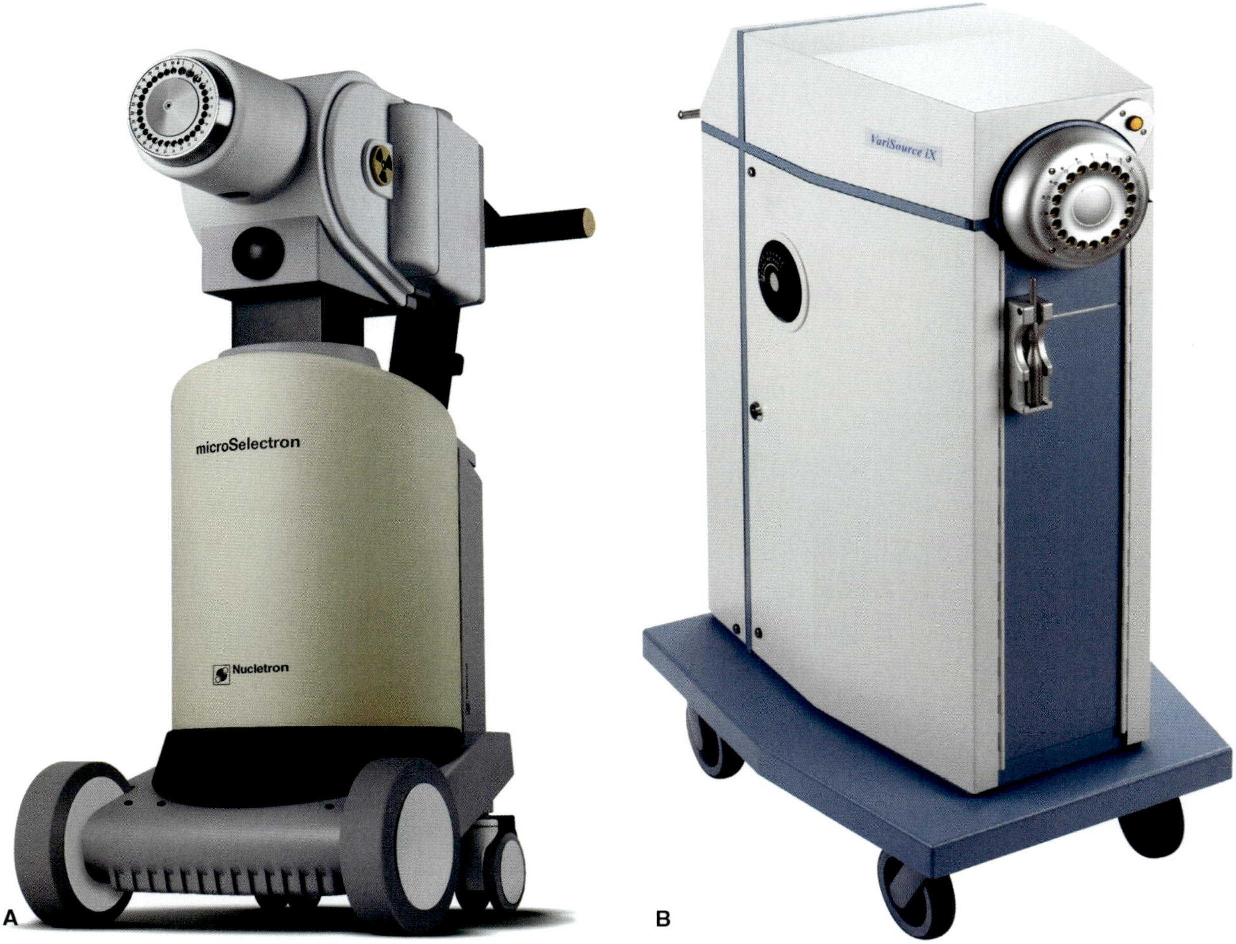

图 24.3 (A) 核通 MicroSelectron。(B) 瓦里安 VariSource。(A, courtesy of Nucletron, an Elekta Company, B, courtesy of Varian Medical Systems.)

在放射源被输出前,检测钢丝先被输出以检测导管系统的完整性,当模拟源检测没问题后,放射源被输出进行治疗。

紧急状况操作

由于 HDR RAL 是包含很高活度放射源的复杂装置,短时间内会造成严重事故,因此需要很多安全装置和操作连锁以避免错误的放射源运动,或出现系统故障时便于操作人员快速响应。

门连锁

连锁开关防止门开启时治疗启动,开门会中断治

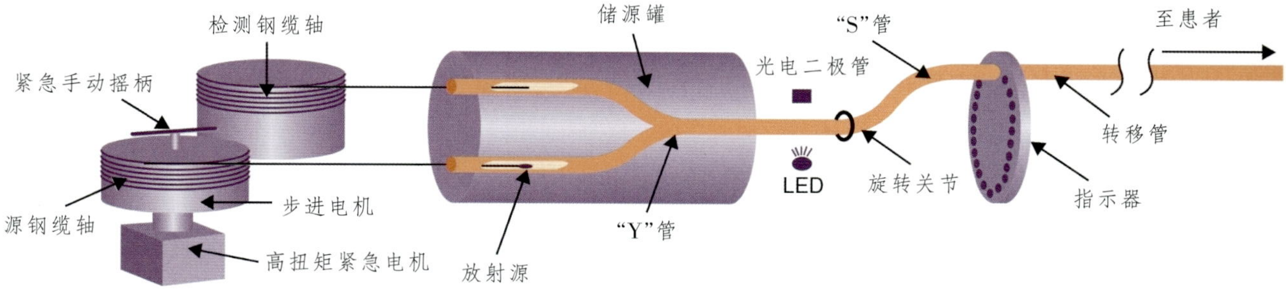

图 24.4 高剂量率近距离治疗遥控后装治疗机的组成。(Figure by Adam Uselmann after the draft by Liyong Lin.)

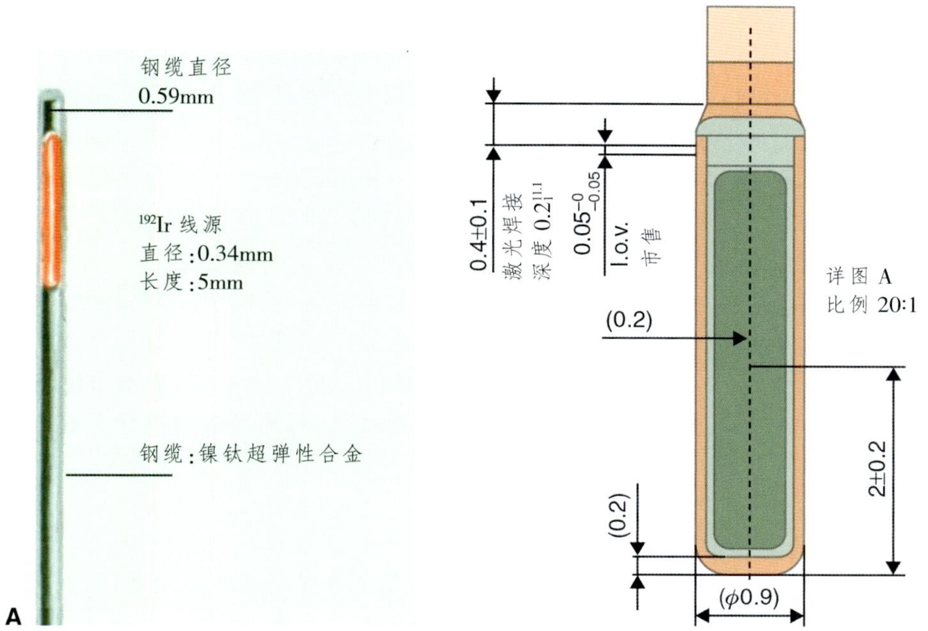

图 24.5　2 个高剂量率近距离放射治疗源的示意图：可变源(A)和微电子(B)。(A, courtesy of Varian Medical Systems, Palo Alto, CA; all rights reserved; B, courtesy of nucletron, and Elekta Company, Veenendaal, Netherlands.)

疗的进程。这个安全装置在有人员不经操作人员知晓情况下进入治疗室时，保护医学工作人员不被照射。如果门在治疗过程中意外开启,治疗会被中断,源会回到储源罐中。关上门并按下控制面板上的开始或继续键可在治疗被中断的同一点继续进行治疗。

紧急开关

在方便的位置设有很多紧急停止开关,一旦出现情况很容易接触到。其中一个在控制面板上供 HDR 操作人员使用,另一个位于遥控后装治疗机治疗头顶端,厂商还应在治疗室墙上安装两个以上。如果治疗室内除患者外的某人启动了治疗,他可按下紧急停止按钮以停止治疗并收回源。

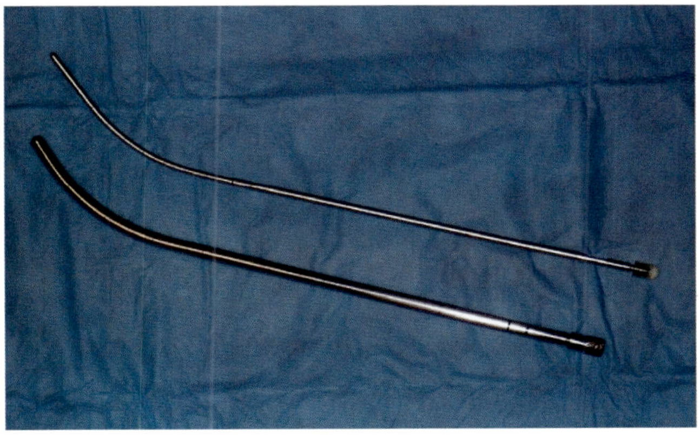

图 24.6　HDR(上)和 LDR(下)宫腔内管。

紧急状况曲柄

源正常收回故障和紧急马达故障时，所有 HDR RAL 都可使用紧急状况曲柄收回源钢丝，曲柄需要操作人员在源未被屏蔽的状况下进入治疗室才能使用。

紧急情况服务工具

如果在结束或中止后放射源回收失败,按下紧急开关或用手转动步进电机,首先要做的是将放射源移出患者。由于源在患者体内,很短时间就能造成严重损伤,但在较远距离外操作的工作人员不太可能会接收到超过规程中的剂量限制,不会引起健康问题。一旦源从患者体内取出并移到一米以外,照射率急剧下降,可采取行动将患者移出治疗室。

使用任何方法都未收回源的最安全的处理方法，是将施源器从患者体内尽快取出，并将含源的施源器放在屏蔽容器内。如果确定钢丝被卡在传输管内而不是施源器中，可将施源器与传输管分离并将患者移出治疗室。在有些病例中,这样做比移除施源器迅速。避免将施源器与导管分离的原因是如果源包壳破裂,源可能仍在施源器中,这种情况下,移除附在导管上的施源器可使系统关闭，但分离的两段可能导致部分断掉的源从施源器掉入体腔或缝隙中,还可能掉在地板上。

当源需要被从治疗机手工分离时会出现一种罕见的情况,如果无法回收源的治疗机落在某人身上且无法用手移开(也许某些其他物品落在治疗机上)。源可能离人很近,但不在人体内。这种情况下,应从治疗机切断源钢丝并将源放入治疗室内常备的屏蔽容器内。切割源钢丝时必须明确不要在源容器处切割。对于源容器被焊在钢丝上的治疗机,必须在光滑不锈钢源容器后的编织钢丝处切割。对于源被埋入钢丝内部的治疗机,应留出足够长度的钢丝以确保在源位置后切割。因此,应在治疗室中准备随时可用的紧急状况工具,包括钢丝切割器、一对钳子和一个屏蔽容器。在源还位于患者体内的施源器中时不能将源从钢丝上切断!

设施设计

高剂量率治疗机的放射源初装活度约为 10Ci,距源 1m 处的空气中的剂量当量率约为 44mSv/h。依照原子能规程委员会(NRC)的规定和规程,公众的年照射剂量限值为 1mSv, 职业人员的年限值为 5mSv。(职业人员的实际限值为每年 50mSv, 但遵循维持可能达到的最低照射的原则,NRC 通常采用实际限值的 1/10。)除年限值外,NRC 还要求无限制区域的剂量当量率应小于 0.02mSv/h。因此,高剂量率治疗机需要被置于有足够屏蔽的房间内。为在 HDR 治疗室内满足以上要求, 墙和天花板需距离治疗头至少 5 英尺,需要 43~50cm 的水泥墙(或 4~5cm 的铅)。较大房间的水泥墙厚度可小一些,因为放射源的照射率遵循距离平方反比原则。^{192}Ir 衰减至 1/10 所需的铅和水泥的厚度分别为 1.6cm 和 15cm。特殊装备所需的屏蔽厚度的详细计算规程参见保健物理学如 Cember[6] 或 McGinley[7],或者参考国家理事会关于辐射单位和测量的报告[8]。

影像在如今的多数近距离治疗中扮演着重要角色, 所以所需的影像模式应被考虑到治疗室设计中。如果设备将进行大量的妇科腔内插入,治疗室内的 X 线摄影设备可节省大量的时间并消除患者在成像室与治疗室之间移动所产生的内部运动。治疗室内的麻醉便于实行前列腺癌的 HDR 近距离治疗。

所有 HDR 近距离治疗室必须具备监视患者的视频和音频设备,还需要放射线探测器以监视治疗室内的放射线水平并在源离开储源罐时给出提示。

遥控后装治疗机的质量控制

HDR 近距离治疗的几个缺点与失败的可能性有关,无论是人为的还是机械的。治疗的两方面都需要有效的质量管理。这一部分处理治疗机的质量保证。一份来自 AAPM 的报告讨论了这个题目[4],还有 Ezzell[9,10]、Chenery 等[11]、Flynn[12]、Grigsby[13]、Jones[14]和 Meigooni[15]等的基本原理文献。Williamson 等[16]将很多重要材料合并到一章中。对于适当的广泛讨论, 读者可参阅 Thomadsen[17]的文献。

对于放射治疗装备的任何部分,质量保证是从验收测试和试运行开始的。定期的质量保证包括每个新源的测试(多数治疗机大约一年 4 次)和每个治疗日开始时的测试。除这些外,每天的晨检构成了必要测试的基础。

晨检

虽然安全检测的列表看起来很长,但评估不需占用大量时间。在我们部门,全部晨检需 10~15 分钟。多数项目可用很多种方法测量,但本文只讨论一种方法。每台治疗机在详细方法上可能不同。列表中的程序通常假定所有项目在之前成功完成过。任何项目的故障都需物理师进行评价, 根据故障判断是否继续患者的治疗。晨检的目的是确保治疗机安全和正确操作。

安全检测

下列项目应包括在安全检测中:

通讯装备。包括电视和对讲系统功能。

导管和附件。在治疗机的一个通道上接好传送导管,但不锁定传送导管(通常由密封圈完成)。对治疗机进行编程使其发送源到一个没有连接的施源器的驻留位置,然后开始源运动。设定 20 秒的驻留时间可满足测试的需要。治疗机应探测到传输导管没被锁定并阻止源运动。如果治疗中出现这种状况,源钢丝会将传输导管推出治疗机并且不会进入施源器。

施源器附件。使用同一程序,锁定传输导管但仍不将施源器与导管连接。再次尝试开始源运动。检测钢丝运动将探测到施源器未到位并阻止源的送出。治疗机探测这种情况失败将导致源显示其治疗了一个导管,而实际上该导管并未被连接。这种测试也检测了如果通路阻塞,治疗机不会送出源,因为对于多数传输导管,施源器被锁定时会将导管内的阻塞物推开。

门连锁。将施源器锁定在传输导管上。使用前述测试中同样的程序并打开治疗室门, 尝试开始源运动。治疗机应拒绝开始治疗并显示门开启。

出源显示。关上门并开始源运动,观察到显示灯运转。多数房间有 3 个出光指示灯：一个与治疗机微动开关相连，当放射源离开储源罐时触发；一个在室内，放射线探测器信号超过其启动水平时闪亮；还有一个为盖革计数器。

治疗室监视音频操作。通过对讲系统听治疗室放射线监测仪的声音。声音应该比较轻，但可清楚听到。声音不应太大，否则会使患者不安。多数州或 NRC 都没有室内监测仪提供任何声音信号的规定。这种信号的存在可在出源时提醒意外进入治疗室的人。部分从业者认为这种信号会引起部分患者的担忧。我们尝试过两种情况，没有发现患者在被提醒会有这种信号后还对其介意。

治疗室监视视频操作。打开治疗室门并观察治疗室监测仪的目视指示器。治疗室设计应对门道内的人员提供保护直到源被收回。此测试进行的同时进行下一测试。

手提式监测仪。前一测试中开门后，立刻在门道内持手提式监测仪观察其是否显示存在放射线。另一种方法是在每天开始时使用专用的检测源测试探测器，和治疗室监测仪一起进行测试，将治疗机作为专用检测源。

门中断。在前述两测试过程中，治疗机应已收回源。放射源是在门开启时开始收回，其退回到储源罐中的时间应不长于 4~6 秒。

紧急停止。关上门并再次开启照射，一旦源到达驻留位置就按下紧急停止按钮，治疗机必须立刻收回源，可能还需要重新启动。

治疗中断。再次开始照射，放射源再次到达驻留位置，按下治疗中断按钮，治疗机必须立刻收回源。

计时器终端。再次开始照射，直至照射时间与计时器设定时间相等，此时治疗机停止照射并收回源。

剂量学检测

剂量学检测的引入致力于在适当的位置照射正确的剂量。

源位置准确性

治疗要求将放射源按治疗计划设计，沿导管到达特定位置。治疗计划中驻留位置计算的不确定性将在本章其他部分讨论。虽然 HDR 治疗机驱动放射源的到位误差<1mm，但治疗计划驻留位置的容差标准为 2mm，重复性偏差低于 0.5mm。为将源导入到与每个驻留位置相符的正确位置，源控制器需要校准第一个驻留位置在导管中的距离，这个距离指的是从治疗机某部分（如前端面、导管插入点或治疗机源进入导管的微动开关）或从某些假设的点（类似电子线有效源概念）开始的长度。验证源可被置于一段特定距离的中心成为晨检的重要内容。

验证放射源到位精度的方法很多，下面仅讨论三种。第一种方法是源的放射自显影照片。将导管粘在一张封好的胶片（如 XV-2“ready pac”Kodak，Rochester，NY）上，标示 X 线标记线，在胶片上标出第一个驻留点的位置。（这种方法假设 X 线标记是正确的，其验证将与换源后的测试一起讨论。）可以用针扎点或用圆珠笔画线。如果用针扎，应调暗室内光线并且曝光后立刻冲洗。在距放射源轨迹较远处扎一个点可显示灯光造成曝光的信号。如果用笔画，应画一条末端位于标记中心的 1cm 长的线。笔画的力度必需强到足以穿过外套在胶片上留下痕迹但又不能划破外套。使用两种方法对导管的两侧进行标记，使在胶片上确定标记中心更简单。治疗机除了将源放置于第一个驻留位置，还要记录相对位置。为验证此项，也要在某些额外的驻留位置做标记，如距第一点 5cm 和 10cm 的驻留位置。编程序使强度为 $0.04Gy\cdot m^2/h$ 的源在被每个被标记的位置停留 2 秒，其他源强的时间使用反比计算。实施照射并冲洗胶片。得到的影像看起来像是黑色污点，其中心显示了源的有效中心。中心应落在标记中间的允许范围内。标记的驻留位置的图像间的距离应比第一个驻留位置的绝对误差小。很多因素会影响这种方法的结果。一种是使用针刺时灯光对胶片的影响。为评价由于灯光引起的曝光程度，要在避开导管路径的位置也刺个洞。冲洗后这个洞引起的黑点应小于标记驻留位置洞的黑点直径的一半。如果漏光孔黑点与实际测试孔黑点的大小相近，则测试孔只显示了室内光而没有提供源定位的信息。图 24.7 所示为典型的测试胶片。

另一种方法是使用治疗机提供的尺，其为源提供了一个可进入的标有距离标尺的通道。到位精度尺的使用需要一个既能分辨源容器又能分辨尺上标记的电视系统。到位精度尺的照明变成一个重要问题。对一种治疗机，用到位精度尺进行的源位置电视检测构成了任何治疗的例行部分。对另一种治疗机，到位精度尺只是治疗机质量保证设备的一部分，需要一套独立的电视系统，如用于监视患者。为进行检测，在治疗机上附上对应的到位精度尺，编程序使源运动至到位精度尺上所显示的距离处，当源运动时观察电视屏幕，源的尖端应位于稍远于编程距离的某处，从尖端

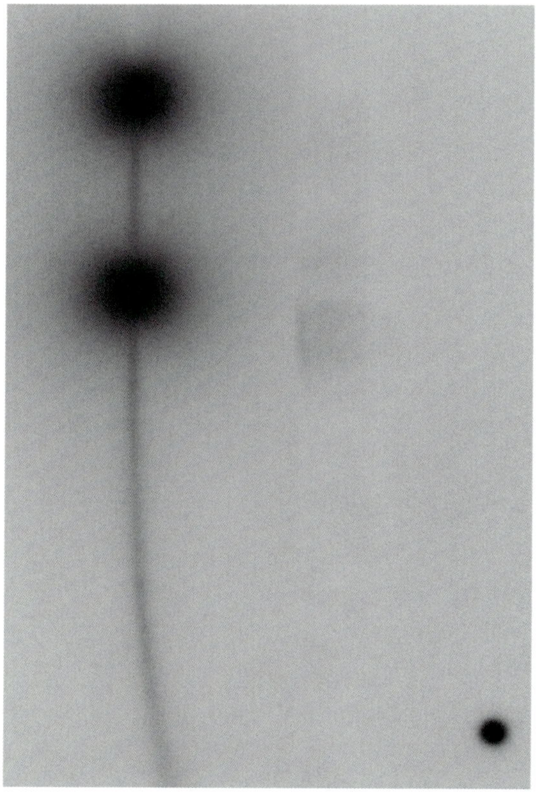

图 24.7 典型的图像检测高剂量率源定位的准确性。

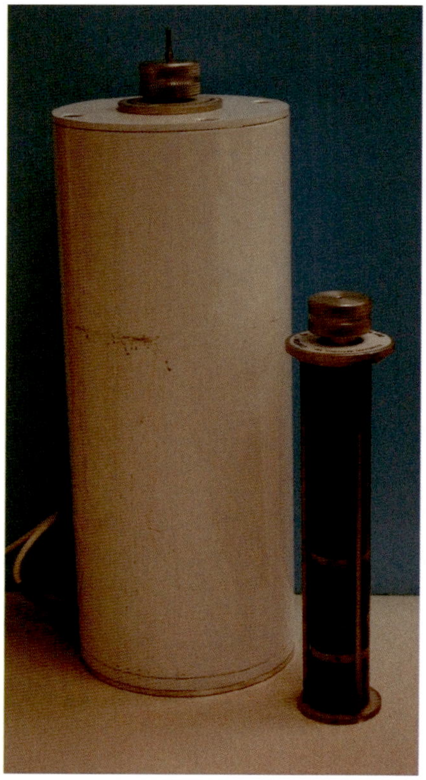

图 24.8 被设计用于协助源定位精度评价的特殊插件，含有被塑料盘分开的大铅圆筒。

的距离减去从尖端到源中心的距离，如图 24.5 所示。

更简单更精确的源定位验证方法是 DeWerd 等[18]采用的技术。这种操作使用带特定插件的井形电离室，包括铅衰减器和塑料传送盘，如图 24.8 所示。铅衰减器将源的信号减少到无屏蔽的约 1/3，而塑料盘影响很小。当源经过插件中心处的针，测得的信号如图 24.9 所示。峰值出现在源位于塑料盘中心处时，最大梯度位于源一半被屏蔽一半在塑料盘上时。在这些点处，信号严格依赖于源位置的精度，信号变化约 3.5%/mm。平台处信号 2mm 内改变很小。高梯度点处的电流信号除以平台处的电流信号消除了由放射源衰变、计时器错误校准或气压引起的读数变化。因此，信号比给出了治疗机能否将源置于正确位置的敏感指示。在两个高梯度点和峰值点进行测量不但可以评价源的正确位置，还可以评价其间的正确间隔。使用这种方法前，需要在使用其他方法中的一种进行最初的源位置验证后，以沿井形电离室轴的距离为函数进行信号轮廓的测量。一旦摆好位置，这个过程只需不到 1 分钟。如果插件被留在井形电离室中，针可被用于安全检测，此检测可在安全检测后进行，无需再次进入治疗室。

剂量一致性

正确的照射剂量关键在于控制曝光的计时器的准确性。计时器最重要的特性是线性。与换源时的测试相比，每日质量保证通常只需检测两个时间以评价计时器的一致性和线性。测量中的不确定度应为 1/10 秒。

一种用于检测计时器的技术显示放射线探测器产生的读数以计时器设定为函数。为评价计时器，测量系统应对放射剂量呈线性反应，摆位要求稳定且可重复的几何位置。井形电离室，如校准用的，非常适于进行此测试。井形电离室的测量包括放射源衰变和源传输时间的效应。多数情况下，放射源衰变很少偏离预期，但需要检测，因为源内有产生异常衰变的污染性放射性核素。由于读数直接受设定曝光时间影响，这些读数可形成计时器的检测。电离室读数需要一个基准值，如在源初次校准后立刻获得的读数。预期读数可利用被衰变因子 $e^{-0.693t/73.8\ \text{天}}$ 修正过的初始读数以天为参数列成表格，其中 t 等于从初始读数开始的时间，以天为单位。读数应保持在预期读数的±2%范围

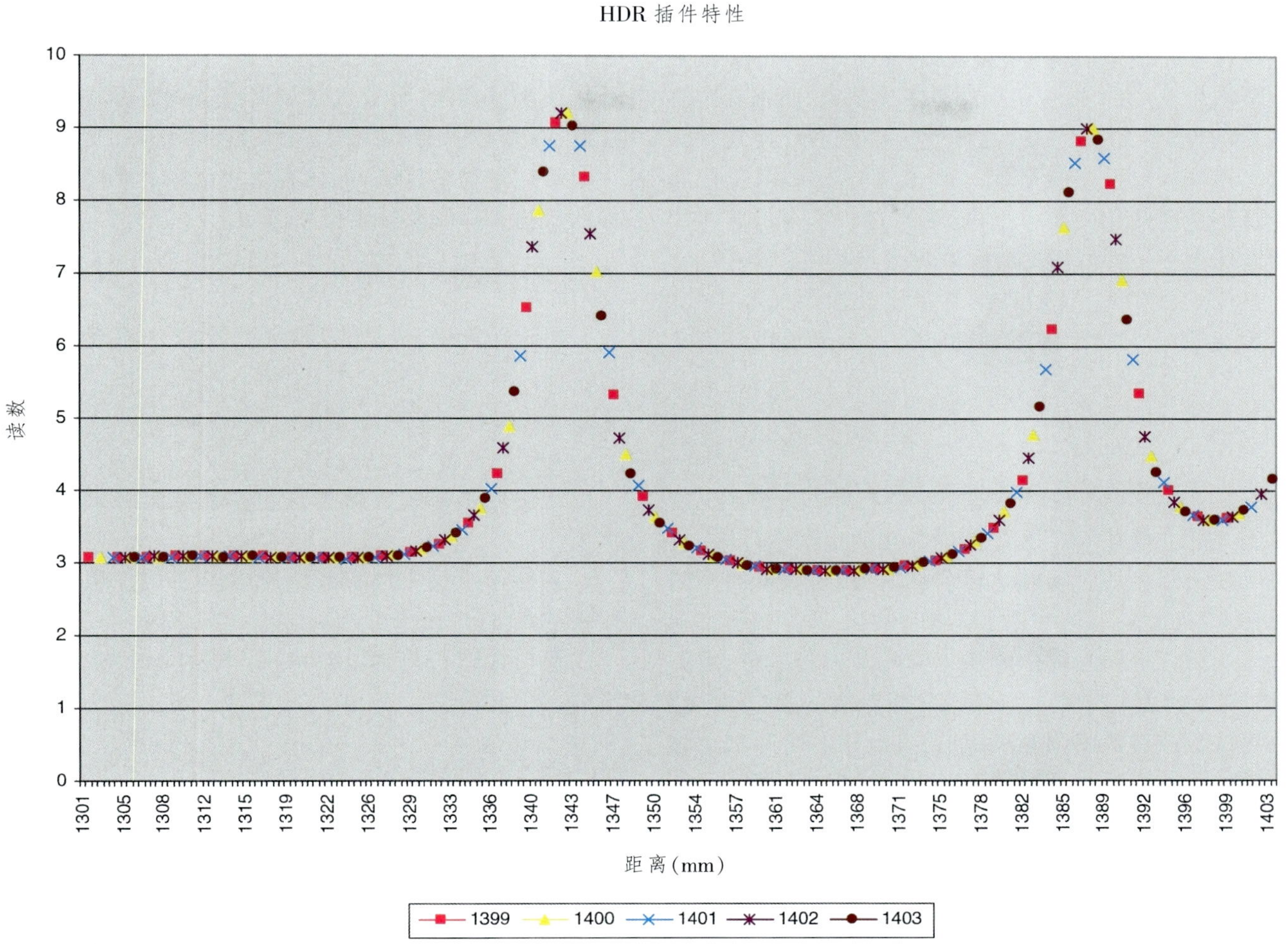

图 24.9　源经过插件产生的信号见图 24.8。注意高信号梯度对应于源的中心位于塑料-铅交界面。

内,其数值也应在表内列出。与预期值的偏差显示了计时器运转的改变(线性或一致性)、治疗机传输时间的改变或存在异常衰变。解决实际问题需要更多的测试。

源强度值

任何时候治疗计划中放射源的强度值都应与治疗机控制器中的误差保持在 0.5%以内,治疗机中的日期和时间必须修正，使治疗机能正确计算放射源衰变。日期的格式,无论是美国的或是欧洲的,都必须与计算机的设置一致。

初期检测

每次换源,除每日检测项目外还需进行许多操作。

安全检测

初期安全检测包括：

*治疗机备用电池。*在治疗机失去电力时,使用备用电池收回源并保存直到回收前的治疗记录。检查电池需要开始源运动，拉开电源到治疗机的断路器,验证源的收回;随后历史会被记录,在恢复电源后再次开始时,治疗机会从停止处返回程序。

*室内放射线监测仪备用电池。*室内放射线监测仪也有备用电池，使其可在失去电源的情况下继续工作,在这种情况下,检测放射源回收故障非常重要。验证这些电池的运转，只需将电源插头从墙插座上拔下,并进行通常的检测即可。

剂量学检测

下列为初始剂量学检测：

*校准。*HDR 放射源校准的方法是，使用 HDR 源强读数/单位电流读数方式校准的井形电离室。同一电离室的校准因子对低剂量率和高剂量率 ^{192}Ir 源不同，因为源的结构不同。使用这种电离室进行的源强度校准中的不确定度通常为国家标准的 1%,加上每单位质

量吸收的能量的绝对测量值国家标准的5%。源强度以空气比释动能强度表示，为 S_k，单位为 $\mu Gy \cdot m^2/h$[19]，常被简称为U。这个单位给出的数字比较大，所以有时使用 $mGy \cdot m^2/h$（被称为 U_h）为单位。多数治疗计划计算机支持这些单位中的至少一个；但很多从业者仍倾向于将源强度转化为居里，该值可通过一个与厂商在治疗计划程序中所使用的相同的常量与 S_k 相乘得到。

计时器线性。计时器线性的验证使用几个读数，R_i 为变量，井形电离室增加的时间 t_i。空转读数率定义为：

$$\dot{R} = \frac{R_{i+1} - R_i}{t_{i+1} - t_i} \tag{8}$$

其不包含源传输时间的影响并在计算中取消。读取大约5个覆盖治疗中常用驻留时间范围的读数，给出4个利用相邻时间的空转读数率值，这些值的不同应<0.5%。

从治疗机到驻留位置的传输时间很难测量，也不可能直接测到。重要的是传输时间保持不变。如果额外读数是在空转读数率实施的，有效传输时间定义为在源进入和离开测量驻留位置期间的照射，导致井形电离室额外读数的时间，有效传输时间 t_ε 的一种表达式为：

$$t_\varepsilon = \frac{R_i}{\dot{R}} - t_i \tag{9}$$

另一种评价计时器线性计算 ζ 的表达式为：

$$\zeta = \frac{R_i/R_{i+1}}{(t_i - t_\varepsilon)/(t_{i+1} - t_\varepsilon)} \tag{10}$$

一般而言，ζ 应保持为0.99~1.01。

输入数据至计算机。新源强度必须被输入治疗计划系统和治疗机控制计算机，在选择源强度单位时应特别注意，尤其是当系统自动采用默认值时。

治疗前和治疗中的检测

除治疗前对治疗计划进行的检测外，连接患者也需要考虑和验证。对于妇科施源器，宫腔管和卵圆体的三部分有编码的连接器，只允许正确的传输导管连接，传输导管也只能与分度器上正确的孔相连。但对于植入的针或导管，没有连锁可以阻止管道与导管或针迹的连接错误。对于大的植入物，治疗通常要求首先连接导管的数目与通路的数目相等，并实施使用那些通道治疗的部分。而后那些通道被断开，下一套导管被连接到分度器，再次从通道数字1开始治疗。最可能的错误之一将是在连接第二套导管时将一个通道连接到第一套导管，或相反。

组织间植入治疗也是这样，分次间拍摄用于治疗计划的影像期间，导管通常从其占据的位置移开。治疗前，导管必须立刻回到其初始位置。

治疗过程中，操作人员需要注意患者可能影响治疗的活动并确保源按其程序运动。

治疗后检测

治疗结束时，操作人员要通过以下方法验证源是否收回：

- 除治疗完成外，操作台无其他显示。
- 观察治疗室内放射线监测仪。
- 使用手提式放射线探测器测量患者的放射线水平。
- 使用手提式放射线探测器测量治疗机的放射线水平。

最后的读数应在治疗机前与源出入屏蔽容器路径同一线上测量。

剂量学和治疗计划

操作的时间过程

与LDR近距离治疗相比，HDR治疗计划遵循基于治疗途径的不同模式。如使用宫腔管和卵圆体的子宫颈癌治疗，由医生放置治疗器械后进行定位照相，然后进行剂量计算。与使用LDR途径不同，仍可基于理想化的应用进行初次计划。部分治疗计划可能是交互式的，如前列腺植入中针放置后的剂量可决定后续的针的放置。除了这些选项，多数HDR治疗计划是在放置施源器后生成的，此讨论中将假设为这种模式。

低剂量率和高剂量率近距离放射治疗的不同

高剂量率近距离治疗计划与低剂量率近距离治疗有3点不同。第一点是由治疗时间过程的不同引起的。在几种部位的治疗中，特别是多数妇科的应用和前列腺治疗的部分方法，患者在治疗计划生成过程中以治疗位置等待。多数组织间和腔内治疗与LDR有稍许不同，患者在别处也可进行治疗计划的生成。对于在治疗位置等待的患者，时间成为一个重要因素。如果计划设计花费时间太长，即使患者和施源器都“被固定”了，患者与施源器间还是会有相对运动。过长的剂量计算还会导致包括患者的不适(除引起运动外)或支持工作人员如麻醉师的成本等问题。

第二点不同是关于剂量计算的量。LDR 应用常输入源强度如宫腔管和卵圆体中的铯源,然后基于源的配置计算得出剂量率。多数病例中的问题,尤其是组织间插值中,变为选择哪个剂量率等剂量面来作为治疗的基础。病例可以有很多源,可能具有不同强度,但所有源只有一个持续时间。高剂量率近距离治疗有一个源强度和很多不同驻留时间。在两种病例中,剂量计算算法使用给定位置的源强度和时间的积作为得出剂量分布的基础。

第三点不同与输入或输出的量有关。如上所述,LDR 计算输入源强度后计算得出剂量率分布。有时治疗时间过程也被限定,生成一个剂量分布。HDR 近距离治疗通常将过程反转,从需要的剂量图开始,逆向计算必需的驻留时间分布以完成所需剂量,此过程被称为逆向计划。逆向计划的共同部分是优化,根据某些标准使治疗计划达到“最好”的过程。

优化

优化含有寻找一个使剂量分布的某些方面达到最大的含义。许多处理方法实际上只致力于寻找一套驻留时间使特定位置可获得特定剂量。其他处理方法也尝试更精细地控制剂量分布并尽可能限制特定危及器官的剂量。优化包括了很多不同的过程。

优化处理方法

近距离放射治疗的优化有很多种形式。虽然围绕分类存在相当多的争论,但处理方法主要分为几类。Ezzell[20]做了出色的优化方法综述,这里只给出简单叙述,带实例的分类表见下文。

优化的随机处理方法从选定的驻留位置的驻留时间分布开始,开始的驻留时间分布可能是任意的,但典型解题的信息能减少计算的时间。通过驻留时间的初始设定,程序计算一个目标函数值。目标函数为解集指定一个数值,依照质量对集评分。目标函数也可简单表示为由一系列点计算的剂量值与所需剂量值间的差。目标函数通常变得更复杂,如方程(11)。

$$\mathrm{OF} = w_{\mathrm{t}}(0.95D_{\mathrm{pre}} - D_{\mathrm{t,m}})_{D_{\mathrm{t,m}}<0.95D_{\mathrm{pre}}} + \sum_i w_{\mathrm{OAR},i}(\bar{D}_{\mathrm{OAR},i,\mathrm{calc}} - D_{\mathrm{OAR},i,\mathrm{limit}})^2_{\bar{D}_{\mathrm{OAR},i,\mathrm{calc}}>D_{\mathrm{OAR},i,\mathrm{limit}}} \quad (11)$$

方程(11)中,D_{pre} 表示处方剂量,$D_{\mathrm{t,m}}$ 表示计划靶区内的最小剂量。此例中,工作人员运行优化想评价驻留时间设定是否能产生部分靶区得到<95%处方剂量的结果,如果是,记录小多少。第二项考虑每个危及器官(OAR)的平均剂量($\bar{D}$),确定超过这个器官的某些限制剂量的量。此例中的目标函数 OF 是补偿驻留时间分布的代价。只要最小靶区剂量等于或超过处方剂量的 95%,第一项就将被忽略,只要剂量保持低于限定值,任何危及器官的项都为零。指数中的 2 象征少许超出剂量的耐受性,但对于较大值会导致很严重的代价。权重因子 w 允许完成所需剂量分布的重要性和危及器官的限制剂量之间的差别。除目标函数外,驻留时间集也从属于硬约束,如果靶区剂量低于处方剂量的 90%或一个危及器官超出了最大限值将立刻拒绝此集。由于这个值随剂量分布变差而增长,程序设法将这个函数最小化。请记住这个方程只描述了概念,不能作为一个好的目标函数模型使用。

寻找驻留时间最好解集的方法在随机方法中也不相同。在模拟退火中[21-24],通常程序的初始解会在部分或全部驻留位置的驻留时间做出相当大量的随机变化。在改变并再次计算目标函数后,程序将保持两个驻留时间集中较好的一个。新的随机变化将在较好的集上发生,然后再次通过目标函数进行比较。随着这个过程的继续,允许的改变变得越来越小,目标函数向着答案——目标函数最好的集接近。这个过程可能会得到目标函数的局部最小值,虽然任何改变都会使函数变差,但在距离此最小值很远的某处,可能获得更低的值。为避免这种陷阱,程序周期性地允许驻留时间出现大跳动,以完全研究不同区域的驻留时间。如果新区域由于目标函数更差而显得没有希望,程序会回到更好的区域。

通常情况下,最佳答案附近区域内单个驻留时间的很大改变引起的目标函数值变化很小。从接近的驻留时间集到真正的最优解需要很长的计算时间,通常比之前的接近要多。多数程序包含一个一旦目标函数找到一个适当的解就停止进程的判据,而不是继续寻找真正的最优解。

其他随机处理方法,如遗传算法[25],使用不同的搜索机制,但总体过程类似。

与以剂量方式解决不同,几何优化[26]基于一些简化的假设,从给予每个驻留位置附近相同剂量的角度解决驻留时间为题。这种方法认为驻留位置附近的剂量不仅来自附近的驻留,还与其他所有源的贡献之和有关。为了通过植入的体积产生一个均匀的剂量,这种方法认为,首先计算一个驻留位置处有多少剂量来自于所有其他驻留位置,然后在对这个剂量的反向考虑下对驻留位置的驻留时间加权。因此,每个驻留位置只需补偿其已接受的剂量和所需剂量间的差即可。第一步,利用其他位置的几何贡献,以 AAPM TG43[27]中的形式,为驻留位置 i 设定驻留权重 τ(相对驻留时间,按下述方式归一),即:

$$\tau_i = \left[\sum_{j \neq i} \frac{g(r_{i\leftarrow j}) \cdot \varphi(r_{i\leftarrow j})}{r_{i\leftarrow j}^2}\right]^{-1} \tag{12}$$

其中 $r_{i\leftarrow j}$ 等于驻留位置 i 和 j 间的距离,$g(r_{i\leftarrow j})$ 等于径向剂量函数,$\varphi(r_{i\leftarrow j})$ 等于各向异性因子。这个方程假设剂量率遵循平方反比定律(即将源看作点源)。这个算法的商业版本通常忽略径向剂量函数和各向异性因子,径向剂量函数在 5cm 范围内下降<2%,各向异性因子在同样范围内下降小于 0.98 的 3.5%。这些忽略和点源近似(平方反比关系中内含)所产生的误差比后述的要小。

决定绝对驻留时间后需要指定一点的所需剂量,或几点的平均值。对于几点的平均剂量(由 q 表示),这些点所受平均剂量的方程为:

$$\bar{D}_{\text{initial pass}} = \frac{S_K \cdot \Lambda}{n} \sum_{q=n}^{1} \sum_{j=m}^{1} \frac{\tau_j \cdot g(r_{q\leftarrow j}) \cdot \varphi(r_{q\leftarrow j})}{r_{q\leftarrow i}^2} \tag{13}$$

其中 S_k 等于源强度,单位为 $mGy \cdot m^2/h$,Λ 等于剂量率常数, 单位为 $Gy \cdot cm^2$/单位源强度,n 等于平均值中剂量点的个数,m 等于驻留位置个数, 可作为驻留权重驻留时间用。

将$\bar{D}_{\text{initial pass}}$ 调整为 $D_{处方}$需要按比例调整驻留时间。让每个 t_j 成为实施 $D_{处方}$的时间,c 作为比例因子,如 $t_j=c\tau_j$,得到:

$$c = \frac{\bar{D}_{\text{initial pass}}}{D_{处方}} \tag{14}$$

这个过程假设在第一步中计算驻留权重时所有驻留时间相等。然而当在方程(13)中使用驻留权重,并按常量将它们放大时,方程中的每个驻留时间有其单独的值。因此,对于方程(12)无法应用的情况,通过体积对剂量的均匀性进行折衷。均匀性可通过迭代过程补偿,代价是其非常高的速度。此过程还假设植入物和驻留位置与靶区体积相符。

沿相同导管轨迹的邻近驻留位置能够对驻留权重产生最大的影响,导致等剂量面从整体上趋向于沿导管而不是与被植入的体积的形状一致,尤其是当沿导管方向的驻留位置间的间隔小于导管间的间隔时。为减小这种影响,算法的一个版本忽略了在给定导管内计算驻留权重时沿相同导管轨迹的所有其他驻留位置。这个变化被称为体积优化,因为它倾向于将剂量传播到整个被植入体积内。用所有驻留位置贡献确定驻留权重计算为距离优化,因为等剂量面倾向于在恒定距离处的导管。

解析处理方法, 也被称为点优化或剂量点优化,尝试对产生所需剂量分布的驻留时间的集进行代数处理,由点的集表示,被称为点优化,每个点都与它们自己的特定所需剂量有关。在多数基础形式中[28,29],特定的剂量和驻留时间建立了一套联立方程式:

$$D_i = \sum_{j=1}^{m} C_{i,j} \cdot t_j \tag{15}$$

其中 D_i 等于点 i 的指定剂量,m 等于驻留位置数目,t_j 等于位置 j 的驻留时间,C_{ij} 等于源在位置 j 处给予 i 点的剂量分布的因子。每个源位置处的源强度构成一个变量 (未知数), 每个剂量规定点产生一个方程。相等数量的驻留时间和剂量点构成一个确定系统。在更复杂的病例中,可能含有多于源位置的优化点,其结果是一个超定系统(方程比变量多)。这将是优化点被分散到感兴趣区轮廓周围和分散在体积内的情形。面对这种情况,源强度可被改变以最小化在优化点处所需剂量与计算剂量间的差的平方。在其他极端情况下,一个病例可能源位置多于优化点(变量多于方程),其结果是一个欠定系统。这种情况通常发生在使用较多施用器和较少的优化点时,或复杂的妇科施源器而只有少量剂量控制点时。在这种情况下,源强度没有明确值;可能有很多对应于相同所需剂量和计算剂量间的差的平方值的答案存在。答案之间需要某些其他判据进行区分,常用的一个是总驻留时间的最小值。

确定系统和超定系统能够(且通常是)产生负值的驻留时间答案,简单地去掉负驻留时间常导致剂量分布变得令人非常不满意。避免这种情况需要额外的依据,即合理的最小化相邻源间强度差异。对于 m 个驻留位置,这个项变为:

$$\delta_i = \sum_{j=1}^{n-1} (t_j - t_{j+1})^2. \tag{16}$$

将这一项包含到优化中限制了相邻源间的波动。对靶区实施剂量需要正值的总驻留时间,所以限制驻留时间之间差异量的最后结果是正值时间。用于欠定系统的一个额外条件选择了可最小化患者所受总照

射的答案,其直接依赖于总的源强度。最终的优化变为将下式中的卡方值最小化:

$$X^2 = \sum_{i=1}^{m} w_i \left(D_i - C_{ij} \sum_{j=1}^{n} t_j \right)^2 + v \sum_{j=1}^{n-1} (t_j - t_{j+1})^2 + u \sum_{j=1}^{n} t_j \quad (17)$$

除上述定义的量外,其中 n 等于指定的剂量点数,w_j 等于给予 j 点处剂量的权重(操作人员想要修正那里剂量的程度),v 等于最小化相邻源波动的重要性,u 等于最小化患者累积剂量的重要性。

对于较多优化点或源位置,或两种情况同时出现,程序解方程的运行时间变长。取近似值可在不明显影响最终剂量分布精度的情况下,大大减少计算时间。通过将驻留时间设为:

$$t_i = \sum_{k=1}^{p} a_k \cdot F_k(j-1) \quad (18)$$

其中 F 是拟合函数,如 p 阶傅立叶级数,a_k 是 kth 元素的系数,并代入方程(17)中的 X^2,现在优化只需解决拟合系数,值的集小很多。另一种解方程处理遵循 Newton 的方法[30,31]。

很显然,优化点的选择非常重要。点的数目必须足够描述所需剂量分布的形状。剂量分布可能满足优化点确定的条件,但部分没有剂量条件点的靶区被漏掉而没有被治疗。但由于条件可能造成意外的不适当的结果,所以这些点应避免在剂量梯度较大区域内。

一般而言,v 值低会使剂量分布适形度更好,最佳值通常是刚好足够避免出现负强度值。即使如此,只确定指定点的剂量,会产生不适当的剂量分布。Thomadsen[32]给出了与图 24.10 相似的例子。在这里,剂量点反映了来自周围导管的等距离基础剂量。可通过限制驻留时间变化或使用更多剂量点,尤其是在施用器以外避免这一情况。另一种方法是首先运行几何优化以获得近似的源分布,然后再优化点,也可减轻这个问题。

对于任何优化处理方法的输出结果,操作人员都希望给予调整。一种商业提供的方法是,在显示剂量分布的计算机屏幕上,允许操作人员用指针"抓取"一条剂量线并将其移至所需位置。这种细节调整引起的变化很难在优化程序的条件中表达出来。多数程序允许对改变所有驻留时间(按比例调整分布,使整体变大或变小)和单个驻留时间(只引起局部改变)间的任何改变的影响做出调整。即使是局部改变,由于射线会穿越邻近位置,也会影响其他层面的剂量分布。

为获取所需剂量分布而做的调整,也能产生意外的结果。尤其需要关注的是扩大处方等剂量面时,可能也扩大了更高的剂量面,或会涉及较大的体积。在任何等剂量面的处理过程中,也应显示更高的剂量。如果多数处理发生在 100%剂量,也应显示 150%的剂量。

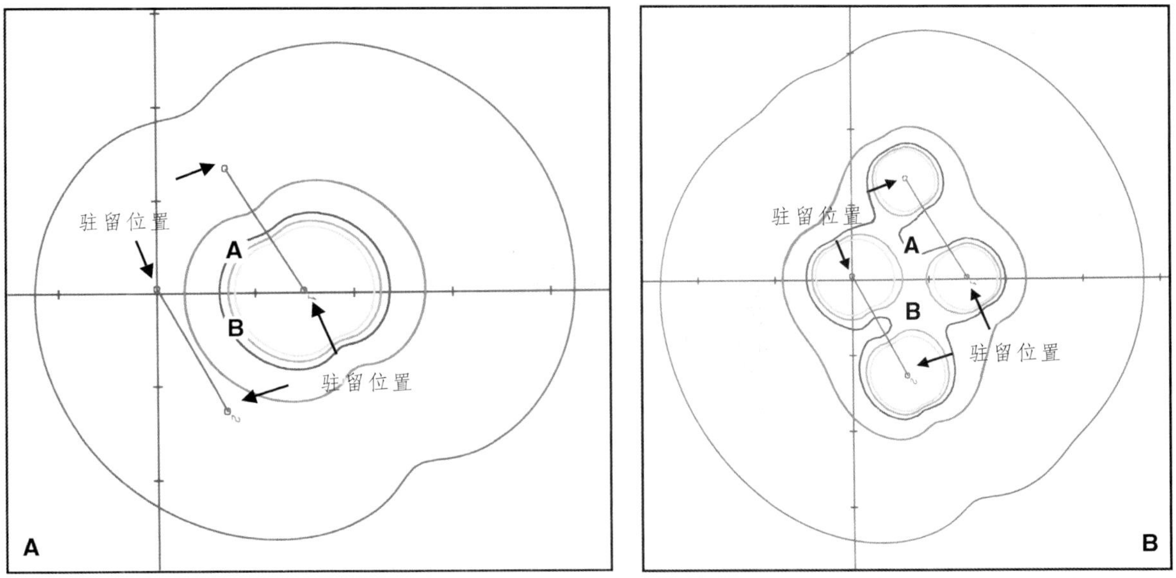

图 24.10　潜在优化问题示例。用于(A)的判据是两个优化点(标为 A 和 B)接受相同剂量,由单个有效驻留位置满足。(B)增加关于驻留时间变化限制后解决的问题。(Example inspired by van der Laage[28].)

剂量分布的评价

优化计算相对剂量分布，这只是空间剂量信息。获得剂量分布后，还需要确认指定点的绝对剂量或剂量率，或一定数量指定点的平均值。这需要剂量分布的某些评价方法。

除视觉检查优化程序得到的剂量分布外，还有部分工具可提供不同方面的定量评价。多数分析方法与低剂量率情况相同，在此不过多叙述。Thomadsen[17]提供了更全面的讨论。腔内治疗评价多数依赖于视觉判断，所以以下讨论重点为组织间植入的剂量分布评价。

最大有意义剂量(MSD)，是指包含一个以上施用器的最高等剂量面。越接近施用器的剂量越高，但身体似乎可以耐受小的局部体积高剂量。MSD 为当高剂量区域“有意义”并可能引起生物结果时，提供了方便的依据。对于多数植入治疗，假设处方剂量包含靶区，MSD 应保持低于处方剂量的 150%。对于非常大的体积，限值应减至大约 125%。

图 24.11 所示为前列腺植入治疗的典型体积剂量直方图，是分析多个量值的基础。理想情况下，靶区曲线应沿 100%(或 1.0)水平(图像上方)从左侧的低剂量直至靶剂量，表示整个靶区至少接受的靶剂量。实际上，要达到较好的覆盖度通常是一个挑战。符号 V_x 表示接受剂量至少为“x”的靶区的体积，其中 x 既可为处方剂量的百分比，也可为绝对剂量。另一种方法是用 D_y 表示体积为“y”的靶区接受的剂量，其中 y 既可为感兴趣区的份数，也可为绝对体积值。本章中的下标表示限值，如给计划靶区(PTV)限值或通过所有部分(“全部”)的观测值。

各个治疗计划系统可能有完全不同的特点。下面列举一些可以帮助了解其特性的量值。需注意的是，某些量值最初适用于未设任何感兴趣区时的剂量分布，但现在已适用于评估于容积图像的剂量分布。

高剂量体积(HDV)[33-35]是剂量明显高于靶剂量的感兴趣区体积，通常是 HDR 近距离治疗的 1.5 倍。表示为：

$$HDV = {}_{ROI}V_{150\%} \tag{19}$$

覆盖指数(CI)[35-37]是接受剂量等于或大于靶剂量的靶区的部分：

$$CI = {}_{CTV}V_{100\%} \tag{20}$$

剂量非均匀比(DNR)[35,36]是 PTV 高剂量体积与至少接受靶剂量的体积之比：

$$DNR = {}_{CTV}V_{150\%}/{}_{CTV}V_{100\%} \tag{21}$$

外部体积指数(EI)[35,36]是接受剂量等于或大于靶剂量的正常组织体积，与靶体积之比：

$$EI = ({}_{total}V_{100\%} - {}_{CTV}V_{100\%})/{}_{CTV}V \tag{22}$$

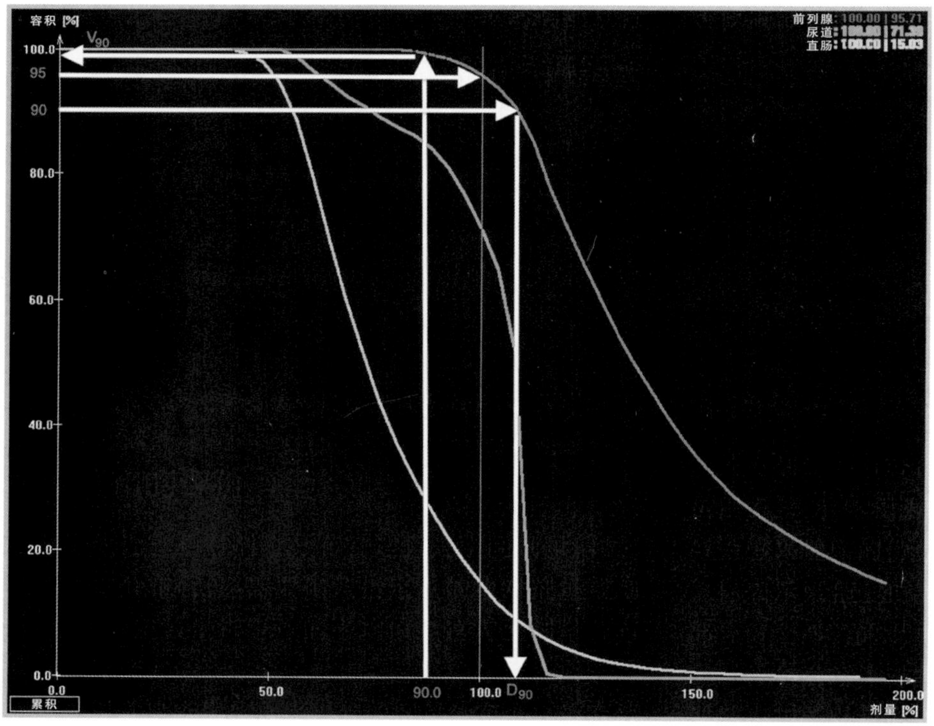

图 24.11 前列腺 HDR 植入的体积剂量直方图。绿色线表示 95%的前列腺体积获得 100%处方剂量。接受 90%剂量的前列腺体积 V_{90}，包括 90%前列腺的剂量 D_{90} 均显示在图中。该 DVH 图也显示该处方剂量下膀胱和直肠的受量。

相对剂量均匀指数(HI)[35,36]是接受剂量在靶剂量与高剂量水平的靶体积份数：

$$\mathrm{HI} = {}_{\mathrm{CTV}}V_{150\%} - {}_{\mathrm{CTV}}V_{100\%} \tag{23}$$

适形数或指数[38,39]是剂量分布适合靶区程度的测量标准：

$$\mathrm{CN} = \frac{{}_{\mathrm{CTV}}V_{100\%}}{{}_{\mathrm{total}}V_{100\%}} \cdot \frac{{}_{\mathrm{CTV}}V_{100\%}}{{}_{\mathrm{CTV}}V} \tag{24}$$

每一个量值都只描述了整个剂量分布的一小部分,都可为剂量分布的评价提供帮助,所有在一起能给出一幅更好的图画。但其中任何一个(即使是在一起)都无法捕获总剂量分布的复杂性和细微差别。优化结果的检查仍是必需的。

治疗计划的质量控制

妇科癌症[2]、早期乳腺癌[40,41]和前列腺癌[42]的根治性治疗中的 HDR 近距离治疗的使用,使 HDR RAL 成为多数放疗中心一种非常普遍的治疗模式。HDR RAL 的治疗计划系统现在可以支持多种模式的影像(CT、MRI 和超声), 复杂的剂量优化软件如逆向计划或交互式图形优化程序,可使计划师得到最大化的剂量均匀性,同时最小化在充分覆盖靶区前提下所需的植入体积,即减少危及器官的剂量。如此灵活性对使用手工计算技术验证优化的计算提出了挑战。由于 HDR 计划和治疗实施间的时间限制,此过程中患者一直在操作室中,一个有效、精确又简单的用于检测复杂计算结果的方法, 对于治疗计划的治疗控制是必要的。每个中心都应具有一套确定的,只需几分钟时间的治疗控制程序,同时它在检测明显错误方面能提供高概率。因为 NRC 认为给予剂量和计算剂量间相差 20%,就是需要报告的医疗事故[43]。

验证计算结果较快的过分简化的模型含有缺点,因为 HDR 治疗中使用的施源器或组织间植入在设计上是很复杂的,单纯的点剂量或线源计算在多数情况下已不适用[16,45,46]。今天,所有治疗计划系统都可以生成剂量体积直方图,逻辑上应选择基于体积的质量保证。最近,Das 等[46,47]已阐述了这种可能性,并提供了一种用于多数 HDR 组织间和腔内植入的简单快速的计算检测。由于 HDR 治疗是通过很多种类的施源器实施的,研究被分为 3 组：

1.单施源器系统,包括宫腔管和圆柱形、阴道管与 MammoSite 气囊。

2. 2~3 个施源器系统,包括宫腔管和卵圆体对或只有卵圆体对。

3.多施源器系统,用于组织间植入。

应用范例

下面的范例显示了 HDR 治疗的特点, 其他章会更详细讨论实际治疗。

子宫颈癌近距离放射治疗

腔内近距离治疗作为子宫颈癌治疗的主要方法已经 85 年了, 从 20 世纪 80 年代中期使用 HDR 以来,也积累了重要的经验。上述的 HDR 近距离治疗优点中,有几项可直接应用于这些治疗,尤其是小尺寸源和更小直径的宫腔管;治疗器械更好的稳定性与计算剂量分布更高的精确性;将危及器官从施源器和源轨迹上移开的能力。影像学在这些治疗中扮演了主要角色,将来还会更为重要。超声通常在宫腔管放置过程中提供引导,特别是当肿瘤闭塞外部的子宫颈外口时。X 线透视在器械放置过程中提供引导,协助施源器几何位置的评估(即在前后位和侧位投影上评估宫腔管和卵圆体的中心)和直肠与膀胱的定位。最常见的是,X 线透视后的影像显示出满意的位置, 然后用于剂量定位和重建的 X 线摄影技术。

妇科近距离治疗的成像目前进展非常快[48],特别是 HDR 方面。欧洲放射治疗和肿瘤学会(Groupe Européen de Curiethérapie,或 GEC-ESTRO)近距离治疗分会[49-51]和一个由几个美国组织赞助的团队,主要是妇科肿瘤学组[52]都建议向基于图像的治疗方式发展。辨别子宫内的靶区需要 MRI,MRI 是唯一能将子宫从其他盆腔组织中区分出来的可靠的成像方式。美国组认为将剂量处方定义在 MRI 确定的靶区还为时过早,因为还缺乏临床剂量信息,他们认为应收集关于常规治疗手段的肿瘤剂量的数据。另一方面,GEC-ESTRO 提出使用传统治疗中曼彻斯特系统的 A 点的剂量,包含外照射剂量分布时大约为 85Gy, 作为被识别的临床靶区的剂量。

虽然只有 MRI 能识别靶区和子宫,但 CT 能对直肠和膀胱很好地成像。使用 CT 定位不能得到基于靶区的剂量分布,但使用常规治疗时,有利于确定危及器官的剂量[53-55]。基于 CT 或 MRI 的剂量计算通常显示膀胱的最大剂量落在 ICRU 38 号报告[56]中指出的常规点上方 2~4cm 处, 可能是常规点剂量的 2~4 倍。ICRU 指出直肠点与膀胱点稍有不同, 其真正的最大值落在上方 1~3cm 处，真实最大值剂量是常规点的 1~3 倍。

宫颈癌的 HDR 腔内近距离治疗比 LDR 治疗剂量准确性高，有两个原因。一是与剂量实施的精度有关。King 等[57]证明典型的 LDR 宫腔管和卵圆体在治疗过程中平均移动 2cm，HDR 宫腔管和卵圆体在没有移动患者前最大运动 3mm[45]。因此，基于体积成像的剂量算法提高的精度，将由于 LDR 腔内近距离治疗总的位置不确定性而失去。第二点是，HDR 不但剂量准确性高，而且也是这一技术所要求的。由于 HDR 近距离治疗的放射生物学缺点，非常准确地了解剂量分布对于避免并发症是必需的。

避免并发症的发生，宫颈癌的 HDR 与 LDR 近距离治疗有几点不同。为避免直肠的并发症，直肠的剂量应小于曼彻斯特系统 A 点剂量的 70%[2]。在治疗时使用直肠扩张器通常可达到这个目标，这是 HDR 近距离治疗的优点。患者在 LDR 治疗时，无法长时间耐受这一操作。增加到膀胱的距离通常使用大量填垫材料放在卵圆体前，注意不要让填垫材料滑到卵圆体表面和上或侧穹隆之间。威斯康星大学 1988 年一篇未发表的综述显示，LDR 宫颈癌病例于治疗后 13 年发生上段肠(瘘管)晚期并发症，且患病率随时间增加。LDR 治疗产生的问题使人们担心这种情况可能由于 HDR 治疗恶化的放射生物学而变得更坏。因此，在早期的治疗中，通过在治疗过程中将子宫拉低到阴道内[2]来减少上段肠的剂量，并使剂量分布比 LDR 治疗更好，以使上子宫和上段肠产生更少的不必要剂量。威斯康星大学现在的做法是将子宫留在中位，不使用前面的几个驻留位置即可。最常见的是，使用的第一个驻留位置与 1 号驻留位置距离 1cm，但这随着病患的范围和患者的解剖而变化。图 24.12 所示为典型病例的 X 线照片。图 24.13 比较了常规 LDR 治疗和 HDR 治疗，都以 A 点归一，由美国近距离治疗协会定义[58,61]。

在威斯康星，这些病例使用点剂量优化。对于一个宫腔管和卵圆体，优化从使用的第一个驻留位置下 1cm 开始(通常位于 1 号驻留位置下 2cm)，宫腔管两侧各有 18cm 的优化点。在临床设置优化点可对宫腔管的任何扭曲或卵圆体的不同贡献给出平均的修正。第二点和第三点位于第一点下方 1cm，宫腔管两侧 2cm 处，其后的点都位于前一点的侧向 2cm 和下方 1cm 处，直到达到 A 点的位置。无论前一点在哪里，优化点都被置于 A 点，其后的驻留位置仍侧移 2cm。沿宫腔管放置更多点，会影响卵圆体周围的剂量分布。对于卵圆体，优化点被置于侧面卵圆体表面后 0.25cm 和中心前。

由于剂量分布由治疗施源器所限定，所以优化过程假设解剖结构与施源器相符。当使用 MRI 定义靶区变得更为广泛时，优化过程将按患者的疾病定义，并由正常解剖结构限定。编写本书时，适用于 MRI 和 CT 的施源器由于其费用和设计的限制尚未广泛使用。所

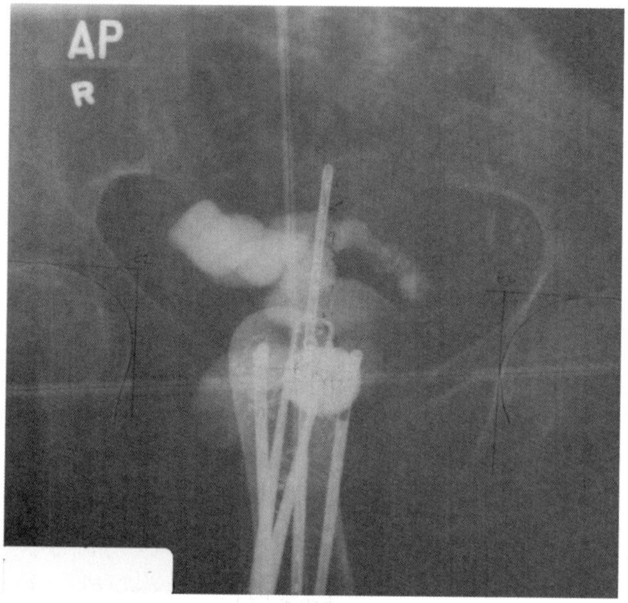

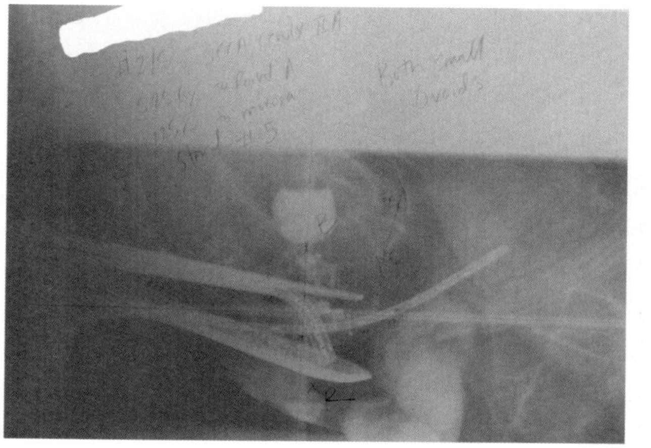

图 24.12 使用腔内管和卵圆体的 HDR 子宫颈癌治疗的 X 线照片，左图为前后位片，右图为侧位片。

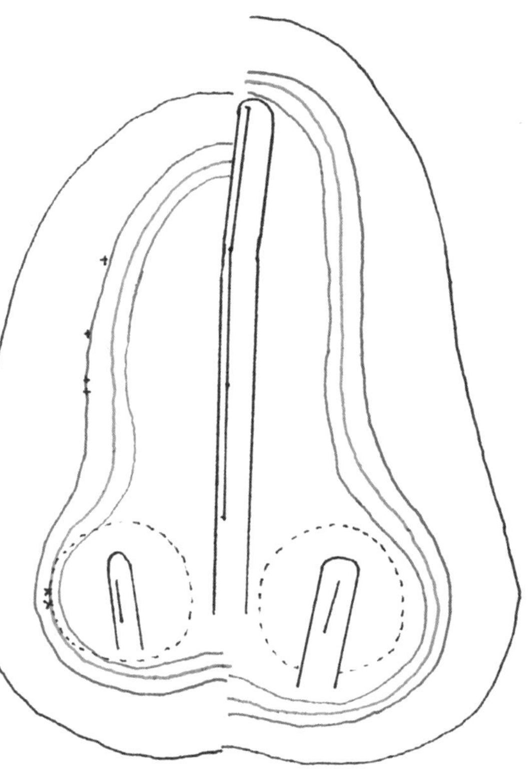

图 24.13　宫颈癌腔内管和卵圆体 LDR(左)和 HDR(右)剂量分布比较。HDR 剂量分布也显示了优化点的位置。

有这些将在不久的将来解决。

使用的绝对剂量依赖于疾病的分期、使用的分次数和包括外照射和化疗在内的其他综合治疗。剂量也随长期随访和观察而改变。目前在威斯康星,多数患者采用总量 26.25Gy,分次量 5.25Gy,基于分期的变化在治疗的外照射部分完成。Orton 等[62]在用户调查的基础上提醒分次量不要超过 7Gy,但没有明确使用更高分次量的用户,是否计算了其方案对于正常组织的生物等效剂量。

前列腺近距离治疗

鉴于相对较新的发现,前列腺的 α/β 比值比正常组织低,而不是像多数肿瘤一样高于正常组织,保护危及器官的一般规律显著改变了。如上所示,通常较慢的放射,如 LDR 治疗,使正常组织比肿瘤恢复得好,而 HDR 对正常组织的伤害比对肿瘤大。当 α/β 比值的相对大小颠倒,如前列腺癌中,优点也随之颠倒了。分次高剂量对 α/β 比值为 2 的肿瘤细胞比对 α/β 比值为 3 的正常组织细胞会引起更大的伤害。这种情况使 HDR 近距离治疗看起来非常有吸引力[63]。

目前,前列腺的 HDR 治疗过程与 LDR 模式非常接近。超声图像为导管的插入提供引导,虽然 MRI 引导也有报道[64-66]且看起来未来会更普遍。通常导管的放置遵循一个模板,如在尿道周围 4 个及在腺边缘附近间隔 1~1.5cm。方形孔模板使在规则间隙处放置更复杂,但最终剂量分布对导管的精确定位不太敏感。商业软件可在导管放置过程中引导用户,但前列腺植入中的经验或许使他们无需计算机辅助也能很好地进行。

导管放置后,优化程序计算驻留时间以达到治疗目的。得出的剂量分布可能仍需通过图像优化进行调整。计划批准后,操作人员使用传输管将针与治疗机连接。由于针没有内在编号,在这个过程中必须非常小心,以确保患者体内的针与治疗计划中的正确对应关系。

针中的第一个驻留位置的定位方法在前文已述。使用 X 线标记对针透视是最简单的方法之一。如果治疗机不是在针的末端确定第一驻留位置,那么所有针都必须被测试以保证长度一致。

使用相同方式进行多分次治疗需要验证针的深度,在分次之间针会向表面移动,可能需要在超声或透视引导下重新定位。在针进入模板处做标记也能作为针重新定位的显示。

乳腺近距离治疗

乳腺癌患者使用 HDR 近距离治疗进行的部分乳腺加速放疗(APBI),作为局部病灶切除术后的单一治疗已获得了出色的局部控制率和美容效果[46,47]。组织间和腔内(导管气囊)植入被普遍用于这种治疗模式。通常在局部病灶切除术和腋窝淋巴结评价后 8 周内,患者通过两种方法中的一种进行组织间植入:使用数字乳房摄影的俯卧立体定向模板方法,或使用超声引导的仰卧方法,都在局部麻醉下进行。由于多导管组织间植入的技术挑战,另一种使用腔内气囊导管治疗机如 MammoSite(CYTYC,加利福尼亚州,阿尔法利塔)的 APBI 方法已得到发展。

这套系统包含一个中心带气囊的单导管,可被放入局部病灶切除术腔内并膨胀,在超声引导下将其于手术后置入通常闭合的腔内。有两种这样的系统分别是 Contura(SenoRx,Bard iopsy System,亚利桑那州,坦佩市)和多球囊 MammoSite(Hologic,马萨诸塞州,贝德福德)。替代方法是 SAVI 系统(Cienna Medical,加利福尼亚州,维耶荷市),它应用 6~10 个膨胀球囊结构,看起来像一个打开的搅蛋器,而不是一个气球。球囊也可以作为放射源植入的路径。每个这些设备的多个导管可以改善剂量分布，但是不能与多导管设备相比。在每次治疗开始前要保证成像的完整性及多导管设备的旋转。

致谢

感谢 Adam Uselmann 和 Liyong Lin 对本章所做的贡献。

（李晓琳 译 邢力刚 校）

参考文献

1. Dale RG. The application of the linear-quadratic dose-effect equation to fractionated and protracted radiotherapy. *Br J Radiol* 1985;58:515–528.
2. Stitt JA, Fowler JF, Thomadsen BR, et al. High dose rate intracavitary brachytherapy for carcinoma of the cervix: the Madison system: I. Clinical and radiobiological considerations. *Int J Radiat Oncol Biol Phys* 1992;24:335–348.
3. Stitt JA, Thomadsen BR, Fowler JF. High-dose-rate brachytherapy for cervical carcinoma. *Int J Radiat Oncol Biol Phys* 1992;24:574.
4. Kubo HD, Glasgow GP, Pethel TD, et al. High dose-rate brachytherapy treatment delivery: report of the AAPM Radiation Therapy Committee Task Group No. 59. *Med Phys* 1998;25:375–403.
5. Thomadsen B, Lin SW, Laemmrich P, et al. Analysis of treatment delivery errors in brachytherapy using formal risk analysis techniques. *Int J Radiat Oncol Biol Phys* 2003;57:1492–1508.
6. Cember H, Johnson T. *Introduction to health physics*, 4th ed. New York: McGraw-Hill Medical, 2009.
7. National Council on Radiation Units and Measurement, Report 151: *Structural Shielding Design and Evaluation for Megavoltage Radiotherapy Facilities*. Bethesda MD: author, 2005.
8. McGinley P. *Shielding techniques for radiation oncology facilities*, 2nd ed. Madison, WI: Medical Physics Publishing, 2002.
9. Ezzell GA. Acceptance testing and quality assurance for high dose-rate remote afterloading systems. In: Martinez AA, Orton, CG, Mould, RF, eds. *Brachytherapy HDR and LDR*. Columbia, MD: Nucletron Corporation, 1990:138–159.
10. Ezzell G. Quality assurance in HDR brachytherapy: physical and technical aspects. *Activity Selectron Brachytherapy J* 1991;5:59–62.
11. Chenery SG, Pla M, Podgorsak EB. Physical characteristics of the Selectron high dose rate intracavitary afterloader. *Br J Radiol* 1985;58:735–740.
12. Flynn A. Quality assurance checks on a microSelectron-HDR. *Activity Selectron Brachytherapy J* 1990;4:112–115.
13. Grigsby PW. Quality assurance of remote afterloading equipment at the Mallinckrodt Institute of Radiology. *Activity Selectron User's Newsl* 1989:1–15.
14. Jones C. Quality assurance in brachytherapy using the Selectron LDR/MDR and microSelectron-HDR. *Activity Selectron Brachytherapy J* 1990;4:48–52.
15. Meigooni A, Williamson J, Slessinger E. Practical quality assurance tests for positional and temporal accuracy of HDR remote afterloaders. *Endocuriether Hyperthermia Oncol* 9:46–48.
16. Williamson J, Ezzell G, Olch AJ, et al. Quality assurance for high dose rate brachytherapy. In: Nag S, ed. *High dose rate brachytherapy: a textbook*. Armonk, NY: Futura, 1994:147-212.
17. Thomadsen BR. *Achieving quality in brachytherapy*. London: Taylor and Francis, 1999.
18. DeWerd LA, Jursinic P, Kitchen R, et al. Quality assurance tool for high dose rate brachytherapy. *Med Phys* 1995;22:435–440.
19. Nath R, Anderson LL, Jones D, et al. *Specification of brachytherapy source strength: report of AAPM Task Group No. 32*. New York: American Institute of Physics, 1987.
20. Ezzell G. Optimization in brachytherapy. In: Thomadsen BR, Rivard MJ, Butler WM, eds. *Brachytherapy physics*, 2nd ed. Madison, WI: Medical Physics Publishing, 2005:415–434.
21. Pouliot J, Kim Y, Lessard E, et al. Inverse planning for HDR prostate brachytherapy used to boost dominant intraprostatic lesions defined by magnetic resonance spectroscopy imaging. *Int J Radiat Oncol Biol Phys* 2004;59:1196–1207.
22. Pouliot J, Lessard E, Hsu I-C. Number of catheters in prostate high dose rate brachytherapy: the role of inverse planning. *Presented at the Joint Brachytherapy Meeting GEC/ESTRO-ABS-GLAC*, Barcelona, Spain, 2004.
23. Sloboda RS. Optimization of brachytherapy dose distributions by simulated annealing. *Med Phys* 1992;19:955–964.
24. Sloboda RS, Pearcey RG, Gillan SJ. Optimized low dose rate pellet configurations for intravaginal brachytherapy. *Int J Radiat Oncol Biol Phys* 1993;26:499–511.
25. Lahanas M, Baltas D, Zamboglou N. Anatomy-based three-dimensional dose optimization in brachytherapy using multiobjective genetic algorithms. *Med Phys* 1999;26:1904–1918.
26. Edmundson GK. Geometry based optimization for stepping source implants. In: Martinez AA, Orton CG, Mould RF, eds. *Brachytherapy HDR and LDR*. Columbia, MD: Nucletron Corporation, 1990:184–192.
27. Nath R, Anderson LL, Luxton G, et al. Dosimetry of interstitial brachytherapy sources: recommendations of the AAPM Radiation Therapy Committee Task Group No. 43. American Association of Physicists in Medicine. *Med Phys* 1995;22:209–234.
28. van der Laarse R. Optimization of high dose rate brachytherapy. *Activity Selectron User's Newsl* 1989;2:14–15.
29. van der Laarse R, Edmundson GK, Luthmann RW, et al. Optimization of HDR brachytherapy dose distributions. *Activity Selectron User's Newsl* 1991;5:94–101.
30. Holmes T, Mackie TR. A comparison of three inverse treatment planning algorithms. *Phys Med Biol* 1994;39:91–106.
31. Luenberger DG. *Linear and nonlinear programming*, 2nd ed. Reading, MA: Addison and Wesley, 1989.
32. Thomadsen B, Houdek P, van der Laarse R. Treatment planning and optimization. In: Nag S, ed. *High dose rate brachytherapy: a textbook*. Armonk, NY: Futura,199:104–108.
33. Pierquin B, Dutreix A, Paine CH, et al. The Paris system in interstitial radiation therapy. *Acta Radiol Oncol Radiat Phys Biol* 1978;17:33–48.
34. Pierquin B, Chassagne D, Chahbazian C, et al. *Brachytherapy*. St. Louis, MO: Warren H. Green, 1978.
35. Saw CB, Suntharalingam N. Reference dose rates for single- and double-plane 192Ir implants. *Med Phys* 1988;15:391–396.
36. Saw CB, Suntharalingam N. Quantitative assessment of interstitial implants. *Int J Radiat Oncol Biol Phys* 1991;20:135–139.
37. Saw CB, Waterman FM, Ayyangar K, et al. Quantitative evaluation of planar 192Ir implants [Abstract]. *Med Phys* 1986;13–580.
38. van't Riet A, Mak AC, Moerland MA, et al. A conformation number to quantify the degree of conformality in brachytherapy and external beam irradiation: application to the prostate. *Int J Radiat Oncol Biol Phys* 1997;37:731–736.
39. Baltas D, Kolotas C, Geramani K, et al. A conformal index (COIN) to evaluate implant quality and dose specification in brachytherapy. *Int J Radiat Oncol Biol Phys* 1998;40:515–524.
40. Clarke DH, Vicini FA, Jacobs H, et al. High dose rate brachytherapy for breast cancer. In: Nag S, ed. *High dose rate brachythreapy: a textbook*. Armonk, NY: Futura, 1994:321–329.
41. Kuske R, Bolton J, Wilenzick R, et al. Brachytherapy as the sole method of breast irradiation in Tis, T1, T2, N0,1 breast cancer. *Int J Radiat Oncol Biol Phys* 1994;30S1:245.
42. Martinez AA, Pataki I, Edmundson G, et al. Phase II prospective study of the use of conformal high-dose-rate brachytherapy as monotherapy for the treatment of favorable stage prostate cancer: a feasibility report. *Int J Radiat Oncol Biol Phys* 2001;49:61–69.
43. U.S. Nuclear Regulatory Commission. *Code of federal regulations—energy*, Title 10, Chapter 1, *Part 35, Medical use of by-product material*. Washington, DC: Government Printing Office, 2011.
44. Kubo HD, Chin RB. Simple mathematical formulas for quick-checking of single-catheter high dose rate brachytherapy treatment plans. *Endocuriether Hyperthermia Oncol* 1992;8:165–169.
45. Thomadsen BR, Shahabi S, Stitt JA, et al. High dose rate intracavitary brachytherapy for carcinoma of the cervix: the Madison system: II. Procedural and physical considerations. *Int J Radiat Oncol Biol Phys* 1992;24:349–357.
46. Das RK, Patel R, Shah H, et al. 3D CT-based high-dose-rate breast brachytherapy implants: treatment planning and quality assurance. *Int J Radiat Oncol Biol Phys* 2004;59:1224–1228.
47. Das RK, Bradley KA, Nelson IA, et al. Quality assurance of treatment plans for interstitial and intracavitary high-dose-rate brachytherapy. *Brachytherapy* 2006;5:56–60.
48. Thomadsen BR. Volume imaging in gynecological brachytherapy. In: Thomadsen BR, Rivard MJ, Butler W, eds. *Brachytherapy physics*. 2nd ed. Madison, WI: Medical Physics Publishing, 2005:785–796.
49. Haie-Meder C, Potter R, Van Limbergen E, et al. Recommendations from Gynaecological (GYN) GEC-ESTRO Working Group (I): concepts and terms in 3D image based 3D treatment planning in cervix cancer brachytherapy with emphasis on MRI assessment of GTV and CTV. *Radiother Oncol* 2005;74:235–245.
50. Potter R, Haie-Meder C, Van Limbergen E, et al. Recommendations from gynaecological (GYN) GEC ESTRO working group (II): concepts and terms in 3D image-based treatment planning in cervix cancer brachytherapy-3D dose volume parameters and aspects of 3D image-based anatomy, radiation physics, radiobiology. *Radiother Oncol* 2006;78:67–77.
51. Lang S, Nulens A, Briot E, et al. Intercomparison of treatment concepts for MR image assisted brachytherapy of cervical carcinoma based on GYN GEC-ESTRO recommendations. *Radiother Oncol* 2006;78:185–193.
52. Nag S, Cardenes H, Chang S, et al. Proposed guidelines for image-based intracavitary brachytherapy for cervical carcinoma: report from Image-Guided Brachytherapy Working Group. *Int J Radiat Oncol Biol Phys* 2004;60:1160–1172.
53. Schoeppel SL, Fraass BA, Hopkins MP, et al. A CT-compatible version of the Fletcher system intracavitary applicator: clinical application and 3-dimensional treatment planning. *Int J Radiat Oncol Biol Phys* 1989;17:1103–1109.
54. Schoeppel SL, LaVigne ML, Martel MK, et al. Three-dimensional treatment planning of intracavitary gynecologic implants: analysis of ten cases and implications for dose specification. *Int J Radiat Oncol Biol Phys* 1994;28:277–283.
55. Viswanathan AN, Dimopoulos J, Kirisits C, et al. Computed tomography versus magnetic resonance imaging-based contouring in cervical cancer brachytherapy: results of a prospective trial and preliminary guidelines for standardized contours. *Int J Radiat Oncol Biol Phys* 2007;68:491–498.
56. International Commission on Radiation Units and Measures. *Report 38: Dose and volume specification for reporting intracavitary therapy in gynecology*. Bethesda, MD: Author, 1985.
57. King CC, Stockstill TF, Bloomer WD, et al. Point dose variations with time in brachytherapy for cervical carcinoma. *Med Phys* 1992;19:777.
58. Nag S, Chao C, Erickson B, et al. The American Brachytherapy Society recommendations for low-dose-rate brachytherapy for carcinoma of the cervix. *Int J Radiat Oncol Biol Phys* 2002;52:33–48.
59. Nag S, Erickson B, Thomadsen B, et al. The American Brachytherapy Society recommendations for high-dose-rate brachytherapy for carcinoma of the cervix. *Int J Radiat Oncol Biol Phys* 2000;48:201–211.
60. Viswanathan AN, Beriwal S, De Los Santos JF, et al. American Brachytherapy Society consensus guidelines for locally advanced carcinoma of the cervix. Part II:

high-dose-rate brachytherapy. *Brachytherapy* 2012;11(1):47–52.
61. Viswanathan AN, Thomadsen B. American Brachytherapy Society consensus guidelines for locally advanced carcinoma of the cervix. Part I: general principles. *Brachytherapy* 2012;11(1):33–46.
62. Orton CG, Seyedsadr M, Somnay A. Comparison of high and low dose rate remote afterloading for cervix cancer and the importance of fractionation. *Int J Radiat Oncol Biol Phys* 1991;21:1425–1434.
63. Yamada Y, Rogers L, Demanes DJ, et al. American Brachytherapy Society consensus guidelines for high-dose-rate prostate brachytherapy. *Brachytherapy* 2012; 11(1):20–32.
64. Cormack RA, Kooy H, Tempany CM, et al. A clinical method for real-time dosimetric guidance of transperineal 125I prostate implants using interventional magnetic resonance imaging. *Int J Radiat Oncol Biol Phys* 2000;46:207–214.
65. D'Amico A, Cormack R, Kumar S, et al. Real-time magnetic resonance imaging-guided brachytherapy in the treatment of selected patients with clinically localized prostate cancer. *J Endourol* 2000;14:367–370.
66. Menard C, Susil RC, Choyke P, et al. MRI-guided HDR prostate brachytherapy in standard 1.5T scanner. *Int J Radiat Oncol Biol Phys* 2004;59:1414–1423.
67. Patel RR, Das RK. Image-guided breast brachytherapy: an alternative to whole-breast radiotherapy. *Lancet Oncol* 2006;7:407–415.

第 25 章 高剂量率近距离放射治疗的临床与应用

Subir Nag, Granger R. Scruggs

近距离放射治疗具有能为肿瘤区域提供高剂量照射却减少周围正常组织剂量的优势。以前的近距离放射治疗是直接将放射性物质插入到肿瘤中（热负荷），这样操作此过程的医生会受到大量的辐射。手动后装技术能增加准确性和减少放射危害。后装技术中，先将空心针、导管、施用器插入肿瘤，然后装载放射性物质。远程控制输入源技术的引用消除了医务技术人员的放射暴露。在这项技术中，患者被置于隔离室中，放射治疗师在室外操纵仪器。空心施用器、针或导管插入到肿瘤中，经传输管与贮存在高剂量率后装机中的放射性物质相连。通过远程控制将放射源经传输管道送入肿瘤中。

远程控制近距离放射治疗分为低剂量率(LDR)、中剂量率(MDR)和高剂量率(HDR)三种技术。尽管ICRU 将 38 号 HDR 定义为>12Gy/h[1]，但目前常用的 HDR 近距离放射治疗的剂量率约为 100~300Gy/h。HDR 的优点是治疗时间仅几分钟，可在门诊患者中使用，能将施用器移动和引起患者不适的风险降到最低。此外，在大多数现代高剂量率后装机中使用的单步进源，通过改变在每个驻留位置的驻留时间，从而使剂量分布达到最佳状态。然而需要强调的是，其虽能改善剂量分布，但不能改善因植入位置不佳导致的剂量分布。Nag 和 Samsami[2]指出了因不恰当的优化策略导致不合适经研究放射量测定和临床问题的一些例证。在术中 HDR 近距离放射治疗中，尽管 HDR 能作为单次治疗使用，但实际上常使用分次 HDR 治疗，通过置换或屏蔽将正常组织受量有效降低。HDR 和 LDR 的优缺点对比见表 25.1。

以上所列的优点会促进 HDR 在国际上的应用，然而正确使用这些治疗措施需要大量的训练和专业技术。目前，美国近距离治疗协会(ABS)出版了许多各个部位 HDR 应用的介绍和指南，本章均有介绍[3-11]。读者应详细阅读这些材料，可控性临床试验需对这些操作规程的有效性进行评价。

高剂量率近距离放射治疗的放射生物学原理

大多数放射肿瘤学家对低剂量率近距离放射治疗比较熟悉。LDR(30~50cGy/h)加入体外放射治疗的剂量(2Gy/d)中能获得等效的总剂量。高剂量率近距离放射治疗是一个相对较新的模式，与低剂量率近距离放射治疗不同，习惯了低剂量率近距离放射治疗的放射肿瘤学家应认识到 LDR 的经验不能机械地套用到 HDR 中。回顾分析当前的文献和目前开展 HDR 的研究中心的经验显得非常重要。将 LDR 转化成 HDR 时，必须保持其他参数(化疗、体外放射治疗照射野和剂量、指定剂量点、施用器、患者总数等)不变，仅仅将 LDR 转变为 HDR。

HDR 的分割计划弹性较大，而很多放射肿瘤学家对其结果的生物效应也不是很熟悉。一些依靠经验的方法，如 NSD(名义标准剂量)、TDF(时间剂量因子)、剂量缩减因子为 0.6 等过去常用来将 HDR 剂量转换成等效 LDR 剂量。线性二次方程(LQ)能指导 HDR 剂量和分次计划的应用[12]。然而 LQ 的数学计算过于繁琐，不能在日常生活中应用。因此 Nag 和 Gupta[13]经研究提出了一个简化的计算模式能获得 HDR 的等效剂量。临床医师只需输入体外放射治疗总剂量、分次剂量、HDR 剂量和 HDR 分次数量，程序便会自动计算出肿瘤和正常组织的等效剂量。等效剂量会以临床常见的表述方式(如 2Gy/次 EQD_2)表达，而不是临床医师不熟悉的生物等效剂量(BED)。此外，剂量校正因子(DMF)用来说明正常组织剂量与肿瘤剂量的差异，因此能够得到更为真实的与正常组织相同的效果。这个

表 25.1　高剂量率和低剂量率近距离放射治疗的优缺点对比

优点	缺点
1. 放射防护 • HDR 消除了放射治疗医师和患者的放射暴露风险。放射治疗医师不用担心放射暴露，从而为患者提供更好的服务 • HDR 省去了放射源的制备和运输 • 由于只有一个源，丢失放射源的风险降到了最小 2. 治疗时间短 • 由于减少了卧床时间，相应地减少了患者不适症状 • 用于治疗那些不能长时间耐受隔离和长时间卧床具有高肺栓塞风险的患者 　• 减少治疗期间施用器移动风险 　• 可用于门诊患者，减少住院费用 　• HDR 使邻近的正常组织具有更大的移动度，减少并发症 　• 在设备不充足的情况下治疗大量需要近距离放射治疗的患者（如在一些发展中国家） 　• 可在手术时给予术中放射治疗 3. HDR 使用的源直径小于腔内 LDR 使用的铯源 • 减少扩张宫颈的必要性从而减少镇静剂或全身麻醉使用的必要性 • 更安全地治疗那些不能耐受全身麻醉的高风险患者 • HDR 可以经间隙、经管腔、经皮插入 4. HDR 治疗剂量分布达到最优化 • 单步进源驻留时间的变化使有效源强度更具多变性，源的位置具有更可控的剂量分布，减少并发症	1. 放射生物学 • 治疗时间短，忽略了正常组织的亚致死损伤修复，或细胞周期再分布，或肿瘤细胞再氧化。因此需要综合治疗 2. 有限的经验 • 在美国极少的研究中心具有长期(>20 年)的治疗经验 • 直到现在还没有标准化的治疗指南。美国近距离放射治疗学会（ABS）最近提出了 HDR 的指南[5-8,10,11] 3. 经济上的缺点 • 与手动后装技术相比，HDR 近距离放射治疗的使用需要更大的初始资金投入，远程后装治疗机需要约$400 000（约 2 780 560 元） • 附加支出如防护室以及更高的员工费用 4. 更大的潜在风险 • 由于使用了高活性源，如果出现机器故障或计算错误，则具有更大的潜在危害。短时间治疗模式，与 LDR 相比，可供发现和纠正错误的时间更短

HDR：高剂量率；LDR：低剂量率。

程序能用来确定与 LDR 近距离放射治疗等效的 HDR 剂量，用来治疗各种癌症。这个程序可以用来表示在宫颈癌中不同分次方案的 HDR 剂量的等效剂量。尽管 LQ 生物数学模型有助于确定等效剂量，但应用这个程序时仍有很多必须知晓的限制。LQ 模型用来解释亚致死损伤修复，但不能解释缺氧细胞的再次氧化、细胞周期再分布或肿瘤细胞再群体化。在正常情况下这些因素影响不大。然而，单次大剂量照射忽略了处于放射抗拒的 S 期的缺氧肿瘤细胞的再氧化或肿瘤细胞周期再分布。因此，大剂量照射能首先杀死放射敏感细胞，剩下大量缺氧的抗拒放射的细胞。因而计算程序会高估单次大剂量照射的肿瘤效应(除非引入增敏因子)。

LQ 模型没有考虑肿瘤细胞的增殖。如果治疗时间较短，这个因素的影响就很小。然而如果治疗时间拉长(如外照射和高剂量率近距离放射治疗之间有较长的间隔时间)，或具有高增殖率的肿瘤，LQ 模型会高估实际肿瘤效应。需要注意的是个体 α/β 比值具有很大的可变性。早反应组织的 α/β 比值为 6~13(程序默认值为 10)，晚反应组织的 α/β 比值为 1~7(默认值为 3)，而肿瘤的 α/β 比值为 0.4~13(默认值为 10)。很难知道特定患者的 α/β 比值，甚至同种组织 α/β 比值变化也可能不一样。因此等效剂量的获得依赖于 α/β 比值的特定计算。LQ 模型假设在分次照射间的损伤能完全修复。若分次照射时间间隔太短(<6 小时)，或半修复时间过长，正常组织就会出现不完全修复。LQ 模型就会低估其生物效应。因此，在分次照射给予充足的间隔时间(至少 6 小时)非常重要。

由于驻留时间极大的可变性，使 HDR(或脉冲剂量率)比 LDR 具有更好的剂量分布。HDR 由于较短的治疗时间，有利于更好地保护正常组织。LQ 模型通常没有考虑这个因素(除非 DMF 改变)。LQ 模型中未提到的另一个区别是近距离放射治疗中的剂量一般为最小肿瘤剂量。肿瘤内的剂量更高。因此，近距离放射治疗的有效剂量(对肿瘤的可控性)远比外照射高。

LQ 模型存在很多的局限性，需要强调的是，作为数学模型,LQ模型在使用时仅作为一种指导,而且应与临床实践及其结果相联系。基于以上讨论的原因,使用分次间隔时间短而治疗时间延长的大分割剂量放射治疗时应谨慎。

常用的高剂量率近距离放射治疗

尽管高剂量率近距离放射治疗几乎可应用于全身,但目前最常用于治疗宫颈、子宫内膜、前列腺和乳腺。对于肺、食管、胆管、直肠、头颈部、皮肤、软组织和血管(冠状动脉及周围动脉)的应用较少。HDR常作为综合治疗包括外照射和(或)化疗及手术的补充。本章介绍HDR的临床应用,而HDR的物理学和放射生物学在其他章节中介绍。

宫颈癌

在宫颈癌的治疗中,近距离放射治疗是根治治疗的必需组成部分[8]。宫颈癌的传统治疗是使用LDR近距离放射治疗。由于HDR可在门诊患者中使用,避免了长时间卧床及宫颈扩张术,在近20年中在美国广泛应用。通过暂时收缩,剂量优化和联合外照射的方法,能更好地保护直肠和膀胱[14]。这些优势会被大量的治疗措施所中和(4~6次治疗,每次持续10~15分钟)。最近的国际调查研究显示,有85%的治疗中心进行近距离放射治疗[15]。

美国近距离放射治疗学会(ABS)建议治疗(EBRT和HDR)总时间小于8周,因为治疗时间延长对局部控制和生存有不利影响[8]。为了保证此治疗时间,HDR与EBRT治疗过程就必然相交错。然而需要注意的是,EBRT或是化疗不会在HDR治疗时给予。如果肿瘤体积较小或阴道处于最佳几何位置,HDR近距离放射治疗在EBRT开始后2周进行,之后HDR每周1次,EBRT在其余4天给予。如果肿瘤体积较大,需要延迟HDR近距离放射治疗的开始时间,则在EBRT完成后每周需进行2次治疗以保证总治疗时间小于8周。

插入施用器常需使用静脉麻醉。但是如果需要扩张宫颈,就需要给予全身或脊髓麻醉。要强调的是,收缩直肠和膀胱(通过使用填塞或牵引器)在HDR及LDR中非常有必要。有些研究中心使用外固定设备(EID)来固定施源器的位置,这是存在争议的。有些治疗中心建议应用EID来固定施源器,而有些治疗中心认为这样做不但无益反而有害。各种类型施用器(Fletcher型和环形最常用)的使用取决于放射肿瘤学医师。

治疗计划

传统HDR的处方剂量以施用器A点定义[4,8]。不幸的是,这一剂量不能反映肿瘤的受量。基于以上情况,同时也伴随着影像技术的发展,宫颈肿瘤的近距离放射治疗已经飞跃到了影像引导治疗的时代。在宫颈原发灶和邻近正常组织的靶区勾画中,MRI比其他影像学模式更具优势[16]。应用现代放射影像学技术如MRI能更好地进行靶区勾画,从而增加放射剂量以获得更佳的肿瘤控制同时减少正常组织受量。

欧洲镭疗组织和欧洲放射肿瘤治疗学会(GEC-ESTRO)在2000年组织了一个妇科肿瘤工作组,研究和描述了一种基于3D影像技术宫颈癌近距离放射治疗计划的新概念。他们的推荐方案见表25.2[17]。工作组认为,大多数宫颈癌患者接受了包括体体外放射治疗、化疗和近距离放射治疗的综合治疗,在治疗期间肿瘤体积具有明显的变化。因此应重视治疗期间治疗体积的变化,更好地理解剂量的变化与肿瘤体积之间的关系,以正确地比较各研究机构和患者的治疗情

表25.2 GEC-ESTRO对于宫颈癌基于影像系统的靶区定义

体积		说明
GTV_D	诊断时的GTV	MRI上可见的或临床体检诊断的肉眼可见肿瘤范围
$GTV_{B1,B2,B3\cdots\cdots}$	每个BT过程中的GTV	在近距离放射治疗时MRI上可见的或临床体检诊断的肉眼可见肿瘤范围
HR $CTV_{B1,B2,B3\cdots\cdots}$	每个BT过程中的高风险CTV	在近距离放射治疗时MRI上可见的或临床体检包括$GTV_{B1,B2\cdots\cdots}$,整个宫颈和怀疑有宫颈外侵犯区域
IR $CTV_{B1,B2,B3\cdots}$	每个BT过程中的中等风险CTV	包括HR CTV,安全边界为5~15mm(安全边界的选择依据肿瘤大小和位置,潜在转移灶,肿瘤退行情况和治疗策略)。IR CTV不小于GTV_D

GEC-ESTRO,欧洲治疗放射肿瘤学会;GTV,肿瘤靶区;MRI,磁共振成像;BT,近距疗治疗;HR,高风险;CTV,临床靶区;IR,中度风险。

况。他们在诊断和近距离放射治疗过程中定义了肿瘤体积(GTV)及高风险和中等风险临床靶体积(CTV)。治疗期间通过临床体检和 MRI(尤其是 T2 加权像)在各自的时间定义靶区体积。临床靶体积基于肿瘤负荷和复发风险。“高风险(HR-CTV)”指肉眼可见肿瘤，“中等风险(IR-CTV)”指明显的镜下肿瘤，“低风险(LR-CTV)”指潜在的肿瘤扩散灶。低风险区域可以手术和(或)体体外放射治疗。2006 年初，工作组又更新了原推荐方案，增加了危及器官剂量体积参数和将常规处方剂量转化为三维影像处方体积的逐步过程的描述[18]。工作组推荐危及器官中报告大多数受照组织体积为 $0.1cm^3$、$1cm^3$ 和 $2cm^3$ 时的最小剂量。

HR-CTV 至少 90%的体积(D_{90})的 EBRT 联合 HDR 的剂量即等效剂量为 75~90Gy[17,18]。早期疾病定义无巨块为Ⅰ期或直径<4cm 的Ⅱ期病变，晚期疾病定义为Ⅰ期或直径>4cm 的Ⅱ期或ⅢB 期病变。盆腔侧壁的总剂量推荐 50~55Gy(小病灶)，55~60Gy(大病灶)。EBRT 与近距离放射治疗的比率依据分期，在晚期病变中加大EBRT 的剂量。大多数研究中心使用每次 6~8Gy，共 4~6 次的计划(分次数少，单次剂量大)[8,14,19-24]。HDR 剂量依赖于疾病所处的阶段及盆腔 EBRT 剂量。

维也纳大学对基于图像引导的宫颈癌腔内放射治疗的剂量分布有很多经验。他们的评估研究建议直肠的 D_{2mL} 剂量<75Gy，膀胱 D_{2mL} 剂量<100Gy[25,26]。乙状结肠的限制剂量不太清楚，但可以参考直肠的限制剂量要求。例如，接受 EBRT 剂量为 45Gy 的患者，计划接受 5 次腔内后装治疗，分 HDR D_{2mL} 直肠和膀胱剂量的应分别<4.2Gy 和<6.1Gy。剂量随总 EBRT 剂量及腔内放射治疗次数变化。

在某些临床情况下(例如，纤维化致阴道狭窄，肿瘤庞大，无法进入宫颈口，延伸到宫旁侧或盆腔侧壁，延伸阴道下部，放置位置不满意)，如果使用上述剂量方案，可能会超过正常组织的耐受性。在这些情况下，无论是重新组合或重新优化都是可以尝试的。如果这无法降低正常组织的剂量，HDR 分次剂量要减少(分次数需要增加)，或增加 EBRT 剂量从而降低 HDR 总剂量。在这些情况下，我们中心更喜欢使用植入物(无论是 LDR 或 HDR)。如果减少阴道功能或植入技术是不可用的，Sharma 等[27]报道了一项腔内技术，其利用中心串联的单个卵圆形装置，第二次植入时就交替到串联的对侧进行。

基于三维图像的治疗计划的结果

2007 年，ABS 对其成员进行了针对 3D 治疗计划应用于宫颈癌腔内近距离放射治疗的一项调查研究，其结果随后发表于 2010 年[28]。50%的受访者利用 CT，43%使用纯胶片，只有 2%使用 MRI 来制订治疗计划。超过 75%的受访者仍然把 A 点作为主要处方点，约 14%使用 3D 的临床靶体积。2011 年一项面向国际社会的调查也显示了类似的结果[15]。

在过去的几年中，越来越多的临床证据支持了图像引导放射治疗宫颈癌的效果。Potter 等[29]报道了他们的结果，该研究纳入 145 例ⅠB~ⅣA 宫颈癌患者，联合应用 EBRT 和四维图像引导放射治疗治疗，同时加或不加顺铂化疗，所有患者均按 GEC-ESTRO 指南应用 MRI 对放射治疗区、靶区和危及器官进行勾画轮廓。3 年局部控制率和总体生存率分别为 85%和 58%，整体平均 HR-CTV D_{90} 为 86Gy。他们进一步将他们的经验分为早期(1998—2000)和后期(2001—2003)，以便较好地反映采用的 GEC-ESTRO 指南带来治疗计划的变化。到了第 3 年，2~5cm 的肿瘤完全缓解为 96%，但是直径>5cm 的肿瘤在这两个时间段完全缓解率从 71%增加至 90%。此外，直径>5cm 肿瘤患者的总生存率从 28%增加到 58%。3、4 级胃肠道和泌尿生殖道并发症从 10%下降到 2%。Dimopoulos 等[30]对原 145 例患者中的 141 例进一步分析，发现 HR-CTV D_{90}>87Gy 与 D_{90}<87Gy 组比较其局部复发率分别为 4%和 20%。

其他的研究对比了三维图像引导近距离治疗与之前应用传统的二维(2D)治疗，发现三维图像引导改善了局部控制率[31,32]并且减少了毒性[31,33]。但是，也应该注意到近距离治疗的计划以 MRI 为基础的可行性，包括治疗成本的增加(正常一个疗程平均至少 4~6 个 MRI 扫描)和应用 MRI 相匹配的近距离治疗系统装置的可用性及较高成本。虽然早期的研究结果是令人鼓舞的，但仍需进一步的研究，以证实成本增加的弊端因为改善局部控制率和提高宫颈癌患者的生活质量而抵消。

HDR与LDR近距离治疗的结果

LDR 近距离放射治疗已经在宫颈癌应用了近 100 年，效果良好。HDR 近距疗法的历史比 LDR 短得多，因此，当与 LDR 的效果对比时，如何严格地分析是很重要的。不幸的是，大多数发表的报道都是非随机研究。早期的研究表明，LDR 具有更好的局部控制率和存活率；然而，最初也同时注意到了一些晚期并发症的增加。随后使用改进技术的研究表明 HDR 与 LDR 控制率相当，但没有增加并发症[20,21,23,24,34–35,37,38]。表 25.3 总结了最近发表的关于 HDR 分割及研究结果的回顾性文章。

荟萃分析和已发表的文献综述比较了 HDR 与 LDR 近距离放射治疗。Orton 等[14]发表了一项经典的荟萃分析，比较了 HDR 和 LDR，该研究在 56 中心进行，共治疗 HDR 患者 17 068 例和 LDR 患者 5666 例。6939 HDR 患者和 3365 LDR 患者的 5 年生存数据可用于分析，Ⅰ期患者的生存率分别为 82.7%比 82.4%，Ⅱ期分别为 66.6%比 66.8%，Ⅲ期分别为 47.2%比 42.6%。1999 年，Petereit 和 Peracey[22]发表了一篇文献综述，包括 5619 例使用 HDR 近距离放射治疗的患者，Ⅰ、Ⅱ和Ⅲ期患者的 5 年盆腔控制率分别为 91%、82%和 71%。各分期的 5 年总生存率和并发症发生率与以前的荟萃分析相似。各中心使用不同方法来对比没有对照的研究，这不能得出统计学上可定量的结论。然而，这些证据表明 HDR 的效果至少与 LDR 一样好。表 25.4 总结了关于 HDR 分割及研究结果的荟萃分析和综述文献。

有 4 项随机研究比较了 HDR 与 LDR 近距离放射治疗在宫颈癌中的使用情况[39–43]。Shigematsu 等[42]报道了一项研究，纳入ⅡB 和Ⅲ期患者，对 143 例患者给予 HDR 近距离放射治疗，而 106 例患者接受了 LDR 近距离放射治疗。虽然随机化不佳(因为 LDR 有限的可用性，一些随机化为 LDR 的患者实际上用 HDR 治疗)，但与 LDR 组相比，HDR 组获得了更好的局部控制，但总体生存没有差异。在印度报道的 LDR 对比 HDR 近距离放射疗法的随机研究中，共入组 482 例患者，但两种治疗方式之间的局部控制、生存及严重并发症方面没有差异[41]。然而，直肠并发症有统计学差异，LDR 组为 20%，HDR 组仅为 6%。2002 年，Hareyama 等报道了 132 例Ⅱ期和ⅢB 期宫颈癌患者的结果。Ⅱ期的 LDR 与 HDR 的 5 年疾病特异性存活率分别为 87%和 69%，ⅢB 期分别为 60%和 51%。存活率

表 25.3 高剂量率近距离放射治疗宫颈癌的回顾性分析

作者	分期	患者例数	EBRT (Gy)	HDR(Gy×分次数)	局部控制率	生存率	晚期并发症
Lorvidhaya 等[35]	Ⅰ~Ⅲ	1992	30~50	7~7.5×4 5.5~6×6	75.2%	68.2%(5 年)	4.8% 3,4 级肠反应 3.5% 3,4 级膀胱反应
Potter 等[37]	Ⅰ~Ⅳ	189	48.6~50	7×3~6	77.6%(3 年)	58.2%(3 年)	6% 3,4 级直肠反应 4% 3,4 级肠反应 2.9% 3,4 级膀胱反应
Toita 等[38]	Ⅰ~Ⅲ	88	50	6×3	82%(3 年)	77%(3 年)	12%直肠炎 11%膀胱炎 14%小肠结肠炎
Sood 等[23]	Ⅰ~Ⅲ	49	45 9Gy 以上	9~9.4×2	77%不加化疗 88%加化疗 (3 年)	78%(5 年)	4.1%≥2 级反应
Patel 等[21]	Ⅱ~Ⅲ	121	1 级:40Gy(CS) 2 级:46Gy	9×5 9×2	87.5%(5 年) 71.1%(5 年)	–	无≥3 级直肠反应 1.7%≥3 级膀胱反应
Ferrigno 等[34]	Ⅰ~Ⅲ	118	40~50	6×4	65%(5 年)	55%(5 年)	6%直肠反应 6%小肠反应 1.7%尿道反应
Souhami 等[24]	Ⅰ~ⅣA	282	45	8×3	75%(15 年)	57%(5 年)	6.3% 3,4 级肠反应 3.5% 3,4 级膀胱反应
Patel 等[20]	Ⅱ~Ⅲ	52	46	9 × 2	81%(3 年)	64%(3 年)	4.5% 3,4 级直肠反应 0% 3,4 级膀胱反应

CS，中心遮挡；EBRT，体外放射治疗；HDR，高剂量率。

表 25.4　HDR 和 LDR 近距离放射治疗宫颈癌的荟萃分析和文献综述

作者	分期	接受 HDR 治疗患者例数	接受 LDR 治疗患者例数	HDR(Gy×分次数)	5 年局控率(HDR)	5 年生存率		晚期并发症
						HDR	LDR	
Orton 等[14]	Ⅰ	1327	630	7.5×5	—	82.7%	82.4%	9.05%(中度+重度)
	Ⅱ	2891	1271			66.6%	66.8%	
	Ⅲ	2721	1464			47.2%	42.6%	
Petereit 和 Peracey[22]	Ⅰ	1048	—	7×4	91%	85%	—	5%(总的)
	Ⅱ	1995	—		82%	68%	—	
	Ⅲ	2576	—		71%	47%	—	

HDR,高剂量率;LDR,低剂量率。

之间的差异不具有统计学意义。最近的一项随机研究报道来自泰国[40],2004 年这项试验评估了 237 例患者,发现 LDR 和 HDR 近距离放射治疗之间的总生存率、无复发生存率或盆腔控制率没有差异。此外,直肠、膀胱或小肠的并发症发生率没有统计学差异。最近对这些随机研究的荟萃分析表明,HDR 和 LDR 近距离放射疗法在总生存、局部控制和治疗相关并发症上没有显著性差异。表 25.5 和表 25.6 总结了部分随机研究治疗结果和并发症。

总之,随机试验、回顾性分析和荟萃分析的可用数据表明,HDR 治疗的存活率和局部控制率可能与 LDR 相当,并且具有相似或更低的并发症发病率。

表 25.5　HDR 对比 LDR 近距离放射治疗宫颈癌的随机试验结果

作者	分期	EBRT (Gy)	患者数		局控率		5 年生存率	
			LDR	HDR	LDR(%)	HDR(%)	LDR(%)	HDR(%)
Shigematsu 等[42]	ⅡB~Ⅲ	40	106	143	77	90	55	55
Teshima 等[43]a	Ⅰ	40	171	259	73	76	89	66
	Ⅱ						73	61
	Ⅲ						45	47
Patel 等[41]	Ⅰ~Ⅲ	35~45	246	236	80	76	58	58
Hareyama 等[39]	Ⅱ	50	71	61	—	—	87[b]	69[b]
	Ⅲ						60[b]	51[b]
Lertsanguansinchai 等[40]	Ⅰ~Ⅲ	40~54	109	112	89	86	71[c]	68[c]

EBRT,体外放射治疗;HDR,高剂量率;LDR,低剂量率。

[a] Shigematsu 等更新数据。[b] 疾病特异生存率。[c] 3 年生存率。

表 25.6　HDR 对比 LDR 近距离放射治疗宫颈癌的随机试验中并发症结果

作者	膀胱				直肠			
	1+2 级		3+4 级		1+2 级		3+4 级	
	LDR(%)	HDR(%)	LDR(%)	HDR(%)	LDR(%)	HDR(%)	LDR(%)	HDR(%)
Shigematsu 等[42]	—	—	—	—	—	—	—	—
Teshima 等[43]a	—	3[a]	—	—	3[a]	4[a]	—	—
Patel 等[41]	3.7	3.8	—	—	17.5	5.9	2.4	0.4
Hareyama 等[39]	—	—	7.5	4	—	—	8.7	3.5
Lertsanguansinchai 等[40]	21	14	2.7	0.9	31	15	0.9	4.5

HDR,高剂量率;LDR,低剂量率。

[a] 包括 2 级和 3 级。

子宫内膜癌

HDR 近距离放射治疗常作为中等风险或高风险阴道复发(高级别、深肌层侵犯或晚期)患者在子宫切除术后的阴道断端辅助治疗。另外近距离放射治疗也可用于不宜行手术的子宫内膜癌的初始治疗和子宫切除术后复发的治疗。

阴道断端放射治疗

可手术子宫内膜癌的标准治疗模式是经腹全子宫切除术加双侧输卵管卵巢切除术(TAH-BSO)。具有阴道复发高风险(深肌层侵犯、高组织学分级和分期、淋巴管浸润、子宫颈或子宫外侵犯、组织学为鳞状细胞或乳头状癌)的患者需接受放射治疗。最近发表的两个随机试验(PORTEC 1[45,46]和 GOG-99[47])证实了对于早期子宫内膜癌和具有中等及高风险复发特征的患者术后盆腔放射治疗的优势。在总生存率上两者没有差异。在这两项研究之后,进行了 PORTEC-2 研究[48],其更好地回答如何最佳地提供辅助放射治疗。由于 PORTEC-1 和 GOG-99 观察组中大多数复发发生在阴道残端,PORTEC-2 将全身盆腔放射治疗与阴道断端近距离放射治疗进行比较。PORTEC-2 的入组患者包括 60 岁或以上的有内半肌层浸润伴组织学分级 3 级或外半肌层浸润伴组织学分级 1 或 2 级的患者。具有颈部腺体受累伴组织学 1~2 级、颈部腺体受累的患者伴组织学 3 级以及任何年龄伴子宫肌层浸润<50%的患者也是符合入组标准的。PORTEC-2 的结果发表于 2010 年,并且显示两组的阴道残端复发率相等(1.8%对 1.6%,5 年)。此外,它证明阴道断端近距离放射治疗急性的 1 级和 2 级胃肠道毒性较少(12.6%对 53.8%)。这导致在具有高中度复发风险的患者中单独使用阴道断端短程治疗的增加。但仍然存在一些争议,即哪些患者属于高中危组,因为以上提到的三个研究在患者入组标准方面有微妙的差异。因此,阴道断端短程治疗的单独应用仍需要临床综合评估。

技术

HDR 近距离放射治疗时常使用阴道圆筒。使用适合阴道最大直径的圆筒以增加深度剂量。阴道穹隆的长度治疗时可变。有些人治疗阴道上 3cm 或 5cm,而一些人治疗阴道上 1/2 或 2/3[5,48-51]。浆液性或透明细胞癌,应考虑全阴道腔治疗。单线铱(^{192}Ir)作用于阴道尖会产生不均匀剂量是由于放射源的各向异性。然而,放射源的各向异性的临床意义存在争议。卵形体、圆形体或角状放射源的使用能减少 ^{192}Ir 各向异性在尖部剂量的不均一性[5]。施用器应放置在中线处,尽量保持水平以平行身体纵轴,保证剂量的合理分布。在阴道尖部放置不透射线的粒子或银夹有助于施用器与阴道尖部接触。然而,这些粒子或银夹有时会掉落或移到黏膜深部,并不能确定尖部的位置。某些研究中心更倾向于使用外部固定装置来减少粒子或银夹的松动。但这并不是强制性的。使用多通道阴道施源器例如 Miami 施源器或可充气的 Capri 气囊施源器与单通道装置相比,患者个体可以获得更加合理的放射治疗剂量分布。

剂量分布应尽可能把处方剂量优化在阴道表面或 0.5cm 深度处, 这依据各个研究机构的治疗方案。设置剂量优化点是非常重要的,不仅要沿着阴道壁外侧面,而且在阴道圆顶设指定点以避免给予阴道尖部的剂量过高,高剂量会引起阴道穹隆坏死[2]。不管处方是什么方式,都应报告给予阴道表面或 0.5cm 深处的剂量[5]。

分次剂量一般为 4.5~16Gy,次数为 2~7 次,间隔时间为 1~2 周[49-53]。低分次剂量常配合着高分次次数或联合盆腔体外放射治疗。Sorbe 等[54]在随机试验中对 2 个分次方案(2.5Gy×6 和 5Gy×6)进行了评估,发现局部复发率没有差异,但 5Gy 分次组的阴道萎缩、黏膜萎缩和出血的发生率升高了。ABS 建议[5]单纯 HDR 和联合 45Gy 体外放射治疗的剂量见表 25.7。有些研究机构制定了给予阴道表面的剂量,而另一些研究机构则指定了 0.5cm 深度处的剂量,建议的 HDR 剂量应遵从这些指定方案。

回顾分析中发现,依据不同的分期、分级、子宫肌层被浸润程度,HDR 治疗后的 5 年生存率为 72%~97%[49-53,55,56]。严重晚期并发症(Ⅲ或Ⅳ级)的发生率<2%,且与分次剂量有关[49,50,52,57,58]。阴道萎缩的发生率也具有剂量依赖性,据报道 1cm 深度处处方剂量 9Gy/F 的阴道萎缩发生率高达 70%,而当剂量降至 4.5Gy/F 时发生率为 31%[59]。其他增加并发症率的因素包括使用较小直径(2cm)的阴道圆筒、加用阴道体外放射治疗,以及剂量参考点超过 0.5cm[60]。

Pearcey 和 Petereit[22]分析了 1800 例单纯术后进行 HDR 近距离放射治疗的中早期子宫内膜癌患者。总阴道局部控制率达 99.3%。患者至晚期时并发症发生率较高,相当于晚反应组织等效剂量超过 100Gy 的

表 25.7　美国近距离放射治疗学会推荐的用于子宫内膜癌术后辅助治疗的单纯 HDR 近距离放射治疗或联合盆腔体外放射治疗剂量

EBRT(Gy), 1.8Gy/F	HDR 分次数	HDR 分次剂量(Gy)	剂量参考点
0	3	7.0	0.5cm 深处
0	4	5.5	0.5cm 深处
0	5	4.7	0.5cm 深处
0	3	10.5	阴道表面
0	4	8.8	阴道表面
0	5	7.5	阴道表面
45	2	5.5	0.5cm 深处
45	3	4.0	0.5cm 深处
45	2	8.0	阴道表面
45	3	6.0	阴道表面

EBRT,体外放射治疗;HDR,高剂量率。

概况。在 HDR 近距离放射治疗之后,患者的教育非常重要。研究表明,阴道扩张剂的频繁应用可以减少阴道狭窄和性功能障碍的发生[61,62]。全国妇科肿瘤护士论坛(NFGON)已经公布了放射治疗后使用阴道扩张剂的最佳实践指南[63]。

阴道断端复发的治疗

盆腔体外放射治疗联合近距离放射治疗常用于治疗阴道断端复发。针对远端阴道复发,整个阴道和内侧腹股沟淋巴结应包括在体外放射治疗照射野内。腔内阴道近距离放射治疗应用于非大肿瘤复发(体外放射治疗完成后厚度<5mm)[5]。组织间近距离放射疗法用于大肿瘤复发(体外放射治疗完成后厚度>5mm)和以往接受过放射治疗的患者。顶端复发者常较临床检查发现的范围广,这就需使用间质近距离放射疗法。这些患者最好在具有丰富组织间近距离放射治疗经验的中心治疗。实体病灶的边缘应放置不透射线的粒子或外科用银夹以确定病灶范围。若在阴道一壁复发,则应考虑限制对侧壁的剂量。ABS 推荐的 HDR 近距离放射治疗的剂量(联合 45Gy 体外放射治疗)见表 25.8[5]。

不可手术的子宫内膜癌

由于健康原因而不适宜手术的子宫内膜腺癌患者,可以进行放射治疗。首选盆腔体外放射治疗联合近距离放射治疗。然而,很多不适合手术的患者也存在着体外放射治疗和 LDR 近距离放射治疗的相对禁忌证。这些患者只能选择单纯 HDR。

表 25.8　美国近距离放射治疗学会高剂量率近距离放射治疗联合盆腔体外放射治疗治疗子宫内膜癌断端复发的推荐剂量

EBRT(Gy), 1.8Gy/F	HDR 分次数	HDR 分次剂量(Gy)	剂量参考点
45	3	7.0	0.5cm 深处
45	4	6.0	0.5cm 深处
45	5	6.0	阴道表面
45	4	7.0	阴道表面

EBRT,体外放射治疗;HDR,高剂量率。

治疗原发性子宫内膜癌可使用大量的施用器。串联状阴道施源器常被应用。但是这些施用器不能照射到子宫底。有些人使用弯曲的串联器,可左右转动插入。有一种 Y 形施用器能平稳地照射子宫底。其他还有海曼胶囊或多串联器。剂量参考点在距源 2cm 处,CT 治疗计划能保证整个子宫肌层获得更均一的剂量。分次剂量为 5~12Gy,分次数为 3~6 次[64-68]。若加用体外放射治疗则应减少总剂量和分次剂量。ABS 推荐的单纯 HDR 近距离放射治疗和联合 45Gy 体外放射治疗的剂量见表 25.9[5]。Ⅰ期的 5 年生存率为 70%~80%,比手术治疗稍低。Coon 等[69]报道了一项研究,表明患者 5 年原因特异性存活率为 87%,该研究纳入的患者接受 35Gy/5F HDR(每天治疗 2 次)未联合 EBRT 治疗或 20Gy/5F HDR 联合 EBRT 治疗。当使用单次高剂量时,毒性反应较大(7%)[59]。

前列腺癌

碘-125(^{125}I)和钯-103(^{130}Pd)粒子的永久性植入是当前前列腺癌近距离放射治疗最常用的手段。然而,几

表 25.9　美国近距离放射治疗学会高剂量率近距离放射治疗联合盆腔体外放射治疗治疗不可手术的子宫内膜癌推荐剂量

EBRT(Gy),1.8Gy/次	HDR 分次数	每次 HDR 剂量(Gy)[a]
45	2	8.5
45	3	6.3
45	4	5.2
0	4	8.5
0	5	7.3
0	6	6.4
0	7	5.7

EBRT,体外放射治疗;HDR,高剂量率。

[a] HDR,剂量参考点为距子宫内源中点 2cm。

个研究中心使用HDR近距离放射治疗联合体外放射治疗[70-85]治疗前列腺癌取得了令人鼓舞的结果，见表25.10。Galalae等[76]报道3个研究机构（基尔，德国；William Beaumont医院；西雅图前列腺癌研究所）HDR近距离放射治疗联合体外放射治疗治疗611例局部前列腺癌患者（有一些包括在表25.10中）。不同分次方案见表25.11。对低、中、高风险患者的5年生化控制率分别为96%、88%和69%。HDR的一个主要优势是可在不同的驻留位置改变驻留时间以优化剂量分布，从而限制正常组织（如直肠、膀胱、尿道）的剂量，保证靶区剂量的可靠性[86]。另一个优势则是理论上前列腺癌细胞更像晚反应组织，具有低 α/β 比值，对高分次剂量更敏感[87-89]。

T1b~T3b期的前列腺癌患者适合HDR近距离放射治疗联合体外放射治疗。患者的癌细胞向远处转移、预计生存时间小于5年、具有麻醉禁忌证或在技术上不能施行全前列腺植入的患者应被排除。相对禁忌证包括腺体大（>60mL），显著尿路梗阻症状，6个月内进行过经尿道前列腺切除术，存在术后缺损，膀胱颈外括约肌浸润，耻骨弓干扰，以及直肠超声显示直肠-前列腺距离<5mm[86]。但是，一些有经验的医师已经突破了以上这些禁忌。

表25.10 HDR近距离放射治疗推量联合EBRT治疗前列腺癌的结果

作者	患者例数	EBRT(Gy)	HDR(Gy×分次数)	5年bNED(%)	3级并发症(GU/GI)(%)
Neviani等[82]	403	45	5.5~6×3	94.3(低风险)	2/1.3(早期)
			6~6.5×3	86.9(中等风险)	7.7/0.3(晚期)
			6.5~7×3	86.6(高风险)	
Kaprelian等[79]	64	45	6 × 3	93.5[a]	3.1/0
	101	45	9.5 × 2	87.3[a]	1/0
Zwahlen等[84]	196	44~50.6	5 × 4	82.5	17.3/3(早期)
			6 × 3		7.1/0(晚期)
Deutsch等[74]	160	45~50.4	5.5~7 × 3	98	NS
Bachand等[71]	153	40~44	6~6.5 × 3	96	NS
			9~10 × 2		
Hoskin等[77]	109	35.75	8.5 × 2	80	NS
Martinez等[80]	305	46	9.5~11.5 × 2	81.1[b]	2.0/0.5
	167	46	5.5~6.5 × 3	56.9[b]	3/0.5
			8.75 × 2		
Astrom等[70]	214	50	10×2	92(低风险)	10/0
				87(中等风险)	
				56(高风险)	
Demanes等[73]	209	36	5.5~6×4	90(低风险)[b]	6.7/0
				87(中等风险)[b]	
				69(高风险)[b]	
Deger等[72]	442	40~50.4	9~10×2	81(低风险)	11
				65(中等风险)	
				59(高风险)	
Jo等[78]	98	36.8~45	5.5~6×3~4	92.9	8.1/0
Stevens等[83]	82	45	5.5×3	91[c]	6/1
Galalae等[75]	144	40~50	15×2	72.9[d]	2.3/4.1
Eulau[85]	104	50.4	3~4×4	91(PSA<10)[b]	8.7/2
Mate等[81]				65(PSA 10~20)[b]	
				59(PSA≥20)[b]	

EBRT，外照射；HDR，高剂量率；bNED，没有生物学上复发的证据；GU / GI，泌尿生殖/胃肠；NS，不适用；PSA，前列腺特异性抗原。
[a] 6×3组中位随访为105个月，9.5×2组中位随访为43个月。[b] 10年bNED。[c] 3年bNED。[d] 8年bNED。

表 25.11　HDR 近距离放射治疗推量联合 EBRT 治疗前列腺癌的结果

EBRT 剂量(Gy)	EBRT 分次数	HDR 总剂量(Gy)	HDR 分次剂量(Gy)	HDR 分次数	等效剂量(Gy)(α/β=1.5)	等效剂量(Gy)(α/β=5)	等效剂量(Gy)(α/β=10)
35.75	13	17	8.5	2	92	72	64
36	20	22~24	5.5~6	4	80~87	69~74	64~68
45	25	18	6	3	81	72	68
45	25	19	9.5	2	102	83	75
46	23	17.5~23	8.75~11.5	2	97~131	80~100	73~87
50	25	20	10	2	116	93	83
50.4	28	19.5	6.5	3	92	81	76

EBRT，体外放射治疗；HDR，高剂量率。

临床已采用了各种植入的技术和治疗计划方法。如在永久性粒子植入中，该程序在全麻或脊髓麻醉下进行。经直肠超声用于导管放置，膀胱镜检查以避免尿道和膀胱受损。一些机构应用了实时经直肠超声引导治疗计划。其他机构则应用了基于 CT 图像的治疗计划系统。将基准标记放置在前列腺中，以便在每次放射治疗的源输送前可以确认标记点与导管位置[90]。通常，根据临床情况不同，前列腺(CTV 1)通常可以放置 15~17 个导管(一些机构使用得更少)，分次剂量范围为 3~15Gy。此外，建议确定瘤旁区(CTV 2)和大体肿瘤(CTV 3)，以便这些区域可能接受更高的放射治疗分次量。在永久性粒子植入中，应报告 D_{90}、D_{100}、V_{100}、V_{150} 和 V_{200} 值。同时，危及器官也应该进行勾画，报告直肠和膀胱的 D^3_{2cm} 和尿道的 $D^3_{0.1cm}$[86]。对具体信息感兴趣的读者可以查阅 GEC/ESTRO 指南。

标准分割的体外放射治疗(39.6~50.4Gy)可在 HDR 近距离放射治疗前后或同时给予。最小治疗体积应包括整个前列腺和精囊及其边界，包括或不包括盆腔淋巴结。在 1~2 次植入过程中多次给予 HDR 剂量。同期别的病变可有不同的剂量和分次方案，见表 25.11[70,72,73,75,77-81]。HDR 为每天 2 次给予，分次间隔为 6 小时以上。最常见的急性生殖泌尿道并发症与 LDR 永久性植入的症状相似，包括尿道刺激症状、血尿、血性精液和(或)尿潴留。

在少数研究中心，使用单纯 HDR 近距离放射治疗的长期随访结果可见表 25.12[90-93]。有报道 HDR 剂量为 38Gy/4F，每天 2 次共 2 天；或 54Gy/9F，每天 2 次共 5 天；42Gy/6F[90,91,93]。Demanes 等[90]报道了 1996—2005 年在加利福尼亚内科治疗中心(CET)或威廉·博蒙特医院(WBH)的 298 例低至中度风险的前列腺癌患者的综合

表 25.12　单纯高剂量率近距离放射治疗治疗前列腺癌结果

作者	患者例数	T 分期	HDR 剂量(Gy×分次数)	HDR 总剂量(Gy)	3 年 bNED(%)	3 级晚期并发症(GU/GI)(%)
Demanes 等[90]	157	1~2	7×6	42	97[a]	3/<1
	141		9.5×4	38		
Yoshioka 等[93]	15	低风险	6×9	54	85[b]	1/1.8
	29	中风险			93[b]	
	68	高风险			79[b]	
Corner 等[91]	110	1~3	8.5× 4	34	100[c]	1.8/0
			9× 4	36		
			10.5× 3	31.5		
Martin 等[92]	52	1~2	9.5×4	38	NS	3.8/0(急性)

HDR，高剂量率；bNED，没有生物学上复发的证据；GU/GI，泌尿生殖/胃肠；NS，不适用。

[a] 8 年生化控制率。[b] 5 年无前列腺特异抗原失败率。[c] 3 个剂量组中位随访为的 30、18 和 11.8 个月时的无前列腺特异抗原失败率。

限的(见表25.14)[114,117-125]。Polgar等[123]报道了一项随机试验,207例Ⅰ或Ⅱ期乳腺癌患者进行了乳腺保守手术及全乳腺放射治疗,然后随机分为无进一步治疗组和瘤床加量组。瘤床追加是用16Gy的电子束射线或由12~14.5Gy的分次HDR近距治疗来完成的。52例用HDR近距治疗的患者其5年局部控制率为91.4%,美容效果优或良者占88.5%。对于用电子线追加放射治疗的这一组患者也出现了类似的结果。因为近距离放射治疗是一种侵入性操作,所以应该选择性地应用于追加技术,在使用近距治疗时作为追加治疗,其优越性见表25.13。近距离放射治疗可在体外放射治疗前或后进行,两者间隔1~2周时间。ABS推荐剂量分割方案的早期和后期的效果几乎等同于10~20Gy LDR联合45~50Gy EBRT[7],生物数学模式经常被用作评估HDR方案[12,13]。例如:一个310cGy/次×5次的HDR方案,应当近似于0.5Gy/h,20Gy LDR的早及晚期效果。尽管生物数学模式能够被用来评估大概的剂量,但具体能够被推荐使用的HDR作为推量的分割细则仍没有统一的标准,建议开展对照临床研究来进一步确定用于追加治疗的最合适剂量。

最近Roddiger等[126]报道利用HDR组织间插植近距离放射治疗作为新辅助疗法,治疗那些不能进行乳腺保守手术的患者,对于因为原发肿瘤的大小或是因乳房和肿瘤的比例不适合而不能进行乳腺保守手术的53例患者,进行5Gy/次的全身化疗,近距离放射治疗1天2次,持续3天(总剂量30Gy),56.6%的患者将会继续接受乳腺保守手术,中位随访56个月后,总复发率为2%。为了较为完整地确定组织间插植HDR作为新辅助治疗的意义,必须进一步研究,但目前有关的研究结果还是令人鼓舞的。

另一种HDR近距离放射治疗的临床应用是既往接受放射治疗保乳患者的补救治疗[127,128]。目前,保留乳房术后复发患者的治疗标准是全乳房切除术。Guix等[127]报道了一项纳入36例患者的研究,这些患者既往接受了乳房肿瘤切除术、外照射放射治疗和HDR近距放射治疗加强治疗,且均为同侧乳腺复发。研究方案为仅对复发灶进行切除,术后进行HDR近距离放射治疗(30Gy/12F/5天)。中位随访期89个月,10年局部控制率为89.4%,10年无病生存率为64.4%,并且90.4%的患者达到了令人满意的美容效果。同样,虽然患者人数较少,但在疾病可能复发的情况下继续给予乳房保留的可能性是令人鼓舞的。

支气管内放射治疗

使用HDR近距离放射治疗能减轻晚期或转移性肺癌患者的咳嗽、呼吸困难、疼痛和咳血等症状。近距离放射治疗作为体外放射治疗的补充,应限于如主要为支气管内病变、医学上不可手术的患者,或微小型/隐匿型肺部癌变。

先用支气管镜检查以明确气道是否通畅及阻塞部位,可使用5F导管或6F导管(通过支气管镜毛刷通道插入)进行近距离放射治疗。使用6F导管能使HDR源通过较紧的弯道,而5F导管则不能。6F导管需要更大的支气管镜(支气管镜毛刷通道至少2.2mm)。支气管镜可连接到示教接目镜管头或电视监视器,这样一来放射治疗医师也能看到病变和导管。重点是注意肿瘤周围范围和固定结构如隆凸之间的距离。导管从支气管镜毛刷通道插入,经过肿瘤,定位于某个小支气管。荧光透视技术能确定导管位置。放射治疗医师在肺科医师慢慢地退出支气管镜时将后装导管推入。使用荧光透视法能在支气管镜退出时维持导管位置。然后将导管用胶带固定在鼻子上,用墨水标记其位置以提示放射治疗医师。作为一种附加的预防措施,应从鼻孔到鼻端标记导管表面的长度。若使用多个导管,则重复此程序,记得仔细标记每个导管,然后通过导管内不透射线的电线获得局部X线影像。在X线影像上可标记阻塞部位和靶区长度,以确定照射长度和初始驻留位置。

处方剂量可在0.5~2cm的不同点给予,虽然常用于距源1cm处[6]。照射长度包括支气管内肿瘤和1.0~2.0cm的近端和远端边界。若使用单个导管,并在照射范围内以最小的弯曲度照射,则使用预先测定的放射剂量计划能使治疗时间达到最少。例如:俄亥俄州大学使用相等驻留时间,预先计划以3cm、5cm、7cm、10cm的照射长度,距源1cm处予5Gy或7.5Gy。若这样使用标准剂量和长度,治疗则不会被耽误。若使用多个导管,必须使用个体化影像基础上的治疗计划。

姑息性支气管内近距离放射治疗

姑息性支气管内放射治疗的适应证为[6,129-131]:

1.有气短、咳血、持续咳嗽、阻塞性肺炎等症状的支气管内肿瘤患者。支气管内肿瘤不像管外肿瘤会压迫支气管或气管。支气管内放射治疗比体外放射治疗能更快地缓解阻塞,而且比起2~3周的体外放射治疗,支气管内放射治疗更方便。

2.由于肺功能较差而不能耐受体外放射治疗的患者。

3.既往接受过足够剂量的体外放射治疗的患者。

各个研究中心已成功使用过各种不同剂量。HDR 总剂量在 15~30Gy，1~5 次，处方点在 1cm 处[129,130]。ABS 推荐 HDR 单独姑息治疗时可每 3 周在 1cm 处的处方点予以 1 次 7.5Gy；或 2 次，每次 10Gy；或 4 次，每次 6Gy[6]。这些分次方式在使用线性二次方程模型后具有相似的放射生物学效应[13]，没有证据表明某个方案优于其他方案。减少支气管镜的应用所带来的益处要与高分次剂量所带来的风险相权衡。对于以往未经放射治疗或接受过有限放射治疗的患者，可考虑附加的治疗措施或施以高于推荐的剂量。当 HDR 作为姑息性体外放射治疗(30Gy，10~12 次)的补充治疗时，ABS 推荐施以 2 次每次 7.5Gy，或施以 3 次每次 5Gy，或 4 次每次 4Gy 于处方点在 1cm 处治疗既往无胸部放射治疗史的患者[6]。分次间隔时间一般为 1~2 周。若联合强烈化疗，应减少近距离放射治疗剂量。除非在临床试验的近距离放射治疗期间，否则应避免同步放化疗。

各个研究中心的数据(见表 25.15)显示，临床改善率为 50%~100%，支气管镜下缓解率为 59%~100%[132-145]。由于患者差异和剂量及分次的变化，难以比较这些结果。支气管内近距离放射治疗会产生放射性支气管炎和狭窄[146]，需要密切随访。另一种严重的并发症是致命性咯血。发生咯血是由于肺动脉区出现高剂量，或因为疾病恶化[147]。多程近距离放射治疗法、过早高剂量的外照射、左上叶区域病变、过大的照射范围都会增加致命性咳血发生率。发生率为 0%~50%，中间值为 8%[130]。

根治性支气管内近距离放射治疗

不可切除的肺癌的标准根治性治疗是化疗联合体外放射治疗。适用的患者(主要为支气管内肿瘤)可从单纯支气管内近距离放射治疗或联合体外放射治疗中获益。

单纯根治性支气管内近距离放射治疗的理想患者情况是肺隐匿性癌局限于气管或支气管内。但这样的患者多是早期的，并且由于肺功能减退、年龄增加或拒绝手术，因而不能行手术治疗。一些令人鼓舞的初步结

表 25.15 高剂量率支气管内近距离姑息治疗的概述

作者	患者例数	HDR 分次剂量(Gy)[a]	分次数	改善比例：症状	改善比例：支气管镜
Stout 等[144]	100	15~20	1	50~86	NA
Speiser 和 Spratling[143]	144	10	3	85~99	80
	151	7.5	3		
Macha 等[161]	365	5	3~4	66	NA
Kelly 等[138]	175	15	1~2	66	78
Celebioglu 等[132]	95	7.5~10	2~3	100	100
Escobar-Sacristan 等[134]	81	5[b]	4	85	97
Taulelle 等[145]	189	8~10	3~4	54~74	79
Gejerman 等[135]	41	5	3	72	54
Kubaszewska 等[139]	270	8~10		76~92	80
Ozkok 等[141]	74[c]	7.5	2	57~94	77
	41	7.5	3	55~78	72
Skowronek 等[142]	303	7.5	3		88.4
	345	10	1		
Guarnashcelli 等[136]	52	5~7.5	1~3	92	87
Dagnault 等[133]	81	5	4	77~100	95
Hauswald 等[137]	41	5	3	58	73
合计	2548		1~4	50%~100%	72%~100%

HDR，高剂量率；NA，无法获得。[a] 处方剂量点在 1cm。[b] 处方剂量点在 0.5~1cm。[c] 接受外照射治疗(30Gy/10F)。

表 25.16 支气管内近距离放射治疗不加体外放射治疗治疗肺隐匿性癌结果

作者	患者例数	HDR 分次剂量(Gy)	处方剂量点深度(cm)	分次数	HDR 总剂量(Gy)	病例特异性生存率(%)	平均随访时间(月)	并发症
Perol 等[153]	19	7	1	3~5	35	78	28	NA
Marsiglia 等[152]	34	5	0.2~5	6	30	78	24	1 例气胸
Hennequin 等[151]	106	5~7	0.5~1.5	6	30~42	67.9(2 年) 48.5(5 年)	NA	2 例 FH,3 例 BN,13 例 RB
Aumont-Le Guilcher 等[150]	226	5~7	1	4~6	24~35	81(2 年) 56(5 年)	30.4	44 例 RB,21 例S,7 例 BN,10 例 FH

HDR,高剂量率;NA,无法获得;PNX,气胸;FH,致命性咯血;BN,支气管坏死;RB,放射性支气管炎;S,狭窄。

果见表 25.16[150-153]。其中,纳入患者最多的研究为一项纳入 226 例患者的研究,剂量为 5~7Gy/6F,其 2 年生存率为 81%[150]。晚期反应包括 5%的致死性咯血率。

支气管内近距离放射治疗联合体外放射治疗可用于不可手术的非小细胞肺癌患者(表 25.17)[140,154-160]。以阻塞性肺炎或肺萎陷为例,近距离放射治疗能开放支气管,在肿瘤体积明确的情况下使肺复张。这能使一些正常肺组织得到保护。Muto 等[159]在 320 例晚期不可手术的非小细胞肺癌患者中进行了一次评估 3 种支气管内近距离放射治疗联合体外放射治疗计划的非随机前瞻性研究。治疗计划包括 10Gy/1F,14Gy/2F 或 15Gy/3F。所有患者的中位生存时间是 11.1 个月,症状缓解率为 82%~94%。15Gy/3F 组患者的并发症发生率最低。

支气管内近距离放射治疗可用于手术后有微不残留病灶的辅助治疗。Macha 等[161]报道 19 例患者距源轴 1cm 处,20Gy/4F,无瘤生存期达到 4 年。

ABS 建议 HDR 应以 3 次 5Gy/F 或 2 次 7.5Gy/F 联合体外放射治疗(60Gy/30F 或 45Gy/15F)][6]。HDR 处方剂量点应距导管中心轴 1cm,每周给予。若单纯行支气管内近距离放射治疗(对于既往未接受过放射治疗的患者),HDR 可使用 5 次 5Gy/F 或 3 次 7.5Gy/F 方案。

组合治疗的新方法

HDR 近距离放射治疗联合亚肺叶切除术,金属支架置入,光动力治疗(PDT)或钇铝石榴石(YAG)激光的方法已经被报道。McKenna 等[162]报道了一项研究,共纳入 48 例肺功能不良不能耐受肺叶切除的患者,进行了楔形切除术及淋巴结清扫,并进行了近距离放射治疗。近距离放射治疗采用 350cGy/7F 的分割方法,每天给予 2 次,参考深度为 1cm。随访时间从 1~27

表 25.17 支气管内高剂量率近距离放射治疗联合体外放射治疗治疗局部晚期肺癌

作者	患者例数	EBRT (Gy)	分次剂量/深度(Gy/cm)	分次数	HDR 总剂量(Gy)	中位生存时间(月)	并发症
Reddi 和 Marbach[160]	32	60	7.5/1	3	22.5	8	NA
Aygun 等[155]	62	50~60	5/1	3~5	15~25	13	9 例 FH,S
Mehta 等[140]	22	60	4/2	2	16	8.5	NA
Chang 等[156]	54	20~70	7/1	3	21	NA	2 例 FH
Cotter 等[157]	65	55~66	2.7~10/1	2~4	6~35	8	9 例 N,4 例 S,1 例 FH,3 例 TEF
Huber 等[158]	56	60	4.8/1	2	9.6	10	11 例 FH
Muto 等[159]	84		10/1	1	10		
	47	60	7/1	2	14	11.1	10 例 FH,3 例 BEF,51 例 S
	50		5/1	3	15		
	139		5/0.5	3	15		
Anacak 等[154]	30	60	5/1	3	15	11	6 例 S,2 例 FH

EBRT,体外放射治疗;HDR,高剂量率;NA,无法获得; FH,致命性咯血;S,狭窄;N,坏死;TEF,气管食管瘘;BEF,支气管食管瘘。

个月不等，共有 4 例患者出现了复发。Allison 等[163]指出应用放置在支气管腔内的金属支架进行 HDR 近距离放射治疗，2 周内以 0.5cm 作为参考深度给予 6Gy/3F 治疗，Karnofsky 状态评分得到了显著改善，肺部症状也明显缓和。

最后，有研究报道了 HDR 近距离放射治疗与光动力疗法(PDT)或 YAG 激光组合使用情况。Freitag 等[164]报道了他们的研究结果，共入组 32 例患者，均为体积较大的支气管内非小细胞肺癌的患者，最初用 PDT 治疗，6 周后距 1cm 处为参考点，给予 4Gy/5F(每周 1 次)放射治疗。在平均随访 24 个月内，81%的患者没有出现支气管内肿瘤复发。Chella 等[165]进行了一项小的随机研究，比较 29 例患者分别进行 YAG 激光单独治疗与 YAG 激光加 HDR 近距离放射治疗的效果。HDR 近距离放射治疗的参考点为 0.5cm 距离处，给予 5Gy/3F(每周 1 次)。联合治疗的应用使 2.8~8.5 个月无症状生存达到了统计学意义。疾病无进展期从 2.2 个月提高到 7.5 个月。

食管癌

在过去 20 年中，食管癌的非手术根治性治疗已经演变为 EBRT 同步化疗。HDR 近距离放射治疗在几个随机试验中进行姑息治疗并进行评估，其地位已被确定，但其与 EBRT 联合化疗的联合应用效果目前尚未确定。HDR 近距离放射疗法可单独使用或与 EBRT 组合使用[166–172]。

因为使用单导管进行治疗，所以近距离放射治疗相对简单。鼻胃管或特别设计的食管施源器是最常应用的。最大直径的施源器易于插入(口内或鼻内)并且应用于缩小黏膜的相对深度剂量。靶区包括肿瘤及其远近端 2~5cm 范围可以通过荧光透视或内镜检查确认。ABS 推荐距源 1cm 处的参考剂量为 10Gy/2F，以使 EBRT 提高至 50Gy[166]。HDR 近距离放射治疗可以在 EBRT 之前，同时或之后给予。在 EBRT 之后给予近距离放射治疗的优点是，肿瘤通过 EBRT 治疗缩小后，HDR 可以将更均匀的剂量递送到残留病灶。近距离治疗最初可以使吞咽困难症状快速缓解。HDR 可以每周或隔天给予，剂量为 16Gy/2F 或 18Gy/3F，并不与 EBRT 联合应用，此方案可以姑息治疗食管癌[170,171]。

一些随机研究评估了食管 HDR 近距离放射治疗的效果并总结如表 25.18。历史上，食管癌的主要治疗是根治性放射治疗。单一外照射的治疗效果一般较差。在 1992 年，Sur 等[172]报道了一项 50 例食管鳞状细胞癌患者的随机试验，对比 EBRT 单独应用与 EBRT 和 HDR 近距离放射治疗(12Gy/2F)联合应用治疗。虽然没有考虑目前临床上同步化疗的出现和利用，但这

表 25.18 食管癌高剂量率近距离放射治疗治疗结果

作者	患者例数	EBRT (Gy)	HDR 分次数	HDR 分次剂量(Gy)	6 月内吞咽困难缓解率(%)	1 年内吞咽困难缓解率(%)	1 年生存率
根治性							
Sur 等[172]	25	55	—	—	53.5	37.5	44%
	25	35	2	6	90.5	70.6	78%
姑息性							
Sur 等[169]	25	35	—	—	12.5	—	16%
	25	35	2	6	84.2	58.3	69%
Sur 等[171]	36	—	2	6	40[a]	10[a]	9%
	68	—	2	8	52[a]	30[a]	22%
	68	—	3	6	50[a]	40[a]	35%
Sur 等[170]	112	—	3	6	~75	~75	~25%
	120	—	2	8	~75	~60	~25%
Sur 等[168]	30	—	2	8	>50	—	7.2 个月[b]
	30	30	2	8	>50%	—	7.5 个月[a]
Rosenblatt 等[167]	109	—	2	8	~50%	~37%	~10%
	110	30	2	8	~70%	~45%	~18%

EBRT，体外放射治疗；HDR，高剂量率。

[a] 图示近似的无病生存率。[b] 中位生存时间。

项研究确实显示联合应用可改善1年生存率（78%对44%）及缓解6个月吞咽障碍(90.5%对53.5%)。对于黏膜下食管癌临床上不能手术的患者，腔内近距离放射治疗联合外照射是具有吸引力的方法。Ishikawa等[173]纳入56例患者，该研究联合组的5年原因特异性存活率为86%，而EBRT组仅为62%。

HDR近距离放射治疗缓解吞咽困难的姑息性治疗效果更为明确。如在根治性治疗中所见，与单独的EBRT相比，EBRT和HDR近距离放射治疗的联合应用改善了吞咽困难以及总生存率。Sur等[169]报道了一项50例食管鳞状细胞癌患者的随机试验，所有患者接受35Gy/15F的EBRT，而联合HDR近距治疗组(12G/2F)显示吞咽困难的6个月缓解率为84%，对照组仅为13%，1年生存率也有所提高(69%对16%)。

最近的研究评估了各种HDR分割方案，并对单独HDR近距离疗法与EBRT和HDR近距离疗法联合进行比较。Sur等[171]评估了172例局部晚期食管癌患者的3个分割方案治疗效果(12Gy/2F，16Gy/2F及18Gy/3F)。较高剂量分割方案具有改善无吞咽困难生存的趋势(在12个月时为25%比38%)。随后，在国际原子能机构(IAEA)主持下进行的一项多中心、前瞻性随机研究，该研究评估了232例患者的两种HDR分割方案[170]。患者被随机分为接受18Gy/3F(5天内)，或16Gy/2F(3天内)。作者最后的结论为两组的无吞咽困难生存率(12个月时约30%)、总生存率、狭窄和瘘的发生率均相似。

EBRT联合HDR近距离放射治疗的结果目前存在争议。Sur等[168]报道了一项60例前瞻性随机试验，比较HDR近距离放射治疗与HDR近距离放射治疗加EBRT对进展期食管癌的姑息治疗。所有患者在3天时间内均接受16Gy/2F，然后随机分为观察组(组A)及继续接受30Gy/10F的EBRT组(组B)。在12个月时，两组的无吞咽困难的生存率、总体生存率或狭窄和瘘的发生率没有差异。然而，Rosenblatt等[167]随后进行了一项前瞻性多中心的更大的随机研究，利用相同治疗方案，显示联合治疗组的12个月无吞咽困难存活率持续改善。两种治疗之间的并发症发生率或总生存率没有差异。

总之，回顾性研究及前瞻性随机临床试验表明，当将EBRT加入HDR近距离放射治疗时，局部控制和总体存活率得到了改善，单独HDR近距离放射治疗可用于缓解进展期食管癌。因为食管黏膜受量较高，副作用包括溃疡、瘘和食管狭窄。此外，HDR近距离放射治疗作为推量方法同时联合化疗和EBRT也在评估中[147-177]各种结果有所不同，因此应谨慎使用这种方法。

胆道肿瘤

胆管癌是罕见的恶性肿瘤，最佳的辅助治疗仍不清楚。数据监测、流行病学和最终结果数据库(SEER)分析均表明近距离放射疗法可以改善总生存率[178]。胆管肿瘤不可切除，常予胆汁引流和体外放射治疗的姑息治疗。胆汁引流管可通过LDR、^{192}Ir[61,141]或单纯HDR近距离放射治疗[179-183]或联合体外放射治疗。尽管近距离放射治疗常使用经肝胆管造影管[179]，但也可使用内镜逆行技术[183]。使用尺寸为12F的胆汁引流导管以兼容6F的HDR近距离放射治疗导管。因此能保证里面的胆汁引流导管扩张到12F的尺寸。在X线透视下，近距离放射治疗管插入到胆汁引流管中，越过梗阻区。胆汁引流管末端连接一个Y形接头，固定HDR管，可同时进行胆汁引流。梗阻区连同1cm近端边界和2cm远端边界一起照射。分次剂量不定，常用5Gy/F，给予3次或4次，距源1cm，总量为15Gy~20Gy，联合45Gy体外放射治疗[179]。若予以单纯近距离放射治疗，可给予姑息剂量30Gy/6F[179]。同步化疗常使用5FU。在治疗后保持胆汁引流管的位置很重要，能减少胆道狭窄。

头颈部肿瘤

近距离放射治疗尤其是手动后装^{192}Ir广泛应用于治疗头颈部肿瘤。HDR近距离放射治疗用于有选择的病例以减少放射暴露达到最优化，见表25.19[184-199]。然而，因为头颈部区域不能耐受单次高剂量，这些优势被多次分割所抵消。ABS和GEC-ESTRO已经分别发布了头颈部癌中使用HDR近距离放射治疗的一般性建议[10,200]。

腔内HDR施用器能容易地进入鼻咽部[201-203]。Levendag等[201]在HDR近距治疗治疗鼻咽损伤方面具有广泛的经验。他们建议，最适合用于HDR近距放射治疗推量的患者是在EBRT治疗60Gy(T1，T2a)~70Gy(T2b)之后的T1和T2损伤的患者。通过特殊的鼻咽施源器给予18Gy/6F的HDR照射。T3和T4损伤更适合用调强放射治疗或立体定向外照射加量。

HDR近距离放射治疗管组合可移动齿模可在表浅肿瘤(厚度<0.5cm)的门诊近距离放射治疗患者中重复多次使用，而不需将导管反复插入肿瘤中[204]。适合这种治疗的部位包括头皮、脸、耳、唇、颊黏膜、上颌

表 25.19　HDR 近距离放射治疗头颈部肿瘤

作者	部位	EBRT 剂量(Gy)	HDR 分次剂量(Gy)	分次数	等效剂量(Gy)[a]	患者例数	5 年局控率(%)
Lau 等[188]	舌	0	6.5	7	63	27	53
Inoue 等[187]	舌	0	6	10	80	25	87
Leung 等[189]	舌	0	4.5~6.3	10	54~86	19	95[b]
Guinot 等[185]	唇	0	4.5~5.5	8~10	54~57	39[c]	88[d]
Levendag 等[191]	鼻前庭	0	3~4	14	48.3	64	92[e]
Yu 等[199]	多个	50	2.7	6	67	12	79[f]
Dixit 等[184]	多个	40~48	3	7	63~71	18	80[g]
Nag 等[195]	窦	45~50	10~12.5	1	66~68	27	65
		45~63	15~20	1	94~95	7	
Lu 等[192]	鼻咽	66	5	2	79	33	94[d]
Nose 等[197]	口咽	0	6	8~9	64~72	14	82
		14.4~66.6	6	3~6	62~90	68	
Ng 等[195]	鼻咽	43.2~70.4	2.5~3	2~7	65~79	38	96
Nag 等[194]	多个	45~50	7.5~20	1	61~95	65	59
Leung 等[190]	鼻咽	66	10~12	2	99~110	145	95.8[h]
Yeo 等[198]	鼻咽	66	10	2	99	178	91.6
Martinez-Monge 等[193]	口腔	45	4	4	63	8	86[i]
	口咽		4	6	72	31	
Guinot 等[186]	舌	0	4	11	51	17	79
		55	3	6	63	33	

EBRT,体外放射治疗;HDR,高剂量率。

[a] 使用线性二次方程,α/β 比值为 10,2Gy/d 的等效剂量。[b] 4 年局部控制率。[c] 1 例患者接受 50Gy EBRT 加 3.5Gy×6 HDR。[d] 3 年局控。[e] 5 年无复发生存。[f] 2 年局部控制率。[g] 中位随访 14 个月。[h] 5 年无局部失败生存。[i] 7 年局部控制率。

窦、硬腭、口腔、外耳道、眼球去除后的眼眶。HDR 可单独或联合体外放射治疗使用,HDR 单独治疗的总剂量相当于 60Gy 的 LDR(处方点在 0.5cm 深处)[10]。HDR 也可联合体外放射治疗 45~50Gy，其剂量相当于 15~30Gy 的 LDR。实际的 HDR 分次剂量和分次数根据具体情况改变(包括部位和治疗体积)。生物数学(LQ)模型可将 LDR 转化成 HDR[13]。

尽管手术、同时化疗和 EBRT 不断进展,局部区域复发仍然是头颈部癌症的主要失败模式。外科挽救治疗通常是首选治疗。然而,它不可能适用于所有患者。EBRT 作为补救治疗有效但毒性较高。在 HDR 近距离放射疗法放射治疗后复发的患者中应用有限。各种剂量分割方法对接受或未接受 EBRT 或手术切除患者均应用,初步结果与其他治疗模式相当[205-209]。

另一种创新方法是术中进行 HDR 近距离放射治疗,能很好地保护正常组织。术中 HDR 近距离放射治疗能涉及很多难以治疗及 LDR 或术中电子束放射治疗不能到达的头颈部区域。在单次放射治疗后应立即撤掉导管,以减少不便,保证近距离放射治疗在颅底等部位的使用[194,195]。其剂量为 7.5~15Gy 联合体外放射治疗 45~50Gy。对于复发的肿瘤,若不能给予体外放射治疗,单独术中放射治疗剂量为 15~20Gy[194,195]。

软组织肉瘤

广泛切除术加辅助体外放射治疗具有很好的效果。然而,对于大体积肿瘤的术后放射治疗大量引起了术后并发症,尤其是正常组织纤维化。为了减少并发症，一些研究中心使用 LDR 近距离放射治疗单独或联合体外放射治疗 [210,211]。一个前瞻性随机试验表明:接受近距离放射治疗组(5 年为 80%)比不接受近距离放射治疗组（5 年为 62%）具有更好的局控率[58]。LDR 近距离放射治疗治疗大体积肿瘤的主要问题是有关的放射暴露。因此,一些研究中心开始研究 HDR 近距离放射治疗治疗软组织肉瘤[212-225]。HDR 近距离放射治疗导管沿着肿瘤床植入，用不透射线的钛夹标记边界。肿瘤切除后的近端和远端边界为2~5cm。优化治疗计划能提供更均一的剂量。HDR单独使用的剂量为40~50Gy/12~15F[9]，若加体外放射治疗45~50Gy，HDR的剂量限制在18~25Gy/4~7F[9]。近距离放射治疗应在术后4~7天开始，以使伤口愈合[9]。术中HDR近距离放射疗法是一种不能广泛使用的替代技术[132,226]。术中给予肿瘤床单次照射12~15Gy，以提高EBRT剂量至45~50Gy。单次给予高剂量则神经耐受性差，当导管位于神经血管周围时应谨慎使用HDR。ABS提出以下建议以减少治疗软组织肉瘤的并发症[9]：

1.近距离放射治疗作为单一辅助治疗时，源负载不早于创口愈合后5~6天。然而，若近距离放射治疗联合体外放射治疗，剂量<20Gy，放射源应早点装载（术后2~3天）。

2.尽可能降低正常组织剂量（如性腺、乳房、甲状腺、皮肤），尤其是儿童和育龄期患者。

3.限制可容许的皮肤剂量——40Gy等剂量线（LDR）$<25cm^2$，25Gy等剂量线$<100cm^2$。

HDR剂量为2~9Gy/F，1~2次/天，或单次术中HDR近距离放射治疗的非随机研究结果见表25.20[212-226]。

表25.20 HDR近距离放射治疗软组织肉瘤的非随机研究结果

作者	患者例数	中位随访时间（月）	局控率（%）	并发症（%）
Donath 等[216]	19	12	70	16
Alekhteyar 等[212]	13	16	77	NS
Ryan 等[223]	32	50	82	48
Yoshida 等[225]	13	24	72	8
Crownover 等[215]	10	12	100	0
Koizumi 等[218]	16	30	50	6
Chun 等[214]	11	31	100	9
Rachbauer 等[226]a	39	26	100	28
Kretzler 等[219]a	11	51b	91	—
Alektiar 等[213]	12c	33	74	34
	20d		54	
Mierzwa 等[220]	43	39	88	7
Pohar 等[222]	17	17	94	18
Petera 等[221]	45	38.4	74	20
Itami 等[217]	26	49.2	78	15
San Miguel 等[224]	60	49.2	76	30（3级） 10（4级）

HDR，高剂量率；NS，未说明。

a术中单次HDR治疗。b中位随访。c原发性疾病。d复发疾病。

最近的一项非随机研究表明，调强放射治疗对肢端高级别软组织肉瘤患者的近距离放射治疗有更好的局部控制率，因此对此类患者使用近距离放射疗法提出了质疑[274]。尽管如此，HDR近距离放射治疗在软组织肉瘤的治疗中仍扮演着重要的角色。

儿科肿瘤

LDR近距离放射治疗应用于儿童能够以减少EBRT的有害影响[282,229]。然而，LDR近距离放射治疗难以在幼儿和婴儿中进行，因为它们需要在密切监测下长时间的镇静和固定，这增加了护理人员和患儿父母受到辐射的风险。因此，在婴儿和年幼儿童中应用HDR引起了广泛关注，并进行了各种试验[230-234]。HDR单独应用的推荐剂量为36Gy/12F，以每天给予2次治疗，分次剂量为3Gy，间隔为至少6小时[9,230,234]。EBRT后局部加量的推荐剂量目前没有统一的标准。线性二次模型[13]可用于等效剂量计算。根据残余病变的程度不同，术中HDR近距离放射治疗作为EBRT后加量照射的剂量为10~15Gy。根据组间横纹肌肉瘤研究（IRS），儿科软组织肉瘤EBRT的标准剂量如下，镜下残留给予40Gy照射和肉眼残留给予50Gy照射。术中HDR可以将EBRT的剂量减少至27~30Gy，从而大大减少生长受损和器官功能的损伤[302,236,240]。HDR近距离放射治疗在儿科肿瘤中的治疗结果总结在表25.21中[233,236,238,241-246]。虽然儿童应用HDR近距离放射治疗的长期副反应还不完全清楚，但可以预测出其保存器官功能应该与LDR近距离放射治疗相似[228]。由于儿童HDR近距离放射治疗的复杂性，建议在有经验的研究中心使用HDR近距离放射治疗儿童肿瘤[9]。

皮肤癌

高剂量率HDR远程后装近距离放射治疗设施的广泛应用使表面模具可以作为电子束的一个选择，特别适用那些因表面不规则、接近骨骼，或是耐受力较差的组织因不能通过电子束获得较好疗效的情况。就大多数情况而言，最为满意的模型就是由5mm厚蜡片制作而成，且在HDR导管中，留出1cm的空间。一种较为简单的选择就是把商业模板施源器（如Freiburg flab，核通公司，哥伦比亚，MD和HAM施源器，米克Radionuclear仪器公司，纽约，布朗克斯）用于术中HDR治疗[248-250]。

除了黑色素瘤和非黑色素瘤皮肤癌，Merkel细胞损

表 25.21　HDR 近距离放射治疗儿童肿瘤的结果

作者	患者例数	近距离放射治疗	HDR(Gy)	EBRT(Gy)	中位随访时间(月)	局控率(%)	晚期毒性(%)
Nag 等[233]	15	F-HDR	36(3Gy×12)	0	120	80	20
Martinez-Monge 等[243]	5	F-HDR	24(4Gy×6)	27~45	27	100	0
Nakamura 等[245]	16	F-HDR	10(5Gy×2)	45~55	54	94	—
Viani 等[246]	18	F-HDR	18~24	30.6~50	79.5[a]	90	16.5[a]
			21~40	0		100	
Laskar 等[242]	21	F-HDR	36(4Gy×9)	0	51	92	
			21(3Gy×7)	30.6~45		100	
Schuck 等[238]	20	IOHDR	10	45~55	24	65	40(术后)
Nag 等[236]	13	IOHDR	10~15	27~30	47	95	23
Goodman 等[241]	66	IOHDR	4~15	0~56	12	56	12
Nag 等[244]	13	IOERT	10~15	0~50.4	42	72	31

HDR,高剂量率;EBRT,外照射;F-HDR,分次高剂量率(每天给予 2 次);IOHDR,术中高剂量率;IOERT,术中电子束放射治疗。
[a] 整组。

伤以及良性瘢痕疙瘩也已经使用 HDR 近程治疗。关于用于皮肤癌的推荐剂量及分割方案有很广泛的范围,从 3500cGy/5F 到 5000cGy/10F 的剂量范围,都已经成功地应用于 HDR 模式技术中。标准化的、更加延长性的分割方案,包括 180~200cGy/d 或 1 天 2 次,也已经被应用。线性二次放射生物模型能够用来评估所给予的分割计划的总剂量[12,13]。Kuribayashi 等[251]最近报道了瘢痕疙瘩切除术后,根据瘢痕的部位不同给予 20Gy/4F 或 15Gy/3F 局部照射,其控制率可以达到 90%。

术中高剂量率近距离放射治疗

术中高剂量率近距离放射治疗(IOHDR)是一个典型的减少分次数的例子,每次只能治疗一次[249,252–254]。这会导致出现固有的放射生物缺陷,而丧失分次放射治疗的优势(通过修复正常组织的损害,再氧合缺氧肿瘤细胞,以及从辐射阻抗的 S 期细胞到放射治疗敏感的有丝分裂期细胞)。LQ 计算模型显示:对于晚反应正常组织,等效剂量减低了 20%~25%。然而,通过把正常组织移位 1~4cm 可减少更多剂量(接近 60%~90%)[254]。因而,在这些情况下 HDR 具有优势。若不能在正常组织中减少剂量,HDR 近距离放射治疗则不具有优势。术中高剂量率近距离放射治疗还有能够在放射治疗时移动和(或)部分屏蔽正常组织的优点。

进行术中 HDR 近距离放射治疗时,手术是在一个配有远程麻醉和视频监控系统的隔离手术室中进行的。应尽可能切除肿块。瘤床用一个特殊的术中施源器进行照射,其是由有 1cm 间隔的相互平行的 HDR 导管所组成的。固定几何施源器的应用使得患者能够立刻用预设剂量的施源器进行治疗。正常组织可以避开高剂量区或是获得屏蔽。一次给予 10~20Gy 的分割剂量,每次治疗 10~30 分钟[253]。IOHDR 近距离放射治疗相对于手术期间近距离及电子束术中放射治疗的优势见表 25.22。不足之处是:屏蔽手术室相对缺乏,目前只有少数几个研究中心拥有[235,239,249,252,253,255]。

减少近距离放射治疗的失误

国际放射防护委员会(ICRP)[256]在 2005 年 11 月颁布了 97 号文件,提出了质量保证(QA)必要程序防止 HDR 近距离放射治疗的事故的发生。ICRP 针对 HDR 近距离放射治疗给出了总的以及具体性的建议,其概述见表 25.23 和表 25.24。概括性的建议包括:成立书面详细的 QA 计划、成立医院辐射安全委员会、外部审计手续、个案的同行评估及每一次的事故及意外的书面报告。具体的建议涵盖了很多方面的观点,包括:正规培训应该在安装机器之前完成、遵循团队策略,并且按从简单到复杂的次序引进技术,如,多平面弯曲植入就不应该首先被引进等等。放射源的运输与管理须经由工厂培训与认证的操作员来执行。另外,应在完好表记刻度的房间内对新源进行测量以验证其报告活性,这时建议制作一个完整的委托书,包括物理学和机械质量保证检验。建议所有的运行系统(如导管)端点密闭,所有治疗在特定中心的步长是常

表 25.22 手术切除与手术期间高剂量率近距离放射治疗相比，围手术期近距离放射治疗或电子束术中放射治疗的优势

与手术期间近距离放射治疗相比较的优势	与电子线术中放射治疗相比较的优势
1.有可能通过收缩或屏蔽而减少正常组织的剂量 2.在照射时，正常结构能够临时转移，而后又被重新放回。例如：为进入颅底，下颌骨能够被移走而后再进行移接。输尿管能够被分离而后再移入膀胱。进行肝移植时，在移出宿主肝和植入移植肝的间隙照射肝门 3.过程迅速，使用表面施源器能够避免逐一将导管缝合在瘤床 4.HDR 可在不需缝合导管的部位实施治疗 5.因为导管不留在患者体内，避免了导管移位、挤压或感染的风险	1.术中电子线放射治疗仅能分布到电子线限光筒所到达的部位，因此，不能治疗倾斜有坡度的表面、窄腔或是诸如膈、耻骨及前腹壁等部位。相比电子束 IORT，术中 HDR 近距离放射治疗减少了许多解剖限制 2.HDR 机器的费用比电子束直线加速器低 3.HDR 后装机能够在放射治疗间与手术室之间运输，不需要专门设备

IORT，术中放射治疗；HDR，高剂量率。

表 25.23 国际放射保护第 97 号条例：预防高剂量率放射治疗事故的概要性建议

1.详细的书面 QA 程序
2.遵从 QA 步骤，有利于将错误包括在数量和规模上的错误降低至最小
3.应建立医院放射安全委员会(QA 委员会)，并与卫生当局互动管理
4.维修保养也是 QA 必不可少的内容
5.程序的外部审核加强了安全实践，并能识别引发错误的潜在原因
6.遵循每个案例的同行评议以改善质量
7.每一个失误及事故都应该向有关当局报告

QA，质量保证。

数(如 5mm)，有专门的独立的近距离放射治疗套件。在启动 HDR 机器前，有几个标准程序必须执行，包括手工插入测试线来验证程序化治疗长度、是否有纽结或阻塞情况、使用合适的影像模式验证施源器位置(如 X 线透视检查)，并且确保患者体外的所有导管尽可能远离皮肤以最小化非预期剂量。治疗过程需要使用便携辐射监控器来监控患者。最后，急救计划及安全程序都应该按部就班地、严格地执行。“错误报警”及“连锁失败”都必须进行彻底的调查。负责急救计划的人员在治疗的全过程都应该在治疗间附近待命。在某些国家，临床医师和物理学家都要求在 HDR 治疗间附近待命。HDR 放射源被盗窃后作为武器来使用的核恐怖主义组织是真实存在的，因此设备和源应始终保证安全。对于报废的设备及机器应特别注意。HDR 近距离放射治疗中心只要遵循上述的概要性和具体的建议，就可以将失误和事故的概率减低至最小。

表 25.24 国际放射保护第 97 号条例：预防高剂量率放射治疗事故的具体性建议

1.在获得机器之前，就开始在 HDR 中心进行培训，包括特殊技术培训
2.培训必须直接面向于整个团队，包括临床医生、物理学家、技术工及护士
3.必须有序地进行培训和技术引进，由简入繁。固定几何施源器和植入剂不容易导致错误发生
4.应该遵循运输规章及由经过训练和认证的操作员来执行。包括检查容器是否受损，将旧源移至容器，并将新源安装至安全的位置
5.应在完好标记刻度的房间内对新源进行测量以验证其制造者报告的活性，并将结果立即输入软件，这时建议制作一个完整的委托书，包括物理学和机械质量保证检验
6.所有的运行系统必须是密封的(导管、针及微导管)
7.在每次治疗前手工插入清晰标示程序化治疗长度的测试线(核查电缆)，保证传输管和施源器的总长度与程序化治疗长度一致。手动核查能帮助辨别任何导管内或传输管内的纽结或阻塞
8.所有治疗在特定中心的步长是常数(如 5mm)，可避免使用不正确的步长导致的错误
9.确保患者体外的所有导管尽可能远离患者的皮肤有助于最小化非预期剂量
10.强烈建议配置专门的独立的充分屏蔽的近距离放射治疗防护套件
11.在每次治疗前确认施源器位置
12.对所谓的错误报警和连锁失败都应该进行彻底调查，采取相应对策并及时给予调整
13.每次治疗后使用便携辐射监控器来监控患者
14.急救计划在操作开始时就应该准备及实施
15.负责急救计划的人员在整个治疗期间都应该在放射治疗间等候
16.HDR 机器和源应始终保证安全

HDR，高剂量率；QA，质量保证。

HDR近距离放射治疗在发展中国家的应用

HDR 放射治疗对于资源相对缺乏的发展中国家有特殊意义。在这点上,国际原子能组织发表了 HDR 放射治疗在发展中国家应用的一些建议[257]。如果读者对相关内容有兴趣,请参考其原稿。HDR 治疗系统应该作为一种包括 ^{192}Ir 放射源、装源设备、施源器、治疗计划系统, 及控制操作台在内的所有的整套配置来进行购买。这些基础设施可能需要额外添加,或改良建筑以及新的影像设施。需要为每季一次的换源提供预算,每年维护以保持系统的正常运行。在引进 HDR 前应对放射肿瘤医师、医用物理学家和技术员进行特殊培训。引进新技术后对肿瘤医师及内科医生进行培训是一个持续的过程。同时必须引进有关的患者治疗及计划系统的 QA 程序, 经过充分急救程序培训的相关人员都必须就位。在可供选择的近距离放射治疗方案中优先选择 HDR,是受各种临床机构中机器性能的影响。配置合理的部门人员及预算资源以维持设备的正常运行,当治疗大量患者时,就会显现其经济上的优势。研究机构可利用 HDR 治疗大量患者, 而行 LDR 近距离放射治疗时没有足够的住院条件, 或用于购买永久性插植的 ^{125}I 或 ^{103}Pd 粒子的资金不足时使用 HDR 治疗。当评价引进治疗系统的必要性时,需要考虑放射源安全、个人安全和对治疗变化的适应等无形效益。

总结

尽管近距离放射治疗是一种非常有效的治疗方式, 但必须选择合适的病例和对患者进行正确评估。如果肿瘤较大或有广泛转移, 前者会因为物理剂量分布的原因而导致失败,后者会因为肿瘤的生物学原因而导致失败。各种近距离放射治疗模式之间是有区别的(表 25.25)。当在特定情况下去选择近距离放射治疗的方式时,应该谨记这些区别。在应用高剂量率近距离放射治疗时,应仔细地执行治疗,因为治疗时间较短而没有时间去纠错,且一旦发生错误就会给患者带来伤害。因此,所有人员都应该接受严格的培训并始终保持警觉,这点非常重要。应正确地选择患者来实施治疗,由于能避免放射暴露,治疗时间较短以及在门诊即可进行放射治疗,高剂量近距离放射治疗从而显示出其诱人的前景和便利。

HDR 近距离放射治疗的缺点是它需要放射防护的房间。Axxent(Xoft Inc.,加利福尼亚州,森尼韦尔)这种较新的设备使用小型 X 线源在针或导管内放射低能 X 线,从而模拟 HDR 近距离放射治疗。由于有限的穿透,这些装置所需的辐射防护标准较低,因而非常有利,因为其允许在非屏蔽手术室或常规(未屏蔽)医院手术室中进行近距离放射治疗。目前,Xoft Axxent 系统仅具有单个通道, 因此限制其仅能治疗较小体积的肿瘤。它已在美国的几个中心使用,通过类似于 Mammively 气囊装置治疗乳腺癌, 通过单通道圆柱体施源器治疗宫颈残端, 通过表面施源器治疗皮肤癌[112,113,258,259]。

高剂量率近距离放疗的应用将会继续发展,而且将会与影像技术整合(包括 CT、MRI、术中超声检查),优化剂量分布[17,260]。控制良好的随机临床试验在疗效、毒性、生活质量、成本与收益上将最终确立 HDR 近距离放疗在治疗设备中的地位。

表 25.25 不同近距离放射治疗技术比较

	LDR ^{192}Ir	LDR 遥控	MDR	PDR	HDR	IOHDR
剂量率	低	低	中	高	高	高
每次治疗时间	2~6 天	2~4 天	1 天	数分钟	数分钟	数分钟
总治疗时间	2~6 天	2~4 天	1 天	2~4 天	3~5 周	数分钟
辐射危害	高	小	小	小	小	小
有效性(世界范围)	高	低	低	低	高	低
优化简便性	低	低	低	高	高	高
作为单一治疗模式时剂量(Gy)	60	60	40	60	30~40	15~20
联合 EBRT 时的剂量(Gy)	20~40	20~40	20~30	20~40	20~30	10~15

LDR,低剂量率;MDR,中等剂量率;PDR,脉冲剂量率;HDR,高剂量率;IOHDR,术中高剂量率;EBRT,体外放射治疗。

(朱婉琦 译 邢力刚 校)

部分参考文献

本章全部参考文献请登录网站:http://www.tsttpc.com/download_list.html

1. International Commission on Radiation Units and Measurements. *ICRU report 38: dose and volume specification for reporting intracavitary therapy in gynecology.* Bethesda, MD: International Commission on Radiation Units and Measurements, 1985.
2. Nag S, Samsami N. Pitfalls of inappropriate optimization. *J Brachyther Int* 2000; 16:187–198.
3. Arthur DW, Vicini FA, Kuske RR, et al. Accelerated partial breast irradiation: an updated report from the American Brachytherapy Society. *Brachytherapy* 2003;2:124–130.
4. Nag S, Chao C, Erickson B, et al. The American Brachytherapy Society recommendations for low-dose-rate brachytherapy for carcinoma of the cervix. *Int J Radiat Oncol Biol Phys* 2002;52:33–48.
5. Nag S, Erickson B, Parikh S, et al. The American Brachytherapy Society recommendations for HDR brachytherapy for carcinoma of the endometrium. *Int J Radiat Oncol Biol Phys* 2000;48:779–790.
6. Nag S, Kelly J, Horton J, et al. The American Brachytherapy Society recommendations for HDR brachytherapy for carcinoma of the lung. *Oncology* 2001;15:371–381.
7. Nag S, Kuske R, Vicini F, et al. The American Brachytherapy Society recommendations for brachytherapy for carcinoma of the breast. *Oncology* 2001;15:195–207.
8. Nag S, Orton C, Petereit D, et al. The American Brachytherapy Society recommendations for HDR brachytherapy of the cervix. *Int J Radiat Oncol Biol Phys* 2000;48:201–211.
9. Nag S, Shasha D, Janjan N, et al. The American Brachytherapy Society recommendations for brachytherapy of soft tissue sarcomas. *Int J Radiat Oncol Biol Phys* 2001;49:1033–1043.
10. Nag S, Vikram B, Demanes J, et al. The American Brachytherapy Society recommendations for HDR brachytherapy for head and neck carcinoma. *Int J Radiat Oncol Biol Phys* 2001;50:1190–1198.
11. Nag S, Dobelbower R, Glasgow G, et al. Inter-society standards for brachytherapy: a joint report from AAPM, ABS, ACMP, and ACRO. *Crit Rev Oncol Hematol* 2003;48:1–17.
13. Nag S, Gupta N. A simple method of obtaining equivalent doses for use in HDR brachytherapy. *Int J Radiat Oncol Biol Phys* 2000;46:507–513.
14. Orton CG, Seyedsadr M, Somnay A. Comparison of high and low dose rate remote afterloading for cervix cancer and the importance of fractionation. *Int J Radiat Oncol Biol Phys* 1991;21:1425–1434.
15. Viswanathan A, Creutzberg C, Craighead P, et al. International brachytherapy practice patterns: a survey of the Gynecologic Cancer Intergroup (GCIG). *Int J Radiat Oncol Biol Phys* 2012;82(1):250–255.
17. Haie-Meder C, Potter R, Van Limbergen E, et al. Recommendations from Gynaecological (GYN) GEC-ESTRO Working Group (I): concepts and terms in 3D image based 3D treatment planning in cervix cancer brachytherapy with emphasis on MRI assessment of GTV and CTV. *Radiother Oncol* 2005;74:235–245.
18. Potter R, Haie-Meder C, Van Limbergen E, et al. Recommendations from Gynaecological (GYN) GEC ESTRO working group (II): concepts and terms in 3D image-based treatment planning in cervix cancer brachytherapy-3D dose volume parameters and aspects of 3D image-based anatomy, radiation physics, radiobiology. *Radiother Oncol* 2006;78:67–77.
21. Patel FD, Rai B, Mallick I, et al. High-dose-rate brachytherapy in uterine cervical carcinoma. *Int J Radiat Oncol Biol Phys* 2005;62:125–130.
22. Petereit D, Peracey R. Literature analysis of high dose rate brachytherapy fractionation schedules in the treatment of cervical cancer: is there an optimal fractionation schedule? *Int J Radiat Oncol Biol Phys* 1999;43:359–366.
25. Georg P, Kirisits C, Goldner G, et al. Correlation of dose-volume parameters, endoscopic and clinical rectal side effects in cervix cancer patients treated with definitive radiotherapy including MRI-based brachytherapy. *Radiother Oncol* 2009;91:173–180.
26. Georg P, Lang S, Dimopoulos JC, et al. Dose-volume histogram parameters and late side effects in magnetic resonance image-guided adaptive cervical cancer brachytherapy. *Int J Radiat Oncol Biol Phys* 2011;79:356–362.
28. Viswanathan AN, Erickson BA. Three-dimensional imaging in gynecologic brachytherapy: a survey of the American Brachytherapy Society. *Int J Radiat Oncol Biol Phys* 2010;76:104–109.
29. Potter R, Dimopoulos J, Georg P, et al. Clinical impact of MRI assisted dose volume adaptation and dose escalation in brachytherapy of locally advanced cervix cancer. *Radiother Oncol* 2007;83:148–155.
30. Dimopoulos JC, Lang S, Kirisits C, et al. Dose-volume histogram parameters and local tumor control in magnetic resonance image-guided cervical cancer brachytherapy. *Int J Radiat Oncol Biol Phys* 2009;75:56–63.
33. Narayan K, van Dyk S, Bernshaw D, et al. Comparative study of LDR (Manchester system) and HDR image-guided conformal brachytherapy of cervical cancer: patterns of failure, late complications, and survival. *Int J Radiat Oncol Biol Phys* 2009;74:1529–1535.
34. Ferrigno R, Nishimoto IN, Novaes PE, et al. Comparison of low and high dose rate brachytherapy in the treatment of uterine cervix cancer. Retrospective analysis of two sequential series. *Int J Radiat Oncol Biol Phys* 2005;62:1108–1116.
35. Lorvidhaya V, Tonusin A, Changwiwit W, et al. High-dose-rate afterloading brachytherapy in carcinoma of the cervix: an experience of 1992 patients. *Int J Radiat Oncol Biol Phys* 2000;46:1185–1191.
38. Toita T, Kakinohana Y, Ogawa K, et al. Combination external beam radiotherapy and high-dose-rate intracavitary brachytherapy for uterine cervical cancer: analysis of doses and fractionation schedule. *Int J Radiat Oncol Biol Phys* 2003;56:1344–1353.
39. Hareyama M, Sakata K, Oouchi A, et al. High-dose-rate versus low-dose-rate intracavitary therapy for carcinoma of the uterine cervix: a randomized trial. *Cancer* 2002;94:117–124.
40. Lertsanguansinchai P, Lertbutsayanukul C, Shotelersuk K, et al. Phase III randomized trial comparing LDR and HDR brachytherapy in treatment of cervical carcinoma. *Int J Radiat Oncol Biol Phys* 2004;59:1424–1431.
41. Patel F, Sharma S, Pritam S, et al. Low dose rate versus high dose rate brachytherapy in the treatment of carcinoma of the uterine cervix: a clinical trial. *Int J Radiat Oncol Biol Phys* 1994;28:335–341.
42. Shigematsu Y, Nishiyama K, Masaki N, et al. Treatment of carcinoma of the uterine cervix y remotely controlled afterloading intracavitary radiotherapy with high-does rate: a comparative study with a low-dose rate system. *Int J Radiat Oncol Biol Phys* 1983;9:351–356.
45. Creutzberg CL, van Putten WL, Koper PC, et al. Surgery and postoperative radiotherapy versus surgery alone for patients with stage-1 endometrial carcinoma: multicentre randomised trial. PORTEC Study Group. Post Operative Radiation Therapy in Endometrial Carcinoma. *Lancet* 2000;355:1404–1411.
46. Scholten AN, van Putten WL, Beerman H, et al. Postoperative radiotherapy for stage 1 endometrial carcinoma: long-term outcome of the randomized PORTEC trial with central pathology review. *Int J Radiat Oncol Biol Phys* 2005;63:834–838.
47. Keys H, Roberts J, Brunetto V, et al. A phase III trial of surgery with or without adjunctive external pelvic radiation therapy in intermediate risk endometrial adenocarcinoma: a Gynecologic Oncology Group study. *Gynecol Oncol* 2004;92: 744–751.
48. Nout RA, Smit VT, Putter H, et al. Vaginal brachytherapy versus pelvic external beam radiotherapy for patients with endometrial cancer of high-intermediate risk (PORTEC-2): an open-label, non-inferiority, randomised trial. *Lancet* 2010;375:816–823.
54. Sorbe B, Straumits A, Karlsson L. Intravaginal high-dose-rate brachytherapy for stage I endometrial cancer: a randomized study of two dose-per-fraction levels. *Int J Radiat Oncol Biol Phys* 2005;62:1385–1389.
58. Sorbe BG, Smeds AC. Postoperative vaginal irradiation with high dose rate afterloading technique in endometrial carcinoma stage I. *Int J Radiat Oncol Biol Phys* 1990;18:305–314.
59. Sorbe B, Kjellgren O, Stenson S. Prognosis of endometrial carcinoma stage I in two Swedish regions. A study with special regard to the effects of intracavitary irradiation with high dose-rate afterloading technique or with low dose-rate radium. *Acta Oncol* 1990;29:29–37.
64. Knocke TH, Kucera H, Weidinger B, et al. Primary treatment of endometrial carcinoma with high-dose-rate brachytherapy: results of 12 years of experience with 280 patients. *Int J Radiat Oncol Biol Phys* 1997;37:359–365.
69. Coon D, Beriwal S, Heron DE, et al. High-dose-rate Rotte "Y" applicator brachytherapy for definitive treatment of medically inoperable endometrial cancer: 10-year results. *Int J Radiat Oncol Biol Phys* 2008;71:779–783.
74. Deutsch I, Zelefsky MJ, Zhang Z, et al. Comparison of PSA relapse-free survival in patients treated with ultra-high-dose IMRT versus combination HDR brachytherapy and IMRT. *Brachytherapy* 2010;9:313–318.
77. Hoskin PJ, Motohashi K, Bownes P, et al. High dose rate brachytherapy in combination with external beam radiotherapy in the radical treatment of prostate cancer: initial results of a randomised phase three trial. *Radiother Oncol* 2007;84:114–120.
79. Kaprealian T, Weinberg V, Speight JL, et al. High-dose-rate brachytherapy boost for prostate cancer: comparison of two different fractionation schemes. *Int J Radiat Oncol Biol Phys* 2012;82(1):222–227.
80. Martinez AA, Gonzalez J, Ye H, et al. Dose escalation improves cancer-related events at 10 years for intermediate- and high-risk prostate cancer patients treated with hypofractionated high-dose-rate boost and external beam radiotherapy. *Int J Radiat Oncol Biol Phys* 2011;79:363–370.
86. Kovacs G, Potter R, Loch T, et al. GEC/ESTRO-EAU recommendations on temporary brachytherapy using stepping sources for localised prostate cancer. *Radiother Oncol* 2005;74:137–148.
87. Duchesne G, Peters L. What is the α/β ratio for prostate cancer? Rationale for hypofractionated high-dose-rate brachytherapy. *Int J Radiat Oncol Biol Phys* 1999;44:747–748.
89. Williams SG, Taylor JM, Liu N, et al. Use of individual fraction size data from 3756 patients to directly determine the alpha/beta ratio of prostate cancer. *Int J Radiat Oncol Biol Phys* 2007;68:24–33.
90. Demanes DJ, Martinez AA, Ghilezan M, et al. High-dose-rate monotherapy: safe and effective brachytherapy for patients with localized prostate cancer. *Int J Radiat Oncol Biol Phys* 2011;81(5)1286–1292.
93. Yoshioka Y, Konishi K, Sumida I, et al. Monotherapeutic high-dose-rate brachytherapy for prostate cancer: five-year results of an extreme hypofractionation regimen with 54 Gy in nine fractions. *Int J Radiat Oncol Biol Phys* 2011;80: 469–475.
98. Arthur DW, Winter K, Kuske RR, et al. A phase II trial of brachytherapy alone after lumpectomy for select breast cancer: tumor control and survival outcomes of RTOG 95-17. *Int J Radiat Oncol Biol Phys* 2008;72:467–473.
99. Polgar C, Fodor J, Major T, et al. Breast-conserving treatment with partial or whole breast irradiation for low-risk invasive breast carcinoma–5-year results of a randomized trial. *Int J Radiat Oncol Biol Phys* 2007;69:694–702.
100. Polgar C, Major T, Fodor J, et al. Accelerated partial-breast irradiation using high-dose-rate interstitial brachytherapy: 12-year update of a prospective clinical study. *Radiother Oncol* 2010;94:274–279.
102. Strnad V, Hildebrandt G, Potter R, et al. Accelerated partial breast irradiation: 5-year results of the German-Austrian multicenter phase II trial using interstitial multicatheter brachytherapy alone after breast-conserving surgery. *Int J Radiat Oncol Biol Phys* 2011;80:17–24.
103. Vicini F, Beitsch P, Quiet C, et al. Five-year analysis of treatment efficacy and cosmesis by the American Society of Breast Surgeons MammoSite Breast Brachytherapy Registry Trial in patients treated with accelerated partial breast irradiation. *Int J Radiat Oncol Biol Phys* 2011;79:808–817.
104. Keisch M, Arthur D, Patel R, et al. American Brachytherapy Society—Breast Brachytherapy Task Group—guidelines. Available at: http://www.americanbrachytherapy.org/guidelines/abs_breast_brachytherapy_taskgroup.pdf 2007
111. Smith BD, Arthur DW, Buchholz TA, et al. Accelerated partial breast irradiation consensus statement from the American Society for Radiation Oncology (ASTRO). *Int J Radiat Oncol Biol Phys* 2009;74:987–1001.
115. Poortmans P, Bartelink H, Horiot J, et al. The influence of the boost technique on local control in breast conserving treatment in the EORTC 'boost versus no boost' randomised trial. *Radiother Oncol* 2004;72:25–33.
116. Romestaing P, Lehingue Y, Carrie C, et al. Role of a 10-Gy boost in the conservative treatment of early breast cancer: results of a randomized clinical trial in Lyon, France. *J Clin Oncol* 1997;15:963–968.
158. Huber R, Fischer R, Haútmann H, et al. Does additional brachytherapy improve

the effect of external irradiation? A prospective, randomized study in central lung tumors. *Int J Radiat Oncol Biol Phys* 1997;38:533–540.
166. Gaspar LE, Nag S, Herskovic A, et al. American Brachytherapy Society (ABS) consensus guidelines for brachytherapy of esophageal cancer. Clinical Research Committee, American Brachytherapy Society, Philadelphia, PA. *Int J Radiat Oncol Biol Phys* 1997;38:127–132.
167. Rosenblatt E, Jones G, Sur RK, et al. Adding external beam to intra-luminal brachytherapy improves palliation in obstructive squamous cell oesophageal cancer: a prospective multi-centre randomized trial of the International Atomic Energy Agency. *Radiother Oncol* 2010;97:488–494.
170. Sur R, Levin C, Donde B, et al. Prospective randomized trial of HDR brachytherapy as a sole modality in palliation of advanced esophageal carcinoma: an International Atomic Energy Agency study. *Int J Radiat Oncol Biol Phys* 2002;53:127–133.
175. Gaspar LE, Winter K, Kocha WI, et al. A phase I/II study of external beam radiation, brachytherapy, and concurrent chemotherapy for patients with localized carcinoma of the esophagus (Radiation Therapy Oncology Group Study 9207): final report. *Cancer* 2000;88:988–995.
194. Nag S, Koc M, Schuller DE, et al. Intraoperative single fraction high-dose-rate brachytherapy for head and neck cancers. *Brachytherapy* 2005;4:217–223.
195. Nag S, Tippin D, Grecula J, et al. Intraoperative high-dose-rate brachytherapy for paranasal sinus tumors. *Int J Radiat Oncol Biol Phys* 2004;58:155–160.
200. Mazeron JJ, Ardiet JM, Haie-Meder C, et al. GEC-ESTRO recommendations for brachytherapy for head and neck squamous cell carcinomas. *Radiother Oncol* 2009;91:150–156.
211. Harrison L, Franzese F, Gaynor J, et al. Long-term results of a prospective randomized trial of adjuvant brachytherapy in the management of completely resected soft tissue sarcomas of the extremity and superficial trunk. *Int J Radiat Oncol Biol Phys* 1992;27:259–265.
227. Alektiar KM, Brennan MF, Singer S. Local control comparison of adjuvant brachytherapy to intensity-modulated radiotherapy in primary high-grade sarcoma of the extremity. *Cancer* 2011;117:3229–3234.
228. Gerbaulet A, Panis X, Flamant F, et al. Iridium afterloading curietherapy in the treatment of pediatric malignancies. The Institut Gustave Roussy experience. *Cancer* 1985;56:1274–1279.
229. Merchant TE, Parsh N, del Valle PL, et al. Brachytherapy for pediatric soft-tissue sarcoma. *Int J Radiat Oncol Biol Phys* 2000;46:427–432.
233. Nag S, Tippin D, Ruymann FB. Long-term morbidity in children treated with fractionated high-dose-rate brachytherapy for soft tissue sarcomas. *J Pediatr Hematol Oncol* 2003;25:448–452.
234. Nag S, Tippin DB. Brachytherapy for pediatric tumors. *Brachytherapy* 2003; 2:131–138.
236. Nag S, Tippin D, Ruymann F. Intraoperative high-dose-rate brachytherapy for the treatment of pediatric soft tissue sarcomas. *Int J Radiat Oncol Biol Phys* 2001; 51:729–735.
242. Laskar S, Bahl G, Ann Muckaden M, et al. Interstitial brachytherapy for childhood soft tissue sarcoma. *Pediatr Blood Cancer* 2007;49:649–655.
249. Nag S, Gunderson L, Harrison L. Techniques of intraoperative radiation therapy vs. intraoperative high dose rate brachytherapy. In: Gunderson L, et al., ed. *Intraoperative irradiation: techniques and results*. Totowa, NJ: Humana Press, 1999:111–130.
255. Nag S, Hu KS. Intraoperative high-dose-rate brachytherapy. *Surg Oncol Clin N Am* 2003;12:1079–1097.
256. International Commission on Radiological Protection 2001-2005. ICRP publication 97: Prevention of high-dose-rate brachytherapy accidents. *Ann ICRP* 2005;351–51.
257. Nag S, Dally M, De la Torre M, et al. Recommendations for implementation of high dose rate 192-Ir brachytherapy in developing countries by the Advisory Group of International Atomic Energy Agency. *Radiother Oncol* 2002;64:297–308.

第 26 章
放射免疫治疗及开放型放射性核素治疗

Tod W. Speer

免疫及靶点结构

免疫是指保护人体不受疾病或感染源伤害[1]。我们的免疫系统由负责免疫应答的细胞及分子组成，免疫应答可以分为固有免疫和适应性免疫，前者为早期反应（1~12 小时），后者为晚期反应（1~>7 天）。组成固有免疫系统的生化和细胞机制早在出现“非己”成分或感染源之前即已存在，并引起快速应答，固有免疫系统包括表皮屏障、吞噬细胞（中性粒细胞、巨噬细胞）、自然杀伤细胞、代偿系统及细胞因子。而适应性免疫系统则是随时间进展逐渐形成，在后天接触抗原过程中有效获得，它表现出“记忆”能力，并对同一抗原的持续暴露做出更迅速应答。适应性免疫系统由淋巴细胞及分泌的抗体组成，可以分为体液免疫和细胞免疫。体液免疫是指 B 淋巴细胞分泌抗体以提供保护，细胞免疫是指辅助性 T 细胞激活巨噬细胞或者细胞毒性 T 细胞直接消灭病原细胞（感染或恶性肿瘤）。

众所周知，宿主的免疫系统在控制肿瘤的生长和发展中非常重要[2]。大量文献支持宿主免疫系统与肿瘤的发生发展相互作用。动物模型及临床均表明肿瘤免疫监视极其重要，例如，缺乏固有或获得性免疫系统的小鼠更易发生化学诱导或自发性肿瘤。同时，由体细胞突变和（或）癌基因或抑癌基因下调积累引起的动物或人体细胞的恶性转化可导致肿瘤抗原（TA）的表达，这些肿瘤抗原常可被存在于肿瘤患者外周血中的肿瘤抗原特异性 T 细胞前体及自然杀伤细胞识别，同时后两者可杀死肿瘤细胞。肿瘤免疫监视的进一步证据存在于基因或药物诱导的免疫抑制患者中，器官移植患者表现为倾向于患某一种特定恶性肿瘤（鳞癌、基底细胞癌、卡波西肉瘤、黑色素瘤或淋巴瘤），Chediak-Higashi 和 Wiskott-Aldrich 综合征患者表现为淋巴增殖性恶性肿瘤的发病率升高，而难以解释的黑色素瘤实性器官异体移植患者在停止使用免疫抑制药物后，出现肿瘤退缩。

尽管在免疫缺陷宿主中有诸多关于肿瘤发生发展的证据，但大多数肿瘤发生于看似免疫力健全的个体中。过去 10 年的研究证明，肿瘤进展意味着肿瘤细胞逃避了免疫识别及监视，免疫逃避主要通过选择非免疫原性肿瘤细胞和（或）主动抑制免疫应答来实现。因而“肿瘤免疫逃避”成为 Hanahan 和 Weinberg 的肿瘤 6 个特征之一（自给自足的生长信号、抗生长信号不敏感、组织浸润和转移、无限复制潜能、持续的血管生成以及凋亡逃避）。

放射免疫疗法（RIT）的靶点主要由肿瘤相关抗原（TAA）组成，其原因是细胞毒性放射性核素必须优先传递给恶性组织，同时避免传递给正常组织。迄今为止，已经确认了超过 2000 种肿瘤相关抗原（http://www2.licr.org/ CancerImmunomeDB）。其中一种主要的确认 TAA 的方法是 SEREX（重组 cDNA 文库的血清学分析）。SEREX 涉及噬菌体重组 cDNA 表达文库，取自多种恶性肿瘤（分离的肿瘤或恶性肿瘤细胞系）或睾丸组织[3]。这一 cDNA 表达文库转染至大肠杆菌中，从而产生重组蛋白文库。再从自体肿瘤患者的血清中筛选这些不同的蛋白克隆，能够与 IgG 抗体反应的克隆被筛选出来，并经进一步确认为 TAA。许多由 SEREX 方法筛选得到的 TAA 已被其他方法及实验室证实。这引发了一种观点，即肿瘤患者产生的 TAA 的数目是有限的，而且可被免疫系统所识别。这些有限的 TAA 被统称为癌症免疫组。SEREX 确认的抗原按大类可分为以下几类：突变抗原、扩增或过表达抗原、分化抗原以及癌症或睾丸抗原，在这些分类中，仅有少部分 TAA 被用作放射免疫疗法的靶点（表 26.1）。

理想的 RIT 靶点应该符合以下几点：在肿瘤细胞

表 26.1　放射治疗免疫所选单抗评估

瘤种	抗原	抗体
结直肠癌	CEA	cT84.66,hMN-14,A5B7
	TAG-72	B72.3,CC49
	A33	抗 A33
	EpCAM	NR-LU-10,NR-LU-13
	DNA 组蛋白 H1	chTNT-1/B
乳腺癌	MUC1	huBrE-3,m170
	L6	chL6
	TAG-72	CC49
	CEA	cT84.66
卵巢癌	MUC1	HMFG1
	叶酸受体	cMov18
	TAG-72	B72.3,CC49
前列腺癌	PSMA	huJ591
	TAG-72	CC49
肺癌	DNA 组蛋白 H1	chTNT-1/B
	TAG-72	CC49
头颈肿瘤	CD44v6	U36,BIWA4
胶质瘤	EGFR	425
	Tenascin	816 C,BC4
黑色素瘤	p97	96.5
肾癌	G250 糖蛋白	cG250
甲状腺癌	CEA	cT84.66,hMN-14,NP-4
神经母细胞瘤	神经节苷脂 GD2	3F8
	NCAM	UJ13 A,ERIC-1

CEA,癌胚抗原;PSMA,前列腺特异性膜抗原;EGFR,表皮生长因子受体;NCAM,神经细胞黏附分子。

From Wong YC , Williams LE, Yazaki PJ. Radioimmunotherapy of colorectal cancer. In: Speer TW, ed. *Targeted radionuclide therapy*. Philadelphia: Lippincott Williams & Wilkins, 2011:325.

中过表达,表达均一,在正常组织中无显著表达,不扩散至循环系统,并在肿瘤的生长和发展中发挥重要作用[4]。正如肿瘤相关抗原这个定义所示,TAA 与肿瘤“相关”,但也会在正常组织中表达,真正的肿瘤特异性抗原尚未被发现利用。过表达是必需的,因为典型的靶点结构需要每个细胞上抗原密度≥10^5,从而产生足够的靶向结合。最好是同源性抗原表达,因为这会使得放射性核素活性分布均一化,不均匀的活性分布(靶向组织中抗原异质性是重要原因)导致不均匀或异质性的剂量分布将显著降低 RIT 的有效性[5],这对那些发射粒子穿透半径较短的放射性核素尤为重要(如俄歇电子和 α 粒子),而穿透半径较长的放射性核素(如高能 β 发射粒子)可通过交叉火力效应部分克服剂量分布不均匀的问题。如果靶向抗原显著扩散至循环系统中,靶点结构可能会与抗原结合并形成复合物,这会导致 RIT 试剂的快速清除,疗效大打折扣。如果 TAA 在信号通路中发挥重要作用,当其与靶点结构结合后将很可能通过阻断或促进细胞内信号通路以增加放射性核素的细胞毒性,这将会导致对肿瘤生长某些重要的信号通路被破坏。某些 TAA(受体)结合靶点结构后发生内化,事实上绝大多数受体会发生不同程度的内化。快速的内化过程将会影响放射性核素的选择,并可能影响放射免疫疗法试剂的给药策略。

多种试剂已被用于将放射物靶向运送至肿瘤的载体,这些载体包括抗体、抗体片段、多肽、亲合体、配适子以及微结构(例如脂质体、纳米粒子、微粒子、纳米壳和微细胞)。完整的单克隆抗体(mAb)作为靶点结构已大幅度提高并成为 RIT 领域的主流[6](图26.1)。在人类中,抗体有 5 类同种型(IgA、IgD、IgEIgG 以及 IgM),放射免疫疗法中最常用于单克隆抗体的是 IgG,因为 IgG 是血清中最常见的抗体,并且具有最长的血清半衰期,通常达数周(约 23 天)。IgG 可进一步分为 IgG 1~4 四种亚型,IgG 抗体为糖蛋白大分子,分子量约为 150kDa。其“Y 形结构”(图 26.1A)包括 2 个 Fab 片段(抗原结合片段,每个片段约 50kDa 大小)和 1 个 Fc 片段(可结晶片段,约 50kDa 大小)。

不同单克隆抗体的 Fab 片段末端均有一个可变的氨基酸序列,因此,每个末端均为一个抗原结合位点(ABS),并负责抗原识别,抗原位点与靶点或抗原可形成非共价键(静电力、范德华力、疏水力和氢键)。抗原中与抗原结合位点特异性结合的区域被称为表位。有人提出,不同个体中存在成百万种甚至更多不同的抗体,理论上,可产生>10^9 不同抗体。单克隆抗体的外层核包括两条相同的轻链(Fab 片段外侧部分)以 L 指代,内层核由 Fc 区域及 Fab 外侧区域,以 H 指代。轻链和重链均包含由 110 个氨基酸组成的同源序列,它们互相折叠在一起,由二硫键链接,形成球状或环状模体,称为 Ig 结构域,有 3 个恒定的重链结构域(CH 1~3)、1 个恒定轻链结构域 (CL1)、1 个可变重链结构域(VH)和 1 个可变轻链结构域(VL)。抗原结合位点包含 1 个 VH 和 1 个 VL 区域。在每个可变结构域中,有 3 个易变区域 (每个易变区域有约 10 个氨基酸组成)形成了与抗原表面形状互补的三维表面,这类区域被称为互补决定区(CDR)。6 个互补决定区共同组成抗原结合位点,每个 IgG 单克隆抗体有 2 个抗原结合位点,因此,每个 IgG 单克隆抗体是二价的。

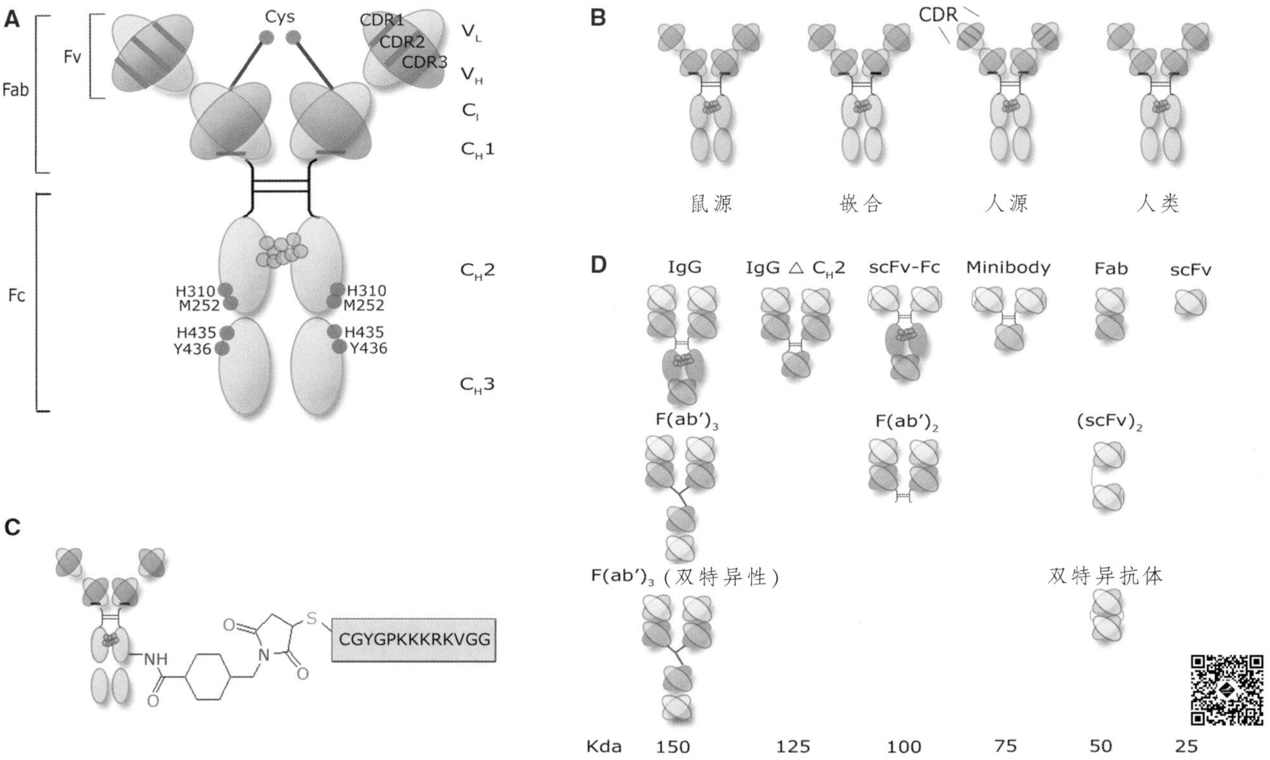

图 26.1 抗体工程：改善放射免疫疗法治疗指数的策略。(A)人源化 IgG 的典型结构。提出了以下工程策略：红点，参与 FcRn 结合的氨基酸突变，影响 IgG 的药代动力学；CDR 1~3，鼠 CDR 移植到人 IgG 骨架中以使抗体人源化；半胱氨酸，工程化半胱氨酸残基用于特定位点的缀合。(B)人源化策略：紫色，表示 IgG 的鼠源部分，蓝色表示人源部分。(C)引入核定位信号。(D)放射免疫治疗策略中使用的单特异性和双特异性片段。CDR，互补决定区；CH，恒定域重链；CL，恒定域轻链；Fc，可结晶片段；Fv，可变片段。(From Burvenich IJG, Scott AM. The delivery construct: maximizing the therapeutic ratio of targeted radionuclide therapy. in: Speer TW, ed. *Targeted radionuclide therapy*. Philadelphia: Lippincott Williams & Wilkins, 2011:238.)

亲和力(affinity)指抗原结合位点与抗原之间结合键的强度，这种强度由解离常数(K_d)表示。亲和性(avidity)是指抗原结合位点与抗原相互作用的总体强度，取决于亲和力及化合价。需要注意的是，高亲和力的相互作用可以提高放射免疫疗法试剂的特异性传递，并降低总的剂量需求。然而，增加亲和力可能会降低穿透肿瘤的能力。研究证实，当亲和力为 10^{-7}~10^{-8}M 时可在肿瘤滞留，然而当亲和力为≥10^{-10}~10^{-11}M 时可导致在正常组织滞留以及肿瘤组织中的不均匀结合，被称为结合位点屏障[7]，通过增加抗体质量或增加输送抗体总数至少可部分克服这一现象。

那些没有与放射性核素或细胞毒性试剂结合的抗体，即非结合性抗体也会介导生物活性，可能由单克隆抗体的 Fc 区域介导或是 Fc 非依赖性的。Fc 介导的相互作用被称为效应器功能，包括抗体依赖的细胞介导的细胞毒性 (ADCC) 和补体依赖的细胞毒性(CDC)[7]。抗体依赖的细胞介导的细胞毒性是指抗体 Fc 区域与免疫效应细胞上的 Fc 受体相互作用，引起抗体结合肿瘤细胞的吞噬或溶解。补体依赖的细胞毒性是由血液可溶性蛋白与 Fc 区域相互作用介导的。单克隆抗体非 Fc 依赖性功能，即表位依赖性功能可抑制配体结合、配体介导的二聚化以及受体脱落，这些表位依赖性功能以靶向生长因子受体的现代生物制剂为特点，例如，西妥昔单抗和曲妥珠单抗。

Kohler 和 Milstein 于 1975 年首次发明了生成单克隆抗体的最原始的方法，称为杂种瘤技术，这项技术扩大了鼠源性单克隆抗体在临床研究和治疗中的应用。实际上，两种美国 FDA 批准用于治疗非霍奇金淋巴瘤的放射免疫疗法药物(替伊莫单抗、托西莫单抗)均为鼠源性单抗，尽管这种药物是单药滴注，尤其是对免疫识别功能低下的患者，但仍有可能产生人抗球蛋白抗体(HAGA)，如果对鼠源性抗体产生这类反应，那么所产生的人抗球蛋白抗体称为人抗鼠抗体(HAMA)。人抗鼠抗体将会加速血液中抗体的清除速度，降低靶向能力，并可能导致多种不良反应。通过基因工程技术形成了两种主要策略[6]以降低单抗的免疫原性：①生产来源于鼠及人 DNA 的抗体嵌合体；②生产人源化抗体或完全的人抗体（图 26.1B）。嵌合抗体保留了鼠源性 V_H 和 V_L 结构域，而人化的抗体则保留了鼠源性互补决定区，完全人源的抗体则无鼠源成分。对淋巴瘤患者而言，单次剂量单抗应用产生人抗球蛋白抗体并不重要，但对实体瘤患者使用 RIT 后则会造成更大的有害影响[4]。如表 26.2 所示，人化的靶点结构形式较鼠源性靶点结构形式免疫原性明显减低，这个概念对分次应用放射免疫治疗药物是十分重要的。图 26.1C 所示为增加细胞核定位信号，从而将单抗由细胞表面或胞质运至细胞核。

另一个影响抗体靶向和药代动力学的重要因素是抗体的分子大小。如前所述，放射免疫疗法治疗实体瘤没有治疗血液恶性肿瘤那么成功，主要归因于相较于血液恶性肿瘤，上皮肿瘤缺乏放射敏感性，并且 150kDa 大小的抗体难以进入较大肿瘤内部，这直接导致肿瘤间质压力升高，异常的血管增生以及异常的肿瘤细胞外基质[9–12]。同时，150kDa 大小的抗体需要更长的时间以在肿瘤内合成，并且具有较长的血清半衰期。当被放射性核素标记后，靶点结构较长的半衰期将会增加骨髓的放射暴露，这将会导致血液毒性，从而限制了抗体以及放射性核素的给药量。为了克服这些问题，产生了不同大小及化学价的抗体片段。这些较小的片段表现出更好的肿瘤穿透性，同时在循环系统中清除速率更快。然而，如果清除速率过快则会限制肿瘤穿透性。表 26.3 总结了不同分子量大小的靶点结构的总体特征。

尽管单抗和抗体片段代表了最常见的用于运送放射性核素的靶点结构，仍有其他试剂在临床中应用或正在研究，包括肽类[13–16]、亲合体[17–19]以及寡合苷酸配适子[20–23]。纳米结构物亦正被研究作为放射性核素运载体[24–27]，当其处于非修饰状态时，它的靶向能力特异性较差[24,28]。

肽类是小的氨基酸序列，通常由 7~14 个氨基酸组成，可作为阿片类药物、激素、甜味剂、蛋白提取抑制剂、释放因子、抗生素以及细胞保护因子等[29]。研究发现，某些与不同肽类特异性结合的受体存在过表达，这引起了肽类为基础的放射性药物发展[30]。生长激素抑制素就是这其中最常见的肽类，它在多种恶性肿瘤中均过表达，包括乳腺癌、小细胞肺癌、髓质型甲状腺癌及神经内分泌癌。生长激素抑制素降解很快，但其衍生物奥曲肽却非常稳定，奥曲肽[铟–111–二乙基–

表 26.2 单次给药后抗体免疫原性（选择的实体瘤放射治疗免疫临床试验）

第一作者(年)	抗体	类型	入组患者	抗体应答率
Breitz(1992)	^{186}Re-NR-LU-10	鼠源	15	100
Meredith(1994)	^{131}I-CC49	鼠源	15	100
Welt(1994)	^{131}I-mAb A33	鼠源	23	100
Mulligan(1995)	^{177}Lu-CC49	鼠源	9	100
Yu(1996)	^{131}I-COL-1	鼠源	18	83(2 例患者中阻止额外 RIT)
Behr(1997)	^{131}I-NP-4	鼠源	32	94
Juweid(1997)	^{131}I-MN-14	鼠源	14	100
Meredith(1992)	^{131}I-cB72.3	嵌合	12	58
Weiden(1993)	^{186}Re-NR-LU-13	嵌合	8	75
Meredith(1995)	^{125}I-17-1 A	嵌合	15	13
Wong(2000)	^{90}Y-cT84.66	嵌合	21	52(8 例患者中阻止额外 RIT)
Kramer(1998)	^{111}In-huBrE3	人源	7	14
Hajjar(2002)	^{131}I-hMN-14	人源	15	47
Goldsmith(2002)	^{90}Y-huJ591	人源	19	0
Borjesson(2003)	^{186}Re-BIWA 4	人源	20	10

RIT，放射免疫治疗。

Modified from Wong YC, Williams LE, Yazaki PJ. Radioimmunotherapy of colorectal cancer. In: Speer TW, ed. *Targeted radionuclide therapy*. Philadelphia: Lippincott Williams & Wilkins, 2011:321–351.

表 26.3 完整 IgG 和各种抗体片段的靶向和药代动力学

	IgG	F(ab')2	CH2缺失	微小型抗体	Fab	双体抗体	scFv
分子量(kDa)	150	100	120	80	50	40~50	20~25
血清半衰期	2~3天[a]	1天	数小时	数小时	数小时	数小时	1h
代谢	肝脏	肝脏	肝脏	肝脏	肾脏	肾脏	肾脏
肿瘤摄取[b]	*****	****	***	***	**	**	*
增长时间	数天	1天	数小时	数小时	数小时	数小时	1h

MW,分子量(kDa)

[a] 完全人源性 IgG 血清半衰期约 23 天。

[b] 肿瘤吸收值由大(*****)到小(*)。

三胺五乙酸(^{111}In-DTPA)]对神经内分泌癌有极高的诊断价值。亲合体分子[17]被归类为亲和性配体或“支架蛋白”,7~9kDa。这些蛋白以源于葡萄球菌蛋白 A 的 58 个氨基酸残基为基础,与免疫球蛋白结合,多种技术已被应用于亲合体的使用,包括放射标记靶向治疗等。寡合苷酸配适子是体内从 *SELEX* 文库中选出的小的单链或双链寡核苷酸,可作为大分子单抗的理想替代,因为这类分子更易生产,成本低,亲和性高,分子量小,能更快地从循环系统中清除,有无限的保存期,并有较低的免疫原性。其主要的缺点是以未修饰形式存在时,半衰期较短。寡合苷酸配适子几乎可识别任何靶点,从金属离子到整个细胞,甚至整个生物体。Ellington Lab Web 网站(http://aptamer.icmb.utexas.edu)上有目前已知配适子的完整数据库。目前仍缺乏放射性标记的配适子,这是处于初级阶段的但是非常有潜力的一项技术。

放射免疫治疗的物理学和放射生物学

放射免疫疗法对靶组织产生持续但逐渐减弱、低剂量率的辐射,放射免疫治疗的典型剂量率为每小时 10~20cGy,总体剂量较低,为 1500~2000cGy,有效半衰期为 24~72 小时。与体外放射治疗的高剂量率(HDR)相比,体外放射治疗每分钟的剂量率为 100~500cGy。需要注意的是,放射免疫疗法的剂量多变且仅有少部分剂量(0.1%~10%)最终到达靶组织[32]。尽管如此,仍可引起放射诱导的细胞凋亡。

放射敏感性最强的细胞成分为 DNA[33],照射组织可引起 DNA 损伤,这种损伤可被修复或成为永久性损伤,而永久性损伤将会导致细胞死亡。通过利用靶向打击模型,细胞死亡的组织反应终点可将电离辐射的吸收剂量和细胞死亡联系起来。当纵坐标为受辐射细胞的对数存活比例,横坐标为剂量(Gy)时,可形成细胞存活曲线(图 26.2)。其中最致命的“打击”为 DNA 双链断裂。我们用 α 代表细胞存活曲线的起始斜率,对既定肿瘤(或组织)α 为常数,可被当作每单位吸收剂量造成致死性双链 DNA 断裂的概率[34]。目标是引起的双链 DNA 断裂,细胞存活比例是吸收剂量的指数函数:

$$S = e^{-\alpha D} \tag{1}$$

其中,S 是指存活细胞比例,D 是指平均吸收剂量。电离辐射也可引起非致死性单链断裂(SSB)。如果这些事件积累,也可引起致死性。常数 β 被用来描述这一现象,它指代的是生存曲线中远端的线性部分。线性二次方程模型结合这两个过程可形成一条联系

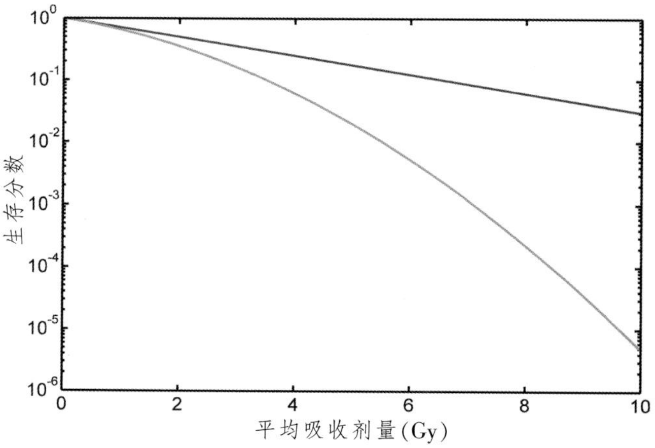

图 26.2 放射治疗后细胞存活曲线。蓝色曲线代表低剂量率放射治疗;绿色曲线代表高剂量率放射治疗。(From Bernhardt P, Speer TW. Modeling the systemic cure with targeted radionuclide therapy. In: Speer TW, ed. *Targeted radionuclide therapy*. Philadelphia: Lippincott Williams & Wilkins, 2011:265.)

的曲线：

$$S = e^{-\alpha D-\beta D^2} \quad (2)$$

当应用高剂量率放射时，可观察到细胞生存曲线的平台期(图 26.2 中的绿线)。在放射免疫治疗中，剂量率要比这小 1000 倍，因此曲线的二次方部分将会对细胞生存产生极其小的影响，因为许多导致亚致死性损伤的单链断裂可在更长时间的低剂量率照射中修复，因此图中观察到的平台期较小甚至不存在。因此，当评价放射免疫治疗的细胞存活时，单独 α 就可以定义肿瘤的放射治疗敏感性(图 26.2 中的蓝线)。考虑到剂量率，RIT 的有效率较高剂量率的 EBRT 降低约 20%[31]，然而 RIT 似乎相对更有效。这一现象可归因于多个放射生物过程，这些过程能引起高于预想的细胞凋亡率，包括低剂量或低剂量率引起的细胞凋亡，低剂量引起的放射超敏性，增加剂量引起放射抵抗，反剂量率效应(G2 期同步)，放射诱导的生物旁观者效应以及交叉火力效应[32]。

多种放射性核素已被应用于 RIT(表 26.4)，大量核医学文献报道了其物理特性，可根据放射离子辐射类型基本分为 3 类。产生高能电子的放射性核素称为 β 辐射体，这些电子在组织中的最大穿透长度为 1.5~12.0mm，相当于 130~1100 个细胞直径。RIT 中最常应用的 β 辐射体是钇-90(^{90}Y)和碘-131(^{131}I)，两者在组织中的穿透距离分别为 12mm 和 2mm。然而需要指出的是，^{90}Y 90%的电子能量储存在 5.2mm 范围内，^{131}I 为 0.7mm，该 90%能量储存范围被称为 R_{90}。RIT 中最常应用的 α 射线元素是砹-211(^{211}At)，α 粒子是指氦原子核，在组织中的穿透范围为 55~100μm(5~10 个细胞直径)，尽管穿透范围小，但 α 粒子破坏性强且具有高线性能量传递(LET)。低能射线核素也能产生高线性能量传递射线，并且穿透距离在 2~500nm(双螺旋的宽度)。如果将发射俄歇电子的放射核素(例如 ^{111}In 或 ^{125}I)运至细胞核或嵌入 DNA 中将产生最强作用。

放射性核素因发出的粒子辐射性不同而具有不同能量谱，它们各自可与组织相互作用或在不同距离内储存自己的能量，因而放射性核素种类、肿瘤大小、吸收剂量与最终肿瘤控制率之间存在一定关系。假设肿瘤是球形的，并含有均匀一致的放射性核素活性浓度，那么可以计算不同放射性核素或肿瘤大小的 TCP[35]。图 26.3 列举了砹-211(^{211}At)、镏-177(^{177}Lu)、^{131}I 和 ^{90}Y 得到的 TCP 与肿瘤大小的关系。从中可以看出，对不同能量谱的放射性核素均有一个最佳肿瘤体积以使 TCP 达到最大。如果肿瘤体积相对于辐射范围较小，那么多数能量将会丢失在周围组织中，吸收剂量变低，随着肿瘤体积变大，更多的能量被吸收直到达到最大 TCP，当肿瘤进一步增大时，吸收剂量仍然保持较高，但受影响的细胞变少，TCP 开始下降[35]。

表 26.4 放射治疗免疫常用的放射性核素

放射性核素	物理半衰期	E_{max}(MeV)	组织内最大射程	LET(keV/μm)	估计细胞直径
β 射线		β 粒子		0.2	
钇-90	2.7 天	2.30	12.0mm		400~1100
碘-131	8.0 天	0.81	2.0mm		10~230
镥-177	6.7 天	0.50	1.5mm		4~180
铼-186	3.8 天	1.10	3.6mm		15~360
铼-188	17.0h	2.10	11.0mm		200~1000
铜-67	2.6 天	0.60	2.8mm		5~210
α 射线		α 粒子		80	
铋-213	45.7mm	5.87	70~100		7~10
砹-211	7.2h	5.87	55~60		5~6
低能量电子射线		低能量电子		4~26	
碘-125	60.1 天	0.35	2~500		<1
镓-67	3.3 天	0.18	2~500		<1
铟-111	2.83 天	0.04~0.2	2~500		<1

LET，线性能量传递；E_{max}，最大能量。

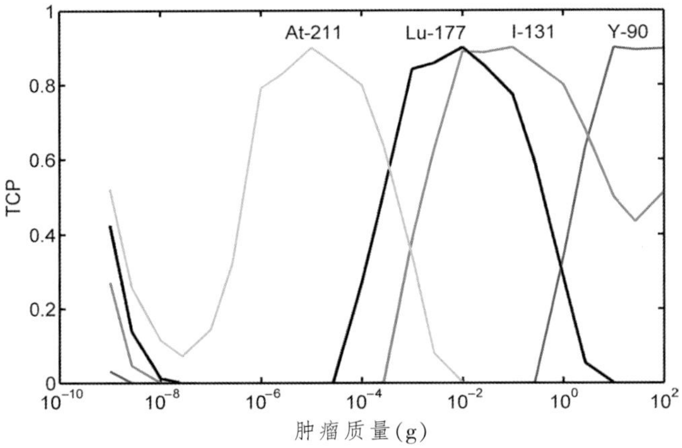

图 26.3 各种放射性核素的肿瘤控制概率(TCP)。TCP=0.9 对肿瘤质量。用 ^{211}At、^{177}Lu、^{131}I 和 ^{90}Y 治疗各种肿块的最佳 TCP,分别对应于约 10^{-5}、10^{-2}、0.1 和 10g。(From Bernhardt P, Speer TW. Modeling the systemic cure with targeted radionuclide therapy. In: Speer TW, ed. *Targeted radionuclide therapy*. Philadelphia: Lippincott Williams & Wilkins, 2011:266.)

使用合适的放射性核素(放射化学)标记靶点结构极其重要,同时也非常复杂。放射性核素可通过双功能螯合剂(BCA)这一"链接"分子附着于靶点结构上,或通过化学反应在放射性核素和靶点结构间形成共价键。三个基本的科学领域汇聚使得放射化学成为现实:配位化学、定向生物靶向以及放射药剂的医学应用[36]。总之,金属放射性核素需要 BCA 来标记,而放射性卤素则需要化学反应(加卤反应)。在 RIT 中应用最广泛的放射性核素是 ^{90}Y (金属放射性核素) 和 ^{131}I (放射性卤素)。最常应用的 BCA 之一是 DTPA——一种多氨基多羧基直链配体。Tiuxetan 是一种修饰化的 DTPS 分子,被用作螯合 ^{90}Y 至替伊莫单抗的连接分子(^{90}Y ibritumomab tiuxetan; Zevalin, Spectrum Pharmaceuticals, Inc.,加利福尼亚州,尔湾)。Tiuxetan 形成尿素类键[37]连接抗体(替伊莫单抗),同时其五羧基基团与 ^{90}Y 相互作用并螯合形成稳定的配位键。连接 ^{131}I 与靶点结构(^{131}I 托西莫单抗;Bexxar, GlaxoSmithKline,宾夕法尼亚州,费城)的卤化反应被称为碘化,尽管有许多种碘化反应的排列组合,基本均是将 ^{131}I 插入到 mAb 的酪氨酸基团上,而不需要螯合分子。无论是何种标记技术,都要达到合格的高标记率、不变的体内分布、稳定的放射性核素以及一定的免疫反应性。

至今,RIT 试剂通过单次滴注或分次注射以全身给药(例如,Zevalin 和 Bexxar)。众所周知,尽管 RIT 在血液恶性肿瘤中相对有效,但在治疗实体瘤中效果欠佳。因此,发展出大量策略以提高 RIT 的疗效,这些策略包括调节肿瘤微环境、预定位技术、体外运输、综合疗法(CMT)、分次、多种放射性核素(放射性核素鸡尾酒疗法)、增加抗体质量(全身使用抗体量)、改变靶点结构的物理特性(大小和亲和性)以及利用不同种类的 LET 放射(例如,β 辐射体比 α 射线核素)。总而言之,以上这些策略单独或联合使用,目的是为增加肿瘤的受照量,使其对放射诱导的细胞毒性更敏感,或者降低骨髓的放射暴露,从而增加肿瘤/血液比,最终使治疗比增加。其中预定位策略有待进一步讨论[38-41]。

因为放射标记的 mAb 定位或在肿瘤内合成需要 2~3 天,抗体为基础的 RIT 导致骨髓放射暴露时间延长,从而引起血液毒性,使得骨髓成为剂量限制正常组织。因此,mAb 的肿瘤/血液比仅轻微有利于肿瘤,这种情况严重限制了以抗体为基础的 RIT 的发展前景,特别是在治疗实体瘤方面。事实上,RIT 中使用更小的靶点结构(抗体片段),它们的药物代谢动力学表现为更快的血液清除率,从而可给予更高的活性。不幸的是,由于抗体片段在肿瘤中总体的吸附和保留率较低,较快的血液清除率这一优点常常被抵消。因此,理想的传递结构应具有完整 mAb 的靶向特性,且同时表现为低分子量结构的血液清除模式,因为目前没有发现这种结构的存在,才发展出了预定位策略。预定位的基本前提将大分子靶点结构(延长的循环时间)与较小的细胞毒性放射偶合物(更快的循环时间)分开给予。在此应用了两种主要方法:双特异性单克隆抗体(bsmAb)系统和链霉素亲和素-生物素系统。在双特异性单克隆抗体系统(图 26.4)中,抗体的一部分具有肿瘤亲和性(抗肿瘤),另一部分则具有放射性核素载体配体亲和性或半抗原肽类亲和性(抗半抗原抗体)。首先(第一步),给予充分的"饱和"剂量的未标记双特异性单克隆抗体,经过几天抗体定位到肿瘤内,偶尔使用清除步骤以协助双特异性单克隆抗体从循环系统中清除掉。随后(第二步),给予与半抗原肽类共轭的放射性核素,半抗原肽类对双特异性单克隆抗体的抗半抗原部分具有较高亲和性,由于这种高亲和性导致放射性核素在肿瘤内迅速分布。因为半抗原肽类的分子量较小,它在体内可被迅速清除,从而使骨髓的放射暴露减少[42]。在链霉亲和素-生物素系统中,链霉亲和素与起始的预定位大分子共轭,生物素则与放射性核素共轭,链霉亲和素与生物素对彼此具有较高亲和性(10^{15} M^{-1})。无论使用哪种系统,靶向试剂的肿瘤/血液分布比均显著提高。

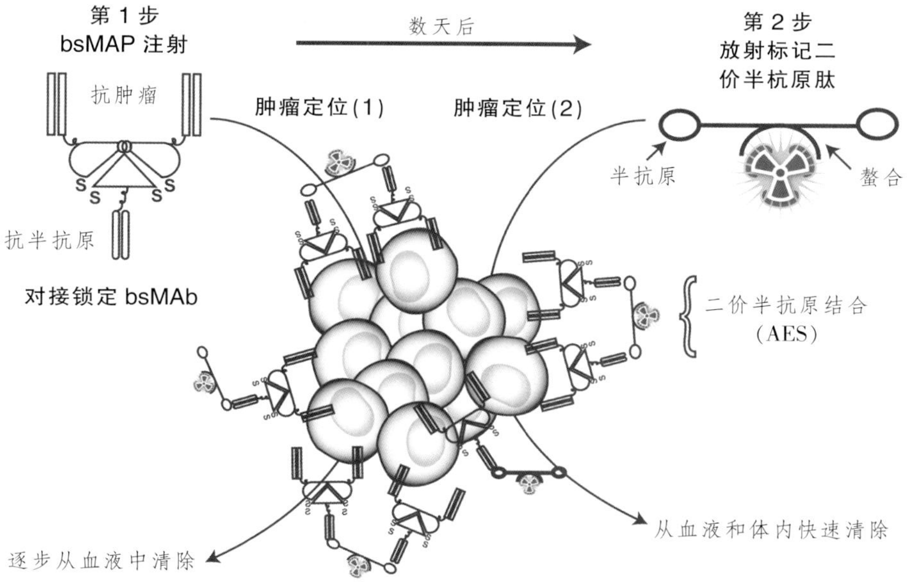

图 26.4 双特异性预靶向程序。注射 bsMAb，并在数天内将其定位于肿瘤中并从血液中清除。本实施例中显示的 bsMAb 基于用于制备重组 bsMAb 的锁定和锁定方法，所述重组 bsMAb 具有两个用于肿瘤的结合臂和一个用于半抗原的结合臂。一旦 bsMAb 的摩尔浓度足够低，就给予放射性标记的半抗原肽。半抗原肽具有两个半抗原，用于在肿瘤内更稳定的结合，可能通过交联两个相邻的 bsMAb 通过称为亲和力增强系统(aeS)的过程。肽部分通常含有 4~5 个 d-氨基酸，其中单个螯合剂与用于捕获放射性核素的氨基酸之一结合。(From Sharkey RM, Goldenberg dM. Pretargeted radioimmunotherapy. In: Speer TW, ed. *Targeted radionuclide therapy.* Philadelphia: Lippincott Williams & Wilkins, 2011:194.)

共轭疗法

迄今为止，RIT 领域在多种不同肿瘤中都取得了巨大进展，包括 NHL、霍奇金淋巴瘤、白血病、多发性骨髓瘤、结直肠癌、HCC(肝细胞癌 HCC)、中枢神经系统恶性肿瘤、髓质型甲状腺癌、卵巢癌、头颈癌、前列腺癌、肾细胞癌、骨肉瘤、NET、黑素瘤以及儿科恶性肿瘤。尽管在多种疾病中均观察到了可观的数据，但血液恶性肿瘤似乎是最具放射敏感性的，而实体肿瘤的进展则并不乐观，并且缺乏Ⅲ期试验[45-49]。总而言之，该部分仅关注临床Ⅱ/Ⅲ期试验以及美国 FDA (或与其国际水平相当的机构)批准的 RIT 治疗。

血液学实验及批准药物

目前，有两种美国 FDA 批准的 RIT 药物：^{90}Y 替伊莫单抗(泽娃灵；2002)和 ^{131}I 托西莫单抗(百克沙；2003)。美国 FDA 批准泽娃灵用于复发性或难治性滤泡性 NHL，并且作为滤泡性 NHL 的一线辅助用药可对诱导化学治疗达到完全缓解(CR)或部分缓解(PR)。百克沙被美国 FDA 批准用于复发性或难治性以及转化型 NHL。这两种药物均为可识别滤泡性 NHL 的 CD20 表面抗原的鼠源性 IgG mAbs[50]。^{90}Y 替伊莫单抗利用的 ^{90}Y 是一种 β 粒子，其半衰期为 2.7 天，放射能量为 2.3MeV，最大组织穿透距离约为 12.0mm(R_{90}=5.2mm)。Tiuxetan 为 DTPA 类的螯合物，可将 ^{90}Y 附着于替伊莫单抗上。因为这种同位素的放射谱中没有 γ 射线，因而 γ 照相机扫描不可见，因此不能行体内分布评估，需要一种可发射 γ 射线并可显像的替代放射性核素 (^{111}In)。相反，^{131}I 托西莫单抗具有 β/γ 混合射线，其 γ 峰值在 364keV，β 射线能量为 0.6MeV，β 粒子在组织中的最大范围为 2.3mm(R_{90}=0.7mm)，这种药物可在 γ 照相机中显像，从而计算总体清除率。尽管提出了理论参数以明确为什么某种治疗药物基于放射谱的物理特性可能有优势，并没有可靠的临床证据证明泽娃灵或百克沙在治疗滤泡性 NHL 方面优于对方，它们均互相支持。

以上两种药物的治疗时间为 1~2 周。第 1 天，两种治疗手段均需灌注无放射活性(冷)的抗 CD20 抗体(泽娃灵使用利妥昔单抗，百克沙利用的是托西莫单抗)从而饱和 CD20 抗原池(去除外周 B 细胞和肝脾上非特异性结合位点)并引起抗体聚集，从而改善体内分布和提供肿瘤定位[51,52]。使用泽娃灵的活性取决于体重(血小板≥150 000 时 0.4mCi/kg;血小板计数 100 000~149 000 时 0.3mCi/kg;最高使用 32mCi)。在第 3~4 天使用 γ 扫描(^{111}In–替伊莫单抗)以确认是否为正常的体内分布,泽娃灵显像回顾分析显示仅 0.6% 出现变化的体内分布。百克沙的给药剂量取决于所计算的总体清除率(每周 3 次扫描)以达到全身(红骨髓)剂量 75cGy,当血小板<150 000 时全身总体剂量为 65cGy。使用泽娃灵及百克沙的患者需达到中性粒细胞绝对值(ANC)≥1500,且骨髓活检显示<25%的淋巴瘤受累。

复发模式

表 26.5 总结了具有显著前景的使用 RIT 治疗复发性或难治性滤泡性 NHL 的Ⅱ/Ⅲ期临床试验。总共提供了>200 例接受泽娃灵或百克沙治疗的患者的结果,两种药物总体缓解率(ORR)均为 60%~80%,CR 率为 20%~50%。

一项Ⅲ期临床研究对比了泽娃灵和利妥昔单抗治疗复发性或难治性低级别滤泡性 B 细胞 NHL 或转化型 NHL[53]。患者被随机分为单次静脉注射泽娃灵 0.4mCi/kg(n=73),或每周静脉注射利妥昔单抗 375mg/m^2,共 4 周(n=70)。RIT 组使用两次利妥昔单抗(250mg/m^2)预处理以改善体内分布及进行肿瘤定位。第 1 天给予第 1 次利妥昔单抗后,给予 ^{111}In 替伊莫单抗以评估体内分布并辅助调节剂量,若计算示非肿瘤器官>20Gy 或红骨髓>3Gy,则不给予 ^{90}Y 替伊莫单抗(泽娃灵)治疗量。第 1 次给予利妥惜单抗及 ^{111}In 替伊莫单抗后约 1 周(第 7~9 天)给予第 2 次利妥昔单抗,随后给予泽娃灵,给予泽娃灵的活性上限为 32mCi。研究中两组患者之前均接受了两次化学治疗方案。泽娃灵的 ORR 为 80%,利妥昔单抗 ORR 为 56%(P=0.002),泽娃灵和利妥昔单抗的 CR 率分别为 30%和 16%(P=0.04),泽娃灵和利妥昔单抗≥6 个月的持续缓解率分别为 64%和 47%(P=0.030)。这项研究的结论为患者使用泽娃灵的 RIT 耐受良好,并且比单独使用利妥惜单抗可取得统计学及临床上更高的 ORR 和 CR。

在一项关键的非随机Ⅲ期多中心临床研究中,患有复发性或难治性或转化型滤泡性 B 细胞 NHL 患者使用百克沙(n=60),其结果将与患者最近一次有效化学治疗(LQC)方案(n=28)比较[54]。入组患者需要在之前接受过至少 2 次特定方案的化学治疗(该研究的中位数为 4 次化学治疗),并且在治疗 6 个月内未缓解或出现进展。使用百克沙的患者中有 39 例(65%)达到 PR 或 CR,而 LQC 组仅 17 例(28%)(P<0.001);百

表 26.5 主要发表的放射免疫治疗复发或难治性低级别非霍奇金淋巴瘤的试验摘要

RIT(作者和发表时间)	研究设计	OR(%)	CR(%)	PFS(TTP)[MDR]
^{90}Y-IT(Witzig 1990)	治疗失败的蒽环类或 2 个既往治疗方案或中间治疗方案复发时的分级或套细胞 NHL	67	26	(反应者 12.9)[11.7 个月]
^{90}Y-IT(Witzig 2002)	没有先前的 RTX;第三阶段研究将 RTX 与 ^{90}Y-IT 进行比较	80	30	(11.2)[14.2 个月]
^{90}Y-IT(Witzig 2002)	用 RTX 预先治疗,对 RTX 没有反应或时间到 RTX<6 个月后的进展	74	15	(6.8)[6.4 个月]
^{90}Y-IT(Wiseman 2002)	RTX 未治疗;血小板计数 100 000~150 000/mL	83	37	(9.4)[11.7 个月]
^{90}Y-IT(Tobinai 2009)	之前的 RTX 符合条件	83	68	(9.6)
^{131}I-Tos(Kaminski 2000)	原始报告;允许先前的干细胞移植	71	34	(所有反应者 12)
^{131}I-Tos(Vose 2000)	没有先前的 RTX	57	32	(5.3)[9.9 个月]
^{131}I-Tos(Kaminski 2001)	至少 2 个既往化疗方案,无反应或完成最后一次治疗后 6 个月内复发;没有先前的 RTX	65	20	(所有反应者 8.4)[6.5 个月]
^{131}I-Tos(Davies 2004)	没有先前的 RTX	76	49	(0.8 年)[1.3 年]
^{131}I-Tos(Davies 2004)	试验比较 ^{131}I-Tos 与未标记的托西莫单抗	55	33	(6.3 年)[未达到]
^{131}I-Tos(Davies 2005)	至少 1 个 RTX 疗程	65	38	(10.4)[25 个月]

RIT,放射免疫疗法;OR,客观缓解率;CR,完全缓解;PFS,无进展生存期;TTP,所有研究患者的中位进展时间;MDR,应答者的反持续时间中位数;NHL,非霍奇金淋巴瘤;RTX,利妥昔单抗。

克沙组的中位缓解持续期为 6.5 个月，而 LQC 组为 3.5 个月($P<0.001$)；百克沙组的 CR 率为 20%，LQC 组为 3%($P<0.001$)。这项研究的结论为：对于前期已多次治疗的复发性或难治性滤泡性 B 细胞 NHL 患者，使用单次百克沙比 LQC 显著有效。

一线治疗

考虑到 RIT 用于治疗较大体积肿瘤存在的困难(肿瘤穿透、总体需求剂量、因抗原组织异质性而导致的剂量分布不均匀)，将 RIT 作为诱导化学治疗后的一线治疗模式可达到减瘤效果最大化，将是下一步正确的方向。一项Ⅲ期一线无痛性实验(FIT)对比了滤泡性 B 细胞 NHL 患者首次缓解后使用泽娃灵巩固治疗或无巩固治疗[55]。CD20+的Ⅲ/Ⅳ期滤泡性 B 细胞 NHL 患者经诱导化学治疗达到 PR 或 CR 后随机分为泽娃灵组(n=208)或对照组，即无进一步治疗(n=206)。化学治疗前，患者骨髓受累<25%，诱导化学治疗结束后，血细胞计数应恢复至一定程度，如中性粒细胞绝对值≥1.5，血小板≥150 000，血红蛋白≥9。泽娃灵组患者接受活性为 0.4mCi/kg，最高允许活性为 32mCi。尽管使用了 2 次利妥昔单抗(250mg/m^2)，但不需要进行 ^{111}In 体内分布扫描。中位随访时间为 3.5 年。使用泽娃灵巩固治疗可使中位无进展生存期(PFS)提高到 36.5 个月，而对照组仅 13.3 个月($P<0.0001$)，使用泽娃灵的 PFS 获益在 PR(29.3 个月比 6.2 个月，$P<0.0001$)及 CR(53.9 个月比 29.5 个月，P=0.0154)患者中均存在，且泽娃灵巩固治疗获益在滤泡性淋巴瘤国际预后指数(FLIPI)的所有亚组中也均存在。经诱导化学治疗达到 PR 的患者，再接受泽娃灵治疗后有 77% 可转变为 CR，这导致治疗组的最终 CR 率达到 87%，这项结果与已知数据相吻合。在治疗组中，90%的 Bcl-2 阳性患者转变为阴性(90%分子水平 CR)。药物毒性也得到了较好的控制，且主要为血液毒性，共 8% 的患者经历了 3~4 度感染，无治疗相关死亡。FIT 实验数据已更新[56]。经过中位 66.2 个月的随访，泽娃灵组的 PFS 优势在达到 PR/CR 患者中仍存在，泽娃灵组和对照组的总体生存率分别为 93% 和 89%(P=0.561)。

最近，一项Ⅲ期随机实验(S0016)以摘要形式报道了相关结果[57]。这项研究中 532 例大块型Ⅱ~Ⅳ期滤泡性 NHL 患者接受环磷酰胺+阿霉素+长春新碱+泼尼松(CHOP)为基础的化学治疗方案，随机分为 CHOP-R 组(n=267)和 CHOP-RIT 组(n=265)。RIT 由单次 ^{131}I 托西莫单抗巩固治疗，计算使全身剂量达 75cGy，化学治疗由 6 个周期 CHOP 方案组成。在 CHOP-R 组，利妥昔单抗在第 1、6、48、90、134 及 141 天给药。中位随访时间为 4.9 年，CHOP-R 组和 CHOP-RIT 组的 2 年 PFS 分别为 76% 和 80%(P=0.11)，两组的总体生存率相似(P=0.08)。

实体肿瘤实验及批准治疗药物

在世界范围内，肺癌仍是引起肿瘤死亡的首要疾病。很明显，我们需要新的策略以改善局部和全身控制情况。迄今为止，大部分 RIT 靶点结构结合在细胞表面或细胞外基质抗原上，在周围存活的恶性细胞表面或内部。每个抗原靶点(疾病位点)都需要特异的靶点结构(特别是 mAb 或抗体片段)。然而，目前出现了数据支持存在靶向坏死和肿瘤乏氧区[58]。选择性定位已死亡或正在死亡的细胞将通过旁观者效应或交叉火力效应对周围恶性细胞产生细胞毒性，同时，仅通过生产一种靶点结构便可定位多种不同类型的恶性肿瘤。如果细胞表面抗原没有明显内化，那么典型的靶点结构将保留在细胞表面，由于已经死亡或正在死亡(经历细胞凋亡过程)的细胞表现为细胞膜破坏，定位于胞内细胞凋亡产物的结构将进入胞质和胞核。有几种“死亡肿瘤细胞抗原”正在研究中，肿瘤坏死疗法(TNT)正在进行人体试验。TNT 是定位于细胞核组蛋白的一种 IgG2a 单克隆抗体[59-61]。

在晚期肺癌患者中进行了一项 ^{131}I–嵌合体肿瘤坏死治疗(^{131}I-chTNT)的关键性研究[62]。1999—2002 年共收入了 107 例患者(非小细胞肺癌 n=97，小细胞肺癌 n=10)。所有患者均至少接受过 1 种治疗方案且失败(平均值 3，范围 1~5)，86.9%的患者在研究入组时处于Ⅲ~Ⅳ期。所有的患者均在 2~4 周内接受了 2 次 ^{131}I-chTNT 滴注治疗，62 例患者为静脉注射，45 例患者为瘤内注射 ^{131}I-chTNT。静脉给药的给药活性为 0.8mCi/kg，瘤内注射的给药活性按肿瘤体积 0.8mCi/cm^3。所有患者中(n=107)，ORR 为 34.6%(3.7% CR，30.8% PR，55.1%稳定，10.3%进展)。在 62 例接受了全身给药的患者中，ORR 为 35.5%(3.2% CR，32.2% PR)，而在 45 例接受瘤内注射的患者中 ORR 为 33.3%(5% CR，20.9% PR)。在 58 例可评估的患者中，中位生存期为 11.7 个月，1 年生存率为 41.4%。接受全身 TNT 治疗的患者的肿瘤和正常肺平均吸收剂量分别为 8.45Gy 和 2.35Gy，而瘤内注射的患者则分别为 30.0Gy

和 2.65Gy。主要的毒性为血液学毒性，且可逆，意料之中的是瘤内注射组的血液毒性较低。2003 年中国食品药品监督局批准用于治疗难治性支气管源性癌症，因此 ^{131}I-chTNT 成为世界上第一个被批准用于治疗实体瘤的 TRIT 药物。最近，有两项研究使用 ^{131}I-chTNT-1/B 治疗中枢神经系统恶性肿瘤，第一项试验为使用 ^{131}I-chTNT-1/B 治疗进展性和复发性多形性胶质母细胞瘤的Ⅰ期研究（NCT00128635），第二项试验为使用 ^{131}I-chTNT-1/B 治疗常规术后的胶质母细胞瘤或间变性星形细胞瘤的Ⅱ期研究。

HCC 为世界范围内重要的肿瘤之一，它具有多种潜在的病因：病毒、代谢（血色素沉着病、酒精性肝硬化）、毒素（黄曲霉毒素）、激素或化学物质（石油工业）。除了肝切除外，原位肝移植（OLT）是唯一可能治愈的选择。1989 年，放射肿瘤协作组（RTOG）报道了一项Ⅲ期研究，该项研究对比了 EBRT+化学治疗治疗与 EBRT+化学治疗+^{131}I 抗铁蛋白抗体治疗，接受 EBRT 和化学治疗的患者无 1 例转变为可切除状态。在进行单独分析时，ERBT+化学治疗组有 11 例患者在进一步接受了 ^{131}I 抗铁蛋白抗体治疗后转变为可切除状态。然而，根据缓解率和生存期，在起始的“意向性治疗”治疗组间无显著性差异[63-66]。当然，放射标记抗体治疗还是在微小残存显微病灶治疗方面有前景。

利卡汀是一种抗体片段 F(ab')2，它可以靶向定位至 HCC 的肿瘤相关抗原 HAb18G/CD147。最近，一项Ⅰ/Ⅱ期临床试验研究了利卡汀（^{131}I–美妥昔单抗）的安全性和药代动力学。起始的Ⅰ期临床试验评估了 28 例 HCC 患者，经肝动脉灌注给予 0.25~1.0mCi/kg 的利卡汀。在随后的Ⅱ期临床试验中，106 例 HCC 患者在第 1 天接受了 0.75mCi/kg 的利卡汀，28 天为一个用药周期。没有发生致命的毒性，在 73 例患者中（完成 2 周期），有 6 例患者（8.22%）表现为 PR，14 例患者（19.18%）表现为轻微缓解，43 例患者（58.9%）维持稳定，21 个月生存率为 44.54%。研究结论显示，利卡汀对 HCC 患者既安全又有效[67]。

意识到 TRIT 是治疗显微病灶最合适的方法，利卡汀被用于研究作为接受肝移植治疗的 HCC 患者的辅助治疗[64,68]。共有 60 例接受肝移植的 HCC 患者纳入研究，随机分为利卡汀（0.42mCi/kg）组和安慰剂组，利卡汀共使用 3 次，每次间隔 28 天。治疗 1 年后分析显示，利卡汀组的复发率显著降低 30.4%（P=0.0174），生存率显著增加 20.6%（P=0.0289），未观察到明显药物毒性。在 2005 年，中国食品药品监督局批准利卡汀作为 HCC 患者肝移植术后的辅助治疗。有两项使用利卡汀的试验正在进行中，但未招募患者。第一项研究（NCT00819650）将 R0 切除的 HCC 患者随机分为术后使用利卡汀组和无进一步治疗组，利卡汀在肝切除术后第 4 周开始使用，共 3 次，每次间隔 28 天。在第二项实验中（NCT00829465），无法进行手术切除的 HCC 患者被随机分至经导管动脉化学治疗栓塞（TACE）组和 TACE 联合利卡汀组。

目前，中枢神经系统恶性肿瘤中最常见的抗原靶点包括表皮生长因子受体（EGFR）、腱生蛋白、神经细胞黏附分子（NCAM）、胎盘碱性磷酸酶（PLAP）及磷脂酰肌醇酯。EGFR 在恶性组织中有不同程度的扩增，在良性组织中也有一定程度的表达。腱生蛋白是在胶质瘤中均表达的胞外糖蛋白，NCAM 在良性及恶性胶质瘤细胞中均有表达。使用 RIT 治疗中枢神经系统恶性肿瘤的临床试验已被大量回顾[69]。一项 2002 年的Ⅲ期临床试验[70]报道了 12 例恶性胶质瘤，被随机分为手术切除+放射治疗（60Gy）组（n=5）及手术切除+放射治疗+RIT 组（n=7）。RIT 药物 125I 抗 EGFR 抗体 425 通过静脉给药，在 EBRT 的第 4 周开始进行，每周给药 1 次，共 3 次（50mCi）。治疗组的患者在试验结果发表时均复发。考虑到未在组织中检测 EGFR，样本数目较小及 150kDa 的抗体通过静脉给药等原因，无法得到显著性的结论。

迄今为止，大部分中枢神经系统 RIT 试验为“剂量探索试验”或Ⅰ期试验设计。随着试验设计的进展，给药途径由全身给药（动脉内或静脉输液）转变为 RIT 药物局部滴注至手术切除空腔（SCRC）。尽管快速生长的中枢神经系统恶性肿瘤常常会破坏血脑屏障，但这一现象还未得到很好的确定，尽管从全身给药中有少量非特异性吸收，但 150kDa 抗体似乎不能很好地穿过血脑屏障[71]。因此，使用全身给药途径的研究常常联合 TRT 及 EBRT。EBRT 被证明可导致血脑屏障通透性增加，并增加血管渗漏[72-74]。然而，估计每克实体瘤中仅有 0.001%~0.01%的全身给药抗体可穿入其中。而且，活检数据显示单次全身注射放射标记的抗 EGFR 抗体对每克肿瘤仅传递了 0.02%的注射活性，导致仅产生 100~200cGy 的剂量[71]。

将 TRT 药物直接滴注至 SCRC 中是全身给药方式的极佳替代方式，恶性胶质瘤不像其他部位的恶性肿瘤那样由于可能的全身转移限制了全身给药方式。局部给药方式通过使用 Ommaya 或 Rickhan 导管将 RIT 药物直接注射或滴注至 SCRC 中。进行预先剂量测定以确保定位至瘤床,并且保证与脑室系统无直接联系。这项技术使用的是附着于 ^{131}I、^{90}Y、^{188}Re 和 ^{211}At 的鼠源、嵌合体或人源化的 mAb。其他重要的治疗差异包括分次、预定位及 EBRT 和化学治疗联合治疗方式。这一方法的成功取决于 RIT 药物有效穿入局部脑实质中,从而 mAb(或靶点结构)可结合至 SCRC 边缘附件的恶性细胞显微浸润区域。关于手术边缘的修复过程或炎性反应对抗体穿透性的影响仍是未知。目前已知的是,结合位点屏障现象、肿瘤间质压力、肿瘤血管异常及坚实的细胞外肿瘤基质会显著阻碍抗体的穿透性[75]。

Hopkins 等[76]得到了 3 例胶质瘤患者的活检数据,这 3 例患者接受了 2~3 周期的 ^{131}I 或 ^{90}Y-ERIC-1(抗 NCAM 抗体)直接滴注至 SCRC 治疗。相关假设为 SCRC 为球形,放射性核素沿切除边缘均匀分布,RIT 药物 100%结合至靶点上,以及均匀扩散入切除边缘。结果显示为"适度"扩散,并且为指数型增长。剂量峰出现在切除边缘外 0.16~0.18cm,有 4.4%~5.8%的剂量峰传入 2cm 深度处。需要指出的是,NCAM 在良性和恶性细胞中均有表达,也许存在更具肿瘤特异性的抗原可导致更深的穿透性。当然,相比于完整的抗体,较小的抗体可穿入脑实质更深处[77]。Papanatassiou[73]报道使用相同的抗体,用 ^{131}I 放射标记并滴注入 SCRC 后,扩散发生在 0.5~1.0cm(SPECT),结合至靶点的抗体占总注射剂量的 8%~80%。由于 ^{131}I 的 R_{95}(存储 95% β 射线能量的组织厚度)仅为 0.992mm,因而使用 R_{95} 为 5.94mm 的 ^{90}Y 可能为更合适的放射性核素[78]。假设为 2cm 的 SCRC 并且 100%结合,单次滴注 18.2mCi 的 ^{90}Y-ERIC-1 可产生高达 351Gy 剂量。这一计算可达到最小的肿瘤/全脑剂量比,即 140:1。

使用 ^{131}I-81C6(抗腱生蛋白 mAb)时,对软脑膜疾病(鞘内注射)单次注射 80mCi 可达到剂量限制毒性,对多程治疗及复发性胶质瘤(注入 SCRC)限制为 100mCi,接受 EBRT 和化学治疗后的新发胶质瘤(注入 SCRC)为 120mCi[79]。使用标准、固定的 mCi 剂量,在 SCRC 边缘外 2cm 深度处可受到较大范围剂量(18~186Gy)[80]。进一步研究确定了 SCRC 边缘外 2cm 处的最佳剂量为 44Gy,剂量<44Gy 可导致复发率增加,若剂量>44Gy 则会导致坏死率增高。相比于接受<40Gy 的患者,接受 40~48Gy 的患者倾向于具有显著的中位生存期改善[78]。进一步改善技术,21 例患者中有 20 例通过考虑估计 SCRC 体积并改变起始注射活性以成功给到 44Gy[81]。Zalutsky 等[82]报道高 LET 的 α 射线放射性缀合物(^{211}At-ch81C6)可以在一小部分胶质瘤患者中安全使用。有趣的是,组织病理学似乎与预后相关。分析接受 ^{131}I 标记的抗腱生蛋白 81C6 抗体治疗后的可疑复发患者的活检数据,有 3 类组织学类型:增值型胶质瘤、静止型胶质瘤及非肿瘤类型。每种组织病理类型的中位生存期分别为 3.5 个月、15.0 个月、27.5 个月(P<0.0001)。考虑到总剂量(EBRT 加放射性标记抗体),接受<86Gy 及>86Gy 患者中位生存期分别为 7 个月和 10 个月(P<0.002)[83]。

主要的 RIT 中枢神经系统试验回顾[69]表明,最大耐受活性范围为 10~120mCi,许多变量可以解释这一较大范围。总之,对已知的放射性核素输送装置进行放射剂量测定,可以计算出 SCRC 边缘预定深度处的具体吸收剂量。^{131}I-抗腱生蛋白 81C6 可在 1cm 和 2cm 深度处分别给予空腔界面 2000Gy、90Gy 和 34Gy 的剂量[78,83]。相比于其他方法,TRT 治疗胶质瘤的中位生存期更长。若为新发病变,间变性星形胶质瘤的中位生存期为 50.9~57.6 个月(有 3 项研究在发表时未达到中位生存期),胶质瘤为 13.4~35.5 个月。若为复发性病变,间变性星形细胞瘤的中位生存期为 13.0~52.0 个月(有 1 项研究在发表时未达到中位生存期),胶质母细胞瘤为 14.0~25.0 个月[69]。随着这一领域的发展及Ⅱ期和Ⅲ期试验数据的结果的发布,可能有进一步的改善。不同于近距离放射治疗的封闭放射源,中枢神经系统毒性发生率极低,且可以减少后续的移除坏死组织手术干预的需求。

基于杜克大学的数据,Bradmer 制药公司进行了两项用 ^{131}I-抗腱生蛋白抗体(Neuradiab)治疗胶质母细胞瘤(WHO Ⅳ级星形细胞瘤)的临床试验。第一项试验(Glass-Art)为一项Ⅲ期研究,将未经治疗的胶质母细胞瘤患者随机分为标准治疗组(手术、放射治疗和替莫唑胺)和标准治疗加 Neuradiab 组。在实验组中,进行了放射剂量测定并通过 Rickham 导管给予计算剂量的放射性标记抗体,在手术之后,和首次放射治疗及替莫唑胺治疗之前给予 Neuradiab 治疗剂量。第二项实验是一项Ⅱ期研究,研究使用手术、Neuradiab 和贝伐珠单抗治疗复发性胶质母细胞瘤,这项研究还未进行患者招募。Glass-Art 试验在 2008 年开始招募患者,尽管"正在进行",但这项试验现在并未招募参与者。Bradmer 制药公司继续寻找发展伙伴,并对有潜力的基金提供多种资助。2010 年 3 月 3 日,公司提出了进行私募的提议,基金仍是问题。

有初期调查评估了晚期卵巢癌患者的长期生存

情况，这些患者均在减瘤手术及以铂类为基础的化学治疗后进行了RIT治疗[84]。纳入标准包括组织学证实为ⅠC~Ⅳ期的卵巢癌。有52例患者被纳入研究：31例患者进行标准化学治疗后仍有残存病灶，21例患者达到CR。治疗包括单次腹膜内给予（IP）25mg被666MBq(18mCi)/m² 的 ^{90}Y标记的HMFG1，生存期为主要终点事件。经过手术、常规化学治疗及IP RIT治疗后达到CR的21例患者，经过最长12年的随访未达到中位生存期，生存期>10年者达78%。这项研究的结论是经过常规治疗达到CR的患者中，有大量患者可通过IP ^{90}Y-HMFG1治疗获得长期生存获益。

随后进行了一项Ⅲ期研究，这项多国家（74个中心，17个国家，从1998年到2003年招募患者）、公开的随机Ⅲ期研究比较了在上皮性卵巢癌（EOC）患者中进行 ^{90}Y-HMFG1（抗MUC1抗原）+标准治疗与仅标准治疗，这些患者为经过减瘤手术和以铂类为基础的化学治疗后达到完全临床缓解的ⅠC~Ⅳ期患者（n=844），这些患者中有447例患者为腹腔镜再次观察（SLL）阴性的患者，将这些患者随机分为进行单次 ^{90}Y-HMFG1+标准治疗（n=224）组和仅行标准治疗组（n=223）。RIT治疗组中的患者接受了25mg ^{90}Y-HMFG1腹膜内给药以达到666MBq(18mCi)/m²。经过中位3.5年的随访后，RIT组中有70例患者死亡，而对照组中有61例死亡，Cox生存比例风险分析表明两组间无差异。在RIT组中有104例患者复发，而标准治疗组中有98例复发，复发时间在两组间无差异。研究结论为单次 ^{90}Y-HMFG1腹膜内给药，对经过初始治疗后腹腔镜再次探查阴性的EOC患者不能延长生存期和复发时间。放射性核素的选择可解释治疗失败的原因，当用 ^{90}Y发出的高能β粒子治疗显微病灶时，电子的辐射范围太大导致不能给肿瘤细胞核足够高的能量，大量建模表明高能β粒子辐射在一定体积以下的肿瘤内不能存储大量能量（吸收能量）。然而，还有其他关于这项研究的考虑，如下：

1.某些患者因粘连使得TRT药物（^{90}Y-HMFG1）不能在腹部的所有象限内扩散，这类患者亦被纳入了研究。可以通过腹腔镜检查、CT或同位素灌注扫描对粘连进行评估，尽管我们直觉认为灌注扫描可对粘连进行合理的评估，但腹腔镜检查或CT能更好地辨别1个或2个粘连象限。这种纳入可以导致腹腔给药剂量显著不足≤25%。重要的是，研究未提到在每个治疗组中这些患者（无粘连与1个象限粘连）如何分层。

2.RIT组包含了超过了3%的Ⅲ/Ⅳ期患者。

3.RIT组患者进行腹腔镜术后平均CA-125水平更高（未解释）。

4.RIT组在初始手术后有超过8%的患者有残存病灶（44.2%与35.9%）。

5.在标准组中，超过7%（19.7%与12.5%）的患者接受了巩固化学治疗。

6.总体的抗体质量（25mg）也许不足以提供浓度梯度将放射性标记的抗体"推"入肿瘤内[52]。这可与使用250mg/m² 泽娃灵冷抗体或使用总抗体剂量450mg百克沙相比。

7.对于注射剂量，20%可以进入全身循环系统。

8.放射标记过程是由各个机构完成的，而非集中完成。尽管用薄层色谱分析法确认了放射标记效率为95%，但未提到免疫反应性的质量保证（放射性标记过程可能造成抗体对抗原亲和性丧失）。

9.在随访期间，相比于目前的研究报道，单机构经验倾向于报道更高的开腹手术转变率（59%与5%）[85]。

10. 在RIT组中18%的患者存在≤60%的MUC1染色（影响未知）。

11.没有失败模式分析（腹膜内比远处转移）。

失败模式分析最终完成[86]。回顾所有疾病复发患者的病例，总结了复发部位及复发时间。经过中位3.5年的随访，有447例患者被纳入研究。RIT组的224例患者中104例复发，对照组223例患者中98例复发。RIT组中腹膜内复发更少（P<0.05）而腹膜外复发更多（P<0.05），发生腹膜内复发的时间更长（P=0.0019）且发生腹膜外复发的时间更短（P<0.001）。在亚组分析中，腹膜内RIT对腹膜内无复发生存期影响更大，而且仅在初次手术后有残存病灶的患者中有效。尽管 ^{90}Y-HMFG1腹膜内滴注作为EOC的巩固治疗并不能使患者得到生存获益，但腹膜内病灶可以得到改善控制，而这一现象又被增长的腹膜外复发所抵消。有文献提出由 ^{90}Y-HMFG1治疗引起的短暂骨髓抑制（免疫系统改变）可间接导致腹膜外转移数目增多，这一观察结果很可能是由于失败模式改变的结果，因为在治疗组中大量患者获得了较好的腹膜内控制，而远处转移因为局部症状的改善而未能发现。而且正如前面提到的原因，治疗组中有更多的晚期患者。进一步的试验需关注RIT腹膜内及全身给药。

开放型放射性核素治疗

开放型放射性核素治疗(URT)是指应用不与靶向制剂结合的放射性药物,这些药物在病变组织中的定位是通过生物、化学或物理亲和性[87]。这些放射性核素不是封闭在能够插入或定植入肿瘤的容器内,而是通过常规近距离放射治疗技术发挥作用,因而被称为“开放性”。因为它们没有与传统定位结构结合,因而这类药物也被称为“裸”放射性药物[88]。美国 FDA 监督 URT 的使用[89],美国核管理委员会(NRC)负责管理安全事件、放射性物质运输及批准。一个州可以与 NRC 达成协议进行自主管理并监督放射性物质的使用(达成协议的州),除了燃料设备和核反应物质,那些继续由 NRC 监督的州被称为未达成协议州[90]。NRC 接受同位素医用咨询委员会(ACMUI)关于放射性药物的建议。关于核药物的使用管理条例在美国 NRC 联邦管理准则第 10 篇的第 20 部分和第 35 部分,第 20 部分主要为辐射保护标准,而第 35 部分则主要为放射活性物质的医疗应用[91,92]。

亲骨性的放射性药物代表了最常见的 URT 药物之一,被用于缓解骨转移疼痛。早期用于这一目的的放射性核素包括磷-32(^{32}P)、钐-153(^{153}Sm)和锶-89(^{89}Sr)[93],然而目前正在研究的新的药物处于不同的发展阶段[94-101]。如 RIT 一样,URT 中使用的放射性核素可分为 β 射线、α 射线和俄歇电子。URT 中使用的骨定位放射性核素是通过固有亲和性(如 ^{89}Sr、^{223}Ra)或通过亲骨性磷酸盐配体结合至放射性核素(如钐-153、^{153}Sm-EDTMP 或 ^{188}Re-HEDP)[95,102]。每种药物的定位特性及临床有关情况决定给药方式,这些药物可通过静脉输液、动脉内、空腔内、关节腔内(放射性滑膜切除术)及直接病灶内给药方式给药。这种给药方式的可变性对 ^{32}P 尤为重要,^{32}P 是唯一研究通过静脉输液、口服、腹膜内及胸腔内给药方式的药物。

首次使用 β 射线放射性同位素控制难治性恶性骨痛是在 1942 年[104]。由于 URT 对骨骼具有化学亲和性,因而临床试验主要针对的是原发性或继发性骨骼或骨髓恶性肿瘤,然而也考虑过其他靶点。在某些情况下,这些替代方法成为治疗方法的一部分,然而在很多情况下,URT 让步于非放射活性治疗方法(糖皮质激素、全身化学治疗、激素治疗、镇痛及手术)和 E-BRT。缺乏革新性放射性核素替代物的引入、试验参与者的减少以及缺少训练项目的使用和教学,进一步加剧了问题[87]。无论如何,15 项随机对照试验(1146 例患者)回顾比较了 URT 与安慰剂及其他用于治疗骨转移疼痛的放射性核素,进一步确认了 URT 用于控制疼痛的疗效,此项回顾性分析为 URT 在 1~6 个月内引起显著完全的疼痛缓解提出证据[105]。URT 的临床实践指南已建立[106],用于缓解骨转移的指南已将 URT 作为合理的治疗手段之一[107]。

最易发生骨转移的恶性肿瘤有前列腺癌、乳腺癌和肺癌[93]。URT 在成骨活性区域表现为骨定位增加,它具有这种倾向是因为与钙具有相似的化学特性,钙在元素周期表中被归类为碱土金属(同 ^{89}Sr 和 ^{223}Ra)。这些治疗试剂可能是直接替代羟基磷灰石中的稳定类似物,或化学吸附于羟基磷灰石表面的磷酸酯螯合物磷酸基团[102]。可利用有 γ 射线的放射性核素衰变特性来对骨病变部位进行成像和治疗摄取量的记录,骨扫描(锝-99m,^{99m}Tc)是诊断弥散性骨骼疾病的典型成像手段。治疗前扫描摄取强度不一定与治疗效果一致,弥散性疾病可能会“稀释”剂量,从而可能降低疗效[102]。

无论是利用化学还是物理亲和性的精确定位方式,所有用于缓解骨转移疼痛的药物在随机研究中均优于安慰剂[107]。然而,关于不同放射性药物之间在缓解及发病情况方面是否存在显著不同的证据十分有限。同时,关于增加个体或累计剂量是否增加有效性的证据也极少。后续给药也已被研究,然而,如果起始干预不能够产生显著缓解或持续缓解,那么后续给药可能不会改善疗效反而可能会增加发病率[102]。

药物在骨骼中快速而显著的定位可以总体上限制骨髓抑制发生率,有足够骨髓储备的患者骨髓抑制反应轻微,通常在给药 1 周后首先出现血小板减少,白细胞减少会稍晚出现,但是在无干预情况下,所有的不良反应在 8~10 周可逆转。不能立刻与骨骼结合的游离同位素通常通过尿液排出,因此,肾功能损伤患者不适合使用该类药物,如果使用则须密切监测血细胞计数。通常给药对象为门诊患者,因此应注意对尿液中的低水平辐射进行保护[90]。

通常 3~5 天内可以看到缓解效果,但高峰是在 7~10 天,并且获益疗效可以持续数月,此时也可考虑后续给药。当用于控制骨痛时,所有亲骨性放射性药物在注射后 24~72 小时可导致疼痛加剧,并持续 5~7 天,这期间需要给予合适的止痛措施。在治疗转移性前列腺癌时,前列腺特异性抗原(PSA)水平在几天内可能开始下降,但是 PSA 下降速度、最低水平以及 PSA 反应持续时间并不是症状改善的较好预测因素[102]。

亲骨性药物主要用于转移性前列腺癌,其在乳腺癌和肺癌中的有效性主要受限于成骨性转移的疗效。在全身使用骨痛缓解药物之前,应当摄取有症状的转移位点的普通X线片,如果可能即将发生骨折,那么在使用全身放射性核素治疗之前应当给予固定和(或)EBRT。如果疼痛性椎体转移临床表现明显,在使用同位素之前应得到疼痛椎体节段的CT或MRI以确定无硬膜外疾病。如果经病理证实,在全身同位素治疗前应当进行EBRT或手术。所有药物在静脉给药时应在1~5分钟内通过留置导管缓慢给药,并且保证给药途径通畅,保证足够水化,同时对患者及医护人员给予足够的放射保护。

放射性药物

碘-131

物理特性:$t_{1/2}$=8.0天,衰变辐射:β(最高606keV,平均190keV);γ(364keV)。

临床应用:在20世纪20年代晚期至30年代早期,放射碘(^{131}I)被首先应用于治疗良性甲状腺疾病[108,109],在40年代首次发表了关于使用^{131}I治疗分化良好的甲状腺癌(WDTC)的报道[110,111]。迄今为止,^{131}I联合手术已成为治疗WDTC的标准手段,其具体使用及适应证已被多次回顾[110,112,113]。良性甲状腺组织(滤泡细胞)和某些甲状腺癌(滤泡性细胞癌、乳头状细胞癌及Hurthle细胞癌)可通过钠-碘转运体将碘离子主动运输至细胞内,以启动甲状腺激素的合成[114,115]。因此,我们利用这一内在定位系统治疗局部持续存在的、复发性或转移性甲状腺癌达数十年。关于使用^{131}I治疗WDTC的数据大多来自于一系列大样本回顾分析,所以这些临床数据结果常常跨越数十年,这些机构常常使用固定的用药方案和给药活性。不管怎样,关于^{131}I作为部分治疗方案所带来的局部控制、转移减少以及生存获益的证据还是相当可观的[116-119]。

总体而言,^{131}I用于WDTC可作为消融或治疗。消融是在甲状腺切除术后,使用^{131}I使剩余正常甲状腺组织或残留微小病变失活;治疗是指治疗性应用^{131}I对抗存留肿瘤、局部复发或远处转移。虽然目前^{131}I的治疗方面已被广泛接受,而消融则具有争议[120,121]。由于WDTC的早期诊断和甲状腺近全切除术积极治疗,以及对高复发、高死亡风险患者使用^{131}I消融和甲状腺刺激激素(TSH)抑制治疗,近数十年WDTC的死亡率有所下降[122]。如果决定进行消融治疗,患者应进食低碘饮食,因为甲状腺激素水平降低可刺激TSH[113]。消融使用的是标准固定活性30~100mCi,而高活性100~300mCi则用于已知的残留病灶、复发或转移病灶,如果有条件,应进行患者特异性放射剂量测定以决定转移情况下使用的活性[122]。使用这一方法,血(骨髓)中的剂量<200cGy,48小时后^{131}I保留≤120mCi,这使得给药活性为75~659mCi时不会发生白血病、永久性骨髓抑制或肺纤维化[123]。随访时需进行^{131}I扫描和甲状腺球蛋白测量。

磷-32

物理特性:$t_{1/2}$=14.3天,衰变辐射:β(最高1.71keV,平均1.69keV);γ(无)。

临床应用:磷-32(^{32}P)为最早的这一类型药物之一,也是最常用来研究多种同类药物适应证和给药途径的药物。当其以水化形式(Na_2PO_3)时,它被用于慢性髓细胞性白血病和真性红细胞增多症的全身治疗。骨外科医生及风湿科医生评估过^{32}P关节腔内用药用于治疗迁延性滑膜积液及继发于血友病和白血病的关节内积血[124,125]。^{32}P还可置于留置导管内以治疗中枢神经系统病变。

在20世纪60年代和70年代,^{32}P的胶体形式(磷酸铬)成为控制恶性胸腔和腹腔积液的标准治疗,并开展了大批临床研究,在随机临床试验中几乎无意义。在进行胸腹水引流后,灌注最多5mCi的^{32}P,并让患者变换不同体位以充分分布。疾病的自然病程及前期治疗使得患者易发生灌注前肠粘连和肺固定,并且很难做到药物均匀分布。因此,这一方法已被灌注多种抗生素或化学治疗药物所取代[126-128]。

随后进行了早期、高危卵巢癌患者的亚组分析[FIGO Ⅰa或Ⅰb期(3级),或Ⅰc期Ⅱ期(任何分级),或组织学为透明细胞的任何Ⅰ期或Ⅱ期患者],妇科肿瘤协作组(GOG)、美国中北部肿瘤治疗组(NCCTG)以及西南肿瘤协作组(SWOG)进行了一项随机试验,将患者分为单次腹膜内给予15mCi ^{32}P组和1g/m^{2}环磷酰胺+100mg/m^{2}顺铂3周期(每21天为1个周期)组。在通过多孔留置腹膜透析导管进行放射活性物质灌注前,应进行^{99m}Tc灌注以保证流通顺利以及治疗药物分布均匀。腹膜内^{32}P灌注应在剖腹手术后10天内,而非超过6周后进行。研究人群的10年随访显示,在化学治疗组中腹内复发率略有下降,但生存期上仅有轻微无意义的改善。这些结论在其他研究中亦得到了证实[129]。

20 世纪 90 年代，Order 等进行了系列报道，这些患者均接受了病变内直接灌注 ^{32}P 胶体磷酸铬以治疗不可切除的肝脏、中枢神经系统、胰腺和头颈肿瘤。自病变外溢的同位素可通过灌注前给予大颗粒白蛋白克服，大颗粒白蛋白在同位素输注前导致毛细血管和微动脉封闭。记录活性强度和剂量，然而，局部控制和生存情况的改善并不确定[131]。

^{32}P 定位于骨骼激发我们用同位素的正磷酸盐形式治疗骨转移疼痛的兴趣，给药剂量的 85%最终能够与骨骼结合。然而，在给予同位素前预先使用包括雄激素等药物延长了作用时间，获益不明显，但骨髓毒性增加，因此这类药物已不用于治疗骨转移疼痛。

锶-89氯化物（Metastron，GE医疗公司，英国，查尔芬特-圣贾尔斯）

物理特性：$t_{1/2}$=50.5 天，衰变辐射：β（最高 1.463MeV，平均 0.583MeV）；γ（无）。

^{89}Sr 是一种钙类似物，静脉内注射给药，每次 4mCi 缓慢给药。

临床应用：在一项加拿大的研究中，Porter 等比较了 ^{89}Sr 和二磷酸盐在用于预防降低骨转移发生方面的作用。两组结果相当，^{89}Sr 组的治疗费用较少，^{89}Sr 组的血液学毒性不需要干预。一项随机Ⅲ期试验试图在前期治疗达到缓解的基础上，研究在诱导化学治疗缓解后每周使用阿霉素（20mg/m²）联合 ^{89}Sr[133]。

钐-153 Lexidronam（Quadramet，Cytogen，新泽西州，普林斯顿）

物理特性：$t_{1/2}$=46.3 小时，衰变辐射：β（最高 0.81MeV，平均 0.23MeV）；γ（最高 103keV）。

临床应用：钐-153 EDTMP（^{153}Sm）是一种亲骨药物，由放射活性钐和长磷酸盐螯合物 EDTMP 组成。推荐治疗量为 1.0mCi/kg，通过留置导管经静脉 1 分钟给药，并用盐水冲管。大量的临床前和临床研究已经证实了 ^{153}Sm-EDTMP 的安全性和有效性[134]。尽管主要为单药用药，但现在逐渐倾向于考虑与双磷酸盐和紫杉醇为基础的化学治疗联合用药。

^{153}Sm-EDTMP 在治疗原发性骨肉瘤的骨转移已得到评估。Anderson 等[135]研究使用吉西他滨作为放射治疗增敏剂以增加 ^{153}Sm-EDTMP 疗效，30mCi/kg（平均 1640mCi），结果发现具有可以接受的毒性，并且在研究的 14 例患者中有 8 例得到了客观缓解。

镭-223氯化物

物理特性：$t_{1/2}$=11.4 天，衰变辐射：α（最高 6MeV）；γ（最高 270keV）。

临床应用：^{223}Ra 在美国尽管不能用于商业用途，但有研究者想将 ^{223}Ra 用于治疗累及多发骨转移性激素难治性前列腺癌。位于斯德哥尔摩的卡洛琳斯卡大学医院研究所的 Nilsson 等[136]在 2005 年报道了初期结果，评估了 ^{223}Ra 的安全性和有效性。研究组在进行这项Ⅰ期研究前进行了临床前研究，结论为在一定相对剂量水平，^{223}Ra 耐受较好，可进入Ⅱ期和Ⅲ期研究。经过对选定位点局部 EBRT，患者通过双盲法被随机分为 ^{223}Ra 治疗组和安慰剂组。一个主要终点事件为骨骼碱性磷酸酶，治疗组的骨骼碱性磷酸酶水平显著降低，到 PSA 升高的时间显著延长。两组的血液学毒性相当。^{223}Ra 组至首次骨相关事件（SRE）发生的时间显著增加，首次骨相关事件被认为是生活质量的评价标准，包括疼痛增加，止痛需求增加，新的神经症状或骨折，或额外的手术、放射治疗或全身治疗。在这项有局限性的报道中，治疗组的生存期显著延长。随后的研究已确认了这些结论，在 2008 年美国 FDA 授权批准商品试剂（Alpharadin，Algeta ASA，挪威，奥斯陆）用于美国Ⅰ/Ⅱ期试验[137]。目前，美国患者可入组 ALSYMPCA（Alpharadin 在有症状的前列腺癌中的研究），这是一项国际性Ⅲ期试验，将激素难治性前列腺癌患者随机分为 Alpharadin+最佳支持治疗组和安慰剂+最佳支持治疗组。

铼-186 HEDP（依替磷酸钠）

物理特性：$t_{1/2}$=3.8 天，衰变辐射：β（最高 1.07MeV，平均 0.336MeV）；γ（最高 0.137MeV）。

临床应用：尽管 ^{186}Rh-HEDP 在美国没有商品化药物，但在欧洲已联合自体外周血干细胞用于治疗激素难治性前列腺癌骨转移的Ⅰ期试验[138]。充满希望的结果已引发了Ⅱ期实验。

铼-188 HEDP（依替磷酸钠）

物理特性：$t_{1/2}$=16.9 小时，衰变辐射：β（最高 2.1MeV，平均 0.779MeV）；γ（最高 0.155MeV，平均 0.061MeV）。

临床应用：尽管 ^{188}Re-HEDP 在美国没有商品化药物，但在欧洲已被研究过一段时间。^{188}Rh-HEDP 是由类似产生 ^{99m}Tc 的产生器产生，这使得我们可在相对低的成本下广泛的应用。Liepe 等[139]报道了46例具有乳腺癌或前列腺癌多发骨转移疼痛的患者,31例患者接受 ^{188}Re-HEDP (3300MBq),25例患者接受 ^{153}Sm-EDTMP(37MBq/kg 体重),所有患者均接受单次同位素注射。前列腺癌患者在同位素治疗之前及同位素治疗后的观察期内接受了6个月的内分泌治疗,39例患者在试验治疗前接受了6个月的双磷酸盐治疗,在进行同位素给药前间断使用双磷酸盐1个月。在治疗后评估中,仅在 ^{188}Re-HEDP 组在 Karnofsky 表现评分上有统计学意义的改善。^{188}Re-HEDP 组2周治疗的疼痛缓解率为77%,而 ^{153}Sm-EDTMP 组为73%。这些结果不具有统计学意义,且前列腺癌或乳腺癌患者的缓解情况亦不具有统计学差异。两组中均有17%的患者在治疗14天内出现了短暂的恶化反应。根据1979年WHO标准,大部分患者在治疗12周内具有最高Ⅰ度贫血,两组中均有两位患者出现Ⅰ度血小板减少,^{188}Re-HEDP 组中有1例患者表现为Ⅱ度血小板减少,两组中均有1例患者表现为Ⅰ度白细胞减少,所有的血小板减少和白细胞减少患者在治疗后12周内得到恢复。其他研究得到了类似的结果[140,141]。

(王哲 余以珊 译 余以珊 校)

部分参考文献

本章全部参考文献请登录网站:http://www.tsttpc.com/download_list.html

1. Abbas AK, Lichtman AH, Pillais S, eds. *Cellular and molecular immunology.* Philadelphia: Saunders Elsevier, 2007.
2. Campoli M, Ferrone S. Cancer immune surveillance and tumor escape mechanisms. In: Speer TW, ed. *Targeted radionuclide therapy.* Philadelphia: Lippincott Williams & Wilkins, 2011:3–21.
3. Jeoung DI. Employing SEREX for identification of targets for anticancer targeted therapy. In: Speer TW, ed. *Targeted radionuclide therapy.* Philadelphia: Lippincott Williams & Wilkins, 2011:159–167.
4. Wong JYC, Williams LE, Yazaki PJ. Radioimmunotherapy of colorectal cancer. In: Speer TW, ed. *Targeted radionuclide therapy.* Philadelphia: Lippincott Williams & Wilkins, 2011:321–351.
5. O'Donoghue JA. Dosimetric principles of targeted radiotherapy. In: Abrams PG, Fritzberg AR, eds. *Radioimmunotherapy of cancer.* New York: Marcel Dekker, 2000:1–20.
6. Burvenich IJG, Scott AM. The delivery construct: maximizing the therapeutic ratio of targeted radionuclide therapy. In: Speer TW, ed. *Targeted radionuclide therapy.* Philadelphia: Lippincott Williams & Wilkins, 2011:236–248.
7. DiCara D, Nissim A. Methods for development of monoclonal antibody therapeutics. In: Speer TW, ed. *Targeted radionuclide therapy.* Philadelphia: Lippincott Williams & Wilkins, 2011:22–31.
8. Kohler G, Milstein C. Continuous cultures of fused cells secreting antibody of predefined specificity. *Nature* 1975;256(5517):495–497.
9. Jain M, Kaur S, Batra SK. Modulation of biologic impediments for radioimmunotherapy of solid tumors. In: Speer TW, ed. *Targeted radionuclide therapy.* Philadelphia: Lippincott Williams & Wilkins, 2011:182–190.
13. Zwanziger D, Beck-Sickinger AG. Malignancies treated with peptides. In: Speer TW, ed. *Targeted radionuclide therapy.* Philadelphia: Lippincott Williams & Wilkins, 2011:483–497.
15. Imhof A, Brunner P, Marincek N, et al. Response, survival, and long-term toxicity after therapy with the radiolabeled somatostatin analogue [90Y-DOTA]-TOC in metastasized neuroendocrine cancers. *J Clin Oncol* 2011;29:2416–2423.
17. Stahl S, Friedman M, Carlsson J, et al. Affibody molecules for targeted radionuclide therapy. In: Speer TW, ed. *Targeted radionuclide therapy.* Philadelphia: Lippincott Williams & Wilkins, 2011:49–58.
20. Missailidis S, Perkins A. Radiolabeled aptamers for imaging and therapy. In: Speer TW, ed. *Targeted radionuclide therapy.* Philadelphia: Lippincott Williams & Wilkins, 2011:59–70.
24. Burvenich IJG, Scott AM. The delivery construct: maximizing the therapeutic ratio of targeted radionuclide therapy. In: Speer TW, ed. *Targeted radionuclide therapy.* Philadelphia: Lippincott Williams & Wilkins, 2011:236–248.
27. Chithrani BD, Stewart J, Allen C, et al. Intracellular uptake, transport, and processing of nanostructures in cancer cells. *Nanomedicine* 2009;5:118–127.
28. Maeda H, Sawa T, Konno T. Mechanism of tumor-targeted delivery of macromolecules drugs, including the EPR effect in solid tumor and clinical overview of the prototype polymeric drug SMANCS. *J Control Release* 2001;74:47–61.
29. Tesauro D, Morelli G, Pedone C, et al. Radiolabeled peptides, structure and analysis. In: Speer TW, ed. *Targeted radionuclide therapy.* Philadelphia: Lippincott Williams & Wilkins, 2011:32–48.
30. Pedone C, Morelli G, Tesauro D, et al. Peptide structure and analysis. In: Chinol M, Paganelli G, eds. *Radionuclide peptide cancer therapy.* New York: Taylor & Francis Group, 2006:1–30.
31. Fowler JF. Radiobiological aspects of low dose rate in radioimmunotherapy. *Int J Radiat Oncol Biol Phys* 1990;18:1261–1269.
32. Murry D, McEwan AJ. Radiobiology of systemic radiation therapy. *Cancer Biother Radiopharm* 2007;22:1–23.
33. Speer TW, Khuntia D. Introduction to radiation therapy. In: Mehta MP, ed. *Principles and practice of neuro-oncology: a multidisciplinary approach.* New York: Demos Medical Publishing, 2011:719–743.
34. Speer TW, Limmer JP, Henrich D, et al. Evolution of radiotherapy toward a more targeted approach for CNS malignancies. In: Speer TW, ed. *Targeted radionuclide therapy.* Philadelphia: Lippincott Williams & Wilkins, 2011:356–376.
35. Bernhardt P, Speer TW. Modeling the systemic cure with targeted radionuclide therapy. In: Speer TW, ed. *Targeted radionuclide therapy.* Philadelphia: Lippincott Williams & Wilkins, 2011:263–280.
36. Wilson AD, Brechbiel MW. Chelation chemistry. In: Speer TW, ed. *Targeted radionuclide therapy.* Philadelphia: Lippincott Williams & Wilkins, 2011:88–107.
37. Witzig TE. Radioimmunotherapy for B-cell non-Hodgkin lymphoma. In: Reilly RM, ed. Monoclonal antibody and peptide-targeted radiotherapy of cancer. Hoboken, NJ: John Wiley & Sons, 2010:169–218.
41. Rossi EA, Sharkey RM, McBride W, et al. Development of new multivalent-bispecific agents for pretargeting tumor localization and therapy. *Clin Cancer Res* 2003;9:3886S–3896S.
42. Sharkey RM, Goldenberg DM. Pretargeted radioimmunotherapy. In: Speer TW, ed. *Targeted radionuclide therapy.* Philadelphia: Lippincott Williams & Wilkins, 2011:191–208.
43. Axworthy DB, Reno JM, Hylarides MD, et al. Cure of human carcinoma xenographs by a single dose of pretargeted yttrium-90 with negligible toxicity. *Proc Natl Acad Sci* 2000;97:1802–1807.
45. Sharkey RM, Goldenberg DM. Cancer radioimmunotherapy. *Immunotherapy* 2011;3:349–370.
48. Chatal JF, Davodeau F, Cherel M, et al. Different ways to improve the clinical effectiveness of radioimmunotherapy in solid tumors. *J Cancer Res Ther* 2009;5:S36–S40.
49. Boerman OC, Koppe MJ, Postema EJ, et al. Radionuclide therapy of cancer with radiolabeled antibodies. *Anticancer Agents Med Chem* 2007;7:335–343.
50. Burdick M, Macklis RM. Radioimmunotherapy for non-Hodgkin lymphoma: a clinical update. In: Speer TW, ed. *Targeted radionuclide therapy.* Philadelphia: Lippincott Williams & Wilkins, 2011:426–440.
52. Pandit-Taskar N, O'Donoghue JA, Morris MJ, et al. Antibody mass escalation study in patients with castration-resistant prostate cancer using 111In-J591:lesion delectability and dosimetric projections for 90Y radioimmunotherapy. *J Nucl Med* 2008;49:1066–1074.
53. Witzig TE, Gordon LI, Cabanillas F, et al. Randomized, controlled trial of yttrium-90-labeled ibritumomab tiuxetan radioimmunotherapy versus rituximab immunotherapy for patients with relapsed refractory low-grade, follicular, or transformed B-cell non-Hodgkin's lymphoma. *J Clin Oncol* 2002;20:2453–2463.
54. Kaminski MS, Zelenetz AD, Press OW, et al. Pivotal study of iodine I-131-tositumomab for chemotherapy-refractory, low-grade, or transformed low-grade B-cell non-Hodgkin's lymphomas. *J Clin Oncol* 2001;19:3918–3928.
55. Morschhauser F, Radford J, Van Hoof A, et al. Phase III trial of consolidation therapy with yttrium-90-ibritumomab tiuxetan compared with no additional therapy after first remission in advanced follicular lymphoma. *J Clin Oncol* 2008;26:5156–5164.
56. Hagenbeek A, Radford J, Hoof AV, et al. 90Y-ibritumomab tiuxetan (Zevalin) consolidation of first remission in advanced-stage follicular non-Hodgkin's lymphoma: updated results after a median follow-up of 66.2 months from the international, randomized, phase III first-line indolent trial (FIT) in 414 patients [abstract 594]. 52nd ASH Annual Meeting and Exposition, December 6, 2010, Orlando, FL. Available at: http://ash.confex.com/ash/2010/webprogram/Paper28386.html. Accessed January 1, 2012.
57. Press OW, Unger JM, Rimsza LM, et al. A phase III randomized intergroup trial (SWOG S0016) of CHOP chemotherapy plus rituximab Vs. CHOP plus iodine-131-tositumomab for the treatment of newly diagnosed follicular non-Hodgkin's lymphoma [abstract 98]. 53rd ASH Annual Meeting and Exposition, December 11, 2011, San Diego, CA. Available at: http://ash.confex.com/ash/2011/webprogram/Paper39037.html. Accessed January 1, 2012.
58. Al-Ejeh F, Brown MP. Combined modality therapy: relevance for targeted radionuclide therapy. In: Speer TW, ed. *Targeted radionuclide therapy.* Philadelphia: Lippincott Williams & Wilkins, 2011:220–235.
62. Chen S, Yu L, Jiang C, et al. Pivotal study of iodine-131-labeled chimeric tumor necrosis treatment radioimmunotherapy in patients with advanced lung cancer. *J Clin Oncol* 2005;23:1538–1547.
63. Order SE, Stillwagon GB, Klein JL, et al. Iodine 131 antiferritin, a new treatment modality in hepatoma: a Radiation Therapy Oncology Group study. *J Clin Oncol* 1985;3:1573–1582.
64. Order S. Radioimmunotherapy of unresectable hepatocellular carcinoma. In: Speer TW, ed. *Targeted radionuclide therapy.* Philadelphia: Lippincott Williams & Wilkins, 2011:352–355.
66. Order SE, Pajak T, Leibel S, et al. A randomized prospective trial comparing full dose chemotherapy to 131I antiferritin: an RTOG study. *Int J Rad Oncol Biol Phys* 1989;20:953–963.
68. Xu J, Shen Z-Y, Chen X-G, et al. A randomized controlled trial of Licartin for preventing hepatoma recurrence after liver transplantation. *Hepatology* 2007;45:

269–276.
69. Speer TW, Limmer JP, Henrich D, et al. Evolution of radiotherapy toward a more targeted approach for CNS malignancies. In: Speer TW, ed. *Targeted radionuclide therapy.* Philadelphia: Lippincott Williams & Wilkins, 2011:356–376.
70. Wygoda Z, Kula D, Bierzynska-Macyszyn G, et al. Use of monoclonal anti-EGFR antibody in the radioimmunotherapy of malignant gliomas in the context of EGFR expression in grade III and IV tumors. *Hybridoma* 2006;26(3):125–132.
74. Hopkins K, Chandler C, Bullimore J, et al. A pilot study of the treatment of patients with recurrent malignant gliomas with intratumoral yttrium-90 radioimmunoconjugates. *Radiother Oncol* 1995;34(2):121–131.
75. Thurber GM. Kinetics of antibody penetration into tumors. In: Speer TW, ed. *Targeted radionuclide therapy.* Philadelphia: Lippincott Williams & Wilkins, 2011:168–181.
76. Hopkins K, Chandler C, Eatough J, et al. Direct injection of 90Y MoAbs into glioma tumor resection cavities leads to limited diffusion of the radioimmunoconjugates into normal brain parenchyma: a model to estimate absorbed radiation dose. *Int J Radiation Oncol Biol Phys* 1998;40:835–844.
78. Akabani G, Reardon DA, Coleman RE, et al. Dosimetry and radiographic analysis of 131I-labeled anti-tenascin 81C6 murine monoclonal antibody in newly diagnosed patients with malignant gliomas: a phase II study. *J Nucl Med* 2005;46:1042–1051.
79. Reardon DA, Akabani G, Coleman RE, et al. Phase II trial of murine 131I-labeled antitenascin monoclonal antibody 81C6 administered into surgically created resection cavities of patients with newly diagnosed malignant gliomas. *J Clin Oncol* 2002;20:1389–1397.
80. Reardon DA, Akabani G, Coleman RE, et al. Salvage radioimmunotherapy with murine iodine-131-labeled antitenascin monoclonal antibody 81C6 for patients with recurrent primary and metastatic malignant brain tumors: phase II study results. *J Clin Oncol* 2006;24:115–122.
81. Reardon DA, Zalutsky MR, Akabani G, et al. A pilot study: 131I-antitenascin monoclonal antibody 81C6 to deliver a 44-Gy resection cavity boost. *Neuro Oncol* 2008;10(2):182–189.
82. Zalutsky MR, Reardon DA, Akabani G, et al. Clinical experience with α-particle-emitting 211At: treatment of recurrent brain tumor patients with 211At-labeled chimeric antitenascin monoclonal antibody 81C6. *J Nucl Med* 2008;49(1):30–38.
83. McLendon RE, Akabani G, Friedman HS, et al. Tumor resection cavity administered iodine-131-labeled antitenascin 81C6 radioimmunotherapy in patients with malignant glioma: neuropathology aspects. *Nucl Med Biol* 2007;34:405–413.
85. Verheijen RH, Massuger LF, Benigno BB, et al. Phase III trial of intraperitoneal therapy with yttrium-90-labeled HMFG1 murine monoclonal antibody in patients with epithelial ovarian cancer after a surgically defined complete remission. *J Clin Oncol* 2006;24:571–578.
86. Oei AL, Verheijen RH, Seiden MV, et al. Decreased intraperitoneal disease recurrence in epithelial ovarian cancer patients receiving intraperitoneal consolidation treatment with yttrium-90-labeled murine HMFG1 without improvement in overall survival. *Int J Cancer* 2007;120:2710–2714.
87. Wallner PE. Unconjugated radiopharmaceuticals. In: Speer TW, ed. *Targeted radionuclide therapy.* Philadelphia: Lippincott Williams & Wilkins, 2011:294–297.
93. Reisfield GM, Silberstein EB, Wilson GR. Radiopharmaceuticals for the palliation of painful bone metastases. *Am J Hosp Palliat Care* 2005;22:41–46.
96. Liepe K. Alpharadin, a 223Ra-based alpha-particle-emitting pharmaceutical for the treatment of bone metastases in patients with cancer. *Curr Opin Investig Drugs* 2009;10:1346–1358.
97. Zafeirakis A, Zissimopoulos A, Baziotis N, et al. Introduction of a new semi-quantitative index with predictive implications in patients with painful osseous metastases after (186)Re-HEDP therapy. *Q J Nucl Med Mol Imaging* 2011;55:91–102.
98. Biersack HJ, Palmedo H, Andris A, et al. Palliation and survival after repeated (188)Re-HEDP therapy of hormone-refractory bone metastases of prostate cancer: a retrospective analysis. *J Nucl Med* 2011;52:1721–1726.
99. Liu C, Brasic JR, Liu X, et al. Timing and optimized acquisition parameters for the whole-body imaging of 177Lu-EDTMP toward performing bone pain palliation treatment. *Nucl Med Commun* 2012;33:90–96.
100. Ogawa K, Kawashima H, Shiba K, et al. Development of [(90)Y]DOTA-conjugated bisphosphonate for treatment of painful bone metastases. *Nucl Med Biol* 2009;36:129–135.
101. Das T, Chakraborty S, Sarma HD, et al. (170)Tm-EDTMP: a potential cost-effective alternative to (89)SrCl(2) for bone pain palliation. *Nucl Med Biol* 2009;36:561–568.
102. Silberstein EB. Teletherapy and radiopharmaceutical therapy of painful bone metastases. *Sem Nuc Med* 2005;35:152–158.
105. Roque I, Figuls M, Martinez-Zapata MJ, et al. Radioisotopes for metastatic bone pain. *Cochrane Database Syst Rev* 2011;(6):CD003347.
106. Dillehay GL, Ellerbroek NA, Balon H, et al. Practice guideline for the performance of therapy with unsealed radiopharmaceutical sources. *Int J Radiat Oncol Biol Phys* 2006;64:1299–1307.
107. Lutz S, Berk L, Chang E, et al. Palliative radiotherapy for bone metastases: an ASTRO evidence-based guideline. *Int J Radiat Oncol Biol Phys* 2011;79:965–976.
110. International Atomic Energy Agency. *Nuclear medicine in thyroid cancer management: a practical approach.* Vienna, Austria: International Atomic Energy Agency, 2009.
112. Kulkarni K, Van Nostrand D, Atkins F. 131-I ablation and treatment of well-differentiated thyroid cancer. In: Speer TW, ed. *Targeted radionuclide therapy.* Philadelphia: Lippincott Williams & Wilkins, 2011:281–293.
113. Reiners C, Dietlein M, Luster. Radio-iodine therapy in differentiated thyroid cancer: indication and procedure. *Best Pract Res Clin Endocrinol Metab* 2008;22:989–1007.
116. Mazzaferri EL, Jhiang SM. Long-term impact of initial surgical and medical therapy on papillary and follicular thyroid cancer. *Am J Med* 1994;97:418–428.
119. Hay ID, McConahey WM, Goellner JR. Managing patients with papillary thyroid carcinoma: insights gained from the Mayo Clinic's experience of treating 2,512 consecutive patients during 1940 through 2000. *Trans Am Clin Climatol Assoc* 2002;113:241–260.
122. Mazzaferri EL, Kloos RT. Using recombinant human TSH in the management of well-differentiated thyroid cancer: current strategies and future directions. *Thyroid* 2000;10:767–778.
123. Dorn R, Kopp J, Vogt H, et al. Dosimetry-guided radioactive iodine treatment in patients with metastatic differentiated thyroid cancer: largest safe dose using a risk-adapted approach. *J Nucl Med* 2003;44:451–456.
126. Potter ME, Partridge EE, Shingleton HM, et al. Intraperitoneal chromic phosphate in ovarian cancer: risks and benefits. *Gynecol Oncol* 1989;32:314–318.
129. Young RC, Brody MF, Nieberg RK, et al. Adjuvant treatment for early ovarian cancer: a randomized phase III trial of intraperitoneal 32P or intravenous cyclophosphamide and cisplatin—a Gynecologic Oncology Group study. *J Clin Oncol* 2003;21:4350–4355.
132. Porter AT, McEwan AJ, Powe JE, et al. Results of a randomized phase-III trial to evaluate the efficacy of strontium-89 adjuvant to local field external beam irradiation in the management of endocrine resistant metastatic prostate cancer. *Int J Radiat Oncol Biol Phys* 1993;25:805–813.
134. Sartor O. Overview of samarium Sm 153 lexidronam in the treatment of painful metastatic disease of bone. *Rev Urol* 2004;6(Suppl 10):S3–S12.
135. Anderson PM, Wiseman GA, Erlandson L, et al. Gemcitabine radiosensitization after high-dose samarium for osteoblastic osteosarcoma. *Clin Cancer Res* 2005;11:6895–6900.
137. Nilsson S, Franzen L, Parker C, et al. Bone-targeted radium-223 in symptomatic, hormone-refractory prostate cancer: a randomised, multicentre, placebo-controlled phase II study. *Lancet Oncol* 2007;8:587–594.
138. O'Sullivan JM, McCready VR, Flux G, et al. High activity rhenium-186 HEDP with autologous peripheral blood stem cell rescue: a phase I study in progressive hormone refractory prostate cancer metastatic to bone. *Br J Cancer* 2002;86:1715–1720.
139. Liepe K, Runge R, Kotzerke J. The benefit of bone-seeking radiopharmaceuticals in the treatment of metastatic bone disease. *J Cancer Res Clin Oncol* 2005;131:60–66.
140. Li S, Liu J, Zhang H, et al. Rhenium-188 HEDP to treat painful bone metastases. *Clin Nuc Med* 2001;26:919–922.
141. Zhang H, Tian M, Li S, et al. Rhenium-188-HEDP therapy for the palliation of pain due to osseous metastases in lung cancer patients. *Cancer Biother Radiopharm* 2003;18:719–726.

第 27 章 光动力学疗法

Harry Quon, Charles B. Simone, II, Keith A. Cengel, Jarod C. Finlay, Timothy C. Zhu, Theresa M. Busch

1900 年，在 Herman von Tappeiner 实验室工作的医学生 Oscar Raab 通过结合药物（吖啶）和可追踪的可见光，首次观察到了细胞毒性（在草履虫中）[1]。这为 1903 年 Tappeiner 和 Jesioneck 提出联合局部伊红和可见光治疗皮肤肿瘤打下了基础[2]。光动力学疗法（PDT）的现代研究起源于 1960 年 Lipson 等[3]，随着 Samuel Schwartz[4]发现血卟啉衍生物（HPD），Dougherty 等[5]开始了一系列关于卟啉水溶性混合物的临床前和临床研究。

尽管 PDT 历史起源悠久且已有 40 年的现代研究史，但它的临床应用仍局限于某些特定的临床情况，这在一定程度上是由于过去的光敏剂和光传递技术仅能达到表浅的细胞毒性。同时也由于 PDT 应用的复杂性，它需要熟悉安全光敏剂给药方式，以及相应的有效光传递技术需求，还需要光学专家开处方并以选定方式传递激活的光能量。

尽管有这些不利因素，但 PDT 仍有许多吸引人的因素使之成为治疗肿瘤的主要方法。最主要的是其独特的作用机制，能够不与传统肿瘤治疗有毒性重叠。同样，PDT 不排斥这些治疗方式的后续给药。间隙光传递的技术进展（以及放射剂量测定建模进展[6]）和光敏剂的临床发展使得更多穿透性细胞毒性成为可能[7]，这些光敏剂可以吸收并在长光波下被激活。不同于传统化疗和电离辐射治疗，使用 PDT 带来的长期遗传毒性效应较少，一项联合若干体外实验的观察一致提出这一观点[8-10]。我们对肿瘤生物学及肿瘤微环境影响的爆发式了解，为发展优化 PDT 临床疗效的新策略提供了思考，包括与生物治疗的联合使用，PDT 增加传统肿瘤治疗疗效的可能，以及更有效诱导适应性细胞介导免疫。

光动力学疗法的原理

光敏剂

PDT 代表了一种联合选择性光化学激动光敏剂和可见能量范围内（例如光）电磁辐射的治疗方式。光敏剂（PS）可以通过全身、局部涂抹或局部注射等给药方式给予肿瘤患者，但主要是其化学结构能够显著影响 PDT 的疗效，包括影响其全身分布、亚细胞定位以及有效吸收光的能力（即光敏剂的摩尔吸光系数）以产生反应性氧自由基（ROS），包括单态氧（即量子产率）（表 27.1）。具有较低摩尔吸光系数的光敏剂需要更高的光敏剂浓度和有效传递的光能量以达到光活化。

目前已有大量光敏剂正在进行临床前评估，有几种已在美国、欧盟和其他国家中获得临床应用的注册批准。首个获得注册批准的光敏剂是 HPD 的半纯化品，称为 Photofrin（卟菲尔钠），卟菲尔钠是一种血卟啉寡聚体的复杂混合物，其化学成分难以完全确定，也较难持续再生产。其吸收峰为 630nm，具有相对较低的摩尔吸光系数，因此需要高浓度的药物和光能量（积分通量）。卟菲尔钠的皮肤光敏风险增加，这反映

表 27.1 影响光动力学疗法疗效的因素

光敏剂（PS）	肿瘤血管系统有效提供 PS，细胞外和细胞内 PS 定位，PS 消光系数，单线态氧量子产率，PS 光漂白
光	药物光照间隔，注量，注量率
微环境	氧气，免疫系统状态
肿瘤应答	促凋亡和促存活信号之间的复杂相互作用，血管生成反应

出其相对缺乏肿瘤选择性，在临床中常规使用时，这些不利因素推动了光敏剂的发展。

在光敏剂发展过程中已发现其数个理想特性。这些特性包括光敏剂的结构良好，成分恒定的纯合物，且保质期稳定。没有光激活时，光敏剂给药后仅有极小的毒性和肿瘤特异性，当有光激活时，光吸收峰证明具有较高吸光系数的光敏剂可以被更有效地激活。但是，这一情况是否一直存在还不完全明确。在特定波长时较强的光敏剂吸收可进一步导致光的穿透性降低，这一现象被称为自屏蔽。同时，有效的光敏剂，如替莫卟吩/m-THPC（Foscan）的有效激活需要较少的药物和光，具有一些显著的并发症，这些并发症迫使我们更加注意光计量学的测定（见下文）[11]。光敏剂吸收峰的波长也会影响其在临床上的应用，吸收波长较长的（如 700nm 范围）在人体组织中光穿透性更深。最后，有些光敏剂可能经历光漂白这一过程，通过这一过程，光敏剂反过来与光活化过程中产生的单态氧或其他 ROS 作用，从而改变了其作为光敏剂的功能。典型的，光漂白可降低光敏剂的反应性，根据其临床特定应用情况选择是否可取。

在结构上，光敏剂可大体分为以卟啉为基础的和非卟啉为基础的结构，非卟啉结构具有四吡咯环构成的主链结构形式。其他具有光敏作用的结构主链包括带有四苯酚环和以吡咯环特别是四吡咯环结构为基础的多环组成成分。大量文献回顾了光敏剂特异性的物理化学特性（例如：主要结构、是否有复杂的重金属成分以及特异性侧链替代成分等），以及这些特性对其全身分布、细胞吸收和光敏特性的影响[7]。一般而言，带有两个或两个以下负电荷的疏水成分仍能穿过细胞膜，否则，胞内吸收通过主动内吞作用完成。疏水性光敏剂的电荷还会影响光敏剂的定位，带正电荷倾向于定位于线粒体，当阴离子光敏剂静电荷为两个负电荷或更多时，则倾向于定位于溶酶体[12]。阳离子光敏剂定位于线粒体时能更有效地引起直接细胞毒性[13]。

尽管肿瘤特异性一定程度上是由选择性光给予和其自然能量衰减介导，但特异性细胞外和细胞内光敏剂传递似乎可进一步促进这一过程。在接受卟菲尔钠介导的腹膜内 PDT 治疗的患者的人类组织研究中确定了光敏剂的选择性，尽管范围较小[14]。光敏剂全身给药，特别是那些带有四吡咯主链结构的光敏剂，能够与血清蛋白相互作用，包括白蛋白和低密度脂蛋白（LDL），其中与低密度脂蛋白的相互作用被证明可能是引起特异性肿瘤定位的机制[15]。在这一模型中，提出了肿瘤的选择性是由于肿瘤细胞内 LDL 受体优先上调，而这是由于胞膜快速交换率和对生物合成中的成分需求。或者，由于血管内皮生长因子过表达引起的肿瘤脉管系统功能性改变[16]，以及外渗光敏剂导致的受损淋巴清除也进展为一种工作模型[17]，尽管这会导致光敏剂滞留增加，光敏剂的胞外分布变得不均匀，并会影响到 PDT 治疗的有效性。Korbelik 和 Grosl[18]发现，远离肿瘤血供可引起直接肿瘤细胞杀伤。反过来，定位于血管内的光敏剂可通过调节血管损伤和肿瘤栓塞增加 PDT 有效性[19]。

最近研究总结到：光敏剂的亚细胞定位同样会影响细胞损伤的机制[20]。一般而言，定位于胞膜和溶酶体的光敏剂可能是通过细胞坏死引起细胞损伤，那些定位于线粒体和内质网的光敏剂则可能是通过细胞凋亡引发细胞死亡[5,20,21]。然而，线粒体损伤也可以通过严重的线粒体内膜损伤而介导坏死性细胞死亡[20]。

大多数光敏剂不会在细胞核内累积，这可以解释遗传性毒性和可见致癌作用的缺乏[8,22]。尽管在多种光敏剂的细胞培养实验中报道了 DNA 损伤[8-10,23]，特别是 5-氨基乙酰丙酸 [23,24]，但也观察到有效的 DNA 修复，也就是说损伤程度可能不足以压制细胞修复能力[10,25]。因为 PDT 可通过非 DNA 定位介导细胞死亡，因此任何 DNA 损伤引起的致突变作用很可能被细胞死亡所限制。

光敏剂活化

在给予光敏剂后，需要重点考虑药物-光间隔（DLI）。临床前研究已证实改变 DLI 可以影响光敏剂的胞外及胞内定位[19,26]，总体来讲，假如光敏剂有足够长的药代动力学寿命，更长的 DLI 可促进其外渗及胞内吸收。然而，这一血管（短 DLI）或肿瘤被动定位可由于光敏剂的亲脂性和其在脉管系统内与蛋白的相互作用而完成。通过结合长 DLI 和短 DLI 的光敏剂重复给药以同时定位血管和肿瘤，可进一步提高 PDT 的有效性。但是，光敏剂重复给药和活化的顺序特别重要，初始给予定位于脉管系统的短 DLI 可导致乏氧，从而限制了后续长 DLI 重复光敏剂的效果[19]。

光敏剂活化涉及特异性能量波长的吸收，从而引起光敏剂电子能量状态的特异性改变。吸收能量后导致光敏剂电子由基态变为较高能量状态，或称为激发能态。当其处于激发能态时，可能会很快恢复至基态，能量以荧光热损耗的形式释放。因此，某些由光敏剂吸收的光可以以不同的波长再发射，使得光敏剂通过荧光进行探测即光动力诊断(PDD)。图 27.1 为 Jablonski 能量图示，描述了 PDT 中可能出现的能量转换。可能的两种激发能态：单态(S1)或三重态(T1)，这两种能态有更长的半衰期。两者的区别在于激发能态电子相对于基态时成对电子的旋转方向不同。三重态的两个电子彼此平行，这种旋转方向限制了其回到基态时发射荧光的能力。

转变为三重态这一过程即系间跨越对产生细胞毒性 ROS 十分重要，这主要是由于三重态更长的半衰期，从而增加了其与周围有机分子相互作用的机会(如：在胞膜中)，进而产生反应性阳离子或阴离子，这些带电离子可反过来与分子氧作用产生 ROS(称为Ⅰ型反应)。或者，处于三重态的光敏剂可以直接将其能量传递给分子氧，从而形成处于激发能态的单态氧(Ⅱ型反应)。两种反应可以同时发生，但是直接产生单态氧似乎是细胞毒性的主要机制[27,28]。

细胞内的单态氧具有有限的半衰期（估计<0.04μs)，因此其扩散范围及活性也十分有限(<0.02μm)[22,29]。因此，光敏剂细胞毒性受限于其细胞外和细胞内(通常称为亚细胞)定位及邻近可能的反应靶点[22]。例如，倾向于分布或定位于脉管系统的光敏剂更可能具有抗血管损伤坏死机制。如前所述，特异性的亚细胞定位为其细胞毒性又增加了一定程度的特异性。

光剂量测定的物理学基础

光动力学疗法从内在上是一个动态过程，三个主要成分——光敏剂、光和氧气——在进行 PDT 治疗期间动态地相互作用[5]。当光与人类组织相互作用时，其能量分布受到表面反射及深部吸收及散射的影响。光在人体组织中的散射受多种因素影响，组织结构、几何结构及组织学及细胞学的异质性可以促进光子散

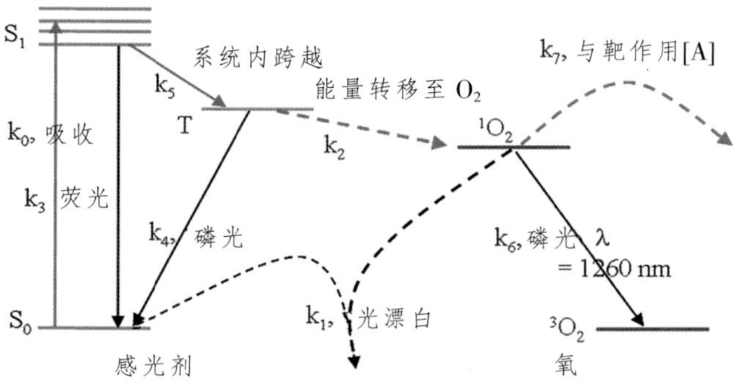

图 27.1 Jablonski 能量图遵循Ⅱ型光敏剂激活。

射，限制了能量在深部储存。因此，认识到光散射在不同组织间不同是十分重要的。但是这一因素仍有待充分了解，从而使其可以指导解释 PDT 治疗，选择长光波用来光活化可以减少光子散射，从而增加了光穿透性。

与电离辐射相比，光沉淀或其剂量测定取决于光源特点及组织表面和深部的光学特性。反过来，组织的光学特性受到受照组织中光敏剂和氧气的时空分布及浓度影响。在光照期间，光剂量也在动态变化，因为光动力学过程消耗了氧气，改变了血流[30]。对某些光敏剂，自屏蔽过程可影响深部的光剂量学。最终，光漂白可导致光敏剂分布改变，通过光漂白，光敏剂本身的光动力学修饰可降低其进一步被光活化的能力。

如同电离辐射的实施一样，在肿瘤学上将用于光活化的光分布定量化十分重要，同时也出于质量保证的考虑。将治疗结果与有效光积分通量及其传递率(积分通量率)联系到一起，不仅可以帮助我们更好地理解其与疗效的关系，同时因为高积分通量及积分通量率与治疗毒性有关，也可以帮助我们理解其与可能毒性的关系。下面列出了几种定量光剂量学的方法。

显式剂量法是指单态氧剂量的预测，这一预测是基于能导致光动力效应的可测定量[31]。在临床实践中，适合测量的是 PDT 剂量，即储存于光敏剂中的光能量，这一剂量与光敏剂吸收系数和光积分通量产物呈正比，反过来，光敏剂吸收系数与光敏剂浓度成正比。当有足够的氧气供给时，在药物或光限定条件下，以这种方式计算的 PDT 剂量是疗效较好的预测因素。为了总体说明氧气的作用，反应性单态氧的浓度(例如，肿瘤细胞内在单态氧和分子氧之间的反应浓度)可以通过 PDT 剂量和组织氧的函数建模获得。有文献报道，反应性单态氧浓度是 PDT 剂量率和光敏剂单态氧量子产率的乘积的集合[32]。

隐式剂量法是利用光敏剂的光漂白进行光剂量测量。对光漂白这一过程是由单态氧介导的光敏剂而言，在微观水平，部分光漂白可以反映 PDT 诱导的单态氧反应浓度[33]。尽管光漂白与组织反应的关系更加复杂，但其在动物模型中可用来预测反应[34]，并且在可用来设计患者治疗过程中缓解疼痛的方法[35]。

在临床中精确的光剂量测定面临重大挑战，尽管测量传递到组织表面的光辐射相对简单明了，但是与电离辐射相似的是，光敏剂所吸收的光其中也包括进入组织后被散射的光。不同于电离辐射，这种散射光也可能发生在表面，是 PDT 实施中需要考虑的重要因素。在空腔脏器或任何有表面分泌物可进一步增加反

射指数的空腔表面上，光可以从某一表面反射至另一表面，从而增加了有效表面光积分通量率，这一效应被称为积分球效应。在极端的例子中，空腔脏器内的多重反射可显著扩大积分通量率。积分球效应典型应用模式是在膀胱治疗中[36]。在复杂凹黏膜表面，例如头颈部，散射光量子已被证实可使有效积分通量率增加 3~4 倍[37,38]。

光散射也可在组织内发生，导致传递的入射积分通量率和组织内积分通量之间产生显著差异。在实践中，积分球效应和组织内多重散射可同时发生。精确剂量测量将这两方面的影响考虑在内，理想的是使用等向性光子探测器，其可捕获直接入射和散射光线，从而进行实时测量[39]。比较使用光纤为基础的等向性探测器和使用仅捕获入射光线的光电二极管探测器两种测量方法，结果发现在测量时，若散射光的光剂量存在显著差异时，两者具有显著差异[40]。通过使用一系列光源和探测器进行测量，可以评估组织的光学特性，但是 PDT 治疗能显著改变这些光学特性，这就需要实时评估光特性，从而产生有效反馈，补偿因在靶组织内改变储存光剂量的光传输造成的影响[41,42]。最近，在使用替莫卟吩置入 PDT 治疗的患者中，首次临床使用了一种自动化 18 通道系统，可以随光传递进行光纤调节并进行监测[6]。

光动力学疗法的生物学

肿瘤细胞毒性的机制

光动力学疗法可通过细胞凋亡、自噬、坏死三种死亡形态诱导细胞毒性。通过暴露细胞于光动力氧化应激而激活的众多信号通路（凋亡和非凋亡）及多种细胞死亡通路间的分子相互作用（通过诱导促活信号平衡）成为多数研究的重点，最近也进行了大量回顾分析[43]。在这些细胞死亡模式中，细胞凋亡是 PDT 介导的细胞毒性的主要途径，反映出 PDT 常见的诱导线粒体损伤的能力[44,45]。

光动力学疗法也可通过直接破坏肿瘤脉管系统的内皮细胞诱导肿瘤细胞损伤，反过来，随着血管通透性增加及血管状态恶化，血栓形成及多种血管活性分子释放随之而来，中性粒细胞浸润进一步使这一反应恶化，均导致继发性乏氧[46]，从而引起缺氧性肿瘤死亡及肿瘤控制[47]。临床前研究亦显示，除了直接肿瘤和血管细胞毒性，长期肿瘤控制仅在具有免疫活性的动物中发生[48]。

肿瘤微环境对光动力学疗法反应的影响

由于 PDT 依赖于光敏剂、光和氧气的存在和分布，肿瘤所在部位的正常组织微环境显著影响肿瘤对 PDT 的治疗反应。PDT 的三个关键要素均受制于组织微环境，例如：肿瘤血管密度、通透性或灌注可影响光敏剂的运输[49]，以上因素无疑会导致在肿瘤内和在患者中探测到的光敏剂水平存在异质性[50–54]。肿瘤相关乏氧可限制 PDT 造成的损伤[55–58]。甚至治疗光线的分布受到微环境的影响，这是由于红光穿透性方面差异与氧合血红蛋白之间有关系。相比于去氧合血红蛋白，氧合血红蛋白吸收红光（630~650nm）的作用更弱，因此在具有高氧合血红蛋白的组织中光穿透性更强[59]。

大量试验研究了 PDT 对肿瘤氧合的依赖性及影响。使用常规光敏剂，光化学过程消耗组织氧气快于其输送过程，导致乏氧状态，从而限制了 PDT 介导的细胞毒性[60–62]。甚至瘤内的肿瘤氧合异质性也可影响 PDT 介导的细胞毒性，这在小鼠研究中得到证实，PDT 导致的乏氧越严重，皮下肿瘤基部伴随出现对这一区域形成相对保护，使之不会出现克隆细胞死亡[58]。

PDT 介导的血管效应是 PDT 过程中另一个导致乏氧的原因，这些效应可表现为 PDT 诱导的血管收缩形式[63]。此外，PDT 可引起内皮细胞变圆，从而导致细胞内间隙[64]，并激活凝血级联反应，随着中性粒细胞和血小板聚集在血管内的继发性血栓上，可进一步改变血流，从而导致缺血[63,65]。肿瘤血流的动态改变，包括治疗起始的血流下降，已在包括卟菲尔钠、5–氨基乙酰丙酸（5-ALA；Levulan）、莫特沙芬镥（Lutrin）、维替泊芬（Visudyne）、钯–细菌脱镁叶绿酸（图卡德）和 2–（1–甲氧基乙基）–2–脱氧炔基焦脱镁叶绿酸酯（HPPH；Photochlor）中观察到[63,66–72]。实际上，在光输送过程中，PDT 诱发的肿瘤血流下降并不仅仅只是治疗限制，也与结果测量直接相关。Yu 等[68]证实，在动物中，光卟啉–PDT 诱导的肿瘤血流下降的持续时间（长）和斜率（表面）与至肿瘤再生长时间（延长）有关。相似的，Standish 等[73]和 Pham 等[74]报道了 PDT 诱导的肿瘤血流下降和%StO_2（组织血红蛋白饱和度）下降与细胞坏死发展有关。这些结果说明在临床应用 PDT 过程中，发展及应用无创手段检测肿瘤血流是十分必要的[69,75,76]。因此，尽管 PDT 诱导的缺陷可限制 PDT 的有效性，但在光剂量充足及药物足量的情况下，持续性缺血可增加细胞毒性，从而提高有效性[47,77]。

与调节 PDT 的血管反应相关的实验性策略进一步证实了血管反应对 PDT 的重要性。例如，氧化亚氮抑制剂按说明书使用后，可有效增加卟菲尔钠或 ALA-PDT 的肿瘤和血管损伤作用[78-80]。同样的，光照后，血管阻断剂，Vadimezan（5，6–二甲基呫吨–4–乙酸；DMXAA）以可降低肿瘤灌注的方式给药可成功改善 PDT 疗效[70,81]。甚至可以分两次给予 PDT，从而使血管损伤方案遵循肿瘤细胞的氧化损伤成为肿瘤细胞主要的细胞毒性机制[19]。已在临床前试验中使用维替泊芬这一光敏剂研究了此种给药方式，首次使用较长的给药及光传递间隔，以使药物在肿瘤细胞内累积，从而导致直接的光诱导细胞毒性，随后给予第二轮给药和光传递，但 DLI 较短，由于光传递的同时药物定位于血管从而引起更广泛的血管损伤[19]。在光敏剂 MV6401 中也得到了类似的结果[26]。

肿瘤对光动力学疗法的应激反应

由 PDT 发动的氧化应激可诱导一系列基因表达，不仅包括那些介导多种细胞死亡的基因，还包括介导生存的信号基因。使用 c-DNA 微阵列研究了金丝桃素介导 PDT 的一组基因表达的细胞效应，这些基因涉及细胞过程中的细胞凋亡、代谢和增殖[82]。PDT 显著上调了 25 个基因表达，包括可诱导细胞凋亡的双重特异性磷酸酶–1（DUSP1），应激反应原癌基因 FOSB 和 JUN，它们的蛋白产物二聚化后可以促成转录因子 AP-1，AP-1 是另一个细胞凋亡反应的效应蛋白（可以促进也可抑制），以及 *MYC* 基因，它编码前凋亡转录因子 c-myc。由 PDT 下调的基因包括：*THBS1*，其蛋白产物血小板反应蛋白–1 是一种细胞与胞外基质相互作用、血管形成、细胞凋亡和细胞迁移的效应蛋白；*ADAM10* 基因，其编码一系列细胞表面蛋白，在表皮细胞相互粘连、迁移和增殖中发挥作用；以及整合蛋白家族中的若干基因，它们介导细胞与细胞及细胞与基质的附着，从而通过控制细胞凋亡、代谢及其他功能协助信号传导[82]。

在其他研究中，PDT 诱导的细胞凋亡与丝裂原激活的蛋白激酶（MAPK）家族中的 p38 激活有关[83-85]，p38 连同其他家族成员（包括 ERK 和 JNK）调节细胞增殖、分化和生存。此外，PDT 也可以环境依赖方式调控 Bcl-2 家族中的促凋亡和抗凋亡蛋白表达，这依赖于多种因素，例如细胞类型和光敏剂的亚细胞定位[83,86,87]。相似的，PDT 诱导的生存蛋白的表达和磷酸化可通过抑制半胱天冬酶 9 来抑制细胞凋亡，这已经成为在治疗中提高 PDT 细胞毒性的研究热点[88]。PDT 诱导的细胞凋亡、自噬和坏死的信号转导引起了广泛的研究兴趣，感兴趣的读者可参阅几篇关于该主题目前已知内容的综合性回顾报道[43,89,90]。

对光动力学疗法的免疫应答

由 PDT 产生的微环境改变也可刺激宿主免疫应答，给予 PDT 后可观察到固有免疫应答（非特异性）和适应性抗原特异性免疫应答的激活。这些结果令人相信，利用 PDT 定位治疗可导致更广泛及全身性的肿瘤获益。例如，PDT 诱导的损伤与局部中性粒细胞和其他细胞类型如巨噬细胞、自然杀伤细胞和树突细胞的聚集有关，这些过程可引起局部损伤和炎症，同时可发动更广泛的全身免疫应答[91]。临床前及临床试验均显示这一过程伴随着免疫调节因子的释放，例如白介素（IL）1-β、肿瘤坏死因子（TNF）-α、IL-6、IL-10 和粒细胞集落刺激因子（G-CSF）[92,93-94]。

在 PDT 之后，固有免疫系统的激活在肿瘤控制中发挥主要作用，中性粒细胞是这一过程的关键。体外实验证明，胞外基质因 PDT 介导的内皮细胞损伤暴露出来，中性粒细胞可附于胞外基质[95]。体内实验发现，中性粒细胞可附着于 PDT 治疗后的血管[96]，但多种耗竭中性粒细胞汇集进入 PDT 治疗后组织的方法，会损害治疗效果[97,98]。实际上，多种肿瘤类型、部位和光敏作用在 PDT 治疗时均伴随全身性中性粒细胞增多 [99-101]。PDT 也可通过调理素作用及固定补体 C3 蛋白于肿瘤细胞而激活补体系统，这也促进了中性粒细胞增多。这不仅可以通过固有免疫系统摧毁目标细胞，同时也诱导促炎性调节因子的释放，从而进一步导致中性粒细胞的迁移[102]。

除了可以引起固有免疫应答，PDT 也可刺激适应性细胞介导免疫性。实际上，这些免疫应答类型是复杂的相互联系的过程。有人提出，PDT 诱导的适应性免疫的一个重要方面是因肿瘤细胞死亡而产生高抗原负荷，从而表现出适应性免疫。中性粒细胞明显增加，通过释放溶酶体酶，包括过氧化物酶和 ROS 的产生进一步促进肿瘤细胞死亡。由于中性粒细胞脱颗粒并释放一组称为警报素的调节因子，这种中性粒细胞增多症对形成 PDT 诱导的适应性免疫十分重要[103]。警报素是固有炎症反应和适应性免疫间的重要连接，因为它们能够招募并激活抗原呈递树突细胞的成熟[104]。当具有强大的固有免疫应答时，这一抗原呈递可以被更有效地识别，并诱导适应性细胞介导的免疫应答和免疫记忆[105]。

树突细胞(DC)通常处于未成熟状态,在组织微环境内可主动探查并捕获抗原，随后迁移并在邻近引流淋巴结中将抗原呈递给 T 细胞。涉及抗原 T 细胞呈递的共刺激分子的表达对树突细胞成熟和适应性免疫十分重要。这一固有免疫应答包括严重的中性粒细胞增多症[103]和损伤相关分子模式(DAMP)的释放,由正常组织损伤的多种标志物组成。在这其中,细胞外释的放热休克蛋白-70（HSP-70）可通过 PDT 处理的细胞与肿瘤抗原产生联系，这使得 HSP-70 可通过表面受体被 DC 有效识别，从而引起树突细胞的激活与成熟[106]。

HSP,特别是 HSP-70,曾作为 DAMP 在 PDT 中引起了人们的兴趣[107]。HSP 是对正确的蛋白折叠十分重要的分子伴侣,当它在细胞内发挥作用时,主要是促进细胞生存,但当其处于胞外或限制于细胞膜上时则具有免疫刺激性[108]。在关于 PDT 的研究中,HSP-70 可迅速暴露于体外处理的肿瘤细胞表面[109],并且其以抗体为基础的封闭可用于抑制树突细胞成熟[110]。除此以外，在替莫卟吩处理的鼠源肿瘤中,PDT 后的细胞表面或胞外表达 HSP-70 与治疗效果有关[111]。关于 PDT 产生的抗肿瘤免疫性的研究引起了使用 PDT 发展肿瘤疫苗的兴趣,最近已有关于这方面的历史及进展回顾性报道[112]。

对光动力学疗法的血管反应

尽管可以从 PDT 引起的血管损伤与炎症中得到治疗获益,但这是需要付出代价的。PDT 后的肿瘤微环境以炎性浸润、细胞因子过表达、类花生酸产生及乏氧为特点，在这种环境中有促血管新生刺激存在,从而可支持新的肿瘤血管生长[113]。这种血管生成可以通过为肿瘤供给氧气和营养而抵消治疗本来的作用,使得肿瘤可以逃避 PDT 带来的直接(氧化作用)和继发(血管性或免疫介导)的损伤。血管内皮生长因子(VEGF）是最常见的血管生长分子之一,PDT 可刺激其表达,在多种光敏剂和肿瘤模型中均检测到 PDT 后 VEFG 的升高[114-116]。除此以外,在鼠源性移植瘤的人类肿瘤研究中发现,PDT 除了可诱导起源于处理肿瘤的人 VEGF 升高外,也可诱导宿主来源(鼠)的 VEGF 适度升高[117,118]。PDT 起始的 VEGF 升高的分子机制也可引起乏氧诱导因子-1α(HIF-1α)升高,它是一种能促进许多乏氧敏感基因(例如 VEGF[119,120])活化的转录因子,也能促进 p38 MAPK 通路的活化[121]。在后者中,p38 MAPK 的抑制因子可显著削弱 PDT 诱导的 VEGF 升高[121]。

在多种治疗条件下,环氧合酶(COX)2 是另一种能够被 PDT 上调的促血管生成分子[122-124]。COX-2 酶用于催化产生前列腺素（PG)H_2,PGH_2 是多种类花生酸调节因子(包括其他前列腺素和血栓素)的底物,这些调节因子可促进 PDT 导致的缺血[125,126]。COX-2 的促血管生成活性可通过其在 PGE_2 产生过程中的作用受到调节,这反过来可促进 VEGF 的升高[113]。除此以外,PDT 刺激的促炎性细胞因子,例如 IL-1β 和 TNF-α,也可通过 COX-2 依赖途径刺激血管生成。研究发现,COX-2 抑制后 PGE_2 的下降伴随 IL-1β 和 TNF-α 蛋白水平下降,这支持上述结论[127]。

提高光动力学疗法细胞毒性的生物策略

随着我们对 PDT 来源的细胞毒性的生物和分子机制的理解加深,发展出了更有效的替代 PDT 传递方法。这些方法包括利用病变组织的特异性特征或功能而发展出的新的定位光敏剂,从而可以传递甚至激活光敏剂[128],这些统称为 PDT 分子信标,光敏剂和单态氧-淬灭或-清除分子均连接至一个能与肿瘤特异性靶点相互作用的连接分子上[129],通过这种方式,光敏剂的光活性因子与单态氧淬灭分子邻近而被灭活。仅当连接分子与肿瘤特异性靶点相互作用时,单态氧淬灭分子从光敏剂上分离下来,从而使光敏剂能被光活化。新型的靶向连接分子包括能够与目标信使 RNA 互补的反义寡合苷酸,在寡核苷酸与其目标相互作用前,这些信使 RNA 在构象上受限。

调节光传递已证实在减轻 PDT 造成的微环境限制中取得成功。例如,降低光传递的积分通量率可在 PDT 过程中保持肿瘤氧化状态,增加了直接肿瘤细胞毒性,以及血管和免疫效应[56,58,97,130-132]。相似地,分次给光,每次给光前重复或不重复给予光敏剂,在多个临床前研究[46,133-138]和早期临床研究[139]中被证实可以改善治疗效果。若不重复给予光敏剂,临床前试验表明分次给光可提高氧化程度[46],并带来更有效的血管损伤[138]和坏死[134],首次给光的持续时间[133]以及两次光照射之间的持续时间[134]可能在改善两次给光之间的氧气运输尤其重要。在临床前研究模型中,若在第二次给光前重复给予光敏剂,短的 DLI 证明能够通过靶向于血管而提高肿瘤控制，在多种光敏剂中均证实,如维替泊芬[19]、MV6401[26]以及 m-四羟基苯基二氢卟酚(mTHPC)[140]。

如上所述,PDT引起细胞毒性氧化应激,并诱导如COX-2等多效性促生存分子的表达[84]。理解引起促生存分子诱导的机制,能帮助我们设计更加有效的治疗方法。在多种临床前实验模型中已证实,PDT联合多种用于降低肿瘤应激反应效应的靶向药物可改善肿瘤反应。抗血管药物可导致VEGF在PDT后表达下降[115,141–143],并同时改善肿瘤反应[114,115,117,119,141–144]。抑制HSP可通过降低肿瘤血管生成蛋白和促生存蛋白的表达而增加治愈可能性[145],而体外破坏HSP-90的功能则可增加PDT诱导的细胞凋亡[88]。联合PDT可靶向COX-2通路,并通过抑制PDT后血管生成而改善治疗效果,在某些情况下,也可增加直接PDT细胞毒性[127,146–148]。

光动力学疗法的实践应用

光给予和剂量测定

实现光敏剂活化依靠于有效的合适的光给予,这种光不仅波长符合光敏剂的光谱吸收要求,同时也能够在目标组织中储存足够的能量(总积分通量)。波长>800nm的光不能储存足够的能量以活化光敏剂。传输足够的积分通量不仅受到给光技术(例如,表面与间质)的影响,还受到光能量是否能够穿透入足够深度以治疗目标体积的影响。当光量子与人体组织相互作用时,量子发生散射,并被内源性细胞色素所吸收,例如,血红蛋白、肌红蛋白、黑色素和细胞色素。血红蛋白应格外考虑,因为血红蛋白的光谱吸收峰<600nm(例如,血红蛋白可以吸收除了红色以外所有颜色的光),并且其吸收光能量的能力受到氧合状态影响,相比于脱氧血红蛋白,氧合血红蛋白较少吸收600~800nm的光。因此,取决于光敏剂的光谱吸收特点,用于PDT的激活光波长常为600~800nm。

光能量的传递率(积分通量率)也是影响PDT疗效的一个重要治疗因素,它主要影响组织微环境,例如血流和氧化状态。总之,需要明确,高积分通量率可以快速消耗并降低局部氧气水平,从而可以限制剩余光积分通量的效果[149]。尽管给予的积分通量率常基于光源的能力输出,光量子的表面和内部散射可能导致出现更高的积分通量率区域,需要考虑至少降低表面散射效应,或修改光源的能量输出(见下)。

目前,临床典型使用的PDT处方仍仅限用于表面照射的能量输出计算:

入射辐射(mW/cm^2)=能量(mW)/面积(cm^2),

所需时间(t)=处方剂量(J/cm^2)/辐射(mW/cm^2)×1000

其中,给予的处方剂量是依据每单位面积入射在表面的能量。

目前已发展出多种光传输设备用于PDT治疗,大多数为以纤维为基础的材料,这些设备包括线性光源、改良的气管内镜点光源、校准光源以及扁平切割纤维(图27.2)。扁平切割纤维和线性光源可插入组织内进行间质PDT,适用于治疗体积较大的肿瘤,校准光源适用于浅表治疗。

根据待治疗的目标病变几何学,可利用多种照明技术。临床上最常用的是表面照明,有若干技术方法可以考虑。当目标病变为扁平或可以修正为近扁平表面时,使用在纤维顶端带有扩散性摄像头(例如,显微透镜)的光纤可以在目标表面实现均匀光分布。由于目标表面各点与光源距离不同导致光分布不均匀,可引起不同的积分通量率和有效运输的总光剂量(积分通量)。不同于电离辐射,由于表面凹度或反射性表面(如,任何邻近的金属表面)而导致的散射量子表面,可进一步增加较高的表面剂量不均匀的风险。同样的,表面凹度可造成遮蔽区域,从而引起低积分通量和低积分通量率区域。高光积分通量区域(及积分通量率)也可能增加正常组织并发症的风险。

当病灶为圆柱形时,通常使用的是圆柱状漫反射纤维,沿其长轴发射处方光剂量。然而,需要重点指出的是,目标表面不是不动的(例如食管),未能与光纤维并列的黏膜皱襞可能会剂量不足。为了降低这种风险,可以将圆柱状漫反射纤维置于球样的扩散器中,后者可以扩展增加其表面积以适应黏膜表面。相似的原理也可应用于球状目标表面,如膀胱黏膜。

使用球状扩散器可能对某些复杂的三维表面有帮助,例如舌的口腔侧面及其邻近的口底的一面,需要治疗的表面可以通过与球状扩散器平行进行塑形。在这种情况下需要核实的是,在光传输前,黏膜表面没有与球状扩散器直接接触。其他适应于这种复杂三维表面的方法包括,将目标体积分为若干小体积,对每一部分都使用一个微透镜(拼凑技术)。使用这一方法时应注意可能重叠的区域,当光照时,可能增加正常组织并发症的风险。其他正在发展中的光照技术包括光毯技术,这种技术试图将光源塑形为复杂的三维表面。

当需要大量光照射时,可通过放置间隙光纤维实

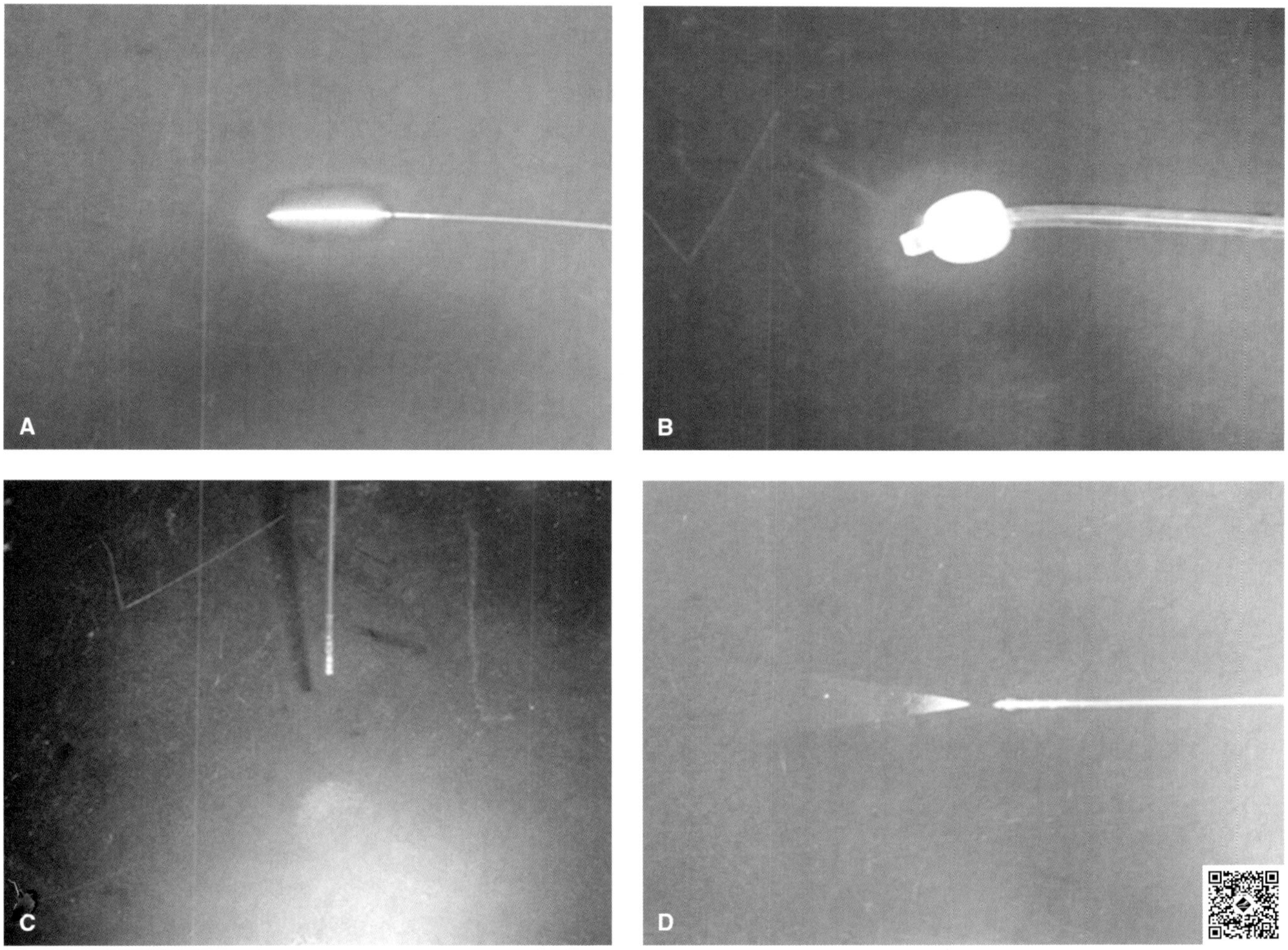

图 27.2　各种基于光纤的光源。这些包括线性源(A),气管内管改性点源(B),准直光纤(C)和扁平切割纤维(D)。

现。正如间隙短距离放射治疗一样,光纤维的几何构造受到传输光的总分布和剂量的显著影响。因此,使用刚性模板指导套管针的插入(图 27.3)对确保精确纤维间间隔是十分有帮助的。这些模板可以帮助精准套管针的发展进步,使套管针的轨道可以被光纤维取代。或者,可以替代使用传统低剂量率后装塑料导管,从而使针轨道既可用于光探测纤维也可用于基于光剂量测定的治疗纤维。导管的放置也可促进若干质量保证措施,包括检验置入物的几何股构造,允许放置或去除导管以优化几何构造,以及确认或修改光纤维相对于肿瘤体积在导管中的位置。

关于待治疗组织的光特性是否因置入物的放置和光照射不同而变化还不是很清楚,但是,当置入物放置时出现严重组织创伤时,进行光照射可能提供潜在优势,特别是在引入套管针时出现严重组织出血。其他理论优势还包括改善被植入组织的氧化状态,从而可以改善光敏过程,还降低了血红蛋白对激活光能量的吸收。

尽管间隙 PDT 的最佳处方参数仍待确定,但可喜的是在患者中已有成功植入的报道。随着这类结果的归纳总结,需要发展出强大且易于使用的剂量测定系统,以帮助阐述不同处方因素(如导管间距离、积分通量率)对正常组织并发症和肿瘤组织的影响。

其他技术

用于光活化的可见光能量的一个重要特点是,当使用微透镜技术进行光传输时,它可以反射到表面上,这反过来可以增加传输的积分通量和积分通量率,尤其当表面是凹面时,这种现象常被称为积分球效应。最小化这一现象的方法包括:改变表面几何结构,从而降低凹度和凸度(这样可以减少传输的积分通量);去除表面黏液分泌物,包括使用抗胆碱能药

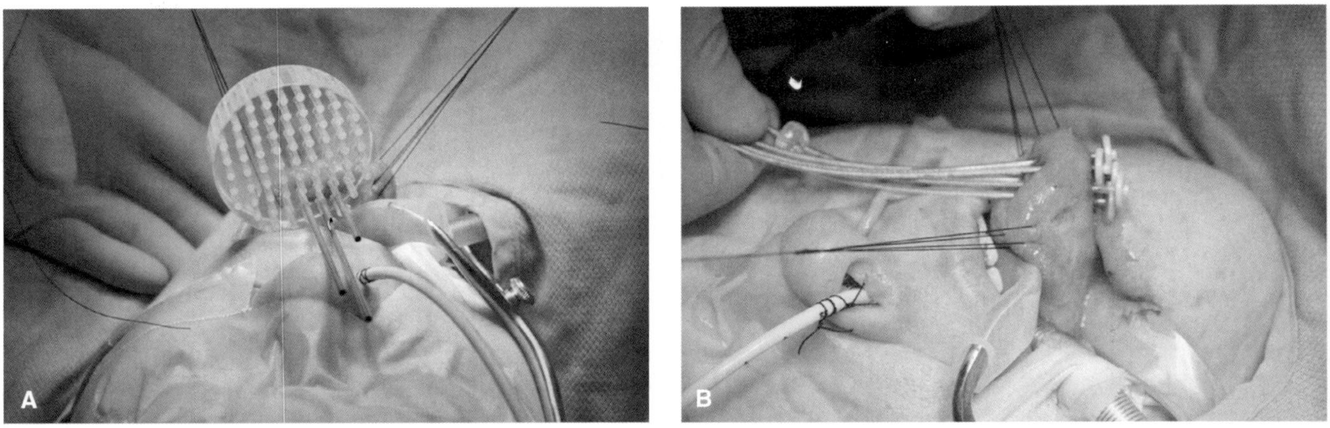

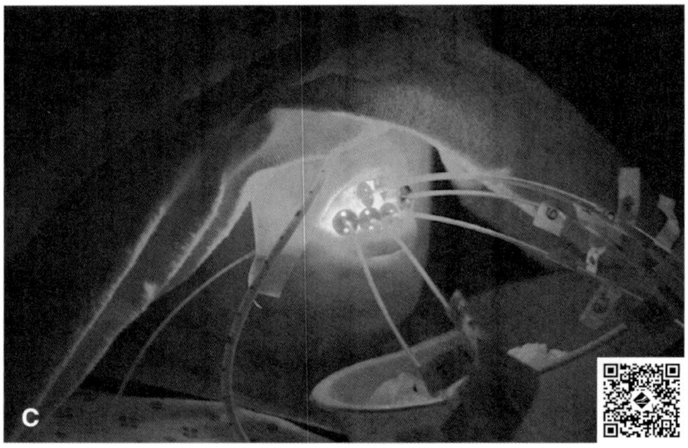

图 27.3 间质舌光动力疗法植入物的例子。使用模板(A)的传统间质近距离放射治疗植入物,以便于插入引导插入中性塑料导管 (B) 的套管针, 所述中空塑料导管被修改用于线性光源(C)。

物,例如吡咯糖;以及如前所述,改变光照射技术。当目标病变邻近反射性金属表面时, 这些反射性金属表面的作用是暴露及使病变表面变扁平, 在这些表面上放置染色的手术铺巾时,或者,在这些金属表面覆盖一层深色颜料时,表面反射会降低。相似的,表面散射可增加传输至邻近正常皮肤的光或目标病变外邻近黏膜的光,这些区域可通过覆盖深色铺巾或染色来保护。

当使用微透镜技术治疗较小的表面目标病变时,因手颤动而导致的光纤维移动可对该区域的光剂量测定产生显著影响,例如,当使用喉镜检查声门喉黏膜受到光照时,要格外考虑这一点。基于这些原因,应考虑将光纤维固定于坚硬的细探针,并用多种商业可得的固定设备固定它,以增加弹性光纤维的硬度。

如上所述,PDT 作用机制取决于多种微环境因素,如血流和有效组织氧合状态。实际上,这些原理需要注意对待治疗的组织的处理, 而且不危害其血供,尤其是当暴露表面治疗时。必要时,用于控制出血的表面烧灼术和血管收缩药物需谨慎使用,这对使用减瘤术以提高表浅光照射的穿透深度尤为重要。对间隙技术而言,需要考虑精确放置光纤维可以大大减少套管针的多通路使用。关于使用类固醇控制 PDT 诱导的水肿潜在不良反应(例如,呼吸道控制)是否会对免疫应答造成有害影响还不清楚,但目前推荐谨慎使用。

临床光动力学疗法

尽管仅有三种光敏剂被批准在临床上用于控制肿瘤,但关于 PDT 的临床研究是一个较活跃的研究领域。这三种光敏剂包括用于治疗食管癌、肺癌和浅表乳头状膀胱癌的卟菲尔钠,用于治疗头颈肿瘤的替莫卟吩,以及用于治疗皮肤光化性角化病和基底细胞癌的 ALA。这些试验都已显示了临床有效性,并且在适当的肿瘤应用中显示有治愈的可能性。尽管做出了这些努力, 但总体上仍缺乏对 PDT 严谨的临床发展,并且没有将此种治疗模式与已知治疗方法有效性进行比较评估,或者更确切地说未能评估其作为辅助治疗的价值。总之,临床研究未能建立最优的 PDT 治疗参数。关于对支持 PDT 临床应用证据质量的系统性评价不在本章范围内, 有兴趣的读者可以参考最近 Fayter 等的系统性回顾[150]。

皮肤

在所有 PDT 评估的解剖位点中，PDT 的皮肤病学应用也许是目前建立的最完善及最科学最强大的，并且关于其应用也有确定的共识[151]。PDT 在皮肤恶性肿瘤中的成功应用既证明了其优点，也有显露的缺陷。通过一系列在多种非黑色素瘤性皮肤恶性肿瘤中的随机试验，美国 FDA 批准 PDT 用于控制基底细胞癌和癌前病变性的非角化过度性光化性角化病(AK)。

PDT 广泛应用于皮肤癌前病变和皮肤恶性肿瘤，特别是使用表面光照射[151,152]。对非角化过度性光化性角化病、原位鳞状细胞癌(Bowen 病)以及基底细胞癌(BCC) 而言，PDT 可通过全身给予卟菲尔钠或局部应用氨基乙酰丙酸(ALA)和 ALA 衍生物(如甲基化 ALA，MAL)实现。例如，在一项 PDT 治疗 AK 的安慰剂对照试验中，相比于使用载体加上光的伪 PDT，ALA-PDT 的完全缓解率要显著优于前者，两者的完全缓解率分布为 13%和 89%($P<0.001$)[153]。相比于冷冻疗法、局部 5-Fu 膏涂抹或刮除术，PDT 治疗 AK 表现为相似的疗效但毒性更小。例如，在一项纳入 119 例患者共 1501 个 AK 病灶(分布于头皮或脸上)的研究中，将患者随机分组，左侧或右侧病灶接受 MAL-PDT 治疗，另一侧则使用冷冻治疗[154]。治疗 24 周后，两治疗组均表现为较高的缓解率(MAL-PDT 为 89%，冷冻治疗为 86%；$P=0.2$)，但是 MAL-PDT 具有更好的美容效果，更被患者接受。相反，在皮肤鳞状细胞癌(SCC)中局部使用光敏剂的复发率>50%[151,152]，结果令人失望。正如最近在一项预防性 ALA-PDT 的随机试验中证明的[153]，也许 ALA-PDT 最具意义的价值在于其能够预防 AK 患者出现非黑色素瘤性皮肤癌。

其他 ALA-PDT 的适应证包括浅表性和结节性 BCC[156-158]。在一项大型单中心系列研究中，PDT 治疗浅表性 BCC 可以达到较高的局部控制率（完全缓解率>90%，3~5 年局部失败率<10%）。但是，结节性 BCC 的缓解率和局部控制率分布降至 70%和 40%。在一项比较 MAL-PDT 和冷冻治疗控制浅表性 BCC 的多中心随机试验中，两者 3 个月的完全缓解率分别为 97%和 95%，5 年复发率分别为 22%和 20%[159]。在这项研究中，MAL-PDT 美容率为 89%，冷冻治疗为 50%。但是，当比较局部 PDT 和手术治疗浅表性和结节性 BCC 时，局部 ALA 或 MAL-PDT 始终表现出略微升高的复发率，但是 PDT 的美容效果要优于手术，PDT 患者达到好及极好的美容率>90%，手术者中则为 60%~70%。总之，在美国、加拿大和欧盟中，PDT 目前被批准用于治疗 AK，在欧盟和加拿大中则被批准用于 BCC。

脑

光动力学疗法主要是作为指导手术瘤床的辅助治疗来进行评价，常常联合荧光引导切除术(FGR)。Yang 等[160]证明在幕上神经胶质瘤患者中白光下切除范围不可见，在卟菲尔钠 640nm 的荧光下则清晰可见。这些区域的荧光活检可以确认是否有残留肿瘤，从而证明了 FGR 的概念。相似的，高肿瘤特异性也可见于用于恶性多形性成胶质细胞瘤(GBM)的金丝桃素介导的 FGR[161]，以及 GBM 患者中手术瘤床的原卟啉-Ⅸ(PpⅨ)荧光(给予光敏剂 ALA 后产生)[162]。所有的荧光组织活检均包含 GBM [161,162]。在一项Ⅲ期研究($n=27$)中，FGF 的肿瘤获益不能评价，因为所有接受 ALA 的患者也接受了卟菲尔钠以及手术腔的 PDT。Eljamel 等 [162] 证实了 ALA 介导的 FGR 和卟菲尔钠 PDT 显著提高了平均生存时间($P<0.01$)。但是，在一项纳入了 322 例可疑恶性胶质瘤的Ⅲ期研究中，患者被随机分至接受 ALA-FGF 或常规手术，Stummer 等[163]报道了经过 35.5 个月的中位生存期，AKA-FGF 组无进展生存期得到了改善（分别为 41%和 21%，$P=0.0003$)，在光敏剂为基础的 PDD 和 FGR 组中未观察到显著增加的并发症[163]。

支持 PDT 用于 GBM 治疗的进一步证据来源于几个研究中心的经验，用 PDT 可治疗多种组织学类型的切除腔，包括新诊断的[164-166]和复发性[165]GBM 以及间变性星形细胞瘤(AA)[164]，其他被评价的组织学类型还包括恶性室管膜瘤[167]和脑膜瘤[168]。Muller 和 Wilson[166]报道了在 96 例幕上胶质瘤患者中辅助用卟菲尔钠 PDT(平均积分通量为 58J/cm^2，仅 18 例患者接受>100J/cm^2)的回顾性结果。在这 96 例患者中，49 例为新诊断($n=12$)或复发性($n=37$)GBM；中位生存期分别为 8.25 个月和 7.25 个月。相反，使用血卟啉衍生物(HpD)介导的 PDT，Stylli 等[165]报道的中位生存期分别为 14.3 个月和 14.9 个月。虽然 Muller 和 Wilson 指出，这种不同可能是由于选择因素，但是他们也指出这与剂量反应效应一致，因为 Stylli 等使用 220J/cm^2(60~260 J/cm^2)来治疗大部分患者。Stylli 等还观察到在 GBM 和 AA 中光剂量对总生存期的影响，这为目前正在进行的一项随机研究提供了理论基础，这项研究比较了幕上胶质瘤行手术切除后，进行低光剂量或高光剂量卟菲尔钠介导的 PDT 作为辅助治疗[169]。

头颈

PDT治疗头颈部恶性肿瘤基本都是在头颈部鳞状细胞癌(HNSCC)中评估的。病例报道和病例系列研究也证明PDT对其他组织学亦有疗效,如卡波西肉瘤以及唾液腺癌,如涎腺腺样囊性癌[170]。尽管有大量关于PDT治疗HNSCC的临床研究,但大部分代表的是单中心经验,证明了其在根治性治疗和姑息治疗中的作用。根治性治疗主要为使用表面光照射治疗癌前病变性异型增生病变或淋巴结转移风险较低的早期原发性浸润性黏膜癌。常见的病变位置包括口腔和喉,已经有报道在鼻咽[37]和舌底[171]使用新型光照射技术。

用PDT治疗浅表性癌前病变性黏膜病变十分具有吸引力,因为考虑到确定病变外周范围的不确定性,PDT能实现大范围的黏膜消融。基于这些原因,喉的治疗由于其解剖位置的特征而具有吸引力,组织保留治疗如PDT可保留更多的功能。迄今为止,临床经验提示这一治疗方法可以使病变完全缓解,但长期随访较局限。最近进行了大量回顾研究[172],但是,这种局限性与其他已用于黏膜异型性增生的治疗手段无差异。迄今为止,临床经验也包括了大型回顾性研究[173],多个卟菲尔钠[174]、替莫卟吩[175,176]、局部[177]和全身[139]使用ALA的前瞻性研究证明完全缓解率>80%。长期野内和野外复发风险,以及PDT治疗后的恶性变风险仍需进一步研究。

亦评估过使用PDT治疗浅表性浸润性癌,通常使用卟菲尔钠和替莫卟吩,尤其是欧盟监督管理批准替莫卟吩用于HNSCC的姑息治疗后。使用表面和间隙性光照射技术,卟菲尔钠[174,178]和替莫卟吩[179]的前瞻性研究证明完全缓解率>80%,受治患者的长期野内控制率为70%~90%[178,179]。

头颈部位是发展间隙性光照射技术的重点,提供了一系列治疗的可能性。这包括治疗淋巴结转移风险较低的深处浸润性癌,例如早期舌癌(图27.2)或减少使用毒性挽救性治疗[180],缓解局部复发[181,182],治疗如血管畸形等良性肿瘤[183],如不使用PDT则可能需要创伤性较大的手术或放疗。最后,有文献报道,对局部复发性HNSCC,手术切除后,术中使用卟菲尔钠PDT可作为辅助治疗。经过最短24个月的随访,4/5的患者没有局部复发,且没有显著的损伤并发症[184]。

胸部

自1998年起,PDT被FDA批准用于治疗微小浸润性支气管内和晚期部分阻塞性非小细胞肺癌(NSCLC)[185]。由于技术受限,之前PDT治疗仅能用于中央型病变,支气管内光传输则可将PDT由局限于中心型病变扩展至外周型病变[186]。它被用作支气管内、隐性肺癌,或同步的支气管镜可见的直径≤1cm、无软骨外浸润的原发性癌。PDT用于治疗未经减瘤手术治疗的较大肿瘤时,疗效较差,且主要适应证为姑息治疗。也有人对PDT在恶性间皮瘤和NSCLC胸膜转移中的使用进行了研究,结果提示PDT可带来获益。

隐性支气管源性非小细胞肺癌

在影像学检查不可见、内镜可见、无软骨浸润的支气管源性癌患者中,不超过1%的患者有淋巴结转移,表明可通过侵略性较小的局部治疗治愈[187]。随着PDT在这种情况下的疗效得到证实,PDT可作为隐性的一线治疗,尤其是对直径≤1cm的肿瘤,无软骨外浸润或淋巴结转移的病灶。来自国家Kinki中心医院胸部疾病的研究者使用PDT治疗25例隐性支气管源性癌患者,共29个病灶[188],72%的病灶达到完全缓解,包括89%(17/19)直径≤1cm的病灶和86%(18/21)的可见外周区域病变。在另一包含33例患者的研究中,使用PDT治疗44个隐性癌性病灶,所有直径≤1cm的病灶(n=32)均达到完全缓解,但是8个较大病灶中仅有3个达到完全缓解[189]。日本大阪县立哈比基诺医院使用PDT治疗39个隐性病灶,64%的病灶达到完全缓解,且浅表浸润性病灶缓解率(76%)高于结节状病灶(43%)[190]。日本东北大学的研究者对48例隐性、肿瘤长度≤1cm、可手术切除的支气管源性鳞状细胞癌患者使用PDT,94%的患者达到完全缓解,10年总生存率为71%[191]。

X线可见的早期和支气管内非小细胞肺癌

与隐性支气管源性癌类似,早期和支气管内NSCLC可通过PDT有效治疗。尽管PDT常用于不适合手术切除的患者,但对早期、小的中心型NSCLC患者而言,PDT已经成为手术的替代治疗方式。

1980—1995年,在东京医科大学医院,240例患者共计283个中心型肺癌病灶接受了PDT治疗,总缓解率为99%,其中完全缓解率40%,早期病变中,83%(79/95)达到完全缓解,直径<1cm的病变中,94%(65/69)达到完全缓解。经过最少12个月的随访,几个研究机构的经验也观察到在超过75%的患者中达到持续性完全缓解[192,193]。但是,在直径≥1cm的病变中完

全缓解率降至 54%(14/26),直径≥2cm 的病变完全缓解率则只有 38%(6/16)(P=0.00001)[194]。在一项最近来自东京医科大学医院的研究中证实，在 93 例患者共 114 个中心型早期肺癌病灶中使用 PDT 治疗，直径<1cm 的病灶的完全缓解率(77/83,93%)高于直径≥1cm 的病灶(18/31,58%;P<0.001)。起始完全缓解的直径<1cm 病灶的复发率为 12%，而且多次复发可再次通过 PDT 挽救[195]。在一份关于 15 项试验的回顾总结中,涉及 626 例患者、715 个中心型早期支气管源性病变、且为典型的不可手术切除者进行了 PDT 治疗。PDT 相关毒性是有限的,1 例 PDT 相关死亡(0.15%),光敏性皮肤反应发生率为 5%~28%,呼吸系统并发症发生率为 0%~18%,非致命性咯血发生率为 0%~8%。30%~100%的患者达到了 2~120 个月的完全缓解,5 年总生存率为 61%[196]。

1%~15%的肺癌患者为同时多原发性肺癌，并且由于影像学的进步,其发病率逐渐增高,这些病例急需考虑通过激进的手段治疗。联合 PDT 在中心型病灶尤其是较小病灶的治疗作用，可大大降低肺癌发病率。在一项涉及 22 例同时多原发早期肺癌患者的研究中,11 例患者仅进行 PDT 治疗，另外 11 例患者使用手术治疗周围型病灶,PDT 治疗中央型病灶,经过 2 个月的后续治疗，所有经 PDT 治疗的 39 个中心型病灶均达到了完全缓解[197]。经过最多 5 年的随访,所有患者均存活。

晚期非小细胞肺癌

对局部晚期或转移性 NSCLC 患者,PDT 通常用于姑息治疗。在一项在气道阻塞 NSCLC 患者中比较 PDT 和钕:钇-铝-石榴石(Nd:YAG)激光治疗的随机试验中,PDT 和 Nd:YAG 激光治疗在症状缓解和缓解率方面疗效相似,但 PDT 组的治疗失败时间(P=0.03)和中位生存时间(P=0.007)显著增加[198]。联合放疗,可观察到管腔状肿瘤团块治疗有效时间延长,这需要进一步研究[199,200]。

在几项小型中心系列研究中，对 NSCLC 患者使用术前 PDT。虽然观察数量较小,但这些研究均独立发现,术前 PDT 可使原本需要肺切除术的患者降期为肺叶切除术,或使原本不可手术的患者变为可手术,从而降低局部晚期 NSCLC 根治性切除范围[201-203]。Okunaka 等[201]报道了在 26 例 NSCLC 患者中使用术前 PDT,以缩小手术切除范围,或将不可手术疾病转化为可手术状态,这些手术目标在 85%的患者中实现,5 例原本不可手术患者中有 4 例转变为可切除状态,21 例原本需进行肺切除术的患者中有 18 例可仅行肺叶切除术。Ross 等[202]报道了对 41 例局部晚期 NSCLC 患者进行诱导性 PDT 和化疗/放疗,诱导性 PDT 使 57%的起始不可切除患者行根治性手术切除,27%的原本需要肺切除术患者仅需进行肺叶切除术。病理学降期发生在 64%的患者中，经过 3 年随后治疗,46%的患者存活。

PDT 也可作为 NSCLC 胸膜转移患者多种治疗方式的一部分。一项宾夕法尼亚大学进行的Ⅱ期试验纳入了 22 例 NSCLC 胸膜转移患者,其中 20 例患者经手术后,有 17 例患者完全切除,3 例患者部分减瘤,随后对 20 例患者进行部分肿瘤消融术联合半侧胸腔胸膜 PDT(卟菲尔钠),另外 2 例患者仅进行 PDT 治疗[204],6 个月的局部控制率为 73.3%,中位总生存期为 21.7 个月,表明 PDT 对 NSCLC 胸膜转移患者具有一定疗效。

恶性胸膜间皮瘤

20 世纪 80 年代，美国国家癌症研究所首次使用 PDT 治疗恶性胸膜间皮瘤,并自此逐渐融入间皮瘤的多样化治疗中[205]。在一项美国国家癌症研究所的Ⅰ期试验中，评估了 54 例局限于一侧胸腔的胸膜恶性肿瘤患者,包括 40 例间皮瘤患者。42 例患者接受了最佳减瘤术,使残余肿瘤厚度减至≤5mm,随后进行 PDT 治疗,PDT 耐受良好,主要毒性事件包括 1 例患者有积脓症及晚期出血,2 例患者有支气管胸膜瘘,2 例患者有食管穿孔,间皮瘤患者的中位生存期为 10 个月[206]。但是,在围术期,术中 PDT 治疗间皮瘤可能与急性出血、严重的动脉粥样硬化、水肿、胸腔积液、呼吸窘迫和死亡有关[207]。

在一项罗斯维尔癌症研究所进行的Ⅱ期研究中,40 例患者接受了胸膜肺叶切除术或胸膜切除术,随后进行了腔内 PDT[208]。Ⅰ期和Ⅱ期患者(n=13)的中位生存期为 36 个月,显著优于Ⅲ期和Ⅳ期患者(n=24,10 个月;P<0.0001),PDT 剂量是独立的生存预后因子(P<0.009)[208]。荷兰研究者纳入了 28 例晚期间皮瘤患者，行胸膜肺叶切除术及术中 PDT，半数患者经过 PDT 后获得至少 9 个月的持续局部肿瘤控制,中位总生存期为 10 个月[207]。2004—2008 年,在宾夕法尼亚大学,研究者对 28 例患有恶性胸膜间皮瘤的患者,其中 86%为Ⅲ期和Ⅳ期,进行了肉眼完全切除和术中 PDT,相比于进行改良胸膜外肺切除术患者,经过根治性胸膜外肺切除术的患者(n=14)的中位生存期明显改善

(中位随访8.4个月后未达到对2.1年,P=0.009)[209]。

唯一一项关于PDT治疗恶性胸膜间皮瘤的随机Ⅲ期试验由美国国家癌症研究所进行，选取了63例患者,给予最大程度减瘤手术,术后顺铂化疗,干扰素α-2b和他莫昔芬，联合或不联合第一代术中胸膜内PDT(630nm,卟菲尔钠,30J/cm^2,使用术中实时光剂量检测)[210]。大多数患者(79%)为Ⅲ期病变,15例残余病灶直径>5mm接受非最优减瘤的患者，中位生存期为7.2个月，剩余48例患者中位生存期为14.4个月。PDT不影响复发模式,中位生存期(14.1个月与14.4个月),或中位无进展生存期(8.5个月与7.7个月)[210]。目前,最佳减瘤和PDT是否会改善生存还不清楚。

胃肠道恶性肿瘤

胃肠道恶性肿瘤的光动力学疗法

在所有可以经PDT治疗的胃肠道(GI)肿瘤中,异性增生性Barrett食管(BE)和早期食管癌是研究最多的[211,212]。Overholt等[213]通过一项多中心随机试验证明,使用PDT治疗癌前病变性BE可消除异型增生性细胞,并且与较低的侵袭性癌发生率有关。在这项试验中,208例患者以2对1随机模式，被分为接受PDT联合质子泵抑制剂组(PPI)或单独使用PPI组。PDT治疗组患者在首次光传输前40~50小时接受卟菲尔钠(2mg/kg)。使用装在膨胀食管球内的圆柱状光纤扩散器照射BE区域(630nm,130J/cm),从而使光纤集中且食管皱襞变平。96~120小时后,重复内镜检查以评估反应,给予剂量不足的黏膜区域50J/cm。如果在后续的内镜检查中,BE持续存在,可继续按照上述方式给予PDT,最多给予3次治疗,至少分3个月。两组患者均接受奥美拉唑治疗,20mg,每天2次。这项实验结果证明,在高度异型增生(HGD)消融和进展为腺癌两方面,PDT加PPI均优于单用PPI。

更新的5年结果确认了长期获益,浸润性癌发生率的相关风险降低50%[214]。经过5年随访,Overholt等[213]证明经PDT-PPI治疗的患者中77%表现为HGD消融,而PPI组中仅有39%(P<0.0001)。更重要的是,PDT-PPI组中15%的患者进展为癌,PPI组为29%(P<0.006)。PDT-PPI治疗最严重的毒性为食管缩窄,且大部分病例可通过食管扩张改善,PDT前即存在的黏膜损伤和重复PDT似乎增加了这种风险[213,215]。成本效益分析显示PDT,即使重复治疗,对BE-HGD患者也是相对安全且有效的治疗选择。

除了食管,PDT也在多种其他胃肠道肿瘤中进行过研究。初期研究PDT在治疗胃癌[216]、早期十二指肠癌和壶腹癌[217-219]中观察到了显著的临床疗效。在治疗胆管细胞癌(CC)中也取得了可喜的成果,PDT治疗CC的早期病例报道和试点研究中显示具有显著疗效[220,221]。在一项支架植入术联合或不联合PDT的随机对照试验中,PDT联合支架植入术的中位生存期达到493天,而仅行支架植入术的患者中位生存期仅为98天[222]。其他研究也得出了相似结果[223-225]。因此,最近启动了一项多中心临床试验以达到在美国和加拿大获得批准[226]。

PDT在消化道中的其他应用包括不可切除的胰腺癌[227],大量研究使用PDT消除结肠息肉,并减小大块的结肠癌和直肠癌[219,228-230]。此外,PDT对治疗肝细胞癌可能有效,早期结果是有希望的,目前正在进行一项Ⅲ期研究,以比较使用间隙性LED的他拉泊芬介导的PDT和机构特异性标准治疗的疗效[231]。

腹膜内恶性肿瘤的光动力学疗法

腹膜癌症扩散对标准癌症治疗方法提出了难题,PDT的浅表性特征结合其可用于治疗浅表大面积肿瘤的能力,使得PDT可用于解决这个问题。但是,迄今为止在全部腹膜表面给予充足且均匀的光分布仍是一个技术挑战。在一项涉及70例复发性卵巢癌的Ⅰ期研究中,最大程度减瘤手术联合术中PDT可实现76%的完全细胞学反应率,且治疗毒性可耐受[232]。在随后的Ⅱ期研究中,纳入患者根据肿瘤类型(卵巢癌、胃肠癌或肉瘤)进行分类,并给予Ⅰ期试验中定义的卟菲尔钠和光最大耐受剂量[233]。除了毛细血管渗漏症状和皮肤光敏感,并发症发病率与无PDT的广泛手术后并发症发生率相近[234]。经过中位时间为51个月的随访,接受PDT治疗的卵巢癌患者的中位无失败生存时间和总生存时间分别为3个月和22个月，胃肠癌患者中分别为3.3个月和13.2个月。治疗6个月后,卵巢癌和胃肠癌的病理完全缓解率分别为9.1%(3/33)和5.4%(2/37)。这些在经过大量预治疗的患者中得到的结果显示,PDT治疗腹膜癌扩散具有临床获益,需要进一步的研究。

泌尿生殖系统肿瘤

前列腺癌的光动力学疗法

若干研究组研究了间隙性PDT在治疗前列腺腺癌中的作用,研究包括了替莫卟吩[6,235]、莫特沙芬镏[52,233,236]和 Padoporfin[237]等多种光敏剂。这些Ⅰ期和Ⅱ期研究中的大部分是在局部复发性腺癌患者中进行,标准治疗手段尚未明确,特别是在放疗失败后进行。几个重要的观察已经得到,在这些观察中,已经明确的是可以采用传统的近距离治疗技术来使用扩散光纤,从而带来有效地光传输和抗肿瘤作用的潜能。从肿瘤学上来讲,结果提示当使用较高光剂量传输时,可能存在剂量–效应关系,从而增加了急性组织损伤的可能性,表现为治疗后 24 小时内 PSA 升高[52],病理完全缓解[238],以及可能的 PSA 反应持续时间延长[52]。早期 PSA 升高可能代表着治疗有效性[52]。

目前,最佳光剂量和其他 PDT 处方参数仍有待确定,因为持久性抗肿瘤获益有待实现。但是,给 90%的前列腺传输最小的足量光积分通量十分重要[238],由于患者间及患者内的前列腺光学特性的异质性[239,240],使这一情况变得复杂,前列腺的光学特性可在给予光时动态变化[6]。然而,通过磁共振成像分析组织损伤的异质性证明, 光剂量测定不足以完全预测前列腺癌和周围正常组织损伤,例如尿道直肠瘘的风险[241]。换言之,其他因素(例如,光敏剂、氧浓度、单态氧产生的有效性以及未知的患者因素) 十分重要并且有待进一步研究[242]。与此同时,应小心将直肠壁损伤降到最小[235],间隙性 PDT 的光剂量测定十分重要,对直肠壁建立较低的光积分通量应非常谨慎,因为这一组织可能有较低的间隙性 PDT 损伤内在阈值[241]。

膀胱癌的光动力学疗法

膀胱癌一般比较表浅,并且在黏膜中扩散,从而导致腔内 PDT 的应用。实际上,第一代光敏剂血卟啉及其衍生物(HpD)早在 1975 年就有使用,成功使得纯化的活性成分(卟菲尔钠)用于治疗复发性浅表性乳头状癌得到批准,通常是在膀胱内灌注治疗(例如卡介苗)失败后使用。若干机构经验证明,HpD 或卟菲尔钠 PDT 对整个膀胱有较高的起始缓解率(≥70%),长期(>2 年)控制率为 30%~60%[243-246]。这些缓解率与多种膀胱内灌注药物观察到的缓解率差异不大,最近一项在浅表性(无肌肉浸润)膀胱癌中比较 BCG 和卟菲尔钠的多中心随机研究支持这一结果[247]。由于纤维化, 膀胱挛缩是早期使用卟菲尔钠 PDT 的主要并发症,随后证明,这一并发症可通过测量由包括入射和散射光引起表面光积分通量而降低其发生[248]。其他降低晚期膀胱损伤风险的策略包括:使用穿透性较低的光(514nm)进行卟菲尔钠 PDT[249],减少给予的卟菲尔钠和光剂量[243],以及局部使用 ALA,ALA 是一种比较表浅的光敏剂,且疗效相似[250,251]。

结论

很多临床前和临床证据支持 PDT 有重要的肿瘤细胞毒性,在若干临床应用中甚至有治愈可能。近年来,在光剂量测定的物理学上取得了巨大进步,为光诊断和光活化发展了复杂的光敏剂,我们对 PDT 的细胞和微环境效应的理解也进一步加深。这些均为发展单独使用 PDT 或 PDT 联合传统治疗方法的适应证和疗效提供了一系列可能的转化机会。

致谢

Harry Quon 是 Pinnacle Biologics 和 Theresa 的顾问,M. Busch 是 Pharmacyclics,Inc.公司的顾问。撰写此贡献时的作者是通过 R01-CA-129554,R01-CA-085831 和 P01-CA-087971 资助。

(王哲 余以珊 译 余以珊 校)

部分参考文献

本章全部参考文献请登录网站:http://www.tsttpc.com/download_list.html

5. Dougherty TJ, Gomer CJ, Henderson BW, et al. Photodynamic therapy. *J Natl Cancer Inst* 1998;90:889–905.
6. Swartling J, Axelsson J, Ahlgren G, et al. System for interstitial photodynamic therapy with online dosimetry: first clinical experiences of prostate cancer. *J Biomed Opt* 2010;15:058003.
7. O'Connor AE, Gallagher WM, Byrne AT. Porphyrin and nonporphyrin photosensitizers in oncology: preclinical and clinical advances in photodynamic therapy. *Photochem Photobiol* 2009;85:1053–1074.
14. Hahn SM, Putt ME, Metz J, et al. Photofrin uptake in the tumor and normal tissues of patients receiving intraperitoneal photodynamic therapy. *Clin Cancer Res* 2006;12:5464–5470.
18. Korbelik M, Krosl G. Cellular levels of photosensitisers in tumours: the role of proximity to the blood supply. *Br J Cancer* 1994;70:604–610.
19. Chen B, Pogue BW, Hoopes PJ, et al. Combining vascular and cellular targeting regimens enhances the efficacy of photodynamic therapy. *Int J Radiat Oncol Biol Phys* 2005;61:1216–1226.
20. Buytaert E, Dewaele M, Agostinis P. Molecular effectors of multiple cell death pathways initiated by photodynamic therapy. *Biochim Biophys Acta* 2007;1776:86–107.
22. Moan J, Berg K. The photodegradation of porphyrins in cells can be used to estimate the lifetime of singlet oxygen. *Photochem Photobiol* 1991;53:549–553.
31. Wilson BC, Patterson MS, Lilge L. Implicit and explicit dosimetry in photodynamic therapy: a new paradigm. *Lasers Med Sci* 1997;12:182–199.
36. van Staveren HJ, Keijzer M, Keesmaat T, et al. Integrating sphere effect in whole-bladder-wall photodynamic therapy: III. Fluence multiplication, optical penetration and light distribution with an eccentric source for human bladder optical properties. *Phys Med Biol* 1996;41:579–590.
38. Tan IB, Oppelaar H, Ruevekamp MC, et al. The importance of in situ light dosimetry for photodynamic therapy of oral cavity tumors. *Head Neck* 1999;21:434–441.
41. Johansson A, Axelsson J, Andersson-Engels S, et al. Realtime light dosimetry software tools for interstitial photodynamic therapy of the human prostate. *Med Phys* 2007;34:4309–4321.
43. Buytaert E, Dewaele M, Agostinis P. Molecular effectors of multiple cell death pathways initiated by photodynamic therapy. *Biochim Biophys Acta* 2007;1776:86–107.
46. Curnow A, Haller JC, Bown SG. Oxygen monitoring during 5-aminolaevulinic acid induced photodynamic therapy in normal rat colon. Comparison of continuous and fractionated light regimes. *J Photochem Photobiol B* 2000;58:149–155.
47. Henderson BW, Fingar VH. Relationship of tumor hypoxia and response to photodynamic treatment in an experimental mouse tumor. *Cancer Res* 1987;47:

3110–3114.
48. Korbelik M, Krosl G, Krosl J, et al. The role of host lymphoid populations in the response of mouse EMT6 tumor to photodynamic therapy. *Cancer Res* 1996;56: 5647–5652.
50. Busch TM, Hahn SM, Wileyto EP, et al. Hypoxia and Photofrin uptake in the intraperitoneal carcinomatosis and sarcomatosis of photodynamic therapy patients. *Clin Cancer Res* 2004;10:4630–4638.
51. Hahn SM, Putt ME, Metz J, et al. Photofrin uptake in the tumor and normal tissues of patients receiving intraperitoneal photodynamic therapy. *Clin Cancer Res* 2006;12:5464–5470.
52. Patel H, Mick R, Finlay J, et al. Motexafin lutetium-photodynamic therapy of prostate cancer: short- and long-term effects on prostate-specific antigen. *Clin Cancer Res* 2008;14:4869–4876.
56. Henderson BW, Busch TM, Snyder JW. Fluence rate as a modulator of PDT mechanisms. *Lasers Surg Med* 2006;38:489–493.
57. Foster TH, Hartley DF, Nichols MG, et al. Fluence rate effects in photodynamic therapy of multicell tumor spheroids. *Cancer Res* 1993;53:1249–1254.
58. Busch TM, Xing X, Yu G, et al. Fluence rate-dependent intratumor heterogeneity in physiologic and cytotoxic responses to Photofrin photodynamic therapy. *Photochem Photobiol Sci* 2009;8:1683–1693.
60. Busch TM. Local physiological changes during photodynamic therapy. *Lasers Surg Med* 2006;38:494–499.
63. Fingar VH, Taber SW, Haydon PS, et al. Vascular damage after photodynamic therapy of solid tumors: a view and comparison of effect in pre-clinical and clinical models at the University of Louisville. *In Vivo* 2000;14:93–100.
64. Chen B, Pogue BW, Hoopes PJ, et al. Vascular and cellular targeting for photodynamic therapy. *Crit Rev Eukaryot Gene Expr* 2006;16:279–305.
67. Busch TM, Wang HW, Wileyto EP, et al. Increasing damage to tumor blood vessels during motexafin lutetium-PDT through use of low fluence rate. *Radiat Res* 2010;174:331–340.
68. Yu G, Durduran T, Zhou C, et al. Noninvasive monitoring of murine tumor blood flow during and after photodynamic therapy provides early assessment of therapeutic efficacy. *Clin Cancer Res* 2005;11:3543–3552.
71. Gross S, Gilead A, Scherz A, et al. Monitoring photodynamic therapy of solid tumors online by BOLD-contrast MRI. *Nature Med* 2003;9:1327–1331.
73. Standish BA, Lee KK, Jin X, et al. Interstitial Doppler optical coherence tomography as a local tumor necrosis predictor in photodynamic therapy of prostatic carcinoma: an in vivo study. *Cancer Res* 2008;68:9987–9995.
74. Pham TH, Hornung R, Berns MW, et al. Monitoring tumor response during photodynamic therapy using near-infrared photon-migration spectroscopy. *Photochem Photobiol* 2001;73:669–677.
86. Kessel D, Oleinick NL. Initiation of autophagy by photodynamic therapy. *Methods Enzymol* 2009;453:1–16.
89. Reiners JJ Jr, Agostinis P, Berg K, et al. Assessing autophagy in the context of photodynamic therapy. *Autophagy* 2010;6:7–18.
90. Ortel B, Shea CR, Calzavara-Pinton P. Molecular mechanisms of photodynamic therapy. *Frontiers Biosci* 2009;14:4157–4172.
91. Mroz P, Hashmi JT, Huang YY, et al. Stimulation of anti-tumor immunity by photodynamic therapy. *Expert Rev Clin Immunol* 2011;7:75–91.
92. Gollnick SO, Evans SS, Baumann H, et al. Role of cytokines in photodynamic therapy-induced local and systemic inflammation. *Br J Cancer* 2003;88:1772–1779.
97. Henderson BW, Gollnick SO, Snyder JW, et al. Choice of oxygen-conserving treatment regimen determines the inflammatory response and outcome of photodynamic therapy of tumors. *Cancer Res* 2004;64:2120–2126.
98. Sun J, Cecic I, Parkins CS, et al. Neutrophils as inflammatory and immune effectors in photodynamic therapy-treated mouse SCCVII tumours. *Photochem Photobiol Sci* 2002;1:690–695.
102. Korbelik M, Cecic I. Complement activation cascade and its regulation: relevance for the response of solid tumors to photodynamic therapy. *J Photochem Photobiol* 2008;93:53–59.
103. Kousis PC, Henderson BW, Maier PG, et al. Photodynamic therapy enhancement of antitumor immunity is regulated by neutrophils. *Cancer Res* 2007;67:10501–10510.
104. Yang D, de la Rosa G, Tewary P, et al. Alarmins link neutrophils and dendritic cells. *Trends Immunol* 2009;30:531–537.
105. Korbelik M. PDT-associated host response and its role in the therapy outcome. *Lasers Surg Med* 2006;38:500–508.
106. Todryk S, Melcher AA, Hardwick N, et al. Heat shock protein 70 induced during tumor cell killing induces Th1 cytokines and targets immature dendritic cell precursors to enhance antigen uptake. *J Immunol* 1999;163:1398–1408.
107. Gomer CJ, Ryter SW, Ferrario A, et al. Photodynamic therapy-mediated oxidative stress can induce expression of heat shock proteins. *Cancer Res* 1996;56: 2355–2360.
108. Garg AD, Nowis D, Golab J, et al. Photodynamic therapy: illuminating the road from cell death towards anti-tumour immunity. *Apoptosis* 2010;15:1050–1071.
111. Mitra S, Giesselman BR, De Jesus-Andino FJ, et al. Tumor response to mTHPC-mediated photodynamic therapy exhibits strong correlation with extracellular release of HSP70. *Lasers Surg Med* 2011;43:632–643.
113. Gomer CJ, Ferrario A, Luna M, et al. Photodynamic therapy: combined modality approaches targeting the tumor microenvironment. *Lasers Surg Med* 2006; 38:516–521.
119. Ferrario A, von Tiehl KF, Rucker N, et al. Antiangiogenic treatment enhances photodynamic therapy responsiveness in a mouse mammary carcinoma. *Cancer Res* 2000;60:4066–4069.
122. Bhuvaneswari R, Gan YY, Soo KC, et al. The effect of photodynamic therapy on tumor angiogenesis. *Cell Mol Life Sci* 2009;66:2275–2283.
128. Verma S, Watt GM, Mai Z, et al. Strategies for enhanced photodynamic therapy effects. *Photochem Photobiol* 2007;83:996–1005.
129. Zheng G, Chen J, Stefflova K, et al. Photodynamic molecular beacon as an activatable photosensitizer based on protease-controlled singlet oxygen quenching and activation. *Proc Natl Acad Sci USA* 2007;104:8989–8994.
130. Busch TM, Wileyto EP, Emanuele MJ, et al. Photodynamic therapy creates fluence rate-dependent gradients in the intratumoral spatial distribution of oxygen. *Cancer Res* 2002;62:7273–7379.
133. Curnow A, McIlroy BW, Postle-Hacon MJ, et al. Light dose fractionation to enhance photodynamic therapy using 5-aminolevulinic acid in the normal rat colon. *Photochem Photobiol* 1999;69:71–76.
134. Messmann H, Mlkvy P, Buonaccorsi G, et al. Enhancement of photodynamic therapy with 5-aminolaevulinic acid-induced porphyrin photosensitisation in normal rat colon by threshold and light fractionation studies. *Br J Cancer* 1995;72: 589–594.
149. Henderson BW, Busch TM, Vaughan LA, et al. Photofrin photodynamic therapy can significantly deplete or preserve oxygenation in human basal cell carcinomas during treatment, depending on fluence rate. *Cancer Res* 2000;60:525–529.
150. Fayter D, Corbett M, Heirs M, et al. A systematic review of photodynamic therapy in the treatment of pre-cancerous skin conditions, Barrett's oesophagus and cancers of the biliary tract, brain, head and neck, lung, oesophagus and skin. *Health Technol Assess* 2010;14:1–288.
151. Nestor MS, Gold MH, Kauvar AN, et al. The use of photodynamic therapy in dermatology: results of a consensus conference. *J Drugs Dermatol* 2006;5:140–154.
152. Braathen LR, Szeimies RM, Basset-Seguin N, et al. Guidelines on the use of photodynamic therapy for nonmelanoma skin cancer: an international consensus. International Society for Photodynamic Therapy in Dermatology, 2005. *J Am Acad Dermatol* 2007;56:125–143.
153. Piacquadio DJ, Chen DM, Farber HF, et al. Photodynamic therapy with aminolevulinic acid topical solution and visible blue light in the treatment of multiple actinic keratoses of the face and scalp: investigator-blinded, phase 3, multicenter trials. *Arch Dermatol* 2004;140:41–46.
155. Apalla Z, Sotiriou E, Chovarda E, et al. Skin cancer: preventive photodynamic therapy in patients with face and scalp cancerization. A randomized placebo-controlled study. *Br J Dermatol* 2010;162:171–175.
160. Yang VXD, Muller PJ, Herman P, et al. A multispectral fluorescence imaging system: design and initial clinical tests in intra-operative Photofrin-photodynamic therapy of brain tumors. *Lasers Surg Med* 2003;32:224–232.
162. Eljamel MS, Goodman C, Moseley H. ALA and Photofrin fluorescence-guided resection and repetitive PDT in glioblastoma multiforme: a single centre phase III randomised controlled trial. *Lasers Med Sci* 2008;23:361–367.
163. Stummer W, Pichlmeier U, Meinel T, et al. Fluorescence-guided surgery with 5-aminolevulinic acid for resection of malignant glioma: a randomised controlled multicentre phase III trial. *Lancet Oncol* 2006;7:392–401.
166. Muller PJ, Wilson BC. Photodynamic therapy of brain tumors—a work in progress. *Lasers Surg Med* 2006;38:384–389.
172. Quon H, Grossman CE, Finlay JC, et al. Photodynamic therapy in the management of pre-malignant head and neck mucosal dysplasia and microinvasive carcinoma. *Photodiagnosis Photodyn Ther* 2011;8:75–85.
174. Rigual NR, Thankappan K, Cooper M, et al. Photodynamic therapy for head and neck dysplasia and cancer. *Arch Otolaryngol Head Neck Surg* 2009;135:784–788.
178. Biel MA. Photodynamic therapy treatment of early oral and laryngeal cancers. *Photochem Photobiol* 2007;83:1063–1068.
184. Biel MA. Photodynamic therapy as an adjuvant intraoperative treatment of recurrent head and neck carcinomas. *Arch Otolaryngol Head Neck Surg* 1996; 122:1261–1265.
191. Endo C, Miyamoto A, Sakurada A, et al. Results of long-term follow-up of photodynamic therapy for roentgenographically occult bronchogenic squamous cell carcinoma. *Chest* 2009;136:369–375.
193. Furuse K, Fukuoka M, Kato H, et al. A prospective phase II study on photodynamic therapy with photofrin II for centrally located early-stage lung cancer. The Japan Lung Cancer Photodynamic Therapy Study Group. *J Clin Oncol* 1993; 11:1852–1857.
196. Moghissi K, Dixon K. Update on the current indications, practice and results of photodynamic therapy (PDT) in early central lung cancer (ECLC). *Photodiagnosis Photodyn Ther* 2008;5:10–18.
202. Ross P Jr, Grecula J, Bekaii-Saab T, et al. Incorporation of photodynamic therapy as an induction modality in non-small cell lung cancer. *Lasers Surg Med* 2006; 38:881–889.
204. Friedberg JS, Mick R, Stevenson JP, et al. Phase II trial of pleural photodynamic therapy and surgery for patients with non-small-cell lung cancer with pleural spread. *J Clin Oncol* 2004;22:2192–2201.
206. Pass HI, DeLaney TF, Tochner Z, et al. Intrapleural photodynamic therapy: results of a phase I trial. *Ann Surg Oncol* 1994;1:28–37.
207. Schouwink H, Rutgers ET, van der Sijp J, et al. Intraoperative photodynamic therapy after pleuropneumonectomy in patients with malignant pleural mesothelioma: dose finding and toxicity results. *Chest* 2001;120:1167–1174.
208. Moskal TL, Dougherty TJ, Urschel JD, et al. Operation and photodynamic therapy for pleural mesothelioma: 6-year follow-up. *Ann Thorac Surg* 1998;66: 1128–1133.
209. Friedberg JS, Mick R, Culligan M, et al. Photodynamic therapy and the evolution of a lung-sparing surgical treatment for mesothelioma. *Ann Thorac Surg* 2011; 91:1738–1745.
210. Pass HI, Temeck BK, Kranda K, et al. Phase III randomized trial of surgery with or without intraoperative photodynamic therapy and postoperative immunochemotherapy for malignant pleural mesothelioma. *Ann Surg Oncol* 1997;4:628–633.
213. Overholt BF, Lightdale CJ, Wang KK, et al. Photodynamic therapy with porfimer sodium for ablation of high-grade dysplasia in Barrett's esophagus: international, partially blinded, randomized phase III trial. *Gastrointest Endosc* 2005;62: 488–498.
214. Overholt BF, Wang KK, Burdick JS, et al. Five-year efficacy and safety of photodynamic therapy with Photofrin in Barrett's high-grade dysplasia. *Gastrointest Endosc* 2007;66:460–468.
222. Ortner ME, Caca K, Berr F, et al. Successful photodynamic therapy for nonresectable cholangiocarcinoma: a randomized prospective study. *Gastroenterology* 2003;125:1355–1363.
235. Nathan TR, Whitelaw DE, Chang SC, et al. Photodynamic therapy for prostate cancer recurrence after radiotherapy: a phase I study. *J Urol* 2002;168:1427–1432.
236. Verigos K, Stripp DCH, Mick R, et al. Updated results of a phase I trial of motexafin lutetium-mediated interstitial photodynamic therapy in patients with locally recurrent prostate cancer. *J Environ Pathol Toxicol Oncol* 2006;25:373–388.
237. Trachtenberg J, Bogaards A, Weersink RA, et al. Vascular targeted photodynamic therapy with palladium-bacteriopheophorbide photosensitizer for recurrent prostate cancer following definitive radiation therapy: assessment of safety and treatment response. *J Urol* 2007;178:1974–1979.
238. Trachtenberg J, Weersink RA, Davidson SR, et al. Vascular-targeted photodynamic therapy (padoporfin, WST09) for recurrent prostate cancer after failure

of external beam radiotherapy: a study of escalating light doses. *BJU Int* 2008; 102:556–562.
240. Svensson T, Andersson-Engels S, Einarsdottir M, et al. In vivo optical characterization of human prostate tissue using near-infrared time-resolved spectroscopy. *J Biomed Opt* 2007;12:014022.
241. Davidson SR, Weersink RA, Haider MA, et al. Treatment planning and dose analysis for interstitial photodynamic therapy of prostate cancer. *Phys Med Biol* 2009;54:2293–2313.
243. Nseyo UO, DeHaven J, Dougherty TJ, et al. Photodynamic therapy (PDT) in the treatment of patients with resistant superficial bladder cancer: a long-term experience. *J Clin Laser Med Surg* 1998;16:61–68.
246. Nseyo UO, Shumaker B, Klein EA, et al. Photodynamic therapy using porfimer sodium as an alternative to cystectomy in patients with refractory transitional cell carcinoma in situ of the bladder. Bladder Photofrin Study Group. *J Urol* 1998; 160:39–44.
248. D'Hallewin MA, Baert L. Long-term results of whole bladder wall photodynamic therapy for carcinoma in situ of the bladder. *Urology* 1995;45:763–767.

第 28 章
发展中国家的肿瘤放射治疗

Timothy P. Hanna

中低收入国家的肿瘤负担是国际放射肿瘤界及肿瘤控制领域所面临的巨大挑战之一。低收入国家 2010 年人均国民生产总值收入不足 1005 美元(约 6973 元),中等收入国家为 1006~12275 美元(6980~85 164 元)[1]。处于这个收入群体的国家常被称为发展中国家。本章将描述这个群体的肿瘤独有特征及其卫生服务提供面临的挑战,同时将提供全球癌症面临挑战的原因。

全球疾病负担

基于 2008 年的推测,癌症约占全世界所有死亡的 14%。相较于全世界的癌症负担,心血管疾病及其他慢性疾病分别占全世界所有死亡的 30%及 19%。总的来说,63%的全世界死亡来源于非传染性疾病,这其中 80%发生在中低收入国家(LMC)[2]。在低收入国家,传染病和其他相关疾病致死仍然非常常见,2008 年慢性疾病致死率与这些疾病相当,而且预计到 2015 年或者更早将超过它们[2]。

2008 年,全世界 56%的癌症发生在欠发达国家,占所有癌症死亡比例的 64%[3]。发展中国家的肿瘤负担与其增加的预期寿命、人口增长方式及不断增加慢性疾病危险因素的发生率相关[4,5]。例如,预计在 2010 年欠发达国家≥60 岁的人口占全部该类人口的 65%,而在 2050 年该比例将升至 79%[4]。中低收入国家中癌症和其他非传染疾病负担的增长反映了明显的流行病学转变和在这个环境下疾病控制效果的双重挑战。

全球肿瘤流行病学

在全世界范围内,2008 年有 1270 万例新发癌症病例和 760 万癌症死亡病例[3]。肺癌是最常见的肿瘤(2008 年有 161 万例新发病例),乳腺癌位列第二(138 万),第三位是结直肠癌(124 万)(图 28.1)。肺癌也是

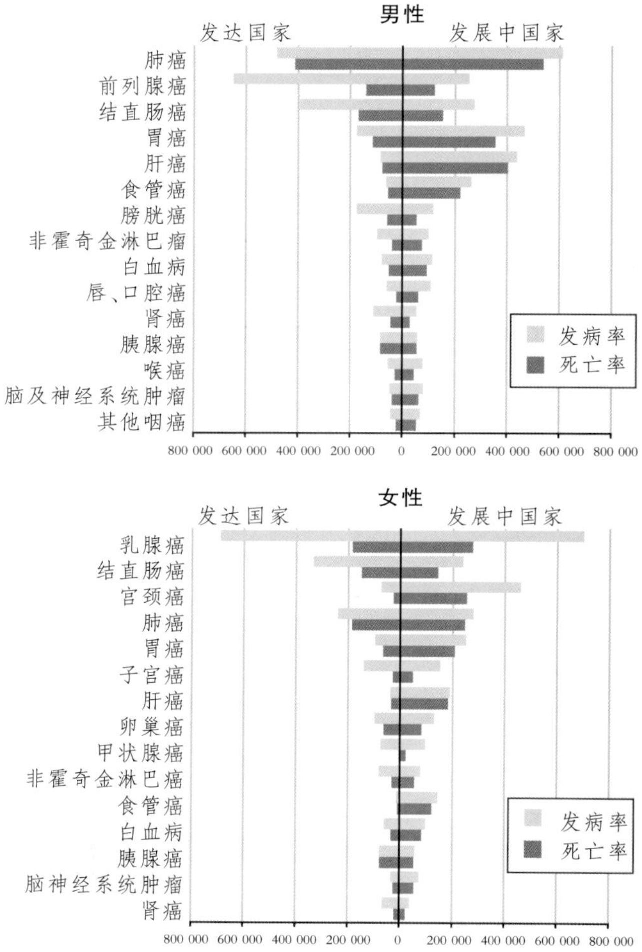

图 28.1 图示 2008 年全球新发肿瘤患者和死亡数量的估计值。数据是从发展中国家和发达国家数千例样本中按照肿瘤位置和性别分别显示的。(From Ferlay J, Shin HR, Bray F, et al. *GLOBOCAN 2008 v1.2, cancer incidence and mortality worldwide.* IARC Cancer Base No. 10 [Internet]. Lyon, France: International Agency for Research on Cancer, 2010. Available at: http://globocan.iarc.fr, with permission)。

最常见的癌症死亡原因,2008 年有 138 万死亡病例[3]。胃癌(74 万)和肝癌(70 万)分列癌症死因的第二和第三位。年龄标准化的肿瘤发生率在发达国家接近发展中国家的 2 倍,但是死亡率相似。这些数据反映了发展中国家在肿瘤的流行、主要危险因素的分布及早诊治早治疗资源的限制等方面存在差异。

虽然在发达国家的女性中,宫颈癌仅列发病率的第十位,但在发展中国家宫颈癌发病率仅次于乳腺癌,位列第二[3]。这也反映出在中低收入国家缺乏充足的宫颈癌预防手段。宫颈癌在拉丁美洲、非洲撒哈拉以南和亚洲部分地区(如印度)[3]非常普遍。胃癌和肝癌在中低收入国家也非常普遍,仅在中国胃癌就占了全世界胃癌总数的 47%[3]。在非洲撒哈拉以南,由于 AIDS 流行,卡波西肉瘤非常常见[7]。亚洲和非洲食管癌发病率是全球最高的[3]。在南亚国家,尤其是男性中,口腔癌的发病率非常高[3]。

在 9 个常见的可修正的癌症危险因素中,吸烟的风险比例最高[8]。1995 年,在发展中国家估计有 49% 的男性和 8%的女性是吸烟者[9]。由于在中国和印度人口众多,且烟草使用量庞大,因此烟草是亚洲癌症的非常重要的危险因素[10]。总体上,很多中低收入国家在过去 30 年中,已经显示出了烟草消耗的上升趋势,部分国家在 20 世纪 80 年代和 90 年代达到顶峰[11]。历史数据表明,在烟草相关的死亡率高峰和人群吸烟率高峰之间有一个 30~40 年的延迟[12]。所以,下半个世纪,在中低收入国家,烟草相关的恶性肿瘤死亡率预计将会上升[13,14]。

在中低收入国家,超过 26%的癌症与感染因素有关[15],乙型肝炎是发展中国家肝细胞肝癌的最主要危险因素,其他因素包括丙型肝炎及某些未经妥善储存的食物中产生的黄曲霉毒素[17]。人乳头瘤病毒(HPV)和幽门螺杆菌也是重要的病原体,而且在发展中国家,还有大量其他与癌症有关的感染病原体,包括 EB 病毒、人类免疫缺陷病毒(HIV)、血吸虫病、人 T 细胞白血病病毒 Ⅰ 型(HTLV-1)和人疱疹病毒 8(HHV-8)[15,18]。值得注意的是,许多传染性病因可通过公共卫生措施做到可控(例如,乙型肝炎、HPV 疫苗)。

还有许多其他因素与全球癌症发生模式相关。饮食及肥胖是某些肿瘤的危险因素[20]。值得注意的是,在发展中国家不健康饮食及久坐生活方式越来越常见[21]。遗传多态性对全球癌症发病模式的影响仍然没有被完全阐明,但已经有一些它们之间关联的暗示[22,23]。同样,在发展中国家,职业及环境暴露与肿瘤的关系需要进一步探索[24]。

在许多发展中国家,由于缺乏全面筛查的设备及有效治疗等原因[25],癌症发现时常常为晚期。因此,肿瘤的死亡率在发展中国家更高,其中低收入国家的乳腺癌及宫颈癌的死亡率超过高收入国家的 2 倍[26]。由于在发展中国家宫颈癌发生非常普遍,且很大一部分为需要局部治疗的晚期宫颈癌,所以在发展中国家放射治疗具有极其重要的作用。接下来的部分将就应用、质量、经济等方面描述发展中国家的放射肿瘤学。

全球放射治疗的应用现状

放射治疗的应用涉及多种因素,设备供应以及治疗的人力资源是关键部分,而且还有很多其他因素,包括机器设备的空间可达性、可接受程度、可支付能力、调节能力及人群对其的认知程度等[27,28]。这里将讨论与放射治疗应用的最紧密相关因素。

放射治疗。放射治疗的设备应用及人力资源是发展中国家普遍的限制因素。发展中国家的癌症医疗花费不到全球的 5%[29]。更不用说发展中国家占据了世界人口的 80%[4],以及接近 80%的世界癌症相关早产儿死亡率、致残疾率以及疾病状态[2]。医疗培训项目短缺使得关键放射肿瘤人员的缺乏无法得到解决[30-33,34]。国际原子能机构(IAEA)的数据显示,尽管发展中国家的需求量是现在的 2~3 倍,但这些国家仅仅拥有全世界 12 206 台兆伏放射治疗设备的 1/3[35]。目前有 23 个超过 100 万人口的国家没有相应的治疗设备,大部分为非洲国家[35]。

设备供应最大的限制主要与国家经济状况过低相关(图 28.2)[36]。考虑中低收入国家预期增长的肿瘤发病率,如果目前设备供应不改善,供需之间的不匹配将进一步拉大。除了机器的可用性,还必须考虑到其他物质资源的需求,包括医疗空间、燃料、其他设备(近距离放射治疗、模拟设备、固定装置、计划系统、射线束的修正、剂量学以及质量保证等)、可靠的直线加速器的电源供应以及可行的机器维修及保养方面(包括技术支持)[37]。

放射治疗资源的状况在不同的发展中国家及地区是有差别的[31,32,36,38]。以下为列举的实例。1999 年,Levin 等[38]统计了非洲的放射治疗设备的可用性及分布情况。56 个非洲国家中,仅 22 个国家确定有兆伏放射治疗设备。总的来说,超过 4 亿非洲人无法得到有

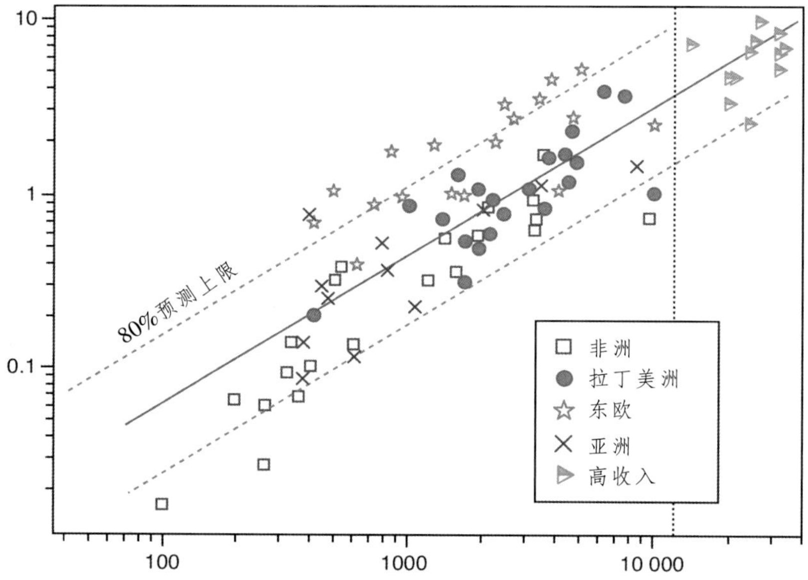

图 28.2 图示以 log-log 尺度对于每百万人口兆伏治疗机的数量与人均总体收入进行对比。将收入超过 12 000 美元(高收入)的国家分为一组,然后再按不同地域划分为非洲、拉丁美洲、东欧和亚洲。实线是一条线性回归线,虚线是 80%的可信区间。垂直的虚线代表了高收入国家的分界线。(From Levin V,Tatsuzaki H. Radiotherapy services in countries in transition: gross national income per capita as a significant factor. *Radiother Oncol* 2002;63:147–150, with permission from Elsevier.)

效的放射治疗。尽管机器供应已有所改善,但是在撒哈拉以南的非洲,机器供应仍然显著不足[35]。

Tatsuzaki 和 Levin[31]统计发现,1999 年在亚洲及太平洋地区,每百万人口中兆伏治疗机数量存在 82 倍的差异。尽管仍然不能满足治疗所有患者,但中国和印度的机器供应在近几年有所增长(表 28.1)[3,35,39]。不同国家的人力资源差别非常大,大部分国家每 1000 例癌症患者每年只有不足 2 名放射肿瘤科医生[3,33,35]。如果放射治疗资源增加,在亚洲及太平洋地区将需要更多的物理师[33]。

在多学科肿瘤治疗的时代,例如,对于头颈部鳞状细胞癌,其他诊疗因素的可行性如外科肿瘤学、内科肿瘤学、肿瘤护理、病理学、放射学、康复学、支持治疗以及姑息治疗等都是有效肿瘤治疗的重要部分[40]。没有充足的病理学及放射学检查,就无法有效地诊断肿瘤,也不能区分治愈病例及姑息病例。考虑到在全世界范围内外科治疗在大部分常见癌症的治愈性措施中的重要位置,尤其是针对早期癌症尤其需要强调,对于外科能力的需要。对于姑息治疗的需要,包括对中重度疼痛的镇痛治疗,也是一项大事件。据 WHO 估计,有 50 亿人生活在麻醉性镇痛药物及其他镇痛物质药物有限或缺乏的国家,其中估计每年有 550 万患者因未得到充足治疗死于终末期癌症[41]。

空间可达性。空间可达性是指医学治疗在地理上的可达性。数据显示,在中低收入国家空间可达性是一个重要问题[35,42]。由于放射肿瘤治疗中心常常位于大城市,农村人口在到大城市行放射治疗期间将面临不小的经济压力。

可接受程度。对可用治疗选择的接受程度可影响个体使用相应设备及推荐治疗的意愿。例如,一项来自喀麦隆的小型研究发现,信仰、恐惧、文化因素以及认知程度可成为延误癌症医学治疗的原因[43]。在发展中国家,盆腔放射治疗对周围组织的作用(对生殖能力的影响)、某些化疗后可能引起脱发、外科手术后解剖学的变化(如乳房切除术后)是一些需要进一步描述及量化的潜在因素。从文化角度而言,我们需要适合于该地区社会及政治因素的肿瘤控制计划,包括治疗疾病的主动性以及提高认知能力。

可支付能力。在中低收入国家针对放射治疗及其他形式的抗肿瘤治疗的可支付能力是一个重要问题[45]。在低收入国家、较低的中等收入国家,特别是中低收入国家的穷人中,家庭的健康医保覆盖有限,甚至没有[46,47]。值得注意的是,在这些地区癌症相关的公共卫生护理是不充足的甚至基本不存在。到最近的癌症中心的交通运输过程本来就是巨大的经济负担,另外在另一个地方进行放射治疗期间也意味着失去收入,对患者及家庭也预示着更多的花费[45]。由于照料者无法工作,一个家庭可能失去额外的收入[45,48]。

认知。在中低收入国家,对基本癌症治疗原则、癌症筛查及早期诊断的认知可能限制患者及时获得癌症公共服务。一项来自国际抗癌联盟(UICC)的大型研究针对多个中低收入国家进行调查,发现人们对癌症可防治病因的认知普遍缺乏,同时 1/4 甚至更多的亚洲及非洲被调查者并不认为癌症是可以治愈的[49]。对

表 28.1 在 17 个亚洲和太平洋国家兆伏治疗机的分布及癌症负担

国家	2010 年国家人均收入($)	2010 年人口数量(百万)	2010 年肿瘤发病率	兆伏治疗机总数(MV)2011 年	肿瘤事件 MV 机器/百万人口
缅甸	NA	48.0	69 952	6	11 659
孟加拉国	640	148.7	150 271	15	10 018
巴基斯坦	1 050	173.6	147 738	44	3 358
越南	1 100	87.9	119 374	32	3 730
印度	1 340	1224.6	1 001 749	477	2 100
蒙古	1 890	2.8	4 603	2	2 302
菲律宾	2 050	93.3	82 468	30	2 749
斯里兰卡	2 290	20.9	25 802	12	2 150
印度尼西亚	2 580	239.9	309 582	34	9 105
泰国	4 210	69.1	118 601	66	1 797
中国	4 260	1348.9	2 978 386	1521	1 958
马来西亚	7 900	28.4	34 386	22	1 563
韩国	19 890	48.2	179 187	108	1 659
新西兰	29 050[a]	4.4	21 080	25	843
新加坡	40 920	5.1	14 495	12	1 208
日本	42 150	126.5	637 963	905	705
澳大利亚	423 740[a]	22.3	112 023	131	855
合计		392.6	6 007 660	3 442	

NA，未统计。

[a] 2009 年数据，做一个简单的评估，每年每一台放射治疗机器超过 1000 例新发肿瘤患者的国家的放射治疗机器是缺乏的。2010 年的国家总体收入信息由世界银行组织提供(图谱法)。http://data.worldbank.org/about/country-classifications. 2010 population data from the World population prospects 2010 revision, http://esa.un.org/unpd/wpp/index.htm. Projected cancer incidence in 2010 from GLOBOCAN 2008, http://globocan.iarc.fr/.Reported number of megavoltage radiation machines from Directory of Radiotherapy Centers(DIRAC) August 2011, http://www-naweb.iaea.org/nahu/dirac/default.shtm.

癌症诊断基本原则认知的缺乏以及从非专业健康护理人员的部分参照是获得癌症治疗的进一步限制因素。针对肿瘤原则的健康护理人员培训是最基本的，同时在部分病例中也是明显不足[50]。

发展中国家的肿瘤放射治疗的质量

医疗机构描述的质量的关键要素包括安全性、有效性、以患者为中心、时效性、效益性以及公平性[51]。质量可以通过考量卫生系统的结构、过程以及结果来确定[52]。卫生系统结构的主要元素包括物力、人力以及组织结构。中低收入国家的人力及物力资源的限制在前面已有描述。延误治疗及对适应证内治疗无效的相关问题对发展中国家放射治疗的质量影响最大。由于可利用的少数资源在不同国家及城市或者贫富之间的分配不均可能引起质量进一步衰退。

从历史上，发展中国家的卫生保健机构围绕传染性疾病、营养不良以及母婴健康发展。发展中国家来源于非传染性疾病(主要是肿瘤、心血管疾病、慢性肺疾病以及精神疾病)的额外负担给当前的资源以及卫生保健模式增加了很大的压力。在资源有限的情况下，由于医疗问题繁多，癌症控制及放射治疗的结构挑战还包括政府和捐助机构对癌症控制的不够重视。其他问题包括政党或社会的不稳定性、矛盾、腐败以及分裂的服务项目。

卫生保健过程是指当相应卫生问题发生时所提供的保健服务。对于放射治疗，卫生保健过程包括质量保证过程的技术元素、治疗处方、治疗计划以及计划施照，当然也包括为了更有效地完成放射肿瘤治疗而进行的多学科服务的整合。在一些国家主要的问题是体制相关的诊断延误[53,54]，这可能是导致目前晚期疾病比例较高的原因。系统相关的诊断延误与有限的或者根本不存在的双向转诊系统及有限的诊断资源相关，同时，由于前面所描述的获取医疗服务的问题，可能造成患者寻找医疗协助的延误[55]。由于放射肿瘤咨询后需要等待放射治疗的时间会进一步导致延误，这一点在中低收入国家中需要进一步总结。

放射治疗的技术过程是质量的核心因素。因此，WHO 及 IAEA 利用热释光装置(TLD)设置了剂量审计程序。一项来自发展中国家的关于测量的报告得到了可接受的结果，大部分的机器校准在±5%的剂量验收极限。第一轮测试后约 16%的受测机器超过这个范围，但是经过第二轮测试 93%的机器在 5%的限定范围内[56]。尤其是拉丁美洲及加勒比海的剂量审计提示，当值的医学物理师支持与可接受的 TLD 结果之间存在一定关联[57]。这强调了配备充足的人员对于放射科质量保证过程的重要性。

目前的报道太过局限，故不能对发展中国家的放射肿瘤临床过程的普遍形式进行质量评价。当然还有许多特定的机会来获得质量评价。正如一项非洲关于骨转移的姑息放射治疗方式的调查显示，虽然已有证据支持充分利用大分割放射治疗可以提高生产力，但临床并不常见[58]。在中低收入国家，在肿瘤学家中进行多学科治疗决策是非常重要的，但是临床上并不常见[59,60]。患者拒绝治疗或者治疗依从性差在部分病例中是主要问题，当这种情况存在时，这是质量改善的重要领域[42,48,61]。对临床决策制定过程及治疗计划的审查过程可能是保证患者安全、改善过程以及给继续教育创造机会的有效方式[62,63]，这对于在新地方引进技术尤其重要。例如，在亚洲某发展中国家的新放射治疗中心中首次应用该方法，结果发现 52%的患者没有得到最佳治疗[62]。

发展中国家放射治疗的不良反应发生率多数是不清楚的。在 WHO 所调查的放射治疗风险预测报告中，未显示任何非洲或亚洲的不良反应的细节报告[64]。在所有应用放射治疗的国家中需强调不良反应记录及报告的必要性，以达到保证患者安全及质量改善的目的。

最后，发展中国家的放射肿瘤学质量与治疗结果常常相关。在所有的肿瘤结局中，关于生存的信息最多。一般而言，相比于发达国家，发展中国家肿瘤患者的总生存率更低，有时差距十分显著。来自国际癌症研究机构(IARC)的一项多国家的系列调查显示，在韩国首尔宫颈癌的年龄标准化 5 年生存率为 79%，但是在印度孟买为 46%，在冈比亚为 22%，在乌干达-坎帕拉仅为 13%[65]。相似的结果也见于乳腺癌，生存率从中国香港特别行政区的 90%到冈比亚的 13%不等。当通过疾病程度对绝对生存进行划分时，在许多治疗病例中，相较于具有发达医疗服务的地区，欠发达地区的治疗结局更差一些(如局部或者区域范围的乳腺癌及喉癌)。这可能反映了诊断、治疗及随访或有限可用数据的获取或质量问题。

发展中国家的放射治疗经济学

在许多发达国家，放射治疗还是成本效益良好的[66-68]。全球乳腺健康倡议组(BHGI)的一项研究提示，涉及早期诊断及治疗(包括放射治疗)的综合性乳腺癌项目在发展中国家是划算的[69]。特别是，BHGI 的研究发现相较于仅仅投资肿瘤治疗资源，投资于早期诊断联合综合性乳腺癌治疗资源成本效益更佳。这项发现反映了由于疾病尚处于早期阶段，早期诊断可增加治愈的概率，同时也是由于早期乳腺癌相较于局部晚期乳腺癌在一定程度上可降低治疗费用。在其他情况下，防治肿瘤可减少需要治疗的患者数目，这样也能对一组人群的总体治疗费用产生影响。

除了成本效益，实施干预措施的真正费用在计划的过程中需要纳入考虑范围内。由于兆伏级放射治疗单位使用周期长，相较于其他治疗方式，每个放射治疗患者的放射治疗费用很低，但是由于预付费用高，这对进行放射治疗是极大的阻碍。不幸的是，目前几乎没有关于发展中国家癌症治疗经济学的特定背景信息。但是一项 IAEA 支持的研究证实，来自发展中国家及发达国家的一个样本单位实施每次放射治疗的成本有很大不同[70]。考虑到成本问题，每次使用 ^{60}Co 治疗机器的放射治疗费用相较于直线加速器减少至少一半。费用的不同主要与放射机器费用、直线加速器或者 ^{60}Co 机器的使用、机械费用、使用耗损及人力费用有关。

毋庸置疑，不同的放射治疗技术及现代治疗设备的应用可为发展中国家实现最大化成本效益比提供机会。在相同的设备配备情况下，大分割放射治疗可为更多患者提供治疗机会[71]。宫颈癌及肺癌的大分割放射治疗是这个领域研究的实例[72-74]。关于近距离放射治疗及术中放射治疗(IORT)的研究可以快速提供辅助放射治疗。相较于低剂量率(LDR)近距离放射治疗，高剂量率(HDR)近距离放射治疗显著增加每台机器的生产力(如宫颈癌)[75]。一项 IAEA 关于在发展中国家头颈部肿瘤的加速放射治疗研究提示,加速放射治疗可在不增加部门资源的基础上,达到提高治疗效率的目的,虽然治疗过程中毒性增加,但这些毒性可耐受且为急性毒性反应[76]。

在有限的治疗资源的条件下,^{60}Co 机器相较于直线加速器的相对优点目前尚有争议。随着肿瘤部位因素及未来市场动向变化, 机器的理想组合会随之改变。关于后者,一方面由于低花费的初级直线加速器的发展,另一方面由于新的更精细的 ^{60}Co 设备的花费增加,可能影响治疗决策的制订[77]。但应记住,^{60}Co 机器的质量保证、维修以及相关的人力要求费用预计低于直线加速器,且一般而言可靠性相对较高。

理论转化实际

公认的行动优先级别分成以下 6 类: ①倡导,②投资,③计划,④能力建设,⑤质量,⑥研究[47,77-82]。不同国家处于不同发展时期,其资源水平、优先顺序及肿瘤负担不同,这意味着不可能存在某种方法可以解决所有病例[81]。在治疗资源极其有限的低收入国家中,提出划算的预防、在人群中提高对癌症的认知、监测治疗过程及治疗结果、好的姑息治疗、致力于早期诊断及治疗策略均是合理的起点[83]。

倡导。目前出现了支持发展中国家肿瘤控制及肿瘤护理的国际联盟,UICC 作为一个庞大组织,在倡导行动中发挥着重要作用。其他组织包括国际机构(如 IAEA、WHO、IACR)、国家级组织(如美国国家癌症研究所)、专业团队(如美国放射肿瘤学会 ASTRO、欧洲放射肿瘤学会 ESTRO、美国临床肿瘤学会 ASCO、国际医学物理组织 IOMP)、非政府组织 NGO(兰斯阿姆斯特朗基金会,癌症治疗及研究国际网络 INCTR、Axios 国际,AfrOx,美国癌症协会)、学术机构及医院(如由哈弗圣犹达儿童研究医院召集的旨在在发展中国家扩展获取癌症治疗和控制的全球行动组(GTF.CCC)。通过 UICC 及许多其他合作机构 (如 NCD 联盟)的倡议,发表了关于非传染性疾病防控的联合国高水平会议的政策声明[89](2011 年 9 月 19~20 日),这代表着政府对全球肿瘤及其他非传染性疾病的重要承认,这也是朝着通过国际团体完成具体协调行动迈进了一大步。

投资。许多肿瘤控制小组的倡导及工作行动涉及从当地到全球,也涉及从基层到高水平机构。所有的措施对于形成投资肿瘤控制的政策意愿都至关重要,尤其是在中等收入国家,对于贫困居民,将癌症护理并入公共健康保险是一项重要的、有挑战的、期待实现的目标[47,85]。考虑到在贫穷国家癌症护理的国家基金不足,国际私人及公共捐献者支持分级定价,这对于更好地获得肿瘤治疗尤其重要。

计划。放射治疗能力不可能孤立地发展,放射治疗资源必须与更广泛的多重肿瘤关怀和肿瘤控制融合,同时还应融入能处理困扰发展中国家传染性和非传染性双重负担的功能性健康系统中[86]。想要以公平合理的方式组织资源,核心问题就是建立国家癌症控制计划及收集癌症患者和健康相关信息[87]。GTF.CCC 发表了用于计划、倡导及安排优先次序的重要内容,称为《终结癌症差距:在中低收入国家扩展诊疗机会的蓝图》[88]。

对发展中国家而言,预防(例如,控制吸烟、乙肝和 HPV 疫苗) 和早期诊断在降低晚期癌症负担中十分重要。当早期诊断和预防与及时获得有效癌症治疗相结合时,有极大的可能会显著降低发展中国家的癌症死亡人数,同时可以最小化国家用于癌症治疗的花费[47]。WHO 在网上发布了多种关于癌症控制和其他非传染性疾病的资源, 包括一系列癌症控制计划模块[89]以及《烟草控制框架公约》。

世界范围内,IAEA 在质量保证、安全标准及放射治疗仪器剂量校准中发挥了主要作用,在发展中国家里, 它涉及多种技术合作项目和放射治疗临床试验。2004 年,IAEA 发布了癌症治疗行动项目(PACT)以扩展其在放射治疗计划和能力建设中的作用范围,其大范围的计划起自在 6 个发展中国家 (阿尔巴尼亚、尼加拉瓜、斯里兰卡、坦桑尼亚、越南和也门)中发展可持续性示例放射治疗试点。PACT 项目将放射治疗置于一个综合框架之中,包括预防、早期诊断、治疗以及姑息治疗。适应于目标国家社会和政治情况的计划通过局部和国际合作应运而生。其他由 IAEA 为发展中国家发起的提案还包括加强儿科放射肿瘤学及质量审计。

在全球水平,通过乳房健康全球提案发展出了根据资源可得性分层的乳腺癌指南[90],这对其他癌症发展类似资源合理化、逐步可扩展的目标及癌症关怀指南提供了有用的示范[91]。IAEA 使用相关方式描述在肺癌治疗中某些方法额外的资源需求、获益和风险,包括治疗性和姑息性放射治疗[92]。

目前需要发展新型的组织和资助癌症服务方法,

IAEA的PACT项目可以帮助确定成功的服务和计划模式。一个印度研究组提出了利用具有不同能力水平的地理分散的远距离医学关联位点产生的放射治疗服务模型,从而使可用资源最大化[93]。另一个正在探索的概念是利用社区健康工作者和初级护理,从而扩展癌症相关服务规定,提出的事件包括癌症预防、早期检测、某些治疗(例如,全身治疗)、姑息治疗及随访[47]。社会化商业模型是一种能为放射治疗服务筹措资金的解决办法[94],它作为孟加拉国提议的一部分,正处于探索阶段。

能力提高。考虑到全球受训的卫生保健专业人员短缺,改善放射肿瘤学和一般肿瘤学的人力资源十分重要,在发展针对放射性医学的训练课程和教育方法上已进行了初步努力[95,96],IAEA均参与了这些过程。在发展教育项目中,要尤其考虑受训人员从发展中国家流失到发达国家这一问题。在LMC的城市中可能有可用于发展国家训练项目的高水平专业知识。补充的方式为网上在线学习,这一方式由癌症控制地区训练网络虚拟大学(VUCCnet)在非洲发起。越来越多的癌症中心、地区工作组及国家参与到与资源有限国家的结对工作中,帮助他们提高癌症治疗能力,这些提案在儿科肿瘤学中尤其突出,并且已经被证明是成功的[97,98],它们为广泛参与发展中国家肿瘤控制提高提供了极好的方法。

许多发达国家和发展中国家的肿瘤组织均支持在发展中国家建设能力的提案。非洲癌症研究和训练组织(AORTIC)是一个以非洲为基础的合作组织,主要关注非洲癌症控制的倡导、研究和训练。ESTRO、ASTRO和许多其他放射治疗肿瘤学组织均支持在发展中国家发展教育和能力建设,ASCO的许多提案目前正在进行中,涉及发展中国家的培训、监督及肿瘤医生的持续性教育,包括通过当地编辑将它们的核心期刊翻译成12种语言[99]。美国国家癌症研究所放射研究项目与其他肿瘤组织合作,发展了能力建设癌症专家合作组。

地区和国家提案对发展中国家提高肿瘤治疗能力十分重要。例如,亚洲核合作论坛(FNCA)在亚洲地区组织了针对宫颈癌和鼻咽癌症常见问题的放射治疗规则[100],FNCA涉及了处于多个不同经济水平的亚洲国家。在国家水平,印度放射肿瘤医生协会(AROI)发表了一份科学杂志,并支持多种教育和专业活动[101]。

质量。体系相关质量改进是在投资、计划和能力建设中的隐藏主题,质量的过程相关提案是确保最佳效果的另一重要组成部分,这些问题常被间接提到(例如,安全性、有效性、患者中心性、时效性、效率、公平)[51]。与过程和组织结构相关的治疗改善非常重要,因为它可能比其他健康驱动因素(例如经济增长)更快地改善结果[102]。发展中国家放射肿瘤学质量的一个重要因素是安全性,因为不安全的治疗会使治疗可得的任何获益变得无效[103]。安全性包括临床过程、技术质量保证的多种因素、维持、工作者安全、公共安全及资源安全[104,105]。安全性需要合适剂量测定仪器的投资、充分训练的人力资源及进行质量保证的时间[105]。放射肿瘤学安全性和质量保证的干预措施包括:内部和外部审核、同行回顾、调节、资格认证、专业认证、核查表、不良事件报告、公共协议、质量改进及独立检查[64,106,107]。

研究。关于发展中国家的癌症,还存在许多基础问题等待解答。例如,当在其他国家中应用发达国家的癌症治疗手段时,不一定能产生相同的结果,必须考虑到可能存在某些方面的不同,包括病灶体积、营养不良、慢性感染(例如,HIV或结核或乙型肝炎)、影响疾病的生物学行为和治疗反应的遗传多样性[108,112]。还需要考虑用于支持治疗和质量保证的资源。在癌症流行病学和基础科学中有许多未知数,而且如上所述,在获取治疗、质量和经济领域需要更多的健康服务研究[87]。

在发展中国家,投资者对癌症研究的支持十分重要,因为这样可以提高该地区研究能力,并使科学知识能够适应地区环境,从而做到国家健康优先[113]。美国国家癌症研究所还参与了许多国际性合作组织。协议驱动的临床研究也可加强地区治疗能力,INCTR及IAEA参与设计与发展中国家情况相关的临床试验。

在我们生活的这个相互联系、相互依赖的世界中,国际研究合作关系尤为重要[113]。许多发展中国家具备相当先进的资源以支撑研究活动;例如,在印度进行了大量宫颈癌放射治疗的临床研究(例如,HDR对LDR短距离治疗,放射治疗对化学治疗)[114,115]。印度同时还是癌症治疗、研究和教育高级中心的总部(ACTREC),是塔塔纪念中心的一部分。诸如FNCA的区域性研究合作组织正在发展中 。除此以外,需要特别注意的是,在发展中国家和发达国家之间形成了许多研究或教学结对合作组织[97,98,116]。

毋庸置疑,工业和发展在改进放射治疗设备质量上发挥了重要作用，需要价格合适、安全且技术合适发展中国家情况的设备[77]。IAEA 在倡导这类设备中起到了主导作用，并且极有可能有新的解决办法。创新性公共-私人合作关系也将变得重要，同样重要的还有新颖的设备设计。最后这一点已经由加拿大团队通过引领 ^{60}Co 螺旋断层放射治疗得到了印证[117]。

结论

癌症在发展中国家是急需解决的问题，占有重要的比例，在所有癌症病例中，几乎 60%发生于发展中国家。大量发展中国家的患者无法得到或仅能得到有限的放射治疗。目前，发达国家取得的新的癌症成果不断增加，肿瘤科医生有机会帮助发展中国家取得历史上最大的生存获益。除此以外，通过癌症预防、早期检测及姑息治疗得到的健康受益也是巨大的。贫困人民同样应获得高质量的癌症治疗机会，目前的挑战是通过周全的及与环境相符的方式达到这一目的。

（余以珊 王哲 译 余以珊 校）

部分参考文献

本章全部参考文献请登录网站：http://www.tsttpc.com/download_list.html

1. World Bank. *World Bank country classifications.* 2010. Available at: http://data.worldbank.org/about/country-classifications. Accessed August 13, 2011.
2. World Health Organization. *Projections of mortality and burden of disease, 2004-2030.* 2008. Available at: http://www.who.int/healthinfo/global_burden_disease/projections/en/index.html. Accessed August 13, 2011.
3. Ferlay J, Shin HR, Bray F, et al. *GLOBOCAN 2008 v.1.2, Cancer incidence and mortality worldwide.* IARC CancerBase No. 10 [Internet]. 2010. Available at: http://www-dep.iarc.fr. Accessed August 14, 2011.
6. Jemal A, Bray F, Center MM, et al. Global cancer statistics. *CA Cancer J Clin* 2011;61(2):69–90.
8. Danaei G, Vander Hoorn S, Lopez AD, et al. Causes of cancer in the world: comparative risk assessment of nine behavioural and environmental risk factors. *Lancet* 2005;366(9499):1784–1793.
15. Parkin DM. The global health burden of infection-associated cancers in the year 2002. *Int J Cancer* 2006;118(12):3030–3044.
26. Beaulieu N, Bloom DE, Reddy Bloom L, et al. *Breakaway: the global burden of cancer- challenges and opportunities.* New York: Economist Intelligence Unit: The Economist, 2009.
27. Penchansky R, Thomas JW. The concept of access: definition and relationship to consumer satisfaction. *Med Care* 1981;19(2):127–140.
28. Mackillop WJ. Health services research in radiation oncology: towards achieving the achievable for patients with cancer. In: Gunderson LL, Tepper JE, eds. *Clinical radiation oncology,* 2nd ed. New York: Churchill Livingstone, 2006.
30. Frenk J, Chen L, Bhutta ZA, et al. Health professionals for a new century: transforming education to strengthen health systems in an interdependent world. *Lancet* 2010;376(9756):1923–1958.
31. Tatsuzaki H, Levin CV. Quantitative status of resources for radiation therapy in Asia and Pacific region. *Radiother Oncol.* 2001;60(1):81–89.
32. Zubizarreta EH, Poitevin A, Levin CV. Overview of radiotherapy resources in Latin America: a survey by the International Atomic Energy Agency (IAEA). *Radiother Oncol* 2004;73(1):97–100.
33. Kron T, Cheung K, Dai J, et al. Medical physics aspects of cancer care in the Asia Pacific region. *Biomed Imaging Interv J* 2008;4(3):e33.
35. International Atomic Energy Agency. *Directory of radiotherapy centers (DIRAC).* Available at: http://www-naweb.iaea.org/nahu/dirac/default.shtm. Accessed August 7, 2011.
36. Levin V, Tatsuzaki H. Radiotherapy services in countries in transition: gross national income per capita as a significant factor. *Radiother Oncol* 2002;63(2):147–150.
38. Levin CV, El Gueddari B, Meghzifene A. Radiation therapy in Africa: distribution and equipment. *Radiother Oncol* 1999;52(1):79–84.
39. Barton MB, Frommer M, Shafiq J. Role of radiotherapy in cancer control in low-income and middle-income countries. *Lancet Oncol* 2006;7(7):584–595.
47. Farmer P, Frenk J, Knaul FM, et al. Expansion of cancer care and control in countries of low and middle income: a call to action. *Lancet* 2010;376(9747):1186–1193.
51. Institute of Medicine Committee on Quality of Health Care in America. *Crossing the quality chasm: a new health system for the 21st century.* Washington, DC: National Academy Press, 2001.
56. Izewska J, Andreo P, Vatnitsky S, et al. The IAEA/WHO TLD postal dose quality audits for radiotherapy: a perspective of dosimetry practices at hospitals in developing countries. *Radiother Oncol* 2003;69(1):91–97.
58. Sharma V, Gaye PM, Wahab SA, et al. Patterns of practice of palliative radiotherapy in Africa, part 1: bone and brain metastases. *Int J Radiat Oncol Biol Phys* 2008;70(4):1195–1201.
59. Cazap E, Buzaid AC, Garbino C, et al. Breast cancer in Latin America: results of the Latin American and Caribbean Society of Medical Oncology/Breast Cancer Research Foundation expert survey. *Cancer* 2008;113(8 Suppl):2359–2365.
60. El Saghir NS, El-Asmar N, Hajj C, et al. Survey of utilization of multidisciplinary management tumor boards in Arab countries. *Breast* 2011;20(Suppl 2):S70–S74.
62. Shakespeare TP, Back MF, Lu JJ, et al. External audit of clinical practice and medical decision making in a new Asian oncology center: results and implications for both developing and developed nations. *Int J Radiat Oncol Biol Phys* 2006;64(3):941–947.
64. Barton M, Shafiq J, eds. *Radiotherapy risk profile: technical manual.* Geneva: World Health Organization, Radiotherapy Safety Team within the World Alliance for Patient Safety, 2008.
65. Sankaranarayanan R, Swaminathan R, eds. *Cancer survival in Africa, Asia, the Caribbean and Central America. IARC Scientific Publications No. 162.* Lyon, France: International Agency for Research on Cancer, 2011.
66. Barton MB, Gebski V, Manderson C, et al. Radiation therapy: are we getting value for money? *Clin Oncol (R Coll Radiol)* 1995;7(5):287–292.
69. Groot MT, Baltussen R, Uyl-de Groot CA, et al. Costs and health effects of breast cancer interventions in epidemiologically different regions of Africa, North America, and Asia. *Breast J* 2006;12(Suppl 1):S81–S90.
70. Van Der Giessen PH, Alert J, Badri C, et al. Multinational assessment of some operational costs of teletherapy. *Radiother Oncol* 2004;71(3):347–355.
72. Kitchener HC, Hoskins W, Small W, Jr, et al. The development of priority cervical cancer trials: a Gynecologic Cancer InterGroup report. *Int J Gynecol Cancer* 2010;20(6):1092–1100.
73. van Lonkhuijzen L, Thomas G. Palliative radiotherapy for cervical carcinoma, a systematic review. *Radiother Oncol* 2011;98(3):287–291.
74. Kepka L, Casas F, Perin B, et al. Radiochemotherapy for lung cancer in developing countries. *Clin Oncol (R Coll Radiol)* 2009;21(7):536–542.
76. Overgaard J, Mohanti BK, Begum N, et al. Five versus six fractions of radiotherapy per week for squamous-cell carcinoma of the head and neck (IAEA-ACC study): a randomised, multicentre trial. *Lancet Oncol* 2010;11(6):553–560.
77. Salminen EK, Kiel K, Ibbott GS, et al. International Conference on Advances in Radiation Oncology (ICARO): outcomes of an IAEA meeting. *Radiat Oncol* 2011;6:11.
79. Anderson BO, Cazap E, El Saghir NS, et al. Optimisation of breast cancer management in low-resource and middle-resource countries: executive summary of the Breast Health Global Initiative consensus, 2010. *Lancet Oncol* 2011;12(4):387–398.
80. Anderson BO, Ballieu M, Bradley C, et al. *Access to cancer treatment in low- and middle-income countries-an essential part of global cancer control.* A CanTreat Position Paper. 2010. Available at: http://axios-group.com/index.php/download_file/view/85/151/. Accessed July 6, 2011.
81. Sloan FA, Gelband H, eds. *Cancer control opportunities in low- and middle-income countries.* Washington, DC: National Academy Press, 2007.
82. Union for International Cancer Control. *The world cancer declaration 2008.* 2011. Available at: http://www.uicc.org/declaration/download-declaration. Accessed July 31, 2011.
83. World Health Organization. *National cancer control programmes: policies and managerial guidelines.* Geneva: World Health Organization, 2002.
84. United Nations General Assembly 66th Session. *Political declaration of the high-level meeting of the General Assembly on the Prevention and Control of Non-communicable Diseases. A/66/L.1. Sept. 16, 2011.* New York: United Nations, 2011.
87. Hanna TP, Kangolle AC. Cancer control in developing countries: using health data and health services research to measure and improve access, quality and efficiency. *BMC Int Health Hum Rights* 2010;10:24.
88. Knaul FM, Frenk J, Shulman LN, for the Global Task Force on Expanded Access to Cancer Care and Control in Developing Countries. *Closing the cancer divide: a blueprint to expand access in low and middle income countries.* Boston, MA: Harvard Global Equity Initiative, 2011.
89. World Health Organization. *Cancer control: knowledge into action: WHO guide for effective programs; module 4. Diagnosis and treatment.* Geneva: World Health Organization, 2008.
90. Anderson BO, Shyyan R, Eniu A, et al. Breast cancer in limited-resource countries: an overview of the Breast Health Global Initiative 2005 guidelines. *Breast J* 2006;12(Suppl 1):S3–S15.
92. Macbeth FR, Abratt RP, Cho KH, et al. Lung cancer management in limited resource settings: guidelines for appropriate good care. *Radiother Oncol* 2007;82:123–131.
93. Datta NR, Rajasekar D. Improvement of radiotherapy facilities in developing countries: a three-tier system with a teleradiotherapy network. *Lancet Oncol* 2004;5(11):695–698.
95. Coffey M, Engel-Hills P, El-Gantiry M, et al. A core curriculum for RTTs (radiation therapists/radiotherapy radiographers) designed for developing countries under the auspices of the international atomic energy agency (IAEA). *Radiother Oncol* 2006;81:324–325.
96. Podgorsak EB. *Radiation oncology physics: a handbook for teachers and students.* Vienna: IAEA, 2005.
97. Ribeiro RC, Pui CH. Saving the children–improving childhood cancer treatment in developing countries. *N Engl J Med* 2005;352(21):2158–2160.
98. Masera G, Baez F, Biondi A, et al. North-South twinning in paediatric haemato-

oncology: the La Mascota programme, Nicaragua. *Lancet* 1998;352(9144):1923–1926.
102. Peabody JW, Taguiwalo MM, Robalino DA, et al. Improving the quality of care in developing countries. In: Jamison DT, Breman JG, Measham AR, et al., eds. *Disease control priorities in developing countries.* Washington, DC: World Bank and Oxford University Press, 2006.
103. Borras C. Overexposure of radiation therapy patients in Panama: problem recognition and follow-up measures. *Rev Panam Salud Publica* 2006;20(2–3):173–187.
106. Mytton OT, Velazquez A, Banken R, et al. Introducing new technology safely. *Qual Saf Health Care* 2010;19(Suppl 2):i9–i14.
107. Newton RC, Mytton OT, Aggarwal R, et al. Making existing technology safer in healthcare. *Qual Saf Health Care* 2010;19(Suppl 2):i15–i24.
109. McArdle O, Kigula-Mugambe JB. Contraindications to cisplatin based chemoradiotherapy in the treatment of cervical cancer in Sub-Saharan Africa. *Radiother Oncol* 2007;83(1):94–96.
113. Frenk J, Chen L. Overcoming gaps to advance global health equity: a symposium on new directions for research. *Health Res Policy Syst* 2011;9(1):11.
117. Schreiner LJ, Kerr A, Salomons G, et al. The potential for image guided radiation therapy with cobalt-60 tomotherapy. In: Ellis RE, Peters TM, eds. *Lecture notes in computer science: Proc. 6th Annual International Conference on Medical Image Computing and Computer Assisted Intervention (MICCAI).* Vol 8. Heidelberg: Springer-Verlag, 2003:449–456.

第 29 章 放射反应化学修饰剂

David S. Yoo, David M. Brizel

多种化学药物已与放射治疗联合应用，以达到增强抗肿瘤作用和减轻治疗相关毒性的目的。为了理解放射治疗反应化学修饰的基本原理，并进行进一步讨论，需要明确两个基本概念。第一是治疗比(TR)，定义为 TCP/NTCP，其中 TCP 指肿瘤控制概率，而 NTCP 指正常组织的并发症概率。这两个参数都是 S 形的剂量反应曲线(图 29.1)。对某种治疗而言，这两条曲线的水平间距经常决定治疗的最终结果。当这两条曲线的水平间距增大时，治疗就更为有效，而发生正常组织并发症的概率就会降低。相反，当这两条曲线的间距减小时，治疗的效果就会降低，而发生正常组织并发症的概率就会升高。

第二个概念是化学修饰剂的效益/毒性比，其能直接影响 TR。放射增敏剂在提高治疗效果时，增加了正常组织的不良反应(肿瘤和正常组织的剂量反应曲线左移)，使得 TR 没有发生变化或者更不利于临床的治疗。相反，放射保护剂能够降低放射治疗的肿瘤杀伤作用(肿瘤和正常组织的剂量反应曲线右移)，并且不会影响或降低 TR。当使用放射保护剂的首要目的是为了降低 NTCP 时，就必须考虑到放射保护剂的毒性作用。假如放射保护剂能够引起严重的副作用，即便其可以降低放射治疗的毒性，也不适合临床应用。这一章将着重研究化学放射增敏剂和放射保护剂，主要是通过已经进行过临床试验的头颈部肿瘤的治疗来详述这些概念。

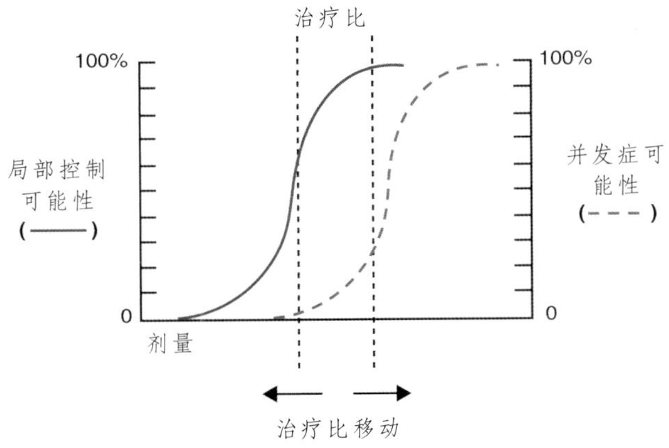

图 29.1 治疗指数(TI)图示。肿瘤控制率(TCP)位于正常组织并发症概率(NTCP)的左侧，两者都是 S 形剂量-反应曲线。两条曲线分的较开提示较高的治疗指数。对正常组织的保护会使 NTCP 曲线右移而 TCP 曲线没有右移。加强治疗会使 TCP 曲线左移，而 NTCP 曲线不会左移。

化学增敏剂

氧效应

肿瘤细胞杀伤是通过直接电离辐射破坏关键的细胞结构，以及由沉积到包括水分子在内的其他细胞分子上的能量的间接作用而引起。电离辐射可产生自由基，通过引起 DNA 单链和双链断裂而导致细胞死亡。这种损害可以分别通过氧化和还原化学反应过程修复[1]。氧分子与靶自由基结合产生潜在致死性的化学结构改变。体内和体外实验均证明肿瘤乏氧降低了放射敏感性[2,3]。氧合良好的细胞(氧分压或 PO_2>10mmHg）对一定剂量电离辐射的敏感性比相应的乏氧细胞约高 2.5 倍。

临床数据清楚地表明，在头颈部肿瘤中存在着肿瘤乏氧[4,5]，而且乏氧与照射野内治疗失败和总生存期有极强的相关性(图 29.2 和图 29.3)[6]。这种效应与疾病的当前分期是无关的[7]。肿瘤乏氧还与经手术[8,9]或放射治疗[10]的宫颈癌的局部和远处复发有关，与经手术治疗和辅助性放射治疗的软组织肉瘤的远处复发有关[11]。

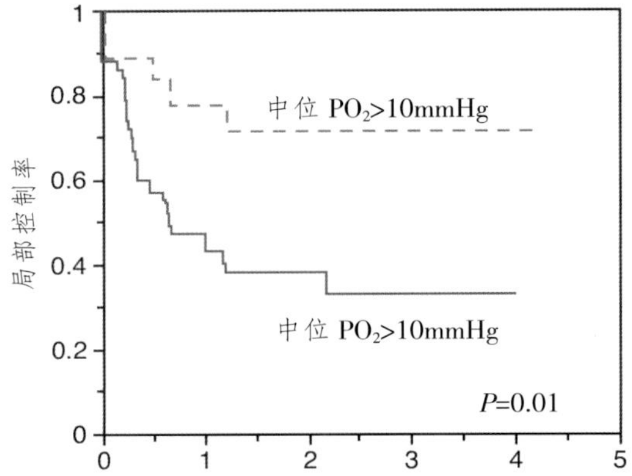

图 29.2 治疗前头颈部肿瘤氧合度与经放射治疗同步或不同步化疗后局部区域疾病控制间的联系。虚线表示肿瘤的中位氧分压(PO_2)>10mmHg。实线表示肿瘤的中位 PO_2<10mmHg。

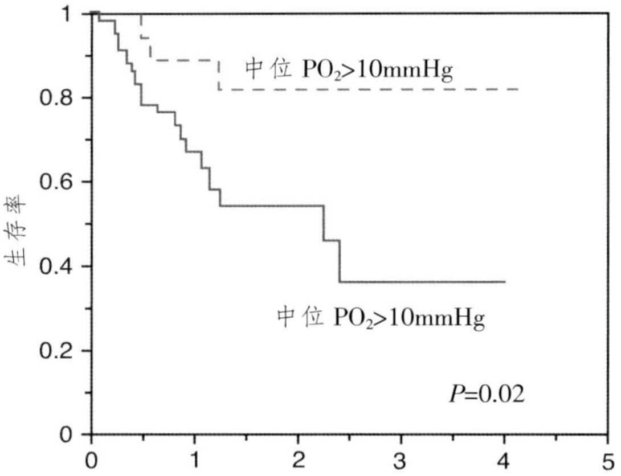

图 29.3 治疗前头颈部肿瘤氧合度与经放射治疗同步或不同步化疗后局部区域疾病控制间的联系。虚线表示肿瘤的中位氧分压(PO_2)>10mmHg。

肿瘤氧合的增益

为了克服肿瘤乏氧的副作用,根据研究的基本方向可以将治疗手段分为三种:增加肿瘤的氧供克服肿瘤乏氧,使用氧类似物来增加乏氧细胞放射敏感性,使用针对乏氧肿瘤细胞的细胞毒药物。血红蛋白浓度是决定从血液到组织中氧运输能力的关键因素。当动脉血 PO_2>70mmHg 时,血红蛋白的氧饱和度会超过 90%。但是,在正常的大气压下,O_2 相对难溶于血浆,而高压下大量 O_2 则易溶解于血浆,从而被运送到乏氧组织中。

20 世纪 50~70 年代,研究者们不断进行高压氧(HBO)与放射治疗联合使用的临床试验,研究的疾病包括中枢神经系统肿瘤[12]、肺癌[13]、膀胱癌[14]和皮肤癌[15],但是均未表现出明显的治疗优势。但对宫颈癌[16]和头颈部肿瘤[17,18]的随机研究则显示高压氧治疗能够增加肿瘤的局部控制率和总体生存期。高压氧治疗与放射治疗联合应用的过程十分复杂,需要利用非常规分割治疗方案。这一限制使得高压氧无法纳入常规的临床治疗。

吸入含 5%二氧化碳的氧气(95%O_2/5%CO_2),伴或者不伴同步使用烟酰胺,试图通过此种方法增加肿瘤氧合以提高对放射治疗的敏感性。吸入含 CO_2 的气体是为了形成轻度酸中毒,使得氧合血红蛋白的相关曲线右移,以利于将 O_2 运送到乏氧组织中。烟酰胺(一种维生素 B 衍生物)的使用是由于根据前期临床研究证明它能够增加肿瘤的局部血流[19,20]。对宫颈癌和头颈部肿瘤的极谱电极分析已经表明,吸入含 CO_2 的气体和应用烟酰胺能够改善某些患者的肿瘤氧合[21-23]。

1996—2002 年,佛罗里达大学开展了一项随机试验[24],试验内容为对 T2~T4 期口咽、喉咽和下咽鳞癌患者应用超分割放射治疗进行治疗。这一研究的目的是为了验证放射治疗联合使用混合气能够使 2 年局部控制率提高 20%,使 4 年疾病特异性生存率提高 15%。几乎全部的入组患者都完成了规定的治疗。在该试验中放射治疗加入混合气并没有达到临床研究的预期终点。最重要的是,研究设计时需要入组 675 例患者,但是 5 年仅仅入组了 101 例患者,使得这个试验不能够有效证明所用治疗方法的预期作用。无法入组足够多的患者,也对混合气应用的可行性提出了质疑。

在一项对 215 例头颈部肿瘤患者的Ⅱ期临床研究中,已经证实了应用含 CO_2 的气体和烟酰胺可增强放射治疗[25]。97%的患者肿瘤分期处于Ⅲ期或者Ⅳ期,喉癌占 46%,下咽癌占 23%,口咽癌占 23%。放射治疗期间始终吸入含 CO_2 的混合氧的患者占总数的 88%。在放射治疗前 1~1.5 小时使用烟酰胺,剂量为 60~80mg/kg。烟酰胺引起的恶心和呕吐使得 10%使用较低剂量的患者和 31%使用较高剂量的患者暂停使用烟酰胺。对于原发的下咽癌,5 年局部控制率为 48%,喉癌为 77%,原发的口咽癌为 72%[26]。

血红蛋白的变构修饰剂能够使得氧合血红蛋白的曲线右移,增加对乏氧组织的 O_2 供应[27]。其中,对 RSR-13(乙丙昔罗)进行的动物试验表明其能增加肿瘤的氧合[28],增强放射治疗的疗效[29]。研究者们开展了一项Ⅲ期开放性试验,对 538 例脑转移瘤患者进行全脑放射治疗,同时吸入 O_2,伴或不伴每日静脉输注乙丙昔罗[30]，结果未发现生存率的改善。在该试验入组患者中，54%是非小细胞肺癌的脑转移患者，20%是乳腺癌的脑转移患者。另一项回顾性亚组分析证明，当乳腺癌患者的红细胞中乙丙昔罗较高时，能够显著增加患者的中位生存时间[31]。然而，Ⅲ期临床试验 ENRICH 表明，应用乙丙昔罗和吸入 O_2 联合放射治疗治疗乳腺癌脑转移患者的方案在总体生存方面并没有显著获益[32]。

贫血是肺癌[33]、宫颈癌[34]和头颈部肿瘤[35-37]等多种恶性肿瘤的一个非常重要的预后不良因素。使用极谱电极对头颈部肿瘤患者进行氧测量，显示贫血患者较非贫血患者更容易出现肿瘤氧合差的情况，不过在非贫血患者中也探查到了明显的肿瘤乏氧[6,38]。目前多项关于能否通过输血或者应用促红细胞生成药物纠正或是预防贫血从而提高治疗疗效的试验正在进行当中。

由玛嘉烈公主医院最初公布的对宫颈癌患者进行输血治疗的方法，其显示骨盆控制率和治疗率的提高与纠正贫血有关[39]，从而广受欢迎。然而，随后该研究组的结果在意向治疗的基础上重新调查和分析时却没有显示出输血能带来生存获益[40]。对头颈部肿瘤患者的研究则表明输血对生存存在负面影响[41,42]。研究者对 351 例患者进行了一项双盲安慰剂对照的随机研究，采用放射治疗伴或不伴促红细胞生成素（EPO）治疗来验证是否能够通过纠正或者阻止贫血来提高头颈部肿瘤放射治疗的效果[43]。这项研究的终点是局部无进展的生存期。EPO 治疗组中 82%的患者（n=54）血色素维持于>14g/dL（女性）或 15g/dL（男性），而在安慰剂组，只有 15%的患者能够达到这一标准。相比于安慰剂组，局部肿瘤进展的相对危险度为 1.62（P=0.0008）。同样，在接受 EPO 治疗的患者中生存率也是较差的（相对危险度为 1.39；P=0.02）。一项分析了 5 个随机研究包括 1397 例头颈部肿瘤患者的系统综述显示，放射治疗加用 EPO 治疗的总生存更差（比值比为 0.73；P=0.005）[44]。这些不理想的结果或许归因于过度纠正血红蛋白水平而导致的血栓栓塞事件[45]。研究发现，肿瘤细胞能够表达 EPO 受体，刺激下游信号通路可能会促成肿瘤出现更俱侵袭性的表型[46,47]。

乏氧细胞的增敏

亲电子化合物氧化辐射能产生自由基损伤，增加细胞杀伤[48]。对这些化合物的使用，尤其对于降低放射治疗疗效的乏氧肿瘤细胞微环境尤为重要。2-硝基咪唑就属于这一类化合物，能够在乏氧环境下代谢为活性形式。米索硝唑是 2-硝基咪唑的前体，有两项随机研究正在进行研究。丹麦头颈部癌症研究 2（DAHANCA 2）进行了随机双盲研究来评价米索硝唑分别采用两种给药方式，并配合放射治疗来治疗喉咽部肿瘤的临床疗效[49]。患者根据肿瘤部位（喉和咽）、淋巴结转移、研究中心进行分层研究，米索硝唑总剂量为 11g/m²。试验入组 626 例患者，使用米索硝唑组并未表现出明显的局部控制优势。而米索硝唑有严重的外周神经病变和剂量限制毒性，发生概率达 26%。EORTC 进行了一项随机研究，采用米索硝唑配合不同的分割方式（3 次/天）与常规分割比较，证实在 523 例局部进展期头颈部肿瘤患者中治疗效果并没有差异，再次证明这种药物的使用不能够获得临床获益[50]。

依他硝唑（SR2508）是米索硝唑类似物，在头颈部肿瘤Ⅱ期临床研究中证明其脂溶性更低，神经毒性更小[51]。RTOG 的一项Ⅲ期临床研究使用依他硝唑治疗头颈部肿瘤，入组 521 例患者接受常规放射治疗，部分患者使用依他硝唑 2mg/m²，每周 3 次[52]。依他硝唑治疗组，77%患者至少服用依他硝唑 14 次，没有发现Ⅲ~Ⅳ度中枢神经或者外周神经系统毒性，2 年局部控制率两组均为 40%，依他硝唑治疗组生存率为 41%，安慰剂组为 43%。一项在欧洲进行的类似研究入组了 374 例患者，同样也没有发现治疗获益，反而增加了神经毒性的发生率[53]。

尼莫拉唑是一种与甲硝唑结构相同的 5-硝基咪唑物质[54]。其剂量限制毒性反应是恶心和呕吐；然而，该药物在每次放射治疗过程中均可给药。DAHANCA 进行了一项对声门上型喉癌和咽癌应用尼莫拉唑（1.2g/m² 对安慰剂）的Ⅲ期临床试验[55]。试验数据表明实验组肿瘤控制率明显提高（5 年局控率分别为 49%、33%；P=0.002）但是对总生存却没有影响，该结果与 DAHANCA 的米索硝唑实验结果是一致的。在丹麦，应用尼莫拉唑治疗已经成为标准治疗方式之一，但在其他国家还没有被应用。

靶向乏氧细胞的药理学基础

丝裂霉素 C（MMC）是一种在低氧浓度区域进行代谢和对缺氧细胞优先发挥细胞毒作用的烷化剂。丝裂霉素 C 结合放射治疗和 5-Fu，作为非手术治疗肛门鳞癌发挥着重要的作用[56]。耶鲁大学研究者设计了两项随机试验，使用丝裂霉素 C 治疗了 195 例头颈部肿瘤患者[57]。耶鲁治疗计划包括68Gy放射治疗配合第1天和第43天使用丝裂霉素。使用MMC的局部控制由54%上升到76%(P=0.003)。生存率从42%提高到48%，但是没有统计学意义。研究中的大多数患者接受的是术前或术后辅助放射治疗，只有74例(38%)接受了根治性放射治疗，而且这一组还不清楚是否受益于增加的MMC。

由维也纳大学组织的一项三臂的临床试验比较常规分割放射治疗(CF)(2Gy/d，总量为70Gy)与加速超分割治疗联合或不联合使用丝裂霉素C(V-CHART+MMC和V-CHART)[58]。放射治疗初始剂量为每次分割2.5Gy，之后变为1.65Gy每天2次照射，最终达到总剂量55.3Gy/17d。MMC在放射治疗第5天按照20mg/m^{2}方案给药。所有入组的239例患者中，85%分期为T3或T4，79%的患者有淋巴结受累。V-CHART+MMC组3年局部控制率为48%，V-CHART组为32%，常规治疗组为31%(P值分别为0.05、0.03)。包括所有原因的死亡率，V-CHART+MMC组为41%，而V-CHART组为31%，常规放射治疗为24%(P=0.03)。两个试验组中发生口腔黏膜炎的概率为90%，而常规治疗组则仅为33%(P值分别为0.05、0.03)，三组中的口腔黏膜炎的中位缓解时间均为6~7周。3~4度血液学毒性和原发性血小板减少在V-CHART+MMC组的发生率为18%。

泊非霉素，是一种丝裂霉素C衍生物，在体外培养乏氧和含氧细胞之间产生了更大的细胞毒性差异[59]。耶鲁大学研究人员还在Ⅲ期研究中比较常规放射治疗联合泊非霉素与使用放射治疗联合丝裂霉素C的疗效[60]。两个治疗组的血液学和非血液学毒性相当。中位随访时间超过6年。丝裂霉素C的5年局部无复发生存期优于泊非霉素(分别为91.6%对72.7%；P=0.01)，局部区域无复发生存率（分别为82%对65.3%；P=0.05)和无病生存率(分别为72.8%对52.9%；P=0.03)。总生存率(分别为49%对54%)和无远处转移率(分别为80%对76%)没有显著差异。该研究的数据支持继续使用丝裂霉素C辅助放射治疗治疗中晚期头颈部肿瘤，并会成为未来研究的对照组。

替拉扎明（SR-4233；WIN 59075；3-氨基-1，2，4-苯并三嗪1，4-二氧化物）是一种优先作用于体外缺氧细胞，发挥细胞毒性作用的还原剂。相比厌氧条件下，有氧的条件下达到同样水平的细胞杀伤力需要25~200倍以上药物剂量[61,62]。乏氧条件下，自由基单电子还原产物能够迅速形成，并且可以诱导DNA链断裂，造成嘧啶的氧化损伤[63]。分析缺氧环境下替拉扎明引起的DNA和染色体的断裂，表明DNA双链断裂是造成细胞死亡的主要原因。

生物还原剂不同于如硝基咪唑类药物的氧模拟增敏剂，因为它本身针对缺氧组织发挥细胞毒作用。因此，不同于氧模拟增敏，替拉扎明的治疗作用在放射治疗之前或之后均得到加强[64,65]。在分次放射治疗小鼠肿瘤时，替拉扎明并没有能够表现出优于依他硝唑的治疗作用[66]，这一放射修饰剂的作用可以在有乏氧细胞存在的情况下发挥作用，而且与有效放射治疗剂量有关[67]。同时，替拉扎明还能够增强顺铂的细胞毒作用[68]。

Rischin等[69]通过一系列的实验研究同步使用替拉扎明和顺铂，联合放射治疗治疗进展期的头颈部肿瘤。一项Ⅰ期临床试验确定了替拉扎明与放射治疗和顺铂联用时所用的剂量。另一项随机Ⅱ期临床试验通过比较放射治疗联合顺铂/替拉扎明与放射治疗联合顺铂/5-Fu证实了在替拉扎明治疗组的获益(3年局部无进展生存率分别为84%对66%，P=0.07)[70]。在这些试验中，有45例患者应用18-氟脱氧葡萄糖-甲氧甲基硝基咪唑乙醇PET扫描获得了肿瘤乏氧图像[71]。在71%的患者中发现了原发灶或者淋巴结处存在乏氧。13例肿瘤乏氧患者接受顺铂/5-Fu治疗后有8例患者(占62%)发生了局部复发，而在替拉扎明组，19例带有乏氧肿瘤的患者中，只有1例(占5%)出现局部复发(风险比HR=15；P=0.001)。在10例肿瘤没有乏氧且接受顺铂/5-Fu治疗的患者中，只有1例患者出现了局部失败。这些发现有力地证明了替拉扎明治疗乏氧肿瘤具有提升疗效的优势。

两项Ⅲ期临床试验证实了替拉扎明在头颈部肿瘤中的应用。HeadSTART研究入组了861例患者，比较了标准分割放射治疗(70Gy)同步应用顺铂/替拉扎明与放射治疗只同步应用顺铂[72]。该试验主要的研究终点是总生存，单独应用顺铂组2年生存率是65.7%，而顺铂/替拉扎明组是66.2%，在无复发生存率、局部复发时间及生活质量方面两组没有差异。值得注意的是，本研究中的患者不是根据肿瘤是否乏氧入组的。而且，12%的患者没有达到规定的放射治疗剂量，这部分患者的局部控制率及总生存明显比按照规定完成放射治疗计划的患者要低[73]。第二项原计划入组550例患者的类似试验因为在顺铂/替拉扎明组出现的高死亡数而提前关闭[74]。

放射反应生物修饰剂

表皮生长因子-1(EGFR-1)的过表达与头颈部鳞癌的不良预后有关[75]。西妥昔单抗(C225)是一种嵌合的 EGFR 单克隆抗体。临床前研究已经证实西妥昔单抗能够使细胞对电离辐射的毒性作用更敏感[76,77],并且与放射治疗联用于头颈部肿瘤是安全的[78]。一项非盲Ⅲ期临床试验验证了在放射治疗过程中每周一次应用西妥昔单抗的作用[79]。尽管在该试验中超分割和标准分割放射治疗方案都可以应用,但是大多数患者接受了加速超分割放射治疗及局部加量的治疗方案。该研究中口腔原发肿瘤患者被排除入组。在放射治疗联合西妥昔单抗组,2 年局部控制率从单纯放射治疗组的 48%提高到了 56%(P=0.02),该组的生存优势持续存在,5 年生存率是 45.6%对 36.4%(P=0.018)[80]。

该试验为将生物靶向药加入物理靶向治疗形式可提高治疗疗效的理论提供了证据。然而,该试验 1/3 的入组患者是Ⅲ期病变,也正因为这样,晚期患者较少,因此结果显示比大部分接受同步放化疗(CRT)的患者有更有利的预后。试验也观察到,携带有人乳头瘤病毒(HPV)的口咽鳞状细胞癌的患者预后和疗效更好[81]。目前正在进行的Ⅲ期临床试验 RTOG 1016 就要验证放射治疗联合西妥昔单抗与放射治疗联合顺铂的治疗方案相比是否具有相同的疗效且更低的毒性。

另一项Ⅲ期临床试验 RTOG 0522 将局部晚期头颈部肿瘤患者随机分为放射治疗同步顺铂加或者不加西妥昔单抗两个组。该研究结果在 2011 年的美国临床肿瘤年会(ASCO)上被公布[82]。同步放化疗加用西妥昔单抗并没有提高 2 年无进展生存率及总生存率。HPV(+)和 HPV(-)患者的亚组分析正在进行中。尽管如此,EGFR 抑制剂在头颈部肿瘤中的应用仍是一个广阔的研究领域。目前处于临床研究中的药物包括全人源化的单克隆抗体和 EGFR 家族受体的酪氨酸激酶小分子抑制剂。

化学放射保护剂

保护正常组织避免放射治疗的副反应是综合治疗方案发展的一个重要组成部分,实现该目标的策略包括:设野的物理调控、分割方式的调整和放射治疗反应的药物作用。物理放射防护依靠的原则有:可能可以通过勾画射野形状来实现从高剂量区域排除正常组织、多野的放射治疗应用、不同能量束的应用以及每个设野的剂量调整(IMRT)。改变分割模式多使用每天多次照射,与每天一次照射的常规分割放射治疗截然不同,其目的是为了利用肿瘤组织和正常组织对放射治疗修复能力的不同。治疗设野的物理调整及分割模式的改变在别处另做讨论。

保护

放射保护剂的药理作用可以分为三类:保护、减症和治疗。电离辐射的直接细胞毒作用是通过产生自由基,造成细胞 DNA 的断裂,引起有丝分裂细胞的死亡。氨磷汀(Amifostine)(WR2721;Ethyol,Medimmune Inc,马里兰州,盖瑟斯堡)是一类清除自由基的放射保护剂,也是一种硫醇类前体药物,能够在肾脏和唾液腺中聚集,产生有效成分 WR1065[83]。

1995—1997 年间进行的一项开放的Ⅲ期随机临床试验评价了这一药物降低 2 度及以上急性和迟发性口腔干燥和 3 度及以上急性黏膜炎的作用[84]。所有的治疗方案采用了常规每日分割 1.8~2.0Gy、总治疗剂量达到 66~70Gy 的放射治疗方案,术后放射治疗根据患者的复发风险,剂量为 50~60Gy。试验中没有使用 IMRT 技术,并选择双侧腮腺的包含体积大于 75%的患者入组。所有的患者随机接受放射治疗前每天静脉注射氨磷汀 200mg/m^2。

303 例患者入组研究,随访时间最短为 2 年。结果显示,氨磷汀没能降低 3 度以上黏膜炎的发生率,但是能够降低急性和慢性 2 度口腔干燥的发生,放射治疗后 1 年接受氨磷汀的患者发生率为 34%,而其他患者发生率为 56%(P=0.002)。不经过刺激的唾液生成量在接受氨磷汀治疗的患者中常常大于 0.1g (72%对 49%;P=0.003),氨磷汀的使用对放射治疗后两年口腔干燥症的发生有影响,但是收益程度较低(19%对 36%;P=0.05)。在该类并发症发生率较低的两组患者中,唾液腺功能恢复得较晚。实验中证实,这一唾液腺功能晚期恢复理论的表现在未接受氨磷汀且不经刺激产生唾液量大于 0.1g 的患者中,其百分比提高到了 57%[85]。

该试验中使用氨磷汀产生的严重毒性作用(CTC 分级>3)的发生率低于 10%,包括恶心、呕吐和一过性低血压。接近 2/3 的患者出现了较轻的副作用。药物相关的毒性作用引起了 20%的患者在放射治疗未完成时即停止服药。皮下用药产生的恶心、呕吐和低血压等副作用的发生率都较静脉给药低,但是却容易造成皮肤毒性,还有15%~20%的患者无法完成放射治疗期间的氨磷汀用药[86]。严重的皮肤毒性包括多形红斑、Stevens-Johnson综合征和中毒性表皮坏死溶解,发生率为6~9/100 000[87]。

一些人提出这个试验的规模不足以验证氨磷汀(肿瘤保护剂)在患者生存中发挥的作用[88]。这一争议在技术层面上是正确的,但是却忽略了氨磷汀的抗肿瘤效应需要另外的等效试验来验证。假如要论证氨磷汀使生存率从45%降低到40%(P=0.05;80%检验效能)的话,试验的每个试验组需要入组超过1200例患者[89]。由于病源过于紧缺,如此大规模的研究不能在头颈部肿瘤研究中进行。例如目前最大的头颈部肿瘤随机试验RTOG-9003,耗时8年4组共入组了1113例患者[90]。一项纳入了12项临床试验共1119例患者的荟萃分析验证了放射治疗或者是放化疗患者应用氨磷汀对生存的影响,大部分为头颈部肿瘤患者(占65%),33%为肺癌患者,还有2%是盆腔肿瘤患者,死亡风险比是0.98[95%可信区间(0.84,1.14),P=0.78][91]。

对于氨磷汀能够降低非小细胞肺癌治疗中放射性食管炎发生率的随机研究已由RTOG[92,93]组织完成,尽管部分患者吞咽困难得到减轻,但是并没有发现能够降低3度食管炎的发生率。对于这一现象的解释部分归于研究设计中使用了高分割治疗(每周5次,总剂量69.6Gy)与同步顺铂和紫杉醇化疗,而氨磷汀的使用为500mg、每周4次,只在每次下午放射治疗前应用。此外,28%的患者由于毒性反应和拒绝用药没能完成用药疗程,接近50%随机入组接受放射保护剂的患者最终没有使用该药物。氨磷汀的前期临床试验联合肺癌与食管癌放射治疗,采用每天给药的方法在形态学和免疫组化方面证明了其放射保护作用[94-96]。

美国FDA批准了氨磷汀用于放射治疗中口腔干燥的治疗。目前,对于头颈部肿瘤,无论是根治性放射治疗还是术后辅助放射治疗都联合化疗,造成了腮腺有很大体积处于受照射范围内。较小的Ⅱ期和Ⅲ期临床研究证明了氨磷汀在放化疗中的细胞保护作用,但仍缺乏Ⅰ类临床证据[97,98]。另外,IMRT技术的广泛使用较之于适形非调强放射治疗能够有效地实现腮腺的保护,降低口腔干燥的发生率,使得氨磷汀的作用降低[99]。IMRT联合氨磷汀的作用正处于研究中,目前还没有明确的结果[100]。

减症

不同于使用氨磷汀等清除自由基的放射保护剂,使用减轻辐射损伤的化合物也是处理前文提及的放射引起的毒性作用的另一种方式,这类药物的代表是帕利夫明(palifermin)。帕利夫明是重组的人类角质化细胞生长因子,属于成纤维细胞生长因子家族(FGF-7)。它能够刺激消化道、唾液腺、Ⅱ型肺泡细胞的上皮细胞增生和分化,也可以调节内源性的谷胱甘肽介导的细胞保护作用。在前期啮齿类动物实验中使用帕利夫明出现了口腔的舌黏膜显著增厚[101],应用分割照射的前期临床试验也证明使用帕利夫明可以提高产生溃疡性黏膜炎的照射剂量,减轻溃疡的持续时间[102,103]。在前期临床试验中,证明腮腺产生唾液的功能也可以通过使用帕利夫明得到保护,啮齿类动物模型证实每次分割照射后使用帕利夫明能够减低放射性肺炎的发生率和持续时间,以及降低肺纤维化的严重程度(图29.4)[104]。

帕利夫明能降低非霍奇金淋巴瘤骨髓移植的患者发生黏膜炎的概率,这在一项Ⅲ期随机双盲安慰剂对照临床试验得到了证实[105]。骨髓抑制治疗方案包括全身放射治疗(TBI)12Gy,每天照射2次,每次1.5Gy,之后使用化疗药物VP-16和环磷酰胺治疗。帕利夫明在全身放射治疗前给药,然后化疗结束再次给药,一直维持到全身放射治疗后结束5天。帕利夫明的给药方案是60μg/(kg·d),每天3次给药。本试验入组212例患者,分为安慰剂组和帕利夫明组,使用WHO评分系统。在安慰剂组3~4度黏膜炎的发生率接近90%,在帕利夫明组的发生率为60%。对于发生这一副作用的患者,持续时间由安慰剂组中10.4天降低到帕利夫明组的3.7天(P<0.001)。安慰剂组Ⅳ度黏膜炎发生概率为62%,帕利夫明组黏膜炎的发生概率为20%(P>0.001)。Ⅳ度黏膜炎的平均持续时间也因使用该药物由6.2天降低到3.3天(P<0.001)。

一项Ⅱ期临床试验研究了帕利夫明应用于局部晚期头颈部肿瘤患者的安全性和有效性[106]。患者被随机分到帕利夫明组和安慰剂组,比例为2:1,帕利夫明的给药剂量是60μg/kg。由研究机构自行决定放射治疗采用每天2Gy分割照射的方法或者加速超分割的方法(1.25Gy每天2次)。试验总共入组100例患者,34例接受加速超分割,其余患者接受常规照射。首次给药在放化疗开始前,随后在放射治疗结束的每周五下午给药,帕利夫明的两个额外剂量在放射治疗结束的第 1 周和第 2 周给药，放射治疗中共给药 10 次。帕利夫明没有能够降低黏膜和唾液腺的毒性反应及持续时间，而接受超分割治疗的患者的黏膜炎的持续时间和严重程度大大降低（图 29.5），接受安慰剂的患者的吞咽功能和腮腺毒性反应也改善了。

随后的一项Ⅲ期临床试验证实，接受同步放化疗的 188 例局部晚期头颈部肿瘤患者使用高剂量的帕利夫明(180μg/kg)降低了口腔黏膜炎的发生率[107]。帕利夫明在同步放化疗开始前给药，然后每周给药 1 次，共 7 周。该试验的主要研究终点是口腔黏膜炎的发生率，试验组明显低于对照组（54%对 69%；P=0.041），两组的总生存及疾病无进展生存均相似。然而，次要有效性终点比如镇静剂剂量及治疗间期的持续时间在两组中没有统计学差异。一项相似的Ⅲ期临床试验研究了帕利夫明(120μg/kg)应用于 186 例术后接受同步放化疗的头颈部肿瘤患者的结果[108]。该试验再次证实了帕利夫明能够降低 3~4 级口腔黏膜炎的发生率和持续时间，而在患者自述的疼痛评分、治疗间歇和疗效方面没有差异。帕利夫明在头颈部肿瘤患者中的确切作用还有待进一步验证。

治疗

放射保护剂和辐射缓冲剂都是为了尽量减少正常细胞死亡的风险和保护黏膜屏障不受破坏。头颈部放射治疗同时会启动局部细胞因子级联反应，其中包括白细胞介素-1(IL-1)、IL-6 以及肿瘤坏死因子(TNF-α)。炎症反应的结果最终破坏黏膜的生理解剖，继发性细菌和真菌过度增殖又加剧了局部的病理生理过程。

硫糖铝是一个基本的蔗糖铝盐，用于治疗消化性溃疡。它能够为溃疡组织提供了一个保护层，结合暴露的受损细胞中的蛋白质[109]，还能够刺激黏液生产、细胞有丝分裂和细胞表面迁移。硫糖铝已经通过多个双盲安慰剂对照的随机试验的测试。尽管能够利用它来改善黏膜炎，但是目前的临床资料没有显示硫糖铝能够带来任何受益[1,110-112]。

盐酸苄达明是一种具有抗菌活性的非甾体抗炎药[113]，能够有效抑制 TNF-α[114]。在黏膜溃疡发生前，这种促炎性细胞因子的表达在头部和颈部区域黏膜组织中上调，通常在 20Gy 达到高峰(常规分割)。盐酸苄达明减少黏膜炎发生的作用已经在头颈部放射治疗的随机双盲安慰剂对照试验得到验证[115]。该试验的主要研究终点是放射治疗剂量累积超过 50Gy 时平均黏膜评分的曲线下面积，次要终点包括止痛药使用情况、休息和饮食时的口腔疼痛、体重和使用肠内营养支持等。

盐酸苄达明治疗能够减低 30%的黏膜红斑和溃疡发生，大多数的受益在放射治疗剂量大于 25Gy 时表现出来。1/3 使用盐酸苄达明的患者不会出现任何口腔溃疡，而使用安慰剂患者则仅为 18%(P=0.04)。但是使用盐酸苄达明没有降低休息时的口腔疼痛。更重要的是，盐酸苄达明也不能够降低进食时的疼痛，放射治疗期间的累积体重下降在两组中是相同的，两组患者的接受肠内营养的比例也是相同的。

盐酸苄达明试验的研究数据提示该药能够有效抵抗黏膜炎，但是对这一临床作用的研究并没有结论性的结果。在改善黏膜炎的功能性后遗症方面也没有明显获益。大多数患者接受了 64~74Gy 的剂量照射，而大多数黏膜功能评价是在 50Gy 以下进行的。由于后者的参数评估是在整个放射治疗过程中进行的，这一试验可以解释盐酸苄达明对于局部黏膜完整性有改善但是却缺乏功能性的获益。而头颈部肿瘤最严重的黏膜炎则是超过 50Gy 才发生的。尽管本实验中患者大多分期为Ⅲ或Ⅳ期，但是不到 10%的患者接受了同步放化疗，而同步放化疗是这一分期患者的标准治疗。盐酸苄达明的临床疗效在接受高剂量放射治疗时无论是否使用同步化疗，并没有能够得到体现。

当口腔黏膜完整性被破坏时，内源性的口腔菌群能够加重黏膜的炎症反应，二次感染可以延长黏膜炎的病程并且降低患者的生活质量。内源性抗微生物多肽(Protegrin)是一类有广泛抗菌谱的自然产生的蛋白质[116]。Iseganan 是这一类化合物的人工合成类似物，一项安慰剂对照试验证实在接受化疗的患者中，Iseganan 能够降低口腔溃疡、口腔疼痛和吞咽困难的发生率[117]。

一项Ⅲ期双盲安慰剂对照试验随后就对头颈部肿瘤接受放射治疗的患者进行了验证[118]。这项试验要求至少 60Gy 的照射剂量，可以使用不同的分割方式，40%的入组患者接受了同期化疗。这项研究有 3 个分组：标准的口腔护理(SOC)、安慰剂加 SOC、Iseganan 加 SOC。在两组试验组有 2/3 的患者发生了融合性的黏膜炎，而在对照组发生率为 79%(P=0.02)。SOC 组

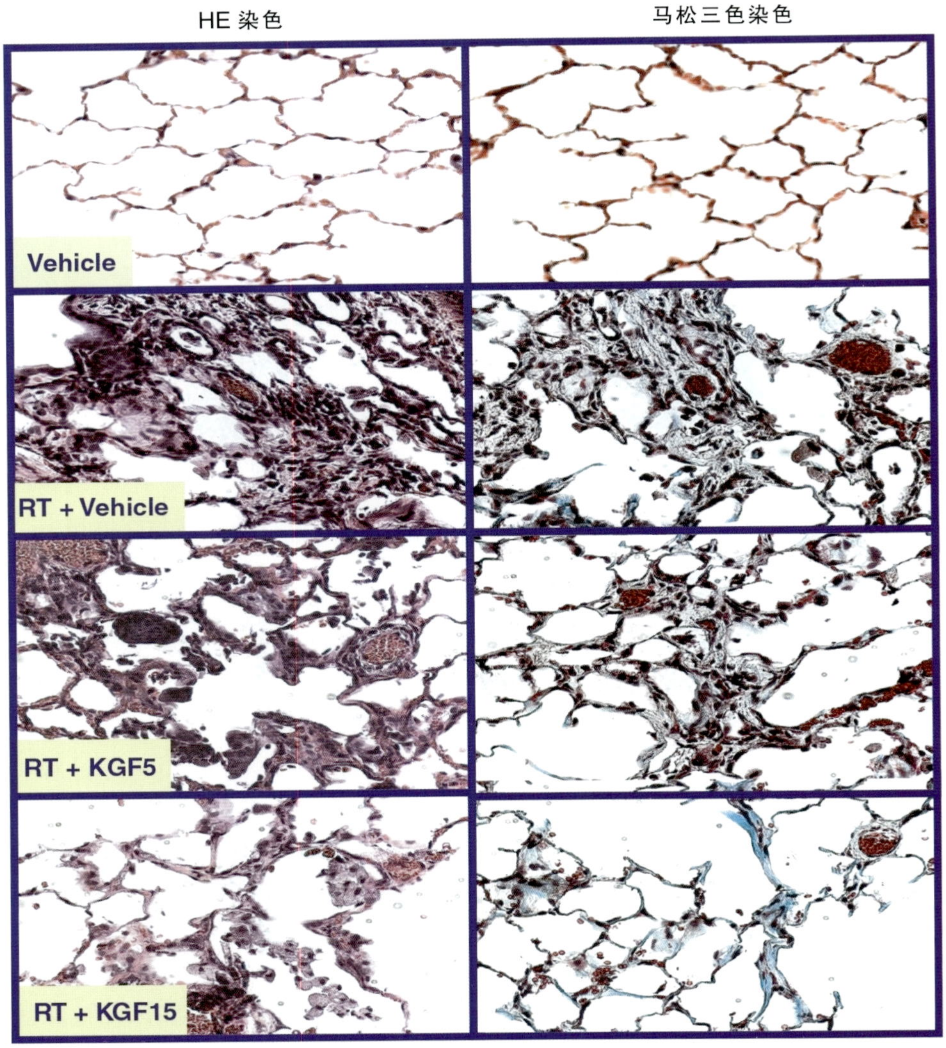

图 29.4 放射治疗引起的纤维化的减轻可归因于胸部放射治疗结束后单次剂量应用重组人角质细胞生长因子(KGF)。HE 切片显示了放射治疗引起的包括炎性渗出和肺泡壁增厚等肺泡形态学变化。马松三色板显示了纤维化的胶原沉积。KGF 给药剂量为 5mg/kg 或者 15mg/kg。给药剂量较高的患者损伤较小,这提示存在剂量-疗效反应。

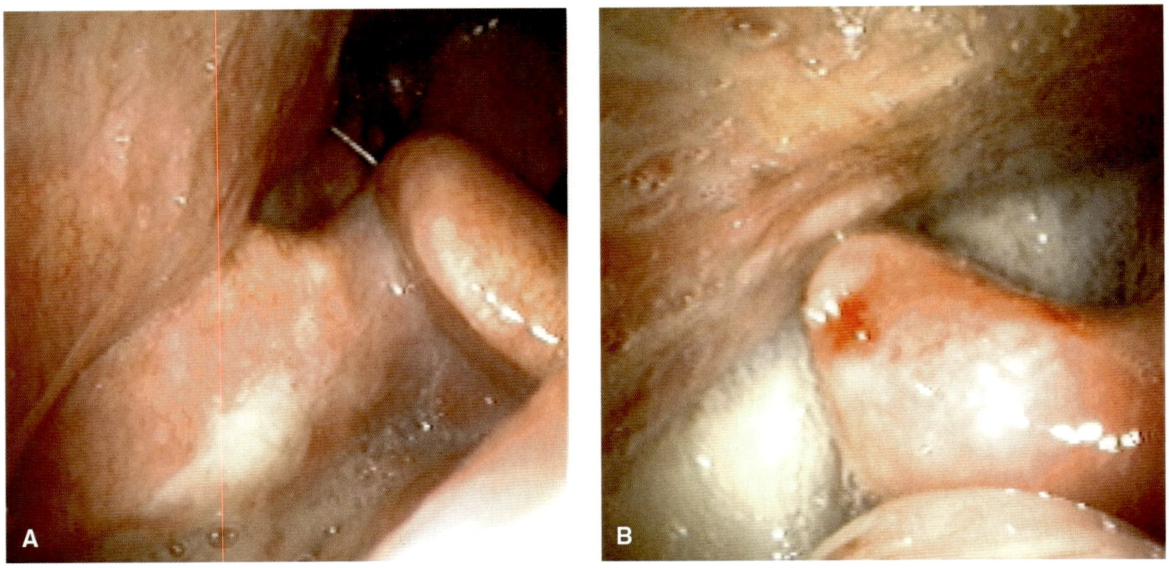

图 29.5 同步放化疗引起的舌底和声门上区的融合性炎症。(A)治疗开始前正常的黏膜。(B)伪膜性渗出、出血和水肿。

只有 2%的患者没有发生黏膜溃疡，而另两个试验组是 9%(P=0.04)。最严重的口腔溃疡和吞咽困难也在 SOC 组中更为常见，因此减低放射治疗剂量也在 SOC 组更为常见。

Iseganan 试验没有表现出使用这一药物的临床获益，但却证明了头颈部肿瘤放射治疗期间实行严格的口腔清洁是非常重要的。药物与安慰剂组的患者均要求在用药前漱口，并且都有相应记录以保证完全的用药依从性，而在 SOC 组并没有这些措施。这样的试验证明了在头颈部肿瘤放化疗中保证口腔清洁的重要性，也提供了能够评价新药物治疗黏膜炎疗效的重要基础。

总结

放射反应的化学修饰剂能够增强治疗效果，同时降低治疗毒性作用，是目前研究的热点之一。临床前和早期的临床试验没有得出在相应Ⅲ期随机试验更有价值的结果。为增加肿瘤的氧供以提高疗效所做的努力喜忧参半，对于乏氧细胞有着杀伤作用的药物发展前景光明，然而研发能够筛选靶向治疗获益患者的工具或方法也是必需的。目前对于腮腺的化学放射保护剂的作用已经得到了证实，但在其他部位的作用并没有得到证实，并且自身也有明显的毒性。生长因子的应用表明其对治疗引发的黏膜炎有保护作用，但是尚不足以改变临床实践。随着放射治疗方式和新技术的不断发展，研究者将继续寻找能够使治疗比最优化的药物。

(李澄明 李彦康 余以珊 译 余以珊 校)

参考文献

1. Chapman JD, Reuvers AP, Borsa J, et al. Chemical radioprotection and radiosensitization of mammalian cells growing in vitro. *Radiat Res* 1973;56(2):291–306.
2. Gray LH, Conger AD, Ebert M, et al. The concentration of oxygen dissolved in tissues at the time of irradiation as a factor in radiotherapy. *Br J Radiol* 1953;26(312):638–648.
3. Thomlinson RH, Gray LH. The histological structure of some human lung cancers and the possible implications for radiotherapy. *Br J Cancer* 1955;9(4):539–549.
4. Becker A, Hansgen G, Bloching M, et al. Oxygenation of squamous cell carcinoma of the head and neck: comparison of primary tumors, neck node metastases, and normal tissue. *Int J Radiat Oncol Biol Phys* 1998;42(1):35–41.
5. Brizel DM, Sibley GS, Prosnitz LR, et al. Tumor hypoxia adversely affects the prognosis of carcinoma of the head and neck. *Int J Radiat Oncol Biol Phys* 1997;38(2):285–289.
6. Brizel DM, Dodge RK, Clough RW, et al. Oxygenation of head and neck cancer: changes during radiotherapy and impact on treatment outcome. *Radiother Oncol* 1999;53(2):113–117.
7. Nordsmark M, Bentzen SM, Rudat V, et al. Prognostic value of tumor oxygenation in 397 head and neck tumors after primary radiation therapy. An international multi-center study. *Radiother Oncol* 2005;77(1):18–24.
8. Hockel M, Knoop C, Schlenger K, et al. Intratumoral pO2 predicts survival in advanced cancer of the uterine cervix. *Radiother Oncol* 1993;26(1):45–50.
9. Hockel M, Schlenger K, Aral B, et al. Association between tumor hypoxia and malignant progression in advanced cancer of the uterine cervix. *Cancer Res* 1996;56(19):4509–4515.
10. Fyles AW, Milosevic M, Wong R, et al. Oxygenation predicts radiation response and survival in patients with cervix cancer. *Radiother Oncol* 1998;48(2):149–156.
11. Brizel DM, Scully SP, Harrelson JM, et al. Tumor oxygenation predicts for the likelihood of distant metastases in human soft tissue sarcoma. *Cancer Res* 1996;56(5):941–943.
12. Chang CH. Hyperbaric oxygen and radiation therapy in the management of glioblastoma. *Natl Cancer Inst Monogr* 1977;46:163–169.
13. Cade IS, McEwen JB. Clinical trials of radiotherapy in hyperbaric oxygen at Portsmouth, 1964–1976. *Clin Radiol* 1978;29(3):333–338.
14. Cade IS, McEwen JB, Dische S, et al. Hyperbaric oxygen and radiotherapy: a Medical Research Council trial in carcinoma of the bladder. *Br J Radiol* 1978;51(611):876–878.
15. Sealy A, Hockly J, Shepstone B. The treatment of malignant melanoma with cobalt and hyperbaric oxygen. *Clin Radiol* 1974;25(2):211–215.
16. Watson ER, Halnan KE, Dische S, et al. Hyperbaric oxygen and radiotherapy: a Medical Research Council trial in carcinoma of the cervix. *Br J Radiol* 1978;51(611):879–887.
17. Henk JM. Late results of a trial of hyperbaric oxygen and radiotherapy in head and neck cancer: a rationale for hypoxic cell sensitizers? *Int J Radiat Oncol Biol Phys* 1986;12(8):1339–1341.
18. Henk JM, Kunkler PB, Smith CW. Radiotherapy and hyperbaric oxygen in head and neck cancer. Final report of first controlled clinical trial. *Lancet* 1977;2(8029):101–103.
19. Horsman MR, Brown JM, Hirst VK, et al. Mechanism of action of the selective tumor radiosensitizer nicotinamide. *Int J Radiat Oncol Biol Phys* 1988;15(3):685–690.
20. Horsman MR, Overgaard J, Christensen KL, et al. Mechanism for the reduction of tumour hypoxia by nicotinamide and the clinical relevance for radiotherapy. *Biomed Biochim Acta* 1989;48(2–3):S251–S254.
21. Aquino-Parsons C, Lim P, Green A, et al. Carbogen inhalation in cervical cancer: assessment of oxygenation change. *Gynecol Oncol* 1999;74(2):259–264.
22. Falk SJ, Ward R, Bleehen NM. The influence of carbogen breathing on tumour tissue oxygenation in man evaluated by computerised p02 histography. *Br J Cancer* 1992;66(5):919–924.
23. Laurence VM, Ward R, Dennis IF, et al. Carbogen breathing with nicotinamide improves the oxygen status of tumours in patients. *Br J Cancer* 1995;72(1):198–205.
24. Mendenhall WM, Morris CG, Amdur RJ, et al. Radiotherapy alone or combined with carbogen breathing for squamous cell carcinoma of the head and neck: a prospective, randomized trial. *Cancer* 2005;104(2):332–337.
25. Kaanders JH, Pop LA, Marres HA, et al. ARCON: experience in 215 patients with advanced head-and-neck cancer. *Int J Radiat Oncol Biol Phys* 2002;52(3):769–778.
26. Hoogsteen IJ, Pop LA, Marres HA, et al. Oxygen-modifying treatment with ARCON reduces the prognostic significance of hemoglobin in squamous cell carcinoma of the head and neck. *Int J Radiat Oncol Biol Phys* 2006;64(1):83–89.
27. Teicher BA, Wong JS, Takeuchi H, et al. Allosteric effectors of hemoglobin as modulators of chemotherapy and radiation therapy in vitro and in vivo. *Cancer Chemother Pharmacol* 1998;42(1):24–30.
28. Hou H, Khan N, O'Hara JA, et al. Effect of RSR13, an allosteric hemoglobin modifier, on oxygenation in murine tumors: an in vivo electron paramagnetic resonance oximetry and bold MRI study. *Int J Radiat Oncol Biol Phys* 2004;59(3):834–843.
29. Khandelwal SR, Kavanagh BD, Lin PS, et al. RSR13, an allosteric effector of haemoglobin, and carbogen radiosensitize FSAII and SCCVII tumours in C3H mice. *Br J Cancer* 1999;79(5–6):814–820.
30. Suh JH, Stea B, Nabid A, et al. Phase III study of efaproxiral as an adjunct to whole-brain radiation therapy for brain metastases. *J Clin Oncol* 2006;24(1):106–114.
31. Stea B, Shaw E, Pinter T, et al. Efaproxiral red blood cell concentration predicts efficacy in patients with brain metastases. *Br J Cancer* 2006;94(12):1777–1784.
32. Suh J. Results of the phase III ENRICH (RT-016) study of efaproxiral administered concurrent with whole brain radiation therapy (WBRT) in women with brain metastases from breast cancer. *Int J Radiat Oncol Biol Phys* 2008;72(1 Suppl):(abstr 110).
33. Robnett TJ, Machtay M, Hahn SM, et al. Pathological response to preoperative chemoradiation worsens with anemia in non-small cell lung cancer patients. *Cancer J* 2002;8(3):263–267.
34. Dunst J, Kuhnt T, Strauss HG, et al. Anemia in cervical cancers: impact on survival, patterns of relapse, and association with hypoxia and angiogenesis. *Int J Radiation Oncol Biol Phys* 2003;56(3):778–787.
35. Frommhold H, Guttenberger R, Henke M. The impact of blood hemoglobin content on the outcome of radiotherapy. The Freiburg experience. *Strahlenther Onkol* 1998;174(Suppl 4):31–34.
36. Lee WR, Berkey B, Marcial V, et al. Anemia is associated with decreased survival and increased locoregional failure in patients with locally advanced head and neck carcinoma: a secondary analysis of RTOG 85-27. *Int J Radiat Oncol Biol Phys* 1998;42(5):1069–1075.
37. Prosnitz RG, Yao B, Farrell CL, et al. Pretreatment anemia is correlated with the reduced effectiveness of radiation and concurrent chemotherapy in advanced head and neck cancer. *Int J Radiat Oncol Biol Phys* 2005;61(4):1087–1095.
38. Becker A, Stadler P, Lavey RS, et al. Severe anemia is associated with poor tumor oxygenation in head and neck squamous cell carcinomas. *Int J Radiat Oncol Biol Phys* 2000;46(2):459–466.
39. Bush RS, Jenkin RD, Allt WE, et al. Definitive evidence for hypoxic cells influencing cure in cancer therapy. *Br J Cancer Suppl* 1978;3:302–306.
40. Fyles AW, Milosevic M, Pintilie M, et al. Anemia, hypoxia and transfusion in patients with cervix cancer: a review. *Radiother Oncol* 2000;57(1):13–19.
41. Bhide SA, Ahmed M, Rengarajan V, et al. Anemia during sequential induction chemotherapy and chemoradiation for head and neck cancer: the impact of blood transfusion on treatment outcome. *Int J Radiat Oncol Biol Phys* 2009;73(2):391–398.
42. Hoff CM, Lassen P, Eriksen JG, et al. Does transfusion improve the outcome for HNSCC patients treated with radiotherapy? Results from the randomized DAHANCA 5 and 7 trials. *Acta Oncol* 2011;50(7):1006–1014.
43. Henke M, Laszig R, Rube C, et al. Erythropoietin to treat head and neck cancer patients with anaemia undergoing radiotherapy: randomised, double-blind, placebo-controlled trial. *Lancet* 2003;362(9392):1255–1260.
44. Lambin P, Ramaekers BL, van Mastrigt GA, et al. Erythropoietin as an adjuvant treatment with (chemo) radiation therapy for head and neck cancer. *Cochrane Database Syst Rev* 2009;3:CD006158.

45. Bennett CL, Silver SM, Djulbegovic B, et al. Venous thromboembolism and mortality associated with recombinant erythropoietin and darbepoetin administration for the treatment of cancer-associated anemia. *JAMA* 2008;299(8):914–924.
46. Arcasoy MO, Amin K, Chou SC, et al. Erythropoietin and erythropoietin receptor expression in head and neck cancer: relationship to tumor hypoxia. *Clin Cancer Res* 2005;11(1):20–27.
47. Mohyeldin A, Lu H, Dalgard C, et al. Erythropoietin signaling promotes invasiveness of human head and neck squamous cell carcinoma. *Neoplasia* 2005;7(5):537–543.
48. Adams GE. Hypoxia-mediated drugs for radiation and chemotherapy. *Cancer* 1981;48(3):696–707.
49. Overgaard J, Hansen HS, Andersen AP, et al. Misonidazole combined with split-course radiotherapy in the treatment of invasive carcinoma of larynx and pharynx: report from the DAHANCA 2 study. *Int J Radiat Oncol Biol Phys* 1989;16(4):1065–1068.
50. Van den Bogaert W, van der Schueren E, Horiot JC, et al. The EORTC randomized trial on three fractions per day and misonidazole (trial no. 22811) in advanced head and neck cancer: long-term results and side effects. *Radiother Oncol* 1995;35(2):91–99.
51. Wasserman TH, Lee DJ, Cosmatos D, et al. Clinical trials with etanidazole (SR-2508) by the Radiation Therapy Oncology Group (RTOG). *Radiother Oncol* 1991;20(Suppl 1):129–135.
52. Lee DJ, Cosmatos D, Marcial VA, et al. Results of an RTOG phase III trial (RTOG 85-27) comparing radiotherapy plus etanidazole with radiotherapy alone for locally advanced head and neck carcinomas. *Int J Radiat Oncol Biol Phys* 1995; 32(3):567–576.
53. Eschwege F, Sancho-Garnier H, Chassagne D, et al. Results of a European randomized trial of etanidazole combined with radiotherapy in head and neck carcinomas. *Int J Radiat Oncol Biol Phys* 1997;39(2):275–281.
54. Overgaard J, Overgaard M, Nielsen OS, et al. A comparative investigation of nimorazole and misonidazole as hypoxic radiosensitizers in a C3H mammary carcinoma in vivo. *Br J Cancer* 1982;46(6):904–911.
55. Overgaard J, Hansen HS, Overgaard M, et al. A randomized double-blind phase III study of nimorazole as a hypoxic radiosensitizer of primary radiotherapy in supraglottic larynx and pharynx carcinoma. Results of the Danish Head and Neck Cancer Study (DAHANCA) Protocol 5-85. *Radiother Oncol* 1998;46(2):135–146.
56. Flam M, John M, Pajak TF, et al. Role of mitomycin in combination with fluorouracil and radiotherapy, and of salvage chemoradiation in the definitive nonsurgical treatment of epidermoid carcinoma of the anal canal: results of a phase III randomized intergroup study. *J Clin Oncol* 1996;14(9):2527–2539.
57. Haffty BG, Son YH, Papac R, et al. Chemotherapy as an adjunct to radiation in the treatment of squamous cell carcinoma of the head and neck: results of the Yale mitomycin randomized trials. *J Clin Oncol* 1997;15(1):268–276.
58. Dobrowsky W, Naude J. Continuous hyperfractionated accelerated radiotherapy with/without mitomycin C in head and neck cancers. *Radiother Oncol* 2000;57(2):119–124.
59. Rockwell S, Hughes CS. Effects of mitomycin C and porfiromycin on exponentially growing and plateau phase cultures. *Cell Prolif* 1994;27(3):153–163.
60. Haffty BG, Wilson LD, Son YH, et al. Concurrent chemo-radiotherapy with mitomycin C compared with porfiromycin in squamous cell cancer of the head and neck: final results of a randomized clinical trial. *Int J Radiat Oncol Biol Phys* 2005;61(1):119–128.
61. Zeman EM, Brown JM, Lemmon MJ, et al. SR-4233: a new bioreductive agent with high selective toxicity for hypoxic mammalian cells. *Int J Radiat Oncol Biol Phys* 1986;12(7):1239–1242.
62. Zeman EM, Hirst VK, Lemmon MJ, et al. Enhancement of radiation-induced tumor cell killing by the hypoxic cell toxin SR 4233. *Radiother Oncol* 1988;12(3):209–218.
63. Zeman EM, Brown JM. Pre- and post-irradiation radiosensitization by SR 4233. *Int J Radiat Oncol Biol Phys* 1989;16(4):967–971.
64. Brown JM, Lemmon MJ. Potentiation by the hypoxic cytotoxin SR 4233 of cell killing produced by fractionated irradiation of mouse tumors. *Cancer Res* 1990;50(24):7745–7749.
65. Brown JM, Lemmon MJ. SR 4233: a tumor specific radiosensitizer active in fractionated radiation regimes. *Radiother Oncol* 1991;20(Suppl 1):151–156.
66. Brown JM, Lemmon MJ. Tumor hypoxia can be exploited to preferentially sensitize tumors to fractionated irradiation. *Int J Radiat Oncol Biol Phys* 1991;20(3):457–461.
67. Brown JM. Therapeutic targets in radiotherapy. *Int J Radiat Oncol Biol Phys* 2001;49(2):319–326.
68. Goldberg Z, Evans J, Birrell G, et al. An investigation of the molecular basis for the synergistic interaction of tirapazamine and cisplatin. *Int J Radiat Oncol Biol Phys* 2001;49(1):175–182.
69. Rischin D, Peters L, Hicks R, et al. Phase I trial of concurrent tirapazamine, cisplatin, and radiotherapy in patients with advanced head and neck cancer. *J Clin Oncol* 2001;19(2):535–542.
70. Rischin D, Peters L, Fisher R, et al. Tirapazamine, cisplatin, and radiation versus fluorouracil, cisplatin, and radiation in patients with locally advanced head and neck cancer: a randomized phase II trial of the Trans-Tasman Radiation Oncology Group (TROG 98.02). *J Clin Oncol* 2005;23(1):79–87.
71. Rischin D, Hicks RJ, Fisher R, et al. Prognostic significance of [18F]-misonidazole positron emission tomography-detected tumor hypoxia in patients with advanced head and neck cancer randomly assigned to chemoradiation with or without tirapazamine: a substudy of Trans-Tasman Radiation Oncology Group Study 98.02. *J Clin Oncol* 2006;24(13):2098–2104.
72. Rischin D, Peters LJ, O'Sullivan B, et al. Tirapazamine, cisplatin, and radiation versus cisplatin and radiation for advanced squamous cell carcinoma of the head and neck (TROG 02.02, HeadSTART): a phase III trial of the Trans-Tasman Radiation Oncology Group. *J Clin Oncol* 2010;28(18):2989–2995.
73. Peters LJ, O'Sullivan B, Giralt J, et al. Critical impact of radiotherapy protocol compliance and quality in the treatment of advanced head and neck cancer: results from TROG 02.02. *J Clin Oncol* 2010;28(18):2996–3001.
74. Seiwert TY, Salama JK, Vokes EE. The chemoradiation paradigm in head and neck cancer. *Nat Clin Pract Oncol* 2007;4(3):156–171.
75. Ang KK, Berkey BA, Tu X, et al. Impact of epidermal growth factor receptor expression on survival and pattern of relapse in patients with advanced head and neck carcinoma. *Cancer Res* 2002;62(24):7350–7356.
76. Huang SM, Harari PM. Modulation of radiation response after epidermal growth factor receptor blockade in squamous cell carcinomas: inhibition of damage repair, cell cycle kinetics, and tumor angiogenesis. *Clin Cancer Res* 2000;6(6):2166–2174.
77. Huang SM, Bock JM, Harari PM. Epidermal growth factor receptor blockade with C225 modulates proliferation, apoptosis, and radiosensitivity in squamous cell carcinomas of the head and neck. *Cancer Res* 1999;59(8):1935–1940.
78. Robert F, Ezekiel MP, Spencer SA, et al. Phase I study of anti-epidermal growth factor receptor antibody cetuximab in combination with radiation therapy in patients with advanced head and neck cancer. *J Clin Oncol* 2001;19(13):3234–3243.
79. Bonner JA, Harari PM, Giralt J, et al. Radiotherapy plus cetuximab for squamous-cell carcinoma of the head and neck. *N Engl J Med* 2006;354(6):567–578.
80. Bonner JA, Harari PM, Giralt J, et al. Radiotherapy plus cetuximab for locoregionally advanced head and neck cancer: 5-year survival data from a phase 3 randomised trial, and relation between cetuximab-induced rash and survival. *Lancet Oncol* 2010;11(1):21–28.
81. Fakhry C, Westra WH, Li S, et al. Improved survival of patients with human papillomavirus-positive head and neck squamous cell carcinoma in a prospective clinical trial. *J Natl Cancer Inst* 2008;100(4):261–269.
82. Ang KK, Zhang QE, Rosenthal DI, et al. A randomized phase III trial (RTOG 0522) of concurrent accelerated radiation plus cisplatin with or without cetuximab for stage III–IV head and neck squamous cell carcinomas (HNC). *ASCO Meet Abstr* 2011;29(15 Suppl):5500.
83. Yuhas JM, Spellman JM, Culo F. The role of WR-2721 in radiotherapy and/or chemotherapy. *Cancer Clin Trial* 1980;3(3):211–216.
84. Brizel DM, Wasserman TH, Henke M, et al. Phase III randomized trial of amifostine as a radioprotector in head and neck cancer. *J Clin Oncol* 2000;18(19):3339–3345.
85. Wasserman TH, Brizel DM, Henke M, et al. Influence of intravenous amifostine on xerostomia, tumor control, and survival after radiotherapy for head-and-neck cancer: 2-year follow-up of a prospective, randomized, phase III trial. *Int J Radiat Oncol Biol Phys* 2005;63(4):985–990.
86. Koukourakis MI, Kyrias G, Kakolyris S, et al. Subcutaneous administration of amifostine during fractionated radiotherapy: a randomized phase II study. *J Clin Oncol* 2000;18(11):2226–2233.
87. Boccia R, Anne PR, Bourhis J, et al. Assessment and management of cutaneous reactions with amifostine administration: findings of the ethyol (amifostine) cutaneous treatment advisory panel (ECTAP). *Int J Radiat Oncol Biol Phys* 2004;60(1):302–309.
88. Lindegaard JC, Grau C. Has the outlook improved for amifostine as a clinical radioprotector? *Radiother Oncol* 2000;57(2):113–118.
89. Simon R. Design and analysis of clinical trials. In: DeVita V, Lawrence T, Rosenberg S, eds. *Cancer: principles and practice of oncology*. 8th ed. Philadelphia: Lippincott-Raven, 2008:571–590.
90. Fu KK, Pajak TF, Trotti A, et al. A Radiation Therapy Oncology Group (RTOG) phase III randomized study to compare hyperfractionation and two variants of accelerated fractionation to standard fractionation radiotherapy for head and neck squamous cell carcinomas: first report of RTOG 9003. *Int J Radiat Oncol Biol Phys* 2000;48(1):7–16.
91. Bourhis J, Blanchard P, Maillard E, et al. Effect of amifostine on survival among patients treated with radiotherapy: a meta-analysis of individual patient data. *J Clin Oncol* 2011;29(18):2590–2597.
92. Movsas B, Scott C, Langer C, et al. Randomized trial of amifostine in locally advanced non-small-cell lung cancer patients receiving chemotherapy and hyperfractionated radiation: Radiation Therapy Oncology Group trial 98-01. *J Clin Oncol* 2005;23(10):2145–2154.
93. Movsas B. Exploring the role of the radioprotector amifostine in locally advanced non-small cell lung cancer: Radiation Therapy Oncology Group trial 98-01. *Semin Radiat Oncol* 2002;12(1 Suppl 1):40–45.
94. Vujaskovic Z, Feng QF, Rabbani ZN, et al. Assessment of the protective effect of amifostine on radiation-induced pulmonary toxicity. *Exp Lung Res* 2002;28(7):577–590.
95. Vujaskovic Z, Feng QF, Rabbani ZN, et al. Radioprotection of lungs by amifostine is associated with reduction in profibrogenic cytokine activity. *Radiat Res* 2002;157(6):656–660.
96. Vujaskovic Z, Thrasher BA, Jackson IL, et al. Radioprotective effects of amifostine on acute and chronic esophageal injury in rodents. *Int J Radiat Oncol Biol Phys* 2007;69(2):534–540.
97. Antonadou D, Pepelassi M, Synodinou M, et al. Prophylactic use of amifostine to prevent radiochemotherapy-induced mucositis and xerostomia in head-and-neck cancer. *Int J Radiat Oncol Biol Phys* 2002;52(3):739–747.
98. Buntzel J, Glatzel M, Kuttner K, et al. Amifostine in simultaneous radiochemotherapy of advanced head and neck cancer. *Semin Radiat Oncol* 2002;12(1 Suppl 1): 4–13.
99. Nutting CM, Morden JP, Harrington KJ, et al. Parotid-sparing intensity modulated versus conventional radiotherapy in head and neck cancer (PARSPORT): a phase 3 multicentre randomised controlled trial. *Lancet Oncol* 2011;12(2):127–136.
100. Thorstad WL, Chao KS, Haughey B. Toxicity and compliance of subcutaneous amifostine in patients undergoing postoperative intensity-modulated radiation therapy for head and neck cancer. *Semin Oncol* 2004;31(6 Suppl 18):8–12.
101. Potten CS, O'Shea JA, Farrell CL, et al. The effects of repeated doses of keratinocyte growth factor on cell proliferation in the cellular hierarchy of the crypts of the murine small intestine. *Cell Growth Differ* 2001;12(5):265–275.
102. Dorr W, Spekl K, Farrell CL. Amelioration of acute oral mucositis by keratinocyte growth factor: fractionated irradiation. *Int J Radiat Oncol Biol Phys* 2002;54(1):245–251.
103. Dorr W, Spekl K, Farrell CL. The effect of keratinocyte growth factor on healing of manifest radiation ulcers in mouse tongue epithelium. *Cell Prolif* 2002;35(Suppl 1):86–92.
104. Chen L, Brizel DM, Rabbani ZN, et al. The protective effect of recombinant human keratinocyte growth factor on radiation-induced pulmonary toxicity in rats. *Int J Radiat Oncol Biol Phys* 2004;60(5):1520–1529.
105. Spielberger R, Stiff P, Bensinger W, et al. Palifermin for oral mucositis after intensive therapy for hematologic cancers. *N Engl J Med* 2004;351(25):2590–2598.
106. Brizel DM, Murphy BA, Rosenthal DI, et al. Phase II study of palifermin and con-

current chemoradiation in head and neck squamous cell carcinoma. *J Clin Oncol* 2008;26(15):2489–2496.
107. Le QT, Kim HE, Schneider CJ, et al. Palifermin reduces severe mucositis in definitive chemoradiotherapy of locally advanced head and neck cancer: a randomized, placebo-controlled study. *J Clin Oncol* 2011;29(20):2808–2814.
108. Henke M, Alfonsi M, Foa P, et al. Palifermin decreases severe oral mucositis of patients undergoing postoperative radiochemotherapy for head and neck cancer: a randomized, placebo-controlled trial. *J Clin Oncol* 2011;29(20):2815–2820.
109. Martin F, Farley A, Gagnon M, et al. Comparison of the healing capacities of sucralfate and cimetidine in the short-term treatment of duodenal ulcer: a double-blind randomized trial. *Gastroenterology* 1982;82(3):401–405.
110. Makkonen TA, Bostrom P, Vilja P, et al. Sucralfate mouth washing in the prevention of radiation-induced mucositis: a placebo-controlled double-blind randomized study. *Int J Radiat Oncol Biol Phys* 1994;30(1):177–182.
111. Meredith R, Salter M, Kim R, et al. Sucralfate for radiation mucositis: results of a double-blind randomized trial. *Int J Radiat Oncol Biol Phys* 1997;37(2):275–279.
112. Pfeiffer P, Madsen EL, Hansen O, et al. Effect of prophylactic sucralfate suspension on stomatitis induced by cancer chemotherapy. A randomized, double-blind cross-over study. *Acta Oncol* 1990;29(2):171–173.
113. Segre G, Hammarstrom S. Aspects of the mechanisms of action of benzydamine. *Int J Tissue React* 1985;7(3):187–193.
114. Sironi M, Pozzi P, Polentarutti N, et al. Inhibition of inflammatory cytokine production and protection against endotoxin toxicity by benzydamine. *Cytokine* 1996;8(9):710–716.
115. Epstein JB, Silverman S Jr, Paggiarino DA, et al. Benzydamine HCl for prophylaxis of radiation-induced oral mucositis: results from a multicenter, randomized, double-blind, placebo-controlled clinical trial. *Cancer* 2001;92(4):875–885.
116. Bellm L, Lehrer RI, Ganz T. Protegrins: new antibiotics of mammalian origin. *Expert Opin Investig Drugs* 2000;9(8):1731–1742.
117. Giles FJ, Miller CB, Hurd DD, et al. A phase III, randomized, double-blind, placebo-controlled, multinational trial of iseganan for the prevention of oral mucositis in patients receiving stomatotoxic chemotherapy (PROMPT-CT trial). *Leuk Lymphoma* 2003;44(7):1165–1172.
118. Trotti A, Garden A, Warde P, et al. A multinational, randomized phase III trial of iseganan HCl oral solution for reducing the severity of oral mucositis in patients receiving radiotherapy for head-and-neck malignancy. *Int J Radiat Oncol Biol Phys* 2004;58(3):674–681.

第 30 章
肿瘤影像学与肿瘤解剖学

Christopher R. Kelsey, Junzo P. Chino, Jared D. Christensen, Lawrence B. Marks

本章阐述与癌症患者相关的两个主题：肿瘤解剖学与肿瘤影像学。尽管这两个主题与包括肿瘤治疗的所有专业有关，但它们与肿瘤放疗的关系尤为密切。对解剖学尤其和恶性肿瘤进程相关的解剖进行深入了解有助于对影像学的理解。同样，了解各种影像方法的优势及局限性有助于划定合理的临床靶区(CTV)，使治疗效果最大化。

影像诊断学的进展使我们能够看清楚肉眼可见的肿块即大体肿瘤体积。影像诊断学目前还不能发现原发肿瘤周围的亚临床病灶和潜在的淋巴结侵犯。临床靶区包括肿瘤及周边侵犯范围和淋巴引流区。考虑到一些不确定因素，创立了 CTV(表 30.1)。它反映的是临床医生根据各种肿瘤的生物学行为不同而外放的不同范围，包括肿瘤原发灶周围侵犯范围和可能出现的淋巴引流区域。GTV 适当地外放一定范围形成 CTV，可以减少局部失败率(例如边缘漏照)，同时也可以更好地保护正常组织，减少并发症(图 30.1)。

在过去的 20 年间，放射治疗发生了飞跃性进步。常规放疗是由医生根据患者的临床和诊断信息，包括 CT、MRI 等 3D 影像资料，设计照射野的形状大小和角度。常规模拟下，医生根据患者肿瘤和正常组织的解剖以及它们在 X 线下相对应的骨性和体表标志来设计治疗方案。定位仅限于医生根据临床经验或荧光透视下想象的和对解剖相互关系的熟悉程度来实现。照射野一般有相对扩大的边缘，以避免一些内在不确定因素的影响。

3D 计划系统将 3D 解剖信息(常用的是 CT)传输到计算机，逐层勾画肿瘤和正常组织，并可以在任意方向上显示和观看重建的 3D 信息。照射野设计要求尽可能地包全靶区，并使正常组织减少照射。因此，该系统有了 3D 解剖信息使得它比常规二维的计划更加精确，借助计算机还可以实现非常规射野(如非共面野)。由于在整个计划设计过程中减少了不确定因素，照射野比常规模拟定位可以小得多。现代技术允许来自其他影像技术(MRI、PET 等)的信息融合到计划 CT 的资料中，并被考虑到计划制订中去。在图像扫描和治疗计划扫描中，使患者体位尽量一致对实现更精确的图像修正是有帮助的。IMRT 要求临床医生准确地

表 30.1　放射治疗计划的靶区定义

结构	定义	评价方法
大体肿瘤体积(GTV)	可见的病灶	体格检查；影像学
临床靶区体积(CTV)	GTV+肿瘤微浸润边界	对肿瘤浸润模式的掌握（肿瘤解剖）
计划靶区体积(PTV)	CTV+摆位误差和器官运动的外放边界	影像学研究(应用透视或 4D CT 决定器官运动的范围)和运动/定位系统的可重复性和稳定性

4D，四维的；CT，计算机断层扫描。

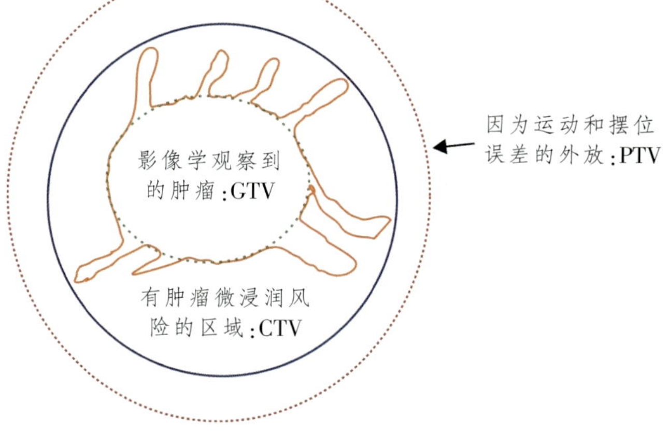

图 30.1　根据图像确认大体病灶；为了包含周围的微病灶进行适当的外扩(CTV)；设置不确定的运动范围(PTV)。

定位靶区，包括预防性淋巴引流区和危及器官，IMRT的应用使放疗计划发生了革命性的变革，但 IMRT 要求临床医生必须熟练掌握三维解剖知识和肿瘤播散模式。许多治疗中心已出版了关于头颈部肿瘤[1,2]、肺癌[3]、直肠肛管癌[4]及其他癌症在横断面 CT 影像上的预防性淋巴结分区指南，这些淋巴结分区尽管有些人为设想，但它是和外科医生一起根据其复发和转移的模式来定义其危险区域的。

三维适形和调强技术的风险之一是对体内病变范围的影像精确性认识有时有误。而且，在治疗计划初始所获得的影像并不能代表多周治疗过程中体内实际解剖情况。的确，已经有例子表明有时高适形度的治疗计划预后更差[5,6]。现代的影像技术并不完美。如果治疗计划制订过程中过度依赖新型技术，那么可视化肿瘤和器官运动、设置错误等不确定性可能会适得其反。在过去，通过扩大照射野解决设置误差和器官运动的影响，我们或许已经可以在放射治疗野的边缘对微小肿瘤进行杀灭(即不是为了覆盖微小病灶而扩大)而且，病史或者体格检查与影像学表现可能会不一致，临床医师在勾画靶区时应仔细综合考虑，不应过度依赖影像学。例如，伴有脑神经缺陷的鼻咽癌患者，即使影像学上没有异常，其靶区也应该包括有可能侵犯的相应部位。因此，对肿瘤解剖和影像形态的合理理解在治疗计划的制订中至关重要。

影像类型

影像学是癌症患者整体治疗中不可或缺的一部分。影像可用于诊断和原始的临床分期、治疗计划制订和治疗后的监测。放疗医师必须对在日常工作中的各种影像检查方法很熟悉，了解其准确性和局限性，根据肿瘤的位置和研究目的不同进行选择。尤其应对每种方法的敏感性、特异性、阳性预测值和阴性预测值有大概的了解，以帮助临床医师整合和解释有误导性的或者是相矛盾的影像信息。对各种影像手段的详细研究和相关的物理学不是本章的内容。本章主要阐述临床工作中最常用的影像检查方法，尤其侧重于内在的解剖学知识。

X线摄影

传统的 X 线摄片通过 X 线穿过不同密度的软组织时的衰减创建了一个二维的灰度图像。像骨骼这种非常致密的组织会比像肺这种密度较低的组织吸收更多的 X 线。因此，X 线摄影最适合应用于发现与周围邻近结构密度差别大的病变结节，比如被肺包绕的软组织块或者被致密骨包绕的溶骨性结节。X 线摄影有极好的空间分辨率：即在给定区域内发现小目标的能力。但是，当组织密度只有细微差异时，它的作用无法达到最优。因此，即使是大病灶也会因为密度与周围结构相似而难以发现。考虑到此局限性及其他局限性，其他的影像形式通常用来为 X 线片做补充。另外，尽管普通 X 线片在肿瘤影像的应用中有局限性，但其基本原则成为更先进的影像形式比如 CT 的基础。

横断面成像

CT、MRI 和超声(US)拍摄的是二维的横断面图像。横断面成像的优势包括使平片上模糊的叠加结构可视化、提供了更多的个体器官及其与邻近结构精确的位置关系的解剖细节并且具有多平面重建的功能。此外，有应用程序可以提供形态信息之外的实时信息，也能够实现图像引导。因为这些原因，肿瘤影像以横断面成像为主。

计算机断层扫描

CT 由穿过组织的射线通过转换装置生成横断面图像。患者躺在机架内的扫描台上，机架上装有一个 X 线发生器，在其对侧有多排探测器，这就是所谓的多层螺旋 CT(MDCT)。当前的扫描设备(例如 64 层或 128 层螺旋 CT)因为探测器数目的增多和计算机处理程序的改进能够更快地获得高分辨率的图像。随着机架的旋转，探测器主要通过旋转角度或者层数测得 X 线透射量。机架旋转的同时患者通过扫描器，由此获得螺旋形的薄层重建图像，通常层厚是 0.625mm。由多重投影得到的时间和空间数据随后经过产生二维横断面图像的傅立叶变换原理进行处理。薄层体数据集是各向同性的，这意味着图像在正交方向和斜面上可以重建并且图像质量不降低。此外，薄层扫描改善了对比分辨率并减少了部分容积效应，因此提高了图像质量和准确度。

图像是在一个由像素组成的矩阵内显示的，每一个都代表一定体积的放射强度，放射强度由被称为亨氏单位(HU)的线性衰减值进行量化。每个像素都具有一个介于-1000~1000 的 HU 值，这与灰度是一致的，代表被检查组织和水之间的衰减性差异。按照惯例，空气是密度最低的物质，其 HU 值是-1000，而水的 HU 值是 0。软组织有一些衰减，其 HU 值如下：脂肪为-120,血液为 30,肌肉为 40,骨组织大于 300。通过 HU 对图像进行组织成分的分析比用肉眼评价要准确,特别是在应用对比增强剂后更有用,强化是评价多种实体肿瘤结节的重要特征。

静脉注射和口服对比剂都可用来提高空间分辨率。口服对比剂通常用于腹盆部成像,从邻近器官、淋巴结和肿瘤中区分出肠道。CT 成像过程中血管内对比剂的应用取决于检查的指征、目标器官和患者的一般状态。静注对比剂中含有浓度可变的碘化合物,它能使 X 线衰减或者吸收 X 线,可以增强对血管结构的辨别。静注对比剂需要彻底评估血管(如主动脉、肺动脉)、实质器官(如肝、肾)和富血管的结节。检测实体器官远处转移(如肝、肾上腺、脑)常需要做对比增强 CT。肺窗成像通常不需要做对比,因为充满气体的肺与实体结节自身就有对比,但是这样就无法增强肺门淋巴结的显像。

考虑到应用对比剂会改变组织的衰减量,结节或组织的 HU 值可能会因为检查是否应用了对比剂和成像时间的不同(比如动脉期和门静脉期)而有差别。HU 值常被用于放射治疗计划设计,因此对比剂的使用会影响这些计算。应用对比剂增强的组织内(比如对前列腺癌做放疗计划时的膀胱)的 HU 值可在放射剂量设计之前设定一个可变的值。当扫描范围内有原子数高的材料时相似的现象时有发生。这些人工置入的材料(如牙齿填充物、髋关节假体)会对准确地分割图像造成困难或影响剂量设计。后者可通过设置受影响区域的 HU 值加以纠正,得到理想的值。

静脉注射对比剂通过肾脏排泄,这对肾脏是有害的,对肾功能受损的患者[肾小球滤过率(GFR)<60,肌酐(Cr)<1.8]通常不应用对比剂,除非是在做透析或者病情不紧急的情况下。对对比剂过敏的患者也不能静注对比剂,否则会出现过敏反应和喉头水肿。较轻微的反应,如皮肤瘙痒,不是绝对的使用对比剂的禁忌证,在使用甾体药物预处理之后可以应用对比剂。如果对对比剂严重过敏的患者需要做对比增强显像,应考虑选择其他的显像模式。对贝类过敏已不再认为是使用碘对比剂的禁忌证[7]。

在某种程度上,因为 CT 的实用、可快速获得和可得到大量解剖数据的优势,在美国它已经成为应用最为广泛的医学成像方式,每年 CT 检查的次数是 7 千万次,它已成为肿瘤影像的主要成像方式[8]。尽管 CT 检查是非侵袭性的,但它也不是完全无害的。CT 利用射线产生图像,尽管调整剂量和选择最优的扫描参数能降低患者的受照剂量,但是 CT 射线的累积效应是需要临床关注的问题。应该考虑和选用其他的可替代 CT 的成像方式。

磁共振成像

MRI 可以产生横断面图像并且没有电离辐射。MRI 利用强磁体成像,临床上常用 1.5T 或 3.0T 的磁体。3.0T 磁体的磁场比地磁场强 6000 倍。磁场与组织内的氢质子原子核的排列是一致的。应用射频(RF)脉冲序列和磁场梯度干扰氢质子的排列和平衡。当移去射频脉冲时,质子在磁场内发生重新排列并发出可测量的共振无线电信号。可检测到的无线电信号指的是回波或者自旋回波,然后用其生成图像。产生图像最重要的组织特性是质子密度、自旋-点阵弛豫时间(T1)和自旋-自旋弛豫时间(T2)。不同的组织有不同的质子密度和弛豫时间,以不同的速率吸收和释放无线电波能量,这在某种程度上解释了 MRI 图像所带来的高组织对比度。

不同的射频脉冲序列通过可变的参数可突出不同的组织特征,这些参数包括重复时间(TR)-序列中射频脉冲之间的时间,即确定质子在磁场内重新排列的时间和回波时间(TE)-射频脉冲和峰回波信号之间的时间。TR 和 TE 能显著地影响图像的对比度并确定所选的组织特性。T1 加权图像能很好地描述解剖结构,液体是暗信号而脂肪是亮信号;T1 加权图像由选择性短 TR(通常≤800ms)和短 TE(≤30ms)产生。T2 加权图像对液体敏感并且能描述病变区域,液体是亮信号而脂肪是暗信号;T2 加权图像由选择性长 TR(≥2000ms)和长 TE(≥60ms)产生(表 30.2)。扫描序列由变化的射频脉冲、设定的 TR 和 TE 组成。虽然这些会因 MRI 扫描设备制造商所用专利商品名称的不同而

表 30.2 MRI 的信号强度(自旋回波成像)

	T1WI	T2WI	FLAIR
脑脊液	黑	亮	黑
脂肪[a]	亮	黑	亮
实性肿块(肿瘤)	黑	亮	亮
水肿	黑	亮	亮
囊肿	黑	亮	黑

T1WI,T1 加权图像;T2WI,T2 加权图像;FLAIR,体液衰减反转恢复序列;亮,高信号;暗,低信号。

[a] 脂肪在 T2 快速回波序列或梯度回波序列是高信号。

有差异,但是以下的原则都是相似的。常见的序列技术包括:

自旋-回波(SE)序列产生标准的 T1 和 T2 加权图像。

多重自旋-回波(MSE)序列能更快地获得图像,因此也被称为快速自旋回波序列或快速采集-弛缓增强成像。信号强度和图像质量要比常规 SE 序列差。而且,脂肪在 MSE T2 加权图像上是亮信号,这限制了发现病变的敏感性, 脂肪抑制技术可用来抵消这种限制。弛豫增强的快速低角度采集和半立立叶采集单张快速自旋回波序列技术是根据 MSE 技术变换而来的。

反转恢复脉冲序列 (IR) 强调组织 T1 特性的差异。在对特定组织设定的序列中加入反转时间(TI)。短时间的反转恢复序列抑制短 T1 弛豫时间的组织,如脂肪增强高 T2 特性的组织,如液体,导致组织对比度增强。流体衰减反转恢复序列会得到相反的效果。除 IR 之外, 脂肪或流体饱和度和相对成像技术也能得到组织抑制图像。

梯度回波(GRE)脉冲序列被用于快速图像采集,使因为呼吸、心搏周期、血管波动和肠蠕动而引起的运动伪影最小化。除了流动的血液外,GRE 序列的组织对比度低,流动的血液是亮信号,因此是理想的用于心血管成像的序列。快速低角度拍摄(FLASH)和真快速成像稳态旋进(FISP)均属于该技术的应用。

虽然 MRI 成像有很好的固有组织对比度,但是对比剂的应用能进一步地更好地辨别组织特性细微的差异。就像碘化物应用于 CT,螯合物是最常用的 MRI 对比剂,它只限于脉管系统且不会穿过完整的脉管系统。钆是一种具有顺磁性的重金属离子,可缩短 T1 和 T2 的弛豫时间。虽然血管成像有流体相关技术不需要对比剂(例如,时间飞跃成像),但是使用对比剂对描述组织灌注的特征是必不可少的。如果考虑肾功能不全患者的用药安全,含钆对比剂的应用与肾源性系统性纤维化(NSF)是有关的,NSF 是一种发生在皮肤或者其他器官内的纤维素沉积,可导致器官功能减弱或有致命的危险[9]。尽管确切的机制尚不明确,但是有严重肾功能不全的患者(GFR <30)应用含钆的对比剂会增加进展为 NSF 的风险。

MRI 优于 CT 的其中一点是 MRI 除了能提供解剖信息外还能提供功能性信息,这在肿瘤影像学中是有益处的。MRI 技术可以做到组织融合和灌注成像,通过速度相位编码定量血液流量以及磁共振质子光谱,而质子光谱提供了组织生化的定量。

通过与其他成像技术联合,MRI 具有特定的模式可以控制图像的质量。由于长时间的扫描,MRI 的运动伪影可能是不确定的。化学移位伪影导致了在具有高度可变反差特性的组织界面信号的丢失。MRI 对磁场失真是高度敏感的,因而会产生伪影。磁敏感性伪影是 MRI 最常见的问题之一,并且常由可改变磁场的物体而引起,导致了信号缺失或 MRI 图像失真,比如金属物体或设备。这类物体的磁化因为会使物体温度过高或位置改变而具有安全危害, 导致严重的损伤。必须仔细检查患者以确保任何医疗器械或外科设备都是符合 MRI 检查标准的。

超声

US 是一种利用回波脉冲技术而不是射线产生图像的显像模式。超声传感器将电能转换成通过组织传送的高频脉冲波。脉冲信号在组织界面处相互影响,产生能被传感器探测到的反射回声信号。返回的声波转换成实时的灰阶图像。图像质量在很大程度上取决于脉冲频率。高频传感器(5~12MHz)能产生高分辨率的图像,但是穿透能力有限。因此,它们最适合应用于像乳房及甲状腺这样的浅表结构。低频传感器 (1~3.5MHz)产生的图像分辨率低但是有较好的组织穿透力,通常用于腹盆部器官的成像。超声下组织的可视化程度称为回声反射性。脂肪是高回声的(亮),而像单纯性囊肿等有液体的结构是无回声的(暗)。

超声图像的质量在很大程度上取决于超声医师的水平。经验不同的使用者在超声检查操作、再现性和解释方面有不确定性。此外,超声有人为干预的倾向。骨骼几乎能吸收所有的声波,产生声影导致骨骼远处的组织模糊不清。空气由于几乎反射所有的声波也是不确定的, 没有脉波可以从组织深部传到空气中。在传感器和患者皮肤之间应用能溶于水的胶体消除了皮肤表面的气体并确保了超声射线的传播。仅次于空气,人为因素也显著地影响了在肺或附近的结节的评估。与空气形成对照,液体更容易传播声波并在图像上形成极好的"透声窗",因为这个原因,患者在行盆腔超声前需要大量饮水以使膀胱充分充盈。

彩色多普勒超声是传统二维超声的重要辅助手段。多普勒效应是通过移动的物体比如流动的血液反映往返声波的频率改变。如果血液向传感器的远处流去,回波频率则降低;反之,当血液向传感器方向流动,回波频率增高。频率的改变与流速是成比例的,计算机处理时在液体流过的区域形成了一种颜色附在标准二维超声图像之上。彩色多普勒超声主要应用于内部有血液流动的结节成像和图像引导。

超声内镜(EUS)于 20 世纪 80 年代被引入，成为判断肿瘤分期的重要手段。它使得不能接触高频探头的内部组织通过放入肠道或者气道的探头获得高分辨率图像。它被广泛应用于胃肠道(GI)恶性肿瘤的诊断，尤其是食管癌和直肠癌。标准的 5~12MHz 探头可以发现胃肠道壁的五层结构(表 30.3 和图 30.2)[10]。高频探头可以发现更多的层次，如食管的黏膜肌层和固有层，这对分期有重要的作用。EUS 还可以用来描述和图像引导下进行胃肠道或者支气管肺疾病的区域淋巴结的定位。尽管一些影像技术在显示淋巴结方面的作用是公认的，但是 EUS 用来预测肿瘤(T)分期的作用要比预测淋巴结(N)分期的作用更好。正常淋巴结通常为卵圆形，短径<10mm，可以为等回声、高回声或低回声结构，回声中心(亮)是常见的并且表现出正常的淋巴结门。可疑的淋巴结为圆形，短径大于 10mm，有清晰的边界和特征性的低回声。如果上述 4 个特征都具备，则淋巴结为恶性的可能是 80%~100%[11]。不同观察者对良性和恶性淋巴结特点认定的差异性和重叠性限制了 EUS 进行淋巴结分期的准确性。因此推荐组织取样以利于精确分期。当采用 EUS 描述临床 T 和 N 分期时，应加前缀 u(如 uT3N1)。

表 30.3 MRI 的信号强度(自旋回波成像)

层	内镜下特征	组织层	AJCC T 分期
1	强回声	浅表黏膜	T1*m*
2	低回声	深层黏膜	T1*m*
3	强回声	黏膜下层	T1*sm*
4	低回声	固有肌层	T2
5	强回声	浆膜，外膜	T3

EUS，超声内镜；AJCC，美国癌症联合委员会；m，黏膜；sm，黏膜下层。

核素显像

射线摄影术和横断面成像的研究提供了与疾病进程有关的重要的解剖信息，而核医学根据注入和摄取的放射性药物的分布提供了生理信息。放射性药物由有放射活性的底物(放射性核素，放射性同位素或者放射性示踪剂)及其与底物结合的有生理活性的化合物或类似物组成。例如，锝-99m 是一种放射性同位素，它是由高锝酸盐和碘类似物耦合形成的，这样它可以进入甲状腺滤泡细胞。成像的时间取决于药物吸收和代谢的动力学以及放射性核素的半衰期。放射性

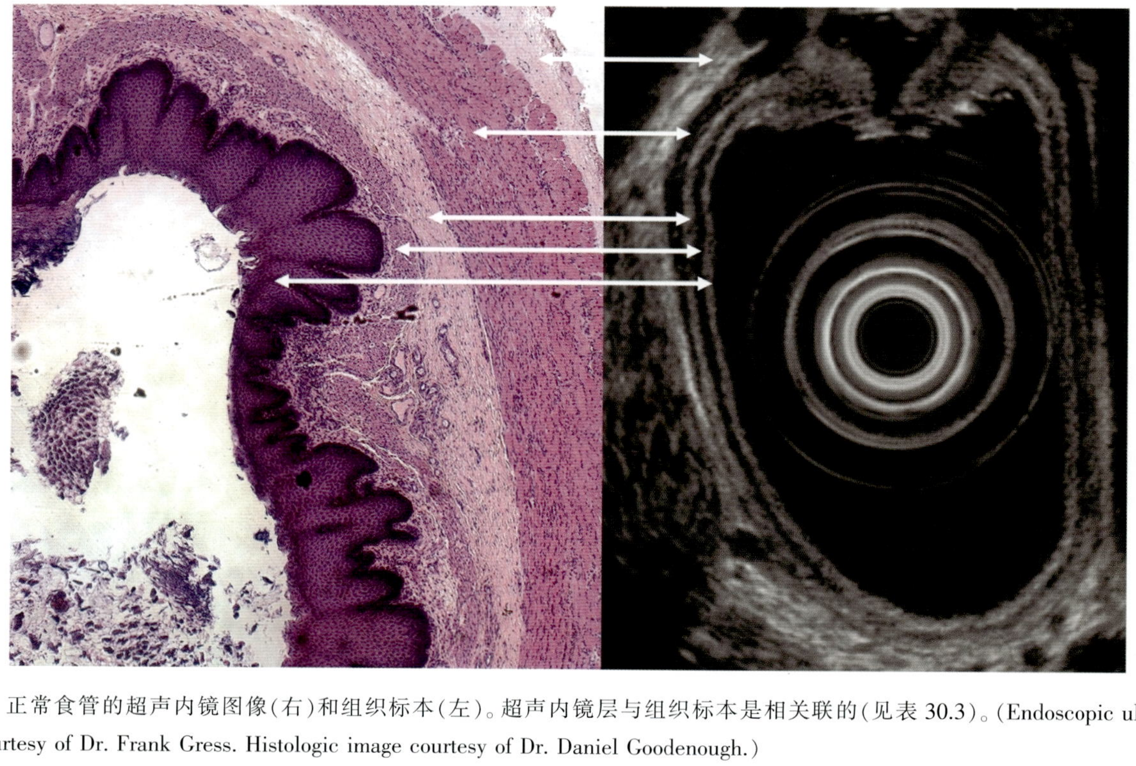

图 30.2 正常食管的超声内镜图像(右)和组织标本(左)。超声内镜层与组织标本是相关联的(见表 30.3)。(Endoscopic ultrasound image courtesy of Dr. Frank Gress. Histologic image courtesy of Dr. Daniel Goodenough.)

核素的原子核衰变放射出 γ 射线，然后用 γ 相机检测到该射线，并根据检测到的射线强度描述放射性示踪剂活性。

有许多可用的核素成像研究利用不同的放射性药物进行肿瘤成像。其中许多对特定恶性肿瘤患者的诊治有重要作用。比如，铟-111 标记的抗前列腺肿瘤单抗(ProstaScint)能应用于前列腺癌，镓-67 可用于淋巴瘤，这些将在后续章节中详细介绍。然而，最初与大部分肿瘤相关的核素成像研究是 PET 和放射性骨显像。这些研究在肿瘤的诊断、分期和疾病预测方面有广泛的应用。

正电子发射计算机断层扫描

尽管 PET 有若干可用的放射性核素，但是最常用的是 ^{18}F-FDG。FDG 是葡萄糖类似物，它能够在代谢活性高的区域聚集。肿瘤细胞通常是高代谢的，其细胞分裂快，葡萄糖载体数目多。然而，FDG 的摄取对恶性肿瘤并不是特异性的，它能够在任何代谢活性增高的组织细胞内积聚，包括心肌、胃黏膜、脑组织、甲状腺和唾液腺，在上述结构中高摄取限制了对 FDG 的应用。而且，FDG 是通过泌尿系统排泄的，因此，肾脏、集合系统、膀胱内的放射活性妨碍了这些结构内的恶性肿瘤的诊断。尽管有这些局限性，但 PET-CT 已成为确定临床分期首选的成像方式，它的应用更容易区分良恶性，发现未被发现的病灶，确定获取组织标本的最佳位置，评估治疗反应，并能够监测多种恶性肿瘤的复发。

最初 PET 检查是单独进行的，现在 PET 常规地与 CT 检查联合使用。PET-CT 将 PET 对生理的评估和 CT 对组织学的评估联系在一起，提高了诊断的准确性[12]。PET 和 CT 可以在同一天单独检查，但通常是由 PET-CT 断层扫描设备同步进行，因为患者不需要在两次检查之间变动体位，这样可以使两组图像数据更准确地融合。为了控制胃肠道内的代谢活性，患者必须在检查前 4~6 小时禁食。同样，患者必须控制好血糖水平(<150mg/dL)，以限制与 FDG 竞争的葡萄糖受体的数量，因为高葡萄糖水平会导致扫描结果出现假阴性。尽量减少说话和运动以减少肌肉的摄取，避免影响病理诊断。注射 FDG 1 个小时后，先行 CT 扫描然后行 PET 扫描，总共需要 60 分钟。然后 CT 和 PET 数据分别在横断位、冠状位和矢状位上进行重建融合成 PET-CT 图像。

FDG 的摄取是非特异性的，它会在任何代谢活性增高的区域聚集。虽然大多数恶性肿瘤相较于正常组织是高代谢的，但是良性疾病也能使 FDG 浓聚，比如感染灶、炎症和良性肿瘤。FDG 的摄取用标准摄取值(SUV)进行量化。大部分恶性肿瘤的最大 SUV>2.5，而生理性的摄取通常是<2.5。SUV 不是绝对的，它会受到成像时间、不合适的衰减校正、部分容积效应、患者体重以及前面提到的会影响 FDG 摄取因素影响。因此无法准确地比较两次检查之间的 SUV 值。但是，如果仔细确保两次扫描时的变量相同，比如用同一台机器做检查、检查前患者做相同的准备、FDG 的注射剂量和成像时间相同，那么两次检查的 SUV 值的比较也是可靠的。至今为止的临床研究结果表明，在如此一致的条件下，SUV 的变化是有预后价值的，在治疗早期大部分治疗有效的肿瘤其 SUV 减小 20%~40%[13-15]。

骨显像

正常的骨组织进行持续不断地重建，保持成骨和破骨细胞活性的平衡。大部分骨转移最先开始于髓内的病变，然后通过脉管系统到达骨。随着病灶的扩散，成骨细胞和破骨细胞反应性的变化导致了骨转移灶的特征性的影像学改变(成骨的、溶骨的或者是混合成分的病灶)。生长快的转移灶倾向于是溶骨性的，生长慢的转移灶则为成骨性的(或者是再结晶的)。多发性骨髓瘤、甲状腺癌及肾细胞癌的骨转移灶主要是溶骨性的，而乳腺癌和前列腺癌的转移灶是成骨性的。骨显像在肿瘤成像中主要的应用是发现骨转移病灶。

骨显像或者是骨扫描成像应用由二磷酸盐组成的放射性药物，最常用的是放射性核素锝-99m 亚甲基二磷酸盐(^{99m}Tc-MDP)。^{99m}Tc-MDP 在新生的骨矿物质化的地方聚集，因此对骨骼病变是高度敏感的，但并不是绝对特异的。在 X 线片上发现骨转移前骨密度会降低 30%~50%，而骨扫描在骨密度降低 5%~10%时就能发现骨转移[16,17]。此外，骨扫描相对来说要便宜、方便并且能检查全部骨骼，包括在平片上难以评估的病变(例如，肋骨、胸骨、肩胛骨、骶骨)。研究报告的检测敏感性为 62%~100%，特异性为 78%~100%[18]。

两个主要的放射性示踪剂的活性变化程度与恶性肿瘤有关：活性增高或降低。示踪剂浓聚发生在血流快和成骨活性高的地方，这在有代谢活性的肿瘤和小的成骨转移灶处是常见的。示踪剂活性降低发生在骨扫描时的“冷”区域，与溶骨性病变和超出其血液供应能力的侵袭性肿瘤有关。进展快的和完全溶骨性的病灶是造成骨扫描假阴性的主要原因，而假阳性与创伤、愈合、良性骨肿瘤和关节炎有关。

骨转移灶被认为是无法用实体瘤治疗疗效评价标准进行评价的[19]。虽然放射性核素摄取强度的降低常被归因于治疗有效，强度增加被认为是疾病进展，但是有几个问题值得思考。第一，肿瘤反应会导致闪烁现象，因为伴随成骨反应会发生骨活性增高，这可能会被误认为是疾病进展，同样，溶骨性病灶在先前的骨扫描图像表现为“冷点”，治疗后会转变成“热点”(摄取区)；第二，有严重骨质破坏而没有新生骨生成的快速进展的病灶在骨扫描上会被误认为疾病稳定或好转。

许多患者有存在不易被发现的骨转移灶的风险，但是由于缺乏临床症状，骨扫描常常在临床分期检查中被忽略。在前列腺癌中，仅有大约1%的前列腺特异性抗原 (PSA)<10 的患者在骨扫描图像中有阳性表现[20,21]。Gleason 评分 7 且 10<PSA<20 的患者有相似的骨转移风险[22]。对这些患者，如果没有临床症状，骨扫描会被遗漏，同样地，在没有症状的淋巴结阴性的乳腺癌和肺癌患者中骨扫描也会被遗漏。尽管研究表明 MRI 比骨扫描更敏感，但是尤其是对椎体转移，无法行全身 MRI 检查的患者，骨扫描被认为是足够敏感的。MRI 应该作为当临床高度怀疑骨转移但骨扫描难以确诊或者骨扫描有阳性发现但临床诊断证据不足时的补充检查。同 MRI 一样，PET 对诊断骨转移灶的敏感性也高于骨扫描，两者的敏感性分别为 91% 和 75%，特异性分别为 96%和 95%[23]。同时，FDG-PET 发现转移灶要早于骨扫描，因为癌细胞葡萄糖代谢增高要早于增多的骨生成(需要骨显像的摄取)。PET 还具有能提供更多综合影像的优点，它除了能发现骨转移之外还能发现软组织转移，而骨显像只能评价骨性结构。常用指南是，具有孤立的成骨性骨转移灶的患者可以通过连续的骨扫描监测病情变化，而其他情况最好是行 PET 检查。

脑和脊柱

肿瘤解剖

脑

中枢神经系统包括脑和脊髓，两者均覆盖有三层脑膜——硬脑膜、蛛网膜和软脑膜。脑膜瘤是最常见的起源于脑膜的肿瘤，虽然起源于蛛网膜细胞却紧附于硬脑膜下。肿瘤边界清晰，通常不会侵犯脑实质。因此，在制订放疗计划时，在脑实质方向只需外放最小的边界来包围该方向周围的微病灶。许多脑膜瘤在 MRI 图像上可见从肿瘤伸出的沿着硬脑膜的线性强化区域。这个所谓的硬脑膜尾一般不认为是肿瘤的直接蔓延而是硬脑膜内的血管充血，从而导致了特征性的强化[24,25]。因此，扩大靶区将线性强化区域包括在内或许是没有必要的，除非还有其他明显的影像异常(例如，结节灶)。

蛛网膜和软脑膜被认为是具有中间腔隙(蛛网膜下腔)的柔脑膜，该腔隙充满脑脊液(CSF)。肿瘤可通过多种途径侵犯脑脊液腔，包括血流播散(通过巴特森静脉丛或者动脉系统)或者直接蔓延。一旦肿瘤侵犯了蛛网膜下腔，全脑全脊髓就会很危险，肿瘤种植会引起颅内压增高、脑神经受损、神经根病和癫痫。在儿童脑瘤、急性淋巴细胞白血病和一些实体肿瘤(尤其是乳腺癌、黑色素瘤和肺癌)中软脑膜受侵最为频繁(例如，髓母细胞瘤)[26]。

脑的主要组成包括大脑半球、间脑、小脑和脑干。大脑半球由额叶、顶叶、颞叶、枕叶、基底神经节和侧脑室组成。间脑包括丘脑、下丘脑和第三脑室。脑干由中脑、脑桥和延髓组成。第四脑室位于脑桥和小脑之间。超过一半的儿童肿瘤发生在后颅窝（小脑和脑干），而绝大部分的成人脑肿瘤发生在大脑半球和间脑。

脑神经

脑神经由 12 对神经组成，除第 1 对脑神经外，其他神经的神经核都位于脑干和上段脊髓。它们之所以被称为脑神经，是因为它们通过位于颅底的孔隙进入颅内并且被延续于脑膜的鞘包裹。连接大脑皮层和脑神经的神经通路是复杂的。尽管脊髓运动神经元受皮质脊髓束的支配，但是许多位于脑干的下位运动神经元受皮质延髓束的支配。上位运动神经元激活两侧的颅运动神经核(还有一些例外)，与在皮质脊髓束内的神经相反，它们大部分在髓质内交叉引起对侧的神经支配。

许多肿瘤，包括良性和恶性，通常会侵犯脑神经而导致严重的神经功能受损。较常见的有脑膜瘤侵犯视神经(第 2 对脑神经)，前庭神经鞘瘤(第 8 对脑神经)、腮腺瘤(第 7 对脑神经)、鼻咽癌(多对脑神经)和脑干胶质瘤(多对脑神经)。

弥漫性脑桥胶质瘤的经典症状说明了脑桥复杂的解剖。位于腹侧脑桥并侵犯椎体束(上运动神经元)的单侧病变会引起对侧肢体运动障碍。另外,在脑桥内的脑神经也会受到影响,会引起单侧肢体瘫痪而不是全瘫,这是因为皮质延髓束内的神经纤维的双侧神经支配。共济失调指的是协调力受损而不是无力,由从脑桥发出到达包括小脑中脚在内的小脑的神经纤维受侵犯引起。通过这条通路,小脑收到皮质脊髓束传递到低位运动神经元的肌肉运动的信息,从而促成复杂的协调动作。

对鼻咽癌(NPC)患者应仔细检查脑神经。1/5 的鼻咽癌患者表现出脑神经受侵的症状(表 30.4)。最常受侵犯的脑神经是展神经(第 6 对脑神经)和三叉神经(第 5 对脑神经)。展神经起源于脑干的腹侧,沿斜坡上升,在进入海绵窦之前穿过靠近破裂孔上方的颈内动脉,然后通过眶上裂出颅。第 5 对脑神经的运动和感觉神经根离开脑桥,从小脑幕游离缘的下面穿过进入梅克尔腔,形成三叉神经(半月节)神经节。从神经节开始,三叉神经的第一支和第二支进入海绵窦,随后分别穿过眶上裂和圆孔出颅。三叉神经第三支穿过卵圆孔出颅。

鼻咽部与破裂孔、圆孔、卵圆孔靠得很近,这也解释了为什么鼻咽部肿瘤常侵犯第 5 和第 6 对脑神经。侵犯区域超出破裂孔,并且三叉神经节受侵会导致第 5 对脑神经的三个分支都出现功能障碍。实际上,大多数鼻咽癌和第 5 对脑神经受侵的患者只会有第二分支或第三分支的受损,这种情况的发生归因于圆孔或卵圆孔的受侵(图 30.3)。鼻咽癌在侵犯到中颅窝后会继续侵及海绵窦。4 条神经即第 5 对脑神经的 2 个分支穿过海绵窦。在海绵窦内,动眼神经(第 3 对脑神经)位于最上方,上颌神经(第二支)位于最下方。可以猜想位于海绵窦最上方的脑神经受侵的概率要低于靠近颅底的脑神经,这与临床所观察到的是一致的(表 30.4)。

颅内没有外侵时也可发生低位脑神经受侵。咽隐窝是鼻咽癌最常见的原发部位。咽隐窝的外侧缘是咽腔。肿瘤直接侵犯到咽旁间隙或者发生咽旁间隙淋巴结转移会影响出颈静脉孔的脑神经(第 9~11 对脑神经)和出舌下神经孔的脑神经(第 12 对脑神经),这会导致呕吐反射丧失(第 9 对脑神经)、声音嘶哑或吞咽困难(第 10 对脑神经)以及伸舌偏斜(第 12 对脑神经)。

表 30.4 颅窝的主要裂孔和其他孔裂及其内容物与鼻咽癌的临床关系

裂孔	内容物	鼻咽癌[152]时受侵的频率(%)
颅前窝		
筛状板孔	嗅细胞轴突(第 1 对脑神经)	0
颅中窝		
视神经管	视神经(第 2 对脑神经)	6
	眼动脉	
眶上裂	动眼神经(第 3 对脑神经)	9
	滑车神经(第 4 对脑神经)	17
	展神经(第 6 对脑神经)	44
	眼神经(第 5 对脑神经第 1 支)	45
圆孔	上颌神经(第 5 对脑神经第 2 支)	67
卵圆孔	下颌神经(第 5 对脑神经第 3 支)	48
棘孔	下颌神经脑膜支	14
	脑膜中动脉/静脉	
破裂孔	颈内动脉[a]	
颞骨岩部		
内耳道	面神经(第 7 对脑神经)[b]	
	听神经(第 8 对脑神经)	9
	迷路动脉	0
颅后窝		
颈静脉孔	舌咽神经(第 9 对脑神经)	20
	迷走神经(第 10 对脑神经)	20
	副神经(第 11 对脑神经)	14
	颈内静脉	
枕骨大孔	脊髓副神经根(第 11 对脑神经)	14
	脊髓	
	椎动脉	
	脊髓前/后动脉	
舌下神经管	舌下神经(第 12 对脑神经)	24

NPC,鼻咽癌。

[a] 通过颈动脉管进入颅脑后。

[b] 面神经穿过茎乳突孔出颅。

脊柱

脊柱由 33 块骨骼组成(7 块颈椎、12 块胸椎、5 块腰椎、5 块骶椎和 4 块尾骨),骶尾骨的椎体是融合的。所有人都有 7 块颈椎,但是偶尔会发现其他的椎体数目会有不同。脊髓位于椎管内并被脑脊膜裹住。脊髓

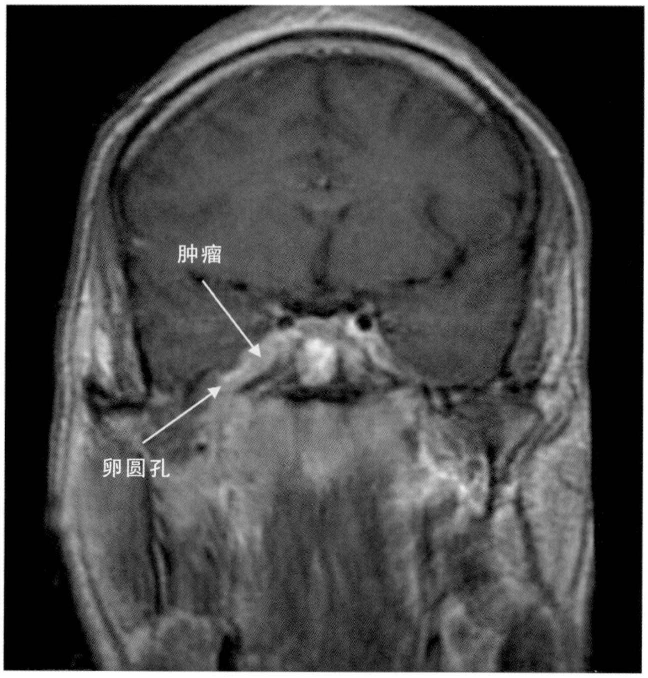

图 30.3 冠状位的 T1 加权 MRI 对比增强图像展示了鼻咽癌病灶从卵圆孔延伸进入 Meckel 憩室。

节段与脊柱并不一致。对成年人来说，脊髓通常终止于 L1~L2 椎间盘水平（称之为脊髓圆锥）；而对婴幼儿，脊髓终止于 L2 或 L3 水平。但是，脊髓神经仍然在椎管内往下延续，称之为马尾。充满脑脊液的蛛网膜下腔一直延伸至第二骶椎椎体，在该水平脑脊膜融合在一起往下延伸形成使脊髓终止于骶骨水平的脊髓终丝。当评估有脊髓压迫症状的患者、设计全脑全脊髓的设野以及制订脊柱姑息性放疗设野时，需要考虑这些解剖结构。

肿瘤影像学

脑转移瘤

约 50%的成年人颅内肿瘤是转移瘤，按发生率从高到低常见的原发癌有肺癌、乳腺癌、黑色素瘤、肾癌和结直肠癌。在个体的原发肿瘤中，黑色素瘤是最容易发生脑转移的恶性肿瘤[27]。大多数转移瘤通过脉管系统进入脑内并且常发生在灰质和白质的连接处[28]，这可能是因为血管管径在该处变小，癌栓在此滞留。近 80%的脑转移瘤被发现位于大脑半球，较少侵犯小脑（15%）和脑干（5%），与它们的体积较小、血流量较少有关。

脑转移瘤的检查是初始临床分期的重要部分，而且，由于治疗策略的优化和肿瘤生存期的延长，脑转移瘤的总发病率正在增高。诊断脑转移瘤的最佳的显像模式是对比增强 MRI。脑转移瘤通常边界清晰且有强化（图 30.4）。通常在转移瘤周围有比例失调的大量的水肿，在 T2 加权像上最为清晰。MRI 比 CT 更容易发现脑转移瘤，近 20%的患者在 CT 上表现为单发的脑转移瘤，而在 MRI 上可见多个转移瘤[29]。此外，对单剂量对比 MRI 检查发现了单个脑转移瘤的患者做三倍剂量检查，在多达 25%的患者中发现还有其他的脑转移瘤[30]。多个转移瘤的发现有助于指导制订合适的治疗方案并且对脑转移瘤和脑原发肿瘤进行鉴别，因为通常脑原发肿瘤是单发的。

因为正常脑组织的高代谢率使常规的 PET-CT 评价脑转移瘤存在局限。但是，在注射 FDG 后的 3.5 个小时所获得的延迟期的 PET 图像得以使 FDG 在正常脑细胞内完全代谢而异常组织内仍有 FDG。延迟 PET 显像有助于鉴别脑原发肿瘤与脑转移瘤，同时还能区分是肿瘤残存、肿瘤复发还是放射治疗后的放射性脑损伤[31,32]。当然，延迟 PET 显像应该进一步地与 MRI 显像结合分析。

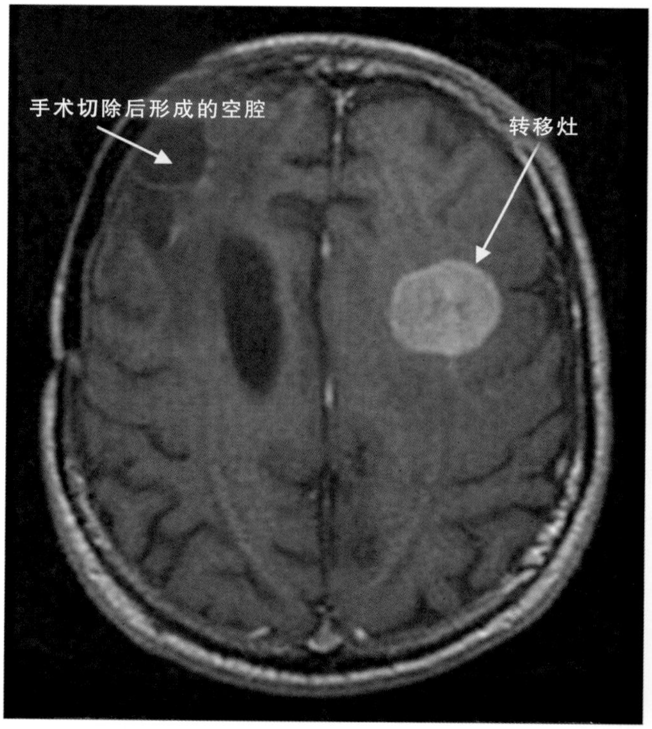

图 30.4 T1 加权 MRI 对比增强图像展示了一个 2.5cm 大小位于左侧大脑额叶的黑色素瘤脑转移瘤。注意在右侧大脑额叶之前外科手术切除形成的腔。

脑原发恶性肿瘤

脑原发肿瘤约占成人颅内占位的 50%,其中有一半是恶性肿瘤。在成年人中最常见的脑原发恶性肿瘤是多形性胶质母细胞瘤（GBM），经常原发于大脑半球。与 CT 相比,MRI 确定病灶的范围大小更准确。在对 52 例脑原发肿瘤患者进行的研究中，有 62%的患者 MRI 的异常信号范围要比 CT 确定的范围大。而且,CT 扫描病灶显示不清的 10 例患者在 MRI 图像上有明显的异常[33]。GBM 具有特征性的扩张占位,在 T1 加权像上表现为组织周围的低信号,中间是坏死区,周围有环形的强化。T2 加权图像上显示不均匀的占位,肿瘤病灶是高信号,周围的异常信号是血管性水肿[34]。低信号区域的中央是血液成分、坏死和血管流空处。

GBM 通常沿着白质束生长且不是经常会侵犯硬脑膜和颅骨。有两种实体肿瘤能通过胼胝体的神经束扩散到对侧大脑半球,GBM 是其中的一个，中枢神经系统淋巴瘤是另外一个。其他可能但不常见的播散途径包括脑脊液受侵的室管膜下播散或者血行播散。

先进的成像技术有助于诊断颅内恶性肿瘤。磁共振波谱分析(MRS)通过定量正常脑组织 5 个代谢峰值提供了肿瘤的代谢和生化信息:含有胆碱(Cho)的化合物、肌酐、N-乙酰天冬氨酸盐(NAA)、乳酸盐和脂类。Cho 峰反应细胞膜的流动,肌酐是能量合成的补充物,NAA 是神经元细胞特有的标志物。乳酸盐存在于坏死的肿瘤和梗死的组织中并且引起无氧代谢。脂类峰由细胞和髓鞘的分解产物产生。脑肿瘤的光谱学表现为相较于正常脑组织含有胆碱的化合物增多以及 NAA 降低。MRS 还有助于评价肿瘤类型和分级,高级别胶质瘤倾向于表达更高的 Cho:Cr 和 Cho:NAA 比值，而且因为坏死还能表达更高的脂类峰和乳酸盐峰[35]。MRS 还能鉴别脑转移瘤和脑胶质瘤,尤其当与灌注磁共振成像联合应用时[36]。MRS 还可能区分出放射性脑损伤和脑肿瘤。但是,更新的技术,比如动态敏感性对比度增强灌注磁共振成像可能会更加准确,目前正处于研究中[37]。

脊椎转移瘤

骨转移常见于多种恶性肿瘤中,因为脊柱的血管分布椎体也经常受侵。MRI 比 X 线片和 CT 能更敏感地发现早期的椎体转移,因为它能在皮质破坏之前发现脊髓腔内的病变。鉴于 PET 诊断骨转移与 MRI 有相似的敏感性，它被作为常规分期检查中的一项,而且还能够获得全身图像。MRI 被用来做排除性检查,比如判断邻近组织的受侵范围等。一个值得注意的例外是应用急诊 MRI 鉴别急性神经损伤的脊髓压迫。在这种情况下,通常 T2 加权像是最有用的:呈高信号的脑脊液通过与渐渐渗入椎管的病变形成对照从而进行鉴别。同样,脊髓水肿也能被鉴别出来。当诊断脊髓压迫时则需要筛选整个脊柱。

脊髓压迫被认为是肿瘤急症,因为症状持续的时间越长,患者恢复功能的可能性就越小。因此,需要采取紧急治疗措施(例如,放疗、激素、手术,对敏感肿瘤有时也可采用化疗)。影像学表现与临床检查有时会不一致,这时应依据临床所见确定病情的严重程度而不是由影像学确定。影像学发现脊髓压迫肯定需要评价,但不一定需要急诊干预。

头颈部

肿瘤解剖

头颈部解剖是复杂的,肿瘤医师熟识各种结构的位置、功能和影像学表现是非常重要的。潜在的重大疾病发病率与头颈部区域的局部肿瘤进展与复发和有效治疗的晚期反映均有关联,需注意相应的细节处理。解剖学非常重要以致于研究生医学教育委员会授权解剖学实验室进行眼耳鼻喉科学的住院医师培训。

头颈部的淋巴引流

头颈部的淋巴结大多数有序地依次排列于上呼吸消化道到颈静脉丛，最终在靠近颈内静脉与锁骨下静脉的交点附近注入体循环。这个有序地淋巴引流也有例外,这会影响放射治疗计划的制订。为了进行系统的讨论,根据手术和影像边界将颈部淋巴结分成 6 区[38]。

Ⅰ区定义为颏下淋巴结群(ⅠA 区)和下颌下淋巴结群(ⅠB 区),接收口腔引流淋巴结,但是该群也会因为别处的局部晚期淋巴结转移(N2b)而有受到侵犯的可能。Ⅱ区为颈内静脉淋巴结上组,从 C1 椎体扩展到舌骨,包括颈动脉鞘内和胸锁乳突肌(SCM)的深部。Ⅱ区被再分为前区(ⅡA 区)和后区(ⅡB 区),是由颈静脉的后缘界定的。Ⅱ区淋巴结群包含颈内静脉穿过二腹肌后腹水平的颈内静脉二腹肌淋巴结,这也是上呼吸消化道淋巴引流的常见途径。Ⅲ区淋巴结群位于颈动脉鞘和胸锁乳突肌后方的空隙,从舌骨到环状软骨,接收Ⅱ区引流的淋巴结。Ⅳ区淋巴结群继续沿着同一条颈静脉链到达锁骨水平。Ⅴ区淋巴结群包括颈后三角区，后界为斜方肌前缘，前界是胸锁乳突肌，下界是锁骨，该区是鼻咽癌发生淋巴结转移的危险区域。Ⅵ区是喉前淋巴结(Delphian淋巴结)，从甲状软骨下缘到胸骨切迹，两侧为胸锁乳突肌的胸骨头处。Ⅵ区是侵犯声门下和声门的喉癌及侵犯食管的下咽癌的危险区[39]。

另外，还有两个淋巴结区域没有包含在颈部淋巴结分区中，它们同样值得注意。从Ⅱ区淋巴结区出来后，从颈动脉鞘到颅底是颈突后淋巴结，当同侧有淋巴结转移时该区域存在危险。上述淋巴结和Ⅱ区之间是咽后淋巴结(或称为Rouviere淋巴结)，位于折返后包绕头长肌和颈长肌的椎前筋膜的前方。咽后淋巴结从颅底到舌骨，是鼻咽癌的高危区域，其次是咽后壁和梨状隐窝[40]。

口腔

口腔主要由三部分组成：舌、口底和颊黏膜。发生在舌的肿瘤可能会通过舌内外肌局部扩散，向下可侵犯到口底，向后侵犯到扁桃体前方。对口底癌来说，局部扩散会使颏舌肌、颏舌骨肌和舌底肌受侵，同时还有ⅠA和ⅠB淋巴结群、齿龈脊旁和下颌骨。颊黏膜的肿瘤会超出颞下窝，下界到颌下区，前界到与嘴唇交界处，后界到达磨牙后三角[40]。

口咽

口咽部的前界是舌底，两侧边界是扁桃体，上界是软腭，后界到达后咽。发生在舌底的肿瘤有时不容易评估肿瘤外侵的范围。因此，整个舌体、舌周围和会厌都会有存在亚临床病灶的风险。MRI有助于确定该部位的大体肿瘤体积的边界[41]。扁桃体癌可能侵犯舌底、腭和颊黏膜，局部晚期病例也可能侵犯鼻咽、咽旁间隙和翼状肌。软腭癌能够侵犯旁边的扁桃体，向上可侵犯到翼腭窝。

鼻咽、口咽和喉咽

鼻咽的上界和后界以蝶窦、斜坡以及C1和C2的椎前筋膜定界。咽旁间隙位于鼻咽的两侧，它的两侧边界是翼内肌。咽旁间隙没有解剖屏障，因此肿瘤的直接蔓延会侵犯颅底，导致上述的脑神经受损。咽鼓管在咽鼓管圆枕处流入鼻咽，其后是咽隐窝，它是一个折返的黏膜，是该区域常发生原发肿瘤处。

咽后壁和咽侧壁的肿瘤向上会侵犯鼻咽部，向下侵犯喉咽。同样的，喉咽部肿瘤向上会侵犯口咽部和鼻咽部。发生于梨状隐窝的恶性肿瘤会侵犯同侧的喉部。

喉

喉被分为3个区域：上喉部(包括会厌、杓状软骨、杓状会厌带和室带或者是假声带)、声门(室带侧缘向下1cm平坦处，包括真声带和接合处)和声门下区(从声门的下缘到环状软骨的下面)。真声带本没有淋巴引流，因此，对局限性的原发灶治疗可以不考虑淋巴结的治疗。相反，声门上部有丰富的两侧淋巴系统，因此，早期原发肿瘤也需要行淋巴结切除和(或)选择性淋巴结放疗。声门下较少发生肿瘤，它会侵犯到局部的软组织以及喉部和气管的淋巴结[42]。

肿瘤影像学

头颈部肿瘤的分期取决于仔细的体格检查、光纤直接喉镜检查、活检和影像学。对比增强CT是头颈部恶性肿瘤的标准成像模式(图30.5)。MRI是评价口腔、口咽及鼻咽部原发肿瘤外侵的更好的影像学检查[43]。MRI检查的新方法通过测量肿瘤内部的生理学变化评价肿瘤的治疗反应很有前景。动态对比增强MRI能够监测肿瘤微环境的血管渗透性 (k-trans)；k-trans在

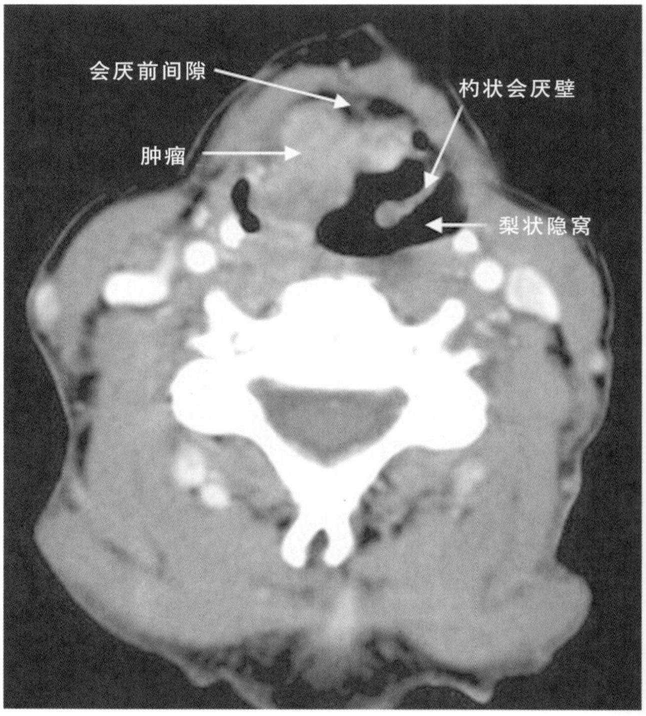

图30.5 CT图像显示侵及右侧杓状会厌襞的鳞状细胞癌，病灶侵犯至会厌软骨前间隙。

同步放化疗病灶完全缓解的患者中明显增高[44]。弥散加权成像 MRI 能够提供有关肿块和转移淋巴结的细胞结构的信息。放化疗期间弥散系数增高(与细胞结构减少一致)与 2 年局部控制率升高有关联[45]。

FDG-PET 成像是对头颈部肿瘤有用的辅助于 MRI 和 CT 的检查，尤其是用于明确在 MRI 和 CT 上表现为交界性病变的结节的性质。在一项研究中,加做 FDG-PET 检查提高了确定肿瘤边界的准确性,准确性从单做 MRI 或 CT 的 40%~70%提高到了 97%~100%,改变了该研究中 23%的患者的治疗方案[46]。另一项研究发现,FDG-PET 诊断原发肿瘤的敏感性是 88%，诊断淋巴结转移的敏感性是 82%，特异性是 100%[47]。然而,在初始分期阶段,当原发性肿瘤的特征表现出扩散风险时,没有一种非侵入性成像技术具有足够高的阴性预测值支持不进行适当的切开活检或选择性淋巴结照射。这与放化疗后检测残留淋巴结病灶的FDG-PET 数值相反。一项治疗后的研究发现,其对持续存在病灶的敏感性是 96%,特异性是 72%,在一些研究中阴性预测值高达 99%，据此对治疗后临床和 PET 完全缓解的患者可以不做颈淋巴结清除术[48,49]。新型的 PET 示踪剂,比如 ^{64}Cu-ATSM 和 ^{18}F-甲氧甲基硝基咪唑乙醇,用于评价肿瘤内部的乏氧情况,在临床上也可能是有用的[50]。

臂丛神经

肿瘤解剖

臂丛神经起源于 C5~T1 椎体水平神经前支,汇合后在颈部形成上、中、下三干,然后在锁骨下方近腋动脉处胸小肌后方又分成内侧束、中间束和后束。这三支神经束再形成上肢的三条终末神经——正中神经、尺神经、桡神经,还有肌皮神经。这些外周神经非常重要,因为像肿瘤侵犯或治疗相关的毒性常会导致其受损。因为臂丛神经穿过颈部和腋窝,所以头颈部、上胸部肿瘤和乳腺癌的治疗与其密切相关。

肿瘤影像学

在 CT 图像上不易辨认出臂丛神经,而 MRI 图像大多可以辨认出来[51]。但是,在非增强 CT 图像上可以以骨、肌肉和血管为标志准确地勾画出神经干、分支和神经束的位置[52]。Hall 等[53]提出的方法是从 C5 椎体开始到 T1 进行勾画。然后辨认出前中斜角肌,神经干位于这些肌肉之间。中斜角肌终止于第一肋骨的上面，臂丛神经的分支伴随腋动脉走行形成神经血管束。然后神经束分支伴随腋动脉继续走行进入上臂。在乳腺癌的治疗中有一种感兴趣的现象,尽管仍受到锁骨下神经走行的约束,但是臂丛神经走行会受到上干上支和外侧支的牵扯(图 30.6)。

胸部

肿瘤解剖

胸部由躯体的上部组成，包含许多重要的结构,有心脏、肺、食管和胸膜。发生于心脏的肿瘤极少,另一方面,在美国肺癌是死亡率最高的癌症,食管癌的发病率也在上升。其他常见的原发于胸部的恶性肿瘤有恶性胸膜间皮瘤、胸腺瘤和恶性淋巴瘤。

当评价胸部肿瘤的患者时,有许多临床相关的解剖结构,包括:①肺叶特异的淋巴转移的方式;②肺尖周围复杂的解剖结构;③胸膜腔的范围;④食管癌的位置和;⑤胸腺的结构。

淋巴转移的方式

肺恶性肿瘤通常会发生区域淋巴结转移。对纵隔淋巴结和肺叶特异性淋巴转移的基本理解有助于对肺癌患者进行治疗评价和方案制订。纵隔淋巴结是一个复杂的系统,预测哪站淋巴结会发生转移是有困难的。但是这些基本方式为制订局部治疗方案(手术和放疗)提供了参考。

解剖学和临床研究均显示,支气管肿瘤常绕过肺内和肺门淋巴结直接侵犯纵隔淋巴结。这种现象更常发生于肺上叶肿瘤[53]。对肺右叶的肿瘤,这些播散通路常会引起同侧气管旁和锁骨下淋巴结转移。对肺左叶的肿瘤,会直接蔓延到前纵隔淋巴结(血管周、腹主动脉和前-后窗)，比蔓延到纵隔其他淋巴结要常见;其次,右肺段淋巴主要注入同侧纵隔。相反,左肺肿瘤通常播散到双侧纵隔[54,55],尤其是左下肺叶肿瘤;第三,存在到达锁骨上窝的直接通道但是很少见。在临床中,锁骨上淋巴结复发并不常见,而与上气管旁淋巴结复发有关联[56];第四,大多数临床研究显示隆突下淋巴结在上肺叶和下肺叶肿瘤中常受侵犯。

肺上沟

肺上沟被许多重要的结构包围。锁骨下动脉和锁

提高诊断的准确率,那么此类检查应减少在患者中的应用。

许多研究和荟萃分析[58-62]对 CT、PET 和 PET-CT 用于非小细胞肺癌患者的纵隔分期的准确性进行了评估(表 30.5)。虽然各研究间存在显著地差异,但是还可以得出一些结论。第一,CT 的阳性预测值低,约为 50%,PET 和 PET-CT 较好,为 80%~90%,仍然有 10%~20% 的患者在 PET 图像上可见纵隔有异常但是纵隔镜检查却没有发现病变,但是在一些研究中样本量不足。因此,有人提倡在 PET 有阳性表现时需要行纵隔镜检查。PET 和 PET-CT 的阴性预测值仿佛更好,尤其是在 CT 上没有可见的肿大淋巴结时[63]。尽管如此,考虑到 PET 的固有限制,大多数指南推荐手术前行纵隔镜检查。

目前,病理被认为是评价图像准确性的金标准。在最近的一项对行手术治疗的经病理证实纵隔淋巴结没有转移的 NSCLC 患者进行的分析中,术前 PET 显示纵隔淋巴结有异常的患者比没有异常的患者预后差[64]。因此,PET 或许具有除组织学提供的信息之外的预测价值。

在制订肺癌患者的治疗方案时,对食管的定位是重要的。食管通常在 CT 图像上可见,但是它的走行是扭曲的,且没有确切的位置。做 CT 时让患者吞咽稀释的对比剂有助于确定食管的位置。心脏和椎管(间接地反映脊髓)在 CT 图像上也容易看到。但是心脏底部结构在 CT 上较难辨认。如果试图弄清或者是考虑心脏底部的给药剂量,MRI 或者是核医学心脏成像能提供其他的信息。

食管癌

最常用的明确食管癌分期的检查有钡餐、EUS、CT 和 PET。如前所述,EUS 是评价病灶侵犯深度(T 分期)最准确的检查方法,但是对评价淋巴结转移(N 分期)欠准确(图 30.9)。对可疑淋巴结尤其是腹腔动脉周围的淋巴结进行细针针吸活组织检查,可提高 EUS 对区域淋巴结进行分期的能力。据报道,应用 EUS 进行 T 分期的准确率是 85%~90%,N 分期的准确率是 75%[65,66]。CT 主要用于评价转移性病灶,进行 T 或者 N 分期相当不可靠。PET 在食管癌分期的最佳应用还不明确,但是已广泛应用于评价局部或区域淋巴结转移和远处转移。但是,PET 发现局部或区域淋巴结转移的敏感性并不比 EUS 更好[67]。PET 也许对发现远处转移、区分新辅助放化疗后有残存病灶需要手术切除的患者和病灶完全缓解不需手术的患者最有帮助[68]。

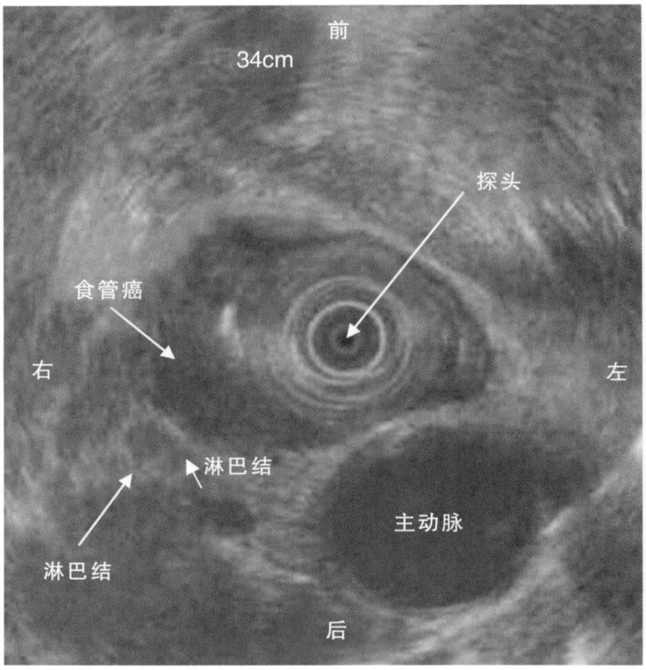

图 30.9　内镜超声显示 T3 期食管癌及病灶周围的异常淋巴结。(Image courtesy of Dr. Frank Gress.)

间皮瘤

CT 能很好地评价初次诊断不明确的间皮瘤和手术方案。特征性的 CT 表现是点状或结节状的胸膜增厚,增强扫描呈现强化[69]。CT 比 MRI 能更好地呈现出间皮瘤的侵犯范围,但是它们都不能很敏感地发现横膈膜和心包的侵犯除非侵犯范围较广。常用 PET 发现远处和淋巴结转移。但是,当 CT 发现的病灶较小时 PET 对确定最初诊断也有帮助,因为即使是小病灶也有 FDG 高代谢。

肺上沟

影像学对肺上沟瘤的诊断和分期有重要作用。虽然 X 线片是常用的识别肺尖部异常的检查,但是准确的定位、侵犯范围和可手术性的评估需要联合 CT、MRI 和 PET。CT 是确定原发肿瘤和发现肋骨或椎体转移的最佳检查方式,还能鉴别 PET 发现的 SUV 低于界值的可疑肺结节。应用 T1 加权序列的对比增强 MRI 是评估臂丛神经决定手术可能性的最好的影像检查方法[70]。PET 最主要的作用是发现远处和淋巴结转移。

肺上沟瘤根据美国癌症联合委员会(AJCC)制订的 NSCLC 分期进行分期,只要直接侵犯胸壁至少就是ⅡB 期[71]。需要注意的是,侵犯臂丛神经或者是锁骨下血管不列在 AJCC 分期标准中。肺上沟瘤侵犯胸壁、肋骨受损和侵犯低位的臂丛神经根（C8、T1）定义为 T3 病变，但是侵犯 C5~C7 臂丛神经根、食管、椎体或锁骨下血管定义为 T4 病变。手术禁忌证包括臂丛神经根或 T1 以上的神经干受侵、一个椎体的受侵范围>50%、侵犯食管或气管和纵隔(N2)或对侧锁骨上(N3)淋巴结转移。因此，有些 T4 肿瘤是可切除的，这也再次强调了影像学准确性的重要性。

胸腺恶性肿瘤

胸腺肿瘤通常不易被发现，直到生长到足够大并且表现出相应的症状，在胸部 X 线片上它们会被描述成纵隔占位。对比增强 CT 是描述胸腺瘤和发现局部侵犯的最佳影像学检查方法。高级别肿瘤倾向于更大、边界不规则、异质性高以及有局部坏死，还会有纵隔淋巴结转移。直接蔓延到胸膜、心包和血管者 CT 经常难以发现，除非侵犯范围广。在肿瘤和邻近结构之间存在脂肪可以作为没有侵犯的指征，但是其阳性预测值低[72]。因此，仅有肿瘤与其一个邻近结构有接触或者正常的解剖平面消失不足以作为排除手术切除的依据。

乳腺

肿瘤解剖

不论男性还是女性都有乳腺，但是只有女性在青春期开始时乳腺会发育。对男性来说，通常乳腺小管很少，尽管如此尤其是有 BRCA2 突变时也罕见发生恶性肿瘤[73]。对女性来说，乳腺起源于一个大致圆形的底部，左右界是从胸骨的外侧缘到腋中线，上下界是从第 2 肋到第 6 肋。外上象限沿着胸大肌向腋窝延续，形成 Spence 腋尾，这也是最常发生原发肿瘤的象限，大约为 40%，有时可能仅是因为腋尾处附加乳腺组织[74]。在乳腺后方就是乳腺后间隙，包含有疏松结缔组织，使得乳腺得以在胸壁上有一定的移动性。2/3 的乳腺贴在覆于胸大肌的胸深筋膜上，剩余的部分贴在前锯肌筋膜上。

乳腺组织包含输乳管，注入 15~25 个乳腺小叶，输乳管是大多数非浸润性(导管原位癌)和浸润性疾病(浸润性导管癌)的起源部位。乳腺通过乳房悬韧带(Cooper 韧带)与皮肤相连，并有脂肪小叶散在分布。当肿瘤侵犯真皮淋巴管使乳房水肿或淤血时，这些附着于皮肤的韧带会变得更加明显，表现出特征性的橘皮样外观。

乳腺的淋巴引流主要是引流到腋窝淋巴结，但是外上象限的淋巴引流可能注入胸大肌和胸小肌之间的胸肌间淋巴结(Rotter 淋巴结)，内侧象限可能注入内乳淋巴结(IMN)。按腋窝淋巴结与胸小肌所在的位置将其分为三组：在胸小肌下侧的淋巴结为一组，在胸小肌下面的淋巴结为二组，在胸小肌中间的淋巴结为三组。标准的腋窝淋巴结清扫术通常清除一组和二组淋巴结，而不切除三组和锁骨下及锁骨上淋巴结，如果邻近淋巴结区有转移，这些区域需要做放疗。

在一项有关不同象限前哨淋巴结位置的研究中，所有乳房象限大部分淋巴引流至腋窝淋巴结，单独引流至 IMN 非常少见(任何象限均<6%)[75]。但是，在不同的象限发现内乳前哨淋巴结的概率为 10%~50%(外上象限最低，为 10%，内下象限最常见，为 52%)。在常规进行内乳淋巴结切除的手术中，单独 IMN 转移的发生率为 5%~15%[76-78]。如果腋窝淋巴结发生转移，内乳淋巴结受侵的风险会增高(20%~55%)，取决于腋窝淋巴结转移负荷和乳腺受侵象限的位置(表 30.6)。内乳淋巴结受侵多位于前 3 个肋间隙(第 1 肋间隙 80%，第 2 肋间隙 75%，第 3 肋间隙 40%，第 4 肋间隙 5%)[77]。内乳淋巴结放疗是有争议的，尽管现代技术的应用使治疗可以耐受，但是随机试验数据并没有确定其作为常规治疗时有生存获益[79-81]。

肿瘤影像学

乳房 X 线摄影术仍然是对浸润性和非浸润性癌诊断与随访的首选成像方式。多个随机临床试验表明，对 50~69 岁的女性，筛查乳房 X 线摄影术使乳腺

表 30.6　以腋窝淋巴结的状态和肿块在乳腺内的位置为依据的内乳淋巴结受侵的风险

情形	Livingston 和 Arlen[158] (%)	Urban 和 Marjani[159] (%)	Noguchi 等[160] (%)
腋窝淋巴结阴性	8	8	5
肿块位于外象限	5	10	ns
肿块位于内象限或中央	14	16	ns
腋窝淋巴结阳性	33	52	35
肿块位于外象限	23	43	ns
肿块位于内象限或中央	48	55	ns
1~3 个腋淋巴结阳性	ns	ns	20
≥4 个腋淋巴结阳性	ns	ns	52

ns，未说明。

癌死亡率降低了 20%~35%[82-86]。对年轻女性（40~49 岁）和年老女性(70 岁及以上)进行筛选的作用不是很确切。大部分指南推荐从 40 岁开始需要做乳房筛查 X 线摄片。乳房筛查 X 线摄片对每侧乳房都包括两个标准的视图：头尾方向(CC)的视图和斜位方向(MLO)的视图。这些图像之间大约成 45°角，也就是说它们不是正交的。头尾方向的视图是以患者的长轴为导向，斜位方向的视图是从内侧上到侧下方向。斜位方向更容易观察乳房外上象限和乳腺尾，而头尾方向更容易观察乳腺下侧和内侧。其他的视图，如局部点压，能用来进一步评价可疑结节。

大多数筛查 X 线摄片发现异常的女性（近 95%）没有患乳腺癌，因此，阳性预测值很低。总的来说，筛查 X 线摄影术的敏感性接近 75%(即 25%诊断为乳腺癌的患者在被确诊前的 12~24 个月 X 线片没有异常)。敏感性和特异性因为乳腺密度不同而差别很大，比如脂肪型乳腺与致密型乳腺相比，敏感性是 87%比 63%，特异性是 92%比 68%[87-89]。而且，平片与数字化钼靶片相比，其敏感性和特异性也不同，对乳腺组织致密型的患者，数字摄片比平片诊断准确率高[90]。

对任何乳腺癌筛查的研究，系统的解释和清楚的报告都是很重要的。鉴于乳腺恶性肿瘤的流行和其临床意义，在美国，乳腺影像报告和数据系统(BI-RADS)成为标准报告和筛查乳腺 X 线摄片质量保证的指南(表 30.7)。对乳腺摄片所发现的可以结节，BI-RADS 系统提供了可确定其性质的明确的方法，就这一点而言，乳腺影像医师走在了其他影像医师的前面。类似于 BI-RADS 系统有助于降低其他影像模式的误诊误断。

X 线乳腺摄片上认为是恶性的表现有占位性病变、不规则的边界和微小钙化。毛刺征可能是因为周围乳腺实质被病灶浸润或者是反应性变化。但是，其次脂肪坏死、术后瘢痕或其他的良性病变也可能表现出毛刺征。导管原位癌和浸润性癌的钙化在外观上是多种形态的(异质性的)，并在局部区域聚集(图 30.10)。线性的、分支状的钙化提示是导管内癌。病灶圆形且边界清楚，有或者没有钙化，通常是良性的。

在筛查 X 线照相术发现异常后，通常要接着做诊断性的乳腺摄片，获取其他放大的视图来发现和描述微小钙化的特征。乳腺超声常被用来确定可疑结节的特征、指导活检和评价区域淋巴结的情况。在区分液性囊肿和实体瘤中最为有用。除了乳腺组织致密型的患者或者乳腺癌高危患者，包括有 BRCA 突变的女性和年轻时(小于 30 岁)胸部做过放疗的女性，MRI 通常不推荐作为常规检查[91]。除了 T1 和 T2 加权像上的病变特点，增强 MRI 和清除动力学在评价有关的结节时也有帮助。MRI 还能作为活检时的图像引导。在活组织检查确认诊断后，MRI 能够在术前检查到多灶病

表 30.7 用于乳腺 X 线检查和恶性风险评估的乳腺影像报告和数据系统(BIRADS)分级

评估等级	评估	定义	恶性风险
0	需要进一步影像学评价	需要其他影像学检查发现病变	n/a
1	阴性	正常	<0.1%
2	良性	影像检查是阴性的但是放射科医生希望能描述一种发现	<0.1%
3	良性可能，需短期内随访	高度良性可能的结节	<2%
4	可疑恶性－需活检	发现结节并且放射科医生强烈推荐活检	25%~50%
5	高度恶性可能	发现恶性肿瘤可能性大的结节	75%~99%

n/a，未提供。

Adapted from Elmore JG, Armstrong K, Lehman CD, et al. Screening for breast cancer. *JAMA* 2005;293:1245-1256.

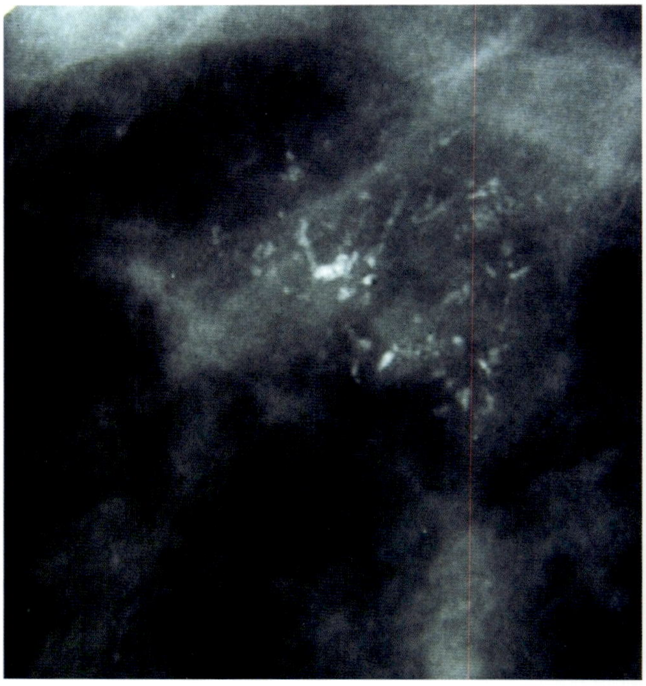

图 30.10 乳腺 X 线摄影所见的聚集的多形性钙化。该患者患有导管原位癌。

变和对侧乳腺的病变。一项临床试验发现,应用MRI发现了研究人群中3%有对侧乳腺癌,并在12%的患者中进行了组织活检[92]。然而,在一项英国的随机试验中,术前MRI并没有增加再次手术的需求[93]。仅有的常规术前应用MRI与临床有关的成果是更多的女性患者进行了乳房切除术而不是保乳切除术[94]。

腹部

影像解剖

多种肿瘤发生于腹部脏器。最常见的是胃、胰腺、结肠、肝、肾、胆管等,也包括胆囊的上皮细胞癌。肾癌和结肠癌通常不应用放射治疗,在此不做进一步讨论。一些相关的解剖知识包括:①胃癌的位置特异性的淋巴转移模式;②胰腺癌局部侵犯使肿瘤无法手术切除;③胆管系统的解剖。

胃癌:淋巴转移模式

胃位于左上腹部,是一个可扩张的器官。它被分为4部分:胃食管连接处(贲门)、底部、体部和幽门(胃窦)。虽然在20世纪,胃远端上皮细胞恶性肿瘤的发生率在西方国家下降,但是胃食管连接处的恶性肿瘤的发生率升高了。淋巴结转移在胃癌中是常见的,这可能是因为胃黏膜下层和浆膜下的大量淋巴网络。不管是胃的哪个部分受侵,丰富的淋巴网络使得整个腹部的淋巴结都有发生区域转移的风险。但是,已经发现的一些常见的转移模式,有助于制订合理的胃癌放疗方案。

对胃内的肿瘤,胃大弯和胃小弯周的区域是淋巴引流的第一站,其他的主要淋巴引流区是沿着腹腔动脉的三支分支动脉(肝总动脉、胃左动脉和脾动脉)处。第二和第三引流部位包括肝十二指肠、胰周、腹主动脉旁、肠系膜和中结肠动脉周围的淋巴结。

日本的一项大型外科研究表明,无论病灶位于胃的哪个部分,最常见的淋巴结受侵区域是沿着胃大弯和胃小弯分布,即胃周淋巴结(11%~40%)[95]。与预期的一样,肿瘤在胃远端时,贲门周围的淋巴结受侵是不常见的(0%~7%),但是肿瘤在胃近端时则是常见的(13%~31%)。同样,在胃远端的肿瘤幽门以下区域的淋巴结受侵是常见的(49%),但是在胃近端肿瘤是不常见的(3%)。其他淋巴结受侵的部位包括沿胃左动脉(19%~23%)、肝总动脉(7%~25%,尤其是胃远端肿瘤)和腹腔动脉(8%~13%)。脾门受侵的风险在不同研究中是不同的,但是均显示在胃近端肿瘤时风险最高[95-97]。研究者根据以上和其他的数据制订了依据胃内肿瘤位置勾画放疗靶区的指南[98,99]。

胰腺

胰腺是位于胃之后的长条形的消化腺,它可分成4个部分:头部、颈部、体部和尾部。胰头被十二指肠环抱,该处最易发生胰腺癌。胰腺有丰富的淋巴网络,并且与腹部的多个器官和结构联系紧密,这使胰腺癌难以手术切除并且远期治愈率差,胰腺癌是否可切除是最重要的预后因素。

胆管系统

肝内的肝细胞分泌胆汁(一种重要的消化液)进入毛细胆管,毛细胆管是肝内胆管系统的最初分支。这些毛细胆管引导胆汁进入更大一级的通道,最终进入左右肝胆管,分别排放左右肝叶的胆汁。左右肝胆管离开肝门汇合形成肝总管(大约长4cm)。胆囊管汇入肝总管形成胆总管(大约长10cm)。胆总管走行于肝动脉和门静脉旁,逐渐延伸至并注入十二指肠。

胆管肿瘤包括胆囊和胆管腺癌,后者指的是胆管细胞癌。胆管细胞癌包括肝内、肝门周和肝外胆管恶性肿瘤。汇管区肿瘤是指侵犯了肝总管分支的肝门周的肿瘤。距离肝脏越远的胆系肿瘤其可切除性和预后越高。

肿瘤影像学

胰腺癌

胰腺可通过超声、CT和MRI成像,MDCT通过注入对比剂和薄层重建使胰腺组织成像最优化并且有利于发现小病灶和是否有血管及胆管的侵犯。CT还能确定外科解剖关系以决定能否切除以及发现区域和远处转移(图30.11)。

胰腺癌最常发生于胰头部,在肠系膜上静脉和门静脉的右侧。相较于正常强化的胰腺,肿瘤病灶是低密度的。手术切除是目前治愈胰腺癌的唯一方法,而CT薄层扫描重建和注射对比剂增强显像则是评价可手术性的重要方法。目前临床工作中,肠系膜上动脉和腹腔动脉干受侵被认为是不可切除的T4期肿瘤。另一方面,在腹腔动脉干和SMA周围存在脂肪间隙,沿着肠

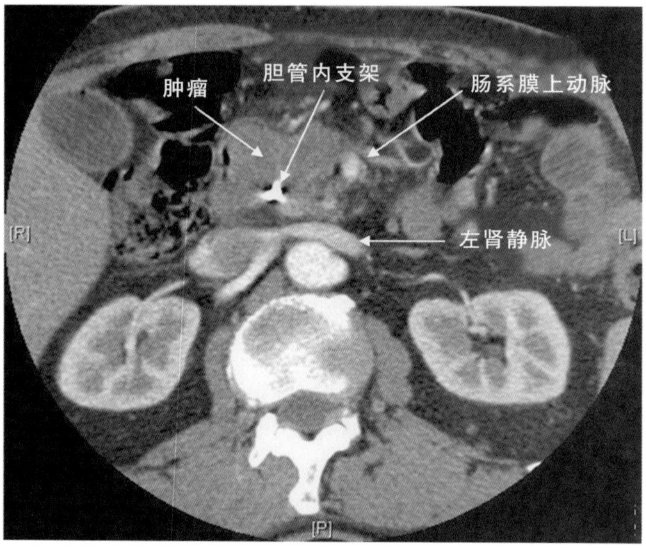

图 30.11 轴位 CT 图像显示的胰头部腺癌，病灶紧邻肠系膜上动脉。

系膜上静脉或者是门静脉，可认为肿瘤是可切除的。已报道的临界个案包括肿瘤接近 SMA、多处单侧的 SMV 和门静脉受影响或者邻近器官受侵等。但是，CT 无法发现体积较小的和位于肝表面的转移灶，而腹腔镜检查却能够辨识。在制订放疗计划的扫描过程中，口服对比剂有助于界定胃与十二指肠。

肝脏显像

静脉注射对比剂的 MDCT 能显示肝脏和胆管系统的形态学特征。静脉注射对比剂是必须的，因为许多肝肿瘤有与正常肝实质相似的衰减度并且不易被辨识，除非瘤体中心发生坏死。静注对比剂的 MDCT 在动脉期和门静脉期都是增强的，因此，早强化和晚强化的结节都能被发现，特征性的增强方式还能区分肿瘤的良恶性。例如，血管瘤在非对比图像上是低密度的，在动脉期病灶边缘有强化，在门静脉期，造影剂从肿瘤周边逐渐向肿瘤中心充填。肝细胞肝癌是最常见的原发性肝，其为富血管肿瘤，所以在动脉期整个肿瘤都是显著强化的，而在门静脉期强化减弱。对比增强 CT 可辨认出肿瘤是否侵犯门静脉和肝静脉，并且是否与门静脉血栓形成有关。与其他恶性肿瘤一样，PET 被推荐用于肝外肿瘤的分期和鉴别。

肝脏是多种恶性肿瘤发生远处转移的常见部位之一。肝脏以外发生恶性肿瘤的患者，对肝脏的评价是确定分期的重要组成部分。对比增强 CT 对发现肝转移瘤有高敏感性(73%)和特异性(96%)[100]。对肝脏转移瘤的 MDCT 检查应用了两相技术。尽管大多数转移瘤在门静脉期被识别出，但是一些富血管肿瘤(例如，黑色素瘤、肾细胞癌)只能在动脉期被识别出来。MRI 对肝脏转移瘤的诊断与 CT 的准确性相似，可用于对碘对比剂过敏的患者进行检查。但是，CT 对肝外结节尤其是肺内结节的识别要优于 MRI。

胆管成像

对胆管或胰腺有可疑病变的患者，超声是最早采用的影像学检查方式。观察的主要方面包括胆管和胰管扩张度的评价(正常>3mm)、鉴别是否是结石、胆囊壁的情况和排除胰头占位。但是，超声并不能使整个胰腺和胆管系统成像。在超声显像有异常时，需要做进一步的影像学检查。

内镜逆行胰胆管造影术(ERCP)是一种微创检查，内镜穿过十二指肠在胰胆管壶腹部进入胆管，然后注入对比剂使胰管和胆管系统显像。除了创伤小之外，ERCP 有可能有清醒/镇静相关的风险并且有 1.3%~8.6%的患者出现胰腺炎[101]。在没有结石的情况下，任何胆管梗阻的表现均需要进一步的横断面成像进行评价以排除恶性肿瘤。ERCP 可直接显示壶腹癌，并且可通过针吸、刷检或钳取组织进行活组织检查。ERCP 还可以在胆管恶性肿瘤致使胆管梗阻的部位放置支架减轻症状。

磁共振胰胆管成像(MRCP)是一种对肝内外胆管和胰管无创的成像方法。MRCP 不需要静注对比剂；成像很大程度上依赖 T2 加权序列和高分辨率，这样使胰腺和胆管呈现亮信号而周围的组织是暗信号[102]。应用 MRCP 和 ERCP 发现恶性肿瘤致胆管阻塞的敏感性和特异性是相似的，但是 MRCP 在确定肿瘤侵犯的解剖范围和类型方面(胰腺癌对胆管细胞癌)要优于 ERCP[103,104]。

正常组织

对上腹部肿瘤进行放疗的过程中，考虑肾脏受量是非常重要的。肾脏在 CT 图像上容易辨认，但是不同区域肾功能的差异在 CT 图像上不易评估。核素肾扫描提供了有关从血液到肾脏的排泄功能、肾脏排泄物浓度以及排泄物进入输尿管并充满膀胱的定量信息。当一侧或双侧肾脏的很大部分受到照射使肾脏功能紊乱时，这些信息是诊断的重要依据。肝、胃及小肠的位置也是放疗中需要考虑的。这些在 CT 图像上都容易观察到，口服对比剂也有助于鉴别。

盆腔淋巴结

肿瘤解剖

盆腔脏器的淋巴引流伴随着髂血管和其在骨盆内的分支走行。在骨盆的最上方,髂总动脉链收集盆腔内器官大部分的淋巴引流,然后排空到在腹主动脉分支上方的腹主动脉旁链。其中,性腺动静脉对骨盆内有序的淋巴引流是较特殊的,后文将单独讨论。还要注意,直肠、乙状结肠和远端结肠有单独的淋巴转移途径,通过肠系膜下静脉链到达主动脉前池。

髂总静脉通道主要收集三条淋巴引流:髂外引流链、髂内引流链和骶骨前引流链。髂外通路起自股动静脉,穿过腹股沟韧带处,然后形成髂外引流链,与髂血管分支距离很近。髂内引流链(也称为下腹部引流链)是一个比较复杂的淋巴管丛,从同名动脉的远端倒流形成。因为这些髂血管的分支为盆腔内脏器提供了血液供应,相应的淋巴链也是大部分淋巴引流的区域。闭孔淋巴结是髂内血管系统的一部分,位于闭孔血管穿过闭孔内肌处。X 线摄影显示这些淋巴结位于股骨头的中间,也就是耻骨闭孔的上方。耻骨前链位于骶骨的前面并收集直肠、宫颈和女性阴道后部、男性前列腺的淋巴引流[4,94,105]。

睾丸的淋巴引流值得关注，两侧的引流是不同的,本质上反映出两个睾丸静脉回流也是不同的。右侧睾丸淋巴结伴随着睾丸静脉沿着下腔静脉下半部分分布并引流到腹主动脉旁,约在 L3~L4 水平。左侧睾丸淋巴结伴随着左睾丸静脉注入肾门淋巴结。

肿瘤影像学

CT 是目前首选的识别盆腔内血管的方法，也是选择性放疗时勾画盆腔淋巴结区可用的方法。髂内外血管处外扩 7mm 为淋巴结的 CTV,正常骨组织、肌肉(如腰大肌)和肠不包括在靶区内。7mm 的外放边界是由伦敦的研究者确定的，他们认为在 CT 上可见的血管最小外放边界需要覆盖通过超小的氧化铁颗粒作为对比剂识别出的 95%的淋巴结[106,107]。但是应特别注意包括可视的淋巴结,即使它们处于外放后的边界之外。当需要包括耻骨前区域时,处于 CTV 和内部淋巴结 CTV 之间的骶骨前方 1cm 的软组织应该被加入。RTOG 在它的网页上发布了多个指南以帮助临床医生勾画盆腔的 CTV。在 3D CT 图像中,在盆腔疾病放疗时,骨骼标志不是块状准直器或者多叶准直器的理想参考标志[108,109]。

直肠

肿瘤解剖

直肠是大肠最末端的直的部分，大约有 12cm 长，起于乙状结肠末端软组织带融合入环状纵行肌的部分,终止于壶腹部,其后是肛管和齿状线。整个直肠后侧面都处于腹膜外,而前侧面则因性别不同有所差异。在男性中，腹膜返折大约在膀胱的后表面（前列腺上方)距肛门外缘 7~9cm 处;而在女性中,腹膜返折距肛门外缘 5~8cm,形成直肠子宫陷凹(道格拉斯陷凹)。而在该处以下,远侧 1/3 的直肠处于腹膜外。

直肠系膜是支持直肠的系膜,位于直肠前和骶骨后之间的腹膜外区域。直肠系膜是非常重要的直肠癌发生直接转移和淋巴结转移的区域。用精细解剖的高质量的直肠癌全系膜切除术与粗略解剖相比有更好的局部控制率。但是,也不能忽视术前放疗的必要性,因为不做术前放疗局部复发率会增高[110-112]。

肿瘤影像学

直肠内超声是首选的对确定直肠恶性肿瘤 T 分期的非手术分期方法,准确率为 85%~90%[113]。当 CT 或查体确定肿块较大且侵入肠壁或周围位置较深时,可以不做超声。直肠内超声有将 T2 肿块分期定位 T3(超出固有肌层)的可能,但是其精确性仍优于其他成像方式[114]。淋巴结分期的准确率稍低,大约为 80%,与 MRI 或 CT 相当[113]。准确地分期对制订直肠癌的治疗方案是非常重要的。对Ⅰ期患者,单独手术就足够了,手术和放化疗则适用于Ⅱ期和Ⅲ期患者。德国直肠癌研究组的研究显示，术前放化疗相较于术后放化疗能提高局部控制率且急性和晚期毒性小[115]。在该研究中,直接手术的患者中有 18%经 EUS 诊断为Ⅱ期或Ⅲ期,手术切除后发现是Ⅰ期病变。因此,应提高术前分期的准确性,使合适的患者可以接受新辅助治疗。

膀胱和尿道

肿瘤解剖

膀胱是一个可扩张的肌性器官,当膀胱排空时可完全处于盆腔中，当扩张时可伸入腹腔。膀胱三角是膀胱的后下方区域，位于两个输尿管口和尿道内口之间。膀胱扩张时，膀胱三角始终位于膀胱的底部，而膀胱的最上面扩张以容纳尿液。因为有膨胀性，膀胱周围是疏松的结缔组织和脂肪。位于膀胱前面的疏松结缔组织称为 Retzius 间隙或耻骨后隙。

在女性，尿道向下走行较短即到达阴道口，长 4~5cm。在男性，尿道长度大约为 20cm，通过前列腺和阴茎到达尿道口。

膀胱底和后壁的淋巴引流通过骶骨前通路优先注入闭孔和髂骨内区。相反，髂内淋巴链则主要收集膀胱侧壁和上壁的淋巴引流，所以发生于膀胱颈的肿瘤常常会蔓延到骶骨前淋巴结区[105]。

肿瘤影像

用传统的成像方法不能充分评估膀胱癌，如 X 线静脉尿路造影和超声。CT 尿路造影对诊断浅表肿瘤是有用的，但是不能很好地评估肿瘤侵犯到膀胱壁的深度。因为 FDG 是通过尿排泄的，PET 检查诊断膀胱疾病是模糊不清的。尽管如此，PET 还可用于识别远处转移来确定临床分期。考虑到成像的局限性，膀胱镜活检是原发肿瘤确诊和分期的首选方法。区域淋巴结侵犯在 CT 图像上特征明显，但是，MRI 的作用正在逐步增强，尤其是应用新型对比剂包括 USPIO 评价淋巴结[116]。

宫颈、子宫和卵巢

肿瘤解剖

子宫位于膀胱前、直肠后，由一层腹膜覆盖，两侧是输卵管和卵巢，中部由卵巢固有韧带（或子宫卵巢韧带）固定，两侧由卵巢悬韧带[或漏斗骨盆（IP）韧带]固定。卵巢动脉起于腹主动脉，在肾血管的稍下方，左侧卵巢动脉在腰大肌前方走行经过，右侧卵巢动脉从下腔静脉前经过到达腰大肌，两侧动脉均经过输尿管的前方，然后从 IP 韧带的中间穿过到达卵巢。在子宫之上的腹膜返折继续从两侧越过这些结构，形成阔韧带。与睾丸相似，右卵巢静脉流入下腔静脉，而左卵巢静脉流入左肾静脉。

子宫体占子宫的上 2/3，内侧有子宫内膜覆盖，子宫内膜随着月经周期和月经状态的不同而厚度也有差异。中间肌层和子宫肌层主要是平滑肌，最外层是浆膜或子宫外膜，并且与腹膜是连续的。子宫的下部 1/3 是宫颈，有韧性较好的结缔组织，宫颈约有一半的长度延伸到阴道内，这部分（外子宫颈）的内侧有非角化鳞状上皮覆盖，而宫颈管由柱状上皮覆盖（宫颈内膜）。

宫颈和宫体外侧是子宫旁组织，尾部含有宫颈旁组织，包括主韧带、子宫动静脉和走行于膀胱前的输尿管部分。评价宫颈癌向两侧播散时要重点评价子宫旁组织，也可以用体格检查中的双合诊确定分期，或者联合可以触诊到这些结构的直肠指诊检查更有效果。子宫旁组织继续向上延续为阔韧带，终止于卵巢悬韧带。宫颈后侧面通过子宫骶骨韧带固定在骶骨上，子宫骶骨韧带附着在第三骶前孔处，但是近期的 MRI 研究表明有相当数量的个体变异存在[117]。

肿瘤影像学

骨盆 MRI 是除体格检查以外最有用的明确子宫和宫颈病变程度的检查方法，准确率约为 85%[118-120]。对子宫内膜癌，T2 和 T1 增强加权序列对分期有帮助，比如识别原发肿瘤、侵犯范围和区域盆腔淋巴结受侵情况。对宫颈癌，T2 加权序列对明确病灶范围是最有用的，也是 MRI 引导下短距离放射治疗的优选成像序列[121]。在腔内近距离放射治疗中，超声在确保宫腔管的位置时是有用的。

PET-CT 用于评价宫颈鳞癌盆腔内淋巴结和腹主动脉链有无转移时较为敏感和特异，对腹主动脉旁淋巴结，其敏感性大约为 85%，特异性为 95%，但是对子宫内膜和其他妇科脏器的研究还较少[122]（图 30.12）。华盛顿大学的研究者深入地研究了宫颈癌治疗中 FDG-PET 的应用，表明最初的 SUV 最大值对原发肿瘤的治疗反应有预测作用[123]。另外，他们发现完全代谢的治疗反应对无进展生存期（PFS）预测作用高。在第 3 年时，PET 显示完全缓解的患者 PFS 是 78%，部分缓解的患者 PFS 是 33%，而在 PET 上显示进展的患者，其 3 年 PFS 是 0[124]。PET 显示的治疗反应对预后的预测作用也得到了来自墨尔本的研究者的证实[125]。

前列腺

肿瘤解剖

前列腺位于男性骨盆的中央，它的最宽阔的底部与膀胱颈上方距离很近，向下缩小至尖端，由尿生殖膈（UGD）固定。腺体后方紧贴直肠壶腹。精囊位于前

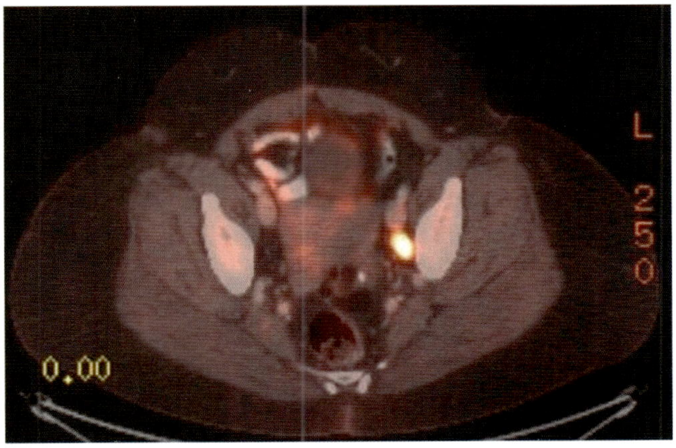

图 30.12　宫颈癌患者的 PET 图像，右髂外淋巴结高 ^{18}F-FLT 代谢。

列腺的上方并向侧边和后方延伸，位于膀胱后壁的后方，前方是充满脂肪的耻骨后隙。

在前列腺内有 5 个明显的分区：外周区、中央区、移行区、尿道周围腺体组织和前面的肌纤维间质[126]。外周区占腺体的大部分(70%的腺体组织)，前列腺癌多发生于此区(60%~70%)。外周区位于腺体的后方和两侧，该区在 MRI T2 加权像上为高信号，当采用 MRI 制订治疗计划时应注意该区域的检查。中央区占了另外 25%的腺体组织，它位于精囊起始处附近，10%的前列腺癌发生于此。移行区包绕尿道起始部到输精管，随着年龄增长，该区会发生肥大，10%~20%的前列腺癌发生于此。

Batson 静脉丛是位于椎体前方没有瓣膜的静脉，收集深部盆腔静脉和前列腺腺体的静脉血液[127,128]。因为缺少瓣膜，Batson 静脉丛被认为是发生远处转移的播散途径，并且是前列腺癌可以侵犯腰骶椎体的解剖基础。

前列腺癌的 T 分期最主要的还是依据体格检查，直肠指检能触诊到肿瘤大小和腺体内孤立结节的范围。触诊到腺体侧沟的存在是非常重要的，因为侧沟消失高度提示肿瘤腺体外蔓延(ECE)。检查者应尽量触诊到精囊底部，但是考虑到身体状态和个体解剖差异，这并不总是能做到。

肿瘤影像学

经直肠超声在进行确诊的活组织检查时是非常重要的，但是它判定精囊受侵和 ECE 的特异性和敏感性有限(为 40%~50%)。CT 也有类似的局限性，因为前列腺与其前面和侧面的静脉丛、下方的 UGD 和上方的膀胱壁的衰减特性相似。CT 可以判定可疑的盆腔结节，也是目前根据患者病情勾画盆腔放疗靶区的参考标准。如果单用 CT 来制订前列腺的治疗计划，那么阴茎球部可作为确定腺体顶端的参考点，顶端位于距球部上方 15~18mm 处，但是个体间存在很大差异[129]。逆行尿道造影对识别 UGD 下表面是有用的，还有助于勾画其上方 12~15mm 处的顶端。

MRI 可能是评价前列腺本身的最佳的成像模式，对制订治疗方案也非常有帮助。如上所述，前列腺的解剖分区只有在 T2 加权像上能辨别出来，顶端可以很明显地与 UGD 和其他的邻近结构区分(图 30.13)。在 MRI 图像上，鉴别前列腺外病灶的最高敏感性和特异性约为 70%，但是这可以通过应用直肠内线圈加以改善[130,131]。由于增强组织对比剂的应用，根据 MRI 制订的计划导致勾画者间的差异降低，并且前列腺靶区减小[132]。通常，在 CT 图像上识别出的前列腺要比在 MRI 图像上的大。因此，依据 MRI 制订的放疗计划，GTV 勾画的准确性很重要，而在 CT 图像中，GTV 有些许勾画过大的倾向。

许多新的成像方式应用于前列腺癌，但是在目前的应用中其作用还不确定。MRS 被用来进一步地确定前列腺内病灶的位置，但是分辨率还是太低，因而不能准确地定义局部前列腺治疗的区域[133]。同样的，与

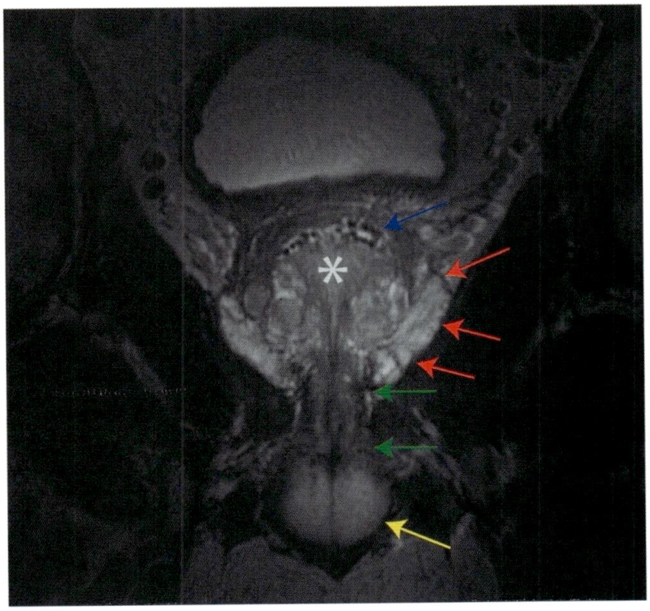

图 30.13　冠状位 T2 加权 MRI 图像展示了前列腺的解剖。局部解剖结构标记如下：中央腺体(*)-中央带和移行带结合处；红箭示周围区 (PZ)；蓝箭示精囊 (SV)；绿箭示泌尿生殖膈(UGD)；黄箭头指示阴茎(PB)。

前列腺特异膜抗原对应的放射性同位素标记的抗体在市场上可以购买并应用，并且有助于发现复发的病灶。但是，其特异性和对临床预后的影响还不清楚[134]。淋巴性纳米粒子-增强MRI能够更好地发现受侵的淋巴结，且已初见成效[135]。

前列腺特异性膜抗原对应的放射性同位素标记的抗体有助于前列腺癌的初诊分期和复发病灶的发现。ProstaScint(Cytogen Corp，新泽西州，普林斯顿)成像利用放射性同位素标记的单克隆抗体铟-111卡罗单抗喷地肽发现局部病灶和远处转移，该抗体是应用最多的前列腺特异性放射制剂。^{111}In-ProstaScint扫描应用于新确诊的Gleason评分为中或高的局部晚期患者和根治性治疗后有可疑的残留病灶或疾病复发的患者，尤其在PSA升高时应用。其中一项最早的关于ProstaScint成像研究的多中心实验对诊断受侵淋巴结的特异性、敏感性、准确性和阳性预测值进行了研究，其数值分别为86%、75%、81%和79%[136]。但是，因为扫描结果难以解释，造成了研究者之间的差异性较大，目前报道的数据一致性较差。ProstaScint单光子发射计算机断层扫描与常规CT或MRI结合提高了从生理性骨和血管摄取中鉴别活动性病灶的特异性[137]。ProstaScint通常被用于从术后全身进展中区分术后局部复发的患者，因为局部复发的患者倾向于进行挽救性放疗[134]。尽管有一系列潜在应用，但ProstaScint的明确作用和对临床预后的影响还不确定。

前列腺影像学结论和病理结果可能会有些不一致。有些病变在图像上常会表现为局部病灶，但是其前列腺切除手术标本证实在腺体的多个区域会有肿瘤的微浸润。因此，应慎重考虑将放射剂量严格局限于前列腺焦点区域的做法。

在盆腔放疗中通常要避开正常的直肠和膀胱，它们与周围组织的相对位置关系可通过计划CT加以识别。膀胱和前列腺的交界面常不易辨识，可通过膀胱内注入对比剂来对它们进行区分。

淋巴系统

肿瘤解剖

淋巴系统是循环系统的组成部分，在有动静脉通过的地方也会有淋巴管伴行(应注意胎盘和中枢神经系统例外)。在中枢神经系统，淋巴在血管周淋巴鞘内走行，与实际的淋巴管相反。淋巴系统包括淋巴管、淋巴结和淋巴器官(如脾)和淋巴细胞。它是一种疏松的组织结构，且通常遵循一些已知的路径走行。小淋巴管形成于体内的组织内，汇入一个或更多的淋巴结，最后汇入较大的淋巴干。淋巴干汇总后形成胸导管或者右淋巴导管，然后在锁骨下静脉和颈内静脉接合处流入静脉系统。淋巴管主要作用是实现血浆从细胞间隙回流到静脉系统，也有一定的吸收和转运脂肪的作用和防御作用。放疗科医师必须精通特定位置的淋巴转移，这将在本章最后部分和其他地方加以讨论。

原发于淋巴系统的肿瘤有白血病和淋巴瘤。白血病主要的治疗方法是化疗，放疗主要应用于干细胞移植的患者(全身照射)、中枢神经受侵的患者(颅内或全脑全脊髓照射)或姑息性治疗的患者。淋巴瘤有多处不同的实体瘤时，通常接受放射治疗。

肿瘤影像学

淋巴结转移

对原发和继发的淋巴结疾病，准确地识别和描述淋巴结对诊断和预后有提示作用。在横断面成像应用以前，淋巴管造影术是腹部和盆腔淋巴结评价和分期的标准检查。CT和MRI在淋巴结形态学评估中代替了淋巴管造影术，并进一步补充了由PET图像提供的生物学评估。CT、MRI和PET在各种恶性肿瘤继发淋巴结病变中的应用已在本章节做了详述。

淋巴瘤

FDG-PET成像在霍奇金淋巴瘤(HL)和许多非霍奇金淋巴瘤(NHL)的诊断治疗中起着不可或缺的作用。在PET应用之前，两种放射性核素——镓-67(^{67}Ga)和铊-201(^{201}Tl)常用于淋巴瘤的分期。^{67}Ga的活性与组织病理学的分级有关，高级别的病灶有更高的同位素摄取。而^{201}Tl与之相反，在低级别淋巴瘤有活性，而在高级别淋巴瘤没有活性。因此，^{67}Ga和^{201}Tl扫描被认为是相互补充的。但是，镓和铊都是通过肠内代谢的，因此限制了在腹部肿瘤筛查中的应用。与^{67}Ga扫描相比，PET显示出更高的患者和病灶敏感性[138]。但是^{67}Ga在发现一些惰性的NHL时要优于PET，特别是脾边缘区和小淋巴细胞性淋巴瘤，主要原因是这些淋巴瘤细胞不摄取FDG[139]。

大量研究已经证实了PET对淋巴瘤初诊分期和治疗效应评估的价值。最近的一项荟萃分析显示，PET用于淋巴瘤分期的中位敏感性是90.3%，中位特异性是 91.1%，最高准确率是 87.8%[140]。在一项联合 PET-CT 进行评估的综述中，对 NHL 和 HL 进行原始分期的总的敏感性和特异性更高[141]。与单独 CT 相比，PET-CT 进行分期常会导致分期过高或过低，前者的发生率为 15%~30%，后者的发生率是 1%~15%[142,143]。

除了有诊断和分期的作用外，PET 还可用来监测首次治疗后反应。许多研究表明，不论是单独化疗[144-146]或者综合治疗[147,148]，化疗后在 PET 上显示有残存病灶的情况出现对其后的复发有高度的预测作用（图 30.14）。Mikhaeel 等[145]的研究表明，治疗后的 PET 扫描对预测预后的意义要远好于治疗后 CT 扫描。在 45 例接受化疗的侵袭性 NHL 患者中，有残存病灶 FDG 摄取的患者复发率是 100%(9/9)，而治疗后 PET 扫描为阴性的患者复发率是 17%(4/36)。这 45 例患者中，有 33 例患者还做了治疗后的 CT 成像检查，仅有 41% CT 扫描发现异常的患者发生了复发，而 25%CT 没有发现异常的患者最终也发生了复发。

但是，化疗后 PET 表现为阴性未必意味着所有的病灶被清除，只能简单地认为化疗的效果很好。这一点在一项随机临床试验中得到验证，试验中化疗后在 PET 上显示为完全缓解的 HL 患者被随机分到观察组和巩固放疗组，尽管 PET 表现为阴性，但是巩固放疗组依然降低了患者复发的风险[149]。

总结

“肿瘤解剖学”这一术语指的是临床肿瘤学和解剖学的结合，是对两者的概括与完善。成功放疗的实施需要对解剖有详尽的掌握。同样，对恶性肿瘤的研究和对恶性肿瘤播散的观察离不开对解剖的理解和解剖知识的指导。放射肿瘤医师有难得的机会可以参与到对解剖学的学习中。对多数医学生来说，在具备临床经验之前大体肿瘤学是大学一年级的学习课程。在医学院的第二年和住院医师实习期，因为这些知识在临床实践中不常用而生疏。手术、影像诊断学和放射肿瘤学领域的医师有必要再次学习解剖学，因为这些学科需要对解剖原则有彻底的了解。

肿瘤解剖学课程已经被提出来[150,151]，由每月一次的讨论组成，主要讲解有临床意义的特殊疾病位置的解剖。讨论结束之后，后续将继续由解剖学讲解示教大体解剖学。本门课程主要由医学生、住院医师和多学科的全体教员参加。所有涉及的专业知识将有助于形成有价值的教育环境。

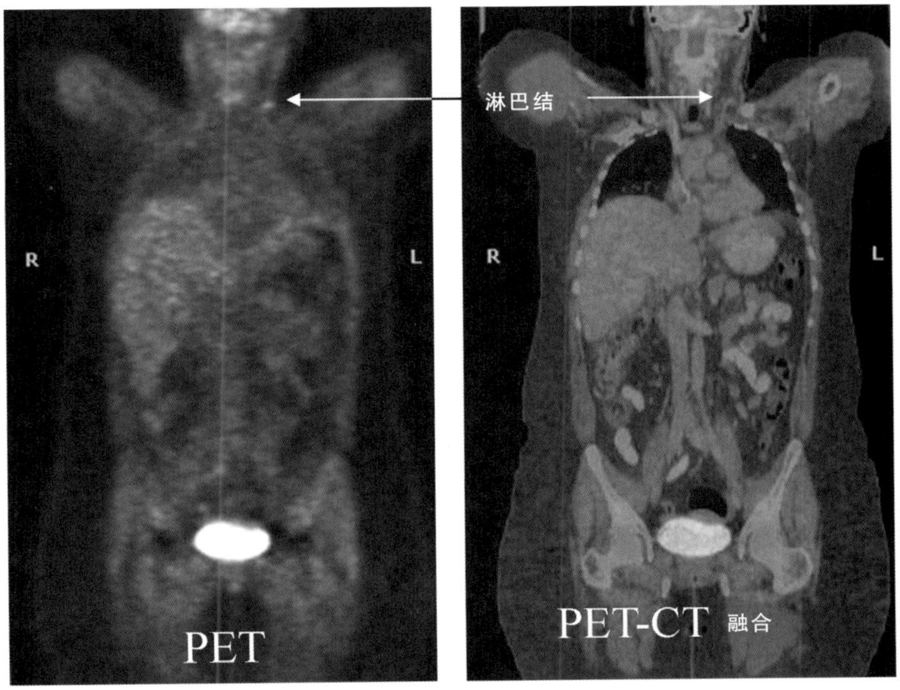

图 30.14　Ⅳa 期霍奇金淋巴瘤患者的化疗后冠状位 PET 扫描图像显示高代谢的左侧锁骨上淋巴结。该淋巴结在 CT 图像上<1cm 并且不认为是异常的。活检证实为迁延的病变。左：PET 图像，右：PET/CT 融合图像。(Image courtesy of Dr. Edward Coleman.)

（余以珊　王哲　译　余以珊　校）

参考文献

1. Gregoire V, et al. CT-based delineation of lymph node levels and related CTVs in the node-negative neck: DAHANCA, EORTC, GORTEC, NCIC,RTOG consensus guidelines. *Radiother Oncol* 2003;69:227–236.
2. Wijers OB, et al. A simplified CT-based definition of the lymph node levels in the node negative neck. *Radiother Oncol* 1999;52:35–42.
3. Chapet O, et al. CT-based definition of thoracic lymph node stations: an atlas from the University of Michigan. *Int J Radiat Oncol Biol Phys* 2005;63:170–178.
4. Myerson RJ, et al. Elective clinical target volumes for conformal therapy in anorectal cancer: a radiation therapy oncology group consensus panel contouring atlas. *Int J Radiat Oncol Biol Phys* 2009;74:824–830.
5. Pfeffer MR, et al. Orbital lymphoma: is it necessary to treat the entire orbit? *Int J Radiat Oncol Biol Phys* 2004;60:527–530.
6. Engels B, et al. Conformal arc radiotherapy for prostate cancer: increased biochemical failure in patients with distended rectum on the planning computed tomogram despite image guidance by implanted markers. *Int J Radiat Oncol Biol Phys* 2009;74:388–391.
7. Bettmann MA. Frequently asked questions: iodinated contrast agents. *Radiographics* 2004;24(Suppl 1):S3–S10.
8. Brenner DJ. Slowing the increase in the population dose resulting from CT scans. *Radiat Res* 2010;174:809–815.
9. Kuo PH, et al. Gadolinium-based MR contrast agents and nephrogenic systemic fibrosis. *Radiology* 2007;242:647–649.
10. Ingram M, Arregui ME. Endoscopic ultrasonography. *Surg Clin North Am* 2004;84:1035–1059.
11. Catalano MF, et al. Endosonographic features predictive of lymph node metastasis. *Gastrointest Endosc* 1994;40:442–446.
12. Lardinois D, et al. Staging of non-small-cell lung cancer with integrated positron-emission tomography and computed tomography. *N Engl J Med* 2003;348:2500–2507.
13. Wahl RL, et al. From RECIST to PERCIST: evolving considerations for PET response criteria in solid tumors. *J Nucl Med* 2009;50(Suppl 1):122S–150S.
14. Francis RJ, et al. Early prediction of response to chemotherapy and survival in malignant pleural mesothelioma using a novel semiautomated 3-dimensional volume-based analysis of serial 18F-FDG PET scans. *J Nucl Med* 2007;48:1449–1458.
15. Adams MC, et al. A systematic review of the factors affecting accuracy of SUV measurements. *AJR Am J Roentgenol* 2010;195:310–320.
16. Blake GM, et al. Quantitative studies of bone with the use of 18F-fluoride and 99mTc-methylene diphosphonate. *Semin Nucl Med* 2001;31:28–49.
17. Even-Sapir E. Imaging of malignant bone involvement by morphologic, scintigraphic, and hybrid modalities. *J Nucl Med* 2005;46:1356–1367.
18. Hamaoka T, et al. Bone imaging in metastatic breast cancer. *J Clin Oncol* 2004;22:2942–2953.
19. Therasse P, et al. New guidelines to evaluate the response to treatment in solid tumors. European Organization for Research and Treatment of Cancer, National Cancer Institute of the United States, National Cancer Institute of Canada. *J Natl Cancer Inst* 2000;92:205–216.
20. Gleave ME, et al. Ability of serum prostate-specific antigen levels to predict normal bone scans in patients with newly diagnosed prostate cancer. *Urology* 1996;47:708–712.
21. Kosuda S, et al. Can initial prostate specific antigen determinations eliminate the need for bone scans in patients with newly diagnosed prostate carcinoma? A multicenter retrospective study in Japan. *Cancer* 2002;94:964–972.
22. O'Sullivan JM, et al. Broadening the criteria for avoiding staging bone scans in prostate cancer: a retrospective study of patients at the Royal Marsden Hospital. *BJU Int* 2003;92:685–689.
23. Cheran SK, Herndon JE 2nd, Patz EF Jr. Comparison of whole-body FDG-PET to bone scan for detection of bone metastases in patients with a new diagnosis of lung cancer. *Lung Cancer* 2004;44:317–325.
24. Kawahara Y, et al. Dural congestion accompanying meningioma invasion into vessels: the dural tail sign. *Neuroradiology* 2001;43:462–465.
25. Nagele T, et al. The "dural tail" adjacent to meningiomas studied by dynamic contrast-enhanced MRI: a comparison with histopathology. *Neuroradiology* 1994;36:303–307.
26. Chamberlain MC. Neoplastic meningitis. *J Clin Oncol* 2005;23:3605–3613.
27. Johnson JD, Young B. Demographics of brain metastasis. *Neurosurg Clin North Am* 1996;7:337–344.
28. Delattre JY, et al. Distribution of brain metastases. *Arch Neurol* 1988;45:741–744.
29. Sze G, et al. Detection of brain metastases: comparison of contrast-enhanced MR with unenhanced MR and enhanced CT. *AJNR Am J Neuroradiol* 1990;11:785–791.
30. Sze G, et al. Comparison of single- and triple-dose contrast material in the MR screening of brain metastases. *AJNR Am J Neuroradiol* 1998;19:821–828.
31. Spence AM, et al. 18F-FDG PET of gliomas at delayed intervals: improved distinction between tumor and normal gray matter. *J Nucl Med* 2004;45:1653–1659.
32. Horky LL, et al. Dual phase FDG-PET imaging of brain metastases provides superior assessment of recurrence versus post-treatment necrosis. *J Neurooncol* 2011;103:137–146.
33. Lee BC, et al. MR recognition of supratentorial tumors. *AJNR Am J Neuroradiol* 1985;6:871–878.
34. Kelly PJ, et al. Imaging-based stereotaxic serial biopsies in untreated intracranial glial neoplasms. *J Neurosurg* 1987;66:865–874.
35. Howe FA, et al. Metabolic profiles of human brain tumors using quantitative in vivo 1H magnetic resonance spectroscopy. *Magn Reson Med* 2003;49:223–232.
36. Law M, et al. High-grade gliomas and solitary metastases: differentiation by using perfusion and proton spectroscopic MR imaging. *Radiology* 2002;222:715–721.
37. Barajas RF Jr, et al. Differentiation of recurrent glioblastoma multiforme from radiation necrosis after external beam radiation therapy with dynamic susceptibility-weighted contrast-enhanced perfusion MR imaging. *Radiology* 2009;253:486–496.
38. Som PM. Detection of metastasis in cervical lymph nodes: CT and MR criteria and differential diagnosis. *AJR Am J Roentgenol* 1992;158:961–969.
39. Harrison LB, Sessions RB, Hong WK. *Head and neck cancer: a multidisciplinary approach*, 3rd ed. Philadelphia: Lippincott Williams & Wilkins, 2009.
40. Eisbruch A, et al. Intensity-modulated radiation therapy for head and neck cancer: emphasis on the selection and delineation of the targets. *Semin Radiat Oncol* 2002;12:238–249.
41. Ahmed M, et al. The value of magnetic resonance imaging in target volume delineation of base of tongue tumours—a study using flexible surface coils. *Radiother Oncol* 2010;94:161–167.
42. Edge SB, et al. *AJCC cancer staging manual*, 7th ed. New York: Springer-Verlag, 2010.
43. Dammann F, et al. Rational diagnosis of squamous cell carcinoma of the head and neck region: comparative evaluation of CT, MRI, and 18FDG PET. *AJR Am J Roentgenol* 2005;184:1326–1331.
44. Kim S, et al. Prediction of response to chemoradiation therapy in squamous cell carcinomas of the head and neck using dynamic contrast-enhanced MR imaging. *AJNR Am J Neuroradiol* 2010;31:262–268.
45. Vandecaveye V, et al. Predictive value of diffusion-weighted magnetic resonance imaging during chemoradiotherapy for head and neck squamous cell carcinoma. *Eur Radiol* 2010;20:1703–1714.
46. Wong WL, et al. Validation and clinical application of computer-combined computed tomography and positron emission tomography with 2-[18F]fluoro-2-deoxy-D-glucose head and neck images. *Am J Surg* 1996;172:628–632.
47. Hannah A, et al. Evaluation of 18F-fluorodeoxyglucose positron emission tomography and computed tomography with histopathologic correlation in the initial staging of head and neck cancer. *Ann Surg* 2002;236:208–217.
48. Wong RJ, et al. Diagnostic and prognostic value of [(18)F]fluorodeoxyglucose positron emission tomography for recurrent head and neck squamous cell carcinoma. *J Clin Oncol* 2002;20:4199–4208.
49. Yao M, et al. Clinical significance of postradiotherapy [18F]-fluorodeoxyglucose positron emission tomography imaging in management of head-and-neck cancer-a long-term outcome report. *Int J Radiat Oncol Biol Phys* 2009;74:9–14.
50. Rischin D, et al. Prognostic significance of [18F]-misonidazole positron emission tomography-detected tumor hypoxia in patients with advanced head and neck cancer randomly assigned to chemoradiation with or without tirapazamine: a substudy of Trans-Tasman Radiation Oncology Group Study 98.02. *J Clin Oncol* 2006;24:2098–2104.
51. Todd M, Shah GV, Mukherji SK. MR imaging of brachial plexus. *Top Magn Reson Imaging* 2004;15:113–125.
52. Hall WH, et al. Development and validation of a standardized method for contouring the brachial plexus: preliminary dosimetric analysis among patients treated with IMRT for head-and-neck cancer. *Int J Radiat Oncol Biol Phys* 2008;72:1362–1367.
53. Riquet M, Hidden G, Debesse B. Direct lymphatic drainage of lung segments to the mediastinal nodes. An anatomic study on 260 adults. *J Thorac Cardiovasc Surg* 1989;97:623–632.
54. Nohl-Oser HC. An investigation of the anatomy of the lymphatic drainage of the lungs as shown by the lymphatic spread of bronchial carcinoma. *Ann R Coll Surg Engl* 1972;51:157–176.
55. Hata E, et al. Rationale for extended lymphadenectomy for lung cancer. *Theor Surg* 1990;5:19–25.
56. Kelsey CR, Light KL, Marks LB. Patterns of failure after resection of non-small-cell lung cancer: implications for postoperative radiation therapy volumes. *Int J Radiat Oncol Biol Phys* 2006;65:1097–1105.
57. Choyke PL, et al. Thymic atrophy and regrowth in response to chemotherapy: CT evaluation. *AJR Am J Roentgenol* 1987;149:269–272.
58. Dwamena BA, et al. Metastases from non-small cell lung cancer: mediastinal staging in the 1990s—meta-analytic comparison of PET and CT. *Radiology* 1999;213:530–536.
59. Gould MK, et al. Test performance of positron emission tomography and computed tomography for mediastinal staging in patients with non-small-cell lung cancer: a meta-analysis. *Ann Intern Med* 2003;139:879–892.
60. Toloza EM, Harpole L, McCrory DC. Noninvasive staging of non-small cell lung cancer: a review of the current evidence. *Chest* 2003;123(1 Suppl):137S–146S.
61. Bille A, et al. Preoperative intrathoracic lymph node staging in patients with non-small-cell lung cancer: accuracy of integrated positron emission tomography and computed tomography. *Eur J Cardiothorac Surg* 2009;36:440–445.
62. Darling GE, et al. Positron emission tomography-computed tomography compared with invasive mediastinal staging in non-small cell lung cancer: results of mediastinal staging in the early lung positron emission tomography trial. *J Thorac Oncol* 2011;6:1367–1372.
63. Pozo-Rodriguez F, et al. Accuracy of helical computed tomography and [18F] fluorodeoxyglucose positron emission tomography for identifying lymph node mediastinal metastases in potentially resectable non-small-cell lung cancer. *J Clin Oncol* 2005;23:8348–8356.
64. Xie L, et al. FDG-PET vs. histologic staging of the mediastinum in patients with pathologic N0-1 non-small cell lung cancer (NSCLC): what should be the gold standard? *J Thorac Oncol* 2010;5:S511–S512.
65. Lightdale CJ, Kulkarni KG. Role of endoscopic ultrasonography in the staging and follow-up of esophageal cancer. *J Clin Oncol* 2005;23:4483–4489.
66. Rosch T. Endosonographic staging of esophageal cancer: a review of literature results. *Gastrointest Endosc Clin North Am* 1995;5:537–547.
67. van Westreenen HL, et al. Systematic review of the staging performance of 18F-fluorodeoxyglucose positron emission tomography in esophageal cancer. *J Clin Oncol* 2004;22:3805–3812.
68. Westerterp M, et al. Esophageal cancer: CT, endoscopic US, and FDG PET for assessment of response to neoadjuvant therapy—systematic review. *Radiology* 2005;236:841–851.
69. Wang ZJ, et al. Malignant pleural mesothelioma: evaluation with CT, MR imaging, and PET. *Radiographics* 2004;24:105–119.
70. Bruzzi JF, et al. Imaging of non-small cell lung cancer of the superior sulcus: part 2: initial staging and assessment of resectability and therapeutic response. *Radiographics* 2008;28:561–572.
71. Kligerman S, Abbott G. A radiologic review of the new TNM classification for lung cancer. *AJR Am J Roentgenol* 2010;194:562–573.
72. Tomiyama N, et al. Using the World Health Organization classification of thymic epithelial neoplasms to describe CT findings. *AJR Am J Roentgenol* 2002;179:881–886.

73. Fentiman IS, Fourquet A, Hortobagyi GN. Male breast cancer. *Lancet* 2006;367: 595–604.
74. Lee AH. Why is carcinoma of the breast more frequent in the upper outer quadrant? A case series based on needle core biopsy diagnoses. *Breast* 2005;14:151–152.
75. Estourgie SH, et al. Lymphatic drainage patterns from the breast. *Ann Surg* 2004; 239:232–237.
76. Livingston SF, Arlen M. The extended extrapleural radical mastectomy: its role in the treatment of carcinoma of the breast. *Ann Surg* 1974;179:260–265.
77. Noguchi M, et al. A multivariate analysis of en bloc extended radical mastectomy versus conventional radical mastectomy in operable breast cancer. *Int Surg* 1992;77:48–54.
78. Urban JA, Marjani MA. Significance of internal mammary lymph node metastases in breast cancer. *Am J Roentgenol Radium Ther Nucl Med* 1971;111:130–136.
79. Kaija H, Maunu P. Tangential breast irradiation with or without internal mammary chain irradiation: results of a randomized trial. *Radiother Oncol* 1995;36: 172–176.
80. Matzinger O, et al. Toxicity at three years with and without irradiation of the internal mammary and medial supraclavicular lymph node chain in stage I to III breast cancer (EORTC trial 22922/10925). *Acta Oncol* 2010;49:24–34.
81. Romestaing P, et al. Ten-year results of a randomized trail of internal mammary chain irradiation after mastectomy. *Int J Radiat Oncol Biol Phys* 2009;75:S1.
82. Alexander FE, et al. 14 years of follow-up from the Edinburgh randomised trial of breast-cancer screening. *Lancet* 1999;353:1903–1908.
83. Andersson I, Janzon L. Reduced breast cancer mortality in women under age 50: updated results from the Malmo Mammographic Screening Program. *J Natl Cancer Inst Monogr* 1997;22:63–67.
84. Miller AB, et al. Canadian National Breast Screening Study-2: 13-year results of a randomized trial in women aged 50–59 years. *J Natl Cancer Inst* 2000;92:1490–1499.
85. Nystrom L, et al. Long-term effects of mammography screening: updated overview of the Swedish randomised trials. *Lancet* 2002;359:909–919.
86. Tabar L, et al. Efficacy of breast cancer screening by age. New results from the Swedish two-county trial. *Cancer* 1995;75:2507–2517.
87. Rosenberg RD, et al. Effects of age, breast density, ethnicity, and estrogen replacement therapy on screening mammographic sensitivity and cancer stage at diagnosis: review of 183,134 screening mammograms in Albuquerque, New Mexico. *Radiology* 1998;209:511–518.
88. Carney PA, et al. Individual and combined effects of age, breast density, and hormone replacement therapy use on the accuracy of screening mammography. *Ann Intern Med* 2003;138:168–175.
89. Boyd NF, et al. Mammographic density and the risk and detection of breast cancer. *N Engl J Med* 2007;356:227–236.
90. Pisano ED, et al. Diagnostic performance of digital versus film mammography for breast-cancer screening. *N Engl J Med* 2005;353:1773–1783.
91. Saslow D, et al. American Cancer Society guidelines for breast screening with MRI as an adjunct to mammography. *CA Cancer J Clin* 2007;57:75–89.
92. Lehman CD, et al. MRI evaluation of the contralateral breast in women with recently diagnosed breast cancer. *N Engl J Med* 2007;356:1295–1303.
93. Turnbull L, et al. Comparative effectiveness of MRI in breast cancer (COMICE) trial: a randomised controlled trial. *Lancet* 2010;375:563–571.
94. Katipamula R, et al. Trends in mastectomy rates at the Mayo Clinic Rochester: effect of surgical year and preoperative magnetic resonance imaging. *J Clin Oncol* 2009;27:4082–4088.
95. Maruyama K, et al. Lymph node metastases of gastric cancer. General pattern in 1931 patients. *Ann Surg* 1989;210:596–602.
96. Fly OA Jr, Waugh JM, Dockerty MB. Splenic hilar nodal involvement in carcinoma of the distal part of the stomach. *Cancer* 1956;9:459–462.
97. Gunderson LL, Sosin H. Adenocarcinoma of the stomach: areas of failure in a reoperation series (second or symptomatic look) clinicopathologic correlation and implications for adjuvant therapy. *Int J Radiat Oncol Biol Phys* 1982;8:1–11.
98. Smalley SR, et al. Gastric surgical adjuvant radiotherapy consensus report: rationale and treatment implementation. *Int J Radiat Oncol Biol Phys* 2002;52:283–293.
99. Tepper JE, Gunderson LL. Radiation treatment parameters in the adjuvant postoperative therapy of gastric cancer. *Semin Radiat Oncol* 2002;12:187–195.
100. Kinkel K, et al. Detection of hepatic metastases from cancers of the gastrointestinal tract by using noninvasive imaging methods (US, CT, MR imaging, PET): a meta-analysis. *Radiology* 2002;224:748–756.
101. Cheng CL, et al. Risk factors for post-ERCP pancreatitis: a prospective multicenter study. *Am J Gastroenterol* 2006;101:139–147.
102. Mortele KJ, Ros PR. Anatomic variants of the biliary tree: MR cholangiographic findings and clinical applications. *AJR Am J Roentgenol* 2001;177:389–394.
103. Yeh TS, et al. Malignant perihilar biliary obstruction: magnetic resonance cholangiopancreatographic findings. *Am J Gastroenterol* 2000;95:432–440.
104. Lopera JE, Soto JA, Munera F. Malignant hilar and perihilar biliary obstruction: use of MR cholangiography to define the extent of biliary ductal involvement and plan percutaneous interventions. *Radiology* 2001;220:90–96.
105. Pano B, et al. Pathways of lymphatic spread in male urogenital pelvic malignancies. *Radiographics* 2011;31:135–160.
106. Taylor A, et al. Mapping pelvic lymph nodes: guidelines for delineation in intensity-modulated radiotherapy. *Int J Radiat Oncol Biol Phys* 2005;63:1604–1612.
107. Vilarino-Varela MJ, et al. A verification study of proposed pelvic lymph node localisation guidelines using nanoparticle-enhanced magnetic resonance imaging. *Radiother Oncol* 2008;89:192–196.
108. Kim RY, et al. Conventional four-field pelvic radiotherapy technique without computed tomography-treatment planning in cancer of the cervix: potential geographic miss and its impact on pelvic control. *Int J Radiat Oncol Biol Phys* 1995;31:109–112.
109. Chun M, et al. Radiation therapy of external iliac lymph nodes with lateral pelvic portals: identification of patients at risk for inadequate regional coverage. *Radiology* 1995;194:147–150.
110. Kapiteijn E, Putter H, van de Velde CJ. Impact of the introduction and training of total mesorectal excision on recurrence and survival in rectal cancer in the Netherlands. *Br J Surg* 2002;89:1142–1149.
111. Kapiteijn E, et al. Preoperative radiotherapy combined with total mesorectal excision for resectable rectal cancer. *N Engl J Med* 2001;345:638–646.
112. Quirke P, et al. Effect of the plane of surgery achieved on local recurrence in patients with operable rectal cancer: a prospective study using data from the MRC CR07 and NCIC-CTG CO16 randomised clinical trial. *Lancet* 2009;373:821–828.
113. Harewood GC, et al. A prospective, blinded assessment of the impact of preoperative staging on the management of rectal cancer. *Gastroenterology* 2002;123: 24–32.
114. Puli SR, et al. How good is endoscopic ultrasound in differentiating various T stages of rectal cancer? Meta-analysis and systematic review. *Ann Surg Oncol* 2009;16: 254–265.
115. Sauer R, et al. Preoperative versus postoperative chemoradiotherapy for rectal cancer. *N Engl J Med* 2004;351:1731–1740.
116. Deserno WM, et al. Urinary bladder cancer: preoperative nodal staging with ferumoxtran-10-enhanced MR imaging. *Radiology* 2004;233:449–456.
117. Umek WH, et al. Quantitative analysis of uterosacral ligament origin and insertion points by magnetic resonance imaging. *Obstet Gynecol* 2004;103:447–451.
118. Van Vierzen PB, et al. Fast dynamic contrast enhanced MR imaging of cervical carcinoma. *Clin Radiol* 1998;53:183–192.
119. Chung HH, et al. Accuracy of MR imaging for the prediction of myometrial invasion of endometrial carcinoma. *Gynecol Oncol* 2007;104:654–659.
120. Sheu, MH, et al. Preoperative staging of cervical carcinoma with MR imaging: a reappraisal of diagnostic accuracy and pitfalls. *Eur Radiol,* 2001;11(9):1828–1833.
121. Dimopoulos JC, et al. Systematic evaluation of MRI findings in different stages of treatment of cervical cancer: potential of MRI on delineation of target, pathoanatomic structures, and organs at risk. *Int J Radiat Oncol Biol Phys* 2006;64:1380–1388.
122. Havrilesky LJ, et al. FDG-PET for management of cervical and ovarian cancer. *Gynecol Oncol* 2005;97:183–191.
123. Kidd EA, et al. The standardized uptake value for F-18 fluorodeoxyglucose is a sensitive predictive biomarker for cervical cancer treatment response and survival. *Cancer* 2007;110:1738–1744.
124. Schwarz JK, et al. Association of posttherapy positron emission tomography with tumor response and survival in cervical carcinoma. *JAMA* 2007;298:2289–2295.
125. Siva S, et al. Impact of post-therapy positron emission tomography on prognostic stratification and surveillance after chemoradiotherapy for cervical cancer. *Cancer* 2011;117:3891–3898.
126. Villeirs GM, et al. Magnetic resonance imaging anatomy of the prostate and periprostatic area: a guide for radiotherapists. *Radiother Oncol* 2005;76:99–106.
127. Batson OV. The function of the vertebral veins and their role in the spread of metastases. *Ann Surg* 1940;112:138–149.
128. Geldof AA. Models for cancer skeletal metastasis: a reappraisal of Batson's plexus. *Anticancer Res* 1997;17:1535–1539.
129. Plants BA, et al. Bulb of penis as a marker for prostatic apex in external beam radiotherapy of prostate cancer. *Int J Radiat Oncol Biol Phys* 2003;56:1079–1084.
130. Engelbrecht MR, et al. Local staging of prostate cancer using magnetic resonance imaging: a meta-analysis. *Eur Radiol* 2002;12:2294–2302.
131. Futterer JJ, et al. Standardized threshold approach using three-dimensional proton magnetic resonance spectroscopic imaging in prostate cancer localization of the entire prostate. *Invest Radiol* 2007;42:116–122.
132. Villeirs GM, et al. Magnetic resonance assessment of prostate localization variability in intensity-modulated radiotherapy for prostate cancer. *Int J Radiat Oncol Biol Phys* 2004;60:1611–1621.
133. Chabanova E, et al. Prostate cancer: 1.5 T endo-coil dynamic contrast-enhanced MRI and MR spectroscopy-correlation with prostate biopsy and prostatectomy histopathological data. *Eur J Radiol,* 2010;80:292–296.
134. Liauw SL, et al. Salvage radiotherapy after postprostatectomy biochemical failure: does pretreatment radioimmunoscintigraphy help select patients with locally confined disease? *Int J Radiat Oncol Biol Phys* 2008;71:1316–1321.
135. Harisinghani MG, et al. Noninvasive detection of clinically occult lymph-node metastases in prostate cancer. *N Engl J Med* 2003;348:2491–2499.
136. Hinkle GH, et al. Multicenter radioimmunoscintigraphic evaluation of patients with prostate carcinoma using indium-111 capromab pendetide. *Cancer* 1998;83:739–747.
137. Ellis RJ, et al. Single photon emission computerized tomography with capromab pendetide plus computerized tomography image set co-registration independently predicts biochemical failure. *J Urol* 2008;179:1768–1774.
138. Kostakoglu L, et al. Comparison of fluorine-18 fluorodeoxyglucose positron emission tomography and Ga-67 scintigraphy in evaluation of lymphoma. *Cancer* 2002;94: 879–888.
139. Tsukamoto N, et al. The usefulness of (18)F-fluorodeoxyglucose positron emission tomography ((18)F-FDG-PET) and a comparison of (18)F-FDG-pet with (67)gallium scintigraphy in the evaluation of lymphoma: relation to histologic subtypes based on the World Health Organization classification. *Cancer* 2007;110:652–659.
140. Isasi CR, Lu P, Blaufox MD. A metaanalysis of 18F-2-deoxy-2-fluoro-D-glucose positron emission tomography in the staging and restaging of patients with lymphoma. *Cancer* 2005;104:1066–1074.
141. Kwee TC, Kwee RM, Nievelstein RA. Imaging in staging of malignant lymphoma: a systematic review. *Blood* 2008;111:504–516.
142. Raanani P, et al. Is CT scan still necessary for staging in Hodgkin and non-Hodgkin lymphoma patients in the PET/CT era? *Ann Oncol* 2006;17:117–122.
143. Schaefer NG, et al. Non-Hodgkin lymphoma and Hodgkin disease: coregistered FDG PET and CT at staging and restaging—do we need contrast-enhanced CT? *Radiology* 2004;232:823–829.
144. Jerusalem G, et al. Whole-body positron emission tomography using 18F-fluorodeoxyglucose for posttreatment evaluation in Hodgkin's disease and non-Hodgkin's lymphoma has higher diagnostic and prognostic value than classical computed tomography scan imaging. *Blood* 1999;94:429–433.
145. Mikhaeel NG, et al. 18-FDG-PET as a prognostic indicator in the treatment of aggressive non-Hodgkin's lymphoma-comparison with CT. *Leuk Lymphoma* 2000;39: 543–553.
146. Spaepen K, et al. Prognostic value of positron emission tomography (PET) with fluorine-18 fluorodeoxyglucose ([18 F]FDG) after first-line chemotherapy in non-Hodgkin's lymphoma: is [18F]FDG-PET a valid alternative to conventional diagnostic methods? *J Clin Oncol* 2001;19:414–419.
147. Sher DJ, et al. Prognostic significance of mid- and post-ABVD PET imaging in Hodgkin's lymphoma: the importance of involved-field radiotherapy. *Ann Oncol* 2009;20:1848–1853.
148. Dorth JA, et al. The impact of radiation therapy in patients with diffuse large

B-cell lymphoma with positive post-chemotherapy FDG-PET or gallium-67 scans. *Ann Oncol* 2011;22:405–410.
149. Picardi M, et al. Randomized comparison of consolidation radiation versus observation in bulky Hodgkin's lymphoma with post-chemotherapy negative positron emission tomography scans. *Leuk Lymphoma* 2007;48:1721–1727.
150. Cabrera AR, et al. Incorporating gross anatomy education into radiation oncology residency: a 2-year curriculum with evaluation of resident satisfaction. *J Am Coll Radiol* 2011;8:335–340.
151. Chino JP, et al. Teaching the anatomy of oncology: evaluating the impact of a dedicated oncoanatomy course. *Int J Radiat Oncol Biol Phys* 2011;79:853–839.
152. Leung SF, et al. Cranial nerve involvement by nasopharyngeal carcinoma: response to treatment and clinical significance. *Clin Oncol (R Coll Radiol)* 1990; 2:138–141.
153. Toloza EM, Harpole L, McCrory DC. Noninvasive staging of non-small cell lung cancer: a review of the current evidence. *Chest* 2003;123:137S–146S.
154. Gould MK, et al. Test performance of positron emission tomography and computed tomography for mediastinal staging in patients with non-small-cell lung cancer: a meta-analysis. *Ann Intern Med* 2003;139:879–892.
155. Dwamena BA, et al. Metastases from non-small cell lung cancer: mediastinal staging in the 1990s—meta-analytic comparison of PET and CT. *Radiology* 1999; 213:530–536.
156. Darling GE, et al. Positron emission tomography-computed tomography compared with invasive mediastinal staging in non-small cell lung cancer: results of mediastinal staging in the early lung positron emission tomography trial. *J Thorac Oncol* 2011;6:1367–1372.
157. Bille A, et al. Preoperative intrathoracic lymph node staging in patients with non-small-cell lung cancer: accuracy of integrated positron emission tomography and computed tomography. *Eur J Cardiothorac Surg* 2009;36:440–445.
158. Livingston SF, Arlen M. The extended extrapleural radical mastectomy: Its role in the treatment of carcinoma of the breast. *Ann Surg* 1974;179:260–265.
159. Urban JA, Marjani MA. Significance of internal mammary lymph node metastases in breast cancer. *Am J Roentgenol Radium Ther Nucl Med* 1971;111:130–136.
160. Noguchi M, et al. Reappraisal of internal mammary node metastases as a prognostic factor in patients with breast cancer. *Cancer* 1991;68:1918–1925.

第 31 章
热疗

Mark W. Dewhirst, Paul Stauffer, Zeljko Vujaskovic, Chelsea D. Landon, Leonard R. Prosnitz

热疗(HT)联合放疗(RT)的原理是基于以下几个机制。众所周知,热疗可以直接导致细胞毒性,同时也是放疗增敏剂。体外试验显示热疗的生存曲线与放疗相似。热疗的作用机制能与放疗起到互补作用,主要表现在抑制潜在致死损伤以及亚致死损伤修复,增强细胞周期敏感性,以及增强对缺氧细胞和营养贫乏细胞的放疗敏感性。另外,热疗对肿瘤血流以及肿瘤生理也发挥作用,尤其在肿瘤氧合以及联合载药纳米制剂治疗方面。

热疗的临床应用面临着巨大挑战。目前很难针对肿瘤靶区内进行均匀及精准的热疗,也还没有局部区域热疗的标准设备。测温技术、热剂量的真正定义及计算问题也不容忽视。

热疗的生物学机制令人注目,它建立在传统放射生物学、分子生物学和肿瘤生理学的基础上。进一步改善热传导和热剂量测量技术至关重要。此外,在目前的 17 例癌症患者进行热疗的随机试验中, 大多数研究显示,加入热疗比传统标准治疗提高了局部控制率和(或)生存率,这些研究结果为继续进行热疗领域工作提供了很大的助力。

热疗的生物学

热疗的定义

热疗意味着加热的温度超过生理水平,细胞或肿瘤组织在升温后会产生一系列重要的肿瘤治疗方面的生物效应。热疗本身能杀死细胞,但也许更重要的是,热疗能使肿瘤细胞对其他治疗敏感,包括放疗和化疗 (CT)。热疗的一些生理效应对放疗也有启示作用,如热诱导的再氧合。热疗所致的微血管孔径大小的改变增加了载药纳米制剂[1-4]和大分子治疗药物的转运,后者包括单克隆抗体[5]或载药聚合物[6]。对热疗的适应性反应(热耐受)可能增强宿主抗肿瘤细胞免疫反应[7]。本章不直接涉及全身热疗的应用,且对于新出现的热消融治疗领域[8]仅予以简单讨论,因为这两种治疗目前未与放疗结合。

单纯热疗对细胞生存的作用

热疗杀伤细胞表现为对数线性模式,取决于在某一温度持续的时间(图 31.1),因此产生的典型生存曲线具有初始平台期,随后为指数期。初始的平台期表明损伤积累到一定程度后,细胞才开始死亡,这与电

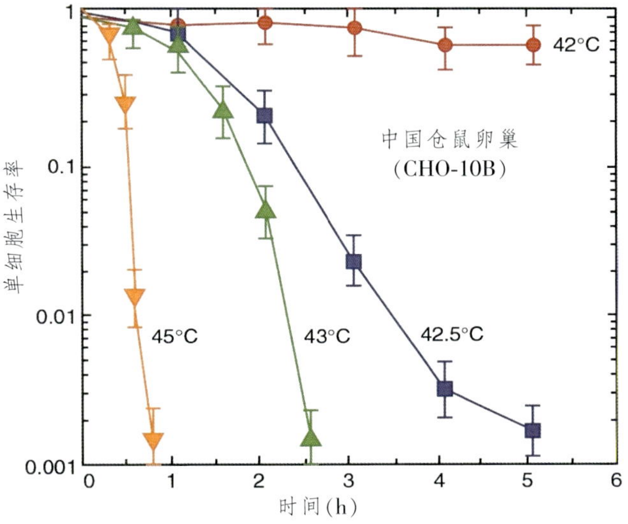

图 31.1 CHO(中国仓鼠卵巢)细胞存活曲线,是在特定温度下加热时间与单细胞生存率的对数函数关系。可以看出细胞杀伤率是取决于温度的。例如,42℃时 5 小时可杀伤很少细胞,而升高 0.5℃(42.5℃) 时 5 小时的杀伤率是前者的 1000 倍。(From Roizin-Towle L, Pirro JP. The response of human and rodent cells to hyperthermia. *Int J Radiat Oncol Biol Phys* 1991;20:751–756; with permission from Elsevier.)

热效应对肿瘤代谢和氧合的作用

参与有氧代谢的酶比参与无氧代谢的酶对加热更敏感[16]。热敏差异的最终结果体现在营养储备方面，当出现热休克时，营养消耗更快，导致三磷酸腺苷(ATP)减少，乳酸堆积。对啮齿动物进行的许多研究表明，在加热后能量平衡及pH都发生了改变。Kelleher等[49]的研究表明，加热后随着肿瘤血供减少，出现ATP减少，以及乳酸盐浓度增加的情况。在一系列对软组织肉瘤患者接受术前热疗联合放疗的研究中发现，磁共振波谱(MRS)ATP/Pi(指无机磷酸盐)减少与肿瘤反应升高显著相关[50]。而在鼠科动物和人类肿瘤细胞系中，热疗减少了氧耗率[51]。这些结果与热疗后肿瘤呼吸作用减弱的理论一致。

无氧代谢降低氧消耗率，导致肿瘤氧合提高。Oleson[52]提出临床热疗的获益，可能还得益于氧合的改善。几项啮齿动物肿瘤和人类肿瘤移植物试验结果证实如下观点，即在低于产生血管损伤的时间-温度联合作用下(如41℃~41.5℃，60分钟)，肿瘤氧合得到全面的改善。导致血管损伤的高热剂量(例如，>43℃，60分钟)将导致肿瘤氧合下降[20]。

据报道，热疗可以提高犬类和人类的肿瘤氧合[53-55]。在一项人类软组织肉瘤研究中，首次热疗后若无再氧合，将显著降低手术时达到病理完全缓解的可能性[54]。在接受新辅助热疗联合放化疗的局部晚期乳腺癌女性患者中，首次热疗后发生再氧合，与达到临床缓解具有较高的相关性[56]。在一项涉及透热X线疗法的犬类软组织肉瘤试验中，首次热疗后24小时，氧分压整体改善，但是对于中位温度>44℃的那些肿瘤，肿瘤灌注和氧合降低(图31.3)。在人类与犬类肿瘤中，导致血管损伤的温度阈值约为44℃。因为人在热疗过程中是清醒的，所以在实践中难以达到这一温度。

Zywietz等[57]报道，采用每周2次加热到43℃、60分钟的热疗，联合总剂量60Gy/20次(共4周)的放疗，将导致鼠的横纹肌肉瘤氧分压(PO_2)稳定下降。然而，Thrall等报道分次得透热X线疗法可长期改善犬类肿瘤的氧合[53]。因此，现在尚不明确分次透热X线疗法后主要引起的是肿瘤再氧合还是去氧合，以及其与肿瘤治疗疗效之间的相互关系。前面所列举的肉瘤及乳腺癌的临床试验主要支持热疗联合放疗对氧合状态的正向作用，但仅少数几次热疗即可产生上述反应。

已有报道，分次热疗(42.5℃、60分钟，随后44.5℃、90分钟)可以导致血管热耐受[58]。这意味着如

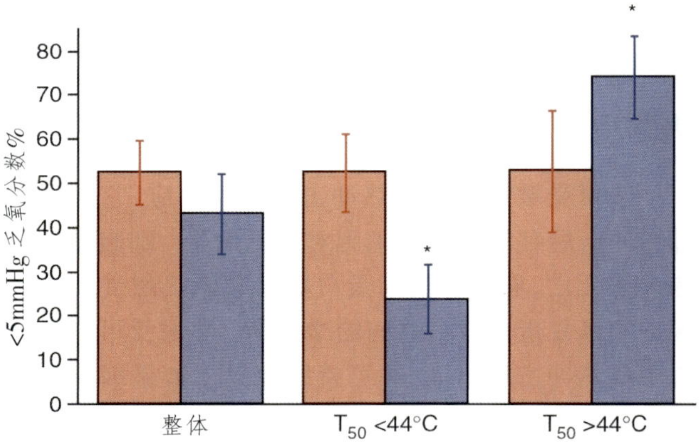

图31.3 热疗中的平均温度对犬类肿瘤氧合的影响，加热后24小时的测量。当平均温度<44℃，乏氧分数显著减少。当平均温度>44℃，乏氧分数增加。实心柱显示热疗前测量的乏氧分数，空心柱显示热疗后24小时所测量的乏氧分数。(Data replotted from Vujaskovic Z, Poulson J, Gaskin A, et al. Temperature-dependent changes in physiologic parameters of spontaneous canine soft tissue sarcomas after combined radiotherapy and hyperthermia. *Int J Radiat Oncol Biol Phys* 2000;46(1):179-185; with permission from Elsevier.)

果在第一次热疗后1~2天内再次热疗，因仍存在热耐受，血管损伤的可能性会降低。也有报道指出血管热耐受与血管正常化相关[59]。正常化这个现象是Jain用来普及及解释抗血管生成治疗对改善肿瘤转运特性的有益影响[60]。正常化伴随着微血管密度的减少及外膜细胞覆盖增加，也就是更接近于成熟的血管结构。

热疗后血管正常化过程可能部分由转化因子乏氧诱导因子-1(HIF-1)介导。众所周知，HIF-1通过控制组织中血管内皮生长因子(VEGF)的水平来调节血管生成。Moon等报道热疗可通过激活NADPH氧化酶来增加肿瘤内HIF-1的表达[51]。此酶引起的活性氧可抑制HIF-1α(HIF-1的不稳定亚基)降解[51]。热疗后肿瘤中HIF-1表达上调，伴随着VEGF水平及灌注血管密度的增加。

通过pH调节增加热细胞毒性的生理学方法

众所周知，细胞外pH值急速降低会大大增加热疗敏感性。肿瘤细胞长期生长在低pH值条件下，几乎不能进一步增加质子的泵入。正是细胞内pH值减低，增加了细胞毒性[61]。故而在增强对癌细胞的杀伤力方面有巨大的空间，因此，研究者做了相当多的尝试以便在体内达到此目标。最广泛的研究方法是高血糖诱导，此方法的原理在于肿瘤过多的葡萄糖负荷将推动

糖酵解并产生乳酸,这是因为大多数肿瘤供氧有限且呼吸通路有缺陷。高血糖诱导状态可通过增加血液黏稠度而使血流速度降低,灌注减少可以减缓热交换能力,从而在热疗时增加肿瘤内的温度。当静脉给予糖,对灌注几乎没有影响,但能观察到细胞外 pH 值降低[62,63]。

在人类,高血糖诱导是通过口服或静脉摄入葡萄糖完成的,但结果是不尽相同的。细胞外 pH 值平均下降约 0.17pH,接近于预期的 0.2pH[62]。但是该方法对每个个体患者的效果仍存在差异性。而且,在糖尿病前期的患者中存在使 pH 值增加而不是降低的倾向。对患软组织肉瘤的犬类,通过静脉注射高血糖诱导,结果细胞内外 pH 值均没有产生明显的改变[64]。

通过啮齿动物的试验证明:高血糖可提高热化疗和热放疗疗效[65,66]。关于人类肿瘤的试验数据是非常稀少的。在一组病例(病例数有限)研究中,观察到高血糖促进了联合透热 X 线疗法的疗效[67]。但是该研究没有测定 pH 值,而且研究不是随机的。

另外一些因素能选择性降低肿瘤细胞内 pH 值,诸如葡萄糖联合呼吸抑制剂 MIBG(间碘苯甲胍)有可能进一步选择性地增强热疗对肿瘤组织的细胞毒性作用[68,69]。一些研究集中在用药物阻止细胞内氢离子泵出,正常情况下氢离子的泵出是通过细胞膜完成的。应用这些药物并联合酸化细胞外环境,可增强热效应在体内外对细胞的杀伤[70]。

血流控制

血流灌注是进行有效热疗的主要障碍,这是因为灌注是热传导和维持稳态的主要机制。因此,如果肿瘤血流能有效减少,肿瘤内温度将会升高。许多血管活性药物可以减少肿瘤血流,包括那些在正常情况下被视为血管扩张剂的药物,被研究的相关药物包括肼屈嗪、硝普钠以及血管紧张素Ⅱ;前两种是血管扩张剂,最后一种是血管收缩剂。虽然应用这些药物能有效降低肿瘤的血供,但因为有伴发低血压的危险,这些药物不宜在临床中应用,需要研发新的药物制剂。同时也应考虑使用能同时降低肿瘤血流和 pH 的联合方案,从而可改善肿瘤温度分布以及增加肿瘤热敏感性。

放疗与热疗

热疗联合放疗的原理

当放疗联合热疗时,产生互补作用。细胞周期中的 S 期细胞对放疗具有相对抵抗力,但是对热疗最敏感。乏氧细胞的放疗抵抗性是有氧细胞的 3 倍;而对于热疗,乏氧细胞和有氧细胞的敏感性没有差别。如前文所讨论的研究中所提到的,热疗导致再氧合,将进一步提高放疗疗效[20,54,55]。最后,热疗通过灭活关键的 DNA 修复通路达到抑制亚致死损伤和潜在致死损伤的修复[71–73]。

放疗与热疗联合治疗应考虑的因素

放疗联合热疗,两者之间的相互作用常以热增强比(TER)来描述,其定义为达到相同效应时单纯所需放疗剂量与放疗联合热疗所需剂量之比。根据历史对照单纯放疗的病例资料,在很多人类肿瘤中可估算出对局部控制的热增强比[74]。在大多数受检肿瘤类型中,TER 基本都大于 1。只有几个试验探讨过正常组织的 TER。这些试验中,在同一患者中的正常组织 TER 值,比肿瘤 TER 小,提示热放疗比单纯放疗存在潜在的治疗增益[74]。犬类自发肿瘤的前瞻性随机试验提示,相较于单纯放疗,热疗联合放疗可提高局部肿瘤控制[75–78],并且没有观察到临床相关的正常组织迟发并发症发生率的增高。在一项犬类试验中,报道了晚期放疗损伤(组织学评估)增加,且急性放疗损伤持续的时间也延长了[78]。同样有证据证实,过高的瘤内温度(如>45℃持续 60 分钟)可能对周围正常组织造成损伤,这主要是由于肿瘤的快速退缩所造成的[76,79]。这种损伤不易修复且容易造成慢性组织损伤,如纤维化、瘘管形成及骨坏死。

总的来说,大多数可用的临床前研究和临床研究资料显示,热疗联合放疗可以得到临床获益。也有少数证据表明,热疗增加了放疗所致正常组织迟发并发症的发生率或严重度,特别在避免过高的瘤内温度的情况下。

热疗与化疗

热疗与化疗联合应用的原理

多种化疗药物已显示出与热疗的协同作用,包括顺铂和相关衍生药物、美法仑、环磷酰胺、氮芥、蒽环类药物、亚硝基脲、博来霉素、丝裂霉素 C 以及乏氧细胞增敏剂[80]。协同作用的机制可能包括:①增加细胞对药物的摄取;②增加氧自由基的产生;③增加 DNA 损伤和抑制修复[47]。乏氧和 pH 值在热化学疗法反应中似乎很重要。

热疗联合药物的一个重要因素在于其可逆转耐药性，至少可以部分逆转。当热疗联合运用多药耐药抑制剂——维拉帕米时，对顺铂[81,82]、美法仑[83]、亚硝基脲[84]和多柔比星体现了该作用。

体内及体外结果可能并不一致，如紫杉醇，在体外实验没有产生相互作用，但体内实验热疗联合放疗时获得了理想效果[56]。

一般而言，大多数抗代谢药物与热疗同步运用时，二者并不产生协同作用[47]。然而，我们要重点考虑一些要素，如药物作用的时间和温度，这二者可能对决定何时、何处出现阳性结果很重要。当5-FU与热疗同步使用时，仅有累加效应[86]。然而，在特定的条件下，5-FU可呈现出超累加效应的相互作用。加热到39℃~41℃可增强活性代谢产物转换，从而增加药物细胞毒性。另外，持续注射该药可引起细胞停滞在S期，而该期对热疗相对敏感[87]。

对于大多数药物（除了5-FU和其他抗代谢药物）而言，热疗和药物的最佳治疗顺序是同步进行或在升温前立即给予药物。对于含铂药物，热疗可增加组织的药物摄取率，从而进一步验证了此种治疗顺序的合理性[88]。药物和热疗相互作用的程度依赖于温度和细胞系[47]。

同时也存在一些典型的药物未显示出与热疗有互相协同作用的状况，例如热疗尚未显现出与依托泊苷的相互作用[47]。同样，也没有证据表明长春花生物碱和热疗有互相协同作用。

热疗中，三合一模式被用来表述热疗、药物和放疗的联合治疗。临床前及临床模型中已对其进行了研究。此部分内容会在本章临床部分详述。

热疗与热敏脂质体包埋药物

在一篇经典的报道中，Yatvin等[89]建议使用温度敏感的脂质体来选择性运送药物至肿瘤。几项与Yatvin等研究的相似形式药物的论文也已发表。比起单独使用药物载体或使用无载体药物联合热疗，热疗和该类药物载体的联合使用增加了药物输送和药物效应[4]。然而原始的Yatvin公式中的热学特性在临床实践过程中不能应用。释放温度过高，而药物释放速度相对缓慢[90]。直到一项突破性进展出现，Needham等[91]报道了一种新的低温敏感脂质体，可在41.4℃快速释放药物。Lindner等人[92]也报道了具有类似药物释放特性的药物形式[92]。此类脂质体被称作低温敏感脂质体(LTSL)。

研究比较了含多柔比星的LTSL、Yatvin公式中的传统非热增敏性脂质体如盐酸多柔比星脂质体以及无载体药物的相对有效性。当使用肿瘤生长延迟作为研究终点时，低温增敏脂质体明显比其他任何形式更有效。有效性差异的出现应与药物运送至肿瘤效率的明显提高及药物与DNA结合增加相关[1]。更深入的临床前研究证实在大部分肿瘤类型中，此种形式的药物与局部热疗相结合时，其活性增加[93]。此种形式药物在犬类Ⅰ期试验中，报道了最大可耐受剂量与骨髓毒性相关[94]。在人类Ⅰ期临床试验中，此类药物也有该剂量限制毒性特性[43,44]。在一项双盲、Ⅲ期临床试验中，此种形式的药物与热消融术联合应用于肝细胞癌(104-06-301，NCT00617981)。这项研究入组现已完成，发起者正在等待随访结果以便报告结果。这种与同一种脂质体结合的药物制剂也被应用作为磁共振制剂[45,46]。在临床前试验模型中，磁共振信号强度的改变用可用来决定药物浓度。MRI测定的药物浓度与每个动物的抗肿瘤活性相关[45](图31.4)。

热物理学

局部或区域热疗的目的是使肿瘤内温度达到40℃~45℃，并维持此温度大约1小时的时间。为了在整个肿瘤内达到此目标，要求热量传输有充足的空间及时间变化，从而平衡靶区体积内的异质性及随时间改变的热量传输过程。活体组织内由热传导及血流灌注能量再分布引起的热量传递是复杂的，在大的组织范围内达到预定热量均匀性是难以实现的。热传导过程通俗易懂，但是在临床实践中热疗的热传导十分复杂，这是由于患者的解剖结构及组织界面的不规则性造成的，同时也由于在不同组织中，如高含水量组织和脂肪或骨中热传导不同造成的。在热传导过程中另一不确定因素是血流灌注，其在不同组织类型中、不同时间及不同温度下变化显著。即使能量储存控制极佳，仍然需要了解组织的热学特性，以达到特定靶区体积内的均一预设温度。另外，由于血流灌注变化迅速，需要在治疗中持续测定温度以便随时调整加热形式以达到均一温度。

临床热疗通常是由以下三种模式之一完成的：热传导(如在注射针中或导管中或表面垫中循环的热水)、非电离的电磁辐射(EM)或超声波(US)。在每一种模式下，加热时需考虑组织的几何特性、组织特性的异质性(尤其是血液灌注)及在组织内连接合适大小的能源设备等问题。由于热源的穿透性有限，热传

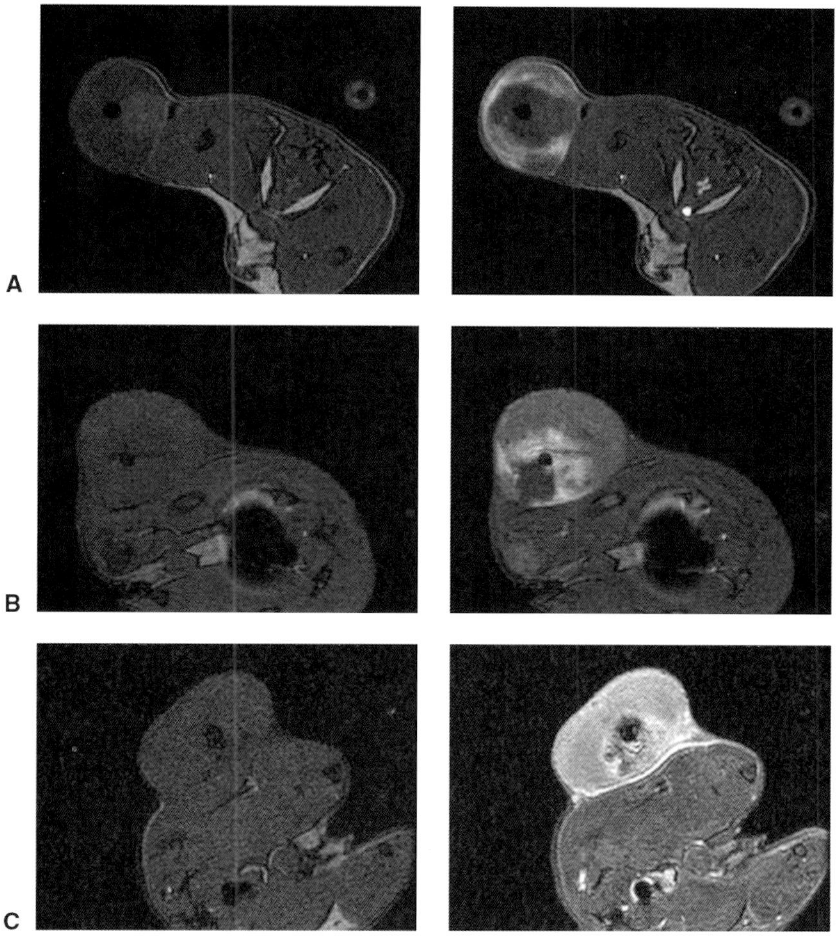

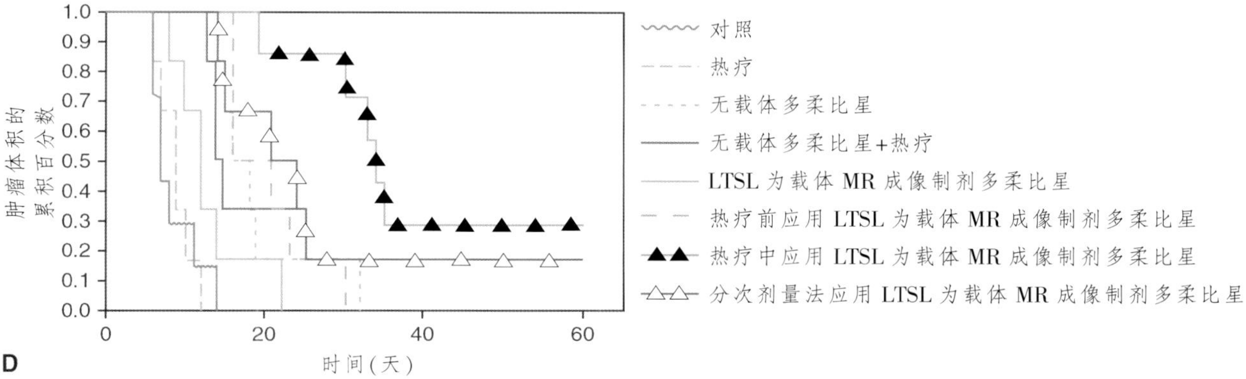

图 31.4 不同的 LTSL 与热疗联合后肿瘤中的药物分布及抗肿瘤效应。图 31.4 为患纤维肉瘤的小鼠应用 LTSL 及 MR 制剂多柔比星在热疗过程中(A)和热疗治疗前(B)的图片，以及等剂量热疗过程中，在热疗前应用的图片和在稳定状态热疗后应用的图片(C)。治疗前及治疗后影像学图像上可见肿瘤，脂质体包埋药物对应白色区域。相对应的抗肿瘤效应在(D)图中可见。(A)治疗方案可见肿瘤边缘强化，而分次剂量法(C)可见肿瘤内均匀强化。(B)治疗方案可见中央强化，并可产生延后的肿瘤生长。(A to C, unpublished data; D, from Ponce AM, Viglianti BL, Yu D, et al. Magnetic resonance imaging of temperature-sensitive liposome release: drug dose painting and antitumor effects. *J Natl Cancer Inst* 2007;99 (1):53–63; Oxford University Press, with permission.)

导加热模式主要限制在间质内应用中，此时热源排列紧密。使用 EM 或 US 时，能量可直接积蓄于组织，故可将能量传递至深部组织，其有效的渗透依赖于使用频率和应用程序的类型。这两种模式中，吸收能量的分布通常用各自组织密度以及所谓的特定吸收率(SAR)来标准化，其单位为 W/kg。几篇综述文章[95-100]及囊括热疗领域的相关书籍[101-103]描述了相关物理学原理。每一种模式下典型热疗设备中的代表例子在以下部分列举。

电磁波热疗

当一定射频的电场加诸于组织时，电流在有电阻的介质(组织)中传导产生电阻损失从而产生热量。在相对较高的微波频率下，在交变电磁场中邻近的极性水分子之间因相互机械作用产生热量。在以上两种情况下，能量储备与导电率和单位时间平均电场强度的平方成比例。基于不同的组织类型和应用电场频率，导电率可产生 50 倍的差异。在高含水量组织如肌肉以及内脏器官中，导电率相对较高；而在脂肪及骨组织中，导电率相对较低。大部分组织在一定范围的频率下电学特性是有特征的，之前的文章中也已总结发表[104]。低频或长波可增加穿透性，但是波长越长，加热区域越宽。为了达到体内深穿透，需要多元素矩阵来扩散表面热量，另外联合更长的波长，可引起较大体积组织的局部能量储存。

电磁波加热设备可以分成两类：有效穿透 1~4cm 组织的浅表热疗设备和有效穿透>4cm 的深层热疗设备。浅表热疗设备包括导波管、改良变幅杆[105]、电容以及电感耦合的薄片状天线[106,107]、微波传送带[108,109]或贴片天线[110]，以上设备常在 433MHz、915MHz 或 2450MHz 下使用。近年来，多线平板及适形矩阵装置应用越来越广泛，这些设备可增加加热的肿瘤体积，同样可侧向调整能量储存以适应组织内异质性。这些装置可侧向调整能量储存模式，从而平衡肿瘤内的热区及冷区。浅表微波设备可以通过去离子化水注射以调整表面不规则性达到组织内配对排列，这种注射的温度通常受到控制，以保持皮肤温度低于 44℃。尽管目前正在发展的多天线矩阵设备在不久的将来可商业化应用，但目前大部分临床浅表热疗所用设备来自 BSD 医疗公司（美国盐湖城）波管设备及有机玻璃锥体设备[105]或者触控弹性微波设备[111]（欧洲）。图 31.5 显示典型波管设备用于治疗浅表 20cm×15cm 大小的胸壁病变。

为了让加热深度>4cm，必须使用射频谱带里更低的电磁频率（50kHz 至 150MHz）。有三种电磁深部加热的基础技术：电磁诱导加热、电容偶联射频加热和射频相控阵场加热。穿过人体轴线的磁场同时产生局部涡流，涡流在最小电阻径线上产生，引起能量沉积峰值和零位值并且不能被外部控制。尽管电磁诱导的区域热疗在临床上难以充分控制[112]，但利用磁场将能量耦合入植入性磁铁核[113]及纳米粒子[114]仍引起广泛兴趣。

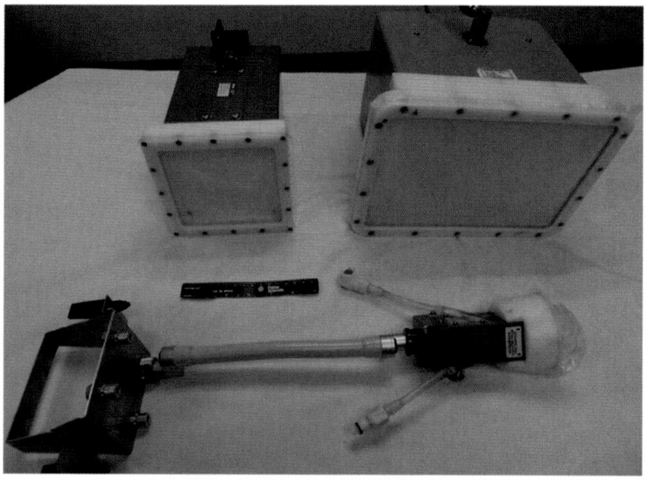

图 31.5 来自 BSD 医疗公司（美国盐湖城）的 BSD 500 热疗系统中 3 种不同大小的微波波导设备。

电容耦合技术运用频率在 5~30MHz 的射频场，驱动在两个或更多的盐水传导电极间的电流。热量集中于高电阻组织（如脂肪）的电极下。电极一般保持较低温度来预防皮肤表面和浅表脂肪的热点[115]。虽然在治疗过程中，缺乏热量分配的实时调整，但是可通过一个小面积的电极使能量集中于一侧。在临床中此技术可有效应用于浅表及中等深度的肿瘤，尤其对于脂肪层较薄的亚洲人，可通过浅表降温达到足够低的温度[116-119]。另一种可能的方式是在一个针电极和大面积回流电极之间驱动射频电流，从而使热量聚焦于植入的电极周围。同样，这可以通过气囊电极行腔内治疗（如食管）[120]。

非侵袭性深部加热的第三种选择是射频相控阵技术，它使用双极电线[121,122]或大的波导[123]形成的与身体同中心的矩阵。以相同时相启动多个天线可在同中心矩阵中产生一个热量集中点，其穿透性比非同时相无条理操控天线更强。通过延迟部分天线，可以调整将中心点偏向一侧。20 世纪 90 年代的系统中，在身体周围的单中心阵列中包括 4 个独立时相及振幅控制的天线。自此，双极及波导阵列系统均扩展至包括 2~3 条天线环，从而对深部热疗进行轴向及侧向温度调整[123-125]。总的来说，射频相控阵列相较于磁场诱导技术以及电容加热技术可更灵活地调整 SAR 形式。电容技术，如 Yamamoto Thermotron RF-8（日本大阪 Yamamoto Vinita）和射频时相阵列设备（如 BSD 医疗公司的 Sigma Ellipse 和 Sigma Eye）在深部热疗中的应用最广泛。图 31.6 显示应用 Sigma Ellipse 治疗非肌层侵袭性膀胱癌的装置。

超声加热

声场转化的能量与黏性摩擦造成的机械损失相关。与电磁能一样，超声场的穿透性随着频率增加而降低。然而，由于超声场的波长比穿透性相似的电磁场的波长小数个数量级，所以超声能量可以集中于小体积组织。小超声设备在控制深部聚焦区域的大小及形状方面有优势。然而，由于空气反射且骨头更易吸收超声能量，因此解剖的几何位置和组织异质性严重限制了超声在多个身体部位的使用。在临床应用中，拥有足够“声窗”（使目标近端或远端不受骨头或空气阻挡的超声束通道)是主要考虑的问题。

浅表组织疾病可使用非聚焦单超声换能器进行热疗,而对于体积较大的疾病建议使用矩阵换能器。一款临床广泛普及应用的系统包括 4×4 换能器平面矩阵设备,可治疗多达 15cm^2 的面积[126]。使用 1~3.5MHz 的频率,该设备可有效穿透的范围为 2~6cm。换能器联合温度调节注射水以控制皮表温度,通过使用耦合凝胶确保接触良好。使用 16 个处于同一频率的换能器,能量储备的侧向调节可以通过变换换能器的功率来实现,然而仅能通过降低注射水温度来微调穿透深度。图 31.7 显示自 20 世纪 80 年代成功应用于 6cm 深的浅表肿瘤的 Sonotherm 1000 设备(美国伊利诺伊州香槟市 Labthermics 技术)[127]。

超声深部加热通过使用聚焦式换能器固定阵列、电动相控阵列或 0.5~2MHz 的机械扫描聚焦阵列来完成。在这些频率,软组织穿透性很可观,然而需要特别注意目标靶区前后的骨性结构可能引发问题。另外由于在身体/空气接触面反射超声束造成表皮的烧伤,所以需要格外注意超声束传入及传出部分造成的这一问题。超声阵列已成功应用于身体深部相对较小的组织区域,特别适宜于图像引导的热消融。应尝试将超声阵列扩展至治疗深部的较大肿瘤[128,129],然而还没有进入临床实践。

组织内热疗

组织内热疗与组织内近距离放疗有许多相同的特征:局部较高和不均匀剂量、穿透力以及技术和部位敏感性。它通常与近距离放疗联用,这可以使置入物双重应用于热疗和放疗。有些技术允许同时运用热疗和放疗,但多数临床经验是续贯热疗和放疗[130]。同前面所述治疗方法一样,组织内热疗的技术有多种[99,131]。

最简单的植入物周围热疗方式需要通过阻电电热管、管内循环热水的液压系统或通过实时变换磁场外加热的强磁源来实现[132]。由于热转换通过热传导实现,这些技术需要相对密集的植入空间(源间距离<1.0cm)。组织内热疗更多的是通过 0.5~30MHz 射频电极[133,134]或者 433~2450MHz 微波电线[135]所形成的密集植入阵列来实现。对于射频电极,暴露的金属之间产生电流从而达到热疗的目的,但是在治疗过程中电极径线上无机械调整的可能。组织内电极表面高的电流密度需要紧密的电极空间(1~1.5cm)。组织非均一传导性或非平行射频电极可进一步降低温度的均一性。将频率从 500kHz 提高到 10~30MHz,电流通过导管壁与电容耦合,电极可分段以实现植入物路径上的热量调整[136]。

组织内微波天线操作过程中通常使用 433MHz、915MHz 和 2450 MHz 频率的天线。这些频率分别适用于现行组织直径为 9cm、4cm 和 3cm 的热疗。尽管使用天线热疗的形式在治疗过程中不能调整以适应不同的肿瘤直径,然而可以根据热疗肿瘤的直径设计使用不同频率的天线[99]。尽管沿组织内微波天线的热疗

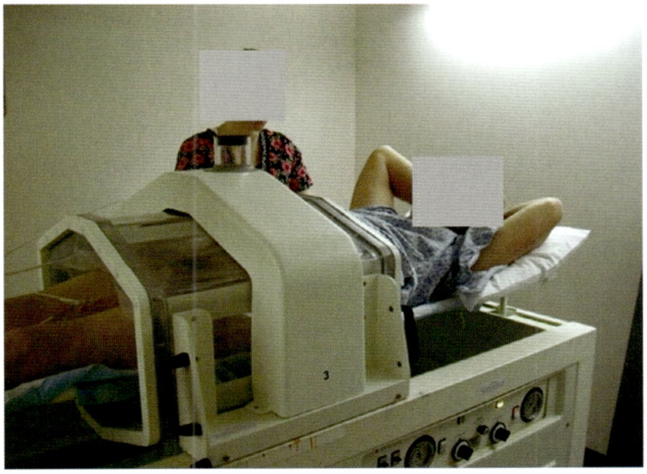

图 31.6 在 BSD 2000 Sigma Ellipse 设备(美国盐湖城 BSD 医疗公司)上非肌层侵袭性膀胱癌患者深部区域热疗照片。

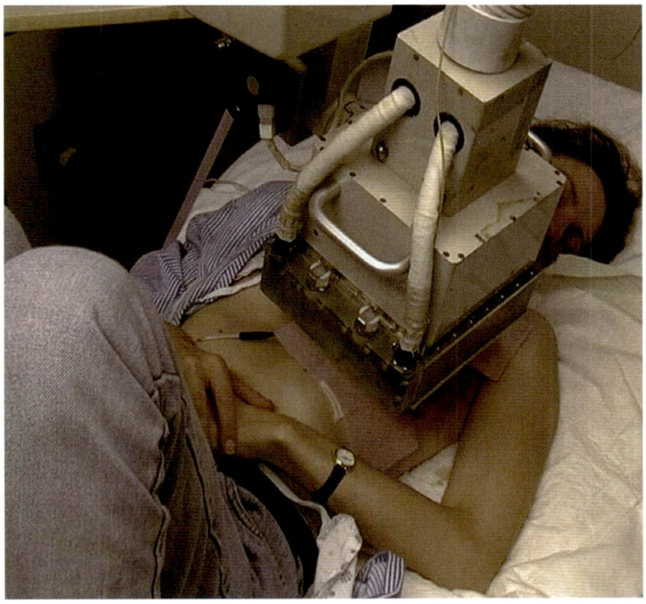

图 31.7 显示(美国伊利诺伊厄巴纳大学 Labthermics 技术)4×4 平面阵列超声热疗设备用于治疗胸壁肿瘤。

剂量无法达到统一，但相较于射频磁场或热传导源，其穿透的半径更长，可达到更大体积的热疗（如1.5~2.0cm）。邻近连贯的相控天线电磁场可建设性地相互作用，从而在阵列中心形成最高温度，而非每个天线表面周围。

近年来，组织内超声加热作为组织内热疗最易控制的手段，证实了组织内沿植入物轴向方向、组织内的放射状方向及植入物周围方向上的能量沉积是可以调节的[137,138]。小圆柱形压电传感器排列成数毫米线性阵列来匹配任何肿瘤长度。小圆柱形元素的超声微波射频范围为3.0~10.0MHz。这些频率的穿透性允许有≥2cm的植入空间，以形成比其他方式更好的均一温度。这是由于超声微波的穿透性、方向控制以及肿瘤长度上每一段阵列的独立控制更佳。

即使针对组织间热疗技术的所有可能的努力都在实施，但是由于近距离放疗及组织内剂量的不均一性，组织间热疗在热疗领域没有被广泛应用。但由于其极佳的定位功能，这项技术在治疗温度范围更广的热消融领域已广泛应用[139]。

热疗剂量学

高质量的热疗实施过程受到精确实时热疗剂量的限制。典型的温度分布是高度不均一的，而均一性的缺乏无法通过目前的热生物转化模型应用进行预测，后者的出现是由于在热生物转化方程式理论表述的近似值并没有为现实临床条件模型提供解决方法。另外，临床测量完整的三维（3D）温度分布在技术上尚不可行，因为大多数治疗都需要有创测温技术进行监测。

许多临床研究报道一些温度相关的参数变化（基于有创取样）与临床有效性有联系。然而，但在前瞻性热疗中尚不能确定这些定量性参数。最低肿瘤温度是最常被使用的预后相关温度描述因子之一[80,140,141]。生物学上，治疗疗效与所有肿瘤细胞取得的最低温度相关。然而，通过典型的分散有创取样得到的最低温度包含了大量的取样误差。意识到这一限制，研究者开始寻找替代最低温度的生物学标志物，如T_{90}（90%的测点超过此值）。尽管这些替代指标相对于真正的最小肿瘤温度在预测临床结果的敏感性上较低，但一些研究者发现这些替代参数可作为预测热疗有效性的可靠参数[141-143]。在未来，随着对最低肿瘤温度的进一步深入了解，如超过某一特定温度（如T40℃、T41℃、T42℃等）的肿瘤所占比重这类参数可进一步预测治疗疗效。

临床治疗过程中典型的温度测定是依靠有创测温技术，热疗期间取8~16个点连续测定。有些情况下，使用多传感探头或通过植入导管机械性转换传感器进行30多个点的取样。目前，多中心临床试验的质量保证是通过热绘测以获得更密集的取样点[144]。即便如此，检测点数目仍旧太少了，同时肿瘤内检测点放置位置也不明了。选择检测点放置位置的方法多种多样，有的是在空间内均匀放置，有的是在空间周边或者中心为主的放置，还有的则是随意放置。有创测温技术已作为临床热疗过程中监测与控制的基本要求，但是通过随机取样点温度来决定最小处方剂量有很大的限制。显然，未来临床热疗将从完全无创的体积热疗剂量学中获益。

由于体内温度分布的复杂性，有创测温技术的局限性激发了无创测温技术的发展，无创测温技术包括反向散射超声、电阻抗断层成像、主动微波成像、被动微波辐射测量学、磁共振热成像（MRTI）。这些技术手段中，微波辐射测量学所检测的平均体积读数对于控制浅表热量分布最有希望[145]，而多层MR热疗成像所得到的组织温度分布的完整3D组织特性描述在监测及控制深部热疗上最有希望。尽管多个MR参数对温度敏感，但质子共振频移MRTI技术表现出极佳的温度敏感性及稳定性，在模拟研究中，其温度分辨率每$1cm^3$约为0.3℃~0.5℃[146]，而在人体深部组织热疗的临床监测中其分辨率每$1cm^3$约为0.5℃~1.0℃[147-149]。尽管关于更正因呼吸、器官运动或者循环冷水所造成的图像失真及运动伪影的研究正在进行中[150-152]，但磁共振热成像技术已明确证实其在临床热疗监测过程的实用性。

由于电磁及热学模型软件、组织图像分割程序及计算机处理能力的改进，SAR数字化模型及热量分布相关模型的精准性在最近几年有了明显的改善。由于相较于组织的热学特性，我们更加了解组织的电学特性，所以目前数字建模方法对计算SAR模型较稳定状态的温度分布模型更精确。研究者报道应用CT或MRI扫描的具有高分辨率的患者特异性解剖结构，SAR优化方案制定的治疗计划越来越精确[146,153]。目前的软件配置可以在数小时内完成3D SAR分布。直到最近，计算的SAR模型主要应用于简化的体模中，例如应用红外热成像法、肖特基二极管阵列[154]或光纤热监测阵列[155]测量分离的体模层面组织模型中的2D截面或者通过液体肌肉组织等效材料对电场探针进行3D扫描[156]。随着MR热成像应用增加，可以提供完整的无创 3D 热剂量分布，现在可获取热疗过程中具有高分辨率的体内热量分布特点。这一动态视角可使预先计划的 SAR 分布有效或者实时调整热疗参数，从而纠正预先计划热疗中的错误，这些错误可能来自预期外的组织特性或者患者在设备中的位置误差。

随着更易控制的热疗设备的出现，如荷兰阿姆斯特丹学术医学中心的三环波导阵列[123]及 BSD Sigma Eye 三环二极管阵列[157]，治疗前对于时相、振幅相关参数的优化变得更复杂[158]。即使有高分辨率的热反馈，手动快速调整多个电源以消除非预期热点仍具有挑战性。所以，利用 MR 热反馈来修正预先计划的功率励磁参数错误的方法目前正在研究中，这一方法是通过功率控制算法进行实时调整[159,160]。目前越来越多地应用无创测温技术来提供高分辨率体积热参数反馈以进行实时调整，同时对预先计划的控制算法进行适应性调整，而且应用微波辐射测量学来监测或控制浅表热疗以及应用 MRTI 来监测或控制深部热疗也越来越多。这种新视角，联合逐渐改善的热学理论模型，应该可明显改善热计量的均一性，从而在未来的几年中反过来增加肿瘤热疗的效应。

临床热疗

一般考虑

如前面生物学部分提到的，热疗被定义为温度升高至超生理学范围。典型的热疗是在 40℃~45℃的温度范围持续 1 小时。更高温度，如 50℃~100℃持续数分钟，已经用于许多临床疾病的单次热消融治疗，主要是应用于转移性疾病的治疗，近期已有这方面的很好的综述[161,162]。热消融的相关内容不在本章讨论范围之内。

热疗常常作为辅助治疗手段与放疗或化疗相结合，现在常常与放化疗联合治疗。有许多单独使用热疗作为抗肿瘤治疗的研究。在浅表肿瘤中，常常可观察到短暂疗效，但是并无长期肿瘤控制的相关报道。单独热疗常常作为临床治疗的替代治疗或者补充治疗，主要是在欧洲应用，在美国偶尔也有报道，但数据并不支持此项临床应用。单独热疗应与热消融治疗区分开，在热消融治疗中，虽然仅仅只有加热，但是加热至较高温度，并且热消融治疗有相当可靠的理论支持证据。

放疗试验

历史发展来看，热疗是作为放疗的辅助治疗手段，原因是基于前面所述的生物学因素。大量的临床报道，主要是Ⅱ期临床试验，涉及表浅恶性肿瘤的试验结果证明了辅助热疗的有效性[163-165]。同样，也有相当一部分的Ⅲ期临床试验证实了辅助热疗联合放疗的效应。这些试验在接下来的部分将会详述。总的来说，与单纯放疗相比，热疗联合放疗的临床有效率将翻倍，从 25%~35%提高至 50%~70%。许多Ⅲ期临床试验证实联合热疗可改善无病生存率及总生存率。

化疗试验

局部区域热疗联合化疗已应用于许多临床肿瘤，包括腹膜内肿瘤的治疗(如卵巢癌、结直肠癌、阑尾肿瘤及原发腹膜肿瘤)，恶性黑色素瘤的肢体灌注热疗，局部晚期软组织肉瘤的治疗，胸壁复发尤其是乳腺癌胸壁复发的治疗，复发膀胱癌的热疗联合膀胱内化疗，局部晚期食管癌的治疗以及对于局部晚期直肠癌、宫颈癌、食管癌及头颈部肿瘤的三联治疗(联合热疗、放疗及化疗)。

许多相关研究报道的都是Ⅱ期临床试验。鹿特丹港市的一项研究应用热疗联合顺铂治疗 19 例放疗后出现局部复发的宫颈癌患者。观察到的总有效率是53%，其中有一例是完全缓解，并且这名患者在随后的 4 年内保持无病状态[166]。热疗联合化疗在局部晚期直肠癌中的应用正在探索中。Hildebrandt 及其同事利用热疗联合化疗治疗了 9 例该类患者，全部患者均为接受或没接受手术后放疗失败的患者。化疗(奥沙利铂、亚叶酸钙及 5-FU)联合热疗耐受相对较好，并且在这项Ⅰ/Ⅱ期临床试验中被证实具有可行性[167]。热疗联合化疗的另一相对活跃的领域为软组织肉瘤。许多Ⅱ期临床试验已做了相应的报道，更重要的是一项大型的多中心Ⅲ期临床试验已经发表，其内容将在接下来的Ⅲ期临床试验部分详述。

腹膜内化疗及热疗

化疗联合热疗的另外两个研究热点领域为减瘤手术过程中腹膜内化疗联合热疗以及对于肢体远端恶性肿瘤使用热疗联合肢体灌注化疗(高温隔离肢体灌注)。20 年前在华盛顿医院中心(华盛顿特区)，超热性腹膜内化疗被用于治疗腹膜肿瘤[168]。这种治疗策略是一种针对不可治愈肿瘤（如广泛转移的腹膜肿瘤）的相对激进的治疗尝试。这种治疗手段十分复杂，对涉及的技术要求极高，包括一系列减瘤手术，以及随后加热至 40℃~43℃的多种化疗制剂的腹腔灌注。典型的腹腔内灌注化疗持续近 5 天时间。在经过严格选择的患者中应用这种治疗方式，其长期生存可改善，但也会造成一定程度的损伤及致死率。一系列的研究报道生存率为 27%~50%，致死率已减少至低于 10%，而致损伤率约为 30%。一项随机试验提示此种治疗手段优于姑息性手术及全身化疗[169]，但是其他多数试验均是Ⅰ/Ⅱ期临床试验。主要经常治疗的原发病灶是结直肠癌及卵巢癌，成功率及患者的选择主要是基于切除肉眼可见腹部肿瘤的可能性，仅仅留下镜下残留灶依靠超热性化疗灌注治疗。

这些Ⅱ期临床试验的结果已广泛评估报道[170-172]。尽管这些Ⅱ期结果及一项Ⅲ期试验结果提示相较于标准化疗及姑息性手术，化疗联合热疗有很好的前景，但是目前尚不清楚这其中是化疗还是热疗对治疗成功的贡献更大。例如，是否减瘤手术联合腹腔内化疗不联合热疗能取得与减瘤手术联合超热性腹腔内化疗相同的疗效？需要最终的Ⅲ期临床试验来回答这个问题。

肢体灌注化疗联合热疗

热疗的另一种应用方式是与肢体灌注化疗相结合，主要是治疗发展中的恶性黑色素瘤及若不治疗则需要截肢的局部晚期软组织肉瘤。这种治疗方案被称为高温隔离肢体灌注（HILP），大约在 50 年前此种方法就开始应用。其基本原理在于隔离远端的血供，从而可以提高靶区内化疗药物的治疗剂量。最初应用的化疗药物是美法仑，至今仍然是标准治疗方式。加入热疗的目的是增强化疗敏感性。目前治疗流程需要膜氧合器维持酸碱平衡，同时使隔离肢体的氧合程度在生理范围内。热疗是通过加热灌注液以及使用外部温毯来实现，一般情况下温度波动范围为 38℃~40℃。通过在插管血管的近端放置止血带以实现全身循环系统的隔离。

几位作者总结了相关数据[173-175]。在黑色素瘤中，完全缓解率达 50%~70%，且黑色素瘤往往临床预后差，在这项研究中，5 年总生存率达 30%。在肢体远端肉瘤中，完全缓解率达 10%~50%，部分缓解率达 17%~64%，且大部分报道中缓解率倾向于上述范围的较高范围内。保肢率一般可达 60%~85%。应用 HILP 治疗肢体肉瘤较治疗黑色素瘤晚。在欧洲许多中心此项技术已引进，且获得了丰富的临床经验，但是此项技术没有得到美国食品和药品管理局的批准，故尚不能在美国应用。

几乎没有相应的随机试验比较 HILP 与全身化疗，也没有相应的临床试验比较单独灌注化疗与灌注化疗联合热疗。然而，Ⅱ期临床试验提示隔离肢体灌注患者使用全身化疗的预后很差。大量热疗联合化疗治疗局部晚期软组织肉瘤的临床经验提示热疗是肢体灌注疗法的一个重要组成部分。

三联治疗试验

一项国际型合作试验对联合热疗、化疗及放疗三联疗法治疗局部晚期宫颈癌进行了探索[176]。在此项项目中，欧洲及美国共有 68 例患者接受了治疗。全盆腔接受 45~50Gy 的剂量照射，后续给予近距离放疗的加量照射，总剂量在 A 点约为 86Gy。所有患者均接受同步每周顺铂治疗，外部微波热疗根据不同治疗中心使用的不同治疗设备每周进行一次。2 年生存率是 78%，无病生存率是 71%，与历史对照研究结果相比较，这个结果令人鼓舞，但是需要Ⅲ期临床试验来证实。

柏林的 Rau 及其同事探索了术前三联治疗方式（放疗、热疗以及 5-FU/亚叶酸钙）用于治疗初治的局部晚期直肠癌[177]。放疗剂量 45Gy，外部微波热疗通过 BSD 2000 每周 1 次来完成。36 例患者使用此方法进行治疗，耐受性均良好，其中有 32 例患者后续可手术切除。有 5 例患者达到了病理完全缓解，另有 17 例患者达到了部分缓解。手术后，在 38 个月时，86%的患者存活且无局部复发。同样的，与历史对照研究结果相比较，这个结果令人鼓舞，但是需要Ⅲ期临床试验来证实。

来自韩国的 Kang 等报道了对于 235 例局部晚期直肠癌患者应用术前同步放化疗联合或不联合热疗治疗，但是患者并非随机分组[178]。大部分患者应用的化疗药物包括 5-FU、亚叶酸钙及丝裂霉素 C。热疗是通过射频电容加热设备每周给予 2 次。记录直肠内温度，最高温度为 40℃。137 例患者没有接受热疗，而 108 例患者接受了热疗。58%接受三联治疗的患者达到了降期的目的，而接受放化疗没有接受热疗组达到降期的比例是 38%。放疗剂量是 40~45Gy。热疗组在生存率上也有一定程度的改善。同样的，需要Ⅲ期临床试验来证实。

三联治疗手段在局部复发性乳腺癌中的应用也有报道[179,180]。27 例患者接受此治疗方式，其中 23 例患者前期接受过局部放疗，22 例患者前期接受了化疗。患者接受了浅表热疗和 45Gy 的放疗，其中 21 例患者还接受了卡培他滨化疗，2 例患者接受了长春瑞滨治疗，4 例患者接受了紫杉醇治疗。80%的患者达到了完全缓解，1 年局控率达 76%。此种治疗方式耐受性良好。

杜克大学的研究者尝试了一种新的治疗方式，即脂质体化疗药物联合热疗治疗局部晚期乳腺癌[181]。这种治疗方式是基于在临床前研究中，证实了热疗增强了脂质体化疗药物向肿瘤部位的输送，所以相较于周围正常组织，热疗的肿瘤中化疗药物沉积剂量更高。一项Ⅰ/Ⅱ期临床试验入组了 43 例ⅡB~Ⅲ期的局部晚期乳腺癌患者，其中 14 例患者为炎性乳腺癌。总的临床有效率是 72%，病理完全缓解率为 10%。这些患者的 4 年无病生存率为 63%，总生存率是 75%。同样的，这些结果非常有前景，但需要进一步证实。

大量的研究报道了应用三联治疗方式治疗食管癌，这些研究报道大部分来自日本。Kuwano 等[182]报道了 136 例接受术前三联治疗方式的患者，化疗药物包括顺铂及博来霉素，30Gy 的放疗联合腔内射频热疗设备所实施的热疗。约 2/3 局部晚期食管癌患者获得了病理完全缓解。此方案耐受性良好。仅接受术前放化疗而无热疗的对照组患者 5 年生存率为 13%，三联治疗组的 5 年生存率达到 22%。目前缺乏Ⅲ期临床试验研究结果的验证。

热疗正常组织损伤

无论是浅表热疗还是深部热疗，其最常见的毒性即浅表组织烧伤。常见的是Ⅰ度或Ⅱ度烧伤，杜克大学的研究认为这一发生率为 5%~10%，特点是受损体积相对较小，其最大直径一般小于 4cm。仔细监测体表温度是很有必要的，可以将烧伤率的发生控制在低水平，但是仍可能产生热点。幸运的是Ⅲ度烧伤不常见(<1%的患者)。在深部区域热疗中，皮下脂肪组织坏死的发生率约为 10%，通常表现为坚硬的、较小的(1~2cm)皮下结节。很少引起疼痛，同时会随着时间逐渐溶解。容易与肿瘤局部复发混淆。我们机构经常监测肿瘤内温度，同时在热疗的整个治疗过程中(如几周)，若有导管放置于其中，可能造成相应并发症。在这种情况下，最常见的并发症是放置导管部位的感染。如果瘤内温度监测导管在每次治疗前放置、治疗后移除，导管并发症发生率将降低至低于 5%[183]。

深部区域热疗因治疗过程中的潜在生理压力，故存在潜在医学禁忌证。放射治疗肿瘤协作组(RTOG)及欧洲热疗肿瘤学会(ESHO)都有针对局部热疗的相应指南[184-186]。

热疗剂量学及临床结果

热疗剂量的描述、处方剂量及给予是一个复杂问题。尽管这方面有许多进展，但这个问题依旧很难解决，且这项工作还具有很大的进步空间。热剂量的给予与可精确规定及给予的常规分割放疗之间差别很大。热疗的生物组织效应与温度上升的幅度及暴露的时间相关。温度的上升不仅依靠能量储存，也取决于热传导及组织血流灌注所带走的热量，而这些因素常常导致组织及肿瘤的不均匀加热。不同的患者时间–温度关系也不同，同时同一患者每次治疗过程中的时间–温度关系也不同。因此，需要一种方法可以标准化时间–温度测量值，同时将它们转化成一种标准的剂量学单位，这样不同的热疗治疗就可以互相比较了。这是前面所述的 43℃累计等效分钟数 (CEM 43℃)概念的基础。一般而言，在热疗治疗过程中，温度测定在肿瘤内的多点进行，最低温度、平均温度及最高温度均有记录。以百分位排列描述温度分布已经证明是有用的，如 T_{90}，即 90%的测点超过此值；T_{50}，即 50%的测点超过此值。考虑到加热的时间产生了如 CEM 43°C T_{90} 等计算参数，该概念将热疗过程中任一加热过程的温度–时间关系转换成 90%的肿瘤超过 43℃所需的等效分钟数。

许多Ⅱ/Ⅲ期临床试验的回顾性评估结果常常(但并非总是)显示，热疗的施照剂量与治疗结果之间的正相关关系，即剂量越高，预后越好。我们组的回顾性研究提示 10 CEM 43°C T_{90} 是引起临床效应的最低剂量。

我们在一项针对软组织肉瘤的前瞻性试验 [141]及一项涉及乳腺癌浅表胸壁复发的随机试验[187]中希望证实这一结果。肉瘤的试验结果是不成功的，在这个实验中尽管给予了合适的热疗剂量，但获得的病理缓解率未达到预期。然而，在另外一项针对浅表胸壁复发的Ⅲ期前瞻性临床试验中，处方热疗剂量与临床结果之间存在密切的关系。在宠物狗软组织肉瘤中进行的另一项试验也证实了热疗剂量与临床结果之间的明确关系[188]。因此，似乎对于热疗剂量的预期控制可以改善临床结果，但是热疗剂量的相关问题仍然没有解决。热疗剂量的适当描述以及怎样整合及标准化不

表 31.1 部分化疗±放疗不联合热疗与化疗联合热疗或三联治疗的Ⅲ期临床试验

作者,年份	部位	治疗	数目	结果(%) CR	LC	OS
Kitamura,1995	食管	CRT	32	6	—	24.2
		CRT+HT	34	25[a]	—	50.4[a]
Columbo,2003	膀胱	CT	41	—	35	—
		CT+HT	42	—	80[a]	—
Issels,2010	肉瘤	CT	172	1	55	57
		CT+HT	169	2.5	66[a]	59

CR,完全缓解;CRT,联合放疗;CT 化疗;HT 热疗;LC,局部控制;OS,总生存。

[a] 统计学上显著差异。

同患者和治疗机构数据的工作仍需继续。

Ⅲ期临床试验

大量涉及热疗联合放疗、热疗联合化疗或三联治疗模式的Ⅲ期临床试验已经开展。这些临床试验涉及全身上下不同部位的浅表及深部恶性肿瘤,治疗目的可以是治愈,也可以是姑息。大多数情况下,试验结果显示联合热疗是有临床获益的。表 31.1 及表 31.2 总结了重要的临床试验。

乳腺癌热疗试验

乳腺癌的胸壁局部复发使用热疗的临床应用情况已经进行研究,因为其临床发生率高,同时其为浅表肿瘤,便于热疗。许多Ⅱ期临床试验结果已经显示放疗联合热疗可获得明显效果。Vernon[189]的一项国际性协作研究中,包括五项独立的Ⅲ期临床试验的汇总研究。患者被随机分为单纯放疗组或放疗联合热疗组。在不同的中心,热疗技术略有不同。尽管如此,接受放疗联合热疗治疗的患者在完全缓解率方面有显著改善,联合治疗组完全缓解率为 59%,单独放疗组完全缓解率为 41%。而生存方面没有达到预期效果,差异不显著,可能与患者多为广泛期病变相关。在既

表 31.2 部分单独放疗与放疗联合热疗的Ⅲ期临床试验

作者,年份	部位	治疗	数目	结果(%) CR	LC	OS
Datta,1990	头颈部	RT	32	31	19	—
		RT+HT	33	55	33	—
Valdagni,1993	头颈部(淋巴结)	RT	22	41	24	0
		RT+HT	18	83[a]	69	53[a]
Overgaard,1995	黑色素瘤	RT	65+	35	28	—
		RT+HT	63	62[a]	46[a]	—
Vernon,1996	乳腺	RT	135	41	—	40
		RT+HT	171	59[a]	—	40
Sneed,1998	脑部	RT	33	—	—	15
		RT+HT	36	—	—	31[a]
van der Zee,2000	宫颈	RT	56	57	41	27
		RT+HT	58	83[a]	61[a]	51[a]
	直肠	RT	71	15	8	22
		RT+HT	72	21	16	13
	膀胱	RT	49	51	33	22
		RT+HT	52	3[a]	742	28
Jones,2005	胸壁(乳腺)	RT	52	42	25	23
		RT+HT	56	66[a]	48[a]	21
Hua,2011	鼻咽	RT+CT	90	81	79	63
		RT+HT+CT	90	96[a]	91[a]	73[a]

CR,完全缓解;CT 化疗;HT 热疗;LC,局部控制;OS,总生存;RT,放疗。

[a] 统计学上显著差异。

往接受放疗再次接受治疗的患者中,差别最显著。

第二项重要的试验由 Jones 等[187]发起,浅表可热疗的肿瘤被随机分为单独放疗组或放疗联合热疗组。这是唯一一项试验中热疗剂量是提前规定并给予的。该试验有 108 例患者入组,大致均分至两组,热疗组完全缓解率及局部控制的持续时间明显改善,但无生存差异可见。

这两项关于局部复发乳腺癌的报道以及数项Ⅱ期临床试验证明了热疗可作为这种临床情况下标准治疗的一部分,尤其适用于接受过放疗的局部复发患者,因为再放疗的剂量是被限制的。尽管目前没有Ⅲ期临床试验比较三联治疗模式治疗局部复发的乳腺癌,但是我们通常的实践中会使用化疗、放疗及浅表热疗联合治疗,化疗常常采用口服卡培他滨。这种联合治疗方式是有效的且耐受性好。

头颈部肿瘤

在过去 20 年里发表了 3 个关于研究热疗在头颈部肿瘤中作用的随机试验。第一个试验是 Datta 等[190]对 65 例Ⅰ~Ⅳ期不同原发部位的头颈部肿瘤进行单纯放疗或放疗联合热疗的随机研究, 其中 52 例患者为Ⅲ~Ⅳ期疾病。尽管放疗联合热疗可观察到临床获益,但仅仅在Ⅲ/Ⅳ期患者中获益更显著,放疗联合热疗组 2 年无病生存率为 25%,而单独放疗组为 8%。这项研究中没有应用化疗。放疗剂量接近 65Gy,热疗是通过透热机给予的。

Valdagni 等[191]评估了局部晚期头颈部肿瘤中颈部淋巴结的治疗, 随机将 41 例患者分为单独放疗组或放疗联合热疗组。放疗联合热疗组 85%的患者获得了完全缓解。联合治疗组 5 年局部控制率为 69%,5 年生存率为 53%;而单独放疗组分别是 24%和 0%。相应结果均有统计学差异。在放疗联合热疗组正常组织毒性没有增加,热疗剂量与预后之间未显示明显关系。热疗是通过外用微波装置实施的。

第三项试验是由 Hua 等[192]开展的针对鼻咽癌的研究,包括 180 例晚期鼻咽癌患者,随机分为放疗联合热疗组及仅单独放疗组。热疗是通过腔内微波装置进行的。放疗联合热疗组完全缓解率为 95.6%,单独放疗组完全缓解率为 81%。局部控制率分别是 91%及 79%,生存率是 72.7%及 63.1%。相应结果均有统计学差异。放疗剂量为 70Gy/35 次。热疗在放疗后进行,每周 1 次,1 次持续 30 分钟。所有患者均接受同步顺铂/5-FU 化疗。

恶性黑色素瘤试验

Overgaard 及其同事将 70 例患者的 129 处恶性黑色素瘤浅表/皮肤病灶随机分配至接受单独放疗组及放疗联合热疗组[193]。单独放疗组完全缓解率为 35%,联合治疗组则高达 62%。联合治疗组 2 年局部控制率为 46%,单独放疗组为 28%。相应结果均有统计学差异。在这项研究中,仅 14%的治疗达到了推荐的热疗剂量参数,即 43℃持续 60 分钟。热疗是通过微波设备实施的。然而,热疗可带来获益,但是未观察到其与热疗剂量之间的关系。

多形性胶质母细胞瘤试验

在旧金山的加利福尼亚大学,Sneed 及其同事评估了入选的多形性胶质母细胞瘤患者进行间质热疗联合近距离放疗瘤床加量的研究[135]。入组患者是在 59.4Gy 外照射后再在肿瘤部位植入粒子。这些患者被随机分组至近距离放疗组及近距离放疗联合间质热疗组。79 例患者被随机分组,其中 69 例患者可评估;33 例随机分至单独放疗组,36 例患者分至放疗联合热疗组。热疗组治疗失败的时间及 2 年总生存率显著延长,联合组为 31%, 单独放疗组为 15%。CEM 43℃ T_{90} 为 0~771,中位值为 14.1。大部分患者可获得充足的热疗剂量,但是热疗剂量与临床结果间无显著关系。

荷兰人深部热疗试验

荷兰治疗小组开展了涉及颈部肿瘤、直肠癌及膀胱癌的较深部肿瘤热疗的试验[194]。在此项试验中,258 例未经治疗的局部晚期盆腔肿瘤患者随机分为单独放疗组及放疗联合热疗组。热疗每周进行一次, 共 5 次。总体而言,热学剂量并没有达到,并且剂量与预后之间没有显著关系。整个治疗组,单独放疗组及放疗联合热疗组的完全缓解率分别是 39%及 55%($P>0.001$)。在颈部肿瘤患者中获益更加明显,放疗联合热疗组及单独放疗组的完全缓解率分别是 83%及 57%,3 年生存率分别是 51%及 27%,3 年局部控制率分别是 61%及 41%。

这个试验因对照组未达最佳标准治疗结果而受到批判。另外。几项Ⅲ期临床试验证实了化疗联合放疗在宫颈癌中的作用,从而产生了一种新的标准治疗方式, 即局部晚期宫颈癌患者进行热疗联合化疗治疗,同时也引出了新问题,即放疗及化疗联合热疗能否获益。荷兰的这项研究是证实热疗联合放疗治疗深部恶性肿瘤价值的重要试验。

热疗联合化疗的Ⅲ期临床试验

表31.1显示了部分热疗联合化疗的相关研究。Kitamura等[195]比较了在食管癌患者中进行放疗联合化疗治疗与三联治疗(化疗、热疗及放疗)的疗效。66例患者随机分组。管腔内热疗是通过微波装置实现的。给予6次热疗，目标温度为肿瘤表面温度42℃~44℃,持续30分钟。治疗是术前给予的,还包括30Gy的放疗联合博来霉素或顺铂化疗,接下来行食管切除术。三联治疗组病理缓解率为25%,化疗联合放疗组为6%;三联治疗组3年生存率是50.4%,化疗联合放疗组为24.2%,相应结果均有统计学差异。

Columbo等[196]研究了膀胱内化疗或膀胱内化疗联合热疗应用于膀胱癌患者的疗效。83例患者随机分组至丝裂霉素膀胱内化疗组及丝裂霉素膀胱内化疗联合热疗组。两组患者在经尿道膀胱肿瘤完全切除术后接受8次(每周1次)膀胱内治疗,然后进行4个月的维持治疗。每次治疗时间为60分钟。热疗是通过膀胱内设备实施的。每次治疗的中位目标温度是42℃±2℃,持续至少40分钟。主要终点指标是无复发生存率,2年无复发生存率在单独化疗组为35%,在化疗联合热疗组为80%,有明显统计学差异。

第三个重要的研究化疗联合热疗的试验是Issels等发表的针对软组织肉瘤的研究[197]。这项研究为欧洲及北美的多中心研究,随机将241例高危软组织肉瘤患者分配至新辅助单独化疗组(依托泊苷、异环磷酰胺、阿霉素)及同样化疗方案联合深部热疗组。主要终点指标是局部无进展生存率。热疗在每个化疗周期的第1天及第4天进行,目标是肿瘤温度42℃,持续60分钟。计划行4周期化疗,若疗效评价可以,行根治性手术切除,一般给予术后放疗。手术及放疗不是随机分组,而是对所有适宜人群均给予。第4年时,化疗联合热疗组及单独化疗组局部无进展生存率分别为66%和55%,有明显统计学差异。总生存率及远处转移率两组之间相当。然而,这项研究为局部区域热疗可增加化疗敏感度提供了高级别证据。未达到生存获益强调了在这类疾病中需要更佳的全身化疗方案。

Ⅲ期临床试验的总结

之前发表的Ⅲ期临床试验结果吸引了更多人进行进一步研究,尽管这些研究设计有很多问题,如大部分研究中入组患者数目少、热疗实施存在困难、许多情况下无法达到相应的热学剂量。联合热疗后的获益是显著的,同时强烈提示进一步研究的价值以及热疗更广泛的临床应用价值。

未来方向

技术挑战

深部肿瘤的热疗仍然在试验阶段,美国食品和药品管理局仅批准了一种治疗设备,BSD2000，可在美国限制性使用。深部热疗需要使用有创温度测量导管;因此,深部热疗的实施需要团队协助才能进行,包括有经验的物理工程师、医师及护士。无创性测量方面的进展，基于MRI的温度测量在精确测定及控制热疗剂量方面帮助很大，但是此方面还有许多工作需要做。我们希望,前面所述的在膀胱癌及软组织肉瘤治疗中所获得的令人鼓舞的结果，能够推动在这个方向上的进一步进展。如果热疗技术进一步进步,小样本针对其他部位(局部晚期乳腺癌、前列腺癌及直肠癌）深部热疗的Ⅱ期临床试验证实了热疗的效应，那么学术及产业的合作以促进设备发展是极其有必要的。

多种治疗模式联合

对大部分恶性肿瘤而言，单一治疗模式已是过去式了。成功的治疗模式常常联合放疗、化疗及手术,热疗也应考虑在内。在很大程度上,研究放疗联合热疗但不联合化疗的陈旧模式已经不适用了。热疗价值探讨的进一步研究需要保证对照组接受目前最好的治疗。

热疗联合化疗不接受放疗的治疗模式是新的探索领域。如前面所讨论的,由于多种生理屏障的存在,肿瘤部位的药物输送仍是一项巨大的挑战。热疗在这方面有很大的潜力。前面引用的膀胱癌及软组织肉瘤治疗结果令人印象深刻，Ⅱ期腹膜内化疗及肢体灌注试验结果也是如此。另外,热疗可能在温度-敏感性药物输送系统(如脂质体、多聚体及水凝胶)发挥启动作用。

最后,关于费用。大部分新的肿瘤治疗手段治疗费用昂贵,如单克隆抗体、针对血管生成的靶向药物、酪氨酸激酶抑制剂，新的放疗技术如调强适形放疗、质子束放疗之类的。相较于这些,热疗是一种相对便宜的治疗。鉴于之前的研究结果,进一步的研究及实施急需进行。

(余以珊 王哲 译 刑力刚 校)

部分参考文献

本章全部参考文献请登录网站：http://www.tsttpc.com/download_list.html

2. Kong G, Braun RD, Dewhirst MW. Hyperthermia enables tumor-specific nanoparticle delivery: effect of particle size. *Cancer Res* 2000;60(16):4440–4445.
4. Kong G, Dewhirst MW. Hyperthermia and liposomes. *Int J Hyperthermia* 1999;15(5):345–470.
9. Sapareto SA, Dewey WC. Thermal dose determination in cancer therapy. *Int J Radiat Oncol Biol Phys* 1984;10(6):787–800.
16. Streffer C. Metabolic changes during and after hyperthermia. *Int J Hyperthermia* 1985;1(4):305–319.
19. Kampinga HH, Dikomey E. Hyperthermic radiosensitization: mode of action and clinical relevance. *Int J Radiat Biol* 2001;77(4):399–408.
20. Song CW, Park H, Griffin RJ. Improvement of tumor oxygenation by mild hyperthermia. *Radiat Res* 2001;155(4):515–528.
22. Liu FF, Miller N, Levin W, et al. The potential role of HSP70 as an indicator of response to radiation and hyperthermia treatments for recurrent breast cancer. *Int J Hyperthermia* 1996;12(2):197–208; discussion 9–10.
23. Rau B, Gaestel M, Wust P, et al. Preoperative treatment of rectal cancer with radiation, chemotherapy and hyperthermia: analysis of treatment efficacy and heat-shock response. *Radiat Res* 1999;151(4):479–488.
40. Dewhirst MW, Sim D, Gross J. Effects of heating rate on normal and tumor microcirculatory function. In: Diller K, Roemer RB, eds. *Heat and mass transfer in the microcirculation of thermally significant vessels*. Anaheim, CA: ASME, 1986:75–80.
41. Song CW. Effect of local hyperthermia on blood flow and microenvironment: a review. *Cancer Res* 1984;44(10 Suppl):4721s–4730s.
42. Reinhold HS. Physiological effects of hyperthermia. *Recent Results Cancer Res* 1988;107:32–43.
43. Poon RT, Borys N. Lyso-thermosensitive liposomal doxorubicin: an adjuvant to increase the cure rate of radiofrequency ablation in liver cancer. *Future Oncol* 2011;7(8):937–945.
45. Ponce AM, Viglianti BL, Yu D, et al. Magnetic resonance imaging of temperature-sensitive liposome release: drug dose painting and antitumor effects. *J Natl Cancer Inst* 2007;99(1):53–63.
47. Dahl O. Interaction of heat and drugs *in vitro* and *in vivo*. In: Seegenschmiedt M, Fessenden P, Vernon C, eds. *Thermoradiotherapy and thermochemotherapy*. Berlin: Springer-Verlag, 1995:103–155.
49. Kelleher DK, Engel T, Vaupel PW. Changes in microregional perfusion, oxygenation, ATP and lactate distribution in subcutaneous rat tumours upon water-filtered IR-A hyperthermia. *Int J Hyperthermia* 1995;11(2):241–255.
50. Prescott DM, Charles HC, Sostman HD, et al. Therapy monitoring in human and canine soft tissue sarcomas using magnetic resonance imaging and spectroscopy. *Int J Radiat Oncol Biol Phys* 1994;28(2):415–423.
52. Oleson JR. Eugene Robertson Special Lecture. Hyperthermia from the clinic to the laboratory: a hypothesis. *Int J Hyperthermia* 1995;11(3):315–322.
53. Thrall DE, Larue SM, Pruitt AF, et al. Changes in tumour oxygenation during fractionated hyperthermia and radiation therapy in spontaneous canine sarcomas. *Int J Hyperthermia* 2006;22(5):365–373.
54. Brizel DM, Scully SP, Harrelson JM, et al. Radiation therapy and hyperthermia improve the oxygenation of human soft tissue sarcomas. *Cancer Res* 1996;56(23):5347–5350.
55. Vujaskovic Z, Poulson JM, Gaskin AA, Thrall DE, Page RL, Charles HC, et al. Temperature-dependent changes in physiologic parameters of spontaneous canine soft tissue sarcomas after combined radiotherapy and hyperthermia treatment. *Int J Radiat Oncol Biol Phys* 2000;46(1):179–185.
56. Jones EL, Prosnitz LR, Dewhirst MW, et al. Thermochemoradiotherapy improves oxygenation in locally advanced breast cancer. *Clin Cancer Res* 2004;10(13):4287–4293.
57. Zywietz F, Reeker W, Kochs E. Changes in tumor oxygenation during a combined treatment with fractionated irradiation and hyperthermia: an experimental study. *Int J Radiat Oncol Biol Phys* 1997;37(1):155–162.
59. Dings RP, Loren ML, Zhang Y, et al. Tumour thermotolerance, a physiological phenomenon involving vessel normalisation. *Int J Hyperthermia* 2011;27(1):42–52.
60. Jain RK. Normalization of tumor vasculature: an emerging concept in antiangiogenic therapy. *Science* 2005;307(5706):58–62.
62. Leeper DB, Engin K, Thistlethwaite AJ, et al. Human tumor extracellular pH as a function of blood glucose concentration. *Int J Radiat Oncol Biol Phys* 1994;28(4):935–943.
64. Prescott DM, Charles HC, Sostman HD, et al. Manipulation of intra- and extracellular pH in spontaneous canine tumours by use of hyperglycaemia. *Int J Hyperthermia* 1993;9(5):745–754.
67. Nagata K, Murata T, Shiga T, et al. Enhancement of thermoradiotherapy by glucose administration for superficial malignant tumours. *Int J Hyperthermia* 1998;14(2):157–167.
74. Overgaard J. The current and potential role of hyperthermia in radiotherapy. *Int J Radiat Oncol Biol Phys* 1989;16(3):535–549.
75. Gillette SM, Dewhirst MW, Gillette EL, et al. Response of canine soft tissue sarcomas to radiation or radiation plus hyperthermia: a randomized phase II study. *Int J Hyperthermia* 1992;8(3):309–320.
76. Dewhirst MW, Sim DA. The utility of thermal dose as a predictor of tumor and normal tissue responses to combined radiation and hyperthermia. *Cancer Res* 1984;44(10 Suppl):4772s–4780s.
80. Hand JW, Machin D, Vernon CC, et al. Analysis of thermal parameters obtained during phase III trials of hyperthermia as an adjunct to radiotherapy in the treatment of breast carcinoma. *Int J Hyperthermia* 1997;13(4):343–364.
82. Hettinga JV, Konings AW, Kampinga HH. Reduction of cellular cisplatin resistance by hyperthermia—a review. *Int J Hyperthermia* 1997;13(5):439–457.
90. Landon CD, Park JY, Needham D, et al. Nanoscale drug delivery and hyperthermia: the materials design and preclinical and clinical testing of low temperature-sensitive liposomes used in combination with mild hyperthermia in the treatment of local cancer. *Open Nanomed J* 2011;3:38–64.
91. Needham D, Anyarambhatla G, Kong G, et al. A new temperature-sensitive liposome for use with mild hyperthermia: characterization and testing in a human tumor xenograft model. *Cancer Res* 2000;60(5):1197–1201.
93. Yarmolenko PS, Zhao Y, Landon C, et al. Comparative effects of thermosensitive doxorubicin-containing liposomes and hyperthermia in human and murine tumours. *Int J Hyperthermia* 2010;26(5):485–498.
97. Hynynen K. Ultrasound heating technology. In: Seegenschmiedt MH, Fessenden P, Vernon CC, eds. *Thermoradiotherapy and thermochemotherapy*. Berlin: Springer-Verlag, 1995:253–277.
98. Lee ER. Electromagnetic superficial heating technology. In: Seegenschmiedt MH, Fessenden P, Vernon CC, eds. *Thermoradiotherapy and thermochemotherapy*. Berlin: Springer-Verlag, 1995:193–217.
99. Stauffer PR, Diederich CJ, Seegenschmiedt MH. Interstitial heating technologies. In: Seegenschmiedt MH, Fessenden P, Vernon CC, eds. *Thermoradiotherapy and thermochemotherapy. Vol. 1, Biology, physiology and physics*. Berlin: Springer-Verlag, 1995:279–320.
103. Seegenschmiedt MH, Fessenden P, Vernon CC, eds. *Thermoradiotherapy and thermochemotherapy. Vol. 1, Biology, physiology and physics*. Berlin: Springer-Verlag, 1995.
109. Lee ER, Wilsey TR, Tarczy-Hornoch P, et al. Body conformable 915 MHz microstrip array applicators for large surface area hyperthermia. *IEEE Trans Biomed Eng* 1992;39(5):470–483.
110. Stauffer P, Maccarini P, Arunachalam K, et al. Conformal microwave array (CMA) applicators for hyperthermia of diffuse chestwall recurrence. *Int J Hyperthermia* 2010;26(7):686–698.
111. van Wieringen N, Wiersma J, Zum Vorde Sive Vording P, O et al. Characteristics and performance evaluation of the capacitive contact flexible microstrip applicator operating at 70 MHz for external hyperthermia. *Int J Hyperthermia* 2009;25(7):542–553.
118. Ohguri T, Imada H, Yahara K, et al. Radiotherapy with 8-MHz radiofrequency-capacitive regional hyperthermia for stage III non-small-cell lung cancer: the radiofrequency-output power correlates with the intraesophageal temperature and clinical outcomes. *Int J Radiat Oncol Biol Phys* 2009;73(1):128–135.
121. Franckena M, Fatehi D, de Bruijne M, et al. Hyperthermia dose-effect relationship in 420 patients with cervical cancer treated with combined radiotherapy and hyperthermia. *Eur J Cancer* 2009;45(11):1969–1978.
123. Kok HP, de Greef M, Borsboom PP, et al. Improved power steering with double and triple ring waveguide systems: the impact of the operating frequency. *Int J Hyperthermia* 2011;27(3):224–239.
127. Samulski TV, Grant WJ, Oleson JR, et al. Clinical experience with a multi-element ultrasonic hyperthermia system: analysis of treatment temperatures. *Int J Hyperthermia* 1990;6(5):909–922.
135. Sneed PK, Stauffer PR, McDermott MW, et al. Survival benefit of hyperthermia in a prospective randomized trial of brachytherapy boost +/– hyperthermia for glioblastoma multiforme. *Int J Radiat Oncol Biol Phys* 1998;40(2):287–295.
137. Diederich CJ. Thermal ablation and high-temperature thermal therapy: overview of technology and clinical implementation. *Int J Hyperthermia* 2005;21(8):745–753.
142. Leopold KA, Dewhirst MW, Samulski TV, et al. Cumulative minutes with T90 greater than Tempindex is predictive of response of superficial malignancies to hyperthermia and radiation. *Int J Radiat Oncol Biol Phys* 1993;25(5):841–887.
145. Jacobsen S, Stauffer PR. Can we settle with single-band radiometric temperature monitoring during hyperthermia treatment of chestwall recurrence of breast cancer using a dual-mode transceiving applicator? *Phys Med Biol* 2007;52(4):911–928.
147. Craciunescu O, Stauffer P, Soher B, et al. Accuracy of real time noninvasive temperature measurements using magnetic resonance thermal imaging in patients treated for high grade extremity soft tissue sarcomas. *Med Phys* 2009;36(11):4848–4858.
148. Gellermann J, Hildebrandt B, Issels R, et al. Noninvasive magnetic resonance thermography of soft tissue sarcomas during regional hyperthermia: correlation with response and direct thermometry. *Cancer* 2006;107(6):1373–1382.
153. Paulides MM, Bakker JF, Linthorst M, et al. The clinical feasibility of deep hyperthermia treatment in the head and neck: new challenges for positioning and temperature measurement. *Phys Med Biol* 2010;55(9):2465–2480.
157. Gellermann J, Weihrauch M, Cho CH, et al. Comparison of MR-thermography and planning calculations in phantoms. *Med Phys* 2006;33(10):3912–3920.
162. Webb H, Lubner MG, Hinshaw JL. Thermal ablation. *Semin Roentgenol* 2011;46(2):133–141.
163. Wust P, Hildebrandt B, Sreenivasa G, et al. Hyperthermia in combined treatment of cancer. *Lancet Oncol* 2002;3(8):487–497.
164. Horsman MR, Overgaard J. Hyperthermia: a potent enhancer of radiotherapy. *Clin Oncol* 2007;19(6):418–426.
169. Verwaal VJ, van Ruth S, de Bree E, et al. Randomized trial of cytoreduction and hyperthermic intraperitoneal chemotherapy versus systemic chemotherapy and palliative surgery in patients with peritoneal carcinomatosis of colorectal cancer. *J Clin Oncol* 2003;21(20):3737–3743.
170. Roviello F, Caruso S, Marrelli D, et al. Treatment of peritoneal carcinomatosis with cytoreductive surgery and hyperthermic intraperitoneal chemotherapy: state of the art and future developments. *Surg Oncol* 2011;20(1):e38–e54.
172. Chua TC, Robertson G, Liauw W, et al. Intraoperative hyperthermic intraperitoneal chemotherapy after cytoreductive surgery in ovarian cancer peritoneal carcinomatosis: systematic review of current results. *J Cancer Res Clin Oncol* 2009;135(12):1637–1645.
174. Turley RS, Raymond AK, Tyler DS. Regional treatment strategies for in-transit melanoma metastasis. *Surg Oncol Clin North Am* 2011;20(1):79–103.
175. Deroose JP, Eggermont AM, van Geel AN, et al. Long-term results of tumor necrosis factor alpha- and melphalan-based isolated limb perfusion in locally advanced extremity soft tissue sarcomas. *J Clin Oncol* 2011;29(30):4036–4044.
176. Westermann AM, Jones EL, Schem BC, et al. First results of triple-modality treatment combining radiotherapy, chemotherapy, and hyperthermia for the treatment of patients with stage IIB, III, and IVA cervical carcinoma. *Cancer* 2005;104(4):763–770.
178. Kang MK, Kim MS, Kim JH. Clinical outcomes of mild hyperthermia for locally advanced rectal cancer treated with preoperative radiochemotherapy. *Int J Hyperthermia* 2011;27(5):482–490.

179. Zagar TM, Oleson JR, Vujaskovic Z, et al. Hyperthermia for locally advanced breast cancer. *Int J Hyperthermia* 2010;26(7):618–624.
180. Zagar TM, Higgins KA, Miles EF, et al. Durable palliation of breast cancer chest wall recurrence with radiation therapy, hyperthermia, and chemotherapy. *Radiother Oncol* 2010;97(3):535–440.
181. Vujaskovic Z, Kim DW, Jones E, et al. A phase I/II study of neoadjuvant liposomal doxorubicin, paclitaxel, and hyperthermia in locally advanced breast cancer. *Int J Hyperthermia* 2010;26(5):514–521.
185. Waterman FM, Dewhirst MW, Fessenden P, et al. RTOG quality assurance guidelines for clinical trials using hyperthermia administered by ultrasound. *Int J Radiat Oncol Biol Phys* 1991;20(5):1099–1107.
186. Lagendijk JJ, Van Rhoon GC, Hornsleth SN, et al. ESHO quality assurance guidelines for regional hyperthermia. *Int J Hyperthermia* 1998;14(2):125–133.
187. Jones EL, Oleson JR, Prosnitz LR, et al. Randomized trial of hyperthermia and radiation for superficial tumors. *J Clin Oncol* 2005;23(13):3079–3085.
189. Vernon CC. Radiotherapy with or without hyperthermia in the treatment of superficial localized breast cancer: results from randomized controlled trials. *Int J Radiat Oncol Biol Phys* 1996;35(4):731–744.
192. Hua Y, Ma S, Fu Z, et al. Intracavitary hyperthermia in nasopharyngeal cancer: a phase III clincal stuudy. *Int J Hyperthermia* 2011;27(2):180–186.
194. van der Zee J. Comparison of radiotherapy alone with radiotherapy plus hyperthermia in locally advanced pelvic tumors: a prospective randomised multicentre trial. *Lancet* 2000;355:1119–1125.
196. Colombo R, Da Pozzo LF, Salonia A, et al. Multicentric study comparing intravesical chemotherapy alone and with local microwave hyperthermia for prophylaxis of recurrence of superficial transitional cell carcinoma. *J Clin Oncol* 2003;21(23):4270–4276.
197. Issels RD, Lindner LH, Verweij J, et al. Neo-adjuvant chemotherapy alone or with regional hyperthermia for localised high-risk soft-tissue sarcoma: a randomised phase 3 multicentre study. *Lancet Oncol* 2010;11(6):561–570.
198. Roizin-Towle L, Pirro JP. The response of human and rodent cells to hyperthermia. *Int J Radiat Oncol Biol Phys* 1991;20(4):751–756.

第 32 章 化学治疗与放射治疗相互作用的基本概念

D. Nathan Kim, Michael Story, Hak Choy

数十年来,放射治疗一直是局部或区域肿瘤的主要治疗手段之一。但是放射治疗的治疗失败率仍然较高,尤其是治疗巨大肿瘤或晚期病变时更为明显。放射治疗在技术革新和调节肿瘤及正常组织对射线生理反应的策略实施方面不断取得进展。前者能够使肿瘤组织得到更高剂量照射或者降低正常组织受照剂量;后者则包括改变照射剂量分次方式,例如单次大剂量照射治疗(包括立体定向放射治疗、体部立体定向放射手术等)、联合化学治疗药物或生物制剂的综合治疗,以及近期出现的针对肿瘤细胞异常调节相关分子进程和信号通路的靶向治疗。

化学治疗药物与放射治疗结合的治疗方式或许会对当前肿瘤放射治疗的临床实践产生巨大影响。特别是同步放化学治疗,近来在许多临床试验中已经显示出了在控制局部/区域病灶及提高患者生存方面较单独放射治疗的优越性。放射治疗联合化学治疗药物有很强的生物学理论依据。这些药物在放射治疗中,通过其独立的细胞毒性作用以及增加肿瘤细胞对放射线的敏感性来杀灭肿瘤细胞。联合化学治疗的另一个益处在于化学治疗药物由于其全身作用的特性可同时对远处转移起到治疗作用。大多数与放射治疗联合应用的药物是基于其对特定肿瘤的临床疗效。同样,也可以选择能够有效克服放射治疗抵抗机制的药物。近年来,传统化学治疗药物,如顺铂和 5-FU,已经成功应用于同步放化疗,同时这些研究也促进了大量的新型化学治疗药物与放射治疗相互作用研究的开展。许多新的化学治疗药物也随之进入了临床试验阶段或已开始应用于常规临床治疗。临床前研究显示这些药物是潜在的放射治疗增敏剂,并有可能进一步提高放化疗的治疗效果。此外,一些旨在提高放射治疗疗效的分子靶向疗法也迅速涌现。

本章对使用放化疗联合治疗和放射治疗联合分子靶向药物治疗的生物学理论依据及原则做一综述,同时讨论药物与放射治疗的相互作用机制,这对发展最优化的治疗策略和设计适当的临床试验方案至关重要。此外,本章也对放化疗联合应用的现状和临床进展进行综述。限于篇幅,本综述仍远不够全面;更多信息可查阅有关该主题的其他综述[1-5]。

治疗指数

不论单独使用或者联合使用,放射线和化学治疗药物对肿瘤和正常组织细胞均具有细胞毒性,缺乏特异性是限制它们使用的主要因素。放射治疗对处于放射野内的肿瘤和正常组织会造成损伤;而化学治疗药物由于其作用于全身,则会对体内所有组织器官产生影响。当放射治疗与化学治疗联合使用且它们都对同一组织有影响时,则损伤作用会被叠加。总的来说,当放射剂量和化学治疗药物剂量加大时,所产生的抗肿瘤作用和正常组织的损伤都会加大。这种剂量-效应关系类似于"S"形曲线,这使得评估治疗指数(治疗比)成为可能。我们将治疗指数定义为产生相同水平抗肿瘤作用和正常组织损伤时的剂量(放射治疗、化学治疗药物)的比值。只有当治疗比为正(>1)时才能有治疗获益,也就是说,无论是单独使用,还是联合使用放化疗,其抗肿瘤作用均应大于其对正常组织的作用。在临床实践中定义治疗获益时,需要考虑很多因素,例如治疗是根治性的还是姑息性的;哪些组织是剂量限制性的(重要组织);多大程度的组织损伤是可以接受的等。一定的抗肿瘤效应和可接受的正常组织并发症之间的平衡是衡量临床治疗比的主要方法。

放化疗联合的可用策略

放射治疗联合化学治疗药物的目的在于通过提高局部/区域肿瘤的控制、降低和(或)消除远处转移以提高患者的生存期,同时保留器官和组织的完整性及功能。综合治疗能通过一系列具体的治疗策略进一步提高患者的治疗获益,Steel 和 Peckham[6]将这些策略归为四组:“空间协同”、独立毒性、增加肿瘤反应性及保护正常组织。

空间协同是放射治疗联合化学治疗最初的基本原理,是基于放射治疗和化学治疗所针对的解剖部位有所不同。放射治疗因其可以给予局部大剂量的照射,主要针对局部的肿瘤,而另一方面,相对于消灭大体积的原发病灶,化学治疗药物则对清除分散的微小转移病灶更有效。因此,放射治疗与化学治疗的协同是通过两者相互独立的作用达到的。空间协同是辅助放化疗的基础,先给予放射治疗控制原发肿瘤,然后使用化学治疗以治疗微小转移灶。空间协同这个概念也用于治疗播散到“肿瘤避难所”的血液系统恶性肿瘤,如大脑。由于这些部位化学治疗药物难以奏效,因此更适于应用放射治疗。

独立毒性是另一项增加放化疗治疗比的重要策略。对正常组织的毒性是化学治疗和放射治疗的主要剂量限制性因素,因此,如果所选择的化学治疗药物对特定细胞类型及组织的毒性作用和放射治疗所导致的细胞毒性不相重叠,或者仅仅是少量增加放射治疗所致毒性的话,那么放射治疗和化学治疗联合则能被患者更好地耐受。实施这种策略需要对化学治疗药物的毒性、基本作用机制及药物代谢动力学原理有充分的理解。

放化疗的另一项策略是利用化学治疗药物增强肿瘤的放射敏感性。这种增强作用表明化学治疗药物和放射治疗在分子、细胞或病理生理(微环境、代谢)水平存在某种类型的相互作用,并由此引起了比相加作用更好的抗肿瘤效果。利用化学治疗药物与放射治疗之间的相互作用使治疗比增强的过程涉及很多机制,其中一些将在本文中进一步阐述。相对于重要的正常组织来说,这种增强作用必须对肿瘤组织有选择性或更偏向肿瘤组织以获得治疗获益。化学治疗药物通过对抗肿瘤放射抗拒性相关的因素以增强肿瘤放射敏感性,这是进行同期放射治疗的重要理论依据。

还有一项治疗策略为保护正常组织,使得肿瘤组织得到更高剂量的照射。实现这一作用的具体途径是提高放射治疗技术或者给予能够选择性保护正常组织免受射线或化学治疗药物损伤的化学或生物制剂。本章中将会有专门一节对放射防护剂进行详细讨论。

化学治疗药物与放射治疗相互作用的评估

任何拟与放射治疗联合使用的化学治疗药物都必须经过临床前期实验评价,其目的是观察药物在体外细胞培养体系中和体内与放射治疗的相互作用,以评估药物抗肿瘤效应和对正常组织的毒性。由于有现成的细胞存活曲线可供使用,放射治疗与化学治疗药物的相互作用在体外细胞培养体系中更容易定义及定量。体外细胞存活实验可衡量细胞产生最小克隆数量的能力。对细胞存活的测定是在给予不同剂量水平的化学治疗药物或单独行放射线照射或两者联合处理后进行,在第三种情况下,细胞可在放射治疗前、中、后接受药物处理。存活曲线通常是一系列细胞存活分数的对数与放射线剂量或药物剂量所对应的点的集合。

放射线照射后细胞存活曲线的特征是有宽度不一的“肩区”,其代表了细胞修复放射损伤的能力。相比起放射治疗后的细胞存活曲线,化学治疗药物处理后的细胞存活曲线无论对药物的绝对敏感性还是曲线形状方面均表现出了更大的变化,并且这完全取决于所试用的化学治疗药物。一些曲线具有肩区,一些没有,还有一些则在较高的药物剂量水平显示出抗拒的“尾巴”。曲线的“尾巴”表示存在对化学治疗药物抗拒的细胞亚群。

为了评估化学治疗药物对细胞放射敏感性的作用,我们通常会做一条化学治疗药物-放射治疗的联合曲线,并且去除了单独使用化学治疗药物所产生的细胞毒性(“标准化”)。因此,无论药物本身是否具有细胞毒性,如果它不影响细胞的放射敏感性,标准化后的细胞放射生存曲线不会改变。在这种情况下,化学治疗药物的细胞毒性仅仅是通过这两种治疗手段的联合(相加作用)对总的细胞杀灭做贡献。由于化学治疗药物与放射治疗的相互作用是通过改变细胞的放射敏感性来达到的,因此两者的联合作用将会导致超过相加还是低于相加的作用,取决于其对细胞的杀灭是否比单个治疗手段对细胞的杀灭作用高还是低。化学治疗药物可能消除细胞放射存活曲线上的肩区,如此则表明化学治疗药物能够阻止细胞放射损伤的修复，或是它们可以改变存活曲线上指数部分的斜度。曲线斜度增大则表明细胞对放射治疗的敏感性增加，反之则表明存在保护作用。

由于化学治疗药物和放射治疗对细胞杀灭都有非线性剂量相关的特征，对两者联合使用的评价最好使用“等效图解法”，这是一种可以反映两种疗法联合的剂量反应等效曲线图[6](图 32.1)。对每种药物都做剂量-反应曲线以形成等效包络线图，即一种叠加性的曲线，代表了所使用的一系列药物剂量下所预期的相加作用。如果化学治疗药物与放射治疗之间的相互作用是超相加的或是协同的(即这种效应是由比相加性包络线所预测的剂量更低的两种治疗手段所引起的)，则效应对应点显示在包络线的左侧。反之，亚相加作用或拮抗作用则显示于包络线的右侧，即产生这种效应所需要的两种治疗手段的剂量比预期的更高。相加性包络曲线的宽度取决于特定治疗手段剂量效应的非线性程度，当非线性程度增加时叠加线增宽。但也存在较为少见的情况，即当每种治疗手段的剂量-反应关系呈线性时，等效包络线也是线性的，用一条直线来表示。

化学治疗药物-放射治疗相互作用的体内调查之后往往会进行体外的相关试验，这可以评估联合治疗对肿瘤和正常组织的作用。正如本章前文所述，这对决定是否有治疗获益至关重要。同系的动物肿瘤或者裸鼠人类移植瘤最常被用来进行该类研究。治疗效果主要由肿瘤生长延迟的程度或肿瘤治愈率来决定。在

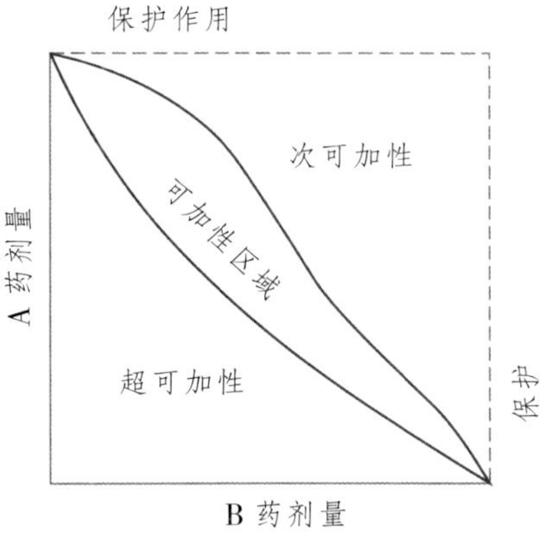

图 32.1　两种药剂的剂量-反应曲线为非线性时的等效图。等效图显示了可加性区域、超可加性区域和次可加性区域。(Modified from Steel GG, Peckham MJ. Exploitable mechanisms in combined radiotherapy-chemotherapy: the concept of additivity. *Int J Radiat Oncol Biol Phys* 1979; 5: 85-91, with permission. Copyright 1979 by Elsevier Science, Inc.)

正常组织，化学治疗药物对早反应组织和晚反应组织放射治疗反应的影响可以用多个实验来评估。其中有一些实验是克隆源性的，如空肠腺隐窝实验，其终点指标直接取决于细胞个体繁殖力的完整性。然而，正常组织的剂量-效应关系更常基于功能性终点指标(如肺损伤中的呼吸频率、脊髓损伤的瘫痪)。这些终点指标倾向于反映组织或器官中存在的功能细胞的最小数量，而不是保留完整繁殖力的细胞所占的比例。

化学治疗药物与放射治疗相互作用的机制

增加初始放射损伤

辐射可以引起放射损伤关键靶区的 DNA 分子内许多不同类型的损伤，包括单链断裂(SSB)、双链断裂(DSB)、碱基损伤、DNA-DNA 或 DNA-蛋白质交联等。双链断裂及与双链断裂有关的或因双链断裂引起的染色体错配通常被认为是导致细胞死亡的主要损伤[7]。任何增加 DNA 放射损伤的药物都可能增加细胞死亡的可能性。某些药物，如卤化嘧啶，可结合到 DNA 中并使其更容易受到辐射损伤[8]。

抑制细胞修复

由辐射所致的亚致死性[9]和潜在致死性[10,11]损伤都是可以修复的。当一次辐射剂量由一段间隔时间分为两次时，亚致死性损伤的修复(SLDR)意味着细胞存活的增加；而潜在致死性损伤的修复(PLDR)则表明因照射后环境状况改变可引起细胞存活的增加。亚致死性损伤的修复较为迅速，半修复时间约 1 小时，并可以在照射后 4~6 小时内完全修复。在两次照射的间隔时间使辐射所致的 DNA 双链断裂得以重接和修复。SLDR 表明细胞存活曲线上肩区需要剂量补偿，主要表现为需要第二次放射剂量来补偿曲线的肩区部分。当环境因素在几小时内阻止细胞分裂时会发生 PLDR，例如使体外生长细胞在放射治疗后处于稳定期。阻止细胞分裂使得可能致死的 DNA 损伤得以在放射治疗后几小时内进行 DNA 复制。PLDR 被认为是某些肿瘤，如黑色素瘤，对放射治疗抵抗的主要决定因素。修复可以通过损伤分子的还原反应将电子给予被氧化的底物从而恢复受损的分子，或者通过酶介导的同源或非同源重组进行 DNA 双链断裂修复、碱基损伤的切除修复以及 DNA-蛋白质交联的核苷酸切除

修复。

在同期放化疗中使用的很多化学治疗药物与细胞修复机制相互作用并且抑制修复，并有可能增加细胞或组织对放射治疗的反应。上文所述的卤代嘧啶不仅通过增加初始放射损伤增加细胞的放射敏感性，还通过抑制细胞修复来增加细胞放射敏感性[8,12]。核苷类似物，如吉西他滨，是一类潜在抑制放射诱导的DNA和染色体损伤修复的化学治疗药物[13,14]。在临床前期研究中，这些药物已经显示了强有力的肿瘤放射增敏性，目前正对此进行广泛的临床研究[15,16]。

细胞周期再分配

相较于非增殖细胞来说，化学治疗药物和放射线对处于增殖周期的细胞更加有效，其细胞毒性作用更是取决于细胞所处的细胞周期时相。放射反应的细胞周期依赖性早在40年前就有报道[17]。Terasima和Tolmach[17]报道细胞对放射反应的敏感性因细胞所处的不同细胞周期有显著差异，并且G_2和M期细胞的敏感性约为S期细胞的3倍。这种差异性的确切机制现在仍不清楚。

细胞周期对细胞毒性药物的影响可以应用细胞周期再分布策略来进行放化疗联合模式的探索。例如，某些化学治疗药物，如紫杉醇，能够抑制细胞有丝分裂，使得细胞集聚于对放射治疗敏感的G_2期和M期。在细胞显著聚集于G_2期和M期时给予放射治疗使得体外细胞[18,19]及体内的肿瘤[20,21]对放射的敏感性增强。然而，这种紫杉醇诱导的肿瘤放射敏感性增强的细胞周期机制主要存在于对紫杉醇和多烯紫杉醇单药化学治疗抵抗的肿瘤中。尽管在耐紫杉醇药物肿瘤中，肿瘤生长本质上不受药物的影响，但是肿瘤的确在药物处理后6~12小时中表现出显著的有丝分裂细胞一过性聚集[21]。紫杉醇同样增强肿瘤的放射反应，表现为单药紫杉醇给药后明显的肿瘤生长延迟，但是这类肿瘤中放射增敏的主要机制是对放射抗拒的缺氧细胞的再氧合，在后面的章节中将会对此进行讨论[20]。

在放化疗中应用化学治疗药物消除放射抗拒的S期细胞是另一种细胞周期再分布的策略。核苷类似物，如氟达拉滨或吉西他滨，能够结合到S期细胞中并通过诱导凋亡以消灭细胞[13,15]。除了消除S期细胞之外，这些核苷类似物在给药后1~2天可诱导存活的细胞经历同步化运动以聚集于G_2期和M期，此期间可观察到最强的肿瘤放射增敏效应[15]。放化疗效应对细胞周期再分布策略的反应在增殖比例高的肿瘤中较增殖比例低者要好。

对抗与缺氧相关的肿瘤耐辐射性

实体恶性肿瘤的特征是有缺陷的血管形成，在血管数目和血管功能上都是如此。因此，肿瘤细胞血供并不充足，细胞缺少氧气及营养，多处肿瘤微小区域存在缺氧、酸化并最终坏死。距血管超过100~150μm的距离即可发生缺氧。肿瘤中缺氧细胞的比例变化很大，可能多于50%。缺氧的存在使得肿瘤更加具有侵袭性(缺氧可促使更多恶性程度高的肿瘤细胞变异产生，同时刺激向远处播散[22,23])，并且对放射治疗及化学治疗药物更加抗拒。缺氧细胞对放射治疗抗拒的程度约是富氧细胞的2.5~3倍。缺氧至少在某些临床情况中是限制放射治愈的因素，血红蛋白下降[24]、肿瘤内低pO_2[25,26]都与更高的治疗失败率有关。同样，使用缺氧细胞放射增敏剂[27]或高压氧[28,29]可以增加放射治疗对肿瘤的局部控制。而对于化学治疗来说，化学治疗药物难以到达缺氧的区域；此外，缺氧的肿瘤细胞主要是未分化或者分化较差的细胞，对化学治疗药物反应较差。

放射治疗结合化学治疗药物能够减少或消除缺氧，或者减少缺氧对肿瘤放射治疗反应的负面影响。大多数化学治疗药物优先杀灭增殖中的细胞，而这种情况主要发生在肿瘤富氧区域中，主要因为这些区域距离肿瘤血管较近，使得化学治疗药物更容易到达。杀灭这些区域的肿瘤细胞导致缺氧区域中氧供应量增加，于是缺氧细胞得以再氧合。化学治疗后大量肿瘤细胞的杀灭使得组织压力降低，使以前关闭的毛细血管重新开放并建立血供。此外，肿瘤的退缩使以前缺氧的区域离毛细血管更近，易于得到氧供。最后，通过杀灭氧合细胞，化学治疗后残存的细胞可以得到更多的氧。最近的研究表明，对紫杉醇化学治疗敏感的肿瘤，再氧合是其诱导的放射敏感性增强的主要机制[20]。

对抗缺氧负面影响的另一个办法是通过生物还原性药物，如替拉扎明[22]，在缺氧环境中还原活化而具备细胞毒性，从而选择性杀灭缺氧细胞。由于缺氧而造成的无氧代谢产生的乳酸[30]，使得肿瘤存在酸性环境(低pH值)，治疗的一种可行的选择是使用能够选择性地聚集于酸性环境或能够在低pH值环境中活化的药物[31]。

应用选择性增加缺氧细胞放射敏感性的药物以减少缺氧细胞的负面影响，这已经在临床试验中得到了应用。这些药物可以通过模拟氧的作用来加重放射损伤，在许多临床试验中，这类药物，特别是米索硝唑，已经同放射治疗联合使用，但基本上没有提高放射治疗疗效。其中也有例外，比如尼莫拉唑，它并没有引起该类药物通常会出现的神经毒性，而应用缺氧细胞放射增敏药物所致的神经毒性是其给予临床有效剂量的主要限制。

抑制肿瘤细胞再增殖

细胞产生与细胞丢失之间的平衡维持着正常组织的完整性。当这种平衡被化学治疗药物或放射治疗的细胞毒性作用所破坏时，组织完整性可通过增加细胞增殖比例而得以重新建立。放射治疗过程中每次放射治疗后的细胞丢失导致补偿性细胞再增殖，其程度决定了组织对放射治疗的耐受性。相对于正常组织，恶性肿瘤的特点在于细胞增殖与细胞丢失之间的不平衡性，并且前者占优势。类似于正常组织，肿瘤组织对放射治疗或化学治疗所致的细胞丢失的反应也是补偿性的再增殖。临床前研究提供了大量证据表明放射治疗或化学治疗后肿瘤细胞再增殖率比未经治疗的肿瘤高[33-35]。这种治疗所导致的细胞增殖通常被称为加速再增殖。肿瘤克隆的加速再增殖在临床放射治疗中也有发生。Withers 等[36]的研究表明当放射治疗总疗程延续 1 个月以上时，控制 50%头颈部肿瘤所需的总放射治疗剂量会随着时间的延长而逐渐增加。未经治疗的头颈部肿瘤的体积倍增时间约为 60 天，按此推算的放射治疗剂量比实际控制肿瘤所需的放射治疗剂量要小。这种实际放射治疗剂量比理论推算值增大的现象被认为是加速再增殖所致，估计大约平均为 0.6Gy/d[36]，但也可能高达 1Gy/d[37]。

细胞加速再增殖对正常组织有好处，因为这样可以抵御放射损伤，但放射治疗或化学治疗对肿瘤的控制也会受到负面影响。由于化学治疗药物的细胞毒性或细胞生长抑制的能力，当其同时与放射治疗联合使用时能减少细胞再增殖率，并由此增加治疗的效果。应当注意选用那些偏向于影响快速增殖的细胞及偏向局限于恶性肿瘤中的药物。然而，同期放化学治疗的主要限制是增加了对快速分裂的正常组织的毒性，因为现有的大多数化学治疗药物对肿瘤的选择性都比较差。而且，当化学治疗药物用于诱导或新辅助治疗方案时，其引起的加速再增殖可能会对肿瘤的放射治疗反应产生负面影响。在这种治疗策略中，对化学治疗的考虑优先于放射治疗，以至于诱导化学治疗后进行放射治疗的治疗结果在肿瘤局控及患者生存方面总是不令人满意，即便很大一部分肿瘤在放射治疗实施的时候已经达到临床完全缓解或部分缓解，其结果也是如此。一些试验研究表明，化学治疗药物所导致的细胞加速再增殖使得放射治疗更难以控制肿瘤[33,34]。

其他可能的相互作用

分子信号通路可能耐辐射性的原因

关于分子信号通路可能引起对包括放射治疗在内的细胞毒性治疗方式抵抗的研究已经取得一定的进展。这些分子因素在临床前和临床研究中被视为是肿瘤治疗的潜在靶点，其中就包括部分可能会增强放射治疗作用的药物[38]。例如，表皮生长因子(EGFR)抑制剂西妥昔单抗和放射治疗联合作用的效果已经在头颈部肿瘤的随机临床研究中得到充分展现[39]。分子靶点研究已经成为非常重要的专题，并且关于这些治疗策略与放射治疗结合以改善现有治疗方式的研究已经成为临床研究中较活跃的一部分。这一专题会在之后的章节中进行详细的描述。

肿瘤微环境

肿瘤微环境已经被公认是肿瘤治疗的潜在靶点。肿瘤微环境包括多种细胞类型的复杂系统，其中有内皮细胞、平滑肌细胞、成纤维细胞以及免疫系统相关细胞(淋巴细胞、巨噬细胞等)[40]。这些不同的细胞组成了肿瘤微环境的不同部分，其中组成肿瘤微脉管系统的细胞是临床前和临床研究中研究最多的内容。临床前研究表明，肿瘤微脉管使用化合物所致放射治疗敏感性增加的潜在作用是其直接针对目标血管[41]。临床研究则表明抗血管生成类药物与放射治疗结合的方式表现出复杂的结果[41]。随着许多抗血管生成药物被批准用于肿瘤治疗，更多的研究正在进行中，相关内容会在抗血管生成药物的章节加以详述。

肿瘤干细胞

肿瘤干细胞被定义为肿瘤中具有自我更新能力和有分化产生细胞以构成肿瘤的细胞[42]。肿瘤干细胞作为实体肿瘤放射抵抗来源的相关研究是目前较为活跃的研究领域。关于肿瘤放射治疗中清除肿瘤干细胞潜在需求的假设已经设立，尽管在体外试验中肿瘤干细胞的放射抵抗性也已被发现[43]，但这种见解由于肿瘤干细胞的放射敏感性被发现而受到挑战[44]。但是，如果肿瘤干细胞确实是耐辐射性的，一种可能的策略可以发现某种可以影响肿瘤干细胞放射敏感性的分子信号通路，并且可以研究该类药物在治疗的不同阶段与放射治疗的联合应用情况[45]。

放射治疗中药物应用的时机

大多数临床上应用的放化疗方案的演进都是经验性的，越来越多的来自于临床前研究的信息正被用来设计与放射治疗相关的化学治疗药物最佳的给予时间。基于治疗的主要目的的不同，化学治疗药物可在放射治疗之前给予（诱导或新辅助化学治疗）、放射治疗中给予（同期化学治疗），或放射治疗后给予（辅助化学治疗）。上述治疗方法各自的优缺点总结如表32.1所示。

对于原发肿瘤，诱导化学治疗可减少其克隆源性细胞数目并使存活的缺氧细胞再氧合，这两方面的作用有可能使得肿瘤更易被放射治疗所控制。此外，化学治疗使肿瘤退缩从而可以使用较小的放射治疗射野，这种情况下可以减少正常组织的照射及损伤。这种治疗策略常用于儿童实体肿瘤和淋巴瘤的治疗。诱导化学治疗于放射治疗前数周至数月进行，这样可以增加联合治疗的耐受性。

在一些临床试验中，诱导化学治疗联合放射治疗取得了治疗增益，但总的来说，治疗获益仍低于预期，这其中有许多因素，包括肿瘤克隆源性细胞的加速再增殖以及对放射治疗交叉抗拒的耐药细胞的选择和诱导。临床前研究证实经化学治疗药物处理的肿瘤中存在细胞加速再增殖。另外一方面，尽管化学治疗中产生耐药性是一个不可忽略的问题，但是耐药细胞对放射治疗同样抗拒的证据尚不足为信。

化学治疗药物在放射治疗过程中同期给予的治疗方式称为同期放化疗。这种治疗方式计划同时处理播散的病灶和原发肿瘤，它利用化学治疗药物-放射治疗的相互作用使得肿瘤的放射治疗反应最大化。与个体放射治疗相关的化学治疗药物的时序安排非常重要，化学治疗药物给予的最佳时间选择必须基于某种特定化学治疗药物的肿瘤放射治疗增强机制、对正常组织的毒性以及达到最高增强效应所需的环境。临床前研究资料为选择最合适的时序做出了很大贡献。例如，有研究表明，对紫杉醇敏感的鼠类肿瘤表现出放射治疗反应的增强，而如果在放射治疗前1~3天给予药物则可以取得最佳效果[20]。肿瘤放射敏感性增强的主要机制是缺氧细胞的再氧合。基于该临床前研究的信息，人们预期在放射治疗期间每周给予1次或2次紫杉醇化学治疗能使这些肿瘤反应最好。相比之下，自身对紫杉醇抗拒的肿瘤则可能需要每日给予紫杉醇，因为给药后6~12小时这些肿瘤显示出对放射敏感的G_2期细胞和M期细胞的积累。如果目标是对抗由放射治疗所致的肿瘤克隆源性细胞的快速增殖，则在放射治疗后半程给予细胞周期特异的化学治疗药物可能会更有效，因为此时细胞加速再增殖表现更加明显。目前，正常组织并发症的增加仍然是同期放化疗的主要限制因素。然而，同期放化疗在局部肿瘤控制和患者生存方面均比其他放化疗联合方式要好，这一点将在后面的章节中叙述[46,47]。

辅助化学治疗是化学治疗药物在放射治疗结束后一段时间再给予的治疗方式，其主要目的是消灭播散性病灶，也可能有利于局部肿瘤放射治疗后仍然存活的细胞的控制。

表32.1 不同放化疗顺序的优点与缺点

治疗方法	优点	缺点
序贯放化疗	● 毒性最小 ● 全身治疗最大化 ● 如果诱导化疗有效可缩小放射野	● 延长治疗时间 ● 缺乏局部协同作用
同期放化疗	● 缩短治疗时间 ● 增强放疗效应	● 使全身治疗打折扣 ● 增加毒性 ● 放疗前没有肿瘤细胞减少
同期放化疗及辅助化疗	● 全身治疗最大化 ● 增强放疗效应 ● 局部和远端治疗均早期给予	● 增加毒性 ● 延长治疗时间 ● 放化疗后不易完成化疗
诱导化疗及同期放化疗	● 全身治疗最大化 ● 增强放疗效应	● 增加毒性 ● 延长治疗时间 ● 诱导化疗后难以完成同期放化疗

肿瘤治疗中特定化学治疗方式与放射治疗的相互作用

本章主要对已经存在的特定化学治疗方式联合放射治疗的证据进行概述。在许多情况中,化学治疗药物与其他疗法联合的研究过程组成了药物研究的部分历史。当然,可以预见到的是,许多新型药物在进入临床试验之前通常已经在临床前研究中对其效能进行了缜密的研究(表 32.2)。

铂类药物

这类复合物以其金属元素基础而有别于大多数其他药物,是目前应用的最有潜力的化学治疗药物之一。顺铂(顺式-二氨络二氯代铂Ⅱ)是原型药物,多年前就被确认为是潜在的放射治疗增敏剂,至今在临床实践中仍具有重要的作用。Rosenberg 等[64]在 20 世纪 60 年代应用小鼠模型进行的临床前研究表明顺铂是有效的抗肿瘤化学治疗药物。随后的研究表明,顺铂抑制肿瘤生长的主要机制涉及抑制 DNA 的合成[65,66];另一个次要机制包括通过 DNA 链间的交联抑制转录延伸[67]。

表 32.2 化学治疗引起的放射治疗增敏机制

复合物种类	放射治疗增敏机制	参考文献
铂类药物	抑制 DNA 合成 通过 DNA 链间的交联抑制转录延伸 抑制放射治疗导致的 DNA 损伤的修复	48-51
紫杉类	细胞周期阻滞于 G_2/M 期 诱导凋亡 肿瘤细胞再氧合	20,21,52,53
拓扑异构酶Ⅰ抑制剂	抑制放射治疗导致的 DNA 链断裂的修复 细胞周期再分布于 G_2 期 将放射治疗导致的单链断裂转变为双链断裂	54-56
缺氧细胞细胞毒素	对缺氧肿瘤细胞的细胞毒性与放射治疗互补	58,59
抗代谢药物	干扰核苷酸库 降低凋亡阈值 细胞周期再分布 肿瘤细胞再氧合	13,14,60,61
替莫唑胺	抑制 DNA 修复(放射增敏的效果会受 MGMT 状态的制约)	62,63

对非哺乳动物系的研究首先证明了铂类复合物的放射增敏能力[68-70],在随后的一些哺乳动物系中得到证实[48,71,72]。这些铂类复合物具有高的电子亲和性并优先与水合电子作用。电离辐射与铂类药物联合使用时细胞死亡增加的确切机制尚不清楚,有研究证据显示铂类抑制 PLDR[49]并对肿瘤缺氧细胞的放射增敏[73]。顺铂增敏作用可能包括清除放射治疗与 DNA 相互作用产生的自由电子的能力,铂的还原作用能够使本来可被修复的 DNA 损伤得以固定[74]。在肿瘤模型中,当顺铂与分次放射治疗联合应用时,可以观察到比相加作用更大的效果[74],这可用其抑制了 SLDR 来解释。

卡铂是第二代铂类复合物,具有不同的毒性,它也被作为放射增敏剂加以研究[50,51],且它作为放射增敏剂的潜在功效使其应用于多个随机试验中。还有许多研究联合应用放射治疗与其他铂类类似物,包括奥沙利铂[75]以及口服给药的复合物如沙铂[76-78]等。

奥沙利铂,尽管和其他铂类复合物作用模式基本一致,它却在体外实验中显示出抗顺铂系统的作用[4]。可能的解释是:奥沙利铂并不是依靠减少错配修复发挥作用,而这恰恰是体外铂类药物耐药的关键[79];以及奥沙利铂发挥作用的机制是所形成的复合物不易被 DNA 修复系统识别[80]。奥沙利铂在临床上针对顺铂耐药的肿瘤是否有效已经成为临床研究中一个较活跃的领域[81],并且,奥沙利铂在直肠肿瘤Ⅰ期和Ⅱ期实验取得令人激动的成果之后,Ⅲ期实验已经在进行,并取得初步成果[80]。

抗微管类药物

紫杉类

紫杉类是一类相对较新的植物来源化学治疗药物,其放射增敏作用已经在临床前模型及临床试验中得到深入研究。紫杉醇(泰素)及多烯紫杉醇(泰索帝)作为有丝分裂纺锤体抑制剂作用于微管装配过程并且抑制微管解聚[82]。这两种紫杉类化学治疗药物均可与细胞微管蛋白聚合物 β-微管蛋白亚单位上的 N-末端 31-氨基酸序列相结合,通过调节微管蛋白二聚体和微管间的动态平衡使之偏向于聚合的状态,以此稳定聚合物[83,84]。尽管临床前研究表明多烯紫杉醇在同微管蛋白结合位点的亲和性和体外细胞毒性上均较紫杉醇高,但这并不一定意味着前者临床疗效更好，因为这两种药在毒性方面有所不同[85,86]。

给予紫杉类化学治疗药物使得细胞周期停滞于 G_2/M 期，此时给予电离辐射，致死效应增加[87]。早期的实验室研究使用人类肺癌细胞系[19]和星形细胞瘤细胞[18]证实了紫杉醇显著的放射增敏效应，放射治疗前给予时，相对增强比在 1.48~1.8 范围内。

临床研究方案所用的放射治疗和紫杉醇具体组合模式似乎决定了两者相互作用的强度，除了大多数相加和超相加作用的报道外，也有亚相加作用的报道[21]。一般来说，增殖中的细胞放射治疗前在中等浓度的紫杉醇中培养 24 小时，可以观察到放射效应的增强。导致不能达到最佳效应的因素包括：紫杉醇介导的 G_1 阻滞导致放射抗拒的细胞亚群对抗了 G_2/M 期阻滞的效应；紫杉醇引起的细胞周期效应，如发生 G_2/M 阻滞的细胞在放射治疗前到达周期终点而死亡；以及不足以发挥细胞效应的培养环境。事实上，使用紫杉醇也使非增殖细胞对放射的反应增强，这表明除了 G_2/M 期阻滞外还有其他机制参与紫杉醇放射增敏作用。

紫杉醇还能引起细胞凋亡，MD 安德森癌症中心[21]探讨了在 16 种小鼠肿瘤中有丝分裂阻滞、凋亡与紫杉醇抗肿瘤活性的关系。结果发现，在所有肿瘤中，单药紫杉醇(40mg/kg)均引起了不同程度的有丝分裂阻滞，但是诱导凋亡仅发生在 50%的肿瘤中。该研究还显示治疗前凋亡水平与紫杉醇诱导的凋亡及肿瘤生长延迟均相关。因此，治疗前凋亡率与紫杉醇诱导的凋亡率可作为肿瘤对紫杉醇反应的潜在预测指标。

Milas 等[21]总结试验观察结果表明：①通过凋亡途径大量减少肿瘤细胞仅限于血管周围区域；②凋亡细胞从肿瘤中清除之后的放射治疗增强作用更为可观。对动物移植瘤用紫杉醇处理的同时分别在缺氧和富氧环境中照射的试验研究已经开展[20]，发现缺氧环境极大地降低了紫杉醇增强放射效应的作用。看起来，细胞周期效应、化学治疗药物诱导的再氧合及化学治疗药物诱导的凋亡构成了紫杉醇的放射治疗增敏作用的基础。

多烯紫杉醇在体外模型[52]及体内模型[53]中同样被认为是不错的放射增敏剂。研究者对单独受到照射时反应程度差别相当大的三种不同细胞系在多烯紫杉醇存在的环境中再次检测其放射反应[88]。研究结果表明，肿瘤细胞 p53 基因的状态可能对紫杉类的放射增敏作用有显著影响。其他吸引研究者兴趣的具有潜在放射增敏作用的新型紫杉类化学治疗药或紫杉类似物包括白蛋白结合型紫杉醇、聚谷氨酸紫杉醇、拉洛他赛、卡巴他赛[89,90]和口服紫杉类药物[91]。

埃博霉素

埃博霉素是一种新颖的抗微管药物，通常提取自一种名为纤维堆囊菌的黏细菌。这类制剂结合在紫杉醇类药物结合位点附近，其作用机制与紫杉醇类药物类似[89,92,93]。但是，它们的化学结构并不相同，并且这类药物的结合是特异性的，并不受紫杉醇类药物影响。部分埃博霉素已经用于临床研究，例如帕土匹龙、伊沙匹隆、BMS-310705、ZK-EPO 和埃博霉素 D[94]。埃博霉素可以增强微管稳定性，形成异常纺锤体，导致 G_2/M 期停滞甚至凋亡。有趣的是，帕土匹龙被证明是可以通过血脑屏障的，并且关于同步放射治疗应用于中枢神经系统恶性肿瘤的研究已经进行到 Ⅰ 期阶段[95]。关于帕土匹龙作为潜在放射增敏剂作用于多耐药肿瘤细胞的体外实验已有相关报道[96]，同样该药物也可用于成神经管细胞瘤细胞[97]、肺癌和前列腺癌细胞等[98,99]。

抗代谢药物

5–氟尿嘧啶(5-FU)

多年前，人们已经知道了 5-FU 的放射治疗增敏作用[100]，这种药的细胞毒性机制包括：

- 结合到 RNA 中，RNA 功能受到破坏；
- 抑制胸苷酸合成酶功能从而抑制随后 DNA 的合成；
- 直接结合到 DNA 中。

这些作用机制构成其放射增敏特性的基础[101]。最佳的给药计划对疗效至关重要，人们普遍认同起到放射增敏效应的 5-FU 剂量应达到产生细胞毒性时的剂量水平，并且需以持续灌注方式给药方可在放射治疗后达到所需的药物剂量水平[102]。长期临床实践经验证实了该药在实验室研究中发现的放射治疗增敏剂作用。

卡培他滨

卡培他滨是一种 5-FU 的口服前体药物。它发挥其细胞毒性主要通过三种酶途径，其中最后一种是通过胸苷磷酸化酶调节。这一机制增强肿瘤细胞毒性的潜在优势是肿瘤组织中胸苷磷酸化酶过表达。有趣的是，放射治疗有刺激组织产生胸苷磷酸化酶的作用，这也成为该药物和放射治疗联合应用的理论基础[103]。部分直肠肿瘤中卡培他滨和放射治疗联合应用的 Ⅰ 期和 Ⅱ 期实验已经完成[104,105]，并且一项由美国乳腺与肠道外科辅助治疗研究组(NSABP)实施的较大型的Ⅲ期试验正在进行中[105]。

吉西他滨

吉西他滨是另一种核苷类似物,具有强有力的放射增敏作用,其生物学作用几乎都来自于对 DNA 代谢的影响。在白血病细胞系中的早期研究发现使用该药后细胞脱氧核苷三磷酸水平明显降低[106]。

直接结合到 DNA 中以及诱导凋亡也是吉西他滨的细胞毒性基础[106]。吉西他滨在细胞中的代谢复杂,单药治疗时即能增强细胞毒性[106],根据不同的情况,已报道的相对增敏比为 1.1~2.5。

吉西他滨是 S 期细胞周期特异性药物,对增殖中的细胞有选择性毒性[107],从而减少在分次放射治疗中可能发生的增殖细胞数量。此外,这些药物引起的细胞周期再分布可使更多的细胞在更敏感的细胞周期时相得到治疗,从而增加细胞的杀灭[108]。作为 DNA 合成抑制剂,这些药物可抑制放射诱导的 DNA 损伤的修复[13]。最后,它们通过终止 DNA 链延伸和复制而激发凋亡[14]。

现已明确吉西他滨的放射治疗增敏作用与细胞脱氧核苷三磷酸水平有密切联系[14]。Latz 等[60]研究结果清楚显示,经过吉西他滨预处理的细胞在 DNA 复制时不再显示出放射治疗抗拒性的持续增加,敏感性的增加似乎在 S 期最明显。

Milas 等[15]发现,在小鼠肉瘤模型中,当吉西他滨在照射前 24~60 小时内给予,可以得到肿瘤生长延迟的最大效应。在那些局部肿瘤得到长时间控制的小鼠中,吉西他滨与放射治疗的联合使用还降低了发生肺转移的风险(单纯放射治疗组为 73%,而综合治疗组为 40%)。该结果被另一项具有更大数目小鼠的研究所证实[61]。这项临床前研究支持综合治疗原则,良好的局部控制可以转化为肿瘤细胞远处播散的减少。相同作者还报道了给予吉西他滨后凋亡率呈现剂量依赖性的增加[15],他们认为这是由于消灭了放射抗拒的 S 期细胞群,残余的细胞再分布于细胞周期中对放射敏感的部分。他们还报道了放射抗拒的缺氧肿瘤细胞的再氧合也是吉西他滨放射增敏作用的机制之一[61]。

总之,临床前研究表明,吉西他滨通过几种机制(干扰核苷酸库、降低凋亡阈值、细胞周期再分布及肿瘤细胞再氧合)增强电离辐射对肿瘤的作用。临床实践表明该药与放射治疗联合使用时,确实是强有力的增敏剂,同时具有潜在的显著毒性以及较高的肿瘤控制率[109-115]。

培美曲塞

培美曲塞是一种新的多靶点药物,通过同时抑制多种叶酸依赖酶发挥作用,包括胸苷酸合成酶、二氢叶酸还原酶和甘氨酰胺核苷酸甲酰基转移酶[116]。培美曲塞表现出与放射治疗的协同作用,可能是由于其干扰 DNA 合成[117]。体外实验证明培美曲塞的放射增敏作用并没有细胞周期特异性[118]。也有人研究表明培美曲塞和放射治疗的联合作用表现为超相加作用,这可能与诱导凋亡有关[119]。以培美曲塞为基础的化学治疗和放射治疗联合应用于非小细胞肺癌(NSCLC)和食管癌的Ⅰ期和Ⅱ期临床试验已经完成,并取得了较理想的结果[120-126]。

拓扑异构酶Ⅰ抑制剂

喜树碱是一种从喜树中提取的生物碱。早在 20 世纪 60 年代及 70 年代就对此进行过临床评估,由于严重的不可预测的出血性膀胱炎而被摒弃[127,128]。喜树碱及其衍生物(如伊立替康、拓扑替康、9-氨基喜树碱和 SN-38)均针对 DNA 拓扑异构酶Ⅰ[129-131],后者可同时正向和逆向松解 DNA 超螺旋结构,使各种关键的细胞进程(包括复制与转录)得以进行。在喜树碱存在时,酶催化的 DNA 单链断裂 5'-磷酸基末端与拓扑异构酶Ⅰ一个酪氨酸残基共价结合从而形成一种稳定的喜树碱-拓扑异构酶Ⅰ-DNA 复合物。这些稳定的可分裂的复合物与 S 期进程中的复制相互作用,或与 DNA 意外复制过程相互作用并使单链断裂(SSB)转化为不可逆的 DNA 双链断裂(DSB),导致细胞死亡[130]。

一些研究者报道了喜树碱可增强体外及体内照射的细胞毒性作用[54-56]。Chen 等[55]报道在放射前或放射中经 20(S)-10,11 次甲基二羟喜树碱处理的细胞增敏比为 1.6,而放射后再用药处理的细胞放射诱导的 DNA 损伤则少得多。喜树碱衍生物研究中最值得一提的是放射与伊立替康相互作用机制的假设。第一个假设提出,通过伊立替康抑制拓扑异构酶Ⅰ,导致放射诱导的 DNA 链断裂的修复被抑制。第二个假设提出伊立替康使得细胞重新分布于放射敏感的 G_2 期。第三个假设是在放射诱导的 SSB 位点,伊立替康抑制拓扑异构酶Ⅰ-DNA 加合物,使 SSB 转化为 DSB[57]。与放射增敏有关的主要机制取决于使用哪类喜树碱衍生物,目前尚无足够证据明确无误地确定其潜在机制。

体内实验资料表明,当采用分次放射来代替单次放射时,联合使用 9-氨基喜树碱更加有效[132]。当喜树碱衍生物如9-氨基喜树碱作为放射增敏剂使用时，也有证据支持依赖生理节奏的细胞毒性及放射敏感化[132]。这类化学治疗药物在临床治疗中与放射治疗相结合的研究已经用于NSCLC和脑肿瘤的治疗[133-136]。

烷化剂

替莫唑胺

替莫唑胺是一种相对较新的药物，是第二代烷化剂，可口服且生物利用度较高。目前替莫唑胺已在各种难治性恶性肿瘤中表现出较广泛的适用性，包括神经胶质瘤和黑色素瘤等[137]。它的独有特性在于可以穿过血脑屏障(在脑脊液中药物浓度约为外周血血浆浓度的30%~40%)。体外实验证明它和放射治疗联合应用时可以增强对细胞增殖的抑制作用[138]。替莫唑胺的放射增敏性体现在其可以抑制DNA修复，使得有丝分裂障碍发生增多[62]。通过随机Ⅲ期临床实验已经证明替莫唑胺和放射治疗联合的治疗方案可以作为胶质母细胞瘤(GBM)的一线治疗方案，并有明确的生存获益[139]。替莫唑胺在体内转化为甲基化成分MTIC，并将甲基集团转移至DNA上，其中最重要的是鸟嘌呤的O6位点，这也是DNA烷化的重要位点[140]。*MGMT*基因编码DNA修复蛋白可去除鸟嘌呤O6位点甲基基团，较高的*MGMT*功能水平会抵消甲基化药物的功能。在体内，替莫唑胺只有在*MGMT*阴性的恶性胶质母细胞瘤才能最好地增强放射治疗效果，这可能与其降低双链DNA修复能力和增强DNA双链断裂损伤有关。这两方面多出现在替莫唑胺和放射治疗联合应用时[63]。欧洲肿瘤研究治疗中心(EORTC)和加拿大国家癌症研究所(NCIC)的随机研究分析表明，启动子甲基化导致的*MGMT*基因低表达与放射治疗和替莫唑胺联合治疗的较好疗效密切相关[141]。

其他制剂

丝裂霉素C

丝裂霉素C是一种醌类药物，它的主要作用机制包括抑制DNA和RNA合成[142]。丝裂霉素C与放射治疗联合的理论基础是它可以靶向对放射相对抗拒的缺氧细胞[143]。临床前研究表明放射前给予丝裂霉素C可以引起超相加作用[58,144]。这种超相加作用的潜在作用机制包括预防复发和缺氧细胞致敏作用，但是决定性的作用机制还并不明了。假定正常组织是非缺氧的，则丝裂霉素C对缺氧细胞的选择性作用可以提高疗效而不增加正常组织并发症。但丝裂霉素C的应用受到其血液毒性的限制。基于许多临床研究，丝裂霉素C和放射治疗联合应用仍为治疗肛管癌的标准治疗[145]。

替拉扎明

研究者也采取了如前所述的类似策略来开发替拉扎明，一种缺氧细胞的毒性药物[22,59]。Brown[59]发现替拉扎明在远低于细胞放射增敏的浓度下即使缺氧细胞具有毒性，对缺氧细胞及富氧细胞的毒性存在巨大差别。这种药物通过细胞内还原形成高度活性的原子团，可同时引起SSB和DSB而发挥作用[146]。在氧存在的环境下，自由电子被吸收，而该复合物被重新氧化为母体化合物并伴随着超氧化物原子团的释放，后者细胞毒性远较替拉扎明原子团低。多个部位肿瘤的临床试验正在开展或已经完成，包括宫颈癌、头颈肿瘤、恶性胶质瘤和肺恶性肿瘤(小细胞肺癌)[147-159]。由Trans-Tasman研究组进行的Ⅲ期临床试验(TROG 02.02)表明，将替拉扎明加入以铂类药物为基础的放化疗联合治疗方案中，并没有在未经缺氧组织成分所占比例选择的局部晚期头颈部肿瘤患者中获得明显的治疗收益[157]。TransTasman研究组进行的一项Ⅱ期试验中的部分分析表明，通过^{18}F硝基咪唑丙醇正电子发射断层扫描(FMISOPET)成像对肿瘤缺氧组织成分的治疗效果加以评估，显示局部控制不佳。然而随着替拉扎明加入治疗方案也显示出对局部控制的明显改进，这也证明了替拉扎明以缺氧肿瘤细胞组织为主要靶点[153]。当然，很多研究表明了该药物较为合理的毒性分布，其中一些研究也针对联合替拉扎明的放化疗方案中药物的剂量选择和使用方案提出了谨慎的建议[151,154]。

新兴治疗方案对放化疗联合治疗的改进

尽管放化疗治疗的成就不断增加，但是这种治疗手段仍受限于其治疗指数较低。现有的药物要么其自身有效性不足或与放射治疗联合抗肿瘤的有效性不足，要么由于正常组织毒性使有效剂量的药物或放射治疗的应用受到限制。大量的临床前及临床研究工作正在进行中以提高放化疗疗效，其中包括开发更具选择性和更有效的化学治疗药物，在放化疗中加入附加药剂以保护正常组织免受化学治疗或放射治疗损伤，以及改进放射治疗技术，最大限度地减少对邻近正常组织的用药，同时最大限度地提高对肿瘤部位的用药剂量。

增强化学治疗药物抗肿瘤效果

许多新的化学治疗药物正在通过提高对肿瘤细胞的选择性以提高自身抗肿瘤作用。提高选择性的方法多种多样，其中包括对已知化学复合物的化学修饰，例如发挥放射增敏剂作用的已经用于放射治疗的化学治疗药物。

改善药物安全性、方便性或有效性的方法包括化学修饰或已知药物制剂结构的修饰。较有代表性的例子是 Abraxane（蛋白结合型紫杉醇、ABI-007）。Abraxane 是一种 130nm 大小的紫杉醇类药物，它可以和白蛋白结合并有一定的溶解性。这也避免了以聚氧乙烯蓖麻油为基础的转运方式，降低了过敏反应的风险[89]。这种转运方式也有可能改变药物的药代动力学表现，导致药物清除率下降，分布量下降，并最终出现非线性的药代动力学表现。有趣的是，相较于普通紫杉醇而言，本品在临床前研究中表现出较高的抗肿瘤活性。这可能是因为本品通过利用白蛋白受体介导的内皮细胞转运，导致了它比标准的紫杉醇有更好的细胞内堆积[160]。临床上，本品已在Ⅲ期临床试验中证明对转移性乳腺癌有效[161]。在其他肿瘤治疗中的Ⅰ期和Ⅱ期研究也有相关报道，包括晚期非小细胞肺癌、黑色素瘤、膀胱癌、高危前列腺癌和恶性妇科肿瘤[161-172]。临床前研究表明，Abraxane 也有放射增敏作用[173]。因此，研究人员对于病变部位应用 Abraxane 和紫杉醇联合放射治疗的治疗方案是否有潜在疗效优势，正在进行临床试验。

另一种方法是使目前的化学治疗药物发挥更好的抗肿瘤效果的同时减少对正常组织的毒性，这种方法主要通过化学修饰使药物与水溶性高分子制剂复合，例如聚谷氨酸。这些复合物聚集在肿瘤中，这使得这类药物可以维持较高的浓度并且更持久地释放活性药物。在肿瘤中药物释放的吸收增加和作用时间的延长被认为是实体肿瘤中大分子化合物渗透性增强和保留作用引起的[174,175]。肿瘤组织中的异常血管多为多孔细胞壁，允许大分子物质通过，但是肿瘤组织中药物的高浓度主要是由于局部淋巴引流不足引起的，反之在正常组织中，该聚合物-药物结合物被限制在血管的血液中[174]。这也改善了细胞毒性药物在肿瘤中的空间定位。一种非常有前景的聚谷氨酸-紫杉醇在近年发展起来。它在临床前研究中比游离紫杉醇毒性更低，对肿瘤更有效，放射增敏作用也更明显[175,176]。此外，在体内的实验室数据表明，放射治疗改变了肿瘤组织血管从而增加了肿瘤内药物的积累[177]。因此，多个空间定位和联合作用的机制，包括固有的药物特性、辐射改变肿瘤血管构造和体内放射治疗靶点等，使得这种治疗方式成为放射治疗联合应用中较吸引人的治疗策略。关于食管癌（Ⅱ期试验）和胃癌（Ⅰ期试验）的临床试验已经将其与放射治疗联合应用[178,179]。

正常组织保护

因为正常组织的细胞毒性是同步放化疗的一个主要限制因素，应该尽最大努力减少或防止并发症的发生。这可以通过在治疗方案中加入放射治疗保护剂或化学治疗保护剂，或者通过改变放射分割方式来加以改进。许多化学和生物化合物是可以应用的，在临床前期体内试验中，该类化合物表现为选择性保护或优先保护正常组织[180-184]。此外，有许多候选化合物，特别是传统药物中的植物提取物，正在接受体外实验评价[185-187]。最常用的测试性放射治疗保护剂是巯基化合物，如 WR-2721（氨磷汀），其前体药物必须在体内转化为其活性代谢产物 WR-1065。氨磷汀也是唯一一种被食品药品监督管理局（FDA）批准的放射保护剂。这些药物放射保护的主要机制包括对电离辐射和一些化学治疗药物产生的自由基进行清除，例如烷化剂，以及通过传递氢原子对 DNA 损伤进行化学修复。当然，氨磷汀参与的相关基因的转录调控包括细胞凋亡、细胞周期调节以及 DNA 修复等[188]。保护药物优先被通过主动运输吸收药物的正常组织吸收。相反，由于肿瘤组织血管存在缺陷，药物被动扩散进入肿瘤细胞中。在部分临床试验和应用中，氨磷汀已经被证明可以明显减少正常组织的毒性，同时不影响肿瘤对治疗的反应。其中包括头颈部放射治疗中对唾液腺的保护[189,190]、避免头颈部肿瘤同步放化疗引起的急性和迟发性正常组织毒性[191]和肺癌放化疗时对食管的保护[192,193]。同时该药物还可以显著对抗铂类化合物引起的神经毒性、肾毒性和耳毒性。

改善放射治疗的新兴治疗策略

基于放射治疗技术的策略

目前几种技术已经得到开发，用以提高疗效和减少放射治疗的毒性。这些进展包括放射治疗给予方式的改进,例如三维治疗计划、适形放射治疗、调强放射治疗(IMRT)和图像引导放射治疗(IGRT)。使用重粒子,如质子或碳原子,会形成一种更有利的放射野,这是另一种可能减少治疗毒性的方法。而这样的治疗策略联合化学治疗,不仅可以提高放射治疗的效果,也对放化学治疗疗效有所提升。这些策略体现的最主要的原则在于,利用技术进步和(或)重粒子最大限度地提高放射治疗的空间定位能力。随着影像学的进一步发展,肿瘤的分子成像出现,这将使IGRT技术进一步细化。其中,三维适形放射治疗(3DCRT)、IMRT、IGRT和重粒子放射治疗将在其他章节中为读者进行更深入的讨论。

改变分割方式提高放化学治疗的治疗比

加速分割放射治疗方案的目的是抵消肿瘤增殖带来的影响,在一个关于头颈部肿瘤患者的大型随机临床研究中,加速分割伴同期加量照射技术在局部控制方面已经较标准的分割方案显示出明显的优越性[194]。头颈部肿瘤仍然是加速分割方法在临床应用中有效的最佳范例之一。然而,当该放射治疗方案与化学治疗相结合时,这种优势并没有表现出来[195]。

超分割放射治疗是另一个旨在通过提供更小的剂量/分割比增加杀灭肿瘤细胞剂量的策略,它允许一个更高的总剂量以缩小剂量/分割比来提升正常组织对迟发反应的耐受[87]。超分割放射治疗优于标准分割的治疗效果已经在多种疾病的相关研究中显示出来,包括肺癌和头颈部肿瘤[194,196,197]。在头颈部肿瘤治疗中,超分割放射治疗联合化学治疗相比单独使用超分割放射治疗已经取得了良好的效果[198]。然而,一直没有实验证明超分割放射治疗联合化学治疗的应用比传统的放射治疗联合化学治疗有优势。也许,由于有限的联合治疗的成功案例,在放射治疗前或是放射治疗后序贯联合作用于全身的药物和可调整的放射治疗分割方式可以加以考虑。

分子靶向治疗:用于优化综合治疗的新药物和新模式

最近关于分子生物学的研究识别出了一系列分子通路,包括受体、酶或生长因子,它们可能与肿瘤细胞对放射治疗或其他细胞毒性药物抗拒有关,并且它们可以作为治疗靶点以增加放射治疗或化学治疗效应。随着对不同恶性肿瘤中相关分子通路的进一步了解,我们越发意识到,一个肿瘤的分子表型与它的病理表型一样重要。对一位患者的肿瘤分子表型进行进一步分类有助于选择适当的靶向药物。在这个分子的时代,放射肿瘤学家的挑战是确定什么是放射治疗与分子靶向治疗方案的最佳结合方式。

这些不断增加的分子靶点包括表皮生长因子(EGF)及其受体(EGFR);血管内皮生长因子(VEGF)及其受体(VEGFR);哺乳动物西罗莫司靶点(mTOR);间变性淋巴瘤激酶(ALK)融合蛋白;热休克蛋白90(hsp90);多聚[二磷酸腺苷(ADP)核糖]聚合酶(PARP);突变的*ras*;组蛋白去乙酰酶(HDAC)抑制剂;细胞周期检查点控制蛋白,如细胞周期检测点激酶(CHK1);一系列DNA修复酶,例如DNA依赖蛋白激酶(DNA-PK)、共济失调突变基因(ATM)、RAD51;蛋白体;血管生成分子;以及许多其他调控信号转导途径中不同步骤的分子[199]。目前,一些药物已获得了美国食品和药物管理局(FDA)批准用于癌症治疗,多种药物正在进行临床试验,以确定它们与放射治疗联合应用时的疗效。其中一些是潜在的单一靶点,而另一些可能是多分子信号通道靶点。表32.3列举了一些新出现的增强放化疗疗效的分子策略。这些策略中最有临床意义的是EGFR、VEGF和VEGFR,以及ALK1通路靶向药物。本节主要讨论已经被美国食品和药品管理局批准使用的,可以和放射治疗联合应用的分子靶向药物。

EGFR

EGFR可能是分子靶向治疗联合放射治疗的典范,EGFR也被称为ErbB1,是ErbB家族受体酪氨酸激酶中的一员,其中还包括ErbB2(HER2/neu)。EGFR是一个170-kD的跨膜糖蛋白,其细胞内域具有固有的酪氨酸激酶活性,作为配体,当表皮生长因子(EGF)或转化生长因子-α与之相结合时,EGFR即经历自身磷酸化过程,然后启动信号转导以调节细胞分裂、转移、血管形成、增殖及分化(图32.2)。EGFR在肿瘤生长、对细胞毒性药物及电离辐射的反应方面有重要作用。这种受体在许多种肿瘤中常常高表达,常与肿瘤侵袭性、患者不良预后及肿瘤对细胞毒性药物及放射治疗抗拒有关系[200-204]。体外研究已经确认EGFR与细胞毒性药物耐药性有关。将EGFR转染入肿瘤细胞中可以增加其对化学治疗药物[205]及放射治疗[206]的耐药性,而用EGFR抗体阻断EGFR介导的信号途径可以

表 32.3　联合化疗或放疗时的分子靶向概率

类别	制剂	与放疗联合应用
表皮生长因子受体抑制剂	西妥昔单抗	头颈部肿瘤——Ⅲ期临床试验,批准使用其他部位——Ⅰ期和Ⅱ期临床试验
	吉非替尼	Ⅰ期和Ⅱ期临床试验
	埃罗替尼	Ⅰ期和Ⅱ期临床试验
抗血管生成	贝伐单抗	Ⅰ期和Ⅱ期临床试验
	沙利度胺	脑转移——Ⅲ期临床试验,阴性结果其他部位——Ⅰ期和Ⅱ期临床试验
多靶点酪氨酸激酶抑制剂(TKI)	舒尼替尼(抑制 PDGFR、VEGFR、KIT、RET、CSF-1R、FLT3)	Ⅰ期临床试验
	索拉菲尼(抑制 Raf 激酶、PDGF、VEGFR2/3、c-Kit)	未报道
	帕唑帕尼(抑制 VEGFR1~3、PDFR-α、PDFR-β、c-Kit、FGFR-1、FGFR-3、Lck、c-Fms)	未报道
MTOR 抑制剂	西罗莫司	Ⅰ期临床试验
	依维莫司	Ⅰ期临床试验
ALK 抑制剂	克唑替尼	未报道
HDAC 抑制剂	伏立诺他	Ⅰ期临床试验
	罗米地辛	未报道

RT,放射治疗;PDGFR,血小板源生长因子受体;VEGFR,血管内皮生长因子;CSF-1R,集落刺激因子 1 受体;FLT3,Fms 相关酪氨酸激酶 3;FGFR,成纤维细胞生长因子受体。

增加肿瘤细胞对化学治疗药物[203]及电离辐射[207]的敏感性。体内研究已经表明,用西妥昔单抗、抗 EGFR 单克隆抗体阻断 EGFR,或干扰其下游信号途径能够同时提高肿瘤化学治疗药物及放射治疗的疗效[208,209]。此外,具有活性的 EGFR vⅢ高表达已经证明与放射抵抗性增强有关。

从广义上讲,两项最成熟的策略包括使用抗 EGFR 单克隆抗体(mAb)和 EGFR 小分子酪氨酸激酶抑制剂 (TKI)(图 32.2)。西妥昔单抗和帕尼单抗是 mAb 的典型例子,其机制主要是阻断细胞外结合区域,从而抑制二聚体形成。吉非替尼和埃罗替尼等 TKI 制剂则主要作用于细胞内酪氨酸激酶结合位点。然而,EGFR 的活性是由一系列复杂的信号集合影响,包括与其他 ErbB 家族成员形成的同聚和异二聚体以及与每一个 ErbB 家族成员之间的特定磷酸化模式信号。一些表皮生长因子受体的特异性突变赋予了某些表皮生长因子受体抑制剂敏感性。在肿瘤患者中应用抗表皮生长因子受体治疗联合细胞毒性药物治疗和放射治疗,这一治疗方法仍然是一个活跃的研究领域[39,211-215],其中一些关键药物值得进一步讨论。

西妥昔单抗(爱必妥)。西妥昔单抗是一种嵌合鼠源性抗 EGFR mAB,并且是这一类别中研究最为广泛、进展最为快速的 mAB。它在一个关于局部晚期头颈部恶性鳞状细胞癌患者的Ⅲ期随机临床试验中得到研究。该研究包括 424 例患者,分别进行单独放射治疗和放射治疗与西妥昔单抗同步联合治疗。后者的中位生存期几乎是前者的 2 倍(49 个月对 29 个月,$P=0.3$),并且其无进展生存期和局部控制率在联合西妥昔单抗后均有明显提升[39]。这项试验结果使得 FDA 在 2006 年批准将西妥昔单抗联合应用于局部晚期头颈部肿瘤的放射治疗中。这其中仍存在一个问题,即在同一人群中应用西妥昔单抗和应用以铂类药物为基础的化学治疗联合放射治疗孰优孰劣。肿瘤放射治疗组(RTOG)0522 实验是一项随机临床研究,对比了在头颈部肿瘤患者治疗中,未加入西昔妥昔单抗的放射治疗与顺铂标准同步联合治疗及加入西妥昔单抗的放射治疗与顺铂标准同步联合治疗两种情况下的治疗疗效。尽管结果尚未完全发表,但初期报告显示,加入西妥昔单抗并没有增加生存获益[216]。

有趣的是,近期由 RTOG 0324 及美国癌症和白血病研究组 B(CALGB)进行的关于Ⅲ期非小细胞肺癌的Ⅱ期临床试验有了相关研究成果[114,217]。在 CAL-

厄洛替尼、贝伐单抗和放射治疗的Ⅱ期试验，结果表明这一方法获得了较好的疗效和可耐受性[242]。

Choong 等[225]报道了一项厄洛替尼和放化疗联合应用于 NSCLC 患者的Ⅰ期研究。一组患者在卡铂和紫杉醇治疗后应用卡铂/紫杉醇/放射治疗+厄洛替尼，另一组则是在卡铂/紫杉醇/放射治疗+厄洛替尼后应用泰索帝。在不同亚组中厄洛替尼剂量分为 50~150mg 三个水平。两组的中位生存期分别为 13.7 个月和 10.2 个月。这也证明了总体生存期和无进展生存期的提升。这项研究证明了该项治疗方式的可耐受性，但并没有得到较好的生存数据，这也表明在应用 EGFR 为基础的治疗方式时更需要对患者进行选择。

总结。多项研究表明联合 EGFR 抑制剂和放化疗治疗在多种肿瘤中有可行性和可耐受性。更重要的是，对患者和肿瘤分子表型的选择，例如 *EGFR* 突变状况和吸烟状况，对抗 EGFR 基础的治疗产生的影响越来越明显。在未来对抗 EGFR 治疗和放射治疗联合应用的研究中，应当注重对患者的选择标准，以期使合适的患者获得更好的预期治疗获益。总而言之，联合 EGFR 抑制剂和放射治疗，其疗效与肿瘤类型、分子表型和 EGFR 抑制剂治疗与放射治疗的顺序等因素有很大关系。

血管生成抑制剂

肿瘤血管生成是肿瘤生长渐进的先决条件，它受多种肿瘤细胞和肿瘤基质细胞分泌的血管生成介质调控。许多不同的血管生成因子被发现，包括血管内皮生成因子/血管渗透因子(VEGF)、成纤维细胞生长因子(FGF)家族、血小板源性生长因子(PDGF)、白介素-8 和前列腺素。除了血管生成因子，肿瘤也会分泌抑制血管生成的物质，包括血管抑素、内皮抑素、血小板反应蛋白-1 和干扰素，所以血管生成(也即肿瘤生长)的最终结局取决于促血管生成和抗血管生成物质活性之间的平衡。

大量关于血管生成抑制剂的临床前研究正在进行，部分药物已经进入临床研究。但是，作为单一治疗药物，早期制剂并没有很好地显示出在临床前实验中的效果[243]。尽管有人认为抗血管生成药物会由于增强了组织缺氧而减弱放射治疗作用，但是早期的证据显示放射治疗联合应用抗血管生成因子会同时表现出抑制和促进氧化作用[244-246]。然而，第一项关于特异性抗血管生成药物血管抑素的临床试验表现出了协同作用[247]。至此以后，与血管生成和维持相关的特殊因子的作用逐渐明朗。VEGF 受体通常在维持血管完整性中起到至关重要的作用，包括血管生成和血管内皮细胞存活，主要通过其酪氨酸激酶发挥作用[248]。VEGF 表达诱导内皮细胞增殖形成血管芽，随后形成毛细血管[249,250]。VEGF 同时会促进形成高渗透性不成熟血管网[251]。VEGF 表达可以被放射治疗增强，这可能使血管内皮细胞更多地存活下来，并最终维持肿瘤生存。受体酪氨酸激酶，尤其是 EGFR，通常正向调节 VEGF，同时环加氧酶-2（COX-2）抑制剂通过前列腺素限制 VEGF 的正向调节。对于特异性靶向抗血管生成药物 VEGF 或其受体抑制剂，肿瘤组织产生抵抗的可能机制是其正向调节因子包括 PDGF 和 FGF[252]。因此，可以抑制多种通路的多靶点药物逐渐出现，目前正在研究当中。

Jain 建立了一个标准化的肿瘤血管模型[253]。在该模型中，肿瘤组织的促血管生成因子可致异常的新血管形成，并且抑制肿瘤血管生成，可短暂地使肿瘤脉管系统正常化。因此，这也与本类药物降低肿瘤乏氧作用和促进放射治疗敏感性的预想并不相同。关于在局部晚期的直肠癌患者术前治疗中应用贝伐单抗、5-FU 和放射治疗的临床前研究和Ⅰ期研究也证明了这一观点[254]。

还有另外一种血管生成相关的生物学机制支持抗血管生成药物联合放射治疗，包括降低 DNA 修复酶的表达和针对肿瘤微环境的联合治疗方式。多个临床前研究的数据表明高剂量放射治疗中，肿瘤的放射治疗敏感性与内皮细胞的死亡直接相关[255]，并且传统的分割剂量(~2Gy)并不会对靶点内皮细胞有效[41]。然而，在临床前研究中，内皮细胞凋亡可能会在加入抗血管生成药物或者阻断相应靶通路如 PI3K/AKT 时被低剂量放射治疗诱发，这与内皮细胞电离激活有关[256]。最后，部分肿瘤的放射抵抗性被认为是由肿瘤干细胞引起，该类细胞可以分泌大量 VEGF[257]，这也引发了该类细胞在联合抗血管生成药物作用时是否为放射治疗敏感靶点的相关问题[258]。

抗血管生成化合物可以明确地分为单克隆抗体和酪氨酸激酶抑制剂。其中临床研究最多并被 FDA 批准的药物包括 mAB 贝伐单抗和 TKI 索拉非尼、舒尼替尼和帕唑帕尼。

贝伐单抗。贝伐单抗是一种重组人源性单克隆抗体，主要通过靶向 VEGF 阻止其与 VEGF 受体的相互作用[259]。静脉注射该药物有较长半衰期，约为 21 天。贝伐单抗是第一种由 FDA 批准的与 5-FU 联合应用于晚期结直肠癌患者的一线治疗用药。同样，本药物在 NSCLC、肾细胞癌、多形性胶质母细胞瘤(GBM)和卵巢癌中也有一定的效果和活性[41]。部分临床研究也在其他疾病中应用贝伐单抗联合放射治疗。对直肠癌的Ⅰ期和Ⅱ期试验也证明了其可行性，并给出了其与放射治疗和 5-FU 或卡培他滨联合应用时的推荐剂量[260-263]。一项关于局部晚期直肠癌患者术前治疗中应用贝伐单抗、卡培他滨和放射治疗联合治疗的Ⅱ期研究近期被报道出来。研究中，25 例直肠癌分期为 T3N1 或 T3N0 的患者术后给予 50.4Gy 放射治疗和每 2 周给予 1 次贝伐单抗(5mg/kg)以及每天 2 次口服卡培他滨 900mg/m^2。22%的患者达到病理完全缓解，24%的患者样本中存活肿瘤细胞比例小于 10%。3 例患者因伤口并发症需要二次手术介入[264]。32 例晚期直肠癌患者入组到一个应用贝伐单抗、放射治疗和氟尿嘧啶联合新辅助治疗的Ⅰ期/Ⅱ期试验中。这一治疗方式实现了 5 年总生存率和局部控制率达 100%，并且 5 年无病生存率达到 75%。该治疗方式毒性容易接受，并且贝伐单抗表现出降低肿瘤组织间液压力的作用。生物标记物显示这与结果明显相关。

Crane 等[266]进行了关于应用贝伐单抗联合卡培他滨为基础的放化疗的方式治疗胰腺癌的Ⅰ期和Ⅱ期研究[265,266]。在Ⅱ期试验 RTOG 0411 中，中位生存期并未达到预期，但是有约 35.4%的患者出现了 3 级或更强的胃肠道毒性 (22%发生于放化疗联合治疗中，13.4%发生于放化疗维持治疗中)。然而，它与放化疗联合治疗中出现的 3 级胃肠道毒性有明显的相关性，并且在较大治疗剂量方面偏离预期。对未来实验中预期质量的保证亟待出现[266]。

在小细胞肺癌和非小细胞肺癌的放化疗联合治疗中加入贝伐单抗以提高治疗比的相关多中心研究仍在进行。不幸的是，这些研究在小细胞肺癌和非小细胞肺癌的治疗过程中均证实该治疗方案与气管瘘有关[267]。部分研究也报道了应用贝伐单抗治疗中枢神经系统恶性肿瘤。一项由 Gruber 等[268]进行的Ⅱ期研究在 2009 年美国临床肿瘤学会(ASCO)会议上报告出来。研究中给予研究对象术后放射治疗联合替莫唑胺治疗，两组分别为联合应用贝伐单抗和不联合应用贝伐单抗，并同时对两组给予贝伐单抗维持治疗。在其初期报告中指出，贝伐单抗组的中位无进展生存期为 17 个月，优于对照组的 7 个月。在 20 例接受贝伐单抗治疗的患者中，有两例患者出现了 3~4 级的贝伐单抗相关毒性(伴血小板减少的肺栓塞和伴有蜂窝织炎的腿部溃疡)。一项包括 70 例新诊断多形性胶质母细胞瘤患者的多中心Ⅱ期研究[269]调查了患者接受术后标准放射治疗+替莫唑胺(每天 1 次)+贝伐单抗(每 2 周 1 次)的综合治疗后的反应。此外，在术后治疗方案之后给予患者替莫唑胺和贝伐单抗维持治疗。患者的无进展生存期相较于加州大学洛杉矶分校/洛杉矶凯撒医疗中心实验组有明显提升 (13.6 个月对 7.6 个月)，但是患者总生存并没有提高。另一项研究则是针对复发的多形性胶质母细胞瘤和间变性胶质瘤患者。该组患者给予 2 周 1 次的贝伐单抗(10mg/kg)治疗，直至肿瘤进展。同时，患者在贝伐单抗治疗的第 1 个疗程结束后给予 30Gy 的大分割放射治疗 5 次。该试验中共有 25 例患者进行了上述治疗(20 例 GBM 和 5 例间变性胶质瘤)。其中 GBM 组患者反应率为 50%，6 个月无病生存率为 65%，中位总体生存期为 12.5 个月，1 年生存率为 65%。3 例患者由于 3 级不良反应(中枢神经系统瘤内出血、刀口开裂和肠穿孔)不得不终止治疗。在之前接受放射治疗的患者中并没有出现放射性坏死[270]。

来自芝加哥大学的实验组报道了关于联合 5-FU 和羟基脲为基础的放射治疗联合贝伐单抗治疗的Ⅰ期和Ⅱ期研究[271,273]。在Ⅰ期研究中，该放化疗方案的贝伐单抗较合理的应用剂量为 10mg/m^2。但是，其中 5 例患者出现了瘘管，4 例患者出现溃疡或组织坏死。这让人们意识到组织坏死和瘘管形成似乎和贝伐单抗的应用有相关性。Ⅱ期研究随机入组了 26 例新诊断的 T4N0/1 头颈部肿瘤患者。患者接受羟基脲、5-FU 和放射治疗(每天 2 次)联合或者不联合贝伐单抗(每 14 天给予 10mg/kg)。出乎意料的是，贝伐单抗组出现了明显的局部进展。2 例患者在治疗过程中死亡，1 例患者在治疗后短期内死亡。这导致了该项研究终止，也让大家认识到在头颈部鳞状细胞癌患者的放化疗联合治疗中加入贝伐单抗应加以限制。

沙利度胺。沙利度胺最初登陆市场时是作为镇静剂应用的，初期由于其有致畸风险而退出市场。目前，由于沙利度胺有潜在的免疫调节作用和抗血管生成作用，再次引起了相关领域对该药物的应用和研究兴趣[273]。尽管该药物的作用不仅仅限于血管生成，有报道称沙利度胺通过影响血管标准化刺激血管成熟，这也是抗肿瘤治疗中一项重要的治疗策略[274]。因此，使用沙利度胺联合或不联合放射治疗的相关临床前研究和临床研究都在进行之中[275]。

一项Ⅲ期研究(RTOG 0118)正在进行，该研究针对脑内肿瘤多于4个、肿瘤较大(>4cm)或者有中脑转移的患者应用WBRT(37.5Gy /15次)联合沙利度胺的治疗方案。该试验中,两组(联合或不联合沙利度胺)的中位生存期均为3.4个月,并且在沙利度胺组,患者耐受性不好(48%的患者由于其药物不良反应而终止用药)[276]。联合沙利度胺、替莫唑胺和放射治疗(30Gy/10次)的治疗方式在黑色素瘤脑转移的患者中进行了研究。该研究的结果表明,本治疗方案的治疗效果较差,并且该方案的进一步治疗并未被推荐[277]。一项沙利度胺联合放射治疗应用于儿童新诊断脑干神经胶质瘤和GBM的Ⅱ期研究也表现为阴性结果[278]。一项Ⅱ期研究联合应用替莫唑胺和沙利度胺治疗新诊断的GBM患者,相较于单独使用替莫唑胺,并没有表现出明显的生存提升[279]。同样地,在另一项Ⅱ期研究中,沙利度胺联合放射治疗应用于肝细胞肝癌也并没有表现出明显的获益[280]。西部肿瘤合作组(ECOG)3598试验是一项随机研究,着重于研究比较放化疗联合或不联合沙利度胺的治疗方案在Ⅲ期NSCLC患者中的作用。实验结果表明,加入沙利度胺并没有使无进展生存期和总体生存期发生变化[281]。

血管抑制药物总结。这些研究使得抗血管生成药物在联合放射治疗和化学治疗过程中的效果和安全性更加明了,虽然该药物在多种癌症中获得了许可,但是该类药物应用时仍需谨慎。这些研究还表明,肿瘤的位置、联合放射治疗中应用的化学药物,以及抗血管生成药物如贝伐单抗均是决定这些方案的可行性和耐受性的因素。该类药物潜在的增强放化疗治疗效果的作用已经显现,尤其是对于胃肠道和中枢神经系统恶性肿瘤,并且,未来获得批准的更大型的研究将有助于研究清楚抗血管生成药物在放化疗联合治疗中潜在的作用机制。

多靶点酪氨酸激酶抑制剂

目前已有多种酪氨酸激酶抑制剂出现,并且该类药物已经证明具有抗肿瘤和抗血管生成的作用。这类药物主要包括索拉非尼(多吉美)、舒尼替尼(索坦)和帕唑帕尼(福退癌)。这三类药物均被批准应用于治疗晚期肾细胞癌患者。许多临床前研究也表明联合多靶点酪氨酸激酶抑制剂和放射治疗的方式前景光明[256,282-288]。

舒尼替尼是一种口服的多靶点酪氨酸激酶抑制剂,它在2006年1月被FDA批准应用于晚期肾细胞癌和伊马替尼耐药的胃肠道间质肿瘤(GIST)的治疗。它的靶点包括血小板源性生长因子受体(PDGFR)、VEGFR、KIT、RET、CSF-1R和flt3。多项临床前研究表明,对于多种实体瘤,舒尼替尼均是一种较为合适的与放射治疗联合应用的药物[256,285-288]。在临床应用中,至今已有几项实验报道。Wuthrick等[289]近期完成了一项Ⅰ期研究,其治疗方案为舒尼替尼37.5mg/d联合放射治疗[放射剂量14~70Gy(每次分割剂量为1.8~3.5Gy)],实验入组了15例原发性(n=3)和转移性(n=12)中枢神经系统恶性肿瘤患者[289]。其中,6例患者出现了2级及2级以下的毒性反应,7例患者出现了3级毒性反应,并没有3~5级颅内出血事件或者高血压事件报道出来。2例患者出现了因病情进展的5级不良事件。该试验中位随访34.2个月,13%的病例实现了部分缓解,60%的病例病情稳定,13%的病例出现病情进展。出现脑转移的患者6个月的无进展生存率为58%。研究者正在准备进行Ⅱ期研究。Kao等[290]报道了一项Ⅰ期试验,旨在应用图像引导技术确定联合舒尼替尼和放射治疗应用于肾细胞癌寡转移(1~5处)的安全性和最大耐受剂量。最常见的治疗位置为骨骼、肝脏和肺。舒尼替尼用量为25~37.5mg/d,放射剂量为40Gy或50Gy,分10次分割进行,再将舒尼替尼或放射治疗剂量逐渐增长以进行双向设计。入组的21例患者共有36处转移灶。对于舒尼替尼37.5mg和40Gy的放射治疗联合治疗方案并没有出现剂量限制性毒性(DLT)。37.5mg舒尼替尼联合50Gy放射治疗组的10例患者中有1例出现了DLT,50mg舒尼替尼联合50Gy放射治疗组的5例患者中有2例出现了DLT(4级骨髓抑制和3级恶心)。1年总生存率为75%,无进展生存率为44%。该研究已进入Ⅱ期试验,着重研究37.5mg/d联合50Gy放射治疗的方案。

索拉非尼是一种小分子TKI制剂,该药物已经被批准应用于治疗晚期肾细胞癌,并且近期获得了应用于治疗晚期肝细胞癌的审批"快速通道"。同时,它也是一种多激酶抑制剂,包括Raf激酶、PDGF、VEGFR2、VEGFR3和c-Kit[291]。帕唑帕尼也是一种多靶点TKI,于2009年10月由FDA批准应用,主要抑制细胞内酪氨酸激酶,包括VEGFR1-3、PDGFR-α、PDGFR-β、c-Kit、FGF受体-1(FGFR-1)、FGFR-3、Lck和c-Fms[292]。这些药物和放射治疗联合应用的Ⅰ期和Ⅱ期试验正在进行中。

哺乳动物类西罗莫司靶点(mTOR)

mTOR通路在多种实体瘤中表现出了调节异常[293]。

多种西罗莫司类似物不断涌现并被 FDA 批准，例如西罗莫司酯化物(特癌适)和依维莫司(癌伏妥)。西罗莫司酯化物被批准应用于治疗晚期肾细胞癌患者。依维莫司被批准应用于晚期肾细胞癌治疗后进展的患者,或者已无法手术的胰腺神经内分泌肿瘤患者。该类药物针对不同类型癌症的潜在放射增敏作用正在多项临床前试验中进行研究[294-302]。一项剂量递增的Ⅰ期试验正在研究西罗莫司酯化物联合放化疗应用于新诊断的 GBM 患者[303]。不幸的是,伴随和辅助应用西罗莫司酯化物有较高概率（3/12）引起 4 级或 5 级感染。这也减少了抗生素预防治疗并限制了西罗莫司酯化物治疗的应用。因此,基于该项研究,每周应用西罗莫司酯化物 50mg+放射治疗+替莫唑胺是一种可以推荐的Ⅱ期研究剂量。北方中央癌症治疗组同样报告了一项Ⅰ期研究，该研究主要针对西罗莫司酯化物+替莫唑胺联合放射治疗的治疗方案应用于新诊断的 GBM 患者[304]。共有 18 例患者入组,并且对西罗莫司酯化物耐受良好。在联合基础替莫唑胺+放射治疗的治疗方案时,西罗莫司酯化物的Ⅱ期研究推荐剂量为每周 70mg。进一步的研究正在进行当中，包括抑制 mTOR 下游的信号通路。

间变性淋巴瘤激酶(ALK)抑制剂

ALK 融合蛋白是 ALK 酪氨酸激酶活化的产物。尽管专门针对 ALK 抑制剂联合放射治疗的相关研究还没有报道,但是由于该类分子在 NSCLC 病例治疗过程中的作用,将对这一课题进行简要讨论。Soda 等[305]发现了 *ALK* 基因和棘皮动物微管相关蛋白类似物 4 (ELM4-ALK)的融合作用。这种 *ELM4-ALK* 融合致癌基因已经成为 NSCLC 患者的一种重要的潜在生物标志物。*ALK* 重排片段出现在 3%~7%的未选择 NSCLC 患者中。此外,类似于 *EGFR* 突变,这种重排现象更多地出现在腺癌患者及无吸烟或有轻微吸烟史的患者中。*ALK* 重排的出现往往与 *EGFR* 和 *KRAS* 突变相互排斥[306]。许多 ALK 抑制剂已经被发现,其中研究最深入的是克唑替尼。克唑替尼最初被设计为一种 MET 抑制剂,但却发现在有 *ALK* 重排的 NSCLC 患者的治疗中具有 ALK 抑制剂的临床作用[306]。在一项Ⅰ期研究中，在入组的 1500 例患者中筛选出 82 例具有 *ALK* 重排的患者。该研究获得了 57%的反应率，令人印象深刻[307]。由于该Ⅰ期试验前景广阔,该药直接进入Ⅲ期研究。目前在与放射治疗联合应用的过程中，并没有明确的数据提示该药物具有放射增敏作用和协同作用，但是该药序贯应用于联合放化疗还是值得考虑的。

组蛋白脱乙酰酶(HDAC)抑制剂

HDAC 有助于致癌性转化，并且乙酰化和 HDAC 活性参与到了癌症的发展,这也为 HDAC 抑制剂用于肿瘤治疗提供了基本原理。组蛋白脱乙酰酶抑制剂使得染色质结构松弛，这可以通过增强 DNA 损伤来增强放射治疗敏感性[308,309]。然而,一些组蛋白脱乙酰酶抑制剂也已经显示出下调 *EGFR* 和 *ErbB2* 的表达,并且抑制 PI3K 和 AKT 信号传导[310-312],所有这些机制都是肿瘤细胞存活的强效增强剂和 DNA DSB 修复的调节剂[313]。DNA 损伤增强、DNA 修复的抑制和生存增强作用的下调相互联合突出了该类药物攻击多种信号传导途径的效用。

最具临床应用价值的 HDAC 抑制剂包括伏立诺他和罗米地辛，两者都已被 FDA 批准用于皮肤 T 细胞淋巴瘤。虽然它们的适应证有相关数据的支持,如在血液恶性肿瘤中的作用,但是也已经有应用于实体肿瘤的报道。已报道的有在鳞状细胞、成神经管细胞瘤细胞、乳腺癌细胞、脑转移细胞、结直肠模型细胞、GBM 细胞、胰腺细胞、成神经细胞瘤细胞、骨肉瘤细胞和横纹肌肉瘤细胞中应用放射治疗和 HDAC 抑制剂的临床前研究[310,314-325]。值得注意的是,18 种HDAC 酶已被鉴定并分类为 4 组(Ⅰ~Ⅳ类)。

伏立诺他是一种异羟肟酸多 HDAC 抑制剂,在低纳摩尔浓度具有阻断Ⅰ类和Ⅱ类 HDAC 的酶活性[321]。在临床前研究中,伏立诺他在多种转化细胞的诱导分化、细胞生长阻滞或凋亡过程中是有活性的[321]。伏立诺他是 FDA 批准的用于治疗在应用其他一线药物治疗后持续、进展或复发的皮肤 T 细胞淋巴瘤(CTCL)。因此,伏立诺他的主要功效已经在血液恶性肿瘤中得到证实。然而,在许多不同类型的实体肿瘤(NSCLC、结直肠癌、乳腺癌、前列腺癌、GBM)中,许多Ⅰ期和Ⅱ期临床前研究已经证明其与其他标准细胞毒性药物及放射治疗联合应用是成功的[326-330]。Ree 等[320]报告了一项应用伏立诺他和盆腔姑息放射治疗联合应用于胃肠道肿瘤患者的研究。16 例患者是可评估的。患者接受姑息性放射治疗(放射剂量 30Gy,分 10 次分割进行),其中逐渐增加伏立诺他剂量,在每次放射治疗之前 3 小时口服。其最大耐受剂量为 300mg/d。检测发现组蛋白高度乙酰化,表明伏立诺他的生物活性。

罗米地辛是一种新的 HDAC 抑制剂，最近获得

FDA 批准用于治疗 CTCL,被批准为二线治疗药物[331]。对小细胞肺癌、复发性胶质瘤和去势抵抗性前列腺癌的研究已经取得了成功[332-334]。至今还没有报道显示罗米地辛联合放射治疗疗效的研究。

各种各样的分子靶点

K-ras

在许多肿瘤中发现 *ras* 致癌基因中的激活突变,包括肺、结肠、头颈、成胶质细胞瘤、胰腺和其他。人类癌症中 *ras* 突变的总体比例为 25%~30%,但对于一些癌症,突变率可能相当高。这些激活突变驱动关键的细胞内信号传导途径,其通过 PI3K 和 Ras/MAP 激酶途径的慢性活化赋予肿瘤细胞增殖和存活优势,包括抗放射性[335-337]。*ras* 必须异戊烯化以便与膜结合使其激活。异戊烯化可通过两种酶促过程发生,即法尼基化和香叶基香叶基化。法尼基化的抑制剂,特别是法尼基转移酶抑制剂(FTI),在限制 *ras* 激活的负面影响方面已经取得了一些成功,特别是在体外和体内抑制肿瘤细胞抗放射性中[23,335,338-340]。FTI 选择性地影响肿瘤,因为正常组织中的 *ras* 基因没有突变。FTI 活性的成功有一定的限制,部分是因为只针对给定的 *ras* 种类,*N-ras* 与 *n-ras* 或 *K-ras*,部分是由于香叶基香叶基化的 *K-ras* 的 FTI 抗性[335,338,341-343]。然而,已经表明靶向法尼基化和香叶基香叶基化的新化合物在临床前研究中是有效的,并且已经鉴定了 FTI 放射敏化的新分子靶标[337,344],这可以增强它们的临床效用。

靶向 DNA

许多治疗药物靶向细胞的 DNA,特别是肿瘤细胞。这可以通过诱导 DNA 损伤、抑制细胞周期进行或抑制 DNA 复制来实现,例如,靶向控制细胞 DNA 完整性的酶,这代表了一种有效的治疗策略。此外,肿瘤细胞和正常细胞之间在细胞周期检查点控制、DNA 修复能力以及染色质结构方面存在的差异已可被识别,这些差异可在联合治疗方案中加以应用。

有很多治疗策略可用药物或小分子靶向 DNA 修复的通路。首先,必须感测到 DNA 损伤,并且存在被认为是损伤传感器的几种关键酶。最成熟的传感器是端粒重复结合因子 2 (TRF2)、Mre11-Rad50-Nbs1(MRN)复合物和 ATM[345,346]。这些蛋白质引起染色质改变、募集修复酶到断裂位点的级联反应,并且在 DNA 损伤后启动细胞周期检查点加以控制。这些领域中的主要调节蛋白在临床前研究中成功靶向。实例包括 ATM 的特异性抑制剂 Ku55933,其在体外实验中显示增强的放射敏感性[347];在突变 p53 分子中重建野生型 p53 蛋白结构的小分子 [348];且放射治疗与腺病毒野生型 p53 联合在体内由脂质体载体在肺癌的临床试验中递送[349]。正在进行直接靶向 DNA 修复组分化合物的临床前评价,特别是当其与放射和放射致敏化合物如顺铂或吉西他滨组合时。作为非同源末端连接(NHEJ)中关键酶的 DNA-PKcs 的抑制剂已经在肿瘤细胞系的临床前研究中成功;然而,对于正常组织的治疗优势则是一个挑战[350-355]。

在 DNA 修复途径中存在同源重组(HR)的新治疗靶点。例如,RAD51 和 BRCA1/2 缺陷细胞系是放射敏感的,并且针对 RAD51 的反义技术已经用于对抗许多癌细胞系。有趣的是,靶向 HR 可能具有优于 NHEJ 途径的明显优势。 NHEJ 发生在整个细胞周期中,而 HR 被认为是在细胞周期的 S 期和 G_2 期期间的显性修复途径,因为需要 DNA 的模板链。这意味着对于大多数正常组织,其中几乎没有或没有细胞更新,并且其中 NHEJ 是显性 DNA 修复途径,与细胞遍历细胞周期并且更可能在 S 期或 G_2 期中发现的肿瘤相比,具有生存优势。最后,靶向 DNA 修复的特异性抑制剂,如小干扰 RNA(siRNA)、反义技术小分子和抗体仍然相对较新,而体外数据令人鼓舞,临床疗效仍有待观察。

PARP 是一种具有可以修复 SSB 特定功能的酶,并且由于阻断该途径试剂的最新进展,有必要对这些试剂进行讨论。PARP 催化 ADP-核糖单元从细胞内 NAD^+转移到核受体蛋白,导致 ADP-核糖聚合物的形成。烟酰胺是第一个被认定的 PARP 抑制剂,从那时起已经开发了第二代 PARP 抑制剂。虽然当前兴趣更多关注于 PARP 抑制剂在 BRCA 缺陷型肿瘤中的作用,但是也对它们作为化学增敏剂进行了研究。因此,初步研究主要基于未选择的肿瘤类型以确定联合化学治疗药物的 PARP 抑制的功效。然而,由于放射治疗通过引起 DNA 断裂损伤细胞,并且 PARP 抑制剂会损害 DNA 修复机制,已经在体外和体内进行了与放射治疗联合应用的研究,证实了在癌细胞系(包括神经胶质瘤细胞)中的有效性[356-359]。此外,临床前研究所得出的数据也很令人兴奋,表明 PARP 抑制剂可能在 BRCA 缺陷细胞中具有显著和选择性高的影响[360,361],出现了临床试验的新范例,其中选择具有 BRCA 突变或类 BRCA 的患者用 PARP 抑制剂治疗[362,363]。类 BRCA 是指 *BRCA1/2* 基因或与 *BRCA1* 和 *BRCA2* 类似的 DNA 修复途径有关的其他基因的异常功能,其在例如三阴性乳腺癌患者中可见,而不必具有遗传突变[363]。对于实体瘤进行化学治疗的临床前数据十分令人鼓舞,特别是有 BRCA 缺陷的肿瘤细胞,已经研究了多种 PARP 抑制剂,还有一些 PARP 抑制剂正在实体瘤的治疗中进行Ⅰ期或Ⅱ期研究。与化学治疗联合应用的多种药物,包括 AG014699、INO-1001、KU-0059436/AZD2281、ABT-888 和 BSI-201,都已经完成了Ⅰ期研究,已经报道的主要是其在实体瘤治疗中的应用。BSI-201 已经在三阴性乳腺癌的治疗中进行了Ⅱ期研究[363]。对这些和其他试剂在实体瘤中的化学治疗正在研究中,*BRCA* 突变或可能的类 BRCA 肿瘤的研究也在进行中。值得注意的是,ABT-888 似乎是一种穿过血脑屏障的 PARP 抑制剂,其在全脑放射治疗脑转移以及替莫唑胺联合放射治疗原发性脑肿瘤患者中的疗效正在进行Ⅰ期和Ⅰ/Ⅱ期的研究[363]。FDA 对这些试剂批准应用的决定仍在等待中。

未来方向:利用分子选择治疗的个体化医学时代

虽然重要分子的发现和有效的联合治疗的实现在肿瘤治疗领域具有重要意义,但另一个在癌症治疗方面取得重大进展和影响的发现则是依据不同分子表型对患者进行选择。最早的例子是在乳腺癌领域,激素疗法和赫赛汀治疗可以选择性地给予肿瘤具有特殊分子标志(雌激素受体阳性和 HER2/neu 阳性)的患者[364]。其他例子还包括用于治疗携带 c-Kit 的 GIST 肿瘤患者的伊马替尼[365],用于 EGFR 酪氨酸激酶突变的肺癌患者的抗 EGFR 治疗,用于 ALK 融合基因易位的肺癌患者的克唑替尼,以及 *KRAS* 突变的转移性结直肠癌患者的抗 EGFR 治疗[366]。

同时,大量的研究正在进行和(或)已经进行,试图确定可能提供预后或治疗信息的生物标志物。例如多基因检测(Oncotype DX)[367],已经在乳腺癌患者的临床实践中应用。目前,关于肿瘤化疗效果、生存或肿瘤转移潜在反应的基因组特征或生物标志物已经有研究报道[368]。同样,研究和鉴定辐射反应、敏感性、耐受性或毒性的生物标志物的工作也在进行中,但用于临床的数据尚未报道。

因此,在未来 10 年进行的联合疗法临床试验设计将需要一定的复杂性,而不仅仅是添加两种细胞毒性药物,阐明协同反应。这需要深入了解单个细胞毒性药物的分子机制,包括化疗、靶向药物和电离辐射等。必须适当地纳入经过验证的生物标志物,并开展旨在阐明用于预测治疗反应的其他重要生物标志物的研究。随着我们进入个性化医疗时代,使用合适的生物标志物的分子选择策略,设计量身定制的方案,以及将合适的分子制剂纳入我们的组合治疗方案将是必不可少的。

肿瘤放化疗联合应用的临床经验

近年来,放化疗联合治疗的临床经验得到了极大丰富。随机试验表明,在许多肿瘤中,联合用药的顺序和方法对改善疗效非常重要。包括直肠癌、局限性小细胞肺癌、局部晚期 NSCLC、食管癌、胃癌、宫颈癌、胶质母细胞瘤和横纹肌肉瘤在内的许多疾病,由于综合治疗的开展使得局部控制改善且提高了总体生存率。同样地,在肢体肉瘤、膀胱癌、肛管癌、头颈肿瘤和乳腺癌的器官保留方面也取得了重要的成功。

由于综合治疗模式的作用和针对每种肿瘤类型的相关研究将在相关疾病部位的独立章节中进行详述,因此读者可以参阅本书中相关疾病部位的章节。表 32.4 简要概述了成年人恶性肿瘤的一些代表性部位,联合化学治疗和(或)靶向生物制剂及放射治疗的综合治疗模式已经成为主要的治疗标准。该表中还总结了不同的疾病部位常用的全身药剂。虽然该列表并不全面,但是其涵盖范围还是较为广泛的,并且综合治疗模式在这些部位肿瘤的治疗中已经有了不可低估的临床影响。

虽然每种实体瘤的治疗结果随着联合治疗的应用有所改善,但是我们仍需要认识到联合放化疗的潜在长期毒性,并尽最大努力降低这些副作用对患者生存和生活质量造成的风险。几项放化疗所引起的迟发效应总结在表 32.5 中。

结束语

化学治疗联合放射治疗的方式已经成为局部晚期肿瘤的一种普遍的治疗方法,强调两种治疗方式的同时给药。在局部控制和患者生存两方面的治疗表现的提升已经通过传统的化学治疗药物实现,例如 5-FU 和铂类药物。然而,对于联合治疗方式而言仍然有非常大的提升空间。选择最有效的药物和最优化的治疗方案仍是一个挑战。

新的化学治疗方案和新颖的以分子为基础的靶

表 32.4 不同部位放化疗策略

病变部位	常规化疗药物	治疗顺序和目的	综合治疗优势
局部晚期头颈部肿瘤	顺铂、5-Fu、羟基脲、卡铂、西妥昔单抗	• 常规应用 • 术后应用	• 常规:器官保护/生存获益 • 术后应用:DFS/LRC 获益;部分患者总生存获益
多形性成胶质细胞瘤	替莫唑胺	• 术后应用 • 部分不可切除患者常规应用	总生存获益
局部晚期/不可切除的非小细胞肺癌	顺铂、卡铂、紫杉醇、依托泊苷、长春新碱	• 常规应用 • 序贯应用	总生存获益
局限期小细胞肺癌	顺铂/依托泊苷	• 常规应用	总生存获益
食管癌	顺铂/5-Fu	• 术前应用 • 常规应用	局部控制、总生存获益
胃癌	5-Fu、亚叶酸钙	• 术后应用	总生存获益
胰腺癌	5-Fu、吉西他滨	• 术后应用 • 部分不可切除患者常规应用	LRC、可能生存获益
局部晚期直肠癌	5-Fu、希罗达	• 术前应用	保护括约肌、提高 DFS
肛管癌	5-Fu、丝裂霉素 C	• 常规应用	提高直肠造瘘术生存期
宫颈癌	顺铂、5-Fu、羟基脲	• 常规应用	总生存获益
膀胱癌	顺铂、5-Fu、丝裂霉素 C	• 常规应用	膀胱保护

5-FU,5-氟尿嘧啶;DFS,无病生存;LRC,局部区域控制。

向治疗药物越来越多。这些药物有较高的增强放射治疗效果的能力,并且由于该类药物在实验室和临床应用中与放射治疗联合使用的评估,使它们成为改善癌症治疗效果中的重要一环。临床前研究不仅可以提供使用给定药物和放射治疗联合应用的生物学基本原理,还可以指导在临床应用中形成更有效的治疗时间表。通过基因分子水平、细胞水平和肿瘤(或正常组织)微环境水平研究分子制剂/化学治疗联合放射治疗相互作用的机制对清楚了解这些药物潜在的放射治疗调节作用和增强放射治疗作用是十分重要的。

生物标记物、分子治疗、成熟的影像学技术和对放射治疗联合化学治疗相互作用效果的进一步理解使得肿瘤治疗的个体化用药成为可能。在设计联合应用分子靶向药物的临床试验时,许多研究组都指出仔细挑选入组患者非常重要。有效的生物标志物的研究和整合也非常重要,因为肿瘤是一种异质体的理论越来越明确。对于个体化医疗我们可以预期到仍然有很多挑战。例如,一旦许多生物标记物被发现,我们应该

表 32.5 联合放化疗的远期毒性

药物	毒性	机制	参考文献
博来霉素	肺炎/肺纤维化	不明确,但与药物总剂量及对肺巨噬细胞、Ⅰ型和Ⅱ型肺泡细胞的影响有关;作用/致死性可通过放射而加重	369–371
放线菌素 D	肝脏病变	放疗后肝功能的改变导致对包括放线菌素在内的药剂的代谢降低,反过来加重肝脏病变	372,373
多柔比星	心肌病变	多柔比星与放射治疗间有附加的相互作用,可以唤起已经发生的放射反应。放射最初作用于内皮细胞,而多柔比星影响心肌结缔组织的基质	374–377
甲氨蝶呤	脑白质病变	甲氨蝶呤本身就能引起该综合征。放射作用于血脑屏障及脉络丛,从而改变甲氨蝶呤的清除,导致其在脑内的浓度更高。当这两种模式联合使用时,效应会增强	378–380
铂类药物	感觉神经性耳聋	只有顺铂会引起这种情况,有研究显示放射治疗同时联合应用铂类药物会引起感觉神经性耳聋	381–384

如何决定在未来的临床研究中哪一种生物标记物较为重要呢？此外，这些研究又由谁提供资金呢？在医疗经费较少的地方，我们是否有足够的经费支持完成研究和新型药物的生产过程呢？

最后，尽管在过去的几十年中关于癌症的治疗有显著的改善，我们仍应当清醒地意识到癌症，尤其是晚期癌症，仍然是致命的疾病。当我们进入到一个有丰富的分子疗法、新的化学治疗药物、更好的放化疗方案、更先进的成像技术和放射治疗照射方式的时代，较好的设计想法和有效的综合治疗的临床试验不断出现，这也会进一步提高我们对抗癌症的能力。

（李彦康　李澄明　王哲　译　刑力刚　校）

部分参考文献

本章全部参考文献请登录网站：http://www.tsttpc.com/download_list.html

1. Herscher LL. Principles of chemoradiation: theoretical and practical considerations. *Oncology (Williston Park)* 1999;13(10 Suppl 5):11–22.
3. Phillips T. Radiation-chemotherapy interactions. In: Pass HI, Johnson DH, eds. *Lung cancer: principles and practice*. Philadelphia: Lippincott-Raven, 1996.
4. Seiwert TY, Salama JK, Vokes EE. The concurrent chemoradiation paradigm–general principles. *Nat Clin Pract Oncol* 2007;4(2):86–100.
6. Steel GG, Peckham MJ. Exploitable mechanisms in combined radiotherapy-chemotherapy: the concept of additivity. *Int J Radiat Oncol Biol Phys* 1979;5(1):85–91.
7. Radford IR. Evidence for a general relationship between the induced level of DNA double-strand breakage and cell-killing after X-irradiation of mammalian cells. *Int J Radiat Biol Relat Stud Phys Chem Med* 1986;49(4):611–620.
8. Kinsella TJ, et al. Enhancement of X ray induced DNA damage by pre-treatment with halogenated pyrimidine analogs. *Int J Radiat Oncol Biol Phys* 1987;13(5):733–739.
9. Elkind MM, Sutton H. X-ray damage and recovery in mammalian cells in culture. *Nature* 1959;184:1293–1295.
10. Iliakis G. Radiation-induced potentially lethal damage: DNA lesions susceptible to fixation. *Int J Radiat Biol Relat Stud Phys Chem Med* 1988;53(4):541–584.
11. Little JB, et al. Repair of potentially lethal radiation damage in vitro and in vivo. *Radiology* 1973;106(3):689–694.
12. Wang Y, Pantelias GE, Iliakis G. Mechanism of radiosensitization by halogenated pyrimidines: the contribution of excess DNA and chromosome damage in BrdU radiosensitization may be minimal in plateau-phase cells. *Int J Radiat Biol* 1994;66(2):133–142.
13. Gregoire V, et al. Radiosensitization of mouse sarcoma cells by fludarabine (F-ara-A) or gemcitabine (dFdC), two nucleoside analogues, is not mediated by an increased induction or a repair inhibition of DNA double-strand breaks as measured by pulsed-field gel electrophoresis. *Int J Radiat Biol* 1998;73(5):511–520.
14. Lawrence TS, et al. Radiosensitization of pancreatic cancer cells by 2',2'-difluoro-2'-deoxycytidine. *Int J Radiat Oncol Biol Phys* 1996;34(4):867–872.
19. Choy H, et al. Investigation of taxol as a potential radiation sensitizer. *Cancer* 1993;71(11):3774–3778.
22. Brown JM, Giaccia AJ. The unique physiology of solid tumors: opportunities (and problems) for cancer therapy. *Cancer Res* 1998;58(7):1408–1416.
23. Brunner TB, et al. Farnesyltransferase inhibitors as radiation sensitizers. *Int J Radiat Biol* 2003;79(7):569–576.
24. Bush RS, et al. Definitive evidence for hypoxic cells influencing cure in cancer therapy. *Br J Cancer Suppl* 1978;3:302–306.
25. Hockel M, et al. Intratumoral pO2 predicts survival in advanced cancer of the uterine cervix. *Radiother Oncol* 1993;26(1):45–50.
26. Nordsmark M, Overgaard M, Overgaard J. Pretreatment oxygenation predicts radiation response in advanced squamous cell carcinoma of the head and neck. *Radiother Oncol* 1996;41(1):31–39.
27. Dische S. A review of hypoxic cell radiosensitization. *Int J Radiat Oncol Biol Phys* 1991;20(1):147–152.
29. Henk JM, Kunkler PB, Smith CW. Radiotherapy and hyperbaric oxygen in head and neck cancer. Final report of first controlled clinical trial. *Lancet* 1977;2(8029):101–103.
31. Tannock IF, Rotin D. Acid pH in tumors and its potential for therapeutic exploitation. *Cancer Res* 1989;49(16):4373–4384.
32. Overgaard J, et al. A randomized double-blind phase III study of nimorazole as a hypoxic radiosensitizer of primary radiotherapy in supraglottic larynx and pharynx carcinoma. Results of the Danish Head and Neck Cancer Study (DAHANCA) Protocol 5–85. *Radiother Oncol* 1998;46(2):135–146.
33. Stephens TJ. Regeneration of tumors after cytotoxic treatment. In: Meyn RE, Withers HR, eds. *Radiation biology in cancer research*. New York: Raven Press, 1980.
34. Milas L, et al. Dynamics of tumor cell clonogen repopulation in a murine sarcoma treated with cyclophosphamide. *Radiother Oncol* 1994;30(3):247–253.
35. Hermens AF, Barendsen GW. The proliferative status and clonogenic capacity of tumour cells in a transplantable rhabdomyosarcoma of the rat before and after irradiation with 800 rad of X-rays. *Cell Tissue Kinet* 1978;11(1):83–100.
36. Withers HR, Taylor JM, Maciejewski B. The hazard of accelerated tumor clonogen repopulation during radiotherapy. *Acta Oncol* 1988;27(2):131–146.
39. Bonner JA, et al. Radiotherapy plus cetuximab for squamous-cell carcinoma of the head and neck. *N Engl J Med* 2006;354(6):567–578.
40. Albini A, Sporn MB. The tumour microenvironment as a target for chemoprevention. *Nat Rev Cancer* 2007;7(2):139–147.
43. Koch U, Krause M, Baumann M. Cancer stem cells at the crossroads of current cancer therapy failures–radiation oncology perspective. *Semin Cancer Biol* 2010;20(2):116–124.
45. Hittelman WN, et al. Are cancer stem cells radioresistant? *Future Oncol* 2010;6(10):1563–1576.
48. Douple EB, Lognan ME. Therapeutic potentiation in a mouse mammary tumour and an intracerebral rat brain tumour by combined treatment with cis-dichlorodiammineplatinum (II) and radiation. *J Clin Hematol Oncol* 1977;30:585–603.
49. Carde P, Laval F. Effect of cis-dichlorodiammine platinum II and X rays on mammalian cell survival. *Int J Radiat Oncol Biol Phys* 1981;7(7):929–933.
50. Begg AC, et al. Radiosensitization in vitro by cis-diammine (1,1-cyclobutanedicarboxylato) platinum(II) (carboplatin, JM8) and ethylenediammine-malonatoplatinum(II) (JM40). *Radiother Oncol* 1987;9(2):157–165.
51. O'Hara JA, Douple EB, Richmond RC. Enhancement of radiation-induced cell kill by platinum complexes (carboplatin and iproplatin) in V79 cells. *Int J Radiat Oncol Biol Phys* 1986;12(8):1419–1422.
52. Amorino GP, Hamilton VM, Choy H. Enhancement of radiation effects by combined docetaxel and carboplatin treatment in vitro. *Radiat Oncol Investig* 1999;7(6):343–352.
56. Kim JS, et al. Radiation enhancement by the combined use of topoisomerase I inhibitors, RFS-2000 or CPT-11, and topoisomerase II inhibitor etoposide in human lung cancer cells. *Radiother Oncol* 2002;62(1):61–67.
57. Amorino GP, et al. Preclinical evaluation of the orally active camptothecin analog, RFS-2000 (9-nitro-20(S)-camptothecin) as a radiation enhancer. *Int J Radiat Oncol Biol Phys* 2000;47(2):503–509.
59. Brown JM. The hypoxic cell: A target for selective cancer therapy - eighteenth Bruce F. Cain Memorial Award Lecture. *Cancer Res* 1998;59:5863–5870.
60. Latz D, et al. Radiosensitizing potential of gemcitabine (2',2'-difluoro-2'-deoxycytidine) within the cell cycle in vitro. *Int J Radiat Oncol Biol Phys* 1998;41(4):875–882.
61. Mason KA, et al. Maximizing therapeutic gain with gemcitabine and fractionated radiation. *Int J Radiat Oncol Biol Phys* 1999;44(5):1125–1135.
64. Rosenberg B, et al. Platinum compounds: a new class of potent antitumour agents. *Nature* 1969;222(5191):385–386.
71. Wodinsky I, et al. Combination radiotherapy and chemotherapy for P388 lymphocytic leukemia in vivo. *Cancer Chemother Rep [2]* 1974;4(1):73–97.
72. Szumiel I, Nias AH. The effect of combined treatment with a platinum complex and ionizing radiation on Chinese hamster ovary cells in vitro. *Br J Cancer* 1976;33(4):450–458.
73. Stratford IJ, Williamson C, Adams GE. Combination studies with misonidazole and a cis-platinum complex: cytotoxicity and radiosensitization in vitro. *Br J Cancer* 1980;41(4):517–522.
74. Dewit L. Combined treatment of radiation and cisdiamminedichloroplatinum (II): a review of experimental and clinical data. *Int J Radiat Oncol Biol Phys* 1987;13(3):403–426.
76. Amorino GP, et al. Radiopotentiation by the oral platinum agent, JM216: role of repair inhibition. *Int J Radiat Oncol Biol Phys* 1999;44(2):399–405.
77. Choy H. Satraplatin: an orally available platinum analog for the treatment of cancer. *Expert Rev Anticancer Ther* 2006;6(7):973–982.
78. Choy H, Park C, Yao M. Current status and future prospects for satraplatin, an oral platinum analogue. *Clin Cancer Res* 2008;14(6):1633–1638.
84. Manfredi JJ, Horwitz SB. Taxol: an antimitotic agent with a new mechanism of action. *Pharmacol Ther* 1984;25(1):83–125.
86. Ringel I, Horwitz SB. Studies with RP 56976 (taxotere): a semisynthetic analogue of Taxol. *J Natl Cancer Inst* 1991;83(4):288–291.
87. Hall EJ. *Radiobiology for the radiologist*. 4th ed. Philadelphia: Lippincott, 1994.
93. Altmann KH, Wartmann M, O'Reilly T. Epothilones and related structures–a new class of microtubule inhibitors with potent in vivo antitumor activity. *Biochim Biophys Acta* 2000;1470(3):M79–M91.
96. Hofstetter B, et al. Patupilone acts as radiosensitizing agent in multidrug-resistant cancer cells in vitro and in vivo. *Clin Cancer Res* 2005;11(4):1588–1596.
102. McGinn CJ, Kinsella TJ. The experimental and clinical rationale for the use of S-phase-specific radiosensitizers to overcome tumor cell repopulation. *Semin Oncol* 1992;19(4 Suppl 11):21–28.
106. Plunkett W, et al. Gemcitabine: metabolism, mechanisms of action, and self-potentiation. *Semin Oncol* 1995;22(4 Suppl 11):3–10.
110. Choy H, et al. RTOG 0017: a phase I trial of concurrent gemcitabine/carboplatin or gemcitabine/paclitaxel and radiation therapy ("ping-pong trial") followed by adjuvant chemotherapy for patients with favorable prognosis inoperable stage IIIA/B non-small cell lung cancer. *J Thorac Oncol* 2009;4(1):80–86.
116. Norman P. Pemetrexed disodium (Eli Lilly). *Curr Opin Investig Drugs* 2001;2(11):1611–1622.
117. Bischof M, et al. Interaction of pemetrexed disodium (ALIMTA, multitargeted antifolate) and irradiation in vitro. *Int J Radiat Oncol Biol Phys* 2002;52(5):1381–1388.
122. Govindan R, et al. Randomized phase II study of pemetrexed, carboplatin, and thoracic radiation with or without cetuximab in patients with locally advanced unresectable non-small-cell lung cancer: Cancer and Leukemia Group B trial 30407. *J Clin Oncol* 2011;29(23):3120–3125.
131. Hsiang YH, Liu LF. Identification of mammalian DNA topoisomerase I as an intracellular target of the anticancer drug camptothecin. *Cancer Res* 1988;48(7):1722–1726.
136. Chakravarthy A, Choy H. A phase I trial of outpatient weekly irinotecan/carboplatin and concurrent radiation for stage III unresectable non small-cell lung cancer: a Vanderbilt-Ingram Cancer Center Affiliate Network Trial. *Clin Lung*

Cancer 2000;1(4):310–311.
139. Stupp R, et al. Radiotherapy plus concomitant and adjuvant temozolomide for glioblastoma. *N Engl J Med* 2005;352(10):987–996.
140. Hegi ME, et al. MGMT gene silencing and benefit from temozolomide in glioblastoma. *N Engl J Med* 2005;352(10):997–1003.
142. Sartorelli AC, et al. Mitomycin C: a prototype bioreductive agent. *Oncol Res* 1994;6(10–11):501–508.
143. Bristow RG. Molecular and cellular basis of radiotherapy. In: Tannock IF, Hill R, eds. *The basic science of oncology*. Montreal: McGraw-Hill, 1998.
162. Green MR, et al. Abraxane, a novel Cremophor-free, albumin-bound particle form of paclitaxel for the treatment of advanced non-small-cell lung cancer. *Ann Oncol* 2006;17(8):1263–1268.
173. Wiedenmann N, et al. 130-nm albumin-bound paclitaxel enhances tumor radiocurability and therapeutic gain. *Clin Cancer Res* 2007;13(6):1868–1874.
184. Yuhas JM, Storer JB. Differential chemoprotection of normal and malignant tissues. *J Natl Cancer Inst* 1969;42(2):331–335.
187. Arora R, et al. Radioprotection by plant products: present status and future prospects. *Phytother Res* 2005;19(1):1–22.
190. Brizel DM, et al. Phase III randomized trial of amifostine as a radioprotector in head and neck cancer. *J Clin Oncol* 2000;18(19):3339–3345.
194. Fu KK, et al. A Radiation Therapy Oncology Group (RTOG) phase III randomized study to compare hyperfractionation and two variants of accelerated fractionation to standard fractionation radiotherapy for head and neck squamous cell carcinomas: first report of RTOG 9003. *Int J Radiat Oncol Biol Phys* 2000; 48(1):7–16.
195. Ang K, Zhang Q, Wheeler RH, et al. A phase III trial (RTOG 0129) of two radiation-cisplatin regimens for head and neck carcinomas (HNC): impact of radiation and cisplatin intensity on outcome. *J Clin Oncol* 2010;28(15s, 2010 [suppl; abstr 5507]).
196. Belani CP, et al. Phase III study of the Eastern Cooperative Oncology Group (ECOG 2597): induction chemotherapy followed by either standard thoracic radiotherapy or hyperfractionated accelerated radiotherapy for patients with unresectable stage IIIA and B non-small-cell lung cancer. *J Clin Oncol* 2005;23(16): 3760–3767.
197. Saunders M, et al. Continuous hyperfractionated accelerated radiotherapy (CHART) versus conventional radiotherapy in non-small-cell lung cancer: a randomised multicentre trial. CHART Steering Committee. *Lancet* 1997;350 (9072):161–165.
198. Brizel DM, et al. Hyperfractionated irradiation with or without concurrent chemotherapy for locally advanced head and neck cancer. *N Engl J Med* 1998;338(25): 1798–1804.
206. Harari PM, Allen GW, Bonner JA. Biology of interactions: antiepidermal growth factor receptor agents. *J Clin Oncol* 2007;25(26):4057–4065.
207. Huang SM, Bock JM, Harari PM. Epidermal growth factor receptor blockade with C225 modulates proliferation, apoptosis, and radiosensitivity in squamous cell carcinomas of the head and neck. *Cancer Res* 1999;59(8):1935–1940.
215. Kelly K, et al. Phase III trial of maintenance gefitinib or placebo after concurrent chemoradiotherapy and docetaxel consolidation in inoperable stage III non-small-cell lung cancer: SWOG S0023. *J Clin Oncol* 2008;26(15):2450–2456.
216. Ang KK, Zhang QE, Rosenthal DI, et al. A randomized phase III trial (RTOG 0522) of concurrent accelerated radiation plus cisplatin with or without cetuximab for stage III-IV head and neck squamous cell carcinomas (HNC). *J Clin Oncol* 2011; 29(suppl; abstr 5500).
220. Giaccone G, et al. Gefitinib in combination with gemcitabine and cisplatin in advanced non-small-cell lung cancer: a phase III trial–INTACT 1. *J Clin Oncol* 2004;22(5):777–784.
221. Herbst RS, et al. Gefitinib in combination with paclitaxel and carboplatin in advanced non-small-cell lung cancer: a phase III trial–INTACT 2. *J Clin Oncol* 2004;22(5):785–794.
222. Lynch TJ, et al. Activating mutations in the epidermal growth factor receptor underlying responsiveness of non-small-cell lung cancer to gefitinib. *N Engl J Med* 2004;350(21):2129–2139.
253. Jain RK. Normalization of tumor vasculature: an emerging concept in antiangiogenic therapy. *Science* 2005;307(5706):58–62.
254. Willett CG, et al. Direct evidence that the VEGF-specific antibody bevacizumab has antivascular effects in human rectal cancer. *Nat Med* 2004;10(2):145–147.
255. Garcia-Barros M, et al. Tumor response to radiotherapy regulated by endothelial cell apoptosis. *Science* 2003;300(5622):1155–1159.
256. Kim DW, et al. Molecular strategies targeting the host component of cancer to enhance tumor response to radiation therapy. *Int J Radiat Oncol Biol Phys* 2006;64(1):38–46.
267. Spigel DR, et al. Tracheoesophageal fistula formation in patients with lung cancer treated with chemoradiation and bevacizumab. *J Clin Oncol* 2010;28(1): 43–48.
274. Lebrin F, et al. Thalidomide stimulates vessel maturation and reduces epistaxis in individuals with hereditary hemorrhagic telangiectasia. *Nat Med* 2010;16(4): 420–428.
305. Soda M, et al. Identification of the transforming EML4-ALK fusion gene in non-small-cell lung cancer. *Nature* 2007;448(7153):561–566.
307. Kwak EL, et al. Anaplastic lymphoma kinase inhibition in non-small-cell lung cancer. *N Engl J Med* 2010;363(18):1693–1703.
335. Bernhard EJ, et al. Direct evidence for the contribution of activated N-ras and K-ras oncogenes to increased intrinsic radiation resistance in human tumor cell lines. *Cancer Res* 2000;60(23):6597–6600.
342. McKenna WG, et al. The role of the H-ras oncogene in radiation resistance and metastasis. *Int J Radiat Oncol Biol Phys* 1990;18(4):849–859.
359. Chalmers A, et al. PARP-1, PARP-2, and the cellular response to low doses of ionizing radiation. *Int J Radiat Oncol Biol Phys* 2004;58(2):410–419.
360. Bryant HE, et al. Specific killing of BRCA2-deficient tumours with inhibitors of poly(ADP-ribose) polymerase. *Nature* 2005;434(7035):913–917.
361. Farmer H, et al. Targeting the DNA repair defect in BRCA mutant cells as a therapeutic strategy. *Nature* 2005;434(7035):917–921.
367. Paik S, et al. A multigene assay to predict recurrence of tamoxifen-treated, node-negative breast cancer. *N Engl J Med* 2004;351(27):2817–2826.
369. Coppin CM, et al. Improved local control of invasive bladder cancer by concurrent cisplatin and preoperative or definitive radiation. The National Cancer Institute of Canada Clinical Trials Group. *J Clin Oncol* 1996;14(11):2901–2907.
371. Samuels ML, et al. Large-dose bleomycin therapy and pulmonary toxicity. A possible role of prior radiotherapy. *JAMA* 1976;235(11):1117–1120.
374. Billingham ME, et al. Adriamycin cardiotoxicity: endomyocardial biopsy evidence of enhancement by irradiation. *Am J Surg Pathol* 1977;1(1):17–23.
378. Allen JC, et al. Leukoencephalopathy following high-dose intravenous methotrexate chemotherapy: quantitative assessment of white matter attenuation using computed tomography. *Neuroradiology* 1978;16:44–47.
379. Keime-Guibert F, Napolitano M, Delattre JY. Neurological complications of radiotherapy and chemotherapy. *J Neurol* 1998;245(11):695–708.

第 3 篇　临床放射肿瘤学

第 1 部分　皮肤癌

第 33 章
皮肤癌

William M. Mendenhall, Anthony A. Mancuso, Jessica M. Kirwan, John W. Werning, Franklin P. Flowers

本章主要讨论皮肤癌和恶性黑色素瘤，罕见的皮肤恶性肿瘤如血管肉瘤和隆突性皮肤纤维肉瘤将在别处另做讨论。大部分皮肤癌需要手术治疗，由于头颈部肿瘤术后会造成功能性外观缺陷，本章重点就该问题进行讨论。

皮肤癌在所有恶性肿瘤中最常见，美国癌症协会虽然没有报道确切数字，但估计美国每年确诊的基底细胞癌(BCC)和鳞状细胞癌(SCC)大约有 200 万人[1]。日光照射可使皮肤癌的患病风险增加。肤色较深的人皮肤癌的发病率较低；肤色较浅、面色红润的苏格兰、爱尔兰人皮肤癌的发病率相对较高。死亡率约为每年 1800 人，或 0.45%。

以下几个方面与皮肤癌相关：

- 日光照射。
- 电离辐射。
- 瘢痕(如烧伤瘢痕)。
- 慢性引流窦道或瘘管(如藏毛窦)。
- 免疫系统疾病。
  - 慢性淋巴细胞白血病。
  - 实体器官移植患者。
  - 盘状红斑狼疮。
- 化学制品。
  - 砷剂(除草剂、杀虫剂)。
  - 补骨脂素和紫外线（PUVA 疗法）治疗牛皮癣、银屑病[54]。
  - 硝酸盐。
  - 焦油、石油和石蜡。
- 遗传性疾病。
  - 着色性干皮病。
  - 基底细胞痣综合征。
  - 白化病。
  - 先天性大疱性表皮松解症。

恶性黑色素瘤较 BCC 和 SCC 少见，Jemal 等[2]估计 2010 年美国约有 68 130 例恶性黑色素瘤患者，约 8700 人会因该病而死亡。

解剖

颜面部表皮比身体绝大部分的表皮都薄，厚约 0.04mm。表皮厚度一般不随年龄的增长而变化，男女之间也没有显著差异。

真皮包括血管、淋巴管、附属器、毛囊、汗腺和皮脂腺，厚 1~2mm；眼睑处的真皮较薄，≤0.6mm。真皮以下为皮下组织，包括脂肪与浅筋膜。从真皮到皮下组织层没有明显的过渡。

淋巴系统

表皮内没有淋巴管，浅层的毛细淋巴管位于真皮且无瓣膜结构[3],真皮和皮下组织内位置较深的淋巴干具有瓣膜结构。除了脚掌和手掌的毛细淋巴管分布密度相对较大外,身体其他部位的毛细淋巴管分布密度基本一致。研究表明,皮肤的SCC和恶性黑色素瘤特别容易发生淋巴转移[4]。在伤口愈合的过程中,如切口或烧伤,瘢痕组织中毛细淋巴管的再生类似于小血管的再生[3]。

头面部皮肤癌转移的第一站淋巴结是颈部以上的环状浅表淋巴网:颏下(IA水平)、颌下(IB水平)、腮腺区、耳后(乳突)、枕部淋巴结以及位置多变的面部淋巴结。

病理学

最常见的皮肤癌是BCC(65%),其次为SCC(30%),或是其变异型癌和附属器癌。Merkel细胞癌(MCC)是一种罕见的皮肤神经内分泌肿瘤,于1972年首先被Toker所描述[5]。疣状癌,作为SCC的一个亚型,最常发生在足部,头颈部较少见。原位癌(CIS)常发生在头颈部。2%~3%的BCC和SCC患者会发生周围神经浸润(PNI)[6]。

非皮肤癌(如肾细胞癌)可能转移到皮肤和皮下组织。

基底细胞癌(BCC)

BCC通常起源于上皮的基底层,在同一肿瘤中可能合并各种各样的生长模式,肉眼观和镜下观具有不同的名称,且具有不同的临床意义。硬化型BCC具有体表病灶小和明显浸润的特点,因为具有高复发的风险,所以是一个重要的亚型。微囊性BCC是BCC的组织学亚型,与常见的组织学亚型具有相同的自然病程。一些病变会合并BCC和SCC成分(基底SCC或异型BCC)。

BCC在肉眼观和镜下观都可以观察到黑色素成分。

鳞状细胞癌(SCC)

SCC及其变异型癌(如疣状癌、梭形细胞癌)与其他部位的鳞状细胞癌在组织学上相似,大部分都容易鉴别。Evans和Smith[7]确定了两种类型的皮肤梭形细胞癌:一种是由SCC与梭形细胞成分混合组成;另一种主要是由梭形细胞组成。这两种类型中的梭形细胞成分相似,都可以看到有丝分裂、巨细胞和上皮样细胞。

角化棘皮瘤

角化棘皮瘤是一种良性的皮肤肿瘤,与囊性BCC的肉眼观、SCC或鳞状上皮乳头状瘤的镜下观非常相似。部分组织学诊断困难的原因是由于未取得充分的活检标本。Ackerman[8]总结为“角化棘皮瘤的诊断只能由最终退化的生物学行为的绝对肯定来确定。”

附属器癌

附属器癌可能来自于汗腺、皮脂腺或毛囊的上皮细胞以及镜下类似于上皮的组织。汗腺癌起源于小汗腺或大汗腺,但无确切的组织学区分标准。在未发生转移的情况下,难以区分汗腺肿瘤的良恶性。附属器癌的鉴别诊断包括腺癌的皮肤转移,以及具有腺样囊性生长模式的BCC和SCC。附属器癌在第一次活检时常被误诊。起源于毛囊的恶性毛根鞘瘤极其罕见。

微囊性附属器癌(硬化性汗管癌)是一种罕见的附属癌,1982年首次被描述。病变通常发生在上嘴唇或眼眶周围的皮肤,常表现为未直接侵犯上覆表皮的硬化性斑块,倾向于缓慢生长和局部浸润[9-11]。微囊性附属器癌具有术后局部复发的倾向和周围神经浸润的特点,淋巴结转移较罕见,放疗的作用不确定。

Merkel细胞癌(MCC)

MCC是一种发生于皮肤的小细胞神经内分泌肿瘤,它和发于身体其他部位的神经内分泌肿瘤一样,可以分泌神经元特异性烯醇化酶,在肿瘤细胞内也含有膜结合的神经内分泌颗粒。以前,在广泛复发前很难正确诊断MCC,经常被误诊为BCC、淋巴瘤、附属器癌,或身体其他部位的癌变发生的皮肤转移(如肺小细胞癌或甲状腺髓样癌)[12]。

恶性黑色素瘤

恶性黑色素瘤起源于黑色素细胞,黑色素细胞存在于表皮和身体的其他部位,包括眼睛、呼吸道、胃肠道和泌尿生殖道。

扩散方式

具体部位病变的扩散方式将在“治疗方式的选择”部分加以概述。一些病变局限于表皮(如原位癌)并可能侵及大片皮肤。较大的原位病变多发生在躯干,但小面积的原位癌常发生于头颈部。

基底细胞癌和鳞状细胞癌

BCC 和 SCC 通常分化良好,大多生长缓慢,边界清晰;小部分分化较差且生长迅速。BCC 多发生于颜面部中心区域,而 SCC 多发生于双耳、耳前、颞区、头皮及颈部皮肤。

大多数病变局限于皮肤表面,并以圆周生长的方式侵入邻近的表皮。当病变侵入真皮时通常局限于真皮浅层(即真皮的乳头层),最终会穿透真皮的网状层、皮下组织及其他深层结构。少数皮肤癌倾向于皮下生长,其表面病灶与皮下的广泛生长无明显关系,这在复发性肿瘤中更常见。大多数早期 BCC 和 SCC 有序地浸润真皮浅层,这样便于成功地进行局部治疗。BCC 和 SCC 都可侵犯软骨和骨,进而发生周围神经浸润,最终侵入淋巴管(不常见)。除复发者外,BCC 淋巴转移率较低,而 SCC 淋巴转移率为 10%~15%。

SCC 可发生远处转移,而 BCC 很少发生远处转移。

异型 BCC 的复发率和远处转移率介于 BCC 和 SCC 之间[13]。

皮肤梭形细胞癌的肉眼观和生长模式类似于 SCC。

汗腺癌

汗腺癌的发病率男女相当,虽然也可能发生于青壮年,但主要见于老年人。病变一般表现为皮下结节或肿块,可单发或多发,较大的病变可发生溃疡。汗腺癌最常发生于眼睑、面部和头皮,增长速度从慢到快,肿瘤可能几年内变化不大,然后突然开始增长。常发生周围神经浸润,也会出现局部和远处转移。头皮的病变最可能发生局部淋巴结转移。

据报道,汗腺癌术后复发很常见,且往往呈多灶性[14,15]。关于放疗的数据较少[15],据我们有限的经验,放疗对汗腺癌有效,特别是与手术切除联合应用时。

汗腺腺癌是一种产生黏蛋白的罕见肿瘤,约 1/2 发生在眼睑,1/4 发生在面部和头皮,最常见于中年男性。Wright 和 Font[16]报道了 21 例发生于眼睑的汗腺癌,其中 8 例(38%)发生了一个或多个部位的复发,1 例在 15 年后死于经久不愈的面部广泛病变,仅 1 例发生了颌下淋巴结转移,经颈淋巴结清扫术治疗成功[16]。头颈部的汗腺癌发生局部或远处转移者较罕见。

皮脂腺癌

皮脂腺癌比较罕见,主要发生于眼睑部,尤其是老年女性的上眼睑,也可发生于下眼睑、泪阜、头颈部皮肤。皮脂腺癌往往生长缓慢,但也可发生局部浸润、局部和远处转移。因为病变往往向其周围和深部侵犯,术后局部复发较常见。局部淋巴结转移率约为 20%,少数患者会出现远处转移[17]。经常由于错误的组织学诊断而导致不适当的治疗。

角化棘皮瘤

角化棘皮瘤早期为良性的、圆形的皮肤硬结,可在很短的时间内(通常为数周)长到 1~2cm。随着病变的进展,硬结中心独立生长,且可脱落形成小的火山口样病变。多发生在头颈部的暴露部位,唇红部位不太可能发生。男性发病率是女性的 2 倍。尽管也可能见于 20 多岁的成年人,但更多见于 40 岁以上人群。

基底细胞痣综合征

基底细胞痣综合征是一种常染色体显性遗传性疾病,具有高水平的外显率,但临床表现多变。临床综合征可由以下几种或全部组成:

- 多形性 BCC(只是初期的发展趋势和暴露的皮肤区域不同)
- 颌骨囊肿(常见)
- 手掌或足底小窝
- 骨骼异常(如手指短、宽)
- 异位钙化
- 眼肌麻痹
- 错构瘤
- 表皮囊肿

发病年龄多为 20~30 岁,大多有家族史[18]。

Merkel细胞癌(MCC)

MCC 主要发生于 60~80 岁的男性白种人[19]。病变多表现为无痛性、突起于皮肤的结节或肿块,颜色可为红色、粉红色或蓝色,可有边界不清,并有完整的表皮覆盖。大多数病变确诊时直径<2cm[19]。人类多瘤病毒被认为是大部分患者的病因,MCC 细胞中的人类多瘤病毒 DNA 可能与预后的改善相关[19]。

MCC 呈侵袭性生长。依据美国国家癌症研究所监测、流行病学及最终结果(SEER)的数据库,Mojica 等[20]报道了 1665 例 MCC 患者在确诊时的疾病状态:局部浸润者 55%,局部淋巴结阳性者 31%,远处转移者 6%,未统计者 8%。

恶性黑色素瘤

与BCC和SCC相比,恶性黑色素瘤更具侵袭性,更易发生局部淋巴结转移和血行播散。局部和(或)远处转移的可能性与原发性肿瘤的浸润深度有关。前哨淋巴结活检(SLNB)阳性率与原发灶浸润深度的关系如表33.1所示。

淋巴系统

皮肤SCC淋巴转移的总风险为10%~15%,且风险随着病变大小、浸润深度、组织学等级和复发次数的增加而增加。

未经治疗的BCC发生淋巴结转移的风险< 1%,且与病变的大小、浸润深度和组织学亚型无关。复发BCC的淋巴结转移风险增加,尤其是在近几年内出现多次复发的患者。但在没有复发病史的情况下,淋巴转移罕见。淋巴转移可能发生于原发灶治疗后的几年内。当发生淋巴转移时,淋巴结转移灶往往是孤立的。

临床表现

症状

BCC或SCC共同的病史为在皮肤表面之上或紧邻皮肤表面之下缓慢生长,通常有经久不愈的伤口。除非病变较大,其他症状如出血或疼痛不常见,即使出现,症状也相对较轻。有周围神经受侵的患者可能会产生感觉异常,特别是可能会有蠕虫爬行在皮肤上的感觉(蚁行感)。周围神经受侵通常见于面部中央区域病变,最常累及V2和(或)第Ⅶ脑神经[6]。晚期、易被忽视的病变包括骨和软骨破坏、眼眶受侵和局部转移。这些晚期病变的症状通常很少,即使有,患者也是很晚才去咨询医生。

恶性黑色素瘤通常表现为颜色、形状和(或)大小不一的色素性皮损。恶性黑色素瘤大多数为原发性,也有一些是由于良性痣恶变。偶有患者出现局部或远处转移,但无明显的原发灶。

体格检查

应记录原发灶的部位、大小和活动性。根据原发灶的位置,可以对周围神经受侵及可能出现的软骨下骨质受侵进行评估。即使局部淋巴结不常受侵,也须仔细检查。由于局部淋巴结转移较罕见,且皮肤癌患者的淋巴转移往往不循常规,所以淋巴结转移经常被漏诊。虽然淋巴转移可能发生于原发病灶处理后的几个月内,但某些病例也可发生于多年以后。原发病灶干预和淋巴结转移之间的时间间隔≥5年很常见。同时患有慢性淋巴细胞白血病和皮肤癌的患者,往往有淋巴结肿大,

表33.1 原发灶浸润深度vs.前哨淋巴结活检阳性率

研究系列	原发部位	浸润深度(例数)			
		≤1mm	1.01~2.00mm	2.01~4.00mm	>4.00mm
Rousseau等,2003[21] 得克萨斯大学 MD安德森癌症中心	多发性	4%(388)	12%(522)	28%(314)	44%(151)
Emery等,2007[22] 俄勒冈大学	多发性	2%(41)	13%(85)	20%(35)	27%(11)
Paek等,2007[23] 密歇根大学	多发性	—	19%(490)	32%(301)	45%(119)
Kruper等,2006[24] 宾夕法尼亚大学	多发性	5%(251)	10%(228)	20%(140)	38%(63)
Leong等,2006[25] 多中心研究	头颈部	3%(134)	7%(230)	21%(160)	13%(63)
Berk等,2005[26] 斯坦福大学	多发性	0%(45)	18%(115)	19%(64)	16%(32)

From Mendenhall WM, Amdur RJ, Grobmyer SR, et al. Adjuvant radiotherapy for cutaneous melanoma. *Cancer* 2008;112 (6):1189-1196, with permission.

且在同一淋巴结中可能有 SCC 和白血病的成分。

诊断及分期方法

绝大多数病变治疗前应进行活检组织学检查，但对于具有典型皮肤癌表现、将要接受放疗的老年患者，活检不是必需的。

没有重要器官的皮肤区域(即不包括眼睑、耳部或眶周的区域)的小病灶通常可在取活检的同时进行手术切除。对于较大的病变，或者手术切除会造成功能或外观缺损的病变，首先需要进行小范围的切除活检或皮肤点式活检。皮肤点式活检应包括皮下脂肪，因为点式活检所取得的标本量较小，所以禁用于角化棘皮瘤和 SCC 的鉴别。

在鉴别 BCC 和 SCC 时要考虑以下几个方面：

- 老年角化病
- 角化棘皮瘤
- 无色素痣
- 恶性黑色素瘤
- 皮角
- 银屑病
- 淋巴瘤(蕈样肉芽肿)
- 软组织肉瘤(隆突性皮肤纤维肉瘤)
- 血管肉瘤
- 转移癌
- 皮肤附属器癌
- MCC

分期

2010 年美国癌症联合委员会(AJCC)发布的 BCC/SCC 和恶性黑色素瘤分期见表 33.2 和表 33.3。虽然 AJCC 的分期系统包含 MCC 分期，但我们更乐于采用 Yiengpruksawan 系统对这类罕见疾病的分期标准，因为它简单易行：Ⅰ期，限于局部；Ⅱ期，局部淋巴结转移；Ⅲ期，远处转移[27]。

影像学诊断

CT 和 MRI 仅适合于正在接受治疗的某些特定患者。CT 主要用于显示骨受侵和淋巴结转移。对于周围神经受侵的显示，MRI 优于 CT[28]。正电子发射断层扫描(PET)可用于检测 MCC、恶性黑色素瘤患者的局部和远处转移。

表 33.2 基底细胞癌和鳞状细胞癌 2010 年 AJCC 分期系统

原发肿瘤(T)[a]			
TX	原发肿瘤无法评估		
T0	无原发肿瘤证据		
Tis	原位癌		
T1	肿瘤最大径≤2cm，且高危特征<2 个		
T2	肿瘤最大径>2cm，或不论大小，高危特征≥2 个		
T3	肿瘤侵犯上颌骨、下颌骨、眼眶或颞骨		
T4	肿瘤侵犯骨骼(中轴骨和四肢骨)，或侵犯颅底周围神经		
深度/侵犯	深度>2 mm		
	Clark 分级≥Ⅳ级		
	周围神经侵犯		
解剖位置	原发部位在耳部		
	原发部位在无毛发的唇部		
分化程度	低分化或未分化		
局部淋巴结(N)			
NX	无法评估局部淋巴结情况		
N0	无局部淋巴结转移		
N1	同侧单个淋巴结转移，最大径≤3cm		
N2	同侧单个淋巴结转移，最大径>3cm，但≤6cm；或同侧多个淋巴结转移，最大径≤6cm；或双侧或对侧淋巴结转移，最大径≤6cm		
N2a	同侧单个淋巴结转移，最大径>3cm，但≤6cm		
N2b	同侧多个淋巴结转移，最大径≤6cm		
N2c	双侧或对侧淋巴结转移，最大径≤6cm		
N3	淋巴结转移最大径>6cm		
远处转移(M)			
M0	无远处转移		
M1	有远处转移		
分期	T	N	M
0 期	Tis	N0	M0
Ⅰ期	T1	N0	M0
Ⅱ期	T2	N0	M0
Ⅲ期	T3	N0	M0
	T1~3	N1	M0
Ⅳ期	T1~3	N2	M0
	任何 T	N3	M0
	T4	任何 N	M0
	任何 T	任何 N	M1

[a] 原发肿瘤(T)分期的高危特征。

From American Joint Committee on Cancer. Cutaneous squamous cell carcinomas and other cutaneous carcinomas. In: *Cancer staging handbook*, 7th ed. Chicago, IL: Springer, 2010:359–376, with permission.

表 33.3 恶性黑色素瘤 2010AJCC 分期系统

TNM 分期

原发肿瘤(T)

TX	原发肿瘤无法评估(如刮除术后或严重退化的恶性黑色素瘤)	
T0	无原发肿瘤证据	
Tis	原位恶性黑色素瘤	
T1	病灶厚度≤1.0 mm	
T2	病灶厚度为 1.01 ~ 2.0 mm	
T3	病灶厚度为 2.01 ~ 4.0 mm	
T4	病灶厚度>4.0 mm	

注:如下T分期中的"a"和"b"亚期是基于溃疡和每平方毫米的有丝分裂率:

T 分期	厚度(mm)	溃疡状态/有丝分裂率
T1	≤1.0	a:无溃疡且有丝分裂率<1/mm^2
		b:有溃疡或有丝分裂率≥1/mm^2
T2	1.01 ~ 2.0	a:无溃疡
		b:有溃疡
T3	2.01 ~ 4.0	a:无溃疡
		b:有溃疡
T4	>4.0	a:无溃疡
		b:有溃疡

局部淋巴结(N)

NX	无法评估局部淋巴结转移情况(例如,之前因其他原因被切除)
N0	无局部淋巴结转移
N1~3	基于局部淋巴结转移的数目、有无淋巴管内转移(通路中转移或卫星转移灶)

注:N1~3 和 a~c 亚期如下所示:

N 分期	淋巴结转移的数目	淋巴结转移的状态
N1	1个淋巴结转移	a:微转移[a]
		b:宏转移[b]
N2	2 ~ 3个淋巴结转移	a:微转移[a]
		b:宏转移[b]
		c:无淋巴结转移,但有通路中转移或卫星转移灶
N3	≥4个淋巴结转移,或融合的淋巴结转移,或淋巴结转移伴通路中转移或卫星灶	

远处转移(M)

M0	无远处转移证据
M1a	远处皮肤、皮下组织或淋巴结转移
M1b	肺转移
M1c	其他内脏转移,或转移到任何部位伴血清 LDH 升高

注:血清 LDH 纳入 M 分期如下所示:

M 分期	部位	血清 LDH
M1a	远处皮肤、皮下组织或淋巴结转移	正常
M1b	肺转移	正常
M1c	其他内脏转移	正常
	任何远处转移	升高

(待续)

表 33.3(续)

解剖分期/预后分组

临床分期[c]				病理分期[d]			
0 期	Tis	N0	M0	0 期	Tis	N0	M0
ⅠA 期	T1a	N0	M0	ⅠA 期	T1a	N0	M0
ⅠB 期	T1b	N0	M0	ⅠB 期	T1b	N0	M0
	T2a	N0	M0		T2a	N0	M0
ⅡA 期	T2b	N0	M0	ⅡA 期	T2b	N0	M0
	T3a	N0	M0		T3b	N0	M0
ⅡB 期	T3b	N0	M0	ⅡB 期	T3b	N0	M0
	T4a	N0	M0		T4a	N0	M0
ⅡC 期	T4b	N0	M0	ⅡC 期	T4b	N0	M0
Ⅲ期	任何 T	≥N1	M0	ⅢA 期	T1~4a	N1a	M0
				ⅢB 期	T1~4a	N2a	M0
				ⅢC 期	T1~4b	N1a	M0
					T1~4b	N2a	M0
					T1~4a	N1b	M0
					T1~4a	N2b	M0
					T1~4a	N2c	M0
					T1~4b	N1b	M0
					T1~4b	N2b	M0
					T1~4b	N2c	M0
					任何 T	N3	M0
Ⅳ期	任何 T	任何 N	M1	Ⅳ期	任何 T	任何 N	M1

[a] 微转移是通过前哨淋巴结活检和淋巴结清扫完成(若已进行的话)确诊的。

[b] 宏转移是指临床上能触到的转移淋巴结,并由淋巴结清扫术后证实;或者是肉眼可见的淋巴结包膜外侵。

[c] 临床分期包括原发性恶性黑色素瘤的微分期和临床/影像学对转移的判断。根据惯例,它应该用于原发黑色素瘤完整切除后的局部和远处转移的临床评估。

[d] 病理分期包括原发黑色素瘤的微分期及部分或完整的淋巴结清扫术后局部淋巴结的病理信息。病理 0 期或 IA 期例外,因其不需要淋巴结的病理评估。

AJCC,美国癌症联合委员会;LDH,乳酸脱氢酶。

From American Joint Committee on Cancer. Melanoma of the skin. In: *Cancer staging handbook*, 7th ed. Chicago, IL: Springer, 2010:387–415, with permission.

治疗方式的选择

基底细胞癌(BCC)和鳞状细胞癌(SCC)

对于早期的 BCC 和 SCC,手术和放疗的疗效相似[29],因此,治疗方式的选择取决于其他参数,包括功能、美观、患者的年龄、便捷度、成本、合适的放疗设备和患者的意愿。晚期患者如果肿瘤可切除且功能保留和美容效果可以接受的话,最好选择手术联合辅助放疗。

单纯放疗

位于非功能区如脸颊或额头处的小皮肤癌,可以很容易地进行切除,以最小的损失获得良好的美容效果,因此,手术切除通常是治疗这类病变的首选。手术可使年轻患者免于放疗,因为长期的随访显示,放疗的晚期不良反应随着时间的延长而逐渐加重,与手术切除和重建相比,放疗的美容效果较差。相反,对于眼睑、外耳或鼻子等部位的早期皮肤癌,手术切除后需要复杂的重建,可能会导致明显的外观缺损,不如放疗的美容效果好。老年患者的生存期较短,而且围术期发生并发症的风险较高,放疗更适合。

局部晚期皮肤癌患者的治疗方式较难选择,虽然在某些情况下,联合手术和放疗可以提高治愈的可能性,但美容效果较差,不易被接受。若能手术,可行术后放疗;若不能手术,可行单纯放疗。当皮肤癌侵犯骨和(或)软骨时,虽然放疗可增加骨或软骨坏死的风险,但并发症发生的风险相对较低[30,31],头皮和胫骨前侧的晚期皮肤癌除外,因为此处皮肤与骨之间几乎没有其他组织。根治性放疗所致的放射性骨坏死(ORN)需要手术干预。

周围神经受侵的肿瘤是不可能完全切除的,也不可行,如海绵窦受侵,只能选择放疗。次全切除不能提高治愈的可能性,只会增加并发症的发生率。

辅助放疗

如果手术的病理结果显示局部高复发风险,如切缘阳性或甚近和(或)神经、软骨、骨受侵,术后需进行补充放疗。大部分术后切缘阳性的早期皮肤癌患者不会局部复发。若病变为BCC,可不做术后放疗。原发部位位于非功能区皮肤,患者依从性好,能按时返院进行密切随访,而且挽救性手术可以完整地切除复发肿瘤,并有很好的美容效果。鼻子、眼睑或耳朵部位的BCC会侵犯主要的神经干,当切缘阳性时需要立即进行进一步治疗。鼻子、眼睑或耳朵部位的BCC复发风险可能大于非功能区的病变,且复发的后果更严重。对于医疗条件较差及可能无法活到到肿瘤复发的老年患者,推荐行密切观察。异型的BCC比BCC更具侵袭性,术后切缘阳性的患者应再次进行切除和(或)术后放疗。

合并周围神经小神经干受侵的BCC患者,广泛切除且切缘阴性者可进行观察。否则,有周围神经受侵的皮肤癌患者应考虑术后放疗,特别是病理类型为SCC的患者。

通常,对于切缘阳性的SCC患者应立即采取补救性治疗措施,如再次手术、放疗或二者联合治疗,视具体情况而定。有证据表明,这种补救性处理会降低转移的风险和癌因死亡的可能性。

局部淋巴结转移的处理

皮肤癌转移到腮腺淋巴结,通常被当做一种高级别的腮腺肿瘤来处理,先手术切除腮腺浅叶或全叶,术后再行放疗[29,32-34]。如果只有一个淋巴结受侵,没有淋巴结外浸润,不放疗可能也是安全的。但若肿瘤在已行腮腺切除的区域复发,挽救性治疗的希望渺茫[32],因此,我们一直坚持综合治疗的原则。如果腮腺淋巴结转移是固定的,且不能完全切除,需行术前高剂量放疗(6000~7000cGy),再行腮腺切除术。单纯放疗仅用于那些因肿瘤范围较大或医疗条件较差而无法手术的患者。

颈部淋巴结转移的处理与其他头颈部肿瘤一样,如果只有一个淋巴结转移,且无包膜外浸润,单纯颈清扫就足够了。如果两个或两个以上的淋巴结受侵或出现包膜外浸润,颈清扫术后应行放疗。

Merkel细胞癌(MCC)

MCC的首选治疗方式是手术切除原发肿瘤和阳性的局部淋巴结。我们倾向于对原发肿瘤和局部淋巴管行术后放疗,放疗的剂量和分割方式与SCC相同。辅助化疗的作用不确定。有阳性淋巴结和(或)卫星病灶的患者应考虑辅助化疗,通常使用治疗小细胞癌的药物,包括依托泊苷和顺铂。

恶性黑色素瘤

恶性黑色素瘤的首选治疗方式是切除原发病灶和所有阳性的局部淋巴结。结缔组织增生性黑色素瘤患者通常只需行单纯的手术切除,除非有广泛的周围神经受侵才考虑术后放疗。当原发灶边界不清或有通路中转移时,需对原发灶行术后放疗。当病变浸润深度超过1mm且临床检查淋巴结为阴性时,应行前哨淋巴结活检术(SLNB)。我们对浸润深度≤1mm且伴有溃疡,或浸润深度为Clark分级Ⅳ级或Ⅴ级者也行SLNB。术后辅助放疗通常用于局部淋巴结阳性者。局部淋巴结转移高危风险的患者和无法行SLNB和(或)选择性淋巴结清扫术的患者,应考虑选择性照射第一站淋巴结。剂量分割方式通常采用MD安德森癌症中心的大分割照射技术,2.5周分5次给予3000cGy,控制脊髓和(或)中枢神经系统(CNS)的受量在2400cGy以内[35]。另外,如果考虑到晚期不良反应和美容效果,也可以采用常规分割照射技术[36]。

深部X线或电子线放疗可用于因美容效果差和(或)因并发症而不能手术的老年恶性雀斑样痣或雀斑痣样恶性黑色素瘤患者[37-39],其剂量分割方式与术后放疗相同。

治疗技术

治疗技术因原发病灶和局部淋巴结转移而异。

原发病灶

原发病灶的放疗通常使用三种基本外照射技术

中的一种(中电压放疗、电子束和高能 X 线或光子),或单独应用组织间插植,或组织间插植与外照射技术联合应用。大多数早期皮肤癌的治疗采用 100~250kVp 的深部 X 线放疗。与电子束相比,该技术的优点是最大剂量点落在皮肤表面而不需要填充物;表面和内部的散射线更少,因此适合小野照射(图 33.1);

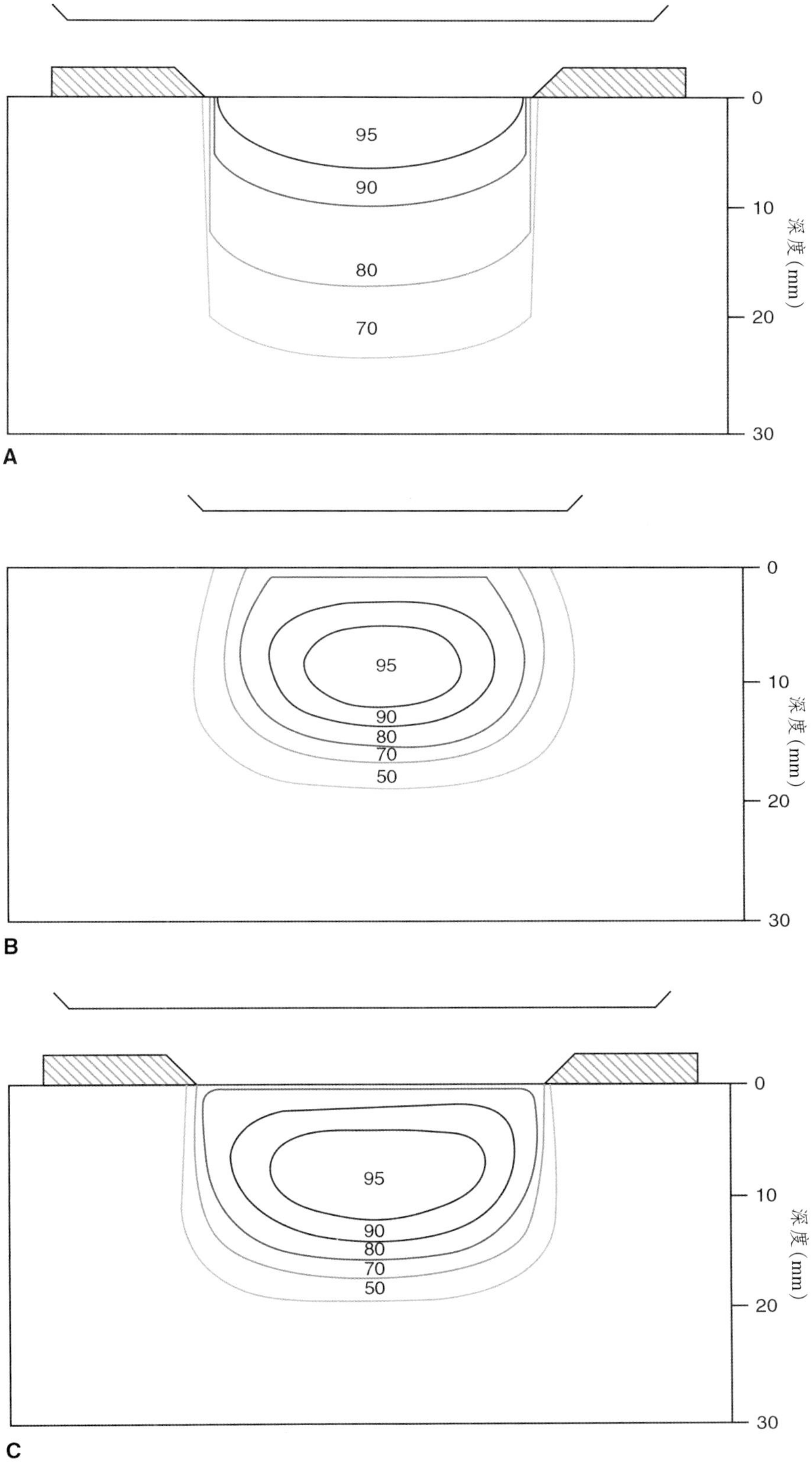

图 33.1 (A)250kVp X 线(HVL 1.4mm Cu)在体模表面二次准直,源皮距(SSD)=50cm,95%、90%、80%、70%等剂量曲线。(B)6MeV 电子束在体模表面之上 5cm 二次准直(在电子线限光筒水平),准直器距离(SCD)=95cm,SSD=100cm,95%、90%、80%、70%、50%等剂量曲线。(C)6MeV 电子束在体模表面三次准直,SSD =100cm,SCD =100cm,95% 、90% 、80%、70%、50%等剂量曲线。

可以更容易、更有效地保护眼睛，尤其是与≥10MeV的电子线相比（表33.4）[40]；费用相对便宜；肿瘤控制率也可能更高，可能是由于增加了放射生物学效应（RBE），但更可能是避免了因单纯使用电子束时难以克服的技术问题。与电子束相比，其缺点是深层组织如骨、软骨会受到更高的照射剂量。

后一个问题可以通过采用强过滤的深部X线束照射受侵的软骨或骨得到很好的解决。另一个重要的问题是大多数肿瘤放疗机构没有深部X线放疗机，因此无法采用该技术。头皮病变通常使用电子束治疗，以减少脑组织的受量。深部X线可用于治疗大多数其他部位的皮肤癌，特别适用于头颈部病变。

在电子束或深部X线治疗前，需要一个定制的铅面罩来准直光束直接照射到皮肤表面。深部X线放疗在治疗T1期病变时外扩1~1.5cm的边缘就足够了，但由于高能电子束的收缩效应，采用电子束治疗时需要再额外外扩1cm。对于较大的和（或）边界不明确的肿瘤，通常需要外扩2cm。如果肿瘤位于眼球，应使用镀金铅眼罩直接放置在麻醉角膜上，以最大限度减少深层组织的照射剂量（图33.2）。不同能量的深部X线和电子束通过眼罩的剂量分布见表33.4。这两种技术的等剂量分布如图33.1所示。值得注意的是，深部X线放疗的剂量分布优于电子束，尤其是电子束照射不使用铅面罩时。

深部浸润的晚期皮肤癌通常采用高能光子治疗，以充分覆盖肿瘤深部，应用组织填充物以确保足够的表面剂量。原发部位不同，射野也不同，如楔形对穿技术可用于外耳病变，而三野照射技术（类似于鼻窦癌）常用于沿第V脑神经第二支扩展的皮肤癌。靶区包括全部受累神经，如半月神经节到脑干。有些患者可采用调强放射治疗（IMRT），剂量分布更适形，周围正常组织的受照剂量更低。质子束放疗也可产生非常适形

表33.4 保护眼睛：眼罩下方的剂量分布

结构（深度）	250kVp X线（HVL 1.4mm Cu）	电子束能量（MeV）						
		6	8	10	12	14	17	20
角膜（1mm）	10%	18%	37%	64%	75%	93%	98%	102%
晶状体（8mm）	9%	9%	19%	36%	46%	61%	70%	87%
视网膜（23mm）	10%	19%	22%	22%	21%	23%	25%	29%

HVL，半价层。

剂量以D_{max}（最大剂量深度）百分比表示。

From Amdur RJ, Kalbaugh KJ, Ewald LM, et al. Radiation therapy for skin cancer near the eye: kilovoltage x-rays versus electrons. *Int J Radiat Oncol Biol Phys* 1992;23: 769-779, with permission from Elsevier.

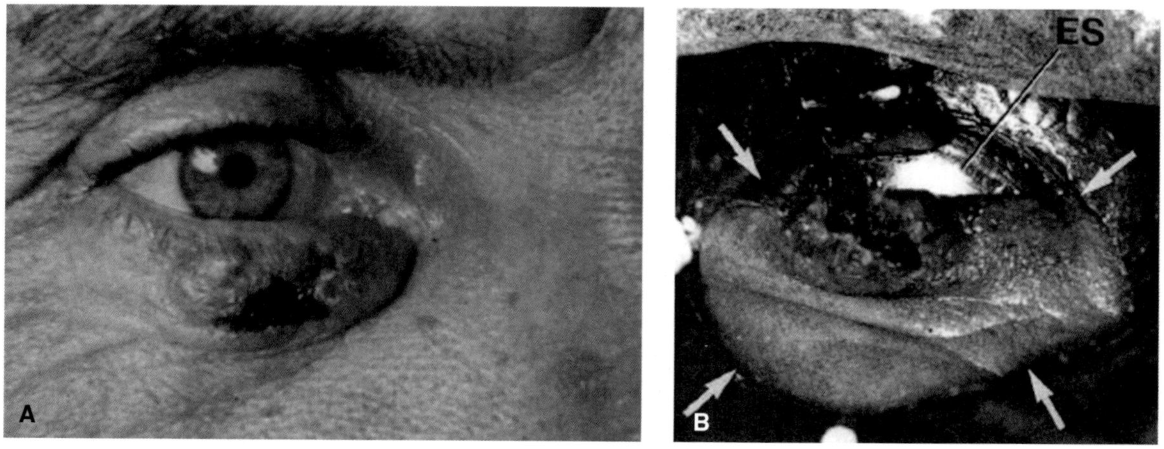

图33.2 （A）下睑中部1cm×1cm基底细胞癌。（B）该患者的放疗设计。箭示射野边缘。ES，眼罩。

的剂量分布，利用其陡峭的剂量梯度以限制视觉系统和中枢神经系统的剂量[41,42]。

周围神经受侵患者的放疗范围与神经受侵的组织学范围不同。BCC 或 SCC 伴周围神经受侵的患者需要照射较广泛的区域，包括高危的颅底神经，尤其是切缘阳性或可疑者。根据神经受侵的程度和边缘状态可行 50~70Gy 的放疗。有周围神经受侵临床表现的患者根治性放疗的范围应包括原发灶和受侵的颅底神经。

如果发生亚临床浸润的风险超过 10%~15%，应选择性地照射局部淋巴结[43]。周围神经受侵的 SCC 患者应考虑选择性的淋巴结放疗，尤其是发生在头颈部的病变。

皮肤癌放疗的时间剂量分割模式见表 33.5。最近我们用兆伏级光子或质子治疗放疗敏感的晚期病变，每次 1.2Gy/次，每日 2 次，两次放疗时间至少间隔 6 小时，放疗总量为 74.4 Gy。短程深部 X 线放疗的最大推荐剂量见表 33.6。

腮腺区淋巴结转移

腮腺和上颈部采用对穿野，6MV X 线和高能电子束(通常为 20MeV)混合照射，权重为 1.0:0.67。除邻近下颈野的部分外，由于高能电子线的收缩效应，电子束的照射范围应比 X 线照射范围大 1cm(图 33.3)，分 23 次照射，剂量为 4600cGy，照射深度在皮下 4~5cm。同侧下颈部照射需另匹配一前野，分 25 次照射，剂量

表 33.5 外照射剂量选择指南

深部 X 线剂量(cGy)[a]	示例
6500cGy/7 周	未经治疗的大病变伴骨/软骨受侵，或较大的复发肿瘤[b]
6000cGy/7 周	未经治疗的大病变伴微小或可疑的骨/软骨受侵[b]
5500cGy/6 周	中等至较大的内眦、眼睑、鼻或耳廓病变(面积 20~30cm²)
5000cGy/4 周	小而浅(<1.5cm)的眼、鼻或耳周病变(面积 10cm²)
4500cGy/3 周	中等大小的“非要区”皮肤病变或术后切缘阳性[c]
4000cGy/2 周或 3000cGy/1 周	“非要区”小病灶(1cm)
若后期的美容效果不重要且患者搬动困难时，可采用如下治疗方式：	
4000cGy/10 次或 3000cGy/5 次或 2000cGy/1 次	加速分割模式对小病变的治愈率高，尽管 5 年后的美容效果可能不太理想

[a] 超压治疗需增加 10%的剂量。

[b] 全部或部分采用超压光子和(或)电子。

[c] “非要区”是指不包括耳朵、鼻子、眼睛或眼睑的区域。

From Mendenhall WM, Million RR, Mancusoaa, et al. Carcinoma of the skin. In: Million RR, Cassisi NJ, eds. *Management of head and neck cancer: a multidisciplinary approach*, 2nd ed. Philadelphia, PA: JB Lippincott, 1994:643–691.

表 33.6 250kVp X 线姑息放疗推荐的最大皮肤剂量[a](以多数患者不出现湿性脱屑为限)

	总剂量(cGy)						
射野面积(cm²)	1 天(照射 1 次)	2 天(照射 2 次)	4 天(照射 4 次)	5 天(照射 5 次)	2 周(照射 10 次)	3 周(照射 15 次)	5 周(照射 25 次)
小野							
10	2000	2750	3500	3750	5000	5500	6000
50	1750	2500	3250	3500	4500	5000	5500
中野							
100	1500	2000	2500	2750	3750	4250	5000
150	1250	1750	2250	2500	3250	3750	4500
大野							
200	1000	1500	2000	2250	3000	3500	4250
300	不推荐	不推荐	不推荐	2000	2750	3250	4000

[a] 总剂量在给定的疗程时间内完成，分次治疗。

From Mendenhall WM, Million RR, Mancuso AA, et al. Carcinoma of the skin. In: Million RR, Cassisi NJ, eds. *Management of head and neck cancer: a multidisciplinary approach*, 2nd ed. Philadelphia, PA: JB Lippincott, 1994:643–691.

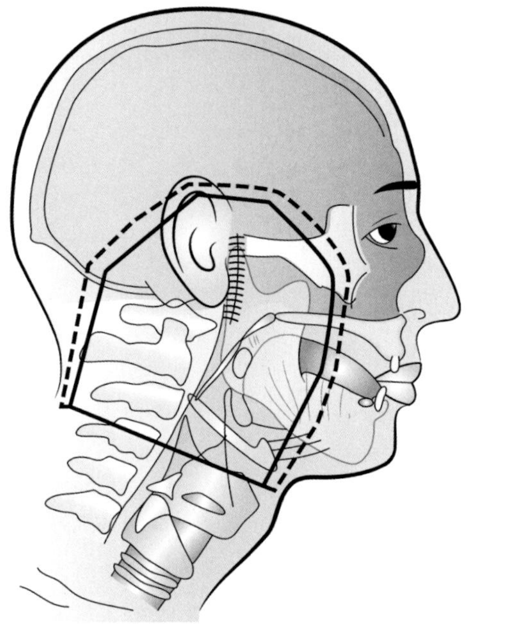

图 33.3 治疗腮腺淋巴结转移的典型对穿照射野，包括整个腮腺区和手术瘢痕。患者仰卧，低温热塑（聚己内酯）面罩固定，采用铅棒减少对侧腮腺受量。以凡士林纱布覆盖术痕。

为 5000cGy，以 D_{max} 计算。

肿瘤照射剂量达 4600cGy 时，主要射野应避开脊髓，加照一采用 20MeV 电子束的前斜野或对穿混束照射野，其后紧接电子条形野以提升瘤床剂量。切缘阴性患者的总剂量为 6000cGy，每次 200cGy；切缘阳性患者的总剂量为 6600cGy；残留病变患者的总剂量为 7000cGy。如果分次剂量减少到 180cGy，总剂量应增加 500cGy。也可使用 4~6MV 光子束的楔形对穿技术代替电子–光子混合照射技术。IMRT 用以减少颞叶和小脑的受照剂量，特别是切缘阳性和（或）腮腺深叶受侵的患者。

腋窝淋巴结转移

腋窝淋巴结转移的放疗采用前后对穿野，包括锁骨上窝。剂量分割模式为 4500cGy/25 次，根据病变的边缘状态做适当调整。

髂腹股沟淋巴结转移

髂腹股沟淋巴结通常采用 IMRT 以减少正常组织特别是小肠的照射体积。在治疗计划的 CT 图像上，股动脉和髂外血管外扩 1.5~2cm 获得临床靶区（CTV）。

随访及复发的处理

放疗后的前 2 年每 2~3 个月复查 1 次，第 3 年每 4 个月复查 1 次，第 4 年和第 5 年每 6 个月复查 1 次，以后每年复查 1 次。每年 1 次胸部 X 线片检查，晚期患者如果需要，可选择 CT、MRI 和（或）PET 检查。

单纯放疗后或手术联合放疗后局部复发的治疗通常是手术切除。对于冰冻切片边缘阴性的局部复发灶，根治性手术切除可能是最优的选择。放疗后局部复发者的范围比临床可见的范围更广，因此，优先选择广泛切除。因为并发症发生率较高，再程放疗很少采用。最常见的颈部淋巴结复发为下颌部的孤立病灶，颈淋巴清扫术挽救治疗的成功率很高。

转归

基底细胞癌（BCC）和鳞状细胞癌（SCC）

大多数研究所报道的皮肤癌治疗结果包含了占优势的早期病变，且未使用分期系统，所以难以比较各系列及其治疗方式的疗效差异。

原发病灶

不同病灶大小的皮肤癌放疗后局部控制率见 Mallinckrodt 放射研究所的统计结果（表 33.7）[44]，小病灶的局部控制率高，BCC 比 SCC 局部控制率高，初治病变比复发病变局部控制率高。不同射线能量的放疗结果见表 33.8；与其他治疗方式相比，深部 X 线放疗的局部控制率相似或较好[44]。

Schulte 等[45]给予 1267 例皮肤癌患者中的 1113 例深部 X 线放疗，每次 5Gy，中位随访 82 个月（表 33.9），软组织坏死的发生率为 6.3%，83%经保守治疗后痊愈[45]。

1964—1997 年 Al-Othman 等[46]在佛罗里达大学（盖恩斯维尔，佛罗里达州）对 85 例患者的 88 处临床分期为 T4 的病灶行根治性放疗，其中 SCC 37 处，BCC 41 处，异型 BCC 10 处。43 处病变以前未治疗过，45 处为术后复发。5 年的治疗结果如下：局部控制率 53%，最终局部控制率 90%，区域控制率 93%，最终区域控制率 100%，无远处转移生存率 95%，病因特异性

表 33.7 不同大小、细胞学类型及病程的肿瘤放疗后的局部控制率(Mallinckrodt 放射研究所-339 例)

肿瘤大小	初治的 BCC	复发的 BCC	初治的 SCC	复发的 SCC
≤1cm	64/66(97%)	22/23(96%)	11/11(100%)	10/12(83%)
1.1~3cm	71/75(95%)	27/36(75%)	19/21(90%)	7/13(54%)
3.1~5cm	11/13(85%)	7/9(78%)	7/8(88%)	6/9(67%)
>5cm	12/13(92%)	1/2(50%)	3/5(60%)	6/11(55%)
大小未注明	4/4(100%)	1/1(100%)	0/1(0%)	4/6(67%)
合计	162/171(95%)	58/71(82%)	40/46(87%)	33/51(65%)

From Lovett RD, Perez CA, Shapiro DL, et al. External irradiation of epithelial skin cancer. *Int J Radiat Oncol Biol Phys* 1990;19:235-242, with permission from Elsevier.

表 33.8 不同外照射技术的局部控制率(Mallinckrodt 放射研究所-339 例)

	肿瘤大小			
治疗模式	≤1cm(%)	1.1~5cm(%)	>5cm(%)	大小未注明(%)
BCC				
浅层 X 线	69/71(97%)	84/90(93%)	4/4(100%)	3/3(100%)
电子束	11/12(92%)	16/22(73%)	4/5(80%)	1/1(100%)
混合照射	5/5(100%)	13/16(81%)	5/6(83%)	0/0
光子(1.2~4MV)	1/1(100%)	3/5(60%)	0/0	1/1(100%)
SCC				
浅层 X 线	12/12(100%)	10/11(91%)	1/1(100%)	0/0
电子束	3/4(75%)	7/10(70%)	3/4(75%)	0/1(0%)
混合照射	4/5(80%)	19/26(73%)	4/8(50%)	2/4(50%)
光子(1.2~4MV)	2/2(100%)	3/4(75%)	1/3(33%)	2/2(100%)

统计学显著性水平:BCC 1.1~5cm,浅层 X 线(84/90)与电子束/混合照射(29/38)相比,P=0.013;SCC≤1cm,浅层 X 线(12/12)与电子束/混合照射(7/9)相比,P=0.17;SCC 1.1~5cm,浅表 X 线(10/11)与电子束/混合照射(26/36)相比,P=0.41。

From Lovett RD, Perez CA, Shapiro DL, et al. External irradiation of epithelial skin cancer. *Int J Radiat Oncol Biol Phys* 1990;19:235-242, with permission from Elsevier.

生存率 76%,总生存率 56%。85 例患者中有 13 例(15%)出现严重的治疗相关并发症。

Balamucki 等[47]报道了在佛罗里达大学接受治疗的 216 例皮肤癌患者,查体发现 PNI 者 107 例,有症状的 PNI 者 109 例, 对存活患者的中位随访时间为 6 年(0.6~2.3 年)。其中 185 例患者(86%)为 SCC,其余为 BCC 和异型 BCC。查体发现 PNI 者中有 99 例行手术+术后放疗,4 例行术前放疗+手术,4 例行单纯放疗。其中有 8 例行辅助化疗。107 例中有 26 例(24%)出现淋巴结转移。查体发现 PNI 者治疗结果见表 33.10。107 例中有 17 例(16%)发生治疗相关并发症。有症状的 PNI 者中有 58 例行手术+术后放疗,2 例行术前放疗+手术,49 例行单独放疗。109 例中有 15 例(14%)出现淋巴结转移。有症状 PNI 患者的治疗结果见表 33.11。62 例获得持久局部控制的患者中有 14 例(23%)在治疗后神经系统症状得到改善。109 例中有 39 例(36%)发生治疗相关并发症。

Galloway 等[48]分析了该项研究的一个亚组,对比了疗效与 PNI 影像学受累程度的关系,结果发现 PNI 受累程度与局部控制率、生存率呈负相关(表 33.12)。

区域淋巴结

Veness 等[32]报道了 1980—2000 年在威斯密医院(澳大利亚,悉尼)发生腮腺和(或)颈淋巴结转移的 167 例皮肤 SCC 患者,其中 21 例,(13%)仅接受了手

表 33.9 低能 X 线治疗 BCC 及 SCC 的原始复发率和累积复发率

肿瘤	例数	复发率(%)			
		原始	累积后		
			5年	10年	15年
BCC 和 SCC 合计[a]	1267	5.1	4.7	6.9	7.4
BCC 合计	1019	4.5	4.2	6.1	6.1
T1[b]	615	2.4[c]	3.9	4.7	4.7
T2[b]	366	5.2[c]	4.2	8.6	8.6
T3[b]	22	9.1[c]	11.4	11.4	
初治患者(原发)	964	4.4	4.2	5.7	5.7
治疗后复发者	55	7.3	4.3	13.2	13.2
SCC 合计	245	6.9	6.0	10.5	12.8
Tis[b]	13	7.7[d]	11.1		
T1[b]	79	1.3[d]	1.7	1.7	1.7
T2[b]	138	8.7[d]	7.4	14.2	19.0
T3[b]	14	21.4[d]	25.9	25.9	
初治患者(原发)	233	6.4	5.8	9.6	12.0
治疗后复发者	12	16.7	30.0	30.0	

BCC,基底细胞癌;SCC,鳞状细胞癌。

[a] 包括3例同时患有 BCC 和 SCC 的患者。

[b] 在同一照射野中多发(>1个)肿瘤者除外。

[c] BCC Tis~T3 期原始复发率的差异有统计学意义($\chi^2=6.99$, $P<0.05$)。

[d] SCC Tis~T3 期原始复发率的差异有统计学意义($\chi^2=9.13$, $P<0.05$)。

From Schulte KW, Lippold A, Auras C, et al. Soft X-ray therapy for cutaneous basal cell and squamous cell carcinomas. *J Am Acad Dermatol* 2005;53:993–1001, with permission from Elsevier.

表 33.10 查体发现 PNI 的皮肤癌治疗结果(107例)

参数	5年结果
局部控制率	80%
最终局部控制率	82%
局部-区域控制率	70%
最终局部-区域控制率	74%
病因特异性生存率	73%
总生存率	55%

From Balamucki CJ, Mancuso AA, Amdur RJ, et al. Skin carcinoma of the head and neck with perineural invasion. *Am J Otolaryngol* 2012;33(4):447–454, with permission.

表 33.11 有症状的 PNI 的皮肤癌治疗结果(109例)

参数	5年结果
局部控制率	54%
最终局部控制率	57%
局部-区域控制率	51%
最终局部-区域控制率	56%
病因特异性生存率	64%
总生存率	54%

From Balamucki CJ, Mancuso AA, Amdur RJ, et al. Skin carcinoma of the head and neck with perineural invasion. *Am J Otolaryngol* 2012;33(4):447–454, with permission.

表 33.12 有症状的 PNI:5年治疗结果 vs.治疗前影像学表现(45例)

5年治疗结果	影像学表现			P值
	影像学阴性 (n=10)	轻中度 PNI (n=14)	中枢和(或)肉眼可见的 PNI (n=21)	
局部控制率	76%	57%	25%	0.2027
病因特异性生存率	100%	56%	61%	0.0206
总生存率	90%	50%	58%	0.0817

PNI,周围神经受侵。

From Galloway TJ, Morris CG, Aancuso AA, et al. Impact of radiographic findings on prognosis for skin carcinoma with clinical perineural invasion. Cancer 2005;103:1254–1257, with permission.

术治疗,其余患者接受手术治疗和辅助放疗。治疗后的中位复发时间为8个月,5年局部-区域复发率和无病生存率分别为:手术+放疗者20%和73%,单纯手术者43%和54%。多因素分析显示多个阳性淋巴结、仅接受手术治疗与生存率降低呈显著相关。

Hinerman 等[33]报道了1969—2005年在佛罗里达大学治疗的117例患者的121处腮腺病变,其中17处病变行术前放疗+手术,87处行手术+术后放疗,17处单纯放疗。5年的治疗结果如下:腮腺局部控制率78%,局部-区域控制率74%,无远处转移生存率92%,无病生存率70%,总生存率54%。手术+术后放疗者的5年局部-区域控制率为83%,术前放疗+手术或单纯放疗者为47%。3例(3%)出现严重并发症。

表 33.13 不同分期的 Merkel 细胞癌治疗后 5 年结果

结果	Ⅰ期 (n=24)	Ⅱ期 (n=16)	所有患者	P 值
局部控制率	96%	87%	92%	0.3240
区域控制率	87%	65%	78%	0.1587
局部-区域控制率	87%	67%	79%	0.1607
无远处转移生存率	71%	37%	57%	0.0073
病因特异性生存率	58%	27%	45%	0.0090
总生存率	48%	18%	36%	0.0037

Mendenhall WM, Kirwan JM, Morris CG, et al. Cutaneous merkel cell carcinoma. *Am J Otolaryngol* 2012;33(1):88–92.

Merkel 细胞癌

Mendenhall 等[19]报道了 1984—2009 年在佛罗里达大学治疗的 40 例 MCC 患者，其中单纯放疗 3 例，放疗联合手术治疗 37 例。40 例患者中有 11 例接受了辅助化疗。24 例为Ⅰ期，16 例为Ⅱ期。幸存者的中位随访时间为 4.2 年(2.2~14.2 年)，无失访者。5 年的研究结果见表 33.13。未出现严重的晚期并发症。

恶性黑色素瘤

辅助放疗治疗恶性黑色素瘤的大宗报道之一为 MD 安德森癌症中心(得克萨斯州，休斯敦；表 33.14)。虽然放疗可用于治疗肉眼可见病灶，但也仅在患者同意的情况下，且大多数为姑息减症放疗。

Tsang 等[37]报道了 1968—1988 年在玛格丽特公主医院(加拿大，多伦多)行根治性放疗的 36 例恶性雀斑样痣患者，中位随访 6 年，5 年局部控制率为 86%。Farshad 等 [39] 报道了在苏黎世大学行根治性放疗的 150 例患者，其中包括恶性雀斑样痣 93 例，恶性雀斑样痣黑色素瘤 54 例，二者兼有 3 例。101 例患者随访至少 2 年(平均 8 年)，局部控制率为 93%。

结论

对于皮肤癌患者的原发病灶和继发病变，放疗均是一种有效的治疗方式。若原发病变在术后出现不可接受的功能损伤和(或)毁容，以及不适合或拒绝手术者，应采用放疗。辅助放疗通常用于术后切缘甚近或阳性、周围神经受侵、骨和(或)软骨受侵、腮腺区淋巴结转移、多发淋巴结转移及包膜外侵者。

表 33.14 淋巴结阳性的恶性黑色素瘤患者手术和术后放疗的结果—得克萨斯大学 MD 安德森癌症中心

研究系列	例数	病变位置	随访 [a]	RC[b]	DMFS[b]	生存率 [b]
Ballo,2002[50]	89	腋窝	中位 58 个月(7~159 个月)	87%(5 年)	49%(5 年)	OS,50%(5 年)
Ballo,2003[49]	160	颈部	中位 78 个月(6~224 个月)	94%(10 年)	43%(10 年)	CSS,48%(10 年)
Ballo,2004[51]	40	髂腹股沟	中位 23 个月(4~107 个月)	74%(3 年)	35%(3 年)	OS,38%(3 年)

RC，区域控制率；DMFS，无远处转移生存率；CSS，病因特异性生存率；OS，总生存率。

[a] 存活患者随访。

[b] 结果(时间跨度)。

From Mendenhall WM, Amdur RJ, Grobmyer SR, et al. Adjuvant radiotherapy for cutaneous melanoma. *Cancer* 2008;112:1189–1196, with permission.

(苏艳霞 译 巩合义 校)

参考文献

1. American Cancer Society. Skin cancer: basal and squamous cell overview. Available at: http://www.cancer.org/Cancer/SkinCancer-BasalandSquamousCell/OverviewGuide/index. Accessed March 29, 2011.
2. Jemal A, Siegel R, Xu J, et al. Cancer statistics, 2010. *CA Cancer J Clin* 2010;60:277–300.
3. Yoffey JM, Courtice FC. *Lymphatics, lymph and lymphoid tissue*. Cambridge, MA: Edward Arnold, 1956.
4. Taylor BW Jr, Brant TA, Mendenhall NP, et al. Carcinoma of the skin metastatic to parotid area lymph nodes. *Head Neck* 1991;13:427–433.
5. Toker C. Trabecular carcinoma of the skin. *Arch Dermatol* 1972;105:107–110.
6. Mendenhall WM, Amdur RJ, Hinerman RW, et al. Skin cancer of the head and neck with perineural invasion. *Am J Clin Oncol* 2007;30:93–96.
7. Evans HL, Smith JL. Spindle cell squamous carcinomas and sarcoma-like tumors of the skin: a comparative study of 38 cases. *Cancer* 1980;45:2687–2697.
8. Ackerman AB. Histopathology of keratoacanthoma. In: Andrade R, Gumport SL, Popkin GL, et al., eds. *Cancer of the skin: biology, diagnosis, management*. Philadelphia, PA: WB Saunders, 1976:781–796.
9. Chow WC, Cockerell CJ, Geronemus RG. Microcystic adnexal carcinoma of the scalp. *J Dermatol Surg Oncol* 1989;15:768–771.
10. Mayer MH, Winton GB, Smith AC, et al. Microcystic adnexal carcinoma (sclerosing sweat duct carcinoma). *Plast Reconstr Surg* 1989;84:970–975.
11. Requena L, Marquina A, Alegre V, et al. Sclerosing-sweat-duct (microcystic adnexal) carcinoma—a tumor from a single eccrine origin. *Clin Exp Dermatol* 1990;15:222–224.
12. Goepfert H, Remmler D, Silva E, et al. Merkel cell carcinoma (endocrine carcinoma of the skin) of the head and neck. *Arch Otolaryngol* 1984;110:707–712.
13. Schuller DE, Berg JW, Sherman G, et al. Cutaneous basosquamous carcinoma of the head and neck: a comparative analysis. *Otolaryngol Head Neck Surg* 1979;87:420–427.
14. Fierstein JT, Thawley SE, Druck NS, et al. Metastatic sweat gland carcinoma. *Laryngoscope* 1978;88:1691–1696.
15. Harari PM, Shimm DS, Bangert JL, et al. The role of radiotherapy in the treatment

of malignant sweat gland neoplasms. *Cancer* 1990;65:1737–1740.
16. Wright JD, Font RL. Mucinous sweat gland adenocarcinoma of eyelid: a clinicopathologic study of 21 cases with histochemical and electron microscopic observations. *Cancer* 1979;44:1757–1768.
17. Mellette JR, Amonette RA, Gardner JH, et al. Carcinoma of sebaceous glands on the head and neck. A report of four cases. *J Dermatol Surg Oncol* 1981;7:404–407.
18. Southwick GJ, Schwartz RA. The basal cell nevus syndrome: disasters occurring among a series of 36 patients. *Cancer* 1979;44:2294–2305.
19. Mendenhall WM, Kirwan JM, Morris CG, et al. Cutaneous Merkel cell carcinoma. *Am J Otolaryngol* 2012;33(1):88–92.
20. Mojica P, Smith D, Ellenhorn JD. Adjuvant radiation therapy is associated with improved survival in Merkel cell carcinoma of the skin. *J Clin Oncol* 2007;25:1043–1047.
21. Rousseau DL Jr, Ross MI, Johnson MM, et al. Revised American Joint Committee on Cancer staging criteria accurately predict sentinel lymph node positivity in clinically node-negative melanoma patients. *Ann Surg Oncol* 2003;10:569–574.
22. Emery RE, Stevens JS, Nance RW, et al. Sentinel node staging of primary melanoma by the "10% rule": pathology and clinical outcomes. *Am J Surg* 2007;193:618–622.
23. Paek SC, Griffith KA, Johnson TM, et al. The impact of factors beyond Breslow depth on predicting sentinel lymph node positivity in melanoma. *Cancer* 2007;109:100–108.
24. Kruper LL, Spitz FR, Czerniecki BJ, et al. Predicting sentinel node status in AJCC stage I/II primary cutaneous melanoma. *Cancer* 2006;107:2436–2445.
25. Leong SP, Accortt NA, Essner R, et al. Impact of sentinel node status and other risk factors on the clinical outcome of head and neck melanoma patients. *Arch Otolaryngol Head Neck Surg* 2006;132:370–373.
26. Berk DR, Johnson DL, Uzieblo A, et al. Sentinel lymph node biopsy for cutaneous melanoma: the Stanford experience, 1997–2004. *Arch Dermatol* 2005;141:1016–1022.
27. Yiengpruksawan A, Coit DG, Thaler HT, et al. Merkel cell carcinoma. Prognosis and management. *Arch Surg* 1991;126:1514–1519.
28. Mancuso AA, Hanafee WN. *Head and neck radiology,* 2nd ed. Philadelphia, PA: Lippincott Williams & Wilkins, 2011.
29. Mendenhall WM, Million RR, Mancuso AA, et al. Carcinoma of the skin. In: Million RR, Cassisi NJ, eds. *Management of head and neck cancer: a multidisciplinary approach,* 2nd ed. Philadelphia, PA: JB Lippincott, 1994:643–691.
30. Million RR. The myth regarding bone or cartilage involvement by cancer and the likelihood of cure by radiotherapy. *Head Neck* 1989;11:30–40.
31. Mendenhall WM, Amdur RJ, Hinerman RW, et al. Radiotherapy for cutaneous squamous and basal cell carcinomas of the head and neck. *Laryngoscope* 2009;119:1994–1999.
32. Veness MJ, Morgan GJ, Palme CE, et al. Surgery and adjuvant radiotherapy in patients with cutaneous head and neck squamous cell carcinoma metastatic to lymph nodes: combined treatment should be considered best practice. *Laryngoscope* 2005;115:870–875.
33. Hinerman RW, Amdur RJ, Morris CG, et al. Cutaneous squamous cell carcinoma metastatic to parotid-area lymph nodes. *Laryngoscope* 2008;118:1989–1996.
34. Andruchow JL, Veness MJ, Morgan GJ, et al. Implications for clinical staging of metastatic cutaneous squamous carcinoma of the head and neck based on a multicenter study of treatment outcomes. *Cancer* 2006;106:1078–1083.
35. Mendenhall WM, Amdur RJ, Grobmyer SR, et al. Adjuvant radiotherapy for cutaneous melanoma. *Cancer* 2008;112:1189–1196.
36. Chang DT, Amdur RJ, Morris CG, et al. Adjuvant radiotherapy for cutaneous melanoma: comparing hypofractionation to conventional fractionation. *Int J Radiat Oncol Biol Phys* 2006;66:1051–1055.
37. Tsang RW, Liu FF, Wells W, et al. Lentigo maligna of the head and neck. Results of treatment by radiotherapy. *Arch Dermatol* 1994;130:1008–1012.
38. Khan N, Khan MK, Almasan A, et al. The evolving role of radiation therapy in the management of malignant melanoma. *Int J Radiat Oncol Biol Phys* 2011;80:645–654.
39. Farshad A, Burg G, Panizzon R, et al. A retrospective study of 150 patients with lentigo maligna and lentigo maligna melanoma and the efficacy of radiotherapy using Grenz or soft X-rays. *Br J Dermatol* 2002;146:1042–1046.
40. Amdur RJ, Kalbaugh KJ, Ewald LM, et al. Radiation therapy for skin cancer near the eye: kilovoltage x-rays versus electrons. *Int J Radiat Oncol Biol Phys* 1992;23:769–779.
41. Bhandare N, Monroe AT, Morris CG, et al. Does altered fractionation influence the risk of radiation-induced optic neuropathy? *Int J Radiat Oncol Biol Phys* 2005;62:1070–1077.
42. Monroe AT, Bhandare N, Morris CG, et al. Preventing radiation retinopathy with hyperfractionation. *Int J Radiat Oncol Biol Phys* 2005;61:856–864.
43. Garcia-Serra A, Hinerman RW, Mendenhall WM, et al. Carcinoma of the skin with perineural invasion. *Head Neck* 2003;25:1027–1033.
44. Lovett RD, Perez CA, Shapiro DL, et al. External irradiation of epithelial skin cancer. *Int J Radiat Oncol Biol Phys* 1990;19:235–242.
45. Schulte KW, Lippold A, Auras C, et al. Soft x-ray therapy for cutaneous basal cell and squamous cell carcinomas. *J Am Acad Dermatol* 2005;53:993–1001.
46. Al-Othman MOF, Mendenhall WM, Amdur RJ. Radiotherapy alone for clinical T4 skin carcinoma of the head and neck with surgery reserved for salvage. *Am J Otolaryngol* 2001;22:387–390.
47. Balamucki CJ, Mancuso AA, Amdur RJ, et al. Skin carcinoma of the head and neck with perineural invasion. *Amer J Otolaryngol* 2012;33(4):447–454.
48. Galloway TJ, Morris CG, Mancuso AA, et al. Impact of radiographic findings on prognosis for skin carcinoma with clinical perineural invasion. *Cancer* 2005;103:1254–1257.
49. Ballo MT, Bonnen MD, Garden AS, et al. Adjuvant irradiation for cervical lymph node metastases from melanoma. *Cancer* 2003;97:1789–1796.
50. Ballo MT, Strom EA, Zagars GK, et al. Adjuvant irradiation for axillary metastases from malignant melanoma. *Int J Radiat Oncol Biol Phys* 2002;52:964–972.
51. Ballo MT, Zagars GK, Gershenwald JE, et al. A critical assessment of adjuvant radiotherapy for inguinal lymph node metastases from melanoma. *Ann Surg Oncol* 2004;11:1079–1084.

第2部分 AIDS相关的恶性肿瘤

第34章 获得性免疫缺陷综合征相关的恶性肿瘤

Bernadine R. Donahue, Jay S. Cooper

我们不能依靠道德上的判断或拒绝面对不愉快的事实去应对艾滋病，而且应该尽量少去责难那些被感染者。

——联合国前秘书长 科菲·安南

人类免疫缺陷病毒

20世纪后50年代，人类社会最大的公共健康挑战之一就是人类免疫缺陷病毒（HIV）的出现。尽管HIV相关的病原生物学已经探明，诊断方法已经创立，有效的药物和治疗体系也已建立，但其仍在21世纪肆虐流行，尤其是在发展中国家。HIV感染、免疫抑制、肿瘤生长活跃是获得性免疫缺陷综合征（艾滋病，AIDS）的特征。

在过去的30年中，有近3000万人死于AIDS[1]。尽管已经取得了一些成绩，但AIDS仍然是那些很少或根本没有机会获得维持生命药物地区的灾难。最近（2009年）的全球统计数据显示，超过3300万人患有AIDS（包括250万15岁以下的儿童），260万人新感染，180万人死于AIDS。这些事件近70%发生在撒哈拉以南的非洲地区[1]。与世界其他地区相比，虽然北美洲的HIV感染人数较少，但有关的统计数据仍让人担忧。在2009年，北美洲有150万AIDS病毒感染者，有25 000人死于AIDS[1]。在美国，许多HIV感染者没有得到最佳的处理：一些人是由于无法承担高昂的高活性抗反转录病毒疗法（HAART）的费用；另一些人则是因为无法耐受HAART相关的毒性。尽管资助计划旨在减少AIDS的发病率，但2009年北美洲有70 000人感染了HIV[1]。因此，即使在北美洲这样资源丰富的地区，在可预见的将来，AIDS仍然是一个严重的问题。

HIV与恶性肿瘤

AIDS相关的恶性肿瘤是AIDS公认的、并非罕见的和潜在的致死性原因。在AIDS流行的早期，感染HIV的人群中有三种发病率明显增加的恶性肿瘤：Kaposi肉瘤（KS）、非霍奇金淋巴瘤（NHL）和宫颈癌。1981年，KS在年轻男同性恋人群中的出现就预示着肿瘤和HIV的感染存在相关性[2]。1985年，在HIV感染者中出现中度或高度恶性的B细胞淋巴瘤被定义为AIDS相关性事件[3]。宫颈癌在1993年被定义为女性HIV感染者的相关恶性肿瘤[4]。来自AIDS/癌症比对研究（入组30万名HIV感染/AIDS成人患者）的统计数据显示，这三种肿瘤的发病率呈现出同预计相符的上升趋势[5]。此外，该研究还显示，一些其他肿瘤的发病率也有增加，如霍奇金淋巴瘤、肛管癌、皮肤癌、前列腺癌，以及在HIV感染儿童中出现的罕见的小儿恶性肿瘤[6-10]。

1993年时,疾病控制中心(CDC)不再要求确诊AIDS时须有AIDS相关恶性肿瘤或其他伴发疾病[4],但HIV感染者的癌症威胁仍是一个实实在在的且日趋严重的问题。来自AIDS/癌症比对研究和CDC的原始数据发现,在过去几十年中,AIDS相关的恶性肿瘤总体在减少:从1991—1995年至2001—2005年,AIDS相关肿瘤例数从34 587减少到10 325,而非AIDS患者的癌症则由3193增加到10 059[11],其他多个数据也可证实这一发现[8,12]。随着AIDS感染者的人口老龄化,这一趋势将会持续下去[13-15,17-19]。从1991年到2005年,美国AIDS人口扩大了4倍,主要是40岁以上中老年人数量的增加[11],因此,我们将会持续关注HIV感染相关的恶性肿瘤。

本章将依次介绍HIV相关恶性肿瘤的组织学类型、流行病学、临床表现、病理学、诊断评估、治疗和预后。放疗涉及的HIV相关的每种恶性肿瘤,将在各相关肿瘤中讨论。如欲详细了解放疗的实施方式,可参阅本篇中具体的章节。

值得注意的是,鉴于相关数据不充分和该问题的复杂性,2001年6月国际原子能机构发表专题论著"放疗在处理人类免疫缺陷病毒(HIV)感染的肿瘤患者中的作用",试图对治疗HIV相关的恶性肿瘤提供一些指导[20]。在当时,HIV几乎是一种致命的疾病,作者正是在这种背景下针对AIDS相关的恶性肿瘤提出了如下看法:

通常的肿瘤学实践指南(对于AIDS相关的恶性肿瘤)并不适用,不惜任何代价地治疗肿瘤并不是明智的选择,最简单、最有效、最易行的姑息疗法往往是最好的决策。在任何根治性治疗之前,都应清醒地认识到,对于恶性肿瘤,无论治疗成功与否,患者的寿命都是有限的。在肿瘤学领域,HIV相关肿瘤的个体化决策无比重要……对于某个HIV感染者的无症状的恶性肿瘤,密切观察是最合理的决策[20]。

幸运的是,10年以后,HIV感染者的命运有所改善,治疗的虚无主义时代已经过去了。现在有坚实的理论基础,包括感染HIV癌症患者的临床试验。癌症治疗评估计划建议,研究人员不应武断地把HIV阳性的患者排除在癌症临床治疗试验之外。美国国立癌症研究所主张,如果有科学的理由支持这样做,那么同时患有HIV和癌症的患者应该只被排除在癌症临床试验之外[21]。一般来说,对于HIV感染者,研究程序试图利用"标准"阶段性地治疗每一种恶性肿瘤,提倡者这样做的主要前提条件是"标准"的治疗可能需要根据特定患者的免疫状态、病毒载量、合并机会性感染及伴发病而加以改良。

HIV感染缺乏更好的治疗办法,而且非相关性肿瘤的发病率也在不断增加,因此治疗相关的毒性仍将是持续关注的问题。实验数据表明,某些蛋白酶抑制剂可能增加放射敏感性,但并未被临床所证实。See等[22]比较了服用和不服用第二代蛋白酶抑制剂患者的放疗副反应发生率,结果并无差异。Baeyens等[23]证实了感染HIV的T淋巴细胞对放疗损伤高度敏感,但人体试验数据并不支持。Kaminuma等[24]得出结论,放疗是安全的,但HIV感染者会出现更早(即低剂量下)、更严重的急性皮肤和黏膜毒性反应。Mallik等[25]通过文献综述得出结论,如果CD4细胞计数>200个/mm^3,则局部控制和疾病特异性生存率与HIV感染无关。对于那些即使采用相对强烈的放化疗联合方案者,如肛管癌和头颈部肿瘤,该结论都有可能是正确的[26,27]。因此,一般情况下,根治性放疗(根据疾病的程度联合或不联合化疗)可以控制疾病进展,并没有产生比未感染HIV者更大的副反应。但若骨髓抑制性药物纳入HAART治疗方案,当大野放疗骨髓或中枢神经系统(CNS)时,其他药物的神经毒性就不得不引起警惕[28]。在对HIV感染相关的恶性肿瘤进行标准治疗时,如要改善其预后,必须密切监测治疗毒性,关注患者的免疫功能,并着重加强对症支持治疗。

淋巴瘤

HIV感染后的早期,与之相关的淋巴瘤发病率较正常人群高60~100倍[29,30]。虽然原发性中枢神经系统淋巴瘤(PCNSL)是CDC最早批准的诊断AIDS的标准之一[31],但直到1985年,高度恶性的B细胞NHL才被纳入该诊断标准[3]。淋巴瘤的发病率与免疫抑制持续的时间、NHL确诊前1年的CD4细胞计数以及B细胞激活相关[32]。由于在HIV感染者中发现了抗EB病毒的免疫球蛋白以及被EB病毒感染的B细胞,因此EB病毒曾被认为是HIV的病因[33]。HAART降低了PCNSL和NHL的发病率,也使低CD4细胞计数的患者比例总体下降[12]。

原发性中枢神经系统淋巴瘤(PCNSL)

流行病学和危险因素

在AIDS人群中,无明显全身症状的脑原发性NHL的发病率是普通人群的3600倍[34],HAART降低了 HIV 感染者发生该病的风险[35]。

临床表现

HIV 相关的 PCNSL 起病大多表现为头痛或精神状态发生改变[36,37]。不幸的是,PCNSL 临床和影像学表现无法和 HIV 相关的其他疾病相鉴别。有神经认知功能障碍的 HIV 感染者,需要进行以下鉴别:PCNSL、弓形体脑病、疱疹脑炎、隐球菌脑炎、进行性多灶性白质脑病、神经免疫重建炎症综合征(IRIS)、HIV 相关痴呆症、脑白质病和脱髓鞘。一般而言,PCNSL 典型的影像学表现为多发的、通常(但不完全是)位于脑室周围的强化灶(图 34.1)。

诊断方法

在 HAART 治疗之前,HIV 感染者通常会出现与弓形体脑病或 PCNSL 相一致的临床和影像学表现(图 34.2)。血清弓形虫抗体滴定阴性并不能排除弓形体脑病的诊断,同样,滴定阳性也不能除外 PCNSL 的诊断[38,39]。因为在 HIV 感染者中弓形体脑病发病率较高,所以对于 HIV 感染者,一旦出现类似于弓形体脑病或 CNSL 的神经系统异常和影像学上可见的脑内病灶,其标准的一线治疗都是抗弓形虫治疗。在最初的 10 年,抗弓形虫治疗 2~3 周后,对于在临床上和影像学上无明显改善的患者给予经验性颅脑放疗。但随着对 HIV 机会性感染认识的加深和经验性治疗预后较差的反思,目前重点推荐活检以明确诊断[40]。

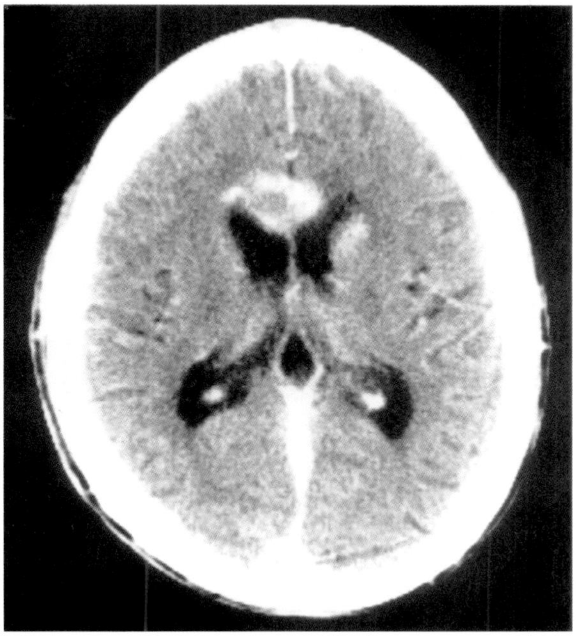

图 34.1 侵犯脑室周围的 HIV 相关的 PCNSL。

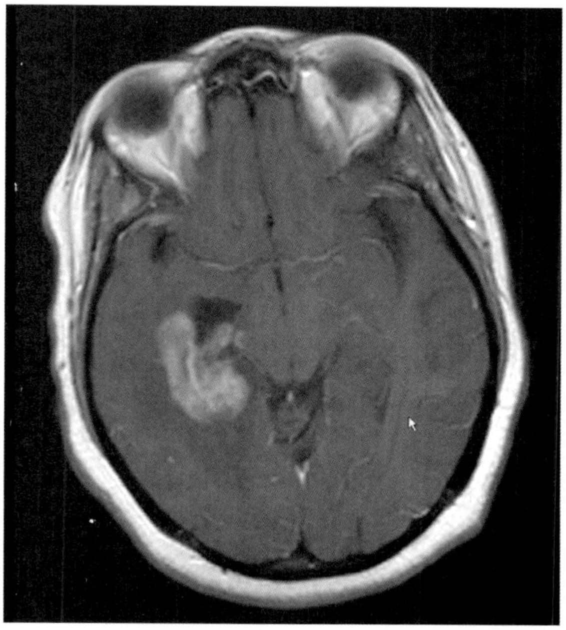

图 34.2 一例有精神状态改变患者的 MRI 图像,HIV 阳性,鉴别诊断包括 PCNSL,活检证实为脑弓形虫病。

病理学与预后因素

PCNSL 主要是来源于大 B 免疫母细胞,几乎所有病例都能检测到 EB 病毒 DNA[41]。EB 病毒 DNA 聚合酶链反应呈阳性的患者在治疗后可能转阴[42]。在 HIV 感染的后期,PCNSL 往往比全身性 NHL 更常见。在 PCNSL 出现前,患者的 CD4 细胞计数通常<50 个/mm^3[43]。虽然这些患者总的中位生存期很短, 但对于<35 岁且卡氏评分>80 的患者,可存活 5~6 个月,而年龄较大的、一般情况欠佳的患者只能存活 2 个月[44]。

一般性治疗

尽管有人提出 HAART 治疗可以缓解 PCNSL 的病情,但到目前为止仍缺乏足够的证据[45-47]。以甲氨蝶呤为主的化疗,联合或不联合全脑放疗,都延长了具有免疫能力的 PCNSL 患者的中位生存期[48],如果可能的话,也可考虑用于 HIV 感染者。但许多 HIV 感染的 PCNSL 为完全性免疫缺陷, 不能耐受甲氨蝶呤。在 HARRT 出现之前,化疗后的 HIV 相关的 PCNSL 患者的中位生存期仅为 2 个月[49,50]。近几年来,在 HAART 时代,HIV 阳性的患者可接受积极的治疗, 包括甲氨蝶呤化疗联合或不联合全脑放疗,虽可延长患者的生存期,但仍比具有免疫能力的患者应用甲氨蝶呤为主的化疗后中位存活时间(41个月)短[48,51]。

放疗

单纯的全脑放疗对于PCNSL基本上是姑息性的,仅产生短期的临床和影像学上的改善,平均总生存期仅2个月[36,44,49,52-58]。最近来自日本的一组数据显示,患者在接受放疗和HAART后3年生存率为64%[59]。受照(或能够受照)剂量≥30Gy者疗效优于低剂量者。不幸的是,生存期超过12个月的患者有1/3出现脑白质病。

虽然HAART似乎降低了HIV相关PCNSL的发生率,但积极的抗反转录病毒疗法对有HIV感染的PCNSL患者预后的确切影响还不明确,然而HAART似乎延长了生存期[60,61]。来自HARRT研究机构有关PCNSL的一些个案报道和病例报告显示,其生存期有达2年或2年以上者[45-47,62]。澳大利亚的一项队列研究分析了47例经活检证实的PCNSL,至少2种抗反转录病毒药物联合放疗可延长生存期[63]。除了针对HIV的免疫调节,对EBV的免疫调节的尝试也已开始,因为EBV与HIV在PCNSL中几乎同时存在。AIDS恶性肿瘤协会联合应用齐多呋定、更昔洛韦和白介素-2等药物[64],其骨髓抑制发生率很高,仍处于实验阶段。

全身性非霍奇金淋巴瘤

流行病学和危险因素

HAART降低了NHL发生率,这表明较低CD4细胞计数的HIV感染者数量有所减少[65]。虽然,基于非核苷转录酶抑制剂的HARRT和基于蛋白酶抑制剂的HARRT的疗效相似,都优于单用核苷类似物的疗效[66],但在新的抗反转录病毒药物研发成功后不久,就出现了多重耐药的NHL患者,这增加了IRIS介导的NHL的风险[67,68]。

诊断

进展迅速的淋巴结肿大或全身(B)症状(发热、不明原因的体重减轻、盗汗)是HIV相关的全身性NHL最常见的症状。约75%的患者为晚期病变(Ⅲ或Ⅳ期)且伴有B症状,并常有结外侵犯[69]。最常见的病理类型为高度恶性B细胞淋巴瘤或Burkitt淋巴瘤,但中度恶性(弥漫大细胞)淋巴瘤也不少。因为AIDS-NHL患者常出现较多的结外侵犯,分期检查应包括胸部、腹部和盆腔的CT扫描,骨髓活检和脑脊液分析。

治疗

最初,对于AIDS-NHL的治疗是基于大剂量的有毒性的化疗,后来主要依赖于降低细胞毒性化疗药物的剂量或在细胞因子支持下的标准剂量化疗,但效果仍然很差[70-74]。进一步的研究显示,静脉滴注CDE方案(环磷酰胺、多柔比星、依托泊苷)的疗效和耐受性更好,一项多中心临床试验证实,应用CDE方案后1年存活率为48%,几乎是以往标准化疗方案(如四氢叶酸解救甲氨蝶呤、博莱霉素、多柔比星、环磷酰胺、长春新碱、地塞米松)疗效的2倍[75]。抗CD20抗体利妥昔单抗的问世提高了非HIV相关NHL的生存率,也可能会改善HIV相关NHL的预后。艾滋病恶性肿瘤协会的一项Ⅲ期临床试验将患者随机分为两组,CHOP组(环磷酰胺、多柔比星、长春新碱和泼尼松)和CHOP联合利妥昔单抗(R-CHOP)组。结果显示CHOP组的完全缓解率为47%;R-CHOP组较高,为57%,但没有统计学意义,且R-CHOP组因感染引起的死亡风险增加[76]。法国的一项试验对R-CHOP治疗HIV相关的NHL的安全性和疗效进行了评估[77],该试验入组61例患者,其中2/3达到了完全缓解,2年的总生存率为75%,尽管有感染发生,但仅1例死于感染。AIDS恶性肿瘤协会的试验(AMC034)将患者随机分入EPOCH方案(依托泊苷、泼尼松、长春新碱、环磷酰胺和多柔比星)同步利妥苷单抗组和序贯利妥昔单抗组[78,79],结果同步组完全缓解率为73%。

虽然中枢神经系统预防性鞘内注射化疗对于HIV感染和高度恶性NHL的疗效还存在争议,但仍被广泛使用,特别是有结外病变的患者。但未合并EB病毒感染者可能并不需要这样的治疗。与EB病毒阴性者相比,EB病毒阳性者中枢神经系统受累的风险高10倍[80],预防性鞘内注射对于该组患者似乎更有必要。阿糖胞苷持续鞘内给药对于中枢神经系统脑膜受累的防治可能有重要作用[81]。

在HIV流行的第二个10年,在HIV感染者中发现了一种先前未被认识的被称作原发性渗出性淋巴瘤或体腔淋巴瘤的病理类型[82],可能与人疱疹病毒8(HHV-8)感染有关[83],约占AIDS相关的NHL的4%[84]。这类患者的典型表现是体腔内的弥散性渗出而非淋巴结病变,渗出液内含大量不典型的浆细胞样淋巴细胞且免疫表型不确定(非B细胞或T细胞),伴轻链或重链重排的克隆免疫球蛋白。多发性骨髓瘤-1/干扰素调节因子-4蛋白表达可用于原发性渗出性淋巴瘤与其他恶性淋巴瘤的鉴别[85]。原发性渗出性淋巴瘤的生存期很短，即便进行积极的治疗，存活期也仅有 2~5 个月。

很显然，随着 HAART 的引入，标准化疗方案变得可行，但现在的主要问题是 HAART 是与化疗联合应用，还是在化疗后应用。一般情况下，建议避免使用有骨髓抑制作用的齐多呋定。目前认为，HIV 感染者应采取与非感染者相同的方式进行积极治疗，但这些患者必须经过精心挑选并密切监测治疗的毒性[86,87]。

放疗

对于全身治疗后的巩固放疗在 AIDS 相关 NHL 患者中的作用，目前还未进行系统的评价。对于化疗起效较慢或只有部分缓解的大病变患者，建议联合放疗以达增效目的[88,89]。当然，对于大病变和淋巴瘤性脑膜炎，放疗能起到很好的姑息治疗作用。对于淋巴瘤性脑膜炎患者，放疗有 60%~70%的临床缓解率或细胞学缓解率，但中位无进展生存期仅 2~2.5 个月[90,91]。

疗效及预后

尽管采用的是目前最好的治疗方法，但 AIDS 相关 NHL 患者的总体生存率仍然很低。早期已经确定了一些与生存时间有关的预后因素[92-94]，骨髓受侵、KPS 评分低(<70)、CD4 细胞计数低，或此前已确诊为 AIDS 者，中位生存期约 4 个月；若无以上不良预后因素，中位生存期将延长至 11 个月。Rossi 等[95]认为国际预后指数(IPI，预测 NHL 预后的指标)也能可靠地预测 AIDS 相关 NHL 患者的预后。IPI 评分与患者的完全缓解率和中位生存期有一定的相关性。此外，IPI 评分和 CD4 细胞计数相关，提示 HIV 感染导致的免疫缺陷的程度影响 NHL 的进展，并最终建立了一种只基于 IPI 和 CD4 计数的预后模型，用于评价 HAART 治疗 AIDS 相关 NHL 的预后[96]。

NHL 仍旧是 AIDS 患者主要的死因之一。来自圣地亚哥的注册数据表明，采用了 HAART 后患者的中位生存期从 4 个月延长到了 9 个月[35]。但来自美国加利福尼亚州凯萨医疗机构的数据显示，在 HAART 时代，感染 HIV 的 NHL 患者与未感染的 NHL 患者相比，仍有较高的死亡率，HIV 感染者在诊断为 NHL 后的 2 年内死亡率为 59%，而无 HIV 感染者死亡率为 30%[97]。希望有新的靶向药物出现，就像利妥昔单抗一样，既可改善非 HIV 相关 NHL 患者的生存率，也可改善 HIV 相关 NHL 患者的疗效。有趣的是，发展中国家因缺乏 HAART 疗法，创新了剂量改良的口服化疗方案，其疗效也可与美国 HAART 出现前的治疗效果相媲美[98]。

霍奇金淋巴瘤(HL)

与一般人群相比，HIV 感染后霍奇金淋巴瘤(HIV-HL)的发生风险会增加，正如丹麦和美国共同开展的一项针对 302 824 例 HIV 感染者的研究显示，其发生 HL 的相对危险度为 11.5[99]。虽然多中心 AIDS 队列研究显示，在 HAART 问世前后 HIV-HL 的发病率稳定[12]，但最近有证据表明，在 HAART 出现后，HIV 感染者中 HL 发病率增加了。来自欧洲的大型队列研究数据显示，从 1983 年到 2007 年，HL 标化发病比上升，多因素分析显示，HAART 与 HL 发病风险增加有关[18]。

无法解释在联合抗反转录病毒疗法后 HIV-HL 发病率增加的原因，但一个有趣的现象是 R-S 细胞和 CD4 细胞之间的关系[100]。HL 发病高峰在 HAART 重建免疫系统和 CD4 细胞计数水平达到 150~190 个/mm^3 时，推定 R-S 细胞能产生增加 CD4 细胞大量表达的生长因子，反过来 CD4 细胞能提供 R-S 细胞增殖的信号。如果 CD4 细胞刺激 R-S 细胞的生长，则很显然，因 HAART 提高 CD4 细胞计数，更多的 CD4 细胞可刺激与 HL 相关细胞的生长。

HIV 感染者中的 HL 往往分期较晚，常伴有 B 症状和不同寻常的临床表现，如胃肠道或颅内肿块[101,102]。除了一般的预后因素外，CD4 细胞计数低和此前存在的 AIDS 使 HL 患者预后更差。

在过去，联合化疗后患者的完全缓解率为 50%，2 年生存率为 45%[103,104]。如何将放疗加入 HIV-HL 的治疗中还不确定。一份来自 MD 安德森癌症中心的报告显示，约 50%的 HIV-HL 患者可以放疗，通常与化疗联合，但 5 年总生存率仅 54%(中位随访时间为 64 个月)[105]。

然而，HAART 联合化疗可以改善患者的预后[106]。一项Ⅱ期临床研究显示，59 例 HIV-HL 患者（其中 52 例同时接受 HAART)应用 Stanford V 方案后临床完全缓解率达 81%，但 3 年总生存率仅为 51%[107]。最近，德国的系列研究报道了 93 例根据风险等级调整治疗方案的 HIV-HL 患者[108]。无危险因素的早期 HL 患者接受 2 个周期 ABVD 方案化疗(阿霉素、博莱霉素、长春新碱、达卡巴嗪)和 30Gy 局限野放疗；有危险因素的早期 HL 患者接受 4 个周期 BEACOPP 方案化疗(博莱霉素、依托泊苷、多柔比星、环磷酰胺、长春新碱、丙卡巴肼、泼尼松)和30Gy局限野放疗,晚期HL患者接受6~8个周期BEACOPP方案化疗。重要的是,对于HIV感染的极晚期HL患者,ABVD方案取代了BEACOPP方案,并同步应用HAART和化疗。虽然晚期患者的预后很差,但早期的研究结果还是令人鼓舞的,1年总生存率为88%。另外,值得注意的是,对治疗毒性进行了严密监测,只有4例患者死于中性粒细胞减少性败血症。

总的来说,放疗不仅要用于非HIV相关的HL,HIV-HL患者也应进行放疗,但目前仍缺乏足够的可行性和耐受性的数据。

卡波西肉瘤(KS)

流行病学和危险因素

AIDS刚开始流行时,经常根据KS的诊断来识别AIDS,KS也就被称为流行性卡波西肉瘤(EKS)。人体感染HIV后,KS的患病风险为未感染者的2万倍[109]。感染HIV的同性恋男子或双性恋男子比同样感染HIV的异性恋男子更容易发生KS,这可能提示KS或其病原体是通过性传播的。

随着越来越高效的抗反转录病毒疗法的应用,美国KS(AIDS的组成部分之一)的发生率逐年降低。一份来自艾滋病和癌症国际协作组的报告从23个前瞻性的研究中评估了癌症的发病率,共计47 936例HIV阳性患者(包括北美、欧洲和澳大利亚),结果显示KS的校正发病率从1992—1996年的15.2%降至1997—1999年的4.9%[110]。来自瑞士AIDS队列研究的报告显示,与HAART疗法未出现时相比,经HAART治疗后,KS的发病率在15个月内下降了66%(P=0.001)[111]。

1994年12月,一种疱疹病毒被确定为KS的病原体[112],该病毒被称为人疱疹病毒8型(HHV-8)或卡波西肉瘤相关疱疹病毒(KSHV),在流行型(AIDS相关)、地方型(非洲土著人)以及典型(东欧或地中海一带的老年人)的KS病例中均可检测到。1996年的多中心AIDS队列研究显示,80%后来发生KS的HIV患者的血清中可检测到HHV-8抗体[113],这提示KS与HHV-8感染相关,而不是直接与HIV或其诱导的细胞因子相关。HIV病毒导致人体免疫力下降,HHV-8介导KS的发生。HHV-8病毒基因与宿主基因有很大的同源性,与新生血管形成和细胞周期相关。目前,HHV-8的6个主要的亚型(称为A、B、C、D、E和F型)主要是通过*K1*基因(*ORF-K1*)特定的氨基酸序列来识别的,再进一步分为多个亚组(例如,A1、A2、A3)。另外,在被HHV-8感染的组织中发现白介素-6(IL-6)的水平升高,IL-6被认为是HHV-8相关肿瘤的一个重要生长因子[114]。

临床表现

KS的典型表现是紫色的皮肤或黏膜病变,肿瘤可呈斑点状、斑块状或结节状,可伴有或不伴有淋巴结肿大或淋巴水肿(图34.3至图34.5)。就诊时,皮肤病变可呈单发或者多发,可并发疼痛、出血或毁容性改变。淋巴结和淋巴管受累后可发生进行性水肿,最常见于下肢、腹股沟区、外生殖器和面部受累时。内脏受累最常见于呼吸道和消化道。口咽受累常并发致命的气道梗阻。肺部受累可导致呼吸衰竭,危及生命。

诊断方法

需要检查所有可见的皮肤和黏膜表面,因为内脏受累的发生率很高,所以有胃肠道症状时需行内镜检查。AIDS首发表现为KS的患者,应进行更全面的HIV相关检查,包括全面的体格检查、血常规和血生化、CD4淋巴细胞计数、病毒定量、胸部X线片、结核菌素实验、性传播疾病筛查等。

病理学

一般认为KS来源于间质组织,组织学诊断需要

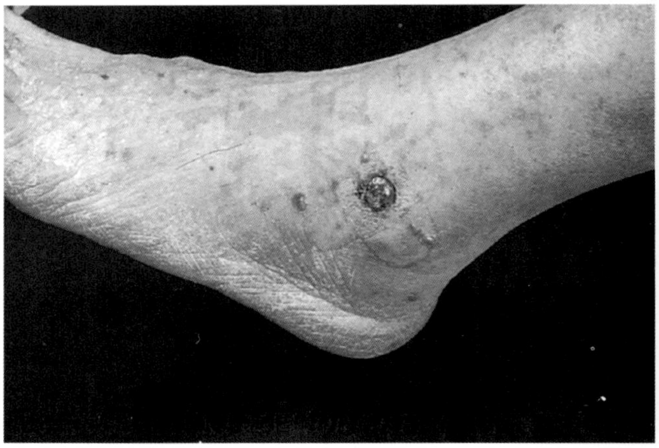

图34.3 1例老年男性踝关节的紫色、1.5cm大小的结节,为典型的KS。(From Krigel RL, Friedman-Kien AE. Kaposi's sarcoma of AIDS: diagnosis and treatment. In: DeVita VT Jr, Hellman S, Rosenberg SA, eds. *AIDS: etiology, diagnosis, treatment, and prevention*, 2nd ed. Philadelphia: JB Lippincott, 1988, with permission.)

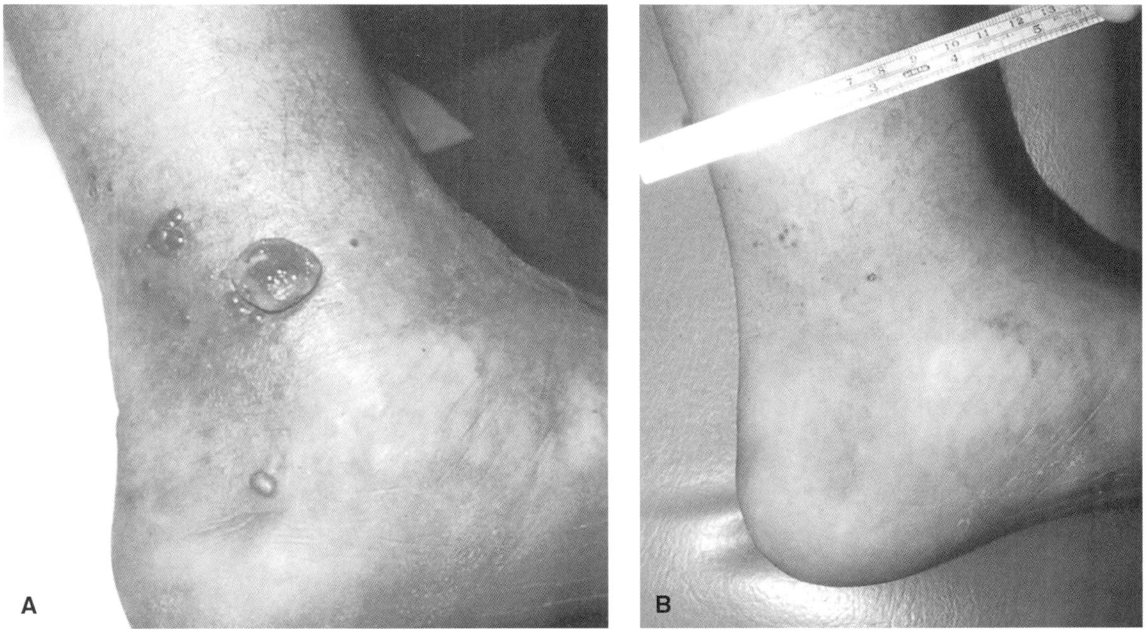

图 34.4　(A)足部流行型 KS,治疗前。(B)同一患者经 6MeV 电子束照射(加组织补偿物)后约 1.5 年,分割方式为 30Gy/10 次/2 周。

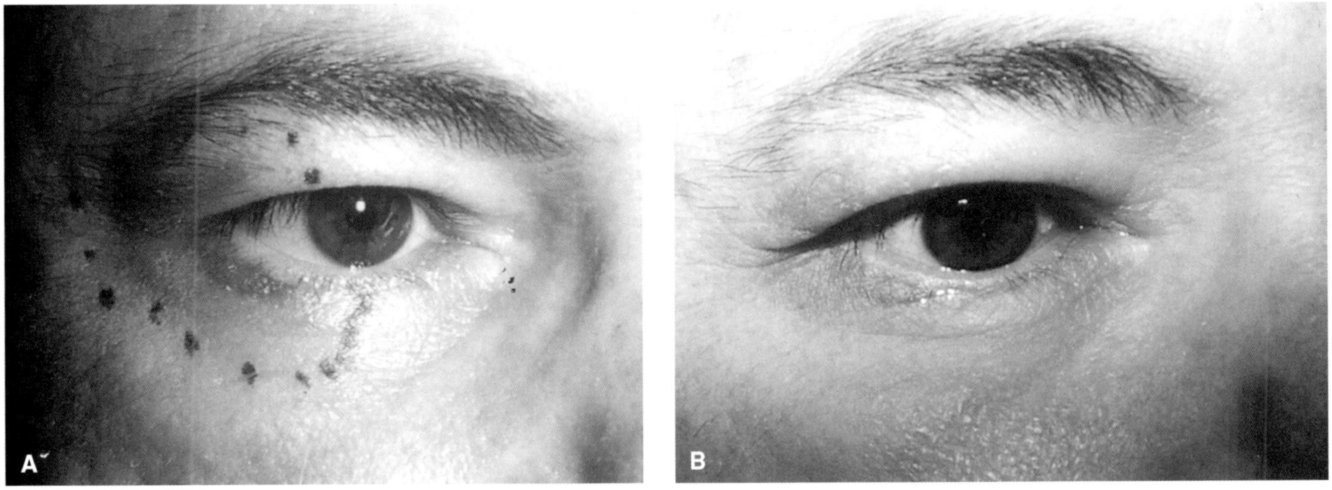

图 34.5　(A)上下眼睑外侧的流行型 KS,治疗前。(B)同一患者接受千伏级 X 线照射后 1 个月,分割方式为 30Gy/10 次/2 周。眼罩用于保护晶状体,可见色素沉着。

在肿瘤中同时见到梭形细胞和血管成分。梭形细胞看上去更像成纤维细胞,通常被认为是肿瘤的成分。总的来说,其外观看上去更像填充有红细胞的裂隙状胚胎血管,而且红细胞的特点也出现在梭形细胞框架中。

治疗

取代或联合放疗

EKS 在就诊时常常表现为多灶性病变。随着时间的推移,更好的治疗方法已被发现,放疗对于 KS 的作用越来越小。HAART 的作用目前已得到很好的证实,而且可使超过 60%的患者达到临床上的持续缓解[115]。一项关于 KS 良性风险(如局限于皮肤或淋巴结,或极小的口腔疾患)的前瞻性队列研究显示,单纯 HAART 的患者 74%生存 5 年后才需进行全身治疗[116]。需特别指出的是,开始 HAART 时,一小部分患者的症状可能会出现恶化。Bower 等[117]报道在使用 HARRT 后,6.6%的 HIV 相关 KS 患者出现进行性的免疫重建炎性综合征(从而导致临床症状恶化),尽管病毒学和免疫学指标控制良好,但有可能继发对先前病原体的免疫反应[117]。

晚期患者应进行全身化疗。值得注意的是,细胞毒性化疗药物可能会进一步损害免疫系统并加速HIV感染的影响。另外,用于实体肿瘤的标准化疗剂量常常导致不可接受的毒副反应[118,119]。因此,EKS患者应采用可起效的低剂量化疗方案[120]。在20世纪90年代,ABV方案(多柔比星、博来霉素和长春新碱)成为金标准。

柔红霉素脂质体和多柔比星脂质体随后被美国FDA批准用于治疗EKS,随机研究显示其疗效与标准ABV方案相当,且毒性较低[121,122],现在脂质体药物已用于一线治疗,预期有25%的有效率和4个月的中位存活期[121,122]。

紫杉醇也被批准用于治疗EKS,除骨髓抑制外,其他毒副反应均较轻微,而骨髓抑制在必要时可给予生长因子对症治疗[123,124]。Gill等[123]在一项Ⅱ期临床试验中报道其有效率为60%(几乎所有患者都达到了部分缓解),中位缓解时间为10个月。尽管还有其他有效药物可应用,如VP-16,但由于紫杉醇的疗效和可接受的毒性,它已成为最常用的二线或三线治疗药物。

若没有HAART疗法,患者通常需要持续治疗以控制有症状的KS。自从有了HAART疗法,并将HIV病毒RNA量降到检测不到的水平,长期的持续化疗就不需要了[125]。

放疗

放疗也可用于缓解疼痛、出血或水肿。通常采用浅层X线或低能电子线(和组织填充物)治疗局部癌性病灶。最常用的分割方式是30Gy/10次/2周,多数患者有明显的症状缓解,而无太重的副作用[126]。90%以上的病变对治疗有反应,约70%可达完全反应[127]。Stelzer和Griffin[128]采用前瞻性随机试验证实了在剂量和反应之间存在相关性,剂量从单次8Gy到40Gy/20次/4周,较大剂量会有较高的反应率、较少的色素沉着和较长的肿瘤控制时间。但这些数据并不能理解为可以推荐更高的治疗剂量,而是提示应该根据患者的具体情况进行调整。对于极晚期AIDS患者(短时间的缓解就足够了,病变的存在并不重要),单次8Gy的治疗通常更为恰当[129]。相比之下,对于一般情况较好的患者,较高剂量的放疗有助于美容效果的改善。即使如此,约55%接受过放疗的患者都会有色素沉着[128]。

为了能尽快减轻极晚期KS患者的疼痛性肿胀,可用组织填充物覆盖在肢体上(或者把肢体放置于水槽中),两侧对穿野光子照射单次给予8Gy的剂量。

尽管KS对放疗相对敏感,但在每一种情况下都需要考虑治疗毒性。有症状的口咽病变的放疗有一定难度,因为即使应用低剂量,患者也会出现明显的放射性黏膜炎[130]。有症状的内脏或黏膜病变应首选化疗和HAART治疗。但在极少情况下,病变对全身化疗无反应或无法耐受,则可通过局部放疗缓解其出血或梗阻症状。Piedbois等[131]报道对较细嫩的解剖部位(如阴茎、手掌、口腔黏膜或结膜等)给予10~20Gy(2.5Gy/次,4次/周)的放疗即可达到88%的客观缓解率和很好的姑息减症作用。另一项研究报道了肺部受累的25位患者接受放疗(10.5~15Gy,1.5Gy/次)后,虽然只有1/3的患者存活了3个月,但近90%的患者有主观症状改善[132]。

宫颈癌

流行病学

1993年,有HIV感染的宫颈癌已被美国疾病控制与预防中心(CDC)接受为AIDS相关疾病[4]。HIV和宫颈癌之间的关系十分复杂,虽然已经证实HIV感染者宫颈癌前病变发生率升高,但目前仍不清楚侵袭性病变是否在HIV感染者中发生率较高[133]。一些学者认为,自从应用了HAART后,很少有证据能够再证明宫颈癌是AIDS相关疾病,因为宫颈癌与CD4计数或HAART应答的免疫功能没有太大关系[134]。然而,最近来自非洲的报告显示,在AIDS疫情继续肆虐的非洲,患AIDS的女性比未患AIDS的女性发生宫颈癌的风险增加了一倍[135]。

在HIV感染的女性中,人乳头瘤病毒(HPV)感染似乎和宫颈上皮异常的危险性有关,这并不奇怪[136-139]。数据表明,HAART降低了HPV感染和宫颈上皮内瘤变的风险,这反过来也可解释为什么在HAART时代宫颈癌的发病率并未增加[140,141]。一项前瞻性的队列研究入组了286例HIV感染的女性,自接受HAART后每半年对HPV感染和宫颈上皮内瘤变进行评估,结果表明,HAART后致癌性HPV的感染率和检出率明显降低,而且HPV阳性的宫颈上皮内瘤变发病率下降,且消退更快[142]。

诊断

常规妇科检查,包括巴氏涂片(PAP)(必要时行阴道镜检查),是检测异型增生和可能转变为侵袭性肿瘤的原位病灶[宫颈上皮内瘤变(CIN)]的最重要方法。不幸的是,HIV 感染的女性常表现为晚期病变,因此,除了阴道出血和性交痛,还常表现为腹部或背部疼痛、体重减轻,或可扪及的宫颈旁肿大淋巴结。在 AIDS 流行初期,超过 50%的 HIV 感染的女性初诊时已是Ⅲ期或Ⅳ期病变,而非 HIV 感染者晚期比例约为 20%[143,144]。

治疗

治疗取决于疾病的严重程度,且应将其机会性感染史、身体一般状况考虑在内。有 HIV 感染的 CIN 女性的治疗方式应与未感染 HIV 的女性相同,虽然这样有增加并发症的风险[145]。对于肿瘤较小的早期患者,通常考虑行根治性子宫切除术和盆腔淋巴结清扫术。局部晚期病变的患者应采取和非 HIV 感染者同样的治疗方式。以前的治疗方式只有放疗,但在仅行放疗的晚期患者中,50%无效或疗效甚微,且在中位随访 3 个月后所有患者都有疾病进展[146]。在印度塔塔纪念医院,42 例 HIV 阳性者行根治性放疗,只有 22 例完成放疗全疗程,50%达到完全缓解[147]。应当指出的是,单纯放疗在治疗宫颈癌时,急性毒性的发生率,特别是泌尿生殖系统、消化道和皮肤黏膜毒性反应,在 HIV 感染者中要高于预期[148]。

目前治疗晚期宫颈癌的标准手段是放疗联合以顺铂为基础的化疗,尚无足够的数据说明这些方法对 AIDS 患者的可行性及有效性,但基于联合治疗模式在其他 AIDS 相关肿瘤中的耐受性及在一般人群中提高了晚期宫颈癌的治疗效果,我们认为,晚期的宫颈癌患者若无特殊的化疗禁忌,都应接受同步化疗+外照射放疗+腔内照射推量。有血行转移的患者也可从姑息化疗或放疗中获益,因可减轻其症状,如疼痛和出血。

疗效和预后

最初人们担忧的是,是否有能力对 HIV 感染的宫颈癌患者实施标准的治疗,但数据表明治疗是可以进行的,只是并发症的发生风险更高且预后可能更差。在 AIDS 流行的早期,一项关于 16 例 HIV 感染的宫颈癌患者的研究发现,其中 9 例死于宫颈癌,从确诊时算起,中位生存时间仅 9.2 个月[146]。在 HAART 出现后,缺乏有关放化疗的研究结果。

如果要改善患者的预后,则在浸润性癌发生之前,对宫颈异型增生的预防和早期诊断至关重要。一项来自女性跨部门 HIV 研究机构的前瞻性数据证实,通过密切监测(如每 6 个月一次宫颈涂片检查)和适当的干预措施,感染 HIV 者浸润性宫颈癌的发病率并不高于未感染 HIV 者[149]。美国 FDA 批准的针对 HPV-16 和 HPV-18 重组疫苗的广泛使用,会进一步降低 HIV 相关的宫颈癌的发生率。

肛管癌

肛管癌和宫颈癌一样,可能与通过性传播的 HPV 感染(主要是 HPV-16)相关,肛交是一个危险因素[150]。感染 HIV 的男同性恋者的血清 HPV DNA 阳性率高于未感染 HIV 的男同性恋者[151]。一项研究的活检显示,超过 60%的肛门外生殖器检查异常的 HIV 感染者有鳞状上皮内病变[152]。HAART 怎样影响肛门上皮内瘤变的进展,从而最终影响浸润性肛管癌的形成仍在研究之中。有报道称抗反转录病毒治疗不能预防癌前病变或恶性病变的进展[153],也有报道称 HAART 可降低持续 HPV 阳性者肛管上皮内瘤变的患病率,但不影响 HPV[154]。然而,最近一项来自欧洲的大型队列研究对感染 HIV 的患者非 AIDS 相关癌症的发病率进行了评估,显示肛管癌的发病率增加,在 HAART 前时代(1983—1995)、早期时代(1996—2001)和确立时代(2002—2007)具有类似的标化发病比[18]。因此,目前看来,HAART 并不能降低 HIV 阳性人群中发生肛管癌的高风险。

早期病变可能在切除尖锐湿疣或痔疮时被偶然发现,当患者出现肛裂时也可能被发现。但许多 HIV 感染者确诊为肛管癌时已为晚期,症状和体征可能包括肛周或直肠疼痛、里急后重、出血、流黏液,或可触及腹股沟淋巴结。评估和检查应包括直肠指检、腹股沟淋巴结活检、可疑结节的细针穿刺、肛门镜检查、女性患者的妇科检查、全身 CT 检查或 PET 扫描。

通常采用治疗生殖器疣的方法来治疗原位癌(如局部注射鬼臼脂、局部注射 5-FU、激光治疗)。低度恶性的早期病变(T1)且无淋巴结受累,如欲保留括约肌功能,也可行边界足够的局部切除,但对于局部晚期或已发生淋巴结转移的 HIV 相关的肛管癌患者,如果可能的话,放化疗是一种治疗选择(5-FU/丝裂霉素-C+放疗为免疫功能正常患者的标准治疗)。不幸的是,丝裂霉素-C可导致晚期HIV患者发生重度骨髓抑制和溶血性尿毒综合征，从而限制了它在部分患者中的应用。早期有证据表明，由于严重的皮肤反应，HIV感染者在放化疗后需要更长的休息时间，而且几乎所有患者会因中性粒细胞减少而需降低化疗剂量[155-157]。为改善这些毒性，曾进行了多种尝试，以满足HIV感染者治疗的需要。

在AIDS流行初期，感染HIV的肛管癌患者与未感染HIV的患者相比，生存期较短且局部失败率较高[155,158]。HAART改善了HIV相关的肛管癌的预后[159]。最近的一系列研究表明，现有的治疗方法，包括调强放疗和生长因子支持治疗，血液学毒性在HIV患者中和免疫功能正常的患者中是一样的[160,161]。此外，经过挑选的患者接受5-FU/丝裂霉素为主的化疗和足量放疗后，局部控制和生存率可能与那些非HIV感染者接近。

Seo等[162]对14例HIV感染的患者进行了研究，中位随访3年，HIV感染者的总生存率(91%)与免疫功能正常的患者相比无明显差异，疾病相关存活率和结肠造口术后的无瘤生存率也相似，急性毒性和迟发性毒性也无显著差异。一项多中心队列研究对40例HIV阳性的肛管癌患者和81例HIV阴性的肛管癌患者进行了比较，5年总生存率分别为61%和65%，但HIV阳性者局部控制率仅为38%，而HIV阴性者局部控制率为87%[163]。34例感染HIV的肛管癌患者采用不同的放化疗方案，3年的局部控制率和总生存率分别为63%和69%[26]。德国的Fraunholz等[160]对21例HIV阳性者接受HAART和标准放化疗进行了系列报道，其中5例化疗减量，5例放疗中断。中位随访超过4年，5年的局部控制率、癌症特异性生存率、总生存率分别为59%、75%、67%，有1例与治疗相关的死亡。研究还指出，在完成治疗后的3~7周，患者的CD4计数下降，1/3的患者病毒载量增加。因此，尽管HIV相关的肛管癌应行标准放化疗，但必须注意免疫指标和治疗的毒性风险。

新的治疗策略增加了靶向药物，AIDS恶性肿瘤协会的Ⅱ期临床研究就采用了西妥昔单抗联合5-FU、顺铂和放疗(1.8Gy/次，总量45Gy，无间断)，结果可能改善了HIV相关肛管癌的预后[164]，该试验已纳入45例患者，但还未得出最终结果。然而，可能是因为肛管癌的病因与宫颈癌相似，改善肛管癌预后的关键方法也与预防和早期诊断宫颈癌黏膜异常的方法相似[165]，应通过细胞学检查和肛门镜检查严格监测高危者肛管上皮内瘤变[166]，还希望通过普遍接种HPV疫苗这一重大的公共卫生措施来预防肛管癌。

肺癌

HIV感染者人群吸烟率较高，研究报道在HIV感染者中肺癌的发病率增加，吸烟是一个混杂变量[167,168]，但大型队列研究的荟萃分析显示，在控烟后，HIV感染者肺癌的发病率高于非HIV感染者，HIV相关的肺癌标化发病比为2~4[15,169-170]。

HIV相关的肺癌患者都较年轻（一般为38~50岁），且75%的患者在确诊时已为晚期[171]。HIV相关的肺癌最常见的非小细胞亚型为腺癌[172]。

在HAART出现前，HIV相关肺癌的中位生存期仅为4~5个月[172-174]。多项个案报道显示HIV相关的肺癌在放疗时毒性增加(尤其是放疗所致的食管毒性)[175]，但较大的研究系列并未报道放疗毒性的增加[171]，虽然放疗剂量一般不大于60Gy。

目前还不清楚联合抗反转录病毒疗法是否可改善这些患者的预后[176]。在HAART时代最大的队列研究包括30例患者，其中27例为ⅡB~Ⅳ期。虽然极早期的患者可接受手术，但晚期患者的中位生存期仅为5个月[177]。如何将抗反转录病毒药物融入肺癌的治疗方案之中仍未确定。一般情况下，应根据疾病的分期采取标准的治疗，另外治疗方案还需根据患者的免疫状态、病毒载量和是否合并机会性感染而进行调整。

头颈部肿瘤

鉴于HIV感染者吸烟率和HPV感染率的增加，在HIV感染者中鳞状细胞癌和HPV相关头颈部肿瘤发病率增加也就不足为奇。AIDS患者的口腔HPV感染率是非AIDS患者的3倍，因此，可以预测HPV相关口咽癌的发病率在这一群人中会增加[178]。北美的研究数据表明，自从HAART时代开始，在HIV感染者中头颈部肿瘤的发病率也增加了[16]。最近一项来自欧洲的关于HIV感染者的大型队列研究显示，从HAART出现以前的时代到现在，发病率有增加的趋势，但并无统计学意义[18]。

最近一篇关于HIV阳性者头颈部肿瘤发病率增加的综述指出，AIDS患者发生黏膜鳞状细胞癌、鼻咽癌、涎腺淋巴上皮癌和Merkel细胞癌的风险增加了[179]。这篇综述还表明，与HIV阴性者相比，HIV阳性者发生这些癌症的年龄更小，侵袭性更强，预后更差。

个案报告显示，对于 HIV 相关的头颈部恶性肿瘤，就像 HIV 相关的 KS 一样，不建议采用加重黏膜刺激的治疗[180,181]，较大的系列研究似乎证实了这一点。Sanfilippo 等[182]报道了 12 例接受放疗的 HIV 阳性的头颈部鳞状细胞癌患者，中位放疗剂量为 66.4Gy，中位治疗时间为 51 天，近 2/3 的患者出现了 3 级毒性，但仅 1 例出现了 4 级混合的湿性脱屑。Klein 等[27]也报道了类似的结果，12 例 HIV 阳性的头颈部鳞状细胞癌患者接受中位放疗剂量 68Gy，一半患者同时也接受了化疗，3 年的局部控制率和生存率分别为 92%和 78%，近一半的患者中断治疗 10 余天，但未住院治疗，未发生治疗相关的死亡。与历史对照组相比，毒副反应、肿瘤控制均相当。但必须记住，这些患者均为 HIV 感染者中相对“健康”的群体，其 KPS 评分≥80，平均 CD4 细胞计数为 460。

目前尚缺乏有关联合放化疗在 HIV 感染者中的耐受性和预后的研究数据；但是人们对于生物制剂如西妥昔单抗寄予了一些希望，其作为一种单克隆抗体，已被批准与放疗联合用于局部晚期头颈部鳞状细胞癌的治疗，这可以为 HIV 感染的局部晚期患者提供一个可行的选择[183]。

肝癌

HIV 感染者合并感染乙型和丙型肝炎数量的增加，可以解释为什么北美和欧洲均出现肝细胞癌的标化发病比增加[13,18]，虽然该数据与接受联合抗反转录病毒疗法的患者发病率是否更高相矛盾。法国已有报道表明对肝炎和 HIV 感染者的肝硬化进行肝移植是可行性的[184]，但缺乏 HIV 相关的肝细胞癌的治疗数据。最近的一份报告详细地介绍了一例 HIV 阳性同时合并乙型肝炎的患者在接受索拉菲尼治疗时出现了严重的副作用，提示必须更充分地了解靶向药物和 HAART 之间潜在的相互作用[185]。

前列腺癌

最近的数据显示，在 HIV 感染者中前列腺癌的发病率有所增加[11]。从 1991—1995 年至 2001—2005 年，估计癌症从 87 种增加到 759 种，这似乎是因 AIDS 人数的增加和人口老龄化所致。没有数据支持健康的 HIV 感染者发生前列腺癌的机会与非 HIV 感染者有何不同[186-188]。Pantanowitz 等[189]报告了来自多个机构的 17 例 HIV 阳性的前列腺癌患者，接受了各种标准的治疗，包括手术、内分泌治疗和放疗，并未发生严重的治疗副作用。Ng 等[190]报告了 14 例 HIV 阳性的前列腺癌患者，在纽约圣文森特医院接受外照射放疗，联合或不联合近距离放疗，治疗后只有 1 例患者前列腺特异性抗原(PSA)水平仍高于 1.1ng/mL，平均 CD4 计数保持稳定，14 例患者中仅 2 例病毒载量增加，无罕见的并发症，也无治疗相关性感染。Silberstein 等[191]报道了 8 例 HIV 阳性的前列腺癌患者接受机器人辅助的腹腔镜前列腺切除术，术前均接受了 HAART 并已检测不到病毒载量，与 HIV 阴性者相比，HIV 阳性者需要更多的围术期输血，围术期肠梗阻的发生率也更高。中位随访 2.6 个月，8 例 HIV 阳性者的 PSA 水平仍正常。因此，虽然 HIV 阳性者长期治疗结果仍不明朗，但早期研究表明，HIV 阴性患者接受标准治疗后的反应率和毒副反应尚可接受。

儿童恶性肿瘤

在对抗 AIDS 战役中的一个重大胜利是发达国家真正消除了 HIV 的垂直传播。但在非洲，每天仍然有 1000 名婴儿感染 HIV[192]，这是一个令人震惊的数字，因为自从第一个研究表明齐多呋定可有效减少母婴病毒传播已有 15 年以上[193]。患 AIDS 的儿童发生肿瘤的风险增加[6]，特别是 NHL(Burkitt 淋巴瘤是最常见的组织学亚型)，也包括平滑肌肉瘤、PCNSL 和 KS[194-196]。儿科肿瘤学组报道在一组感染 HIV 的儿童中，有 28 例 NHL，4 例 B 细胞急性淋巴细胞白血病，1 例 HL，8 例平滑肌肉瘤，1 例肝母细胞瘤和 1 例神经鞘瘤[197]。希望能通过预防儿童 HIV 感染，使这些癌症的发病率下降。

HAART 降低了儿童 HIV 相关恶性肿瘤的发病率[198,199]。一项关于 5000 多例儿童 AIDS 患者的研究表明，确诊 AIDS 时其年龄都在 15 岁以下，且在 HAART 出现前其癌症患病率是非 AIDS 的 40 倍，而在 HAART 时代为 17 倍[200]。

总结

HIV 感染促进免疫抑制，免疫抑制促进恶性肿瘤的发生。疾病进展需要治疗，以对抗 HIV 感染相关的免疫抑制。HAART 似乎减少了 KS 与 PCNSL 的发生，但在 HAART 时代，HIV 感染者中非 AIDS 相关的恶性肿瘤增加了。对于HAART对恶性肿瘤预后影响的数据还不足以说明问题,一些研究声称可改善生存期,而另一些却认为无效。此外,即使在HAART广泛使用的地区,个别患者可能无法接受或不顺从该治疗,如果不接受HAART的患者较多,或该疗法的疗效差,那么该群体的总体免疫状况仍将很差,导致最终并未降低HIV相关恶性肿瘤的发生率。虽然HAART明显改善了AIDS患者的状况,但同时也面临着重大的挑战,不仅仅是病毒耐药性的出现,而且还仍需要对AIDS相关恶性肿瘤的治疗方法进行持续改进。最终根除AIDS相关的恶性肿瘤的关键还在于预防HIV的传播。

(苏艳霞 译 巩合义 校)

部分参考文献

本章全部参考文献请登录网站:http://www.tsttpc.com/download_list.html

2. Centers for Disease Control. Kaposi's sarcoma and pneumocystis pneumonia among homosexual men—New York City and California. *Morb Mortal Wkly Rep* 1981;30:305–308.
3. Centers for Disease Control. Revision of the case definition of acquired immunodeficiency syndrome for national reported: United States. *Ann Intern Med* 1985; 103:402–403.
4. Centers for Disease Control. 1993 revised classification system for HIV infection and expanded surveillance case definition for AIDS among adolescents and adults. *JAMA* 1993;269:729–730.
5. Frisch M, Biggar RJ, Engels EA, et al. For the AIDS-Cancer Match Registry Study Group. Association of cancer with AIDS-related immunosuppression in adults. *JAMA* 2001;85:1736–1745.
6. Biggar RJ, Frisch M, Goedert JJ. For the AIDS-Cancer Match Registry Group. Risk of cancer in children with AIDS. *JAMA* 2000;284:205–209.
8. Engels EA, Biggar RJ, Hall HI, et al. Cancer risk in people infected with human immunodeficiency virus in the United States. *Int J Cancer* 2008;123:187–194.
11. Shiels MS, Pfeiffer RM, MH Gail, et al. Cancer burden in the HIV-infected population in the United States. *J Natl Cancer Inst* 2011;103:753–762.
12. Seaberg EC, Wiley D, Martínez-Maza O, et al. Cancer incidence in the multicenter AIDS cohort study before and during the HAART era: 1984 to 2007. *Cancer* 2010; 116:5507–5516.
13. Bedimo RJ, McGinnis KA, Dunlap M, et al. Incidence of non-AIDS-defining malignancies in HIV-infected versus noninfected patients in the HAART era: impact of immunosuppression. *J Acquir Immune Defic Syndr* 2009;52:203–208.
14. Clifford GM, Polesol J, Rickenbach M, et al. Cancer in the Swiss HIV cohort study: association with immunodeficiency, smoking, and highly active antiretroviral therapy. *J Natl Cancer Inst* 2005;97:425–432.
18. Powles T, Robinson D, Stebbing J, et al. Highly active antiretroviral therapy and the incidence of non-AIDS-defining cancers in people with HIV infection. *J Clin Oncol* 2008;27:884–890.
22. See AP, Zeng J, Tran PT, et al. Acute toxicity of second generation HIV protease-inhibitors in combination with radiotherapy: a retrospective case series. *Radiat Oncol* 2011;6:25.
23. Baeyens A, Slabbert JP, Willem P, et al. Chromosomal radiosensitivity of HIV positive individuals. *Int J Radiat Biol* 2010;86:584–592.
24. Kaminuma T, Karasawa K, Hanyu N, et al. Acute adverse effects of radiation therapy on HIV-positive patients in Japan: study of 31 cases at Tokyo Metropolitan Komagome Hospital. *J Radiat Res* 2010;51:749–753.
25. Mallik S, Talapatra K, Goswami J. AIDS: a radiation oncologist's perspective. *J Cancer Res Ther* 2010;6:432–441.
26. Hauerstock D, Ennis RD, Grossbard M, et al. Efficacy and toxicity of chemoradiation in the treatment of HIV-associated anal cancer. *Clin Colorectal Cancer* 2010;9:238–242.
27. Klein EA, Guiou M, Farwell G, et al. Primary radiation therapy for head-and-neck cancer in the setting of human immunodeficiency virus. *Int J Radiat Oncol Biol Phys* 2011;79:60–64.
28. Housri N, Yarchoan R, Kaushal A. Radiotherapy for patients with the human immunodeficiency virus: are special precautions necessary? *Cancer* 2010;116: 273–283.
29. Beral V, Peterman T, Berkleman R, et al. AIDS-associated non-Hodgkin's lymphoma. *Lancet* 1991;337:805–809.
31. Centers for Disease Control. Update on acquired immune deficiency syndrome (AIDS)—United States. *Morb Mortal Wkly Rep* 1981;31:507–514.
35. Diamond C, Taylor TH, Aboumrad T, et al. Changes in acquired immunodeficiency syndrome-related non-Hodgkin lymphoma in the era of highly active antiretroviral therapy. *Cancer* 2006;106:128–135.
36. Donahue B, Cooper J, Rush S, et al. Results of empiric radiotherapy for HIV associated primary CNS lymphomas. *Int J Rad Oncol Biol Phys* 1989;17(Suppl abstr 1028):223.
37. Donahue BR, Sullivan JW, Cooper JS. Additional experience with empiric radiotherapy for HIV-associated primary CNS lymphoma. *Cancer* 1995;76:328–332.
40. Corn BW, Trock BJ, Curran WJ. Management of primary central nervous system lymphoma for the patient with acquired immunodeficiency syndrome. *Cancer* 1995;76:163–166.
49. Ambinder RF, Lee S, Curran WJ, et al. Phase II intergroup trial of sequential chemotherapy and radiotherapy for AIDS-Related primary central nervous system lymphoma. *Cancer Ther* 2003;1:215–221.
50. Jacomet C, Girard PM, Lebrette MG, et al. Intravenous methotrexate for primary central nervous system non-Hodgkin's lymphoma in AIDS. *AIDS* 1997;11: 1725–1730.
51. Diamond C, Taylor TH, Im T, et al. Highly active antiretroviral therapy is associated with improved survival among patients with AIDS-related primary central nervous system non-Hodgkin's lymphoma. *Curr HIV Res* 2006;4:375–378.
52. Baumgartner JE, Rachlin JR, Beckstead JH, et al. Primary central nervous system lymphomas: natural history: response to radiation therapy in 55 patients with acquired immunodeficiency syndrome. *J Neurosurg* 1990;73:206–211.
53. Corn BW, Donahue BR, Rosenstock JG, et al. Palliation of AIDS-related primary lymphoma of the brain: observations from a multi-institutional database. *Int J Rad Oncol Biol Phys* 1997;38:601–605.
54. Formenti SC, Gill PS, Lean E, et al. Primary central nervous system lymphoma in AIDS—results of radiation therapy. *Cancer* 1989;63:1101–1107.
56. Kasamon YL, Ambinder RF. AIDS-related primary central nervous system lymphoma. *Hematol Oncol Clin North Am* 2005;19:665–687.
57. Ling SM, Roach M, Larson DA, et al. Radiotherapy of primary central nervous system lymphoma in patients with and without human immunodeficiency virus—ten years of treatment experience at the University of California San Francisco. *Cancer* 1994;73:2570–2582.
59. Nagai H, Odawara T, Ajisawa A, et al. Whole brain radiation alone produces favourable outcomes for AIDS-related primary central nervous system lymphoma in the HAART era. *Eur J Haematol* 2010;84:499–505.
60. Kreisl TN, Panageas KS, Elkin EB, et al. Treatment patterns and prognosis in patients with human immunodeficiency virus and primary central system lymphoma. *Leuk Lymphoma* 2008;49:1710–1716.
61. Skiest DJ, Crosby C. Survival is prolonged by highly active antiretroviral therapy in AIDS patients with primary central nervous system lymphoma. *AIDS* 2003; 17:1787–1793.
63. Newell E, Hoy JF, Cooper SG, et al. Human immunodeficiency virus-related primary central nervous system lymphoma: factors influencing survival in 111 patients. *Cancer* 2004;100:2627–2636.
64. Aboulafia DM, Ratner L, Miles SA, et al., and AIDS Associated Malignancies Clinical Trials Consortium. Antiviral and immunomodulatory treatment for AIDS-related primary central nervous system lymphoma: AIDS Malignancies Consortium pilot study 019. *Clin Lymphoma Myeloma* 2006;6:399–402.
67. Huhn GD, Badri S, Vibhakar S, et al. Early development of non-Hodgkin lymphoma following initiation of newer class antiretroviral therapy among HIV-infected patients—implications for immune reconstitution. *AIDS Res Ther* 2010; 7:44.
68. Jaffe HW, De Stavola BL, Carpenter LM, et al. Immune reconstitution and risk of Kaposi sarcoma and non-Hodgkin lymphoma in HIV-infected adults. *AIDS* 2011;25:1395–1403.
76. Kaplan LD, Lee JY, Ambinder RF, et al. Rituximab does not improve clinical outcome in a randomized phase 3 trial of CHOP with or without rituximab in patients with HIV-associated non-Hodgkin lymphoma: AIDS-Malignancies Consortium Trial 010. *Blood* 2005;106:1538–1543.
77. Boue F, Gabarre J, Gisselbrecht C, et al. Phase II trial of CHOP plus rituximab in patients with HIV-associated non-Hodgkin's lymphoma. *J Clin Oncol* 2006;24: 4123–4128.
79. Sparano JA, Lee JY, Kaplan LD, et al. Rituximab plus concurrent infusional EPOCH is highly effective in HIV-associated B-cell non-Hodgkin lymphoma. *Blood* 2010;115:3008–3016.
81. Mazhar D, Stebbing J, Bower M. Non-Hodgkin's lymphoma and the CNS: prophylaxis and therapy in immunocompetent and HIV-positive individuals. *Expert Rev Anticancer Ther* 2006;6:335–341.
83. Jaffe ES. Primary body cavity-based AIDS-related lymphomas. Evolution of a new disease entity. *Am J Clin Pathol* 1996;105:141–143.
84. Simonelli C, Spina M, Cinella R, et al. Clinical features and outcome of primary effusion lymphoma in HIV-infected patients: a single-institution study. *J Clin Oncol* 2003;21:3948–3954.
86. Spano JP, Costagliola D, Katlama C, et al. AIDS-related malignancies: state of the art and therapeutic challenges. *J Clin Oncol* 2008;26:4834–4842.
87. Sparano, JA. HIV-associated lymphoma: the evidence for treating aggressively but with caution. *Curr Opin Oncol* 2007;19:458–463.
89. Swift PS. Radiation therapy for malignancies in the setting of HIV disease. *Oncology* 1997;11:683–694.
90. Chamberlain MC, Dirr L. Involved-field radiotherapy and intra-ommaya methotrexate/cytarabine in patients with AIDS-related lymphomatous meningitis. *J Clin Oncol* 1993;11:1978–1984.
96. Bower M, Gazzard B, Mandalia S, et al. A prognostic index for systemic AIDS-related non-Hodgkin lymphoma treated in the era of highly active antiretroviral therapy. *Ann Intern Med* 2005;143:265–273.
97. Chao C, Xu L, Abrams D, et al. Survival of non-Hodgkin lymphoma patients with and without HIV infection in the era of combined antiretroviral therapy. *AIDS* 2010;24:1765–1770.
105. Tsimberidou AM, Sarris AH, Medeiros LJ, et al. Hodgkin's disease in patients infected with human immunodeficiency virus: frequency, presentation and clinical outcome. *Leuk Lymphoma* 2001;41:535–544.
106. Biggar RJ, Jaffe ES, Goedart JJ, et al. Hodgkin lymphoma and immunodeficiency in persons with HIV/AIDS. *Blood* 2006;108:3786–3791.
107. Spina M, Gabarre J, Rossi G, et al. Stanford V regimen and concomitant HAART in 59 patients with Hodgkin disease and HIV infection. *Blood* 2002;100:1984–1988.
108. Hentrich M, Berger M, Hoffman C, et al. HIV-associated Hodgkin's lymphoma (HIV-HL): results of a prospective multicenter trial. *J Clin Oncol* 2010;28(15 Suppl):

8035.
112. Chang Y, Cesarman E, Pessin MS, et al. Identification of herpesvirus-like DNA sequences in AIDS-associated Kaposi's sarcoma. *Science* 1994;266:1865–1869.
115. Aversa SM, Cattelan AM, Salvango L, et al. Treatments of AIDS-related Kaposi's sarcoma. *Crit Rev Oncol Hematol* 2005;53:253–265.
116. Bower M, Weir J, Francis N, et al. The effect of HAART in 254 consecutive patients with AIDS-related Kaposi's sarcoma. *AIDS* 2009;23:1701–1706.
117. Bower M, Nelson M, Young AM, et al. Immune reconstitution inflammatory syndrome associated with Kaposi's sarcoma. *J Clin Oncol* 2005;23:5224–5228.
121. Gill PS, Wernz J, Scadden D, et al. Randomized phase III trial of liposomal daunorubicin versus doxorubicin, bleomycin, and vincristine in AIDS-related Kaposi's sarcoma. *J Clin Oncol* 1996;14:2353–2364.
123. Gill PS, Tulpule A, Espina BM, et al. Paclitaxel is safe and effective in the treatment of advanced AIDS-related Kaposi's sarcoma. *J Clin Oncol* 1999;17:1876–1883.
126. Cooper JS, Steinfeld AS, Lerch IA. The prognostic significance of residual pigmentation following radiotherapy of epidemic Kaposi's sarcoma. *J Clin Oncol* 1989; 7:619–621.
127. Cooper J, Steinfeld A, Lerch, I. Intentions and outcomes in the radiotherapeutic management of epidemic Kaposi's sarcoma. *Int J Radiation Oncology Biol Phys* 1991;20:419–422.
128. Stelzer KJ, Griffin TW. A randomized prospective trial of radiation therapy for AIDS-associated Kaposi's sarcoma. *Int J Radiat Oncol Biol Phys* 1993;27: 1057–1061.
129. Berson AM, Quivey JM, Harris JW, et al. Radiation therapy for AIDS-related Kaposi's sarcoma. *Int J Radiat Oncol Biol Phys* 1990;19:569–575.
130. Cooper JS, Fried PR. Toxicity of oral radiotherapy in patients having AIDS. *Arch Otolaryngol* 1987;113:327–328.
131. Piedbois P, Frikha H, Martin L, et al. Radiotherapy in the management of epidemic Kaposi's sarcoma. *Int J Radiat Oncol Biol Phys* 1994;30:1207–1211.
133. Chirenje ZM. HIV and cancer of the cervix. *Best Pract Res Clin Obstet Gynaecol* 2005;19:269–276.
136. Chaturvedi AK, Madeleine MM, Biggar RJ, et al. Risk of human papillomavirus-associated cancers among persons with AIDS. *J Natl Cancer Inst* 2009;101: 1120–1130.
142. Minkoff H, Zhong Y, Burk RD, et al. Influence of adherent and effective antiretroviral therapy use on human papillomavirus infection and squamous intraepithelial lesions in human immunodeficiency virus-positive women. *J Infect Dis* 2010; 201:681–690.
146. Chadha M, Sood B, Stanson R. Patients with human immunodeficiency virus (HIV): infections and cervical neoplasia. *Int J Rad Oncol Biol Phys* 1984;30(S1): 284.
147. Shrivastava SK, Engineer R, Rajadhyaksha S, et al. HIV infection and invasive cervical cancers, treatment with radiation therapy: toxicity and outcome. *Radiother Oncol* 2005;74:31–35.
148. Gichangi P, Bwayo J, Estimable B, et al. HIV impact on acute morbidity and pelvic tumor control following radiotherapy for cervical cancer. *Gynecol Oncol* 2006;100:405–411.
149. Massad LS, Seaberg EC, Watts DH, et al. Long-term incidence of cervical cancer in women with human immunodeficiency virus. *Cancer* 2009;115:524–530.
153. Berry JM, Palefsky JM, Welton ML. Anal cancer and its precursors in HIV-positive patients: perspectives and management. *Surg Oncol Clin North Am* 2004;13: 355–373.
156. Holland JM, Swift PS. Tolerance of patients with human immunodeficiency virus and anal carcinoma to treatment with combined chemotherapy and radiation therapy. *Radiology* 1994;193:251–254.
157. Kim JH, Sarani B, Orkin BA, et al. HIV-positive patients with anal carcinoma have poorer treatment tolerance and outcome than HIV-negative patients. *Dis Colon Rectum* 2001;44:1496–1502.
159. Barriger RB, Calley C, Cárdenes HR. Treatment of anal carcinoma in immune-compromised patients. *Clin Transl Oncol* 2009;11:609–614.
160. Fraunholz I, Weiss C, Eberlein K, et al. Concurrent chemoradiotherapy with 5-fluorouracil and mitomycin c for invasive anal carcinoma in human immunodeficiency virus-positive patients receiving highly active antiretroviral therapy. *Int J Radiat Oncol Biol Phys* 2010;76:1425–1432.
161. Salama JK, Mell LK, Schomas DA, et al. Concurrent chemotherapy and intensity-modulated radiation therapy for anal canal cancer patients: a multicenter experience. *J Clin Oncol* 2007;25:4581–4586.
162. Seo Y, Kinsella MT, Reynolds HL, et al. Outcomes of chemoradiotherapy with 5-fluorouracil and mitomycin C for anal cancer in immunocompetent versus immunodeficient patients. *Int J Radiat Oncol Biol Phys* 2009;75:143–149.
163. Oehler-Jänne C, Huguet F, Provencher S, et al. HIV-specific differences in outcome of squamous cell carcinoma of the anal canal: a multicentric cohort study of HIV-positive patients receiving highly active antiretroviral therapy. *J Clin Oncol* 2008;26:2550–2557.
165. Chiao EY, Giordano TP, Palefsky JM, et al. Screening HIV-infected individuals for anal cancer precursor lesions: a systematic review. *Clin Infect Dis* 2006;43: 223–233.
167. Cadranel J, Garfield D, Lavole A, et al. Lung cancer in HIV infected patients: facts, questions and challenges. *Thorax* 2006;61:1000–1008.
169. Grulich AE, van Leeuwen MT, Falster MO, et al. Incidence of cancers in people with HIV/AIDS compared with immunosuppressed transplant recipients: a meta-analysis. *Lancet* 2007;370:59–67.
171. Spano JP, Massiani MA, Bentata M, et al. Lung cancer in patients with HIV Infection and review of the literature. *Med Oncol* 2004;21:109–115.
172. Tirelli U, Spina M, Sandri S, et al. Lung carcinoma in 36 patients with human immunodeficiency virus infection. The Italian Cooperative Group on AIDS and tumors. *Cancer* 2000;88:563–569.
175. Leigh BR, Lau DH. Severe esophageal toxicity after thoracic radiation therapy for lung cancer associated with the human immunodeficiency virus: a case report and review of the literature. *Am J Clin Oncol* 1998;21:479–481.
177. Hakimian R, Fang H, Thomas L, et al. Lung cancer in HIV-infected patients in the era of highly active antiretroviral therapy. *J Thorac Oncol* 2007;2:268–272.
179. Purgina B, Pantanowitz L, Seethala RR. A review of carcinomas arising in the head and neck region in HIV-positive patients. *Patholog Res Int* 2011;2011: 469150.
182. Sanfilippo NJ, Mitchell J, Grew D, et al. Toxicity of head-and-neck radiation therapy in human immunodeficiency virus-positive patients. *Int J Radiat Oncol Biol Phys* 2010;77:1375–1379.
186. Levinson A, Nagler EA, Lowe FC. Approach to management of clinically localized prostate cancer in patients with human immunodeficiency virus. *Urology* 2005;65:91–94.
187. O'Connor JK, Nedzi LA, Zakris EL. Prostate adenocarcinoma and human immunodeficiency virus: report of 3 cases and review of the literature. *Clin Genitourin Cancer* 2006;5:85–88.
188. Wosnitzer MS, Lowe FC. Management of prostate cancer in HIV-positive patients. *Nat Rev Urol* 2010;7:348–357.
189. Pantanowitz L, Bohac G, Cooley TP, et al. Human immunodeficiency virus-associated prostate cancer: clinicopathological findings and outcome in a multi-institutional study. *BJU Int* 2008;101:1519–1523.
190. Ng T, Stein NF, Kaminetsky J, et al. Preliminary results of radiation therapy for prostate cancer in human immunodeficiency virus-positive patients. *Urology* 2008;72:1135–1138.
196. Granovsky MO, Mueller BU, Nicholson HS, et al. Cancer in human immunodeficiency virus infected children: a case series from the Children's Cancer Group and the National Cancer Institute. *J Clin Oncol* 1988;16:1729–1735.
199. Nachman SA, Chernoff M, Gona P, et al. Incidence of noninfectious conditions in perinatally HIV-infected children and adolescents in the HAART era. *Arch Pediatr Adolesc Med* 2009;163:164–171.

第3部分　中枢神经系统肿瘤

第35章 原发性颅内肿瘤

Vinai Gondi, Michael A. Vogelbaum, Sean Grimm, Minesh P. Mehta

解剖

中枢神经系统(CNS)被覆三层脑膜:硬脑膜、蛛网膜、软脑膜。蛛网膜与软脑膜合称为柔脑膜,两者之间为蛛网膜下腔,腔内充满脑脊液(CSF)。硬脑膜褶皱把大脑的两个半球(大脑镰)、大脑与小脑、脑干(小脑幕或小脑镰)分开。额叶和顶叶是由一个边界清晰的沟("中央沟")分开的。额叶和颞叶由大脑外侧裂分开,顶叶和枕叶则由距状沟分开(图35.1)。

间脑由丘脑和松果体区组成,位于大脑和中脑之间,与第三脑室相邻。丘脑侧方为内囊,负责运动神经纤维(上运动神经元)自皮层向脑干和脊髓传导。

在小脑幕切迹处,中脑骑跨在斜坡上部。中脑顶盖位于其内,包括部分脑神经核(动眼神经、滑车神经和三叉神经的本体感觉支)。顶盖背侧由上下丘组成,分别控制眼球运动和听觉传导。滑车神经是唯一一对由脑干背侧发出的脑神经。

脑桥负责两个小脑半球之间、脊髓到小脑间的信息传递,以及中脑和延髓间大部分上行、下行通路的传导,内有三叉神经的大部分运动神经核和触觉神经核,三叉神经在脑桥外侧发出。脑桥和延髓间的界限清晰,主要因为展神经、面神经、前庭蜗(听)神经均自此发出。

小脑在脑桥后方及两侧,由中间的蚓部及两个小脑半球组成,两侧半球被覆倾斜的小脑幕,前方为脑桥和延髓背侧(构成第四脑室底部)。

延髓连接脑桥、脊髓和小脑,其内有大部分脑神经核(展神经核、面神经核、前庭蜗神经核、舌咽神经核、迷走神经核、副神经核和舌下神经核)。

脉络丛位于第三、第四脑室顶部,中脑导水管的管壁和侧脑室底部,并产生CSF。CSF自侧脑室经过室间孔(Munro孔,位于第三脑室上外侧)流入第三脑室,而后经中脑导水管流入第四脑室。中脑导水管是CNS最狭窄的通道,因此当受到压迫或者肿瘤阻塞时,最常引起CSF循环受阻,形成梗阻性脑积水。CSF经第四脑室正中孔和两个外侧孔流入蛛网膜下腔。

CSF通过蛛网膜颗粒回渗至静脉系统,蛛网膜颗粒是特有的陷窝结构,可以增强CSF回渗到静脉窦的流动。感染、炎性瘢痕或蛛网膜颗粒的阻塞可导致CSF压力升高和交通性脑积水。

流行病学

据统计,2010年美国原发性CNS肿瘤新发病例为22 020例,死亡13 140例[1],发病率约为6.5/100 000,脑肿瘤的发病率随年龄增加而增长,>75岁者发病率达50/100 000[1]。

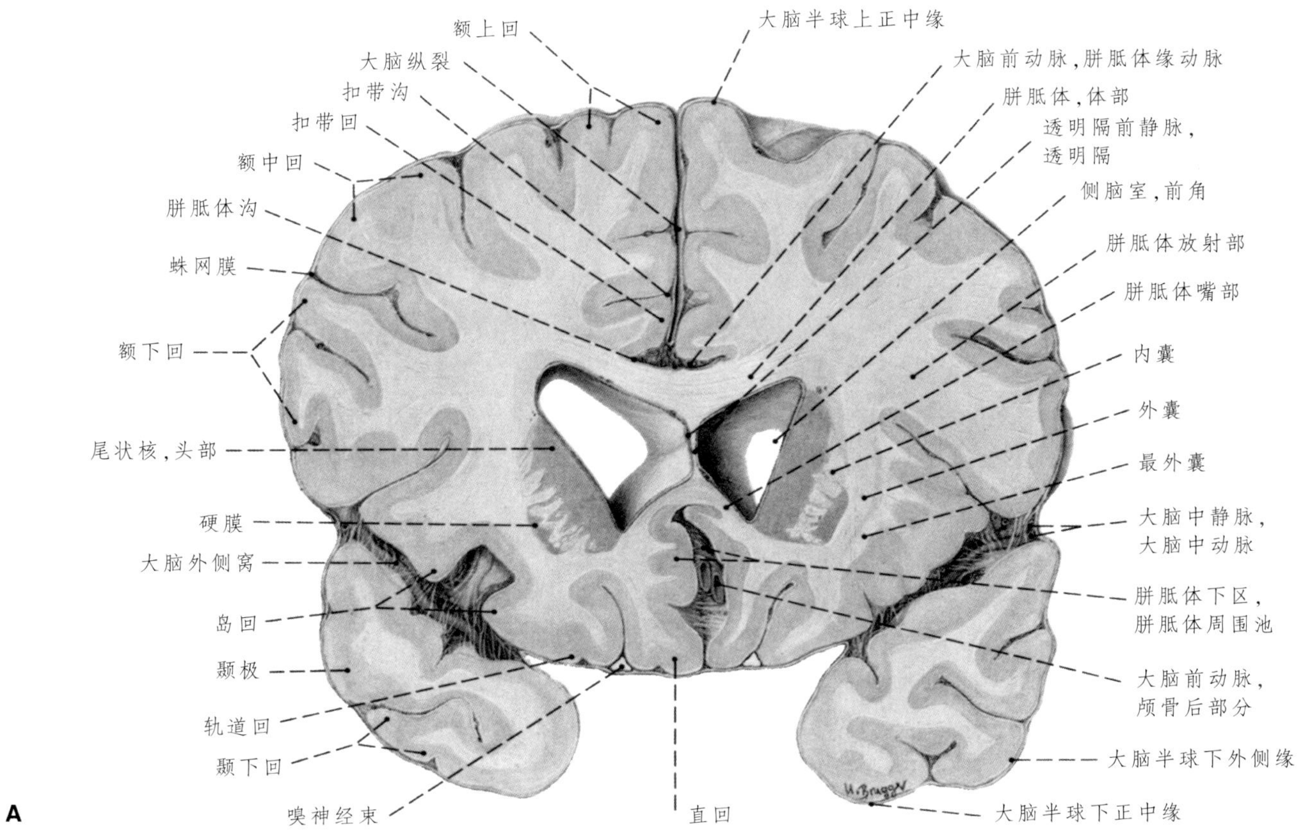

图 35.1 (A)经侧脑室前角的脑冠状面。(待续)

CNS 肿瘤的发生与职业接触和环境暴露有关。农民和石化工人原发性脑肿瘤的发生率较高。Ohgaki 和 Kleihues[2]回顾了多种相关的化学暴露危险因素。使用手机已被质疑为诱发脑肿瘤的因素之一,最近 WHO 基于有限的临床证据,已把射频电磁场,如自无线电话发出的电磁场,归类为“可能致癌”(2B 类证据)[3]。虽然以前的队列、病例对照和时间趋势分析表明,手机使用和脑肿瘤风险之间没有关联[4-6],但最近的两项病例对照研究提示,使用手机终生累积时长(一项是比对照组≥很多个小时,另一项是>2000 小时)是发生脑胶质瘤的潜在高危因素[7,8],然而,考虑到这两项研究中的召回和选择偏倚,确定因果关系的结论还需谨慎。

曾暴露于电离辐射是原发性 CNS 肿瘤的已知危险因素,特别是脑膜瘤,还有胶质瘤、肉瘤和其他类型的肿瘤[9]。儿童急性白血病的预防性全脑放疗后,原发性脑肿瘤的发病率为 2.3%,比正常人群高 22 倍[10,11]。

颅内恶性肿瘤也与一些遗传性疾病有关,如 1 型神经纤维瘤病、2 型神经纤维瘤病、VHL 病和结节性硬化症,还有与遗传有关的视网膜母细胞瘤和 Li-Fraumeni 综合征。

自然病程

原发脑瘤的自然病程取决于其组织学、分级和病变部位。多数成人胶质瘤呈侵袭性生长,无包膜,常引起周围脑组织水肿。这种水肿可能是血管源性、缺血性或细胞毒性水肿,在 MRI T2 加权像最清晰,可引起一些临床症状和体征,通常被认为是血脑屏障(BBB)通透性改变所致。不同类型的肿瘤可致不同程度的水肿(按水肿程度递减排序:转移瘤、星形细胞瘤、脑膜瘤和少突胶质细胞瘤)。

一些高度恶性肿瘤通过“种植”进入脑室或蛛网膜下腔转移,在重力或 CSF 流动的作用下,常在椎管尾部沉积形成转移病灶。有 CSF 播散倾向的肿瘤有髓母细胞瘤、原始神经外胚层肿瘤(PNET)和 CNS 淋巴瘤,其他组织类型的肿瘤(如生殖细胞肿瘤、室管膜瘤)经 CSF 播散的确切概率尚有争议。原发性脑肿瘤向颅外转移罕见,但髓母细胞瘤、生殖细胞瘤和高度恶性星形细胞瘤可以发生。

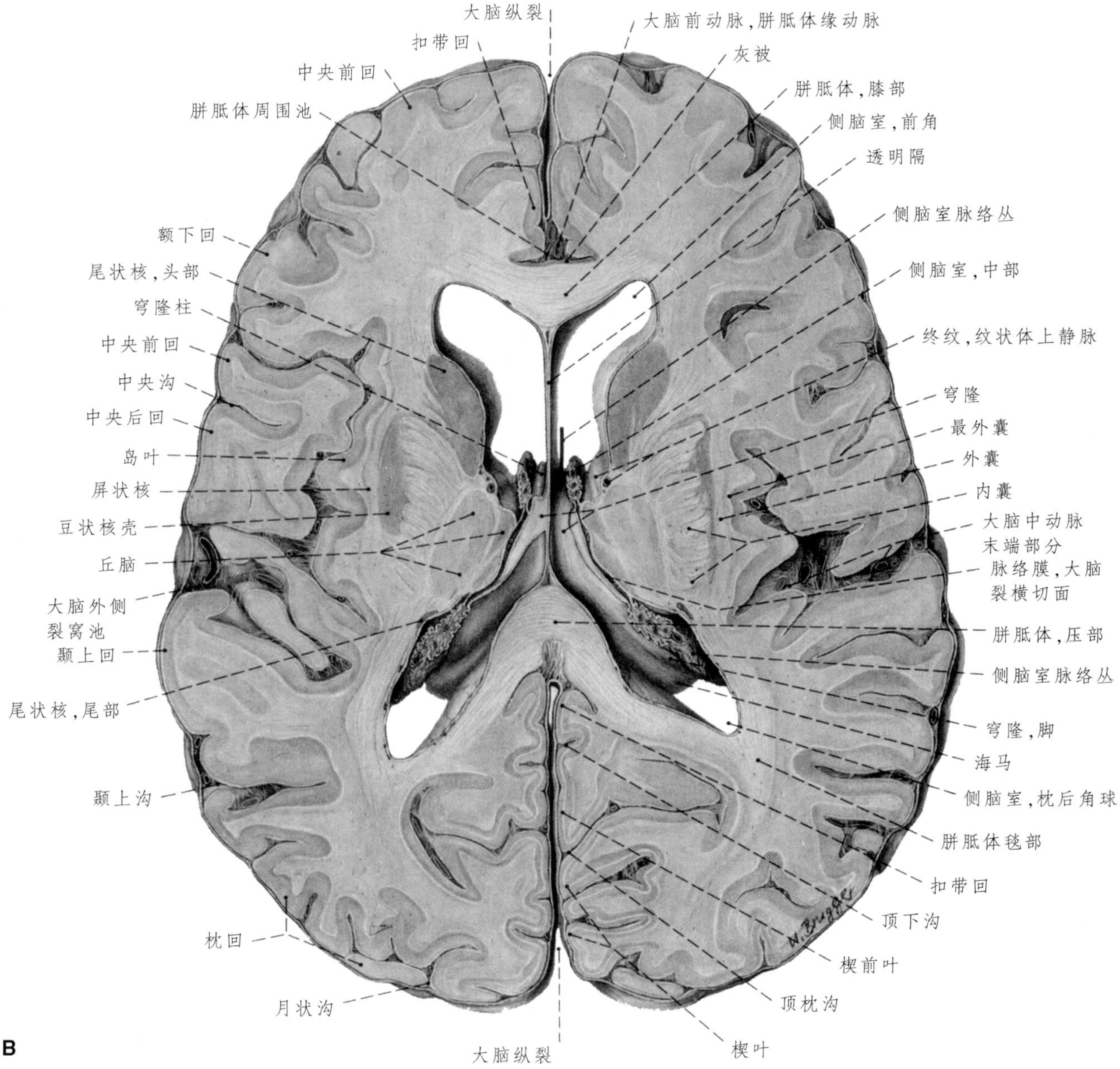

图 35.1（续） （B）经侧脑室中央部分的水平横切面，上面观。（待续）

临床表现

原发性脑肿瘤的典型症状可分为一般症状和局灶性症状。头痛在生长迅速的高度恶性脑瘤中常见；癫痫在低度恶性脑瘤中更普遍。局部神经功能障碍表现为乏力、语言功能障碍或感觉缺失，在高级别脑瘤中更常见。当发生瘤内出血等急性事件时，症状可不按肿瘤级别的规律出现。表 35.1 总结了常见 CNS 肿瘤的一般临床表现。

因为脑实质没有痛觉，脑瘤引起的头痛一般是由于颅内压升高，或颅内敏感结构（主要是硬脑膜和血管）局部压力的升高。颅内高压引起的典型头痛一般发生在清晨，相关的表现包括局灶性神经缺陷、行为改变和视盘水肿。Cushing 三联征常与颅内压增高相关，但完整的三联征（血压升高、心率变慢、呼吸不规则）仅见于 1/3 的颅内压增高患者。长期存在的颅内压增高可使视神经受压导致萎缩，引起失明。

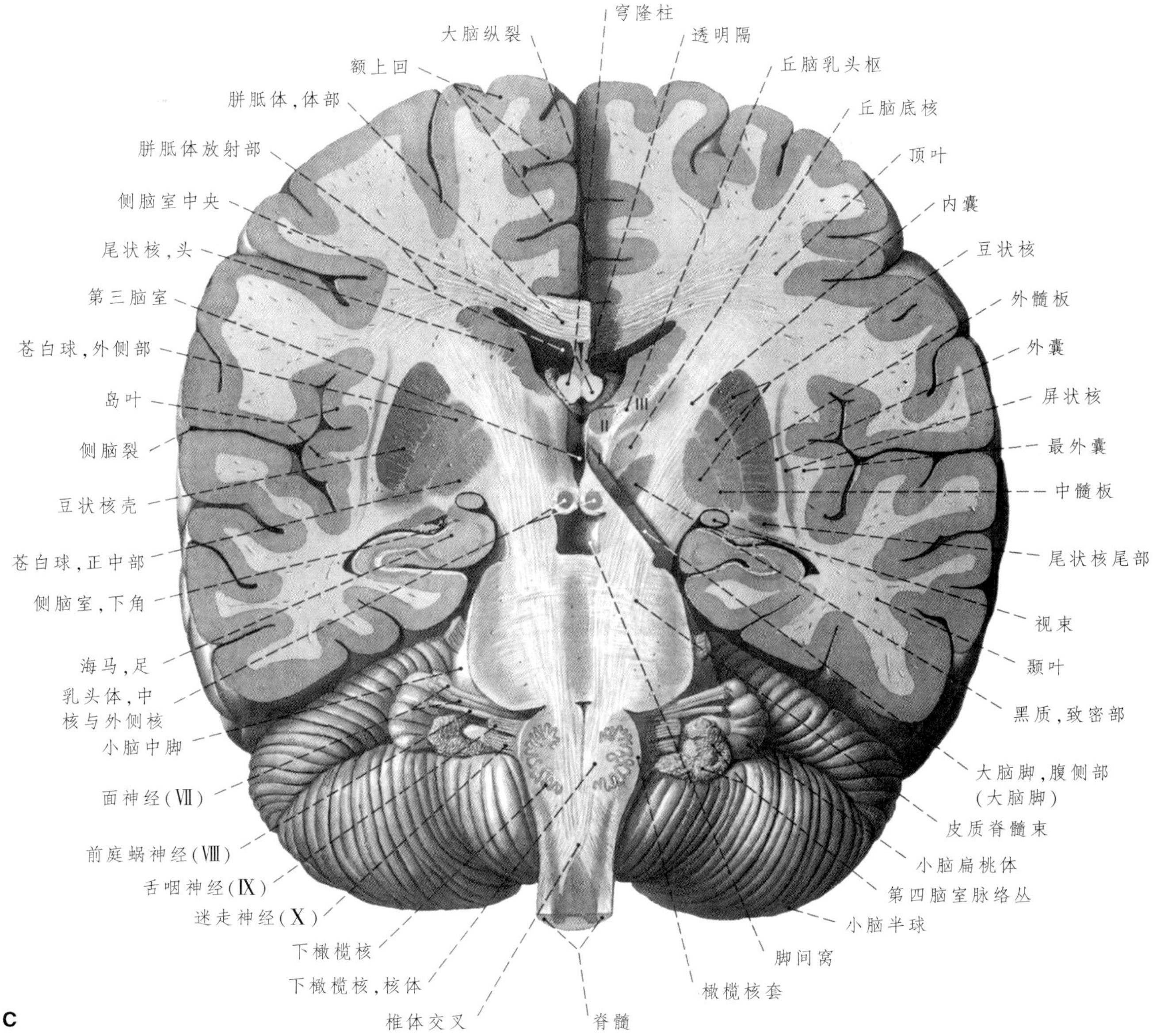

C

图 35.1（续） （C）与大脑角平行通过端脑和脑干的平面，后面观。图右侧为大脑角的中间部分（斜剖面）。Ⅰ~Ⅲ为丘脑神经核：Ⅰ为中间核，Ⅱ为前核，Ⅲ为后核。（A~C 图：From Sobotta J，Figge FHJ. *Atlas of human anatomy*，Vol. 2，9th ed. Munich，Germany：Urban & Schwarzenberg，1977. © Urban & Schwarzenberg，with permission.）

诊断程序

脑肿瘤患者的初步检查包括完整的病史和全面的查体。应重视患者或亲朋的叙述，因许多精神方面的变化有时患者察觉不到。当症状、体征或影像学检查提示可能存在其他系统受累时，应对至少一个转移病灶进行活检以明确诊断。尽管有例外，但当合并其他系统恶性肿瘤（如肺癌、乳腺癌、结肠癌或恶性黑色素瘤）的成年患者出现孤立的脑部病变时，首先应考虑脑转移瘤，而不是原发性 CNS 肿瘤。

影像学研究

含钆（Gd）造影剂的 MRI 是大多数 CNS 肿瘤的首选成像方式。CT 通常用于 MRI 扫描受限的情况下，如戴有植入式心脏起搏器、金属植入物或顺磁性手术银夹患者，或需要显示患者钙化或出血的范围时。

MRI

磁共振成像中，最有帮助的是 T1 加权矢状位像、

表 35.1 不同颅内肿瘤的症状、体征及诊断特点

肿瘤	常见症状	常见体征	影像学特点
多形性胶质母细胞瘤	头痛，癫痫，单侧乏力，精神改变	肿瘤所在位置的局灶性表现	CT或MRI病灶强化，瘤内低密度，常伴水肿
脑膜瘤	局部头痛	肿瘤所在位置的局灶性表现	CT或MRI上硬脑膜相关的病灶强化
星形细胞瘤	头痛，癫痫，单侧乏力，精神改变	肿瘤所在位置的局灶性表现	CT或MRI可能并不显示强化
大脑肿瘤	头痛，癫痫，单侧乏力，精神改变	肿瘤所在位置的局灶性表现	
小脑肿瘤	枕部头痛	颅内压增高(如视盘水肿)，动眼神经、外展神经功能障碍，共济失调	
脑干或丘脑肿瘤	恶心，呕吐，共济失调	颅内压增高(如视盘水肿)，动眼神经、外展神经功能障碍，共济失调	只有MRI可以显示
视神经肿瘤	视觉改变	视觉改变	CT或MRI增强扫描后均匀强化
髓母细胞瘤	清晨头痛，恶心，呕吐	共济失调，颅内压增高(如视盘水肿)，动眼神经、外展神经功能障碍	CT或MRI增强扫描后非均匀强化，成人病变一般偏一侧
室管膜瘤	清晨头痛，恶心，呕吐	共济失调，颅内压增高(如视盘水肿)，动眼神经、外展神经功能障碍	CT或MRI增强扫描后非均匀强化，合并或无钙化
神经鞘瘤	单侧耳聋，眩晕	同侧听力障碍，面神经或三叉神经功能障碍	CT或MRI上均匀增强的肿瘤，来自脑神经
少突胶质细胞瘤	头部隐痛，精神改变	肿瘤所在位置的局灶性表现	非均匀病变，CT或MRI增强扫描后可强化或不强化，常伴钙化、囊变或出血
淋巴瘤	肿瘤所在位置的局灶性表现	肿瘤所在位置的局灶性表现	MRI上等信号，增强扫描后均匀强化，呈弥漫性或“棉絮样”表现
颅咽管瘤	头痛，精神改变，偏瘫，癫痫，呕吐，视觉缺损	脑神经功能障碍(Ⅱ~Ⅶ)	CT或MRI显示来自鞍上区的混合性囊性、钙化病灶

CT，计算机断层扫描；MRI，磁共振成像。

Gd增强(常能获得高分辨率的信号，如扰相梯度回波或磁化制备的快速梯度回波)和无增强的T1加权轴位像、T2加权轴位像、液体衰减反转恢复(FLAIR)序列。和CT增强剂相同，Gd可从血脑屏障破坏处通过而进入脑实质，其顺磁性显示为T1加权像上的增强信号。T1增强后显示的解剖结构和强化后的区域更清晰。T2像和FLAIR对水肿和浸润性肿瘤更敏感。尽管MRI能更好地显示肿瘤大小，尤其是低度恶性肿瘤(造影剂增强效果不明显)，但MRI T1加权像上的肿瘤表现与CT增强像上的相似(图35.2)。由于治疗后“假性进展”的不断出现，还需要采用特殊的扩散、灌注或光谱序列手段，以鉴别肿瘤坏死或假性进展，正电子发射断层显像(PET)也有帮助；在美国，仅可做氟脱氧葡萄糖-PET，氨基酸、氟胸苷、F-DOPA PET显像的作用还在临床评估中(图35.3)。弥散加权和功能性MR也应用于指导手术切除方面，脑磁描记法的作用正在研究中。

神经轴成像

对有高度CSF播散危险的脑肿瘤，神经轴的检查是必要的。脊髓的钆增强MRI扫描是首选的成像方式。理想情况下，神经轴成像应该在手术前进行。术后即做的脊髓MRI扫描结果可能较难分析，因为蛛网膜炎和CSF中的血块难以与软脑膜转移相区别。推迟脊髓MRI扫描(术后3周以上)，增加Gd的静脉给药剂量，可更好地显示软脑膜疾病。

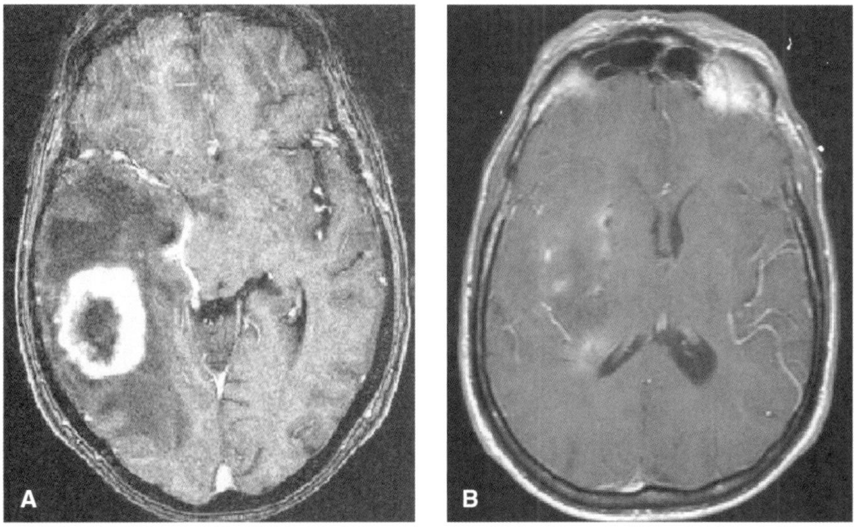

图 35.2　脑部 MRI 成像。(A)胶质母细胞瘤,表现为病灶周围强化,中央坏死合并血管源性水肿。(B)低级别胶质瘤,表现为病灶不强化,难以与正常脑组织区分。

组织学诊断

随着手术技术和麻醉的进步，以及立体定向活检技术的普及，活检的致残率已明显下降。一些特定患者，如已知患有体部恶性肿瘤且影像学发现颅内多个转移病灶且符合脑转移表现者，或临床和 MRI 有典型的脑干胶质瘤或视神经脑膜瘤特点者，或 HIV 阳性且 CT 或 MRI 显像符合原发 CNS 淋巴瘤表现者，或 CSF 中 Epseein-Barr 病毒聚合酶链反应阳性者,或有生殖细胞肿瘤者可不做活检。

CSF细胞学检查

有经 CSF 播散倾向的肿瘤,有必要行 CSF 细胞学检查以确定分期(如髓母细胞瘤、PNET、生殖细胞肿瘤、CNS 淋巴瘤)。术后立即行 CSF 检查可能导致假阳性发生,因此最好在术前或术后 3 周以上,且在颅内

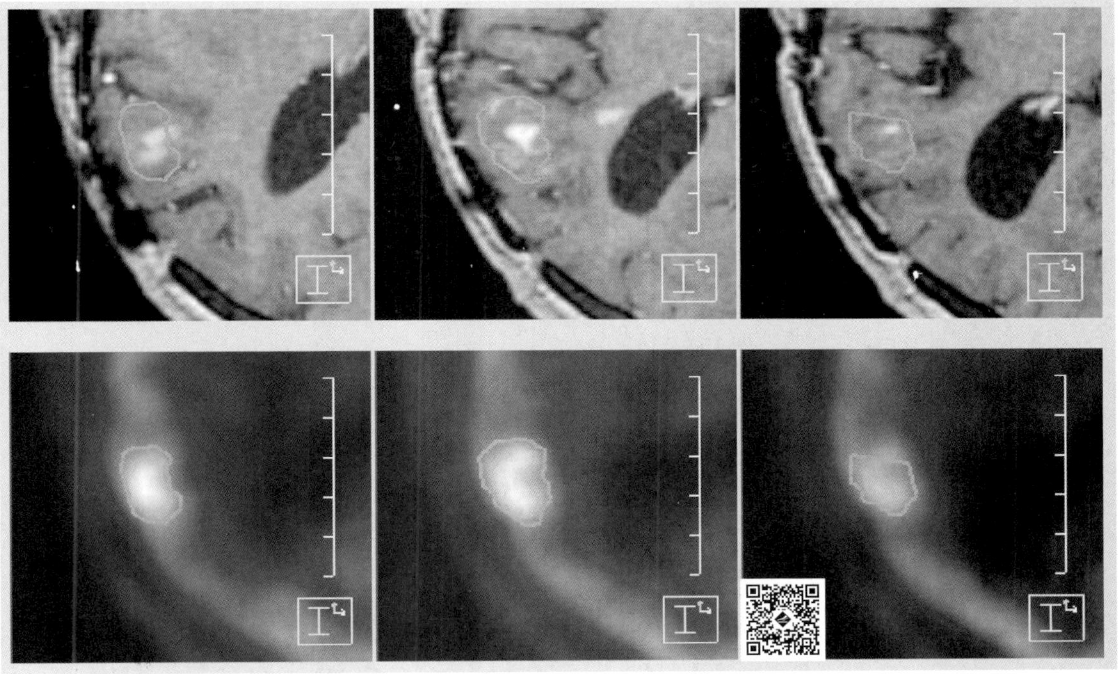

图 35.3　采用解剖成像技术(强化 3D 扰相梯度回波 T1 加权 MRI)(上组图)和功能成像技术(FDG PET)(下组图)显示少突胶质瘤。功能成像上红线包绕的是代谢活跃的范围。可以看出,与功能成像相比,如果仅依靠解剖成像确定靶区,将显著低估实际的靶区范围。

高压得到控制后再行 CSF 检查。肿瘤经 CSF 播散会有以下 CSF 异常表现：患者侧卧位，腰部水平，CSF 压力>150mmH_2O；蛋白水平提高（腰大池处>40mg/dL）；葡萄糖水平下降（<50mg/mL）；细胞学检查到肿瘤细胞。检测 CSF 中肿瘤标志物对诊断有帮助。

鉴别诊断

多数成人新出现或持续存在神经系统症状（局灶性神经功能缺损、颅内压增高、癫痫、精神改变）应行 CT 或 MRI 检查。一些典型的影像学特点有助于鉴别诊断（表 35.2）。

病理学

原发颅内肿瘤起源于外胚层和中胚层，可出现于脑、脑神经、脑脊膜、垂体、松果体和血管成分中。应用最广的是 WHO 分类，将原发性 CNS 肿瘤分为若干大类约 100 种不同的病理亚型[12]（表 35.3），必要处还附有恶性程度分级指南。

一般处理

脑肿瘤患者的药物治疗包括对颅内高压、癫痫及静脉血栓进行治疗。

表 35.2 占位性病变的 CT 或 MRI 影像学的鉴别诊断

病理类型	CT/MRI 特点
肿瘤	
原发	孤立，无肿瘤病史，增强扫描为强化的厚结节
转移	多发，有肿瘤病史，灰质、白质交界处有水肿
感染	
脓肿	发热，起病急，合并或无体部感染，囊腔壁薄而光滑，且强化，感染限于囊腔内
大脑炎	发热，起病急，合并或无体部感染，T2 像呈弥漫性改变，无强化肿块
脑膜炎	T1 加权像显示脑膜弥漫性强化（似软脑膜转移）
血管	
梗死	灰质、白质均可累及，沿血管楔形分布的受限扩散，低 ADC 信号
出血	均质，快速消失，残存的含铁血黄素环
治疗相关性坏死	中央低密度，环状强化，水肿，放疗或化疗后 6 个月以上，代谢扫描显示活性低

ADC，表观扩散系数。

脑水肿

皮质类固醇常用于控制脑水肿引起的神经系统症状和体征，小剂量皮质类固醇（如地塞米松 2~4mg）每天两次应用，与应用大剂量一样有效。长期应用皮质类固醇会带来诸多的临床问题，因此在症状控制后应酌情逐步减量或停药。地塞米松是历来最常用的皮质类固醇，对水盐代谢的作用小。所有的皮质类固醇均应逐步减量，以避免反跳性脑水肿，同时给予垂体-肾上腺轴一定的恢复时间。

癫痫发作

患者癫痫发作需用抗癫痫药物控制。由于卡马西平、苯巴比妥和丙戊酸钠等药能诱导肝脏的细胞色素

表 35.3 中枢神经系统肿瘤的组织学分类

神经上皮肿瘤	脑膜肿瘤
星形细胞肿瘤	脑膜瘤
星形细胞瘤	良性脑膜瘤
间变性星形细胞瘤	非典型脑膜瘤
多形性胶质母细胞瘤	恶性脑膜瘤
少突胶质细胞肿瘤	间叶细胞肿瘤，良性
少突胶质细胞瘤	间叶细胞肿瘤，恶性
间变性少突胶质细胞瘤	血管外皮细胞瘤
室管膜肿瘤	软骨肉瘤
室管膜瘤	恶性纤维组织细胞瘤
间变性室管膜瘤	横纹肌肉瘤
混合性胶质瘤	组织来源不明的肿瘤
少突-星形细胞瘤	血管网状细胞瘤
间变性少突-星形细胞瘤	造血细胞肿瘤
脉络丛肿瘤	恶性淋巴瘤
神经元肿瘤	浆细胞瘤
神经节细胞瘤	囊肿/类肿瘤病变
间变性神经节细胞瘤	Rathke 裂口囊肿
神经细胞瘤	表皮样囊肿
松果体肿瘤	皮样囊肿
松果体细胞瘤	生殖细胞肿瘤
松果体母细胞瘤	生殖细胞瘤
胚胎性肿瘤	卵黄囊肿瘤
髓母细胞瘤	绒毛膜上皮癌
室管膜母细胞瘤	畸胎瘤
原始神经外胚层肿瘤	混合性生殖细胞瘤
脑神经/脊神经肿瘤	蝶鞍肿瘤
神经鞘瘤	垂体腺瘤
神经纤维瘤	颅咽管瘤

P450 同工酶，明显增加某些化疗药物如紫杉醇、伊立替康的代谢和清除[13,14]，无酶诱导的抗癫痫药如左乙拉西坦、拉科酰胺、拉莫三嗪和普瑞巴林更适合治疗需要。

从未发生过癫痫的患者预防性应用抗癫痫药仍有争议，美国神经病学学会的临床指南不建议应用，因为缺乏数据支持[15]。

手术治疗

总的来说，外科手术可分为用于诊断的活检术、根治性切除术、减轻占位效应的减压术、为缓解颅内高压或脑积水所致急症的 CSF 分流术，以及日益增多的症状性坏死或假性进展的再切除术。手术的其他作用包括化疗晶片的植入、近距离放射源的安置、间质性给药和监测药物浓度的导管植入。肿瘤完全切除对大多数肿瘤类型患者的生存有益[16,17]，但一些对放疗和(或)化疗敏感的恶性肿瘤，如原发性 CNS 淋巴瘤，没必要积极切除，外科的作用仅限于诊断。

手术技术

在术前和(或)术中影像学研究的基础上，超声、CT 和 MRI 引导系统可为外科医生提供术中导航。一般来说，这个系统包括一个由外科医生操作的计算机工作站(已事先录入相关的影像学资料)和一个红外线或超声检测仪(以进行三维定向和确定不同工具的空间位置)。一旦患者信息进入系统后，就可以“看见”头皮下的肿瘤边界，外科医生可以据此制订损伤最小、最安全的入路，而后在术中显微镜的辅助下，辨认肿瘤与周围正常脑组织的外观和质地的不同，并在其指导下切除肿瘤。术中还可以根据 CT、MRI 或超声评价肿瘤切除是否完整。病变位于或邻近可疑功能区时，可行大脑皮层功能定位，勾画出运动或语言等重要功能区。采用内镜可用最小的手术入路切除脑室内病变或垂体肿瘤，也可重建 CSF 循环通路，如在中脑导水管被肿瘤阻塞时，就可以避免 CSF 分流术。除了术中图像引导的肿瘤定位，紫外荧光肿瘤定位染料如 5-氨基乙酰丙酸可提高手术切除的完整性，已在欧洲获得广泛认可，并正在美国接受使用前审查。

立体定向活检采用立体定向框架或能在头皮表面提供位置的基准点；CT 或 MRI 扫描数据传入影像引导系统。选择靶区和入点，计算机工作站就会显示出活检的通路。将入点标记在患者头皮处，钻 1~2 个小洞，活检针在影像系统引导下进入适当深度获取组织样本。在活检针通道上应获取多个组织样本，直至病理科医生认为获取的组织足以进行术中冰冻切片诊断。活检术中取出的肿瘤体积很小，不能缓解肿块的占位效应，患者仍需要进行开颅手术切除肿瘤。

放疗

生物因素所致组织损伤

脑的放射性损伤非常复杂，取决于许多技术因素，如放疗剂量、放疗体积、单次分割剂量、特殊的靶细胞群体，以及继发于损伤的表现，如血管的渗漏引起的水肿、血管内皮的缺失导致低氧损伤、反应性胶质细胞增生和至今尚未研究透彻的宿主因素。有些结构(如视交叉、下丘脑、泪腺、晶状体等)对放疗远较其他组织敏感。即使局部的病变也可以导致广泛的影像学改变和(或)功能紊乱。损伤出现的时间差别很大，临床影像检查也难以区分损伤和肿瘤进展。内皮细胞的反应在 MRI T2 像上早期表现为信号异常，这可能与血脑屏障受到破坏和水肿形成有关。PET 上显示的代谢紊乱可能提示少突胶质细胞的脱髓鞘改变，而更进一步的血管紊乱和增生在影像上表现为强化的病灶。延迟反应包括脑白质坏死和血管闭塞。提高脑的受照体积、单次照射剂量或照射总量，会使延迟反应的间隔时间从数个月缩短为数周。

以往放疗所致的晚期损伤通常以放疗后 5 年内导致 5%或 50%严重并发症的“耐受”剂量来表示(分别为 $TD_{5/5}$ 或 $TD_{50/5}$)。单次分割剂量为 2Gy 时，发生 $TD_{5/5}$ 和 $TD_{50/5}$ 的全脑放疗剂量分别为 60Gy 和 70Gy，局部脑照射剂量分别为 70Gy 和 80Gy。最近的临床正常组织效应定量分析(QUANTEC)显示，单次分割剂量<2.5Gy，最大剂量相当于 2Gy 分割的 72Gy、90Gy 的症状性坏死率估计分别为 5%和 10%[18]。较大的单次分割剂量(≥2.5Gy)时毒性的发病率和严重程度无法预测。儿童全脑放疗后认知功能障碍已大量出现。

一般概念

有关的解剖标志

与传统的模拟定位一样，头颅的标记包括影像学和表面局部解剖的几何投影的参考点。外耳道参与定义头部的解剖参考平面（如 Reid 基准线和 Frankfort

平面,均通过两侧外耳孔和前眶下缘连接)。由于颞骨的覆盖,除非借助于模拟机,很难确定两侧外耳道的投影。两侧前颅窝部分、两侧中颅窝底的前部、两个下颌角也是常被使用的参考点。基于CT图像的计划则省去了对这些参考点的依赖。

在侧位片上,蝶鞍位于中央并标示着端脑和间脑中部的下界。下丘脑投影在鞍底上1cm,视神经管则投影在下丘脑投影点的上方和前方各约1cm的交点位置。松果体(或小脑幕切迹)通常位于外耳孔后方约1cm和上方3cm的交点处。筛板为前颅窝最低处,是确定全脑放疗野下界的重要参考点。在多数患者,晶状体的侧面投影和筛板最下面之间的距离微乎其微。颞叶位于中颅窝,中颅窝底在侧位片上容易辨别。全脑放疗时射野下界应考虑用个体化挡块。

在前后位片的Frankfort平面(两侧外耳孔和前眶下缘构成的水平面)上,颞骨(蝶骨甲)投影在眼眶,筛窦和蝶窦投影在两个眼眶间,而蝶鞍在这些气腔上,枕骨大孔恰好在眶下缘的连线下。额叶和枕叶投影在眼眶上方,颞叶和小脑则投影在眼眶偏下方。

计划装置

头颅摆位,应使头的主轴线与射野中心线束垂直,与治疗床平行。根据患者肿瘤的位置和射线的选择,以决定颈部是弯曲还是伸直。当然,若采用非共面照射野和IMRT技术,上述选择不再重要。

应用固定装置可使得头颅摆位的重复性好,许多装置精确度为1~5mm,能满足这一要求。随着影像引导放疗和放疗中运动监测的引入,为放疗提供了前所未有的精确度,使外扩边界得以明显缩小[19]。

靶区勾画

边界外放是由于以下两个主要因素:临床靶区(CTV)评估的不精确性、剂量和摆位误差,放疗机构各有自己的规范,并据此确定计划靶区(PTV)。

临床实践中,一般规定CTV的外扩不应跨越非连续的解剖结构或不可能被肿瘤侵袭的区域,除非怀疑肿瘤直接侵袭,否则也不必包括颅骨。也有例外,如经"交叉结构"侵至对侧半球,或侵至如后颅窝或脑干,对于幕上皮质肿瘤并非必要,但由于许多恶性胶质瘤会"越过"胼胝体的前和(或)后通道,这些结构必须包括在CTV边界内。

放疗技术

CNS肿瘤放疗最常用的技术是局部脑照射、全脑放疗(WBRT)、全脑全脊髓放疗(CSI)、立体定向放射外科(SRS)、分次立体定向放疗(FSRT),偶尔也用到近距离放疗。这些技术的应用指征将在下述具体肿瘤章节分别讨论。CSI在儿童CNS肿瘤中应用较多,将在第82章讨论。

全脑放疗

全脑放疗最常用于脑转移瘤患者,也用于原发CNS淋巴瘤和胶质母细胞瘤患者,也是CSI的一部分。

全脑放疗采用水平对穿照射野,其下界包括筛板下缘、中颅窝底和枕骨大孔,需在模拟机下或在定位片上确定照射野(图35.4)。预留安全的边界,应考虑半影宽度、头颅固定和解剖因素,即使是最理想的状况,也至少要留1cm。前部需要特别注意的一个问题是,因为要避免照射晶状体和泪腺,可能需要在筛板边缘<5mm处进行阻挡。

照射野的前界应在同侧眼睑后3cm,这样散射线不会照射到对侧晶状体。但球后组织仅得到40%的处方剂量。另一种更好的方法是,偏转照射野方向,向后给予约3°或更大角度(中线处源轴距为100cm或80cm,但也取决于照射野的大小),使得射野前界可提前到晶状体后方(约在眼睑标记物后方2cm)。根据治疗床的角度,在两侧外眦处标记并调整不透射线的标

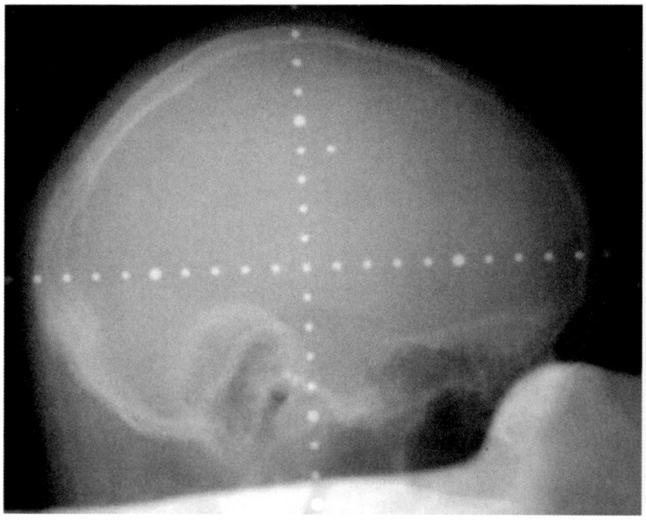

图35.4 全脑侧面定位片,照射野应充分包括筛板、前颅窝和中颅窝。

记物,使得眼球后方得到完全的处方剂量,当然眼睑与晶状体、视网膜的关系在具体患者中比眼眦位置相对固定,眼部侧面照射野最好根据 CT 或 MRI 扫描来确定[20]。当肿瘤位于额下或中颅窝,怀疑晶状体受侵或晶状体邻近肿瘤时,可行 CT 定位并制订治疗计划。

全脑全脊髓放疗(CSI)

传统的 CSI 技术采用头颅水平对穿野照射全脑和背部垂直野照射脊髓,根据患者的脊髓长度分为一个或几个照射野。因为颈部为非共面照射的衔接处,可能因为射线重叠出现剂量热点,发生放射性脊髓炎,因此更应关注患者体位固定的精确性,已经有许多为此开发的固定装置可供临床选择。放疗中的影像引导可确保每天摆位的可重复性,取俯卧位,可以在患者体表直接看到加速器的灯光野,便于照射野衔接处的每日调整。若给予低龄儿童麻醉或镇静剂,则采用仰卧位更安全[21]。为避免剂量重叠,至少有两种技术是经常应用的(有许多不同技术),而且许多技术也被报道过。第一种技术,因为相邻照射野的边缘射线可能在一定深度的脊髓交叉,故可在相邻野间留出间隔,这个间隔可能导致小段脊髓的剂量冷点,如果射线交汇点剂量增加就会出现剂量热点。

第二种技术,为避免上述问题的发生,采用半野技术照射,使得从脑到骶尾间相邻照射野精确衔接,因此不出现冷点或热点,这就需要旋转准直器,有时还需要转动治疗床。上述两项技术中,衔接点的移动可以消除剂量的不均匀性[22]。数项研究显示,采用以 CT 为基础的治疗计划,有助于更充分地照射额下区、后颅窝及估算脊髓深度。由于 CSI 的复杂性,我们建议应由有经验的专业人员组成的专门团队来实施。

随着螺旋调强放疗、影像引导放疗、容积弧形调强放疗等先进技术的发展,有可能在单一装置上实现整个神经轴的治疗[23]。近年,质子和其他技术也已用于 CSI 的治疗。

立体定向放射外科(SRS)

除了适当的辅助人员外,SRS 团队至少应由神经外科医生、放射肿瘤科医生和放射肿瘤科物理师组成。SRS 可以用常规的或改良的直线加速器(LINAC)系统、γ 刀(Elekta Corp.,斯德哥尔摩),或自动控制的小型直线加速器(Cyberknife; Accuray,加利福尼亚州,森尼韦尔)来完成。在 LINAC 放射外科,以一组直径为 4~40mm 的圆形或椭圆形准直器对线束进行校准,以获得圆的笔形射线束,治疗时采用多个非共面旋转弧,聚焦在单一点上,一般用于治疗直径<4cm 的类球形靶区,最新的小型多叶准直器可调节射线形状。γ 刀是由 201 个固定的 ^{60}Co 源组成的具有固定线束的多源放射装置,其准直器是一个带有圆形孔的头盔,可提供直径为 4~18mm 的线束,聚焦在单一靶点上。新的 γ 刀技术避免了“头盔变形”,可以有效地实现类似于 IMRT 的剂量分布。对于形状不规则的病灶,无论是圆形准直器行多个非共面旋转弧,还是头盔式准直器治疗,均包括大量正常脑组织,难以获得很好的适形。这类病例更适合采用多个圆形准直器,或将作为准直器的头盔放置在不同靶点。

美国肿瘤放射治疗协作组(RTOG)的 90-05 研究确定,针对最大直径≤20mm、21~30mm 和 31~40mm 的肿瘤,SRS 单次治疗的最大耐受剂量分别为 24Gy、18Gy 和 15Gy,这些及其他参数常用于指导处方剂量[24]。

分次立体定向放疗(FSRT)

对于病灶>4cm 和(或)病变位于重要区域,像SRS 这种单次大分割治疗,因其对 CNS 的毒性较大而不再适用。FSRT 是综合了常规放射治疗的分割方式和 SRS 的立体定向确定靶区的方式而形成的一种治疗方法,因采用的系统不同,其精确度为 1~3mm[25-27]。在治疗形状不规则的病变时,SRS 因采用多个旋转弧和圆形准直器,所以包含了大量正常脑组织,而 FSRT 采用多个非共面固定野照射,大多应用多叶准直器,可为射线提供单独的入射和出射通路,因而可获得更好的适形[19,28]。借助于 Perfexion 装置,应用“扩展”框可更好地开展 FSRT,并有助于颅内较低部位病变的定位。

带电重粒子

带电重粒子束有一定的射程,其长短取决于粒子的能量,带电重粒子穿越几毫米的距离,最后静止形成 Bragg 峰。为覆盖更大的体积,需要调整粒子束,以形成有效的 Bragg 峰。因在 Bragg 峰的边缘剂量陡然跌落,故可用于位于重要区域如斜坡、颅底肿瘤的高剂量放疗,而在如 CSI 等其他情况下,可为正常组织提供更好的保护[29]。几个欧洲和日本的放疗中心利用碳离子治疗 CNS 肿瘤,曾有推断认为较高的线性能量会产生更优的生物效应,但缺乏实质性的临床数据支持。美国尚无放疗中心使用这些技术,尽管有或无硼化剂的中子束照射会增加放射野的横截面积,但一直在美国的一些放疗中心使用。

近距离放疗

选择近距离放疗的标准为：肿瘤应局限于一侧大脑半球、未穿过胼胝体或无室管膜下转移、肿瘤<5~6cm、CT或MRI上显示范围清晰、肿瘤位于可以插植的部位。对于复发的恶性胶质瘤患者，若其病灶为<4cm的类球形，手术时可在其术腔内放置一个球囊系统GliaSite（IsoRay Medical，华盛顿，里奇兰）[30]，根据治疗计划在囊内充满结合 ^{125}I 的液态有机物，治疗持续3~7天。还有向原发和复发脑胶质瘤患者的病灶内直接注射放射性免疫球蛋白的治疗[31]。

化疗和靶向治疗

常规化疗

许多常规化疗药物不能充分地进入正常的或虽有肿瘤浸润但影像学上未强化的脑组织，也有一些药物尽管具备一定的分子量和化学结构，本可以通过血脑屏障，但P糖蛋白及其他的活性转运底物又将其转运出脑实质。尽管足量给药，但大部分CNS肿瘤对多数化疗药物耐药。烷化剂如卡莫司汀（BCNU）和洛莫司汀（CCNU）被广泛地应用于临床，这类药物可通过血脑屏障，但长期应用会出现累积的骨髓毒性和剂量相关的肺纤维化。此类药物的影像学有效率达15%~40%，但对生存率的影响至多算是中等。丙卡巴肼的疗效与其相似，但耐受性较好。顺铂和卡铂可单药应用或与其他药物联合应用，有效率为中等，对生存率的影响尚不明确。拓扑异构酶Ⅰ抑制剂（CPT-11，伊立替康）和拓扑异构酶Ⅱ抑制剂（依托泊苷）也仅显示中度活性。紫杉烷类如紫杉醇单药应用时并未显示活性。随机临床研究显示，口服的替莫唑胺生物利用度好，毒性小，是唯一在胶质细胞肿瘤患者中显示生存优势的药物。

联合化疗，如BCNU和替莫唑胺等的联用并未能增加疗效[32]，可能与因骨髓毒性叠加不得不减少各自的剂量有关。

药物的直接投送

突破血脑屏障（BBB）的方法包括：将带有化疗药物的缓释晶片植入肿瘤切除后的空腔[33,34]，通过药理学或渗透性方法突破BBB[35,36]，以及对流增强给药（CED）。CED在颅内置管，将药物缓慢而持续地传递到脑实质或肿瘤，不像扩散那样主要由药物的分子量决定，CED对分子量的依赖小，药物的分布梯度呈指数性衰减，可分布至大面积脑组织，使其在脑内的浓度更均匀[37]。无法通过BBB的大分子和（或）亲水性药物是适合CED给药的理想药物，例如正在研究的用于CED的药剂有病毒[38]、紫杉醇[39]、拓扑替康[40]和多种设计巧妙的靶向蛋白质毒素，这些毒素包括靶向配体（如白介素-4、白介素-3、肿瘤生长因子-α、转铁蛋白）和一种基因改造的细菌毒素（仅当内化到表达配体靶点的细胞中才起作用）[41-44]。两项Ⅲ期临床研究已评估了CED的作用。PRECISE试验[45]对比了白介素-13联合假单胞菌外毒素与卡莫司汀缓释剂（Eisai，新泽西州，伍德克利夫湖）在胶质母细胞瘤首次复发后患者中的疗效，OS无差异，但前者与较高的肺动脉栓塞率相关。TransMID试验评估了CED给药的转铁蛋白-CRM107在胶质母细胞瘤复发或进展后无法手术患者中的效果，该试验于2007年提前终止，因为不能达到预期的疗效标准。

把BCNU注入聚合体并制成晶片局部给药，可在手术中将其放置在切除肿瘤后的空腔壁内，晶片缓慢生物降解，释放活性药物。这种局部给药系统的优点是全身毒性小，不受BBB的影响且局部化疗药物浓度高。对多形性胶质母细胞瘤（GBM）应用的研究，仅显示出边际效益[34,36]。

靶向药物

胶质瘤中的分子变化为靶向治疗提供了可能，例如，信号转导通路常常显著增强，可能引起肿瘤表型和生物学改变，目前正广泛研究这些阻止信号转导通路的新分子[47]。这些药物的作用包括抑制血管形成（血管内皮生长因子受体）、细胞增殖、肿瘤细胞侵袭及存活（EGFR）、细胞生存（血小板源性生长因子受体）和下游信号分子抑制（如Akt、Ras、Raf激酶和mTOR）。由于单一药物的疗效甚微，现在临床研究聚焦于联合给药[47]。

随访

脑瘤患者的随访安排应足够频繁，以观察其副作用且在治疗结束后近期内进行类固醇激素的逐步减量。定期行MRI扫描能更早地发现肿瘤复发的证据，以便精心安排下一步的治疗。智力水平和生存质量的评价也很重要，还应监测并记录神经内分泌和眼科的副作用。

治疗的后遗症

手术

选择适合的患者,细心地进行外科操作并辅以外科辅助手段,如语言和(或)运动映射系统,可使并发症的发生率降至最低。即使是最熟练的外科医生,仍有 15%或更多的患者会发生暂时的神经损伤,目前的永久损伤率<5%[48]。手术损伤发生率和损伤类型取决于肿瘤的位置和患者术前已存在的功能障碍。手术最常见的并发症为出血和感染,特别是曾接受过放疗和(或)化疗的患者,或在术腔内曾放置过化疗药物晶片的患者[49]。建议采用线性手术切口(不同于 U 形皮瓣)以减少切口相关并发症,如感染[50]。后颅窝病变的切除,特别是儿童髓母细胞瘤,会出现后颅窝综合征(缄默症合并延髓症状)。短暂的围术期水肿(术后 48 小时内)可能导致术后初期神经功能恶化,短期大剂量类固醇治疗通常可缓解。

临床应认真地评估术后有神经功能恶化的患者,多数患者需行 CT 或 MRI 扫描以确定恶化的原因,MRI 弥散加权序列可发现新的梗死灶。对术后感染应保持高度警惕,因其症状可能会被所应用的类固醇所掩盖。开颅术相关的头痛和发热也可能掩盖脑膜炎的典型体征。

放疗

颅内组织的放疗反应根据症状发生的时间分为三期:急性期、亚急性期和晚期。

急性期副反应

放疗前症状的短暂性恶化可能在放疗中进展,更进一步的急性期副反应可在放疗完成后 6 周内出现。这些症状被认为是短暂的肿瘤周围的水肿所致,短期增加皮质类固醇的用量有效。持续的或难控的症状可能为肿瘤进展所致,尽管应用了类固醇,但若临床状况仍持续恶化,应行影像学的复查。

普通的症状有乏力、头痛和困倦,特别是脑部照射野较大或全脑全脊髓放疗时。照射野内可出现轻度头皮炎,严重者可局部用药。照射区域内脱发常见,如果剂量较高可能永久致秃。还可出现与颅内压变化无关的恶心和呕吐,特别是后颅窝或脑干的放疗。若照射野包括耳部,患者可能出现外耳道炎和浆液性中耳炎。接受全脑全脊髓放疗的患者,由于脊髓照射野的出射线经过口咽部和纵隔,会出现黏膜炎和食管炎,这类患者还会因为椎体受到照射出现血液毒性,因为成人的造血细胞主要储存在骨髓。

亚急性副反应

亚急性或早期迟发副反应发生在放疗后 6 周至 6 个月,是因为毛细血管的通透性改变和继发于少突胶质细胞损伤而出现的短暂神经脱髓鞘作用,症状有头痛、嗜睡、易疲劳和放疗前已存在症状的恶化,应用类固醇通常有效。最重要的是根据临床和影像学的表现与肿瘤复发相鉴别,假性进展的现象暂时符合亚急性副反应的时间范围。

晚期后遗症

晚期后遗症在放疗后 6 个月至数年出现,通常为不可逆并进行性发展,一般认为是由于血管损伤、脱髓鞘变和坏死导致脑白质损伤。放疗所致神经认知损伤的病理生理学很复杂,包括细胞内–细胞外的血管和实质细胞间的相互作用,特别是少突胶质细胞,其对脱髓鞘变的发生很重要。少突胶质细胞的死亡与 p53 介导的放疗凋亡和放疗诱导的 TNF-α 有关[51,52]。放疗后血管系统的内皮损伤导致血小板聚集和血栓形成,而后出现内皮异常增殖和管腔内胶质沉积[53]。

放疗最严重的晚期反应是放射性坏死,放疗后 3 年是发病的高峰。放射性坏死与肿瘤复发相似,临床上的表现为初始症状的再次出现,原有的神经功能障碍恶化和影像学上出现进展的、不可逆的强化肿物。采用 PET、MR 波谱、核素和 CT 动态扫描等手段有助于鉴别放射性坏死和肿瘤复发。治疗有症状的坏死的最好方法是手术切除联合类固醇药物,当然坏死灶切除后还可能再进展。设想毛细血管渗漏在放射性坏死中起主要作用,抗血管内皮生长因子抗体贝伐单抗已在临床试验中进行了治疗放射性坏死的测试,并已显示出令人鼓舞的结果[54]。其他治疗方法有皮质类固醇治疗联合抗凝治疗或高压氧治疗,但随机试验尚未显示这些治疗方法的益处。局限性坏死灶通常为单纯放疗所致,而弥漫性的脑白质病与放疗和化疗特别是甲氨蝶呤的联合应用有关。

中耳的后遗症为丧失高频部分的听力和前庭功能的损伤,特别是接受顺铂化疗的患者。如果眼睛在照射野内,还可能有视网膜病变或白内障形成。视交叉和视神经的损伤表现为视力下降、视野改变,当放疗剂量>54~60Gy 时,可导致失明。下丘脑-垂体轴受照射,剂量达 20Gy 即可引起激素分泌不足。

颅脑照射可产生神经心理改变和神经认知障碍;其他因素如肿瘤相关的疾病、手术和化疗的影响也会引起[53,55],在治疗性和预防性颅脑照射的前瞻性临床试验中已观察到学习能力下降[56,57],这些变化可能源于血管系统与脑实质细胞间的相互作用。放疗后海马的功能如学习能力、记忆力和空间信息处理能力受到较大影响[58]。2Gy 的剂量就会引起海马区的增殖细胞凋亡[59]。哌甲酯和美金刚等药物,或海马保护等放疗技术可改善神经认知功能[60-62]。

各类脑瘤的治疗策略

恶性胶质瘤

恶性或高级别胶质瘤约占成人原发脑瘤的一半,其生长迅速,直接侵袭脑实质,但发生 CNS 外的转移罕见。可发生在任何年龄组,多数在老年期间。恶性胶质瘤指间变性胶质瘤 (WHO Ⅲ级) 和胶质母细胞瘤(GBM,WHO Ⅳ级),分子遗传学和临床表现显示这是两种完全不同的疾病,它们的生物学行为、对治疗的反应和预后均不同。关于Ⅲ级和Ⅳ级胶质瘤的临床试验会在 GBM 的部分叙述,因为 GBM 患者占了大多数,而间变性胶质瘤的内容将在后面的章节进一步阐述。

胶质母细胞瘤(GBM)

GBM 约占所有恶性胶质瘤的 75%, 其组织病理学特征是核异型、核内有丝分裂活跃、血管增生和坏死,具备以上任何三种特征就可诊断。GBM 具有典型的广泛侵袭性,累及大部分脑组织。MRI 显示为血管源性水肿、周围环状强化和中心坏死。

GBM 患者预后很差,经过严格选择的患者接受合理治疗后的中位生存期约为 14 个月。初治患者和肿瘤的特点如发病年龄、肿瘤组织学及患者的卡氏评分(KPS)是最好的预后因子。切除范围、神经症状的持续时间以及对治疗的影像学反应也被推荐为评估生存的预后因子。

Curran 等[63]应用非参数回归分析(RPA,一种统计学工具,用于证明影响预后的显著因素并将结果相似的患者分组) 研究了来自 RTOG 三组试验的 1578 例恶性胶质瘤患者, 认为年龄是最重要的生存预测因子, 年龄<50 岁者生存期明显好于 50 岁以上者;KPS≥70 是第二位的预后因子。根据这些因素和其他变量将患者分组,2 年总生存率为 4%~76%,中位生存期为 2.7~58.6 个月(表 35.4)。尽管单纯放疗患者的效果不佳,但 RPA 分组法仍在放疗+替莫唑胺的患者中显示了其预后作用[64]。更多近期报道综合了有关 O^6-甲基鸟嘌呤-DNA 甲基转移酶(MGMT)启动子甲基化状态及其他新标记物的数据,有望能确立新的危险分层模型[65,66]。

分子遗传学

恶性胶质瘤可能为新发肿瘤(原发性),或来源于低级别神经胶质瘤向高级别的转化(继发性)。有很多报道认为高达 40%的 GBM 为继发性,继发性 GBM 多见于较年轻的患者,预后较原发性的好,这可能与患者年轻、一般状况好有关。越来越多的数据表明,低级别胶质瘤 PTEN 基因的启动子甲基化可能与继发性恶性转化为 GBM 有关。继发性 GBM 通常有异柠檬酸脱氢酶基因突变和 *p53* 突变。

治疗

标准治疗包括最大限度的安全切除术后辅以放疗同步替莫唑胺化疗,后续替莫唑胺辅助化疗。其他治疗方法有改变放疗方式、采用新的化疗药物、放疗增敏剂和其他还在研究中的制剂。

表 35.4 美国肿瘤放射治疗协作组(RTOG)对恶性胶质瘤的回归分析

组别	患者特点	中位生存期(月)
Ⅰ、Ⅱ组	间变性星形细胞瘤 ≤50 岁,精神状态正常 >50 岁, KPS>70,症状持续>3 月	40~60
Ⅲ、Ⅳ组	间变性星形细胞瘤 年龄≤50 岁,精神状态异常 年龄>50 岁,症状持续<3 月 胶质母细胞瘤 年龄<50 岁 年龄>50 岁,KPS≥70	11~18
Ⅴ、Ⅵ组	胶质母细胞瘤 年龄>50 岁,KPS<70 或精神状态异常	5~9

KPS,卡氏功能状态量表。

放疗靶区

随机试验显示术后放疗对生存有明显的益处[67]。尽管多个研究认为 GBM 可能广泛播散，但仍推荐局部放疗。Dandy[68]的研究认为，即使行一侧大脑半球切除术，恶性胶质瘤仍可沿脑白质侵袭，导致对侧大脑半球复发，尸检也有类似的发现[69-71]，因此也有推荐行全脑放疗。但 Hochberg 和 Pruitt[72]报道了 35 例 GBM 患者，在尸检前 2 个月行 CT 扫描，发现在 GBM 中 78%的复发在原发肿瘤瘤床边缘外 2cm 范围内，56%在≤1cm 内或更少。这些发现得到了 Wallner 等 [73]的证实，他们发现 78%的孤立性肿瘤(25/32)在原发肿瘤边缘外 2cm 范围内复发，即 CT 上肿瘤强化边缘外 2cm 内，56%(18/32)在原发肿瘤边缘 1cm 内。孤立性肿瘤复发时未见多发性病灶，而且边缘复发的概率与原发肿瘤的大小无关。

在一项相关性研究中，Halperin 等[74]回顾了 15 例 GBM 患者的 CT 扫描和多张病理切片，这些患者接受了最低程度的放疗或未放疗。如果设计的放疗照射野包括强化病灶和周围水肿并外扩 1cm 的边界，11 例患者中仅有 6 例的照射野覆盖了组织学上证实的肿瘤，而外扩达 3cm 后，组织学证实的肿瘤才能被照射野完全覆盖。

Kelly 等[75]报道了 40 例颅内神经胶质细胞肿瘤患者，在 CT 和 MRI 引导下行立体定向活检术。195 个活检标本的组织学分析显示，在强化区内多数为肿瘤组织，而无正常脑实质，低密度区为被孤立的肿瘤细胞浸润的脑实质、低度恶性胶质瘤或水肿。孤立的肿瘤细胞浸润引起 MRI T2 像的改变，MRI T2 加权像显示的脑实质受侵体积大于 CT 扫描时低衰减值所显示的体积。

因此，在确定放疗靶区时应综合所有影像学上显示的肿瘤及相关水肿，并外扩足够的边界。随着 MRI 技术的发展，肿瘤边缘的定义可能会改变，例如，Pirzkall 等[76]认为代谢活跃的肿瘤可扩展至 MRI T2 加权像定义的区域外，其报道 88%的患者有此表现。蛋氨酸和(或)胸腺嘧啶脱氧核苷的 PET 显像对肿瘤显示有帮助。

放疗剂量

目前标准的放疗总剂量为 60Gy，分 30~33 次进行。Walker 等[77]根据脑瘤协作组方案治疗的 420 例患者的数据进行了剂量-效应分析。总剂量从<45Gy 到 60Gy，每日分割剂量为 1.7~2Gy；其中仅 1/3 的患者总剂量小于 60Gy。总剂量从 50Gy 提高到 60Gy 时，治疗组患者的中位生存期也随之从 28 周提高到 42 周。一个医学研究委员会分析了 443 例患者，同样显示，与 45Gy 组相比，60Gy 组的生存期有明显的优势(9 个月对 12 个月，P=0.007)[78]。

有不良预后因素且因生存期有限不能接受常规治疗的患者，可采用短程放疗以达到姑息的目的。老年患者(>65 岁)，特别是一般情况不佳的患者，术后放疗的效果有限，或在行常规放疗后其神经系统症状的恶化加速。短程放疗已在老年患者中开始临床试验，结果有待于总结。

剂量提升及改变分割方式

绝大多数肿瘤会在原来的照射野内复发，标准放疗方案预后不佳，因此尝试提高放疗总剂量，以期改善局部控制和延长生存期。

常规放疗总剂量>60Gy 未显现益处。RTOG 和东部肿瘤协作组(ECOG)将 253 例患者随机分组，一组进行全脑放疗 60Gy/6~7 周；另一组局部照射 60Gy，缩野后推量 10Gy，7~8 周完成[79]。剂量提升并未获得益处，60Gy 组中位生存期为 9.3 个月，70Gy 组为 8.2 个月。

采用三维适形放疗或 IMRT 推高放疗剂量在临床上尚未显示稳定的优势。Chan 等[80]报道了 34 例高级别胶质瘤患者接受三维适形 IMRT 的结果，总剂量为 90Gy，中位随访 11.7 个月，中位生存期为 11.7 个月，1、2 年生存率分别为 47.1%和 12.9%，与以往的控制率相似。与之相反，Tanaka 等[81]的回顾性研究认为高剂量适形放疗对生存期有优势。

还有一些协作组采用超分割或加速超分割的方式来提高治疗剂量，有每日 2 次、3 次，甚至 4 次[82-84]，只有 Shin 等[84]的研究显示出对提高生存期有帮助。这个研究组将 81 例患者随机分为两组，一组给予 61.4Gy，单次剂量 0.89Gy，每日治疗 3 次，共 69 次，4.5 周完成；另一组常规分割治疗，给予 58Gy，每日 1 次，共 30 次，6 周完成。中位生存期分别为 39 周和 27 周，1 年生存率分别为 41%和 20%(P<0.001)。

其他组均未能获得肯定结论。一项前瞻性随机Ⅰ/Ⅱ期试验(RTOG 83-02)对恶性胶质瘤患者采用每日 2 次分割照射来推高剂量，总剂量分别为 64.8Gy、72.0Gy、76.8Gy 和 81.6Gy，均为每日 2 次，每次 1.2Gy，而加速超分割放疗的总剂量分别为 48Gy、54.4Gy，每日 2 次，每次 1.6Gy。放疗同步接受 BCNU 化疗。747 例患者的最终报告显示，中位生存期在治疗组间未见显著差异[85]，高剂量组晚期毒性略有升高。一项Ⅲ期临床试验对比了常规放疗 60Gy(每日 1 次，共 30 次)和超分割放疗 72Gy(每日 2 次，每次 1.2Gy，共 60 次)[86]，未发现生存差异。其他几个加速超分割研究中，剂量超过 70Gy 同样未见到生存期的显著延长[87,88]。

采用放射外科和FSRT提升剂量

在一项回顾性分析中，纳入了来自三个机构的115例新确诊的恶性胶质瘤患者，联合手术和外照射放疗，遵循相似的方案，采用LINAC行放射外科推量取得疗效[89]。2年实际生存率为45%，中位生存期为96周。与1974—1989年根据RTOG的3个外照射放疗方案治疗的1578例患者相比，接受放射外科推量的患者，其2年生存率和中位生存期有显著改善(P=0.01)，这种生存期的改善在预后不良组(RPA 3~6组)更为突出。这些结果部分归因于患者的选择：因为入组标准的限制，使得只有20%~30%的GBM患者可以接受放射外科治疗。

在一项前瞻性随机试验中，Souhami等[90]比较了203例GBM患者在常规放疗(60Gy)辅以BCNU化疗后加放射外科治疗和不加放射外科治疗的结果。中位随访61个月，中位生存期未见显著改善(13.5个月对13.6个月)，两组之间的失败模式未见差异，在生活质量和认知下降方面也未见差异。

一项前瞻性研究RTOG 0023探讨了采用FSRT推量的作用[91]。76例术后有残存肿瘤的GBM患者，术腔直径<60mm，接受标准放疗50Gy，每日2Gy，在第3~6周接受FSRT推量4次，每周1次。FSRT单次分割剂量为5Gy或7Gy，累积剂量达70~78Gy，共29次，6周以上完成。3例患者出现4级急性毒性(神经系统、全身、代谢)，1例患者出现3级晚期坏死。中位生存期为12.5个月。总之，与以往RTOG的数据相比，未见生存优势。

采用近距离放疗提升剂量

Laperriere等[92]采用近距离放疗联合常规放疗推量照射恶性胶质瘤患者，将患者随机分为两组，一组仅行外照射(50Gy，25次，n=69)，另一组为外照射联合暂时立体定向植入^{125}I，使肿瘤周围最低剂量达60Gy(n=71)。中位生存期在两组间无显著差异(13.8个月对13.2个月，P=0.49)。

美国国立卫生研究院脑瘤协作组8701试验中，Selker等[93]的报道支持这些结果。在这项前瞻性随机试验中，纳入299例新确诊的恶性胶质瘤患者，采用手术、外照射放疗和BCNU化疗后联合或不联合^{125}I的组织间放疗推量。与以往常规治疗相比，组织间放疗推量并没有延长生存期。

借助膨胀的球样导管给予放疗是一种新的近距离放疗方法。Tatter等[240]评估了一种这样的装置(GliaSite Radiation Therapy System; Cytyc，马萨诸塞州，马尔堡)的安全性和可操作性。21例复发的恶性胶质瘤患者，接受手术切除并通过皮下留有的端口植入装置，在随后的1~2周，向导管内输注含有^{125}I有机物的水溶液使其充盈，在3~6天内给予至少40~60Gy剂量，而后撤去该装置。由于没有严重的副作用，这一治疗易被患者接受，中位生存期为12.7个月。还需随机的前瞻性研究以进行进一步评价。

采用质子疗法增加剂量

两项前瞻性试验探讨了应用光子和质子混合照射提升剂量至^{60}Co戈瑞相当剂量(CGE)。

Fitzek等[94]报道了Ⅱ期试验，23例新确诊的GBM患者，2年总生存率为34%，中位总生存期为20个月，比历史数据有明显优势。复发见于接受60~70CGE的区域，在90CGE的区域仅见到1例复发。最近，Mizumoto等报道了一项Ⅰ/Ⅱ期研究，20例幕上GBM应用光子和质子混合照射至96.6Gy，每天2次，共56次，同步尼莫司丁化疗。MRI T2强化区接受50.4CGE晨间照射，晚间照射时，T1强化区外扩1cm先接受23.1CGE/14次，然后仅T1强化区再接受23.1CGE/14次，中位生存期为22个月，2年总生存率为45%。出现1例晚期放射性坏死，1例脑白质病。考虑到其成本高昂，尚需前瞻性随机试验证实这些单个研究中心的质子治疗的作用。

放疗增敏剂

曾有研究尝试放疗时联合放疗修饰剂以克服恶性胶质瘤中存在的乏氧，疗效并不乐观。Chang[96]对38例患者行放疗联合高压氧治疗，放疗剂量从36Gy(3周完成)至60Gy(6~7周完成)，对另一组42例患者仅行单纯放疗。与单纯放疗组相比，18个月生存率从10%升至28%，中位生存期从31周延长至38周，但费用高昂和普及困难使其难以实施。碳氟化合物乳剂如Fluosol有很强的携氧能力，被用作乏氧增敏剂，但未显著获益[97]。一些随机研究报告显示，应用乏氧增敏剂米索硝唑也未获得明显疗效[82,98]。

Miralbell等[99]报道了欧洲癌症研究与治疗组织(EORTC)的试验结果，该试验增加含5%二氧化碳的氧气和烟酰胺以克服GBM患者因乏氧导致的放疗抵抗和肿瘤增殖。在这项前瞻性的Ⅰ期和Ⅱ期临床试验中，107例符合入组条件的患者，接受放疗(60Gy)时吸入含5%二氧化碳和氧气的混合气体(n=23)，或者放疗同时每天口服烟酰胺(n=28)，或两者都用(n=56)。接受烟酰胺的患者发生急性毒性的比例高，三组的总生存率相似(中位生存期分别为 10.1 个月、9.7 个月和 11.1 个月),与单纯放疗的结果没有差异。

在Ⅰ期临床试验中,具有氧化还原调节作用的放疗增敏剂莫特沙芬钆(MGd)在 GBM 患者中显示出了令人鼓舞的结果[74],但一项单组Ⅱ期临床试验 RTOG 0513 并未证实新确诊 GBM 患者接受 MGd 和常规放疗后的生存改善。

化疗

应用细胞毒性化疗药物治疗恶性胶质瘤源于 20 世纪 60 年代脑瘤协作组进行的卡莫司汀对照研究[100]。术后患者被分为 4 组:a 组无进一步治疗,b 组单纯卡莫司汀治疗,c 组放疗;d 组放疗后应用卡莫司汀。18 个月后,23%的 d 组患者仍存活,而 b、c 组的存活率仅为 5%。20 世纪 70 年代美国 FDA 批准了卡莫司汀、罗莫司汀用于治疗脑瘤(包括恶性胶质瘤)。尽管有两个 Meta 分析证实了化疗药物微弱的生存优势,但后续的前瞻性研究未能证实卡莫司汀或其他细胞毒性化疗药物在治疗恶性胶质瘤中的生存优势[101,102]。

随机对照临床试验证实唯一有效的化疗药物是替莫唑胺,衍生于达卡巴嗪的咪唑四嗪口服剂,可以在体内被代谢的活性物,类似于亚硝基脲,其烷基化鸟嘌呤的 O^6 位置,产生单链 DNA 断裂。患者耐受性好,疲劳、便秘、恶心是最常见的副反应,少数患者可见骨髓抑制。FDA 基于 Yung 等[103]的研究,于 1999 年批准其用于复发的间变性星形细胞瘤的治疗。其批准用于恶性胶质瘤的辅助化疗是基于 EORTC 和加拿大国家癌症研究院(NCIC)的一项大型Ⅲ期临床研究[104,105],该Ⅲ期研究入组了 573 例新确诊恶性胶质瘤患者(18~70 岁,KPS >70),随机分为单纯放疗组(总剂量 60Gy/30 次,对照组)、替莫唑胺化疗联合放疗组(总剂量 60Gy/30 次,试验组)。试验组患者放疗期间每日口服替莫唑胺(由于其在临床前研究中表现出放疗增敏作用)75mg/m²,放疗后每月剂量 150~200mg/m²,连服 5 天,每 28 天重复,共 6 周期。

试验组中位生存期为 14.6 个月,对照组为 12.1 个月,2 年生存率分别为 26%和 6%。这种 2 年生存率明显提高但总生存率提高不大的现象,提示存在对化疗药物有反应的未详细分析的亚组患者。同步放化疗的副反应可以接受,3~4 度血液学毒性比例为 7%,单纯放疗组为 0。

自首次临床试验发现加用替莫唑胺具有生存优势已至少 5 年,并已在所有的临床预后亚组得到证实,包括 60~70 岁组、RPA Ⅲ~Ⅴ组[105]。放疗联合替莫唑胺的 5 年总生存率为 9.8%,单纯放疗为 1.9%。

RTOG 最近完成了一项Ⅲ期随机试验,包含 1100 例新确诊 GBM 患者,该试验对比分析了替莫唑胺辅助化疗标准剂量和密集剂量方案[66]。共有 833 例患者被随机分入标准剂量组(替莫唑胺同步放疗后 150~200mg/m²,5/28 方案,6~12 周期)和密集剂量组(替莫唑胺同步放疗后 150mg/m²,21/28 方案,6~12 周期),两组总生存期(14.9 个月对 16.6 个月,P=0.63)、无进展生存期(6.7 个月对 5.5 个月,P=0.06)的差异无统计学意义,提示密集剂量的替莫唑胺无额外获益。该试验前瞻性地分层分析了 MGMT 甲基化状态,也未在任何亚组观察到密集剂量的生存获益。其毒副反应增加也符合预期。因此,当前看来,密集剂量的替莫唑胺对于新确诊 GBM 患者无更好效果。

因为仅一个亚组患者自替莫唑胺获益,所以应鉴别出这些患者,以免其遭受有可能无效的治疗,以及避免其发生毒副反应。最近的工作致力于开发可能的实验室标记物,启动子甲基化所致 MGMT DNA 修复基因的表观沉默已被证实与烷化剂治疗恶性胶质瘤后更长的生存期有关[106]。EROTC/NCIC 一项回顾性分析研究证实,含甲基化 MGMT 启动子的患者生存期(中位生存期 21.7 个月)比不含者(中位生存期 12.7 个月)有生存获益[107]。RTOG 密集剂量替莫唑胺研究(RTOG 0525)的前瞻性数据也支持 MGMT 启动子甲基化的预测价值[66],其与中位生存期(21.2 个月对 14 个月,P<0.0001)、中位无进展生存期(8.7 个月对 5.7 个月,P<0.001)、有效率(P=0.012)改善均有关。

其他化疗方案如 CPT-11 加替莫唑胺的Ⅱ期试验也显示出良好的结果,客观缓解率为 25%,6 个月无进展率为 38%[108],但 RTOG 单组前瞻性试验显示,该方案未显示生存获益。Buckner 等[109]报道了一项Ⅲ期试验,放疗前、放疗中给予卡莫司汀加或不加顺铂,毒副反应增加,但加用顺铂未观察到生存获益。

还有一些常规的细胞毒性化疗药物和调节肿瘤生物学行为的制剂联合应用,两个大型的Ⅲ期随机临床研究将贝伐单抗加入 EORTC/NCIC 的方案已完成,结果尚在等待中。

探索中的方法

放射免疫治疗

应用 ^{125}I 标记的抗 EGFR 的单克隆抗体放射免疫治疗已在高度恶性胶质瘤治疗中得以评估,Brady 等[110]进行了一项Ⅱ期试验,25 例恶性胶质瘤患者(10

例间变性星形细胞瘤,15 例 GBM)在手术切除或活检后,接受局部外照射放疗和一个或多个剂量的 ^{125}I 标记的单克隆抗体 (每次静脉或动脉内输注剂量为 35~90mCi 的药物),总累积剂量为 40~224mCi。治疗后 1 年,60%的患者存活,中位生存期为 15.6 个月。这项研究的最近报告包括 180 例患者, 至少随访 5 年,GBM 患者的中位生存期为 13.4 个月[111]。

另一个有潜力的靶点为生腱蛋白,是一种细胞外蛋白,在恶性胶质瘤中过度表达,正常组织无表达。放射性同位素标记的抗生腱蛋白单克隆抗体已在Ⅰ期或Ⅱ期试验中进行评估,并显示出对新确诊和复发的恶性胶质瘤有活性[112,113]。Reardon 等[112,131]在Ⅱ期试验中,将 ^{131}I 标记的鼠抗生腱蛋白单克隆抗体直接注入 33 例未经治疗的恶性胶质瘤患者的术腔内,患者随后接受外照射放疗和 1 年烷化剂为基础的化疗,即使考虑到其他预后因素,其中位生存期(86.7 周)也明显优于历史对照。治疗相关的毒性轻微,仅 1 例患者因放射性坏死需再次手术。

靶向治疗

40%~50%的 GBM 患者可见 EGFR 基因扩增,EGFR 通过生长因子的自身和外源作用控制细胞生长。EGFR 酪氨酸激酶抑制剂(如吉非替尼、厄罗替尼和 EGFR 抗体)在早期临床试验中显示出抗 GBM 的活性[114,115],但 Chakravarti 等[116]的研究显示,通过免疫组化定量测定的 EGFR 的水平对新确诊 GBM 患者的预后评估没有价值。Uhm 等[117]的研究显示,吉非替尼的疗效与肿瘤的 EGFR 状态无关。已发现 EGFR 缺失突变的变异体Ⅲ(EGFRvⅢ,产生细胞生存重要通路中组合性激活的变异体)和完整的 *PTEN*(信号通路的下游抑制剂)的存在,与 GBM 患者接受 EGFR 激酶抑制剂后的临床缓解显著相关[118]。

最近,包括针对 EGFRvⅢ的多肽疫苗在内的多项免疫治疗方法已在多中心开始Ⅱ期研究,表达 EGFRvⅢ的新确诊 GBM 患者切除术后接受常规放疗同步替莫唑胺化疗。多肽疫苗 Rindopepimut(CDX-110)和 PEPvⅢ均携带 EGFRvⅢ专有的 13 个氨基酸,并与钥孔血蓝蛋白共轭。一项关于 CDX-110 的Ⅱ期研究[119],主要终点为无进展生存率,5.5 个月为 66%;中位随访 29.5 个月,总生存期 21.3 个月。另一项关于 PEPvⅢ的Ⅱ期研究[120],中位无进展生存期和总生存期分别为14.2 个月和 26 个月。这两项研究结果均明显优于历史数据,但这种对比有些勉强,因为这些入组的患者要求一般状况好、肉眼完全切除,而这两项要求都是正性预后因子。有趣的是,PEPvⅢ试验中 82%的病例复发后未再表达 EGFRvⅢ,提示 EGFRvⅢ靶向疫苗有可能在大多数患者中能清除 EGFRvⅢ表达的肿瘤细胞,在动物实验也得到了类似结果[121],可证实 EGFRvⅢ疫苗疗效的Ⅲ期临床试验正在进行中。还需要更多的数据来明确 EGFR 突变以及相关旁路的下游调节的重要性。

约 70%的 GBM 患者出现 *PTEN* 基因的缺失和突变,*PTEN* 通过 PI3-激酶和 Akt 信号通路来抑制信号传导。*PTEN* 缺失导致 EGFR 抑制剂失效,很可能是由于组成信号通过磷酸肌醇 3-激酶绕过了上游的所有 EGFR 抑制剂的抑制作用。特异性抑制剂如 CCI-779 和依维莫司单药无效,临床前期试验显示这些制剂是潜在的放疗增敏剂[122]。

新生血管的形成是 GBM 的一个主要特征, 许多研究显示 GBM 分泌丰富的 VEGF,VEGF 受体的内皮强烈表达即支持这一结果。VEGF 抗体贝伐单抗已被 FDA 批准用于恶性胶质瘤复发的治疗(参见后续的讨论), 多个Ⅱ期研究已证实了明显的影像学反应和瘤周水肿减轻。其他制剂如 Enzastaurin 通过抑制蛋白激酶 $c\beta 2$,来抑制 VEGF 的信号传导,显示有 40%的反应率[123]。

老年患者的治疗

约 1/3 的 GBM 患者为 65 岁以上的老年人, 高龄已被证实为 GBM 的不利预后因素。Ontario[124]进行的 3298 例 GBM 患者的大型调查,年龄每增加 10 岁与总生存率下降有关,>70 岁的患者中位生存期仅为 4~5 个月。Stupp 等[105]报道了 EORTC/NCIC 的最新研究结果,放疗同步联合辅助替莫唑胺在所有年龄组均比单纯放疗有生存优势,包括 60 岁以上的老年患者。

但考虑到老年患者对常规放化疗的耐受性,尤其是一般状况差的患者,目前正尝试开展非常规的辅助治疗模式。法国神经肿瘤学家协会(ANOCEF)的Ⅲ期临床试验[125]辅助放疗至 50Gy,中位生存期(6.7 个月对 3.9 个月)、无进展生存均优于≥70 岁且 KPS≥70 行最佳支持治疗的老年患者,而毒副反应相似。

短程放疗和单药替莫唑胺的疗法也在探索中。如前所述,Roa 等[126]对 50 岁以上 GBM 患者给予标准的 60Gy/30 次或短程的 40Gy/15 次,未见明显差别。最近欧洲的研究在 60 岁以上患者中对比观察了标准放疗(60Gy/30 次)、短程放疗(34Gy/10 次)、单药替莫唑胺的总生存期[127],初步结果显示 60Gy 放疗组中位生存期劣于单药替莫唑胺,亚组分析显示这种差异仅限于70 岁以上患者。未观察到其他生存期差别,毒副反应尚未报道。NOA-08Ⅲ期试验[128]的初步结果证实,65 岁以上的多形性星形细胞瘤或 GBM 患者隔周行替莫唑胺治疗比行 54~60Gy 剂量放疗的生存期差,而毒副反应较高。

复发者的治疗

尽管 GBM 复发的患者有一些治疗选择, 但尚无法治愈,因此治疗目的是姑息性的,推荐多数患者到临终关怀医院接受姑息治疗是合适的选择。选择有症状的患者姑息切除肿物以减轻占位效应,有可能平均延长生存期 4~6 个月。依据两项非随机的Ⅱ期临床研究取得的明显影像学反应率[129,130],2009 年 FDA 批准单药贝伐单抗用于恶性胶质瘤复发的治疗。Kreisl 等[130]报道了 49 例恶性胶质瘤复发的治疗, 客观缓解率为35%,6 个月无进展生存率为 29%,中位无进展生存期3.7 个月,中位总生存期为 7.2 个月。Friedman 等[129]报道的 85 例患者类似, 客观缓解率为 28%,6 个月无进展生存率为 43%,中位无进展生存期为 4.2 个月,中位总生存期为 9.2 个月。尽管被批准为贝伐单抗单药治疗,但也有争论认为,有必要像在其他实体瘤一样探讨与其他细胞毒性药物联用的必要。

一项随机试验证实, 聚合体基础上的局部化疗(卡莫司汀晶片)也可用于治疗复发的胶质瘤,该试验入组 222 例患者(多数为 GBM),其中 GMB 患者 6 个月生存率由 44%上升至 64%(P=0.02),中位生存期由23 周延长至 31 周[46]。全身化疗药物已被许多临床试验证实效果较差[131],就像许多靶向制剂一样差(除了在表达野生型 PTEN 和 EGFR 突变的复发 GBM 患者中应用的 EGFR 酪氨酸激酶抑制剂)[118]。美国加州大学洛杉矶分校 (UCLA) 对 37 例复发 GBM 患者应用EGFR 酪氨酸激酶抑制剂,其中 7 例对治疗有反应,19例出现早期进展。野生型 PTEN 和 EGFR 突变共同表达时,疗效的敏感性为 86%,特异性为 89%,阳性预测值为 75%。

采用不同方法行再次放疗(包括放射外科、近距离放疗、GliaSite 球囊近距离放疗,甚至重复外照射放疗)时应慎重选择患者[132]。大分割再放疗联合贝伐单抗的良好效果已在几个单中心小型研究中得以证实,副反应非常低,这归功于贝伐单抗的“血管稳定与保护作用”,目前正考虑进行更多类似的研究[133]。大分割放疗联合替莫唑胺和贝伐单抗已拓展到新确诊患者,纪念斯隆-凯特琳癌症中心的研究者在神经肿瘤学协会 2011 年会报告了一小组非甲基化 MGMT 的 GBM 患者,其中位生存期>21 个月[134]。

循证治疗总结

1.尽管缺乏前瞻性试验,但最大限度的手术切除通常是恰当的。

2.一些临床试验显示术后放疗对生存有益。通常的放疗剂量为 60Gy/6 周,提升剂量的策略大多无效。尽管许多研究在治疗计划中联合先进的影像技术,并应用最新的治疗方式,但对 GBM 的益处仍有待证实。

3.在放疗中和放疗后应用替莫唑胺,显著延长了患者的生存期,在 *MGMT* 基因启动区甲基化的患者中效果最好。

间变性神经胶质瘤

间变性神经胶质瘤(WHO Ⅲ级胶质瘤,包括间变性星形细胞瘤、间变性少突-星形细胞瘤和间变性少突胶质细胞瘤)约占成人高级别恶性胶质瘤的 25%,多发于青壮年。组织学表现为细胞结构异常增多、核异型性和有丝分裂活跃, 无坏死或新生血管形成。在影像学上,尽管 1/3 以上的肿瘤都表现为不强化,但间变性神经胶质瘤可能表现为与 GBM 相似的强化和坏死。

间变性神经胶质瘤的预后很大程度上与分子遗传学因素有关。单纯考虑传统的组织学,间变性星形细胞瘤的患者尽管存在临床和病理的异质性,初诊后的中位生存期约 3 个月, 预后因素包括确诊时年龄、精神状态和一般状况(表 35.4)。通常间变性少突胶质细胞瘤预后较好,但预后好坏还取决于患者是否有以1p 和 19q 杂合性缺失为特点的染色体改变(参见后续讨论)。混合的肿瘤,即间变性少突-星形细胞瘤患者的预后取决于占比较大细胞的组织学类型[136]。

分子遗传学

1p 和 19q 等位基因的缺失被认为是少突胶质细胞瘤转化和进展的早期基因改变,在 63%的间变性少突胶质细胞瘤患者和 52%的间变性少突-星形细胞瘤患者中可见 1p 和 19q 同时缺失, 但星形细胞瘤同时缺失率较低(8%~11%)[137]。1p 和 19q 的缺失与无进展生存期延长和放化疗敏感性有关[137-139]。

近期的两个Ⅲ期试验支持上述观点。RTOG 94-02试验回顾性分析了 289 例患者的 1p 和 19q 的状态,其中 206 例(71%)为间变性少突胶质细胞瘤和间变性

置、残存肿瘤的范围、再次手术切除的可能性和患者是否有随访的条件。如果行术后放疗，通常的剂量为50~55Gy(单次分割为1.8~2.0Gy)。

循证治疗总结

1.尽管缺乏前瞻性研究的证实，但最大限度的手术切除通常与更好的疗效相关，因此只要可行，就应推荐行最大限度的手术切除。

2.基于进展的危险性及其后果，肿瘤未完全切除者可考虑术后放疗。

3. 成人毛细胞型星形细胞瘤的化疗作用尚未肯定。

非毛细胞型星形细胞瘤/弥漫浸润性胶质瘤

非毛细胞型星形细胞瘤或弥漫浸润性低级别胶质瘤属于WHO Ⅱ级肿瘤，它们可能源于星形细胞、少突胶质神经细胞或混合细胞。好发年龄通常为30~40岁，仅极少数患者<19岁或>65岁。CT典型表现为边界不清、弥漫性生长、无强化的低密度区，通常发生在额叶或颞叶，少突胶质细胞瘤常见钙化。MRI发现和确定病变更敏感，在T1加权像表现为低信号其无强化，在T2加权像表现为高信号。因为是高度浸润，这些肿瘤通常会超出影像学所观察到的成像异常边界。

组织学上，细胞结构多于正常脑组织，轻度至中度核异型性，无核分裂活性，无血管增生性改变或坏死，与反应性神经胶质增生鉴别困难。低级别星形细胞瘤通常可分几种组织亚型，纤维型和原浆型不能传达特异性的预后信息，肥胖细胞亚型的行为方式更像恶性胶质瘤。

预后良好的影响因素有年轻、神经系统状况良好、少突神经胶质亚型和低增殖指数。星形细胞瘤患者的中位生存期约为5年，而少突胶质细胞瘤患者的中位生存期约为10年[157]。星形细胞瘤的5年生存率为37%，混合性少突–星形细胞瘤则为56%，少突胶质细胞瘤为70%[34]。Ki-67(MIB-I)指数>3%为不良预后因素[158]。恶性转化提示预后不良。

分子学诊断和预后

Smith等[137]在52例少突胶质细胞瘤患者中发现，44%存在1p和19q的缺失，34例(65%)患者的组织病理为低级别，1p和19q同时缺失与生存延长有关，与年龄一样，是独立的预后因素。Fallon等[159]回顾了80例原发和复发的少突胶质细胞瘤患者的139个肿瘤标本，其中74%初诊分级为Ⅱ级，71%的患者存在1p和19q同时缺失，同时缺失在单纯的少突胶质细胞瘤(75%)较混合性少突–星形细胞瘤(39%)更普遍。1p和19q同时缺失者总的中位生存期为14.9年，无缺失者则为4.7年。

Okamota等[160]在一项基于一般人群的研究中发现了与低级别少突胶质细胞瘤患者类似的1p和19q缺失率，为70%。Sasaki等[161]回顾了44例低级别少突胶质细胞瘤患者，其中一半为典型的少突胶质细胞瘤，另一半在组织学上有更多星形细胞的特征，为非典型的少突胶质细胞瘤，1p的缺失在两组的发生率分别为86%和27%。评价13例复发患者的化疗疗效，在11例化疗有效的患者中，10例存在1p缺失。所有化疗无效的少突胶质细胞瘤患者均无1p缺失。Hoang-Xuan等[162]的一个小样本前瞻性试验亦有类似发现，在26例接受替莫唑胺治疗的低级别少突胶质细胞瘤患者中，12例存在1p单独缺失或合并19q缺失的患者化疗后效果明显(P<0.004)。

*IDH1*突变可更好地预测低级别胶质瘤患者的预后，但无法预测对化疗的反应[163]。*PTEN*基因启动子甲基化与较差的预后及较高可能的恶性转化相关[164]。其他的小型研究也未显示其他分子标记物与化疗敏感性之间的关系[165,166]。

临床预后因素

除了组织学和分子学特征，还发现一些对预后有重要影响的临床因素。Pignatti等[167]的分析研究最为全面，其建立了一个评分系统以确定患者的低危性或高危性。该试验的数据来自欧洲的两个大样本Ⅲ期试验，EORTC 22844和22845，旨在探讨低级别胶质瘤术后放疗的剂量和时机。利用Cox回归分析来确定来自EORTC 22844的322例患者的预后变量，而后利用EORTC 22845试验中的288例患者来证实这些预后变量。多变量分析显示，年龄≥40岁、组织学为星形细胞瘤、肿瘤最大直径≥6cm、肿瘤跨越中线和存在神经功能缺陷均为影响生存期的不利因素。在这个预后评分系统中，不超过两个上述因素者为低危患者(中位生存期7.7年)，而有三个或三个以上因素者为高危患者(中位生存期3.2年)。

治疗

弥漫浸润性低级别肿瘤的治疗，特别是干预的时间点仍有争议。临床病程并不相同，有的患者未经任何治疗仍可长期生存，而另一些患者尽管接受治疗，但仍会出现病情进展。通常，早期干预多因为患者症状加重、影像学进展以及有向高级别肿瘤转化的高危特征，应获取足够的组织标本以便确诊，本文推荐对合适的患者尽可能多地切除肿瘤。年轻患者(<40 岁)经手术完全切除肿瘤后,可行连续的影像学观察。而仅行肿瘤次全切除或有高危特征的患者,推荐行术后放疗,通常剂量为 50Gy,单次分割 1.8Gy。最近的证据显示化疗可能有作用,特别是 1p 和 19q 缺失的患者。招募更多的患者加入精心设计的临床试验以确定最佳的治疗方式是当务之急,新的试验也注重处理各种疗法或肿瘤进展对神经认知功能的影响。

手术

尽管手术是主要的治疗手段,但对手术的目的和时机仍有争论。在临床上,对多数患者初诊后即进行手术,以明确诊断,确定组织病理、分级和影响治疗效果的分子学特征。即使患者的一般状况很好,对那些肿瘤呈弥漫性浸润和累及重要区域的患者,完全切除并外扩足够的边界仍很困难[168]。尽管有争议,多数的研究仍认为完全或次全(>90%)切除肿瘤可获得良好预后[168-170]。另外,影像学可显示脑的重要功能区,在其辅助下手术的并发症和死亡率均较过去降低。扩大切除肿瘤的倡导者也得到了一些研究的支持,这些研究显示根治性手术可获得更准确的组织病理学诊断[171]。但手术切除并不能获得治愈,在 RTOG 98-02 试验中,111 例预后因素良好(年龄<40 岁,肿瘤完整切除)的患者 5 年无进展生存率为 48%[172]。回顾性分析术后 MRI 资料,残余病灶< 1cm、1~2cm、>2cm 的复发率分别为 26%、68%、89%。

放疗

3 项近期的临床Ⅲ期试验为放疗的适应证和剂量提供了很好的证据(表 35.5)。

在 van den Bent 等 [173] 开展的一项Ⅲ期试验 EORTC 22845 的基础上,一项多中心试验根据 Pignatti 等[167]的评分系统,对评分良好的患者进行术后观察,并对疾病进展或复发的患者给予放疗,314 例低级别胶质瘤患者被随机分为两组,一组接受术后放疗,总剂量为 54Gy,单次分割剂量为 1.8Gy(n=157),另一组在肿瘤进展后接受放疗(n=157)。早期放疗组的中位无进展生存期为 5.3 年,延迟放疗组为 3.4 年(P<0.0001),但两组中位生存期无显著差异 (7.4 年对 7.2 年;P=0.872)。值得注意的是,延迟放疗组仅 65%的患者在进展时接受放疗。两组患者恶性转化的发生率为 65%~72%,统计学上无差异。尽管早期放疗组的癫痫控制好于延迟放疗组,但未获得关于生活质量的充分数据。作者认为,虽然在有些情况下早期放疗可能是适当的,例如对于有症状的病灶,但在另一些情况下,将

表 35.5 低级别胶质瘤患者放疗的 III 期临床试验

研究组别	治疗方法	病例数	5 年生存率(%)
EORTC22845	观察[a]	157	66
	54Gy(30 次)	157	68
EORTC22844	45Gy(25 次)	171	58
	59.4Gy(33 次)	172	59
NCCTG	50.4Gy(28 次)	101	72
	64.8Gy(36 次)	102	64

EORTC,欧洲癌症研究与治疗组织;NCCTG,癌症治疗组北部中心。

[a] 进展后放疗。

放疗推迟至肿瘤进展并不影响生存。

两项Ⅲ期试验确定了患者术后放疗的剂量。在Ⅲ期试验 EORTC 22844 中,379 例患者随机分为两组,一组接受 45Gy/5 周,另一组接受 59.4Gy/6.6 周[174]。中位随访 74 个月,两组的总生存率(58%对 59%)、无进展生存率(47%对 50%)相似。

癌症治疗组北部中心(NCCTG)、RTOG 和 ECOG 联合进行的一项研究将 203 例低级别胶质瘤患者随机分为低剂量放疗组和高剂量放疗组,剂量分别为 50.4Gy/28 次(n=101)和 64.8Gy/36 次(n=102)[175],两组的无进展生存率、总生存率无显著差异。低剂量组 2 年、5 年的生存率分别为 94%和 72%,高剂量组 2 年、5 年的生存率分别为 85%和 64%。3~5 级神经毒性的发生率高剂量组为 5%,低剂量组为 2.5%。

因此,低剂量放疗(50Gy,单次分割 1.8Gy)应作为低级别胶质瘤患者的标准放疗剂量。靶区也较为局限,通常为常规的 MRI 序列显示的异常改变外扩 2cm,由于 FLAIR 像显示的异常改变比增强扫描或未增强扫描显示的肿瘤范围大,故利用 FLAIR 像勾画靶区边界应相应缩小,可仅外扩 0.8~1cm。

化疗

成人低级别胶质瘤的化疗作用尚不明确。西南肿瘤组(SWOG)Eyre 等[176]随机分组 60 例手术未完全切除的低级别胶质瘤患者,分别接受单纯术后放疗(55Gy/6.5~7 周),或放疗联合 CCNU。单纯放疗组中位生存期为 4.5 年,放疗联合 CCNU 组为 7.4 年(P=0.7)。这一试验因获益有限而提前结束,也有人认为应继续试验以增加更多的病例数,两组间可能见到更显著的生存差异[177]。

对新确诊和复发的脑瘤患者采用多药联合化

疗,特别是PCV方案,有效率为50%~80%,结果令人满意[165,166],但RTOG 98-02试验未能证明其比单纯放疗更有效[172]。在RTOG的这一Ⅲ期试验中,251例预后不良(年龄≥40岁,手术次全切除或仅活检)的患者被随机分组,一组单纯放疗54Gy/30次,另一组放疗后行6周期PCV方案标准剂量化疗。中位随访6年,5年总生存率两组间差异不明显(单纯放疗组63%;放疗联合PCV组72%),但放疗联合PCV组显示出5年无进展生存率有提高的趋势(单纯放疗组46%;放疗联合PCV组63%,P=0.06)。另外,在存活超过2年的患者中观察到联合PCV化疗对总生存有优势,但联合化疗组的3级或4级急性毒性反应发生率为67%,而单纯放疗组仅为9%。

Ⅱ期试验显示替莫唑胺对新确诊和复发的低级别胶质瘤患者有效[162,177-179]。EORTC已完成一项Ⅲ期临床试验(EORTC 22041),比较了放疗50.4Gy联合替莫唑胺的疗效与1p和19q等位基因状态的关系。北美协作组的一项试验正在对比放疗和放化疗(替莫唑胺为基础)的疗效。

循证治疗总结

1.尽管缺乏前瞻性研究的证实,但最大限度的手术切除通常与更好的疗效有关,因此只要可行,就应推荐。

2.术后放疗在现有的临床试验中未显现生存获益,但对无进展生存和癫痫的控制有优势。通常的放疗剂量为45~54Gy,随机试验未显示高剂量有生存优势。

3.研究并未显示CCNU和PCV联合放疗比单纯放疗有优势。RTOG 9802试验观察到在存活超过2年的患者中放化疗更有生存优势。替莫唑胺正在进行Ⅲ期临床试验。

大脑胶质瘤病

大脑胶质瘤病是一种罕见的疾病,呈弥漫性浸润大部分脑结构(超过2个脑叶),缺乏神经元和正常结构。在MRI T2加权像和FLAIR像上为典型的弥漫性信号增高,在T1加权像为低信号或无信号。治疗方法尚不明确。Perkins等[180]回顾了MD安德森癌症中心收治的30例接受放疗的大脑胶质瘤病患者,87%为暂时的影像学改善或疾病稳定,70%获得临床改善。年龄<40岁、组织学为非胶质母细胞瘤患者的总生存期明显较长。

在法国的一项研究中,63例大脑胶质瘤病患者接受PCV方案或替莫唑胺化疗[181],客观反应率为33%,影像学反应率为26%,两组未见显著差异,中位无进展生存期和总生存期分别为16个月和29个月。不考虑两组用药的差别,有少突胶质细胞成分患者的中位无进展生存期和总生存期更长。

最近德国的一项Ⅱ期试验[182]对35例大脑胶质瘤病患者给予丙卡巴肼和洛莫司汀,中位无进展生存期为14个月,中位总生存期为30个月,12例患者在进展后接受了挽救性放疗。*IDH1*突变是一个强大的独立预后因子。

一篇回顾性综述对来自文献(n=206)和ANOCEF网站(n=90)的296例大脑胶质瘤病患者进行了分析,其中位生存期为14.5个月[183]。年龄<42岁、KPS评分更好情况较好、组织学为低级别或少突胶质细胞亚型的患者预后更好。放疗对生存期的影响仍不明确。

循证治疗总结

1.大范围手术切除不可行。

2.可考虑将放疗作为标准治疗,但尚无试验确认其有效性。

3.化疗作用仍未肯定。

成人脑干胶质瘤

脑干胶质瘤约占儿童所有脑瘤的15%[184],但成人罕见。其可分为几个不同类型,弥漫性脑桥肿瘤一般为高度恶性星形细胞瘤,如间变性星形细胞瘤或GBM,而位于脑干背侧的外生型或颈髓的局限性病变多为低度恶性胶质瘤,预后良好。其他侵袭性肿瘤(如PNET和不典型畸胎样-横纹肌样肿瘤)也会发生在脑干[185,186]。原发脑干肿瘤易与非肿瘤疾病混淆,如神经纤维瘤病、脱髓鞘病变、动静脉畸形、脓肿和脑炎。

弥漫性脑桥胶质瘤是最有挑战性的脑瘤之一,由于可能引起并发症和死亡的风险,活检也受到限制。诊断通常依据快速发展的多组脑神经麻痹(Ⅵ和Ⅶ脑神经最常见)的神经系统改变、偏瘫和共济失调等临床表现,同时结合脑桥弥漫性增大、T2像边界不清(包括>50%脑桥)[187]。大多数弥漫性脑桥胶质瘤无强化局部病灶强化可能提示为青少年毛细胞型星形细胞瘤,而不是高度恶性胶质瘤,这种病变应行活检证实。

治疗

皮质类固醇可在其他治疗开始前缓解神经症状,有脑室积水的患者可行脑室腹腔分流术,治疗的选择取决于临床和影像学表现所确定的脑干胶质瘤的类型。可手术者(如可手术的局限性病灶、脑干背侧外生型肿瘤和颈髓肿瘤）应行手术切除，与其他低级别胶质瘤一样，术后放疗的作用仍有争议，大多建议密切观察。不能手术切除的脑干低级别恶性胶质瘤应接受放疗，放疗剂量和靶区可参照其他部位的低级别恶性胶质瘤。

脑桥浸润性胶质瘤的主要治疗方法为受累野照射。MRI T2 加权像或 FLAIR 像可很好地显示 GTV，外扩 1~1.5cm 为 CTV，再外扩 0.3~0.5cm 为 PTV，在各个方向上的外扩边界并不一致，特别是在骨限制其生长的部位。放疗剂量应为 55.8~60Gy，每日分割剂量为 1.8~2.0Gy。尽管放疗可短期获益，但远期效果较差。采用超分割放疗给予高剂量并无生存优势，化疗无确定作用。将在第 82 章中根据儿科试验的数据详述脑桥胶质瘤。

关于成人脑干胶质瘤的数据很少，但有证据显示其侵袭性小，2~5 年总生存率为 45%~66%，可能与预后良好的肿瘤类型居多有关[188]。Kesari 等[189]公布了 101 例成人脑干胶质瘤的研究结果，5 年、10 年总生存率分别为 58%和 41%，在 24 个候选因子中，有预后价值的包括种族、肿瘤位置、初诊年龄和肿瘤级别。ANOCEF 的系列研究将 48 例成人脑干胶质瘤患者根据临床、影像学和组织学特征分组[190]，近一半患者的影像学表现为无强化的弥漫性浸润性肿瘤，且出现症状超过 3 个月。22 例患者中有 11 例接受活检，其中 9 例组织学表现为低级别。几乎所有患者都接受了放疗，中位生存期为 7.3 年。另一组 15 例患者表现为症状快速进展，MRI 增强扫描可见病灶强化，其中 14 例行活检，病理均为间变性。尽管接受了放疗，但此组的中位生存期仅为 11.2 个月，与儿童组相似。

循证治疗总结

1.对组织类型良好的患者可行手术切除，但对脑桥胶质瘤患者难以实现。

2.放疗是脑桥胶质瘤患者的标准治疗，增加放疗剂量无效。

室管膜瘤

室管膜瘤仅占成人全部脑瘤的 1.8%[1]。玫瑰花结形成是其重要病理学特征，细胞结构增多、细胞不典型、微血管增生提示为间变性室管膜瘤。不同于儿童室管膜瘤多见于颅内，75%的成人室管膜瘤见于脊髓。脊髓室管膜瘤通常表现为感觉障碍。室管膜瘤可沿着室管膜间隙局限性生长，偶尔可通过 CSF 播散。但即使是间变性室管膜瘤，复发也主要在局部[191-195]。

治疗

室管膜瘤首选手术治疗，应尽可能最大限度地切除肿瘤，如果需要，还可行二次手术。根据第 82 章儿童患者临床研究的结果，对于某些特定的患者，单纯手术切除即足够有效。对多数成人来说，术后放疗是标准治疗，放疗剂量>50Gy 可提高肿瘤的控制率，通常的剂量为 54~59.4Gy。脊髓室管膜瘤的照射剂量受制于脊髓的耐受性，若 1.8~2Gy/次，放射性脊髓炎的估计风险为 54Gy 时<1%，61Gy 时<10%[196]。

以往，对于后颅窝肿瘤一般行整个后颅窝照射，但 Paulino[197]的研究显示局部治疗失败，即在瘤床内复发。9 例患者接受放疗，照射范围包括肿瘤并外扩 2cm 的边界，2 例在瘤床内出现复发灶（没有瘤床外的后颅窝内的复发）。对于多数患者，现在更常见的靶区包括瘤床和残存肿瘤（GTV），再外扩 1~1.5cm 解剖学定义的边界为 CTV，受侵袭部位应外扩更大的边界，因为 10%~30%的第四脑室肿瘤有经过枕骨大孔向上段颈椎生长的倾向，故勾画该部位肿瘤的靶区时应特别注意[195,198]。对于脊髓室管膜瘤，放射野通常需包括病灶上下各两个椎体。骶部室管膜瘤应包括骶神经根，下界应延伸到 S4/S5，侧界应至骶髂关节。

过去，因为高级别和幕下的肿瘤有通过 CSF 播散的高风险，所以推荐行 CSI[193]。现在的文献认为首次复发仍以局部为主，即使在高危患者中，单纯脊髓复发的发生率也很低，且脊髓的复发多为局部复发[191,194]。因此，如果脊髓 MRI 扫描和 CSF 细胞学为阴性，对室管膜瘤患者只行局部放疗。神经轴播散者（脊髓 MRI 扫描阳性或 CSF 细胞学阳性）应接受 CSI（40~45Gy），对原发肿瘤和大体病变区局部推量，总剂量达 50~54Gy。

尚未证实化疗对室管膜瘤有效，但最近儿童癌症组进行了一项研究（CCG-9942），对残存室管膜瘤的患儿在放疗前给予环磷酰胺、长春新碱、顺铂和依托泊苷化疗，结果显示该方案比过去应用的药物和方法更有效。此外，成人复发的室管膜瘤对以顺铂为主的化疗方案也有效[199]。

治疗结果

在现代的一系列研究中，对于无肿瘤播散的患者给予局部放疗，5 年生存率约为 70%[193,198,200-203]。

许多学者试图探寻改善成人患者预后的相关因素。Ferrante 等[66]分析了 20 例第四脑室室管膜瘤患者，16 岁以上患者 5 年生存率为 60%。与未放疗者相比，术后放疗可显著提高患者的5年生存率(68%对18%，$P=0.011$)。

Reni等[204]报道了70例成人颅内室管膜瘤,5年总生存率、无进展生存率分别为67%和43%,年龄大、位于幕上都是预后不良因素,而术后放疗与改善无进展生存率有关,也有改善总生存率的趋势。

Metellus等[205]评估了114例成人颅内室管膜瘤,不全切除、位于幕上是复发和预后差的重要预后因子,对于不全切除者,术后放疗改善了总生存期和无进展生存期。国际罕见肿瘤合作组[206]报道,脊髓黏液乳头型室管膜瘤术后放疗是无进展生存期的独立预后因子。

哥伦比亚长老教会医学中心回顾性研究了23例幕上室管膜瘤成人患者,放疗采用不同照射野和剂量(包括SRS)，肿瘤位于大脑半球者5年生存率为100%,位于第三脑室者为73%[197]。值得注意的是,6例低级别室管膜瘤患者未接受术后放疗,其中5例在平均随访69个月是未复发。

法国一项研究显示34例成人室管膜瘤患者5年生存率为62%,其中17例为间变性室管膜瘤[207]。27例患者肿瘤行完全切除。34例患者中的17例接受术后放疗,其中13例为局部照射,平均剂量为56Gy。单变量分析显示组织学为间变性、肿瘤位于脑实质是预后不良的因素。

循证治疗总结

1.如可行,手术时应最大限度地切除肿瘤。

2.术后放疗是标准治疗,但缺乏前瞻性的试验证实放疗的有效性。只有发生播散的患者才接受全脑全脊髓放疗。

3.化疗作用尚未肯定。

髓母细胞瘤

髓母细胞瘤在成人罕见,发生率为0.5/100 000[1,208],多发于20~40岁。成人髓母细胞瘤比儿童更常见于双侧半球(50%对10%),且多为增生性髓母细胞瘤[209]。此外,成人髓母细胞瘤患者间变性发生率低于儿童患者[210],髓母细胞瘤瘤内细胞致密,小而黑染,卵圆形,细胞核浓染,核分裂象多见。Homer-Wright玫瑰花结(围绕在中央一个嗜酸性细胞核周围的细胞团)为其特征性表现。CSF播散常见,表现为CSF细胞学阳性或肉眼可见蛛网膜下腔种植。全身播散约为5%,多发生在骨和骨髓。尽管目前的研究还有争论,但分流术可能是引起播散的一个原因[211]。

儿童的不利预后因素包括男性、年龄<3岁[212]。肿瘤完全或近全切除者预后好于部分切除或仅行活检者，术后残存肿瘤>1.5cm^{2}也是不利的预后因素,CSF播散的患者预后差。术后残存肿瘤<1.5cm^2、无播散者为“中危”患者;残存肿瘤>1.5cm^{2}和(或)播散者为“高危”患者。

治疗

所有未发生播散的髓母细胞瘤患者手术时应尽可能完全切除肿瘤。某些病例中,肿瘤会扩展至脑干,由于可能出现严重的并发症而限制了完全切除。

尽管成人和儿童的髓母细胞瘤的生物学差异尚不清楚,但长期生存率相似,通常可参照第82章儿童髓母细胞瘤的治疗指南。在可能的情况下,可于切除术后28~30天开始放疗,应行全脑全脊髓放疗,而后对整个后颅窝推量,可给予水平对穿野或目前更普遍采用的后斜野或其他多野技术以保护耳蜗。尽管与儿童相比,很少关注成人足量CSI后的长期毒性,但成人患者经全脑平均剂量35Gy照射后，会出现长期认知功能受损[213]。对于无其他疾病的中危年轻患者,只要能给予适当的化疗,应降低CSI的剂量(23.4Gy),后颅窝的总剂量应为54~55.8Gy,这从儿童的治疗经验推断是合理的。但许多成人患者特别是年龄较大或合并其他疾病的患者,不能耐受放疗后的化疗(类似于儿童试验组),因此,降低CSI总剂量并接受化疗的长期生存结果尚未可知。高危患者应接受足量CSI(36Gy),后颅窝推量至与中危患者同样的剂量。颅内和脊髓转移灶均应推量,脊髓转移推量至45~50Gy,颅内转移推量至50~54Gy,单次分割剂量为每日1.8Gy。

辅助化疗在儿童髓母细胞瘤中的疗效肯定,但在成人中的作用尚不清楚。来自德国的一组32例成人髓母细胞瘤患者,术后行辅助化疗未显示明显的生存延长[214]。因对化疗耐受性差,治疗方案不易确定,但总体来说,成人的化疗方案应参照儿童的。

治疗结果

Brandes等[215]报告了成人髓母细胞瘤的一项前瞻性Ⅱ期研究的长期随访结果，中危患者单纯放疗,高危患者先化疗两个周期,再行放疗和辅助化疗。中位随访7.6年,5年总生存率、无进展生存率分别为75%(中危者80%,高危者73%)和72%(中危者80%,高危者69%)。

目前为止对成人髓母细胞瘤最大一宗回顾性研究为法国 13 家机构对 1975—2004 年收治的 253 例 18 岁以上髓母细胞瘤患者进行的研究[216]。中位随访 7 年,多变量分析显示,脑干、第四脑室底部受累及后颅窝放疗剂量不足 50Gy 为预后不良因素。5 年总生存率和 10 年的总生存率分别为 72%和 55%。中危患者 124 例,其中 67 例行 CSI 联合化疗,单纯足量 CSI 放疗组与 CSI<34Gy 联合化疗组的总生存率无差异。值得注意的是, 联合组的患者中 12 例接受脊髓放疗剂量≤29Gy, 因而 CSI 降至 23.4Gy 联合化疗对成年患者的长期疗效尚不清楚。

循证治疗总结

1.尚无前瞻性随机试验评价成人髓母细胞瘤的主要治疗方法。

2.如可行,手术时应最大限度切除肿瘤。

3.标准的治疗包括术后全脑全脊髓放疗加后颅窝推量放疗。

4.化疗的应用参照儿童的适应证和治疗指南。

原发性中枢神经系统淋巴瘤(PCNSL)

PCNSL 是指限于 CNS(脑、脊髓、脑膜、眼)的非霍奇金淋巴瘤(NHL),占原发颅内恶性肿瘤的比例<3%,见于两类不同人群:免疫功能受损者(HIV、器官移植后等)、免疫功能正常者。免疫功能受损是已知唯一的危险因素,多发病于 30~40 岁,而免疫功能正常者多发病于 60~70 岁。

多数 PCNSL 为中级或高级别的 B 细胞淋巴瘤,与发生于全身各部位的高级别 NHL 不易鉴别。免疫功能正常者 PCNSL 通常为单个或多灶性(30%)病变,主要位于额叶、胼胝体、侧脑室周围的深部结构,虽然病变局限,但总可见脑实质弥漫性受累。由于部位较深,患者常存在认知功能障碍或人格改变。其他症状包括头痛或局灶性神经功能障碍,如偏瘫、偏身感觉缺失,癫痫发作罕见。症状通常出现在确诊前几周到几个月。

在 MRI 上,PCNSL 表现为周围水肿的 T1 低信号,T2/FLAIR 序列为低信号到等信号。静脉造影通常有均匀强化,除了免疫功能低下者,环形强化罕见,出现在 T2 序列、无中央坏死有助于鉴别 PCNSL 和胶质瘤。

即使有了“经典”的影像学特点,组织学诊断仍必不可少。若怀疑为 PCNSL,最好做立体定向活检,广泛切除并不能改善生存。除非绝对有必要(如,即将发生脑疝),皮质类固醇应避免使用,因其会引起淋巴瘤细胞的“溶解效应”,可能会导致活检假阴性。一旦确诊为 PCNSL,必须进行全面检查。在确诊的 PCNSL 中,眼部受侵占 20%(常被误诊为特发性葡萄膜炎),明显的脑膜受侵占 25%(通常直到晚期也没有症状)。完整的分期检查包括脑增强 MR、腰穿(CSF 细胞学、流式细胞术、EB 病毒聚合酶链反应)、眼的裂隙灯检查(寻找眼内淋巴瘤)、HIV 血清学及椎体对比增强 MRI。全身分期(全身 CT、骨髓活检)即使在有 CNS 淋巴瘤的典型表现者也很少有阳性发现,但如果患者出现全身症状(如体重减轻、夜间盗汗、发热)仍应进行。

年龄和一般状况是最重要的预后因素。纪念斯隆-凯特琳癌症中心的 338 例患者的 RPA 分析显示,RPA Ⅰ类(年龄<50 岁)的中位生存期为 8.5 年,Ⅱ类(年龄>50 岁且 KPS≥70 分)为 3.2 年,Ⅲ类(年龄>50 岁且 KPS<70 分)为 1.1 年[217]。国际结外淋巴瘤研究组评估了 378 例患者, 认为年龄>60 岁、ECOG>1 分、乳酸脱氢酶升高、CSF 蛋白含量高及位于大脑深部区域为预后因子[218]。

治疗

手术的作用仅限于确定组织学诊断,最好采用立体定向活检, 广泛的肿瘤切除术对生存无益。由于 PCNSL 往往对类固醇皮质激素治疗反应明显,除非绝对必要,应避免使用,直到获得满意的活检组织。

PCNSL 对放疗和化疗高度敏感。由于淋巴瘤广泛浸润整个大脑,虽未进行前瞻性研究,大多认为全脑放疗比局部放疗更有效,最佳剂量为 45~50Gy,对原发灶的推量并无益处。单纯全脑放疗,中位生存期为 12~18 个月,5 年生存率仅为 4%。

全身性淋巴瘤的标准化疗方案对于 PCNSL 无效,这已在前瞻性临床试验得以证实[219-221]。大剂量甲氨蝶呤(剂量高达 1~8g/m^2 并快速输注以克服血脑屏障)是唯一能比单纯 WBRT 提高生存率的药物。最近的一项Ⅲ期随机研究显示,甲氨蝶呤联合化疗比单药甲氨蝶呤表现出更好的疾病控制和生存获益[222]。大剂量甲氨蝶呤在 CSF 中形成足够的高浓度,因此,没有必要直接灌入 CSF(如使用 Ommaya 储液囊),除非 CSF 细胞学检查阳性[223]。

全脑放疗通常用于化疗后且<60 岁者、复发后需补救治疗者,或作为一般状况差(KPS<40 分)者或肾衰者的前期治疗。60 岁以上患者在甲氨蝶呤联合 WBRT 后发生治疗相关神经毒性的风险较高,除非是

复发者,该亚组 WBRT 多延迟进行。

PCNSL 治疗后的神经毒性包括痴呆、共济失调、尿失禁,发生于治疗后平均7个月。甲氨蝶呤和放疗都可引起该综合征，两者联合有协同作用。确诊年龄≥60岁,且甲氨蝶呤与放疗同步或随后给予的患者风险最高。在一项Ⅱ期试验中,≥60岁者24个月后神经毒性的发生率达100%,而<60岁者96个月的神经毒性发生率仅为30%[224]。

免疫功能正常的 PCNSL 患者常用的放疗方案为全脑40~45Gy,后颅窝应包括在内。眼部受累者,整个眼睛可给予30~40Gy,之后需屏蔽前房和泪器,但大多数医师把眼部放疗作为玻璃体内注射甲氨蝶呤和利妥昔单抗失败后的备用手段。CSF 明确受侵者建议行 CSI,但鞘内化疗是首选,因为它可能同样有效,但毒性较低,对骨髓储备的影响较小。

对于 PCNSL 免疫抑制者，照射剂量和时间安排有必要加以改进,具有不良预后特征者(低 KPS,CD4细胞计数<200,AIDS 晚期）可采用短程放疗（如36~40Gy)。

治疗结果

与非 CNS 淋巴瘤不同,在30~50Gy、中位数40Gy似乎存在一个放疗剂量反应的阈值。Bessell 等[225]观察到,化疗达 CR 者接受 WBRT 30.6Gy 比45Gy 复发率较高,存活率较低,这在<60岁者尤其明显,但>45~50Gy出现了放疗疗效的平台效应。RTOG 进行了一项Ⅱ期研究(RTOG 83-15),WBRT 作为一线治疗方法,中位生存期为12个月,61%的患者出现脑部复发,60Gy 区域的复发率较高,提示>40Gy 没有明显的剂量反应。

最广泛使用的治疗方案是基于一项Ⅱ期研究(RTOG 93-10)[226],102例新确诊的 PCNSL 患者接受大剂量甲氨蝶呤($2.5g/m^2$)、长春新碱、丙卡巴肼,然后行 WBRT 45Gy,放疗后给予大剂量阿糖胞苷($3g/m^2$)。大约在研究的中期,对于前期化疗达 CR 者,WBRT 剂量降低到超分割36Gy。结果58%患者达 CR,36%在前期化疗后达 PR,中位无进展生存期、总生存期分别为24个月和37个月。

多种联合化疗方案包括静脉内和鞘内给予甲氨蝶呤、颅脑放疗和静脉给予阿糖胞苷的长期结果令人鼓舞,特别是<50岁的患者(5年生存率为60%)。老年患者(>50岁)的疗效不佳(5年生存率<10%),而且相当比例的患者会出现痴呆和共济失调[227]。

由于联合治疗相关的神经毒性的存在,因此可将化疗用于未放疗或延迟放疗的患者，特别是60岁以上的患者[228],50%以上的患者可达 CR。单药甲氨蝶呤按 $8g/m^2$ 给药可获很高的缓解率,但缓解间期相对短,中位无进展生存期约1年[229]。

去除 WBRT 的治疗方案会导致复发率增高,当前的工作重点是探索消除或减少神经毒性的风险而不影响长期控制的疗法。Shah 等[230]的一项Ⅱ期研究结果，评估了甲氨蝶呤为基础的化疗后达 CR 者行减量 WBRT(23.4Gy)的疗效和副反应,估算这19例患者的2年总生存率为89%,无进展生存率为79%。随访12个月,神经认知功能的研究发现,无一例发生治疗相关性痴呆。

新确诊诊 PCNSL 患者采用大剂量化疗联合自体干细胞移植(HDC/ASCT)是另一种治疗策略,已探索作为 WBRT 的替代治疗。由于可用的数据仅限于几项小型、非随机的Ⅱ期研究[231],其诱导和维持方案各不相同,因此很难确定其可行性。累积结果表明,在年轻患者可能有效。大剂量甲氨蝶呤为基础的诱导综合化疗比单一化疗更有效,含噻替派的预处理方案似乎更有效,毒性也更强。BEAM 方案(卡莫司汀、依托泊苷、阿糖胞苷、美法仑)无效,中位无进展生存期仅为9.3个月。两项正在进行的临床试验(NCT 01011920;NCT 00863460)将患者随机分入 WBRT 巩固治疗组和 HDC/ASCT 巩固治疗组,期望能确定耐受性最好、疗效最佳的治疗策略。在获得更多的可靠数据之前,前期化疗后 HDC/ASCT 巩固治疗只能被推荐作为一种实验方法。

对于免疫抑制的 PCNSL 患者，治疗结果令人沮丧,尽管某些刻意挑选出的患者(非 HIV 免疫抑制,预后良好的 AIDS 患者）经标准治疗后其生存可能与无免疫抑制的人群相当[232]。

循证治疗总结

1.不必手术切除。

2.去除或延迟 WBRT 会降低无进展生存期,但对总生存期无明显影响。由于 WBRT 的相关副反应,RTOG 正在采用风险调整的方法评估其作用。

3.已经证实,大剂量甲氨蝶呤是生存获益优于单纯 WBRT 的唯一药物,可提高生存率。大剂量甲氨蝶呤为基础的化疗后行 WBRT 是年龄<60岁且一般状况良好者的标准治疗方法。

4.鉴于联合化放疗相关的神经毒性高风险,单独大剂量甲氨蝶呤化疗后延迟放疗可能是老年患者的首选方法。

脑膜瘤

脑膜瘤约占原发颅内肿瘤的 30%，在成人中多数为良性[1]。尽管可发生在任何年龄，但发病高峰为 60~70 岁，女性多见。典型的好发部位包括大脑凸面、大脑镰、小脑幕、小脑脑桥角和蝶骨嵴。恶性脑膜瘤呈浸润性生长，有时发生侵袭行为。

大体观，脑膜瘤边界清楚，为来自脑膜的暗红色或灰色坚硬病变，邻近的颅骨可增厚。显微镜下，良性脑膜瘤通常为柔和的旋涡状表现，间变少见，有丝分裂不活跃，常可见沙粒体。组织学分为纤维型、过渡型、血管型等不同类型，但不同类型的预后差异不大。恶性程度根据其临床行为(快速生长或复发、侵袭性)、病理特征(如显微镜下的恶性特点：细胞或细胞核的间变、有丝分裂特征)和特异的组织学类型(横纹肌型、乳头型、间变型)的不同而有不同的表现。2007 新版 WHO 分级标准根据有丝分裂活动、核质比、自发性坏死、脑浸润及某些脑膜瘤变体分为 Ⅰ~Ⅲ级(表 35.6)[233]。良性脑膜瘤(78%~80%)为 WHO Ⅰ级，生长缓慢，复发危险度低。不典型脑膜瘤(20%)为 WHO Ⅱ级，侵袭行为可能增加。间变性或恶性脑膜瘤(3%~5%)为 WHO Ⅲ级，具有高度侵袭性，预后很差。

已知电离辐射可诱导脑膜瘤的发生，辐射至确诊的平均时间间隔为 19~35 年，这取决于照射剂量。脑膜瘤可能为多发，特别是合并神经纤维瘤病Ⅱ型(NF2)和有脑膜瘤易感倾向的非 NF2 型家族性遗传病。

脑膜瘤最常见的突变为 22 号染色体上一个基因缺失，分子遗传学发现约 50%的脑膜瘤存在 22 号染色体 q12 片段上的等位基因缺失。在不典型脑膜瘤和间变性脑膜瘤中也可见到染色体臂 6q、9p、10q 和 14q 的等位基因缺失。基因和细胞突变的积累可使 60%的散发脑膜瘤病变从 WHO Ⅰ级进展至Ⅲ级。

脑膜瘤常在 CT 或 MRI 检查时发现，特别是老年患者。多数脑膜瘤患者可长期没有症状[234,235]，发生在小脑脑桥角的患者常会有脑神经症状。大脑凸面脑膜瘤表现为头痛或癫痫。蝶骨翼或视神经处的脑膜瘤可致视力损害。颅底或脊髓脑膜瘤需与骨转移瘤或原发性骨肿瘤(软骨肉瘤、脊索瘤、骨肉瘤)鉴别。在小脑脑桥角，听神经瘤的影像学表现可能与脑膜瘤相似。

典型的脑膜瘤生长缓慢。Nakamura 等[156]报道了 47 例 MRI 扫描偶然发现的无症状脑膜瘤患者，MRI 图像上平均每年生长 14.6%，肿瘤倍增时间平均为 21.6 年。年轻患者年均生长率更高，合并钙化和 MRI T2 像上为低信号或等信号的患者年均生长率低。肿瘤的位置、手术切除范围和组织病理学特征(良性或恶性)是决定其预后的重要因素[237]。

术后平均复发时间约为 4 年。一项研究回顾了 38 例次全切除的脑膜瘤患者，肿瘤直径平均增长为 0.37cm/年，肿瘤倍增时间平均为 8 年[238]。

治疗

Ⅰ级脑膜瘤

无症状的脑膜瘤患者可观察，并行持续的影像学

表 35.6 2007 WHO 肿瘤分级标准

Ⅰ级(良性)	Ⅱ级(不典型)	Ⅲ级(间变性/恶性)
任何主要变异，除了透明细胞型、脊索样、乳头样或横纹肌样脑膜瘤 或 不符合Ⅱ级或Ⅲ级标准	常见的有丝分裂(> 4 个/10hpf) 或 符合 3 或 3 个以下个下列条件： 薄膜结构 细胞增生(局灶性或弥漫性) 突出的核仁 高核质比的小细胞 自发性坏死灶 或 其他亚型/特征： 脊索样脑膜瘤 透明细胞型脑膜瘤 脑浸润	过度的有丝分裂指数(> 20 个/10hpf) 或 弗兰克间变定义为弥漫性或局灶性的上皮分化缺失，类似于肉瘤、癌或恶性黑色素瘤 或 其他亚型/特征： 乳头状脑膜瘤 横纹肌样脑膜瘤

hpf，高倍镜视野。

随访。有症状或进展的良性脑膜瘤患者应行手术，在并发症可接受的情况下，尽可能完全切除肿瘤。脑膜瘤血供丰富，术前可行血管造影（栓塞或不栓塞血管）以利于手术切除。即使完全切除肿瘤，其5年复发率为7%~12%，10年复发率为20%~25%[239,240]，因此持续的影像学随访仍是必要的。

颅底脑膜瘤、小脑脑桥角脑膜瘤或海绵窦脑膜瘤很难保证完全切除而无严重损害，次全切除后而不行辅助治疗，5年复发率为39%~47%，10年复发率为60%~61%[239,240]。对这些患者在给予相对保守的次全切除后，辅以术后放疗，与积极的颅底切除手术相比，可获得更好的局部控制，而且并发症减少。另一种方法是，次全切除后如可能再行进一步手术的话，术后放疗可延迟至复发时再给予。

对次全切除或复发的脑膜瘤患者，放疗剂量通常为50~54Gy/25~30次，周期为5~6周。放疗靶区根据CT或MRI扫描和神经外科医生对残存肿瘤的描述来确定，边界外扩取决于脑膜瘤的特点，如蔓延方向（特别是穿过神经孔）、骨侵犯、脑膜尾征等。GTV为MRI增强扫描像上的增强病变。边界外扩应将设备误差和挡块边界共同计算，外放0.5~1.0cm，这取决于摆位和整个治疗系统的精度。多野成角照射或旋转照射、3D适形技术的应用可最大限度地保护正常脑组织，IMRT对于避免邻近结构的照射可能有帮助。

未完全切除肿瘤者接受术后放疗可提高局部控制，延缓复发，改善生存。在Condra等[239]的研究中，次全切除联合术后放疗组15年的局部控制率为87%，完全切除组为76%，单纯次全切除组为30%（$P=0.0001$）。最近应用CT和MRI定位的研究报道5年局部控制率>90%[241]。

放射外科作为单独的治疗方式，或作为术后的辅助治疗方法，其疗效可能受患者选择的影响，因为通常会选择肿瘤较小的患者。目前的研究提示其5年无进展生存率>80%[242-246]。

化疗对良性脑膜瘤没有益处。由于脑膜瘤中雌激素和孕激素受体高表达，已进行了孕激素受体拮抗剂治疗的试验，但未发现其益处。

Ⅱ级和Ⅲ级脑膜瘤

对于不典型或恶性脑膜瘤，即使完全切除，单纯行手术治疗的复发率也很高（5年复发率为41%~100%）[247]，因此对所有患者推荐手术最大限度切除肿瘤联合术后放疗。放疗的靶区应大于良性脑膜瘤，GTV通常为增强扫描后可见的肿瘤外扩1.5~2cm，因为显微镜下见肿瘤可侵入脑实质。不典型脑膜瘤的推荐剂量大约为54Gy/30次，恶性脑膜瘤为60Gy/33次，但也有更高的剂量可提高局部控制率的报道[248]。

Dziuk等[241]回顾了38例恶性脑膜瘤患者，接受术后放疗者可获得更好的局部控制率。首次手术联合术后放疗的患者，5年无病生存率从15%升至80%（$P=0.002$），完全切除联合术后放疗组5年无进展生存率为57%，单纯完全切除组为28%。

全身化疗的作用还未确定，长春新碱、多柔比星和环磷酰胺联合化疗对恶性脑膜瘤患者显现出一些疗效[249]。

晚期或复发性脑膜瘤

积极的手术不是首选，放疗可以缓解患者的症状并降低肿瘤的进展率。

放疗可能对复发的脑膜瘤患者有效。在Miralbell等[250]进行的一项回顾性研究中，患者初次复发后接受次全切除术联合放疗，8年无进展生存率为78%，而单纯手术切除者为11%（$P=0.001$）。

复发脑膜瘤的患者可接受不同的化疗方案，包括多柔比星和达卡巴嗪联合，或异环磷酰胺和美司钠联合[251]。长期每日服用低剂量的羟基脲有一定疗效[252]。

在一项评估他莫昔芬治疗未切除或难治性脑膜瘤的SWOG Ⅱ期试验中，激素治疗（包括他莫昔芬和抗孕激素药物RU486）显示出一定活性[253]，但在随后的SWOG Ⅲ期双盲、随机和安慰剂对照试验中，米非司酮治疗不能切除的脑膜瘤患者的疗效为阴性[254]。

循证治疗总结

1.若脑膜瘤体积小、无症状且位于非重要位置，尤其是年龄大或有并发症的患者，可行观察治疗。

2.手术的目的是完全切除脑膜瘤。切缘阴性且WHOⅠ级者，完全切除后失败率低，术后可行观察治疗。

3.对于次全切除或未切除而进展的脑膜瘤患者，通常行术后放疗，但缺乏前瞻性的临床试验证据。术后放疗可改善局部控制。本文中多个试验均提到放射外科治疗和放疗，但未有两者的直接比较。

4.Ⅱ、Ⅲ级脑膜瘤推荐常规术后放疗。

5.晚期、进展的脑膜瘤应行常规的放疗或放射外科治疗。

6.全身治疗在脑膜瘤治疗中的作用尚未确定。

颅咽管瘤

颅咽管瘤来自Rathke囊的残存上皮，通常发生在儿童或青少年的鞍上区，在成人所有 CNS 肿瘤中占比<5%。生长缓慢，通常为实性或囊性，囊内充满类脂和胆固醇（“曲轴箱润滑油”）。尽管有良好的包裹性，典型的颅咽管瘤常表现为内陷突入邻近的脑组织，引起强烈的神经胶质反应。

颅咽管瘤的囊性特点在 CT 和 MRI 上表现明显，有助于其与其他颅底病变及垂体腺瘤的鉴别。影像学上的实性部分通常为钙化和增强，而囊性部分表现为很薄的边缘强化。MRI T1 加权像和 T2 加权像显示的密度不等的多囊表现为颅咽管瘤的特征。

鞍内病变会压迫垂体和下丘脑，导致激素水平异常，特别是抗利尿激素和生长激素分泌不足。视交叉前病变可压迫视路，引起视野缺损或中心视力下降。视交叉后病变可侵入第三脑室引起脑积水或压迫视神经束。颅咽管瘤有时体积巨大，直接侵犯脑实质，引起神经损害，手术减压是迅速缓解症状的最佳治疗方法。但因其受限于肿瘤位置、邻近结构及其粘连的组织，通常难以完全切除。

治疗

儿童颅咽管瘤的讨论详见第 82 章。最佳的治疗方式包括完全切除、单纯次全切除及次全切除或活检后行辅助放疗。

完全切除仅适用于少数患者，其局部控制和长期生存率为 70%~90%[255]。但广泛切除可能带来严重的损害，术后死亡率为 10%，严重并发症的发生率为 30%，尤其是尿崩症或其他内分泌不足、视力障碍、肥胖和记忆损害。

部分切除或将囊内容物吸出联合活检均可迅速减轻局部压迫症状，并减少手术并发症，但多数患者最终都会出现肿瘤进展，仅约 30%的患者可长期生存并局部控制。但与广泛切除相比，次全切除患者的死亡率约为 1%。

限制性手术（部分切除或囊内容物吸出联合活检）后放疗，局部控制和生存率接近于完全切除，5 年和 10 年生存率分别为 89%和 77%。而单纯次全切除组 5 年和 10 年生存率分别为 53%和 37%。通常的放疗剂量为 50~54Gy，分割 25~30 次（单次为 1.8Gy），6 周完成。靶区为术前肿瘤体积外扩 1~1.5cm 的边界，这取决于计划所用的影像学系统的精确度和治疗设备的可重复性。对有压迫症状的患者，放疗前行手术减压是必要的，因为放疗起效慢，而且放疗引起的水肿可能加剧压迫症状。

接受推荐剂量的放疗（如单次分割 1.8Gy，总剂量 50~54Gy）导致的视力损害率很低（1%~1.5%）。在一项回顾性分析中，患者接受 51.3~70Gy 的放疗，在剂量超过 60Gy 后，放疗相关的并发症增加（实际的视神经受损率为 30%，脑坏死率为 12.5%），而肿瘤控制未改善[256]。

放疗也可以作为次全切除术后的解救治疗，而不是术后立即给予。宾夕法尼亚大学的一项研究中包括 76 例患者，他们的长期生存率相同[257]，而在另一项研究中，复发后给予放疗的患者 10 年无进展生存率超过 70%[258]，复发出现在次全切除后 3~192 个月（中位 12 个月）。因此对肿瘤未完全切除的患者，术后 1 年内密切观察是必要的。

颅咽管瘤的其他治疗形式包括病灶内给予博来霉素及在囊性肿瘤内灌注放射性胶体。放射外科可能对术后较小的残存肿瘤或复发肿瘤有效[259]。采用放射外科时，视交叉和视神经的受量必须低于 8Gy，这估计是单次分割剂量对于视神经的放射生物学耐受量，因此，放射外科的应用应限于直径<3cm 的肿瘤，且肿瘤距视神经/视交叉>3~5mm。

循证治疗总结

1.如可能，推荐手术切除。

2. 术后放疗的应用尚缺乏前瞻性试验的证实，但可降低复发风险，改善肿瘤未完全切除者的生存率。对于不能手术切除者，囊内容物吸出减压联合活检后放疗是一种可接受的治疗。

3.囊腔内给予博来霉素或放射性胶体对囊性肿瘤可能有效。

前庭神经鞘瘤和神经纤维瘤

神经鞘瘤也称施万细胞瘤，源自周围神经髓鞘的施万细胞，当发生在第Ⅷ对脑神经周围时，也称为前庭神经鞘瘤或听神经瘤。发生率约占成人 CNS 肿瘤的 6%，可散发或伴随 NF2 发生，双侧发生前庭神经鞘瘤为本病特有的特征。多数散发的神经鞘瘤为单侧的，40~50 岁常见，伴 NF2 者多发于 20~30 岁。这类肿瘤生长缓慢，边界清楚，呈膨胀性生长，推挤而不是浸润邻近的神经。绝大多数来源于内耳道内侧的第Ⅷ对颅神经，少部分来自其他脑神经，以三叉神经最常见。

因其在内耳道生长，故 95%的患者可出现前庭功能异常和听力异常，单侧听力进行性丧失为其特征。膨胀性生长至小脑脑桥角时，可出现三叉神经症状，其早期体征为单侧角膜反射消失。体积较大的肿瘤可压迫小脑和脑干,引起共济失调、长束征,并侵犯后组脑神经Ⅸ~Ⅻ。

纯单调音和语音的听力测试是筛查听神经瘤最有效的方法。在前庭神经鞘瘤的患者中,语言辨别的选择性丧失比听力丧失更多见。脑干听觉诱发电位听力测定的典型表现为传导减慢,眼震电流描记图可能发现同侧的热感应减退。对可疑前庭神经鞘瘤的患者,可行小脑脑桥角薄层、Gd增强的MRI扫描。缺乏MRI时也可选择增强的薄层、高分辨率CT扫描,邻近内耳道处一个明显强化的病灶高度提示此诊断。对疑似神经纤维瘤病的患者,应行完整的神经轴影像学检查,以确定其他部位是否存在神经鞘瘤、神经纤维瘤和脑脊膜瘤。

神经纤维瘤和神经鞘瘤在细胞构成和生长模式方面存在差异。尽管神经纤维瘤同样来自于周围神经,但通常多发,且伴有NF1,呈膨胀性生长,而不推挤所在部位的神经。组织学表现为成纤维细胞和施万细胞构成的肥大肿物,沿正常神经元生长,邻近神经受压或受累可引起症状。

治疗

治疗应在保留脑神经功能的同时,提高局部控制。能自愿接受定期的临床和影像学随访的患者,以及治疗可延迟一段时间的患者,可仅行观察。主要的治疗手段是显微外科手术切除。乳突后开颅(枕下)进入中颅窝,可保留听力,但第Ⅶ对脑神经受损和术后并发症的发生率较高。经迷路入路的手术并发症和死亡率均低,但会牺牲听力。在具有显微外科切除专门技术的治疗中心,完全或近全切除率可达90%,而手术死亡率<2%,面神经的解剖保留为90%,功能保留超过2/3,有效听力的保留为30%~50%。在完全或近全切除的患者中,肿瘤复发率<10%,而肿瘤次全切除者复发率为1/3~1/2。术后辅助放疗可能降低肿瘤完全切除者的复发率。

对有手术禁忌证的患者,可选择单纯外照射放疗。推荐剂量为50~55Gy/25~30次,5~6周完成。Maire等[140]分析了24例Ⅲ期和Ⅳ期小脑脑桥角神经鞘瘤接受外照射的患者,中位随访60个月,肿瘤控制率为88%,且无第Ⅴ或Ⅷ脑神经损伤。

放疗可能替代显微外科切除术。这类肿瘤边界清楚,加之在MRI上有典型的高度强化显像,便于采用立体定向技术进行定位与治疗。采用放射外科治疗的患者,20年无进展生存率接近90%。放射外科治疗采用更高的剂量,可获得肿瘤生长的高抑制率(>80%),2/3的患者肿瘤缩小,但约1/3的患者在治疗2年后出现面神经或三叉神经病变。病灶的体积是导致第Ⅴ、Ⅶ或Ⅷ脑神经并发症的重要危险因素。放射外科治疗后2年内可能出现病灶的暂时增大[260]。

Noren[261]回顾了1969—1997年669例前庭神经鞘瘤患者经γ刀放射外科治疗的结果,长期生长控制率达95%。20世纪70年代面肌无力和(或)麻痹的发生率约为1/3,但到20世纪90年代降至<2%。听力保留率达65%~70%,但对耳鸣的治疗效果较差。随着剂量降至12~13Gy,实现了肿瘤高控制率和脑神经功能的保留。Flickinger等[262]报道了313例接受放射外科治疗的患者,中位剂量为13Gy,6年肿瘤实际控制率为98.6%,6年第Ⅶ脑神经功能的实际保留率、第Ⅴ脑神经功能正常率、听力水平未改变率和有效听力保存率分别为100%、95.6%、70.3%和78.6%。Hayhurst等[263]报道200例患者接受放射外科治疗剂量为12Gy,观察到靶体积阈值5cm³以上者不良反应较多,此外,还观察到第Ⅴ脑神经最大受量阈值9Gy与三叉神经病变显著相关。

单侧小肿瘤(<3cm)行放射外科治疗可获得与手术相似的局部控制率,但并发症较低。来自匹兹堡大学的一系列数据显示,与手术切除相比,放射外科可提高面神经功能($P<0.05$)和听力($P<0.03$)的保留,且可降低并发症($P<0.01$)[264]。

FSRT的局部控制率为91%~97%,对第Ⅴ脑神经和Ⅶ脑神经的作用相似[265-268]。一项研究显示,FSRT的听力保留率为放射外科的2.5倍[265]。FSRT可能是体积较大的肿瘤无法接受放射外科的一种选择。

贝伐单抗已被用于进行性发展的伴NF2的双侧前庭神经鞘瘤,通常会有双侧听力损失,部分患者可达肿瘤消退和听力恢复,这种疗效激发了目前积极的尝试性研究。散发性和NF2相关性前庭神经鞘瘤表达VEGF,贝伐单抗和VEGF具有高亲和力。Plotkin等[269]最早报道10例NF2听力完全丧失或脑干受压的患者,在人文关怀的基础上给予贝伐单抗,结果令人鼓舞,其中6例肿瘤体积减小≥20%,7例中有4例听力明显改善。

循证治疗总结

1.无进展的小肿瘤可观察。

2.有症状的病灶,通常认为手术切除是标准治疗。

3.虽无前瞻性比较,但放射外科可取得与手术相同的疗效。

4. FSRT 的应用有所增加，有的机构报道其脑神经受损的发病率比放射外科低，但缺乏前瞻性试验证实其有效性。

5.贝伐单抗对于 NF-2 相关性进展期双侧前庭神经鞘瘤的作用正在探索中。

血管网状细胞瘤和血管外皮细胞瘤

血管网状细胞瘤是良性的血管肿瘤，发病年龄为 30~40 岁，占成人原发 CNS 肿瘤的 1%~2%。多发生于小脑，是最常见的成人原发小脑肿瘤，10%的患者并发 von Hippel-Lindau 病。组织学上，肿瘤由基质中致密的卵圆形泡沫细胞和薄壁血管构成。CT 和 MRI 上病灶强化，血管造影可确定病变的血管特点。伴 von Hippel-Lindau 病者应行神经轴的影像学检查，常可发现多个病变。首选手术治疗，完全切除者可治愈。不能手术者，放射外科有效，但复发率较高[270-272]。

血管外皮细胞瘤是一种源自血管平滑肌的肉瘤样病变，颅底多见，也可见于脑实质内。与其他原发 CNS 肿瘤不同，血管外皮细胞瘤常出现全身转移。仅行手术切除的患者，9 年实际的局部复发率为 90%。术后放疗总剂量达 50~60Gy 时，可降低复发率并延长总生存期。肿瘤控制依赖放疗剂量，>50Gy 可获得更好的疗效。影像学效果呈现较慢。复发的血管外皮细胞瘤患者可接受放射外科治疗，有报道其局部控制率约为 80%[272]。

循证治疗总结

1.如可行，这两种疾病均推荐手术切除。

2.血管网状细胞瘤次全切除后进展的患者，通常可行术后放疗，但无前瞻性数据。

3.血管外皮细胞瘤次全切除后，推荐术后放疗，但无前瞻性数据。

4.肿瘤无法切除者可考虑常规放疗或放射外科。

（巩合义 译 苏艳霞 校）

部分参考文献

本章全部参考文献请登录网站：http://www.tsttpc.com/download_list.html

3. Baan R, Grosse Y, Lauby-Secretan B, et al. Carcinogenicity of radiofrequency electromagnetic fields. *Lancet Oncol* 2011;12:624–626.
12. Kleihues P, Scheithauer BW. *Histologic typing of tumors of the central nervous system.* 2nd ed. Berlin: Springer-Verlag, 1993.
16. Lacroix M, Abi-Said D, Fourney DR, et al. A multivariate analysis of 416 patients with glioblastoma multiforme: prognosis, extent of resection, and survival. *J Neurosurg* 2001;95:190–198.
18. Lawrence YR, Li XA, el Naqa I, et al. Radiation dose-volume effects in the brain. *Int J Radiat Oncol Biol Phys* 2010;76:S20–S27.
24. Shaw E, Scott C, Souhami L, et al. Single dose radiosurgical treatment of recurrent previously irradiated primary brain tumors and brain metastases: final report of RTOG protocol 90-05. *Int J Radiat Oncol Biol Phys* 2000;47:291–298.
53. Crossen JR, Garwood D, Glatstein E, et al. Neurobehavioral sequelae of cranial irradiation in adults: a review of radiation-induced encephalopathy. *J Clin Oncol* 1994;12:627–642.
56. Chang EL, Wefel JS, Hess KR, et al. Neurocognition in patients with brain metastases treated with radiosurgery or radiosurgery plus whole-brain irradiation: a randomised controlled trial. *Lancet Oncol* 2009;10:1037–1044.
58. Monje ML, Palmer T. Radiation injury and neurogenesis. *Curr Opin Neurol* 2003;16:129–134.
63. Curran WJ Jr, Scott CB, Horton J, et al. Recursive partitioning analysis of prognostic factors in three Radiation Therapy Oncology Group malignant glioma trials. *J Natl Cancer Inst* 1993;85:704–710.
64. Mirimanoff RO, Gorlia T, Mason W, et al. Radiotherapy and temozolomide for newly diagnosed glioblastoma: recursive partitioning analysis of the EORTC 26981/22981-NCIC CE3 phase III randomized trial. *J Clin Oncol* 2006;24:2563–2569.
66. Gilbert MR, Wang M, Aldape KD, et al. RTOG 0525: A randomized phase III trial comparing standard adjuvant temozolomide with a dose-dense schedule in newly diagnosed glioblastoma. *J Clin Oncol* 2011;29:abstr 2006.
67. Walker MD, Green SB, Byar DP, et al. Randomized comparisons of radiotherapy and nitrosoureas for the treatment of malignant glioma after surgery. *N Engl J Med* 1980;303:1323–1329.
91. Cardinale R, Won M, Choucair A, et al. A phase II trial of accelerated radiotherapy using weekly stereotactic conformal boost for supratentorial glioblastoma multiforme: RTOG 0023. *Int J Radiat Oncol Biol Phys* 2006;65:1422–1428.
102. Stewart LA. Chemotherapy in adult high-grade glioma: a systematic review and meta-analysis of individual patient data from 12 randomised trials. *Lancet* 2002;359:1011–1018.
104. Stupp R, Mason WP, van den Bent MJ, et al. Radiotherapy plus concomitant and adjuvant temozolomide for glioblastoma. *N Engl J Med* 2005;352:987–996.
105. Stupp R, Hegi ME, Mason WP, et al. Effects of radiotherapy with concomitant and adjuvant temozolomide versus radiotherapy alone on survival in glioblastoma in a randomised phase III study: 5-year analysis of the EORTC-NCIC trial. *Lancet Oncol* 2009;10:459–466.
107. Hegi ME, Diserens AC, Gorlia T, et al. MGMT gene silencing and benefit from temozolomide in glioblastoma. *N Engl J Med* 2005;352:997–1003.
119. Lai RK, Recht LD, Reardon DA, et al. Long-term follow-up of ACT III: A phase II trial of rindopepimut (CDX-110) in newly diagnosed glioblastoma. *Neuro-oncology* 2011;13(Suppl 3):iii34–iii40.
120. Sampson JH, Heimberger AB, Archer GE, et al. Immunologic escape after prolonged progression-free survival with epidermal growth factor receptor variant III peptide vaccination in patients with newly diagnosed glioblastoma. *J Clin Oncol* 2010;28:4722–4729.
125. Gallego Perez-Larraya J, Ducray F, Chinot O, et al. Temozolomide in elderly patients with newly diagnosed glioblastoma and poor performance status: an ANOCEF phase II trial. *J Clin Oncol* 2011;29:3050–3055.
126. Roa W, Brasher PM, Bauman G, et al. Abbreviated course of radiation therapy in older patients with glioblastoma multiforme: a prospective randomized clinical trial. *J Clin Oncol* 2004;22:1583–1588.
127. Malmstrom A, Gronberg BH, Stupp R, et al. Glioblastoma in elderly patients: A randomized phase III trial comparing survival in patients treated with 6-week radiotherapy versus hypofractionated radiotherapy over 2 weeks versus temozolomide single-agent chemotherapy. *J Clin Oncol* 2010;28(18s):LBA2002.
136. Donahue B, Scott CB, Nelson JS, et al. Influence of an oligodendroglial component on the survival of patients with anaplastic astrocytomas: a report of Radiation Therapy Oncology Group 83-02. *Int J Radiat Oncol Biol Phys* 1997;38:911–914.
139. Cairncross JG, Ueki K, Zlatescu MC, et al. Specific genetic predictors of chemotherapeutic response and survival in patients with anaplastic oligodendrogliomas. *J Natl Cancer Inst* 1998;90:1473–1479.
142. van den Bent MJ, Dubbink HJ, Sanson M, et al. MGMT promoter methylation is prognostic but not predictive for outcome to adjuvant PCV chemotherapy in anaplastic oligodendroglial tumors: a report from EORTC Brain Tumor Group Study 26951. *J Clin Oncol* 2009;27:5881–5886.
145. Yan H, Parsons DW, Jin G, et al. IDH1 and IDH2 mutations in gliomas. *N Engl J Med* 2009;360:765–773.
146. van den Bent MJ, Dubbink HJ, Marie Y, et al. IDH1 and IDH2 mutations are prognostic but not predictive for outcome in anaplastic oligodendroglial tumors: a report of the European Organization for Research and Treatment of Cancer Brain Tumor Group. *Clin Cancer Res* 2010;16:1597–1604.
167. Pignatti F, van den Bent M, Curran D, et al. Prognostic factors for survival in adult patients with cerebral low-grade glioma. *J Clin Oncol* 2002;20:2076–2084.
172. Shaw EG, Berkey BA, Coons SW, et al. Initial report of Radiation Therapy Oncology Group (RTOG) 9802: Prospective studies in adult low-grade glioma. *Proc Am Soc Clin Oncol* 2006;24(18s):1500.
173. van den Bent MJ, Afra D, de Witte O, et al. Long-term efficacy of early versus delayed radiotherapy for low-grade astrocytoma and oligodendroglioma in adults: the EORTC 22845 randomised trial. *Lancet* 2005;366:985–990.
174. Karim AB, Maat B, Hatlevoll R, et al. A randomized trial on dose-response in radiation therapy of low-grade cerebral glioma: European Organization for Research and Treatment of Cancer (EORTC) Study 22844. *Int J Radiat Oncol Biol Phys* 1996;36:549–556.
175. Shaw E, Arusell R, Scheithauer B, et al. Prospective randomized trial of low- versus high-dose radiation therapy in adults with supratentorial low-grade glioma: initial report of a North Central Cancer Treatment Group/Radiation Therapy Oncology Group/Eastern Cooperative Oncology Group study. *J Clin Oncol* 2002;20:2267–2276.
194. Timmermann B, Kortmann RD, Kuhl J, et al. Combined postoperative irradiation and chemotherapy for anaplastic ependymomas in childhood: results of the

German prospective trials HIT 88/89 and HIT 91. *Int J Radiat Oncol Biol Phys* 2000;46:287–295.
217. Abrey LE, Ben-Porat L, Panageas KS, et al. Primary central nervous system lymphoma: the Memorial Sloan-Kettering Cancer Center prognostic model. *J Clin Oncol* 2006;24:5711–5715.
218. Ferreri AJ, Blay JY, Reni M, et al. Prognostic scoring system for primary CNS lymphomas: the International Extranodal Lymphoma Study Group experience. *J Clin Oncol* 2003;21:266–272.
226. DeAngelis LM, Seiferheld W, Schold SC, et al. Combination chemotherapy and radiotherapy for primary central nervous system lymphoma: Radiation Therapy Oncology Group Study 93-10. *J Clin Oncol* 2002;20:4643–4648.
229. Batchelor T, Carson K, O'Neill A, et al. Treatment of primary CNS lymphoma with methotrexate and deferred radiotherapy: a report of NABTT 96-07. *J Clin Oncol* 2003;21:1044–1049.
230. Shah GD, Yahalom J, Correa DD, et al. Combined immunochemotherapy with reduced whole-brain radiotherapy for newly diagnosed primary CNS lymphoma. *J Clin Oncol* 2007;25:4730–4735.
233. Perry A, Louis DN, Scheithauer BW, et al. In: Louis DN, Ohgaki H, Wieslter OD, et al., eds. *WHO classification of tumours of the central nervous system.* Lyon, France: IARC, 2007.
262. Flickinger JC, Kondziolka D, Niranjan A, et al. Acoustic neuroma radiosurgery with marginal tumor doses of 12 to 13 Gy. *Int J Radiat Oncol Biol Phys* 2004;60: 225–230.
263. Hayhurst C, Monsalves E, Bernstein M, et al. Predicting nonauditory adverse radiation effects following radiosurgery for vestibular schwannoma: a volume and dosimetric analysis. *Int J Radiat Oncol Biol Phys* 2012;82:2041–2046.
264. Pollock BE, Lunsford LD, Kondziolka D, et al. Outcome analysis of acoustic neuroma management: a comparison of microsurgery and stereotactic radiosurgery. *Neurosurgery* 1995;36:215–224; discussion 224–229.
269. Plotkin SR, Stemmer-Rachamimov AO, Barker FG 2nd, et al. Hearing improvement after bevacizumab in patients with neurofibromatosis type 2. *N Engl J Med* 2009;361:358–367.

第 36 章
垂体腺瘤

Theodore E. Yaeger

解剖

脑垂体是一个重要的内分泌器官，呈卵圆形，位于蝶骨的垂体窝内(图 36.1)。主要部分靠垂体柄与大脑相连。鞍膈形成硬脑膜的顶部，垂体漏斗贯穿其中。在垂体漏斗前面，垂体上部直接与蛛网膜和软脑膜相连[1]，蛛网膜下腔延伸到鞍膈之下[2]。垂体位于骨性结构围成的纤维组织凹陷内[3]。

垂体上与视交叉、下与腔内静脉窦以及蝶骨气腔关系密切，为鼻腔入路手术提供了空间[4]，侧面是海绵窦。由于可对视交叉形成压迫，垂体肿瘤多会引起视力障碍，比如一过性的上斜视或双眼偏盲。

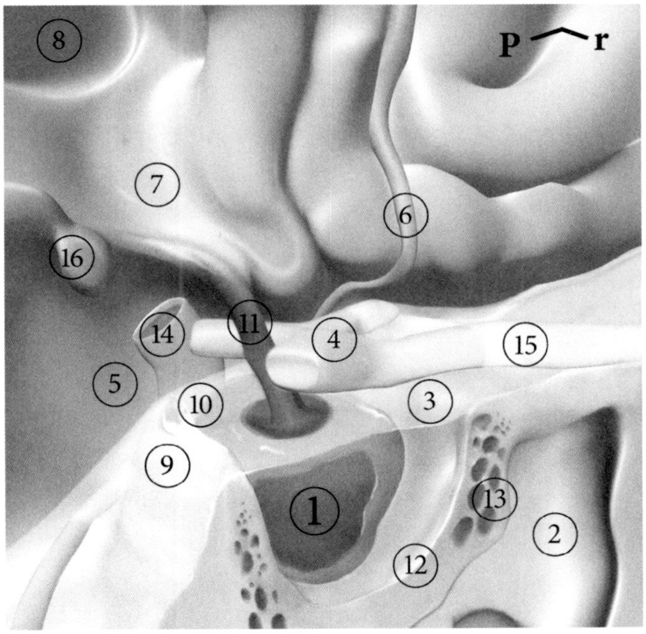

图 36.1 垂体后外侧观。P，后；r，右；1，垂体；2，蝶窦；3，鞍膈；4，视交叉；5，交叉池；6，大脑前动脉；7，下丘脑；8，第三脑室；9，鞍背；10，后床突；11，垂体柄；12，蝶鞍；13，海绵窦；14，颈内动脉；15，右侧视神经；16，乳头体。

脑垂体根据胚胎学来源分为两部分[5]：腺垂体和神经垂体。前者由垂体漏斗部(或结节部)、中间部、远侧部组成，后者由正中隆起、漏斗干、漏斗突或神经叶组成。正中隆起通常认为是灰结节的一部分，“漏斗管”或“神经蒂”只用于正中隆起和漏斗干，垂体柄通常指漏斗部和漏斗管。

腺垂体占垂体总体积的 80%[6]，是口咽区的憩室的外胚层上皮，其远端贮存了多种激素。神经垂体自第三脑室向下突起形成，需要说明的是，它并不是真正意义上的激素分泌腺体，更多的是被看作下丘脑分泌的激素贮存器官，沿视上垂体的轴突管向下输送。

血液供应和神经分布

垂体的血供来自于颈内动脉，腺垂体活性的维持和调节依赖于垂体门脉系统[7-11]。来自于下丘脑的神经纤维释放出促激素因子进入毛细血管床，随之由门脉系统进入腺体远端，引起相应的内分泌效应。神经垂体通过下丘脑垂体束接受下丘脑的支配，该神经束包含两部分纤维：视上垂体束和结节垂体束。

大体表现

肉眼观察，垂体是一个小而灰圆的腺体，来自于胚胎口凹上皮，即 Rathke 囊，它是外胚叶原始口腔组织向外突起形成的。随着进化，最终因为蝶骨的生长而离开起源部位，形成鞍形、位于脑底的骨性凹陷，称为蝶鞍。垂体前叶有门脉系统，是下丘脑分泌的释放激素进入其中的通路。下丘脑神经元的终端止于正中隆起，在此处激素进入门脉系统。这套系统穿过垂体柄，进入垂体前叶。除了催乳素是通过抑制机制由多巴胺系统所控制，大多数垂体激素由下丘脑分泌的促释放激素所控制。它通过漏斗柄紧贴于下丘脑的下面，Rathke 囊形成其前叶和中间部分。胚胎学上，垂体后叶来源于第三脑室底部外翻，沿着前叶的柄部下行，与前叶不同，后叶血供来自于垂体下动脉，而后进入静脉窦系统，再直接汇入体循环。如此，垂体拥有双重循环：一套是动静脉组合，另一套是连接下丘脑和前叶的门脉系统。漏斗柄的神经组织形成后叶。通常说来，垂体大小约 1.3cm×1.0cm×0.5cm，重约 0.55~0.6g，孕期会膨大[12]。总之，垂体是人体内最小的功能性腺体，对于生理调节起重要作用[6]。

生理学

应用特殊的抗体染色技术，发现有五类细胞成分：

1.生长激素细胞：分泌生长激素的嗜酸性细胞，占前叶的 50%。

2.催乳激素细胞：分泌催乳素的嗜酸性细胞（也称催乳激素细胞）。

3.促肾上腺皮质激素细胞：分泌促肾上腺皮质激素、阿片-黑色素-皮质素前体、促黑素细胞释放激素、内啡肽和促脂素的类嗜碱性细胞。

4.促甲状腺激素细胞：分泌促甲状腺释放激素的着色非常浅的细胞。

5.促性腺激素细胞：分泌促卵泡激素、黄体生成素的嗜碱性细胞。

形态学

大多数常见的垂体腺瘤质软，边界清楚，限于蝶鞍之内，较大者多经鞍膈扩展至鞍上区，这样会挤压视交叉及邻近结构，包括颅神经，继续增大会侵蚀蝶鞍点、前床突，甚至会侵入多孔的蝶窦。多达 30%的病例会侵犯邻近骨质、硬脑膜，甚至还会侵犯大脑，但较为罕见[13]。瘤内出血点或坏死是这类较大的侵袭性腺瘤的特点。当急性出血导致瘤体迅速膨大时，会出现垂体卒中，造成多种症状集中出现。

临床病程

垂体腺瘤的症状和体征包括内分泌功能紊乱和占位效应，前者与特定细胞分泌过多垂体前叶激素有关，后者可由任一类型的垂体腺瘤引起，包括罕见的转移瘤。局部解剖结构影像学最早的改变是蝶鞍和鞍膈变形、骨质破坏，最终，挤压周围正常软组织而引起视野缺损、头痛、恶心和呕吐，挤压垂体的非肿瘤部分则导致垂体功能减退症。若有出血而致垂体卒中，这种症状出现更快，会出现剧烈头痛，因压迫动眼神经出现复视，以及出现垂体功能减退。

垂体后叶，或称神经垂体，由垂体细胞（被修饰的神经胶质细胞）和轴突（来自于下丘脑的视上核、室旁核神经细胞体）组成，这些细胞跨越垂体病到达后叶（催产素和加压素贮存处）。

各种激素分别由如下的垂体叶所分泌：

中间叶：在温血哺乳类动物中的功能不明。

前叶：生长调节激素细胞的分裂和蛋白合成；促肾上腺皮质激素，调节肾上腺皮质的功能活动；促甲状腺激素，调节甲状腺的功能活动；促卵泡激素，调节卵泡和精子形成；促黄体生成素（限于女性），刺激排卵、黄体生成及雌激素、孕激素的分泌，在男性叫作间质细胞刺激激素，刺激睾酮分泌。在女性还有催乳素，刺激乳汁分泌。

功能紊乱

垂体疾病分为影响前叶的疾病和影响后叶的疾病。前者要么是分泌功能亢进，要么是分泌功能不足，大多数病例的分泌功能亢进是由前叶的功能性腺瘤引起的。垂体功能减退症可能由多种破坏机制引起，包括缺血性损伤、辐射暴露（包括放疗）、炎性反应，以及非功能性肿瘤，如胚胎发育过程中残余细胞形成的鳞状细胞株。有别于内分泌功能异常，垂体前叶的疾病也可表现为局部占位效应，影像学上可见蝶鞍扩大，临床表现为视野缺损或视力减退，以及眼科检查所见的颅内压升高，或患者主诉头痛、恶心。后叶可见抗利尿激素（ADH）异常的临床表现。

垂体功能亢进与前叶垂体腺瘤

与垂体前叶有关的激素分泌亢进多由良性肿瘤所致，少见情况下系增殖性肥大，罕见的为腺癌。有趣的是，非功能性腺瘤也可引起垂体功能减退症，因其不断生长并替代了正常的功能性腺体。功能性垂体腺瘤多由单一的异常细胞系组成，因此仅产生一种优势性激素，较少见的是有些腺瘤虽由一种细胞型组成，但产生多种激素。含多种细胞型者罕见，绝大多数垂体腺瘤为单克隆起源，尽管诊断为多激素分泌，但仍提示源于单个体细胞[14]。有些多激素腺瘤可能来自于原始干细胞,随后分化为不同的细胞系。分子研究表明,特定的基因突变如单个碱基对错配可能会固化一种蛋白质成为一种活性体,同时抑制某种控制蛋白,就形成了一种活性激素,这已在约 40%的分泌生长激素的肿瘤中得以证实。其他类型的分子畸变似乎更杂乱无序,多数垂体腺瘤的发病机理至今不明。

生理学

垂体功能亢进

垂体前叶的激素分泌亢进会引起巨人症、肢端肥大症、Cushing 病(垂体嗜碱性粒细胞增殖症);分泌不足则会引起矮小症、Simond 病(垂体性恶病质)、Sheehan 综合征的产后垂体坏死、肢端过小症、类阉症以及性腺功能减退症。后叶疾患是一种下丘脑病变,会引起尿崩症。前后叶异常合并下丘脑病变会引起 Frohlich 综合征(肥胖性生殖器退化)、垂体性肥胖。

前叶

前叶的大部分肿瘤是催乳素瘤(也称催乳素细胞腺瘤),约占所有腺瘤的 30%[15]。有微腺瘤(图 36.2),也有体积非常大的,可引起不同的占位效应。镜下呈嫌色性或弱嗜酸性。

免疫组化可以识别细胞内的催乳素分泌颗粒。催乳素的效用非常高,微腺瘤即可产生足够的催乳素并导致高催乳素血症综合征,其血清浓度往往与肿瘤的大小成正比。患者若在 20~40 岁出现闭经、溢乳、性欲减退、不孕,应检查血清催乳素[16],几乎 25%的闭经与催乳素分泌增高相关。在老年人,临床表现可能更复杂,多表现为原发灶的占位效应。高催乳素血症也通常发生在妊娠期,分娩时达峰值,哺乳期女性仍可维持较高水平。通过破坏下丘脑区域垂体柄内的多巴胺能神经元,干扰多巴胺反馈机制(多见于头外伤),或使用药物(利血平、氟哌啶醇、吩噻嗪类药物、雌激素),阻断催乳素细胞受体,即可引起催乳素细胞增生。此外,垂体柄内的任何肿块都可以干扰这种抑制作用,引起血清催乳素轻度升高。因此,轻度升高并不一定表明有催乳素腺瘤。肾衰竭和甲状腺功能减退症也可以引起催乳素增高。

催乳素瘤通常用溴隐亭治疗(方框 36.1),这是一种多巴胺受体激动剂,可使其体积缩小,功能减退。生长激素(促生长素细胞)分泌性肿瘤是第二位常见的

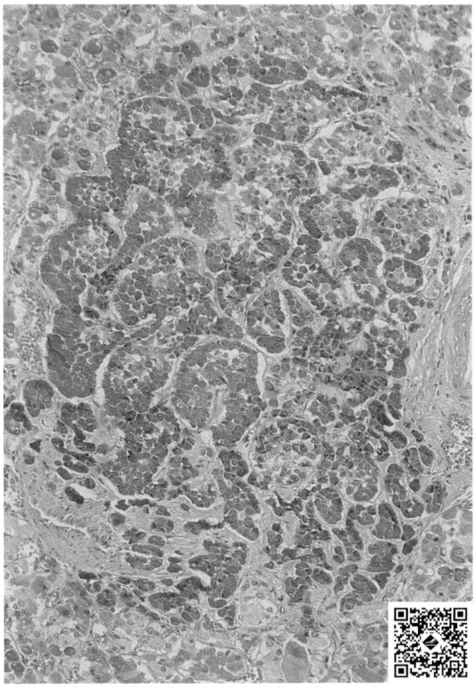

图 36.2 微腺瘤的镜下观。(From Damjanov I. Histopathology: a color atlas and textbook. Baltimore: Williams & Wilkins, 1996, with permission.)

方框 36.1
垂体腺瘤的治疗概述

症状性垂体腺瘤需要治疗是由于激素不当分泌、周围正常结构受压引起神经性症状或压迫垂体柄引起垂体功能减退。大多数催乳素瘤的初始治疗可采用多巴胺受体激动剂,如溴隐亭、麦角乙脲、培高利特,药物干预通常会减弱腺瘤的功能并减小其体积。其他垂体腺瘤的初始治疗可经蝶入路行手术切除,手术一般是安全的,神经症状会消失,大多数患者激素水平可恢复正常。手术治疗垂体微腺瘤最有效。放疗通常是针对术后残留病灶,如肿瘤细胞减灭术后,也可用于术后复发或无法手术者,通常给予每天 1.8Gy,总剂量 45Gy 即可达到良好控制,而视神经受损的风险很低,但激素水平正常化往往需要数月到数年。

功能性肿瘤,约 40%的生长激素肿瘤表达一种癌基因(*GSP*),这是一个定位于 Gs 上的 G 蛋白缺失 α 亚基引起的 GTP 酶突变[17]。病理上,这些肿瘤由嗜酸性颗粒、嫌色颗粒细胞组成,免疫组化显示生长激素与少

量的催乳素相关[18]。患高分泌性腺瘤的儿童在骨骺闭合前会出现巨人症，若骺板已闭合，在年轻人可发生肢端肥大症，常见的临床表现是手脚粗大，骨密度增加，甲状腺、心、肝、肾上腺肥大，下颌突下部扩大、前突。患者常有相关的高泌乳激素血症、性腺功能障碍、高血压、充血性心力衰竭和胃肠道肿瘤的风险。治疗的目标是控制血清生长激素，减少原发灶的占位效应，同时预防功能减退。通常，年轻患者大多采用外照射经蝶入路手术切除，也可采用放疗（见放射技术部分）或药物治疗。经过长期较好的肿瘤控制，组织的过度生长和相关症状消退，代谢异常最终得以改善。但更应注意的是，因为生长激素的临床表现复杂，这些腺瘤通常表现为大体积肿瘤的占位效应。促肾上腺皮质激素细胞腺瘤通常表现为微腺瘤，组织学上，这些肿瘤是嗜碱性的，但也可以是嫌色性的，偶尔由于促肾上腺皮质激素（ACTH）前体存在碳水化合物而呈嗜酸染色（希夫染色）。过量的促肾上腺皮质激素最终导致Cushing综合征，一种由肾上腺刺激出现的慢性皮质醇分泌过多，但当皮质醇增多症直接来自于垂体腺瘤，就是Cushing病。大多数情况下，Nelson综合征发生在高功能性腺瘤手术切除后，而亚临床的促肾上腺皮质激素微腺瘤仍存在，垂体肾上腺皮质激素抑制反馈缺失。微腺瘤受到刺激，但由于肾上腺已不存在，皮质醇增多症未发生。微腺瘤也可产生占位效应。促肾上腺皮质激素的前体分子也能影响黑色素细胞，从而产生色素沉着。

混合性腺瘤（促性腺激素腺瘤和促甲状腺激素细胞腺瘤）可见，但比非分泌性或无功能细胞腺瘤少见（表36.1）。多数促性腺激素腺瘤分泌黄体或卵泡刺激素，引起中年男性和女性的慢性疲劳或月经过多[19]。类似于无功能细胞腺瘤，这些肿瘤可形成实质性肿块并

表 36.1 垂体腺瘤发病率分布

类型	发病率(%)
催乳素瘤	20~30
生长激素腺瘤	5
混合性生长激素/催乳素腺瘤	5
促肾上腺皮质激素腺瘤	10~15
促性腺激素腺瘤	10~15
无功能细胞腺瘤	20
促甲状腺激素腺瘤	1
多种激素细胞腺瘤	15

From pituitary neoplasia. In: Berger PC, Scheithauer BW, Vogel FS, eds. Surgical pathology of the nervous system and its coverings, 3rd ed. New York: Churchill Livingstone, 1991; with permission from Elsevier.

造成占位效应（表36.2）。促甲状腺激素腺瘤罕见，见于约1%的患者，是甲状腺功能亢进的一种罕见原因[20]。原发性垂体癌相当罕见，通常是非功能性的，并具有多态性的，临床诊断垂体癌需要已证实的转移性病灶，通常是淋巴结、脑骨或肝脏，转移至其他地方的情况很少见，可给予垂体原发灶的姑息性放疗。

垂体功能减退症

垂体激素的分泌减少源于下丘脑或垂体的疾病，造成垂体功能减退的症状。多数垂体功能减退是由于超过75%垂体前叶被破坏的结果。转移性肿瘤、原发肿瘤消退、缺血性坏死、手术或射频消融均可产生空蝶鞍综合征。Rathke囊肿可以积聚蛋白质液，扩大和破坏正常垂体。原发性坏死可由Sheehan综合征[21]或弥散性血管内凝血引起，罕见情况下由镰状细胞危象引起，颅内

表 36.2 内分泌激素与临床表现

激素种类	发病率(%)	症状	确诊时体积
催乳素	43	女性：闭经，溢乳	微腺瘤
		男性：阳痿，垂体功能减退症	微腺瘤
无分泌	30	垂体功能减退症	微腺瘤
促性腺激素	17	儿童：巨人症	微腺瘤
生长激素		成人：肢端肥大症	微腺瘤
促肾上腺皮质激素	7	Cushing病，Nelson病	微腺瘤
促甲状腺激素	1	甲状腺功能亢进	微腺瘤或大腺瘤

From Oruckaptan HH, Senmevsim O, Ozcan Oe, et al. Pituitary adenomas: results of 684 surgically treated patients and review of the literature. Surg Neurol Int 2000;53:211 - 219, with permission.

压升高、脑积水、头部外伤或严重的休克也是其诱因。部分或全部垂体功能丧失即可诊断为空蝶鞍综合征[22]。

X 线片上见到的蝶鞍扩大，在组织学上是一个小的纤维化病灶组织，可分为两种不同类型：原发性空蝶鞍综合征（发生在多次妊娠的肥胖女性）、鞍隔缺损（蛛网膜和脑脊液由此疝入扩大的蝶鞍，从而压迫垂体）。由于多巴胺抑制缺失，可发生高泌乳素血症。因可保留足够的功能性组织，真正的垂体功能减退很少发生。继发性综合征通常发生于手术切除后、放射消融后或自发性梗死，这些患者表现为垂体功能减退综合征。已探知存在罕见的先天性缺陷[23]，如编码 Pit-1 的基因，一个与重要的垂体特异性基因如生长激素、催乳素、促甲状腺激素相关的转录因子，转基因蛋白将结合到适当的细胞受体，但可以激活基因的表达，从而导致患者无法产生激素。少数情况下，下丘脑或下丘脑轴的疾病也会导致垂体功能失调，这包括颅咽管瘤（方框 36.2）[24]、转移瘤、结节病、结核性脑膜炎和机会性感染。邻近结构如脑、颅底、视交叉和鼻咽部的放疗，也可引起下丘脑疾病。肾上腺皮质功能紊乱、甲状腺和性腺的功能障碍、黑色素细胞刺激素的缺失、生殖器萎缩、闭经、阳痿、性欲减退、阴毛和腋毛脱落均与垂体功能减退有关。

后叶

垂体后叶由垂体细胞（被修饰的胶质细胞）组成，与之相关的轴突发自于下丘脑视上核和室旁核神经元。产生两种蛋白质：抗利尿激素和催产素，均存储在垂体后叶，在适当的刺激下释放。催产素在分娩过程中刺激子宫平滑肌收缩，在妊娠期刺激乳腺导管平滑肌，其异常分泌所引起的临床症状尚不清楚。抗利尿激素（ADH）是一种主要在视上核产生的非肽类物质，在适当的刺激下，从神经垂体的轴突末梢直接释放入体循环。ADH 是两个不同的临床综合征的病因：尿崩症和抗利尿激素分泌不当综合征（SIADH）。尿崩症可起因于头部外伤、手术或放射损伤、肿瘤和炎症性疾病，引起尿量过多，可致危及生命的脱水。水摄入量过多可引起 SIADH，从而导致血液稀释和低钠血症，最常见的病因是异位分泌 ADH 的恶性肿瘤（如肺癌）和非肿瘤性肺病的副肿瘤综合征。但也存在对下丘脑或垂体后叶的直接性或压迫性损伤，神经胶质肿瘤如原发性 CNS 肿瘤或颅咽管瘤可有直接的压迫或刺激作用。SIADH 可引起低钠血症、脑水肿和神经功能障碍，患者就诊通常是因为认知功能的改变[25]。外周性水肿通常不会出现，因为血液虽然被稀释，但其容积未变。

方框 36.2

颅咽管瘤

颅咽管瘤常发生钙化，影像学上很直观。颅咽管瘤通常直径约为 3.5cm，包膜完整，为实体瘤，也可呈囊性或分叶状。可取代颅神经和视交叉，突入第三脑室底部。一般认为是退化的 Rathke 囊残留物，约占颅内肿瘤的 2%，约一半发生在儿童和青少年。儿童患颅咽管瘤会导致其生长发育迟缓，而成人患颅咽管瘤常出现视觉障碍，但儿童和成人患者均会出现激素紊乱、尿崩症。组织学有两种形式，成釉细胞型在海绵型网状组织内形成巢状或条索状的鳞柱状上皮，由于角蛋白的形成，这一类型多见钙化，若与脑组织直接接触，会产生轻度胶质反应。第二类是乳头型，通常是鳞状细胞的固体部分，缺乏囊性成分和钙化。

放疗

放疗是控制垂体腺瘤非常有效的方式，但在目前的临床实践中，放疗不再是唯一的治疗方式，通常是作为术后残留或无法手术时的备选方法。10 年总控制率为 85%或更高[26–29]，包括佛罗里达大学最近报道的两项结果[28,30]，给予≥45Gy 的剂量，9.2 年的控制率为 93%，长期随访无“远期复发”。之前有报道[27]对比研究了术后辅助放疗与单纯放疗，随访 10 年，综合治疗的控制率达 95%，而单纯放疗为 90%，重要的是，对于术后复发再给予放疗者，控制率达 80%，该结果与玛格丽特公主医院报道的 166 例患者的疗效相似[26]。

儿童垂体腺瘤术后放疗与单纯放疗的疗效相同。Grigsby 等[31]报道 19 例<19 岁的患者，随访 15 年，仅 2 例失败。最早发表于 1971 年的报道认为，约 45Gy 的剂量对于局部控制和耐受性是高限阈值[32]，这已被欧美研究者多次证实[33]。

尽管未出现临床症状和影像学的肿瘤进展，许多患者放疗开始时较高的激素水平在单纯放疗后未能保持正常水平。海登伯格大学报道了 68 例激素分泌旺盛的腺瘤，只有 38%的患者达到了标准化的完全缓解率[28]。玛格丽特公主医院单纯放疗 145 例激素分泌旺盛的垂体腺瘤患者，尽管无进展率高达 96%，长期的生化缓解率仅 40%[34]。因此,放疗被证明是控制垂体腺瘤生长和进展很有效的手段,但对于有激素活性的肿瘤,单纯放疗后保持激素正常水平效果欠佳。

立体定向放射外科(SRS)作为一项新的放疗介入技术已迅速应用于治疗垂体腺瘤。多个放疗中心采用单次分割或多次分割方式 (分次立体定向放疗,FSRT)[35],后者采用可重复使用的头架固定技术,分次照射剂量 45~50Gy。单次分割, 采用颅骨硬固定技术, 剂量为 10~27Gy [35-37]。这些先进技术的局部控制率达到了>90%,而且有待于进一步证实的是,生化缓解率可能高于常规剂量。Yoon 等[37]的报道令人鼓舞,13 例泌乳素腺瘤有 11 例在 1 年内达到标准化生化缓解率。Mitsumori 等[36]报道,3 年中枢神经系统副反应发生率单次分割者为 38%,FSRT 者为 0。目前, 许多放射肿瘤学家尝试采用各种技术和改良的分割方案,充分注意保护邻近的重要解剖结构,以避免因患者的生存期会足够长而可能出现后遗症。

放疗技术

放疗计划设计与实施已从二维计算、平行相对的小开放野或最小限束双颞野(图 36.3)进展为三维、计算机断层辅助设计(图 36.4),采用自定义多野投照或多叶准直器(MLC),射束更集中,对周围正常组织保护更好。调强放疗可通过采用 MLC 或三维限束器得以实现,这两种技术形成的剂量分布完全能满足理想的治疗计划,适形度高,对周围的正常组织保护得好,并且热点少(图 36.5)。放射外科也采用兆伏级 X 线,但通常光束是通过小管状准直器,从多角度、多平面进行投照。γ 刀(Elekta Corp,斯德哥尔摩;图 36.6)、射波刀 (Accuray Inc, 加利福尼亚州, 森尼韦尔;图

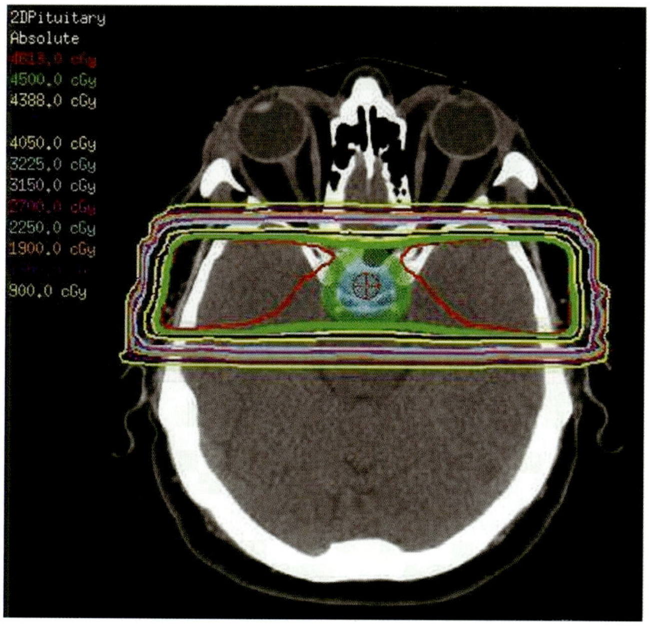

图 36.3 二维平行对穿野放疗计划。

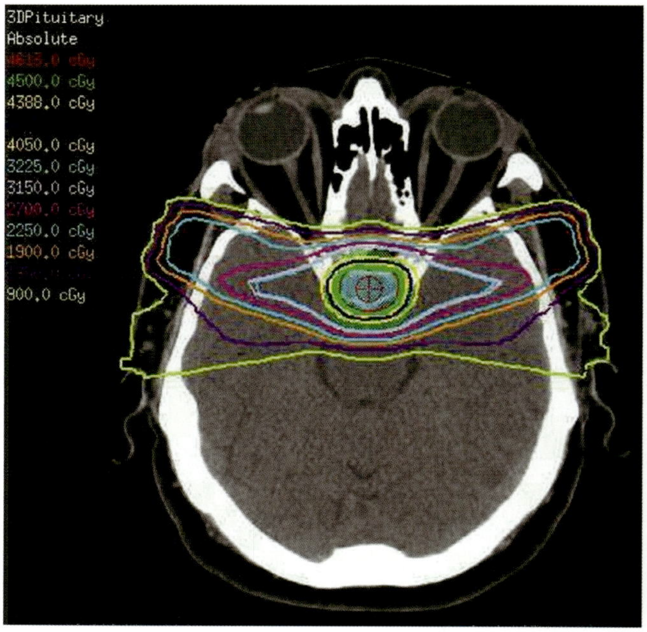

图 36.4 三维放射治疗计划。

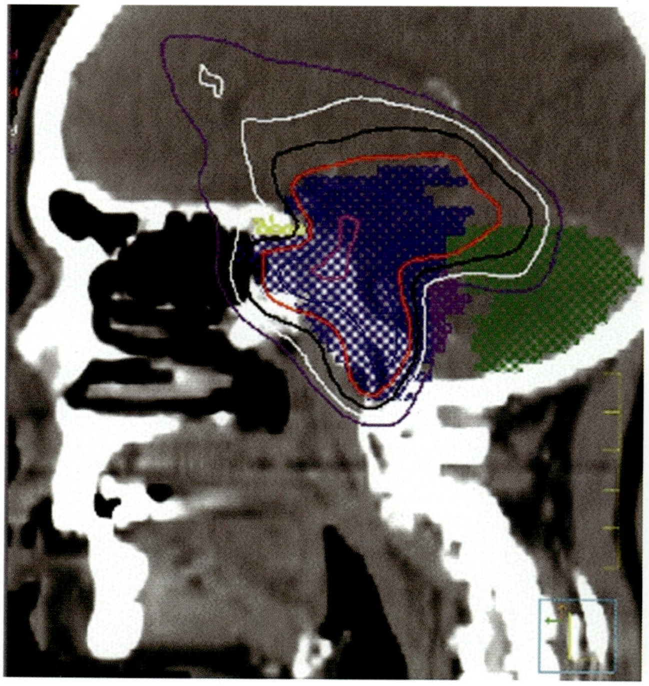

图 36.5 调强放射治疗。

36.7)通常是通过几十到几百个“笔形束”提供所需的剂量。

目前,质子治疗设施越来越多[38]。质子治疗非常昂贵,它是利用独特的 Bragg 峰优势,使剂量最大限度地集中于感兴趣区(图 36.8)。

晚期反应

在给予高剂量照射的垂体腺瘤,有一个令人担忧的潜在晚期副反应,即视神经损伤。尽管报道其发生率较低,为 0.7%~2%,但视神经或视交叉损伤的风险依赖于总剂量和分割剂量[27,28,34],即使是 45~50Gy 的常规剂量,风险很低,但也不是零发生。此外,全垂体 45~50Gy 的剂量会引起垂体功能减退的重大风险,多项研究报道为 10%~30%[26-29,35],而且,可能还有一半的患者接受 45Gy 放疗后 5 年内,将出现至少一种垂体

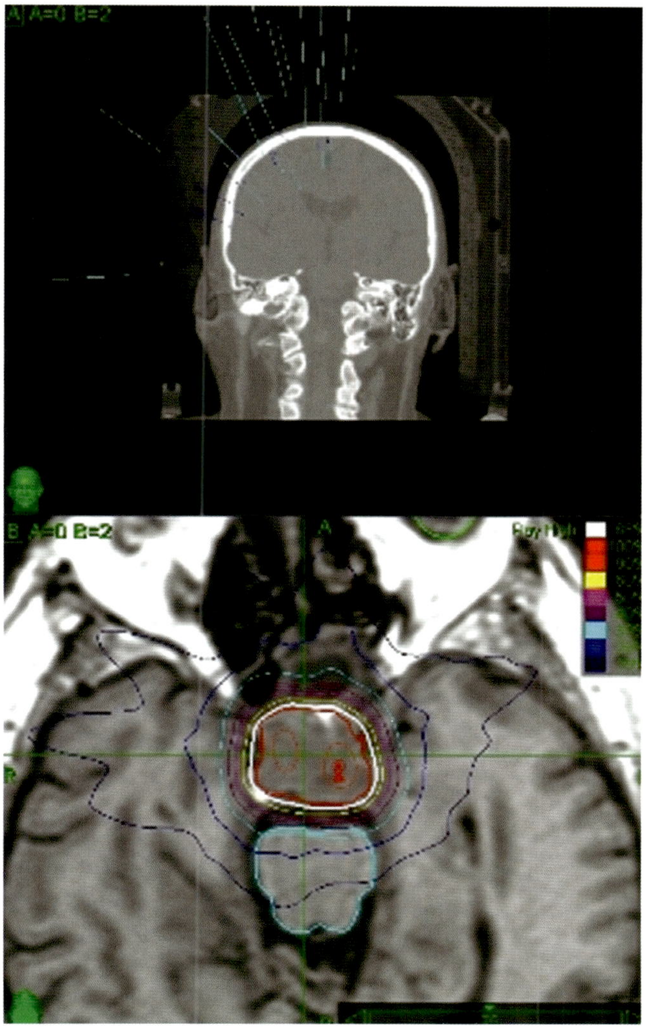

图 36.6　γ 刀。

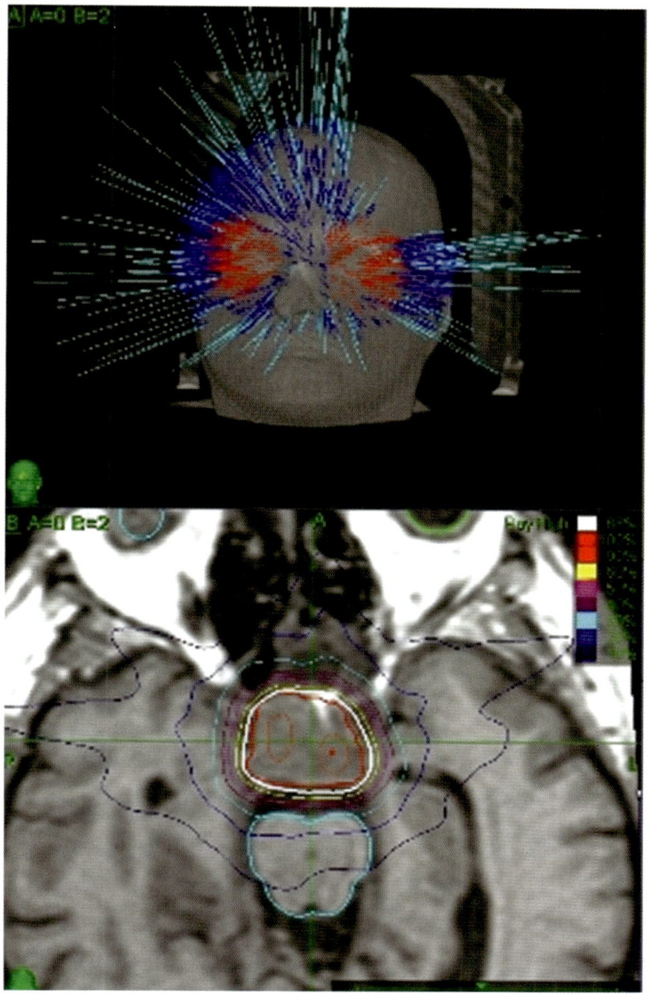

图 36.7　射波刀。

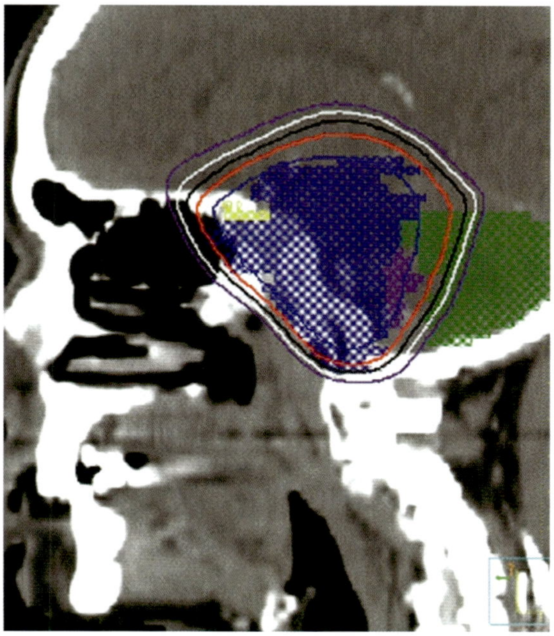

图 36.8　质子治疗。

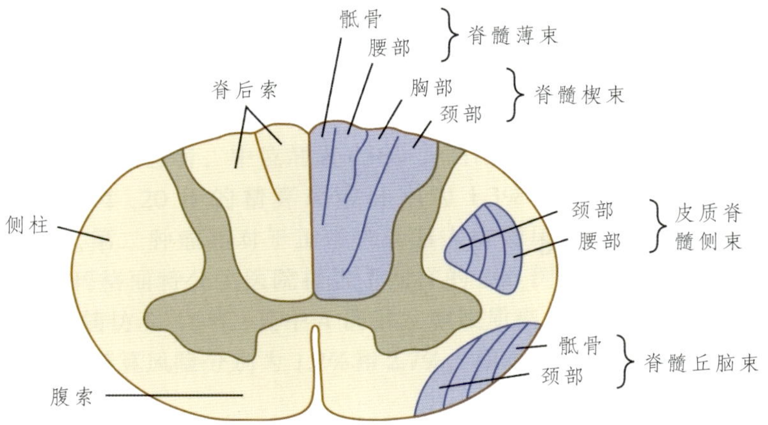

图 37.2 颈髓横断面的躯体功能定位。(From Waxman S, Clinical neuroanatomy. New York: McGraw-Hill, 2010, with permission.)

髓侧角和前角的白质含有控制精细运动和深感觉的神经束,包括皮质脊髓束。脊髓小脑束负责传递从四肢到小脑的触觉和浅感觉。脊髓丘脑侧束位于脊髓的一侧,将交叉上行的痛觉神经纤维传送到丘脑。脊后索将四肢的精细触觉和位置觉传至大脑。由于是串行组织,脊髓损伤将导致取决于损伤部位的独特的神经系统改变。

脊髓周围是脊膜,由外至内分别为硬脊膜、蛛网膜、软脊膜。软脊膜覆盖着脊髓和血管,该层从侧面形成 20 对齿状韧带,髓核借此固定于硬脊膜。在椎管内骨和脊髓之间, 硬脊膜形成一个致密的纤维屏障,下端终止于第 2~3 骶椎,但仍包裹终丝止于尾骨。蛛网膜在硬脊膜和软脊膜之间,其所包围的蛛网膜下腔充满了脑脊液,蛛网膜下腔在蛛网膜和硬脊膜之间。

儿童时期脊柱生长的速度大于脊髓, 成年后,脊髓比脊柱短 25cm,终止于 L1 椎体。由于生长的差异,每对脊神经的出口水平通常高于相应椎体的水平,比如在成年人,C8 神经根在 C6 椎体水平,T6 神经根在 T3 椎体水平,T12 神经根在 T9 椎体水平,所有腰神经均从 T10 到 T12 水平的脊髓发出, 所有骶神经均从 L1 水平的脊髓发出,腰神经、骶神经以及构成马尾的尾丝均在 L1 椎体以下。脊髓末端变细, 称为脊髓圆锥,它连着密集的细线部分称为终丝。

椎管

椎体的后部和椎弓构成椎孔, 上下相连形成椎管。椎孔在腰部和颈区是三角形,脊髓活动度最大,胸部椎孔则为圆形。椎管与韧带相连,包括其前壁的后纵韧带、相邻椎体之间的黄韧带及棘突之间的棘间韧带。在每个椎体水平,棘突自椎弓后部伸出,横突则从侧面伸出。椎弓板介于棘突和横突之间,椎弓根则介于横突与椎体之间。横断面上,椎弓板和椎弓根之间是成对的、靠滑液关节相连的上下关节突。椎弓根在上下椎体之间凹陷形成椎间孔,脊神经自此穿过。

流行病学

原发性椎管内肿瘤占原发性 CNS 肿瘤的 3%~4%[1],其发生率因部位、年龄而异。原发性椎管内肿瘤在非西班牙裔的白种人中较西班牙裔或非西班牙裔的黑种人更常见[2]。尽管在过去的 30 年中脊髓室管膜瘤发病率明显升高,但胶质瘤发病率基本无变化[3]。

在成年人,将近 2/3 的硬膜内肿瘤位于髓外,通常是神经鞘瘤、脊膜瘤或室管膜瘤。另 1/3 的硬膜内肿瘤位于髓内,最常见的是星形细胞瘤和室管膜瘤,其次是血管网状细胞瘤和其他类型(表 37.1)。总之,髓外神经鞘膜瘤和脊膜瘤是最常见的椎管肿瘤,其次是髓内室管膜瘤和星形细胞瘤。

原发性椎管肿瘤在儿童相对多见,占儿童 CNS 肿瘤的 6%[1],>50%的患儿年龄<10 岁[4,5]。对 872 例儿童椎管肿瘤的回顾性调查表明,36%为髓内型,27%为硬膜内-髓外型,24%为硬膜外型(另 13%未分类)[5]。近 75%的小儿髓内肿瘤为星形细胞瘤或神经节细胞胶质瘤,少数为室管膜瘤。约 25%的硬膜内-髓外肿瘤为室管膜瘤,皮样瘤的发生率为 23%,畸胎瘤为 16%,神经鞘膜瘤为 14%,脂肪瘤为 13%,脑膜瘤为 9%[6]。

自然病程

大多数原发椎管肿瘤是良性的,但却往往是导致严重残疾的原因,因其会压迫或侵入脊髓并影响神经功能。髓内肿瘤通过原位侵犯或囊性压迫产生神经损

表 37.1 原发性椎管肿瘤:部位、类型及发病率

部位	发病率(%)	类型	注释
硬膜外	很低	脊膜瘤	10%为脊柱脑膜瘤的
硬膜内-髓外	70	神经鞘膜瘤	45%的原发肿瘤位于该部位,具有胸部表现
		脊膜瘤	<40%的原发肿瘤位于该部位,具有胸部表现
		马尾室管膜瘤	占所有脊柱室管膜瘤的60%
		血管瘤	<10%的原发肿瘤位于该部位
		畸胎瘤、皮样瘤、鳞状细胞瘤	10%的原发肿瘤位于该部位,具有骶尾表现
		脂肪瘤	很少,软膜下
硬膜内-髓内	30	脊髓室管膜瘤	占所有椎管室管膜瘤的比例<40%
		星形细胞瘤	<45%原发肿瘤位于该部位
		成血管细胞瘤	罕见
		少突神经胶质瘤	15%的原发肿瘤位于该部位
		畸胎瘤	罕见

伤,而髓外病变则通过压迫、牵拉或扭曲脊髓或脊神经。有些原发性脊髓肿瘤可能局部发病,但另一些则可能侵及几乎整个脊髓。有报告称,73%患脊髓肿瘤儿童的瘤体从延髓或颈髓交界处扩展至脊髓圆锥[7],这些“全脊髓”肿瘤通常由实质性病变、相关囊性变或空洞形成,从而显著延长了在髓内的长度。局部肿瘤进展是脊髓肿瘤治疗失败的主要类型。CSF 播散也有可能发生,但罕见[8-11]。由于 CNS 没有淋巴管,因此椎管内肿瘤不会发生淋巴结转移。神经系统外播散罕见,监测–流行病学–最终结果(SEER)数据库分析显示,28 441 例 CNS 肿瘤的发生率仅为 0.96%。有趣的是,脊髓肿瘤比脑肿瘤更易发生神经系统外播散[12]。脊髓肿瘤患者死亡的主要原因是截瘫或四肢瘫痪的并发症,如呼吸道感染。

临床表现

疼痛是最常见的症状,约 72%的患者有疼痛症状[13],疼痛常局限于病灶处,并且可能在神经症状出现之前存在很长一段时间。神经根受压引起神经根痛,可以据此判断出受累的神经根,并且表明传导是完好无损的。疼痛转为麻木是更严重的表现,表明脊神经或神经束传导减退。髓外肿瘤可引起该处硬脑膜肿胀伴严重疼痛,由于静脉性充血,平卧时疼痛会加剧,因此,夜间疼痛更剧烈[7],运动或 Valsalva 动作也有可能使疼痛加剧。少数情况下,可在一个或多个肢体产生烧灼样疼痛。

CNS 损伤的其他症状包括虚弱(约 55%的患者会出现此症状)、感觉障碍(39%的患者会出现此症状)和括约肌功能障碍(15%的患者会出现此症状)[13]。低度恶性肿瘤的症状持续时间一般比高度恶性肿瘤长。膀胱和肠道功能障碍的症状较少见,除非肿瘤累及脊髓圆锥和终丝。

腰骶椎肿瘤表现为马尾神经根压迫综合征,患者可能会表现为不同部位的神经根痛, 包括大腿前部(L4)、侧面(L5)或后部(S1),相应症状为肌肉无力和随后的萎缩,累及的肌肉包括臀肌、腘旁腱或胫骨前的肌肉。可出现鞍区麻木、踝反射消失(S1)或足底(S2)反应,也可出现阳痿、肛门或球海绵体反射消失。

诊断检查

病史和体检结果

表 37.2 显示了脊髓原发肿瘤的诊断检查项目。细致准确的病史询问、体格检查在初次评估中至关重

表 37.2 原发性脊髓肿瘤的诊断检查项目

一般项目
病史
体格检查
完整的神经系统检查
影像学检查
X 线平片摄影
全脊椎 MRI
脑部 MRI
CT 脊髓造影(可选)
术中超声
实验室检查
CSF 化学检查(可选)
CSF 细胞学检查(室管膜瘤和高度恶性肿瘤)

CSF,脑脊液。

要，常常可借此定位可疑的脊髓肿瘤。神经系统检查应侧重于测试运动功能、感觉功能及反射。脊髓肿瘤的鉴别诊断包括脊髓空洞症、多发性硬化症、肌萎缩性侧索硬化症、糖尿病性神经病变、病毒性脊髓炎或副肿瘤综合征。

由于传导路径的特性可使脊髓实际受压平面比感觉缺失的上端平面高出几个节段，但皮肤感觉的平面仍可确定，低于某一特定平面的疼痛、热和冷感觉的丧失表明侧方的脊髓丘脑通路损伤，姿势、步态、协调功能受损和振动感丧失表明脊髓小脑后束或后柱受损。

在损伤平面可出现肌无力、腱反射消失。在损伤平面以下，急性期可见同样征象，但亚急性期、慢性期可出现肌痉挛、腱反射亢进及向上巴宾斯基征，这些表现分别与上下运动神经元的受累相一致。神经功能障碍的症状和体征可能不对称，某些情况下，典型的脊髓截断综合征可能为损伤平面以下同侧运动功能和精细触觉丧失及对侧痛觉、温觉丧失。

在损伤平面以下，自主神经反射(如出汗)通常会亢进，如果颈椎损伤，则可能出现全身性上述改变[14]。受压平面出汗功能丧失。泌尿系统和肠道功能障碍的发生通常迟于感觉功能障碍和运动功能障碍。脊髓圆锥和终丝肿瘤的特征性表现为早期丧失膀胱功能、鞍区麻木和晚期疼痛。

影像学研究

尽管X线平片不是脊髓肿瘤常规检查项目，但椎管受压的表现如椎弓根断裂、椎管前后径增大或者椎体后壁发生扇形变仍可很好地呈现。钙化在髓外肿瘤尤其是脊膜瘤中常见，偶见于神经鞘瘤。总之，脊柱X线平片可显示约50%的原发性椎管内肿瘤异常[15-18]，相比于成人，儿童X线片更易探查到病变，如脊柱侧弯或后突[4,5,19,20]。

脊髓造影曾是脊髓和椎管的标准检查项目，现主要用于因植入铁磁材料或扫描层面含有术后留置金属而不能接受MRI扫描的患者。此时，CT扫描与脊髓造影结合将提供更好的空间分辨率。CT脊髓造影术作为术后放疗计划的一部分可能更有优势，因为伪影可造成脊髓MRI图像不清晰[21]。

CT

CT在评价脊髓硬膜外病变时最有价值，对骨肿瘤或椎旁软组织肿瘤(如哑铃形肿瘤)可做增强CT扫描。神经鞘瘤可撑大椎间孔或椎管，并侵蚀骨质，脊膜瘤偶有钙化，这两种肿瘤部分浸没于CSF，且由于脊髓移位而产生髓外异常[22]。

MRI

在评价脊髓肿瘤时，MRI已取代脊髓造影和CT，矢状位和轴位图像可提供三维解剖参数，并能帮助完成治疗计划。脑脊液(白质、灰质、骨骼、骨髓、脂肪和血液流动)的各种信号特征都有助于对检查结果的诠释。对于一些囊性肿瘤、血管病变或脂肪瘤，可根据其在T1加权和T2加权图像上的特征性信号，不用增强扫描即可诊断。静脉注射二乙三胺五醋酸钆(Gd-DT-PA)通过增强髓内肿瘤的固体部分并鉴别其周围水肿或空腔而提高MRI灵敏度(图37.3和图37.4)。与低度恶性脑胶质瘤不同，几乎所有的脊髓神经胶质瘤

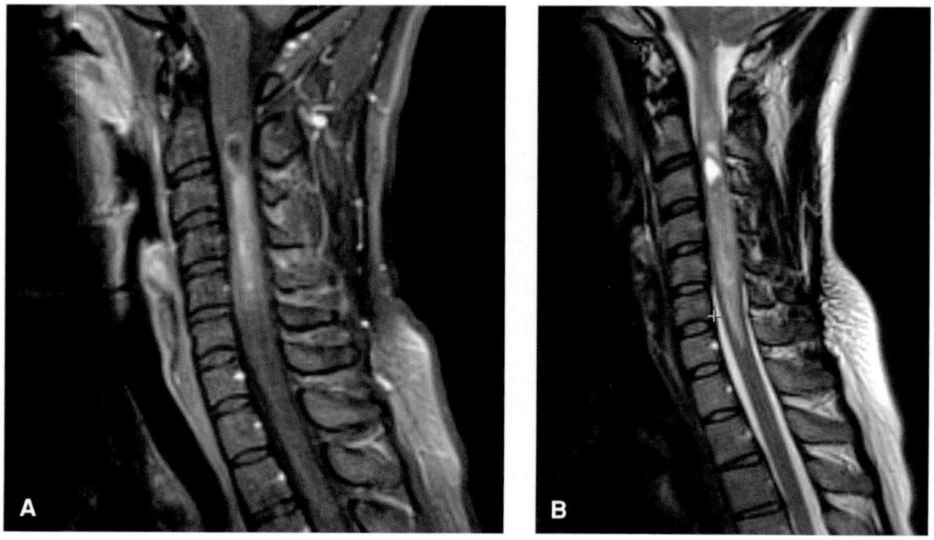

图37.3 患者女，30岁，低级别星形细胞瘤侵及颈髓的矢状位MRI图像。(A)T1加权像显示颈髓内病灶自颅颈结合处达C7水平，C2~C5呈强化，并可见囊性变。(B)T2加权像，T2高信号提示水肿，低信号提示有出血。

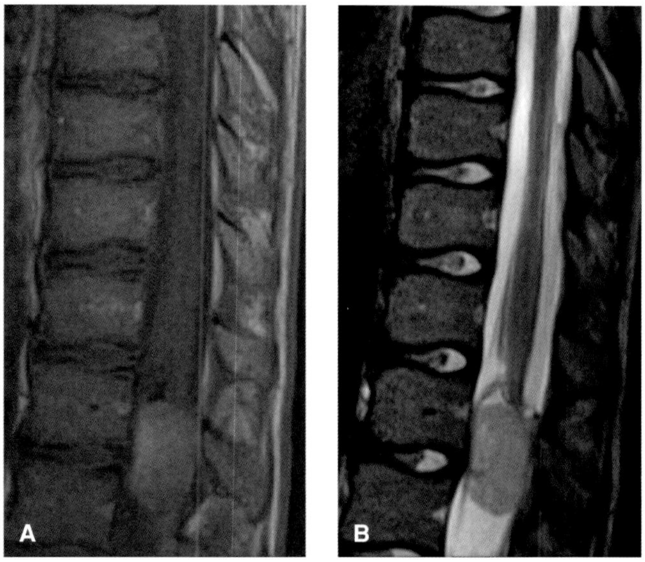

图 37.4 患儿男,12 岁,黏液乳头型室管膜瘤侵犯腰椎的矢状位 MRI 图像。(A)T1 加权像,显示 L1 平面等信号硬膜内-髓外型肿块。(B)T2 加权像,肿块呈高信号。(Courtesy Aseem Sharma,MD,Mallinckrodt Institute of Radiology.)

(不论分级)均可使用 Gd-DTPA 增强[23]。矢状位 T1 加权图像通常沿着邻近囊肿即可发现髓内肿瘤,在 Gd-DTPA 增强的 T1 加权像上硬膜内-髓外病变也可显示增强。Gd-DTPA 的应用也增加了检测软脑膜转移瘤的灵敏度[23]。

室管膜瘤或高级别星形细胞瘤的患者应行脑部 MRI 检查,以排除颅内原发性肿瘤或脑脊液播散的可能性。

脑脊液(CSF)

对于疑似椎管内肿瘤的患者,在 MRI 检查前不宜做腰椎穿刺术,因为抽液后脊髓会发生位移,而且在准确定位之前,肿块会发生"幽闭效应",均可引起症状加剧[20]。CSF 蛋白质含量常有升高,并可黄染,特别是硬膜外压迫时,但在髓内病变和颈部压迫时,蛋白含量会降低[14]。总体来说,原发性脊髓胶质瘤出现软脑膜转移的概率很低,但恶性肿瘤中却相当常见,曾有报道有高达 60%的髓内胶质母细胞瘤患者出现软脑膜转移[24,25]。室管膜瘤(尤其是间变性、黏液乳头型)、高级别星形细胞瘤的患者应行 CSF 细胞学检查。

组织学诊断

所有疑似脊髓和椎管原发肿瘤的患者必须经病理证实。若原发恶性肿瘤被成功控制后发生首次可疑转移,强烈建议对疑似转移灶行活检。极少数情况下,在缺少肿瘤诊断时,急症放疗可减轻脊髓压迫症,不过患者应明了缺乏病理诊断的治疗后果,包括无法进行基于组织学诊断的治疗调整,以及对良性疾病正确治疗的可能延误。

病理学分类

现在通用的 CNS 肿瘤综合性分类系统是 WHO 2007 年颁布的,以肿瘤类型分组,并提供了分级系统以预测预后、指导治疗。肿瘤类型包括神经上皮来源的肿瘤(如星形细胞瘤、室管膜瘤、神经节细胞胶质瘤)、神经鞘肿瘤(如神经鞘瘤、神经纤维瘤)、脊膜瘤、淋巴瘤、生殖细胞瘤、转移瘤[26]。临床上也有按部位分类的,如硬膜外型、硬膜内-髓外型、髓内型。

髓内型肿瘤

大多数髓内肿瘤起源于神经胶质,星形细胞瘤和室管膜瘤居多。

星形细胞瘤是最常见的髓内肿瘤,占成人髓内肿瘤的 45%。与颅内星形细胞瘤相比,髓内星形细胞瘤大多为低级别(WHO Ⅰ或Ⅱ级,成人 75%,儿童 85%~90%)[27-29],尤其是青少年毛细胞星形细胞瘤(Ⅰ级),就像在 CNS 的其他部位一样,具有非浸润性特征。认识这一特点,再加上手术技术及术中监测的进步,使得神经外科医生更能根治性切除肿瘤[19,30-32]。但许多纤维性星形细胞瘤(Ⅱ级)、间变性星形细胞瘤(Ⅲ级)及多形性恶性胶质瘤(Ⅳ级)呈浸润性生长,完全切除肿瘤会显著增加神经功能障碍的危险性,对于这些病例,也许只有次全切或活检才是安全的外科选择。

相比于室管膜瘤,星形细胞瘤更好发于颈、胸段脊髓。典型的低级别星形细胞瘤常局限于脊髓的某段,极少情况下也可侵犯较多节段,称之为全脊髓星形细胞瘤,这可能是由于肿瘤浸润,或是在原发肿瘤之外形成了脊髓空洞。但"全脊髓"这个词应当慎用,因为以往的报道都是采用的脊髓造影术,而最近一系列的 MRI 结果却发现这种肿瘤大幅度减少[33]。

鉴别髓内型脊髓肿瘤的一个重要特点是有无脊髓空洞,脊髓星形细胞瘤出现空洞的患者占 20%~40%[34],这种空洞可伴随整段脊髓,不仅易见于上端的肿瘤,也易见于肿瘤的上端[34]。在某些病例,空洞可侵犯入延髓,形成梗阻性脑积水[35]。空洞本身可造成明显的神经功能障碍。

约40%的髓内肿瘤为室管膜瘤，室管膜瘤来源于与脑室系统类似的神经胶质细胞，已报道有如下几种类型：细胞型、上皮型、伸长细胞型、亚室管膜型、黏液乳头型、混合型。细胞型（典型的类型，WHO Ⅱ/Ⅲ级）主要位于颈段、胸段脊髓；黏液乳头型（Ⅰ级）主要来源于尾丝，多位于腰骶部[36-40]。黏液乳头型可完整切除，但多数情况下，这种肿瘤紧紧包绕马尾的神经根，致使难以根治性切除，大多只能零碎切除，其生物学侵袭性可能比细胞型低，但即使完整切除后仍有可能复发，因此，长期随访很有必要[40-44]。

许多血管肿瘤可发生于脊髓，包括动静脉畸形、血管瘤、血管网状细胞瘤。大约1/3的血管网状细胞瘤伴有 von Hippel-Lindou 疾病（视网膜血管瘤病），为良性肿瘤，通常界限清楚，常可完整切除[45]。不能切除或复发的患者可行 SRS[46]。

硬膜内-髓外型肿瘤

多数硬膜内-髓外型肿瘤为脊膜瘤、神经鞘瘤或黏液乳头型室管膜瘤，常能完整切除。

脊膜瘤通常为良性，有完整包膜，易与脊髓分离，多数可完整切除，很少复发。可发生于硬膜内任何部位，但研究发现近80%患者发生于胸椎[47-49]，腰椎少见，骶椎罕见。至少80%的脊膜瘤发生于≥40岁的女性[47,48]。

施万细胞在周围神经绝缘和神经脉冲传导方面起重要作用，来源于施万细胞的神经鞘膜肿瘤曾被称为神经纤维瘤、神经鞘瘤、神经瘤等。近来发现神经纤维瘤和神经鞘瘤之间有区别，尽管均起源于施万细胞，但大体、镜下及临床特征有助于鉴别两种疾病[29]。典型的神经纤维瘤包绕神经根，而神经鞘瘤则由于非对称性生长，往往把神经根推挤向一旁。丛状神经纤维瘤与神经纤维瘤病1型相关，多个肿瘤的存在有助于确诊该遗传疾病。相反，神经鞘瘤则与神经纤维瘤病2型相关。神经纤维瘤病1型放疗后有恶变风险[50]。神经鞘膜瘤通常为单发，可发生于任何节段的椎管，颈椎、胸椎及腰椎的发生率相似，但骶椎少见，男女发病率相似，40~60岁高发。尽管有10%~15%的肿瘤含有硬膜外成分，但大多数肿瘤发生于硬膜内（因此被称为哑铃形肿瘤）。大多数神经鞘膜瘤为良性，边界清楚，手术可完整切除。极少见的恶性神经鞘膜瘤具有与软组织肉瘤相似的自然进程，也应采取相似的治疗方式[51-53]。

其他肿瘤

罕见的硬膜内-髓外型肿瘤包括脂肪瘤、皮样囊肿及表皮样瘤，均为典型的良性肿瘤，可完整切除，即使未完整切除，通常很晚才会复发。

硬膜外肿瘤

大多数硬膜外肿瘤为转移瘤，有关描述及治疗方式将在第94章讨论。许多原发骨和软组织肿瘤可能起源于硬膜外，侵及椎管。骨肿瘤包括骨肉瘤、脊索瘤、软骨肉瘤、Ewing肉瘤。软组织肿瘤包括软组织肉瘤（包括恶性神经鞘膜瘤、淋巴瘤和神经母细胞瘤）。这些肿瘤及其治疗将分别在第78章（淋巴瘤）、第82章（骨肉瘤/软骨肉瘤）、第83章（软组织肉瘤）、第86章（神经母细胞瘤）及第88章（Ewing肉瘤）讨论。

预后因素

原发椎管肿瘤患者最主要的预后因素有肿瘤的类型和分级、肿瘤的范围和位置、患者年龄、是否出现神经功能改变。影响预后的治疗相关因素包括肿瘤是否可切除、某些类型肿瘤是否给予放疗。许多因素为独立预后因素，如室管膜瘤最多发生于远端椎管，相较于星形细胞瘤来说更易切除。

最近，Milano等[54]应用SEER数据库研究了664例脊髓星形细胞瘤患者和1057例脊髓室管膜瘤患者，在这项迄今为止有关长期疗效预后因素的最大研究中，无论是星形细胞瘤，还是室管膜瘤，低级别、年轻、手术切除都与更好的总生存率、病因特异性生存率有明显相关性。放疗与较差的病因特异性生存率有关，但也可能是由于逆向选择的偏差。1、2、3、4级星形细胞瘤的5年总生存率分别为82%、70%、28%、14%，5年病因特异性生存率分别为89%、77%、36%、20%。1、2、3级室管膜瘤的5年总生存率分别为92%、97%、58%，5年病因特异性生存率分别为100%、97%、64%。

有研究报道，相对于有更多尾端肿瘤的患者，头端肿瘤患者具有更多神经症状，生存率相对更差[8,55-57]。Guidetti等[56]指出有颈髓损伤的患者手术风险及并发症发生率更高，完整切除该位置的肿瘤非常困难，有时不建议手术。在一组62例只患有髓内室管膜瘤的患者中，具有高颈髓（C5以上）症状的6例患者术后有4例死于呼吸窘迫综合征[57]。在美国华盛顿大学Mallinckrodt放射学研究所的实验中，Garcia[8]报道了原发肿瘤位置是最重要的预后因素。这是因为上段脊髓与马尾神经相比,每个单位体积具有更重要和更多的功能,这充分说明了头端肿瘤患者的神经系统损伤更严重及生存率更低。弗吉尼亚医学院的 Chun 等[55]也报道,颈髓损伤者与其他位置损伤者相比,预后更差。在 Mallinckrodt 放射学研究所和弗吉尼亚医学院的实验中,发生于头端或颈髓的肿瘤多为星形细胞瘤,而发生于马尾或尾椎、终丝的肿瘤多为室管膜瘤。对于各种低位椎管肿瘤患者来说,解剖学因素可能是一个好的预后因素。

广泛累及脊髓的室管膜瘤预后较差。Linstadt 等[10]报道,局部室管膜瘤 10 年疾病特异性生存率为 93%,而广泛累及者仅 50%。广泛累及者术后和放疗后有 50%的失败率,而局限者仅为 20%(1~3 个椎体范围)[39]。但在其他研究中,疾病范围并不是一个预后因素[58]。最常累及马尾的黏液乳头型室管膜瘤的侵袭性不如其他室管膜瘤[40-42],但据报道可播散到 CSF[59,60]。有包膜的黏液乳头型肿瘤常可完整切除,且复发率非常低。无包膜或有粘连的肿瘤只能零碎切除,术后局部复发率很高[39,40,43,61,62]。

确诊时的神经功能是一项重要的临床预后因素。一般来说,症状越少、就诊时神经功能越好,肿瘤被控制的可能性就越大,远期神经后遗症就越少[8,31,56,57,63]。脊髓肿瘤患者的神经功能不良往往是由于疾病进展和长期误诊,而不是由于手术或放疗的影响[4,27,28,61,64,65]。

手术治疗

髓内型肿瘤

大多数髓内型肿瘤是星形细胞瘤和室管膜瘤,这对外科来说是一项挑战。若能完整切除而又不损害神经功能,也可选择手术治疗。室管膜瘤比星形细胞瘤更易进行完全切除[30,56,66]。在 1940 年 Greenwood[20]引入双极电凝镊之前,完全切除髓内型肿瘤并保留神经功能是不可能做到的。此后又出现了其他的技术进展,包括立体显微镜、术中超声、超声波抽吸、接触式激光手术刀、术中神经电生理监测[67],这些现代外科技术大大提高了髓内型肿瘤的完全切除率,同时也把神经损伤降至最小[68-70]。

术中超声用于病灶定位、确定边界、评估肿瘤切除的可行性[71]。超声波抽吸可吸走振动头周围近至 1mm 距离内的组织碎片,这使得极近重要神经组织的操作成为可能[72]。接触式激光手术刀只是靠直接接触把热能作用于组织上,激光束自蓝宝石水晶探针尖发出,它可以精确切除肿瘤,而对周围正常脊髓软组织所造成的物理损伤或热损伤很小[73]。

术中神经电生理监测已成为髓内型肿瘤切除术的标准配置,它依赖于两个主要成分:体感诱发电位(SEP)、运动诱发电位(MEP)。因为肿瘤会造成脊柱解剖改变,所以在脊髓背侧正中切开时需连续监测 SEP,以避免伤及背侧神经。从手术一开始就要监测 MEP,以避免造成皮质脊髓束不可逆的损伤。MEP 需要综合硬膜外电极(D 波)和下肢肌肉的信号(mMEP),通常,D 波振幅减小 ≥50%是终止手术的主要指标[74]。Sala 等[75]报道,在髓内型肿瘤切除术中,神经电生理监测比历史对照组大大提高了远期的下肢活动能力。

术前轻微或未出现神经功能障碍的患者,术后出现瘫痪的风险不到 1%,但术前即有较多神经症状的患者,术后瘫痪的风险较高。约 1/3 的患者术后会出现短暂的运动功能减弱,多数会出现神经功能状态的下降[76,77]。如果低级别的髓内肿瘤能达到完全切除,局部复发率很低,即使不做辅助治疗,预后也相当好。复发的患者,肿瘤生长通常较慢,还有机会做再次切除[78-80]。

硬膜内–髓外型肿瘤

这一位置肿瘤的治疗方法是尽可能行手术切除,并尽可能保留神经功能。大多数良性神经膜鞘瘤和脊膜瘤可通过标准椎板切除术的后路手术完全切除[29]。经过满意的手术切除后,神经鞘膜瘤很少复发,与此相反,多达 15%的脊膜瘤在完全切除或近全切除后最晚 10 年复发[81]。终丝室管膜瘤的部分切除可能很少伴有神经功能障碍,但这些患者复发的危险较高,辅助放疗具有价值[39,40,62,82,83]。

儿童患者应禁用后椎板切除术,而应行后椎板切开术,更换椎管后面的骨部件能较少造成严重的驼背,并能更好地保护脊髓[69,84,85]。

化疗

据报道,化疗对于原发性脊髓肿瘤的疗效有限。除了临床试验之外,化疗仅限于术后、放疗后进展而又无其他治疗办法的患者。加之此类肿瘤发病率很低,大多数研究为回顾性,病例数少,难以得出疗效确切的可靠结论。脊髓肿瘤的化疗方案多是由颅内肿瘤的治疗经验推断而来，但这种推断需要进一步证实，因为二者的肿瘤形成、生物学特点可能存在差异[86]。

通常认为铂类和依托泊苷对于室管膜瘤是最有效的药物，对于复发的室管膜瘤，铂类为基础的化疗方案比亚硝基脲为基础的化疗方案效果好，但研究中大多数病例是颅内室管膜瘤[87,88]。在一项Ⅱ期前瞻性研究中，10例髓内型室管膜瘤复发患者接受了口服依托泊苷治疗，2例达到部分缓解，5例病情稳定，中位生存期为17.5个月[89]。

替莫唑胺在颅内星形细胞瘤治疗中取得了成功，因此也被认为在原发性脊髓胶质瘤的治疗中有应用前景[90]。Kim等[91]报道了2例原发性脊髓多形性胶质母细胞瘤患者的治疗经验，给予替莫唑胺同步放疗，然后替莫唑胺辅助化疗。2例患者分别生存了12个月和16个月，而其他报道的中位生存期为9个月。Chamberlain等[92]报道了22例WHOⅡ级胶质瘤口服替莫唑胺，18%达部分缓解，55%病情稳定，中位生存期为23个月，2年无进展生存率为27%。

对于儿童，尤其是3岁以下者，更应积极寻找疗效好、副反应小的化疗方案，以尽量延迟或免于放疗。有两项前瞻性的合作试验，入组原发性髓内星形细胞瘤患儿。法国儿科肿瘤学会的临床试验中，8例不能手术或复发的髓内型低级别胶质瘤患儿接受了为期16个月的卡铂、丙卡巴肼、长春新碱、环磷酰胺、依托泊苷、顺铂的化疗方案，7例临床或影像学有效，经过16~59个月的随访，5例无进展[93]。儿童癌症组945试验中，13例髓内型高级别星形细胞瘤患儿放疗前接受2周期"1天8药"的化疗，放疗后再行8周期化疗，5年后，46%的患儿无进展，54%的患儿存活，作者主张，还有必要给予更强的治疗[94]。Mora等[95]最近报道了一项研究结果，这项研究规模虽小，却能引人思索，3例婴幼儿髓内星形细胞瘤(WHOⅡ/Ⅲ级)接受伊立替康和顺铂化疗，均为次全切除，在接受常规卡铂为基础的化疗时复发，转为伊立替康+顺铂后，3例均表现出惊人的影像学和临床疗效。截止到最后一次随访时，自确诊后分别生存了12个月、20个月、48个月，作者推测伊立替康和顺铂产生了协同作用，而毒副反应并没有叠加。目前，髓内高级别星形细胞瘤患儿可入组儿童癌症组临床试验，辅助放疗，同步替莫唑胺化疗，再行替莫唑胺或洛莫司汀(高级别胶质瘤)巩固治疗(COG-ACNS0423)。

放疗

迄今为止尚无放疗对于原发性脊髓肿瘤作用的随机对照研究。临床上的术后放疗主要是基于失败模式及许多肿瘤治疗中心的主流意向[96]。低级别的星形细胞瘤[19,29,31,32,97]和室管膜瘤[78,80,98-100]患者行完全切除术后预后相当好，局部失败率<10%，术后无须其他治疗。绝大多数治疗中心对于此类病例不推荐辅助放疗，但长期随访显示晚期的失败可能会发生。

与之相反，回顾性研究表明，低级别室管膜瘤和星形细胞瘤未完全切除或分块切除的患者需要术后辅助放疗。Guidetti等[56]首先报道了室管膜瘤不全切除术后放疗获益。马尾室管膜瘤患者接受分块切除术后达到完全切除者，局部失败率为20%~43%[39,40,62]，这部分患者辅助放疗可达到与整块切除患者同样低的局部失败率[39,62,83]。一项多中心研究中，40例低级别、中级别星形细胞瘤患者辅助放疗明显提高了无进展生存率[30]。辅助放疗后，低级别室管膜瘤局部失败的累积发生率为20%，低级别星形细胞瘤为40%[96]。

但临床上对于未完全切除者仍需仔细的随访，一旦进展或复发即应行放疗或再次手术。儿童脊柱放疗会造成椎体骨骺板的生长延迟、软组织纤维化或挛缩，因而可能会出现脊柱畸形(如脊柱侧凸或驼背)[101]。多数儿童脊髓肿瘤为低级别星形细胞瘤或分化好的室管膜瘤，生长速度慢，可以有意延迟放疗直至复发或进展，为其争取数年的正常生长期。Constantini等[102]报道了164例21岁以下患者接受单纯根治手术，未行辅助放疗，77%的患者达到了完全切除，20%达到了次全切除，与术前神经功能相比，3个月时神经功能稳定者达60%，改善者达16%，退化者为24%。低级别、高级别肿瘤的5年无进展生存率分别为78%和30%。

高级别星形细胞瘤和室管膜瘤的预后不佳，推荐行综合治疗，最好进行临床试验。无论切除是否彻底，均应常规进行术后辅助放疗。如前所述，髓内高级别星形细胞瘤同步或辅助化疗的疗效有争议，尽管给予积极的治疗，高级别星形细胞瘤患者很少有存活超过2年的[96,103]，就像颅内高级别胶质瘤一样，急需超越传统放疗和细胞毒性化疗的新疗法。

数年之后可能会复发，绝大多数是在局部。有报道，37例脊髓室管膜瘤接受辅助放疗，诊断后5年失败率>50%，手术切除程度与进展出现时间相关[104]。Chao 等[105]证实了上述结果，黏液乳头状室管膜瘤至复发的中位时间为 7.7 年。

大多数硬膜内-髓外型肿瘤的预后极佳，完全切除术后极少复发。但次全切除的脊膜瘤术后可能会复发[81]，有些学者主张行术后放疗，采用常规分割或 SRS 均可[106,107]。次全切除或分块切除的硬膜内-髓外型室管膜瘤患者能从放疗获益[10,39,40,62]，对于神经鞘膜瘤、血管畸形、脂肪瘤、血管瘤、畸胎瘤、皮样囊肿，支持放疗的数据还很有限。

放疗技术

靶区

一般推荐放射野上下边界应包含由脊髓造影确定的肿瘤上、下方的两个椎体，宽度以包括双侧横突尖为宜。随着 CT 模拟和 MRI 融合技术的进展，大体靶区（GTV）勾画更精确，也可采用更小的边界。低级别星形细胞瘤或室管膜瘤 0.5~1cm 的临床靶区（CTV）边界是合理的，CTV 应包括术前肿瘤和所有肿瘤相关性囊肿。除非 X 线或手术证明肿瘤扩展到这些区域，否则，延伸到原发肿瘤上或下的髓内空洞没必要包括。考虑到摆位误差，给予 0.5cm 或更小的计划靶区（PTV）边界，较小的 PTV 对患者的体位固定技术提出了更高要求（正交千伏成像、锥形束 CT 等）。

高级别星形细胞瘤和室管膜瘤侵袭性更强，需要较大的 CTV 边界（头尾方向至少 1.5cm）。Merchant 等[108]报道了 1 例高级别胶质瘤患儿放疗结束后不久即出现播散，提示放疗靶区未完全覆盖肿瘤组织，要求至少 1.5cm 的 CTV 边界。若怀疑有肿瘤外侵，椎间孔亦应包括在 CTV 内。

对于累及圆锥的黏液乳头状室管膜瘤，CTV 应分别自 GTV 上下外放 1.5cm，但不宜超过神经根周围鞘，亦即相当于 S2~S3 水平。如果侵犯马尾，CTV 应向下扩大到包括整个神经根周围鞘，特别在骶髂关节水平更应适当扩大，以确保神经根鞘完全包括在照射野内。不完全包括神经鞘会增加治疗失败率[62]。

全脑全脊髓照射在治疗脊髓肿瘤中通常不是必需的，大多数为局部复发[8,10,30,39,97,109]。但沿神经轴播散可以在间变性室管膜瘤[110]、恶性星形细胞瘤[24,111]和黏液乳头型室管膜瘤[59,60]的患者中观察到，这种情况下可以考虑全脑全脊髓照射。

放射技术

设置常规外照射野时，颈段脊髓肿瘤通常采用典型的平行对穿野，以减少对口腔、喉、咽部的照射剂量。胸段脊髓肿瘤多采用直接后野照射或后路楔形野，以减少对前部结构如双肺、食管、心脏的照射剂量。腰骶部和马尾的肿瘤，因为腰椎前凸及躯干中线的椎管位置较深，大多采用前后对穿照射。IMRT 可能会减少正常组织损伤[60]，当躯干前正中结构放射剂量过大时，应考虑应用（图 37.5）。但 IMRT 可能会增加正常组织的低剂量照射，因此理论上可能有较高的发生继发性肿瘤的风险[112]。

女性患者需要对腰骶椎的马尾神经瘤进行治疗时，侧野技术可以避免放射线对卵巢和子宫的辐射，这种技术可以避免盆腔前部结构接受高剂量辐射，尤其适合年轻女性或女孩，以尽量减少对卵巢的辐射。放射野的上部可配以衔接的前后对穿野，类似于全中枢照射时全脑野和脊髓野的衔接。设置侧野时需要进行射束调整，如应用楔形板、组织填充物。应用该技术时，应避免照射位于 L1~L3 之间的肾脏。手臂应适当放置，以避免接触从侧面进出的射线。

皮肤表面到脊椎的深度可由 CT 或 MRI 决定，该深度用于处方剂量的计算。治疗计划应提供均匀的剂量分布，对于颈段脊髓的小病灶，侧野照射时 4~6MV 的光子照射即可达到均匀的剂量分布。胸腰段脊髓的病变行后野照射时，多需要低能光子（4~6MV）和高能光子（18~25MV）的结合才能达到剂量的均匀分布。应当注意，当前部的结构受照剂量较大时，可以牺牲靶区的剂量均匀性。平行对穿的前后野或成对的楔形野给予低至 4MV 或 6MV 的 X 线即可实现剂量的均匀分布。

放疗剂量

低级别的星形细胞瘤和室管膜瘤照射的总剂量应为 50.4Gy，每天分割剂量为 1.8Gy。高级别的星形细胞瘤应达到 54Gy，每天分割剂量为 1.8Gy。高级别室管膜瘤和多灶性的低级别星形细胞瘤剂量应为 50.4~54Gy[96]。脊髓肿瘤的剂量效应数据不多。在 Mallinckrodt 系列的 37 例原发性脊髓肿瘤患者中，受照剂量≥40Gy 者局部控制和长期生存均明显占优势[8]。Shaw 等[39]报道了室管膜瘤受照量≤50Gy 者局部失败率为 35%，而受照量>50Gy 者仅为 20%，但剂量超过 50.4Gy 也未观察到局部控制和长期生存获益[10,66,113]。高级别室管膜瘤或其他有 CSF 播散的脊髓

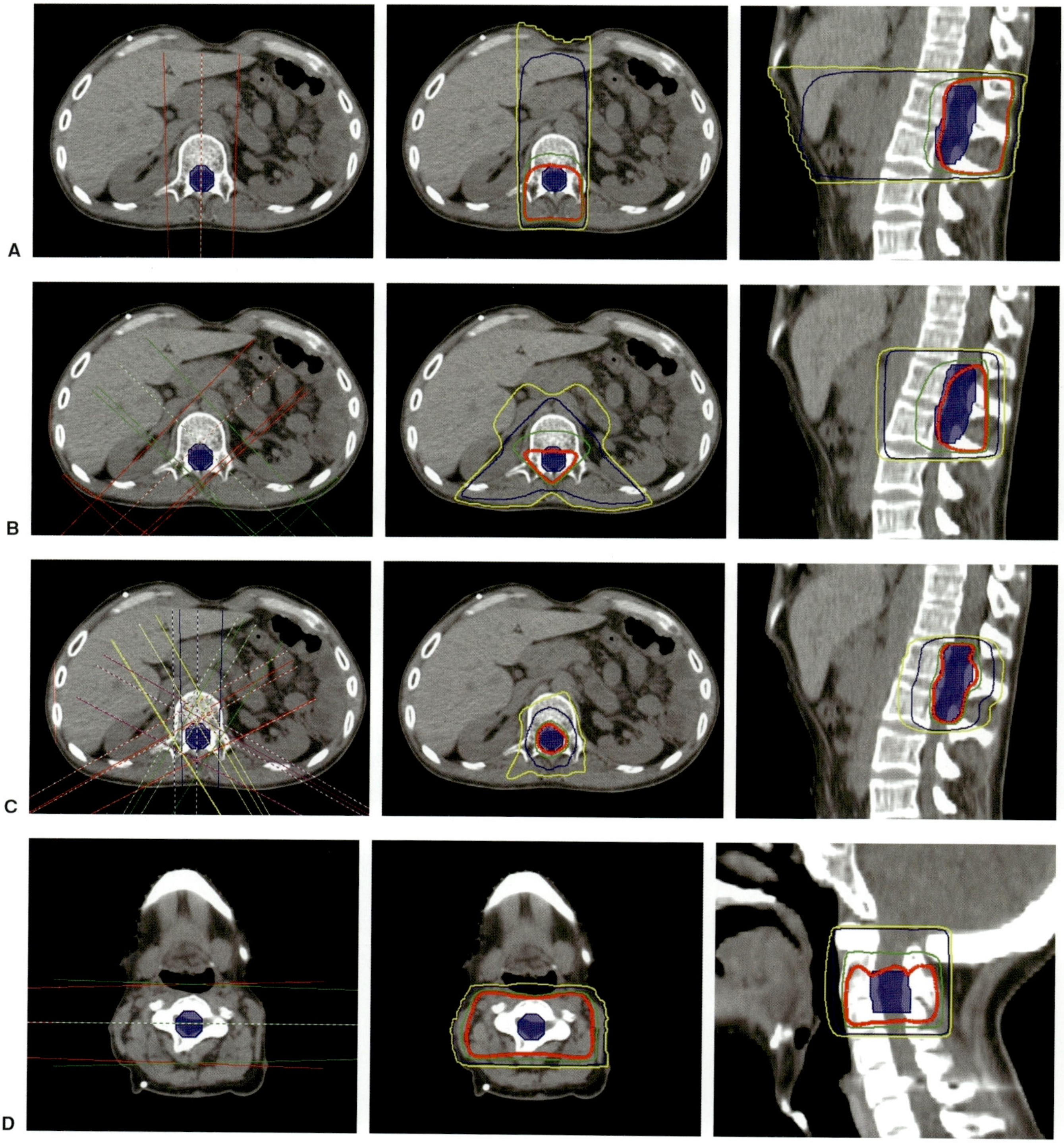

图 37.5 脊髓肿瘤治疗计划。蓝色区为计划靶区(PTV),红线为处方剂量 50.4Gy,绿线为 95%处方剂量 47.88Gy,蓝线为 30Gy,黄线为 20Gy。(A)单一后前野。优点为设野简单,普遍适用于大多数脊髓放疗;缺点之一是接受高出射剂量的组织体积较大。轴位和矢状位等剂量线显示了 6MV X 线治疗区恰在 PTV 前部。(B)双后楔形野。优点是减少了接受高出射剂量的前部组织的体积,且靶区的适形度更好;缺点为治疗摆位和验证较复杂。轴位和矢状位等剂量线显示了 6MV X 线 45°双后楔形野成 90°交叉照射同一病灶。(C)调强放射治疗(IMRT)。优点是高度适形,周围危险器官受量明显降低;缺点是投照剂量高且射野复杂。轴位和矢状位等剂量线显示了 6MV X 线的 5 野 IMRT 计划。(D)对穿侧野。优点是靶区剂量分布均匀,且前部组织免受大剂量照射;缺点是仅限用于颈椎和腰骶椎,由于肺脏和肾脏的耐受有限,胸部和上腹部不适用。轴位等剂量线显示了 6MV X 线对穿侧野治疗颈椎病变的中间平面。(C,Courtesy Andrew Lindsey,Washington University in St. Louis Department of Radiation Oncology.)

胶质瘤患者应考虑全中枢照射，中枢轴剂量通常为36~45Gy，肿瘤局部推量至50.4~54Gy。

立体定向放射外科(SRS)

SRS高度适形的高剂量照射，既能减轻正常组织损伤，又能提升靶区剂量。目前报道的大多数脊髓SRS主要集中在转移瘤的治疗，最近的一篇综述中，Hsu等[114]发现大多数报道的局控率超过80%，43%~97%疼痛明显缓解。

也有少数报道详细探讨了硬膜内肿瘤患者的SRS治疗，Gerszten等[107]报道了迄今为止最大一项系列研究，73例硬膜内良性肿瘤(脊膜瘤、神经鞘瘤、神经纤维瘤)应用赛博刀(Accuray Inc，加利福尼亚州，森尼韦尔)行SRS，剂量16~30Gy/1~5次，中位随访37个月，局部控制率为98%，脊膜瘤、神经鞘瘤、神经纤维瘤的疼痛缓解率分别为70%、50%和0%，3例于放疗后5~13个月出现放射性脊髓炎。这些系列报道的硬膜内良性肿瘤总体放疗有效率达28%~39%[114]。

斯坦福大学的学者报道了应用赛博刀SRS治疗室管膜瘤、血管网状细胞瘤(图37.6)，在最早的报告中，10例髓内型肿瘤(7例血管网状细胞瘤，3例室管膜瘤)中7例接受了SRS 18~25Gy/1~3次[46]，中位随访12个月，其中1例室管膜瘤、2例血管网状细胞瘤影像学较前缩小，其余稳定，未见明显放射性损伤。Daly

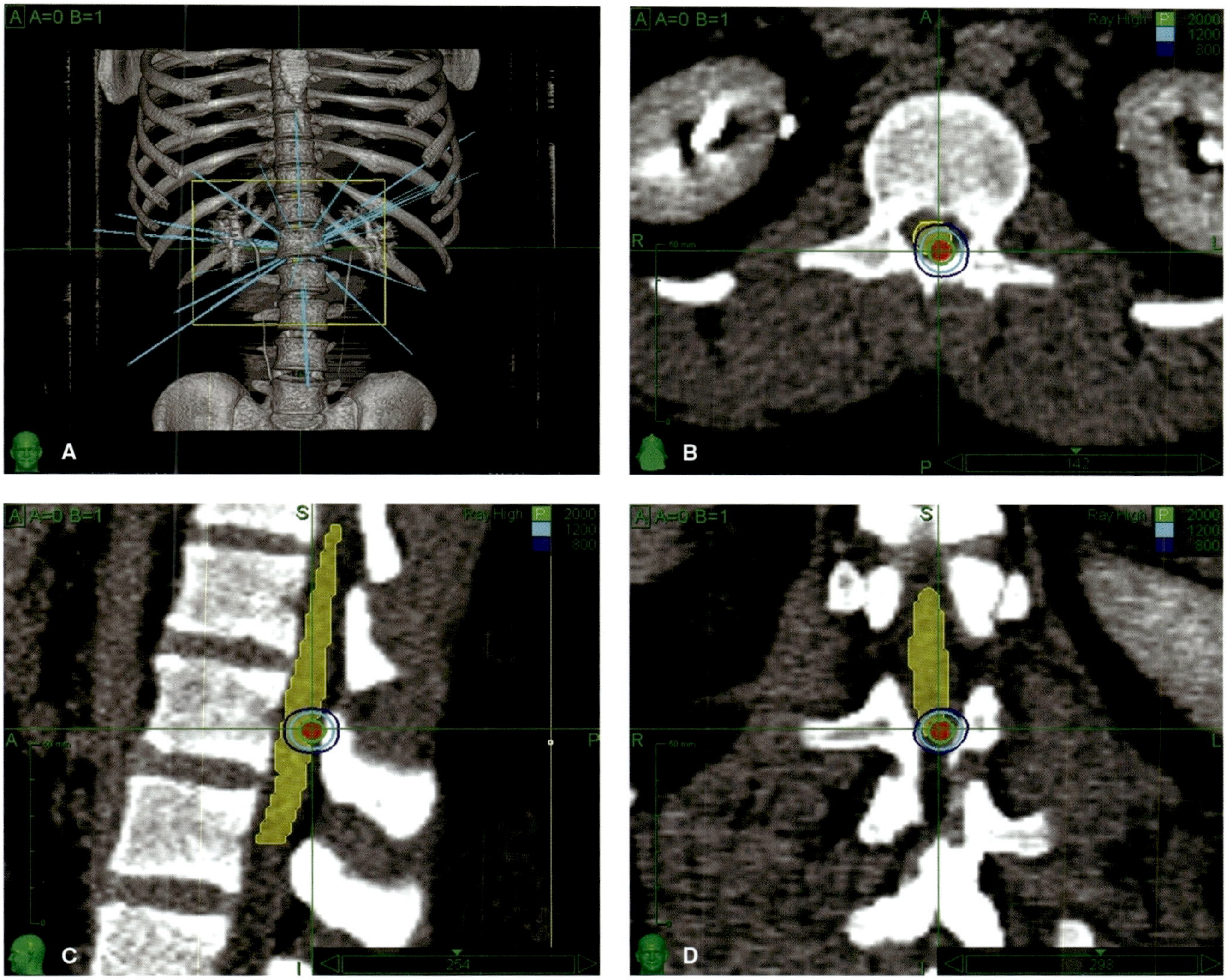

图37.6　L1血管网状细胞瘤的SRS。赛博刀单次剂量20Gy，87个非共面野(蓝线)，典型的非等中心计划。红色区为大体靶区，黄色区为脊髓，绿线为处方剂量20Gy，淡蓝线为12Gy，深蓝线为8Gy。(A)非共面野的三维显示。(B)轴位显示处方剂量与12Gy、8Gy等剂量线之间的剂量陡度。(C)矢状位剂量显示。(D)冠状位剂量显示。(Courtesy Scott Soltys，MD，and Megan Daly，MD，Stanford University Department of Radiation Oncology.)

等[115]随后报道了27例脊髓血管网状细胞瘤接受SRS 18~25Gy/2~3次的3年精算控制率，1例于放疗后4个月出现2度足下垂，2例出现1度感觉减退。

硬膜内-髓外型或髓内型肿瘤的SRS早期结果令人鼓舞，随着颅外放射外科设备的不断进展，SRS治疗上述患者也在不断增多。但由于报道较少，随访时间有限，考虑到此类患者可以长期生存，其潜在的晚期副反应也需慎重对待。

脊髓的耐受性

可逆的脊髓损伤可出现于放疗后2~6个月，L'Hermitte征表现为低头时双手双脚触电样感觉，这是由于放疗野内的脊髓脱髓鞘作用[116,117]，症状常持续数周，无须治疗，与慢性进行性脊髓炎无关。

慢性进行性或延迟性脊髓炎可发生于放疗后数月到数年，据报道，慢性脊髓炎的潜伏期发病高峰在13个月和29个月时[118]。早期峰值可能契合于脑白质损伤以后的脱髓鞘改变，后期峰值可能对应于微血管的损伤[118]。永久性脊髓炎的特点是逐步出现运动障碍、感觉异常、痛觉或温度感觉丧失，患者最终失去对直肠和膀胱的控制，感觉功能和运动功能完全丧失。放射性脊髓炎的诊断要求受照节段的神经系统出现明显的定位体征，同时要排除其他原因。MRI检查可帮助诊断，早期延迟相常可发现脊髓水肿。症状多在8个月左右出现，在T1加权图像上可能呈低信号，T2图像上呈高信号，使用Gd-DTPA可使病变强化。患者晚期可能出现脊髓萎缩症[119]。即使采用现代成像技术，也难以确定放疗后的神经功能损伤是与肿瘤进展有关还是与治疗引起的脊髓炎有关。

慢性进行性脊髓炎的发生取决于照射总剂量、分次剂量、照射体积和部位[120,121]。历来脊髓的限制剂量为45~50Gy，每天1.8~2.0Gy，这些数据来自高度选择的损伤敏感人群不精确的剂量估算。最近，已有研究机构发表了采用系统性和可靠性方法治疗大样本患者的数据。临床正常组织效应定量分析(QUANTEC)全面综述了现代放疗的毒副反应数据，并公布了关于脊髓耐受性的新指南[122]，对于常规外照射，每天1.8~2Gy，总剂量50Gy、60Gy、69Gy时脊髓炎的发生率分别为0.2%、6%、50%，但儿童患者和接受有潜在神经毒性的化疗者，脊髓的耐受性可能会降低，≤50Gy即可出现放射性脊髓炎[123-125]。

脊髓接受SRS后发生放射性脊髓炎的剂量-体积数据在不断演变。一项多中心的回顾性分析中，1075例主要为转移瘤的患者接受脊髓SRS，脊髓炎的发生率为0.6%[126]。QUANTEC数据表明，若脊髓最大剂量限制在13Gy/1次或20Gy/3次，脊髓炎的发生率<1%[122]。SRS最常用的限制剂量为<10%的脊髓(定义为靶区上下各3~6mm)受量<10Gy[114]。斯坦福大学研究者应用SRS治疗脊髓母细胞瘤时得出了一些有趣的数据，他们认为脊髓耐受剂量可能要高于常规分割模式的预测值[115,127]，在其研究系列的2~3阶段，小体积脊髓的最大受量平均为22.7Gy(17.8~30.9Gy)，仅1/24例发生了脊髓炎，该现象至少可部分地用动物实验所证实的长度-部分体积效应来解释，如在一次动物实验中，ED_{50}(50%的动物出现肢体瘫痪的剂量)全厚度照射脊髓单次剂量为20.4Gy/20mm长度、53.7Gy/4mm长度、87.8Gy/2mm长度[128]。

动物和人体研究均证实，受照脊髓可能至少部分地随着时间的推移而恢复，对恒河猴再次照射后，估计1、2、3年脊髓恢复率分别为76%、85%、100%[129,130]。在人体研究中，初次放疗后至少6个月再次照射者，累积的2Gy等效剂量≤60Gy时，基本上无一例发生脊髓炎[122,131]。

总结

椎管内肿瘤比较少见，包括不同的组织学类型。得益于神经外科技术的不断进步，手术是主要的治疗方式。辅助放疗通常用于次全切除、复发或高级别的肿瘤，新的放疗技术如IMRT或SRS在提高治疗比方面已显示出不错的潜力。化疗的作用尚不明确，往往是从颅内同类肿瘤外推而来。临床疗效的长期随访和新疗法的不断创新对于提高椎管内肿瘤的疗效是至关重要的。

(巩合义 译　苏艳霞 校)

部分参考文献

本章全部参考文献请登录网站：http://www.tsttpc.com/download_list.html

1. Central Brain Tumor Registry of the United States. *CBTRUS statistical report: primary brain and central nervous system tumors diagnosed in the United States in 2004–2007. 2011.* Available at: http://www.cbtrus.org/2011-NPCR-SEER/WEB-0407-Report-3-3-2011.pdf.
2. Schellinger KA, et al. Descriptive epidemiology of primary spinal cord tumors. *J Neurooncol* 2008;87(2):173–179.
3. Hsu S, et al. Incidence patterns for primary malignant spinal cord gliomas: a Surveillance, Epidemiology, and End Results study. *J Neurosurg Spine* 2011;14(6):742–747.

4. DeSousa AL, et al. Intraspinal tumors in children. A review of 81 cases. *J Neurosurg* 1979;51(4):437–445.
5. Constantini S, Epstein F. Intraspinal tumors in infants and children. In: Youman J, ed. *Neurological surgery.* Philadelphia: WB Saunders, 1996.
8. Garcia DM. Primary spinal cord tumors treated with surgery and postoperative irradiation. *Int J Radiat Oncol Biol Phys* 1985;11(11):1933–1939.
9. Hely M, Fryer J, Selby G. Intramedullary spinal cord glioma with intracranial seeding. *J Neurol Neurosurg Psychiatry* 1985;48(4):302–309.
10. Linstadt DE, et al. Postoperative radiotherapy of primary spinal cord tumors. *Int J Radiat Oncol Biol Phys* 1989;16(6):1397–1403.
12. Smoll NR, Villanueva EV. The epidemiology of extraneural metastases from primary brain, spinal cord, and meningeal tumors. *Neurosurgery* 2010;67(5): E1470– E1471.
13. Raco A, et al. Long-term follow-up of intramedullary spinal cord tumors: a series of 202 cases. *Neurosurgery* 2005;56(5):972–981.
20. Greenwood J. Spinal cord tumors. In: Youman J, ed. *Neurological surgery.* Philadelphia: W.B. Saunders, 1982.
21. Uhl M, et al. CT-myelography for high-dose irradiation of spinal and paraspinal tumors with helical tomotherapy: revival of an old tool. *Strahlenther Onkol* 2011;187(7):416–420.
23. Sze G. Neoplastic disease of the spine and spinal cord. In: Atlas SW, ed. *Magnetic resonance imaging of the brain and spine.* Philadelphia: Lippincott-Raven, 1996.
24. Cohen AR, et al. Malignant astrocytomas of the spinal cord. *J Neurosurg* 1989; 70(1):50–54.
25. Bell WO, et al. Leptomeningeal spread of intramedullary spinal cord tumors. Report of three cases. *J Neurosurg* 1988;69(2):295–300.
26. Louis DN, et al. The 2007 WHO classification of tumours of the central nervous system. *Acta Neuropathol* 2007;114(2):97–9109.
28. McCormick PC, Stein BM. Intramedullary tumors in adults. *Neurosurg Clin North Am* 1990;1(3):609–630.
30. Abdel-Wahab M, et al. Spinal cord gliomas: a multi-institutional retrospective analysis. *Int J Radiat Oncol Biol Phys* 2006;64(4):1060–1071.
33. Bouffet E, et al. Prognostic factors in pediatric spinal cord astrocytoma. *Cancer* 1998;83(11):2391–2399.
34. Samii M, Klekamp J. Surgical results of 100 intramedullary tumors in relation to accompanying syringomyelia. *Neurosurgery* 1994;35(5):865–873; discussion 873.
39. Shaw EG, et al. Radiotherapeutic management of adult intraspinal ependymomas. *Int J Radiat Oncol Biol Phys* 1986;12(3):323–327.
40. Sonneland PR, Scheithauer BW, Onofrio BM. Myxopapillary ependymoma. A clinicopathologic and immunocytochemical study of 77 cases. *Cancer* 1985;56(4): 883–893.
41. Chan HS, et al. Myxopapillary ependymoma of the filum terminale and cauda equina in childhood: report of seven cases and review of the literature. *Neurosurgery* 1984;14(2):204–210.
42. Mork SJ, Loken AC. Ependymoma: a follow-up study of 101 cases. *Cancer* 1977;40(2): 907–915.
43. Ross DA, et al. Myxopapillary ependymoma. Results of nucleolar organizing region staining. *Cancer* 1993;71(10):3114–3118.
44. Schweitzer JS, Batzdorf U. Ependymoma of the cauda equina region: diagnosis, treatment, and outcome in 15 patients. *Neurosurgery* 1992;30(2):202–207.
46. Ryu SI, Kim DH, Chang SD. Stereotactic radiosurgery for hemangiomas and ependymomas of the spinal cord. *Neurosurg Focus* 2003;15(5):E10.
50. Evans DGR, et al. Malignant transformation and new primary tumours after therapeutic radiation for benign disease: substantial risks in certain tumour prone syndromes. *J Med Genet* 2006;43(4):289–294.
51. Grobmyer SR, et al. Malignant peripheral nerve sheath tumor: molecular pathogenesis and current management considerations. *J Surg Oncol* 2008;97(4): 340–349.
52. Wanebo JE, et al. Malignant peripheral nerve sheath tumors. A clinicopathologic study of 28 cases. *Cancer* 1993;71(4):1247–1253.
53. Wong WW, et al. Malignant peripheral nerve sheath tumor: analysis of treatment outcome. *Int J Radiat Oncol Biol Phys* 1998;42(2):351–360.
54. Milano MT, et al. Primary spinal cord glioma: a Surveillance, Epidemiology, and end results database study. *J Neurooncol* 2010;98(1):83–92.
55. Chun HC, et al. External beam radiotherapy for primary spinal cord tumors. *J Neurooncol* 1990;9(3):211–217.
56. Guidetti B, Mercuri S, Vagnozzi R. Long-term results of the surgical treatment of 129 intramedullary spinal gliomas. *J Neurosurg* 1981;54(3):323–330.
57. Ferrante L, et al. Intramedullary spinal cord ependymomas—a study of 45 cases with long-term follow-up. *Acta Neurochir (Wien)* 1992;119(1-4):74–79.
58. Goh KY, Velasquez L, Epstein FJ. Pediatric intramedullary spinal cord tumors: is surgery alone enough? *Pediatr Neurosurg* 1997;27(1):34–39.
59. Fassett DR, Pingree J, Kestle JRW. The high incidence of tumor dissemination in myxopapillary ependymoma in pediatric patients. Report of five cases and review of the literature. *J Neurosurg* 2005;102(1 Suppl):59–64.
60. Merchant TE, et al. Pediatric low-grade and ependymal spinal cord tumors. *Pediatr Neurosurg* 2000;32(1):30–36.
61. Malis LI. Intramedullary spinal cord tumors. *Clin Neurosurg* 1978;25:512–539.
62. Wen BC, et al. The role of radiation therapy in the management of ependymomas of the spinal cord. *Int J Radiat Oncol Biol Phys* 1991;20(4):781–786.
66. Kopelson G, et al. Management of intramedullary spinal cord tumors. *Radiology* 1980;135(2):473–479.
67. Sciubba DM, et al. The evolution of intramedullary spinal cord tumor surgery. *Neurosurgery* 2009;65(6 Suppl):84–91; discussion 91–92.
68. Matsuyama Y, et al. Surgical results of intramedullary spinal cord tumor with spinal cord monitoring to guide extent of resection. *J Neurosurg Spine* 2009;10(5): 404–413.
69. McGirt MJ, et al. Resection of intramedullary spinal cord tumors in children: assessment of long-term motor and sensory deficits. *J Neurosurg Pediatr* 2008; 1(1):63–67.
70. Garces-Ambrossi GL, et al. Factors associated with progression-free survival and long-term neurological outcome after resection of intramedullary spinal cord tumors: analysis of 101 consecutive cases. *J Neurosurg Spine* 2009;11(5): 591–599.
74. Sala F, et al. Surgery for intramedullary spinal cord tumors: the role of intraoperative (neurophysiological) monitoring. *Eur Spine J* 2007;16(Suppl 2):130–139.
75. Sala F, et al. Motor evoked potential monitoring improves outcome after surgery for intramedullary spinal cord tumors: a historical control study. *Neurosurgery* 2006;58(6):1129–1143.
81. Mirimanoff RO, et al. Meningioma: analysis of recurrence and progression following neurosurgical resection. *J Neurosurg* 1985;62(1):18–24.
82. Miller DC. Surgical pathology of intramedullary spinal cord neoplasms. *J Neurooncol* 2000;47(3):189–194.
83. Shirato H, et al. The role of radiotherapy in the management of spinal cord glioma. *Int J Radiat Oncol Biol Phys* 1995;33(2):323–328.
84. Abbott R, et al. Osteoplastic laminotomy in children. *Pediatr Neurosurg* 1992; 18(3):153–156.
85. Inoue A, Ikata T, Katoh S. Spinal deformity following surgery for spinal cord tumors and tumorous lesions: analysis based on an assessment of the spinal functional curve. *Spinal Cord* 1996;34(9):536–542.
86. Chamberlain MC, Tredway TL. Adult primary intradural spinal cord tumors: a review. *Curr Neurol Neurosci Rep* 2011;11(3):320–328.
87. Brandes AA, et al. A multicenter retrospective study of chemotherapy for recurrent intracranial ependymal tumors in adults by the Gruppo Italiano Cooperativo di Neuro-Oncologia. *Cancer* 2005;104(1):143–148.
88. Gornet MK, et al. Chemotherapy for advanced CNS ependymoma. *J Neurooncol* 1999;45(1):61–67.
89. Chamberlain MC. Etoposide for recurrent spinal cord ependymoma. *Neurology* 2002;58(8):1310–1311.
90. Stupp R, et al. Effects of radiotherapy with concomitant and adjuvant temozolomide versus radiotherapy alone on survival in glioblastoma in a randomised phase III study: 5-year analysis of the EORTC-NCIC trial. *Lancet Oncol* 2009; 10(5):459–466.
91. Kim WH, et al. Temozolomide for malignant primary spinal cord glioma: an experience of six cases and a literature review. *J Neurooncol* 2011;101(2): 247–254.
92. Chamberlain MC. Temozolomide for recurrent low-grade spinal cord gliomas in adults. *Cancer* 2008;113(5):1019–1024.
93. Doireau V, et al. Chemotherapy for unresectable and recurrent intramedullary glial tumours in children. Brain Tumours Subcommittee of the French Society of Paediatric Oncology (SFOP). *Br J Cancer* 1999;81(5):835–840.
94. Allen JC, et al. Treatment of high-grade spinal cord astrocytoma of childhood with "8-in-1" chemotherapy and radiotherapy: a pilot study of CCG-945. Children's Cancer Group. *J Neurosurg* 1998;88(2):215–220.
95. Mora J, et al. Successful treatment of childhood intramedullary spinal cord astrocytomas with irinotecan and cisplatin. *Neuro Oncol* 2007;9(1):39–46.
96. Isaacson SR. Radiation therapy and the management of intramedullary spinal cord tumors. *J Neurooncol* 2000;47(3):231–238.
102. Constantini S, et al. Radical excision of intramedullary spinal cord tumors: surgical morbidity and long-term follow-up evaluation in 164 children and young adults. *J Neurosurg* 2000;93(2 Suppl):183–193.
103. Kim MS, et al. Intramedullary spinal cord astrocytoma in adults: postoperative outcome. *J Neurooncol* 2001;52(1):85–94.
104. Gomez DR, et al. High failure rate in spinal ependymomas with long-term follow-up. *Neuro Oncol* 2005;7(3):254–259.
105. Chao ST, et al. The role of adjuvant radiation therapy in the treatment of spinal myxopapillary ependymomas. *J Neurosurg Spine* 2011;14(1):59–64.
106. Gezen F, et al. Review of 36 cases of spinal cord meningioma. *Spine (Phila Pa 1976)* 2000;25(6):727–731.
107. Gerszten PC, et al. Radiosurgery for benign intradural spinal tumors. *Neurosurgery* 2008;62(4):887–895.
108. Merchant TE, et al. High-grade pediatric spinal cord tumors. *Pediatr Neurosurg* 1999;30(1):1–5.
110. Whitaker SJ, et al. Postoperative radiotherapy in the management of spinal cord ependymoma. *J Neurosurg* 1991;74(5):720–728.
111. Kopelson G, Linggood RM. Intramedullary spinal cord astrocytoma versus glioblastoma: the prognostic importance of histologic grade. *Cancer* 1982;50(4): 732–735.
112. Hall EJ, Wuu C-S. Radiation-induced second cancers: the impact of 3D-CRT and IMRT. *Int J Radiat Oncol Biol Phys* 2003;56(1):83–88.
113. Abdel-Wahab M, et al. Prognostic factors and survival in patients with spinal cord gliomas after radiation therapy. *Am J Clin Oncol* 1999;22(4):344–351.
114. Hsu W, et al. Stereotactic radiosurgery for spine tumors: review of current literature. *Stereotact Funct Neurosurg* 2010;88(5):315–321.
115. Daly ME, et al. Tolerance of the spinal cord to stereotactic radiosurgery: insights from hemangioblastomas. *Int J Radiat Oncol Biol Phys* 2011;80(1):213–220.
120. Phillips TL, Buschke F. Radiation tolerance of the thoracic spinal cord. *Am J Roentgenol Radium Ther Nucl Med* 1969;105(3):659–664.
121. Wara WM, et al. Radiation tolerance of the spinal cord. *Cancer* 1975;35(6):1558–1562.
122. Kirkpatrick JP, van der Kogel AJ, Schultheiss TE. Radiation dose-volume effects in the spinal cord. *Int J Radiat Oncol Biol Phys* 2010;76(3 Suppl):S42–S49.
123. Townsend N, et al. Intramedullary spinal cord astrocytomas in children. *Pediatr Blood Cancer* 2004;43(6):629–632.
124. Chao MW, et al. Radiation myelopathy following transplantation and radiotherapy for non-Hodgkin's lymphoma. *Int J Radiat Oncol Biol Phys* 1998;41(5):1057–1061.
125. Seddon BM, et al. Fatal radiation myelopathy after high-dose busulfan and melphalan chemotherapy and radiotherapy for Ewing's sarcoma: a review of the literature and implications for practice. *Clin Oncol (R Coll Radiol)* 2005;17(5): 385–390.
127. Daly ME, et al. Normal tissue complication probability estimation by the Lyman-Kutcher-Burman method does not accurately predict spinal cord tolerance to stereotactic radiosurgery. *Int J Radiat Oncol Biol Phys* 2012;82(5): 2025–2032.
128. Bijl HP, et al. Regional differences in radiosensitivity across the rat cervical spinal cord. *Int J Radiat Oncol Biol Phys* 2005;61(2):543–551.
129. Ang KK, et al. Extent and kinetics of recovery of occult spinal cord injury. *Int J Radiat Oncol Biol Phys* 2001;50(4):1013–1020.
130. Ang KK, et al. The tolerance of primate spinal cord to re-irradiation. *Int J Radiat Oncol Biol Phys* 1993;25(3):459–464.
131. Milano MT, et al. Stereotactic radiosurgery and hypofractionated stereotactic radiotherapy: normal tissue dose constraints of the central nervous system. *Cancer Treat Rev* 2011;37(7):567–578.

第 4 部分　头颈部肿瘤

第 38 章 眼和眼眶肿瘤

Nicholas J. Sanfilippo, Silvia C. Formenti

眼和眼眶部肿瘤较少见。据美国癌症学会估计，2011 年美国新发眼和眼眶部肿瘤患者 2570 例，死亡 240 例[1]。男女发病率相似，男性约 1270 例，女性 1300 例。成年患者中，黑色素瘤为最常见的眼内肿瘤，其次为淋巴瘤。儿童患者中视神经母细胞瘤为最常见类型，其次为髓上皮瘤。转移瘤或继发性眼内肿瘤比原发性肿瘤更常见，并且通常来自乳腺癌或肺癌[2]。许多其他肿瘤例如横纹肌肉瘤、视神经胶质瘤、结膜肿瘤和眼睑癌也可发生于眼眶中。放射治疗对这些肿瘤多数是有效的，并且根据临床情况可选择外照射或近距离放射治疗。放射治疗作为单一手段或与其他治疗(例如手术或化疗)联合都可取得满意的效果。由于该位置解剖结构毗邻，因此，如 IMRT、质子放射治疗和立体定向放射治疗的技术进步在这些肿瘤的治疗中起着关键作用。本章将概述眼和眼眶部相关的恶性和良性肿瘤，并着重讨论放射治疗。

解剖

眼睛不是精确的球体，而是由相互结合的两部分组成。位于前方较小的、更为弯曲的部分是角膜，与之相连的较大部分为巩膜。角膜的半径通常约为 8mm。巩膜构成眼球的剩余部分，半径约为 12mm。角膜和巩膜由角膜缘连接。由于角膜为透明膜，所以我们看到的是虹膜和瞳孔而不是角膜。与瞳孔相对的区域，即眼底，显示特征性的视盘或视乳头，其中血管由此进入眼睛，视神经纤维由此离开眼球。眼球的尺寸在成人之间有 1mm 或 2mm 不等的差异。成年人的垂直距离(通常小于水平距离)约为 24mm。眼球有 3 层外膜，包围 3 个透明结构(图 38.1)。最外层由角膜和巩膜组成。中间层由脉络膜、睫状体和虹膜组成。最内层是视网膜，其中血液供应来自脉络膜的血管以及视网膜血管。晶状体通过悬韧带悬挂于睫状体上，悬韧带由细的透明纤维组成。

眼部结构的放射治疗耐受性

眼睑

眼睑皮肤的急性放射反应与其他部位的皮肤相当，标准分割时在低于 20Gy 的剂量即可发生睫毛脱落[3]。晚期反应有毛细管扩张和眼睑萎缩。最低 24~26Gy 的剂量可引起眼球干燥，这可能是由于睑板腺或泪腺腺泡细胞功能障碍或两者共同作用的结果[4]。严重的眼球干燥可引起角膜干燥和疼痛。通常认为，较小的分割剂量、较长的治疗方案和较小的照射体积可减少晚期反应，但是如果每天使用屏蔽保护装置，必须权衡潜在的眼部损伤[5]。眼睑放射反应的最佳治疗方式包括清洁、敷料外敷湿性脱屑、较充分的愈合时间和用于睑板腺功能障碍的人工泪液等。

结膜

急性结膜炎常在放射治疗剂量≥30Gy 时发生，可伴有继发性的细菌感染，偶有病毒感染[6]。有条件的临床机构应用兆伏级的设备时可以采用睁眼的方式照射以减少结膜炎的发生。可使用人工泪液来减轻急性结膜炎的相关症状，如有指征则应用抗感染治疗。

泪腺系统

泪腺系统包括主泪腺、副泪腺和泪道系统。如果这些结构中的任何一个受到照射，都可能发生眼干症状。最主要的晚期反应是干眼综合征，可出现疼痛、发红、流泪、异物感、视力模糊和畏光等症状。眼部接受中等放射治疗剂量（30~45Gy）时可在治疗后 4~11 年内发生干眼综合征，而接受高剂量放射治疗（>57Gy）时可在 9~10 个月内发生[7]。如果肿瘤控制不受影响，在主泪腺受照时遮挡副泪腺可以降低放射毒性。IMRT 有助于使放射治疗引起干眼综合征的风险最小化，且对于高危人群可考虑预防性地予以鼻泪管置入硅管术治疗[8,9]。放射治疗引起的干眼综合征的治疗包括应用眼部润滑剂、佩戴湿房镜、泪小点栓塞或睑缘缝合术。

角膜

虽然放射治疗可以直接损伤角膜，但大多数急性角膜毒性是由于泪膜损失而引起继发性角膜炎。在常规分割放射治疗 30~50Gy 的剂量后，常见点状上皮糜烂[10]。通常可在几个星期内消退，但也可以持续多年。较高剂量时可发生角膜水肿（40~50Gy）或穿孔（60Gy），引起疼痛、撕裂感、异物感或视力下降。可以通过使用兆伏设备、减少表面剂量，或者通过制订精细的放射治疗计划在不减少肿瘤照射剂量的前提下使角膜接受最小的照射剂量来降低角膜毒性[11]。针对放射治疗所致的角膜毒性反应治疗的研究数据较少。建议眼科密切随访，以便可以在需要时用类固醇或抗生素进行局部治疗。

虹膜

虹膜相对放射治疗不敏感，因此急性反应少见。但是，在低分割放射治疗剂量达 30~40Gy 或常规分割剂量≥70Gy 时可出现以疼痛、眼红和视物模糊为主要症状的持续性虹膜炎[12]。虹膜主要的晚期反应是新生血管性青光眼，患者可有疼痛、头疼、畏光、视力下降和红眼的表现[13]。危险因素包括较高的放射治疗剂量、糖尿病、玻璃体血肿和视网膜脱离。在可能的情况下，应尽量使用保护前房的技术。治疗虹膜炎和新生血管性青光眼的主要方法分别是局部应用激素和睫状肌麻痹剂滴眼。如果早期行激光视网膜光凝或外周冷疗可以预防或减缓青光眼的发展。然而，在许多情况下，可能需要更积极的干预，如小梁切除术。偶有进展为失明，则可能需要摘除疼痛的眼球。作为视网膜消融术的一种辅助治疗，这种新疗法在治疗与新生血管性青光眼相关的虹膜新血管形成中具有很好的前景[14]。

晶状体

治疗时患者年龄、总剂量和分割剂量与白内障形成有关[15,16]。Hall 等[15]评估在儿童期晶状体暴露于 1Gy 剂量下白内障的风险增加约 50%。在成人中，较高剂量与白内障相关：接受 2.5~6.5Gy 的剂量后，8 年潜伏期后，约有 33%的患者进行性白内障，而接受 6.51~11.5Gy 的剂量后，潜伏期为 4 年时，风险为 66%[16]。可以通过遮挡晶状体或者晶状体保护技术或充分的放射治疗分割来降低发生白内障的风险。IMRT 可通过降低晶状体总受照剂量和相对分割剂量来降低白内障的风险。手术治疗是放射治疗相关白内障的根治疗法，具有很好的疗效。

视网膜

放射性视网膜病变是放射治疗的晚期反应，常发生于治疗后 6 个月至 3 年，有些病例甚至会在治疗后 15 年发生病变[17]。患者可无症状或可有眼前浮游物感或视力降低，临床体征包括微动脉瘤、毛细血管扩张、硬性渗出、棉绒斑和新生血管形成。视网膜损伤的放射治疗剂量阈值通常被认为是 30~35Gy。Cochrane 数据库回顾性分析了放射治疗治疗黄斑变性的患者，在接受剂量高达 24Gy 的 1154 例患者中没有视网膜病变和视神经损伤发生[18]。常规分割剂量超过 50Gy 时视网膜病变的风险显著增高[19]。合并糖尿病性视网膜病变、高血压、胶原血管疾病、同步化疗和妊娠会增加视网膜病变的发生率和严重程度[20]。尽管有局部治疗例如光凝可以改善症状，以及玻璃体内贝伐单抗的应用等，目前尚没有治疗放射性视网膜病变的确切方法[21]。

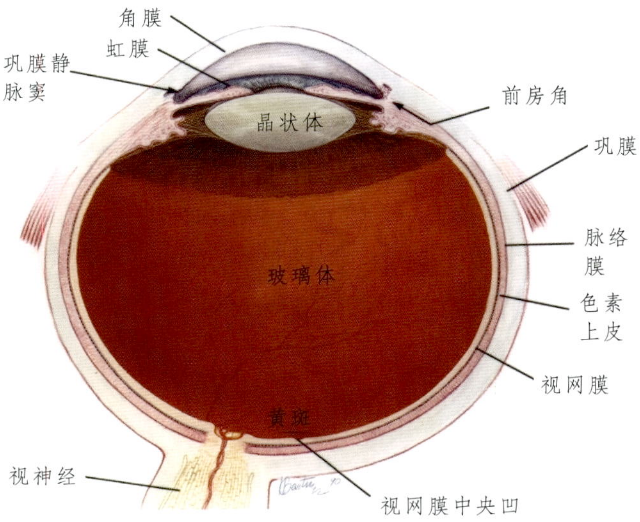

图 38.1 正常眼部解剖。(Courtesy of National Eye Institute, National Institutes of Health.)

视神经

与视网膜一样,视神经在放射治疗后几个月或几年会出现毒性反应,18 个月时发生率最高[22]。放射治疗诱导的视神经病变(RION)的临床表现具有多样性,并且与受影响最大的神经纤维有关,通常出现视野缺陷。梅奥诊所最近的一篇综述报道,传统分次剂量≤50Gy 时,RION 的风险几乎为零;最大剂量<55Gy 时,RION 的发生率仍然很小;剂量为 55~60Gy 时,RION 的风险从 3%增加至 7%;剂量>60Gy 时,RION 的风险显著增加(>7%至 20%)[23]。Parsons 等[24] 在一项 131 例(215 个视神经)行放射治疗治疗颅外头颈部肿瘤患者的研究中发现,接受<59Gy 的神经中没有发现 RION。接受>60Gy 的剂量时,分割剂量是引起 RION 的重要因素,比总剂量的影响更大。单次分割剂量<1.9Gy 时 15 年的实际风险为 11%,而>1.9Gy 时,则为 47%。但垂体瘤患者例外,有研究报道在总剂量 46Gy(分割剂量 1.8Gy)时即可发生 RION[23]。因为还没有 RION 的有效治疗手段,须努力通过精细的治疗计划和实施尽量降低视神经的照射体积、总剂量,尤其是单次剂量。

良性眼部疾病的治疗

翼状胬肉

翼状胬肉是结膜上的纤维血管组织的良性增生,可引起刺激感、角膜红斑,以及在晚期时可出现视线受阻。翼状胬肉发生的确切原因仍然不清楚,但与在风、阳光或沙等的环境中过度暴露有关。有一种假说认为,紫外线暴露可增加翼状胬肉发生的风险[25]。目前,还没有可靠的药物来减少甚至防止翼状胬肉发生。如果症状较严重,手术切除是唯一的根治手段,可以去除翼状胬肉的头部、颈部和体部。单纯手术治疗,如巩膜切除术,不联合辅助治疗时的复发率为 20%~80%[25-27]。因此,建议行辅助治疗,辅助治疗大体可分为 3 类:药物治疗、β 射线照射和外科方法。术中和术后丝裂霉素 C 是最常用的药物辅助治疗,复发率为 3%~37%[28]。但是,由于巩膜硬化、感染性巩膜炎、角膜穿孔或眼内炎等晚期并发症,局部化疗不常应用,这些并发症都可能损害视力[29]。β 射线照射在翼状胬肉的治疗中具有历史性的作用。一项前瞻性随机研究中,对诊断为原发性翼状胬肉的 96 只眼睛行手术切除和术后锶-90 的 β 射线照射或模拟照射[27]。照射组局部控制率为 93.2%而模拟照射组的局部控制率为 33.3%。但是,如同局部化疗,β 射线照射的应用也因其存在威胁到视力的并发症(如巩膜坏死、感染性巩膜炎、角膜穿孔和眼内炎)而受到限制[30]。因此,外科辅助治疗是原发性和复发性翼状胬肉的主要治疗手段。结膜自体移植因其疗效和长期安全性通常被认为是较好的选择。复发率为 2%~39%,且无局部化疗或 β 照射时威胁视力的并发症[31]。其他手术治疗手段包括羊膜移植、角膜结膜移植和培养结膜移植,但都没有结膜自体移植疗效好[32-34]。

脉络膜血管瘤

脉络膜血管瘤是脉络膜的良性血管肿瘤。虽然几乎所有的病例都是先天性的,但一般在 20 岁以后才被发现,且可以具有广泛的临床特征和治疗选择[35]。脉络膜血管瘤可分为局限型和弥漫型。大多数局限型脉络膜血管瘤因浆液性视网膜下液体的累积或视网膜黄斑退化或两者共同作用引起视觉症状而首先被注意到。与局限型脉络膜血管瘤相反,弥漫型表现差异大,这与 Sturge-Weber 综合征的表现相关[35]。弥漫型肿瘤常在年轻时被查出,常因面部血管瘤就诊时检查眼底时发现,或因继发于浆液视网膜斑的视力减退或远视性弱视去检查而发现(图 38.2)。任何形式的脉络膜血管瘤的临床病程变化较大,视觉障碍从无到全盲。任何一种类型的脉络膜血管瘤都不会转移或转化为恶性肿瘤。因此,治疗的主要指征是视觉敏感

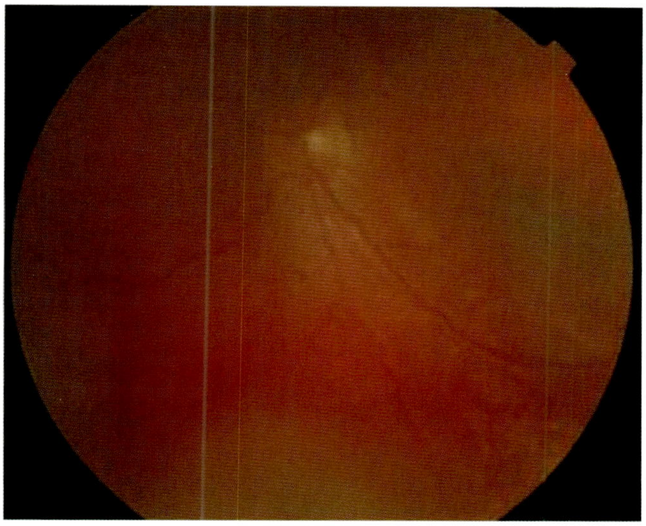

图 38.2　弥漫性脉络膜血管瘤渗出性视网膜脱离。(From Kubicka-Trzaska A, Kobylarz J, Romanowska-Dixon B. Ruthenium-106 plaque therapy for diffuse choroidal hemangioma in Sturge-Weber syndrome. Case Rep Ophthalmol Med 2011, art. 785686.)

性的丧失。

治疗手段包括激光光凝术、热疗、光动力治疗和放射治疗。激光光凝术对于局限型病变是有益的,但是弥漫型病变采用此疗法会有较高的复发率,并且可能损伤视网膜[34]。低至中等剂量保护晶状体的光子外照射、巩膜外敷贴器治疗、质子放射治疗和立体定向放射治疗已在脉络膜血管瘤的治疗中得以应用[35,36]。总剂量 18~30Gy,10~18 次分割的光子外照射放疗,在治疗 6~12 个月内,可使脉络膜血管瘤部分萎缩、视网膜下积液吸收以及视网膜再附着[36,37]。Heimann 等[37]报道平均随访 3.6 年,未见视网膜下积液复发。在另一项研究中,Kivela 等[38]发现,在随访 66 个月的 12 例患者中,只有 1 例患者视网膜下积液复发,因此表明具有长时间的治疗反应。在视网膜脱离的非常晚期患者中,单次剂量 1.8Gy、总剂量 36Gy 的高剂量虽然是有效的,但需要更大规模的研究随访更长的时间来观察治疗反应的持久性以及包括视网膜病变和白内障延迟的副作用[37,38]。包括基于 CT 图像制订计划的三维适形放射治疗在内的晶状体保护技术可以减少白内障的发生[39,40]。近距离放射疗法也已经用于脉络膜血管瘤治疗,特别是对于局限型病变,因为近距离放射治疗的剂量分布更集中。这种治疗通常可以使视网膜下积液吸收和视网膜再附着,同时维持治疗前的视力[41]。同位素治疗的辐射剂量各不相同,但在一项使用 ^{125}I 予顶部 48Gy 的目标剂量研究中,8 个病例都显示出肿瘤消退[41]。最近,来自居里研究所的研究人员报告了质子治疗的结果。在用 ^{20}Co 等效剂量(CGE)治疗的 71 例局限型脉络膜血管瘤患者中,所有病例都达到了视网膜复位,并且 91.5%的患者无瘢痕残留[42]。随访期间的主要并发症是白内障(28%)和放射诱发性黄斑病变(8%)。未发现眼睑并发症或神经血管性青光眼。

毛细血管瘤

毛细血管瘤是良性内皮细胞肿瘤,眼睑或眼眶皮肤很少发生。视网膜毛细血管瘤可为 von Hippel-Lindau 综合征的部分症状,位于面部三叉神经分布区域的病变是 Sturge-Weber 综合征的部分表现。这些病变的自然病史通常为 3~4 年,可自动消退,因此,可选择保守治疗[43]。然而,偶有病变可能大到足以影响视力,并且也可能发生弱视。治疗方法包括皮质类固醇、干扰素 α-2a、激光治疗、栓塞、免疫调节剂,手术和系统性应用普萘洛尔[44]。放射治疗毛细血管瘤曾经是研究的热点。既往研究显示,16~20Gy 的剂量即可达到有效的局部控制[45]。

眼眶炎性假瘤

眼眶炎性假瘤是一种侵及眼眶软组织的少见炎性反应。临床上,40~50 岁易出现症状和体征,包括眼球突出、肿胀、眼内压增高和眼球运动受限[46]。诊断主要基于病史、眼眶的影像学检查,以及可及病变组织的病理检查。典型的影像学特征包括眼外肌增大、视神经增厚和眼球后脂肪组织的炎症。眼眶炎性假瘤的治疗包括皮质类固醇、外放射治疗(EBRT)、免疫治疗、化疗和手术;皮质类固醇是常应用的主要治疗方法[47]。EBRT 通常用于皮质类固醇治疗难以控制的病例,局部控制率为 67%~83%[48,49]。Matthiesen 等[50]最近报道了一项包括 20 例眼睛的 EBRT 治疗治疗的研究,中位剂量为 20Gy,中位随访 16.5 个月,87.5%的病例症状得到改善,并且降低了皮质类固醇的剂量,56%的患者可完全停止皮质类固醇。基于这些观察,EBRT 使眼眶炎性假瘤获得了持久的控制,对药物治疗响应差的患者来说,这是一种有效的治疗策略。

甲状腺相关眼病

甲状腺相关眼病(TAO)常被称为 Graves 眼病,是一种累及眼眶及其周围组织、甲状腺、胫前皮肤或指端(甲状腺性杵状指)(极少数情况下)的自身免疫性疾病[51-53]。尽管甲状腺眼病是普遍使用的术语,但实际上是一种眼眶病变,发病过程中眼眶和眼周软组织首先受影响,然后对眼睛产生继发性影响。TAO 可引起复视、眼球运动减少、暴露性角膜炎或视神经病变而导致视力损伤。治疗方式有多种,包括甲状腺激素、皮质类固醇、外部放射治疗或手术减压[54]。放射治疗在过去主要用于药物难治性病例。常规分割条件下 20Gy 的剂量即可有效地缓解症状并达到持久的疾病控制。其中一项研究显示 87%的患者症状有所改善[55]。但在应用放射治疗 TAO 的前瞻性研究中,其作用尚不明确。9 项随机对照试验在 465 例 TAO 患者中应用放射治疗,入组时 TAO 的程度、放射剂量、分割次数及同时使用皮质类固醇的情况均不同[56-64]。其中 3 项试验与模拟对照组相比,疗效略有提高。Mourits 等[60]随机将 59 例患者分为 20Gy/10 次放射治疗组和模拟放射治疗组,发现放射治疗可以改善眼球的活动度,但在睑裂、软组织肿胀、眼球突出和临床活动评分(疾病活动和进展倾向的分级)方面无差别。作者认为放射治疗仅可应用于眼球运动受限的恢复。Gorman 等[64]将 42 例受试者随机进行一侧眼眶放射治疗,另一侧眼眶行模拟放疗,6 个月之后两侧眼眶的治疗方法对调。6 个月时,临床和统计学均无显著性差异;12 个月时,先接受放射治疗的一侧肌肉体积和眼球突出的情况略好于对侧。Prummel 等[63]进行了一项试验,其中 88 例轻度 TAO 患者随机分为双侧 RT 组或模拟放疗组。放射治疗在改善运动和减少严重复视方面有效,但是在健康相关的生活质量方面无显著差异。该研究 58% 的受试者缺乏完整的生活质量数据,从而导致检测效率较低。眼眶放射治疗的并发症很罕见,但不是无关紧要。在没有已知糖尿病的情况下,治疗后的前 10 年中明确的视网膜病变的风险为 1%~2%[65,66]。基于这些随机试验数据,放射治疗对 TAO 的作用是有争议的。2008 年美国眼科学会对 TAO 的眼眶放射治疗的报告中,研究者得出的结论为放射治疗能够改善眼球的运动,但临床试验中治疗效果的证据是混杂的,需要进一步的研究来确定眼球活动度的改善是否转化为生活质量的提高[67]。TAO 的放射治疗技术通常用低能量(6MV)光子平行相对的侧野照射。应使用向下 5°倾斜或使用半束挡块以避免对晶状体的直接照射。

眼和眼眶的恶性肿瘤

葡萄膜转移癌

眼部转移性肿瘤较原发肿瘤更为常见,而葡萄膜是最为常见的转移部位[68]。Shields 等[2]报道了一些葡萄膜内常见的转移部位,88%的转移发生于脉络膜(图 38.3),其次为虹膜(9%)和睫状体(2%)。这种较大的差异与血管分布有关,与虹膜和睫状体相比脉络膜的血供更为丰富。在男性中葡萄膜转移的最常见的原发肿瘤位于肺(40%),胃肠道(9%)和肾脏(8%)。29%的男性中其原发肿瘤不明。女性中最常见的原发肿瘤位于乳腺(68%)、肺(12%)和其他部位(4%)。转移可为单侧或者双侧。Demirci 等[69]报道的一项含 264 例乳腺癌葡萄膜转移的患者中,62%的患者为单侧转移。乳腺癌葡萄膜转移 1 年、3 年、5 年的生存率分别为 65%、35%、24%。

脉络膜转移癌的治疗方式包括系统化疗、激素治疗、EBRT、近距离治疗和光动力学放射治疗。应根据病变侵犯的程度和患者对于视觉保留的意愿制订个体化治疗方案。随着转移性肿瘤系统治疗的进展,临床上需要面对的多是有症状脉络膜转移癌的治疗。对于多灶性或弥漫性的转移,EBRT 治疗剂量在 20~40Gy 时即可达到治疗效果。Rosset 等[70]报道了 58 例患者(88 只眼睛)接受中位剂量 35.5Gy(剂量范围 20~53Gy),10~30 次分割的外照射治疗。可能的情况下采用了多种技术保护晶体。62%的患者视力有所恢复,且放射治疗剂量高于 35.5Gy 时效果更为显著。5 例出现并发症,包括 3 例白内障,1 例接受活检的患者出现视网膜病,1 例因继发出血出现青光眼。单侧病变的患者,作者发现行双侧放射治疗后无一例患者出现对侧新发病灶,但 26 例仅行单侧放射治疗的患者中有 3 例出现对侧的新发病灶。因此作者建议即便是单侧转移也需要行双侧放射治疗(图 38.4)。

敷贴器近距离治疗通常用于单发的转移灶。这种模式为眼睛提供精确、可控的放射线输出,并且仅需要 3~4 天的治疗时间。许多患者具有有限的预计生存期,因此这是治疗葡萄膜转移瘤的重要方法。应用敷贴器近距离治疗的关键临床因素包括转移灶的大小和厚、转移灶与视神经的距离,以及转移灶与中央凹的距离。威尔士眼科医院的研究者研究了 36 例接受近距离治疗的患者，作为初始治疗或补救治疗（外照射放射治疗后）用于葡萄膜转移瘤[71]。平均治疗期限是 86 小时，顶部和底部平均剂量分别是 68.8Gy 和 235.6Gy。平均随访期为 11 个月，94%的患者出现肿瘤退缩。6 例患者近距离治疗应用于外照射放射治疗后治疗效果欠佳，其中 5 只眼睛获得了挽救。近距离治疗的副反应与 EBRT 的副反应相似，包括眼干、放射性视网膜病、视盘病变和白内障，但这些副反应并不常见，特别是对于预计生存期并不长的患者。研究者认为近距离治疗对于孤立的葡萄膜转移灶是有效且节省时间的治疗方式。因此，EBRT 和近距离治疗对葡萄膜转移瘤均是有效的治疗手段，最佳的治疗方式应根据病灶的眼内侵犯程度、症状、患者总体状况和预后来决定。眼科医生、放射肿瘤学家和医学肿瘤学家的密切合作是制订适当治疗策略的必要条件。

葡萄膜黑色素瘤

葡萄膜黑色素瘤占所有黑色素瘤的比例不足 5%，每年美国约有 1400 例新发病例[72]。这些肿瘤可发生在葡萄膜的任何一个部分，并且有时由它们的位置来命名，例如虹膜黑色素瘤（图 38.5A）、睫状体黑色素瘤或脉络膜黑色素瘤（图 38.5B）。源自虹膜内与起源于其他部位侵入虹膜的黑色素瘤在其病因和预后方面是不同的，因此起源于其他部位的肿瘤被统称为后部葡萄膜黑色素瘤。葡萄膜黑色素瘤在非白种人中少见，日光照射和其他环境因素的作用尚不明确[73]。葡萄膜黑色素瘤的检测通常通过常规检查来进行，可有症状或没有症状。英国的一项研究显示，45%的患者在检测到肿瘤时无症状[74]。双目间接检眼镜、血管造影和 B 超扫描等诊断技术的进展有助于眼科肿瘤学家评估和管理葡萄膜黑色素患者[75,76]。虹膜病变的分期与睫状体和脉络膜病变的不同，肿瘤厚度在脉络膜和睫状体的肿瘤中是最重要的（表 38.1）。

葡萄膜黑色素瘤有几种治疗选择。大多数患者的治疗目标是根除疾病和长期存活。有证据表明肿瘤局部复发与死亡率增加有关[77]。预测局部复发的因素包括上皮样细胞类型、肿瘤体积较大和后方肿瘤外侵程度[78]。如果可能，根治性治疗应以保证美观和保留视力为目标。在已知转移的患者中，主要治疗目的是在患者的预计生存期内保持视力并消除疾病进展造成眼睛疼痛的任何威胁。治疗选择与多种因素有关，包括肿瘤大小、位置和程度；继发效应，如白内障；同时伴有的眼部疾病，如糖尿病视网膜病；患者的一般健康状况和预期寿命；治疗成本和持续时间等[79]。在维持视力可行的情况下，应考虑器官保留治疗，因此外照射放射治疗或近距离治疗在葡萄膜黑色素瘤的综合治疗中起到了重要作用。

观察

对于未确定的色素性葡萄膜肿瘤采取观察而非治疗，直到肿瘤生长。可以根据肿瘤厚度、浆液性视网膜脱离、橙色色素和症状估计恶性肿瘤的可能性[80]。然后，在讨论风险和获益之后，患者和临床医生可以共同决定何时开始治疗。

手术摘除

从 19 世纪末期以来，眼球摘除术是传统的脉络膜黑色素瘤的标准治疗方式，但其改善生存的有效性从未得到明确证实[81]。赫尔辛基大学医院的一项研究观察了 1962—1981 年眼球摘除术患者的长期预后，发现 61%的病例死亡归因于黑色素瘤[82]。他们报告，肿瘤特异性死亡（CSM）随着随访时间延长而增加。5 年、15 年、25 年和 35 年的 CSM 分别为 31%、45%、49%和 52%，因而说明相当数量的患者在摘除术后 5 年以上死于转移性疾病。改善生存和保存视力的愿望促进了葡萄膜黑色素瘤保留器官治疗的发展。然而，一部分患者仍需要行眼球摘除术，因为肿瘤在发现时过于广泛或者保守治疗引起的并发症使视力丧失过高。摘除术的一般指征包括肿瘤直径>17mm，厚度>6~7mm，视盘受累，超过 30%的虹膜、睫状体或角膜受累，视网膜穿孔或患者的一般健康状况不佳[79]。曾有人认为，摘除术中的手术操作可以将肿瘤细胞传播到血管中，从而增加转移扩散的可能性[81]。这使得研究者对术前放射治疗以防止肿瘤播散产生了兴趣，但最近的一项研究表明术前放射治疗并没有改善生存[83]。

内切除术

视网膜眼内切除术是有争议的，主要是因为担心会出现肿瘤细胞种植，但已被建议用于直径达 10mm 乳头状上皮肿瘤[79]。手术包括玻璃体切除术；通过视网膜切开术或在抬起视网膜瓣后通过玻璃体移除肿瘤；气液交换以排出视网膜下积液；视网膜激光光凝术以破坏巩膜中的任何残余肿瘤并实现视网膜复位；空气-硅交换；如果可能的话，行辅助性近距离放射治疗[84]。鉴于内膜切除可能会增加肿瘤播散的风险，一些研究者建议术前行立体定向放射治疗，但这种做法同

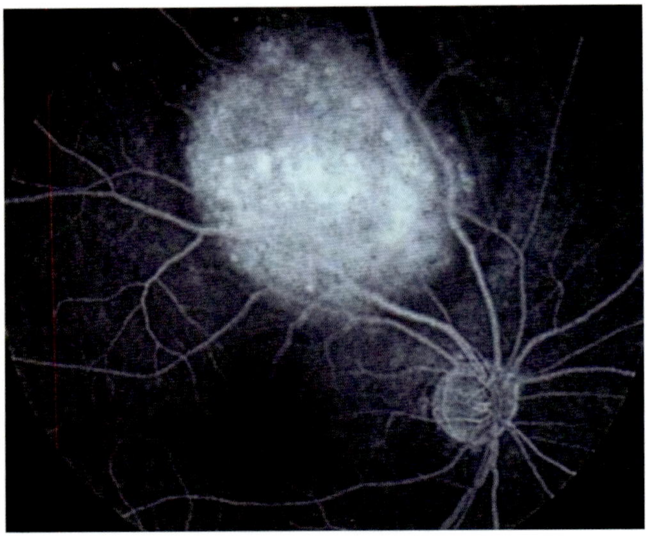

图 38.3 非小细胞肺癌脉络膜转移基底荧光血管造影显示晚期脉络膜肿瘤的强荧光显像伴视网膜下积液积聚。(From Singh A, Singh P, Sahni K, et al. Non-small cell lung cancer presenting with choroidal metastasis as first sign and showing good response to chemotherapy alone: a case report. *J Med Case Rep* 2010;4:185)

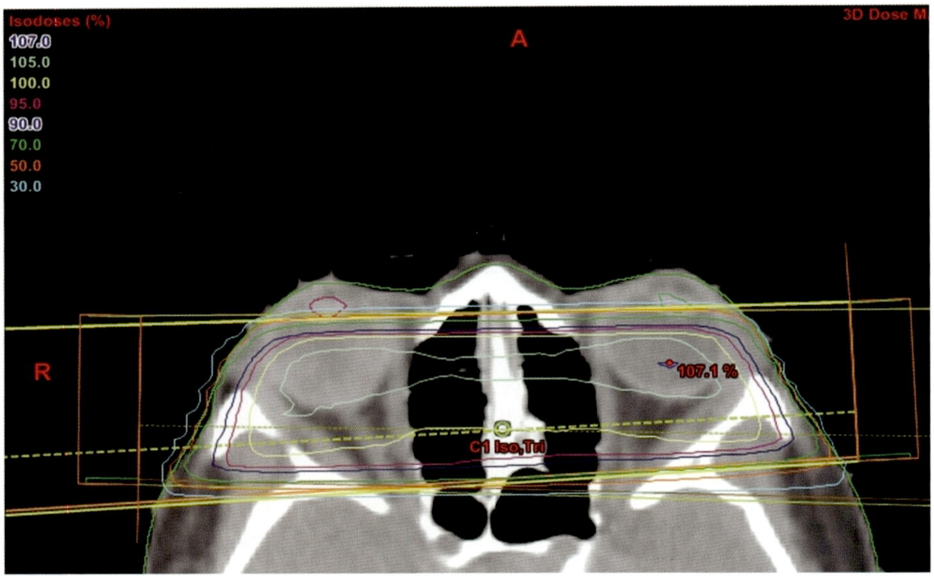

图 38.4 肺癌广泛转移患者葡萄膜转移灶的双野照射。

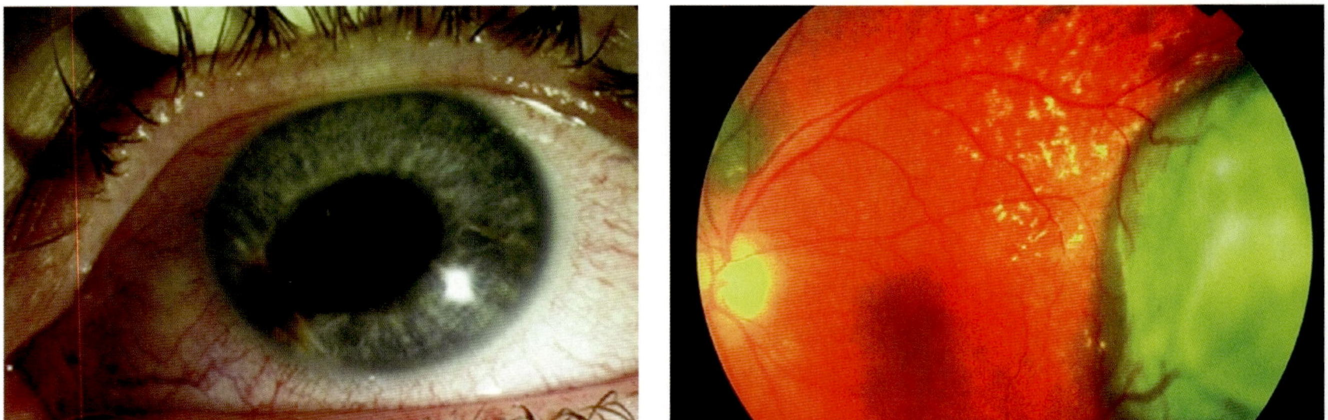

图 38.5 (A)位于鼻下象限的虹膜黑色素瘤。(B)与非孔源性视网膜脱离相关的典型脉络膜黑色素瘤。(From Papastefanou VP, Cohen VML. Uveal melanoma. *J Skin Cancer 2011*, art. 573974.)

表 38.1　葡萄膜黑色素瘤的分期

厚度(mm)							
>15					4	4	4
12.1~15				3	3	4	4
9.1~12		3	3	3	3	3	4
6.1~9	2	2	2	2	3	3	4
3.1~6	1	1	1	2	2	3	4
<3.0	1	1	1	1	2	2	4
	<3.0	3.1~6	6.1~9	9.1~12	12.1~15	15.1~18	>18

最大基底直径(mm)

注:睫状体和脉络膜处葡萄膜黑色素瘤根据厚度和基底最大直径确定类别;以肿瘤大小分为 1~4 类

厚度(mm);最大基底直径(mm)

原发肿瘤(T)

所有的葡萄膜黑色素瘤		
Tx		原发肿瘤无法测量
T0		无原发肿瘤证据
虹膜		
T1		原发肿瘤局限于虹膜
	T1a	原发肿瘤局限于虹膜,大小不超过 3 个时针跨度
	T1b	原发肿瘤局限于虹膜,大小超过 3 个时针跨度
	T1c	原发肿瘤局限于虹膜,伴有继发性青光眼
T2		肿瘤融合于或延伸至睫状体、脉络膜或两者皆有
	T2a	肿瘤融合于或延伸至睫状体、脉络膜或两者皆有,伴有继发性青光眼
T3		肿瘤融合于或延伸至睫状体、脉络膜内或两者皆有,伴有巩膜拉伸
	T3a	肿瘤融合于或延伸至睫状体、脉络膜内或两者皆有,伴有巩膜拉伸且伴继发性青光眼
T4		肿瘤向眼外延伸
	T4a	肿瘤向眼外延伸,直径≤5mm
	T4b	肿瘤向眼外延伸,直径>5mm
睫状体和脉络膜:分为 1~4 类		
T1		1 类肿瘤大小
	T1a	1 类肿瘤大小,无睫状体受累和眼外扩展
	T1b	1 类肿瘤大小,有睫状体受累
	T1c	1 类肿瘤大小,无睫状体受累,眼外扩展直径≤5mm
	T1d	1 类肿瘤大小,伴睫状体受累,眼外扩展直径≤5mm
T2		2 类肿瘤大小
	T2a	2 类肿瘤大小,无睫状体受累和眼外扩展
	T2b	2 类肿瘤大小,有睫状体受累
	T2c	2 类肿瘤大小,无睫状体受累,眼外扩展直径≤5mm
	T2d	2 类肿瘤大小,伴睫状体受累,眼外扩展直径≤5mm
T3		3 类肿瘤大小
	T3a	3 类肿瘤大小,无睫状体受累和眼外扩展
	T3b	3 类肿瘤大小,有睫状体受累
	T3c	3 类肿瘤大小,无睫状体受累,眼外扩展直径≤5mm
	T3d	3 类肿瘤大小,无睫状体受累,眼外扩展直径≤5mm
T4		4 类肿瘤大小
	T4a	4 类肿瘤大小,无睫状体受累和眼外扩展
	T4b	4 类肿瘤大小,有睫状体受累

(待续)

表 38.1(续)

	T4c	4类肿瘤大小,无睫状体受累,眼外扩展直径≤5mm
	T4d	4类肿瘤大小,无睫状体受累,眼外扩展直径≤5mm
	T4e	4类任何肿瘤,眼外扩展直径>5mm
区域淋巴结(N)		
Nx		区域淋巴结转移无法评价
N0		无区域淋巴结转移
N1		有区域淋巴结转移
远处转移(M)		
M0		无远处转移
M1		有远处转移
	M1a	远处转移最大直径≤3cm.
	M1b	远处转移最大直径为3.1~8.0cm.
	M1c	远处转移最大直径≥8cm
解剖学分期/预后分组		
Ⅰ		T1aN0M0
ⅡA		T1b~dN0M0
		T2aN0M0
ⅡB		T2bN0M0
		T3aN0M0
ⅢA		T2c~dN0M0
		T3b~cN0M0
		T4aN0M0
ⅢB		T3dN0M0
		T4b~cN0M0
ⅢC		T4d~eN0M0
Ⅳ		任何TN1M0
		任何T任何N M1a~c

Used with the permission of the American Joint Committee on Cancer (AJCC), Chicago, Illinois. The original source for this material is the *AJCC Cancer Staging Handbook*, 7th ed. (2010) published by Springer Science and Business Media LLC, www.springerlink.com.

样有争议[85]。内切除术局部复发的风险约为10%,可能发生自巩膜瘤床中或切除边缘处的微小病灶[84]。

经巩膜切除术

经巩膜局部切除术在肿瘤厚度超过6mm且放射治疗后有强烈保存视力意愿的患者中及放射治疗后出现渗出性视网膜剥离的患者中取得了一定的进展[79]。这一操作有潜在的手术风险。例如,脉络膜切除术和环状脉络膜切除术需要低血压麻醉,收缩压约降低至40mmHg[86]。该手术包括板层巩膜瓣的制备、通过有限的平面玻璃体切除术进行眼睛减压、切除肿瘤连同深层巩膜板、巩膜瓣缝合、眼内注射平衡盐溶液,以及在手术结束或数周后的辅助近距离治疗。该手术有约30%的局部复发率,但如行围术期近距离治疗,局部复发率为10%[87]。

经瞳孔热疗

有研究报道应用短暂闪烁的光凝固法治疗脉络膜黑色素瘤,但被具有更大的穿透力的低能量长时间氪激光光凝所取代[88]。这种模式已经被瞳孔热疗所超越。经瞳孔热疗对肿瘤和周围脉络膜使用3mm点的低能量二极管激光治疗1分钟[89]。目标不是立即热消融,而是将肿瘤加热几度,使肿瘤在治疗后缓慢消退,常会残留白色瘢痕。这种技术可用于不确定的脉络膜肿瘤。一些对经瞳孔热疗的支持者推荐联合近距离治疗辅助治疗,而另一些学者则建议仅行热疗而不行放射治疗[90]。

敷贴器近距离治疗

敷贴器近距离治疗是许多中心的主要治疗方法,其中 ^{125}I 和 ^{106}Ru 是最常用的同位素,^{103}Pd 也有一定效用[91]。碘发射 γ 射线，其足以用于达 8~10mm 厚度的肿瘤，而钌递送具有更有限范围的 β 粒子，其适合于厚度约 5mm 的肿瘤。所有敷贴器的总体目标是通过将敷贴器固定在肿瘤的精确位置来将约 80Gy 剂量递送至肿瘤顶点(图 38.6)。现已开发计算机模型，如在一般放射治疗计划中所见，建立眼睛的三维模型并确定合适的治疗时间和评估视神经、黄斑和晶状体的剂量[92]。敷贴器近距离治疗最大的前瞻性研究由眼部黑色素瘤研究协作组（COMS）发起。从 1986—2003 年，COMS 在选择的黑色素瘤患者中进行了两次多中心试验，使用 ^{125}I 进行近距离放射治疗。随后，2006 年的 COMS 报告 28 中评估了 1317 例患者，并公布了长期结果[93]。符合条件的患者为：单侧脉络膜黑色素瘤，肿瘤顶端厚度为 2.5~10mm，最大基底肿瘤直径(MBTD)为 16mm。患者排除标准为：肿瘤与视盘相连，黑色素瘤或另一种恶性肿瘤转移性瘤。随访时间 5~15 年，入组后 12 年内，1317 例中有 471 例(36%)死亡。两个治疗组的 5 年和 10 年的总体病因特异性死亡率分别为 19%和 35%。累积死亡率在 ^{125}I 组中为 43%，在对照组中为 41%，表明在长期随访中，敷贴器近距离放射疗法与摘除术之间生存无差异。年龄>60 岁且 MBTD>11mm 是所有原因死亡与黑色素瘤转移死亡的主要预测因素。敷贴器近距离放射疗法在 COMS 研究中具有良好的局部控制率，只有 12.5%的患者需行挽救性摘除术[94]。敷贴器近距离治疗后的视力取决于许多因素。Shields 等[95]研究了 1106 例视力为 20/100 或更高的患者接受近距离治疗葡萄膜黑色素瘤的结果。他们发现 5 年时 34%的患者视力较差，10 年时比例达到 68%，将 20/200 定义为无光感。影响视力的因素是年龄超过 60 岁、基线时视力不佳、肿瘤厚度增加(>8mm)、中心凹距离小于 5mm、复发性肿瘤、视网膜下积液和糖尿病或高血压病史。该疗法对于眼部视盘和视神经的半径 5mm 外的小肿瘤治疗效果最佳。改进肿瘤成像、定位及放射计划能否改善功能尚需进一步的研究来确定。

质子束治疗

质子束治疗治疗可以用于治疗葡萄膜黑色素瘤，并且通常用于接近视盘或与视盘邻接的肿瘤，分别称为副睫状体肿瘤和乳头周围肿瘤[96]。如果患者虹膜和睫状体处的肿瘤较大，不适合手术治疗，也可以选择这一治疗方式[79]。由于质子束使放射剂量在肿瘤中均匀分布并且边缘剂量下降显著，肿瘤接受高剂量放射治疗的同时可以保护视神经。是应用质子治疗还是其他形式的外照射放射治疗，如氦离子或立体定向放射治疗，除了临床因素往往还取决于治疗设施的可用性。关于葡萄膜黑色素瘤质子束治疗最大的研究之一来自哈佛医学院[97]。治疗计划包括透照法的术中检查或间接眼底镜检查，肿瘤的边缘由缝合到巩膜的 4 个钽环确定。对于不行手术的睫状体和外周脉络膜肿瘤通过透照来确定虹膜和角膜相关的肿瘤边缘。使用交互式三维计算机系统制订放射治疗计划，以确定足够的包绕肿瘤所需的波束孔径和范围。考虑到在治疗期间的运动、系统误差和可能存在的病灶微浸润，需要包括 1.5mm 的边界[98]。患者接受 70CGE 的总剂量，其在 7~10 天内以 5 等份分割(63.6Gy 质子×1.1 相对生物效应=70CGE)[97]。哈佛大学最近报道了一项 573 例围术期和视盘旁黑色素瘤患者的长期随访结果，中位随访时间为 96.3 个月[96]。局部复发较少见，5 年和 10 年局部复发率分别为 3.3%和 6%，并且在同一机构较大的系列性研究中观察到类似的高局部控制率[99]。治疗后 5 年和 10 年的摘除术率分别为 13.3%和 17.1%。在基线视力为 20/200 或更好的 450 例患者中，治疗后尽管 56%的患者可以计数手指，但仍有 2/3 的患者视力<20/200。最常见的并发症是放射性黄斑病变和视盘病变。3 年时两种并发症的累积率均为 49%。10 年时视盘病变增长到 61%，而黄斑病变增长到 68%。质子治疗后的视觉结果取决于肿瘤的高度及其相对于中央凹和视神经的位置[99]。虹膜红变和新生血管性青光眼是前段最严重的并发症，但发生频率较低，两种并发症的 5 年发生率均约为 15%[100]。这些结果表明，质子束治疗可以保留视力，特别是那些存在视盘病变的患者，保留一定视力是可能的，并且局部复发率极低。

立体定向放射治疗

立体定向放射治疗可以通过线性加速器(LINAC)或用于聚焦辐射的专用装置[例如 Leksell γ 刀(Elekta，佐治亚州，诺克罗斯)] 提供具有多个源的聚焦射线来实现。因为 γ 刀治疗通常是单次治疗，所以常被称为放射外科，而对于基于 LINAC 的治疗，可以进行单次或多次分割治疗。印第安纳大学医学院的研究者于 1998 年首次介绍了 γ 刀放射外科(GKR)治疗葡萄膜黑色素瘤[101]。19 名葡萄膜黑色素瘤患者接受 40Gy 的处方剂量至 50%等剂量线。中位随访期为 40 个月，3 年和 5 年总生存率分别为 86%和 55%。3 年和 5 年肿瘤控制率均为 94%。GKR 后 31~75 个月 19 例患者中有 6 例(32%)发生远处转移。19 例患者中，2 例病情有改善，

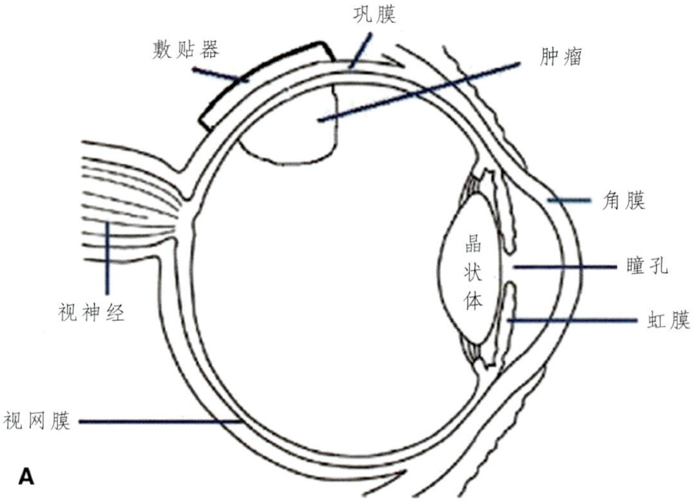

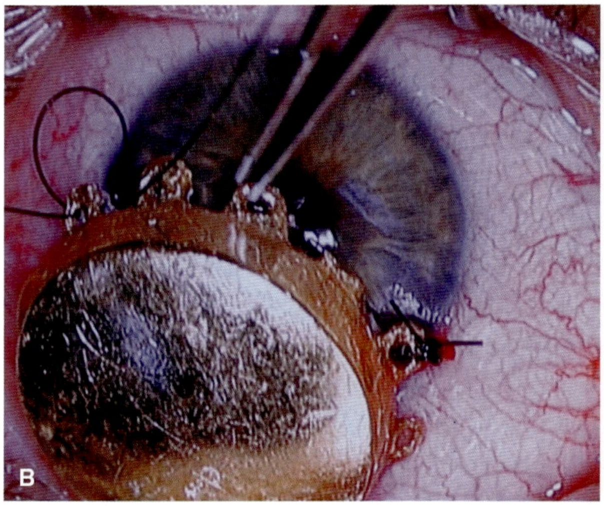

图 38.6　(A) 眼部解剖和根据肿瘤位置确定敷贴器放置位置。(From Chaudhari S, Deshpande S, Anand V, et al. Dosimetry and treatment planning of Occu-Prosta I-125 seeds for intraocular lesions. *J Med Phys* 2008;33:14–18.) (B) 敷贴器近距离放射疗法治疗虹膜黑色素瘤。(From Khan MK, Khan N, Almasan A, et al. Future of radiation therapy for malignant melanoma in an era of newer, more effective biological agents. *Onco Targets* Ther 2011;4:137–148.)

4 例病情稳定，13 例出现视力下降。米兰研究者对 78 例患者进行的更大系列研究中报道了类似的结果[102]。治疗期间剂量调整如下：7 例患者在 50%等剂量线(1994—1995)接受 50Gy，21 例患者在 50%等剂量线接受 40Gy(1995—1999)，47 例患者等剂量线接受 35Gy(2000—2006)。91.0%的患者获得局部控制，并且眼睛保留率为 89.7%。在随访期间观察到相关视力的显著降低。最常见的并发症是渗出性视网膜病变(33.3%)、新生血管性青光眼(18.7%)、放射性视网膜病变(13.5%)和玻璃体积血(10.4%)。

单剂量立体定向放射外科一个理论上的缺点是可能出现并发症，这促使研究者探索葡萄膜黑色素瘤的分次立体定向放射治疗(SRT)[103]。特别是，严重放射性视网膜病变的剂量依赖包括总剂量(>25Gy)和单次剂量(>2Gy)[104,105]。Muller 等[103]对 1999—2007 年间的 102 例葡萄膜黑色素瘤患者的 SRT 分次治疗进行了前瞻性研究。患者存在脉络膜或睫状体的葡萄膜黑色素瘤，肿瘤厚度<12mm，直径<16mm，无转移。立体定向放射治疗技术如 GKR 等，利用固定的体位固定系统，并且使用具有立体定向弧的 6MV 光子以 5 个相等的分数连续 5 天给予 50Gy 的剂量。中位随访 32 个月，96%的患者达到局部控制。放射治疗后 2~85 个月进行 15 次随访，最佳矫正视力(如果需要，使用眼镜时规定为 20/×)从诊断时的平均值 0.26 降至放射治疗后 3 个月的 0.16，然后治疗 4 年后降至 0.03。视力的恶化与治疗的并发症有部分关系。9 例患者发生 3 级或 4 级神经血管性青光眼，其中 8 例需要行眼球摘除术。该 9例患者中，肿瘤位于非前位，睫状体也未接受高剂量，正如所预料的那般，神经血管性青光眼的发生与 3 级视网膜病变相关，这在 19 例患者中可以观察到。作者推测缺血性视网膜病变的物理反应也可能影响睫状体内的血管。13 例患者(13%)发展为 3 级或 4 级视神经病变，与后部肿瘤和视神经剂量相关，单次剂量限制为 4Gy。10 例患者(10%)发生 3 级白内障，这些患者进行眼球摘除和晶状体植入的治疗。白内障形成与剂量相关，晶状体接受中位单次剂量 5Gy，50%的病例出现白内障。作者得出结论，虽然局部控制较高，但二次摘除的患者数量较多，特别是神经血管性青光眼。这些数据表明，需要对该治疗方案反应的持久性和晚期的副作用进行进一步的随访。

视网膜母细胞瘤

视网膜母细胞瘤(Rb)是儿童中最常见的眼部恶性肿瘤，在美国每年约有 300 名儿童发病[104]。发展中国家的发病率较高，其原因尚不明确，可能与社会经济地位较低和某些人乳头状瘤病毒的继发感染有关[105]。Rb 分为可遗传型和非遗传型，约 55%的儿童为非遗传型。如果没有家族史，疾病被标记为散发的，但这并不一定表明它是非遗传型的。因为双侧均患病的病例，其中大部分是可遗传型的，往往没有 Rb 家族史。它可以表现为单侧患病(2/3 的病例)、双侧患病,或少见的三侧性视网膜母细胞瘤,即双眼和松果体均患病[106]。约80%的 Rb 儿童会在 3 岁以前被诊断出,单侧病例的诊断年龄(14~16 个月)较双侧早(29~30 个月)[107-110]。组织学上,Rb 发展自不成熟的视网膜细胞,并取代视网膜和其他眼内组织。肉眼看,在血管附近发现有活性的肿瘤细胞,而在相对无血管区域发现坏死区。显微镜下,可能存在未分化和分化的部分。未分化的部分显示为具有深染细胞核的小的圆形细胞的组成;分化部分包括 Flexner-Wintersteiner 菊形团、Homer-Wright 菊形团和从光感受器分化的菊形团[111]。

Rb 的研究为癌症的遗传基础提供了依据。Rb 基因(*RB*1)位于染色体 13 的长臂上(13q14)。Rb 发生时,13q14 基因位点的两个基因拷贝一定是丢失、缺失、突变或失活的。如果个体遗传的来自母本或父本拷贝的基因有缺陷,那么该个体是杂合子的突变型等位基因。肿瘤的形成需要基因突变或无活性的两个等位基因。这两个突变相关的二次"打击"学说是 Knudson[112]及 Hethcote 和 Knudson[113]提出的,主要是基于双侧 Rb 多灶性的儿童发展为双侧肿瘤的年龄早于单侧单灶的儿童。第一个"打击"可以是遗传的,并且将存在于体内的所有细胞中;第二个"打击"导致剩余的正常等位基因的丧失,并发生在特定的视网膜细胞或细胞周期失调的细胞中[114]。在单发的非遗传型 Rb 中,两次打击发生在受精(体细胞事件)后的单个视网膜细胞,从而导致单侧 Rb。识别 *RB1* 突变对患病的儿童及其兄弟姐妹和其未来的后代都具有重要的管理意义。例如,如果检测到 *RB1* 突变,则可以测试兄弟姐妹、患病儿童和其他亲属的突变。如果他们不携带突变,则不需要进行严格的麻醉下检查[115]。

Rb 最常见和明显的特征是白瞳症, 一种瞳孔变色的表现(图 38.7)。其他较不常见和非特异性的体征和症状是视力恶化、红眼病或眼睛刺激感、生长缓慢或发育迟缓[116]。一些视网膜母细胞瘤的儿童可能发展为斜视,通常称为斗鸡眼(内斜眼)或白眼(外斜眼),[117]。在发展中国家的疾病晚期, 眼睛扩大是常见的表现。基底通常显示白色的肿瘤(图 38.8),经常在视网膜、视网膜下间隙或被称为"种子"的玻璃体中具有卫星病变。继发性浆液性视网膜脱离可能与大的病变相关。为了确认这些表现,需要在麻醉下通过扩大的瞳孔进行详细检查。

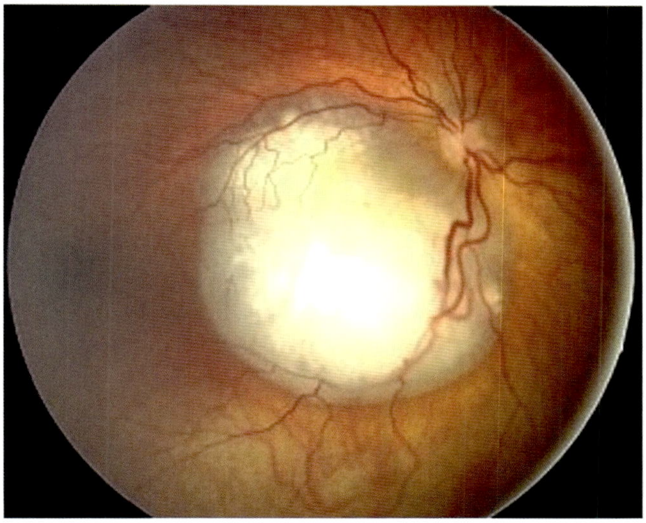

图 38.8　视网膜母细胞瘤的眼底检查。(From Aerts I, Lumbroso-Le Rouic L, Gauthier-Villars M, et al. Retinoblastoma. *Orphanet J Rare Dis* 2006;1:31.)

通常进行眼睛的超声检查以评估眼内肿物,注意有无不均质的钙化以支持 Rb 的诊断。超声检查的敏感性较 CT 差,CT 是检测眼内钙化的理想成像方式。然而,CT 成像方式的应用加剧了 1 岁以下有胚系突变的儿童暴露于辐射的担忧,[118], 但其仍然常常用于确认诊断。脑和眼眶的磁共振成像(MRI)是评估眼外扩展的最灵敏的方法,并且还可提供更好的视神经和松果体区域的成像[119]。在通过影像学判断视神经明显

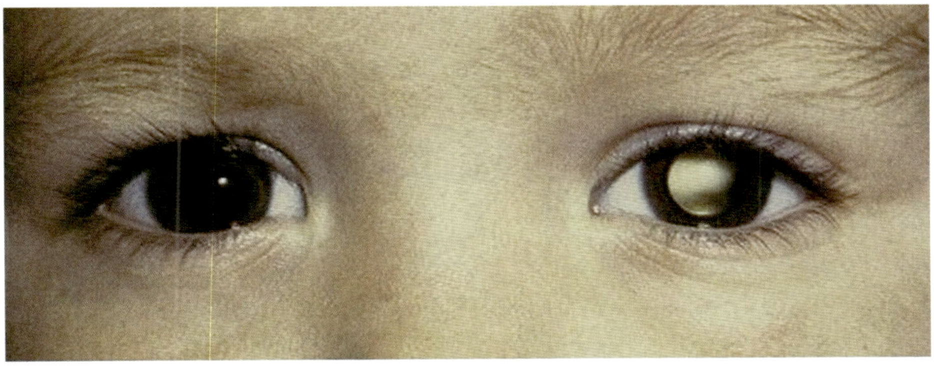

图 38.7　视网膜母细胞瘤的白瞳症。(From Aerts I, Lumbroso-Le Rouic L, Gauthier-Villars M, et al. Retinoblastoma. *Orphanet J Rare Dis* 2006;1:31.)

受侵或在摘除眼的组织病理学检查证实微浸润超过筛板时需要行大脑和脊髓的MRI和脑脊髓液检查。骨髓检查和骨扫描仅在异常血细胞计数或表现为骨转移临床症状的情况下进行。视网膜母细胞瘤的诊断基于眼科医生的检查和影像学特征。通常不进行活检,因为理论上有眼外传播的风险,这可能将可治愈的眼内肿瘤转变为眼外转移性疾病。因此,在缺乏组织诊断的情况下,必须小心排除可能类似视网膜母细胞瘤的良性状况。

Rb可以以各种方式侵犯,包括视神经直接侵入交叉处或通过蛛网膜下腔扩散到脑和脊髓。肿瘤也可以侵入脉络膜和血管层,并通过血液扩散到骨和骨髓[120,121]。前部扩散可发生并涉及静脉通道、结膜和淋巴管,或者通过巩膜侵入眼眶,最终扩散到局部淋巴节点。

治疗

Rb的治疗需要眼科医生、儿科肿瘤医生、放射肿瘤医生、病理学医生、遗传咨询师、社会工作者、护士和其他人员的多学科团队的密切合作。大多数单侧病例存在晚期眼内疾病,需要摘除眼球,这也适用于复发性疾病且无有效视力的眼睛。具有双侧病变的儿童通常需要使用化疗和局部治疗的多模式治疗。应用分期和分类系统来评估预后,特别是对于眼内Rb。20世纪60年代开发了第一个Reese-Ellsworth(R-E)分类系统(表38.2)[122]。具体来说,R-E分类系统共分为5组,以预测应用EBRT治疗眼睛的预后。在较低组别的眼睛有较低的EBRT治疗后摘除风险,而第5组眼睛具有最高的摘除风险。近年来,化疗减少了眼内疾病EBRT的作用,因此R-E的作用降低。Shields等[123]和Murphree等[124]提出了替代方法。专家组2003年在巴黎制定的国际视网膜母细胞瘤分类被许多合作研究组采纳(表38.3)。Chantada等[125]提出了一个针对解决眼外疾病和摘除术后的微病灶的分类系统。

眼球摘除术

大多数单侧Rb的儿童为晚期疾病,需要摘除眼球。眼球摘除术的其他适应证是双侧病变中较晚期的那只眼睛对化疗或其他治疗无反应;无视力的眼睛中有活动性肿瘤;由于虹膜新血管形成或肿瘤侵入到前房中存在青光眼;以及因出血、角膜混浊或白内障无法直接观察到活动性肿瘤[126]。眼球摘除术在>95%的单侧疾病患者中是有效的。大多数治疗中心使用眼眶植入物,并且可以将它们连接到眼眶肌肉,以实现较好的美容效果。

表38.2 视网膜母细胞瘤REESE-ELLSWORTH分类

1组:非常有利于保留视力
A.单发肿瘤,小于4盘径(DD),位于赤道线或赤道线后
B.多发肿瘤,均小于4DD,均位于赤道线或赤道线后
2组:有利于保留视力
A.单发肿瘤,4~10DD,位于赤道线或赤道线后
B.多发肿瘤,4~10DD,赤道线后
3组:有可能保留视力
A.任何病变,位于赤道线之前
B.单发肿瘤,大于10DD,位于赤道线后
4组:不利于保留视力
A.多发肿瘤,有些大于10DD
B.任何病变向前延伸至锯齿缘
5组:非常不利于保留视力
A.大肿瘤,侵犯视网膜一半以上
B.玻璃体种植

外照射放射治疗

1903年Hilgartner[127]首次报道Rb是一种高度放射敏感的肿瘤。由于其放射敏感的特点,大多数Rb病例历史上的一线治疗方式都是外照射放射治疗。患者给予42~50Gy的剂量,单次剂量1.5Gy~2.0Gy,R-E分级中1~4组的患者眼睛保存率为87%,5组为29%[128]。然而,在过去15年中,由于放射诱发的生长畸形,骨肉瘤和骨肉瘤发展相关的死亡使放射治疗应用有所减少[129-131]。但EBRT在Rb的治疗中仍然具有重要地位,特别是补救治疗,或者更准确的说法是对应用化疗和其他局部治疗抗拒的肿瘤起巩固治疗的作用。其他适应证包括病变太大、病变数量多,或者接近视盘或视网膜中央凹的病灶,以保护中心视力为目的的治疗。EBRT在玻璃体内种植灶的治疗中也有特殊作用[132]。Chan等[133]报道了22例双侧Rb患者中对化疗和局部治疗不完全反应的36只眼睛接受了EBRT。32只眼睛接受采用晶状体保护的EBRT,其余接受全眼EBRT,剂量为40~44Gy,20~22次分割。眼睛保存率为83%,67%的患者在EBRT后不需要进一步治疗。记录了19只眼的视力,其中10只为6/9~6/5,3只为6-18-6/36,6只为6/60或更差。副作用仅限于白内障和干眼,但随访(中位40个月)不足以评估第二原发恶性肿瘤。研究者得出结论,在化疗和其他局部治疗难治的情况下,EBRT对双侧Rb能有效维持有效视力的眼睛。在更晚期的人群中,Kingston等[134]评价了14例R-E分级中第4组患者在卡铂、依托泊苷和长春新

表 38.3 视网膜母细胞瘤的国际分期

分组	亚组	快速参考	特征
A	A	小肿瘤	视网膜母细胞瘤≤3mm[a]
B	B	大肿瘤	视网膜母细胞瘤>3mm[a]
		黄斑	黄斑视网膜母细胞瘤位置(距中央凹<3mm)
		近视盘	近视盘视网膜母细胞瘤位置(距视盘≤1.5mm)
		视网膜下积液	新增的视网膜下积液 (距边缘≤3mm)
C		局灶型播散	视网膜母细胞瘤伴有:
	C1		视网膜下播散,距视网膜母细胞瘤≤3mm
	C2		玻璃体播散, 距视网膜母细胞瘤≤3mm
	C3		视网膜下和玻璃体播散,距视网膜母细胞瘤≤3mm
D		弥漫型播散	视网膜母细胞瘤伴有:
	D1		视网膜下播散,距视网膜母细胞瘤>3mm
	D2		玻璃体播散, 距视网膜母细胞瘤>3mm
	D3		视网膜下和玻璃体播散,距视网膜母细胞瘤>3mm
E		外侵性视网膜母细胞瘤	外侵性视网膜母细胞瘤超过眼球的 50%或新生血管性青光眼
			前房、玻璃体或视网膜下出血所致不透光
			侵犯视神经后层、脉络膜(>2mm)、巩膜、眼眶、前房

[a] 指 3mm 的基底尺寸或厚度。

碱诱导化疗后应用巩固性 EBRT(40~44Gy)的作用。4 只眼睛因发病时病变严重行摘除术, 其余的 20 只眼睛中有 6 只需要摘除(4 只复发,2 只为新生血管性青光眼)。在 12 例存活的患儿中,5 例至少一只眼睛具有比 1/60 更好的视力。因此,尽管大多数归为每 4 组的眼睛可以被抢救,但视力通常较差。

Rb 中的放射治疗技术应当均匀覆盖整个视网膜,接近锯齿缘并覆盖 10mm 的视神经, 同时尽可能避开晶状体和骨结构[132]。在临床实践中的挑战是要达到将整个视网膜包括在放射治疗野中并保护晶状体的双重目标。历史上,单侧野用于一只眼睛的放射治疗,平行对穿野用于两只眼睛的放射治疗。这些“D 形”野的边界往往是骨质眼眶的外侧缘, 这可导致前部视网膜的剂量不足,从而导致局部放疗失败。McCormick 等[135]报道了在使用晶状体保护的侧向技术时有 2/3 的病例出现局部失败。基于这些原因,开发了更复杂的技术,例如前晶状体保护技术、改良的斜角侧野技术、使用电子线的前处理技术和多个非共面弧照射等[136-139]。

适形或 IMRT 非常适合治疗小肿瘤,如 Rb。Krasin 等[140]做了一项计划研究,应用前外侧 X 线和前方电子线用于治疗整个眼球时,IMRT 优于适形。IMRT 可最大限度地减少周围骨性眼眶和其他正常组织的受量。由于急性和晚期毒性与正常组织的体积和剂量有关,已经考虑应用质子治疗法治疗 Rb,另外质子治疗还具有减少正常组织的低剂量照射的优点。Lee 等[141]比较了质子治疗与三维适形放射治疗、IMRT 和电子线治疗整个视网膜和玻璃体腔的疗效。质子治疗提供了更好的靶区覆盖与更好的正常组织保护, 理论上可能有很好的治疗增益比。Krengli 等[142]得出了类似的结论,使用质子对不两只的眼内肿瘤位置和射野设计能够更好地覆盖靶区和保护晶状体。因为第二恶性肿瘤风险高,如质子束照射等聚焦技术在 Rb 的治疗中应该慎重选择。接受 EBRT 治疗的遗传型疾病患者的第二原发肿瘤累积发生率为 35%,而未接受 EBRT 治疗的患者为 6%,如果在 1 岁之前放射治疗,风险更高[143,144]。EBRT 治疗相关的其他并发症还有白内障、神经损伤、全部视网膜血管闭塞、玻璃体积血、面部和颞骨发育不全等[145]。

近距离治疗

使用碘 -125(^{125}I)、金(Au)和最近更多应用钌(Ru)的近距离治疗已经用于选择性的 Rb 病例中[146]。目的是在 2~4 天的时间内给予肿瘤 40~45Gy 的剂量。这种治疗限于基部<16mm 和厚度为 8mm 的肿瘤,并且可以用作初始治疗,或更常见地用于初始治疗失败的患者,包括先前的 EBRT 治疗[147-150]。Shields 等[151]报道使用这种方法 5 年局部控制率为 79%。副作用包括视神经病变、放射性视网膜病变和白内障形成,但通常不如 EBRT 常见。第二原发恶性肿瘤似乎与这种类型的局部治疗无关。相对禁忌证包括较大的肿瘤和累及黄斑的病变。

热疗

热疗是利用红外辐射直接对肿瘤进行加热。温度达到 45℃~60℃之间并低于凝固阈值, 因此可避免视网膜血管凝结[151,152]。单独的热疗可用于直径≤3mm 的无玻璃体或视网膜下播散的小病变。在一项含 91 个肿瘤的研究中,92%的直径<1.5mm 的肿瘤单独用热疗

法获得了肿瘤控制[153]。

化学热疗和激光光凝

较大的肿瘤或视网膜下播散的肿瘤通常用热疗和化疗(化学热疗)的联合治疗,常在数小时内完成。一项包括188例视网膜母细胞瘤的研究中,86%的病例实现了肿瘤控制[154]。并发症包括局灶性虹膜萎缩、晶状体浑浊、视盘扇形萎缩、视网膜牵引、视盘水肿、视网膜血管闭塞、视网膜脱离和角膜水肿。化学热疗对邻近中心凹和视神经的小肿瘤患者尤其有用,因为这些肿瘤患者在应用放射治疗或激光光凝治疗后可能导致显著的视觉丧失。激光光凝仅适用于后部小肿瘤,目的是停止肿瘤的血液供应[155]。通常需要每月进行2~3次才能达到有效治疗。这种治疗的并发症包括视网膜脱离、视网膜血管闭塞、视网膜牵引和视网膜前纤维化。

冷冻疗法

冷冻疗法使肿瘤组织快速冷冻,导致对血管内皮的损伤,伴有继发性血栓形成和肿瘤组织梗死。它可以用于外周小肿瘤或以前用其他方式治疗的复发性小肿瘤的主要治疗。肿瘤通常每个周期治疗3次,每月1次或2次。90%的直径<3mm的肿瘤可以永久性治愈,并发症很少并且极少发生严重并发症[156]。可能发生暂时性结膜水肿和局部浆液性视网膜脱离。在体积较大的或先前照射的肿瘤中可以观察到玻璃体积血。

化疗

自20世纪90年代初以来,化疗已被用于治疗眼内视网膜母细胞瘤。化疗可用于减小肿瘤的体积,以进行局部眼科治疗,包括以根除剩余病灶为目的的冷冻疗法、激光光凝术或热疗法。这种综合治疗的优势是可避免EBRT或摘除术,从而减少潜在的长期副作用,同时抢救尚有功能的视力。眼内Rb化疗的常见适应证包括由于肿瘤体积较大而单独局部治疗无效的肿瘤。化疗可用于单侧或双侧患病的儿童,但许多患有单侧疾病的患者被诊断为晚期疾病,需行摘除术。许多研究显示化疗在R-E分级的1~3组中可有效地减少EBRT或摘除术的使用,同时证明在4组或5组中的效果欠佳[157-165]。通常使用卡铂、长春新碱和依托泊苷进行化疗,并且在一些机构中已将环孢菌素添加到治疗方案中以降低耐药性[166]。不同研究者的化疗方案在周期的数量和频率方面有所不同,但通常可耐受,骨髓抑制相关的感染风险也在预计范围内。仍然存在第二原发恶性肿瘤的潜在风险,特别是在使用依托泊苷时[167]。R-E分级中5组的患者,尤其是那些有玻璃体播散的患者,在避免行EBRT或眼球摘除术方面,单独化疗并不是很有效。Friedman等[165]的研究显示,30只分级为5组的眼睛中,只有53%可以单独用化疗进行控制。基于这些数据,较新的方案纳入了卡铂、长春新碱和依托泊苷,以及眼球盘膜下应用卡铂治疗病变更晚期的眼睛[168,169]。弥漫性玻璃体中播散的眼睛很少单独对化疗有反应,而EBRT治疗效果也有限,需要探索新的治疗方法。用于玻璃体或视网膜下播散患者的新型治疗包括眼动脉选择性导管插入的动脉内化疗(IAC)[170]。Gobin等[170]报道了78例患者(95只眼睛)用美法仑IAC时应用或不应用托泊替康,评价治疗效果、眼部无病(RT或摘除)存活期及眼内和眼外并发症。该方法在98.5%的病例中获得了成功,所有眼睛的2年眼部无病存活率为70%,接受IAC作为初始治疗的眼睛为82%,先前用化疗或EBRT治疗的眼睛为58%,且无永久性并发症。Abramson等[171]报道了应用IAC治疗的67例(76只眼睛)患者类似的令人鼓舞的结果。在未治疗的眼睛中,仅视网膜下播散的眼睛挽救率为83%,仅有玻璃体播散的眼睛挽救率为64%,而两者都有的眼睛挽救率为80%。也有研究报道了其他治疗策略。最近一项研究在既往接受过治疗的玻璃体播散患者中使用腺病毒载体递送单纯疱疹病毒胸苷激酶基因后应用更昔洛韦治疗表现出持续的临床和组织病理学反应[172]。应该鼓励在这些患者中使用这些新疗法的临床试验。

眼外病变的治疗

患有眼外疾病的患者往往预后不良,但是最近应用化疗和EBRT联合治疗的研究结果令人鼓舞。Chantada等[173]报道了15例具有眼眶或眼前病变的患者,应用长春新碱、多柔比星和环磷酰胺或长春新碱、伊达比星、环磷酰胺、卡铂和依托泊苷进行化疗其5年无事件生存率为84%。这些患者眼眶病变的视交叉以及伴有耳前淋巴结受累的淋巴结区还接受了45Gy的EBRT。有些报告表明,高剂量化疗与干细胞移植结合EBRT治疗体积大的肿瘤是可以获益的,一些不涉及中枢神经系统远处转移的患者可获得长期生存[174-177]。

原发性眼内淋巴瘤

原发性眼内淋巴瘤(PIOL),也称为眼网状细胞肉瘤,是临床上少见的在视网膜或玻璃体中出现的非霍奇金淋巴瘤[178]。该病通常发生于50~60岁的慢性、复发性和类固醇抗性葡萄膜炎和玻璃体炎患者。患者常常抱怨视力模糊、无痛性视力丧失和浮游物感。眼内淋巴瘤可以在原发性中枢神经系统淋巴瘤之前或之后独立地发生。PIOL 在 60%~85%的病例中可进展为颅内浸润[179,180]。PIOL 一直以来很难诊断,从症状发作到明确诊断通常需要几年时间,这在许多情况下可能导致不理想的结果[181]。由于肿瘤的发病率较低,PIOL 的最佳治疗方法尚不清楚。在没有中枢神经系统疾病的情况下,双眼给予 35~45Gy 的放射治疗可达到持续的肿瘤控制[179,182]。然而,考虑到中枢神经系统复发的风险,研究者已使用化疗作为初始治疗,放射治疗作为巩固治疗[183,184]。因为甲氨蝶呤和胞嘧啶阿糖胞苷能够穿过血眼屏障而成为最常用的化疗药物。

视神经胶质瘤

视神经胶质瘤,伴或不伴下丘脑受累,发生率约为 1/100 000,其中 90%出现在 20 岁以前[185]。这些肿瘤大多数是毛细胞性或低级别星形细胞瘤[186]。在不治疗的情况下,临床病程包括视力恶化、进行性视野缺损、内分泌或智力损伤,以及由于局部肿瘤进展导致高达 30%的死亡率[187,188]。有多种治疗策略,包括病情监测、化疗、放射治疗、手术或一些综合治疗。治疗取得的进展可使相关患者达到 90%至 100%的特异性存活率,除外预后较差的神经纤维瘤病相关的患者[189,190]。因此,视神经胶质瘤的多学科综合治疗至关重要,可减少治疗相关的并发症。手术的作用有限,但对于肿瘤局限于单一视神经且没有有效视力的患者来说,这可能是一种合理的治疗选择。在完全切除后有约 5%的局部失败率[185]。放射治疗后 10 年生存率为 40%~93%,但可能会有潜在的长期严重并发症,包括内分泌问题、神经发育障碍和第二原发肿瘤[191]。大多数研究中心对这些副反应都十分关注,以至于其要求任何年龄段的儿童均要以化疗作为初始治疗,以延迟放射治疗的时间,直至病情进展。调查人员发现,使用这种方法,放射治疗时间可以延迟 2.5~3 年[189]。

放射治疗的主要适应证是进展期的疾病,放射治疗剂量为 45~60Gy,单次分割剂量为 1.8~2.0Gy[190,192]。Erkal 等[190]报道了 1973—1994 年间接受治疗的 33 例视神经胶质瘤(OPG)患儿,其中 24 例儿童患有 OPG,9 名患有视交叉-下丘脑神经胶质瘤。6 例患儿中存在神经纤维瘤病的证据。22 例行次全切除术,活检 7 例。中位总剂量在为 50Gy/25 次,平均随访时间为 13.6 年。10 年总生存率、无进展生存率和肿瘤特异性生存率分别为 79%、77%和 88%。视神经胶质瘤与视交叉-下丘脑神经胶质瘤之间的任何生存率的差异不具有统计学意义,但无神经纤维瘤病者有显著的无进展生存和肿瘤特异性生存获益。Grabenbauer 等[192]也报道了一项 OPG 研究,评估了视力结果。25 例患者在手术或活检后接受放射治疗。放射治疗靶区包括 CT 或 MRI 所示肿瘤周围 0.5~1cm 的边缘。根据年龄调整的放射治疗剂量范围在 45~60Gy,单次分割剂量为 1.6~2Gy。10 年总生存率和无进展生存率分别为 94%和 69%。患者治疗时大于 10 岁和放疗总剂量>45Gy 可显著改善无进展生存期。下丘脑功能降低也与年龄相关,69%的患者年龄在 10 岁以下,而 10 岁以上的患者发生这种情况的比例为 25%。36%的视力得到改善,52%保持稳定,12%有可测量的恶化。作者得出结论,对于进展性 OPG 患者,应该考虑应用总剂量高于 45Gy 的术后放射治疗。对生长激素、甲状腺和肾上腺功能的终身年度评估也至关重要,特别是对于 10 岁以下的儿童来说,迫切需要替代疗法。

如同其他部位的儿科恶性肿瘤一样,放射治疗技术应重视对正常组织的保护。Combs 等[193]报告了 15 例使用分次立体定向放射治疗(FSRT)治疗患者的中位剂量为 50.2Gy,单次分割剂量为 1.8Gy。3 年和 5 年的无进展生存率分别为 92%和 72%。功能保留结果令人鼓舞,只有 2 例患者在放射治疗后视力恶化。7 例已经存在内分泌病的患者,治疗后只有 1 例患者出现新的内分泌功能障碍,这表明 FSRT 是 OPG 的有效选择。然而,因为适形放射治疗、IMRT 和 FSRT 时大量的颅内组织会接受低剂量的、潜在的致突变剂量的辐射,常伴有发生第二原发恶性肿瘤的风险。因此,有些学者提出了质子束放射治疗[194]。Fuss 等[194]对 7 例 OPG 的质子束放射治疗与适形放疗计划进行了比较,发现质子束放疗在高、低剂量区域均对正常组织提供了足够的保护。在>80cm^3 的肿瘤中,差异更明显,但即使在<20cm^3 的肿瘤中,接受均一低至中等剂量的矩形放射治疗要以更多的正常组织受照射为代价。

眼眶肿瘤

原发性眼眶淋巴瘤

眼眶非霍奇金淋巴瘤(NHL)仅占 NHL 的 0.01%,通常是 B 细胞淋巴瘤[195]。根据疾病的分期和分级,治疗方式包括观察治疗、一线化疗或化疗后放射治疗,但是放射治疗通常是位于眼眶 NHL 的治疗选择[196,197]。使用

30~36Gy 的剂量可以实现 90%~100%的局部控制[197]。以往放射野常为眼眶顶点前野或楔形板的前野和后野。其晚期效应包括白内障形成、晶状体溃疡、青光眼和泪腺并发症[197]。最近,研究人员报道了在眼眶淋巴瘤中使用 IMRT 能够减少对侧眼眶、泪腺和晶状体的受照剂量(图 38.9)[198]。

结膜肿瘤

结膜肿瘤包括多种类型,从良性乳头状瘤到恶性病变如鳞状细胞癌(SCC)。如位于其他部位的肿瘤一样,这些肿瘤的放射治疗与组织学类型相关。例如,单独应用放射治疗已有效治疗黏膜相关淋巴组织(MALT)淋巴瘤,其局部控制率接近 100%[199]。Hashimoto 等[200]报道了一组眼附属器的 MALT 淋巴瘤患者行放射治疗, 其中 37 例存在结膜疾病,中位剂量为 30.6Gy,局部控制率为 100%。电子束治疗时往往根据病灶侵犯程度尽可能使用晶状体保护技术(图 38.10)。SCC 的治疗可选择有或没有辅助冷冻治疗或局部治疗的切除,而晚期病例可能需要行眼眶肿物切除[201,202]。包括光子、质子和电子束治疗的多种放射治疗方式已应用于初始治疗、辅助治疗和挽救治疗[203,204]。然而,最常见的是,疾病复发的患者使用放射治疗。如他部位的 SCC 一样,靶区通常包括约 1cm 的肿瘤边缘,放射剂量约 60Gy[205]。

眼睑皮脂腺癌

皮脂腺癌发生在眶周区域,通常位于眼睑[206]。它可以表现出侵袭性的局部症状, 并可转移到局部淋巴结和远处器官。老年人好发,但是在既往应用放射治疗的视网膜母细胞瘤患者中,发生频率更高,发病年龄更早[207-209]。相关的主要系统性疾病是 Muir-Torre 综合征,一种常染色体显性遗传综合征,发生淋巴腺瘤、皮脂腺癌、角化棘皮瘤和胃肠道恶性肿瘤的风险较高[210]。眼睑皮脂腺癌最常见的转移是经淋巴管向局部淋巴结转移。既往约有 30%的病例发生区域性淋巴结转移,但近年来转移的发生率有所降低[211,212]。源自上眼睑的肿瘤往往转移到耳前和腮腺淋巴结,这是最常见的转移部位。下眼睑区域的肿瘤可转移到下颌下和颈部淋巴

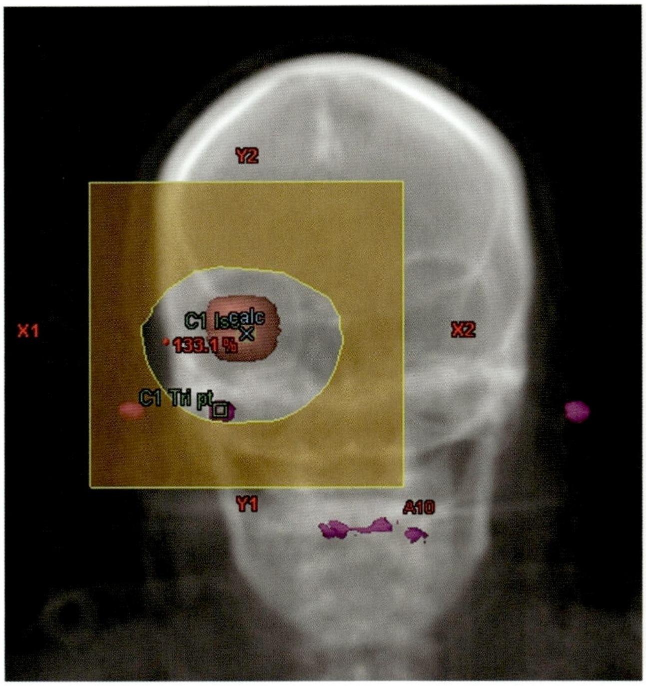

图 38.10 结膜黏膜相关淋巴组织淋巴瘤的电子束治疗。患者应用 9MeV 电子线接受 30.6Gy 的剂量。鉴于病灶的侵犯程度,未保护晶状体。

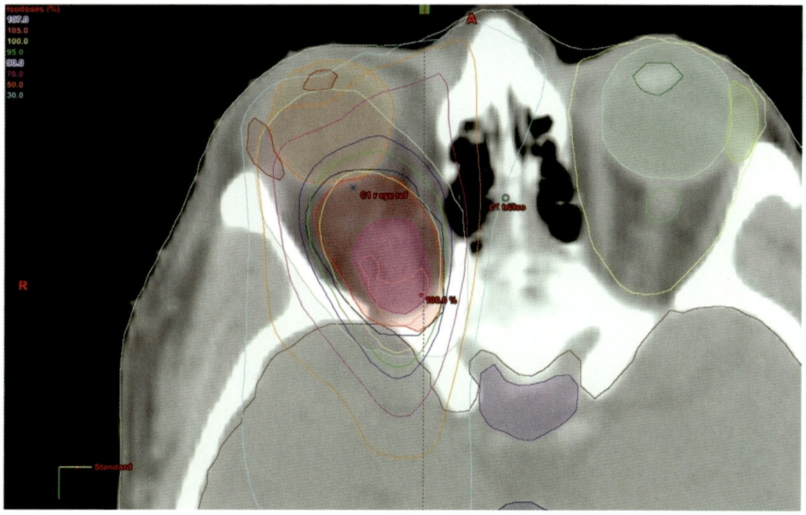

图 38.9 原发性眼眶淋巴瘤调强放射治疗时对晶状体、泪腺和对侧眼眶的保护。

结，在放射治疗计划中需要考虑这些因素。直到最近，眶内容摘除术被广泛认为是侵犯大部分结膜和侵入眼眶的皮脂腺癌的唯一合理的治疗选择。然而，局部切除联合辅助治疗，如局部化疗或冷冻治疗，已经越来越得到认可[213,214]。剂量约 60Gy 的 EBRT 很少用于初始治疗，但应根据局部淋巴结转移或复发性疾病等高危因素而进行决定[215]。

眼眶横纹肌肉瘤

在美国，每年约 250~300 名儿童新发横纹肌肉瘤（RMS）。1950 年，Stobbe 和 Dargeon[216]证实放射治疗提高了头颈部位未完全切除 RMS 患者的预后。1961 年，Pinkel 和 Pinkren[217]主张完全手术切除术和术后放射治疗后加辅助化疗，这是实体肿瘤多模式治疗的开始。认识到这种多种模式联合治疗的价值以及这些肿瘤相对少见，三个美国合作儿科癌症研究组在 1972 年成立了横纹肌肉瘤研究合作小组（IRS），以研究 RMS 的生物学特征和治疗方法。自那时起，已经完成了包括近 5000 例患者的 5 个连续的临床研究：IRS-Ⅰ（1972—1978）；IRS-Ⅱ（1978—1984）；IRS-Ⅲ（1984—1991）；IRS-Ⅳ预试验（仅用于晚期疾病患者；1987—1991）；IRS-Ⅳ（1991—1997）[218-223]。头颈部区域是最常见的发病部位，占 IRS 研究中约 35%的患者[224]。这些肿瘤最常见的是胚胎亚型，很少扩散到局部淋巴结。眼眶肿瘤常伴突眼，偶尔合并眼肌麻痹（图 38.11）。RMS 的现代治疗方法包括联合化疗后放射治疗。在计划放射治疗时，必须考虑化疗前以及化疗后肿瘤的体积。McDonald 等[225]报道了 20 例头颈部 RMS（两个眼眶）患者根据协作组指南给予 IMRT 总剂量为 50Gy 的治疗结果。将化疗前肿瘤体积外扩 1~2cm 的边缘作为初始靶区，放射治疗至 30.6~36Gy 后，缩野至化疗后肿瘤外扩 0.5~1cm 边缘，避开明显的正常组织，仅 1 例患者在 50 个月后复发。3 年无进展生存率、总生存率和中枢神经系统失败率分别为 74%、76%和 7%。

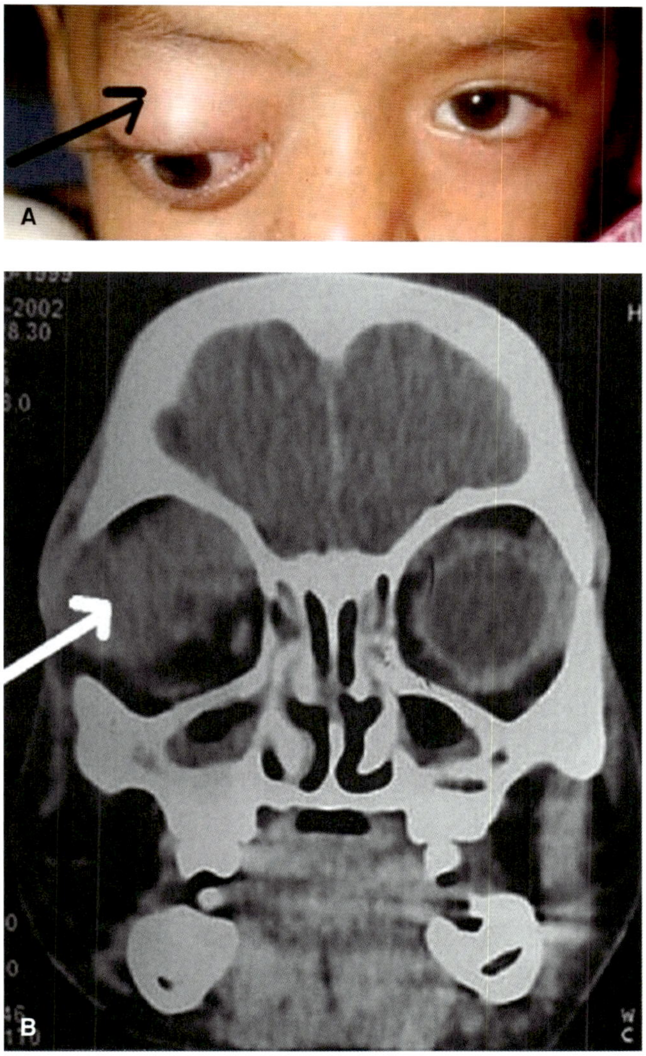

图 38.11　（A）眼眶横纹肌肉瘤。（B）眼眶横纹肌肉瘤冠状位 CT 扫描。（From Das JK, Tiwary BK, Paul SB, et al. Primary orbital rhabdomyosarcoma with skeletal muscle metastasis. *Oman J Ophthalmol* 2010;3:91–93.）

眼眶周围皮肤肿瘤

眼睑和眶周皮肤的皮肤肿瘤包括最常见的基底细胞癌（BCC）、SCC，也包括如 Merkel 细胞癌（MCC）等罕见的组织学类型[203,226]。对于小 BCC 和 SCC，单一治疗方式如手术治疗或放射治疗即可获得良好的局部控制，但是由于美观问题更常使用放射治疗。对于更晚期的肿瘤或更具侵袭性的组织学类型，例如 MCC，通常推荐手术治疗联合放射治疗。低能量电子束治疗十分有效，且可以用眼罩装置。皮肤肿瘤的放射治疗应用标准分割方式时需要 60Gy 或更高的根治剂量，但若要缩短治疗持续时间和最大限度地减少眼罩放置所致眼外伤时可以改变分割模式。

（范秉杰 译　胡漫 徐瑾 校）

部分参考文献

本章全部参考文献请登录网站：http://www.tsttpc.com/download_list.html

2. Shields CL, Shields JA, Gross N, et al. Survey of 520 eyes with uveal metastases. *Ophthalmology* 1997;104:1265–1276.
4. Stephens LC, Schultheiss TE, Peters LJ, et al. Acute radiation injury of ocular adnexa. *Arch Ophthalmol* 1988;106:389–391.
6. Stafford SL, Kozelsky TF, Garrity JA, et al. Orbital lymphoma: radiotherapy outcome and complications. *Radiother Oncol* 2001;59:139–144.
8. Goyal S, Cohler A, Camporeale J, et al. Intensity-modulated radiation therapy for orbital lymphoma. *Radiat Med* 2008;26:573–581.
12. Merriam GRSA, Focht EF. The effects of ionizing radiations on the eye. *Radiat Ther Oncol* 1972;6:346–385.
15. Hall P, Granath F, Lundell M, et al. Lenticular opacities in individuals exposed to ionizing radiation in infancy. *Radiat Res* 1999;152:190–195.
19. Parsons JT, Bova FJ, Fitzgerald CR, et al. Radiation retinopathy after external-beam irradiation: analysis of timedose factors. *Int J Radiat Oncol Biol Phys* 1994;30:765–773.
35. Singh A D, Kaiser P K. Uveal vascular tumors. In: Singh AD, Damato BE, Pe'er J, et al., eds. *Clinical ophthalmic oncology.* Philadelphia: Saunders-Elsevier, 2007:289–299.
39. Freire JE, DePotter P, Brady LW, et al. Brachytherapy in primary ocular tumors. *Semin Surg Oncol* 1997;13:167–176.
50. Matthiesen C, Bogardus C Jr, Thompson JS, et al. The efficacy of radiotherapy in the treatment of orbital pseudotumor. *Int J Radiat Oncol Biol Phys* 2011;79:1496–1502.
53. Bartalena L, Baldeschi L, Dickinson A, et al. Consensus statement of the European Group on Graves' orbitopathy (EUGOGO) on management of GO. *Eur J Endocrinol* 2008;158:273–285.
67. Bradley EA, Gower EW, Bradley DJ, et al. Orbital radiation for graves ophthalmopathy: a report by the American Academy of Ophthalmology. *Ophthalmology* 2008;115:398–409.
68. Shields JA, Shields CL. *Metastatic tumors to the intraocular structures. Intraocular tumors: a text and atlas.* Philadelphia: WB Saunders, 1992:207–238.
69. Demirci H, Shields CL, Chao AN, et al. Uveal metastasis from breast cancer in 264 patients. *Am J Ophthalmol* 2003;136:264–271.
70. Rosset A, Zografos L, Coucke P, et al. Radiotherapy of choroidal metastases. *Radiother Oncol* 1998;46: 263–268.
71. Shields CL, Shields JA, De Potter P, et al. Plaque radiotherapy for the management of uveal metastasis. *Arch Ophthalmol* 1997;115:203–209.
80. Shields CL, Shields JA, Kiratli H, et al. Risk factors for growth and metastasis of small choroidal melanocytic lesions. *Ophthalmology* 1995;102:1351–1361.
83. Earle JD. Results from the Collaborative Ocular Melanoma Study (COMS) of enucleation versus preoperative radiation therapy in the management of large ocular melanomas [letter]. *Int J Radiat Oncol Biol Phys* 1999;43:1168–1169.
91. Finger PT, Chin KJ, Duvall G. Palladium-103 for Choroidal Melanoma Study Group. Palladium-103 ophthalmic plaque radiation therapy for choroidal melanoma: 400 treated patients. *Ophthalmology* 2009;116:790–796.
95. Shields CL, Shields JA, Cater J, et al. Plague radiotherapy for uveal melanoma: long term visual outcome in 1106 consecutive patients treated between 1976 and 1992. *Arch Ophthalmol* 2000;118:1219–1228.
96. Lane AM, Kim IK, Gragoudas ES. Proton irradiation for peripapillary and parapapillary melanomas. *Arch Ophthalmol* 2011;129:1127–1130.
97. Gragoudas ES, Lane AM. Uveal melanoma: proton beam irradiation. *Ophthalmol Clin North Am* 2005;18:111–118.
99. Gragoudas E, Li W, Goitein M, et al. Evidence-based estimates of outcome in patients irradiated for intraocular melanoma. *Arch Ophthalmol* 2002;120:1665–1671.
102. Modorati G, Miserocchi E, Galli L, et al. Gamma knife radiosurgery for uveal melanoma: 12 years of experience. *Br J Ophthalmol* 2009;93:40–44.
112. Knudson AG Jr. Mutation and cancer: statistical study of retinoblastoma. *Proc Natl Acad Sci USA* 1971;68:820–823.
123. Shields CL, Mashayekhi A, Demirci H, et al. Practical approach to management of retinoblastoma. *Arch Ophthalmol* 2004;122:729–735.
124. Murphree AL. Intraocular retinoblastoma: the case for a new group classification. *Ophthalmol Clin North Am* 2005;18:41–53.
125. Chantada G, Doz F, Antoneli CB, et al. A proposal for an international retinoblastoma staging system. *Pediatr Blood Cancer* 2006;47:801–805.
135. McCormick B, Ellsworth R, Abramson D, et al. Radiation therapy for retinoblastoma: comparison of results with lens-sparing versus lateral beam techniques. *Int J Radiat Oncol Biol Phys* 1988;15:567.
140. Krasin MJ, Crawford BT, Zhu Y, et al. Intensity-modulated radiation therapy for children with intraocular retinoblastoma: potential sparing of the bony orbit. *Clin Oncol (R Coll Radiol)* 2004;16:215–222.
141. Lee CT, Bilton SD, Famiglietti RM, et al. Treatment planning with protons for pediatric retinoblastoma, medulloblastoma, and pelvic sarcoma: how do protons compare with other conformal techniques? *Int J Radiat Oncol Biol Phys* 2005;63:362–372.
151. Shields CL, Shields JA, Cater J, et al. Plaque radiotherapy for retinoblastoma: Long-term tumor control and treatment complications in 208 tumors. *Ophthalmology* 2001;108:2116–2121.
162. Kingston JE, Hungerford JL, Madreperla SA, et al. Results of combined chemotherapy and radiotherapy for advanced intraocular retinoblastoma. *Arch Ophthalmol* 1996;114:1339–1343.
168. Abramson DH, Frank CM, Dunkel IJ. A phase I/II study of subconjunctival carboplatin for intraocular retinoblastoma. *Ophthalmology* 1999;106:1947–1950.
170. Gobin YP, Dunkel IJ, Marr BP, et al. Intra-arterial chemotherapy for the management of retinoblastoma: four-year experience. *Arch Ophthalmol* 2011;129:732–737.
171. Abramson DH, Marr BP, Dunkel IJ, et al. Intra-arterial chemotherapy for retinoblastoma in eyes with vitreous and/or subretinal seeding: 2-year results. *Br J Ophthalmol* 2012;96:499–502.
177. Kremens B, Wieland R, Reinhard H, et al. High-dose chemotherapy with autologous stem cell rescue in children with retinoblastoma. *Bone Marrow Transplant* 2003;31:281–284.
184. Isobe K, Ejima Y, Tokumaru S, et al. Treatment of primary intraocular lymphoma with radiation therapy: a multi-institutional survey in Japan. *Leuk Lymphoma* 2006;47:1800–1805.
192. Grabenbauer GG, Schuchardt U, Buchfelder M, et al. Radiation therapy of optico-hypothalamic gliomas (OHG)-radiographic response, vision and late toxicity. *Radiother Oncol* 2000;54:239–245
193. Combs SE, Schulz-Ertner D, Moschos D, et al. Fractionated stereotactic radiotherapy of optic pathway gliomas: tolerance and long-term outcome. *Int J Radiat Oncol Biol Phys* 2005;62:814–819.
197. Bolek TW, Moyses HM, Marcus RB Jr, et al. Radiotherapy in the management of orbital lymphoma. *Int J Radiat Oncol Biol Phys* 1999;44:31–36.
200. Hashimoto N, Sasaki R, Nishimura H, et al. Long-term outcome and patterns of failure in primary ocular adnexal mucosa-associated lymphoid tissue lymphoma treated with radiotherapy. *Int J Radiat Oncol Biol Phys* 2012;82:1509–1514.
211. Shields JA, Demirci H, Marr BP, et al. Sebaceous carcinoma of the eyelids. Personal experience with 60 cases. *Ophthalmology* 2004;111:2151–2157.
218. Anderson GJ, Tom LW, Womer RB, et al. Rhabdomyosarcoma of the head and neck in children. *Arch Otolaryngol Head Neck Surg* 1990;116:428.
225. McDonald MW, Esiashvili N, George BA, et al. Intensity-modulated radiotherapy with use of cone-down boost for pediatric head-and-neck rhabdomyosarcoma. *Int J Radiat Oncol Biol Phys* 2008;72:884–891.

第 39 章
耳部肿瘤

Tony J.C. Wang, K.S. Clifford Chao

解剖

耳部由外耳、中耳和内耳三部分组成，是由三个胚层发育而来的：外胚层、中胚层和内胚层。

外耳主要由耳廓、外耳道和鼓膜组成（图 39.1）。耳廓由皮肤覆盖下的弹性软骨组成。外耳道为连接鼓膜与外界的通道，长约 2.4cm。其外 1/3 为软骨性，略为狭窄的内 2/3 为骨性。外耳道在前方与腮腺交汇于颞下颌关节处。耳廓在下方邻近颈静脉球，为面神经穿过颈乳孔下行之处。外耳道的皮肤与耳廓皮肤相延续，而且其外 1/3 含有毛囊、皮脂腺和耵聍腺。鼓膜作为耳道与中耳的分界线，由复层鳞状上皮组成。

鼓室或中耳容纳着听小骨并且通过咽鼓管与咽部相通。中耳腔由黏膜骨膜覆盖，而咽鼓管由复层柱状上皮组成，在其靠近咽部的 2/3 含有丰富的黏液腺。咽鼓管总长度为 3.5cm[1]。

内耳位于颞骨岩部，组成骨性和膜性迷路。膜性迷路居于骨性迷路中，掌控着听觉器官。耳蜗负责听觉，前庭负责平衡，两者都是内耳的组成部分。

耳廓和外耳道的血供来自耳后动脉和颞浅动脉的分支，均由颈外动脉上行而来。中耳区域的血供来自咽升动脉和脑膜中动脉的分支及翼管动脉。内耳血供来自内耳动脉——基底动脉的分支，以及小脑前下动脉。

耳的神经支配包括第Ⅴ、Ⅷ、Ⅸ和Ⅹ对脑神经。第Ⅷ对脑神经或前庭耳蜗神经负责听觉和前庭功能，它从脑桥与延髓之间的脑干部分发出，并沿着内耳道走行。

对于外耳，耳屏和外耳的前外部分淋巴管注入腮腺浅叶淋巴结。外耳后外部分和整个顶部注入耳后淋巴结，耳垂部分汇入颈浅组淋巴结。中耳和乳突窦的淋巴经过腮腺淋巴结注入颈上深淋巴结。中耳内部和咽鼓管的淋巴相当稀少，而内耳甚至没有淋巴分布。

流行病学

外耳的恶性疾病较常见，但是中耳和外耳道的肿瘤比较少见，发生率约为 1/1 000 000[2,3]。外耳的肿瘤多是皮肤恶性肿瘤，可能与暴露于日光有关[4,5]。其他易感因素的影响尚未明确，包括耳漏、慢性湿疹、慢性皮肤病和外伤导致的慢性溃疡病等[6]。

外耳的肿瘤多见于 60~70 岁人群，中耳和乳突肿瘤则在 40~60 岁人群多发[7,8]。中耳肿瘤多见于女性，而外耳肿瘤多见于男性[9,10]。

临床表现

外耳

在外耳肿瘤中，基底细胞癌较鳞状细胞癌更常见，比率是 1.3:1[7]。它们多数表现为耳轮上的小溃疡[11,12]。对于鳞状细胞癌，发生淋巴结转移的概率为 10%~15%[13]。淋巴结转移的常见部位按发生频率排序依次为腮腺、上颈深淋巴结和耳后淋巴结[8,13]。疾病晚期发生区域转移率较高，而且可能累及第五组颈部淋巴结[14]。

外耳道

大多数患者的外耳道病变是有症状表现的，瘙痒和疼痛症状常见。耳后的肿胀、听力下降和面瘫在晚期病例中可以见到。肿瘤蔓延至淋巴区域更为常见。起源于耳道软骨部的肿瘤可以侵犯软骨壁，进而累及耳道骨性区域。然而，源于骨性部分的病变会遇到更为有效的屏障（阻止扩散），因此肿瘤主要沿着耳道的

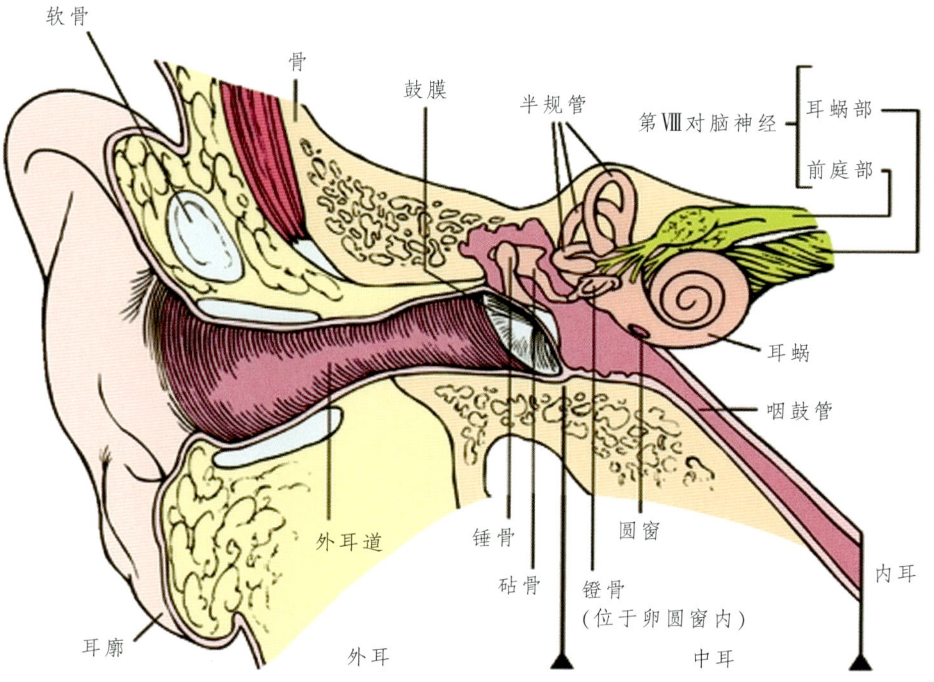

图 39.1 耳部解剖。

主轴扩展,最终侵犯中耳或耳道的软骨部。此类肿瘤极少发生远处转移。

诊断性检查

表 39.1 总结了检查和诊断方法。病史和体格检查包括耳镜检查和详细的淋巴结检查。神经系统检查发现的脑神经损伤可能是晚期疾病的一个标志。在进行任何治疗前应先进行基线听力学测试。

表 39.1 耳部肿瘤的诊断评估
病史
体格检查
耳镜检查
脑神经功能神经检查
区域淋巴结的详细评估
实验室检查
全血细胞计数
血生化
影像学检查
高分辨 CT 扫描(标准)
MRI(选定的患者)
动脉造影(可选择)
活检
其他检查
听力测定

多层螺旋 CT 和 MRI 在诊断耳部可见肿瘤中可发挥重要作用[15]。CT 扫描可以显示异常的软组织、软组织增强、正常组织层面的变形和骨质破坏(图 39.2)。CT 的最新进展不仅能够评估颞骨、颞下窝和颅底,还能更详细地评估中耳和内耳的解剖结构[16]。CT 扫描可以帮助确定肿瘤的侵犯程度和手术可能性[17,18]。有时 MRI 可对软组织肿瘤的边界、肌肉浸润、颅内侵犯和脉管包绕等进行良好的描述[19,20]。有了 CT 的辅助,除非是特殊的病例,血管造影和颈静脉造影已经被弃用。

诊断总是建立在活检基础上的,偶尔通过渗出物吸取或手术探查做出诊断。为判断肿瘤周围颞骨的改变,骨扫描是可行的,但是它提供的信息是非特异性的,并不推荐用来作为评价手段。

病理分级

大约 85%累及外耳道、中耳和乳突区的肿瘤是鳞状细胞癌。基底细胞癌、腺癌、腺样囊性癌和恶性黑色素瘤均较少见[21]。肉瘤更为罕见,尤其是胚胎型横纹肌肉瘤。起源于外耳道的耵聍腺肿瘤和乳头状瘤也是罕见的[6,21,22]。中耳类癌瘤罕见,有文献报道的仅 50 例[23,24]。内淋巴囊肿瘤或侵袭性乳头状中耳瘤,不同于中耳腺瘤,其侵袭性更强。它们的特点是生长缓慢但局部侵

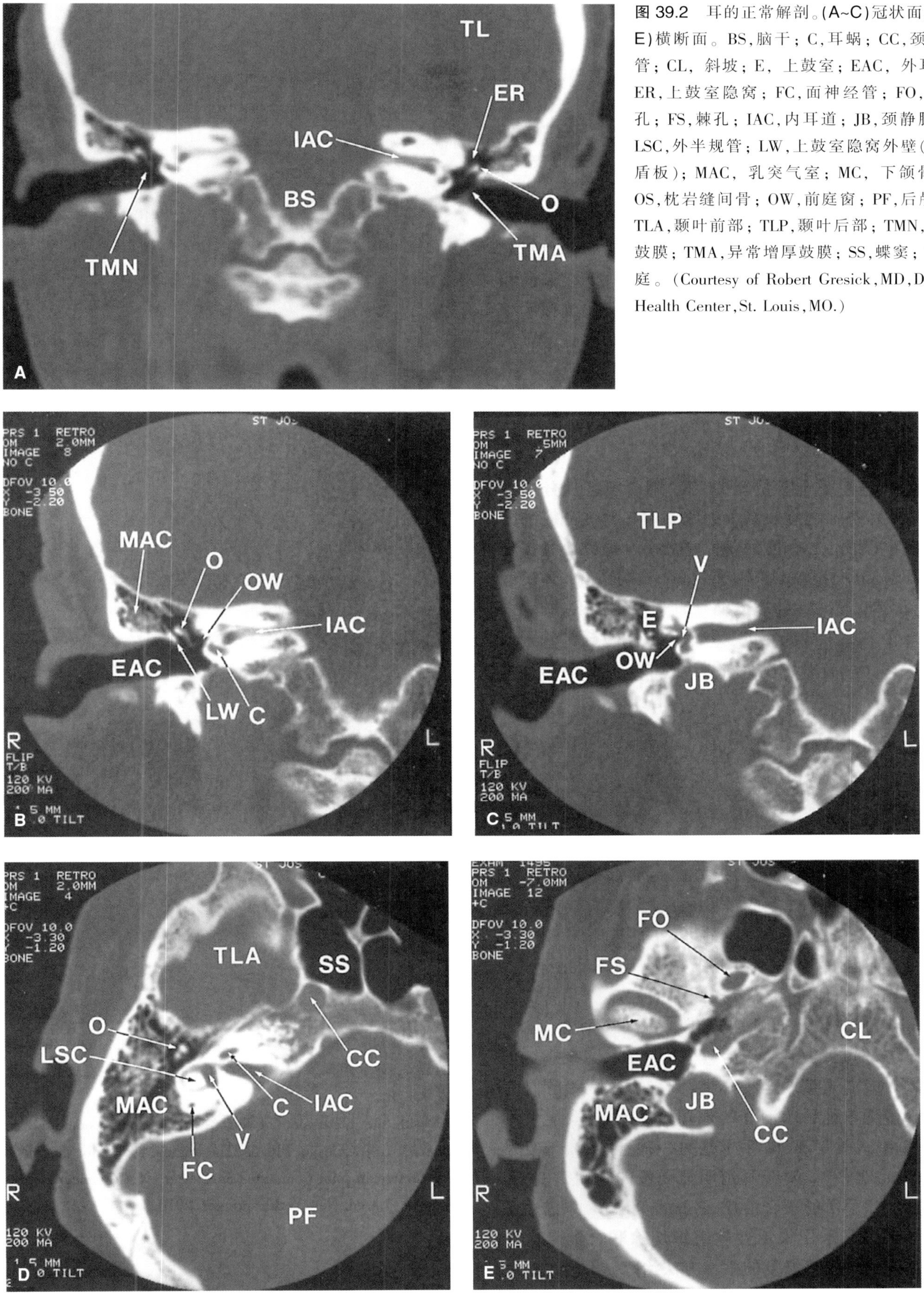

图 39.2　耳的正常解剖。(A~C)冠状面。(D,E)横断面。BS,脑干;C,耳蜗;CC,颈动脉管;CL,斜坡;E,上鼓室;EAC,外耳道;ER,上鼓室隐窝;FC,面神经管;FO,卵圆孔;FS,棘孔;IAC,内耳道;JB,颈静脉球;LSC,外半规管;LW,上鼓室隐窝外壁(鼓室盾板);MAC,乳突气室;MC,下颌骨髁;OS,枕岩缝间骨;OW,前庭窗;PF,后颅窝;TLA,颞叶前部;TLP,颞叶后部;TMN,正常鼓膜;TMA,异常增厚鼓膜;SS,蝶窦;V,前庭。(Courtesy of Robert Gresick,MD,DePaul Health Center,St. Louis,MO.)

巴区域的治疗通常是不必要的。

调强放射治疗(IMRT)的使用有助于提高靶区覆盖率和保护正常的重要结构。仔细了解淋巴引流和肿瘤侵犯程度对于靶区勾画是至关重要的,也可以避免漏照。治疗前应行 CT 或 MRI 检查并参考手术或病理结果。

在晚期外耳道或中耳肿瘤的根治性治疗中,肿瘤靶区(GTV)应包括临床和影像可见病灶(图 39.4)。临床靶区 1(CTV1)应当包括 GTV 外扩 0.3~0.5cm,放疗剂量为 66~70Gy (每次 2Gy)。CTV2 包括 CTV1 外扩 0.5 ~ 0.7cm,以及耳前淋巴结区、耳后淋巴结区、同侧上颈淋巴结区(Ⅱ区)和腮腺区,放疗剂量为 63Gy(每次 1.8Gy)。对于一些更晚期和肿瘤更有侵袭性的患者,CTV3 包括同侧中、下颈(Ⅲ区和Ⅳ区)和对侧上颈(Ⅱ区),放疗剂量为 56Gy(每次 1.6Gy)。计划靶区为 CTV 外放 3~5mm。

Chen 等[64]描述了外耳道和中耳肿瘤术后 IMRT的靶区。术后放疗,CTV1 包括原来的肿瘤区域、瘤床、侵犯的软组织、肿瘤残留区域或切缘阳性区域,放疗剂量为 60~66Gy (每次 2Gy)。根据解剖,CTV2 包括 CTV1 外扩 0.5~0.7cm, 以及同侧上颈淋巴结区 (Ⅱ区),包括腮腺区,放疗剂量为 54~60Gy(每次 1.8Gy)。在一些患者中,CTV3 包括同侧中下颈淋巴结区(Ⅲ区和Ⅳ区),包括或不包括对侧上颈淋巴结区(Ⅱ区),放疗剂量为 50~54Gy(每次 1.6Gy)。优化计划以使 100%的处方剂量覆盖 95%的计划靶区。

无法手术切除的晚期肿瘤可用单侧高能电子线(16~20MeV)放疗,或电子与光子(4~6MV)的混合射线,或使用低能量光子线结合成对楔形(上下方向成角射束)照射技术,或 IMRT。如果需要照射淋巴结,IMRT 是一个合理的选择。总照射剂量为 60~70Gy,照射时间在 6~7 周以上是必要的。更高的照射剂量可能导致颞骨放射性骨坏死。如果具有不同种类的射束,建议制订个体化治疗方案(图 39.5)。大多数中耳或颞骨区域肿瘤接受放疗的患者, 会从固定装置 (例如 Aquaplast 系统)中受益。采用电子线放疗时,在外耳道和耳甲使用水灌注法可减少耳部的并发症。

姑息放疗

放射治疗可显著缓解复发或晚期肿瘤患者的痛苦。据报道,61%的耳道和中耳肿瘤患者的疼痛得到缓解[70]。低剂量放疗可用于治疗既往放疗后复发的患者,他们中约 20%患者的肿瘤有望得到控制[71]。对于放疗后复发的小体积局部病灶,可考虑高剂量分割的

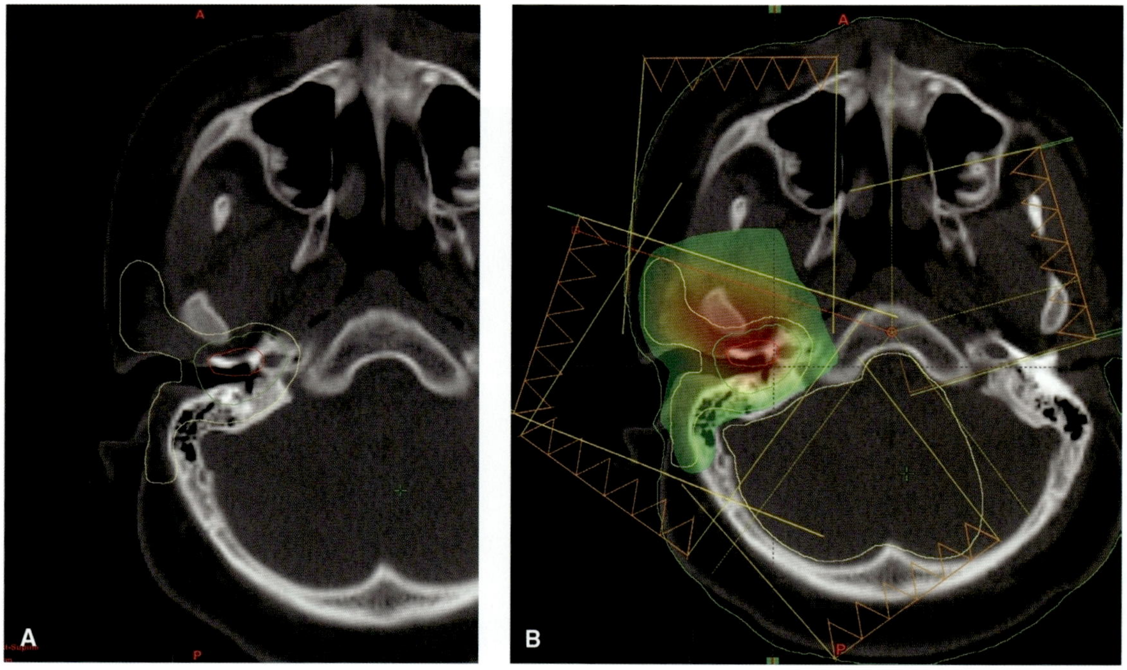

图 39.4 (A)外耳道鳞状细胞癌的治疗计划:肿瘤靶区(GTV)为红色区域,高风险的临床靶区(CTV1)为绿色区域,标准风险的临床靶区(CTV2)为黄色区域。(B)剂量颜色充填。

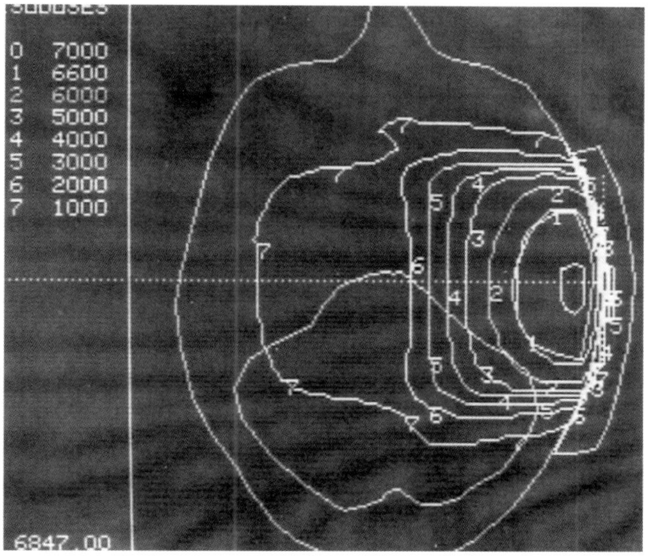

图 39.5 使用 4MV 光子(20%)和 16MeV 电子(80%)的组合治疗中耳肿瘤的等剂量分布计算机模拟。

放疗方式。

治疗结果

来自几个医疗中心报道的几组病例样本较小。采用多种方式的综合治疗效果见表 39.4。对于侵犯更为广泛的病灶,手术加放疗的综合治疗模式已经取得令人满意的治疗效果。侵及中耳和外耳道的病例,5 年总生存率为 40%~60%; 更早期的病例可获得 70%的 5 年无病生存率。

来自多中心的数据表明在使用 Pittsburgh 大学分期系统时,无疾病生存和肿瘤侵犯程度之间呈负相关性(图 39.6)[46]。这些数据同时对手术联合术后放疗治疗颞骨恶性肿瘤的疗效提供了证据[31,75,76]。

正常组织并发症

有一定风险的器官包括脑干、脊髓、耳蜗、眼、视神经、视交叉、晶状体、喉、口腔、腮腺和颞骨。正常组织限制剂量见表 39.5。

对于常规分割放射治疗,耳蜗的平均放疗剂量应限制在≤45Gy,或者更保守的 35Gy,以减少感音神经性听力损失[77]。有关感音神经性听力损失的数据来自临床研究中正常组织效应的定量分析(图 39.7)。应用 Zaider 和 Amols 现象学的二项式方程进行计算[78]。Chen 等指出[79],在给定辐射剂量的情况下,听力损失

表 39.4 外耳道和中耳肿瘤的治疗

		治疗方式		
研究者	发表	手术	放射治疗	手术+放射治疗
Madsen 等[2]	2008	11/18(61%)[a]	7/26(27%)	12/24(50%)
Pemberton 等[72]	2006		49/123(40%)	
Moody 等[38]	2000	4/4(100%) 早期[b] 0/5(0%) 晚期		7/8(88%) 早期 4/15(27%) 晚期
Pfreundner 等[30]	1999			13/21(62%)
Zhang 等[68]	1999		3/11(27%)	12/20(60%)
Testa 等[47]	1997	29/44(66%)	3/9(33%)	9/15(60%)
Gabriele 等[71]	1994		9/15(60%)	9/11(82%)
Liu 等[32]	1993		3/13(23%)	8/15(54%)
Birzgalis 等[33]	1992		8/10(80%) 早期 10/39(26%) 晚期	
Tiwari 等[73]	1992			10/23(41%)[c]
Spector[76]	1991			26/34(76%)[d]
Korzeniowski 和 Pszon[74]	1990			18/29(53%)[e]

[a] 5 年生存的结果。
[b] 2 年总生存率。
[c] 3 年总生存率。
[d] 3 年无病生存率。
[e] 一些患者只有活检。

随声音频率的增加而增加。数据由具有约 10Gy 的特征剂量(参数 α_2)的理论曲线相拟合。

治疗后遗症

手术可能的不良反应有出血、感染、面神经功能缺失,甚至罕见的情况下会出现颈动脉栓塞。颞骨切除术后,偶见报道有眩晕的症状。眩晕可持续 2 周,并且摇摆不稳可持续数月。不可逆的耳聋通常发生在术侧。

放疗不良反应包括外耳道软骨坏死和颞骨放射性骨坏死[12,80]。据报道,继发感染和脑膜炎极为少见[10]。因为颞骨靠近脑干与延髓,因此要想进行高剂量的放

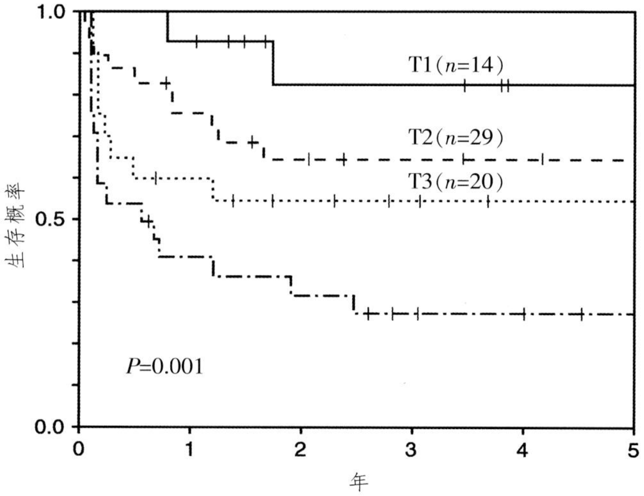

图 39.6 应用匹兹堡大学分期系统，来自多中心的中耳和外耳道肿瘤患者的数据显示无病生存与疾病严重程度之间的关系。(From Ogawa K, Nakamura K, Hatano K, et al. Treatment and prognosis of squamous cell carcinoma of the external auditory canal and middle ear: a multi-institutional retrospective review of 87 patients. *Int J Radiat Oncol Biol Phys* 2007;68:1326-1324; with permission from Elsevier.)

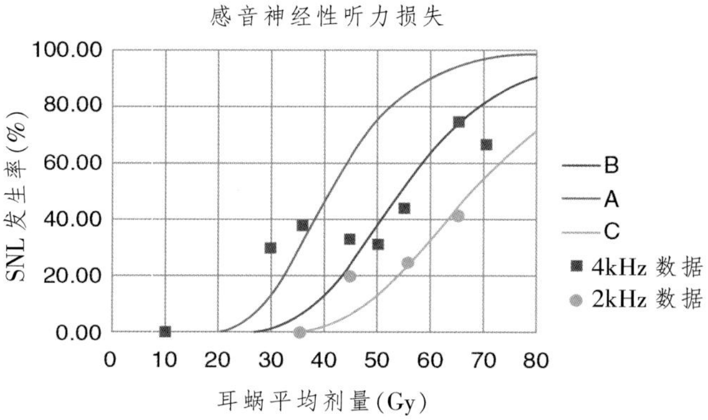

图 39.7 运用 Zaider 和 Amols 现象学的二项式方程对临床感音神经性听力损失数据进行正常组织效应定量分析的模型[77,78]。2kHz 的数据显示为圆，4kHz 的数据显示为方形。所有的点都取自 Bhandare 等[77]的图 1A,B。理论曲线使用一个简单的 Zaider 和 Amols [78] 指数方程的两参数变量：$P(D)=100\exp[-\alpha_1\exp(-\alpha_2 D)]$。三个曲线用 $\alpha_1=40$ 绘制；中心曲线为 $1/\alpha_2=13.3$Gy(**B**)；外曲线为 $1/\alpha_2=$(**A**)红色，10Gy 和(**C**)蓝色，16Gy。SNHL，感音神经性听力损失。(From Burri RJ. Ear. In: Chao C, Perez CA, Brady LW, eds. *Radiation oncology: management decisions*. Philadelphia: Lippincott Williams & Wilkins, 2011:203-209.)

(杨佳 译　胡漫 徐瑾 校)

表 39.5 正常组织的限制剂量

结构	限制剂量
脑干	最大值<60Gy
脊髓	最大值< 45Gy
耳蜗	平均剂量<45Gy
视神经	最大值< 55Gy
视交叉	最大值<55Gy
晶状体	最大值< 45Gy
喉	平均剂量<44Gy，最大值<66Gy
口腔	平均剂量<35Gy
腮腺	双侧腮腺平均剂量<25Gy 或单侧腮腺平均剂量<20Gy
颞骨	限制剂量<70Gy 以减少放射性骨坏死的机会

疗，同时又不显著增加这些重要器官损伤的风险是极为困难的。预计给予 60~65Gy 的照射可引起大约 10% 的骨坏死发生率。外耳病灶经组织间放疗后，晚期皮肤和软骨坏死发生率为 4%。直径>4cm 的病灶发生坏死的风险增加[53]。大多数术后行 IMRT 的患者会发生急性 2 级到 3 级皮肤毒性反应[64]。30%的患者行根治性放疗或术后放疗会出现口干[59]。

部分参考文献

本章全部参考文献请登录网站：http://www.tsttpc.com/download_list.html

2. Madsen AR, Gundgaard MG, Hoff CM, et al. Cancer of the external auditory canal and middle ear in Denmark from 1992 to 2001. *Head Neck* 2008;30:1332–1338.
7. Ahmad I, Das Gupta AR. Epidemiology of basal cell carcinoma and squamous cell carcinoma of the pinna. *J Laryngol Otol* 2001;115:85–86.
11. Afzelius LE, Gunnarsson M, Nordgren H. Guidelines for prophylactic radical lymph node dissection in cases of carcinoma of the external ear. *Head Neck Surg* 1980;2:361–365.
13. Clark RR, Soutar DS. Lymph node metastases from auricular squamous cell carcinoma. A systematic review and meta-analysis. *J Plast Reconstr Aesthet Surg* 2008;61:1140–1147.
14. Peiffer N, Kutz JW Jr, Myers LL, et al. Patterns of regional metastasis in advanced stage cutaneous squamous cell carcinoma of the auricle. *Otolaryngol Head Neck Surg* 2011;144:36–42.
17. Arriaga M, Curtin HD, Takahashi H, et al. The role of preoperative CT scans in staging external auditory meatus carcinoma: radiologic-pathologic correlation study. *Otolaryngol Head Neck Surg* 1991;105:6–11.
27. Caccialanza M, Piccinno R, Kolesnikova L, et al. Radiotherapy of skin carcinomas of the pinna: a study of 115 lesions in 108 patients. *Int J Dermatol* 2005;44:513–517.
28. Silapunt S, Peterson SR, Goldberg LH. Squamous cell carcinoma of the auricle and Mohs micrographic surgery. *Dermatol Surg* 2005;31:1423–1427.
30. Pfreundner L, Schwager K, Willner J, et al. Carcinoma of the external auditory canal and middle ear. *Int J Radiat Oncol Biol Phys* 1999;44:777–788.
32. Liu FF, Keane TJ, Davidson J. Primary carcinoma involving the petrous temporal bone. *Head Neck* 1993;15:39–43.
36. Arriaga M, Curtin H, Takahashi H, et al. Staging proposal for external auditory meatus carcinoma based on preoperative clinical examination and computed tomography findings. *Ann Otol Rhinol Laryngol* 1990;99:714–721.
37. Hirsch BE. Staging system revision. *Arch Otolaryngol Head Neck Surg* 2002;128:93–94.
38. Moody SA, Hirsch BE, Myers EN. Squamous cell carcinoma of the external auditory canal: an evaluation of a staging system. *Am J Otol* 2000;21:582–588.
40. Cristalli G, Manciocco V, Pichi B, et al. Treatment and outcome of advanced external auditory canal and middle ear squamous cell carcinoma. *J Craniofac Surg* 2009;20:816–821.
46. Ogawa K, Nakamura K, Hatano K, et al. Treatment and prognosis of squamous cell carcinoma of the external auditory canal and middle ear: a multi-institutional retrospective review of 87 patients. *Int J Radiat Oncol Biol Phys* 2007;68:1326–1334.
47. Testa JR, Fukuda Y, Kowalski LP. Prognostic factors in carcinoma of the external auditory canal. *Arch Otolaryngol Head Neck Surg* 1997;123:720–724.
50. Silva JJ, Tsang RW, Panzarella T, et al. Results of radiotherapy for epithelial skin cancer of the pinna: the Princess Margaret Hospital experience, 1982-1993. *Int J Radiat Oncol Biol Phys* 2000;47:451–459.

51. Hayter CR, Lee KH, Groome PA, et al. Necrosis following radiotherapy for carcinoma of the pinna. *Int J Radiat Oncol Biol Phys* 1996;36:1033–1037.
52. Lim JT. Irradiation of the pinna with superficial kilovoltage radiotherapy. *Clin Oncol (R Coll Radiol)* 1992;4:236–239.
53. Mazeron JJ, Ghalie R, Zeller J, et al. Radiation therapy for carcinoma of the pinna using iridium 192 wires: a series of 70 patients. *Int J Radiat Oncol Biol Phys* 1986; 12:1757–1763.
59. Prabhu R, Hinerman RW, Indelicato DJ, et al. Squamous cell carcinoma of the external auditory canal: long-term clinical outcomes using surgery and external-beam radiotherapy. *Am J Clin Oncol* 2009;32:401–404.
64. Chen WY, Kuo SH, Chen YH, et al. Postoperative intensity-modulated radiotherapy for squamous cell carcinoma of the external auditory canal and middle ear: treatment outcomes, marginal misses, and perspective on target delineation. *Int J Radiat Oncol Biol Phys* 2012;82:1485–1493.
68. Zhang B, Tu G, Xu G, et al. Squamous cell carcinoma of temporal bone: reported on 33 patients. *Head Neck* 1999;21:461–466.
71. Gabriele P, Magnano M, Albera R, et al. Carcinoma of the external auditory meatus and middle ear. Results of the treatment of 28 cases. *Tumori* 1994;80:40–43.
72. Pemberton LS, Swindell R, Sykes AJ. Primary radical radiotherapy for squamous cell carcinoma of the middle ear and external auditory canal—an historical series. *Clin Oncol (R Coll Radiol)* 2006;18:390–394.
74. Korzeniowski S, Pszon J. The results of radiotherapy of cancer of the middle ear. *Int J Radiat Oncol Biol Phys* 1990;18:631–633.
76. Spector JG. Management of temporal bone carcinomas: a therapeutic analysis of two groups of patients and long-term followup. *Otolaryngol Head Neck Surg* 1991;104:58–66.

表 40.1 局部晚期头颈部鳞状细胞癌每日一次放疗加同步化疗的随机研究结果

研究机构	例数	放射治疗	化疗	RT 对 RT/CCT 的预后 *P* 值	备注
RTOG 90-03 加速分割	268	72Gy/42d	无	LC:54% DFS:39% S:51%	
超分割	263	81Gy/49d	无	LC:54% DFS:38% S:54%	
DAHANCA 6-7	1476	70Gy/39d	无	LC:76% DFS:73%	
EORTC 22791	356	80.5Gy/47d	无	LC:59%	
NCOG	104	70Gy (1.8Gy/d)	Bleo 5mg² /W 第 1~7 周; 同步	LC:35%对 70%;0.001 DFS:15%对 31%;0.04 S:24%对 43%;0.11	RT/CCT → ↑急性毒性,但放疗无延迟
EORTC	224	64Gy (1.8~2.0Gy/d)	Bleo 15mg²/W 第 1~5 周;同步	DFS:22%对 23%;NS S:23%对 22%;NS	RT/CCT → ↑急性毒性,放疗延迟 30%
Christie 医院	313	50~55Gy (3.3Gy/d)	MTX 100mg/m² 第 0、14 天;同步	LC:50%对 70%;0.02 S:37%对 47%;0.07	口咽癌患者在局部控制和总生存上有获益
加拿大 NCI	175	66Gy (2.0Gy/d)	5-FU 1200mg/m² 第 1~3 天和第 15~17 天; 同步	DFS:30%对 50%;0.06 S: 50%对 63%;0.08	安慰剂对照研究
耶鲁大学	195	68Gy (1.8~2.0Gy/d)	MMC 15mg/m² 第 5、43 天; 同步	LC:54%对 76%;0.003 S:42%对 48%;NS	主要为术后患者 74 例患者首程为放射治疗,该组患者是否获益不详
克利夫兰诊所	100	66~72Gy (1.8~2.0Gy/d)	5-FU 1000mg/m² CI CDDP 20mg/m² CI 第 1~4 天和第 22~25 天; 同步	LC:35%对 55%;0.02 DFS:52%对 67%;0.03 S:58%对 58%;NS	RT/CCT/↑毒性但放疗未延迟 LC 定义为存活并且原发灶器官保留
玛格丽特公主医院	209	50Gy (2.5Gy/d)	MMC 10mg/m² 5-FU 1000mg/m² CI; 同步	LC:~40%对~40% S:~40%对~40%	单纯 RT:连续模式 RT/CT:25Gy 后休息 4 周
意大利 NICR	157	RT/CCT: 60Gy RT: 66Gy	5-FU 200mg/m² 注射 CDDP 20mg/m² 注射 第 1~5 天, 第 22~26 天, 第 43~47 天,第 64~68 天;交替	LC:32%对 64%;0.04 DFS:9%对 21%;0.008 S:10%对 24%;0.01	不可切除病变 RT/CCT:于第 2、3、5、6、8、9 周 单纯 RT:≥2 周的延迟超过 30%
GORTEC 94-01	226	70Gy (2Gy/d)	CBDCA 70mg/m² 5-FU 600mg/(m²·d)CI	LC:25%对 48%;0.002 DFS:15%对 27%;0.01 S:16%对 23%;0.05	RT/CCT 显著增加急性和晚期毒性
Intergroup 鼻咽癌	193	70Gy (2Gy/d)	CDDP 100mg/m² 第 1、22、43 天 RT 后 CDDP/5-FU	DFS:24%对 69%;<0.001 S:47%对 78%;0.005	研究提前关闭

RT/CCT,放射治疗和同步化疗;RTOG,肿瘤放射治疗组;LC,局部控制;DFS,无病生存率;S,生存率;EORTC,欧洲癌症研究与治疗组织;NCOG,北加利福尼亚肿瘤学组;Bleo,博来霉素;NS,无显著意义;MTX,甲氨蝶呤; 5-FU,5-氟尿嘧啶;NCI,国家癌症研究所;MMC,丝裂霉素 C;CDDP,环磷酰胺;CI,连续静脉输注;NICR,国立癌症研究所。

反应和皮肤反应更严重。EORTC 研究中，同步放化疗组中 30%的患者因治疗毒性而导致放射治疗延迟，而单纯放疗组没有此情况。如此大比例患者出现治疗的延迟可能会抵消使用同步化疗的获益。NCOG 研究中，两组在治疗时间总和上没有差异。从这两项研究中得到一个重要的教训是，同步化疗的化疗药物剂量的选择必须仔细设计，以使药物毒性不影响整体治疗的依从性。

英国克里斯蒂医院评估了放射治疗和单药甲氨蝶呤(MTX)100mg/m^2 同步化疗的结果，化疗分别于放疗的开始和之后的 2 周进行，疗程为 3 周[26]。本研究中 313 例患者的大多数接受了 50~55Gy/15~16 次的放疗。接受 MTX 的患者黏膜炎明显增多，但在长期毒性上没有差异。使用 MTX 可以将局部控制率从 50%提高到 70%(P=0.02)，生存率从 37%提高到 47%(P=0.07)。最大的获益者为口咽原发肿瘤患者，这部分患者占 1/3。在这个亚组中，放疗联合 MTX 化疗的局部控制率为 78%，显著高于单纯放疗组的 38%(P=0.002)；生存率在联合治疗组为 50%，单纯放疗组为 25%(P=0.009)。遗憾的是，该研究数据并不能广泛地应用于临床实践，原因在于它使用的是大分割放疗。

与其他化疗药物相比，5-FU 更多地与放疗联用。Lo 等[27]最初报道了口腔鳞状细胞癌的结果，放疗加用 5-FU 后可以显著提高局部控制率和总生存率。Browman 等[28]进行了放射治疗联合静脉持续滴注 5-FU 和单纯放疗加用安慰剂对照的临床随机研究，该研究由加拿大的国家癌症研究所发起。175 例患者都接受了 66Gy 放疗，单次剂量为 2Gy。5-FU 的剂量为 1200mg/(m^2·d)，放射治疗的第 1 周和第 3 周的前 3 天给药。5-FU 组出现融合性黏膜炎的发生率明显高于安慰剂组(32%对 11%；P=0.001)，体重比治疗前下降超过 15%的发生率亦是 5-FU 组高(41%比 11%；P<0.0001)。将放疗加 5-FU 组与放疗加安慰剂组相比较，急性毒性的增加并没有延长放射治疗的时间。2 年的无病生存率和总生存率在放疗加安慰剂组分别为 30%和 50%，在放疗加 5-FU 组中为 50%和 63%(P=0.06，P=0.08)。

人们已经清楚地认识到体外乏氧细胞相对的抗辐射性[29]。最近发现，头颈部原发肿瘤及其转移淋巴结中都存在乏氧细胞，严重影响接受放射治疗患者的预后[30,31]。耶鲁大学的研究者根据这一原理设计了他们的治疗策略。他们治疗的 195 例患者加入了使用丝裂霉素 C(MMC)的两个随机研究。该药物主要在乏氧细胞中代谢，并对其起到杀伤作用。耶鲁治疗计划使用 68Gy 的放疗，在放疗的第 1 天和第 43 天加或不加 MMC。加用 MMC 使局部控制率从 54%提高到 76%(P=0.003)，生存率从 42%提高到 48%，但并没有统计学意义。不过，这些研究中大多数患者接受的是术前或术后的辅助放射治疗，仅 74 例患者(38%)接受根治性的放射治疗(以放射治疗为主的放疗)，该亚组患者加用 MMC 是否获益尚不清楚[32]。

同步放射治疗和多药化疗

与 5-FU 一样，顺铂(CDDP)也是一种放射增敏剂[33]。CCDP 和 5-FU 联用是治疗头颈部鳞状细胞癌最具有细胞毒性的药物组合之一。因此，研究者将这些药物加入同步放化疗治疗方案中。来自克利夫兰诊所的一项随机研究显示，患者接受 66~72Gy 的放疗，加(或不加)2 周期的同步 CDDP [(20mg/(m^2·d)×4)]和 5-FU[1000mg/(m^2·d)×4]的化疗，化疗在放疗的第 1 周和第 4 周给予[34]。本研究的主要目的是原发部位器官的保留。对病变持续存在的病例可以给予手术挽救治疗。在同步放化疗组中，急性毒性显著增加，尤其是体重下降方面。在完成放疗和化疗之后，黏膜的恢复常常需要 8~12 周。然而，两组在进行放射治疗时间总和上没有差异。同步放化疗组的 3 年无病生存率显著优于对照组(67%对 52%；P=0.03)。同步放化疗组的 3 年器官保留的生存率亦显著优于对照组 (57%对 35%，P=0.02)，不过在总生存率方面两组没有差异。

玛格丽特公主医院进行了一项联合使用 MMC 和 5-FU 的临床研究，入组 209 例患者[35]。将这些患者随机分为单纯放疗组和同步放化疗组。单纯放疗组的患者接受连续的放疗，2.5Gy/d，共 50Gy，在 28 天内完成。同步放化疗组的患者接受相同剂量的放疗，但总时间为 56 天，因为在接受 25Gy 后给予 4 周间隔的休息；在第 1 天和第 43 天静脉注射 MMC(10mg/m^2)，在第 1~4 天和第 43~46 天行 2 周期的静脉持续输注 5-FU 化疗[1000mg/(m^2·d)]。治疗间断的目的是使两组的急性毒性相当。事实上，两组的急性毒性确实一致。然而遗憾的是，4 年的局部控制率(约 40%)和总生存率(约 40%)亦没有差异。

玛格丽特公主医院所进行的研究提出了一个重要的问题：是否可以通过等效的放疗剂量来量化同步化疗所起的作用？对该研究设计的分析提供了一些启示。标准放疗过程中放疗延迟 1 天，约需要 0.6Gy/d 的剂量来弥补肿瘤再群体化所带来的损失[23]。因此，为了与单纯放疗 50Gy 的剂量有一致的效果，玛格丽特公主医院的研究中同步放化疗组需要接受约67Gy[(2.5Gy×20)+(0.6Gy/d×28d)]的剂量。由于该研究中两组的效果一致,因此提示5-FU加MMC的化疗弥补了放射治疗间断时肿瘤再群体化引起的损失。换句话说,我们可以认为,化疗相当于多出大约17Gy的放射治疗。毫无疑问,该研究中如果不给予化疗,分程的放射治疗将有较差的效果,尤其是与连续的放射治疗模式相比。相反,如果联合治疗组给予连续疗程的放射治疗,可能会比单纯放射治疗有效。

西班牙的一项随机研究(n=859)提供了更多的相关信息,这些信息可以用放射治疗的剂量等效地评估同步化疗[36]。该组患者随机接受以下治疗方案中的一种:

A组:2Gy/d,总剂量60Gy/42d;

B组:1.1Gy,每天2次,总剂量70.4Gy/44d;

C组:2Gy/d,总剂量60Gy/42d,同步给予化疗,隔天静脉注射5-FU 250mg/m^2。

和期望的结果一致,与B组和C组相比,A组的无进展生存率和总生存率最差;B组和C组的疗效一致。不考虑B组和C组的不同分割模式和化疗的非常规给药方法,可以发现加用5-FU相当于提高了约10Gy的放疗剂量。最近一项比较CRT与RT的Ⅲ期临床试验的分析显示同步化疗能够提供10~12Gy剂量的提升[37]。

不论是玛格丽特公主医院还是西班牙的研究,都没有在对照组中给予最大强度的放射治疗。在这种情况下,如果将加用同步化疗提高治疗强度作为替代简单提高放射治疗剂量的理由是很不充分的。不过,如果像RTOG 90-03或EORTC 22791中,单纯放射治疗给予了最大剂量强度,结果可能会明显不同。在加速治疗方案中,6周给予72Gy或超分割方案中7周给予79Gy之后,再进行10~12Gy的剂量提升是不可行的(见下文:放射分割方案);然而,在改变分割模式的放疗中给予≥70Gy时仍可以加用同步化疗。

交替放疗和化疗

交替治疗出现急性黏膜反应比同步治疗要轻,但是可能会将总治疗时间延长数周。尽管在标准的单纯放射治疗方案中,增加放射治疗时间能显著影响疗效,但是,在连续的交替放化疗方案中,放射治疗的总时间是否影响疗效仍存在争议。一些研究者认为,通常的时间剂量关系在这里并不适用[38]。

意大利国立癌症研究所进行了一项Ⅲ期临床研究来比较单纯放疗与交替放疗和化疗的疗效,共纳入157例不可切除的头颈部肿瘤患者[39,40]。单纯放疗组通过标准分割模式的放疗给予70Gy/7周,交替放化疗组在第1、4、7、10周给予化疗,放射治疗(60Gy)在第2~3周、5~6周、8~9周给予。放射治疗每2周为1个周期,分割模式为20Gy/10次。每周期的化疗包括5天静脉输注CDDP [20mg/(m^2·d)]和5-FU [200mg/(m^2·d)]。两组3/4级黏膜反应的发生率相似(18%对19%)。然而,单纯放疗组的患者较多出现治疗的延迟,其中延迟1周的患者占32%,延迟≥2周的患者占25%。交替放化疗组中相应的治疗延迟的比例分别为11%和15%。交替放化疗组放射治疗给予的平均剂量为60Gy,与计划剂量一致,而单纯放射治疗组平均剂量仅为62Gy。交替放化疗组5年总生存率优于单纯放疗组(24%对10%;P=0.01),无病生存率(21%对9%;P=0.008)和局部控制率(64%对32%;P=0.04)亦如此。

假设治疗的急性毒性是相似的,在单纯放疗的患者中出现治疗时间延长和治疗剂量下降的原因尚不清楚。在对照组中更好的执行治疗方案可能会改变该研究的治疗结果。没有其他的关于交替放疗和化疗的随机研究。因为意大利国立癌症研究所的研究有缺陷,无法得出明确的结论,因此,有必要进一步进行交替放疗和化疗的研究,以评价其价值。

尽管意大利国立癌症研究所的研究存在缺陷,但与玛格丽特公主医院的研究相似,进一步证实了化疗可以抵消治疗中的肿瘤再群体化。两个研究中,联合治疗组总的放疗时间都延长了。根本区别在于:玛格丽特公主医院研究中的患者在放疗间歇期没有接受化疗;而意大利研究中的患者在放疗的每个间歇期均接受了化疗。

同步放化疗的当代随机研究

根治性治疗

法国协作组的试验,GORTEC 94-01,入组患者为Ⅲ/Ⅳ期的口咽癌患者[19,41]。放疗给予常规分割的方式,每次2Gy,每天1次,总剂量70Gy;放化疗组的患者接受3个周期的同步化疗:卡铂(70mg/m^2)加静脉持续输注5-FU [600mg/(m^2·d)×4d]。共226例患者入组。CRT组在5年局部区域控制率(48%对25%;P=0.002)、无病生存率(27%对15%;P=0.01)和总生存率(23%对16%;P=0.05)均有显著获益。治疗上的获益同时伴有急性黏膜炎(≥2 度)发生率的增加,黏膜炎的发生率从 39%增加至 71%(P=0.005)。在联合治疗组中,重度急性皮肤反应、血液学毒性和营养状态恶化亦明显增加。严重晚期毒性表现主要是颈部纤维化,联合治疗组的发生率为 27%,单纯放疗组为 12%(P=0.04)。联合治疗组中严重的牙齿并发症是单纯放疗组的两倍(37%对 18%;P=0.01)。

Wendt 等[42]进行了一项比较 CRT 和 RT 治疗Ⅲ/Ⅳ期不可切除头颈部肿瘤患者的多中心试验。CRT 组患者 7 周内接受 3 个周期的顺铂、5-FU 和甲酰四氢叶酸的化疗。顺铂 1 次给药 60mg/m²;5-FU 初次给予 350mg/m² 的 1 次推注后,连续 4 天静脉持续输注,剂量为[350mg/(m²·d)];甲酰四氢叶酸给予 4 天,剂量为[100mg/(m²·d)]。两组患者均采用 3 周期放疗,每周期为 23.4Gy,使用 1.8Gy 每天 2 次的分割模式,与 CRT 组的化疗时间一致。2 个放疗周期间停止放疗以改善治疗引起的黏膜炎。两组放射治疗的总剂量均为 70.2Gy,共 7 周。

该组 270 例患者有 1/3 为口咽癌。CRT 组 3 年局部控制率(35%对 17%;P<0.004)和总生存率(49%对 24%;P<0.003)均提高到原来的 2 倍(图 40.2)。与 GORTEC 94-01 口咽癌的研究类似,CRT 组发生融合性黏膜炎亦显著增多(38%对 16%;P<0.001)。

同步放化疗治疗局部晚期鼻咽癌是一项组间研究,两组患者均接受常规分割模式的放疗(1.8~2.0Gy/d),总剂量为 70Gy[43]。随机分入同步化疗组的患者放疗期间需接受 3 个周期的化疗,顺铂剂量为 100mg/m²。在完成放疗之后,还需再接受 3 个周期的化疗,顺铂剂量为 80mg/m²,同时静脉持续输注 5-FU 1000mg/(m²·d),共 4 天。所有患者均为Ⅲ/Ⅳ期、M0 的患者。最初计划入组患者 270 例,但中期分析显示联合治疗组有明显优势而提前终止。共 193 例患者入组,中位随访时间为 2.7 年,联合治疗组 3 年无进展生存率优于对照组(69%对 24%;P<0.001)。与之类似,联合治疗组 3 年总生存率也优于对照组(78%对 47%;P=0.005)(图 40.3)。表 40.1 总结了使用常规分割模式放疗的同步放化疗的临床研究。

我们不仅要研究 CRT 是否优于常规分割放疗,还必须研究其是否优于单纯超分割放疗或加速分割放疗,因为这些策略代表最有效的单一分割模式。Duke 大学的一项前瞻性随机研究提供了一些相关的发现[44]。局部晚期的头颈部肿瘤患者随机分为单纯超分割放疗组和分程超分割放疗加同步顺铂/5-FU 化疗组。单纯放疗组患者接受每天 2 次 1.25Gy 的连续放疗,6 周

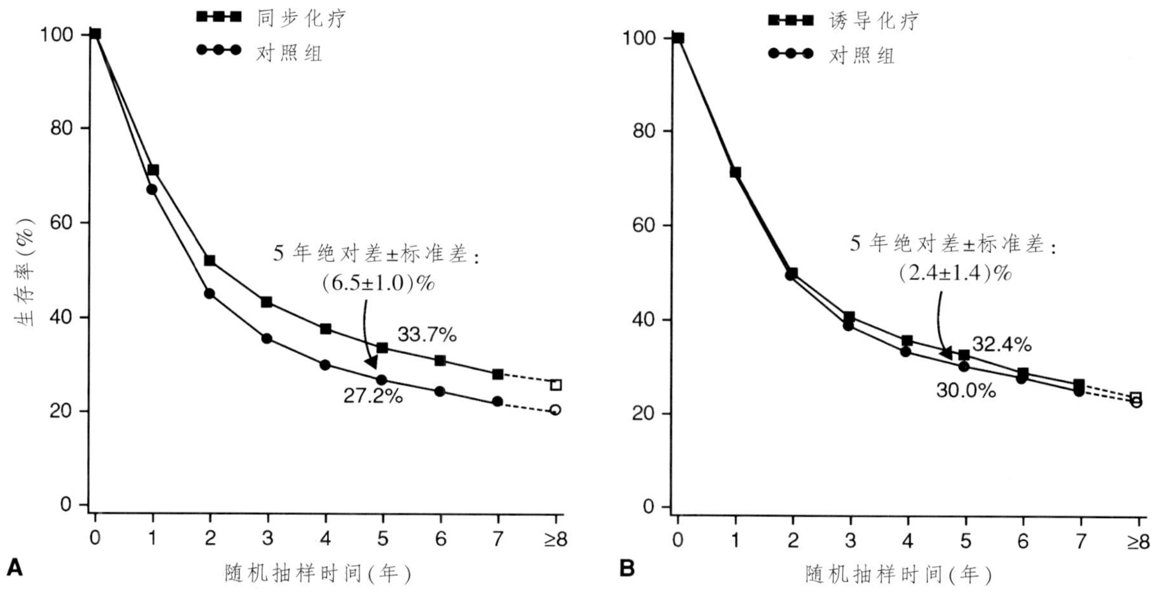

死亡率/人-年

	0~2 年	3~5 年	≥6 年
对照组	2500/6298	672/3658	217/2487
化疗	2187/6647	706/4576	278/3194

死亡率/人-年

0~2 年	3~5 年	≥6 年
1283/3535	393/2276	137/1417
1318/3820	392/2608	167/1530

图 40.2　头颈部肿瘤化疗的荟萃分析数据(MACH-NC)显示给予放疗同步化疗的生存率比放疗明显提高,但是诱导化疗却未有提高。(A)同步化疗。(B)诱导化疗。

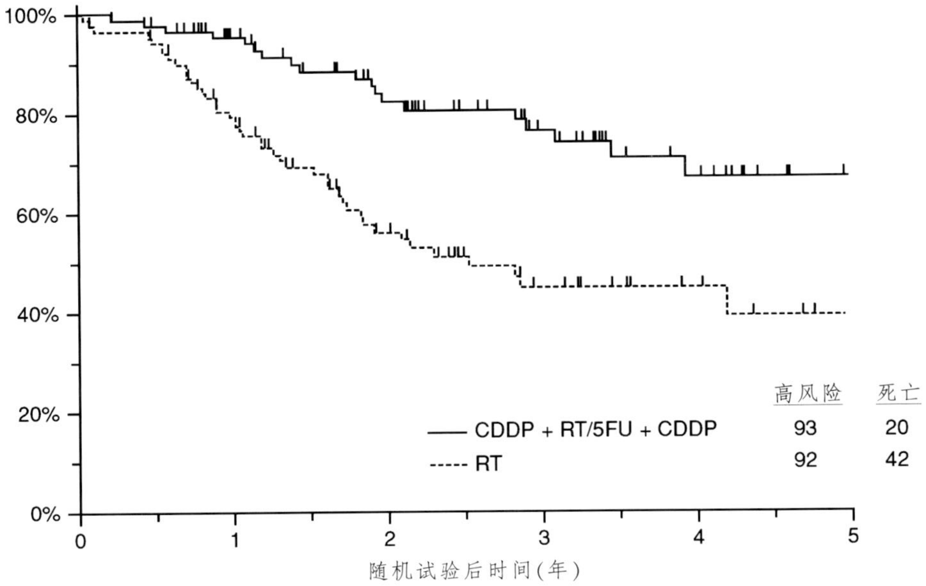

图 40.3 在鼻咽癌的组间研究中接受顺铂同步放化疗和顺铂/5-Fu 辅助化疗患者的 3 年生存率(78%)显著优于单纯放疗组(47%)。该结果导致研究提前终止。

内给予 75Gy;CRT 组的患者接受每天 2 次 1.25Gy 的分程放疗,7 周内给予 70Gy。在放射治疗的第 1 周和第 6 周给予化疗[CDDP 12mg/(m²·d)×5d;5-FU 持续静脉输注 600mg/(m²·d)×5d]。

该研究联合治疗组中放射治疗的时间–剂量关系与前面讨论过的临床研究类似。在对照组中的时间–剂量关系与 RTOG 90-03 中的同步加量组(减少治疗时间)和超分割组(增加总剂量)类似。重要的是,这些特点使对照组放疗剂量强度比 CRT 试验组的更大。该研究的设计是刻意而为的,因为其主要目的是确定稍低剂量放疗联合同步化疗是否优于最大强度或最有效的单纯放疗。

该研究中 54%患者的病变为不可切除,约 40%的原发灶位于口咽。116 例患者入组,最新的中位随访时间是 5 年。两组的局部区域控制率分别为 70%和 44%(*P*=0.006),联合治疗组的患者更好。未发表的更新的 5 年生存率显示联合治疗组更高(42%对 27%;*P*=0.04)(图 40.4)。融合性黏膜炎(3 级)在两组中均约有 75%的患者出现,主要区别在于接受同步放化疗组患者黏膜炎的平均恢复时间延长了 50%(6 周对 4 周)。

Jeremic 等[45]在Ⅲ/Ⅳ期的患者中评估超分割放疗(每天 2 次,1.1Gy/次,共 77Gy)加或不加同步每日低剂量顺铂化疗(6mg/m²)。130 例患者入组,约有 1/3 的患者为原发口咽癌。59%的患者为 T3 或 T4 病变,80%的患者有淋巴结转移。5 年局部区域控制率(50%对 36%;*P*=0.04)、无进展生存率(46%对 25%;*P*=0.007)和总生存率(46%对 25%;*P*=0.007)(图 40.5)均提示加

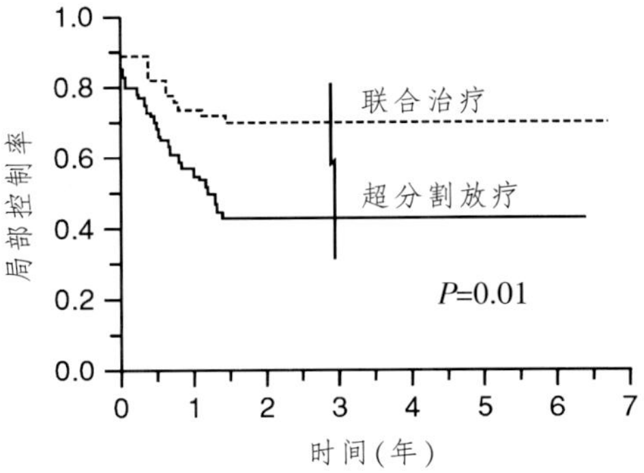

图 40.4 Duke 大学随机研究中单纯超分割放疗组(44%)和分程超分割治疗+同步顺铂/5-FU 化疗组的 5 年局部控制率(*P*=0.01)。延长随访时间显示联合治疗组的生存获益依然有显著意义。

入同步化疗后带来显著获益。更引人注目的是,同步放化疗组的无远处转移生存率亦有提高(86%对 57%;*P*=0.01)。

德国的一项多中心临床研究进一步支持了这一观点:CRT 优于最大强度的单一分割模式的放疗[18],该项临床研究入组 384 例患者,93%为Ⅲ或Ⅳ期的原发口咽癌或下咽癌。与 Duke 大学的研究类似,同步放化疗组的放射治疗总剂量低于单纯放疗组。单纯放疗组患者 6 周内给予 77.6Gy(第 1 周:每天 1 次,每次 2Gy,共 14Gy;然后每天 2 次,每次 1.4Gy,共 63.6Gy);CRT 组患者接受 6 周 70.6Gy 的放疗(每天 1 次 2Gy 放疗,共 30Gy;然后给予每天 2 次 1.4Gy 放疗,共 40.6Gy);同步化疗包括第 5 天和第 35 天给予丝裂霉

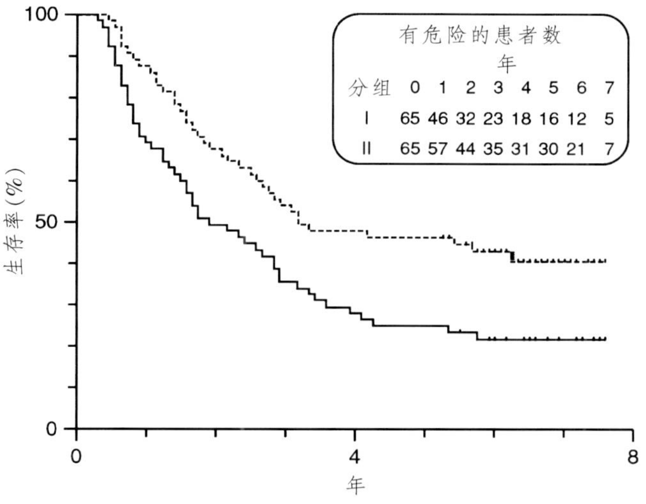

图 40.5 南斯拉夫研究中单纯超分割放疗(25%)与联合每日低剂量化疗(46%)的 5 年生存率(P=0.007)。

素 C(10mg/m²),以及 5-FU 静脉输注 350mg/m² 后持续 5 天静脉点滴 600mg/(m²·d)。联合治疗组的 2 年生存率(54%对 45%;P=0.05)和局部控制率(61%对 45%;P=0.001)显著优于单纯放疗组。两组的急性毒性和慢性毒性是相似的。

法国协作组（FNLCC-GORTEC）在一项包括 163 例技术上不可切除的口咽癌和下咽癌患者的研究中验证了相关的假设[46]。研究中,患者接受每天 2 次1.2Gy 的放疗,口咽癌患者的总剂量为 80.4Gy/46 天;下咽癌患者的总剂量为 75.6Gy/44 天。试验组接受的放射治疗与对照组相同,但在放射治疗的第 1、22、43 天同步接受顺铂(100mg/m²)化疗,还要接受 3 个周期 5 天持续静脉输注 5-FU。5-FU 的剂量在第 1 个周期为 750mg/(m²·d),第 2 个周期和第 3 个周期为 430mg/(m²·d)。同步放化疗组在 3 年无病生存率(48%对 25%;P=0.002)和总生存率(38%对 20%;P=0.04)上均有获益。与亚组的分析比较显示口咽癌患者获益最大，且具有统计学意义。然而,该研究设计的初衷并不是比较这两种不同部位原发肿瘤疗效的差异。

Vienna 大学进行了一项 3 组的随机研究,比较常规分割的放疗(每天 2Gy,共 70Gy)和连续加速超分割放疗加或不加丝裂霉素 C(分别为 V-CHART 加 MMC 和 V-CHART)的疗效[47]。放射治疗开始给予 2.5Gy/天,随后给予 1.65Gy,2 次/天,至总剂量为 55.3Gy/17 天。MMC 在放疗的第 5 天静脉输注 20mg/m²。共有 239 例患者入组,85%为 T3/T4 原发肿瘤,79%有淋巴结受侵。

3 年局部控制率:V-CHART 加 MMC 组为 48%,V-CHART 组为 32%,常规分割放疗组（CF）为 31%(P=0.05,P=0.03)。V-CHART 加 MMC 组的总生存率(包括各种原因的死亡)提高到 41%,而 V-CHART 组为 31%,CF 组为 24%(P=0.03)。

两个试验组中融合性黏膜炎的发生率为 90%,而 CF 组为 33%。3 个组中,黏膜炎的中位完全恢复时间为 6~7 周。3/4 级的血液学毒性主要为血小板减少,V-CHART 加 MMC 组的发生率为 18%。表 40.2 总结了改良后的放疗分割模式加同步化疗的临床研究,也包括了 RTOG 90-03 和 EORTC 22791 的数据以做参考,因为这两个研究中单纯放疗的方案是最佳的。

术后辅助放疗

接受初期手术切除和术后放疗的患者,对于化疗的作用所进行的研究要比接受根治性放疗患者的少。美国国立肿瘤研究所头颈合作项目[48]进行了一项 3 组的临床研究,评价术前加用一个周期的顺铂和博来霉素化疗,术后和放疗后加或不加 6 个周期顺铂(80mg/m²)序贯维持化疗。对照组为手术治疗加术后放疗。研究入组了 443 例患者,显示加用化疗后在局部控制率和总生存率方面均无预期的获益。几乎一半随机分至维持化疗组的患者并未接受维持化疗。尽管在研究执行中存在缺陷,但在维持化疗的患者中,远处转移作为首次复发部位的发生率为 9%，而非维持化疗的患者则为 19%(P=0.02)。

组间研究 0034 再次分析了一项随机研究中术后化疗的疗效,患者随机分为两组,研究组在术后先后给予顺铂(100mg/m²)和 5-FU 静脉持续输注[1000mg/(m²·d),共 5 天],每周期 21 天,共 3 周期，随后接受 50~60Gy 的放疗，对照组仅接受 50~60Gy 的放疗而不接受化疗[49]。结果再一次证明,加用化疗在局部控制率和总生存率上没有显著获益,但是远处转移发生率从 30%降到 20%(P=0.02)。

不同于进行术后序贯放化疗的研究,EORTC 进行了一项随机研究。对照组患者接受单纯的术后放疗(每天 2Gy,共 66Gy);研究组接受相同剂量的放疗,但在第 1、22、43 天接受 3 个周期的顺铂化疗(100mg/m²)[50]。共 334 例患者入组，联合治疗组中 2/3 的患者接受了全部 3 个周期的化疗。中位随访时间为 5 年,接受同步化疗的 3 年无病生存率从 41%增至 59%(P=0.001),3 年生存率从 49%提高到 65%(P=0.006)。同步化疗组出现大于 3 级的急性黏膜炎显著高于对照组(41%对 21%;P=0.001)。10 年结果分析正在进行中。

表 40.2 局部晚期头颈部肿瘤的加速或超分割同步放化疗的随机研究

研究机构	例数	放射治疗	化疗	RT 对 RT/CCT 的预后;果 P 值	备注
RTOG 90-03 加速分割 同步加量	268	72Gy/42d 每天 1.8Gy 1.5Gy 同步加量	无	LC:54% DFS:39% S:51%	
RTOG 90-03 超分割	263	81Gy/49d 1.2Gy bid	无	LC:54% DFS:38% S:54%	
Munich 大学	308	70.2Gy/51d 两组均为 1.8Gy bid 23.4Gy×3 周期 周期间有 10 天的间隔	5-FU 350mg/m² 注射,第 2 天 5-FU 350mg/(m²·d)×4 CI 甲酰四氢叶酸 50mg/(m²·d)×4 CDDP 60mg/m² × 1,第 1~4 天、第 22~25 天、第 42~45 天	LC:17%对 34%;0.01 S:24%对 48%;<0.0003	不可切除病变 未报告治疗毒性
Vienna 大学	239	V-CHART ± MMC 组:55Gy/2.5W CF 对照组:70Gy/7W	MMC 20mg/m²,第 5 天	LC:32%对 48%;0.05 S:31%对 49%;0.03	V-CHART 对 V-CHART/MMC
南斯拉夫协作组	130	两组均为 77Gy/49d,1.1Gy bid	CDDP 6mg/(m²·d)	LC:36%对 50%;0.04 DFS:25%对 46%;0.007 S:25%对 46%;0.007	每天化疗
柏林 Charite 大学	384	RT/CT: 70.6Gy/ 6W RT: 77.6Gy/6W	MMC 10mg/m²,第 5、36 天 5-FU 350mg/m² 注射,5-FU 600mg/m² 5 天 CI	LC:45%对 61%;0.001 S:24%对 29%;0.009	
Duke 大学	116	RT/CCT:70Gy/48d (40Gy 后休息 1 周) RT: 74Gy/42d (连续模式) 两组均为 1.25Gy bid	5-FU 600mg/(m²·d) CI CDDP 12mg/(m²·d)注射;第 1~5 天,第 36~40 天	LC:44%对 70%;0.007 DFS:41%对 61%;0.06 S:34%对 55%;0.04	RT 和 RT/CCT 的急性毒性和慢性毒性相当
FNLCC-GORTEC	163	80Gy/47d(口咽癌) 76Gy/44d(下咽癌)	80Gy/47d CDDP100mg/m²,第 1、22、43 天 5-FU:第 1 周期 750mg/m²×5d;第 2、3 周期:430mg/m² ×5d	LC: DFS:25%对 48%;0.002 S:20%对 38%;0.04	所有患者均为不可切除病变
Swiss 协作组	224	74.4Gy/44d 1.2Gy bid	74Gy/40d,1.2Gy bid CDDP 20mg/(m²·d) 2 个 5 天的周期	LC:33%对 51%;0.04 DFS:24%对 27%;>0.10 S:32%对 46%;0.15	

RT/CCT,放射治疗加同步化疗;RTOG,肿瘤放射治疗组;LC,局部控制率;DFS,无病生存率;S,总生存率;bid,每天两次;5-FU,5-氟尿嘧啶;CI,持续静脉输注;CDDP,顺铂;V-CHART,Vienna 的持续加速超分割放射治疗;MMC,丝裂霉素 C;CF,常规分割。

RTOG 发起了一项组间试验,将 459 例术后高危患者随机分组,接受 60~66Gy 放疗,加或不加顺铂化疗,顺铂的剂量和疗程与 EORTC 研究相同[51]。同步放化疗组中 61%的患者接受了全部 3 个周期的顺铂化疗。中位随访时间为 4 年,联合治疗组的 2 年局部控制率为 82%,对照组为 72%[风险比(HR),0.61;P=0.61],在随诊 2 年时,仅有 8 例出现局部或区域的复发。同步放化疗组的无病生存率亦有获益(HR,0.78;P=0.04)。在总生存率方面无统计学意义(HR,0.84;P=0.19)。同步放化疗组≥3 级的急性毒性要高于对照组

(77%对 34%;$P<0.001$),但晚期毒性两组结果类似(21%对 17%)。

选择同步放化疗方案的原则

前面所述的随机研究可以归纳为以下 3 点:

1.在局部晚期头颈部肿瘤治疗中,放射治疗加同步化疗优于单纯常规分割模式的放疗;

2.同步放化疗的疗效优于通过改变分割模式达到最大强度的单纯放疗;

3.使用同步放化疗增加急性毒性和晚期毒性。

然而,在这些同步治疗的方案中,关于最佳的放射剂量分割模式或最佳的化疗方案,尚未达成共识。这些争论使临床医生对于该在何时制订治疗计划感到困惑。不过使用一定的原则可以帮助设计治疗方案。同步放化疗方案应该比最有效的单一分割模式的放疗更有效。然而,实际上,尽管所使用的同步放化疗方案优于次优选的单纯放疗方案,可能也不会为患者带来潜在的治疗获益[36]。

放射分割方案

在本文的同步放化疗方案中,选择一个合理的放射治疗剂量分割方案,最好从最佳的单一治疗方案开始,包括明确的临床疗效和毒性。同步放化疗中,不同的剂量分割模式可以用生物等效剂量(BED)将它们彼此标准化[52]。公式为 $BED=nd[1+d/(\alpha/\beta)]$,其中 n 表示分割次数,d 表示单次分割的剂量,$\alpha/\beta=10$ 表示肿瘤和急性反应组织,$\alpha/\beta=2$ 表示晚反应组织。标准化的目的是使这些不同的治疗方案具有可比性,以便决定哪种方案最佳,即肿瘤控制率最大而晚期毒性的风险最低。Kasibhatla 等[37]为了计算同步化疗的放疗剂量当量,对 CRT 的前瞻性试验进行了评估。他们得出结论说,对于肿瘤,同步化疗相当于一个额外 10~12Gy 的剂量。随后,Lee 和 Eisbruc[53]认为当把急性黏膜炎的发生作为研究终点时同步化疗相当于一个额外的 8Gy 的剂量。

改变分割模式的放疗同步化疗是否优于常规分割模式的放疗同步化疗的问题已在 RTOG 0129 临床试验中得到解决。在这项试验中,放疗和化疗均为研究变量。患者(n=720)随机分为两组,一组给予加速分割/同步加量至 72Gy/6 周(与 RTOG 90-03 相同)和 2 个周期的顺铂同步化疗(100mg/m^2)。一组给予常规分割的放疗,70Gy/7 周,以及 3 个周期顺铂同步化疗(100mg/m^2)。初步结果显示两组之间的预后无显著差异,这表明通过更大强度的放疗可以抵消第 3 个周期顺铂化疗。需要指出的是,在常规分割组,只有 69%的患者能耐受 3 个周期的顺铂化疗,大剂量顺铂方案也常常被使用[54]。在常规分割组中,只接受 2 个周期化疗患者的预后与接受 3 个周期顺铂化疗的结果一样。

化疗方案的选择

许多研究者将放疗的第 1、22、43 天注射顺铂 100mg/m^2 作为标准方案。该方案最初应用于诱导化疗的临床研究中,后来加入同步放化疗的方案中。这种传统的周期性给予顺铂同步化疗的方案并没有直接与更小单次剂量、更多给药次数的方案进行比较。实际上,随机临床研究中对非标准的以顺铂为基础的同步化疗方案与单纯放疗进行了比较[42,43,55,56],大剂量顺铂的同步放化疗已经有效地治疗了大量患者[12,43,57]。

通过小剂量多次给药的方式同样可以有效提高疗效[45]。鉴于这种非标准的铂类方案是有效的,他们可能比 2 周期的大剂量给药更好。多次给药在 RT 过程中的大部分时间里能提供放疗增敏性的化疗。而较小的单次剂量药物可以减少化疗引起的副作用,而不会降低疗效[58,59]。使用这种方案进行同步放化疗被证明非常有效,并已经成为宫颈鳞状细胞癌的标准治疗方案[16,60,61,62]。

使用标准的 3 个周期同步顺铂化疗方案时,依从性亦是重要问题。几乎 1/3 的患者未能完成全部的化疗,亚组分析显示 2 个周期的化疗和 3 个周期的化疗疗效是相同的[12,46,50,51]。RTOG 0129 和其他研究表明,有可能存在一个顺铂累积的最小阈值剂量约 200mg/m^2,当与放疗同步联用时需要得到最大获益[63-65]。在 RT 的过程中多次化疗给药与 2 个周期大剂量 CDDP 的累积剂量大约相同,药物使用方法和累积量>200mg/m^2 对预后中治疗相关并发症的发生影响最大[63]。

每周顺铂方案已被越来越多地应用,主要原因是管理相对容易且临床上认为可降低毒性。需要强调的是这种经验是有局限性的。在每周和每 3 周方案间没有做直接的比较。随机数据证明每周用药的疗效是不确定的。北美头颈部的组间研究在之前的试验中,比较了肿瘤不可切除患者行单独放疗与放疗联合每周顺铂[20mg/(m^2·W)]治疗的疗效。Quon 等[66]最近更新和报道了这项研究,两个治疗组之间无生存差异,值得注意的是,顺铂总剂量仅为 140mg/m^2。

对于鼻咽癌,Chan 等[67]报道了单纯放疗和放疗同步顺铂[40mg/(m²·W)]两种疗法之间的比较。两组的无进展生存率无差异。调整分期和年龄后总生存率的差异在临界值。这种生存差异仅限于那些T3期或T4期肿瘤的患者,在可能出现远处转移的患者中并没有观察到差异。因此,尽管应用每周顺铂给药方案的热情很高,但却并没有客观的证据支持它们的使用,每3周的治疗方案仍然是必须考虑的标准方案。

最近,中国的一项试验比较了常规分割70Gy放疗与相同放疗方案联合每周同步顺铂(30mg/m²),该试验入组了230例Ⅱ期(WHO分期标准)鼻咽癌患者[68]。未给予辅助化疗。联合治疗组的5年总生存率显著更好(95%对86%;P=0.007)。获益的原因是由于提高了无远处转移生存率(95%对84%,P=0.007)。有趣的是,同步化疗没有提高局部区域控制率,其原因可能是对照组的结果很好(93%对91%)。

基本没有比较铂类和非铂类为基础的同步治疗方案的Ⅲ期试验,同步铂类、氟尿嘧啶、紫杉类相关的获益尚不明确。荟萃分析的数据表明,氟尿嘧啶或顺铂方案比卡铂或丝裂霉素为基础的治疗方案更成功[69],同步顺铂单药优于非铂类单药[9]。在一项小型Ⅲ期试验中,每周紫杉醇同步方案的疗效与每周顺铂同步方案的疗效相当[70]。然而,总体而言,该数据有一定局限性。

大部分同步化疗方案均使用单一的化疗药物,一般来说,单药方案并不能最大限度地发挥全身辅助治疗的效果。在其他大部分疾病中,多药化疗一直被认为是控制疾病远处转移更好的方法。在头颈部肿瘤中,单臂试验和大型荟萃分析都显示了多药诱导化疗对远处转移是获益的[9]。此荟萃分析同样显示同步放化疗治疗对远处转移有效,但与诱导化疗相比差别不显著。单药铂类同步与多药同步方案的总生存没有明确的差异。

放疗也与大剂量动脉灌注顺铂同步。假设这种方法的优势是化疗药物选择性分布在肿瘤中同时不伤害未受累的器官,可以静脉注射硫代硫酸钠,一种旨在保护肾脏的全身性顺铂中和剂。虽然该方法在技术上具有挑战性,但一项Ⅱ期多中心试验证明这是可行的。一项Ⅲ期临床试验比较了同步放疗和动脉注射顺铂与静脉注射顺铂,结果显示没有获益,因此,降低了对这个方案的期待[72]。

尽管我们很想尝试其他方案,但最常使用的同步放化疗方案仍然是每3周1次的单药大剂量顺铂。顺铂比卡铂更有效的证据较少[73]。紫杉类可能也是对抗头颈部肿瘤的有效药物,但没有进一步研究证明其作为CRT治疗方案的组成。

放射治疗和生物靶向治疗

最近对于放疗和全身治疗的重点在于分子靶向药物。表皮生长因子受体(EGFR)是头颈部肿瘤中最经常讨论且研究最多药物。约90%头颈鳞状细胞癌患者中EGFR的表达上调,并且与不良预后有关[74–76]。在复发或转移的患者中,抗EGFR单克隆抗体西妥昔单抗联合或不联合化疗时观察到有一定的反应,同样在口服酪氨酸激酶抑制剂厄洛替尼和吉非替尼的患者也有相似的疗效[77–81]。更令人印象深刻的是,这些药物治疗后能够使疾病稳定。这方面的经验进一步促进了对这些药物的探索。

Bonner等[82]报道了抗EGFR治疗在实体肿瘤的应用,这是第一个Ⅲ期随机试验。该研究比较了单独放疗与放疗联合西妥昔单抗治疗Ⅲ期或Ⅳ期非转移性口咽癌、下咽癌或喉鳞状细胞癌。西妥昔单抗治疗包括负荷剂量400mg/m²,之后每周剂量为250mg/m²联合放射治疗。2010更新的分析报告证实了初步的结果[83]。西妥昔单抗联合放射治疗的中位总生存期从29个月增加到49个月(P=0.018),5年总生存从36%增长到46%。3级或以上毒性包括黏膜炎的发生在两组之间没有差异,只是接受西妥昔单抗的患者痤疮样皮疹和输液反应的发生率较高。一项有趣但计划外的亚组分析表明,口咽癌、较小的原发肿瘤和淋巴结转移较晚的患者接受西妥昔单抗治疗时获益更大。男性、体力状况较好和年轻的患者似乎效果更好。这种人群分布特征表明这种药物可能对于人乳头状瘤病毒(HPV)相关的患者更有效果,但并没有检测肿瘤标本中的HPV。值得注意的是,出现西妥昔单抗相关皮疹的患者生存期更好。

必须要意识到的是,这项试验对照组的方案是单纯放疗,对于大多数Ⅲ期和Ⅳ期局部晚期鳞状细胞癌不再被视为标准治疗。因此,西妥昔单抗联合放疗的相对获益与更标准的放疗同步化疗相比是未知的。RTOG在0522试验中试图去证实西妥昔单抗联合放疗的方案更好,在2011年美国临床肿瘤学大会上做了初步报告[84]。本研究比较了放疗同步西妥昔单抗与放疗同步顺铂单药。正如预期的那样,给予西妥昔单抗的患者皮肤反应更严重。生存预后没有发现任何差异,包括无进展生存率、总生存率或疾病失败模式。50%的患者p16阳性(推断HPV阳性),但有点出乎意料，p16 状态与预后没有关系。鉴于这项研究的结果，目前除了临床试验，在临床治疗中没有证据支持在标准放疗和顺铂方案中可以加入西妥昔单抗。

在 RTOG 0522 试验中的发现与现有的转移性疾病观察的结果有冲突。一项Ⅲ期随机试验比较了顺铂和氟尿嘧啶与顺铂、氟尿嘧啶联合西妥昔单抗[80]。该研究证明了西妥昔单抗联合标准化疗能够改善生存。但目前对于 RTOG 0522 试验为什么没有得到类似的结果还不清楚。

关于同步放疗联合西妥昔单抗是否等同于或优于放疗联合顺铂的问题仍然没有答案。这个问题目前 RTOG 1016 研究正在解决，在选定的 HPV 阳性口咽癌的患者中比较了这两种方案。这两种治疗方案预期的生存结果将是相等的，但出现的晚期毒性、功能或生活质量可能会不同。值得注意的是，一项来自纪念斯隆-凯特琳癌症中心的回顾性研究报道显示，放疗联合顺铂比放疗联合西妥昔单抗在局部控制率和生存率方面更占优势[85]。虽然这些结果在多因素分析中得到支持，但考虑到这些患者之间存在着非常显著的差异，需要进一步的前瞻性验证。一项随机Ⅱ期 TREMPLIN 前瞻性研究在三种药物诱导化疗后比较了这两种方案。然而，鉴于本试验的性质和规模，很难解释任何结果[86]。

综合治疗的发展

诱导化疗和序贯放化疗

局部晚期头颈部肿瘤使用诱导化疗仍然是一个有吸引力的治疗选择。对于未经治疗的患者应用顺铂为基础的化疗方案后，肿瘤出现大幅的缩小，直观地表明在局部控制甚至生存方面有所改善。然而，大量Ⅲ期临床试验没有证实诱导治疗对总生存有影响[87,88]。应用氟尿嘧啶和顺铂诱导化疗的大型头颈部肿瘤化疗的荟萃分析(MACH-NC)显示生存获益稍有提高，但生存率的改善相形见绌(图 40.2)[9,89]。

然而，从这些诱导试验可以观察到远处转移有所减少[8,90,91]。事实上，这并不影响总生存期，可能反映了远处转移在疾病发展过程中的重要性是有限的。然而，最近通过联合治疗局部区域控制率有所增加，远处转移已经成为治疗失败的主要原因[92,93]。这一观察结果提示重新将化疗引入到目前的多学科综合治疗方案中可能有作用[94]。

与重新认识诱导方案的想法相一致，已经认识到广泛使用且非常成功的顺铂和氟尿嘧啶方案可能不是最佳诱导方案。大量的Ⅲ期临床试验证实，与氟尿嘧啶和顺铂方案相比，三药方案即氟尿嘧啶、顺铂和紫杉类更具优越性[95-98](表 40.3)。在这些研究中，成功诱导化疗之后加根治性放疗，联合或不联合同步化疗。

需要注意的是，这些研究表明，三种药物的诱导方案能够带来生存获益。这并没有证据支持三药诱导化疗是一种新的标准治疗方法。诱导化疗后根治性放疗或放化疗的模式并不是常规顺序，即使一种诱导方案优于另一种诱导方案，也不足以将该诱导化疗定义为标准治疗。

然而，在一些情况下，诱导化疗可能会有一定作用。在保喉策略中，氟尿嘧啶和顺铂诱导化疗后对有效的患者行根治性放疗与单药顺铂同步放化疗及单独放疗进行了直接的比较[12]。虽然同步放化疗组的保喉和局部区域控制较好，但两种化疗方案免于喉切除的生存率和远处转移控制率是一样的[99]。值得注意的是，增加化疗后总生存期没有变化。因此，诱导化疗可以被认为是一个可接受的保喉策略。在保喉治疗时，与氟尿嘧啶和顺铂两药相比，多西他赛、顺铂和氟尿嘧啶三药方案显示出优越性[98]，然而，三药诱导治疗后的同步治疗比较困难[86]。

更值得关注的是在“序贯治疗”方案中的诱导化疗，即诱导化疗加同步放化疗[100]。这种方法的理论是增加诱导化疗后可以改善远处转移，提高同步放化疗的总体生存率。这些密集型的治疗方案需要患者和医

表 40.3 紫杉烷、顺铂和氟尿嘧啶(TPF)与顺铂和氟尿嘧啶(PF)诱导化疗：随机试验

	Hitt 2005[95]	Vermorken 2007[96]	Posner 2007[97]	Pointrteau 2009[98]
紫衫烷	紫杉醇	多西他赛	多西他赛	多西他赛
根治性治疗	未规定	放疗	放疗同步每周卡铂	未规定
反应率				
PF	68%	54%	64%	59%
TPF	80%	68%	72%	80%
P 值	<0.001	0.006	0.07	0.002
生存率	2 年	3 年	3 年	3 年
PF	54%	26%	48%	60%
TPF	67%	37%	62%	60%
P 值	0.06	0.02	0.002	0.57

生的共同实施完成。与同步放化疗相比,毒性反应会增加,诱导和同步顺铂的多剂量给药具有挑战性[86]。

Hitt 和 Lopez-Pous[101]的关于三药诱导化疗后同步放化疗与单独同步放化疗对比研究的初步报告显示,诱导治疗组有获益。在这个初步的报告中存在明显的方法学上的缺陷,其结果最终可能无法解释。Paccagnella 等[102]的一项Ⅱ期临床试验取得了成功,试验比较了多西他赛、顺铂、氟尿嘧啶诱导化疗加同步放化疗与单独同步放化疗。这项研究现在已经扩展到了Ⅲ期临床试验,同时还包括了评估同步西妥昔单抗的疗效。相似的,由芝加哥大学完成的一项Ⅲ期临床试验比较了诱导加同步放化疗与单独同步放化疗,预期结果令人期待。

密歇根大学的调查人员对诱导化疗的第三个基本原理进行了探索。他们以诱导化疗可以作为一个预测工具为前提,并有利于选择头颈部肿瘤后续的根治策略。对诱导化疗有反应的患者可以不行手术治疗,而那些诱导不成功的应进行手术切除。这一策略是基于长期以来认识到对诱导化疗有反应的患者也对放射治疗有反应[103]。

这种方法已成功地用于晚期喉癌的患者[104]。治疗方案开始于顺铂和氟尿嘧啶诱导化疗 1 个周期,随后对有反应者应用高剂量单药顺铂同步放化疗治疗。75%的患者对 1 周期诱导至少部分缓解,70%的患者最终有机会保喉。尤其重要的是,那些对诱导化疗无反应需要行喉切除术的患者,其总生存率与对化疗有反应的患者相同。

然而,对于口咽癌和口腔癌患者,该方法却不太成功[105,106]。此外,将诱导化疗降低为一个纯粹的预测工具对内科和放射肿瘤学专家是不利的。诱导化疗会显著增加成本和毒性,人们往往期望它可以提供额外的生存获益或改善远处转移控制。也许在未来可能会有比诱导化疗毒性更低的预测性"生物标志物"出现。

因此,诱导化疗,特别是用顺铂、氟尿嘧啶、紫杉类三药联合,仍然是一个非常有效但没有完全开发的工具。其最终对生存、远处转移和治疗模式的影响有待进一步观察。目前在序贯治疗方案成为标准治疗方案之前需要等待Ⅲ期临床试验的结果。毒性反应在选择治疗策略中发挥重要的作用。总的来说,随着治疗模式从传统的每天一次单纯放疗到更高强度的联合治疗模式,更多的治疗意味着存在更多的毒性。患者的总毒性可能增加多达 5 倍[107]。这些需考虑的因素与序贯治疗方案尤其相关。即使是最有经验的医生,整个治疗过程中与这些治疗方法的符合率仅为 65%~70%[95,97,108]。

其他靶向药物

无论是对于转移性病变还是在与放疗结合方面,包括帕尼单抗和扎鲁木单抗的其他 EGFR 单克隆抗体在头颈部肿瘤患者中的作用也已进行了研究[109,110]。口服的酪氨酸激酶抑制剂包括吉非替尼、厄洛替尼和其他正在进行Ⅱ期试验的药物。这些研究的结果喜忧参半[71,111–114]。

针对其他分子靶点的治疗,值得注意的是,血管内皮生长因子受体(VEGFR)也与根治性放疗联合[115,116]。头颈部肿瘤过度表达 VEGF 使疾病死亡风险增加了 2 倍[117]。Yoo 等[118]进行了一项研究,在新诊断的局部晚期无转移的 29 例患者中将两种靶向药物即抗 EGFR 的厄洛替尼和抗 VEGFR 的贝伐单抗与以铂类为基础的放化疗联合应用。3 年无病进展生存率为 82%。这项试验的一个最重要方面是利用功能代谢成像与对比增强磁共振成像（DCE-MRI）扫描来评估治疗的反应性。DCE-MRI 定量测量肿瘤的灌注和血管通透性,并用参数 K^{trans} 表示。治疗后疾病复发的患者中位基线 K^{trans} 值较低,但在治疗的早期阶段上升。而没有失败的患者中位基线 K^{trans} 值更高并在治疗期间降低。这些数据表明 K^{trans} 可能作为一种影像学生物标志物, 基于其治疗前的预测价值来指导最初治疗方案的选择或基于对早期治疗的有效或无效反应来指导治疗模式的选择[119]。

乏氧是侵袭性恶性表型的最重要特征之一[120–123]。氧合差的肿瘤对手术[124]、放疗[120,125–127]和化疗的疗效也差。原发肿瘤乏氧在治疗后更易出现远处转移[128]。最近一篇综述分析了约 400 例头颈部肿瘤患者,这部分患者接受了肿瘤氧合状态的测量,结果显示乏氧与治疗失败显著相关,且独立于分期和治疗模式[31]。

替拉扎明为具有生物还原性活性的复合物,对于乏氧细胞的毒性比富氧细胞高 1~2 倍,并可增加顺铂的活性[129–131]。一项晚期头颈部鳞状细胞癌的Ⅰ/Ⅱ期临床研究发现,将该药加入含顺铂的同步放化疗方案中具有一定疗效,毒性可以接受,并且显示该药的获益仅限于那些通过 ^{18}F–咪康唑正电子发射断层扫描(PET)测量的肿瘤乏氧患者[132,133]。

两个Ⅲ期的临床研究旨在明确针对乏氧细胞的替拉扎明+顺铂同步放化疗是否优于顺铂同步放化疗。第一个研究(HeadSTART)纳入了 880 例患者。增加替拉扎明并没有获益[134]。但是,大部分患者的放疗方案有很大的差异。对根据治疗指南接受正确治疗的患者进行亚组分析，显示接受替拉扎明的患者是有优势的[135]。另一个需要考虑的重要问题是，入选该试验的患者不是根据肿瘤是否乏氧来选择的，这将会夸大检测药物获益的能力（如果事实上存在这样一种药物）。第二个研究采用相同的治疗方案，入组 550 例患者，但因为在替拉扎明治疗组出现了无法解释的过多死亡而被过早停止。

总结

晚期头颈部肿瘤患者的根治性放疗中，使用改良分割模式替代每天一次分割的常规放疗模式提高了疗效。局部晚期头颈部肿瘤的非手术方案中，放射治疗和同步化疗优于单纯的常规放疗和改良分割模式的放疗。抗 EGFR 的靶向治疗亦可以增加放疗的疗效。同步放化疗中 EGFR 抑制剂的作用正处于研究中。同样的，诱导化疗联合同步放化疗的疗效正在研究中。靶向乏氧治疗仍需要进一步研究。

联合多种模式的治疗方案将增加急性毒性和晚期毒性，这是临床面临的直接挑战。这些挑战包括需要找到一种预选标准选择出部分局部晚期患者，这些患者仅接受单纯的放疗已经足够，并建立有效的方案来预防和治疗毒副作用。这些努力将使放射治疗、化疗、生物靶向治疗得以进行最优组合来治疗那些需要联合治疗的患者。

（杨佳 译 胡漫 徐瑾 校）

部分参考文献

本章全部参考文献请登录网站：http://www.tsttpc.com/download_list.html

1. Fu KK, Pajak TF, Trotti A, et al. A Radiation Therapy Oncology Group (RTOG) phase III randomized study to compare hyperfractionation and two variants of accelerated fractionation to standard fractionation radiotherapy for head and neck squamous cell carcinomas: first report of RTOG 9003. *Int J Radiat Oncol Biol Phys* 2000;48:7–16.
3. Horiot JC, Le Fur R, N'Guyen T, et al. Hyperfractionation versus conventional fractionation in oropharyngeal carcinoma: final analysis of a randomized trial of the EORTC cooperative group of radiotherapy. *Radiother Oncol* 1992;25:231–241.
4. Overgaard J, Hansen HS, Specht L, et al. Five compared with six fractions per week of conventional radiotherapy of squamous-cell carcinoma of head and neck: DAHANCA 6 and 7 randomised controlled trial. *Lancet* 2003;362:933–940.
5. Bourhis J, Overgaard J, Audry H, et al. Hyperfractionated or accelerated radiotherapy in head and neck cancer: a meta-analysis. *Lancet* 2006;368:843–854.
8. Induction chemotherapy plus radiation compared with surgery plus radiation in patients with advanced laryngeal cancer. The Department of Veterans Affairs Laryngeal Cancer Study Group. *N Engl J Med* 1991;324:1685–1690.
9. Pignon JP, le Maitre A, Maillard E, et al. Meta-analysis of chemotherapy in head and neck cancer (MACH-NC): an update on 93 randomised trials and 17,346 patients. *Radiother Oncol* 2009;92:4–14.
12. Forastiere AA, Goepfert H, Maor M, et al. Concurrent chemotherapy and radiotherapy for organ preservation in advanced laryngeal cancer. *N Engl J Med* 2003;349:2091–2098.
18. Budach V, Stuschke M, Budach W, et al. Hyperfractionated accelerated chemoradiation with concurrent fluorouracil-mitomycin is more effective than dose-escalated hyperfractionated accelerated radiation therapy alone in locally advanced head and neck cancer: final results of the radiotherapy cooperative clinical trials group of the German Cancer Society 95-06 Prospective Randomized Trial. *J Clin Oncol* 2005;23:1125–1135.
19. Denis F, Garaud P, Bardet E, et al. Final results of the 94-01 French Head and Neck Oncology and Radiotherapy Group randomized trial comparing radiotherapy alone with concomitant radiochemotherapy in advanced-stage oropharynx carcinoma. *J Clin Oncol* 2004;22:69–76.
20. Denis F, Garaud P, Bardet E, et al. Late toxicity results of the GORTEC 94-01 randomized trial comparing radiotherapy with concomitant radiochemotherapy for advanced-stage oropharynx carcinoma: comparison of LENT/SOMA, RTOG/EORTC, and NCI-CTC scoring systems. *Int J Radiat Oncol Biol Phys* 2003;55:93–98.
22. Overgaard J, Hjelm-Hansen M, Johansen LV, et al. Comparison of conventional and split-course radiotherapy as primary treatment in carcinoma of the larynx. *Acta Oncol* 1988;27:147–152.
23. Withers HR, Taylor JM, Maciejewski B. The hazard of accelerated tumor clonogen repopulation during radiotherapy. *Acta Oncol* 1988;27:131–146.
27. Lo TC, Wiley AL Jr, Ansfield FJ, et al. Combined radiation therapy and 5-fluorouracil for advanced squamous cell carcinoma of the oral cavity and oropharynx: a randomized study. *AJR Am J Roentgenol* 1976;126:229–235.
29. Gray LH, Conger AD, Ebert M, et al. The concentration of oxygen dissolved in tissues at the time of irradiation as a factor in radiotherapy. *Br J Radiol* 1953;26:638–648.
30. Brizel DM, Dodge RK, Clough RW, et al. Oxygenation of head and neck cancer: changes during radiotherapy and impact on treatment outcome. *Radiother Oncol* 1999;53:113–117.
31. Nordsmark M, Bentzen SM, Rudat V, et al. Prognostic value of tumor oxygenation in 397 head and neck tumors after primary radiation therapy. An international multi-center study. *Radiother Oncol* 2005;77:18–24.
32. Haffty BG, Son YH, Papac R, et al. Chemotherapy as an adjunct to radiation in the treatment of squamous cell carcinoma of the head and neck: results of the Yale Mitomycin Randomized Trials. *J Clin Oncol* 1997;15:268–276.
33. Bartelink H, Kallman RF, Rapacchietta D, et al. Therapeutic enhancement in mice by clinically relevant dose and fractionation schedules of cis-diamminedichloroplatinum (II) and irradiation. *Radiother Oncol* 1986;6:61–74.
34. Adelstein DJ, Lavertu P, Saxton JP, et al. Mature results of a phase III randomized trial comparing concurrent chemoradiotherapy with radiation therapy alone in patients with stage III and IV squamous cell carcinoma of the head and neck. *Cancer* 2000;88:876–883.
35. Keane TJ, Cummings BJ, O'Sullivan B, et al. A randomized trial of radiation therapy compared to split course radiation therapy combined with mitomycin C and 5 fluorouracil as initial treatment for advanced laryngeal and hypopharyngeal squamous carcinoma. *Int J Radiat Oncol Biol Phys* 1993;25:613–618.
36. Sanchiz F, Milla A, Torner J, et al. Single fraction per day versus two fractions per day versus radiochemotherapy in the treatment of head and neck cancer. *Int J Radiat Oncol Biol Phys* 1990;19:1347–1350.
37. Kasibhatla M, Kirkpatrick JP, Brizel DM. How much radiation is the chemotherapy worth in advanced head and neck cancer? *Int J Radiat Oncol Biol Phys* 2007;68:1491–1495.
39. Merlano M, Benasso M, Corvo R, et al. Five-year update of a randomized trial of alternating radiotherapy and chemotherapy compared with radiotherapy alone in treatment of unresectable squamous cell carcinoma of the head and neck. *J Natl Cancer Inst* 1996;88:583–589.
42. Wendt TG, Grabenbauer GG, Rodel CM, et al. Simultaneous radiochemotherapy versus radiotherapy alone in advanced head and neck cancer: a randomized multicenter study. *J Clin Oncol* 1998;16:1318–1324.
43. Al-Sarraf M, LeBlanc M, Giri PG, et al. Chemoradiotherapy versus radiotherapy in patients with advanced nasopharyngeal cancer: phase III randomized Intergroup study 0099. *J Clin Oncol* 1998;16:1310–1317.
44. Brizel DM, Albers ME, Fisher SR, et al. Hyperfractionated irradiation with or without concurrent chemotherapy for locally advanced head and neck cancer. *N Engl J Med* 1998;338:1798–1804.
45. Jeremic B, Shibamoto Y, Milicic B, et al. Hyperfractionated radiation therapy with or without concurrent low-dose daily cisplatin in locally advanced squamous cell carcinoma of the head and neck: a prospective randomized trial. *J Clin Oncol* 2000;18:1458–1464.
46. Bensadoun RJ, Benezery K, Dassonville O, et al. French multicenter phase III randomized study testing concurrent twice-a-day radiotherapy and cisplatin/5-fluorouracil chemotherapy (BiRCF) in unresectable pharyngeal carcinoma: results at 2 years (FNCLCC-GORTEC). *Int J Radiat Oncol Biol Phys* 2006;64:983–994.
47. Dobrowsky W, Naude J. Continuous hyperfractionated accelerated radiotherapy with/without mitomycin C in head and neck cancers. *Radiother Oncol* 2000;57:119–124.
50. Bernier J, Domenge C, Ozsahin M, et al. Postoperative irradiation with or without concomitant chemotherapy for locally advanced head and neck cancer. *N Engl J Med* 2004;350:1945–1952.
51. Cooper JS, Pajak TF, Forastiere AA, et al. Postoperative concurrent radiotherapy and chemotherapy for high-risk squamous-cell carcinoma of the head and neck. *N Engl J Med* 2004;350:1937–1944.
53. Lee IH, Eisbruch A. Mucositis versus tumor control: the therapeutic index of adding chemotherapy to irradiation of head and neck cancer. *Int J Radiat Oncol Biol Phys* 2009;75:1060–1063.
54. Ang KK, Harris J, Wheeler R, et al. Human papillomavirus and survival of patients with oropharyngeal cancer. *N Engl J Med* 2010;363:24–35.
56. Huguenin P, Beer KT, Allal A, et al. Concomitant cisplatin significantly improves locoregional control in advanced head and neck cancers treated with hyperfractionated radiotherapy. *J Clin Oncol* 2004;22:4665–4673.
57. Adelstein DJ, Li Y, Adams GL, et al. An intergroup phase III comparison of standard radiation therapy and two schedules of concurrent chemoradiotherapy in patients with unresectable squamous cell head and neck cancer. *J Clin Oncol* 2003;21:92–98.
63. Ang KK. Concurrent radiation chemotherapy for locally advanced head and neck carcinoma: are we addressing burning subjects? *J Clin Oncol* 2004;22:4657–4659.
64. Loong HH, Ma B, Mo F, et al. The effect of cisplatin dose administered during concurrent chemoradiotherapy in patients with locoregionally advanced nasopharyngeal carcinoma. *J Clin Oncol* 2011;29:abstr 5532.
66. Quon H, Leong T, Haselow R, et al. Phase III study of radiation therapy with or without cis-platinum in patients with unresectable squamous or undifferentiated carcinoma of the head and neck: an intergroup trial of the Eastern Cooperative

Oncology Group (E2382). *Int J Radiat Oncol Biol Phys* 2011;81:719–725.
67. Chan AT, Leung SF, Ngan RK, et al. Overall survival after concurrent cisplatin-radiotherapy compared with radiotherapy alone in locoregionally advanced nasopharyngeal carcinoma. *J Natl Cancer Inst* 2005;97:536–539.
68. Chen QY, Wen YF, Guo L, et al. Concurrent chemoradiotherapy vs radiotherapy alone in stage II nasopharyngeal carcinoma: phase III randomized trial. *J Natl Cancer Inst* 2011;103:1761–1770.
69. Budach W, Hehr T, Budach V, et al. A meta-analysis of hyperfractionated and accelerated radiotherapy and combined chemotherapy and radiotherapy regimens in unresected locally advanced squamous cell carcinoma of the head and neck. *BMC Cancer* 2006;6:28.
72. Rasch CR, Hauptmann M, Schornagel J, et al. Intra-arterial versus intravenous chemoradiation for advanced head and neck cancer: results of a randomized phase 3 trial. *Cancer* 2010;116:2159–2165.
73. Fountzilas G, Ciuleanu E, Dafni U, et al. Concomitant radiochemotherapy vs radiotherapy alone in patients with head and neck cancer: a Hellenic Cooperative Oncology Group Phase III Study. *Med Oncol* 2004;21:95–107.
75. Ang KK, Berkey BA, Tu X, et al. Impact of epidermal growth factor receptor expression on survival and pattern of relapse in patients with advanced head and neck carcinoma. *Cancer Res* 2002;62:7350–7356.
76. Chung CH, Ely K, McGavran L, et al. Increased epidermal growth factor receptor gene copy number is associated with poor prognosis in head and neck squamous cell carcinomas. *J Clin Oncol* 2006;24:4170–4176.
77. Burtness B, Goldwasser MA, Flood W, et al. Phase III randomized trial of cisplatin plus placebo compared with cisplatin plus cetuximab in metastatic/recurrent head and neck cancer: an Eastern Cooperative Oncology Group study. *J Clin Oncol* 2005;23:8646–8654.
80. Vermorken JB, Mesia R, Rivera F, et al. Platinum-based chemotherapy plus cetuximab in head and neck cancer. *N Engl J Med* 2008;359:1116–1127.
82. Bonner JA, Harari PM, Giralt J, et al. Radiotherapy plus cetuximab for squamous-cell carcinoma of the head and neck. *N Engl J Med* 2006;354:567–578.
83. Bonner JA, Harari PM, Giralt J, et al. Radiotherapy plus cetuximab for locoregionally advanced head and neck cancer: 5-year survival data from a phase 3 randomised trial, and relation between cetuximab-induced rash and survival. *Lancet Oncol* 2010;11:21–28.
84. Ang KK, Zhang QE, Rosenthal DI, et al. A randomized phase III trial (RTOG 0522) of concurrent accelerated radiation plus cisplatin with or without cetuximab for stage III-IV head and neck squamous cell carcinomas (HNC). *J Clin Oncol* 2011;29:360s.
86. Lefebvre J, Pointreau Y, Rolland F. Sequential chemoradiotherapy (SCRT) for larynx preservation (LP): results of the randomized phase II TREMPLIN study. *J Clin Oncol* 2011;29:360s.
89. Pignon JP, Bourhis J, Domenge C, et al. Chemotherapy added to locoregional treatment for head and neck squamous-cell carcinoma: three meta-analyses of updated individual data. MACH-NC Collaborative Group. Meta-Analysis of Chemotherapy on Head and Neck Cancer. *Lancet* 2000;355:949–955.
91. Paccagnella A, Orlando A, Marchiori C, et al. Phase III trial of initial chemotherapy in stage III or IV head and neck cancers: a study by the Gruppo di Studio sui Tumori della Testa e del Collo. *J Natl Cancer Inst* 1994;86:265–272.
94. Brockstein B, Haraf DJ, Rademaker AW, et al. Patterns of failure, prognostic factors and survival in locoregionally advanced head and neck cancer treated with concomitant chemoradiotherapy: a 9-year, 337-patient, multi-institutional experience. *Ann Oncol* 2004;15:1179–1186.
95. Hitt R, Lopez-Pousa A, Martinez-Trufero J, et al. Phase III study comparing cisplatin plus fluorouracil to paclitaxel, cisplatin, and fluorouracil induction chemotherapy followed by chemoradiotherapy in locally advanced head and neck cancer. *J Clin Oncol* 2005;23:8636–8645.
96. Vermorken JB, Remenar E, van Herpen C, et al. Cisplatin, fluorouracil, and docetaxel in unresectable head and neck cancer. *N Engl J Med* 2007;357:1695–1704.
97. Posner MR, Hershock DM, Blajman CR, et al. Cisplatin and fluorouracil alone or with docetaxel in head and neck cancer. *N Engl J Med* 2007;357:1705–1715.
98. Pointreau Y, Garaud P, Chapet S, et al. Randomized trial of induction chemotherapy with cisplatin and 5-fluorouracil with or without docetaxel for larynx preservation. *J Natl Cancer Inst* 2009;101:498–506.
102. Paccagnella A, Ghi MG, Loreggian L, et al. Concomitant chemoradiotherapy versus induction docetaxel, cisplatin and 5 fluorouracil (TPF) followed by concomitant chemoradiotherapy in locally advanced head and neck cancer: a phase II randomized study. *Ann Oncol* 2010;21:1515–1522.
104. Urba S, Wolf G, Eisbruch A, et al. Single-cycle induction chemotherapy selects patients with advanced laryngeal cancer for combined chemoradiation: a new treatment paradigm. *J Clin Oncol* 2006;24:593–598.
105. Worden FP, Kumar B, Lee JS, et al. Chemoselection as a strategy for organ preservation in advanced oropharynx cancer: response and survival positively associated with HPV16 copy number. *J Clin Oncol* 2008;26:3138–146.
107. Bentzen SM, Trotti A. Evaluation of early and late toxicities in chemoradiation trials. *J Clin Oncol* 2007;25:4096–4103.
108. Adelstein DJ, Moon J, Hanna E, et al. Docetaxel, cisplatin, and fluorouracil induction chemotherapy followed by accelerated fractionation/concomitant boost radiation and concurrent cisplatin in patients with advanced squamous cell head and neck cancer: a Southwest Oncology Group phase II trial (S0216). *Head Neck* 2010;32:221–228.
115. Lee NY, Zhang Q, Pfister DG, et al. Addition of bevacizumab to standard chemoradiation for locoregionally advanced nasopharyngeal carcinoma (RTOG 0615): a phase 2 multi-institutional trial. *Lancet Oncol* 2012;13:172–180.
116. Seiwert TY, Haraf DJ, Cohen EE, et al. Phase I study of bevacizumab added to fluorouracil- and hydroxyurea-based concomitant chemoradiotherapy for poor-prognosis head and neck cancer. *J Clin Oncol* 2008;26:1732–1741.
117. Kyzas PA, Cunha IW, Ioannidis JP. Prognostic significance of vascular endothelial growth factor immunohistochemical expression in head and neck squamous cell carcinoma: a meta-analysis. *Clin Cancer Res* 2005;11:1434–1440.
118. Yoo D, Kirkpatrick J, Craciunescu O, et al. Prospective trial of synchronous bevacizumab, erlotinib, and concurrent chemoradiation in locally advanced head and neck cancer. *Clin Cancer Res* 2012;18:1404–1414.
119. Brizel DM. Head and neck cancer as a model for advances in imaging prognosis, early assessment, and posttherapy evaluation. *Cancer J* 2011;17:159–165.
120. Koukourakis MI, Giatromanolaki A, Sivridis E, et al. Hypoxia-inducible factor (HIF1A and HIF2A), angiogenesis, and chemoradiotherapy outcome of squamous cell head-and-neck cancer. *Int J Radiat Oncol Biol Phys* 2002;53:1192–1202.
121. Graeber TG, Osmanian C, Jacks T, et al. Hypoxia-mediated selection of cells with diminished apoptotic potential in solid tumours. *Nature* 1996;379:88–91.
122. Koukourakis MI, Giatromanolaki A, Sivridis E, et al. Hypoxia-regulated carbonic anhydrase-9 (CA9) relates to poor vascularization and resistance of squamous cell head and neck cancer to chemoradiotherapy. *Clin Cancer Res* 2001;7:3399–3403.
123. Moeller BJ, Cao Y, Li CY, et al. Radiation activates HIF-1 to regulate vascular radiosensitivity in tumors: role of reoxygenation, free radicals, and stress granules. *Cancer Cell* 2004;5:429–441.
124. Hockel M, Schlenger K, Aral B, et al. Association between tumor hypoxia and malignant progression in advanced cancer of the uterine cervix. *Cancer Res* 1996;56:4509–4515.
126. Brizel DM, Dodge RK, Clough RW, et al. Oxygenation of head and neck cancer: changes during radiotherapy and impact on treatment outcome. *Radiother Oncol* 1999;53:113–117.
128. Brizel DM, Scully SP, Harrelson JM, et al. Tumor oxygenation predicts for the likelihood of distant metastases in human soft tissue sarcoma. *Cancer Res* 1996;56:941–943.
132. Rischin D, Peters L, Fisher R, et al. Tirapazamine, Cisplatin, and Radiation versus Fluorouracil, Cisplatin, and Radiation in patients with locally advanced head and neck cancer: a randomized phase II trial of the Trans-Tasman Radiation Oncology Group (TROG 98.02). *J Clin Oncol* 2005;23:79–87.
134. Rischin D, Peters LJ, O'Sullivan B, et al. Tirapazamine, cisplatin, and radiation versus cisplatin and radiation for advanced squamous cell carcinoma of the head and neck (TROG 02.02, HeadSTART): a phase III trial of the Trans-Tasman Radiation Oncology Group. *J Clin Oncol* 2010;28:2989–2995.
135. Peters LJ, O'Sullivan B, Giralt J, et al. Critical impact of radiotherapy protocol compliance and quality in the treatment of advanced head and neck cancer: results from TROG 02.02. *J Clin Oncol* 2010;28:2996–3001.

第 41 章
鼻咽癌

Benjamin H. Lok, Jeremy Setton, Felix Ho, Nadeem Riaz, Shyam S. Rao, Nancy Y. Lee

解剖

鼻咽腔是一个横径较前后径略宽的立方形空腔(图 41.1)。前方经由鼻后孔连接于鼻腔,下方与口咽相通。顶部由蝶骨、枕骨的基底部构成,下壁由软腭上表面构成。侧壁有咽鼓管(耳咽管)的开口,其后部为软骨并突入鼻咽腔中,这一突起被称为咽鼓管圆枕,圆枕后方的裂隙即为咽隐窝(Rosenmüller 隐窝)。侧壁包括咽隐窝,是鼻咽恶性肿瘤最常见的发病部位。鼻咽后壁包含咽上缩肌、咽颅底筋膜和颊咽筋膜。

咽上缩肌只在中间部位向上延伸至颅底,两侧则由咽颅底筋膜连接咽缩肌于颅底的枕骨基底部与颞骨岩部。这两侧无肌肉附着的区域也被称为 Morgagni 窦,咽鼓管和腭帆提肌在其内穿行。咽颅底筋膜与破裂孔相连并靠近卵圆孔、棘孔、颈静脉孔、舌下神经管、颈动脉间隙。这些孔道与 Morgagni 窦邻近,是颅内受侵的重要途径(图 41.2)。各孔道在颅底位置的总结见表 41.1。

鼻咽部的咽鼓管开口前方的感觉神经传导是由三叉神经上颌部的感觉支(V_2)组成,咽鼓管孔后方则是由舌咽神经传导。运动的支配是通过舌咽神经、迷走神经的咽支,经过颈上神经节的交感神经纤维完成。鼻咽部的动脉供应由咽升动脉、蝶腭动脉和翼管动脉提供。静脉引流于咽丛,并直接汇入颈内静脉或与翼丛相通。

流行病学和病因学

鼻咽癌在世界上大多数地区是一种少见的癌症。年龄校正发病率(每年每 100 000 人),在美国和日本

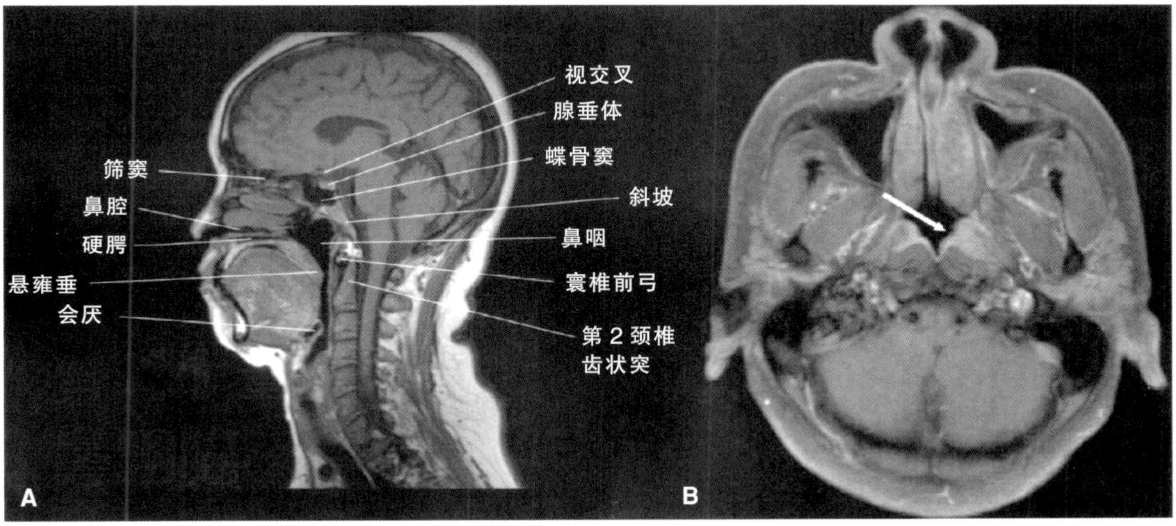

图 41.1 (A)头部正中矢状位 MRI 图像,显示鼻咽和相关结构。(B)横断面对比增强 MRI,显示左咽隐窝的小肿瘤(箭)和鼻咽其余部分的正常结构。

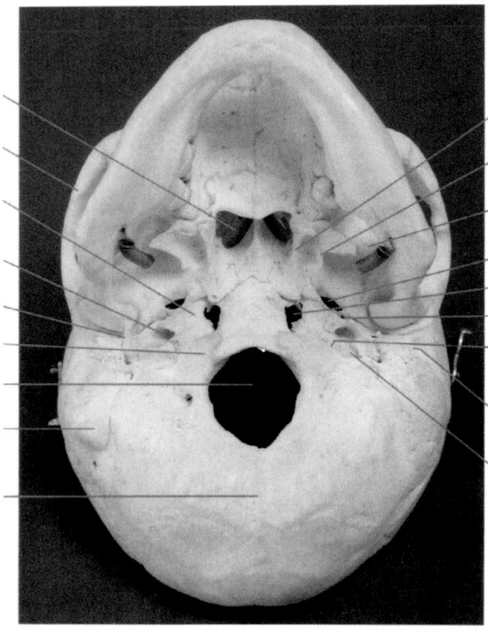

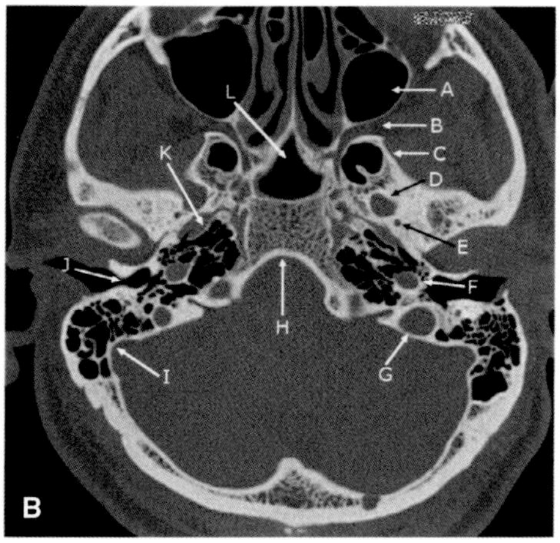

图 41.2 (A)颅骨底面观,显示颅底孔道和相关结构。(B)横断面CT扫描,显示骨解剖。

为0.6,阿尔及利亚为5.4,菲律宾为5.8,新加坡为11,爱斯基摩人为17.2,印度人和阿拉斯加的阿留申人为17.8,中国香港和广东省为26.9[1-3]。

在低风险人群中观察到双峰的年龄分布。第一个发病高峰为15~25岁,第二峰值为50~59岁[4-6]。在高危人群中,发病高峰出现在40~50岁[4]。男性和女性的年龄分布相似;然而,女性与男性发病率之比为2∶1~3∶1[7]。

这种独特的种族和地理分布特征提示了多种可能因素。目前的流行病学和试验数据确定至少有3个重要的致病因素:遗传、环境和病毒感染。

中国南方人群和南方华裔人群的鼻咽癌发病率高是遗传易感性的组成部分。鼻咽癌的全基因组关联研究发现3个易感基因位点[8]并确认发现了一种与HLA位点紧密相关的基因可使这一疾病的风险大大增加[9]。此外,一些HLA单倍型(包括A2、B46和B17),与患鼻咽癌的风险增加相关[10,11]。

中国南方咸鱼的高消耗量被认为是一个重要的环境因素[12-15]。二甲基亚硝胺是在腌制的咸鱼中发现的致癌物质,已被证明是诱发大鼠呼吸道癌症的重要因素。虽然仍然难以确定最终的结论,其他潜在的与鼻咽癌相关的环境致病因素包括饮酒、接触粉尘、烟雾、甲醛和香烟烟雾[16,17]。中国人从流行地区迁移到西方国家的后代发病风险逐步降低,但其发病率仍然高于原住居民[18-20]。Buell[18]发现美国出生的下一代中国人比亚洲出生的第一代风险低,而与美国出生的白种人相比,亚洲南部出生的白种人风险则增加。Dickson和Flores [20] 报道出生在中国的本土中国人发病率为

表 41.1 颅底孔道和相关解剖结构

孔/裂隙	脑神经	其他结构
筛板	嗅神经(Ⅰ)	筛前神经
视神经孔	视神经(Ⅱ)	眼动脉
眶上裂	动眼神经(Ⅲ), 滑车神经(Ⅳ), 三叉神经眼支(V_1), 展神经(Ⅵ)	眼静脉、脑膜中动脉眶支和泪腺动脉返支、交感神经丛、颈动脉神经丛
圆孔	三叉神经上颌支(V_2)	
卵圆孔	三叉神经下颌支(V_3)	脑膜副动脉、浅岩小神经
破裂孔		颈内动脉、颈动脉交感神经丛,翼管神经、咽升动脉脑膜支、导静脉
棘孔	V_3 返支	脑膜中动脉和静脉
茎乳孔	面神经(Ⅶ)	
内耳道	听神经(Ⅷ)	迷路动脉
颈静脉孔	舌咽神经(Ⅸ), 迷走神经(Ⅹ), 脊髓副神经(Ⅺ)	岩下窦、横窦、枕动脉和咽升动脉脑膜支
舌下神经管	舌下神经(Ⅻ)	咽升动脉脑膜支
枕骨大孔		脊髓、脊髓副神经、脊椎血管、脊髓前后血管

20.5，而在加拿大出生的中国人和白种人发病率分别为 1.3 和 0.2。总之,在鼻咽癌的病因中,环境因素可能发挥了重要作用。

Epstein Barr 病毒(EBV)也与鼻咽癌有关,尤其是非角化型鼻咽癌,无关种族或地理起源[21]。鼻咽癌的癌前病变中显示 EBV 水平升高，提示 EBV 感染可能影响鼻咽癌早期肿瘤的发生[22]。在肿瘤中检测到单一的 EBV DNA,表明从最初的 EBV 感染,病毒开始克隆扩增,到最终感染细胞是可能的。致瘤性取决于一组潜在的基因:潜伏膜蛋白(LMP1、LMP2A 和 LMP2B)和 EBV 核抗原(EBNA1 和 EBNA2),这是在鼻咽癌主要表达的蛋白[23]。LMP1 是主要的致癌基因,有证据表明,活化蛋白 C 端区域激活多种信号通路,包括丝裂原活化蛋白激酶、磷酸肌醇-3 激酶、核因子 κ-B 和表皮生长因子受体(EGFR)[24,25]。LMP1 也可能导致细胞永生化,并且 80%~90%的鼻咽癌肿瘤表达 LMP1[26]。越来越多的证据表明,EBV 在鼻咽癌中可能有致病作用。

自然病史

局部扩散

诊断时鼻咽癌局部侵犯的结构见表 41.2。

前方

肿瘤向前侵犯鼻腔。鼻腔外侧壁浸润可导致翼板受累破坏。除了这些结构中,后组筛窦及上颌窦也可受侵,尽管并不太常见。进展期鼻咽癌也可侵犯眶尖(通常是通过眶下裂)。

上方和后方

肿瘤向上可直接侵犯颅骨、蝶窦和斜坡。破裂孔是一个脆弱的结构，位于咽隐窝后（Rosenmüller 隐窝),肿瘤可进入海绵窦和颅中窝侵犯第Ⅱ~Ⅵ脑神经(图 41.3)。图 41.4 显示三叉神经腔(Meckel 腔)和三叉神经上颌支(V_2)受侵。除了颞骨岩部与海绵窦,肿瘤也可以通过卵圆孔侵入中颅窝。肿瘤向后常侵犯椎前肌肉(头长肌)。

下方

向下可侵犯扁桃弓、扁桃体窝、口咽侧壁和后壁,但很少会延伸到口咽。晚期可能侵犯到 C1 椎体后方和下方。直接侵犯软腭的情况并不常见。

侧方

早期即可侵犯两侧,伴有咽旁间隙、咽提肌和腭

表 41.2 鼻咽癌诊断时局部受侵的结构[a]

受侵结构	发生率(%)
邻近软组织	
鼻腔	87
咽旁间隙、颈动脉鞘区	68
翼肌(翼内肌、翼外肌)	48
口咽壁、软腭	21
椎前肌	19
骨质受侵/鼻旁窦	
斜坡	41
蝶骨、破裂孔、卵圆孔、圆孔	38
翼板、翼上颌裂、翼腭窝	27
岩骨、岩枕裂	19
筛窦	6
上颌窦	4
颈静脉孔、舌下神经管	4
垂体窝/垂体	3
广泛/颅内侵犯	
海绵窦	16
颞下窝	9
眼眶、眶裂	4
大脑、脑膜、脑池	4
下咽	2

[a] 基于中国香港东区尤德夫人那打素医院308例患者的MRI。Modified from Chan J, Bray F, McCarron P, et al. Nasopharyngeal carcinoma. In: Barnes L, Eveson JW, Reichart P, et al., eds. *Pathology and genetics of head and neck tumours*. Lyon, France: IARC Press; 2005:85-97.

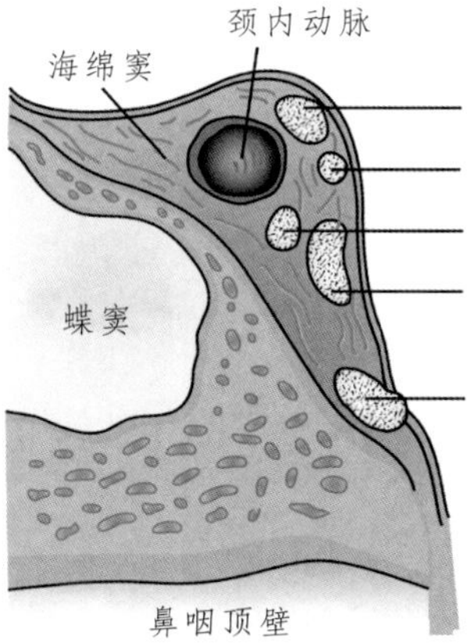

图 41.3 蝶窦及鼻咽顶壁冠状位，显示第Ⅲ~Ⅳ对脑神经的相对位置。(Modified from Chao KSC。*Practical essentials of intensity-modulated radiation therapy*. Philadelphia: Lippincott Williams & Wilkins; 2005:138.)

帆张肌受累(图 41.5)。进展期常侵及翼外肌。肿瘤侵犯咽旁间隙或咽后外侧淋巴结转移可侵犯脑神经Ⅸ或压迫Ⅸ~Ⅺ对脑神经（因为这些神经在颈静脉孔穿行），或侵犯第Ⅻ对脑神经(经由舌下神经管)，或侵犯颈交感神经。晚期可直接压迫或侵入颈内动脉（图 41.6），也可直接通过咽鼓管侵入中耳。

淋巴播散

鼻咽腔黏膜分布着一个巨大的无瓣膜的毛细淋巴管网，导致颈部淋巴结区域受累（图 41.7）。多达85%~90%的患者诊断时即有同侧淋巴结转移[27-29]。约50%的患者双侧转移。诊断时鼻咽癌的转移淋巴结分布如图 41.8 所示。解剖学和影像学检查淋巴回流系统认为鼻咽癌主要有两条淋巴链(图 41.7B)[30]。第一条沿鼻咽壁的外侧。侧面淋巴管引流入第一条淋巴通路，其中包括咽侧淋巴结、颈静脉二腹肌/二腹肌下淋巴结和咽喉第 3~5 组淋巴结[30]。第二条在其后方流入咽后组的第一淋巴结(Rouviere 淋巴结)(图 41.9)。尽管这个结论仍不确定，但临床上通过 MRI 或 CT 扫描发现双侧和咽后淋巴结受累的情况支持该观点。转移到颈静脉二腹肌和上后颈淋巴结也较常见。从这些第一条淋巴结继续转移到中颈、颈下、颈后、锁骨上淋巴结。颏下及枕后淋巴结很少转移，但可以继发于淋巴管阻塞引起广泛的颈部淋巴结肿大。偶尔可能出现纵隔淋巴结、腋窝淋巴结与锁骨上淋巴结转移。

血行播散

3%~6%的患者确诊时伴有远处转移，在疾病过程中 18%~50%的患者出现远处转移[31-35]。晚期颈淋巴结转移患者远处转移率最高[27,36,37]，特别是下颈[38,39]。骨是最常见的远处转移部位，其次是肺和肝[40]。与其他部位相比，肺转移的预后更好。脑和皮肤转移很少发生[41,42]。

临床表现

鼻咽癌的表现包括以下三类症状的一个或一个以上：①颈部肿块，通常位于上颈；②鼻咽部肿瘤引起的症状(鼻出血、鼻塞和鼻涕)；③肿瘤扩散引起第Ⅴ和Ⅵ脑神经麻痹(头痛、复视、面部疼痛和麻木)。

各种症状和体征的频率总结见表 41.3。颈部肿块是最常见的症状，其次是鼻腔和听觉症状。体征是颈部淋巴结增大(s)，脑神经麻痹比较少见。第Ⅴ和第Ⅵ

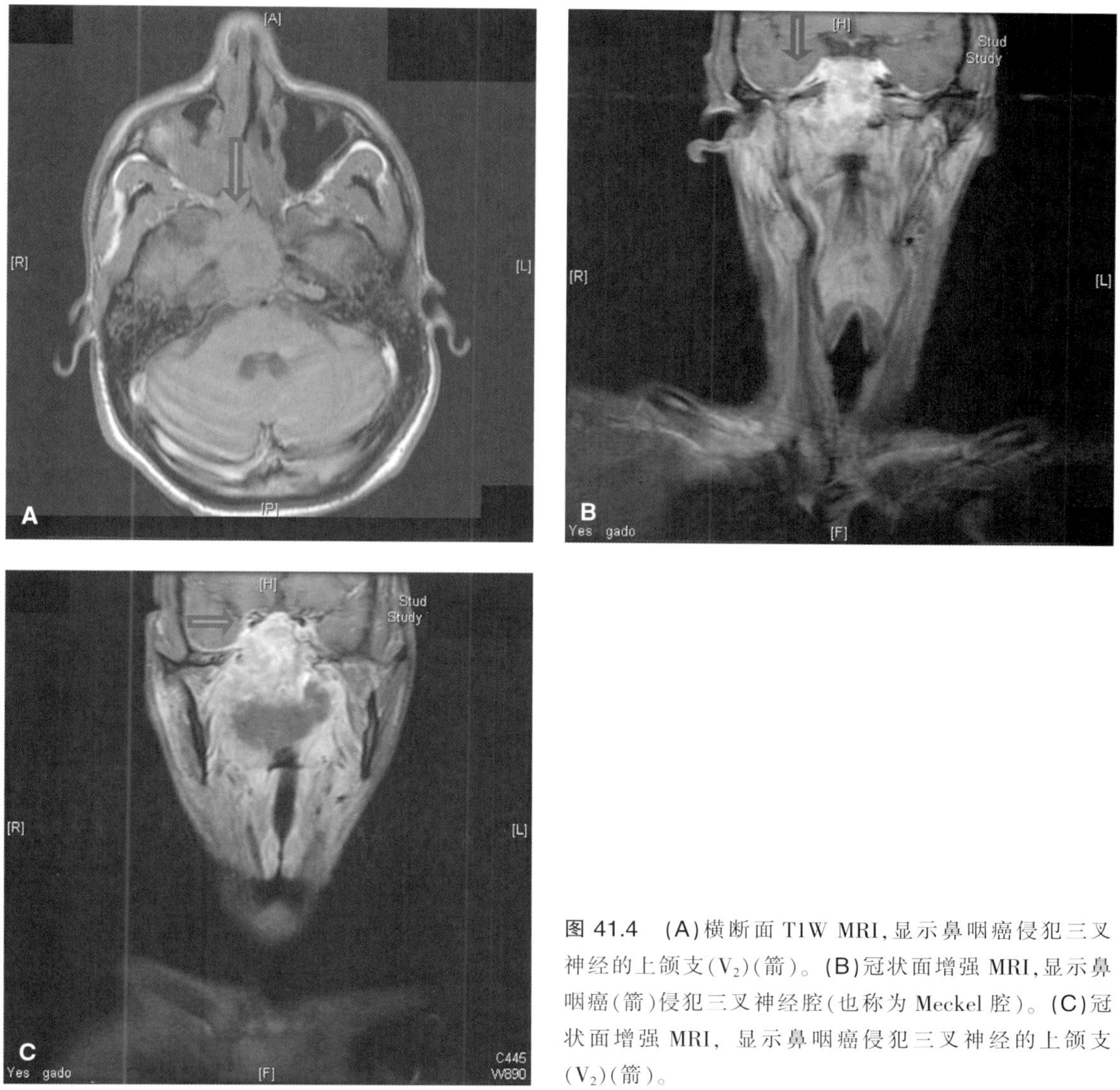

图 41.4　(A)横断面 T1W MRI，显示鼻咽癌侵犯三叉神经的上颌支(V_2)(箭)。(B)冠状面增强 MRI，显示鼻咽癌(箭)侵犯三叉神经腔(也称为 Meckel 腔)。(C)冠状面增强 MRI，显示鼻咽癌侵犯三叉神经的上颌支(V_2)(箭)。

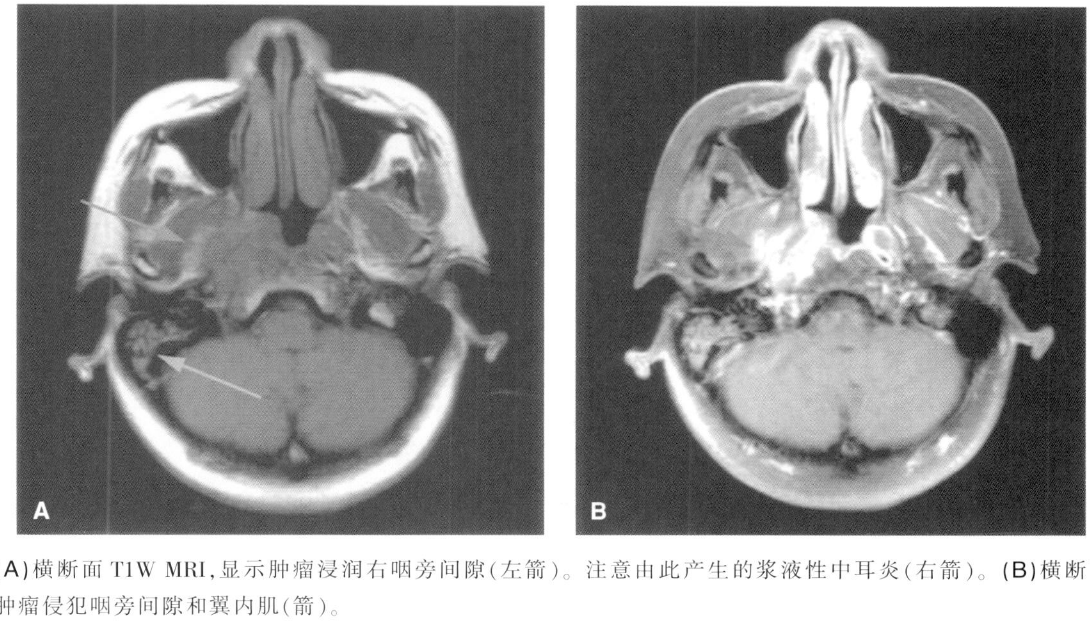

图 41.5　(A)横断面 T1W MRI，显示肿瘤浸润右咽旁间隙(左箭)。注意由此产生的浆液性中耳炎(右箭)。(B)横断面对比增强 MRI，显示肿瘤侵犯咽旁间隙和翼内肌(箭)。

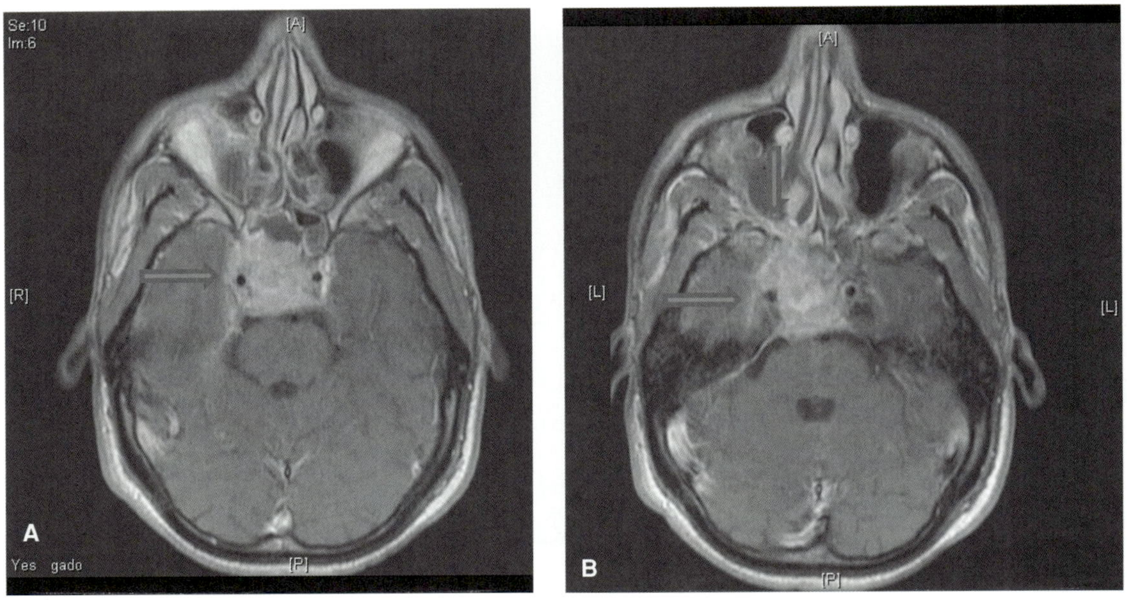

图 41.6 (A)横断面对比增强 MRI,显示鼻咽癌累及海绵窦。(B)横断面对比增强 MRI,显示侵入翼腭窝(垂直箭),扩散到海绵窦(水平箭)。

脑神经经常受累,而第Ⅰ、Ⅶ和第Ⅷ对神经很少受累(表 41.4)[29,43]。

高达 87%的患者会出现颈部淋巴结肿大[44]。通常出现在上颈后部和胸锁乳突肌靠近乳突部分的下面。这是由于咽旁间隙淋巴结或脊柱副链上颈后淋巴结转移引起的。

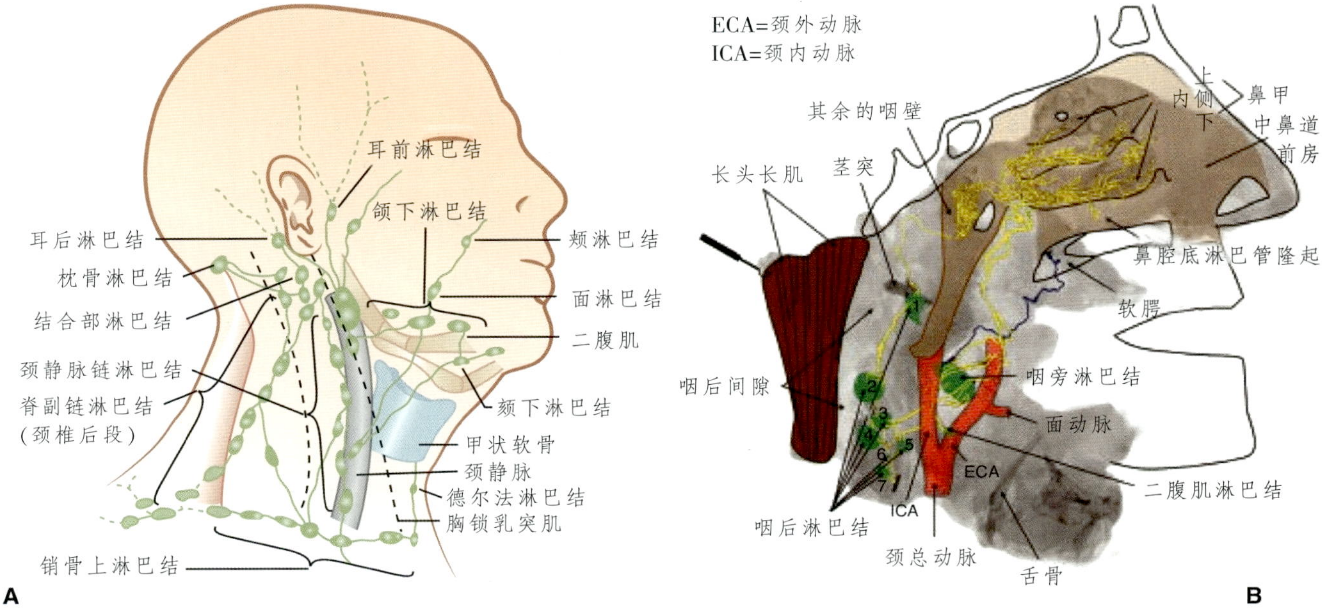

图 41.7 (A)鼻咽癌淋巴扩散的途径。(B)鼻咽的两个主要淋巴通路:①外侧淋巴引流通路;②向后淋巴引流通路。黄色,鼻腔淋巴管。蓝色,软腭淋巴管。绿色,淋巴结。咽后淋巴结为数字编号。红色,颈动脉。深棕色,长肌。浅棕色,其余的咽壁和鼻腔。(A,Redraw from Rouviere H. Anatomy of the human lymphatic system. Ann Arbor, MI: Edward Brothers; 1938;27. B,From Pan WR,Suami H,Corlett RJ, et al. Lymphatic drainage of the nasal fossae and nasopharynx: Preliminary anatomical and radiological study with clinical implications。*Head Neck* 2009; 31:52–57,with permission.)

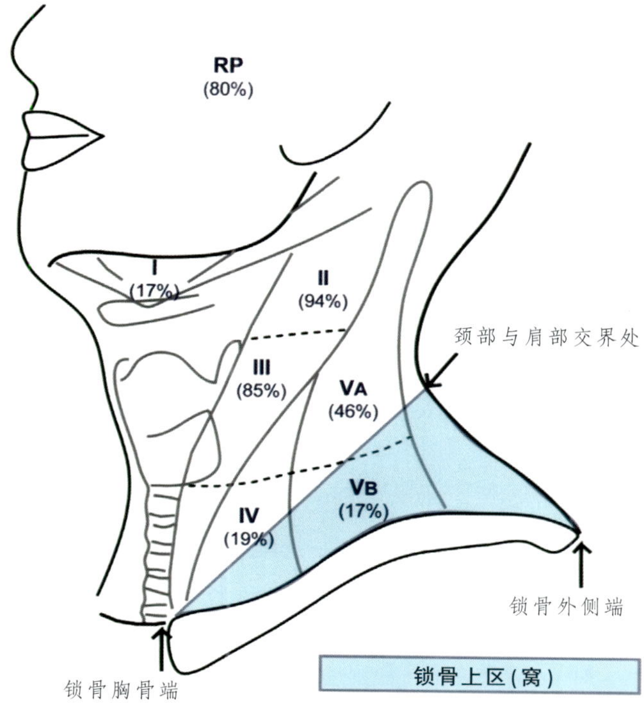

图 41.8　中国香港东区尤德夫人那打素医院治疗的 202 例鼻咽癌患者中，基于 MRI 的不同区域阳性淋巴结的分布情况。注意美国癌症联合委员会/国际抗癌协会分期系统定义的锁骨上窝的解剖学边界。

诊断和分期的检查

原发肿瘤活检对鼻咽癌的诊断具有很大的价值。这通常可以在门诊于局部麻醉下进行。当肿瘤不可见，或患者不能合作时，全身麻醉下的直接活检可能是必要的。黏膜下和不可见的肿瘤并不罕见。对于无可见肿瘤的鼻咽原发性肿瘤的可疑患者，最常见的受累部位的随机活检是必要的：包括每个侧壁的咽隐窝(Rosenmüller 隐窝)和鼻咽部后上壁。颈部可疑肿块的细针穿刺可以明确鼻咽癌区域淋巴结的转移。这可以在鼻咽部活检之前，当原发肿瘤临床检测未发现时进行。

表 41.5 列出了鼻咽癌治疗前诊断评估和分期评估的一般推荐。

全面的体格检查应包括彻底的颈部触诊、脑神经检查、胸部叩诊和听诊、肝脏在内的腹部触诊，以及可能骨转移的脊柱和骨骼的检查。头部和颈部的 CT 和 MRI 在评价肿瘤侵犯颅底骨质结构和咽后及颈部淋巴结肿大方面极有价值。在鼻咽癌分期评估中，MRI 是首选的影像学技术[45-47]。目前美国癌症联合委员会(AJCC)制订的 T 分期需要对肿瘤侵犯到软组织的范围（例如，咽旁间隙）和骨性结构进行评价。因为 CT 在准确地确定肿瘤的侵犯范围上有一定局限性，用 MRI 正确地确定肿瘤分期可能比较恰当[48]。MRI 对肌肉、软组织

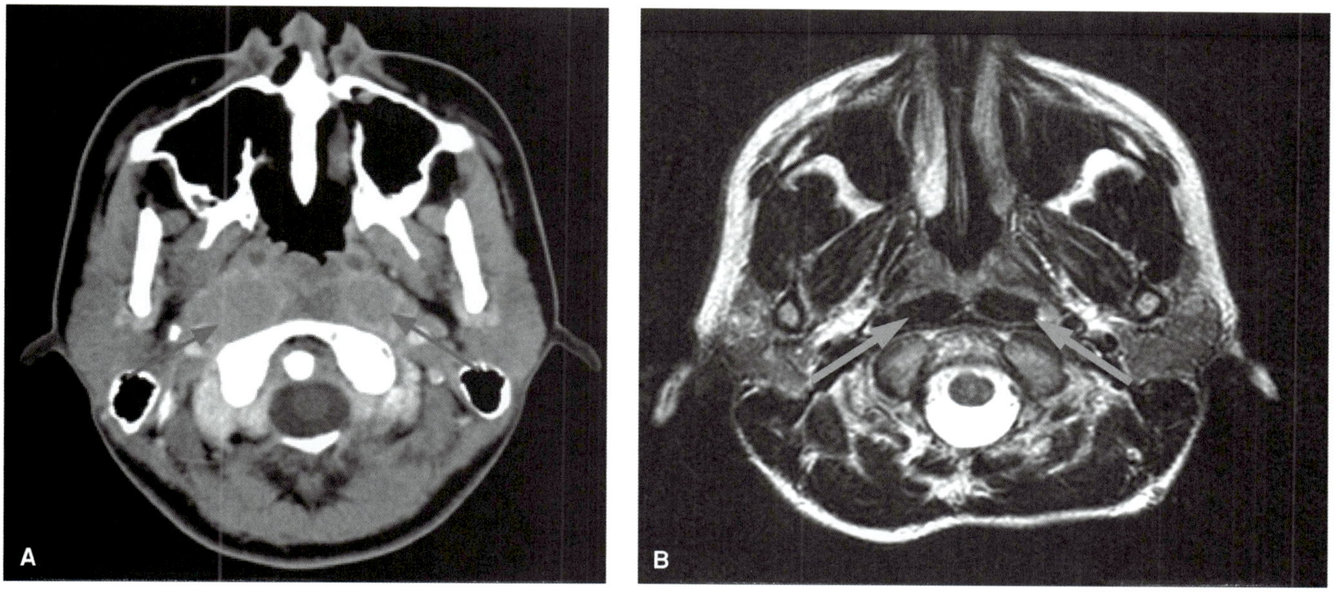

图 41.9　(A)横断面增强 CT 扫描，显示鼻咽癌累及双侧咽后淋巴结(箭)。(B)横断面 T2 加权磁共振图像，显示鼻咽癌累及双侧咽后淋巴结(箭)。

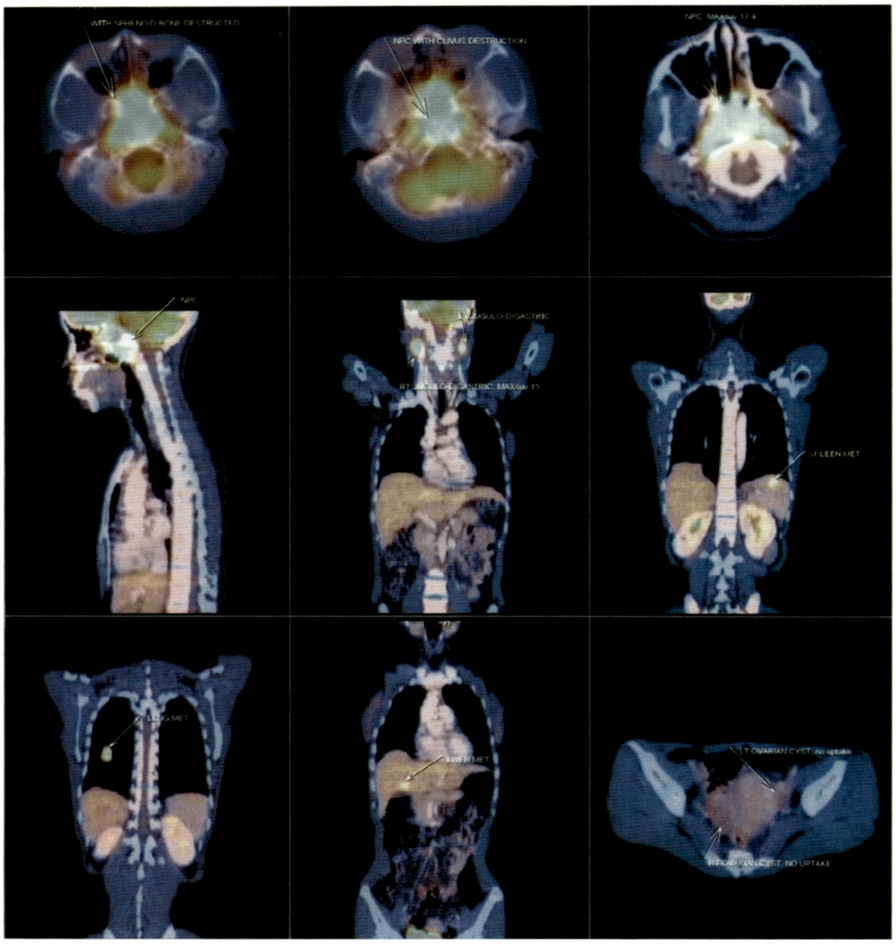

图 41.12 1 例鼻咽癌患者的 PET-CT 图像。体格检查和生化检查没有显示任何远处转移。胸部 X 线正常。PET-CT 显示肺、肝和脾多发远处转移、局部广泛浸润和双侧颈淋巴结转移。(From: Chan J, Bray F, McCarron P, et al. Nasopharyngeal carcinoma. In: *Pathology and genetics of head and neck tumors*. Lyon, France: IARC Press; 2005:85-97, with permission.)

组织学亚型)。Neel 等[61]报道,分别有 82%和 86%的非角化性癌患者 IgA 抗 VCA 抗体 EA 抗体滴度升高,相比之下只有 16%和 35%的角化性患者抗体升高。IgA 抗 VCA 抗体可作为高危患者的筛查,因为其可以在患者症状出现前几个月升高[62,63]。血浆 EBV DNA 基线检测可能是一种有用的预后因子,随着时间推移的水平变化可以作为监测治疗的指标[64,65]。

分期系统

已有多种分期系统用于预测预后和指导鼻咽癌患者的治疗策略[66-70]。AJCC、国际抗癌联盟(UICC),以及 Ho 分期系统是英文文献中最常用的系统[66-70]。AJCC 和 UICC 2002 年系统中内容几乎是相同的,2010 年有所更新。每个系统都有特殊的局限性;然而,他们在彼此不断地发展,互相补充。表 41.6 显示目前使用的 AJCC 分期系统(左侧)。Ho 分期的 N 分期采用受累淋巴结区或淋巴结受累的位置。这种 N 分期优于 AJCC/UICC 系统的主要基于部位、大小,以及淋巴结受累个数[14,38,71]。然而,2010 年 AJCC 系统第 1 次将咽后淋巴结受累分为 N1。咽后淋巴结被认为是淋巴结转移的第一站,包括了 83%的鼻咽癌患者,而 74%患者转移到第二站至第四站淋巴结[72]。

在最新的 AJCC 系统中其他值得注意的变化是 T 分期。在 2002 年 AJCC 系统中(表 41.6,右侧),根据鼻咽部软组织的浸润区分 T1 和 T2,然而,研究表明,这种区分并无预后意义[71,73,74]。研究发现,咽旁间隙受累有预后价值[75-77],被用来区分 T2a 和 T2b。2010 年 AJCC 新系统把侵犯咽旁间隙分入 T2 亚组,而所有局限于鼻咽或者口咽受累或者不延伸到咽旁间隙的肿瘤归为 T1(之前 2002 年 AJCC T1 和 T2a 现在列为 2010 年 AJCC 的 T1 期)。颅底受累比脑神经受累显示出更好的预后[27,38,78-80],但均列入 2002 年 AJCC 系统的 T4。2010 年 AJCC 系统把颅底受累下降到 T3。

这些修改的分期分类需要继续研究,以确定其是否提高预后的准确性。

表 41.6　2010 年和 2002 年 AJCC 分期系统

分期	分期标准		
2010 年分期			
T 分期			
Tx	原发肿瘤无法评估		
T0	无原发肿瘤证据		
Tis	原位癌		
T1	肿瘤局限于鼻咽腔，或者肿瘤侵及鼻腔[a]和（或）口咽，无咽旁间隙受侵[c]		
T2	肿瘤侵及咽旁[c]		
T3	肿瘤侵及骨性结构和（或）鼻窦		
T4	肿瘤颅内侵犯和（或）侵及脑神经、下咽、眼眶或颞下窝/咀嚼肌间隙[d]		
N 分期			
Nx	区域淋巴结无法评估		
N0	无区域淋巴结转移		
N1	单侧颈部淋巴结转移，最大径≤6cm，锁骨上区以上和（或）单侧或双侧咽后淋巴结，最大径≤6cm		
N2	双侧颈部淋巴结转移，最大径≤6cm，锁骨上区以上[e,f]		
N3	淋巴结转移[e]>6cm 和（或）至锁骨上区[f]		
	N3a. 最大径>6cm		
	N3b. 侵及锁骨上区[f]		
M 分期			
M0	无远处转移		
M1	出现远处转移		
分期分组			
0	Tis	N0	M0
Ⅰ	T1	N0	M0
Ⅱ	T1	N1	M0
	T2	N0	M0
	T2	N1	M0
Ⅲ	T1	N2	M0
	T2	N2	M0
	T3	N0	M0
	T3	N1	M0
	T3	N2	M0
ⅣA	T4	N0	M0
	T4	N1	M0
	T4	N2	M0
ⅣB	任何 T	N3	M0
ⅣC	任何 T	任何 N	M1

分期	分期标准		
2002 年分期			
T 分期			
Tx	原发肿瘤无法评估		
T0	无原发肿瘤证据		
Tis	原位癌		
T1	肿瘤局限于鼻咽腔		
T2	肿瘤侵及邻近软组织：鼻腔[a]、口咽[b]		
	T2a. 无咽旁间隙受侵		
	T2b. 侵及咽旁间隙		
T3	肿瘤侵及骨性结构和（或）鼻窦		
T4	肿瘤颅内侵犯，侵及脑神经、下咽、眼眶、颞下窝[d]或咀嚼肌间隙[d]		
N 分期			
Nx	区域淋巴结无法评估		
N0	无区域淋巴结转移		
N1	单侧颈部淋巴结转移，最大径≤6cm，锁骨上区以上		
N2	双侧颈部淋巴结转移，最大径≤6cm，锁骨上区以上		
N3	淋巴结转移		
	N3a. 最大径>6cm		
	N3b. 侵及锁骨上区[f]		
M 分期			
Mx	远处转移无法评估		
M0	无远处转移		
M1	出现远处转移		
分期分组			
0	Tis	N0	M0
Ⅰ	T1	N0	M0
ⅡA	T2a	N0	M0
ⅡB	T1	N1	M0
	T2a	N1	M0
	T2b	N0	M0
	T2b	N1	M0
Ⅲ	T1	N2	M0
	T2a	N2	M0
	T2b	N2	M0
	T3	N0	M0
	T3	N1	M0
	T3	N2	M0
ⅣA	T4	N0	M0
	T4	N1	M0
	T4	N2	M0
ⅣB	任何 T	N3	M0
ⅣC	任何 T	任何 N	M1

[a] 鼻腔：向前侵犯超出后鼻孔后缘。

[b] 口咽：向下侵犯超出软腭游离缘。推荐以 C1/C2 关节水平作为固定的影像学标志[344]。

[c] 咽旁侵犯：向后外侧侵犯超出咽颅底筋膜。

[d] 咀嚼肌间隙和颞下窝：侵犯超出翼外肌前表面，或向外侵犯超出上颌窦的前外侧壁和翼上颌裂。

[e] 中线的淋巴结视为同侧淋巴结。

[f] 锁骨上区：由锁骨胸骨端上缘、锁骨外侧段上缘和颈肩交界点形成的三角区域。

Used with the permission of the American Joint Committee on Cancer (Chicago, IL). The original source for this material is the *AJCC Cancer Staging Handbook*, 7th ed. New York: Springer; 2010 and *AJCC Cancer Staging Handbook*, 6th ed. New York: Springer; 2002.

放疗更加敏感,预后更好[31,109,110]。值得注意的是,关于种族作为一个预后因素,Corry 等[111]研究发现亚裔和非亚裔患者鼻咽非角化性癌预后之间没有差异。

EBV和其他生物标志物

由于 EBV 与鼻咽癌的关系,各种抗 EBV 抗体一直在研究其作为潜在生物标志物的价值。一些研究表明,高水平的血清抗 EBV 抗体可能表示疾病的存在[60,112,113],另一些研究则显示抗 EBV 抗体滴度在治疗后监测价值不大[61,114,115]。治疗之前这种抗体滴度的预后价值也存在争议。虽然 Xu[116]等发现诊断高 EBV-DNase 特异性抗体预示的无病生存和总生存更差,但其他人发现一系列抗体(VCA IgG、VCA-IgA、EA-IgA EA IgG,IgA,EBNA IgG、EBNA)均不能预测预后[113,117,118]。

在鼻咽癌患者血浆循环细胞游离 EBV DNA 是一个重要的预后指标,被认为是优于血清抗 EBV 抗体[118]。Lo 等[119]发现血浆 EBV DNA 在检测鼻咽癌方面具有较高的灵敏度(96%)和特异性(93%),而 Ma 等[120]发现循环细胞 EBV DNA 水平与肿瘤负荷显著相关。Lo 等[121]和 Lin 等[64]研究发现,治疗前 EBV DNA 高水平与分期较晚和预后不良有关。在一项包含 376 例患者的研究中,Leung 等[65]发现治疗前的血浆 EBV DNA 水平是 OS 的独立预后因素,可将患者分为低风险组和高风险组。因此,治疗前 EBV DNA 检测有补充 TNM 分期指导治疗的潜力。

虽然 Le 等[122]发现治疗前 EBV DNA 水平和生存之间没有相关性,但是治疗后的水平是一个显著的预测结果;未检测到 EBV DNA 的患者 2 年 OS 率为 94%,而在治疗后检测到的 EBV DNA 患者为 55%($P<0.002$)。

其他研究也一致认为治疗后 EBV DNA 负荷高的患者,肿瘤复发风险较高[64,121,123-125]。应用多因素分析比较鼻咽癌的各种预后因素,Lin 等[126]发现联合 EBV DNA 负荷(治疗前和治疗后 1 周)是最重要的预后因素。

最近,Wang 等[127]和 An 等[128]证实,姑息化疗第 1 个月的血浆 EBV DNA 清除率可以预测肿瘤反应和复发转移鼻咽癌患者的总生存期;第 1 个周期后未检测到的患者生存更好。这些数据表明,治疗早期评估血浆 EBV DNA 的水平可以为肿瘤医生提供及时的信息,对于 EBV DNA 清除缓慢的患者是否更换治疗方案具有潜在性指导价值。另外,Wang 等[129]前瞻性研究中,245 例鼻咽癌患者每 3~6 个月监测临床反应与测定血浆 EBV DNA,发现相比 FDG-PET 预测复发,血浆 EBV DNA 的检测具有更高的灵敏度、特异性和准确率,提示其在治疗后监测中的效用。

与其他头部和颈部鳞状细胞癌相似,表皮生长因子受体(EGFR)在鼻咽癌患者中表达极为常见。Chua 等[130]发现 89%的患者的有 EGFR 表达,过度表达的患者的疾病特异性生存率明显较差。其他研究也有类似的结果[24,131,132]。Ma 等[131]对 78 例患者的几种生物标志物进行多因素分析,包括微血管密度、Ki67、p53 蛋白、HER2 和 EGFR,发现 EGFR 是唯一的独立预后因素。

Hui 等[133]发现 58%的鼻咽癌患者有乏氧诱导因子 1α(HIF-1α)的表达,57%有碳酸酐酶Ⅸ(CA Ⅸ)表达,60%有血管内皮生长因子(VEGF)表达。乏氧特征阳性(HIF-1α 和 CA Ⅸ高表达)的患者无进展生存期差(P=0.04)。同时伴乏氧特征阳性和血管生成特性阳性(VEGF 高表达)的患者与更差的无进展生存期(P=0.0095)密切相关。其他的多个研究也表明,这些标志物的过度表达(特别是血管内皮生长因子),与较差的生存相关[134-136]。

其他可能有预后意义的生物因素包括 E-钙黏附蛋白和 β-连环蛋白[137]、C-erbB2[138]、p53[139]、nm23-hi[140,141],以及白细胞介素-10[142]。这些潜在生物标志物尚需进一步研究。

治疗策略

在 20 世纪 50 年代以后,由于解剖位置—邻近重要结构—手术暴露和足够切缘的肿瘤完全切除等极具挑战性的因素[143],极少进行外科手术治疗。外科干预主要用以进行活检,以获得组织学诊断,以及局部控制不佳或复发性肿瘤的姑息性治疗。因而经典的初始治疗手段包括放疗和近来的放化疗联合治疗。

放射治疗

为了达到最佳的治疗效果,放射治疗的每一个步骤(肿瘤和靶区的定位、固定、优化剂量分割、确定治疗技术和准确的放疗施照)都是很重要的。

制订计划时,患者应该取仰卧位,伸展头部以使原发肿瘤、咽后淋巴结和上颈部淋巴结之间有适当分离。悬雍垂的顶和枕骨的底部应该在与光束轴线平行的平行面上。用热塑性面具覆盖头部到肩部区域固定患者(图 41.15)。对患者进行常规的二维技术放疗,应

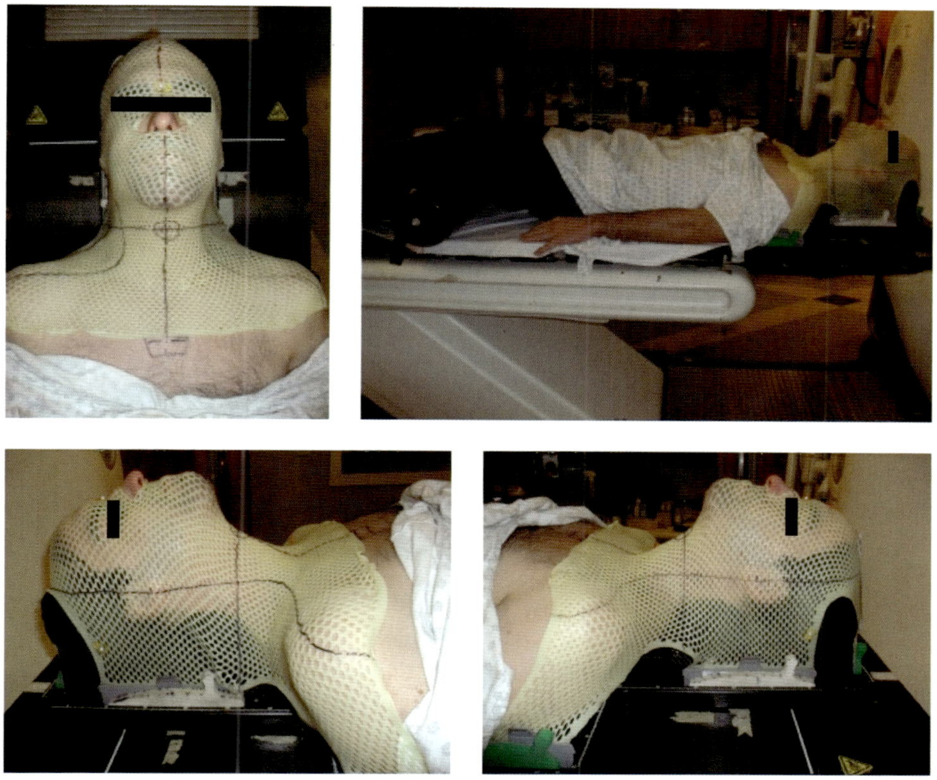

图 41.15 个体化热塑头颈肩面罩固定患者。

用口含器以尽量减少口腔的剂量，并且肿大颈部淋巴结应在成像前用金属丝进行标记。

剂量，时间，分割

在大多数基于二维技术放疗的患者的回顾性研究中观察到显著的剂量-效应关系。Marks 等[144]和 Vikram 等[145]发现在接受> 67Gy 肿瘤放疗的患者中，局部控制有明显改善。Perez 等[27]发现给予 T1~2 期的患者>70Gy 剂量，局部肿瘤控制率为 100%，而给予 66~70Gy 剂量的患者局部控制率只有 80%。但即使总剂量>70Gy，T3~4 期患者的局部控制仍<55%。Mesic 等[146]也同样观察到对 T1~2 期的患者≥70Gy 比 60Gy 有更好的局部控制(94%对 76%)，但是更高的剂量或更大的放疗区域未明显改善 T3~4 期的肿瘤预后。这些观察研究表明，除了考虑放疗剂量，对于晚期肿瘤还应考虑足够的照射野包含整个肿瘤区域的问题。

Lee 等[147]报道了采用 4 种不同的分次照射的1008 例 T1 期患者的研究，并证明总剂量是最重要的预后因素(P=0.01)。分次剂量不影响局部控制，但其是颞叶坏死一个显著的危险因素[148,149]。因此，应避免分次剂量>2Gy[150](见后遗症治疗部分)。

时间因素的影响更具争议性。Marcial 等[151]进行的一项随机试验中，62 例患者采用分期照射 (2 周内 30Gy、10 次，然后 3 周的休息时间，之后是一个额外的 30Gy、10 次)，并与 6.5~7 周内接受 66Gy/33 次的 59 例患者比较，5 年的局部控制率(86%对 80%)、淋巴结控制率(86%对 78%)、或无病生存率(40%对 30%)没有显著差异。

可是 Vikram 等[145]发现那些放疗间隔>21 天的患者比无间隔的患者，局部控制率更差(34%对 67%)。多项研究也报道了类似结果[152,153]，普遍的共识是延长疗程可能是有害的(即使对于非角化性鼻咽癌)。

在一般情况下，建议鼻咽癌的处方剂量是原发肿瘤 70Gy，选择性潜在风险部位 50~60Gy，7 周内完成。

肿瘤靶区

原发肿瘤大体肿瘤体积(GTV)应包括鼻咽癌原发肿瘤，全部咽后肿大淋巴结和临床、内镜和影像学检查确定的淋巴结病变。≥1cm 或有中央坏死的淋巴结被认为是转移性的。对接受诱导化疗的患者，建议靶区包括化疗前病灶范围。

由于隐匿性颈淋巴结转移的发生率高，N0 患者通常建议预防性颈部照射。Lee 等[35]发现颈部淋巴结临床阴性的患者给予选择性颈部照射与未给予颈部照射相比，淋巴结复发率显著降低(11%对40%)。此外，即使随后挽救治疗成功，淋巴结复发的患者远处转移的发生率更高(21%对6%)。

临床靶体积(CTV)包括GTV、亚病变区域，以及潜在的浸润性区域。不同的中心在定义区域边缘和剂量水平上可能有不同的准则。例如，表41.8显示了当前在纪念斯隆-凯特琳癌症中心所采用的对CTV的不同划分标准。大体肿瘤CTV(CTV_{70})定义为GTV外扩5~10mm。关键部位如脑干或脊髓附近，其边界可能会缩小到1mm的。高危亚临床CTV ($CTV_{59.4}$) 包含GTV并包括：微转移的潜在区域。这个区域应该至少包括整个鼻咽；咽后淋巴结区域；斜坡；颅底；翼腭窝；咽旁间隙；蝶窦；后1/4~1/3的鼻腔；以及后1/4~1/3的上颌窦。$CTV_{59.4}$还应包括潜在微转移风险的淋巴结区：双侧颈上深(交界、咽旁间隙)，颌下腺，二腹肌，中颈、颈后及咽后淋巴结。cN0患者，则不需要包括Ⅰ区淋巴结区。

计划靶体积(PTV)定义为CTV外周边缘外扩3~5mm，并考虑摆位误差和患者潜在的运动误差。重要区域PTV边缘可能会下降到1mm。

传统的二维治疗技术

最常见的普放的方法之一是由两段组成[154]。第一段包括原发肿瘤和颈部淋巴结在内的横向的面颈联合野对穿，加前野照射下颈淋巴结区域。第二段在40Gy后采用，以避开脊髓。这一段采用三个野(左右

表41.8 IMRT中CTV勾画的解剖结构/范围标准示例[a]

CTV	CTV勾画 结构	解剖范围
CTV_{70}	GTV+≥5mm边界(若毗邻关键结构/神经结构可减少约1mm)[b]	
$CTV_{59.4}$	CTV_{70}+≥5mm边界(若毗邻重要结构则为1mm)[b]	
	整个鼻咽腔	鼻咽黏膜表面下5~10mm
		前界：与后鼻孔相接
		外界：咽旁间隙内侧缘
		下界：第一颈椎下缘
	颅底	后界：斜坡前1/2~2/3(若肿瘤侵犯，包括整个斜坡)
		外界：卵圆孔外侧缘
	咽旁间隙	外界：茎突外侧缘
	蝶窦下部	上界：蝶窦下半部(T3~T4，包括整个蝶窦)
	后鼻腔	前界：后鼻腔1/4~1/3
	上颌窦后部	前界：上颌窦后1/4~1/3(确保覆盖翼腭窝)
	海绵窦，包括高危患者(T3、T4大病灶累及鼻咽顶)	
	高危淋巴结区(包括所有双侧)	a.颈上深(连接处、咽旁)
		b.颌下腺(Ⅰ区)[c]
		c.二腹肌(下颌下三角)(Ⅱ区)
		d.中颈(Ⅲ区)
		e.低颈和锁骨上(Ⅳ区)
		f.后颈椎(Ⅴ区)
		g.咽后

CTV，临床体积；GTV，大体肿瘤体积：原发肿瘤及涉及淋巴结；PTV，计划体积：CTV+(3~5)mm。PTV_{70}的总剂量处方，70Gy，33次(2.12Gy/次)；$PTV_{59.4}$：59.4Gy，33次(1.8Gy/次)。

[a]根据目前在纪念斯隆-凯特琳癌症中心的应用指南，并在RTOG 0615中详细说明(http://www.rtog.org/ClinicalTrials/ProtocolTable/StudyDetails. aspx?study=0615)。

[b]CTV的边界可限定在无亚临床病灶的骨骼或者空腔。

[c]如果患者淋巴结为阴性，可以不包括双侧ⅠB区淋巴结。ⅠB区的放疗可导致正常结构显著接受照射，如口腔、下颌骨和舌骨以上的咽部黏膜。由放射治疗肿瘤学家决定，低风险、淋巴结阳性的患者也可以不包括ⅠB区或者限制在颌下腺的前缘。如咽后孤立淋巴结或Ⅳ区孤立淋巴结等患者被认为ⅠB区为低风险区域。淋巴结阴性患者中如肿瘤侵犯硬腭、鼻腔或上颌窦考虑包括ⅠB区淋巴结。

对穿加鼻前野)照射鼻咽区域,加用颈前野照射全颈。典型的治疗区域和影像学标志如图 41.16 所示。必要时在 50~60Gy 后需进行缩野照射,以使关键器官得到最大程度的保护。

在第二段使用三野技术的好处在于:可减少双侧颞叶和颞颌关节的受照射剂量。但当肿瘤向后外侧浸润至咽旁间隙或向下侵及口咽时,肿瘤的剂量覆盖不足。为此,可在避开神经结构的前提下采用后外侧野进行补量照射[155]。

三维适形技术

对以凹形靶区为特征的鼻咽癌而言,计算机三维治疗计划的发展是一项重要的技术进步。多家研究者设计了创新性的多野适形计划。例如:美国纪念斯隆-凯特琳癌症中心(MSKCC)的 7 野技术[156]和澳洲 Peter MacCallum 癌症研究所的"回力棒"技术[157]。所有这些评价性研究都显示出较常规二维计划更好的肿瘤剂量覆盖和正常组织受量下降[87,158-159]。

来自 MSKCC 的 Leibel 等[160]发现,三维计划中95%等剂量线区域低于二维计划(7%对 22%)。由于肿瘤的平均剂量提高了 13%,预计肿瘤控制率可提高 15%。然而,随后的一项研究中,68 例患者在接受了Ⅰ期常规二维治疗 50.4Gy 后,又应用三维放疗给予 19.8~25.2Gy 加量照射,总剂量为 70.2~75.6Gy,未发现显著改善;5 年 L-FFR 为 77%,≥3 级的晚期毒性反应为 25%[156]。

Jen[161]则得到更为令人鼓舞的结果。72 例患者接受三维适形放疗,另 108 例接受二维放疗。T4 期患者的 3 年 L-FFR(86%对 47%),以及Ⅲ期(80%对 56%)和Ⅳ期(82%对 33%)患者的无事件生存率都获得了

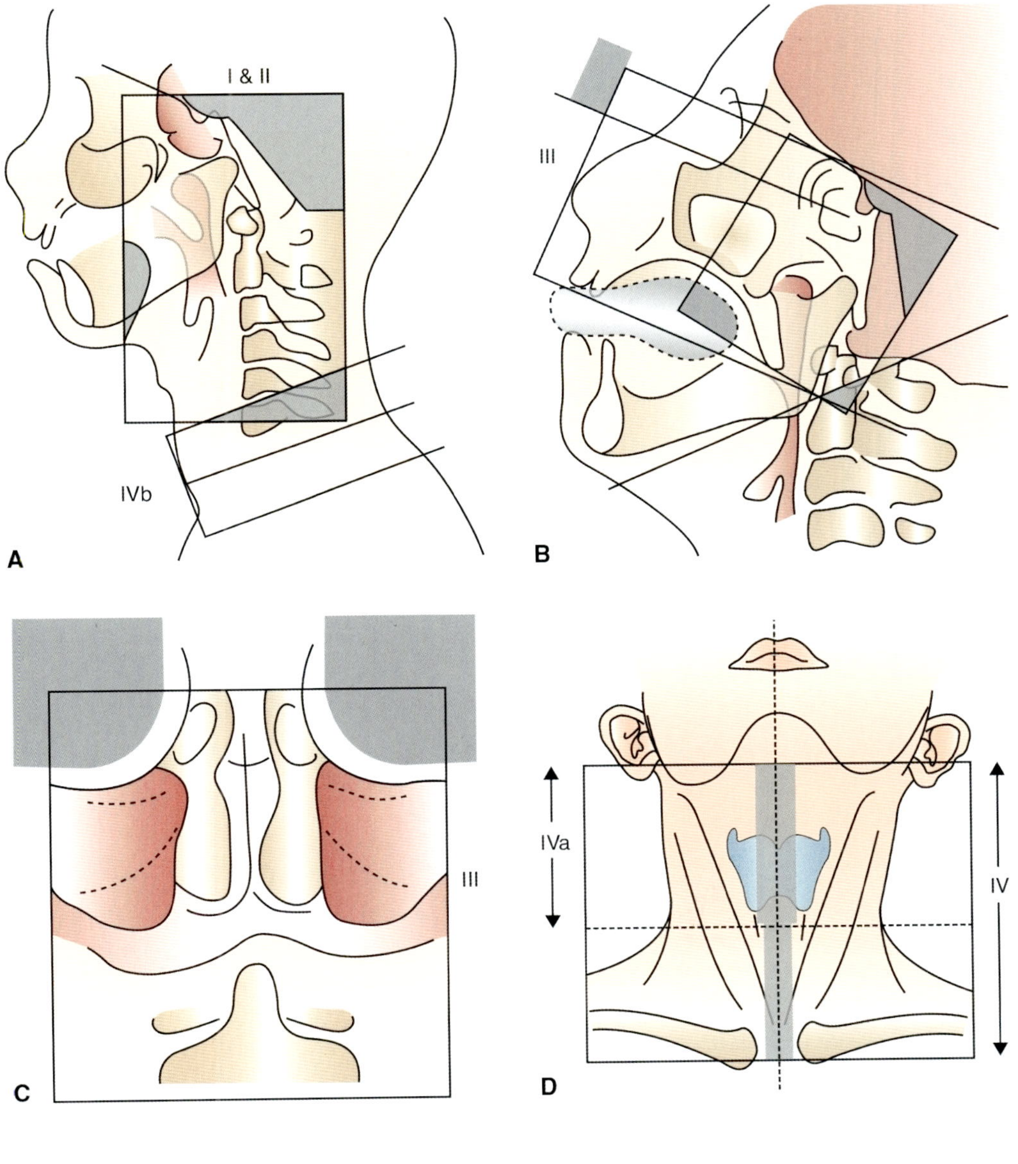

图 41.16 常规二维放疗 Ho 氏技术。(A)第 1 段,左右对穿面颈联合野(Ⅰ~Ⅱ)和下颈野(Ⅳb)。(B)第 2 段,矢状面观,显示左右对穿面侧野和非共面面前野(Ⅲ)。(C)面前野冠状面观(Ⅲ)。(D)全颈前野(Ⅳ)。

明显的改善。此外,3 年后口腔干燥的发生率亦显著降低,而其他晚期毒性没有明显差异。

调强放射治疗技术

在世界各地越来越多的机构，鼻咽癌的 IMRT 治疗已取代常规放疗。可以调节射线束的强度,以提供肿瘤靶体积优异的高剂量覆盖率,同时显著限制了周围正常组织的剂量[162-167]。在旧金山加利福尼亚大学(UCSF)首次发表[168]及后续更新报道 IMRT 治疗鼻咽癌后[166],其他一些机构利用 IMRT 也取得了相似的良好效果[169-175]。

另一个研究热点是通过同期加量放疗技术(SMART) 提高生物学剂量 (也称剂量绘画)。这是 Butler 等[176]采用 IMRT 治疗其他头颈部肿瘤时作为加速分割(AF)新方法最先提出的概念。

多家研究者目前正在探讨 IMRT 的各种方式和剂量分割方案,表 41.9 中总结了其中的关键特征和得到的结果。其中大多数患者还接受了化疗和(或)增强放疗(补量或加速分割)。初步研究结果的局控率令人鼓舞,2~4 年局控率大于 90%。

在 UCSF,对所有患者都采用每天 1 次的常规分割放疗。$PTV_{原发灶}$和受累淋巴结剂量 70Gy,2.12~2.25Gy/次,$PTV_{高危亚临床区域}$剂量 59.4Gy,1.8Gy/次，临床阴性颈淋巴结区($PTV_{低危亚临床区域}$)54Gy,1.65Gy/次[166,167]。Bucci[177]等报道了 118 例患者的结果，并得到 96%的良好局部控制。然而,尽管广泛采用同步-辅助放化疗,远处失败率仍然很高(28%),4 年 OS 为 74%。

MSKCC 的 Wolden 等[169]报道了他们治疗 74 例患者的经验:59 例患者给予同步加量的 AF,15 例应用 SMART 方法/剂量绘画。SMART 组给予原发病灶分次剂量为 2.34Gy/次，总剂量为 70.2Gy,“亚临床病灶”PTV 1.8Gy/次,总剂量为 54Gy。与接受三维适形放疗的患者相比,虽然无显著统计学差异,但 3 年 L-FFR 有增加趋势(91%对 79%,P=0.11)。来自玛丽女王医院(中国香港)的 Kwong 等[178]对 T3~4 的 50 例肿瘤患者,用 SMART 给予额外增加的剂量，方案是：总剂量为 76Gy,每次 2.17Gy。早期结果显示出很好的局部控制(2 年为 96%);但是观察到严重的晚期毒性,其中 4%的患者有危及生命的颈内动脉假性动脉瘤出血,另外在中位随访 2.1 年中,4%出现颞叶坏死。

不同的研究中心利用两种不同的调强放射治疗方法:①扩展全野(EWF)IMRT 技术,总靶区包含在 IMRT 计划内;②分野(SF)的 IMRT 技术,声带以上区域用调强放射治疗计划,下颈部淋巴结区用传统的低颈前野治疗[179-181]。对于何种 IMRT 技术更好的讨论仍在持续。由于 SF IMRT 射野与下颈野衔接处潜在的剂量不足或超剂量引起的并发症,因此许多研究中心即使是在衔接处无临床阳性淋巴结的情况下也应用 EWF IMRT。这些担忧可能来自调强放射治疗野和低颈前野之间完美契合是不可能的。然而，用 EWF 技术,会给正常声门不必要的剂量[182]。而 SF IMRT 技术由于中线低熔点铅挡块或多叶准直器的屏蔽,声带的剂量最小。尚没有 SF IMRT 技术治疗失败或出现并发症的报道[168]。

图 41.17 和图 41.18 显示纪念斯隆-凯特琳癌症中心中 IMRT 使用动态多野光栅共面野技术治疗早期和进展期患者的例子,$PTV_{原发灶}$给予 2.12Gy/次，总剂量为 70Gy,$PTV_{高危亚临床区}$给予 59.4Gy,每天 1 次,共 33 次 (表 41.8)。对下颈部，如果用 SF-IMRT，剂量为 1.8Gy/(次·天),总剂量为 50.4Gy。然而,如果下颈是包含在调强放射治疗区域内，就认为是 $PTV_{低风险淋巴结区}$，给予 1.64Gy/次,总剂量为 54Gy。

对于逆向计划，合适的剂量限制规范十分重要。正常组织剂量限制过严将导致肿瘤靶区剂量覆盖不足,因此找到最佳平衡点尤为关键。不同剂量限制指南已经出版[183,184]。表 41.10 为纪念斯隆-凯特琳癌症中心目前使用的剂量限制指南示例。

剂量追加

对于接受常规二维放疗的早期患者,局部推量可获得理想的局控率。

近距离放射治疗

最常使用的方式为近距离放射治疗。腔内插入[185-193]或组织间植入[194-197]用于 T1~3 期鼻咽癌外照射(EBRT)后补量,或在治疗复发性疾病时,单独或联合 EBRT 使用。因为近距离治疗随着与放射源距离的增加,剂量迅速减少,因此不适合治疗颅内受侵的肿瘤。由于 IMRT 作为初治鼻咽癌的手段已具有很好的局部控制,因此,近距离治疗作为 IMRT 后补量治疗的地位明显下降。

已经开发出腔内放疗的多种设备和技术[187-189,191,193,198]。过去腔内放疗使用低剂量率(LDR)技术。然而,目前远程后装分次高分割剂量率(HDR)技术的应用更为普遍(图 41.19)[198]。

表 41.11 总结了通过近距离治疗提高剂量的研究结果。大多数研究证实,T1~2 期患者的局控率可高达 90%~95%,无严重晚期损伤。美国麻省总医院 Wang[188]

表 41.9 鼻咽癌 IMRT:各中心方法和结果

	UCSF[166,177]	MSKCC[169]	PWH[171]	SYS[345]	QMH[170]	QMH[178]	CUHK[346]	NCCS[307]	PYNEH[311]
病例数	118	74	63	104	50	50	865	195	193
患者特征									
治疗时期	1995–2003	1998–2004	2000–2002	2001–2004	2000–2002	2000–2004	2001–2008	2002–2005	2005–2007
T 分期	所有	所有	所有	所有	T1~T2	T3~T4	所有	所有	所有
IMRT PTV-G									
GTV 外界(mm)	—	5~10	2	—	—	—	—	3~5	5~8
总剂量(Gy)	70	70.2	66	64~70	68~70	76	68	66~70	70
分次剂量(Gy)	2.12	2.34	2	2.33~2.56	2~2.06	2.17	2	2~2.12	2.12
附加治疗									
加速分割(%)	—	80	—	—	—	—	—	—	62
补量	22% ICB		32% ICB 24% 3D	—	—	—	—	10% ICB	—
化疗(%)	90	93	30	23	0	68	65	>57	84
中位随访(月)	30	35	29	19	14	25	40	36.5	30
肿瘤控制									
时间点(年)	4	3	3	3	2	2	5	3	2
局部–FFR(%)	96	91	92	99	100	96	90.4	89.2	90
淋巴结–FFR(%)	98	93	98	99	94	—	—	—	96
远处–FFR(%)	72	78	79	88	94	94	84	89.2	90
总生存率(%)	74	83	90	86	NR	92	83	94.3	92
晚期毒性									
口腔干燥(≥2 级)(%)	2[a](2 年)	32(1 年)	23(2 年)	—	—	—	—	—	—
耳聋(>2 级)(%)	7[a]	>15	15	—	—	42	—	—	—
纤维化(>2 级)(%)	—	—	11	—	—	14	—	—	—
吞咽困难(>2 级)(%)	1[a]	—	5	—	—	—	—	—	—
垂体功能减退(%)	—	0	23	—	—	—	—	—	—
骨坏死(%)	0.8	0	2	—	—	—	—	—	—
颞叶坏死(%)	0.8	0	3	—	—	4	—	—	—
颈内动脉假性动脉瘤/鼻咽大出血(%)	0.8[a]	—	—	—	—	4	—	—	—

UCSF,美国三藩市加州大学;MSKCC,美国纪念斯隆–凯特琳癌症中心;PWH,中国香港威尔斯亲王医院;SYS,中国中山大学肿瘤防治中心;QMH,中国香港玛丽医院;RT,放疗;PTV-G,大体肿瘤 PTV;GTV,大体肿瘤;ICB,腔内近距离放疗;3D,三维适形补量;FFR,失败率;NR,无报道。

[a] 根据 Lee 等[166]报道资料。

的回顾性分析显示,在外放疗 60~64Gy 后给予低剂量率近距离补量 7~10Gy,5 年 L-FFR 明显高于仅接受外照射者(91%对 60%;$P<0.01$)。Teo 等[199]进行了相似的回顾性研究,发现接受 18~24Gy/3 次高剂量率近距离治疗的患者 5 年 L-FFR 为 95%,而接受单纯外照射者为 90%,前者显著高于后者($P=0.016$)。

但是,Ozyar 等 [200] 比较了接受 HDR 近距离补量 12Gy/3 次的 106 例 T1~4 期患者和单纯外放疗,并未

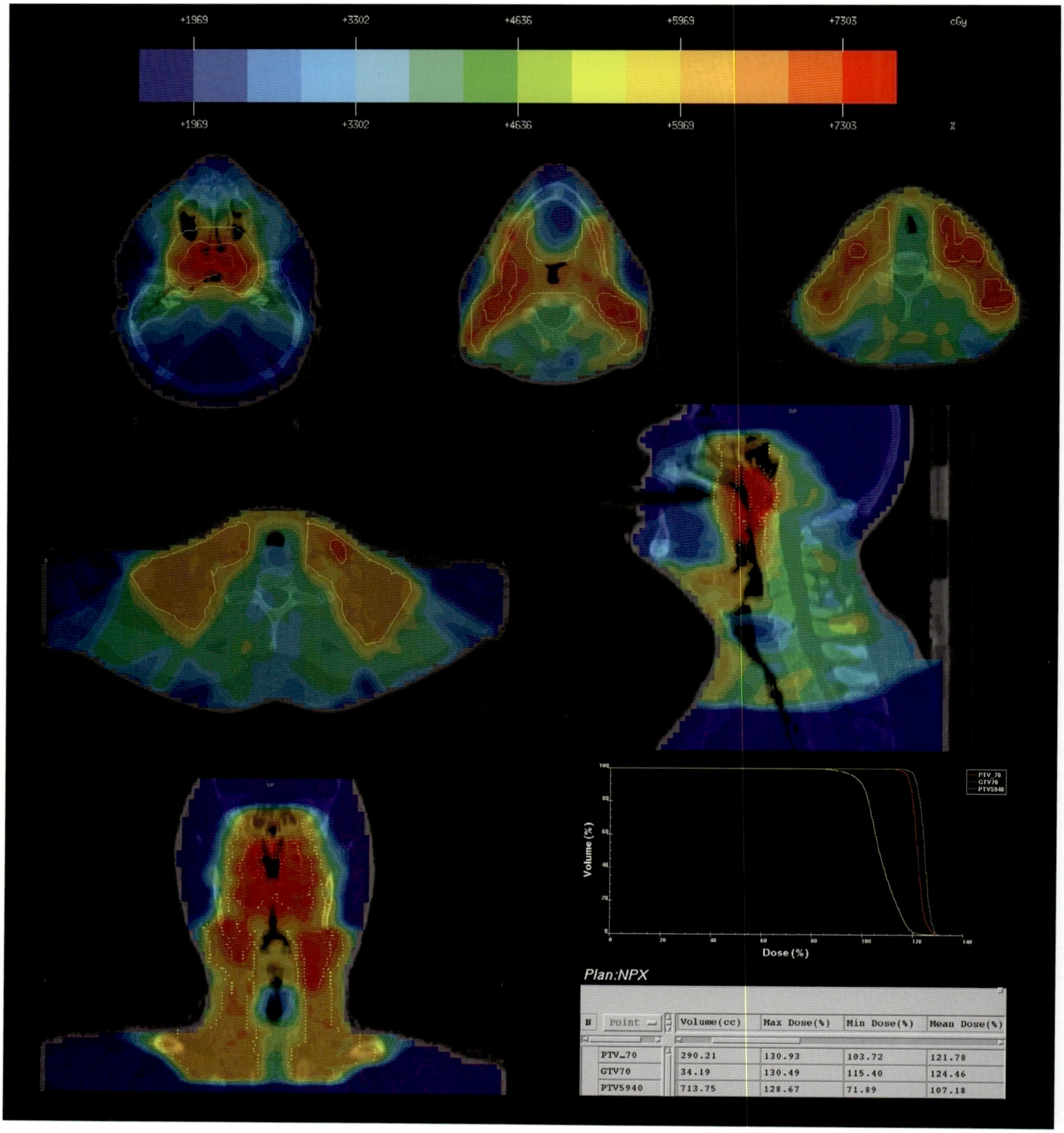

图 41.17 美国纪念斯隆–凯特琳癌症中心调强放疗(IMRT)的 T2N2M0 期鼻咽癌患者,显示大体肿瘤体积(GTV)和计划肿瘤体积(PTV)分别为 70Gy 和 54Gy 的靶区和剂量分布,以及 GTV、PTV_{70} 和 $PTV_{59.4}$ 剂量体积直方图(DVH)。

发现疗效的改善(3 年 L-LFR: 86%对 94%;*P*=0.23)。最近,国际原子能机构的一项前瞻性研究共纳入 275 例局部晚期鼻咽癌(TNM 分期Ⅲ或Ⅳ,M0 期)患者,均采用诱导化疗后同期化放疗 70Gy;然后一组随机接受 11Gy LDR 或 3 次 3Gy HDR 近距离放射治疗补量。中位随访 29 个月,近距离补量与同步放化疗相比并没有额外的获益,3 年 OS(63.3%对 62.9%,*P*=0.742),无局部进展生存(54.4%对 60.5%,*P*=0.647),无远处转移生存(52.6%对 59.8%,*P*=0.496)并无获益[201]。

近距离治疗的主要局限为:施治剂量仅足以覆盖

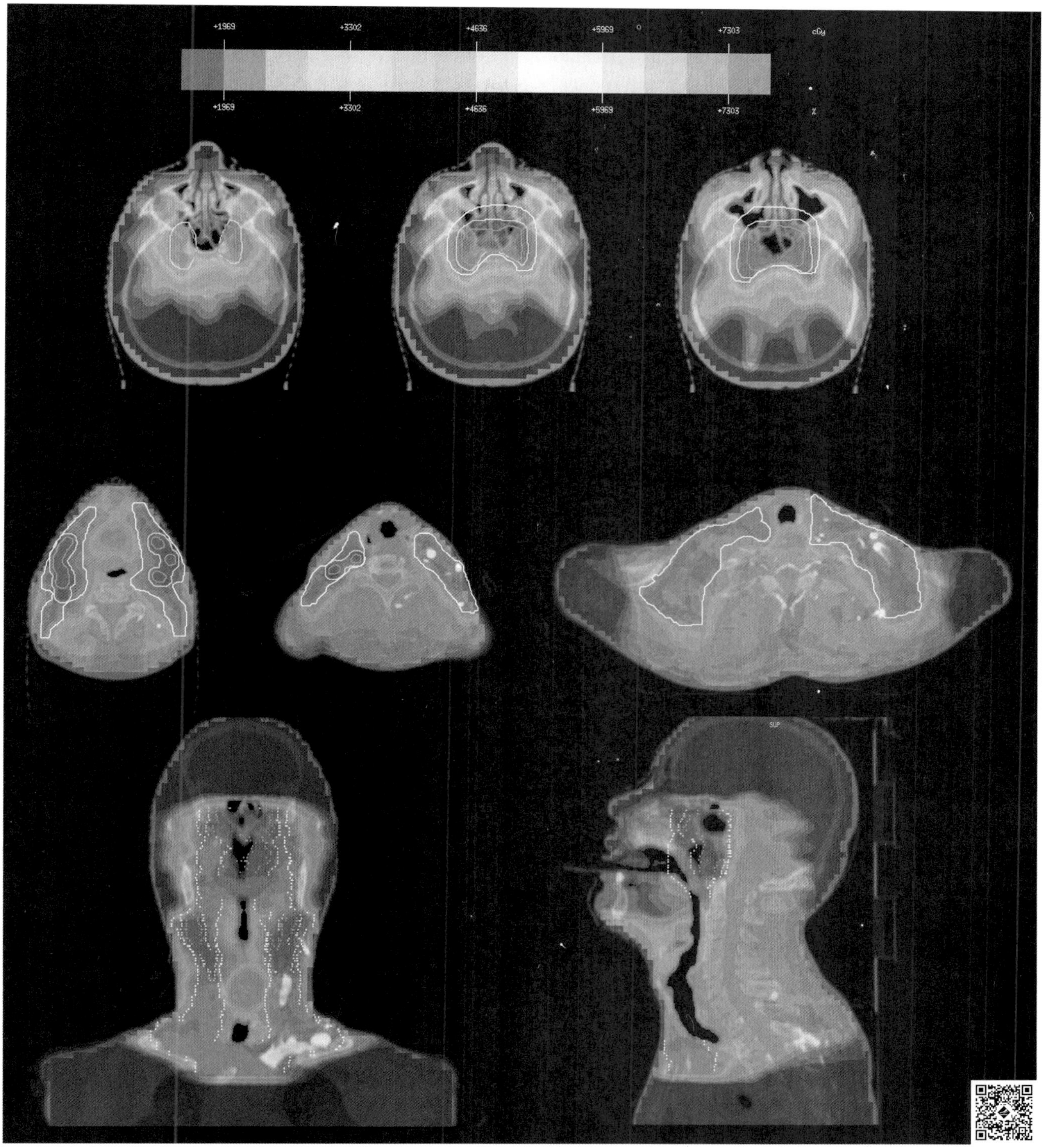

图 41.18　美国纪念斯隆-凯特琳癌症中心调强放疗(IMRT)的 T4N2M0 期鼻咽癌患者,显示 GTV 和 PTV 分别为 70Gy 和 54Gy 的靶区和剂量分布。

浅表的小肿瘤。此外,施源器的最佳放置因操作者的技术和患者解剖特征而差异较大。

立体定向放射外科治疗

立体定向分次放疗(SRT)或分次放疗的出现使高度适形伴随靶区周围剂量跌落迅速的精确放疗成为可能,是提高剂量的另一个有力选择。Hara 等[202]报道了一项研究，对 82 例 T1~4 期肿瘤给予 EBRT 66Gy 后行 SRT 加量中位剂量 12Gy（范围 7~15Gy),5 年

表 41.10 鼻咽癌 IMRT:剂量限制规范示例 [a]

结构	限制
关键器官	
脑干	最大剂量 <54Gy 或 1%计划体积不超过 60Gy
视神经	最大剂量 <54Gy 或 1%计划体积不超过 60Gy
视交叉	最大剂量 <54Gy 或 1%计划体积不超过 60Gy
脊髓	最大剂量<45Gy 或 1mL 计划体积不超过 50Gy
下颌骨/颞颌关节	最大剂量<70Gy 或 1mL 计划体积不超过 75Gy
臂丛神经	最大剂量<66Gy
颞叶	最大剂量<60Gy 或 1%计划体积不超过 65Gy
其他正常器官	
口腔	平均剂量<40Gy
腮腺	平均剂量≤26Gy(至少一侧腺体),或双侧至少各 20mL 剂量<20Gy,或 50%体积剂量<30Gy(至少一侧腺体)
耳蜗	V_{55}<5%
眼球	平均剂量<35Gy,最大剂量<50Gy
晶体	最大剂量<25Gy
喉声带	平均剂量<45Gy
食管、咽喉部	平均剂量<45Gy

[a] 基于纪念斯隆–凯特琳癌症中心现行指南(美国,纽约)。

PTV,计划体积。

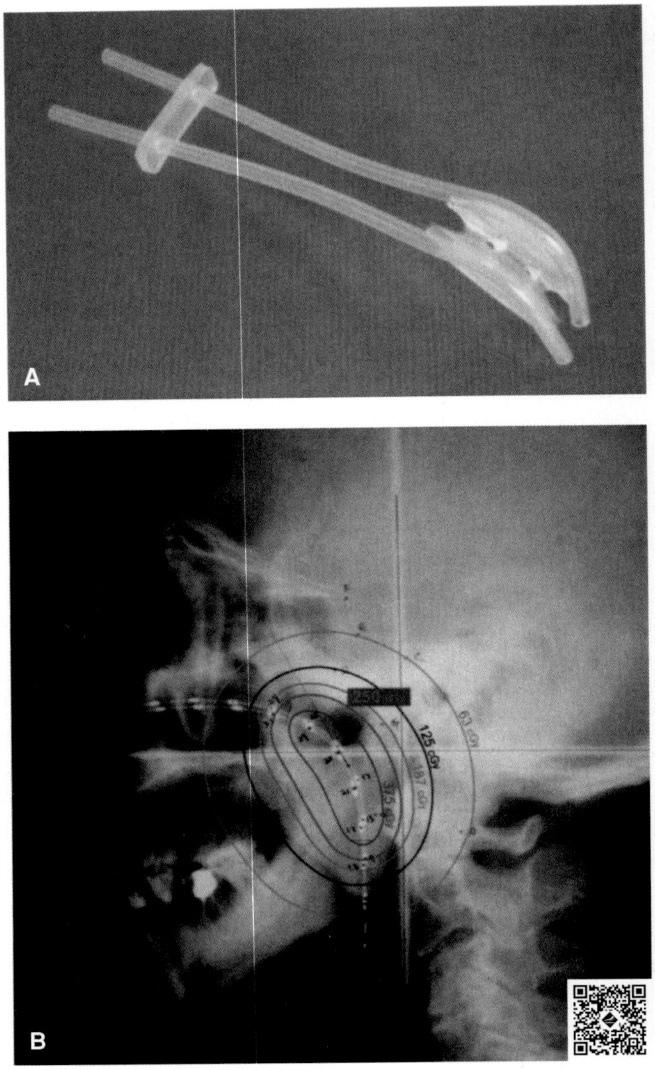

图 41.19 鼻咽癌腔内近距离放射治疗。(A)鹿特丹鼻咽施源器。(B)模拟验证胶片,显示放射源位置和剂量分布。

L-FFR 为 98%。尽管 76%的患者增加了同步化疗,远处失败率仍然为 32%,OS 为 69%。存活患者的中位随访时间为 40.7 个月,12.1%的患者出现影像学颞叶坏死(只有 2.4%出现癫痫发作症状),3.6%出现视网膜病变。T4 期患者的风险尤其高。

分割次数的改变

在过去的几十年中,已有研究探索了通过改变分割次数的放疗在头颈部肿瘤中的作用以及在鼻咽癌中的研究。超分割、加速放疗,或两者联合的放疗方案已与同步化疗联合使用。

Sanchiz 等[203]进行了一项大型的随机试验,验证每天 2 次(BID)与每天 1 次(QD)放疗治疗头颈部肿瘤(包括鼻咽肿瘤)的疗效。859 例晚期头颈部肿瘤(T3~4,N0~3,M0,UICC 分期),其中 92 例鼻咽癌患者,被随机分配到每天 1 次照射(A 组)、每日 2 次照射(B 组),或每天 1 次照射同步 5–氟尿嘧啶(5-FU)化疗(C 组)。与 A 组相比,B 组和 C 组在中位缓解持续时间和 OS 上表现出显著的改善。B 组和 C 组之间统计学无差异。

Teo 等[204]进行了第一项加速分割(AF)放疗用于鼻咽癌的随机研究,采用的是并不常用的分割方式:2.5Gy/次,每天 1 次,共 8 次;其后随机分为试验组(1.6Gy/次,每天 2 次,放疗 32 次)和对照组(2.5Gy/次,每天 1 次,放疗 16 次)。由于导致了严重的神经毒性(49%对 23%),该研究被提前终止。在全组 159 例患者中(62%为 T1~2 期),AF 组的肿瘤控制率无明显提高(5 年 L-FFR,89%对 85%)。Jen 等[205]研究 222 例患者,其中 76 例接受 1.2Gy/次,每天 2 次超分割放疗,12 例接受 1.6Gy/次,每天 2 次加速超分割放疗,两组中位剂量为 80Gy。其余 134 例患者采用每天 1 次常规放疗,中位剂量为 70Gy。5 年 L-FFR,每天 2 次分割方式放疗的 5 年 L-FFR 与每天 1 次无显著差异(T1~3,93%对 86%;T4,44%对 37%)。1.2Gy/次分割放疗的

表 41.11 初治鼻咽癌辅助近距离治疗推量

			近距离治疗				局部控制	
作者	T 分期[a]	外照射剂量(Gy)	方式	剂量(Gy)	次数	天	年	率(%)
Chang 等[347]	T1	65~68	HDR-ICB	5~11	1~2	1~8	5	94
		65~68	HDR-ICB	15~16.5	3	15		80 对 74
		68~72	对照组	—				(*P*=0.01)
Lee 等[190]	T1~3	54~72	HDR-ICB 或	5~7	2	1	5	89
			LDR-ICB	10~54				
Levendag 等[186]	T1~2a	60	HDR-ICB	15	5	3	5	92
	T2b	70	HDR-ICB	11	2			
Lu 等[348]	T1~2	66	HDR-ICB	10	2	8	2	94
Ng 等[349]	T1~4	43~70	HDR-ICB	6~15	2~5	2~5	5	96
Ozyar 等[200]	T1~4	59~71	HDR-ICB	12	3	3	5	86 对 94
		59~74	对照组	—				(*P*=0.23)
Ren 等[350]	T2b	60	HDR-ICB	12~20	1	1	5	98 对 80
		68	对照组	—				(*P*=0.012)
Syed 等[197]	T1~4	50~60	ICB+组织间插植	33~37	1	3	5	93
Teo 等[199]	T1~2a	60~71	HDR-ICB	18~24	3	15	5	95 对 90
		60~71	对照组	—				(*P*=0.17)
Vikram[351]	T1~4	60~66	组织间插植	1 年内 160			5	96
Wang[188]	T1~2	60~64	LDR-ICB	7~10	1	1	5	91 对 60
		65~70	对照组	—				(*P*<0.01)

HDR,高剂量率;ICB,腔内近距离治疗;LDR,低剂量率;NR,无报道。

[a] Based on AJCC Cancer Staging Handbook, 6th ed. New York: Springer; 2002 or *AJCC Cancer Staging Handbook*, 5th ed. New York: Springer; 1997.

毒性没有增加;然而,患者 1.6Gy/次颞叶坏死发生率为 27%[206]。更详细的剂量分割对脑坏死的影响见下文治疗后遗症的部分。

为尽量减少后期伤害的风险，丹麦头颈部肿瘤研究组[6-7]研究采用 AF 改良方案:1476 例头颈部癌,其中 435 例咽部肿瘤（包括鼻咽癌),AF 改良方案:2Gy/次,6 次/周 [207]。结果显示加速放疗显著提高 5 年 L-FFR（6 次/周和 5 次/周分割分别为 76%对 64%,*P*=0.0001)和疾病相关存活率(6 次/周和 5 次/周分割分别为 73%对 66%,*P*=0.01),但 OS 没有提高。Lee 等[208]回顾性分析显示,在二维技术放疗 66Gy 患者中,接受前述 AF 方案者的 L-FFR 明显高于接受常规 5 次/周方案者。对于 T3~4 期患者，这一疗效增益尤其显著(87%对 62%;*P*<0.01)。而 3 年晚期毒性并无明显增加(20%对 15%)。

中国香港鼻咽癌研究小组的 NPC-9902 研究应用了上述方案[209]。该研究旨在评价 AF 和(或)同期-辅助放化疗的治疗增益。入组的 189 例局部晚期鼻咽癌患者(T3~4,N0~1,M0)到 4 个组中:①单独的常规分割(CF);②单独 AF(6 次/周);③CF 同步化疗;④AF 同步放化疗。中位随访 2.9 年的初步结果显示，与单纯 CF 相比,AF 实际上未能显著提高无事件生存率(EFS)(AF 对 CF:H=0.68,95%CI 0.37~1.25,*P*=0.22)。但是,AF 联合 CRT(第 4 组)较单独 CF 组有显著改善(EFS:94%对 70%,*P*=0.008),虽然 OS 并未提高。另外要注意的是,在 AF 加 CRT 组急性和晚期毒性显著增加。

从这些分割方式的改变在治疗鼻咽癌和其他头颈部肿瘤的研究及其他经验中得出:总剂量和总治疗时间是决定预后的重要因素[210]。随着调强放射治疗使用的增加,剂量追加—覆盖肿瘤病灶和亚临床靶区已成为可能,且同时无毒性反应的增加,大大提高了同步放化疗的比例。因此,降低了上述关于分割模式研究的热度。

化疗

鼻咽癌一般被认为是一种对化疗高度敏感的疾病。基于多个随机对照试验和荟萃分析(表41.12)的结果,单纯放疗是Ⅰ期鼻咽癌的标准治疗,同步放化疗加减辅助化疗是局部晚期鼻咽癌的标准治疗（Ⅲ~ⅤB期)。尽管证据较少,但中期(2010 AJCC Ⅱ期)患者仍被推荐应用放疗联合化疗。依据来源于较少的两个的Ⅲ期临床试验[211,212]和Chen等[213]的一项近期的Ⅲ期临床试验。Chen等[213]更详细的研究内容显示中国的Ⅱ期鼻咽癌患者(相当于AJCC Ⅱ~Ⅲ期;只有13%的研究患者为AJCC 2010Ⅲ期),接受联合放化疗的5年OS相比单纯放疗高(94.5%对85.8%,P=0.007),并可提高的远处控制率(94.8%对83.9%,P=0.007)。多因素分析发现，化疗周期数是唯一改善OS、无进展生存,以及远处转移控制率的独立因素。随着化疗的增加,急性反应增加,但没有显著增加晚期毒性反应的报道。

同步放化疗

里程碑式的INT0099研究是同步放化疗较单纯放疗获得显著生存增益的首项研究[214]。该研究将147例局部进展期患者随机分为单纯放疗组和联合放化疗组。化疗包含放疗同期使用顺铂(100mg/m^2,第1、22和43天)，放疗后顺铂（80mg/m^2，第1天）和5-FU [1000mg/(m^2·d),第1~4天],每4周1次。放疗单次剂量为1.8~2.0Gy至总剂量70Gy。因CRT组3年OS(78%对47%)明显提高,本试验提前关闭。这一结果在其后的5年更新报道中得到进一步证实（5年OS：67%对37%; PFS:58%对29%)。由于该研究的一些局限性,最初降低了对这该结果的反应。该研究中单纯放疗组的疗效明显低于大多数中心所能得到的数据。

表41.12 同步放化疗的前瞻性随机试验

作者	年份	患者(例)	对照组	放射剂量(Gy)	实验组(化疗) 诱导	同步	辅助	时间点(年)	肿瘤控制(%)[a] 局部控制率	无远处转移生存期	总生存期
同步+辅助放化疗(Ⅲ期临床试验)											
Al-Sarraf[214]	1998	193	放疗	70	—	P	PF	5	NR	NR	63对37
Lin[222]	2003	284	放疗	70~74	—	PF	—	5	89对73	79对70	72对54
Kwong[352]	2004	222	放疗	52.5~68		U	PF/VBM	3	80对72	85对71	87对77
Chan[228]	2005	350	放疗	66	—	P	—	5	NR	NR	70对59
Wee[215]	2005	221	放疗	70	—	P	PF	5	NR	83对63	67对49
Zhang[229]	2005	115	放疗	70~74	—	O		2	NR	92对80	100对77
Chen[317]	2008	316	放疗	70	—	P	PF	2	98对92	87对79	90对80
Lee[318]	2010	348	放疗	70	—	P	PF	5	88对78	74对68	68对64
Lee[353]	2011	189	放疗	70	—	P	PF	5	81(C)-90(A)对85(C)-75(A)	75(C)-95(A)对75(C)-74(A)	78(C)-85(A)对66(C,A)
Chen[213]b	2011	230	放疗	68~70	—	P	—	5	93对91	95对84	95对86
诱导同步放化疗(Ⅱ期临床试验)											
Hui[238]	2009	65	同步放化疗	66	DP	P	—	2	NR	NR	94对68
Fountzilas[354]	2012	141	同步放化疗	66~70	PET	P	—	3	NR	NR	72对67

A,加速超分割;C,常规分割;D,多西他赛;DMFS,无远处转移生存;E,表柔比星;F,氟尿嘧啶;LRC,局部区域控制率;M,甲氨蝶呤;NR,没有报道; O,奥沙利铂;OS,总生存;P,顺铂;RT,单纯放疗;T,紫杉醇;U,长春新碱尿嘧啶;V,替加氟。

[a] 试验组与对照组比较。[b] Ⅱ期由中国1992分期系统确定（equivalent to stage Ⅱ~Ⅲ by *AJCC Cancer Staging Handbook*, 7th ed. New York: Springer; 2010);13%的患者AJCC分期Ⅲ期。

而实际上联合放化疗组的结果和流行地区单纯放疗得到的结果更加一致。另一个值得关注的是，24%患者的病理类型是角化型，但在流行地区主要组织学类型是未分化的鼻咽癌患者是否有相同的获益尚不明确。

随后的试验证实，同步顺铂为基础的化疗在流行区域也有临床获益。Wee 等[215]报道新加坡 221 例Ⅲ~ⅣB 期鼻咽癌患者随机接受单纯放疗或联合放化疗。化疗包括协作组方案的轻微调整版：顺铂(25mg/m²，第 1~4 天)每 3 周为 1 周期，共 3 周期，后辅以顺铂(20mg/m²，第 1~4 天)和 5-氟尿嘧啶(每天 1000mg/m²，第 1~4 天)共 3 周期。放射剂量为 70Gy，2Gy/次。CRT 和 RT 的 3 年总生存期分别是 85%和 65%(*P*=0.006)。CRT 组 2 年远处转移率降低 17%(*P*=0.003)。

Langendijk 等[216]对单纯放疗或同步放化疗治疗鼻咽癌的 10 个随机对照临床试验进行荟萃分析。这 10 项研究包括 4 个新辅助化疗试验 [217-220]、3 个同步放化疗方案试验(有/无辅助化疗)[214,221,222]、2 个辅助化疗试验[223,224]，和 1 个新辅助加辅助化疗试验[225]。作者发现合并死亡风险比为 0.82，5 年的绝对生存率获益为 4%。亚组分析显示，接受同期化疗的患者的总生存期获益是显著的，死亡风险比为 0.48，5 年绝对生存率获益为 20%。对新辅助化疗试验分析发现，可显著减少局部复发和远处转移，而总生存无获益。

这些结果与后续的荟萃分析[226]和新加坡 Wee 等[215]研究结果均证实了联合放化疗是Ⅲ、ⅣA 和ⅣB 期鼻咽癌的标准治疗。在许多中心，化疗的标准方案是基于美国协作组的方案，其中包括高剂量顺铂(100mg/m²，3 周期)和辅助顺铂/5-氟尿嘧啶化疗 3 个周期。此方案有明显的急性和晚期毒性，患者依从性差。例如在协作组 0099 试验，只有 63%的患者完成所有 3 个周期的同步化疗[214]，而只有 55%的患者能够接受所有 3 周期的辅助治疗[227]，因此每周顺铂的化疗方案已被许多机构通过，尤其对营养状态欠佳的患者。在一个Ⅲ期的共 350 例局部晚期鼻咽癌的临床试验中，CRT 与单纯放疗相比[228]，每周顺铂化疗(40mg/m²)表现出良好的疗效和耐受性。CRT 中 78%的患者接受至少 4 个周期的顺铂，在调整年龄和疾病分期后，CRT 的生存获益具有统计学意义。

其他的化疗药物

有研究证实每周奥沙利铂(70mg/m²)有良好的耐受性和疗效，但只是一个小规模的Ⅲ期临床试验，115 例患者随机分为 CRT 或单纯放疗[229]。卡铂也被用来作为一种替代大剂量顺铂的药物。来自 Chitapanarux 等[230]报道了 206 例患者随机分为同步高剂量顺铂和顺铂/5-FU 辅助化疗或每周同步卡铂和卡铂/5-FU 辅助化疗。非劣效性检验，检验效力为 80%，3 年的死亡危险比为 1.25。中位随访期 26 个月，无病生存或总生存期无显著差异。卡铂和顺铂的无病生存率分别为 59.6%和 64.7%(*P*=0.522)。

西妥昔单抗靶向表皮生长因子受体(EGFR；>80%的患者 EGFR 过度表达)在Ⅱ期试验表现出较好的结果[231]。2 年生存率、局部区域无进展生存、无远处转移生存期和无疾病进展生存率分别为 89.9%、93.0%、82.8%和 86.5%。在Ⅱ期临床试验中，利用靶向血管生成通路(VEGF 的过度表达占鼻咽癌患者的 2/3) 即贝伐单抗加标准放化疗方案，得出有前景的成果[232]。Lee 等报道中位随访 2.5 年，2 年总生存、局部区域无进展生存、无远处转移生存率和无疾病进展生存分别为 90.9%、83.7%、90.8%和 74.7%。

辅助化疗

尽管一些替代方案已经显示出良好的疗效和耐受性，同步放化疗加辅助化疗的最大证据依然是基于美国协作组同步顺铂方案化疗加辅助化疗的试验。然而，美国协作组方案辅助化疗是否对生存获益有贡献仍不清楚。

辅助化疗的依从性往往较差，特别是同步放化疗后患者急性反应的恢复过程中。比较单纯放疗和放疗加辅助化疗的随机对照试验结果均为阴性 [224,225]。此外，有数据表明，并无辅助化疗的生存获益[222,228]。

2011 年，Chen 等[233]报道了一项比较同步放化疗与同放化疗联合辅助化疗(顺铂/5-FU)的临床随机试验，共 508 例患者。中位随访 38 个月，同期放化疗加辅助化疗组比单独放化疗组失败率更低(14%对 16%)，然而，差异无统计学意义(*P*=0.13)。需要注意的是，该研究并没有设计与标准治疗方案相比较的非劣效性检验。此外，是关于并发症的问题。在这项研究中，随机分到辅助化疗组的患者中约 18% 并没有能够接受辅助化疗[233]。在进一步的数据出现之前，辅助化疗加同步放化疗仍被许多人认为是首选方案，尽管辅助化疗可能对 CRT 后 EBV DNA 仍有残留的患者有作用。

新辅助化疗

新辅助化疗联合同步放化疗是当前热点话题。目前，已经有两个Ⅲ期临床随机试验正在进行。包括多种药物的多个Ⅱ期临床试验显示出新辅助化疗有较好的疗效和耐受性[234-237]。图41.20显示诱导化疗在肿瘤控制中的潜在价值。最近的一项Ⅱ期临床随机试验证实多西紫杉醇/顺铂加顺铂-放疗与顺铂-放疗组相比具有生存获益[238]。虽然3年无进展生存的差异没有达到统计学意义(88.2%对59.2%，P=0.12)，新辅助化疗组显著提高了3年总生存(94.1%对67.7%，P=0.012)。

由中国台湾国立卫生研究所(http://clinicaltrials.gov/ct2/show/NCT00201396)设计的一个Ⅲ期临床试验正在进行中。患者被随机分为同步放化疗与诱导化疗(顺铂、丝裂霉素、表柔比星、亚叶酸钙)加同步放化疗组。试验计划入组目标是480例患者，估计完成日期为2013年12月。另一个由中国香港鼻咽癌研究集团有限公司(http://clinicaltrials. gov/ct2/show/ NCT00379262)组织的Ⅲ期试验正在进行。患者分成3组：①顺铂/5-FU诱导化疗加同期顺铂-放疗组；②同期顺铂+放疗加顺铂/5-FU辅助化疗；③顺铂/卡培他滨诱导化疗加同期顺铂-放疗。此外，在这3组中的患者随机分为常规放疗组或加速放疗组。计划入组798例患者，估计研究完成日期为2017年4月。

残留/复发性鼻咽癌

因为部分早期局部复发的患者可能获得长期生存，即使病变广泛的患者也可以得到有效的缓解，所以对此类患者一般主张积极治疗。治疗方法包括手术、近距离治疗，以及EBRT等。多种方法都可以成功地用于解救挽救性治疗。化疗通常与晚期患者的局部治疗联合应用。

早期检查与诊断

尽管外科重建技术和放疗技术的发展提高了初治鼻咽癌的控制率，但局部失败仍是T分期较晚患者的一个难题。由于治疗方式选择和预后方面都存在着差异，需要区别残留病灶(首程治疗后肿瘤未完全消退)和复发病灶(首程治疗后完全消退的肿瘤再次出现)[239]。

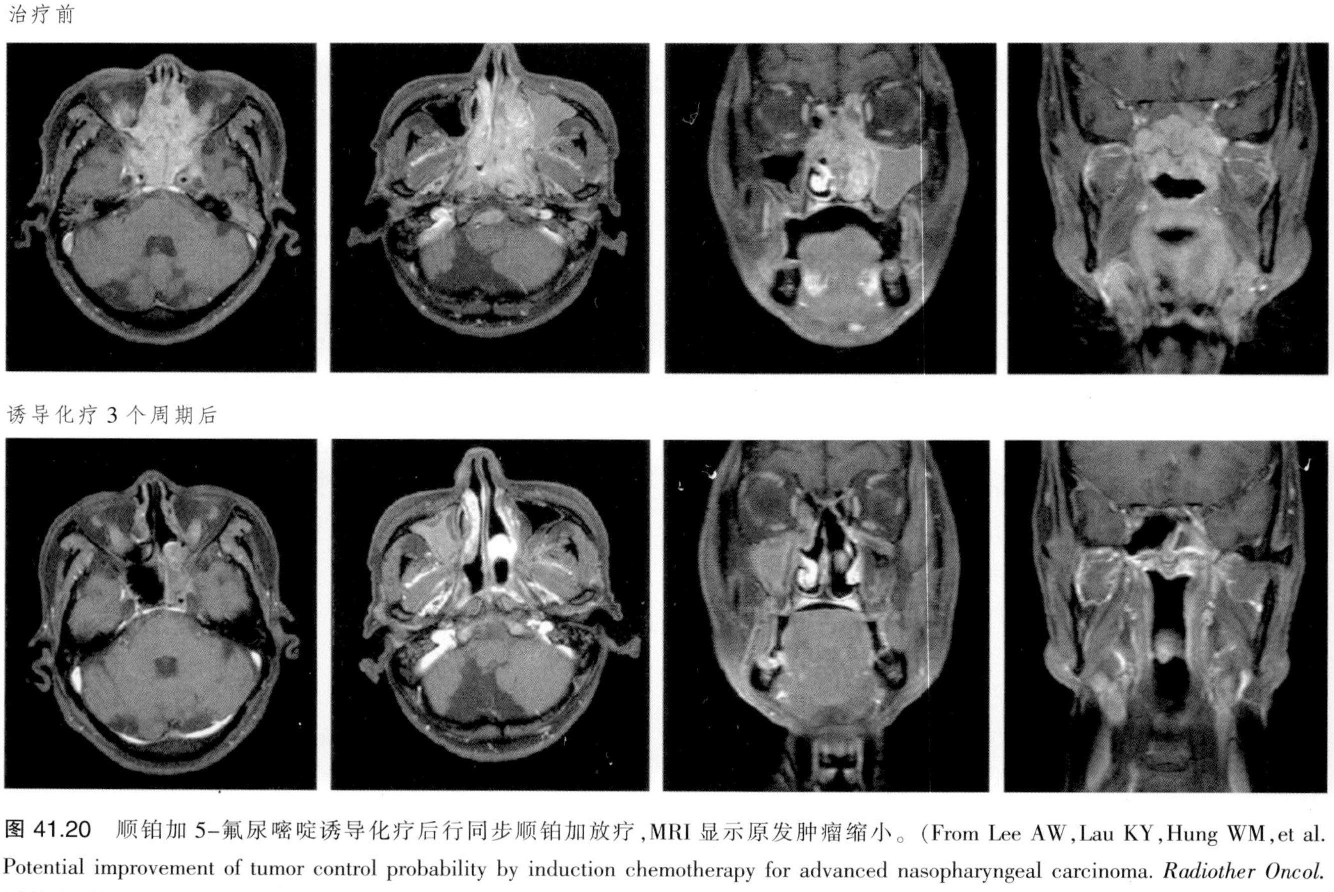

图41.20 顺铂加5-氟尿嘧啶诱导化疗后行同步顺铂加放疗，MRI显示原发肿瘤缩小。(From Lee AW, Lau KY, Hung WM, et al. Potential improvement of tumor control probability by induction chemotherapy for advanced nasopharyngeal carcinoma. *Radiother Oncol.* 2008;87(2):204-210, with permission from Elsevier.)

由于肿瘤在放疗后一段时间仍可继续消退,难以准确确定肿瘤是真正的残留并进行挽救治疗。在一项前瞻性研究中,Kwong 等[240]对 803 例鼻咽癌放疗后患者继续进行鼻咽部连续活检,观察鼻咽癌组织学缓解的时间进程及其预后。较早获得病理完全缓解(<5 周)的患者其 5 年 L-FFR 为 82%,延迟消退(5~12 周)的患者为 77%[240],而 12 周后仍有肿瘤残留的患者即使进行挽救治疗,5 年 L-FFR 仍仅为 40%。因此肿瘤组织消退延迟并不是预后差的因素,但 12 周后活检仍为阳性提示预后差。干预的最佳时间目前尚未明确。但考虑到既要避免不必要的过度治疗又要避免过度延迟治疗,研究者建议治疗前需观察 10 周的时间[240]。

早期发现局部区域失败可为挽救治疗提供更好的机会,建议在完成 1 次治疗后定期随访。常用的方法包括触诊、严格的鼻咽内镜和鼻咽活检、影像学检查技术(如 CT 和 MRI),以及血清学试验(如抗 EBV 滴度、血浆 EBV DNA 水平)。

鼻咽内镜检查比 CT 和 MRI 检测肿瘤残留/复发更敏感,是初步筛选的首选方法。如果患者内镜检查可疑或抗 EBV 滴度升高,应行鼻咽活检明确诊断[241,242]。CT 或 MRI 检查确定肿瘤范围[243]。虽然 MRI 在区分放射性纤维化和肿瘤复发方面有一定的局限性,但在确定肿瘤范围、黏膜下浸润、颅底骨浸润、神经侵犯,以及颅内播散方面均优于 CT[241,245,246]。

^{99m}锝 MIBI SPECT 对鉴别放射性纤维化和肿瘤残留或复发有一定的价值[247]。Kostakoglu 等[248]发现其在放疗后 3~6 个月诊断是否完全消退时要优于 MRI。FDG-PET 的出现是另一个有价值的技术方法。Yen 等比较了 67 例鼻咽癌患者放疗结束后 4~70 个月进行的 FDG-PET 和 MRI 检查,结果显示,FDG-PET 的敏感性(100%对 62%)和特异性(93%对 44%)都优于 MRI[249]。其在 MRI 检查中的可疑区域可提供更多的信息[250,251]。

副肿瘤综合征(PNS)可能先于残存或复发性鼻咽癌临床表现本身之前表现出临床症状。PNS 可伴随肿瘤的过程也可以用于诊断和监测复发,最常见的是皮肌炎和抗利尿激素分泌异常综合征[252]。

初步数据表明,循环细胞游离 EBV DNA 可能是早期发现治疗失败的另一个有效工具。Lo 等[121]进行的纵向研究显示,对于复发患者,早在临床可检测病灶出现之前 6 个月就已出现 EBV DNA 滴度的明显升高。此外,EBV DNA 拷贝数已被证明是可预测鼻咽癌挽救术后的切缘状态。Wei 等[253]发现早期鼻咽癌患者 EBV DNA 拷贝数升高,手术阴性切缘切除和术后零 EBV DNA 拷贝数相关。

血浆 EBV DNA 检测筛查比 PET 在检测鼻咽癌治疗后失败要早。Wang 等[129]一项前瞻性研究对 245 例缓解的鼻咽癌患者监测,每 3~6 个月检测 1 次血浆 EBV DNA。36 例患者 EBV DNA 测试异常;5 例患者临床显示有复发迹象但未检测到 EBV DNA 并行 FDG-PET 扫描。EBV DNA 水平升高正确的预测了 36 例复发的病例,而 5 例有临床复发征象但未检测到 EBV DNA 的患者最终未发现复发。作者认为血浆 EBV DNA 是鼻咽癌患者治疗后监测的有价值的生物标志物。

此外,在 30 例复发性鼻咽癌患者中,化疗期间的第 1 个月血浆 EBV DNA 清除率可预测肿瘤对治疗的反应和患者的生存。因此,血浆 EBV DNA 清除率是潜在的早期预后标记物,有助于指导挽救治疗[127]。

残留病灶的补充放疗

初始分期为 T1(AJCC 2002 T1~2a)在全程 EBRT 后有局部残留病灶的患者接受近距离治疗获得了较好的疗效(表 41.13),5 年 L-FFR 为 87%~95%[199,239,254-256]。亦有初步证据显示初始分期为 T2(AJCC 2002 T2b)患者也可通过近距离治疗获得有效的治疗[257]。

立体定向放疗也是 EBRT 后补量可选的有价值的方法。Yau 等[258]研究了 755 例 T1~4 期患者,发现首程放疗结束后 8 周仍有 7%患者的活检阳性。21 例接受中位剂量为 15Gy 的分次立体定向放疗,3 年 L-FFR 为 82%,与完全缓解患者的结果一致(L-FFR 为 86%),并优于接受中位剂量为 20Gy 的高剂量率近距离治疗的 24 例患者(相应 L-FFR 为 71%)。

复发病灶再程放疗

多种放射治疗方式可用于治疗复发性鼻咽癌,包括腔内照射、外照射、组织间插植、粒子束放射治疗、立体定向放射外科治疗(表 41.14)[187,192,193,195,196,259]。IMRT 的应用得到了非常好的初步结果,对 rT1~3 控制率近乎 100%[260]。

复发肿瘤最为重要的预后因素为 TNM 分期和再程放疗的剂量。即使对于转移患者,仍需要进行全面的再分期。Lee 等[261]对 1976—1985 年 891 例局部复发患者的研究显示,仅 32%的复发患者得到局部挽救,54%患者同时出现了区域和(或)远处失败。大多数常规二维技术 EBRT 再程放疗的研究证实,总剂

表 41.13 近距离治疗残留/复发鼻咽癌的结果

			近距离治疗			局部控制	
作者	T分期	方式	剂量(Gy)	次数	天	时间(年)	率(%)
局部残留							
Kwong 等[239]	T1	金粒插植	60			5	87
Law 等[255]	T1~2a	铱源模型	40			5	90
Leung 等[254]	T1~2	HDR-ICB	22.5~24	3	15	5	95
Leung 等[257]	T2b	HDR-ICB	22.5~24	3	15	5	97
Zheng 等[256]	T1	HDR-ICB	15~30	5~6	15~18	5	100
	T2	HDR-ICB	15~30	5~6	15~18		90
局部复发							
Kwong 等[239]	rT1	金粒插植	60			5	63
Law 等[255]	rT1~2a	铱源模型	50~55[a]			5	89
Leung 等[267]	rT1~2	EBRT+HDR-ICB	50+14.8[a]	3	15	3	72

EBRT,外照射放疗;HDR-ICB,高剂量率腔内近距离治疗。
[a] 中位剂量。

量≥60Gy有更好的疗效[187,193,262,263]。对于IMRT,推荐剂量为60~70Gy,还要考虑以前的放疗剂量、常规外照射治疗和再照射的重叠部分、放射之间的间隔、肿瘤体积,以及是否给予同步化疗[264]。

Lee等[265]回顾性分析了487例接受了两程EBRT患者以及3685例仅接受一程EBRT患者的有症状晚期反应的发生率，结果显示累积生物耐受剂量(BED-Σ)高于预计的单程治疗(BED-1)。表明正常组织得到了部分修复(尤其对于间隔>2年后进行再程放疗患者)。假设α/β为3Gy,5年20%毒性发生的BED-Σ是BED-1的129%。

近距离治疗被广泛用于复发性鼻咽癌的治疗(表41.13)[239,255]。早期复发鼻咽癌可通过单纯近距离治疗获得有效的挽救。Kwong[239]等采用了放射性金粒进行组织间植入,5年L-FFR为63%，并发症包括头痛(28%)、腭瘘(19%)和黏膜坏死(16%)。Law等[255]使用铱源得到了高达89%的局部挽救率,但并发症发生率为53%。

联合近距离治疗和EBRT是有效的,特别是在采用常规二维放疗技术时。Lee等[262]发现,接受联合方案再程放疗的患者挽救率高于单纯接受EBRT或近距离治疗,5年L-FFR分别为45%、32%和29%。其他研究结果也证实了联合治疗的优越性[187,193,266,267]。来自MSKCC的最近的一项研究发现，联合改良治疗方案(CMT),由EBRT后行近距离放疗,L-FFR与以前的结果相似。CMT与接受EBRT患者相比也表现出较少的晚期3级或更高级别的不良事件(8%对73%)[268]。

立体定向外科放疗或立体定向放射治疗是局部复发再治疗的另一个重要方法。因为它实现了辐射剂量在肿瘤靶区附近重要结构的迅速下降,可单独用于较小的病变,或与EBRT组合用于大的肿瘤。研究显示控制率为53%~86%[269-272]。对于超出鼻咽腔的晚期复发患者,这种方法比近距离放疗提供更好的剂量覆盖。已有报道显示EBRT后立体定向放射有较高的挽救率[270,273,274]。虽然大多数研究显示并发症的风险较低,但也有潜在致命性大出血的报道[270]。立体定向外科放疗避免应用于肿瘤直接累及颈动脉或已接受高剂量放疗患者。立体定向放疗与三维适形放疗[275]和单次高剂量外科放射相比[276],已显示出较轻的晚期毒性,与单次放射治疗相比,也有很好的局部控制率[277]。

影像技术和放射治疗技术的发展可以减少靶体积，且不影响局部控制，并减少并发症的发生。表41.15总结了外照射再程放疗的治疗效果和严重晚期并发症的发生。既往使用二维放疗技术,5年生存率为16%~63%,颞叶坏死的发生率为2%~27%。使用三维适形放疗提高了疗效。Chang等[273]的研究中未发现3D技术引起颞叶坏死的患者，而2D技术则为14%。Zheng等[278]报道3D适形放疗技术5年局部挽救率为71%,但实际晚期毒性发生率(4级)仍然高达49%。

应用IMRT再放疗取得良好的近期结果。Lu等[279]对49例患者使用IMRT，给予68~70Gy放疗剂量,中位随访时间为9个月。结果显示,100%的挽救治疗成

表 41.14 鼻咽癌局部复发再程放疗结果

作者	年份	例数	再程放疗技术	时间(年)	治疗结果(实际率) 局部控制(%)	生存(%)	主要晚期毒性(累计发生率) 总体(%)	脑坏死(%)
Fu 等[266]	1975	39	全部 2D	5	26	41	23	NR
Yan 等[356]	1983	219[a]	全部 2D	5	NR	18	>29	>12
Wang[187]	1987	51	全部 2D	5	NR	33	6	2
Pryzan 等[193]	1992	53	全部 2D	5	35	18	NR	NR
Lee 等[262]	1997	654	全部 2D	5	rT1: 35 rT2: 28 rT3~4: 11	16	26	3
Teo 等[263]	1998	123	全部 2D	5	rT1: 43 rT2: 31 rT3~4: 16	rT1: 63 rT2: 48 rT3~4: 31	NR	
Chua 等[357]	1998	97	全部 2D	5	NR	rT1~2: 57 rT3: 42 rT4: 17	NR	16
Leung 等[267]	2000	91	全部 2D	5	38	30	57	27
Chang 等[273]	2000	186	81% 2D,19% 3D	3	NR	rT1: 39 rT2: 24 rT3: 28 rT4: 4	2D: 23 3D: 9	2D: 14 3D: 0
Zheng 等[278]	2005	86	全部 3D	5	rT1: 92 rT2: 81 rT3: 68 rT4: 41	rT1: 70 rT2: 52 rT3: 32 rT4: 10	49	16
Lu 等[279]	2004	49	IMRT	3/4	100	NR	NR	NR
Chua 等[260]	2005	31	IMRT	1	rT1~3: 10% rT4: 35	63	19	7
Koutcher 等[268]	2010	29	83% IMRT,4% 2D,13% 3D	5	52	60	31	17
Ozyigit 等[275]	2011	51	47% SBRT,53% 3D	2	rT1~2: 75 rT3~4: 54	rT1~2: 85 rT3~4: 46	3D: 48 SBRT: 21	3D: 19 SBRT: 4
Qiu 等[280]	2011	70	IMRT	2	66	67	36	NR

2D,常规二维放疗和(或)近距离放射治疗;3D,三维适形放射治疗;IMRT,调强放射治疗;NR,未报道;SBRT,立体定向放疗。
[a] 包括区域复发患者。

功率,且无严重的晚期并发症发生。Chua 等[260]报道了使用 IMRT 中位剂量为 54Gy 治疗的 31 例患者(有或没有诱导化疗和立体加量),rT1~3、rT4 的 1 年肿瘤控制率分别为 100%、35%;晚期并发症(>3 级)为 25%(1 年)。Qiu 等[280]给予中位剂量为 70Gy 治疗 70 例患者,局部挽救率为 66%,2 年的不良反应发生率相似。虽然 rT 分期没有预测控制率,初始的 T 分期仍然是一个重要的不良预后因素,并可能是预测原发病灶局部侵袭性生物学行为的一个强有力的潜在因素。目前仍需要更长时间的随访来评估调强放疗的疗效和引起的后遗症。

放化疗也可以提高部分复发鼻咽癌患者的治疗效果,且最近的挽救治疗研究大多包括对晚期患者以顺铂为基础的化疗方案[260,268,280,281]。Chua 等[260]应用吉西他滨和顺铂诱导化疗后行 IMRT 的 20 例患者(95% rT3~4),1 年局部挽救率为 75%。Poon 等[281]报道的 35

传统放射治疗的局部和区域控制率见表41.16和表41.17。常规放疗原发灶控制率随T分期不同而显著不同(表41.16),T1:64%~97%;T2:54%~94%;T3:34%~100%;T4:40%~71%[27,31,32,145,146,301,302]。腔内近距离加量治疗与调强放射治疗技术相比能提高局部控制[188]。外放疗(常规IMRT)后行立体定向外科放疗也显示出局部控制的改善[202,203]。非角化性鳞状细胞癌(分化型和未分化型)与角化性鳞状细胞癌相比,T2到T3病变的局部控制率提高,而T1和T4病变局部控制率则没有差异[27,214,216]。

即使颈部淋巴结广泛转移,传统放疗良好的控制率也已被证明(表41.17)。N0期颈部淋巴结的控制率为82%~100%,N1期为86%~92%,N2~3期为78%~89%[27,32,146]。5年生存率为36%~58%(表41.18)[27,31,32,146,301,302,304]。

传统的非IMRT放疗的5年生存率与T分期以及N分期相关(表41.19):T1为60%~76%,T2为48%~68%,T3为27%~55%,T4为0%~29%[32,302]。N0为42%~78%,N1为27%~70%,N2~3为32%~52%。下颈或锁骨上窝淋巴结转移预示预后较差。

UCSF应用调强放疗的研究显示良好的局部和区域控制率分别为97%和98%[166]。其后续的更新报道显示局部控制率高达96%[177]。随后,其他一些机构也公布了自己的研究结果,进一步证明了很好的控制率。局部控制率为91%~100%;区域控制率为91%~98%(表41.20)[150,169-171,178,231,232,305-313]。

放射治疗肿瘤学组(RTOG)进行的Ⅱ期临床试验,≥T2(即AJCC 2002中≥T2b)和(或)淋巴结阳性鼻咽癌的患者应用IMRT联合或不联合化疗(顺铂同步化疗后顺铂和5-FU的辅助化疗)。来自多中心(局部控制率为92.3%)的结果与单中心的研究结果一致[305]。在一个多中心和几个单中心得到这种重复性良好的局部控制率表明IMRT的疗效令人鼓舞;尽管广泛应用化疗,但远处转移仍是一个挑战。2年的远处复发率为10%~15%[305,311],4年高达34%(表41.20)[166]。因此,需要研究新的治疗方案和策略以提高远处控制率和总生存率。

表41.16 常规放疗后局部肿瘤控制

		依据T分期的5年局部控制率[a](%)			
作者	年份	T1	T2	T3	T4
Hoppe[32]	1976	87	94	68	44
Mesic[146]	1981	97	84	73	71
Chu[31]	1984	76	79	37	55
Vikram[145]	1985		74	100[b]	63
Wang[302]	1990	76	54	34	42
		67[c]	84[c]	78[c]	52[c]
Perez[27]	1992	85[d]	75[d]	67[d]	40[d]
Bailet[301]	1992	64	61		

T,原发性肿瘤分期。

[a] 1992年AJCC-T分期。[b] 本组仅3例。[c] 每日2次加速超分割。[d] 10年实际率。

表41.17 常规放疗后的淋巴结控制

		依据N分期的5年淋巴控制率[a](%)			
作者	年份	N0	N1	N2	N3
Hoppe[32]	1976	96	92	87	89
Mesic[146]	1981	100	90	88	82
Perez[27]	1992	82[b]	86[b]	78[b]	

N,区域淋巴结分期。

[a] 1992年AJCC N分期。[b] 10年实际率。

表41.18 常规放疗后总生存率

作者	年份	例数	5年生存率(%)	分析
Hoppe[32]	1976	82	57	实际
Mesic[146]	1981	251	52	实际无病
Chu[31]	1984	80	36	实际
Vikram[145]	1985	107	56	实际[a]
Wang[302]	1990	185	43	绝对
Bailet[301]	1992	103	58	实际

[a] 根据生存曲线估计。

表41.19 常规放疗后根据T和N分期的总体生存

		依据T分期的5年局部控制率(%)				依据N分期的5年生存率(%)			
作者	年份	T1	T2	T3	T4	N0	N1	N2	N3
Hoppe[32]	1976	76[a]	68[a]	55[a]	0[a]	78[a]	70[a]	42[a]	39[a]
Chu[31]	1984					42[b]	27[b]	52[b]	27[b]
Wang[302]	1990	60[c]	48[c]	27[c]	29[c]	60[c]	42[c]		32[c]

N,区域淋巴结分期。T,原发性肿瘤分期。By *AJCC Cancer Staging Handbook*, 4th ed. New York: Springer; 1992 T-stage and N-stage.

[a] 实际无病生存。[b] 实际生存。[c] 绝对生存。

表 41.20 IMRT 联合或不联合化疗的结果

研究	年份	分期	例数	中位生存(月)	时间点(年)	局部控制率(%)	区域控制率(%)	无远处转移率(%)	总生存期(%)
Lee 等[166](UCSF)	2002	全部	67	31	4	97	98	66	88
Kwong 等[170](中国香港)	2004	T1 N0~1[a]	33	24	3	100	92	100	100
Kam[171](中国香港)	2004	全部	63	29	3	92	98	79	90
Wolden 等[169](MSKCC)	2006	全部	74	35	3	91	93	78	83
Kwong 等[178](中国香港)	2006	Ⅲ~ⅣB[a]	50	25	2	96	NA	94	92
Lee 等[305](MSKCC)	2009	全部	68	31	2	93	91	85	80
Tham 等[307](新加坡)	2009	全部	195	37	3	90	NA	89	94
Lin 等[306](中国)	2009	Ⅱ~Ⅳ[a]	323	30	3	95	98	90	90
Wong 等[357](中国)	2010	全部	175	34	3	94	93	87	87
Lin 等[309](中国)	2010	ⅡB~ⅣB[a]	370	31	3	95	97	86	89
Kam 等[308](中国香港)	2010	全部	231	59	6	82	91	75	66
Ng 等[311](中国香港)	2011	全部	193	30	2	95	96	90	92
Xiao 等[310](中国)	2011	Ⅲ~ⅣA[a]	81	54	5	95	NA	NA	75
Bakst 等[150](MSKCC)	2011	Ⅱ~ⅣB[a]	25	33	3	91	91	91	89
Xiayun 等[313](中国)	2011	ⅡB~ⅣB[b]	54	30	3	95	98	86	88
Ma 等[231](中国香港)	2011	Ⅲ~ⅣB[b]	30	32	2	93	93	93	90
Lee 等[232](MSKCC)	2011	ⅡB~ⅣB[c]	42	30	2	NA	NA	91	91
Su 等[312](中国)	2012	Ⅰ~ⅡB[b]	198	51	5	97	98	98	NA

NPC，鼻咽癌；IMRT，调强放疗；MSKCC，纪念斯隆-凯特琳癌症中心；NA，未提供；UCSF，加利福尼亚大学，旧金山。

T，原发肿瘤分期；N，区域淋巴结分期；M，远处转移分期。

[a] By *AJCC Cancer Staging Handbook*, 5th ed. New York: Springer; 1997 stage.

[b] By *AJCC Cancer Staging Handbook*, 6th ed. New York: Springer; 2002 stage.

[c] By *AJCC Cancer Staging Handbook*, 7th ed. New York: Springer; 2010 stage.

治疗后遗症

总发生率和分类

鼻咽解剖学位置邻近关键结构，且需要较高的放疗剂量和足够的靶区覆盖，因此，放疗所致毒性反应十分重要。常规治疗并发症总发生率为 31%~66%，严重的并发症包括颞叶坏死、耳聋、口干、颈部纤维化、脑神经功能障碍、内分泌功能紊乱、软组织坏死、骨坏死，以及横断面放射性脊髓炎[28,32,39]。放射损伤的诊断比较困难，因为必须排除其他可能的原因（特别是肿瘤复发）。

表 41.21 总结了 5 项主要研究中鼻咽癌常规放疗的毒性情况。

美国 MD 安德森癌症中心（1954—1992 年）378 例患者中，5、10 和 20 年≥4 级的毒不良反应分别为 16%、19%和 29%[28]。根据 Sanguineti 等报道[28]，尽管应用了更高的放疗剂量，10 年严重毒性反应实际发生率从 1954—1971 年的 14%降低至 1983—1992 年的 5%。其他研究人员也报道了类似的发现。

并发症随着时间推移减少的原因可能是斜野和反向野技术代替单一中心野，以及挡铅和影像引导治疗计划（CT）等新技术的应用[28]。

由于鼻咽癌的边界极为狭窄，放疗剂量分布在最大程度上的适形和精准是至关重要的，并最大程度降低晚期损伤的风险。IMRT 最大的优势是提高物理剂量的分布和保护正常组织的潜力。迄今为止，IMRT 的研究显示已经很好的保护腮腺唾液分泌的功能，而其他的临床获益将需要更长时间的随访来证实[166,170,171]。

IMRT 适形度的提高可以尝试增加剂量，从而更好地覆盖局部广泛浸润的肿瘤。然而，研究表明，剂量

表 41.21 鼻咽癌常规放疗(未同步化疗)后晚期毒性发生率

严重晚期并发症	Sanguineti 等[28] (n=378)	Chao 和 Perez[355] (n=164)	Lee 等[39] (n=4527)	Yeh 等[356] (n=849)	Leung 等[320] (n=880)[a]
时期	1954—1992	1956—1991	1976—1985	1983—1998	1990—1998
放疗					
总剂量(Gy)	61~70	56~69	65[b]	68~76	62.5~66[b]
分次剂量(Gy)	NR	1.8~2	2.5~4.2	1.8	2~2.5
改变分割(%)	8	Nil	Nil	Nil	Nil
序贯化疗(%)	Nil	Nil	8	Nil	20
总发生率(%)					
毒性分级	≥3	≥3	≥2	≥1	?
粗略率	30.4	14	30.8	NR	16.5
实际率	19(10年)	NR	60(10年)	NR	14(5年)
治疗致死率(%)	3.2	3	1.4	NR	0.9
并发症类型(%)					
颞叶坏死	1.1	1.2	3	6[c]	1.1
脑干病变/脊髓病	2.4		1		
脑神经病变	4.5		5.3	3.3	6.8
内分泌功能异常	7.9		3.5		8.6
严重脑出血		1.2	0.6		0.3
颈动脉破裂		0.6			
听力下降	2.6		8.2	54[c]	
持续性中耳炎			2.5	32[c]	
张口困难	2.9	0.6	5.1	12[c]	0.7
骨损伤[d]	2.6	2.4	0.4		
眼球损伤[e]			0.2		
软组织坏死/瘘	1.1	1.8	0.4		0.5
咽狭窄/吞咽困难		4.2		6[c]	
软组织纤维化	4.2		15.9	25[c]	1.4
持续淋巴水肿	0.5	0.6	0.1		
放射致癌			<0.1		

NR,无报道。

[a] 接受一程放疗患者。[b] 中位等效剂量 2Gy/次。[c] 5年实际率。[d] 骨坏死、骨折或骨髓炎。[e] 白内障、视网膜炎、角膜溃疡。

的增加和同步化疗可能会导致严重的毒性[178,314]。此外,放疗剂量的增加和化疗联合与单纯放疗相比显著增加毒性(≥3级)[209,214,215,315-318]。

颞叶坏死

颞叶坏死(TLN)是最为令人担忧的并发症。2D放疗治疗鼻咽癌发现颞叶坏死占所有放疗所致死亡的65%。大分割(> 2Gy)和加速放疗使TLN风险大大增加,发生率高达33%[39,148,149]。

TLN诊断常常很困难,因此延误治疗。Lee等[319]总结了102例TLN患者的表现特征,仅31%出现典型的颞叶癫痫伴失神发作、幻觉或幻觉记忆,14%有头痛、意识模糊、抽搐或轻偏瘫症状,16%无症状。

TLN也是接受IMRT患者的一个严重并发症。研究显示70Gy,2.12Gy/次[177];66~74Gy,2Gy/次[171];76Gy,2.17Gy/次[178]等分割放疗TLN发生率为3%~4%。单次更大剂量的分割(70.2Gy,2.34Gy/次和68Gy,2.27Gy/次)的研究中,TLN发生率高达12%~14%[150,310]。Bakst等[150]进行了大分割IMRT的前瞻性研究,分割剂量2.34Gy/次,总剂量70.2Gy,结果显示了良好的疾病控制与生存。然而,12%的患者出现颞叶坏死。因此,他们的结论是应避免较大剂量分割放疗,以避免放射性脑坏死。

脑神经病变

后组 4 对脑神经最常受侵犯,尤其是第 12 对[39,320,321]。这与放射性纤维化有关,特别是接受了咽旁间隙补量照射的患者。患者通常表现为发音急促不清、颈部肌肉抽搐和(或)可导致致死性吸入性肺炎的吞咽困难。Wu 等[322]研究了 31 例放疗后吞咽困难的鼻咽癌患者,发现 77%在吞咽动作后有吸气动作。因此,需要注意致死性吸入性肺炎的发生。

第 6 对脑神经是另一组经常受损的脑神经,且常与 TLN 相关。单独的第 5 对脑神经分支麻痹比较少见[39]。而视神经病变因放疗技术和颅底受侵时的放疗都得到了充分的关注和考虑而比较少见[323]。在做出临床放射性损伤的诊断之前必须排除颅内复发。

口腔并发症

张口困难在使用二维技术的常规放疗时最为常见,可能会伴有龋齿。Jen 等[324]发现,唾液流量在照射剂量达 7.2Gy 后下降一半,照射 36Gy 后降至最低点,放疗结束后继续下降,且在随后 2 年内未见恢复。

但根据 Lee 等[166]报道显示,采用 IMRT 技术保护腮腺(平均腮腺剂量 34Gy)后,腮腺可得到明显修复,2 级口腔干燥症发生率在放疗 3 个月后为 64%,2 年后降至 2.4%。随机将 T1~2 患者分为 2D 放射治疗和 IMRT,结果显示,IMRT 在这方面具有明显优势[325,326]。然而, 在调强放射治疗前排除腮腺侵犯是非常重要的。Cannon 和 Lee[327]的研究发现,单独 PET 可能不足以区分腮腺内淋巴结受累的患者,包括 2 区淋巴结受累。对于腮腺内可能为良性的结节,即使 PET 结果是阴性,在 IMRT 进行腮腺保护治疗前也需要额外评估,如细针穿刺或 CT 引导下活检术。

牙科后遗症常与口腔干燥症相关。一项 1758 例患者的研究结果显示,其中 2.7%的上颌骨放射性骨坏死,1.7%的下颌骨放射性骨坏死。而根据 Tong 等[328]报道,放疗后拔除上颌后牙的患者并发症发生率可高达 29%,10.5%发生骨坏死。合理的口腔处理(包括放疗前预防性氟化物治疗和拔除蛀牙), 有助于降低牙科后遗症的风险[328,329]。

耳毒性

听力下降是常见的后遗症,尤其是对于接受含铂方案同期放化疗的患者,发生率可达 42%[330]。

感音神经性听力损失(SNHL),特别是在高频范围内,至少 30%的放疗患者在听力评估中发现 SNHL,同步放化疗的患者更多[39,331-333]。高频 SNHL 的初始重要因素是耳蜗平均剂量, 应保持在低于 48Gy 以降低损伤[39,331-333]。由于原发肿瘤在鼻咽中的位置,因咽鼓管(耳咽管)损伤导致的中耳炎难以避免。但是,降低外耳道、乳突气房剂量可分别减少急性外耳道炎和浆液性中耳炎的发生率和严重程度。

颈动脉损伤

在头颈部区域接受放射治疗的患者中,颈动脉狭窄是一种潜在致命性并发症。放疗间隔时间是重度颈动脉狭窄重要的独立预测因子。一些人主张对高危患者常规超声筛查(年龄>60 岁、吸烟、高血压、高胆固醇血症、脑血管病症状)[334,335]。严重的需要行颈动脉内膜切除术或内固定术。

IMRT 增加剂量可能出现假性动脉瘤破裂而导致颈内动脉大出血[178,336]。行急诊血管内介入栓塞或支架治疗以防止致命的后果。其他包括颌内动脉区域严重的毛细血管扩张和血管过度增生也可考虑行急诊血管栓塞术。

内分泌功能异常

女性患者因高催乳素血症而导致的闭经和 (或)溢乳是最为常见的症状,其次是甲状腺功能减退和肾上腺功能减退。

Lee 等[39]报道临床上 5%的患者可在中位潜伏期 5 年后出现症状性下丘脑-垂体功能障碍。但 Lam 等[337]在进行详细的内分泌评估和纵向研究后,发现早在放疗后 1 年即可出现生化功能障碍,5 年发病率高达 62%[338]。释放或抑制因子的缺乏表明主要的损伤发生于下丘脑[339,340]。由于这些功能可通过药物改善,所以在长期生存者的随访检查中应考虑垂体和甲状腺功能的检查。

二维的挡铅技术可帮助减少内分泌功能障碍的发生[341]。在放疗期间最大程度地保护正常组织是最重要的。

第二原发肿瘤

放射引起的第二原发癌是一种少见的后遗症,其发生率为 0.04%,潜伏期>10 年。最常见的类型为上颌骨骨肉瘤[342]和软组织肉瘤[72]。手术是唯一的治疗手段,但其预后通常较差。鼻咽癌患者中头颈部第二原发肿瘤并不常见,Teo等[343]报道了极高的舌癌风险,达0.13%/(人·年)。不能排除放射致癌作用的可能性。

(范秉杰 薛松 译 胡漫 徐瑾 校)

部分参考文献

本章全部参考文献请登录网站:http://www.tsttpc.com/download_list.html

3. Curado M, Edwards B, Shin H, et al. *Cancer incidence in five continents.* IARC Scientific Publications, 2007. IX(160).
4. Ferlay J, Shin H, Bray F, et al. *GLOBOCAN 2008, Cancer incidence and mortality worldwide: IARC CancerBase No. 10.* [Internet]. Lyon, France: International Agency for Research on Cancer, 2010.
9. Lu SJ, Day NE, Degos L, et al. Linkage of a nasopharyngeal carcinoma susceptibility locus to the HLA region. *Nature* 1990;346(6283):470–471.
14. Teo PM, Leung SF, Yu P, et al. A comparison of Ho's, International Union Against Cancer, and American Joint Committee stage classifications for nasopharyngeal carcinoma. *Cancer* 1991;67(2):434–439.
15. Yu MC, Ho JH, Lai SH, et al. Cantonese-style salted fish as a cause of nasopharyngeal carcinoma: report of a case-control study in Hong Kong. *Cancer Res* 1986; 46(2):956–961.
27. Perez CA, Devineni VR, Marcial-Vega V, et al. Carcinoma of the nasopharynx: factors affecting prognosis. *Int J Radiat Oncol Biol Phys* 1992;23(2):271–280.
28. Sanguineti G, Geara FB, Garden AS, et al. Carcinoma of the nasopharynx treated by radiotherapy alone: determinants of local and regional control. *Int J Radiat Oncol Biol Phys* 1997;37(5):985–996.
29. Lee AW, Foo W, Law SC, et al. Nasopharyngeal carcinoma: presenting symptoms and duration before diagnosis. *Hong Kong Med J* 1997;3(4):355–361.
30. Pan WR, Suami H, Corlett RJ, et al. Lymphatic drainage of the nasal fossae and nasopharynx: preliminary anatomical and radiological study with clinical implications. *Head Neck* 2009;31(1):52–57.
32. Hoppe RT, Goffinet DR, Bagshaw MA. Carcinoma of the nasopharynx. Eighteen years' experience with megavoltage radiation therapy. *Cancer* 1976;37(6):2605–2612.
35. Lee AW, Poon YF, Foo W, et al. Retrospective analysis of 5037 patients with nasopharyngeal carcinoma treated during 1976–1985: overall survival and patterns of failure. *Int J Radiat Oncol Biol Phys* 1992;23(2):261–270.
38. Teo P, Shiu W, Leung SF, et al. Prognostic factors in nasopharyngeal carcinoma investigated by computer tomography–an analysis of 659 patients. *Radiother Oncol* 1992;23(2):79–93.
39. Lee AW, Law SC, Ng SH, et al. Retrospective analysis of nasopharyngeal carcinoma treated during 1976–1985: late complications following megavoltage irradiation. *Br J Radiol* 1992;65(778):918–928.
48. Sievers KW, Greess H, Baum U, et al. Paranasal sinuses and nasopharynx CT and MRI. *Eur J Radiol* 2000;33(3):185–202.
51. Ng SH, Chang TC, Ko SF, et al. Nasopharyngeal carcinoma: MRI and CT assessment. *Neuroradiology* 1997;39(10):741–746.
53. van den Brekel MW, Stel HV, Castelijns JA, et al. Cervical lymph node metastasis: assessment of radiologic criteria. *Radiology* 1990;177(2):379–384.
54. Chang JT, Chan SC, Yen TC, et al. Nasopharyngeal carcinoma staging by (18) F-fluorodeoxyglucose positron emission tomography. *Int J Radiat Oncol Biol Phys* 2005;62(2):501–507.
61. Neel HB 3rd, Taylor WF. Epstein-Barr virus-related antibody. Changes in titers after therapy for nasopharyngeal carcinoma. *Arch Otolaryngol Head Neck Surg* 1990;116(11):1287–1290.
63. Zong YS, Sham JS, Ng MH, et al. Immunoglobulin A against viral capsid antigen of Epstein-Barr virus and indirect mirror examination of the nasopharynx in the detection of asymptomatic nasopharyngeal carcinoma. *Cancer* 1992;69(1):3–7.
64. Lin JC, Wang WY, Chen KY, et al. Quantification of plasma Epstein-Barr virus DNA in patients with advanced nasopharyngeal carcinoma. *N Engl J Med* 2004; 350(24):2461–2470.
65. Leung SF, Zee B, Ma BB, et al. Plasma Epstein-Barr viral deoxyribonucleic acid quantitation complements tumor-node-metastasis staging prognostication in nasopharyngeal carcinoma. *J Clin Oncol* 2006;24(34):5414–5418.
70. Edge SB, American Joint Committee on Cancer. *AJCC cancer staging manual,* 7th ed. New York: Springer, 2010:xiv, 648.
72. King AD, Ahuja AT, Leung SF, et al. Neck node metastases from nasopharyngeal carcinoma: MR imaging of patterns of disease. *Head Neck* 2000;22(3):275–281.
73. Liu MZ, Tang LL, Zong JF, et al. Evaluation of sixth edition of AJCC staging system for nasopharyngeal carcinoma and proposed improvement. *Int J Radiat Oncol Biol Phys* 2008;70(4):1115–1123.
77. Mao YP, Xie FY, Liu LZ, et al. Re-evaluation of 6th edition of AJCC staging system for nasopharyngeal carcinoma and proposed improvement based on magnetic resonance imaging. *Int J Radiat Oncol Biol Phys* 2009;73(5):1326–1334.
82. Chan J, Bray F, McCarron P, et al. Nasopharyngeal carcinoma. In: *Pathology and genetics of head and neck tumours. World Health Organization classification of tumours.* Lyon, France: IARC Press, 2005:85–97.
86. Sham JS, Choy D. Prognostic factors of nasopharyngeal carcinoma: a review of 759 patients. *Br J Radiol* 1990;63(745):51–58.
87. Teo P, Yu P, Lee WY, et al. Significant prognosticators after primary radiotherapy in 903 nondisseminated nasopharyngeal carcinoma evaluated by computer tomography. *Int J Radiat Oncol Biol Phys* 1996;36(2):291–304.
90. Chua DT, Sham JS, Kwong DL, et al. Prognostic value of paranasopharyngeal extension of nasopharyngeal carcinoma. A significant factor in local control and distant metastasis. *Cancer* 1996;78(2):202–210.
100. Zhou GQ, Mao YP, Chen L, et al. Prognostic value of prevertebral space involvement in nasopharyngeal carcinoma based on intensity-modulated radiotherapy. *Int J Radiat Oncol Biol Phys* 2012;82(3):1090–1097.
102. Chen MK, Chen TH, Liu JP, et al. Better prediction of prognosis for patients with nasopharyngeal carcinoma using primary tumor volume. *Cancer* 2004;100 (10):2160–2166.
103. Sze WM, Lee AW, Yau TK, et al. Primary tumor volume of nasopharyngeal carcinoma: prognostic significance for local control. *Int J Radiat Oncol Biol Phys* 2004;59(1):21–27.
106. Lok BH, Setton J, Caria N, et al. Intensity-modulated radiation therapy in oropharyngeal carcinoma: effect of tumor volume on clinical outcomes. *Int J Radiat Oncol Biol Phys* 2011.
107. Perez CA, Ackerman LV, Mill WB, et al. Cancer of the nasopharynx. Factors influencing prognosis. *Cancer* 1969;24(1):1–17.
110. Marks JE, Phillips JL, Menck HR. The National Cancer Data Base report on the relationship of race and national origin to the histology of nasopharyngeal carcinoma. *Cancer* 1998;83(3):582–588.
116. Xu J, Wan XB, Huang XF, et al. Serologic antienzyme rate of Epstein-Barr virus DNase-specific neutralizing antibody segregates TNM classification in nasopharyngeal carcinoma. *J Clin Oncol* 2010;28(35):5202–5209.
119. Lo YM, Chan LY, Lo KW, et al. Quantitative analysis of cell-free Epstein-Barr virus DNA in plasma of patients with nasopharyngeal carcinoma. *Cancer Res* 1999;59(6):1188–1191.
120. Ma BB, King A, Lo YM, et al. Relationship between pretreatment level of plasma Epstein-Barr virus DNA, tumor burden, and metabolic activity in advanced nasopharyngeal carcinoma. *Int J Radiat Oncol Biol Phys* 2006;66(3):714–720.
121. Lo YM, Chan LY, Chan AT, et al. Quantitative and temporal correlation between circulating cell-free Epstein-Barr virus DNA and tumor recurrence in nasopharyngeal carcinoma. *Cancer Res* 1999;59(21):5452–5455.
122. Le QT, Jones CD, Yau TK, et al. A comparison study of different PCR assays in measuring circulating plasma epstein-barr virus DNA levels in patients with nasopharyngeal carcinoma. *Clin Cancer Res* 2005;11(16):5700–5707.
127. Wang WY, Twu CW, Chen HH, et al. Plasma EBV DNA clearance rate as a novel prognostic marker for metastatic/recurrent nasopharyngeal carcinoma. *Clin Cancer Res* 2010;16(3):1016–1024.
129. Wang WY, Twu CW, Lin WY, et al. Plasma Epstein-Barr virus DNA screening followed by (1)F-fluoro-2-deoxy-D-glucose positron emission tomography in detecting posttreatment failures of nasopharyngeal carcinoma. *Cancer* 2011; 117(19):4452–4459.
130. Chua DT, Nicholls JM, Sham JS, et al. Prognostic value of epidermal growth factor receptor expression in patients with advanced stage nasopharyngeal carcinoma treated with induction chemotherapy and radiotherapy. *Int J Radiat Oncol Biol Phys* 2004;59(1):11–20.
133. Hui EP, Chan AT, Pezzella F, et al. Coexpression of hypoxia-inducible factors 1alpha and 2alpha, carbonic anhydrase IX, and vascular endothelial growth factor in nasopharyngeal carcinoma and relationship to survival. *Clin Cancer Res* 2002;8(8):2595–2604.
143. Wilson CP. The approach to the nasopharynx. *Proc R Soc Med* 1951;44(5): 353–358.
144. Marks JE, Bedwinek JM, Lee F, et al. Dose-response analysis for nasopharyngeal carcinoma: an historical perspective. *Cancer* 1982;50(6):1042–1050.
149. Lee AW, Kwong DL, Leung SF, et al. Factors affecting risk of symptomatic temporal lobe necrosis: significance of fractional dose and treatment time. *Int J Radiat Oncol Biol Phys* 2002;53(1):75–85.
150. Bakst RL, Lee N, Pfister DG, et al. Hypofractionated dose-painting intensity modulated radiation therapy with chemotherapy for nasopharyngeal carcinoma: a prospective trial. *Int J Radiat Oncol Biol Phys* 2011;80(1):148–153.
151. Marcial VA, Hanley JA, Chang C, et al. Split-course radiation therapy of carcinoma of the nasopharynx: results of a national collaborative clinical trial of the Radiation Therapy Oncology Group. *Int J Radiat Oncol Biol Phys* 1980;6(4):409–414.
154. Ho JHC. Nasopharynx. In: Halnan KE, ed. *Treatment of cancer.* New York: Igaku-Shoin, 1982:249–268.
156. Wolden SL, Zelefsky MJ, Hunt MA, et al. Failure of a 3D conformal boost to improve radiotherapy for nasopharyngeal carcinoma. *Int J Radiat Oncol Biol Phys* 2001;49(5):1229–1234.
160. Leibel SA, Kutcher GJ, Harrison LB, et al. Improved dose distributions for 3D conformal boost treatments in carcinoma of the nasopharynx. *Int J Radiat Oncol Biol Phys* 1991;20(4):823–833.
166. Lee N, Xia P, Quivey JM, et al. Intensity-modulated radiotherapy in the treatment of nasopharyngeal carcinoma: an update of the UCSF experience. *Int J Radiat Oncol Biol Phys* 2002;53(1):12–22.
168. Sultanem K, Shu HK, Xia P, et al. Three-dimensional intensity-modulated radiotherapy in the treatment of nasopharyngeal carcinoma: the University of California-San Francisco experience. *Int J Radiat Oncol Biol Phys* 2000;48(3):711–722.
169. Wolden SL, Chen WC, Pfister DG, et al. Intensity-modulated radiation therapy (IMRT) for nasopharynx cancer: update of the Memorial Sloan-Kettering experience. *Int J Radiat Oncol Biol Phys* 2006;64(1):57–62.
170. Kwong DL, Pow EH, Sham JS, et al. Intensity-modulated radiotherapy for early-stage nasopharyngeal carcinoma: a prospective study on disease control and preservation of salivary function. *Cancer* 2004;101(7):1584–1593.
176. Butler EB, Teh BS, Grant WH 3rd, et al. Smart (simultaneous modulated accelerated radiation therapy) boost: a new accelerated fractionation schedule for the treatment of head and neck cancer with intensity modulated radiotherapy. *Int J Radiat Oncol Biol Phys* 1999;45(1):21–32.
178. Kwong DL, Sham JS, Leung LH, et al. Preliminary results of radiation dose escalation for locally advanced nasopharyngeal carcinoma. *Int J Radiat Oncol Biol Phys* 2006;64(2):374–381.
182. Amdur RJ, Li JG, Liu C, et al. Unnecessary laryngeal irradiation in the IMRT era. *Head Neck* 2004;26(3):257–263; discussion 263–264.
188. Wang CC. Improved local control of nasopharyngeal carcinoma after intracavitary brachytherapy boost. *Am J Clin Oncol* 1991;14(1):5–8.
198. Levendag PC, Peters R, Meeuwis CA, et al. A new applicator design for endocavitary brachytherapy of cancer in the nasopharynx. *Radiother Oncol* 1997;45(1):95–98.
201. Rosenblatt E, El-Gantiry M, Elattar I, et al. Brachytherapy Boost In Loco-regionally Advanced Nasopharyngeal Carcinoma: A Prospective Randomized Trial Of The International Atomic Energy Agency [abstract]. 2011.
204. Teo PM, Leung SF, Chan AT, et al. Final report of a randomized trial on altered-

fractionated radiotherapy in nasopharyngeal carcinoma prematurely terminated by significant increase in neurologic complications. *Int J Radiat Oncol Biol Phys* 2000;48(5):1311–1322.
209. Lee AW, Tung SY, Chan AT, et al. Preliminary results of a randomized study (NPC-9902 Trial) on therapeutic gain by concurrent chemotherapy and/or accelerated fractionation for locally advanced nasopharyngeal carcinoma. *Int J Radiat Oncol Biol Phys* 2006;66(1):142–151.
210. Fu KK, Pajak TF, Trotti A, et al. A Radiation Therapy Oncology Group (RTOG) phase III randomized study to compare hyperfractionation and two variants of accelerated fractionation to standard fractionation radiotherapy for head and neck squamous cell carcinomas: first report of RTOG 9003. *Int J Radiat Oncol Biol Phys* 2000;48(1):7–16.
213. Chen QY, Wen YF, Guo L, et al. Concurrent chemoradiotherapy vs radiotherapy alone in stage II nasopharyngeal carcinoma: phase III randomized trial. *J Natl Cancer Inst* 2011;103(23):1761–1770.
214. Al-Sarraf M, LeBlanc M, Giri PG, et al. Chemoradiotherapy versus radiotherapy in patients with advanced nasopharyngeal cancer: phase III randomized Intergroup study 0099. *J Clin Oncol* 1998;16(4):1310–1317.
215. Wee J, Tan EH, Tai BC, et al. Randomized trial of radiotherapy versus concurrent chemoradiotherapy followed by adjuvant chemotherapy in patients with American Joint Committee on Cancer/International Union against cancer stage III and IV nasopharyngeal cancer of the endemic variety. *J Clin Oncol* 2005;23 (27):6730–6738.
216. Langendijk JA, Leemans CR, Buter J, et al. The additional value of chemotherapy to radiotherapy in locally advanced nasopharyngeal carcinoma: a meta-analysis of the published literature. *J Clin Oncol* 2004;22(22):4604–4612.
226. Baujat B, Audry H, Bourhis J, et al. Chemotherapy in locally advanced nasopharyngeal carcinoma: an individual patient data meta-analysis of eight randomized trials and 1753 patients. *Int J Radiat Oncol Biol Phys* 2006;64(1):47–56.
227. Chan AT. Nasopharyngeal carcinoma. *Ann Oncol* 2010;21(Suppl 7):vii308–vii312.
231. Ma BB, Kam MK, Leung SF, et al. A phase II study of concurrent cetuximab-cisplatin and intensity-modulated radiotherapy in locoregionally advanced nasopharyngeal carcinoma. *Ann Oncol* 2011.
232. Lee NY, Zhang Q, Pfister DG, et al. Addition of bevacizumab to standard chemoradiation for locoregionally advanced nasopharyngeal carcinoma (RTOG 0615): a phase 2 multi-institutional trial. *Lancet Oncol* 2011.
233. Chen L, Hu CS, Chen XZ, et al. Concurrent chemoradiotherapy plus adjuvant chemotherapy versus concurrent chemoradiotherapy alone in patients with locoregionally advanced nasopharyngeal carcinoma: a phase 3 multicentre randomised controlled trial. *Lancet Oncol* 2011.
235. Chan AT, Ma BB, Lo YM, et al. Phase II study of neoadjuvant carboplatin and paclitaxel followed by radiotherapy and concurrent cisplatin in patients with locoregionally advanced nasopharyngeal carcinoma: therapeutic monitoring with plasma Epstein-Barr virus DNA. *J Clin Oncol* 2004;22(15):3053–3060.
238. Hui EP, Ma BB, Leung SF, et al. Randomized phase II trial of concurrent cisplatin-radiotherapy with or without neoadjuvant docetaxel and cisplatin in advanced nasopharyngeal carcinoma. *J Clin Oncol* 2009;27(2):242–249.
239. Kwong DL, Wei WI, Cheng AC, et al. Long term results of radioactive gold grain implantation for the treatment of persistent and recurrent nasopharyngeal carcinoma. *Cancer* 2001;91(6):1105–1113.
240. Kwong DL, Nicholls J, Wei WI, et al. The time course of histologic remission after treatment of patients with nasopharyngeal carcinoma. *Cancer* 1999;85(7): 1446–1453.
242. Ragab SM, Erfan FA, Khalifa MA, et al. Detection of local failures after management of nasopharyngeal carcinoma: a prospective, controlled trial. *J Laryngol Otol* 2008;122(11):1230–1234.
247. King WW, Ku PK, Mok CO, et al. Nasopharyngectomy in the treatment of recurrent nasopharyngeal carcinoma: a twelve-year experience. *Head Neck* 2000;22 (3):215–222.
253. Wei WI, Yuen AP, Ng RW, et al. Quantitative analysis of plasma cell-free Epstein-Barr virus DNA in nasopharyngeal carcinoma after salvage nasopharyngectomy: a prospective study. *Head Neck* 2004;26(10):878–883.
257. Leung TW, Tung SY, Wong VY, et al. Nasopharyngeal intracavitary brachytherapy: the controversy of T2b disease. *Cancer* 2005;104(8):1648–1655.
260. Chua DT, Sham JS, Leung LH, et al. Re-irradiation of nasopharyngeal carcinoma with intensity-modulated radiotherapy. *Radiother Oncol* 2005;77(3):290–294.
262. Lee AW, Foo W, Law SC, et al. Reirradiation for recurrent nasopharyngeal carcinoma: factors affecting the therapeutic ratio and ways for improvement. *Int J Radiat Oncol Biol Phys* 1997;38(1):43–52.
264. Chen AM, Phillips TL, Lee NY. Practical considerations in the re-irradiation of recurrent and second primary head-and-neck cancer: who, why, how, and how much? *Int J Radiat Oncol Biol Phys* 2011;81(5):1211–1219.
265. Lee AW, Foo W, Law SC, et al. Total biological effect on late reactive tissues following reirradiation for recurrent nasopharyngeal carcinoma. *Int J Radiat Oncol Biol Phys* 2000;46(4):865–872.
268. Koutcher L, Lee N, Zelefsky M, et al. Reirradiation of locally recurrent nasopharynx cancer with external beam radiotherapy with or without brachytherapy. *Int J Radiat Oncol Biol Phys* 2010;76(1):130–137.
280. Qiu S, Lin S, Tham IW, et al. Intensity-modulated radiation therapy in the salvage of locally recurrent nasopharyngeal carcinoma. *Int J Radiat Oncol Biol Phys* 2011.
290. Wei WI, Lam KH, Sham JS. New approach to the nasopharynx: the maxillary swing approach. *Head Neck* 1991;13(3):200–207.
293. Wei WI, Sham JS. Nasopharyngeal carcinoma. *Lancet* 2005;365(9476):2041–2054.
300. Chan JY, Chow VL, Mok VW, et al. Prediction of surgical outcome using plasma epstein-barr virus dna and (18) F-FDG PET-CT scan in recurrent nasopharyngeal carcinoma. *Head Neck* 2011.
305. Lee N, Harris J, Garden AS, et al. Intensity-modulated radiation therapy with or without chemotherapy for nasopharyngeal carcinoma: radiation therapy oncology group phase II trial 0225. *J Clin Oncol* 2009;27(22):3684–3690.
311. Ng WT, Lee MC, Hung WM, et al. Clinical outcomes and patterns of failure after intensity-modulated radiotherapy for nasopharyngeal carcinoma. *Int J Radiat Oncol Biol Phys* 2011;79(2):420–428.
324. Jen YM, Lin YC, Wang YB, et al. Dramatic and prolonged decrease of whole salivary secretion in nasopharyngeal carcinoma patients treated with radiotherapy. *Oral Surg Oral Med Oral Pathol Oral Radiol Endod* 2006;101(3):322–327.
327. Cannon DM, Lee NY. Recurrence in region of spared parotid gland after definitive intensity-modulated radiotherapy for head and neck cancer. *Int J Radiat Oncol Biol Phys* 2008;70(3):660–665.
328. Tong AC, Leung AC, Cheng JC, et al. Incidence of complicated healing and osteoradionecrosis following tooth extraction in patients receiving radiotherapy for treatment of nasopharyngeal carcinoma. *Aust Dent J* 1999;44(3):187–194.
330. Lee AW, Ng WT, Hung WM, et al. Major late toxicities after conformal radiotherapy for nasopharyngeal carcinoma-patient- and treatment-related risk factors. *Int J Radiat Oncol Biol Phys* 2009;73(4):1121–1128.
332. Chen WC, Jackson A, Budnick AS, et al. Sensorineural hearing loss in combined modality treatment of nasopharyngeal carcinoma. *Cancer* 2006;106(4):820–829.
335. Lam WW, Leung SF, So NM, et al. Incidence of carotid stenosis in nasopharyngeal carcinoma patients after radiotherapy. *Cancer* 2001;92(9):2357–2363.
342. Dickens P, Wei WI, Sham JS. Osteosarcoma of the maxilla in Hong Kong Chinese postirradiation for nasopharyngeal carcinoma. A report of four cases. *Cancer* 1990;66(9):1924–1926.

第 42 章
鼻腔和鼻旁窦癌

Steven J. Frank, Anesa Ahamad, K. Kian Ang

解剖

鼻腔

鼻腔下起硬腭上至颅底。其位于鼻前庭的后上方，前起自皮肤与黏膜的移行处，后止于后鼻孔并直接通向鼻咽[1]。鼻腔由 4 个面组成：鼻前庭、侧壁、底面和鼻中隔。

鼻前庭是位于鼻前孔内的三角形间隔，即由向鼻尖延伸的一个略膨大的小隐窝。鼻前庭由外侧的鼻翼、内侧的膜性间隔（即软骨性中隔的远端和鼻小柱），以及下面的邻近鼻腔底壁围成。它由包含毛发和皮脂腺的皮肤覆盖；因此，该部位的肿瘤常来源于皮肤，通常为鳞状上皮细胞癌[2]，但偶尔可见基底细胞癌[3]、皮脂腺癌[4]、黑素瘤[5]、非霍奇金淋巴瘤[6]。

外侧壁相当于上颌窦的内侧壁，附有 3 块突向鼻腔的贝壳形薄骨片（上鼻甲、中间鼻甲和下鼻甲）。底部从前庭延伸到上颌骨腭咽部。鼻中隔将鼻腔分为左右两侧。

鼻窦

鼻窦根据它们所在的骨骼命名为：筛窦、蝶窦、上颌窦和额窦。

筛窦

筛窦由若干个小的空腔（筛骨气房）组成，位于颅前窝下、鼻腔和眼眶之间的筛骨迷路内。它们通过薄的多孔骨（即纸样板）与眼眶隔开；通过额骨的一部分即筛凹与颅前窝相邻。它们与外侧的视神经、后面的视交叉关系密切。筛窦被分成前组、中间组、后组气房。中间组筛窦直接开口于中鼻道；前组筛窦可经由筛漏斗间接通入中鼻道；后组筛窦直接开口于上鼻道。

上颌窦

上颌窦是最大的鼻旁窦。其是位于上颌骨体内呈锥形的空腔，以鼻腔外侧壁为基，顶壁相当于含眶下沟的眶底，底壁由牙槽突组成。上颌窦顶向颧骨延伸，常突入其中。其分泌物通过黏膜纤毛运动经近上颌窦顶壁的半月裂孔引流入中鼻道。Ohngren 线是将每侧上颌窦分成上部结构和下部结构的一假设平面；它通过下颌角至同侧内眦的连线确定。

蝶窦和额窦

蝶骨形成一个位于中线的内部空腔，经其前壁的开口与鼻腔相通。其上与垂体腺和视交叉直接相邻，外邻海绵窦，前邻筛窦和鼻腔，下邻鼻咽。一对常不对称的额窦位于额骨的内外板之间。其位于颅前窝的前方，筛窦和蝶窦的上方，眼眶的上内侧。它们通常与鼻腔的中鼻道相通。

流行病学

鼻腔和鼻旁窦癌相对少见。在美国每年不到 4500 例患者被确诊为这类肿瘤，发病率为 0.75/10 万[7]。上颌窦癌发病率是鼻腔癌的两倍；筛窦癌、额窦癌和蝶窦癌极少见。多在 40 岁以后发病，但嗅神经母细胞瘤（ENB）除外，其高发年龄呈一独特的双峰分布[8]，并且男性发病率为女性的 2 倍[9]。这类肿瘤更常见于日本和南非。

发病因素因肿瘤类型和部位不同而异。有报道称，鼻腔和筛窦的腺癌多发生在那些暴露于木屑环境中的木匠和锯木厂的工人中[10-12]。合成木材、黏合剂和胶水也可能是助癌剂[13]。鼻腔鳞状细胞癌更多见于接触镍的工人中[14]。上颌窦癌与含有放射性钍的造影剂(Thorotrast 钍造影剂)有关,它过去曾被用于上颌窦的放射线摄片。在铬、芥子气、异丙醇和镭生产过程中的职业性暴露也可能增加患鼻窦癌的风险。

有报道称,吸烟可增加患鼻癌的风险,重度或长期吸烟者发病风险加倍, 而长期戒烟后发病风险降低。校正吸烟因素后,还发现饮酒和鼻癌风险之间有显著的剂量-效应关系[15]。

自然病史

鼻前庭

鼻前庭癌可以直接侵犯上唇、唇龈沟、切牙骨(早期事件)或者鼻腔(晚期事件),如图 42.1 所示。纵向的侵犯可以导致鼻中隔(膜性中隔或软骨中隔)穿孔或鼻翼软骨破坏。鼻前庭癌的淋巴道扩散通常转移到同侧面部(颊淋巴结和下颌淋巴结)和颌下淋巴结。侵犯中线的大病灶可以转移到对侧的面部或颌下淋巴结。就诊时淋巴结转移发生率约为 5%[16,17]。若不行淋巴结预防照射,大约 15%的患者会出现淋巴结复发。血行性转移罕见。

鼻腔和筛窦

肿瘤的局部扩散模式随原发病灶部位不同而异。起源于上鼻腔和筛窦的肿瘤可以穿过极薄的纸样板侵入眼眶,通过筛板侵犯颅前窝,或者穿过鼻骨侵犯皮下组织和皮肤。外侧壁的原发肿瘤首先侵犯上颌窦、筛窦、眼眶、翼腭窝和鼻咽。鼻腔底壁和鼻下中隔的原发肿瘤首先侵犯腭部和上颌窦。沿神经侵犯(一般累及三叉神经的分支)大多数见于腺样囊性癌。

尽管有转移至咽后和颈部淋巴结的可能,但鼻腔癌发生淋巴道扩散并不常见。得克萨斯州大学 MD 安德森癌症中心(MDACC)的一组 51 例患者中,确诊时只有 1 例有可触及的二腹肌下淋巴结。在没有接受淋巴结预防照射的 36 例患者中,2 例(6%)发生了二腹肌下淋巴结复发[18]。血行播散罕见,例如,在 MDACC 的 51 例患者中发生骨、脑或肝远处转移仅有 4 例[18]。

嗅区是嗅神经母细胞瘤起源的部位,偶见腺癌。嗅神经母细胞瘤是一种神经脊来源的肿瘤, 由 Berger 和 Luc 于 1924 年首次报道并命名为嗅神经上皮瘤 [19]。其他的命名包括嗅神经成神经细胞瘤和感觉神经细胞瘤。嗅神经母细胞瘤(ENB)仅约占所有鼻内肿瘤的 3%。1924—1990 年,文献中报道了约 250 例[20]。肿瘤一般由包含神经原纤维的圆形、椭圆形或梭形细胞组成,伴有假菊形团结构和弥漫增加的微血管分布[21]。

嗅神经母细胞瘤可能被误诊为其他的"小圆细胞肿瘤", 即一组由形态小且单一的未分化细胞组成的侵犯性恶性肿瘤,包括尤文肉瘤、外周原始神经外胚层肿瘤(亦称骨骼肌外尤文肉瘤)、横纹肌肉瘤、淋巴瘤、小细胞癌(未分化或神经内分泌癌)和间质软骨肉瘤;这类肿瘤的临床表现常有相同之处,但临床病理特征和免疫组织化学可以帮助鉴别。

嗅神经母细胞瘤(ENB)的局部侵犯途径与筛窦癌相似。就诊时很少发生淋巴结受累和远处转移[22,23]。

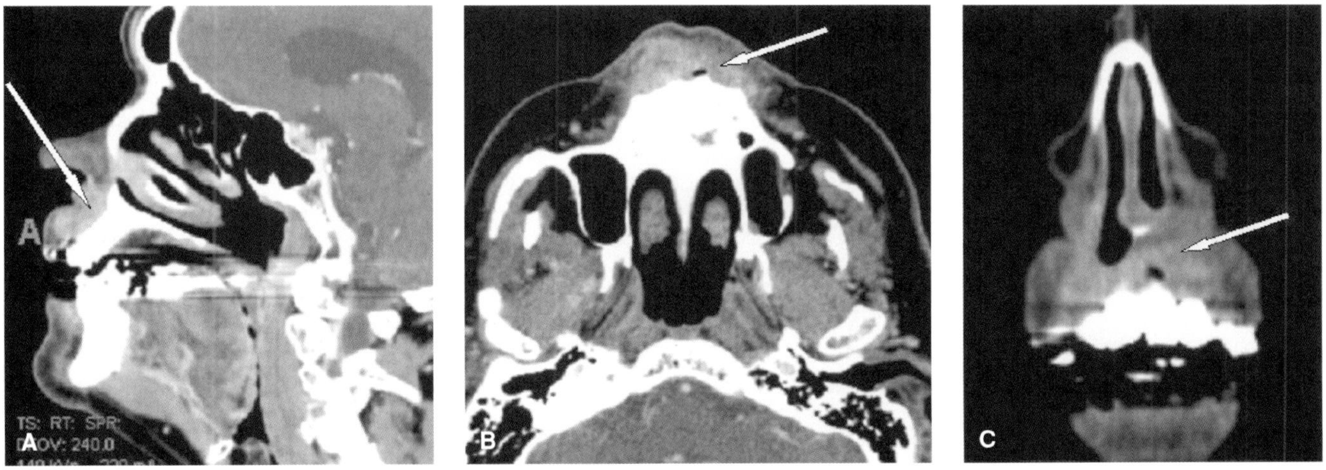

图 42.1 1 例鼻前庭鳞状细胞癌的 CT 扫描,肿瘤直接侵犯上唇(A,箭)和唇龈沟和切牙骨(B 和 C,箭)。

上颌窦

上颌窦癌的扩散模式随起源部位不同而异。上颌窦后上部肿瘤可扩散入鼻腔、筛窦、眼眶、翼腭窝、颞下窝和颅底(图 42.2A~C)。侵犯这些结构使后上部的上颌窦癌的预后更差。同样,对有颅内和眼眶侵犯的肿瘤采用颅面手术或放射治疗也伴有较高的并发症风险。上颌窦前下部肿瘤常侵犯腭部、牙槽突、龈颊沟、颊部软组织、鼻腔、咬肌、翼腭窝和翼窝(图 42.2D~J)。

上颌窦被认为淋巴引流较少[24],就诊时淋巴结转移发生率相对较低[25,26]。在 MDACC 的一组 73 例患者中仅有 6 例(8%)就诊时有可触及的肿大淋巴结。然而,淋巴结转移发生率随组织学类型不同而异[鳞状上皮细胞、低分化癌为 17%(5/29),而腺癌、腺样囊性癌和黏液表皮样癌为 4%(1/27)]。亚临床病灶转移发生率也随组织学类型不同而异,表现为未接受颈部预防性治疗的患者的淋巴结复发率不同[鳞状上皮细胞、低分化癌 38%(9/24),而腺癌、腺样囊性癌和黏液表皮样癌为 8%(2/26)]。鳞状上皮细胞癌和低分化癌患者的淋巴结受侵的累计发生率(包括肉眼和显微镜所见病灶)约为 30%。治疗后区域淋巴结复发的风险为 20%~30%或更高,这取决于病灶的侵犯范围和是否做预防性颈部治疗[27]。同侧二腹肌下和颌下淋巴结受累最为常见,血行播散少见。

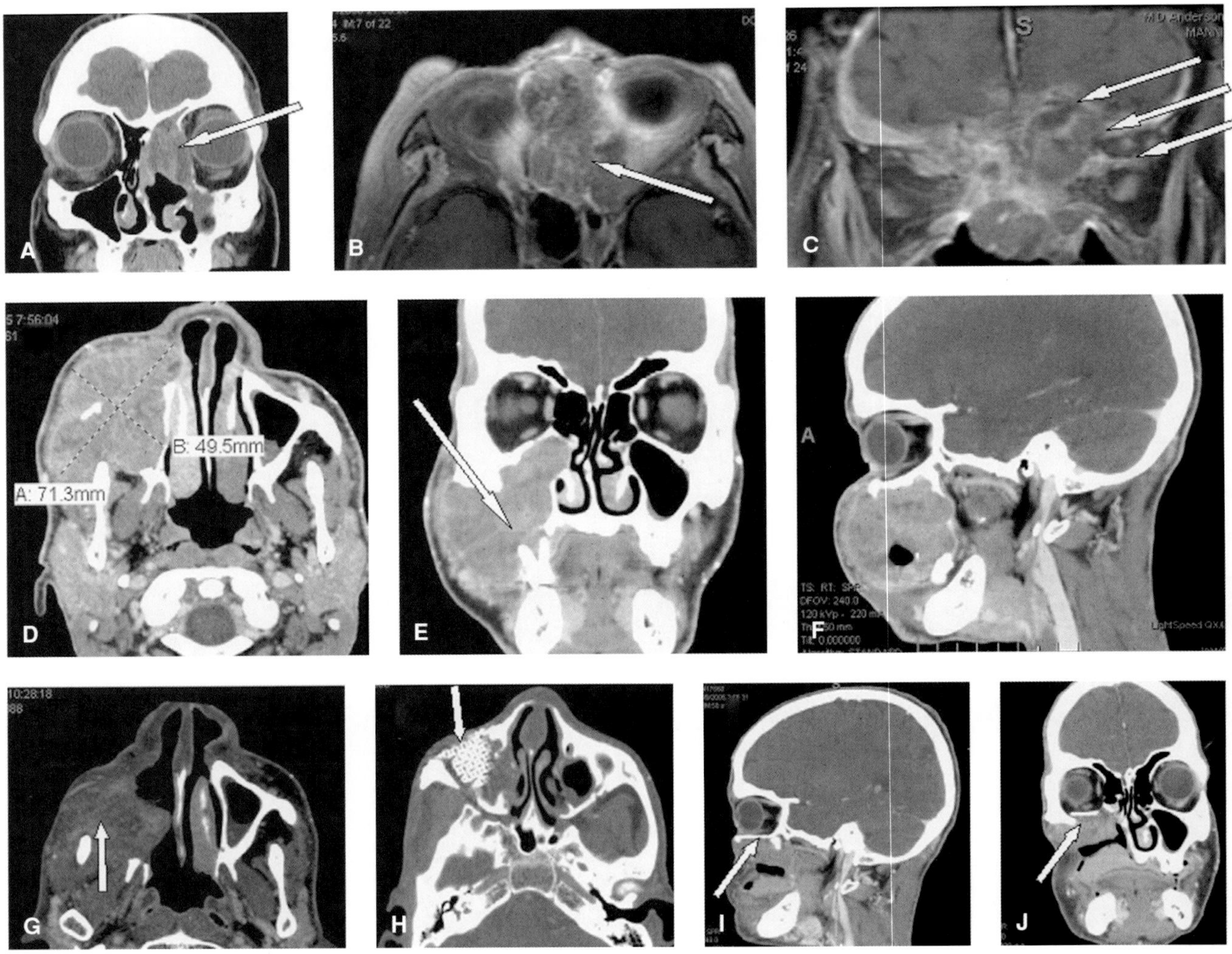

图 42.2 上颌窦癌扩散模式。(A~C)箭头分别显示上颌窦上部肿瘤侵犯鼻腔和筛窦(A)、眼眶(B)以及颅底(C)。(D~J)晚期肿瘤,箭头所示牙齿松动的牙槽突破坏(E)伴有肿瘤邻近眼眶,但无明显眶内侵犯(F)。患者随后行上颌窦切除术和眶底切除术联合前外侧大腿皮瓣修复(G,箭),以及眶底的钛网重建(H~J)。

临床表现

鼻前庭

鼻前庭癌通常表现为无症状的斑块或结节，常有结皮和结痂。晚期病变超出鼻前庭常可以引起疼痛、出血或溃疡。大的溃疡病变可引起感染，导致严重触痛，需要麻醉才能完成临床上的评估。

鼻腔

鼻腔肿瘤表现为鼻息肉的症状和体征（如长期单侧流涕、溃疡、鼻塞、前额头痛和间断性鼻出血），因此常导致延误诊断。随着病灶增大出现其他的症状和体征，如眶内侧肿块、突眼、鼻梁膨起肿大、眼眶受侵所致的复视、鼻泪管阻塞所致的溢泪、嗅区受侵引起的嗅觉异常或缺失以及侵穿筛板引起的额部头痛。

嗅神经母细胞瘤常见的主要症状是鼻塞和鼻出血。Spaulding 等[28]发现嗅觉缺失可以先于确诊许多年。其他的症状和病变与直接侵犯的邻近结构有关，如侵犯眼眶（突眼、视野缺损、眼眶疼痛、溢泪）、鼻旁窦（内眦肿块、颜面肿胀）、颅前窝（头痛），或是由于抗利尿激素分泌紊乱导致的症状[28]。

筛窦

筛窦癌的主要症状和体征是头的正中或面部疼痛和鼻或球后区域的牵涉性疼痛、内眦皮下包块、鼻塞、鼻腔分泌物、复视和眼球突出。1969—1993 年，MDACC 中心治疗的 34 例筛窦癌患者中[29]，鼻腔症状（鼻塞、鼻出血和流涕）25 例（74%）、眼眶症状（复视、眼眶疼痛、视力减退、突眼、内眦肿块、流泪）12 例（35%）、头痛 6 例（18%），嗅觉减退或嗅觉缺失 5 例（15%）。

上颌窦

上颌窦癌在确诊时多属中、晚期病变。其症状和体征可因病变侵犯前上颌窦区而导致颜面肿胀、疼痛或面颊部感觉异常；肿瘤侵及鼻腔导致鼻出血、流涕、鼻塞的症状；侵入口腔导致齿列不合、牙槽或腭部肿块、齿槽不愈合；侵入眼眶导致突眼、复视、视力减弱和眼眶疼痛[30]。

诊断性检查

推荐的治疗前查体、诊断和分期评估流程要求列于表 42.1。

体格检查

眼眶、鼻腔、口腔和鼻咽的望诊和触诊可以帮助初步确定肿瘤的侵犯范围，双手触诊方法对于评估鼻前庭病变的侵犯范围，判断颊肌和颌下淋巴结是否转移很重要。颅神经需详细检查。经黏膜收缩和局部止痛后行鼻腔纤维内镜检查可以评估累及鼻腔或鼻咽部的肿瘤的局部范围，并通过肿瘤组织活检予以证实。

影像学评估

影像学在鼻窦肿瘤的分期中发挥着重要作用。MRI 和 CT[31]扫描相互补充。MRI 在检出颅内直接侵犯、沿神经周围或软脑膜扩散时有优势[32]。T2WI 有助于鉴别肿瘤（低信号）与阻塞性分泌物（高亮信号）[33]。CT 在检出早期骨皮质的侵蚀和筛板或眶壁的穿透破坏方面有优势。

某些影像特征可提供一些关于该区域内肿瘤生理性质的线索。生长缓慢的病灶更多表现为骨结构变形而不是破坏。中度恶性的肿瘤常引起邻近骨质的硬化。淋巴瘤往往弥漫渗入骨内而无明显的骨破坏，癌和肉瘤则是浸润性生长并破坏邻近的骨质。

活检

经鼻活检是原发或累及鼻腔或鼻咽的肿瘤首选的检查。一些鼻旁窦肿瘤的取样采用经口腔操作或开放的柯陆式方法（Caldwell-Luc）可能更容易。

表 42.1　鼻腔和鼻旁窦肿瘤治疗前评估

一般资料	完整的病史和体格检查
	纤维内镜检查并取活检
影像学检查	原发灶和颈部的 CT/MRI 检查
	胸部 X 线；若为腺样囊性癌或神经内分泌癌行胸部 CT
实验室检查	全血细胞计数
其他	口腔评估，必要时拔牙或修补
	眼科基础检查
	若计划手术则要行发声和吞咽功能的基础评估

实验室检查

全血细胞计数和血清生化可供筛查远处转移。对检验结果的异常应做进一步的检查。

分期

第 7 版的《美国癌症联合会(AJCC)TNM 分期手册》分类包括上颌窦癌、筛窦癌和鼻腔癌的分期[34]。与第 6 版不同的重要更新是 T4 病变和Ⅳ期疾病。特别是肿瘤的 T4 分期又分成 T4a 期(可切除的)和 T4b 期(不可切除的),导致Ⅳ期患者分期为ⅣA(中晚期局部或区域性疾病)、ⅣB(非常晚期局部或区域性疾病)、ⅣC(远处转移)。解剖分期的预后分组和 TNM 分类定义见表 42.2。

病理分类

大多数鼻前庭癌是鳞状细胞癌;其他还有基底细胞或附属器癌。大多数鼻腔和鼻旁窦癌也是鳞状细胞癌,不过该区域小唾液腺肿瘤(如腺癌、腺样囊性癌和黏液表皮样癌)占 10%~15%。恶性黑素瘤在鼻腔恶性肿瘤中占 5%~10%,而在鼻旁窦肿瘤中属罕见病理类型。鼻窦神经内分泌癌(包括小细胞癌、ENB、鼻窦未分化癌)、淋巴瘤、肉瘤和浆细胞瘤均属罕见病理类型。

预后因素

患者相关特异的生存预后原始因素包括年龄和一般状况。疾病相关特异的局部控制预后因素包括部位、组织学、局部侵犯范围(TNM 分期所反映)和神经周围的侵犯。累及鼻咽、颅底、或海绵窦的局部广泛侵犯病变显著增加了手术死亡率和次全手术切除的风险。肿瘤侵入眼眶可能需要行眼球摘除术;但眶底和内侧壁的微小浸润病变可行局部切除加重建手术,从而保留眼球。

治疗原则

鼻前庭肿瘤

鼻前庭肿瘤的治疗主要包括手术、单纯放射治疗或术后放射治疗(辅助),其指征基于肿瘤大小或切缘阳性决定。对于小的浅表性肿瘤,标准的治疗方法是手术或单纯放射治疗。根据原发肿瘤的大小和部位,放射治疗可以选择体外照射、近距离治疗或两者联合治疗。在体积小的浅表肿瘤中手术可达到高的局部控制率和好的美容效果。但为了最佳的美容效果单纯放射治疗可以作为鼻前庭癌的首选治疗。辅助放疗用于涉及手术切缘阳性、淋巴结阳性、或神经浸润的患者中。由于采用分割放疗所致软骨坏死风险很低,软骨浸润不是放射治疗的禁忌证[35]。对于广泛组织破坏和变形的侵袭性大病灶,手术联合放疗,无论是术前还是术后放射治疗,都是主要的治疗方法。然而,一些临床医生赞成初始放射治疗,而手术作为挽救治疗的策略[36]。在根治性手术后,有经验的颌面修复医生可以设计塑造出令人满意的假鼻,来增强美容效果。老年人或身体状态较差的患者可以单独放射治疗。对于这种类型的肿瘤患者全身化疗的作用尚未明确。

鼻腔肿瘤

对鼻腔早期病灶手术和单纯放射治疗具有相似的高局部控制率。因此,治疗的选择取决于肿瘤的部位、大小,以及预期的美容效果。鼻后中隔病灶通常选择手术治疗,但小的鼻前下中隔病灶(≤1.5cm)可以采用同样有效的组织间插植近距离治疗(^{192}Ir 植入)。对于位于外侧壁侵犯鼻翼的病灶优先选择体外照射可能会获得最好的美容效果。

鼻窦肿瘤

单纯手术对上颌窦底部的 T1、T2 肿瘤患者可获得较高的局部控制率。手术联合术后放射治疗是针对晚期可切除病灶患者的治疗选择。局部晚期上颌窦和筛窦肿瘤(大 T3 或 T4)通常给予手术和术后放射治疗。为避免结构或功能缺陷,筛窦癌可行单纯放疗或同步放化疗[37]。手术通常要求行内侧上颌骨切除术和全筛窦切除术;如果肿瘤向上侵犯到筛骨顶或嗅区,则需要采用颅颌面联合入路的方法手术切除[38,39]。对因重要的并发症或 PS 较低而不适合手术的患者,或是拒绝根治性手术的患者,可以考虑单纯放射治疗,联合或不联合化疗。

Kadish A 期的嗅神经母细胞瘤患者,无论是手术还是放射治疗的局部区域控制率超过 90%。单一模式的治疗方法以及手术后辅助放射治疗也被用于侵犯鼻腔和一个或多个鼻窦的病变(B 期)。然而,B 期病

表 42.2 2010 美国癌症联合委员会鼻腔和鼻窦癌分期

TNM 的定义

原发肿瘤(T)	
Tx	原发肿瘤无法评估
T0	无原发肿瘤证据
Tis	原位癌
上颌窦	
T1	肿瘤局限在上颌窦黏膜,无骨质的破坏或侵蚀
T2	肿瘤导致骨质的破坏或侵蚀包括侵犯到硬腭和(或)中鼻道,除外侵犯至上颌窦的后壁和翼板
T3	肿瘤侵犯任何以下一处:上颌窦的后壁骨质、皮下组织、眼眶的底壁或内侧壁、翼腭窝、筛窦
T4a	中等晚期局部疾病
	肿瘤侵犯眼眶内容物的前部、颊部皮肤、翼板、颞下窝、筛板、蝶窦或额窦
T4b	非常晚期局部疾病
	肿瘤侵犯下列任何一个部位:眶尖、硬脑膜、脑组织、中颅窝、颅神经(除三叉神经上颌支 V_2)、鼻咽或斜坡
鼻腔及筛窦	
T1	肿瘤局限于任何一个亚区,有或无骨质破坏
T2	肿瘤侵犯一个区域内的 2 个亚区或侵犯至鼻筛复合体内的 1 个相邻的区域,伴或不伴骨质破坏
T3	肿瘤侵犯眼眶的底壁或内侧壁、上颌窦、腭部或筛板
T4a	中等晚期局部疾病
	肿瘤侵犯任何以下一处:眼眶内容物前部、鼻部或颊部皮肤、微小侵犯至前颅窝、翼板、蝶窦或额窦
T4b	非常晚期局部疾病
	肿瘤侵犯任何以下一处:眶尖、硬脑膜、脑组织、中颅窝、颅神经(除外三叉神经上颌支 V_2)、鼻咽或斜坡
区域淋巴结(N)	
Nx	区域淋巴结无法评估
N0	无区域淋巴结转移
N1	同侧单个颈部淋巴结转移,最大径≤3cm
N2	同侧单个颈部淋巴结转移,3cm<最大径≤6cm;或双侧多个淋巴结转移,最大径≤6cm;或双侧或对侧淋巴结转移,最大径≤6cm
N2a	同侧单个颈部淋巴结转移,3cm≤最大径≤6cm
N2b	同侧多个颈部淋巴结转移,最大径≤6cm
N2c	双侧或对侧淋巴结转移,最大径≤6cm
N3	转移淋巴结最大径>6cm
远处转移(M)	
M0	无远处转移
M1	有远处转移

解剖分期/预后分组

0 期	Tis	N0	M0
Ⅰ期	T1	N0	M0
Ⅱ期	T2	N0	M0
Ⅲ期	T3	N0	M0
	T1	N1	M0
	T2	N1	M0
	T3	N1	M0
ⅣA 期	T4a	N0	M0
	T4a	N2	M0
	T1	N2	M0
	T2	N2	M0
	T3	N2	M0
	T4a	N2	M0
ⅣB 期	T4b	任何 N	M0
	任何 T	N3	M0
	任何 T	任何 N	M1

变具有很大的异质性,所以最佳治疗仍不明确。手术与辅助放疗一般用于鼻腔和鼻窦以外的病灶(C 期)。总体而言,局部治疗与手术和术后放射治疗取得了很好的疗效,5 年的总生存率 (93.1%) 和局部控制率(96.2%)[36]。因为淋巴结复发的发生率是<15%,选择性淋巴结照射一般不推荐。即使在局部晚期疾病的患者中,远处转移也不常见(10%)。

化学治疗:新辅助化疗和同步化疗

新辅助化疗(如术前化疗)能够减少肿瘤体积,可以尽量缩小手术范围。同样,在初始放疗之前给予化疗也能够缩小肿瘤体积,通过增加肿瘤与危及器官(如脑、视交叉、视神经或脊髓等)的距离以利于放射治疗计划的制订。关于确定新辅助化疗的反应(或无反应)是否有助于选择根治性方案的研究正在进行。例如,如果新辅助化疗完全反应,则可以考虑给予单纯放疗联合或不联合化疗;如果小于完全反应则手术切除后辅助放疗。

同步放化疗治疗也可用于因医学原因不能手术,但身体状态良好的患者。根据患者的身体状态、肾功能,放疗与单药顺铂或卡铂同步化疗可用于不能手术的局部晚期鳞状细胞癌。新辅助化疗或与依托泊苷和顺铂或卡铂同步放化疗,可用于治疗鼻腔鼻窦未分化癌、神经内分泌癌或小细胞癌。嗅神经母细胞瘤常不给予化疗,化疗治疗嗅神经母细胞瘤的作用仍在研究观察之中。化疗可能在 Kadish C 期患者治疗中有一定的作用。虽然其对化疗的反应已有报道,但他们通常显效时间较短[40]。不能手术的患者可以考虑给予同步化疗。

姑息治疗

不能治愈的鼻窦癌的临床症状特别令人痛苦。姑息治疗需要多学科的参与,即使是非常晚期的病例,姑息治疗手段仍可以包括局限手术治疗、放射治疗、化学治疗、探索性的研究或者最佳支持治疗。选择的治疗手段要有利于症状控制和生活质量的改善而不至于带来严重的不良反应。尤其需要特别注意的是:控制疼痛和不适是首先应被考虑的,还要考虑外形毁损和功能障碍所致的影响。

在探索性研究中化疗可以给予单药。如果行放射治疗,为了减少治疗时间,常提高单次剂量。然而,如果给予同步化疗,为了避免严重的急性反应应考虑按单次剂量每次 2Gy 治疗。放射治疗或化疗在减少瘤体积和缓解症状方面常常是有效的,这包括有外形毁损的肿块、突眼、不舒适或神经性疼痛、头痛、鼻出血或其他出血、鼻塞或流涕以及牙关紧闭等。

放射治疗技术

鼻腔肿瘤

鼻前庭肿瘤

靶区

对于分化好的小病灶(≤1.5cm),宜采用边缘外放 1~2cm 的小野照射。对所有分化差的肿瘤和直径>1.5cm 的分化好的原发灶,且无可触及的肿大淋巴结,初始靶区应包括双侧鼻前庭,至少围绕浸润肿瘤边界扩大外放 2~3cm,以及双侧面部、颌下、二腹肌下淋巴结。当确诊时出现淋巴结受累,下颈也应照射。对于较大的鼻前庭病变,包括鼻的下半部分、上嘴唇、区域淋巴结以及面部淋巴管和上颈部淋巴结。对于术后放射治疗,初始靶区包括术区外放 1~1.5cm 的区域和选择性淋巴结预防照射。

治疗技术

外照射放疗:鼻前庭浅表的病灶可采用 X 线治疗或加皮肤填充物后电子线照射。较深的病灶通常使用电子线照射。靶体积的根治性放疗剂量为 66~70Gy,当治疗剂量达 50Gy 后适当缩野治疗,以提高靶区总剂量。颈部可触及淋巴结肿大的患者,全颈至少给予 50Gy 的亚临床剂量,然后 GTV 外放 1~2cm 后加量 16~20Gy。电子线体外照射放疗技术见图 42.3 所示。患者体位采用仰卧位,下颌骨前表面与床面平行,颈部略屈,使用面膜固定。鼻前庭的大病灶,鼻的下部及上唇采用 20MeV 电子线和 6MV X 线以 4:1 的权重混合前野照射。采用皮肤铅准直器可将眼球接受的散射照射剂量降到最小,同时减少射束的半影和对照射野大小的要求。定制的蜡块等组织等效物是为了修正电子束照射体表轮廓的曲面,形成相对平坦的体表轮廓,避免产生因斜入射和体表轮廓的不规则所致的剂量不均匀性。组织等效物也用于填充鼻孔以避免电子线照射时气腔所致的剂量干扰。当皮肤未受侵时进行光子放疗应移除等效物以保护皮肤。使用含合金的口含器是为了将舌往后推移,部分地保护上牙槽脊。

若有需要,左右面部的淋巴结均可采用同位野照射技术,6MeV 电子线野需要机架向两侧旋转约 15°,各自野的内界与下界则分别与原发灶的同位野外界和上颈野上界相邻。前界从口腔向下到下颌骨支的中间,后界从前部向上到下颌角。下界下颌骨水平支分开与上颈野相交。为减少剂量的不均匀性,在治疗期间应移动两次野与野的衔接线。颌下淋巴结和二腹肌下淋巴结治疗采用平行对穿光子野照射。当有淋巴结受累时,这些上颈野向下再接着照射中下颈淋巴结区的前野。

根治性外照射放疗,对直径≤1.5cm 的病灶采用电子线和光子混合照射,体外照射剂量方案通常是照射 50Gy/25 次后加量 10~16Gy/5~8 次(处方剂量按 90%等剂量线)。大病灶单纯体外照射放疗时,照射 50Gy/25 次后加量 16~20Gy/8~10 次;选择性淋巴结预防区照射给予 50Gy/25 次。根据淋巴结大小,可触及的淋巴结给予加量至 66~70Gy/33~35 次。对于术后放射治疗,照射 50Gy(25 次)后避开选择性淋巴结预防照射区,针对手术区加量 6Gy。至 56Gy 后,最后缩野仅包括术前瘤床区加量至 4Gy,总剂量为 60Gy。如果仅行局部切除或阳性切缘,最后缩野加量 10Gy,总剂量达 66Gy。

近距离放疗:小病灶近距离放疗可采用 ^{192}Ir 导管插植方法,部分适宜病例可采用腔内的 ^{192}Ir 模具方法治疗。后装用的空心针在全身麻醉下插植,这不仅有利于肿瘤的充分暴露也同时可以在鼻中隔前面的血管密集丛(Kiesselbach plexus)出血或自中鼻甲后方相邻的蝶腭动脉后方大血管出血时保护气道。T2 期的鼻小柱鳞状细胞癌插植见图 42.3 所示。低剂量率近距离放疗的推荐剂量为经验所得:60~65Gy/5~7 天。

近距离放疗尚可在鼻前庭 T1 或 T2 期肿瘤替代体外照射后外照射加量治疗。体外照射至 50Gy 时对患者进行评估,如果肿瘤体积明显消退,可采用低剂量率近距离放疗加量,给予 20~25Gy/2 天。

高剂量率近距离放疗也可被用于体外放疗后的加量。方法是按鼻前庭定制的模体,在模中标出肿瘤位置,2~4 根塑料管按 1.0cm 的间距沿肿瘤插入模体中。对于鼻前庭外侧肿瘤,两根导管置于鼻前庭的内侧面;位于内侧的肿瘤,导管则置于鼻前庭两边。体外照射至 50Gy/5 周后,在第 6 周给予高剂量率近距离放疗,单次剂量一般为 3Gy,每天 2 次,肿瘤中心加量 18Gy。体外照射加近距离治疗的中位总治疗时间为 36 天,报道称,这项技术的 2 年局部控制率为 86%,最终局部区域控制率为 100%[41]。

鼻腔肿瘤

靶区

鼻腔肿瘤初始放射治疗或术后放射治疗的技术选择均取决于肿瘤的深度。对于距鼻尖皮肤<4.0cm 的肿瘤,可以采用电子线照射,因为 20MeV 的电子线提供的照射覆盖深度达 5cm。因此在后缘方向向后外放 1cm 的区域应足以包括在有效剂量区以内,这项技术与先前鼻前庭癌中所述的方法一样。精确的靶区定位和剂量计算需要 CT 为基础的放射治疗计划。

调强放射治疗(IMRT)被推荐用于靶区超出 5cm 深度的鼻腔肿瘤或筛窦肿瘤(图 42.4)。这项技术可以给予靶区目标剂量的同时将重要器官的受照剂量最小化,如角膜、晶体、泪腺、视网膜、视神经、视交叉、脑和脑干。对于术后放射治疗,主要的临床靶区(CTV)描述见表 42.3 所示,CTV_1 由原发肿瘤瘤床区边缘外放 1.0~1.5cm。如果有高危的阳性切缘部位和肉眼可见的残存肿瘤,则应勾画出需加量的区域给予高剂量照射。CTV_2 包括整个手术区;对于筛窦肿瘤的 CTV_2 可以包括额窦、上颌窦和蝶窦;因肿瘤侵犯眼眶而行眶内容物摘除术后,骨性眼眶应作为手术区的一部分;对肿瘤累及筛窦或嗅区的病灶,CTV 还应该包括筛板;如果神经周围受侵,则应设置第 3 个 CTV 区使颅神经的 V_2 支到圆孔均包括在内。采用 IMRT 单独放射治疗的 CTV_1 应在大体肿瘤体积边缘外放 1~2cm,接受 66~70Gy 的足量放疗。接受新辅助化疗的患者,靶区勾画基于化疗前肿瘤范围确定。

对三维适形放射治疗(3D-CRT)来说,术后放射治疗的初始靶区包括瘤床外放 1~2cm 的范围,这取决于术后病理学诊断和治疗区与邻近重要器官的关系。加量区则是由最易复发的区域组成,如与肿瘤密切的切缘或切缘阳性区、神经周围受侵区域,边缘外放 1~2cm。

对于前下鼻中隔的小病灶,近距离放疗可用以病灶边缘外放 2cm 的单一平面插植管完成。选择性颈部预防照射即使在大肿瘤或 ENB 患者中也不作为常规治疗。

摆位和布野

对于深度<5cm 的靶区,可以采用类似于鼻前庭癌的电子线照射技术完成。治疗装置包括用于获得锐利半影的铅制皮肤准直器,以及置于鼻腔、手术残腔

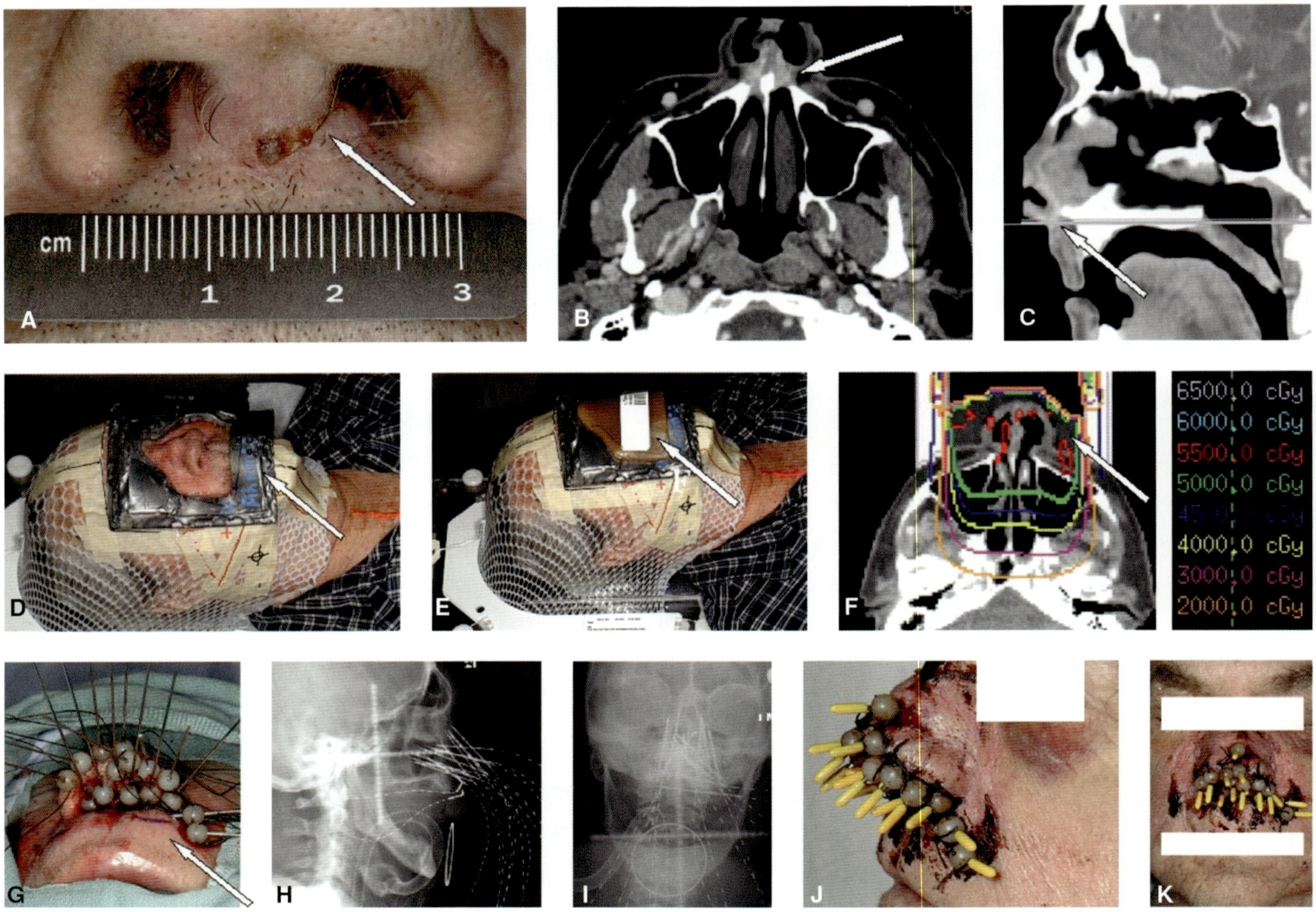

图 42.3 鼻前庭鳞状细胞癌。(A)箭示膨大了鼻小柱的肿瘤。(B、C)CT 影像上箭示肿瘤向下侵犯龈颊沟。(D)箭示电子束治疗时针对肿瘤放疗区定制的铅制皮肤准直器。(E)箭示为原位蜡填充材料。(F)蜡块填充物(箭)补偿曲面的电子束照射所产生的 50Gy 的剂量线。原发肿瘤、面部和Ⅱ区淋巴结照射均至 50Gy,完成后接受低剂量率铱插植照射 25Gy,铱的剂量率为 0.55Gy/h。(G)植入治疗的假源导丝被插入各个植入针中。每个植入针管的远端都有一个球锚,起到推开皮肤作用并缝合固定到该皮肤上,注意横向“胡须样”插植针的合理排列。(H、I)正交 X 线定位(前后、侧位)片确定源的排列位置,基于 CT 制订治疗计划。(J、K)治疗时的铱源。

和皮肤瘢痕上的等效填充材料。口含器用于压舌、开放气道和辅助固定的作用。如果靶区邻近眼眶可使用钨制护眼罩(图 42.3)。

对于 3D 适形放疗或 IMRT,患者体位固定采用仰卧位,硬腭垂直于治疗床。手术瘢痕用不透射线的细金属丝标出，安放填充物和其他装置确保位置固定，然后获取从头顶到上纵隔的 CT 图像。IMRT 必需严格固定,包括使用伸展至上胸的头肩热塑膜;另外双肩要压低固定,如采用系于踏脚板的腕带。靶区勾画如前所述。

IMRT 采用多角度射野最优化算法。如图 42.4 所示,治疗计划设计采用包含头顶部两个方向射线束的 10 个非共面射野布置。该设计的射野角度选择原则同 3D 适形治疗一样:

1. 优先考虑靶区的最短深度路径;
2. 避免直接照射重要器官(例如,同侧眼球摘除术后应避免射野路径穿过对侧眼球);
3. 尽可能采用大的射野间隔。

通常采用逆向计划,多重迭代需要保证完成下列要求:

1. 目标剂量覆盖靶区;
2. 考虑正常组织剂量限制;
3. 剂量相对均匀。

因为鼻窦富含大量的气腔和骨结构,剂量计算应考虑不均匀性校正;放射肿瘤科医生必须与物理师和剂量评估师紧密合作。重要的是要意识到取舍计划的

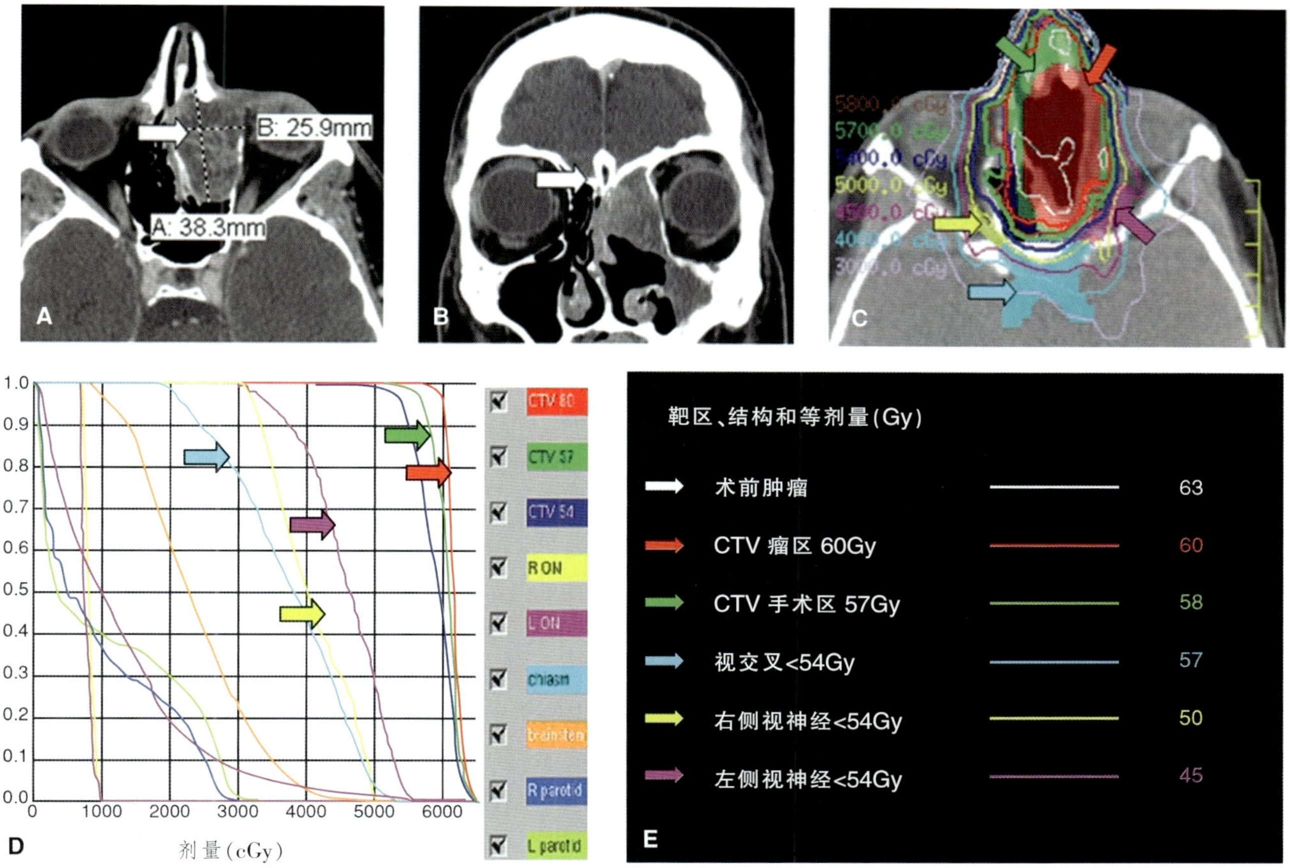

图 42.4 一例腺样囊性癌术后的调强放射治疗，肿瘤累及筛窦、前颅底、鼻腔以及内侧眼眶，依次行内镜前后筛房切除术，切除病灶后行上颌骨窦造口术，两侧蝶窦切开术和额窦切开术，从前面入路到前颅底行左侧鼻切开术、内侧上颌骨切除术以及前颅底硬膜外切除术。(A、B)术前 CT 中白箭头所示为肿瘤。(C)在眼眶水平的横断面上临床靶区与视神经和视交叉的接触面显示出锐利的梯度变化。(D、E)累积剂量体积(y 轴)直方图。

表 42.3 鼻窦癌调强放射治疗靶区

靶区	描述	剂量(33~35 分次)(Gy)
首选单独放射治疗		
GTV	GTV(= 化疗前体积)	66~70
CTV_1(原发灶 CTV)	GTV + 1.0~1.5cm	66~70
CTV_2(中间剂量 CTV)	原发灶 CTV + 1.0~1.5cm	59~63
CTV_3(预防区 CTV)	淋巴结区、神经通道和颅底边缘	54~57
靶区	**描述**	**剂量(30 分次)(Gy)**
术后放射治疗		
CTV_{HR}(高危区 CTV)	可疑的阳性切缘，肉眼可见残存肿瘤，淋巴结包膜外侵犯	66~70[a]
CTV_1(原发灶 CTV)	原发肿瘤瘤床边缘外放 1.0~1.5cm	60
CTV_2(中间剂量 CTV)	手术切除床区	57
CTV_3(低剂量 CTV)	神经周围受侵区，包括三叉神经、颅底，必要时包括预防淋巴结区	54

GTV：大体肿瘤体积；CTV：临床靶体积。

[a] 通过第 2 次加量计划或增加分次数到 35 次将剂量提高到 70Gy。

标准不只是看剂量-体积直方图。

3D适形放射治疗中，两个前斜光子射野加楔形板则非常适合鼻腔前下半部分的病灶治疗。假设未累及筛窦，两侧对穿射野可用来治疗鼻前庭后方的肿瘤，在这种设置中视神经通路可以避开照射野。对于上鼻腔和筛窦气房的病灶，三野设置可以覆盖筛窦同时避开视器。基于CT的治疗计划才能合理选择射野角度和楔形角（一般楔形角选择在45°~60°），确定各野剂量的相对比值以及评估危及器官（如脑、脑干和视器）的受照剂量。

质子束治疗鼻窦肿瘤的技术正在迅速发展，包括被动散射和离散点扫描光束。从理论上讲，质子治疗的优势来自于其独特的物理性质，能使大部分粒子的能量沉积在其射程的末端。质子治疗的各种技术不在本章具体讨论。质子治疗可以使靶区剂量最优化同时达到电子线和光子放疗的适形度和不均匀性，而且质子还有一个特别的优势，那就是可以极大地减少调强放疗时周围正常组织的受量。

剂量分割方案

低剂量率近距离放疗的剂量方案为60~65Gy/5~7天。初始放射治疗的外照射方案为先照射50Gy/ 25次，然后进行16~20Gy/8~10次的加量，加量多少取决于病灶的大小。术后放射治疗方案为预防区照射50Gy，手术床区照射56Gy，瘤床区照射60Gy，对邻近切缘组织或阳性切缘组织应加量，全部按单次剂量2Gy/次照射。IMRT的剂量方案总结于表42.3。

鼻窦肿瘤

靶区

上颌窦癌确诊时通常也属局部晚期，手术为首选治疗手段，所以大多数患者接受术后放射治疗。靶区勾画基于体格检查、治疗前影像、术中所见（肿瘤侵犯范围与重要结构的关系，如眶壁、筛板、颅神经孔和切除的难易程度），以及病理结果（例如阳性切缘、神经周围受侵）。

IMRT是首选治疗方法，这是因为在肿瘤覆盖和正常组织保护方面IMRT通常比三维适形放疗获得更好的剂量分布。因此，IMRT很快成为鼻腔鼻窦恶性肿瘤外照射的标准技术[42,43]。质子治疗比IMRT有更大的优势，比如在达到与IMRT靶区同等剂量同时进一步降低正常组织的剂量。CTV_1由原发肿瘤边缘外放1.0~1.5cm形成；CTV_2包括术区，应包括眼眶内容物摘除术后的骨性眼眶、筛骨和（或）额窦，如果手术探查过蝶窦还应将其包括在内；如果神经周围受侵，再设置CTV_3包括颅神经V_2支到圆孔的通路。可以勾画一个高危区域的CTV（CTV_{HR}，见表42.3），如肉眼可见的残存肿瘤或阳性切缘，其需接受高剂量照射。

初始放射治疗采用IMRT时，大体肿瘤体积（GTV）（化疗前肿瘤体积）及边缘外放1~1.5cm区域（CTV_1）的处方剂量为66~70Gy；CTV_2处方剂量为59~63Gy，包括受累鼻窦的其余部分和原发灶周围的扩大区域；有神经周围受侵的神经通路和选择性预防照射淋巴结区的处方剂量则为54~57Gy。图42.5所示为1例T4N0鳞状细胞癌根治性放射治疗的IMRT计划。

术后放射治疗采用3D适形放疗技术时，初始靶区为术区边缘外放1~2cm。推量照射野包括原发肿瘤瘤床区和高危复发区域，如阳性切缘或受累的神经周围。淋巴结清扫术后若多发淋巴结受累或有包膜外侵，颈部需给予术后放疗。若为鳞状细胞癌或低分化癌应给予同侧颌下淋巴结和二腹肌下淋巴结区选择性照射。图42.6显示术后质子调强放疗治疗计划的例子。

摆位和布野

患者取仰卧位固定，头略过伸使眶底与前野中心轴平行；口腔支架用于张口和将舌压出照射野之外。颚部切除术后，为了提高剂量的均匀性，口腔支架被设计成一充水的球囊来填充手术所致的巨大气腔。眶内容物摘除术后的残腔也可以用充水的球囊填满，以便减少颞叶的受照剂量；对外眦、口角、外耳道和表面瘢痕进行标记将有利于靶区的勾画。定位CT扫描应该包括整个头部以便可采用头顶射野。上颌窦癌IMRT的靶区勾画和计划评估原则与鼻腔筛窦肿瘤相同。

采用三维适形放射治疗时，一前两侧的三野技术用于累及上部结构或侵犯鼻腔顶和筛窦的肿瘤。侧野可以有一个5°后斜角并加60°楔形板。根据肿瘤的部位和光子能量，各野的相对剂量比在1:0.15:0.15~1:0.07:0.07。对于单纯放疗的初始靶区，前野上界在鸡冠上包括筛骨，若无眼眶受侵，在角膜下缘包括眶底；下界位于窦底下1cm，内界过中线1~2cm（必要时更多）覆盖对侧受侵筛骨；外界超过窦顶1cm或避开皮肤。侧野上界沿颅前窝底走行；前界位于侧面的骨性眼角后与面部的斜面平行；后界包括翼板；下界与前野一致。推量区包括瘤床，同时要避开视路。

正、侧夹角光子野加楔形板(常规选 45°楔形板)用于没有侵犯眼眶或筛骨的下部结构病灶；如有必要，侧野可以有一个 5°的下斜角以避免射线束发散至对侧眼球。两侧对穿光子野设计也被推荐用于沿硬腭侵犯过中线的下部结构病灶；如有必要，照射野可以稍给角度(同侧 5°下斜角，对侧 5°上斜角)以避免照射对侧眼睛。采用非对称半野照射时，等中心置于眶底，上半部分因半野屏蔽可进一步减少眼球照射剂量。

要特别注意眼球和视路的安全。如果眶内壁或眶下壁受累有限，三维适形放疗技术通常可以做到避开角膜避免角膜炎。如果肿瘤侵入眶窝还无须行眶内容物摘除术时，放疗设计则要注意保护泪腺预防眼干燥病。确保对侧视神经以及视交叉受照剂量不超过 54Gy/27 次也很重要。

颈部的治疗

对于鳞状细胞癌和未分化癌，推荐选择性颈部淋巴结预防照射[47]。同侧上颈部治疗采用侧面加同位电子线照射野(通常选择 12MeV)。传统的放射技术，要仔细匹配两野防止热点或冷点出现。照射野上界沿下颌骨支水平前缘逐渐向上倾斜接原发灶照射野下界后方，留出一个未照射的面颊区域；前界恰好位于口角后，后界为乳突，下界在甲状软骨切迹(杓状软骨上)。上述淋巴结引流区也可用具有腮腺保护作用的 IMRT 技术照射，原发灶肿瘤瘤床区和上颈部均可用 IMRT 技术同时完成，IMRT 的等中心置于杓状软骨上，下界与下颈照射野相连，下颈部前野照射应使用喉部铅挡块保护喉的结构。

如果上颌窦采用常规放射治疗(非 IMRT 方法)进行治疗，原发灶照射野和双侧对穿上颈野的中心轴全部置于上颌窦照射野下界的平面(即通常在上颌窦底壁下 1cm)，用独立准直器屏蔽上颌窦照射野的尾侧一半和颈部照射野头侧一半；在治疗过程中为减少该区域内剂量的不均匀性，原发灶照射野和颈部照射野的连接交界线可以上下移动；照射至 42Gy 后进行缩野，后颈继续用邻接的电子线照射野照射至目标剂量，中下颈则用一前同位光子野照射，与侧面的对穿上颈照射野下界相接。

剂量分割方案

表 42.3 总结了 IMRT 的照射剂量方案。采用 3D 适形放疗，术后放射治疗时单次剂量为 2Gy，选择性淋巴结预防照射给予 50Gy，术区给予 56Gy，若切缘阴性的瘤床区则总量照射为 60Gy，若切缘阳性的瘤床区则总量为 66Gy。对于单纯放射治疗，原发肿瘤照射总剂量为 66~70Gy，2Gy/次。当照射剂量达到 50~54Gy 后，照射野应避开对侧视神经和视交叉。若肿瘤侵犯邻近视交叉的结构，与患者明确讨论并获得知情同意后，视交叉剂量可达到 60Gy，控制率可能更高，而视觉损害的风险仍然较低[36]。

随访和复发

挽救治疗对一些病灶残留或复发的患者是可行的。特别是鼻前庭复发癌仍然有可治愈的希望，根治性放疗后可行挽救手术治疗，或者根治性手术后可用挽救性放疗。区域淋巴结复发可行手术切除，切除后根据病理结果考虑用或不用术后放射治疗。经联合治疗后复发的肿瘤仅有少数病例经严格挑选后可行根治性再程放射治疗。但绝大多数病例再程放射治疗受到一定的限制。神经组织(脊髓、脑干、脑、视器)受照射的累积剂量是再程放射治疗的主要限制。

大多数肿瘤医生推荐鼻腔或鼻旁窦肿瘤患者在治疗后 3 个月后进行第二次基线检查，包括体格检查、CT、MRI 或 PET/CT。一般来说，治疗后 3 年内应每 4 个月复查一次，这包括临床检查和影像检查，治疗后第 4 和第 5 年则改为每 6 个月复查一次，5 年以后则每年复查一次。所有这些随访和复查，除了监测可能的肿瘤复发外，对鉴别和管理治疗相关毒副作用也非常重要。

治疗结果

从 20 世纪 60 年代至 20 世纪 90 年代鼻腔与鼻窦癌的临床治疗结果已经改善，总生存率从 20 世纪 60 年代的 33%±18%增加到 20 世纪 70 年代的 42%±15%，20 世纪 80 年代为 54%±15%，到 20 世纪 90 年代已达 56%±13%($P<0.001$)[48]。Dulguerov 等[48]对过去 40 年发表的文献进行的系统综述，展示了各种治疗手段在 40 年来已取得的进步(其中包括手术、手术联合放射治疗以及单纯放射治疗)。然而，最近旧金山加利福尼亚大学的综述显示，通过 10 年的治疗，从治疗时间和治疗技术角度对比，5 年的总生存率或局部控制率差异无统计学意义(从 19 世纪 60 年代到 21 世纪，总生存率为 46%~56%，局部控制率为 55%~62%；传统放疗、三维适形放疗或调强放疗，总生存率为 47%~57%；局部控制率为 59%~65%)。然而，严重并发症

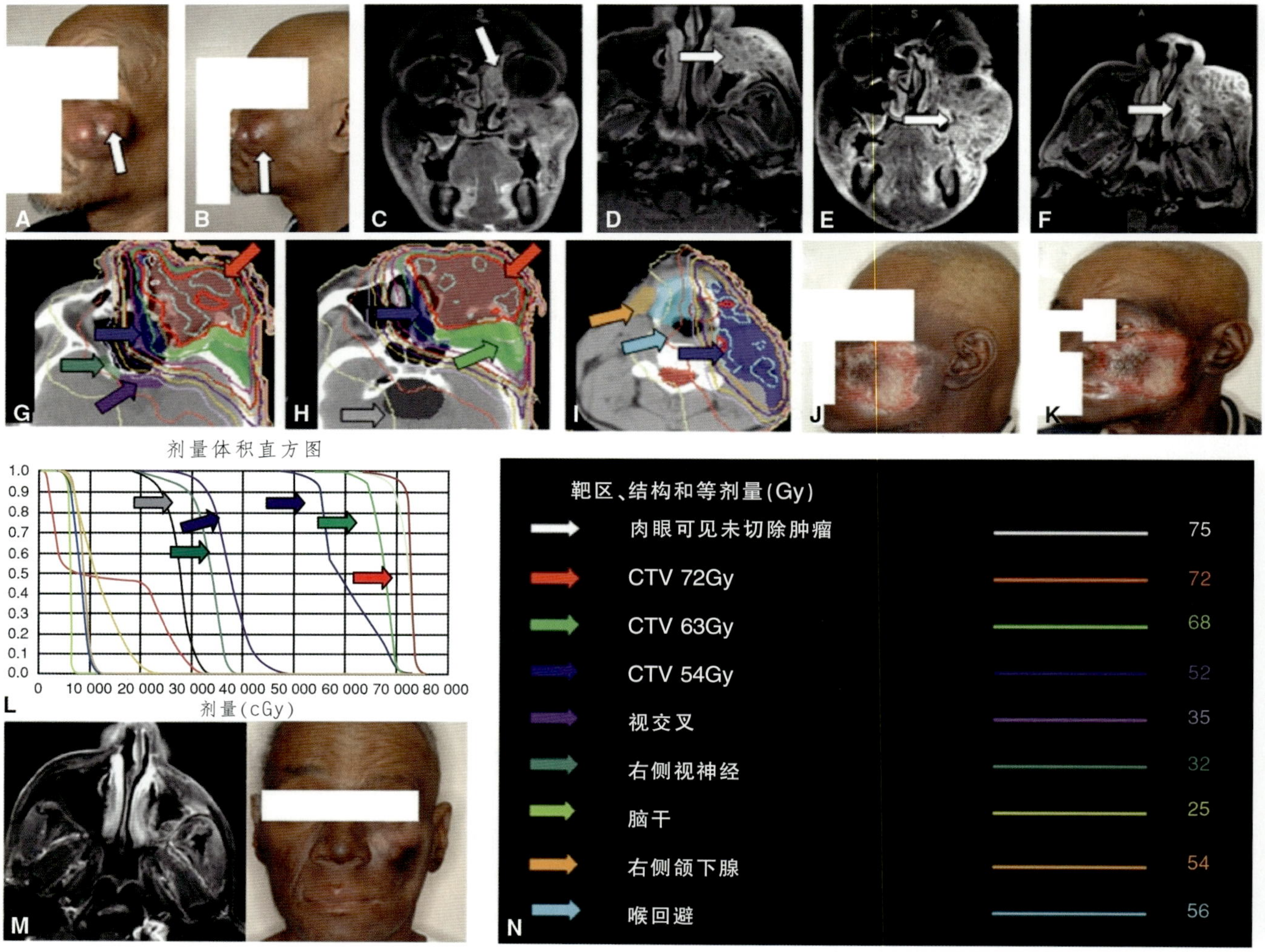

图 42.5 T4N0 上颌窦鳞状细胞癌的根治性调强放射治疗（IMRT）。(A、B) 治疗前影像显示面颊皮肤受累。(C、D) 磁共振成像(MRI)中白箭所示为肿瘤。(E、F)诱导化疗后 MRI 显示病变进展，累及左小颚、左鼻筛复合区，向下侵入颌骨前的软组织。(G~I) IMRT 计划的断面显示靶区的覆盖范围。该患者使用同步推量方法(SIB 方法)。初始计划给予 57Gy 并同时加量 15Gy。(G)和(H)正常组织的保护计划图谱；图(L)中进一步用累积剂量直方图说明。(J、K)放射治疗最后一周的皮肤反应。(M、N)随访时的 MRI 和患者照片，显示皮肤痊愈但伴有色素沉着。治疗后 7 个月最后一次随访时肿瘤完全消退。

(3~4 级)发生率随着时间的推移从 20 世纪 60 年代的 50%明显下降到 21 世纪的 16%[49]。

鼻腔肿瘤

鼻前庭肿瘤

一些鼻前庭肿瘤放射治疗的回顾性研究[3,17,36,41,50-58]建议无论是近距离放疗还是外照射放疗，对直径<2cm 肿瘤的治愈率可达 90%(表 42.4)[3,17,41,50-53,55-57]。对直径为 2~4cm 的病灶，外照射放疗的肿瘤控制率为 70%~80%。尽管直径<2cm 的病灶，淋巴结转移相对较少，但对于原发肿瘤较大的患者确诊时仍有高达 40%的病例存在颈部淋巴结转移。给予合适的放疗技术和分割方式，放疗后的晚期严重并发症并不是很常见(见表 42.4)。

欧洲居里治疗协作组（GEC）的一项分析显示：1676 例鼻的皮肤癌和鼻前庭癌经近距治疗或外照射放射治疗后，总的局部控制率达 93%[3]；局部控制率取决于肿瘤大小(直径<2cm：96%；直径 2~3.9cm：88%；直径 ≥4cm：81%)、部位(体表：94%；鼻前庭：75%)，以及新发病灶还是复发肿瘤（95%对 88%）。局部控制率在肿瘤直径<4cm 时与组织学无关，但在直径>4cm 时，基底细胞癌比鳞状细胞癌更容易控制；治疗相关并发症少见(坏死：2%)；单独手术治疗的局部控制率

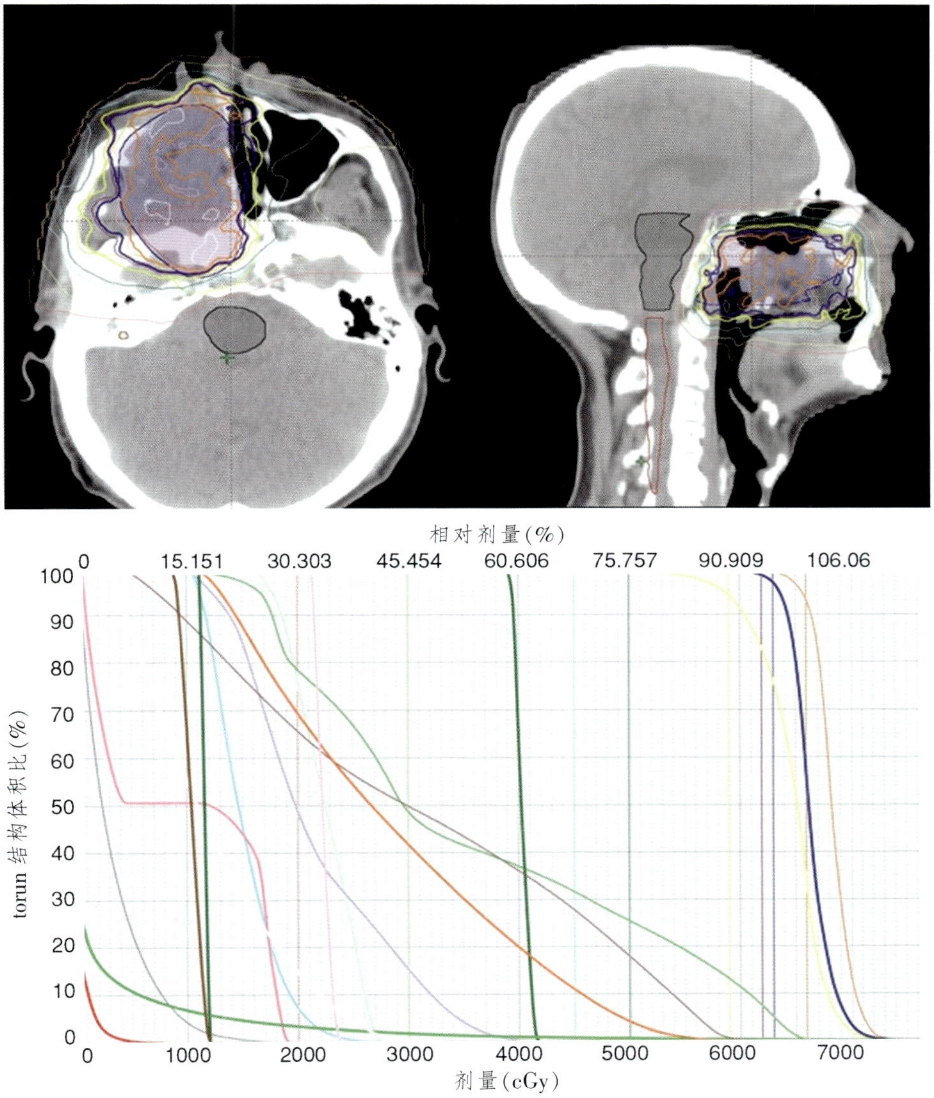

图 42.6 质子治疗复发的右侧硬腭腺样囊性癌(ACC)。患者硬腭切除后给予前臂游离皮瓣重建，术后行 IMRT 外照射 60Gy/30 次。1 年后，ACC 复发，右侧 V_1 和 V_2 增强，累及右侧海绵窦，颞下窝和翼腭窝见增强的肿物。对右侧行挽救性扩大切除，保留眼眶、翼腭间隙剥离和切除、切除颅外翼管神经和第 5 对脑神经的 V_2。因为颅底和上颌窦的受侵，术后给予了 IMPT 联合顺铂的放化疗治疗，放疗剂量为 66Gy(RBE)/33 次。挽救性治疗后 6 个月内无疾病复发。图代表了 IMPT 计划的冠状位、矢状位和剂量-体积直方图(DVH)。(IMPT 的 DVH，从左到右：红色代表脊髓；绿色代表全脑；黑色代表脑干；粉色代表左侧腮腺；白色代表左眼球；棕色代表右侧耳蜗；深绿代表左侧晶体；天蓝色代表右侧腮腺；棕色代表口腔；紫色代表视交叉；红色代表右眼；绿色代表下颌骨；浅绿色代表左侧视神经；浅粉色代表右侧晶体；深绿色代表右侧视神经；黄色代表 CTV 或 CTV_3；蓝色代表 CTV_2；橘色代表 CTV_1)。

约为 90%。

鼻腔肿瘤

鼻腔肿瘤(如鼻前庭肿瘤)的治疗结果多来自回顾性分析的文献[18,59-61]。病灶局限于鼻中隔的患者治疗结果最好，这些病灶通常小且初始放射治疗控制效果好。局部控制率为 60%~85%，未接受选择性淋巴结照射的孤立性区域复发率约为 5%。放疗后并发症如软组织坏死、视觉损害及鼻腔狭窄，仅见于 5%~11%的患者(表 42.5)[18,59,60,61]。来自 MD 安德森癌症中心的Ang 等[18]报道，与鼻窝侧壁或下壁的肿瘤患者(68%)相比，位于室间隔的肿瘤患者的原发疾病控制和生存率(86%)更好。在这项研究中病变位于鼻中隔行选择性淋巴结照射的患者中均无淋巴结复发，而 8 例未接受照射的患者中 2 例出现同侧二腹肌淋巴结复发。远处转移常见于侧壁和下壁，最终生存率最好的是鼻中隔肿瘤患者。可是其他研究组发现[59,61]，鼻腔内各种部位肿瘤的结果无显著差异。早期肿瘤放射治疗或手术治疗效果都很好。应用其他模式治疗 T1 病变也很容易控制，在一项研究中患者的 5 年生存率为 91%[62]。

对 1988—1998 年间 SEER(Surveillance，Epidemiology，and End Results)数据库中 783 例鼻腔癌患者的数据资料进行了分析[63]，结果显示：鳞状细胞癌是最常见的肿瘤类型(49.3%)，继之为 ENB(13.2%)。超过半数的病例以原发小肿瘤(T1)出现，只有 5%的病例确诊时有淋巴结转移；总的平均生存时间为 57 个月，5 年生存率为 40.3%；多因素分析，男性、年龄的增加、T 分期、N 分期、肿瘤分级差都是影响生存的不利因素($P<0.05$)。50.5%的患者接受放射治疗，其中放射治疗

表 42.4 鼻前庭癌根治性放射治疗的局部和区域控制率

机构[参考文献]	病例数	局部控制率	区域控制率	注释/并发症
MD 安德森癌症中心 1967—1984[51]	32	BT:11/11 无复发 EB:20/21(95%)无复发	小病灶,无 ENI:11/11 大病灶,无 ENI:5/9(56%) 大病灶,ENI:12/12(100%)	骨坏死,鼻出血:各1例
玛格丽特公主医院 1958—1983[17]	54	<2cm(*n*=34):97% ≥2cm (*n*=16)+大小未报道;(*n*=6):57%	无 ENI: 51/54 (94%)	骨坏死:2例;鼻狭窄:2例;鼻腔大出血:1例
丹尼尔登霍伊癌症中心,鹿特丹 1968—1978[55]	32	EB: <1.5cm: 72% (5年); >1.5cm: 50% (5年) 剂量<54Gy: 37%; >54Gy: 82%	无数据	外照射为大分割 (2.5~3Gy/次)
阿姆斯特丹自由大学[41]	56	2年控制率:79%(挽救治疗后5年最终:95%) <1.5cm(*n*=32):83%(最终:94%)	常规预防照射鬓区2年控制率: 87%(6/7 颈部复发被挽救治疗)5年最终控制率:97%	鼻漏:45%; 鼻腔干燥39%; 鼻出血 15%; 鼻腔粘连 4%; 皮肤坏死:3例(全为 IDR BT 组)鼻前庭肉瘤:1例
佛罗里达大学 1970—1995[56]	56 4	5年控制率:87% EB:60/71(86%) 外科+EB:8/8 (100%)(最终:94%)	T1~2:39/43(91%) T4:30/36(83%) 无局部控制率:87%(最终:97%) 无选择性淋巴结:47/54(87%)(最终颈部控制:97%)	软组织坏死:15例 严重并发症:3例
英国诺丁汉皇后医疗中心[52]	23	仅 EB: 8/13 仅手术: 8/10	未报道	放射性坏死:1例
丹麦头颈肿瘤中心[50]	174	5年局部区域控制率:67% T1:79% T2:54% T3:35%	无选择性淋巴结照射:89% 手术+EB:57%	未报道
澳大利亚昆士兰镭研究所[57]	28	手术+EB:4/6(66%) EB:13/22(59%)	EB:86%	中隔坏死:2例;鼻颊牙槽瘘和瘘:各1例
法国欧洲近距离放射治疗组[3]	1676	鼻和鼻前庭皮肤近距离治疗或EB(常电压或兆伏)。总局部控制率=93%(FU≥2年);<2cm:96%;2~3.9cm:88%;≥4cm:81% 鼻部皮肤的 LC:94% 鼻前庭的 LC:75%; 未经治疗的肿瘤与复发肿瘤的LC:95% 对 88%		
丹尼尔登霍伊癌症中心鹿特丹[53]	64	局部无复发生存:5年92% T:89% T2:100%		未报道

RT:放射治疗;ENI:预防性淋巴结照射;BT:近距离治疗;EB:外照射;LC:局部控制率;IDR:中间剂量率;FU:随访。

表 42.5 鼻腔肿瘤的治疗结果

机构[参考文献]	病例数	治疗	5 年生存率	并发症
MD 安德森癌症中心 1969—1985[18]	45	放疗:18 例 放疗+手术:2 例 手术+放疗:25 例 中位缓解率:9 个月	总生存:75% 疾病-特异性:83%	放射性失明:2 例 手术盲:2 例 上颌骨坏死:3 例 鼻狭窄:2 例 间隔穿孔:1 例 严重的龋齿:1 例
罗斯威尔纪念公园研究所 1942—1964[59]	57	单纯放疗:30 例 单纯手术:13 例 手术+放疗:14 例	总体生存:56% 无病:56%	未报道
波多黎各大学 1976[60]	40	单纯放疗:34 例 单纯手术:6 例	总生存:56%	未报道
梅林克勒德学院放射研究所 1969—1984[61]	56	单纯放疗:28 例 放疗+手术:18 例 手术+放疗:10 例	总生存:52%	软组织坏死 2 例 白内障:1 例 鼻腔粘连:1 例 重症中耳炎:2 例 出血(致命性):2 例 视神经病变:1 例 脑坏死:1 例

RT:放射治疗。

表 42.6 来自 1988—1998 年间 SEER 数据库中鼻腔癌的治疗结果 a

肿瘤类型	5 年生存率(%)	T 或 N 分期	5 年生存率(%)
腺癌	49.0	T1	66.4
腺样囊性癌	59.1	T2	51.8
恶性黑色素瘤	22.1	T3	45.6
其他肿瘤	59.5	T4	40.2
肉瘤	78.0	全部	56.7
鳞状细胞癌	61.6		
嗅神经母细胞瘤	63.6	N0	62.3
SNUC	49.5	N+	28.4

SNUC:鼻窦未分化癌。

a 结果是按肿瘤类型和 T、N 分期分别显示。因此该表非整体统计原因,故累计的百分数并不是 100。

From Bhattacharyya N. Cancer of the nasal cavity: survival and factors influencing prognosis. *Arch Otolaryngol* 2002;128:1079–1083.

也是生存差的独立预测因素(P=0.03),这主要是由于该组患者影响预后差的因素较多,其中包括神经周围受侵、阳性切缘或一般状况差(医学上不适宜手术治疗)。5 年生存率按肿瘤类型、T 分期、N 分期列于表 42.6[63]。5 年生存率还与肿瘤组织的分化有关:分化好、中分化、低分化和未分化癌分别为 75.3%、61.9%、47.6%和 36.8%。

嗅神经母细胞瘤

对于局限于鼻腔的肿瘤(Kadish A 期),无论是手术还是放射治疗作为单一模式的局部控制率超过 90%[8]。单一模式和手术后辅助放射治疗也被用于侵及鼻腔和一个或多个鼻窦的病变(B 期)。然而,因为 B 期病变的异质性,其最佳治疗尚不明确。超出鼻腔和鼻窦的病变(C 期)可能的最佳治疗是手术治疗联合放射治疗。化疗的作用还需进一步研究。因为淋巴结复发的发生率小于 15%,一般不推荐选择性淋巴结照射。即使在局部晚期疾病的患者中,远处转移也不常见(10%)。

从 SEER 数据库中提取的 783 例鼻腔癌病例中,103 例(13.2%)是 ENB。其中位生存时间为 88 个月,5 年总生存率为 63.6%[63]。表 42.7[48,64–68]和表 42.8[8]总结了治疗的结果。A 期患者预后极好;总体上,30%的 B 期患者死于该病; 大约 60%的 C 期病例死于该疾病,

表 42.7 嗅神经母细胞瘤的总体治疗结果

机构[参考文献]	病例数	局部控制率	区域控制率和生存率	注释/并发症
MD 安德森癌症中心 1982—2002[64]	31	5年: 96.2%	5年:91.3% 5年 OS:93.1%;DM:0%	
加州大学洛杉矶分校 1970—1990[48]	26	总:18/26(69%) 单纯 S : 1/7(14%) 单纯 RT : 2/5(40%) S + RT: 10/12(83%)	4/26 (15%) 病例有淋巴结转移(就诊时或初次治疗后) 5年 CSS:74% 5年 RFS: 58%	术后脑脊液漏、溢泪、放射性视网膜病(3/17病例)
梅奥诊所 1951—1990[65]	49	5年:65%(全部病例) 单纯 S: 73% S + RT: 86%	就诊时 3/49 (6%) 为 N1 8/46 (17%)区域复发(7/8 同时合并局部复发) 5年 DFS 和 OS: 55% 和 69%(全部病例)	环钻骨板骨坏死(4例)
弗吉尼亚大学 1959—1991[66]	40	总:30/40(75%)控制	就诊时 4/40 (10%)为临床 N1, 4/36 (11%)区域复发 5年 OS:78%	—
弗吉尼亚大学卫生系统 1976—2004 年采用标准方案治疗的病例[67]a	50	17例(34%)复发,12例为局部区域复发	5年 DFS: 86.5% 具备手术挽救治疗的可能性	—
巴西里约热内卢国家癌症研究所 1983—2000[68]	36	S + RT:18; 仅 RT:14; 仅 S:1 RT 和化疗:2	5年和10年 DFS:46%和 24% 5年和10年 OS:55%和 46% N+ 与 DM 是负性预后影响因素 (P<0.001 和 P=0.01)	Kadish 分期很好地预测无疾病生存率

OS:绝对总生存;DM:远处转移;S:手术治疗;RT:放射治疗;CSS:疾病特异性相关生存;RFS:无复发生存;DFS:无疾病生存。
a Kadish A 或 B 期接受术前放射治疗后行颅颌面联合切除术;Kadish C 期接受术前化放疗后行颅颌面联合切除术。

主要是由于原发肿瘤控制失败;即使是局部区域晚期肿瘤,其远处转移也罕见(10%)。

Spaulding 等[28]报道了 1959—1986 年在弗吉尼亚大学医疗中心治疗的 25 例患者的结果,治疗后随访 2 年。从治疗结果中可以看出技术逐渐改进的趋势,包括颅颌面切除术的引入、兆伏级的多野照射技术和 C 期病变联合化疗。因此,根据治疗阶段患者被分为两组进行比较分析。尽管病例数较少,但其显示了这种罕见疾病两条有趣的发现:第一,在 B 期患者中广泛颅颌面切除术看来似乎并不比局部切除术有更大的优势。第二,在 C 期患者中,化疗加入颅颌面切除术和放射治疗获得了较高的疾病特异性相关生存率。

在 1982—2002 年 MDACC 的 72 例鼻窦神经内分泌肿瘤中[64],组织学谱如下:ENB(31 例)、鼻窦未分化癌(SNUC,16 例)、神经内分泌癌(NEC,18 例)和小细胞癌(7 例)。ENB 患者 5 年总生存率为 93.1%,SNUC 为 62.5%,NEC 为 64.2%,小细胞癌为 28.6%(P=0.0029;log-rank 试验)。与 SNUC(78.6%)、NEC(72.6%)、小细胞癌患者(66.7%)相比,ENB 患者 5 年局部控制率较高 (96.2%)(P=0.04);相应 5 年区域失败率:ENB 患者为 8.7%、SNUC 为 15.6%、NEC 为 12.9%、小细胞癌为 44.4%;远处转移率:ENB 为 0%,SNUC 为 25.4%、NEC 为 14.1%、小细胞癌为 75.0%。ENB 采用单纯局部治疗也可以获得很好的局部和远处转移控制率。从 2000 年开始,MDACC 8 例 ENB 患者接受手术和 IMRT 60Gy 辅助放射治疗[B 期 1 例,C 期 7 例 (其中 5 例有颅内侵犯)];临床结果无局部复发病例,1 例淋巴结复发被挽救手术治疗;最后一次随访时全部 8 例患者均为无疾病生存。

鼻窦肿瘤

自 1998 年始 5 年的研究结果表明,局部控制仍然是鼻窦癌治疗后的主要问题[30,42,46,47,67–78](表 42.9)。对于上颌窦癌患者,联合手术和放疗可以获得 44%~

表 42.8 按分期和治疗方法显示嗅神经母细胞瘤的治疗失败模式和挽救治疗结果

Kadish 分期	治疗方法	局部控制率	淋巴结复发	序贯手术或放疗挽救治疗	远处转移	该病相关死亡
A(*n*=24)	RT	3/5	1/5	3/3	0/5	0/5
	S	5/9	1/9	4/4	0/9	0/9
	S + RT	9/10	2/10	2/2	1/10	1/10
	全部	17/24(71%)	4/24(17%)	9/9	1/24(4%)	1/24(4%)
B(*n*=33)	RT	6/7	2/7	0/1	0/7	3/7
	S	3/6	0/6	1/2	0/6	2/6
	S + RT	15/20	1/20	3/4	3/20	5/20
	全部	24/33(73%)	3/33(9%)	4/7	3/33(9%)	10/33(30%)
C(*n*=21)	RT	2/5	2/7	0/0	1/5	4/5
	S	1/1	0/6	0/0	0/1	0/1
	S + RT	9/15	1/20	1/1	1/15	8/15
	全部	12/21(57%)	3/33(9%)	1/1	2/21(10%)	12/21(57%)

RT:放射治疗;S:手术治疗。

Modified from Elkon D, Hightower SI, Lim ML, et al. Esthesioneuroblastoma. *Cancer* 1979;44:1087—1094.

80%的 5 年局部控制率和生存率。这些结果优于单纯手术或单纯放射治疗。单纯放射治疗的 5 年局部控制率为 22%~39%,5 年总生存率为 22%~40%。一个大的多中心回顾性分析结果显示,418 例筛窦腺癌中,病变的大小(T4)、淋巴结受累(N+)和脑内浸润是最重要的生存预后因素[79]。尽管作者认为手术后放射治疗是治疗的选择,但他们也注意到,仍然有 51%的患者复发,其中 74%发生在局部。

1991 年 MD 安德森癌症中心的文献报道了 73 例上颌窦癌患者,根据病理 T 分期的 5 年局部和区域控制率如下:T1 和 T2 分别为 91%(局部)、71%(区域);T3 为 77%(局部)、80%(区域);T4 为 65%(局部)、93%(区域)[30]。按 N 分期 5 年区域控制率分别为:N0 为 84%,N1 或 N2 为 82%。最常见的组织学亚型分别为鳞状细胞癌(48%)和腺样囊性癌(27%);5 年局部和区域控制率:鳞状细胞癌为 62%(局部)和 86%(区域),腺癌为 82%(局部)和 94%(区域)。确诊时神经浸润和淋巴结转移是预后差的主要因素。2007[47]更新报道显示,对侵犯神经的患者颅底放疗能降低局部复发的风险, 对鳞癌或未分化癌选择性淋巴结区照射,提高了淋巴结区域控制、远处转移和无疾病复发生存。

IMRT 已成为鼻窦癌的标准治疗技术, 其不良反应小、局部控制率高[42,62,73,78]。Madani 等[73]报道了迄今为止最大规模的研究,105 例[其中大多数(56%)有筛窦肿瘤]患者接受 IMRT。中位随访时间 40 个月,5 年实际局部控制和总生存率分别为 70.7%和 58.5%。多因素分析, 筛板受侵是局部控制 ($P<0.01$) 和总生存 ($P<0.01$) 的预测因素。

鼻腔鼻窦癌神经内分泌分化的程度也影响失败的模式。在一项研究中,根据组织学 5 年实际局部、区域失败率和远处转移率为:嗅神经母细胞瘤为 4%、9%和 0;神经内分泌癌为 27%、13%和 12%;鼻窦未分化癌为 21%、16%和 25%;小细胞癌为 33%、44%和 75%[64]。

放射治疗的未来发展方向

IMRT 已迅速成为治疗鼻腔鼻窦恶性肿瘤外照射放疗的标准治疗[42,43,62,73]。然而,质子治疗可能使鼻腔和鼻窦肿瘤进一步获益。MD 安德森癌症中心研究了质子调强放疗在临床应用的可行性(见图 42.6)。这项技术与 IMRT 相比, 另一个优势是能够限制正常组织的生物辐射“剂量浴”和追加靶区剂量。对于这些少见的恶性肿瘤,需要协作组设计良好的临床试验以提供质子放疗优于 IMRT 的证据。最后,需要系统的治疗策略(如新辅助或同步治疗)以进一步提高鼻腔鼻窦恶性肿瘤的局部控制。再次强调,这些少见的鼻腔鼻窦癌的试验需要国际合作共同设计和分析。

治疗后遗症

软组织和骨

鼻腔粘连(纤维黏膜带引起气道狭窄)可以用上

1984;53:1036–1041.
41. Langendijk JA, Poorter R, Leemans CR, et al. Radiotherapy of squamous cell carcinoma of the nasal vestibule. *Int J Radiat Oncol Biol Phys* 2004;59:1319–1325.
42. Dirix P, Vanstraelen B, Jorissen M, et al. Intensity-modulated radiotherapy for sinonasal cancer: improved outcome compared to conventional radiotherapy. *Int J Radiat Oncol Biol Phys* 2010;78:998–1004.
43. Hoppe BS, Stegman LD, Zelefsky MJ, et al. Treatment of nasal cavity and paranasal sinus cancer with modern radiotherapy techniques in the postoperative setting—the MSKCC experienced. *Int J Radiat Oncol Biol Phys* 2007;67:691–702.
44. Monroe AT, Bhandare N, Morris CG, et al. Preventing radiation retinopathy with hyperfractionation. *Int J Radiat Oncol Biol Phys* 2005;61:856–864.
45. Parsons JT, Bova FJ, Fitzgerald CR, et al. Radiation retinopathy after external-beam irradiation: analysis of time-dose factors. *Int J Radiat Oncol Biol Phys* 1994;30: 765–773.
46. Paulino AC, Marks JE, Bricker P, et al. Results of treatment of patients with maxillary sinus carcinoma. *Cancer* 1998;83:457–465.
47. Bristol IJ, Ahamad A, Garden AS, et al. Postoperative radiotherapy for maxillary sinus cancer: long-term outcomes and toxicities of treatment. *Int J Radiat Oncol Biol Phys* 2007;68:719–730.
48. Dulguerov P, Jacobsen MS, Allal AS. Nasal and paranasal sinus carcinoma: are we making progress? *Cancer* 2001;92:3012–3029.
49. Chen AM, Daly ME, Bucci MK, et al., Carcinomas of the paranasal sinuses and nasal cavity treated with radiotherapy at a single institution over five decades: are we making improvement? *Int J Radiat Oncol Biol Phys* 2007;69:141–147.
50. Agger A, von Buchwald C, Madsen AR, et al. Squamous cell carcinoma of the nasal vestibule 1993–2002: a nationwide retrospective study from DAHANCA. *Head Neck* 2009;31:1593–1599.
51. Chobe R, McNeese M, Weber R, et al. Radiation therapy for carcinoma of the nasal vestibule. *Otolaryngol Head Neck Surg* 1988;98:67–71.
52. Dowley A, Hoskison E, Allibone R, et al. Squamous cell carcinoma of the nasal vestibule: a 20-year case series and literature review. *J Laryngol Otol* 2008;122: 1019–1023.
53. Levendag PC, Nijdam WM, van Moolenbourgh SE, et al., Interstitial radiation therapy for early stage nasal vestibulae cancer: a continuing quest for optimal tumor control and cosmesis. *Int J Radiat Oncol Biol Phys* 2006;66:160–169.
54. Levendag PC, Pomp J. Radiation therapy of squamous cell carcinoma of the nasal vestibule. *Int J Radiat Oncol Biol Phys* 1990;19:1363–1367.
55. Mak AC, Van Andel JG, van Woerkom-Eijkenboom WM. Radiation therapy of carcinoma of the nasal vestibule. *Eur J Cancer* 1980;16:81–85.
56. Mendenhall WM, Stringer SP, Cassisi NJ, et al. Squamous cell carcinoma of the nasal vestibule. *Head Neck* 1999;21:385–393.
57. Poulsen M, Turner S. Radiation therapy for squamous cell carcinoma of the nasal vestibule. *Int J Radiat Oncol Biol Phys* 1993;27:267–272.
58. Wallace A, Morris CG, Kirwan J, et al. Radiotherapy for squamous cell carcinoma of the nasal vestibule. *Am J Clin Oncol* 2007;30:612–616.
59. Badib AO, Kurohara SS, Webster JH, et al. Treatment of cancer of the nasal cavity. *Am J Roentgenol Radium Ther Nucl Med* 1969;106:824–830.
60. Bosch A, Vallecillo L, Frias Z. Cancer of the nasal cavity. *Cancer* 1976;37:1458–1463.
61. Hawkins RB, Wynstra JH, Pilepich MV, et al. Carcinoma of the nasal cavity–results of primary and adjuvant radiotherapy. *Int J Radiat Oncol Biol Phys* 1988;15: 1129–1133.
62. Daly ME, Chen AM, Bucci MK, et al. Intensity-modulated radiation therapy for malignancies of the nasal cavity and paranasal sinuses. *Int J Radiat Oncol Biol Phys* 2007;67:151–157
63. Bhattacharyya N. Cancer of the nasal cavity: survival and factors influencing prognosis. *Arch Otolaryngol Head Neck Surg* 2002;128:1079–1083.
64. Rosenthal DI, Barker JLJ, El-Naggar AK, et al. Sinonasal malignancies with neuroendocrine differentiation. *Cancer* 2004;101:2567–2573.
65. Foote RL, Morita A, Ebersold MJ, et al. Esthesioneuroblastoma: the role of adjuvant radiation therapy. *Int J Radiat Oncol Biol Phys* 1993;27:835–842.
66. Eden BV, Debo RF, Larner JM, et al. Esthesioneuroblastoma. Long-term outcome and patterns of failure—the University of Virginia experience. *Cancer* 1994;73: 255–2562.
67. Loy AH, Reibel JF, Read PW, et al. Esthesioneuroblastoma: continued follow-up of a single institution's experience. *Arch Otolaryngol* 2006;132:134–138.
68. Dias FL, Sa GM, Lima RA, et al. Patterns of failure and outcome in esthesioneuroblastoma. *Arch Otolaryngol* 2003;129:1186–1192.
69. Blanco AI, Chao KSC, Ozyigit G, et al. Carcinoma of paranasal sinuses: long-term outcomes with radiotherapy. *Int J Radiat Oncol Biol Phys* 2004;59:51–58.
70. Katz TS, Mendenhall WM, Morris GC, et al. Malignant tumors of the nasal cavity and paranasal sinuses. *Head Neck* 2002;24:821–829.
71. Lavertu P, Roberts JK, Kraus DH, et al. Squamous cell carcinoma of the paranasal sinuses: the Cleveland Clinic experience 1977–1986. *Laryngoscope* 1989;99: 1130–1136.
72. Le QT, Fu KK, Kaplan M, et al. Treatment of maxillary sinus carcinoma: a comparison of the 1997 and 1977 American Joint Committee on cancer staging systems. *Cancer* 1999;86:1700–1711.
73. Madani I, Bonte K, Vakaet L, et al. Intensity-modulated radiotherapy for sinonasal tumors: Ghent University Hospital update. *Int J Radiat Oncol Biol Phys* 2009;73: 424–432.
74. Myers LL, Nussenbaum B, Bradford CR, et al. Paranasal sinus malignancies: an 18-year single institution experience. *Laryngoscope* 2002;112:1964–1969.
75. Spiro JD, Soo KC, Spiro RH. Squamous carcinoma of the nasal cavity and paranasal sinuses. *Am J Surg* 1989;158:328–332.
76. Zaharia M, Salem LE, Travezan R, et al. Postoperative radiotherapy in the management of cancer of the maxillary sinus. *Int J Radiat Oncol Biol Phys* 1989;17:967–971.
77. Duthoy W, Boterberg T, Claus F, et al. Postoperative intensity-modulated radiotherapy in sinonasal carcinoma. *Cancer* 2005;104:71–82.
78. Hoppe BS, Wolden SL, Zelefsky MJ, et al. Postoperative intensity-modulated radiation therapy for cancers of the paranasal sinuses, nasal cavity, and lacrimal glands: technique, early outcomes, and toxicity. *Head Neck* 2008;30:925–932.
79. Choussy O, Ferron C, Vedrine P, et al. Adenocarcinoma of ethmoid: A GETTEC retrospective multicenter of 418 cases. *Laryngoscope* 2008;118:437–443.
80. Parsons JT, Bova FJ, Fitzgerald CR, et al. Severe dry-eye syndrome following external beam irradiation. *Int J Radiat Oncol Biol Phys* 1994;30:775–780.
81. Jiang GL, Tucker SL, Guttenberger R, et al. Radiation-induced injury to the visual pathway. *Radiother Oncol* 1994;30:17–25.
82. Emami B, Lyman J, Brown A, et al. Tolerance of normal tissue to therapeutic irradiation. *Int J Radiat Oncol Biol Phys* 1991;21:109–122.
83. Takeda A, Shigematsu N, Suzuki S, et al. Late retinal complications of radiation therapy for nasal and paranasal malignancies: relationship between irradiated-dose area and severity. *Int J Radiat Oncol Biol Phys* 1999;44:599–605.
84. Combs SE, Konkel S, Schultz-Ertner D, et al. Intensity-modulated radiotherapy (IMRT) in patients with carcinomas of the paranasal sinuses: clinical benefit for complex shaped target volumes. *Radiat Oncol* 2006;1:23.
85. Bhandare N, Monroe AT, Morris CG, et al. Does altered fractionation influence the risk of radiation-induced optic neuropathy? *Int J Radiat Oncol Biol Phys* 2005;62: 1070–1077.

第 43 章
唾液腺癌

Chris H.J. Terhaard

唾液腺由大、小两种唾液腺组成。大唾液腺包括成对的腮腺、下颌下腺和舌下腺(图 43.1);小唾液腺分布于呼吸道和上消化道之内。在美国,唾液腺恶性肿瘤约占所有恶性肿瘤的 0.4%,在头颈部恶性肿瘤的年发病率中所占比例小于 5%。在世界范围内该病每年发病率为 0.4~2.6/100 000,平均约为 1.2/100 000[1,2]。在最近几十年发病率没有明显变化[1-3]。

解剖

大唾液腺

腮腺

腮腺位于下颌支的表面,部分位于其后方,覆盖着咬肌。表面上看,腮腺覆盖着咬肌后部,大部分位于下颌支和胸锁乳突肌前缘围成的范围内。腮腺浅叶和深叶的连接处为峡部,峡部包绕在面神经的周围。面神经主干通过茎突后外侧进入腮腺深部表面。它穿过腮腺后分为 5 个或更多的分支,在腮腺的前部、上部或腮腺的下部分出。面神经走行于横穿腮腺的主要血管表面,在它们之间为腺体组织和导管,因此,在切除全部或部分腮腺时,如需保留面神经就必须小心地进行解剖。

腮腺具有丰富的淋巴毛细血管网,分布着丰富的淋巴细胞,其浅叶内部的淋巴结数量也很多。腮腺的淋巴组织主要收集面部外侧区的淋巴液(包括部分眼睑),斜向下、向后汇入腮腺;前额部表面的淋巴液也汇入腮腺内。腮腺浅表和其深部的淋巴结都称为腮腺淋巴结。这些淋巴液沿着下颌后静脉部分汇入胸锁乳

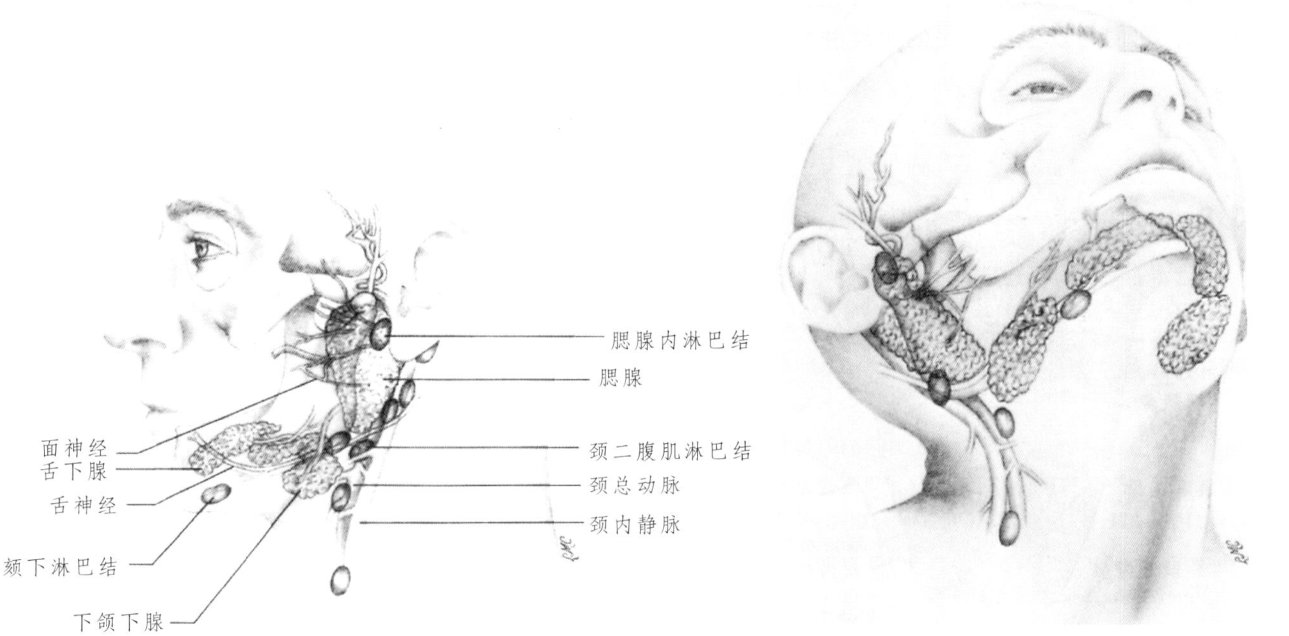

图 43.1 唾液腺的解剖。

表 43.2 口腔小唾液腺肿瘤发生部位的分布

部位	病例数	百分比(%)
腭	206(54)	43
上唇	64(17)	9
颊黏膜	54(14)	37
磨牙后区	20(5)	95
下唇	18(5)	56
口底	13(3)	69
舌	5(1)	60
总计	380	41

Adapted from Buchner A, Merrell PW, Carpenter WM. Relative frequency of intra-oral minor salivary gland tumors: a study of 380 cases from northern California and comparison to reports from other parts of the world. *J Oral Pathol Med* 2007;36:207–214.

诊断为远处转移后5年仍有1/3以上患者仍存活,10年后有10%存活。NWHHT研究中唾液腺癌诊断有远处转移后生存的更新数据见图43.3。

临床表现

腮腺肿瘤中3/4为良性[7]。患者最常见的主诉是无痛性、迅速增大的肿物,此肿物常常已存在数年,当肿块突然改变其惰性生长方式时患者才就医。明确诊断前临床症状可能已有10年以上[7,21]。与良性肿瘤相比,恶性肿瘤的临床症状中位持续时间通常较短(3~6个月)[21,35],不过有报道称,一些小唾液腺肿瘤中位时间为2年[29,36]。

疼痛经常出现于恶性肿瘤的患者[7]。虽然1/3腮腺癌可能会造成面神经受累,但是只有10%~20%的患者主诉疼痛[7,20,21]。出现疼痛时常伴有深部组织(如咬肌、颞肌和翼状肌)受累。腮腺肿瘤很少累及颅底,但是一旦累及颅底会引起顽固性疼痛和各种颈神经麻痹。口底无症状肿物是舌下腺癌的早期表现,疼痛和舌头麻木为晚期表现[37]。

小唾液腺肿瘤相关的症状和体征因发生部位不同而不同。380例口腔小唾液腺肿瘤的分布和恶性风险如表43.2所示[38]。最常见的症状是无痛性肿块[7]。几乎所有口腔外的小唾液腺肿瘤都是恶性的。口腔外小唾液腺肿瘤最常见的部位是鼻腔(52%),其次是喉(18%)、口咽(14%,大多局限在扁桃体)、鼻咽癌(8%)和蝶窦(8%)[7]。对于起源于鼻腔或鼻窦的肿瘤,最常见的症状是面部疼痛,其次为鼻塞。原发生于喉的肿瘤经常引起声音嘶哑或声音的改变。

恶性唾液腺肿瘤的临床特点包括:生长很快,伴有疼痛、面神经麻痹、幼年发生、皮肤受累及颈淋巴结肿大。

诊断性检查与分期

大唾液腺

对于大唾液腺肿瘤的诊断性检查包括仔细询问病史和体格检查,特别要注意局部的固定程度和区域淋巴结情况。

对病变表浅的腮腺、下颌下腺、舌下腺以及颈部淋巴结,超声结合细针穿刺细胞学检查(FNAC)是诊断的第一步。超声显示恶性肿瘤的迹象是边界模糊与组织结构的异质性、内部坏死和囊性变[39]。唾液腺良性肿瘤有良好的低回声区。FNAC对于区分是否有新生物非常有帮助,特异性>95%。在不同的国家,区分恶性肿瘤的敏感性可能会有所不同,约为80%[40]。来自Colella等[41]的系统回顾发现,对于组织学诊断为恶性、良性肿瘤或非肿瘤性病变的患者,细胞学诊断的一致性分别为80%、96%、94%。假阴性结果的原因可能是因为缺乏典型的组织或为囊肿。如果MRI和细针穿刺合用,阴性预测值会得到改善。

唾液腺肿瘤怀疑为恶性时下一个检查手段是MRI。MRI的软组织对比度优于CT,特别是当怀疑有恶性肿瘤时(图43.4)。T1W在评估肿瘤的边缘、浸润深度和浸润类型方面极好,这是由于腺体的背景(脂肪)是高信号。T1W钆增强序列,在高级别肿瘤中可发现肿瘤的浸润和不均质的增强[39]。T2W的压脂像,可以看到肿瘤的液性成分。一般而言,MRI的T2W像时良性肿瘤为高信号,恶性肿瘤为中或低信号。早期的对比增强和慢速清除是恶性肿瘤在动态MRI中的征象[42]。来自弥散加权MRI的高b值的低表观弥散系数(ADC)与恶性肿瘤相关[43]。然而,Warthin瘤(良性)也会表现出低的ADC值[44]。腺样囊性癌周围的神经侵犯可用CT(椎间孔扩大)和MRI(脂肪抑制的T1W像)进行评估[39]。腮腺深叶肿瘤可沿面神经肿瘤(Ⅶ;茎乳孔),脑神经V_3(卵圆孔),或神经V_2(圆孔)浸润,可在T1W像上发现[43]。对于广泛外周神经浸润的术后放疗,这些神经的描述具有非常特殊的重要性;图43.5为三叉神经、面神经。皮质受累最好用CT评估。

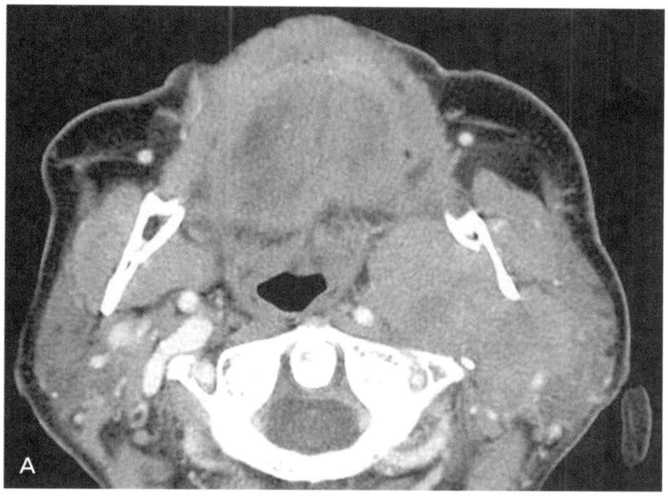

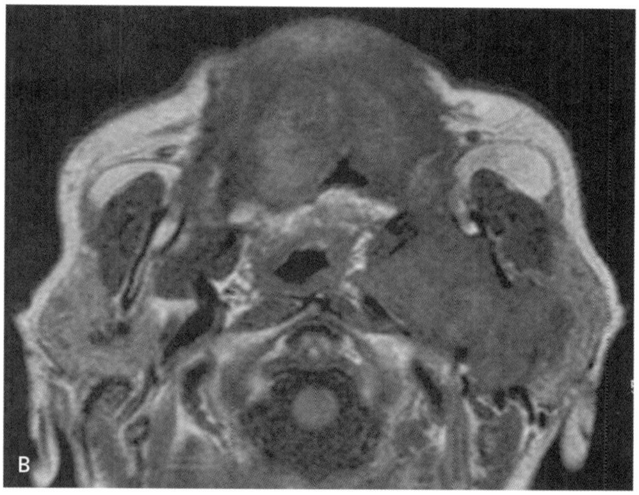

图 43.4 1 例左腮腺腺泡细胞癌的患者。(A)轴位增强 CT。(B)T1W MR。这两幅图像均显示软组织肿物累及深叶和浅叶。肿块使左翼肌变宽，侵犯翼状肌。左颈内动脉向内偏移。(Courtesy of Dr. F. A. Pameijer, radiologist, University Medical Center, Utrecht, Netherlands.)

因为氟化脱氧葡萄糖(FDG)在唾液腺中的摄取非常难以预测，所以 FDG-PET 对唾液腺恶性肿瘤的诊断灵敏度低。然而，Razfar 等[45]的一项研究发现，FDG-PET 与 CT 结合在 15%的患者中是一个决定性的显像模式。最近开发的 FDG-PET/MRI 结合扫描在唾液腺癌中具有一定的诊断价值。

美国癌症联合委员会的第 7 版手册和国际抗癌联盟的第 7 版分期系统对大唾液腺肿瘤标准是一致的(表 43.3)[46]。它们主要根据肿瘤的大小、范围、淋巴结转移情况来分类。各期大唾液腺癌的相对生存率见图 43.6。

小唾液腺

为了明确在晚期病变中的骨受侵情况，可用包括平片在内的各种放射技术。CT 和 MRI 可用于评估侵犯深度、邻近组织侵犯情况和咽后淋巴结侵犯情况。US 和 FNAC 可以诊断颈部淋巴结。最具诊断意义的检查是切除活检，特别是怀疑病变为恶性时。应该避免无计划的切取活检，细针穿刺活检也不实用，因为大多数唾液腺恶性肿瘤呈多形性。

对于小唾液腺肿瘤还没有制定一个正式的分期系统，可以参照除腮腺、颌下腺之外各部位鳞癌的分期方法。据报道，美国癌症联合委员会和国际抗癌联盟的再分组系统被认为是预测小唾液腺癌的远期结果的重要指标[47]。

病理分类

唾液腺由腺泡-导管单位构成，即包括在腺泡内的腺泡细胞和在纹状管和排泄管内的导管上皮细胞。肌上皮细胞分布在腺泡、闰管和纹状管的外表面。基底(储备)细胞分布在排泄管的外表面[48]。唾液腺癌可能由这些细胞共同或单独组成。对于头颈部病理学家来说，唾液腺肿瘤的组织学分类是非常棘手的。1991 年，世界卫生组织增加了唾液腺肿瘤的类型，从 1972 年的 7 种增加到 20 种。根据精确的组织学定义、预后和治疗，将肿瘤分为多种类型(Seifert 和 Sobin 对此做了更详细的阐述[49])。2005 年，WHO 对恶性唾液腺肿瘤的分类再次进行了扩展，增加到 24 个亚型(表 43.4)[48]。对肿瘤进行分类有一定困难，资深病理学家曾对 101 个口腔唾液腺肿瘤重新评估，其中 8 例存在大的分歧，33 例存在小的分歧[50]。

大多数唾液腺的亚型是非常少见的。不同部位、不同研究组织的病例中各亚型所占的百分比不同(图 43.7)。荷兰进行了 666 例唾液腺癌的研究，并对病理进行了修订，腺样囊性癌是最常见的诊断(27%)，其次是黏液表皮样癌(16%)、腺泡细胞癌(14%)、癌在多形性腺瘤(8%)、未分化癌(7%)、唾液胆管癌和其他癌(6%)、多态性低度恶性腺癌 (PLGA) 和鳞状细胞癌(5%)、上皮-肌上皮癌(2%)。在这个大的研究中，其他

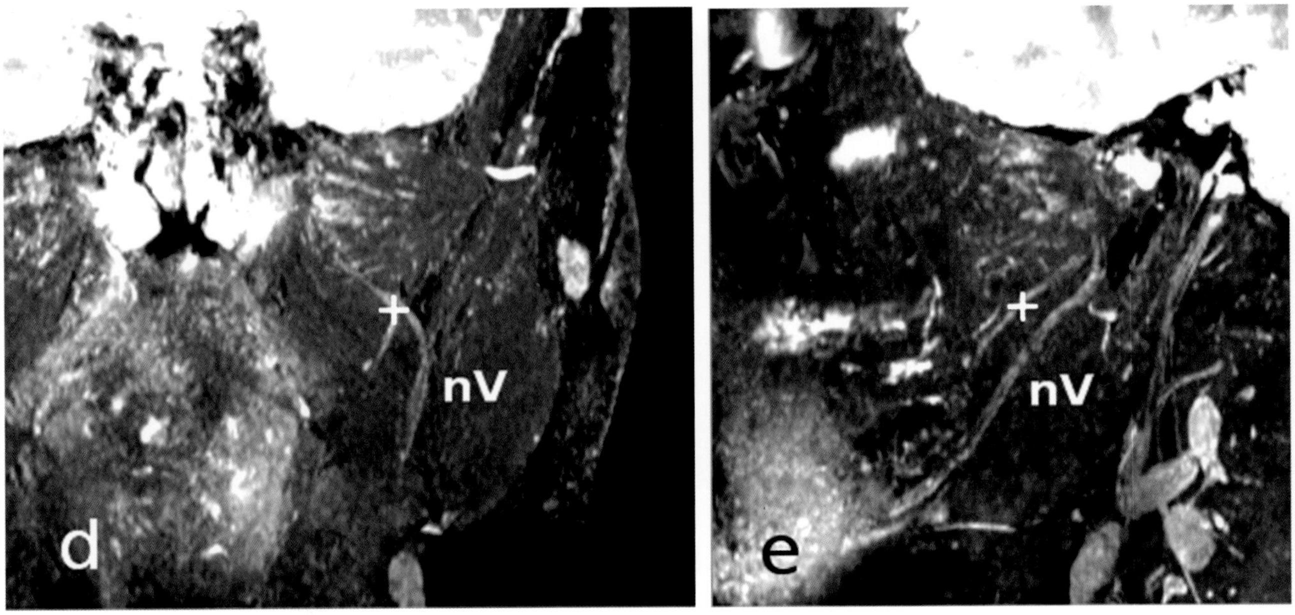

A

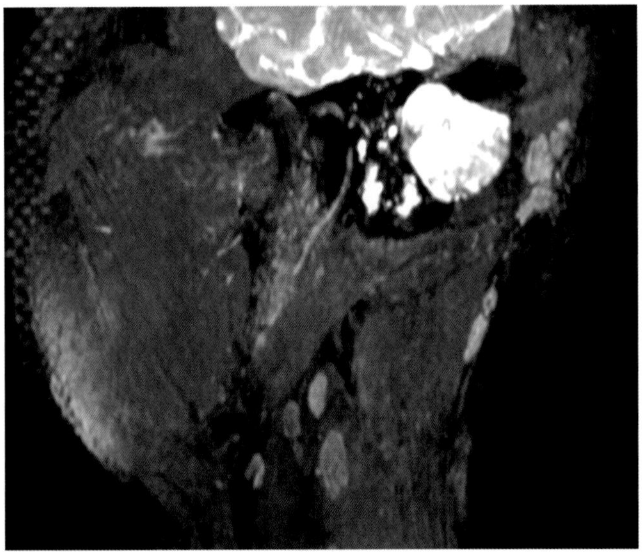

B

图 43.5　三维磁共振成像，T2 快速场回波与二项射频脉冲水选择性激发。(A)第Ⅴ神经。(B)第Ⅶ神经。

的亚型很少或根本没有被诊断。

唾液腺肿瘤可分为低或高度恶性肿瘤，特别是对于黏液表皮样癌而言。不过即使是有经验的病理学家，其分级结果也有差异[51]。低–中度恶性肿瘤包括低分级黏液表皮样癌、多形性低度恶性腺癌、上皮–肌上皮癌和腺泡细胞癌。高度恶性肿瘤包括高分级黏液表皮样癌、恶性混合癌、腺样囊性癌、鳞癌、未分化癌和唾液腺导管癌[52]。

腺样囊性癌在小唾液腺中最常见[8,21,30,47]，其次是在下颌下腺[21,53-55]。腺样囊性癌常见外周神经侵犯[56]。在腺样囊性癌的类型中有一种管状型，其预后最好，筛状型预后居中，实体型则预后最差[57]。

对于儿童和成年人的腮腺肿瘤来说，最常见的亚型是黏液表皮样癌(MEC)[9,55,58-60]。MEC 包含鳞状上皮细胞、黏液细胞、细胞和中间型。已有报道，MEC 的几种分级标准和细胞周期的 Ki-67 增殖指数[48]。腺泡细胞癌起源于终末和中间导管的细胞。对腺泡细胞肿瘤的分级还存在争议[61]。大多数肿瘤(86%)位于腮腺[61]。在 MEC，Ki-67 增殖指数是无病生存的预后因素[48]。多形性腺瘤癌大多数在腮腺，也可能会在所有的唾液腺中。在多形性腺瘤发展为癌时，可见染色体 8q、12G 和 17p 的杂合子缺失[62]。其预后差，远处转移的风险高[21]。未分化和鳞状细胞癌主要位于腮腺。唾液腺鳞状细胞癌患者的并发症和其他头部和颈部癌症相似，而与其

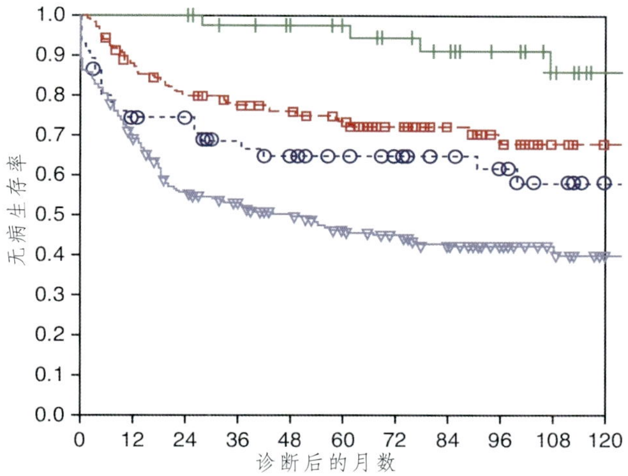

图 43.6 按照 2002 年 AJCC 分期的大唾液腺癌无病生存率，荷兰全国研究的结果。+：Ⅰ期；□：Ⅱ期；○：Ⅲ期；▽：Ⅳ期。

他的恶性唾液腺癌亚型相比有所减少[63]。此外，唾液腺鳞状细胞癌的患者大多是老年人[2]。因此，唾液腺鳞状细胞癌可能是一个不同于唾液腺癌的实体瘤。1991 年，世界卫生组织分类中最常见的新亚型是 PLGA、唾液腺导管和上皮-肌上皮癌。PLGA 是一种实体卵圆形无包膜的肿块，其生长方式是多样的（图 43.8A）。大部分位于腭，预后通常较好[64,65]。来自荷兰的 34 例 PLGA 患者回顾性研究无远处转移发现。唾液腺导管癌与乳腺导管癌的形态相似（图 43.8B）。唾液腺导管癌起源于分泌导管细胞，通常位于腮腺，具有高度侵袭性[32,66]。它们经常为雄激素受体阳性和 HER-2/neu 蛋白阳性。然而，只有<50%的情况出现基因扩增[48]。还有一个低分级亚型，其类似于乳腺导管非典型增生和低级别导管原位癌，预后良好[67]。上皮-肌上皮癌主要位于腮腺内。

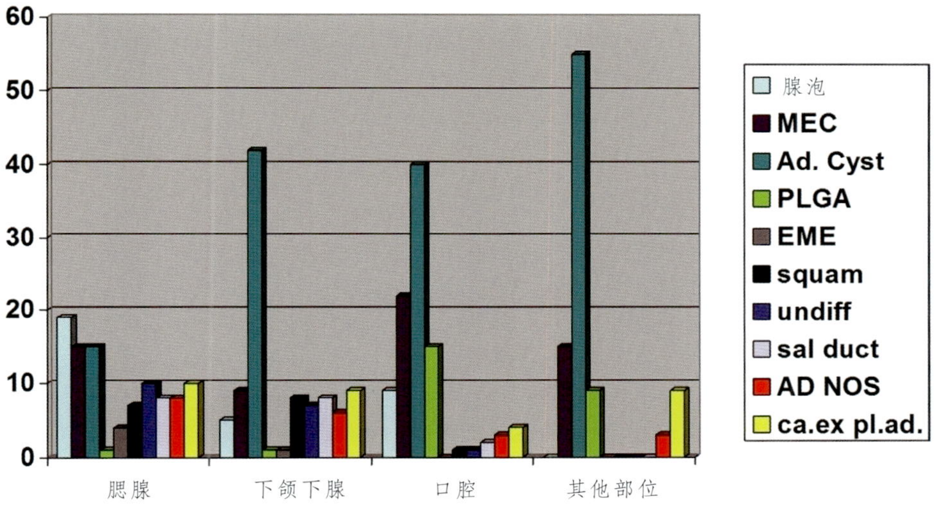

图 43.7 来自荷兰不同研究中不同部位肿瘤细胞类型（%）的分布。AD NOS：未特殊说明的腺癌；Ad. Cyst：腺样囊性癌；ca. ex pl. ad：多形性腺瘤；EME：上皮-肌上皮癌；MEC：黏液表皮样癌；PLGA：多形性低级别腺癌；squam：鳞癌；undiff：未分化癌；sal duct：涎腺导管。

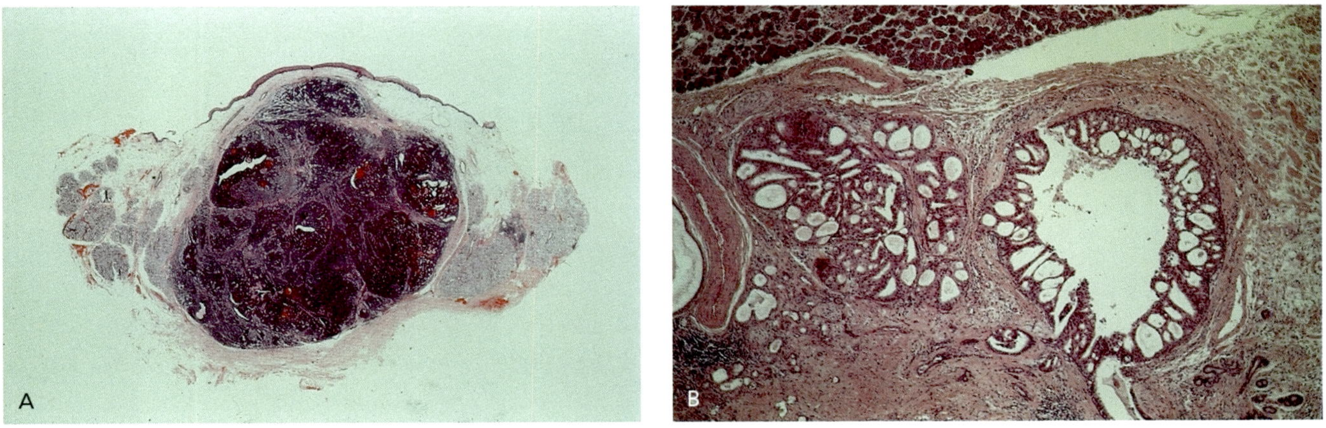

图 43.8 多形性低度恶性腺癌（A）和唾液腺导管癌（B）。（Courtesy of Prof. Dr. P. Slootweg, pathologist, Radboud University Medical Center, Nijmegen, Netherlands.）

表 43.3 美国抗癌联合会大唾液腺肿瘤(腮腺、下颌下腺、舌下腺)的分期系统

原发肿瘤(T)			
T1	最大径≤2cm,无腺体外侵犯		
T3	>4cm 和(或)有腺体外侵犯		
T4a	侵犯皮肤和(或)下颌骨和(或)耳道和(或)面神经		
T4b	侵犯颅底和(或)翼板和(或)包绕颈动脉		
区域淋巴结(N)			
N0	无区域淋巴结转移		
N1	同侧单个淋巴结转移,≤3cm		
N2a	同侧单个淋巴结转移,>3cm,但≤6cm		
N2b	同侧多个淋巴结转移,无任何一个>6cm		
N2c	双侧或对侧淋巴结转移,无任何一个>6cm		
N3	淋巴结转移>6cm		
远处转移(M)			
Mx	远处转移无法评估		
M0	无远处转移		
M1	有远处转移		
分期			
Ⅰ	T1	N0	M0
Ⅱ	T2	N0	M0
Ⅲ	T3	N0	M0
	T1,T2,T3	N1	M0
ⅣA	T1,T2,T3,T4	N2	M0
	T4a,T4b	N0,N1	M0
ⅣB	T4b	任何 N	M0
	任何 T	N3	M0
ⅣC	任何 T	任何 N	M1

From Sobin LH, Gospodarowicz MK, Wittekind Ch. *TNM classification of malignant tumors*, 7th ed. Hoboken, NJ: Wiley-Blackwell, 2009.

表 43.4 世界卫生组织 2005 年唾液腺肿瘤分类

恶性上皮性肿瘤	良性上皮性肿瘤
腺泡细胞癌	多形性腺瘤
黏液表皮样癌	肌上皮瘤
腺样囊性癌	基底细胞腺瘤
多形性低度恶性腺癌	腺淋巴瘤
上皮-上皮肌上皮癌	嗜酸细胞瘤
透明细胞癌 NOS	管状腺瘤
基底细胞腺癌	脂肪腺瘤
皮脂腺癌	淋巴腺瘤
皮脂淋巴腺癌	脂肪瘤
囊腺癌	非皮脂腺瘤
低分级筛囊腺癌	导管乳头状瘤
黏液腺癌	内翻性导管乳头状瘤
嗜酸性粒细胞癌	导管内乳头状瘤
唾液腺导管癌	唾液腺乳头状瘤
腺癌 NOS	囊腺瘤
肌上皮癌	**软组织肿瘤**
多形性腺瘤癌肉瘤	血管瘤
癌肉瘤	**淋巴造血肿瘤**
转移性多形性腺瘤	霍奇金淋巴瘤
鳞状细胞癌	弥漫大 B 细胞淋巴瘤
小细胞癌	结外边缘区 B 细胞淋巴瘤
大细胞癌	
淋巴上皮癌	
唾液腺母细胞瘤	

NOS:未特殊指明。

From Seifert G, Sobin LH. The World Health Organization's histological classification of salivary gland tumors. *Cancer* 1992;70: 379-385.

肿瘤是由肌上皮细胞构成,被类似闰管的上皮内管包围。这是一个低级别的肿瘤,荷兰一项 14 例患者的研究显示无疾病生存。然而,可能会有局部复发[68]。肌上皮癌有独有的肌上皮分化。它们常位于腮腺和腭。难以与其他唾液腺癌进行区分。预后差,5 年无病生存率为 40%[69]。基底细胞腺癌是一种低级别的肿瘤,主要见于腮腺,局部复发的风险较高,但区域复发或远处转移的风险较低[70]。恶性嗜酸细胞瘤是一种高度恶性的肿瘤,其特征为坏死、神经浸润、血管侵犯、颈部淋巴结受侵的风险高[71]。多数肿瘤见于腮腺或颌下腺。唾液腺腺样囊性癌是一种低度恶性肿瘤;2/3 位于腮腺,其他位于口腔中[72]。黏液腺癌是一种腭和口底的高级别恶性肿瘤,颈部淋巴结和远处转移的风险较高[73]。皮脂腺癌主要位于腮腺,是一种生长缓慢,低级别的肿瘤[74]。

预后因素

在对唾液腺癌的治疗中,已经研究了很多预后变量。在这些研究中,多变量分析方法主要对局部区域控制、远处转移和生存率进行研究。病例数较多且有随访的研究结果总结见表 43.5。局部控制和总生存率受到肿瘤部位的影响,其在口腔肿瘤较好[21,75]。不管肿瘤部位如何,T 和 N 分期是局部控制、远处转移和总生存率的独立变量[8,21,34,52,58,59,75-79]。从表 43.5 可以得出结论,在几乎所有的研究中,组织学亚型不是局部控

表 43.5　唾液腺癌的预后因素—多变量分析研究

研究[第一作者]	病例数	局部区域控制	远处转移	生存
全部				
Terhaard[21,65]	565	L: T、部位、骨+ R: 面神经障碍、N L+R: 切缘、治疗[a]	性别、T、N、皮肤、组织学、神经周围+	OS: 性别、年龄、T、皮肤+、骨侵犯
Therskilden[75]	251	L: 组织学、部位、N、切缘、治疗		DFS: 组织学、分期、切缘
Mendenhall[78]	224	L: T	分期	DFS: 分期
Bjorndal[79]	871	L+R:分期、切缘、血管浸润、分级		OS:年龄、潜伏期、分期、切缘、血管侵犯
Chen,腺样囊性癌[88]	140	L+R:T4、嗜神经侵袭、非 PORT、主要神经受累		
Chen, 单纯手术[91]	207	L+R:pN+、分级、切缘、T3~4		
腮腺				
Spiro[60]	470			OS: 分期、年龄、组织学、部位
Bhattacharryya[58]	903			OS:年龄、T、N、腺体外侵犯
Van der Poorten[22]	237			DFS:年龄、疼痛、T、N、皮肤浸润、面神经障碍、周围神经、切缘
Poulsen[90]	209	L: 年龄、N、切缘、分级		
Garden[116]	166	L: 面神经障碍、N		DS: >4 个淋巴结、性别、主要神经+、腺体外侵犯
颌下腺				
Bhattachatyya[53]	370			
Storey[54]	83	分级、组织学、切缘、年龄较轻		DS: 年龄较轻
小唾液腺		L: T、N		OS: T、一般情况
Jones[8]	103	R: 分期		
Lopes[29]	103	N、组织学、骨侵犯		DFS: 分期、治疗[b]
Beckhardt[35]	116	组织学		DFS:分级、T、切缘
Parsons[30]	95	L: 分期、治疗[a]		DFS: 分期、治疗[a]

DFS:无病生存;L:局部;OS:总生存率;R:区域;SG:唾液腺。
[a] 手术+放射治疗>手术。[b] 手术+放射治疗>放射治疗。

制的一个独立的预后因素,但在远处转移和生存风险中有很重要的作用[21,75]。唾液腺癌中增加细胞学和(或)病理因素的预后价值是有限的,其价值在很大程度上是由于联合了其他预后因素,如肿瘤大小、N 和 M 分期及其组合[80]。并发症与总生存期有关,但与无病生存期无相关性[63]。

在其他预后因素的考察中有关于原癌基因表达的评估。在意大利的一项研究中,p53 蛋白在恶性肿瘤中的表达比良性肿瘤高[81]。而且与无 p53 表达的患者相比,肿瘤 p53 中度和高度表达的患者更容易发生区域和远处转移率,且无病生存率和总生存率降低。单因素和多因素分析证实 p53 表达的独立预后价值。血管内皮生长因子与 p53 的表达显著相关,是唾液腺癌生存率的独立预后因素[82]。50 例腮腺癌的研究中发现约 1/3 的黏液表皮样癌过度表达 HER-2/neu[83],而约 20%的唾液腺导管癌过度表达[66,84]。这种过度表达可能是预后差的一个独立标志物。对于乳腺癌、卵巢癌和子宫内膜癌,它的过度表达与预后差也有类似的相关性。与预后相关的另一因素是有关腺样囊性癌中 DNA 的含量。DNA 异倍体与实体类型有关,其预后差[57]。

大唾液腺

Spiro 等[60]的研究表明,颌下腺肿瘤患者的生存率低于腮腺癌。腮腺癌的腺体外扩散[58,59]和皮肤浸润[22,52,85]造成无病生存率下降。在一些研究中,老龄化是局部区域控制下降的一个预后因素[20,31,76]，在更多的研究中造成无病生存率和总生存率下降[22,52,58,60,77]。面神经功能障碍是一个已知的预后因素，不仅影响局部控制率[21,59,85]，而且对无病生存率也有影响[52,77,85,86]。就诊时伴疼痛者无病生存率可能下降[52]。神经周围侵犯和疼痛密切相关：在一些研究中，神经周围侵犯是远处转移[21]或无病生存的独立预后因素[59,87,88]，而疼痛症状却不是。

大唾液腺癌组织学亚型的重要性在发表的研究中并不一致。在大多数研究中，组织学类型再细分为低级和高级。分级的主要预后显著性与无病生存率有关[58,79,82]，然而在大多数研究中肿瘤级别并不是预后因子。预后最好的类型见于腺泡细胞癌和(低度)恶性黏液表皮样癌[21,60]，预后最差的见于未分化癌[21,85]和鳞状细胞癌[21,60]。在荷兰癌症研究所，研究人员建立和验证了腮腺癌的预后评分[22,52]。术前的预后评分是基于各预后因子进行加权综合(年龄、疼痛、临床T和N分期、皮肤侵犯和面神经功能障碍)；但未包括组织学类型和分级。四个亚组具有明显不同的预后。术后评分还包括了神经周围浸润、阳性切缘因素。在腺样囊性癌，主要神经受累是一个预后因素，然而不包括仅仅是镜下浸润[89]。阳性切缘或切缘较近会增加局部复发率[21,54,75,79,90,91]。对具有预后不良因素的病例，术后放射治疗可改善局部区域控制率[20,24,75,85,88,92,93]。只有2项研究表明生存率的改善[53,85]，在一项配对研究分析中发现对Ⅲ期和Ⅳ期大唾液腺癌生存率也有所提高[94]。

小唾液腺

腺样囊性癌的预后最差[29,35]。在小唾液腺肿瘤中，分期、颅底侵犯和骨侵犯是影响局部区域复发和生存率的危险因素[8,29,35,90,95]。术后放射治疗可以提高局部控制率[30]。

治疗原则

恶性唾液腺肿瘤患者的一般处理包括外科手术，术后对有不良预后因素的患者进行放射治疗（表43.5）。对于T3~4期肿瘤、切缘较近或未完全切除、骨侵犯、神经周围侵犯、高分级癌和复发癌推荐进行术后放射治疗，以提高局部控制率[21,35,54,59,76,85]。颈部淋巴结转移是术后放疗的适应证[21,91]。选择性颈部放射治疗可以防止部分患者的淋巴结复发，但一般不适用于腺泡细胞或腺样囊性癌患者[96]。根据Chen等[88,93]的研究显示，手术和术后放疗是癌前腮腺多形性腺瘤和腺样囊性癌的标准治疗。高危患者(淋巴结受累、镜下切缘阳性、T3/T4、神经受累)术后以铂或紫杉醇为基础同步放化疗的3年局部区域控制率>90%，尽管报道中的患者数量较少，随访时间也较短，急性毒性更为严重[97,98]。在一个小的(n=24)配对对照研究中，局部晚期大唾液腺癌的术后以铂类为基础的同步放化疗与术后单独放疗相比，显著提高了总体生存率；有趣的是，这两组的无进展生存率仅为55%[99]。一般来说，唾液腺癌术后同步放化疗优于术后单纯放疗的证据还很少。对于晚期、不能手术和复发的唾液腺癌，初始治疗时中子放疗比光子放疗明显提高了局部控制率，但没有证据显示生存率的提高[95,100,101]。已有报道显示，常规放疗加热疗对这类患者也可达到相似的疗效[102]。

大唾液腺

采用的外科技术取决于原发肿瘤和区域淋巴结转移的部位及范围。除非面神经已被肿瘤侵犯，保留面神经的功能(至少是部分保护)的手术加术后放射治疗是更可取的治疗方法[103]。广泛的手术切除并不能改善无病生存。近几年缩小手术范围可减少面神经功能损伤[60]。使用耳大神经和腓肠神经的面神经移植术可以减少手术后面神经麻痹的发生率，尤其适用于面神经分支受累而主干完好的情况[104]。术后辅助放射治疗对于面神经功能不会造成不良影响[104]。

外科治疗还包括对临床阳性的淋巴结进行颈淋巴结清扫术，加之术后放射治疗[24]。肿瘤的T分期及组织学类型决定隐匿性淋巴结转移的风险[24,96]。在表43.1的评分系统中，腮腺肿瘤是否进行颈部治疗取决于评分是否达到至少4分[24]。当局部预后因素提示术后放射治疗时，就不必进行预防性颈部廓清术；因为颈部淋巴结也将被照射[25,105]。腮腺肿瘤伴有面瘫与常见的隐匿性颈部淋巴结转移相关，也要进行有选择的治疗[105]。腮腺癌最先受累的颈部淋巴结是腮腺内淋巴结，之后是第Ⅱ~Ⅳ区[96,107]。Ⅰ区淋巴结受累是无病生存的独立危险因素[106]。只有在其他区的淋巴结阳性时，需包括Ⅰ区和Ⅴ区淋巴结[107]。对侧淋巴结无受累风险。因此，临床N0的颈部预防性放疗应至少包括Ⅱ区和Ⅲ区淋巴结，病理淋巴结阳性患者术后放疗应包括Ⅰ~Ⅴ区淋巴结。在大多病例，对颌下腺肿瘤实施第Ⅰ~Ⅲ区的选择性颈淋巴结清扫术及肿瘤局部切除术。对于T1腺泡细胞癌或T1腺样囊性癌没有进行颈淋巴结清扫术的指征(表43.1)[24,54,96]。

小唾液腺

小唾液腺肿瘤的治疗因其部位而不同，但首先通常要尝试充分的手术切除。放射治疗用于手术难于切除的部位或与手术结合治疗，由于它们有局部侵袭性而且手术无法完全切除[21,30,35,108]。起源于上颚、舌、口底、口腔或口咽的肿瘤，手术野暴露良好，通常可以完成手术，且并发症不太严重。而起源于鼻腔后部、鼻咽、或蝶骨区的肿瘤，手术相对困难，大部分需要放射治疗[108]。选择性颈放疗指征可能取决于预后指数(0~4分)，使用与淋巴结阳性的增加风险相关的 4 个临床病理因素：男性、T3/T4 期、位于咽部、高级别[28]。得分≥2 是选择性颈部淋巴结放疗的指征。单纯手术治疗适用于早期硬腭病变且无边缘阳性、无沿神经扩散或骨侵犯的证据；必须避免只行简单的切除[35]。腺样囊性癌患者有一个较长的自然发展过程，复发可能在后期才出现 [108]，故需要考虑仔细的手术重建和功能恢复，因为即使患者不能治愈，也可以生活很多年后才死于肿瘤(图 43.3)[21]。患者偶见在病灶简单切除后就诊，病理检查表明是腺样囊性癌，如果再次切除会引起明显的功能障碍或美容问题，这时可以进行单纯的放射治疗[30]。然而这些肿瘤的初始治疗并不推荐只进行简单的切除，因为会有明显的肿瘤残留。

放射治疗技术

多形性腺瘤

多形性腺瘤(良性混合瘤)在组织学上是良性的，好发于相对年轻的人群，占所有腮腺上皮性肿瘤的 65%~75%[60]。其标准的治疗是保守性(浅表性)腮腺切除术，复发率为 0%~5%[109]。简单的切除可造成较高的复发率(约为 25%)，而实际上所有的病例都有局灶性的包膜累及[109]。过去有些机构采取局部切除术加放射治疗的方法，以减少面神经损伤和弗莱(Frey)综合征发生率[110]。Dawson 和 Orr[110]在一项 311 例患者的研究中报道，10 年的复发率为 2.5%，20 年的复发率为 5.5%。10 年的复发中没有 1 例患者是恶性的，15 年的复发中有 0.5%为恶性的，20 年的复发中有 3%为恶性的。复发越晚出现恶性转变的可能性越大。作者认为初始治疗应是手术，因为患者的年龄较轻，组织学上是良性的，术后放射有诱发恶性肿瘤的可能性。然而有些患者需要放射治疗[111]。Riad 等[112]的一项研究显示，直径>4cm 的肿瘤、紧邻面部神经、近安全切缘都是复发的混杂因素，因为他们与肿瘤破裂外溢相关。术后放射治疗的适应证包括术后复发，术后切缘显微镜下阳性，以及肿瘤体积大、位置深难以进行充分的手术全切，如保证足够的边界或可能需要牺牲面神经功能[110,111,113,114]。在多结节复发的病例中，放射治疗可以降低第 2 次复发的风险，但对单结节不使用。整个腮腺应进行 5~6 周放射治疗，剂量为 50~60Gy[114]。图 43.9 的病例是一个大的多囊多形性腺瘤近安全切缘和腮腺切除术中外溢；有术后放疗的指征。

腮腺

照射体积由病理检查所见决定，如有无大神经周围的侵犯。通常，用一个特制的头颈部模具进行术后 CT 扫描，勾画同侧的整个腮腺[59,115]。根据肿瘤范围和手术情况进行临床靶体积做个体化勾画[59]。深叶肿瘤必须充分包括咽旁间隙及颞下窝[115]。通常不需要对手术瘢痕进行全量照射，因为只有 1%的患者在瘢痕处复发[76]。如果肿瘤非常表浅或有皮肤侵犯，则瘢痕处应垫补偿物。当肿瘤伴有周围神经侵犯(如腺样囊性癌)时，肿瘤会沿该神经侵犯颅底。因此，务必要包括从腮腺到颅底的该神经走行途径[89,116]。Chen 等[117]的研究显示，神经浸润时术后放疗 50Gy(包括颅底)，可降低局部复发率，单纯手术为 15%，手术和放疗联合为 5%。如果只有局灶性的神经周围侵犯则不需要常规包括神经走行途径[116]。只在 Chen 等[88]的研究中发现照射剂量与

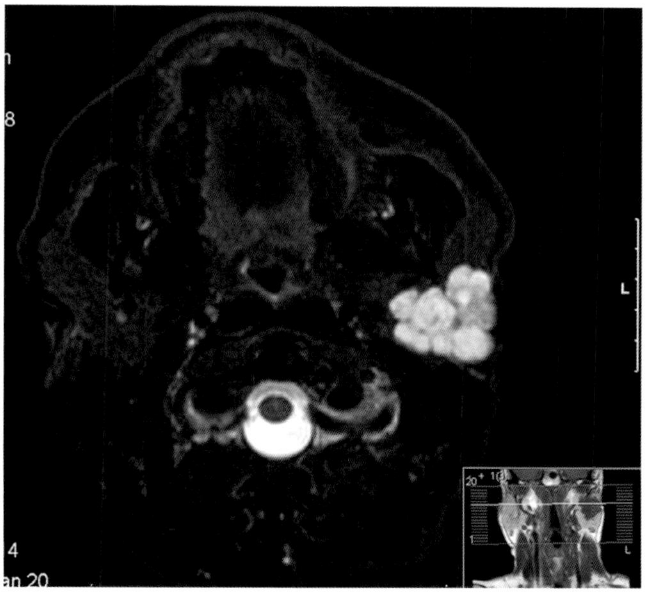

图 43.9　多囊性多形性腺瘤，T2 短头反转回复序列，横断面。

局部控制有明确的关系。≥60Gy 的局部控制率显著较高。一般来说,推荐切除后至少 60Gy[24,88,115,116],切缘阳性的高危患者(< 1mm)至少 66Gy(33 次)[59,116]。

颈部阳性淋巴结在颈清扫术后需要行同侧颈部的治疗;应包括Ⅰ~Ⅴ区[24]。没有指征进行双侧颈部淋巴结预防性放疗[25,27,96]。术后淋巴结阳性的推荐剂量为至少 60Gy(30 次),有结外侵犯的至少 66Gy[24]。对于晚期 T 分期、某些组织学亚型(图 43.1)、治疗前有面神经功能障碍和复发的病变需要进行选择性颈部照射。应该包括腮腺内淋巴结[27,106]。早期高风险的腮腺癌至少应包括Ⅱ区和Ⅲ区淋巴结[27]。如果只有一个阳性淋巴结,Ⅰ区和Ⅴ区淋巴结区则很少阳性。但是,由于阳性淋巴结的数量是未知的,大多数作者建议选择性放疗应包括Ⅰb~Ⅳ区淋巴结[24,105,118]。推荐剂量为 46~50Gy[24,59]。

根据设备的情况,有 3 种基本的放射治疗方法可以应用:常规照射、三维适形(3DCRT)和调强适形放放射治疗(IMRT)。首先用 ^{60}Co 或 4~6MV 的光子以单侧前后野照射并加楔形板(图 43.10A)。典型的照射野边界上方为颧弓,前界为咬肌,两侧为翼状肌和下颚,后方为乳突,下方为二腹肌后腹[93]。射线可向下方打小角度,避免射线穿过对侧眼球。更简单的技术是用同侧侧野以 12~16MeV 电子线和光子线混合照射[69,119]。通常,80%的剂量用电子线,20%的剂量用 ^{60}Co 或 4~6MV 的光子线,以保护对侧唾液腺,减少黏膜炎,同时降低电子线造成的皮肤反应(图 43.10B)。Yaparpalvi 等[119]对比了 9 种常规的照射技术,综合考虑靶区内剂量的均匀性和正常组织的剂量,他们认为同侧楔形成对技术 6MV 的光子线照射、6MV 光子线前后方向加侧野照射、6MV 光子线和 16MeV 电子线 (1∶4 权重)混合照射是最理想的。在选择性颈部照射时,电子束(9~12MeV)和切向光子场是有效的常规照射技术,可以保护脊髓剂量不高于 45Gy,并减少对侧腮腺剂量。常规照射技术不考虑组织的不均一性(气腔、骨密度和软组织),可见低剂量区及高剂量区。因此,适形技术应是治疗的选择。

在计划 CT 上画好靶区和重要的正常组织后,使用的几何形状适形的照射野进行均匀强度照射可以

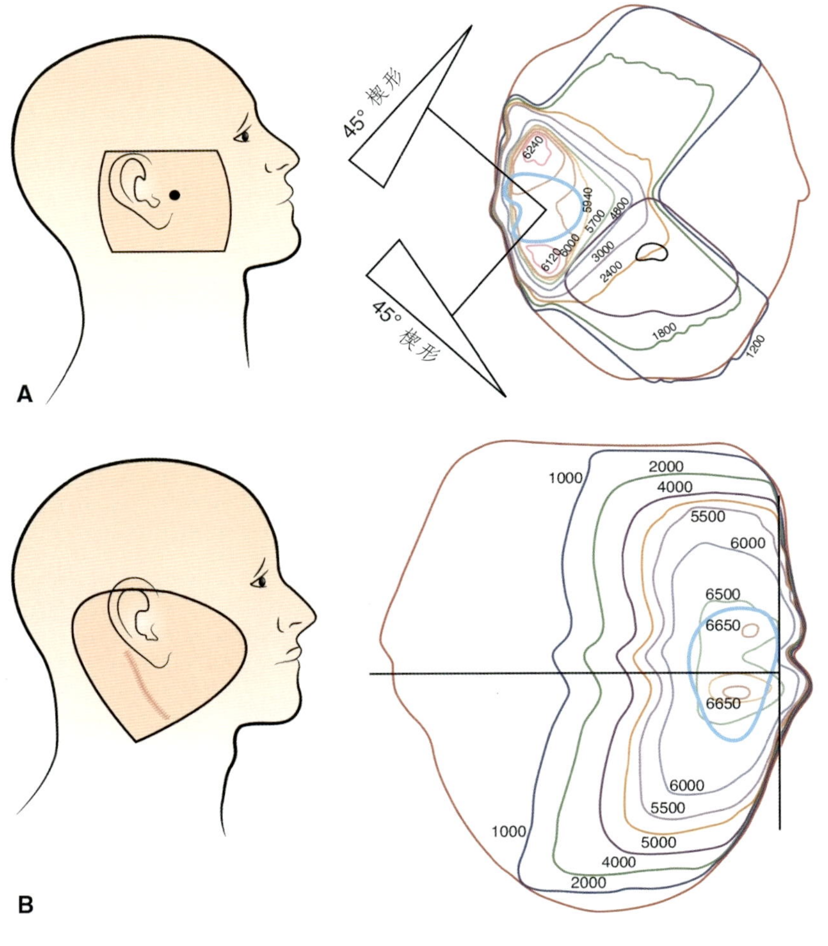

图 43.10 腮腺癌的常规放射治疗。(A)单侧楔形成对野及其剂量分布。(B)同侧 16MeV 电子线加 ^{60}Co 照射(4:1)。

得到更加适形的 3DCRT 计划[115]。通过这项技术可以保护更多的正常组织[115,120]。如果周围神经受侵，在治疗位置行 3D 最大增强 MRI T2 成像技术来勾画脑神经（见图 43.5）。适形度最好的放射治疗技术可能是 IMRT，它可以形成凸状的剂量分布和陡峭的剂量梯度。应用 5~7 个野的逆向 IMRT 形成极佳的剂量分布，可以比 3DCRT 更好地覆盖肿瘤，同时保护下颌骨、耳蜗、脊髓、脑和口咽[121–123]。特别要注意，耳蜗和咽鼓管的剂量应<45~50Gy[124,125]。IMRT 可避开内耳，如果其到 PTV 的距离>6mm[122]。图 43.11 显示没有神经受侵的腮腺肿瘤术后照射 66Gy 的 3DCRT 和 IMRT 的计划。3DCRT 和 IMRT 的乳突、外耳道和对侧腮腺的平均剂量分别为 53Gy 和 43Gy、57Gy 和 51Gy、1Gy 和 9Gy，而耳蜗的最大剂量分别为 39Gy 和 32Gy。图 43.12 显示腮腺癌复发神经侵犯的患者，行全腮腺切除术。这种切除术是不完全切除。基于 MRI 勾画面神经（见图 43.5B）。采用单侧 IMRT 技术。

颌下腺

除了腺泡细胞癌和腺样囊性癌外（表 43.1），要进行选择性颈部淋巴结 Ⅰ~Ⅳ 区照射[118]，其适应证与腮腺肿瘤相似，照射技术要考虑的问题也相似。当肿瘤

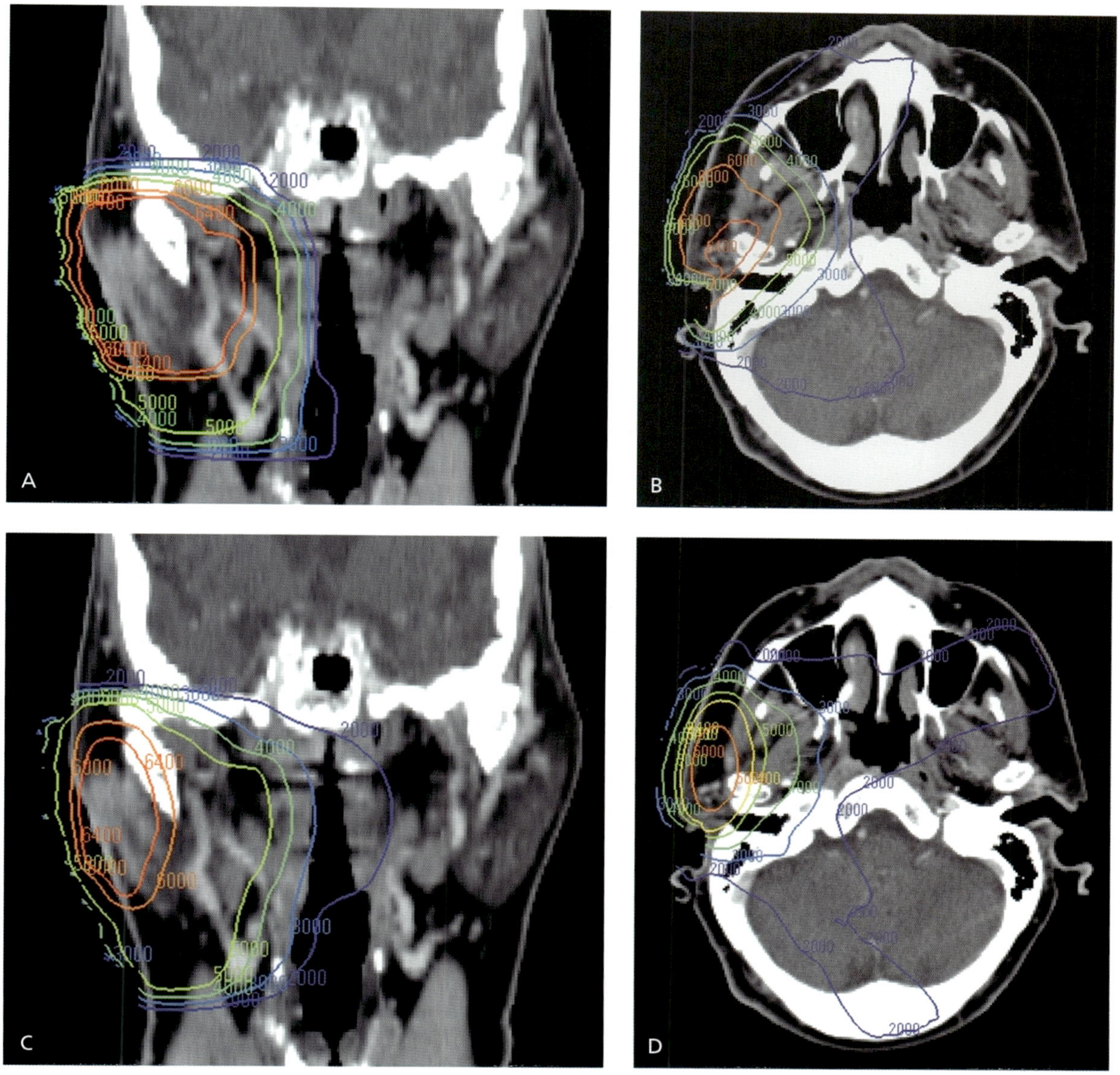

图 43.11　1 例腮腺癌的术后放疗，镜下有残留。冠状面（A，C）和横断面（B，D）。三维适行放射治疗（初始 25×2Gy，推量 8×2Gy）（A，B）和调强放射治疗[逆向，7 野和 39 子野；同期中等量加速放疗（SMART）：33×1.6Gy，推量 33×2Gy]（C，D）。

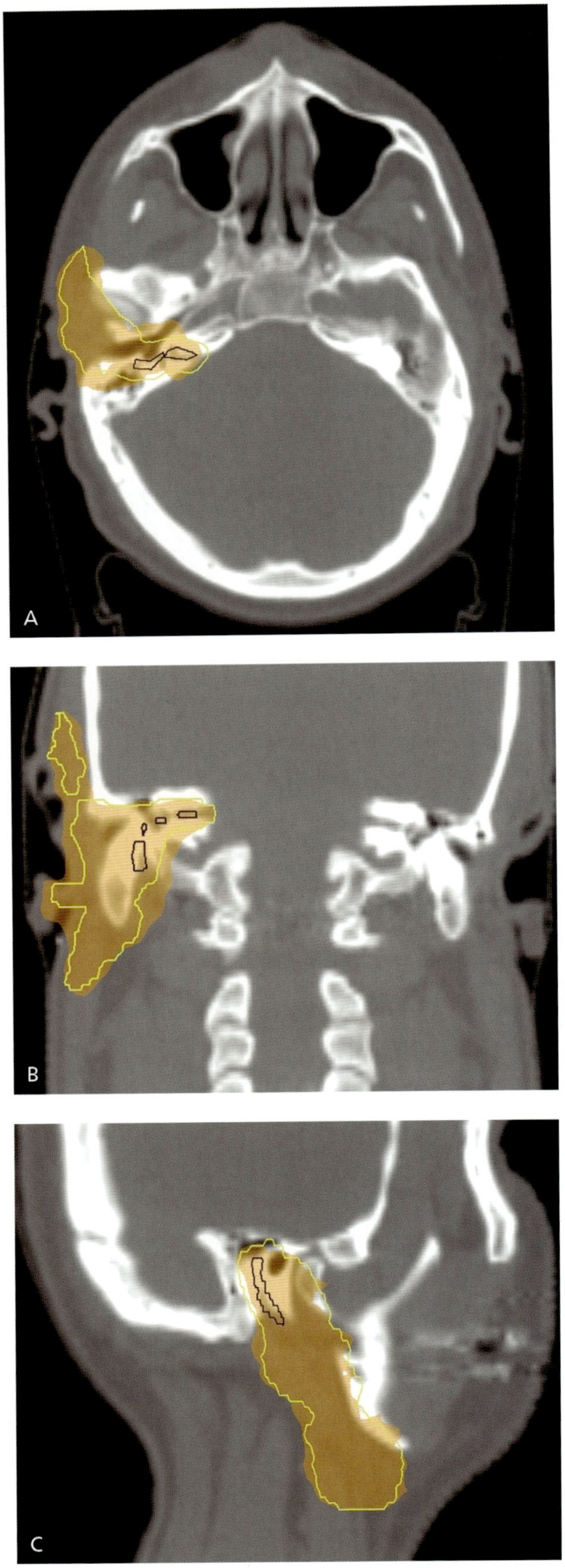

超过中线扩散时需要用双侧野照射。Mallik 等[126]的研究显示剂量>56Gy 的 5 年局部区域控制率显著提高。如果有大神经的侵犯，推荐剂量为 60~66Gy/6~6.5 周，到达颅底的该神经路径需要照射，治疗时最好选择 3DCRT 或 IMRT。对于颌下腺的腺样囊性癌仅有局灶性神经侵犯，治疗时如果包括颅底就需要明显扩大治疗靶区，由于存在潜在的后遗症，而且这个部位的复发率很低，因此包括颅底的治疗并没有根据[108]。图 43.13 显示了一例为 T2 期的颌下腺腺样囊性癌的 3DCRT 计划。

舌下腺

这些肿瘤多数是恶性的，主要是腺样囊性癌，多数为进展期和高级别，尽管颈淋巴结阳性的风险低。积极的手术是有必要的，几乎所有的病例都需要术后局部放疗[37]。如果有命名的舌和(或)舌下神经受累，则应被包括在内。

小唾液腺

小唾液腺肿瘤的放射治疗技术取决于其侵犯的部位，与该部位的鳞状细胞癌相似，但存在两个明显的例外。首先，当脑神经的有命名分支受到腺样囊性癌的侵犯时，其到达颅底的神经路径要选择照射。如果只有未命名的小神经存在局灶性浸润，是否进行颅底照射取决于其病灶的部位。其次，当肿瘤发生在腭部或鼻旁窦时，照射时要包括颅底，因为这时颅底接近瘤床。当腺样囊性癌伴有神经周围侵犯时，IMRT 与常规的对穿野相比能减少高剂量区；图 43.14 为一例发生在腭部的小唾液腺肿瘤。放射治疗小唾液腺部位(如筛窦)时，IMRT 是一种有效的策略，可以保护视神经通路[127]。

另外，由于小唾液腺的淋巴结的转移率低于相似体积的鳞状细胞癌，如果未触及淋巴结转移灶，其照射野很少包括淋巴结引流区。选择性颈部放疗的适应证可根据评分系统判断[28]。通常情况下，T3/T4 N0 肿瘤位于咽部的男性患者应行颈部预防治疗。口腔小唾液腺癌较少给予选择性颈部淋巴结放疗。颈部转移淋

图 43.12 腮腺癌复发伴神经受侵(第Ⅶ神经，蓝线)，基于磁共振成像勾画(图 43.5B)。单侧调强放疗技术(黄线，50Gy 等剂量；加量区未显示)。横断面(A)、冠状位(B)，以及矢状位(C)。

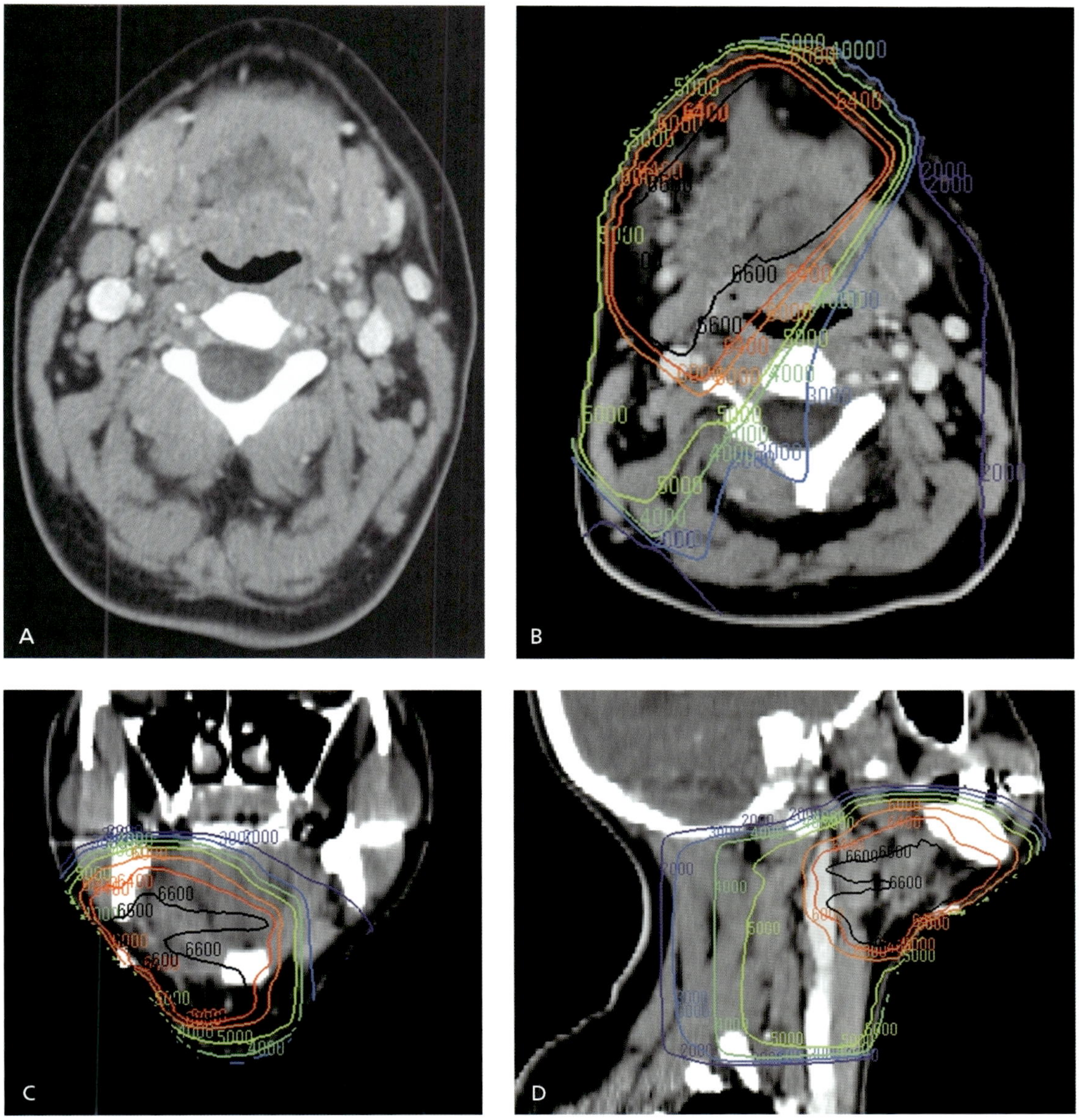

图 43.13 一例右颌下腺腺样囊性癌 T2N0 期的剂量分布。显微镜显示手术切除不完全，术前 CT(A)。三维适形放射治疗，3 个野(1 个右侧野和 2 个左斜野)：原发肿瘤和Ⅰ~Ⅲ区淋巴结 25×2Gy 每周 5 次，推量 8×2Gy；横位(B)、冠状位(C)和前后位(D)断面。对侧下颌下腺平均剂量为 27Gy。

巴结切除后需行术后放射治疗。

对于手术切除后接受术后放疗的患者，如果切缘阴性则放射剂量为 60Gy，如果切缘显微镜下阳性的则为 66Gy。如果肉眼有残余灶或单纯放疗则推荐剂量为 70Gy，每次 2Gy。

治疗结果

手术或手术联合术后放射治疗

表 43.6 到表 43.8 列出了文献报道的几组大唾液腺和小唾液腺癌的局部控制率以及 5 年和 10 年生存率，治疗采用手术、放疗和联合治疗。唾液腺肿瘤一般生长缓慢，延长手术放疗间隔预计不会产生不利影响。在 3 项研究中，发现术后放疗延迟超过 6 周时，会降低下颌下腺癌[54](一种是小唾液腺癌[108]，另一种是腺样囊性癌[88]的局部控制率，该结果在荷兰研究中没有得到证实[24]。儿童恶性唾液腺癌(大部分为腮腺黏液表皮样癌)的预后非常好，5 年总生存率>90%[9]。大部分为单纯手术治疗，因为放射治疗有诱发恶性肿瘤的风险。

推荐长期随访，因为治疗失败可以发生在 5 年之后，小唾液腺癌尤其如此[8,21,64,65,88]。复发的肿瘤一般比治疗的小唾液腺肿瘤患者,51 例发生放疗并发症。最常见的并发症是听力减退,在 26 例患者中发生,其中 20 例因浆液性中耳炎行鼓膜切开术或行鼓膜切开置管术。个别患者发生骨坏死或暴露;但是随着放疗技术的改进以及每日多野而不再是单野照射,这种并发症在最近十年已很少见了。鼻旁窦原发肿瘤经常发生眼睛或视神经的并发症。至少 6 例发生了对侧视神经萎缩。其他眼部并发症包括干眼综合征、鼻泪管阻塞、白内障、视网膜病和眼球穿孔[108]。为了避免双侧失明,视交叉和对侧视神经的剂量应低于 54Gy。当肿瘤广泛侵犯眼眶时,最好用手术方法移除眼球而不是让眼睛接受高剂量照射。放射引起的视神经损伤是剂量依赖性的。放射剂量低于 50Gy 的患者不会发生视神经病或视交叉损伤,然而接受 50~60Gy 和接受 61~78Gy 剂量照射的患者,其 10 年视神经病或视交叉损伤的概率分别为 5%和 30%[139]。

放射治疗可引起咽部肿瘤和小部分口腔肿瘤患者的永久性口干症。在已出版的最大系列研究报道 1 年口干症相关的腮腺平均剂量为 39Gy;未见阈值[140]。<25Gy 的剂量较好地达到口干症的低风险[140]。IMRT 可显著减少这种严重的晚期并发症[141,142]。对于双侧腮腺剂量超过至少 39Gy 的患者,在头颈部放射治疗期间给予氨磷汀会减少放疗后 2 年口干症发生的严重性及持续时间[143],而不会降低局部区域控制率。

治疗后复发

再程治疗通常需要额外的手术治疗,如果可行的话,对以前没有接受过放疗的患者行术后放疗(图 43.15)。对于腮腺肿瘤的再程治疗来说,保留面神经的功能并获得局部控制率比首程治疗更加困难。手术联合术后放疗可以提高局部控制率,这种组合可减少面神经的坏死。在一些特定的组织学亚型(如腺样囊性癌)局部复发性的再程治疗可延长生存。如果复发肿瘤长期生存可能性很高,就有积极地局部治疗的指征。如果初始分期为 T1/2,综合治疗可使复发的小唾液腺肿瘤获益[144]。

肿瘤复发也可以使用化疗。综合化疗对复发的高分级肿瘤的反应率约为 45%,中位缓解期为 7.5 个月[145]。然而考虑到复发灶有惰性进展的特点,总体化疗的反应率中等且有明显的毒性反应,强烈的细胞毒疗法仅推荐用于设计严谨的试验计划。今后,分子靶向药物可在经选择的唾液腺复发肿瘤病例进行试验。

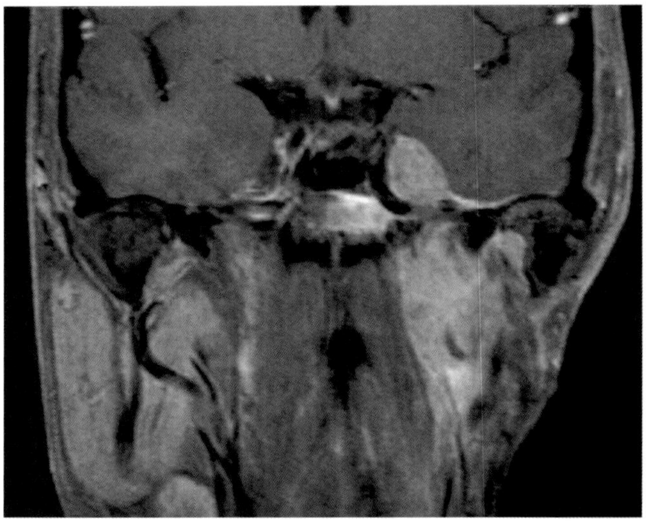

图 43.15 冠状位压脂增强 MRI 图像,显示腮腺鳞状细胞癌行腮腺全切术后复发。肿瘤位于左侧咀嚼肌间隙并沿 V3 神经扩散。肿瘤通过左侧卵圆孔的逆行扩散。(Courtesy of Dr. F. A. Pameijer, radiologist, University Medical Center, Utrecht, Netherlands.)

(薛松 译 胡漫 徐瑾 校)

部分参考文献

本章全部参考文献请登录网站:http://www.tsttpc.com/download_list.html

7. Spiro RH. Salivary neoplasms: Overview of a 35-year experience with 2,807 patients. *Head Neck Surg* 1986;8:177–184.
9. Sultan I, Rodriguez-Galindo C, Al-Sharabati S, et al. Salivary gland carcinomas in children and adolescents: a population-based study, with comparison to adult cases. *Head Neck* 2011;1476–1481.
21. Terhaard CHJ, Lubsen H, Van Der Tweel, et al. Salivary gland carcinoma: independent prognostic factors for locoregional control, distant metastases, and overall survival: results of the Dutch Head and Neck Oncology Cooperative Group. *Head Neck* 2004;26:681–693.
22. Van de Poorten V, Hart A, Vauterin T, et al. Prognostic index for patients with parotid carcinoma. *Cancer* 2009;115:540–550.
24. Terhaard CHJ, Lubsen H, Rasch CRN, et al. The role of radiotherapy in the treatment of malignant salivary gland tumors. *Int J Radiat Oncol Biol Phys* 2005;61:103–111.
26. Zbären P, Schüpbach J, Nuyens M, et al. Elective neck dissection versus observation in primary parotid carcinoma. *Otolaryngol Head Neck Surg* 2005;132:387–391.
31. Régis de Brito Santos I, Kowalski LP, Cavalcante de Araujo V, et al. Multivariate analysis of risk factors for neck metastases in surgically treated parotid carcinoma. *Arch Otolaryngol Head Neck Surg* 2001;127:46–60.
38. Buchner A, Merrell PW, Carpenter WM. Relative frequency of intra-oral minor salivary gland tumors: a study of 380 cases from northern California and comparison to reports from other parts of the world. *J Oral Pathol Med* 2007;36:207–214.
39. Lee YYP, Wong KT, King AD, et al. Imaging of salivary gland tumours. *Eur J Radiol* 2008;66:419–436.
41. Colella G, Cannavale R, Flamminio F, et al. Fine-needle aspiration cytology of salivary gland lesions: a systematic review. *J Oral Maxillofac Surg* 2010;68:2146–2153.
43. Thoeny HC. Imaging of salivary gland tumours. *Cancer Imaging* 2007;7:52–62.
46. Sobin LH, Gospodarowicz MK, Wittekind C. *TNM classification of malignant tumors*, 7th ed. Hoboken, NJ: Wiley-Blackwell, 2009.
48. Leivo I. Insights into a complex group of neoplastic disease: advances in histopathologic classification and molecular pathology of salivary gland cancer. *Acta Oncol* 2006;45:662–668.
49. Seifert G, Sobin LH. The World Health Organization's histological classification of salivary gland tumors. *Cancer* 1992;70:379–385.
52. Vander Poorten VLM, Balm AJM, Hilgers FJM, et al. The development of a prognostic score for patients with parotid carcinoma. *Cancer* 1999;85:2057–2067.
54. Storey MR, Garden AS, Morrison WH, et al. Postoperative radiotherapy for malignant tumors of the submandibular gland. *Int J Radiat Oncol Biol Phys* 2001;51:952–958.
59. Garden AS, el-Naggar AK, Morrison WH, et al. Postoperative radiotherapy for malignant tumors of the parotid gland. *Int J Radiat Oncol Biol Phys* 1997;79–85.

63. Terhaard CHJ, Schroeff MP, Schie K. The prognostic role of comorbidity in salivary gland carcinoma. *Cancer* 2008;113(7)1572–1579.
66. Jaehne M, Roeser K, Jaekel T, et al. Clinical and immunohistologic typing of salivary duct carcinoma. A report of 50 cases. *Cancer* 2005;103:2526–2533.
78. Mendenhall WM, Morris CG, Amdur RJ, et al. Radiotherapy alone or combined with surgery for salivary gland carcinoma. *Cancer* 2005;103:2544–2550.
79. Bjørndal K, Krogdahl A, Therkildsen MH, et al. Salivary gland carcinoma in Denmark 1990–2005: outcome and prognostic factors. Results of the Danish Head and Neck Cancer Group (DAHANCA). *Oral Oncol* 2012;48:179–185.
91. Chen AM, Granchi PJ, Garcia J, et al. Local-regional recurrence after surgery without postoperative irradiation for carcinomas of the major salivary glands: implications for adjuvant therapy. *Int J Radiat Oncol Biol Phys* 2007;67:982–987.
94. Armstrong JG, Harrison LB, Spiro RH, et al. Malignant tumors of major salivary gland origin. *Arch Otolaryngol Head Neck Surg* 1990;116:290–293.
96. Chen AM, Garcia J, Lee NY, et al. Patterns of nodal relapse after surgery and postoperative radiation therapy for carcinomas of the major and minor salivary glands: what is the role of elective neck irradiation? *Int J Radiat Oncol Biol Phys* 2007;67:988–994.
101. Laramore GE, Krall JM, Griffin TW, et al. Neutron versus photon irradiation for unresectable salivary gland tumors: final report of an RTOG-MRC randomized clinical trial. *Int J Radiat Oncol Biol Phys* 1993;27:235–240.
105. Ferlito A, Pellitteri PK, Robbins T, et al. Management of the neck in cancer of the major salivary glands, thyroid and parathyroid glands. *Acta Otolaryngol* 2002;122:673–678.
110. Dawson AK, Orr JA. Long-term results of local excision and radiotherapy in pleomorphic adenoma of the parotid. *Int J Radiat Oncol Biol Phys* 1985;11:451–455.
115. Nutting CM, Rowbottom CG, Cosgrove VP, et al. Optimisation of radiotherapy for carcinoma of the parotid gland: a comparison of conventional, three-dimensional conformal, and intensity-modulated techniques. *Radiother Oncol* 2001;60:163–172.
120. Jereczek-Fossa BA, Rondi E, Zarowski A, et al. Prospective study on the dose distribution to the acoustic structures during postoperative 3D conformal radiotherapy for parotid tumors. *Strahlenther Onkol* 2011;187:350–356.
121. Bragg CM, Conway J, Robinson MH. The role of intensity-modulated radiotherapy in the treatment of parotid tumors. *Int J Radiat Oncol Biol Phys* 2002;52:729–738.
125. Pan CC, Eisbruch A, Lee JS, et al. Prospective study of inner ear radiation dose and hearing loss in head-and-neck cancer patients. *Int J Radiat Oncol Biol Phys* 2005;61:1393–1402.
128. Chen AM, Bucci MK, Quivey JM, et al. Long-term outcome of patients treated by radiation therapy alone for salivary gland carcinomas. *Int J Radiat Oncol Biol Phys* 2006;66:1044–1050.
130. Douglas JG, Goodkind R, Laramore GE. Gamma knife stereotactic radiosurgery for salivary gland neoplasms with base of skull invasion following neutron radiotherapy. *Head Neck* 2008;30:492–496.
133. Laurie SA, Ho AL, Fury MG, et al., Systemic therapy in the management of metastatic or locally recurrent adenoid cystic carcinoma of the salivary glands: a systematic review. *Lancet Oncol* 2011;12:815–824.
136. Stenner M, Klussmann JP. Current update on established and novel biomarkers in salivary gland carcinoma pathology and the molecular pathways involved. *Eur Arch Otorhinolaryngol* 2009;266:333–341.
138. Jaspers HCJ, Verbist BM, Schoffelen R, et al. Androgen receptor-positive salivary duct carcinoma: a disease entity with promising new treatment options. *J Clin Oncol* 2011;16:473–476.

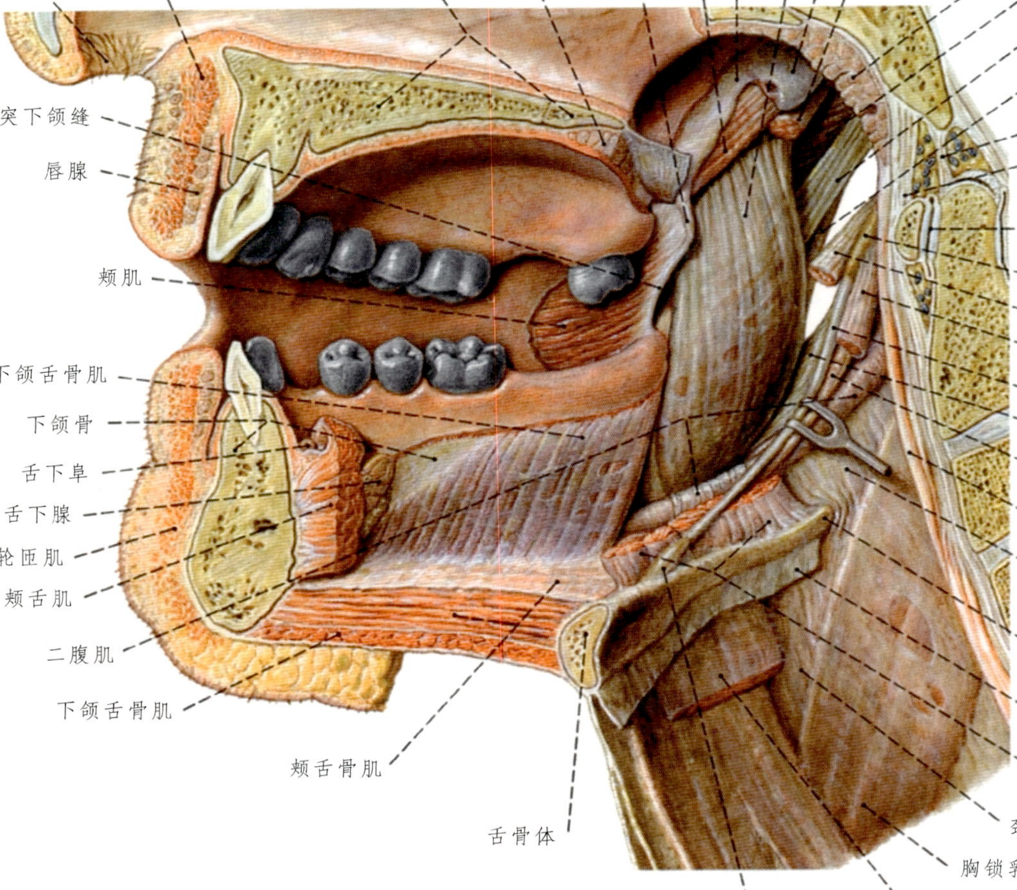

图 44.2 口腔矢状位解剖示意图。(From Putz and Pabst. *Sobotta atlas of human anatomy*, 14th ed. 2008, Elsevier GmbH, Urban & Fischer, Munich, with permission.)

流行病学

口腔肿瘤约占所有头颈部肿瘤的 30%，流行病学调查显示其发生与特定的环境因素显著相关，尤其是与吸烟和饮酒的关系。口腔癌在世界各国的发病率有很大的差异。国际癌症研究机构数据显示，在 2008 年，发达国家经年龄标准化后口腔癌发病率是 6.9/100 000，发展中国家年龄调整后口腔癌的发病率是 4.6/100 000[7]。在欧洲西部和美国，年龄调整后的男性口腔癌发病率约为 7.0/100 000[7]，女性发病率约为男性的一半。在拉丁美洲地区，男性和女性口腔癌发病率都很高，该地区男性发病率为 24.0/100 000，女性为 12.0/100 000[7]。在亚洲中部和欧洲东部，男性口腔癌的发病率也是世界上较高的，分别为 9.4/100 000 和 9.1/100 000。口腔癌发病率最低的地方在非洲中部和亚洲东部[7]。

吸烟和口腔癌之间存在显著的因果关系。对于 80%~90%口腔癌患者来说，吸烟是一个独立的危险因素[9-11]。吸烟者患口腔癌、口咽癌的风险为不吸烟者的 5~25 倍[12]。停止吸烟可以降低患口腔癌的风险。停止吸烟 1~9 年，风险降低 30%；停止吸烟 9 年以上，风险降低 50%[11]。在印度，人们有咀嚼卷着酸橙和烟草的槟榔叶(当地叫“咀嚼提神物”)的习惯，因为其增加了致癌物暴露于口腔黏膜的时间，是导致口腔癌的主要原因[13,14]。在印度的某些地区特殊的“反刍烟”习惯(人

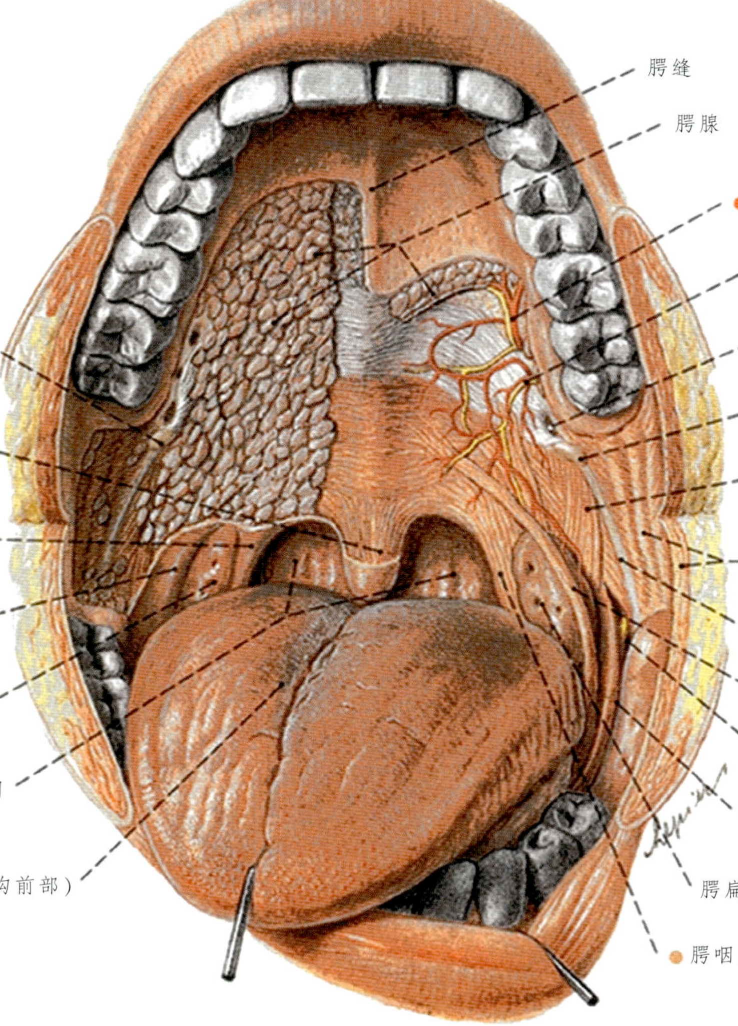

图 44.3　口腔局部解剖示意图。(From Putz and Pabst. *Sobotta atlas of human anatomy*, 14th ed. 2008, Elsevier GmbH, Urban & Fischer, Munich, with permission.)

们把烟头放在嘴里如同咀嚼口香糖)与硬腭癌的发病率上升有关[15]。饮酒和吸烟在致癌方面有协同作用[12]。国际头颈流行病学协会(INHANCE)将数据合并后分析显示,吸烟和饮酒在患头颈部癌风险中的作用大于两者相乘的效果,这在咽部和口腔癌中最为显著[16]。一项日本大型前瞻性研究提示,男性吸烟者与不吸烟者相比,口腔和咽部癌症死亡相对风险是 2.6;同时吸烟和饮酒者的死亡相对风险是 3.3[17]。

在美国,口腔是头颈部肿瘤最常见的发生部位[18]。口腔癌的发病年龄通常在 60~70 岁[5,18,19]。近期的 SEER 数据表明,在美国,口腔和咽部癌经年龄标准化的发病率(每 100 000 人),男性为 15.7,女性为 6.2[3]。尽管白人和美国黑人的口腔和咽部癌症发病率相似,美国黑人男性的癌症死亡率是 6.3/100 000,是男性白种人的将近两倍(3.1/100 000)[3]。

尽管在过去的 30 年,口腔鳞癌的发病率有下降趋势,最近的研究表明年轻人的发病率在世界范围内有上升趋势[5,19]。SEER 数据显示,11.3%的口腔癌出现在 45 岁以下患者[19]。研究机构认为,4%~6%的口腔癌目前发生在 45 岁以下的人群[19,20]。Patel 等[5]最近的一项研究显示,这个增加的趋势在白人女性中最为显著[5]。而对其危险因素的分析显示,许多年轻的患者从不吸烟和饮酒,因此推测遗传缺陷至基因的不稳定性可能是其诱发因素。早期发表的研究提示,年轻口腔癌患者的预后较差[19]。然而,最近的对照研究和国家数据库分析显示,这部分人群的预后与老年患者相似[5,19]。

紫外线照射与唇癌的发生有关。日光照射时间较长的地方,唇癌的发生率可占所有口腔癌的60%[21]。单纯疱疹病毒(HSV)和人乳头状瘤病毒(HPV)也与口腔癌的发生有关。动物模型已经证实,单纯疱疹病毒与吸烟和紫外线一样可作为协同致癌物[22,23]。HPV与口咽癌的发生有一定的关系[24,25],但是与口腔癌的相关性还不是很清楚。近50%的口咽癌患者和0%~20%的口腔癌患者HPV 16 DNA阳性[5]。一项包含17个研究的荟萃分析显示,HPV与口腔癌有较弱的相关性[26]。

某些综合征,比如Plummer-Vinson(以缺铁性贫血、咽炎、体重减轻以及吞咽困难为主要临床表现),与口腔癌的发生有一定的关系。然而,Plummer-Vinson综合征是非常罕见的,因此只有少数口腔癌由其引起。着色性干皮病、运动失调性毛细血管扩张症、布卢姆(Bloom)综合征以及范康尼(Fanconi)贫血等疾病是由于"看护"基因的缺陷导致的。据报道,由于这种缺陷导致了遗传的不稳定性,增加了第二原发恶性肿瘤(包括口腔癌)的发生率[27]。例如,一种发生于成年早期具有侵袭性的头颈部肿瘤(包括口腔癌),可见于范康尼贫血的患者[19]。相反,里-费(Li Fraumeni)综合征除外,由于"看门人(gatekeeper)"基因缺陷,抑制细胞增殖和(或)促进细胞死亡,却并未诱发口腔癌。因此,口腔癌的遗传学研究仍未最终明确[28]。

现已公认,患有口腔癌的患者有发生第二原发性癌的危险。Slaughter和Smejkal[29]于1953年描述了区域性癌变的观点,Day等[30]对此的解释是与一般人群相比头颈部癌症患者第二原发恶性肿瘤的发生率明显增高。通过对851例头颈部鳞状细胞癌的患者进行分析发现,在初始治疗后5年,19%的病例发生了头颈部第二原发癌[31]。5年发生异时性第二恶性肿瘤的概率为22%(而口腔癌患者为18%)[31]。Day和Blot[32]评估了1973—1987年21 371例口腔和咽部恶性肿瘤患者的研究继发恶性肿瘤的风险。第二肿瘤的发生率为每年3.7%,第二原发肿瘤的风险高出预期2.8倍,口腔或食管癌风险增加20倍,呼吸系统癌症风险增加4~7倍。一项荟萃分析显示,口腔癌患者发生第二原发肿瘤的概率最高,大多数发生在上消化道[33]。对一项大型组间随机化疗预防研究的分析结果表明,第二原发肿瘤的发病率主要受吸烟的影响[34]。第二原发癌在早期患者中是预后不良因素并且是导致治疗失败的最主要原因[31,35]。

分子生物学

如同Fearon和Vogelstein描述结肠癌遗传学基础的模型[36],口腔鳞状细胞癌也有一系列特异性的遗传学事件发生[37,38]。癌症演变模型描述了肿瘤发生发展的步骤:致癌基因活化、抑癌基因失活以及肿瘤发生过程的一系列基因突变。在口腔黏膜中,这一遗传学进展在组织学上是通过以下步骤实现的:正常的黏膜转变成发育异常的上皮组织,并且最终形成具有侵袭性的鳞状上皮细胞癌。支持这一模型的数据源于从正常组织到癌前病变的基因突变研究,包括染色体3p14和9p21中杂合子的丢失。此外,染色体的17p13局部突变,包括抑癌基因TP53失活是导致正常组织恶性转化的早期事件。事实上,上消化道恶性肿瘤患者的正常黏膜活检,发现通常隐匿着TP53的突变。

其他的突变发生在已知的癌症相关基因编码的蛋白质,如p16、H-ras、磷脂酰肌醇-3-激酶(PI3K)和F-box/WD重复相容蛋白7同型1(FBXW7)。最近全外显子组测序研究显示,在将近15%的肿瘤中Notch1失活突变[39]。这个基因主要与细胞生长、分化有关,编码一个细胞外域中包含许多EGF样重复序列的跨膜受体。配体激活后,Notch1的细胞内部分裂开转移到细胞核,在这里它可以诱导基因存活、分化和抵抗增殖。这种二元性似乎具有细胞类型的特异性,肿瘤类型不同,Notch1既可以促进肿瘤形成,也可以抑制肿瘤生成。目前关于Notch1失活在口腔鳞状细胞癌中的确切作用正在进行研究;但是口腔鳞状细胞癌标本中Notch1基因结构异常提示Notch1在这一类型肿瘤的作用更像是一个肿瘤抑制因子。

上述提到的突变导致细胞进程的重大改变,如生长调节、存活、分裂、组织侵入以及新生血管形成,从而发生具备相同的组织学特征的上皮细胞生物学的改变。为什么同样的环境因素,有人患肿瘤而有人却不患肿瘤,这一现象可通过对烟草致癌物导致的遗传易感性研究而得到部分解释[40]。现已明确,这种易感性与修复DNA损伤和(或)代谢烟草相关致癌物质的能力有关。除了复杂的致癌过程,致癌物代谢的多种酶需要修饰后才可能发挥增敏效应。因此,多种相互作用建立了各种特定修饰的关系[41]。

自然病程和播散模式

癌前病变

黏膜白斑

黏膜白斑和黏膜红斑是临床肉眼所见，并非病理学检查结果[28,42]。WHO 将黏膜白斑定义为不能被擦拭掉的或在临床或病理上与其他任何疾病没有共同特征的黏膜白色斑块[42](图 44.4)。黏膜白斑的形成与异常增生无关，而是最为常见的口腔癌前病变。黏膜白斑具有各种不同的临床表现，并且这些表现随时间发生变化。最初的临床特征和某些关键的病理特征包括角化过度和棘皮症。黏膜白斑最初表现为薄层灰色或灰白色的半透明斑块，可有缝隙及皱纹，而且质地软、平坦。通常黏膜白斑边界清楚，不过有时逐渐与周围正常黏膜组织融合。

均质的黏膜白斑是一种均匀一致的白色病变，通常发生于颊黏膜。这种病变是黏膜白斑最为常见的方式，并且恶变程度低。相反，高危的口腔黏膜白斑表明异常的细胞极性、核浓缩、有丝分裂增加以及核质比异常[28]。临床上这些病变表现为非均质、结节性、斑点状或疣状病变，可合并中央溃疡或侵蚀[42,43]。随访研究表明，有 1%~18%的口腔黏膜白斑发展成为口腔癌，这是一个具有恶变高风险的临床亚型[44,45]。

黏膜白斑的自然病程不同，部分可以自发消退。黏膜白斑活组织检查能够明确诊断并且排除恶变。如临床上或组织学上具有侵袭性、异常增生的黏膜白斑，应手术切除。

黏膜红斑

黏膜红斑为存在于黏膜表面慢性、红色的小片状病变，通常无症状，而且不能归因于创伤、血管或炎症性因素等引起的病变。黏膜红斑如同黏膜白斑，是一种需要除外其他红斑性口腔病变后的临床诊断[46]。不同的是，黏膜红斑较黏膜白斑有较高的恶变倾向。其发生恶变的概率在所有口腔癌前病变中最高[47]。对口腔黏膜红斑病变组织病理学检查，其中有 51%表现为浸润性癌，40%表现为原位癌，9%表现为轻或中度异常增生[47]。治疗应选择外科手术切除。

口腔黏膜下纤维化

口腔组织广泛纤维化导致明显的组织僵硬和张口受限。在早期，这些癌前病变的典型表现为“大理石样”的白色黏膜。在晚期，颊黏膜和口周围纤维束变得明显。一旦口腔黏膜纤维化到了晚期，将近 25%的病例经活检表现为除了黏膜上皮下改变外还有上皮异常增生。口腔黏膜下纤维化与食用槟榔（和或不和烟草一起）或泛马莎拉有关[12]。在印度，据估计有 5 000 000人患口腔黏膜下纤维化[12]。

口腔癌

部位

口腔(唇除外)鳞状细胞癌最常见的发病部位为舌体(图 44.5)。1970—1999 年 Texas 大学 MD 安德森癌症中心接受治疗的 3308 例口腔癌患者中，32%的病变位于舌体[28]；其次为口底；牙龈癌占口腔癌的 10%；而磨牙后三角和硬腭的鳞状细胞癌较少见。同样，颊

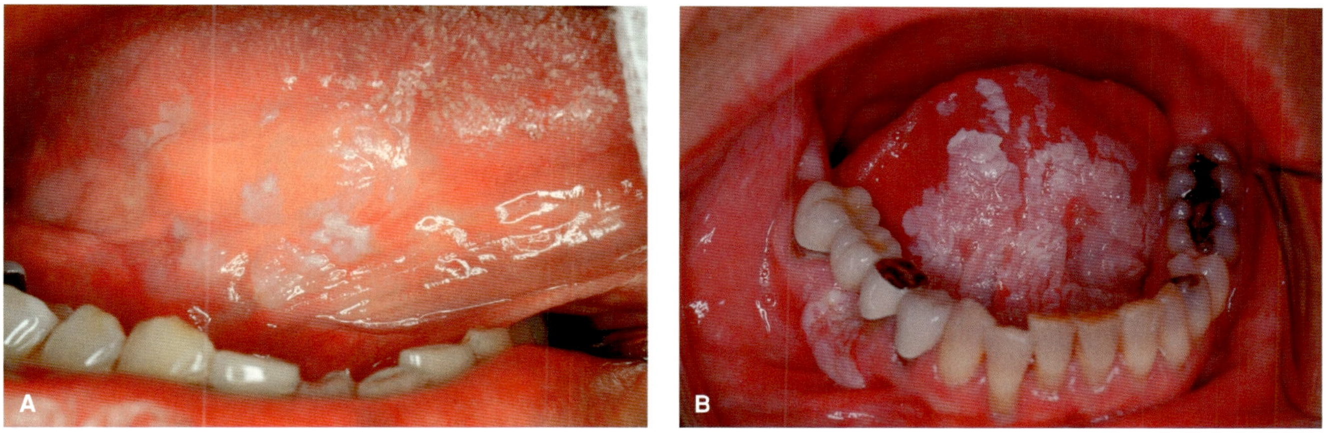

图 44.4　(A)舌侧缘和舌腹面黏膜白斑的浅表性病变。(B)广泛黏膜白斑累及舌的腹侧、口底和下齿龈。

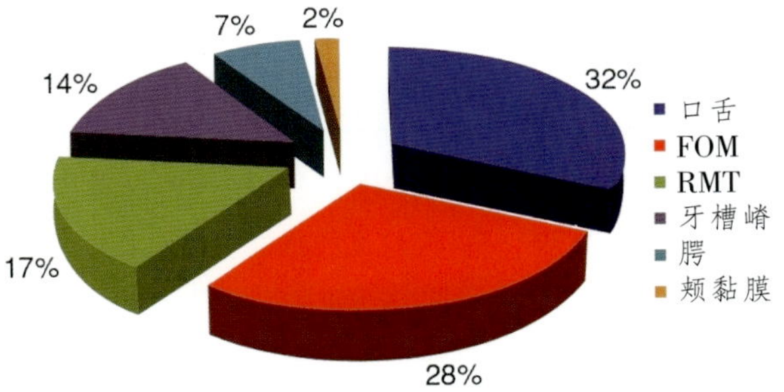

图 44.5 得克萨斯州大学医学院 MD 安德森癌症中心 1970–1999 年收治的 3308 例口腔癌中,病变部位所占比率。FOM,口底;RMT,磨牙后区三角区。(Adapted from Chen AY, Myers JN. Pathogenesis and progression of squamous cell carcinoma of the oral cavity. *Dis Mon* 2001;47:275 - 361.)

黏膜癌在美国也比较少见,但在亚洲东南地区却是最常见的口腔癌发病部位,其原因与亚洲东南地区广泛食用槟榔有关[28]。

播散模式

局部侵犯

根据自然的解剖屏障和部位,不同部位起源的口腔癌有不同的侵犯特点。如多数唇癌表现为局部生长而不侵犯口腔深层和上颌组织[48],但也不排除少数唇癌可以向深部侵犯神经、向后侵犯骨皮质并累及下牙槽神经或累及面部皮肤(图 44.6)。口底鳞状细胞癌容易侵犯舌腹侧,并可沿舌神经、颌下腺导管浸润,或直接侵犯下颌骨皮质。口底癌可以向深层浸润,侵犯口底肌肉。因为在下颌舌骨肌和舌骨舌肌之间存在一个解剖上的间隙,肿瘤可以通过这个间隙浸润到下颌下和舌下的区域。牙龈癌和磨牙后三角区的癌容易在早期发生骨侵犯。下牙龈癌容易侵犯下颌管和下牙槽神经,上牙龈癌容易侵至上颌窦和鼻腔底部。颊黏膜癌多表现为浸润性病变,容易侵犯颊肌、颊脂垫,进而侵及皮下组织。硬腭有较为致密的黏膜骨性结构,可以相对抵抗肿瘤侵犯。尽管如此,因两侧腭部在切牙窝处融合,肿瘤容易通过此处侵犯鼻腔。同时,肿瘤亦可向后侵犯,通过腭大孔侵犯翼腭窝和颅底。

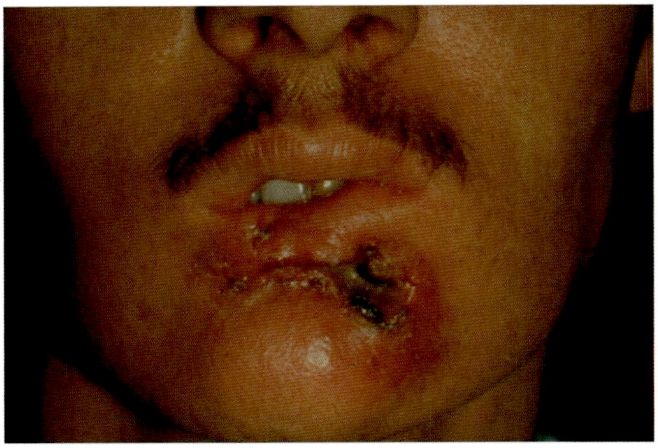

图 44.6 晚期鳞状细胞癌病变,表现为溃疡性肿物、破坏性生长,累及下唇、颊软组织和皮肤。此患者有长期咀嚼烟草的习惯。

淋巴转移

因为分期和治疗的需要, 颈部被分为 5 个分区。Ⅰ区是颏下区和颌下三角区;Ⅱ区是上颈静脉链淋巴引流区,上至颅底下至颈动脉分叉水平,前为胸骨舌骨肌后为胸锁乳突肌后缘。Ⅲ区是中颈静脉链淋巴引流区,上为颈动脉分叉下至肩胛舌骨肌,向内到胸骨舌骨肌,向后至胸锁乳突肌后缘。Ⅳ区是下颈静脉链淋巴引流区,上从肩胛舌骨肌始、下至锁骨,向后包含胸锁乳突肌缘。Ⅴ区是颈后三角淋巴引流区,上自颅底下到锁骨,前至胸锁乳突肌后缘。

口腔淋巴引流丰富,根据口腔不同部位(亚部位)起源可以较好地预测其淋巴引流途径[49](表 44.1)。上下唇的淋巴引流途径不同:上唇主要引流至耳前、腮腺周围、颏下及颌下的淋巴结区域(Ⅰ区),其次引流至颈深淋巴结区域;下唇的内侧部位主要引流至颏下淋巴结(Ⅰa 区),下唇的外侧引流至颌下三角区域(Ⅰb 区)。

Lindberg [50]的一个经典研究显示,口腔癌最常见累及上颈深淋巴引流区。口腔舌有广泛的淋巴引流,舌前部引流至颏下淋巴结,舌侧缘引流至颌下和上颈深淋巴引流区(Ⅰa/Ⅰb 区和Ⅱ区),舌后部引流至上

表 44.1 口腔不同部位起源的肿瘤发生淋巴结转移情况

	转移百分比例			
	下颌下	颏下	上颈	中颈
舌	18	9	73	18
FOM	64	7	43	0
RMT	25	0	63	12.5

FOM:口底;RMT,磨牙后三角区。

From Byers RM, Wolf PF, Ballantyne AJ. Rationale for elective modified neck dissection. *Head Neck Surg* 1988;10:160–167.

颈深二腹肌组淋巴区(Ⅱ区)。而且舌的淋巴系统还通过中线相互交叉引流，因此舌癌可以双侧颈部转移。研究还显示，一些位于舌侧缘的癌在没有Ⅰ、Ⅱ区或Ⅲ区受累的情况下直接发生Ⅳ区淋巴结转移[51]，称为跳跃性转移，提示可能存在独立的淋巴引流途径从舌直接到Ⅳ区淋巴结。

染料注射研究显示，口底部有浅表和深部淋巴引流系统[51]，浅表淋巴管在中线处相互交叉，并引流至同侧和对侧的颌下淋巴结(Ⅰ区)；深部淋巴管穿过骨膜引流至颌下淋巴结和上颈静脉淋巴结。颊黏膜淋巴引流至腮腺周围、颏下和颌下淋巴结区域(Ⅰ区)。牙龈癌淋巴引流至颏下、颌下三角、上颈深和咽后淋巴结区域，下牙龈癌较上牙龈癌更容易向颈部转移。磨牙后三角区主要引流至上颈深淋巴结区(Ⅱ区)；少部分引流至腮腺旁和咽后淋巴结区。硬腭的淋巴引流很少，主要引流至颌下(Ⅰ区)、上颈深(Ⅱ区)和咽后淋巴结区域。

发生颈部淋巴结转移的危险因素取决于原发肿瘤的大小及部位。一般而言，口腔鳞癌的患者发生颈部淋巴结转移的概率约为 30%[43]，唇癌约为 10%[43]，舌鳞癌最高。颈部淋巴结转移率根据原发病灶的大小从 15%到 75%不等[50,52]。约 25%的口腔癌患者有隐匿性的淋巴结转移，3%的患者有对侧转移[50,52]。如果原发肿瘤毗邻中线，则发生对侧淋巴结转移更为常见。早期口底肿瘤有 12%~30%会发生隐匿性淋巴结转移，发生率的高低取决于病变的浸润深度，病变较大者有将近 50%的发生率[53]。上牙龈癌有 15%~20%可以累及颈部淋巴结，其临床上颈淋巴结阴性的患者发生隐性转移的可能性为 15%~20%[50]。下牙龈癌发生颈淋巴结转移的概率比上牙龈癌高[50]。颊黏膜癌发生颈部淋巴结转移的概率为 10%~30%，临床上颈淋巴结阴性而病理上淋巴结阳性的概率为 15%。颊黏膜癌隐性淋巴结发生率与磨牙后三角区的鳞癌相似，但因病变晚期多见，因此其发生颈部区域淋巴结转移概率较高[43]。硬腭癌的淋巴结转移概率较低，约为 15%[48,54]。

远处转移

多数口腔癌以局部病变为主，并随着病变进展直到病变发展为局部晚期。15%~20%的患者可发生远处转移并最终导致死亡[43]。随着淋巴结受累程度的增加，远处转移的风险增大。另外，复发的患者远处转移的风险也较大[55]。临床检查没有颈部转移的患者治疗后很少发生远处转移。就整个头颈部癌而言，66%的远处转移发生于肺，22%发生于骨，9.5%发生于肝脏[56]。而其他部位原发肿瘤转移到口腔的情况相当少见(图 44.7)。

病理分类

口腔癌常见的病理学类型是鳞状细胞癌，但也有许多鳞状细胞癌亚型，如基底细胞样鳞状细胞癌、疣状鳞状细胞癌等。与传统鳞状细胞癌相比，基底细胞样鳞状细胞癌的预后更差。在一项回顾性研究中发现，基底细胞样鳞癌与传统的低分化鳞癌相比，诊断时晚期病变更为常见，更容易发生转移，并且总生存率低[57]。疣状癌是鳞状细胞癌中少见的类型，通常认为它的恶性度低、转移倾向低、预后好，但在老年患者中局部控制受到挑战[28]。在大多数情况下，不需要辅助放疗和选择性颈部清扫术。肉瘤样癌在口腔和喉部可被发现，这种类型的鳞状细胞癌预后差，大约存活 2 年[58]。

口腔肿瘤病理为非鳞癌的仅占全部肿瘤的不到 10%，多数是小唾液腺癌且易于发生在硬腭，其中 30%~40%是囊性腺样癌[59]。其他发生在口腔的恶性肿瘤病理类型还有腺癌、黑色素瘤、造釉细胞瘤、淋巴瘤和卡波西肉瘤(图 44.8)。约 50% 与获得性免疫缺陷综合征有关的卡波西肉瘤可以同时有口腔受累[43]。尽管多数头颈部淋巴瘤发生在韦氏环(扁桃体、舌根和鼻咽)，但仅 2%发生在口腔[60]。口腔的黑色素瘤非常少见，只占所有黑色素瘤的 0.2%~0.8%[61]。黏膜黑色素瘤通常比皮肤黑色素瘤预后差。

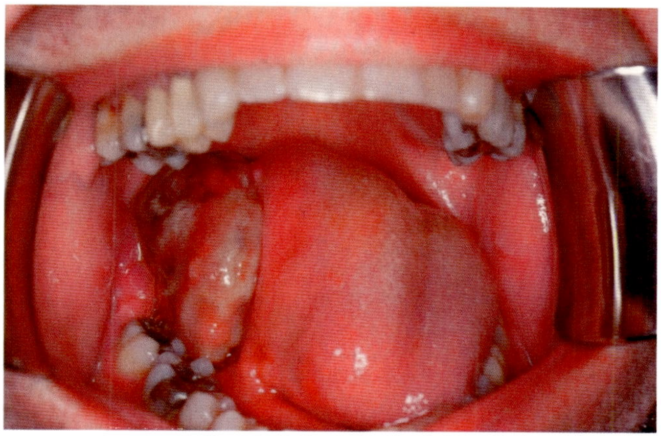

图 44.7 肾细胞癌患者发生少见的口腔转移。其病理与患者确诊的肾细胞癌一致，并有进展和出血。

淋巴结。对有经验的专家而言,应用超声结合细针穿刺技术,对于颈部肿瘤分期的精确性优于CT和MRI[62]。

PET和PET/CT在头颈部肿瘤中的应用越来越多,用以评估颈部分期、周围神经及颅骨受累、发现远处转移、肿瘤复发。已有报道指出,在评估淋巴结转移时,PET的敏感性和特异性优于CT和MRI[63,64]。PET/CT对异常病灶的解剖定位比PET更好,同时比PET更准确[65]。Liao等[66]对473例口腔鳞癌患者进行了前瞻性的研究,经病理证实后发现PET/CT诊断颈部淋巴结转移的敏感性和特异性分别为77.7%和58%。Maddipatla等[67]的前瞻性研究中,对口腔癌术后切除的552例淋巴结进行分析,发现PET/CT的阴性预测值(NPV)为97%。Pentenero等[68]报道了PET/CT诊断颈部分期的准确性为66.7%、特异性为76.9%、NPV为83.3%。尽管PET/CT提高了总的准确性,但PET/CT检测小转移灶较差,因此在临床应用上受到限制。因此,是否行颈部淋巴结清扫不能仅仅根据PET/CT的结果决定。

文献显示,PET对诊断疾病残留或复发的总体敏感性和特异性优于CT和MRI,特别是对于接受过放疗的患者[69,70]。在获取图像时,PET检测肿瘤复发或残留的准确性可能受治疗后时间的影响。建议在治疗结束后8~12周进行PET扫描,使假阴性和假阳性的风险降低最低[71-74]。

临床分期

美国AJCC已建立各种口腔癌的分期系统(表44.2)[75],唇和口腔的非上皮恶性肿瘤和黑色素瘤不适用于该分期系统。

表44.2 口腔癌分期

A			
Tis	原位癌		
T1	原发肿瘤最大径≤2cm		
T2	原发肿瘤最大径>2cm,但≤4cm		
T3	原发肿瘤最大径>4cm		
T4(唇)	肿瘤侵透骨皮质累及下齿槽神经、口底、或皮肤(颏或鼻)		
T4a(口腔)	肿瘤侵犯邻近结构(如侵透骨皮质,侵及深部肌肉/舌外肌、上颌窦或面部皮肤)		
T4b	肿瘤侵及咀嚼肌间隙、翼板或颅底和(或)包绕颈内动脉		
B			
Nx	局部淋巴结不能确定		
N0	无局部淋巴结转移		
N1	同侧单个淋巴结转移,最大径≤3cm		
N2	同侧单个淋巴结转移,最大径>3cm,但≤6cm;或同侧多个淋巴结,最大径≤6cm;或双侧或对侧淋巴结		
N2a	同侧单个淋巴结转移,最大径>3cm,但≤6cm		
N2b	同侧多个淋巴结转移,最大径≤6cm		
N2c	双侧或对侧淋巴结转移,最大径≤6cm		
N3	淋巴结最大径>6cm		
C			
0期	Tis	N0	M0
Ⅰ期	T1	N0	M0
Ⅱ期	T2	N0	M0
Ⅲ期	T3	N0	M0
	T1~3	N1	M0
ⅣA期	T4a	N0	M0
	T4a	N1	M0
	T1~4a	N2	M0
ⅣB期	任何T	N3	M0
	T4a	任何N	M0
ⅣC期	任何T	任何N	M1

治疗原则

口腔癌的治疗手段应根据分期、肿瘤大小以及相关患者因素(如治疗不良反应、身体状况、合并疾病和便利情况等)选择单一治疗手段或综合治疗。患者总体的健康和功能状况是决定手术治疗还是非手术治疗的重要因素。口腔癌的治疗应采用多学科诊疗方式。在治疗前,多学科小组相关成员(包括头颈外科、放疗科、肿瘤内科、护士、牙医、饮食专家、语音病理学、社会工作者)对患者进行评估,具有重要的价值。治疗前进行多学科讨论有助于保证治疗方案达成广泛共识,并促进学科间的协调。

手术是最常用的治疗方式。尤其是对于病变中等大小以下的患者,手术切除的时间短、有效、死亡率中等、器官功能好。对于早期不适合手术或拒绝手术的患者可以考虑放疗。对于晚期口腔癌患者通常建议综合治疗。对于病理特征为高危的患者,如果能耐受化疗，在术后同步放化疗能够进一步提高肿瘤控制率[76-78]。高危因素通常包括肿瘤包膜外侵或切缘阳性[77,79-81]。

外科治疗

对于早期口腔癌患者，外科手术治疗是最常见的治疗方式[28]。口腔癌治疗的成功取决于能否有效控制原发肿瘤和区域淋巴结引流区，因此治疗时必须考虑颈部淋巴结。临床上颈部淋巴结阴性的患者，应当进行选择性颈清扫，临床上淋巴结阳性的患者采用治疗性颈清扫。对于病理检查提示广泛淋巴结转移和（或）包膜外侵犯的患者，术后应行放疗或化疗。因为多数患者存在较高概率的颈部隐匿性转移，除了极早期的原发病变外，都主张选择性颈部治疗。

口腔的治疗

口腔癌的手术入路可以经口腔、经颈部手术，或者为了有足够的手术野暴露而需要使用下颌骨切除术。如果肿瘤累及颏神经或齿槽神经，应切除近端神经并行病理学检查。广泛的手术切除和肌肉皮瓣的移位，常导致较严重的水肿，因此常需气管切开术以维持气道通畅。

毗邻齿龈的肿瘤需要切除局部齿龈及深在部位的骨膜，如病变毗邻骨膜则应切除部分骨结构以保证一定的安全边界，这种方法被称为下颌骨槽式切除术。根据肿瘤的侵犯范围，可以切除上牙槽骨骨皮质边缘（下颌骨槽式切除术），或者采用垂直或斜切切除骨皮质内层（下颌骨矢状切除术）。当采用下颌骨槽式切除术，主张向下留出至少 1cm 厚的骨质以降低发生病理性骨折的危险。如果病变直接侵犯骨，应切除一段骨，然后行软组织和骨质的重建。

对肿瘤切除后的重建问题，小的手术缺损不需要重建，或者在第 2 次治疗时再考虑；大的手术缺损需要重建，可采用一期缝合、皮肤移植、局部皮瓣移植或其他部位的游离组织移植。重建的目标是恢复被切除组织的外形和功能。Urken 等[82]针对口腔的功能重建设计了一套系统的方法，主要是依据残留舌的大小、功能以及是否行下颌骨切除术而定。

具备一定厚度的皮肤常用作重建，主要用于小的手术缺损；大的手术缺损需要局部或区域性的皮瓣移植。小的口腔内缺损可以有效地利用腭、舌和颊黏膜皮瓣重建，但常导致一定的功能受限。口腔重建的区域皮瓣包括胸大肌皮瓣、斜方肌皮瓣和背阔肌皮瓣。显微血管外科的不断发展使得头颈部重建手术也可采用其他部位游离组织来重建口腔缺损，其缺点是技术复杂，手术时间长。在口腔经常使用的游离瓣是前臂桡侧皮瓣、大腿前外侧皮瓣、腹直肌皮瓣和腓骨侧皮瓣。

全舌切除术后缺损都适合做游离皮瓣重建；上颌骨重建常需要包含骨质和软组织的游离皮瓣，比如腓骨皮瓣、髂嵴皮瓣和肩胛骨皮瓣。重建外形的同时，通过神经的连接有可能使游离皮瓣有感觉功能，这将有助于吞咽和发音，但是很少研究明确地证实其对功能改善的作用[76,83-87]。

颈部淋巴结的治疗

对已知颈部疾病时行淋巴切除术是可行的，而且能够提供预后信息（如包膜外侵）。对于中线附近的肿瘤，不论清扫术类型如何，都建议行双侧淋巴结清扫。然而，对于单侧性的肿瘤，可以行单侧淋巴结清扫加术后双侧放疗。一般情况下，对于淋巴结转移≥6cm（N3）、包膜外侵或临床上证实有Ⅳ区或Ⅴ区淋巴结转移的患者，最常见的治疗方式是行改良的根治性淋巴结清扫术（MRND）。这包括清除Ⅰ~Ⅴ区的淋巴结（包括颏下淋巴结），如果胸锁乳突肌、颈内静脉和副神经没有受累可以予以保留。然而，MRND 可能会引起较高的死亡率，选择性淋巴结清扫多被用于淋巴结转移较少的患者[88]。选择性淋巴结清扫包括清除Ⅰ~Ⅲ区的淋巴结，由外科医生决定是否清扫Ⅳ区淋巴结。与 MRND 相比，选择性颈清扫的患者预后较好；然而，这样做可能会出现淋巴结跳跃转移[89]。

在此之前，我们已经讨论了淋巴结清扫在临床上颈部淋巴结阳性患者中的价值。然而，临床上颈部淋巴结阴性患者的如何进一步处理颈部的问题增多了。对于这类患者是否行选择性颈淋巴结清扫要视原发口腔肿瘤的侵袭情况而定，如果肿瘤浸润深度为 2~4mm 应该考虑手术治疗。有关这个问题的进一步指导由最近的两个试验提供，对肿瘤体积较小（T1~2）的口腔鳞癌患者行前哨淋巴结活检（SLNB）[90,91]。与其他类型肿瘤相似，对于颈部淋巴结，SLNB 有很好的敏感性（90%~100%）和阴性预测值（~95%），而不影响局部控制。尽管 SLNB 是一种非常有前景的方法，在北美口腔鳞癌中其尚未成为一种标准治疗。

放射治疗

一般原则

由美国国家综合癌症网络(NCCN)出版的肿瘤学实践指南建议对于早期 T1 或 T2 的病变行单一方式治疗(如手术或放疗)[92],通常优先推荐手术治疗。对于更晚期的病变,NCCN 指南推荐手术加术后辅助放疗或化疗的联合治疗方式[92]。如果将放疗作为初始治疗手段,必须考虑到许多角质化、病理分化较好的口腔癌可能会出现放疗抵抗。还有一点需要重点考虑的是,上颌骨和下颌骨的骨性结构可能会影响射线的传递。外放疗与组织间近距离放疗联合可以获得较好的预后。因此,放疗过程包括几个星期的每日治疗,然后是组织植入治疗。对于应用单一方式治疗并可以手术的患者,正常组织的放射性毒性,包括口干、牙齿和牙龈损伤、偶然发生的放射性骨坏死,使得放疗不那么受欢迎。

从历史上来看,对于唇癌、舌癌和口底癌,放射治疗是最常用的治疗方法[93,94]。早年的研究显示,在放疗过程中部分加用或全程应用近距离放射疗法,放射治疗成功率会更高[95,96]。Decroix 和 Ghossein[97]报道了 602 例舌癌患者采用镭针插植治疗或插植联合外放疗的结果,T1 和 T2 期病变治疗后原位复发或原位和颈部同时复发率分别是 14%和 22%。Royal Marsden 医院报道,对于 T1 和 T2 病变采用单独组织间插植放疗和(或)联合外放疗,其 5 年的局部控制率是 90%[98]。Pernot 等[99]报道,对于口腔癌采用近距离放射疗法和颈淋巴清扫术,T1、T2 和 T3 病变的局部控制率分别是 96%、85%和 64%,局部控制率分别是 83%、70%和 44%。回顾性研究显示,早期口腔癌采用单独近距离放射疗法或联合外放疗,其原发灶控制率为 70%~95%以上[97-100]。肿瘤侵及下颌骨或距离很近是放射治疗的禁忌,因为其降低局部控制并且增加放射性骨坏死的风险。

如同组织间近距离放疗,口腔筒照射也是一种有效的局部放疗手段,可用于口腔肿瘤的加量照射。具有经验丰富的口腔筒照射诊所已报道其结果,并与组织间近距离放射治疗进行了比较[101,102]。与单独的高剂量放疗相比,原发肿瘤这两种加量技术都有助于进一步改善治疗结果[103,104]。一般而言,外放疗联合任一加量技术都优于单独外放疗。实施过程中,放射治疗医生的技能和经验对于成功的传递能量以及组织间放疗或口腔筒照射的结果相当重要。

对于口腔癌晚期病变(T3 和 T4),无论是单独的手术还是单纯的放射治疗,其结果均不理想。多数晚期病变,单一治疗的效果都不如综合治疗[96,105,106]。辅助性放疗可以采用术前或术后放疗[101,105],虽然各有优缺点,但临床上多采用术后放疗。术前放疗最大缺点是延误了手术治疗的时间,并因术后吻合口并发症的风险,限制了放疗剂量的进一步提升。术后放疗的优点是没有手术相关的剂量限制,不延误手术的实施,同时获得了肿瘤完整的病理分期。虽然如此,术后吻合口并发症可能延误术后放疗的实施,同时与术前放疗充分氧合的情况相比,术后局部区域乏氧可降低放射治疗的敏感性。

辅助性放射治疗

虽然大多数口腔癌患者首选治疗手段为外科手术,但辅助性放疗的应用可以提高肿瘤的局部控制。Robertson 等[107]在英国进行的Ⅲ期临床研究中,包括 350 例分期为 T2~4/N0~2 的口腔癌、口咽癌患者,比较手术联合术后放疗与单独放疗的疗效。因为两组之间生存差异明显,研究提前终止。研究发现治疗完 23 个月后,手术联合放疗组的总生存率、无病生存率和局部控制率都较单纯放疗明显改善。术后放疗的适应证包括多个淋巴结转移、切缘阳性或切缘不够、包膜外受侵、周围神经受侵,T 晚期和下颌骨皮质可疑受侵。一项由 Texas 大学 MD 安德森癌症中心发起的Ⅲ期临床试验制订了具有两个或以上临床病理特点的相对预后意义[108]。该研究中的不良临床病理特点包括:①近切缘或阳性切缘;②神经受侵;③两个或以上淋巴结阳性;④最大淋巴结>3cm;⑤延迟治疗>6 周;⑥体力状态评分≥2 分。包膜外受侵是局部区域复发的独立预测因子。作者进一步指出,对高危区域加量至 63Gy 以上(1.8Gy/次)并不能改善局部区域控制。

头颈部肿瘤的快速增殖已经被充分认识。几项回顾性研究显示,术后开始实施放疗的时间延迟超过 6 周与预后降低存在相关性[109-111]。由 Ang 等[112]发起的一项多中心前瞻性研究显示,从手术完成至放疗结束的总治疗时间可能会影响最终的疾病控制。该研究指出了总治疗时间对 5 年局部区域控制的影响:患者总治疗时间<11 周时的局部区域控制率为 76%,11~13 周时为 62%,超过 13 周时为 38%。因此,该研究建议术后辅助放疗应该在术后伤口愈合后尽早进行,最佳开

始时间为术后 4~6 周。

人们对使用强化放疗分割方式以克服肿瘤细胞再增殖作为一种改善头颈部肿瘤患者预后的方法产生了浓厚的兴趣。对于接受单纯放射治疗的患者,可以考虑改变分割方式如超分割和加速分割,因为已有研究证实其提高肿瘤局部控制的可能性[113]。然而,术后放疗分割模式的改变还没有确定。Ang[112]等报道了与常规分割放疗相比,同步加量放疗可以获得较高的局部区域控制率和生存率。然而,在随后研究中,Sanguineti 等[114]的研究表明,除了术后延迟放疗的患者外,应用加速分割放疗未给患者带来获益。

临床上关注的热点是,有高危病理因素的患者采用术后放化疗疗效的评估情况。有两组随机对照研究显示,在选择性的高危患者中,术后放化疗可以提高局部控制率和无病生存率[77,80]。放化疗的作用对包膜外受侵和(或)显微镜下切缘阳性的患者来说意义重大[79,80]。

新辅助治疗

目前,口腔癌的新辅助放疗和化疗多数处于研究阶段。至少有两个随机研究采用了术前化疗。Licitra 等[115]进行的Ⅲ期研究包括 195 例 T2~4(>3cm)/N0~2 期的口腔鳞癌患者,随机分为单纯手术组和术前化疗组,化疗采用 3 周期顺铂与 5-FU。结果显示尽管两组的总生存无差异,但作者认为新辅助化疗对于提高手术切除率和减少术后辅助放疗有一定潜在的作用。Volling 等[116]进行了类似的研究,结论为新辅助化疗对总生存率无改善,但提高了无病生存率。

Mohr 等 [117] 进行了前瞻性的术前化放疗的研究。268 例 T2~4/N0~3 口腔和口咽癌患者随机分为单纯手术组和术前化放疗组,化疗采用顺铂。其结果显示术前化放疗组提高了总生存率和局部控制率,然而这种方法在国际上尚未被普遍采用。

放射技术

口腔癌传统照射技术为两野对穿照射,可采用二维或三维 CT 定位技术。在模拟定位和治疗时,患者一般采用仰卧位,同时应用口含物(对舌癌或口底癌患者)使舌远离硬腭(图 44.14),一些机构采用软木或压舌板也是基于同样的目的[92]。常采用热塑面罩固定患者头颈部。对于短颈的患者,通过让患者手拉套在脚下的紧张器使双肩尽量下移。定制头颈肩面罩对实现合适的定位也有帮助。一般而言,放疗初始照射野采

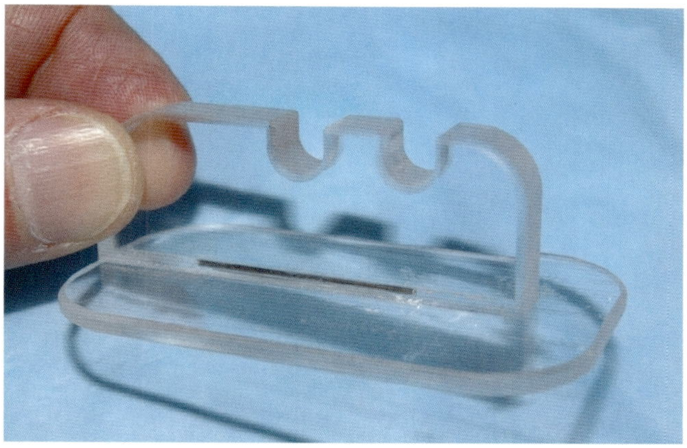

图 44.14 威斯康星大学为口腔癌患者制作的以透明合成树脂为材料的口含物。上牙或上颌齿槽 U 型形状,使舌在口含物下方。在口含物底面植入焊接线以便在模拟定位和设计照射野时能辨认舌的位置。

用双侧对穿野,照射野包括瘤床和上颈部淋巴引流区(图 44.15)。射野的上界要超出瘤床边缘外 1.5~2cm,尽可能避开部分腮腺和硬腭,但不能遗漏瘤床和需要照射的淋巴区域;射野的下界接近喉切迹、位于真声带上方。射野的后界,如不需要包括 V 区淋巴结则在椎体的 1/2 处。需要治疗的淋巴结区包含Ⅰa~Ⅰb、Ⅱ和Ⅲ区。对于颈部病变晚期或 V 区有阳性淋巴结的患者,颈后淋巴链需要照射则射野后界应在 C1 椎体棘突后缘。当脊髓受量 45Gy 左右时应缩野避开脊髓。如果患者有隐匿性颈淋巴结转移或者属于高危情况,下颈部也应照射。这种情况下,可采用半束照射技术,下颈射野的上界与对穿野下界在甲状腺上切迹处相接(图 44.16)。治疗时应使用前面的喉部挡铅,它不仅能够保护喉部不受不必要的照射,同时也能避免三野重叠处脊髓高剂量。

4~6MV 的射线能量最适合口腔癌的治疗。因头颈部侧野间距较小,^{60}Co(平均能量相当于 4MV 直线加速器发出的射线)同样适合口腔癌的放疗。当使用高能射线时,如果肿瘤侵及皮肤表面,则应使用填充物以增加表面剂量。这一点应引起重视,尤其是对淋巴结大或包膜外侵犯的患者,使用皮肤填充物非常重要,因为表面组织也必须获得足够剂量的放疗。当侧野照射时,如面部与颈部不平坦变化超过 3cm 时,应考虑使用组织补偿滤过板。所有的照射野需要每天治疗,每周连续 5 天治疗。

近几年,IMRT 在头颈部原发肿瘤治疗中应用越来越广泛。就口腔癌而言,IMRT 可以减少正常组织

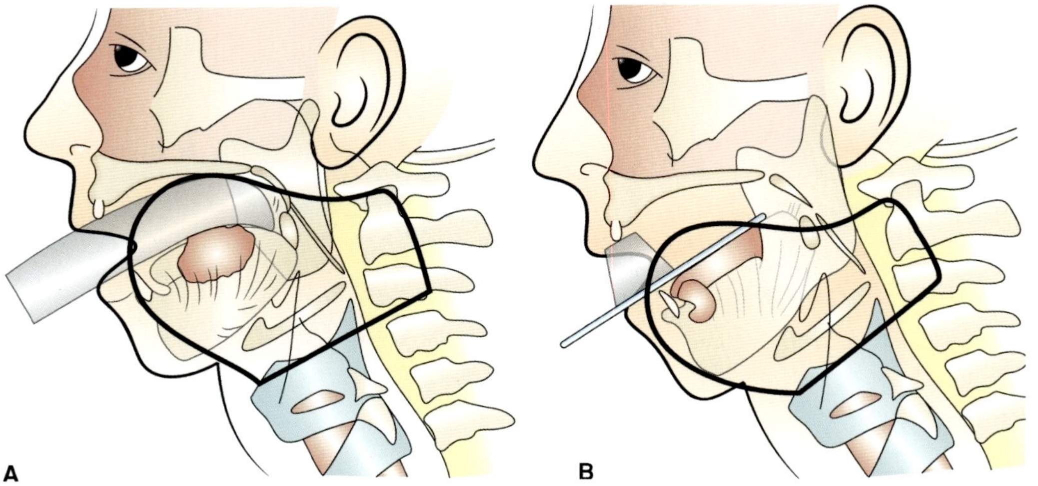

图 44.15 (A)颈部 N0 舌癌射野设计图示。(B)颈部 N0 口底癌射野设计图示。(From Million RR, Cassisi NJ, eds. Management of head and neck cancer: a multidisciplinary approach, 2nd ed. Philadelphia: Lippincott, 1994, with permission.)

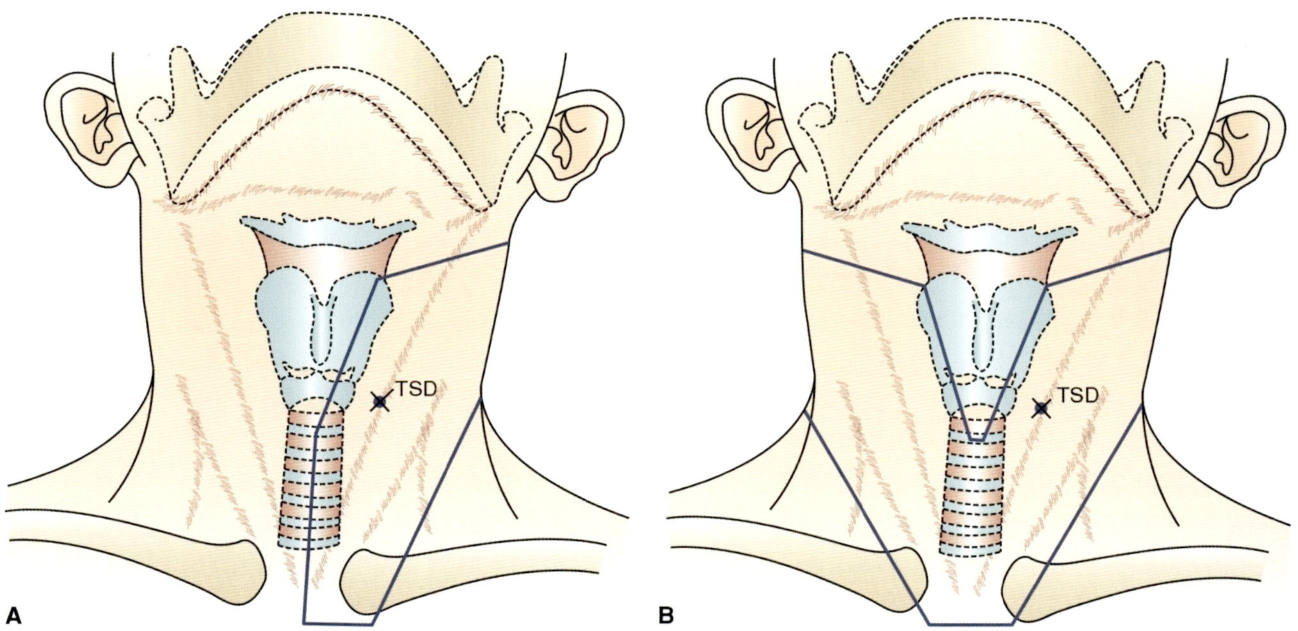

图 44.16 颈部射野图示。(A)临床颈部阴性的单侧病变。(B)选择性双颈照射。(From Million RR, Cassisi NJ, eds. *Management of head and neck cancer: a multidisciplinary approach*, 2nd ed. Philadelphia: Lippincott, 1994, with permission.)

毒性,包括大唾液腺的损伤(口干)和下颌骨损伤(放射性骨坏死)[118-120]。腮腺的剂量学研究显示,腮腺的平均剂量为 25~30Gy 与放疗后腮腺功能的改善有关[121-123]。因 IMRT 计划剂量梯度变化大,治疗成功的关键取决于治疗过程中的精确性和重复性[124,125]。

原发病灶为 T1~4、颈部淋巴结≤N2b 的患者,比较适合做 IMRT。T1~2/N0 的患者不需要做 IMRT,因为两侧的大部分腮腺可以避开对侧照射野。对于同侧颈部淋巴结阳性的患者，在不影响治疗结果的情况下,IMRT 可以限制对侧腮腺受量[126]。对于对侧颈部淋巴结转移（N2c）的患者有效地控制腮腺受量比较困难,尤其是当Ⅱ区淋巴结的上部分受累的时候。

关于靶体积勾画和 IMRT 治疗计划制定的综合讨论不在本章节进行。然而,在接下来的讨论中我们将提供一些大体原则和插图(图 44.17)。一般来说,大部分口腔癌患者需要术后放疗。在这里,高危临床靶体积(CTV1)包括瘤床(根据术前影像、体格检查和术中所见)加淋巴结累及的区域。中危临床靶体积(CTV2)包括病理淋巴结阳性的半颈；多数患者需要覆盖Ⅰ、Ⅱa~b、Ⅲ和Ⅳ淋巴结区。低危临床靶体积(CTV3)通常

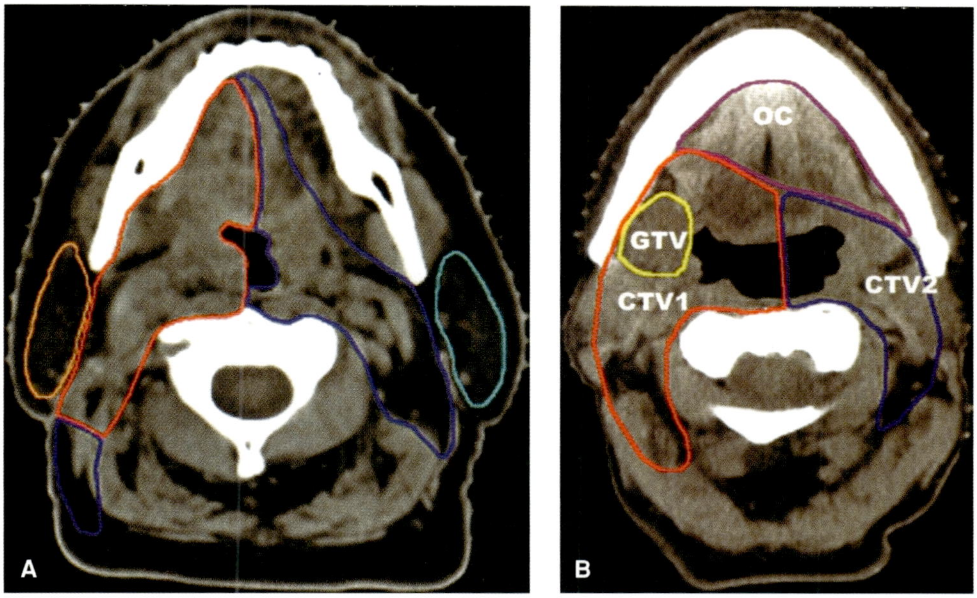

图 44.17 (A)T2/N2b 期舌癌患者接受术后调强放射治疗(IMRT)的临床靶区(CTV)。图示CTV1(红色线)、CTV2(深蓝色线),同时显示勾画的腮腺。(B)接受根治性 IMRT,T3N2b 期磨牙后三角区癌患者的 CTV 图示。大体肿瘤靶区(GTV,黄色线),CTV1(红色线),CTV2(深蓝色线),同时显示勾画的口腔(紫红色线)。(From Chao KS, Ozyigit, G, eds. *Intensity modulated radiation therapy for H&N cancer.* Philadelphia: Lippincott Williams & Wilkins, 2003, with permission.)

包括预防性治疗颈部低危转移的隐藏微病灶(如未受累的下颈部和对侧颈部淋巴引流区)。

需要注意的一点是,颈部淋巴结清扫扰乱了原有各淋巴结区的结构。区分原发肿瘤的术后瘤床区和邻近颈清扫区可能很困难。因此,建议将整个术后瘤床(原发肿瘤瘤床、颈清扫和瘢痕区)包在 CTV1 内[127]。病变为单侧时,同侧颈部通常需要治疗,当同侧颈部淋巴结分期大于 N1 时建议将对侧颈部也包括在内[127]。

与传统放疗相比,IMRT 的剂量分布适形性更好。然而,IMRT 对治疗期间摆位误差却比传统放疗更加敏感[125]。分次放疗前的影像验证和严格的固定方式可以减少摆位误差并提高治疗实施的准确性[125,128,129]。一些治疗中心,应用光学或图像引导定位系统来保证 IMRT 每日治疗的精确度[125]。断层放疗(Tomotherapy)通过螺旋式的调强放射治疗,把高度适形的靶区与诊断 CT 结合起来,因此可以施行图像引导的自适应放疗和每日的摆位验证[130,131]。锥形束 CT 和每日正交电子摄片的应用可以提高头颈癌 IMRT 每日摆位的重复性[124,125]。应用上述技术,计划靶体积(PTV)在 CTV 基础上外扩 2~5mm 即可。然而,如果不使用肩部以及头部和颈部的固定装置和每日的成像系统,则可能需要更大的边界[132]。如果扩大的 IMRT 放疗计划包括下颈部,则肩部的固定尤其重要(而在下颈前后野与上颈的 IMRT 野相匹配时则没有那么重要)[127,132-134]。

整个治疗过程中,与几个连续或序贯计划相比,一个 IMRT 计划能够提供更好的剂量适形性[135]。高危的 PTV(PTV1)的剂量为 60~66Gy,2Gy/次。如果镜下切缘阳性或包膜外侵,这个区域的剂量为 64~66Gy[120,126]。中危区域[即没有包膜外侵(ECE)或镜下切缘阴性]剂量为 60Gy。建议中危 PTV(PTV2)和低危 PTV(PTV3)分别给予剂量 60Gy 和 50~54Gy。治疗低危和中危区域的最佳单次剂量为 1.6~2.0Gy。

外照射的剂量和分割

口腔癌采用术后放疗时,在美国最常用的剂量分割是每天 1.8~2.0Gy。对于可能存在潜在原发肿瘤的术后组织,建议术后放疗剂量为 60Gy。对于切缘安全界不够、切缘镜下阳性或淋巴结包膜外侵犯,应局部再加量 4~6Gy。如果肉眼可见病变残存,应进一步手术切除或局部加量至 70Gy。对于相对低危区域(如临床上或病理上未受累的颈部)可照射 50~54Gy。

如对口腔癌实施根治性放射治疗,采用组织间插植、颏下或口腔限光筒照射进行原发病灶加量可以提高肿瘤控制,减少并发症,尤其是可减少放射性骨坏死的发生[103]。当外放疗作为唯一的治疗方式时,即使没有手术切除或联合近距离放疗的小病变,都需要分割剂量 2Gy、总量 66Gy 左右才能获得较好的肿瘤控制。对于较大的肿瘤病变,肿瘤局部控制的剂量≥70Gy,此剂量明显增加正常组织损伤。

近距离放射疗法

近距离放射疗法曾经在口腔癌的治疗中起着重

只占研究群体的很少一部分。

对于初次手术后存在高危病理特征的患者,最近已有一些研究关注同步放化疗的作用。Cooper 等[77]报道了北美的一个随机研究结果,该研究旨在比较头颈部癌可见肿瘤全切术后存在高危因素的患者单独使用放疗(60~66Gy)和使用同步放化疗(同样的放疗剂量和3周期 $100mg/m^2$ 顺铂)的疗效比较。高危因素被定义为以下任意一项:2个或2个以上淋巴结受累,淋巴结包膜外侵犯以及镜下切缘阳性。研究显示,同步放化疗组在局部控制和无病生存方面有获益,但总生存没有获益。欧洲 Bernier 等[80]进行了一项随机研究,把头颈癌术后患者随机分为基本相同的两组。入组标准是:病理T3或T4病变(除外T3N0),或任何T分期但有2个或2个以上淋巴结受累,T1~2和N0~1病变但有高危病理因素(淋巴结外浸润、阳性切缘、周围神经侵犯和癌栓)。结果同步放化疗组在局部控制、无进展生存和总生存方面均优于对照组。在随后应用汇总数据的比较分析上述两项研究,显示对于包膜外侵犯(ECE)和(或)镜下切缘阳性的患者同步放化疗的疗效显著[79]。然而,对于Ⅲ或Ⅳ期、血管癌栓、神经受侵和(或)Ⅳ和Ⅴ区淋巴结阳性的口腔癌或口咽癌建议行同步放化疗[79]。有2个或2个以上淋巴结受累而没有ECE的患者,不能从放化疗中获益。这些研究建议对于头颈部癌术后存在高危因素的患者,采用同步放化疗,不过治疗的毒副反应也会增加。

牙齿护理

开始头颈部肿瘤放疗前,需要进行仔细的口腔和牙齿检查、包括全景X线照片。如果牙齿状况差,需要拔除坏牙以尽量减少放射性骨坏死发生的风险。特别是位于放疗高剂量区内的牙齿,如果检查见合并有明显的牙周疾病、严重龋齿、脓肿形成或其他不能修复的情况,应拔除相关牙齿;另外,阻生齿、上下不对称牙以及可能妨碍下颌骨切除的牙,如果处于放疗高剂量区,均应该拔除。对于口腔卫生状况不佳的患者,位于设野边缘的牙齿也可以考虑拔除。

放疗可引起口腔的一些慢性不良反应,可以影响骨质愈合、降低外伤或口腔手术后的修复能力。因此,放疗后的一些口腔外科操作(包括拔牙)必须谨慎。放疗导致的口干可加速龋齿的发生(图44.21)。大唾液腺受到照射会改变唾液分泌的性质[48],颗粒增多,唾液pH值下降,唾液缓冲能力下降[162],这种

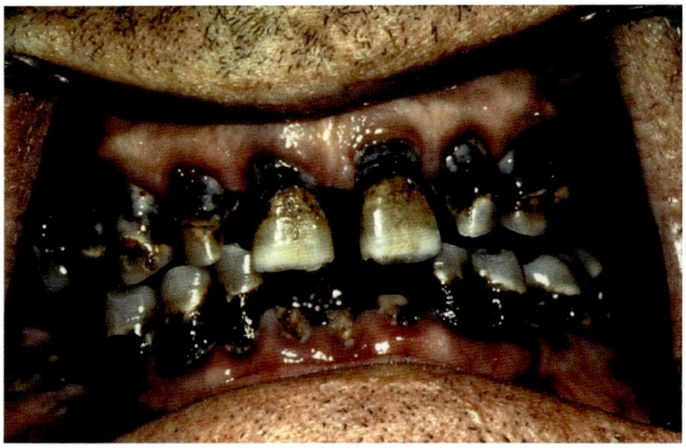

图 44.21 放疗后多年出现严重的放射性口干症,口腔卫生差,存在严重的龋齿。

口腔环境的改变使患者易患龋齿。在口腔放疗的过程中,采用一些简单的技术防护可以降低因牙齿填充材料造成的剂量热点从而形成黏膜炎的风险,改善治疗耐受性,如使用个体化模块去吸收电子散射(图44.22)。对于放疗后患者注意口腔卫生及定期复查,每日的氟化物治疗(图44.23)、牙线的应用和坚持刷牙是口腔放疗患者教育和照射后护理的重要组成部分。

预后和预测因素

口腔癌患者最重要的预后因素为是否存在颈部转移[163]。颈淋巴结转移的患者较颈淋巴结阴性的5年生存下降约50%[164],当存在多发的隐匿性淋巴结转移或淋巴结包膜外侵犯(ECE),其预后更差。在一个回顾性研究中,Myers 等[163]发现对于病理N0的患者,其5年疾病相关生存率和5年总生存率分别为88%和75%;如果患者淋巴结阳性但无ECE证据,数据分别下降到65%和50%;如果患者同时有ECE,数据将进一步下降至48%和30%。

原发病灶的一些生理病理因素提示着预后较差,包括:肿瘤厚度和侵犯深度与区域淋巴结转移直接相关[28];周围神经侵犯与颈部淋巴结转移、包膜外侵犯相关,并降低生存率[165~167]。微血管侵犯也与颈淋巴结转移显著相关[168,169],但淋巴管侵犯与颈部淋巴结转移并无直接相关性[28]。病理分级尽管对预后也有一定意义[170],但因为病理学描述差别较大,很难明确病理分级对预后价值的独立指导作用[28]。

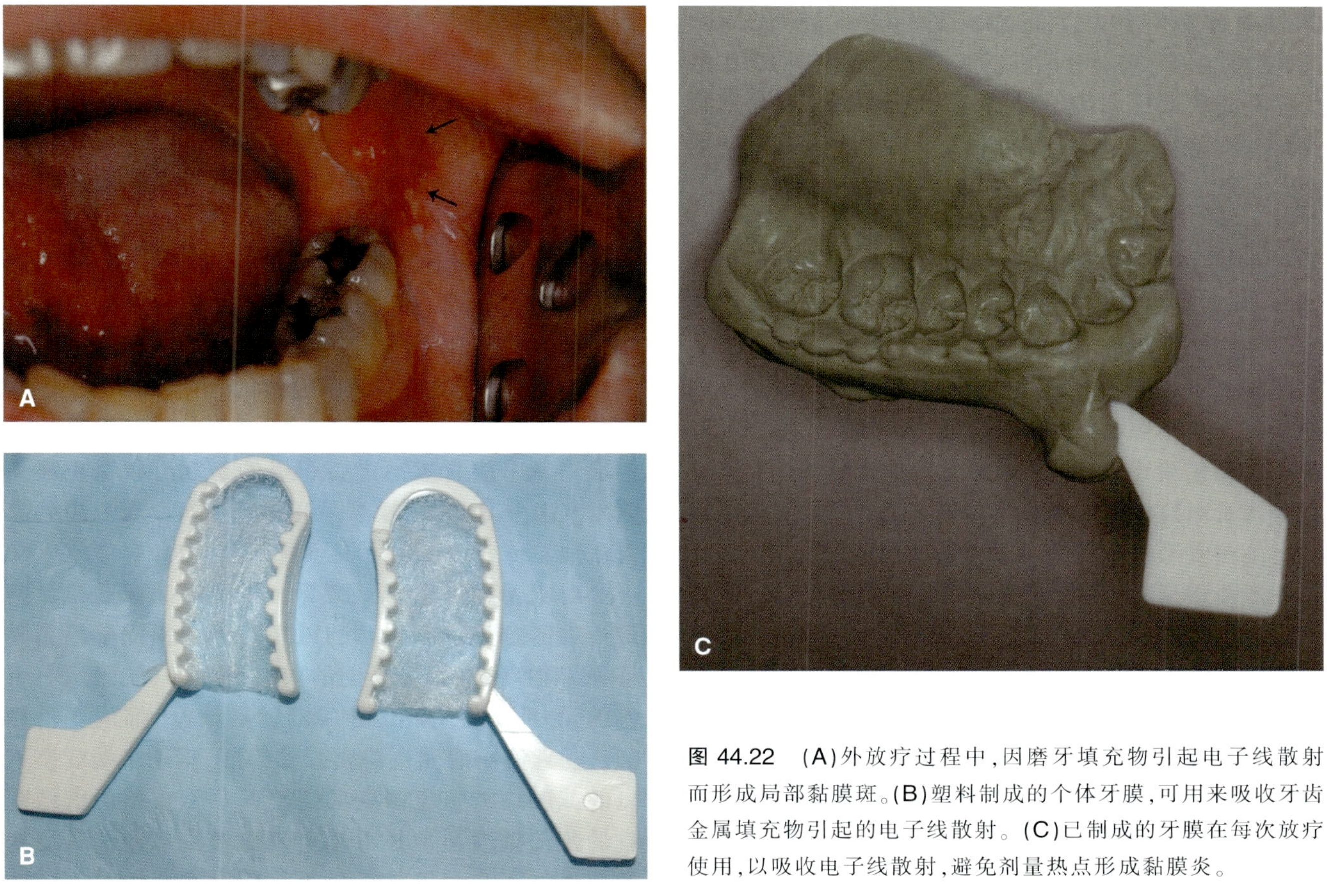

图 44.22 (A)外放疗过程中,因磨牙填充物引起电子线散射而形成局部黏膜斑。(B)塑料制成的个体牙膜,可用来吸收牙齿金属填充物引起的电子线散射。(C)已制成的牙膜在每次放疗使用,以吸收电子线散射,避免剂量热点形成黏膜炎。

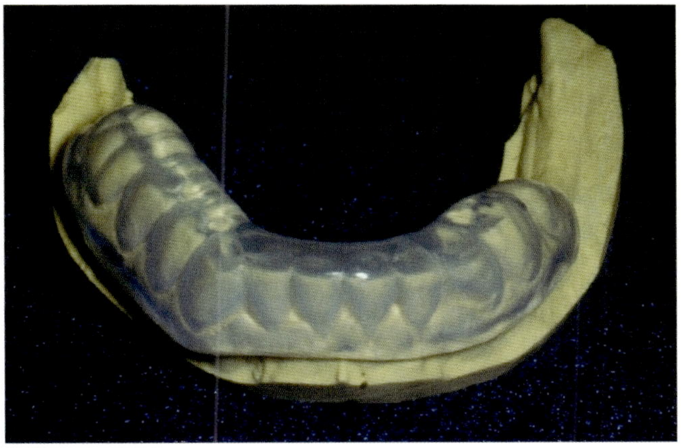

图 44.23 定制设计的氟化物材料牙套有助于每日对牙齿进行氟化物治疗。

各部位治疗与结果

唇

早期唇癌可采用外科手术或放射治疗。不过外科手术一般适合小肿瘤(<2cm)。虽然外科切除对于 T1 和 T2 的唇鳞癌局部控制效果理想，但如果没有合适的重建,口腔括约肌的功能缺损会像眼轮匝肌一样导致口腔关闭不全。因此,人们研制了许多重建方法来帮助保留口腔括约肌功能,甚至对 T3 和 T4 的病变行广泛切除后也一样。对于较大的病变,手术加术后放疗已成为标准模式。

当唇癌采用放射治疗时,靶区应包括原发肿瘤外 1.5~2cm 的正常组织。早期病变,可以使用深部 X 线(100~200keV)或者电子线。电子线的能量应根据病变的厚度选择(通常是 6~9MeV)。牙龈、牙齿和下颌骨应尽量避开，可使用口保护罩或低熔点铅块进行保护。推荐剂量为小病灶 50Gy/4.5~5 周,大病灶 60Gy/5~6 周。一些医疗中心外照射 40~50Gy 后,近距离照射局部加量,也可对小病灶单独采用近距离治疗。处理唇癌时要重点考虑其局部转移的风险。一般来说,与同样分期的其他口腔癌相比,T1 和 T2 唇癌的局部淋巴结转移风险小。对 T3、T4 唇癌推荐选择性颈清扫,但这并不表明所有的 T1 和 T2 病变都会出现淋巴结转移。一些医院对较晚期的上唇病变还采用双侧电子向后上方延伸到达翼腭窝和颅底。完全局限于一侧的磨牙后三角区的病变也可采用同侧的混合束照射或应用两野交角楔形照射技术。

颊黏膜

疣状癌在所有口腔癌中占不足5%的比例，但在颊黏膜癌中常见，预后较好，属低度恶性。就颊黏膜原发病灶而言，外科切除为首选治疗，不主张辅助性放疗。因为疣状癌很少转移，也不主张选择性颈清扫。疣状癌分类需要仔细的病理和临床检查，因为其诊断将影响后继治疗。

颊黏膜的鳞癌是口腔中特别具有侵袭性的癌。因为在头颈部，颊部的癌有多种潜在途径蔓延到邻近区域，向后可累及翼状肌，向上可累及牙龈、上颚或上颌窦。多数颊黏膜癌的患者其病变已经超出颊黏膜范围。颈部淋巴结转移的好发部位为颌下淋巴结。

手术和放疗对T1和T2的颊黏膜肿瘤的疗效相似。经口切除是首选治疗，而且最适合用于小病变。邻近牙龈的肿瘤需要切除牙龈和骨膜，累及骨膜的肿瘤在切除时需切除部分骨，直接侵犯骨的肿瘤需切除部分骨段。较大肿瘤(T3或T4)的治疗需联合手术和放疗。

肿瘤复发的处理

口腔癌复发的处理原则，主要取决于复发时病变范围、首次治疗方式、复发属局部复发还是区域复发或者两者都有。显而易见，如果复发表现为远处转移，则需要全身性的治疗；如果只是术后出现小的原位复发，可再次手术切除加或不加术后放疗。对于放疗后的患者出现病变范围广泛的局部复发，手术挽救成功的概率很低。对有些复发病例，特别是在临床设计的研究，一般认为手术挽救属姑息性或根治性的手段。对复发患者，全身治疗、再程放疗和姑息支持治疗是可供选择的其他治疗手段，其各自的风险和获益需与患者商讨后决定。

(杨佳 译 胡漫 徐瑾 校)

部分参考文献

本章全部参考文献请登录网站：http://www.tsttpc.com/download_list.html

1. Greenlee RT, et al. Cancer statistics, 2000. *CA Cancer J Clin* 2000;50(1):7–33.
2. Jemal A, et al. Cancer statistics, 2010. *CA Cancer J Clin* 2010;60(5):277–300.
3. Surveillance, Epidemiology, and End Results (SEER) Program. Research data (1973–2008), National Cancer Institute, DCCPS, Surveillance Research Program, Cancer Statistics Branch, released April 2011, based on the November 2010 submission. http://www.seer.cancer.gov.
4. American Cancer Society. *Cancer facts and figures 2010.* Atlanta: American Cancer Society. http://www.cancer.org/Research/CancerFactsFigures/cancer-facts-figures-2010
5. Patel SC, et al. Increasing incidence of oral tongue squamous cell carcinoma in young white women, age 18 to 44 years. *J Clin Oncol* 2011;29(11):1488–1494.
6. American Cancer Society. *Cancer Facts and Figures 2011.* Atlanta: American Cancer Society. http://www.cancer.org/Research/Cancer FactsFigures/cancer-facts-figures-2011
7. Jemal A, et al. Global cancer statistics. *CA Cancer J Clin* 2011;61(2):69–90.
8. Garavello W, et al. The oral cancer epidemic in central and eastern Europe. *Int J Cancer* 2010;127(1):160–171.
9. Boyle P, Macfarlane GJ, Scully C. Oral cancer: necessity for prevention strategies. *Lancet* 1993;342(8880):1129.
10. Kurumatani N, et al. Time trends in the mortality rates for tobacco- and alcohol-related cancers within the oral cavity and pharynx in Japan, 1950–94. *J Epidemiol* 1999;9(1):46–52.
11. Macfarlane GJ, et al. Alcohol, tobacco, diet and the risk of oral cancer: a pooled analysis of three case-control studies. *Eur J Cancer B Oral Oncol* 1995;31B(3):181–187.
12. Lambert R, et al. Epidemiology of cancer from the oral cavity and oropharynx. *Eur J Gastroenterol Hepatol* 2011;23(8):633–641.
13. Pande P, et al. Prognostic impact of Ets-1 overexpression in betel and tobacco related oral cancer. *Cancer Detect Prev* 2001;25(5):496–501.
14. Sharma DC. Betel quid and areca nut are carcinogenic without tobacco. *Lancet Oncol* 2003;4(10):587.
15. Reddy CR, Kumari KR. Microinvasive carcinoma of hard palate in reverse smoking females. *Indian J Cancer* 1974;11(4):386–393.
16. Hashibe M, et al. Interaction between tobacco and alcohol use and the risk of head and neck cancer: pooled analysis in the International Head and Neck Cancer Epidemiology Consortium. *Cancer Epidemiol Biomarkers Prev* 2009;18(2):541–550.
17. Ide R, et al. Cigarette smoking, alcohol drinking, and oral and pharyngeal cancer mortality in Japan. *Oral Dis* 2008;14(4):314–319.
18. Salem A. Dismissing links between HPV and aggressive tongue cancer in young patients. *Ann Oncol* 2010;21(1):13–17.
19. Goldstein DP, Irish JC. Head and neck squamous cell carcinoma in the young patient. *Curr Opin Otolaryngol Head Neck Surg* 2005;13(4):207–211.
20. Llewellyn CD, Johnson NW, Warnakulasuriya KA. Risk factors for squamous cell carcinoma of the oral cavity in young people–a comprehensive literature review. *Oral Oncol* 2001;37(5):401–418.
21. Antoniades DZ, et al. Squamous cell carcinoma of the lips in a northern Greek population. Evaluation of prognostic factors on 5-year survival rate–I. *Eur J Cancer B Oral Oncol* 1995;31B(5):333–339.
22. Burns JC, Murray BK. Conversion of herpetic lesions to malignancy by ultraviolet exposure and promoter application. *J Gen Virol* 1981;55(Pt 2):305–313.
23. Larsson PA, et al. Snuff tumorigenesis: effects of long-term snuff administration after initiation with 4-nitroquinoline-N-oxide and herpes simplex virus type 1. *J Oral Pathol Med* 1989;18(4):187–192.
24. D'Souza G, et al. Case-control study of human papillomavirus and oropharyngeal cancer. *N Engl J Med* 2007;356(19):1944–1956.
25. Fakhry C, Gillison ML. Clinical implications of human papillomavirus in head and neck cancers. *J Clin Oncol* 2006;24(17):2606–2611.
26. Hobbs CG, et al. Human papillomavirus and head and neck cancer: a systematic review and meta-analysis. *Clin Otolaryngol* 2006;31(4):259–266.
27. Prime SS, et al. A review of inherited cancer syndromes and their relevance to oral squamous cell carcinoma. *Oral Oncol* 2001;37(1):1–16.
28. Chen AY, Myers JN. Cancer of the oral cavity. *Dis Mon* 2001;47(7):275–361.
29. Slaughter DP, et al. Field cancerization in oral cavity stratified squamous epithelium: Clinical implications and multicentric origin. *Cancer* 1953;6:963–968.
30. Day GL, et al. Second cancers following oral and pharyngeal cancers: role of tobacco and alcohol. *J Natl Cancer Inst* 1994;86(2):131–137.
31. Schwartz LH, et al. Synchronous and metachronous head and neck carcinomas. *Cancer* 1994;74(7):1933–1938.
32. Day GL, Blot WJ. Second primary tumors in patients with oral cancer. *Cancer* 1992;70(1):14–19.
33. Haughey BH, et al. Meta-analysis of second malignant tumors in head and neck cancer: the case for an endoscopic screening protocol. *Ann Otol Rhinol Laryngol* 1992;101(2 Pt 1):105–112.
34. Khuri FR, et al. The impact of smoking status, disease stage, and index tumor site on second primary tumor incidence and tumor recurrence in the head and neck retinoid chemoprevention trial. *Cancer Epidemiol Biomarkers Prev* 2001;10(8):823–829.
35. Lippman SM, Hong WK. Second malignant tumors in head and neck squamous cell carcinoma: the overshadowing threat for patients with early-stage disease. *Int J Radiat Oncol Biol Phys* 1989;17(3):691–694.
36. Fearon ER, Vogelstein B. A genetic model for colorectal tumorigenesis. *Cell* 1990;61(5):759–767.
37. Califano J, et al. Genetic progression model for head and neck cancer: implications for field cancerization. *Cancer Res* 1996;56(11):2488–2492.
38. Shavers VL, et al. Racial/ethnic patterns of care for cancers of the oral cavity, pharynx, larynx, sinuses, and salivary glands. *Cancer Metastasis Rev* 2003;22(1):25–38.
39. Agrawal N, Frederick FM, Pickering CR, et al. Exome sequencing of head and neck squamous cell carcinomas reveals inactivating mutations in *NOTCH1*. *Science* 2011;333(6046)1154–1157.
40. Lentsch EJ, Myers JN. *Cancer of the head and neck,* 4th ed. Philadelphia: WB Saunders and Company, 2004.
41. Ho T, Wei Q, Sturgis EM. Epidemiology of carcinogen metabolism genes and risk of squamous cell carcinoma of the head and neck. *Head Neck* 2007;29(7):682–699.
42. Monteil RA. [Oral leukoplakia: clinical or histologic entity?]. *Ann Pathol* 1983;3(3):257–261.
43. Myers E. *Cancer of the head and neck,* 4th ed. Philadelphia: Saunders, 2003.
44. Kannan S, et al. Ultrastructural variations and assessment of malignant transformation risk in oral leukoplakia. *Pathol Res Pract* 1993;189(10):1169–1180.

45. Reibel J. Prognosis of oral pre-malignant lesions: significance of clinical, histopathological, and molecular biological characteristics. *Crit Rev Oral Biol Med* 2003; 14(1):47–62.
46. Shafer WG, Waldron CA. Erythroplakia of the oral cavity. *Cancer* 1975;36(3): 1021–1028.
47. Reichart PA, Philipsen HP. Oral erythroplakia–a review. *Oral Oncol* 2005;41 (6):551–561.
48. Wang C. *Radiation therapy for head and neck neoplasms*, 3rd ed. New York: Wiley-Liss, 1997.
49. Byers RM, Wolf PF, Ballantyne AJ. Rationale for elective modified neck dissection. *Head Neck Surg* 1988;10(3):160–167.
50. Lindberg R. Distribution of cervical lymph node metastases from squamous cell carcinoma of the upper respiratory and digestive tracts. *Cancer* 1972;29(6): 1446–1449.
51. Byers RM, et al. Frequency and therapeutic implications of "skip metastases" in the neck from squamous carcinoma of the oral tongue. *Head Neck* 1997; 19(1):14–19.
52. Strong EW. Carcinoma of the tongue. *Otolaryngol Clin North Am* 1979;12(1): 107–114.
53. Spiro RH, et al. Predictive value of tumor thickness in squamous carcinoma confined to the tongue and floor of the mouth. *Am J Surg* 1986;152(4):345–350.
54. Shear M, Hawkins DM, Farr HW. The prediction of lymph node metastases from oral squamous carcinoma. *Cancer* 1976;37(4):1901–1907.
55. Merino OR, Lindberg RD, Fletcher GH. An analysis of distant metastases from squamous cell carcinoma of the upper respiratory and digestive tracts. *Cancer* 1977;40(1):145–151.
56. Ferlito A, et al. Incidence and sites of distant metastases from head and neck cancer. *ORL J Otorhinolaryngol Relat Spec* 2001;63(4):202–207.
57. Winzenburg SM, et al. Basaloid squamous carcinoma: a clinical comparison of two histologic types with poorly differentiated squamous cell carcinoma. *Otolaryngol Head Neck Surg* 1998;119(5):471–475.
58. Ellis GL, Corio RL. Spindle cell carcinoma of the oral cavity. A clinicopathologic assessment of fifty-nine cases. *Oral Surg Oral Med Oral Pathol* 1980;50(6): 523–533.
59. Weber RS, et al. Minor salivary gland tumors of the lip and buccal mucosa. *Laryngoscope* 1989;99(1):6–9.
60. Freeman C, Berg JW, Cutler SJ. Occurrence and prognosis of extranodal lymphomas. *Cancer* 1972;29(1):252–260.
61. Smyth AG, et al. Malignant melanoma of the oral cavity–an increasing clinical diagnosis? *Br J Oral Maxillofac Surg* 1993;31(4):230–235.
62. van den Brekel MW, et al. Modern imaging techniques and ultrasound-guided aspiration cytology for the assessment of neck node metastases: a prospective comparative study. *Eur Arch Otorhinolaryngol* 1993;250(1):11–17.
63. Adams S, et al. Prospective comparison of 18F-FDG PET with conventional imaging modalities (CT, MRI, US) in lymph node staging of head and neck cancer. *Eur J Nucl Med* 1998;25(9):1255–1260.
64. Kim SY, et al. Utility of FDG PET in patients with squamous cell carcinomas of the oral cavity. *Eur J Surg Oncol* 2008;34(2):208–215.
65. Schoder H, et al. Head and neck cancer: clinical usefulness and accuracy of PET/CT image fusion. *Radiology* 2004;231(1):65–72.
66. Liao CT, et al. PET and PET/CT of the neck lymph nodes improves risk prediction in patients with squamous cell carcinoma of the oral cavity. *J Nucl Med* 2011;52(2):180–187.
67. Maddipatla S, Madero-Visbal RA, Graves T, et al. Preoperative staging of oral cavity carcinoma with FDG-PET/CT. *J Clin Oncol* 2008;26(suppl):abstr 6044.
68. Pentenero M, et al. Accuracy of 18F-FDG-PET/CT for staging of oral squamous cell carcinoma. *Head Neck* 2008;30(11):1488–1496.
69. Anzai Y, et al. Recurrence of head and neck cancer after surgery or irradiation: prospective comparison of 2-deoxy-2-[F-18]fluoro-D-glucose PET and MR imaging diagnoses. *Radiology* 1996;200(1):135–141.
70. Farber LA, et al. Detection of recurrent head and neck squamous cell carcinomas after radiation therapy with 2-18F-fluoro-2-deoxy-D-glucose positron emission tomography. *Laryngoscope* 1999;109(6):970–975.
71. Andrade RS, et al. Posttreatment assessment of response using FDG-PET/CT for patients treated with definitive radiation therapy for head and neck cancers. *Int J Radiat Oncol Biol Phys* 2006;65(5):1315–1322.
72. Greven KM, et al. Serial positron emission tomography scans following radiation therapy of patients with head and neck cancer. *Head Neck* 2001;23(11):942–946.
73. Isles MG, McConkey C, Mehanna HM. A systematic review and meta-analysis of the role of positron emission tomography in the follow up of head and neck squamous cell carcinoma following radiotherapy or chemoradiotherapy. *Clin Otolaryngol* 2008;33(3):210–222.
74. Lowe VJ, et al. Surveillance for recurrent head and neck cancer using positron emission tomography. *J Clin Oncol* 2000;18(3):651–658.
75. Edge SB, Byrd DR, Compton CC, et al. American joint committee on cancer staging. Lip and oral cavity. In *AJCC cancer staging manual*. Springer: New York, 2010.
76. Aviv JE, et al. Surface sensibility of the floor of the mouth and tongue in healthy controls and in radiated patients. *Otolaryngol Head Neck Surg* 1992;107(3): 418–423.
77. Cooper JS, et al. Postoperative concurrent radiotherapy and chemotherapy for high-risk squamous-cell carcinoma of the head and neck. *N Engl J Med* 2004; 350(19):1937–1944.
78. Day TA, et al. Oral cancer treatment. *Curr Treat Options Oncol* 2003;4(1):27–41.
79. Bernier J, et al. Defining risk levels in locally advanced head and neck cancers: a comparative analysis of concurrent postoperative radiation plus chemotherapy trials of the EORTC (#22931) and RTOG (# 9501). *Head Neck* 2005;27(10):843–850.
80. Bernier J, et al. Postoperative irradiation with or without concomitant chemotherapy for locally advanced head and neck cancer. *N Engl J Med* 2004;350(19): 1945–1952.
81. Bernier J, Vermorken JB, Koch WM. Adjuvant therapy in patients with resected poor-risk head and neck cancer. *J Clin Oncol* 2006;24(17):2629–2635.
82. Urken ML, et al. A systematic approach to functional reconstruction of the oral cavity following partial and total glossectomy. *Arch Otolaryngol Head Neck Surg* 1994;120(6):589–601.
83. Urken ML. Composite free flaps in oromandibular reconstruction. Review of the literature. *Arch Otolaryngol Head Neck Surg* 1991;117(7):724–732.
84. Urken ML. Advances in head and neck reconstruction. *Laryngoscope* 2003;113 (9):1473–1476.
85. Urken ML, et al. The scapular osteofasciocutaneous flap: a 12-year experience. *Arch Otolaryngol Head Neck Surg* 2001;127(7):862–869.
86. Urken ML, et al. Microvascular free flaps in head and neck reconstruction. Report of 200 cases and review of complications. *Arch Otolaryngol Head Neck Surg* 1994;120(6):633–640.
87. Urken ML, et al. Oromandibular reconstruction using microvascular composite free flaps. Report of 71 cases and a new classification scheme for bony, soft-tissue, and neurologic defects. *Arch Otolaryngol Head Neck Surg* 1991;117(7):733–744.
88. Ow TJ, Myers JN. Current management of advanced resectable oral cavity squamous cell carcinoma. *Clin Exp Otorhinolaryngol* 2011;4(1):1–10.
89. Byers RM. A word of caution: the skip metastases. *Head Neck* 1995;17(4): 359–360.
90. Civantos FJ, et al. Sentinel lymph node biopsy accurately stages the regional lymph nodes for T1-T2 oral squamous cell carcinomas: results of a prospective multi-institutional trial. *J Clin Oncol* 2010;28(8):1395–1400.
91. Ross GL, et al. Sentinel node biopsy in head and neck cancer: preliminary results of a multicenter trial. *Ann Surg Oncol* 2004;11(7):690–696.
92. Kaanders JH, et al. Devices valuable in head and neck radiotherapy. *Int J Radiat Oncol Biol Phys* 1992;23(3):639–645.
93. Harrison LB, Fass DE. Radiation therapy for oral cavity cancer. *Dent Clin North Am* 1990;34(2):205–222.
94. Nag S, et al. The American Brachytherapy Society recommendations for brachytherapy of soft tissue sarcomas. *Int J Radiat Oncol Biol Phys* 2001;49(4):1033–1043.
95. Fu KK, et al. Time, dose and volume factors in interstitial radium implants of carcinoma of the oral tongue. *Radiology* 1976;119(1):209–213.
96. Fu KK, et al. External and interstitial radiation therapy of carcinoma of the oral tongue. A review of 32 years' experience. *AJR Am J Roentgenol* 1976;126(1): 107–115.
97. Decroix Y, Ghossein NA. Experience of the Curie Institute in treatment of cancer of the mobile tongue: I. Treatment policies and result. *Cancer* 1981;47(3):496–502.
98. Dearnaley DP, et al. Interstitial irradiation for carcinoma of the tongue and floor of mouth: Royal Marsden Hospital Experience 1970–1986. *Radiother Oncol* 1991;21(3):183–192.
99. Pernot M, et al. [Evaluation of the importance of systematic neck dissection in carcinoma of the oral cavity treated by brachytherapy alone for the primary lesion (apropos of a series of 346 patients)]. *Bull Cancer Radiother* 1995;82(3):311–317.
100. Pernot M, et al. Epidermoid carcinomas of the floor of mouth treated by exclusive irradiation: statistical study of a series of 207 cases. *Radiother Oncol* 1995; 35(3):177–185.

第 45 章 口咽癌

Joseph K. Salama, Maura L. Gillison, David M. Brizel

口咽癌的发病率呈上升趋势，这与发病率正在下降的其他部位头颈癌不同。吸烟和饮酒在典型的病因学因素中仍然起着重要作用。然而，口咽癌在非吸烟和非饮酒的人群中的发病率有了明显增加，这主要是由致癌人类乳头状瘤病毒(HPV)引起的，尤其是在男性中。尽管 HPV 相关和 HPV 不相关的恶性肿瘤都被归类于鳞状细胞癌，但这些肿瘤的生物学行为却有着明显的不同，在标准治疗下，HPV 相关肿瘤的预后较好。HPV 相关的口咽癌是一个独立的疾病，标准治疗对语言、吞咽、消化和心理健康的影响也与其他口咽癌不同，这引起了多学科的兴趣，来为 HPV 相关和 HPV 不相关的口咽癌制定不同的治疗模式。然而在目前正在进行的研究完成之前，这两种肿瘤的治疗推荐仍然是相同的。

由于口咽在语言和吞咽方面有重要功能，口咽癌的治疗能够显著影响患者的生活质量。恰当的治疗策略重点应该在于维持较高治愈率的同时最大程度地减少长期治疗带来的功能受损。早期口咽癌的治疗可根据预期结果选择单一治疗模式(单纯放疗或手术)。局部区域晚期口咽癌的治疗可根据病理学危险因素选择多种方法，包括同步放化疗或手术加术后放疗加或不加化疗。

新型手术和放疗，还有分子靶向化疗是目前临床研究的重点，目的在于最大程度地提高 HPV 相关口咽癌的治疗疗效。经口手术的发展包括激光和机器人介入治疗有可能降低并发症发生率。放疗的发展实现了在增加原发肿瘤和受累淋巴结剂量的同时降低正常组织受量，尤其降低腮腺和咽缩肌的剂量。关于更多与分子靶向药物联合治疗口咽癌的方案需要进一步研究。

流行病学

口咽癌约占头颈部鳞癌年度全球发病率的 10%。口咽癌的发病率有明显的地方差异[1]。在美国，口咽鳞癌的年发病率为 4.8/100 000[2]，这与其他发达国家的发病率相似。1988—2004 年，这一发病率增长了 28%，这主要是因为 HPV 相关口咽癌发病率增长了 225%，而 HPV 不相关口咽癌同期的发病率降低 50%[3]。口咽癌的发病率在发展中国家较低，约为 3/100 000[1]。这一增长是发达国家所特有，因为头颈癌的其他黏膜发病率在同期是降低的。推测可能的原因是 HPV 相关癌症的发病率增加了，这在后面章节将详细讨论。从全球来看，大部分口咽癌是由吸烟和(或)过度饮酒造成的。基于上述原因，口咽癌发病率一般是男性高于女性(4：1)，发病年龄通常为 60~70 岁。

HPV相关口咽癌

HPV

HPV 是循环双链 DNA 病毒，在 1983 年首先发现其与宫颈癌的发病相关[4]，随后在 1996 年被确认为具有致癌性[5]。到目前为止，已确认 HPV 有大约 150 种亚型。在病例对照研究中，根据其与宫颈癌的相关性，HPV 亚型被分为高危型和低危型[6]。HPV16 是人类肿瘤中最常见的亚型，与超过 90%的 HPV 相关口咽癌有相关性[7]。感染 HPV16 后患口咽癌的概率约增加 14 倍[8]。

HPV 基因组编码 3 种癌基因蛋白(*E5*、*E6* 和 *E7*)，还有调控基因(*E1* 和 *E2*)和衣壳蛋白基因(*L1* 和 *L2*)。成瘤主要是通过 E6 和 E7 蛋白。HPV E6 联合 E3 泛素连接酶和 E6 相关蛋白，促进泛素介导的 p53 的破坏。细胞 p53 功能缺失导致 G1/S 和 G2/M 检查点的调节异常。E7/cullin 2 复合体泛素化 Rb 蛋白可以导致 G1/S 检查点失去控制[9]。E7 在致癌早期是主要改变癌基因，E6 在后面起作用[10]。图 45.1 介绍了 HPV 影响角化细胞恶性转变的过程。尽管 E6 和 E7 癌基因蛋白

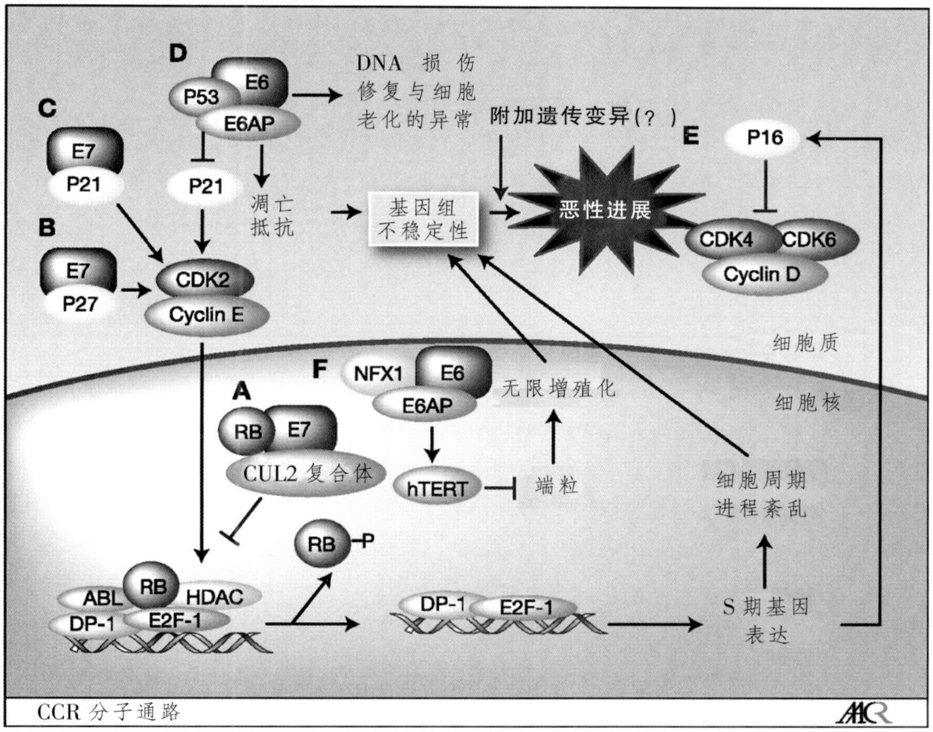

图 45.1　由 HPV 癌蛋白 E6 和 E7 引起的角化细胞恶性转化的示意图。顺时针 A：E7 泛素化和 cullin 2 泛素连接酶复合物导致 pRb 降解(23、25、56、57)；B：E7 和 $p27^{Kip1}$ 之间的相互作用导致抑制细胞周期阻滞，致癌形成(58)；C：E7 和 $p21^{Cip1}$ 之间的相互作用导致抑制细胞周期阻滞，致癌形成(31、59)；D：通过 E6 泛素化和泛素连接酶 E6AP 导致 p53 降解(19~21)；E：由于 pRb 功能失调的反馈使得 $p16^{INK4A}$ 的表达增加(42)；F：NFX1 的降解，hTERT 的转录阻遏物，通过与 E6/E6AP 关联导致 hTERT 活化和细胞永生化(60)。(From Chung CH，Gillison ML.Puman papillomavirus in head and neck cancer：its role in pathogenesis and clinical implications. *Clin Cancer Res* 2009；15 (22)：6758-6762，with permission.)

对于 HPV 相关恶性肿瘤的发展起着一定作用，但是证据尚不充分。而目前 HPV 的恶性转变的遗传事件仍不确定[11]。

有几种不同的技术用来检测口咽癌活检标本中的 HPV。HPV E6/E7 检测的金标准是使用临床标本。然而，这种方法在临床上还不能实行，因为很难检测细胞液和石蜡包埋组织中的病毒 RNA。HPV DNA 的聚合酶链式反应(PCR)技术具有较高的敏感性，但是特异性低，这是由于存在交叉污染或检出转录非活性 DNA。在肿瘤标本中，使用原位杂交(ISH)，利用寡核苷酸探针退火形成互补 HPV DNA。这项技术的优点包括在肿瘤标本上定位 DNA 和识别单一病毒复制[12]。HPV E7 介导的 Rb 抑制的结果是诱导脱甲基化，导致 $p16^{INK4A}$ 的表达，$p16^{INK4A}$ 是一个上游肿瘤抑制细胞周期蛋白依赖性激酶的抑制剂 [13]。免疫组织化学检测 $p16^{INK4A}$ 常被用来代替 HPV 检测。HPV ISH 和 $p16^{INK4A}$ IHC 的检测结果有一小部分会出现不一致（约 7%），这可能是由于患者感染非 HPV16 亚型或病毒复制数目少而 IHC 检测不到，也可能是因为 p16 阳性/HPV 阴性混合存在。

HPV相关口咽癌的临床特点

HPV 相关口咽癌男性比女性多见(3∶1)，大部分女性患者(80%)无吸烟史。HPV 相关口咽癌在白种人较其他种族好发，比 HPV 不相关口咽癌患者年轻 5~10 岁，与较高的社会经济地位有关。此外，与 HPV 不相关口咽癌相比，HPV 相关口咽癌患者多数是已婚、受过高等教育、中位收入超过$55 000(约 360 000 元)。吸食大麻也增加了 HPV 相关口咽癌的发病率[14]。与宫颈癌相似，HPV 相关口咽癌患者的患病与特定性行为有关。这包括多个阴交或口交伴侣、不经常使用安全套、发生一夜情和首次性交年龄较早[15]。HPV 与吸烟或饮酒在增加 HPV 相关口咽癌发病方面是否有协同作用上存在争议。

HPV 相关口咽癌的组织病理学特点是低分化、非角化型基底细胞样癌[16]。HPV 相关口咽癌与 HPV 不相关口咽癌的分子分型也不同。HPV 相关口咽癌 p56、p16 表达为野生型，cyclin D 扩增少见，而 HPV 不相关口咽癌则相反。吸烟史较长的 HPV 相关口咽癌患者的 TP53 突变，表皮生长因子受体(EGFR)高表达，Bcl-xL 表达，且预后与 HPV 不相关口咽癌患者相似[9]。

HPV相关口咽癌对标准治疗的反应

HPV 相关口咽癌患者比 HPV 不相关口咽癌患者的预后要好[17,18]。肿瘤放射治疗组(RTOG)0129 一项随机研究的再分析中，对比顺铂联合加速分割放疗或常规分割放疗，HPV状态与预后的提高独立相关。HPV阳性患者的3年总生存为82%，HPV阴性患者为54%。调整年龄、肿瘤分期、淋巴结分期、治疗方式、是否吸烟后，HPV状态是提高生存的独立预测因素(HR=0.42，95% CI为0.27~0.66)。此外，局部区域进展(13.6%对24.8%)和无进展生存(71.8%对50.4%)在HPV阳性患者中显著改善。其他大型合作组的研究结果也跟此研究相似[18,19]。我们应该认识到HPV的预后意义是独立于放化疗治疗的，并且适用于单独的放射治疗[20]，见表45.1。事实上，不论治疗方式如何(手术、放疗或化疗)，与HPV相关的肿瘤预后较好。

解剖

口咽是口腔向后方的连续部，喉和下咽位于后下方，上接鼻咽。口咽主要由三个部分组成，包括扁桃体、软腭和舌根。口咽的主要功能是吞咽和发音。

扁桃体区域包括前部和后部的扁桃体柱以及腭扁桃体。腭扁桃体是由复层角化鳞状上皮不完整覆盖的淋巴结构，位于腭舌弓和腭咽弓之间的扁桃体窝内。

舌根由舌的后1/3组成，其前面覆轮廓乳头，位于界沟前面。舌根以后下方的舌骨和会厌为界，腭舌弓的后下方，两侧为舌咽沟。舌根黏膜下为淋巴结，统称为舌扁桃体。舌会厌谷是长1cm的黏膜条带，为舌头和会厌软骨之间的过渡部分，并且被认为是舌根部的一部分。舌根的感觉神经支配通过舌咽神经(CN Ⅸ)、喉内神经(CN Ⅹ)支配舌根的一小部分。

软腭是一个纤维肌性结构，前界是硬腭，横向延伸到扁桃体前柱，在后下方形成自由边缘，以及悬雍垂。软腭是由后方的五块肌肉(腭帆张肌、腭帆提肌、腭舌肌、腭咽肌和腭垂肌)和前方的腭帆张肌扩展肌腱的腭腱膜组成。软腭的肌肉由咽丛神经支配(咽丛神经是由Ⅸ和Ⅹ脑神经的咽分支和来自颈上神经节的交感神经分支组成，除了腭帆张肌，它是被CN V_2支配)。感觉支配来自第Ⅸ脑神经。

口咽具有许多功能，包括：味觉、呼吸和语言。晚期口咽肿瘤可能会侵犯肌肉和神经，从而严重影响这些功能。成功治疗的一个主要目标是降低治疗对长期功能的影响。

播散途径

口咽癌主要播散途径为直接侵犯和淋巴结转移，血行转移较少见。口咽癌黏膜下侵犯常见，表现为隆起的红色区域，没有明显界限或溃疡。最好的验证方法是直接检查而不是通过影像学检查。

口咽癌的淋巴结转移

1938年，Rouviere[21]首先提出口咽和颈部淋巴引流，此后其他学者对该内容进行了改进[22]。颈部淋巴结分组最初是沿淋巴结链按特定解剖学区域来区分，现在参考外科解剖学标志按颈部淋巴结位置，用"分区系统"[23]进行颈部淋巴结分区(表45.2)。最近，这种分区系统法(将颈部分为Ⅰ~Ⅵ区)又做了改进，增加了亚区(Ⅰa/Ⅰb、Ⅱa/Ⅱb和Ⅴa/Ⅴb)(见表45.2)，也结合影像学标志来分区(见表45.3和图45.2)[24]。

口咽癌淋巴结转移最常见的位置是同侧Ⅱ区。淋巴结(区域)转移的概率与原发肿瘤在口咽中的大小和位置相关。转移进展具有典型的循序渐进的顺序，从上颈颈静脉链上部(Ⅰ/Ⅱ区；第一站)开始，到中颈(Ⅰ~Ⅱ区)，再向下到低一级的下颈淋巴结(Ⅳ区)。大部分的口咽癌患者中，孤立的跳跃性转移少见(0.3%)；Ⅰ区或Ⅴ区受累通常见于其他区域淋巴结有转移的情况。另外，当肿瘤侵犯或超越中线或者咽后壁时双颈淋巴结转移的概率较高。

表45.1　人乳头瘤病毒状态和生存预后的前瞻性研究

合作组	病例数	RT	诱导方案	同步	HPV+	HPV+生存	HPV-生存	*P*值
ECOG	96	70Gy	紫杉醇175mg/m²，卡铂AUC=6，2个周期	紫杉醇30mg/m²，每周	40%	95%	62%	0.005
TROG	195	70Gy	无	顺铂+/-替拉扎明	28%	94%	77%	0.007
RTOG	323	70Gy	无	顺铂100mg/m²	64%	79%	46%	0.002
DAHANCA	156	62~68Gy	无	尼莫拉唑1200mg/(m²·d)	22%	62%	26%	0.003

RT：放射治疗；HPV+：人乳头瘤状病毒阳性；HPV-：人乳头瘤状病毒阴性；ECOG：东部肿瘤协作组；AUC：ROC曲线下的面积；TROG：T跨塔斯曼放射肿瘤学组；RTOG：肿瘤放射治疗组；DAHANCA：丹麦头颈癌小组。

表 45.2　颈部淋巴结分区的解剖学界限

Ⅰ	二腹肌后缘、舌骨下界和下颌骨体上界
Ⅱ	从颅底到舌骨下水平的界限
Ⅲ	从舌骨下水平到环甲膜的界限
Ⅳ	从环甲膜到锁骨下方的界限
Ⅴ	后界为斜方肌的前缘，前界为胸锁乳突肌后缘，下界为锁骨下
Ⅵ	上界为舌骨上缘，下界为胸骨切迹，两侧为颈动脉鞘内侧缘

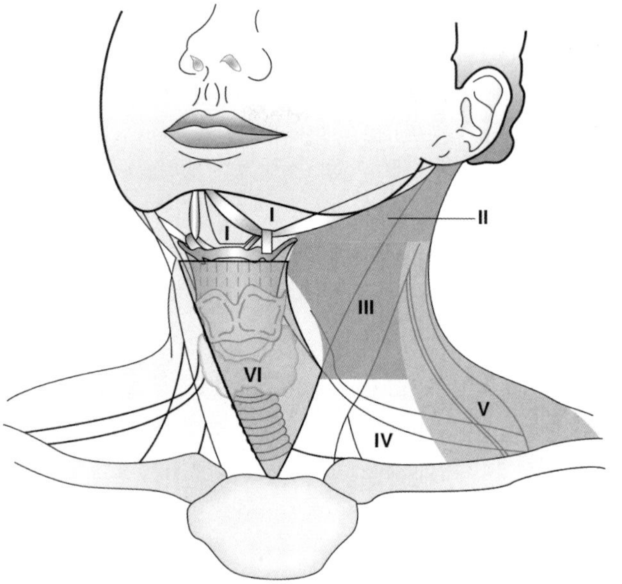

图 45.2　基于解剖边界显示颈部淋巴结位置的示意图。(Used with the permission of the American Joint Committee on Cancer (AJCC), Chicago, Illinois. The original source for this material is the *AJCC Cancer Staging Handbook*, Seventh Edition [2010] published by Springer Science and Business Media LLC, www.springerlink.com.)

了解每一个受累的口咽解剖亚区和病变范围内可能出现的隐匿性病理淋巴结转移，对现代放疗和手术计划是至关重要的。这是选择性颈淋巴结清扫和限制放疗体积的需要和准则。出版标准的勾画图谱能帮助临床医生确定合适的放疗体积以包括 N0 患者可能存在的隐匿性镜下淋巴结转移[25-27]。此外，结合隐匿性病理淋巴结转移概率进行选择性淋巴结清扫[28]。利用这些信息来确定恰当放疗体积的相关内容将在放疗靶区部分做详细讨论。颈部淋巴结转移率见表 45.4。

口咽癌的远处转移

口咽癌患者发生远处转移相对较少，约 15%的患者可在治疗过程中出现远处转移[29]。远处转移最常见的部位为肺[29]，其次为骨和肝。远处转移通常发生于局部晚期或复发的患者，随着原发肿瘤分期较晚和淋巴

表 45.3　颈部淋巴结分区的影像学分界

水平	上界	下界	前界	后界	外侧界	内侧界
Ⅰa	颏舌肌或下颌骨下缘的切线平面	与舌骨体相切的平面	颈阔肌，下颌骨前联合	舌骨体	二腹肌前腹内缘	NA
Ⅰb	下颌骨肌/颌下腺上缘	舌骨体中平面	颈阔肌，下颌骨前联合	颌下腺后缘	下颌骨下缘/内侧面	二腹肌前腹外缘，颈阔肌，皮肤
Ⅱ	C1 横突下缘	舌骨下缘	颌下腺后缘，颈内动脉前缘，二腹肌后腹后缘	胸锁乳突肌后缘	胸锁乳突肌内缘	颈内动脉内缘，头长肌
Ⅲ	舌骨下缘	环状软骨下缘	胸骨舌骨肌后外缘，胸锁乳突肌前缘	胸锁乳突肌后缘	胸锁乳突肌内缘	颈内动脉内缘，头长肌
Ⅳ	环状软骨下缘	胸锁关节上 2cm	胸锁乳突肌前缘	胸锁乳突肌后缘	胸锁乳突肌内缘	颈内动脉内缘，椎旁肌
Ⅴ	舌骨体上缘	CT 上包括颈横血管	胸锁乳突肌后缘	斜方肌前外缘	颈阔肌，皮肤	肩胛提肌，头夹肌
Ⅵ	环甲膜下缘	胸骨柄	颈阔肌，皮肤	气管食管间隙	胸锁乳突肌内缘，甲状腺，皮肤	NA
RP	颅底	舌骨上缘	咽部黏膜下筋膜	椎前肌	颈内动脉内缘	体中线

NA：无数据。CT：计算计断层扫描。

瘤的大小为T分期，T1≤2cm、2<T2≤4cm、T3>4cm。T4a为肿瘤侵犯喉、舌外肌、翼内肌、硬腭或下颌骨。T4b为口咽肿瘤侵及翼外肌、翼突内侧板、鼻咽外侧、颅底或包绕颈动脉。各个亚区肿瘤的淋巴结分期是一致的：N0表示临床上或影像学上没有淋巴结转移；N1表示同侧单个淋巴结转移且直径≤3cm；N2a表示同侧单个淋巴结转移且直径>3cm、≤6cm；N2b表示同侧多个淋巴结转移且直径≤6cm；N2c表示双侧淋巴结转移且直径≤6cm；N3表示任何大小的淋巴结转移且直径>6cm。远处转移为M1。

分期见表45.6。Ⅰ期包括T1N0，Ⅱ期包括T2N0。Ⅲ期包括T3N0~1或T1~2N1。Ⅳ期分为Ⅳa(T4aN0~2a~c、T1~3N2a~c)、Ⅳb(不可切除，包括原发肿瘤外侵广泛的T4b或淋巴结广泛转移的任何T、N3患者)、Ⅳc(远处转移的患者)。

治疗策略

保留功能器官与最小的毒性是所有口咽癌患者的治疗目标。基于AJCC分期，患者通常被分为两个不同的治疗组以帮助指导治疗决策。局限期病变(Ⅰ、Ⅱ期)为早期，Ⅲ、Ⅳ期(非转移性)病变为局部区域晚期。对所有亚区来说，对于早期肿瘤，单一的局部治疗方式(放疗或手术治疗)通常控制较好。应根据原发肿瘤的大小、局部侵犯程度和是否有其他部位受累选择局部治疗手段。较小的扁桃体肿瘤和舌根外生型肿瘤可以行手术切除。然而，手术后复发的软腭肿瘤适合放疗。对于局部晚期病变，有两种适当的治疗方式：①手术治疗，依据病理危险因素给予术后放疗加或不加化疗；②放疗，通常结合化疗。

表45.5 口咽癌TNM分期

原发肿瘤(T)	
T1	肿瘤的最大径 ≤2cm
T2	肿瘤的最大径>2cm，但≤4cm
T3	肿瘤的最大径>4cm
T4a	肿瘤侵及喉、舌的深/外部肌肉、翼内肌、硬腭或下颌骨
T4b	肿瘤侵及翼外肌、翼板、鼻咽侧壁、颅底或包绕颈动脉
区域淋巴结(N)	
N0	无区域淋巴结转移
N1	同侧单个淋巴结转移，≤3cm
N2a	同侧单个淋巴结转移，>3cm 但≤6cm
N2b	同侧多个淋巴结转移，>3cm 但≤6cm
N2c	双侧或者对侧淋巴结转移，≤6cm
N3	转移淋巴结 >6cm
远处转移(M)	
M0	无远处转移
M1	有远处转移

Used with the permission of the American Joint Committee on Cancer (AJCC), Chicago, Illinois. The original source for this material is the *AJCC Cancer Staging Handbook*, seventh edition (2010) published by Springer science and Business media LLC, www.springerlink.com.

表45.6 口咽癌分期

	T1	T2	T3	T4a	T4b
N0	Ⅰ	Ⅱ	Ⅲ	Ⅳa	Ⅳb
N1	Ⅲ	Ⅲ	Ⅲ	Ⅳa	Ⅳb
N2a~c	Ⅳa	Ⅳa	Ⅳa	Ⅳa	Ⅳb
N3	Ⅳb	Ⅳb	Ⅳb	Ⅳb	Ⅳb
M1	Ⅳc	Ⅳc	Ⅳc	Ⅳc	Ⅳc

手术技术、方法和结果

舌根癌

手术在舌根癌的治疗中作用有限。因为对于较大和(或)位于中线的肿瘤，舌近全切或全切术并发症多。肿瘤位于一侧的且颈部淋巴结转移较小时可行部分切除。由于微小淋巴结隐匿性转移的高倾向性，通常需行双侧颈淋巴结清扫。舌根肿瘤靠近喉时，如位于会厌谷，通常需要行声门上或全喉切除，以获得足够的切缘。

舌根癌的传统手术方法包括下颌骨中线切开术(分裂唇、下颌骨和舌体中线)、下颌骨外侧切开术(将下颌在下颌角附近分开并从侧面接近舌根)、口底掀开术（将内骨膜从下颌骨的一个角到另一个角掀开，使整个口底和舌体进入颈部，暴露舌根)。

扁桃体癌

对于肿瘤较小(<1cm)的早期病变且局限于前柱的扁桃体癌，行局部广泛切除可获得肿瘤足够的切缘，然而当肿瘤累及腭扁桃体则需要根治性扁桃体切除。以上两种情况均经口达扁桃体。侵及舌体、下颌骨或周围组织的较大肿瘤则需要联合切除，包括切除扁桃体、扁桃体窝、扁桃体柱及一部分软腭、舌体和下颌

骨。肿瘤不邻近下颌骨时,可以从下颌骨中线切开。肿瘤邻近下颌骨时,需要切除部分下颌骨。其缺点是需要覆盖肌皮瓣。外科手术的并发症取决于切除范围、切除部分舌体或软腭后吞咽功能受损的情况。

软腭癌

软腭肿瘤初始治疗时不建议行手术切除。即使行常规修复术,软腭切除会导致在吞咽时明显的气流进入鼻咽腔。此外,由于软腭位于中线,肿瘤容易向两侧颈部转移,需要选择性治疗。手术方式选择经口,肿瘤局限于软腭时行全层广泛局部切除。如果疾病侵犯周围组织则需要更广泛的联合切除。皮瓣或修复术用来保留腭咽闭合功能。鼻音也是一个常见的并发症。

经口手术方式

常规用于局限期扁桃体癌的经口切除手术目前逐渐作为其他口咽部肿瘤的替代方案。由于外科暴露的范围较小,这种手术方式恢复快、并发症少。近期,内镜法已被用来提高经口手术的效果。然而,经口手术由于传统方式的前瞻性数据尚少。需要更多的前瞻性研究来证实这种手术的优势,以便更好地将其与标准的治疗方式相结合。

经口激光手术

一些小样本研究报道了可喜的结果,对选择性Ⅰ~Ⅳ期行经口激光显微外科治疗的口咽肿瘤患者,加或不加颈清扫,随后给予辅助放疗或放化疗[38-40]。根据原发肿瘤的大小不同而不同,阳性切缘率的差别很大(3%~24%),这在舌根肿瘤更常见。并发症包括术后出血(5%~10%)。临时气管切开术插管相对常见(17%~30%),需要进行广泛的切除后暴露、气道控制或抽吸。据报道,该方法的局部区域控制率较高,这主要是Ⅰ/Ⅱ期患者(87%~100%),但Ⅲ/Ⅳ期的患者中,局部复发更为常见(20%~30%)。此手术后吞咽功能较好,大部分患者能正常饮食[40]。

经口机器人手术

外科医生使用计算机辅助手术通常称为机器人手术。最常见的机器人手术系统为达·芬奇手术系统,包括 3 部分手术器械, 一个由机器臂控制的双目镜,由外科医生直视下,在内镜直接或通过从患者一侧的装置插入。外科医生从与患者分开的操作台控制仪器。计算机创建了一个由双目镜提供的环境与手术器械所在的位置所组成的三维虚拟可视性操作环境。外科医生的动作被翻译成仪器的微移动。该系统的优点包括运动可缩放,可以增加精度、减少手抖和疲劳。当该系统用于经口入路时,需要有一名助手站在患者头部位置。

对于口咽部肿瘤的切除,没有前瞻性随机研究支持经口机器人手术(TORS)比传统手术更好。目前所有研究都是小样本单中心研究。支持 TORS 的学者强调其比传统经口手术的手术视野好。有些推测为,TORS 可能提高局部控制,降低急性反应。然而,这个观点目前还没有得到前瞻性的验证。前瞻性研究表明 TORS 可以安全使用,患者撕裂伤或骨折的风险低[41]。在一项研究中, 对 27 例扁桃体癌患者行 TORS 扁桃体切除术,并发症是可接受的,其中 1 例出血,2 例中等程度的牙关紧闭;1 例需要气管切开,25/27 例患者获得切缘阴性[42]。

在成熟的前瞻性多中心研究和随机数据证实之前,经口激光显微外科手术和 TORS 的真正价值仍然未知。尽管早期结果是有利的,住院时间较短,但还需要进一步的长期数据。此外,在手术技术广泛采用之前, 应仔细考量治疗方式受限的标准肿瘤学原则,以尽量减少治疗相关不良反应。

根治性术后辅助治疗

口咽癌术后,局部区域复发高危因素的病理特征包括 T 分期较晚(T3 或 T4)、淋巴血管受侵、神经受侵、切缘阳性、多个颈部淋巴结转移和包膜侵犯[43]。具备上述高危因素时术后放疗(PORT),通常联合化疗用来减少局部区域复发风险[44-46]。RTOG 73-03 研究显示, 与术前放疗相比,PORT 局部区域控制率高(70% 对 58%),但生存率无提高[47]。

口咽癌辅助放化疗

在几个随机研究中,对医学上适合的任何部位头颈癌患者比较了以顺铂为基础的化疗联合 PORT 与单纯 PORT[48-51]。所有这些研究都证实,PORT 加化疗与单纯 PORT 相比,在改善局部区域控制率和无病生存率方面有显著的统计学差异[48-50]或有显著差异的趋势[51]。此外,其中有两项研究表明对提高总生存有显著统计学差异[48,49],然而,另外两项研究报道的总生存率有所改善,但无显著统计学差异[50,51]。这些研究中的大部分为口咽癌患者 [欧洲癌症研究和治疗组织(E-

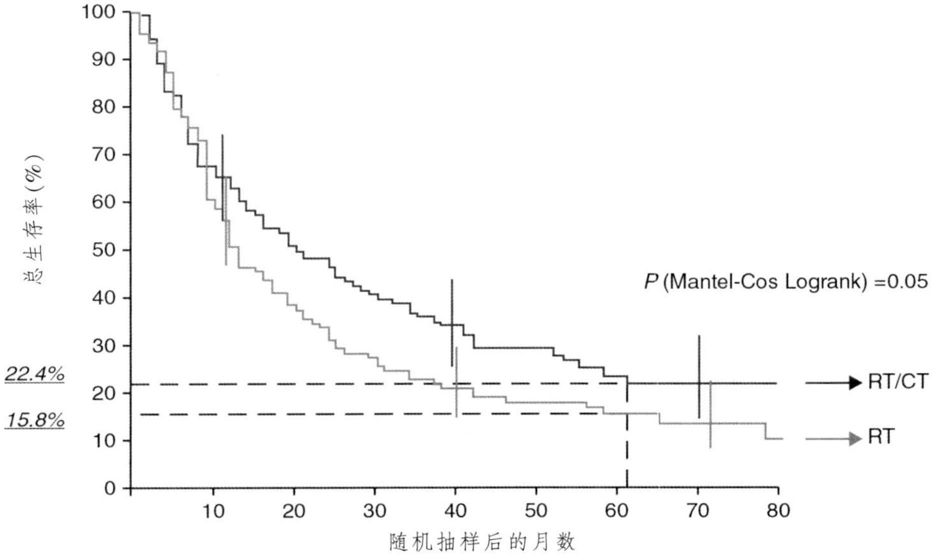

图 45.4 GORTEC 94-01 通过 Kaplan-Meier 法分析单纯放疗 (RT)或同步放化疗(RT/CT)口咽癌患者的总体生存率。(From Denis F, Garaud P, Bardet E, et al. Final results of the 94-01 French Head and Neck Oncology and Radiotherapy Group randomized trial comparing radiotherapy alone with concomitant radiochemotherapy in advanced-stage oropharynx carcinoma. *J Clin Oncol* 2004;22[1]: 69–76. Reprinted with permission. 2004 American Society of Clinical Oncology.)

缺乏、脱发、皮炎、贫血、中性粒细胞减少、声音嘶哑、Lhermitte 综合征和感染。吞咽困难可能是放化疗的口咽癌患者最难克服的急性并发症。口咽癌患者受其影响可能较喉癌和下咽癌患者小[72]。老年患者和体力状态差的患者放化疗后吞咽困难可能会更严重。肿瘤分期越晚的患者放化疗后吞咽困难改善越显著,这可能与肿瘤体积减小有关[73]。鉴于吞咽困难对营养状况的不利影响,管理建议包括早期干预与吞咽练习以加强咽部肌肉的力量。在治疗期间和治疗后应指导患者尽量吞咽大块食物,并进行锻炼以提高吞咽能力[74]。回顾性分析发现,吞咽困难与咽部肌肉或喉部结构所接受的剂量超过了特定的阈值有关,应被纳入放射治疗计划中,这将在后面进行讨论。

放化疗的晚期毒性

口咽癌放化疗患者的晚期毒性反应十分重要,包括纤维化、放射性骨坏死、牙关紧闭、口腔干燥、龋齿、喂饲管依赖以及神经炎。RTOG 通过对三个前瞻性放化疗试验中 230 例患者合并分析,归纳总结了放化疗的晚期毒性。中位随访时间为 3 年。口咽原发肿瘤占所有患者的 34%。老年患者、那些肿瘤较大(T3、T4)的患者以及接受颈清扫术后的患者更容易发生晚期毒性反应[75]。当根据原发肿瘤部位分析晚期毒性时,口咽和口腔肿瘤患者统计学上不太容易区分。上述 GORTEC 随机试验的长期分析表明,放化疗患者中有 56%的患者具有至少一种 3~4 级晚期毒性反应,而单独使用放射治疗的患者为 30%(P=0.12)。因为长期幸存者较少,降低了组别之间统计学上的显著差异[68]。

同步放化疗方案的选择

同步化放疗的毒性促进了学者在该领域的探索。有些问题仍然没有答案,包括什么是最佳的化疗方案。顺铂 100mg/m^2,每 3 周 1 个周期,行 2~3 个周期,通常被作为标准治疗方案。上述 GORTEC 随机研究表明,卡铂/5-FU 方案在总生存中有优势,特别是避免了顺铂相关耳鸣、肾功能障碍和呕吐的发生。没有随机研究对改变顺铂剂量[例如每周 30~40mg/m^2, 20mg/(m^2·d),第 1~5 天和第 22~26 天]与大剂量顺铂或其他放化疗方案进行比较。然而,多项随机研究比较了单独放疗与顺铂同步放化疗,非大剂量顺铂包括顺铂每天给药[6mg/(m^2·d)][76],顺铂 40mg/m^2 每周给药[77]或顺铂 20mg/(m^2·d),第 1~5 天,每 3 周重复 1 次[78],得到与大剂量顺铂相似的结果。各种放化疗方案的相对优势在第 40 章进行更详细地讨论。

局部根治性治疗前的诱导化疗

随机试验研究了口咽癌患者手术切除或放疗前的新辅助化疗。特别是在Ⅲ期研究中仅限于口咽癌患者,顺铂 100mg/m^2 第 1 天和 5-FU 1000mg/(m^2·d),第 1~5 天,每 3 周重复,共 3 个周期,随后给予局部根治性治疗,将其与单纯局部根治性治疗进行比较。在研究时,局部标准治疗包括单独放疗(原发肿瘤 70Gy,颈部 50Gy)或手术联合 PORT(基于病理学发现,50~65Gy)。计划入组 760 例患者,虽然只入组了 318 例,中位随访 5 年,诱导化疗组的 5 年总体生存(5.1 年对 3.3 年)在统计学上有显著提高[79]。这项研究提示新辅助化疗是有益的。然而,该试验在放化疗时代的适用性是值得怀疑的。因为对照组患者接受手术或 70Gy、每日 1 次的放疗,众所周知,这种方法不如加速分割或超分割放疗。与同步放化疗相比,这种方案的价值也是未知的。

与化放疗相比,同步放化疗前诱导化疗是否能改善生存,目前尚不明确,有待于完成随机研究的成熟数据。有人支持诱导化疗,因为远处转移通常是局部晚期头颈部肿瘤患者首次失败的方式[80]。对于口咽癌患者尤其如此,因为局部区域治疗(化放疗)已经变得更加有效[69]。一项单臂Ⅱ期研究[81,82]显示,诱导化疗可以降低远处转移率,提示在一些远处转移风险较高的口咽患者中的作用。对诱导化疗作用的随机研究是在了解 HPV 相关口咽癌行为之前开始的。因此,在研究设计时没有考虑到这些患者的有利因素,这可能使这些研究的解释复杂化。

靶向治疗和放疗

一项局部晚期头颈部癌患者的随机研究比较了放射治疗(70~76.8Gy),每周使用或不使用西妥昔单抗(首次剂量 400mg/m^2,然后 250mg/m^2)。发现联合治疗可以改善局部控制、无病生存和总生存[83]。大多数患者原发性肿瘤位于口咽(60%)。当单独分析时,接受西妥昔单抗治疗的口咽癌患者的 2 年局部区域控制率(50%对 41%)和中位区域无病生存时间[49 个月对 23 个月(HR 0.61)]。此外,接受西妥昔单抗和放射治疗的口咽癌患者的中位总生存期大于 66 个月,而单独放疗(HR=0.62)的患者为 30.3 个月,与喉癌(32.8 个月对 31.6 个月)和下咽癌(13.7 个月对 13.5 个月)有很大的不同。因此,对于符合本研究纳入标准的Ⅲ/Ⅳ期、非转移性、体力状况评分>60 分以及造血、肝、肾功能正常的口咽癌患者,西妥昔单抗和放疗是一种可选择的治疗方式。放疗联合西妥昔单抗治疗时应考虑放疗的分割方式,因为在加速同步加量和超分割放疗治疗的患者中观察到了总生存期的提高。

应避免在特定区域(特别是美国东南部)中使用西妥昔单抗,在这些人群中发现由免疫球蛋白 E 所介导的对西妥昔单抗重链 Fab 部的半乳糖-α-1,3-半乳糖寡糖产生反应,患者出现严重过敏反应[84]。一种完全人源化单克隆抗 EGFR 抗体帕妥珠单抗,发生严重过敏反应的概率较低;然而,没有一级证据支持其在临床中的疗效相当。除了这些地域限制,目前还不清楚哪些患者群体应该接受同步化疗,哪些应该接受西妥昔单抗加放射治疗。一些医生对肾功能不全或总体功能状态不佳的患者较顺铂加放疗优先选择西妥昔单抗加放疗,虽然没有一级证据支持这种适应证。事实上, 这些相同的医学条件构成了随机试验的排除标准,而这些试验证明了它的益处。

鉴于标准治疗改善了 HPV 相关的口咽癌的预后,正在考虑对该患者群的降治疗强度。比较标准放化疗与 EGFR 抑制联合放疗的随机研究正在合作组中进行。RTOG 1016 正在进行大剂量顺铂 100mg/m^2,第 1、23 联合加速放疗(70Gy,2Gy/d,每周 6 天)与以相同的放疗剂量联合西妥昔单抗(首次剂量 400mg/m^2,然后 250mg/m^2,每周 1 次)比较。这种非劣效性研究的主要终点为 5 年生存率。加拿大国家癌症研究所(NCIC)正在进行一项相似的研究,虽然使用的是帕尼单抗联合放疗,皮肤和过敏反应的发生率较低。其他研究试图降低放疗剂量以保持高的局部控制并且减少急性毒性反应,一些研究在放化疗之前诱导化疗。这些研究的成熟结果将有助于确定如何最佳地治疗这一特殊的患者群体。

靶向药物与细胞毒素药物和放射治疗的联合

迄今为止,对于口咽癌患者没有比较细胞毒素药物和放疗加或不加西妥昔单抗的研究。RTOG 0522 研究中口咽癌患者占 70%, 比较了 2 个周期顺铂(100mg/m^2)化疗和同步加量放疗到 72Gy,加或不加西妥昔单抗(首次 400mg/m^2,之后 250mg/m^2,每周 1 次)。顺铂、西妥昔单抗和放疗的联合方式不能改善局部区域控制、无病生存或总生存。然而,这种三药联合增加了 3/4 级黏膜炎(45%对 35%,P=0.003)和皮肤反应(40%对 17%,P<0.0001),未增加 3/4 级吞咽困难(62%对 66%,P=0.27)[85]。51%的口咽癌标本进行了 p16 表达的检测,其中 73%的标本检测为阳性。不同 HPV 状态的患者之间预后没有差异。

口咽癌患者的研究还包括评估贝伐单抗加化疗的效果。贝伐单抗加 5-FU、羟基脲,每天 2 次放疗(FHX)的研究显示在局部区域晚期头颈癌患者中无任何获益。该研究因为毒性而提前终止,并且 26 例患者中只有 5 例为口咽原发肿瘤[86]。贝伐单抗与厄洛替尼[血管内皮生长因子抑制剂(VEGF)和 EGFR]和顺铂(顺铂 33mg/m^2,第 1~3 天,第 1 和 5 周)联合放疗至 70Gy,1.25Gy,每天 2 次。71%的患者为口咽原发癌。中位随访时间为 46 个月,与既往结果比较,有较好的 3 年局部区域控制率和总生存率,分别为 86%和 85%[87]。软组织和放射性骨坏死两组都有发生，需要特别注意正在进行的贝伐单抗联合多个放化疗方案治疗局部区域晚期头颈癌包括口咽癌患者的研究结果。

外放射治疗的模拟定位和治疗计划

放疗模拟定位

在放疗或放化疗前患者应进行模拟定位，最好是基于CT的，以制订最佳放疗计划。在模拟定位前应放置外周静脉留置针以注射低渗碘造影剂，以更好地区分血管和淋巴结。患者取仰卧位，刚性头部支架支撑后颅骨。通常头呈伸展位。肩部应当尽可能下垂以充分暴露颈部。这可以通过肩牵拉或使用商用设备来实现。舌固定有助于舌体受累的口咽癌患者。口含器对抬高硬腭和小唾液腺也有帮助。头部应用热塑面罩固定。应注意确保面罩紧密，不应允许鼻子、下颌或前额移动。扫描范围应从颅顶到隆突，以保证有足够的图像勾画靶区。另外，代谢显像和MRI检查可以作为勾画大体肿瘤靶区（GTV）的补充[88]。

放疗靶区

口咽癌患者的放射治疗靶区基于国际辐射单位和测量委员会(ICRU)[50]制定。GTV包括临床、内镜和影像学发现的所有可见肿瘤和颈部转移淋巴结。需要仔细查看是否有脂肪间隙受累，这可能提示淋巴结外侵。在此基础上进行外扩形成高剂量临床靶区(CTV)，包括可能出现的微转移病灶。真正的CTV需包括临床和影像学上显示不出来的微转移区域。目前RTOG指南规定GTV外扩0.5~1cm为高剂量CTV。具有淋巴结隐匿性微转移的区域通常包括在低危CTV中。许多研究使用临床数据和选择性的外科发现试图定义基于原发肿瘤部位和外侵的高危区域，如表45.7。一般来说，这包括至少双侧的Ⅰ~Ⅳ区。一般需要包括超过病理受侵淋巴结的上一个淋巴结区域，即对于具有Ⅱ区淋巴结病理检查转移的患者，应包括IB区。是否将咽后淋巴结常规包含在低危PTV中尚存在争议，因为这经常会增加咽缩肌的放疗剂量，该肌肉与吞咽困难相关[89]。这应取决于原发性肿瘤侵犯程度和颈部淋巴结受累程度。咽后淋巴结转移的发生率见表45.8和表45.9。咽后淋巴结勾画到颅底与低风险进展有关[90]；然而，未勾画到颅底不一定与复发的风险增加有关。当然，对于侵犯鼻咽或翼状区的口咽癌(如延伸到Ⅱ区

表45.8 头颈部原发肿瘤咽后淋巴结转移率

肿瘤部位	咽后淋巴结转移率(占总患者的比例) 总数	N0	N+
口咽			
咽后壁	18/93[19]	6/37(16)	12/56(21)
软腭	7/53[13]	1/21(5)	6/32(19)
扁桃体	16/176[9]	2/56(4)	14/120(12)
舌根	5/121[4]	0/31(0)	5/90(6)

N+，阳性淋巴结。

From Grégoire V, Coche E, Cosnard G, et al. Selection and delineation of lymph node target volumes in head and neck conformal radiotherapy: proposal for standardizing terminology and procedure based on the surgical experience. *Radiother Oncol* 2000;56:135-150, with permission.

表45.7 口咽癌鳞状细胞癌病理淋巴结转移发生率(%)

	每个水平转移淋巴结分布(颈部淋巴结清扫比例)											
	预防性RND						根治性RND					
肿瘤部位	RND数量	Ⅰ	Ⅱ	Ⅲ	Ⅳ	Ⅴ	RND数量	Ⅰ	Ⅱ	Ⅲ	Ⅳ	Ⅴ
舌根和会厌谷	21	0	19	14	9	5	58	10	72	41	21	9
扁桃体	27	4	30	22	7	0	107	17	70	42	31	9
合计	48	2	25	19	8	2	165	15	71	42	27	9

RND，区域淋巴结清扫。

From Grégoire V, Coche E, Cosnard G, et al. Selection and delineation of lymph node target volumes in head and neck conformal radiotherapy: proposal for standardizing terminology and procedure based on the surgical experience. *Radiother Oncol* 2000;56:135-150, with permission.

表 45.9 头颈部原发肿瘤咽后病理淋巴结转移率

作者	肿瘤部位	咽后淋巴结转移率(占总患者的比例)		
		总数	颈部淋巴结 pN0[a]	颈部淋巴结 pN+[b]
Ballantyne[137]	口咽(咽后壁)	15/34(44c)	NA	NA
Hasegawa 和 Matsuura[138]	口咽	4/11(36%)	1/2(50%)	3/9(33%)
	下咽	8/13(62%)	0/3(0%)	9/10(90%)
Okumura 等[139]	口咽和下咽	6/42(14%)	无	无
Byers 等[140]	口咽(咽后壁)	2/45(4%)	无	无

NA,不适用。

[a] Ⅰ~Ⅴ区病理阴性淋巴结。[b] Ⅰ~Ⅴ区病理阳性淋巴结。[c] 括号里为百分数。

From Grégoire V, Coche E, Cosnard G, et al. Selection and delineation of lymph node target volumes in head and neck conformal radiotherapy: proposal for standardizing terminology and procedure based on the surgical experience. *Radiother Oncol* 2000; 56:135–150, with permission.

茎突后间隙上缘)、咽后淋巴结受累以及Ⅱ区及以上淋巴结转移的患者,应考虑包括咽后淋巴结区域[26]。

上颈部阴性淋巴结临床勾画的共识指南由国际头颈癌合作组通过并出版,合作组包括 RTOG、EORTC、DAHANCA(丹麦头颈癌小组)、GORTEC 和 NCIC[27]。这些指南帮助临床上勾画具体的淋巴结靶区。已经提议对颈部淋巴结阳性和术后的患者也制定相似的指南[26]。对淋巴结阳性患者的具体建议包括锁骨上窝Ⅳ或Ⅴb 区肿大的淋巴结,转移淋巴结侵及的全部肌肉也包括在 CTV 内。此外,跨越邻近水平的转移淋巴结,CTV 应该包括两个水平的淋巴结区域。对于术后患者,考虑到肿瘤的外溢,建议包括整个瘤床。对于Ⅱ区有淋巴结转移的患者建议包括咽后间隙。对于未切除的颈部阳性淋巴结,建议包括肿瘤侵及的肌肉和转移淋巴结的所有区域。

考虑到器官运动和摆位的不确定性,基于机构确切的数据,CTV 外扩形成 PTV。对于口咽癌患者,在制定合适的 PTV 边界时应考虑舌体的运动(尤其是吞咽)。从 CTV 外扩到 PTV 应考虑用于评估日常计划的成像方法。一般来说,如果使用更频繁的影像引导,那么摆位不确定所需边界应更小。目前 RTOG 建议对于用标准每周兆伏级影像的患者外扩范围为 5~10mm,用更频繁 kV 级影像验证或锥形束 CT 引导的患者外扩范围为 0.25~5mm。局部晚期口咽癌患者有代表性的靶区勾画见图 45.5 至图 45.7。

同侧颈部放疗适应证

对于没有侵犯舌根和软腭累及较少(肿瘤内侧与体中线之间>1cm)的单侧扁桃体癌,CTV 可以只包括同侧颈部,这样可以明显限制对侧腮腺、下颌下腺和咽部肌肉组织的暴露[91]。对侧颈部不接受治疗的原因是对侧颈淋巴结受累的风险极低。外科系列研究证明对侧颈淋巴结受累的风险与原发肿瘤大小有关(T3 和 T4 期肿瘤更常见)[92,93]。此外,一项对扁桃体癌患者的分析显示,患者多数为 T1~2(79%)和 N0~1(88%),原发性肿瘤切除及同侧淋巴结清扫后只有 5%的患者会出现对侧颈淋巴结转移[94]。早期扁桃体癌症进展率低可能是由于较少侵及软腭和舌根,其具有更丰富的淋巴网并且可以进入对侧淋巴网。对侧颈部淋巴结受累的患者通常有同侧颈部淋巴结转移[95]或肿瘤接近或超过中线。

对于适当选择的扁桃体癌患者,同侧颈部单纯放疗时对侧进展率较低。接受同侧放疗的大量研究表明,仅表现为 T1 期肿瘤的患者无对侧颈部进展,T2 期肿瘤患者中仅有 1%~2%有对侧进展。在少数 T3 期肿瘤患者中,对侧淋巴结进展为 3%~10%[96,97]。这些研究进一步分析显示,对侧淋巴结进展与舌根和软腭同时受累(13%)、T3 期(10%)和软腭中线(16.5%)受累有关。在 N2b 或以上分期颈部疾病的患者没有发现对侧淋巴结进展,虽然对此类患者没有很多的介绍。

评估同步放化疗对同侧颈部作用的研究很少。1970—2007 年在 MD 安德森癌症中心治疗的扁桃体癌患者的分析显示,N2b 的患者中仅有 3 例患者接受了同步的系统治疗。在这些患者中,没有出现对侧颈部进展[98]。对 20 例 N2b 的局部区域晚期扁桃体癌患者的分析显示,接受同步化放疗治疗的 18 例患者,原发灶

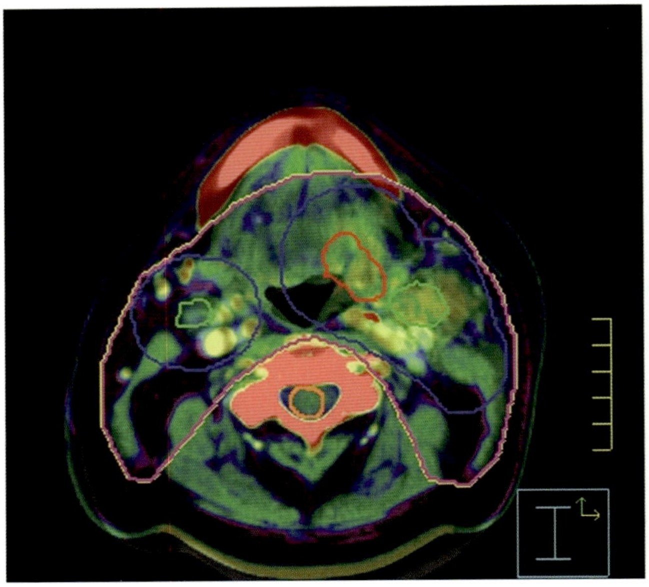

图 45.5 局部晚期口咽癌患者大体肿瘤体积和计划治疗体积的轴位图像。

和转移淋巴结的控制率较高以及对侧淋巴结进展的风险较低。在这个研究中值得注意的是,所有患者都进行了 PET 扫描的分期,并且大多数患者进行了原发肿瘤的手术切除(80%)和(或)颈部淋巴结的清扫(70%)[99]。对恰当选择的患者中仅接受同侧颈部放疗后很少进展;然而,应注意确保肿瘤分期较晚的患者不予这种方式治疗。

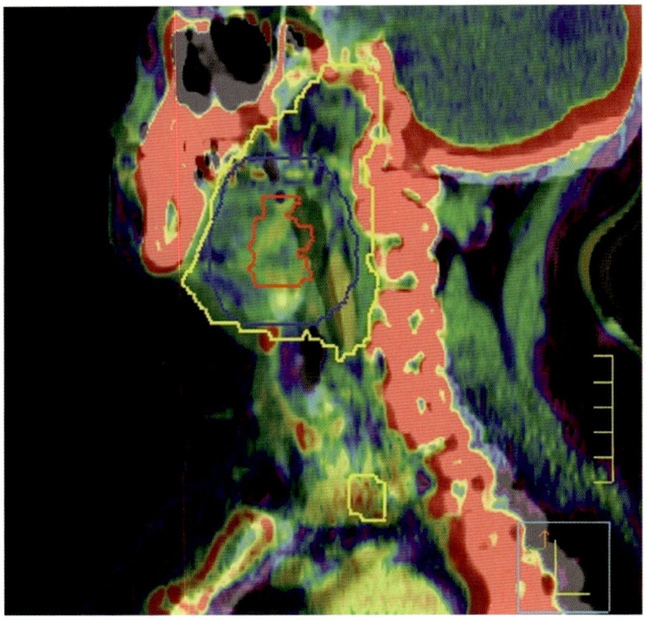

图 45.7 局部晚期口咽癌患者大体肿瘤体积和计划治疗体积矢状位图像。

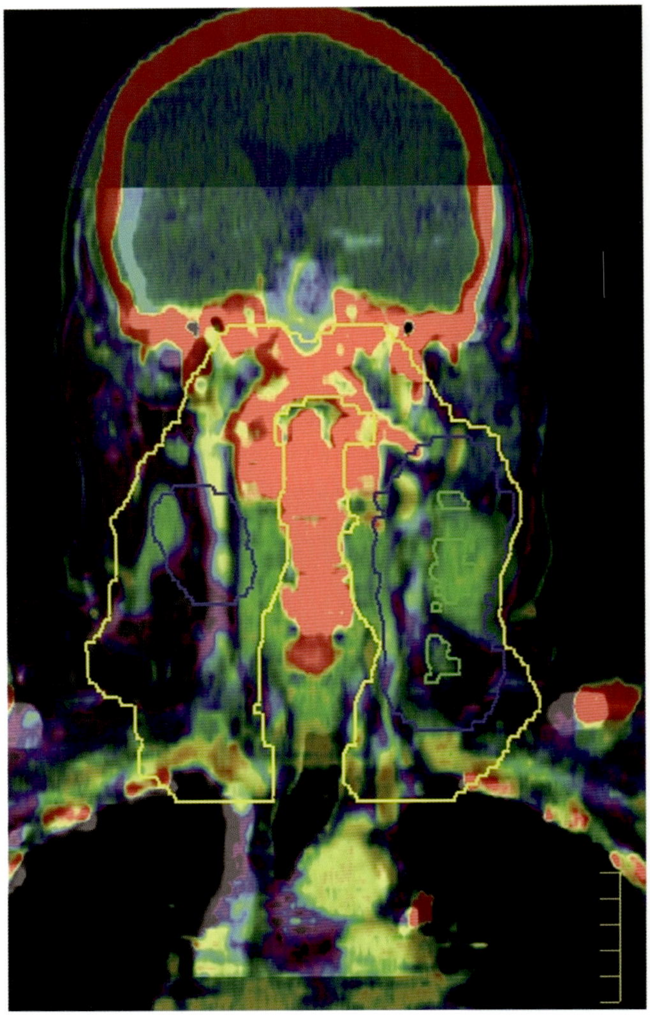

图 45.6 局部晚期口咽癌患者大体肿瘤体积和计划治疗体积冠状位图像。

同侧外放射治疗计划技术

同侧放射治疗技术传统上包括楔形对穿或光子和电子线混合野。楔形对穿技术包括同侧的前部和后部斜野,头部过伸视线移除治疗野之外。使用这种技术能避开足够的正常组织,因为口腔和对侧腮腺能避开前野的照射,尽管这通常对于脊髓有贡献。后野对于对侧腮腺也有影响,尽管这有助于脊髓和口腔的受量。使用楔形对穿技术,热点通常位于外表面附近,并且在110%和 115%之间。这些热点可以通过增加权重较小的(10%)第三个射野来减少或消除。对侧腮腺的剂量通常为 0%~10%,可忽略不计。

或者,光子和电子线组合可以通过两个同侧野实现。传统上使用 14~16MeV 电子线和 4~6MV 光子的能量,但现在应该基于最佳的 3D 计划剂量测定。使用表面填充物来减少颞叶的剂量。通常将脊髓受量限制到45Gy 以内，使用低能量电子线补充脊髓上面的区域。近来,应用 IMRT 仅用于同侧的治疗越来越多。

双侧外放射治疗计划技术

放疗计划应使 3D 适形放疗或 IMRT 具有可执行性。用于 3D 适形放射治疗的标准束布置是相反的横向上部野,与下颈/锁骨上野精确衔接,其用单一的前部或前后-后前(AP-PA)野。一旦达到脊髓耐受量,可用电子线根据需要增加大体肿瘤的剂量。必须注意确保 AP-PA 和水平野不重叠，否则会导致脊髓受量增加。可以采用多野技术来防止这种并发症。

调强放射治疗(IMRT)

IMRT 已被广泛用于治疗头颈癌[100]。虽然 IMRT 存在产生第二原发癌的可能[101],该技术使正常器官受量最小化。这对于口咽癌患者特别重要,因为咽部收缩肌受量和腮腺受量分别与吞咽困难和口干症相关[102]。此外,IMRT 具有减少急性皮炎的潜力[103]。

在 IMRT 期间应该注意尽量减少未受累喉的剂量以降低放疗相关的语言障碍。可以使用不同的技术来实现这一目标。最常用的技术是:①IMRT 覆盖整个头和颈部的体积；②上颈使用 IMRT 野与下颈前野相衔接。这两种技术的比较表明，与下颈前野相衔接的 IMRT 野显著降低喉和咽下缩肌的平均剂量[104]。当存在大体肿瘤、接近或低于喉水平时,一个 IMRT 野是最好的,因为这种技术的覆盖更好[105]。

IMRT对口干症的影响

IMRT 对减少咽部肿瘤患者(口咽或下咽)口干症的影响在前瞻性随机试验中已进行检验[103]。咽部鳞状细胞癌(口咽或下咽)的患者,没有累及腮腺、具有良好的状态、没有远处转移(T1~4 N0~3),建议接受根治性或辅助放疗不加同步化疗，按 1:1 随机分为常规放射治疗组和 IMRT 组。主要终点是通过正常组织晚期反应(LENT SOMA)量表来评估在 12 个月时的 2 级或以上口干症患者的比例[103]。此外,评估放疗前、放疗的第 4 周和放疗后的 2、3、6、12、18 和 24 周的唾液流量。还收集未经刺激和枸橼酸钠刺激的每个腮腺孔口和口腔底部的腮腺唾液。通过 EORTC QLQC30 仪器和头颈特殊性仪器 HN35 来研究患者的生活质量。患者不能接受毛果芸香碱或氨磷汀预防性治疗。根治性治疗的患者或术后肉眼残留肿瘤的患者给予 65Gy/30 次(2.17Gy/次)或术后无肉眼残留的患者给予 60Gy/30 次(2Gy/次)。未受累的具有微转移风险的淋巴结区域常规放疗组 50Gy(2Gy/次),IMRT 组 54Gy(1.8Gy/次)。

英国的 6 个中心参与并招募 94 例患者(每组 47 例)。85%的参与者为口咽部肿瘤。IMRT 组中 81%的患者为 N0~1,而常规放疗组为 53%。常规放疗组 83%患者为 3~4 期,而 IMRT 组为 68%,两组分期的差异有统计学意义。此外,在常规放疗组中接受 PORT 的患者数量更多(32%对 17%)。

IMRT 显著降低同侧腮腺(47.6Gy 对 61Gy)和对侧腮腺(25.4Gy 对 61Gy)($P<0.0001$)的平均放疗剂量。中位随访 44 个月。在每个计划的时间观察点,IMRT 组患者 2 级或以上 LENT SOMA 主观判断的口干症的比例小于常规放疗组。在 12 个月时,仅有 38% IMRT 治疗的患者具有 2 级或更高的口干症，而常规放疗组为 74%。这些因素独立于肿瘤部位、放疗指征、分期和新辅助化疗。此外,在 IMRT 组,未刺激(47%对 0%)和刺激的对侧腮腺唾液流量增加。有趣的是,IMRT 组 2 级及以上的疲劳增加(74%对 41%)。两个组之间的局部区域进展(IMRT 为 78%,常规放疗组为 80%,P=0.34)和总体生存(IMRT 为 78%,常规放疗组为 76%)相似。

在口咽癌患者中的这些发现与在鼻咽患者研究中的发现一致。目前尚不清楚当使用减少口干的药物(如毛果芸香碱和氨磷汀)时,使用 IMRT 所观察到的唾液减少是否还能获益。正在进行的合作组试验建议尽可能限制腮腺的平均剂量,至少 < 26Gy。此外,下颌下腺的平均剂量建议限制在 36Gy(RTOG 1016)。

IMRT对吞咽困难的影响

IMRT 计划应考虑吞咽困难的风险。许多研究试图将剂量测定参数与放疗或放化疗后的功能性吞咽结果相关联。如下面的研究所强调的,应尽可能合理地限制喉部和咽部收缩肌的放疗剂量，以减少吸气、饲管依赖和狭窄的风险。尚无关于剂量测定参数的共识,因为目前的研究都是回顾性的,并且他们的结果也不完全一致。

在放化疗治疗的口咽癌患者中对正常组织进行了视频荧光检查与放射治疗剂量的相关性分析。基于该分析,出现吞咽困难 25%或 50%风险(TD_{25} 或 TD_{50})的咽部收缩肌剂量分别为 56Gy 和 63Gy。相似的,对于声门和声门上喉，TD_{25} 和 TD_{50} 分别为 39Gy 和 56Gy[106]。食管的平均剂量与狭窄的发生相关。在该分析中没有发现剂量的阈值，因此应用 TD_{25} 作为评估计划目标是合理的，并且如果不能达到目标，则使这些结构的剂量尽可能低。

其他研究分析了正常组织的放疗剂量对持续使用经皮内镜胃造瘘术(PEG)、误吸率和狭窄率的关系[107]。在该分析中，喉的平均剂量和下咽缩肌的平均剂量可以预测 PEG 的持续应用和误吸。另外，喉接受 35~70Gy(V_{35}~V_{70})的体积和下咽缩肌的 V_{40}~V_{65} 与 PEG 的依赖性相关，并且喉 V_{55}~V_{70} 和下咽缩肌的 V_{60} 和 V_{65} 与误吸显著相关。喉和下咽缩肌的平均剂量约 50Gy 的患者都在 12 个月内移除 PEG。

同步化疗和加速放疗

两个最近报道的随机研究表明，当与以铂为基础的化疗同步应用时，加速放疗与常规放疗相比没有获益[108]。GORTEC 99-02 将局部晚期头颈部癌症患者随机地分为加速放疗 64.8Gy(1.8Gy，每天 2 次)，70Gy(2Gy/d，7 周）同步予卡铂 70mg/m^2 和 5-FU 600mg/(m^2·d)、第 1~4 天、第 22~25 天和第 43~46 天，或 70Gy(2Gy/d 至 40Gy，然后 1.5Gy 每天 2 次)同步予卡铂 70mg/m^2 和 5-FU 600mg/(m^2·d)、第 1~4 天和第 29~33 天。两个同步放化疗组的结果相似，并且都优于低剂量加速放疗组，低剂量加速放疗组在治疗期间和 5 年时急性毒性和经皮胃造口管置入率较低。类似的，RTOG 0129 将患者随机分为 72Gy 加速同步加量放疗联合两个周期的顺铂 100mg/m^2 或 70Gy 每日放疗联合 3 个周期的顺铂 100mg/m^2。同样的，加速同步化放疗的 3 年总体生存(加速放疗 59%对常规放疗 56%)、局部进展(31%对 29%)均没有获益，3~4 级毒性更大(26%对 21%)。因此，当使用同时化疗作为治疗计划的一部分时，用 IMRT 加速同步加量放疗的价值需要质疑。

近距离放射治疗

在肿瘤附近应用放射源的近距离放射治疗是 IMRT 前期同步放化疗时代开发的，该方法在提高肿瘤剂量的同时使下颌骨的剂量降到最低。由于放疗计划和技术实施的改进，以及认识到继发于近距离治疗的放射性骨坏死明显被低估，与口咽肿瘤近距离治疗的使用大幅度下降。

对于口咽肿瘤，历史上近距离放疗的作用在于外放疗结束后对肿瘤局部加量。因为口咽肿瘤具有隐匿性淋巴结转移的倾向。通常，在手术室中在全身麻醉下植入导管，其中需要两位高年资医生来处理意外事件，需要注意的是，近距离治疗非常依赖操作者的经验。尽管低剂量率近距离放疗曾经是最常用的近距离放疗类型，高剂量率(HDR)和脉冲剂量率(PDR)技术正变得越来越普遍，因为他们可以通过控制照射时间而得到更好的剂量分布。鉴于舌根肿瘤的局部控制率较差，使用近距离放疗增加治疗强度在逻辑上是合理的。原发肿瘤和双侧颈部的外放疗后，联合近距离放疗加量获得了较高的局部区域控制率[109]。舌根肿瘤近距离治疗的并发症包括下颌骨放射线骨坏死。并发症发生的风险与植入技术有关，可能约为 30%。有关同时使用近距离放疗和化疗的信息有限，应避免使用。

当外放疗后进行近距离放疗时，应注意勾画治疗前的肿瘤范围，因为肿瘤退缩不是均匀的。文身和金属夹已被用来实现这一点。欧洲放射治疗和肿瘤学学会(ESTRO)推荐的 CTV 最小为 5mm，舌根部肿瘤通常为 1~1.5cm。当植入的导管与肿瘤一起移动时，PTV 通常等于 CTV。导管通常平行且等间距分布，间距为 1~1.5cm。然而，传统方法是基于巴黎、曼彻斯特或纽约系统计算剂量的，现在常规使用计算机计算近距离放疗计划。

近距离放疗指南

美国近距离放疗学会(ABS)出版了头颈部肿瘤和口咽肿瘤 HDR 近距离放疗指南。推荐进行预防性气管切开术，因为后部和较大肿瘤有引起气道阻塞的危险。专家小组证据以及单中心研究，建议外放疗剂量为 45~60Gy，随后 HDR 近距离放疗加量 3~4Gy/次，共 6~10 次，局部控制率达 82%~94%[110]。

欧洲近距离放疗组(GEC)和 ESTRO 也公布了头颈部恶性肿瘤近距离放疗联合指南。与 ABS 相似，这些都是基于反映有限数据的共识[111]。对于口咽肿瘤，这些指南建议外放疗 45~50Gy 后，扁桃体肿瘤加量 25~30Gy，舌根肿瘤加量 30~35Gy。近距离总的加量剂量分割次数：21~30Gy，3Gy/次和 16~24Gy，4Gy/次。比较近距离放疗联合外放疗与手术联合 PORT 的生活质量分析显示，支持仅行放射治疗[112]，对于有经验的医生来说，是一种合理的治疗方法。

口咽癌图像引导的超分割放疗

图像引导超分割放疗技术，通常称为立体定向放疗(SBRT)，对于早期肺癌[113]和转移少的患者预后较好[35]。因此，研究者试图将这些技术应用于治疗口咽癌。到目前为止的数据有限[114,115]，如果可以还需要进一步研究来确定这种方法的作用。

治疗后的管理和随访

口咽癌根治性治疗后，患者需要定期复查以进行临床评估。目前的指南建议治疗后第 1 年，每 1~3 个月复查 1 次，治疗后第 2 年，每 2~4 个月复查 1 次，第 3~5 年，每 4~6 个月复查 1 次。前 2 年内的检查强度与可能出现复发的间隔时间一致。鉴于颈部放疗常引起甲状腺功能减退。因此，促甲状腺激素水平应该每 6 个月进行 1 次评估。

在根治性放疗或放化疗后，对淋巴结阳性患者应在治疗结束后的前 3 个月内进行影像学随访。颈部 CT 影像学完全缓解定义为无强化、无坏死、<1.5cm 的淋巴结，与 100%的颈部长期疾病控制相关，无须进一步治疗[116]。原发肿瘤的 CT 监测不会比体格检查/纤维内镜检查得到更多信息，故不应常规进行[117]。

PET/CT 的应用越来越广泛，通常被用作放疗结束后唯一的成像模式。一项分析以口咽癌为主(74%)的头颈癌患者的 121 例阳性淋巴结在治疗结束后大约 12 周时前瞻性随访 PET/CT，如果存在残留活性，则在 4 周后再次进行显像以帮助明确 PET/CT 扫描在放化疗后的作用。12 周时无论 CT 显示颈部有或没有异常，PET 扫描阴性即定义为无代谢活性，这与没有孤立的淋巴结进展相关[118]。此外，PET 的阴性预测值为 98.1%(95%CI：93.2%~99.8%)，CT 为 96.8%(95%CI：88.8%~99.6%)。然而，更重要的是，PET 的假阳性率为 1.8%，CT 为 38%，PET/CT 的阳性预测值为 77.8%，CT 为 14%。当分析仅限于 p16 阳性的患者时，其结果相似，PET/CT 的阴性预测值为 98.2%(95%CI：90.4%~100%)，PET 的阴性预测值为 66.7%(95%CI：9.4%~99.2%)。

复发或转移的口咽癌的治疗

复发或转移的口咽癌的全身治疗

复发性或转移性口咽癌患者的标准治疗是基于铂为基础的全身化疗治疗。在Ⅱ期研究中，除铂类药物和氨甲蝶呤外，许多单药药物显示出活性，包括紫杉醇[119]、多西他赛[120]、吉西他滨[121]、异环磷酰胺[122]、长春瑞滨[123]、培美曲塞[124]、卡培他滨[125]和伊立替康[126]。与最佳支持治疗相比，单药顺铂(100mg/m^2)已被证明可以提高总生存[127]。顺铂也优于单药氨甲蝶呤[128]。多项随机研究试图应用基于顺铂的联合方案提高生存。顺铂(100mg/m^2)与 5-FU(1000mg/(m^2·d))联合与单药顺铂相比提高了反应率(32%对 17%)，但未提高中位生存期(5.7 个月)[129]。当顺铂/5-FU、卡铂/5-FU 和单药氨甲蝶呤随机比较时，可以得到相似的结果。与单药氨甲蝶呤相比，顺铂和 5-FU 联合、卡铂和 5-FU 联合均能提高反应率(32%对 10%)、(21%对 10%)；然而，均没有改善中位生存(与氨甲蝶呤的 5.0 个月相比，分别为 6.6 个月和 5.6 个月)[130]。顺铂和紫杉醇与顺铂/5-FU 的反应率和生存率相似，这提供了更容易实施的方案[131]。对于口咽癌，对顺铂和培美曲塞与顺铂和安慰剂比较的Ⅲ期试验亚组分析表明，口咽癌接受联合治疗方案可以改善生存期 (9.9 个月对 6.1 个月，P=0.002)和改善的无进展生存期(4 个月对 3.4 个月，P=0.047)[132]。

在一个口咽癌患者占大多数的大型Ⅲ期研究中，与单药顺铂相比，靶向药 EGFR 抑制剂与顺铂联用可以改善总生存。EXTREME 研究将复发和转移的头颈癌患者随机分为顺铂 100mg/m^2 第 1 天或卡铂基于曲线下面积(AUC)=5，第 1 天联合 5-FU 1000mg/(m^2·d)、第 1~4 天、每 3 周 1 次，加或不加西妥昔单抗，首次剂量 400mg/m^2，之后为 250mg/m^2。西妥昔单抗持续应用直到疾病进展或患者不耐受[133]。中位总生存期从单纯化疗的 7.4 个月提高到全身治疗联合西妥昔单抗的 10.1 个月，也提高了中位无进展生存期(3.3~5.6 个月)。没有Ⅲ期数据表明酪氨酸激酶抑制剂包括吉非替尼或厄洛替尼加以顺铂为基础的化疗能带来生存获益。验证贝伐单抗和其他靶向药物作用的研究正在进行。

局部区域复发性或第二原发性肿瘤的再放疗

对于局部区域性复发的口咽癌患者亚组，推荐手术切除，尽管这仅仅是一小部分患者[134]。有高危病理特征的术后[135]患者，或不能手术的患者[136]，第二程足剂量放疗联合化疗给大约 20%的患者带来了长期生存[136]。再次放疗前能手术的患者和那些未接受过化疗的患者，更高的剂量可以改善预后。由于正常组织毒性较高，包括高达 20%的颈动脉破裂率和 15%的致命毒性，患者经历第二程化疗和放疗时应在有经验的中心进行。单纯全身治疗或化疗与再放疗结合对这些患者的优劣尚不清楚，因为比较这些模式的Ⅲ期研究失败了。因此，必须基于病变的范围、体力状态和倾向性决定个体化治疗方案。

（杨佳 译 胡漫 徐瑾 校）

部分参考文献

本章全部参考文献请登录网站：http://www.tsttpc.com/download_list.html

2. Ernster JA, Sciotto CG, O'Brien MM, et al. Rising incidence of oropharyngeal cancer and the role of oncogenic human papilloma virus. *Laryngoscope* 2007;117(12):2115–2128.
3. Chaturvedi AK, Engels EA, Pfeiffer RM, et al. Human papillomavirus and rising oropharyngeal cancer incidence in the United States. *J Clin Oncol* 2011;29(32):4294–4301.
4. Durst M, Gissmann L, Ikenberg H, et al. A papillomavirus DNA from a cervical carcinoma and its prevalence in cancer biopsy samples from different geographic regions. *Proc Natl Acad Sci U S A* 1983;80(12):3812–3815.
5. IARC. *Human papillomaviruses*. Lyon, France: IARC, 1995.
6. Munoz N, Bosch FX, de Sanjose S, et al. Epidemiologic classification of human papillomavirus types associated with cervical cancer. *N Engl J Med* 2003;348(6):518–527.
7. Kreimer AR, Clifford GM, Boyle P, et al. Human papillomavirus types in head and neck squamous cell carcinomas worldwide: a systematic review. *Cancer Epidemiol Biomark Prev* 2005;14(2):467–475.
8. Mork J, Lie AK, Glattre E, et al. Human papillomavirus infection as a risk factor for squamous-cell carcinoma of the head and neck. *N Engl J Med* 2001;344(15):1125–1131.
9. Chung CH, Gillison ML. Human papillomavirus in head and neck cancer: its role in pathogenesis and clinical implications. *Clin Cancer Res* 2009;15(22):6758–6762.
14. Gillison ML, D'Souza G, Westra W, et al. Distinct risk factor profiles for human papillomavirus type 16-positive and human papillomavirus type 16-negative head and neck cancers. *J Natl Cancer Inst* 2008;100(6):407–420.
15. D'Souza G, Kreimer AR, Viscidi R, et al. Case-control study of human papillomavirus and oropharyngeal cancer. *N Engl J Med* 2007;356(19):1944–1956.
17. Ang KK, Harris J, Wheeler R, et al. Human papillomavirus and survival of patients with oropharyngeal cancer. *N Engl J Med* 2010;363(1):24–35.
18. Fakhry C, Westra WH, Li S, et al. Improved survival of patients with human papillomavirus-positive head and neck squamous cell carcinoma in a prospective clinical trial. *J Natl Cancer Inst* 2008;100(4):261–269.
19. Rischin D, Young RJ, Fisher R, et al. Prognostic significance of p16INK4A and human papillomavirus in patients with oropharyngeal cancer treated on TROG 02.02 phase III trial. *J Clin Oncol* 2010;28(27):4142–4148.
20. Lassen P, Eriksen JG, Hamilton-Dutoit S, et al. Effect of HPV-associated p16INK4A expression on response to radiotherapy and survival in squamous cell carcinoma of the head and neck. *J Clin Oncol* 2009;27(12):1992–1998.
23. Robbins KT, Clayman G, Levine PA, et al. Neck dissection classification update: revisions proposed by the American Head and Neck Society and the American Academy of Otolaryngology-Head and Neck Surgery. *Arch Otolaryngol Head Neck Surg* 2002;128(7):751–758.
24. Som PM, Curtin HD, Mancuso AA. An imaging-based classification for the cervical nodes designed as an adjunct to recent clinically based nodal classifications. *Arch Otolaryngol Head Neck Surg* 1999;125(4):388–396.
25. Gregoire V, Coche E, Cosnard G, et al. Selection and delineation of lymph node target volumes in head and neck conformal radiotherapy. Proposal for standardizing terminology and procedure based on the surgical experience. *Radiother Oncol* 2000;56(2):135–150.
26. Gregoire V, Eisbruch A, Hamoir M, et al. Proposal for the delineation of the nodal CTV in the node-positive and the post-operative neck. *Radiother Oncol* 2006;79(1):15–20.
27. Gregoire V, Levendag P, Ang KK, et al. CT-based delineation of lymph node levels and related CTVs in the node-negative neck: DAHANCA, EORTC, GORTEC, NCIC,RTOG consensus guidelines. *Radiother Oncol* 2003;69(3):227–236.
28. Chao KS, Wippold FJ, Ozyigit G, et al. Determination and delineation of nodal target volumes for head-and-neck cancer based on patterns of failure in patients receiving definitive and postoperative IMRT. *Int J Radiat Oncol Biol Phys* 2002;53(5):1174–1184.
29. Merino OR, Lindberg RD, Fletcher GH. An analysis of distant metastases from squamous cell carcinoma of the upper respiratory and digestive tracts. *Cancer* 1977;40(1):145–151.
30. McLeod NM, Jess A, Anand R, et al. Role of chest CT in staging of oropharyngeal cancer: a systematic review. *Head Neck* 2009;31(4):548–555.
31. Goodwin WJ. Distant metastases from oropharyngeal cancer. *ORL* 2001;63(4):222–223.
38. Grant DG, Salassa JR, Hinni ML, et al. Carcinoma of the tongue base treated by transoral laser microsurgery, part one: untreated tumors, a prospective analysis of oncologic and functional outcomes. *Laryngoscope* 2006;116(12):2150–2155.
39. Steiner W, Fierek O, Ambrosch P, et al. Transoral laser microsurgery for squamous cell carcinoma of the base of the tongue. *Arch Otolaryngol Head Neck Surg* 2003;129(1):36–43.
40. Grant DG, Hinni ML, Salassa JR, et al. Oropharyngeal cancer: a case for single modality treatment with transoral laser microsurgery. *Arch Otolaryngol Head Neck Surg* 2009;135(12):1225–1230.
42. Weinstein GS, O'Malley BW Jr, Snyder W, et al. Transoral robotic surgery: radical tonsillectomy. *Arch Otolaryngol Head Neck Surg* 2007;133(12):1220–1226.
43. Cooper JS, Pajak TF, Forastiere A, et al. Precisely defining high-risk operable head and neck tumors based on RTOG #85–03 and #88–24: targets for postoperative radiochemotherapy? *Head Neck* 1998;20(7):588–594.
45. Lavaf A, Genden EM, Cesaretti JA, et al. Adjuvant radiotherapy improves overall survival for patients with lymph node-positive head and neck squamous cell carcinoma. *Cancer* 2008;112(3):535–543.
48. Bernier J, Domenge C, Ozsahin M, et al. Postoperative irradiation with or without concomitant chemotherapy for locally advanced head and neck cancer. *N Engl J Med* 2004;350(19):1945–1952.
49. Bachaud JM, Cohen-Jonathan E, Alzieu C, et al. Combined postoperative radiotherapy and weekly cisplatin infusion for locally advanced head and neck carcinoma: final report of a randomized trial. *Int J Radiat Oncol Biol Phys* 1996;36(5):999–1004.
50. Fietkau R, Lautenschläger C, Sauer R, et al. Postoperative concurrent radiochemotherapy versus radiotherapy in high-risk SCCA of the head and neck: results of the German phase III trial ARO 96–3. *J Clin Oncol* 2006;24(18S):5507.
51. Cooper JS, Pajak TF, Forastiere AA, et al. Postoperative concurrent radiotherapy and chemotherapy for high-risk squamous-cell carcinoma of the head and neck. *N Engl J Med* 2004;350(19):1937–1944.
52. Racadot S, Mercier M, Dussart S, et al. Randomized clinical trial of post-operative radiotherapy versus concomitant carboplatin and radiotherapy for head and neck cancers with lymph node involvement. *Radiother Oncol* 2008;87(2):164–172.
53. Salama JK, Saba N, Quon H, et al. ACR Appropriateness Criteria® adjuvant therapy for resected squamous cell carcinoma of the head and neck. *Oral Oncol* 2011;47(7):554–559.
54. Eisbruch A, Harris J, Garden AS, et al. Multi-institutional trial of accelerated hypofractionated intensity-modulated radiation therapy for early-stage oropharyngeal cancer (RTOG 00–22). *Int J Radiat Oncol Biol Phys* 2010;76(5):1333–1338.
55. Fu KK, Pajak TF, Trotti A, et al. A Radiation Therapy Oncology Group (RTOG) phase III randomized study to compare hyperfractionation and two variants of accelerated fractionation to standard fractionation radiotherapy for head and neck squamous cell carcinomas: first report of RTOG 9003. *Int J Radiat Oncol Biol Phys* 2000;48(1):7–16.
56. Overgaard J, Hansen HS, Specht L, et al. Five compared with six fractions per week of conventional radiotherapy of squamous-cell carcinoma of head and neck: DAHANCA 6 and 7 randomised controlled trial. *Lancet* 2003;362(9388):933–940.
57. Horiot JC, Le Fur R, N'Guyen T, et al. Hyperfractionation versus conventional fractionation in oropharyngeal carcinoma: final analysis of a randomized trial of the EORTC Cooperative Group of Radiotherapy. *Radiother Oncol* 1992;25(4):231–241.
58. Budach W, Hehr T, Budach V, et al. A meta-analysis of hyperfractionated and accelerated radiotherapy and combined chemotherapy and radiotherapy regimens in unresected locally advanced squamous cell carcinoma of the head and neck. *BMC Cancer* 2006;6:28.
59. Bourhis J, Overgaard J, Audry H, et al. Hyperfractionated or accelerated radiotherapy in head and neck cancer: a meta-analysis. *Lancet* 2006;368(9538):843–854.
60. Overgaard J, Mohanti BK, Begum N, et al. Five versus six fractions of radiotherapy per week for squamous-cell carcinoma of the head and neck (IAEA-ACC study): a randomised, multicentre trial. *Lancet Oncol* 2010;11(6):553–560.
61. Lassen P, Eriksen JG, Krogdahl A, et al. The influence of HPV-associated p16-expression on accelerated fractionated radiotherapy in head and neck cancer: evaluation of the randomised DAHANCA 6&7 trial. *Radiother Oncol* 2011;100(1):49–55.
62. Poulsen MG, Denham JW, Peters LJ, et al. A randomised trial of accelerated and conventional radiotherapy for stage III and IV squamous carcinoma of the head and neck: a Trans-Tasman Radiation Oncology Group Study. *Radiother Oncol* 2001;60(2):113–122.
63. Fu KK, Pajak TF, Trotti A, et al. A Radiation Therapy Oncology Group (RTOG) phase III randomized study to compare hyperfractionation and two variants of accelerated fractionation to standard fractionation radiotherapy for head and neck squamous cell carcinomas: first report of RTOG 9003. *Int J Radiat Oncol Biol Phys* 2000;48(1):7–16.
64. Parsons JT, Mendenhall WM, Stringer SP, et al. Squamous cell carcinoma of the oropharynx: surgery, radiation therapy, or both. *Cancer* 2002;94(11):2967–2980.
65. Pignon JP, le Maitre A, Maillard E, et al. Meta-analysis of chemotherapy in head and neck cancer (MACH-NC): an update on 93 randomised trials and 17,346 patients. *Radiother Oncol* 2009;92(1):4–14.
66. Fallai C, Bolner A, Signor M, et al. Long-term results of conventional radiotherapy versus accelerated hyperfractionated radiotherapy versus concomitant radiotherapy and chemotherapy in locoregionally advanced carcinoma of the oropharynx. *Tumori* 2006;92(1):41–54.
67. Calais G, Alfonsi M, Bardet E, et al. Randomized trial of radiation therapy versus concomitant chemotherapy and radiation therapy for advanced-stage oropharynx carcinoma. *J Natl Cancer Inst* 1999;91(24):2081–2086.
68. Denis F, Garaud P, Bardet E, et al. Final results of the 94–01 French Head and Neck Oncology and Radiotherapy Group randomized trial comparing radiotherapy alone with concomitant radiochemotherapy in advanced-stage oropharynx carcinoma. *J Clin Oncol* 2004;22(1):69–76.
69. Lok BH, Setton J, Caria N, et al. Intensity-modulated radiation therapy in oropharyngeal carcinoma: effect of tumor volume on clinical outcomes. *Int J Radiat Oncol Biol Phys* 2012;82(5):1851–1857.
70. Zhen W, Karnell LH, Hoffman HT, et al. The National Cancer Data Base report on squamous cell carcinoma of the base of tongue. *Head Neck* 2004;26(8):660–674.
71. Pederson AW, Haraf DJ, Witt ME, et al. Chemoradiotherapy for locoregionally advanced squamous cell carcinoma of the base of tongue. *Head Neck* 2010;32(11):1519–1527.
72. Stenson KM, MacCracken E, List M, et al. Swallowing function in patients with head and neck cancer prior to treatment. *Arch Otolaryngol Head Neck Surg* 2000;126(3):371–377.
73. Salama JK, Stenson KM, List MA, et al. Characteristics associated with swallowing changes after concurrent chemotherapy and radiotherapy in patients with head and neck cancer. *Arch Otolaryngol Head Neck Surg* 2008;134(10):1060–1065.
74. Rosenthal DI, Lewin JS, Eisbruch A. Prevention and treatment of dysphagia and

aspiration after chemoradiation for head and neck cancer. *J Clin Oncol* 2006; 24(17):2636–2643.
75. Machtay M, Moughan J, Trotti A, et al. Factors associated with severe late toxicity after concurrent chemoradiation for locally advanced head and neck cancer: an RTOG analysis. *J Clin Oncol* 2008;26(21):3582–3589.
76. Jeremic B, Shibamoto Y, Milicic B, et al. Hyperfractionated radiation therapy with or without concurrent low-dose daily cisplatin in locally advanced squamous cell carcinoma of the head and neck: a prospective randomized trial. *J Clin Oncol* 2000;18(7):1458–1464.
77. Sharma A, Mohanti BK, Thakar A, et al. Concomitant chemoradiation versus radical radiotherapy in advanced squamous cell carcinoma of oropharynx and nasopharynx using weekly cisplatin: a phase II randomized trial. *Ann Oncol* 2010;21(11):2272–2277.
78. Huguenin P, Beer KT, Allal A, et al. Concomitant cisplatin significantly improves locoregional control in advanced head and neck cancers treated with hyperfractionated radiotherapy. *J Clin Oncol* 2004;22(23):4665–4673.
79. Domenge C, Hill C, Lefebvre JL, et al. Randomized trial of neoadjuvant chemotherapy in oropharyngeal carcinoma. French Groupe d'Etude des Tumeurs de la Tete et du Cou (GETTEC). *Br J Cancer* 2000;83(12):1594–1598.
80. Brockstein B, Haraf DJ, Rademaker AW, et al. Patterns of failure, prognostic factors and survival in locoregionally advanced head and neck cancer treated with concomitant chemoradiotherapy: a 9-year, 337-patient, multi-institutional experience. *Ann Oncol* 2004;15(8):1179–1186.
81. Salama JK, Stenson KM, Kistner EO, et al. Induction chemotherapy and concurrent chemoradiotherapy for locoregionally advanced head and neck cancer: a multi-institutional phase II trial investigating three radiotherapy dose levels. *Ann Oncol* 2008;19(10):1787–1794.
82. Machtay M, Rosenthal DI, Hershock D, et al. Organ preservation therapy using induction plus concurrent chemoradiation for advanced resectable oropharyngeal carcinoma: a University of Pennsylvania phase II trial. *J Clin Oncol* 2002; 20(19):3964–3971.
83. Bonner JA, Harari PM, Giralt J, et al. Radiotherapy plus cetuximab for squamous-cell carcinoma of the head and neck. *N Engl J Med* 2006;354(6):567–578.
84. Chung CH, Mirakhur B, Chan E, et al. Cetuximab-induced anaphylaxis and IgE specific for galactose-alpha-1,3-galactose. *N Engl J Med* 2008;358(11):1109–1117.
85. Ang KK, Zhang QE, Rosenthal DI, et al. A randomized phase III trial (RTOG 0522) of concurrent accelerated radiation plus cisplatin with or without cetuximab for stage III-IV head and neck squamous cell carcinomas (HNC). *J Clin Oncol* 2011;29(Suppl):5500.
86. Salama JK, Haraf DJ, Stenson KM, et al. A randomized phase II study of 5-fluorouracil, hydroxyurea, and twice-daily radiotherapy compared with bevacizumab plus 5-fluorouracil, hydroxyurea, and twice-daily radiotherapy for intermediate-stage and T4N0–1 head and neck cancers. *Ann Oncol* 2011;22(10):2304–2309.
87. Yoo DS, Kirkpatrick J, Craciunescu O, et al. Prospective trial of synchronous bevacizumab, erlotinib, and concurrent chemoradiation in locally advanced head and neck cancer. *Clin Cancer Res* 2012;18(5):1404–1414.
88. Thiagarajan A, Caria N, Schoder H, et al. Target volume delineation in oropharyngeal cancer: impact of PET, MRI, and physical examination. *Int J Radiat Oncol Biol Phys* 2012;83(1):220–227.
89. Eisbruch A, Schwartz M, Rasch C, et al. Dysphagia and aspiration after chemoradiotherapy for head-and-neck cancer: which anatomic structures are affected and can they be spared by IMRT? *Int J Radiat Oncol Biol Phys* 2004;60(5):1425–1439.
90. Eisbruch A, Marsh LH, Dawson LA, et al. Recurrences near base of skull after IMRT for head-and-neck cancer: implications for target delineation in high neck and for parotid gland sparing. *Int J Radiat Oncol Biol Phys* 2004;59(1):28–42.
91. Yeung AR, Garg MK, Lawson J, et al. ACR Appropriateness Criteria® ipsilateral radiation for squamous cell carcinoma of the tonsil. *Head Neck* 2012;34(5): 613–616.
92. Lim YC, Lee SY, Lim JY, et al. Management of contralateral N0 neck in tonsillar squamous cell carcinoma. *Laryngoscope* 2005;115(9):1672–1675.
93. Olzowy B, Tsalemchuk Y, Schotten KJ, et al. Frequency of bilateral cervical metastases in oropharyngeal squamous cell carcinoma: a retrospective analysis of 352 cases after bilateral neck dissection. *Head Neck* 2011;33(2):239–243.
94. Foote RL, Schild SE, Thompson WM, et al. Tonsil cancer. Patterns of failure after surgery alone and surgery combined with postoperative radiation therapy. *Cancer* 1994;73(10):2638–2647.
96. O'Sullivan B, Warde P, Grice B, et al. The benefits and pitfalls of ipsilateral radiotherapy in carcinoma of the tonsillar region. *Int J Radiat Oncol Biol Phys* 2001; 51(2):332–343.
97. Jackson SM, Hay JH, Flores AD, et al. Cancer of the tonsil: the results of ipsilateral radiation treatment. *Radiother Oncol* 1999;51(2):123–128.
98. Chronowski GM, Garden AS, Morrison WH, et al. Unilateral radiotherapy for the treatment of tonsil cancer. *Int J Radiat Oncol Biol Phys* 2012;83(1):204–209.
99. Rusthoven KE, Raben D, Schneider C, et al. Freedom from local and regional failure of contralateral neck with ipsilateral neck radiotherapy for node-positive tonsil cancer: results of a prospective management approach. *Int J Radiat Oncol Biol Phys* 2009;74(5):1365–1370.
101. Hall EJ. Intensity-modulated radiation therapy, protons, and the risk of second cancers. *Int J Radiat Oncol Biol Phys* 2006;65(1):1–7.
102. Eisbruch A, Ship JA, Dawson LA, et al. Salivary gland sparing and improved target irradiation by conformal and intensity modulated irradiation of head and neck cancer. *World J Surg* 2003;27(7):832–837.
103. Nutting CM, Morden JP, Harrington KJ, et al. Parotid-sparing intensity modulated versus conventional radiotherapy in head and neck cancer (PARSPORT): a phase 3 multicentre randomised controlled trial. *Lancet Oncol* 2011;12(2):127–136.
104. Caudell JJ, Burnett OL III, Schaner PE, et al. Comparison of methods to reduce dose to swallowing-related structures in head and neck cancer. *Int J Radiat Oncol Biol Phys* 2010;77(2):462–467.
106. Eisbruch A, Kim HM, Feng FY, et al. Chemo-IMRT of oropharyngeal cancer aiming to reduce dysphagia: swallowing organs late complication probabilities and dosimetric correlates. *Int J Radiat Oncol Biol Phys* 2011;81(3):e93–e99.
107. Caudell JJ, Schaner PE, Desmond RA, et al. Dosimetric factors associated with long-term dysphagia after definitive radiotherapy for squamous cell carcinoma of the head and neck. *Int J Radiat Oncol Biol Phys* 2010;76(2):403–409.
108. Bourhis J, Sire C, Graff P, et al. Concomitant chemoradiotherapy versus acceleration of radiotherapy with or without concomitant chemotherapy in locally advanced head and neck carcinoma (GORTEC 99–02): an open-label phase 3 randomised trial. *Lancet Oncol* 2012;13(2):145–153.
110. Nag S, Cano ER, Demanes DJ, et al. The American Brachytherapy Society recommendations for high-dose-rate brachytherapy for head-and-neck carcinoma. *Int J Radiat Oncol Biol Phys* 2001;50(5):1190–1198.
111. Mazeron JJ, Ardiet JM, Haie-Meder C, et al. GEC-ESTRO recommendations for brachytherapy for head and neck squamous cell carcinomas. *Radiother Oncol* 2009;91(2):150–156.
114. Kodani N, Yamazaki H, Tsubokura T, et al. Stereotactic body radiation therapy for head and neck tumor: disease control and morbidity outcomes. *J Radiat Res* 2011;52(1):24–31.
115. Siddiqui F, Patel M, Khan M, et al. Stereotactic body radiation therapy for primary, recurrent, and metastatic tumors in the head-and-neck region. *Int J Radiat Oncol Biol Phys* 2009;74(4):1047–1053.
116. Liauw SL, Mancuso AA, Amdur RJ, et al. Postradiotherapy neck dissection for lymph node-positive head and neck cancer: the use of computed tomography to manage the neck. *J Clin Oncol* 2006;24(9):1421–1427.
117. Sullivan BP, Parks KA, Dean NR, et al. Utility of CT surveillance for primary site recurrence of squamous cell carcinoma of the head and neck. *Head Neck* 2011;33(11):1547–1550.
118. Porceddu SV, Pryor DI, Burmeister E, et al. Results of a prospective study of positron emission tomography-directed management of residual nodal abnormalities in node-positive head and neck cancer after definitive radiotherapy with or without systemic therapy. *Head Neck* 2011;33(12):1675–1682.
128. A phase III randomised trial of cisplatinum, methotrextate, cisplatinum +methotrexate and cisplatinum + 5-FU in end stage squamous carcinoma of the head and neck. Liverpool Head and Neck Oncology Group. *Br J Cancer* 1990;61(2):311–315.
129. Jacobs C, Lyman G, Velez-Garcia E, et al. A phase III randomized study comparing cisplatin and fluorouracil as single agents and in combination for advanced squamous cell carcinoma of the head and neck. *J Clin Oncol* 1992;10(2):257–263.
132. Urba S. Phase III study of pemetrexed in combination with cisplatin versus placebo plus cisplatin in patients with recurrent or metastatic squamous cell head and neck cancer. *Ann Oncol* 2010;21(Suppl 8):314.
133. Vermorken JB, Mesia R, Rivera F, et al. Platinum-based chemotherapy plus cetuximab in head and neck cancer. *N Engl J Med* 2008;359(11):1116–1127.
135. Janot F, de Raucourt D, Benhamou E, et al. Randomized trial of postoperative reirradiation combined with chemotherapy after salvage surgery compared with salvage surgery alone in head and neck carcinoma. *J Clin Oncol* 2008;26(34): 5518–5523.
136. Choe KS, Haraf DJ, Solanki A, et al. Prior chemoradiotherapy adversely impacts outcomes of recurrent and second primary head and neck cancer treated with concurrent chemotherapy and reirradiation. *Cancer.* 2011 Jun 13. doi: 10.1002/cncr.26084. [Epub ahead of print]

第 46 章
下咽癌

Timothy J. Kruser, Hiral K. Shah, Henry T. Hoffman, Nitin A. Pagedar, Paul M. Harari

下咽癌的发生与吸烟关系密切[1-3]。由于该解剖区域丰富的淋巴网络,患者常常伴有局部区域淋巴结转移。许多下咽癌患者接受积极有效的治疗后,往往伴有心理上的缺陷和社会问题。由于头颈部肿瘤比较复杂,需要多学科的参与,如头颈外科专家、放射肿瘤治疗学家、内科肿瘤学家、护士、营养学家、言语或吞咽治疗学家和社会工作者。尽管一小部分早期患者可以行保喉手术,但首次手术治疗的下咽癌患者往往需要行根治性手术(如全喉咽切除术)。这种创伤大的手术可能导致明显的美容和功能的改变。同时让专业人士帮助这些患者重新适应术后改变及康复是很必要的。目前越来越多的下咽癌被认为应采用非手术治疗方法,可尝试保守的、保留器官的放化学治疗的方法。另外,尽管有其独特的治疗手段,但所有下咽癌的患者治疗后都必须进行积极的恢复训练以最大程度地恢复发音和吞咽功能。尽管下咽癌的诊断和治疗有了长足的进步,但与其他的头颈部肿瘤相比,下咽癌的预后改善并不明显[4]。和大部分头颈部肿瘤相仿,目前为提高下咽癌的疗效,分子靶向治疗联合常规细胞毒药物治疗是一个新的研究方向。

解剖

下咽,常常又称为喉咽,上连口咽、下接颈段食管入口(图 46.1)。其通常的标志是上界在舌骨水平,下界在环状软骨下缘。考虑到肿瘤的诊断和分期,下咽癌在临床上分为三个区域:双侧梨状窝、环后区、咽后壁区。

梨状窝的前壁、内侧壁和外侧壁向下狭窄成尖形,形成倒金字塔形,后方开放与咽后壁相连。肿瘤侵犯喉上神经的感觉支就会出现耳痛。梨状窝上方被甲状软骨黏膜包围,其间有喉上神经的内侧支通过。环后区由环状软骨上的黏膜组成,其上至杓会厌皱襞,下至食管入口。咽后区由覆盖咽缩肌中下段的鳞状上皮黏膜组成,咽后间隙隔开咽后壁与颈前筋膜。一般情况下,覆盖咽壁的黏膜厚度不足 1cm,并且几乎没有阻止肿瘤浸润的能力。咽后壁区两侧与梨状窝相连(图 46.2)。

下咽部的感觉神经由喉上神经内支和舌咽神经纤维支配。喉返神经和咽丛提供活动功能。下咽血供主要来自颈外动脉的分支,包括咽升动脉、甲状腺上动脉和舌动脉的分支。

下咽部有丰富的淋巴系统网,经甲状舌骨支进入颈内静脉二腹肌淋巴结,最常累及二腹肌淋巴结。另外,也可进入脊副淋巴结。肿瘤累及咽后壁区也能进入咽后淋巴结,包括靠近头部的罗维埃结。

流行病学和病因学

下咽癌相对少见。在美国从 1990—2004 年,每年约有 1800 新发病例 [4]。根据美国国家癌症研究所 SEER 数据库,2000—2008 年,美国人口调整后的年发病率为的 0.7/100 000[5]。在这期间,下咽癌占上呼吸消化道癌症的 5.2%。约 3/4 的下咽癌患者为男性,平均发病年龄为 65 岁。90%以上的下咽癌患者既往有吸烟史[6]。饮酒可以增加吸烟的致癌作用。另外,长时间在中等至高水平的饮酒可以增加不吸烟患者患下咽癌的可能性[7]。下咽癌常发生于具有高度异常增生的黏膜内。这种“局部癌变”反映了广泛的黏膜暴露于致癌物质,并且引起下咽癌患者可明确的同时和异时性原发肿瘤的高发病率。成功戒烟可以提高治疗的耐受性并减少出现上呼吸消化道第二原发癌的风险。另外,因职业暴露于煤灰、钢粉、铁化合物、烟雾的患者也容易出现下咽癌[8,9]。总之,下咽癌的发病率在美国

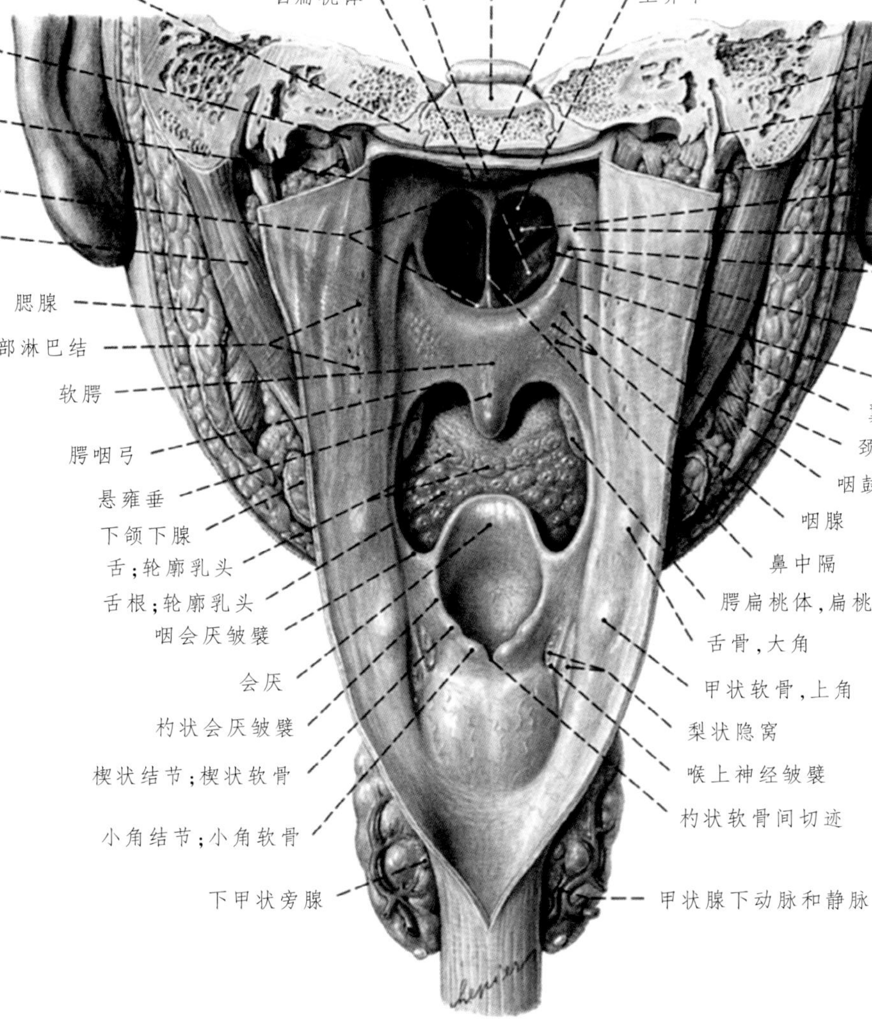

图 46.1 下咽后面观显示头颈部下咽梨状窝、咽后区、环后区的关系。(From Putz R, Pabst R, *Sobotta: Atlas der Anatomie des Menschen*, 2001. Elsevier GmbH, Urban & Fischer Verlag München, with permission.)

逐渐下降。1975—2001 年下降了 35%，考虑主要是禁烟的结果[10]。

人类乳头状瘤病毒(HPV)感染是妇科生殖道鳞状细胞癌发生的危险因素，尤其在宫颈癌中。近年来 HPV 病毒感染与头颈部肿瘤的关系开始备受关注，尤其是口咽癌，在一些人群中可能接近 60%~70%。研究表明，20%~25%的下咽癌患者 HPV DNA 检测为阳性[11,12]，血清抗 HPV-16 E6 和 E7 抗体阳性与下咽癌的风险显著升高相关[13]。HPV 下咽癌中的临床意义尚未明确。

已经认识到普卢默文森(Plummer-Vinson)综合征患者的环后区患癌风险增加，特征性的表现为缺铁性贫血、下咽蹼、体重下降、吞咽困难[7]。下咽癌流行病学上的变化是由于营养状况改善了。通过面粉中补充铁剂使以往患有普卢默文森综合征的美国上中西部人及斯堪的纳维亚人明显减少。同时使累及环后区的下咽癌也相应减少。

预后因素

许多预后因素已表明与下咽癌相关。年龄(尤其是>70 岁)，已经被认为是不良的预后因素[7]。这可能是由于局部晚期的头颈部肿瘤年龄大者较难耐受损伤较大的治疗。女性预后较男性好。其中一部分原因可能是女性患者就诊时处于疾病早期阶段[14,15]。另外肿瘤原发部位也与预后相关。梨状窝癌预后比环后区、

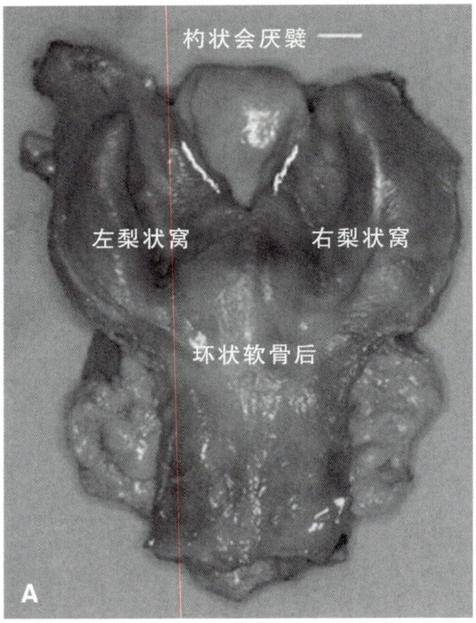

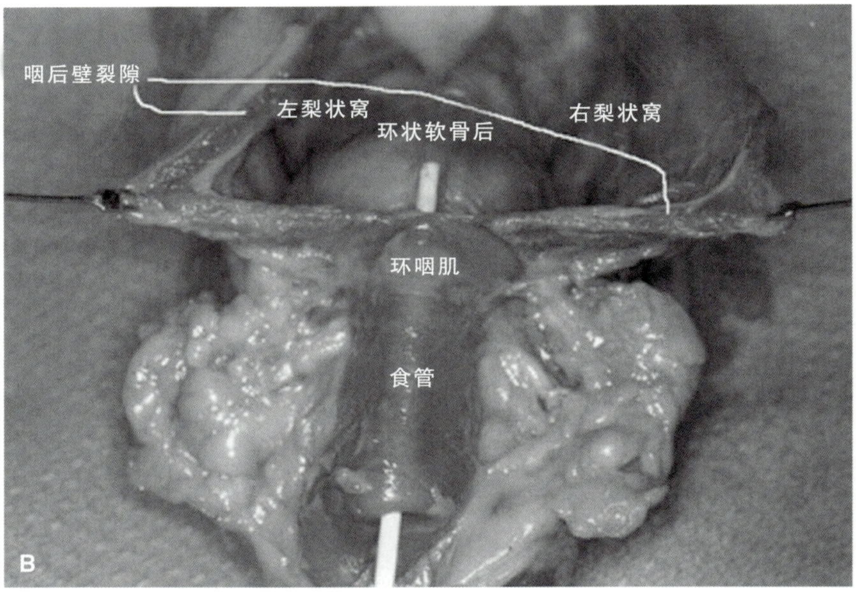

图 46.2 (A)在后正中线从咽后壁环咽肌切开的喉和下咽标本后面观及颈段食管杓状会厌襞和杓状软骨分开喉和梨状窝(下咽);(B)3 个原发肿瘤部位(咽后壁、环后区和梨状窝)从咽后壁切开的下咽后面观。

咽后壁者好[14,15]。总之,下咽癌患者预后较其他头颈部肿瘤差[4,16](图 46.3 和图 46.4)。当然,影响较小的因素还有烟、酒、饮食方面(类胡萝卜素、维生素 C、维生素 E、类黄酮)[17]。

生物因素也是下咽癌发生的潜在因素。p53 基因突变与大肿块肿瘤、年轻患者和 EGFR 高表达关系密切。但是,p53 基因的表达与多发原发肿瘤、肿瘤分级或 DNA 倍增无相关性[18,19]。而且,EGFR 的表达在下咽癌患者中的预后价值存在争议[20]。有些研究提示 EGFR 过表达预示接受放(化)疗的患者预后差,但对于接受手术切除的患者则并非如此[21,22]。

分期

下咽癌最常使用的分期系统是美国癌症联合委员会(AJCC)于 2009 年出版的第 7 版《AJCC 癌症分期手册》。该分期系统根据临床和放射学资料制订[23](表 46.1)。除了病变侵及食管的分期[先前的 T4a,肿瘤-淋

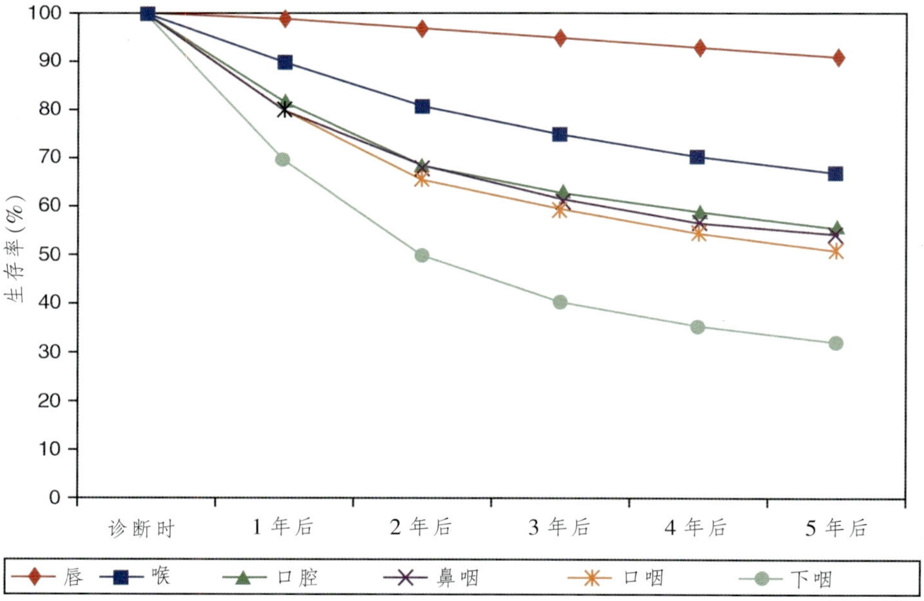

图 46.3 不同部位头颈肿瘤从 1990 年到 1999 年间的 5 年生存。(From Cooper JS, Porter K, Mallin K, et al. National Cancer Database report on cancer of the head and neck: 10-year update. *Head Neck* 2009;1:748–758, with permission.)

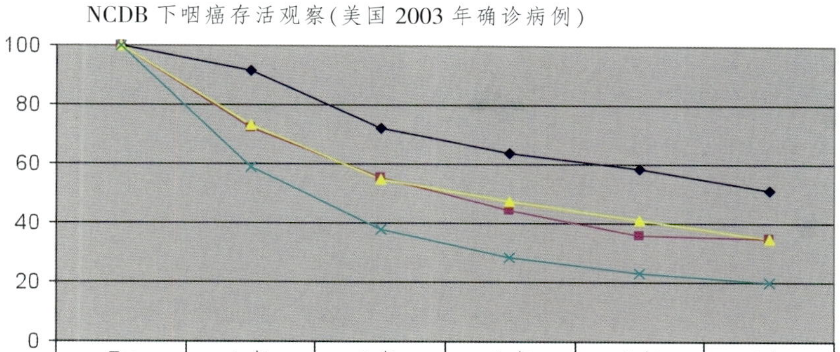

	Dx	1 年	2 年	3 年	4 年	5 年
Ⅰ期 n=36	100	91.7	72.2	63.9	58.3	51.3
Ⅱ期 n=114	100	71.9	55.2	44.2	35.7	34.8
Ⅲ期 n=270	100	73.1	54.7	47.2	40.8	34.8
Ⅳ期 n=790	100	59.1	37.7	28.5	23.3	19.8

图 46.4 2003 年美国 NCDB 新确诊的下咽癌患者的生存,包括所有病理类型和选择的解剖部位:C129,C130,C131,C132,C138,C139。肿瘤分期依据第 6 版 AJCC 癌症分期系统。(From National Cancer Data Base. Commission on Cancer. American College of Surgeons.Benchmark Reports. Available at: http://cromwell.facs.org/BMarks/BMPub/Ver10/bm_reports.cfm,with permission.)

表 46.1 美国 AJCC 2010 年下咽癌 T 分期

T 分期	描述
T1	侵犯下咽的一个区,肿块直径≤2cm
T2	肿块侵犯一个区以上、或 2cm<直径≤4cm。无半喉固定
T3	肿块直径>4cm、半喉固定或侵及食管
T4a	肿块侵犯甲状软骨/环状软骨、舌骨、甲状腺或喉前带状肌和皮下脂肪
T4b	肿瘤侵犯椎前筋膜,颈动脉鞘或纵隔受累

Used with the permission of the American Joint Committee on Cancer, Chicago, Illinois. The original source for this material is the *AJCC Cancer Staging Handbook*, 7th edition (2010) published by Springer science and Business media LLC, www.springerlink.com.

巴结-转移(TNM)分类]变为 T3 之外,第 6 版和第 7 版之间的变化不大。淋巴结区域分期与其他部位咽部肿瘤相似,但与鼻咽癌不同。虽然 AJCC 分期是一种将相似病变进行分组的有效工具,但不能完全应用其来进行管理医疗活动。患者因素(如年龄、并发症、保留器官的目的)并没有在分期中体现,但这些都是个体化治疗要考虑的重要因素[5]。

播散方式

局部侵犯

当肿瘤在多个亚部位有重叠时,有时难以确定肿瘤起源的特定部位。国家癌症研究所 SEER 数据库登记的 2000—2008 年的下咽癌病例中,83%的肿瘤位于梨状窝。9%位于咽后壁,4%位于环后区[5]。

由于原发肿瘤及区域淋巴结受累的高倾向性,大部分下咽癌患者的分期为Ⅲ和Ⅳ期。在华盛顿大学的一项回顾性研究中,87%的梨状窝肿瘤和 82%的咽后壁肿瘤患者发现时已为Ⅲ或Ⅳ期[24]。

梨状窝癌可能先累及杓会厌皱襞和杓状软骨,然后侵犯喉侧壁和会厌前间隙。侧壁的肿瘤可以累及甲状软骨, 并使其侵犯颈部侧面。高分辨率 CT 或 MRI 可以比较满意地了解肿瘤侵犯范围。发生于梨状窝内侧壁的肿瘤最常见,可累及喉内肌,导致声带固定。梨状窝下端的肿瘤容易侵出尖部,导致甲状腺受累。

环后区肿瘤可以向环状面延伸累及环状软骨,或向前累及喉部使声带固定。肿瘤侵犯喉返神经也会使声带固定。原发环后区肿瘤往往比较广泛并累及梨状窝、气管、食管。因此,这些肿瘤往往预后较其他部位的下咽癌差[14]。气管旁淋巴结及下颈深淋巴结转移常见。咽后区肿瘤向上侵及口咽,向下累及颈段食管,向后侵犯椎前筋膜和咽后间隙。

大部分下咽癌易出现黏膜下浸润,尤其是咽后壁区和环后区肿瘤。所以很难准确判断病变的微转移范围。从外科手术标本连续切片的详细研究发现,60%的下咽癌亚临床浸润范围向上达 10mm, 中间达 25mm,两侧达 20mm,往下浸润达 20mm[25]。肿瘤这种广泛的浸润模式是获得手术净切缘或放射治疗靶区覆盖完整的巨大挑战。

区域病变

由于下咽的淋巴引流丰富,超过 50%的患者在诊断时即已表现出临床上颈淋巴结阳性，并且 65%~80%的患者最终将出现淋巴结受累，30%~40% N0 的患者在选择性颈清扫时发现淋巴结微转移[26]。在下咽癌患者颈静脉淋巴结链即Ⅱ~Ⅳ区和咽后淋巴结均是区域转移的高危区域。环状软骨后肿瘤也可能直接扩散到气管前和气管旁淋巴结区域。由于双侧淋巴交叉引流，下咽癌易出现双侧淋巴结转移(图 46.5)[27,28]。

远处转移

下咽癌患者最容易出现远处转移的部位是肺。之前大约有 1/4 的患者诊断时已经出现远处转移，而最近报道的发生率约为 16%[29]。对于那些初次治疗后无局部区域失败的患者，远处转移率随着时间的延长显著增加[30]。

区域性癌变

致癌因素可以诱导发育异常的上消化道黏膜改变，使区域性癌变风险增加，从而导致同时性或异时性发生第二个原发癌。约 7%的下咽癌患者在诊断时出现第二个原发肿瘤，10%~20%的患者在以后的时间出现第二个原发肿瘤。事实上第二原发肿瘤的风险是初次治疗后生存超过 2 年的患者死亡的重要原因[6]。

临床表现

由于下咽癌早期症状不明显，大多数患者往往一经发现即是局部或区域晚期。患者刚开始的症状经常被认为是感染或是胃肠疾病，所以发病或诊断期间经常被延误。大多数症状与肿瘤局部侵犯所致的吞咽困难及吞咽疼痛有关，也可能是食管梗阻、收缩肌受累、椎前间隙受累、带状肌受累所致。通常表现为吞咽困难、咽喉疼痛、声嘶、体重下降超过 10 磅(约 4.54kg)和颈部肿块。大多数患者有上述一项以上的症状[31]。25%的患者诊断时临床分期为Ⅲ期、50%的患者为Ⅳ期；然而，以反流为常见症状的下咽肿瘤患者诊断时多为Ⅰ或Ⅱ期[6]。有些患者可能首先因为单侧耳痛(或谈到耳痛)就诊，这是由于肿瘤侵犯喉上神经的分支迷走神经耳支所致。

治疗前评估和分期检查

下咽癌患者全面的诊断检查应详细地询问病史，包括症状持续时间、体重下降情况、是否有耳痛、发音改变和吞咽困难程度。通常与上消化道肿瘤及吸烟的既往史有关。详细体检包括全咽喉直接和间接的表现，如肿块大小、部位、原发肿瘤的解剖定位和真声带的运动状态。还应评估牙齿及口腔卫生。如果患者出现颈部肿块，应该描述肿块大小、数目、位置、质地和活动度。

虽然下咽癌患者颈部肿块可以行针刺活检证实(FNA)，但是这种方法的意义不大，因为大部分患者将接受先进的影像学检查进一步确认是否有淋巴结受累。少数情况下 FNA 可以用来帮助区分其他原因共同存在的淋巴结肿大(如淋巴瘤)。大多数患者会在全身麻醉下行直接喉镜检查和食管镜检查。这种检查不仅可以行活检证实原发肿瘤的位置，还可以同时观察原发肿瘤(图 46.6A)。部分患者经鼻全消化道纤维内镜技术可以在门诊无麻醉的情况下进行。

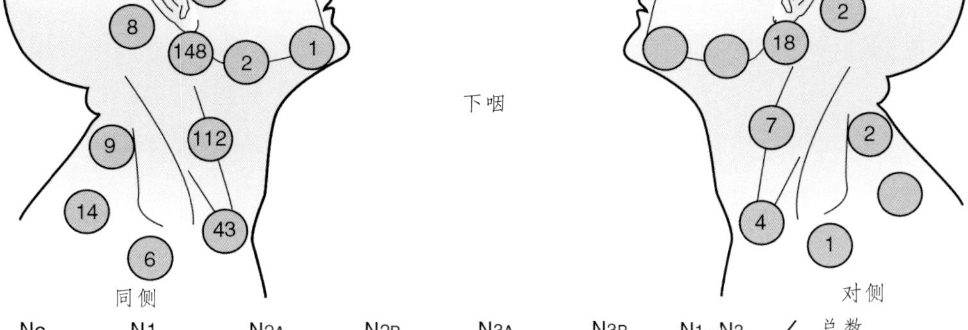

No	N1	N2A	N2B	N3A	N3B	N1~N3 / 总数
65	51	27	45	51	28	202 / 267 = 75%

图 46.5 MD 安德森癌症中心 267 例入院下咽癌患者淋巴结分布情况。(From Lindberg R. Distribution of cervical lymph node metastases from squamous cell carcinoma of the upper respiratory and digestive tracts. *Cancer* 1972;29:1446–1449, with permission.)

除了内镜检查，患者还应该行高分辨率 CT（或 MRI），从颅底到锁骨下区域，以了解患者病变范围并对颈部淋巴结进行定量与定性分析[27]（图 46.7 和图 46.8）。尽管传统上应用胸部 X 线检查以排除肺部转移，[18]FDG-PET（与同机 CT 图像融合）越来越多地用于评估局部淋巴结范围和远处转移。FDG-PET 结合 CT 和（或）MRI 在放射治疗计划中的作用越来越大，尤其对于应用 IMRT 或螺旋断层放射治疗的患者。Di Martino 等[32]比较了 CT、PET、彩超、触诊和内镜对肿瘤和淋巴结病灶评估的作用。结果见表 46.2，表明 PET 在头颈部肿瘤中的敏感性和特异性更高。Schwartz 等[33]检查头颈部肿瘤临床上原发灶和淋巴结转移灶的标准摄取值（SUV），以及临床结果的关系。原发灶 SUV > 9.0 者局部无复发生存和无病生存显著降低。但淋巴结的 SUV 值与预后无明显相关。

最近一项对 233 例头颈部鳞状细胞癌（SCC）患者（包括 46 例下咽癌）的前瞻性多中心研究，强调了 PET 成像对头颈部鳞癌治疗的潜在影响[34]。TNM 分期和治疗决策首先根据常规检查决定，然后医生以非盲形式根据 FDG-PET 数据并进行重新分期和重新制订治疗方案。PET 和常规检查显示每 100 例患者中 TNM 分期的不一致率为 43%。PET 比常规分期更加准确，并且改进了 20%患者的分期。结合 PET 数据最终影响了 32 例患者的治疗（13.7%）（表 46.3）。该研究支持在 H&N SCC 分期中使用 FDG-PET。

表 46.2　不同检测手段分期的比较

	敏感性（%）		特异性（%）	
	T	N	T	N
全消化道内镜	95	—	85	—
PET	95	84	92	90
CDDS	74	84	75	96
CT	68	84	69	88
触诊	—	63	—	96

PET：正电子发射计算机断层显像；CDDS：彩色多普勒超声；CT：计算机断层扫描。

Adapted from Di Martino E, Nowak B, Hassan HA, et al. Diagnosis and staging of head and neck cancer: a comparison of modern imaging modalities (positron emission tomography, computed tomography, color-coded duplex sonography) with panendoscopic and histopathologic findings. *Arch Otolaryngol Head Neck Surg.* 2000; 126:1457–1461.

许多下咽癌患者在治疗前常伴有生理和心理上的并发症，在进行初始抗肿瘤治疗前就需要给予关注。通常会伴有体重下降的渐进性吞咽困难和吞咽疼痛史。无论患者手术与否，都可考虑给予临时性经胃造口术。这对治疗前使患者达到最佳，至少保持稳定的营养状态，是非常重要的。

在治疗前由发音及吞咽专家对下咽癌患者的功能障碍程度做个评估，这点很重要。这包括吞咽功能的观察、纤维内镜的评估和（通常优选）荧光钡餐检查。这种改进的钡吞咽检查称为钡餐饼干吞咽、咽部视频造影或口咽运动检查，并且最常由一名语音病理学家参与完成。如果患者存在目标吞咽功能障碍，可以采取适当的技术提高进食的有效性和安全性。另外，在治疗中和治疗后需要专家对患者的发音功能和吞咽功能进行密切随访，以最大程度地保护患者的长期功能。

由于大多数下咽癌患者有吸烟及饮酒史。所以必须劝告和鼓励患者戒烟酒。所有的患者必须在治疗前进行全面的牙科评分、清洗以及有关的口腔卫生检查和评估。行常规放射治疗的患者很可能因为长期口干导致龋齿。如果患者牙齿已坏，就必须在治疗前先拔

表 46.3　常规随访后分析 FDG-PET 对分期、治疗的影响

终点	FDG-PET 对 233 例患者的影响
TNM 分期的不一致	100（43%）
PET 上调分期的准确率	30（13%）
PET 下调分期的准确率	17（7.3%）
PET 改变分期的不正确率	40（17%）
对患者治疗的影响[a]	
低	188（80.7%）
中	12（5.2%）
高	20（8.6%）

FDG：脱氧葡萄糖；PET：正电子发射计算机断层显像；TNM：TNM 分期。

[a]影响等级：低，治疗方式和施照方式不变；中，在同一治疗方式内的变化（计划步骤、剂量或者管理模式）；高，治疗目的或治疗方式改变（例如，姑息治疗、手术、放化疗等）。

Adapted from Lonneux M, Hamoir M, Reychler H, et al. Positron emission tomography with [18F] fluorodeoxyglucose improves staging and patient management in patients with head and neck squamous cell carcinoma: a multicenter prospective study. *J Clin Oncol* 2010;28:1190–1195.

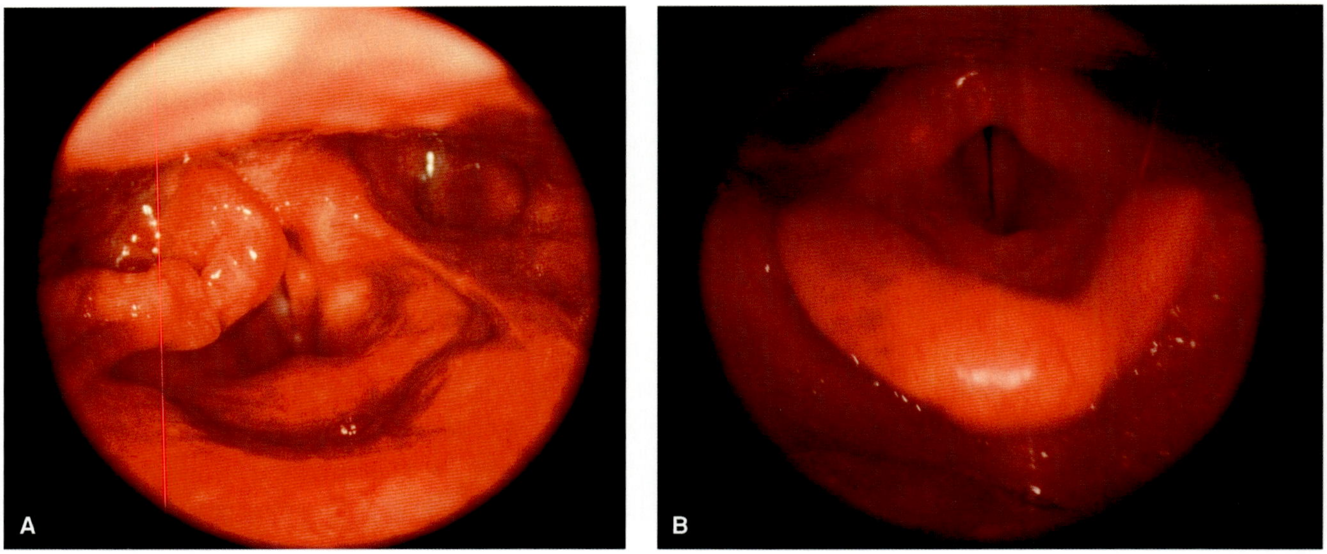

图 46.6 (A)门诊患者通过35mm孔径硬管内镜观察到右侧梨状窝有一个新的确诊的外生T2肿瘤，使邻近的会厌软骨皱襞受累。无伴声带活动受限，原发病变临床上诊断为T2期。(B)调强放射治疗70Gy及同步顺铂化学治疗1年后肿块退缩及咽喉功能良好的图片。表明高剂量放射治疗后声门上轻度到中度的黏膜水肿。

除坏牙，尤其是牙齿在高剂量治疗区内。拔牙后必须休息10~14天让创面愈合后才能开始放射治疗。应长期带含氟的牙托，以减少长期口干所致的牙齿损害。

最后，许多下咽癌患者还有社会问题，包括缺乏家庭的支持、经济上的限制、交通问题、营养状况差、卫生习惯等，可能妨碍他们顺利接受治疗。医护人员及社会工作者通常应该在治疗期间及随访时给予他们生活上的帮助。

病理分类

2000—2008年间SEER数据显示，93.9%的下咽癌为鳞癌，淋巴瘤、肉瘤、腺癌、腺样囊腺癌所占比例

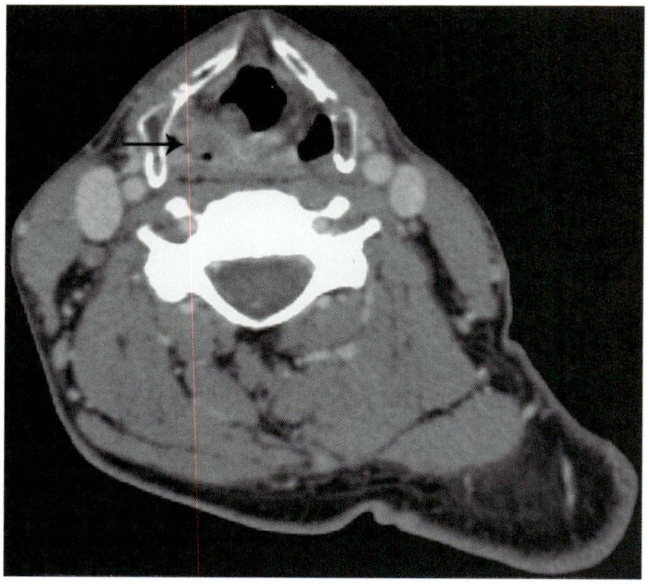

图 46.7 与图46.6为同一患者，T2下咽肿瘤累及右侧梨状窝(箭)的横断CT影像。

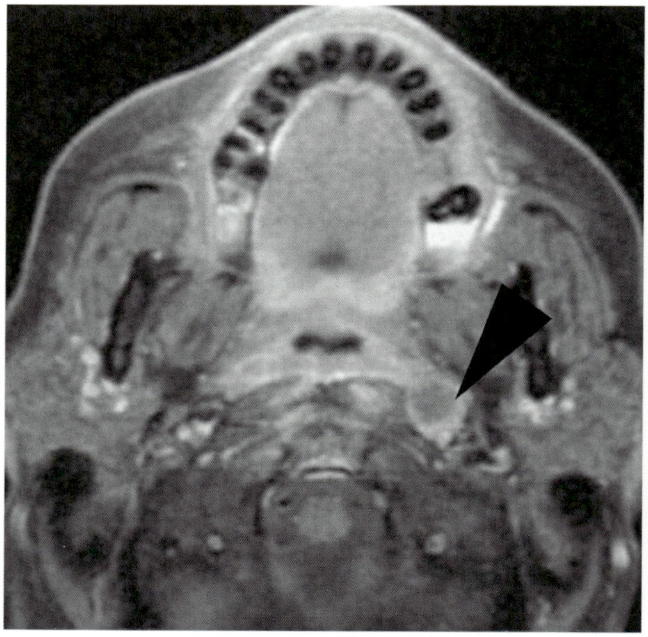

图 46.8 钆增强T1加权MRI轴位扫描，脂肪抑制显示一侧咽后淋巴结转移伴有中央坏死和外周强化(箭头)。

各为将近 0.5%[5]。相似的，美国国家肿瘤数据库(NCDB)2000—2008 年报道的 17 654 例下咽癌患者，90%以上为鳞癌[16]。

治疗

对于早期、可切除的病变，语音保留手术和根治性放射治疗均是可接受的治疗选择。然而，大部分患者为Ⅲ或Ⅳ期，有多种治疗方式。为这些患者选择最佳治疗方式时应该考虑如何保留下咽的功能。

表 46.4　下咽癌分期治疗原则

Ⅰ期	单独放射治疗或保喉手术
Ⅱ期	单独放射治疗
咽喉功能尚好的Ⅲ、Ⅳ期患者	同步放化疗后酌情考虑颈部手术切除
咽喉功能紊乱的Ⅲ、Ⅳ期患者[a]	全咽喉切除术后辅予放射治疗或放化疗

RT：放射治疗；CRT：同步放化疗。

[a] 大肿块、堵塞气道、软骨破坏、深部软组织受累者必须行全咽喉切除和术后放射治疗或放化疗。

根治性手术

T1和T2期肿瘤

早期下咽癌患者的首次手术治疗包括以往头颈部接受过放射治疗的患者、可能保留器官患者以及那些拒绝放射治疗的患者。即使下咽癌患者接受非手术治疗，但在治疗过程中还需要外科的参与。在这些患者中外科手术包括行内镜活检以详细了解病变侵犯范围，气管切开以保证气道通畅，胃造瘘术以保证营养摄入。手术医生在非手术治疗后的多学科肿瘤随访中起重要作用。

一部分 T1 和 T2 期下咽癌患者可以选择手术切除。易发部位包括梨状窝上方和咽后区。标准的声门上喉切除包括杓会厌皱襞和部分杓状软骨、舌根和梨状窦上方。咽后壁区的小肿瘤可以用内气道激光切除或是开放手术切除。术后咽后壁游离瓣重建缺乏动力和感觉导致食物无法从口腔进入，从而导致吞咽困难。下咽器官保留手术的相对禁忌证是肿瘤已侵犯声门、软骨受累、声带麻痹、环后区受侵、梨状窝深部及喉外侵犯。

游离瓣的改进使得即使是半喉切除，仍可以保持发音、吞咽和呼吸功能。对环后区和梨状窝底未受累的患者用头部颞顶和手臂前臂游离瓣加上软骨可以保证发音和吞咽功能[35]。

近年来，保留器官的手术包括利用经口激光微创手术和经口机器人手术。对于一部分患者，这些方式能够获得肿瘤切除，而减少正常组织破坏，因此，可以潜在地避免气管切开和插营养管[36-39]。经口切除原发肿瘤的同时或延后可行颈部淋巴结清扫。对于 T1N0 患者颈部淋巴结可以行 CT 检查密切随访观察。大部分患者需要行辅助(化)放射治疗治疗(见下文“术后放射治疗”部分)，放射治疗一般包括原发肿瘤部位和双侧颈部及锁骨上窝。近期的结果显示，对于一部分 T1 或 T2 期的肿块经口激光微创手术或机器人手术切除可达到阴性切缘[36]。上述方式的预后与开放手术相似，但胃造瘘或气管切开概率降低(见表 46.5)。

T3或T4期可手术切除的肿瘤

T3 期下咽癌在梨状窝上方，可行声门上全喉切除或使用游离瓣重建垂直半喉切除，但要少用。许多 T3 和 T4 期的下咽癌患者手术时行全喉切除，尽可能保留下咽跨越口咽到食管的后壁。这种保留下咽癌后壁的做法可以在一些病例中使用。在过去经常通过使用

表 46.5　T2 期下咽癌行经口显微外科手术后 5 年的预后

研究	T 分期	N	淋巴结(+)	LC	DSS	OS		
Martin 等[36]	pT1	20	62%	84%	NR	68%(分期Ⅰ~Ⅱ)	3.5%[a]	3.5%[a]
	pT2	48		70%	NR			
Karatzanis 等[35]	pT1	45	56%	90%	78%	NR	0	0
	pT2	74	64%	83%	70%	NR	4%	2.5%

LC：局部控制；DSS：疾病特异生存；NR：未报道；OS：总生存。

[a] 全组患者包括 T3 和 T4。

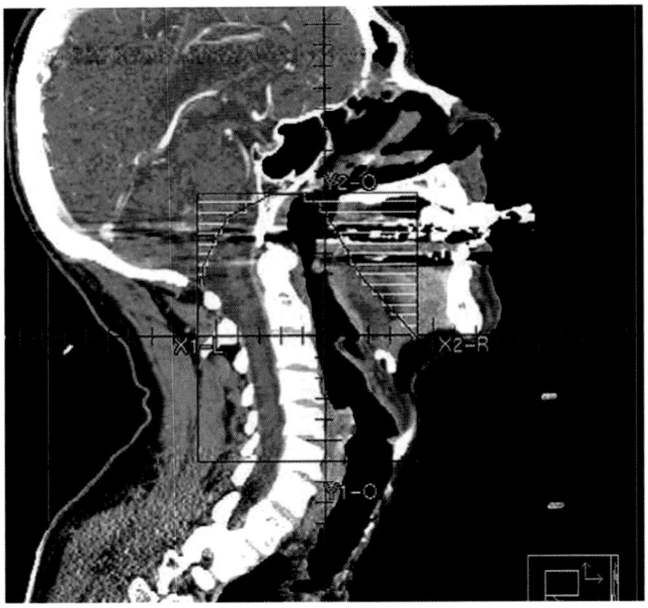

图 46.9 数字重建放射治疗影像显示图 46.6 和图 46.7 所示的围绕 T2 梨状窝癌的一个典型测序及从颅底到环状软骨的双侧淋巴结，以及从淋巴结至锁骨水平的前低颈部野。

引导定位系统来提高头颈部肿瘤患者的 IMRT 治疗精度[53]。对于 N0 的患者对侧的颈部预防照射头侧必须限制在 C1~2 水平以限制腮腺受量[54,55]。最近的一项随机试验，针对 T1~4N0~3、具有高风险口干症的口咽癌和下咽癌患者比较了常规放射治疗与 IMRT，发现 IMRT 对腮腺保护较好。患者行术后放射治疗或行根治性放射治疗时，对侧腮腺受量应<24Gy。在第 12 个月（常规放射治疗 74%对 IMRT 38%）和 24 个月（常规放射治疗 83%对 IMRT 29%）时，2 级或以上口干症显著减少[56]。IMRT 组患者的生活治疗评分较高，因此，头颈部肿瘤患者的放射治疗时建议应用 IMRT 技术。

T3和T4期肿瘤

有些原因使下咽癌患者无法行根治性手术。这些原因包括年龄（如 70~80 岁）、严重的医学同病，或不愿意行全喉手术。这些患者一般采用根治性放射治疗或放化学治疗的方案。常规放射治疗为三野缩野技术：给予原发肿瘤 GTV 70Gy，每次 2Gy；亚临床区域 50~60Gy。如果患者放射治疗后计划行颈淋巴结清扫术，那么转移淋巴结的剂量限制在 60~63Gy。如果患者放射治疗后不考虑颈淋巴结清扫术，则颈部转移淋巴结应该照射 70Gy。对于仅行单纯放射治疗的患者，应考虑改变分割方案，如超分割或加速分割，因为已经在荟萃分析中证实，与常规分割相比，上述放射治疗方式能够带来总生存的获益[47]。

如果患者的体力状况很好，可以考虑以 DDP 为基础的同步放化学治疗。最近更新的化学治疗在晚期头颈部癌症中是否获益的荟萃分析证实了同步放化学治疗有显著生存获益（6.5%），单药顺铂的作用显著高于其他单药化学治疗药物[43]。然而，这项荟萃分析也证实随着患者年龄的增长化学治疗的作用不断下降，所以对于年龄大于 70 岁的患者并无获益。同样对年龄大于 70 岁的患者改变分割方式在统计学上也没有获得比常规分割更好的预后[47]。因此，对于年龄大于 70 岁或体力状况一般的下咽癌患者每日 1 次的常规分割放射治疗可能是一个合理的方案，不需要同步化学治疗。

在头颈部癌的患者中，除了同步化学治疗或加速分割放射治疗之外的另一种可选择的方法是近期引入的分子靶向治疗。在头颈部肿瘤中，临床数据最成熟的是 EGFR 抑制剂，例如爱必妥（作用于生长因子受体的单克隆抗体）。一项比较仅用高剂量放射治疗和放射治疗配合爱必妥治疗局部晚期头颈部肿瘤的国际Ⅲ期临床试验结果表明，放射治疗联合爱必妥治疗组 5 年局部控制率和总生存率均提高了 10%[57,58]。在这个包括 424 例患者的研究中下咽癌患者的数量相对较少，并且这部分患者并没有从放射治疗联合 EGFR 治疗中明显获益。关于爱必妥加同步放化学治疗在晚期头颈癌患者根治性治疗和高危患者术后辅助治疗中的价值的临床试验正在进行。

在过去几十年中，下咽癌在非手术治疗方面取得了稳步发展。NCDB 基准报道数据表明，2000—2008 年，16 136 例诊断为下咽癌的患者接受了放化学治疗，大部分初始治疗的患者中Ⅱ期占 32.6%，Ⅲ期占 47.8%，Ⅳ期占 43.8%[16]。超过 50%的Ⅲ期和Ⅳ期患者初始治疗是单独化学治疗、或联合放射治疗或联合手术。Ⅰ期下咽癌患者（24.4%）采用最常用的术后单纯手术（21%）。据报道，35%~45%的晚期下咽肿瘤患者接受同步化放射治疗，放射治疗应用 IMRT，预期存活 5 年，其中 2/3 为喉保留生存（见表 46.11）[59,60]。要慎重解释这些来自使用 IMRT 单中心的生存率数据。因为 2003 年美国对诊断为下咽癌患者的横截面分析结果欠佳，NCDB 数据的回顾性分析证实大多数下咽癌（Ⅳ期）的 5 年存活率仅为 19.8%（见图 46.4）[16]。

和非手术组的长期生活质量。尽管手术组患者发音功能较放化学治疗者差，但总的生活质量评分没有差别。这些研究者的结论是，虽然保留器官的治疗(非手术)有更高的生活质量，这似乎是合理的，但人的适应性和治疗效果潜在的复杂性，使得这一假设对许多患者来说是无效的。另外，来自南卡罗来纳医科大学的一项研究比较了头颈部癌症患者手术或放射治疗后的吞咽相关生活质量。研究中安德森吞咽困难量表(MDADI)调查吞咽困难的症状。他们发现，与接受手术加术后放射治疗的患者相比，接受放化学治疗的患者的 MDADI 的情绪和功能得分明显更好[92]。

对头颈癌患者治疗后生活质量的前瞻性评估：在需根治性手术如全喉切除和部分咽喉切除的局部晚期患者亚组分析中，功能缺陷是可以预见的。然而，对单纯放射治疗或联合放化学治疗的器官保留患者来说，可能难以评估器官保留的真实程度和质量。不管主要的治疗方法如何，这些患者均需要长期的发音、吞咽和牙齿功能恢复。Meyer 等[93]回顾性评估头颈部肿瘤存活者的发音清晰度和生活质量。64 例患者入组，31 例接受单纯放射治疗，5 例接受单纯手术，28 例接受手术加放射治疗。所有患者均接受语言功能和生活质量的全面主观和客观测试。他们发现即使在治疗结束 5 年后语言和生活质量仍有明显的主观和客观障碍。Terrell 等[94]报道了在退伍军人医院对 570 例患者进行自我管理健康调查的结果，表明对生活治疗产生不良影响的唯一最显著的事件是放置喂饲管。其次是医学并发症、气管切开导管、化学治疗和颈部清扫术。

一项前瞻性研究使用 EORTC QLQ-C30 和 QLQ-头颈 35 号问卷调查了 357 例瑞典患者的生活质量。该研究发现生活质量与原发肿瘤的部位显著相关，诊断时的分期是最重要的预测因素。另外，下咽癌患者生活质量较差[95]。同样的，另一项前瞻性检查头颈癌患者吞咽功能的研究表明，原发于下咽的肿瘤其吞咽功能更差[96]。虽然 IMRT 的使用对头颈癌患者的口干和 QOL 测量有显著的影响[97,98]，下咽肿瘤与咽缩肌连接紧密，无法保护这些具有长期吞咽功能的重要结构，与其他头颈部癌患者相比，可能会导致下咽癌患者较差的生活质量[99]。

结论

下咽癌患者通常存在晚期病变相关的不同程度的言语或吞咽功能障碍。许多下咽癌患者伴有医学上或社会的并发症。典型的小 T1~2 期患者可以行根治性放射治疗或手术切除，两者疗效相当。对于需喉切除的中期患者，已经证明放化疗联合治疗在生存上与手术无差别，并且还能在器官的保留和功能上有优势，越来越成为首选的方法。对大肿块、明显气道阻塞、喉部变形和软骨受累的肿瘤，通常最好进行根治性手术加术后放射治疗或放化学治疗。

尽管在下咽癌患者的整体管理中采取了积极的方法，但最终治愈率仍然相当低。早期患者相对较少，并且对于许多晚期患者，难以实现长期控制。即使对那些反应很好的患者，持续存在发生第二原发肿瘤的风险，尤其是长期随访中发生上消化道的风险。治疗后患者通常需要进行积极的语言和吞咽功能训练以最大程度地发挥其功能。将分子靶向治疗与传统的细胞毒药物和放射治疗结合，有助于改善预后。

(杨佳 译　胡漫 徐瑾 校)

参考文献

1. Brugere J, Guenel P, Leclerc A, et al. Differential effects of tobacco and alcohol in cancer of the larynx, pharynx, and mouth. *Cancer* 1986;57:391–395.
2. Schechter GL, Kalafsky JT. Cancer of the hypopharynx and cervical esophagus: management concepts. *Oncology (Williston Park)* 1988;2:17–24, 34–35.
3. Spitz MR. Epidemiology and risk factors for head and neck cancer. *Semin Oncol* 1994;21:281–288.
4. Cooper JS, Porter K, Mallin K, et al. National Cancer Database report on cancer of the head and neck: 10-year update. *Head Neck* 2009;31:748–758.
5. Surveillance E and End-Results (SEER) Program. SEER*Stat Database: Incidence—SEER 17 Regs Research Data, Nov. 2010 sub (2000–2008). National Cancer Institute, DCCPS, Surveillance Research Program, Cancer Statistics Branch. Released April 2011.
6. Hoffman HT, Karnell LH, Shah JP, et al. Hypopharyngeal cancer patient care evaluation. *Laryngoscope* 1997;107:1005–1017.
7. Popescu CR, Bertesteanu SV, Mirea D, et al. The epidemiology of hypopharynx and cervical esophagus cancer. *J Med Life* 2010;3:396–401.
8. Boffetta P, Richiardi L, Berrino F, et al. Occupation and larynx and hypopharynx cancer: an international case-control study in France, Italy, Spain, and Switzerland. *Cancer Causes Control* 2003;14:203–212.
9. Shangina O, Brennan P, Szeszenia-Dabrowska N, et al. Occupational exposure and laryngeal and hypopharyngeal cancer risk in central and eastern Europe. *Am J Epidemiol* 2006;164:367–375.
10. Davies L, Welch HG. Epidemiology of head and neck cancer in the United States. *Otolaryngol Head Neck Surg* 2006;135:451–457.
11. Klussmann JP, Weissenborn SJ, Wieland U, et al. Prevalence, distribution, and viral load of human papillomavirus 16 DNA in tonsillar carcinomas. *Cancer* 2001;92:2875–2884.
12. Mineta H, Ogino T, Amano HM, et al. Human papilloma virus (HPV) type 16 and 18 detected in head and neck squamous cell carcinoma. *Anticancer Res* 1998;18:4765–4768.
13. Ribeiro KB, Levi JE, Pawlita M, et al. Low human papillomavirus prevalence in head and neck cancer: results from two large case-control studies in high-incidence regions. *Int J Epidemiol* 2011;40:489–502.
14. Spector JG, Sessions DG, Emami B, et al. Squamous cell carcinoma of the pyriform sinus: a nonrandomized comparison of therapeutic modalities and long-term results. *Laryngoscope* 1995;105:397–406.
15. Spector JG, Sessions DG, Emami B, et al. Squamous cell carcinomas of the aryepiglottic fold: therapeutic results and long-term follow-up. *Laryngoscope* 1995;105:734–746.
16. National Cancer Data Base. Commission on Cancer. American College of Surgeons Benchmark Reports. Accessed August 24, 2011.
17. Dikshit RP, Boffetta P, Bouchardy C, et al. Lifestyle habits as prognostic factors in survival of laryngeal and hypopharyngeal cancer: a multicentric European study. *Int J Cancer* 2005;117:992–995.
18. Chang F, Syrjanen S, Syrjanen K. Implications of the p53 tumor-suppressor gene in clinical oncology. *J Clin Oncol* 1995;13:1009–1022.
19. Frank JL, Bur ME, Garb JL, et al. p53 tumor suppressor oncogene expression in squamous cell carcinoma of the hypopharynx. *Cancer* 1994;73:181–186.
20. Frank JL, Garb JL, Banson BB, et al. Epidermal growth factor receptor expression in squamous cell carcinoma of the hypopharynx. *Surg Oncol* 1993;2:

第 47 章
喉癌

William M. Mendenhall, Anthony A. Mancuso, Robert J. Amdur, John W. Werning

解剖

喉在解剖上分为 3 个区域，包括声门上区、声门区和声门下区。声门上区由会厌、假声带、喉室、杓会厌皱襞和杓状软骨组成。声门区包括真声带和前联合。声门下区是位于声带以下的区域（图 47.1 和图 47.2）[1]。

喉声门区与声门上区分界的侧线是喉室的尖部。声门下区与声门区的界限不甚明确，一般认为声门下区是位于声带游离缘下 5mm 至环状软骨下缘的这一范围或喉室尖下 10mm 的区域。

声带的厚度是 3~5mm，其后部终止于杓状软骨的声带突。后联合为杓状软骨间的黏膜。

喉的骨架结构由舌骨、甲状软骨和环状软骨组成，环状软骨是喉与气管环中唯一完整的环形软骨。喉内的活动结构由心形的会厌软骨和杓状软骨、小角软骨和楔状软骨组成。小角软骨和楔状软骨在两侧杓会厌皱襞黏膜后部形成小的圆形的隆起。

甲状软骨和环状软骨及部分杓状软骨为透明软骨，随着年龄的增长，部分会骨化，尤其是男性。会厌

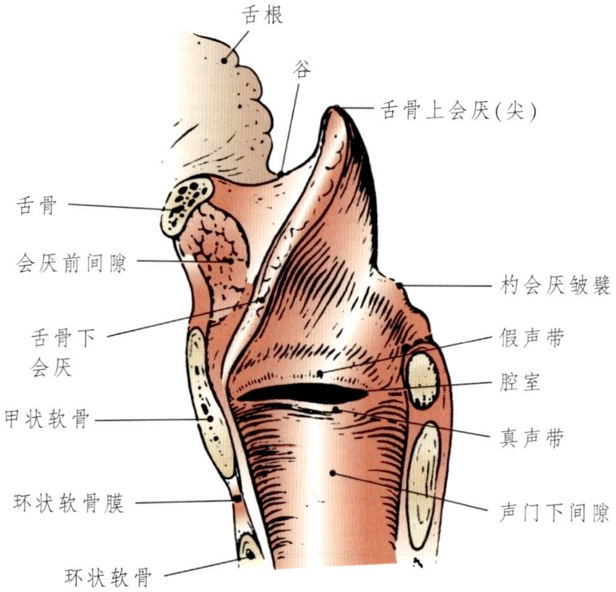

图 47.1 喉的矢状面解剖图。(Redrawn from Clemente CD. *Anatomy: a regional atlas of the human body*. Philadelphia: Lea & Febiger, 1975. Copyright Urban & Schwarzenberg, Munich, Germany, 1975.)

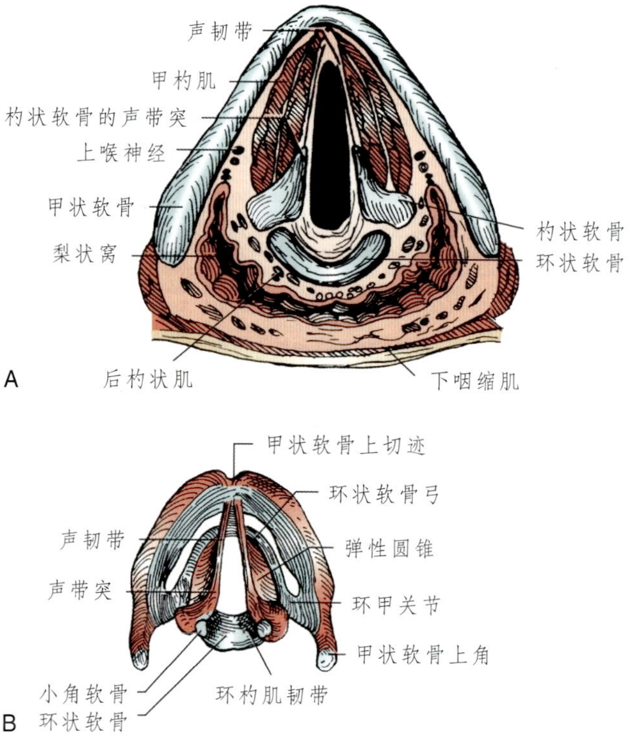

图 47.2 根据照射野内肿瘤和正常组织的放射敏感性（剂量–反应曲线），在不同的临床情况下有不同的治疗比。(A) 有利的。(B) 不利的。(From Rubin P. Clinical oncology: a multidisciplinary approach for physicians and students, 7th ed. Philadelphia: W.B. Saunders, 1993, with permission.)

是弹性软骨，不发生骨化，甚至局灶性的钙化都极少见[2]。

喉的外部架构由甲状舌骨肌、环甲肌和环状软骨气管韧带或膜连接在一起(图 47.3 和图 47.4)[1]。

会厌通过舌会厌韧带与舌骨相连，在甲状切迹的正下方和前联合的上方，会厌通过甲状会厌韧带与甲状软骨联系。连接环状软骨和杓状软骨的韧带形成声韧带，是真声带的一部分，如图 47.2B[1]所示。弹性圆锥(环声韧带)是弹性膜下部的一部分，其连接环状软骨的上部、杓状软骨的声带突和下部的甲状软骨，其游离端增厚形成声韧带。

声韧带和肌肉附着在杓状软骨声带突的后部，前部附着在甲状软骨。喉内肌主要控制声带的运动，如图 47.2 和图 47.3[1]所示。喉外肌主要与吞咽有关。环甲肌的收缩导致声带的紧张和伸长，这由喉上神经支配(图 47.4)[1]。

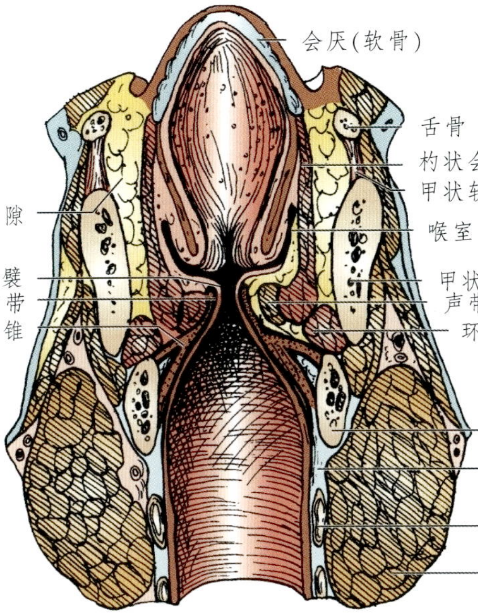

图 47.3　喉的冠状面解剖图。(Redrawn from Clemente CD. *Anatomy: a regional atlas of the human body*. Philadelphia: Lea & Febiger, 1975. Copyright Urban & Schwarzenberg, Munich, Germany, 1975.)

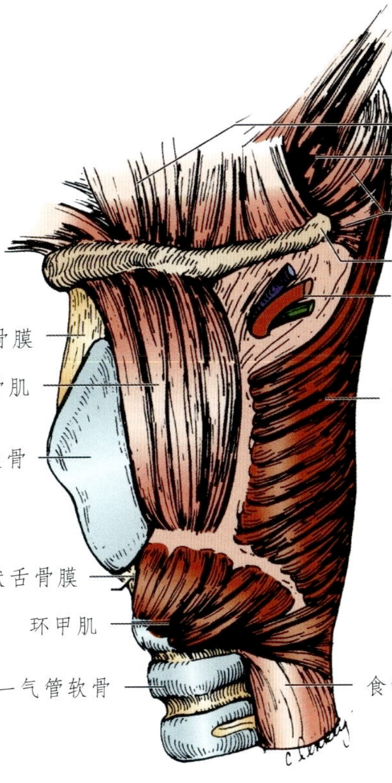

图 47.4　喉的外观。(Redrawn from Clemente CD. *Anatomy: a regional atlas of the human body*. Philadelphia: Lea & Febiger, 1975. Copyright Urban & Schwarzenberg, Munich, Germany, 1975.)

会厌前间隙和声门旁间隙实质上是一个连续的脂肪间隙，位于甲状软骨和舌骨的外部结构与会厌和喉内肌的内部结构之间。Lam 和 Wong[3]的研究表明，在会厌前间隙和声门旁间隙之间有很薄的膜间隔。这个间隔可以阻止肿瘤的扩散。在这些间隙中有血管、淋巴管以及神经穿过。由于几乎没有毛细淋巴管起源于这个区域，肿瘤累及这个脂肪间隙与淋巴结转移间接有关。脂肪间隙的下方是弹性圆锥、甲状软骨板和甲状舌骨膜。前外侧是舌骨，上方是舌骨会厌韧带，内侧为喉内肌的筋膜，后面邻近梨状窝的前壁。

会厌和声带游离缘的表面都是鳞状上皮，其余则是假复层纤毛柱状上皮。声带游离缘上皮的下面是固有层，它又分为 3 层。在声带的游离缘，并没有真正的黏膜下层[4]。喉的动脉是甲状腺上下动脉的分支。

喉内肌由喉返神经支配，但使声带收缩的环甲肌由喉上神经的分支支配。这一神经分支的损伤可导致真声带呈弓形突出，声带仍然能活动，但声音可能嘶哑。

声门上有丰富的毛细淋巴管分布，主干穿过会厌前间隙和甲状舌骨膜，到达二腹肌淋巴结（Ⅱ组）。有一些引流到中颈的颈内静脉链淋巴结（Ⅲ组）。

真声带基本无毛细淋巴管，所以只有当声带癌累及声门上区或声门下区时才会出现淋巴管扩散。

声门下区的毛细淋巴管相对较少，淋巴主干穿过环甲膜到气管前（Delphian）甲状腺峡部的淋巴结。声门下区也可以向后穿过环状气管膜，有些引流到气管旁淋巴结（Ⅵ组），还有一些引流到下颈静脉链淋巴结（Ⅳ组）。

流行病学和危险因素

在美国喉癌约占全身癌症的 2%，是头颈部最常见的癌症（皮肤癌除外）。2010 年，美国新发喉癌病例约 12 720 例（男性 10 110 例，女性 2610 例），约 3600 例患者死于喉癌[5]。基于 1973—1998 年资料，喉癌在确诊时，51%患者为局部病变，29%有局部扩散，15%有远处转移[6]。声门型喉癌与声门上喉癌的比例为 3:1。

喉癌与吸烟密切相关。戒烟 5 年后，与吸烟有关的上消化道和上呼吸道癌的发病率下降。有证据表明戒烟 10 年后，发病率则接近于非吸烟者[7]。酒精在喉癌发生中的作用还不明确[8]。一些证据显示：年轻患者中，重度吸食大麻与喉癌的发生有关。

播散方式

局部扩散

尽管声门上喉癌和声门癌多局限于原发部位，但并没有解剖屏障阻止癌症的局部扩散。声带的肿瘤生长缓慢，但当其增大后，可迅速累及声门下区和声门上区。声门上病变亦不总是起源于声带附近。声带表面上皮受累是晚期的征象，但通过声门旁间隙的黏膜下扩散早期即可发生。

对舌骨下会厌、假声带和真声带病变来说，脂肪间隙是黏膜下病变扩散的重要途径。当真假声带病变向前和两侧侵犯，则由坚韧的甲状软骨膜阻挡，往往因弹性圆锥（两侧的环甲膜）的阻隔而通过环甲间隙向喉外侵犯。甲状软骨侵犯常发生在骨化的软骨部分，常见于前联合部位或甲状软骨板前 1/4 和 3/4 交接处[9]。

喉癌出现的声带固定常常是病变累及或破坏声带肌肉、环杓肌或关节所致，偶尔为累及喉返神经所致。喉癌罕见通过外周神经扩散。

声门上癌

舌骨上会厌

舌骨上会厌的病变可形成巨大肿块而很少累及软骨或邻近结构。其他部位的病变可浸润至尖部并破坏软骨。浸润性病变往往累及会厌溪、会厌前间隙、两侧的咽壁和声门上区的其他部分。

舌骨下会厌

舌骨下会厌的病变往往是不规则的结节并同时侵犯疏松的会厌软骨和甲状会厌韧带至会厌前间隙，甚至到厌溪和舌根部。舌骨会厌韧带较厚，是肿瘤扩散的有效屏障。然而，肿瘤可侵犯舌根底部和会厌溪而不累及舌骨上会厌。

舌骨下会厌病变可环周生长，并进而累及假声带、杓会厌皱襞、梨状窝内侧壁和咽会厌襞。在病变晚期，可累及前联合和声带及声门下区域。即使声带仍可活动，舌骨下病变无论侵犯声带上或声带下区域都极易累及甲状软骨[10]。

假声带

早期假声带癌常为黏膜下病变,几乎无外生性肿块,所以很难在影像学上辨认。但可在病变的早期累及声门旁脂肪间隙,在没有体征表现的情况下,扩展至局部黏膜下较远的区域。这些病变早期即可侵犯至甲状软骨膜,但侵犯软管是晚期的表现。会厌前间隙和舌骨下会厌下部侵犯常见。黏膜下扩散可累及真声带,甚至其表面看起来正常。声带侵犯常和甲状软骨侵犯有关。可早期出现黏膜下扩散至梨状窝侧壁。

杓会厌皱襞/杓状软骨

杓会厌皱襞/杓状软骨的早期病变往往呈外生性,有时很难区别肿瘤究竟是起源于梨状窝内侧壁还是杓会厌皱襞。随着肿瘤生长,可扩散至邻近结构并最终导致喉固定,这主要是肿瘤累及环杓肌或关节所致,肿瘤累及喉返神经所致极少见。CT 可以区别喉固定的原因。局部晚期病变可侵犯甲状软骨、会厌软骨和环状软骨,并最终累及梨状窝和环状软骨后区域。

声带癌

真声带癌绝大部分起源于声带的游离缘和上表面。在确诊时,约 2/3 的病变局限于声带,并且通常是单侧声带。声带前联合是最常见的部位,甚至可能是声带癌首发部位;而病变扩散至对侧声带,则可确认肿瘤侵犯前联合。前联合孤立的小病灶占 1%~2%。扩散至后联合少见,且只见于晚期病变。

前联合的肿瘤可向前通过前联合筋膜(Broyles 韧带)[11]至甲状软骨。Kirchner[12]通过整个喉的切片发现,这样的扩散方式少见,除非是肿瘤超出声带累及舌骨下会厌的基底部才会出现。由此他认为筋膜主要起着阻碍肿瘤扩散的作用而不是肿瘤扩散的通道。早期声门上侵犯也可累及前联合和穿破甲状软骨膜生长。

起源于声带后半部的病变往往沿着黏膜下扩散至声带突的内侧壁,并侵犯环杓关节和后联合。这种侵犯方式很难由临床检查发现。

声门下扩散可通过简单的黏膜表面生长发生,但更常见的途径是通过黏膜下扩展穿破弹性圆锥。声门下前部浸润 1cm 或向后部浸润 4~5mm, 肿瘤就可到达环状软骨的上缘并超出常规半喉切除的解剖范围。肿瘤也可以在上皮黏膜下面沿着声带在 Reinke 间隙扩散[13]。

声带肿瘤增大后,可扩散至假声带、杓状软骨的声带突和声门下区域。浸润性病变可侵犯声带的韧带和肌肉并最终扩散至声门旁间隙和甲状软骨膜。局部晚期的声带癌可通过甲状软骨或环甲间隙而侵犯颈部,并侵犯甲状腺。前联合的病变累及声门下之后,可经由环甲间隙侵犯至喉外[13]。

声带固定时伴声门下侵犯病变小于 1cm 且没有假声带侵犯时提示肿瘤很可能未累及甲状软骨[12]。而一旦假声带受侵犯,则软骨极有可能受累。

声门下癌

声门下癌少见。在确诊时,多数都累及了声带的下缘表面,因此很难区分肿瘤究竟是起源于声带的下表面还是声门下区。由于早期诊断很困难,在发现时大多数病变是双侧或环周的。由于没有阻止肿瘤扩散的肌肉层,肿瘤可以早期累及环状软骨。一侧或两侧声带的部分或完全固定很常见,并且经常误诊或延迟诊断。

淋巴扩散

图 47.5[14]所示为未经治疗的声门上喉鳞状细胞癌在初诊时颈部淋巴结转移的分布情况。主要是转移到Ⅱ组淋巴结。Ⅰb 组很少涉及。Ⅴ组淋巴结也很少转移。在临床确诊时,约 55%的患者伴有淋巴结转移,其中 16%是双侧的[14]。预防性颈清扫手术显示约 16%的患者颈部淋巴结阳性。在原为颈部阴性的患者中随访观察发现约 33%患者颈部会出现阳性淋巴结[15,16]。肿瘤侵犯梨状窝、会厌溪、舌根部,增加淋巴结转移的机会。如果同侧颈部淋巴结病理证实转移,以后对侧颈部出现的概率约为 37%。但其风险与颈清扫手术是否能触诊到同侧颈部淋巴结并无相关性。

对于声带癌来说, 在临床确诊时,T1 期病变的颈部淋巴结转移几乎为零,T2 期病变少于 2%[17]。T3 和 T4 期病变则增加到 20%~30%。声门上扩散主要是Ⅱ组淋巴结转移。前联合和声门下前部受累主要是转移到气管前淋巴结(Ⅵ组)。

Lederman[18]曾报道 73 例声门下喉癌中有 10%的患者颈部淋巴结转移。

临床表现

起源于真声带的肿瘤早期表现为声音嘶哑。喉部疼痛、耳痛、甲状软骨部位疼痛和气道梗阻都是晚期病变的表现。

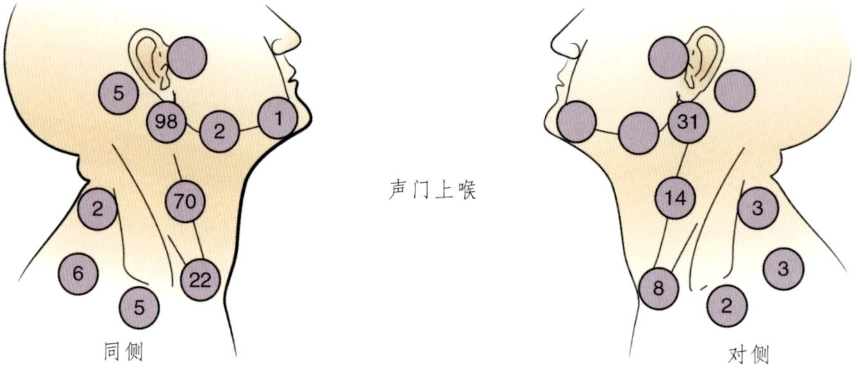

No	N1	N2A	N2B	N3A	N3B	N1~N3 / 总数
120	49	15	29	11	43	147 / 267 = 55%

图 47.5 淋巴结的分布,MD 安德森癌症中心,1948–1965. (From Lindberg RD. Distribution of cervical lymph node metastases from squamous cell carcinoma of the upper respiratory and digestive tracts. *Cancer* 1972;29:1446–1449; with permission.)

对声门上喉癌来说,声音嘶哑不是一个明显的症状,除非肿瘤面积较大。吞咽疼痛通常为中度,是最常见的始发症状。有些患者主诉“咽部有异物”。耳部疼痛主要是与迷走神经和耳神经有关。颈部肿块可以是声门上喉癌的首发症状。晚期症状则包括了体重下降、口臭、吞咽困难、呼吸困难等。

诊断

体格检查

光导纤维喉镜可常规作为喉镜检查的补充。喉镜可清晰地观察到咽后壁。在一些检查困难的患者中,通过鼻腔置入光导纤维内镜对诊断有帮助。

声带活动性的确定需要经过多次检查,因为在声带活动、部分固定和完全固定三者之间的区别是微小的,尤其是声带活动在不同的检查后可发生改变。如在直接喉镜检查时,医生发现声带是活动的,但活检后声带活动可能受限甚至固定。

舌骨下会厌的溃疡或会厌溪的肿胀是会厌前间隙侵犯的间接证据。甲状上切迹以上触诊提示弥漫、固定的肿胀并且舌骨和甲状软骨之间间隙明显增大则高度提示会厌前间隙受侵犯。会厌前脂肪间隙在CT 上为低密度区域,肿瘤累及该区域后在 CT 影像上易于诊断。

临床检查喉摩擦音消失时则应怀疑环状软骨后部受到侵犯的可能。而环状软骨后的肿瘤则可使甲状软骨前凸,并引起颈部肿胀。

甲状软骨侵犯的临床诊断仍较困难。局限性的疼痛或触痛或甲状软骨板上小的肿胀均提示甲状软骨受到累及的可能。

影像学检查

增强 CT 扫描是了解喉部病变的选择(图 47.6)[19]。CT 检查应该在活检之前进行,以免因活检引起的改变与肿瘤在 CT 上不能区分。CT 较 MRI 优越,主要是MRI 检查扫描时间长,存在运动伪影[20]。在喉部的 CT扫描可以为 1~2mm 层厚,而其余部分则可以 3mm 层厚扫描。1~2mm 层厚扫描可以多平面重建图像。成角的机架可以使扫描的层面与真声带平行。全颈 CT 扫描是必要的,可以检查出不能触诊到的淋巴结。局部晚期喉癌患者中,可有咽后淋巴结转移[21]。咽后淋巴结肿大在体格检查难以发现,但 CT 上则可显示。

CT 增强扫描可以易于辨认血管和甲状腺。肿瘤大多数是增强的,可能是反应性炎症所致。除了 CT 检查外,MRI 可以帮助诊断咽外微小的侵犯或早期的软骨破坏。但 MRI 诊断软骨早期破坏的价值仍有待进一步研究。矢状位 MRI 可以发现舌根的早期侵犯。

声带癌

尽管 CT 不能显示黏膜下微小的病变,对于位置明确、容易直视的 T1、早期 T2 病变的声带癌的诊断也没有多大帮助,但 CT 易于获得。CT 易于发现声门下侵犯,因此在选择性的 T1 和大部分 T2 患者中通常选用 CT 检查。在中晚期和晚期患者中 CT 检查对诊断很有帮助,能很好地显示颈部喉外软组织的侵犯,且潜在的发现易出现在其边缘而非表面的甲状腺或环状软骨侵犯。早期软骨受累在横断面上难以发现,在冠

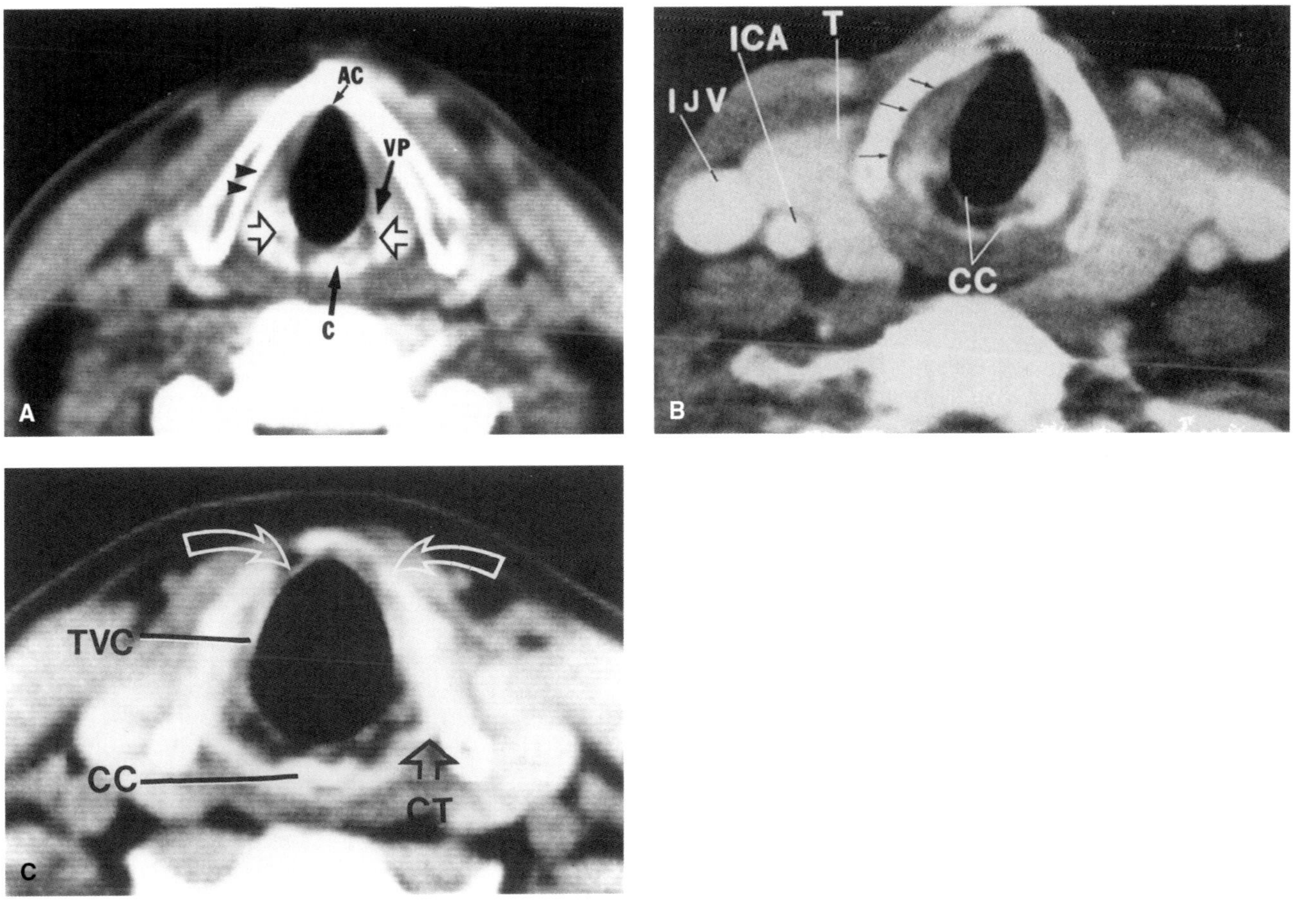

图 47.6　(A)真声带中平面的正常 CT 表现。空心箭头为杓状软骨(C)。在这个平面可以看到环状软骨的上部,左侧杓状软骨的声带突。甲状软骨板(箭)和右侧真声带之间可以看到狭窄的低密度区域,这是声门旁脂肪间隙的下部。要注意的是在声带前联合处缺乏组织,任何密度的改变都应考虑病变的可能。(B)真声带中平面下的正常 CT 表现。箭示为声门旁的脂肪间隙。这个部位的纤维脂肪组织将声带和邻近的甲状软骨板分隔开。如果甲状软骨板不规则的邻近肿瘤,而这一区域没有受累及,则甲状软骨板的改变是不均一的钙化,而不是肿瘤侵犯所致。环状软骨的后面部分可见,内外侧的软骨皮质显示骨髓腔是低密度。甲状软骨板的垂直高度是 2~3cm。甲状软骨的前面是不完全钙化。IJV,颈内静脉;ICA,颈内动脉;T,甲状腺。(C)真声带游离缘下 5mm 的正常 CT 表现。由于在扫描时声带的外展运动,真声带显得较薄。甲状软骨板存在双侧旁正中的不完全钙化(箭)。注意在甲状软骨弓的前部和气管之间缺乏正常的组织密度。

状位和矢状位能分辨。如果声带旁间隙的低密度是完整无损的,则软骨可能未被肿瘤侵犯。

Archer 等[22]将 CT 发现的影像学改变与整个喉的切片结果做对比,来研究软骨或骨受侵犯的概率。14 例患者中,有 12 例病理证实有软骨侵犯,二维方向上肿瘤的平均直径超过 16mm,并且病变位于杓状软骨以下。而病变最大直径在杓状软骨以上的,则软骨受累的概率较低[22]。

声门上喉癌

CT 扫描易于诊断会厌前间隙和声带旁的脂肪间隙是否受累。也可以发现颈部软组织和舌根是否受累。CT 对诊断声门下区域的侵犯也有帮助[2]。

在佛罗里达大学,喉癌的诊断步骤如表 47.1[23]所示。所有患者都要进行 CT 检查。CT 诊断小部分有疑问的患者行 MRI 检查。PET 不是常规推荐的检查项目。在全身麻醉的情况下,进行直接喉镜检查和活检冰冻切片。喉室、声门下区、梨状窝的尖部以及环状软骨后区域必须仔细检查,因为这些部位在很多间接检查时不易发现。喉镜联合纤维光镜(0°和 30°)可以观察这些区域。在明显的病变处取大体活检标本,在可疑病变处和严重累及的部位也都要获得活检标本。如果病变在声带的表面且不是明显的肿物时,可以切除声带边缘黏膜以获得足够的组织。

分期

2010年美国癌症联合会(AJCC)[24]喉癌原发肿瘤分期如表47.2所示。T2声带癌又细分为声带活动正常(T2a)和声带活动受限(T2b)。声门上区病变包括起源于舌骨上会厌、舌骨下会厌、假声带、咽会厌襞、杓会厌襞、杓状软骨。只有在早期才能确定肿瘤确切的发生部位。当肿瘤增大时,只有根据肿瘤主体的位置凭丰富的经验来确定肿瘤的发生部位。1998年和2010年分期系统的差别主要是在声带癌,2010年的分期系统中即使声带活动正常,当声门旁间隙受侵犯分期提高至T3。这导致明显的分期迁移[25]。另外,根据肿瘤是否能切除,将T4分为T4a(可切除)和T4b(不可切除)。

病理分类

几乎所有喉的恶性肿瘤都来源于上皮组织,因此病理主要是鳞状细胞癌,或其变异的类型之一。

原位癌主要发生在声带。区分不典型增生、原位癌、微小浸润的鳞癌,以及真正的浸润癌是临床医生和病理学家经常面对的问题。

绝大部分的声带癌为分化好或中度分化的鳞癌。少见病例同时有癌和肉瘤成分,其实际上多数是梭形细胞癌(如鳞癌细胞合并有梭形细胞的间质反应)。

声带癌中,有1%~2%为疣状癌,病理诊断较困难,必须结合病变的大体形态。

声门上喉癌中偶见小细胞神经内分泌癌,其诊断必须慎重。这种类型的肿瘤生长快,早期扩散,对化疗敏感。

小的唾液腺肿瘤可发生于声门上和声门下的黏液腺体,但极少见[26]。更少见的类型有非嗜铬性副神经节瘤、类癌、软组织肉瘤、恶性淋巴瘤和浆细胞瘤。良性的软骨瘤和骨软骨瘤亦有报道,恶性罕见。

表47.1 喉癌的诊断一览表

常规检查
病史
体格检查
间接喉镜
直接喉镜
活检
影像学检查
胸部X线
增强CT扫描(活检前)
MRI(有选择的患者)

From Mendenhall WM, Parsons JT, Mancuso AA, et al. Larynx. In Perez CA, Brady LW. *Principles and practice of radiation oncology*, 4th ed. Philadelphia: Lippincott-Raven, 1998:1094–1116.

表47.2 喉癌的分期

声门上区癌	
T1	肿瘤局限于声门上的一个亚区,声带活动正常
T2	肿瘤累及声门上区一个以上相邻亚区,侵犯声门区或声门上区以外(如舌根、会厌谷、梨状窝内侧壁的黏膜),不伴有喉固定
T3	肿瘤局限于喉内,有声带固定和(或)侵犯下面任一结构:环后区、会厌前间隙、声门旁间隙和(或)甲状软骨内板
T4a	中等晚期局部疾病 肿瘤侵犯穿过甲状软骨和(或)喉外侵犯喉外组织(如气管、包括深部舌外肌在内的颈部软组织、带状肌、甲状腺或食管)
T4b	非常晚期局部疾病 肿瘤侵犯椎前筋膜,包绕颈动脉或侵犯纵隔结构
声门癌	
T1	肿瘤局限于声带(可侵犯前联合或后联合),声带活动正常
T1a	肿瘤局限在一侧声带
T1b	肿瘤侵犯双侧声带
T2	肿瘤侵犯至声门上区和(或)声门下区,和(或)声带活动受限
T3	肿瘤局限于喉内,伴有声带固定和(或)侵犯声门旁间隙,和(或)甲状软骨内板
T4a	中等晚期局部疾病 肿瘤侵犯穿过甲状软骨外板和(或)侵犯喉外组织(如气管、包括深部舌外肌在内的颈部软组织、带状肌、甲状腺或食管)
T4b	非常晚期局部疾病 肿瘤侵犯椎前间隙,包绕颈总动脉或侵犯纵隔结构

Used with the permission of the American Joint Committee on Cancer (AJCC), Chicago, Illinois. The original source for this material is American Joint Committee on Cancer. *AJCC Cancer Staging Handbook*, 7th ed. New York: Springer, 2010; published by Springer Science and Business Media LLC, www.springerlink.com.

预后因素

原发肿瘤和颈部病变的范围是主要的预后因素。T 分期主要影响局部控制。N 分期与局部控制是否负性相关在数据上还有争论。AJCC 分期中的 T 分期和 N 分期都影响肿瘤的局部区域控制率。AJCC 分期和 N 分期是决定疾病特异生存的主要因素。另外，在 N 分期中,甲状腺切迹以下的下颈淋巴结转移的疾病特异生存率较之局限于上颈部的病例更低。总的来说,女性患者的预后较男性好。

治疗选择和治疗技术

声带癌治疗原则

治疗声带癌在要求治愈的同时应考虑保留最好的功能和最少的严重并发症风险。如果患者经过保喉治疗仍能具有较高的治愈率,则考虑为早期组;如果局部控制率为 60%~70%,但治愈的概率仍较高,则为中期组;如果是中等的治愈率且喉保留的可能性相对较低,时则为晚期组。早期患者可选择单纯放疗,或有选择性地行喉部分切除术。而中期患者可考虑放疗,喉切除术作为失败后的挽救治疗手段,或者全喉切除联合或不联合术后放疗。佛罗里达大学选用前一方案,其明显的优势就是喉有很高的机会得到保留[27]。喉切除术后,尽管有些患者从食管气管瘘放置发音管的手术中得到功能恢复,但仅有约 20%的患者长期用这种装置,绝大部分选用电子喉[28]。晚期患者行全喉切除术加颈淋巴结清扫术，术后联合或不联合辅助放疗;也可选用放疗加辅助化疗[29]。现有数据显示在 2~3 个疗程的新辅助化疗后,如果肿瘤缩小明显,应给予高剂量放疗,治愈率和最初选择全喉切除术相似[30]。对于患者是否能够通过单纯放疗治愈,一种花费少、毒副反应小的方法是治疗前 CT 或 MRI 上计算原发肿瘤的体积。数据显示原发肿瘤的体积和放疗后的局部控制率负相关[31,32]。最近数据显示诱导化疗不能提高局部区域性的控制率和生存率,同期化放疗较单纯放疗可提高治愈率[33-35]。有些肿瘤体积大(>3.5mL),病期晚的肿瘤也可能通过放化疗治愈，但会喉功能丧失,需要行永久气管造瘘术和(或)胃造瘘[31]。这些患者最好的治疗方法应该是全喉切除加颈清扫术,然后给予术后辅助放疗。

原位癌

诊断为原位癌的病变有时可行声带剥脱术控制。然而在切除的标本中很难排除微小浸润癌。手术后复发常见,并且反复剥脱后可导致声带增厚、声音嘶哑。局灶性的原位癌可由 CO_2 激光切除。

原位癌患者行早期放疗后可保留极好的发声功能,尤其是许多患者确诊后最终都接受了这一治疗方式[36]。

许多患者诊断为原位癌但都有明显的病灶,其可能含有浸润癌。我们常建议患者接受放疗而不是让患者接受反复活检手术。

早期声带癌

在绝大多数治疗中心,对 T1 和 T2 病变都首选给予放疗,手术作为放疗失败后的挽救手段[17,37,38]。尽管在有选择性的 T1 和 T2 声带癌患者中,半喉切除术或声带切除术可以获得与放疗同样的治愈率,但放疗仍应作为首选的治疗[37,39]。Laccourreye 等[40]报道环状软骨上喉切除术可用来治疗中等大小并累及声门上区和声带的肿瘤。喉切除的同时保留了环状软骨和杓状软骨及其支配的神经血管,缺损由邻近的舌根和残留喉给予弥补。在选择性的患者中,这种方法获得了极好的肿瘤控制和功能保留效果。对于病灶小、易于发现、局限于真声带中 1/3 的病灶也可以经口激光手术切除而获得较高的治愈率[41-45]。小部分中期患者已经成功的应用这种经口腔激光进行手术[37]。放疗相对喉部分切除术的优点是有更好的发声功能。部分喉切除术可作为放疗失败后的挽救手术。即使挽救性喉部分切除术后再次失败的患者中,仍有第三次手术机会成功行全喉切除。

疣状癌对放疗不敏感,而且在一些患者中可演变成间变性、浸润性、转移性的肿瘤。早期声门疣状癌推荐部分喉切除术，但相比全喉切除术则更推荐放疗。我们也发现有个别疣状癌接受放疗而治愈且无复发。O'Sullivan 等[46]也有同样的报道。另外,治疗(如手术、放疗或化疗)失败后复发的病变往往会显示出更强的浸润性。

中期声带癌

声带固定的病变(T3)可以分为相对预后好和预后不好两组。预后不好的病变往往累及双侧声带、影响气道,被认为是晚期病变。预后好的 T3 病灶主要位于喉的一侧,没有气道受累,有可靠的随访。常常存在不同程度的声门上和声门下侵犯。特别要指出的是,病变累及的范围和肿瘤的体积与放疗后的局部控制率相关[31]。

预后好的患者建议放疗,必要时给予挽救性的手术或者直接全喉切除。最近的数据显示非常规分割放疗较每天1次的常规分割放疗可提高局部区域控制率[35,47]。治疗后第1年,建议每4~6周随访1次,第2年为6~8周1次,第3年为3个月1次,第4年、第5年则每6个月1次,以后每年随访1次。患者必须理解有时仅仅基于临床症状而非活检证实复发便要进行全喉切除,这主要是因为放疗后喉骨、软骨坏死的发生率约5%。放疗剂量为50.4Gy或放疗结束后评价声带的活动性对预测局部控制没有帮助[32]。有些声带仍固定的患者放疗后2年或更长的时间内局部肿瘤获得控制。

对于更晚期的患者,主要困难是在随访中区分水肿和肿瘤复发[48]。进行性喉水肿、持续的喉部疼痛,或以前活动的声带变固定等都常常提示病变复发,尽管有少数患者在长期随访中保持无病生存。

少数医生采用扩大的半喉切除术来治疗声带固定的单侧性病变。这种手术常常需要永久的气管造瘘术,主要是部分环状软骨被切除,但可保留发音功能[49]。

晚期声带癌

晚期声带癌往往广泛累及声门上区和声门下区、双侧声带受累,侵犯甲状软骨、环状软骨和(或)会厌软骨[9,22]。约30%气道受累的患者在进行直接喉镜检查时必须行气管切开术。25%~30%的患者临床淋巴结阳性。

晚期声带癌主要的治疗方法是全喉切除,联合或不联合辅助放疗。全喉切除术后最常见的复发部位是气管造瘘口处、舌根、上颈部淋巴结和(或)颈部软组织。如果术前颈部没有淋巴结转移同时考虑给予术后辅助放疗,可以不行颈清扫术,放疗则包括双侧颈部。然而,在临床实践中,对于T3N0或T4N0的病变,即使考虑术后放疗,绝大多数外科医生仍采用选择性的双颈清扫术(Ⅱ~Ⅳ区)加全喉切除术。如果颈部淋巴结有转移,在喉切除的同时给予治疗性的颈清扫手术。

术后放疗的指征包括切缘距离肿瘤太近或切缘阳性、明显侵犯声门下(1cm或更多)、侵犯软骨、累及周围神经、侵犯内皮线间隙、原发肿瘤侵犯颈部软组织、多个淋巴结转移、淋巴结包膜外受侵以及对侧颈部的亚临床病灶控制[50,51]。颈部淋巴结固定、经过肿瘤行气管切开术或肿瘤直接侵犯皮肤者都应考虑术前放疗。

患者拒绝全喉切除或因存在医学上不适合手术因素的,给予根治性放疗。

正如前面所述,有证据显示给予2~3个周期的新辅助化疗后行放疗,对肿瘤至少部分退缩的患者,可以不降低肿瘤的治愈率的同时提高喉保留的机会[30]。数据表明,同期化疗加放疗较单纯放疗、新辅助化疗加放疗更有效[33,34]。最佳的同期化疗联合放疗方案尚不明确[35]。

一个多中心的随机研究(RTOG91-11)将患者分为3组:A组,接受3个周期诱导化疗(DDP+5-FU)+放疗;B组,DDP(100 mg/m^2 第1、22和43天)的同期放化疗;C组,单纯放疗(70Gy/35次,7周)[33]。共有547例患者入组,中位随访3.8年,可分析患者518例。同期放化疗组的喉保存率明显高于另外两组,A组和C组之间无显著性差异,上述3组分别为:72%、84%和67%。5年总的生存率类似,分别为55%、54%和56%。与单纯放疗相比,两种化疗方案组的远处转移率降低。

手术治疗

声带切除术包括经口激光切除或经甲状软骨开放手术切除声带。它只适用于声带中1/3的小病灶。声带切除后,可形成一个假的声带,患者可保留发音功能,但可能有不同程度的嘶哑。

垂直部分喉切除术(如半喉切除术)可以切除局限于声带的病变同时保留发音功能。在男性,病变累及不超过一侧声带和对侧邻近甲状软骨的1/3声带都可进行该手术。女性喉较小,通常在保留正常气道的情况下,只能切除一侧声带。一侧声带的部分固定不是半喉切除术的禁忌证。但只要少数外科医生在选择性的声带固定患者中尝试半喉切除术。病变超出声带但适合半喉切除术的情况是病变向前不超过8~9mm,往后不超过5mm。这个限定对保证环状软骨完整性是必要的。肿瘤累及到会厌、假声带、或双侧的杓状软骨都是半喉切除术的禁忌证。

环状软骨上部分喉切除术可用于选择性的T2和T3声带癌,可以切除双侧真假声带和整个甲状软骨。环状软骨可缝合到会厌和舌骨(环状软骨舌骨固定术)。

全喉切除术伴或不伴颈清扫术适用于晚期病变，并可作为放疗失败又不适合保守手术患者的挽救治疗手段。整个喉切除后，咽部要重建。行永久性的气管造瘘是有必要的。通过电子喉或修补术，说话功能可以恢复。在 Veterans Affairs 喉癌随机研究试验中 52 166 例患者中，有 104 例(63%)接受了手术和术后放疗，96 例是全喉切除术。治疗后 2 年，可以评估言语交流情况，具体说话交流情况如下：气管食管，27(28%)；食管，5(5%)；人工喉，47(50%)；不能说话，7(7%)；情况不详，10(10%)[52]。Florida 大学 173 例患者进行了全喉切除和术后放疗，5 年或更长的时间后，69 例可评估发音功能[28]。声音恢复如下：气管食管，19%；人工喉，57%；食管，3%；失声，14%；情况不详，7%。

放疗技术

T1 或 T2 的声带癌放疗只需包括原发病变的两个小野即可[38]。颈部淋巴引流区不需要预防照射。对 T1 病变，设野范围是上界位于甲状腺切迹上，下界是环状软骨下缘，前界放空，后界取决于肿瘤向后累及的范围[20]。对 T2 病变来说，根据肿瘤的解剖分布决定照射野的范围。照射野大小可为 4cm×4cm~5cm×5cm(前界需额外 1cm 的放空)，对较大病灶的 T2 期，照射野可以为 6cm×6cm 大小。更大的野只会增加水肿的风险而没有提高治愈率。

在许多机构，常用的剂量分割方案都是 T1，66Gy；T2，70Gy，2Gy/次。有证据显示增加单次剂量可以提高局部控制率[53-57]。有足够的数据表明：分次剂量 1.8Gy 的局部控制率明显较分次剂量 2Gy 低[54]。Yamakazi 等[58]最近报道了一个前瞻性的研究结果：T1N0 的声带鳞状细胞癌接受根治性放疗，随机分为分次剂量 2Gy/次或 2.25Gy/次。5 年局部控制率分别为 77% 和 92%(*P*=0.004)；急性反应和晚期损伤在两组之间没有差别。Florida 大学，T1 或 T2 声带癌患者接受每天 1 次的分割放疗，单次分割剂量为 2.25Gy，剂量分割方案如下：Tis~T2a，63Gy/28 次；T2b，65.25Gy/29次。

在 Florida 大学，治疗时患者为仰卧位，图 47.7[20] 所示为 1 例 T1N0 期患者的照射野设野。在治疗机器上，医生要根据触诊到的解剖标志核对照射野。以使受到照射的体积最小，并减少靶区遗漏的危险。三野技术选用 4MV 或 6MV X 线，两侧野给予总剂量的 95%，同时加用楔形板给予病变侧高剂量。其余的剂量由偏向病变侧 0.5cm 的前野完成(图 47.8)[20]。肿瘤通常是包含在 95%的等剂量线内。

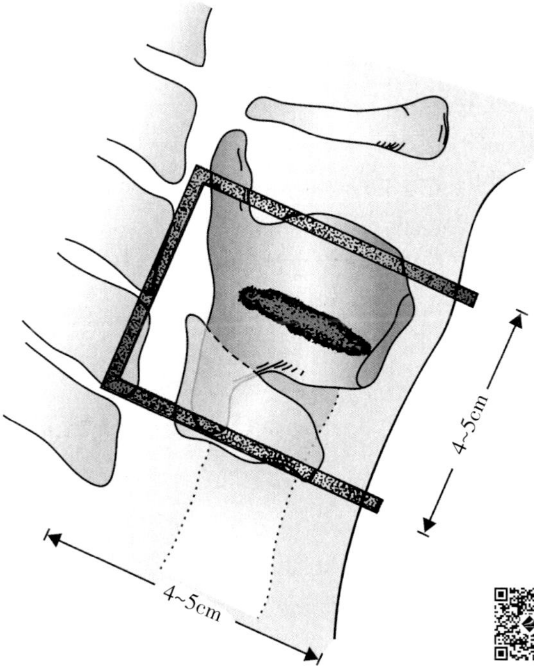

图 47.7　早期声带癌放疗的照射野。上界根据病变范围调整。甲状腺上切迹的中间是早期病变部位的体表标志。切迹的顶部是更大病灶或微小声门上侵犯的体表标志。如果肿瘤局限于声带前 2/3，则后界为甲状软骨后缘 1cm。如果声带后 1/3 受累，则后界位于甲状软骨后缘后 1~1.5cm。如果没有声门下侵犯，下界位于环状软骨下缘。(From Million RR，Cassisi NJ，Mancuso AA. Larynx. In：Million RR，Cassisi NJ，eds. *Management of head and neck cancer：a multidisciplinary approach*，2nd ed. Philadelphia，JB Lippincott，1994；431–497.)

T3 和 T4 的声带癌需要大野照射，包括Ⅱ组合Ⅲ组淋巴结(图 47.9)[59,60]。Ⅳ组淋巴结由单独的前野照射。Florida 大学的放疗方案是：每天 2 次，1.2Gy/次，总剂量 74.4Gy。照射剂量 45.6Gy/38 次后缩野仅照射原发病变。

可利用调强放射治疗(IMRT)技术的显著优势。其不足之处是增加了剂量的不均一性，增加了患者全身剂量，并增加了费用和人力[61]。选用 IMRT 技术治疗喉癌主要适用于颈部淋巴结阳性的 T3~4 期喉癌患者，可能需要选择性地照射咽后淋巴结，并可以减少腮腺的剂量和(或)避免治疗原发病灶和上颈的两侧野与治疗下颈的前野的衔接问题，如存在此情况(患者颈部较短、肩膀大造成的原发灶和上颈的两野和治疗下颈的衔接问题)。IMRT 技术特别适用于广泛的声门下侵犯，可以充分包括下界，而常规的双侧野照射可能会遗漏声门下部分区域。

回顾性和随机性临床研究结果都证明非常规分

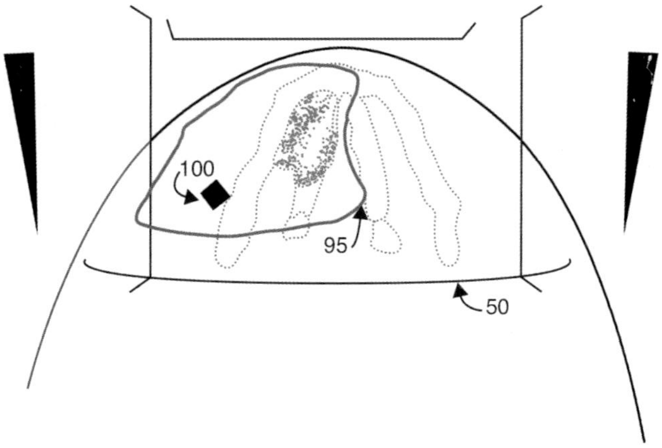

图 47.8 病变累及前 2/3 声带时，三野照射技术的等剂量线分布情况。病变包括在 95%等剂量线内。(From Million RR, Cassisi NJ, Mancuso AA. Larynx. In: Million RR, Cassisi NJ, eds. *Management of head and neck cancer: a multidisciplinary approach*, 2nd ed. Philadelphia, JB Lippincott, 1994;431-497.)

割放疗可以提高治疗增益比[35]。由于放疗是头颈部原发鳞状细胞癌的有效治疗手段，更高的放疗剂量会有更好的局部控制就不令人奇怪了。由于多数研究者都没有发现各种非常规分割放疗增加晚期毒副反应，一般认为它们会增加治疗比。最近更新的 RTOG90-03 试验报道了 1073 例患者接受了下述 4 种分割方案中的一种[47,62]：

1.标准分割：2Gy/次，每天 1 次，每周 5 天，总剂量 70Gy/ 35 次，7 周完成。

2.超分割：1.2Gy/次，每天 2 次(间隔≥6h)，每周 5 天，总剂量 81.6Gy/ 68 次，7 周完成。

3.分段加速超分割：1.6Gy/次，每天 2 次(间隔≥6h)，每周 5 天，总剂量 67.2Gy/42 次，6 周完成，含放疗 38.4Gy 后休息 2 周。

4.加速超分割同期加量：1.8Gy/次，每天 1 次，每

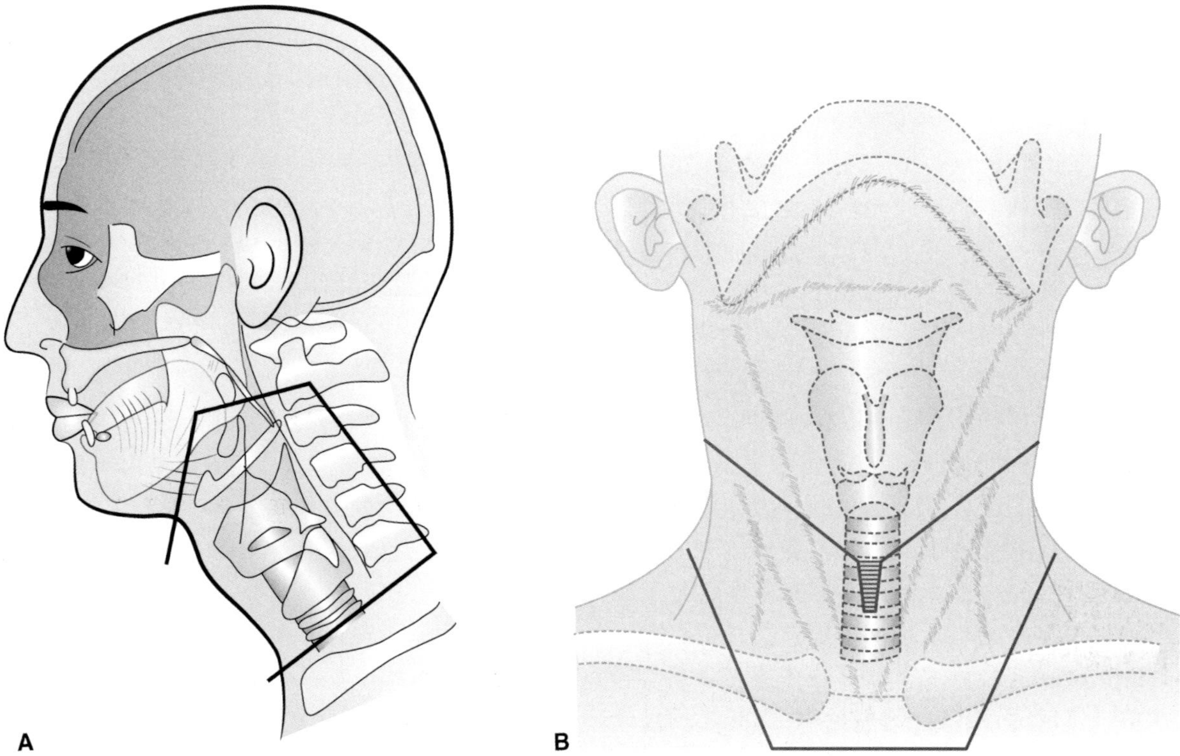

图 47.9 (A)T3~4N0 声带癌的放射治疗技术。患者为仰卧位，治疗野的形状由 Lipowitz 金属成形。前界：治疗野可以放空。由于治疗野包含了舌骨和会厌，所以整个会厌前间隙在治疗野内。上界：位于下颌角的正上方，包括了二腹肌淋巴结。后界：为了包括中颈的淋巴结，部分脊髓必须包含在照射野。尽管脊副淋巴结转移极少见。下界：下界是倾斜的，以便于和下颈前野衔接，减少脊髓受到高剂量照射的长度。如果病变没有累及声门下区，下界可放在环状软骨下缘；如果声门下区受到累及，则应根据受累的范围来决定照射野的下界。(B)T3N0 声带癌的下颈照射野图例。主要是包括了两侧的气管旁淋巴结和下颈淋巴结。Delphian 淋巴结包括在原发灶的照射野。照射野中间要挡脊髓。(A, from Parsons JT, Mendenhall WM, Mancuso AA, et al. Twice-a-day radiotherapy for squamous cell carcinoma of the glottic larynx. *Head Neck* 1989;11:123-128; with permission; B, from Million RR, Cassisi NJ, Mancuso AA, et al. *Management of the neck for squamous cell carcinoma.* In: Million RR, Cassisi NJ, eds. *Management of head and neck cancer: a multidisciplinary approach*, 2nd ed. Philadelphia: JB Lippincott Company, 1994:75-143.)

周 5 次，照射大野；最后 12 次每天另加 1.5Gy/次，局部加量，间隔≥6h，总剂量 72Gy/42 次，6 周完成。

5 年局部区域失败率如下：常规分割组 59%，超分割组 51%；分段加速超分割组 58%；同期加量加速超分割组 52%。超分割组和同期加量超分割组的局部控制率明显高于常规分割组。超分割组有提高总生存率的趋势。但各组疾病特异性生存率没有显著性差异。三个非常规分割组的急性毒副反应都较常规分割组增加。同期加量组的晚期损伤有一定的增加。

全喉切除术后的术后放疗技术如图 47.10。术前放疗技术基本同单纯放疗。条件适合时也可用 IMRT 技术。

复发的治疗

绝大多数的复发发生在治疗后 18 个月内，但最晚可在 5 年之后。后者这种情况多为第二原发肿瘤。颈部淋巴结转移增加局部复发的风险[17]。

放疗后的复发

通过仔细随访，有时可在声音嘶哑出现之前就可以确诊肿瘤复发。放疗后的 1~2 个月，声带常有小的淋巴水肿，通常逐渐减轻好转或稳定。如果水肿加重，尤其是同时伴有声音嘶哑和疼痛，即使声带没有明显的肿瘤，也提示肿瘤复发。活动的声带又变固定提示肿瘤局部复发。但我们曾经碰到 1 例患者声带固定，喉其他部位看起来都正常，也没有肿瘤复发的证据。

如果肿瘤位于黏膜下，则诊断复发比较困难。行大范围、深层活检是必须的。如果高度怀疑复发，没有活检病理证实复发，很少建议予喉切除术。PET 有助于鉴别肿瘤复发和坏死。

放疗失败可以用声带切除术、半喉切除术、环状软骨上部分喉切除术或全喉切除术行挽救性治疗。Biller 等[63]报道 18 例放疗后失败的患者中，78%可以行半喉切除术，只有 2 例最终行全喉切除术。2 例死于肿

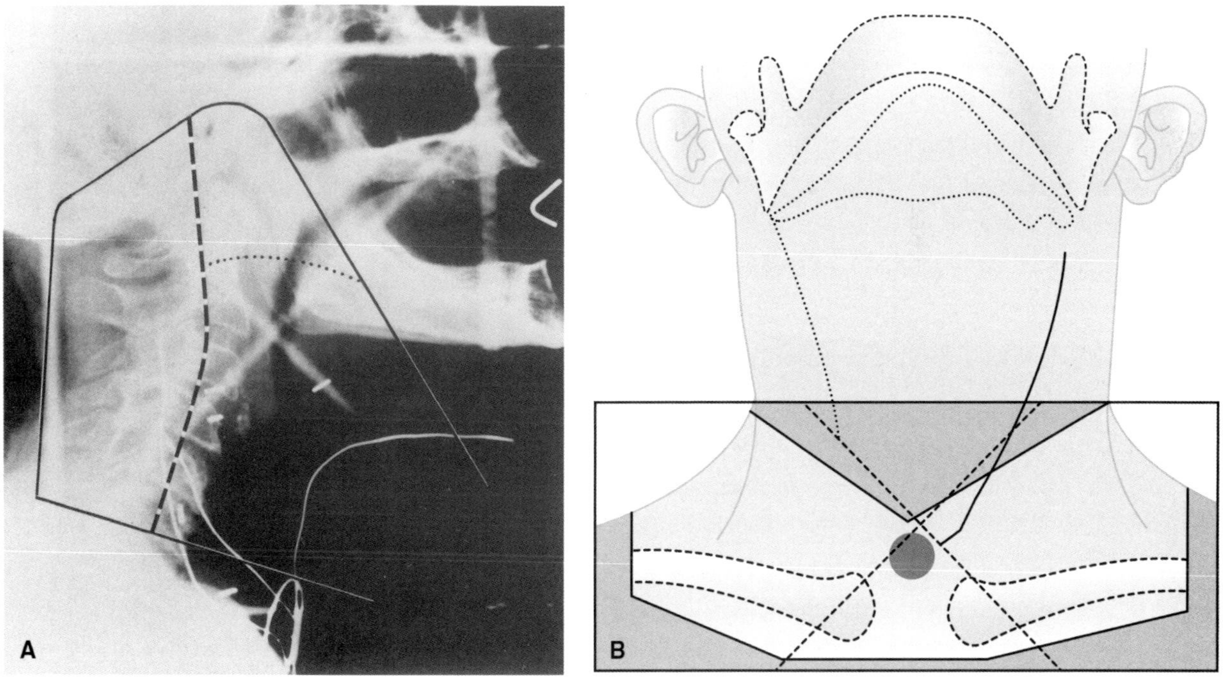

图 47.10　(A)典型的喉癌术后放疗的模拟片。如果术后颈部病理提示没有淋巴结转移，照射野的上界可在下颌角上 2cm。开始照射范围如实线所示。50Gy 后范围缩小为虚线所示。金属线标记手术瘢痕和造瘘口。下界倾斜，减少脊髓受到高剂量照射的长度。同时也考虑到更好的覆盖下部黏膜并避开肩部，以及便于和下颈前野衔接。(B)下颈照射野示意图。实线围成的长方形标示照射野。阴影部分标示照射野中遮挡部分(静态铅挡块)。上界就是原发灶照射野的下部。但也只是在照射侧野使用。颈部前野的上界呈 V 形。在患者的中线，V 形的尖部位于或接近于中轴(实线)，这样下颈野上部就不会包括脊髓。三野交接处要放置 2~3cm 的铅块遮挡脊髓。(From Amdur RJ, Parsons JT, Mendenhall WM, et al. Postoperative irradiation for squamous cell carcinoma of the head and neck: an analysis of treatment results and complications. *Int J Radiat Oncol Biol Phys* 1989;16:25–36; with permission from Elsevier.)

瘤。研究者也提出了半喉切除的指南:对侧声带是正常的,杓状软骨没有受累,声门下侵犯不超过5mm,声带没有固定。根据我们的经验,14例T1和T2声带癌放疗失败后接受了半喉切除术,有8例被成功治愈[17]。

手术后复发

首次半喉切除术后复发或第二原发肿瘤,通过放疗获得治愈的概率约为50%。Lee等[64]报道12例患者中有7例治愈,1例给予全喉切除获得控制。半喉切除术后复发且不适合放疗者,可行全喉切除术。而全喉切除术后吻合口复发或颈部复发,放疗几乎不能治愈。

治疗方法和治疗技术

声门上喉癌

早期声门上喉癌或预后较好的患者可选择放疗或保守的喉切除术。而预后不好的患者,则需给予全喉切除术。

早中期声门上喉癌

早期声门上喉癌原发灶的治疗可以是放疗或声门上喉切除术,联合或不联合术后辅助放疗[65]。有经验的医生采用经口激光切除术对有选择的一些小病灶也有效[42]。初始治疗很少选用全喉切除术,一般都是作为治疗失败后的挽救治疗方法。

对早期病变来说,放疗和声门上喉切除术都可获得极好的疗效[65]。在Florida大学,约50%的患者由于颈部病灶和少数的切缘阳性而接受了声门上喉切除术和术后放疗。

究竟是采用放疗还是声门上喉切除术取决于以下几个因素:肿瘤累及的范围、患者的一般情况,主治医生的态度、患者和其家人对治疗方法的倾向性。总的来说,约80%的患者首选放疗。在我们治疗中心,有约50%的患者虽病变可行声门上喉切除术但因某些医学原因(如肺功能不足或患有严重并发症等情况下)却不适合手术,这些患者接受放疗。

根据解剖部位来分析声门上喉癌的局部控制率发现:放疗对分期相同、解剖部位不同的声门上喉癌患者的局部控制率没有明显的差别。会厌前间隙受累不是声门上喉切除术或放疗的禁忌证。接受放疗患者的治疗前CT影像上肿瘤体积与局部控制率负相关。肿瘤体积大(>6mL)、广泛浸润,特别是会厌前间隙的广泛浸润都应该选择声门上后切除术。

颈部淋巴结是否转移常常决定原发病变的治疗方法。临床检查颈部阴性的患者,很可能伴有隐匿性的颈部转移灶,可以选择放疗或声门上喉切除术加双颈选择性的颈清扫术(Ⅱ~Ⅳ区)。

如果原发病变是早期,而颈部淋巴结是晚期(N2b或N3),通常需要采取综合治疗手段来控制颈部病变[29]。在这些患者中,原发病灶通常接受根治性放疗,手术处理颈部转移淋巴结。如果患者接受了声门上喉切除术加颈清扫术,再术后放疗,照射野则不必包括原发部位和颈部。如果原发病变是早期,同时颈部转移淋巴结是可切除的(N1或N2a),已选用手术切除处理原发灶,那么术后放疗仅在切缘阳性、多个淋巴结转移、或包膜外侵犯等非预期状况下才采用。我们认为:如果采用声门上喉切除术,为了防止喉水肿的发生,不宜给予术前或术后高剂量的放疗,尽管这些喉水肿会逐渐消退。然而,来自MD安德森癌症中心的Lee等[66]报道了在中晚期患者中采用声门上喉切除术加术后辅助放疗获得了极好的疗效。

晚期声门上喉癌

尽管这些患者中的部分病例适合声门上或环状软骨上喉切除术,但全喉切除是主要的手术方式。晚期病灶,尤其是外生性病变,可选择性的用同期放化疗[34],全喉切除作为放疗失败后的挽救手段。

对于原发病灶可行全喉或部分喉切除术,同时能够切除颈部病变的患者,手术是首选的治疗方式,如有必要,给予术后放疗。如果颈部病灶不能切除,则给予术前放疗。术前放疗和术后放疗的指征如前述。

手术治疗

声门上喉切除术

声门上喉切除术可以保留发音功能,主要适用于病变累及会厌、单侧杓状软骨、杓会厌皱襞或假声带。肿瘤超出真声带、前联合,或双侧杓状软骨、声带固定,或甲状软骨、环状软骨受累都不适合声门上喉切除术。如果要保护一侧的舌动脉,可行包括舌根的喉扩大切除术。

术后所有患者都立即会出现吞咽困难伴有误吸,但几乎所有的患者在短期内都再次学会吞咽,切除组织的数量和功能是再次学会吞咽的关键因素。术前须给予充分的肺功能评估,包括血气分析、肺功能测验、胸片、运动试验等,以测定肺应力。声门上喉切除术后的发声基本能维持正常。

环状软骨上喉切除术

这个手术主要适用于超出声门上区累及一侧或两侧声带的病变。但声带固定则是相对的禁忌证。为了能去除套管、保留发音功能,至少要保留一侧杓状软骨。病变累及环状软骨和甲状软骨则不适用该手术。发音和呼吸功能可通过邻近的环状软骨和舌骨来再造(环状软骨–舌骨固定术)。

宽视野全喉切除术

全喉切除术如前所述。

放射治疗技术

原发灶和双侧颈部可设两侧相对野,楔形板可调节颈部的剂量(图 47.11)[20]。下颈可用单一的前野。IMRT 的应用可以减少一侧或两侧腮腺的剂量,并避免两侧野与下颈前野的剂量重叠,尤其适合颈部短和肩宽的患者。我们现在采用 IMRT 技术时都采用同期加量的照射或超分割。

对于颈部淋巴结转移的患者,在照射 45Gy 后,应缩野避开脊髓,颈后淋巴结可以采用电子线来增加局部剂量。放疗结束后 4 周要进行 CT 检查,如果有淋巴结残留超过 5%,需要行颈清扫手术。否则进行观察,3 个月后再次行 CT 检查[29]。

放疗期间,患者可有咽喉部疼痛、食欲减退和中度口干。杓状软骨可发生水肿并可感觉到喉部肿胀。即使有比较大范围的水肿,也仅是极少数患者需要行气管造瘘术。

喉水肿可以持续数月至 1 年,患者持续吸烟会加重不良反应,如口干、吞咽困难和声音嘶哑。

术前术后治疗技术

如果需要全喉切除并且病变是可切除的,应考虑术后放疗,因为到目前为止,无论是局部区域控制率还是生存率,都没有证据表明术前放疗比术后放疗好。术后放疗适用于切缘距离肿瘤近或切缘阳性,颈部软组织侵犯、明显的声门下侵犯(1cm 或更多)、甲状软骨侵犯、多个淋巴结转移,淋巴结包膜外侵。高危险区域通常是舌根和颈部。

对已知残留病灶术后放疗的剂量如下:切缘阴性,60Gy/30 次;镜下切缘阳性,66Gy/33 次;肉眼可见肿瘤残留:70Gy/35 次。所有的患者都应连续治疗,每天 1 次,每周 5 次。下颈的最大剂量为 50Gy/25 次。如果有声门下侵犯,造瘘口需要电子束加量(通常应用 10~14MeV 电子线)10Gy/5 次。治疗技术如图 47.10[50]。如果是声门上喉切除术后放疗,放疗剂量减至 55.8Gy,每次 1.8Gy。这个方案获得可接受的局部控制率和喉水肿发生率[66]。

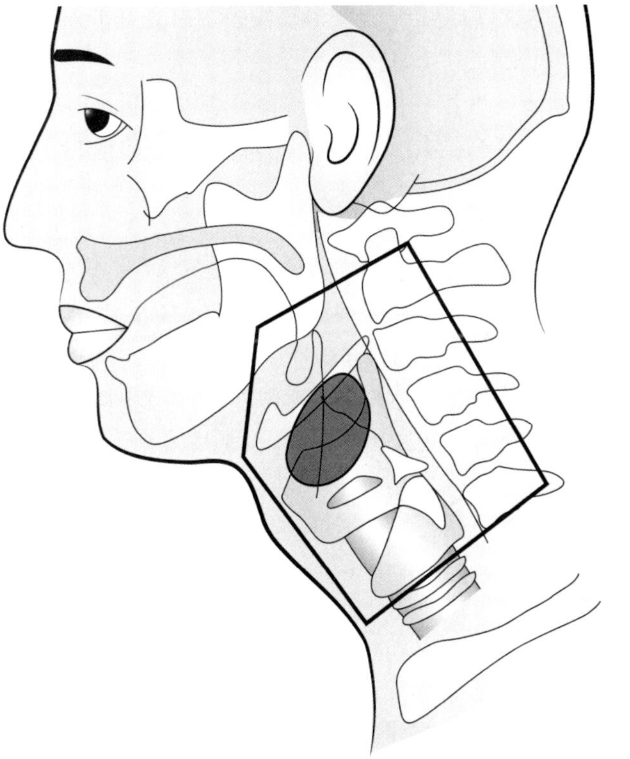

图 47.11　肿瘤位于会厌下部或假声带,无颈部淋巴结转移的照射野。二腹肌淋巴结包括在照射野内,但交界处淋巴结不包括。根据解剖和肿瘤累及范围的关系,前界可能是放空的(如"闪光")或位于皮下。(From Million RR, Cassisi NJ, Mancuso AA, et al. Management of the neck for squamous cell carcinoma. In: Million RR, Cassisi NJ, ed. *Management of head and neck cancer: a multidisciplinary approach*, 2nd ed. Philadelphia: JB Lippincott, 1994:75–143.)

术前放疗的技术基本上同单纯放疗,剂量为 50~60Gy,每次 1.8~2Gy。然后对不能切除的病灶加量(通常是颈部)范围是 65~70Gy。

复发的治疗

声门上喉切除或放疗后复发的病变经常通过进一步的挽救治疗而获得控制。因此,要及时发现并确诊复发的病灶[65]。全喉切除加术后放疗的复发很少能获得挽救性的治疗。造瘘口复发偶尔可通过放疗或手术获得控制。

治疗结果

声带癌

早期声带癌的局部控制率和生存率总结如表47.3至表47.6[37]。Sengupta等[36]最近报道了佛罗里达大学37例原位癌患者接受根治性放疗，随访5年的结果:局部控制率为91%,局部控制且保喉率为91%,最终局部控制率为91%。Chera等[38]报道了佛罗里达大学585例T1~T2N0声带癌的患者,随访5年局部控制率为:T1a,95%;T1b,94%;T2a,81%;T2b,74%。Hinerman等[27]最近更新了佛罗里达大学声带固定的T3声带癌患者根治性放疗经验,5年局部控制率为63%。经口激光切除术，开放通路喉切除术和放疗之间的局部控制率和生存率是相似的，保喉率也相近。声音质量取决于部分喉切除术中切除的数量,局部区域行激光切除的患者与放疗的患者相近,而开放式喉部分切除的患者较差[37]。

Foote等[67]报道了1970—1981年梅奥诊所共81例T3喉癌患者接受了喉切除术。其中75例为全喉切除术,6例次全喉切除术,53例同时给予颈清扫手术。所有患者都未接受辅助放化疗。5年局部区域控制率、疾病特异生存率和绝对生存率分别为74%、74%和54%。T3声带癌根治性放疗的结果如表47.7[59],基本同Foote等[67]报道的手术结果相似。

佛罗里达大学治疗T3喉癌声带固定的局部控制率和生存率如表47.8[68]。局部控制率与放疗期间声带是否固定或由固定恢复活动无相关性。严重的并发症(包括首次治疗失败后的挽救治疗患者),单纯放疗的发生率约为15%,单纯手术或术后放疗的并发症亦同样为15%。声音质量为正常至近乎正常。

T4期声带癌的4项手术结果和2项放疗结果的总结见表47.9[53]。Hinerman等[27]报道在佛罗里达大学

表47.3 经口激光切除术的局部控制率

机构	随访[a]	病例数	分期	局部控制率(%)(间隔时间)	喉保留的局部控制率(%)(间隔时间)	最终局部控制率(%)(间隔时间)
哥廷根大学[42]	中位,78个月	159	pTis~pT2	94(NS)	99(NS)	—
基尔大学[76]	平均,40个月	8	pTis	100(NS)	—	—
		88	pT1a	92(NS)	—	—
		10	pT1b	80(NS)	—	—
		8	pT2	88(NS)	—	—
		114	pTis~pT2	—	96(NS)	—
布雷西亚大学[77]	平均,76个月	21	pTis	81(NS)	—	95[b](5年)
		96	pT1	82(NS)	—	87[b](5年)
		23	pT2	74(NS)	—	91[b](5年)
		140	pTis~pT2	80(NS)	97(NS)	—
华盛顿大学[78]	至少3年	61	T1	77(NS)	90(NS)	98(NS)
那不勒斯大学[79]	至少5年	321	T1	82[b](NS)	89[c](NS)	
		158	T2	60[b](NS)	~67[c](NS)	—
罗马大学[80]	至少3年	12	Tis	100(NS)	100(NS)	—
		120	T1a	94(NS)	100(NS)	—
		24	T1b	91(NS)	100(NS)	—
塔塔纪念医院[81]	至少18个月	52	T1a	90(NS)	94(NS)	—
		17	T1b	65(NS)	88(NS)	—
		13	T2	77(NS)	92(NS)	—

NS:未表明。

[a]所有患者的随访期限。[b]单纯激光手术的局部控制率。[c]局部控制率。

From Mendenhall WM, Werning JW, Hinerman RW, et al. Management of T1–T2 glottic carcinomas. *Cancer* 2004;100:1786–1792.

表 47.4 部分喉切除术后的局部控制率

机构	随访[a]	病例数	分期	局部控制率(%)(间隔时间)	喉保留的局部控制率(%)(间隔时间)	最终局部控制率(%)(间隔时间)
提摩那大学[82]	NS	62	T1	100(NS)	100(NS)	—
		65	T2	92(NS)	92(NS)	—
圣查尔斯医院[83]	至少 3 年	18	T1a	100(NS)	—	—
		40	T1b	95(NS)	—	—
		23	T2a	83(NS)	—	—
梅奥诊所[84]	中位,6.6 年	159	Tis~T1	93(5 年)	94(NS)	100(NS)
雷奈克医院[85]	至少 3 年	295	T1	89(NS)	—	—
		90	T2a	74(NS)	—	—
		31	T2b	68(NS)	—	—
		416	T1~T2b	84(NS)	—	97(NS)
华盛顿大学[78]	至少 3 年	404	T1	92(NS)	93(NS)	99(NS)
华盛顿大学[86]	至少 5 年	71	T2	93(NS)	93(NS)	99(NS)

NS:未表明。

From Mendenhall WM, Werning JW, Hinerman RW, et al. Management of T1-T2 glottic carcinomas. *Cancer* 2004;100:1786–1792.

表 47.5 放疗后的局部控制率

机构	随访[a]	病例数	分期	局部控制率(%)(间隔时间)	喉保留的局部控制率(%)(间隔时间)	最终局部控制率(%)(间隔时间)
佛罗里达大学[17]	至少 2 年	230	T1a	94(5 年)	95(5 年)	98(5 年)
	中位,9.9 年	61	T1b	93(5 年)	95(5 年)	98(5 年)
		146	T2a	80(5 年)	82(5 年)	96(5 年)
		82	T2b	72(5 年)	76(5 年)	96(5 年)
麻省总医院[87]	NS	665	T1	93(5 年)	—	—
		145	T2a	77(5 年)	—	—
		92	T2b	71(5 年)	—	—
加州大学旧金山分校[88]	中位,9.7 年	315	T1	85(5 年)	—	96[b](5 年)
		83	T2	70(5 年)	—	91[b](5 年)
玛格丽特公主医院[89]	中位,6.8 年	403	T1a	91(5 年)	—	—
		46	T1b	82(5 年)	—	—
		286	T2	69(5 年)	—	—
MD 安德森癌症中心[90]	中位 6.8 年	114	T2a	74(5 年)	—	—
		116	T2b	70(5 年)	—	—
		230	T2	72(5 年)	—	91(5 年)

NS:未表明。

[a] 所有患者的随访期限。[b] 局部区域控制率。

From Mendenhall WM, Werning JW, Hinerman RW, et al. Management of T1-T2 glottic carcinomas. *Cancer* 2004;100:1786–1792.

22 例选择性的预后较好的 T4 患者行根治性放疗治疗 5 年局部控制率为 81%。

Parsons 等[69]复习文献后报道:87 例 T4 期喉癌患者单纯放疗的局部控制率为 62%。

声门上喉癌

适合于声门上喉切除术的患者所占比例总结见表 47.10[65]。取决于就诊模式,仅有一部分患者适合手

表 47.6 生存数据

机构	治疗	随访(年)	病例数	分期	病因特异性生存率(%)(间隔时间)	绝对生存率(%)(间隔时间)
华盛顿大学[78]	激光	至少3年	61	T1	95(5年)	84(5年)
哥廷根大学[42]	激光	中位,6.5年	159	pTis~T2	100(5年)	87(5年)
布雷西亚大学[77]	激光	平均,6.3年	140	pTis~T2	98(5年)	93(5年)
华盛顿大学[78]	OPL	至少3年	404	T1	97(5年)	84(5年)
梅奥诊所[84]	OPL	中位,6.6年	159	Tis~T1	—	84(5年)
华盛顿大学[86]	OPL	至少5年	71	T2	—	~92(5年)
佛罗里达大学[17]	RT	至少2年	230	T1a	98(5年)	82(5年)
		中位,9.9年	61	T1b	98(5年)	79(5年)
			146	T2a	95(5年)	77(5年)
			82	T2b	90(5年)	77(5年)
加州大学旧金山分校[88]	RT	中位,9.7年	315	T1	96(10年)	65(10年)
			83	T2	91(10年)	63(10年)
麻省总医院[87]	RT	NS	665	T1	98(5年)	—
			145	T2a	92(5年)	—
			92	T2b	84(5年)	—
MD安德森癌症中心[90]	RT	中位,6.8年	230	T2	92(5年)	73(5年)

NS:未表明。OPL:开放的部分喉切除术。RT:放疗。

From Mendenhall WM, Werning JW, Hinerman RW, et al. Management of T1 - T2 glottic carcinomas. *Cancer* 2004;100:1786–1792.

表 47.7 T3 声带癌单纯放疗的疗效(未化疗)

作者	机构	病例数	最少随访(年)	时间局部控制率(%)	挽救手术后最大控制率(%)
Harwood 等[91]	玛格丽特公主医院(多伦多)	112	3	51	77
Wang[92]	麻省总医院(波士顿)	70	4	36	57
Fletcher 等[93]	MD安德森癌症中心(休斯敦)	17	2	77	无数据
Skolyszewski 和 Reinfuss[94]	15个欧洲中心	91	3	50	无数据
Stewart 等[95]	曼彻斯特(英国)	67	10	57	67
Mills[96]	卡普敦,南非	18	2	44	78
Mendenhall 等[32]	佛罗里达大学(盖恩斯维尔)	75	2	63	86

Modified from Parsons JT, Mendenhall WM, Mancuso AA, et al. Twice-a-day radiotherapy for T3 squamous cell carcinoma of the glottic larynx. *Head Neck* 1989;11:123–128.

表 47.8 佛罗里达大学 T3 声带癌的疗效,1965—1988年:5年结果

参数	单纯放疗(53例)	手术或手术联合放疗(65例)
局部区域控制率(%)	62	75
最终的局部控制率(%)	84	82
绝对生存率(%)	55	45
病因特异性生存率(%)	75	71

Data from Mendenhall WM, Parsons JT, Stringer SP, et al. Stage T3 squamous cell carcinoma of the glottic larynx: A comparison of laryngectomy and irradiation. *Int J Radiat Oncol Biol Phys* 1992;23:725–732.

表 47.9　T4 期声带癌的治疗

作者	肿瘤分期	病例数	治疗方法	结果:无明显疾病
Jesse[97]	T4N0~N+	48	喉切除术	4 年时 54%
Ogura 等[98]	T4N0	11	喉切除术	3 年时 45%
Skolnick 等[99]	T4N0	7	喉切除术	5 年时 30%
Vermund[100]	T4N0	31	喉切除术	5 年时 35%
Stewart 和 Jackson[101]	T4N0	13	放疗联合姑息手术	5 年时 38%
Harwood 等[53]	T4N0	56	放疗联合姑息手术	5 年时 49%[a]

[a] 寿命表法；没有纠正因并发病的死亡数据。

Modified from Harwood AR, Beal FA, Cummings BJ, et al. T4N0M0 glottic cancer: An analysis of dose-time-volume. *Int J Radiat Oncol Biol Phys* 1981;7:1507–1512.

术。手术或放疗的声门上喉癌颈部淋巴转移情况见表 47.11[65]。总的来说，颈部淋巴结病变较早的患者更适合声门上喉切除术，并且这些患者的远处转移危险性较低，提高了生存率。经口激光手术、放疗、声门上喉切除术的局部控制率见表 47.12 至表 47.14[65]。一般来说，T1~2 的肿瘤经口激光手术后可获得很好的局部控制率，更晚期的肿瘤则激光手术疗效差。选择性的声门上喉切除术的局部控制非常好。然而，与经口激光手术和放疗相比，声门上喉切除术的严重并发症发生率要高(表 47.15)[65,70]。

随访策略

早期患者治疗后的 2 年内，每 4~8 周随访 1 次。第 3 年为 3 个月随访 1 次，第 4 年、第 5 年则为每 6 个月随访 1 次。以后每年随访 1 次。

对于声带癌和声门上喉癌来说，如果接受的是放疗或保守的手术，随访比治疗还要重要。因为复发被早期发现后往往还有根治性的挽救手段，甚至仍然能保持发音功能。

如果怀疑复发，但活检阴性，患者需每 2~4 周检查 1 次，直至最终确诊患者是否复发。随访中的 CT 检查对发现早期复发的价值仍有待进一步研究。

Wagenfeld 等[71]在 1965—1974 年分析了 740 例声带癌患者的随访情况，来研究患者发生呼吸道第二原发肿瘤的发生率。患者随访时间最短的 5 年。共有 48 例呼吸道第二原发肿瘤，而预期值是 14 例。具体部位

表 47.10　适合声门上喉切除术的比例

组别	病例数	声门上喉切除术病例数(%)
Ogura 等，1975[102]	263	177(67%)
Lutz 等，1990[103]	202	72(36%)
Lee 等，1990[66]	404	60(15%)
Weems 等，1987[104]	195	30(15%)
Gregor 等，1996[105]	89	26(29%)
Spriano 等，1997[106]	257	38(14%)

如果在引用的文献中没有具体说明，为了尽可能地接近表格格式估计了一些数值。

Form Hinerman RW, Mendenhall WM, Amdur RJ, et al. Carcinoma of the supraglottic larynx: Treatment results with radiotherapy alone or with planned neck dissection. *Head Neck* 2002;24:456–467.

表 47.11　声门上喉癌:颈部淋巴结转移程度与治疗方法

组别	治疗	病例数	颈部病变的范围
Bocca，1991[107]	SGL	537	94% N0~N1
Isaacs 等，1998[108]	SGL	39	74% N0~N1
Ogura 等，1975[102]	SGL	177	77% N0
Davis 等，1991[109]	激光	14	93% N0
Zeitels 等，1994[110]	激光	45	100% N0
Rudert 等，1999[111]	激光	34	82% N0~N1
Ghossein 等，1974[112]	放疗	203	53% N0
Hinerman 等，2002[65]	放疗	274	54% N0

SGL：声门上喉切除术。

如果在引用的文献中没有具体说明，为了尽可能地接近表格格式估计了一些数值。

From Hinerman RW, Mendenhall WM, Amdur RJ, et al. Carcinoma of the supraglottic larynx: Treatment results with radiotherapy alone or with planned neck dissection. *Head Neck* 2002;24:456–467.

表 47.12　声门上喉癌：经口激光切除术的局部控制率

组别	分期	病例数	T1 或 T2 病例占的百分比	局部控制率(%)			
				T1	T2	T3	T4
Davis 等,1991[109]	P	14 R	57	100	100	50	—
Steinera[a],1993[42]	P	81 R	72	—	76	77	100
Zeitels 等,1994[110]	ND	22	100	100	100	—	—
Zeitels 等,1994[110]	ND	23 R	65	100	92	63	—
Csanády 等,1999[113]	ND	23	100	70[b]		—	—
Rudert 等,1999[111]	P	34 R	50	100	75	78	38

如果在引用的文献中没有具体说明,为了尽可能地接近表格格式估计了一些数值。

ND:未提供分期;P:病理分期;R:加或减放疗。

[a] 51 例声带癌和 30 例声门上喉癌。[b] T1 和 T2 总的局部控制率。

From Hinerman RW, Mendenhall WM, Amdur RJ, et al. Carcinoma of the supraglottic larynx: Treatment results with radiotherapy alone or with planned neck dissection. *Head Neck* 2002;24:456–467.

表 47.13　声门上喉癌：放射治疗的局部控制率

组别	机构	病例数	局部控制率(%)			
			T1	T2	T3	T4
Fletcher 和 Hamberger,1974[114]	MD 安德森癌症中心	173	88	79	62	47
Ghossein 等,1974[112]	居里基金会	203	94	73	46[a]	52
Wang 和 Montgomery,1991[115]	麻省总医院	229 q.d.	73	60	54	26
		209 b.i.d.	89	89	71	91
Nakfoor 等,1998[116]	麻省总医院	164	96	86	76	43
Sykes 等,2000[117]	克里斯蒂医院	331[b]	92[c]	81[c]	67[c]	73[c]
Hinerman 等,2002[65]	佛罗里达医院[d]	274	100	86	62	62

如果在引用的文献中没有具体说明,为了尽可能地接近表格格式估计了一些数值。b.i.d.:每天两次;q.d.:每天 1 次。

[a] 所有患者声带固定。[b] 全部 N0。[c] 17 例行挽救性全喉切除术。[d] 根据 1998 AJCC 分期。

From Hinerman RW, Mendenhall WM, Amdur RJ, et al. Carcinoma of the supraglottic larynx: Treatment results with radiotherapy alone or with planned neck dissection. *Head Neck* 2002;24:456–467.

是:肺部 25 例,其他 23 例分散于头颈部。在随访中,23 例头颈部第二原发肿瘤患者中有 7 例死亡。对声带癌患者来说,第二原发肿瘤经常是早期在常规的随访中确诊的。

由于肺部第二原发癌导致的死亡数与早期声带癌类似,每年的胸部 X 线检查就显得非常有意义。全部甲状腺接受了中高剂量的放疗后,约 50%的患者在 5 年内患有甲状腺功能减退症。所以甲状腺功能每 6~12 个月检查 1 次。如果促甲状腺激素水平升高,则要给予甲状腺素治疗[72]。

治疗的后遗症

手术后遗症

Neel 等[73]报道声带切除术后非致死性并发症的发生率约为 26%。术后立即可出现的并发症有肺不张和肺炎、颈部严重的皮下气肿、气管切开处或喉部出血、需要气管切开的伤口并发症和气道梗阻等。晚期并发症包括肉芽组织增生,甚至需直接喉镜切除以除

表 47.14 声门上喉切除术的局部控制率

组别	机构	病例数	T1 和 T2 病例数(%)	局部控制率(%)			
				T1	T2	T3	T4
Ogura 等,1975[102]	华盛顿大学	177	78		94[a]		
Bocca,1991[107]	米兰大学						
Ⅰ期		47	100	94			
Ⅱ期		252	100		82		
Ⅲ期		205	53		80[b]		
Ⅳ期		33	70		67[c]		
Lee 等,1990[66]	MD 安德森癌症中心	60	58	100	100	100	100
DeSanto,1990[118]	梅奥诊所	70	100	100	100		
Steiniger 等,1997[119]	奥尔巴尼医学院	29	83		97[a]		
Spriano 等,1997[106]	瓦雷泽,意大利	54	100	96[d]			
Burstein 和 Calcattera,1985[120]	加州大学洛杉矶分校	40	58	100[d]		85	94
Isaacs 等,1998[108]	佛罗里达大学	33	76	100[d]		78	71
Lutz 等,1990[103]	匹兹堡大学	72	无数据			99[d]	

如果在引用的文献中没有具体说明,为了尽可能地接近表格格式估计了一些数值。T 分期未详细说明。

[a] T1~T4 总的局部控制率。[b] T1~T3 总的局部控制率。[c] T2~T3 总的局部控制率。[d] T1~T2 总的局部控制率。

From Hinerman RW, Mendenhall WM, Amdur RJ, et al. Carcinoma of the supraglottic larynx: Treatment results with radiotherapy alone or with planned neck dissection. *Head Neck* 2002;24:456–467.

外肿瘤复发,还有软骨的裸露、喉狭窄以及阻塞性喉蹼等。

半喉切除术后并发症和后遗症包括软骨炎、伤口感染、声带关闭不全、前联合蹼等[74]。声门上喉癌行声门上喉切除术和全喉切除术后的并发症有瘘(8%)、颈内动脉大出血(3%~5%)、伤口感染(3%~7%)、致死性并发症(3%)[74]。如果手术切缘受肿瘤累及,则术后并发症的发生率增加。术后并发症是否发生与年龄、性别、种族、喉癌发生的部位、原发肿瘤的分期、原发灶的大小、术前低剂量的放疗及颈部淋巴结转移的情况均无关。

声门上喉癌治疗后的并发症总结如表 47.15[65]。

放疗的后遗症

早期声带癌放疗采用 2.25Gy/次,总剂量 63Gy 的分割模式(4MV 或 6MV 光子,每周 5 次)时,急性反应相对较轻。在放疗开始的 2~3 周,由于肿瘤的缩小,声音嘶哑可能会好转。随着肿瘤继续缩小,患者通常又会出现声音嘶哑,这常是放疗引起的局部反应所致。放疗 2 周左右,患者会有轻度的咽喉部疼痛不适,不需要处理。治疗结束后 3 周左右,声音会逐渐好转,直至 2~3 个月。局部广泛侵犯的肿瘤治疗后也可以恢复正常发声,但比例少于肿瘤小的患者。

声带癌和声门上喉癌放疗后最常见的后遗症是喉水肿。喉水肿的消退与否与放疗剂量、受照射的体积、是否颈清扫手术、是否继续吸烟和饮酒、原发病变的大小和侵犯范围等有关。水肿可因根治性颈清扫术加重,一般需要 6~12 个月消失。

软组织坏死导致的软骨炎的发生率少于 1%,通常发生在持续吸烟的患者。软组织和软骨坏死与肿瘤复发在症状上难以鉴别,如都有声音嘶哑、疼痛、水肿等。如果怀疑是肿瘤复发,常规检查又不能排除,尽管活检标本仅提示坏死的存在,仍然推荐喉切除。

如果活检结果排除了肿瘤复发,皮质激素(如地塞米松)可以减轻放疗引起的水肿。如果存在疼痛和溃疡,给予抗生素(如四环素)可能有效。佛罗里达大学 519 例 T1N0 或 T2N0 声带癌患者,治疗后有 5 例(1%)合并有严重的并发症[17],包括怀疑肿瘤复发而行全喉切除术(1 例),持续的气管造瘘口肿胀(3 例),挽救性全喉切除术后发生喉部皮肤瘘(1 例)。

声门上喉癌放疗后,喉部疼痛可持续 1~2 个月。由于唾液腺和腮腺受到照射,患者可有味觉减退、口

表 47.15 声门上喉癌：治疗方法与严重的并发症

组别	机构	严重并发症的数量
放射治疗		
Fletcher 和 Hamberger, 1974[114]	MD 安德森癌症中心	10/173(6%)
Ghossein 等, 1974[112]	居里基金会	8/117(7%)
Nakfoor 等, 1998[115]	麻省总医院	12/169(7%)
Sykes 等, 2000[117]	克里斯蒂医院	7/331(2%)
Hinerman 等[65]	佛罗里达大学	12/274(4%)
声门上喉切除术		
Lee 等, 1990[66]	MD 安德森癌症中心	9/63(14%)
Isaacs 等, 1998[108]	佛罗里达大学	14/34(41%)
Burstein and Calcaterra, 1985[120]	加州大学洛杉矶分校	14/41(34%)
Steiniger 等, 1997[119]	奥尔巴尼医学院	12/29(41%)
Spriano 等, 1997[106]	瓦雷泽，意大利	13/54(24%)
Gall 等, 1977[74]	华盛顿大学	20/133(15%)
Weber 等, 1993[121]	匹兹堡大学	12/69(17%)
Beckhardt 等, 1994[122]	威斯康星大学	15/50(30%)
经口激光切除术		
Rudert 等, 1999[111]	基尔大学，德国	3/34(9%)
Zeitels 等, 1994[110]	麻省眼耳鼻医院	2/45(4%)
Steinera, 1993[42]	哥廷根大学，德国	7/240(3%)
Davis 等, 1991[109]	犹他大学，盐湖城	0/14(0%)
Csanády 等, 1999[113]	艾伯特森医科大学，匈牙利	0/23(0%)

如果在引用的文献中没有具体说明，为了尽可能地接近表格格式估计了一些数值。

[a] 包括声带癌。

From Hinerman RW, Mendenhall WM, Amdur RJ, et al. Carcinoma of the supraglottic larynx: Treatment results with radiotherapy alone or with planned neck dissection. *Head Neck* 2002;24:456–467.

干和喉部异物感。除非是患者在行直接喉镜和活检时发生严重的水肿需要气管切开，一般患者在放疗前并不需要气管切开。直接喉镜和活检检查恢复后没有梗阻的患者，在分次放疗期间几乎不需要行气管造瘘。

患者接受放疗方案为 1.2Gy/次，每天 2 次（超分割）至总剂量 74.4~76.8Gy 的急性反应较常规分割（2Gy/次，每天 1 次）要严重。由于进食困难，前者大约 30%的患者要放置暂时性胃管[75]。

尽管大多数会厌病变累及软骨，但一般不会发生由于软骨炎而中断治疗的情况。

舌骨上会厌和舌骨下会厌在放疗后长时间内都较正常增厚。但这不会导致吞咽困难、呼吸道梗阻、误吸等。在会厌水肿恢复之前，患者都应小心进食、饮水。假声带和杓状软骨也可以发生水肿。

舌骨上会厌肿瘤经常破坏会厌尖，治疗后软骨需要一段时间才能恢复正常。舌骨下会厌肿瘤成功的放疗与较坏死率无关，尽管多数病变都侵透了疏松的会厌软骨。

佛罗里达大学 274 例患者单纯放疗或联合颈清扫手术严重晚期并发症的发生率为 4%[65]。

致谢

我们感谢放射肿瘤学的研究人员对统计、编辑和稿件准备的帮助。

（范秉杰 译 胡漫 徐瑾 校）

参考文献

1. Clemente CD. *Anatomy: a regional atlas of the human body.* Philadelphia: Lea & Febiger, 1975.
2. Mancuso AA, Hanafee WN. *Head and neck radiology.* Philadelphia: Williams & Wilkins, 2011.
3. Lam KH, Wong J. The preepiglottic and paraglottic spaces in relation to spread of carcinoma of the larynx. *Am J Otolaryngol* 1983;4(2):81–91.
4. Hirano M. Structure and vibratory behavior of the vocal folds. In: Sawashima M, Cooper FS, editors. *Dynamic aspects of speech production: current results, emerging problems, and new instrumentation.* Tokyo: University of Tokyo Press, 1977:13–27.
5. Jemal A, Siegel R, Xu J, et al. Cancer statistics, 2010. *CA Cancer J Clin* 2010; 60(5): 277–300.
6. Ries LAG, Eisner MP, Kosary CL. *SEER cancer statistics review, 1973-1998.* Bethesda, MD: National Cancer Institute, 2001.
7. Wynder EL. The epidemiology of cancers of the upper alimentary and upper respiratory tracts. *Laryngoscope* 1978;88(1 Pt 2, Suppl 8): 50–51.
8. Vincent RG, Marchetta F. The relationship of the use of tobacco and alcohol to cancer of the oral cavity, pharynx or larynx. *Am J Surg* 1963;106:501–505.
9. Archer CR, Yeager VL, Herbold DR. Computed tomography vs. histology of laryngeal cancer: their value in predicting laryngeal cartilage invasion. *Laryngoscope* 1983;93(2):140–147.
10. Pillsbury HR, Kirchner JA. Clinical vs histopathologic staging in laryngeal cancer. *Arch Otolaryngol* 1979;105(3):157–159.
11. Broyles EN. The anterior commissure tendon. *Ann Otol Rhinol Laryngol* 1943; 52:342–345.
12. Kirchner JA. Staging as seen in serial sections. *Laryngoscope* 1975;85(11, Pt 1): 1816–1821.
13. Olofsson J, van Nostrand AW. Growth and spread of laryngeal and hypopharyngeal carcinoma with reflections on the effect of preoperative irradiation. 139 cases studied by whole organ serial sectioning. *Acta Otolaryngol Suppl* 1973;308: 1–84.
14. Lindberg R. Distribution of cervical lymph node metastases from squamous cell carcinoma of the upper respiratory and digestive tracts. *Cancer* 1972;29(6): 1446–1469.
15. Fletcher GH. Elective irradiation of subclinical disease in cancers of the head and neck. *Cancer* 1972;29(6):1450–1454.
16. Ogura JH, Biller HF, Wette R. Elective neck dissection for pharyngeal and laryngeal cancers. An evaluation. *Ann Otol Rhinol Laryngol* 1971;80(5):646–650.
17. Mendenhall WM, Amdur RJ, Morris CG, et al. T1-T2N0 squamous cell carcinoma of the glottic larynx treated with radiation therapy. *J Clin Oncol* 2001; 19(20):4029–4036.
18. Lederman M. The place of radiotherapy in the treatment of cancer of the larynx [in French]. *Ann Radiol (Paris)* 1961;4:433–454.
19. Million RR, Cassisi NJ. Larynx. In: Million RR, Cassisi NJ, ed. *Management of head and neck cancer: a multidisciplinary approach,* 1st ed. Phildelphia: JB Lippincott, 1984 315–364.
20. Million RR, Cassisi NJ, Mancuso AA. Larynx. In: Million RR, Cassisi NJ, ed. *Management of head and neck cancer: a multidisciplinary approach,* 2nd ed. Philadelphia: JB Lippincott, 1994:431–497.
21. McLaughlin MP, Mendenhall WM, Mancuso AA, et al. Retropharyngeal adenopathy as a predictor of outcome in squamous cell carcinoma of the head and neck. *Head Neck* 1995;17(3):190–198.
22. Archer CR, Yeager VL, Herbold DR. Improved diagnostic accuracy in laryngeal cancer using a new classification based on computed tomography. *Cancer* 1984;53(1):44–57.
23. Mendenhall WM, Parsons JT, Mancuso AA, et al. In: Carlos A, Perez LWB, eds. *Principles and practice of radiation oncology,* 3rd ed. Philadelphia: Lippincott-Raven, 1998:1069–1093.
24. American Joint Committee on Cancer, *AJCC cancer staging handbook,* 7th ed. New York: Springer, 2010.
25. Dagan R, Morris CG, Bennett JA, et al. Prognostic significance of paraglottic space invasion in T2N0 glottic carcinoma. *Am J Clin Oncol* 2007;30(2):186–190.
26. Gindhart TD, Johnston WH, Chism SE, et al. Carcinoma of the larynx in childhood. *Cancer* 1980;46(7):1683–1687.
27. Hinerman RW, Mendenhall WM, Morris CG, et al. T3 and T4 true vocal cord squamous carcinomas treated with external beam irradiation: a single institution's 35-year experience. *Am J Clin Oncol* 2007;30(2):181–185.
28. Mendenhall WM, Morris CG, Stringer SP, et al. Voice rehabilitation after total laryngectomy and postoperative radiation therapy. *J Clin Oncol* 2002;20(10):2500–2505.
29. Mendenhall WM, Villaret DB, Amdur RJ, et al. Planned neck dissection after definitive radiotherapy for squamous cell carcinoma of the head and neck. *Head Neck* 2002;24(11):1012–1018.
30. Induction chemotherapy plus radiation compared with surgery plus radiation in patients with advanced laryngeal cancer. The Department of Veterans Affairs Laryngeal Cancer Study Group. *N Engl J Med* 1991;324(24):1685–1690.
31. Mendenhall WM, Morris CG, Amdur RJ, et al. Parameters that predict local control after definitive radiotherapy for squamous cell carcinoma of the head and neck. *Head Neck* 2003;25(7):535–542.
32. Mendenhall WM, Parsons JT, Mancuso AA, et al. Definitive radiotherapy for T3 squamous cell carcinoma of the glottic larynx. *J Clin Oncol* 1997;15(6):2394–2402.
33. Forastiere AA, Goepfert H, Maor M, et al. Concurrent chemotherapy and radiotherapy for organ preservation in advanced laryngeal cancer. *N Engl J Med* 2003; 349(22):2091–2098.
34. Pignon JP, Bourhis J, Domenge C, et al. Chemotherapy added to locoregional treatment for head and neck squamous-cell carcinoma: three meta-analyses of updated individual data. MACH-NC Collaborative Group. Meta-Analysis of Chemotherapy on Head and Neck Cancer. *Lancet* 2000;355(9208):949–955.
35. Mendenhall WM, Riggs CE, Vaysberg M, et al. Altered fractionation and adjuvant chemotherapy for head and neck squamous cell carcinoma. *Head Neck* 2010; 32(7):939–945.
36. Sengupta N, Morris CG, Kirwan J, et al. Definitive radiotherapy for carcinoma in situ of the true vocal cords. *Am J Clin Oncol* 2010;33(1):94–95.
37. Mendenhall WM, Werning JW, Hinerman RW, et al. Management of T1-T2 glottic carcinomas. *Cancer* 2004;100(9):1786–1792.
38. Chera BS, Amdur RJ, Morris CG, et al. T1N0 to T2N0 squamous cell carcinoma of the glottic larynx treated with definitive radiotherapy. *Int J Radiat Oncol Biol Phys* 2010;78(2):461–466.
39. O'Sullivan B, Mackillop W, Gilbert R, et al. Controversies in the management of laryngeal cancer: results of an international survey of patterns of care. *Radiother Oncol* 1994;31(1):23–32.
40. Laccourreye H, Laccourreye O, Weinstein G, et al. Supracricoid laryngectomy with cricohyoidoepiglottopexy: a partial laryngeal procedure for glottic carcinoma. *Ann Otol Rhinol Laryngol* 1990;99(6, Pt 1): 421–426.
41. McGuirt WF, Blalock D, Koufman JA, et al. Comparative voice results after laser resection or irradiation of T1 vocal cord carcinoma. *Arch Otolaryngol Head Neck Surg* 1994;120(9):951–955.
42. Steiner W. Results of curative laser microsurgery of laryngeal carcinomas. *Am J Otolaryngol* 1993;14(2):116–121.
43. Rodrigo JP, Suarez C, Silver CE, et al. Transoral laser surgery for supraglottic cancer. *Head Neck* 2008;30(5):658–666.
44. Peretti G, Piazza C, Cocco D, et al. Transoral CO(2) laser treatment for T(is)-T(3) glottic cancer: the University of Brescia experience on 595 patients. *Head Neck* 2010;32(8):977–983.
45. Rodel RM, Steiner W, Muller RM, et al. Endoscopic laser surgery of early glottic cancer: involvement of the anterior commissure. *Head Neck* 2009;31(5):583–592.
46. O'Sullivan B, Warde P, Keane T, et al. Outcome following radiotherapy in verrucous carcinoma of the larynx. *Int J Radiat Oncol Biol Phys* 1995;32(3):611–617.
47. Fu KK, Pajak TF, Trotti A, et al. A Radiation Therapy Oncology Group (RTOG) phase III randomized study to compare hyperfractionation and two variants of accelerated fractionation to standard fractionation radiotherapy for head and neck squamous cell carcinomas: first report of RTOG 9003. *Int J Radiat Oncol Biol Phys* 2000;48(1):7–16.
48. Parsons JT, Mendenhall WM, Stringer SP, et al. Salvage surgery following radiation failure in squamous cell carcinoma of the supraglottic larynx. *Int J Radiat Oncol Biol Phys* 1995;32(3):605–609.
49. Pearson BW, Woods RD 2 nd, Hartman DE. Extended hemilaryngectomy for T3 glottic carcinoma with preservation of speech and swallowing. *Laryngoscope* 1980;90(12):1950–1961.
50. Amdur RJ, Parsons JT, Mendenhall WM, et al. Postoperative irradiation for squamous cell carcinoma of the head and neck: an analysis of treatment results and complications. *Int J Radiat Oncol Biol Phys* 1989;16(1):25–36.
51. Huang DT, Johnson CR, Schmidt-Ullrich R, et al. Postoperative radiotherapy in head and neck carcinoma with extracapsular lymph node extension and/or positive resection margins: a comparative study. *Int J Radiat Oncol Biol Phys* 1992;23(4):737–742.
52. Hillman RE, Walsh MJ, Wolf GT, et al. Functional outcomes following treatment for advanced laryngeal cancer. Part I—Voice preservation in advanced laryngeal cancer. Part II—Laryngectomy rehabilitation: the state of the art in the VA System. Research Speech-Language Pathologists. Department of Veterans Affairs Laryngeal Cancer Study Group. *Ann Otol Rhinol Laryngol Suppl* 1998;172:1–27.
53. Harwood AR, Beale FA, Cummings BJ, et al. T4NOMO glottic cancer: an analysis of dose-time volume factors. *Int J Radiat Oncol Biol Phys* 1981;7(11):1507–1512.
54. Kim RY, Marks ME, Salter MM. Early-stage glottic cancer: importance of dose fractionation in radiation therapy. *Radiology* 1992;182(1):273–275.
55. Schwaibold F, Scariato A, Nunno M, et al. The effect of fraction size on control of early glottic cancer. *Int J Radiat Oncol Biol Phys* 1988;14(3):451–454.
56. Woodhouse RJ, Quivey JM, Fu KK, et al. Treatment of carcinoma of the vocal cord. A review of 20 years experience. *Laryngoscope* 1981;91(7):1155–1162.
57. Mendenhall WM, Riggs CE, Cassisi NJ. Treatment of head and neck cancers. In: DeVita VT, Hellman S, Rosenberg SA, eds. *Cancer: principles and practice of oncology,* 8th ed. Philadelphia: Lippincott Williams & Wilkins, 2008:809–814.
58. Yamazaki H, Nishiyama K, Tanaka E, et al. Radiotherapy for early glottic carcinoma (T1N0M0): results of prospective randomized study of radiation fraction size and overall treatment time. *Int J Radiat Oncol Biol Phys* 2006;64(1):77–82.
59. Parsons JT, Mendenhall WM, Mancuso AA, et al. Twice-a-day radiotherapy for T3 squamous cell carcinoma of the glottic larynx. *Head Neck* 1989;11(2):123–128.
60. Million RR, Cassisi NJ, Mancuso AA, et al. Management of the neck for squamous cell carcinoma. In: Million RR, Cassisi NJ, eds. *Management of head and neck cancer: a multidisciplinary approach,* 2 nd ed. Philadelphia: JB Lippincott, 1994: 75–142.
61. Mendenhall WM, Mancuso AA. Radiotherapy for head and neck cancer—is the "next level" down? *Int J Radiat Oncol Biol Phys* 2009;73(3):645–646.
62. Trotti A, Fu KK, Pajak TF. Long term outcomes of RTOG 90-03: A comparison of hyperfractionation and two variants of accelerated fractionation to standard fractionation radiotherapy for head and neck squamous cell carcinoma. *Int J Radiat Oncol Biol Phys* 2005;63:S70–S71.
63. Biller HF, Barnhill FR Jr, Ogura JH, et al. Hemilaryngectomy following radiation failure for carcinoma of the vocal cords. *Laryngoscope* 1970;80(2):249–253.
64. Lee F, Perlmutter S, Ogura JH. Laryngeal radiation after hemilaryngectomy. *Laryngoscope* 1980;90(9):1534–1539.
65. Hinerman RW, Mendenhall WM, Amdur RJ, et al. Carcinoma of the supraglottic larynx: treatment results with radiotherapy alone or with planned neck dissection. *Head Neck* 2002;24(5):456–467.
66. Lee NK, Goepfert H, Wendt CD. Supraglottic laryngectomy for intermediate-stage cancer: U.T. M.D. Anderson Cancer Center experience with combined therapy. *Laryngoscope* 1990;100(8):831–836.
67. Foote RL, Olsen KD, Buskirk SJ, et al. Laryngectomy alone for T3 glottic cancer. *Head Neck* 1994;16(5):406–412.
68. Mendenhall WM, Parsons JT, Stringer SP, et al. Stage T3 squamous cell carcinoma of the glottic larynx: a comparison of laryngectomy and irradiation. *Int J Radiat Oncol Biol Phys* 1992;23(4):725–732.
69. Parsons JT, Mendenhall WM, Stringer SP, et al. T4 laryngeal carcinoma: radiotherapy alone with surgery reserved for salvage. *Int J Radiat Oncol Biol Phys* 1998;40(3):549–552.
70. Ganly I, Patel SG, Matsuo J, et al. Analysis of postoperative complications of open partial laryngectomy. *Head Neck* 2009;31(3):338–345.
71. Wagenfeld DJ, Harwood AR, Bryce DP, et al. Second primary respiratory tract

malignancies in glottic carcinoma. *Cancer* 1980;46(8):1883–1886.
72. Garcia-Serra A, Amdur RJ, Morris CG, et al. Thyroid function should be monitored following radiotherapy to the low neck. *Am J Clin Oncol* 2005;28(3):255–258.
73. Neel HB 3rd, Devine KD, Desanto LW. Laryngofissure and cordectomy for early cordal carcinoma: outcome in 182 patients. *Otolaryngol Head Neck Surg* 1980; 88(1):79–84.
74. Gall AM, Sessions DG, Ogura JH. Complications following surgery for cancer of the larynx and hypopharynx. *Cancer* 1977;39(2):624–631.
75. Al-Othman MO, Amdur RJ, Morris CG, et al. Does feeding tube placement predict for long-term swallowing disability after radiotherapy for head and neck cancer? *Head Neck* 2003;25(9):741–747.
76. Rudert HH, Werner JA. Endoscopic resections of glottic and supraglottic carcinomas with the CO2 laser. *Eur Arch Otorhinolaryngol* 1995;252(3):146–148.
77. Peretti G, Nicolai P, Redaelli De Zinis LO, et al. Endoscopic CO2 laser excision for Tis, T1, and T2 glottic carcinomas: cure rate and prognostic factors. *Otolaryngol Head Neck Surg* 2000;123(1, Pt 1):124–131.
78. Spector JG, Sessions DG, Chao KS, et al. Stage I (T1 N0 M0) squamous cell carcinoma of the laryngeal glottis: therapeutic results and voice preservation. *Head Neck* 1999;21(8):707–717.
79. Motta G, Esposito E, Cassiano B, et al. T1-T2-T3 glottic tumors: fifteen years experience with CO2 laser. *Acta Otolaryngol Suppl* 1997;527:155–159.
80. Gallo A, de Vincentiis M, Manciocco V, et al. CO2 laser cordectomy for early-stage glottic carcinoma: a long-term follow-up of 156 cases. *Laryngoscope* 2002; 112(2):370–374.
81. Pradhan SA, Pai PS, Neeli SI, et al. Transoral laser surgery for early glottic cancers. *Arch Otolaryngol Head Neck Surg* 2003;129(6):623–625.
82. Giovanni A, Guelfucci B, Gras R, et al. Partial frontolateral laryngectomy with epiglottic reconstruction for management of early-stage glottic carcinoma. *Laryngoscope* 2001;111(4, Pt 1):663–668.
83. Crampette L, Garrel R, Gardiner Q, et al. Modified subtotal laryngectomy with cricohyoidoepiglottopexy—long term results in 81 patients. *Head Neck* 1999;21(2): 95–103.
84. Thomas JV, Olsen KD, Neel HB 3rd, et al. Early glottic carcinoma treated with open laryngeal procedures. *Arch Otolaryngol Head Neck Surg* 1994;120(3):264–268.
85. Laccourreye O, Weinstein G, Brasnu D, et al. A clinical trial of continuous cisplatin-fluorouracil induction chemotherapy and supracricoid partial laryngectomy for glottic carcinoma classified as T2. *Cancer* 1994;74(10):2781–2790.
86. Spector JG, Sessions DG, Chao KS, et al. Management of stage II (T2N0M0) glottic carcinoma by radiotherapy and conservation surgery. *Head Neck* 1999;21(2): 116–123.
87. Wang CC. Carcinoma of the larynx. In: Wang CC, ed. *Radiation therapy for head and neck neoplasms,* 3rd ed. New York: Wiley-Liss, 1997:221–255.
88. Le QT, Fu KK, Kroll S, et al. Influence of fraction size, total dose, and overall time on local control of T1-T2 glottic carcinoma. *Int J Radiat Oncol Biol Phys* 1997; 39(1):115–126.
89. Warde P, O'Sullivan B, Bristow RG, et al. T1/T2 glottic cancer managed by external beam radiotherapy: the influence of pretreatment hemoglobin on local control. *Int J Radiat Oncol Biol Phys* 1998;41(2):347–353.
90. Garden AS, Forster K, Wong PF, et al. Results of radiotherapy for T2N0 glottic carcinoma: does the "2" stand for twice-daily treatment? *Int J Radiat Oncol Biol Phys* 2003;55(2):322–328.
91. Harwood AR, Beale FA, Cummings BJ, et al. T3 glottic cancer: an analysis of dose time-volume factors. *Int J Radiat Oncol Biol Phys* 1980;6(6):675–680.
92. Wang CC. Radiation therapy of laryngeal tumors: curative radiation therapy. In: Thawley SE, Panje WR, eds. *Comprehensive management of head and neck tumors.* Philadelphia: WB Saunders, 1987:906–919.
93. Fletcher GH. Radiation therapy for cancer of the larynx and pyriform sinus. *Eye Ear Nose Throat Digest* 1969;31:58–67.
94. Skolyszewski J, Reinfuss M. The results of radiotherapy of cancer of the larynx in six European countries. *Radiobiol Radiother (Berl)* 1981;22(1):32–43.
95. Stewart JG, Brown JR, Palmer MK, et al. The management of glottic carcinoma by primary irradiation with surgery in reserve. *Laryngoscope* 1975;85(9):1477–1484.
96. Mills EE. Early glottic carcinoma: factors affecting radiation failure, results of treatment and sequelae. *Int J Radiat Oncol Biol Phys* 1979;5(6):811–817.
97. Jesse RH. The evaluation of treatment of patients with extensive squamous cancer of the vocal cords. *Laryngoscope* 1975;85(9):1424–1429.
98. Ogura JH, Sessions DG, Ciralsky RH. Supraglottic carcinoma with extension to the arytenoid. *Laryngoscope* 1975;85(8):1327–1331.
99. Skolnik EM, Yee KF, Wheatley MA, et al. Carcinoma of the laryngeal glottis therapy and end results. *Laryngoscope* 1975;85(9):1453–1466.
100. Vermund H. Role of radiotherapy in cancer of the larynx as related to the TNM system of staging. A review. *Cancer* 1970;25(3):485–504.
101. Stewart JG, Jackson AW. The steepness of the dose response curve both for tumor cure and normal tissue injury. *Laryngoscope* 1975;85(7):1107–1111.
102. Ogura JH, Sessions DG, Spector GJ. Conservation surgery for epidermoid carcinoma of the supraglottic larynx. *Laryngoscope* 1975;85(11, Pt 1):1808–1815.
103. Lutz CK, Johnson JT, Wagner RL, et al. Supraglottic carcinoma: patterns of recurrence. *Ann Otol Rhinol Laryngol* 1990;99(1):12–17.
104. Weems DH, Mendenhall WM, Parsons JT, et al. Squamous cell carcinoma of the supraglottic larynx treated with surgery and/or radiation therapy. *Int J Radiat Oncol Biol Phys* 1987;13(10):1483–1487.
105. Gregor RT, Oei SS, Baris G, et al. Supraglottic laryngectomy with postoperative radiation versus primary radiation in the management of supraglottic laryngeal cancer. *Am J Otolaryngol* 1996;17(5):316–321.
106. Spriano G, Antognoni P, Piantanida R, et al. Conservative management of T1-T2N0 supraglottic cancer: a retrospective study. *Am J Otolaryngol* 1997;18(5): 299–305.
107. Bocca E. Sixteenth Daniel C. Baker, Jr, memorial lecture. Surgical management of supraglottic cancer and its lymph node metastases in a conservative perspective. *Ann Otol Rhinol Laryngol* 1991;100(4, Pt 1):261–267.
108. Isaacs JH Jr, Slattery WH 3rd, Mendenhall WM, et al. Supraglottic laryngectomy. *Am J Otolaryngol* 1998;19(2):118–123.
109. Davis RK, Kelly SM, Hayes J. Endoscopic CO2 laser excisional biopsy of early supraglottic cancer. *Laryngoscope* 1991;101(6, Pt 1): 680–683.
110. Zeitels SM, Koufman JA, Davis RK, et al. Endoscopic treatment of supraglottic and hypopharynx cancer. *Laryngoscope* 1994;104(1, Pt 1):71–78.
111. Rudert HH, Werner JA, Hoft S. Transoral carbon dioxide laser resection of supraglottic carcinoma. *Ann Otol Rhinol Laryngol* 1999;108(9):819–827.
112. Ghossein NA, Bataini JP, Ennuyer A, et al. Local control and site of failure in radically irradiated supraglottic laryngeal cancer. *Radiology* 1974;112(1):187–192.
113. Csanady M, Ivan L, Czigner J. Endoscopic CO(2) laser therapy of selected cases of supraglottic marginal tumors. *Eur Arch Otorhinolaryngol* 1999;256(8):392–394.
114. Fletcher GH, Hamberger AD. Causes of failure in irradiation of squamous-cell carcinoma of the supraglottic larynx. *Radiology* 1974;111(3):697–700.
115. Wang CC, Montgomery WW. Deciding on optimal management of supraglottic carcinoma. *Oncology (Williston Park)* 1991;5(4):41–46; discussion 46, 49, 53.
116. Nakfoor BM, Spiro IJ, Wang CC, et al. Results of accelerated radiotherapy for supraglottic carcinoma: a Massachusetts General Hospital and Massachusetts Eye and Ear Infirmary experience. *Head Neck* 1998;20(5):379–384.
117. Sykes AJ, Slevin NJ, Gupta NK, et al. 331 cases of clinically node-negative supraglottic carcinoma of the larynx: a study of a modest size fixed field radiotherapy approach. *Int J Radiat Oncol Biol Phys* 2000;46(5):1109–1115.
118. DeSanto LW. Early supraglottic cancer. *Ann Otol Rhinol Laryngol* 1990;99(8): 593–597.
119. Steiniger JR, Parnes SM, Gardner GM. Morbidity of combined therapy for the treatment of supraglottic carcinoma: supraglottic laryngectomy and radiotherapy. *Ann Otol Rhinol Laryngol* 1997;106(2):151–158.
120. Burstein FD, Calcaterra TC. Supraglottic laryngectomy: series report and analysis of results. *Laryngoscope* 1985;95(7, Pt 1): 833–836.
121. Weber PC, Johnson JT, Myers EN. Impact of bilateral neck dissection on recovery following supraglottic laryngectomy. *Arch Otolaryngol Head Neck Surg* 1993; 119(1):61–64.
122. Beckhardt RN, Murray JG, Ford CN, et al. Factors influencing functional outcome in supraglottic laryngectomy. *Head Neck* 1994;16(3):232–239.

第 48 章
头颈部少见非上皮性肿瘤

Carlos A. Perez, Wade L. Thorstad

血管球瘤

解剖

血管球体(glomus bodies)常见于颈静脉球,中耳迷走神经的鼓室支和耳支,或其他解剖部位(图 48.1)。血管球瘤也被称为化学感受器瘤或副神经节瘤,根据发生部位的不同,分为来源于鼓室(中耳)、颈静脉球、颈动脉迷走神经,以及特指来源于喉、胸主动脉外膜、腹主动脉以及肺表面(图 48.2)[1]。

血管球瘤由起源于胚胎神经嵴的大上皮样(平滑肌)细胞组成,胞浆中有小颗粒,肿瘤富含毛细血管网和网状纤维基质。尽管组织学上属于良性肿瘤,血管球瘤可以沿静脉腔扩散至区域淋巴结,但很少发生远处转移。这些组织均有感应体内氧分压、二氧化碳分压及 pH 值变化的作用。

流行病学

文献报道确诊时的颈动脉体瘤患者平均年龄为 44.7 岁,鼓室球瘤的平均年龄为 52 岁[2]。女性发病率是男性的 3~4 倍,提示雌激素可能具有一定的致病作用[2-4]。血管球瘤可能具有家族性,多发性肿瘤占 10%~20%[5]。

最近遗传学方面的进展确定了与遗传性副神经节瘤相关的 3 个位点,而且遗传筛选可以检测受其影响的患者[6]。头颈部多发副神经节瘤少见,其发病率仅占所有患者的 10%,但具有家族史的患者发病率增至 35%~50%[5]。头颈部最常见的多发性血管球瘤是双侧颈动脉体瘤或颈动脉体瘤合并鼓室-颈静脉球瘤[7]。

临床表现

血管球瘤沿神经根生长。中耳的血管球瘤初期可引起耳部疼痛或不适[97]。随着肿瘤的增大,会产生搏动性耳鸣、听力丧失等症状,到晚期有 10%~15%颅底受侵的患者会出现脑神经麻痹。某些患者就诊前可能已存在长达 3~5 年的耳部症状。如果肿瘤侵犯中颅窝可引起颞顶部头痛、眶后痛、眼球前凸、Ⅴ和Ⅵ组神经麻痹等,侵犯后颅窝会导致枕部头痛、共济失调、Ⅴ~Ⅶ、Ⅸ和Ⅻ组脑神经麻痹;侵犯颈静脉孔则可引起Ⅸ~Ⅺ组脑神经麻痹。颈动脉体化学感受器瘤通常表现为上颈部无痛性、缓慢生长的肿块。肿瘤可有搏动感,并伴有震颤或杂音。肿瘤增大可侵及咽旁间隙,通过口咽检查可被发现。恶性颈动脉体化学感受器瘤十分罕见[8]。2%~5%的患者会发生转移[3]。

诊断性检查

耳部和颅底的血管球瘤诊断要点见表 48.1。大部分鼓室球瘤病例中,体格检查时在中耳可见红色、富含血管的肿物,偶呈浅蓝色或白色(后者与胆脂瘤类似)[2]。Larson 等[2]报道 49 例血管球瘤患者中有 33 例在听力检测表现为传导性耳聋;其中 4 例还合并有鼓膜搏动感。查体时偶可触及颈部包块,可伴搏动感、震颤,以及淋巴结转移。

影像学检查对血管球瘤的诊断具有重要价值。乳突平片虽不能显示中耳内软组织肿物影,但通常表现为乳突气房模糊,提示存在乳突炎症[157]。高分辨率增强 CT 对于中耳和颈静脉球部血管球瘤的诊断具有高度敏感性和特异性,最小可发现中耳内 3mm 的肿物。肿瘤增强程度与颞肌相似(图 48.3)[2]。46 例鼓室球化学感受器瘤患者中,无 1 例发生局部骨受侵,相反肿

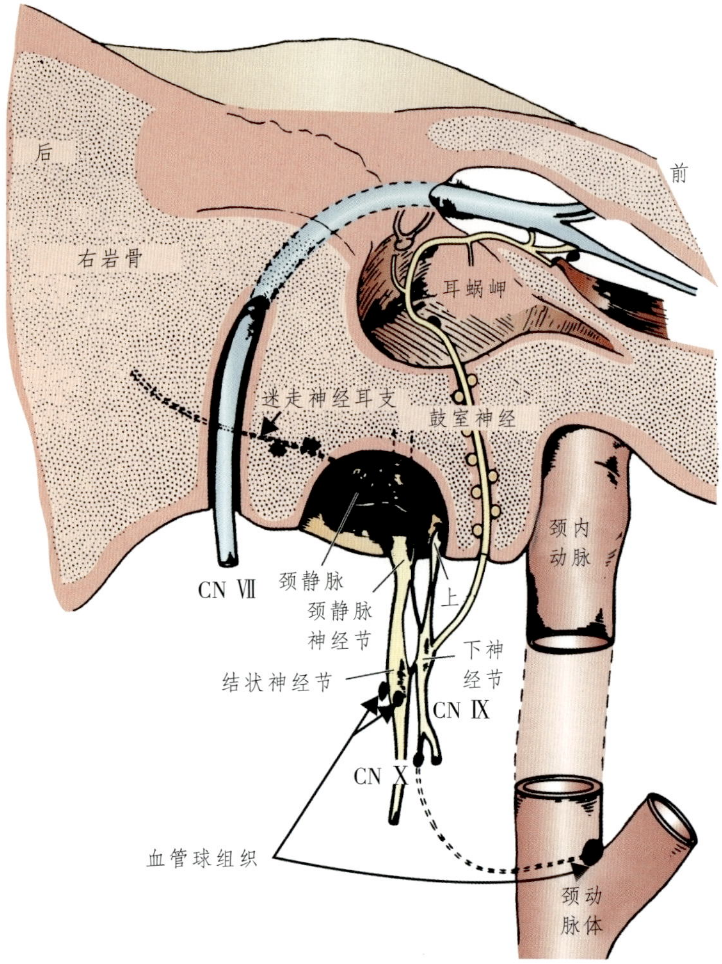

图 48.1 颈静脉球区域的解剖。(From Hatfield PM, James AE, Schulz MN. Chemodectomas of the glomus jugulare. *Cancer* 1972;30:1165–1168, with permission.)

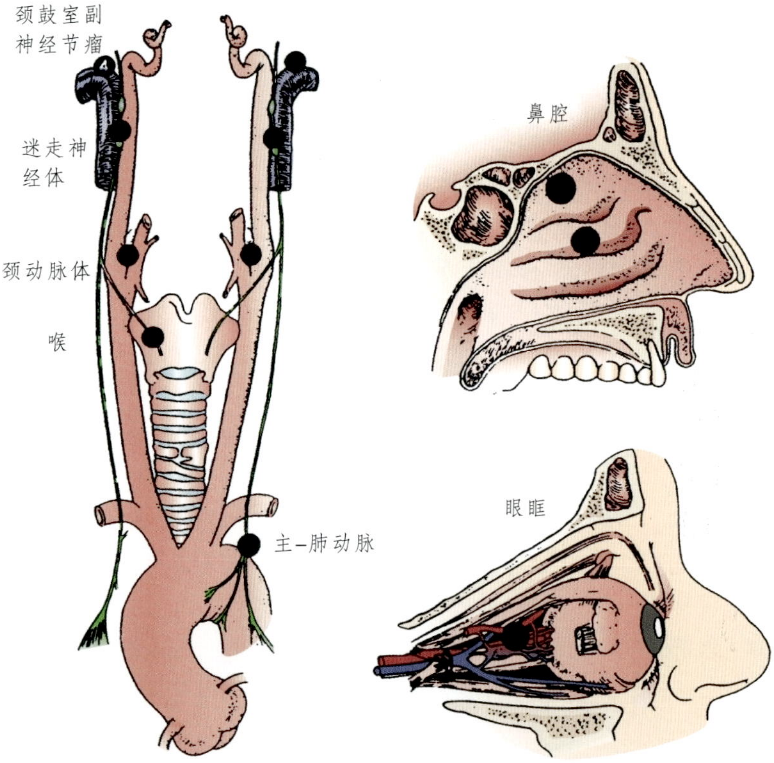

图 48.2 头颈副神经节瘤的分布。未显示三例侧方发生的颈动脉体副神经节瘤。图示不包括1例因活检偶然发现的左侧颈动脉体副神经节瘤患者和1例同时合并有其他副神经节瘤的左侧迷走神经体副神经节瘤患者。(引自 Lack EE, Cubilla AL, Woodruff JM, et al. Paragangliomas of the head and neck region. *Cancer* 1977;39:3997–4009, with permission.)

表 48.1　耳和颅底血管球瘤、血管外皮细胞瘤、嗅神经母细胞瘤、髓外浆细胞瘤和头颈部肉瘤的诊断性检查

- 一般检查
  - 病史
  - 体格检查
  - 耳、鼻、喉检查
- 影像学检查
  - 计算机体层摄影扫描(增强),以明确肿瘤侵犯范围和可能累及的中枢神经系统
  - 钆增强的磁共振成像
  - 动脉造影,以明确有无双侧受累、患侧的脑血流量(选做)
  - 颈静脉造影(选做)
- 实验室检查
  - 全血细胞计数
  - 血生化
  - 尿液分析
- 特殊检查
  - 听力图,以明确听力丧失的基线情况
  - 组织学染色,以明确有无儿茶酚胺类分泌

瘤常累及听骨链,导致鼓膜膨出或突出,充满中耳,或扩散至咽鼓管开口及乳突窦入口。上述生物学行为与胆脂瘤明显不同,后者通常破坏邻近骨性标志(包括听小骨)、并随肿瘤的增大而逐渐侵蚀颞骨岩部[2]。

血管造影是诊断鼓室球瘤敏感而特异的手段,但仅应用于高分辨率薄层 CT 扫描(增强)无法明确病变性质或颈动脉管位置的情况。肿瘤的表现为中耳肿物,因富含血管在动脉中晚期明显增强,持续整个毛细血管期、在静脉期迅速消失而无早显的引流静脉。变异的颈内动脉处活检会导致重要的神经系统后遗症甚至死亡。

Vogl 等[9]报道了 40 例颅血管球瘤患者,其诊断性检查包括组织学检查、数字减影血管造影术(DSA)、CT 和临床随访。其中 18 例证实肿瘤的患者中有 16 例可通过 MRI 自旋回波成像被发现。尽管有 4 例高位颈静脉球因 MRI 呈相似的信号强度而被误诊为肿瘤,但联合应用多种检查手段可以很好地区别所有病例的肿瘤和静脉窦血流。

Drape 等[10]总结了 31 例临床疑诊为血管球瘤患者的磁共振检查结果,其中 19 例静脉注射了造影剂钆特酸葡甲胺。28 例经病理证实的血管球瘤中有 27 例可通过 MRI 诊断;大多数肿瘤有包膜。根据 MRI 弛豫时间和增强方式的不同可将血管球瘤分为 3 种亚

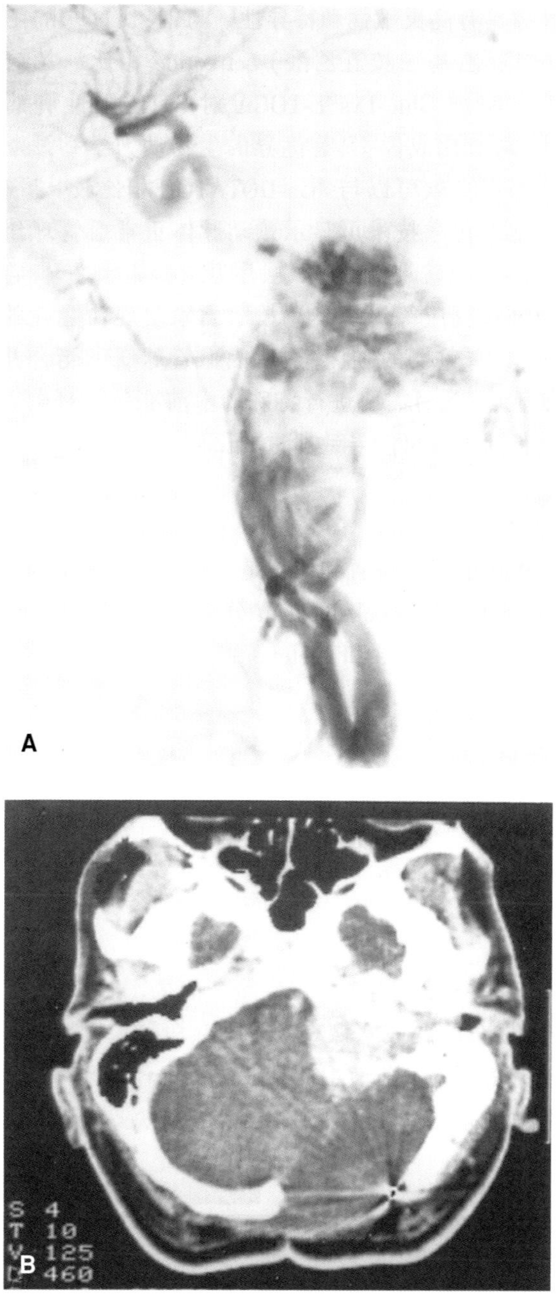

图 48.3　(A)动脉造影末期发现颈部受侵的巨大颈静脉球瘤。(B)增强 CT 显示颅内病变部分。

型:血管性、实体性和黏液性。在与 MRI 相比时,有 6 个血管球瘤应用多排 CT 血管造影在动脉增强期诊断更为准确[11]。

由于 GT 高表达生长抑素受体(SSTR)亚型 2 和 5,^{18}F-PET 可以其半定量的测量方式用于诊断,并用于改善放射治疗计划中的靶体勾画。Astner 等[12]指出,已报道了用于 SSTR 成像的两种不同 PET 示踪剂:镓-68(68Ga)-DOTATOC [DOTA-d-Phe (1)-Tyr (3)-octreotide(奥曲肽,生长抑素类似物)]PET 显示检测 SSTR 表达

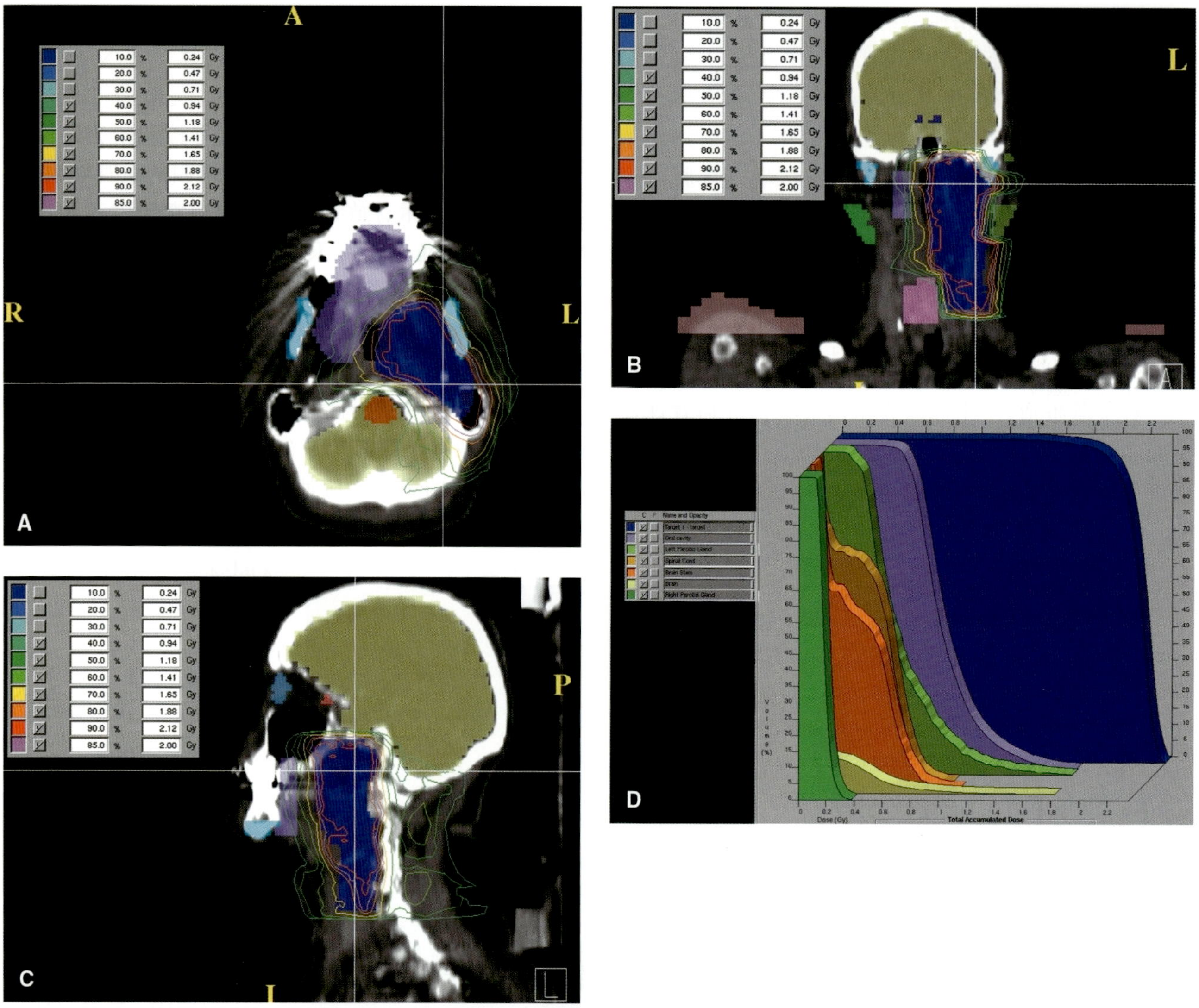

图 48.5　患者女，59 岁，罕见的恶性左侧颈静脉球瘤，左侧上颈淋巴结转移。接受调强放射治疗(66Gy，分次剂量为 2Gy)。(A)横断面(B)冠状位(C)矢状 位层面显示原发灶和左颈的剂量分布，保护正常结构(D)剂量体积直方图(DVH 图)如下。

结构	剂量范围(Gy)	平均剂量(Gy)
计划靶体积(包括左颈)	38~77	70
脑	0~59	2
脑干	6~35	12
脊髓	0~32	13

穿，分次剂量为 1.8~2Gy，每周治疗 5 次，总剂量 5 周达到 45~55Gy。三维适形放射治疗(3D-RT)或影像引导的 IMRT 等优秀技术治疗这些肿瘤时有很好的剂量分布(图 48.5)。表 48.4 总结了一些研究者推荐的放射治疗剂量以及肿瘤控制率[21,26,29]。

Leber 等[30]报道了使用放射外科技术治疗 13 例血管球瘤患者的数据，其中有 6 例为术后复发，7 例无病理而仅依靠神经影像学特征诊断。平均随访 42 个月(14~72 个月)，所有患者均未发生肿瘤进展和临床恶化，64%的患者症状得以改善，36%的患者肿瘤体积缩小，未发生严重的放射治疗损伤。近年来小样本直径小于 2cm 或 3cm 的血管球瘤患者接受立体定向放射治疗的报道增多，肿瘤控制率超过 80%且并发症相对较少。平均单次剂量为 16Gy(13~20Gy)[31-37]。一项共 17 例患者接受分次立体定向放射治疗治疗(6MV X线)的报道中，总剂量可到 57Gy[38]。Pollock 等[39]报道了 42

表 48.4　放射治疗颞骨化学感受器瘤的局部控制率（鼓室球部和颈部）

研究机构	局部控制率	剂量
玛格丽特公主医院[41]	42/45[a]	35Gy/3 周
伊丽莎白女王医院，伯明翰[42]	19/20[b]	45~50Gy/4~5 周
华盛顿大学[43]	10/13	8~65Gy/4~7 周
鹿特丹放射治疗研究所，新泽西[44]	19/19	40~60Gy/4~6 周
明尼苏达大学[8]	13/14	30~60Gy/3.5~7.5 周
弗吉尼亚大学[45]	14/17	40~50Gy/4~5 周
合计	117/128 (91%)	

[a] 2 例治疗失败的患者接受进一步的挽救治疗。[b] 1 例治疗失败的患者接受放射治疗作为进一步的挽救治疗。

Modifief from Wang M-L, Hussey DH, Doornbos JF, et al. Chemodectoma of the temporal bone: a comparison of surgical and radiotherapeutic results. *Int J Radiat Oncol Biol Phys* 1987; 14:643-648; and Springate SC, Weichselbaum RR. Radiation or surgery for chemodectoma of the temporal bone: a review of local control and complications. *Head Neck* 1990;12:303-307.

例血管球瘤患者（19 例为首次治疗，23 例为术后复发）接受 γ 刀（Elekta Corp，斯德哥尔摩）立体定向放射治疗（根据肿瘤大小，50%等剂量线 12~24Gy 单次剂量）。共 12 处（31%）肿瘤缩小，26 处未变化。最常见的并发症是听力丧失（19%）。Wegner 等[40]报道了应用射波刀[CyberKnife，（Accuray，加利福尼亚州，森尼维尔）]立体定向分割放射治疗（21Gy/3 次或 25Gy/5 次）治疗 18 例颈动脉或颈静脉血管球瘤（图 48.6）。17 例患者肿瘤大小稳定，1 例患者肿瘤缩小。

治疗结果

肿瘤经照射后退缩缓慢，主要表现为血管周围纤维化增生，而上皮细胞变化很小。肿瘤细胞活性的组织学评估结果并不可靠[24]。尽管临床和血管造影均提示肿瘤持续存在，但有报道临床症状明显改善、疾病稳定无进展，以及偶有脑神经功能的恢复。华盛顿大学治疗了 17 例鼓室球瘤患者[3]。5 例初治单纯放射治疗的患者在随访期内（其中 1 例患者随访 4.5 年）或死亡时均无肿瘤复发；8 例为术后肿瘤复发后接受放射治疗的患者，其中有 7 例无病生存 4.5~19 年；剩余 4 例行术前或术后放射治疗，仅 1 例复发，通过手术挽救治疗后无瘤生存 10 年。6 例接受放射治疗的颈静脉球瘤患者，2 例因肿瘤扩散死亡；4 例肿瘤得以控制，其中包括 2 例颅内侵犯的患者。放射治疗剂量为 46~52Gy，剂量大于 46Gy 时肿瘤的控制率达 86%~100%，而剂量不足 46Gy 时肿瘤的控制率仅为 50%(2/4)。

Wang 等[46]报道了 32 例鼓室化学感受器瘤：13 例

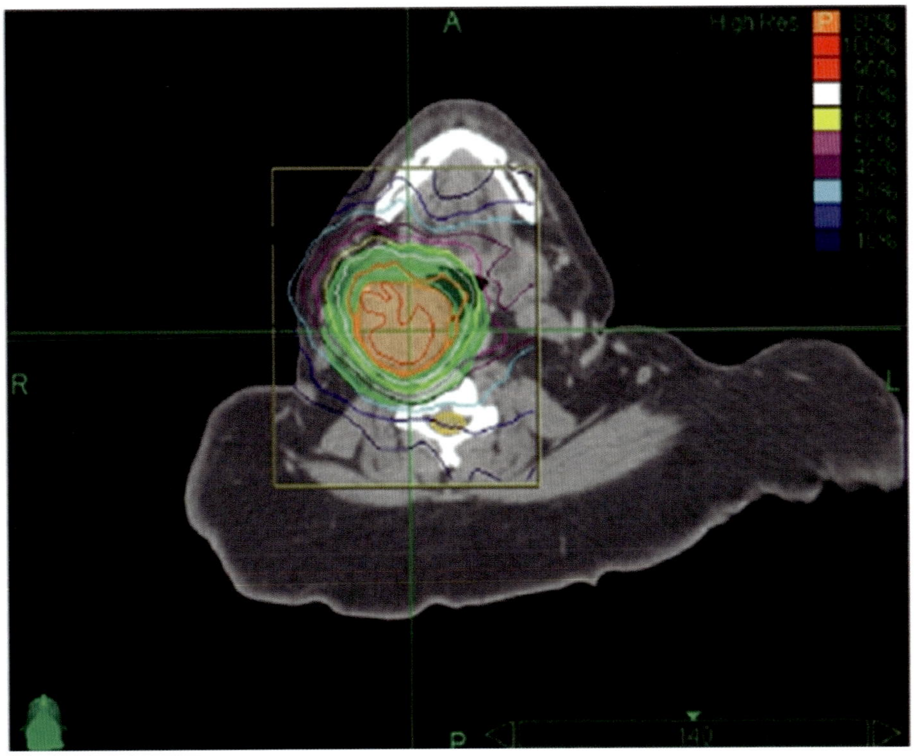

图 48.6　立体定向放射治疗（放射外科）治疗血管瘤的剂量分布。患者接受 5 次 25Gy 剂量照射，80%剂量线包绕靶区，98%的肿瘤接受设定剂量。粗的橙色线为 80%等剂量线。（Form Wegner RE, Rodriguez KD, Heron DE, et al. Linac-based stereotactic body radiotherapy for treatment of glomus. *Radiother Oncol* 2010;97:395-398, with permission.）

行单纯手术治疗,15 例行单纯放射治疗,4 例行放射治疗+手术的综合治疗。手术初治的肿瘤控制率为46%,二次挽救手术后的无瘤率最终可达 84%。虽然10 年生存率为 78%,但并发症的发生率为 31%。而接受放射治疗的患者,初治肿瘤局部控制率可达 84%,10 年生存率为 77%,并发症的发生率仅为 11%。该研究采用的放射治疗剂量略高于其他的文献报道(平均剂量为 58.32Gy)。然而需要注意的一点是:高剂量并不能改善肿瘤的控制率,相反接受 66Gy 照射的 2 例患者都出现了并发症。

Zabel 等[47]报道了 22 例颅底大化学感受器瘤(8例为手术后,4 例为血管栓塞后)接受立体定向分割放射治疗(中位总剂量为 57Gy,中位单次分割剂量为 1.8Gy)。中位随访时间 5.7 年、5 年和 10 年肿瘤实际控制率为90%,7 例患者(32%)部分缓解,13 例患者(59%)稳定。所有患者无新发神经功能受损。

Kim 等[48]综合分析了多个研究后发现:83 例放射治疗剂量低于 40Gy 的患者局部失败率为 25%,而142 例放射治疗剂量高于 40Gy 的患者局部失败率仅为 1.4%。

Powell 等[22]报道了 84 例头颈部化学感受器瘤患者,其中有 46 例肿瘤位于颈静脉球和鼓室并接受单纯放射治疗(剂量为 45~50Gy,25 次),肿瘤的 5 年局部控制率为 73%;30 例放射治疗后接受手术治疗的患者,无 1 例复发(中位随访时间 9 年);4 例接受单纯手术治疗的患者 7 年后复发。有 4 例患者肿瘤位于颈动脉体和迷走神经球,放射治疗后分别在 1、2、8 和 11年时仍无肿瘤复发。而 13 例单纯手术治疗的患者,15年的局部控制率为 54%。

Hinerman 等[49,50]报道更新了以前的报道,104 例颞骨、颈动脉或迷走神经球化学感受器瘤患者(共 121处肿瘤),采用单纯放射治疗或手术次全切除+放射治疗(17 个肿瘤)。17 例以前接受过治疗(手术 14 例、放射治疗 1 例、手术+放射治疗 2 例)。89 例患者接受兆伏级放射治疗,15 例为立体定向分割放射治疗,6 例为立体定向单次放射治疗,11 例接受 IMRT。分次放射治疗的中位剂量为 45Gy,每日剂量 1.5~2.0Gy,采用 ^{60}Co,6MV、8MV 或混合照射[50]。共 6 例出现肿瘤复发,肿瘤局部控制率为 95%。无严重治疗相关并发症。在前期报道中[49],18 例患者在颈动脉体和(或)颈静脉迷走神经球共 25 处化学感受器瘤;15 处在颈动脉体,10处位于颈静脉迷走神经球。10 例患者病理确认为化学感受器瘤,剩余 8 例患者通过体格检查和影像学检查确诊。22 处病灶行单纯放射治疗,2 处病灶接受手术后残存恶性肿瘤病灶和累及淋巴结的放射治疗。良性血管球瘤的放射治疗剂量通常为 45Gy/25 次,恶性颈动脉体肿瘤的剂量为 64.8~70Gy,分次剂量为 1.8Gy。14/15 的颈动脉体瘤和 10/10 的迷走神经球瘤得到了控制(肿瘤总控制率为 96%)[51]。

Ivan 等[52]发表了一项共纳入 46 项研究 869 例患者的血管球瘤的荟萃分析,其随访时间为 6~256 个月。肿瘤控制率:次全切除术后为 69%,肿瘤全切术后为 86%,次全切除后行放射外科治疗为 71%,立体定向放射外科(SRS)为 95%。治疗后神经功能缺损全切术后为 26%~40%,SRS 组为 10%。Guss 等[53]报道了纳入了 19 项(335 例患者)接受立体定向放射治疗的血管球瘤的荟萃分析,8 项发表的研究中位随访时间为36 个月,不同立体定向放射治疗的肿瘤控制率(肿瘤大小不变或缩小)为 95%~96%。

Elshaikh 等[54]报道 29 例术后复发的血管球瘤(16例位于颈静脉,7 例位于颈动脉,5 例位于鼓室,1 例位于甲状腺)患者,接受放射治疗的 12 例患者 5 年肿瘤控制率为 100%,17 例接受手术治疗的 5 年控制率为62%。

Cheesman 和 Kelly[55]强调颈静脉血管球瘤术前应行吞咽功能评估,因为这些患者通常术后会出现吞咽困难。

颞骨化学感受器瘤的初始治疗结果见表 48.5。

表 48.6 总结了颈动脉体和颈静脉迷走神经球血管球瘤初始治疗结果。头颈部化学感受器瘤治疗的并发症相对较少。

血管外皮细胞瘤

血管外皮细胞瘤为少见软组织肿瘤,占软组织肉瘤的 3%~5%,占所有血管瘤的 1%。头颈部外皮细胞瘤占所有血管外皮细胞瘤的 15%~30%,其中约 5%发生在鼻腔鼻窦区域。其临床和影像学表现类似于中枢神经系统脑膜瘤[63]。迷走神经副神经节瘤起源于迷走神经出颅 2cm 处并连接下神经节[4]。目前认为血管外皮细胞瘤起源于 Zimmerman 血管外膜细胞,形态学上类似平滑肌,位于毛细血管或原始间充质细胞的周围。血管外膜细胞的功能尚不清楚,但认为其可为有收缩功能的毛细血管提供机械性支持[65]。

表 48.5 颞骨化学感受器瘤：单纯放射治疗或放射治疗+手术治疗的局部控制率

作者	病例数	局部控制率(%)	随访时间(年)
Larner 等[56]	15	93(仅 RT)	中位,16.2
Powell 等[22]	46	90(仅 RT)	中位,9
Wang 等[46]	19	84(RT+手术)	5~35
Konefal 等[3]	23	83(RT+手术)	平均,10.5
Pryzant 等[57]	19	95(RT+手术)	平均,11
Cole and Beiler[58]	30	97(仅 RT)	3~27
Boyle 等[59]	9	100(仅 RT)	1~12
Schild 等[60]	8	100(RT+手术)	中位,7.5
deJong 等[61]	38	89(RT+手术)	中位,11.5
Hinerman 等[50]	53	93(RT+手术)	平均,15

RT,放射治疗。

From Hinerman RW, Mendenhall WM, Amdur RJ, et al. Definitive radiotherapy in the management of chemodectomas arising in the temporal bone, carotid body, and glomus vagale. *Head Neck* 2001; 23:363-371, with permission.

表 48.6 颈动脉体/迷走神经球化学感受器瘤：单纯放射治疗或术后放射治疗

作者	病例数	局部控制率(%)	随访时间(年)
Valdagni and Amichetti[62]	7	100(RT±次全切除)	1~19
Verniers 等[51]	22	100(RT±次全切除)	平均,10
Powell 等[22]	4	100(仅 RT)	中位,9
Schild 等[60]	2	100(次全切除+RT)	中位,7.5
Cole and Beiler[58]	30[a]	97(仅 RT)	3~27
Hinerman 等[50]	18	96(RT±手术切除)	平均,9

RT,放射治疗。

[a] 颈静脉球瘤和迷走神经球瘤。

From Hinerman RW, Mendenhall WM, Amdur RJ, et al. Definitive radiotherapy in the management of chemodectomas arising in the temporal bone, carotid body, and glomus vagale. *Head Neck* 2001; 23:363-371, with permission.

流行病学

血管外皮细胞瘤少见，约占全部血管瘤的 1%；男女发病率相似，主要见于成年人。截至 1988 年，全世界文献仅报道 45 例骨原发血管外皮细胞瘤。

头颈部最常见的发病部位为鼻腔和鼻旁窦，也见于眶区、腮腺和颈部[66-69]。血管外皮细胞瘤占所有脑膜瘤的 3%~4%，占全部中枢神经系统肿瘤<1%。

病理学

血管外皮细胞瘤的病理学特征为以含薄壁的内皮细胞血管腔为中心的紧密排列的血管外膜细胞增生，薄壁血管由内皮细胞线性排列组成，小至毛细血管，大至窦状小管腔[66]。肿瘤生长缓慢，局部侵犯邻近结构[68,70]。尽管良性肿瘤表现为病变局限，部分或完全由假性包膜包绕，但仍很难与恶性肿瘤区别。若观察到明显的有丝分裂（每高倍视野大于 4 个细胞）、坏死灶以及胞浆增多，多提示肿瘤为恶性。发生局部复发或远处转移即可确诊为恶性。发生于中枢神经系统、下肢和纵隔的血管外皮细胞瘤恶性更为多见，局部复发率可达 50%[66]。

Kowalski 和 Paulino[71]回顾性分析了 12 例血管外皮细胞瘤病例。使用 MIB-1(Ki-67)免疫过氧化酶染色评估增殖指数。每 10 个高倍视野下的有丝分裂指数为 0 或 1~15。MIB-1 的增殖指数为 2.6%~52.5%。临床随访结果显示 3 例复发病例的增殖指数约为 10%，提示为侵袭性较强的亚群。Vuorinen 等[72]发现增殖指数是一个不良预后因素。Sundaram 等[63]在一项包括 23 例患者的回顾研究中发现所有的血管外皮细胞瘤上皮膜抗原和 S-100 均为阴性，而波形蛋白均为阳性。

由于血管外皮细胞瘤细胞呈浸润性生长，即使不太高的增殖潜能，手术肿瘤在表面上被完全切除，几乎所有的脑膜血管外皮细胞瘤都会复发。而且经常发生转移。

临床表现

软组织血管外皮细胞瘤为质硬、无痛性、生长缓慢的肿块，通常呈结节状，边界清晰。肿瘤表面的皮肤通常不会像其他血管瘤那样变色和发红，其原因为毛细血管被周围环绕的血管外膜细胞挤压无血流所致[64,66]。

头颈部的血管外皮细胞瘤外观呈息肉状、柔软的灰色或红色，生长缓慢，有时会堵塞鼻腔。鼻出血和鼻塞为临床常见症状。眼眶血管外皮细胞瘤占眼眶肿瘤的 3%，最常见的临床表现为无痛性突眼[73]。泪囊的血管外皮细胞瘤少见，与其他部位的血管外皮细胞瘤相比，患者发病年龄偏小。Charles 等[74]报道了曾报道过的 7 个病例和 1 个新病例。

血管外皮细胞瘤可以发生于颅内，当发生在脑组织中时，表现为与脑膜相连的实体性肿块，与脑膜瘤相似。颅内血管外皮细胞瘤发生局部失败（80%）和播散的风险均较高。局部复发的平均时间为75个月[75]。

转移率因肿瘤起源的位置不同而异，为50%~80%。诊断肿瘤10年后才发生转移的情况并不少见。

血管外皮细胞瘤在平片上表现为鼻腔或头颈部其他部位的软组织肿块。周围骨结构可因肿瘤的压迫侵蚀而表现为局部缺损，钙化罕见。在颈部，肿瘤CT上的表现为边界清晰、均一的，明显强化的肿物。在MRI上，T1W和T2W图像上与肌肉相似或稍高。在T1W和T2W图像上通常在肿瘤内看到多个分支流空效应。在T2W图像上，点状黑色流空区域在相对明亮的肿瘤内的横截面中，在直径>2cm的肿瘤中产生特征性“盐和胡椒”表现。此外，在肿物的外围看到大的供血动脉的流空效应。血管造影显示血管肿瘤的特征性表现，具有大的供血动脉，肿瘤强化明显和早期静脉引流[64]。根据Yaghmai[76]报道，血管造影显示血管外皮细胞瘤具有血管瘤的一些特征性的表现，如肿瘤内及其周边血管呈放射状排列或蜘蛛样分布、肿瘤显影时间长、界限清晰等。典型的颅内血管外皮细胞瘤由脑膜动脉和皮层动脉双重供血，通常由1~3支主要血管为许多螺旋形的小血管供血[75]。肿瘤最具特征性和稳定性的特点是血管过度形成，增强CT也可发现这一特点[67]。在颅内，CT上这种弥漫性增强与脑膜瘤相似，但一些CT征象与脑膜瘤相比更倾向为血管外皮细胞瘤：无钙化、周围水肿带缺乏和环状增强。CT和MRI都对明确肿瘤的边界具有重要的意义。

治疗原则

手术完全切除，如有可能术前联合肿瘤的血管栓塞是一种治疗选择。如肿瘤伴有恶性特征，手术范围应尽可能扩大。很多患者供血动脉栓塞后接受了手术治疗。

对于有肿瘤残留的患者，需行术后放射治疗[77,78]。化学治疗的作用并不明确：有文献报道细胞毒药物可部分抑制肿瘤。单药阿霉素或含阿霉素的化学治疗方案是治疗转移性血管外皮细胞瘤最有效的药物，可使50%的患者达到完全缓解（CR）或部分缓解（PR）。其他报道中用于治疗转移性血管外皮细胞瘤的药物还有环磷酰胺、氮烯唑胺、长春新碱和放线菌素D[79]。Park等[80]报道了14例软组织血管外皮细胞瘤患者接受口服替莫唑胺治疗：150mg/m^2，第1~7天及第15~21天，并静脉注射贝伐珠单抗：5mg/kg，第8、22天，28天为1周期。中位随访时间为34个月。11例（79%）患者达到部分缓解，中位反应时间为2.5个月。中位无进展生存期为9.7个月，6个月无进展生存率为78.6%。最常见的不良反应为骨髓抑制。

放射治疗技术

单纯放射治疗对血管外皮细胞瘤的疗效还存在争论。放射治疗主要用于完全切除术后辅助治疗或微小残留灶的术后放射治疗[69,81,82]。血管外皮细胞瘤被认为是放射不敏感肿瘤。术后肿瘤局部控制的剂量要求达到60~65Gy，6~7周[83]。眼眶血管外皮细胞瘤可通过手术联合术后放射治疗（65Gy）治愈[73]。

即使行根治性手术且肿瘤完全切除，仍有复发的可能性，因此原发于脑的血管外皮细胞瘤术后的放射治疗具有重要的作用。Jha等[82]报道了术后进行外照射辅助治疗使全部患者均获得了肿瘤的局部控制。放射治疗也用来对手术和（或）化学治疗后局部复发的患者进行挽救治疗。

应采用大野放射治疗，瘤床至少要外放5cm以避免射野边缘复发。射野的设计和射线束的选择与恶性脑肿瘤或软组织肉瘤相似。

治疗结果

Billings等[84]报道了10例头颈部血管外皮细胞瘤患者，7个病灶来自软组织，3个来自黏膜。所有的患者都进行了原发肿瘤的扩大切除，局部复发率为40%。3例患者初诊后0~8年内发生了肺转移。发生转移的肿瘤具备有丝分裂细胞多见的病理特征，而良性病程的肿瘤中有丝分裂细胞少或没有。

Patrice等[85]报道了18例原发血管外皮细胞瘤（16例未行手术，2例为次全切除）和20例术后复发患者行立体定向放射治疗（放射外科）的结果。肿瘤接受的最小剂量为12~20Gy（中位剂量为15.5Gy）。中位随访时间为24.5个月（6~77个月），2年生存率为88%，3年无进展生存率为86%。22例患者中有4例死亡。36个可评估的肿瘤中有31个（86%）得到局部控制。18个接受根治性立体定向放射治疗的原发肿瘤均得到了很好的控制。在18个复发的肿瘤中，13个（72%）肿瘤得到控制。立体定向放射治疗无明显持续的并发症。

Spitz等[69]发表文献报道了36例血管外皮细胞瘤患者的治疗结果。中位随访时间为57个月。28例患者（78%）接受了完全性根治性切除。9例（32%）局部复发患者中4例（44%）为硬膜外肿瘤，3例（33%）为腹膜后肿瘤,没有四肢肿瘤。10 例发生了远处转移。13 例复发的患者中，有 4 例复发发生在无病生存 5 年后。全组 36 例患者 5 年生存率为 71%。

Carew 等[86]回顾分析了 12 例头颈部血管外皮细胞瘤的临床资料:5 例患者的肿瘤为组织学高分级或中分级,7 例为低分级。9 例行根治性治疗,根据肿瘤的位置和大小行不同程度的手术切除。4 例接受了术后放射治疗,中位剂量为 60Gy 其中 2 例为切缘阳性,1 例组织学分级为高级别,1 例为复发肿瘤接受术后放射治疗。手术患者术后 5 年生存率为 87.5%。1 例复发的高级别的伴局部、区域和远处失败的患者死亡。

Staples 等[87]报道了 12 例局部血管外皮细胞瘤患者,7 例仅接受手术治疗(仅 1 例获得了长期的肿瘤控制,2 例接受了挽救放射治疗),4 例行手术和术后放射治疗 (均获得了长期的肿瘤控制),1 例行手术和化学治疗治疗。所有接受 55Gy 以上的放射治疗剂量的区域均获得良好的肿瘤局部控制。有丝分裂活动并不是肿瘤生物学行为可靠的预测因素。

Kim 等[48]评估了 9 例共 17 个血管外皮细胞瘤病灶行 γ 刀立体定向放射治疗结果。50%等剂量线的平均和中位边缘剂量分别为 18.1Gy 和 20Gy （范围为 11~22Gy)。临床和影像学中位随访时间分别为 49 个月和 34 个月。17 个病灶中 14 个(82.4%)获得肿瘤控制。5 年实际肿瘤控制率为 67%。无明显的放射纤维化或瘤周水肿等严重的不良反应。单因素分析显示边缘剂量(≥17Gy)是肿瘤局部控制唯一有显著统计学意义的因素。

Kano 等[88]报道了一项含 20 例患者共 29 个血管外皮细胞瘤病灶行立体定向放射治疗的回顾性研究的结果。所有患者之前均接受过手术治疗。此外,12 例患者在立体定向放射治疗前曾行常规分割放射治疗。20 例患者中有 16 例为低度血管外皮细胞瘤(20 个肿瘤灶),4 例患者为高度间变血管外皮细胞瘤 (9 个肿瘤灶)。中位靶区体积为 4.5cm^3,中位边缘剂量为 15Gy (范围为 10~20Gy)。中位随访 48.2 个月,5 年和 10 年总生存为 85.9%和 13.8%。随访的影像学研究显示,29 处病灶中 21 处肿瘤灶(72.4%)控制良好。3 年和 5 年的无进展生存率低度恶性均为 89.1%，高度恶性分别为 66.7%和 0%。提高无进展生存的相关预后因子包括低度恶性和边缘剂量>14Gy。

Olson 等[89]发表了一项 21 例患者共 28 个复发或残留的血管外皮细胞瘤病灶放射外科治疗的回顾性研究。既往治疗包括血管栓塞 (6 次)、经颅切除(39 次)、经蝶窦切除(2 次)和常规分割放射治疗(8 次)。放射外科治疗的平均处方剂量和最大剂量分别为 17.0Gy 和 40.3Gy。13 个肿瘤灶接受再次的放射外科治疗。中位随访时间为 68 个月(2~138 个月),肿瘤控制率为 47.6%(10/21)。治疗的 28 处肿瘤病灶中 8 例在随访影像学检查中显示体积有缩小(28.6%),5 例保持稳定(17.9%),15 例最终出现进展。5 年无进展生存率为 28.7%，接受多次放射外科治疗后 5 年无进展生存率可达到 71.5%。既往常规分割放射治疗或放射外科治疗的总剂量与肿瘤控制率无关。全部 21 例患者中 4 例出现了颅外转移。Redmond 等[90]报道了 118 例中枢神经系统的血管外皮细胞瘤患者，其中 9%的患者在初始治疗时即存在远处转移;112 例患者行手术切除 (23%为完全切除术,31%为次全切除术，剩余 46%行其他手术方式)。31%的全切术后患者接受辅助放射治疗,次全切除术后患者有 44%接受辅助放射治疗，无明确描述的手术患者有 50%接受辅助放射治疗。全部患者 5 年和 10 年的总生存率分别为 76.7%和 50.1%。接受辅助放射治疗的患者(42 例)较未接受辅助放射治疗的患者(67 例)总生存明显获益(66.2%对 40.7%,P=0.05)。次全切除术后行辅助放射治疗患者(16 例)与仅接受全切术的患者(14 例)其 5 年和 10 年的总生存无显著性差异(10 年总生存分别为 75%和 57.1%,P=0.53)。

脊索瘤

解剖

脊索瘤少见，为源自原始脊索残存物的肿瘤,常见于人体中线的骨骼部位。约 50% 发生于骶尾部,35% 发生于颅内(常累及斜坡),其余 15%发生于沿脊索分布的其他中线结构,主要为颈椎[91]。

流行病学

脊索瘤可发生于各年龄人群，但多见于 50~60 岁。儿童和年轻人的预后、长期生存好于年龄偏大的患者。目前尚未发现脊索瘤的危险因素。文献报道男女比例为 2：1~3：1。

自然病程

尽管生长缓慢，脊索瘤具有局部侵袭的特点,可造成骨破坏和软组织浸润。蝶骨基底部的脊索瘤早期即可出现症状，组织学上难与软骨瘤、软骨肉瘤相鉴别，影像学上难与颅咽管瘤、松果体瘤、垂体和桥脑神经胶质瘤相鉴别。肿瘤致死率与重要部位受累、侵袭性局部生物学行为，以及局部复发率高有关。据文献报道转移率高达25%，高于以往的估计值，可能与临床病程较长相关。肺是最常见的远处转移部位，其次是肝脏和骨。淋巴转移少见。

病理

脊索瘤为质软、分叶状肿瘤，可有出血区、囊性变或钙化。肿瘤常有包膜，但也可无包膜或仅有假包膜。组织学上，脊索瘤由许多大细胞（液滴状细胞）组成，该细胞的特点是胞浆中存在典型的空泡和糖原颗粒，并富含细胞间黏液样物质。通常有丝分裂细胞少见[92]。可能存在软骨瘤样脊索瘤，常见于蝶枕区域。此型脊髓瘤患者预后较好。

除了上述描述的组织学特点，对治疗方式影响最大的预后因素是肿瘤的部位和局部侵犯程度。

临床表现

脊索瘤多源自斜坡，软骨肉瘤多源自颞骨[93]。根据肿瘤部位和侵犯程度的不同临床表现亦多种多样。在头部，可以在颅内也可能颅外浸润，侵及蝶窦、鼻咽、斜坡、蝶鞍和蝶鞍旁区域，可具有占位效应。蝶枕骨区脊索瘤最常见的症状是头痛，其他症状包括垂体功能不全、鼻塞、双颞侧偏盲、复视，以及其他脑神经损害。Volpe等[94]对48例脊索瘤和49例低度颅骨软骨肉瘤患者的临床特点进行了回顾性分析：25例脊索瘤患者(52%)和24例软骨肉瘤患者(49%)首发症状为眼症状（复视或视力下降）。59例（两组）出现复视的患者中，最初表现为间歇性复视者有25例(42%)。22例(46%)脊索瘤患者有头痛和展神经麻痹所致复视的症状，而在软骨肉瘤组中该比例为47%(23例)。

诊断性检查

诊断性检查因肿瘤原发部位的不同而不同。大多数患者有明显的骨破坏，部分肿瘤中有钙化，因此平片尤其是CT或MRI对于诊断具有重要的价值（表48.7）[95]。在大部分病例中，软组织成分比最初估计的范围更广，因此需进行增强CT扫描（图48.7A）。CT和MRI对于发现肿瘤和判断肿瘤的部位具有同等价值。MRI在显示骨破坏和肿瘤内钙化方面不如CT（图48.7B）[96]。但MRI在显示肿瘤侵犯范围方面要优于CT，因此MRI有助于制订更好的治疗计划[95]。由于CT较MRI利用率更高、成本更低，因此对已治疗患者CT更适于作为常规的随诊手段[96]。

表48.7 脊索瘤的诊断性检查

一般情况
病史
体格检查
影像学检查
平片
CT/MRI
实验室检查
全血细胞计数
生化指标
尿液分析
特殊检查
内分泌指标（斜坡）
视觉评估（斜坡）

颅底脊索瘤的诊断征象为：向后侵犯至脑桥池；增强扫描后呈分叶状、蜂房状改变；早期骨肿胀样外观；CT显示骨受侵；病变常侵及Willis环、海绵窦和脑干等重要结构[96]。

治疗原则

由于大多数斜坡脊索瘤无法手术切除，而且放射治疗相对抗拒，因此治疗具有很大的挑战性。一般治疗方式根据肿瘤的解剖部位和侵犯的方向、范围决定。推荐手术切除治疗（当可行时），但完全切除的可能性很低[97]。根据MRI影像经口进行肿瘤根治性切除既可缓解术前症状又不增加术后并发症的发生。颅内扩散常需要使用激素和改善神经损害症状的治疗。由于局部复发率很高，治疗脊索瘤通常使用手术切除联合放射治疗的治疗模式。目前尚未发现有效的化学治疗药物以及其他联合作用药物。

放射治疗技术

根据脊索瘤沿脑脊髓中线的位置选择不同的放射治疗技术。蝶骨基底部的肿瘤通常根据肿瘤的范围使用平行对穿侧野照射，加用向前的楔形板，采用X线和电子线的混合束照射。因常需要较高的外照射剂量，故使用CT和MRI来制订精确放射治疗计划十分必要。3DCRT或IMRT可以提供最佳的剂量

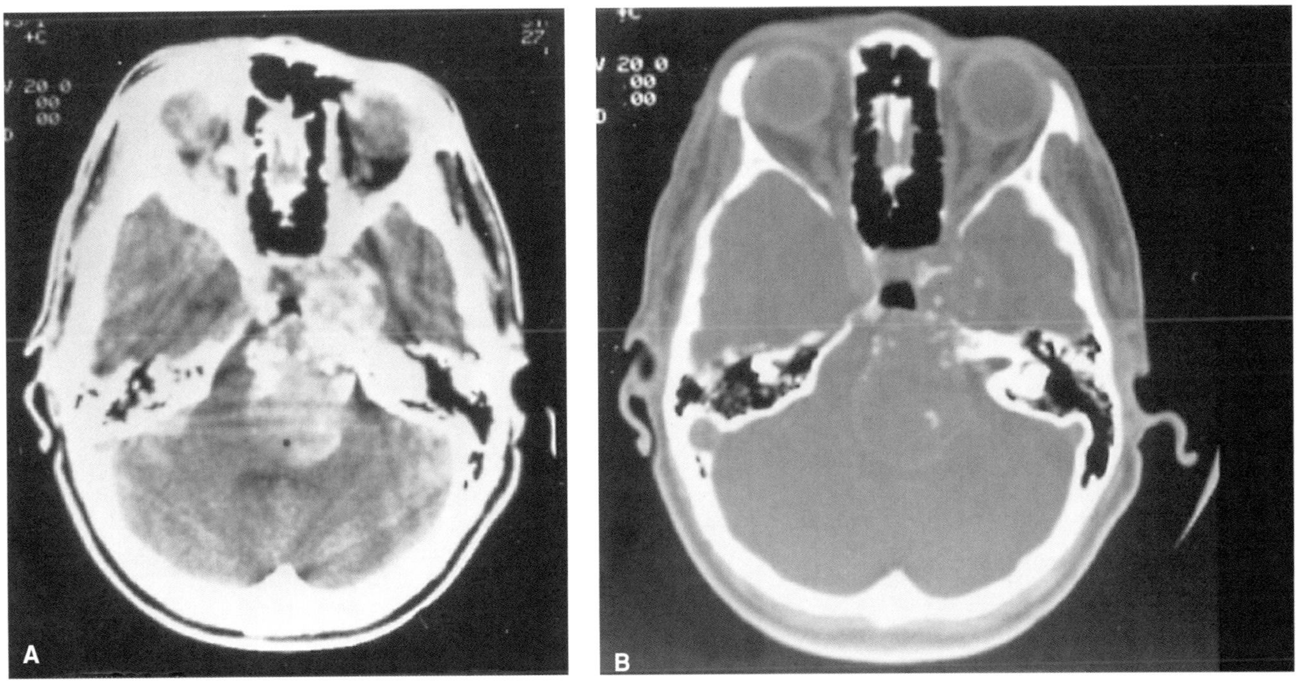

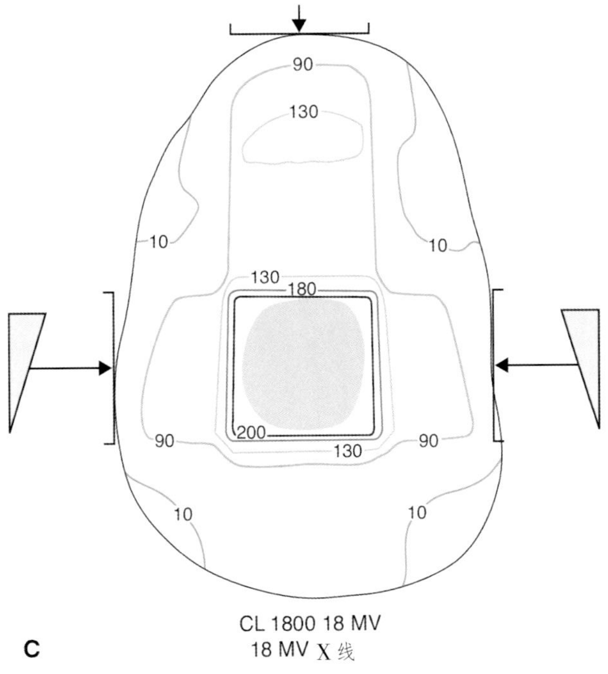

图 48.7　(A)增强 CT 发现 1 例侵及后颅窝和左侧鞍旁的脊索瘤。(B)CT 骨窗显示骨破坏和肿瘤内钙化。(C)用标准放射治疗技术治疗斜坡脊索瘤的计划布野图(侧面加用楔形板)。

分布。

脊索瘤常常围绕脊髓生长并侵犯椎骨。放射治疗通常先采用 X 线照射后再联合使用 X 线和电子线推量的技术。对于包绕脊髓的脊索瘤,可用 IMRT 技术改善高剂量区的均匀性以及计划靶区(PTV)的覆盖(图 48.8)。定期经常的设野验证可以减少使用传统热塑面罩固定时的头颅肿瘤患者的随机摆位误差。Gabriele 等[98]采用手术联合放射治疗的方法治疗了 1 例脊椎脊索瘤患者,病灶位于 C2~3 锥体,手术为不完全切除,术后放射治疗的总剂量为 58Gy, 单次分割剂量为 2Gy。放射治疗技术为 6MVX 线,7 个非共面 IMRT 射野,准直器为 120 叶片,滑动窗模式。为验证每天的摆位情况,分别在放射治疗前(手动配准)和放射治疗后(自动解剖结构配准)两次拍摄 0°和 90°定位图像并与模拟图像进行比较。PTV 平均剂量为 57.6Gy,95%等剂量曲线包绕 95%PTV 靶区。PTV(D99)最小剂量为 53.6Gy。脊髓最大剂量为 42.2Gy,脊髓 PRV 的最大剂量(外放 8mm)为 53.7Gy。腮腺的平均剂量为 37.4Gy

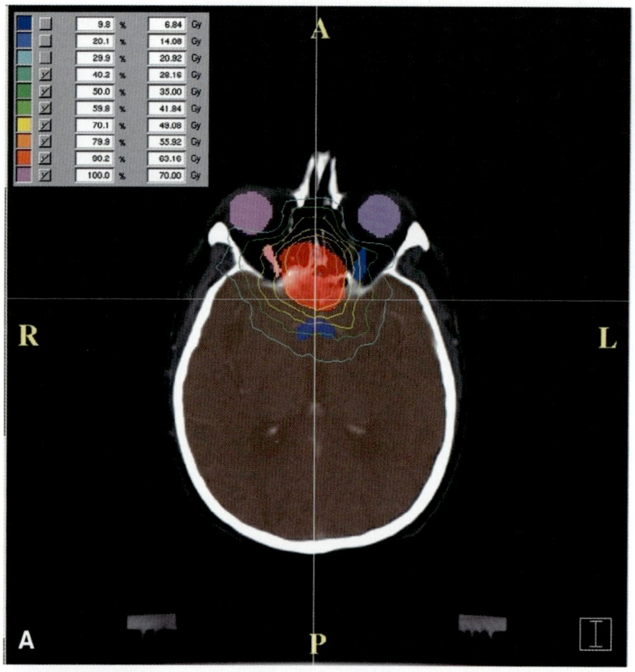

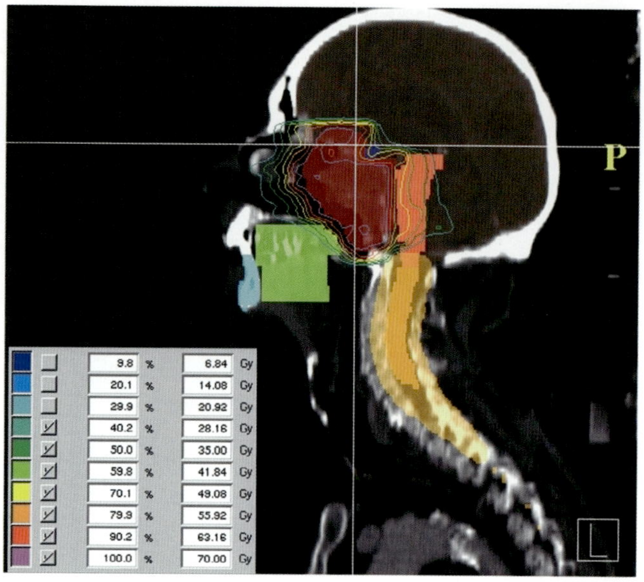

B

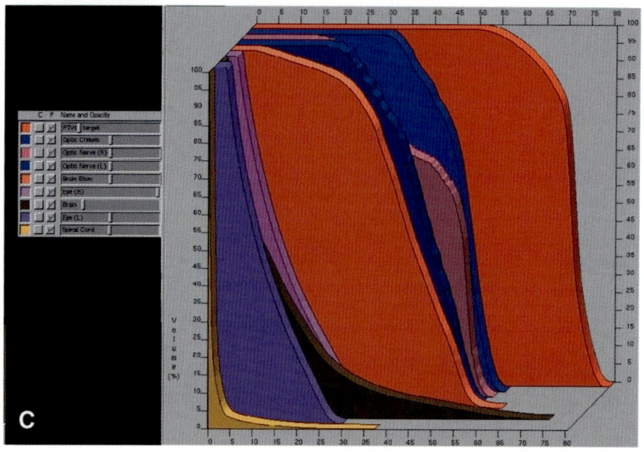

图 48.8 1 例 81 岁的老年男性斜坡脊索瘤患者，接受剂量为 70Gy、2Gy/次的放射治疗，常规分割。IMRT 计划实例：(A)计划靶体积(PTV)上部的横断面，避开眼眶结构。(B)覆盖靶区。(C)剂量容积直方图如下：

结构	剂量范围(cGy)	平均剂量(Gy)
PTV(包括左颈)	60~75	70
视神经/视交叉	25~50	41
眼球	3~30	12

(同侧腮腺)和 19.5Gy(对侧腮腺)。脊髓瘤具有缓慢增殖的特性，因此更适宜使用高 LET 射线(具体见下文讨论部分)。近距离放射治疗可用于颅底或邻近脊髓的复发性肿瘤并接受手术暴露肿瘤的情况。

治疗结果

X线

尽管有些脊索瘤患者可以长期存活，但这种少见肿瘤突出的特点是易于局部复发，最终导致死亡。病程一般进展缓慢，复发后可行多种治疗，但 5 年总的生存率为 10%~20%。Catton 等[99]分析骶骨、颅底和锥体活动部脊索瘤术后 X 线放射治疗的结果。20 例颅底脊索瘤中大部分接受了常规分割放射治疗，中位剂量为 50Gy(范围 25~50Gy)，25 次，共 5 周，从确诊后中位生存时间为 62 个月(范围 4~240 个月)，有无斜坡受累对生存没有影响。与低剂量相比(<50Gy，中位剂量 40Gy)，放射治疗剂量增高 (>50Gy，中位剂量 60Gy)没有生存优势。超分割方案也未能改善症状或无病生存。再治疗后的中位生存时间为 18 个月。

Forsyth 等[100]报道了 51 例手术治疗的颅内脊索瘤(19 例软骨样脊索瘤)(11 例做了活检，40 例进行了次全切除或更彻底的手术)。39 例患者进行了术后放射治疗。截止分析时，17 例患者仍然生存。5 年和 10 年生存率分别为 51%和 35%。进行了活检的患者的 5 年生存率为 36%，手术切除患者的 5 年生存率为 55%。进行了术后放射治疗的患者无病生存时间更长。

Gay 等[101]分析了 46 例颅底脊索瘤患者和 14 例软

骨肉瘤并行扩大切除术患者的治疗结果:50%的患者曾经接受过治疗,20%的患者接受了术后放射治疗。9例脊索瘤患者和2例软骨肉瘤患者在术后随访期间死亡。所有患者5年无复发生存率为76%。软骨肉瘤预后较脊索瘤好(5年无复发生存率分别为90%和65%;P=0.09)。有手术史的患者复发风险增高(5年无复发生存率分别为64%和93%;P<0.05)。能手术完全切除或近完全切除的患者5年无复发生存率较部分切除的患者高(84%和64%;P<0.05)。术后最常见的并发症是脑脊液漏(30%),并导致永久性残疾的风险增加。有放射治疗史的患者术后(术后3月内)和随访期内的死亡率增高。

Tai 等[91]对文献报道的159例患者的治疗结果进行了综述,治疗方式为放射治疗加手术、单纯放射治疗和单纯手术三种。对47例患者通过线性二次方程计算合适的生物等效剂量。对于常规X线放射治疗,没有发现明确的剂量效应关系。手术加术后放射治疗可改善的生存。

Chetty 等[102]报道了18例脊索瘤,61%发生于蝶骨区域。12例患者的随访时间为3~170个月。使用了不同的手术和放射治疗联合方式。平均生存时间为73.4个月,生存率为50%(12例患者中有6例)。

Keisch 等[103]报道了在该中心接受治疗的21例患者:5例为斜坡肿瘤,2例为鼻咽肿瘤,1例为腰椎肿瘤。9例患者单纯行手术治疗,8例患者进行了次全切除加术后放射治疗,4例患者在活检术后接受了单纯放射治疗。接受单纯手术治疗或行手术加术后放射治疗的患者5年和10年生存率明显高于单纯放射治疗的患者(分别为52%、32%和0%;P=0.02)。颅底肿瘤患者不同治疗方式组的无病生存率无明显不同。

Debus 等[104]报道了45例脊索瘤和软骨肉瘤患者接受术后三维立体定向放射治疗的结果。脊索瘤和软骨肉瘤等中心处的中位剂量分别为66.6Gy和64.9Gy。所有软骨肉瘤均得到了局部控制,并且在5年的随访中均为无病生存。脊索瘤的5年局部控制率为50%,5年生存率为82%。仅有1例患者发生了严重的晚期毒性反应。

Bugoci 等[105]发表了12例颅底脊索瘤接受立体定向分割放射治疗并接受IMRT加量治疗(总剂量74Gy,2Gy/次)结果。中位随访时间34个月,3年肿瘤局部控制率为65%,总生存率为92%。

Den 等[106]报道了一项含31例患者的多中心研究,其中28例为斜坡脊索瘤或软骨肉瘤,接受不同的X线放射治疗技术(立体定向单次放射治疗,3D-CRT,IMRT分次)。分次放射治疗的中位总剂量为65Gy。3年肿瘤实际控制率为68%,总生存率为63%。接受65Gy或更高剂量的患者5年肿瘤控制率为78%,总生存率为90%。无2级及以上的毒性反应发生。

Muthukumar 等[107]发表了15例颅底脊索瘤或软骨肉瘤接受立体定向放射治疗的结果(13例之前行手术切除)。中位边缘最小单次剂量为18Gy(12~20Gy)等中心数为1~10不等(平均4个)。视神经或视交叉剂量≤9Gy。中位随访40个月,8例患者临床获益,3例稳定,4例死亡。未发现显著不良反应。

质子

治疗脊索瘤的最好疗效见于手术后采用高剂量质子照射的方法[108]。Berson 等[109]介绍了次全切除术联合术后放射治疗45例颅底或颈椎脊索瘤的经验:23例患者接受了重离子治疗,13例患者接受了X线加重离子治疗,9例为复发患者。照射剂量为36~80Gy。肿瘤体积小的患者疗效好(5年生存率80%对33%)。初治患者2年局部控制率为78%,而对于复发患者2年局部控制率则下降至33%。

Austin 等[110]评估141例颅底、颈椎脊索瘤或软骨肉瘤患者,接受质子和X线放射治疗的结果。111例患者局部肿瘤得到控制。回顾26例复发的患者(21例非软骨瘤型脊索瘤,2例软骨瘤型脊索瘤,3例软骨肉瘤)。处方剂量为67~72钴照射等效剂量(CGE)。约25%(6/26)患者在处方剂量区内失败。超过50%的患者(15/26)失败区域位于因周围正常组织限量导致肿瘤接受剂量受限的区域。约10%患者在手术通路出现复发,10%为经半段为边缘区域剂量不足所致。总之,75%的患者失败在小于处方剂量的区域。所有在高剂量区域内失败的肿瘤为复发(10/26)肿瘤和肿瘤体积(平均体积102mL)均较平均体积为63mL大的颅底肿瘤(16/115)。

O'Connell 等[111]报道了62例颅底脊索瘤接受质子束照射治疗的结果(剂量相当于65~73.5GyE):29例患者发生局部复发(19例女性和10例男性),其中14例女性患者(48%)和7例男性患者(21%)死于该病。根据组织病理学分析:大于10%的肿瘤坏死率、显著的核仁和肿瘤大小超过70mm均是短期内肿瘤相关生存的显著预后因素。软骨样脊索瘤和传统的脊索瘤临床结果相似。

Fagundes 等[112]总结了麻省总医院治疗204例颅

底、颈椎脊索瘤的经验。63例(31%)治疗失败,60例局部失败(29%),49例为单发病灶失败。2例为区域淋巴结复发,3例发生了手术入路复发。13例患者为远处复发(肺、骨最常见)。复发后的5年生存率为7%。局部和远处失败两组间生存没有显著性差异。肿瘤得到控制的患者中有2例(1.4%)发生了远处转移,而局部未控的60例患者中则有10例(16%)发生远处转移。

Terahara等[113]报道了132例接受X线和质子联合照射的颅底脊索瘤患者,分析了115例患者的剂量容积数据并进行了随访。处方剂量范围66.6~79.2CGE(中位剂量68.9CGE)。视神经结构(视神经和视交叉)、脑干表面、脑干中心的剂量分别限制为60CGE、64CGE和53CGE。115例患者中有42例发生了局部失败,5年和10年的肿瘤局部控制率分别为59%和44%。Cox多因素分析等效均一剂量模型(EUD)显示影响颅底脊索瘤复发的因素有性别、靶体积以及靶区剂量均匀性,EUD是评估靶区剂量分布的一个有用的参数。

Hug等[114]分析了应用分次质子照射治疗33例脊索瘤和25例软骨肉瘤的效果。不同的手术过程后,91%的患者有肿瘤残留;59%的患者有脑干受累。靶区剂量范围为64.8~79.2CGE(平均70.7CGE)。随访时间为7~75个月(平均33个月)。10例(17%)患者发生了局部失败,软骨肉瘤局部控制率为92%(23/25),脊索瘤的局部控制率为76%(25/33)。全部体积≤25mL的肿瘤均获得了局部控制,而体积>25mL时肿瘤的局部控制率仅为56%(P=0.02)。94%的未累及脑干的患者没有复发,而如果有脑干受累(由于脑干耐受剂量限制而剂量下降)局部控制率则下降为53%(P=0.04)。软骨肉瘤的5年生存率为100%,脊索瘤的5年生存率为79%。4例患者(7%)发生了3、4级毒性,3例(5%)有明显的临床症状。

Ares等[42]应用点状扫描型质子放射治疗42例颅底脊索瘤和22例颅底软骨肉瘤患者(中位剂量分别为73.5Gy和68.4Gy,相对生物剂量单次1.8~2.0Gy)。中位随访38个月,5年肿瘤控制率分别为81%和94%,总生存率分别为100%和91%。晚期毒性反应包括1例3级和1例4级单侧视神经病变和2例3级中枢神经系统的坏死。无1例患者出现脑干毒性。

Noel等[115]报道了49例脊索瘤和18例软骨肉瘤接受高能级X线(总剂量的2/3)和201MeV质子(总剂量的1/3)放射治疗的结果。中位总剂量为67CGE(60~70CGE)。中位随访时间为32个月,脊索瘤和软骨肉瘤的3年肿瘤局部控制率分别为71%和85%;4年总生存率分别为88%和75%。14处肿瘤(21%)出现局部失败。

最近重离子已被用于这些肿瘤的治疗[116,210]。Hasegawa等[79]报道54例颅底或颈旁肿瘤(31例为脊索瘤)接受碳离子放射治疗(剂量48~60.8GyE,4周内16次分割)。31例脊索瘤患者5年肿瘤局部控制率和总生存率分别为78%和85%。将患者分为两组:总剂量48~57.8GyE的低剂量组(10例)和总剂量60.8GyE的高剂量组(21例)。低剂量组和高剂量组的5年肿瘤局部控制率分别为60%和93%,总生存率分别为90%和84%。接受60.8GyE的患者中有1例出现2度晚期脑后遗症。

与之相似,Schulz-Ertner等[43]应用碳离子3D放射治疗(中位剂量为60GyE)治疗24例脊索瘤和13例软骨肉瘤。平均随访13个月,2年局部控制率为90%。脊索瘤无进展生存率为83%,软骨肉瘤为100%。未发现显著毒性反应。

Benk等[117]介绍了18例4~18岁的颅底、颈椎脊索瘤儿童接受混合X线和160MeV质子束高剂量术后放射治疗的效果。肿瘤中位剂量为69CGE,每天1次,每次1.8CGE。中位随访时间为72个月,5年生存率为68%,5年无病生存率为63%。与颅底脊索瘤相比,颈椎脊索瘤的患者预后差(P=0.008)。治疗相关并发症在可接受范围内:2例患者出现生长激素缺乏并进行激素替代治疗,1例出现颞叶坏死,1例出现颞肌纤维化并行手术改善。

皇家放射科医师学会(Royal College of Radiologists)发表了一项应用质子射线治疗基底脊索瘤的研究[118],结果显示质子束照射疗效优于传统的X线放射治疗。质子与X线混合使用,放射治疗后5年局部控制率约为60%。

治疗后遗症

接受高剂量照射以及粒子植入的患者,发生后遗症的可能性增高,包括脑损伤、脊髓损伤、骨或软组织坏死以及口干。Berson等[109]报道了3例单侧视力丧失和4例脑干受损的患者。

Santoni等[119]报道了96例(75例原发和21例复发肿瘤)接受术后高剂量质子束、X线放射治疗的颅底脊索瘤和软骨肉瘤患者颞叶损伤的发生率。所有的患者随机接受66.6CGE或72CGE的常规分割放射治疗(1.8CGE/d,5次/周),放射治疗技术为X线两侧对穿野照射和非共面等中心质子束照射技术。96 例患者中有 10 例发生了颞叶损害（2 例为双侧，8 例为单侧）。2 年和 5 年累加颞叶损害率分别为 7.6% 和 13.2%。使用 CT 和 MRI 评估脑白质改变，MRI 显示 10 例患者的颞叶坏死灶均位于瘤床外。

Slater 等[120]观察到在接受高剂量质子治疗的斜坡肿瘤患者中，3 年和 5 年内分泌异常的发生率分别为 26% 和 37%，最常见的并发症是甲状腺功能低下。引起垂体功能异常的剂量范围相当于 63.1~67.7GyE。

致死性中线肉芽肿

自然病程和病理学

致死性中线肉芽肿（LMG），也称作中线恶性多形网状细胞增多症，临床上具有中线面部组织进行性溃疡性坏死的特征[121,122]。LMG 与 EB 病毒相关，根据基因结构至少可以分为 2 种具有不同生物学特征的亚型。2 型 LMG 少见，常伴有隐性免疫缺陷[123]。LMG 的临床表现多种多样，但共同的特点是上呼吸道、口腔组织的坏死和肉芽肿性炎。目前比较明确的是：除外感染、使用可卡因等药品、结节病、环境毒素以及其他肿瘤还存在 3 种不同的临床病理类型：韦格纳（Wegener）肉芽肿病、LMG 和多形性网状细胞增多症（PMR）[15]。文献综述发现特发性中线破坏性疾病以及 PMR 是从良性到致命性恶性淋巴瘤恶性程度递增的一组疾病[124]。

韦格纳肉芽肿病是一种小血管炎性上皮样坏死性肉芽肿性疾病。最常见的受累系统包括肾脏和肺。

PMR 是一种具有独特临床和病理学特征的少见疾病。组织学特征为黏膜下非典型混合性淋巴细胞浸润，坏死区广泛，有时会侵及骨和软骨。病变包括不同位置的小淋巴细胞带，散在分布免疫母细胞、大量浆细胞，偶见嗜酸性粒细胞以及增多的组织细胞[125]。目前认为 PMR 是淋巴增生异常所致的疾病，大多数为外周 T 细胞淋巴瘤。有些权威机构认为 PMR 和系统性淋巴瘤样肉芽肿是同一种疾病，而后者更常累及肺部[126]。

特发性 LMG 是一种局限性疾病，肿瘤不累及内脏，以面部中间区域破坏病变性为特征，如果不加治疗会导致死亡。该疾病无特异性组织病理学改变，主要表现为难以区分的急慢性炎症和坏死的炎症反应。除非具有特异的临床病理学特征，否则很难区别 LMG 和 PMR。尽管目前尚存在争议，有观点认为这两者是同一种疾病的两个不同阶段，LMG 或为良性病变，或进展为 PMR。LMG 多见于男性[98]。发病年龄为 21~64 岁，约 50% 的患者在 50 岁左右发病，大多数表现为鼻腔受累（包括侵及鼻中隔）和鼻旁窦受累（尤其是上颌窦）。原发病灶可侵及眼眶、口腔（上颚、齿龈），甚至达咽部。

上述三种不同疾病的特征概括见表 48.8。

临床特点和诊断性检查

临床表现包括逐渐加重的鼻腔分泌物、鼻塞、鼻腔恶臭，以及疾病晚期出现的鼻腔疼痛、鼻旁窦甚至眼眶受侵。

体格检查时可见鼻腔的溃疡和坏死、鼻甲和鼻中隔的穿孔或破坏，甚至鼻部溃疡。面部及眼睑水肿，并

表 48.8 三种疾病临床病理特征区别

	韦格纳肉芽肿	特发性中线肉芽肿	多形性网状细胞增多症
疾病特点	上呼吸道的弥漫性的炎性疾病，主要见于鼻腔和鼻窦	侵及并破坏上颚及面部软组织	破坏性病灶累及骨并通过软组织扩散
受累系统	肺、肾脏、小血管炎	无	无
与淋巴瘤相关性	无	可为良性或进展为淋巴瘤	常进展为淋巴瘤
组织学特点	坏死性血管炎、包括上皮样肉芽肿、大细胞和纤维蛋白样坏死	非特异性炎性反应，肉芽肿和巨细胞不常见	无典型特征，多形性淋巴网状内皮细胞浸润，血管中心性生长模式类似血管炎，但血管壁无纤维素样坏死
治疗	化学治疗	放射治疗	化学治疗；放射治疗和化学治疗

Modified from Bataskis JG. Wegener's granulomatosis and midline (non peeling) granuloma. *Head Neck Surg* 1979;1:213.

可有鼻梁塌陷。影像学表现为软组织肿胀、黏膜增厚，以及慢性鼻窦炎的相关症状。

CT对显示肿瘤的范围（包括骨或软骨的破坏）具有重要的作用。据文献报道的13例LMG患者中，CT是明确肿瘤侵犯范围、引导活检，以及制订放射治疗计划的重要手段[127]。MRI也具有重要诊断价值，因为MRI可以很好地分辨鼻旁窦内液体与实体性肿瘤，区分肿瘤与肉芽组织，但MRI无法显示溶骨性病变。8例患者被证实患有T细胞淋巴瘤，2例患有克罗恩病，1例病变被证实是假阳性，还有2例无组织病理学诊断。

治疗原则和放射治疗技术

在制订致死性中线肉芽肿治疗计划时，诊断排除韦格纳肉芽肿病至关重要，该病系良性病变，常用的治疗方法为抗微生物药物、类固醇和全身化学治疗[126]。Bona发现类固醇类药物对LMG无效，应以放射治疗为主[128-130]。

靶体积应包括所有受累区域，包括相邻的高危区（例如上颌窦病变，靶区除了受累的上颌窦外还应包括所有的鼻旁窦），并外放2~3cm[131]。由于边缘复发是重要的失败原因，因此足够的外放边界对于LMG的治疗十分必要[125]。

照射技术与治疗鼻旁窦、鼻腔或鼻咽肿瘤类似。有文献报道，30~50Gy的剂量可达到完全缓解。大多数患者接受的照射剂量是35~45Gy，3~4.5周[129,132]。我们推荐的治疗剂量是45~50Gy，4.5~5.5周，分次剂量为1.8~2Gy，每天1次。

治疗结果

由于此肿瘤罕见，治疗经验比较有限。Fauci等[132]报道了放射治疗10例病变广泛的中线肉芽肿患者。3例照射剂量为10Gy的患者2年内全部复发（二次照射剂量为40~46Gy）。剩余7例患者接受了剂量为40~50Gy的放射治疗，局部控制率达77%；2例局部复发，1例野外复发。

在一项含34例PMR患者的研究中，除1例患者外初始治疗均为放射治疗，Smalley等[125]发现，最小剂量为42Gy或时间-剂量因子为70时可获得长期的局部控制。最常见的失败部位为原发灶射野内。25%的初期局限性患者发生了远处转移。对这部分患者应采用有效的全身化学治疗作为挽救治疗。更强的化学治疗加放射治疗的多种模式的治疗方案或许可以改善预后。

Fauci等[132]发表了一项包含15例全身淋巴瘤样肉芽肿病的前瞻性研究。在13例接受环磷酰胺+泼尼松化学治疗的患者中，7例达到了持续性完全缓解[平均缓解期为(5.2±0.6)年]。2例单药泼尼松的患者和6例行环磷酰胺+泼尼松化学治疗的患者死亡。6例死亡经活检病理证实的淋巴瘤有关，1例死亡病例临床表现为淋巴瘤样疾病但未经病理证实，第8例死亡病例处于淋巴瘤缓解期但死于腺癌。所有的死亡病例均未接受放射治疗。

Chen等[133]报道了92例LMG或面部中线恶性淋巴瘤放射治疗的经验。25例患者接受了联合化学治疗，化学治疗方案通常为多柔比星、环磷酰胺、长春新碱和泼尼松方案(CHOP)或其他组合，包括CHOP或氮芥、长春新碱、丙卡巴肼和泼尼松(MOPP)。初诊时最常见的受累部位为鼻部（占全部患者的85%）。36例患者进行了免疫表型分析，结果有25例(69%)为T细胞来源，6例(17%)为B细胞来源。放射治疗范围包括所有肿瘤累及区域和相邻区域，放射治疗剂量为30~75Gy。16例患者接受了颈部放射治疗，剂量为30~60Gy，分割剂量为每天2~3Gy，5周完成。5年生存率为59.5%，10年生存率为56.2%，20年生存率为40.5%。放射治疗剂量>50Gy或<50Gy的患者，生存率无显著性差异。有7例患者复发部位为面部中线结构，其余有3例患者为肺和皮肤复发，2例患者分别为主动脉旁淋巴结和腹股沟淋巴结复发，还有1例患者为颅内复发。复发患者的预后生存极差，73%的患者在8个月内死亡。

Hatta等[134]对18例LMG(多形网状细胞增多症)患者（15例男性，3例女性）进行了回顾性分析，约5.6%伴有头颈部恶性肿瘤。大多数患者接受了放射治疗和化学治疗[环磷酰胺/长春新碱和泼尼松(COP)、CHOP、氨甲蝶呤、亚叶酸、多柔比星、环磷酰胺、长春新碱、博来霉素和泼尼松(MACOP-B)]，但由于其病程已为进展期，3例进行了单纯放射治疗，3例进行了单纯化学治疗，1例根本未行根治性治疗。18例患者中有13例死于肿瘤，6例为局部进展。5年累积生存率为15.7%。14例尸检结果显示肿瘤已侵及肝脏(92.8%)、肺(92.8%)和脾脏(71.4%)，所有患者均呈白血病样表现。5例患者泛素羧基末端酯酶(泛素硫醚)L1(UCHL-1)(CD45RO)阳性，10例患者溶菌酶阳性，全组患者Ki-1(CD30)为阳性。

Sakata等[135]报道了107例头颈部Ⅰ、Ⅱ期NHL患者的放射治疗结果，其中对眼眶、鼻、鼻旁窦淋巴瘤进行受累野照射，而对韦氏环或颈部淋巴瘤采用扩大野照射(剂量为 39~48Gy)。在研究的后半期应用辅助性化学治疗。107 例患者中有 95 例进行了同步放化学治疗。在未进行同步放化学治疗的 12 例患者中,9 例为鼻腔 T 细胞淋巴癌 (NTL) 的致死性中线肉芽肿(LMG-NTL)亚型。只有 1 例同步放化学治疗的患者发生了照射野内复发。LMG-NTL 是多变量分析中最显著的预后因素(P<0.001)。与年龄小于 60 岁的年轻患者相比,老年患者的复发风险更高(P=0.0063)。多柔比星剂量与预后的关系达到临界值(P=0.0600)。对于头颈部 NHL 和 LMG-NTL,放射治疗可以获得较好的局部控制。

绿色瘤

自然病程

绿色瘤(粒细胞肉瘤或髓系母细胞瘤,GS),是一种由早期髓系前体细胞组成的髓外实体肿瘤,常伴有急性髓系白血病。这些肿瘤好发于皮肤、淋巴结和脊柱;在头颈部最常见受累部位是眼眶和其他颅面骨。绿色瘤的英文单词"Chloroma"来自希腊文"chloro"(意为绿色),因组织中存在髓过氧化酶致使肿瘤呈绿色而得例。由于并非所有的肿瘤都具有这个独特的绿色特征,因此"粒细胞肉瘤"(granulocytic sarcoma)的名称可能更为恰当。

粒细胞肉瘤,一种髓系前体细胞的髓外增殖性病变,在 478 例急慢性粒细胞白血病中粒细胞肉瘤的检出率为 3%,也可见其他粒细胞增生异常的情况,包括真性红细胞增多症、嗜酸性粒细胞增多症和骨髓组织异生。在不伴随急性白血病的情况下,粒细胞肉瘤常常提示疾病将进展为急性髓系白血病或原始细胞危象。随着髓系白血病患者生存率的改善,发生绿色瘤复发的人数逐渐增多。

儿童发病率高于成人。Zimmerman 和 Font[136]报道了 33 例眼眶绿色瘤的患者,其中 75%的患者为 10 岁以下儿童。儿童绿色瘤常伴随的急性髓系白血病亚型是法美英协作组分类中的 M4 和 M5 型,并常伴随 8:21 染色体的易位。绿色瘤可见于骨髓缓解期的患者,并且在检测到原始细胞之前即可见,所以绿色瘤对疾病的复发有提示作用。

临床表现和诊断性检查

眶内(球后)绿色瘤可引起进行性突眼或颞部肿胀的症状。中枢神经系统受累则会出现局部受压症状以及头痛、恶心和呕吐等颅压增高的表现。颅内绿色瘤是急性非淋巴细胞性白血病中枢神经系统 (实质) 的一种罕见表现[137,138]。

CT 平扫时,颅内绿色瘤呈中等密度或高密度 (衰减),而静脉注射造影剂后表现为明显的均匀增强[139,140]。CT 无法鉴别脑膜瘤、颅内血肿、脑转移瘤以及淋巴瘤[125]。MRI 通常用于位于脊柱或颅骨的 GS,在 T1W 图像上的肿瘤密度相当于灰质,T2W 图像上相当于白质。增强扫描时几乎均匀增强,这有助于进一步勾画肿瘤。

治疗原则

尽管有手术切除或放射治疗的指征,一些患者可以应用以蒽环类药物为基础的化学治疗。

放射治疗技术

绿色瘤对射线十分敏感,但其合适的治疗剂量目前尚不明确。据文献报道,白血病浸润肿瘤的最低有效剂量为 4Gy,而对髓外浸润灶则需要更高的剂量,目前认为 30Gy 比较合适。尽管有关绿色瘤的最大治疗剂量的文献不多,Chak 等[141]发表的一项含 23 例 GS 患者的研究显示 20~30Gy 的放射治疗剂量肿瘤局部控制率可为 85%~89%。根据作者的经验,肿瘤的大小和所需的局部控制剂量存在一定的联系。靶体积包括肿瘤及足够的外放边界(2~3cm)。放射治疗技术取决于浸润的部位。对于浅表病灶,推荐使用电子线。未及时治疗眼眶绿色瘤可能会导致失明,因此应作为放射治疗的一项急症对待。

嗅神经母细胞瘤

嗅神经母细胞瘤(ENB)由 Berger 和 Luc[142]首先描述,是一种被认为起源于鼻腔黏膜或筛骨筛状板的嗅觉感受器的少见肿瘤。由于嗅神经穿过筛骨筛板并进入蛛网膜下隙,因此嗅神经母细胞瘤易于侵犯颅内[142]。

流行病学

ENB 占鼻内肿瘤的 3%。在美国[143],根据美国 SEER 数据库,1978—1990 年共登记 84 例 ENB 患者[144]。全世界文献报道的 ENB 病例约 945 例[145]。其中综述作者的病例为 198 例,而协作的为 747 例。53.6%为男性,46.4%为女性。563 例患者使用 Kadish 分期:A 期为 103

例 (18.3%),B 期为 182 例 (32.2%),C 期为 278 例(49.4%)。

男性发病略多于女性。发病年龄存在 2 个高峰,第一个高峰在 11~20 岁,第二个高峰在 40~60 岁,其中 51~60 岁发病率最高。

自然病程

尽管有人认为 ENB 起源于外胚层,大多数研究者认为肿瘤起源于嗅上皮的神经外胚层[14,146]。大多数 ENB 发生在鼻腔的上部,或位于与筛骨邻近的侧壁。肿瘤会扩散至对侧筛骨,向上侵及额窦和前颅窝,向后侵犯蝶窦、鼻咽和颅底,向两侧侵及眼眶,向前侵犯额鼻角,向下侵犯鼻腔和鼻窦(图 48.9)。可发生淋巴结转移至二腹肌、颈后、颌下或耳前淋巴结,以及 Rouviere 咽后淋巴结。确切的远处转移率尚不清楚,有文献报道远处转移率可高达 50%,但高危患者进行化学治疗其远处转移率将会降低。

临床表现

该类肿瘤质脆并易出血。鼻出血和鼻塞是最常见的临床症状,其他症状如局部疼痛、头痛、视力下降、鼻漏、流泪、眼球突出以及颊部肿胀[147]。上述症状可能与颈部肿块有关。

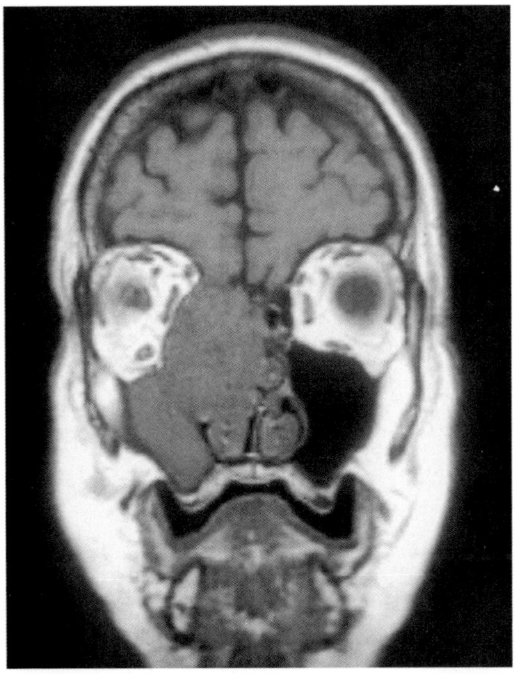

图 48.9 磁共振成像扫描冠状面显示广泛期(Kadish C 期)嗅神经母细胞瘤形成的巨大软组织肿块以及右侧上颌窦和鼻腔的骨质破坏。

诊断性检查和分期

体格检查时在鼻腔可见质脆的息肉状肿物下极,还可能有眼部变化或鼻咽部肿物。早期病变影像学检查(X 线平片、CT 或 MRI)无特异改变,仅表现为模糊、软组织肿胀以及偶尔发生的骨质破坏[148]。生长抑素类似物奥曲肽应用放射性同位素标记后神经内分泌肿瘤(NET)自显影,可显示有 2 型生长抑素(SSR2)表达。奥曲肽放射自显影技术(OS)可用于头颈部 NET 的术前诊断,如副神经节瘤、Merkel 细胞癌、甲状腺髓样癌以及嗅神经母细胞瘤。Bustillo 等[149]进行了一项回顾性研究,比较了 74 例头颈部 NET 患者奥曲肽放射自显影的诊断结果与组织病理学结果。其中 60 例怀疑为副神经节瘤(PG),奥曲肽放射自显影对确诊副神经节瘤的真阳性率为 36/37,排除 PG 的真阴性率为 19/23(敏感性 97%、特异性 82%)。非副神经节瘤患者共 14 例,在 2 例嗅神经母细胞瘤患者中均通过奥曲肽放射自显影检测到了局部区域复发。

表 48.1 列举出各项推荐的诊断性检查。MRI,尤其是钆增强 MRI,可以作为 CT 扫描的补充或替代检查手段[39]。CT 能最好地显示肿瘤及局部侵犯周围骨结构的情况。MRI 可评估肿瘤向周围软组织区域的扩散,如前颅窝和上颌骨后间隙。全身骨扫描可以发现远处骨转移。

膨胀性生长的肿瘤在影像学上表现为窦壁的弓形突出。肿瘤的破坏行为表现为侵犯邻近的正常结构,如鼻甲、鼻中隔以及鼻窦壁(图 48.9 和图 48.10)。嗅神经母细胞瘤组织的密度或信号强度以及增强的特征无特异性。

尽管嗅神经母细胞瘤可分泌多巴胺 β-羟化酶和儿茶酚胺类物质,但其数量以及香草扁桃酸的分泌水平并没有显著的临床意义。

表 48.9 为目前临床一直推荐应用的 Kadish 分期系统[147]。

病理学特征及预后因素

ENB 是一种由神经母细胞和神经细胞组成的息肉样肿物,常略带红色、柔软而血管丰富。ENB 中既含有基质支持作用的上皮成分,也含有与嗅细胞相呼应的神经成分。围绕中央区成排排列的瘤细胞形成菊形团,该结构是肿瘤的重要特征[14]。ENB 有时呈弥漫、规则性的分布,与淋巴瘤和未分化癌难以区分。ENB 富

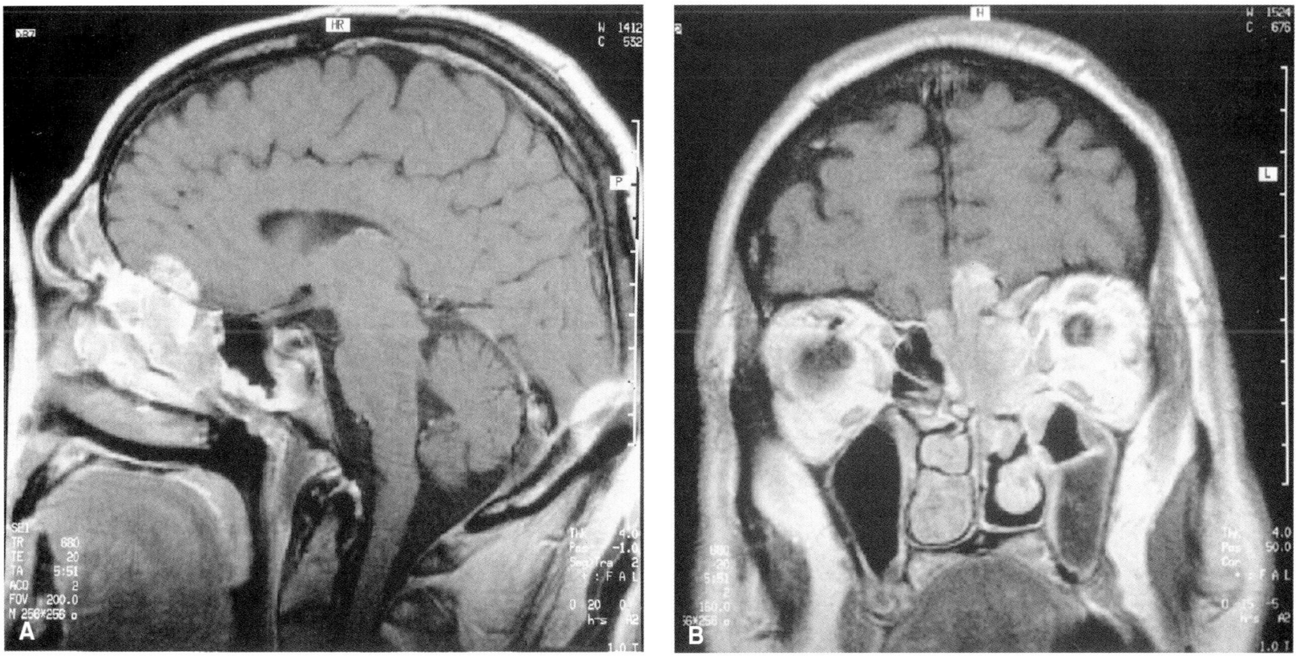

图 48.10 1 例 56 岁患者的术前磁共振成像的矢状位(A)和冠状位(B)视图,Kadish C 期。肿瘤位于左鼻腔并向颅内延伸。(From Chao KSC,Kaplan C,Simpson JR,et al. Esthesioneuroblastoma: the impact of treatment modality. *Head Neck* 2001;23:749–757,with permission.)

表 48.9 嗅神经母细胞瘤 Kadish 分期

分期	特征
A	肿瘤局限于鼻腔
B	肿瘤局限于鼻腔并侵及鼻窦
C	肿瘤超出鼻腔和鼻窦范围:包括眼眶、颅底或颅腔内、颈部淋巴结,以及远处转移

From Kadish S,Goodman M,Wang CC. Olfactory neuroblastoma: a clinical analysis of 17 cases. *Cancer* 1976;37:1571–1576,with permission.

含原纤维成分,充满花团的中央区域,称为假菊形团。嗜铬颗粒的存在提示肿瘤起源自原始神经嵴细胞。ENB 需要与其他分化差的肿瘤相鉴别,包括起源于 Schneiderian 上皮的鼻腔鼻旁窦未分化癌,后者不具有菊花团结构以及细胞间的原纤维成分[14]。

尽管 Chao 等[150]的研究未得到肯定结果,Kadish 分期[147]的肿瘤扩散程度仍被认为是决定治疗效果的最重要因素。梅奥医学中心和加利福尼亚大学(UCLA)的研究结果均显示:高分级肿瘤的治疗效果差[151]。

Argiris 等[152]发现,16 例 ENB 患者中有 11 例 Kadish 分期为 C 期(50%),就诊时已出现脑受累。13 例患者(81%)接受了颅面联合切除术,14 例患者接受了术前或术后辅助治疗(11 例放射治疗,4 例化学治疗)。中位随访 4.3 年,5 年实际生存率为 60%,无病生存率为 33%。12 例进展的患者中有 10 例为单纯局部区域复发;6 例患者脑组织或脑膜受累,其中 2 例得到了成功的挽救治疗。

Hyams[83]提出了 ENB 的组织学分级系统:Ⅰ级预后最佳,Ⅳ级为致死性。Hyams 分级系统对诊断技术要求较高,包括先进的颅面部技术、广泛使用免疫组织化学,以及需与鼻窦未分化癌(SNUC)相鉴别。Miyamoto 等[153]回顾性分析了 12 例嗅神经母细胞瘤患者和 14 例 SNUC 的 Kadish 临床分期和 Hyams 组织病理学分期结果。全部 26 例患者进行了 Kadish 分期(A 期 2 例、B 期 7 例、C 期 17 例)。在 8 例可评估的 Kadish A 期和 B 期肿瘤患者中,6 例 2 年后依然无病生存;而 Kadish C 期患者的无病生存比例为 5/7。有 21 例患者取得病理切片可进行 Hyams 分级(Ⅰ级 2 例,Ⅱ级 4 例,Ⅲ级 4 例,Ⅳ级 11 例)。研究者得出结论:Hyams 分级系统和 Kadish 分期系统均可用作独立的预后因素,患者临床分期为晚期或病理分级高的 ENB 或 SNUC 均预后不佳,但如积极治疗仍有可能获得长期生存。

Papadaki 等[154]分析了 14 例嗅神经母细胞瘤患者

(18个肿瘤)甲醛溶液固定、石蜡包埋的病理切片,其中12例为原发肿瘤,6例为复发和转移肿瘤,结果未发现*p53*基因的点突变与肿瘤发生存在显著的关联,但p53野生型过度表达的患者表现为肿瘤局部侵袭性强,并容易复发。

治疗原则

对于小的、局限于筛骨的低级别肿瘤,可以获得阴性切缘,因此,单纯手术治疗可以获得很好的治疗效果。常需行筛骨上颌骨切除术,保留或不保留视神经结构。手术常联合术前或者术后放射治疗[151,155]。使用颅颌面外科技术可以保证肿瘤的完全切除和使重要器官得以保留。

根据1997年报道的898例患者,包括单纯手术者占24%(226例),单纯放射治疗者占18.4%(165例),手术联合放射治疗者占43.2%(388例),化学治疗者占13.2%(119例),接受骨髓移植治疗者占1.2%(11例)。477例患者有可随访资料,仅有234例随访时间达到5年,其中单纯手术治疗者20.5%,单纯放射治疗者11.1%,手术加放射治疗者68.4%。综合治疗组取得了最佳生存率,5年生存率为72.5%,高于单纯手术组为62.5%,以及单纯放射治疗为53.8%[31]。

Dias等[156]报道了35例ENB患者的治疗结果,其中11例为经面部入路手术切除大体肿瘤并接受了术后放射治疗,7例为颅颌面联合切除术(CFR)加术后放射治疗,14例接受单纯放射治疗,1例行单纯CFR,2例患者接受了放射治疗加化学治疗。放射治疗中位剂量为48Gy。与其他治疗方法相比,颅颌面联合切除术加术后放射治疗组5年无瘤生存最高,为86%(P=0.05)。低分级肿瘤和高分级肿瘤的5年肿瘤特异性生存率分别为64%和43%(P=0.20)。5年和10年的无病生存率分别为46%和24%。5年和10年总生存分别为55%和46%。

对于累及筛骨伴有轻微或无骨质破坏或神经侵犯的早期病变,高能射线(X线或电子线)治疗即可获得好的美容效果和尽可能的功能保全[81,103,157]。尽管也有人因并发症而反对手术联合放射治疗使用,但局部晚期患者确实可从中受益[156,158]。局部晚期或肿瘤高分级患者应接受更为积极的联合治疗方案,包括手术、放射治疗和化学治疗。

Monroe等[78]报道了22例接受放射治疗的ENB患者(男女比例相等,中位年龄为54岁)的治疗结果。其中改良Kadish A期1例,B期4例,C期15例,D期2例。治疗方法为:单纯放射治疗6例,术前放射治疗1例,颌面联合切除术加术后放射治疗12例,术后复发挽救性放射治疗3例。20例患者中有11例接受了预防性颈淋巴结照射(其中2例在开始放射治疗时已发生颈淋巴结转移)。5年肿瘤局部控制率、5年肿瘤特异性生存率以及5年绝对生存率分别为59%、54%和48%。单纯放射治疗组的5年肿瘤特异性生存率(17%)低于颌面联合切除术加术后放射治疗组(56%)。22例患者中共有6例(27%)发生了颈淋巴结转移。所有接受选择性颈淋巴结照射的11例患者均未发生颈部复发,而未接受颈淋巴结照射的9例患者中有4例发生了颈淋巴结复发(44%),两组具有显著性差异(P=0.02)。这些数据以及对现有文献的综述结果提示颈淋巴结失败的概率比之前认为的要高,预防性颈淋巴结照射可改善肿瘤淋巴结的控制,因此嗅神经母细胞瘤患者应进行预防性颈淋巴结照射。

Rosenthal等[155]治疗了72例未转移的原发鼻窦神经内分泌肿瘤成人患者[ENB31例、SNUC16例、神经内分泌癌(NEC)18例、小细胞癌(SmCC)7例]。ENB患者多接受手术和(或)放射治疗,31例患者中仅有3例(9.7%)接受了区域淋巴结照射,仅有5例接受了化学治疗。相反,组织病理学非ENB的患者多接受了化学治疗(SNUC为10/16例、NEC为12/18例、SmCC为5/7例)。中位随访时间81.5个月,ENB、SNUC、NEC和SmCC患者的5年总生存率分别为93.1%、62.5%、64.2%和28.6%(P=0.0029)。ENB患者的5年肿瘤局部控制率(96.2%)也明显高于其他病理类型(SNUC 78.6%,NEC 72.6%,SmCC 66.7%,P=0.04)。ENB的5年区域复发率为8.7%,SNUC为15.6%,NEC为12.9%,SmCC则为44.4%。ENB患者10年区域复发率因后续晚期事件而增加至31.9%。ENB的5年远处转移率为0.0%,而SNUC为25.4%、NEC为14.1%、SmCC为75.0%。

Eich等[143]介绍了17例ENB患者(4例Kadish分期B期、13例C期),治疗包括不完全切除(2例)、辅助放射治疗(6例)、根治性放射治疗(7例)、复发(2例)。术后放射治疗中位剂量为56Gy(40~60Gy),根治性放射治疗中位剂量为58Gy(40~70Gy)。中位随访7年,10/17例患者无复发(包括5/6例全切术后行辅助放射治疗和3/7例行根治性放射治疗中的患者)。

Gruber等[159]介绍了放射治疗的28例ENB患者(中位剂量为60Gy)。其中13例患者行肿瘤完全切除术(作者推荐该手术)。5例患者行放射治疗联合化学治疗(顺铂、依托泊苷、环磷酰胺和长春新碱)。中位随访 68 个月,无局部进展生存率为 54%(10 年为 51%)。10 年无病生存率为 25%。

Ozsahin 等[160]报道了欧洲和北美 13 个中心共 77 例嗅神经母细胞瘤的患者,11 例为 Kadish 分期 A 期,29 例 B 期,37 例 C 期;56 例患者接受手术治疗,44 例完全切除。除 5 例患者外其余患者均接受放射治疗(50%为 3D-CRT),21 例患者接受化学治疗。中位随访 72 个月, 肿瘤局部控制率为 62%, 无病生存率为 57%,总生存率为 64%。行肿瘤全切术的患者或接受放射治疗剂量≥54Gy 的患者总生存较接受低剂量的患者更好(图 48.11)。接受放射治疗(56~70Gy)的 6 例患者出现 3 或 4 级晚期毒性反应(5 例放射性骨坏死,1 例视网膜病变)。

Sperry 等[161]治疗 30 例 ENB 患者(70%为 Kadish C 期),其中 27 例患者接受手术治疗(52%为颌面联合切除术),75.9%联合术后放射治疗,23%联合化学治疗。5 年肿瘤局部失败率为 43.6%, 区域失败率为 15.7%。5 年无病生存率为 40.7%,总生存率为 80%。

Madani 等[162]报道了 84 例(73 例原发肿瘤,11 例局部复发肿瘤)鼻腔鼻窦肿瘤行 IMRT 治疗的结果(中位剂量 70Gy,35 次), 其中 9 例为 ENB。视交叉平均 D50 为 37.2Gy,同侧视神经为 49.4Gy,对侧视神经为 47.1Gy,双侧视网膜分别为 37.7Gy 和 28.4Gy。

质子放射治疗应用较少。Nishimura 等[163]报道了 14 例嗅神经母细胞瘤患者,6 例患者接受质子放射治疗(65CGE,单次分割剂量 2.5GyE)联合手术治疗,有时联合化学治疗[164]。中位随访 40 个月,5 年局部无进展生存率为 84%, 无病生存率为 71%, 总生存率为 93%。

对于进展期病变,肿瘤播散的可能性较大,化学治疗可以改善对肿瘤的控制并降低远处转移的概率。曾联合使用治疗 ENB 的药物包括噻替哌、环磷酰胺、多柔比星、长春新碱、氮芥和放线菌素-D[165,166]。梅奥医学中心的一项对 10 例复发性嗅神经母细胞瘤患者接受化学治疗效果的回顾性研究结果显示:以顺铂为主的化学治疗对晚期、高分级肿瘤有效[155]。化学治疗后低分级肿瘤的生存期为 44.5 个月(范围 3~130 个月),而高分级肿瘤的患者为 26.5 个月 (范围 2~67 个月)(表 48.10)。

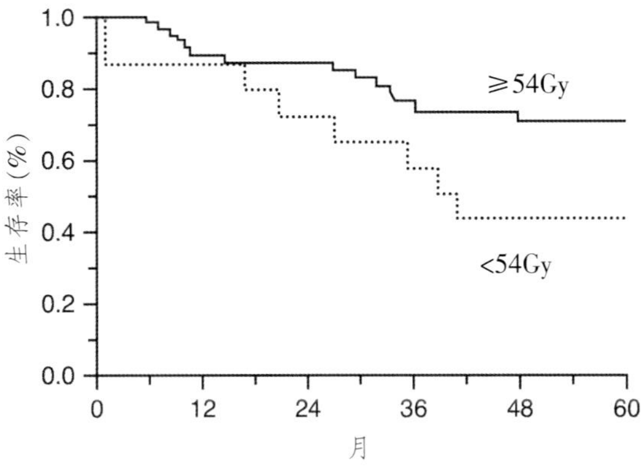

高危患者						
RT ≥54 Gy	57	49	44	32	28	27
RT <54 Gy	15	13	11	9	7	6

图 48.11 72 例嗅神经母细胞瘤患者总体生存率与放射治疗剂量相关。(From Ozsahin M, Gruber G, Olszik O, et al. Outcome and prog-nostic factors in olfactory neuroblastoma: a rare cancer network study. *Int J Radiat Oncol Biol Phys* 2010;78:993–997, with permission.)

颈部选择性治疗

嗅神经母细胞瘤可转移至颈部和远处器官。虽然转移的部位不同且经常不典型,Beitler 等[167]发现颈淋巴结转移与局部复发同样常见。Davis 和 Weissler[62]进行回顾分析发现: 颈淋巴结转移率为 27%(55/207)。Noh 等[168]报道的一项研究中,19 例 ENB 的患者接受手术、放射治疗和(或)化学治疗,其中有高风险因素

表 48.10 不同策略治疗不同分期的嗅神经母细胞瘤的结果

	A 期			B 期			C 期		
治疗策略[a]	初治	复发	总控制率(%)	初治	复发	总控制率(%)	初治	复发	总控制率(%)
单纯放射治疗	2/5	5/5	70	4/7	3/4	64	1/5	1/1	33
单纯手术	5/9	4/4	69	3/6	1/2	50	1/1	–	–
放射治疗+手术	7/10	–	70	12/30	0/1	57	7/15	–	47

[a]观察 6 个月至 32 年,所有结果均反映了 78 例患者的治疗。

From Elkon D, Hightower SI, Lim ML, et al. Esthesioneuroblastoma. *Cancer* 1979;44:1087–1094, with permission.

的4例患者接受了颈部选择放射治疗（45~70Gy）。5例Kadish A期和B期的患者、3/10例行手术治疗的C期患者、0/9例化学治疗的患者，无颈部淋巴结失败。

通常情况下，由于早期病变颈淋巴结转移率低（≤10%），因此无须行选择性颈淋巴结照射或颈清扫术。但对于Kadish C期的患者，颈淋巴结转移率增高至44%(25/57)。如前所述，Monroe等[78]观察到22例患者中有6例发生颈淋巴结转移(27%)。11例进行了选择性颈淋巴结照射，无1例复发，而未行选择性颈淋巴结照射的9例患者中有4例发生了复发(44%)。因此对于晚期病变，初治时就应行颈淋巴结照射、颈清扫术或两者结合[169]。

放射治疗技术

对于局限于前组筛窦的肿瘤，使用X线和电子线的混合线单前野照射可以很好地覆盖肿瘤。当肿瘤突入眼眶腔或上颌窦时，应该对照射野进行调整。术后应使用填充物或组织等效物来补偿软组织缺损。当出现颅内或向后扩散、或肿瘤侵犯上颌窦时，应使用正交布野(一个前野和一个侧野)并加用楔形板，另一种布野方法是两侧野加一个开放前野(光子线)，侧野加楔形板，可以很好地覆盖治疗区，剂量分布差异10%~20%。加用头顶野可以降低传统三野照射衔接处的高剂量。放射治疗技术与鼻旁窦肿瘤的治疗相似(见第42章)。根据肿瘤的侵犯范围决定照射野是否包含眼眶。偶需加用电子线单前野以对低剂量区进行补量。当对气腔使用电子线时，会导致一些剂量学问题。必须精确放置眼挡块以避免放射治疗损伤的发生。

当进行综合治疗时，推荐的术前放射治疗剂量为45Gy，术后放射治疗剂量为50~60Gy(取决于手术切缘是否干净)。不能手术的肿瘤单纯放射治疗剂量需达到65~70Gy[170]。治疗前应进行增强CT或MRI扫描以明确肿瘤范围。根据CT明确肿瘤的扩散范围并制订治疗计划十分重要[171]。由于嗅神经母细胞瘤距离视神经、视交叉和脑干较近，因此治疗计划的精确性、靶区的界定以及剂量的均匀性直接决定了肿瘤控制率以及治疗后遗症。与鼻旁窦肿瘤相似的治疗技术沿视通路可产生“剂量热点”。分次高剂量(超过2Gy)会增加失明、骨及脑坏死等晚期损伤的发生。

对于嗅神经母细胞瘤，3D-CRT或IMRT可替代传统的常规三野技术(图48.12)。应特别留意减少对视神经不必要的照射。当出现颈淋巴结转移时，IMRT对于治疗原发肿瘤和颈部淋巴结非常有效(图48.13)。

治疗结果

手术和放射治疗

Platek等[172]分析SEER数据库(1973—2005)中135例嗅神经母细胞瘤患者，发现59%的患者接受手术和放射治疗，23%患者仅行手术治疗，12%患者仅行放射治疗，6%患者未行任何手术或放射治疗。化学治疗的数据不详。5年生存率手术联合放射治疗组为66%，手术组为51%，放射治疗组为26%，未行任何手术或放射治疗患者为34%(P=0.003)。

Kased等[170]报道了17例ENB患者(15例接受手术治疗，7例接受同步化学治疗，4例接受辅助化学治疗）行IMRT治疗（中位剂量66Gy，单次分割剂量2Gy)。中位随访44.5个月，5年肿瘤无局部及区域进展生存率为91%，无进展生存率为83%，总生存率为81%。4例患者有急性不良反应(脑膜炎、败血症，需要手术治疗的鼻窦炎、脑坏死)，2例患者出现晚期脑坏死需要手术治疗。

放射治疗是治疗嗅神经母细胞瘤的重要手段，但与手术联用时其合适顺序尚不确定。Eden等[144]报道术前放射治疗和术后放射治疗两组间生存无显著差异，但提示术前放射治疗可改善局部控制率。技术因素可导致术后放射治疗失败率增加，例如5例术后放射治疗剂量<50Gy的患者有3例失败；这3例患者均接受单前野照射，导致治疗区内剂量分布不均匀。

Foote等[151]更新了梅奥医学中心的治疗经验。17例患者病变局限于鼻腔或鼻旁窦（Kadish A期和B期)，32例患者为晚期。治疗包括单纯手术完全切除或手术联合放射治疗。5年生存率、5年无瘤生存率和5年局部肿瘤控制率分别为69.1%、54.8%和65.3%。即使对于术后证实肿瘤被完全切除的患者，术后放射治疗(剂量55.5Gy)仍可以进一步改善肿瘤的局部控制。

Levine等[173]回顾性分析了35例患者，6%的患者在就诊时已存在颈淋巴结转移，最终颈淋巴结转移率为25.7%。14%的患者局部复发，平均复发时间为6年，最终37%的患者出现转移。8年无瘤生存率80.4%。25.7%的患者有中枢神经系统并发症，22.9%发生眼并发症，20%的患者治疗后出现远处转移，18%发生化学治疗相关并发症。

Eriksen等[174]回顾性分析了13例嗅神经母细胞瘤，按照Kadish分期，A期1例、B期5例、C期7例。5年

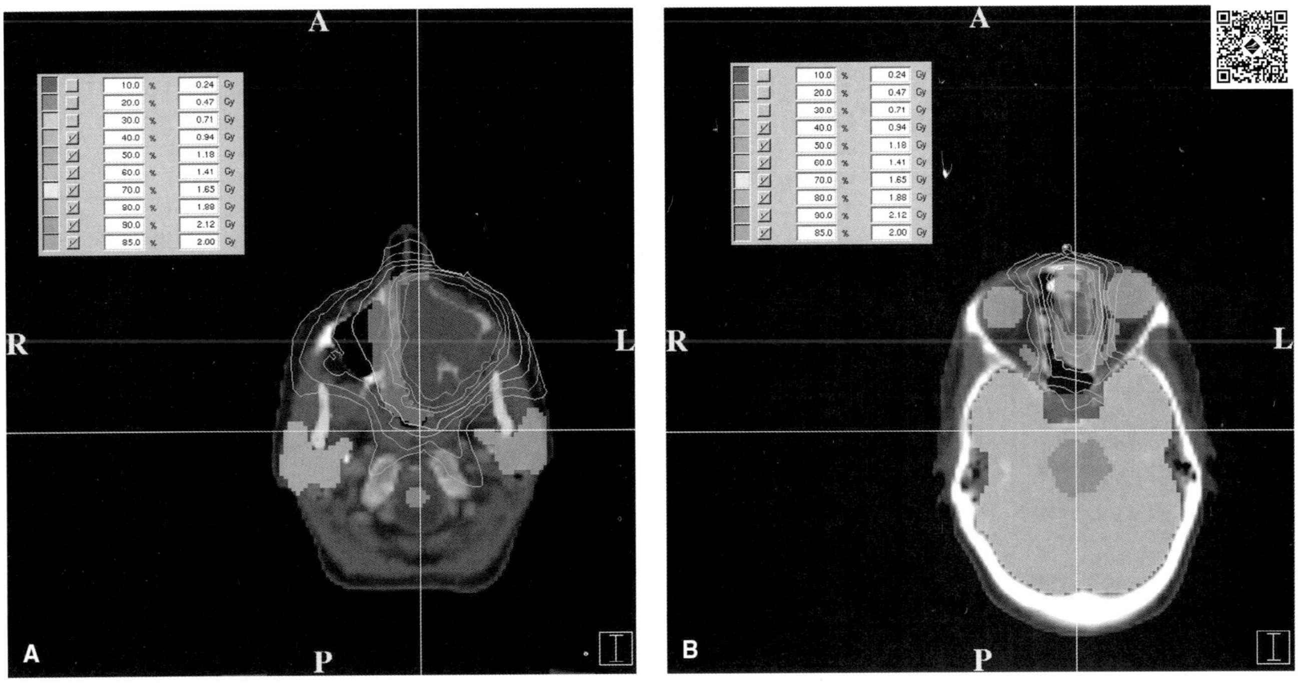

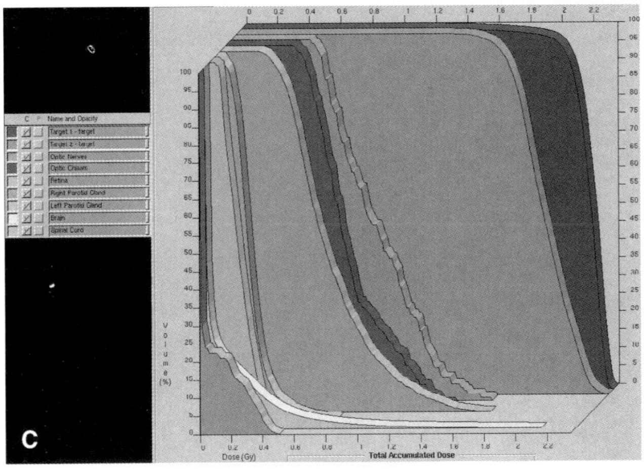

图 48.12　嗅神经母细胞瘤患者,女性,35 岁,初始治疗为颅颌面联合切除术。术后接受调强放射治疗(2Gy/次)。(A)横断面显示筛窦和左上颌窦的剂量分布。(B)横断面显示靶区的剂量分布,很好地保护了眼结构。(C)剂量-体积直方图如下。

结构	剂量范围(Gy)	平均剂量(Gy)
计划靶区体积 1(PTV1)	30~70	65
计划靶区体积 2(PTV2)(照射鼻部)	40~70	58
视交叉和视神经	13~42	24

无瘤生存率为 51%。复发率为 46%,即使进行积极的挽救治疗,复发后的中位生存时间仅为 12 个月。

Chao 等[150]报道了 25 例嗅神经母细胞瘤患者(按照 Kadish 分期,A 期 3 例、B 期 13 例、C 期 8 例、改良分期 D 期 1 例颈淋巴结转移患者)。17 例患者接受手术治疗和放射治疗,6 例行单纯放射治疗,2 例行单纯手术治疗。8 例接受新辅助化学治疗。中位随访时间为 8 年。5 年实际总生存率、无瘤生存率和局部控制率分别为 66.3%、56.3%和 73%。Kadish 分期无法预测肿瘤的局部控制和无瘤生存。手术加放射治疗组的 5 年局部控制率为 87.4%,单独放射治疗组为 51.2%。2 例 Kadish A 期和 B 期的患者仅接受手术治疗,结果均局部复发。相比之下,9 例接受辅助性放射治疗的 Kadish A 期和 B 期患者中仅有 3 例局部复发。在辅助放射治疗组,手术切缘的情况不影响肿瘤的局部控制。

Simon 等[171]报道了 13 例嗅神经母细胞瘤患者(按照 Kadish 分期,B 期 5 例、C 期 8 例)。大多数患者行颅面联合切除术或鼻切开入路肿瘤切除术。2 例患者因病变为局部晚期而在术前接受新辅助化学治疗,化学治疗方案为顺铂、异环磷酰胺和依托泊苷。13 例患者中有 12 例接受了放射治疗作为初治或挽救性治疗。术后放射治疗的中位剂量为 59.4Gy,每天 1.8Gy。5 年和 10 年的总生存率分别为 61%和 24%,5 年和 10 年的无瘤生存率分别为 56%和 42%。

化学治疗和放射治疗

Eden 等[144]介绍了 16 例 A 期或 B 期患者和 24 例

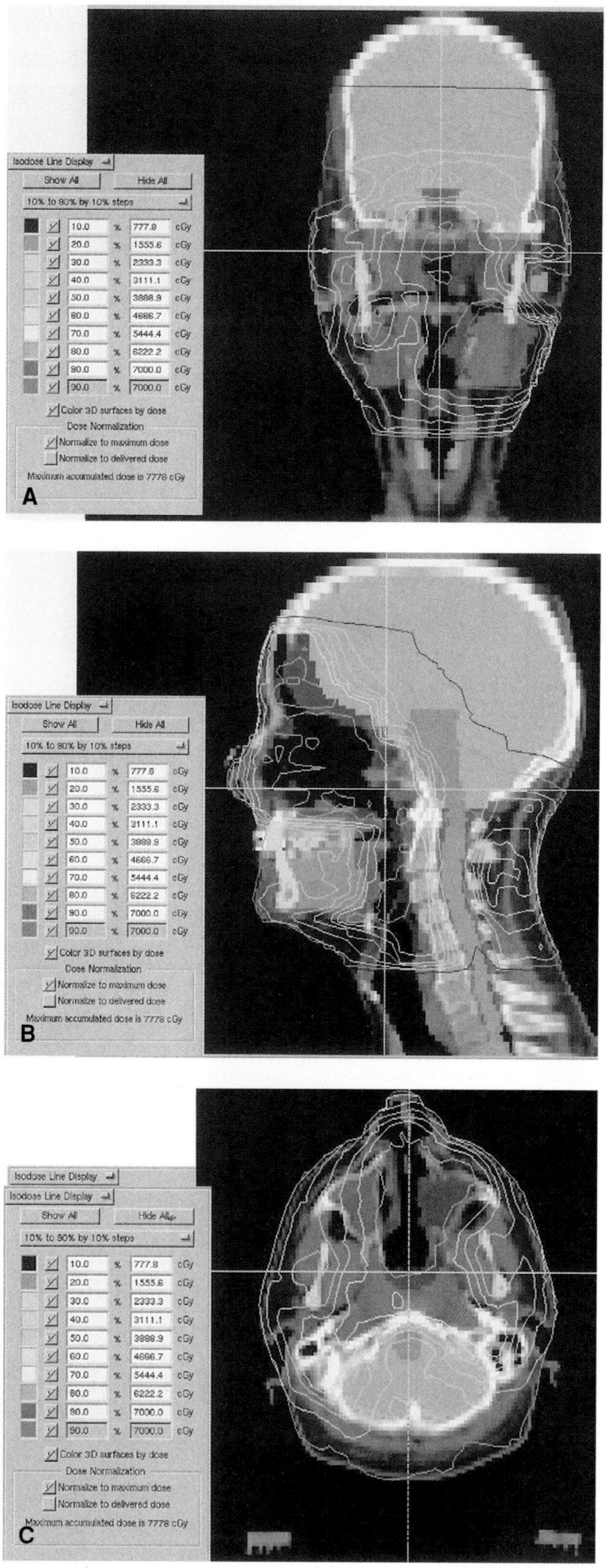

图48.13 C期筛窦和鼻腔嗅神经母细胞瘤患者，左上颈淋巴结转移。行调强放射治疗原发灶和颈部转移淋巴结，计划剂量均为70Gy。(A)冠状位、(B)矢状位，以及(C)横断面显示剂量分布很好地覆盖了靶区。

C期患者的治疗结果，A期或B期患者行放射治疗（中位剂量50Gy）联合手术，而C期患者除放射治疗加手术外还联合使用化学治疗（环磷酰胺和长春新碱）。5年和10年实际生存率分别为78%和71%。40例患者有15例局部区域复发；68%的失败是局部区域复发（包括脑、颈部、面部骨骼和鼻旁窦）。未发现瘤床复发，所有复发均位于野外或远处部位。

术前新辅助治疗是根治性颅面联合切除术的有益补充[165]。

法国的Gustave Roussy研究所治疗了40例嗅神经母细胞瘤患者[146]。其中T1期3例，T2期7例，T3期15例，T4期15例。就诊即存在颈淋巴结转移者占18%，通过骨髓活检和骨扫描发现远处转移患者3例。治疗方案为：单纯手术8例，单纯放射治疗3例，手术加放射治疗11例，单纯化学治疗2例，放射治疗加化学治疗10例，手术加放射治疗加化学治疗6例。5年生存率51%。综合治疗组可获得更长的生存时间（5年生存率63%）。总局部失败率、区域失败率和远处失败率分别为58%、15%和40%。最常见的远处转移部位为骨（82%）。

Noh等[168]总结ENB接受或不接受化学治疗的失败模式。虽然大剂量化学治疗和骨髓移植的适应证尚待更加明确，但对于肿瘤大或复发而肿瘤无法行安全进一步局部治疗（手术或放射治疗）的患者，这是有希望的选择[175]。

治疗后遗症

一些患者在接受放射治疗后会发生远期后遗症，包括骨坏死、脑坏死或脑脓肿、失明和眼球疼痛需行眼球摘除术[176,177,178]。

Simon等[171]发现13例手术联合放射治疗的嗅神经母细胞瘤患者中，1例患者在接受67.34Gy/34次放射治疗后，因青光眼和放射性视网膜病而导致失明。1例患者接受61.76Gy/34次放射治疗后，发生了视野缺损和视神经萎缩以及鼻表面皮肤瘘。1例患者术中眼球破裂合并结膜下出血。

髓外浆细胞瘤

孤立性浆细胞瘤是一种少见的浆细胞来源肿瘤，约占所有浆细胞肿瘤的4%。多发性骨髓瘤更为常见，其发病率约是孤立性浆细胞瘤的 40 倍。单克隆髓外浆细胞瘤(EMP)是一种少见的低度恶性淋巴瘤,头颈部最为常见。随着近 20 年免疫分型技术的发展,才能将 EMP 与良性多克隆浆细胞增生区分。Hotz 等[179]回顾性分析了 24 例病理确诊的 EMP 患者,其中只有 14 例为真正的单克隆浆细胞瘤。全组患者未发现肿瘤相关死亡。2 例患者局部复发,2 例患者进展为多发性骨髓瘤。诊断过程中排除了良性多克隆浆细胞瘤、多发性骨髓瘤、孤立骨浆细胞瘤。该病进展缓慢,继发性、多发性、骨髓瘤的发生率低,因此病变应首选单一的手术治疗,以避免多种治疗手段如放射治疗远期并发症的发生。

流行病学

EMP 的年发病率为 0.04 例/10 万人[180]。其占所有上呼吸道恶性肿瘤的 0.5%。男女患者比例为 4:1,75% 患者的发病年龄为 40~60 岁[181]。

综合分析 1905—1997 年发表的 400 多篇文献,大部分 EMP 患者发病年龄为 40~70 岁[182]。其中原发上呼吸道患者 714 例(82.2%)。

头颈部 EMP 最常见的原发部位是鼻咽、鼻腔、鼻窦和扁桃体。

临床表现和诊断性检查

头颈部 EMP 临床表现独特,因此应作为一种独立的疾病。最常见的症状为鼻塞、局部肿胀疼痛和鼻出血。

大体上,鼻腔和鼻窦浆细胞瘤通常无蒂,而鼻咽和喉浆细胞瘤常有蒂。肿瘤质软,呈淡灰色。病变可表现为局限性,也可浸润并破坏周围软组织和骨。孤立性浆细胞瘤的诊断标准(髓内型和髓外型均适用)包括:活检病理证实为浆细胞肿瘤,一个或最多两个孤立病灶,尿中无 Bence-Jones 蛋白,原发灶外的骨髓无受累(浆细胞<10%),血红蛋白≥13g/mL,以及就诊时血清蛋白电泳显示蛋白水平正常。基本上,孤立性浆细胞瘤的诊断有赖于排除法,即需要排除多发性骨髓瘤[183]。病理诊断主要依靠特殊免疫过氧化物酶染色显示 λ 免疫球蛋白和 κ 轻链[29]。

诊断孤立性浆细胞瘤需要严格的分期标准,包括中轴骨和长骨的 MRI 检查,以及流式细胞仪和 PCR 分析不能检测到单克隆浆细胞。由于孤立浆细胞瘤易于与淋巴瘤等其他恶性肿瘤相混淆,故需根据仔细的显微形态学观察和免疫组织化学检测才能做出正确诊断。

6 例头颈部 EMP 患者进行了 MRI 检查[184],5 例病变呈卵圆形、边界清楚、无浸润,另 1 例肿瘤占据双侧咽旁间隙。T2W 图像中病变呈中等信号强度。T1 平扫序列上肿瘤信号与周围肌肉信号一致或略高;增强后 4 例肿瘤明显强化,且中心强化不均匀。

尽管有研究者报道骨破坏与预后呈负相关,但其并非预后不良因素[184]。恶性程度较高类型的肿瘤容易发生骨受侵[14]。

颈淋巴结转移方式因肿瘤原发部位的不同而不同,基本上与相同部位的鳞癌相似。文献报道淋巴结转移率为 12%~26%。头颈部 EMP 所需各项诊断性检查见表 48.1。EMP 和多发性骨髓瘤的确切关系并不清楚,但 20%~30%的 EMP 患者会转变为多发性骨髓瘤[179,183]。

治疗原则

带蒂的 EMP 肿瘤局部复发率低,故可通过手术切除。其他病变则需行放射治疗或联合放射治疗的综合治疗[185,186]。对文献报道的 714 例上呼吸道 EMP 患者的治疗进行回顾性分析:单纯放射治疗者占 44.3%、综合治疗者(手术+放射治疗)占 26.9%、单纯手术者占 21.9%。综合治疗组(手术+放射治疗)的中位总生存和无复发生存均超过 300 个月,高于单纯手术组(中位生存期 156 个月)和单纯放射治疗组(中位生存期 114 个月)。总体来说,上呼吸道 EMP 患者治疗后,61.1%的患者无复发或无全身受累(即多发性骨髓瘤),22%的 EMP 患者复发,16.1%转变为多发性骨髓瘤。

放射治疗技术

根据肿瘤的具体部位选择不同的放射治疗技术,技术上与相关部位发生的其他肿瘤类似(如鼻咽、扁桃体、鼻窦)。对于孤立型浆细胞瘤,50~60Gy(分次剂量 2Gy)的剂量可以获得很好的治疗效果。单纯放射治疗的局部控制率为 85%。Harwood 等[186]总结相关文献的数据希望可以得出 EMP 剂量-效应曲线,因缺少接受低剂量照射的患者数据而中止。但是当肿瘤剂量低于 30Gy 时,局部复发风险较高;而当剂量≥40Gy 时复发的风险则可忽略不计(表 48.11)。

Wax 等[29]报道了 7 例患者,其中 3 例接受了放射治疗,剂量为 31.75~60Gy。所有患者无 1 例局部复发,随访时间最少为 1.5 年,平均 3 年。1 例接受手术切除

表 48.11 嗅神经母细胞瘤治疗的失败模式

	早期(Kadish A~B)						晚期(Kadish C~D)					
	无化学治疗			有化学治疗			无化学治疗			有化学治疗		
作者	局部	区域	远处	局部	区域	远处	局部	区域	远处	局部	区域	远处
Kadish[147]	2/5	0/5	0/5	–	–	–	3/4	1/4	0/4	–	–	–
Elkon[187]	9/42	6/42	4/42	–	–	–	9/18	2/18	2/18	–	–	–
Dulquerov[188]	1/11	1/11	1/11	–	–	–	1/4	1/4	1/4	0/1	0/1	0/1
Zappia[189]	1/6	1/6	0/6	–	–	–	1/6	1/6	0/6	1/2	0/2	0/2
Eich[143]	0/4	0/4	0/4	–	–	–	0/12	2/12	3/12	0/1	0/1	0/1
Eich[190]	NA	1/8	0/8	NA	0/3	0/3	NA	1/13	1/13	NA	1/16	1/16
Kim[191]	–	–	–	–	–	–	1/6	2/6	0/6	0/8	1/8	2/8
Noh[168]	–	–	–	0/2	0/2	0/2	0/3	3/3	0/3	1/7	0/7	2/7
总计	13/68	9/76	5/76	15/53	13/66	7/66	2/19	2/35	5/35			
百分比	19	12	6.6	28	19.7	10.6	10.5	6	14.3			

NA:不可用。

Modified from Noh OK, Lee S-W, Yoon SM, et al. Radiotherapy for esthesioneuroblastoma: is elective nodal irradiation warranted in the multimodality treatment approach? *Int J Radiat Oncol Biol Phys* 2011;79:443–449.

的患者术后6年发生远处复发。

Shih 等[192]报道了32例局限型浆细胞瘤患者的治疗效果，其中22例为骨的孤立性浆细胞瘤，10例为EMP，EMP患者中位年龄为63岁。大多数EMP发生在口咽鼻咽部（6例）和鼻窦（2例）。7例EMP患者接受了放射治疗（47~65Gy）并全部达到了局部控制。EMP组中有1例患者局部复发并转变为多发性骨髓瘤。局部复发和扩散与M蛋白水平的升高相关。

Holland 等[193]报道了14例EMP患者，其中8例肿瘤位于头颈部。放射治疗剂量为46~62Gy，肿瘤CR率为72%。未观察到明显的剂量-效应关系。

Liebross 等[194]介绍了22例孤立性EMP患者（19例为头颈部EMP）的治疗结果。常见原发部位为鼻腔和上颌窦。11例患者中有10例存在骨质破坏。所有患者中，3例（14%）检测到血清骨髓瘤蛋白，2例（9%）存在Bence Jones蛋白。18例患者行单纯放射治疗（中位剂量为50Gy，剂量范围为40~60Gy），7例口腔、鼻咽、口咽、腮腺和喉的EMP患者中有5例接受了预防性颈淋巴结照射。肿瘤局部控制率为95%（21/22），没有区域淋巴结转移。5例骨髓瘤蛋白异常的患者中有3例在治疗后骨髓瘤蛋白消失。5年内，7例患者转变为多发性骨髓瘤（32%），未进展为多发骨髓瘤的患者5年无进展生存率为56%，中位生存期为9.5年。Chao 等[150]报道了16例EMP患者，中位随访66个月，头颈部是主要原发部位（88%），3例患者检测到血清M蛋白，7例患者发生骨受侵。所有患者均接受局部放射治疗，2例还接受了预防性颈淋巴结照射。中位放射治疗剂量为45Gy（范围为40~50.4Gy）。肿瘤局部控制率达100%，但有2例患者发生了照射野外复发。5年内5例（31%）患者进展为多发性骨髓瘤。10年无瘤生存率为75%，10年总生存率为54%。

Galieni 等[195]回顾分析了46例EMP患者，多数发生在上呼吸道（37/46，80%）。所有患者均为单一部位的肿瘤，但有7例侵及邻近器官。最常见的治疗手段为局部放射治疗。39例患者（85%）治疗后达到完全缓解，5例（11%）为部分缓解，2例（4%）无效。局部复发率为7.5%，其他部位复发率为10%。7例患者（15%）进展为多发性骨髓瘤。15年生存率为78%。

Michalski 等[180]报道10例接受放射治疗的EMP患者。1例复发患者，行手术切除及术后放射治疗。最常见的原发部位是鼻窦（50%）。所有9例接受放射治疗的患者（剂量为40~50Gy）均获得完全缓解。中位随访时间29个月。4例患者（40%）复发，3例死亡。2例鼻旁窦EMP分别于10个月和24个月进展为多发性骨髓瘤。颈淋巴结复发率为10%，因此不主张颈部无淋巴结转移区域的选择性照射。

Miller 等[196]报道的一组EMP病例中，55%患者（11/20）原发部位为鼻窦和鼻咽。放射治疗为初治手段

(45~60Gy)。平均随访时间为 60.2 个月。在 20 例患者中,15 例行免疫组织化学检测免疫球蛋白轻链。2 例髓内浆细胞瘤中有 1 例(50%)发展为多发性骨髓瘤,而 18 例 EMP 患者仅有 2 例(11%)发展为多发性骨髓瘤。

Ozsakin 等[177]发表了一篇头颈部孤立型浆细胞瘤(42 项研究)的综述。共 258 例患者,其中骨浆细胞瘤 206 例,髓外浆细胞瘤 52 例,均排除多发性骨髓瘤。多数患者(214 例)接受单纯放射治疗;34 例接受放化学治疗;8 例行单纯手术治疗。中位放射治疗剂量为 40Gy。中位随访时间为 56 个月(范围 7~245 个月)。发展为多发性骨髓瘤的中位时间为 21 个月(范围 2~135 个月),5 年生存率为 45%(图 48.14A)。5 年生存率、5 年无病生存率、5 年局部控制率分别为 74%、50%和 86%(图 48.14B)。经多因素分析显示,年龄年轻、肿瘤直径<4cm 是总生存的预后因素;而年龄、髓外的部位以及放射治疗则是无病生存的预后因素,肿瘤小和是否放射治疗是局部控制的预后因素。骨受累的部位为是否发展为多发性骨髓瘤的唯一影响因素。当放射治疗剂量大于 30Gy 时,即使是较大的肿瘤,也未发现剂量-效应关系。

Tournier-Rangeard 等[197]回顾了 17 例头颈部孤立型 EMP,发现当放射治疗剂量≥45Gy 时,肿瘤局部控制率为 100%;而剂量低于 45Gy 时,控制率则下降至 50%(*P*=0.034)。5 年疾病特异性生存率为 81.6%,其预后因素是肿瘤的局部控制 (*P*=0.058)。无病生存率为 64.1%,其预后因素为是否分泌单克隆免疫球蛋白(*P*=0.008)和 CTV 剂量是否>45Gy(*P*=0.056)。

Bachard 等[185]发表的 68 例头颈部 EMP 肿瘤的研究中,39 例接受放射治疗 (中位剂量为 35~37Gy,15

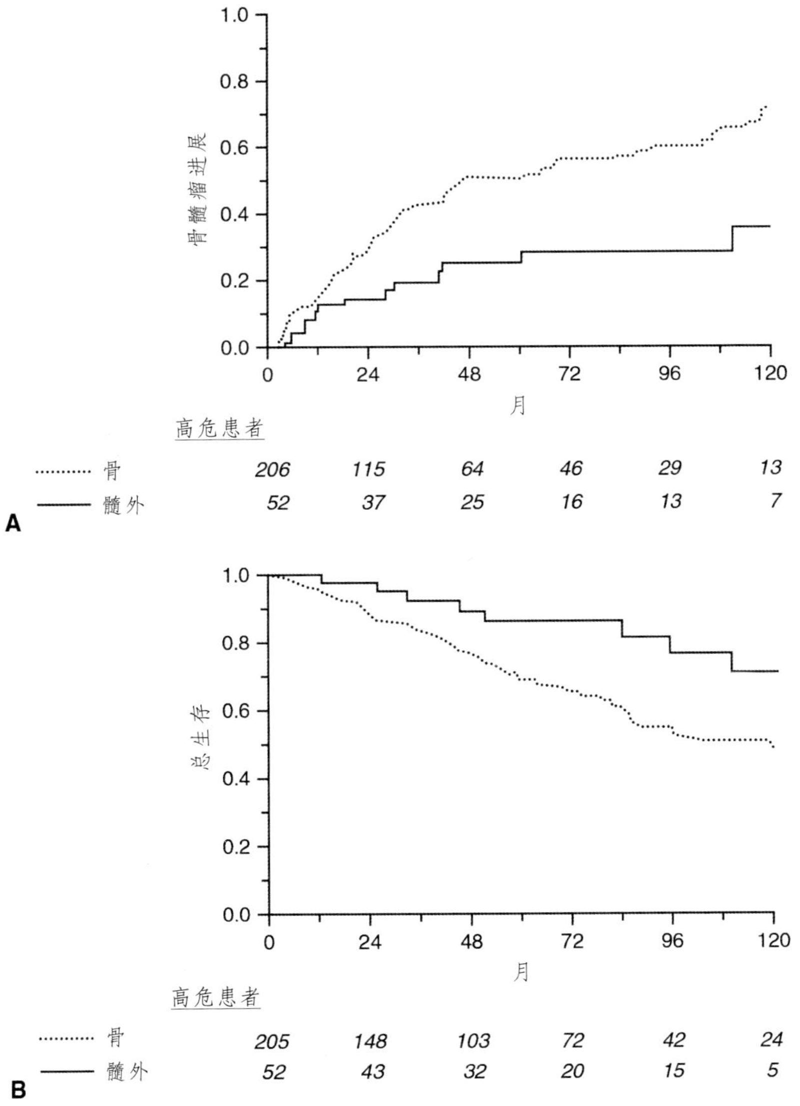

图 48.14　(A)骨(虚线)或髓外(实线)孤立性浆细胞瘤进展为多发性骨髓瘤的可能性 (*P*=0.0009)。(B)骨(虚线)或髓外(实线)孤立性浆细胞瘤的总生存(*P*=0.04)。(From:Ozsakin M,Tsang RW,Poortmans P,et al. Outcomes and patterns of failure in solitary plasmacytoma: a multicenter rare cancer. Study of 258 patients. *Int J Rad Oncol Biol Phys* 2006;64:210–217,with permission.)

次),14例行手术联合放射治疗,8例手术治疗,3例接受放化学治疗。中位随访8年,5年无局部复发生产率为81%,总生存为76%。接受手术或放射治疗期局部复发率相同(12.5%)。23%患者发展为多发性骨髓瘤。Sasaki等[198]报道了日本23个中心67例头颈部孤立性浆细胞瘤放射治疗的结果(其中44例联合手术治疗)。中位剂量为50Gy。中位随访时间63个月,10年肿瘤局部控制率为87%,总生存为56%。接受放射治疗联合手术治疗的患者10年生存率为70%,仅行放射治疗的患者为50%(P=0.004)。12例患者(18%)出现远处转移,8例(12%)发展为多发性骨髓瘤。

表48.12总结了文献报道的不同放射治疗剂量下肿瘤的控制率。我们的经验证实肿瘤的局部控制剂量为45~50Gy。对于广泛期病例,几位研究者则推荐使用更高的剂量(50~60Gy)[203]。

鼻咽纤维血管瘤

流行病学

青少年鼻咽血管纤维瘤(JNPAF)常见于青春期男性[204],肿瘤含雄激素受体[205,206],雌激素治疗偶有效。Hwang等[207]检测了24例鼻咽血管纤维瘤的雄激素受体情况,结果发现18例(75%)阳性,而只有2例(8.3%)孕激素受体阳性,所有肿瘤均为雌激素受体阴性。

因肿瘤多累及鼻腔的后外侧壁——腭骨蝶突、犁骨水平板和翼突顶部的交界处[208,209],故认为肿瘤起源于此处。而另一个依据则为放射治疗后肿瘤常退化至此部位[210]。

JNPAF占头颈部肿瘤比例不足0.05%[162]。发病年龄为9~30岁[211,212],中位发病年龄为15岁。女性患者仅占全部的不到4%[213]。由于主要为男性发病,所以有些学者认为应对女性患者进行染色体研究[209]。

临床表现和病理学

患者通常在确诊前2~48个月即有症状[211]。最常见的主诉是鼻塞或鼻出血,然后就是鼻音或鼻涕、颊部肿胀、眼球突出、复视、听力丧失和头痛[211]。鼻咽血管纤维瘤最初可突入鼻腔、上颌窦,向下挤压软腭;之后肿瘤可侵及翼腭窝,向上进入眶下裂,外侧进入翼上颌裂,进而侵犯颊部和颞区[27]。

Beham等[214]报道了32例JNPAF,发现大多数肿瘤血管缺少弹性层,存在血管壁不规则增厚以及平滑肌改变。某些部位血管上皮细胞通过一层稀疏的可收缩细胞与基质相分离;在出现更多玻璃样变性的部位,基质细胞对平滑肌肌动蛋白表现出反应性。血管壁不规则、弹性层和基质纤维的缺失是导致肿瘤易出血的原因。

鉴别诊断包括纤维肉瘤、横纹肌肉瘤、慢性鼻窦炎、动静脉畸形、淋巴管瘤、神经纤维瘤、多形性腺瘤、淋巴瘤、脓性肉芽肿、息肉以及血管瘤。

诊断性检查

询问病史和体格检查后,应行CT平扫和增强扫描。特征性表现是后鼻腔或翼腭窝中的块状肿物及蝶腭孔中的骨质侵蚀并向翼状板侵犯[44]。鼻咽血管纤维瘤的强化方式是富含血管,这具有诊断价值[215,216],很多学者认为已通过CT确诊的病变,无须再进行颈动脉造影检查[217],除非栓塞形成,但仍存在争议。

表48.12 头颈部髓外浆细胞瘤的放射治疗

作者	例数	男/女	<50岁	局部控制	并发多发骨髓瘤	推荐剂量(Gy)[a]
Kotner和Wang[199]	16	10/6	12	12/16	4	40~50
Wiltshaw[200]	14	10/4	10	11/14	N/A	—
Woodruff等[181]	15	8/7	11	14/15	1	40~50
Bush等[201]	10	5/5	5	8/10	2	50~55
Harwood等[186]	22	18/4	16	18/22	4	35(3周)
Kapadia等[202]	12	9/3	10	11/12	3	—
MD安德森癌症中心[b]	15	12/3	12	13/15	4	50
合计	104	72/32	76	87/104(83.6%)	18(17.3%)	40~50

[a] 无特殊说明均为10Gy/周。[b] 更新的Corwin J数据,未发表。

CT 对于观察骨质较薄的结构是否受累（如鼻旁窦、眼眶）尤为有用，在这些区域 CT 明显优于 MRI。而 MRI 对于显示鼻咽和咽旁间隙更佳。通过螺旋 CT 和 MRI 获得肿瘤体积的数据有助于制订三维治疗计划[218]。

应用 CT 或 MRI 对 72 例 JNPAF 患者进行评估[215]。肿瘤来源于翼腭窝的翼管出口处。60%的肿瘤通过翼管向后侵犯蝶骨翼突根部和蝶骨大翼。肿瘤无法完整切除的最主要原因为肿瘤侵及蝶骨过深，出现此情况的患者有 93%复发。

如果存在颅内受侵，应行放射治疗，但目前尚缺乏相关研究。如果病变位于颅外且拟行手术，双侧颈动脉造影有助于显示相关供血血管和肿瘤的边界。

由于有严重出血的可能，不建议对所有患者均进行活检。只有当临床表现（性别、年龄、肿瘤部位及生物学行为）与 JNPAF 不符时，活检才具有重要意义，以排除肉瘤或慢性鼻窦炎[209]。有文献报道，2 例 40 多岁的患者经活检被诊断为纤维肉瘤[219]。

分期和预后因素

分期系统有 Chandler 等[209]提出的分期系统，Sessions 等[210]提出的影像分期系统，和 Radkowski 等[220]提出的更为细致的解剖分期系统（表 48.13 和表 48.14）。回顾分析 44 例青少年鼻咽血管纤维瘤，有 2/3 的患者存在颅骨受侵，复发率为 27.5%[221]。侵及颞下窝、蝶窦、翼突根部和斜坡、海绵窦、破裂孔和前颅窝的病变更易复发。一项 97 例患者的回顾性分析研究发现，发病年龄、肿瘤大小和 Radkowski 分期是复发的显著预测因子[222]。

表 48.14　鼻咽纤维血管瘤的分期

ⅠA	局限于鼻腔或鼻咽
ⅠB	侵犯至一个或多个鼻旁窦
ⅡA	经蝶腭孔累及翼腭窝
ⅡB	肿瘤完全占据翼腭窝，伴或不伴有眼眶骨侵犯
ⅡC	肿瘤累及颞下窝，翼板破坏
ⅢA	肿瘤侵犯颅底，未侵入颅内
ⅢB	肿瘤侵入颅内，伴或不伴海绵窦受侵

Modified from Radkowski D, McGill T, Healy GB, et al. Angiofibroma. Changes in staging and treatment. *Arch Otolaryngol Head Neck Surg* 1996;122:122-129.

治疗原则

最理想的治疗方式现仍有争议[223]，根据肿瘤的累及部位决定治疗方式是选择手术还是放射治疗。对于颅外肿瘤[221]，应选择外科治疗，手术相关死亡和远期并发症发生率几乎为零[224]。肿瘤侵犯至后颞下窝或侵犯颅内是肿瘤复发的高危因素[225]。

有残余肿瘤而无症状的患者复发率高，应密切随访，定期行 CT 检查。复发的患者应行放射治疗，而不主张更为广泛的手术切除或综合治疗[209,231,221]。

当肿瘤侵及颅内（发生率约 20%），手术相关死亡率增高。有学者推荐术前在诊断性双侧颈内动脉造影的同时行动脉内肿瘤血管栓塞，可降低手术中出血[232]。也可通过聚乙烯醇栓塞来进行挽救治疗[233]。还有报道应用雌激素可使肿瘤部分退缩，其原理可能为反馈性抑制垂体促性腺激素的释放。

放射治疗对颅外肿瘤同样有效，但存在继发恶性

表 48.13　调强放射治疗鼻腔鼻窦肿瘤的效果和晚期 3 级视力损伤

作者	病例数	治疗	中位剂量（Gy）	随访（月）	局部控制（年）	总生存	3 级视力损伤
Claus[226]	32	IMRT+/-S	70	15	NR	80%（1 年）	0
Duthoy[227]	39	IMRT+S	70	31	68%(4)	59%（4 年）	2
Combs[41]	46	IMRT+/-S	64	16	81%(2)	90%（2 年）	0
Hoppe[228]	30	IMRT+S	60	23	NR	NR	0
Daly[229]	36	IMRT+/-S	70	39	58%(5)	45%（5 年）	0
Dirix[230]	25	IMRT+S	60	27	81%(2)	88%（2 年）	0
Madani[162]	84	IMRT+/-S	70	40	70%(5)	58.5%（5 年）	1

IMRT：调强放射治疗；S：手术；NR：未报道。

Modified from Madani I, Bonte K, Vakaet L, et al. Intensity modulated radiotherapy for sinonasal tumors: Ghent University Hospital: Update. *Int J Radiat Oncol Biol Phys* 2009;73:424-432.

肿瘤的风险,虽然发生率很低,仍使放射治疗仅限于晚期肿瘤,如侵犯眶上裂和颅底时应用[225,234]。根据Cummings等[231]报道的20年肿瘤治疗经验,仅发现2例放射治疗致癌的病例(1例为皮肤癌,另1例为甲状腺癌)。

放射治疗技术

此类患者应使用X线照射,照射野应个体化,原则是包括全部肿瘤以及1~2cm的外放边界。布野方式与鼻咽癌类似(不做颈淋巴结照射);当有鼻窦或鼻腔受累时,布野方式则与鼻窦癌相似。对穿野适合大多数患者。当肿瘤侵犯鼻腔,常用两侧对穿野,大野照射并加用补偿器(图48.15)。侵犯范围更广的肿瘤,尤其是肿瘤累及鼻咽部或颅内的情况下,应采用三野照射、3DCRT加用楔形板或IMRT,以获得较好的剂量分布。所有的病例都应尽可能保护眼睛。

推荐剂量范围从30Gy/15次(3周完成)到50Gy/24~28次(5周完成)[235]。常规应用6MV~18MV X线,平行对穿野,照射剂量50Gy,分次剂量2Gy。

有文献报道了3例肿瘤侵及颅底、翼腭窝和颞下窝、眶尖和鼻咽部的JNPAF患者,结果显示IMRT对于治疗病变范围广或复发的JNPAF具有明显优势[232]。研究中放射剂量范围为34~45Gy。Chakraborty等[236]应用IMRT治疗8例Ⅲ期肿瘤患者。2年局部控制率为87.5%且毒性反应较小(1例患者持续性鼻炎)。

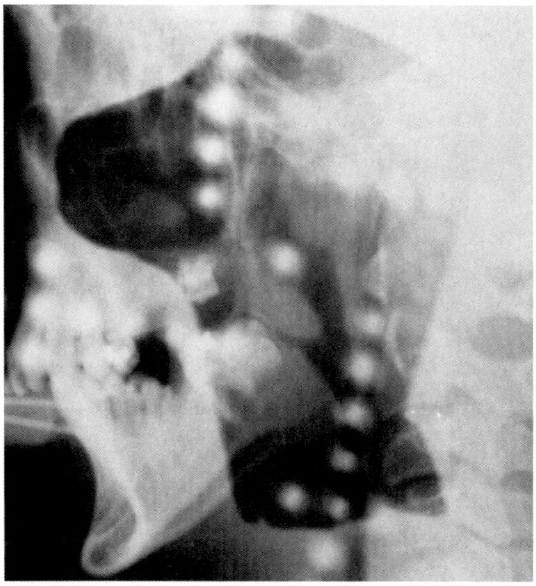

图48.15 Mallinckrodt放射治疗中心治疗鼻咽血管纤维瘤使用的常规侧野示意图。

治疗结果

一项手术治疗的研究报道中18例患者接受手术切除,2例颅内受侵的患者接受了神经外科–耳鼻喉科联合手术治疗[237]。MRI随诊发现3例发生颅内复发,分别给予35Gy、36Gy和45Gy的外照射放射治疗。有7例发生颅外复发,并接受二次手术切除复发灶。所有患者都长期存活,定期MRI复查没有复发迹象。

Cummings等[231]报道了应用放射治疗鼻咽血管纤维瘤的效果,包括42例初治患者和13例手术失败患者,其中49例经活检病理诊断,9例为Chandler分期系统Ⅳ期。治疗剂量为30~35Gy,14~16次,3周完成。随访期为3~26年,肿瘤控制率为80%,且在不同放射治疗剂量组间无差异。3野照射组和2野照射组的局部控制率分别为89%和74%。当大野照射时(大于6cm×6cm)局部控制率为83%,高于小野照射(55%),说明准确确定射野边界很重要,应包括所有可能的肿瘤侵犯范围。在11例复发患者中,放射治疗者8例,手术者3例。肿瘤退缩速度很慢,约有50%的患者在12个月时仍有肿瘤残留。24个月时,肿瘤检出率为23%,其中50%会发生复发。33例完全缓解的患者中仅有1例复发。Robinson等[238]发现60%的患者在治疗后6个月内肿瘤有明显的退缩,其余40%的肿瘤缩小发生在6~20个月内。所有患者在治疗后6个月内均观察到症状明显缓解。

Fields等[239]回顾了Mallinckrodt放射治疗中心治疗13例鼻咽血管纤维瘤的经验,其中有11例为手术失败,2例放射治疗为初始治疗。38%的患者有颅内受侵。随访40~173个月。放射治疗剂量为36~52Gy,中位剂量为48Gy(1.8~2Gy/次,每周5天)。肿瘤控制率达85%,放射治疗失败者通过介入栓塞治疗挽救。晚期并发症为口干和龋齿。

Ungkanont等[212]报道了1974年以前治疗的20例和1975—1993年治疗的23例鼻咽血管纤维瘤患者:手术治疗31例(18例术前行血管栓塞治疗)、放射治疗3例、化学治疗7例(4例联合手术治疗),2例单纯观察。无病生存率为67%,28%的患者带瘤生存,4.6%的患者死于手术并发症。Roche等[240]治疗了15例颌面部联合手术切除的 JNPAF 患者,其中 2 例联合 γ 刀放射外科治疗,4 例接受外照射放射治疗。中位随访 108 个月,12 例患者无瘤生存,2 例患者无肿瘤进展。所有患者的生活质量正常或近乎正常。

放射治疗[231]和化学治疗[241]后肿瘤通常退缩速度缓慢,因此即使在治疗 2 年后仍有肿瘤残留也并非复发的征象，除非有明显的临床症状和肿瘤进展的证据。McAfee 等[242]采用根治性放射治疗方法治疗了 22 例 JNPAF 患者(剂量为 30~36Gy);中位随访 12.7 年,20 例患者(91%)肿瘤得到控制。Kasper 等[243]采用放射治疗方法治疗 9 例患者(剂量为 30~35Gy),1 年内可观察到 25%~50%的肿瘤退缩。实际临床有 7 例患者获得完全肿瘤退缩,但 CT 和 MRI 显示仅有 2 例患者无肿瘤残留。

对于侵犯颅内的较大 JNPAF 进行手术切除比较困难。一项含 18 例 JNPAF 患者的研究中,术前行 MRI 检查并经颈外动脉行肿瘤供血血管栓塞术,7 例患者颅内肿瘤得以完整切除[237]。术后随访行定期 MRI 检查。若颅内病变持续存在或复发且肿瘤有继续生长迹象,行放射治疗(35~45Gy)或二次手术切除。

Wiatrak 等[234]报道放射治疗 3 例初治的颅内受侵 JPNAF 患者的结果,照射剂量分别为 36.6Gy、40Gy 和 50.4Gy。尽管没有患者达到完全缓解,但肿瘤相关症状均得到了明显改善,未发现严重的后遗症。

Ochoa-Carrillo 等[216]报道了 31 例接受手术或放射治疗的患者。其中Ⅱ期和Ⅲ期患者接受手术治疗;Ⅳ期接受放射治疗,但疗效欠佳。这提示有必要认真研究颅面外科联合手术在晚期肿瘤治疗中的价值。16 例患者接受放射治疗(30~55Gy),其中 7 例为肿瘤持续存在或复发的Ⅲ期患者,8 例为初治Ⅳ期患者。随访 36 个月,Ⅲ期和Ⅳ期患者的无病生存率分别为 80.3% 和 19%。

Tranbahuy 等[244]报道了 7 例青少年血管纤维瘤患者直接接受肿瘤栓塞治疗,该技术可显著阻断肿瘤血供,使肿瘤发生坏死。未出现神经系统后遗症。

Goefert 等[241]报道了 5 例初治后复发的侵袭性鼻咽血管纤维瘤患者,所有患者的初治方案均为颅外肿瘤切除术加放射治疗,而挽救治疗均为化学治疗。化学治疗方案为多柔比星(药物用法为 60mg/m^2,第 1 天静脉推注)+氮烯唑胺(药物用法为 250mg/m^2,连续 5 天静脉滴注),每 3~4 周重复 1 次。也可采用第二种化学治疗方案:长春新碱、放线菌素 D 和环磷酰胺均按常规剂量使用。所有肿瘤均显著缩小。患者在 2 年、3 年、6 年和 10 年均为无病生存。

治疗后遗症

多数研究者认为肿瘤颅内受侵的范围会增加手术相关死亡。放射治疗最常见的后遗症为继发于垂体功能低下和骨生长缓慢[158]。

JNPAF 患者放射治疗后偶有恶变的报道[245,246],而且有文献报道当放射治疗剂量达 66~90Gy 时，有放射治疗导致肉瘤的报道[23,231]。Spagnolo 等[23]报道了 4 例患者在放射治疗后发生了肉瘤。Cummings 等[231]报道了 2 例患者分别在放射治疗后 13 年和 14 年发生了恶性肿瘤,1 例为基底细胞癌,另 1 例为转移性甲状腺癌。2 例患者均为无病生存。另 2 例患者出现白内障。

非雀斑样恶性黑色素瘤

恶性黑色素瘤占头颈部恶性肿瘤的 11%[110]。在全部恶性黑色素瘤中,原发于头颈部者占 20%~35%[131]。

皮肤黑色素瘤

Batsakis 等[247]回顾文献发现,所有头颈部黑色素瘤中,64%~78%原发于皮肤,6%~8%原发于黏膜,14%~30%原发于眼睛。其中，浅表扩散型和结节型的转移率分别为 10%~30%和 50%[248]。预后与肿瘤的部位和分期相关[249]。神经性黑色素瘤是一种罕见的变异型皮肤黑色素瘤,具有侵及神经的高风险。若怀疑颅内或颅骨基底部受侵,应行 CT 扫描明确。

仅当患者有区域淋巴结转移时建议行全身 CT 或 PET-CT 检查。CT 成像可检测到 0.5%~3.7%活检前哨淋巴结发现的隐匿的微小淋巴结转移和 4%~16%临床查体可触及的淋巴结[250]。在两项大型研究中评估的超过 500 例侵袭性、淋巴结阴性黑色素瘤患者中仅鉴定出一个转移性病变[208]。

皮肤黑色素瘤的主要治疗手段是扩大切除术,最少应保证 3cm 的外扩边界[110]。近年来,对于头颈部Ⅰ期黑色素瘤可以将扩大切除范围缩小为距肿瘤 2cm,可以获得同样的肿瘤局部控制率(局部失败率 3%~6%)[208]。在无临床可触及淋巴结的情况下,在黑色素瘤原发灶切除术后是否需要行淋巴结取样取决于检测到淋巴结转移的概率,其概率与肿瘤浸润的深度相关。在几项大型临床试验和荟萃分析中，淋巴结转移在肿瘤原发病灶厚度小于1mm时较少见，仅在1%~5.6%的患者中检出阳性淋巴结。Breslow深度超过4mm的患者淋巴结转移率较高，估计转移率在35%~45%[208]。

放射治疗和手术的联合治疗越来越多地应用在恶性黑色素瘤（皮肤或黏膜）的治疗中[251]。玛格丽特公主医院治疗了16例节结型黑色素瘤，治疗方式为局部手术切除+术后放射治疗（50Gy/10次，2周）；14例获得肿瘤的局部控制，6例患者治疗后2~14年仍存活，与单纯扩大切除的疗效相似，但并发症明显减少，而且美容效果明显优于后者。之后该医院的Harwood和Cummings[110]又报道了采用放射治疗方法治疗5例头颈部浅表扩散型黑色素瘤的经验。所有病变均得到了局部控制。1例患者发生淋巴结转移，亦得到了控制；1例患者死于远处转移。推荐治疗剂量为45Gy/10次（2周）至50Gy/15次（3周）[252,253]。

Harwood和Cummings[248]报道了74例患者接受8Gy/次×3次（第0天、第7天和第21天）的放射治疗，治疗过程中遮挡保护脊髓、脑和眼等重要器官。30例患者进行了颈清扫术+术后放射治疗，术后放射治疗的指征为：包膜外受侵、多发颈淋巴结转移、单个转移淋巴结直径>3cm，以及肿瘤明显残留。随访1~4年，颈部肿瘤控制率为86.6%（26/30）。4例原发肿瘤镜下残留者经过术后放射治疗，在随访1~3.5年后，有3例得到很好的局部控制。另一项40例皮肤黑色素瘤患者（13例为原发，27例为复发）的研究结果：15例（37.5%）治疗后达到完全缓解，12例为部分缓解。对Harwood报道的数据进行追踪随访（个人观点，1989年）发现，41例接受辅助治疗的病例颈部肿瘤控制率为94%，而48例肉眼残留和复发的患者局部控制率为57%。故Harwood认为：对于无法手术的浅表扩散型黑色素瘤或由于各种原因（如年龄、肿瘤部位、医疗条件等）无法广泛切除而仅行单纯肿瘤切除的结节型黑色素瘤患者，应进行单纯放射治疗。对于存在不良预后因素的结节型黑色素瘤患者，应该进行术后放射治疗。复发和无法切除的肿瘤也应该行放射治疗。Harwood等[186]推荐行大分割照射，原因为当分割剂量>4Gy时局部控制率可达71%，而较低分割剂量时局部控制率仅为25%。

Ang等[205]报道了174例头颈部皮肤黑色素瘤高危患者（3个及以上阳性淋巴结，包膜外侵），术后接受预防性术后放射治疗（30Gy/5次，6Gy/次，2.5周）。中位随访35个月，局部及区域肿瘤控制率为88%。病灶厚度与5年生存显著相关（<1.5mm患者为100%，1.5~4.0mm为72%，>4mm患者为30%）。Bibault等[254]的研究中，结节切除联合术后放射治疗60例皮肤黑色素瘤（17例位于头颈部），单纯手术治疗26例（4例位于头颈部）。在治疗后5年，接受放射治疗剂量>50Gy的患者区域肿瘤控制更好（85%对35%），总生存率也更高。2%的患者出现2级毒性反应。Chang等[158]应用术后放射治疗（30Gy/5次或60Gy/30次）治疗49例高危头颈部皮肤黑色素瘤。中位随访1.7年，存活患者中位随访4.4年，5年局部区域肿瘤控制率为87%（两组无明显差异），肿瘤特异性生存率为57%，总生存为46%。大分割组2例患者有严重的并发症（颞骨和臂丛神经坏死）。Strojan等[255]报道了83例头颈部皮肤黑色素瘤，40例行颈清扫，43例行清扫联合术后放射治疗（30Gy/5次或60Gy/30次）。有20例患者原发部位包括在放射野内。中位随访2.1年，2年区域肿瘤控制率手术组为56%，联合治疗组为78%。生存率分别为58%和51%。晚期不良反应手术组为17%（6/34），联合组为28%（10/36）。Chang等[158]总结了关于头颈部皮肤黑色素瘤术后放射治疗的结果。

Emami等[255]和Engin等[257]报道了另外一种治疗复发或无法切除的皮肤黑色素瘤方案，热疗联合大分割放射治疗。这些数据支持大分割放射治疗：当分割剂量超过4Gy时，完全缓解率达到59%，而<4Gy /次时完全缓解率仅为33%。然而RTOG进行了一项比较不同分割剂量的临床研究，两组的放射治疗方案分别为32Gy/4次（第0、7、14和21天）和50Gy/20次（5周完成），结果显示两组的肿瘤反应率没有显著性差异（完全缓解率分别为24.2%和23.4%，部分缓解率为35%）[258]。

在高风险的Ⅱ期和Ⅲ期黑色素瘤中使用高剂量的干扰素或白细胞介素-2辅助治疗降低了风险或疾病复发，并且在几个大型试验中增加了中位无病生存期。

黏膜黑色素瘤

在美国，每年新发的头颈部黏膜黑色素瘤占此类肿瘤的2%~8%[247]。该肿瘤在日本等其他国家更为常见，占所有恶性黑色素瘤的22%~32%[212]。大多数患者的发病年龄为50~70岁。20岁以前发病率很低（占全部黏膜黑色素瘤的0.6%）[259]。男女比例为1:1[259]。Batsakis等[14]对204例黏膜黑色素瘤进行回顾性分析，结果显示，56.4%的肿瘤原发于上呼吸道，44%原发于口腔和咽部。在所有恶性黑色素瘤中，原发于鼻腔或鼻窦肿瘤所占比例不足 1%，占所有头颈部黑色素瘤的 2%~9%[260]。超过 28%的患者色素沉着先于肿瘤出现时间超过 1 年[261]。口腔黏膜黑色素最常见的原发部位是硬腭(高达 80%),其次是上下齿龈。

诊断性检查

应尽可能行肿瘤切除活检，原因是有报道认为针吸活检或部分切取活检可导致肿瘤的局部扩散或远处转移[262],尽管在皮肤黑色素瘤中未发现此现象[45]。Batsakis 等[14]发现有 1/3 的病变无黑色素沉着,Hoki 等[260]报道该比例为 25%。

转移性头颈部黏膜黑色素瘤少见。转移性肿瘤与原发灶的区别在于表皮下肿瘤和基底层黑色素细胞之间存在正常组织[14]。咽部、舌和扁桃体是最常见的转移部位。

预后因素

Batsakis 等[247]发现肿瘤浸润深度超过 0.5mm 是不良预后因素。Trapp 等[263]认为侵袭深度超过 0.7mm 是不良预后因素。淋巴结转移与预后无关。黏膜黑色素瘤较皮肤黑色素瘤预后差[147],提示免疫活性的缺乏[264]。

治疗方案和结果

对于这些病灶,首先推荐手术切除。但由于效果不佳,且 37%的患者伴相邻的色素沉着,有研究者建议预防性切除所有的黑色素痣。因为放射治疗的结果与手术相似,且这些患者预后较差主要是因为远处转移而不是局部区域失败,对于头颈部黏膜黑色素瘤可考虑首先采用放射治疗，手术作为挽救治疗手段[253]。不推荐所有患者都行颈部预防性放射治疗,但对于少数淋巴结转移的患者可采用[97]。

鼻腔鼻窦黏膜黑色素瘤患者的中位生存期为 24 个月,5 年无病生存率为 25%[259]。喉黑色素瘤患者的 5 年无瘤生存率为 13%[147]。在一篇对日文文献的综述中,Umeda 等[265]发现,手术治疗的Ⅰ期和Ⅱ期口腔黑色素瘤患者的 3 年局部控制率为 58%(7/12)。即使行根治性肿瘤全部切除,仍有较高比例的失败率(20%~42%)。由于治疗失败的主要原因为远处转移,而且确诊时几乎没有患者临床上发生淋巴结转移,因此,有学者不推荐行选择性颈淋巴结清扫术。但是否进行选择性颈淋巴结清扫术目前尚存争议,因为仍有 30%~60%的患者最终会发生淋巴结转移[266]。

Harwood 和 Cummings[248]分析了该医院治疗的 12 例患者的数据,又分析了文献中报道的 12 例患者,合计为 24 例患者(25 个病变)。11/24 例患者中治疗后达到肿瘤的局部控制(9~54 个月随访期)。接受 4Gy 或者更大单次剂量后 6/7 肿瘤得到控制，而分次剂量偏低治疗,5/18 的肿瘤得到控制。Saigal 等[97]报道 17 例黏膜黑色素瘤(11 例位于鼻腔鼻窦,6 例位于口腔)手术治疗(16 例联合放射治疗)和放射治疗(1 例)。7 例患者接受辅助免疫治疗。中位随访 35.2 个月,5 年肿瘤局部控制率为 81%,无病生存率为 44.5%,总生存率为 51.5%。Krengli 等[267]报道了 74 例上呼吸消化道黏膜黑色素瘤(31 例位于鼻腔,12 例位于口腔),17 例行单纯手术治疗,42 例行手术联合放射治疗（中位剂量 60Gy,2Gy/次),11 例行单纯放射治疗,4 例为化学治疗和免疫治疗。手术组 3 年肿瘤局部复发率为 43%,手术联合放射治疗组为 29%。9 例患者发现 3 级以上黏膜炎。

Kingdom 和 Kaplan[268]报道了 13 例接受手术治疗的鼻腔和鼻窦黏膜黑色素瘤患者的治疗结果。其中 8 例患者为显微镜下净切缘,7 例患者接受了术后放射治疗（剂量为 30~62Gy),3 例接受了颈部照射（30~50Gy)。肿瘤局部控制率为 85%(11/13),原发肿瘤中位复发时间为 16 个月。2 例患者发生了颈部转移,4 例患者发生了远处转移。术后放射治疗提高了无病生存时间并延长了生存期。手术切缘阴性并非预后因素。研究者推荐对所有黏膜黑色素瘤患者进行完全性肿瘤切除(切缘阴性),并加术后放射治疗。

Zenda 等[250]采用质子放射治疗方法治疗 14 例头颈部黏膜黑色素瘤(60Gy/15 次,每周 3 次)。中位随访 36.7 个月,3 年肿瘤局部控制率为 85.7%，总生存为 58%。最常见的失败部位为颈部淋巴结（6 例患者)。2 例患者出现后期视力下降。Yanagi 等[269]采用碳离子放射治疗(剂量 52.8~64GyE,16 次)治疗 72 例头颈部黏膜黑色素瘤患者。中位随访 49 个月,5 年肿瘤局部控制率为 84%，肿瘤特异性生存率为 39.6%，总生存率为 27%。无 3 级并发症。Jingu 等[270]碳离子放射治疗(57.6GyE/16 次)和化学治疗 37 例头颈部黑色素瘤。中位随访 19 个月,3 年肿瘤局部控制率为 65.3%、总生存率为 81%。MRI 最小表观弥散系数是生存的预后因素。

恶性雀斑样黑色素瘤

自然病程

恶性雀斑(黑色素性雀斑[271]或局限性癌前黑色素沉着病)及由其发展而来的更具侵袭性的亚型——恶性雀斑样黑色素瘤(LMM),具有易于识别的临床病理特征。LMM 约占所有头颈部黑色素瘤的 10%,常发生于老年人的面部和耳部,病程较长,常在确诊前肿瘤已长至很大。如不及时治疗,1/3 的恶性雀斑会进展为侵袭性 LMM。

Tannous 等[272]假设恶性雀斑可分为两类:一类可见黑色素瘤的癌前病变——色素沉着;另一类可见原位黑色素瘤病变。并且假定部分患者可进展为恶性黑色素瘤。

临床表现和诊断

病变最初较局限,之后逐渐增大为较弥漫的皮肤色素过度沉着。可发展为浅表结节,最终形成溃疡并表现出更强的侵袭性。约 10%的晚期患者会发生局部或远处转移。源于浅表扩散型黑色素瘤发展而来的结节性恶性黑色素瘤的转移率为 25%,源于结节性恶性黑色素瘤转移率为 50%。

LMM 所需的诊断性检查与疑诊恶性黑色素瘤相似。需行活检以明确组织病理性诊断。应仔细查体以除外其他部位受侵以及局部和远处转移。

治疗原则

恶性雀斑和 LMM 常应用手术治疗，要求保证 5~10mm 手术切缘或采用莫氏(Mohs)手术,但不明确的病变可能需要更大的切缘[273]。放射治疗常用于更具侵袭性或术后复发的肿瘤[273]。Hill 和 Gramp[274]报道了 66 例 LMM，其中 38%的患者经历了 2 次或以上的手术切除,32%为侵袭性黑色素瘤。只有 1 例复发，没有患者发生远处转移。对于较大的病变,有文献报道行广泛切除后进行皮肤移植,术后美容效果欠佳。

Cohen 等[275]报道了应用莫氏显微外科手术(Mohs microsurgery）治疗 16 例恶性雀斑和 19 例 LMM 患者的经验。平均随访 58 个月(214.3 患者/年),1 例出现复发,该患者在行莫氏显微外科手术治疗前已发生过 5 次复发。Kuflik 和 Gage[176]应用冷冻手术治疗了 30 例患者。病灶直径范围为 1.3~4.5cm。2 例患者出现复发(复发率 6.6%),均行二次冷冻治疗并获得成功。11 例患者在超过 5 年观察期内未出现复发。

由于 LMM 很少发生淋巴结转移，所以无须进行颈淋巴结清扫术。

放射治疗是 LMM 患者常用治疗手段，因其并发症发生率低以及术后美观效果好,尤其适用于病灶较大的患者(图 48.16)。

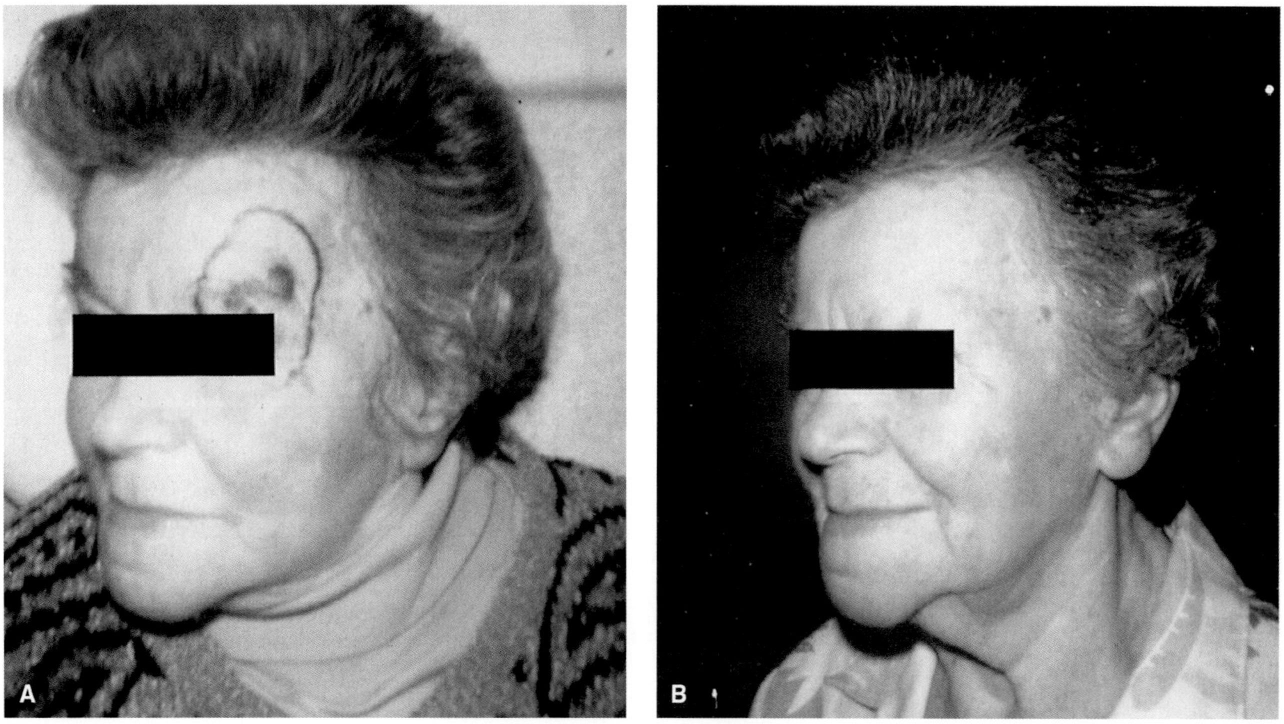

图 48.16 面部恶性雀斑样黑素瘤治疗前(A)和 9MeV 电子线加组织等效物照射(50Gy/25 次)6 年后(B)。

放射治疗技术

如同其他部位皮肤病变,应仔细设计照射野以包括全部肿瘤并外放足够的安全边缘（直径<2cm 的肿瘤应外放 1cm,更大的肿瘤则应外放 2cm)。由于 Miescher 放射治疗技术使用浅部 X 线，约 1mm 处的深度剂量为 50%,若病灶侵犯真皮层则可能发生局部复发。因此,Harwood 和 Lawson[253]推荐使用最低能级的 X 线(100keVp),最佳能量为 140~175keVp。也可使用浅部 X 线(100~200keVp)加足够滤过或 6~9MeV 电子线加合适厚度的等效组织填充物(约 1.5cm)。大多数患者的肿瘤控制剂量为 45~50Gy/(15~25 次·3~5 周)。推荐的放射治疗方案为:分次剂量 3~3.5Gy,每周 3 次,隔天放射治疗,总剂量为 50Gy,还应根据肿瘤的大小和厚度进行调整。无须行选择性区域淋巴结照射。

定期密切随访,包括临床检查和原发灶的照片检查,以确定肿瘤是否有持续性进展。

对于已接受手术切除的患者，如果切缘不净,建议行术后放射治疗[112]。照射剂量与前述相似。

治疗结果

Harwood 和 Lawson[253]描述了 13 例恶性雀斑患者接受放射治疗的经验:11 例局部肿瘤得到控制,1 例边缘复发并接受了放射治疗挽救,1 例肿瘤残留（复发经过治疗后生存 11 年)。1 例存活 2 年并拒绝接受进一步的治疗。19 例接受放射治疗的 LMM 患者中,17 例行单纯放射治疗的患者肿瘤局部控制时间为 6 个月~6 年。1 例患者发生中枢性复发并进行了手术挽救(复发经治疗后存活了 5 年)。1 例患者在放射治疗后 3 个月内死于非肿瘤性疾病。没有患者发生淋巴结转移或远处转移。

Tsang 等[259]报道了 54 例患者接受放射治疗或手术治疗。肿瘤较小的年轻患者行手术(18 例),3 年肿瘤控制率为 94%。头颈部大肿瘤的老年患者行放射治疗(36 例),5 年肿瘤控制率为 86%。无 1 例发展为转移性黑色素瘤。大多数接受放射治疗的患者美容效果尚可,其中 11%的患者术后美容效果较差，主要为治疗区域内皮肤表现为进行性苍白、萎缩和毛细血管扩张。

头颈部肉瘤

自然病程

肉瘤占头颈部恶性肿瘤的比例不到 1%。最常见的组织类型是恶性纤维组织细胞瘤(29%),最少见的类型是脂肪肉瘤(1%)。肉瘤的病理学表现复杂,常需行免疫组织化学分析加以鉴别,包括血管肉瘤、软骨肉瘤、平滑肌肉瘤、脂肪肉瘤、恶性纤维组织细胞瘤、神经纤维肉瘤、骨肉瘤、横纹肌肉瘤、恶性神经鞘瘤和滑膜肉瘤。纤维肉瘤、血管肉瘤、平滑肌肉瘤和横纹肌肉瘤是比较常见的类型,但不同文献的数据并不完全相同。肿瘤原发于头皮和颜面部者占 33%,眼眶和鼻窦者占 26%，上呼吸道和上消化道者占 14%(包括喉),颈部者占 27%。头颈部滑膜肉瘤罕见,占所有头颈部肿瘤的 3%~5%,其诊断需综合考虑组织学、免疫组织化学结果以及是否存在染色体异位。该肿瘤预后不佳,因此需要进行根治性手术加术后放射治疗[277]。

放射治疗所致头颈部肉瘤是治疗后罕见的远期并发症,该肿瘤极罕见,英文文献报道非常少[278,279]。大多数放射所致肉瘤发生在治疗结束 10 年以后。临床发现可疑病灶即存在为放射治疗后肉瘤的可能性,与放射治疗结束的时间长短无关。应重新检查最初的病理切片以确保原发肿瘤诊断的正确性。可使用电镜技术来区分肉瘤样上皮病变和真正的软组织肉瘤。

随着人口老龄化以及头颈部肿瘤患者生存的改善,放射治疗致肉瘤的发生率逐渐升高。这一问题非常具有挑战性,整体形势相当严峻。Patel 等[279]回顾性分析了 1966 年以来英文文献报道的所有 69 例放射治疗致肉瘤患者，并将此数据与其自己治疗的 10 例患者进行综合分析。这组资料与皇家马斯登医院头颈部肉瘤数据库中注册的 124 例头颈部肉瘤患者的生存结果进行比较。结果显示无法预测放射治疗致肉瘤的发生部位,但恶性纤维组织细胞瘤是最常见的病理类型。从最初放射治疗到确定诊断的潜伏期一般为 9~45 年,中位时间为 17 年。手术是主要的治疗方法,术后随访 6 个月~15 年,中位随访时间为 2 年。实际 5 年无瘤生存率为 60%。

临床表现和诊断

临床表现因原发部位不同而各不相同。消化道肿瘤的常见症状为鼻出血、颈部包块或吞咽/呼吸困难。颅底或神经鞘的肿瘤常表现为脑神经异常。诊断性检查参见其他部位的软组织肉瘤。对于早期病变,X 线片或 CT 可能仅表现为非特异性模糊、软组织肿胀以及偶见的骨质破坏。表 48.1 列出了需要的各项诊断性检查。MRI(特别钆增强 MRI)可作为 CT 检查的有益补充和替代检查[280,281]。分期检查还要求进行胸部 CT

淋巴结；Ⅵ区，从舌骨到胸骨切迹，两侧界是颈动脉内缘。Ⅵ区包括的淋巴结有，气管旁淋巴结、德尔法淋巴结、气管食管沟淋巴结[3]。

自然病程

淋巴结转移发生的概率与原发肿瘤的部位、组织学分化程度、肿瘤大小、淋巴回流等因素有关[4-7]。不同部位、不同T分期的头颈部癌，在临床颈淋巴结阴性情况下发生淋巴结转移的风险见表49.1[4]。复发的病变发生淋巴结转移的概率远高于初次治疗的病变。

颈部不同区域淋巴结转移的概率和原发肿瘤T分期的相关性见表49.2[5]。头颈部最常受累的淋巴结为Ⅱ区淋巴结，其次为Ⅲ区淋巴结。单侧病变常先转移到同侧淋巴结；如病变靠近中线或者位于中线、可发生双侧颈淋巴结转移，而对于舌根和鼻咽部病变，即使位于单侧也容易发生双颈部淋巴结转移。

如果患者单侧颈部淋巴结转移并造成显著淋巴回流受阻，有可能出现对侧淋巴结转移的风险。另外，一侧颈部有过手术史的患者，可通过颏下淋巴结引流到对侧颈部。如果病变对侧出现淋巴结转移，则Ⅱ区淋巴结受累最常见、其次是Ⅲ区和Ⅳ区淋巴结。

表49.1 不同危险组的定义

分组	评估亚临床颈淋巴结转移风险%	分期	部位
Ⅰ低危组	<20%	T1	口底、磨牙后三角区、齿龈、硬腭、颊黏膜
Ⅱ中危组	20%~30%	T1	舌、软腭、咽侧壁、声门上喉、扁桃体
		T2	口底、舌、磨牙后三角区、齿龈、硬腭、颊黏膜
Ⅲ高危组	>30%	T1~4	鼻咽、梨状窝、舌根
		T2~4	软腭、咽侧壁、声门上喉、扁桃体
		T3~4	口底、舌、磨牙后三角区、齿龈、硬腭、颊黏膜

From Mendenhall WM, Million RR. Elective neck irradiation for squamous cell carcinoma of the head and neck: analysis of time-dose factors and causes of failure. *Int J Radiat Oncol Biol Phys* 1986;12:741-746, with permission.

表49.2 治疗前淋巴结转移临床检出率与T分期的关系

原发部位	T分期	N0(%)	N1(%)	N2(%)
舌体[a]	T1	86	10	4
	T2	70	19	11
	T3	52	16	31
	T4	24	10	66
口底[a]	T1	89	9	2
	T2	71	18	10
	T3	56	20	24
	T4	46	10	43
磨牙后三角区/咽前柱[b]	T1	88	2	9
	T2	62	18	20
	T3	46	21	33
	T4	32	18	50
软腭[b]	T1	92	0	8
	T2	64	12	24
	T3	35	26	39
	T4	33	11	56
扁桃体窝[b]	T1	30	41	30
	T2	32	14	54
	T3	30	18	52
	T4	10	13	76
舌根[b]	T1	30	15	55
	T2	29	14	56
	T3	26	23	52
	T4	16	8	76
口咽[b]	T1	75	0	25
	T2	70	10	20
	T3	33	22	44
	T4	24	24	52
声门上喉[c]	T1	61	10	29
	T2	58	16	26
	T3	16	25	40
	T4	26	18	41
下咽[d]	T1	37	21	42
	T2	30	20	49
	T3	21	26	54
	T4	26	15	58
鼻咽[e]	T1	8	11	82
	T2	16	12	72
	T3	12	9	80
	T4	17	6	78

2044例患者数据，MD安德森癌症中心，Houston，TX，1948-1965.

Lindberg[5]定义的[a]T分期。Fletcher等[78]定义的[b]T分期。Fletcher等[79]定义的[c]T分期。MacComb等[80]定义的[d]T分期。Chen and Fletcher[81]定义的[e]T分期。

Modified from Lindberg RD. Distribution of cervical lymph node metastases fromsquamous cell carcinoma of the upper respiratory and digestive tracts. *Cancer* 1972; 29:1446-1449.

随着淋巴结内肿瘤的生长，淋巴结变硬、变大，并最终突破淋巴结包膜从而侵犯周围组织。临床常见血管神经束受侵，触诊时可见包块固定。淋巴结大小与发生淋巴结包膜侵犯的关系见表 49.3[6]。

咽后外侧组淋巴结受累与原发部位和颈部病变的分期有关[7]，而咽后内侧组淋巴结几乎不发生转移。根据治疗前 CT 检查、部分病例结合 MRI 检查，显示的咽后淋巴结转移概率见表 49.4[7]。

诊断检查

体格检查

检查时患者，检查者位于患者后方，用一只手放在患者枕部，将其头屈曲向前，另外一只手放在要检查的颈部一侧。检查位于胸锁乳突肌深面的颈内静脉链淋巴结时，将拇指和示指环绕胸锁乳突肌形成"C"字形，轻轻地从胸骨颈静脉切迹处开始滑行至下颌角水平。双侧颈部应该分开检查。颌下和颏下淋巴结可以直接触诊，也可以用一手示指放在口底、一手置于颈部的双合诊来检查[8]。

以下转移性淋巴结的特征需要记录：解剖部位、大小、硬度、活动度、淋巴结是否转移的临床评估等。

影像学检查

CT、MRI、FDG-PET 和超声检查可用于评估颈淋巴结转移情况[9]。在佛罗里达大学，CT 依然是检查上消化道肿瘤和区域淋巴结的主要方法。MRI 主要用于鼻咽恶性肿瘤患者的研究，也用于静脉造影剂过敏患者。在欧洲超声检查主要用于颈淋巴结的评估。如果检查结果会改变治疗计划，则 FDG-PET 可用于评估可疑淋巴结。PET 检测直径<1cm 的阳性淋巴结并不可靠。FDG-PET 是否能调高常规 CT 的准确率仍未得到证实。

表 49.3　淋巴结大小、淋巴结受侵和淋巴结包膜受侵之间的关系 [a]

	淋巴结大小(cm)				
	1	2	3	4	≥5
淋巴结的数目	177	183	84	17	58
阳性百分比(%)	33	62	81	88	100
阳性淋巴结包膜受侵百分比(%)	14	26	49	71	76

[a] 数据来自法国犹太城古斯塔夫-鲁西研究所。

Modified from Richard JM, Sancho-Garnier H, Micheau C. Prognostic factors in cervical lymph node metastasis in upper respiratory and digestive tract carcinoma: study of 1713 cases during a 15-year period. *Laryngoscope* 1987;97:97–101.

表 49.4　不同原发部位、不同颈淋巴结分期的咽后淋巴结阳性率(794 例肿瘤)

	颈部临床分期		
原发部位	N0(%)	N+[a](%)	总和(%)
鼻咽	2/5(40)	12/14(86)	74
咽侧壁	6/37(16)	12/56(21)	19
软腭	1/21(5)	6/32(19)	13
扁桃体	2/56(4)	14/120(12)	9
梨状窝或环后区	0/55(0)	7/81(9)	5
舌底	0/31(0)	5/90(6)	4
声门上喉	0/87(0)	4/109(4)	2

[a] N+：颈部淋巴结临床受累(N1~3B 期)。

From McLaughlin MP, Mendenhall WM, Mancuso AA, et al. Retropharyngeal adenopathy as a predictor of outcome in squamous cell carcinoma of the head and neck. *Head Neck* 1995;17:190–198, with permission.

正常大小淋巴结出现的微小转移灶表现为半透明病变区。直径 6~8mm 淋巴结中的转移灶也可以被鉴别，并被外科手术所证实，而大部分正常大小淋巴结中的亚临床病灶依然不能被 CT 检出。FDG-PET 与 CT 对于较小淋巴结(直径<1cm)的亚临床病灶的检出能力相比，稍有提升。

正常大小的淋巴结里的半透明的区域必须与脂肪门样结构和平均体积假象相鉴别。随着转移灶的生长、淋巴结变得更接近圆形。直径>2cm 的转移性淋巴结常有坏死区域；随着转移灶的变大、淋巴结的包膜将变得充血，强化 CT 检查可出现环形增强；当包膜变得与淋巴结外轮廓不清楚、不规则时，高度提示淋巴结包膜受侵；继续生长将使淋巴结周围脂肪消失；最后，在淋巴结和周围结构之间没有清晰的正常结构。此时临床查体表现为淋巴结的固定(图 49.2)。椎前筋膜受侵并与斜角肌固定对于未经治疗的患者非常少见。大片坏死的淋巴结行 FDG-PET 检查时，可能表现为阴性。

如果淋巴结包膜受侵并包绕大于 50%的颈动脉、则淋巴结与颈动脉固定的可能性大。相对于 CT，超声和 MRI 在评估肿瘤是否侵犯颈动脉时可能更为有效。

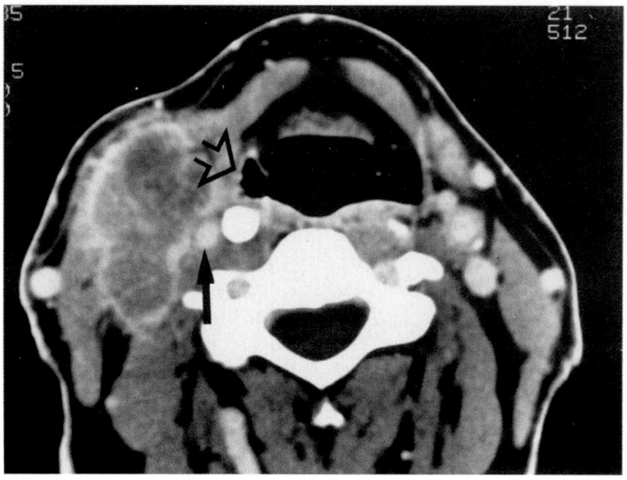

图 49.2 右侧梨状窝外侧壁鳞癌 T1 病变(开口箭),右颈 N3b 淋巴结,固定且邻近颈动脉但未完全包绕颈动脉(实心箭)。Mendenhall WM,Parsons JT,Mancuso AA,et al. Head and neck: management of the neck. In: Perez CA,Brady LW,Halperin EC,et al.,eds. *Principles and practice of radiation oncology*. Philadelphia: Lippincott Williams and Wilkins 2004:1158-1178.

如果 CT 怀疑神经血管束受侵,则 MRI 能更好地加以鉴别排除,而超声能够显示血管壁是否受侵,因而能证实病变是否侵犯动脉。

分期

AJCC 分期标准见表 49.5。因为本章节所有佛罗里达大学提供的资料还采用 1983 年 AJCC 分期系统[10],1983 年和 2002 年的分期系统均在表 49.5 中列出。1983 年的分期系统里的 N3c 非常少见,提示临床医生积极查找其他部位原发肿瘤的可能。在 2002 年最新的 AJCC 分期系统里,单侧或对侧淋巴结直径≤6cm 分为 N2c,而直径>6cm 定义为 N3[11]。AJCC 颈部淋巴结分期系统自 1997 年版之后未再有变化。AJCC 对鼻咽癌的淋巴结分期与其他头颈癌不同,这将在相关章节中讨论。

手术治疗

标准的根治性颈淋巴结清扫术包括切除颈筋膜深层和浅层、Ⅰ~Ⅴ区淋巴结及胸锁乳突肌、肩胛舌骨肌、颈内外静脉、脊副神经、颌下腺。但并非所有患者均需要切除副神经,因为副神经切除后会造成斜方肌

表 49.5 1983 年和 2010 年 AJCC 颈淋巴结分期

分期	定义
1983 年分期	
Nx	淋巴结无法评估
N0	临床无阳性淋巴结
N1	单个同侧淋巴结转移,直径≤3cm
N2	单个同侧淋巴结转移,3cm<直径≤6cm 或多个同侧淋巴结转移,但最大直径≤6cm
N2a	单个同侧淋巴结转移,3cm<直径≤6cm
N2b	多个同侧淋巴结转移,直径≤6cm
N3a	多个淋巴结转移最大直径>6cm
N3b	双侧转移性淋巴结(此种情况下,两侧的淋巴结分期需分开各自分期,比如:右 N3b,N2a 左 N1)
N3b	仅对侧淋巴结转移
2010 分期	
Nx	区域淋巴结无法评估
N0	无区域淋巴结转移
N1	单个同侧淋巴结转移,最大直径≤3cm
N2	单个同侧淋巴结转移,3cm<直径≤6cm 或多个同侧淋巴结转移,最大直径≤6cm 或双侧和对侧淋巴结转移,最大直径≤6cm
N2a	单个同侧淋巴结转移,3cm<最大直径≤6cm
N2b	多个同侧淋巴结转移最大直径≤6cm
N2c	双侧和对侧淋巴结转移最大直径≤6cm
N3	淋巴结转移最大直径>6cm

Used with the permission of the American Joint Committee on Cancer (AJCC), Chicago, Illinois. *The original source for this material is the AJCC Cancer Staging Handbook*, 7th ed. (2010) published by Springer science and Business media LLC, www.springerlink.com.

的萎缩,使患者出现垂肩和不适。

改良的根治性颈部清扫术包括切除颈筋膜深层和浅层及其附着的淋巴结,但保留一个或多个非淋巴结构如胸锁乳突肌、二腹肌、颈内静脉和脊副神经。目前多数在我院行颈清扫手术的患者至少保留脑神经Ⅺ。功能性颈清扫的优势在于外形改变小、功能保留好。

选择性颈淋巴清扫手术则Ⅰ~Ⅴ区淋巴结分区中的一组或多组予以保留。其优势在于符合指征的患者行选择性颈清扫可以达到和根治性颈清扫一样的效果,但并发症明显下降。肩胛舌骨上淋巴结清扫术,清扫Ⅰ~Ⅲ区淋巴结,主要用于小的口腔肿瘤且没有颈淋巴结转移的患者;外侧颈淋巴结清扫术主要清扫Ⅱ~Ⅳ区淋巴结,常用于喉、口咽、下咽的患者。而转移明

显的腺癌患者,应行根治性或改良根治性颈清扫。

扩大根治性颈淋巴清扫术,是切除包括根治性颈淋巴结清扫术内容以外的一组以上淋巴结群或其他组织。只要能保留一侧的颈内静脉,双侧颈淋巴结转移的患者可同时进行或分期进行双侧颈清扫。但是,同期双侧颈淋巴清扫与分期颈淋巴清扫相比,术后并发症和手术相关死亡率更高[12,13]。根据我们多年的经验,不主张同期行双侧颈淋巴清扫。

颈清扫术后并发症

颈淋巴清扫术后并发症包括出血、血肿、淋巴水肿、伤口感染、乳糜漏、脑神经Ⅶ、Ⅹ~Ⅻ的损伤、颈动脉暴露、破裂出血等。颈淋巴清扫联合原发灶切除或联合放射治疗后,并发症的发生率较高。1964—1982 年接受放疗后颈淋巴清扫术的患者术后死亡率为 3%[14]。

原发病灶和颈部经过放疗后的患者,行单侧或双侧颈淋巴清扫术后并发症的发生率分别见表 49.6[14]和表 49.7[15]。10 例行分期双侧颈淋巴清扫的患者中 2 例出现中度并发症,而 40 例同期双侧颈淋巴清扫患者中有 4 例出现中度并发症;10 例分期双侧颈淋巴清扫的患者中没有出现重度并发症,40 例同期双侧颈淋巴清扫患者中有 6 例患者出现重度并发症(P=0.24)[15]。

表 49.7　放疗后双侧颈清扫术后并发症(n=50)

严重度	并发症	病例数
中度	手术伤口不愈	2
	出血	1
	喉部水肿	2
	乳糜瘘	1
重度	手术伤口不愈	4
	严重的心搏骤停	1
	严重的急性喉头水肿	1

From Somerset JD, Mendenhall WM, Amdur RJ, et al. Planned postradiotherapy bilateral neck dissection for head and neck cancer. *Am J Otolaryngol* 2001;22:383-386, with permission.

Taylor 等[16]通过佛罗里达大学 205 例计划性放疗后行单侧颈清扫患者的材料研究,分析其术后中度(2+)到重度(3+)伤口并发症的发生情况。其中 123 例患者接受每天 1 次的放疗,80 例患者接受每日 2 次的放疗,另外 2 例接受每日 1~2 次的放疗。结果显示,随着总剂量和单次剂量的增加,伤口术后并发症随之增加(图 49.3)。

表 49.6　原发病灶和颈部放疗后行单侧颈清扫术后并发症(n=143)

并发症	并发症例数	并发症后 2 次修复手术例数	死亡例数
涎瘘	1	0	0
伤口不愈	23	15	0
出血	2	1	1
肺炎	2	0	1
瘘管	1	1	0
淋巴瘘	2	0	0
肺栓塞	1	0	0
心血管问题	2	0	1
脓毒症	1	0	1
总的并发症	35[a]	17	4[b]
发生率(%)	33/143(23)	17/143(12%)	4/143(3%)

[a] 33 例患者 35 个并发症。[b] 死亡发生在手术后的第 6、7、8 和 35 天。

From Mendenhall WM, Million RR, Cassisi NJ. Squamous cell carcinoma of the head and neck treated with radiation therapy: the role of neck dissection for clinically positive neck nodes. *Int J Radiat Oncol Biol Phys* 1986;12:733-740, with permission.

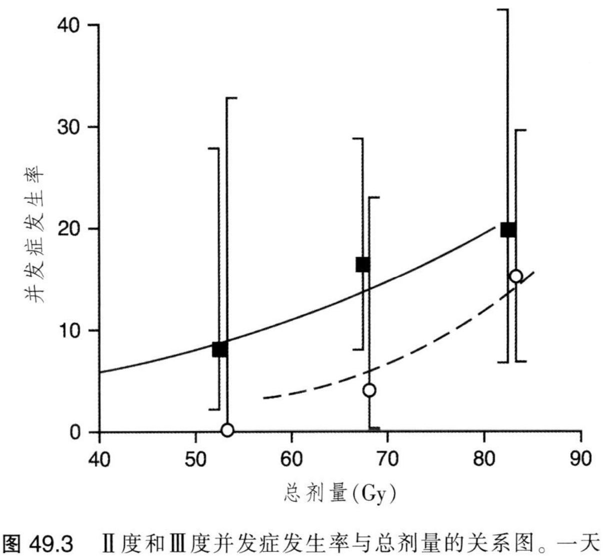

图 49.3　Ⅱ度和Ⅲ度并发症发生率与总剂量的关系图。一天 1 次放射治疗(方实线),一天 2 次放射治疗(圆虚线)。分别在 45~60Gy,60~70Gy,75~90Gy 的剂量中点上标记,误差棒为 95%的可信区间,曲线代表的是对数回归分析的结果。(From Taylor JMG, Mendenhall WM, Parsons JT, et al. The influence of dose and time on wound complications following post-radiation neck dissection. *Int J Radiat Oncol Biol Phys* 1992;23:41-46, with permission.)

放射治疗

对无可触及淋巴结者，放射治疗可作为一种选择性颈部治疗的手段[17]；临床上颈部阳性者，放射治疗可为颈清扫术前或术后的联合治疗[18]。

在对原发病灶制订治疗计划时即应考虑区域淋巴结的问题：临床颈部淋巴结阴性者，根据颈部淋巴结亚临床病变风险制订颈部治疗计划；临床颈部淋巴结阳性者，应根据转移淋巴结的数目、大小、部位等因素来设计治疗计划。

原发病灶采用放射治疗时，颈部淋巴结的选择性放疗

影响选择性颈淋巴结放疗的因素，包括原发病灶的位置、大小、组织分化程度、颈部检查的困难程度、淋巴结转移的好发区域、患者随访时的依从性；如果治疗后颈部出现转移，是否适合行颈淋巴清扫手术。原发病灶采用放射治疗的患者，如果颈部淋巴结临床阴性但出现亚临床病变的危险度大于20%，建议行选择性颈淋巴结放疗，最小剂量为45~50Gy/4.5~5周（见表49.1）。发生在唇、鼻前庭、鼻腔、鼻旁窦的病变，因出现颈淋巴结转移的风险很小，一般不行选择性颈淋巴结放疗；但如果为复发性病变、分期较晚、或分化程度差，应考虑选择性颈淋巴结放疗；同样，声门型喉癌患者出现颈淋巴结转移的风险也很小，T1病变为0%、T2病变为1.7%，所以不考虑选择性颈淋巴结放疗[19,20]。

口咽、声门上喉、下咽病变放疗时采用双侧野对穿照射，在包括原发病灶的同时也包括了上、中颈静脉链淋巴结。口腔、鼻咽、鼻腔、鼻旁窦、声门的放疗照射野需要相应扩大以包括淋巴结。颈淋巴结照射野设计时，应该尽量减少黏膜照射范围。在口咽、鼻咽肿瘤放疗时常犯的一个错误就是扩大侧野照射范围（针对原发病灶）、使得全喉都在侧野的照射野里（见图49.4）[21]。因为中颈的周径要比上颈小，因此喉部的总剂量和单次剂量实际上比射野中心轴上要高，从而导致许多不良后果。虽然使用IMRT时可以避免发生在阳性淋巴结上照射野衔接的可能，但是与传统下颈单前野的照射时在甲状软骨处遮挡部分喉相比，IMRT治疗使喉部接受的剂量更高（见图49.5至图49.7）[22]。治疗时采用不必要的大野会增加放疗的急性反应和晚期反应，并且增加治疗计划中断的风险、降低肿瘤控制率[21,22]。

IMRT可用于希望减轻放疗反应的患者。包括躲避腮腺以减轻放疗后口腔干燥症状，减少低位喉癌放疗时下颈部放疗剂量的增加，增加鼻咽癌放疗时茎突后咽旁间隙的覆盖[23]。如果不能达到1个或多个目标时，患者最好还是选择接受传统的放疗，因为IMRT伴有靶区边缘漏照风险高，剂量分布不均匀和成本更高更复杂等劣势[23]。

对于早期口腔病变，选择性颈淋巴结放疗时应包括Ⅰb区和Ⅱ区淋巴结。Ⅲ区和Ⅳ区淋巴结采用单前野照射。原发病变位于口咽、鼻咽、声门上喉、下咽时，还应包括下颈淋巴结、采用单前野放疗（见图49.8）。中线喉或气管部位的加挡块以保护脊髓、喉、咽部。原发病灶位于甲状软骨切迹以下时，下颈照射野中线部位可以放置5~10mm铅挡，基本可以避免照射野在脊髓上重叠。一般采用一个由Lipowitz金属制成的1cm宽的挡块放在体中线部位，可以遮挡在环状软骨水平以下的气管、食管、脊髓。

原发灶采用放射治疗时，临床阳性颈部淋巴结的治疗

临床阳性淋巴结的放疗剂量随淋巴结的大小[17,24]和是否同步放化疗而定。近期的资料显示，对晚期病变如改变分割方式和（或）同步放化疗疗效更好[25]。笔者所在机构常规采用超分割三维适形放疗，调强放疗时采用同步加量；同步化疗用药为顺铂、30mg/m^2、每周1次。不管淋巴结的大小和消退情况，阳性淋巴结照射剂量为70~74Gy。

对于单侧多个阳性淋巴结或者双侧淋巴结病变的患者，放射治疗后是否需要颈清扫需要个体化治疗，依据为最大淋巴结的直径、淋巴结是否固定、颈部阳性淋巴结的数目。如果放疗后颈部阳性淋巴结完全消失，单纯放射治疗病变控制的可能性较大，则不需要行颈清扫[26-29]。Peters等[30]报道了1984—1993年在MD安德森癌症中心100例口咽鳞癌伴颈部阳性淋巴结转移患者，接受同步加量放射治疗结果。62例患者颈部病变放疗后完全缓解未再接受其他治疗，3例（5%）治疗后出现颈部复发，4例（6%）出现颈部和其他部位的复发。2年颈部淋巴结控制率，治疗前淋巴结直径≤3cm和直径>3cm组无明显差异，分别为87%和85%。单纯放疗和放疗颈清扫患者的皮下组织纤维化的发生率相近。Johnson等[31]报道了弗吉尼亚医学院81例淋巴结阳性分期Ⅲ~Ⅳ期头颈部鳞癌患者，接受

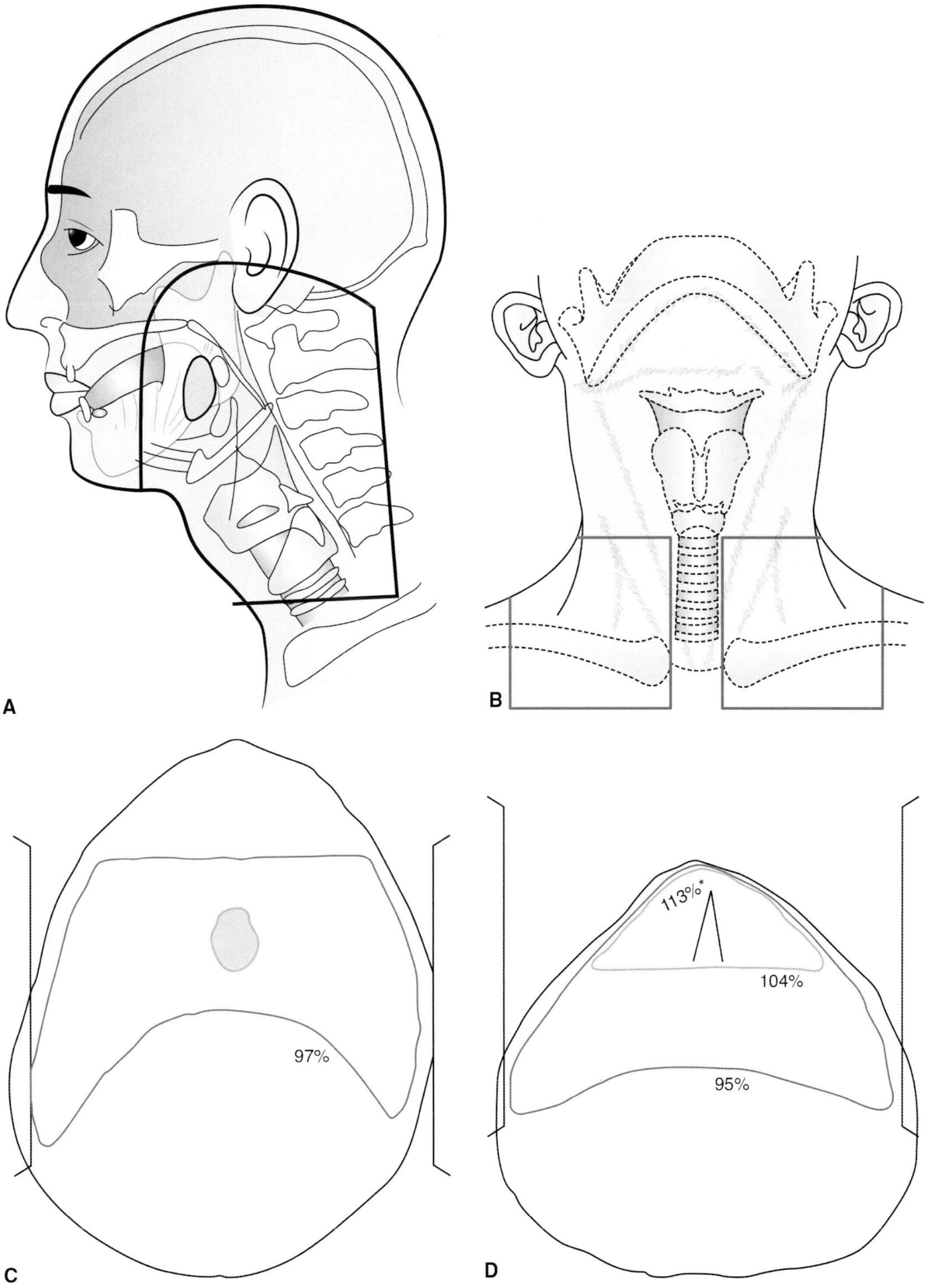

图 49.4　舌根癌:大的照射野。(A)水平对穿照射野包括原发病灶、喉、下咽、大部分的颈段脊髓,上段气管和颈段食管,没有必要包括颈前皮肤。如果不采用颈前野包括下颈,那么侧野的下界应放在靠近锁骨的地方(阴影线所示)。(B)下颈前照射野,中线部位较宽的气管挡块屏蔽了位于气管旁边的下颈内静脉淋巴结,锁骨上淋巴结受累的可能性比下颈内静脉淋巴结低,也被完全地遮挡了。(C)舌根原发病灶中心轴上的剂量分布图。等剂量线由相同权重的 ^{60}Co 照射野在 RANDO 模体中获得。舌根肿瘤的大致轮廓被勾画出来,肿瘤的有效剂量是 97%的最大剂量。(D)通过喉的离轴等剂量线,全喉的最小剂量是中心轴上最大剂量的 104%,* 是离轴等剂量线上的最大剂量和中心轴上最大剂量的 113%,如果舌根肿瘤的有效剂量是 50Gy,2Gy/次,那么喉的最小剂量是 53.16Gy,2.14Gy/次,最大剂量是 58.25Gy,2.33Gy/次,如果舌根肿瘤的有效剂量是 60Gy,2Gy/次,那么喉的最小剂量是 64.33Gy,2.14Gy/次,最大剂量是 69.9Gy,2.33Gy/次。(From Mendenhall WM, Parsons JT, Million RR. Unnecessary irradiation of the normal larynx [editorial]. *Int J Radiat Oncol Biol Phys* 1990;18:1531–1533, with permission.)

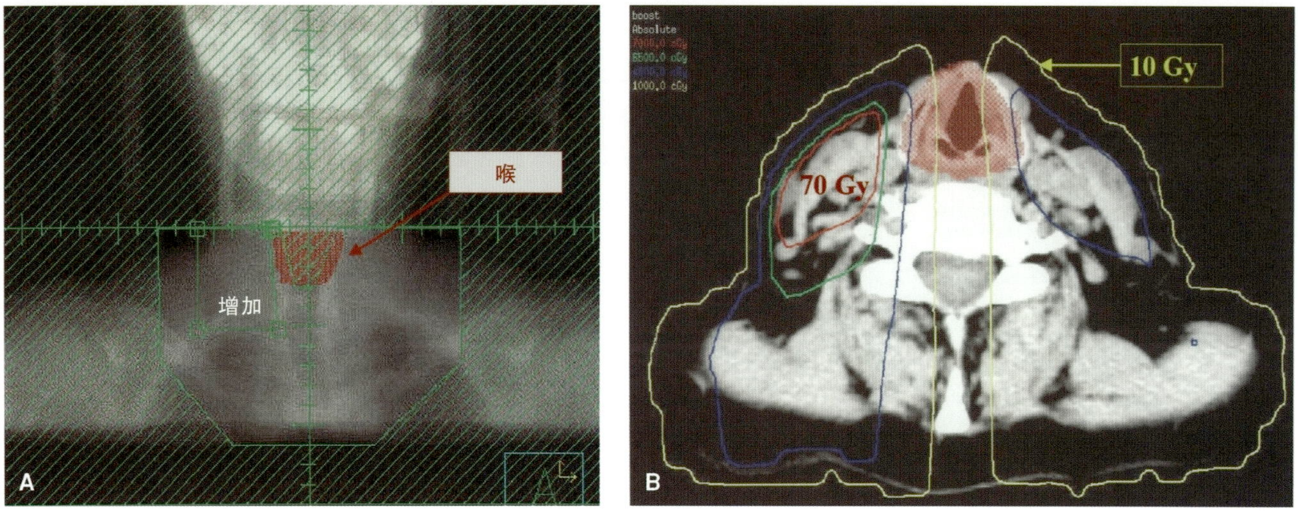

图 49.5 图示：扁桃体癌 T2N2b 患者，阳性淋巴结位于喉水平，其喉放射治疗时接受的照射剂量。原发病灶采用 IMRT 或者水平对穿照射野治疗。原发病灶以下的颈淋巴结采用下颈前野照射。(A)数字重建的下颈前野照射，喉用红色的图样表示。中线上狭小的挡块遮挡了部分喉但没有覆盖整个喉部。放疗采用 6MV-X 源皮距 100cm 照射。(B)真声带水平的轴向剂量分布图显示，在下颈前野照射时遮挡部分喉以后，中央的喉部接受的照射剂量非常低。(From Amdur RJ, Li JG, Liu C, et al. Unnecessary laryngeal irradiation in the IMRT era. *Head Neck* 2004;26:257–264, with permission.)

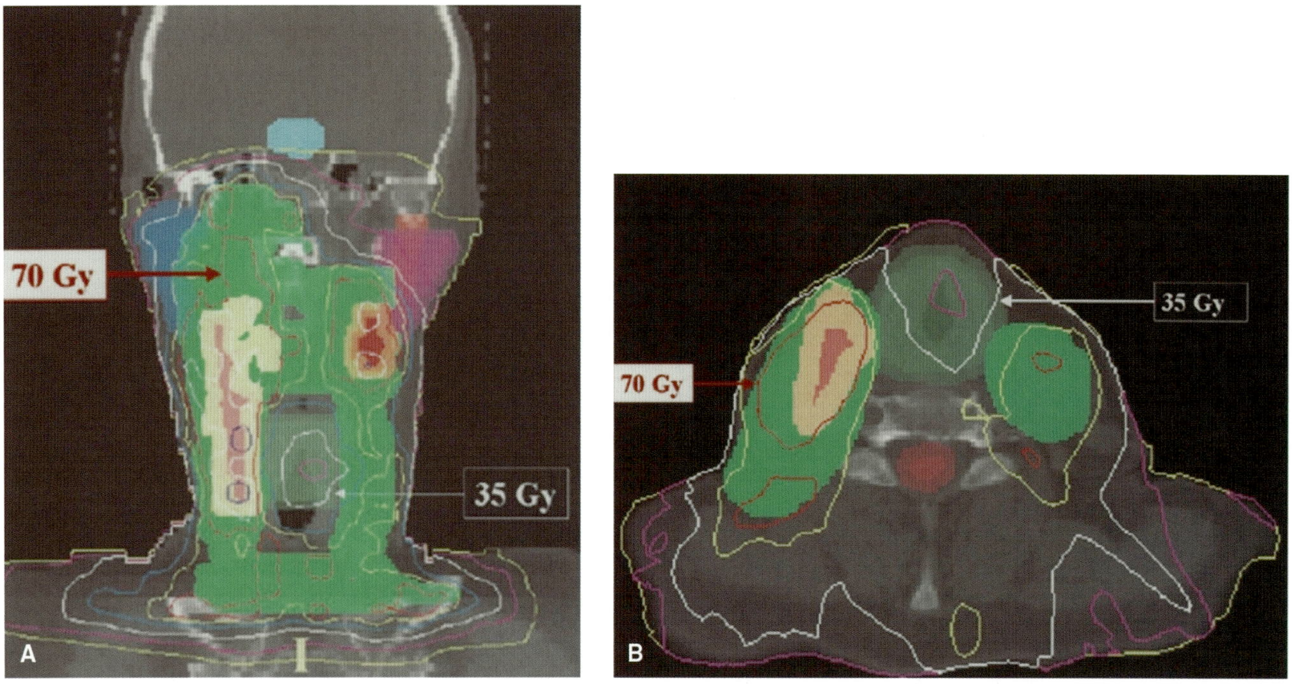

图 49.6 图示扁桃体癌 T2N2b 患者，阳性淋巴结位于喉水平，采用 IMRT 治疗时的剂量分布图。当肿瘤病变接受 70Gy、高危的亚临床病变区域接受 59.4Gy 时，使喉接受最少照射剂量的优化后的计划。(A)接近中线时喉的冠状位分布图。(B)真声带水平的横断面图。图 49.5B 与图 49.6B 比较在下颈前野照射时遮挡部分喉以后，保护喉中央部。(From Amdur RJ, Li JG, Liu C, et al. Unnecessary laryngeal irradiation in the IMRT era. *Head Neck* 2004;26:257–264, with permission.)

同步加量超分割放疗的结果：58 例患者(72%)颈部达到完全缓解，其中 3 例(5%)治疗后单纯颈部复发、另外 1 例颈淋巴结和原发病灶复发。3 年颈部淋巴结控制率，治疗前直径≤3cm 和直径>3cm 组分别是 94% 和 86%。

两组患者均接受了积极的改变分割方式的放射

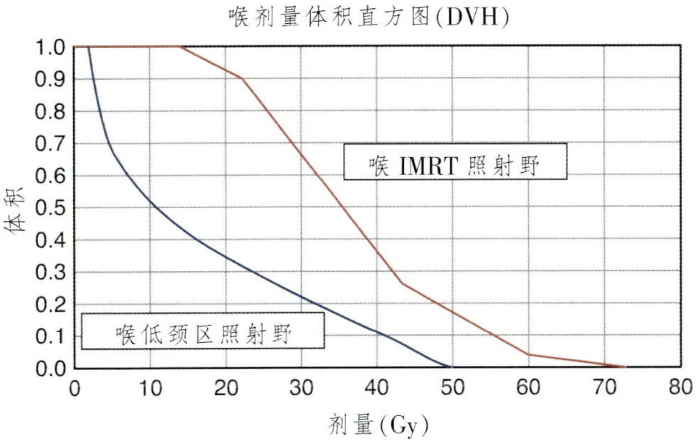

图 49.7　图 49.5 和图 49.6 示喉癌患者的 DVH 图。图 49.6 中粗线表示接受 IMRT 治疗时喉的 DVH。图 49.5 中细线表示下颈前野照射时遮挡部分喉时的 DVH。主要的区别在于喉部接受非常低的剂量。例如，当后在 IMRT 的照射野里时，全喉接受的剂量大于 10Gy，而在颈前野照射时遮挡部分喉以后，约 45% 的喉接受的剂量小于 10Gy。(From Amdur RJ, Li JG, Liu C, et al. Unnecessary laryngeal irradiation in the IMRT era. *Head Neck* 2004;26:257-264, with permission.)

治疗，但这些数据是否可以推广到原发灶位置不同治疗强度小的各种头颈部肿瘤患者尚不明确。另外，同步化疗是否可以降低颈清扫的必要目前也不明确。但是，多个后续研究评估了单纯放疗或联合放化疗的颈部控制率，提示在完全缓解后单纯的颈部复发的可能性很低[18,32-36]。

笔者所在的佛罗里达大学目前对于临床淋巴结阳性患者在放疗后 4 周行 CT 检查评估，如果患者达到完全缓解时病变残留的可能性≤5%，将不再行颈清扫[37-41]。Liauw 等[40]分析了 1990—2002 年在佛罗里达大学接受根治性放疗治疗的患者共 550 例；341 例 (62%) 患者接受了放疗后的颈清扫术。放疗结束 4 周左右行 CT 检查的患者共 211 例；影像学完全缓解 (rCR) 定义为所有淋巴结直径≤1.5cm 且没有透亮、强化和钙化等异常灶表现[34]。结果见表 49.8 所示。随访 32 例达到 rCR 且未接受颈清扫的患者，颈部控制率达到 97%。Yeung 等[37]近期的研究提示，对于放疗后部分缓解的患者仅对放疗后仍为可疑转移的淋巴结区进行清扫是安全的。PET-CT 也可用于决定是否需要行

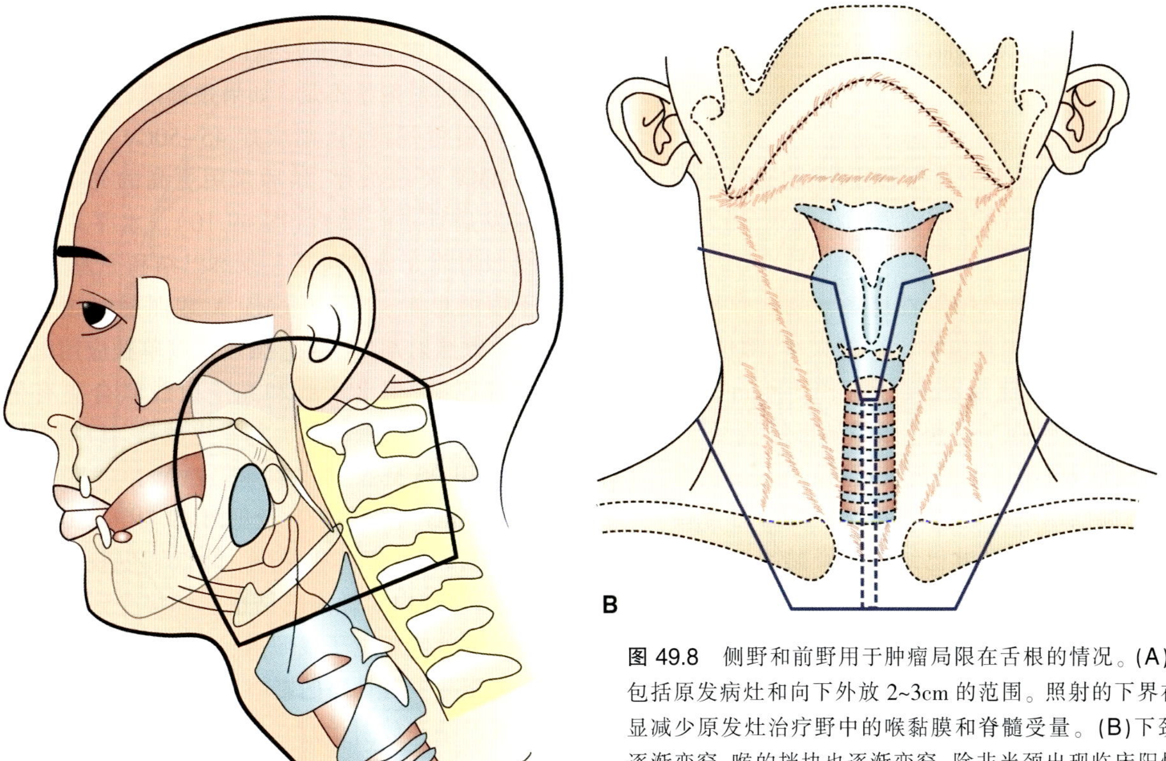

图 49.8　侧野和前野用于肿瘤局限在舌根的情况。(A) 水平对穿野包括原发病灶和向下外放 2~3cm 的范围。照射的下界在喉切迹，明显减少原发灶治疗野中的喉黏膜和脊髓受量。(B) 下颈照射野，喉逐渐变窄，喉的挡块也逐渐变窄。除非半颈出现临床阳性淋巴结，一般没有必要治疗锁骨上窝。下颈野时中线上可以放置 5mm 的气管挡块（虚线）。(From Mendenhall WM, Parsons JT, Million RR. Unnecessary irradiation of the normal larynx [editorial]. *Int J Radiat Oncol Biol Phys* 1990;18:1531-1533, with permission.)

巴结在根治性治疗前的切取活检或切除活检增加颈部失败风险，是头颈部鳞癌患者的不良预后因素。Parsons 等[43]报道了他们对临床阳性淋巴结切取活检或切除活检后，直接采用放疗的经验，Mack 等[44]报道了该研究的最新情况，在对单个淋巴结行切除活检后，针对原发病灶和颈部行单纯放疗后的颈部控制率达 95%[44]；如果活检后颈部有残留的病变，放疗后行颈清扫比单纯放疗有更高的颈部控制率。

如果原发病灶拟行手术切除，则颈部可和原发病灶一起行术前放疗，然后手术切除；如果原发病灶拟行放射治疗，那么颈部和原发灶一起采用放射治疗。如果一个阳性淋巴结切除活检后颈部没有明显的病变时，颈部治疗可以单纯放射治疗；如果颈淋巴结行切取活检伴病灶残留或者切除活检后仍存在其他阳性淋巴结时，先行颈清扫然后放射治疗。颈清扫术前放射治疗的剂量取决于颈部淋巴结的数目和固定的程度[14]。

治疗结果

临床阴性淋巴结

选择性颈部清扫和选择性颈部放疗对于控制颈部亚临床病变的效果基本相同。选择性颈部治疗是采用手术治疗、还是放疗，取决于对原发病灶的治疗方式。相对早期的病变和临床阴性淋巴结的患者，采用一种治疗手段：原发病灶手术切除时可以选择性颈部淋巴清扫术；如果原发病灶采用放射治疗时可以采用选择性颈部放射治疗。

佛罗里达大学对于头颈部鳞癌患者原发病灶得到控制时采用选择性颈部放射治疗的结果见表 49.9[4,45]。按照颈部出现亚临床病变的风险程度不同将患者分为 3 个风险组，具体如下：低危组，小于 20%可能性伴隐匿病灶；中危组，20%~30%可能性；高危组，大于 30%可能性。28 例没有行选择性颈部放射治疗的患者中，6 例出现颈部失败（21%）；162 例接受选择性颈部放射治疗患者中，8 例出现颈部失败(5%)。在接受选择性颈部放射治疗后失败的 8 例患者中，2 例为野内失败，1 例为射野边缘复发，另外 5 例为野外复发。在放疗剂量为 40~50Gy 或更高剂量时，第一站淋巴结的肿瘤控制率与放疗剂量间未发现有相关性[4]。仅 1 例患者出现第一站淋巴结的失败，该患者接受连续放射治疗 48Gy/25 次[4]。下颈部(定义为位于原发病灶治疗野以下的颈部)接受 50Gy/25 次或 40.5Gy/15 次放疗，剂量最大点位于皮下 0.5cm 处。两种剂量分割方式对于下颈部淋巴结的控制效果相同[46]。对于发生在头颈部不同部位的鳞癌，选择性颈部放射治疗有着相同的效果。

表 49.9 临床淋巴结阴性患者选择性颈部放疗后的颈部控制(控制数/治疗数)

危险组	未 ENI(%)	部分 ENI(%)	全部 ENI(%)
Ⅰ(<20%)	13/15(87)	16/17(94)	1/1(100)
Ⅱ(20%~30%)	6/9(67)	34/38(89)	10/11(91)
Ⅲ(>30%)	3/4(75)	32/33(97)	61/62(98)

ENI：选择性颈部照射。

From Mendenhall WM, Million RR. Elective neck irradiation for squamous cell carcinoma of the head and neck: analysis of time-dose factors and causes of failure. *Int J Radiat Oncol Biol Phys* 1986;12:741-746, with permission.

如果原发病灶复发，即便已行选择性颈部淋巴结的放射治疗，因为颈部淋巴结系统重新种植的可能性，颈部依然可发生淋巴结转移。但是，这种风险在第一站淋巴结中可能<10%，这是由于先前的选择性颈部淋巴结照射可能使一些淋巴管纤维化[47]。原发病灶复发的同时合并治疗前颈部淋巴结阴性的颈部治疗失败者，挽救性手术的成功率很低。在原发病灶控制的患者，治疗前颈部淋巴结阴性出现的颈部失败，挽救性颈淋巴结清扫术的概率约 60%。

虽然选择性颈部放射治疗能明显减少颈部复发的风险，但无明确证据表明其能提高生存。需要进行大型随机对照试验来检验生存的差别。另外一个问题在于，对原发灶的治疗照射野常包括第一站淋巴结，因而不可能完全除外局部选择性颈部放射治疗对疗效的影响。因此，这个试验必然要严格限制原发病灶的位置，范围将扩大到选择性颈部淋巴结照射的范围，或者是选择性颈部淋巴结清扫术而不是选择性颈部放疗的患者。Vandenbrouck 等[48]和 Fakih 等[49]分别进行了口腔癌和舌癌患者做和不做选择性颈部淋巴清扫的随机研究，两项研究均未发现选择性颈部淋巴结清扫术有利于生存，但是由于两项研究的病例数少，有可能掩盖了生存上的差异存在。

Dearnaley 等[50]报道了 146 例舌癌或口底癌患者采用组织间插植联合或不联合体外放疗的结果。其中 131 例颈部淋巴结阴性，59 例(45%)接受了预防性颈淋巴结照射，剂量为 40Gy 或更高。多因素分析显示，选择性颈部淋巴结照射明显提高了生存，降低了肿瘤死亡风险。Piedbois 等[51]报道了 233 例 T1~2N0 口腔癌患者采用间质铱近距离放疗。123 例患者没有进行选择性颈部治疗，110 例患者进行了选择性颈部淋巴结清扫术，后者的原发病变相对较晚。虽然最后的结果是两者颈部控制率相近，但多因素分析显示，选择性颈部淋巴清扫术明显提高了生存。

临床阳性淋巴结

MD 安德森癌症中心（表 49.10）和佛罗里达大学（见表 49.11 和图 49.12）分别报道了颈部淋巴结治疗的失败率与 N 分期及治疗之间的关系[52,53]。患者颈部采用放疗+手术的综合治疗方式：当原发病灶拟行放疗或颈部淋巴结固定时，采用先放疗后手术的方式；当原发病灶拟行手术、且颈部转移的淋巴结可切除时，采用先手术后放疗的方式。

当初次治疗是手术时，对于单个直径<3cm 的阳性淋巴结且没有包膜外侵犯的情况时，颈部清扫术已足够。放疗可用来控制对侧颈部的亚临床病灶（表 49.12）[52]。如术后病理证实为多发淋巴结转移，尤其是超过一个分区以上的淋巴结转移，则应行术后放疗[6,54,55]。

Olsen 等[56]报道了 284 例在梅奥门诊进行颈清扫的头颈部 N1 和 N2 肿瘤患者的预后，所有患者术后未进行任何辅助治疗。5 年颈部无复发生存率如下：N1 为 76%；N2 为 60%；总计 69%。多因素分析显示 4 或 5 个阳性淋巴结（P=0.005）、淋巴管和（或）血管受侵（P=0.003）、软组织受侵（P=0.0008）、间质浸润（P=0.001）等因素明显增加颈部淋巴结复发风险[56]。

术后切缘阴性患者，术后放疗的处方剂量是 60Gy/30 次到 65Gy/35 次，在 6~7 周内完成；如果颈部有肿瘤残留，则需要更高的处方剂量[54,57,58]。如果计划术后放疗，一般在术后 4~6 周放疗，虽然有报道延迟至第 10 周也不增加颈部失败风险[54]。

单纯放疗的颈部控制率与淋巴结大小、治疗计划、剂量之间的关系见表 49.13。对于 N1（≤2cm）患者采用单次剂量 2Gy 的根治性剂量的单一放疗即可有效地控制[38]。对于颈部病变更晚期的患者，颈清扫术后放疗比单纯放疗颈部控制率高。每日 2 次放疗联合或不联合颈淋巴清扫术的肿瘤控制率见图 49.12，提示对符合指征的患者采用颈淋巴清扫术可明显提高颈部控制率[59,60]。Ellis 等[61]报道的多因素分析结果中，放疗后行颈淋巴清扫术是降低肿瘤死亡风险的独立因素。术前淋巴结放疗剂量至少 50Gy，具体剂量根据淋巴结的大小和固定程度不同而做调整。如大且固定的淋巴结术前放疗需要 70~75Gy（表 49.14）。当治疗前淋巴结固定或术后病理提示肿瘤残留时，放射治疗加颈清扫的颈部控制率都将降低（见表 49.15 和表 49.16）[14]。放疗后 6 周内或 6 周后行颈部淋巴清扫的

表 49.11　根据 1983 年 AJCC 不同分期和治疗的 5 年控制率（459 例患者，593 例半颈）[a]

分期	单纯放疗 半颈数	单纯放疗 控制率（%）	放疗+颈清扫 半颈数	放疗+颈清扫 控制率（%）	显著性
N1	215	86	38	93	P=0.28
N2a	29	79	24	68	P=0.6
N2b	138	70	80	91	P<0.01
N3a	29	33	40	69	P<0.01

AJCC：美国癌症联合委员会。

[a] 不包括治疗前曾行切开或切除活检的 67 例半颈病例。

University of Florida data; patients treated October 1964 to October 1985; analysis December 1988 by Eric r. Ellis, MD.

表 49.10　初次单侧颈部治疗后颈部的失败率：596 例扁桃体、舌根、声门上喉和下咽癌

治疗[a]	N0 未治疗	N0 局部治疗	N0 全颈治疗	N1（%）	N2a（%）	N2b（%）	N3a（%）	N3b（%）
放疗		15%	2%	15	27	27	38	34
手术	55%（16/29）	35%	7%	11	8	23	42	41
放疗+手术		1/5	0/6	0	0	0	23	25

[a] 数据来自 MD 安德森癌症中心 1948–1967 年治疗的患者。

Modified from Barkley HT Jr, Fletcher GH, Jesse RH, et al. Management of cervical lymph node metastases in squamous cell carcinoma of the tonsillar fossa, base of tongue, supraglottic larynx, and hypopharynx. *Am J Surg* 1972;124:462–467.

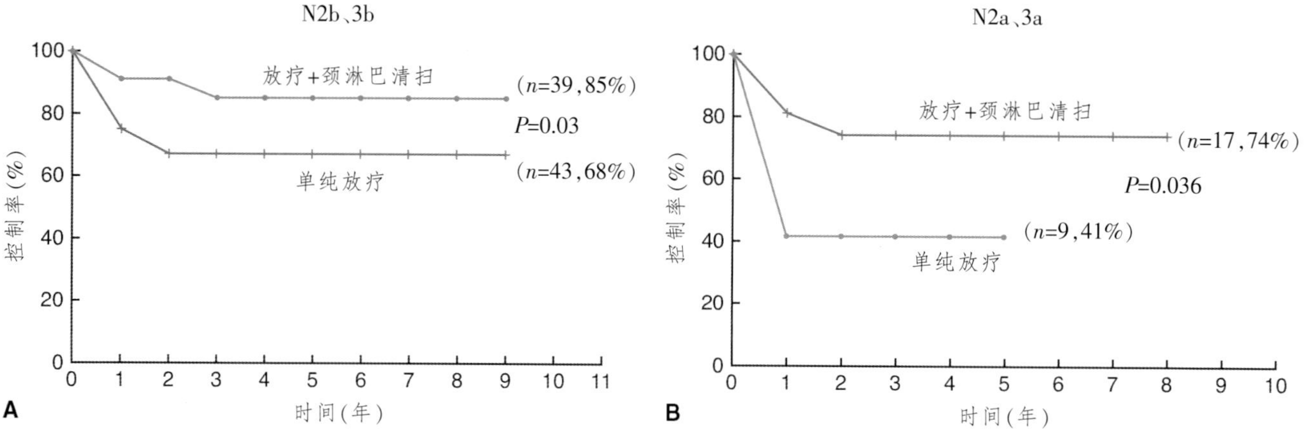

图 49.12 颈部临床阳性淋巴结患者,采用单纯一天2次放疗或者放疗加颈淋巴清扫术后的颈部控制率(寿命表方法)。(A)N2b、N3b。(B)N2a、N3a。(From Parsons JT, Mendenhall WM, Cassisi NJ, et al. Neck dissection after twice-a-day radiotherapy: morbidity and recurrence rates. *Head Neck* 1989;11:400–404, with permission.)

表 49.12 对侧颈部 N0 患者出现颈部转移情况:596 例扁桃体癌、舌根癌、喉癌或下咽癌患者

	分期				
治疗[a]	N0(%)	N1(%)	N2a(%)	N2b(%)	N3a(%)
放疗	4	2	9	7	0
手术	25	17	23	43	33
放射治疗+手术	0	0	0	11	0

[a] 数据来自 MD 安德森癌症中心 1948–1967 年治疗的患者。

Adapted from Barkley HT Jr, Fletcher GH, Jesse RH, et al. Management of cervical lymph node metastases in squamous cell carcinoma of the tonsillar fossa, base of tongue, supraglottic larynx, and hypopharynx. *Am J Surg* 1972;124:462–467.

表 49.13 不同放疗技术对颈部的控制率(控制数/治疗数)

大小(cm)	连续治疗(%)	分段治疗(%)	除外[a]	总数(%)
<1.0	5/5	2/2	1/1	8/8
1.0	29/35(83)	19/23(85)	3/4	51/62(82)
1.5~2.5	43/49(88)	20/24(83)	5/9	68/82(83)
2.5~3.0	14/19(74)	10/18(56)	0/3	24/40(60)
3.5~6.0	14/20(70)	10/17(59)	0/1	24/38(63)
≥7.0	0/2	0/5	0/1	0/8

[a] ≤1cm 的淋巴结接受的放疗剂量小于 50Gy, 直径 1.5cm 的淋巴结接受的放疗剂量小于 55Gy。

Modified from Mendenhall WM, Million RR, Bova FJ. Analysis of time-dose factors in linically positive neck nodes treated with irradiation alone in squamous cell carcinoma of the head and neck. *Int J Radiat Oncol Biol Phys* 1984;10:639–643.

颈部控制率没发现显著性差异[14]。如果原发肿瘤复发,则原先实施的颈部综合治疗并不影响原发肿瘤挽救手术治疗的成功率[62]。在佛罗里达大学,采用放疗联合或不联合颈部淋巴清扫术治疗时,原发肿瘤的控制率与放疗前淋巴结的分期无关[63];此点与其他报道不同[64]。

切取或切除活检的治疗结果

对颈部转移性淋巴结疗前切取或切除活检后直接采用放疗,并不增加颈部失败率或降低治愈率[43]。如果切取、或切除活检后采用手术治疗而不放疗,则由于活检造成肿瘤细胞的外溢而不易为颈部清扫术彻底切除,就有降低疾病控制率和治愈率的风险[13]。

Ellis 等[61]报道了佛罗里达大学 508 例患者共 660 个阳性淋巴结接受放疗联合或不联合计划性颈淋巴清扫术治疗效果。结果表明,放疗前淋巴结活检术后直接采用放疗,则淋巴结活检对预后并无影响(表 49.17)[61]。表 49.18 为采用逐步向前 log-rank 法分析影响复发的预后因素[61]。

原发灶不明的颈部淋巴结转移

少数患者出现颈部肿大淋巴结,但经全面检查仍

表 49.14 原发病灶行放射治疗，颈淋巴结放疗后行颈清扫术后的颈部控制率(控制数/治疗数)

淋巴结最小直径(cm)	淋巴结照射的最低剂量(Gy)			
	<50	50~59.99	60~69.99	≥70
<3	5/5	1/2	5/5	3/3
3~4	6/8	10/14	9/9	5/7
5~6	4/7	5/5	7/8	4/4
7~8	2/3	2/4	4/6	3/4
≥9	无数据	1/1	2/4	0/1

数据来自佛罗里达大学；1964—1982 年治疗的患者；WM Mendenhall，MD. 1984 年分析。91 例患者每天治疗 1 次，连续或分段技术(100 个半颈)。

From Mendenhall WM，Million RR，Cassisi NJ. Squamous cell carcinoma of the head and neck treated with radiation therapy: the role of neck dissection for clinically positive neck nodes. *Int J Radiat Oncol Biol Phys* 1986;12(5):733-740，with permission.

表 49.15 淋巴结活动度与颈部控制之间的关系(109 例患者，121 例阳性半颈)

淋巴结大小(cm)	淋巴结固定的比例(%)	半颈数(控制数/治疗数)	
		活动或半固定(%)	固定(%)
<3	1/23(4)	19/22(86)	1/1(100)
3~4	4/44(9)	33/40(83)	2/4(50)
5~6	9/27(33)	17/18(94)	6/9(67)
7~8	10/21(48)	8/11(73)	5/10(50)
≥9	3/6(50)	2/3(67)	1/3(33)

From Mendenhall WM，Million RR，Cassisi NJ. Squamous cell carcinoma of the head and neck treated with radiation therapy: the role of neck dissection for clinically positive neck nodes. *Int J Radiat Oncol Biol Phys* 1986;12:733-740，with permission.

不能发现原发病灶[65-67]。如果转移淋巴结位于上颈，则积极治疗后预后较好；如下颈和锁骨上淋巴结转移，则预后较差。后者多来自锁骨以下部位肿瘤的转移，这些原发肿瘤预后较差。病理多为鳞癌或分化差的癌。如病理为腺癌，则原发病灶几乎都来自锁骨以下，尽管转移部位可出现在上颈部，此时必须先排除唾液腺、甲状腺、甲状旁腺来源的肿瘤。本文讨论的内容主要是上颈、或中颈的鳞状细胞、或分化差的癌。

患者需行全面体格检查包括详细的头颈部检查。

表 49.16 颈淋巴清扫术后病理结果与颈部疾病控制率之间的关系(109 例患者，120 例阳性半颈)[a]

淋巴结大小(cm)	阳性淋巴结的比例(%)	半颈控制数/治疗数	
		阴性淋巴结(%)	阳性淋巴结(%)
<3	10/23(43)	13/13(100)	7/10(70)
3~4	22/43(51)	20/21(95)	14/22(64)
5~6	10/27(37)	17/17(100)	6/10(60)
7~8	12/21(57)	8/9(89)	5/12(42)
≥9	4/6(67)	2/2(100)	1/4(25)

[a] 1 例患者因为数据不明被排除。

From Mendenhall WM，Million RR，Cassisi NJ. Squamous cell carcinoma of the head and neck treated with radiation therapy: the role of neck dissection for clinically positive neck nodes. *Int J Radiat Oncol Biol Phys* 1986;12:733-740，with permission.

推荐对淋巴结行针吸活检。胸片检查、头颈部 CT 或 MRI 检查以寻找头颈部可能存在的黏膜病变。FDG-PET 扫描发现不明原发病灶上的作用并不肯定[68]，部分患者可能从 FDG-PET 扫描中获益。直接喉镜在麻醉下，对鼻咽、扁桃体、舌根、梨状窝或任何 CT、MRI 异常处或喉镜发现的可疑病灶进行活检。如果扁桃体窝饱满，直接单侧扁桃体摘除术。原发不明颈淋巴结转移患者的诊断检查总结见表 49.19。佛罗里达大学 130 例原发不明患者的诊断结果见表 46.20[69]。总的来说，126 例患者(53%)共发现 132 例原发灶，最常见的部位位于口腔：扁桃体窝 59 例（45%），舌根 58 例(44%)，梨状窝 10 例(8%)，咽壁 3 例(2%)，声门上喉部 1 例(1%)[69]。

尽管有些患者直接治疗受累颈部区域就能治愈[70]；但是，作者通常进行鼻咽、口咽加上双侧颈部的放疗。1997 年以前，笔者也进行下咽和喉部的放疗，但因为原发灶很少出现在这些部位，而且这些部位放疗后不良反应明显增加，因此目前不再照射这些部位。口腔也没有必要进行照射，除非患者有颌下淋巴结转移。对颌下淋巴结转移的患者，有两种处理方法：一种为颈清扫术后定期观察，一种为放射治疗包括口腔和口咽，但不包括鼻咽。一般采用水平对穿野，1.8Gy/次，中位照射剂量为 64.8Gy，但受照剂量在 45Gy 时缩野避开脊髓(图 49.13)。对单侧淋巴结转移的患者可以选择 IMRT 治疗来保护对侧腮腺，下颈部可采用单前野照射。IMRT 在患者只有单侧病灶时应用可以降低对侧腮腺照射剂量。

表 49.17 颈淋巴结活检对颈部 5 年控制率的影响(660 个半颈)

未行颈部活检			行颈部活检		
半颈分期	半颈数	颈部控制率(%)	半颈数	颈部控制率(%)	两组差异的显著性
N1	253	87±3	12	100	P=0.22
N2a	53	73±8	15	93±6	P=0.18
N2b	218	78±3	23	72±11	P=0.86
N3a	69	54±7	17	81±10	P=0.30

From Ellis ER, Mendenhall WM, Rao PV et al. Incisional or excisional neck-node biopsy before definitive radiotherapy, alone or followed by neck dissection. *Head Neck* 1991;13:177-183, with permission.

表 49.18 不同预后因素、重要性,对复发时间的影响

事件	重要等级	预后因素	显著水平
颈部复发	1	N 分期增加	P=0.0001
(n=660 个半颈)	2	颈部单纯放射治疗	P=0.0001
	3	淋巴结固定	P=0.0001
	4	T 分期[a]	P=0.0350
疾病相关死亡	1	锁骨上复发	P=0.0001
(n=508 个病例)	2	N 分期增加	P=0.0003
	3	淋巴结固定	P=0.0053
	4	颈部单纯放射治疗	P=0.0121
远地转移	1	锁骨上复发	P=0.0001
(n=508 个病例)	2	N 分期增加	P=0.0003
	3	淋巴结固定	P=0.0704
	4	甲状切迹下淋巴结转移	P=0.1023

RT:放射治疗。

[a] 这个因素被认为与检查模式相关。

From Ellis ER, Mendenhall WM, Rao PV, et al. Incisional or excisional neck-node biopsy before definitive radiotherapy, alone or followed by neck dissection. *Head Neck* 1991; 13:177-183, with permission.

Erkal 等[66]报道了佛罗里达大学 1964—1997 年接受根治性治疗 126 例患者，至少随访 2 年的治疗结果。119 例患者接受了头颈部黏膜部位和双侧颈部的放射治疗,7 例患者仅行颈部放疗。12 例(10%)患者治疗后 0.5~10.9 年内(中位:1.8 年)出现头颈部鳞癌。5 年的结果如下:头颈部黏膜部位失败 13%;颈淋巴结控制率 78%;远处转移 14%;绝对生存率 47%;疾病特异性生存率 67%。Wallace 等[71]报道了在佛罗里达大学(139 例)和威斯康星大学(40 例)接受治疗的患者共

表 49.19 原发灶不明颈淋巴结转移的诊断流程

一般检查
病史询问
体格检查
仔细的颈部和锁骨上区的查体
口腔、鼻咽、口咽、下咽、喉(喉切除术后)的检查
影像学检查
胸片
头颈部 CT 或者 MRI(尤其注意鼻咽、口咽和喉)
实验室检查
血常规
血生化
直接喉镜检查及活检
鼻咽、双侧扁桃体、舌根、梨状窝,以及其他任何可疑和不正常的黏膜区域
颈部淋巴结细针穿刺活检
扁桃体切除术

表 49.20 活检证实原发病灶部位与查体、影像学检查结果及镜检次数之间的比较

患者分组	原发病灶部位活检的病例数/病例数(%)
PEΦ/RADΦ	21/72(29.2)
PEΦ/RAD+	51/82(62.2)
PE+/RADΦ	15/25(60.0)
PE+/RAD+	39/57(68.4)
总计	126/236(53.4)

PeΦ:查体阴性;PE+:查体可疑,但未确定阳性;RADΦ:影像学检查阴性;RAD+:影像学检查阳性[CT 和(或)MRI]可疑,但未确定阳性。

From Cianchetti M, Mancuso AA, Amdur RJ, et al. Diagnostic evaluation of squamous cell carcinoma metastatic to cervical lymph nodes from an unknown head and neck primary site. *Laryngoscope* 2009;119:2348-2354, with permission.

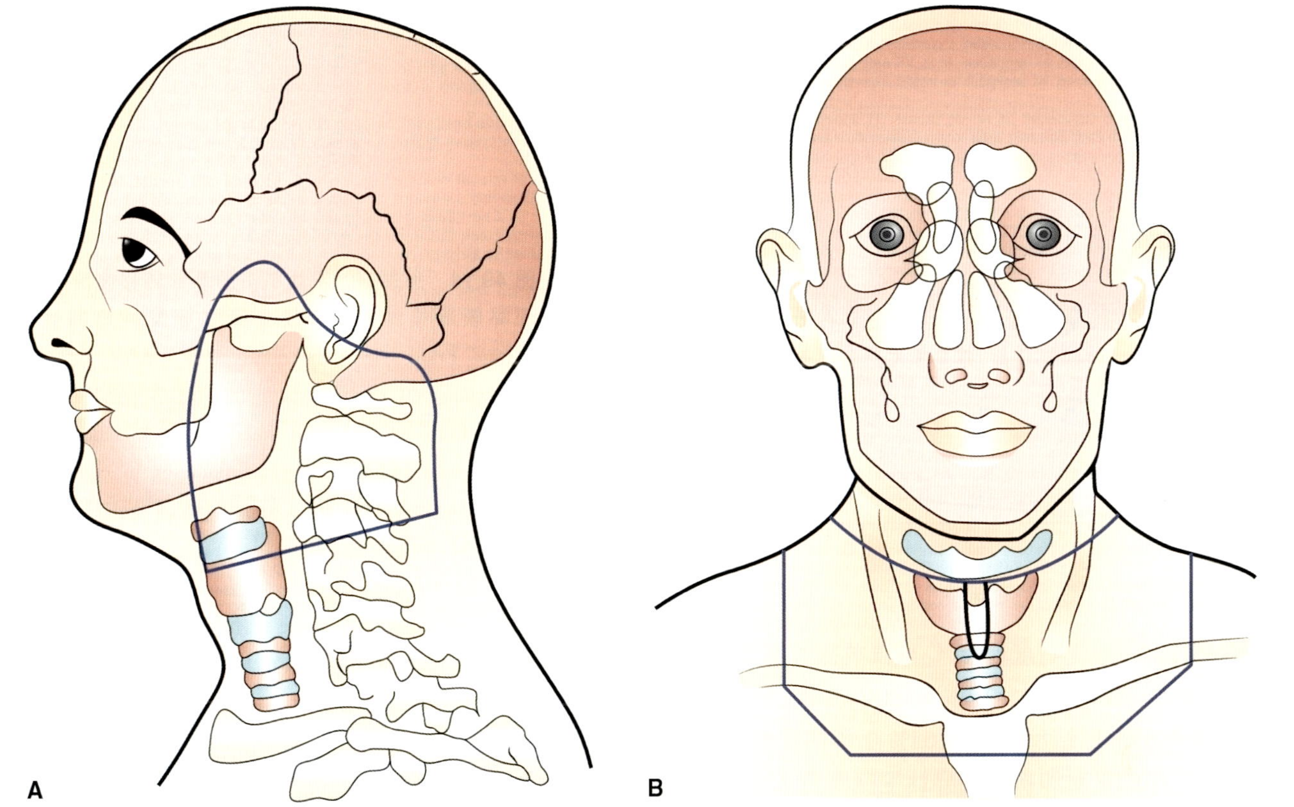

图 49.13 1997 年以来放射治疗照射野:包括头颈部黏膜部位和上颈部淋巴结的照射野(A)和下颈淋巴结和锁骨上淋巴结的照射野(B),侧野的下界位于甲状软骨前缘的上方,以避开下咽和喉。(From Erkal HS, Mendenhall WM, Amdur RJ, et al. Squamous cell carcinomas metastatic to cervical lymph nodes from an unknown head-and-neck mucosal site treated with radiation therapy alone or in combination with neck dissection. *Int J Radiat Oncol Biol Phys* 2001;50:55–63, with permission.)

179 例。5 年黏膜病变控制率为 92%;174 例(97%)患者接受头颈部黏膜放疗。28 例仅鼻咽和口咽黏膜接受了放疗的患者,5 年黏膜病变控制率为 100%。Barker 等[65]随后报道了作者所在机构 1997—2002 年 17 例按照之前所描述的采用保护喉的放疗技术,无 1 例患者在放射治疗后进展成为头颈部黏膜鳞状细胞癌。

Colletier 等[72]报道了 136 例患者颈清扫术后行头颈黏膜和双颈淋巴结照射的结果。6%的患者照射野内的头颈部黏膜出现鳞癌,4%的患者出现在照射野外。5 年的绝对生存率为 60%。作者推荐行头颈部黏膜的放射治疗。Reddy 和 Marks[73]报道了 16 例患者行同侧颈淋巴结放疗患者,36 例行头颈部黏膜和双侧颈淋巴结放射治疗的结果,结论是放射治疗减少头颈部黏膜出现鳞癌的概率。对于未进行头颈部黏膜放疗的患者,头颈部黏膜进展为肿瘤的概率为 46%,5 年的绝对生存率为 47%;对于进行头颈部黏膜放疗的患者,其概率则分别为 8%和 53%。Grau 等[74]报道了丹麦 1975—1995 年 5 个肿瘤中心接受根治性治疗的 273 例患者,包括单纯手术(23 例)、同侧颈部放疗±手术者(26 例)、头颈部黏膜和颈淋巴结放疗±手术者(224 例)。采用单侧颈部单纯放疗时也照射了同侧口咽,这与当时的放疗技术有关。结果头颈部黏膜 5 年无复发率:单纯手术为 45%、同侧颈部放射治疗±手术为 77%、头颈部黏膜放射治疗±手术为 87%,口咽尤其是舌根为最常见的黏膜失败部位。

Erkal 等[25]比较了佛罗里达大学 1112 例原发病灶已知患者(口咽、下咽、声门上喉)和 126 例原发灶不明患者之间后来黏膜原发灶的发生率。头颈部黏膜后续的肿瘤发生率在两组中相似,提示头颈部黏膜放疗显著降低原发病灶复发风险,或者提示头颈部原发灶不明患者发生后续的第二原发肿瘤的风险比较低(见图 49.14)[66]。

部分原发灶不明颈淋巴结转移性鳞癌患者,因为医疗条件差、淋巴结广泛受累,或出现远处转移等原因而仅行姑息性治疗。颈部治疗取决于病变的范围和部位。佛罗里达大学 1964—1997 年治疗的 166 例患者中

第 50 章
甲状腺癌

Roi Dagan, Robert J. Amdur

甲状腺基础解剖与生理

大体解剖

甲状腺位于在颈胸交界处颈前正中。大部分腺体位于紧靠甲状软骨前下方。甲状腺包括两个侧叶，之间由峡部连接。约 50%的人具有由甲状腺中心向上方延伸的锥叶，这是腺体胚胎起源的残存——甲状舌管。成人甲状腺大小平均为 5cm×5cm，重 10~20g。

甲状腺位于颈部中央的位置，它与周围重要结构的关系解释了发展至晚期甲状腺肿瘤过程中引起的各种症状以及手术和放疗的潜在并发症(图 50.1)。侧叶向上延伸至甲状软骨中央覆盖喉部，向下延伸至气管的第 6 软骨环。腺体环绕了 75%的气管环周并向后覆盖部分的食管。外侧水平至颈总动脉内侧。喉返神经、交感神经干、迷走神经、膈神经紧邻腺体后方。腺体前方为带状肌。甲状旁腺位于甲状腺后方，位置和数量各有不同。

血管和淋巴管

供应甲状腺的动脉是由成对的甲状腺上动脉(颈外动脉的分支)和甲状腺下动脉(从锁骨下动脉发出甲状颈干的分支)组成。静脉引流通过成对的甲状腺

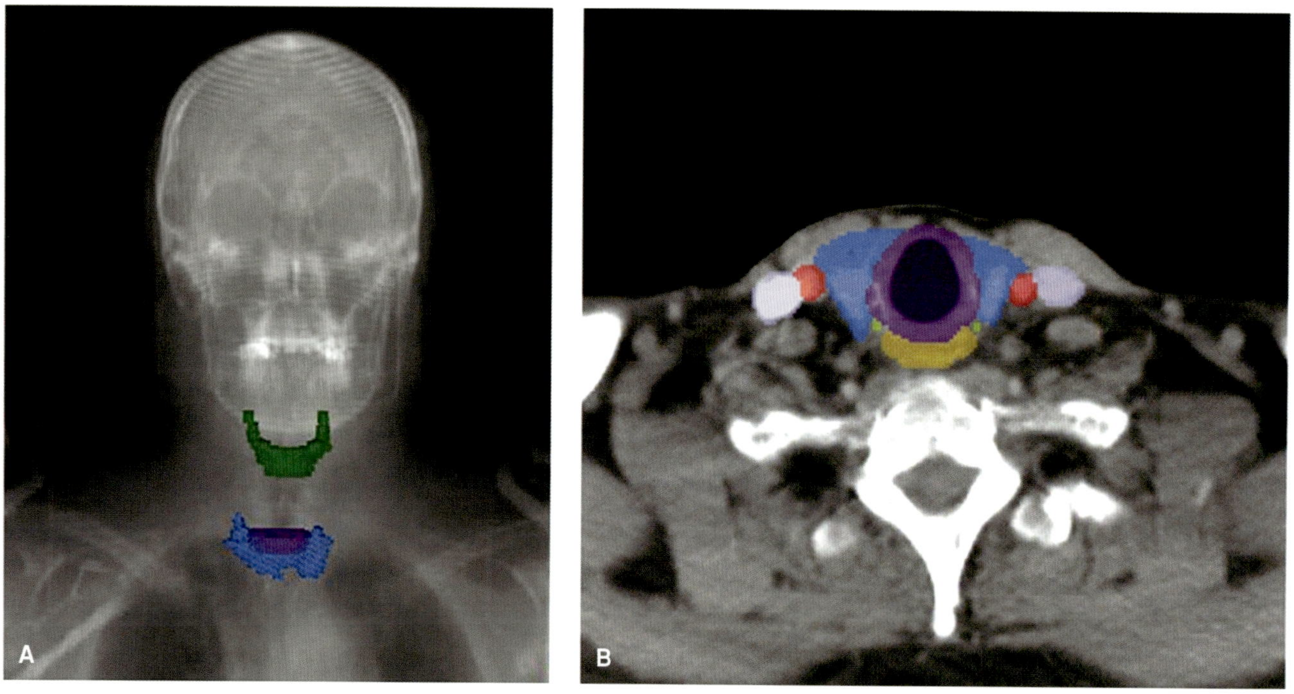

图 50.1 甲状腺解剖。(A)患者头颈部的数字重建图，显示甲状腺(蓝色)与舌骨(绿色)和环状软骨底部(紫色)的相对位置。(B)在环状软骨底部水平(紫色)处的对比增强的 CT 横断面，显示甲状腺(蓝色)相对于食管(橙色)，颈动脉(红色)，颈静脉(淡紫色)和喉返神经(黄绿色)的大致位置。

上、中静脉至颈内静脉，甲状腺下静脉引流至锁骨下静脉和无名静脉。甲状腺具有多个方向的密集的淋巴引流网络，双侧淋巴结转移较为常见。根据《美国癌症联合委员会(AJCC)癌症分期手册第 7 版》，甲状腺癌淋巴结转移的第一站为第 6 组淋巴结，位于舌骨和胸廓入口间[1]。包括喉旁、气管旁和喉前淋巴结。第二站淋巴结是中-下颈部淋巴结(3 区和 4 区)，锁骨上淋巴结，上纵隔淋巴(7 区)，较少有上颈部淋巴结(2 区)。咽后淋巴结受累不常见，但可在晚期的淋巴结转移见到。1 区(颏下及颌下)淋巴结很少受累。

显微解剖学

显微镜下，正常的甲状腺由许多个小叶组成，单个滤泡构成腺体的结构和功能单位。支气管和脉管系统围绕滤泡交织在一起。滤泡由单层的立方腺上皮细胞环绕而成，中心为滤泡腔，滤泡腔内含胶质，其中富含甲状腺球蛋白(Tg)。滤泡上皮含有约 10%滤泡旁细胞，或称 C 细胞，是含有降钙素颗粒的神经嵴源性细胞。腺体不完全被结缔组织被膜包绕。

生理学

甲状腺的主要生理作用是生产甲状腺激素，它在代谢动态平衡中起重要作用的。其次是生产降钙素，是一种参与钙平衡的激素。甲状腺的滤泡细胞合成和分泌 Tg 以及两种具有生物活性形式的甲状腺激素，甲状腺素(3,5,3'5'脱碘甲状腺素或 T4)和碘塞罗宁(3,5,3'脱碘甲状腺素或 T3)。T4 作为存储和运输的形式而 T3 作为代谢活性形式。大多数循环甲状腺激素必须与甲状腺素结合球蛋白结合。在外周组织中，甲状腺激素执行其内分泌功能，T4 迅速在 T4 脱碘酶的作用下转化为更有活性的 T3。T3 被转运至细胞核内与特定核受体结合并与调节基因相互作用，影响其表达。基因表达产物最终增加细胞的基础代谢率、蛋白质合成、儿茶酚胺效应和长骨生长，并在蛋白质、脂肪和碳水化合物的代谢中发挥重要作用。甲状腺激素在人体几乎所有的细胞中都发挥其内分泌功能。

碘是甲状腺激素的重要成分，对甲状腺功能至关重要。推荐每日摄碘量为 150μg，每日的摄入量至少 50μg，以防止碘缺乏导致甲状腺肿。甲状腺滤泡细胞具有独特的主动摄取和浓缩碘的能力。钠碘转运体(NaIS)通过能量依赖性方式主动跨膜逆电化学梯度输送钠和碘。这种跨膜蛋白是由腺垂体合成的甲状腺促进激素(TSH 或促甲状腺激素)刺激发挥作用。功能性 NaIS 存在于多种分化型甲状腺癌的恶性滤泡细胞中。这些恶性细胞浓缩碘的独特能力，使放射性碘(RAI)成为一种有效的靶向治疗方式。利用 TSH 在滤泡细胞摄碘的过程中发挥了核心作用。为增加碘-131(^{131}I)的治疗效果，T4 的剥夺低碘饮食和重组人促甲状腺激素(rhTSH)可增加 TSH 对甲状腺滤泡细胞的作用(见 ^{131}I 的准备章节)。NaIS 也存在于腮腺、乳腺组织、胃黏膜和鼻泪管中，这使其处于 RAI 治疗损伤的风险中。

在进入滤泡细胞的过程中，碘通过跨膜运输和氧化作用转化为可以结合 Tg 的酪氨酰残基的形式。Tg 是由滤泡细胞合成的一个大的糖蛋白(660kDa)。碘化 Tg 是甲状腺滤泡腔内胶体储存的主要成分。T3 和 T4 通过碘化酪氨酸的偶联作用合成。他们仍然附着在 Tg，直到离开甲状腺。在 TSH 的刺激下胶体小滴通过内吞作用从管腔进入滤泡细胞，并被水解将 Tg、T4 和少量 T3 释放入循环。恶性分化的滤泡细胞保留此功能。因此，血清 Tg 成为甲状腺术后和甲状腺残余消融后一种特异性肿瘤标志物[2]。

甲状腺、垂体和下丘脑之间的反馈回路调节甲状腺激素的合成和分泌。促甲状腺激素释放激素(TRH)在下丘脑合成，其主要功能是增加垂体分泌 TSH。T3 和 T4 反过来抑制 TRH 的释放和 TSH 的分泌。

甲状腺癌的分类

甲状腺癌的正确病理分类是临床合理治疗的基础。分类系统见表 50.1 并在下文讨论。细胞起源、细胞学特征和生长形态决定其病理分类。除甲状腺髓样癌(MTC)来源于滤泡旁 C 细胞外，所有的甲状腺癌都来源于滤泡上皮。包膜侵犯在一些甲状腺癌的病理诊断中非常重要。乳头状甲状腺癌(PTC)的诊断完全依赖诊断性核特征的存在而不需要浸润性生长，而滤泡状癌(FC)需要有包膜或血管侵犯[3]。其他很少见的甲状腺恶性肿瘤包括甲状腺淋巴瘤和肉瘤。这两个实体瘤将不在本章讨论，在淋巴瘤和肉瘤章节详细描述并进行更好的评估和管理。

分化型(滤泡来源)甲状腺癌

分化型甲状腺癌的两个主要亚组包括 PTC 和 FC。这两个亚组根据结构和细胞学特征来区分。

乳头状甲状腺癌

PTC 是最为常见的组织学类型，占所有甲状腺癌状腺癌患者占甲状腺癌发病率的大部分。在1355例乳头状和滤泡状甲状腺癌患者中,30年累积复发率约为30%,而癌症相关死亡率<10%(图50.2)[16]。甲状腺癌治疗效果的研究结果必须考虑随访时间的长短。约25%的甲状腺癌复发在随访5年后发现,多达16%在随访15年后发现[15]。

放射诱发的甲状腺癌

暴露于电离辐射为甲状腺结节和甲状腺癌的危险因素。公认的数据来自广岛和长崎原子弹爆炸和切尔诺贝利核反应堆事故的幸存者[17-23]。最近一项59 687名原子弹爆炸幸存者的研究显示,24.5%的甲状腺癌患者是由于高强度辐射暴露引起的[21]。女性和儿童更敏感。在欧洲约有1000例甲状腺癌是由切尔诺贝利事故引起[23]。因霍奇金淋巴瘤、头癣、扁桃体肥大和胸腺肿大接受放射治疗的儿童增加患甲状腺癌的风险[24-26]。放射诱发的甲状腺癌与自发的甲状腺癌在病理上无法区别,并且与侵袭性更强的生物学特性或较差的预后无关[27-30]。

家族型甲状腺髓样癌

25%的MTC是遗传性的。所有的MTC患者均应进行家族性疾病的筛查,而初诊MTC患者所有一级亲属均应接受基因检测。MTC的遗传形式与家族性MEN综合征(MENⅡa,MENⅡb和纯家族MTC)相关,但有其独特的流行病学。由于染色体10q11.2上RET基因的点突变,这些疾病是常染色体显性遗传。男女的遗传概率相同。与散发型MTC相比,其典型表现是双侧和多灶病变。家族性MTC的侵袭性和发病年龄取决于具体的基因突变。预防性甲状腺切除越来越多的应用于具有MTC风险的患者[31]。

甲状腺癌的临床表现

甲状腺癌最常见的表现是无症状性甲状腺结节,由患者、临床医生或者因其他原因影像学检查时偶然发现。正常人群中3%~4%可扪及甲状腺结节,据报道在尸检中发生率高达50%[32,33-34]。然而,<1%的甲状腺结节诊断为甲状腺癌。甲状腺结节的鉴别诊断包括腺瘤(大滤泡、小滤泡、Hürthle细胞,和非典型)、囊性病变(单纯的囊肿或出血性囊肿)、胶体结节、甲状腺炎、肉芽肿病和癌症。怀疑甲状腺结节恶性的病史和体格检查的阳性发现包括快速增长、质硬、固定、声带麻痹、颈淋巴结肿大、喘鸣、吞咽困难或神经损伤。2个或2个以上上述症状或体征存在时,甲状腺癌的概率>70%,推荐手术或非诊断性细针穿刺(FNA)[35]。

临床上隐匿性甲状腺癌和良性甲状腺结节通常出现在进行其他诊断的影像学检查。应用CT、MRI或超声检查时,临床上隐匿甲状腺结节的发病率为19%~67%[36]。FDG-PET研究报道了2%~3%的甲状腺内局灶性摄取,而只有25%~50%最终诊断为癌[37,38]。许多偶然发现的甲状腺癌最终被证明具有明显的临床病变并经病理证实为甲状腺外侵犯、淋巴结转移或两者兼而有之[39]。

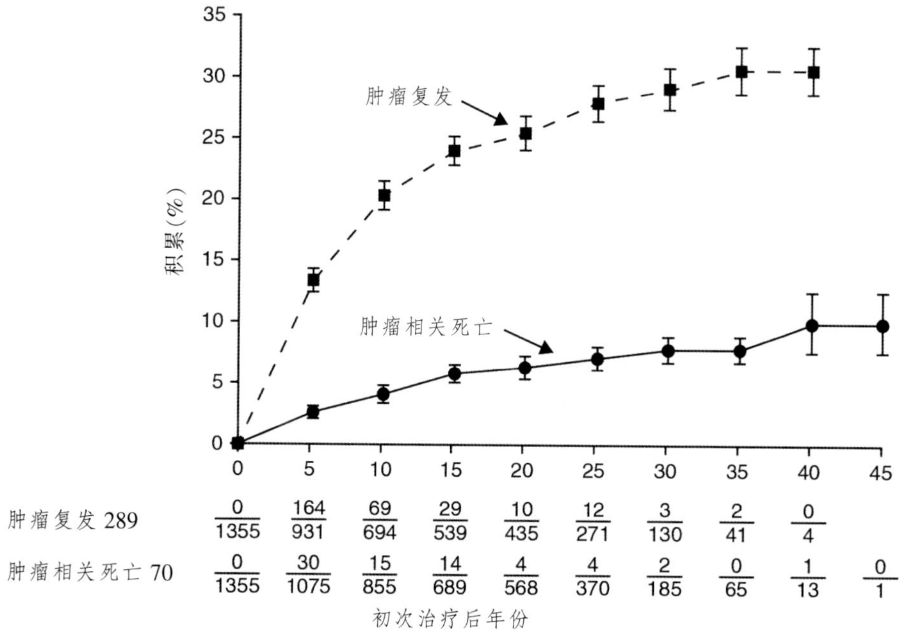

图50.2 1355例滤泡型和乳头状甲状腺癌治疗后的肿瘤复发和肿瘤相关死亡。(From Mazzaferri EL, Jhiang SM. Long-term impact of initial surgical and medical therapy on papillary and follicular thyroid cancer. *Am J Med* 1994;97:418–28, with permission from Elsevier.)

另外，局部晚期甲状腺癌的症状与甲状腺周围重要器官受累、大的颈部淋巴结肿大或转移病灶相关。这些患者表现的症状，如肿瘤压迫喉返神经引起声音嘶哑、气道损伤、吞咽困难或呼吸系统症状，转移性病灶引起的疼痛和体重减轻。

甲状腺癌的诊断

实验室检查

所有甲状腺结节患者除检查基础代谢、肾功能、肝功能和全血细胞计数外，还应接受血清 TSH 检查。其他的实验室检查如 Tg、T3 和 T4 虽然也经常检查，但在甲状腺癌初始治疗策略中的作用有限。在 MTC 初始评估时即应检测血清降钙素，且在这些患者的后续随访中也非常重要。

超声和超声引导下细针穿刺

无论是偶然扪及还是影像学检查发现的甲状腺结节，颈部多普勒超声和超声引导下细针穿刺(US-FNA)是标准的诊断方法。选择进行 FNA 的甲状腺结节的超声表现见表 50.3。关于超声评估在甲状腺结节中的应用更详细的讨论，请参阅由美国放射科医师学会制定的超声检查在甲状腺结节中的应用共识[40]和美国甲状腺协会的最近更新的甲状腺结节和分化型甲状腺癌治疗指南[41]。

US-FNA 较其他获取甲状腺结节组织诊断的检查手段具有以下优势：①该技术创伤性小且通常为门诊操作；②操作者可直观地观察穿刺针是否在可疑结节内部；③允许对无法扪及的结节和囊性病灶的操作，降低了标本的不合格率。

表 50.3　超声检查选择需要甲状腺结节细针穿刺活检的指征

超声特征	需要行活检的肿瘤大小
任意径大小超过 1cm	全部
球形	≤1cm
低回声	≤1cm
微钙化	≤1cm
边缘不规则或边缘模糊	≤8mm
多普勒显示血流增多	≤8mm
侵犯周围组织	≤8mm
颈部可疑淋巴结转移	≤8mm

甲状腺结节的 US-FNA 细胞学检查结果大致可分为 4 类：①不足以诊断；②良性；③肿瘤；④诊断不确定。5%~10%的 US-FNA 标本不足以诊断，通过重复穿刺活检或在甲状腺结节细胞学评估过程中对人员进行培训，标本不足诊断率可以减少 50%。65%~75%的 US-FNA 细胞学活检是良性的。约 5%的 US-FNA 的甲状腺活检组织有 PTC、未分化癌、髓样癌和其他分化差的癌的细胞学特征。最后，15%~20%US-FNA 被归类为“可疑”或不确定的诊断。这种细胞分类的其他同义词是滤泡性新生物或滤泡性肿瘤。如 TSH 被抑制，则通过实验室评估甲状腺功能和核素显像的 RAI 摄取来帮助确定这些病变的诊断。其中约 20%将最终通过手术标本来确诊是 FC 或 Hürthle 细胞癌[42]。

US-FNA 总诊断准确性取决于操作者和细胞学检测者的技术和经验。在一个含 1135 例的大型样本中，共有 1127 例令人满意的标本：6%为癌症（或可疑癌症）、10%为滤泡状肿瘤、82%为良性，以及 0.7%的不确定；假阴性率为 0%，只有 1.5%为假阳性。对 169 例患者进行手术，最终行病理学诊断，US-FNA 的灵敏性为 100%，特异性为 67%，相应的阳性和阴性预测值分别是 87%和 100%[43]。另一项 1613 例 FNA 检查的研究报道，诊断乳头状癌的敏感性为 78%、特异性为 98%、预测值为 100%[44]。该诊断技术的主要缺点是无法鉴别诊断良性滤泡腺瘤和 FC 及滤泡性 PTC。

颈部超声也是重要的分期工具，它能有效检测淋巴结转移。颈部淋巴结的大小、钙化的存在和不规则弥漫性结内的血流信号是转移淋巴结最重要的超声特征[45,46]。112 例接受高分辨率多普勒超声检查的甲状腺癌患者中，根据淋巴结最大径与最小径比率、结节回声、淋巴结结构和边缘不规则等标准，诊断颈部恶性病变的敏感性和特异性分别为 90%和 82%[47]。一个术前颈部超声检查的大型回顾性研究中，在 33%~39%的患者中检测到颈部隐匿性淋巴结转移[48,49]。通过颈部超声对不可触及的颈部淋巴结进行诊断，将改变 14%~24%PTC 患者的手术方式[45,49]。

CT和MRI

CT 和 MRI 常用于检测临床隐匿性的甲状腺结节。任何一种影像学检查都可能发现腺体外侵犯、淋巴结转移或两者都有。这种情况下，这些检查明确肿瘤外侵程度有助于术前计划确定是否需要颈部淋巴结清扫(图 50.3)。MRI 在确定局部外侵程度方面优于 CT，MRI 能更清晰地显示食管和气管受侵情况（图

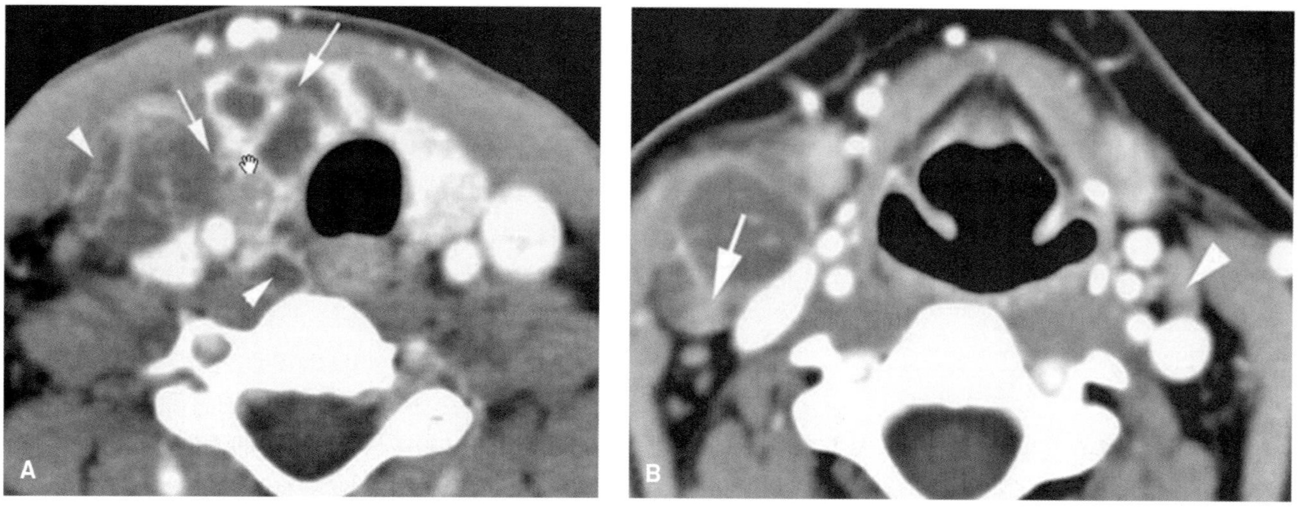

图 50.3　颈部肿物患者。(A)CT 显示肿物为原发于甲状腺的肿瘤与 4 区转移淋巴结融合(箭)。4 区淋巴结和气管食管沟淋巴结为图中三角所示。(B)上方层面显示 3 级甲状腺病变,表现为经典的多囊性,但不足以诊断甲状腺癌。其上有 4 级甲状腺病变伴有囊壁结节,形态学提示甲状腺癌(箭)。对侧有增强的阳性淋巴结伴局部低密度影(三角)。(From Mancuso AA,Mendenhall WM, Vaysberg M. Thyroid: nodules and malignant tumors. In: Mancuso AA,ed. *Head and neck radiology*. Philadelphia: Lippincott Williams & Wilkins,2010:1457-1481,with permission.)

50.4)[50]。MRI 的指征是声音嘶哑、憋喘、吞咽困难或不能通过超声检测的其他甲状腺癌局部侵犯症状。

CT 的一个主要缺点是颈部有价值的成像需要对比增强,这可能会干扰后续的 RAI 治疗。由于 CT 增强剂含较高浓度的碘,可严重影响 RAI 治疗的效果。当接受碘化造影剂的患者需要行 RAI 治疗时,应延缓治疗以期获得足够的疗效。鉴于这种缺点以及超声在确定肿瘤的局部区域范围方面的有效性,作者强烈反对

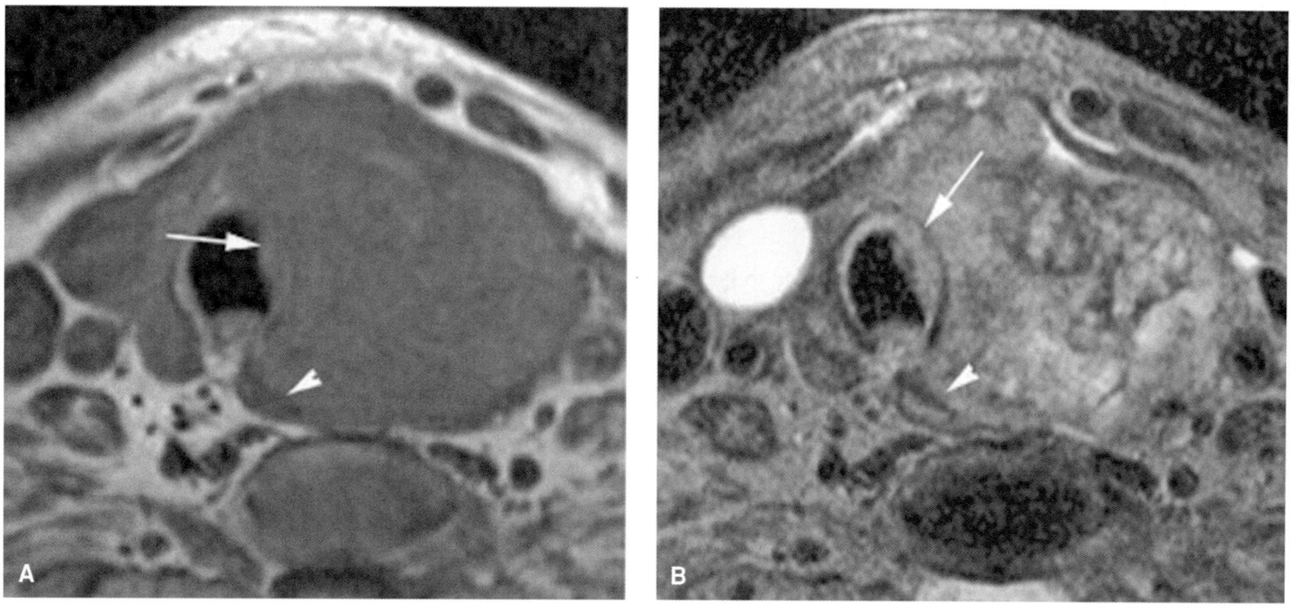

图 50.4　患者的 MR 在检测气管和颈段食管受侵方面的优势,尤其是在制订治疗方案方面。该患者为甲状腺未分化癌。(A)T1 加权像显示气管(箭)和食管(三角)受压扭曲变形,但难以确定是否存在肿瘤侵犯。(B)T2 加权像显示肿瘤生长明显在气管软骨两侧(箭)取代了气管软骨的正常信号,同样食管的正常管壁(三角)正常信号也被肿瘤异常信号取代,提示气管和食管受侵。(From Mancuso AA,Mendenhall WM,Vaysberg M. Thyroid: nodules and malignant tumors. In: Mancuso AA,edr. *Head and neck radiology*. Philadelphia: Lippincott Williams & Wilkins,2010:1457-1481,with permission.)

已知甲状腺癌的分期评估使用 CT。在某些情况下，可以行胸部非增强 CT 扫描以评估纵隔和肺转移。但是，一般来说，大多数 DTC 在初始治疗之前没有必要行 CT 检查。

核医学检查

与碘同位素评估甲状腺癌相关的 4 项核医学检查是放射性碘摄取（RAIU）、甲状腺扫描、诊断全身扫描（DxWBS）和治疗后全身扫描（RxWBS）。表 50.4 总结了这些检查。

RAIU 检查用来量化甲状腺切除术后残余甲状腺组织的 RAI 浓聚能力。此值是门诊 ^{131}I 治疗所必需的。

甲状腺扫描可以生成甲状腺浓聚 RAI 能力的图像，在评估甲状腺结节方面有历史性的用途，将其特征描述为有功能性（“热”）或者无功能性（“冷”）。作者在甲状腺癌患者检查和治疗中不使用甲状腺扫描。

经典的 DxWBS 检查是在接受 3mCi 的 ^{131}I 几天之后进行的全身影像检查。目前 DxWBS 在甲状腺癌治疗中的作用有一定争议。一些专家应用 DxWBS 确定患者甲状腺癌治疗的 ^{131}I 剂量。一些专家将 DxWBS 作为甲状腺癌初始治疗后的监测手段。DxWBS 相关问题讨论不在本章范畴。反对 DxWBS 的主要观点是其灵敏度低、残余癌细胞的“顿抑”现象和不必要的辐射暴露。底线是理性的人会不赞同 DxWBS 在甲状腺癌治疗中的作用。作者不使用 DxWBS 对甲状腺癌患者进行分期和监测，且 5 年以上没有为患者行 DxWBS 检查。

每个接受治疗剂量的 RAI 患者都应该行 RxWBS 检查。大多数患者的给药时和扫描之间的最佳间隔约为 7 天。RxWBS 的主要目的是检测淋巴引流区和远处的残余病灶，并确定已知的病灶是否有 RAI 浓聚。

FDG-PET 是常用于检测远处转移病灶的另一个核医学检查方法，但 PET 在甲状腺癌的预测价值尚不明确。TSH 刺激提高了大多数 DTC 类型中 FDG-PET 的准确性。将甲状腺激素抑制期间的 FDG-PET 研究与给予 rhTSH 后的研究进行比较的前瞻性试验显示，在刺激研究中 FDG-PET 增加了隐匿性转移的检出[51]。如果事先没有记录滤泡型甲状腺癌的激素抑制或激发试

表 50.4　核素检查在分化型甲状腺癌中的应用

研究	同位素	检查	结果	目的	评估
放射活性摄取研究(RAIU)	^{123}I 或 ^{131}I[a]	给药 2~24 小时后在下颈部测量计数	非影像检查而是计数。正常甲状腺全切术后计数为 0.5%~5%	量化甲状腺组织浓缩碘的能力，并估计甲状腺切除术后剩余甲状腺组织的数量；联邦法规对 ^{131}I门诊治疗的要求	理想的检查应该在限制饮食碘 2 周后，用左甲状腺素剥夺或 rhTSH 给药将血清 TSH 升高至>30U/mL
甲状腺摄影	^{123}I，^{131}I 或 ^{99}Tc	与 RAIU 基本程序一致，但应用伽马相机对甲状腺摄影	影像	评估甲状腺结节，确定是否有功能（“热”结节或“冷”结节）	提供信息较少，证明常规用于多数甲状腺结节的评估[160] 在抑制 TSH 下，“热”结节很少为恶性肿瘤，不必行细胞学检查[41]
诊断性全身摄影(DxWBS)	常为 ^{131}I(2~5mCi)	RAI 摄取后 3 天全身摄影(延迟摄影以洗脱正常组织摄取的 RAI)	全身 RAI 分布的摄影	检测残留肿瘤	患者准备过程中要低碘饮食并升高 TSH。一些专家并不使用该检查
治疗后全身摄影(RxWBS)	^{131}I，30~250mCi(治疗剂量范围)	与 DxWBS 一致，但是需要 RAI 注射后 7 天	与 DxWBS 一致	检测治理效果，发现转移灶	假阳性是唯一的缺点，当在适当的临床环境中解释时，其影响被降低

RAI：放射性碘；TSH：促甲状腺激素；rhTSH，重组 TSH；yr：年；wk：周。

[a] 作者目前使用 ^{123}I 剂量为 200~300μCi。

验超过 10ng/mL 和 DxWBS 检查阴性结果，有些保险公司将不会支付甲状腺癌患者的 FDG-PET 费用[41]。

当因甲状腺癌以外的原因行 FDG-PET 检查时发现高代谢的甲状腺结节时需行活检确诊，因为这些结节的恶性风险为 15%[50]。最近有一项 5877 例患者接受 FDG-PET 检查进行分期及再分期的研究显示，约 3.7%的患者伴甲状腺内高代谢结节。这些患者行 US-FNA 检查，其中 14%确诊为甲状腺恶性肿瘤[52]。一项超过 55 000 例 FDG-PET 汇总数据的较大型研究报道 1%的人伴有局灶性甲状腺异常，而在这其中最终确诊为甲状腺癌的概率高达 33%[53]。

预后因素

疾病复发和癌症死亡最重要的预后因素是组织学分类。DTC 在早期诊断时预后良好。但高细胞变异型甲状腺癌的 10 年死亡率高达 25%[54]。Hürthle 细胞型预后相对较差，远处转移率为 25%[55,56]，10 年生存率降低为 76% 而 PTC 和 FC 的 10 年生存率分别为 93%和 85%[57]。柱细胞型和弥漫硬化型较其他类型 DTC 的预后差。相反，滤泡型 PTC 和大部分 FC 预后良好，与诊断时年龄和分期相同的经典型 PTC 相似。根据目前的 AJCC 分期系统，所有的 ATC 均被认为Ⅳ期，其 5 年总生存率约为 5%[1]。

对于 DTC 有许多重要的预后因素，包括年龄、性别、家族史、肿瘤大小、甲状腺外侵程度、脉管受侵、颈部和纵隔淋巴结转移、细胞异型性和肿瘤坏死程度、远处转移以及肿瘤浓聚 RAI 的程度。预测因素总结见表 50.5。下面将详细讨论其中的几个因素。

年龄

年龄在当前和之前的 AJCC 分期系统中都是重要的预后因素(图 50.5)。目前的 AJCC 分期系统根据年龄小于 45 岁和超过 45 岁将 DTC 的分期分为了两组。在目前的系统中，将年龄小于 45 岁任何 T 或 N 分期[基于肿瘤-淋巴结-转移(TNM)分类]患者的总分期都被认为是Ⅰ期，除非有远处转移时总分期升为Ⅱ期。相反，45 岁及以上的患者，只有在 T 和 N 分期分别为 T1N0 和 T2N0 时，其总分期被认为Ⅰ期和Ⅱ期。因此，该系统认为年龄是最为重要的预后因素之一。该系统的局限性在于未能解释诊断时年轻(<15 岁)患者的不良预后。儿童患者诊断时往往较年轻的成年患者分期更晚，并且更易出现复发和远处转移[58,59]。在一项 56 例 PTC 或 FC 儿童患者(年龄为 4~20 岁)的研究中，10 年无进展生存期仅为 61%，虽然总生存仍为 98%[60]。另一项包括 21 例儿童患者(年龄 4~15 岁)的研究显示诊断时的远处转移率为 24%[61]。

性别

与女性相比，男性诊断 DTC 时的年龄多为 20 岁，发生远处转移的概率是女性的 2 倍，发生区域淋巴结转移的概率较女性提高 30%[62,63]。目前还不清楚为什

表 50.5 分化型甲状腺癌的预后因素

变量	预后良好的因素	预后不好的因素	评论
年龄	15~44 岁	<15 岁或≥45 岁	在 AJCC 分期系统中考虑了较大年龄，但是儿童(<15 岁)有 30%~40%的复发风险
性别	女性	男性	远处转移风险增加 2 倍[62]
家族史	无	有	一级家庭成员患 DTC 时多灶性和侵袭性增加[161]
大小	≤4cm (<1cm，预后极好)	>4cm	肿瘤相关性死亡与原发肿瘤大小间存在线性关系[16]
单灶/单侧	单灶或单侧	多灶或双侧	多灶肿瘤淋巴结转移风险增加 2 倍，远处转移风险增加 3 倍
腺外侵犯	局限腺体内	腺体外侵犯	10 年复发风险增加 1.5 倍，死亡率增加 5 倍
病理分级	低	高	肿瘤坏死增加、核不典型增加、血管浸润有较差的预后
淋巴结转移	无	有	–
远处转移	无	有	远处转移死亡率为 50%
RAI 浓聚	RAI 浓聚	不能摄取/摄取 RAI 能力低	–

AJCC：美国癌症联合委员会；RAI：放射性碘。

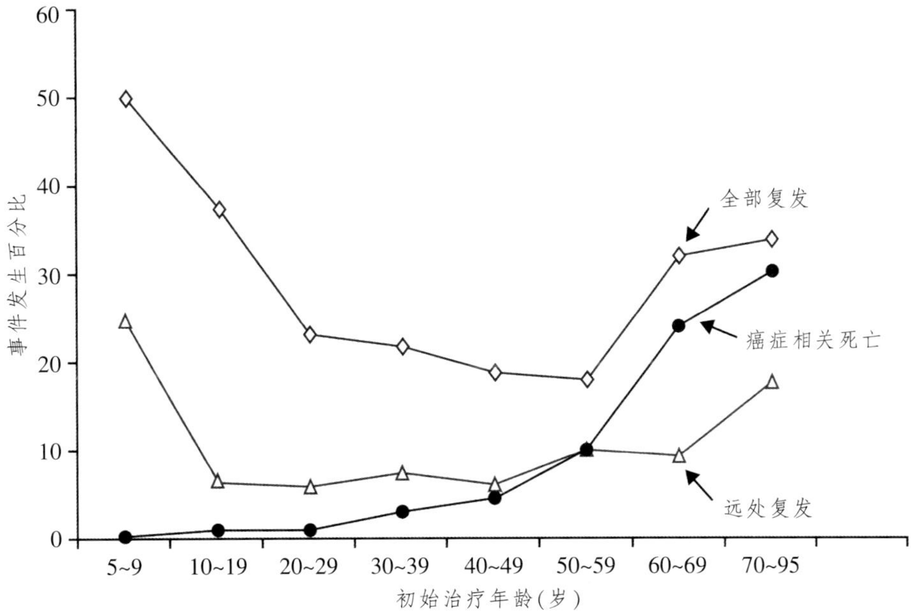

图 50.5 年龄在分化型甲状腺癌预后中的作用。(From Mazzaferri EL, Kloos RT. Clinical review 128: current approaches 0 to primary therapy for papillary and follicular thyroid cancer. *J Clin Endocrinol Metab* 2001;86:1447 -1463. ⓒ 2001,The Endocrine Society.)

么会出现性别偏倚，男性患者诊断时的年龄越来越大。但这可能是由于美国男性延迟进入医疗保健系统的缘故。延迟诊断超过 12 个月与甲状腺癌死亡率增加 1 倍有关[16]。

原发肿瘤的大小

原发肿瘤的大小与肿瘤特异性死亡率之间存在线性关系[16,62,64,65–66]。非常大的肿瘤与甲状腺外侵犯、淋巴结和远处转移概率增加、预后更差的组织学类型和某些情况下无法手术切除均相关,这些都是预后不良的因素。乳头状微小癌(直径<1cm)具有预后非常好的特征。这些微小癌通常在甲状腺良性病手术中发现,被认为是临床无意义的恶性肿瘤,一般也不会降低生存率。部分患者甲状腺全切术后复发率几乎为零。但有些小肿瘤与其他不良预后因素相关,因此,需要采用更积极的治疗。小肿瘤的淋巴结转移率为 20%~60%;30%~40%可为多灶性的,17%~30%可有甲状腺外侵犯[67–69]。这些结果使一些学者认为乳头状微小癌的治疗应与直径>1cm 的 PTC 相同，提倡常规应用 RAI[70]。作者同意其他学者的观点,即制订乳头状微小癌治疗决策时是否给予 RAI 辅助治疗应考虑其他预后因素如腺体外侵犯、淋巴结转移[71]、年龄以及是否多灶性等。

多灶性和双侧性

20%~80%的患者因单发肿瘤行甲状腺切除术时发现了多发病灶,44%的患者发生在对侧叶[6]。当在病变叶发现多发灶时对侧叶的发生率也会增加[72],突显了在甲状腺次全切发现甲状腺癌后行甲状腺全切的必要性。多灶性甲状腺癌患者的淋巴结转移率是非多灶性的 2 倍,而远处转移率则高达 3 倍[73–76]。

甲状腺外侵犯

甲状腺外侵犯(ETE)是淋巴结和远处转移的关键危险因子[77]。原发肿瘤侵出甲状腺的概率随肿瘤大小的增大而增大[65],但也可见于一些小的肿瘤中[67–69]。ETE 增加了淋巴结复发和远处转移的风险[62,69]。在最早期，ETE 在临床上是隐匿的，仅在病理评估中才能见到。更晚期的 ETE 可表现为侵犯颈部周围肌肉、血管、喉返神经、喉、咽、食管甚至脊髓或臂丛神经。ETE 发生于大部分(70%)的 ATC 患者中[78]。

淋巴结转移

在有症状的甲状腺癌患者中,PTC 较 FC 更易出现淋巴结转移(46%对 25%)[16]。淋巴结转移预后的重要性一直存在争议,但有研究表明其是预测复发和生存率降低的重要因素;双颈部和纵隔淋巴结肿大更是预示着预后不良[16,79–81]。尽管如此,淋巴结转移对生存的绝对影响仍然较小,30 年生存率从 94%降至 90%[16]。

远处转移

尽管远处转移是 DTC 患者的首要死亡原因,但他们并不都是致命的。大约 10%的 PTC 患者和 25%的 FC 患者出现远处转移,肺是最常见的转移部位。这些转移中50%在诊断时即已存在[82]。出现远处转移的DTC患者甲状腺癌的死亡率升高至40%~50%，而局部复发患者仅为10%~15%[62,74,82,83]。

分期

AJCC分期系统第7版(2010)的甲状腺癌分期见表50.6。分期根据解剖学上肿瘤的侵犯程度、患者年龄和肿瘤的组织学类型而确定。可以采用临床和病理分期。单独推荐分化型甲状腺癌、髓样癌和未分化癌各自的分期。

甲状腺癌的手术治疗

手术是所有病理类型的局部甲状腺癌的主要治疗方法。甲状腺全切术是首选治疗手段,由于腺体容易手术切除,并且其主要内分泌功能可通过外源性治疗(甲状腺素)所替代。关键是要明白,即使是甲状腺全切除也会残留的甲状腺组织,将会对后续治疗和疾病的监测产生重大影响。甲状腺全切术后甲状腺组织残留最明显证据是有可见的术后RAI摄取,RAI总是在甲状腺床的区域显示摄取。残留甲状腺组织的存在不是手术不彻底的征象,但却是个实际性的问题。连接甲状腺囊后表面与气管的韧带存在少量甲状腺组织巢,为减少气管损伤的风险而极少会完全切除。再者,喉返神经进入喉的位置是嵌入甲状腺组织中的,不可能除去所有的甲状腺组织而不损伤到神经、不影响说话声音质量和喉功能。

甲状腺切除术后会引起一些重要的并发症。最常见的是喉返神经损伤(30%的暂时性损伤,2%的永久性损伤)和甲状旁腺功能低下(5%的暂时性功能低下,0.5%的永久性功能低下)[84,85]。这些并发症可以通过使用更保守的手术来减轻。其他有手术损伤风险的结构包括迷走神经、脊髓附件、喉上神经、气管、食管、胸导管、动脉和颈动脉。通过手术经验的增加、术中监测喉返神经和甲状旁腺的自体移植手术来减少手术并发症[86]。

关于甲状腺癌和甲状腺结节的手术治疗有几个关键问题需要详细讨。

1.手术何时用于评估无细胞学诊断的甲状腺结节?

2.甲状腺癌何时进行甲状腺次全切除术是安全的?

3.颈部清扫的合理范围是什么?

下面将对这些问题在进行详细讨论。

表50.6 2010年AJCC甲状腺癌TNM分期

原发肿瘤(T)			
Tx	原发灶无法评估		
T0	未发现原发肿瘤		
T1	肿瘤局限于甲状腺,最大径≤2cm		
T1a	肿瘤最大径≤1cm且局限于甲状腺		
T1b	1cm<最大径≤2cm且局限于甲状腺		
T2	2cm<肿瘤最大径≤4cm且局限于甲状腺		
T3	肿瘤局限于甲状腺,最大径>4cm或浸润至胸骨甲状肌或甲状腺前软组织		
T4	侵袭性肿瘤超过上述的轻度甲状腺外侵		
T4a	较晚期的肿瘤		
	任何大小肿瘤侵透甲状腺包膜至皮下软组织、喉、气管、食管或喉返神经		
T4b	很晚期的肿瘤		
	肿瘤侵犯椎前筋膜或包绕颈动脉或纵隔血管		
所有未分化癌均视为T4期肿瘤			
T4a	甲状腺内的未分化癌		
T4b	甲状腺外侵犯的未分化癌		
区域淋巴结(N)			
Nx	区域淋巴结无法评估		
N0	无区域淋巴结转移		
N1	区域淋巴结转移		
N1a	转移至Ⅵ区(气管前、气管旁,以及喉前/德尔菲淋巴结)		
N1b	转移至同侧、双侧或对侧颈部(Ⅰ、Ⅱ、Ⅲ、Ⅳ或Ⅴ区)或咽后淋巴结或上纵隔淋巴结(Ⅶ区)		
远处转移(M)			
M0	无远处转移		
M1	有远处转移		
总分期			
(DTC)乳头状/滤泡状癌			
45岁以下			
Ⅰ期	任何T	任何N	M0
Ⅱ期	任何T	任何N	M1
45岁及以上			
Ⅰ期	T1	N0	M0
Ⅱ期	T2	N0	M0
Ⅲ期	T3	N0	M0
	T1	N1a	M0
	T2	N1a	M0
	T3	N1a	M0
ⅣA期	T4a	N0	M0
	T4a	N1a	M0
	T1	N1b	M0

(待续)

表 50.6(续)

	T2	N1b	M0
	T3	N1b	M0
	T4a	N1b	M0
ⅣB 期	T4b	任何 N	M0
ⅣC 期	任何 T	任何 N	M1
髓样癌(所有年龄)			
Ⅰ期	T1	N0	M0
Ⅱ期	T2	N0	M0
	T3	N0	M0
Ⅲ期	T1	N1a	M0
	T2	N1a	M0
	T3	N1a	M0
ⅣA 期	T4a	N0	M0
	T4a	N1a	M0
	T1	N1b	M0
	T2	N1b	M0
	T3	N1b	M0
	T4a	N1b	M0
ⅣB 期	T4b	任何 N	M0
ⅣC 期	任何 T	任何 N	M1
未分化癌(均为Ⅳ期)			
ⅣA 期	T4a	任何 N	M0
ⅣB 期	T4b	任何 N	M0
ⅣC 期	任何 T	任何 N	M1

Used with the permission of the American Joint Committee on Cancer(AJCC),Chicago,Illinois. The original source for this material is the *AJCC Cancer Staging Handbook*,7th ed.(2010)published by Springer Science and Business Media LLC,www.springerlink.com.

甲状腺结节的手术评估

2009 年,美国甲状腺协会(ATA)修订的“甲状腺结节和分化型甲状腺癌治疗指南”包括手术评估甲状腺结节的建议[41]。手术评估甲状腺结节的指征如下:①细胞学检查为可疑 PTC;②细胞学检查包含滤泡细胞但在 RAI 显像上未发现功能性结节,特别是在低血清 TSH 或正常血清 TSH 情况下(这种情况下应考虑甲状腺叶切除术或甲状腺全切除术);③细胞学检查发现 Hürthle 细胞瘤,此时不需要行 RAI 检查而应直接行叶切除术或甲状腺全切除术;④生长迅速的结节,即便是细胞学检查为良性也应考虑手术切除。甲状腺腺叶切除时结果为癌的患者均推荐甲状腺全切。如果术前已明确诊断的患者也应行甲状腺全切。不推荐行 ^{131}I 消融作为全切除的替代治疗方案。

叶切除术治疗甲状腺癌

尽管甲状腺全切除术是几乎所有可切除甲状腺肿瘤的标准手术方式,但有一些临床指南认为在某些临床情况下适合采取更保守的手术方式。2011 年美国国立综合癌症网络(NCCN)指南中对于年龄在 15~45 岁之间、肿瘤直径<4cm 的 PTC、既往无放疗史、无远处转移、无颈部淋巴结转移、无甲状腺外侵犯或者无侵袭性组织学类型的患者可以采用甲状腺腺叶切除术[54]。2009 年 ATA 指南则建议仅对直径<1cm 并具上述特征肿瘤可以采用叶切除术[41]。提倡腺叶切除的学者认为采用更为保守的手术方式可以减轻手术并发症[84]。

一项对来自国家癌症数据库中接受手术治疗的 52 173 例 PTC 患者进行回顾性分析,显示 82.9%的手术方式为甲状腺全切除术,腺叶切除术仅为 17.1%[87]。多因素分析显示与甲状腺全切术相比,腺叶切除术肿瘤复发风险增加了 57%,死亡风险增加了 21%。对于直径<1cm 的 PTC 而言,手术方式不会影响肿瘤复发和生存。即便是将直径为 1~2cm 的肿瘤进行单独分析,所有直径>1cm 的肿瘤接受甲状腺全切术均有获益[87]。先前的 SEER 一项包括 4402 例 PTC 患者的分析未能显示甲状腺全切术的生存获益,但在这项研究中接受甲状腺全切的患者与没有手术的患者相比肿瘤更大,腺体外侵的风险高 10%,颈部淋巴结转移的风险高 20%[88]。AMES(年龄、远处转移、外侵、大小)和 MACIS[转移、年龄、切除程度、外侵、大小(梅奥诊所)]预后评分系统尝试寻找适合接受更为保守手术方式的低危患者[89-91];但大部分低危患者也接受了甲状腺全切术[92],而且甲状腺全切术的应用正在增加[93]。

一般来说,甲状腺全切术是多数分化型甲状腺癌患者合理的初始手术方式,因为它能增加辅助 ^{131}I 的治疗效果,切除所有的腺体内肿瘤、减少复发、有利于监测扫描和 Tg 的应用。外科医生的手术经验是决定治疗效果的重要因素。在 5 年的时间完成超过 100 例手术外科医生的手中,甲状腺全切除术并发症的发生率可与次全切手术相当,且较缺乏经验的外科医生的手术并发症发生率降低 2/3[86]。

分化型甲状腺癌的颈清扫

与鳞状细胞癌相似，当颈部有可见的或可触及的阳性淋巴结时甲状腺癌需要行改良颈清扫术。然而不同于其他的头颈部肿瘤的是，选择性淋巴结清扫术（清扫所有具有亚临床转移风险的淋巴引流区域）一般不推荐用于来源于滤泡细胞的DTC。尽管一些小PTC的亚临床淋巴结转移率较高，但PTC的初始手术手段不包括选择性颈清扫，因为这些区域淋巴结的微转移既不会影响RAI的推荐，也不会影响预后[63]。

根据2009年ATA指南，所有临床淋巴结受侵的患者均应清扫颈中央区淋巴结区（Ⅵ区），但对于无其他临床或病理不良特征的小T1或T2肿瘤可行预防性颈中央区淋巴结区清扫。临床N0有其他不良特征（T3或T4）的患者应考虑行预防性颈中央淋巴结清扫。病理证实双侧淋巴结转移的情况下应行双侧颈部Ⅱ~Ⅳ区淋巴结清扫[41]。当有双侧颈部清扫的指征时应清扫整个Ⅱ~Ⅳ区淋巴结而不是仅切除异常淋巴结[94–96]。Ⅰ区、Ⅴ区和Ⅶ区淋巴结仅在临床可疑时才进行清扫。颈中央区和侧颈淋巴结清扫术是所有甲状腺髓样癌无论是散发型还是家族型的初始治疗标准方案的一部分[97,98]。

尽管有这些ATA指南，文献中DTC患者是否常规行预防性颈中央区淋巴结清扫术仍存在争议。受本章节的内容限制，具体的争论不在此进行展开，具体内容可详见本章节的参考文献。一般情况下，提倡行常规预防性颈中央区淋巴结清扫术者认为可以获得更精确的分期、减少颈中央区复发、避免再次手术、为提供有效RAI治疗的最佳条件[99–105]。反对者则认为该方法缺乏明确的复发和生存获益，并且预防性中央区颈清扫与手术并发症发生率的增多相关[99,106,107–108]。最近的一项超过1200例患者的荟萃分析显示，额外的预防性颈中央区淋巴结清扫术未能改善复发率[109]。

分化型甲状腺癌的放射性碘治疗

放射性碘的生物浓度

在所有肿瘤中，DTC的RAI治疗是最成功的靶向治疗。良性甲状腺组织和肿瘤碘浓集的能力使绝大部分的甲状腺癌接受RAI治疗。RAI被甲状腺组织包括滤泡上皮来源的DTC以正常组织6.6倍的速率所吸收。在非甲状腺组织中RAI的生物半衰期仅为12天，在甲状腺组织中则为80天（表50.7）。

^{131}I的放射衰变

^{131}I是在核反应堆运行期间或核弹爆炸时由铀原子的裂变产生。^{131}I通过发射负电子（负β–衰变）衰变为氙131（^{131}Xe）。来自^{131}I的中子转化为一个质子和一个电子（β粒子）并从细胞核中发出。衰变的第一阶段产生能量为250~800keV的β粒子。这些β粒子是^{131}I产生靶向细胞毒作用的核心。由于这些能量范围的电子将其能量沉积在不足1mm，所以只有摄取了^{131}I的细胞才会受影响。在衰变的第二阶段，不稳定的^{131}Xe衰变为稳定的Xe原子释放出一个能量为364keV的光子。这个产物在治疗上是不合需要的，因为光子并非局限于碘浓缩部位。它对甲状腺癌细胞的细胞毒作用非常小，但增加了总的辐射剂量。正是这种特征使RAI用于诊断成像，是形成DxWBS和RxWBS的基础。

放射性碘治疗分化型甲状腺癌的目的

概括地说，RAI辅助治疗有两个基本目的：①清除残留甲状腺组织；②残留微病灶的辅助治疗。首先，RAI通过靶向治疗向残留在手术瘤床上的甲状腺癌细胞、隐匿性淋巴结转移和远处转移来提供有效的细胞毒性作用。其次，RxWBC提供重要信息，包括分期、预后和确定哪些患者需要进一步治疗。最后，残留甲状腺组织的清除有助于使血清Tg作为预测初始治疗后肿瘤残留的高度敏感性和特异性标志物。血清Tg提供了一种强有力的监测早期疾病复发的手段，这些复发可能适合根治性的再次治疗。

RAI治疗对于使DTC成为一种最可治愈的恶性肿瘤至关重要。许多大型的回顾性研究显示，使用RAI治疗后疾病的复发率和肿瘤特异性死亡率显著降低[16,110–113]。表50.8提供了所选参考文献的总结，尽管这并不代表完整的列表。

表50.7 ^{131}I的物理，生物和有效半衰期（T1/2）

	物理半衰期 T1/2	生物半衰期 T1/2	有效半衰期 T1/2
甲状腺组织	8天	80天	7.3天
甲状腺外组织	8天	12天	8小时

表 50.8　部分回顾性研究显示 RAI 临床获益

作者[参考文献]	病例数	中位随访时间	复发	死亡	解释
Mazzaferri 等[16]	1355 DTC	15.7 年	30 年 RFS RAI:85% T4:70% P<0.001	30 年 CSS RAI:97% T4:94% P<0.001	尽管接受 RAI 的患者具有更差的预后因素，但 RAI 降低了肿瘤复发和死亡
Samaan 等[110]	1599 DTC	11 年	粗略 RFS RAI:93% 非 RAI:83%	未报道	除低危组患者外 RAI 治疗是独立的预后因子，且提高生存
DeGroot 等[111]	269 PTC	12 年	20 年 RFS[a] RAI:95% T4: 80%	未报道	RAI 可以增加>1cm 且颈部淋巴结转移患者的生存
Tsang 等[112]	382 DTC	10.8 年	10 年 RFS （仅 I 期） RAI:95% T4: 84% P=0.038	10 年 OS RFS （仅 I 期） RAI:100% T4:100% P=0.038	多因素分析显示 RAI 与局部复发率下降相关(HR0.3;P=0.002)。无生存获益
Taylor 等[113]	385 DTC	3.1 年(平均)	未报道	未报道	多因素分析示 RAI 降低复发 (HR=0.3;P=0.01)和肿瘤特异性死亡(HR=0.3;P=0.04)

DTC:分化型甲状腺癌;HR:风险比;MVA:多因素分析;OS:总生存;PTC:乳头状甲状腺癌;RAI:放射性碘;RFS:无复发生存;CSS:原因特异性生存;TSH:促甲状腺(激)素。

[a] 从图中估计值。

放射性碘治疗的患者选择

尽管有证据表明 RAI 可降低甲状腺癌的复发并可改善生存，但是由于这些益处尚未在随机对照试验中被证明，DTC 患者接受 RAI 治疗的指征仍然具有限制性。另外，一些研究未能证明某些低危患者会从中获益。最后，任何个体的患者都需要权衡其潜在获益与不良反应。作者所在单位，大于 1cm 的 DTC 患者，或有淋巴结转移、远处转移或甲状腺腺外侵犯的任何大小肿瘤患者推荐行术后 RAI 治疗。

2009 年 ATA 指南推荐行 RAI 治疗的患者为：已知远处转移、甲状腺腺外侵犯的任何大小肿瘤、原发肿瘤超过 4cm，即使无其他的高危因素。直径 1~4cm 的部分甲状腺癌患者推荐行 RAI 治疗：有淋巴结转移或者其他高危因素，如年龄>45 岁、甲状腺内脉管侵犯、多个病灶或高侵袭性组织学类型(高细胞型、柱细胞型或岛状癌)。滤泡状癌和 Hürthle 细胞癌为高危型，均建议行 RAI 治疗，除非极小的单灶性滤泡癌仅有包膜受侵(无脉管侵犯)。这些称为微小浸润癌仅手术治疗免于 RAI 治疗。RAI 治疗不推荐用于直径<1cm 的单发灶性无高危因素的 PTC 患者或多灶性肿瘤但所有病灶直径都<1cm 的患者[41]。2011 年，NCCN 指南推荐应用 RAI 的患者为病变持续存在的甲状腺癌患者和为了清除甲状腺残留灶无肉眼残留的患者，对于无残留病灶或无高危组织学分型的患者，当术后 Tg<1ng/mL 且抗 Tg 抗体和 TAI 成像阴性时不推荐行 RAI 治疗。

^{131}I活度的选择

用于 RAI 治疗 DTC 放射性同位素剂量有 3 种(表 50.9)。对 ^{131}I 给药的最佳剂量尚无共识，在文献中有详细的描述，由于篇幅限制这里不再赘述。有关该方面更多的信息，作者推荐参考甲状腺癌治疗概要[114]。作者的单位采用比较简单的经验给药方法。一般来说，RAI 的剂量确定需要专业的物理学专家的支持和核医学技术专家的意见。目前佛罗里达大学初始治疗和再次治疗的经验给药剂量总结见表 50.10。

^{131}I治疗的患者准备

无论是清除残留的甲状腺组织治疗还是对残留

表 50.9 ^{131}I 剂量测量系统

系统	描述	经典剂量	解释
经验法	预后组所有人接受相同剂量	仅用于残留病灶 30~50mCi 标准风险患者 100~150mCi 较高风险的患者，再增加 30~50mCi，远处转移的患者 200mCi	最简单、应用最广泛 不依据个人的碘代谢
剂量指导法	计算 ^{131}I 血液和全身剂量的上限	全血剂量限制 2Gy 全身剂量 48 小时保留小于 120mCi	规定剂量为骨髓毒性的最大可接受量 需要测量 ^{131}I 的诊断剂量后 2、24、48 和 72 小时全身计数 没有广泛使用，因为复杂性 忽略先前 RAI 的影响
肿瘤位置法	规定剂量为目标组织递送最小吸收剂量	目标剂量：甲状腺残留 300Gy(80%成功率) 淋巴结或软组织转移 80~120Gy(80%控制率)	增加焦点测量的全血剂量计量学技术 由于极大的复杂性和精确的准确性限制，仅有少数机构使用

RAI：放射性碘。

表 50.10 佛罗里达大学 ^{131}I 治疗分化型甲状腺癌的剂量

危险分组	说明	^{131}I 剂量
初始 ^{131}I		
低危组	T1N0M0(残留消融)	50mCi
中危组	非低危组和高危组	150mCi
高危组	T4、M1 或已知残留病症(切缘阳性或影像学显示转移淋巴结阳性)	200mCi
之前至少接受过 1 次 ^{131}I 治疗		
标准	仅 Tg 升高(无可见病灶)	150mCi
高危	切缘阳性或远处转移(残留大病灶)	200mCi

病灶的辅助治疗，RAI 治疗前的适当准备对于获得最佳期望效果至关重要。最佳准备工作包括以下几个方面(表 50.11)：①低碘饮食；②避免应用碘造影剂(或者如果已经应用碘造影剂在有足够长的洗脱期之后)；③检测尿液中碘含量；④给予 rhTSH；⑤避免甲状腺替代治疗；⑥给予锂剂以促进 ^{131}I 的浓集。除最后一项外，其他的准备工作都是清除患者体内碘的储存，增加 TSH 水平因从而提高 NaIS 的活性，以增加 ^{131}I 的治疗效果。低碘饮食、避免应用或者清除碘造影剂、给予锂剂延长 ^{131}I 的生物半衰期，这些在几乎所有患者中都是有用的。尿碘测定需要收集患者 24 小时的尿液，并保留患者 RAI 治疗前 6 个月内碘造影剂的应用记录。另外，作者建议患者进行另外两项准备工作：T4 剥脱或应用 rhTSH。作者更倾向于应用 rhTSH 以降低甲状腺功能减退的发生率。一些专家认为患者在甲状腺功能减退状态下治愈率会更高，但也有数据表明甲状腺功能减退与应用 rhTSH 的功效相当[115-117]。这两种方法都可以增加 DxWBS 和 RxWBS 的诊断敏感性，尽管 T4 剥脱在这方面可能更优越[118,119]。

^{131}I的门诊治疗

Grigsby 等[120]学者报道了 30 例接受 RAI 治疗患者共 65 例家庭成员的辐射暴露情况。这些家庭成员接受的平均辐射剂量远低于监管标准 0.24mSv 和最大剂量 1.11mSv。核管理委员会(NRC)发布了 RAI 治疗甲状腺癌后患者的隔离指南，相关问题的所有材料的副本见于 NRC 网站。1997 年(NRC 管理指南 8.39)发表了主要建议且目前大部分仍在应用。随后的几个小建议也已经发布，最近的是 2011 年初的 10 CFR 35.37[121]。总的来说，指南旨在保证公众的辐射暴露“合理的尽可能的低(ALARA)”。1997 年规定允许患者出院。条例包括以下几点。

- 不建议患者在治疗后立即住在酒店。
- 患者应避免公共交通。
- 当对第三方辐射剂量不大可能超过总有效剂量当量(TEDE)5mSv 时，门诊治疗结束后辐射仅限于患者。3 个因素用于计算 TEDE：①应用 ^{131}I 的活性；②甲状腺摄取研究的结果；③占用系数，考虑到患者在 RAI 后几天内与其他周围人在一起的时间。
- 患者必须有自理能力，不能住在疗养院或公共

表 50.11 ^{131}I 的患者准备

准备内容	说明	原理/解释
低碘饮食	在 ^{131}I 之前和之后 2 周低碘(≤50μg/d)的饮食 不推荐强迫利尿增加尿清除率 盐、面包和大多数乳制品含有高浓度的碘，应该避免 测量尿碘水平以确保低碘饮食的依从性是不可行的	低碘饮食的目的是使全身碘储存消耗至使甲状腺组织和甲状腺癌最大化程度的摄取 RAI 适当的碘限制使甲状腺残留组织的吸收辐射剂量加倍，并且一些研究已显示 RAI 后 Tg 可测量率降低、和残余消融成功率提高[162,163]
静脉注射碘增强剂	所有 DTC 患者应避免碘增强检查 在 RAI 的 6 个月内接受碘增强剂的患者应该治疗延迟 3~6 个月，需要 24 次尿碘测量(见下文)	在诊断性 CT 研究期间给予大量的碘用于对比增强，典型的研究要求> 100mL 的碘浓度为 150mg/mL(>10^6 是推荐的每日允许量)这增加实际上所有组织中的碘储存，减少了 ^{131}I 的后续摄取
尿碘测量	仅在过去 6 个月内具有静脉碘造影剂暴露史的患者中进行 在低碘饮食第 7 天 24 小时尿碘测量值应≤150μg/ mL	尿碘测量能准确地估计饮食碘摄入量和全身碘的储存量
重组人促甲状腺激素(rhTSH)	在 ^{131}I 给药之前两次(2 天和 1 天)肌内注射 0.9mg rhTSH 在儿童中的有效性和安全性尚未被研究过，因此作者不推荐在儿童中使用 rhTSH rhTSH 在心血管疾病、脑或脊髓转移灶或气管旁肿块存在时为禁忌	增加 ^{131}I 的摄取，同时避免延长甲状腺功能减退的症状 rhTSH 被美国食品和药物管理局批准作为甲状腺激素戒断的替代，准备用于诊断研究。它联合残甲消融或治疗甲状腺癌是“非经批准”使用
停止甲状腺激素替代治疗	在 ^{131}I 前 6 周应停用左甲状腺素和其他甲状腺替代治疗，而如果给予 rhTSH，作者建议 ^{131}I 治疗的 3 天前停用 T4 和 T3 应用 ^{131}I 前 TSH 应升高至≥30μU/ mL	增加 TSH，从而使正常和恶性滤泡甲状腺细胞摄取 ^{131}I 减少 ^{131}I 的尿清除率
碳酸锂增加 ^{131}I 的效力	在 ^{131}I 给药之前 5 天开始，给予碳酸锂~20mg/(kg·d)(通常 300mg，每天 3 次)，7 天 由于其治疗范围狭窄和潜在的严重毒性，应在第 4 天和第 5 天测量血清锂浓度(治疗范围为 0.6~1.2 mEq/L) 禁忌证：精神病、痴呆、癫痫、心律失常、肾功能不全、肝功能损害、低钠血症和某些药物(利尿剂、抗抑郁药、非甾体抗炎药、癫痫药物或钙通道阻滞剂)	锂降低甲状腺细胞中 ^{131}I 的释放速率而不干扰摄取，有效提高 ^{131}I 保留时间(生物半衰期)50%~90% 没有研究表明能改善预后；使用时必须考虑潜在的毒性和禁忌证 在这种情况下使用锂是“未经批准使用药物”，患者必须知情

RAI：放射性碘；CT：计算机断层扫描；DTC：分化型甲状腺癌；IV：静脉注射；NSAID：非甾体类抗炎药。

生活区域，并且 RAI 后必须愿意出院。

- 患者必须要接受辐射安全指导。

在我们的实践中，在辐射安全人员的协助下评估患者的生活条件，以确保家庭成员、护理人员和一般公众的辐射复合 ALARA 原则。这通常意味着患者在 ^{131}I 治疗后返回私人住宅，有自己的房间和浴室，保持独居 3 天。家庭成员和护理人员只有在必要的时候才和患者在这些区域内共处一段时间。幼儿应避免与患者的一切接触。提供清洗衣物、床单、浴室和餐具的具体说明。

2011 年新的 ATA 指南颁布了门诊 ^{131}I 治疗的指导原则，重申了第三方辐射暴露需要遵循 ALARA 原则[122,123]。指南的目的部分在于介绍辐射安全人员的作用，给患者以标准化的指导，并指导患者最佳选择。作者向读者推荐该指南以从中获得具体建议。

^{131}I治疗的不良反应

RAI 治疗的不良反应和并发症详见表 50.12[124]。

表 50.12 放射性碘治疗的不良反应

短期不良反应	长期并发症
对于大多数患者,以下内容作为知情同意书的一部分进行讨论	
恶心	第二原发癌
味觉障碍(>50%)	口干和(或)牙科问题
唾液腺肿胀(>30%)	更年期提早
月经失调	男女生殖问题
剂量>200mCi	
骨髓抑制	
面神经衰弱	
口腔炎症	
终身累积剂量>500mCi	
脱发	骨髓抑制
鼻出血	唾液腺或鼻泪管梗阻
结膜炎	慢性干眼症
肺炎(广泛性肺转移)	肺纤维化(广泛肺转移)
神经系统症状(脑和脊髓转移)	神经系统症状(脑和脊髓转移)
大的甲状腺残留	
甲状腺炎	喉返神经损伤
甲状腺毒症	

Data from Potential side effects and complication of ^{131}I therapy. In: Amdur RJ, Mazzaferri EL, eds. *Essentials of thyroid cancer management* (Cancer treatment and research). New York: Springer, 2005:265–277, with permission.

应给予患者止吐药,并指示其在RAI给药前使用。腮腺按摩和非类固醇抗炎药物可用于治疗急性颈部肿胀或腮腺炎。需与患者讨论第二原发癌的风险[125,126]。一项公认的研究估计,接受^{131}I治疗患者的第二原发癌的绝对风险,每27mCi每10万人的随访中,实体瘤为14.4,白血病为0.8[127]。

甲状腺癌的外照射放疗

外照射放疗的适应证

目前尚没有甲状腺癌外照射放疗(EBRT)适应证方面的随机对照临床试验。欧洲分化型甲状腺癌多中心研究试验作为一项前瞻性多中心试验,曾计划评估辅助EBRT在局部晚期DTC中的好处。伴或不伴淋巴结转移无已知远处转移行甲状腺全切除术的pT4患者,RAI和TSH抑制治疗后被随机分配至EBRT组或观察组。但由于只有16%的患者同意随机分入EBRT组,该试验提前关闭。试验转化为前瞻性队列研究,后续结果也未能证实EBRT在该人群中的作用[128–130]。因此,EBRT的推荐是基于既往回顾性经验和发布的临床指南。根据治疗计划是初始治疗、辅助治疗还是姑息治疗的不同,患者对EBRT的接受也不同。一般来说,只有不可切除的肿瘤初始治疗会选择EBRT。有症状的转移肿瘤患者采用简单的射野给予5~10次总剂量为20Gy~30Gy的放疗能较好地减症且其不良反应可耐受。对于可治愈的无远处转移的肿瘤,RAI总是优先用于辅助治疗而不是EBRT,特别是年轻患者。对于某些甲状腺全切术后具有局部复发高危风险且不适合接受RAI治疗的患者,EBRT辅助治疗有其应用价值。表50.13总结了我们机构、2009 ATA指南和2011 NCCN指南关于EBRT的适应证[41,131]。作者认为根据年龄、RAI潜在性治愈和临床–病理高危因素对患者分类进行EBRT。

Powell等[130]提供了一篇很好的关于EBRT治疗DTC的综述,包括EBRT的适应证和作用。表50.14总结了几项回顾性分析的结果,显示甲状腺切除术和辅助RAI治疗后EBRT治疗的好处。即使先前已行^{131}I治疗,在EBRT治疗之前应该至少给予一次>100mCi额外的^{131}I治疗和充分的治疗前准备[112,132–135]。

外照射放疗技术

转移灶的外照射放疗技术根据其位置、肿瘤负荷和临床情况而有所不同。所以本章节只讨论原发灶和周围淋巴结的放疗技术。当RAI和EBRT都有指征时,建议先行RAI治疗,因为EBRT可能会导致甲状腺抑钝,从而削弱后续RAI的效果。

CT模拟定位用于制订放疗计划,患者仰卧位,双手置于体侧,颈部伸展使下颌骨与治疗床呈90°角。使用Aquaplast(WFR/Aquaplast Corporation Avondale,宾夕法尼亚州)面罩,用定制的头部支架和肩带来固定头部和颈部并压低肩部的水平。静脉推注药物的位置应选在颈部瘢痕以上。静脉造影对确定肿瘤靶区和正常组织很有帮助,但如计划6个月以内行RAI治疗则禁用静脉造影剂。获取自颅骨水平至胸中部的轴位CT图像。尽管非必须,但术前CT图像与定位图像融合有助于靶区的确定。既往甲状腺癌的治疗应用传统的前后野/后前野或侧野照射,通常需要静脉注射大剂量造影剂以保证均匀的剂量分布。因为靶区体积跨越肩膀水平,在几乎所有情况下,都包含关键正常组织

表 50.13 外照射的适应证

年龄	佛罗里达大学	2009 ATA 指南	2011 NCCN 指南
≤18 岁	转移灶疼痛或肿瘤的进展会导致正常组织损伤但不适合于其他治疗	转移灶有症状或处于关键位置其他方法无法治疗	无儿童特别指南 仅在以下情况下考虑外放疗： T4，肿瘤无摄碘能力或肿瘤残留风险高(T4，切缘阳性，腺体外侵犯)
19~45 岁	大体肿瘤在影像学表现不可切除且已知对 ^{131}I 具有抵抗(抵抗是指在最佳条件下在至少 1 次>100mCi ^{131}I 治疗后的复发) 作者在如果 RAI 可能治愈肿瘤或 Tg 升高是疾病唯一迹象时不使用外放疗	有症状或处于关键位置且无其他方法治疗的转移灶	
>45 岁	甲状腺切除术后的辅助治疗：局部-区域复发高风险的患者：T4、淋巴结转移广泛的腺体外侵犯或可见残留病灶 甲状腺切除术和 RAI 后复发性疾病的救助：在影像学上的可见肿瘤不可切除，并且已知对 ^{131}I 具有抵抗（抵抗是指在最佳条件下在至少 1 次>100mCi ^{131}I 治疗后的复发）。作者在如果 RAI 可能治愈肿瘤或 Tg 升高是疾病唯一迹象时不使用外放疗	肉眼可见腺体外侵犯；微小残留的肿瘤很可能不适于进一步手术	

ATA：美国甲状腺协会；NCCN：国家综合癌症网络；RAI：放射性碘；EBRT：外放射治疗；ETE：甲状腺外侵。

表 50.14 回顾性研究显示外放疗对常规接受放射性碘治疗患者的获益

作者	病例数	接受 EBRT(%)	EBRT 获益	亚组分析
Farahati 等 1996[132]	169	59	局部-区域控制率	乳头状癌
			远处失败	淋巴结阳性
Chow 等 2002[133]	842	12	局部-区域控制率	术后残留肉眼可见肿瘤
Kim 等 2003[164]	91	25	局部-区域控制率	pT4 或淋巴结阳性
Phlips 等 1993[135]	94	40	局部控制率	腺体外侵犯或术后微病灶/肉眼可见残留病灶
Brierley 等 2005[134]	729	44	局部-区域控制率	微残留，腺体外侵犯
			肿瘤特异性生存	年龄>60 岁，微小残留，腺体外侵犯

EBRT：外放射治疗；DTC：分化型甲状腺癌；ETE：甲状腺外侵。

Adapted from ref. 130.

的凹凸面，作者认为调强放射治疗(IMRT)对于这些患者来说是有用的。

靶区和剂量

依据国际辐射委员会定义勾画靶区。大体肿瘤靶区(GTV)定义为任何可见肿瘤病灶。临床靶区(CTV)定义为 GTV 外有亚临床病灶风险的区域。Schwartz 等[136]报道了应用 IMRT 技术对 4 个单独的 CTV 采用一个治疗计划进行同步加量照射(SIB)治疗。为简单起见，作者定义了两个 CTV：高危 CTV 指病灶残留的高风险区域(阳性切缘、ETE、淋巴结包膜外侵犯或肉眼可见的肿瘤残留)；标准风险 CTV 指病灶残留的中等风险区域(选择性性淋巴结区域)。

Kim 等[137]分析了靶区对于 EBRT 治疗非未分化型甲状腺癌的影响。当仅对原发灶(受累叶)或复发肿瘤瘤床和阳性淋巴结照射时，55%的患者出现了局部-区域失败，而采用扩大野（包括选择性淋巴结照射）的患者仅为8%。另一项研究分析了EBRT后的失败模式，当上纵隔淋巴结区（Ⅶ区）不在治疗体积之内时有些复发发生在该区[138]。因此作者建议当有EBRT指征时扩大野照射的选择性淋巴结照射区包括颈部和上纵隔淋巴结区。当标准风险CTV包括上纵隔淋巴结时，靶区向下延伸至隆突的水平。选择性的CT图像靶区勾画图谱见图50.6，显示了高风险CTV和标准风险CTV。正常组织危及器官（OAR）包括脊髓、脑干、气管、食管、腮腺、口腔、耳蜗、咽缩肌、臂丛神经、下颌骨和肺。计划靶区（PTV）和计划OAR体积由CTV和OAR在三维方向上外扩，以避免摆位误差和器官运动的影响，根据不同的机构一般外扩3~5mm。每天图像引导以确定靶区位置并减少下颈部的误差。通常，使用7~9个共面调强野。通过逆向计划系统来优化多叶准直器顺序、分段和权重，以满足靶区覆盖的特定目的、剂量的均匀分布和正常组织的保护。作者利用IMRT-SIB，一个计划同时对高风险PTV和标准风险PTV给予60~70Gy/33~35次和54~56Gy/33~35次的总剂量。

外放疗结果

一些单位报道了甲状腺癌患者EBRT的治疗结果。在解释结果时需要注意患者具有很大的一致性，且大部分患者具有很高的复发风险，有些是侵袭性病理类型、复发肿瘤对RAI治疗无反应或反应不敏感，有些无法切除的大肿瘤。表50.15总结了最近的一些研究。

外放疗的毒性

DTC患者不行EBRT的一个主要原因与该治疗方式的不良反应相关。报道的急性毒性包括黏膜炎、味觉变化、口腔干燥、咽炎、吞咽困难、声嘶、放射性皮炎、体重减轻和营养不良。有报道显示急性和亚急性的经皮饲管使用率为29%[139]。晚期并发症包括皮肤、肺尖、颈部肌肉和气管的纤维化和萎缩、食管狭窄。最常报道的严重晚期并发症是食管狭窄[136]。晚期严重吞咽困难需要永久性饲管的情况并不常见[136]。

分化型甲状腺癌的TSH抑制治疗

在DTC的治疗中常用措施是给予超治疗剂量的T4以使TSH降低在检测的下限（<0.1mIU/L），从而减少对残留的良性和恶性滤泡来源的甲状腺细胞的刺激。体外研究证据表明，TSH受体刺激足以引起甲状腺肿瘤[140]。一项大型回顾性研究对DTC患者随访30年发现，与不接受TSH抑制T4治疗的患者相比，接受该治疗患者的癌症死亡降低50%（6%对12%）[16]。另一项研究显示，TSH的抑制程度与改善无复发生存期相关（TSH≤0.05mIU/L对TSH≥1mIU/L）[141]。

TSH抑制的主要限制是相关的毒性，因为患者有亚临床症状甚至明显的甲状腺毒症。因此，这些患者易有骨质疏松和心脏异常，包括快速性心律失常、传导异常、增加收缩、心室肥厚、收缩和舒张功能障碍、甚至心源性死亡[142]。然而，一项4000多例DTC患者的荟萃分析显示，主要不良临床事件的相对风险为0.73（$P<0.05$），在17项试验中的15项TSH抑制“可能”或“可疑”获益[143]。作者认为DTC初始治疗后TSH抑制是合理的。作者建议高危甲状腺癌患者的TSH抑制应低于0.1mU/L，而低危甲状腺癌患者TSH维持在低于或低于正常下限（0.1~0.5mU/L）。

分化型甲状腺癌的随访

DTC患者的随访应该根据患者是有低复发风险或高复发风险区分。低风险患者:没有已知远处转移、甲状腺全切术切除所有肉眼病灶、无甲状腺腺外侵犯证据、非侵袭性组织类型、在RxWBS上甲状腺床外无RAI摄取的证据。高风险患者为不符合上述条件者。所有患者需要对疾病复发进行监测，因为许多复发患者适合根治性治疗；然而，高风险患者需要更深入的随访，许多将需要再次治疗。ATA建议血清Tg检测，并且在DTC的初始治疗后每6~12个月进行颈部超声检查[41]。仅当有临床指征时才建议行DxWBS和PET-CT扫描。

血清Tg是检测术后和RAI治疗后肿瘤残留或复发最敏感方法。即使单独检测，未检测到血清Tg的阴性预测值为99%。然而，重要的是要认识到血清Tg测量可以反映正常和恶性甲状腺组织残留体内的水平，但该值难以解释约25%的DTC患者抗Tg抗体阳性。

当Tg升高时，可以进行DxWBS，如为阴性，可以考虑PET-CT检查以评估疾病的程度。在进一步的检查中通常没有发现疾病的明显证据。当血清Tg升高是疾病的唯一证据时，作者不建议进行挽救治疗。

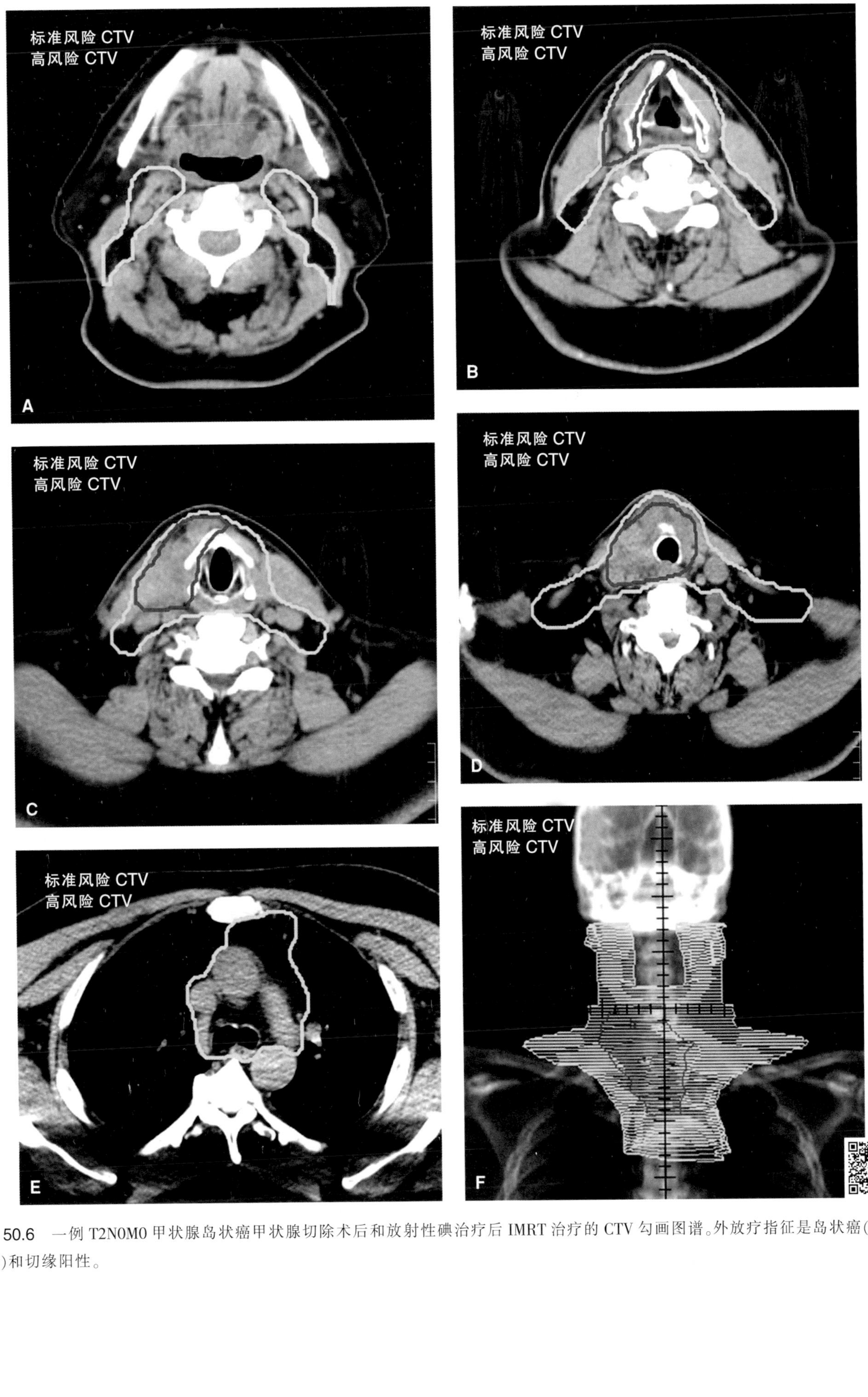

图 50.6 一例 T2N0M0 甲状腺岛状癌甲状腺切除术后和放射性碘治疗后 IMRT 治疗的 CTV 勾画图谱。外放疗指征是岛状癌(分化差)和切缘阳性。

表 50.15 回顾性研究报道分化型甲状腺癌患者接受外照射的治疗效果

作者[参考文献]	机构	年份	病例数	肿瘤特点	中位剂量	中位随访时间	局部-区域控制率	总生存
Schwartz 等 2009[136]	MD 安德森癌症中心,休斯顿,得克萨斯州	1996—2005	131	腺体外侵犯:96% 切缘阳性:47%	60(38~72)	38 个月	4 年 79%	4 年 73%
Terezakis 等 2009[139]	纪念斯隆-凯特琳癌症中心,纽约,纽约州	1989—2006	86	腺体外侵犯:79% 切缘阳性:53%	63(59~67,5)	35.3 个月	4 年 72%	4 年 55%
Meadows 等 2006[165]	佛罗里达大学,盖恩斯维尔,佛罗里达州	1962—2003	42	肉眼可见残留灶:48% 复发:48%	64.9	49 个月	5 年 89%	5 年 60%

EBRT:外放射治疗;ETE:甲状腺外侵。

分化型甲状腺癌的化疗和靶向治疗

传统的全身化疗在甲状腺癌治疗中无显著的作用,因为其反应率较低,仅为 25%~40%[144]。最常用的化疗药物为阿霉素,可单独应用或联合顺铂。即使是显著的反应也很少能够持续几个月靶向治疗的最新进展,为对 RAI 无反应的复发或转移性疾病提供了新的有效途径。目前正在研究的大多数药物通过抑制酪氨酸激酶 (TKI) 受体和通过抑制血管内皮生长因子受体 (VEGFR) 来抑制血管生成从而靶向参与细胞增殖的特定途径。阿西替尼是一种口服 TKI,有效阻断 VEGFR,在Ⅱ期临床试验中治疗晚期和转移性甲状腺癌(包括滤泡来源的甲状腺癌和髓样癌)的客观缓解率为 31%;38%的患者病情稳定,平均持续时间超过 16 周。莫特沙尼是另一种口服 TKI, 相似的Ⅱ期试验中显示疾病控制率达 81%,中位无进展生存期可达 9.3 个月。索拉非尼和舒尼替尼也已在不适合 RAI 治疗的晚期和转移性 DTC 中进行了Ⅱ期试验,但疗效有限[145]。

甲状腺髓样癌的治疗

所有的 MTC 患者(包括散发型)都应进行 RET 基因突变检查。遗传筛选和检测也需要进行。类似于滤泡上皮来源的 DTC, 局限期 MTC 的初始治疗也是甲状腺全切术,这是唯一完全有效的治疗手段。所有患者都应行中央颈淋巴结清扫术,当有临床侵犯时需要行颈侧区清扫术。RAI 辅助治疗无作用。建议所有患者行血清降钙素水平检测,因为这是残留肿瘤敏感且特异性标志物。EBRT 的适应证取决于患者的年龄。儿童(小于 18 岁),EBRT 推荐用于其他治疗手段不能缓解症状时和肿瘤进展可能损伤正常组织时。对于成人而言,EBRT 推荐用于无法切除的肉眼可见病灶、甲状腺全切术后病理检测显示切缘阳性有残留病灶的高风险、T4 肿瘤或淋巴结转移伴结外侵犯时。

Schwartz 等[146]报道了 34 例在 MD 安德森癌症中心 MTC 患者 EBRT 的治疗效果。10 例患者肿瘤复发、15 例纵隔淋巴结转移、10 例有远处转移;放疗前血清降钙素水平为 556。EBRT 中位剂量为 60Gy。5 年的无局部区域复发生存率、疾病特异性生存率和总生存率分别为 87%、62%和 56%,约 9%的患者出现明显的晚期并发症。Brierley 等[147]报道了 73 例玛格丽特公主医院(加拿大,多伦多)的患者,其中 46 例接受了 EBRT 治疗,中位剂量为 40Gy(20~75.5Gy)。对所有患者进行多因素分析,EBRT 与局部无复发生存期 (LRRFS)未相关性,但分析残留病灶高风险的患者(腺外侵犯或淋巴结阳性) 时,EBRT 的患者 10 年 LRRFS 为 86%,未接受 EBRT 的患者为 52%。

传统的化疗对复发或转移 MTC 几乎无效, 但最近 RET 络氨酸激酶受体的靶向治疗的临床前研究结果和早期临床研究结果给了我们曙光[148-151,152]。

未分化甲状腺癌的治疗

大部分的 ATC 都伴有外侵犯, 且尚不明确何种治疗形式可以提高疗效。初始治疗时如有可能应以完全切除为目标。但是如果无法完全切除时应避免手术治疗,因为减瘤术并不能提高疗效。RAI 无效果。EBRT 是缓解症状的标准治疗手段或极少数完全切除术后的辅助治疗。然而即便给予高剂量,疾病迅速进展仍很常见[153]。超分割放疗可能提高疗效[154,155]。尽管采用多种药物(包括多西他赛、紫杉醇、长春新碱、顺铂或多柔比星)的高强度同步放化疗,其结果仍很严峻[156-159]。

(范秉杰 译 胡漫 徐瑾 校)

部分参考文献

本章全部参考文献请登录网站:http://www.tsttpc.com/download_list.html

4. Boone RT, Fan CY, Hanna EY. Well-differentiated carcinoma of the thyroid. *Otolaryngol Clin North Am* 2003;36:73–90.
9. Siegel R, Ward E, Brawley O, et al. Cancer statistics, 2011: the impact of eliminating socioeconomic and racial disparities on premature cancer deaths. *CA Cancer J Clin* 2011;61:212–236.
10. Aschebrook-Kilfoy B, Ward MH, Sabra MM, et al. Thyroid cancer incidence patterns in the United States by histologic type, 1992–2006. *Thyroid* 2011;21:125–134.
14. Harach HR, Franssila KO, Wasenius VM. Occult papillary carcinoma of the thyroid. A "normal" finding in Finland. A systematic autopsy study. *Cancer* 1985;56:531–538.
17. Wood JW, Tamagaki H, Neriishi S, et al. Thyroid carcinoma in atomic bomb survivors Hiroshima and Nagasaki. *Am J Epidemiol* 1969;89:4–14.
18. Parker LN, Belsky JL, Yamamoto T, et al. Thyroid carcinoma after exposure to atomic radiation. A continuing survey of a fixed population, Hiroshima and Nagasaki, 1958–1971. *Ann Intern Med* 1974;80:600–604.
21. Preston DL, Ron E, Tokuoka S, et al. Solid cancer incidence in atomic bomb survivors: 1958–1998. *Radiat Res* 2007;168:1–64.
22. Cardis E, Hatch M. The Chernobyl accident—an epidemiological perspective. *Clin Oncol (R Coll Radiol)* 2011;23:251–260.
23. Cardis E, Krewski D, Boniol M, et al. Estimates of the cancer burden in Europe from radioactive fallout from the Chernobyl accident. *Int J Cancer* 2006;119:1224–1235.
25. Tucker MA, Jones PH, Boice JD Jr, et al. Therapeutic radiation at a young age is linked to secondary thyroid cancer. The Late Effects Study Group. *Cancer Res* 1991;51:2885–2888.
26. Sadetzki S, Chetrit A, Lubina A, et al. Risk of thyroid cancer after childhood exposure to ionizing radiation for tinea capitis. *J Clin Endocrinol Metab* 2006;91:4798–4804.
28. Schneider AB, Sarne DH. Long-term risks for thyroid cancer and other neoplasms after exposure to radiation. *Nat Clin Pract Endocrinol Metab* 2005;1:82–91.
29. Acharya S, Sarafoglou K, LaQuaglia M, et al. Thyroid neoplasms after therapeutic radiation for malignancies during childhood or adolescence. *Cancer* 2003;97:2397–2403.
30. Tuttle RM, Vaisman F, Tronko MD. Clinical presentation and clinical outcomes in Chernobyl-related paediatric thyroid cancers: what do we know now? What can we expect in the future? *Clin Oncol (R Coll Radiol)* 2011;23:268–275.
32. Mortensen JD, Woolner LB, Bennett WA. Gross and microscopic findings in clinically normal thyroid glands. *J Clin Endocrinol Metab* 1955;15:1270–1280.
38. Wong C, Lin M, Chicco A, et al. The clinical significance and management of incidental focal FDG uptake in the thyroid gland on positron emission tomography/computed tomography (PET/CT) in patients with non-thyroidal malignancy. *Acta Radiol* 2011;52:899–904.
39. Nam-Goong IS, Kim HY, Gong G, et al. Ultrasonography-guided fine-needle aspiration of thyroid incidentaloma: correlation with pathological findings. *Clin Endocrinol (Oxf)* 2004;60:21–28.
44. Ko HM, Jhu IK, Yang SH, et al. Clinicopathologic analysis of fine needle aspiration cytology of the thyroid. A review of 1,613 cases and correlation with histopathologic diagnoses. *Acta Cytol* 2003;47:727–732.
49. Stulak JM, Grant CS, Farley DR, et al. Value of preoperative ultrasonography in the surgical management of initial and reoperative papillary thyroid cancer. *Arch Surg* 2006;141:489–494.
52. Ho TY, Liou MJ, Lin KJ, et al. Prevalence and significance of thyroid uptake detected by 18F-FDG PET. *Endocrine* 2011;40:297–302.
56. Samaan NA, Schultz PN, Haynie TP, et al. Pulmonary metastasis of differentiated thyroid carcinoma: treatment results in 101 patients. *J Clin Endocrinol Metab* 1985;60:376–380.
58. Vaisman F, Corbo R, Vaisman M. Thyroid carcinoma in children and adolescents-systematic review of the literature. *J Thyroid Res* 2011;2011:845362.
59. Chow SM, Law SC, Mendenhall WM, et al. Differentiated thyroid carcinoma in childhood and adolescence-clinical course and role of radioiodine. *Pediatr Blood Cancer* 2004;42:176–183.
61. Okada T, Sasaki F, Takahashi H, et al. Management of childhood and adolescent thyroid carcinoma: long-term follow-up and clinical characteristics. *Eur J Pediatr Surg* 2006;16:8–13.
63. Villaret DB, Amdur RJ, Mazzaferri EL. Neck dissections to remove malignant lymph nodes. In: Amdur RJ, Mazzaferri EL, eds. *Essentials of thyroid cancer management (Cancer treatment and research)*. New York: Springer, 2005:131–140.
65. Verburg FA, Mader U, Luster M, et al. Primary tumour diameter as a risk factor for advanced disease features of differentiated thyroid carcinoma. *Clin Endocrinol (Oxf)* 2009;71:291–297.
66. Machens A, Holzhausen HJ, Dralle H. The prognostic value of primary tumor size in papillary and follicular thyroid carcinoma. *Cancer* 2005;103:2269–2273.
67. Baudin E, Travagli JP, Ropers J, et al. Microcarcinoma of the thyroid gland: the Gustave-Roussy Institute experience. *Cancer* 1998;83:553–559.
68. Appetecchia M, Scarcello G, Pucci E, et al. Outcome after treatment of papillary thyroid microcarcinoma. *J Exp Clin Cancer Res* 2002;21:159–164.
70. Kucuk NO, Tari P, Tokmak E, et al. Treatment for microcarcinoma of the thyroid—clinical experience. *Clin Nucl Med* 2007;32:279–281.
71. Lombardi CP, Bellantone R, De Crea C, et al. Papillary thyroid microcarcinoma: extrathyroidal extension, lymph node metastases, and risk factors for recurrence in a high prevalence of goiter area. *World J Surg* 2010;34:1214–1221.
73. Scheumann GF, Seeliger H, Musholt TJ, et al. Completion thyroidectomy in 131 patients with differentiated thyroid carcinoma. *Eur J Surg* 1996;162:677–684.
75. Massin JP, Savoie JC, Garnier H, et al. Pulmonary metastases in differentiated thyroid carcinoma. Study of 58 cases with implications for the primary tumor treatment. *Cancer* 1984;53:982–992.
77. Machens A, Holzhausen HJ, Lautenschlager C, et al. Enhancement of lymph node metastasis and distant metastasis of thyroid carcinoma. *Cancer* 2003;98:712–719.
78. Chiacchio S, Lorenzoni A, Boni G, et al. Anaplastic thyroid cancer: prevalence, diagnosis and treatment. *Minerva Endocrinol* 2008;33:341–357.
79. Sellers M, Beenken S, Blankenship A, et al. Prognostic significance of cervical lymph node metastases in differentiated thyroid cancer. *Am J Surg* 1992;164:578–581.
86. Sosa JA, Udelsman R. Total thyroidectomy for differentiated thyroid cancer. *J Surg Oncol* 2006;94:701–707.
87. Bilimoria KY, Zanocco K, Sturgeon C. Impact of surgical treatment on outcomes for papillary thyroid cancer. *Adv Surg* 2008;42:1–12.
88. Haigh PI, Urbach DR, Rotstein LE. Extent of thyroidectomy is not a major determinant of survival in low- or high-risk papillary thyroid cancer. *Ann Surg Oncol* 2005;12:81–89.
91. Hay ID, Grant CS, Taylor WF, et al. Ipsilateral lobectomy versus bilateral lobar resection in papillary thyroid carcinoma: a retrospective analysis of surgical outcome using a novel prognostic scoring system. *Surgery* 1987;102:1088–1095.
92. Haigh PI, Urbach DR, Rotstein LE. AMES prognostic index and extent of thyroidectomy for well-differentiated thyroid cancer in the United States. *Surgery* 2004;136:609–616.
93. Bilimoria KY, Bentrem DJ, Linn JG, et al. Utilization of total thyroidectomy for papillary thyroid cancer in the United States. *Surgery* 2007;142:906–913.
96. Noguchi S, Murakami N, Yamashita H, et al. Papillary thyroid carcinoma: modified radical neck dissection improves prognosis. *Arch Surg* 1998;133:276–280.
99. Dionigi G, Dionigi R, Bartalena L, et al. Surgery of lymph nodes in papillary thyroid cancer. *Expert Rev Anticancer Ther* 2006;6:1217–1229.
100. White ML, Doherty GM. Level VI lymph node dissection for papillary thyroid cancer. *Minerva Chir* 2007;62:383–393.
101. Sadowski BM, Snyder SK, Lairmore TC. Routine bilateral central lymph node clearance for papillary thyroid cancer. *Surgery* 2009;146:696–703.
102. Mulla M, Schulte KM. Central cervical lymph node metastases in papillary thyroid cancer: a systematic review of imaging-guided and prophylactic removal of the central compartment. *Clin Endocrinol (Oxf)* 2011;76:131–136.
103. Moo TA, McGill J, Allendorf J, et al. Impact of prophylactic central neck lymph node dissection on early recurrence in papillary thyroid carcinoma. *World J Surg* 2010;34:1187–1191.
104. Shindo M, Wu JC, Park EE, et al. The importance of central compartment elective lymph node excision in the staging and treatment of papillary thyroid cancer. *Arch Otolaryngol Head Neck Surg* 2006;132:650–654.
106. Shah MD, Hall FT, Eski SJ, et al. Clinical course of thyroid carcinoma after neck dissection. *Laryngoscope* 2003;113:2102–2107.
112. Tsang RW, Brierley JD, Simpson WJ, et al. The effects of surgery, radioiodine, and external radiation therapy on the clinical outcome of patients with differentiated thyroid carcinoma. *Cancer* 1998;82:375–388.
123. Kloos RT. Survey of radioiodine therapy safety practices highlights the need for user-friendly recommendations. *Thyroid* 2011;21:97–99.
126. Sawka AM, Thabane L, Parlea L, et al. Second primary malignancy risk after radioactive iodine treatment for thyroid cancer: a systematic review and meta-analysis. *Thyroid* 2009;19:451–457.
127. Rubino C, de Vathaire F, Dottorini ME, et al. Second primary malignancies in thyroid cancer patients. *Br J Cancer* 2003;89: 1638–1644.
144. Haugen BR. Management of the patient with progressive radioiodine non-responsive disease. *Semin Surg Oncol* 1999;16: 34–41.
148. Lam ET, Ringel MD, Kloos RT, et al. Phase II clinical trial of sorafenib in metastatic medullary thyroid cancer. *J Clin Oncol* 2010;28:2323–2330.
149. Wells SA, Jr., Gosnell JE, Gagel RF, et al. Vandetanib for the treatment of patients with locally advanced or metastatic hereditary medullary thyroid cancer. *J Clin Oncol* 2010;28:767–772.
150. Ye L, Santarpia L, Gagel RF. Targeted therapy for endocrine cancer: the medullary thyroid carcinoma paradigm. *Endocr Pract* 2009;15:597–604.
151. Torino F, Paragliola RM, Barnabei A, et al. Medullary thyroid cancer: a promising model for targeted therapy. *Curr Mol Med* 2010;10: 608–625.
154. Tennvall J, Lundell G, Wahlberg P, et al. Anaplastic thyroid carcinoma: three protocols combining doxorubicin, hyperfractionated radiotherapy and surgery. *Br J Cancer* 2002;86:1848–1853.
155. De Crevoisier R, Baudin E, Bachelot A, et al. Combined treatment of anaplastic thyroid carcinoma with surgery, chemotherapy, and hyperfractionated accelerated external radiotherapy. *Int J Radiat Oncol Biol Phys* 2004;60:1137–1143.
156. Haigh PI, Ituarte PH, Wu HS, et al. Completely resected anaplastic thyroid carcinoma combined with adjuvant chemotherapy and irradiation is associated with prolonged survival. *Cancer* 2001;91: 2335–2342.
158. Troch M, Koperek O, Scheuba C, et al. High efficacy of concomitant treatment of undifferentiated (anaplastic) thyroid cancer with radiation and docetaxel. *J Clin Endocrinol Metab* 2010;95:E54–E57.
161. Xu L, Li G, Wei Q, et al. Family history of cancer and risk of sporadic differentiated thyroid carcinoma. *Cancer* 2011;118:1228–1235.
163. Sawka AM, Ibrahim-Zada I, Galacgac P, et al. Dietary iodine restriction in preparation for radioactive iodine treatment or scanning in well-differentiated thyroid cancer: a systematic review. *Thyroid* 2012;20:1129–1138.

国家出版基金项目
NATIONAL PUBLICATION FOUNDATION

"十三五"国家重点图书出版规划项目
天津市重点出版扶持项目

Edward C. Halperin · David E. Wazer · Carlos A. Perez · Luther W. Brady

Perez and Brady's Principles and Practice of Radiation Oncology

Sixth Edition

Perez 和 Brady
放射肿瘤学
原理和实践

下卷

第6版

主 编 〔美〕 爱德华·C.海普林
戴维·E.沃泽
卡洛斯·A.佩雷兹
路德·W.布莱迪

主 译 于金明

副主译 岳金波 朱 慧 邢力刚

天津出版传媒集团
天津科技翻译出版有限公司

著作权合同登记号:图字:02 -2014 -86

图书在版编目(CIP)数据

Perez 和 Brady 放射肿瘤学原理和实践/(美)爱德华·C. 海普林(Edward C. Halperin)等主编;于金明主译. —天津:天津科技翻译出版有限公司, 2019.3

书名原文: Perez and Brady's Principles and Practice of Radiation Oncology

ISBN 978 -7 -5433 -3917 -0

Ⅰ.①P… Ⅱ.①爱… ②于… Ⅲ.①肿瘤-放射治疗学 Ⅳ.①R730.55

中国版本图书馆 CIP 数据核字(2019)第 034180 号

Edward C. Halperin, David E. Wazer, Carlos A. Perez, Luther W. Brady: Perez and Brady's Principles and Practice of Radiation Oncology. ISBN:978 -1 -4511 -1648 -9

授权单位:Lippincott Williams & Wilkins Inc.
出　　版:天津科技翻译出版有限公司
出 版 人:刘 庆
地　　址:天津市南开区白堤路 244 号
邮政编码:300192
电　　话:(022)87894896
传　　真:(022)87895650
网　　址:www. tsttpc. com
印　　刷:山东临沂新华印刷物流集团有限责任公司
发　　行:全国新华书店
版本记录:889 × 1194　16 开本　145.25 印张　3500 千字
2019 年 3 月第 1 版　2019 年 3 月第 1 次印刷
定价:898.00 元 (上下卷)

(如发现印装问题,可与出版社调换)

主译简介

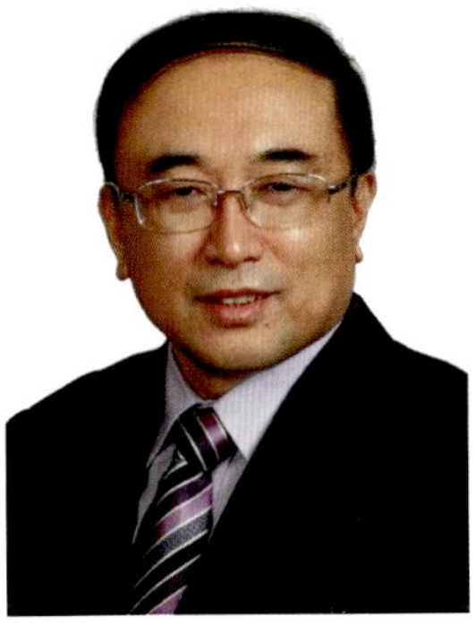

于金明 医学博士，博士研究生导师，中国工程院院士；山东省第十三届人大常委会委员、教科文卫委员会副主任委员；中共十七大党代表，全国第十届、第十二届和第十三届人大代表。

现任山东省医学科学院名誉院长、山东省肿瘤医院院长，中央联系的高级专家和中央保健会诊专家、中国抗癌协会副理事长、中华医学会放射肿瘤治疗学专业委员会名誉主任委员、中国抗癌协会肿瘤放射治疗专业委员会主任委员、山东省抗癌协会理事长。担任《中华肿瘤防治杂志》《中华放射肿瘤学杂志》等杂志主编或副主编。

1988—1993年在美国弗吉尼亚大学和哈佛大学从事肿瘤放射治疗研究，是我国现阶段开创性地开展肿瘤精确放疗新技术、新方法的开拓者之一，近年来带领其团队创造性地率先开展影像引导放射治疗、生物靶向放射治疗等多项新技术。其研究成果修改了美国、欧洲、加拿大和中国等多个国家的肿瘤临床治疗指南和规范。其率领的团队被山东省委、省政府评为“山东省十大优秀创新团队”，并记集体一等功。其本人被中华医学会放射肿瘤治疗学分会授予“中国放射肿瘤事业特殊贡献奖”。

先后获得国家和省部级科技奖12项，其中作为项目第一完成人或主要负责人获得国家科技进步二等奖3项、山东省科技进步一等奖3项；2010年荣获山东省科学技术最高奖，2015年荣获何梁何利基金科学与技术进步奖。主持和参与国家重大专项课题和国家自然科学基金等项目20余项。出版或参编专著20余部，以第一作者或通讯作者在国内外杂志发表论文600余篇，其中SCI收录200余篇，被《新英格兰医学杂志》和《柳叶刀》等国外期刊引用500余次。多次应邀到美国哈佛大学、斯坦福大学等国际著名大学和医疗机构进行学术讲座，多次应邀到美国临床肿瘤学会(ASCO)年会和美国放射肿瘤学(ASTRO)年会等欧美国际学术大会做主题报告。近年来，先后培养了硕士研究生、博士研究生和博士后科研人员200余名。

先后被授予“全国劳动模范”“山东省劳动模范”“全国卫生系统劳动模范”“山东省道德模范”“山东省有突出贡献的中青年专家”“卫生部有突出贡献中青年专家”等荣誉称号，获得全国五一劳动奖章。先后被评为山东省十大中青年科技专家，山东省十佳优秀专业技术人员，山东省委、省政府首批“泰山学者”特聘专家，山东省首批“泰山学者攀登计划”专家，全国优秀留学归国人员和国家人事部(现为中华人民共和国人力资源和社会保障部)特聘专家。2011年当选中国工程院院士。

Richard T. Bryan, MBChB, PhD, MRCS
Senior Research Fellow
School of Cancer Sciences
University of Birmingham
Edgbaston, Birmingham, United Kingdom

Thomas A. Buchholz, MD, FACR
Division Head
Radiation Oncology
The University of Texas MD Anderson Cancer Center
Houston, Texas

Jeffrey Buchsbaum, MD, PhD, AM
Associate Professor
Departments of Radiation Oncology, Pediatrics, and Neurological Surgery
Indiana University School of Medicine
Indiana University Health Proton Therapy Center
Bloomington, Indiana

Theresa M. Busch, PhD
Department of Radiation Oncology
University of Pennsylvania
Philadelphia, Pennsylvania

Jacek Capala, PhD, DSc
Program Director, Clinical Radiation Oncology Branch
Radiation Research Program
Division of Cancer Treatment and Diagnosis
National Cancer Institute/National Institutes of Health
Rockville, Maryland

Christian Carrie, MD
Head, Radiotherapy Department
Medical Director
Centre Leon Berard
Lyon, France

Barrie R. Cassileth, PhD, MS
Integrative Medicine Service
Memorial Sloan-Kettering Cancer Center
New York, New York

Keith A. Cengel, MD, PhD
Department of Radiation Oncology
University of Pennsylvania
Philadelphia, Pennsylvania

K.S. Clifford Chao, MD
Chu H. Chang Distinguished Professor and Chairman
Radiation Oncology
College of Physicians and Surgeons
Columbia University
Professor and Chief
Radiation Oncology
Weill Cornell Medical College
Cornell University
Chairman, Radiation Oncology
New York-Presbyterian Hospital
New York, New York

Zhe Chen, PhD
Associate Professor, Department of Therapeutic Radiology
Hunter Radiation Therapy Center
Yale University School of Medicine
New Haven, Connecticut

Skye H. Cheng, MD
Chief
Department of Radiation Oncology
Koo Foundation Sun Yat-Sen Cancer Center, Taipei, Taiwan
Clinical Professor
Radiation Medicine
National Yang-Ming Medical University, Taipei, Taiwan
Adjunct Associated Professor, Department of Radiation Oncology
Duke University Medical Center
Durham, North Carolina

Sravana Chennupati, MD
Resident
Department of Radiation Medicine
Oregon Health & Science University
Portland, Oregon

Indrin J. Chetty, PhD
Department of Radiation Oncology
Henry Ford Health System
Detroit, Michigan

Junzo P. Chino, MD
Assistant Professor
Department of Radiation Oncology
Duke University Medical Center
Durham, North Carolina

Hak Choy, MD
Professor and Chairman
Department of Radiation Oncology
University of Texas Southwestern Medical Center
Dallas, Texas

Jared D. Christensen, MD
Assistant Professor
Department of Radiology Cardiothoracic Division
Duke University Medical Center
Durham, North Carolina

Hans T. Chung, MD, FRCPC
Assistant Professor
Department of Radiation Oncology
University of Toronto
Odette Cancer Centre
Sunnybrook Health Sciences Centre
Toronto, Ontario, Canada

John J. Coen, MD
Department of Radiation Oncologist
Hartford Radiation Oncology Associates, PC
Hartford, Connecticut

C. Norman Coleman, MD
Associate Director
Radiation Research Program
Division of Cancer Treatment and Diagnosis
National Cancer Institute
Bethesda, Maryland

Stephanie E. Combs, MD
Vice Chairman
Department of Radiation Oncology
University Hospital of Heidelberg
Heidelberg, Germany

Louis S. Constine, MD
Professor and Vice Chair, Department of Radiation Oncology
Professor, Department of Pediatrics
James P. Wilmot Cancer Center
University of Rochester Medical Center
Rochester, New York

Jay S. Cooper, MD
Director
Department of Radiation Oncology
Maimonides Cancer Center
Brooklyn, New York

Nils Cordes, MD, PhD
Head, Molecular Targeting Group
OncoRay Center for Radiation Research in Oncology Medical Faculty Carl Gustav Carus
University of Technology Dresden
Dresden, Germany

Edwin Crandley, MD
Department of Radiation Oncology
University of Virginia
Charlottesville, Virginia

Bernard J. Cummings, MB, ChB, FRCPC
Professor, Department of Radiation Oncology
University of Toronto
Toronto, Ontario, Canada

Brian G. Czito, MD
Associate Professor
Department of Radiation Oncology
Duke University Medical Center
Durham, North Carolina

Roi Dagan, MD
Department of Radiation Oncology,
College of Medicine, University of Florida
Gainesville, Florida

Megan E. Daly, MD
Assistant Professor
Department of Radiation Oncology
UC Davis Medical Center
Sacramento, California

Rupak K. Das, PhD
Professor
Department of Human Oncology
University of Wisconsin
Madison, Wisconsin

Barnali Dasgupta, MD
Research Fellow
Department of Radiation Oncology
Indiana University School of Medicine
Indianapolis, Indiana

Roy H. Decker, MD, PhD
Assistant Professor
Department of Therapeutic Radiology
Yale University School of Medicine
New Haven, Connecticut

Gary Deng, MD, PhD
Integrative Medicine Service
Memorial Sloan-Kettering Cancer Center
New York, New York

Albert S. DeNittis, MD
Chief, Department of Radiation Oncology
Lankenau Hospital
Associate Professor
Lankenau Institute for Medical Research
Wynnewood, Pennsylvania

Phillip M. Devlin, MD, FACR
Chief, Division of Brachytherapy
Dana-Farber/Brigham and Women's Cancer Center
Associate Professor
Harvard Medical School
Boston, Massachusetts

Mark W. Dewhirst, DVM, PhD
Professor of Pathology and Biomedical Engineering
Gustavo S. Montana Professor
Director of Tumor Microcirculation Laboratory
Department of Radiation Oncology
Duke University Medical Center
Durham, North Carolina

James A. Deye, PhD
Radiation Research Program
National Cancer Institute
Rockville, Maryland

James J. Dignam, PhD
Associate Professor, Biostatistics
Department of Health Studies
The University of Chicago
Chicago, Illinois
Group Statistician
Radiation Therapy Oncology Group
American College of Radiology
Philadelphia, Pennsylvania

Bernadine R. Donahue, MD
Department of Radiation Oncology
Maimonides Cancer Center
Brooklyn, New York
Department of Radiation Oncology
New York University School of Medicine
New York, New York

Sarah S. Donaldson, MD
Catharine and Howard Avery Professor
Department of Radiation Oncology
Stanford University School of Medicine
Department of Radiation Oncology
Stanford, California

Lei Dong, PhD
Department of Radiation Physics
The University of Texas MD Anderson Cancer Cent
Houston, Texas

Josephine Kang, MD, PhD
Attending Physician
Flushing Radiation Oncology Services
Queens, New York

Rojano Kashani, PhD
Instructor
Department of Radiation Oncology
Washington University School of Medicine
St. Louis, Missouri

Brian D. Kavanagh, MD, MPH
Professor of Radiation Oncology
University of Colorado School of Medicine
Aurora, Colorado

Christopher R. Kelsey, MD
Assistant Professor
Department of Radiation Oncology
Duke University Medical Center
Durham, North Carolina

D. Nathan Kim, MD, PhD
Assistant Professor
Department of Radiation Oncology
University of Texas Southwestern Medical Center
Dallas, Texas

Youn H. Kim, MD
Professor of Dermatology
Stanford University School of Medicine
Stanford, California

Thomas J. Kinsella, MS, MD
Research Scholar Professor
Department of Radiation Oncology
Warren Alpert Medical School of Brown University
Rhode Island Hospital
Providence, Rhode Island

John P. Kirkpatrick, MD, PhD
Associate Professor and Clinical Director
Department of Radiation Oncology
Duke University Medical Center
Durham, North Carolina

Jessica M. Kirwan, MA
Research Coordinator
Department of Radiation Oncology
University of Florida
Gainesville, Florida

Eric E. Klein, PhD
Professor
Department of Radiation Oncology
Washington University School of Medicine
St. Louis, Missouri

Mechthild Krause, MD
OncoRay–National Center for Radiation Research in Oncology
Medical Faculty Carl Gustav Carus
Technische Universität
Dresden, Germany

Timothy J. Kruser, MD
Resident Physician
Department of Human Oncology
University of Wisconsin
Madison, Wisconsin

Abraham Kuten, MD
Director, Department of Oncology
RAMBAM Health Care Campus
Haifa, Israel

Young Kwok, MD
Associate Professor
Department of Radiation Oncology
University of Maryland School of Medicine
Baltimore, Maryland

Chelsea D. Landon, MS
Department of Pathology
Duke University Medical Center
Durham, North Carolina

Corey J. Langer, MD
Professor of Internal Medicine
Hospital of the University of Pennsylvania
Director of Thoracic Oncology
Department of Medicine
Perelman Center for Advanced Medicine
Abramson Cancer Center
Philadelphia, Pennsylvania

Brian D. Lawenda, MD
Clinical Director
21st Century Oncology
Las Vegas, Nevada
Adjunct Assistant Professor
Department of Radiation Oncology
Indiana University School of Medicine
Indianapolis, Indiana

Yaacov Richard Lawrence, MA, MBBS, MRCP
Director
Center for Translational Research in Radiation Oncology
Sheba Medical Center, Israel
Assistant Professor (Adjunct)
Department of Radiation Oncology
Jefferson Medical College of Thomas Jefferson University
Philadelphia, Pennsylvania

Nancy Y. Lee, MD
Department of Radiation Oncology
Memorial Sloan-Kettering Cancer Center
New York, New York

Larissa Lee, MD
Brigham and Women's Hospital/Dana-Farber Cancer Institute
Harvard Medical School
Boston, Massachusetts

X. Allen Li, PhD, DABMP, FAAPM
Professor and Chief of Medical Physics
Director, Physics Residency Program
Medical College of Wisconsin
Milwaukee, Wisconsin

Zuofeng Li, PhD
University of Florida Proton Therapy Institute
Jacksonville, Florida

Bruce Libby, PhD
Department of Radiation Oncology
University of Virginia
Charlottesville, Virginia

Yolande Lievens, MD, PhD
Head of Department of Radiotherapy
University Hospital Ghent
Professor in Radiotherapy
Ghent University
Ghent, Belgium

Ray Lin, MD
Medical Director
Department of Radiation Oncology
Scripps Green Hospital
La Jolla, California

Mirrorer M. Liu, MD
Assistant Member of Koo-Foundation Sun Yat-Sen Cancer Center
Taipei City, Taiwan

Benjamin H. Lok, MD
New York University School of Medicine
Memorial Sloan-Kettering Cancer Center
New York, New York

Laurel J. Lyckholm, MD
Sydney Page Professor of Bioethics and Humanities
Division of Hematology/Oncology & Palliative Care Medicine
Virginia Commonwealth University Health System
Richmond, Virginia

Roger M. Macklis, MD
Staff Physician
Department of Radiation Oncology
Taussig Cancer Institute, Cleveland Clinic
Professor of Medicine
Cleveland Clinic Lerner College of Medicine
Cleveland, Ohio

Anthony A. Mancuso, MD
Professor and Chairman
Department of Radiology
Professor of Otolaryngology
University of Florida College of Medicine
Gainesville, Florida

Rafael R. Mañon, MD
Section Leader
Head and Neck and Gynecologic Radiation Oncology
MD Anderson Cancer Center—Orlando
Orlando, Florida

David B. Mansur, MD
Associate Professor and Vice Chair for Education
Department of Radiation Oncology
Case Western Reserve University School of Medicine
Director of Pediatric and Hematologic Radiation Oncology
University Hospitals Seidman Cancer Center
Rainbow Babies and Children's Hospital
Cleveland, Ohio

Robert B. Marcus, Jr., MD
Gulf Region Radiation Oncology Centers
Pensacola, Florida

Timothy D. Marinetti, PhD
Senior Grants Manager and Editor
Department of Radiation Oncology
College of Physicians and Surgeons
Columbia University
New York, New York

Peter W. Marks, MD
Department of Internal Medicine
Yale University School of Medicine
New Haven, Connecticut

Lawrence B. Marks, MD, FASTRO
Professor and Chair
Department of Radiation Oncology
University of North Carolina School of Medicine
North Carolina Cancer Hospital
Chapel Hill, North Carolina

Ursula Matalonis, MD
Brigham and Women's Hospital/Dana-Farber Cancer Institute
Harvard Medical School
Boston, Massachusetts

William H. McBride, PhD, DSc
Department Radiation Oncology
David Geffen School Medicine
University of California
Los Angeles, California

Minesh P. Mehta, MD
Professor, Radiation Oncology
University of Maryland
Director
Maryland Proton Therapy Center
Baltimore, Maryland

Loren K. Mell, PhD
Associate Professor and Director
Division of Clinical and Translational Research
Department of Radiation Medicine and Applied Sciences
UC San Diego Moores Cancer Center
La Jolla, California

Nancy Price Mendenhall, MD
Medical Director
Proton Therapy Institute
Jacksonville, Florida

William M. Mendenhall, MD
Department of Radiation Oncology
University of Florida College of Medicine
Gainesville, Florida

Monika L. Metzger, MD, MSc
Associate Member
Department of Oncology
St. Jude Children's Research Hospital
Memphis, Tennessee

Jeff M. Michalski, MD, MBA, FACR, FASTRO
The Carlos A. Perez Distinguished Professor of Radiation Oncology
Vice Chair and Director of Clinical Programs
Department of Radiation Oncology
Washington University School of Medicine
Siteman Cancer Center and Barnes-Jewish Hospital
St. Louis, Missouri

Joseph Mikhael, MD
Department of Hematology and Medical Oncology
Mayo Clinic Arizona
Scottsdale, Arizona

Jeremy Sugarman, MD, MPH, MA
Harvey M. Meyerhoff Professor of Bioethics and Medicine
The Johns Hopkins Berman Institute of Bioethics
Baltimore, Maryland

Roger E. Taylor, MA, FRCP, FRCR
Professor of Radiation Oncology
University of Wales
Swansea, United Kingdom

Stephanie Terezakis, MD
Johns Hopkins School of Medicine
Baltimore, Maryland

Chris H.J. Terhaard, MD, PhD
Associate Professor
Radiation Oncologist
University Medical Center, Utrecht
Utrecht, The Netherlands

Bruce Thomadsen, PhD
Departments of Medical Physics, Engineering Physics, Biomedical Engineering and Industrial and Systems Engineering
University of Wisconsin
Madison, Wisconsin

Charles R. Thomas, Jr., MD
Professor and Chairman
Department of Radiation Medicine
Knight Cancer Institute
Oregon Health and Science University
Portland, Oregon

Patrick R.M. Thomas, MD, FACR
Former Professor and Chair
Department of Radiation Oncology Temple University School of Medicine
Radiation Oncologist
Bayfront Cancer Care
Bayfront Medical Center
St. Petersburg, Florida

Wade L. Thorstad, MD
Associate Professor
Department of Radiation Oncology
Washington University in St. Louis
St. Louis, Missouri

Robert D. Timmerman, MD
Professor of Radiation Oncology and Neurosurgery
Effie Marie Cain Distinguished Chair in Cancer Therapy Research
University of Texas Southwestern Medical Center
Dallas, Texas

Prabhakar Tripuraneni, MD, FACR, FASTRO
Head, Radiation Oncology
Scripps Clinic
La Jolla, California

Filip T. Troicki, MD
Resident Physician in Radiation Oncologist
Bala Cynwyd, Pennsylvania

Richard W. Tsang, MD, FRCPC
Department of Radiation Oncology
University of Toronto
Princess Margaret Hospital
Toronto, Ontario, Canada

Richard K. Valicenti, MD, MA
Professor and Chairman
Department of Radiation Oncology
UC Davis School of Medicine
Sacramento, California

Gregory M.M. Videtic, MD, CM, FRCPC
Staff Physician
Department of Radiation Oncology
Taussig Cancer Institute
Cleveland Clinic
Associate Professor of Medicine
Cleveland Clinic Lerner College of Medicine
Cleveland, Ohio

Bhadrasain Vikram, MD
Clinical Radiation Oncology Branch
Radiation Research Program
Division of Cancer Treatment and Diagnosis
National Cancer Institute
Rockville, Maryland

Richard Viney, MBChB, MSc, FRCS (Urol)
Senior Lecturer in Urology
Queen Elizabeth Hospital
Birmingham, United Kingdom

Akila N. Viswanathan, MD, MPH
Director, Gynecologic Radiation
Associate Professor of Radiation Oncology
Harvard Medical School
Department of Radiation Oncology
Brigham and Women's Hospital
Boston, Massachusetts

Michael A. Vogelbaum, MD, PhD, FACS
Associate Director
Burkhardt Brain Tumor and Neuro-Oncology Center
Associate Professor of Surgery (Neurosurgery)
Cleveland Clinic Foundation
Cleveland, Ohio

Zelijko Vujaskovic, MD, PhD
Professor of Radiation Oncology
Director of the Division of Translational Radiation Sciences
University of Maryland School of Medicine
Baltimore, Maryland

Tony J. C. Wang, MD
Chief Resident
Department of Radiation Oncology
Columbia University
New York, New York

David E. Wazer, MD, FASTRO
Professor and Chairman
Radiation Oncologist-in-Chief
Department of Radiation Oncology
Tufts Medical Center
Tufts University School of Medicine
Boston, Massachusetts
Rhode Island Hospital
Alpert Medical School of Brown University
Providence, Rhode Island

Maria Werner-Wasik, MD
Department of Radiation Oncology
Thomas Jefferson University Hospital and Kimmel Cancer Center
Philadelphia, Pennsylvania

John W. Werning, MD, DMD, FACS
Associate Professor and Chief, Division of Head and Neck Oncologic Surgery Department of Otolaryngology
University of Florida College of Medicine
Gainesville, Florida

Christopher G. Willett, MD
Professor and Chair
Department of Radiation Oncology
Duke University Medical Center
Durham, North Carolina

Jeffrey F. Williamson, PhD, FAAPM, FACR
Professor of Radiation Oncology
Department of Radiation Oncology
Virginia Commonwealth University
Richmond, Virginia

Lynn D. Wilson, MD, MPH
Professor, Clinical Director, and Vice-Chairman of Therapeutic Radiology
Yale University School of Medicine
Smilow Cancer Hospital
New Haven, Connecticut

Karen M. Winkfield, MD, PhD
Instructor of Radiation Oncology
Harvard Medical School
Massachusetts General Hospital
Boston, Massachusetts

H. Rodney Withers, AO, MD, DSc
Professor and Chair Emeritus
Department of Radiation Oncology
University of California at Los Angeles
Los Angeles, California

Theodore E. Yaeger, MD, FACRO, FRSM
Associate Professor Radiation Oncology
Wake Forest University School of Medicine
Winston-Salem, North Carolina

Santosh Yajnik, MD
Section Chief of Radiation Oncology
Advocate, Illinois Masonic Medical Center
Chicago, Illinois

David S. Yoo, MD, PhD
Medical Instructor
Department of Radiation Oncology
Duke University Medical Center
Durham, North Carolina

Michael J. Zelefsky, MD
Professor of Radiation Oncology
Chief, Brachytherapy Service
Department of Radiation Oncology
Memorial Sloan-Kettering Cancer Center
New York, New York

Timothy C. Zhu, PhD
Department of Radiation Oncology
University of Pennsylvania
Philadelphia, Pennsylvania

Daniel Zips, MD
Department of Radiation Oncology and OncoRay
National Center for Radiation Research in Oncology
Dresden, Germany

中文版前言

《Perez 和 Brady 放射肿瘤学原理和实践》是放射肿瘤学领域的一部权威著作,在国际上享有很高的学术声誉。几十年来,本书历经多次修订和再版,我非常荣幸受到天津科技翻译出版有限公司的邀请,来组织翻译本书第6版。

放射治疗是肿瘤治疗的重要手段,一本经典的放射治疗书籍,不但能为初入放射治疗学科的年轻医师提供基础知识和基本理论,也能为从事多年放射治疗专业的资深医师带来新进展和拓宽新思路。《Perez 和 Brady 放射肿瘤学原理和实践》(第6版)既包含医学放射物理学、放射生物学和临床放射肿瘤学这些经典章节,用以提供调整治疗建议的数据以及放射肿瘤学方面的参考资料,同时又纳入放射肿瘤经济学、伦理学和政策的知识现状,内容丰富翔实。该书中文版的出版必定会促进我国肿瘤放射治疗学科的发展。

感谢第5版的主译北京中日友好医院朱广迎教授、中国医学科学院肿瘤医院李晔雄教授、中国人民解放军空军总医院夏廷毅教授、中山大学附属肿瘤医院卢泰祥教授和译者们,他们为第5版翻译所做的卓越工作为再次翻译的顺利完成奠定了良好的工作基础。

此书翻译工作量巨大,感谢朱慧教授、邢力刚教授和岳金波教授及所有译者的辛苦工作,感谢出版社编辑们为此书付出的辛勤劳动,在此深表谢意!

由于时间紧迫,水平有限,译文中的不当之处敬请读者指正。

2019年1月

前 言

《Perez 和 Brady 放射肿瘤学原理和实践》第 1 版于 1987 年出版，第 6 版于 2013 年出版。这 26 年间，书稿几经修改，才使得第 6 版与读者见面。第 6 版中有许多内容进行了修改，也有些内容保持不变。

有哪些内容保持不变呢？这 26 年间，放射肿瘤学仍是姑息治疗和支持治疗的主要方法，在许多良性病变中也发挥重要作用。肿瘤患者最好的治疗方法是综合治疗，其中就包括医术精良、密切配合的放射治疗医师团队。肿瘤放射治疗科医师必须了解患者病史，对患者进行全面彻底的体格检查、大体和显微病理检查以及化学检查；为患者制订详细的治疗计划。自本书第 1 版开始，卡洛斯·佩雷兹和路德·布莱迪一直是该书的主编。

有哪些内容进行了修改呢？主要是癌症分子生物学和肿瘤生理学的飞速发展带来的相关变化。在 20 世纪 80 年代尚未明确的一些概念如今已成为肿瘤学研究的基石。本书第 1 版出版时，^{60}Co 仍在广泛使用；治疗野使用表面解剖进行临床模拟；剂量分布估算不精细。如今，配有多叶准直器的精细的线性加速器、粒子治疗设备、调强放射治疗和(或)影像引导放射治疗、复杂的腔内放射治疗设备、剂量勾画、图像融合、代谢成像以及功能日益强大的计算机技术已成为日常工作的内容。对于部分病变，诊断和分期流程已经发生了巨大的变化，如霍奇金病。而在有些病变中，放射治疗的作用也发生了巨大的变化，如视网膜母细胞瘤、乳腺癌和前列腺癌。本书的主编也发生了变动，第 4 版新增了爱德华·C.海普林教授，第 5 版新增了戴维·E.沃泽教授。

本版涵盖了癌症生物学、医用放射物理学、临床放射肿瘤学，以及放射肿瘤学的经济、伦理和相关政策。我们竭力做到与时俱进，如实反映临床应用情况，提供治疗评估原则、综合图解和参考文献。

非常感谢读者对本书的关注和支持！衷心希望第 6 版的《Perez 和 Brady 放射肿瘤学原理和实践》能够继续引领读者进一步了解癌症的病因、预防和治疗。也希望本书的出版能够帮助肿瘤放射治疗科医师治愈某些恶性肿瘤，改善患者预后，减轻患者及其家属的负担，增加人们战胜癌症的信心！

爱德华·C.海普林

戴维·E.沃泽

卡洛斯·A.佩雷兹

路德·W.布莱迪

第1版前言

在美国，每年有50%~60%的癌症患者接受根治性、姑息性或者以手术和化学治疗为主的辅助放射治疗。根据美国癌症协会统计，1986年美国新诊断约960 000例浸润性癌、45 000例子宫颈原位癌、5000例女性乳腺原位癌和400 000例非黑色素瘤皮肤癌患者。约71%的浸润性癌患者表现为局限性病灶；29%的浸润性癌患者在最初诊断时即有远处转移。对于局限性肿瘤患者，其中56%的患者将会被治愈，而44%的患者最终会复发。因此，肿瘤治疗的重点应该放在肿瘤的局部控制上，包括放射治疗的应用。

癌症患者的管理已经形成一个多学科管理模式，整合应用先进技术评估肿瘤分期，综合各种治疗手段以获得更好的预后，同时更加注重患者的生活质量。《Perez和Brady放射肿瘤学原理和实践》有助于读者更好地理解放射治疗应用的原理；正常组织的辐射效应；放射治疗个体化应用的最佳放射治疗方案，如放射治疗单独应用或作为多种治疗手段的组成部分。

本书主要介绍了放射治疗生物学基础、放射治疗物理学和治疗计划设计、多学科治疗患者管理和电子束放射治疗、近距离放射治疗及高线性能量传递(LET)放射治疗等技术的应用。

本书各章编写结构相似，按照解剖学位置描述相关疾病，尽可能涵盖所有肿瘤信息。具体内容包括流行病学、病理学、诊断、治疗、手术和化学治疗的应用、预后和相关临床试验等。

据我们所知，目前有大量的患者接受放射治疗，我们已经详细阐述了各种技术方法，以指导读者为患者选择合适的个体化治疗方案。我们相信，利用书中全面严谨的方法对每种肿瘤进行综合评估，可以为放射治疗技术和多学科诊疗在肿瘤患者治疗的合理应用中提供较好的理论基础。

《Perez和Brady放射肿瘤学原理和实践》的编写初衷是与目前诊疗指南共同推动临床和基础研究在癌症患者管理中的应用。我们希望本书可以形成新的知识体系从而促进放射治疗学知识的传播，并最终减少其他活动造成的时间损失、降低医疗保健成本，并减轻癌症患者的痛苦。

卡洛斯·A.佩雷兹

路德·W.布莱迪

致 谢

感谢为本书编写辛苦付出的博学、严谨的编者们。历经6版，在每位编者的不懈努力下，本书已成为放射肿瘤学专业的“圣经”。

感谢 Lippincott Williams & Wilkin 出版公司的乔纳森·派恩、艾米莉·莫耶、格雷斯·卡普托、因杜·贾瓦德及相关公司为本书编写和出版提供的专业服务。

感谢科室同事、住院医师和医学生为此书的编写提供灵感、建议及素材。

本书第4版的共同主编，极其卓越的物理学家和同事，弗利吉尼亚联邦大学医学院医学博士鲁伯特·K.施密特-乌尔里希于2005年去世，但他的贡献永远铭记于书中。作为海普林博士21年的秘书，露丝·奥尔特曼参与了本书第4版至第6版的编写工作，于2012年去世，并在去世之前完成了本书第1章手稿的撰写。向他们表示衷心的感谢。

感谢威尔玛·博尔多纳罗、黛比·哈伯菲尔德、苏珊·普法伊费尔和玛丽·卢·秦为本书的编写认真地准备材料。

感谢家人在我们全身心投入编写这一巨著时给予的包容与支持。

爱德华·C.海普林

戴维·E.沃泽

卡洛斯·A.佩雷兹

路德·W.布莱迪

谨以此书献给：

以勇气与磨难教育我们的患者们！

以知识与智慧启发我们的师长们！

创造更美好明天的学者们！

以及无私支持我们工作的家人们！

目录

上卷

下 卷

第5部分 胸部肿瘤

第51章 肺癌

Ramesh Rengan, Indrin J. Chetty, Roy Decker, Corey J. Langer, William P. O'Meara, Benjamin Movsas

流行病学

2008年的估算显示,全球肺癌占癌症总数的13%(160万),死亡率占癌症相关死亡的18%(140万)[1]。在男性中,肺癌是发病率和死亡率最高的肿瘤。在女性中,它的发病率排名第四,死亡率排名第二。

在美国的男性和女性中,肺癌均是第二最常见并且是死亡率最高的肿瘤。美国癌症协会估计在2011年约有156 940名美国人死于肺癌,其中包括85 600名男性和71 340名女性[2]。在美国,死于肺癌的人数高于死于乳腺癌、前列腺癌和大肠癌的人数之和。肺癌患者总的5年生存率大约为16%[3]。

肺癌总的发病率和死亡率从20世纪30年代稳步上升,直到20世纪90年代初达到顶峰。男性肺癌的发病率及死亡率从1990年左右开始下降,最新的分析显示女性肺癌的发病率和死亡率首次出现下降[4]。与男性相比,女性肺癌发病变化趋势的滞后性反映了吸烟历史的性别差异;吸烟女性数量达到顶峰的时间比男性大约晚了20年。肺癌的发生率和死亡率在性别与种族方面存在差异,在男性中最高,尤其是非裔美国人[2,5]。在社会经济方面,肺癌表现出比其他所有肿瘤更大的差异,受教育程度最低男性的肺癌死亡率是受教育程度最高男性的5倍[2]。

虽然在总人口中肺癌的数量是令人吃惊的,但肺癌的主要风险取决于致癌物质的接触;大多数肺癌是由吸烟引起的。自愿或非自愿的香烟接触人群占了肺癌患者总数的80%~90%[6]。1964年,美国卫生局发布了一项具有里程碑意义的报告,该报告认为吸烟是引起肺癌的重要因素[7],从此,美国吸烟人数显著下降。近来,接触二手烟被认为是肺癌发病的危险因素,与吸烟者共同生活时的二手烟接触会使肺癌的发病风险最高可增加30%[8]。室内氡的接触被认为是现在肺癌发病的第二危险因素[9]。其他已知的肺癌危险因素有接触职业和环境致癌物,如石棉、砷和多环芳烃[10-13]。

解剖

过去,放射肿瘤医生在设计肺癌放疗照射野时通常以隆突和骨性结构作为标志,相对简单、易懂的胸部解剖学即可为传统放疗技术提供放疗所需要的人体结构知识。然而,胸部放疗已向适形度更高的放疗技术发展,因此,更加精细的胸部解剖学对于准确的靶区勾画和照射野设计是至关重要的。

双肺位于包含心脏、气管、食管和大血管的纵隔两侧。肺呈圆锥形,包括伸向颈根部高出锁骨上方2~3cm的肺尖,位于横膈之上的肺底,贴近胸壁的肋面

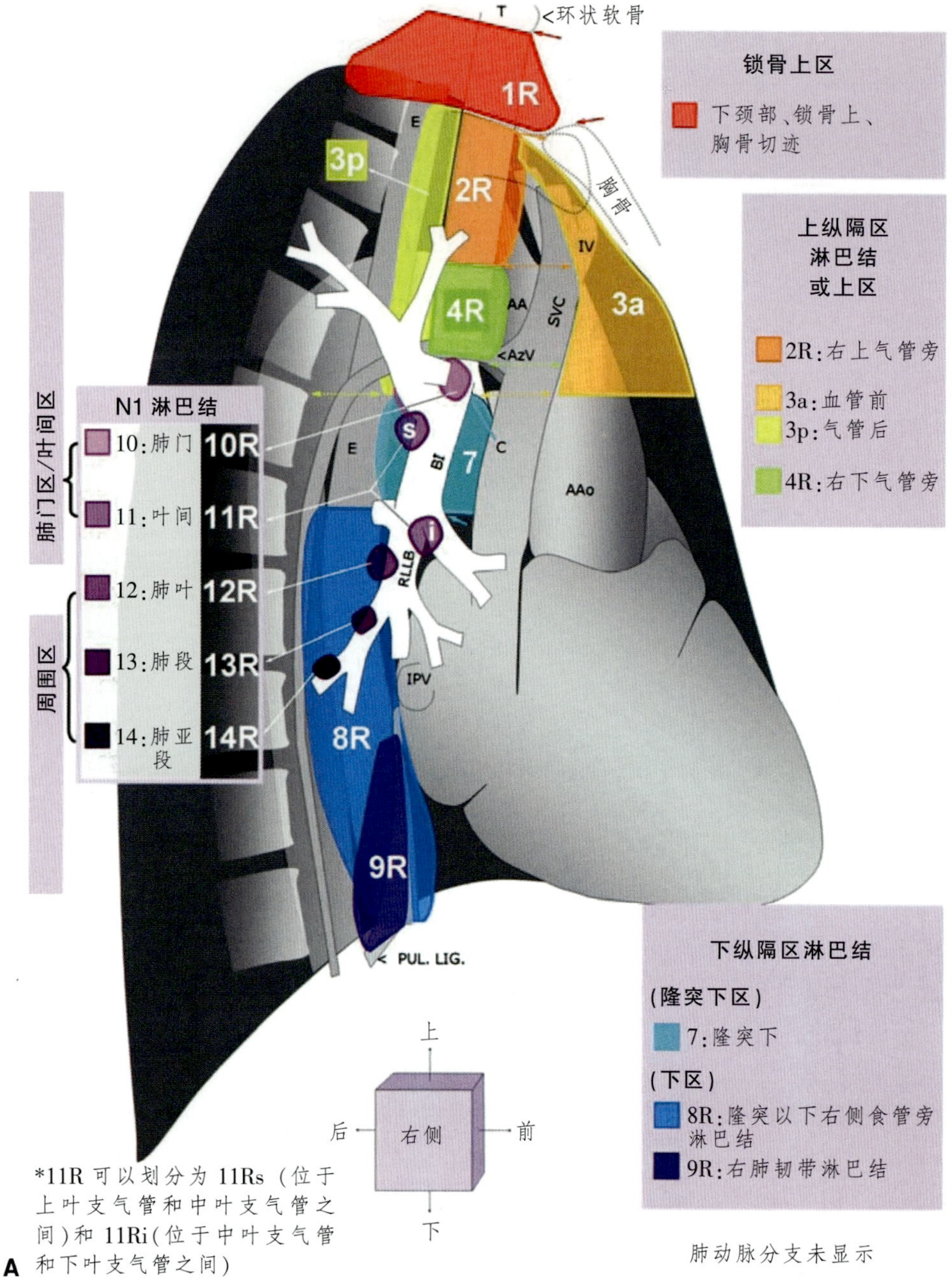

图 51.1 国际肺癌研究学会发布的用于肺癌分期的淋巴结图谱。(From Lababede O, Meziane M, Rice T. Seventh edition of the *Cancer Staging Manual* and stage grouping of lung cancer. Chest 2011;139(1):183-189, with permission.)(待续)

以及贴近心脏和其他纵隔结构的纵隔面。脏层胸膜覆盖于双肺表面,壁层胸膜紧贴于胸腔的内壁。肺是自由活动的,但是通过肺门汇集固定在纵隔上。

双肺被分成不同的肺叶,右肺为三叶,左肺为两叶。右肺被斜裂(主)和水平裂(副)分为上、中、下三叶。斜裂向前延伸,在约第五胸椎椎体水平向下延伸至横膈膜,将双肺分为上叶和下叶。水平裂从肺门向前面和侧面呈扇形延伸,由此从右肺上叶分出右肺中叶。因此,中叶是一个由水平裂和斜裂分割而成的呈三角形的小肺叶,位于横膈膜之上。左肺仅由斜裂分为上、下两个肺叶。左肺上叶舌段与右肺中叶相对应,也与横膈膜接触。

支气管肺段是肺的功能单位,是节段性细支气管。隆突位置在胸骨柄和胸骨体的接合处水平,气管在此分叉延伸为左、右主支气管。每个主支气管分为肺叶支气管,供应相应的肺叶。虽然舌段位于左肺上叶内,通常认为舌段支气管属于叶支气管。每个叶支气管分成更小的支气管,由此形成支气管肺段。这些肺段呈锥体状,尖部朝向肺门,基底部位于胸膜内侧面。进入每个支气管肺段的结构(如支气管和动脉血管)往往处于中心部位,由支气管肺段发出的结构(如静脉血管和淋巴管)则位于该段的边缘,被分隔肺段

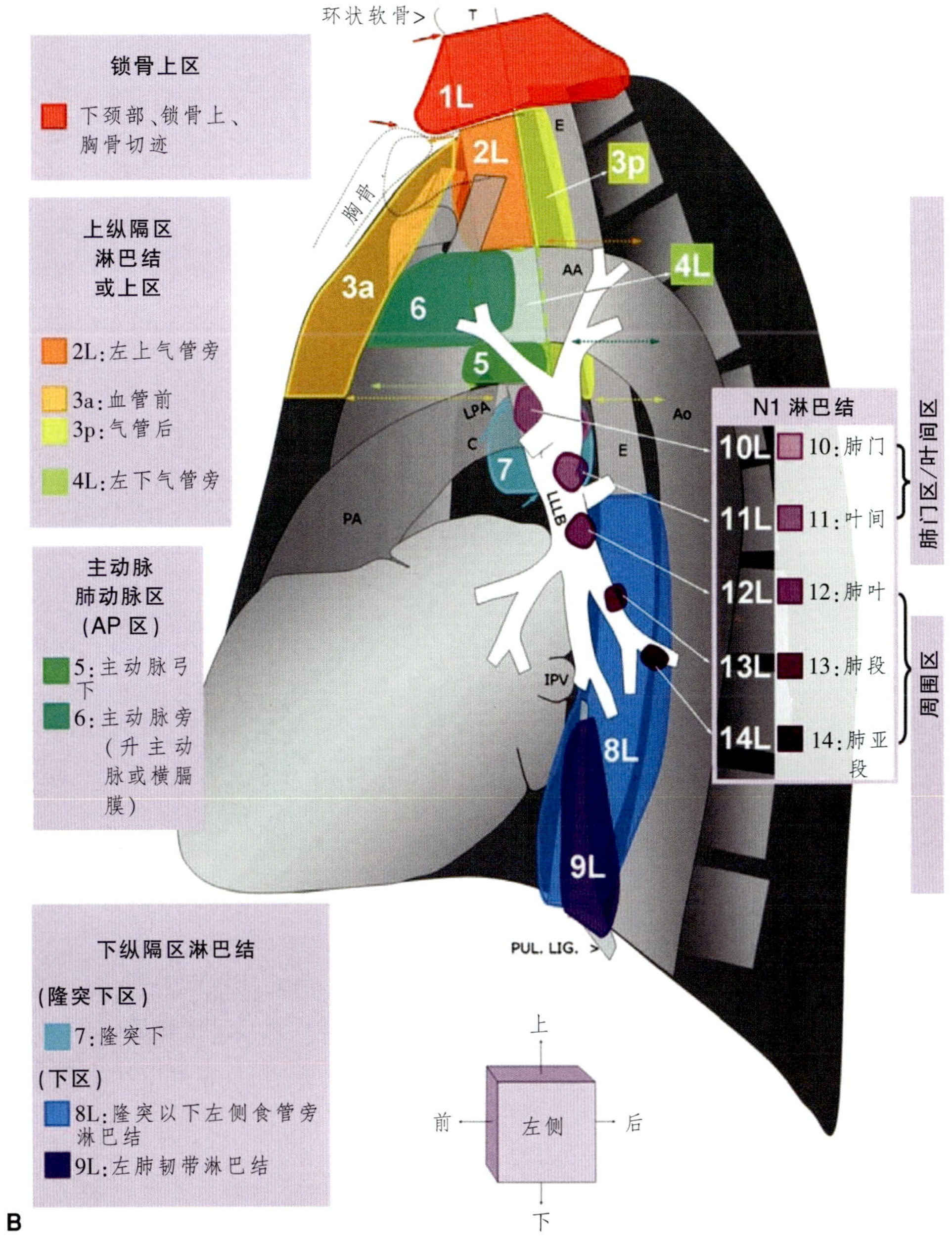

图 51.1(续)

的结缔组织所包绕[14]。段支气管分为细支气管,不断分支,并最终形成进行血液、气体交换的肺泡。

每个支气管肺段的主要淋巴引流都是沿着血管和气管流向肺门,并最终进入纵隔。然而,胸腔内丰富的淋巴管网络导致淋巴引流模式是复杂多变的[15]。

近半个世纪以来,淋巴结图谱已被用于评估肺癌患者淋巴结转移的临床和病理分期[16]。Naruke 淋巴结图谱[17]和 Mountain/Dresler 淋巴结图谱[18]是应用最多的。然而,最近国际肺癌研究学会(IASLC)制订了一套新的淋巴结图谱,该图谱整合了目前应用的淋巴结图谱之间的差异,对各种淋巴结进行了精确的解剖学定义[16]。IASLC 淋巴结图谱已经由美国癌症联合委员会(AJCC)批准,并纳入第 7 版肺癌分期指南中。如图 51.1 所示 IASLC 淋巴结图谱,其定义了 14 组肺内、肺门和纵隔淋巴结节分区。IASLC 将具有预后意义并已被临床常用的淋巴结站点划分到淋巴结分区中。

临床表现和播散模式

肺癌的播散模式分为原发肿瘤蔓延导致的局部播散、淋巴结受累导致的区域播散、血管受侵引起血行播散导致的远处播散。在最近的一次涉及所有类型肺癌的监测、流行病学和最终结果(SEER)的研究中,在肺癌确诊时,15%的病例局限于原发病灶,22%出现局部淋巴结转移,56%发生远处转移,其余7%分期不明[19]。在非小细胞肺癌(NSCLC)患者中,一半为局限性或局部晚期病变,另一半为晚期病变。在小细胞肺癌(SCLC)患者中,局部晚期病变占20%~30%,晚期病变为70%~80%。表51.1显示了不同组织学类型肺癌的转移部位[20]。肺癌患者的症状和体征可直接反映出局部、区域或远处播散的不同模式。

胸腔内播散

肺癌的胸腔内播散包括原发肿瘤的直接蔓延或累及肺门、纵隔的区域淋巴结转移。肺癌的胸腔内播散引起的症状较多,最常见的有咳嗽、呼吸困难、咯血和胸痛。

许多症状主要是由于肿瘤侵犯气道引起的。50%~75%的肺癌患者在就诊时出现咳嗽，并且最常发生在鳞状细胞癌和SCLC患者,因为它们容易侵犯中央气道[21,22]。当中央气道受累加重时,会出现气喘。此外,当肿瘤侵蚀到血管或供应肿瘤的新生血管发生出血时会导致咯血的发生,大约25%患者会出现这一症状[23]。如果肿瘤阻断了某一部分肺组织的通气会导致气短不适,约25%的患者就诊时已出现气短不适[21,24]。呼吸困难也可能是由于肺不张、阻塞性肺炎、胸腔或心包积液的加重所导致。

20%的肺癌患者就诊时存在胸痛不适[21,24]。疼痛可能是由于肿瘤直接侵犯纵隔、壁层胸膜或胸壁引起的。胸膜痛也可能是由于阻塞性肺炎或高凝导致肺栓塞引起的。胸膜受累也可表现为胸膜增厚或胸腔积液。在肺癌的发展过程中,10%~15%的患者最终出现恶性胸腔积液[25]。

中心型肿瘤原发灶的直接蔓延或淋巴结转移可导致神经受累。沿主动脉弓下走行的喉返神经受累可导致声音嘶哑。膈神经受刺激的初期会出现呃逆,损伤加重时会出现单侧横隔麻痹所致的呼吸短促。

原发肿瘤或纵隔淋巴结压迫上腔静脉(SVC)会引起多种症状,通常包括头部肿胀感和呼吸困难。体格检查会发现颈静脉怒张，偶可出现面颈和上肢的肿胀。SVC综合征在SCLC患者比NSCLC患者更常见。SVC综合征的发病机制和治疗方案将在后文中进行详细论述。

原发于肺上沟的肿瘤可引起典型的Pancoast综合征，表现为肩部疼痛、Horner综合征和臂丛神经病变。Pancoast综合征最常见于NSCLC患者，在SCLC患者则很少见。肺上沟瘤(SST)的治疗将在后文论述。

胸腔外远处播散

一旦血管或淋巴管受侵时，远处转移的发生是常见的。对侧肺、肝、骨、肾上腺和脑是肺癌远处转移最常见的部位,而且,肺癌可以转移到任何部位(表51.1)。

无症状肝转移会因肝酶异常而就医或在分期影像学检查时被发现。胸部病灶可手术切除的NSCLC患者中,约有3%的患者通过CT会发现肝转移[26]。在约4%患者中,PET或PET-CT可发现先前未知的肝转移或肾上腺转移[27,28]。尸检研究发现在NSCLC或SCLC患者中,肝转移发生率高于50%[29,30]。

背部、胸部或下肢的疼痛以及血清碱性磷酸酶水平升高通常是骨转移的表现。虽然大多数的血钙升高患者存在甲状旁腺激素(PTH)样综合征,但血钙也可能因为严重的骨骼病变而升高。大约20%的NSCLC患者和30%~40%的SCLC患者在就诊时存在骨转移[31,32]。虽然溶骨性和成骨性X线表现常混合出现,但前者比后者更常见。骨转移最常见的部位是椎体。

肾上腺是肺转移常见部位;然而,该部位的转移往往没有症状。通常是在对确诊或可疑肺癌患者进行分期CT检查发现单侧肿物时，才引起对肾上腺转移的注意。在分期检查中发现的大部分肾上腺肿物是良性的，有研究显示在330例可手术切除的NSCLC患者中,32例(10%)患者存在孤立的肾上腺肿物[33],其中只有8例(25%)确诊是恶性肿瘤。然而,影像学检查阴性也不能完全排除肾上腺转移。有研究表明当CT表现正常时,约17%的SCLC患者的肾上腺活检存在转移[34]。由于鉴定肾上腺肿物的CT扫描缺乏特异性，给可能手术切除肺癌患者带来了一个棘手的问题。在区分肾上腺肿物良恶性方面,PET可能是特别有用的[35]。其他可能有助于排除转移的方法包括与良性腺瘤排除方法一致的磁共振成像(MRI)或阴性穿刺活检。肾上腺受累在广泛转移的患者中发生率更高。尸检发现,约40%的肺癌患者会发生肾上腺转移[30]。局限于胸部的肺癌伴有单一肾上腺转移时，似乎比其他Ⅳ期肺癌患者预后更好，或许能够考虑应用根治性治疗方法[36,37]。

脑转移的症状包括头痛、呕吐、视野缺损、偏瘫、脑神经损伤和癫痫发作。在NSCLC患者中,腺癌发生脑转移最多见,鳞状细胞癌则最少见。脑转移的风险随原发肿瘤病灶的增大和区域淋巴结转移范围的增加而增高[38]。SCLC患者中,就诊时20%~30%的患者发生脑转移[39]。没有行脑预防照射的SCLC患者,约50%

表 51.1 肺癌患者与组织学相关的转移部位：尸检发现 255 例支气管癌患者共 431 处转移

转移部位	鳞状细胞癌	小细胞癌	未分化癌	腺癌
淋巴结	137(54%)	163(85%)	135(76%)	42(75%)
肝脏	58(23%)	122(64%)	67(38%)	26(47%)
肾上腺	54(21%)	84(44%)	69(39%)	17(30%)
骨	59(23%)	75(39%)	53(30%)	23(41%)
脑	26(17%)	45(42%)	30(24%)	13(39%)
肾	39(15%)	28(15%)	24(14%)	11(20%)
胰(腺)	9(4%)	46(24%)	25(14%)	3(5%)
肺	31(2%)	13(7%)	15(8%)	8(14%)
胸膜	18(7%)	21(11%)	9(5%)	3(5%)
合计	255	191	179	56

From Line DH, Deeley TJ. The necropsy findings in carcinoma of the bronchus. *Br J Dis Chest* 1971;65(4):238-242, with permission from Elsevier.

会在 2 年内发生脑部复发[40]。尸检研究表明，SCLC 患者中枢神经系统(CNS)转移发生率为 80%[41]。

副肿瘤综合征

副肿瘤综合征是一种由体内大量肿瘤细胞引起的疾病或症状，与肿瘤原发病灶无直接关系。这些症状被认为是由肿瘤细胞分泌或对肿瘤发生免疫应答时产生的体液因子来介导的。如果癌症的治疗是成功的，通常可以消除这些综合征。一些常见的副肿瘤综合征将在下面进行介绍。

库欣综合征

异位促肾上腺皮质激素(ACTH)分泌可引起库欣综合征。患者的典型表现为肌无力、体重下降、高血压、多毛症和骨质疏松症。此外，经常出现低钾性碱中毒和高血糖。库欣综合征在 SCLC 和肺部类癌患者中是相对常见的。出现库欣综合征的 SCLC 患者似乎比没有该综合征的患者预后更差[42-44]。

抗利尿激素异常分泌综合征

抗利尿激素异常分泌(SIADH)综合征常由 SCLC 引起，从而导致低钠血症。约 10%的 SCLC 患者发生 SIADH，占 SIADH 患者总数的 75%[45,46]。症状包括头痛、肌肉痉挛、厌食及尿量减少。如果不及时治疗，脑水肿会加重，导致出现精神状态的变化、昏迷、抽搐和呼吸骤停。除了从根本上治疗癌症，地美环素也是可选择的药物。

高钙血症

肺癌患者出现高钙血症可能是因为甲状旁腺激素相关蛋白(PTHrP)、骨化三醇，或其他细胞因子，包括破骨细胞活化因子等的分泌导致。在一项纳入 1149 例肺癌患者的研究中，6%的患者伴有高钙血症[47]。在这些高钙血症患者中，鳞状细胞癌、腺癌和 SCLC 患者分别占 51%、22%和 15%。高钙血症的症状包括食欲下降、恶心、呕吐、便秘、嗜睡、多尿、多饮和脱水。肾衰竭、意识模糊和昏迷是晚期表现。

Lambert-Eaton肌无力综合征

Lambert-Eaton 肌无力综合征(LEMS)是一种自身免疫性疾病，其特点是四肢肌无力，患肌在用力收缩后肌力可短暂增强，与重症肌无力在收缩后更加无力是相反的。近端肌肉受到影响最大，患者诉爬楼和从坐姿站起时困难。约 3%的 SCLC 患者表现出 LEMS，SCLC 约占所有 LEMS 患者的 60%[48]。在超过 80%的患者中，LEMS 的出现通常在 SCLC 确诊前几个月到几年。

肥大性骨关节病

肥大性骨关节病(HPO)主要病变为杵状指和管状骨的骨膜增生，最常见于肺腺癌患者。HPO 是对称性的关节疼痛，主要受累部位包括踝、膝、腕、肘。长骨的 X 线片可见特征性的骨膜新生骨形成。骨扫描或 PET 检查的典型表现为长骨的弥漫摄取增高。在一项纳入 111 例肺癌患者的研究中发现，杵状指发生率达 29%[49]。

筛查、诊断分期和检查

肺癌的筛查

鉴于肺癌的高死亡率，并且大多数患者确诊时已为晚期，研究人员推测肺癌在早期被确诊可能会改善临床预后。因此，肺癌已成为癌症筛查的病种之一。应用胸部 X 线和(或)痰检的早期筛查试验未表现出生存获益[50-52]。近来，随着螺旋 CT 扫描的问世及应用，筛查的价值得到重新研究。应用螺旋 CT 进行肺癌筛查的早期试验结果表明是存在获益的：增加了 Ⅰ 期肺癌的检出率。随后的国际性观察研究使用螺旋 CT 对

31 000名高风险个人进行的筛查研究也验证了该发现,每年一次螺旋CT筛查可以在早期、治愈可能性更大的阶段发现肺癌，Ⅰ期肺癌检出率和10年生存率都可超过80%[53]。理论上死亡率可能会下降,但尚未证实，一些研究人员提出反对意见称螺旋CT筛查可能不会显著降低肺癌的死亡风险[54]。这为具有里程碑意义的国家肺癌筛查研究(NLST)的启动奠定了基础。从2002年8月至2004年4月,33个美国医疗中心的53 454名当时或之前大量吸烟者被随机分配到低剂量CT检查组(26 722名)或标准胸部X线检查组(26 732名)进行3次年度筛查。符合条件的参与者年龄在55~74岁之间,吸烟史至少30包/年,对于已戒烟者,则要求是在过去15年内停止吸烟的。排除标准如下:已被诊断为肺癌者;入组前18个月内接受过胸部CT检查者;发生咯血者;或者过去一年内体重不明原因下降大于6.8kg(15磅)者。研究结果显示,接受低剂量螺旋CT检查的受试者肺癌死亡风险比行X线检查的对照组患者降低20%(P=0.004)。此外，与对照组相比,CT筛查组的全因死亡率降低了6.7%(P=0.02)。这是首个证明通过筛查可降低全因死亡率的随机试验[55]。这表明筛查的获益超过了活检以及假阳性检查后进一步检查诊断的潜在风险。虽然这是一项具有重大意义的研究，但目前还不确定单独一项试验能否推动向应用CT进行肺癌筛查模式进行转变。应用低剂量CT进行肺癌筛查的关键问题是成本效益比。几项类似的CT筛查随机试验正在进行中。

诊断分期和检查

对于疑似肺癌患者,需要进行检查以明确诊断、鉴定组织学类型并确定病情分期，所有这些都是为了指导制订治疗策略。该过程开始于详细的病史采集和体格检查，以鉴别局部晚期或转移性疾病所具有的症状或体征,评估肺部健康状况,识别重要的并存疾病,并评估整体健康状况。以上每一项对治疗方案的影响是通过多方面导致的，而不仅仅是分期而已。详细病史采集还应该明确吸烟和既往致癌物接触情况。体重下降超过5%对肺癌的生存有直接的预后影响[61-63]。

胸部的体格检查可能会发现气道部分或完全阻塞、肺炎、胸腔积液的征象。颈部检查可以发现锁骨上淋巴结肿大。腹部检查可以发现肝大。神经系统检查可以发现脑转移征象。

实验室检查包括全血细胞计数、肝功能检查和包括钙在内的血清电解质检查。应进行肾功能检查,以评估患者能否耐受CT检查时静脉注射造影剂或随后的铂类药物化疗。肝功能检查异常可能由于肝转移导致。碱性磷酸酶的升高可能是由于肝或骨转移引起。钙的升高可能是由于骨转移或副肿瘤综合征引起。贫血可能是由于肿瘤转移引起。

影像学检查

胸部X线检查

胸部X线是用于评估疑似肺癌患者的初期影像学检查方法。当前X线检查应与先前的X线检查(如果有的话)进行对比,以确定病灶是否为新发的、增大的或者稳定的病变。

计算机断层扫描(CT)

所有疑似肺癌患者,有或没有异常的胸部X线表现,都应进行增强CT扫描,范围为胸部和上腹部,包括整个肝和双侧肾上腺。静脉注射造影剂有助于区分血管和纵隔结构。这不仅增加了原发性肿瘤显像的特征细节,而且对于准确识别纵隔的可疑淋巴结也是至关重要的。CT检查可以通过显示肿瘤大小、孤立存在的肿瘤结节、肺不张或阻塞性肺炎、邻近结构的受侵程度和肿瘤近端范围来确定T分期。

在新诊断的肺癌患者中,CT显示淋巴结增大提示淋巴结转移。大多数正常纵隔淋巴结直径<1cm,但正常的隆突下淋巴结的直径可以达到1.5cm。在肺癌患者中,如果淋巴结的短径>1cm,则被认为是可疑转移的。不幸的是,许多直径<1cm的淋巴结仍然可能存在转移。在一项涉及病理分期的研究中,高达44%的转移发生在直径<1cm的淋巴结，而18%的经病理证实存在淋巴结转移患者没有直径>1cm的淋巴结[64]。

正电子发射断层扫描或正电子发射计算机断层扫描(PET或PET-CT)

PET扫描已成为肺癌患者确定分期的标准检查方式。虽然CT扫描通常能够显示出原发性肿瘤的特征表现，但在某些情况下,PET可以帮助区分肺不张和肿瘤[65]。PET带来的最大益处是鉴定可疑淋巴结或发现CT扫描未见的远处转移。Kalff等[66]对PET在肺癌患者中的应用价值进行了前瞻性研究，该研究对105例进行临床分期的NSCLC患者行PET扫描检查。他们发现,PET 准确地将 26%的拟行根治性治疗的患者分期升高,继而行姑息性治疗,并降低了 10/16 拟行姑息性治疗患者的分期,继而行根治性治疗[66]。此外,PET 可以检测到大小正常的淋巴结转移,克服了 CT 的主要缺点之一[67-69]。PET-CT 扫描仪将 PET 和 CT 获得的图像进行融合,从而同时提供解剖信息和代谢信息。这优于单独的 CT 或 PET[70-72],其可以检测小至 0.5cm 的恶性肿瘤。

虽然 PET 已经极大地改善了肺癌患者的无创性分期,但是它仍存在一些重大缺陷。一项 Meta 分析显示,CT 诊断纵隔淋巴结转移的敏感性和特异性分别为 59%和 79%,PET 的敏感性和特异性分别为 81%和 90%[69]。该分析还发现基于 CT 显示的淋巴结尺寸的 PET 检查准确性存在差异, 对于增大的纵隔淋巴结的敏感性为 91%,而对于未增大者的敏感性仅为 75%[69]。由于 PET 检查存在假阳性和假阴性,在制订治疗方案之前需要进行组织活检以确定是否存在区域性淋巴结转移。PET 检查示阳性不应被认为是淋巴结转移的确凿证据,特别是这样的结论可能会排除手术治疗机会时。

随着肺癌高度适形放疗技术的广泛应用,PET 现在被用于帮助放射肿瘤医生进行累及野放疗(IFRT)靶区的勾画[73,74]。将 PET 检查和计划 CT 共同应用于靶区勾画,可提高勾画大体肿瘤体积(GTV)的准确性[75]。临床医生必须注意, 仅根据阳性 ^{18}F-FDG PET 显像勾画的靶区范围存在不足,最需要注意的是其在小于 1cm 的纵隔淋巴结诊断中存在约 25%的假阴性率[69]。另外,用于勾画靶区的最佳窗口算法仍有待确定。所使用的算法不同,勾画的体积大小相差会很大[76]。当以病理体积为基准进行比较时,目前,不管使用何种算法,应用 CT 进行勾画的准确性高于 FDG-PET[77]。正在努力提高当前 PET 扫描的精度,一种方法是通过探究新的示踪剂。标准 PET 扫描是利用葡萄糖代谢,以 FDG 作为放射性核素进行显像。目前正在研究参与肿瘤生物合成的其他成分的 PET 示踪剂,包括用于乏氧显像的 ^{18}F-氟硝基咪唑(^{18}F-FMISO)和2-(2-硝基-^{1}H-咪唑-1-基)-N-(2,2,3,3,3-五氟丙基)-乙酰胺(EF5);用于肿瘤增殖的 ^{18}F- 氟代胸苷(^{18}F-FLT); 用于氨基酸代谢显像的 ^{11}C- 甲硫氨酸和 ^{11}C-酪氨酸[78,79]。除了能够提高靶区勾画准确性之外,将来自这些新型示踪剂提供的功能信息整合到放疗计划制订中,为放射抵抗区域进行剂量递增提供了条件[79]。

特殊诊断措施

痰细胞学检查

痰细胞学检查是一种快速、花费相对较低的方法,但在疑似肺癌患者组织诊断中未被充分利用。既往报告已表明痰细胞学检查诊断肺癌的敏感性可达 65%[80]。三次连续痰液样本送检提高了诊断阳性率。如果痰液样本中存在肺泡巨噬细胞和支气管上皮细胞,则认为是合格的。对于中心型、管腔内的肿瘤,如鳞状细胞癌,痰细胞学的诊断阳性率会升高。

经皮细针穿刺

CT 引导下细针穿刺(FNA)是对支气管镜不能看到的周围型可疑肺癌病灶进行组织诊断的很好方法。该操作发生气胸的风险为 25%。然而,大多数气胸是轻微的、无症状的且可自行缓解的;只有大约 5%需要置入胸管治疗。总体诊断阳性率为 80%[81]。不确定的活检必须谨慎诊断。FNA 不能排除恶性肿瘤,除非可以明确诊断为另一种良性疾病。骨、肝和肾上腺部位的异常病灶也可以通过 CT 引导的 FNA 来诊断。通常,这些疑似转移病灶的活检可同时确定组织诊断和病情分期。随着分子诊断指导治疗时代的到来, 粗针穿刺正在渐渐取代 FNA。这增加了操作风险,但也增加了准确率。

支气管镜检查

纤维支气管镜检查可观察到气管支气管树的第二级或第三级支气管。可以对可疑病灶进行细胞学刷检或活检钳采样。即使没有发现可见病灶,对可疑区域进行支气管灌洗也可以用于细胞学检查。将纤维支气管镜与特殊的 CT 成像技术联合应用, 可以到达更靠外周的病灶[82]。纤维支气管镜检查的诊断阳性率与术者操控镜头视野发现目标病灶的能力直接相关;外周病灶的检查是很具有挑战性的。Super Dimension/Bronchus 系统是一套实时引导系统,可将支气管镜引导到达支气管树内的指定位置。利用该方法,胸部高分辨率 CT 扫描可生成支气管树的虚拟图谱, 使得医生能够通过来自安装在支气管镜末端位置传感器的反馈来实时监测支气管镜的位置。有证据表明,这种方法可以显著提高周围型病灶的诊断率[82]。

内镜下细针穿刺

纤维内镜技术也可以与超声联合应用,以评估纵隔淋巴结和肺门淋巴结。超声内镜引导的经支气管针吸活检术(EBUS-TBNA)可对超声检查可疑淋巴结进行FNA采样，特别是那些位于气管旁（2区和4区）、隆突下(7区)或肺门(10区)的淋巴结[83]。一项前瞻性研究对EBUS-TBNA与PET-CT进行对比分析显示,前者的准确性为98%,灵敏性和特异性分别为92%和100%[84]。经食管超声内镜引导下细针穿刺术(EUS-FNA)可以发挥相同的功能,特别是可对位于后方或下方的纵隔淋巴结进行采样，如气管后(3p区)、隆突下(7区)、食管旁(8区)和肺韧带(9区)的淋巴结[85,86]。

胸腔穿刺术

大多数肺癌患者的胸腔积液是由肿瘤引起的,需行胸腔穿刺术进行评估诊断。一般来说,70%~80%的恶性胸腔积液患者可以通过胸腔穿刺确诊为肺癌[87]。即使细胞学检查不能发现癌细胞,胸腔积液多次送检也能提高诊断率。如果多次引流出的积液持续为血性或渗出性,则应考虑是恶性的。Light标准[88]可以用来鉴别胸腔积液为渗出性还是漏出性。作为反复胸腔穿刺术的替代方案,胸腔镜检查可同时用于采集胸腔积液行细胞学检查、观察胸膜腔,若存在可疑病灶则进行活检,并且如果需要的话还可行淋巴结活检术。

纵隔镜检查和纵隔切开术

纵隔镜检查仍然是诊断肺癌患者的上下气管旁(2区和4区)、血管前(3a区)、气管后(3p区)、隆突下(7区)和肺门(10区)淋巴结最准确的技术。位于主肺动脉窗(5区)和沿升主动脉(6区)的淋巴结无法通过标准的纵隔镜技术进行检查;然而,也可以通过前纵隔切开术(也称为Chamberlain手术)或电视胸腔镜技术进行检查。虽然纵隔镜检查被认为是金标准,但仍存在约10%的假阴性率[89]。此外,该方法在肺癌检查中的地位正发生改变。诸如EBUS-TBNA或EUS-FNA等微创技术正替代纵隔镜,被广泛应用于影像学发现的可疑淋巴结取样[90]。当微创技术无法诊断时,仍可考虑应用纵隔镜检查。对于临床分期为Ⅰ期的周围型肺癌患者，不使用有创方法进行纵隔分期是合理的,特别是PET显示肿瘤原发灶为阳性而纵隔内没有异常摄取以及CT未显示出明显增大淋巴结的患者。拟行手术治疗的局部晚期患者需要行纵隔镜检查以排除N3患者，并识别出那些在术前应考虑行诱导化疗的N2患者。

胸腔镜检查

电视胸腔镜常用于肺癌的诊断、分期和切除。可以使用电视辅助的微创技术识别和切除周围型结节。如前所述,当胸腔穿刺无法确诊时,这种技术对于评估可疑胸膜病灶也非常有价值。胸腔镜检查也可以用于标准纵隔镜、EBUS-TBNA或EUS-FNA方法无法到达的纵隔淋巴结。

分期

当前的第7版AJCC《癌症分期手册》展现了分期系统发展过程的重大变化。IASLC于1998年创建了一个肺癌分期项目以在全球范围内汇集更大的数据库。IASLC肺癌数据库包括来自超过19个国家46个数据库的81 015个可分析的病例，他们是在1990年至2000年间确诊的,接受过所有治疗方法的治疗[91,92]。该项目的结果被AJCC采纳作为第7版分期手册中肺癌分期修订的主要依据。第7版分期手册的TNM定义如表51.2所示;分期组合如表51.3所示。参考图表如图51.2所示。这种新的分期系统更准确地展示了T分期和N分期在肺癌临床预后中的预测价值。

对于评估淋巴结状态的各种方法,确定淋巴结分期的准确性是至关重要的[93]。根据被AJCC采纳的I-ASLC建议,当进行淋巴结病理分期时,对于右肺肿瘤应当对气管旁（2R和4R区）、隆突下（7区），肺门(10R区)和叶间(11R区)淋巴结进行采样,对于所有左肺肿瘤则应对主肺动脉肺窗（5区）、升主动脉(6区)、隆突下(7区)、肺门(10L区)和叶间(11L区)淋巴结进行采样。对于肺下叶肿瘤,肺韧带淋巴结(9区)也应该进行取样检查。应检查至少6个淋巴结(3个来自纵隔,3个来自肺门区)。在AJCC分期系统中,如果所有切检的淋巴结均为阴性，但数量未达到推荐数目，患者仍然被归类为pN0[3]。对于放射肿瘤医生,准确的淋巴结分期已变得越来越重要了,因为适形放疗的发展已经导致预防野放疗逐渐被累及野放疗所取代[94]。

病理学分类

肺癌的病理学分类正发生重大改变,这是受晚期病变治疗的新进展和微创方法获取组织的发展趋势驱动的结果。在过去,病理学家在诊断肺癌时的主要任务是区分小细胞癌与非小细胞癌。然而，自2000

表 51.2　肺癌 AJCC 分期[a]

Tx	仅细胞学检查阳性
T1	肿瘤最大径≤3cm，未侵犯脏层胸膜，气管镜检查肿瘤没有累及叶支气管近端以上位置
T1a	肿瘤最大径≤2cm
T1b	肿瘤最大径>2cm，但≤3cm。
T2	具有以下任一特点：肿瘤最大径>3cm，但≤7cm 累及主支气管，但距隆突≥2cm；侵犯脏层胸膜；伴有扩展到肺门的肺不张或阻塞性肺炎，但未累及全肺
T2a	肿瘤最大径>3cm，但≤5cm
T2b	肿瘤最大径>5cm，但≤7cm
T3	具有以下任一特点：肿瘤最大径>7cm；或肿瘤侵犯胸壁（包括肺上沟瘤）、膈肌、膈神经、壁层心包、纵隔胸膜或肿瘤位于距隆突 2cm 以内的主支气管，但尚未累及隆突；或伴有累及全肺的肺不张或阻塞性肺炎；或同一肺叶内出现分散的单个或多个瘤结节
T4	任何大小的肿瘤已直接侵犯了下述结构之一：纵隔、心脏、大血管、隆突、气管、食管、椎体；同侧非原发肿瘤所在肺叶的其他肺叶内出现分散的瘤结节
N0	无区域淋巴结转移
N1	转移至同侧肺内淋巴结、支气管旁淋巴结或肺门淋巴结
N2	转移至同侧纵隔或隆突下淋巴结
N3	转移至对侧纵隔、对侧肺门、同侧或对侧斜角肌或锁骨上淋巴结
M0	无远处转移
M1a	恶性胸腔积液、心包积液、胸膜结节或对侧肺转移性结节
M1b	远处转移

[a] AJCC 采用了该 TNM 分期，它最初是由 Mountain 等人提出的，主要是根据手术结果制订的。

From Goldstraw P, Crowley J, Chansky K, et al. The IASLC Lung Cancer Staging Project: Proposals for the revision of the TNM stage groupings in the forthcoming (seventh) edition of the *TNM Classification of Malignant Tumours*. *J Thorac Oncol* 2007;2 (8):706–714, with permission.

年以来，肺癌的 4 种主要分类的出现具有重要的治疗意义，包括：①鳞状细胞癌；②腺癌；③小细胞癌；④大细胞癌。初诊组织学诊断是晚期 NSCLC 系统性治疗选择的重要决定因素。贝伐单抗，一种靶点为血管内皮生长因子（VEGF）的单克隆抗体，会导致肺鳞状细胞癌患者出现 4~5 级肺出血；然而，它与标准化疗联合应用可使非鳞状细胞癌患者获得显著的生存获益[95,96]。研究已发现培美曲塞联合铂类为基础的化疗可延长非鳞状细胞癌（包括腺癌和大细胞癌）患者的生存期[97,98]。腺癌的表皮生长因子受体（EGFR）突变率高，对 EGFR 酪氨酸激酶抑制剂（TKI）治疗具有高度敏感性；棘皮动物微管相关蛋白 4（EML4）和间变性淋巴瘤激酶（ALK）的易位，使其对 MET/ALK 抑制剂克唑替尼具有高度敏感性[99-103]。所有变化被整合到肺部病理分类方案中，对 2004 版世界卫生组织（WHO）肺癌手术切除标本分类做出了修订[104]（表 51.4）。另外，包括微创手术获得的标本分类在内的变化，其他相关文章也进行了详细的阐述[105,106]。

预后和预测因素

近来，在肿瘤生物学方面的探索进展已经表明，肺癌是一种异质性很强的疾病，而不仅仅是简单的两种类型（小细胞型或非小细胞型）。鉴于肺癌治疗临床疗效的巨大差异和显著毒性，需要有一个有效的预后和预测因素。预后因素，如 TNM 分期，能够独立于治疗而预测临床预后。而预测因素则能够预测对某种治疗方案的反应程度。总体来说，预后和预测因素被分为两类：肿瘤相关因素和患者相关因素。在不久的将来，这些因素可能会被综合在一起，不是简单地通过 TNM 进行分期，而是根据患者和肿瘤生物学的个体化特点制订合适的治疗方案。

肿瘤相关的预后和预测因素

在过去 10 年中，我们在肿瘤相关预后和预测因素方面的研究取得了重大进展。切除修复交叉互补组 1（ERCC-1），一种参与能够修复 DNA 和铂类聚合物的关键酶，已被确定既是有效生存预后因素（ERCC-1 阳性可预测手术切除后生存期延长），也是预测铂类为基础化疗治疗反应无效的因素（ERCC-1 对铂类治疗反应预测水平低）[107]。EGFR 突变阳性已被证明可以预测 EGFR 抑制剂，如吉非替尼的治疗反应[108]。培美曲塞是多靶点抗叶酸药物，已被批准用于与顺铂联合作为晚期非鳞状细胞癌肺癌患者的一线治疗方法。胸苷酸合成酶（TS）是 DNA 合成中重要的酶，作为抗叶酸药物的靶向酶类中的一种，已被推荐作为 NSCLC 患者对培美曲塞治疗反应的预测因素。在体内和体外试验中都证实 TS 的高水平表达与对培美曲塞耐药有联

表 51.3 分期组合:TNM 亚组

T和M					
TNM 第6版分期(2002)	TNM 第7版分期(2009)	N0	N1	N2	N3
T1(≤3cm)	T1a(≤2cm)	ⅠA	ⅡA	ⅢA	ⅢB
	T1b(>2~3cm)	ⅠA	ⅡA	ⅢA	ⅢB
T2(>3cm)	T2a(>3~5cm)	ⅠB	ⅡA(ⅡB)	ⅢA	ⅢB
	T2b(>5~7cm)	ⅡA(ⅠB)	ⅡB	ⅢA	ⅢB
	T3(>7cm)	ⅡB(ⅠB)	ⅢA(ⅡB)	ⅢA	ⅢB
T3(侵犯)	T3	ⅡB	ⅢA	ⅢA	ⅢB
T4(同一肺叶内瘤结节)	T3	ⅡB(ⅢB)	ⅢA(ⅢB)	ⅢA(ⅢB)	ⅢB
T4(蔓延)	T4	ⅢA(ⅢB)	ⅢA(ⅢB)	ⅢB	ⅢB
M1(同侧肺)	T4	ⅢA(Ⅳ)	ⅢA(Ⅳ)	ⅢB(Ⅳ)	ⅢB(Ⅳ)
T4(胸腔积液)	M1a	Ⅳ(ⅢB)	Ⅳ(ⅢB)	Ⅳ(ⅢB)	Ⅳ(ⅢB)
M1(对侧肺)	M1a	Ⅳ	Ⅳ	Ⅳ	Ⅳ
M1(远处)	M1b	Ⅳ	Ⅳ	Ⅳ	Ⅳ

美国癌症联合委员会于2009年出版了第7版分期标准。前6版分别于2002年、1997年、1992年、1988年、1983年和1977年出版。当比较不同时期的文献,包括本文所引用的文献时,请记住分期定义会随时间发生缓慢改变。例如,该表格列举了从第6版到第7版分期定义的变化。第6版分期的病情阶段在括号内标出。

From Goldstraw P, Crowley J, Chansky K, et al. The IASLC Lung Cancer Staging Project: Proposals for the revision of the TNM stage groupings in the forthcoming (seventh) edition of the *TNM Classification of Malignant Tumours*. *J Thorac Oncol* 2007;2(8):706–714, with permission.

系,鳞状细胞癌中TS基因的表达水平已被证实显著高于非鳞状细胞癌[109-111]。

患者相关的预后和预测因素

鉴于肺癌会对患者身体造成旺盛的代谢消耗,几个患者相关的因素已被确定为临床预后的有效预后指标。体能状态(通过Karnofsky评分或ECOG评分进行量化)和确诊前6个月内体重下降已被多项大型试验证实为有效预测生存因素之一(同TNM分期一起)[112]。此外,年龄、性别、婚姻状况已被多项研究证实可影响预后[113]。最近,Movsas等[114]报道,在放射治疗肿瘤组(RTOG)进行的一项前瞻性临床试验中,基线生活质量(QOL)取代了体能状态、年龄、性别以及其他经典的生存预后指标,提示QOL可能是长期生存的最重要的预测指标之一[114]。

治疗原则:非小细胞肺癌

NSCLC的治疗面临着严峻的挑战。肿瘤学家不仅要考虑分期、确诊时的播散程度,还必须仔细权衡肺部功能状态和伴随疾病对患者治疗耐受性的影响。NSCLC所在的肺部是维持生命的重要器官,但是在多数患者中,它的功能状况很差。因此,最终的治疗方法必须根据个体情况去制订。本节所介绍的治疗原则应被视为参考,而不是刻板的教条。

一般情况下,Ⅰ期和Ⅱ期患者的标准治疗是手术完全切除或可能联合辅助化疗。对于Ⅲ期患者的最佳治疗方案争论是最多的。对于某些可以行手术治疗的ⅢA期患者,常需联合新辅助化疗或放化疗。无法手术的ⅢA期患者,标准治疗方法是同步放化疗或对无法耐受同步治疗的患者行序贯放化疗。约50%的患者在确诊时已出现血行播散[115]。对于Ⅳ期患者,当没有明显局部症状或不需要尽快放疗时,全身化疗是标准的初步治疗方案。Ⅳ期患者已出现需要紧急放疗的局部症状时,如上腔静脉压迫、咯血或脊髓压迫,先行姑息性放疗后予以全身化疗是首选的治疗方法。Ⅳ期患者,由于预后较差,早期转诊到临终关怀科室进行更好的护理是初始治疗时需要考虑的。最近的证据表明,尽早将姑息治疗纳入标准治疗模式,不仅提高了QOL,还可以在生命的终末期减少不适当的住院治

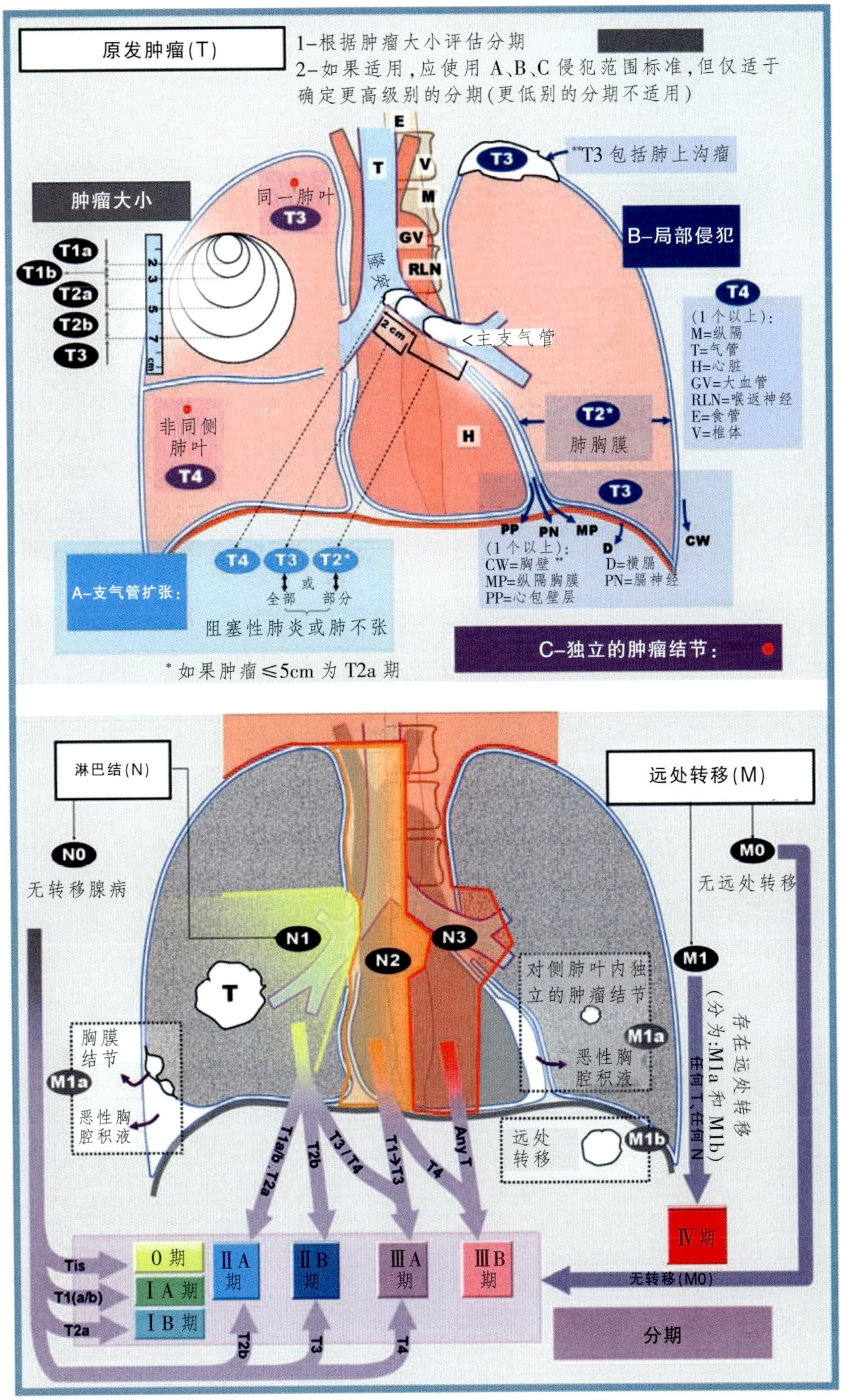

图 51.2 美国癌症联合委员会于 2009 年发布肺癌第 7 版 TNM 分期系统。T 分期可以根据肿瘤大小进行确定(左上)，然后根据原发肿瘤侵犯范围标准进行再次分期(如有必要)(A,B 和 C)。侵犯范围标准不能用于划分较低的分期。下图可用于 N 和 M 分期的定义并确定相应的病情分期。请注意图中所描述的 N1、N2、N3 和 M1a 分散的肿瘤结节是根据右肺原发肿瘤再分期的。对于左肺原发肿瘤，这些描述应左右相反。此外，为了简化附图，在上图中标注的支气管内蔓延和局部侵犯(A 和 B)，是根据左侧原发肿瘤分期的。(From Lababede O, Meziane M, Rice T. Seventh edition of the *Cancer Staging Manual* and stage grouping of lung cancer. *Chest* 2011;139(1):183–189, with permission.)

表 51.4　肺癌手术切除标本组织学分类

- 浸润前病变
  - 鳞状细胞原位癌
  - 不典型腺瘤样增生
  - 原位腺癌(非黏液性、黏液性、黏液/非黏液混合性)
  - 弥漫性特发性肺神经内分泌细胞增生
- 鳞状细胞癌
  - 鳞状细胞癌变型
    - 乳头型
    - 透明细胞型
    - 小细胞型
    - 基底细胞样
- 小细胞癌
  - 复合性小细胞癌
- 腺癌
  - 微浸润性腺癌(≤3cm 贴壁为主型肿瘤,浸润灶≤5mm)
    - 非黏液性、黏液性、黏液/非黏液混合性
  - 浸润性腺癌
    - 贴壁为主型(以前的非黏液性细支气管肺泡癌,浸润灶> 5mm)
    - 腺泡为主型
    - 乳头为主型
    - 微乳头为主型
    - 实性为主型
  - 浸润性腺癌变型
    - 浸润性黏液腺癌(以前的黏液性细支气管肺泡癌)
    - 胶样型
    - 胎儿型(低度和高度)
    - 肠型
- 大细胞癌
  - 大细胞癌变型
    - 大细胞神经内分泌癌
      - 复合性大细胞神经内分泌癌
    - 基底细胞样癌
    - 淋巴上皮样癌
    - 透明细胞癌
    - 横纹肌样表型大细胞癌
- 腺鳞状细胞癌
- 肉瘤样癌
  - 多形性癌
  - 梭形细胞癌
  - 巨细胞癌
  - 癌肉瘤
  - 肺胚细胞瘤
  - 其他
- 类癌
  - 典型类癌
  - 非典型类癌
- 唾腺型肿瘤
  - 黏液表皮样癌
  - 腺样囊性癌
  - 上皮-肌上皮癌

From Travis WD. Classification of lung cancer. *Semin Roentgenol* 2011;46(3):178-186,with permission from Elsevier.

疗,且可能会延长生存期[116]。

可手术切除的肿瘤

术前评估

当考虑为 NSCLC 患者行手术治疗时,筛选条件是很严格的。这包括由胸内科医生和主刀外科医生进行病情分期的评估和术后肺功能恢复的预测，以及为了手术的顺利进行,在术前评估心脏耐受性。虽然对操作性没有严格的标准，通常认为患者行肺切除术的合适条件是预测术后 1 秒用力呼气量(FEV1)>1.2 L[117]。另外,禁忌证是高碳酸血症和肺心病[118,119]。患者通常需要行术前肺功能测试,包括肺活量测定、弥散量和动脉血气。影像学检查包括行通气灌注成像来确定肺不同部位功能的差异,主要是规划切除区域内功能肺潜在的损失。

Ⅰ期和Ⅱ期非小细胞肺癌

Ⅰ期或Ⅱ期 NSCLC 的标准治疗是肺叶切除或全肺切除联合纵隔淋巴结清扫术。肺癌研究组进行了一项随机试验,对 T1N0 NSCLC 或 T2N0 NSCLC 患者进行了肺叶切除与局部切除（楔形切除或肺段切除)的比较。该试验将 276 例患者随机分为肺叶切除组和局部切除组,发现局部切除和肺叶切除的复发风险分别是 17%和 6%(P=0.008)。局部切除组患者复发风险的增加与总死亡和癌症特异性死亡风险增加的趋势有关[风险分别增加 30%和 50%,(P=0.09)]。此外,该报告并没有提出局部切除术具有后期功能优势或者可减少围术期并发症[120]。这项研究确立了肺叶切除术作为早期肺癌的标准治疗的地位。pN0 和 pN1 患者行肺叶切除或全肺切除联合纵隔淋巴结清扫术的 5 年生存率分别为 60%和 40%[121]。

来自纪念斯隆-凯特琳癌症中心的 Martini 等[122]报道行肺叶切除或全肺切除联合完全淋巴结清扫术的 T1N0 和 T2N0 患者的 5 年生存率分别为 82%和 68%,10 年生存率分别为 74%和 60%(P<0.0004)。他们的报告显示,38 例未行淋巴结清扫术患者的 5 年和 10 年生存率有所降低,分别为 59%和 32%。此外,他们还观察到行楔形切除术或肺段切除术患者与行肺叶切除术患者相比,5 年和 10 年生存率较低，分别为 59% 、35%和 77%、70%,证实了肺癌研究组报告的发现。此外,研究者们在 206/598(34%)例患者中发现了第二原发癌;其中 70 例为肺癌(占第二原发癌 34%)。

Martini 等[122]得出结论:"①系统性淋巴结清扫对于保证准确病情分期是必要的;②较小范围的切除(楔形/肺段)导致所有类型肺癌的复发率升高和生存率降低;③第二原发性肺癌在长期存活者较普遍"。然而,关于纵隔淋巴结清扫术在早期 NSCLC 中的价值,仍然存在一些争议,亚肺叶切除术作为一种"折中"手术也同样存在争议。美国外科医师学会肿瘤学组(ACOSOG)Z0030 随机对照试验纳入 1111 例 N0 或 N1(未累及肺门)早期 NSCLC 患者在肺切除手术过程中行纵隔淋巴结采样或完全淋巴结清扫术。淋巴结采样组和淋巴结清扫组患者的 5 年无病生存率分别是 69%和 68%($P=0.92$)。在局部($P=0.52$)、区域($P=0.10$)和远处($P=0.76$)复发方面,两组间无差异,这表明完全淋巴结清扫术并不能延长早期 NSCLC 患者的生存期[123]。最近几项比较早期 NSCLC 行亚肺叶切除术和肺叶切除术的研究发现,更加局限的切除显示出几乎相同的预后。Okada 等[124]通过一项多中心回顾性研究,比较分析了行亚肺叶切除(n=305)或肺叶切除(n=262)的 567 例 cT1N0M0(肿瘤最大径<2cm)患者。中位随访时间> 5 年,他们报告的亚肺叶切除术和肺叶切除术的 5 年总生存率(OS)分别为 89.6%和 89.1%。行亚肺叶切除术患者的复发率不高于行肺叶切除术者,而且行亚肺叶切除术的患者术后肺功能明显更好[124]。两项正在进行的前瞻性随机试验研究了亚肺叶切除术在早期肺癌治疗中的价值:癌症和白血病 B 组(CALGB)140503 是一项研究可手术的小的早期周围型 NSCLC 患者行亚肺叶切除与肺叶切除的比较随机试验;ACOSOG Z4032 是一项关于高危早期 NSCLC 患者行亚肺叶切除联合或不联合近距离放疗的前瞻性随机研究。这些试验将探究亚肺叶切除术在早期 NSCLC 治疗中发挥的作用。

Ⅲ期非小细胞肺癌

关于手术在Ⅲ期 NSCLC 治疗中的价值存在相当大的争议。在 20 世纪 60 年代和 70 年代,诊断为 N2 的患者一般被认为是无法治愈的,推荐行非手术治疗。1981 年,Martini 等[125]报道了 80 例 N2 患者行手术完全切除和纵隔淋巴结清扫的随访结果。大多数患者还接受了术后纵隔放疗。3 年和 4 年的生存率分别为 47%和 38%,腺癌患者的生存期较长。此外,原发性肿瘤较小和纵隔淋巴结无肿大(即术前胸部 X 射线检查无纵隔肿大表现)的患者预后较好。这项研究表明手术切除在部分 N2 患者治疗中具有潜在价值[125]。Martini 等[126]在一项规模较大的试验中进行了更深入的研究,该试验纳入了 1598 例患者,行手术切除治疗,其中 706 例患者的纵隔淋巴结受累。在这些患者中,151 例患者行完全切除及纵隔淋巴结清扫。他们报道的 1 年、3 年和 5 年生存率分别为 74%、43%和 29%。临床分期为Ⅰ期或Ⅱ期(病理分期 N2)的患者预后较好,3 年生存率为 50%。临床分期确定为 N2 的患者预后明显偏差,3 年生存率仅为 8%。Martini 等[126]指出:"纵隔淋巴结明显转移的患者极少数能从手术切除中获益。我们认为,这部分患者不应考虑行开胸手术,除非手术方式出现创新"。

基于单独行手术切除治疗Ⅲ期肺癌得出的上述和其他类似的研究结果,新辅助治疗方法,包括术前化疗或放化疗,都在进行探究以利于后续的手术治疗。然而,手术在Ⅲ期肺癌中的治疗价值仍存在很大的争议。Van Meerbeeck 等[127]报道了欧洲癌症研究与治疗协作组(EORTC)进行的一项对比经病理证实的 N2 肺癌患者行诱导化疗后分别行手术切除与放疗生存差异的Ⅲ期随机试验的结果。在这项研究中,有 579 例符合条件的患者入组,行 3 周期以顺铂为基础的诱导化疗。将对诱导化疗有效的 332 例患者,随机分为手术组(167 例)和放疗组(165 例)。手术组和放疗组的中位生存期和 5 年生存率分别为 16.4 个月、15.7%和 17.5 个月、14%(HR 1.06;95%CI 0.84~1.35)。两组患者的无进展生存期(PFS)也相似。作者的结论是,由于放疗具有较低的治疗相关的并发症发生率和死亡率,因此应作为这类患者的推荐治疗方法[127]。

新辅助(诱导)疗法

术前化疗

诱导化疗的主要作用原理与术前放疗类似,都是利于病变的完整切除。此外,诱导化疗可能会清除胸腔以外的微转移病灶。1988 年,Martini 等[128]报道了一项纳入 41 例出现纵隔淋巴结肿大的患者,即临床分期为 N2 的患者,他们的胸部 X 线检查示纵隔淋巴结增大。患者行 2~3 周期大剂量顺铂+长春地辛/花碱±丝裂霉素 C 化疗。31(73%)例患者经影像学评价治疗反应明显,28 例患者行开胸手术,其中 21 例(75%)病变被完全切除。8 例患者为病理完全缓解,另外 4 例存在"原发病灶或转移淋巴结的局限性微观残留"。中位随访 44 个月,全部患者的 3 年生存率为 34%,行手术完全切除患者的 3 年生存率为 54%[128]。这些令人鼓舞

们考虑行术后放疗(PORT),认为它对完全切除的Ⅱ期、ⅢA期NSCLC是有益的,因为有证据表明它降低了局部复发率[146]。然而,当1998年美国医学研究委员会发表了评价术后放疗价值的9项随机对照试验结果的Meta分析时,结果显示,PORT的价值遭到了质疑[147]。这项关于PORT的Meta分析包括2128例患者和1368例死亡患者的信息。结果显示PORT会缩短pN1患者的生存期。鉴于放疗在局部控制理论上的获益,其对生存期的不利影响主要是由于放疗引起的并发症发生率超过了获盖。pN2患者没有生存差异。这项研究分析因多方面原因受到批评。25%的患者为pN0,不需要辅助治疗。放疗组的放疗方式没有质量控制,并且技术落后;许多患者通过荧光透视制订的放疗野范围过大,并使用落后的钴-60设备。随后的一项SEER分析提出了与这项关于PORT的Meta分析结果不同的观点。在这项研究中,统计分析了超过7400例Ⅱ/Ⅲ期NSCLC术后患者。该研究显示PORT可改善pN2患者的5年OS(27%对20%),但却降低了pN0和pN1患者的OS[148]。

ANITA试验也对PORT提出了支持[149]。该项试验随机入组840例1994年到2000年间ⅠB~ⅢA期的患者行辅助化疗或观察。放疗不是随机分配的,每个实验中心在研究开始前决定是否应用放疗。化疗全部完成后行放疗,放疗剂量为45~60Gy,2Gy/次。对于pN1期患者,PORT使观察组生存期提高(中位生存期25.9个月对50.2个月),但降低了化疗组生存期(中位生存期93.6个月对46.6个月)。相反,对于pN2期患者,化疗组(中位生存期23.8个月对47.4个月)和观察组(中位生存期12.7个月对22.7个月)患者的生存期均提高。ANITA试验的回顾性评价支持SEER分析的结果,认为PORT可能使pN2期NSCLC患者获益。肺癌辅助放射治疗试验(Lung-ART)是欧洲的多中心合作完成的,将完全切除的伴有纵隔淋巴结受累的局部晚期NSCLC患者随机分为观察组和放疗组(剂量为54Gy)。对照组可应用辅助化疗,放疗组可行术前和(或)术后化疗。实验正在进行中,还未得出研究结果。

术后化疗

既往研究中,几乎没有支持完全切除术后的肺癌患者常规使用辅助化疗的证据。然而,当人们对PORT的价值持怀疑态度时,化疗的获益开始在多项临床试验中表现出来。1995年,非小细胞肺癌协作组[150]发表的Meta分析显示生存情况因化疗方案不同而变化。含烷化剂的化疗方案对生存有害,以氟尿嘧啶(5-FU)为基础的方案对生存无影响,以顺铂为基础的化疗方案可使生存率延长5%[150]。获益无统计学意义($P=0.08$);然而这一分析结果的公布却引发了大量的前瞻性、随机试验,研究以铂类为基础的辅助化疗对NSCLC的治疗价值。

国际肺癌辅助化疗试验(IALT)报道了以顺铂为基础的辅助化疗可使完全切除的Ⅰ期、Ⅱ期或Ⅲ期NSCLC患者获得有统计学意义的生存获益[151]。该试验中,1867例患者随机分为以顺铂为基础的化疗组和观察组。在中位随访时间56个月内,化疗组患者的5年生存率和无病生存率显著高于观察组,分别为(44.5%对40.4%)和(39.4%对34.3%)。然而,经过7.5年的随访,化疗组死亡率较高,化疗获益随时间降低($P=0.10$)[152]。

加拿大癌症研究所JBR.10试验在482例完全切除的ⅠB期和Ⅱ期NSCLC患者中比较了长春瑞滨联合顺铂辅助化疗组和观察组疗效的差异[153]。与观察组相比,辅助化疗可显著延长OS(94个月对73个月)和无复发生存期(化疗组未达到对46.7个月)。与IALT试验相同,部分获益会随随访时间的延长而降低;然而,与IALT试验不同的是,生存差异仍然具有统计学意义。经过9年的随访,发现辅助化疗虽然对ⅠB期患者无获益,但Ⅱ期(中位生存期6.8年对3.6年)患者是可以从中获益的[154]。

在ANITA试验中,共纳入840例ⅠB~ⅢA期NSCLC患者,随机分为长春瑞滨联合顺铂辅助化疗组和观察组[155]。化疗组的中位OS与5年OS相对于观察组都有所提高。亚组分析显示这样的获益仅限于淋巴结阳性患者(Ⅱ~ⅢA期)。肺癌患者顺铂辅助化疗评估的(LACE)Meta分析显示出了类似的结果,该分析收集了5项大型随机试验中4584例完全切除术后肺癌患者的数据,研究以顺铂为基础化疗的作用。结果显示化疗的5年绝对获益为5.4%,这对辅助应用顺铂提出了证据支持[156]。

术后放化疗

有关辅助化疗的早期试验得出阳性结果后,在关于PORT的Meta分析发表之前,少数团队已经开始研究术后放化疗的价值。

ECOG牵头完成了首批研究术后放化疗的多中心随机试验中的一项。ECOG 3590试验纳入488例术后切缘阴性的Ⅱ~ⅢA 期 NSCLC 患者，随机分为单纯放疗组和放疗联合 EP 方案 4 个周期化疗组。两组的放疗计划都是 50.Gy/28 次。两组之间的局部复发率或生存率没有差异[157]。

在 ECOG 3590 的结果发表之前，RTOG 已经开始了综合治疗的Ⅱ期研究，其中使用了较新的化疗方案：卡铂联合紫杉醇。RTOG 9705 入组 88 例Ⅱ期和ⅢA 期 NSCLC 患者，术后行辅助放疗同步化疗（卡铂联合紫杉醇）。放疗方案为 50.4Gy/28 次，在此基础上，发生淋巴结外侵犯或 T3 病变区域局部加量 10.8Gy。放疗和第 1、2 周期化疗同时进行。经过中位时间 56.7 个月的随访，患者中位 OS 为 56.3 个月，1 年、2 年和 3 年的生存率分别为 86%、70%和 61%。1 年、2 年和 3 年 PFS 分别为 70%、57%和 50%。治疗毒性是可以接受的。相较于以前的研究报道，RTOG 认为，这些结果可能预示着 NSCLC 患者在术后行放化疗可改善 OS 和 PFS[158]。大通福克斯癌症中心进行的一项类似研究中也得出了很好的结果[132]，支持在淋巴结阳性患者术后进行应用新的化疗药物的同步放化疗研究。

总结

辅助化疗被认为是淋巴结阳性（ⅡA、ⅡB 期和ⅢA 期）NSCLC 患者的标准治疗方案。PORT 可使ⅢA 期患者获益，但在完全切除的Ⅰ期和Ⅱ期 NSCLC 患者中未表现出获益。临床上，表现为早期 NSCLC 的患者行瘤体完全切除，病理示切缘阴性，但意外地发现 pN2，应该首先接受辅助化疗（因为已知生存获益），化疗完成后可以考虑 PORT（因为研究报道的局部控制的获益）。

术后放疗对于有局部复发高危风险的 NSCLC 患者的价值还不确定。患者临床表现为早期 NSCLC 的患者行手术治疗，术后存在镜下或大体肿瘤残留，放疗应尽早开始，因为局部复发是此类患者治疗失败最常见的原因[159]。在患者一般情况适合时，应考虑行放化疗[158,160,161]。

不可手术肿瘤

Ⅰ/Ⅱ期非小细胞肺癌

早期可手术肺癌患者的标准治疗仍然是肺叶切除或全肺切除联合纵隔淋巴结清扫术。然而，很多患者因为常常伴有并发症，如慢性阻塞性肺病和心血管疾病，而无法耐受有创手术治疗。从前，这些患者的标准治疗方法是常规分割的根治性单纯放疗，每天放疗 1 次，持续 6~8 周[162]。近来，放疗次数少、单次剂量大、时间短的大分割放疗已获得广泛认可。尽管这种方式最近被重新命名为立体定向消融放疗（SABR），以此强调其独特的放射生物学特点，但它最常用的名称仍是体部立体定向放射治疗（SBRT）[163]。

常规分割外照射放疗

RTOG 进行了一项多中心的剂量递增研究，对不能手术的 NSCLC 患者行三维适形放疗（3D-CRT）。放疗毒性在可接受范围的前提下，瘤体小、分期早的患者剂量可逐步增加至 83.8Gy。接受此剂量放疗患者的 1 年局部控制率为 76%[164]。Hayman 等[165]进行了一项自适应剂量递增试验，对于外周的小肺癌允许剂量安全递增至 102.9Gy[165]。然而，不适合手术的早期 NSCLC 患者的 OS 仍低于手术患者。接受根治性放疗患者的 5 年生存率为 10%~30%，约为手术患者的一半 [166-169]（表 51.6）。对于临床预后的差异有几种可能的解释，包括不能手术患者的总体健康状况较差和这些患者大多是临床分期，而不是手术分期。另外一个限制是现有技术进行的常规分割外照射放疗（EBRT）所能达到的最大剂量问题。根据放射生物学基本原则，Fletcher[170]预测，若采用 1.8~2Gy/次的常规分割放疗，需要达到 100Gy 甚至更高剂量才能杀灭大多数的 NSCLC 肿瘤细胞。在不能发生过度毒性反应前提下，采用常规分割放疗方式是无法达到如此高的剂量的。

立体定向放射治疗

SBRT 是指大剂量射线照射小范围靶区的放疗方式，常为多个射野，次数少（通常为 5 次或更少）。它因能非常有效地杀灭肿瘤细胞而被熟知，这可能是由于其更高的放射生物学效率造成的[171]。这种放疗方式在半世纪前由瑞典神经外科医生 Lars Leksell 首次用于治疗颅内转移病灶[172]。然而，不同于颅脑，肺是一个活动度很高的器官。因此，直到先进的影像引导治疗技术成熟后，SBRT 应用于肺癌才成为可能（图 51.4）。

一项Ⅰ期剂量递增试验入组 T1~2N0 NSCLC 患者，根据 T 分期和肿瘤大小分为 3 个剂量递增组（T1 组、T2 <5cm 组和 T2 5~7cm 组）。该试验报道 T2>5cm 组可耐受的最大剂量为 22Gy×3 次，T1 组未达到 20Gy×3 次，T2<5cm 组未达到 22Gy×3 次[173]。在放疗总剂量和局部失败风险之间存在不确定的联系，9/10 例

表 51.6 早期非小细胞肺癌放疗剂量和靶区与预后的关系

作者	病例数	剂量(Gy)	射野(%)	3~5 级毒性	非肿瘤死亡率(%)	总生存率(%)		肿瘤特异性生存率(%)	
						3 年	5 年	3 年	5 年
Dosoretz 等[436]	152	76%,60~69	小	0%	11	—	10	—	—
Graham 等[437]	103	中位,60	20	1%	28	—	13	—	—
Haffty 等[438]	43	59 连续或 54 分段	—	0%	—	36	21	—	—
Kaskowitz 等[439]	53	中位,63	<10	8%	27	19	6	33	13
Krol 等[440]	108	60 或 65	100	0%	34	31	15	42	31
Noordijk 等[441]	50	60 分段	100	0%	40	33	17	—	—
Rosenzweig 等[442]	55[a]	≥80	100	7%	2	—	36	—	—
Sandler 等[443]	77	中位,60	10	轻微	16	17	14	22	17
Sibley 等[444]	141	中位,64	27	1.5%	43	24	13	—	—
Talton 等[445]	77	60	0	0%	—	21	17	—	—
Zhang 等[446]	44	50%,55~61;50%,69~70	0	1 例脊髓炎	20	55	32	—	—

[a] Rosenzweig 分别研究了 55 例Ⅰ、Ⅱ期患者和 27 例Ⅲ期患者。报道了 55 例Ⅰ、Ⅱ期患者的总生存率。然而,却报道了 82 例患者的毒性反应。无论病情分期如何,所有患者都使用相似的处方剂量进行治疗。

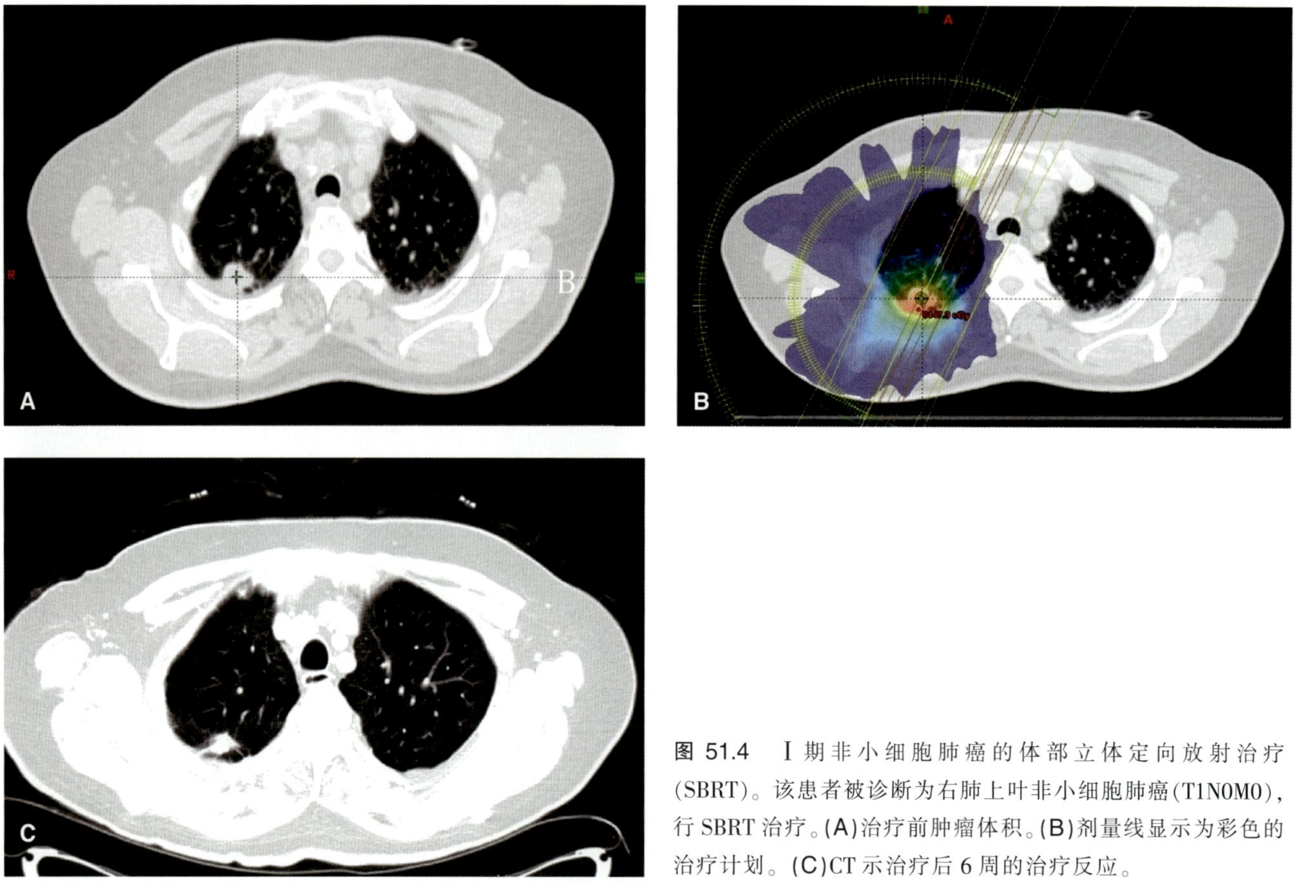

图 51.4 Ⅰ期非小细胞肺癌的体部立体定向放射治疗(SBRT)。该患者被诊断为右肺上叶非小细胞肺癌(T1N0M0),行 SBRT 治疗。(A)治疗前肿瘤体积。(B)剂量线显示为彩色的治疗计划。(C)CT 示治疗后 6 周的治疗反应。

局部失败发生在较低剂量的放疗患者(<16Gy×3 次)。基于以上实验结果,该团队利用在Ⅰ期试验中确定的剂量水平,开始了一项Ⅱ期临床试验。他们在这项包括 70 例患者的较大规模试验中,局部控制率增加了一倍。经过 17.5 个月的中位随访,局部控制率为 95%。然而,应用如此大的分割剂量(约 20Gy),该团队还发现了肿瘤位置与毒性之间的关联,在中位时间 10.5 个月时发生严重毒性反应的患者比率在周围型和中央型肺癌患者分别为 17%和 46%[174]。来自其他机构的初步试验数据表明,早期的中央型肺癌可应用较低的分割剂量进行安全、有效的治疗(如 7~12Gy/次)[175]。有鉴于此,RTOG 最近开始了一项Ⅰ期剂量递增试验,研究对象为中央型、不适合手术的Ⅰ期 NSCLC 患者。

其他机构也发表了他们应用多种剂量分割和处方计划的 SBRT 治疗早期(主要是周围型)肺癌的经验(表 51.7)。虽然这些研究总体的中位随访时间偏短,但初始数据是令人满意的,局部控制率为 80%~100%,2~3 年生存率为 40%~100%,3 级毒性反应为 0~4%[176-182]。Timmerman 等[174]报道了 RTOG 0236 的试验结果,该Ⅱ期临床试验纳入无法手术的 T1 或 T2 期肺癌患者行 SBRT 放疗,分割模式为 54Gy/3 次,18Gy/次。在该研究中,共入组 59 例患者,其中 55 例患者可进行分析评价。中位随访 34 个月后,他们报道的 3 年原发肿瘤控制率为 97.6%,3 年原发肿瘤和受累肺叶(局部)控制率为 90.6%。2 例患者发生了局部失败;局部控制率为 87.2%。11 例患者发生了远处复发,3 年远处失败率为 22.1%。3 年的无病生存率和总生存率分别为 48.3%和 55.8%。中位 OS 为 48.1 个月。7 例患者发生了治疗相关的 3 级不良反应,2 例患者发生了 4 级不良反应。没有患者发生 5 级不良反应。RTOG (RTOG 0618) 启动了一项关于可手术的早期 NSCLC 患者行 SBRT 的Ⅱ期研究,并与 ACOSOG 一起进行了一项随机对照研究,该研究比较了高风险早期 NSCLC 患者应用 SBRT 和亚肺叶切除术的效果。SBRT,由于它的便捷性和良好的局部控制的优势,已经取代传统分割放疗成为不可手术患者的标准治疗方法。

Ⅲ期非小细胞肺癌

根治性放疗

大多数不能手术的局部晚期 NSCLC 患者需要接受的治疗方案之一是根治性胸部放疗。不能手术 NSCLC 患者行根治性放疗的原理是使病情在胸腔内得到控制。Kubota 等[183]进行的一项前瞻性随机试验,

表 51.7 早期非小细胞肺癌患者行体部立体定向放射治疗的预后

作者	病例数	剂量(Gy)	分期	3 年局部控制率(%)	3 年总生存率(%)
前瞻性 SBRT 试验					
Baumann 等[447]	57	67%,15Gy × 3	ⅠA/B	92	60
Fakiris 等[448]	70	T1: 20Gy × 3	T1~T2N0M0	88	43
		T2: 22Gy × 3			
Koto 等[449]	31	15Gy × 3	ⅠA/B	T1: 78	72
		7.5Gy × 8		T2: 40	
Ricardi 等[450]		15Gy × 3	ⅠA/B	88	73
Timmerman 等[192](RTOG 0236)	55	18Gy × 3	T1~T2N0M0	98	56
Nagata 等[451]	45	12Gy × 4	ⅠA/B	98(30 个月)	83
回顾性 SBRT 研究					
Nyman 等[181]	45	15Gy × 3	ⅠA/B	80(43 个月)	55
Onishi 等[452]	257	4.4~35Gy × 1~14	ⅠA/B	84.2	56.8
Timmerman 等[174]	70	20~22Gy × 3	ⅠA/B	95(2 年)	55(2 年)
Uematsu 等[453]	50	7.2Gy × 10	ⅠA/B	94(5 年)	66

SBRT,体部立体定向放射治疗。

所有研究为Ⅱ期研究。

Adapted from Onishi H, Shirato H, Nagata Y, et al. Hypofractionated stereotactic radiotherapy (HypoFXSRT) for stage I non-small cell lung cancer: updated results of 257 patients in a Japanese multi-institutional study. *J Thorac Oncol* 2007;2(7 Suppl 3):S94–S100.

纳入了63例Ⅲ期NSCLC患者,比较了单纯化疗和化疗联合胸部放疗的疗效。放化疗组和单纯化疗组患者的1年、2年、3年生存率分别为58%、36%、29%和66%、9%、3%。研究者得出结论:“与单纯化疗相比,胸部放疗联合化疗显著增加了长期生存者的数量,对于体积较大的胸部肿瘤,放疗是综合治疗方案中的重要组成部分,也是在局部晚期肺癌患者中需要进一步研究的治疗方式”。目前,根治性放疗是不可切除的局部晚期NSCLC标准治疗方案中的一部分。然而,由于较高的局部失败率和治疗相关的显著毒性,最佳放疗剂量、靶区以及与化疗联合的最佳方案仍有待明确。

单纯放疗的剂量和分割方式

RTOG在1973年开展了一项前瞻性随机对照试验,以确定不能手术的NSCLC患者的最有效的放疗剂量和分割次数方案。在RTOG 7301的初步报告中,365例T1~3、N0~2、M0不可切除的NSCLC患者被随机分配行4种治疗方案中的一种:40Gy分为两次20Gy给予,第1周内行20Gy/5次,第2周休息,然后在第3周接受剩余的20Gy放疗;或者每周5天,2Gy/次,连续放疗至40Gy,或50Gy或60Gy。分段放疗组患者的生存率最差:2年生存率仅为10%[184]。接受40Gy连续放疗的患者放疗野内肿瘤复发率为58%,而40Gy分段放疗的患者为53%,50Gy连续放疗的患者为49%,60Gy连续放疗的患者为35%[185]。4组患者的5年生存率没有差异。然而,根据局部肿瘤控制和短期生存的差异,该研究确定以60Gy作为标准治疗方案。

受以上结果的启发,RTOG开始探索逐步提高放疗剂量的方法,同时通过改变分割方式或先进的治疗技术来保证治疗比。RTOG 8311是一项随机Ⅰ/Ⅱ期试验,单次放疗剂量为1.2Gy,每天两次,从60Gy开始增加至79.2Gy。总共入组848例患者并进行统计分析。5组患者正常组织的急性或晚期毒性反应的风险没有显著差异。在对一般情况较好的患者(Ⅲ期,KPS≥70,体重下降<6%)进行的亚组分析中,放疗69.6Gy相对于较低剂量组患者的生存率是有所改善的(P=0.02)。3个高剂量组之间没有生存差异;因此,69.6Gy成为随后RTOG试验的标准放疗分割模式[186]。

在20世纪90年代早期,3D-CRT的发展使得放射肿瘤科医生能够增加肿瘤照射的剂量,同时限制周围重要正常器官结构的受照剂量[187]。该放疗技术很快应用于NSCLC的治疗,初步数据表明3D-CRT能够使瘤床剂量安全升高[188]。然而,尚不清楚这种剂量递增的放疗方式能否广泛应用于所有肺癌患者。Bradley等[189]入组了207例不能手术的NSCLC患者,通过多变量分析显示GTV是预测总体和特因生存的强有力的因素,提示在没有显著增加毒性风险的前提下,体积大的肿瘤可能需要更高剂量的放疗[189]。Rengan等[190]研究了肿瘤体积较大的Ⅲ期肺癌患者行剂量递增放疗的价值,发现即使在大体积肿瘤的患者中,当剂量≥64Gy时,局部失败率也显著降低。综合以上数据表明,局部晚期NSCLC患者可以通过新的分割模式或放疗技术达到安全的剂量递增。

根治性放疗的靶区:不能手术的Ⅲ期NSCLC患者的累及野照射和选择性淋巴结照射

在NSCLC二维(2D)放疗的时代,对于行根治性放疗的所有患者,通常将淋巴结选择性地包绕在放疗野内,而不论病情分期。有充分的证据表明,在Ⅰ期NSCLC中不行选择性淋巴结照射是安全的,因为经过先进手段进行临床分期的此类患者,在行累及野放疗(IFRT)后,无论是应用传统分割放疗还是SBRT,淋巴结复发的风险都很低[191,192]。IFRT可使局部晚期肺癌的放疗剂量安全递增。虽然少量的数据能够证明放疗剂量递增能够改善局部控制并适用于局部晚期NSCLC,但是当放疗靶区较大时,剂量的增加仍会引起毒性风险的升高[190]。应用IFRT能够完成剂量递增,同时保证治疗比;该技术已被广泛采用。然而,有明确的证据表明,未经放疗的淋巴结可能存在隐匿性病变。手术研究报道,10%~35%的淋巴结临床表现为阴性的NSCLC患者在淋巴结清扫时会发现隐匿性纵隔淋巴结转移[193]。此外,虽然^{18}FDG-PET/CT已成为纵隔非侵袭性分期不可或缺的工具,有研究发现FDG-PET在诊断短径<1cm的淋巴结时可能存在25%的假阴性率[69]。因此,一些人认为,虽然IFRT能使剂量增加,但是这可能是以恶化临床预后为代价的[194]。

受这一担忧的影响,几项研究统计分析了经IFRT治疗患者的选择性淋巴复发的发生率,结果表明这是相当罕见的[195]。在一项纳入了524例不能手术而行IFRT治疗患者的研究中,Rosenzweig等[196]报告的2年选择性淋巴结控制率为92.4%。Kepka等[197]进行的研究入组了207例不可切除的患者,未应用^{18}FDG-PET进行分期,并且应用选择性淋巴结照射(ENI)进行了治疗。这项研究报告了2年选择性淋巴结控制率为88%。在另一项研究中,Kepka等[198]对IFRT、局限性ENI和广泛性ENI进行了比较分析,报道认为即使应用IFRT,

选择性淋巴结引流区域也会受到大剂量的意外照射；因原发肿瘤和受累淋巴结的位置以及所使用的放疗技术的不同，这些区域的意外照射剂量中位值为 18~45Gy。此外，广泛性 ENI 和局限性 ENI 在大部分选择性淋巴结区域的意外照射剂量没有显著差异。在比较 ENI 与 IFRT 唯一的前瞻性研究中，Yuan 等[199]报道 IFRT 可使 2 年和 5 年局部控制率分别提高 8%和 15%。然而，只有 5 年局部控制率的增加具有统计学意义。此外，Yuan 等[199]报道 IFRT 组患者 2 年总生存率得到改善(39.4%对 25.6%，P=0.048)，ENI 组患者肺炎发生率明显增高(29%对 17%，P=0.044)。虽然引起广泛关注，但是该研究因几项条件的不均衡而受批评，包括两组的放疗剂量(IFRT 的 68~74Gy 对 ENI 的 60~64Gy)和 V_{20}，从而认为将结果仅归因于放疗方式 IFRT 或 ENI 是存在不足的。在最近发表的一项单中心回顾性队列研究中，该研究入组行 3D-CRT 治疗的局部晚期 NSCLC 患者，Fernandes 等[200]分析了接受 ENI 或 IFRT 治疗的 108 例患者。中位随访时间为 18.9 个月。行 IFRT 和 ENI 治疗患者的中位剂量分别为 69.9Gy 和 63.6Gy。在多变量逻辑回归分析中，行 IFRT 治疗的患者发生严重食管炎的风险显著降低(OR：0.31，P=0.036)。分析结果提示 IFRT 可改善 2 年的局部控制率(IFRT:59.6%对 ENI:39.2%)，然而并没有统计学差异(P=0.23)。两组患者在选择性淋巴结控制（84.3%对 84.3%）、远处控制（IFRT 52.7%对 ENI 47.7%）和 OS(IFRT 43.7%对 ENI 40.1%)之间的差异无统计学意义 。该研究得出结论认为，由于急性毒性反应的减少，IFRT 与 ENI 相比具有较好的治疗比。综合这些数据表明，IFRT 没有明显影响临床预后，可用于治疗局部晚期 NSCLC 患者。

不能手术的Ⅲ期非小细胞肺癌的综合治疗模式

序贯放化疗

虽然剂量递增可以实现，并且似乎与局部晚期 NSCLC 局部控制的改善相关，但是 75%~80%的患者仍会发生远处播散[185]。为了解决局部晚期肺癌患者全身性疾病问题，CALGB 启动了一项Ⅲ期随机对照试验，纳入 155 例不可切除的Ⅲ期 NSCLC 患者，这些患者均具有良好的体能状态和较少的体重下降，行单纯放疗至 60Gy 或先应用顺铂(100mg/m^2，第 1 天和第 29 天静脉注射)联合长春碱(5mg/m^2，第 1、8、15、22、29 天静脉注射)行诱导化疗，随后放疗至 60Gy。诱导化疗组患者的中位生存期较单纯放疗组患者有所改善，分别为 13.7 个月和 9.6 个月(P=0.0066)。诱导化疗组患者 5 年生存率从 6%提高到 17%[201]。随后的组间试验将 490 例无法手术的局部晚期 NSCLC 患者随机分配到以下治疗组：①行标准放疗至 60Gy；②先行诱导化疗，随后行标准放疗至 60Gy；③每日两次，1.2Gy/次，放疗至 69.6Gy。标准放疗组和超分割放疗组中位生存期分别为 11.4 个月和 12.3 个月，诱导化疗组患者相比之下有所改善，中位生存期为 13.8 个月(P=0.03)[202]。Le Chevalier 等[136]报道的第三项前瞻性随机试验纳入了 325 例不可切除的局部晚期 NSCLC 患者，随机分为单纯放疗组和放化疗组。①单纯放疗至 65Gy，分段放疗 26 次，在 45 天内完成；②3 周期 VCPC 每月化疗方案：长春地辛 1.5mg/m^2(第 1 天和第 2 天)；洛莫司汀 50mg/m^2（第 2 天），25mg/m^2(第 3 天)；顺铂 100mg/m^2(第 2 天)和环磷酰胺 200mg/m^2(第 2~4 天)，第 3 周期化疗完成后的 2~3 周开始行放疗，总剂量 65Gy，分段放疗 26 次，在 45 天内完成。单纯放疗组和放化疗组患者的 2 年生存率分别为 14%和 21%(P=0.08)。行诱导化疗患者的远处转移率显著降低，单纯放疗患者的转移相对风险比放化疗组高两倍(P<0.001)。总的来说，除放疗外，这些研究确定了化疗在不能手术的Ⅲ期 NSCLC 患者治疗中的价值(表 51.8)。

同步放化疗

EORTC 进行了一项Ⅲ期随机对照试验，将以顺铂为基础的同步放化疗与单纯放疗进行比较，并证实了同步放化疗可带来显著的生存获益[38]。值得注意的是，在远处转移方面没有差异；因此，作者得出结论认为，OS 的获益主要归功于小剂量顺铂的放疗增敏作用，其次是局部控制的改善。O 'Rourke 等[203]在 2010 年进行了一项研究同步化疗在 NSCLC 患者根治性治疗中价值的 Meta 分析，总共分析了 19 项随机试验，共 2728 例行同步放化疗或单纯放疗的 NSCLC 患者(Ⅰ~Ⅱ期)。同步化疗显著降低总体死亡风险(HR:0.71)并改善总体 PFS(HR：0.69)。然而，同步放化疗的临床获益是以急性毒性反应的增加，特别是严重食管炎为代价的(RR:4.96)。

同步放化疗和序贯放化疗

初期的Ⅱ期试验表明同步放化疗可能是比序贯

表 51.8 局部晚期非小细胞肺癌行序贯放化疗与单纯放疗的对比研究

作者	RT(Gy)	CT	顺序	病例数	中位生存期(月)	总生存率(%)			
						1年	2年	3年	5年
Le Chevalier 等[454]	65	—	—	177	10	41	14	4	—
	65	VCPC	CT→RT→ CT	176	12	51	21	12	—
Morton 等[455]	60	—	—	58	9.6	43	12	—	7
	60	MACC	CT→RT	56	10.4	47	23	—	5
Sause 等[202]	60	—	—	149	11.4	46	19	6	5
	60	PV	CT→RT	151	13.2	60	32	15	8
	69.6	—	—	152	12	51	24	13	6
Dillman 等[201]	60	—	—	77	9.7	40	13	11	7
	60	PV	CT→RT	79	13.8	55	26	23	19
NSCLC 协作组 Meta 分析[150]	32~65	多种	新辅助 CT;	3033	—	41	15.7	6.7	2.7
			未行同步 CT			45	17.7	10.1	4.8

RT,放射治疗;CT,化疗;VCPC,长春地辛、环磷酰胺、顺铂、洛莫司汀;MACC,甲氨蝶呤、阿霉素、环磷酰胺,洛莫司汀;PV,顺铂、长春碱;NSCLC,非小细胞肺癌。

放化疗更有效的治疗方式[204]。因此,Furuse 等[205]进行了一项比较同步放化疗和序贯放化疗的Ⅲ期随机对照试验,化疗方案为丝裂霉素、长春地辛和顺铂(MVP)。研究表明,同步放化疗组患者可获得具有统计学意义的生存获益优势(中位生存期:16.5 个月对 13.3 个月,5 年生存率:15.8%对 8.9%)。RTOG 9410 试验将两种不同的同步放化疗方案(第 1 组为顺铂+长春碱联合常规放疗,第 2 组为顺铂+口服依托泊苷联合超分割放疗)与"标准的"序贯放化疗方案(第 3 组为先顺铂化疗,后行常规放疗)进行比较分析。与第 3 组相比,第 1 组患者的中位生存时间(17 个月对 14.6 个月)和 5 年生存率(15%对 10%)都明显改善,但是 3~5 级急性非血液学毒性反应的发生率有所增加[206,207]。第 2 组的生存获益并不明显优于第 1 组,虽然该组的食管炎发生率较高。Fournel 等[208]报道的一项较小规模随机试验的结果未显示出同步放化疗具有统计学意义的生存获益优势,序贯放化疗和同步放化疗的中位生存期分别为 14 个月和 16 个月(P=0.24)。然而,中位生存期的变化及 2 年、3 年、4 年生存率的变化是支持同步放化疗的[208]。最近,Auperin 等[209]对来自 6 项临床试验的 1205 例患者进行了一项 Meta 分析研究。中位随访时间为 6 年。观察到的 OS(HR:0.84,P=0.004)显著获益优势是支持同步放化疗的,其中 3 年和 5 年生存率绝对获益分别提高 5.7%(从 18.1%上升至 23.8%)和 4.5%。同步放化疗同样也改善了患者的 PFS(HR:0.90,P=0.07)。同步放化疗虽然未减少远处进展,但是减少了局部进展(HR:0.77,P=0.01)。局部进展控制的改善是以急性毒性反应的增加为代价的,其中 3、4 级急性食管炎的发生率从 4%增加至 18%,相对风险为 4.9(P<0.001)[209]。

因为同步放化疗毒性反应的增加,特别是急性食管炎,经常会延误放射治疗,它对放射生物效率可能存在影响。Cox 等[210]研究了行单纯放疗的Ⅲ期 NSCLC 患者治疗时间延长造成的影响,分析其与局部控制和 5 年生存率降低的联系(15%对 0%)。为验证治疗时间是否在同步放化疗时具有类似的影响,Machtay 等[211]对 3 项前瞻性的 RTOG 试验(RTOG 9106、9204、9410)进行了回顾性分析,这 3 项试验都是入组一般情况良好的Ⅲ期 NSCLC 患者,行以顺铂为基础的同步放化疗。作者将"短"的治疗时间定义为在计划治疗完成日期之后 5 日内结束治疗。他们发现"长"的治疗时间与急性食管炎的发生明显相关。相对于"长"治疗时间组,他们在"短"治疗时间组也发现了不十分明显的改善趋势(19.5 个月对 14.8 个月)。虽然这项研究是回顾性的,但表明了即使是同步放化疗时出现治疗延误也会对生存产生不良影响[211]。因此,为了将治疗延误发生的可能性降到最低,选择合适的患者和能够使毒性反应最小化的方案正变得越来越重要。

总之,这些数据强烈支持同步放化疗作为一般情况良好和体重下降较少患者的标准治疗方案。这种治疗策略能够延长局部晚期 NSCLC 患者的 OS,这可能归功于局部控制的改善。值得注意的是,这是以出现更严重的毒性反应为代价的,因此,在应用这种治疗方案时,患者的选择是至关重要的。

局部晚期非小细胞肺癌患者同步放化疗的毒性反应

局部晚期 NSCLC 患者的治疗仍然充满挑战。当 CALGB 研究应用长春碱和顺铂方案化疗后行根治性放疗(XRT)比单纯放射治疗显示出明显的生存获益时,Dillman 等[201]引领开创了综合治疗的时代。先化疗后放疗的序贯治疗方案的获益被后续的 RTOG 和法国的试验进一步证实[212-214]。对于体重下降较少(体重下降<5%~10%)和一般情况良好(ECOG PS 评分为 0~1) 的患者,相对于单纯放射治疗和序贯放化疗,以铂类为基础的同步放化疗已被证明具有明显优势[138,205,207,208,215,216]。Auperin[217]进行的一项 Meta 分析进一步证实了这一结论,该 Meta 分析显示长期生存的绝对增长达 5%。该领域多项研究已经证实了 4~5 年生存率可达 10%~20%,这明显优于单独放疗组所观察到的 5%~7%的生存率[205,207,208,217-221](表 51.9)。对于没有严重的并存疾病、听力下降或肾功能损害的能够耐受急性液体负荷的患者,以顺铂为基础的治疗被认为是标准治疗方案。大多数北美临床医生选择应用 EP 方案。不同于局限期 SCLC,顺铂剂量为每 3 周 60mg/m², 依托泊苷剂量为每天 80~120mg/m²,连续 3 天,两药都是在放疗期间和放疗后应用,药物剂量和应用计划通常是需要做出调整的[222]。有一项 EP 方案化疗方案为:顺铂 50mg/m² ,第 1、8、29、36 天给药;依托泊苷 50mg/m²,第 1~5 天和第 19~33 天静脉注射。

表 51.9 Ⅲ期非小细胞肺癌的同步放化疗

试验	阶段	病例数	其他非同步化疗药物	同步化疗方案	XRT 剂量(Gy)	中位 PFS (月)	中位 OS(月)	2 年 OS	4 年 OS	5 年 OS
RTOG 9801[230]	Ⅲ	243	± 阿米福汀	卡铂+紫杉醇	69.6 bid	9	17.9	39%	21%	16%
CALGB 9431[219]	Ⅱ	62	DDP+Gem	DDP+Gem	66	8.4	18.3	37%	17%	9%
		58	DDP+紫杉醇	DDP+紫杉醇	66	9.1	14.8	29%		
		55	DDP+长春瑞滨	DDP+长春瑞滨	66	11.5	17.7	40%		
Hoosier[224]	Ⅲ	203	±多西他赛	DDP+VP-16	59.4	11	21.7	33%	20%	20%
CALGB 39801[220]	Ⅲ	182	—	卡铂+紫杉醇	66	7	12	29%	14%	11%
		184	卡铂+紫杉醇	卡铂+紫杉醇	66	8	14	31%	17%	14%
LAMP[456]	Ⅱ	74	卡铂+紫杉醇(诱导)	卡铂+紫杉醇	63	6.7	12.7	25%	NR	NR
		92	卡铂+紫杉醇(辅助)	卡铂+紫杉醇	63	8.7	16.3	31%	NR	NR
RTOG 9410[207]	Ⅲ	≈198	DDP+长春碱	—	63	NR	14.6	31%	12%	10%
		≈198	—	DDP+长春碱	63	NR	17	37%	21%	16%
		≈198	—	VP-16+DDP	69.6 bid	NR	15.2	32%	17%	13%
西日本[205]	Ⅲ	156	—	MMC+长春地辛+DDP	56	10	15	35%	17%	15.8%
Czech[457]	Ⅲ	102	—	DDP+长春瑞滨	60	11.9	16.6	NR	NR	NR
WJTOG0105[221]	Ⅲ	153	DDP+长春地辛+MMC	DDP+长春地辛+MMC	60 分段	8.2	20.5	45%	28%	17.5%
		152	卡铂+CPT-11	卡铂+CPT-11	60	8	19.8	40%	20%	17.8%
		156	卡铂+紫杉醇	卡铂+紫杉醇	60	9.5	22	45%	22%	19.5%
OLCSG 0007[218]	Ⅲ	99		DDP+多西他赛	60	13.4	26.8	60.3%	30%	23%
		101		MMC+长春地辛+DDP	60	10.5	23.7	48.1%	23%	16%

XRT,放疗;PFS,无进展生存期;OS,总生存率;bid,每天 2 次;DDP,顺铂;Gem,吉西他滨;VP-16,依托泊苷;NR,未达到;MMC,丝裂霉素 C;CPT-11,伊立替康。

有关该化疗方案的SWOG和RTOG试验数据是很多的,也是经过RTOG 9309和随后的Hoosier肿瘤学小组进行的Ⅲ期试验最终验证的[139,140,223,224]。该化疗方案虽然不便捷,但经过试验和测试,证明其安全性很高。理想状况是在化疗第1天开始同步行最小总剂量为60Gy的放疗。

在体质较差的患者或老年患者,以及伴随严重共存疾病,包括肾功能不全(肌酐1.5~3.0)、听力下降、充血性心力衰竭或重度COPD的患者,与顺铂相比,以卡铂为基础的化疗方案耐受性明显更好,并且紫杉醇经常用来取代依托泊苷。Belani[225]和Choy[226]的初步试验明确显示出在胸部放疗的第1天开始卡铂[每周的药时曲线下面积(AUC)为2]和紫杉醇(每周45~50mg/m^2)化疗,放疗完成后立即予以2周期足剂量的巩固化疗方案是安全和有效的[227,228]。一般来说,在巩固化疗阶段每隔3周行2个周期的卡铂(AUC 6)+紫杉醇(200mg/m^2)化疗。该方案被多中心Ⅱ期和Ⅲ期试验广泛应用,其中最值得注意的是RTOG 0617。

在治疗局部晚期NSCLC疗效方面,许多人认为以卡铂为基础的方案次于顺铂。然而,日本的一项评估多种同步放化疗方案的试验[日本西部肿瘤协助组(WJTOG)试验0105]得出的最新数据未显示出顺铂比卡铂在同步放化疗时具有优越性[221]。Nobuyuki Yamamoto等进行的研究比较了放疗期间行标准MVP方案与行每周卡铂联合伊立替康或紫杉醇方案;在两组中,没有出现疾病进展或严重毒性反应的患者继续两个周期的足剂量巩固化疗,药物与放疗期间所应用的相同。紫杉醇+卡铂方案产生的毒性反应较轻,剂量降低的现象也较少,5年生存率也不差于其他方案:19.5%对17.5%(MVP)对17.8%(伊立替康+卡铂)。本研究还比较了第二代与第三代化疗方案;到目前为止,本试验是唯一尝试比较铂类疗效的Ⅲ期临床试验,这一问题在临床上是经常遇到的问题。另外有数据表明,第三代方案优于第二代方案。Segawa等[218]组成了日本冈山肺癌研究小组,证实了当联合放疗时,多西他赛+顺铂优于MVP。正在进行的有关放化疗的Ⅲ期随机试验比较的两种治疗方案如下,方案一为放疗期间行培美曲塞+顺铂化疗(另一种第三代方案),随后行单药培美曲塞巩固化疗,方案二为放疗期间行EP化疗,随后根据研究者的选择进行巩固治疗[229]。

在V_{20}(受照剂量>20Gy的正常肺组织比例)>35%、肺功能不好或伴有其他并发症的患者,许多临床医生考虑首先行2~3个周期的化疗,随后行放疗,或当肿瘤退缩至足以使放疗靶区更合适时,再同时放化疗。在先行化疗后肿瘤退缩很少或没有退缩的患者,一些研究者在放疗期间不予以同时化疗以避免严重毒性反应的发生,而是单独行放疗。这些患者通常比那些肿瘤体积较小的患者更容易出现阻塞性症状,包括气喘、肺炎和缺氧,体能状态通常欠佳。然而,有研究显示先行紫杉醇+卡铂诱导化疗,后行同步放化疗,与单纯同步放化疗相比,未显示出生存优势[220]。

减轻毒性反应是另一项需要面对的重大挑战。急性食管炎、慢性肺炎和肺纤维化是综合治疗方案的常见并发症。Auperin等[217]最近发表的一项Meta分析显示,与不同步或序贯放化疗相比,行同步放化疗患者的急性食管炎和3级及以上食管炎发生率增加了5倍(18%对3%)。一项Ⅲ期研究显示,通过客观测量,作为食管保护剂的氨磷汀未能使食管炎的发生率显著降低[26],然而,根据患者临床预后的后续分析显示,该药对于疼痛和体重下降的减轻是有益的[114,230]。人们对黏膜保护剂(包括帕利夫明和其他药物)的研究兴趣不减,但到目前为止,还没有前瞻性Ⅲ期随机试验证实该治疗的益处。因此,减轻毒性反应的治疗通常是在毒性反应发生后应用的,而不是预防应用的。新的技术,包括质子放疗,可能有助于减轻急性和晚期食管、肺部毒性反应的严重程度及缩短持续时间。目前,有关研究正在进行中。

巩固化疗

巩固化疗仍然饱受争议。一项SWOG试验研究在ⅢB期患者中应用EP方案联合放疗的同步放化疗后行多西他赛巩固化疗的价值,该方案的5年生存率约30%,这在局部晚期NSCLC的治疗领域几乎是前所未有的[139]。然而,在一项Hoosier肿瘤协作组进行的Ⅲ期随机试验中,将EP方案化疗同步放射治疗完成后行多西他赛巩固化疗患者与行标准观察治疗的患者相比,未观察到生存优势,部分原因是对照组患者生存较以往有所延长[244]。这些结果是令人失望的。然而,在基础肺功能方面存在不十分明显的利于对照组的不均衡:未行巩固化疗组有近60%的患者FEV1≥2L,相比之下在巩固化疗组中这一比例为>40%。类似地,在一项SWOG试验中,在多西他赛巩固治疗完成后经验性地将吉非替尼用作维持治疗,与安慰剂组相比,出现了不合常理的生存劣势[231]。根据这些试验,在胸部放射治疗时已经行系统性化疗的患者,巩固化疗未被证明具有价值。对于放疗期间接受放疗增敏化疗的患者，普遍认为应在放化疗完成后行至少两个周期的足剂量化疗。尽管多西他赛和经验性应用吉非替尼的研究结果是令人失望的，但放化疗后行巩固或维持治疗的价值问题仍然是存在争议的。

局部晚期肺癌的靶向药物治疗

还没有数据支持在放化疗期间或之后经验性使用 EGFR 药物、TKI 药物、EGFR 单克隆抗体(MAb)或血管生成抑制剂。CALGB 开展了一项Ⅱ期随机试验，该试验在卡铂和培美曲塞化疗与放疗同步完成后，行培美曲塞单药或联合西妥昔单抗的巩固治疗[232]。后者似乎并没有加重毒性反应，也没有产生长期生存的显著改善。RTOG 牵头开展了一项Ⅱ期试验，以评估西妥昔单抗联合标准胸部放疗和紫杉醇+卡铂每周化疗的价值，证实了该方案的可行性以及不错的接近 2 年的中位生存期[233]。Ⅲ期试验将高剂量放疗(74Gy)与标准剂量放疗(60Gy)进行比较，在试验早期进行了改进以利用 2×2 的设计研究西妥昔单抗的作用。虽然该试验中比较高剂量和标准剂量放疗的部分因为无意义而停止，但是关于西妥昔单抗的问题仍然值得探讨，RTOG 0617 继续该方面的研究；2011 年 11 月完成入组，结果受到了很大的期待。对于体重下降>5%或体能状态欠佳的高风险患者，CALGB 正在评估应用蛋白结合型紫杉醇+卡铂行诱导化疗，随后行放疗和厄洛替尼同步治疗的价值。之前的一项类似的Ⅱ期 CALGB 试验在高危患者中评价应用卡铂+紫杉醇诱导化疗后行放疗和吉非替尼同步治疗的价值，结果显示患者的中位 OS 为 19 个月[234]。由于气管食管瘘和肺出血等不良事件的发生，将贝伐单抗与综合治疗联合应用的尝试未获成功[235,236]。

同步放化疗的剂量递增

虽然同步放化疗已经成为体能状态良好的不可切除的局部晚期肺癌患者的标准治疗方法，但这是以毒性反应的增加为代价的。因此，无法确定同步放化疗的剂量递增能否产生临床获益。Lineberger 综合癌症中心报告了一项有关同步放化疗剂量递增的单中心Ⅰ期试验的结果。紫杉醇+卡铂化疗联合放疗，胸部放疗剂量从 60Gy 逐步增加到 74Gy，而临床上未出现明显的毒性增加[237]。在本研究中，尽管患者数量很少，但是 24 个月的中位生存期和 25%的 5 年生存率都是令人满意的。2006 年，RTOG 进行了一项 2×2 Ⅲ期随机试验，针对不能手术的Ⅲ期 NSCLC 患者，同时比较放疗 60Gy 与 74Gy 以及同步放化疗是否联合应用西妥昔单抗治疗的差异。经过中期分析，RTOG 0617 的高剂量放疗(74Gy)组于 2011 年 6 月 17 日停止试验。在与所有 RTOG 试验研究者的交流中，Bradley[238]表示，“高剂量放疗处于有无获益的分界线上，意味着高剂量放疗继续随访也不能使患者获得生存获益”。在 2011 年的美国放射治疗学和肿瘤学协会（ASTRO)年会上，该试验的初步结果得以公布，证明 74Gy 对患者生存的损害是显著的(P=0.02)。中期分析没有包括患者安全性问题，并且没有指出在高级别毒性反应方面的统计学差异，也没有对观察到的生存损害给出明确的解释。无论如何，这项试验的 74Gy 放疗组已经停止，60Gy 仍然是所有 RTOG 肺癌试验的标准剂量[239]。

肺上沟瘤和Pancoast综合征

肺上沟瘤（SST）于 1838 年被首次提出，1932 年 Henry Pancoast 医生[240]描述了该病特征性的神经系统伴随症状[240]。最常见的 SST 是支气管源性的，主要是鳞状细胞，其次是腺癌，小细胞癌很少。SST 占所有肺癌的比例<5%[241]。

症状和体征

SST 患者最常见的症状是肩部疼痛，疼痛可能会辐射至手臂。这是由于肿瘤直接侵犯壁层胸膜、椎体、第 1~3 肋或臂丛导致的(图 51.5)。疼痛可以沿着手臂尺面延伸至肘关节，提示 T1 神经根受侵，而延伸至第 4 根和第 5 根手指则提示 C8 神经根或尺神经受侵。可能会出现大、小鱼际肌无力或萎缩。侵入神经孔的 SST 最终会压迫脊髓，25%的患者会发生此类现象。星形神经节受侵可引起 Horner 综合征，表现为眼睑下垂、瞳孔缩小和同侧面部无汗三联征。如果交感神经链受到刺激或压迫，可引起同侧面部潮红和出汗或反射性交感神经营养不良，即烧灼样神经疼痛的局部综合征。Pancoast 综合征一系列的症状和体征包括肩部和手臂疼痛、Horner 综合征和单侧上肢无力。

诊断和分期

SST 的诊断分期方法与胸部其他部位的 SCLC 和 NSCLC 一样。对于未发生远处转移的患者，评估手术可行性是至关重要的。手术通常为肺叶切除联合受累胸壁整块切除，常伴随着部分副交感神经链、星形神经节、较低位置的臂丛神经干、锁骨下动脉和部分椎

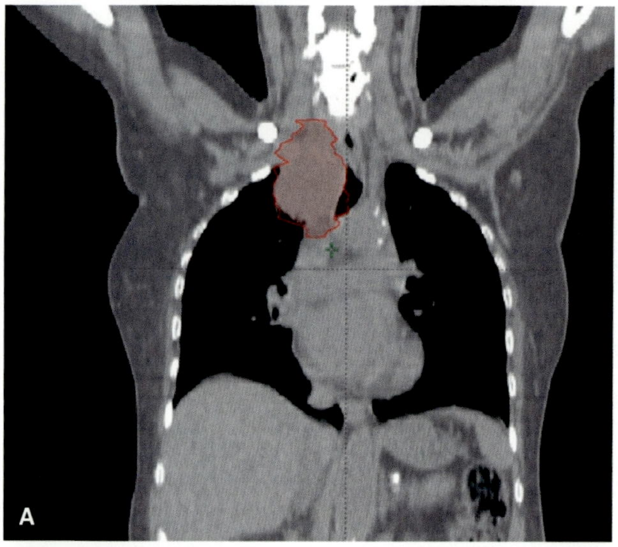

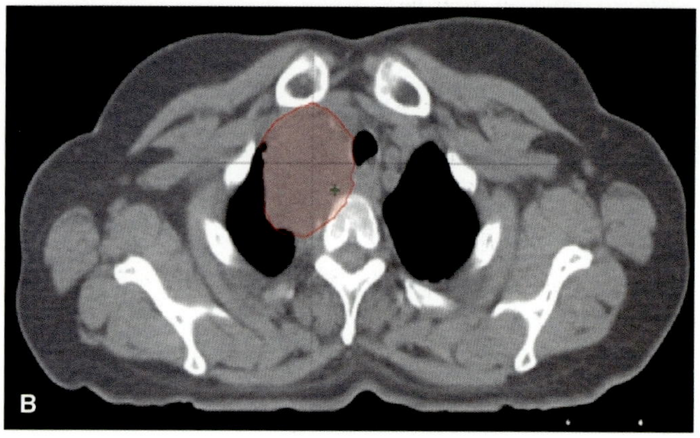

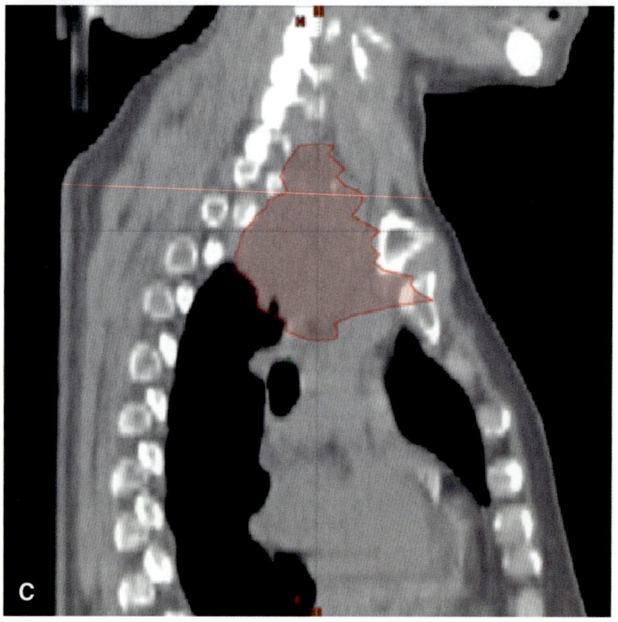

图 51.5 患者51岁，有吸烟史，出现右肩疼痛和右侧 Horner 综合征，经检查为右肺上沟腺癌。(A)大体肿瘤体积(GTV)冠状视图。(B)GTV的轴向视图。可见一大小为4cm肿瘤侵入纵隔伴气管移位。通过包括纵隔镜检查在内的方法进行了评估，分期为T4N0M0。(C)GTV的矢状视图显示椎体受侵。患者接受顺铂+依托泊苷方案化疗同步放疗至50Gy，后行手术切除，切缘为阴性。

体的切除。

治疗

手术切除可行性评估是 NSCLC SST 治疗中的关键决策点。由于肿瘤位于顶端位置，臂丛、椎体和锁骨下血管的受侵是常见的，并且可能会根据侵犯的程度放弃手术切除。除了CT、PET和骨扫描之外，MRI能很好地显示出臂丛、脊神经根、椎体和锁骨下血管的受侵程度，其在此方面检查的敏感性是高于CT的[242]。一般情况良好的小细胞SST局限期患者应用同步放化疗进行治疗，若为广泛期患者则应用化疗进行治疗。

SST的综合治疗

几项大型的回顾性和前瞻性试验已经研究了SST综合治疗的效果。SWOG 9416组间试验0160共纳入110例T3~4、N0~1的SST患者。所有患者均接受两个周期的EP方案化疗联合放疗（45Gy/25次），随后在3~5周内进行手术，然后再行另外2个周期的化疗[243]。入组患者为存在肺尖肿瘤和Pancoast综合征，或者侵犯胸壁或椎骨/锁骨下血管的SST。在本研究中，88例(80%)患者接受手术切除，83例(76%)为完全切除。5年OS为44%。此外，61例切除的患者(56%)对诱导化疗表现为病理完全缓解，该部分患者的5年生存率显著提高，达54%。日本临床肿瘤学组(JCOG)入组76例患者，丝裂霉素+长春地辛+顺铂方案诱导化疗联合放疗45Gy/27次(分段放疗)，随后行手术切除[244]。该试验入组SST患者分期为T3~4、N0~1和非大块性N2；76%的患者进行了手术切除，68%的患者为完全切除。5年OS为56%。一项法国的单中心前瞻性试验入组107例SST患者行诱导放化疗[245]。该研究排除了大块性N2或N3患者。所有患者接受EP方案化疗同步放疗45Gy；72例患者行手术切除；无法手术切除的患者放疗剂量增加25Gy。3年OS为40%。

诊断为可手术切除的患者，可以将手术作为初始治疗方案。得克萨斯大学MD安德森癌症中心的一项前瞻性试验入组了32例可切除或边缘可切除的SST患者[246]。所有患者最初都进行了瘤体完全切除；28%有镜下残留。术后，患者行EP方案化疗同步放疗，放疗剂量为60Gy，1.2Gy/次(阴性边缘)或64.8Gy，1.2Gy/次(阳性边缘)。5年局部区域控制率为76%，5年OS为50%。

放化疗

回顾性研究数据证明行手术治疗的患者比行放疗的患者具有更好的局部控制率和生存率，尽管这些数据受到明显的选择偏倚的影响[247]。无法手术切除的局部SST以及Ⅲ期、大块性N2(或N3)的SST患者应行根治性化疗和放疗。早期研究显示SST单独放疗可获得令人满意的局部控制率和生存率。行根治性放疗的32例患者中，据报道91%的患者疼痛缓解，75%的Horner综合征患者出现症状改善[248]。同步化疗的增加改善了Ⅲ期NSCLC患者的局部控制率和生存率，这项研究结果推动了同步放化疗在SST中的广泛应用。一小部分SST患者的预后似乎支持这一研究结果。来自荷兰的一项回顾性分析对行放化疗患者的临床预后进行了研究[249]。在这项研究中，49例Ⅱ期或Ⅲ期SST患者行放疗66Gy联合每日顺铂(6mg/m^2)化疗；19例患者的病情缓解允许行手术切除，在该部分患者中病理完全缓解率为53%。行放化疗患者的5年OS为18%，行手术切除患者的5年OS为33%。

放射治疗技术和发展方向

大体肿瘤体积

大体肿瘤体积(GTV)定义为影像学检查可见的临床大体肿瘤病灶。肺癌患者的GTV通常需要在平静呼吸期间通过治疗计划CT或PET-CT勾画。通常不需要静脉增强来鉴定肿瘤原发灶，除非其位置邻近肺门或纵隔。研究表明，GTV勾画的大小受CT窗数据设置的影响很大[250]。Harris等[250]报道在测量肺结节时使用窗宽850HU、窗位-750HU的标准肺窗，对实质肿瘤的测量是高度精确的。因此，原发肿瘤的GTV需要在肺窗上勾画。FDG-PET在诊断肺不张方面具有一定价值[65]。然而，鉴定肿瘤边缘的最佳标准摄取值(SUV)阈值仍有待确定。

鉴别纵隔淋巴结GTV可能更具挑战性。静脉增强可能在鉴别淋巴结病变方面具有一定价值，在排除过敏或肾功能不全等禁忌证时，可以使用。密歇根大学的Chapet等[251]开发了一种基于轴向CT的胸部淋巴结分期的鉴别方法，可用于放疗计划制订和淋巴结鉴别。在CT上，常把短径≥1cm作为鉴定阳性淋巴结的标准[252]。然而，该标准并不令人满意，其识别转移淋巴结位置和大小的准确性相对较低，仅约为60%[253]。FDG PET-CT可以比单独应用CT更好地鉴别纵隔淋巴结转移。Dwamena等[254]进行了一项比较FDG-PET和CT诊断肺癌纵隔淋巴结转移的Meta分析。据他们报道，PET的平均敏感性和特异性分别为0.79和0.91，而CT分别为0.60和0.77[254]。虽然这显示出了PET的显著优势，但纵隔淋巴结转移鉴定的金标准仍是侵入性检查。如果可行，纵隔应通过经颈纵隔镜检查术或超声支气管镜细针穿刺活检术进行病理分期；获得的检查结果应该用于指导勾画淋巴结GTV。

临床靶区体积

临床靶区体积(CTV)包括GTV和肿瘤周围的微观病灶。对于原发肿瘤，病理学研究的相关数据显示，在约90%的肺腺癌中，从GTV到CTV外扩9mm将覆盖所有微观病灶[255]。另有学者主张根据不同的组织学类型确定外扩距离，在腺癌中为8mm，而在鳞状细胞癌中为6mm，能够覆盖95%的微观浸润病灶[256]。对于淋巴结转移，手术研究显示，对于直径<2cm的淋巴结，3mm的外扩距离能够覆盖其95%的微观浸润范围。然而，当淋巴结>2cm时则可能需要更大的外扩距离[257]。

内靶区体积

内靶区体积(ITV)由国际放疗单位与测量委员会(ICRU)62号报告定义为考虑到肿瘤运动的CTV外扩

距离。然而,由于CTV包括运动无法观察的亚临床病灶,大多数临床医生会创建“内在大体靶区体积(IGTV)”,它是根据呼吸关联或[四维(4D)]CT数据勾画出的所有GTV的总和[258]。在没有4D-CT的情况下,延长图像采集时间的“慢”CT可以用来包括完整的呼吸周期[259]。然后,IGTV可以均匀地外扩以覆盖微观浸润病灶。

计划靶区体积

计划靶区体积(PTV)是考虑到摆位误差的CTV外扩距离。过去,考虑到患者日常摆位的变化,外扩距离都是经验性的。然而,通过图像引导方法协助患者定位和日常摆位后,这些外扩距离可能会缩小。Grills等[261]研究显示应用立体定位框架固定而未行锥形束CT引导放疗患者的外扩距离为9~13mm,使用锥形束CT可以降低1~2mm。理想情况下,随着影像引导放疗技术更好整合到肺癌治疗中,考虑摆位误差的外扩距离对于患者将是个体化的[260,261]。

剂量限制

正常组织和危及器官(OAR)应根据前瞻性研究制订的指南或统一的勾画图谱来定义[262],以便收集和分析具有一致性的数据。应该将所有制订三维放疗计划患者除外GTV的双侧肺、食管和脊髓定义为OAR。心脏、心包和臂丛在出现临床表现时也应定义为OAR。对于所有患者,应考虑正常组织剂量限值和足够的靶区覆盖之间的平衡。有多种可用的正常组织毒性模型,包括正常组织并发症概率(NTCP)模型、阈剂量($V_{剂量}$)和平均剂量。最近,多学科参与的临床正常组织效应的定量分析(QUANTEC),通过总结已发表文献中三维剂量-体积/毒性的数据,回顾分析NTCP模型,争取为临床医生提供实用的指导[263,264]。

QUANTEC收集的数据显示,当常规分割放疗的平均肺剂量(MLD)<20Gy或V_{20}<30%~35%或V_5<60%时,放射性肺炎(RP)的发生风险<20%[265]。当应用IMRT和绝对剂量-体积阈值时需要引起注意,因为在计划运算生成过程中可能会以较高剂量出现在其他剂量不受限制组织器官为代价来满足严格的剂量限制。统计数据表明,在受照剂量>40~50Gy食管的体积大小与急性反应相关,并且即使是很小体积的食管也不允许受照剂量高于处方剂量。后者对于非均质性的IMRT计划是特别重要的[266]。对于心脏和心包的受照剂量,QUANTEC的研究结论是对现有文献数据保守的解读:如果V_{25}<10%,则在第15年时因缺血导致的心源性死亡的超额风险将会小于1%。平均心包剂量<26Gy或V_{30}<46%,可以使心包炎的发生风险降到最低。心脏和心包的受照剂量应该通过其他方式最小化,而不能影响靶区的覆盖率[267]。在放疗剂量≤60Gy的患者中,臂丛神经损伤是罕见的,放疗计划中对臂丛神经剂量限制的差异很大;RTOG 0617推荐最大剂量为66Gy。RTOG 0972/CALGB 36050则限制V_{20}≤35%。

肺癌三维适形放射治疗和调强放射治疗计划的制订与实施

前言

肺癌治疗的精准放疗计划和技术是受多项技术因素影响的,包括患者准确的定位和摆位、肿瘤的移动、肺周围组织异质性,以及放疗次数>30次与≤5次,如SBRT时,不同的物理和生物剂量。为了了解这些因素对治疗精确性的影响,我们必须进一步研究分析放疗计划制订和实施过程中的每一个环节,包括模拟定位、计划制订、计划评估、质量验证和放疗实施。在其他研究中,Martel[268]、Senan[269]和Slotman[270]等对目前肺癌放疗计划制订和实施所应用的技术进行了全面综述。

模拟定位

模拟定位的目的是为了获得可用于肿瘤和正常器官勾画的影像,以制订治疗计划。常规应用CT进行扫描成像。连续CT扫描时,患者需使用与放疗实施过程中同一个体位固定装置以保证相同的体位。图像层厚通常≤5mm;更小的层厚可以获得更高分辨率的数字重建射线影像(DRR)[269],其可以提高放疗时的定位精度。扫描范围应该包括双肺,通常是从环状软骨至第二腰椎水平[269]。对患者体位进行固定是为了确保在每次放疗时可重复应用体位设定。常用来固定的定制装置是由可依照患者身体表面进行塑形的发泡聚苯乙烯或其他材料构成的。主要品牌有Alpha Cradle(KGF Enterprises,密歇根州,切斯特菲尔德)和BodyFIX(Elekta Oncology Systems,乔治亚州,诺克罗斯)固定系统。对于SBRT,美国医学物理学家协会(AAPM)101号报告[271]建议在CT扫描时应用1~3mm的轴向层厚,并使用标准固定/定位系统(包括立体定位体架[272])以获得可重复的治疗体位设定。

肿瘤运动的控制

运动会显著影响轴向或螺旋 CT 扫描的成像效果，导致三维显像时肿瘤附近出现伪影[273]。运动相关伪影不仅导致难以评估运动的真正幅度，而且会影响在计划 CT 图像上勾画靶区的精确性。因此，AAPM 76 号报告[273]推荐当肿瘤运动范围在任何方向上>5mm时，需考虑应用运动控制方案。对于 SBRT 等放疗技术，这一标准要低于推荐的 5mm，因为肿瘤运动可能成为放疗精确度的限制因素[273]。已经发明了几种不同的技术来控制和减轻肿瘤运动的影响[269,270,273]。研究者们过去常使用 X 线透视来评估冠状面上肿瘤的运动幅度[269]。X 线透视的数据无法直接与模拟定位 CT 相关联，也受到肿瘤范围可视性的限制，但是使用植入标记可以克服这个问题[274]。包含运动信息的技术被用于控制订位过程中运动的影响。包括 4D-CT 扫描，其 CT 扫描过程包含空间和时间信息。重建 4D-CT 扫描用来生成呼吸周期不同阶段的数据信息，最终产生用于计划制订的运动肿瘤的“包络图”[275-277]。在平静呼吸时进行的“慢”CT 扫描（每层 4 秒）也可在周围型肺癌显示出可重复的靶区范围[259]。限制运动的方法，例如使用腹部压迫装置引起的浅呼吸，对于能够耐受这些装置的患者已被证明是有效的[278]。深度吸气屏气[279]、自动呼吸控制[280]、呼吸门控[281-283]和肿瘤跟踪[284]等技术，虽然应用难度较大，但可使正常肺组织保护得到改善，特别是运动幅度大的情况下[269,273]。

关于包含运动信息的技术，已经开发了自动化工具来提高在多套影像上勾画 GTV 以生成 ITV 的效率。最大强度投影（MIP）表示在某一呼吸时相中沿着观察射线上所遇到的最大密度像素。因此，单独的呼吸 MIP 图像融合后可产生包括所有肿瘤运动时相的复合视图。其他技术，如彩色强度投影（CIP），也被推荐应用，它将来自 4D 数据库的汇总运动信息合成为单一彩色图像[285]。图 51.6 展示了呼吸不同阶段 GTV 位置变化的视图。

制订放疗计划

制订放疗计划的目的是改善治疗比，即将靶区的剂量最大化，同时周围正常组织器官的剂量最小化[286,287]（图 51.7）。如前所述，定义靶区和 OAR 范围是基于影像学检查的，主要是 CT 和 PET。PET 可以用于区分肿瘤与不张肺组织，并确定中央型肺癌的淋巴结受累情况[268]。呼吸导致的肿瘤运动是用内边界来计量的，其表示为包含肿瘤运动信息的“包络图”，肿瘤运动是通过 4D-CT 模拟扫描确定的。内边界被扩展以形成 PTV，其考虑了患者日常（放疗分次间）位移误差而导致的 CTV 的几何变化。根据 ICRU 62 号报告[288]，考虑到 OAR 在放疗分次间的位置变化，还应该对 OAR 增加一个外扩边缘[危及器官计划靶区（PRV）]。PTV 外扩距离在设定时必须掌握患者摆位的随机和系统误差[289]。对于晚期 NSCLC，如果 ITV 用于运动补偿，并且在治疗期间使用每日图像引导放疗（IGRT），则 PTV的常用外扩距离为 5~10mm。在不存在运动补偿或 IGRT 的情况下，外扩距离通常应该较大（10~20mm），以尽量减少由于运动造成的脱靶。每日 IGRT 引导的摆位已经被证明能够显著减少剩余误差，从而缩小计划边缘范围[288-290]。运动控制和 IGRT 是应用 SBRT 进行治疗时推荐应用的标准方案 [271]，其 PTV 外扩距离是 3~6mm[270,272,290,291]。

晚期 NSCLC 放疗计划的射野设计可以为简单的两个平行对穿野[如，前-后野、后-前野、前-后/后-前野（AP / PA）]，也可以是复杂的多机架角度，使射线进一步聚焦于局部治疗区域。射野的形状通过多叶光栅（MLC）进行调节，使得放疗范围与靶区形状相一致。放疗计划的设计应尽量减少周围正常器官的受照剂量，从而降低治疗相关毒性反应发生的风险，这就需要靶区周边剂量下降很快[271]。当病灶较广泛且位于中心位置时，可以考虑应用 AP/PA 野。这样做的目的是使分布均匀的靶区剂量来覆盖病变范围。然而，由于脊髓剂量耐受性问题，AP/PA 野仅可用于 PTV 总剂量为 40~45Gy（1.8~2Gy/次）的放疗计划。靠近脊髓的照射野剂量常规需要低于该值。当受照肺体积较大时，制订计划时严格遵循正常肺耐受剂量标准是特别重要的；剂量学参数，如 V_{20}、V_5 和 MLD，必须严格注意以避免可能发生并发症[292]。对于局限性病灶的放疗计划，需要采用多个射线束照射来形成适形度更高的剂量分布。可以应用 3D-CRT 或 IMRT 计划，进行多个机架角度的射线束的照射，特别是行 SBRT 治疗时。

对于 IMRT 计划，必须注意设定的 MLC 位置与放疗实施过程中呼吸运动导致的肿瘤位置变化之间的交互效应[293]。对于≥30 次的放疗，交互效应是可达到平衡的[293,294]。然而，SBRT 放疗次数为 3~5 次，交互效应可能会影响计划的剂量分布，提示应用 IMRT 技术行 SBRT 放疗时必须谨慎小心。SBRT 的计划必须充分考虑剂量梯度的问题，以便形成具有梯度变化较大的剂量分布。这通常需要使用多个非重叠和非共平面射线

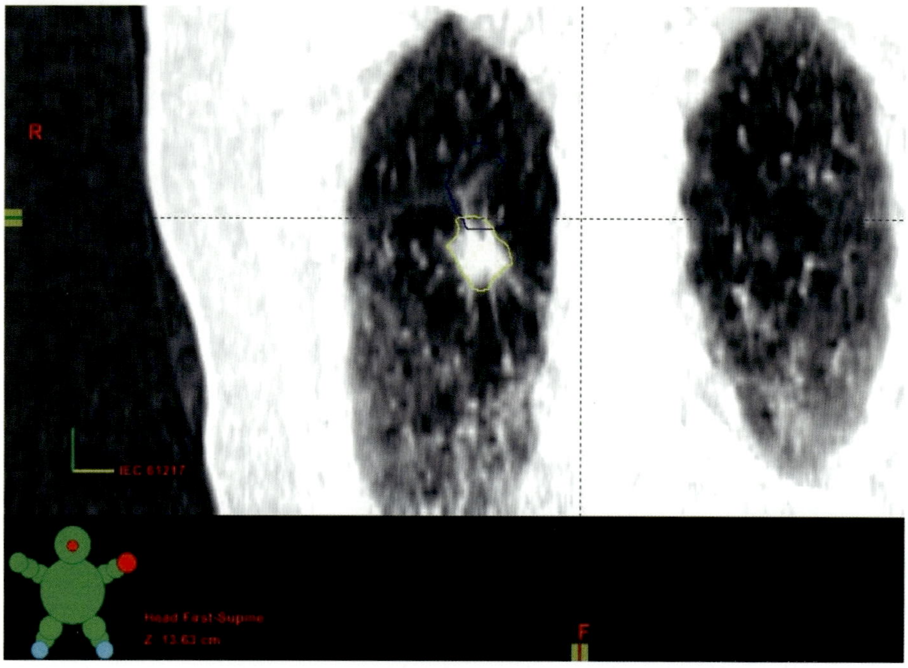

图 51.6 患者正常呼吸周期内产生的肿瘤运动。黄色线框为最大吸气末时的肿瘤位置。蓝色线框为最大呼气末时的肿瘤位置。

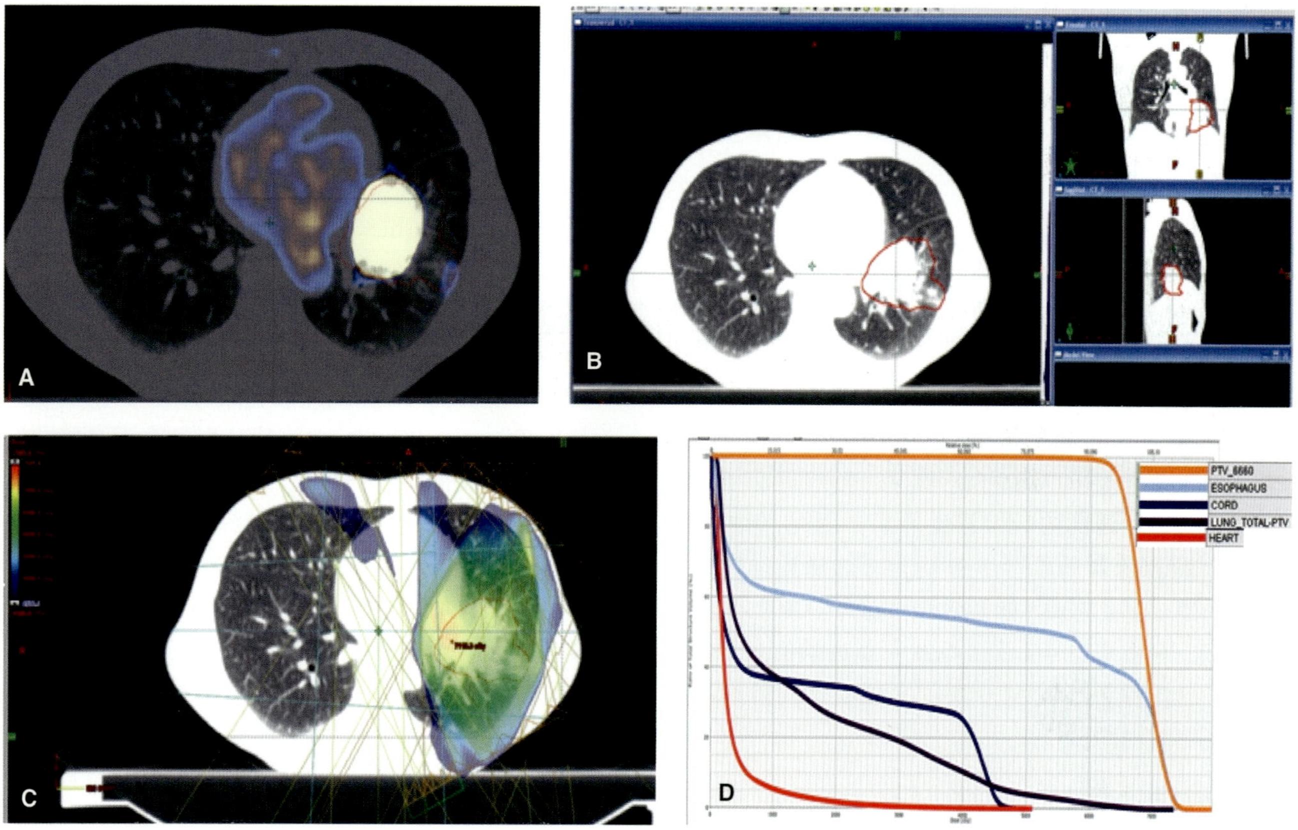

图 51.7 (A)CT 和 PET 融合图像显示 FDG 高代谢的原发性肿瘤。(B)大体肿瘤体积的轴向、冠状位和矢状位视图。(C)CT 横断面图像显示的治疗计划的照射野分布和彩色剂量线。(D)剂量体积直方图显示计划靶区体积(橙色)的包绕情况以及食管(浅蓝色)、脊髓(深蓝色)、双肺(紫色)和心脏(红色)的受照剂量。

束以及叶宽≤5mm 的 MLC 来实现[271]。当射野半影(“块边缘”)比常规放疗小时,剂量线可以是较低的(例如,80%);目的是使剂量快速衰减,以此来保护周围正常组织[271]。AAPM 101 号报告不鼓励使用大于 3mm 的计算网格来设计 SBRT 计划[271]。

肿瘤附近或周围的低密度肺组织对肺癌放疗计划中照射剂量计算问题的干扰很大。当照射野缩小至小于次级电子的横向射程时,会使得带电粒子平衡损失;此类情况发生在肺组织时的照射野范围要比发生在与水等密度组织中的大,因为肺组织中的电子较多。在这种情况下,靶区的剂量主要由次级电子相互作用和剂量沉积决定。因为常规剂量计算方法不能明确地分析次级电子的传输,所以在非平衡条件下,其精度可能会严重受限。此外,在与肺相同的低密度组织中,次级电子的辐射有助于在肿瘤边缘(肺–肿瘤交界处)形成剂量"衰减"效应,这种效应随着射线束能量的增加而增强。Reynaert 等[295]发表的文章和 AAPM 105 号报告[295]提供了大量关于应用常规算法计算肺组织剂量不准确性的研究实例。因此,对于制订肺癌放疗计划,特别是当肿瘤较小、照射野小于 5cm×5cm 时,需要更先进的剂量算法,例如卷积法/叠加法或蒙特卡罗法,后者可明确地计算出电子传输[291,297]。AAPM 101 号报告[271]和其他研究[298]建议进行 SBRT 的肺组织剂量计算时不要使用笔形射束算法。

计划的评价和质量保证

IMRT 和 SBRT 放疗计划的评价需要对剂量体积直方图(DVH)参数和整体的三维剂量分布进行仔细评估[271,299]。在放疗实施前正确评估放疗计划,需要充分考虑以下项目[271]:器官勾画和器官在剂量–体积方面的限制;靶区和 OAR 的计划外扩距离;放疗分次内位移及对外扩距离的影响;不均匀性校正;剂量分布均匀性和靶区内的"热点"和"冷点";正常组织耐受剂量;计划的传递能力,也就是一些低强度部分可以在不影响计划质量的情况下被移除;机架旋转时可能会发生碰撞引起少见的射线束角度。根据 IMRT [300]和 SBRT[271]的国家实践指南,对患者治疗计划的机器跳数进行反复验证以及对计划等中心和二维剂量分布的验证测量是必需的。当对高度适形的 IMRT 照射野或 SBRT 计划进行特定的验证测量时,需要特别考虑非平衡条件下的检测器大小和性能[297]。考虑到非平衡条件下准确测量的复杂性,正确使用蒙特卡罗剂量算法已被证明对于 IMRT 和 SBRT 治疗计划的特定验证是有价值的[271,297]。

治疗实施技术

肺癌放射治疗通常使用 IGRT 系统进行,该系统应用兆伏(MV)或千伏(kV)的平面成像以及容积锥形束 CT 扫描来对患者进行治疗前定位。也可以采用门控或跟踪系统,分别在呼吸循环的特定时相予以射线照射或实时"跟踪"肿瘤。影像引导治疗方案,包括显像的类型和频率,以及是否需要门控或跟踪技术,应该由计划设计团队在综合分析肿瘤分期、位置、位移幅度和 IMRT/SBRT 放疗计划质量后决定。有关在肺癌治疗中应用 IMRT 和 SBRT 技术的综述可以参照相关文献[268,273,285,301]。最近,容积调强放疗(VMAT)已经用于肺癌的治疗。在一项研究中,将使用 VMAT 技术完成的肺癌 SBRT 放疗计划与使用相同优化目标函数和约束条件的常规 IMRT 计划进行比较[302]。VMAT 计划为一弧形射野,其中有一部分角度射线可保护对侧肺组织。与常规 IMRT 计划相比,VMAT 计划可获得更优的靶区覆盖和相似的正常组织受照剂量,同时将治疗时间减少大约 60%[302]。VMAT 更快的射线照射速度,可大大减少患者因较长治疗时间引起的不适导致在治疗台上的移动,从而提高放疗效果。然而,与常规 IMRT 一样,应用 VMAT 的放疗计划也受到交互效应的影响,这必须根据肿瘤运动和 MLC 射野的调节程度来考虑。进一步研究应用 VMAT 放疗技术时 MLC 叶片和肿瘤运动之间的交互效应是必要的。

非小细胞肺癌的粒子放射治疗

粒子,如质子、中子和重离子,与光子放疗相比,由于它们的物理性质和与物质相互作用的方式,具有在组织中改善剂量沉积曲线的潜力。虽然质子与光子具有相似的生物效能,但是中子和重离子,如碳离子可传输比光子或质子更多的生物学有效剂量。目前有关肺癌粒子放疗的数据是有限的;然而,有关肺癌患者应用质子放疗的临床数据正在增多。粒子放疗优良的剂量沉积曲线已经引起人们的关注,将其用于肺癌患者的治疗中,可以产生肿瘤致死剂量同时维持或增加治疗比。质子放疗用于癌症治疗最初由 Wilson[303]在 1946 年报道,在过去的 10 年中,人们对该技术在包括肺癌在内的多种实体瘤中的临床应用产生了越来越大的兴趣。在对不能手术的 NSCLC 患者行质子放疗和光子放疗之间的剂量学比较研究中,Chang 等[304]报道,与应用先进放疗技术,如 3D-CRT 或 IMRT 的光子放疗相比,即使增加放疗剂量,质子放疗也能显著降低食管、脊髓和心脏等重要正常组织器官的受照剂量。进一步的研究正在进行,以评估粒子放疗在肺癌治疗中的潜在应用价值。

早期病变

考虑到粒子放疗的相对不可用性和对运动的肺部肿瘤治疗时的复杂性，有关该技术在早期NSCLC中临床疗效的前瞻性研究数据是有限的。Bush等[305]报道了一项纳入68例不可切除的Ⅰ期NSCLC患者的研究:22例患者接受质子放疗52戈瑞相当量(CGE)/10次,另外46例患者接受质子放疗60 CGE。中位随访30个月，所有患者的3年局部控制率为74%,T1和T2患者分别为87%和49%。治疗耐受性良好,没有出现放射性肺炎、食管或心脏毒性的病例。Hata等[306]报道了一项较小规模的研究，该研究纳入21例ⅠA/ⅠB期患者,在15天的中位时间内接受放疗总剂量为50~60CGE,每次5~6CGE 。2年的局部控制率和病因特异性生存率分别为95%和86%。该研究中患者未出现3~5级毒性反应[306]。Chang等[307]进行的研究入组了18例中心型不能手术的Ⅰ期NSCLC患者，行质子放疗至87.5CGE,2.5CGE/次。中位随访16.3个月,未观察到4级或5级毒性反应。观察到的最常见的毒性反应是皮肤炎症(2级,67%;3级,17%),其次是2级疲劳、乏力(44%),2级肺炎(11%),2级食管炎(6%),2级胸壁疼痛(6%)。这18例患者的粗局部控制率为88.9%,11.1%发生局部淋巴结失败,27.8%发生远处转移。在最后一次随访时,12例患者(67%)存活,5例患者死于远处转移,1例患者死于与治疗无关的心肺事件[307]。Miyamoto等[308]报道了关于早期NSCLC患者行重离子放疗的Ⅱ期试验；入组79例患者，接受放疗至52.8 CGE(ⅠA期)或60 CGE(ⅠB期)。所有患者的局部控制率为90%(T1:98%,T2:80%)。患者的5年肺癌特异性生存率为68%(ⅠA:87%,ⅠB:42%)。OS为45%(ⅠA:62%,ⅠB:25%)。一半的死亡是由于并发疾病。在肺部未观察到超过3级的毒性反应。尽管这些结果是令人鼓舞的,但是粒子放疗是否优于应用光子放疗的SBRT尚不清楚。

局部晚期病变

由于需要使局部晚期NSCLC的纵隔淋巴结的放疗达到肿瘤致死剂量,粒子放疗对于该类患者可能是特别有价值的。到目前为止,还没有局部晚期肺癌应用重离子放疗的前瞻性研究数据;然而,有质子放疗的数据出现。最近,Chang等[309]报道了一项Ⅱ期试验中首批44例不能手术的ⅢA/ⅢB NSCLC患者的研究结果，这些患者行每周卡铂+紫杉醇化疗同步质子放疗至74 CGE。中位随访19个月,他们观察到这些患者的中位OS结果令人鼓舞,为29.4个月。没有患者发生4级或5级治疗相关不良事件。最常见的非血液学3级毒性反应是皮肤炎症(n=5)、食管炎(n=5)和肺炎(n=1)。9例(20.5%)患者发生局部复发;4例(9.1%)出现孤立的局部失败。4例(9.1%)患者出现局部淋巴结复发;1例(2.3%)出现孤立性局部复发。19例(43.2%)患者出现远处转移。1年OS和PFS分别为86%和63%。虽然这是初步研究,但是试验的结果表明质子放疗同步化疗可能对不能手术的局部晚期NSCLC患者有益[309]。需要进行更多的临床试验以研究粒子放疗的效果。

转移性非小细胞肺癌

基本治疗方案

在过去25年中，晚期NSCLC的治疗已经取得了很大发展。在20世纪80年代后期,争论集中在转移性或复发性肿瘤患者全身治疗的效果。以顺铂为基础的化疗方案的毒性反应是需要引起注意的，并且生存获益也是微小的。很多临床医生认为副作用超过了获益。

然而,到20世纪90年代初,与最佳支持治疗相比,以铂类为基础的化疗可延长生存,改善症状控制,并显著提高生活质量[310-313]。20世纪90年代,治疗指数增高的新药物出现了。卡铂,尽管有效性不比顺铂更强,但是相当安全,其肾毒性、神经毒性和胃肠毒性较轻[314-316]。此外,几种新药,包括紫杉醇、多西他赛、吉西他滨、长春瑞滨和伊立替康被测试证明可以与卡铂或顺铂联合应用。Ⅲ期研究表明这些新药与铂类联合应用,与单纯铂类或较早的、毒性较大的以铂类为基础的联合化疗方案相比,具有生存获益优势,并且只要适合该化疗方案,大于70岁的患者也可获益[317-331]。到20世纪90年代后期,除了一线治疗外,Ⅲ期试验已经清楚地证明了挽救治疗的疗效。多西他赛被批准用于二线治疗是依据两项随机试验的结果：一项试验证明比最佳支持治疗具有生存获益优势，另一项试验证明比长春瑞滨或异环磷酰胺具有生存获益优势[323-333]。BR10显示在未选择的患者，包括体能状态欠佳患者的二线和三线治疗中,与安慰剂相比,厄洛替尼治疗可获得有统计学意义和有临床意义的治疗反应,PFS和OS均获益[334]。最后,Hanna等[335]进行的一项Ⅲ期临床试验表明培美曲塞和多西他赛在二线治疗中的疗效相当,前者毒性较小。

如前所述,初次获得的组织学诊断,已成为晚期NSCLC全身性治疗方案选择的重要决定因素。与吉西他滨联合铂类相比,可以发现培美曲塞与铂类联合应用时,非鳞状细胞癌患者的治疗反应和生存都是改善的[97,98]。与此相反,吉西他滨在肺鳞状细胞癌患者中的一线治疗比培美曲塞更有效[97]。在肺腺癌患者的治疗中,培美曲塞已表现出抗肿瘤活性,并获得美国FDA批准用于一线、二线和维持治疗,并已有Ⅱ期临床试验将其在非鳞状细胞癌患者中与卡铂和贝伐单抗联合应用,研究显示其中位PFS和中位生存期分别达到了7.8个月和14.1个月[97,98,335-337]。

此外,维持化疗已被纳入治疗方案中。根据最近的大型Ⅲ期随机试验的结果,培美曲塞(用于非鳞状细胞癌)和厄洛替尼(用于任何组织学亚型)两药被批准用于行以铂类为基础的标准方案治疗后未出现进展患者的维持治疗[338-339]。

分子治疗

10%~15%的肺癌患者存在EGFR基因突变,该突变与EGFR TKI药物治疗高度敏感性的联系首先由Lynch等[108]和Paez等[340]在2004年时提出。多项回顾性分析和单臂Ⅱ期试验已经证实了上述联系[102,341]。但是,直到2009年,EGFR突变与治疗反应和PFS改善之间的相关性才在入组晚期NSCLC患者的前瞻性Ⅲ期试验中得到证实[342-349]。IPASS是一项Ⅲ期、多中心、随机、开放标签、平行研究,入组晚期肺腺癌患者,首次证实EGFR TKI药物作为具有特定临床和人口统计学特征患者一线治疗的潜在价值[342]。入组未经治疗的不吸烟或既往少量吸烟的东亚肺腺癌患者(n=1217),随机分为吉非替尼单药每天250mg口服治疗或每3周应用紫杉醇200mg/m^{2}联合卡铂(AUC,每分钟5~6mg/mL),总共6个周期。在所有入组患者中,437例(35.9%)患者行肿瘤基因突变检测;约60%存在*EGFR*基因突变。随机分配到吉非替尼组的基因突变患者中,治疗有效率超过70%,而随机分配到吉非替尼组的野生型患者的有效率约为1%。在12个月时,与紫杉醇/卡铂(P/C)化疗组中的患者相比,吉非替尼组中的基因突变阳性患者的PFS明显延长(HR:0.48,95%CI:0.36~0.64,P<0.001)。与此相反,在未发生突变的患者中,与化疗组相比,吉非替尼组患者PFS明显缩短(HR:2.85,95%CI:2.05~3.98,P<0.001)。然而,吉非替尼和P/C化疗组的OS没有显著差异:吉非替尼组为18.6个月;对照组为17.3个月(HR:0.901,95%CI:0.793~1.023,P=0.109)。类似地,两个治疗组中*EGFR*突变阳性患者的OS(HR:1.002,95%CI:0.756~1.328,P=0.990)或*EGFR*突变阴性患者的OS(HR:1.181,95%CI:0.857~1.628,P=0.309)均无显著差异,可能是因为分配到化疗组的突变阳性患者后续应用EGFR TKI药物造成的。尽管不存在生存获益,但该试验彻底改变了晚期NSCLC的治疗模式,并为在*EGFR*突变患者中比较EGFR TKI药物和与标准化疗疗效的Ⅲ期试验奠定了基础(表51.10)。

总之,这些试验的结果,特别是治疗有效率和PFS的结果,支持在*EGFR*基因突变阳性的患者中一线应用EGFR TKI药物。然而,到目前为止,主要由于疾病进展时的交叉,这种有效率和PFS获益尚未转化为OS优势。然而,很明显的是,发生该突变的患者只要在患病期间口服EGFR TKI药物治疗,其生存期就会长于野生型患者 。

晚期非小细胞肺癌EML4/ALK研究的快速发展

ALK阳性为NSCLC的一种独特分子亚型。ALK阳性患者的表型看起来类似于那些携带*EGFR*突变

表 51.10 比较 *EGFR* 突变阳性患者应用 EGFR TKI 药物和标准化疗治疗的Ⅲ期试验

作者	试验	病例数	RR(%)	中位 PFS(月)
Mok 等[342]	IPASS	261	71.2 对 47.3	9.8 对 6.4
Lee 等[349]	First-SIGNAL	42	84.6 对 37.5	8.4 对 6.7
Mitsudomi 等[348]	WJTOG 3405	177	62.1 对 32.2	9.2 对 6.3
Maemondo 等[343]	NEJGSG002	230	73.7 对 30.7	10.8 对 5.4
Zhou 等[345]	OPTIMAL	154	83 对 36	13.1 对 4.6
Rosell 等[347]	EURTAC	154	54.5 对 10.5	9.2 对 5.4

EGFR,表皮生长因子受体;TKI,酪氨酸激酶抑制剂;RR,反应率;PFS,无进展生存期。

的患者。他们几乎都是腺癌患者,不吸烟的可能性更大。然而,ALK 易位(3%~7%)和 *EGFR* 突变(10%~15%)实际上是相互排斥的,并且那些携带 ALK 易位的患者通常对 EGFR TKI 的治疗无反应[103,350]。克唑替尼是一种靶向 ALK 和 MET 的酪氨酸激酶抑制剂,Ⅰ期剂量递增试验初步证明了该药对既往治疗过的表达 EML4-ALK 的 NSCLC 患者的抗肿瘤活性。在接受该药物治疗的 113 例 ALK 阳性患者中,总体有效率为 56%,中位 PFS 为 9.2 个月[103,350]。最常见的不良反应是轻度至中度的,主要是胃肠道反应,包括恶心(54%)、腹泻(48%)和呕吐(44%)。其他不良反应包括肝功能异常和一过性视力障碍。Camidge 等[351]最近更新了这项研究的结果;本研究共包括 119 例应用克唑替尼治疗的患者,有效率上升至 61%,中位 PFS 为 10 个月。1 年和 2 年生存率分别为 74%和 54%,并且未达到中位生存期。

在 2011 年美国临床肿瘤学会上,Crino 等[352]报道了在Ⅱ期试验中对已经入组患者的初步分析结果,研究对象为多程治疗后的 EML4-ALK 阳性的 NSCLC 患者。在已入组的 133 例患者中,中位年龄为 52 岁,94%为肺腺癌,68%为从不吸烟者,53%为女性。总体有效率为 51.1%,疾病控制率为 74%。毒性反应与之前Ⅰ期试验中观察到的相当。PFS 和 OS 尚未得出结果。此外,咳嗽、疼痛、呼吸困难和疲乏等症状发生具有临床意义的改善。本研究正在进行中,计划的样本总量为 400 例。正在进行的Ⅲ期试验(NCT00932893)入组了接受一种药物化疗后出现病情进展的携带 *ALK* 易位基因的 NSCLC 患者,将克唑替尼与应用多西他赛或培美曲塞的标准二线化疗方案进行对比。此外,有一项比较克唑替尼与培美曲塞联合顺铂对 ALK 阳性的晚期 NSCLC 患者治疗效果的试验。随着试验的进行,很显然,克唑替尼能够延长 OS,从根本上改变 ALK 阳性 NSCLC 的自然病程。FDA 于 2011 年 8 月 26 日对该药予以加速审批。

结论

晚期 NSCLC 的个体化治疗时代已经到来。以前的"一刀切"治疗方法已经被淘汰。现在,治疗策略是根据组织学和分子学标记两者制订的。预计在未来 5~10 年内将出现大量其他分子学标记。*KRAS* 突变在晚期 NSCLC 患者发生率为 20%~25%;然而,迄今为止,尚未发现可以准确靶向该标记的药物。其他分子标记,包括存在于 1%~3%的晚期腺癌患者中的 *BRAF* 和 *HER-2/neu*,携带该基因标记的患者证明是可进行靶向治疗的。最后,成纤维细胞生长因子受体存在于 20%~25%的鳞状细胞癌患者中;分子研究正在努力解决尚未发现针对鳞状细胞癌的具体靶向药物的问题。

姑息性放疗

肺癌易于发生局部复发和(或)远处转移,在许多肺癌患者中放疗发挥着缓解症状的重要作用[353,354]。最常见的需要姑息性放疗的部位包括胸部、骨和脑部。胸腔内病变和骨转移也包括在内。读者可以查阅中枢神经系统部分(第 93 章)。

胸腔内病变的姑息治疗

姑息性放疗,可以使胸腔内肺癌病情进展引起的症状,包括咳嗽、咯血、胸壁疼痛、上腔静脉(SVC)综合征、气道阻塞引起的呼吸困难和喉返神经受累引起的声音嘶哑等得到缓解。在一项前瞻性研究中,在 134 例不能手术的肺癌患者中,有 86 例(64%)患者因为胸腔内病变引起明显症状而需要立即接受胸部放疗,在其余 48 例初始治疗未行放疗的患者中,后来有 26 例(54%)患者由于胸腔内病变引起的症状也接受了胸部放疗[355]。胸痛和咯血的局部症状缓解率是较高的,为 60%~80%,而咳嗽和呼吸困难的缓解率仅为 50%~70%[356]。对于伴有阻塞的胸腔内病变,通常推荐放疗方案为:总量 30~45Gy,2.5~3Gy/次,2~3 周内完成[357]。对于体能状态差或在 2~3 周内每日接受放疗困难的患者,可应用大分割模式(1~2 次放疗),具有良好的缓解效果[358,359]。一项有关肺癌姑息性放疗的 ASTRO循证指南已经发表,该指南强调将短程或长程体外放疗(EBRT)作为姑息治疗首选的放疗方式,在姑息治疗中同步化疗是不受当前的医学文献支持的[360]。

支气管近距离放射治疗可减轻因支气管内病变引起的阻塞或咯血[361,362]。拟行放疗的病灶需要能够通过支气管镜看到,通常位于气管、主干或下叶支气管中。该过程需要介入肺内科医生和近距离放疗医生的共同配合。肺内科医生进行纤维支气管镜检查,通过直视,在邻近肿瘤的气道内放置后装导管。在 MD 安德森癌症中心的一项回顾性研究中,175 例患者因转移性或局部复发性肺癌接受高剂量近距离放疗,其中 115 例(66%)患者出现症状缓解[363]。最近的一项研究证实了其具有较低的并发症发病率及较高的症状缓解率[364]。支气管近距离放疗主要用于已行 EBRT 的阻塞性支气管病变患者[360]。它也可以与其他能够快速缓解气道阻塞相关症状的方法相结合,如支架植入术或减压手术。

上腔静脉综合征

肺癌是引起上腔静脉(SVC)综合征的最常见原因,约占诊断病例的 80%[365]。如果 SVC 由于血管壁外的肿物压迫而阻塞,则血液会通过侧支血管网到达奇静脉或下腔静脉后返回心脏。静脉侧支通常需要数周才能扩张到使躯干上部静脉压力降低,继而手臂和面部水肿逐渐减轻。因此,症状的严重性不仅取决于 SVC 的狭窄程度,还取决于狭窄的发生速度。特征性症状包括发绀,多血质,皮下静脉血管扩张,头、颈和上肢的水肿。患者会出现呼吸困难或咳嗽。少见的、严重的急性阻塞可导致脑水肿或喉部扩张。病情可能会因血栓的生成或肿瘤肿块同时压迫支气管和心脏而加剧。

以往,SVC 综合征被视为医疗急症。然而,积累的经验表明,SVC 综合征很少危及生命。一项回顾性分析中的 107 例患者在检查诊断期间未予以治疗措施,直到诊断和分期完成,未发生严重的临床后果[366]。随着侧支血管的扩张,在未进行干预时,症状也可能有所改善[367]。在严重 SVC 综合征中,当出现危及生命的症状(如脑水肿导致精神状态的改变、喘鸣或临床上显著的血流动力学紊乱) 时需要采取紧急干预措施。当需要紧急干预时,血管内支架置入是缓解病情最迅速的方法,甚至在完全阻塞时也可以完成。在没有危及生命的情况下, 应该对患者进行准确分期和活检,并且根据可疑的恶性肿瘤的分期和类型制订合适的治疗方案。大多数 SVC 综合征是由 SCLC 引起的,全身性治疗是有效的,广泛期 SCLC 伴随 SVC 综合征的患者应在分期评价后开始化疗。类似地,局限期 SCLC 伴随 SVC 综合征的大体积肿瘤的患者,需要在一个周期化疗使肿瘤缩小明显后予以放疗,对化疗后、体积缩小的肿瘤进行放疗,这样有利于保护正常肺组织。化疗对 NSCLC 伴随 SVC 综合征的患者治疗有效率较低,因此开始放疗或放置血管内支架的时间应该提前[368]。对于转移性 NSCLC 患者, 姑息放疗常被推荐作为初始治疗的一部分。

小细胞肺癌

2011 年, 美国约有 28 000 人被诊断为小细胞肺癌,约占所有肺癌患者的 13%[2]。在过去的几十年中,SCLC 在所有肺癌中的比例逐渐降低, 可能是因为戒烟和低焦油香烟的大量生产所致[369]。最近几十年内,虽然局限期和广泛期 SCLC 患者的 2 年和 5 年生存率都发生了较小幅度的改善且具有统计学意义,但其预后仍极差,特别是大多数(约 60%)的患者为广泛期,其预期 2 年生存率仅为 4%。

病理

将 SCLC 与 NSCLC 变异体进行鉴别,如具有神经内分泌特征的癌和类癌, 明确病理诊断是极其重要的,因其对治疗和临床预后具有很重要的影响。组织学上,SCLC 是小而圆形的蓝色细胞肿瘤中的一种(其他类型包括神经母细胞瘤、横纹肌肉瘤、默克尔细胞癌等),具有稀疏的细胞质和不明显的核仁。细胞通常挤压在一起,并且在细针穿刺活检后通常会发现压碎变形现象,但这是非病理性的改变。几乎所有 SCLC 样本都对角蛋白和上皮膜抗原具有免疫反应性,约 80%会表达甲状腺转录因子-1(TTF-1)[370]。大多数肿瘤可被神经内分泌标记物染色,包括突触素、嗜铬粒蛋白A、神经元特异性烯醇化酶和 CD56。然而,单独的免疫组化检查不能鉴别诊断 SCLC 和非胸部来源的 SCLC 或具有神经内分泌功能的 NSCLC。WHO 认为 SCLC 可以为单纯型, 还有达 30%的病例为包含 NSCLC 的混合型。

小细胞肺癌的预后因素

SCLC 最重要的临床预后因素是分期 (局限期或广泛期), 局限期和广泛期患者的中位生存期分别为 23 个月和 8~9 个月[223,371]。与临床预后较好相关,得到公认的临床因素包括良好的体能状态、女性和乳酸脱氢酶基线水平正常[372]。

分期检查

同 NSCLC 患者一样,SCLC 患者也需要及时、准确地对病史、体格检查、实验室检查和影像学检查结果进行分析、评估。病史和体格检查应特别注意与副肿瘤综合征相关的症状和体征,包括 SIADH 和 ACTH 升高。实验室检查应包括一套完整的血细胞计数和全面的电解质检测。影像学检查应包括胸部和腹部的强化 CT 扫描以及骨扫描[373]。所有 SCLC 患者,不论分期,都应行脑强化 MRI 或强化 CT 来排除脑转移。应该对任何有胸腔积液的患者进行诊断性胸腔穿刺以确定是否存在肿瘤细胞。如果怀疑为局限期SCLC,建议行全身FDG-PET检查，因其在确定远处转移方面具有重要价值，还能发现CT常规扫描区域以外的转移部位[347]。AJCC TNM分期系统的第7版《癌症分期手册》适用于NSCLC和SCLC。然而,大多数既往研究和正在进行的前瞻性试验是根据1973年美国退伍军人管理局肺癌研究组制订的分期法将患者分为局限期或广泛期[375]。在该分期系统中,局限期被定义为病变局限于半侧胸腔内,其能够被可接受的放疗照射野覆盖。几乎所有研究都将出现恶性胸腔积液从局限期SCLC中排除。从临床实践的角度来看,包括同侧全部胸膜的半侧胸廓放疗是不合理的,因为它会在治愈可能性极低的高风险患者中引起严重的肺毒性风险。因此，患者出现恶性胸腔积液通常被分类为广泛期SCLC。

副肿瘤综合征

肺癌患者经常发生副肿瘤综合征;然而,SCLC的副肿瘤综合征种类与在NSCLC中观察到的不同。神经系统副肿瘤综合征在SCLC中更常见，并且被认为本质上是自身免疫性疾病。在所有SCLC就诊患者中有3%表现出LEMS,其特征为近端肌无力,在患肌用力收缩后肌力短暂增强。肌无力综合征患者产生的自身抗体作用于突触前膜上的电压门控性钙通道受体,阻碍乙酰胆碱释放到神经肌肉接头中，导致肌肉虚弱。在SCLC中已发现多种其他罕见的自身免疫性神经系统副肿瘤综合征,包括脑脊髓炎、小脑变性和视网膜病[376]。SCLC还会产生激素活性肽,包括ACTH和加压素，分别导致库欣综合征和SIADH。虽然SCLC是最常见的与SIADH相关的肿瘤，但只有10%的患者符合SIADH的临床诊断标准。类似地,只有5%的SCLC患者出现库欣综合征。尽管,副肿瘤综合征可能有利于及早识别和诊断SCLC,但是其中一部分,如库欣综合征,是与较差的生存有关的[44]。恶性肿瘤的治疗通常会(尽管不总是)减轻副肿瘤综合征。

综合治疗策略

不足5%的SCLC患者确诊时为早期（即T1~2,N0)。对于这些患者,根治性手术切除是可选择的治疗方案。在一项大规模人群研究中,行肺叶切除术后未行辅助放疗的患者OS约为50%[377]。由于SCLC在早期就容易发生淋巴结转移,在术前应进行侵入性纵隔分期。手术切除后,这些患者的主要失败模式是远处播散。Tsuchiya等[378]报道了JCOG9101的结果,该研究为JCOG肺癌研究组多中心Ⅱ期前瞻性试验以评估EP方案辅助化疗在Ⅰ~ⅢA期SCLC完全切除术后的价值。大多数入组患者为临床分期Ⅰ期(44/62)。入组患者总体的3年生存率为61%,临床分期Ⅰ期患者为68%,Ⅱ期患者为56%,ⅢA期患者为13%[378]。这些数据提示，手术切除对病理诊断为Ⅰ期或Ⅱ期的SCLC患者可能带来获益。

大多数SCLC患者在确诊时已出现淋巴结或远处转移。多药联合化疗,通常是依托泊苷与卡铂或顺铂联合,是该部分患者治疗的重要组成部分。对于局限期患者,胸部放疗的加入可显著改善生存期,因此它是治疗方案中不可或缺的组成部分。两项Meta分析已经证明,对于局限期SCLC患者,综合治疗与单纯化疗相比,不仅改善胸部病灶控制,而且可增加5%的绝对生存率(同时增加相对生存率约50%)[379,380]。广泛期SCLC患者通常仅接受全身化疗。对于体能状态良好的广泛期SCLC患者,若其胸外肿瘤病灶完全缓解，巩固性胸部放疗可能有助于降低胸内病灶失败的风险[381]。初始治疗有效的局限期SCLC患者(和经过选择的广泛期患者)应该予以预防性脑放疗(PCI),这已被证实可显著改善此类患者的绝对生存率[371,382]。

局限期SCLC患者的放疗和化疗联合治疗

JCOG进行的一项随机试验对局限期SCLC患者应用同步化疗和胸部放疗与序贯化疗和胸部放疗两种治疗方案进行了对比研究[383]。所有患者放疗总剂量45Gy,1.5Gy/次,每天2次。随机分配接受与放疗同步(在放疗第2天开始)的4个周期化疗:顺铂(80mg/m^2,第1天)+依托泊苷(100mg/m^2,第1、2、3天),每4周1个疗程或在放疗开始之前完成4个周期化疗，每3周1个疗程。与行序贯治疗的患者相比,同步治疗患者的中位生存期较长:27个月对20个月。加拿大国家癌症研究所进行的另一项随机试验对早期和晚期应用同步放化疗进行了对比研究[384]。在这项试验中,308例患者交替使用环磷酰胺、多柔比星和长春新碱与EP方案化疗,并随机分配在第1周期EP化疗(第3周)或最后1周期时(第15周)开始行总剂量40Gy/15次的放疗,每天1次。晚期应用放疗时中位生存期为16个月,早期应用放疗可将其提高到21个月(P=0.008)[384]。这两项试验被纳入了Fried等[385]进行的Meta分析中,该Meta分析包括超过1500例患者,总共来自7项研究放疗与多药物化疗同步应用时机的随机试验。与晚期应用放疗或序贯放化疗相比,在化疗的第 1 周期或第 2 周期时早期应用胸部放疗，可改善患者的 2 年 OS。当放疗联合基于铂类药物的化疗方案时,获益更明显。

EP 方案是 SCLC 患者中最常使用的一线化疗方案,它可以单独应用(广泛期患者)或与胸部放疗联合应用(局限期患者)。对于广泛期患者,多种替代方案,包括顺铂+伊立替康(IP),蒽环类或紫杉类药物与 EP 方案联合以及更高剂量的化疗方案已行研究分析;然而,迄今为止,还没有证据表明它们优于 EP 方案。唯一的例外是在日本,IP 已经取代了 EP。对于肾功能损伤发生风险较低的广泛期患者，卡铂可替代顺铂,而疗效与 EP 是相当的。对于能够耐受同步放化疗的局限期患者而言,EP 方案化疗同步胸部放疗仍是标准治疗方案。

放疗剂量和分割方式

局限期 SCLC 患者的同步放化疗的最佳放疗剂量和分割方式是研究热点。SCLC 是对放疗高度敏感的肿瘤,这表明可以采用超分割放疗以减少晚期正常组织毒性。它的增殖率也很高,可以应用加速治疗以抵消再增殖。从 1989 年至 1992 年，有 417 例局限期 SCLC 患者入组了一项随机、组间试验,分别行加速超分割放疗和每日常规放疗同步化疗[386]。所有患者接受顺铂($60mg/m^2$,第 1 天)+依托泊苷($120mg/m^2$,第 1、2、3 天)4 个周期的化疗,放疗从第 1 周期化疗开始。在每日常规放疗组中，患者在 5 周内放疗总剂量为 45Gy,1.8Gy/次。在每天 2 次放疗组,患者在 3 周内放疗总剂量为 45Gy,1.5Gy/次。完全缓解的患者进一步行 PCI。与每日常规放疗相比,每天 2 次放疗组患者的 OS 明显升高,5 年 OS 分别为 26%和 16%，局部复发率明显降低,分别为 36%和 52%。每天 2 次放疗组患者的 3 级急性食管炎发生率明显增加,分别为 26%和 11%，晚期毒性发生率没有差异。在这项研究中观察到的局限期 SCLC 患者 5 年生存率是所有报道中最高之一;因此,该治疗方法被认为是当前局限期 SCLC 的标准治疗方案。

已被认知的 SCLC 放疗敏感性决定了治疗该肿瘤最初使用的中等剂量(45~50Gy)。然而,在 Turrisi 研究中观察到每日单次放疗患者的胸内复发率为 75%,这凸显出这些中等剂量在有效的局部控制方面的不足[222]。该研究观察到每天 2 次放疗组患者的生存率得到改善，这突出了局部控制的重要性。因此，为了改善 SCLC 的胸内控制，已经在研究如何通过非常规分割或常规分割放疗方式来提高放疗剂量。在 2005 年，RTOG 报告了一项Ⅰ期剂量递增试验的结果,入组 64 例患者，以逐步递增的方式将剂量从 50.4Gy 增加到 64.8Gy,每次 1.8Gy[387]。最低剂量组每天放疗 1 次,每次 1.8Gy,共 20 天,随后在最后 3 天,每天放疗 2 次,每次 1.8Gy。剂量递增是通过在最后 5、7、9 或 11 天每日增加第 2 次放疗，保持 5 周的治疗时间不变来实现。使用该方案在 5 周内接受放疗最大耐受剂量为 61.2Gy。在 RTOG 0239[388]Ⅱ期随访研究中,72 例患者在 5 周内放疗至 61.2Gy，在最后 9 天行每天 2 次放疗。中位随访 19 个月,2 年 OS 为 37%,2 年局部控制率为 80%。

剂量递增也曾应用每天单次放疗方案来进行研究。Choi 等[389]应用每日两次和每日单次放疗进行了Ⅰ期剂量递增研究。在每天 2 次放疗组中,在 3 周内放疗 30 次,总剂量 45Gy 为最大耐受剂量。在每天单次放疗组,最高剂量增加至 70Gy,在 7 周内放疗 35 次,未出现剂量限制性毒性。CALGB 39808 测试了每日单次放疗同步铂类和依托泊苷化疗的可行性[390]。在本研究中,63 例患者接受 2 个周期的紫杉醇($175mg/m^2$,第 1 天)+拓扑替康($1mg/m^2$,第 1~5 天)方案诱导化疗,随后进行胸部放疗同步卡铂（AUC 5)+依托泊苷($100mg/m^2$,第 1~3 天)方案化疗。胸部放疗包括对原发肿瘤和纵隔照射 44Gy,2Gy/次，随后将放射野缩小为只包括受累淋巴结和原发肿瘤,继续放疗 26Gy,总共 70Gy,在 7 周内放疗 35 次。21%的患者出现 3 级或 4 级食管炎。2 年 OS 为 48%。值得注意的是,63 例患者中有 10 例在高剂量照射野内出现局部复发,而 44Gy 低剂量照射野内无复发，这提示在小细胞肿瘤中存在放射抵抗性相对较强的细胞亚群[390]。

总之,SCLC 的最佳放疗剂量和分割方式仍有待明确。正在进行的组间试验（CALGB 30610、RTOG 0538、NCT00632853)都在寻求最佳的放疗方案。患者被随机分配为 3 组：①在 3 周内放疗 30 次，总剂量 45Gy；②同 RTOG 0239 设计，在 5 周内放疗总剂量 61.2Gy；③同 CALGB 39808 设计，在 7 周内放疗 35 次,总剂量 70Gy。所有患者接受同步 EP 方案化疗,放疗从第 1 周期或第 2 周期化疗开始。欧洲正在进行类似的研究。比较化疗同步每天单次和每天 2 次的放射治疗(CONVERT)试验是一项双臂随机Ⅲ期研究:患者放疗 30 次,总剂量 45Gy,每天 2 次,或放疗 33 次,总剂量66G，每天1次。所有患者接受EP方案化疗，放疗在第2周期化疗开始。

放疗靶区

局限期SCLC患者在就诊时通常肿瘤体积很大，需要较大的放疗靶区以覆盖胸腔内所有病灶。因此，胸部放疗开始之前可以应用诱导化疗以缩小肿瘤体积。如果只将化疗后体积包括在放疗野内，人们担心可能增加边缘治疗失败的风险。为了解决这个问题，SWOG进行了一项随机研究，入组191例在6周诱导化疗后治疗效果为部分缓解或病情稳定的患者。他们随机对诱导化疗前体积或诱导化疗后体积的肿瘤行放疗（分段放疗，总剂量48Gy）[391]。两组患者局部复发率没有差异，化疗前和化疗后分别为32%和28%。通过对诱导化疗前体积和诱导化疗后体积的肿瘤行放疗的两组患者进行严谨的回顾性研究，结果表明较小的放疗靶区并不会导致局部失败率的明显增高。此外，大多数胸腔内的失败发生在化疗后较小的放疗靶区内，如同在局部晚期NSCLC，这不支持应用预防野放疗（ENI）[392,393]。

广泛期SCLC的胸部放疗

全身治疗是具有良好体能状态的广泛期SCLC患者的主要治疗方案；然而，胸部放疗可能只在经过选择的患者中发挥作用。基于观察结果，患者在单纯全身治疗后胸部复发发生率较高，南斯拉夫进行了一项前瞻性单中心随机试验[381]。在这项试验中，209例广泛期患者入组，行3个周期的EP方案化疗。110例患者胸内病灶部分缓解，同时胸外病灶完全缓解，其被随机分为接受胸部放疗同步卡铂+依托泊苷化疗，随后行2个周期EP方案化疗组和单纯4个周期EP方案化疗组。所有符合条件的患者均接受PCI。胸部放疗在12天内完成，放疗36次，总剂量54Gy。行胸部放疗患者的5年OS明显高于未行胸部放疗患者，分别为9%和4%。目前至少有两项前瞻性试验的研究内容是广泛期患者行胸部放疗。RTOG 0937是一项随机Ⅱ期研究，入组胸腔外转移病灶不超过3处的SCLC患者，在化疗后，患者随机分为接受胸部放疗30次，总剂量45Gy，每天2次，随后行PCI组和单纯行PCI组。在荷兰肺癌研究小组进行的广泛期小细胞肺癌胸部放疗（CREST）试验中，对化疗有效的广泛期患者随机分为接受胸部放疗（30Gy/10次）联合PCI组和单纯PCI组。这些试验的结果将有助于阐明胸部放疗对广泛期SCLC的价值。

预防性脑放疗

20%的SCLC患者在确诊时已发生脑转移。脑部也是广泛期SCLC患者化疗后或局限期患者放化疗的常见的转移部位。几项随机试验已经验证了对初始治疗有效的患者随后行PCI的价值，并一致证明可减少脑转移的发生。一项Meta分析报告了1977年至1995年间的7项随机试验中入组的987例患者的研究结果[394]。85%的患者为局限期，15%为广泛期。在初始治疗后完全缓解的患者，随机分为PCI组和观察组，治疗效果评估方法大多数是胸部X线检查而不是CT扫描。PCI放疗方案从8Gy单次放疗到40Gy分20次放疗不等。在第3年时，发现PCI可显著降低脑转移的发生率（59%对33%），并显著改善OS（21%对15%）。当行PCI时间较早、剂量较高时，存在脑控制进一步改善的趋势。这项研究证明了PCI在局限期SCLC中的应用价值。最近，一项由EORTC进行的随机试验对PCI在广泛期SCLC中的应用进行了深入研究。在该试验中，286例广泛期SCLC患者在完成4~6个周期化疗后，不论治疗效果如何，都被随机分为PCI组和观察组。PCI组患者需要在化疗完成后的4~6周内接受PCI治疗。值得注意的是，这项研究不需要脑部的基线影像学检查，也不需要在开始PCI之前再次行脑部影像学检查。与观察组患者相比，脑转移的1年累积发生率在PCI组显著降低（15%对40%），1年OS在PCI组显著增加（27%对13%）。共应用了6种不同的PCI方案，生物有效剂量范围为25~39Gy。

虽然Auperin Meta分析和EORTC试验都报道了广泛期SCLC患者行PCI治疗的生存获益，但是试验中采用的放疗剂量和分割方式是多样的、不统一的。为了明确PCI的最佳剂量和分割方式，启动了一项多中心组间试验，以对标准剂量PCI与高剂量PCI进行比较。该试验将放化疗后完全缓解的局限期SCLC患者随机分为标准剂量PCI组（25Gy，分10次）和高剂量PCI组[36Gy，分18次（每天1次）或24次（每天2次）][395]。在这项研究中，720例患者为随机分配；第2年时，脑转移的累积发生率在两组之间没有显著差异：标准剂量组为29%，高剂量组为23%。令人惊讶的是，高剂量组的OS更差：2年生存率在标准剂量组为42%，高剂量组为36%。这是由于高剂量组中较高的癌症相关死亡率导致的。参加该试验的患者在基线和随访过程中行神经心理学测试及 QOL 评估。Wolfson 等[396]最近报告了这些评估的结果，观察到 36Gy 放疗组患者在 PCI 后 12 个月时的慢性神经毒性发生率增加(P=0.02)。综合考虑，这些研究结果确立了 2.5Gy×10 次为目前 PCI 治疗的首选方案。

正常组织毒性

放疗引起正常组织毒性的风险和严重性与受照剂量和体积以及 OAR 的功能性组织有关。在串行组织中，例如脊髓、食管、气管和支气管，任何一个器官亚单位的损伤都可导致整个器官功能障碍。因此，即使很小体积受到高剂量照射也可引起显著的毒性。在并行组织中，例如肺脏，任何一个器官亚单位的功能障碍只会导致部分器官功能障碍。在这种情况下，受照体积，即使受照剂量较低，也会产生较大影响。

Emami 等[397]发表的正常组织的部分体积器官耐受性，10 多年来一直被作为放疗剂量限制参考标准。应用 5 年 5%的并发症概率($TD_{5/5}$)或 50%并发症概率($TD_{50/5}$)定义某种毒性反应终点的剂量限制。这些参数主要是根据二维放射治疗计划得到的临床数据。最近，多学科的协作进行的临床正常组织效应定量分析(QUANTEC)，对已发表文献中的三维剂量-体积/毒性数据进行了总结，回顾分析了 NTCP 模型，为临床医生提供了实用性指导[263,264](表 51.11)。

肺

肺癌患者行放射治疗后发生临床上明显肺炎的概率为 5%~20%，这是局部晚期肺癌患者放疗计划制订中的关键剂量限制因素之一。放射性肺炎(RP)可发生在放疗期间，也可能直到治疗后 18 个月才发生，治疗后 2~6 个月为发病高峰时间。最常见的临床表现包括持续性干咳、呼吸困难、低热和疲乏。胸部 X 线或 CT 扫描可能显示正常，或者，随时间推移，可能出现与放疗照射野相对应的磨玻璃样不透明影(2~6 个月内)、斑片状阴影(4~12 个月)或纤维化(10 个月或以后)。肺功能测试显示肺容量、潮气量和扩散容量降低。

已经有多种剂量-体积模型被用来预测 RP 的发生，包括阈值体积(即$V_{剂量}$)，平均肺剂量(MLD)和 Lyman-Kutcher-Burman NTCP 模型。MLD 和剂量-体积阈值模型由于其简易性被更广泛使用，并且基于 MLD 的 RP 风险评估与使用 NTCP 模型计算的数据密切相关。将 RP 与 MLD 和各项 $V_{剂量}$参数的相互关系进行逻辑回归分析表明，剂量反应在逐渐增加，没有安全阈值剂量可使 RP 的风险降为零[265]。

根据 QUANTEC 研究中统计的数据，当常规分割放疗 MLD<20Gy 时，RP 的风险<20%。$V_{剂量}$阈值模型是对除外 GTV 或 PTV 的肺组织接收阈值剂量照射的体积进行量化，不同个体最适合的阈值都是不同的，这反映了剂量参数的相互影响以及技术和所应用的临床终点的差异。常规分割放疗中，当 V_{20}<30%~35%或 V_5<60%时，RP 发生风险<20%。

所有常规分割放疗模型都是从应用标准、简单的计划技术数据库中推算出来的，或许它们对 IMRT、质子放疗或大分割放疗的预测效能较低。几项研究报告表明，当使用 IMRT 时，肺炎发生的风险低于剂量-体积预测值[398,399]。当使用 IMRT 和绝对剂量-体积阈值时，需要非常谨慎，因为计划进行运算时会以其他不受限制的分界值达到较高剂量为代价来满足严格的剂量学限制。全肺切除术后的间皮瘤患者应用 IMRT 治疗时，严重 RP 的发生风险之高是未曾预料到的，因此需要引起特别注意[400]。

与常规分割放疗相比，患者行 SBRT 治疗后发生 RP 的概率较低[401]。虽然与风险阈值相对应的特定剂量阈值尚未完全阐明，但有症状 RP 的发生风险与照射的剂量和体积之间的关系似乎与常规分割放疗类似[402]。在一项大样本研究中，当 MLD> 4Gy 和 MLD< 4Gy 时，2 级及以上 RP 的发生风险分别为 17%和 4%，而当 V_{20}> 4%和 V_{20}< 4%时，2 级及以上 RP 的发生风险分别为 16%和 4%[403]。AAPM 101 号报告首次估算了 SBRT 治疗组织剂量耐受性[271]。对于双侧肺，行不同分割次数的 SBRT 治疗时，他们推荐对于体积为 $10cm^3$ 和 $15cm^3$ 的肺组织最大放疗剂量分别为 7.4Gy 和 7Gy(分割次数 1 次)、12.4Gy 和 11.6Gy(分割次数 3 次)、13.5Gy 和 12.5Gy(分割次数 5 次)。

放疗引起呼吸困难是由多项因素导致的，不仅包括 RP，还包括其他受照的胸部 OAR。最新发现的证据表明，心脏受照剂量和 RP 之间存在联系[404]，呼吸困难可能是由于胸腔和心包积液、限制性心包炎、心肌病、支气管狭窄或支气管扩张引起。已有在常规放疗行剂量递增后出现支气管毒性的报道[405]，QUANTEC 建议避免大气道的受照剂量> 80Gy[265]。对于 SBRT，发生支气管狭窄的风险可能更高，因为更高的生物有效剂量照射，这可能是近端支气管附近的病灶接受放疗时肺组织毒性风险更高的原因之一[174]。AAPM 101 号报告

表 51.11 常规分割放疗时正常组织的剂量–体积限量及正常组织辐射耐受性的传统估计

		SBRT[a]						$TD_{5/5}$ 体积 [b](Gy)			$TD_{50/5}$ 体积 [b](Gy)			
器官	单纯常规 RT	次数	体积(mL)	体积最大剂量(Gy)	点最大剂量(Gy)	同步放化疗	同步放化疗+手术	1/3	2/3	3/3	1/3	2/3	3/3	选择终点
臂丛神经	—	1	3	14.4	16	—	—	62	61	60	77	76	75	临床上的神经损伤
		3		7.5/Fx	8/Fx									
		5		6/Fx	6.4/Fx									
脊髓[c]	50Gy	1	0.25	10	14	45Gy	45Gy	50	50	47	70	70	—	骨髓炎
		3		6/Fx	7.3/Fx									
		5		4.5/Fx	6/Fx									
食管	D_{max}< 75Gy	1	5	14.5	19	D_{max}< 75Gy	D_{max}< 75Gy	60	58	55	72	70	68	狭窄/穿孔/瘘
	V_{60}<50%	3		7/Fx	9/Fx	V_{55}<50%	V_{55}<50%							
		5		5.5/Fx	7/Fx									
心脏	V_{40}<50%	1	15	16	22	同单纯放疗	同单纯放疗	60	45	40	70	55	50	心包炎
		3		8/Fx	10/Fx									
		5		6.4/Fx	7.6/Fx									
肾[d]	20Gy[e]	1	<66% (200)[f]	10.6(8.4)		同单纯放疗	同单纯放疗	50	30	23	—	40	28	临床上的肾炎
		3		6.2/Fx (4.8/Fx)										
		5		4.6/Fx (3.5/Fx)										
肝脏	30Gy (<40%)	1	700	9.1		同单纯放疗	同单纯放疗	50	35	30	55	45	40	肝衰竭
		3		5.7/Fx										
		5		4.2/Fx										
肺[g]	MLD < 20Gy	1	1000	7.4		MLD < 20Gy	MLD < 20Gy	45	30	17.5	65	40	24.5	肺炎
	V_{20}<40%	3		3.8/Fx		V_{20}<35%	V_{20}<20%							
		5		2.7/Fx		V_{10}<45%	V_{10}<40%							
						V_5<65%	V_5<55%							

RT,放疗;SBRT,立体定向放疗;Fx,分割次数;TD,耐受剂量;MLD,肺部平均受照剂量。

[a] 大剂量分割放疗的剂量限量未经长期随访验证[458]。

[b] $TD_{5/5}$ 和 $TD_{50/5}$ 代表各器官整个体积或部分体积受照射后5年发生1%~5%和50%损伤风险的放疗剂量。

[c] 脊髓损伤的概率随着受照体积增加而增加。如果较大体积的脊髓已经接受到极限剂量,医生应当考虑尽早避开脊髓。一般来讲,即使受照体积很小,脊髓受照剂量也不能>60Gy。大分割或每日剂量的增加会降低脊髓的耐受性。如果单次剂量是3Gy,脊髓剂量的上限应为40Gy左右(根据生物有效剂量计算)。

[d] 如果一侧肾受照剂量较高时应考虑行肾扫描。

[e] 双肾<50%,或者当另一侧肾脏无功能时的一侧肾脏<75%。

[f] 第一个限量适用于双边肾门和血管主干。第二个位于括号里的限量适用于双侧肾皮质。

[g] 对于接受同步放化疗的患者来说,V_{15} 也是一个应该考虑的重要参数。V_{20} 为受照剂量≥20Gy的有效肺体积(肺总体积–GTV)。

建议行 SBRT 治疗时，对于近端气管支气管树，体积为 $4cm^3$ 的最大剂量和最大点剂量分别为 10.5Gy 和 20.2Gy（分割次数为 1 次）、15Gy 和 30Gy（分割次数为 3 次）、16.5Gy 和 40Gy（分割次数为 5 次）。

除了剂量和体积，患者和治疗相关的因素也会影响 RP 发生的风险。来自 RTOG 试验患者的大量数据表明，下肺野肿瘤放疗的 RP 风险明显较高[406]。较高的年龄可增加 RP 的风险，在放疗期间继续吸烟患者的 RP 风险可能会降低，但戒烟的好处远远超过了降低 RP 风险的潜在获益[265]。常用于肺癌治疗的几种化疗药物，包括多西他赛和吉西他滨，可增加 RP 发生的风险。

糖皮质激素常用于治疗处于进展期的 RP，虽然这尚未在前瞻性试验中进行研究，并且起始剂量和递减方案都不明确。强的松的初始剂量大约为 60mg 或 1mg/kg，持续用 1~2 周，随后在 4~8 周内逐渐减量。当类固醇药物停止应用时，病情可能出现复发，虽然希望该治疗可以减轻肺纤维化的发展，但是治疗效果还不确定。预防性抗生素或抗凝血药似乎不能影响 RP 的进展。己酮可可碱是改善微循环血流的黄嘌呤衍生物；它被用于入组 40 例行乳房或肺部放疗患者的单中心随机试验中[407]。接受己酮可可碱治疗的患者发生 2 级或 3 级肺毒性的概率明显降低（20%对 50%），该组患者的肺弥散量明显升高。氨磷汀已经在几项随机试验中进行了测试，得出了不同的结果[230,408]。卡托普利是血管紧张素转换酶抑制剂，已经被证明可以减少大鼠放射性肺纤维化的发生，尽管在人体中未显示出此类保护作用[409]。

食管

急性食管炎是胸部恶性肿瘤分次放疗期间最突出的不良反应，会导致患者入院治疗、脱水、体重下降和治疗中断。晚期食管毒性包括狭窄、穿孔或瘘管形成。在放化疗期间或放化疗后不久，15%~25%的患者会发生 3 级或更严重的急性食管炎（需要住院治疗、内镜干预治疗、手术或治疗中断的症状）。急性食管炎可能与一些疾病同时存在，如念珠菌病或反流病，甚至因为这些共存疾病而加重。严重的晚期毒性不常见，只发生在<5%的患者中[410,411]，可表现为狭窄，或是更罕见的瘘管形成。

几项剂量−体积参数已被作为严重食管炎的预测因素。食管最大剂量与不良反应症状相关，多种绝对剂量和体积阈值也是如此。这些因素是高度交叉相关的，对于放疗计划的最佳参数仍未达成共识。环周长度（即对食管全周接受阈值剂量放疗长度的限制）同平均食管剂量一样与不良反应症状明显相关[412,413]。两项研究各自建立了与参数一致的 2 级或更严重食管炎的 NTCP 模型[412,414]，这表明该方法可用于临床。QUANTEC 分析的结论是，受照剂量在 40~50Gy 之间的食管体积与急性反应相关，并且表明即使很小体积的食管也不允许受到超过处方剂量的照射。该结论的后半部分内容对于非均匀的 IMRT 计划尤其重要。

食管毒性与受照的剂量和体积都有关，因此风险和严重程度也与靶区的大小、空间结构和临近的组织器官有关。被确定可增加急性食管炎风险的其他因素包括使用加速分割放疗[222]、患者年龄较高、同步应用化疗[201,205,415]。最近，相关报道称放疗同步化疗和贝伐单抗治疗后发生气管食管瘘的风险很高，这是出乎意料的。

急性食管炎的治疗主要是支持疗法，通常需要局部用药、改变饮食和应用麻醉性止痛药物。判断患者为病毒性或念珠菌性食管炎是需要非常谨慎的。可以根据经验予以抗真菌药物或质子泵抑制剂来治疗并存的反流性疾病。多项前瞻性试验对放射防护剂氨磷汀降低急性食管炎的风险和严重性方面做了评估。虽然只有几项小型试验显示令人满意的结果[408,416,417]，但在一项大型多中心合作试验中未显示出“客观”获益（医生报告的食管毒性）[230]。然而，来自患者报告的结果表明，当对吞咽功能和疼痛控制进行主观评价时，可显示出明显获益，这表明医生和患者观察角度之间存在很大差异[418]。当食管发生狭窄后，经反复扩张通常是可恢复的。食管瘘会危及生命，支架植入术或手术治疗能够恢复其功能。

心脏

以前对放疗引起心脏毒性的研究主要针对乳腺癌或纵隔淋巴瘤放疗后的患者。胸部放疗后心源性死亡的总体超额危险度较低，但是它与放疗剂量、体积和患者既往存在的心脏危险因素有关[267]。报道的毒性包括急性心内膜炎，其可发展成为慢性心包纤维化、积液或罕见的缩窄性心包炎。心肌中的缺血性改变可能在很长潜伏期后才表现出来，并且可能导致充血性心力衰竭或最终导致更高的心脏死亡率。由于晚期纤维变性引起的瓣膜异常也有报道。

关于心脏剂量和体积限制的数据大多来源于乳腺癌或淋巴瘤的患者，通常具有独特的射线束分布，若用于治疗肺癌的 3D-CRT 或 IMRT 是受限的。心包毒性的风险与二维放疗计划[419]中> 50%的心脏体积受照射相关，或与三维放疗计划[420]中受照剂量≥30Gy的体积相关。灌注研究证明，心脏组织的晚期缺血性变化也是与受照体积相关的[421]，虽然这与临床预后并没有直接关联。已经使用乳腺癌和淋巴瘤患者数据建立了 NTCP 模型；推导出的参数存在差异，反映了技术相关的心脏暴露和患者潜在的发病风险因素方面存在显著差异。QUANTEC 研究中的一部分结论，反映了对现有文献比较保守解释：如果 V_{25} <10%，在 15 年时由于缺血性变化引起的心源性死亡的超额风险<1%。通过使平均心包剂量<26Gy 或心包 V_{30} <46%，可以使心包炎的发生风险降到最低。尽量减少心脏和心包的照射暴露应通过其他途径实现，而不应影响靶区覆盖率[267]。

其他增加放射性心脏毒性的心脏死亡临床危险因素[422]包括高血压、糖尿病、肥胖和遗传易感性。在 60 岁以上的患者和吸烟患者中，放疗引起的心源性死亡风险已被明确证明会升高[423,424]。蒽环类药物的序贯应用增加了乳腺癌患者的心脏毒性风险，有报道称同步应用紫杉醇也会增加心脏毒性风险[425,426]。

臂丛神经

放射性臂丛神经损伤因为发病率很低，相关研究报道较少。有些病例个案报道了早期、短暂的神经丛损伤发生在相对较低剂量放疗区域，它可发生在放疗期间或放疗完成后数周到数月内，并且会自行缓解[427]。晚期的放射性神经丛损伤更具临床意义；它可能在锁骨上区放疗后几年出现，表现为感觉迟钝、感觉异常以及患侧手臂和肩部的无力。它可能会加重发展为患侧手臂的完全麻痹和剧烈疼痛。

臂丛的剂量限制不如其他胸部器官明确，部分是因为难以勾画和定义 OAR。勾画指南图谱已经发布，以便可以收集更多的临床数据[262]。外周神经是串行器官，因此最大点剂量应作为预测神经丛病变的因素。在放疗剂量≤60Gy 的患者中，晚期神经丛病变是罕见的。目前推荐的标准分次放疗计划的臂丛剂量限制存在很大差异；RTOG 0617 建议点最大剂量为 66Gy。RTOG 0972/CALGB 36050 将 V_{20} 限制为≤35%。

对于 SBRT，有报道称在肺尖肿瘤治疗后可出现臂丛神经损伤。印第安纳大学对入组的 37 例肺尖肿瘤患者进行了研究，其中 36 例患者接受 SBRT 治疗，治疗后中位随访 7 个月，共有 7 例患者出现神经丛损伤[428]。2~4 级神经丛损伤的累积风险在受照剂量>26Gy 或≤26Gy 时，分别为 46%和 8%。AAPM 101 号报告建议行 SBRT 治疗时，体积为 3cm^3 臂丛神经的最大剂量和最大点剂量分别为 14Gy 和 17.5Gy（分割次数为 1 次）、20.4Gy 和 24Gy（分割次数为 3 次）、27Gy 和 30.5Gy（分割次数为 5 次）[271]。

肺癌患者的生活质量

与健康相关的 QOL 作为肺癌患者很有临床意义的研究终点正引起越来越多的关注[429]。QOL 是患者预后报告的一种，是由患者自己直接提供的健康状况报告，而不经过其他人的评判。可以通用，其中也包含肺癌患者部分的 QOL 测量表有癌症治疗(肺部)的功能评估(FACT-L)、EORTC QOL 核心问卷(QLQ-C30)和 QLQ-LC13[430,431]。肺癌症状量表(LCSS)是一种专门用于肺癌的较短的(9 项)QOL 测量表[432]。

研究肺癌患者的 QOL 是很有必要的。当 QOL 用于评估姑息治疗方案的影响时，可以发现没有预期到的重要差异。最近，Temel 等[116]入组新诊断出的转移性 NSCLC 患者，随机分为早期姑息治疗组和标准治疗组，然后应用 QOL 测量表(FACT-L)评估早期姑息治疗对该类患者的影响[116]。他们发现，尽管接受的治疗较少，但早期姑息治疗组的患者不仅沮丧或焦虑情绪减少，QOL 也发生显著改善，而且中位生存期也有所延长(P=0.02)[116]。

QOL 另一个与临床相关的方面是其可作为生存的独立预后因素。在 RTOG 9801 中，Movsas 等[114]报告了基线 QOL 评分可独立预测行放化疗治疗的Ⅲ期 NSCLC 患者的 5 年生存率。有研究已进行，以试图阐明支持 QOL 与生存之间存在关系的生物学基础[433]。重要的是，研究强调了患者报告的临床预后与医生报告的观察结果之间的差异性[418]。例如，RTOG 9801 是一项Ⅲ期研究，测试放射性保护剂氨磷汀是否会降低局部晚期 NSCLC 患者的放化疗引起的食管炎的发生率[230]。虽然在 3 级及更严重食管炎发生率方面没有显著差异，但氨磷汀显著降低了患者报告的吞咽功能障碍(P=0.03)和疼痛(P=0.003)。为了帮助解决这种差异，国家癌症研究所启动了患者报告的不良事件的通用术语标准(PRO-CTCAE)项目，以创建以症状为标准的患者报告版本。

也许研究 QOL 最重要的原因仅仅是患者希望被问及他们的 QOL。Detmar 等[434]报道了 273 例接受姑息性化疗的患者，以及 10 名医生。几乎所有患者都想讨论 QOL 问题；然而，只有当医生发起讨论时，25%的人才愿意讨论情感或社会功能方面的问题。患者有明确的讨论 QOL 问题的愿望[434,435]。总之,QOL 评分应成为肺癌患者临床治疗的常规手段。

致谢

作者感谢 Mindy Langer 对这一章所做的详尽而又关键的评论,同时也感谢 Eric Xanthopoulos 在制作图片和表格时所做的输入和协助。

(张栩 袁双虎 译 袁双虎 校)

部分参考文献

本章全部参考文献请登录网站:http://www.tsttpc.com/download_list.html

3. Edge SB, American Joint Committee on Cancer. *AJCC cancer staging manual.* 7th ed. New York: Springer, 2010.
4. Kohler BA, Ward E, McCarthy BJ, et al. Annual report to the nation on the status of cancer, 1975–2007, featuring tumors of the brain and other nervous system. *J Natl Cancer Inst* 2011;103(9):714–736.
5. Siddiqui F, Bae K, Langer CJ, et al. The influence of gender, race, and marital status on survival in lung cancer patients: analysis of Radiation Therapy Oncology Group trials. *J Thorac Oncol* 2010;5(5):631–639.
6. Ezzati M, Henley SJ, Lopez AD, et al. Role of smoking in global and regional cancer epidemiology: current patterns and data needs. *Int J Cancer* 2005;116(6):963–971.
7. U.S. Surgeon General's Advisory Committee on Smoking and Health. *Smoking and health report of the Advisory Committee to the Surgeon General of the Public Health Service.* Public Health Service publication no. 1103. Washington, DC: U.S. Department of Health, Education, and Welfare, 1964.
8. U.S. Public Health Service Office of the Surgeon General. *The health consequences of involuntary exposure to tobacco smoke: a report of the Surgeon General: executive summary.* Rockville, MD: U.S. Department of Health and Human Services, 2006.
9. Health effects of radon exposure. Report of the Council on Scientific Affairs, American Medical Association. *Arch Intern Med* 1991;151(4):674–677.
10. Alberg AJ, Brock MV, Samet JM. Epidemiology of lung cancer: looking to the future. *J Clin Oncol* 2005;23(14):3175–3185.
11. Alberg AJ, Ford JG, Samet JM. Epidemiology of lung cancer: ACCP evidence-based clinical practice guidelines (2nd edition). *Chest* 2007;132(3 Suppl):29S–55S.
12. Alberg AJ, Samet JM. Epidemiology of lung cancer. *Chest* 2003;123(1 Suppl):21S–49S.
13. Williams MD, Sandler AB. The epidemiology of lung cancer. *Cancer Treat Res* 2001;105:31–52.
14. Moore KL, Agur AMR, Dalley AF. *Essential clinical anatomy,* 4th ed. Baltimore, MD: Lippincott Williams & Wilkins, 2011.
15. Topol M, Maslon A. The problem of direct lymph drainage of the bronchopulmonary segments into the mediastinal and hilar lymph nodes. *Clin Anat* 2009;22(4):509–516.
16. Rusch VW, Asamura H, Watanabe H, et al. The IASLC lung cancer staging project: a proposal for a new international lymph node map in the forthcoming seventh edition of the TNM classification for lung cancer. *J Thorac Oncol* 2009;4(5):568–577.
27. De Wever W, Meylaerts L, De Ceuninck L, et al. Additional value of integrated PET-CT in the detection and characterization of lung metastases: correlation with CT alone and PET alone. *Eur Radiol* 2007;17(2):467–473.
28. Van Tinteren H, Hoekstra OS, Smit EF, et al. Effectiveness of positron emission tomography in the preoperative assessment of patients with suspected non-small-cell lung cancer: the PLUS multicentre randomised trial. *Lancet* 2002;359(9315):1388–1393.
29. Jereczek B, Jassem J, Karnicka-Mlodkowska H, et al. Autopsy findings in small cell lung cancer. *Neoplasma* 1996;43(2):133–7.
30. Stenbygaard LE, Sorensen JB, Olsen JE. Metastatic pattern at autopsy in non-resectable adenocarcinoma of the lung—a study from a cohort of 259 consecutive patients treated with chemotherapy. *Acta Oncol* 1997;36(3):301–306.
31. Toloza EM, Harpole L, Detterbeck F, et al. Invasive staging of non-small cell lung cancer: a review of the current evidence. *Chest* 2003;123(1 Suppl):157S–166S.
36. Raviv G, Klein E, Yellin A, et al. Surgical treatment of solitary adrenal metastases from lung carcinoma. *J Surg Oncol* 1990;43(2):123–124.
37. Reyes L, Parvez Z, Nemoto T, et al. Adrenalectomy for adrenal metastasis from lung carcinoma. *J Surg Oncol* 1990;44(1):32–34.
38. Mujoomdar A, Austin JH, Malhotra R, et al. Clinical predictors of metastatic disease to the brain from non-small cell lung carcinoma: primary tumor size, cell type, and lymph node metastases. *Radiology* 2007;242(3):882–888.
39. Doyle TJ. Brain metastasis in the natural history of small-cell lung cancer: 1972–1979. *Cancer* 1982;50(4):752–754.
40. Arriagada R, Le Chevalier T, Borie F, et al. Prophylactic cranial irradiation for patients with small-cell lung cancer in complete remission. *J Natl Cancer Inst* 1995;87(3):183–190.
41. Nugent JL, Bunn PA Jr, Matthews MJ, et al. CNS metastases in small cell bronchogenic carcinoma: increasing frequency and changing pattern with lengthening survival. *Cancer* 1979;44(5):1885–1893.
42. Delisle L, Boyer MJ, Warr D, et al. Ectopic corticotropin syndrome and small-cell carcinoma of the lung. Clinical features, outcome, and complications. *Arch Intern Med* 1993;153(6):746–752.
43. Ilias I, Torpy DJ, Pacak K, et al. Cushing's syndrome due to ectopic corticotropin secretion: twenty years' experience at the National Institutes of Health. *J Clin Endocrinol Metab* 2005;90(8):4955–4962.
44. Shepherd FA, Laskey J, Evans WK, et al. Cushing's syndrome associated with ectopic corticotropin production and small-cell lung cancer. *J Clin Oncol* 1992;10(1):21–27.
57. Pedersen JH, Ashraf H, Dirksen A, et al. The Danish randomized lung cancer CT screening trial—overall design and results of the prevalence round. *J Thorac Oncol* 2009;4(5):608–614.
58. Lopes Pegna A, Picozzi G, Mascalchi M, et al. Design, recruitment and baseline results of the ITALUNG trial for lung cancer screening with low-dose CT. *Lung Cancer* 2009;64(1):34–40.
59. Infante M, Cavuto S, Lutman FR, et al. A randomized study of lung cancer screening with spiral computed tomography: three-year results from the DANTE trial. *Am J Respir Crit Care Med* 2009;180(5):445–453.
60. Baldwin DR, Duffy SW, Wald NJ, et al. UK Lung Screen (UKLS) nodule management protocol: modelling of a single screen randomised controlled trial of low-dose CT screening for lung cancer. *Thorax* 2011;66(4):308–313.
61. Jeremic B, Milicic B, Milisavljevic S. Clinical prognostic factors in patients with locally advanced (stage III) nonsmall cell lung cancer treated with hyperfractionated radiation therapy with and without concurrent chemotherapy: single-institution experience in 600 patients. *Cancer* 2011;117(13):2995–3003.
62. Jeremic B, Milicic B, Dagovic A, et al. Pretreatment prognostic factors in patients with early-stage (I/II) non-small-cell lung cancer treated with hyperfractionated radiation therapy alone. *Int J Radiat Oncol Biol Phys* 2006;65(4):1112–1119.
66. Kalff V, Hicks RJ, MacManus MP, et al. Clinical impact of (18)F fluorodeoxyglucose positron emission tomography in patients with non-small-cell lung cancer: a prospective study. *J Clin Oncol* 2001;19(1):111–118.
67. Pieterman RM, van Putten JW, Meuzelaar JJ, et al. Preoperative staging of non-small-cell lung cancer with positron-emission tomography. *N Engl J Med* 2000;343(4):254–261.
68. Vansteenkiste JF, Stroobants SS. PET scan in lung cancer: current recommendations and innovation. *J Thorac Oncol* 2006;1(1):71–73.
69. Gould MK, Kuschner WG, Rydzak CE, et al. Test performance of positron emission tomography and computed tomography for mediastinal staging in patients with non-small-cell lung cancer: a meta-analysis. *Ann Intern Med* 2003;139(11):879–892.
70. Fischer B, Lassen U, Mortensen J, et al. Preoperative staging of lung cancer with combined PET-CT. *N Engl J Med* 2009;361(1):32–39.
71. Gamez C, Rosell R, Fernandez A, et al. PET/CT fusion scan in lung cancer: current recommendations and innovations. *J Thorac Oncol* 2006;1(1):74–77.
72. Lardinois D, Weder W, Hany TF, et al. Staging of non-small-cell lung cancer with integrated positron-emission tomography and computed tomography. *N Engl J Med* 2003;348(25):2500–2507.
73. De Ruysscher D, Wanders S, van Haren E, et al. Selective mediastinal node irradiation based on FDG-PET scan data in patients with non-small-cell lung cancer: a prospective clinical study. *Int J Radiat Oncol Biol Phys* 2005;62(4):988–994.
74. Vanuytsel LJ, Vansteenkiste JF, Stroobants SG, et al. The impact of (18)F-fluoro-2-deoxy-D-glucose positron emission tomography (FDG-PET) lymph node staging on the radiation treatment volumes in patients with non-small cell lung cancer. *Radiother Oncol* 2000;55(3):317–324.
75. Fox JL, Rengan R, O'Meara W, et al. Does registration of PET and planning CT images decrease interobserver and intraobserver variation in delineating tumor volumes for non-small-cell lung cancer? *Int J Radiat Oncol Biol Phys* 2005;62(1):70–75.
76. Hong R, Halama J, Bova D, et al. Correlation of PET standard uptake value and CT window-level thresholds for target delineation in CT-based radiation treatment planning. *Int J Radiat Oncol Biol Phys* 2007;67(3):720–726.
87. Yoneda KY, Mathur PN, Gasparini S. The evolving role of interventional pulmonary in the interdisciplinary approach to the staging and management of lung cancer. Part III: diagnosis and management of malignant pleural effusions. *Clin Lung Cancer* 2007;8(9):535–547.
88. Light RW. The undiagnosed pleural effusion. *Clin Chest Med* 2006;27(2):309–319.
89. Detterbeck FC, Jantz MA, Wallace M, et al. Invasive mediastinal staging of lung cancer: ACCP evidence-based clinical practice guidelines (2nd edition). *Chest* 2007;132(3 Suppl):202S–220S.
90. Detterbeck F, Puchalski J, Rubinowitz A, et al. Classification of the thoroughness of mediastinal staging of lung cancer. *Chest* 2010;137(2):436–442.
91. Groome PA, Bolejack V, Crowley JJ, et al. The IASLC Lung Cancer Staging Project: validation of the proposals for revision of the T, N, and M descriptors and consequent stage groupings in the forthcoming (seventh) edition of the TNM classification of malignant tumours. *J Thorac Oncol* 2007;2(8):694–705.
92. Goldstraw P, Crowley J, Chansky K, et al. The IASLC Lung Cancer Staging Project: proposals for the revision of the TNM stage groupings in the forthcoming (seventh) edition of the TNM Classification of malignant tumours. *J Thorac Oncol* 2007;2(8):706–714.
93. Pisters KMW, Darling G. The IASLC Lung Cancer Staging Project: "The Nodal Zone." *J Thorac Oncol* 2007;2(7):583–584.
94. Senan S. Staging nodal disease in non-small cell lung cancer: implications for radiation therapy. *J Thorac Oncol* 2007;2(7):585–587.
95. Johnson DH, Fehrenbacher L, Novotny WF, et al. Randomized phase II trial comparing bevacizumab plus carboplatin and paclitaxel with carboplatin and paclitaxel alone in previously untreated locally advanced or metastatic non-small-cell lung cancer. *J Clin Oncol* 2004;22(11):2184–2191.
96. Sandler A, Gray R, Perry MC, et al. Paclitaxel-carboplatin alone or with bevacizumab for non-small-cell lung cancer. *N Engl J Med* 2006;355(24):2542–2550.
97. Scagliotti GV, Parikh P, von Pawel J, et al. Phase III study comparing cisplatin plus

97. Scagliotti GV, Parikh P, von Pawel J, et al. Phase III study comparing cisplatin plus gemcitabine with cisplatin plus pemetrexed in chemotherapy-naive patients with advanced-stage non-small-cell lung cancer. *J Clin Oncol* 2008;26(21):3543–3551.
101. Shigematsu H, Gazdar AF. Somatic mutations of epidermal growth factor receptor signaling pathway in lung cancers. *Int J Cancer* 2006;118(2):257–262.
102. Inoue A, Kobayashi K, Usui K, et al. First-line gefitinib for patients with advanced non-small-cell lung cancer harboring epidermal growth factor receptor mutations without indication for chemotherapy. *J Clin Oncol* 2009;27(9):1394–1400.
103. Kwak EL, Bang YJ, Camidge DR, et al. Anaplastic lymphoma kinase inhibition in non-small-cell lung cancer. *N Engl J Med* 2010;363(18):1693–1703.
104. Travis WD. Classification of lung cancer. *Semin Roentgenol* 2011;46(3):178–186.
105. Travis WD, Rekhtman N. Pathological diagnosis and classification of lung cancer in small biopsies and cytology: strategic management of tissue for molecular testing. *Semin Respir Crit Care Med* 2011;32(1):22–31.
106. Travis WD, Brambilla E, Noguchi M, et al. International Association for the Study of Lung Cancer/American Thoracic Society/European Respiratory Society international multidisciplinary classification of lung adenocarcinoma. *J Thorac Oncol* 2011;6(2):244–285.
107. Olaussen KA, Dunant A, Fouret P, et al. DNA repair by ERCC1 in non-small-cell lung cancer and cisplatin-based adjuvant chemotherapy. *N Engl J Med* 2006;355(10):983–991.
108. Lynch TJ, Bell DW, Sordella R, et al. Activating mutations in the epidermal growth factor receptor underlying responsiveness of non-small-cell lung cancer to gefitinib. *N Engl J Med* 2004;350(21):2129–2139.
109. Takezawa K, Okamoto I, Okamoto W, et al. Thymidylate synthase as a determinant of pemetrexed sensitivity in non-small cell lung cancer. *Br J Cancer* 2011;104(10):1594–1601.
110. Tanaka F, Wada H, Fukui Y, et al. Thymidylate synthase (TS) gene expression in primary lung cancer patients: a large-scale study in Japanese population. *Ann Oncol* 2011;22(8):1791–1797.
120. Ginsberg RJ, Rubinstein LV. Randomized trial of lobectomy versus limited resection for T1 N0 non-small cell lung cancer. Lung Cancer Study Group. *Ann Thorac Surg* 1995;60(3):615–623.
121. Mountain CF, Dresler CM. Regional lymph node classification for lung cancer staging. *Chest* 1997;111(6):1718–1723.
122. Martini N, Bains MS, Burt ME, et al. Incidence of local recurrence and second primary tumors in resected stage I lung cancer. *J Thorac Cardiovasc Surg* 1995;109(1):120–129.
123. Darling GE, Allen MS, Decker PA, et al. Randomized trial of mediastinal lymph node sampling versus complete lymphadenectomy during pulmonary resection in the patient with N0 or N1 (less than hilar) non-small cell carcinoma: results of the American College of Surgery Oncology Group Z0030 Trial. *J Thorac Cardiovasc Surg* 2011;141(3):662–670.
124. Okada M, Koike T, Higashiyama M, et al. Radical sublobar resection for small-sized non-small cell lung cancer: a multicenter study. *J Thorac Cardiovasc Surg* 2006;132(4):769–775.
125. Martini N, Flehinger BJ, Zaman MB, et al. Results of surgical treatment in N2 lung cancer. *World J Surg* 1981;5(5):663–666.
126. Martini N, Flehinger BJ, Zaman MB, et al. Results of resection in non-oat cell carcinoma of the lung with mediastinal lymph node metastases. *Ann Surg* 1983;198(3):386–397.
127. Van Meerbeeck JP, Kramer GW, Van Schil PE, et al. Randomized controlled trial of resection versus radiotherapy after induction chemotherapy in stage IIIA-N2 non-small-cell lung cancer. *J Natl Cancer Inst* 2007;99(6):442–450.
128. Martini N, Kris MG, Gralla RJ, et al. The effects of preoperative chemotherapy on the resectability of non-small cell lung carcinoma with mediastinal lymph node metastases (N2 M0). *Ann Thorac Surg* 1988;45(4):370–379.
129. Pass HI, Pogrebniak HW, Steinberg SM, et al. Randomized trial of neoadjuvant therapy for lung cancer: interim analysis. *Ann Thorac Surg* 1992;53(6):992–998.
130. Roth JA, Fossella F, Komaki R, et al. A randomized trial comparing perioperative chemotherapy and surgery with surgery alone in resectable stage IIIA non-small-cell lung cancer. *J Natl Cancer Inst* 1994;86(9):673–680.
164. Bradley J, Graham MV, Winter K, et al. Toxicity and outcome results of RTOG 9311: a phase I-II dose-escalation study using three-dimensional conformal radiotherapy in patients with inoperable non-small-cell lung carcinoma. *Int J Radiat Oncol Biol Phys* 2005;61(2):318–328.
165. Hayman JA, Martel MK, Ten Haken RK, et al. Dose escalation in non-small-cell lung cancer using three-dimensional conformal radiation therapy: update of a phase I trial. *J Clin Oncol* 2001;19(1):127–136.
166. Dosoretz DE, Katin MJ, Blitzer PH, et al. Radiation therapy in the management of medically inoperable carcinoma of the lung: results and implications for future treatment strategies. *Int J Radiat Oncol Biol Phys* 1992;24(1):3–9.
167. Graham PH, Gebski VJ, Langlands AO. Radical radiotherapy for early nonsmall cell lung cancer. *Int J Radiat Oncol Biol Phys* 1995;31(2):261–266.
168. Krol AD, Aussems P, Noordijk EM, et al. Local irradiation alone for peripheral stage I lung cancer: could we omit the elective regional nodal irradiation? *Int J Radiat Oncol Biol Phys* 1996;34(2):297–302.
169. Sibley GS, Jamieson TA, Marks LB, et al. Radiotherapy alone for medically inoperable stage I non-small-cell lung cancer: the Duke experience. *Int J Radiat Oncol Biol Phys* 1998;40(1):149–154.
170. Fletcher GH. Clinical dose-response curves of human malignant epithelial tumours. *Br J Radiol* 1973;46(541):1–12.
171. Hadziahmetovic M, Loo BW, Timmerman RD, et al. Stereotactic body radiation therapy (stereotactic ablative radiotherapy) for stage I non-small cell lung cancer—updates of radiobiology, techniques, and clinical outcomes. *Discov Med* 2010;9(48):411–417.
172. Leksell L. The stereotactic method and radiosurgery of the brain. *Acta Chir Scand* 1951;102:316–319.
173. McGarry RC, Papiez L, Williams M, et al. Stereotactic body radiation therapy of early-stage non-small-cell lung carcinoma: phase I study. *Int J Radiat Oncol Biol Phys* 2005;63(4):1010–1015.
174. Timmerman R, McGarry R, Yiannoutsos C, et al. Excessive toxicity when treating central tumors in a phase II study of stereotactic body radiation therapy for medically inoperable early-stage lung cancer. *J Clin Oncol* 2006;24(30):4833–4839.
175. Haasbeek CJ, Lagerwaard FJ, Slotman BJ, et al. Outcomes of stereotactic ablative radiotherapy for centrally located early-stage lung cancer. *J Thorac Oncol* 2011;6(12):2036–2043.
176. Xia T, Li H, Sun Q, et al. Promising clinical outcome of stereotactic body radiation therapy for patients with inoperable stage I/II non-small-cell lung cancer. *Int J Radiat Oncol Biol Phys* 2006;66(1):117–125.
177. Hara R, Itami J, Kondo T, et al. Stereotactic single high dose irradiation of lung tumors under respiratory gating. *Radiother Oncol* 2002;63(2):159–163.
178. Nagata Y, Negoro Y, Aoki T, et al. Clinical outcomes of 3D conformal hypofractionated single high-dose radiotherapy for one or two lung tumors using a stereotactic body frame. *Int J Radiat Oncol Biol Phys* 2002;52(4):1041–1046.
179. Lee SW, Choi EK, Park HJ, et al. Stereotactic body frame based fractionated radiosurgery on consecutive days for primary or metastatic tumors in the lung. *Lung Cancer* 2003;40(3):309–315.
180. Hiraoka M, Matsuo Y, Nagata Y. Stereotactic body radiation therapy (SBRT) for early-stage lung cancer. *Cancer Radiother* 2007;11(1-2):32–35.
187. Fuks Z, Leibel SA, Kutcher GJ, et al. Three-dimensional conformal treatment: a new frontier in radiation therapy. *Important Adv Oncol* 1991:151–172.
188. Armstrong JG, Burman C, Leibel S, et al. Three-dimensional conformal radiation therapy may improve the therapeutic ratio of high dose radiation therapy for lung cancer. *Int J Radiat Oncol Biol Phys* 1993;26(4):685–689.
189. Bradley JD, Ieumwananonthachai N, Purdy JA, et al. Gross tumor volume, critical prognostic factor in patients treated with three-dimensional conformal radiation therapy for non-small-cell lung carcinoma. *Int J Radiat Oncol Biol Phys* 2002;52(1):49–57.
190. Rengan R, Rosenzweig KE, Venkatraman E, et al. Improved local control with higher doses of radiation in large-volume stage III non-small-cell lung cancer. *Int J Radiat Oncol Biol Phys* 2004;60(3):741–747.
191. Bradley JD, Wahab S, Lockett MA, et al. Elective nodal failures are uncommon in medically inoperable patients with stage I non-small-cell lung carcinoma treated with limited radiotherapy fields. *Int J Radiat Oncol Biol Phys* 2003;56(2):342–347.
192. Timmerman R, Paulus R, Galvin J, et al. Stereotactic body radiation therapy for inoperable early stage lung cancer. *JAMA* 2010;303(11):1070–1076.
193. Graham AN, Chan KJ, Pastorino U, et al. Systematic nodal dissection in the intrathoracic staging of patients with non-small cell lung cancer. *J Thorac Cardiovasc Surg* 1999;117(2):246–251.
194. Jeremic B. Low incidence of isolated nodal failures after involved-field radiation therapy for non-small-cell lung cancer: Blinded by the light? *J Clin Oncol* 2007;25(35):5543–5545.
197. Kepka L, Bujko K, Zolciak-Siwinska A. Risk of isolated nodal failure for non-small cell lung cancer (NSCLC) treated with the elective nodal irradiation (ENI) using 3D-conformal radiotherapy (3D-CRT) techniques—a retrospective analysis. *Acta Oncol* 2008;47(1):95–103.
198. Kepka L, Bujko K, Zolciak-Siwinska A, et al. Incidental irradiation of mediastinal and hilar lymph node stations during 3D-conformal radiotherapy for non-small cell lung cancer. *Acta Oncol* 2008;47(5):954–961.
199. Yuan S, Sun X, Li M, et al. A randomized study of involved-field irradiation versus elective nodal irradiation in combination with concurrent chemotherapy for inoperable stage III nonsmall cell lung cancer. *Am J Clin Oncol* 2007;30(3):239–244.
200. Fernandes AT, Shen J, Finlay J, et al. Elective nodal irradiation (ENI) vs. involved field radiotherapy (IFRT) for locally advanced non-small cell lung cancer (NSCLC): a comparative analysis of toxicities and clinical outcomes. *Radiother Oncol* 2010;95(2):178–184.
201. Dillman RO, Herndon J, Seagren SL, et al. Improved survival in stage III non-small-cell lung cancer: seven-year follow-up of Cancer and Leukemia Group B (CALGB) 8433 trial. *J Natl Cancer Inst* 1996;88(17):1210–1215.
202. Sause WT, Scott C, Taylor S, et al. Radiation Therapy Oncology Group (RTOG) 88-08 and Eastern Cooperative Oncology Group (ECOG) 4588: preliminary results of a phase III trial in regionally advanced, unresectable non-small-cell lung cancer. *J Natl Cancer Inst* 1995;87(3):198–205.
203. O'Rourke N, Roque IFM, Farre Bernado N, et al. Concurrent chemoradiotherapy in non-small cell lung cancer. *Cochrane Database Syst Rev* 2010;(6):CD002140.
204. Furuse K, Kubota K, Kawahara M, et al. Phase II study of concurrent radiotherapy and chemotherapy for unresectable stage III non-small-cell lung cancer. Southern Osaka Lung Cancer Study Group. *J Clin Oncol* 1995;13(4):869–875.
205. Furuse K, Fukuoka M, Kawahara M, et al. Phase III study of concurrent versus sequential thoracic radiotherapy in combination with mitomycin, vindesine, and cisplatin in unresectable stage III non-small-cell lung cancer. *J Clin Oncol* 1999;17(9):2692–2699.
210. Cox JD, Pajak TF, Asbell S, et al. Interruptions of high-dose radiation therapy decrease long-term survival of favorable patients with unresectable non-small cell carcinoma of the lung: analysis of 1244 cases from 3 Radiation Therapy Oncology Group (RTOG) trials. *Int J Radiat Oncol Biol Phys* 1993;27(3):493–498.
211. Machtay M, Hsu C, Komaki R, et al. Effect of overall treatment time on outcomes after concurrent chemoradiation for locally advanced non-small-cell lung carcinoma: analysis of the Radiation Therapy Oncology Group (RTOG) experience. *Int J Radiat Oncol Biol Phys* 2005;63(3):667–671.
212. Le Chevalier T, Arriagada R, Tarayre M, et al. Significant effect of adjuvant chemotherapy on survival in locally advanced non-small-cell lung carcinoma. *J Natl Cancer Inst* 1992;84(1):58.
213. Rolland E, Le Chevalier T, Auperin A, et al. Sequential radio-chemotherapy (RT-CT) versus radiotherapy alone (RT) and concomitant RT-CT versus RT alone in locally advanced non-small cell lung cancer (NSCLC): two meta-analyses using individual patient data (IPD) from randomised clinical trials (RCTs). *J Thorac Oncol* 2007;2(8):S309–S310.
214. Sause W, Kolesar P, Taylor S, et al. Final results of phase III trial in regionally advanced unresectable non-small cell lung cancer—Radiation Therapy Oncology Group, Eastern Cooperative Oncology Group, and Southwest Oncology Group. *Chest* 2000;117(2):358–364.
215. Jeremic B, Shibamoto Y, Acimovic L, et al. Randomized trial of hyperfractionated radiation therapy with or without concurrent chemotherapy for stage III non-small-cell lung cancer. *J Clin Oncol* 1995;13(2):452–458.
216. Jeremic B, Shibamoto Y, Acimovic L, et al. Hyperfractionated radiation therapy with or without concurrent low-dose daily carboplatin/etoposide for stage III non-small-cell lung cancer: a randomized study. *J Clin Oncol* 1996;14(4):1065–1070.
217. Auperin A, Le Pechoux C, Rolland E, et al. Meta-analysis of concomitant versus sequential radiochemotherapy in locally advanced non-small-cell lung cancer. *J Clin Oncol* 2010;28(13):2181–2190.

220. Vokes EE, Herndon JE II, Kelley MJ, et al. Induction chemotherapy followed by chemoradiotherapy compared with chemoradiotherapy alone for regionally advanced unresectable stage III non-small-cell lung cancer: Cancer and Leukemia Group B. *J Clin Oncol* 2007;25(13):1698–1704.
221. Yamamoto N, Nakagawa K, Nishimura Y, et al. Phase III study comparing second-and third-generation regimens with concurrent thoracic radiotherapy in patients with unresectable stage III non-small-cell lung cancer: West Japan Thoracic Oncology Group WJTOG0105. *J Clin Oncol* 2010;28(23):3739–3745.
222. Turrisi AT III, Kim K, Blum R, et al. Twice-daily compared with once-daily thoracic radiotherapy in limited small-cell lung cancer treated concurrently with cisplatin and etoposide. *N Engl J Med* 1999;340(4):265–271.
223. Gandara DR, Chansky K, Albain KS, et al. Consolidation docetaxel after concurrent chemoradiotherapy in stage IIIB non-small-cell lung cancer: phase II Southwest Oncology Group Study S9504. *J Clin Oncol* 2003;21(10):2004–2010.
254. Dwamena BA, Sonnad SS, Angobaldo JO, et al. Metastases from non-small cell lung cancer: mediastinal staging in the 1990s—meta-analytic comparison of PET and CT. *Radiology* 1999;213(2):530–536.
255. Grills IS, Fitch DL, Goldstein NS, et al. Clinicopathologic analysis of microscopic extension in lung adenocarcinoma: defining clinical target volume for radiotherapy. *Int J Radiat Oncol Biol Phys* 2007;69(2):334–341.
256. Giraud P, Antoine M, Larrouy A, et al. Evaluation of microscopic tumor extension in non-small-cell lung cancer for three-dimensional conformal radiotherapy planning. *Int J Radiat Oncol Biol Phys* 2000;48(4):1015–1024.
257. Yuan S, Meng X, Yu J, et al. Determining optimal clinical target volume margins on the basis of microscopic extracapsular extension of metastatic nodes in patients with non-small-cell lung cancer. *Int J Radiat Oncol Biol Phys* 2007;67(3):727–734.
258. Vedam SS, Keall PJ, Kini VR, et al. Acquiring a four-dimensional computed tomography dataset using an external respiratory signal. *Phys Med Biol* 2003;48(1):45–62.
259. Lagerwaard FJ, Van Sornsen de Koste JR, Nijssen-Visser MR, et al. Multiple "slow" CT scans for incorporating lung tumor mobility in radiotherapy planning. *Int J Radiat Oncol Biol Phys* 2001;51(4):932–937.
260. Hugo GD, Yan D, Liang J. Population and patient-specific target margins for 4D adaptive radiotherapy to account for intra- and inter-fraction variation in lung tumour position. *Phys Med Biol* 2007;52(1):257–274.
261. Grills IS, Hugo G, Kestin LL, et al. Image-guided radiotherapy via daily online cone-beam CT substantially reduces margin requirements for stereotactic lung radiotherapy. *Int J Radiat Oncol Biol Phys* 2008;70(4):1045–1056.
262. Kong FM, Ritter T, Quint DJ, et al. Consideration of dose limits for organs at risk of thoracic radiotherapy: atlas for lung, proximal bronchial tree, esophagus, spinal cord, ribs, and brachial plexus. *Int J Radiat Oncol Biol Phys* 2011;81(5):1442–1457.
263. Marks LB, Ten Haken RK, Martel MK. Guest editor's introduction to QUANTEC: a users guide. *Int J Radiat Oncol Biol Phys* 2010;76(3 Suppl 1):S1–S2.
264. Bentzen SM, Constine LS, Deasy JO, et al. Quantitative analyses of normal tissue effects in the clinic (QUANTEC): an introduction to the scientific issues. *Int J Radiat Oncol Biol Phys* 2010;76(3 Suppl):S3–S9.
265. Marks LB, Bentzen SM, Deasy JO, et al. Radiation dose-volume effects in the lung. *Int J Radiat Oncol Biol Phys* 2010;76(3 Suppl):S70–S76.
266. Werner-Wasik M, Yorke E, Deasy J, et al. Radiation dose-volume effects in the esophagus. *Int J Radiat Oncol Biol Phys* 2010;76(3 Suppl):S86–S93.
267. Gagliardi G, Constine LS, Moiseenko V, et al. Radiation dose-volume effects in the heart. *Int J Radiat Oncol Biol Phys* 2010;76(3 Suppl):S77–S85.
268. Martel MK. Treatment planning and conformal radiotherapy. In: Jeremic B, ed. *Advances in radiation oncology in lung cancer.* Berlin: Springer, 2005:77–93.
269. Senan S, De Ruysscher D, Giraud P, et al. Literature-based recommendations for treatment planning and execution in high-dose radiotherapy for lung cancer. *Radiother Oncol* 2004;71(2):139–146.
270. Slotman BJ, Lagerwaard FJ, Senan S. 4D imaging for target definition in stereotactic radiotherapy for lung cancer. *Acta Oncol* 2006;45(7):966–972.
271. Benedict SH, Yenice KM, Followill D, et al. Stereotactic body radiation therapy: the report of AAPM Task Group 101. *Med Phys* 2010;37(8):4078–4101.
272. Shah C, Grills IS, Kestin LL, et al. Intrafraction variation of mean tumor position during image-guided hypofractionated stereotactic body radiotherapy for lung cancer. *Int J Radiat Oncol Biol Phys* 2012;82(5):1636–1641.
273. Keall PJ, Mageras GS, Balter JM, et al. The management of respiratory motion in radiation oncology report of AAPM Task Group 76. *Med Phys* 2006;33(10):3874–3900.
274. Seppenwoolde Y, Shirato H, Kitamura K, et al. Precise and real-time measurement of 3D tumor motion in lung due to breathing and heartbeat, measured during radiotherapy. *Int J Radiat Oncol Biol Phys* 2002;53(4):822–834.
275. Rietzel E, Liu AK, Doppke KP, et al. Design of 4D treatment planning target volumes. *Int J Radiat Oncol Biol Phys* 2006;66(1):287–295.
276. Rietzel E, Pan T, Chen GT. Four-dimensional computed tomography: image formation and clinical protocol. *Med Phys* 2005;32(4):874–889.
277. Rietzel E, Rosenthal SJ, Gierga DP, et al. Moving targets: detection and tracking of internal organ motion for treatment planning and patient set-up. *Radiother Oncol* 2004;73(Suppl 2):S68–S72.
282. Berbeco RI, Nishioka S, Shirato H, et al. Residual motion of lung tumours in gated radiotherapy with external respiratory surrogates. *Phys Med Biol* 2005;50(16):3655–3667.
283. Mageras GS. Introduction: management of target localization uncertainties in external-beam therapy. *Semin Radiat Oncol* 2005;15(3):133–135.
284. Neicu T, Berbeco R, Wolfgang J, et al. Synchronized moving aperture radiation therapy (SMART): improvement of breathing pattern reproducibility using respiratory coaching. *Phys Med Biol* 2006;51(3):617–636.
285. Lagerwaard FJ, Senan S. Lung cancer: intensity-modulated radiation therapy, four-dimensional imaging and mobility management. *Front Radiat Ther Oncol* 2007;40:239–252.
286. Kong FM, Ten Haken RK, Schipper MJ, et al. High-dose radiation improved local tumor control and overall survival in patients with inoperable/unresectable non-small-cell lung cancer: long-term results of a radiation dose escalation study. *Int J Radiat Oncol Biol Phys* 2005;63(2):324–333.
287. Machtay M, Bae K, Movsas B, et al. Higher biologically effective dose of radiotherapy is associated with improved outcomes for locally advanced non-small cell lung carcinoma treated with chemoradiation: an analysis of the Radiation Therapy Oncology Group. *Int J Radiat Oncol Biol Phys* 2012;82(1):425–434.
288. International Commission on Radiation Units and Measurements (ICRU). *Prescribing, recording and reporting photon beam therapy.* Bethesda, MD: ICRU, 1993.
291. Timmerman R, Abdulrahman R, Kavanagh BD, et al. Lung cancer: a model for implementing stereotactic body radiation therapy into practice. *Front Radiat Ther Oncol* 2007;40:368–385.
292. Allen AM, Czerminska M, Janne PA, et al. Fatal pneumonitis associated with intensity-modulated radiation therapy for mesothelioma. *Int J Radiat Oncol Biol Phys* 2006;65(3):640–645.
293. Bortfeld T, Jokivarsi K, Goitein M, et al. Effects of intra-fraction motion on IMRT dose delivery: statistical analysis and simulation. *Phys Med Biol* 2002;47(13):2203–2220.
294. Yu CX, Jaffray DA, Wong JW. The effects of intra-fraction organ motion on the delivery of dynamic intensity modulation. *Phys Med Biol* 1998;43(1):91–104.
295. Reynaert N, van der Marck SC, Schaart DR, et al. Monte Carlo treatment planning for photon and electron beams. *Rad Phys Chem* 2007;76:643–686.
296. Chetty IJ, Curran B, Cygler JE, et al. Report of the AAPM Task Group No. 105: issues associated with clinical implementation of Monte Carlo-based photon and electron external beam treatment planning. *Med Phys* 2007;34(12):4818–4853.
297. Das IJ, Ding GX, Ahnesjo A. Small fields: nonequilibrium radiation dosimetry. *Med Phys* 2008;35(1):206–215.
298. Fragoso M, Wen N, Kumar S, et al. Dosimetric verification and clinical evaluation of a new commercially available Monte Carlo-based dose algorithm for application in stereotactic body radiation therapy (SBRT) treatment planning. *Phys Med Biol* 2010;55(16):4445–4464.
299. Ezzell GA, Galvin JM, Low D, et al. Guidance document on delivery, treatment planning, and clinical implementation of IMRT: report of the IMRT Subcommittee of the AAPM Radiation Therapy Committee. *Med Phys* 2003;30(8):2089–2115.
300. Moran JM, Dempsey M, Eisbruch A, et al. Safety considerations for IMRT. *Pract Radiat Oncol* 2008;1(3):190–195.
301. Jiang SB, Wolfgang J, Mageras GS. Quality assurance challenges for motion-adaptive radiation therapy: gating, breath holding, and four-dimensional computed tomography. *Int J Radiat Oncol Biol Phys* 2008;71(1 Suppl):S103–S107.
302. Matuszak MM, Yan D, Grills I, et al. Image-guided radiotherapy via daily online cone-beam ct substantially reduces margin requirements for stereotactic lung radiotherapy. *Int J Radiat Oncol Biol Phys* 2010;77(2):608–610.
303. Wilson R. The radiological use of fast protons. *Radiology* 1946;47:488–491.
304. Chang JY, Zhang X, Wang X, et al. Significant reduction of normal tissue dose by proton radiotherapy compared with three-dimensional conformal or intensity-modulated radiation therapy in stage I or stage III non-small-cell lung cancer. *Int J Radiat Oncol Biol Phys* 2006;65(4):1087–1096.
305. Bush DA, Slater JD, Shin BB, et al. Hypofractionated proton beam radiotherapy for stage I lung cancer. *Chest* 2004;126(4):1198–1203.
306. Hata M, Tokuuye K, Kagei K, et al. Hypofractionated high-dose proton beam therapy for stage I non-small-cell lung cancer: preliminary results of a phase I/II clinical study. *Int J Radiat Oncol Biol Phys* 2007;68(3):786–793.
307. Chang JY, Komaki R, Wen HY, et al. Toxicity and patterns of failure of adaptive/ablative proton therapy for early-stage, medically inoperable non-small cell lung cancer. *Int J Radiat Oncol Biol Phys* 2011;80(5):1350–1357.
308. Miyamoto T, Baba M, Sugane T, et al. Carbon ion radiotherapy for stage I non-small cell lung cancer using a regimen of four fractions during 1 week. *J Thorac Oncol* 2007;2(10):916–926.
309. Chang JY, Komaki R, Lu C, et al. Phase 2 study of high-dose proton therapy with concurrent chemotherapy for unresectable stage III nonsmall cell lung cancer. *Cancer* 2011 Mar 22. doi:10.1002/cncr.26080. [Epub ahead of print]
310. Azzoli CG, Baker S Jr, Temin S, et al. American Society of Clinical Oncology Clinical Practice Guideline update on chemotherapy for stage IV non-small-cell lung cancer. *J Clin Oncol* 2009;27(36):6251–6266.
311. Rapp E, Pater JL, Willan A, et al. Chemotherapy can prolong survival in patients with advanced non-small-cell lung cancer—report of a Canadian multicenter randomized trial. *J Clin Oncol* 1988;6(4):633–641.
312. Dave B, Hopwood V, Spitz M, et al. Shared cytogenetic abnormalities in lung-tumors and corresponding peripheral-blood lymphocytes. *Int J Oncol* 1995;7(6):1297–1305.
313. Breathnach OS, Freidlin B, Conley B, et al. Twenty-two years of phase III trials for patients with advanced non-small-cell lung cancer: sobering results. *J Clin Oncol* 2001;19(6):1734–1742.
314. Hotta K, Matsuo K, Ueoka H, et al. Meta-analysis of randomized clinical trials comparing cisplatin to carboplatin in patients with advanced non-small-cell lung cancer. *J Clin Oncol* 2004;22(19):3852–3859.
315. Ardizzoni A, Boni L, Tiseo M, et al. Cisplatin- versus carboplatin-based chemotherapy in first-line treatment of advanced non-small-cell lung cancer: an individual patient data meta-analysis. *J Natl Cancer Inst* 2007;99(11):847–857.
316. Rosell R, Gatzemeier U, Betticher DC, et al. Phase III randomised trial comparing paclitaxel/carboplatin with paclitaxel/cisplatin in patients with advanced non-small-cell lung cancer: a cooperative multinational trial. *Ann Oncol* 2002;13(10):1539–1549.
317. Bonomi P, Kim K, Fairclough D, et al. Comparison of survival and quality of life in advanced non-small-cell lung cancer patients treated with two dose levels of paclitaxel combined with cisplatin versus etoposide with cisplatin: results of an Eastern Cooperative Oncology Group trial. *J Clin Oncol* 2000;18(3):623–631.
318. Wozniak AJ, Crowley JJ, Balcerzak SP, et al. Randomized trial comparing cisplatin with cisplatin plus vinorelbine in the treatment of advanced non-small-cell lung cancer: a Southwest Oncology Group study. *J Clin Oncol* 1998;16(7):2459–2465.
319. Cardenal F, Lopez-Cabrerizo MP, Anton A, et al. Randomized phase III study of gemcitabine-cisplatin versus etoposide-cisplatin in the treatment of locally advanced or metastatic non-small-cell lung cancer. *J Clin Oncol* 1999;17(1):12–18.
320. Belani CP, Lee JS, Socinski MA, et al. Randomized phase III trial comparing cisplatin-etoposide to carboplatin-paclitaxel in advanced or metastatic non-small cell lung cancer. *Ann Oncol* 2005;16(7):1069–1075.
321. Sandler AB, Nemunaitis J, Denham C, et al. Phase III trial of gemcitabine plus cisplatin versus cisplatin alone in patients with locally advanced or metastatic non-small-cell lung cancer. *J Clin Oncol* 2000;18(1):122–130.
322. Smit EF, van Meerbeeck JP, Lianes P, et al. Three-arm randomized study of two cisplatin-based regimens and paclitaxel plus gemcitabine in advanced non-small-cell lung cancer: a phase III trial of the European Organization for

Research and Treatment of Cancer Lung Cancer Group—EORTC 08975. *J Clin Oncol* 2003;21(21):3909–3917.
323. Le Chevalier T, Brisgand D, Douillard JY, et al. Randomized study of vinorelbine and cisplatin versus vindesine and cisplatin versus vinorelbine alone in advanced non-small-cell lung cancer: results of a European multicenter trial including 612 patients. *J Clin Oncol* 1994;12(2):360–367.
324. Schiller JH, Harrington D, Belani CP, et al. Comparison of four chemotherapy regimens for advanced non-small-cell lung cancer. *N Engl J Med* 2002;346(2):92–98.
325. Fossella F, Pereira JR, von Pawel J, et al. Randomized, multinational, phase III study of docetaxel plus platinum combinations versus vinorelbine plus cisplatin for advanced non-small-cell lung cancer: the TAX 326 Study Group. *J Clin Oncol* 2003;21(16):3016–3024.
326. Ohe Y, Ohashi Y, Kubota K, et al. Randomized phase III study of cisplatin plus irinotecan versus carboplatin plus paclitaxel, cisplatin plus gemcitabine, and cisplatin plus vinorelbine for advanced non-small-cell lung cancer: Four-Arm Cooperative Study in Japan. *Ann Oncol* 2007;18(2):317–323.
327. Kelly K, Crowley J, Bunn PA Jr, et al. Randomized phase III trial of paclitaxel plus carboplatin versus vinorelbine plus cisplatin in the treatment of patients with advanced non–small-cell lung cancer: a Southwest Oncology Group trial. *J Clin Oncol* 2001;19(13):3210–3218.
328. Belani CP, Ramalingam S, Perry MC, et al. Randomized, phase III study of weekly paclitaxel in combination with carboplatin versus standard every-3-weeks administration of carboplatin and paclitaxel for patients with previously untreated advanced non-small-cell lung cancer. *J Clin Oncol* 2008;26(3):468–473.
329. Langer CJ, Manola J, Bernardo P, et al. Cisplatin-based therapy for elderly patients with advanced non-small-cell lung cancer: implications of Eastern Cooperative Oncology Group 5592, a randomized trial. *J Natl Cancer Inst* 2002;94(3):173–181.
330. Langer CJ, Vangel M, Schiller JH. Age-specific subanalysis of ECOG 1594: fit elderly patients (70–80 years) with NSCLC do as well as younger pts (<70). *Proc Am Soc Clin Oncol* 2003;22:639.
331. Hesketh PJ, Lilenbaum RC, Chansky K, et al. Chemotherapy in patients > or = 80 with advanced non-small cell lung cancer: combined results from SWOG 0027 and LUN 6. *J Thorac Oncol* 2007;2(6):494–498.
332. Shepherd FA, Dancey J, Ramlau R, et al. Prospective randomized trial of docetaxel versus best supportive care in patients with non-small-cell lung cancer previously treated with platinum-based chemotherapy. *J Clin Oncol* 2000; 18(10):2095–2103.
333. Fossella FV, DeVore R, Kerr RN, et al. Randomized phase III trial of docetaxel versus vinorelbine or ifosfamide in patients with advanced non-small-cell lung cancer previously treated with platinum-containing chemotherapy regimens. The TAX 320 Non-Small Cell Lung Cancer Study Group. *J Clin Oncol* 2000;18 (12):2354–2362.
334. Shepherd FA, Rodrigues Pereira J, Ciuleanu T, et al. Erlotinib in previously treated non-small-cell lung cancer. *N Engl J Med* 2005;353(2):123–132.
335. Hanna N, Shepherd FA, Fossella FV, et al. Randomized phase III trial of pemetrexed versus docetaxel in patients with non-small-cell lung cancer previously treated with chemotherapy. *J Clin Oncol* 2004;22(9):1589–1597.
339. Coudert B, Ciuleanu T, Park K, et al. Survival benefit with erlotinib maintenance therapy in patients with advanced non-small-cell lung cancer (NSCLC) according to response to first-line chemotherapy. *Ann Oncol* 2012;23(2):388–394.
340. Paez JG, Janne PA, Lee JC, et al. EGFR mutations in lung cancer: correlation with clinical response to gefitinib therapy. *Science* 2004;304(5676):1497–1500.
341. Sequist LV, Martins RG, Spigel D, et al. First-line gefitinib in patients with advanced non-small-cell lung cancer harboring somatic EGFR mutations. *J Clin Oncol* 2008;26(15):2442–2449.
342. Mok TS, Wu YL, Thongprasert S, et al. Gefitinib or carboplatin-paclitaxel in pulmonary adenocarcinoma. *N Engl J Med* 2009;361(10):947–57.
343. Maemondo M, Inoue A, Kobayashi K, et al. Gefitinib or chemotherapy for non-small-cell lung cancer with mutated EGFR. *N Engl J Med* 2010;362(25): 2380–2388.
344. Inoue A, Kobayashi K, Maemondo M. Final overall survival results of NEJ002, a phase III trial comparing gefitinib to carboplatin (CBDCA) plus paclitaxel (TXL) as the first-line treatment for advanced non-small cell lung cancer (NSCLC) with EGFR mutations. *J Clin Oncol* 2011;29:7519.
345. Zhou C. Updated efficacy and quality of life (QoL) analyses in OPTIMAL, a phase III, randomized, open-label study of first line erlotinib versys gemcitabine/ carboplatin in patients with EGFR activating mutation-positive advanced non-small cell lung cancer. *J Clin Oncol* 2011;29:7520.
346. Zhou C, Wu YL, Chen G, et al. Erlotinib versus chemotherapy as first-line treatment for patients with advanced EGFR mutation-positive non-small-cell lung cancer (OPTIMAL, CTONG-0802): a multicentre, open-label, randomised, phase 3 study. *Lancet Oncol* 2011;12(8):735–742.
347. Rosell R, Gervais R, Vergnengre B, et al. Erlotinib versus chemotherapy (CT) in advanced non-small cell lung cancer (NSCLC) patients (p) with epidermal growth factor receptor (EGFR) mutations: interim results of the European Erlotibib Versus Chemotherapy (EURTAC) phase III randomized trial. *J Clin Oncol* 2011;29:7503.
348. Mitsudomi T, Morita S, Yatabe Y, et al. Gefitinib versus cisplatin plus docetaxel in patients with non-small-cell lung cancer harbouring mutations of the epidermal growth factor receptor (WJTOG3405): an open label, randomised phase 3 trial. *Lancet Oncol* 2010;11(2):121–128.
349. Lee JS, Park K, Kim SW, et al. A randomized phase III study of gefitinib (IRESSA) versus standard chemotherapy (gemcitabine plus cisplatin) as a first-line treatment for never smokers with advanced or metastatic adenocarcinoma of the lung. *J Thorac Oncol* 2009;4:S283–S284.
350. Shaw AT, Yeap BY, Mino-Kenudson M, et al. Clinical features and outcome of patients with non-small-cell lung cancer who harbor EML4-ALK. *J Clin Oncol* 2009;27(26):4247–4253.
354. Rosenzweig KE, Movsas B, Bradley J, et al. ACR appropriateness criteria on non-surgical treatment for non-small-cell lung cancer: poor performance status or palliative intent. *J Am Coll Radiol* 2009;6(2):85–95.
355. Carroll M, Morgan SA, Yarnold JR, et al. Prospective evaluation of a watch policy in patients with inoperable non-small cell lung cancer. *Eur J Cancer Clin Oncol* 1986;22(11):1353–1356.
356. Numico G, Russi E, Merlano M. Best supportive care in non-small cell lung cancer: is there a role for radiotherapy and chemotherapy? *Lung Cancer* 2001; 32(3):213–226.
357. Fairchild A, Harris K, Barnes E, et al. Palliative thoracic radiotherapy for lung cancer: a systematic review. *J Clin Oncol* 2008;26(24):4001–4011.
358. Reinfuss M, Mucha-Malecka A, Walasek T, et al. Palliative thoracic radiotherapy in non-small cell lung cancer. An analysis of 1250 patients. Palliation of symptoms, tolerance and toxicity. *Lung Cancer* 2011;71(3):344–349.
359. Metcalfe SK, Milano MT, Bylund K, et al. Split-course palliative radiotherapy for advanced non-small cell lung cancer. *J Thorac Oncol* 2010;5(2):185–190.
360. Rodrigues G, Videtic G, Sur R, et al. Palliative thoracic radiotherapy in lung cancer: An American Society for Radiation Oncology evidence-based clinical practice guideline. *Pract Radiat Oncol* 2011;1(2):60–71.
361. Aumont-le Guilcher M, Prevost B, Sunyach MP, et al. High-dose-rate brachytherapy for non-small-cell lung carcinoma: a retrospective study of 226 patients. *Int J Radiat Oncol Biol Phys* 2011;79(4):1112–1116.
362. Ung YC, Yu E, Falkson C, et al. The role of high-dose-rate brachytherapy in the palliation of symptoms in patients with non-small-cell lung cancer: a systematic review. *Brachytherapy* 2006;5(3):189–202.
363. Kelly JF, Delclos ME, Morice RC, et al. High-dose-rate endobronchial brachytherapy effectively palliates symptoms due to airway tumors: the 10-year M. D. Anderson Cancer Center experience. *Int J Radiat Oncol Biol Phys* 2000; 48(3):697–702.
364. Guarnaschelli JN, Jose BO. Palliative high-dose-rate endobronchial brachytherapy for recurrent carcinoma: the University of Louisville experience. *J Palliat Med* 2010;13(8):981–989.
365. Wilson LD, Detterbeck FC, Yahalom J. Clinical practice. Superior vena cava syndrome with malignant causes. *N Engl J Med* 2007;356(18):1862–1869.
366. Schraufnagel DE, Hill R, Leech JA, et al. Superior vena caval obstruction. Is it a medical emergency? *Am J Med* 1981;70(6):1169–1174.
367. Yu JB, Wilson LD, Detterbeck FC. Superior vena cava syndrome—a proposed classification system and algorithm for management. *J Thorac Oncol* 2008;3(8):811–814.
368. Martins SJ, Pereira JR. Clinical factors and prognosis in non-small cell lung cancer. *Am J Clin Oncol* 1999;22(5):453–457.
369. Govindan R, Page N, Morgensztern D, et al. Changing epidemiology of small-cell lung cancer in the United States over the last 30 years: analysis of the surveillance, epidemiologic, and end results database. *J Clin Oncol* 2006;24(28):4539–4544.
370. Ordonez NG. Value of thyroid transcription factor-1 immunostaining in distinguishing small cell lung carcinomas from other small cell carcinomas. *Am J Surg Pathol* 2000;24(9):1217–1223.
371. Slotman B, Faivre-Finn C, Kramer G, et al. Prophylactic cranial irradiation in extensive small-cell lung cancer. *N Engl J Med* 2007;357(7):664–672.
372. Jackman DM, Johnson BE. Small-cell lung cancer. *Lancet* 2005;366(9494): 1385–1396.
377. Yu JB, Decker RH, Detterbeck FC, et al. Surveillance epidemiology and end results evaluation of the role of surgery for stage I small cell lung cancer. *J Thorac Oncol* 2010;5(2):215–219.
378. Tsuchiya R, Suzuki K, Ichinose Y, et al. Phase II trial of postoperative adjuvant cisplatin and etoposide in patients with completely resected stage I-IIIa small cell lung cancer: the Japan Clinical Oncology Lung Cancer Study Group Trial (JCOG9101). *J Thorac Cardiovasc Surg* 2005;129(5):977–983.
379. Warde P, Payne D. Does thoracic irradiation improve survival and local control in limited-stage small-cell carcinoma of the lung? A meta-analysis. *J Clin Oncol* 1992;10(6):890–895.
380. Arriagada R, Pignon JP, Ihde DC, et al. Effect of thoracic radiotherapy on mortality in limited small cell lung cancer. A meta-analysis of 13 randomized trials among 2,140 patients. *Anticanc Res* 1994;14(1B):333–335.
381. Jeremic B, Shibamoto Y, Nikolic N, et al. Role of radiation therapy in the combined-modality treatment of patients with extensive disease small-cell lung cancer: a randomized study. *J Clin Oncol* 1999;17(7):2092–2099.
382. Auperin A, Arriagada R, Pignon JP, et al. Prophylactic cranial irradiation for patients with small-cell lung cancer in complete remission. Prophylactic Cranial Irradiation Overview Collaborative Group. *N Engl J Med* 1999;341(7):476–484.
383. Takada M. Phase III study of concurrent versus sequential thoracic radiotherapy in combination with cisplatin and etoposide for limited-stage small-cell lung cancer: results of the Japan Clinical Oncology Group Study 9104. *J Clin Oncol* 2002;20(14):3054–3060.
384. Murray N, Coy P, Pater JL, et al. Importance of timing for thoracic irradiation in the combined modality treatment of limited-stage small-cell lung cancer. The National Cancer Institute of Canada Clinical Trials Group. *J Clin Oncol* 1993; 11(2):336–344.
389. Choi NC, Herndon JE II, Rosenman J, et al. Phase I study to determine the maximum-tolerated dose of radiation in standard daily and hyperfractionated-accelerated twice-daily radiation schedules with concurrent chemotherapy for limited-stage small-cell lung cancer. *J Clin Oncol* 1998;16(11):3528–3536.
390. Bogart JA, Herndon JE II, Lyss AP, et al. 70 Gy thoracic radiotherapy is feasible concurrent with chemotherapy for limited-stage small-cell lung cancer: analysis of Cancer and Leukemia Group B study 39808. *Int J Radiat Oncol Biol Phys* 2004; 59(2):460–468.
391. Kies MS, Mira JG, Crowley JJ, et al. Multimodal therapy for limited small-cell lung cancer: a randomized study of induction combination chemotherapy with or without thoracic radiation in complete responders; and with wide-field versus reduced-field radiation in partial responders: a Southwest Oncology Group Study. *J Clin Oncol* 1987;5(4):592–600.
392. Liengswangwong V, Bonner JA, Shaw EG, et al. Limited-stage small-cell lung cancer: patterns of intrathoracic recurrence and the implications for thoracic radiotherapy. *J Clin Oncol* 1994;12(3):496–502.
393. Arriagada R, Pellae-Cosset B, Ladron de Guevara JC, et al. Alternating radiotherapy and chemotherapy schedules in limited small cell lung cancer: analysis of local chest recurrences. *Radiother Oncol* 1991;20(2):91–98.
394. Auperin A, Arriagada R, Pignon JP, et al. Prophylactic cranial irradiation for patients with small-cell lung cancer in complete remission. Prophylactic Cranial Irradiation Overview Collaborative Group. *N Engl J Med* 1999;341(7):476–484.
395. Le Pechoux C, Dunant A, Senan S, et al. Standard-dose versus higher-dose prophylactic cranial irradiation (PCI) in patients with limited-stage small-cell lung cancer in complete remission after chemotherapy and thoracic radiotherapy (PCI 99-01, EORTC 22003-08004, RTOG 0212, and IFCT 99-01): a randomised clinical trial. *Lancet Oncol* 2009;10(5):467–474.
396. Wolfson AH, Bae K, Komaki R, et al. Primary analysis of a phase ii randomized

trial Radiation Therapy Oncology Group (RTOG) 0212: impact of different total doses and schedules of prophylactic cranial irradiation on chronic neurotoxicity and quality of life for patients with limited-disease small-cell lung cancer. *Int J Radiat Oncol Biol Phys* 2011;81(1):77–84.
397. Emami B, Lyman J, Brown A, et al. Tolerance of normal tissue to therapeutic irradiation. *Int J Radiat Oncol Biol Phys* 1991;21(1):109–122.
398. Yom SS, Liao Z, Liu HH, et al. Initial evaluation of treatment-related pneumonitis in advanced-stage non-small-cell lung cancer patients treated with concurrent chemotherapy and intensity-modulated radiotherapy. *Int J Radiat Oncol Biol Phys* 2007;68(1):94–102.
399. Sura S, Gupta V, Yorke E, et al. Intensity-modulated radiation therapy (IMRT) for inoperable non-small cell lung cancer: the Memorial Sloan-Kettering Cancer Center (MSKCC) experience. *Radiat Oncol* 2008;87(1):17–23.
400. Miles EF, Larrier NA, Kelsey CR, et al. Intensity-modulated radiotherapy for resected mesothelioma: the Duke experience. *Int J Radiat Oncol Biol Phys* 2008; 71(4):1143–1150.
401. Timmerman R, McGarry R, Yiannoutsos C, et al. Excessive toxicity when treating central tumors in a phase II study of stereotactic body radiation therapy for medically inoperable early-stage lung cancer. *J Clin Oncol* 2006;24(30):4833–4839.
402. Borst GR, Sonke JJ, Belderbos JS, et al. Normal Tissue Complication Probability after hypofractionation increased due to the high dose per fraction or the high total Biological Equivalent Dose? *Radiat Oncol* 2010;94(3):388.
403. Barriger RB, Forquer JA, Brabham JG, et al. A dose-volume analysis of radiation pneumonitis in non-small cell lung cancer patients treated with stereotactic body radiation therapy. *Int J Radiat Oncol Biol Phys* 2012;82(1):457–462.
415. Le CT, Arriagada R, Quoix E, et al. Radiotherapy alone versus combined chemotherapy and radiotherapy in unresectable non-small cell lung carcinoma. *Lung Cancer* 1994;10(Suppl 1):S239–S244.
416. Leong SS, Tan EH, Fong KW, et al. Randomized double-blind trial of combined modality treatment with or without amifostine in unresectable stage III non-small-cell lung cancer. *J Clin Oncol* 2003;21(9):1767–1774.
417. Komaki R, Lee JS, Milas L, et al. Effects of amifostine on acute toxicity from concurrent chemotherapy and radiotherapy for inoperable non-small-cell lung cancer: report of a randomized comparative trial. *Int J Radiat Oncol Biol Phys* 2004;58(5):1369–1377.
418. Sarna L, Swann S, Langer C, et al. Clinically meaningful differences in patient-reported outcomes with amifostine in combination with chemoradiation for locally advanced non-small-cell lung cancer: an analysis of RTOG 9801. *Int J Radiat Oncol Biol Phys* 2008;72(5):1378–1384.
419. Stewart JR, Fajardo LF. Dose response in human and experimental radiation-induced heart disease. Application of the nominal standard dose (NSD) concept. *Radiology* 1971;99(2):403–408.
420. Martel MK, Sahijdak WM, Ten Haken RK, et al. Fraction size and dose parameters related to the incidence of pericardial effusions. *Int J Radiat Oncol Biol Phys* 1998;40(1):155–161.
421. Das SK, Baydush AH, Zhou S, et al. Predicting radiotherapy-induced cardiac perfusion defects. *Med Phys* 2005;32(1):19–27.
422. King V, Constine LS, Clark D, et al. Symptomatic coronary artery disease after mantle irradiation for Hodgkin's disease. *Int J Radiat Oncol Biol Phys* 1996;36(4):881–889.
423. Harris EE, Correa C, Hwang WT, et al. Late cardiac mortality and morbidity in early-stage breast cancer patients after breast-conservation treatment. *J Clin Oncol* 2006;24(25):4100–4106.
424. Hooning MJ, Botma A, Aleman BM, et al. Long-term risk of cardiovascular disease in 10-year survivors of breast cancer. *J Natl Cancer Inst* 2007;99(5): 365–375.
425. Doyle JJ, Neugut AI, Jacobson JS, et al. Chemotherapy and cardiotoxicity in older breast cancer patients: a population-based study. *J Clin Oncol* 2005;23(34): 8597–8605.
433. Sprangers MA, Sloan JA, Veenhoven R, et al. The establishment of the GENEQOL consortium to investigate the genetic disposition of patient-reported quality-of-life outcomes. *Twin Res Hum Genet* 2009;12(3):301–311.
434. Detmar SB, Aaronson NK, Wever LD, et al. How are you feeling? Who wants to know? Patients' and oncologists' preferences for discussing health-related quality-of-life issues. *J Clin Oncol* 2000;18(18):3295–3301.
435. Velikova G, Booth L, Smith AB, et al. Measuring quality of life in routine oncology practice improves communication and patient well-being: a randomized controlled trial. *J Clin Oncol* 2004;22(4):714–724.
436. Dosoretz DE, Katin MJ, Blitzer PH, et al. Radiation therapy in the management of medically inoperable carcinoma of the lung: results and implications for future treatment strategies. *Int J Radiol Oncol Biol Phys* 1992;24(1):3–9.
437. Graham PH, Gebski VJ, Stat M, et al. Radical radiotherapy for early nonsmall cell lung cancer. *Int J Radio Oncol Biol Phys* 1995;31(2):261–266.
438. Haffty BG, Goldberg NB, Gerstley J, et al. Results of radical radiation therapy in clinical stage I, technically operable non-small cell lung cancer. *Int J Radio Oncol Biol Phys* 1988;15(1):69–73.
439. Kaskowitz L, Graham MV, Emami B, et al. Radiation therapy alone for stage I nonsmall cell lung cancer. *Int J Radio Oncol Biol Phys* 1993;27(3):517–523.
440. Krol ADG, Aussems P, Noordijk EM, et al. Local irradiation alone for peripheral stage I lung cancer: could we omit the elective regional nodal irradiation? *Int J Radio Oncol Biol Phys* 1996;34(2):297–302.
441. Noordijk EM, Clement EV, Hermans J, et al. Radiotherapy as an alternative to surgery in elderly patients with resectable lung cancer. *Radiother Oncol* 1988;13(2):83–89.
449. Koto M, Takai Y, Ogawa Y, et al. A phase I/II study on stereotactic body radiotherapy for stage I non-small cell lung cancer. *EJC Suppl* 2007;5(4):380.
450. Ricardi U, Filippi AR, Guarneri A, et al. Stereotactic body radiation therapy for early stage non-small cell lung cancer: results of a prospective trial. *Lung Cancer* 2010;68(1):72–77.
451. Nagata Y, Takayama K, Matsuo Y, et al. Clinical outcomes of a phase I/II study of 48 Gy of stereotactic body radiotherapy in 4 fractions for primary lung cancer using a stereotactic body frame. *Int J Radiat Oncol Biol Phys* 2005;63(5):1427–1431.
452. Onishi H, Shirato H, Nagata Y, et al. Hypofractionated stereotactic radiotherapy (HypoFXSRT) for stage I non-small cell lung cancer: updated results of 257 patients in a Japanese multi-institutional study. *J Thorac Oncol* 2007;2(7 Suppl 3): S94–S100.
453. Uematsu M, Shioda A, Suda A, et al. Computed tomography-guided frameless stereotactic radiotherapy for stage I non-small cell lung cancer: a 5-year experience. *Int J Radiat Oncol Biol Phys* 2001;51(3):666–670.
454. Le Chevalier T, Arriagada R, Quoix E, et al. Radiotherapy alone versus combined chemotherapy and radiotherapy in nonresectable non-small-cell lung cancer: first analysis of a randomized trial in 353 patients. *J Natl Cancer Inst* 1991;83(6):417–423.
455. Morton RF, Jett JR, McGinnis WL, et al. Thoracic radiation therapy alone compared with combined chemoradiotherapy for locally unresectable non-small cell lung cancer. A randomized, phase III trial. *Ann Intern Med* 1991;115(9): 681–686.
456. Belani CP, Choy H, Bonomi P, et al. Combined chemoradiotherapy regimens of paclitaxel and carboplatin for locally advanced non-small-cell lung cancer: a randomized phase II locally advanced multi-modality protocol. *J Clin Oncol* 2005;23(25):5883–5891.
457. Zatloukal P, Petruzelka L, Zemanova M, et al. Concurrent versus sequential chemoradiotherapy with cisplatin and vinorelbine in locally advanced non-small cell lung cancer: a randomized study. *Lung Cancer* 2004;46(1):87–98.
459. Dautzenberg B, Benichou J, Allard P, et al. Failure of the perioperative PCV neoadjuvant polychemotherapy in resectable bronchogenic non-small cell carcinoma. Results from a randomized phase II trial. *Cancer* 1990;65(11):2435–2441.

第 52 章
纵隔和气管肿瘤

Daniel R. Gomez, C. David Fuller, Sravana Chennupati, Charles R. Thomas, Jr.

纵隔肿瘤

纵隔恶性肿瘤种类繁多,其中浸润型胸腺瘤和胸腺癌相对少见,共占全部恶性肿瘤的 0.2%~1.5%[1]。胸腺癌较罕见,仅占全部胸腺肿瘤的 0.06%[2]。纵隔肿瘤可以来源于胸腺,也可以来源于神经组织、淋巴组织、生殖细胞或间叶组织,多数位于前纵隔,也可出现在后纵隔、中纵隔或颈部。淋巴瘤是最常见的纵隔肿瘤,详细内容见第 89 章。

解剖上,纵隔呈梯形,位于胸腔的中央。它向前延伸至胸骨,向后达椎体;其外界为肺和胸膜,底部为横膈,上界为 T1 水平的胸廓入口、相应肋骨及胸骨柄[3]。如图 52.1 所示,纵隔被分成三个部分,但这三部分间并没有实际的解剖分界[4-6]。前纵隔指心包和大血管前方的区域,胸腺、淋巴结和小血管位于其中。中纵隔由心脏、近心大血管、中央气道和淋巴结构成,气管解剖图如图 52.2 所示。后纵隔位于心脏和大血管的后方,包括了交感神经节、迷走神经、胸导管和食管。表 52.1 列出了各种纵隔肿瘤及其好发部位。

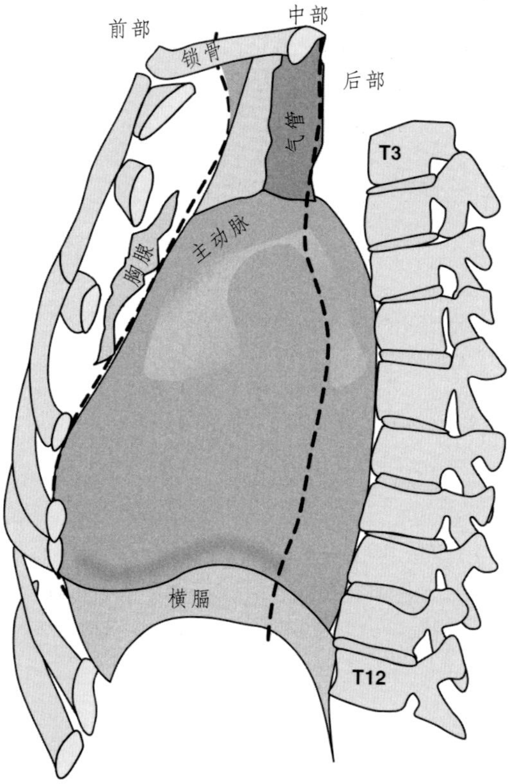

图 52.1　纵隔的解剖。

纵隔肿瘤的发病率

原发性纵隔肿瘤的发病率和患病率可能在不断升高[7-10],胸腺肿瘤或淋巴瘤多见于成人,偶见生殖细胞肿瘤[10,11]。神经源性肿瘤则常见于儿童[8,12,13]。

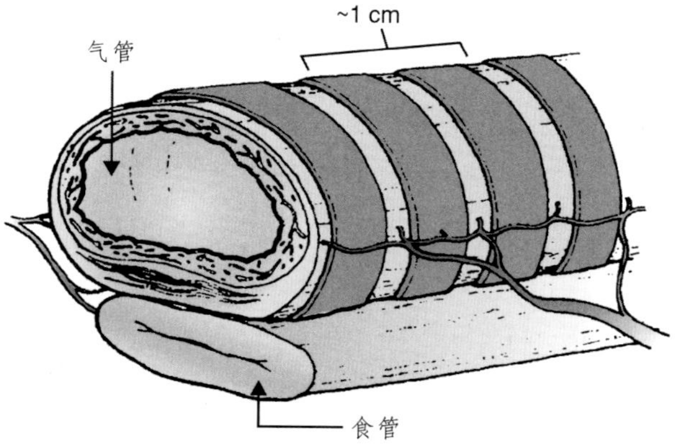

图 52.2　气管示意图。侧壁纵行吻合支与气管平行,其软骨间分支滋养气管的各节段。气管与食管相邻。

胸腺瘤

胸腺是位于前纵隔的不规则分叶状淋巴上皮器官。胚胎学上,胸腺来源于第三对腮囊下部的内皮组织,成年过程中逐渐消失而被脂肪组织所取代。其血供来自内乳动脉。静脉回流至无名静脉和胸廓内静

表 52.1 纵隔不同部位的不同组织类型肿瘤

前纵隔(前上纵隔)	中纵隔	后纵隔
胸腺肿瘤	淋巴瘤	淋巴瘤
胸腺瘤	囊肿	神经源性肿瘤
胸腺癌	支气管源性囊肿	周围神经
胸腺囊肿		恶性周围神经鞘瘤
类癌	前肠囊肿	
胸腺脂肪瘤	心包囊肿	施万细胞瘤
淋巴瘤	胸导管脊膜突出	神经肉瘤
霍奇金淋巴瘤	间叶肿瘤	交感神经节
非霍奇金淋巴瘤	气管肿瘤	节细胞神经母细胞瘤
未分化	癌	
生殖细胞肿瘤	心脏和心包肿瘤	节神经瘤
精原细胞瘤	疝	神经母细胞瘤
非精原细胞瘤	食管裂孔疝	副交感神经
胚胎癌	先天性胸骶膈疝	副交感神经瘤
绒毛膜癌		间叶肿瘤
混合性生殖细胞瘤	血管瘤	内分泌肿瘤
畸胎瘤(皮样囊肿)	升主动脉血管瘤	食管肿瘤和囊肿
内分泌肿瘤		食管裂孔疝
甲状旁腺腺瘤	主动脉弓血管瘤	胸侧壁脊膜突出
甲状腺瘤		
间叶肿瘤	降主动脉血管瘤	
淀粉样瘤		
Castleman 病	大血管	
脊索瘤	淋巴结肿大	
髓外造血组织瘤样增生	炎性	
	肉芽肿	
纤维瘤，纤维肉瘤，恶性纤维组织细胞瘤	结节病	
血管瘤，血管内皮瘤，血管外皮细胞瘤		
胸内脊膜瘤		
脂肪瘤，脂肪肉瘤		
平滑肌瘤，平滑肌肉瘤，平滑肌母细胞瘤		
淋巴管瘤，淋巴管肉瘤，淋巴管肌瘤病		
间皮瘤		
间质瘤		
黏液瘤		
横纹肌肉瘤，横纹肌瘤		
黄色肉芽肿		
先天性胸骶膈疝		

脉。淋巴则回流至下颈椎、内乳及肺门淋巴结。

绝大多数的胸腺肿瘤为胸腺瘤，90%发生在前上纵隔，其他可出现在中纵隔、后纵隔或颈部[14]。胸腺瘤是含有丰富淋巴成分的上皮肿瘤，由未成熟的胸腺皮质细胞组成。虽然胸腺瘤、类癌和生殖细胞肿瘤均可发生于胸腺，但只有胸腺瘤、胸腺癌和胸腺脂肪瘤真正起源于胸腺组织。

流行病学

胸腺瘤相当少见，根据监测、流行病学和最终结果（SEER）数据库的报道，胸腺瘤的发生率为每年 0.15/100 000[15]。在伴有重症肌无力的患者中，发病高峰年龄为 40 余岁，而不伴重症肌无力者发病高峰年龄为 70 余岁甚至更晚[16-21]。根据 SEER 的资料，胸腺瘤的发病率随年龄的增加而增长，80 余岁达顶峰，此后逐渐下降[15]。男性发病率高于女性(P=0.007)，亚太岛国居民中发病率最高(每年 0.49/100 000)。

在前纵隔肿物中，胸腺瘤是最常见的，约占所有纵隔肿物的 30%[8-10,14,22,23]。全部纵隔肿物中，胸腺瘤分别占成人肿瘤的 20%[6,11,24,25]和儿童肿瘤的 15%[14]。EB 病毒感染、淋巴上皮瘤、放疗暴露和细胞发育异常可能是疾病诱因[26-32]。

自然病程

胸腺瘤是一种具有局部侵袭性的惰性生长肿瘤。30%~40%的胸腺瘤患者存在重症肌无力症状[33]，绝大多数胸腺瘤在细胞学上表现为良性，约半数为非浸润性[10,21,34-44]。约 1/3 的患者无临床症状，仅由偶然的胸部 X 线检查发现[40,41,45]。在有症状的患者中，40%的病例与胸腔内肿物侵犯有关，症状包括咳嗽、胸痛、气短、声嘶、上腔静脉压迫甚至肿瘤出血[46]。另有 30%的患者会出现全身症状，其他患者则出现重症肌无力的症状。

胸腺瘤与数种副胸腺综合征有关，其中重症肌无力是最常见的[47,48]。这些综合征与自身免疫状况相关，包括良性全血细胞下降、丙种球蛋白减少症和多发性肌炎，据报道，2%~5%的患者会出现上述疾病[16,19,47-50]。

重症肌无力是一种自身免疫性疾病，患者体内存在与肌肉中乙酰胆碱受体相作用的抗体，导致神经肌肉接头传导信号被破坏[51]。重症肌无力的主要症状是骨骼肌的乏力和易疲劳，大多数患者会首先出现眼肌疲劳，包括上睑下垂和复视，然后会发展至全身乏力，较为严重的病例会出现近端肢体及躯干肌的受累，最严重时甚至会影响呼吸[52–54]。约45%的胸腺瘤患者会发生重症肌无力，在病例数超过100例患者的研究中,同时发生两病的概率为10%~67%[17,18,20,21,55,56]。相反的，仅有10%~15%重症肌无力的患者合并有胸腺瘤[18,51,57]。约1/4重症肌无力的患者胸腺是正常的[58]。在其他75%患者中,仅有15%~20%存在胸腺瘤,60%则为胸腺增生[59]。多数患者接受胸腺切除后临床症状会得到改善,即使胸腺正常也是如此[60]。

其他的全身性症状作为自身免疫性疾病的一部分,可以出现在5%~10%的胸腺瘤患者中。Souadjian等[47]分析了500多例胸腺瘤患者,发现71%的患者有全身性疾病。这些症状包括红细胞减少、中性粒细胞减少、全血细胞减少症、库欣综合征、DiGeorge综合征、类癌综合征、Lambert-Eaton综合征、恶性贫血、肾病综合征、抗利尿激素分泌异常综合征、惠普尔病、红斑狼疮、天疱疮、强直性肌营养不良、硬皮病、多发性肌炎、多发性神经炎、心肌炎、多关节病、干燥综合征、艾迪生病、垂体功能减退、结节病、丙种球蛋白减少症、溃疡性结肠炎、风湿性关节炎、桥本甲状腺炎、甲状腺功能亢进、甲状旁腺功能亢进和甲状腺癌[14,61–64]。其他还包括肥大性骨关节病和慢性皮肤黏膜的念珠菌病[63]。

此外，一些研究还报道胸腺瘤患者继发恶性肿瘤的发生率较正常人群平均增加15%甚至更高[47,49,50,65–67]。在一项研究中,发生风险最高的继发恶性肿瘤为消化系统的非霍奇金淋巴瘤,软组织肉瘤的发生率也有增加[15]。

绝大多数胸腺瘤呈惰性生长，一旦肿瘤进展,胸膜表面是最常见的区域种植转移部位,可以引起胸膜肿块、纵隔肿块和恶性胸腔积液[16]。现有最大规模的研究入组了1093例胸腺瘤患者，发现淋巴转移的概率为1.8%,其中90%的转移淋巴结位于前纵隔[68]。胸腺瘤极少发生血行转移,但有肝、肺或骨转移的报道[69]。

诊断

胸腺肿瘤占全部前纵隔肿物的50%,其余25%为淋巴瘤,25%为其他肿瘤(参见表52.1)[10],其他肿瘤常有特征性的影像学表现(如畸胎瘤)。淋巴瘤则通常伴有其他提示性的全身症状或临床表现，如体重下降、发热或淋巴结肿大。

胸腺肿瘤可以通过细针穿刺、支气管镜、纵隔镜、电视辅助胸腔镜或开放活检取得病理。对伴有副胸腺综合征的患者,发现很小的胸腺肿物即可做出临床诊断。一般来说,不主张进行活检,以免穿破包膜时肿瘤细胞脱落并发生胸腔内种植[70,71]。目前尚无针道或活检部位种植转移的报道，仅有3例开胸手术瘢痕区复发的报道[72,73]。一项包括136例胸腺瘤患者的多因素分析显示,接受术前活检的患者生存率更高(P=0.056)[50],许多研究中心对较大的肿瘤进行常规活检[18,49,72,74–77]。

诊断时应先对患者进行重症肌无力的相关详细检查。针对常见伴随症状进行常规血液检查时,男性患者必须检查血清甲胎蛋白和人绒毛膜促性腺激素β亚单位以除外生殖细胞肿瘤[78]。CT可显像前纵隔肿物[43,79–81],必要时也可进行MRI检查显示肌肉骨骼解剖结构,其有助于区分纵隔中的神经和血管[82–84]。18–氟代脱氧葡萄糖(^{18}F)正电子发射体层摄影(PET)已用于包括胸腺瘤在内的几种恶性肿瘤的可视化检查。然而,由于儿童及青年人的胸腺对氟代脱氧葡萄糖存在着生理性的摄取,这项技术的应用有一定的局限[85,86,87]。然而,这种成像方式对疾病的检测和评估预后的前景光明，近年来的研究表明,PET不仅可以提高诊断的敏感性,也有助于建立疾病的等级[88–91]。一项引起争议的研究中,49例胸腺肿瘤患者行PET检查并将氟代脱氧葡萄糖摄取率与部分生物标记物[例如葡萄糖转运蛋白–1 (GLUT-1)、GLUT-3、低氧诱导因子–1α(HIF-1α)、血管内皮生长因子(VEGF)、肿瘤微血管密度、CD31和CD34、p53、B–细胞淋巴瘤因子–2(bcl-2)]的表达进行了对比。作者发现,PET中氟代脱氧葡萄糖摄取与GLUT1、HIF-1α、VEGF、p53和肿瘤微血管密度直接相关,而这些标志物亦与肿瘤分期相关[92]。这些发现非常重要,因为其表明治疗效果可用代谢反应来监测。图52.3显示的三联疗法治疗局部晚期胸腺瘤患者证明了PET的结果。PET与胸部增强CT结合显然有助于精确划定疾病的程度。

除了PET显像,在一些小样本的研究中,奥曲肽扫描诊断胸腺恶性肿瘤也显示了一定的准确性[93]。除了CT,MRI检查也可以提供更高的敏感性并提供有关肿瘤的分级和侵袭性的信息,分期较晚的肿瘤常见的表现包括T2低信号灶、纵隔淋巴结肿大、包膜不完整和不均匀强化[94,95]。

病理分型

鉴于胸腺瘤病理表现多样,常缺乏典型的恶性特征,病理学家对其进行了深入的研究。表52.2列出了目前已发表并已用于临床的各种分类系统。事实上,用于描述胸腺瘤的各种术语还尚未被明确定义。目前

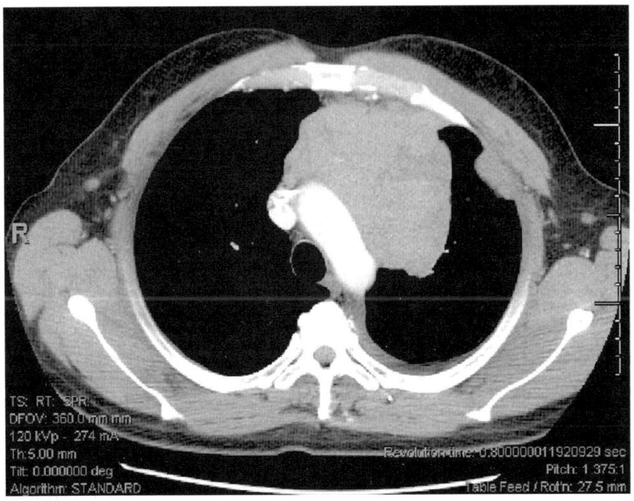

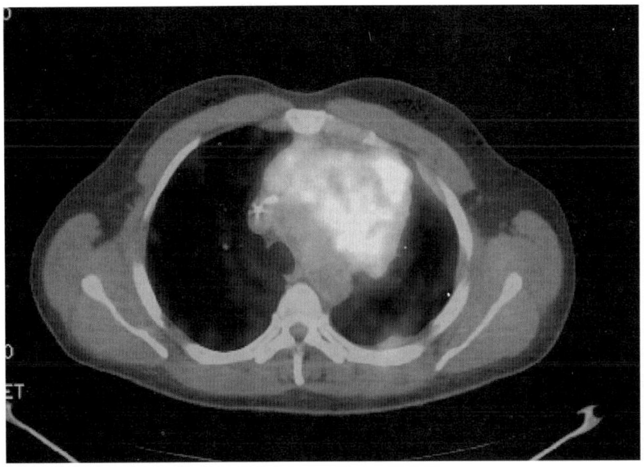

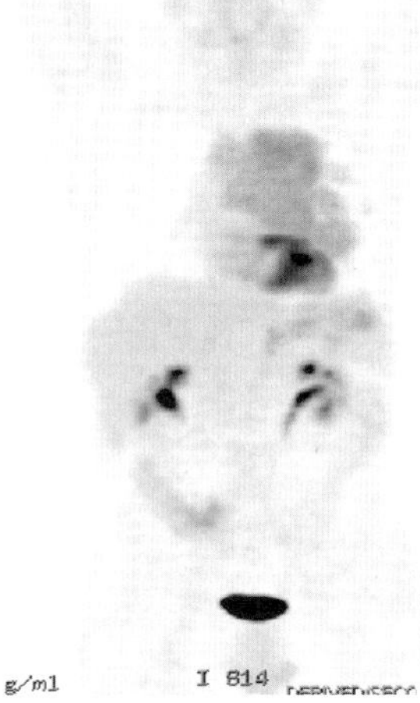

图 52.3　胸腺恶性肿瘤 PET 成像。PET 成像已被证明可用于评估疾病程度和转移。

主要把胸腺瘤划分为非浸润性和浸润性两类,或称为“良性”和恶性。然而,所有的大型研究中[17,18,100–102],无论何种分期或病理分型,均有切除术后复发或转移的报道[16–18,20,21,42,49,50,101–109]。即使病理表现呈良性,非浸润性胸腺瘤也具备许多与恶性肿瘤类似的特点,可发生复发和转移。

表 52.2　胸腺瘤分类系统			
Bernatz 等, 1961[96]	Müller-Hermelink 等, 1985[97]	Suster 和 Moran, 1999[98]	Rosai 和 Sobin, 1999[99]
梭形细胞型	髓质型	胸腺瘤,分化良好	A 型
—	混合型		AB 型
—	皮质为主型		B1 型
淋巴细胞富有型	皮质型		B2 型
淋巴上皮型			
上皮细胞富有型	分化良好的胸腺癌	不典型胸腺瘤	B3 型
—	高分级胸腺癌	胸腺癌	C 型

最新的分类标准由 WHO 于 1999 年发表,并在 2004 年进行了修改[99,110]。然而,为了理解这一分类系统,有必要对历史上胸腺瘤的分类系统进行回顾。最早的分类标准由 Bernatz 等[96]根据胸腺瘤的主要细胞类型提出,将其分成淋巴细胞型、上皮细胞型、混合型和梭形细胞型。但是同其他分类系统类似,其最大的问题在于分类与临床预后间的相关性很差。Verley 和 Hollmann[101]也将胸腺瘤划分为 4 种类型:梭形或卵圆细胞型、淋巴细胞富有型、分化好的上皮细胞富有型和未分化上皮细胞型。前 3 种细胞呈良性表现,而第四种类型则包括了含有大量有丝分裂和细胞不典型增生的多形性肿瘤,也被认为是胸腺癌。可惜,这一分类方法与预后间的相关性仍然很差。

Müller-Hermelink 等[97]建立的分类系统基于以下事实,即胸腺由不同亚型的上皮细胞组成:皮质型、髓质型、皮质髓质混合型以及分化良好型。虽然这是目前应用最广泛的分类系统,但并未发现上皮细胞形态与预后间的联系[111]。虽然某些研究已经有所发现,例如皮质型胸腺瘤通常更具侵袭性,且常与重症肌无力有关[75,101,105,112–114],但是组织学类型和预后关系的研究结果常常互相矛盾[19,76,111,115]。对大宗病例的多因素分析未发现 Müller-Hermelink 分类系统是预后的独立预测因素[16,19,74]。

胸腺癌也可以分为分化良好和分化不良两类。分化良好的胸腺癌具有胸腺瘤的典型特征,它含有不典型增生及有丝分裂的成分,但通常小于2个/10个高倍镜视野[116]。这种疾病的发生率和预后在各组研究中差别很大。分化不良胸腺癌,或简称为胸腺癌,特点鲜明,可被清晰地识别。缺乏副胸腺综合征以及明确的细胞异型性通常与预后不良相关。胸腺癌可以被分为鳞状细胞癌、黏液表皮样癌、基底细胞样癌、淋巴上皮细胞样癌、小细胞或神经内分泌癌、肉瘤样癌、透明细胞癌和未分化癌[117]。胸腺类癌通常指神经内分泌胸腺肿瘤,因为其中含有神经内分泌颗粒。胸腺癌也常含有这些颗粒。

还有一个问题是,这些分类系统间不能很好地相互对应[111],不同病理学家独立对胸腺瘤进行分型时,即使采用同一系统,彼此间的符合率也通常很低,仅有35%。仅有两个小样本研究显示采用 Müller-Hermelink 分类系统时,符合率可以达到78%[118,119]。同时,无论使用何种分类系统,胸腺瘤不同的组织学类型与其恶性表现及全身症状间的相关性均很差[43]。显然,一个更为统一的分类标准是必需的。

WHO 系统与 Müller-Hermelink 分类系统类似,但将胸腺肿瘤分成了6种不同的类型(A、AB、B1、B2、B3、C;表52.2)[110,120]。A 型肿瘤由卵圆形或梭形的肿瘤上皮细胞组成,不具有细胞异型性或淋巴细胞浸润。AB 型与 A 型类似,但含有灶状淋巴细胞成分。B 型肿瘤由成团的上皮样细胞组成,可以根据其中上皮细胞的比例和不典型增生的程度分成3个亚型。B1 型肿瘤类似正常胸腺皮质结构,同时含有类似胸腺髓质的区域。B2 型在广泛的淋巴细胞背景上散在分布含有核仁清晰的泡状细胞核的肿瘤样上皮细胞;血管旁间隙明显,且血管旁间隙中可见呈栅栏状排列的肿瘤细胞。B3 型由大量圆形或多角形上皮细胞及少量淋巴细胞组成,上皮细胞呈现轻度的异型性,因此,此型的肿瘤类似于其他分类标准中描述的分化良好的胸腺癌。胸腺癌被分为 C 型肿瘤,它具有显著的细胞异型性,细胞结构类似于癌,与正常胸腺组织差异很大[116]。

WHO 分类标准发表后,受到了进一步的评估。在两项研究中,不同病理学家使用 WHO 系统进行分类的符合率分别达到了90%和95%[121,122]。但是,对各研究组间 WHO 分类的情况进行比较发现,A 型和 B 型的发生率差别很大,已不能单以误差来解释[116]。临床上最明确的亚型为 B3 型(既往所称的分化良好的胸腺癌)及 C 型(胸腺癌)。其他相同类型的患者临床特点仍存在着显著的差别。但是研究中 WHO 分型系统与 Masaoka 分期间存在着良好的相关性(表52.3)[116]。绝大多数 A 型和 AB 型患者属于 Masaoka Ⅰ期或Ⅱ期。而随着 B 型中亚型的不断升高,Masaoka 分期也存在增加的趋势[116]。

WHO 系统是疾病特异性生存的独立预后因素,只有两项小样本研究支持分期是独立的预后因素[116]。WHO 分型的预后价值主要因为 C 型的生存明显较差[123–125],但即使在 C 型除外的研究中,WHO 分型仍然具有独立的预后价值[125,126]。

近来,一些关于病理的研究为预后组织学特征提供了方向。Shim 等[127]的相关研究评估了胸腺癌中的间质淋巴细胞浸润的作用,发现肿瘤间质中有较低 CD4+、CD20+淋巴细胞水平的患者生存率较低,CD4+、CD8+ 和 CD20+ 的各种组合可以预测更差的生存结果。作者认为这些淋巴细胞可以共同抑制癌症的进展,它们对患者的长期预后可能是有益的[127]。

分子特征

过去几年内,肿瘤分子技术的发展改善了几种胸部恶性肿瘤的病理分类系统,这种发展也与胸腺瘤相关。一些研究表明,大部分胸腺恶性肿瘤中表皮生长

表 52.3 胸腺瘤 Masaoka 分期系统

分期		描述
Ⅰ		大体肿瘤完全处在包膜内,不存在显微镜下包膜受侵
Ⅱ	a	大体肿瘤侵犯周围纵隔脂肪组织或纵隔胸膜
	b	显微镜下包膜受侵
Ⅲ		大体肿瘤侵犯周围器官
Ⅳ	a	胸膜或心包种植(播散)
	b	淋巴或血行转移

Adapted from Masaoka A, Monden Y, Nakahara K, et al. Follow-up study of thymomas with special reference to their clinical stages. *Cancer* 1981;48(11):2485–2492.

因子受体(EGFR)表达量升高,这种情况也存在于非小细胞肺癌和其他上皮癌中[128-131]。然而,*EGFR* 突变在胸腺恶性肿瘤中较罕见[132,133],因此 EGFR 靶向抑制剂没有改善胸腺肿瘤的反应率和控制率[134-136]。其他信号通路通常表现为过表达,如 VEGF[137]、胰岛素样生长因子-1R(IGF-1R)[138]、KIT 通路[139,140],在大多数情况下,过表达主要发生在胸腺癌而非胸腺瘤。像 EGFR 靶向药物一样,作用于上述通路的靶向药物的Ⅰ期、Ⅱ期临床试验的结果并不让人满意[141,142]。IGF-1R 的抗体 Figitumumab 在晚期或难治性胸腺瘤的早期临床试验中显示了一定疗效[143,144],其Ⅱ期试验正在进行中。此外,一项Ⅱ期临床试验评估了组蛋白去乙酰化酶抑制剂 Belinostat 在复发或难治性晚期胸腺上皮性肿瘤患者中的效果,结果显示入组的 41 例患者(25 例胸腺瘤,16 例胸腺癌)反应率为 8%,进展和生存的中位时间分别是 5.8 个月和 19.1 个月,认为该药有较“温和”的抗肿瘤能力,但远期疗效还需要进一步研究[145]。

虽然在其他肿瘤中,例如乳腺癌,已经深入研究过类固醇受体的表达,但其在胸腺恶性肿瘤中的研究才刚刚起步。目前已知糖皮质激素受体在上皮细胞中表达,而糖皮质激素可诱导胸腺细胞凋亡[146,147],实际上已经证明泼尼松在对其他药物不敏感的患者中取得了很好的效果。最近,一项评价胸腺瘤和胸腺癌中糖皮质激素受体、雌激素受体和孕激素受体的研究表明,糖皮质激素受体和雌激素受体分别在 83%和 76%的恶性胸腺肿瘤中存在过表达,孕激素受体过表达只存在不足 1%的胸腺恶性肿瘤中。在接受切除的患者中,糖皮质激素受体的表达也与更好的预后相关[148]。这些研究可能有助于发现针对原发性、转移性或难治性疾病的毒性较低的新治疗方案。

分期

Masaoka 等[103]在 1981 年发表的分期系统是最常用的分期标准(表 52.3)。它主要根据手术时肉眼或显微镜下观察肿瘤侵犯纵隔结构的程度进行分期。其他研究组试图改进 Masaoka 分期。例如,在表 52.4 中显示的法国胸腺瘤 GETT 分期,将是否完整手术切除作为分期的一个标准。这可能是一项预后因素,但依此进行分期就无法排除治疗因素的影响,从而对患者进行独立的比较[149]。

预后因素

大规模研究的多因素分析发现,肿瘤的浸润性(如,肿瘤分期)和是否完整手术切除是两项确定的主要预后因素[16,17,19,20,34-36,41,49,50,74,100,103,150-154]。所有的大规模研究都证实了分期的重要性[16-18,20,21,42,49,50,100,103,155]。据报道,Ⅰ、Ⅱ、Ⅲ、Ⅳ期疾病的 15 年平均总生存率分别为 78%、73%、30%和 8%(表 52.5)[17]。Ⅰ、Ⅱ、Ⅲ、Ⅳ期的 10 年平均无病生存率分别为 92%、87%、60%和 35%(复发率总结在表 52.6 中)[17,20,100,115,154]。

表 52.4 胸腺瘤 GETT 分期系统

分期		描述
Ⅰ	a	肿瘤包膜完整,完整切除
	b	大体肿瘤包膜完整,完整切除
		外科医生怀疑存在纵隔粘连或包膜受侵的可能
Ⅱ		浸润性肿瘤,完整切除
Ⅲ	a	浸润性肿瘤,次全切除
	b	浸润性肿瘤,仅行活检
Ⅳ	a	远处胸膜种植或锁骨上转移
	b	远处转移

From Gamondes JP, Balawi A, Greenland T, et al. Seventeen years of surgical treatment of thymoma: factors influencing survival. *Eur J Cardiothorac Surg* 1991;5(3):124–131.

手术切除范围是胸腺恶性肿瘤另一个主要预后因素[17,49,50,161-163]。接受完整切除(R0)手术的患者预后显著优于 R1 或 R2 切除的患者[103,164]。Ⅰ期患者的肿瘤几乎都能被 R0 切除,而Ⅲ期患者肿瘤的完整切除率则会下降至 50%左右[18,21,42,103]。最近,WHO 病理分型也显示出了其与预后的独立相关性,表 52.7 总结了几项分析分期、组织学类型和切除状态与胸腺肿瘤预后间关系的主要研究。

其他可能的预后因素包括肿瘤大小(>10cm)和临床症状[16,49,105]。既往的研究认为,存在副胸腺综合征的患者,例如重症肌无力或其他自身免疫性疾病,其预后更差[44,49,154],但是新的研究对此观点提出了挑战[17,20,21,50,75,76,103,105,152,168-170],某些研究甚至指出,伴发重症肌无力的患者预后明显改善[18,50,171]。可能的原因是这些症状有助于早期发现胸腺瘤[49,172-174]。近来,在日本开展的一项入组 1089 例患者的研究显示,大约 25%的患者会伴发重症肌无力[56]。在Ⅲ期患者中,是否伴发重症肌无力在 5 年总生存率上没有差异。在Ⅳ期患者中,伴发重症肌无力者 5 年总生存率为 85.1%,而无重症肌无力者为 63.9%。伴有重症肌无力的患者接受 R0 手术切除的比例(60%)显著高于无重症肌无力

表 52.5 胸腺瘤患者 5 年及 10 年总生存率

作者	研究机构	研究时间(年)	例数	R0 手术率(%)	5 年生存率(%)				10 年生存率(%)			
					Ⅰ	Ⅱ	Ⅲ	Ⅳ	Ⅰ	Ⅱ	Ⅲ	Ⅳ
Kondo 和 Monden[55]	JACS	1990—1994	924	92	100	98	89	71	100	98	78	47
Regnard 等[156]	ML, 巴黎	1955—1993	307	85	89	87	68	66	80	78	47	30
Maggi 等[18]	都灵	1991 年以前	241	88	89	71	72	59	87	60	64	40
Rena 等[125]	都灵	1988—2000	175	84	100	100	100	100	100	100	85	—
Zhu 等[157]	复旦,中国上海	1989—2002	175	89	100	96	78	57	—	—	—	—
Nakahara 等[21]	大阪	1988 年以前	141	80	100	92	88	47	100	84	77	47
Wilkins 等[50]	约翰·霍普金斯	1957—1997	136	68	84	66	63	40	75	50	44	40
Rea 等[158]	帕多瓦	1970—2001	132	82	93	93	60	36	84	82	51	0
Blumberg 等[49]	MSKCC	1949—1993	118	73	95	70	50	100	86	54	26	0
Quintanilla-Martinez 等[115]	MGH	1994 年以前	116	94	100	100	70	70	100	100	60	0
Pan 等[19]	中国台北	1961—1991	112	80	94	85	63	41	87	69	58	22
Elert 等[159]	维尔茨堡	1957—1988	102	—	83	90	46	—	—	—	—	—

R0,完整切除;JACS, 日本胸科手术协会;ML,法国勒普莱西-鲁宾逊 Marie Lannelongne 医院;MSKCC,纪念斯隆-凯瑟琳癌症中心;MGH,麻省总医院。

表 52.6 胸腺瘤复发率

作者	研究时间(年)	研究机构	例数	接受治疗(%)			5 年复发率(%)			
				R0 切除	化疗	放疗	Ⅰ	Ⅱ	Ⅲ	Ⅳa
Kondo 和 Monden[55]	1990—1994	JACS 中心	862	100	12	32	1	4	28	34
Regnard 等[156]	1955—1993	ML,巴黎	307	85	很少	一半	4	7	16	58
Maggi 等[18]	1991 年以前	都灵	241	88	7	12	2	13	30	25
Wright 等[160]	1972—2003	MGH	179	90	—	—	0	0	22	41
Rena 等[125]	1988—2000	都灵	178	84	13	43	1.6	8.6	28	40
Zhu 等[157]	1989—2002	复旦,中国上海	175	80	14	97	4	2.4	43	57
Cowen 等[22]	1979—1990	FNCLCC	149	42	100	50	0	7	23	25
Wilkins 和 Castleman[44]	1957—1997	约翰·霍普金斯	136	68	7	37	8	10	24	0
Blumberg 等[49]	1949—1993	MSKCC	118	73	32	58	4	21	47	80
Ruffini 等[102]	1974—1993	都灵	114	100	—	25	5	10	30	33

R0,完整切除;JACS,日本胸科手术协会;ML,法国勒普莱西-鲁宾逊 Marie Lannelongue 医院;FNCLCC,国家抗癌中心联合会;MSKCC, 纪念斯隆-凯瑟琳癌症中心;MGH,麻省总医院。

者(38%)。

另一项预后因素是患者的年龄。大于 30~40 岁的患者比年轻的患者预后更好[16,74,154],相反,儿童胸腺瘤与成人相比更易表现为恶性[175],幸运的是,儿童中恶性胸腺瘤的发生率极低[176]。

治疗原则

手术

手术切除是胸腺瘤的主要治疗方式。无论其侵犯

表 52.7 影响胸腺瘤专项生存的多因素分析结果

作者	研究机构	研究时间(年)	例数	P 值		
				组织类型	分期	R0 切除
Okamura 等[165]	大阪	1957—2000	273	0.05	0.0001	NS
Rieker 等[166]	赫尔茨堡	1967—1998	218	<0.0024	<0.001	—
Wright 等[160]	MGH	1972—2003	179	0.004	0.002	NS
Rena 等[125]a	都灵	1988—2000	178	0.014	0.012	0.0001
Park 等[122]b	延世	1992—2002	150	0.019	<0.001	0.947
Rea 等[158]b	帕多瓦	1970—2001	132	0.0001	0.003	NS
Kondo 等[167]b	德岛	1973—2001	100	NS	0.04	<0.05

NS,无统计学意义;R0,完整切除;MGH,麻省总医院。

[a] 不包括 C 型。

[b] 总生存率,而非无病生存率。

程度,完整的手术切除(R0)都是胸腺瘤的治疗选择,除非在极少见的晚期病变中,肿瘤出现胸腔内或胸腔外的广泛转移。幸运的是,绝大多数的胸腺瘤(90%~95%)只侵犯局部[177]。平均手术死亡率为 2.5%(0.7%~4.9%)[16-18,21,42,49,96,159]。Ⅰ期胸腺瘤的手术切除率几乎为 100%。但是在更晚期的胸腺瘤中,可手术切除率变化很大,Ⅱ期为 43%~100%(平均 85%);Ⅲ期为 0%~89%(平均 47%);而Ⅳ期则为 0%~78%(平均 26%)[100]。

鉴于完整手术切除是一项非常重要的预后因素,手术时往往倾向于积极地切除尽可能多的肿瘤组织。若外科医师认为可能存在显微镜下肿瘤残存(R1 手术),应当在残存部位放置金属标记以利于此后勾画放疗靶区。次全切除是否有益尚有争议,某些作者认为,在辅助放疗前行减瘤术可以改善生存[18,21,55,103,104,154]。其他作者则发现单纯减瘤活检术对生存无益[17,18,21,49,74,149,154,171,178]。另一项大规模研究发现,接受肿瘤次全切除术的患者与仅行活检术的患者相比,5 年生存率间存在着显著差别(64% 对 36%),但是 10 年生存率则差异不大,提示次全切除主要对中期生存有帮助[55]。由于很难控制术后残存病灶情况、选择偏倚或其他治疗手段等因素的影响,次全切除的效果尚不得而知。在进行辅助放疗或化疗的前提下,进行计划性的部分切除术仅残存极少量肿瘤可能是有益的。

手术技术的发展使得机器人的使用成为可能。因为手术的微创性,机器人技术的潜在优势包括增加了肺功能的保护率、提高了伤口的美观程度和增加了患者的依从性[179]。部分机构探索机器人在胸腺肿瘤切除中应用的结果已经发表。Rückert 等[180]的结果表明,这项技术在行胸腺切除治疗重症肌无力具备可行性。同一组研究人员随后发表一项回顾性队列研究,比较了机器人辅助和非机器人辅助胸腔镜胸腺切除术,发现行机器人辅助胸腔镜胸腺切除术患者的重症肌无力缓解率较高,作者将这一发现归因于机器人技术改善了纵隔淋巴结清扫术[181]。

另一种微创手术是电视辅助胸腔镜胸腺扩大切除术(VATET)。1998—2009 年,日本用该技术治疗了 35 例临床Ⅰ期胸腺瘤患者[182],该作者认为这项技术是安全的,无围术期死亡,出现三次轻微的并发症。其中 20 例患者在手术期间升级为 Masaoka 分期Ⅱ期或Ⅲ期。65 个月平均随访时间中,1 例出现双侧肺复发[182]。未来的研究将探索机器人辅助 VATET 在胸腺恶性肿瘤应用中的安全性和有效性。

Ⅰ期胸腺瘤患者应用传统手术技术的 5 年生存率超过 90%,10 年生存率会轻微下降[18,21,64],局部复发率小于 5%。在Ⅱ、Ⅲ期患者中,单纯手术的复发率可达 10%~47%。综合分析多项病例数超过 100 例的研究发现,胸腺瘤患者的死亡原因分别为:38%死于胸腺瘤(范围:19%~58%),9%死于术后并发症(范围:2%~19%),22%死于重症肌无力 (范围:16%~27%),9%死于其他自身免疫性疾病 (范围:2%~19%), 其余 29%(范围:8%~47%)死于与胸腺瘤无关的其他原因(包括其他肿瘤)[16-18,20,21,42,50,101,104,115,154]。表 52.6 总结了胸腺瘤复发率的情况。

复发

绝大多数胸腺瘤的复发模式为局部区域复发,

81%复发于局部,9%可出现远处转移，而11%的患者两者可同时发生[16,17,42,49,101,102]。多数复发出现在放疗后3~7年间[16-18,49,50,102],但最迟的出现在首次手术切除后32年[42,57,169,183,184]。对复发病变的治疗通常包括手术和辅助放疗[73,102,185]。多数复发肿瘤(50%~75%)是可以手术切除的，对这部分病变,R0切除的比例可达45%~71%[49,73,100,102,186]。多数研究发现,R0手术切除的复发患者近期和长期的预后均较好[73,185],10年实际生存率为53%~72%[73,100,102,187],而接受不完全手术切除的患者10年生存率则为0%~35%[17,73,100,102,187]。纪念斯隆-凯瑟琳癌症中心的一项近期研究认为,25例患者初次切除后出现复发,其中11例(44%)适合再次切除。在该项研究中,50%的复发患者行R0手术切除，其中82%的患者经历了再次复发。作者认为“尽管热衷于再次手术……再次手术也应选择合适的患者”[188]。

若复发病变无法切除，放化疗也可取得一定疗效,其5年总生存率可达25%~50%,但长期生存不佳[18,49,100,102,186,189]。

放疗

完整切除后辅助放疗

放射治疗通常作为Ⅱ、Ⅲ期可切除胸腺瘤患者的辅助治疗手段。Ⅰ期胸腺瘤患者行R0切除术后局部复发率很低,因此放疗不大可能继续降低复发率。确切的放疗适应证尚存争议,某些作者建议所有患者均应行辅助放疗[21,104],其他作者则建议仅对Ⅱ期和Ⅲ期胸腺瘤患者行辅助放疗[17,64,77,149,154],还有作者提出仅在不完整手术切除的情况下加用放射治疗[55,149,154]。所有关于术后放疗的研究都是回顾性的,同时,由于胸腺瘤发病率很低,这些研究都跨越了数十年。鉴于分期和手术完整切除是两项最重要的预后影响因素,所有关于辅助放疗的研究资料都必须充分考虑到这些因素的影响。

一些研究显示,在完整手术切除的Ⅱ期胸腺瘤患者中,放疗组与对照组相比有改善生存的趋势,大规模的研究则显示两者在复发率上没有差别[55],而一项研究甚至报道接受辅助放疗的患者预后更差[102]。Haniuda等[190]发现肿瘤与纵隔胸膜间存在纤维粘连但未发生微小浸润者从术后放疗中获益最大,存在纵隔胸膜粘连者复发率为36.4%，而不存在纵隔胸膜粘连的患者为0%。因此,纵隔胸膜受侵可能是另一个需要考虑的因素。Chang等[191]主持的一项研究表明,Ⅱ期或Ⅲ期完整切除的胸腺瘤患者辅助放疗后总生存率相似,而无疾病进展生存率有所改善(93%放疗对70%未放疗)。然而,部分研究则显示Ⅱ期胸腺瘤术后行放疗并无获益。Berman等[192]发现74例Ⅱ期完整切除术后的患者局部复发率只有3%,这些患者并未行辅助放疗。Utsumi等[193]报告称在Ⅰ期或Ⅱ期完整切除的患者中观察到相同的结果。最后,一项对901例患者的SEER分析表明,对完整切除的胸腺瘤患者行辅助放疗没有明确的受益[194]。

不同于上述研究，对Ⅲ期R0切除术后的患者,许多小样本研究(<50例患者)认为辅助放疗有助于提高局部控制率。Urgesi等[152]报道,33例患者中均未出现放疗野内复发,3例出现放疗野外复发。而其他研究显示，加入放射治疗无法改变局部或远处的复发率[49,55,195-197]。另一方面,一些研究证实了完整切除的Ⅱ期或Ⅲ期胸腺瘤应用术后治疗的边际效应[18,37]。作者建议Ⅱ期或Ⅲ期患者是否应用辅助治疗需要考虑个人情况,并且应将风险因素考虑在内,例如胸腔或心包浸润、肿瘤分级和并发症,强烈建议在决策之前对治疗方案进行多学科的会诊讨论。

部分切除术后辅助放疗

当肿瘤无法完整切除时，显然要考虑放射治疗。对接受次全切除的胸腺瘤患者，两项研究认为辅助放疗是有益的[18,37]。遗憾的是,这两项研究规模较小,容易发生病例的选择偏倚。另一项研究综合分析了Ⅲ期胸腺瘤患者接受R0、R1或R2切除术后的资料,发现全组44例患者中,接受辅助放疗者复发率更低。放疗组和非放疗组的实际复发率分别为24%和40%,辅助放疗可能也可以降低Ⅳ期病变患者的复发率[37]。Curran等[37]认为在26例接受不完全切除的Ⅲ期胸腺瘤患者中,放射治疗后均未出现纵隔复发,未行放疗患者的5年复发率为79%。其他作者也得出相同结论,即肉眼肿瘤残存的患者接受辅助放疗后纵隔复发率很低[152,198]。

新辅助放疗

放射治疗被建议用于新辅助治疗,特别是用于存在重要结构受侵的胸腺瘤患者中,以减低瘤负荷,提高手术切除率[34,106,155,199-203],有效率可达80%,且理论上有助于减少术中肿瘤种植的风险[18,37,154,199]。R0切除率可以从53%提高到75%[106,203],高于Ⅲ期胸腺瘤的常规R0切除率50%[17,20,21,37,49,77,103,149]。术前放疗患者的10年生存率似乎并无改善,但该研究的样本量很小[106,202,203]。

根治性放疗

对由于医疗条件无法进行手术或肿瘤无法手术切除的患者,单纯放疗可以取得一定的疗效。Arakawa 等[204]报道了 12 例因肿瘤无法切除而以放疗为首程治疗的病例，在 1~5 年的随访时间内,7 例仍存活。Ciernik 等[198]报道了一组小规模的无法手术切除的Ⅲ、Ⅳ期胸腺瘤患者,行放射治疗,其 5 年生存率为 87%。Jackson 和 Ball[205]报道了一组活检或手术不完全切除后接受放疗的患者,其 10 年生存率达到了 44%。针对复发病例,Urgesi 等[471]报道了 21 例单纯接受放射治疗的胸腺瘤胸内复发患者,仅接受放疗的患者 7 年生存率为 70%,与手术及辅助治疗的结果相近。虽然这些结果很有意义,但在这样的综合治疗年代,对于难治性胸腺瘤,不合并化疗的单纯术前放疗或根治性放射治疗已不再是首选的治疗方式。

化疗

已经证实胸腺瘤对化疗非常敏感，几乎 2/3 的患者对化疗有反应,1/3 的患者会达到完全缓解[67,170,206-213],肿瘤缓解可持续 12~93 个月。化疗对长期生存的作用更难评估,一项回顾性分析入组了 90 例患者,化疗将肺、胸膜或其他部位的远处转移风险下降一半(17% 对 38%;$P<0.05$)。所有的患者均为放疗后Ⅲ期或Ⅳ期病例,一些接受了部分肿瘤切除,其余则未行手术治疗[154]。另一项研究报道加入化疗后,无疾病生存率有提高趋势,但无统计学意义[178]。

新辅助化疗备受期待，与术前放疗的原理类似,化疗可以有效地提高肿瘤的完整切除率。一项研究显示,在Ⅲ期和Ⅳa 期胸腺瘤患者中,新辅助化疗可以改善生存[174]。

与放疗相关的研究类似,多数关于化疗的研究为小规模的回顾性分析。联合化疗中最常用的药物包括顺铂、多柔比星和环磷酰胺。一项组间回顾性研究显示,依托泊苷、异环磷酰胺和顺铂的联合化疗效果不佳[207]。最近的研究表明,在晚期患者中联合应用卡铂和紫杉醇有 43%的反应率,平均生存期为 20 个月。该作者同时指出,这种方案在临床应用中的效果低于以蒽环类药物为基础的治疗[214]。

除了细胞毒性药物外,生长抑素类似物(如,奥曲肽)和大剂量皮质类固醇在胸腺瘤的治疗中都显示出一定的疗效[215,216]。一项前瞻性研究发现,17 例可切除胸腺瘤的患者术前接受 2 个周期的糖皮质激素治疗后,有效率可达到 47%[217],其病理生理机制显然是利用了皮质类固醇诱导 CD4+、CD8+、未成熟胸腺细胞凋亡的作用。美国东部肿瘤协作组另一项前瞻性的研究入组了 42 例奥曲肽扫描阳性的晚期无法手术切除的恶性胸腺瘤患者，其中 2 例患者完全缓解,10 例患者部分缓解。作者认为,奥曲肽单药能够取得一定疗效,而泼尼松能进一步提高总有效率[218]。最近关于信号通路激活分子水平的研究发现，在胸腺恶性肿瘤中,c-KIT 和 EGFR 密切相关[142],并且如西妥昔单抗等靶向治疗也受到关注,这些发现在治疗中的作用仍需进一步确定。

综合治疗

在Ⅲ期或Ⅳ期胸腺瘤患者中,综合使用新辅助化疗、手术、术后放疗和(或)化疗的联合治疗可以提高手术切除率,改善生存。某些研究中心已经启动了关于术前联合化疗方案的前瞻性研究[74,211,213,219]。所有的化疗方案中均包括了顺铂,某些联合方案还使用了环磷酰胺、多柔比星、长春新碱、泼尼松或表柔比星等药物。据报道，入组患者化疗有效率为 77%~100%(表 52.8);57%~82%的患者接受了 R0 手术切除，病理完全缓解率可达 4%~31%。考虑到入组病例均为不可切除的Ⅲ期或Ⅳ期胸腺瘤患者，其 5 年总生存率较好，介于 57%~95%之间[74,211,213,219,221]。同时,所有患者均接受了术后放疗(表 52.8),其结果优于此前文献报道的仅接受手术切除治疗的结果。含顺铂的术前化疗、手术和术后放疗组成的综合治疗模式显示了优异的成果。

对于局限期、不可切除胸腺瘤,化疗与根治性放疗联合应用也取得了一定的疗效。一项前瞻性组间研究[206]报道,在 26 例接受顺铂、多柔比星和环磷酰胺方案化疗并随后行放射治疗的不可切除胸腺瘤患者中,5 年生存率达到了 52%。其中位生存期为 93 个月。

重症肌无力的治疗

胸腺切除术是治疗重症肌无力的一项有效手段,其目的在于消除或减轻症状。约一半的重症肌无力患者切除了外观正常的胸腺后症状可获得改善[222-224]。这可能与乙酰胆碱受体活性较高和胸腺内存在横纹肌抗体相关[225]。在对重症肌无力患者手术前后护理有充足经验的治疗中心,全身麻醉的死亡风险基本上是相同的[51]。

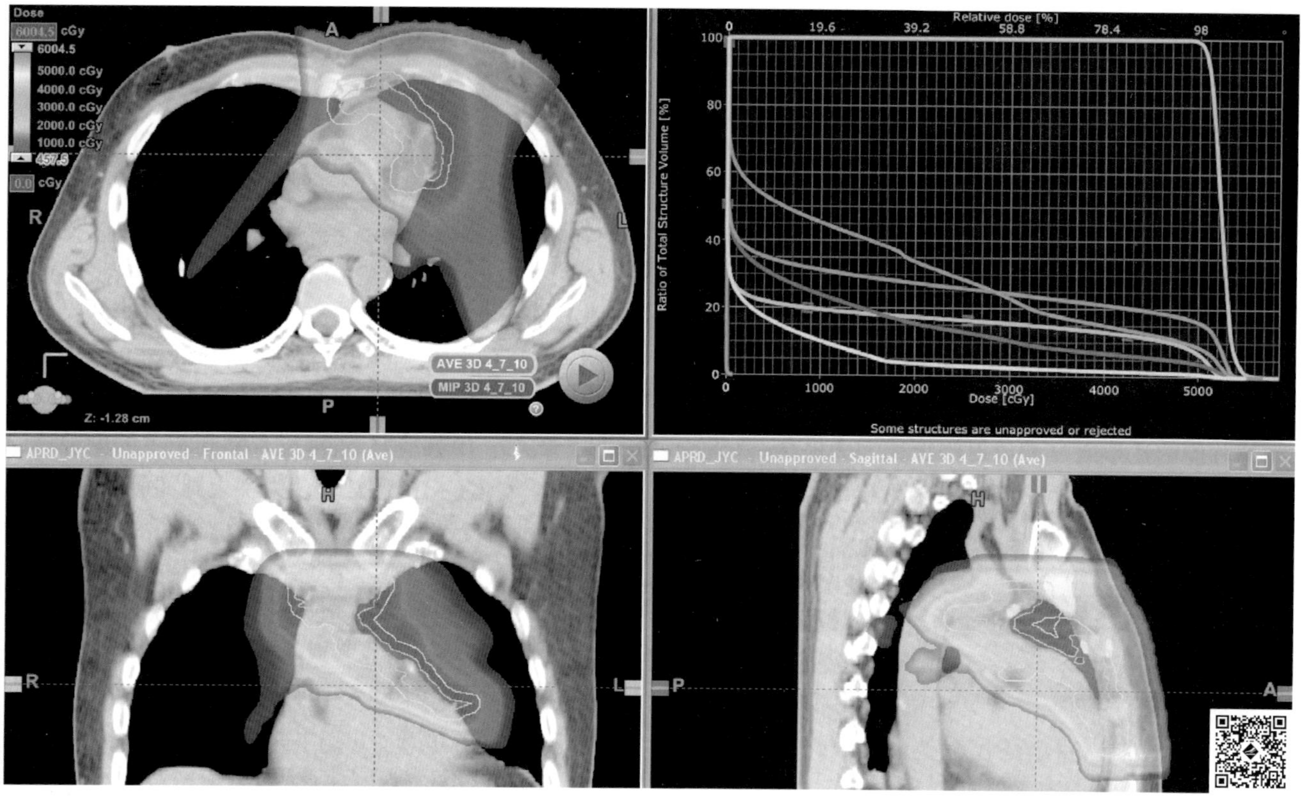

图 52.4 侵袭性胸腺瘤术后行质子放疗的典型病例。质子放疗允许保留后部结构,如心脏和食管。

接受完整手术切除的患者仅为 13 个月。多数研究的辅助放射治疗剂量范围为 40~70Gy,采用常规分割方式(1.8~2.0Gy/次)[229,284,287-291]。Hsu 等[291]报道了 26 例接受手术及术后放疗但未行化疗患者的疗效,其 5 年生存率达到了 77%,肿瘤完整切除或次全切除的患者生存率分别为 82%和 66%。放疗的中位剂量为 60Gy,5 年局部控制率为 91%。

在一项包括了 40 例患者的队列研究中,患者接受了手术及术后放疗或仅接受根治性放射治疗,部分患者加用化疗,16 例患者肿瘤完整切除,Ogawa [284]等人发现,接受完整手术切除及至少 50Gy 辅助放疗的患者无一例出现局部复发。在一项包括了 186 例患者的多中心回顾性研究中,Kondo 和 Monden[55]未发现术后辅助放疗有助于改善生存。然而,鉴于这是一项回顾性研究,且亚组分析的样本量有限,作者也指出,不能据此对辅助放疗的作用做出肯定性的结论。这些研究提示,虽然放疗有助于改善局部控制率,是否能获得生存获益尚需继续研究。

总的说来,化疗对胸腺癌的疗效不如胸腺瘤[292]。单纯化疗的结果是令人沮丧的。然而,一些以顺铂为基础的辅助化疗方案的研究则取得了显著的效果[206,293,294]。在一项研究中,Nakumura 等[294]采用以铂类为基础的化疗方案治疗了 10 例无法切除的胸腺癌患者,部分加用放疗,中位生存期达到了 11 个月。Yoh 等[295]报道采用顺铂、长春新碱、多柔比星和依托泊苷每周化疗方案治疗晚期肿瘤,取得了极好的初步结果(有效率 42%)。其他研究也发现,包括顺铂、依托泊苷、异环磷酰胺、多柔比星、奈达铂、环磷酰胺和长春新碱等药物的不同化疗方案可以取得较好的疗效[206,207,293-297]。

与胸腺瘤一样,胸腺癌患者延长生存期的关键在于病变的可切除性。在一项大型的多中心研究中,胸腺癌全切术后患者接受化疗、放化疗综合治疗、单纯放疗或未行辅助治疗的 5 年生存率分别为 81.5%、46.6%、73.6%和 72.2%[55]。然而,每一组的患者例数都较少。虽然几乎没有这方面的治疗指南,但对可切除病变,完整手术切除仍被认为是首选的治疗手段[55,100,287,298,299]。对不可切除病变,新辅助(术前)化疗联合或不联合胸部放疗似乎是有意义的。根本上说,完整切除术后,最重要的预后因素为起始分期和肿瘤分级。分期较晚且高分级肿瘤的患者 5 年生存率为 15%~20%,而低分级、病变局限于局部的患者 5 年生存率可达 80%~90%[117,282]。

胸腺类癌

胸腺类癌(神经内分泌肿瘤)非常罕见,在全部前纵隔肿瘤中所占的比例<5%。它起源于正常胸腺内的一种胺前体摄取脱羧细胞,嗜银细胞[300]。胸腺类癌与胸腺瘤临床表现类似,因此很易混淆。多数胸腺类癌患者为 30~50 岁男性(男女比例为 3:1)[301]。大约 50%的患者存在相关的内分泌异常,如 1 型多发性内分泌肿瘤(MEN-1)或继发性库欣综合征[302-304]。患者可以出现正常组织受压迫的相应症状(胸痛、气短、咳嗽、声嘶、上腔静脉综合征)[300,305],也可不表现出任何症状[304]。CT 或 MRI 是评价周围组织受侵(心包、大血管、胸膜、肋骨)和胸内或胸外转移的最佳手段。大多数影像检查发现的胸腺类癌已属晚期,常伴有区域淋巴结的转移。首次诊断后 8 年内,70%的患者可发生转移[306],可以解释其较差的预后。

胸腺瘤的 Masaoka 分期系统也被用于胸腺类癌的分期[103,301]。WHO 将胸腺类癌分为典型类癌、非典型类癌、大细胞神经内分泌癌和小细胞癌[99,110],而 Klemm 和 Moran[307]提出的分类系统则将其分成高分化肿瘤(低级别)、中等分化肿瘤(中等级别)和低分化肿瘤(高级别)。然而,分期或组织学分类与预后间并没有显著的关联[301]。

完整手术切除是推荐的治疗方法,但复发仍很常见。虽然缺乏充足的资料,但不完全切除术后进行辅助放疗和(或)化疗显示出了一定的作用,且并不增加并发症和死亡率[304,306,308,309]。30%~40%的病例会发生骨、肝或皮肤的远处转移[310]。即使积极治疗,多数患者的预后仍很差;一项研究报道 5 年总生存率为 31%,14 例患者在 9 年内全部死亡[305]。伴发 MEN-1 时,胸腺类癌的恶性程度似乎更高。一项研究发现,不伴相关内分泌异常的胸腺类癌患者 5 年生存率为 70%,而伴有内分泌异常者仅为 35%[304,305,311]。

其他少见胸腺肿瘤

胸腺脂肪肉瘤首先由 Havlicek 和 Rosai[312]在 1984 年报道,这一极为罕见的疾病被认为是胸腺脂肪瘤对应的恶性肿瘤。胸腺脂肪肉瘤发生于 36~77 岁的成人,女性稍多见。与胸腺脂肪瘤不同,未发现胸腺脂肪肉瘤与重症肌无力间存在关联。它呈膨胀性生长,若不存在组织学去分化,则远处转移的风险相对较低。完整手术切除或次全切除联合辅助放疗有助于局部控制[312,313]。

恶性纵隔生殖细胞肿瘤

流行病学

原发性腺外的生殖细胞肿瘤占全部生殖细胞肿瘤的 2%~5%[314],其中约 2/3 发生于纵隔[315-317]。年轻成人中,纵隔是原发性腺外生殖细胞肿瘤最常见的发生部位[318]。然而,生殖细胞肿瘤仅约占纵隔恶性肿瘤的 10%,约占全部纵隔肿瘤的 2%[151,319]。在一项历时 20 年横跨 11 个肿瘤中心的汇集分析中,入组了 341 例纵隔生殖细胞肿瘤患者的治疗情况,其中精原细胞瘤诊断时的中位年龄为 33 岁,而非精原细胞瘤则为 28 岁[320]。

原发性腺外生殖细胞肿瘤存在许多无法解释的关联,Klinefelter 综合征可以发生在纵隔生殖细胞肿瘤的患者中,却不会出现在睾丸生殖细胞肿瘤患者中[321-324]。一项研究中,超过 20%的纵隔生殖细胞肿瘤患者存在 Klinefelter 综合征的核型(即 47,XXY)[325,326]。许多不常见的恶性疾病与非精原性生殖细胞瘤相关;相关的血液学恶性肿瘤包括急性髓系白血病、急性非淋巴细胞白血病、急性巨核细胞性白血病、骨髓增生不良综合征和恶性组织细胞增多症[326-330]。另一项原发性性腺外生殖细胞肿瘤的汇集分析中,17 例原发纵隔非精原细胞瘤患者中的 1 例在诊断了生殖细胞瘤后发生了致死性的血液学异常[331]。

自然病程

原发性性腺外的生殖细胞肿瘤沿着人体中线生长,其分布区域从松果体起,经过纵隔和腹膜后,直至骼前区域。原发性性腺外生殖细胞肿瘤的起源尚存在争议[332-334],推测它们应来源于胚胎发育过程中沿尿生殖嵴迁延的生殖细胞[326,335]。胚胎尿生殖嵴从第 6 颈椎延伸至第 4 腰椎,其中异位的生殖细胞可以发生恶性转化,从而解释了原发性性腺外生殖细胞肿瘤的发生。

原发于性腺的生殖细胞肿瘤可以向后腹膜和纵隔扩散[316,326],因此需要进行详细的临床检查,以免遗漏潜在的性腺原发肿瘤。虽然原发纵隔的生殖细胞肿瘤与睾丸来源者有着相同的形态和组织学表现,但纵隔原发的生殖细胞肿瘤预后更差,生物学行为更具侵犯性[336-338]。与睾丸生殖细胞肿瘤类似，纵隔生殖细胞肿瘤可以分为精原细胞瘤和非精原细胞瘤。良性畸胎瘤起源于生殖细胞成分，但并未包括在这一讨论中，因为它们并非恶性肿瘤，手术切除通常可以治愈。

原发纵隔的精原生殖细胞瘤对放疗和化疗敏感，在所有的分期系统中，相对应的非精原细胞瘤均被归为预后较差的一类[338]。它们被诊断时常常已经向外侵犯，大约半数存在远处转移，其中肺是最常见的部位[320]。肿瘤标记物有助于诊断纵隔生殖细胞瘤，75%的患者存在 AFP 的升高，诊断时其中位值为 2500ng/mL；约一半的患者会出现 β-HCG 的升高和乳酸脱氢酶的升高[320]。

临床表现

同多数纵隔肿瘤类似，局部症状常由肿瘤压迫或侵犯周围组织引起。在原发性性腺外生殖细胞肿瘤的患者中，90%~100%会出现临床症状[339]。气短(25%)、胸痛(23%)、咳嗽(17%)、发热(13%)、体重下降(11%)、上腔静脉阻塞综合征和乏力或虚弱(各 6%)是最常见的症状[320,340,341]，但许多患者并无症状，仅在偶然的胸部 X 线检查时发现肿物[342,343]。约 1/3 纵隔精原细胞瘤的患者存在远处转移。在转移病例中，25%为颈部淋巴结肿大，但腹部淋巴结肿大也有发生。对非精原细胞瘤，远处转移更为常见，此前的报道认为发生率可达到 85%~90%，但近来的研究提出明确诊断时约 50%的患者存在远处转移[320,344-347]。

诊断流程

纵隔生殖细胞肿瘤易被胸部 X 线检查发现，绝大多数肿物位于前上纵隔。胸部、腹部和盆腔的 CT 扫描是有意义的，可用于评价肿物大小、筛查转移及淋巴结肿大情况。如此前提到的，需要进行仔细的体格检查和睾丸超声检测以除外潜在的性腺内原发灶，肿瘤标记物如 AFP、β-HCG 和 LDH 水平可以帮助诊断、评价疗效和检测复发[10,348,349,350]，因此治疗前后测定这些指标的基线水平是必要的。

纵隔生殖细胞肿瘤的初始诊断通常是根据 CT、X 线片、超声和肿瘤标记物结果综合得出的，PET 在该肿瘤中的诊断价值还没有定论。在某些情况下，不经组织学证实，肿瘤标记物结果就足以将病变归类为性腺外非精原生殖细胞瘤，但 β-HCG 的假阳性结果也有报道[351,352]。组织学活检易于通过细针穿刺完成，还可对其进行肿瘤标记物的细胞学染色检查，建议尽量进行组织学活检，因为治疗的选择和预后都与肿瘤的组织学类型密切相关[351,352]。

预后因素

纵隔生殖细胞肿瘤最重要的预后因素是组织学类型。精原细胞瘤治愈率很高。虽然取得了一定的治疗进展，但非精原生殖细胞瘤仍意味着极差的疾病无进展生存和总生存。在精原细胞瘤和非精原细胞瘤中，发现转移均意味着疾病无进展生存和总生存都会下降。非精原细胞瘤中，β-HCG 升高预示着总生存的下降[320]。

治疗原则

精原细胞瘤

精原细胞瘤对放疗和化疗都非常敏感，所有组织学证实的精原细胞瘤患者，即使已存在广泛的转移，也应接受根治性的治疗。随着以铂类为基础的化疗方案的发展，其治疗手段也得到了显著的改进，多数患者均以化疗为初始治疗手段[353]。

历史上，曾经利用手术治疗精原细胞瘤(就像所有纵隔肿瘤一样)[326,354]。若技术可行，且患者不愿接受放疗或化疗，在经选择的患者中可以进行根治性的手术切除。局限期纵隔精原生殖细胞瘤中，根治性放射治疗可以取代手术，即使是那些大肿瘤患者的长期生存率也达到了 66%~80%[314,326,329,354]。在以铂类为基础的化疗出现之前，放疗耐受性好而毒性较低，且复发患者接受系统化疗的效果很好[314]。然而，以顺铂为基础的化疗很快超越了放疗的效果；印第安纳大学的 Einhorn 和 Williams[355]首次报道在 19 例转移的精原细胞瘤患者接受以顺铂为基础的化疗后，中位随访 18 个月时完全缓解率达到了 63%。现代的研究中，92%的患者对初始化疗的反应良好，5 年总生存率在标准情况下> 90%[353]。

肿块较大的纵隔精原细胞瘤患者完成化疗后，影像检查提示肿瘤残存的情况并不少见。其治疗目前仍存在争议。在 80%~90%的患者中，残存肿块是致密的纤维化组织，无存活肿瘤[326,356-358]。某些临床医生建议对所有化疗后肿块≥3cm 者进行手术切除或活检[82,357-359]。也有一些学者建议对这部分患者密切随诊，一旦 X 线或 CT 检查显示肿块较前增大，则及早给予治疗，包括手术切除、放疗或针对进展性疾病的挽救性化疗[326,329,358,360]。^{18}F-FDG-PET 在判断残存肿物性质中的作用尚处于研究阶段[361,362]。精原细胞瘤对放射治疗非常敏感，但对化疗后残存肿物进行辅助性放疗无显著获益。

纵隔精原生殖细胞瘤的放疗剂量和治疗技术差别很大[363-368]。推荐剂量为 30~50Gy[319,365]。放疗剂量应根据肿瘤大小、既往化疗史以及临床情况进行调整。放疗范围应包括全纵隔，建议在 CT 引导下予以前后/后前野照射。在无化疗的时代，较小的照射野可能导致边缘复发[364]。因此之前的研究中，单纯根治性放射治疗的临床靶区通常包括锁骨上区、颈部和主动脉旁淋巴结[349,363,366,369]。根据睾丸精原细胞瘤主动脉旁淋巴结预防照射的经验外推，通常会给予原发纵隔肿瘤的相邻淋巴结引流区 20Gy 的照射，其副作用很小[370]。

总之，对纵隔精原细胞瘤进行以顺铂为基础的联合化疗可取得>90%的 5 年总生存率。若无法进行化疗，根治性放射治疗也是一种可选择的治疗方式，其局部肿瘤控制率可达 89%~100%，长期生存率可达 60%~80%[319,326,364,366,371]。

非精原生殖细胞瘤

非精原生殖细胞瘤的首选治疗方式是以顺铂为基础的高强度联合化疗，但无论技术上是否可行，一线化疗后手术切除全部残存肿物都是推荐的治疗措施，手术可以一期完成，也可以分阶段进行[372-375]。化疗方案包括顺铂和依托泊苷，或顺铂、依托泊苷和博来霉素。对化疗反应好的完全切除的患者有好的预后，但对初始化疗反应差的患者预后很差，挽救治疗基本无效[338]。

放疗在非精原生殖细胞瘤中的作用尚不明确。考虑到化疗后肿瘤残存的概率较高，而挽救治疗效果很差，放疗可以在不可切除的残存病变的治疗中发挥作用。非精原生殖细胞瘤对放疗也是敏感的，但与精原细胞瘤相比，其所需的剂量更高，为取得局部控制，需要给予 60Gy 甚至更高剂量的照射[376]。

在以顺铂为基础的化疗方案问世前，只有<5%的纵隔非精原生殖细胞瘤患者能够生存[349]。从那时起，采用了以顺铂为基础的联合化疗后再行手术治疗的研究中，长期疾病无进展生存率可达到 45%~72%[320,338,377]。对初始化疗中或化疗后出现进展的患者，可使用多手段综合的挽救治疗。不幸的是，复发的纵隔生殖细胞肿瘤的长期生存率<10%[320,338,378,379]。因此，当无法继续进行有效的化疗时，手术切除甚至放射治疗可能都会有帮助。

纵隔间叶肿瘤

流行病学

真正的纵隔间叶肿瘤是相当少见的。回顾性分析显示，2%~8%的纵隔疾病为原发性间叶肿瘤，其人群发病率为 0.1~0.2/1 000 000 人[10,380-382]。约 3/4 的纵隔间叶肿瘤为脂肪来源、淋巴管来源或血管来源，其余则为少见的组织学类型[383]。不同的组织学亚型发病年龄不同[49,343,380-382,384]。

临床表现和诊断

间叶病变可以发生在纵隔的任意位置，儿童间叶肿瘤的恶性程度比成人要高[384,385]。

纵隔间叶病变往往在长到很大体积后才被发现，典型的症状包括胸痛和气短。至少一项研究显示出现症状是恶性肿瘤的特征，80%的恶性肿瘤患者存在症状，而良性肿物中仅有 44%的患者会出现症状[10]。准确的组织病理诊断是非常关键的[384]，可通过纵隔镜下活检、细针穿刺或内镜检查获得组织标本。美国肿瘤联合委员会建议采用软组织肿瘤的分期标准对其进行分期。

脂肪组织肿瘤

纵隔脂肪瘤是最常见的纵隔间叶肿瘤，它占所有脂肪瘤的 1%~5%[383,386-388]。纵隔内的病变可以单发也可多发，在胸部 X 线片上的表现类似于心脏增大或胸腔积液。病变通常边界清晰，有包膜包被，发现时甚至可长到 20cm[389,390]。虽然肿瘤体积很大且会导致明显的压迫症状，但完全的肿瘤切除通常可以治愈这些患者[12,394-397]。理论上讲，脂肪瘤被认为是“良性”肿瘤，但一旦生长迅速或引起症状就应进行手术切除。

与脂肪瘤相反，脂肪肉瘤由未成熟的脂肪细胞组成，具有恶性的组织学特点和临床行为。组织学上很难区分脂肪瘤和脂肪肉瘤，脂肪肉瘤具有大小异质性、核深染、胞浆嗜伊红染色[398]。原发性纵隔脂肪肉瘤好发于后纵隔，前纵隔脂肪肉瘤较罕见[399]。脂肪肉瘤常表现为完整包膜包被，边界清晰，即使在已有周围侵犯时也是如此(图 52.5)，故被称为假包膜。过去的一项研究指出，肿瘤边界清晰的患者生存时间可达 3~17 年，而明显肿瘤外侵者均在 2 年内死亡[400]。同其他肉瘤相同，预后与疾病的分级有关[401,402]。最佳的治疗方式包括手术切除和辅助放射治疗[403]。由于分化良好的肿瘤发生远处转移的概率很低，R0切除术后可不行辅助放疗，这种情况下局部复发率为20%~30%[401,402,404-407]。

淋巴组织肿瘤

来自于纵隔血管或淋巴管结构的肿瘤占了剩余纵隔间叶肿瘤的大部分[380-382]。淋巴管瘤和血管瘤在光学显微镜下形态很类似，肿瘤腔内是否存在红细胞或乳糜是重要的区分标准[394]。局限的淋巴管瘤非常少见，超过90%的患者均存在一定程度的颈部受侵[408]，1例囊性淋巴管瘤见图52.6[409]。淋巴管瘤病在儿童中常见，表现为广泛的淋巴管瘤[410]，纵隔或肺受侵提示预后不良[394,411-419]。淋巴管肉瘤是淋巴管瘤对应的恶性肿瘤，其治疗方法与其他软组织肿瘤相同，其最佳的治疗策略为根治性的手术切除[420]。最大规模的回顾性研究包括了25例纵隔或颈部纵隔淋巴管瘤的患者，发现单纯手术切除后生存率很高，仅有1例患者死于淋巴管瘤的并发症[421]。辅助放疗很少进行，且实际上可能是有害的；存在1例良性淋巴管瘤放疗后转化为恶性淋巴管肉瘤的报道[422-424]。然而，对无法切除且存在症状的患者，放疗可能有益。Johnson等[422]报道了1例淋巴管瘤伴手术无法控制的乳糜胸的年轻患者，给予其10次共20Gy的纵隔放射治疗后，其症状得以显著缓解。另一项报道指出，3例肿瘤巨大无法切除的淋巴管瘤患者放疗后获得了局部的完全缓解，这与其他淋巴管瘤病的个例报道结果是一致的[414,423]。

血管组织肿瘤

内皮细胞来源的纵隔间叶肿瘤包括了血管瘤、血管内皮细胞瘤和血管外皮细胞瘤。这一类的许多肿瘤均呈惰性的临床表现，但是血管外皮细胞瘤诊断时存在转移的比例相当高[425-428]。血管瘤可以是毛细血管瘤或海绵状瘤；海绵状血管瘤（血管平滑肌瘤或错构瘤）中存在平滑肌，易于与毛细血管瘤鉴别。典型的血管瘤和血管内皮细胞瘤分化良好，血管内皮细胞瘤中含有特征性的胞浆内Weibel-Palade小体[429,430]。

血管外皮细胞瘤来源于具收缩性的毛细血管Zimmerman周细胞[425]。尽管多数情况下肿瘤呈惰性生长，但手术切除多年后可能会观察到肿瘤的复发和转移[431]。回顾性研究发现较高的有丝分裂比例和增生指数提示肿瘤的恶性程度较高[432,433]，发生远处转移的病变经过积极治疗后仍可获得长期生存[434]。手术仍然是主要的治疗手段，通常可以治愈[435]。因为其良性特征，血管瘤或血管内皮细胞瘤都不需行放射治疗[435]。有人建议在胸内肿瘤患者中应用内镜检查，其中也包括良性血管瘤，这还需要进一步探索[436]。对无法完全切除的血管外皮细胞瘤，放疗是一项治疗选择。

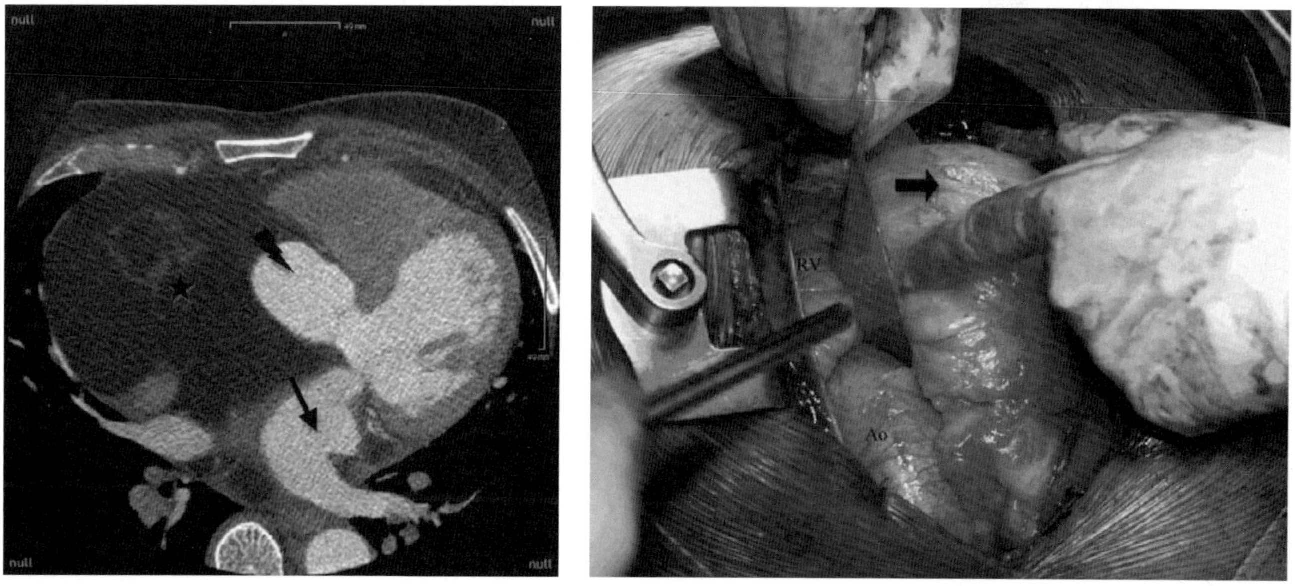

图52.5 原发性纵隔脂肪肉瘤填充右胸腔的CT成像（左）和术中照片（右）。这种恶性肿瘤推荐积极的手术切除、辅助放射治疗和综合治疗。（From Wiedemann D, Schistek R, Gassner E, et al. Mediastinal liposarcoma. *J Card Surg* 2011;26 (2):162-164, with permission form Blackwell Scientific.）

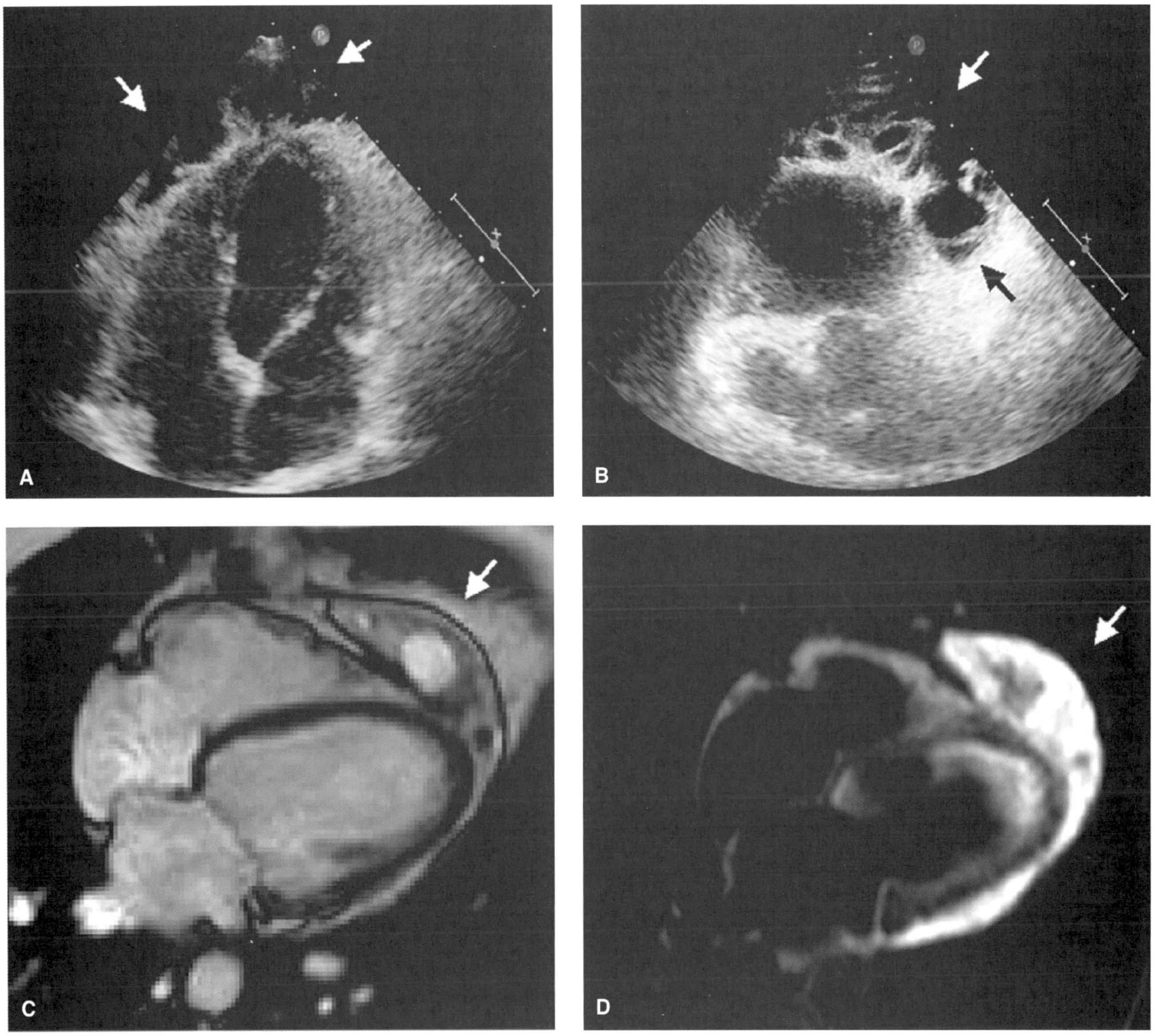

图 52.6 纵隔淋巴管瘤的超声心动图(A 和 B)及心脏 MRI(C 和 D),包括心尖和心室,其最大测量尺寸为 7cm。(From Conte G, Aldrovandi A, Reverberi C, et al. Mediastinal cystic lymphangioma. *J Am Coll Cardiol* 2011;57(16):e207, with permission from Elsevier.)

其他纵隔间叶病变

其他的纵隔间叶病变偶尔会发生,这些纵隔间叶病变多为骨骼肌或结缔组织来源,通常发生于后纵隔[383]。常规治疗手段为手术切除,根据其组织学类型和临床表现,偶尔需要术后放疗[380-383,437-441]。

纵隔神经源性肿瘤

流行病学

胸部神经源性肿瘤一般按其起源神经细胞分类,包括神经鞘(施万细胞瘤和神经纤维瘤)、自主神经节(神经节瘤和神经母细胞瘤)和副神经节(副神经节瘤和嗜铬细胞瘤)。大多数神经源性病变位于后纵隔,约占全部纵隔肿瘤的 1/4~1/3,是后纵隔肿物的最常见原因[8,10,442,443]。在成人中,神经源性肿瘤的发生率非常低,仅为 0.5/1 000 000 人[10]。神经母细胞瘤是神经源性肿瘤中的一种浸润性肿瘤,常见于儿童[444],大约 20%发生于纵隔。神经母细胞瘤将在本书第 86 章儿童恶性肿瘤部分详细讲述。神经母细胞瘤在白人男性中更常见,其他恶性神经源性肿瘤则不存在性别倾向性[445-447]。

副神经节瘤是一类罕见肿瘤,起源于肾上腺外的副神经节,可以是功能性的(分泌儿茶酚胺)或非功能性的[448,449]。多数肿瘤是良性的，手术切除常可治愈，但是近来的研究提示恶性肿瘤的风险>10%[450,451]。

成人中，绝大多数神经源性肿瘤为良性施万细胞瘤和神经纤维瘤，通常表现为神经纤维瘤病Ⅰ型(NF-1)。施万细胞瘤通常起源于肋间或交感神经，在发现时可以长到很大的体积[394]，R0切除的可能性取决于局部病变的程度。长期局部控制率为90%~100%[443,445,452,453]。

NF-1是一种常染色体显性遗传的神经皮肤异常疾病，预计出生时的发生率为1/2500[454]。NF-1携带者良性和恶性肿瘤的发病风险均增高。携带NF-1个体最常见出现的肿瘤是神经纤维瘤，一种异质性的良性周围神经鞘肿瘤[455,456]。神经纤维瘤可以分散在皮肤表面或皮下生长，可以在椎孔中生长，也可以是神经丛的神经纤维瘤。神经丛神经纤维瘤的细胞组成类型与皮肤神经纤维瘤相同，但存在广泛的细胞外介质成分，血供丰富[456]。在一项包含了125例NF-1携带者的人群研究中，30%的患者在临床上可以观察到神经丛神经纤维瘤[457]。NF-1携带者发生恶性周围神经鞘瘤(MPNST)的风险很高，其一生中发生MPNST的风险几乎为10%[458,459]。因为绝大多数NF-1相关的MPNST来源于之前存在的神经丛神经纤维瘤，同时存在NF-1和神经丛神经纤维瘤的患者MPNST的发病率较高。

在成人中，绝大多数恶性纵隔神经源性肿瘤为MPNST。近来的一项回顾性总结单中心治疗经验的综述指出，半数MPNST患者的肿瘤位于躯干部[447]。由于缺乏解剖边界，没有对纵隔和腹膜后肿瘤进行区分，这两者的区分是很困难的，其中约1/3的患者患有NF-1。MPNST总的中位发病年龄为37岁(NF-1携带者的发病年龄为27岁，而不伴NF-1者为40岁)。

其他与MPNST密切相关的因素是既往放疗史[460-463]。梅奥诊所的一项系列研究指出，在过去20年里接受治疗的患者中，大约10%存在既往放疗史[463]。

自然病程和治疗原则

在超过80%的病例中，纵隔神经源性肿瘤在常规X线检查上表现为无症状的肿物(图52.7和图52.8)，可发生于胸部的任何位置[446,464,465]。肿物巨大或迅速生长可引起胸痛或神经功能障碍(如Horner综合征)[466]。邻近器官如迷走神经或膈神经、食管、气管和心腔可能通过直接延伸或通过神经鞘而受累[467-474]。MPNST很难被诊断，且可迅速发生转移，因此预后很差[475]。局部侵犯和骨破坏常见[476]，约1/3的患者诊断时存在远处转移[462]。

纵隔恶性神经源性肿瘤的治疗与成人软组织肉瘤类似，包括了多种治疗手段。高分辨CT(图52.9)检查是必需的，若怀疑存在神经或脊髓的受侵，可联合MRI(图52.10)检查进行评估[477]。外科术后通常可以得到准确的病理诊断，神经鞘瘤和神经纤维瘤分别见图52.11和图52.12。组织学检查通常显示核异型性、核分裂、细胞结构、典型的细胞致密区(Antoni A区)和细胞疏松区(Antoni B区)及肿瘤坏死；这些结果与免疫组化结果相结合，其中S-100蛋白阳性与平滑肌标记如结蛋白阴性可提示神经鞘瘤来源。其中，与恶性肿瘤相关的因素是在高倍镜下有5个或更多的有丝分裂细胞。手术切除是最主要的治疗手段，应

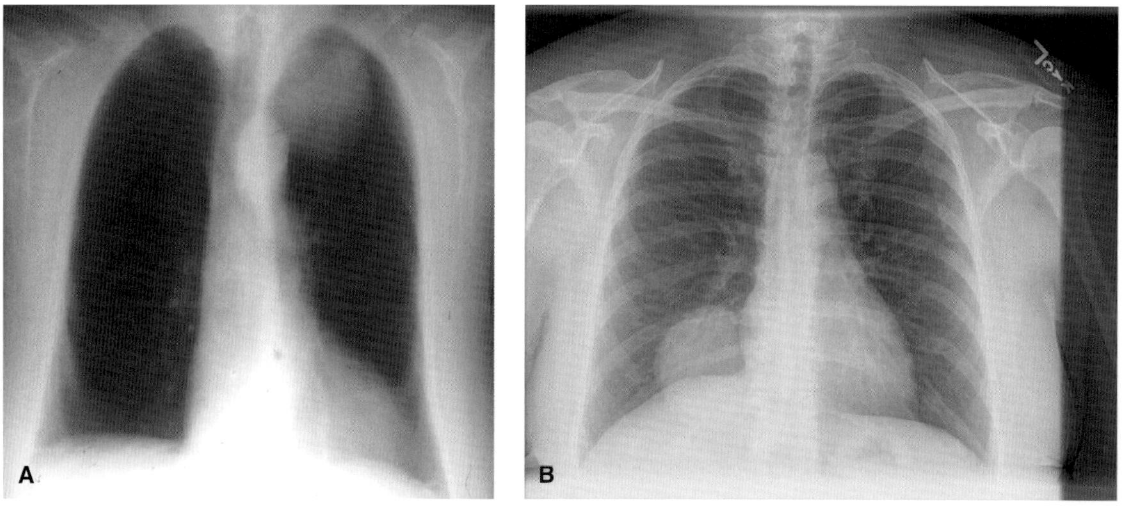

图52.7 纵隔神经鞘瘤(A)和纵隔神经纤维瘤(B)的正位胸片。(Courtesy of Steve Primack, MD.)

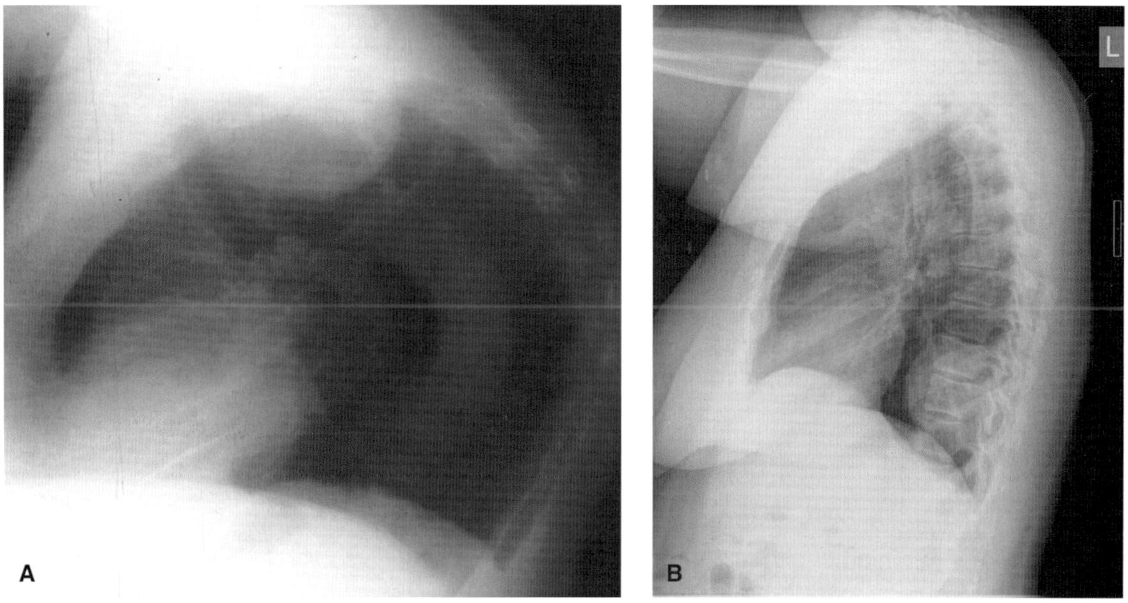

图 52.8　(A)纵隔神经鞘瘤侧位胸片。(B)纵隔神经纤维瘤的正位胸片。(A and B, Courtesy of Steve Primack, MD.)

尽量行 R0 切除,但肿物位于纵隔时,由于周围组织受侵,且考虑到严重的神经功能丧失,往往难以完整切除肿瘤。新的外科技术包括微创方法,如电视胸腔镜手术,只能由有经验的胸外科医生进行操作[478-480]。

与软组织肉瘤类似,辅助放疗是局部 MPNST 治疗策略的一部分。目前最大规模研究包括了 1975—1993 年间在梅奥诊所治疗的 134 例患者[463],在这些患者中,仅有 25 例病变位于纵隔。70%的患者接受了 R0 切除术。一项更早的研究中,纵隔 MPNST 的 R0/R1 切除率仅为 55%[481]。梅奥诊所的研究中用到了多种放疗技术,约 50%的患者接受了平均剂量为 51Gy 的术后辅助放疗,10 年总生存率和局部肿瘤控制率分别为 42%和 50%。在多因素分析中,手术切缘状态、放疗史与总生存率的预后因素显著相关;手术切缘状态、放疗剂量、术中放疗或近距离治疗的应用与局部控制率的预后因素显著相关。辅助放疗几乎可以将局部控制率提高 1 倍,3 年局部控制率可从 40%升至 73%,5 年局部控制率则可从 34%提高至 65%(P=0.0004)。对总生存率而言,接受放疗者 5 年生存率为 58%,未接受放疗者为 43%,前者效果更好,但没有统计学意义。

最近的分析也支持在 MPNST 的治疗中加入辅助放疗,一项研究对在意大利米兰国立肿瘤研究所接受全身各部位治疗超过 25 年的 205 例局部 MPNST 患者进行了回顾[447],研究发现,10 年疾病相关死亡率为 43%。不到半数的患者接受了放射治疗。多因素分析中有意义的变量包括了肿瘤部位、肿瘤大小(>12cm)、手术切缘状态和辅助放疗(P=0.016)。奇怪的是,除了放疗外,其他因素在多因素分析中均与局部控制率显著相关。接受放疗的患者复发率更低,但并无统计学意义。约 30%的患者最终出现远处转移,最常见的部位是肺。

通过应用现代的技术对 MPNST 进行外照射放疗是很容易的,这些技术包括 3D 适形放疗、IMRT,以及利用锥形板成像的成像引导放疗。由于治疗技术的复杂性,这类患者应当在有丰富软组织肉瘤多科协作治疗经验的中心接受治疗。在术后患者中,微小病灶的最小控制剂量应当为 60Gy/30 次。考虑到后纵隔与脊髓贴邻,需要密切关注患者的固定并使用双图像引导技术。虽然将患者放置于仰卧位可以减少定位点与治疗靶区之间的距离,但同时也要保证患者在整个治疗过程中必须能够舒适地在同一体位放松。立体定向引导的每日机载成像保证了日常的准确性。IMRT 常常是必需的,它可以在脊髓周围形成凹陷形的剂量分布。在肿瘤大体残留的情况下,更高的照射剂量可能有益,但考虑到正常组织的耐受性,给予更高剂量的照射是具有挑战性的。

对不可切除的病变,可以给予单纯放疗或联合使用治疗软组织肉瘤的化疗药物。极少数药物对 MPNST 有效,治疗方案通常为多柔比星或异环磷酰胺[482]。

近来,关于 MPNST 生物学性状和分子基因学的研究,特别是对 NF-1 携带者的研究方面取得了显著的进展。已报道了 MPNST 中一组不同的基因突变,但

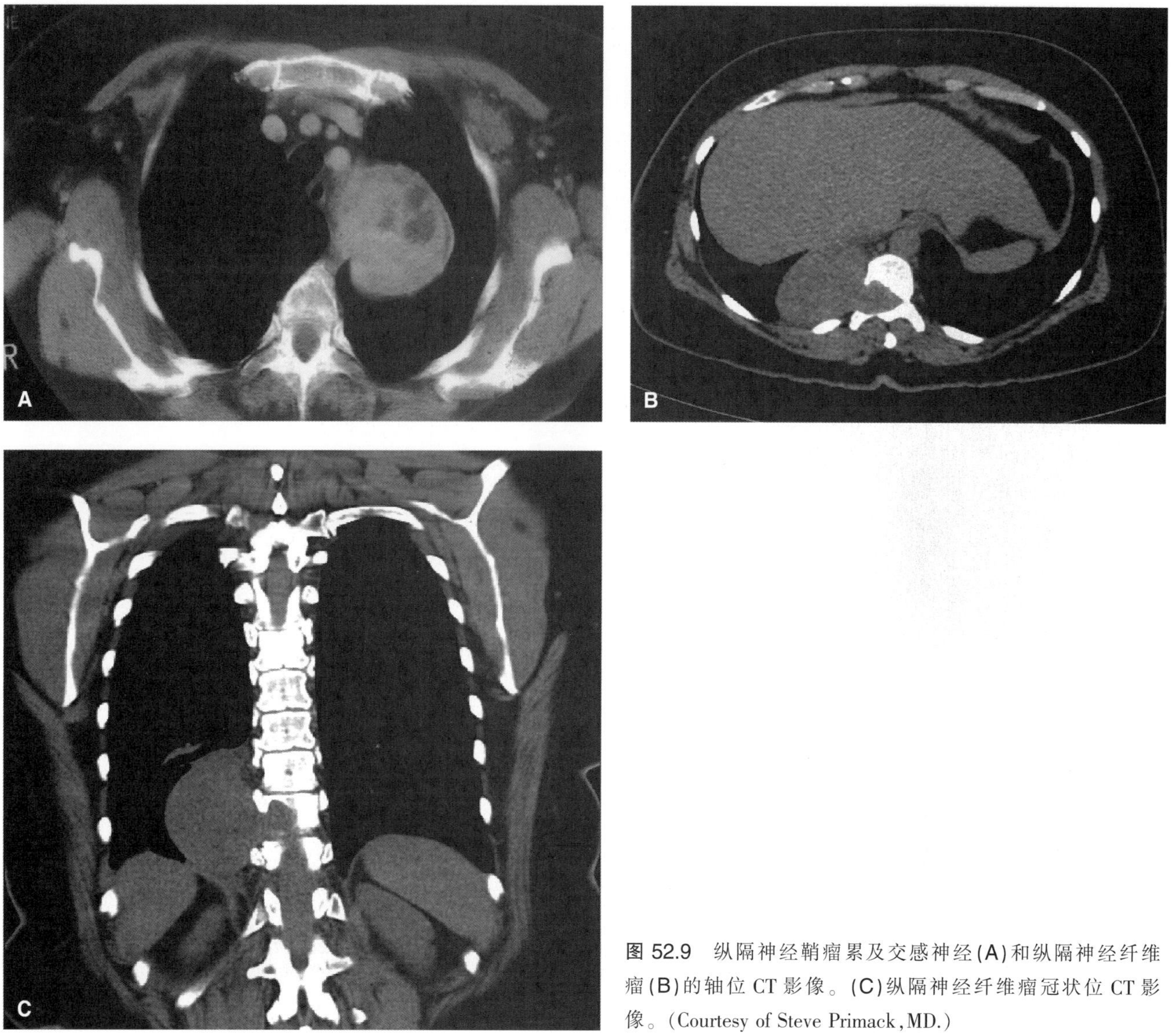

图 52.9 纵隔神经鞘瘤累及交感神经(A)和纵隔神经纤维瘤(B)的轴位CT影像。(C)纵隔神经纤维瘤冠状位CT影像。(Courtesy of Steve Primack, MD.)

尚不清楚其中哪些可能是导致肿瘤生成或恶性进展的原因[483]。

气管肿瘤

气管肿瘤非常罕见,在所有肿瘤中只有不到0.5%[484]。绝大多数有意义的资料来源于人群的汇集分析或单中心包括了不同治疗方案的研究结果。根据一项大型回顾性数据的综述,该肿瘤具有以下特点:①手术切除是主要的治疗方法;②局部复发是最常见的失败模式;③辅助放疗可能有效。

人口统计学特点

原发性气管恶性肿瘤相当罕见,仅占所有恶性肿瘤的0.1%~0.4%[485]。来自SEER数据库的流行病学结果显示,在美国,其发病率为2/1 000 000人,气管癌的实际发生率很可能更低[486]。一般认为,腺样囊性癌(过去称为圆柱瘤)是最常见的气管肿瘤,但近来的研究提示,鳞状细胞癌是世界范围内最常见的组织学类型(60%~90%),腺样囊性癌在非吸烟者中似乎更常见[487]。男性多发,SEER数据库显示男性发生率为2/1 000 000人,而女性发生率仅为1/1 000 000人[486]。若组织类型为鳞状细胞来源,则男性相对于女性的发病率更高(2:1对3:1),而在腺样囊性癌中两者的发病率几乎相同[488]。吸烟很可能与气管鳞状细胞癌的发生有关,与腺样囊性癌的发病无关[487]。鳞状细胞癌的发病年龄通常60多岁,腺样囊性癌的发病年龄似乎更低。其他组织学类型包括类癌、癌肉瘤、颗粒细胞肿瘤、血管瘤、神经源

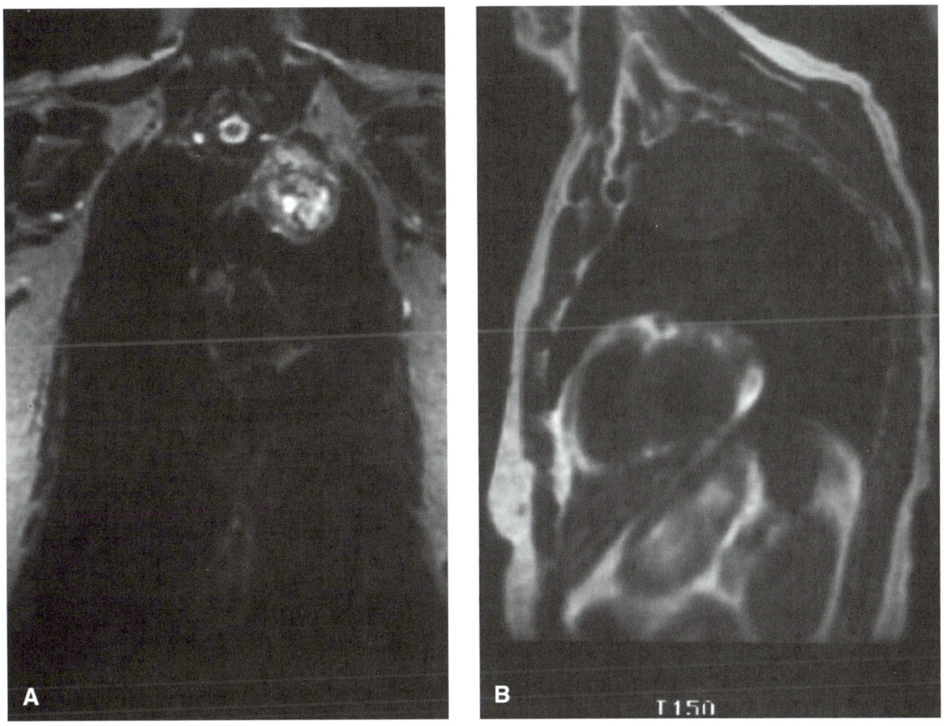

图 52.10　纵隔神经鞘瘤累及交感神经的冠状位(A)及矢状位(B)MRI 成像。(Courtesy of Steve Primack, MD.)

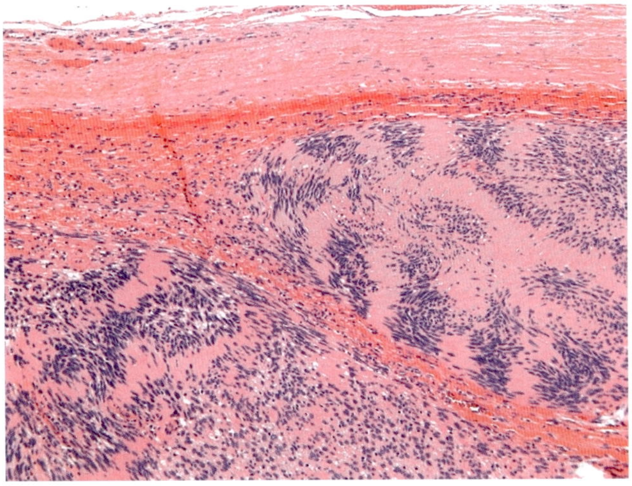

图 52.11　神经鞘瘤的 HE 染色切片显示局限在囊壁中的肿瘤，它包括了低度恶性梭形细胞、交替分布的含有丰富基质(Verocay 小体)的施万细胞、非栅栏状细胞灶(Antoni A 区)和低增生灶(Antoni B 区)。放大倍数为×100。(Courtesy of David Sauer, MD.)

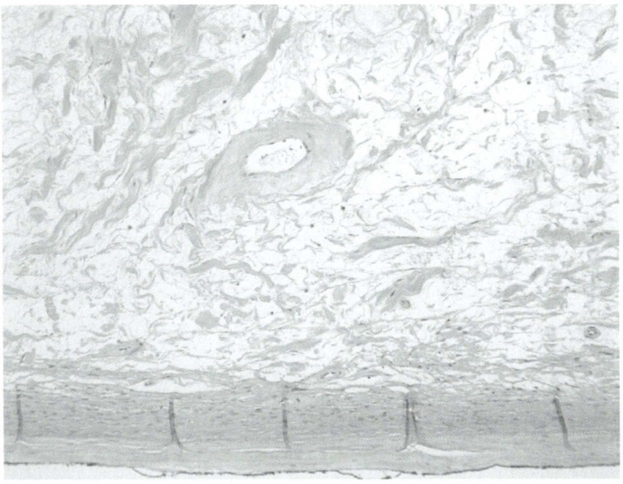

图 52.12　神经纤维瘤的 HE 染色切片显示局限在囊壁中的肿瘤，可见低度恶性的梭形成纤维细胞无序增生，肌瘤和胶原基质(纤维)中的施万细胞，散在分布的肥大细胞及轴突。放大倍数为×100。(Courtesy of David Sauer, MD.)

性肿瘤、软骨瘤和软骨肉瘤[489-535]。

解剖

气管是一个纤维软骨构成的管道，向上连接喉，向下连接主支气管。食管、甲状腺、甲状旁腺和气管来源于胚胎前肠的同一腮囊；肺则起源于气管芽的末端。甲状腺下动脉供应上段气管，支气管动脉的分支则供应下段气管。动脉分支在每个软骨环间彼此交通(图 52.2)。成人的气管平均长度为 12cm，男性气管的直径(2.3cm)略大于女性(2.0cm)。在横断面上，这一器官呈“C”形或“U”形。气管的上界大约在第 6 或第 7 颈椎，下界大约在第 4(深呼气)或第 6(深吸气)胸椎水平。大约每厘米存在两个软骨环。气管的后部为膜状结构，与食管关系密切。甲状腺下动脉的三支为气管上半部分供血并连接甲状腺上动脉，从而为与甲状腺峡部相邻的气管小血管供血。支气管动脉则供应气管隆突下的血液。

自然病程

气管癌常表现出多种症状，包括咳嗽、气短、吞咽困难和咯血[517,536]。Yang 等[537]报道，咳嗽(72%的患者)是最常见的症状，随后是气短(66%)、喘鸣(39%)、咯血(39%)和吞咽困难(31%)。哮喘是腺样囊性癌患者首诊时最典型的症状，这些患者常常经多次胸部X线检查都未能发现异常，直至考虑“难治性”慢性阻塞性肺病进行支气管镜检查时才能确诊并开始治疗[535,536,538-547]。咯血在鳞状细胞癌患者中更为常见[537,548]，吞咽困难偶见，常提示预后不良[549]。近来的研究结果显示，在非腺样囊性癌/非气管鳞状细胞癌的患者中，气短更多见于良性肿瘤，而恶性肿瘤常出现咯血[492]。

40%~50%的腺样囊性癌患者诊断时已存在转移[550]，但是此类患者的生存相对较好[548,550-554]。一项研究中患者的中位生存期为37个月[488]，而根据报道从明确诊断算起，中位生存期大约为5年[487,537]。肿瘤进展时常表现为远处转移，而非局部区域的气管旁淋巴结受侵。局部复发非常多见，治疗10年甚至更长时间后的复发也不少见[555-557]。

与腺样囊性癌不同，鳞状细胞癌的临床表现更具侵犯性。据报道，根据肿瘤的可切除性，中位生存期为6~12个月[17,548,552,553,558-562]。气管旁淋巴结转移(大约30%患者会出现)和远处转移常见[563]。

气管瘤的其他病理变异型的临床病程和自然病程难以进行准确描述，因为缺乏相关的研究结果。腺癌和肉瘤被认为预后不佳[492,528,530,534,564-577]。颗粒细胞瘤、类癌、淋巴瘤、平滑肌瘤和小细胞癌的预后各不相同，通常优于鳞状细胞癌、腺癌或肉瘤[492]。

分期和预后因素

气管肿瘤还没有被广泛接受的分期系统。Licht 等[45]提出的分期系统未显示出对预后的预测价值。既往对淋巴结受侵的研究发现，淋巴结受侵与预后间的关系并不确定[17,537,563]。然而，近来更多的流行病学数据显示，淋巴结状态和预后间存在着相关性[578]。肿瘤的位置和大小似乎是重要的预后因素，可能是因为它与手术切除肿瘤所需的范围有关，接受隆突切除的患者术后死亡率明显升高[538,578,579]。2004年，Bhattacharyya[578]发表了一个分期系统(巴氏分期系统)，Ⅰ期为T1N0，Ⅱ期为T2N0，Ⅲ期为T3N0，而Ⅳ期为T4N0或任何N1疾病(表52.10)。Webb 等[487]将稍做修改的类似的系统用于评价MD安德森癌症中心的经验。其后，Macchiarini[484]借鉴其他胸部恶性肿瘤的经验提出了一个更详细的分期模型(表52.10)。然而该系统仍待观察，其将通过临床医生或大型临床数据集验证实施。

治疗原则

支气管镜检查对于诊断气管恶性肿瘤和制定手术方案是必要的[536,580-582]。在急性呼吸道梗阻的情况下，建议使用硬质支气管镜(图52.2)“穿透”气管肿瘤[538,583,584]。在 Mathisen 和 Grillo[585]进行的系列研究中，56例患者接受了硬质支气管镜检查，其中90%的呼吸道症状得到了缓解，仅有5%出现了轻度可控的出血。建议对所有患者进行食管镜检查以除外食管受侵。胸部CT可以帮助评价肿瘤的侵犯程度、肿瘤的可切除性、淋巴结受侵情况和肺部转移情况[517,536,582,586-590]，冠状位的重建有助于评估气管壁的厚度和腔外生长[591]。

治疗方法

在此前的研究中，可切除性与较低的死亡率普遍相关[17,553,580,592]。因此对多数原发性气管肿瘤，手术切除是首选的治疗策略[484,562,563,580,587,593-595]。然而，不同的机构和国家之间，选择切除的患者比例为10%~65%。荷兰的一项研究资料显示手术切除率为12%[558]；然而最近的一项研究[596]显示从2000年到2005年有24%的患者选择了手术切除(与58%的患者接受放疗相比)。手术切除的禁忌证在很大程度上取决于医生的偏好，例如有些医生建议对于一些低负担肺转移的腺样囊性癌患者行气管切除，但很多人认为这种情况下不可切除[488,550,597]。无论如何，许多气管癌被错误地分类(例如非气管原发的肿瘤侵犯气管)或进行了系统的手术治疗[596]。

绝大多数患者接受胸部正中切口入路和颈段锁骨切除，若声门下或高位气管受侵则需行颈部切开和纵隔气管切除术[550,556,563]。为保证气道的功能，切缘可能不足。手术技术的进展，例如右侧肺韧带的完全切除、左侧肺门分离或固定、颈段气管的切除、隆突切除或重建术和心包内解剖等技术提高了R0切除的可能性[293,579,592,598]。Gaissert 等[552,593]指出，在近40年中，完整手术切除率从68%提高到82%，院内死亡率则从21%下降至3%。

表 52.10　气管癌分期系统

巴氏分期系统[a]			
原发肿瘤(T)			
T1	原发肿瘤局限于气管;尺寸<2cm		
T2	原发肿瘤局限于气管;尺寸>2cm		
T3	侵犯气管外,但不侵犯邻近的器官或结构*		
T4	侵犯邻近的气管或结构[b]		
Tx	未知或无法评估		
区域淋巴结(N)			
N0	无淋巴结转移的证据		
N1	区域淋巴结转移阳性		
Nx	未知或无法评估		
解剖/预后分期			
Ⅰ	T1	N0	
Ⅱ	T2	N0	
Ⅲ	T3	N0	
Ⅳ	任何 T	N1	
Ⅳ	T4	任何 N	
Macchiarini 分期系统[c]			
原发肿瘤(T)			
Tx	无法评估		
Tis	无侵袭性肿瘤		
T1a	局限于黏膜;<3cm		
T1b	局限于黏膜;>3cm		
T2*	任何肿瘤侵犯软骨或外膜		
T3	任何肿瘤侵犯气管或喉		
T4a	任何肿瘤侵犯隆突或主支气管		
T4b	任何肿瘤侵犯邻近结构		
区域淋巴结(N)			
Nx	区域淋巴结不能评估		
N0	无淋巴结转移的证据		
N1	局部淋巴结阳性(N1a<3cm;N1b≥3cm)		
气管上 1/3	最上纵隔淋巴结;上气管旁淋巴结,血管前和气管后淋巴结		
气管中 1/3	上气管旁淋巴结;血管前和气管后淋巴结;下气管旁淋巴结;主动脉旁淋巴结(升主动脉或横膈膜)		
气管下 1/3	上气管旁淋巴结;血管前和气管后淋巴结;主动脉下淋巴结(主动脉窗)		
N1A	气管上 1/3 有 1~3 个阳性淋巴结		
N1B	气管上 1/3 有超过 3 个阳性淋巴结		
N2	区域淋巴结阳性		
气管上 1/3	下气管旁淋巴结;主动脉下淋巴结(主动脉窗)		
气管中 1/3	最上纵隔淋巴结;主动脉下淋巴结(主动脉窗)		
气管下 1/3	上气管旁淋巴结;肺韧带		

表 52.10(续)

远处转移(M)			
Mx	远处转移不能评估		
M0	无远处转移		
M1	N1 和 N2 以外的淋巴结转移		
M2	远处转移(如肺转移)		
解剖/预后分期			
0	Tis	N0	M0
Ⅰa	T1a	N0	M0
Ⅰb	T1b~2	N0	M0
Ⅱa	T1b~2	N1	M0
Ⅱb	T1b~2	N2	M0
Ⅲa	T3	N0	M0
Ⅲb	T3	N1~2	M0
Ⅳa	任何 T	N1~2	M1
Ⅳb	任何 T	N1~2	M2

[a] From ref. (578) .

[b] The MD Anderson Cancer Center system denotes "arising from but extending outside of trachea" as T3 disease and does not use T4. From ref. (487).

[c] From ref. (484) .

切除术后通常建议行放疗[487,552,553,580,581,584,593],某些病理特征可以显示预后价值,如切除的完整性、甲状腺是否受累及淋巴结的浸润程度[599]。常规推荐患者行术后放疗[487],术前放疗也有尝试,但经验很少,小样本的回顾研究显示了辅助放疗的作用(表 52.11)。Chow 等[600]发现手术切除联合辅助放疗后中位生存期可达 61 个月,而单纯手术治疗的中位生存期仅为 16 个月。Regnand 等[17]发现,31 例接受完全手术切除及辅助放疗患者的 5 年生存率好于 27 例未接受辅助放疗的患者(74%对 53%),但并无统计学意义。

对于不完全切除的患者,术后放疗似乎是有效的,其 5 年生存率为 45%,而对于没有接受放疗的患者 5 年生存率为 0%(P<0.05)[17]。Webb 等[487]总结了 MD 安德森癌症中心的经验,给予辅助放疗的患者比接受放化疗的患者有明显的生存改善,有统计学意义;然而,没有发现辅助放疗和只行手术患者之间的生存差异。表 52.12 总结了气管肿瘤根治性放疗的研究结果。

不可切除的肿瘤可接受单纯放射治疗,研究中放

141. Giaccone G, Rajan A, Ruijter R, et al. Imatinib mesylate in patients with WHO B3 thymomas and thymic carcinomas. *J Thorac Oncol* 2009;4(10):1270–1273.
144. Karp DD, Paz-Ares LG, Novello S, et al. Phase II study of the anti-insulin-like growth factor type 1 receptor antibody CP-751,871 in combination with paclitaxel and carboplatin in previously untreated, locally advanced, or metastatic non-small-cell lung cancer. *J Clin Oncol* 2009;27(15):2516–2522.
150. Cameron R, Loeher P, Thomas C. Neoplasms of the Mediastinum. In: DeVita V, Hellman S, Rosenberg S, eds. *Cancer: principles and practice of oncology*, 6th ed. Philadelphia: Lippincott-Raven, 2000:1019–1036.
155. Myojin M, Choi NC, Wright CD, et al. Stage III thymoma: pattern of failure after surgery and postoperative radiotherapy and its implication for future study. *Int J Radiat Oncol Biol Phys* 2000;46(4):927–933.
165. Okumura M, Ohta M, Tateyama H, et al. The World Health Organization histologic classification system reflects the oncologic behavior of thymoma: a clinical study of 273 patients. *Cancer* 2002;94(3):624–632.
174. Lucchi M, Ambrogi MC, Duranti L, et al. Advanced stage thymomas and thymic carcinomas: results of multimodality treatments. *Ann Thorac Surg* 2005;79(6):1840–1844.
181. Ruckert JC, Swierzy M, Ismail M. Comparison of robotic and nonrobotic thoracoscopic thymectomy: a cohort study. *J Thorac Cardiovasc Surg* 2011;141(3):673–677.
182. Takeo S, Tsukamoto S, Kawano D, et al. Outcome of an original video-assisted thoracoscopic extended thymectomy for thymoma. *Ann Thorac Surg* 2011;92(6):2000–2005.
187. Okumura M, Shiono H, Inoue M, et al. Outcome of surgical treatment for recurrent thymic epithelial tumors with reference to world health organization histologic classification system. *J Surg Oncol* 2007;95(1):40–44.
188. Bott MJ, Wang H, Travis W, et al. Management and outcomes of relapse after treatment for thymoma and thymic carcinoma. *Ann Thorac Surg* 2011;92(6):1984–1992.
191. Chang JH, Kim HJ, Wu HG, et al. Postoperative radiotherapy for completely resected stage II or III thymoma. *J Thorac Oncol* 2011;6(7):1282–1286.
194. Forquer JA, Rong N, Fakiris AJ, et al. Postoperative radiotherapy after surgical resection of thymoma: differing roles in localized and regional disease. *Int J Radiat Oncol Biol Phys* 2010;76(2):440–445.
212. Giaccone G, Ardizzoni A, Kirkpatrick A, et al. Cisplatin and etoposide combination chemotherapy for locally advanced or metastatic thymoma. A phase II study of the European Organization for Research and Treatment of Cancer Lung Cancer Cooperative Group. *J Clin Oncol* 1996;14(3):814–820.
213. Kim ES, Putnam JB, Komaki R, et al. Phase II study of a multidisciplinary approach with induction chemotherapy, followed by surgical resection, radiation therapy, and consolidation chemotherapy for unresectable malignant thymomas: final report. *Lung Cancer* 2004;44(3):369–379.
218. Loehrer PJ Sr, Wang W, Johnson DH, et al. Octreotide alone or with prednisone in patients with advanced thymoma and thymic carcinoma: an Eastern Cooperative Oncology Group phase II trial. *J Clin Oncol* 2004;22(2):293–299.
220. Yokoi K, Matsuguma H, Nakahara R, et al. Multidisciplinary treatment for advanced invasive thymoma with cisplatin, doxorubicin, and methylprednisolone. *Chest* 2005;128(4):145S-b-146S.
223. Evoli A, Batocchi AP, Provenzano C, et al. Thymectomy in the treatment of myasthenia gravis: report of 247 patients. *J Neurol* 1988;235(5):272–276.
232. Marks LB, Bentzen SM, Deasy JO, et al. Radiation dose-volume effects in the lung. *Int J Radiat Oncol Biol Phys* 2010;76(3 Suppl):S70–S76.
233. Marks LB, Yorke ED, Jackson A, et al. Use of normal tissue complication probability models in the clinic. *Int J Radiat Oncol Biol Phys* 2010;76(3 Suppl):S10–S19.
235. Sugie C, Shibamoto Y, Ikeya-Hashizume C, et al. Invasive thymoma: postoperative mediastinal irradiation, and low-dose entire hemithorax irradiation in patients with pleural dissemination. *J Thorac Oncol* 2008;3(1):75–81.
237. Uematsu M, Yoshida H, Kondo M, et al. Entire hemithorax irradiation following complete resection in patients with stage II–III invasive thymoma. *Int J Radiat Oncol Biol Phys* 1996;35(2):357–360.
246. Liao ZX, Komaki RR, Thames HD Jr, et al. Influence of technologic advances on outcomes in patients with unresectable, locally advanced non-small-cell lung cancer receiving concomitant chemoradiotherapy. *Int J Radiat Oncol Biol Phys* 2010;76(3):775–781.
252. Sejpal S, Komaki R, Tsao A, et al. Early findings on toxicity of proton beam therapy with concurrent chemotherapy for nonsmall cell lung cancer. *Cancer* 2011;117(13):3004–3013.
256. Gomez D, Komaki R. Technical advances of radiation therapy for thymic malignancies. *J Thorac Oncol* 2010;5(10 Suppl 4):S336–S343.
257. Gomez D, Komaki R, Yu J, et al. Radiation therapy definitions and reporting guidelines for thymic malignancies. *J Thorac Oncol* 2011;6(7):S1743–S1748.
265. Seto H, Kageyama M, Shimizu M, et al. Assessment of residual tumor viability in thymic carcinoma by sequential thallium-201 SPECT: comparison with CT and biopsy findings. *J Nucl Med* 1994;35(10):1659–1661.
267. Do YS, Im JG, Lee BH, et al. CT findings in malignant tumors of thymic epithelium. *J Comput Assist Tomogr* 1995;19(2):192–197.
274. Sasaki M, Kuwabara Y, Ichiya Y, et al. Differential diagnosis of thymic tumors using a combination of 11C-methionine PET and FDG PET. *J Nucl Med* 1999;40(10):1595–1601.
277. Dadmanesh F, Sekihara T, Rosai J. Histologic typing of thymoma according to the new World Health Organization classification. *Chest Surg Clin North Am* 2001;11(2):407–420.
280. Suster S. Thymic carcinoma: update of current diagnostic criteria and histologic types. *Semin Diagn Pathol* 2005;22(3):198–212.
288. Nonaka T, Tamaki Y, Higuchi K, et al. The role of radiotherapy for thymic carcinoma. *Jpn J Clin Oncol* 2004;34(12):722–726.
291. Hsu HC, Huang EY, Wang CJ, et al. Postoperative radiotherapy in thymic carcinoma: treatment results and prognostic factors. *Int J Radiat Oncol Biol Phys* 2002;52(3):801–805.
294. Nakamura Y, Kunitoh H, Kubota K, et al. Platinum-based chemotherapy with or without thoracic radiation therapy in patients with unresectable thymic carcinoma. *Jpn J Clin Oncol* 2000;30(9):385–388.
307. Klemm KM, Moran CA. Primary neuroendocrine carcinomas of the thymus. *Semin Diagn Pathol* 1999;16(1):32–41.
310. Wick MR, Rosai J. Neuroendocrine neoplasms of the mediastinum. *Semin Diagn Pathol* 1991;8(1):35–51.
327. Nichols CR, Hoffman R, Einhorn LH, et al. Hematologic malignancies associated with primary mediastinal germ-cell tumors. *Ann Intern Med* 1985;102(5):603–609.
331. Hartmann JT, Nichols CR, Droz JP, et al. Hematologic disorders associated with primary mediastinal nonseminomatous germ cell tumors. *J Natl Cancer Inst* 2000;92(1):54–61.
340. Lemarie E, Assouline PS, Diot P, et al. Primary mediastinal germ cell tumors. Results of a French retrospective study. *Chest* 1992;102(5):1477–1483.
346. Israel A, Bosl GJ, Golbey RB, et al. The results of chemotherapy for extragonadal germ-cell tumors in the cisplatin era: the Memorial Sloan-Kettering Cancer Center experience (1975 to 1982). *J Clin Oncol* 1985;3(8):1073–1078.
349. Economou JS, Trump DL, Holmes EC, et al. Management of primary germ cell tumors of the mediastinum. *J Thorac Cardiovasc Surg* 1982;83(5):643–649.
352. Rotmensch S, Cole LA. False diagnosis and needless therapy of presumed malignant disease in women with false-positive human chorionic gonadotropin concentrations. *Lancet* 2000;355(9205):712–715.
358. Schultz SM, Einhorn LH, Conces DJ Jr, et al. Management of postchemotherapy residual mass in patients with advanced seminoma: Indiana University experience. *J Clin Oncol* 1989;7(10):1497–1503.
364. Uematsu M, Kondo M, Dokiya T, et al. The role of radiotherapy in the treatment of primary mediastinal seminoma. *Radiother Oncol* 1992;24(4):226–230.
370. Jones WG, Fossa SD, Mead GM, et al. Randomized trial of 30 versus 20 Gy in the adjuvant treatment of stage I testicular seminoma: a report on Medical Research Council Trial TE18, European Organisation for the Research and Treatment of Cancer Trial 30942 (ISRCTN18525328). *J Clin Oncol* 2005;23(6):1200–1208.
373. Kay PH, Wells FC, Goldstraw P. A multidisciplinary approach to primary nonseminomatous germ cell tumors of the mediastinum. *Ann Thorac Surg* 1987;44(6):578–582.
378. Saxman SB, Nichols CR, Einhorn LH. Salvage chemotherapy in patients with extragonadal nonseminomatous germ cell tumors: the Indiana University experience. *J Clin Oncol* 1994;12(7):1390–1393.
394. Weiss SW, Goldblum JR, Enzinger FM. *Enzinger and Weiss's soft tissue tumors*, 4th ed. St. Louis: Mosby, 2001.
397. Takeo S, Fukuyama S. Video-assisted thoracoscopic resection of a giant anterior mediastinal tumor (lipoma) using an original sternum-lifting technique. *Jpn J Thorac Cardiovasc Surg* 2005;53(10):565–568.
401. Burt M, Ihde JK, Hajdu SI, et al. Primary sarcomas of the mediastinum: results of therapy. *J Thorac Cardiovasc Surg* 1998;115(3):671–680.
422. Johnson DW, Klazynski PT, Gordon WH, et al. Mediastinal lymphangioma and chylothorax: the role of radiotherapy. *Ann Thorac Surg* 1986;41(3):325–328.
435. Cohen AJ, Sbaschnig RJ, Hochholzer L, et al. Mediastinal hemangiomas. *Ann Thorac Surg* 1987;43(6):656–659.
438. Suster S, Moran CA. Malignant cartilaginous tumors of the mediastinum: clinicopathological study of six cases presenting as extraskeletal soft tissue masses. *Hum Pathol* 1997;28(5):588–594.
447. Anghileri M, Miceli R, Fiore M, et al. Malignant peripheral nerve sheath tumors: prognostic factors and survival in a series of patients treated at a single institution. *Cancer* 2006;107(5):1065–1074.
458. Tucker T, Wolkenstein P, Revuz J, et al. Association between benign and malignant peripheral nerve sheath tumors in NF1. *Neurology* 2005;65(2):205–211.
468. Eguchi T, Yoshida K, Kobayashi N, et al. Multiple schwannomas of the bilateral mediastinal vagus nerves. *Ann Thorac Surg* 2011;91(4):1280–1281.
474. Wang S, Zheng J, Ruan Z, et al. Long-term survival in a rare case of malignant esophageal schwannoma cured by surgical excision. *Ann Thorac Surg* 2011;92(1):357–358.
477. Reeder LB. Neurogenic tumors of the mediastinum. *Semin Thorac Cardiovasc Surg* 2000;12(4):261–267.
487. Webb BD, Walsh GL, Roberts DB, et al. Primary tracheal malignant neoplasms: the University of Texas MD Anderson Cancer Center experience. *J Am Coll Surg* 2006;202(2):237–246.
488. Maziak DE, Todd TR, Keshavjee SH, et al. Adenoid cystic carcinoma of the airway: thirty-two-year experience. *J Thorac Cardiovasc Surg* 1996;112(6):1522–1531.
551. Douglas JG, Laramore GE, Austin-Seymour M, et al. Treatment of locally advanced adenoid cystic carcinoma of the head and neck with neutron radiotherapy. *Int J Radiat Oncol Biol Phys* 2000;46(3):551–557.
552. Gaissert HA, Grillo HC, Shadmehr MB, et al. Long-term survival after resection of primary adenoid cystic and squamous cell carcinoma of the trachea and carina. *Ann Thorac Surg* 2004;78(6):1889–1896.
578. Bhattacharyya N. Contemporary staging and prognosis for primary tracheal malignancies: a population-based analysis. *Otolaryngol Head Neck Surg* 2004;131(5):639–642.
583. Wood DE. Management of malignant tracheobronchial obstruction. *Surg Clin North Am* 2002;82(3):621–642.
596. Honings J, Gaissert HA, Verhagen AF, et al. Undertreatment of tracheal carcinoma: multidisciplinary audit of epidemiologic data. *Ann Surg Oncol* 2009;16(2):246–253.
599. Honings J, Gaissert HA, Ruangchira-Urai R, et al. Pathologic characteristics of resected squamous cell carcinoma of the trachea: prognostic factors based on an analysis of 59 cases. *Virchows Arch* 2009;455(5):423–429.
605. Fuwa N, Ito Y, Matsumoto A, et al. The treatment results of 40 patients with localized endobronchial cancer with external beam irradiation and intraluminal irradiation using low dose rate (192)Ir thin wires with a new catheter. *Radiother Oncol* 2000;56(2):189–195.
613. Carvalho Hde A, Figueiredo V, Pedreira WL Jr, et al. High dose-rate brachytherapy as a treatment option in primary tracheal tumors. *Clinics* 2005;60(4):299–304.

第 53 章 食管癌

Brian G. Czito, Albert S. DeNittis, Manisha Palta, Christopher G. Willett

被诊断为食管癌的患者，能够治愈的不到 15%，约 50%的患者不能进行手术切除或已有远处转移。本章主要讲述食管癌的自然病程和治疗方法，包括解剖、发病的危险因素、播散和局部复发、分期、现有治疗方法的治疗效果放射治疗技术、毒性数据和将来的治疗策略。

解剖

食管是一薄壁中空的管状器官，长约 25cm，食管被覆数层角化的鳞状上皮，上端起自环状软骨水平的环咽肌，止于下段的食管胃连接部，下 1/3 段的食管（长 5~10cm）可能包含有腺体成分。鳞状上皮被柱状上皮代替称为 Barrett 食管，通常见于下 1/3 段。齿状线指内镜下可见的鳞状上皮和腺样上皮的连接部。食管壁由三层组成：黏膜层、黏膜下层与固有肌层（图 53.1）。黏膜层包含上皮层、固有层和黏膜肌层。基底膜将上皮层和固有层分离。含柱状上皮的食管黏膜肌层由两层组成。黏膜可分为不同的层次，包括 M1（上皮层）、M2（固有层）、M3（黏膜肌层）。同样，黏膜下层可分为内层（SM1）、中间层（SM2）、外层（SM3）。固有肌层由一个环形的内层和纵行的外层组成。外膜（周围结缔组织）与固有肌层紧贴[1]。无浆膜层的存在可促进疾病向食管外蔓延。

虽然有点武断，但食管经常被分为颈部和胸部两部分。最近，美国癌症联合委员会（AJCC）的报告将食管分为 4 个区域：颈段、胸上段、胸中段、胸下段（图 53.2）[1]。颈段食管开始于环咽肌（约相当于第 7 颈椎水平或距切牙 15cm 处）到胸廓入口水平（约相当于第 3 胸椎水平或距切牙 20cm 处，即在胸骨切迹水平），因此位于颈部。胸段食管约从第 3 胸椎水平（距切牙约 20cm）到第 10 胸椎或第 11 胸椎水平[1,2]。胸上段食管上界起于胸廓入口，下界止于奇静脉下缘，距切牙 20~25cm。影像学上，这个位置的肿瘤位于胸骨切迹与奇静脉之间。胸中段食管起于奇静脉下缘至下肺静脉，距切牙 25~30cm。胸下段食管从下肺静脉延伸到胃和胃食管连接部，通常距切牙 30~40cm。内镜下，胃食管（GE）连接部通常被定义在第 1 个胃皱襞出现之处，而这可能是一个“理论上”的标志。组织学上，GE 连接部被准确地定义为柱状上皮和鳞状上皮的交界处。在最新的 AJCC 分期系统中，如果癌症的中心位于胸下段食管、连接部或在距近端胃 5cm 处（即贲门），或延伸到 GE 连接部或食管则被定义为食管腺癌。如果癌症的中心位于>5cm 的远端 GE 连接部或 5cm 内的 GE 连接部，但没有延伸到连接部或食管内，肿瘤则被列为胃癌。内镜下有用的标记物包括隆突（距切牙约 25cm）和 GE 连接部（距切牙约 40cm）。

Siewent 等[3,4]根据肿瘤位置对胃食管连接部癌的特点进行了描述（图 53.3）。如果肿瘤中心在胃食管连接部（即齿状线）以上大于 1~5cm 处，肿瘤则被定义为食管远端Ⅰ型腺癌；如果肿瘤中心位于胃食管连接部的头侧 1cm 到尾侧 2cm 范围内，则被定义为Ⅱ型腺癌；如果肿瘤中心位于胃食管连接部以下>2cm 处，则被定义为Ⅲ型腺癌。然而，当病变为局部晚期或巨大肿瘤时，准确地区分出肿瘤起源与胃食管连接部的关系是很困难的。

淋巴引流

食管有一个非常广泛的、纵横交错的淋巴系统。食管的淋巴管网主要位于黏膜下层；但是，通道也存在于固有层内，从而会促使累及黏膜的浅层肿瘤的播散。除了这些纵向的淋巴管，内部淋巴管穿过固有肌层促使肿瘤向区域淋巴管和食管旁淋巴结播散。支持该观点的尸检研究显示，黏膜下层淋巴管直接引流到

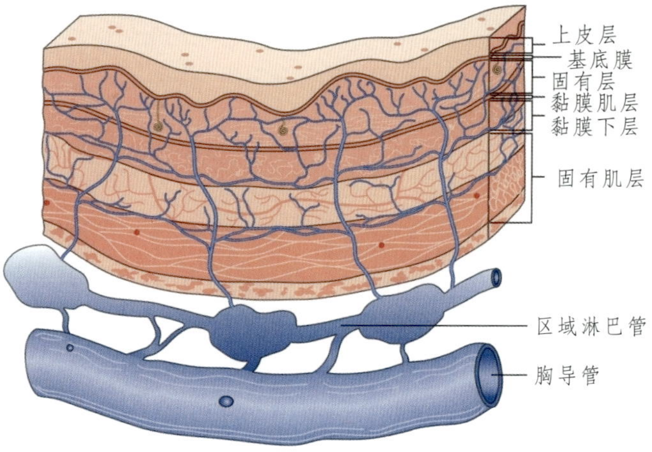

图 53.1 食管壁示意图。(Used with the permission of the American Joint Committee on Cancer, Chicago, Illinois. The original source for this material is American Joint Committee on Cancer. *AJCC cancer staging handbook*, 7th ed. New York: Springer, 2010, published by Springer Science and Business Media LLC, www.springerlink.com.)

胸导管的发生率很高(图 53.1),这样会促使肿瘤向全身扩散。淋巴在引流到淋巴结前可以穿过整个食管[2],因此整个食管都存在潜在的淋巴受累的风险。由于食管存在丰富的淋巴管网,在食管大体肿瘤与"跳跃性"微转移灶之间可以有 8cm 或更多"正常"组织存在[5]。另外,有 71%的冰冻切片报告切缘为阴性者,采用常规免疫组化方法即可检测到有淋巴微转移存在[6]。食管的淋巴引流通常沿动脉走行,如甲状腺下动脉、支气管动脉、食管动脉和胃左动脉(腹腔动脉)[7]。

流行病学和危险因素

食管癌占所有胃肠道恶性肿瘤的 6%。2012 年,美国新诊断食管癌病例 17 460 例,死亡 15 070 例,多见于男性,男女比例为 4:1[8,9]。

不同地域的食管癌发生率不同,发病率最高的为中国林县、俄罗斯、伊朗的里海地区。其发病率可以高达 100/100 000。此外,这些国家不同地区的发病率也存在差异。在法国北部、哈萨克斯坦和南非等地区的

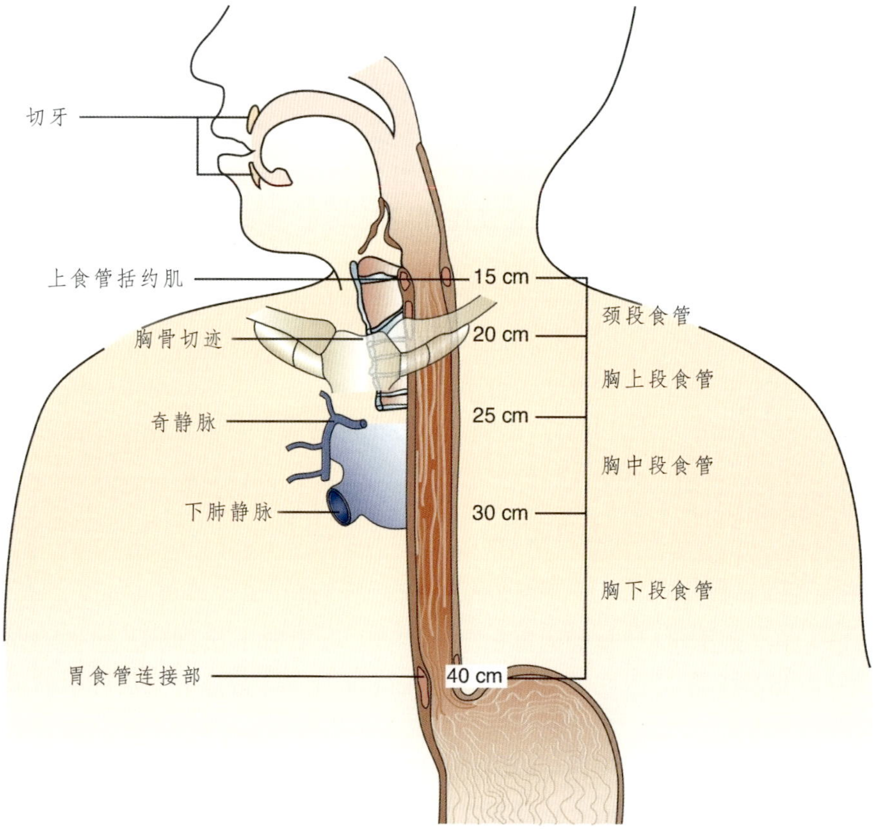

图 53.2 食管解剖,标注食管从切牙到每个分段的长度。(Used with the permission of the American Joint Committee on Cancer, Chicago, Illinois. The original source for this material is American Joint Committee on Cancer. *AJCC cancer staging handbook*, 7th ed. New York: Springer, 2010, published by Springer Science and Business Media LLC, www.springerlink.com.)

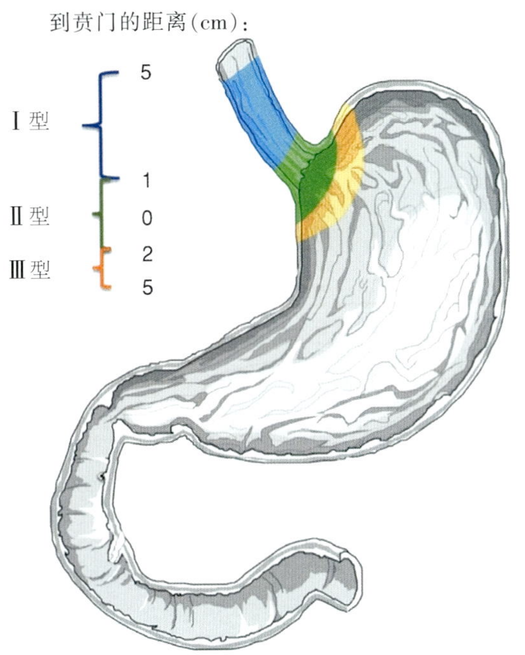

图 53.3　根据肿瘤的位置对胃食管连接部癌症的 Siewert 分类。(From Matzinger O, Gerber E, Bernstein Z, et al. EORTC-ROG expert opinion: radiotherapy volume and treatment guidelines for neoadjuvant radiation of adenocarcinomas of the gastroesophageal junction and the stomach. *Radiother Oncol* 2009;92:164–175; copyright 2009, with permission from Elsevier.)

发病率可以高达 50~99/100 000。造成这种地区性差异的原因目前还不清楚,一些报道显示与高发区内干旱的气候和碱性土壤,亚硝胺的摄入,摄入食物里缺乏核黄素、烟酸、镁和锌等微量元素有关[10,11]。在美国,男性的发病率<5/100 000。在过去的 20 年中,腺癌的发病率由每年 5%上升到 10%,这个增长速度比任何癌症都要快[12]。1987 年,食管腺癌占白人男性的 34%和白人女性的 12%,占非洲裔男性的 3%和非洲裔女性的 1%。截至 1998 年,白人男性的食管腺癌患者占新诊断食管癌患者的 55%,然而非洲裔美国患者更多地被诊断为鳞状细胞癌[12-14]。

在北美和西欧,酒精和烟草的使用是食管鳞状细胞癌发生的主要危险因素,占所有病例的 80%~90%[15]。报道描述了食管癌因消耗大量酒精和烟草的相对危险性,当每天消耗 30g 以上的烟草同时饮用 120g 酒精时,其食管癌发生的相对危险性是不使用烟草和酒精者的 155 倍[16]。

水果、蔬菜和动物产品的摄入不足与鳞状细胞癌的发生率增加有关[17]。有普卢默-文森(Paterson-Kelly)综合征的患者以及处于缺铁性贫血状态和低核黄素饮食水平者,口腔癌、下咽癌和食管癌的发生率都比较高。另外,亚硝胺、亚硝酸盐和含 N 亚硝类化合物的摄入也可促使食管癌的发生。富含亚硝酸的食物包括腌制蔬菜、酒精饮料、熏制的腊肉和鱼类[18,19]。

发生食管癌的其他危险因素包括失弛缓症和胼胝形成。长期失弛缓症(达 25 年以上)与 5%的鳞状细胞癌发生率相关[20,21]。有报道认为,胼胝形成(手掌、足底过度角化和食管乳头状瘤形成)的患者在平均年龄 45 岁时,有 38%的患者可能发展为食管癌[22]。另外,有 2%~4%的食管癌患者同时患有头颈部癌。

导致食管腺癌发生的危险因素目前还不十分明确,绝大多数食管腺癌起源于化生的柱状上皮,即 Barrett 食管[23]。严重和长期的胃食管反流疾病是 Barrett 食管形成的非常重要的危险因素,后者可引起腺癌发生。有报道认为,长期严重的胃食管返流病患者的腺癌发生率是正常人的 44 倍[24]。烟草是腺癌发展的一个更为温和的危险因素。吸烟者比不吸烟者食管腺癌发生率高 2~3 倍[25,26]。吸烟对腺癌发病的影响,在停止吸烟后要持续存在 30 年,而停止吸烟后食管鳞状细胞癌的发生率能够明显降低[27]。肥胖者腺癌发生率也会增加 3~4 倍,可能与食管返流增加有关[28]。据估计,中年患有 Barrett 食管的患者在其一生中有 10%~15%的可能会发展为食管腺癌[29]。

尽管食管癌的发生有许多危险因素,但很少有研究能证实某一种致病因素必然会引起肿瘤发生。Motesano 等[30]报道基因异常可能导致食管癌发生。另外,食管鳞状细胞癌和腺癌的发病机制可能不同。鳞状细胞癌基因异常包括 *p53* 突变、*3p* 和 *9q* 多个等位基因丢失、周期素 D1 和上皮生长因子受体(EGFR)扩增,这些突变引起细胞增生、轻度和重度不典型增生,最终形成食管鳞状细胞癌。而腺癌的基因异常包括 *p53* 过表达,*17p*、*5q* 和 *13q* 多个等位基因丢失,EGFR 和人上皮生长因子受体 2(HER-2)扩增和过表达,这些异常可逐步形成 Barrett 食管、不典型增生,最终形成腺癌。这些差异说明食管鳞状细胞癌和腺癌发病时因为不同的基因突变,在所研究患者中这些基因异常发生率为 23%~94%。

自然病程和播散模式

食管鳞状细胞癌的特点是局部外侵性生长和有淋巴结转移的倾向。由于食管没有浆膜层,早期常发生局部外侵至周围组织。食管上段病变可以挤压或侵及喉返神经、颈动脉和气管。如果纵隔内发生食管癌外侵性生长，可能出现气管食管瘘或支气管食管瘘。胸下段食管癌可以侵及降主动脉或心包，造成纵隔炎、大出血或脓胸。

一项与浸润深度相关的淋巴结转移发生率回顾性研究显示,18%浸润到黏膜下层的患者有淋巴结转移[31]。T1 期病变淋巴结转移发生率为 14%~21%,T2 期则升至 38%~60%[32,33],原发肿瘤的部位也影响淋巴结转移的位置。尸检时发现大约 70%的患者有淋巴结转移[34-36]。颈段食管癌极少出现腹腔淋巴结转移,几乎任何部位的食管病变都可出现远处血行转移(图 53.1)[37]。

一项对 1077 例接受食管癌根治术的胸段鳞状细胞癌患者的回顾性分析进一步归纳了淋巴结的扩展模式。位于胸上段、胸中段、胸下段的胸段食管癌分别占 5%、63%和 32%。总体上,47%的患者有淋巴结转移。在多变量分析中,T 分期、肿瘤长度和分化程度与淋巴结转移的发生率明显相关。大约 6%的患者发生了跳跃性转移(没有区域淋巴结转移,直接远处淋巴结转移),这些患者的肿瘤常分化差、体积大而且浸润深。转移的淋巴结中,肉眼可见转移占 37%,微观转移占 63%,表明大多数淋巴结转移是目前影像学检查不能发现的。转移的淋巴结分为五类:颈、胸上纵隔、胸中纵隔、胸下纵隔和腹腔淋巴结。图 53.4 显示了不同位置的原发性肿瘤的淋巴结转移的发生率[38]。

食管下段和胃食管连接部腺癌,诊断时约 70%的患者会出现淋巴结转移。肿瘤浸润深度也可影响淋巴结转移,外科手术发现几乎所有的 T3~T4 期病变都有淋巴结转移存在。病理数据证实 T2、T3、T4 期食管下端和 GE 连接部肿瘤的淋巴结转移率分别是 45%、85%和 100%(见图 53.5)[33]。胸下段食管癌患者常常同时出现纵隔和腹腔淋巴结转移(见图 53.6)[33]。胸下段

表 53.1 食管癌远处转移的解剖分布

转移部位	病例数	百分比(%)
淋巴结	58	73
肺	41	52
肝	37	47
肾上腺	16	20
膈肌	15	19
支气管	13	17
胸膜	13	17
胃	12	15
骨	11	14
肾	10	13
气管	10	13
心包	9	11
胰腺	9	11

From Anderson LL, Lad TE. Autopsy findings in squamous-cell carcinoma of the esophagus. *Cancer* 1982;50:1587–1590, with permission.

食管癌主要发生腹腔淋巴结转移。按照 Siewert 分类法，Ⅰ型肿瘤常见纵隔和腹腔淋巴结转移，而Ⅲ型肿瘤几乎全部向下引流至腹腔干旁。Ⅱ型肿瘤多见向下引流,很少向纵隔引流。Siewert 分类法最初可以指导选择外科手术方式（Ⅰ型肿瘤多采用食管切除术和纵隔淋巴结清扫术、而Ⅱ、Ⅲ型肿瘤采用腹部入路行手术切除),其对于放射野的设计也有一定的参考价值[3]。一般来说,从食管到胃食管连接部腹腔淋巴结转移发生率逐渐增加。胃食管连接部的肿瘤患者很少累及纵隔。以上淋巴结转移食管下端及连接部的肿瘤很少累及隆突上淋巴结[39]。此外,食管下段和胃食

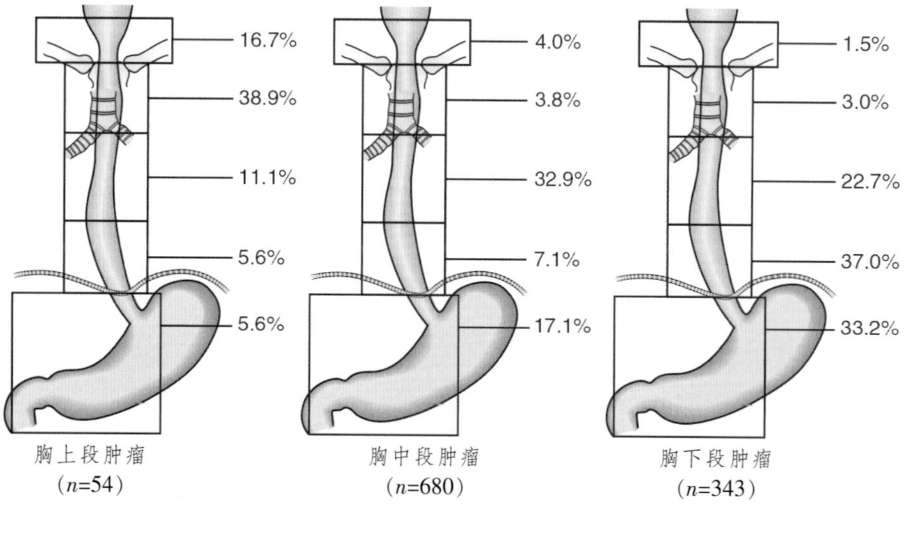

图 53.4 鳞状细胞癌原发肿瘤不同位置的阳性淋巴结的分布。(From Huang W, Li B, Gong H, et al. Pattern of lymph node metastases and its implication in radiotherapeutic clinical target volume in patients with thoracic esophageal squamous cell carcinoma: a report of 1077 cases. *Radiother Oncol* 2010;95:229–233; with permission from Elsevier.)

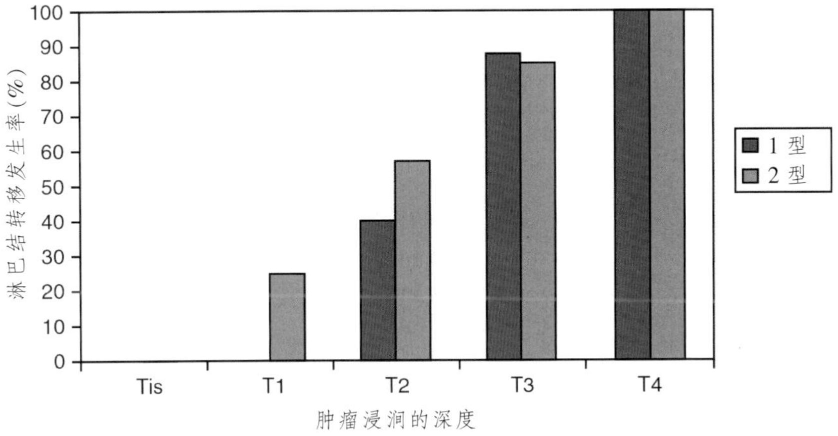

图 53.5　腺癌患者肿瘤浸润深度相关的淋巴结转移发生率。(From Dresner SM, Lamb PJ, Bennett MK, et al. The pattern of metastatic lymph node dissemination from adenocarcinoma of the esophagogastric junction. *Surgery* 2001;129:103–109; with permission form Elsevier.)

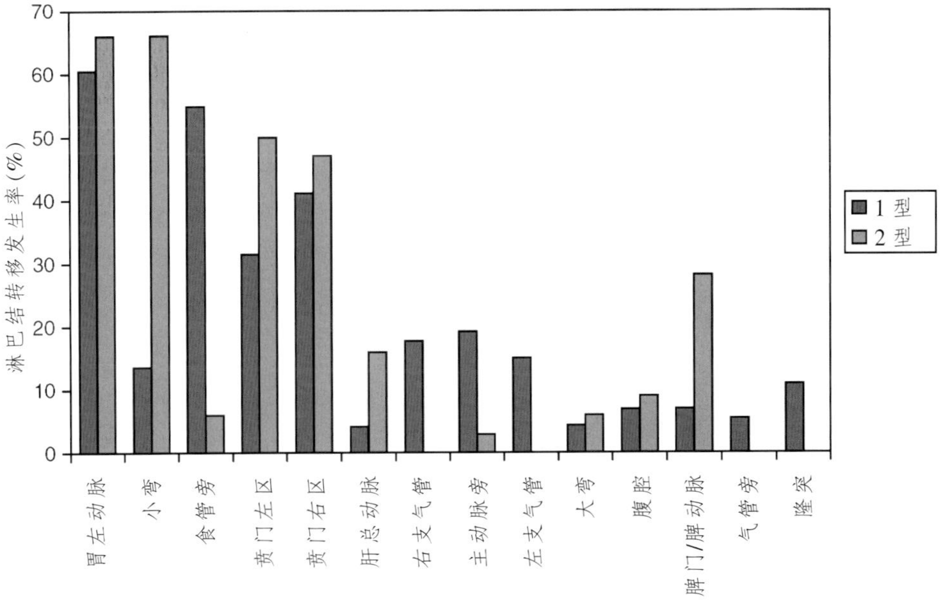

图 53.6　腺癌患者不同位置的淋巴结转移发生率。(From Dresner SM, Lamb PJ, Bennett MK, et al. The pattern of metastatic lymph node dissemination from adenocarcinoma of the esophagogastric junction. *Surgery* 2001;129:103 –109; with permission form Elsevier.)

管连接部腺癌的病理组织学分析表明，无淋巴结受累的患者在免疫组织化学检测下显示淋巴结受累[40]。

曾创建日本胃癌协会分类系统的日本研究人员对淋巴结转移图谱进行了研究(图 53.7)[41]。根据此淋巴结分类系统,德国埃朗根的研究人员评估了 326 例一期切除术后的胃食管连接部癌患者。肿瘤可分为 AEG Ⅰ型(远端食管)、Ⅱ型(胃贲门处)和Ⅲ型(贲门下)。大多数肿瘤各种分期的淋巴结转移有明显的重叠,总体淋巴结转移发生率为 71%。T1 期的患者中,只有 17%的患者有淋巴结转移，而 T2、T3 和 T4 期的患者,分别有 78%、86%和 90%的患者有淋巴结转移。图 53.8 显示了基于 T 分期以及 AEG 位置的淋巴结转移模式。这项研究还归纳了以下规律:①淋巴管的浸润可高度预测淋巴结的转移;②延伸到远端食管(特别是超过齿状线)的Ⅱ型和Ⅲ型肿瘤的食管旁淋巴结转移发生率明显升高[42]。

局部复发

Asiner 等[43]和 LePrise 等[44]回顾了食管癌根治性放疗、根治性手术或二者联合治疗后的失败模式(表 53.2)。资料显示,采用单纯放疗或单纯手术治疗时局部复发率均很高。宾夕法尼亚大学医院和大通福克斯癌症中心的一组病例资料显示，食管和胃食管连接部腺癌单纯手术治疗后，局部复发率高达 77%[45]。同期的随机试验显示，单纯手术后局部复发率为 32%~45%[46–49]。最近的随机临床研究报道,食管癌根治性放化疗后局部复发仍是最主要的原因，占全部治疗失败病例的 50%(表 53.2)。许多研究报道认为,食管癌局部复发占所有失败原因的第一位。再加上

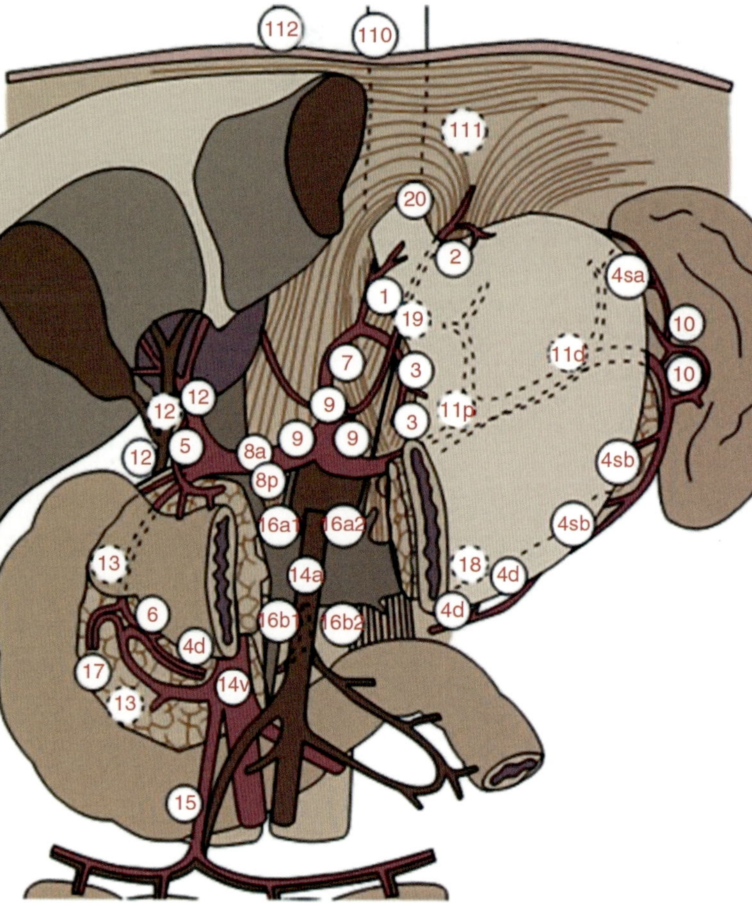

1	右心旁淋巴结	13	胰十二指肠后淋巴结
2	左心旁淋巴结	14v	肠系膜上静脉旁淋巴结
3	胃小弯侧淋巴结	14a	肠系膜上动脉旁淋巴结
4sa	胃短动脉旁淋巴结	15	结肠中动脉旁淋巴结
4sb	胃网膜左动脉旁淋巴结	16a1	主动脉裂孔淋巴结
4d	胃网膜右动脉旁淋巴结	16a2	腹主动脉旁淋巴结(膈肌主动脉裂孔至左肾静脉下缘)
5	幽门上淋巴结		
6	幽门下淋巴结	16b1	腹主动脉旁淋巴结(左肾静脉下缘至肠系膜下动脉上缘)
7	胃左动脉旁淋巴结		
8a	肝总动脉淋巴结(前组)	16b2	腹主动脉旁淋巴结(肠系膜下动脉上缘至腹主动脉分叉)
8p	肝总动脉淋巴结(后组)		
9	腹腔干淋巴结	17	胰头前淋巴结
10	脾门淋巴结	18	胰体下缘淋巴结
11p	脾动脉近端淋巴结	19	膈下动脉淋巴结
11d	脾动脉远端淋巴结	20	食管裂孔淋巴结
12a	肝十二指肠韧带淋巴结(沿肝固有动脉)	110	下段食管旁淋巴结
12b	肝十二指肠韧带淋巴结(沿胆总管)	111	膈上淋巴结
12p	肝十二指肠韧带淋巴结(沿门静脉)	112	纵隔后部淋巴结

图 53.7 淋巴结区的位置。(From Matzinger O, Gerber E, Bernstein Z, et al. EORTC-ROG expert opinion: radiotherapy volume and treatment guidelines for neoadjuvant radiation of adenocarcinomas of the gastroesophageal junction and the stomach. *Radiother Oncol* 2009;92:164-175; with permission from Elsevier.)

治疗后复查次数少、亚临床复发无法发现,实际上很可能低估了局部复发率。这些资料清楚地表明食管癌需要加强局部治疗的强度。

临床表现

食管癌常在就诊前3~4个月出现症状,食管原发

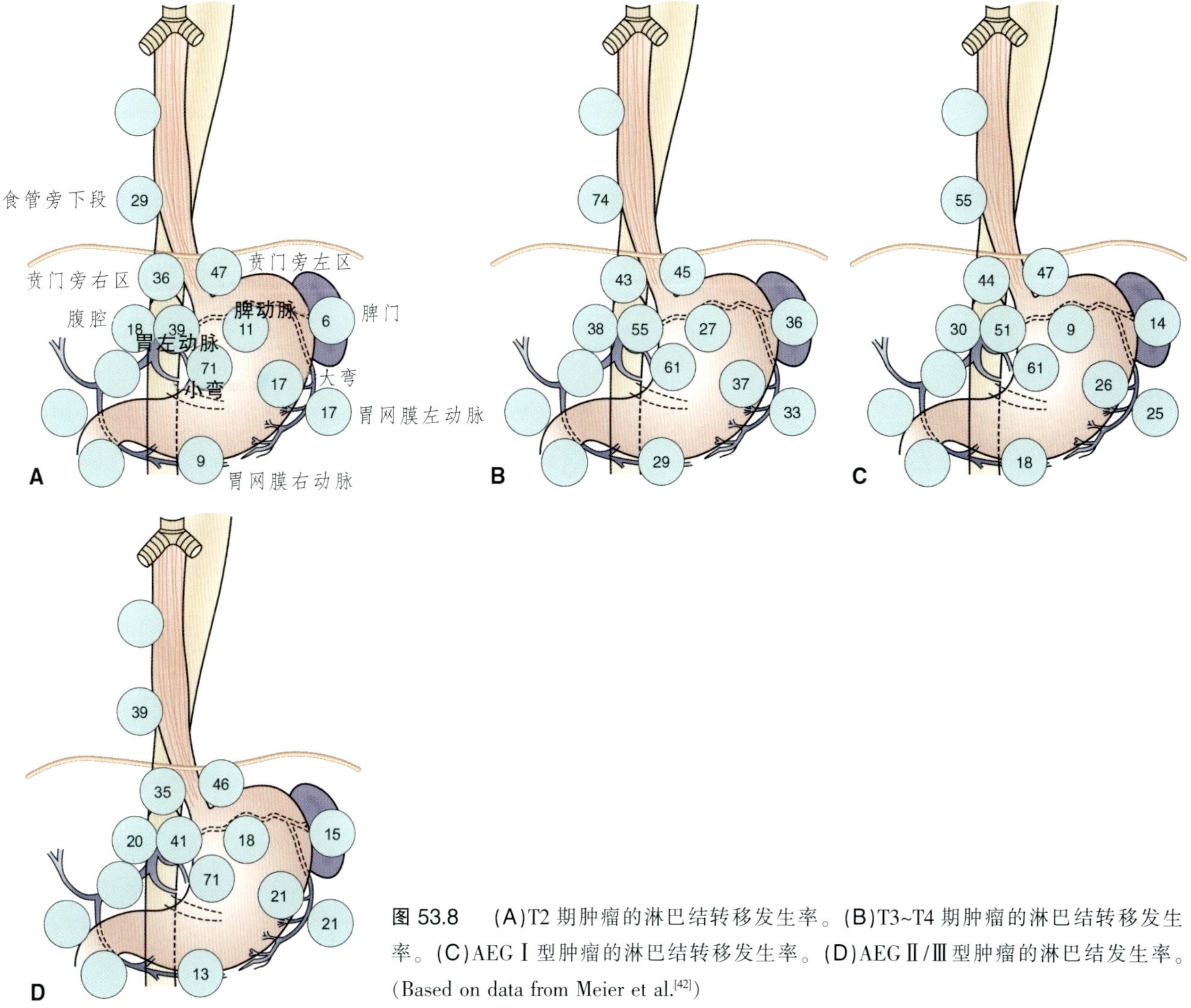

图 53.8　(A)T2 期肿瘤的淋巴结转移发生率。(B)T3~T4 期肿瘤的淋巴结转移发生率。(C)AEG Ⅰ 型肿瘤的淋巴结转移发生率。(D)AEG Ⅱ/Ⅲ 型肿瘤的淋巴结发生率。(Based on data from Meier et al.[42])

肿瘤的部位可能影响初始症状。无论原发肿瘤在什么部位,90%以上的食管癌患者都有吞咽困难的症状。50%以上的患者可出现吞咽痛[50]。体重下降也较常见,40%~70%的患者体重下降超过 5%，体重下降程度与食管癌预后较差相关。患者很少出现不明确的胸痛、声音嘶哑、咳嗽、舌咽神经痛的症状[51]。

晚期食管癌由于肿瘤侵及周围组织产生相应的症状和体征。可以出现呕血、咯血、黑便、呼吸困难、气管食管瘘或支气管食管瘘而继发持续性咳嗽。左侧喉返神经或膈神经受压或受侵可以出现发声困难或膈肌麻痹。也可以有上腔静脉综合征和 Horner 综合征表现。还可见到由主动脉交通支引起的胸腔积液和出血[50],食管下段癌出现腹腔干淋巴结转移时可以出现腹痛和背痛。

诊断性检查

经过上述病史采集和查体后,所有疑似食管癌的患者应该按照表 53.4 所示的流程进行检查。需要同时检查颈部和锁骨上淋巴结有无转移,还应该获得基本的血细胞计数和具有肝功能的代谢功能检验情况。

虽然食管 X 线片可以确定病变范围,但内镜检查是确诊和确定病变范围的最好工具。在使用柔韧性好的内镜检查时,在肿瘤原发部位、可疑的卫星灶和黏膜播散区应行活检和刷检。另外,用内镜准确测量肿瘤距切牙和胃食管连接部的距离以及观察肿瘤的特征,有助于放疗计划的制定。食管鳞状细胞癌患者内镜检查时需要检查口腔、喉、咽部和气管支气管树,这些

表 53.2 食管癌治疗后失败模式的分析

		复发率(%)					
治疗方式	病例数	局部	边界	颈部	纵隔	局部和远处	远处
单纯照射(30~80Gy)	517	25~84	25	10~43	–	–	23~65
单纯根治性手术	266	21~50	–	44	33	–	17~65 33 腹部淋巴结 17 肝
放疗联合手术(术前放疗 35~50Gy)	2078	22~87	53[a]	–	20[a]	–	6 肺 7~43[b]
放疗加化疗[c]	254	15~39	–	–	–	5~25	–
				–	–	–	6~25
术前放化疗[c]	150	2~36	–	–	–	5~38	16~29

[a] From one study.

[b] From two studies.

[c] Data from LePrise EA, Meunier BC, Etienne PL, et al. Sequential chemotherapy and radiotherapy for patients with squamous cell carcinoma of the esophagus. *Cancer* 1995;75:2.

Modified from Aisner J, Forastiere A, Aroney R. Patterns of recurrence for cancer of the lung and esophagus. In: Wittes RE, ed. *Cancer treatment symposia: proceedings of the Workshop on Patterns of Failure after Cancer Treatment*, Vol.2. Washington, DC: U.S. Department of Health and Human Services, 1983:87.

患者发生头颈部和上消化道第二肿瘤的概率较高[2]。另外，对于食管近端恶性肿瘤患者，当CT显示肿瘤紧邻气管或气管隆突时，支气管镜检查可以判断气管或气管隆突是否受侵。胸部及腹部CT扫描是判断肝、肾上腺或上腹部淋巴结转移的标准方法。但CT对食管旁淋巴结转移的判断不够准确，也不能确切地判断原发肿瘤具体的浸润程度[52,53]。常规CT扫描判断肿瘤可切除的准确率为65%~85%。CT对T分期预测准确率约70%，对淋巴结转移预测准确率也只有50%~70%[54-56]。

内镜超声检查(EUS)可更准确地评估食管旁和腹腔淋巴结受累情况，以及病变浸润管壁的程度。与手术后病理比较，EUS判断肿瘤侵犯(T分期)的准确率为85%~90%，判断淋巴结转移的准确率为75%~80%[57-60]。然而，内镜超声对新辅助治疗后判断分期的准确率很低，判断T分期的准确率为27%~48%，判断N分期的准确率为38%~71%，这可能是由于EUS并不能对放疗后炎性反应和纤维化及肿瘤组织本身进行准确分辨[61-63]。

食管癌的外科分期方法还包括胸腔镜、纵隔镜和腹腔镜检查，可以提供更多的分期信息，研究机构可根据患者情况进行选择性应用[64]。腹腔镜术主要用于胃食管连接部的肿瘤。

有明显的梗阻且体重无法保持的患者可能需要插鼻饲管。如果患者选择手术，一般应避免放置胃管，

表 53.3 随机分组研究评价食管癌放化疗的局部失败率

	剂量(Gy)	粗局部失败率(%)	2年局部失败率(%)
RTOG 85-01[146]	50	45	47
INT 0123[115]	50	55	52
INT 0123[115]	64	50	56
德国[152]	>60	51	58

INT，组间；RTOG，放射治疗肿瘤协作组。

表 53.4 食管癌的诊断检查

综合评价(手术、放疗和医学肿瘤学)
询问病史和体格检查
完整的血细胞计数和化学成分
上消化道内镜检查和活检
胸部、腹部和盆腔计算机断层扫描(CT)与口服和静脉注射对比剂(最佳的是PET-CT)
PET评价(PET-CT最佳)
内镜超声检查，细针抽吸(如果没有远处转移的证据)
支气管镜检查，如果肿瘤位于隆突或以上或有可疑气道受侵
营养评估和如果需要考虑管饲(鼻胃管或空肠造瘘术)

因为胃最终将作为术后的“新胃管”。

最近，正电子发射断层扫描(PET)被证明是一种非常有价值的食管癌分期工具，PET 的使用可以使 CT 对Ⅲ期和Ⅳ期病变的判断准确率分别提高 23%和 18%[65,66]。统计结果显示，CT 检查确诊为局部病变的患者中，PET 发现已有 20%的患者出现远处转移，与单纯 CT 扫描或 CT 扫描联合超声内镜相比，PET 检查判断局部淋巴结转移的准确性比较低。值得重视的是，有资料显示 PET 可以用于预测治疗反应，即治疗后 PET 检查显示有效者其预后明显好于 PET 检查显示为无效者[67]。另外，PET 已被用于预测治疗早期的反应。作为评估治疗效果和临床结果的替代物，PET 评估早期治疗反应的调查将持续进行[68]。

分期系统

食管癌分期是以术后病理或临床标准为基础的。病理分期是在有创检查后完成的，包括食管癌切除术、纵隔探查术或胸腔探查术。临床分期常用于根治性放化疗和新辅助放化疗，其准确率都比较低。联合应用 CT、PET 和 EUS，临床分期与病理分期的一致性比较高。值得注意的是，最新的 AJCC 分期系统将肿瘤的类型和等级以及涉及的淋巴结数目一同考虑在内(表 53.5)。

病理类型

鳞状细胞癌和腺癌占所有食管癌的 95%，其他少见的病理类型偶尔也能见到(表 53.6)[69]。

考虑到腺癌与鳞状细胞癌多见，开展了有关组织学对预后影响的研究。一系列的研究显示，鳞状细胞癌患者有较好的生存率[70]，而其他人认为腺癌患者的生存率较好[71]，还有一部分人认为两者生存没有差异。总的来说，在进行基于组织学分类的随机研究之前，不能进行直接的比较。

假肉瘤是一种变异的低分化鳞状细胞癌，其间质成纤维细胞中有梭形细胞。疣状癌分化很高，是一种变异的乳头状鳞状细胞癌[2]。在美国，原位鳞状细胞癌很罕见，应与不典型增生相区别[72–74]。

腺癌起源于异位胃黏膜或内在的食管腺体。然而，正如前面所描述的，多数腺癌起源于 Barrett 食管。如果腺癌中有鳞状上皮化生时，该肿瘤被称为腺棘细胞癌[75]。

腺样囊性癌很罕见，发生率为 0.75%，发病年龄多在 60 岁左右，中位生存期较差[76]。黏液表皮样癌(腺鳞癌)侵袭性很强，预后不佳[77]。食管小细胞癌发生率约为 2%，其发病年龄在 60~80 岁之间，病变部位多在男性食管中下段[78–79]。这些食管小细胞癌多起源于食管的嗜银细胞，可能出现副肿瘤综合征，如抗利尿激素分泌和高钙血症[80]。食管小细胞癌的临床特征与小细胞肺癌相似，对放疗和化疗都会产生治疗反应[77,79]。

食管非上皮源性肿瘤比较罕见。其中平滑肌肉瘤是最常见的，约 25%的患者可以出现远处转移[81–83]。在组织学上，平滑肌肉瘤可见梭形细胞交织排列成巢状，有丝分裂数少和间变少常常提示侵袭力比较弱。有报道认为平滑肌肉瘤的预后好于鳞状细胞癌[77]。卡波西肉瘤患者常见胃肠道病变累及食管[84]。

食管恶性黑色素瘤极为少见，常表现为原发食管肿瘤，也可由转移而来。肿瘤通常很大且有完整的黏膜覆盖，局部有溃疡形成，常沿黏膜下爬行，平均生存期约 7 个月[85,86]。食管淋巴瘤约占食管恶性肿瘤的 1%左右，虽然原发性食管淋巴瘤也有报道，但通常是由其他器官直接扩散而来[87]。

预后因素

根据国际抗癌联盟/美国联合癌症委员会第 7 版分期系统，R 评分、年龄、组织学亚型是生存的独立预后因素，而肿瘤分级和肿瘤位置不是[88]。应该注意的是，这些数据只考虑了手术治疗的患者，不适用于接受化疗或放疗的患者。Nomura 等[89]发表的一项研究对 301 例接受放化疗的患者进行了分析，多因素分析结果显示，T 分期、M 分期、性别是预后因素。

除了分期，其他因素也可预测疗效，比如肿瘤的长度/大小也可能影响疗效。一项关于以手术切除作为首选治疗方法的 582 例患者的研究显示，肿瘤长度是生存期的不利影响因素，肿瘤长度为 1cm、2cm、3cm 或>3cm 患者的 5 年生存率分别为 77%、48%、38%和 23%($P<0.001$)[90]。需要注意的是，如果患者为 N+或 M+，肿瘤长度不再是生存的预后因素。同样，在腺癌患者中，肿瘤直径≤2cm 患者的 5 年生存率要明显高于直径>2cm 的患者[91]。

梅奥诊所的一项大样本研究显示，影响预后的临床病理学因素包括 T 和 N 的状态、肿瘤分级、年龄是否大于 76 岁、被膜外淋巴结转移、化疗或放疗的缺失；而肿瘤的解剖位置对生存期没有影响[92]。另外，体

表 53.6 恶性食管肿瘤的病理分级

上皮性肿瘤
鳞状细胞癌
变异的鳞状细胞癌
基底细胞样鳞状细胞癌
肉瘤样特征的鳞状细胞癌
未分化癌
梭形细胞癌
假肉瘤和癌肉瘤
疣状癌
原位癌
腺癌
腺棘皮瘤
腺样囊性癌(圆柱)
黏液表皮样癌
腺鳞癌
类癌
小细胞癌
非上皮肿瘤
肉瘤,报道了13种变异瘤,最常见的是平滑肌肉瘤
恶性黑色素瘤
成肌细胞瘤
绒毛膜癌
淋巴瘤

后发生吻合口瘘时也容易处理。无论采用何种手术方式,手术切缘阴性都是一个显著的预后影响因素,也是食管切除术要达到的目的。一组包括500例开胸手术切除食管癌患者的研究结果显示,切缘阴性者5年生存率为29%,而切缘阳性者没有一例能够存活5年[96]。

采用Ivor-Lewis手术方式是暴露食管中段病变的最经典方法。左侧开胸术式能够较好地暴露胃食管连接部病变。经裂孔食管切除术不用开胸,对于胸下段癌是很有用的手术方式,但不能很好地清扫各组纵隔淋巴结。最佳的外科手术方式目前还不清楚,一项随机研究比较了经裂孔切除食管腺癌和经开胸切除食管腺癌,后者并没有显示出生存优势,但有一定倾向,5年生存率分别为29%和39%。然而,食管癌开胸手术切除的围术期死亡率会增加[46]。

食管癌手术前或食管癌切除术中,可以应用腹腔镜排除膈肌下病变的存在。根治性外科手术可以选择多种重建方式,食管胃切除术是最常见的,用胃代替食管。患者出现明显的梗阻和不能维持其体重者,经常需要行空肠造口术解决进食问题。如果进行选择性手术,由于胃最终要充当手术切除后的"食管",应尽量避免放置胃管。也可以利用左半结肠行结肠间置术,这种方法通常用于以前接受过胃手术或因其他原因有胃部血供不足者。

颈段食管鳞状细胞癌处理起来比较困难,距离环咽肌小于5cm的近端食管肿瘤通常需接受特定的同步放化疗治疗。如果行外科手术切除,需要切除部分下咽、整个喉部、甲状腺和近端食管,同时还需要进行根治性颈部淋巴结清扫[50]。由于并发症发生率较高且外科切除后器官功能的丧失,因此,通常推荐采用放化疗综合治疗。根治性放化疗者的生存率与手术切除者相似,但没有重要功能的受损,也无手术相关的并发症和死亡[97]。

根治性综合治疗

食管癌患者通常采用放疗加同步化疗的治疗方法,行或不行手术切除。顺铂和5-FU是最常用的化疗方案,但其他药物的组合(例如,紫杉醇和卡铂)也在被越来越多地应用。紫杉类、拓扑异构酶抑制剂和上皮生长因子受体(EGFR)抑制剂与放疗联合应用的研究正在进行中。

姑息性治疗

食管癌的姑息治疗通常用来缓解症状,尤其是进食梗阻症状明显时[98]。外科姑息治疗包括切除癌瘤病灶和食管重建,如果可能的话,尽量切除大块肿瘤,这样可以防止脓肿、瘘管形成和出血。也可以采用包括结肠或全胃在内的胸骨下分流术[98]。但是,如果晚期患者预后不好并且手术切除后有相应的并发症发生,通常不采用这种手术方法。如果患者的症状采用非手术治疗方法能够缓解,应尽量避免采用姑息性手术切除。

内镜扩张是一种有效的替代方法。当食管管腔被扩至15mm时,吞咽困难的症状通常就没有了,通常需行反复的扩张术[50]。食管内置入常规塑料支架或自膨性金属支架也可以用来维持食管管腔的通畅[99]。

姑息性放射治疗通常用于控制原发疾病和远处转移性病灶。80%的患者放疗后症状可缓解,尤其是疼痛和吞咽困难。姑息放疗剂量的范围从30Gy/2W[51]到50Gy/5W。激光消融联合或者不联合腔内照射也用于临床治疗。每次7Gy,分3次照射可以减少狭窄发生率,预防梗阻[99]。

放射治疗技术

模拟定位

患者模拟定位时，肿瘤放射治疗医生必须根据影像学检查（食管钡餐造影、CT、PET）和内镜检查了解疾病程度。制定治疗计划的最佳方式是 CT 模拟下定位。定位时，患者需保持平直固定于模拟定位床上的体位。使用固定装置可减少日常摆位误差。双手通常置于头顶，在下肢下方放置膝关节支持器。如果颈部有可触及的病变，需用不透光的金属线标记。通常口服造影来显示食管，以确定黏膜不规则程度。GE 交界性肿瘤（特别是胃受累明显）的患者最好在定位时空腹。对颈段和胸上段病变，采用固定的体膜和体架有利于精确的重复摆位。有些作者推荐食管中段癌症患者首选采用俯卧位进行定位和治疗，从而尽量使食管与脊髓分离得远些。当应用三维适形放射治疗时，患者被安置在与治疗机相同的 CT 模拟机床上，然后扫描整个感兴趣区域内的组织器官。至少要选用 3~5mm 的层厚进行扫描，一方面可以获得准确的肿瘤特征，同时也有利于改善数字化图像的重建质量。如果患者在治疗过程中体重下降大于 10%，应该考虑重新定位。动脉期经静脉增强造影通常被用来区分纵隔和腹部血管周围区以及腹腔动脉干旁的淋巴结，从而使放射科医生辨别正常的脉管系统和邻近的正常结构，以及潜在的肿大淋巴结。在治疗计划系统内勾画出肿瘤和重要器官结构的轮廓，以便完成三维治疗计划。呼吸门控或屏住呼吸技术可能有助于减少因为呼吸运动导致的靶区运动，从而减少因为呼吸运动导致的靶区扩大，减少正常器官的受照量，特别适用于较低位的食管癌。减少生理运动的装置还包括腹部加压装置。四维 CT 扫描可评估肿瘤运动，有利于制定靶区体积的外扩，特别是在较低位的食管肿瘤和（或）累及胃的病变。

治疗计划

靶区设计

在食管癌放疗区域的设计过程中，确定靶区体积很重要，包括整个病灶以及潜在的亚临床受累的区域[即分别为肿瘤靶区（GTV）和临床肿瘤靶区（CTV）]。很多研究定义了肿瘤靶区，包括内镜下所见肿块[包括胃镜下（EGD）及 EUS]。胃肠道肿瘤医生应该根据距切牙的距离来定义肿瘤的近端和远端，同时描述各种体表标志距离切牙的关系（比如 GE 连接部）。放射肿瘤科医生利用解剖标志（如 GE 连接部，许多患者在距切牙约 40cm 处）以及隆突（距切牙约 25cm）来与定位 CT 上显示的肿瘤发展程度联系起来，这有助于更准确地定义 GTV。诊断及定位 CT 可以识别与肿瘤靶区相关的食管壁增厚。EUS 是探查转移肿大淋巴结的最可靠的检查方法。在做内镜检查时，内镜医师不仅应准确确定 EUS 测量的原发病变距切牙的距离，还应确定浸润深度及是否累及相邻结构，这可以帮助指导 GTV 勾画。EUS 能探查到 CT 或者 PET 不能看到的淋巴结，内镜医生应同时描述这些淋巴结的大小和位置（例如，距切牙的距离、与邻近纵隔结构的关系等），进一步确定潜在的受累淋巴结，确定是邻近还是远离原发肿瘤。此外，影像学检查显示淋巴结肿大同样应包括在 GTV 内。

PET 应用于食管癌分期主要在于它可以发现 CT 不能发现的远处转移（从而改变这些患者的治疗方案）[100,101]，诊断性 PET/CT 最近也被用于指导食管癌的放疗计划和确定 GTV。通常，PET 的标准化摄取值若大于 2~2.5 可被定义为肿瘤[102]。一般来说，PET 探查的淋巴结也应该包括在 GTV 内。大通福克斯癌症中心的一项研究表明，PET/CT 显示的 GTV 平均长度与内镜检查结果相关性很强[59]。另一项来自澳大利亚的研究显示，仅依赖于 CT 而定义的 GTV 在部分患者中常不包括 PET 发现的淋巴结，结果导致患者病灶遗漏[103]。同样的，PET/CT 能改善多数患者 GTV 和计划靶区（PTV）的勾画[104]。在食管癌患者中，依赖于 PET/CT 的放疗计划与仅依赖于 CT 的放疗计划相比，可以减少观察者和观察者间 GTV 勾画的变化[105]。

尽管，食管癌的常规检查钡餐透视的使用减少了，但是该研究认为该检查有利于肿瘤科医生设定靶区射野。中国研究人员所进行的一项研究显示，与 CT 相比，内镜与钡餐透视可以更准确地定义胸中、下段食管肿瘤的真实长度，但 CT 能更好地确定 GE 连接部的肿瘤[106]。

总之，原发病灶和淋巴结的准确确定对食管癌的放射治疗计划很重要。这依赖于诊断性检查，包括钡餐透视、EGD、EUS、CT 和 PET 扫描。

识别潜在的病灶及淋巴结转移途径的食管癌的亚临床病灶（CTV）至关重要。原发肿瘤的位置不同，这些亚临床区的位置也有很大的差异，这使食管癌的放疗计划变得复杂。关于沿着食管的直接扩散，大量研究对原发性食管癌切除术后标本组织学进行了评估，以判断亚临床病灶的扩展程度。一项前瞻性研究对 66 例手术切除标本进行了分析，研究发现原发肿瘤近端和远端分别外扩 3cm 可以覆盖 94%的鳞状细胞癌在显微镜下的病灶范围。同样，在 GE 连接部肿瘤中，肿块的近端外扩 3cm 可覆盖 100%亚临床区域，远端外扩 5cm 可覆盖 94%亚临床区域[106]。

如前所述，食管拥有丰富的黏膜下淋巴管，这会导致癌症较早发生淋巴结转移，即使是浸润较浅的食管癌。食管癌治疗中合适的头侧及尾侧的外扩仍有争议。理论上，大的治疗区域应包括潜在转移途径和从胸部向下扩散到腹腔干的淋巴区域；然而，这样的领域充满潜在的治疗相关的毒性，患者很难耐受，尤其是在同步放化疗治疗过程中。现在很多研究使用肿瘤上下两端外扩 3~5cm 的边界，轴向四周外扩 2cm 的边界。许多试验推荐位于隆突或隆突以上(或中上 1/3 的食管）的肿瘤的放射区域应包括锁骨上淋巴结区域，远端食管肿瘤的放射区域应包括腹腔干淋巴结区域[107]。下文将进一步描述淋巴结的覆盖区域。

射野设计

理论上，治疗非常近端(颈段)食管的食管癌是具有挑战性的。由于从颈部到胸廓入口体表轮廓的变化，食管胸上段癌的治疗会遇到比较困难的技术问题。当食管病变位于颈段或在环状软骨后区时，根据疾病程度，其治疗范围通常从咽喉部到隆突水平。锁

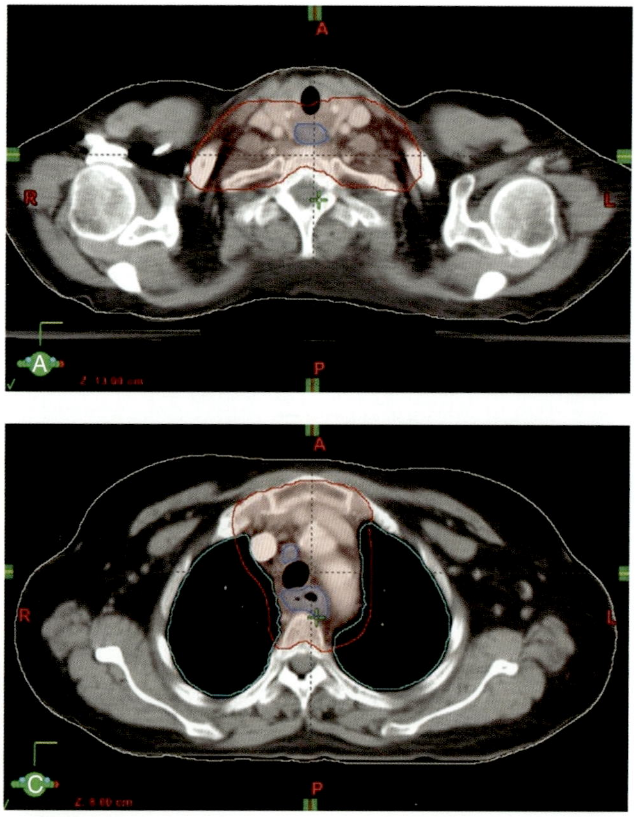

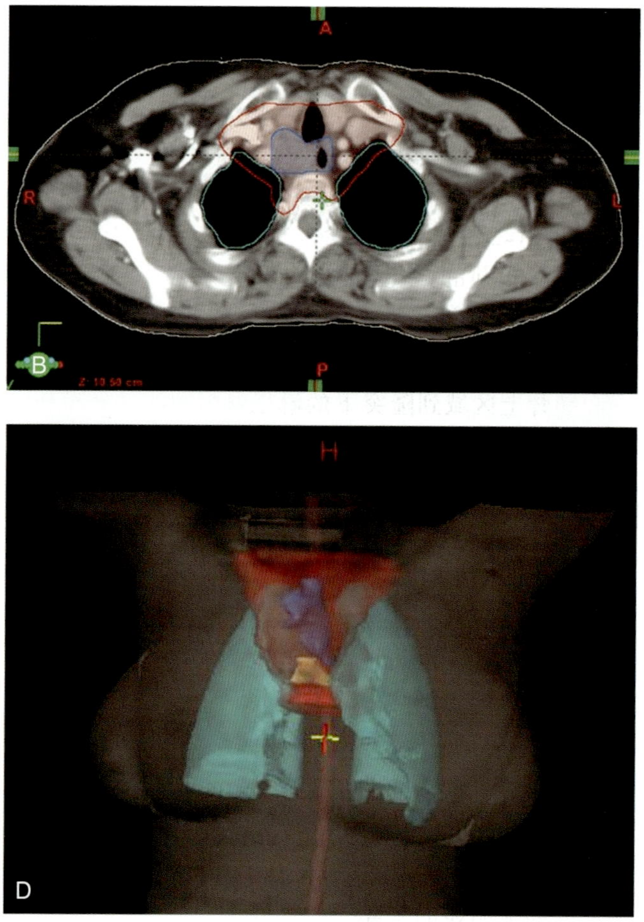

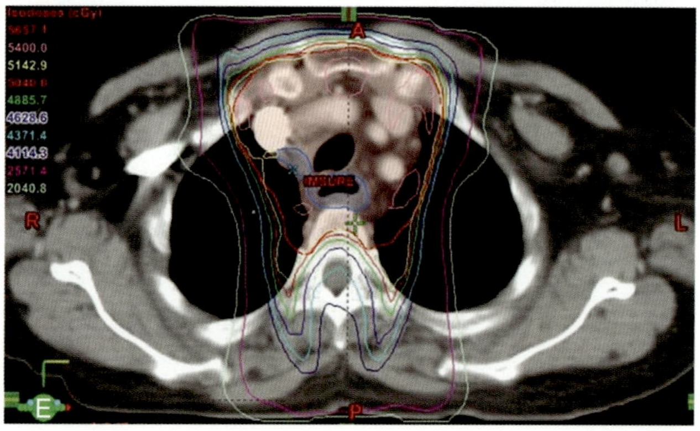

图 53.9 (A~C)一例分期为 cT3 N1 的颈段鳞状细胞食管癌的 62 岁女性患者的 PTV。GTV 为蓝色区，PTV 是红色区。(D)如上患者的 PTV 的三维适形重建。隆突，黄色；GTV，深蓝；肺，浅蓝；PTV，红色；脊髓，棕色。(E)该患者 9 个野的调强放射治疗计划的等剂量曲线。注意射线束的主要方向是前方。(Courtesy of Rodney Hood，CMD.)

骨上区和上纵隔淋巴引流区也应进行选择性照射。传统的照射方法中,颈段食管癌的照射方法可以通过两侧水平对穿野或斜野照射食管原发瘤,单前野照射锁骨上区及上纵隔区的淋巴结[93]。另外一种方法是采用四野盒式照射技术,即用蜡膜充填肩部的局部缺损组织作为补偿器。采用高能量射束(>15MV)对颈部两侧给予预防性治疗。治疗胸廓入口处的食管癌时,还会采用的放疗方法有 140°弧形旋转照射、双前斜野加一对楔形板照射技术、单前野加双后斜野结合的三野技术及前后对穿加双后斜野的四野照射技术[93]。利用三维(3D)方法,已经开发了不同的技术,包括利用 AP/PA 的方法治疗原发肿瘤和淋巴结, 剂量为 39.6~41.4Gy, 1.8Gy/次, 之后采用左斜野或右斜野对照, 总剂量达 50.4Gy,从而限制了脊髓剂量。这种放疗技术通常会避开锁骨上窝, 然后在锁骨上窝区域予以单独的电子线放射,根据解剖位置的不同,治疗深度为 2~3cm。然而,最近 IMRT 的计划促进了上段食管癌的治疗, 该计划也是我们在治疗这些肿瘤时的首选(图 53.9)。应用放射治疗技术应严格控制正常组织的受量,包括正常肺部和脊髓(之后会继续讨论)。

根据之前的描述和食管鳞状细胞癌中其他病理类型的转移模式, 就射野的设计总结了以下几点:对于颈段和胸上段食管鳞状细胞癌,CTV 应该包括颈下段和锁骨上区域到隆突下的淋巴结区域,包括上食管旁淋巴结(图 53.9)。对于较低位的食管鳞状细胞癌,淋巴结区域包括从隆突下区到胃左动脉、肝总动脉、腹腔淋巴结的区域(在本章中将会进一步说明)。食管中段的肿瘤,特别是对于身体状况较好的患者,我们建议根据临床特点进行个体化射野设计,从而更完整地覆盖食管纵隔旁淋巴结(图 53.10)[37]。这只是一个普遍的指导方针,所有的放疗计划都应该根据影像学和内镜检查的结果进行设计。

在射野设计过程中,潜在的转移淋巴结(也就是靶区)的大小是有争议的,一些报告证实,<15%的转移淋巴结的直径>1cm,受累淋巴结与未受累淋巴结的大小之间无明显的差异[108]。另外,FDG-PET 探查淋巴结转移的敏感性大约只有 67%[8]。即使是被认为探查淋巴结敏感性最强的超声内镜,也只能在 75%的患者中发现淋巴结转移[109]。因此,只依赖各种影像学检查来确定食管癌的亚临床转移区域是不合适的,转移模式的相关数据对于设计放射野是非常重要的。

食管腺癌放射野的设计与胸下段食管鳞状细胞癌相似,但是需要特别注意。通常所有的患者都包括食管旁淋巴结。由于淋巴结转移与肿瘤的浸润深度(T 分期)明确相关,在美国和欧洲,GE 连接部肿瘤的大多数患者都有更晚期的疾病, 远端食管/GE 连接部腺癌的射野应包括腹腔淋巴结区。基于先前来自 Erlangen 及其他研究描述的转移模式, 具体考虑如下:侵犯淋巴管高度提示淋巴结转移。肿瘤向近端蔓延(特别是超过 Z 线的Ⅱ型和Ⅲ型肿瘤蔓延到远端食管)预示着食管旁淋巴结的转移发生率增加。临床靶区应包括预估在 20%以上转移概率的淋巴结区域,具体考虑如下:①低位食管旁、贲门、胃小弯和胃左动脉淋巴结应该包括在 CTV 内;②侵犯淋巴管预示着左侧和右侧胃网膜、胃大弯、腹腔干、脾区淋巴结阳性率>20%;③T3/4 的病变,CTV 应该包括胃网膜、胃大弯、腹腔干、脾门、脾动脉、肝动脉区;④高级别肿瘤的 CT 计划应该包括左侧胃网膜、胃小弯和腹腔干淋巴结;⑤更大及浸润更深的肿瘤的 CTV 应该包括脾动脉和脾门区淋巴结,以及沿胃大弯的淋巴结;⑥横膈以上的肿瘤及超越 Z 线>1.5cm 的肿瘤, 其 CTV 应该包括中段食管旁淋巴结, 向上到隆突。值得注意的是,若 GE 连接部肿瘤明显累及远端食管 (超越 Z 线>1.5cm), 考虑到淋巴结转移规律,CTV 应该包含较低位及中段的食管旁淋巴结。然而,治疗区域更广泛还

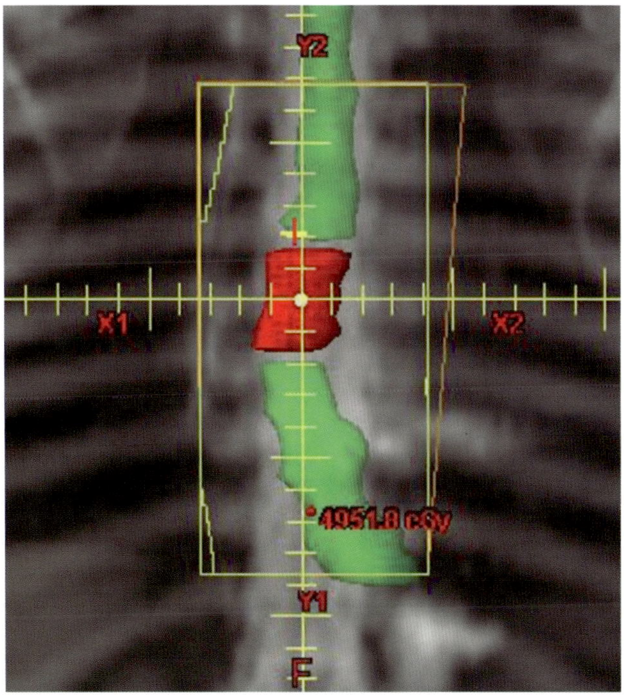

图 53.10 中段食管鳞状细胞癌的射野设计。注意射野包括邻近纵隔/食管旁淋巴结,考虑到以往内镜检查未注意到的蔓延,GTV 向上外扩约 5cm,同样也向下外扩一定距离。

应该权衡因为正常组织受照射增加而引起的潜在副反应。总之,在Z线以上延伸>1.5cm的T2~T4期的Ⅰ型和Ⅱ型肿瘤以及T3~T4期的Ⅱ型肿瘤的CTV应该包括中段及低位食管旁淋巴结。在T2期肿瘤,脾门及脾动脉的淋巴结可以"省略",特别是Ⅰ型肿瘤[42]。

理论上,基于二维的放疗计划主要依赖于体表标志,比如骨、隆突以及钡餐透视来确定放射区域。基于CT的先进治疗计划,提高了靶区与非靶区的识别,随着三维重建和不同区域的射束方向视图创建,提高了靶区周围的适形性,可以更好地保护正常组织。因为体积的相关数据可以通过CT扫描获得,也可以生成剂量-体积直方图。各种三维技术的应用将在后文继续描述。

治疗胸部食管和胃食管连接部肿瘤(再次定义食管交界性肿瘤为瘤心距离GE连接部的近端及远端的5cm内的肿瘤)的射线束包括单纯前后野/后前野(AP/PA)照射;或先前后野/后前野照射然后前后野/右后斜位(RPO)/左后斜位(LPO)照射,推量或者不推量;先AP/PA照射,然后RAO/LPO照射,推量或者不推量;以及三野照射(前野/后野及横野或斜野照射)。我们首选的治疗胸部或者GE连接部病变的方法之一是采用AP/PA/RAO/LPO射野,然后横向野推量。开始照射野的下界包括胃食管连接部。胸中段或胸下段食管癌,需考虑腹主动脉旁区(通常在T12水平,可以在CT上辨别)和肝胃韧带区。最初照射野照射剂量达45Gy,注意照射野应尽可能多地避开心脏照射,减少放射区域的肾脏体积,并应该包括以上所描述的淋巴结区。肉眼可见肿瘤外扩2.0cm边界以减少照射范围,另外5.4Gy可以通过斜野或侧野技术给予,剂量通常不超过50Gy(本文稍后讨论)。

为了覆盖黏膜下/淋巴结的亚临床病灶,GTV上下各外扩5cm,放射区域也可外扩2.0~2.5cm,每个人的放射区域外扩因人而异。因为每天的摆位设置不确定及器官的生理运动(继发于呼吸、蠕动和心脏运动),临床靶区有必要外扩,特别是活动度大的远端食管。包括在PTV内的内靶区(ITV)用于解决由于生理运动引起的靶区运动。分析食管运动的报告显示,食管前后方向的平均运动幅度为0.1~ 4mm,横向运动幅度为0.3~4.2mm,上下运动幅度为3.7~10mm[107]。一项评价放疗中食管左右、前后运动的分析显示,左右运动的平均幅度是(1.8±5.1)mm(偏左运动),前后运动的平均幅度为(0.6±4.8)mm(偏后运动),在左右和前后方向运动的绝对幅度是4.2mm或更小。作者认为,左、后、前方向外扩12mm、10mm和9mm是合适的[110]。一些作者建议,如果靶区运动数据不适用,则CTV上下方向、远端、近端各应外扩1cm、1.5cm和1cm以获得ITV。图像引导的放射治疗,包括锥形线束CT,可用于定位肿瘤和确定日常治疗期间的生理变化。

图53.11显示了对Ⅰ型GE连接部肿瘤患者靶区勾画时淋巴结覆盖的共识,并附加了一个照射野的示例。图53.12显示了对Ⅱ型GE连接部肿瘤靶区勾画时淋巴结覆盖的共识。淋巴结的勾画范围应与Ⅰ型肿瘤相似,但是不包括脾动脉旁淋巴结。图53.13显示了对Ⅲ型GE连接部肿瘤靶区勾画时淋巴结覆盖的共识,并附加了一个照射野的例子。注意,Ⅲ型肿瘤可较少覆盖近端淋巴结(下纵隔),但是要更全面地覆盖包括脾动脉区(包括脾门)的淋巴结。图53.14显示了轴向CT图像上不同的淋巴结位置。

治疗胸部食管癌的另一个潜在的方法是IMRT。IMRT也是使用基于CT的计划,也可使用三维适形重建技术。然而,IMRT与三维适形放疗在放射剂量的传递方面存在不同,将放射野分割成多个形状、大小及剂量强度不同的小的照射野。IMRT可以是动态调强放射治疗(在治疗过程中准直器叶片在射野中来回移动)或者是静态调强放射治疗(在射线束关闭后准直器叶片改变放射野的形状)。这两种调强放射治疗方式都可以使靶区的剂量分布均匀,避免正常组织受照射。放射科医生必须决定哪个结构是最重要的,权衡它们在治疗计划过程中的重要性。重要的是,"避免"照射的正常组织越多,满足所有的剂量限制就越有难度。IMRT可以使用"逆向计划",即先确定靶区的预期剂量和正常组织结构的限制剂量。此后,对于不适合标准治疗的计划,计算机软件允许非常规治疗的射野设计。放射科医生和医学物理师应严格评估各种计划,直到剂量限制得到满足。计划的结果应该是放射剂量应满足靶区的准确适形度,同时将正常组织的剂量降到最低。IMRT治疗颈段食管癌时,在剂量学上比三维适形放疗有更好的靶区覆盖和适形度,且正常组织受到的照射剂量较低[111]。IMRT的一个潜在的缺点是使正常组织接受低剂量照射,而应用2D或者3D照射技术则不会出现此问题。IMRT引起的这种低剂量照射对正常组织(比如:低剂量肺部照射和术后肺部并发症)的影响还不确定。另一个潜在的缺点是剂量不均匀,可能使热点落在正常器官上。因为IMRT需要精确地勾画靶区,从而使靶区遗漏率增加,因此仔细的靶区勾画非常重要。因为设置的不确定性、器官的生理运动等,应该确保准确和重复的设置,包括固定装置、呼吸门控/呼吸控制技术等。三维适形或者 IMRT 治疗时通常推荐使用高能量光子(4~18MV),可以潜在降低全肺剂量。

剂量限制

食管癌的放射治疗计划应该考虑正常组织是否耐受。每次放疗剂量为 1.8Gy 时,脊髓的剂量应该限制在 45Gy 以内(同时给予新的药物治疗时剂量限制应该更低)。应该努力降低心脏的受照剂量(尤其是对低位食管/胃食管连接部的肿瘤应该保护左心室)。虽然很多方法可以避免心脏照射,包括 IMRT 技术,使用斜野照射(包括右前方和左后,如前面描述)是达到避开心脏这一目标的潜在方式。同样的,也应该努力减少正常肺组织的剂量,已有数据显示,肺的照射体积可能与术后并发症和肺功能恶化相关(下文会进行描述)。通常采用简单的 AP/PA 照射技术能使肺受照射体积变小。然而这种方式通常导致心脏剂量很高,尤其是食管下段和胃食管连接部肿瘤。因此,也会应用斜向定位技术,然而又会引起正常肺组织受照射剂量的增加。当给予同步化疗时,斜野照射的剂量通常被限制在 13~15Gy。

准确地勾画邻近器官非常重要,包括肺、肝脏、肾脏、心脏、脊髓。已经推荐了各种正常器官的剂量-体积限制,包括单侧肺 $V_{20}<20\%$,限制>2300mm³ 正常肺组织的照射剂量应<5Gy, 肺的平均剂量<18Gy。同样的,肺的 $V_{10}\leq60\%$时,术后肺部并发症大大减少。理论上, 心脏的剂量应限制在 1/3 的心脏体积、2/3 心脏体积和整个心脏体积的剂量分别小于 45Gy、40Gy 和 30Gy。推荐心脏的剂量限制包括保持<30%的心脏体积的受照剂量小于 40Gy,<50%的心脏体积接受的剂量小于 25Gy,把左心室的剂量降到最低。在控制放射野内心脏体积时,可以使用 4D CT 和(或)呼吸控制技术。对于低位食管及胃食管连接部肿瘤, 推荐至少 70%的一侧具有生理功能的肾脏体积接受总剂量小于 20Gy,并且,接受剂量大于 20Gy 的具有生理功能的肾脏体积不能大于 50%[41]。如果合并有各种并发症应该考虑肾功能损坏的可能,这种情况下或者当有大部分肾脏的体积会在放射野中时可以使用核医学肾功能检查评估肾功能。通常来说,70%的肝实质应该保持剂量小于 30Gy。这些限制可以通过仔细地设计合适的屏蔽块/多叶准直器来制定的三维计划和剂量-体积直方图分析来实现,也可以选择使用 IMRT。

放射剂量

因为传统的放化疗后局部区域复发常见,研究者对剂量增加技术进行了研究。照射剂量超过 50Gy 的放射治疗后肿瘤局部控制率为 77%~88%[112,113]。Minsky 等[114,115]报道了随机试验的结果,该研究包括 236 例选择非手术治疗的食管鳞状细胞癌或腺癌患者,其临床分期为 T1~T4、N0 或 N1、M0。患者被随机分为接受 64.8Gy 和 50.4Gy 两组,两组同时给予 5-Fu 和顺铂化疗。病变部位位于颈段、胸中段、胸下段,但距胃食管连接部不到 2.0cm 的食管下段病变除外。约 85%的患者为鳞状细胞癌。此项研究被终止是由于中期分析显示高剂量组并无明显好处,高剂量组和标准剂量组的中位生存期未见显著性差别, 分别为 13 个月和 18.1 个月,2 年生存率分别为 31%和 40%, 局部区域失败或肿瘤残留率分别为 56%和 52%。高剂量组治疗相关死亡 11 例,而标准剂量组仅 2 例。高剂量组死亡的 11 例中有 7 例接受的照射剂量为 50.4cGy 或更低。作者进行了单独的生存分析,即仅包括患者接受了计划的放疗剂量,尽管如此,高剂量组仍未显示出生存优势。作者认为,高剂量放疗并不能增加生存率或提高局部/区域控制率,推荐应用标准放疗剂量 50.4Gy,同步给予 5-Fu 和顺铂化疗。这些数据显示,食管癌放疗的标准剂量是 50~50.4Gy,每次 1.8~2Gy,在根治性、辅助性(45~50Gy)或者新辅助治疗(45~50Gy)中该剂量都适用。

近距离放射治疗

除了外照射放射治疗(EBRT),腔内治疗也可用于根治性或姑息性治疗。除 EBRT 外,近距离放射治疗也被用作剂量递增的工具。近距离放射治疗的优点是利用了平方反比定律和快速剂量递减原理,使周围正常组织剂量很低而中心点处剂量非常高。放射源常选择 ^{192}Ir, 高剂量率 (HDR) 技术的剂量率为 100~400Gy/h,治疗时间一般只需要 5~10 分钟。

近距离放射治疗时,通常在透视引导下将后装施源器通过鼻腔插入食管再到原发肿瘤位置,这需要在模拟定位床上完成。对比增强造影用来确定肿瘤部位,CT 扫描也用于确定病变部位。在采集好定位片并确定照射剂量后,施源器被连接到有电缆引导的后装遥控器上, 通过遥控装置 ^{192}Ir 源被送入食管病变部。施源器中心轴外 1.0cm 深度处给予处方剂量,剂量通

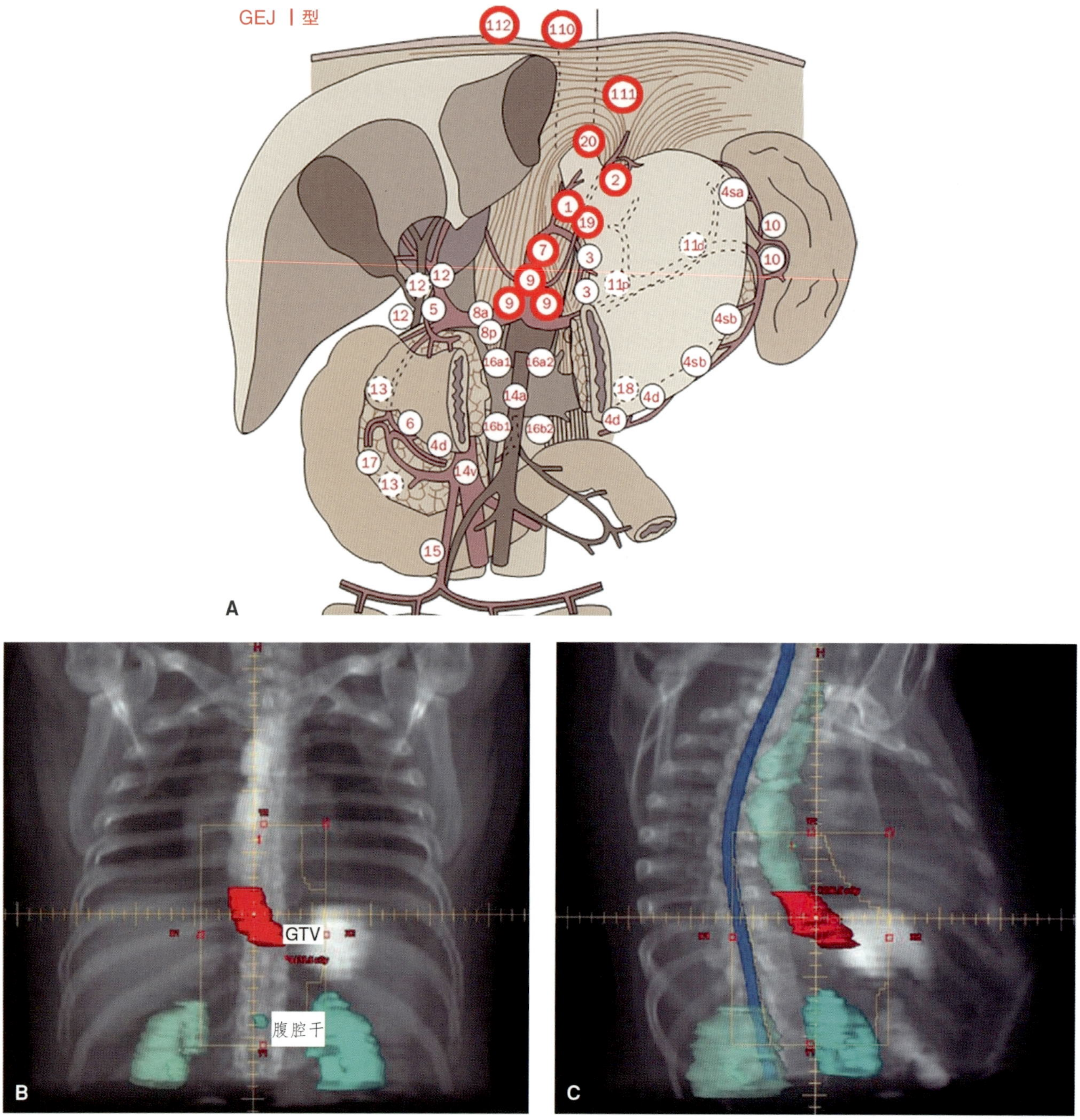

图 53.11 (A)根据日本胃癌协会淋巴结分区推荐的Ⅰ型胃食管连接部肿瘤的淋巴结区。(From Matzinger O, Gerber E, Bernstein Z, et al. EORTC-ROG expert opinion: radiotherapy volume and treatment guidelines for neoadjuvant radiation of adenocarcinomas of the gastroesophageal junction and the stomach. *Radiother Oncol* 2009;92:164–175; with permission from Elsevier.)(B)Ⅰ型 GE 连接部腺癌的射野。(C)Ⅰ型胃食管连接部肿瘤的斜野设计,包括以上淋巴结区。

常为 5~20Gy,通过 ^{192}Ir 源驻留时间长短调节剂量曲线分布的形状。

治疗结果

有研究报道认为，真正为局部病变的食管癌患者，其治疗后的生存率最高。5 年生存率可达 25%~35%，这些治疗结果是通过分析各种治疗方法后获得的。然而,由于患者选择的因素,各种方式均存在各自的问题。玛格丽特公主医院回顾性资料[116]支持的结论是：肿瘤病变程度比治疗方法更能影响预后生存,他们发现肿瘤 T 分期和治疗反应间有显著性相关,即 T1

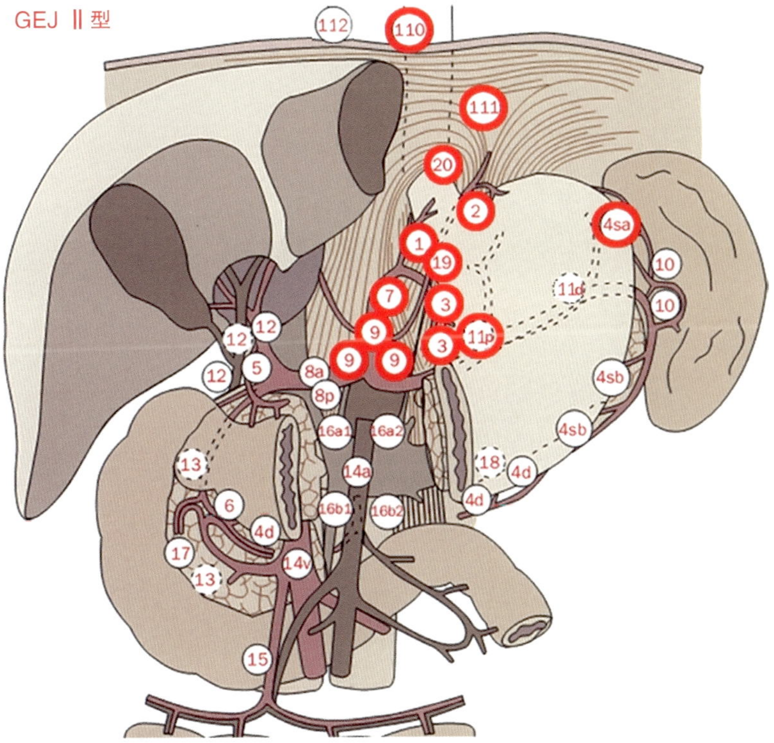

图 53.12 根据日本胃癌协会淋巴结分区推荐的Ⅱ型胃食管连接部肿瘤的淋巴结区。(From Matzinger O, Gerber E, Bernstein Z, et al. EORTC-ROG expert opinion: radiotherapy volume and treatment guidelines for neoadjuvant radiation of adenocarcinomas of the gastroesophageal junction and the stomach. *Radiother Oncol* 2009;92:164–175; with permission from Elsevier.)

期病变者反应率为 100%，而 T2 和 T3 期病变者反应率仅为 68%和 58%。同时，他们发现不同的 T 分期、M 分期和总分期，其生存率也有明显差别，即Ⅰ期患者中有 20%的患者生存 3.5 年，而Ⅱ期者中仅有 11%患者生存 3.5 年，所有Ⅲ期患者在治疗后大约 1.5 年内死亡。

单纯外科治疗

外科手术切除仍然是各种治疗方式中最重要的方式。外科手术能够切除肿瘤，并切除一定范围的正常食管组织及淋巴结。食管癌手术切除方式有多种，考虑到疗效及并发症，没有一种手术方法是最佳的。广泛性切除(包括开胸的手术方法)的倡导者认为，此手术方式能够清扫上纵隔淋巴结，更彻底地切除原发肿瘤。荷兰的一项研究随机对 220 例食管腺癌患者采取经裂孔切除或经开胸食管癌切除加广泛淋巴结清扫，接受经裂孔切除者肺部并发症和乳糜胸发生很少，并且明显地减少了辅助性通气、ICU 观察和住院时间。中位随访 4.7 年后，发现经裂孔和开胸切除的两组患者局部区域性复发率并没有显著性差别，分别为 32%和 31%；两组中位无病生存时间(1.4 年对 1.7 年；P=0.15)和总的中位生存时间(1.8 年对 2.0 年；P=0.38)都无明显差别。然而开胸切除方法有改善无病生存的倾向，即经裂孔切除和开胸切除的 5 年无病生存率分别为 27%和 39%，总生存率也有所改善，分别为 29%和 39%。作者认为，经裂孔切除的患者比经开胸切除患者的并发症发生率要低，然而两种手术方式生存优势并无明显区别，长期随访观察后可见开胸切除方式有改善生存的倾向[46]。总之，对于食管局部病变，没有任何手术方式能使并发症的发生率和生存结果都比较理想，目前也没有标准的食管癌手术方式。

食管癌手术切除后，局部区域性复发是最常见的失败原因。目前单纯外科手术的随机研究报道局部区域失败率为 32%~45%[46-49]。这里所报道的失败方式只描述了第一次失败的情况并只包括了接受 R0 手术的患者，很可能要低于实际的局部区域复发率。数据显示，即使是现代的手术技术，对于切除术后发现的局部区域病变仍然是一个要解决的主要问题。一项单纯手术治疗食管癌的前瞻性随机试验报道了 3 年生存率为 6%~48%，早期疾病的患者有较好的生存率[117-121](表 53.7)。鉴于食管癌单纯手术后复发率高、长期生存率较低，应用辅助性或新辅助性放化疗的综合治疗方法是合理的，也是目前被推荐的方法。

单纯放射治疗

目前还没有随机研究比较食管癌单纯手术和单纯放疗的结果。单纯放射治疗常用于不能手术切除者，比如由于病变侵犯范围导致不能手术、存在禁忌

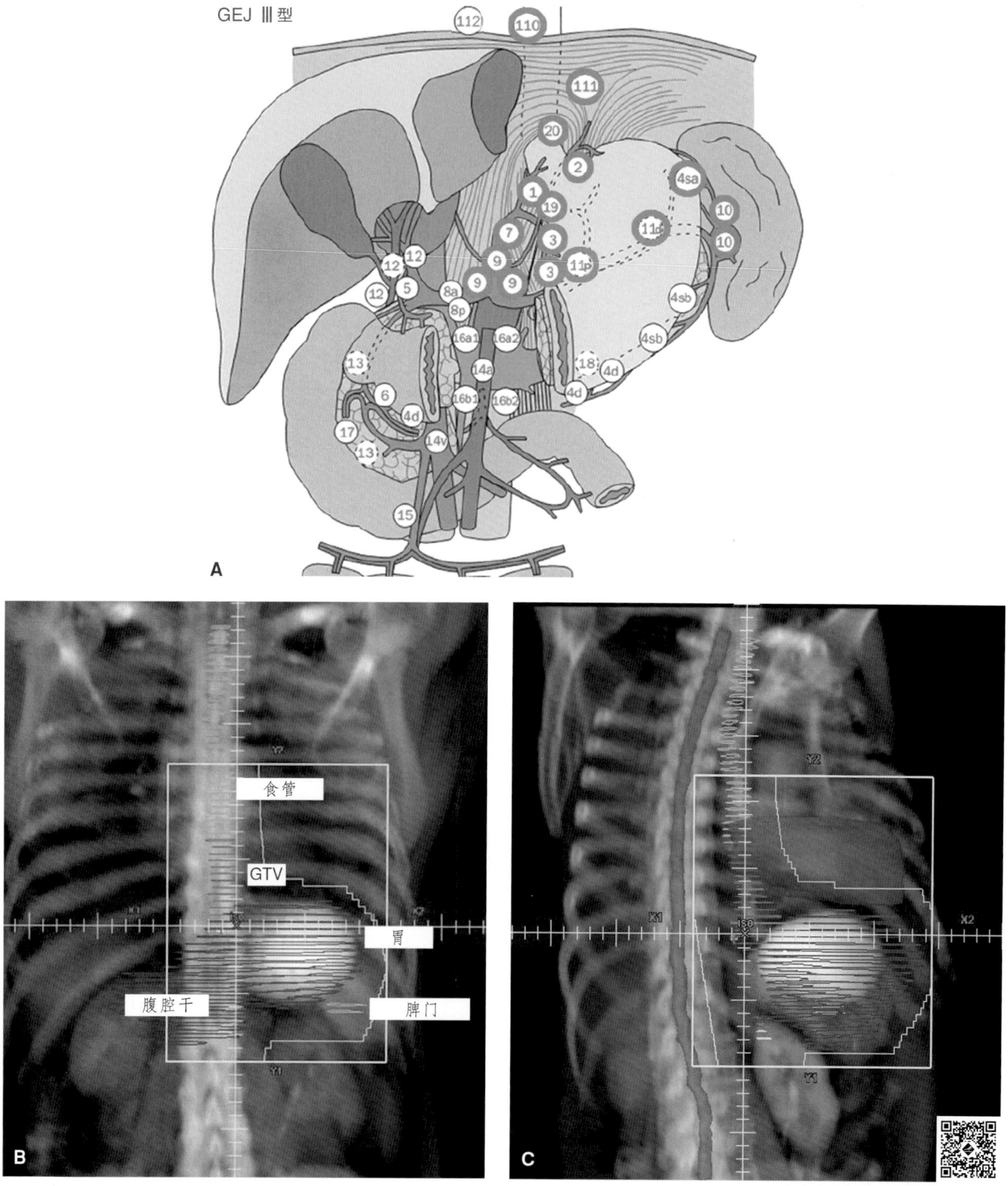

图 53.13 (A)根据日本胃癌协会淋巴结分区推荐的Ⅲ型胃食管连接部肿瘤的淋巴结区。(From Matzinger O, Gerber E, Bernstein Z, et al. EORTC-ROG expert opinion: radiotherapy volume and treatment guidelines for neoadjuvant radiation of adenocarcinomas of the gastroesophageal junction and the stomach. *Radiother Oncol* 2009;92:164–175; with permission from Elsevier.)(B)推荐的Ⅲ型胃食管连接部腺癌的淋巴结区。(C)Ⅲ型胃食管连接部肿瘤的斜野设计,包括以上淋巴结区。

证和(或)仅能行姑息治疗时。一般来说,单纯放射治疗患者的中位生存期为6~12个月,5年生存率<10%。

一项大型回顾性研究总结了49篇文章,涉及超过8400例接受放疗的原发食管癌患者,其1、2、5年总生存率分别为 18%、8%和 6%[122]。Hancock 和 Glatstein[97]分析了 9511 例食管癌患者的放疗结果，发现其 5 年生存率仅为 5.8%。Okawa 等[123]报道了不同分期食管癌患者放疗后的 5 年生存率。Ⅰ、Ⅱ、Ⅲ、Ⅳ期患者的 5 年生存率分别为 20%、10%、3%和 0%，总的 5 年生存率为 9%。颈段食管病变采用单纯放疗，其治愈率与单纯手术相当。Lederman[124]报道 263 例颈段食管癌患者单纯放疗的 3 年和 5 年生存率分别为 11%和 7%。在最近的研究中，一项组间随机研究（将在下文讨论）比较了食管癌放疗（50Gy）联合 5-Fu 和顺铂化疗患者与接受单纯放疗（64Gy）的疗效，结果显示单纯放疗组 3 年生存率为 0%。此项研究结果和其他资料显示，对大多数患者来说，食管癌单纯放射治疗是属于姑息性的。

术前放射治疗

应用术前放射治疗有潜在的生物学和物理学的优势，包括增加肿瘤的可切除率，从而增加肿瘤放射治疗反应率，继而改善肿瘤氧合状态，理论上这可以降低手术时肿瘤播散，以及避免对快速进展的疾病做手术治疗。

多个较大的历史性的随机研究比较了术前进行放疗和单纯手术治疗的患者。这些研究结果显示，与单纯手术相比，术前放射治疗并没有显示出明显的生存优势（表 53.8）。Launois 等[125]报道比较了术前给予 40Gy/8~12 天放疗，随后 8 天后行手术切除的患者与单纯手术的患者，结果术前放疗组和单纯手术组的手术切除率相似，分别为 70%和 58%，单纯手术和放疗联合手术治疗患者的 5 年生存率分别为 11.5%和 9.5%。第二个术前放疗的随机研究是由欧洲癌症研究治疗协作组（EORTC）完成的，治疗方案为术前放射治疗 33Gy/12 天[126]。结果发现术前放疗组和单纯手术组在生存率方面没有显著性差别。Arnott 等[127]报道了 176 例患者，其中 86 例接受单纯食管切除手术，90 例接受术前放射治疗，术前放疗方案采用 4MV 光子前后对穿两野照射，剂量为 20Gy，单次 2Gy。未见食管切除率和局部失败率的报道。接受低剂量放疗的患者 5 年生存率没有显示出获益（单纯手术组和术前放疗组 5 年生存率分别为 17%和 9%；P=0.4）。Wang 等[128]随机对 206 例患者进行单纯手术治疗与术前放疗 40Gy/20 次，单次 2Gy，结果术前放射治疗没有显示出生存优势（5 年生存率分别为 35%和 30%；P>0.05）。

最近，食管癌协作组对 5 个随机试验进行了 Meta 分析，比较了超过 1100 例患者的术前单纯放射治疗与单纯手术的结果。大部分患者为鳞状细胞癌，中位随访时间 9 年，风险系数为 0.89，提示总死亡危险性降低了 11%，术前放疗组 5 年的绝对生存获益为 4%，然而，这并没有统计学意义（P=0.06）。作者认为对于可切除食管癌患者，目前尚无明确的证据显示术前放射治疗能够改善生存[4]。

总的来说，几乎所有独立性研究报道发现，切除率或生存率都没有明显区别。这些研究变化很大，这是由于不同的照射技术、不合适的照射剂量以及不恰当的照射体积造成的。尽管单纯术前放射治疗可以改善局部控制率，但没有令人信服的资料能够显示可以改善食管癌患者的生存。

术后放射治疗

术后放射治疗与新辅助治疗相比，其优点是能够根据病理分期选择合适的患者进行放疗。术后放疗允许放疗医生为保护周围正常组织而对复发高危区进行照射，因此能降低毒副作用。另外，如果患者术后病理为 T1N0M0 或已有远处转移，术后预防照射则没必要。术后放疗根据术后病理情况而定，如有肉眼可见的肿瘤组织残留或组织学证实有显微镜下肿瘤残留均需进行术后放疗。术后放疗的不利因素包括胃提升或肠间置后，限制了正常组织的耐受性，以及可能对已被切除的瘤床进行放射治疗。与术前放疗相比，术后放疗具有较大的放疗范围，可能会使辅助治疗延迟。

3 组随机试验比较了食管癌患者单纯手术治疗和手术加术后放疗的疗效[129-131]。在法国一项随机试验中，221 例食管中下段鳞状细胞癌进行食管切除术的患者，随机分为行或不行术后放疗两组，再根据淋巴结转移程度进行分层分析。术后放疗方案为术后 3 个月内开始，给予瘤床区 45~55Gy 照射，单次剂量 1.8Gy。结果淋巴结阴性者术后放疗组 5 年生存率为 38%，而淋巴结阳性者 5 年生存率为 7%。术后放疗组和单纯手术组相比生存率未见显著性差异。术后放疗组局部区域复发率低于单纯手术组（分别为 70%和 85%；P=NS）。然而，无淋巴结转移的患者，接受术后放疗后能够明显降低局部复发率（分别为 90%和 65%；P<0.2）。作者认为，食管鳞状细胞癌术后放疗并不能改善患者的生存[129]。

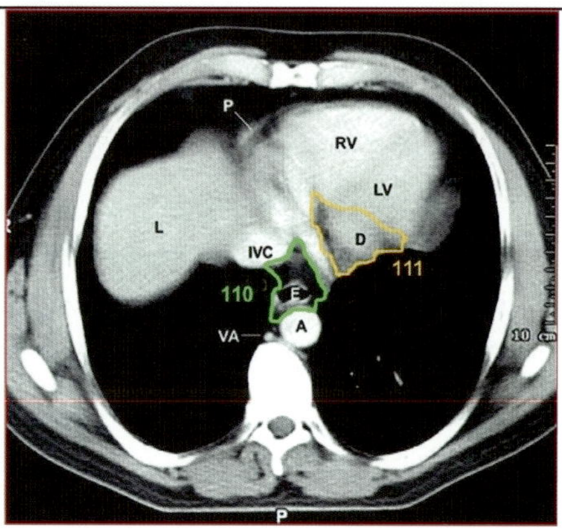

110-食管旁淋巴结
111-膈下淋巴结

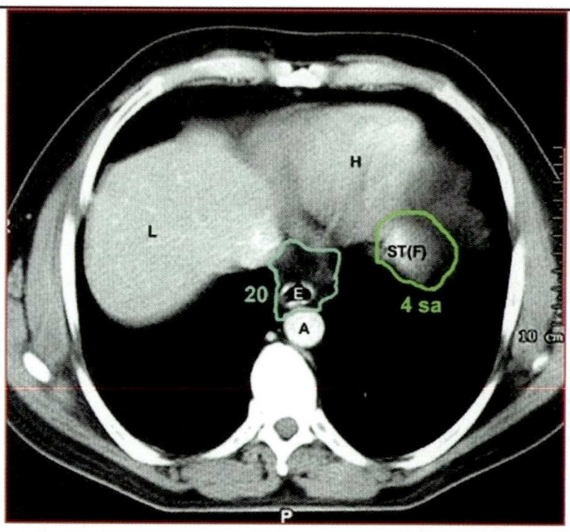

20-食管裂孔淋巴结
4sa-胃短动脉旁淋巴结

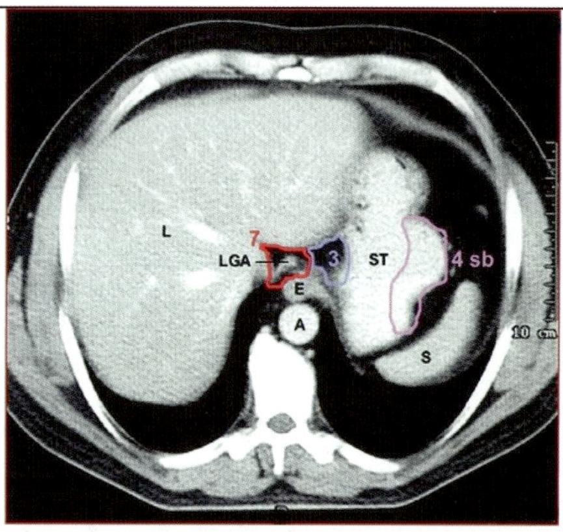

3-胃小弯侧淋巴结
4sb-胃网膜左动脉旁淋巴结
7-胃左动脉旁淋巴结

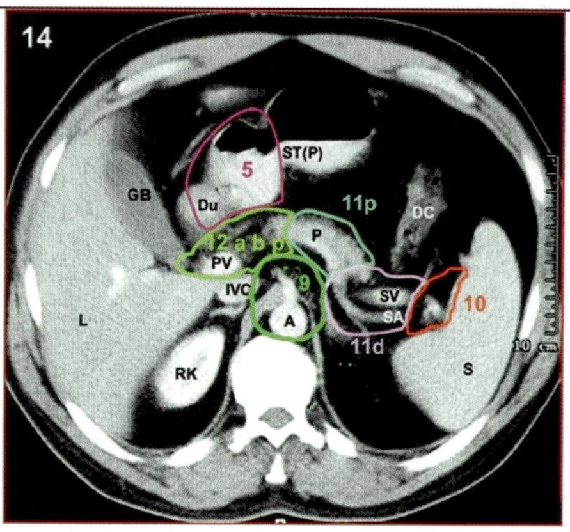

5-幽门上淋巴结
9-腹腔干淋巴结
10-脾门淋巴结
11p-脾动脉近端淋巴结
11d-脾动脉远端淋巴结
12a,b,p-肝十二指肠韧带淋巴结

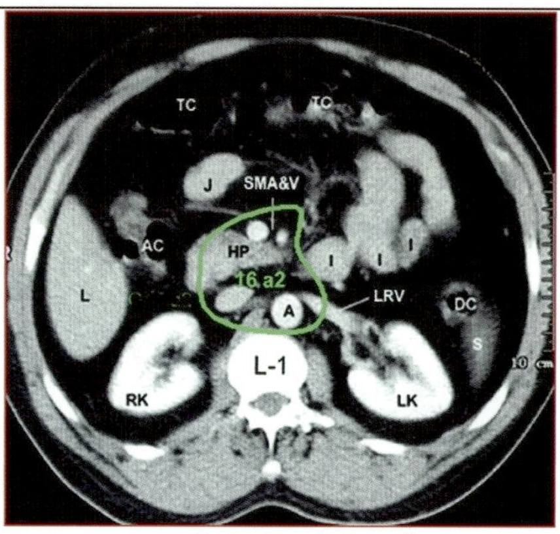

16a2 腹主动脉旁淋巴结

图例：

A-主动脉；AC-升结肠；D-膈肌；DC-降结肠；Du-十二指肠；E-食管；GB-胆囊；I-髂骨；H-心脏；J-空肠；IVC-下腔静脉；L-肝脏；L-1-第一腰椎；LK-左肾；LRV-左肾静脉；LV-左心室；P-胰腺；PV-门静脉；RGA-胃右动脉；RK-右肾；RV-右心室；S-脾脏；SA-脾动脉；SMA&V-肠系膜上动静脉；SV-脾静脉；ST-胃；ST(F)-胃底；ST(P)-胃幽门部；TC-横结肠；VA-奇静脉

图 53.14 相关 CT 层面的淋巴结区的示例。（From Matzinger O, Gerber E, Bernstein Z, et al. EORTC-ROG expert opinion: radiotherapy volume and treatment guidelines for neoadjuvant radiation of adenocarcinomas of the gastroesophageal junction and the stomach. *Radiother Oncol* 2009;92:164–175; with permission from Elsevier.）

中国香港大学的研究者报道 130 例患者接受术后放疗或单纯手术的结果。行姑息性切除和根治性切除的病例均包括在组内。根治切除者术后放疗剂量为 49Gy，姑息切除者术后放疗剂量为 52.5Gy，单次剂量

表 53.7 随机研究比较单纯外科手术治疗结果

作者	年份	总病例数	手术例数	中位生存期(月)	2 年生存率(%)	3 年生存率(%)
Walsh 等[117]	1996	110	55	11	26	6
Urba 等[49]	2001	100	50	18	NA	15
Bosset 等[119]	1997	282	139	19	40	35
Kelsen 等[47]	1998	440	227	16	37	23
MRC[118]	2002	802	402	13	34	NA
Burmeister[141]	2005	256	128	19	NA	31
van Hagen 等[120]	2010	363	188	26	NA	48
Mariette 等[121]	2010	195	98	44	NA	NA

MRC,医学研究委员会食管癌工作组;NA,不适用。

为 3.5Gy,其中大部分患者为鳞状细胞癌。术后放疗组患者局部复发率为 15%,而单纯手术者局部复发率为 31%(P=0.06)。鳞状细胞癌患者术后放疗局部复发率为 15%,而单纯手术局部复发率为 36%(P=0.02)。术后放疗组患者比对照组患者的中位生存期差(分别为 8.7 个月和 15.2 个月;P=0.02)。因气管支气管复发致死者,单纯手术组 10 例,而术后放疗组仅 3 例(P=0.07)。作者认为,尽管患者接受术后放疗很可能降低了气管支气管的复发,但术后放疗增加了并发症的发生和放疗引起的损伤致死,并较早出现远处转移而降低了总生存率。该研究中由放疗引起的并发症发生率较高,很可能与单次剂量和总剂量偏高等有关[130]。

最近,Xiao 等[131]对 549 例食管癌患者进行了研究,患者被随机分为根治性手术组和根治性手术加术后放疗组。所有患者均为鳞状细胞癌,放疗剂量为 60Gy/6W。患者被分为 3 组:第 1 组为无淋巴结转移者;第 2 组为 1~2 个淋巴结阳性者;第 3 组为≥3 个淋巴结阳性者。结果显示 T 分期、TNM 分期和阳性淋巴结转移数目均明显影响生存情况。1、2、3 组的 5 年总生存率分别为 58.1%、30.6%和 14.4%。接受术后放疗患者的局部控制率和生存率都有改善。淋巴结转移阳性者,单纯手术组和术后放疗组的 5 年生存率分别为 17.6%和 34.1%(P=0.04)。

总之,尽管辅助治疗对总生存率的影响不太明确,但术后放疗可降低局部复发率,尤其对于切缘阳性者效果更明显。

术后综合性放化疗

一项大型随机组间试验评估了胃和胃食管连接部腺癌单纯手术和术后放化疗综合治疗的结果。此项研究中,胃或胃食管连接部腺癌术后切缘阴性患者随机分为单纯手术组和手术加术后放化疗组。大约 20%的患者病变位于胃食管连接部。结果显示术后辅助性放化疗组有明显的生存优势(中位生存期为 36 个月,而单纯手术组仅 27 个月;P=0.005)。进一步分析发现,术后放化疗可使胃食管连接部肿瘤获益[132]。中位随访超过 10 年的长期结果显示,该试验中的所有 T 分期和 N 分期的放化疗组患者的总生存期和无病生存期有明显改善[133]。因此,对于术后分期为Ⅰb~Ⅳ期的无远处转移的胃食管连接部肿瘤,尽量给予术后辅助性放化疗,这能够改善患者的局部控制和长期生存。

术前化疗

5 项随机分组研究显示单纯应用新辅助化疗治疗食管癌的结果不一致,其中有两组研究也包括了胃癌。Kelsen 等[47]报道了一项 440 例食管鳞状细胞癌和腺癌患者的组间研究,患者随机分为两组,研究组采用顺铂或 5-Fu 化疗 3 个周期后进行手术,术后再用相似方案进行化疗。对照组采用单纯手术切除。术前化疗者生存优势并不明显,3 年生存率为 23%,而单手

表 53.8 食管癌术前放射治疗的随机研究结果

作者	例数	放疗剂量(Gy)	单次剂量(Gy)	局部失败率(%)		5 年生存率(%)	
				单纯手术	放疗+手术	单纯手术	放疗+手术
Launois 等[125]	109	40	NA	NA	NA	12	10
Gignoux 等[126]	229	33	3.3	67	46	8	10
Arnott 等[127]	176	20	2	NA	NA	17	9
Wang 等[128]	160	40	2	NA	NA	30	35

NA,未提供。

[a] 鳞状细胞癌和腺癌都存在。

术组3年生存率为26%。另外,术前化疗组和未化疗组局部失败率(分别为32%和31%)和远处转移率(分别为41%和50%)没有明显差别。作者认为,对可切除的食管癌患者术前应用顺铂和5-Fu的新辅助化疗并不能改善患者生存。长期随访结果的分析报告显示,只有59%的接受术前化疗治疗的患者和63%接受单纯手术治疗的患者可行R0切除,并且接受非R0切除的患者预后不良,接受R1切除患者的5年生存率只有5%,且R1、R2或未行手术切除患者的中位生存率没有差异。在这项随访研究中,术前化疗后肿瘤客观缓解的患者生存率得到了改善。需要注意的是,本研究中生存期较长的R1切除患者接受了术后辅助放疗,并且作者认为R1切除后,术后放化疗使一小部分患者获得了长期无病生存[134]。

与此研究结果相反,医学研究委员会(MRC)随机对802例食管鳞状细胞癌或腺癌患者进行了类似的研究,也是采用术前顺铂加5-Fu行2周期化疗后手术切除或单纯手术切除。结果显示,新辅助化疗组与单纯手术组相比,2年生存率明显改善,分别为43%和34%[118]。中位随访6年的随访分析显示,化疗组的患者有持续的、明显的生存获益(5年生存率分别为23%和17%),且鳞状细胞癌和腺癌患者均有该获益[135]。造成这些试验结果不一致的原因目前还不清楚。

一项小型试验将169例鳞状细胞癌患者随机分为术前接受2~4周期的依托泊苷和顺铂方案化疗组和单纯手术组。化疗组的中位生存期和5年生存率明显高于单纯手术组(分别为16个月和12个月,26%和17%)。作者认为,术前给予依托泊苷联合顺铂化疗可以提高食管鳞状细胞癌患者的生存率[136]。

最近欧洲一项大宗随机分组研究(医学研究理事会辅助胃灌注化疗试验)对可切除的胃腺癌、胃食管连接部肿瘤或食管胸下段肿瘤患者于术前和术后应用表柔比星、顺铂和5-Fu化疗及行单纯手术治疗进行了比较。最初的试验设计是仅入组胃部肿瘤患者,后来扩大到也可以接受食管下1/3的肿瘤患者。大约有1/4的患者为累及食管下段或胃食管连接部的腺癌。没有患者获得病理完全缓解。然而,非常重要的是,接受围术期化疗的患者有很高的死亡风险比,高达0.75。接受化疗者与单纯手术者的5年生存率分别为36%和23%(P=0.009)。亚组分析发现,食管下段肿瘤或胃食管连接部肿瘤给予围术期化疗可以获益[137]。一项随访研究正在用相似的设计方案评估血管内皮生长因子抑制剂贝伐珠单抗的作用。

法国研究者报道了一项相似的随机试验的结果,该试验将224例患者分为手术期化疗组(顺铂和5-FU)和单纯手术组。尽管初步的试验设计是仅入组食管下1/3段和胃食管连接部肿瘤患者,但后来也入组了胃癌患者。大部分的患者(75%)为下段食管或胃食管连接部肿瘤。化疗计划由术前2~3周期和术后3~4周期化疗组成。因为获益低该研究提前终止。接受化疗的患者总生存率(化疗组与单纯手术组5年生存率分别为38%和24%;P=0.02)、无病生存率(5年无病生存率分别为34%和19%;P=0.003)和R0切除率(分别是84%和73%;P=0.04)得到改善。只有50%的患者接受了术后化疗。有3%的新辅助治疗患者化疗后达到T0(原发肿瘤的位置病理完全缓解)。化疗组和单纯手术组的局部复发率分别为24%和26%,远处复发率分别是42%和56%[138]。除了如上提到的之前的研究,最近两个Meta分析认为,新辅助化疗的2年绝对生存获益和5年绝对生存获益分别为7%和4%[139,140]。

术前放化疗与单纯手术对比研究

Walsh等[117]报道了一项随机研究,该研究评估了食管癌同期术前放化疗联合手术治疗的结果。共110例食管腺癌患者被随机分为接受顺铂和5-Fu加同期放疗后手术治疗组和单纯手术治疗组两组。综合治疗组患者在第1周和第6周接受2周期化疗。采用前后对穿两野照射(后来改为三野照射技术)治疗,放疗剂量为40Gy/15次。4~6周后行手术切除,手术包括5种不同的方式。术前放化治疗组中位生存时间为16个月,而单纯手术组中位生存时间仅为11个月(P=0.01)。综合治疗组1、2、3年生存率分别为52%、37%和32%,而单纯手术组1、2、3年生存率分别为44%、26%和6%。两组的3年生存率有显著性差别(P=0.01)。作者认为,对可切除食管腺癌患者行术前新辅助性放化疗的疗效好于单纯手术患者。这项研究由于单纯手术组的疗效很差、随访期比较短并缺乏随机分组前的CT分期,其结论的可靠性受到质疑。

Urba等[49]报道了100例无远处转移的食管鳞状细胞癌和腺癌患者,随机分为两组,一组为术前放化疗加手术组,另一组为裂孔食管癌切除组。化疗方案为顺铂、5-Fu、长春新碱,仅69%的患者能够按所要求的化疗药物剂量完成化疗,放射治疗方案为每日2次,每次1.5Gy,总剂量达45Gy/3周,没有进行选择性淋巴结照射,第42天时行手术切除。结果显示肿瘤>5cm、年龄>70岁、病理为鳞状细胞癌的患者生存不佳。中位随访 8 年,两组生存率没有显著性差别,中位生存期为 17 个月。然而 3 年生存率单纯手术组为 16%,联合治疗组为 30%(P=0.15)。局部区域性失败作为首次失败部位,单纯手术组的发生率明显高于术前放化疗组(分别为 42%和 19%;P=0.02)。术前放化疗后获得病理完全缓解的患者中位生存期为 50 个月,3 年生存率为 64%;而手术切除标本中有肿瘤残留的患者中位生存期仅为 12 个月,3 年生存率仅为 19%(P=0.01)。最后研究者认为,“尽管本项研究没有统计学意义,还是建议综合治疗有获益的倾向。由于样本太小不足以说明更细微的生存差别”, 外科手术仍然是标准的治疗方式。

Bosset 等[119]报道了一项 EORTC 试验,将 282 例食管鳞状细胞癌患者随机进行分组,要么立即手术切除,要么术前应用顺铂化疗加放疗然后手术切除。放疗方案采用分段进行,中间有 2 周的休息期,单次剂量 3.7Gy,总剂量为 37Gy。术前治疗者术后死亡率显著高于单纯手术组(分别为 12%和 4%)。结果显示,接受新辅助治疗患者的无病生存率、肿瘤相关死亡率、术切缘阴性率和局部控制率可明显改善。然而,与单纯手术组相比,总生存率并未明显改善,两组的中位生存期均为 18.6 个月。作者认为,食管鳞状细胞癌患者行术前新辅助放化疗能够改善无病生存率和局部控制率,但对总体生存率没有明显提高。作者肯定了综合治疗组术后死亡率增加“可能是由于单次高剂量放疗所致的毒副反应增加”。在其他因素中,作者认为单次剂量 3.7Gy“可能具有不利影响”。此项研究由于采用分段放疗和不合理的化疗方案而倍受批评。

Burmeister 等[141]报道了一项澳大利亚的研究,该研究将 257 例食管鳞状细胞癌和腺癌随机分为单纯手术组和新辅助治疗组, 新辅助治疗采用 5-FU 和顺铂化疗,同期接受放射治疗。单次剂量 2.33Gy,总剂量达 35Gy。接受新辅助治疗的患者切除后病理完全反应率为 16%。接受术前新辅助治疗的患者更有可能进行根治性切除术,术后病理检查时淋巴结阴性。然而,中位生存期并没有显著性的改善,新辅助放化疗组和单纯手术组的中位生存期分别是 22 个月和 19 个月(风险比为 0.89;P=0.57)。亚组分析显示,新辅助放化疗加手术与单纯手术相比,其对食管鳞状细胞癌似乎有改善生存的倾向(疾病无进展生存率的风险比为 0.47,P=0.01;总体生存风险比为 0.69,P=0.16)。作者认为,在此项研究中,术前新辅助放化疗并没有改善食管癌的生存率,而进一步研究的结果是食管鳞状细胞癌有可能获益。此项研究被质疑的原因包括仅用单个周期的化疗,以及放疗总剂量偏低。

肿瘤与白血病 B 组(CALGB)初步研究报道了 56 例患者(75%为腺癌)随机进行单纯手术或术前新辅助放化疗后再手术切除的结果。新辅助治疗组采用顺铂/5-FU 为基础的化疗,外照射放疗总剂量为 50.4Gy,单次 1.8Gy。此项研究由于获益太少而提前关闭。接受新辅助治疗者,术后病理完全缓解率为 40%。接受术前新辅助放化疗加手术者的局部控制率和生存率均有明显改善 (5 年生存率分别为 39%和 16%)。作者认为,食管癌患者接受新辅助放化疗能够明显提高无进展生存率和总生存率[142]。

一项研究食管癌新辅助放化疗治疗的最大随机试验(食管癌术后接受放化疗治疗的研究或者交叉试验)的结果显示术前治疗有明显的生存获益,试验中的大部分患者是局部晚期腺癌[120]。可切除的 T1N1 或者 T2~3,N0~1 期的肿瘤患者接受单纯手术治疗或者术前放化疗治疗,化疗为紫杉醇和卡铂方案,同期给予放射治疗,放疗总剂量为 41.4Gy。接受新辅助放化疗和单纯手术的患者 R0 切除率分别是 92%和 69%,接受术前治疗的患者病理完全缓解率是 29%。两组住院死亡率未见明显差别(均为 4%)。放化疗组患者和单纯手术患者的中位生存期分别是 49 个月和 24 个月,放化疗组的 3 年生存率有明显改善(分别是 58%和 44%)。作者认为,卡铂和紫杉醇周方案联合同步放疗的总生存率较单纯手术患者有所改善,并认为该放化疗方案可作为可切除食管癌和胃食管连接部肿瘤的标准治疗方式。

相比之下,一份来自法国的初步报告对随机分为接受术前放化疗组和单纯手术组的早期食管鳞状细胞患者进行了评估,结果显示两组治疗效果没有明显差别[121]。在此研究中,早期食管癌(Ⅰ~Ⅱ期)患者随机分为单纯手术组和新辅助放化疗组, 放化疗组给予 5-FU 和顺铂方案化疗同步给予 45Gy 放疗。单纯手术组术后 30 天死亡率是 1%, 而新辅助放化疗组是 7%(P=0.054)。两组的中位生存期没有明显的不同(单纯手术组和放化疗组分别是 44 个月和 32 个月;P=0.66)。作者认为,在早期食管癌患者中,新辅助放化疗(化疗方案为顺铂和 5-FU)不能提高生存率,且增加了术后死亡率。表 53.9 显示了这些试验的结果。

由于目前这些试验的相互矛盾的研究结果,研究者们进行了多项 Meta 分析。两项最大和最先进的临床试验证实了新辅助放化疗与单纯手术治疗相比,2

年和5年的绝对生存获益为13%和6.5%。与单纯化疗相比,术前放化疗也有较大的获益[139,140]。应该注意的是,部分试验是应用的序贯(或同步)化疗,放疗剂量也不是最佳,放射治疗技术落后,以及不合适的化疗方案(有争议)等,这些因素使新辅助联合治疗的结果被低估。尽管如此,一项最新的Meta分析包括了24项随机试验,评估了新辅助放化疗和新辅助化疗的作用,并报道了对接受这两组治疗的可切除食管癌患者的对比结果[143],评价了超过4000例患者的疗效。根据全因死亡率估计,新辅助放化疗组2年的绝对生存获益为8.7%,鳞状细胞癌和腺癌的生存获益相似。相比之下,接受新辅助化疗的患者2年绝对生存获益是5.1%,但是该获益仅表现在腺癌患者中。作者认为,在手术患者中,新辅助放化疗患者的生存较单纯手术者有所改善,新辅助化疗也改善了患者生存,但是不如新辅助放化疗改善得明显,没有表现出明显的优势,需要进行更多的随机试验来对比这两种治疗方案。

综上所述,以上数据表明,可切除食管癌同步新辅助放化疗与单纯手术相比,其能够改善患者的局部控制率,生存率也稍有改善。

术前放化疗和术前化疗的对比研究

德国研究者进行了一项随机试验(胃食管连接部腺癌或POET患者术前给予化疗或者放化疗),对单纯新辅助化疗与新辅助综合治疗进行了对比[144]。晚期胃食管连接部腺癌患者随机分为两组:①顺铂/5-FU为基础的单纯化疗;②先给予同①组类似的诱导化疗,然后给予顺铂/依托泊苷方案化疗,同步给予放射治疗,总剂量30Gy。两组患者均接受了手术治疗。尽管这项研究因为获益少而提前关闭了,但是结果显示,术前接受放化疗的患者较仅接受化疗的患者有明显较高的N0率(分别为64%和37%;P=0.04)、较好的病理完全缓解率(分别是16%和2%;P=0.03),术前放化疗组也能改善局部控制率(分别是59%和76%;P=0.06)和总生存率(3年生存率分别是28%和47%;P=0.07;风险比是0.67)。作者认为,局部晚期胃食管连接部腺癌患者接受术前综合治疗较术前单纯化疗者总生存有所改善。

一项来自澳大利亚研究者的小样本的Ⅱ期试验将75例患者随机分为术前顺铂和5-FU静脉滴注化疗组及术前放化疗组,两组化疗方案相同,放化疗组在化疗21天开始行放射治疗,放疗剂量为35Gy/15次[145]。放化疗组的病理反应率和姑息手术切除率有明显改善(病理反应率分别是8%和31%,姑息手术切除率分别是11%和0)。但是两组患者的中位生存期没有明显区别(分别是29个月和32个月)。作者认为,尽管生存期没有差别,因为术前放化疗可以使切缘阴性,这一潜在优势使术前放化疗可以作为局部晚期可切除食管腺癌的合理治疗方案。

单纯放射治疗与放化疗的对比研究

有多项随机研究比较了单纯根治性放疗与同期放化疗的治疗结果[146-148]。然而,其中有些研究存在很多缺陷,包括病例数太少、非标准化疗方案和应用次优的放射治疗技术。这些因素使治疗的结果不一致,也很难解释。一项标志性的研究(RTOG85-01)明确了同期放化疗比单纯放疗有优越性。Herskovic等[149]报道了两组随机对照研究的结果,60例食管癌患者接受单纯放疗64Gy;61例接受放疗50Gy加同期5-Fu和顺铂化疗,化疗方案包括预先计划的4周期5-Fu和顺铂灌注。尽管同期放化疗组放疗剂量比较低,但结果证明同期放化疗组疗效明显优于单纯放疗组。同期放化组中位生存时间为12.5个月,而单纯放疗组仅为8.9个月;2年生存率分别为38%和10%;局部复发率从24%降到16%,2年远处转移率从26%降到12%。由于这个差异非常明显,因此随机对照研究被终止,对剩余的69例食管癌患者均采用同期放化疗。最新报道[146,150]的研究结果显示,同期放化疗患者的5年生存率为26%,而单纯放疗组为0%。综合治疗组和单纯放疗下组的局部复发率分别是45%和60%,远处转移率分别为12%和40%。然而,综合治疗组急性毒性反应率较单纯放疗组更高(44%对25%)。与此相似,危及生命的副反应发生率,包括血液学毒性反应和瘘形成,从3%增加至20%。最后研究的结论是,食管癌同期放化疗与单纯放疗相比,确实能显著改善局部控制率,提高中位生存期和总生存率,并降低远处转移率,但其代价是增加了毒副作用。

比较"根治性"放化疗研究的数据,结果显示手术联合放化疗与单纯手术切除的生存率相似。分析以前的研究结果,单独放化疗治疗食管癌的中位生存期为14~20个月,5年生存率为20%~30%。相比较而言,MRC试验和组间试验对单纯手术进行评估,其中位生存期为13~16个月,5年生存率为20%。另外,两种疗法的局部失败率是相似的。例如,RTOG/组间研究中,患者接受单纯放化疗治疗,首次转移部位局部复发率是39%~45%。而组间研究中单纯手术的局部失败率

表 53.9 食管癌术前辅助放化疗与单纯手术切除的Ⅲ期试验研究结果

作者	中位随访期(年)	病理类型	治疗方案	例数	PCR	3 年生存率	生存率差别
Urba 等[49]（密歇根）	8.2	SCC + 腺癌	5-FU+顺铂+长春碱/45Gy+手术	50	28%	综合组: 30%	P=0.15
				50	—	单纯手术组:16%	
Bosset 等[119]（EORTC）	4.6	SCC	顺铂/37Gy+手术	143	20%	综合组: 33%	NS
				138	—	单纯手术组: 36%	
Walsh 等[117]（爱尔兰）	1.5	腺癌	5-FU+顺铂/40Gy+手术	58	22%	综合组: 32%	P=0.01
				55	—	单纯手术组: 6%	
Burmeister 等[141]（奥地利）	5.4	SCC + 腺癌	5-FU+顺铂/35Gy+手术	128	16%	综合组: 35%	NS
				128	—	单纯手术组:31%	
Tepper 等[142]（USA）	6.0	SCC + 腺癌	5-FU+顺铂/50Gy+手术	30	40%	综合组: 39%（5 年）	P=0.008
				26	—	单纯手术组:16%（5 年）	
van Hagen 等[120]（荷兰）	3.8	SCC + 腺癌	紫杉醇+卡铂/41.4Gy+手术	180	29	综合组:58%	P=0.003
				188	—	单纯手术组:44%	
Mariette 等[121]（法国）	5.7	SCC + 腺癌	5-FU+顺铂/45Gy	97	29	综合组:32 个月（中位生存）	NS
				98	—	单纯手术组:44 个月（中位生存）	

EORTC,欧洲癌症治疗研究组;5-FU,5-氟尿嘧啶;PCR,病理完全缓解率;SCC,鳞状细胞癌。

为 31%。然而，这个分析结果仅限于 R0 切除的病例(仅 59%的患者为 R0 切除)[134]。如果考虑所有患者,手术后的局部失败率无疑会有所增高的。因此,食管癌“根治性”放化疗与单纯手术的局部失败率和生存率是相似的。

放化疗与放化疗后再行手术切除的对比研究

两项随机对照试验验证了食管癌综合治疗后是否有再行手术切除的必要性。法国研究人员随机选取了 445 例可切除食管鳞状细胞癌或腺癌患者[151]。所有患者都接受以 5-FU 和顺铂为基础的同期化疗。患者可以选择两种放疗方案的一种,即 46Gy/4.5W(连续性的)或 30Gy,每周 15Gy(分段性的)。治疗后至少达到部分反应的 259 例患者被随机分为单纯手术组或继续综合治疗组,综合治疗仍为 5-FU 和顺铂同期化疗加放疗(连续照射 20Gy,单次 2Gy 或分段照射 15Gy)。尽管手术组的 2 年局部控制率比放化疗组有优势(66%对 57%),但是手术组和放化疗组的 2 年生存率(34%对 40%;P=0.56)和中位生存期(18 个月对 19 个月)均无显著性差别。手术组治疗后 3 个月死亡率为 9%,而单纯放化疗组仅 1%。另外,接受手术治疗者生存质量比较差,而非手术治疗组放置支架和行食管扩张的概率比较高。该研究结果显示放化疗获得部分反应者再行手术切除并不能进一步改善生存。

来自德国的一项研究显示,可切除的食管鳞状细胞癌患者接受 5-FU、四氢叶酸、依托泊苷和顺铂诱导化疗 3 周期，然后再使用依托泊苷和顺铂同期化疗加 40Gy 外照射放疗[152]。然后,患者被随机分为单纯手术组和继续放化疗组(总放疗剂量达 60~65Gy,接受或不接受近距离放射治疗),手术组的局部控制率得到显著改善(2 年局部控制率分别为 64%和 41%;P<0.05)。尽管这样,两组生存率无明显差别(中位生存期分别为 16 个月和 15 个月;3 年生存率分别为 31%和 24%;P=NS)。严重的术后并发症(包括肺部感染和瘘形成)发生率为 70%,住院期间死亡率高达 11%。手术组总的治疗相关性死亡明显高于单纯放化疗组(13%对 3.5%)。诱导化疗后无反应的患者，接受手术切除后其 3 年生存率得到显著改善(18%对 9%)。回归分析显示,只有肿瘤对诱导化疗的反应是重要的预后影响因素。该研究的重要缺陷是手术组只有 2/3 患者真正接受了手术切除。作者认为:①综合治疗后再行手术切除改善了局部控制率,但并没有影响总体生存率;②诱导化疗后肿瘤

没有反应的患者可能会从手术切除中获益，可以根据诱导治疗反应给予合适的治疗方案。尽管还没有得到充分的研究，但是临床经验表明，术前给予特定放化疗治疗的食管腺癌患者的中位生存期为21个月，2年、3年、5年生存率分别为44%、33%和20%[153]。

总之，尽管食管癌放化疗后加手术切除似乎改善了局部控制率，但对生存率的影响仍不明确。

近距离放射治疗

Gaspar等[154,155]对不能手术食管癌患者行腔内近距离放疗的前瞻性试验结果进行了报道。患者开始接受50Gy外照射放疗加同步化疗，休息2周后给予近距离放疗。近距离放疗方案为用高剂量率(HDR)照射技术给予15Gy/3W，每次5Gy，或者采用低剂量率(LDR)技术单次给予20Gy，处方剂量为距源中心轴外1.0cm处。治疗采用10~12F施源器经鼻腔或口腔插入，照射靶区长度是根据治疗前CT扫描、食管钡餐造影和内镜等确定的病变长度在近端和远端各外放1.0cm边界。外照射放疗和近距离放疗均同步给予5-Fu化疗。HDR治疗中6例患者出现食管瘘，照射剂量减至10Gy/2次，而LDR组由于准确性差被终止。所有患者治疗后的中位生存期为11个月。49例可以接受HDR治疗的患者中，有63%的患者存在局部残存或复发。6例患者出现食管瘘，导致其中3例死亡，所以认为这些瘘形成与治疗相关。食管瘘的1年实际发生率为18%。研究者认为食管癌近距离放疗时应谨慎给予，尤其联合化疗时更应注意。近距离放疗联合外照射放疗的回顾性研究认为，食管瘘的发生率在0~12%之间，尤其是接受近距离放疗同步化疗的患者，其瘘的发生率可能会增高。与近距离放疗相关的死亡率为0~8%，多数报道为4%或更低[156]。

其他的研究报道认为，HDR近距离放疗对缓解吞咽困难症状非常有效，缓解率可达90%[156]。丹麦的研究者报道了209例有吞咽困难症状不能手术的食管癌或胃食管连接部肿瘤患者的随机试验结果[157]。患者被随机分为内镜下支架放置组和单次HDR近距离放疗组。患者入组的排除标准为：肿瘤>12cm、肿瘤位于食管上括约肌3.0cm范围内、肿瘤有深在溃疡、气管支气管瘘已经形成/气管受侵、安装有起搏器和以前接受过放疗或支架置入。通过柔软的直径为1cm的施源器给予近距离放疗，给予源中心轴外1.0cm处处方剂量12Gy。治疗长度为肉眼可见病变长度加近端和远端各外放2.0cm。尽管试验结果显示支架放置组吞咽困难症状缓解很快，但近距离放疗组长期缓解吞咽困难的症状更明显。与接受食管支架置入者相比，接受近距离放疗者无吞咽困难或轻度吞咽困难的时间更长。支架置入组并发症发生率高于近距离放疗组(33%对22%)，主要是因为支架置入后近期出血发生率较高。作者认为，不能手术切除的食管癌或胃食管连接部肿瘤患者，进行性吞咽困难初次治疗时给予单次近距离放疗的效果好于支架置入。

作为根治目的的治疗(胸段单发病灶<10cm、无远处转移、无气管受侵，无颈段食管病变)，美国近距离放疗协会推荐近距离放疗剂量：HDR技术为10Gy/2W，每周1次，每次5Gy；或LDR技术为0.4~1.0Gy/h，单次给予20Gy。处方剂量给予距源中心轴外1.0cm处，应用直径6~10mm施源器进行。推荐照射范围为可见黏膜病变近端和远端各外放1~2cm边界。理论上讲，近距离放疗应在外照射放疗加同步化疗完成后2~3周后再给予，以使黏膜反应消退。不推荐近距离放疗与化疗同步进行。患者接受姑息性治疗时，推荐同样的治疗方法，即HDR技术处方剂量为10~14Gy，1次或2次分割照射，或LDR技术单次20~25Gy。对既往未接受过治疗、预期生存也很短的患者(<3个月)，可以采用HDR技术给予15~20Gy/2~4次或LDR技术单次给予25~40Gy，但不推荐接受外照射放疗(表53.10至表53.12)[158]。总之，食管癌根治性治疗时，外照射放疗加化疗后再应用近距离放疗似乎并没有显著改善治疗结果。

姑息性治疗

在过去20年中，尽管食管癌治疗有所进展，但大多数患者还是死于这种恶性疾病。因此，姑息性治疗仍是重要的治疗目的。吞咽困难是常见的症状，严重影响患者的生存质量。很多研究报道放疗后吞咽困难的症状缓解率达60%~80%以上[159]。Coia等[159]报道约50%的患者在放疗开始后的2周内吞咽困难症状有所改善，治疗完成6周后，80%以上患者的吞咽困难症状得到改善。吞咽困难症状最大程度改善的中位时间为1个月。无转移者如果给予同期放化疗效果会更好，对于体质比较好的晚期食管癌患者，同期放化疗比单纯放疗效果要好。如上所述，腔内近距离放疗也作为姑息性治疗方法用于缓解吞咽困难。前面描述的来自荷兰的随机试验比较了腔内近距离放疗与支架放置的结果，尽管支架放置术能较快缓解吞咽困难症状，但在近距离放疗组长期的姑息缓解作用更明显[157]。

气管食管瘘患者的姑息治疗是一个临床难题。瘘形成的患者常常不适于手术切除，这些患者有效的治疗方法通常是食管腔内置入一个带膜的自膨性金属支架，经常可以避免姑息手术切除。另外，胃造瘘或空肠造瘘也常用于缓解瘘形成后的症状。尽管瘘形成是放疗的相对禁忌证，但来源于梅奥诊所的系列报道认为瘘形成者接受放射治疗并不增加瘘的严重程度，并且放疗的给予也是安全的，然而，瘘的出现是不好的预后因素[160]。

治疗后遗症

先进的外科技术以及术前、术后的规范化处理使治疗相关性死亡率明显下降。目前食管癌手术死亡率通常<10%[152,161]。并发症发生率可能超过 75%，包括肺和心源性并发症、吻合口瘘、喉返神经麻痹。14%~27%的患者出现术后良性狭窄。术前放射治疗和化疗可能增加手术并发症的发生。

75%以上接受放化疗的患者会有短暂的食管炎和吞咽困难症状，这时需要一些营养支持。化疗相关的白细胞减少和血小板减少也是常见的。放射治疗的急性毒副作用多数患者表现为食管炎、黏膜炎、乏力、体重下降。恶心、呕吐的症状也相对较常见，尤其是食管下段癌和胃食管连接部肿瘤的患者。很多症状在治疗结束后 1~2 周即可缓解。食管穿孔是危及生命的并发症，表现为剧烈胸痛、心跳加速、高热和出血[93]。化疗的应用显著增加了急性并发症的发生，50%~66%的患者会发生中度到重度甚至危及生命的毒副作用[71,149,162]。在前面讨论的 RTOG 放化疗组中，3 级急性反应发生率为 44%，明显高于单纯放射治疗组的 25%，并且 4 级毒性反应发生率为 20%，也明显高于单纯放射治疗组的 3%[146]。放化综合组治疗相关死亡率为 0~3%[71,117,141,149,152]。

放射治疗后最常见晚期毒副作用是食管狭窄或狭窄形成。60%以上的患者可以发生食管狭窄。据报道，至少 15%~20%的患者需行食管扩张术，一般来说，吞咽困难症状在 2~3 次扩张术后可以缓解[71]。来自 RTOG 的长期研究结果显示，放化疗综合治疗组≥3 级的晚期毒副作用与单纯放射治疗组相似(29%对 23%)[150]。其他并发症包括照射野内器官的损伤，但这些并不常见。化疗可能进一步增加治疗相关毒性。

放疗对肺功能和心功能的影响值得特别注意。行根治性或新辅助放疗的食管癌患者，肺部并发症可以大致分成治疗全部结束后的症状性肺炎和食管切除术后的肺部并发症。尽管还没有得到充分的肯定，但是许多机构已经对这些并发症的预测因素进行了描述(相互之间不排斥)，下文对这些预测因素进行了描述。

放射性肺炎是治疗胸部(肺)恶性肿瘤相对常见的并发症，轻度的可以仅有轻微的症状，严重的可以是致死性肺炎。常见的症状包括干咳、呼吸困难，少数患者会出现呼吸窘迫。通常放射性肺炎发生在放疗结束后 2~6 个月。预测放射性肺炎的发生已经成为研究的热门。然而，大多数数据都是来源于肺癌患者，这些患者都有肺内疾病或吸烟相关的疾病。研究提出多个预测参数，包括 V_{20}>25%~30%，平均肺受量>15~20Gy，V_5>42%，V_5 的绝对体积>3000cm^3[107]。

一项来自于日本的研究对非手术食管癌患者进行了分析，接受同期放化疗日本患者的放射性肺炎的发生率为 27%(放疗总剂量达 60Gy，化疗方案是 5-Fu 和顺铂)[163]。作者认为，预测症状性肺炎 V_{20} 的最佳阈值约为 30%。MD 安德森癌症中心的一项研究对 101 例手术和非手术患者 (80%是远端食管癌/胃食管连接部肿瘤)进行了分析，所有患者接受 3D 或者 IMRT，分别有 59%、5%和 1%的患者有 2、3 和 5 级放射性肺炎[164]。来自日本的一项分析显示，给予锁骨、纵隔、腹腔区域高达 60Gy 的放疗，同步给予顺铂和 5-FU 化疗，在年龄≥75 岁和较年轻的 2 年晚期、高级别心脏毒性的累积发生率分别是 29%和 3%。他们认为，老年患者不能耐受广泛照射[165]。其他研究显示，食管癌放疗后肺弥散量和肺总通气量出现显著性降低[166]。

在手术患者中，一项研究中的 110 例患者于术前给予术前放化疗，然后在 MD 安德森癌症中心接受了手术治疗，研究结果显示，肺平均受量、有效剂量和绝对受照剂量≤5Gy 是术后肺部并发症的预测因素[167]。来自同一机构患者的报道描述了接受新辅助联合治疗的术后并发症[168]，18%的患者发生了肺部并发症，当 V_{10}≥40%时(35%对 8%)和 V_{15}≥30%时(33%对 10%)，并发症发生率升高。作者认为，术前治疗时尽量使肺的受照体积减小至关重要。当 V_{10}>40%时，术后肺部并发症(肺炎和呼吸窘迫综合征)发生率增加，这说明残存肺/未损伤功能肺的体积决定了术后肺功能，也就是说，本身肺体积小的患者发生术后并发症的风险较高，即使当 V_5 的相对体积低于阈值时，功能储备较少的小肺体积更容易发生术后肺并发症。因此，不仅要考虑肺的剂量-体积直方图，还要考虑肺的总体积。

一项中国的研究对接受放化疗联合手术切除的

表 53.10 食管癌近距离放疗的选择标准

绝对适应证	一般适应证	禁忌证
原发肿瘤长度≤10cm	肿瘤超出食管范围	食管瘘
肿瘤局限于食管壁内	肿瘤长度>10cm	病变位于颈段食管
位于胸段食管病变者	区域性淋巴结转移	病变处严重狭窄,不能通过施源器
没有区域淋巴结或系统性远处转移者	病变累及胃食管连接部或贲门	

表 53.11 食管癌根治性外照射和近距离放疗的推荐方案

外照射放疗

45~50Gy,1.8~2.0Gy/次,每周5次,1~5周

近距离放疗

HDR:总剂量10Gy,5Gy/次,每周1次,外照射放疗完成后2~3周给予

LDR:总剂量20Gy,单次完成,剂量率为0.4~1.0Gy/h,外照射放疗完成后2~3周给予

HDR,高剂量率;LDR,低剂量率。

所有剂量给予均距源中心轴1.0cm处。

表 53.12 食管癌姑息性外照射放疗和近距离放疗的推荐方案

(1)外照射放疗后局部复发且预期生存期较短者
- 近距离放疗:
  - HDR:总剂量10~14Gy,分1次或2次照射
  - LDR:总剂量20~40Gy,单次或者两次完成,剂量率为0.4~1.0Gy/h

(2)之前没有接受外照射放疗者
- 外照射放疗:30~40Gy,每次2~3Gy
- 近距离放疗:
  - HDR:总剂量10~14Gy,分1次或2次照射
  - LDR:总剂量20~25Gy,单次完成,剂量率为0.4~1.0Gy/h

(3)之前没有外照射放疗,且预期寿命大于6个月者
- 外照射放疗:45~50Gy,每次1.8~2.0Gy,每周5次,周一到周五
- 近距离放疗:
  - HDR:总剂量10Gy,每次5Gy,每周1次,外照射放疗结束后2~3周给予
  - LDR:总剂量20Gy,单次完成,剂量率为0.4~1.0Gy/h,外照射放疗结束后2~3周给予

所有剂量给予均距源中心轴1cm处。

HDR,高剂量率;LDR,低剂量率。

患者进行了评估,多变量分析结果显示受照剂量小于5Gy的肺体积是独立预测术后肺部并发症的剂量学因素[169]。Wang等[170]同样认为V_5相对体积和免于5~35Gy照射的肺体积与术后肺部并发症发生率明显相关,即使是在多变量分析中,V_5仍然是一个独立预测因素,这意味着诱导治疗中的"未受照"肺体积是有预测价值的。值得注意的是,该研究的大多数患者最初只接受了诱导化疗(大多数是紫杉醇),在其他疾病中已经得到证实,这能增加肺炎的发生率。同期放化疗前给予诱导化疗被认为是2级或更高级肺炎的预测因子(49%对14%;P=0.003),所以作者认为单纯诱导化疗会使肺组织易发生放射性损伤。然而与之前的研究相比,接受术前放化疗(5-FU和顺铂)的98例患者与单纯行手术治疗的患者相比,肺部并发症的发生率没有差异。肺的剂量–体积直方图与术后肺部并发症没有相关性,作者认为新辅助放化疗对术后无不良影响[171]。最后,一项来自中国台湾的研究对术前接受新辅助治疗、IMRT治疗的食管癌患者进行分析,术前(不是放化疗前)的1秒用力呼气量是术后肺部并发症的独立预后因素,减少右肺照射的体积可能会降低术后肺部并发症的发生风险[172]。

放射诱导的心脏毒性是一个广泛的定义,意味着放射导致心脏多个结构的损伤,包括心包(表现为心包积液和心包炎)、冠状动脉、心脏肌肉本身、心脏瓣膜以及神经或传导损伤。放射损伤主要包括纤维化和(或)小血管损伤。假设给予每次2Gy的放射治疗,心脏的"经典"放射耐受量($TD_{5/5}$)是≤25%的心脏体积受照约60Gy,65%的心脏体积受量为45Gy。放射引起的心脏损伤的机制没有明确的定义,特别是在食管癌的情况下。从治疗霍奇金病患者的历史数据表明,剂量>40Gy可能增加心脏猝死以及发生心包炎的风险[173,174]。关于心脏毒性和食管癌患者的几项研究证实了V_{30}>46%时心包积液发生率增加,当分割剂量增加时(特别是≥3.5Gy)同样有此预测作用。另外,一些作者已经展示了随着心脏V_{20}的增加左心室的射血分数下降的一个趋势[107]。一项研究中,接受放化疗的150例食管癌患者(49例为新辅助放化疗)的心包积液的发生率是28%,通常发生在治疗结束后15个月内,平均发生时间是5个月。心包积液发生的风险与心包平均受量5~45Gy有关。对未接受放疗的手术患者与接受新辅助治疗的患者进行了匹配分析,42%的放疗患者在单光子发射计算机断层扫描图像上发现有缺血或瘢痕,而在手术组这一比例只有4%,中位发生时间是3个

月[175]。一项日本的研究对 139 例鳞状细胞癌患者进行了长期随访分析，所有患者接受特定的放化疗治疗(顺铂/5-FU，60Gy 的 EBRT)，结果显示分别有 6%、5% 和 1%的患者有 2、3 和 4 级心包炎；有 2 例患者发生了 4 级心脏损伤；分别有 5%、6%和 0%的患者有 2、3 和 4 级胸腔积液；分别有 1%、2%和 0%的患者有 2、3 和 4 级放射性肺炎[176]。

食管癌治疗进展

尽管食管癌术前新辅助放化疗联合手术切除使生存有所改善，但单纯放化综合治疗或单纯手术切除治疗患者的局部区域复发率和死亡率均很高，难以令人接受。75%的患者最终死于远处转移。如前所述，提高放射治疗剂量的努力并没有使食管癌患者获益。鉴于上述资料结果，临床研究逐渐转向使用新的和更有效的化疗药物与放疗联合。伊立替康、奥沙利铂、卡培他滨、表柔比星、吉西他滨和多西紫杉醇等药物，在食管转移性和根治性治疗中与放疗联合已经应用或正在进行研究。而且，血管内皮生长因子抑制剂贝伐单抗、HER2/neu 受体拮抗剂曲妥珠单抗、上皮生长因子受体抑制剂昔妥西单抗和帕尼单抗在食管癌中的应用也在研究中。所有这些药物均有放射增敏性，这些药物与放射治疗相结合是将来的研究方向。

总结

尽管近年来综合治疗的模式有所进展，食管癌患者的预后仍不乐观。对于局部晚期食管癌目前仍没有肯定的推荐治疗方案。资料显示，可手术切除患者给予术前新辅助放化疗后能改善预后。随机试验也显示手术期间给予化疗可以改善疗效。然而，很多患者在术前新辅助放化疗后不能再耐受手术切除，因此在所选择的患者中放化疗综合治疗更合适，根治性放化疗综合治疗的生存率与单纯手术切除者相似。局部区域失败仍然是食管癌最主要的失败形式，对于Ⅳ期患者，应根据患者特异性的症状表现选择一种或几种治疗方法。

目前仍未解决的问题包括：

1. 哪些患者能够从新辅助放化疗联合手术切除的方式中获益更大？

2.哪些的患者更可能获益于新辅助治疗和(或)围术期治疗？

3.新辅助放化疗或同步放化疗中，引入新的化疗药物或靶向药物，与以往标准的 5-FU 和顺铂方案相比，是否更能有利于改善生存？

4.新的放射治疗技术如三维适形放疗、PET 为基础的治疗计划、调强放射治疗、质子疗法和影像引导的放射治疗是否降低了并发症发生率并改善了治愈率？

5. 是否 PET 检查能早期预测治疗反应和最终预后？是否治疗中的 PET 检查可以尽早避免无效治疗？

6.能否通过确认肿瘤细胞分子预后标志物，在患者中实施“个体化”治疗？

7.在接受手术的患者中，术前新辅助放化疗是否比手术期间给予化疗有优势？是否一些患者可以从一种特定的治疗方案中获益？

(栾晓慧 袁双虎 译 袁双虎 校)

部分参考文献

本章全部参考文献请登录网站：http://www.tsttpc.com/download_list.html

1. American Joint Committee on Cancer. *Esophagus*. New York: Springer-Verlag, 2010.
3. Rudiger Siewert J, Feith M, Werner M, et al. Adenocarcinoma of the esophagogastric junction: results of surgical therapy based on anatomical/topographic classification in 1,002 consecutive patients. *Ann Surg* 2000;232:353–361.
4. Arnott SJ, Duncan W, Gignoux M, et al. Preoperative radiotherapy for esophageal carcinoma. *Cochrane Database Syst Rev* 2005;CD001799.
6. Hosch SB, Stoecklein NH, Pichlmeier U, et al. Esophageal cancer: the mode of lymphatic tumor cell spread and its prognostic significance. *J Clin Oncol* 2001;19:1970–1975.
24. Lagergren J, Bergstrom R, Lindgren A, et al. Symptomatic gastroesophageal reflux as a risk factor for esophageal adenocarcinoma. *N Engl J Med* 1999;340:825–831.
33. Dresner SM, Lamb PJ, Bennett MK, et al. The pattern of metastatic lymph node dissemination from adenocarcinoma of the esophagogastric junction. *Surgery* 2001;129:103–109.
34. Akiyama H, Tsurumaru M, Kawamura T, et al. Principles of surgical treatment for carcinoma of the esophagus: analysis of lymph node involvement. *Ann Surg* 1981;194:438–446.
37. Anderson LL, Lad TE. Autopsy findings in squamous-cell carcinoma of the esophagus. *Cancer* 1982;50:1587–1590.
38. Huang W, Li B, Gong H, et al. Pattern of lymph node metastases and its implication in radiotherapeutic clinical target volume in patients with thoracic esophageal squamous cell carcinoma: a report of 1077 cases. *Radiother Oncol* 2010;95:229–233.
39. Monig SP, Baldus SE, Zirbes TK, et al. Topographical distribution of lymph node metastasis in adenocarcinoma of the gastroesophageal junction. *Hepatogastroenterology* 2002;49:419–422.
40. Schurr PG, Yekebas EF, Kaifi JT, et al. Lymphatic spread and microinvolvement in adenocarcinoma of the esophago-gastric junction. *J Surg Oncol* 2006;94:307–315.
41. Matzinger O, Gerber E, Bernstein Z, et al. EORTC-ROG expert opinion: radiotherapy volume and treatment guidelines for neoadjuvant radiation of adenocarcinomas of the gastroesophageal junction and the stomach. *Radiother Oncol* 2009;92:164–175.
42. Meier I, Merkel S, Papadopoulos T, et al. Adenocarcinoma of the esophagogastric junction: the pattern of metastatic lymph node dissemination as a rationale for elective lymphatic target volume definition. *Int J Radiat Oncol Biol Phys* 2008;70:1408–1417.
43. Aisner J, Forastiere A, Aroney R. Patterns of recurrence for cancer of the lung and esophagus. *Cancer Treat Symp* 1983;2:87–105.
44. LePrise E, Meunier B, Etienne P, et al. Sequential chemotherapy and radiotherapy for patients with squamous cell carcinoma of the esophagus. *Cancer* 1995;75:2.
45. Whittington R, Coia LR, Haller DG, et al. Adenocarcinoma of the esophagus and esophago-gastric junction: the effects of single and combined modalities on the survival and patterns of failure following treatment. *Int J Radiat Oncol Biol Phys* 1990;19:593–603.
46. Hulscher JB, van Sandick JW, de Boer AG, et al. Extended transthoracic resection compared with limited transhiatal resection for adenocarcinoma of the esophagus. *N Engl J Med* 2002;347:1662–1669.
47. Kelsen DP, Ginsberg R, Pajak TF, et al. Chemotherapy followed by surgery com-

pared with surgery alone for localized esophageal cancer. *N Engl J Med* 1998; 339:1979–1984.
48. Law SY, Fok M, Wong J. Pattern of recurrence after oesophageal resection for cancer: clinical implications. *Br J Surg* 1996;83:107–111.
49. Urba SG, Orringer MB, Turrisi A, et al. Randomized trial of preoperative chemoradiation versus surgery alone in patients with locoregional esophageal carcinoma. *J Clin Oncol* 2001;19:305–313.
65. Blackstock AW, Farmer MR, Lovato J, et al. A prospective evaluation of the impact of 18-F-fluoro-deoxy-D-glucose positron emission tomography staging on survival for patients with locally advanced esophageal cancer. *Int J Radiat Oncol Biol Phys* 2006;64:455–460.
66. Flamen P, Lerut A, Van Cutsem E, et al. Utility of positron emission tomography for the staging of patients with potentially operable esophageal carcinoma. *J Clin Oncol* 2000;18:3202–3210.
67. Monjazeb AM, Riedlinger G, Aklilu M, et al. Outcomes of patients with esophageal cancer staged with $^{[18F]}$fluorodeoxyglucose positron emission tomography (FDG-PET): can postchemoradiotherapy FDG-PET predict the utility of resection? *J Clin Oncol* 28:4714–4721.
70. Gill PG, Denham JW, Jamieson GG, et al. Patterns of treatment failure and prognostic factors associated with the treatment of esophageal carcinoma with chemotherapy and radiotherapy either as sole treatment or followed by surgery. *J Clin Oncol* 1992;10:1037–1043.
88. Gertler R, Stein HJ, Langer R, et al. Long-term outcome of 2920 patients with cancers of the esophagus and esophagogastric junction: evaluation of the New Union Internationale Contre le Cancer/American Joint Cancer Committee staging system. *Ann Surg* 2011;253:689–698.
89. Nomura M, Shitara K, Kodaira T, et al. Prognostic impact of the 6th and 7th American Joint Committee on Cancer TNM staging systems on esophageal cancer patients treated with chemoradiotherapy. *Int J Radiat Oncol Biol Phys* 2012; 82:946–952.
90. Wang BY, Goan YG, Hsu PK, et al. Tumor length as a prognostic factor in esophageal squamous cell carcinoma. *Ann Thorac Surg* 2011;91:887–893.
91. Gaur P, Sepesi B, Hofstetter WL, et al. Endoscopic esophageal tumor length: a prognostic factor for patients with esophageal cancer. *Cancer* 2011;117:63–69.
92. Yoon HH, Khan M, Shi Q, et al. The prognostic value of clinical and pathologic factors in esophageal adenocarcinoma: a Mayo cohort of 796 patients with extended follow-up after surgical resection. *Mayo Clin Proc* 2010;85:1080–1089.
94. Suntharalingam M, Moughan J, Coia LR, et al. Outcome results of the 1996–1999 patterns of care survey of the national practice for patients receiving radiation therapy for carcinoma of the esophagus. *J Clin Oncol* 2005;23:2325–2331.
97. Hancock SL, Glatstein E. Radiation therapy of esophageal cancer. *Semin Oncol* 1984;11:144–158.
98. Skinner DB. En bloc resection for neoplasms of the esophagus and cardia. *J Thorac Cardiovasc Surg* 1983;85:59–71.
101. van Westreenen HL, Westerterp M, Bossuyt PM, et al. Systematic review of the staging performance of 18 F-fluorodeoxyglucose positron emission tomography in esophageal cancer. *J Clin Oncol* 2004;22:3805–3812.
103. Leong T, Everitt K, Yuen K, et al. A prospective study to evaluate the impact of coregisted PET/CT images in radiotherapy treatment planning for esophageal cancer. *Int J Radiat Oncol Biol Phys* 2004;60:S139–S140.
104. Zobotto L, Touboul E, Lerouge D, et al. Impact of Ct and 18 F-deoxyglucose positron emission tomography image fusion for conformal radiotherapy in esophageal carcinoma. *Int J Radiat Oncol Biol Phys* 2005;63:340.
105. Vesprini D, Ung Y, Kamra J, et al. The addition of 18-fluoodeoxglucose positron emission tomography (FDG-PET) to CT based radiotherapy planning of carcinoma of the esophagus decreases both the intra- and interobserver variability of GTV dlineation. *Int J Radiat Oncol Biol Phys* 2006;66:S299–S300.
106. Gao XS, Qiao X, Wu F, et al. Pathological analysis of clinical target volume margin for radiotherapy in patients with esophageal and gastroesophageal junction carcinoma. *Int J Radiat Oncol Biol Phys* 2007;67:389–396.
107. Hazard L, Yang G, McAleer M, et al. Principles and techniques of radiation therapy for esphageal and gastroesophageal junction cancers. *J Natl Compr Canc Netw* 2008;6:870–878.
108. Schroder W, Baldus SE, Monig SP, et al. Lymph node staging of esophageal squamous cell carcinoma in patients with and without neoadjuvant radiochemotherapy: histomorphologic analysis. *World J Surg* 2002;26:584–587.
109. Lightdale CJ, Kulkarni KG. Role of endoscopic ultrasonography in the staging and follow-up of esophageal cancer. *J Clin Oncol* 2005;23:4483–4489.
110. Cohen RJ, Paskalev K, Litwin S, et al. Esophageal motion during radiotherapy: quantification and margin implications. *Dis Esophagus* 2010;23:473–479.
112. Burmeister BH, Dickie G, Smithers BM, et al. Thirty-four patients with carcinoma of the cervical esophagus treated with chemoradiation therapy. *Arch Otolaryngol Head Neck Surg* 2000;126:205–208.
113. Murakami M, Kuroda Y, Okamoto Y, et al. Neoadjuvant concurrent chemoradiotherapy followed by definitive high-dose radiotherapy or surgery for operable thoracic esophageal carcinoma. *Int J Radiat Oncol Biol Phys* 1998;40:1049–1059.
114. Minsky BD, Pajak TF, Ginsberg RJ, et al. INT 0123 (Radiation Therapy Oncology Group 94-05) phase III trial of combined-modality therapy for esophageal cancer: high-dose versus standard-dose radiation therapy. *J Clin Oncol* 2002;20: 1167–1174.
115. Minsky BD, Neuberg D, Kelsen DP, et al. Final report of Intergroup Trial 0122 (ECOG PE-289, RTOG 90-12): phase II trial of neoadjuvant chemotherapy plus concurrent chemotherapy and high-dose radiation for squamous cell carcinoma of the esophagus. *Int J Radiat Oncol Biol Phys* 1999;43:517–523.
117. Walsh TN, Noonan N, Hollywood D, et al. A comparison of multimodal therapy and surgery for esophageal adenocarcinoma. *N Engl J Med* 1996;335:462–467.
118. Medical Research Council Oesophageal Cancer Working Group. Surgical resection with or without preoperative chemotherapy in oesophageal cancer: a randomized controlled trial. *Lancet Oncol* 2002;359:1727–1733.
119. Bosset JF, Gignoux M, Triboulet JP, et al. Chemoradiotherapy followed by surgery compared with surgery alone in squamous-cell cancer of the esophagus. *N Engl J Med* 1997;337:161–167.
120. van Hagen P, Hulshof M, van Lanschot JJB, et al. Preoperative Chemoradiotherapy for Esophageal or Junctional Cancer. *N Engl J Med* 2012;366:2074–2084.
121. Mariette C, Seitz J, Maillard E, et al. Surgery alone versus chemoradiotherapy followed by surgery for localized esophageal cancer: analysis of a randomized controlled phase III trial FFCD 9901. *J Clin Oncol* 2010;28:15s.
122. Earlam R, Cunha-Melo JR. Oesophageal squamous cell carcinoma: I. A critical review of surgery. *Br J Surg* 1980;67:381–390.
125. Launois B, Delarue D, Campion JP, et al. Preoperative radiotherapy for carcinoma of the esophagus. *Surg Gynecol Obstet* 1981;153:690–692.
126. Gignoux M, Roussel A, Paillot B, et al. The value of preoperative radiotherapy in esophageal cancer: results of a study of the E.O.R.T.C. *World J Surg* 1987;11: 426–432.
127. Arnott SJ, Duncan W, Kerr GR, et al. Low dose preoperative radiotherapy for carcinoma of the oesophagus: results of a randomized clinical trial. *Radiother Oncol* 1992;24:108–113.
128. Wang M, Gu XZ, Yin WB, et al. Randomized clinical trial on the combination of preoperative irradiation and surgery in the treatment of esophageal carcinoma: report on 206 patients. *Int J Radiat Oncol Biol Phys* 1989;16:325–327.
129. Teniere P, Hay JM, Fingerhut A, et al. Postoperative radiation therapy does not increase survival after curative resection for squamous cell carcinoma of the middle and lower esophagus as shown by a multicenter controlled trial. French University Association for Surgical Research. *Surg Gynecol Obstet* 1991;173: 123–130.
130. Fok M, Sham JS, Choy D, et al. Postoperative radiotherapy for carcinoma of the esophagus: a prospective, randomized controlled study. *Surgery* 1993;113: 138–147.
131. Xiao ZF, Yang ZY, Miao YJ, et al. Influence of number of metastatic lymph nodes on survival of curative resected thoracic esophageal cancer patients and value of radiotherapy: report of 549 cases. *Int J Radiat Oncol Biol Phys* 2005;62: 82–90.
132. Macdonald JS, Smalley SR, Benedetti J, et al. Chemoradiotherapy after surgery compared with surgery alone for adenocarcinoma of the stomach or gastroesophageal junction. *N Engl J Med* 2001;345:725–730.
133. Macdonald JS, Benedetti J, Smalley SR, et al. Chemoradiation of resected gastric cancer: a 10-year follow-up of the phase III trial INT0116 (SWOG 9008). *J Clin Oncol* 2009;27.
134. Kelsen DP, Winter KA, Gunderson LL, et al. Long-term results of RTOG trial 8911 (USA Intergroup 113): a random assignment trial comparison of chemotherapy followed by surgery compared with surgery alone for esophageal cancer. *J Clin Oncol* 2007;25:3719–3725.
135. Allum WH, Stenning SP, Bancewicz J, et al. Long-term results of a randomized trial of surgery with or without preoperative chemotherapy in esophageal cancer. *J Clin Oncol* 2009;27:5062–5067.
136. Boonstra JJ, Kok TC, Wijnhoven BP, et al. Chemotherapy followed by surgery versus surgery alone in patients with resectable oesophageal squamous cell carcinoma: long-term results of a randomized controlled trial. *BMC Cancer* 2011;11:181.
137. Cunningham D, Allum WH, Stenning SP, et al. Perioperative chemotherapy versus surgery alone for resectable gastroesophageal cancer. *N Engl J Med* 2006;355: 11–20.
138. Ychou M, Boige V, Pignon JP, et al. Perioperative chemotherapy compared with surgery alone for resectable gastroesophageal adenocarcinoma: an FNCLCC and FFCD multicenter phase III trial. *J Clin Oncol* 2011;29:1715–1721.
139. Gebski V, Burmeister B, Smithers BM, et al. Survival benefits from neoadjuvant chemoradiotherapy or chemotherapy in oesophageal carcinoma: a meta-analysis. *Lancet Oncol* 2007;8:226–234.
140. Thirion P, Michiels S, Le Maitre A, et al. Individual patient data-based meta-analysis assessing pre-operative chemotherapy in resectable oesophageal carcinoma. *J Clin Oncol* 2007;25:200s.
141. Burmeister BH, Smithers BM, Gebski V, et al. Surgery alone versus chemoradiotherapy followed by surgery for resectable cancer of the oesophagus: a randomised controlled phase III trial. *Lancet Oncol* 2005;6:659–668.
142. Tepper J, Krasna MJ, Niedzwiecki D, et al. Phase III trial of trimodality therapy with cisplatin, fluorouracil, radiotherapy, and surgery compared with surgery alone for esophageal cancer: CALGB 9781. *J Clin Oncol* 2008;26:1086–1092.
143. Sjoquist KM, Burmeister BH, Smithers BM, et al. Survival after neoadjuvant chemotherapy or chemoradiotherapy for resectable oesophageal carcinoma: an updated meta-analysis. *Lancet Oncol* 2011;12:681–692.
144. Stahl M, Walz MK, Stuschke M, et al. Phase III comparison of preoperative chemotherapy compared with chemoradiotherapy in patients with locally advanced adenocarcinoma of the esophagogastric junction. *J Clin Oncol* 2009;27:851–856.
145. Burmeister BH, Thomas JM, Burmeister EA, et al. Is concurrent radiation therapy required in patients receiving preoperative chemotherapy for adenocarcinoma of the oesophagus? A randomised phase II trial. *Eur J Cancer* 2011;47: 354–360.
146. al-Sarraf M, Martz K, Herskovic A, et al. Progress report of combined chemoradiotherapy versus radiotherapy alone in patients with esophageal cancer: an intergroup study. *J Clin Oncol* 1997;15:277–284.
147. Araujo CM, Souhami L, Gil RA, et al. A randomized trial comparing radiation therapy versus concomitant radiation therapy and chemotherapy in carcinoma of the thoracic esophagus. *Cancer* 1991;67:2258–2261.
148. Roussell A, Jacob J, Haegele P, et al. Controlled clinical trial for the treatment of patients with inoperable esophageal carcinoma: a study of EORTC Gastrointestinal Tract Cancer Cooperative Group. *Rec Results Cancer Res* 1988; 110–121.
149. Herskovic A, Martz K, al-Sarraf M, et al. Combined chemotherapy and radiotherapy compared with radiotherapy alone in patients with cancer of the esophagus. *N Engl J Med* 1992;326:1593–1598.
150. Cooper JS, Guo MD, Herskovic A, et al. Chemoradiotherapy of locally advanced esophageal cancer: long-term follow-up of a prospective randomized trial (RTOG 85-01). Radiation Therapy Oncology Group. *JAMA* 1999;281:1623–1627.
151. Bedenne L, Michel P, Bouche O, et al. Chemoradiation followed by surgery compared with chemoradiation alone in squamous cancer of the esophagus: FFCD 9102. *J Clin Oncol* 2007;25:1160–1168.
152. Stahl M, Stuschke M, Lehmann N, et al. Chemoradiation with and without surgery in patients with locally advanced squamous cell carcinoma of the esophagus. *J Clin Oncol* 2005;23:2310–2317.
153. Gwynne S, Hurt C, Evans M, et al. Definitive chemoradiation for oesophageal cancer—a standard of care in patients with non-metastatic oesophageal cancer. *Clin Oncol (R Coll Radiol)* 2011;23:182–188.
155. Gaspar LE, Winter K, Kocha WI, et al. A phase I/II study of external beam radiation, brachytherapy, and concurrent chemotherapy for patients with localized

carcinoma of the esophagus (Radiation Therapy Oncology Group Study 9207): final report. *Cancer* 2000;88:988–995.

156. Vuong T, Szego P, David M, et al. The safety and usefulness of high-dose-rate endoluminal brachytherapy as a boost in the treatment of patients with esophageal cancer with external beam radiation with or without chemotherapy. *Int J Radiat Oncol Biol Phys* 2005;63:758–764.
157. Homs MY, Steyerberg EW, Eijkenboom WM, et al. Single-dose brachytherapy versus metal stent placement for the palliation of dysphagia from oesophageal cancer: multicentre randomised trial. *Lancet* 2004;364:1497–1504.
158. Gaspar LE, Nag S, Herskovic A, et al. American Brachytherapy Society (ABS) consensus guidelines for brachytherapy of esophageal cancer. Clinical Research Committee, American Brachytherapy Society, Philadelphia, PA. *Int J Radiat Oncol Biol Phys* 1997;38:127–132.
159. Coia LR, Soffen EM, Schultheiss TE, et al. Swallowing function in patients with esophageal cancer treated with concurrent radiation and chemotherapy. *Cancer* 1993;71:281–286.
160. Gschossmann JM, Bonner JA, Foote RL, et al. Malignant tracheoesophageal fistula in patients with esophageal cancer. *Cancer* 1993;72:1513–1521.
163. Asakura H, Hashimoto T, Zenda S, et al. Analysis of dose-volume histogram parameters for radiation pneumonitis after definitive concurrent chemoradiotherapy for esophageal cancer. *Radiother Oncol* 95:240–244.
164. Hart JP, McCurdy MR, Ezhil M, et al. Radiation pneumonitis: correlation of toxicity with pulmonary metabolic radiation response. *Int J Radiat Oncol Biol Phys* 2008;71:967–971.
165. Morota M, Gomi K, Kozuka T, et al. Late toxicity after definitive concurrent chemoradiotherapy for thoracic esophageal carcinoma. *Int J Radiat Oncol Biol Phys* 2009;75:122–128.
166. Gergel TJ, Leichman L, Nava HR, et al. Effect of concurrent radiation therapy and chemotherapy on pulmonary function in patients with esophageal cancer: dose-volume histogram analysis. *Cancer J* 2002;8:451–460.
167. Tucker SL, Liu HH, Wang S, et al. Dose-volume modeling of the risk of postoperative pulmonary complications among esophageal cancer patients treated with concurrent chemoradiotherapy followed by surgery. *Int J Radiat Oncol Biol Phys* 2006;66:754–761.
168. Lee HK, Vaporciyan AA, Cox JD, et al. Postoperative pulmonary complications after preoperative chemoradiation for esophageal carcinoma: correlation with pulmonary dose-volume histogram parameters. *Int J Radiat Oncol Biol Phys* 2003;57:1317–1322.
169. Wang SL, Liao Z, Vaporciyan AA, et al. Investigation of clinical and dosimetric factors associated with postoperative pulmonary complications in esophageal cancer patients treated with concurrent chemoradiotherapy followed by surgery. *Int J Radiat Oncol Biol Phys* 2006;64:692–699.
170. Wang S, Liao Z, Wei X, et al. Association between systemic chemotherapy before chemoradiation and increased risk of treatment-related pneumonitis in esophageal cancer patients treated with definitive chemoradiotherapy. *J Thorac Oncol* 2008;3:277–282.
171. Dahn D, Martell J, Vorwerk H, et al. Influence of irradiated lung volumes on perioperative morbidity and mortality in patients after neoadjuvant radiochemotherapy for esophageal cancer. *Int J Radiat Oncol Biol Phys* 77:44–52.
172. Hsu FM, Lee YC, Lee JM, et al. Association of clinical and dosimetric factors with postoperative pulmonary complications in esophageal cancer patients receiving intensity-modulated radiation therapy and concurrent chemotherapy followed by thoracic esophagectomy. *Ann Surg Oncol* 2009;16:1669–1677.
173. Cosset JM, Henry-Amar M, Pellae-Cosset B, et al. Pericarditis and myocardial infarctions after Hodgkin's disease therapy. *Int J Radiat Oncol Biol Phys* 1991; 21:447–449.
174. Hancock SL, Donaldson SS, Hoppe RT. Cardiac disease following treatment of Hodgkin's disease in children and adolescents. *J Clin Oncol* 1993;11:1208–1215.
175. Gayed IW, Liu H, Yusuf SW, et al. The prevalence of myocardial ischemia after concurrent chemoradiation therapy as detected by gated myocardial perfusion imaging in patients with esophageal cancer. *J Nucl Med* 2006;47:1756–1762.
176. Ishikura S, Nihei K, Ohtsu A, et al. Long-term toxicity after definitive chemoradiotherapy for squamous cell carcinoma of the thoracic esophagus. *J Clin Oncol* 2003;21:2697–2702.

第 54 章
心脏、心包及大血管肿瘤

Lawrence J. Sheplan Olsen, Gregory M.M. Videtic, Roger M. Macklis

解剖

心脏是由心肌包绕的中空、圆锥形(MBI)器官。成人心脏长约 12cm,宽为 8~9cm,壁厚约 6cm。位于中纵隔下部,2/3 居中线左侧,1/3 居右侧。前方为胸骨及肋骨,胸壁解剖标志可用于其大体定位。心尖位于第五肋间隙体中线偏左约 8cm 处,心底位于第 3 肋软骨水平。心脏位于横膈下方,由位于心肌与心外膜间的冠状动脉供血。心脏外被光滑的心包脂肪包裹。心脏共有四腔,分为左右心室及心房,心室肌较心房肌厚。心脏与周围器官相互分离,靠与之相连的大血管(GV)和心包固定位置。心脏 GV 包括出左心室的主动脉、出右心室的肺动脉、入左心房的肺静脉及入右心房的上腔静脉和下腔静脉(IVC)。大血管根部与心脏相连,由壁层心包包绕。壁层心包与心外膜间形成光滑的腔隙,利于心脏的舒缩。此外,心包与纵隔胸膜相邻但彼此分离,形成一个潜在的间隙,膈神经在其间穿行[1]。

发病率和流行病学

心脏、大血管及心包肿瘤相当罕见,包括一系列的疾病:原发性肿瘤、由已知恶性肿瘤转移来的继发性肿瘤,或某些肿瘤的直接侵犯如霍奇金淋巴瘤、非霍奇金淋巴瘤、肺癌或恶性胸腺瘤。本章主要讨论发生于心脏、心包和大血管的原发肿瘤及转移性肿瘤的流行病学、诊断、自然病程及治疗。

1835 年 Albers 报道了首例原发性心脏肿瘤病例[2]。Reynen[3]汇集了 70 多万例尸检研究,发现了 157 例原发性心脏肿瘤病例。原发心脏肿瘤的总发病率为 0.021%,波动范围为 0~0.19%。约 75%的心脏原发性肿瘤呈良性,其中约 50%为发生于房间隔的心房黏液瘤[4-6]。脂肪瘤、乳头状纤维弹性组织瘤及横纹肌瘤各占约 10%。纤维瘤、血管瘤及畸胎瘤则为较少见的良性心脏肿瘤[7]。房室结区囊性肿瘤最为罕见,但该肿瘤即使在体积较小时也易致猝死[8]。女性及 Carney 综合征患者心房黏液瘤的发病率增加,Carney 综合征是一种常染色体显性遗传性疾病,其临床表现还包括色素过度沉着斑、蓝痣、神经鞘瘤、内分泌肿瘤及内分泌功能失调[9,10]。该综合征常由灭活基因 *PRKAR1 A* 突变引起,*PRKAR1 A* 是一种肿瘤抑癌基因,位于染色体 17q23-q24 上[9,11,12]。LAMB 综合征(着色斑、心房黏液瘤、黏膜或皮肤黏液瘤、蓝痣)和 NAME 综合征(痣、心房黏液瘤、黏液样神经纤维瘤、雀斑)是 Carney 综合征的变异型[8]。伴有 Carney 综合征的黏液瘤患者占所有心脏黏液瘤的 7%,通常年幼发病,并可能有较高的复发率[4,13]。错构瘤、横纹肌瘤及纤维瘤几乎仅见于儿童患者[14]。其中横纹肌瘤为最常见的儿科心脏肿瘤,常伴有结节性硬化症。

原发性恶性肿瘤约占心脏肿瘤的 25%。原发性心肌恶性肿瘤的病例较多,且多为肉瘤,其组织学类型中以恶性纤维组织细胞瘤、血管肉瘤、纤维肉瘤及横纹肌肉瘤较多见[15]。表 54.1 对肉瘤的特异性亚型的相对发生率进行了总结,可能有助于诊断。黏液瘤诊断的中位年龄为 30~40 岁,较良性肿瘤患者略年轻,且无性别差异[15]。淋巴瘤在原发性心脏肿瘤中的发病率仅占 2%,但有上升趋势[16]。黑色素瘤及上皮癌罕见。

原发性心包恶性肿瘤极其罕见,包括恶性间皮瘤、纤维肉瘤、血管肉瘤及恶性畸胎瘤[17]。美国医学协会调查了约 50 万例尸检报告,发现原发性心包恶性肿瘤的发病率为 0.0022%[18]。原发性心包恶性肿瘤中以恶性间皮瘤最常见,占 50%。石棉与胸膜及腹膜间皮瘤有着明确的关系,且与心包间皮瘤具有一定的相关性[19]。不幸的是,由于心包间皮瘤发病率低,导致相

表 54.1 心脏肉瘤的组织学亚型分布

肉瘤的组织学亚型	病例数	%
血管肉瘤	105	28
横纹肌肉瘤	43	12
未分化/ NOS	43	12
纤维肉瘤	39	10
恶性纤维组织细胞瘤	33	9
平滑肌肉瘤	26	7
脂肪肉瘤	20	5
其他	64	17
总计	373	100

NOS,无特殊说明。

Data compiled from refs. 7,15,27,44,45.

关性不一致,其他危险因素无法确定[20-22]。1994 年之前,有文献报道的恶性间皮瘤约 140 例,而其后仅有少许病例被报道[17,18,20-26]。文献报道的其他心包肿瘤有纤维肉瘤、血管肉瘤、滑膜肉瘤及畸胎瘤[17,21,26]。

随着超声心动图、CT、MRI 技术的发展,心脏肿瘤的生前诊断率有所上升。外科系列研究表明良、恶性肿瘤之比似有上升,恶性肿瘤仅占 10%,范围为 6%~20%[14,27-32]。这可能与良性黏液瘤的外科诊治率高有关,在某些外科研究中良性黏液瘤病例超过 80%,存在病例的选择性[27,28,31]。

绝大多数原发性心脏肿瘤见于成年患者,中位年龄为 45~55 岁,各年龄段均可发病[14,27-32]。McAllister 和 Fenoglio[7]发现美国军方病理学研究所的 533 例原发性心脏肿瘤病例中,成年患者占 83%。年龄<1 岁的婴幼儿占 9%,且其中 96%为良性肿瘤,仅 4%为恶性肿瘤。Mack[15]通过对 1973—1987 年期间美国国立癌症研究所的流行病学调查数据库(SEER)进行回顾性分析发现,纵隔及心脏肉瘤的发病率不存在性别差异。

心脏及心包转移性肿瘤的发病率远高于原发性肿瘤[33-39]。Lam 等[37]回顾分析了中国香港 12 000 多例尸检报告发现,心脏转移性肿瘤的发病率为原发性肿瘤的 20 多倍,发病率超过 20%。多数病例为心包部位受累,而心肌转移少见。Hanfling[35]通过对已确诊患有恶性肿瘤病例的尸检报告进行回顾性分析,发现心脏转移瘤发病率呈稳定增长,19 世纪末期为 1.5%,至 1960 年已增至 18.3%。目前可高达 20%[7,35-38,40,41]。

常见发生心脏部位转移的原发性肿瘤见表 54.2。约 50%的心脏转移瘤来源于肺癌;其次为上消化道恶性肿瘤及乳腺癌,占 25%;其余为其他多种恶性肿瘤[33-38]。恶性黑色素瘤被认为最易发生心脏转移,尤其易累及心内膜及心肌,一些研究显示其心脏转移的发病率可媲美或超过肺癌[2,41]。淋巴瘤及白血病也可发生心脏转移。Hanfling[35]在 1960 年曾报道淋巴瘤及白血病的心脏转移瘤的发病率比实体瘤心脏转移瘤的发病率相对较高。然而,随着化疗及诊断水平的提高,目前多中心连续报道显示原发灶为血液系统恶性肿瘤者约占 17%[33,34,36,37]。

表 54.2 常见发生心脏转移的肿瘤

原发肿瘤	病例数	%
肺癌	271	47
上消化道肿瘤[a]	107	19
乳腺癌	42	7
泌尿生殖系统肿瘤(不含前列腺癌)	37	6
黑色素瘤	28	5
其他	93	16
总计	578	100

[a] 包括食管、胃、小肠、胰腺、肝脏、胆管部位的原发性肿瘤。

Data compiled from refs.33-38.

发生于大血管的肿瘤极其罕见。有文献报道的大血管肿瘤近 130 例。总体上,大血管肿瘤发病率与原发性心包间皮瘤相似。Burke 和 Virmani[42]进行了一系列大血管肿瘤的研究。通过对美国军方病理学研究所记录的 45 例大血管肿瘤进行研究发现,所有的肿瘤均为肉瘤,包括内膜(未分化)肉瘤、血管肉瘤、平滑肌肉瘤和滑膜肉瘤。主动脉或肺动脉肿瘤的发病率无性别差异,而下腔静脉肿瘤的男、女发病率之比为 1:3。

自然病程

心肌肿瘤

如上所述,心房黏液瘤是最常见的心脏良性肿瘤,女性发病率是男性 2 倍,平均发病年龄为 45~55 岁,但也有报道见于婴幼儿及 80 岁以上的老年患者[27-32,43]。良性黏液瘤生长缓慢,侵袭性极低,在确诊前常有较长的症状持续时间。一般情况下,典型的黏液瘤发生于房间隔,并向邻近的腔室内生长。左心房是黏液瘤最常见的生长部位,其发生率为右心房黏液瘤的 6~7

倍。该肿瘤也可发生于左、右两边的心室及心瓣膜。虽然黏液瘤为良性肿瘤,但可因瓣膜关闭不全、充血性心力衰竭、血栓形成而引发严重症状。首选治疗为手术切除,术后局部复发率为0~5.4%[8]。

原发性心肌恶性肿瘤,以肉瘤为最常见。除了血管肉瘤好发于右心房外,其他心脏恶性肿瘤的发生部位没有明显差异,且大多就诊时已属晚期并伴肺转移[14,27,28,30,31]。其症状持续时间一般为数月,生存率较低。手术切除后常见复发,中位生存期为6~18个月[14,27-32,44,45]。死亡原因主要是局部复发及浸润邻近的房室腔、瓣膜、心包而引起的并发症。心包压塞、心包积血及远处转移常见[45]。约30%的原发性心脏肉瘤患者在就诊时已有远处转移[2]。原发性心脏肉瘤的血行转移率较高,可能与通过心脏的血流量高有关[46]。

心包肿瘤

间皮瘤为最常见的心包肿瘤,确诊时可见肿瘤局限于心包,或穿透心包侵及心肌或纵隔结构[20-22]。经文献报道的140例原发性恶性心包间皮瘤的生前确诊率仅为28%[21]。文献报道这些肿瘤可经淋巴管或血行转移至局部淋巴结、肺、肝、脑、骨或肾上腺等部位[17,18,20-25]。除了具有潜在转移外,心包肿瘤由于局部并发症而具有较高的致死性,例如缩窄性心包炎所致的急性心包压塞、心肌浸润导致的心律不齐或腔静脉阻塞。即使该肿瘤在生前获得诊断,其生存率仍较低。通常情况下,肿瘤至晚期才出现症状,从出现症状开始计算,中位生存期一般小于6个月,只有极少数患者生存时间超过1年[23-25]。

大血管肿瘤

大血管肿瘤患者就诊时中位年龄为40~60岁[42]。自然病程及临床表现与原发肿瘤的生长部位有关。根据不同的生长部位,症状可包括呼吸困难、咳嗽、咯血、疼痛及血栓栓塞现象。血栓栓塞表现为末梢无脉、卒中、外周性水肿、上腔静脉(SVC)综合征。Burke和Virmani[42]进行了一系列研究,发现主动脉和肺动脉的肿瘤多为来自血管腔内的侵袭性肉瘤,而下腔静脉(IVC)的肿瘤多为来自血管壁平滑肌内层低度恶性的平滑肌肉瘤。

诊断

心脏肿瘤常被认为心血管系统疾病的“模拟器”,虽然其没有特异性病征或症状,但常有心血管系统及心血管外系统疾病的某些表现,通过仔细观察这些表现可发现心脏肿瘤[47,48]。心脏肿瘤的症状一般在疾病晚期伴有血流功能障碍时才表现出来[35]。随着肿瘤增大,依据不同的生长部位,心功能紊乱可产生不同的症状和体征。主要临床表现见表54.3。肿瘤侵犯右心的患者可导致肺栓塞,肺动脉高压,三尖瓣病变或上、下腔静脉阻塞。肿瘤侵犯左心的患者可引起二尖瓣病变、血栓栓塞现象及急性进行性难治性充血性心力衰竭。30%的患者在舒张早期可闻及特征性的肿瘤扑落音[49]。心律失常非常多见,多为室上性心动过速或非特异性传导异常[48]。患者症状变化广泛,呼吸困难是最常见的主诉,占59%~88%[33,44,50,51]。体位性心悸或晕厥亦多见。如果肿瘤突入并阻塞瓣膜口可发生猝死。如侵犯心肌或阻塞冠状动脉主干口可引发心绞痛。侵犯心包所致的心包炎可引起胸部刺痛。心脏肿瘤引起的全

表54.3 心脏肿瘤临床表现

心血管系统的表现	心血管系统外表现
心电图检查异常	与肺有关的症状
低电压	啰音
房颤或房扑	呼吸困难
室上性心动过速	咯血
传导异常	肺动脉高压
束支传导阻滞	上消化道症状
房室传导阻滞(Ⅱ~Ⅲ度)	呕血
室性心动过速	吞咽困难
心室纤颤	栓塞现象
心包征象	右心肿瘤:
心包摩擦音	肺栓塞
心包炎	左心肿瘤:
心包渗液	卒中
心包压塞	甲下线状出血
充血性心力衰竭表现	外周动脉闭塞
外周性水肿	雷诺现象
颈静脉怒张	外周表现
瓣膜关闭不全	杵状指
胸痛	腹水
心悸	全身症状
晕厥	贫血
猝死	疲乏
上、下腔静脉阻塞	发热
心绞痛	体重下降
	关节疼痛

身表现包括发热、不适、贫血和体重下降[33,35,44,48,50,51]。心包和大血管肿瘤症状变化广泛，且非常相似，因此与心肌肿瘤的诊断一样困难。

体格检查可能发现心动过速、心脏杂音(可能为体位性)、心包摩擦音、奔马律、外周性水肿、颈静脉怒张、啰音及血栓现象导致的皮肤红斑。心电图(ECG)常表现非特异性 ST 段和 T 波改变。即使心电图呈现低电压，也可能发现室上性心动过速、束支传导阻滞、Ⅱ~Ⅲ度房室传导阻滞等异常改变。实验室检查可见贫血、红细胞增多、血小板增多或减少、白细胞增多及红细胞沉降率增高等异常[44,48,51,52]。

诊断性检查

在超声心动图及血管造影术出现之前，66%的心脏肿瘤是在疑似心脏瓣膜病进行手术探查时才被发现的。随着医疗技术的发展，目前 90%的病例在术前即可确诊[27]。对疑似心脏肿瘤的诊断性评估见表 54.4。

除了上述的体格检查和心电图检查外，用于诊断和评估心脏肿瘤的影像学检查还包括胸片、CT、MRI、超声心动图、放射性核素显像及心导管检查术。虽然这些检查有相互重叠的方面，但每种方法在评估肿瘤方面都有其独特的优点及补充价值。80%的患者胸片检查有异常表现，可惜这些异常表现多为非特异性的，因此也限制了胸片检查的效用。表现包括心脏肥大、心脏轮廓异常、纵隔增宽、充血性心力衰竭征象等[48,53,54]。20%的病例胸片检查可发现钙化影，这可能与心包或瓣膜疾病有关[53,55]，但钙化影也可提示有纤维瘤存在。在恶性肿瘤中，胸片检查有时也可发现肺门淋巴结、肺内或骨转移。

表 54.4 疑似或明确心脏肿瘤的诊断评估

必需项目	可选择性项目
询问病史	心脏导管插入术，右侧或左侧
体格检查	心功能检查
血液学检查	冠状动脉造影术
血常规	心内膜心肌活检术
肝功能	经食管超声心动图
肾功能	ECG 门控 MRI
电解质	放射性核素显像(包括 PET)
ECG	心包穿刺术
影像学检查	恶性肿瘤分期
胸片	腹部、盆腔、脑部 CT
经胸廓超声心动图	骨扫描
增强动态 CT	

CT，计算机断层扫描；ECG，心电图；MRI，磁共振成像；PET，正电子发射断层成像。

对疑似心脏肿瘤的患者，可考虑予以 M 型或二维超声心动图检查。经胸廓(TTE)或经食管(TEE)超声心动图检查可以提供有关肿瘤的大小、形状、部位、活动度以及肿瘤基底部的信息[48]。Blondeau[27]回顾性分析了 533 例原发性心脏肿瘤病例，发现在行超声心动图检查的 437 例患者中，诊断准确率达 98%。Bogren 等[54]报道了 65 例心脏原发性肿瘤患者中有 63 例(97%)经心脏超声心动图检查而发现异常。TTE 超声心动图检查具有较高的诊断准确率，且无任何副作用，因此建议对所有患者进行此项检查。TEE 超声心动图检查是 TTE 超声心动图检查的补充手段。TEE 超声心动图检查具有更大的创伤性，并不作为患者的必行检查，但可用于指导心内膜心肌活检术，也可更好地评估左心耳及右心肿瘤[56-58]。

断层显影术是除黏液瘤外的其他心脏肿瘤不可缺少的检查手段。随着增强动态 CT(图 54.1B)及 ECG 门控 MRI(图 54.1A 和图 54.1C)技术的发展，实时成像可以提供有关肿瘤向腔内、肌层、心脏以外部位生长的更为详尽的信息[48,59-62]。这些检查有利于外科医师制定手术计划，必要时可用于规划及决定是否需行辅助治疗，也可用于制定放射治疗计划。与胸片相比，CT 和 MRI 在检测肿瘤转移性病变方面敏感性更高。如果经 CT 或 MRI 明确了肿瘤转移灶，则可以在转移灶部位行组织活检，而不必行心内膜心肌活检或开胸探查。如果术前未行 CT 或 MRI 检查，建议对恶性心脏肿瘤患者行脑、胸部、上腹部 CT 及全身骨扫描。

放射性核素显像已被用于心脏肿瘤的诊断检查。放射性核素心脏血池闪烁成像术分辨率较低，但可作为其他检查失败时的选择。^{67}Ga 和 ^{201}T1 显像可显示心肌内浸润[48,54]。无论 PET 是否与 CT 融合(PET-CT)(图 54.1D)，均适用于多种癌症的诊断分期，一些零散的案例报道了其评估心脏肿瘤的有效性[63,64]。

心脏导管插入术为以往常用的检查手段，随着上述非创伤性检查技术的发展，其利用度有所下降。心脏导管插入术可以显示心脏壁的结构及运动是否有异常、心腔内充盈缺损、肿瘤内新生血管的形成[48,54]。如果怀疑为恶性肿瘤，可经心脏导管插入术行心内膜活检以获取组织病理学证据。对于将行手术治疗的患者，仍建议行心脏导管插入术以探查是否合并有冠状动脉疾病及肺动脉高压。

临床分期及病理分型

目前还没有公认的心脏肿瘤分期系统。根据病理学分类,心脏及心包肿瘤可分为原发性(来源于心脏本身)和转移性(来源于其他器官的恶性肿瘤)。原发性心脏肿瘤根据发生部位及良恶性程度进一步分类(表 54.5)。

预后因素

一般而言, 无论是原发性还是继发性心脏恶性肿瘤,其预后均较差。心脏原发性恶性肿瘤患者的中位生存期约为 1 年,局部复发及远处转移常见。Blondeau[27]报道血管肉瘤的中位生存期为 2.14 年,而纤维肉瘤的中位生存期仅为 0.75 年。另一方面,Llombart-Cussac 等[65]发现血管肉瘤诊断时多已属晚期病变,生存率较低。虽然肿瘤的核分裂在每个高倍镜视野中大于 10 的确提示预后较差,但 Burke 等[44]和 Putnam 等[45]的研究认为组织学亚型没有预后价值。Tazelaar 等[66]也发现有丝分裂活跃及坏死的肿瘤预后较差。相反,可达到手术全切及来自左心房的肿瘤患者具有较长的生存期[44,45]。虽然心脏肿瘤的症状持续时间较短,但如在诊断前症状迁延超过 3 个月的患者则有较好的预后[67]。行术后辅助放疗的患者有相对较长的生存期(手术及放疗的中位生存期为 22.7 个月,单纯手术的中位生存期为 9.6 个月),辅助化疗的结果喜忧参半[44,67]。鉴于这些研究属于回顾性分析, 患者选择可能存在偏倚。只有进行前瞻性对照研究,才能明确辅助治疗是否可以改善预后。

心肌转移性肿瘤生前很难发现和诊断, 因此其预后因子尚未阐明。另一方面,恶性心包积液易于诊断,且可通过心包穿刺放液术、心包切开术、心包内硬化剂注入而得到有效缓解。实体瘤转移的患者经过上述治疗后中位生存期为 3~4 个月,并有较好的体力状态[68,69]。

治疗

原发性心包肿瘤

目前为止,有文献报道的原发性心包恶性肿瘤不到 200 例,其中少于 1/3 的患者在生前被确诊[17,18,20-25,70-73]。生前明确诊断的患者大多就诊时已属局部晚期或已有远处转移,对其行姑息性治疗为最佳选择。通过心包穿刺术可使心包压塞症状迅速得到缓解。姑息性手术治疗包括心包切除术或心包腔内注入硬化剂,可以缓解心包渗液症状,并可能预防心包积液复发。虽然原发性心包间皮瘤缺乏放疗的临床数据,但根据当前支持原发性胸膜间皮瘤放射治疗的数据,原发性心包间皮瘤应适当考虑使用放射治疗[74]。曾有文献报道使用外照射放疗或体内滴注放射性药物(^{32}P、^{198}Au)进行姑息性治疗[6,17]。

病变完全切除是有确定意义的治疗选择。与胸膜间皮瘤相似,术后未行辅助治疗的心包间皮瘤患者有较高的局部复发率,因此术后应予以辅助性放疗和化疗。放射治疗范围应包括整个心包外界面以及中纵隔淋巴结。

原发性心脏良性肿瘤

成人最常见的心脏良性肿瘤为心房黏液瘤,儿童则为横纹肌瘤。此两种肿瘤通过手术治疗可获得高于 95%的局部控制率,且手术致死率低[14,27-31,50,67]。Endo 等[29]报道心房黏液瘤术后 5 年总生存率达 86%。Bogren 等[54]发现黏液瘤的 5 年生存率达 87%,而所有心脏良性肿瘤患者的 5 年生存率为 76%。Blondeau[27]报道了 444 例行黏液瘤手术治疗的患者, 其中 30 天手术死亡率为 4%, 远期与肿瘤相关或手术相关的致死率为 1%,局部复发率为 2%。原发性心脏良性肿瘤单纯手术有较高的治愈率,死亡率较低,因此不考虑行术后辅助放疗或化疗。有些横纹肌瘤可自行退化,因此无须积极手术[75]。

原发性心脏恶性肿瘤

原发性心脏恶性肿瘤的首选治疗方法为手术。可惜的是,由于肿瘤呈侵袭性生长、扩大心脏切除术经验缺乏及初次手术时诊断的不确定性,手术不可能完全切除[76]。对于有经验的医生来说,即使需要完全切除整个左右心房及 30%以上右心室的肿瘤, 也仍然能保留足够的心脏功能[76]。然而,即使完全切除,局部复发亦常见,并占死亡原因的 1/3。绝大部分的原发性心脏恶性肿瘤为肉瘤, 其治疗原则与身体其他部位的软组织肉瘤相似[77]。经过全切或部分切除后,应予以辅助放疗和化疗以期获得局部控制和预防远处转移。原发性恶性心脏肿瘤化疗有效性的结论不一致, 考虑到小样本

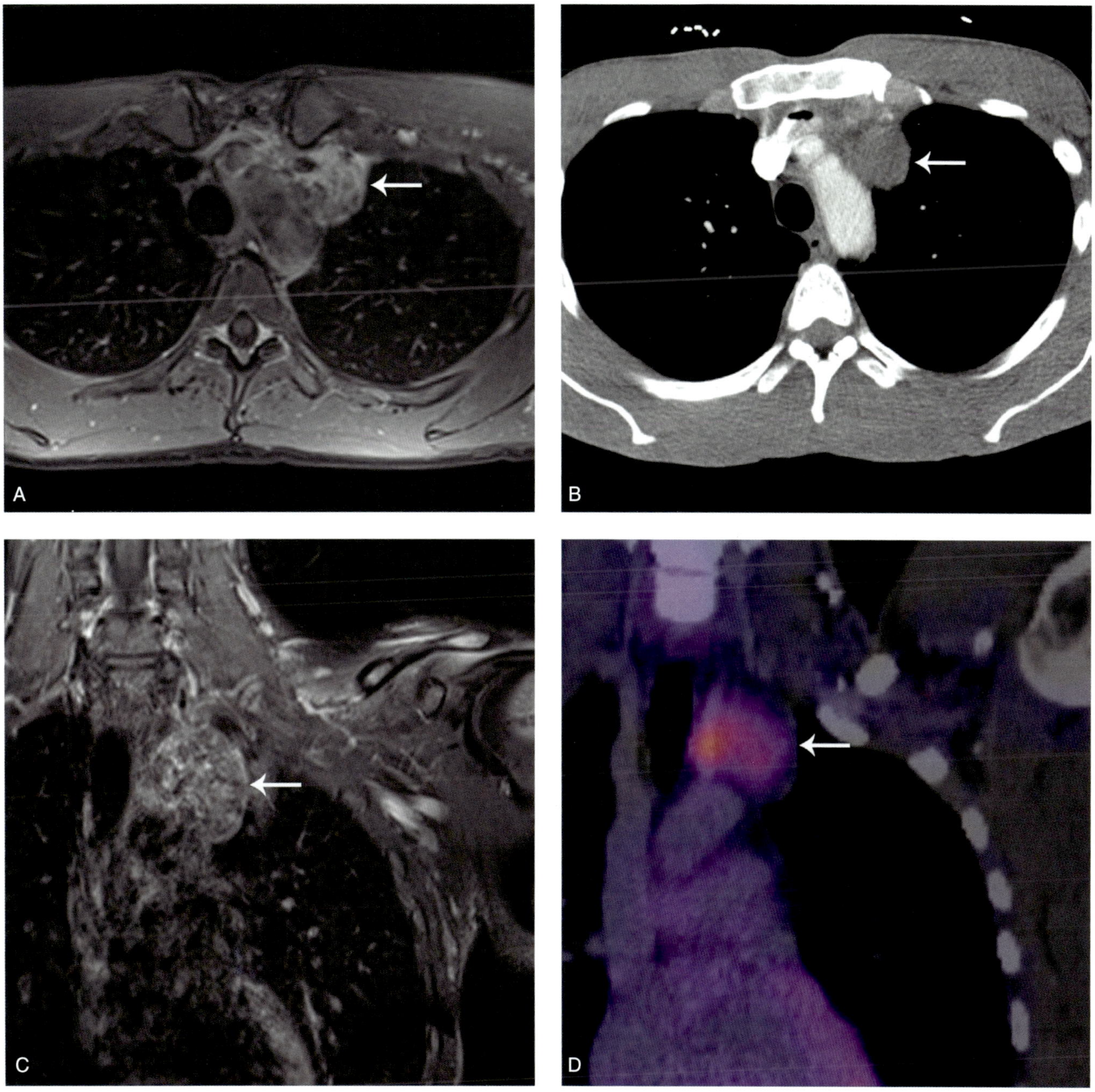

图 54.1 (A)起源于左心房的原发性心脏肿瘤轴向对比增强的饱和脂肪 T1 MRI。(B)相应的轴向对比增强 CT。(C)冠状对比增强脂肪饱和 T1 MRI。(D)冠状 FDG PET-CT 图像。白箭示肿瘤。

量很难得出结论,且部分切除患者的化疗有效性似乎更低[44,45,76]。使用不同药物如环磷酰胺、异环磷酰胺、多柔比星和紫杉醇联合化疗似乎比单一化疗更加有效[45,78-81]。

1981 年 Jamieson 等[82]在文献中首次报道了将原位心脏移植术用于恶性心脏肿瘤的治疗,之后文献中有几例报道,并有一些鼓舞人心的结果[83-92]。虽然这种技术理论上可以获得肿瘤全切,但效果仍未明确。虽存在某些移植术后长期生存的病例报告,但多数患者在术后数月内还是发生了远处转移,并因此而死亡。有人曾尝试将心脏取出,去除肿瘤后再行自体移植[81]。虽然原位心脏移植术是一种有希望的治疗手段,但仍有一定危险性,包括移植术后免疫抑制治疗导致的潜在性促肿瘤生长,以及辅助性放化疗的耐受性下降。

心脏及心包转移性肿瘤

目前没有针对心脏转移性肿瘤的有效治疗手段。

表 54.5 心脏肿瘤的病理学分类

心包肿瘤	心肌肿瘤
良性肿瘤	**良性肿瘤**
畸胎瘤	黏液瘤
心包囊肿	脂肪瘤
纤维瘤	乳头状纤维弹性组织瘤
血管瘤	横纹肌瘤
脂肪瘤	纤维瘤
恶性肿瘤	错构瘤
间皮瘤	血管瘤
血管肉瘤	畸胎瘤
纤维肉瘤	**恶性肿瘤**
恶性畸胎瘤	肉瘤
	淋巴瘤
	恶性畸胎瘤
	黑色素瘤
	上皮癌

原发性转移瘤全身治疗的正确管理可作为心脏、心包或大血管转移瘤的一线治疗。手术用于心包恶性疾病的诊断和减症治疗[68,69]。急诊心包穿刺术或心包切开术可以缓解心包压塞症状并提供诊断依据。心包内注入如四环素等硬化剂可以有效预防心包积液的再积聚。姑息性放射治疗亦可用于缓解可能危及生命的流出道阻塞或某些心包疾病的症状。

大血管肿瘤

肿瘤切除及血管重建是可供选择的治疗手段。与心脏肉瘤类似,大血管肉瘤亦遵循其他部位软组织肉瘤的治疗原则[77]。所有患者均应行术后放疗,即使是低度恶性肿瘤患者,因为一旦局部复发就难以再行补救性手术治疗[31,42,44]。

放射治疗

通常,放疗适用于所有原发性心脏恶性肿瘤,并可作为术后辅助治疗。不常用于不可切除性肿瘤的根治性治疗。

由于肉瘤是最常见的心脏恶性肿瘤,其治疗方法可从身体其他部位肉瘤的治疗方法类推得到。如果肿瘤已全切,切缘阴性者术后给予放疗剂量 45~50Gy,1.8~2Gy/次[77]。放疗靶区的初次勾画应包括术前所有病灶及肿瘤边缘约 2cm。靶区勾画应根据影像学诊断、其他结果和外科医生的手术描述。部分切除者(显微镜下或肉眼有残留病灶者)予以高危区域追加 10~20Gy。对于大血管肿瘤,靶区剂量依肿瘤生长部位而变化,但与心脏原发性肿瘤一样,放疗靶区的初次勾画应包括术前所有病灶及肿瘤边缘至少 2cm。微小残留病灶推荐剂量为 45~50Gy,大体残留或不可切除病灶推荐剂量为 60~70Gy[93-96]。对于心包间皮瘤的患者,放疗野应包括整个心包,但放疗总剂量受心肌本身耐受量的限制。对于易发生淋巴结转移的肿瘤(例如间皮瘤、血管肉瘤、横纹肌肉瘤、上皮癌或淋巴瘤),放疗野还应包括中纵隔淋巴结。

以往放疗应用的是二维计划和静态照射野,如前后两野对穿来覆盖肿瘤靶区,而现在大多数病例是应用三维适形技术进行计划制定和放疗的,需要根据原发肿瘤的性质、预期的自然病程及治疗方案(根治或辅助)来仔细勾画大体肿瘤体积、临床靶区体积及计划靶区体积。制定放疗计划时,每一例病例均应注意正常组织受量的限制,以心脏、肺、脊髓及食管的耐受性为重点。如果需要的话,使用先进技术如 IMRT 可使靶区达到所需剂量并同时限制正常组织剂量。IMRT 可以在不减少肿瘤靶区及剂量的情况下选择性地增加或减少特殊部位的放疗剂量,并允许保留更多的正常组织。晚期放射性毒性包括放疗相关心脏疾患(RI-HD),以及放射性肺炎和纤维化。有几例报道介绍了提高传统放射治疗功效的不同方法。其中一例应用超分割放疗,总剂量达 70.5Gy,1.5 Gy/次,并联合使用放射增敏剂碘脱氧尿苷[46]。

许多最新进展的放疗技术可以使医生为患者提供极高剂量的同时还能严格减少正常组织损伤。最近有两例治疗心脏肉瘤的此类报道,其中 1 例使用碳离子放射治疗,另 1 例使用立体定向放射治疗(SBRT),碳离子放射治疗给予总剂量 64Gy,共 16 次,4 周完成[97,98]。这种剂量方案是从用于肺癌的立体定向放射治疗推算而来的[99,100],并将关键器官剂量限制应用其中[101]。考虑到这些高剂量、高适形技术的有限报道,可以想象,它们可以提供一种方法,将剂量安全地增加到理论上对肿瘤控制来说的最佳剂量。鉴于现有治疗的不良预后,这是很有吸引力的[97,98]。既往接受过放疗并出现孤立性野内复发的患者是这种新型技术的最佳候选者。因为应用传统的放射治疗技术有可能会超出正常组织的剂量限制,在同样的情况下,SBRT 可使放射野得到高剂量放疗,而姑息性放疗则无法达到这种效果。然而,使用先进技术必须要谨防心脏和呼吸运动在肿瘤定位及剂量可预测性方面产生的相当大的不确定性。或者,可以使用门控技术来减少定位的不确定性及不必要的靶区外扩[102]。正常组织及肿瘤运动可以通过 X 线透视或四维 CT 检查来评估。通过图像引导进一步提高靶区的准确性是很有意义的,但目前它仍然只是一个研究性问题。图 54.2 和图 54.3 分别为三维适形放疗计划和 SBRT 计划的等剂量分布曲线及相应的 DVH 直方图示例。

众所周知,放射治疗的总剂量主要受正常心脏及肺组织耐受量的限制。现有关于心脏放疗耐受性的多数资料是建立在已接受过治疗的恶性肿瘤患者(如霍奇金淋巴瘤或乳腺癌等)基础上的。一般来说,RIHD 主要表现为心包炎、心肌炎、传导缺陷或冠状动脉血管疾病的症状[103,104]。临床上最常见的是心包受损。导致 RIHD 的危险因子包括放疗总剂量、每次分割剂量、受照体积、放疗技术、患者年龄、是否予以同步化疗,或是否用过以蒽环类药物为基础的化疗。Emami 等[93]研究认为,5 年之内心包炎并发症发生率最小为 5%时,其 $TD_{5/5}$ 在全心受照时剂量为 40Gy,1/3 心脏受照时为 60Gy。然而,目前对心脏正常组织耐受性的估计是保守的,化学药物的使用也必须考虑在内[105]。最近,Gagliardi 等[94]收集了所有有关心脏毒性的可用数据,总结出 50%的病例(TD_{50})发生心脏毒性时全器官的受照剂量为 48~50.6Gy,但副作用的产生应考虑与某些特定患者的肿瘤控制率有关。当然,在这些预后不良的恶性肿瘤患者中,复发和潜在毒性同样可怕甚至更加恐怖,这必须进行个体化的评估和讨论。至于与心脏和大血管肿瘤靶区计划相关的其他结构,Werner-Wasik 等[96]研究得出同步放化疗最高剂量为 74Gy 时对食管区域是安全的,但未发现限制食管毒性的最佳阈值。Marks 等[95]对肺耐受量进行的一项综合研究报道建议接受 20Gy 照射的肺体积(V_{20})限制在 30%~35%,平均肺剂量限制在 20~23Gy,从而使肺毒性降至最低。

疗效

个案报道及小样本回顾性研究是了解这种罕见肿瘤预后的主要手段。在 1964 年,Sagerman 等[106]报道了应用辅助性放疗作为治疗手段的典型病例。该病例为 55 岁的女性患者,患有原发性心脏纤维黏液肉瘤。接受肿瘤不完全切除术后予以外照射放疗,共予以肿瘤原发部位 63~75Gy 的照射剂量,同时适当避开脊髓。因采用了侧野放疗,患者左肺大部分体积接受了 35Gy 的照射剂量。因此予以皮质类固醇以预防放射性肺炎和肺纤维化。该患者 8 个月后因脑、肺转移而死亡。尸检发现原发病灶已完全消失。

即使予以手术切除联合术后放疗和化疗等积极治疗,原发性心脏恶性肿瘤的总生存率仍较差,最新研究表明辅助放疗或化疗可以有更好的预后[44,78,79,81]。手术致死率相对较高,达 8%~9%,为良性肿瘤手术的 2 倍[76,107]。其中位生存期在多数治疗中心为 9 ~12 个月[14,27,28,30,45,65,78,107,108],最低为 6 个月[31,44,109],最新报道术后患者中有 1 例最高生存期达 23.5 个月[76]。Putnam 等[45]报道原发性心脏恶性肿瘤的中位生存期为 11 个月,2 年总生存率仅为 14%。这些报道均提出了肿瘤全切的重要性。在行肿瘤全切的患者中,其中位生存期达 24 个月,而行肿瘤部分切除的患者中位生存期仅为 10 个月。Llombart-Cussac 等[65]也认为肿瘤全切有利于改善中位生存期(22 个月对 7 个月)。Burke 等[44]报道术后行辅助性放疗、化疗或两者联合的患者,中位生存期得到显著改善,达 12 个月,而未行辅助治疗的患者中位生存期仅为 3 个月。

日本报道了首例应用碳离子放射治疗心脏血管肉瘤的病例[97],治疗后肿瘤体积减小 86%,且 PET 显示阴性。18 个月后复查,原发灶仍处控制状态,但治疗后 4 个月出现双侧肺转移。复发的患者联合综合治疗后仍能从积极的治疗中获益,1 例报道未接受治疗的患者中位生存期提高至 25 个月,而接受手术切除、射频消融或者放疗患者的中位生存期提高至 47 个月[76]。其他患者复发时使用这种方式治疗也有类似的获益[81]。

心脏转移性肿瘤的中位生存期一般为 3~4 个月,但也有报道此类患者生存时间长达 3 年,可能与原发肿瘤的组织学类型及患者的身体状态有关[68,69,110]。90%的病例行心包切开术或向心包注入硬化剂可能暂时缓解心包压塞症状和渗液[68,69]。姑息性放疗的耐受性较好,60%的患者能有效控制心包压塞症状。Cham 等[110]报道了 38 例心脏或心包转移瘤患者行姑息性放疗的结果。38 例患者中 1 例仅有心内膜受累,其余 37 例为心包受累,其中 9 例合并心肌受累。32 例患者的放疗剂量为 25~30Gy,3~4 周完成。其余 6 例为淋巴网状内皮细胞瘤,给予放疗剂量 15~20Gy,1.5~ 2 周内完成。总有效率达 61%,中位有效时间为 3~4 个月。淋巴网状内皮细胞瘤的有效率最高(7 例患者中 6 例有效),其次为乳腺癌(16 例患者中 11 例有效),15 例其他肿瘤中仅 6 例有效。虽然心脏或心包转移瘤患者的

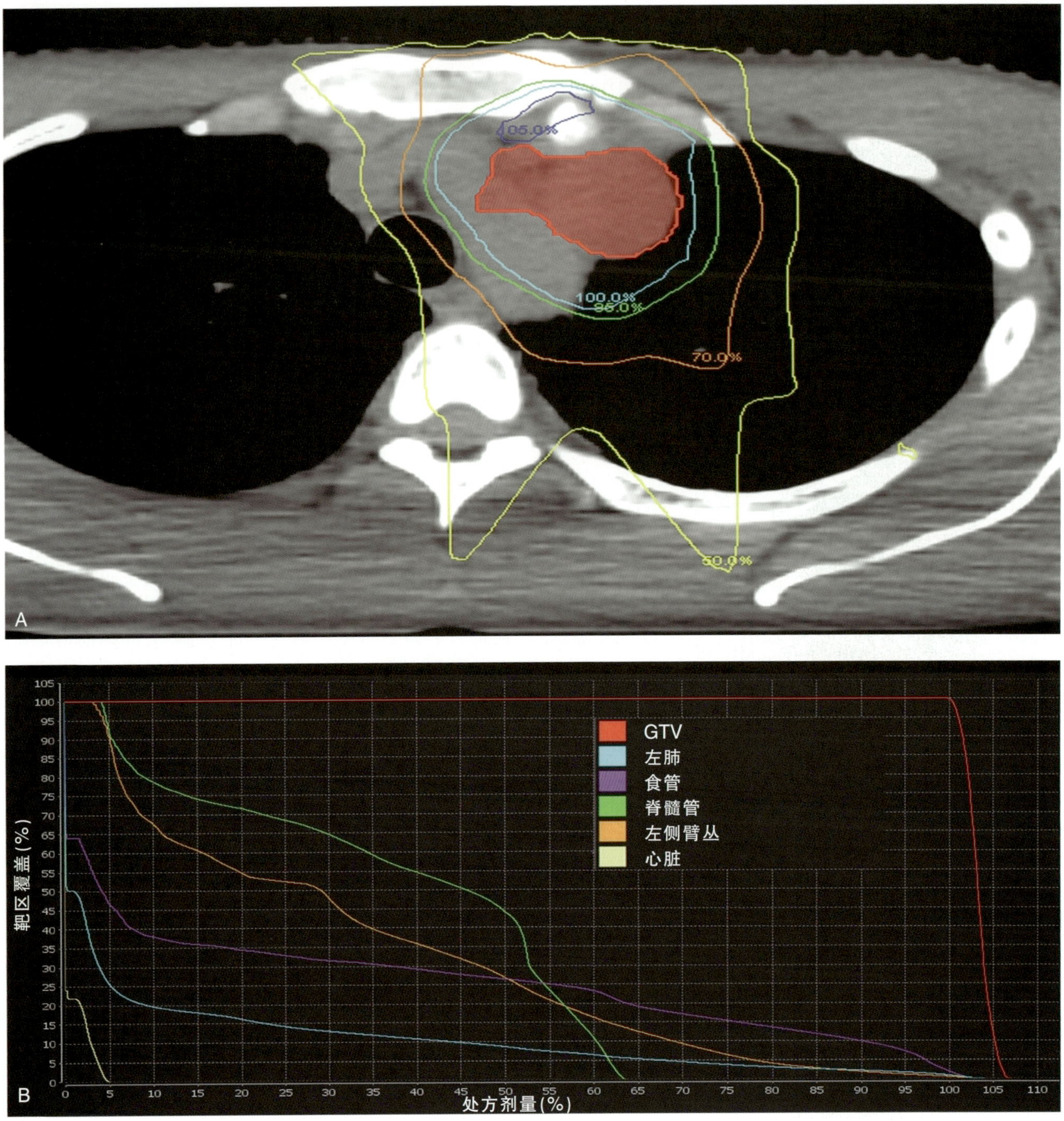

图 54.2 (A)一例不能手术切除的上皮样血管内皮肉瘤患者的主动脉弓三维适形放疗计划的等剂量分布图。(B)相应的剂量-体积直方图。GTV，大体肿瘤体积。

中位生存期较短，但姑息性治疗并非完全无效，其可有效控制心包压塞症状。

大血管肿瘤患者的中位生存期依赖于原发肿瘤的部位、分级、手术可切除情况。Burke 和 Virmani[42]报道了 45 例大血管肿瘤的治疗结果，其中主动脉肉瘤的中位生存期为 5 个月，肺动脉肉瘤为 23 个月，下腔静脉肉瘤为 37 个月。2 例上腔静脉肉瘤患者治疗后的无疾病生存时间分别为 10 个月和 72 个月。45 例中 2 例出现局部复发，19 例发生远处转移。常见转移部位为肺、肝和骨，其他转移部位有腹膜、肾上腺、肾、皮肤和淋巴结。

治疗后遗症

目前没有足够的关于心脏肿瘤治疗后放射治疗

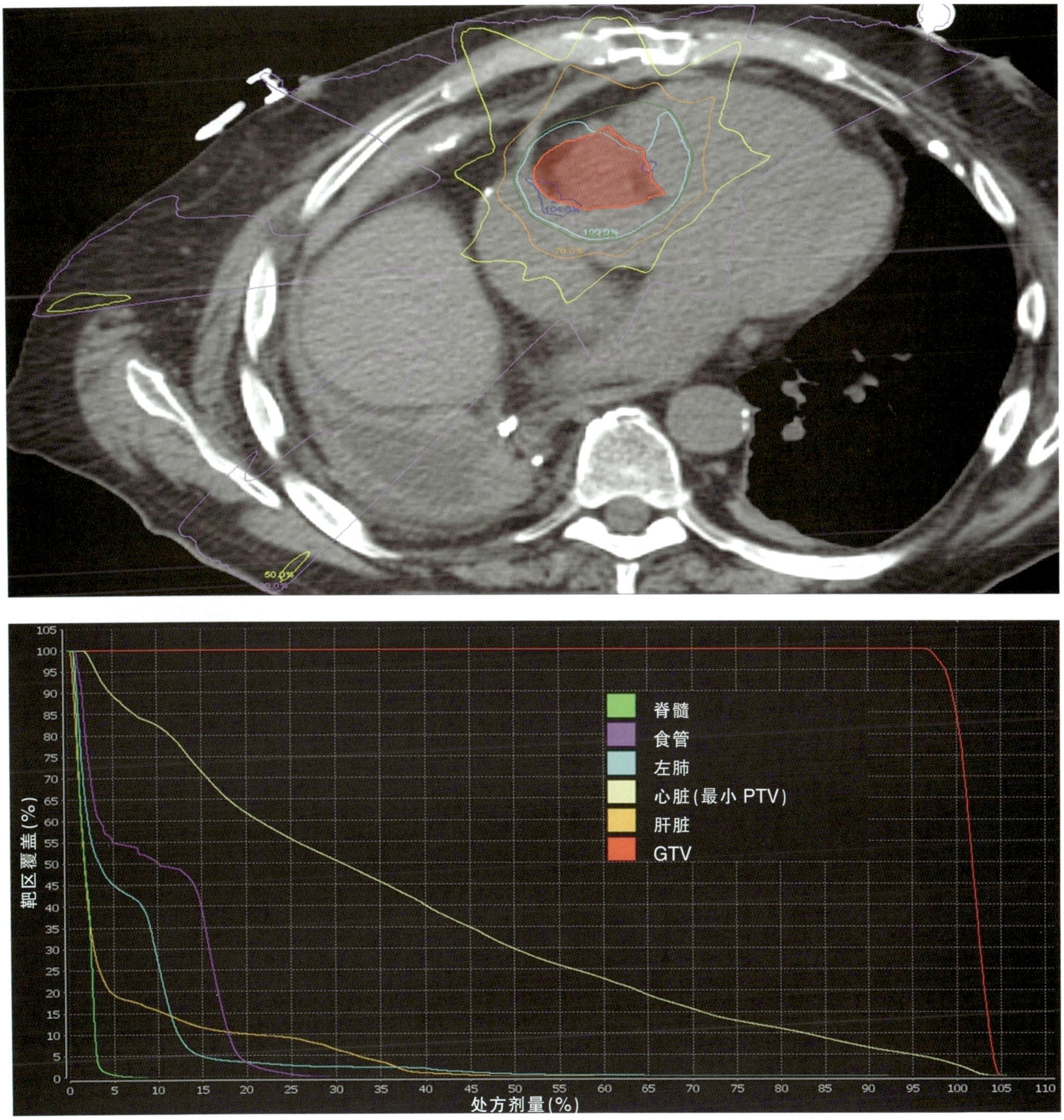

图 54.3 (A)一例局部复发的多形性肉瘤患者的肺动脉立体定向放疗计划的等剂量分布图。(B)相应的剂量-体积直方图。GTV,大体肿瘤体积。

诱发的晚期心脏或肺部后遗症的资料,可能与其总体生存率差有关。大量资料证明多柔比星具有心脏毒性作用,与放疗联合可增加危险性[105],因此某种程度上应尽可能避免与放疗同步。

致谢

感谢我挚爱的妻子 Lizbeth Robles。感谢 Nicole Pavelecky,Rahul Tendulkar 和 Mark Chidel。

(李莉 袁双虎 译 袁双虎 校)

参考文献

1. Gray H, Clemente CD. *Anatomy of the human body.* 30th American ed. Philadelphia: Lea & Febiger, 1985.
2. Burke AP, Virmani R. *Tumors of the heart and great vessels. Atlas of tumor pathology.* 3rd series. Vol. 16. Washington, DC: Armed Forces Institute of Pathology, 1996.

3. Reynen K. Frequency of primary tumors of the heart. *Am J Cardiol* 1996;77(1):107.
4. Reynen K. Cardiac myxomas. *N Engl J Med* 1995;333(24):1610–1617.
5. Sarjeant JM, Butany J, Cusimano RJ. Cancer of the heart: epidemiology and management of primary tumors and metastases. *Am J Cardiovasc Drugs* 2003;3(6):407–421.
6. Lokich JJ. The management of malignant pericardial effusions. *JAMA* 1973;224(10):1401–1404.
7. McAllister HA, Fenoglio JJ. *Tumors of the cardiovascular system. Atlas of tumor pathology.* Washington, DC: Armed Forces Institute of Pathology, 1978.
8. Butany J, et al. Cardiac tumours: diagnosis and management. *Lancet Oncol* 2005;6(4):219–228.
9. Carney JA, et al. Dominant inheritance of the complex of myxomas, spotty pigmentation, and endocrine overactivity. *Mayo Clin Proc* 1986;61(3):165–172.
10. Nwokoro NA, et al. Spectrum of malignancy and premalignancy in Carney syndrome. *Am J Med Genet* 1997;73(4):369–377.
11. Wilkes D, McDermott DA, Basson CT. Clinical phenotypes and molecular genetic mechanisms of Carney complex. *Lancet Oncol* 2005;6(7):501–508.
12. Kirschner LS, et al. Genetic heterogeneity and spectrum of mutations of the PRKAR1 A gene in patients with the carney complex. *Hum Mol Genet* 2000;9(20):3037–3046.
13. Vidaillet HJ Jr, et al. "Syndrome myxoma": a subset of patients with cardiac myxoma associated with pigmented skin lesions and peripheral and endocrine neoplasms. *Br Heart J* 1987;57(3):247–255.
14. Murphy MC, et al. Surgical treatment of cardiac tumors: a 25-year experience. *Ann Thorac Surg* 1990;49(4):612–618.
15. Mack TM. Sarcomas and other malignancies of soft tissue, retroperitoneum, peritoneum, pleura, heart, mediastinum, and spleen. *Cancer* 1995;75(1 Suppl):211–244.
16. Petrich A, Cho SI, Billett H. Primary cardiac lymphoma: an analysis of presentation, treatment, and outcome patterns. *Cancer* 2011;117(3):581–589.
17. Kralstein J, Frishman W. Malignant pericardial diseases: diagnosis and treatment. *Am Heart J* 1987;113(3):785–790.
18. Strauss R, Merliss R. Primary tumor of the heart. *Arch Pathol* 1945;39:74–78.
19. Mensi C, et al. Pericardial mesothelioma and asbestos exposure. *Int J Hyg Environ Health* 2011;214(3):276–279.
20. Aggarwal P, Wali JP, Agarwal J. Pericardial mesothelioma presenting as a mediastinal mass. *Singapore Med J* 1991;32(3):185–186.
21. Kaul TK, Fields BL, Kahn DR. Primary malignant pericardial mesothelioma: a case report and review. *J Cardiovasc Surg (Torino)* 1994;35(3):261–267.
22. Thomason R, et al. Primary malignant mesothelioma of the pericardium. Case report and literature review. *Tex Heart Inst J* 1994;21(2):170–174.
23. Norman MG. Primary mesothelioma of the pericardium. *Can Med Assoc J* 1965;92:129–133.
24. Sytman AL, MacAlpin RN. Primary pericardial mesothelioma: report of two cases and review of the literature. *Am Heart J* 1971;81(6):760–769.
25. Andersen JA, Hansen BF. Primary pericardial mesothelioma. *Dan Med Bull* 1974;21(5):195–200.
26. Yokouchi Y, et al. Primary cardiac synovial sarcoma: a case report and literature review. *Pathol Int* 2011;61(3):150–155.
27. Blondeau P. Primary cardiac tumors—French studies of 533 cases. *Thorac Cardiovasc Surg* 1990;38(Suppl 2):192–195.
28. Centofanti P, et al. Primary cardiac tumors: early and late results of surgical treatment in 91 patients. *Ann Thorac Surg* 1999;68(4):1236–1241.
29. Endo A, et al. Characteristics of 161 patients with cardiac tumors diagnosed during 1993 and 1994 in Japan. *Am J Cardiol* 1997;79(12):1708–1711.
30. Miralles A, et al. Cardiac tumors: clinical experience and surgical results in 74 patients. *Ann Thorac Surg* 1991;52(4):886–895.
31. Molina JE, Edwards JE, Ward HB. Primary cardiac tumors: experience at the University of Minnesota. *Thorac Cardiovasc Surg* 1990;38(Suppl 2):183–191.
32. Perchinsky MJ, Lichtenstein SV, Tyers GF. Primary cardiac tumors: forty years' experience with 71 patients. *Cancer* 1997;79(9):1809–1815.
33. Adenle AD, Edwards JE. Clinical and pathologic features of metastatic neoplasms of the pericardium. *Chest* 1982;81(2):166–169.
34. Fabian JT, Rose AG. Tumours of the heart. A study of 89 cases. *S Afr Med J* 1982;61(3):71–77.
35. Hanfling SM. Metastatic cancer to the heart. Review of the literature and report of 127 cases.*Circulation* 1960;22:474–483.
36. Klatt EC, Heitz DR. Cardiac metastases. *Cancer* 1990;65(6):1456–1459.
37. Lam KY, Dickens P, Chan AC. Tumors of the heart. A 20-year experience with a review of 12,485 consecutive autopsies. *Arch Pathol Lab Med* 1993;117(10):1027–1031.
38. Lockwood WB, Broghamer WL Jr. The changing prevalence of secondary cardiac neoplasms as related to cancer therapy. *Cancer* 1980;45(10):2659–2662.
39. Reynen K, Kockeritz U, Strasser RH. Metastases to the heart. *Ann Oncol* 2004;15(3):375–381.
40. Salcedo EE, et al. Cardiac tumors: diagnosis and management. *Curr Probl Cardiol* 1992;17(2):73–137.
41. Silvestri F, et al. Metastases of the heart and pericardium. *G Ital Cardiol* 1997;27(12):1252–1255.
42. Burke AP, Virmani R. Sarcomas of the great vessels. A clinicopathologic study. *Cancer* 1993;71(5):1761–1773.
43. St John Sutton MG, et al. Atrial myxomas: a review of clinical experience in 40 patients. *Mayo Clin Proc* 1980;55(6):371–376.
44. Burke AP, Cowan D, Virmani R. Primary sarcomas of the heart. *Cancer* 1992;69(2):387–395.
45. Putnam JB Jr, et al. Primary cardiac sarcomas. *Ann Thorac Surg* 1991;51(6):906–910.
46. Movsas B, et al. Primary cardiac sarcoma: a novel treatment approach. *Chest* 1998;114(2):648–652.
47. Goodwin JF. The spectrum of cardiac tumors. *Am J Cardiol* 1968;21(3):307–314.
48. Thomas CR Jr, et al. Primary malignant cardiac tumors: update 1992. *Med Pediatr Oncol* 1992;20(6):519–531.
49. Keren A, et al. The etiology of tumor plop in a patient with huge right atrial myxoma. *Chest* 1989;95(5):1147–1149.
50. Livi U, et al. Cardiac myxomas: results of 14 years' experience. *Thorac Cardiovasc Surg* 1984;32(3):143–147.
51. Peters MN, et al. The clinical syndrome of atrial myxoma. *JAMA* 1974;230(5):695–701.
52. Becker RC, Hobbs RE, Ratliff NB. Cardiac rhabdomyosarcoma: case report with review of clinical and pathologic features. *Cleve Clin Q* 1984;51(1):83–88.
53. Abrams HL, Adams DF, Grant HA. The radiology of tumors of the heart. *Radiol Clin North Am* 1971;9(2):299–326.
54. Bogren HG, DeMaria AN, Mason DT. Imaging procedures in the detection of cardiac tumors, with emphasis on echocardiography: a review. *Cardiovasc Intervent Radiol* 1980;3(3):107–125.
55. Steiner RE. Radiologic aspects of cardiac tumors. *Am J Cardiol* 1968;21(3):344–356.
56. Mugge A, et al. Diagnosis of noninfective cardiac mass lesions by two-dimensional echocardiography. Comparison of the transthoracic and transesophageal approaches. *Circulation* 1991;83(1):70–78.
57. Lynch M, et al. Right-sided cardiac tumors detected by transesophageal echocardiography and its usefulness in differentiating the benign from the malignant ones. *Am J Cardiol* 1997;79(6):781–784.
58. Fye WB, Molina JE. Right atrial angiosarcoma: echocardiographic diagnosis and surgical correlation. *Johns Hopkins Med J* 1980;147(3):111–116.
59. Freedberg RS, et al. The contribution of magnetic resonance imaging to the evaluation of intracardiac tumors diagnosed by echocardiography. *Circulation* 1988;77(1):96–103.
60. Lipton MJ, et al. Clinical applications of dynamic computed tomography. *Prog Cardiovasc Dis* 1986;28(5):349–366.
61. Lund JT, et al. Cardiac masses: assessment by MR imaging. *AJR Am J Roentgenol* 1989;152(3):469–473.
62. Restrepo CS, et al. CT and MR imaging findings of malignant cardiac tumors. *Curr Probl Diagn Radiol* 2005;34(1):1–11.
63. Lee JC, et al. Positron emission tomography combined with computed tomography as an integral component in evaluation of primary cardiac lymphoma. *Clin Cardiol* 2010;33(6):E106–E108.
64. Probst S, et al. The appearance of cardiac metastasis from squamous cell carcinoma of the lung on F-18 FDG PET/CT and post hoc PET/MRI. *Clin Nucl Med* 2011;36(4):311–312.
65. Llombart-Cussac A, et al. Adjuvant chemotherapy for primary cardiac sarcomas: the IGR experience. *Br J Cancer* 1998;78(12):1624–1628.
66. Tazelaar HD, Locke TJ, McGregor CG. Pathology of surgically excised primary cardiac tumors. *Mayo Clin Proc* 1992;67(10):957–965.
67. Poole GV Jr, et al. Tumors of the heart: surgical considerations. *J Cardiovasc Surg (Torino)* 1984;25(1):5–11.
68. Davis S, Rambotti P, Grignani F. Intrapericardial tetracycline sclerosis in the treatment of malignant pericardial effusion: an analysis of thirty-three cases. *J Clin Oncol* 1984;2(6):631–636.
69. Appelqvist P, Maamies T, Grohn P. Emergency pericardiotomy as primary diagnostic and therapeutic procedure in malignant pericardial tamponade: report of three cases and review of the literature. *J Surg Oncol* 1982;21(1):18–22.
70. Lee MJ, et al. A case of malignant pericardial mesothelioma with constrictive pericarditis physiology misdiagnosed as pericardial metastatic cancer. *Korean Circ J* 2011;41(6):338–341.
71. Morita S, et al. Multicystic mesothelioma of the pericardium. *Pathol Int* 2011;61(5):319–321.
72. Terada T. Primary sarcomatoid malignant mesothelioma of the pericardium. *Med Oncol* 2012;29(2):1345–1346.
73. Marinaccio A, et al. Incidence of extrapleural malignant mesothelioma and asbestos exposure, from the Italian national register. *Occup Environ Med* 2010;67(11):760–765.
74. Raja S, Murthy SC, Mason DP. Malignant pleural mesothelioma. *Curr Oncol Rep* 2011;13(4):259–264.
75. Nir A, et al. Tuberous sclerosis and cardiac rhabdomyoma. *Am J Cardiol* 1995;76(5):419–421.
76. Bakaeen FG, et al. Outcomes after surgical resection of cardiac sarcoma in the multimodality treatment era. *J Thorac Cardiovasc Surg* 2009;137(6):1454–1460.
77. O'Sullivan B, et al. Preoperative versus postoperative radiotherapy in soft-tissue sarcoma of the limbs: a randomised trial. *Lancet* 2002;359(9325):2235–2241.
78. Pessotto R, et al. Primary cardiac leiomyosarcoma: seven-year survival with combined surgical and adjuvant therapy. *Int J Cardiol* 1997;60(1):91–94.
79. Antunes MJ, et al. Primary cardiac leiomyosarcomas. *Ann Thorac Surg* 1991;51(6):999–1001.
80. Loffler H, Grille W. Classification of malignant cardiac tumors with respect to oncological treatment. *Thorac Cardiovasc Surg* 1990;38(Suppl 2):173–175.
81. Mery GM, et al. A combined modality approach to recurrent cardiac sarcoma resulting in a prolonged remission: a case report. *Chest* 2003;123(5):1766–1768.
82. Jamieson SW, et al. Operative treatment of an unresectable tumor of the left ventricle. *J Thorac Cardiovasc Surg* 1981;81(5):797–799.
83. Coelho PN, et al. Long-term survival with heart transplantation for fibrosarcoma of the heart. *Ann Thorac Surg* 2010;90(2):635–636.
84. Armitage JM, et al. Heart transplantation in patients with malignant disease. *J Heart Transplant* 1990;9(6):627–630.
85. Aufiero TX, et al. Heart transplantation for tumor. *Ann Thorac Surg* 1993;56(5):1174–1176.
86. Crespo MG, et al. Heart transplantation for cardiac angiosarcoma: should its indication be questioned? *J Heart Lung Transplant* 1993;12(3):527–530.
87. Goldstein DJ, et al. Experience with heart transplantation for cardiac tumors. *J Heart Lung Transplant* 1995;14(2):382–386.
88. Grandmougin D, et al. Total orthotopic heart transplantation for primary cardiac rhabdomyosarcoma: factors influencing long-term survival. *Ann Thorac Surg* 2001;71(5):1438–1441.
89. Michler RE, Goldstein DJ. Treatment of cardiac tumors by orthotopic cardiac transplantation. *Semin Oncol* 1997;24(5):534–539.
90. Siebenmann R, et al. Primary synovial sarcoma of the heart treated by heart transplantation. *J Thorac Cardiovasc Surg* 1990;99(3):567–568.
91. Talbot SM, et al. Combined heart and lung transplantation for unresectable primary cardiac sarcoma. *J Thorac Cardiovasc Surg* 2002;124(6):1145–1148.
92. Uberfuhr P, et al. Heart transplantation: an approach to treating primary cardiac sarcoma? *J Heart Lung Transplant* 2002;21(10):1135–1139.
93. Emami B, et al. Tolerance of normal tissue to therapeutic irradiation. *Int J Radiat Oncol Biol Phys* 1991;21(1):109–122.

94. Gagliardi G, et al. Radiation dose-volume effects in the heart. *Int J Radiat Oncol Biol Phys* 2010;76(3 Suppl):S77–S85.
95. Marks LB, et al. Radiation dose-volume effects in the lung. *Int J Radiat Oncol Biol Phys* 2010;76(3 Suppl):S70–S76.
96. Werner-Wasik M, et al. Radiation dose-volume effects in the esophagus. *Int J Radiat Oncol Biol Phys* 2010;76(3 Suppl):S86–S93.
97. Aoka Y, et al. Primary cardiac angiosarcoma treated with carbon-ion radiotherapy. *Lancet Oncol* 2004;5(10):636–638.
98. Soltys SG, et al. Stereotactic radiosurgery for a cardiac sarcoma: a case report. *Technol Cancer Res Treat* 2008;7(5):363–368.
99. Timmerman R, et al. Extracranial stereotactic radioablation: results of a phase I study in medically inoperable stage I non-small cell lung cancer. *Chest* 2003; 124(5):1946–1955.
100. Timmerman R, et al. Excessive toxicity when treating central tumors in a phase II study of stereotactic body radiation therapy for medically inoperable early-stage lung cancer. *J Clin Oncol* 2006;24(30):4833–4839.
101. Bezjak A. RTOG 0831: Seamless phase i/ii study of stereotactic lung radiotherapy (SBRT) for early stage, centrally located, non-small cell lung cancer (NSCLC) in medically inoperable patients. 2011. Available at: http://www.rtog.org/ClinicalTrials/ProtocolTable/StudyDetails.aspx?study=0813.
102. Li G, et al. Advances in 4D medical imaging and 4D radiation therapy. *Technol Cancer Res Treat* 2008;7(1):67–81.
103. Gaya AM, Ashford RF. Cardiac complications of radiation therapy. *Clin Oncol (R Coll Radiol)* 2005;17(3):153–159.
104. Prosnitz RG, Chen YH, Marks LB. Cardiac toxicity following thoracic radiation. *Semin Oncol* 2005;32(2 Suppl 3):S71–S80.
105. Billingham ME, et al. Adriamycin cardiotoxicity: endomyocardial biopsy evidence of enhancement by irradiation. *Am J Surg Pathol* 1977;1(1):17–23.
106. Sagerman RH, Hurley E, Bagshaw MA. Successful sterilization of a primary cardiac sarcoma by supervoltage radiation therapy. *Am J Roentgenol Radium Ther Nucl Med* 1964;92:942–946.
107. Bakaeen FG, et al. Surgical outcome in 85 patients with primary cardiac tumors. *Am J Surg* 2003;186(6):641–647.
108. Bear PA, Moodie DS. Malignant primary cardiac tumors. The Cleveland Clinic experience, 1956 to 1986. *Chest* 1987;92(5):860–862.
109. Herrmann MA, et al. Primary cardiac angiosarcoma: a clinicopathologic study of six cases. *J Thorac Cardiovasc Surg* 1992;103(4):655–664.
110. Cham WC, et al. Radiation therapy of cardiac and pericardial metastases. *Radiology* 1975;114(3):701–704.

第6部分 乳腺

第55章 乳腺癌:Tis期

David E. Wazer, Douglas W. Arthur

非浸润性乳腺癌(Tis期)包括乳头Paget病和两种组织病理学疾病,即小叶原位癌(LCIS)和导管原位癌(DCIS),其临床表现和生物学行为均不相同。随着乳腺X线片应用的增加,这3种病理类型在目前所有乳腺癌中占有的比例越来越大。最佳治疗方式尚有很大争议,因而建议治疗从观察、保乳治疗到全乳腺切除术。为了更好地给出一致的治疗建议,了解这3种非浸润性乳腺癌的不同病理表现、生物学特征和自然病程是非常重要的。

小叶原位癌

LCIS具有乳腺多中心受侵的特性,由松散的、不黏附的上皮细胞构成,这些细胞体积大、形态多样、有正常的细胞质核比[1]。小叶管腔的受侵程度从简单的管腔填充到中–重度的管腔膨胀伴有邻近的小叶外导管受侵[2]。这样,不典型导管增生与LCIS之间的组织学描绘界线会变得模糊。当有导管受侵时,还需要与DCIS鉴别。这种组织学形态上的相似可能使对来自不同单位的研究的解释复杂化[1-4]。

据报道,在全乳腺切除标本中,90%的LCIS为多中心受侵,35%~59%为双侧乳腺受侵[5-7]。LCIS细胞通常是雌激素受体(ER)阳性,而c-erbB-2和p53过度表达少见[4,8-10]。常见上皮细胞钙黏蛋白的缺失[8,11,12],这一黏附分子的缺失可能解释LCIS的生长方式。

LCIS占所有非浸润性乳腺癌的比例不到15%[13-15]。就诊时,绝大多数为绝经前女性,平均年龄为45岁[1,3,16]。发生LCIS的危险因素与浸润性乳腺癌一致[17]。由于男性乳腺缺乏小叶成分,尚无男性LCIS报道[3]。由于LCIS没有特异性的临床或X线特征,多为活检偶然发现[1,4]。在少数病例中,LCIS可以通过乳腺X线片中的钙化灶而检出,但通常钙化在邻近的组织中,在组织学上与LCIS无关[18-20]。即使在空心针活检组织中见到单一LCIS组织成分,在切除活检标本中经常可以发现DCIS或浸润性癌[21-23]。

LCIS被认为是发生浸润性癌(通常为浸润性导管癌)的高危标志[3,13,14,16],而发生高度恶性或更广泛病变的风险更大[1,24]。这种风险在双侧乳腺几乎相等[25]。

LCIS是否直接发展为浸润性小叶癌(ILC)尚不明确。有研究认为同时检出的LCIS与ILC有克隆相关性[26],而其他研究没有证实这种联系[27]。182例LCIS患者随意入组到研究DCIS的美国乳腺与肠道外科辅助治疗研究组(NSABP) B-17试验中,并进行单纯肿块切除术。对这些患者进行分析发现,中位随访12年,同侧乳腺肿瘤复发率(IBTR)为14.4%,对侧乳腺肿瘤复发率为7.8%[28]。9例IBTR(全组的5%)为浸润性癌,17例(全组的9%)为DCIS。尽管对侧乳腺肿瘤复发率低于同侧乳腺,但对侧乳腺浸润性癌发生率(全组的

5.6%)与同侧乳腺浸润性癌复发率(全组的 5%)相似。值得注意的是,IBTR 均在原发瘤床部位,只有 1 例例外,其病理为单纯的 LCIS,发生在远隔瘤床部位。

LCIS 与侵袭性乳腺癌的发生具有相关性,这就提出了 MRI 能否成为有用的筛查工具这一问题。现有数据有限,并不能制定有效的建议。2007 年,美国癌症协会声明数据不足;然而,在 2009 年,美国国家综合癌症网络发布指南,认为 LCIS 患者可考虑每年行乳腺 MRI。2007 年以来,已发表了三项评价 LCIS 患者中 MRI 作用的研究[29-31]。这些研究报道的乳腺癌检出率在 3.8%到 4.5%之间,这就支持 LCIS 患者可考虑每年进行 MRI 检查。

LCIS 的治疗取决于 LCIS 是否伴有其他恶性病变(DCIS 或浸润性癌)或者 LCIS 是否是单一组织学诊断。约有 10%的早期乳腺癌伴有 LCIS 成分[32-34]。LCIS 成分对早期乳腺癌保乳治疗结果的影响仅在最近才有评估。少量研究提示 LCIS 能够影响治疗策略[35];但最广泛认可的治疗策略是根据主要的恶性组织学成分(DCIS 或浸润性癌)来处理乳腺,可以忽略 LCIS 的存在。在这种情况下,就不必为追求 LCIS 切缘干净而进行再次手术[27,32,33,36,37]。

如果 LCIS 是单一的组织学类型,治疗建议从保守到根治的都有。当最初被描述为一个疾病时,LCIS 的意义尚不清楚,经常采用全乳腺切除术[38]。后来,由于对侧乳腺受累概率较高,支持双侧乳腺活检,甚至双侧乳腺切除术[16,38]。通过单纯扩大切除术后的观察性研究,人们对这一疾病的自然病程有了更好的认识,目前临床上常采用更为保守的治疗[3,13,14]。对于 LCIS 是单一的组织学诊断的患者,最广泛接受的临床处理原则是通过定期体格检查和乳腺 X 线片进行密切观察[3,13-15,28]。在 LCIS 的处理中,放射治疗不起作用。由于 LCIS 易于使双侧乳腺受侵,这样单侧全乳腺切除手术既不充分也不合理。双侧全乳腺预防性切除仅应用于极高危的病例:年轻、弥漫性高度恶性病变以及有显著的家族史,对于其他患者,双侧全乳腺预防性切除可能是过度治疗。对高危患者应用他莫昔芬可能是一项根治性稍差的预防方法。已证实他莫昔芬能有效地预防浸润性癌的发生,在 LCIS 的情况下,可使危险降低 56%[39,40]。

Paget病

1856 年首次描述了乳头乳晕区硬痂和湿疹样变的临床表现。然而,直到 1874 年,其与潜在乳腺癌的相关性才被 James Paget 先生所报道[41]。乳头 Paget 病的特征是存在 Paget 细胞,并且遍及表皮层[42]。Paget 细胞大,胞核浓染,核呈圆形或椭圆形,有丰富的双嗜性或透亮的胞质。有丝分裂常见,细胞成簇或单个位于基底层。在超过 95%的病例中,Paget 病与潜在的恶性肿瘤相关,这一事实引发了关于这些恶性细胞来源的争论。嗜表皮学理论似乎是最普遍的观点,它认为肿瘤源自潜在的原位或浸润性病变。支持这一理论的有上皮内侵犯的组织学证据、免疫组织化学研究,以及提示上皮角化细胞释放运动因子(heregulin-α)的证据,该因子导致 Paget 细胞的趋化性,使其迁移到上面的乳头上皮层[43,44]。

Paget 病罕见,在所有乳腺癌中所占比例不到 5%[45,46],好发于 40~60 岁。同时双侧 Paget 病和男性 Paget 病亦有报道[43,47,48]。

Paget 病患者主诉乳头和乳晕有瘙痒和灼热感。缓慢进展为硬痂样湿疹,累及乳晕周围皮肤。如果不予处理,可出现出血、疼痛和溃疡[46,49]。另外,Paget 病可以无症状,表现为乳头乳晕切除后的偶然病理发现[50]。鉴别诊断包括浅表黑色素瘤、乳头乳晕炎性鳞状细胞原位癌和 Toker 透明细胞[42,51]。50%的病例就诊时可触及肿块,这些病例中 90%以上为浸润性癌。相反,如果没有可触及的肿块,66%~86%将有潜在的 DCIS。这些伴发的病变通常位于中央区域,也可发生于乳腺的其他部位[43,46,52]。报道有 50%的病例乳腺 X 线片正常[46,53],有可触及的肿块时,乳腺 X 线片常有阳性发现。

首诊时,临床评估包括双侧乳腺体检、乳腺 X 线片和活检,以证实 Paget 病的诊断,并全面评估相关恶性病变的程度。预后不依赖于 Paget 病的诊断,而是与相关的恶性病变有关。所以应依据相关的恶性病变来制订局部治疗、全身治疗和区域淋巴结的处理方案。

Paget 病的治疗仍在进展中。过去使用的全乳腺切除术正在被保乳手术所取代[54-57]。这种疾病发病率低,临床表现多样(乳头受累伴或不伴肿块,伴发浸润性或非浸润性病变)以及手术切除程度不定,这使得人们很难对治疗选择做出评价。小样本的研究报道了各种形式的保乳治疗结果,包括单纯扩大切除术、单纯放射治疗和扩大切除术加全乳腺放射治疗。单纯保乳手术对 Paget 病是不充分的,报道局部复发率为 25%~40%[5,58-62]。在一个小样本的无肿块的乳头 Paget 病例报道中,单纯使用放射治疗可获得 85%的局部控制率[63]。然而,由于组织学类型和潜在病变的程度不明确,致使放射治疗照射野的设计和总放射治疗剂量不确定,因此这一手段尚未广泛使用。

局限性手术切除联合术后放射治疗似乎是最实用的保乳方式。有两个研究评估了在乳头 Paget 病中手术和放射治疗的联合使用。欧洲癌症研究治疗组(EORTC)10873 研究为多中心注册试验,其报道的 5 年局部复发率为 5.2%[64]。该研究中,手术将乳头乳晕和下面的乳腺组织完整切除并达到切缘干净,术后行全乳腺放射治疗。中位随访时间为 6.4 年,绝大多数患者有潜在的 DCIS,无可触及的肿块。另一个研究包括 7 个研究中心,合作回顾了 36 例 Paget 病患者,这些患者均无可触及的肿块或 X 线片密度变化[65,66],中位随访时间 9.4 年。手术切除程度各异:乳头乳晕和下面的乳腺组织完整切除(69%)或部分切除(25%),单纯活检 (6%)。最终的切缘状态为:56%阴性,6%阳性,39%不详。所有病例均接受了全乳腺放射治疗,大部分病例进行了瘤床局部补量。首次复发的唯一部位的局部失败率在 5 年时为 9%, 在 10 年和 15 年时均为 13%。另外 2 例分别于第 69 个月和 122 个月同时出现治疗侧乳腺局部复发和远处转移。尽管临床、病理和治疗因素存在差异,但统计学评估未发现任何预测局部复发危险的因素。

现有的资料提示, 恰当选择有非浸润或浸润性癌但程度局限的患者,除了全乳腺切除术,保留乳房的联合治疗方式是合适的可供选择的治疗手段。但是多中心病变则不适合保乳治疗。手术切除范围应包括乳头乳晕,并保证 Paget 病和相关恶性病变周围镜下切缘阴性。使用常规技术进行全乳腺放射治疗。区域淋巴结的处理和全身治疗根据相关恶性病变的原则进行。

导管原位癌

临床表现和流行病学

DCIS 是局限于乳腺导管系统的肿瘤,缺乏浸润的组织学证据。这些细胞既没有破坏基底膜,也没有累及周围的乳腺基质。该病变局限于乳腺,无远处转移的能力[67-70]。腋窝淋巴结受侵罕见(0~5%),多数可能与浸润癌未检出的病灶有关[71]。发生 DCIS 的高危因素与浸润性癌相似[17],包括家族史、生育史(如高龄初产或未孕)、乳腺良性肿物活检史,以及饮食因素(如饮酒)。在应用乳腺 X 线片筛查之前,DCIS 典型表现为可触及的肿块或乳头溢液。单纯的 DCIS 少见,常见有浸润性癌的成分。目前,乳腺 X 线片的广泛使用可以常规检出直径<1cm 的 DCIS, 从而使无乳腺癌生存率达到 100%[71]。

随着乳腺 X 线片的广泛应用以及病理科医师开始认识到 DCIS 是一个病理实体,DCIS 的发病率已显著增加 [72-74]。美国 DCIS 的年发病病例由 1983 年的 4800 例增加到现在的 50 000 例,仅 20 年就升高了 10 倍[75]。2004 年诊断的 215 990 例新发乳腺癌中,有 59 390 例为非浸润性癌, 其中 85%为 DCIS [76]。在这些 DCIS 中,90%未触及肿物[44]。有研究发现,DCIS 筛查检出率随着年龄而增加,尽管这部分病例仅占所有检出乳腺癌的很小一部分[77]。据报道,DCIS 的乳腺 X 线片检出率在 40~49 岁的女性中为 0.56‰,在 70~84 岁女性中则增加到 1.07‰[77]。

影像学

95%的新发 DCIS 病例表现为乳腺 X 线片异常,其中微小钙化是最典型的表现[78]。其他的表现是非钙化的 X 线片异常,10%为不对称的阴影,8%可见明显肿物,6%可见乳管造影异常 (乳头溢液检查项目)。DCIS 相关的钙化可以是无固定形状的、粗的、细的多形性的及细线型的等各种形态。其中线性及节段性钙化最为常见,高达 80%的 DCIS 中可见到[79]。线性和分枝状钙化灶常见于高度恶性 DCIS 和坏死,而细小的颗粒状钙化多见于低度恶性的 DCIS(图 55.1,A 和 B)[80-83]。

初诊评估应包括乳腺 X 线片的放大相,并决定是否需要活检。乳腺 X 线片所示的病变范围可用来指导手术切除, 但与病理测量结果相比,X 线片所示的肿瘤大小经常小 1~2cm[81,84,85]。在 2000 年之前,并不考虑应用 MRI 进行 DCIS 诊断。然而,MRI 图像采集的变化以及对非肿块样恶性病变显像特征的深入了解,使得 MRI 在 DCIS 中已成为有价值的影像学手段[86]。MRI 是目前诊断 DCIS 敏感度最高的影像学手段,尤其是在高度恶性 DCIS 中。此外,MRI 能够更好地确定 DCIS 病变范围,有助于确定治疗计划[87]。在有乳头溢液、乳腺 X 线片阴性的病例, 乳管造影有助于辨别 DCIS 和乳头状瘤(图 52.1C)[88]。

病理学和生物学

DCIS 的组织学多样性使得很难将其与其他病理类型区别开来[69,70]。DCIS 可表现为非粉刺样、低度恶性

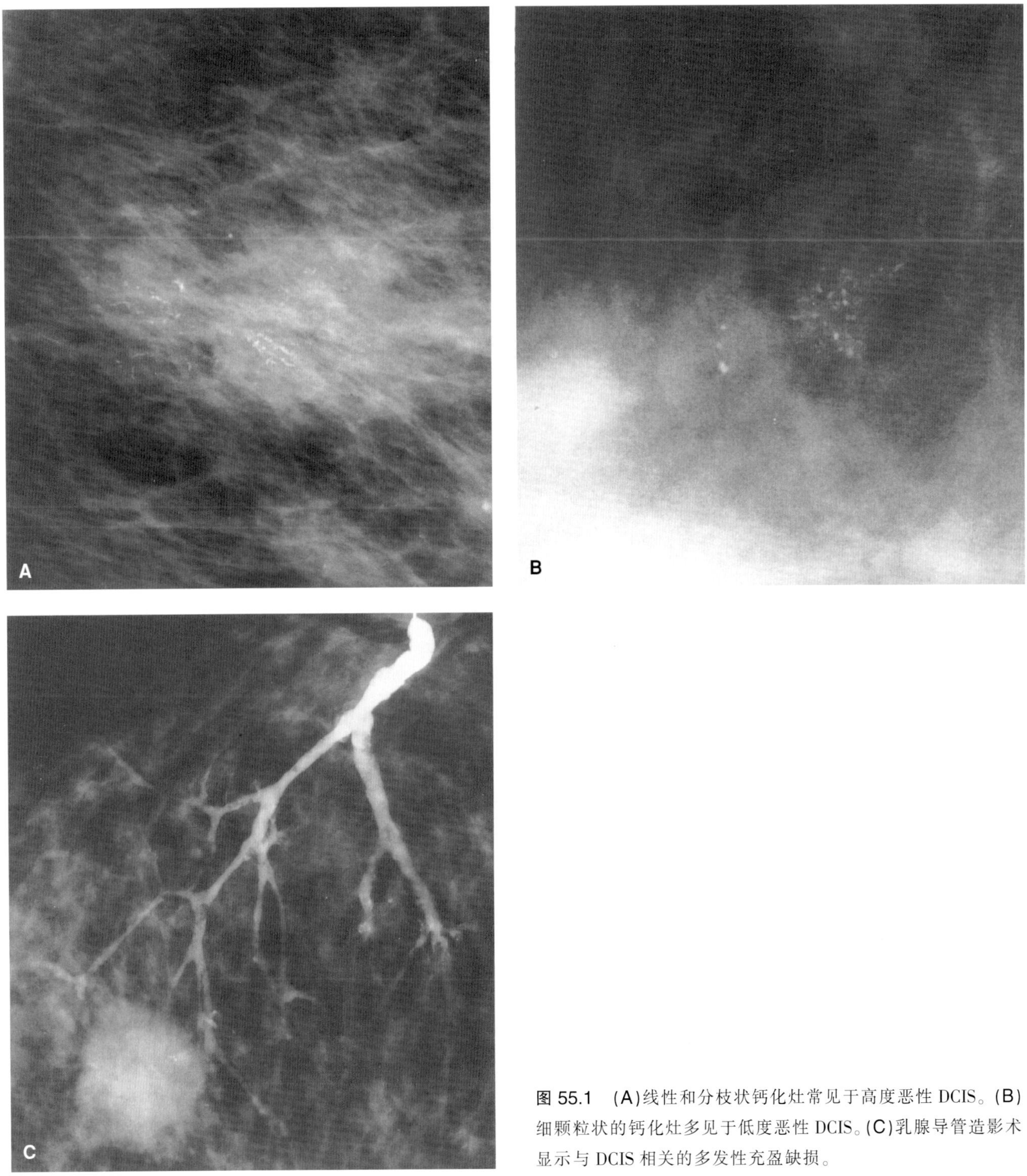

图 55.1　(A)线性和分枝状钙化灶常见于高度恶性 DCIS。(B)细颗粒状的钙化灶多见于低度恶性 DCIS。(C)乳腺导管造影术显示与 DCIS 相关的多发性充盈缺损。

DCIS，与不典型导管增生的表现类似。也可表现为粉刺样、高度恶性 DICS。另外，DCIS 可侵犯小叶，很难与 LCIS 鉴别[89]。传统上，DCIS 根据结构或形态分类。DCIS 的 5 种亚型为粉刺型、实体型、筛状型、微乳头型和乳头型[69,70,90]，常见不同的亚型共存于一个标本中[88]。每种亚型的特征见图 55.2。其他少见亚型包括顶浆分泌型、神经内分泌型、印戒细胞囊性高分泌型癌和附着型 DCIS[91]。

在 1997 年，共识会议委员会对 DCIS 的病理分类和有预后意义的具体特征的识别上达成共识[68]。也发布了处理和评估病理标本的方法。委员会建议并描述了每个 DCIS 病例需要记录的病变特征，从而区分出

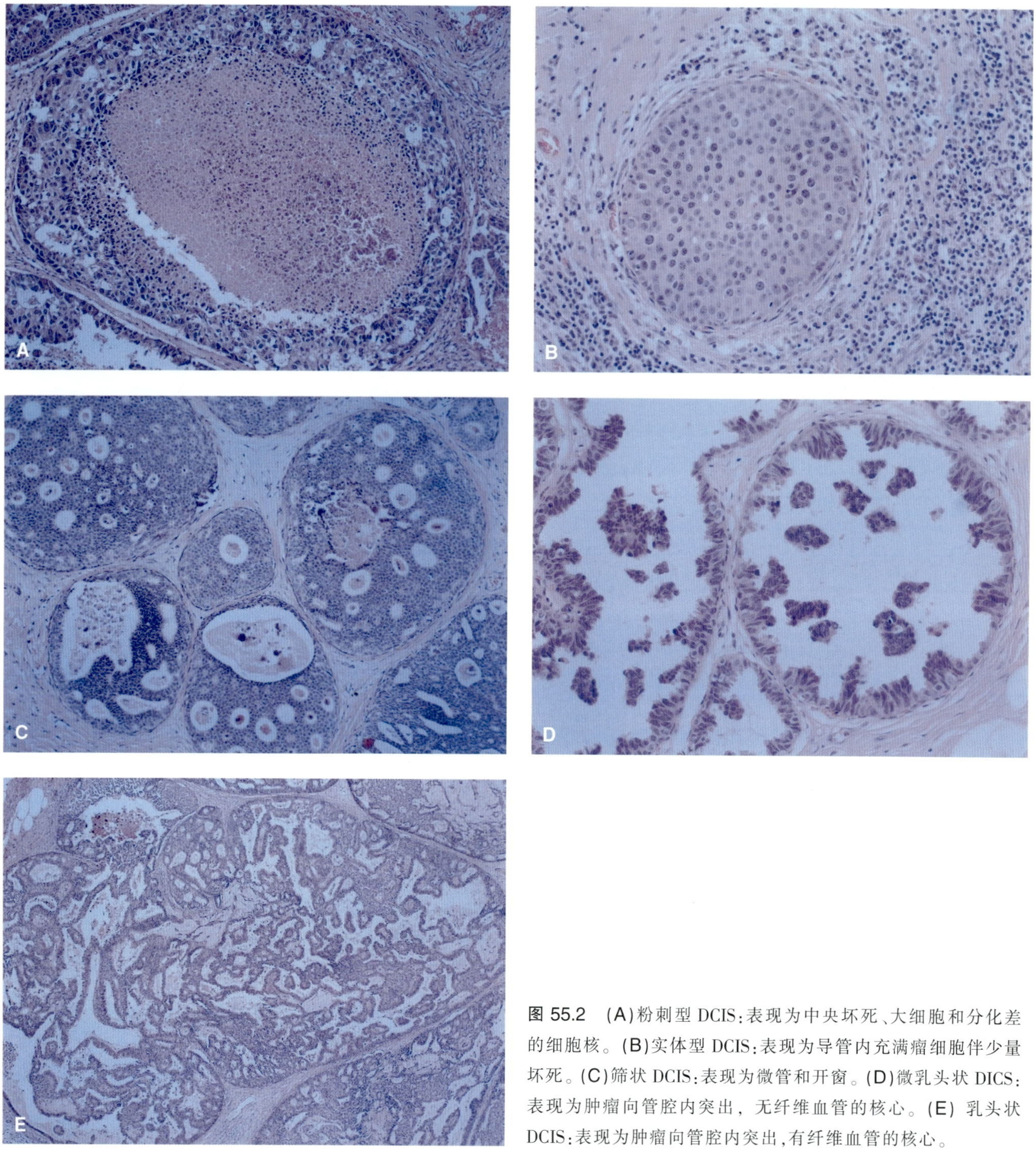

图 55.2 (A)粉刺型 DCIS：表现为中央坏死、大细胞和分化差的细胞核。(B)实体型 DCIS：表现为导管内充满瘤细胞伴少量坏死。(C)筛状 DCIS：表现为微管和开窗。(D)微乳头状 DICS：表现为肿瘤向管腔内突出，无纤维血管的核心。(E)乳头状 DCIS：表现为肿瘤向管腔内突出，有纤维血管的核心。

重要的病理成分，全面评估病理所见。这些特征包括核分级、坏死、极化和结构类型。委员会把他们的建议扩展到包括切缘状态、病变大小、微小钙化范围和标本 X 线与乳腺 X 线片之间的关系。EORTC 的 DCIS 工作组得出同样的结论，并强调细胞核和结构分化的重要性[92]。

三维检查和重建技术使人们对乳腺导管-小叶系统的复杂结构和 DCIS 通过其在乳腺内播散的类型有了更好的了解[6,84,93](图 55.3)。解剖知识和 DCIS 在乳腺导管树内的分布可用于选择患者进行保乳治疗，确保在美容效果可接受的情况下最大限度地切除病变。例如 Ohtake 等[6,84]用计算机图像重建技术研究导管小叶系统，发现乳腺由 16~24 个导管-小叶系统构成，每个系统均汇集至乳头的集合管。他们还发现在不同导

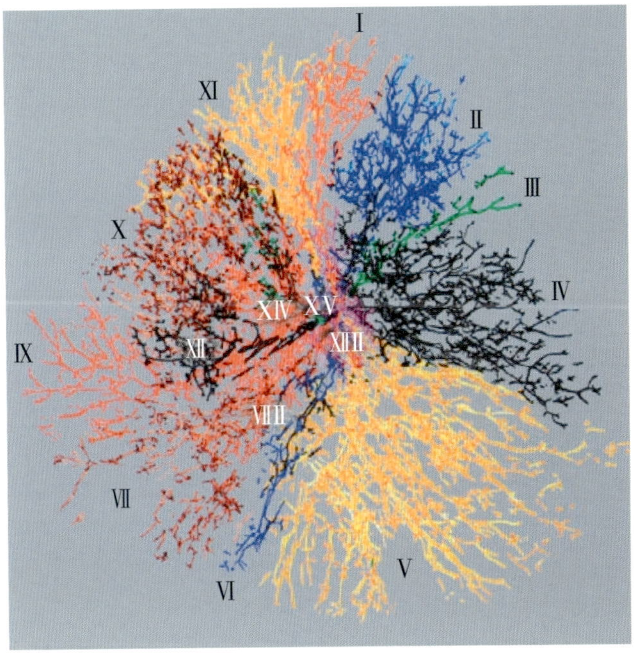

图 55.3　尸检乳腺中的所有导管及分支的正面观。每个罗马数字代表了一个不同的独立导管系统。(From Going JJ, Moffat DF. Escaping from flatland: Clinical and biological aspects of human mammary duct anatomy in three dimensions. *J Pathol* 2004;203:538-544. Reprinted by permission of Wiley-Liss, Inc., a subsidiary of John Wiley & Sons, Inc)

管-小叶单位之间存在导管吻合，这为肿瘤扩展和弥漫性播散提供了途径[6,84]。乳腺内导管内肿瘤播散的模型示意图见图 55.4。

Faverly 等[94]描述了 DCIS 在导管树内的生长方式和对手术切除的提示。生长方式包括单中心(仅一个区域)、多中心(间隔 4cm 以上的两个不同区域)、连续(沿导管系统无间隙的播散)和非连续或多灶(间隔小于 4cm 的两个或两个以上区域)。他们发现在乳腺 X 线片检出的 DCIS 中，多中心生长方式很少见（少于 2%），多数病例为连续和非连续生长方式之间的均匀分布。非连续生长方式的病例中，63%病灶间隔<5mm，83%病灶间隔<10mm，仅 8%病灶间隔>10mm。分化与生长方式之间存在相关性，90%分化差的 DCIS 表现为连续生长，70%分化好的 DCIS 为非连续生长。基于这些发现，作者得出结论：手术切除病变外 1cm 正常组织，可使 90%组织学类型为 DCIS 的病例获得完整的手术切除。DCIS 是浸润性导管癌的癌前病变，其有一个演化过程，始于良性乳腺组织，终于浸润性乳腺癌[95]。这一概念已从几方面得到证实。几年来，病理学家已经承认并证实了从良性乳腺细胞到浸润性乳腺癌的组织学进展。认识到 DCIS 和继发浸润性乳腺癌风险增加有关，使这一演化概念得到进一步支持[75,96,97]。在一些研究中，浸润性癌的风险可高达 10 倍。在生物学及分子水平上，许多研究显示，DCIS 与浸润性乳腺癌在细胞及分子水平高度相似[95,98-102]。这些相似之处已延伸至全基因组表达谱，故 DCIS 被分为腔内亚型、基底亚型，及 erbB2 固有分子亚型[98,103]。此外，这些 DCIS 和同时的浸润性乳腺癌共同存在的基因异常提示其生物学发展的克隆关联[75,96,97,104]。从良性乳腺细胞至浸润性乳腺癌的生物学演化是通过高度多样的基因机制发生的。

已证实存在有将 DCIS 与正常乳腺组织区别开来的基因和分子差别。杂合性缺失显示多位点的获得或缺失，已用分析杂合性缺失的方法来评估基因异常[96,97,104-107]。杂合性缺失未见于正常乳腺组织，其出现频率与乳腺组织从良性到恶性的组织学进展有关，约 50%的不典型导管增生可见杂合性缺失。在病变乳腺的标本中，77%的非粉刺型和 80%的粉刺型 DCIS 病变在至少一个位点上有与浸润性癌一样的杂合性缺失[104]。

对 DCIS 的分子标记研究发现，分子标记表达有一个异质性的分布[75]。70%的 DCIS 雌激素受体阳性，但低度恶性病变的表达率（90%）高于高度恶性病变

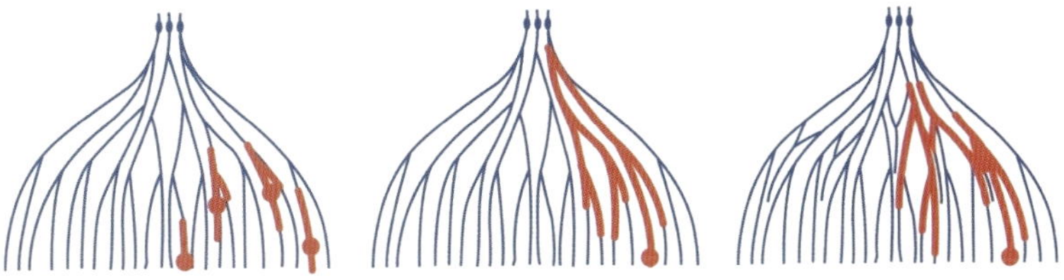

图 55.4　广泛播散的导管内肿瘤沿着多个乳腺导管-小叶系统扩散的模型。细线，正常乳腺导管-小叶系统；粗线，导管内肿瘤范围；闭合圆环，浸润性瘤灶。左：多中心病变。中：单中心病变，连续导管内肿瘤扩散。右：单中心病变，通过乳腺导管-小叶系统间的导管吻合连续导管内肿瘤扩散。(From Ohtake T, Abe R, Kimijima I, et al. Intraductal extension of primary invasive breast carcinoma treated by breast-conservation surgery. *Cancer* 1995;76:32-45, with permission. Reprinted by permission of Wiley-Liss, Inc., a subsidiary of John Wiley & Sons, Inc.)

(25%)。*HER2/neu* 原癌基因和 *p53* 抑癌基因的过表达率与组织学分级的关系正好相反。约 50% DCIS 病变的 *HER2/neu* 过度表达，25%检测到 *p53* 抑癌基因。在<20%的低度恶性病变和约 2/3 的高度恶性病变中可见这两种分子标记物。

周围的乳腺实质也可见 DCIS 相关的改变。特别是高度恶性 DCIS，已被证实与伴有管腔周围的肌上皮细胞层和基底膜的破坏[107]、周围基质组织内的成纤维细胞增殖、淋巴细胞浸润、血管生成有关[108,109]。尚不清楚这些基质变化是促使原发肿瘤转化的一个重要步骤，还是对被转化的导管上皮的反应的继发性改变。基因表达的量的变化与细胞运动、黏附和细胞外基质构成有关，所有这些可能与 DCIS 发展为浸润性癌过程中的侵袭性的获得有关[110]。

资料提示 DCIS 代表乳腺癌发展过程中的一个阶段，尽管这时不认为病变是完全恶性，但已经出现了多数具有浸润性乳腺癌特征的分子改变。最终的事件，包括恶性细胞的功能获得性改变以及周围正常组织细胞完整性和功能的丧失性改变，与浸润前期的 DCIS 病变向浸润性癌的转化相关。大多数乳腺癌的临床相关特征，例如激素受体状态、原癌基因的水平和组织学分级，可能在 DCIS 演化之前就已经决定了[111-114]。

一些 DCIS 病例可见隐匿性微浸润癌（直径≤0.1cm）。这些病例应分类为微浸润乳腺癌[115]，一般按照浸润性癌的治疗原则处理。隐匿性微浸润癌多见于病变直径>2.5cm 的 DCIS 患者[116]，有可触及的肿块或乳头溢液的患者，以及病理为高度恶性 DCIS 或粉刺样坏死的患者[88,117]。

DCIS的自然病程

DCIS 在整个人群中的总发病率尚不清楚。为了研究这一问题，已报道了一些小样本的尸检研究。一个研究随机检测了 101 例女性的 185 个乳房，采用亚肉眼取样技术[118]，发现 6%的病例有单灶或多灶的DCIS。7 个对生前无乳腺癌病史的女性的尸检研究显示 DCIS 的中位患病率为 8.9%（范围为 0~14.7%）[119]。尸检研究报道的无症状女性的 DCIS 发生率高于多数临床报道，这说明可能是对 DCIS 未能做出全面性诊断，也可能是许多病例没有临床意义。

DCIS 自然病程中主要考虑的问题是发展为浸润性癌的风险。因为 DCIS 作为一个单独的疾病来认识的时间并不久，乳腺 X 线片广泛应用之前认为 DICS 很罕见，治疗经常采用全乳腺切除术，所以有关未治疗的 DCIS 临床病程的证据很少见。有长期随访资料的病例为有大体可触及肿块的 DCIS，这与现在 X 线发现的 DCIS 类型可能有所不同。极少数发表的对仅行活检术的 DCIS 的长期随访研究发现，总的继发性浸润性癌的发生率超过 36%[7,120-122]。继发性浸润性癌多发生于 10 年内，有 1/3 的病例可能发生在 15 年以后[7,120]。

一侧乳腺患 DCIS 的女性，对侧乳腺有发生第二肿瘤（浸润性癌或原位癌）的风险[123]。这种对侧乳腺第二肿瘤的发生概率与原发浸润性癌的女性相似，每年为 0.5%~1%。

DCIS 是乳腺/卵巢癌综合征的一部分，其 BRCA1 和 BRCA2 基因突变率与浸润性乳腺癌的相似[124]。故建议有乳腺/卵巢癌个人或家族史的 DCIS 患者，应遵循与浸润性乳腺癌同样的方案，进行筛查和随诊。

DCIS的治疗

预后因素和预后因素解析

DCIS 的治疗目的是预防局部复发，特别强调预防浸润性乳腺癌的复发。治疗主要根据乳腺 X 线片，尤其是活检标本病理的信息。这样，在考虑治疗选择时，临床医师要意识到 DCIS 临床和组织学病理评估技术手段的局限性。

过去 20 年进行的研究清楚地显示 DCIS 不是单一疾病。它包括一组不同的病变，这组病变在临床表现、乳腺 X 线片特点、乳腺内病变的程度和分布、组织学特征和生物学标记方面有所不同。而且临床随访研究提示这组病变的复发倾向和进展为浸润性乳腺癌的倾向也不尽相同。所以，很大一部分确诊为 DCIS 的病例用保乳治疗是恰当的（即局部切除术加或不加放射治疗）。哪些 DCIS 患者仅行单纯局部切除就可以，哪些患者局部切除术后还需要放射治疗，也是一个紧迫的临床问题。解决这一问题的关键是要鉴别出 DCIS 保乳治疗后局部复发的高危因素。诸多回顾性研究发现了许多重要的与局部复发相关的危险因素。这些危险因素包括就诊时有症状[125-127]、病变大小[127,128]、组织学亚型[125]、核/细胞分级[126,127,129]、中央坏死[126,127,129]、切缘状态[127,130,131]和患者年龄[125,131-133]。

在预测局部复发的可能性上，换句话说，在对一个特定的患者选择合适的治疗方案上，每个组织学病理因素的相对重要性尚不清楚。部分原因是建立标准化的、可重复的病理分类系统本身就很困难，包括看似比较简单的分级、切缘宽度和病变大小的评估。

最近的 DCIS 分类主要基于病变的核分级和(或)是否伴坏死。许多研究显示,核分级和(或)是否伴坏死与局部复发和进展为浸润性癌的危险有关[126,127,129]。虽然已经发布了组织学分级的标准,但是在病理医师应用这些标准的重复性方面,资料有限。

个别研究结果显示,在预测 DCIS 和浸润性乳腺癌保乳手术后的局部复发可能方面,镜下切缘状态很重要[127,130,131]。但是,乳腺切除标本的切缘评估仍存在很多技术性难题。首先,标本分块切除便不能评估切缘。其次,目前并没有取材或报告切缘的标准化方法,并且这一过程中存在取材误差。最后,再切除患者的切缘宽度常常难以准确评估,因为首次活检部位可能不在手术标本的中心。

多数的 DCIS 病变是不可触及的,乳腺 X 线片的异常大体上并不明显。这就难以准确判断病变大小和侵犯的范围(图 55.5)。评价病变大小的方式包括乳腺 X 线片、MRI 和病理检查。乳腺 X 线片常低估 DCIS 的病理范围,特别是分化较好的病变,因为肿瘤的大部分区域可能不含有微小钙化成分。已证明 MRI 能够更准确地评估病变大小。然而,病变大小的病理评估也比较困难。有 DCIS 的大体标本中也很少见到大体上很明显的可测量的肿瘤。因此,病变大小的评估必须根据组织学切片来估计。

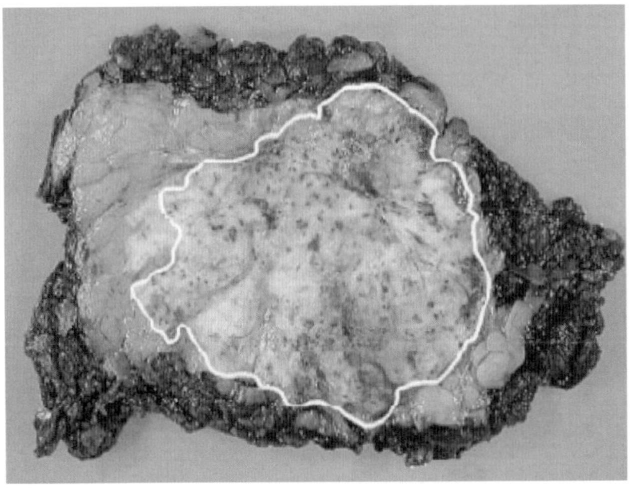

图 55.5 全乳腺切除术后乳腺冠状切面上的广泛 DCIS。标记边界内每个实质结构(导管或小叶)均为 DCIS 侵犯;标记边界外无 DCIS。(From Going JJ, Moffat DF. Escaping from flatland: clinical and biological aspects of human mammary duct anatomy in three dimensions. *J Pathol* 2004;203:538-544. Reprinted by permission of Wiley-Liss, Inc., a subsidiary of John Wiley & Sons, Inc)

DCIS全乳腺切除术

自认识 DCIS 是一个独特的组织病理学实体的 40 年来,全乳腺切除术一直是 DCIS 的标准治疗方案。全乳腺切除术对治疗 DCIS 非常有效,局部控制率达到 96%~100%,癌症相关死亡率小于 4%[134]。对于 DCIS,没有比较全乳腺切除术与保乳术的随机对照研究。所以,只能根据回顾性、非随机对照研究来评估全乳腺切除术和保乳术的相对结果。全乳腺切除术后可以出现局部失败[134],这是由于诊断未发现的浸润性癌会导致局部复发或远地转移,也可能是由于乳腺组织切除不彻底而导致再形成新的原发肿瘤。

一些外科研究[135]和大的治疗登记组[136]提示全乳腺切除术后的局部或区域复发率显著低于保乳术后,但是总生存率没有显著差别。远处转移可发生于浸润性癌复发或出现对侧乳腺癌之后。但是,不论进行全乳腺切除术还是保乳术,确诊 DCIS 后 10 年内的乳腺癌症相关死亡率为 1%~2%[136]。

全乳腺切除术或保留皮肤的全乳腺切除术后,以及病理切缘不足的情况下是否需要进行胸壁照射存在争议,其目前尚未成为标准治疗。有研究显示,行全乳腺切除术且病理切缘<1cm 的高度恶性 DCIS 患者胸壁复发风险增加,故常规推荐这部分患者接受术后放射治疗[137]。另一项研究则强烈反对术后放射治疗,对经验性的对切缘不足或切缘阳性患者进行术后放射治疗提出了挑战[138]。这项回顾性研究评估了全乳腺切除术后胸壁复发风险,重点探索了保留皮肤的全乳腺切除术患者及具有高度恶性及切缘不足的高危患者的复发风险。研究发现,这些患者的术后胸壁复发风险较小,为 1.7%,在高度恶性 DCIS 患者中仅为 3.3%。切缘<5mm 未增加复发风险。研究结论是胸壁复发率很低,不常规建议具有高危因素的 DCIS 患者进行全乳切除术后放射治疗。

DCIS保乳治疗

已进行并报道了 4 项有关 DCIS 行单纯局部切除术和局部切除术加放射治疗的随机研究,结果均显示加用放射治疗显著降低了局部复发率(表 55.1)。NSABP B-17 研究[139-141]由 813 例患者组成,根据年龄(≤49 岁与>49 岁)、DCIS 与 DCIS+LCIS、检出方法和是否行腋窝清扫进行分层。研究根据乳腺 X 线片、大体病理测量和临床检查确定肿瘤大小。在入组患者中,83% 病变不可触及。放射治疗组的 17.5 年局部复发率为

表 55.1 肿瘤切除术和肿瘤切除术+全乳腺放射治疗：DCIS 的随机临床研究

			DCIS+浸润性癌局部复发率(%)		
研究组	病例数	随访时间	L	L+XRT	*P* 值
NSABP B-17	818	精确统计 12 年	31.7	15.7	<0.000 005
		中位 17.25 年	35.0	19.8	–
EORTC 10853	1010	中位 10.2 年	25.0	15.0	<0.0 001
UK/ANZ	1030	中位 12.7 年	19.5	7.1	<0.00 001
SweDCIS	1046	平均 8 年	27.1	12.1	–

DCIS，导管原位癌；L，肿瘤切除术；L+XRT，肿瘤切除术+术后放射治疗；NSABP，美国乳腺与肠道外科辅助治疗研究组；EORTC，欧洲癌症研究和治疗组；UK/ANZ，英国，澳大利亚和新西兰；SweDCIS，瑞典乳腺癌组导管原位癌研究。

19.8%，未放射治疗组为 35.9%。放射治疗使平均每年的同侧非浸润性复发率降低 47%，使平均每年的同侧浸润性复发率降低 52%[141]。临床变量分析表明微小钙化灶最大径>1cm 时，乳腺癌复发风险增加。对一个中心的病理进行回顾研究，包括组织学病理变量的多因素分析(表 55.2)。NSABP B-24 研究结果显示，粉刺样坏死与同侧乳腺肿瘤复发(IBTR)风险增高无关联，但粉刺样坏死与 DCIS-IBTR 风险有相关性。切缘情况(阴性与不详或受侵)的预后价值取决于治疗方式，对仅接受乳腺肿瘤切除术及放射治疗的患者的预后价值高于同时接受他莫昔芬治疗的患者[132,140,141]。

EORTC 10853 研究[142,143]共有 1010 例患者入组，肿瘤直径均<5cm，手术切缘均为阴性，随机分成单纯手术切除组和手术切除+乳腺照射组。其中 79%的患者的病变不可触及，肿瘤最大直径平均约为 2cm。放射治疗组患者的 10 年局部复发率为 15%，未放射治疗组为 25%(*P*<0.0001)。中位随访 10.2 年后，放射治疗使浸润性癌和非浸润性癌的复发危险降低了 42%。与 NSABP B-17 研究一样，也进行了回顾性研究[125,142]。多因素分析显示，与局部复发危险增高有关的因素为年龄≤40 岁、就诊时有临床症状(乳头溢液或可触及的肿块)、中低分化 DCIS、实性或筛状的组织生长方式、切缘受侵或不确定以及单纯局部切除术。高分化 DCIS 的复发率低于中低分化 DCIS；然而，二者的浸润性复发率无差别。尽管早期研究提示组织学类型与远处转移及死亡风险有相关性，但进一步的随访发现此相关性无统计学意义。

EORTC 10853 研究不能区分出进行放射治疗或不放射治疗的合适的切缘宽度，因为入组标准不需要报告切缘状态。而进行病例的中心回顾确实提供了一些与局部复发风险有关的切缘状态相对重要性的信息。单纯切除术后，切缘近或受侵患者的 4 年局部复发率为 24%。放射治疗不能补偿切缘受侵，因为即使应用放射治疗，这组患者的局部复发率仍为 20%。这

表 55.2 基于粉刺样坏死和切缘状态所得浸润性同侧乳腺肿瘤复发(I-IBTR)或导管原位癌-同侧乳腺肿瘤复发(DCIS-IBTR)的风险比，根据 NSABP B-17 和 B-24 改编

病理组织学	I-IBTR HR(95% CI)	DCIS-IBTR HR(95% CI)
粉刺样坏死		
无	1.00	1.00
有	0.87(0.62~1.21)*P*=0.41	2.21(1.52~3.2)*P*<0.001
切缘情况		
LRT，切缘阴性	1.00	1.00
LRT，切缘阳性/不详	2.61(1.68~4.05)*P*≤0.001	1.65(1.00~2.73)*P*=0.05
LRT+TAM，切缘阴性	1.00	1.00
LRT+TAM，切缘阳性/不详	1.27(0.73~2.20)*P*=0.40	1.32(0.77~2.28)*P*=0.31

I-IBTR，同侧乳腺肿瘤复发；DCIS-IBTR，导管原位癌-同侧乳腺肿瘤复发；NSABP，美国乳腺与肠道外科辅助治疗研究组；HR，风险比；CI，可信区间；LRT，肿瘤切除术+放射治疗；TAM，他莫昔芬。

些资料和其他研究[127,128,130,131]强烈提示镜下完整切除是保证 DCIS 保乳手术最佳局部控制的关键。另外需要注意的是，即使一些被认为切缘合适的 DCIS 病例(即那些经手术再次切除，未发现有残存 DCIS 的患者),单纯手术的 4 年局部复发率为 18%[125]。

UK/ANZ DCIS 工作组也进行了一项随机对照研究,探讨辅助放射治疗的作用[144,145]。该研究用 2×2 析因设计,目的是比较单纯切除术、切除术加他莫昔芬、切除术加放射治疗、切除术加放射治疗加他莫昔芬。他莫昔芬用法为每日 20mg，放射治疗用全乳腺切线野,总剂量为 50Gy。不推荐局部补量,允许拒绝或选择某种治疗方案。中位随访时间 12.7 年的数据已报道。联合放射治疗能够降低 IBTR 风险。共 1030 例患者随机接受放射治疗或不放射治疗，其 IBTR 分别为 19.4%和 7.1%($P<0.0001$)。在放射治疗的基础上,加用他莫昔芬对总的同侧局部控制无益;但是,他莫昔芬的确降低了未接受放射治疗患者的同侧 DCIS(而不是浸润性癌)的复发率[144,145]。

SweDCIS 研究在 1987—1999 年间随机入组了 1067 例患者,其中 1046 例随访平均时间为 8 年。DCIS 患者随机接受肿瘤切除术加术后放射治疗或单纯肿瘤切除术[146]。进行扇形切除后,不需要镜下完全切除,对大部分患者给予全乳放射治疗 50Gy/25F。允许治疗中断 2 周,给予放射治疗总剂量 54Gy,每次 2Gy。未给予局部加量。研究报道了治疗后 10 年乳腺内失败风险降低 16%(95% CI:10.3%~21.6%)，相对风险比为 0.40 (95% CI:0.30~0.54)。进一步的分析没有发现某项患者或肿瘤相关特征确定的亚组不能够从术后放射治疗中获得风险降低。此外,尽管多项因素决定了不行放射治疗复发风险低,但尚未认定低危风险组未能够明显获益于放射治疗。

早期乳腺癌试验者协作组(EBCTCG)报道了一项基于上述 4 项随机对照研究中个体患者数据的荟萃分析结果[147]。共 3729 例患者纳入分析,结果显示放射治疗使 10 年同侧乳腺事件(复发 DCIS 或浸润性疾病)下降了 15.2%(标准差 1.6%,12.9%对 28.1%,$2P<0.00001$)。这项荟萃分析提示 DCIS 保乳术后行放射治疗使 IBTR 下降 50%，进一步为术后放射治疗提供了强有力的证据。来自随机试验的亚组分析显示放射治疗的绝对获益在肿瘤复发危险性增加的女性中更大，如手术切缘受侵（在回顾性病理复阅中鉴别出)、年轻女性以及有高分级或有粉刺样坏死特征的肿瘤[125,139,140,142,147]。然而,此项荟萃分析也证实,不论各个亚组的 IBTR 为多少，放射治疗后仍存在 50%的复发风险。其中亚组分析因素包括患者年龄、手术方式、是否应用他莫昔芬、疾病监测方式,切缘状态、肿瘤位置、组织学或核分级。术后放射治疗对对侧乳腺癌及远处转移发生率没有影响,且并未影响乳腺癌相关死亡风险。

患者年龄是 DCIS 保乳术后局部复发的重要预后因素[125,131-133]。相比于年老患者,在年轻患者中,DCIS 常有不良预后的病理特征,在乳腺内会扩散更远的距离[133]。在一些随访时间足够长的研究中,接受肿物切除术联合放射治疗的年轻患者,其局部复发率,特别是浸润性癌的局部复发率显著高于老年患者[133]。一些研究显示仔细注意切缘情况和切除更大范围的组织能够明显地减小这种差异[131,133]。目前没有证据显示年轻女性接受全乳腺切除术的长期无瘤生存率优于肿瘤切除术联合放射治疗。应用肿瘤切除术联合放射治疗成功治疗 DCIS 年轻患者，需要在患者评估、患者选择和手术技术方面予以特别关注。在这一切得到保证之后，患者就诊时的年龄就不应该是保乳手术的禁忌。

上述讨论的随机对照试验都是在 10 多年前设计并进行的。从那以后,影像学技术、手术技术及病理诊断水平一直在进步,提示目前的 DCIS 患者病灶更小、浸润性更低,更容易经手术彻底切除。因此,辅助放射治疗的价值可能低于既往研究时的价值。然而,需要注意的是,随机试验中的肿瘤特征局限于乳腺钼靶摄影发现的疾病。尽管乳腺,许多近期研究试图鉴别出并用单纯切除术(即未行全乳腺放射治疗)治疗高度选择的具有良好肿瘤特征的患者，报道 10 年局部复发率为 3%~25%[130,134]。其中一项研究[128]运用组织病理学特征,包括肿瘤大小、分级和切缘边界宽度,制订一个评分系统,根据手术后加或不加全乳腺放射治疗的局部复发风险将患者进行分组。每个变量得分为 1~3 分,总分定义为 Van Nuys 预后指数。尽管看似简单,这一设计[128]来自于一组患者的回顾性分析,中间存在许多方法学缺陷,尚未被独立确认[148]。

Wong 等[149]进行了一项前瞻性研究,试图鉴别出可以不必行全乳腺放射治疗的“低危”DCIS 病例。该研究入组了 158 例患者,病变多数为 1~2 级,乳腺 X 线片范围≤2.5cm,行扩大切除术,最终切缘≥1cm 或再切除无残留 DCIS。不允许使用他莫昔芬。中位年龄 51 岁。最近的数据的中位随访时间为 10 年[150],其报道的每年局部复发率为 2.1%。对于通常乳腺肿瘤复发者,

68%为DCIS复发,32%为浸润性癌复发。这组资料提供了一个前瞻性的证据,即尽管切缘>1cm,即使对于肿瘤较小的、1级或2级的DCIS患者,单纯切除术的局部复发率仍然相当高。

ECOG及NCCTG协作组共同进行了一项试验,评估了对保守性筛选的一部分DCIS患者仅进行广泛切除[151]。入组患者包括了肿块≤2.5cm的中低恶性DCIS,或肿块≤1cm的高度恶性DCIS。要求镜下切缘≥3mm,且术后钼靶图像上无残留钙化灶。绝大部分患者病变特征好于入组条件,中位病灶大小为6mm,绝大部分切缘>5mm。此外,在2000年以后,患者可选择应用他莫昔芬,可能能够影响复发率和(或)复发时间。在本项研究中,565例患者可评估,中位随访时间6.2年,中低风险组和高峰线组的5年同侧乳腺复发率为6.1%和15.3%。这是否意味着中低风险组患者能够免于放射治疗尚不确定,因为这些患者是同侧乳腺肿瘤复发较晚的。肿瘤放射治疗协作组(RTOG)进行了一项前瞻性随机研究以进一步评估低危DCIS是否需要放射治疗。切缘≥3mm的局部切除术后,根据年龄(<50岁与≥50岁)、肿瘤大小(≤1cm与>1~2.5cm)、切缘情况(再切除阴性与3~9mm与≥10mm)、分级和应用他莫昔芬治疗(取决于主治医师)将患者分层。分层后,对患者随机进行全乳腺放射治疗或观察。这项研究由于入组过慢提前关闭了,计划入组1800例,实际入组636例。可能存在有意义的结果,但目前尚未报道。NSABP和RTOG联合启动了一项Ⅲ期加速部分乳腺照射的研究,患者在肿物切除术后随机入组行标准的全乳腺照射或加速部分乳腺照射,以明确两组患者的乳腺内肿瘤控制率是否有可比性。因为DCIS患者的乳腺内失败模式提示,针对原发病变外放2cm的治疗可取得与全乳腺治疗相同的局部控制率,所以单纯DCIS或DCIS+LCIS的患者符合分层入组标准。

随访和复发的处理

乳腺X线片监测通常可发现DCIS患者的同侧肿瘤复发,但有1/4是根据乳腺和胸壁体格检查上的变化而检出[152,153]。所以首程治疗后6~12个月应安排基线乳腺X线片检查,之后至少每年一次。在没有区域复发的情况下,远地转移罕见。保乳手术联合放射治疗后的局部复发通常采用全乳腺切除术来治疗。既往未接受放射治疗的局部复发的选择性病例可能适合于局部切除术联合放射治疗。同侧肿瘤复发患者的临床预后取决于复发病变的性质。复发为DCIS的患者预后良好,挽救性全乳腺切除术后的再次复发危险不到1%。DCIS保乳术后复发为浸润性癌的患者,其预后与早期乳腺癌相似,8年远处转移危险为15%~20%[153]。

DCIS中他莫昔芬的作用

已有多项研究探索了他莫昔芬在DCIS中的作用,但结果仍存在争议。因此,其作用尚未明确定义。仍需要更多的研究来进一步探索芳香化酶抑制剂的作用[154,155],Her2靶向治疗目前正在NSABP B-43试验探索中。在这项前瞻性随机试验中,Her2阳性的DCIS患者接受乳腺肿瘤切除术后放射治疗,随机接受赫赛汀治疗或随访观察。NSABP B-24研究[132,141]对手术联合放射治疗和手术、放射治疗和他莫昔芬治疗进行了比较。接受他莫昔芬治疗患者的乳腺癌发病率(浸润性或非浸润性同侧或对侧乳腺癌)低于未接受他莫昔芬治疗的患者。经过163个月的中位随访时间,加用他莫昔芬转化成为浸润性IBTR明显下降32%(分别为9.0%和6.6%,P=0.025),DCIS IBTR略下降16%(分别为7.6%和6.7%,P=0.33),对侧乳腺癌发生率下降32%(分别为8.1%和4.9%,P=0.023);但未发现有生存获益(表55.3)。切缘阳性与乳腺复发显著相关。对切缘阳性的病例,他莫昔芬使15年累计浸润性同侧乳腺复发危险从17.4%降至11.5%。对于切缘阴性的病例,他莫昔芬未能够改善乳腺内疾病控制,浸润性同侧乳腺复发危险分别为7.4%和7.5%。

与NSABP B-24研究结果不同,UKCCCR研究发现当联合全乳腺放射治疗时,他莫昔芬对降低局部复发率无效(表55.3)。当单纯肿瘤切除术后未行放射治疗而单用他莫昔芬时,他莫昔芬对浸润癌复发率无影响,但确实显著降低了DCIS复发的危险(10.4%对

表55.3 用或不用他莫昔芬:导管原位癌(DCIS)的随机临床试验

研究组	病例数	随访时间	局部复发率(累积%) DCIS+浸润性癌 −Tam	+Tam	P值
NSABP B-24	1798	中位13.6年	16.6	13.2	-
UK/ANZ					
未行放射治疗组	1053	中位12.7年	17.0	13.2	0.04
放射治疗组	523		2.6	2.4	0.8

DCIS,导管原位癌;Tam,他莫昔芬;NSABP,美国乳腺与肠道外科辅助治疗研究组;UK/ANZ,UK/ANZ,英国,澳大利亚和新西兰。

7.4%,P=0.04)[144,145]。因此,对于未行全乳腺放射治疗的 DCIS 患者,他莫昔芬的作用有待进一步研究。

因为 DCIS 是浸润性乳腺癌的前期病变，与浸润性癌具有许多共同的生物学特征。DCIS 也越来越多地被视为预防措施的目标。根据年龄、家族史、乳腺良性病变史确定的有乳腺癌高危因素的女性人群,一些最大的预防原发乳腺癌的研究显示,他莫昔芬可使 DCIS 风险降低 50%~70%[39,156]。

DCIS的治疗决策

DCIS 的治疗需要放射科医师、外科医师、病理科医师和肿瘤科医师的多学科合作。首先评估以明确患者是否适合保乳手术。具有多中心 DCIS 病变的女性,即在乳腺的不同象限有两个或两个以上的肿瘤,以及有广泛性或弥漫性 DCIS 或弥漫性全乳腺的可疑微小钙化的女性，使用保乳手术无法达到切缘阴性或无法获得可接受的美容效果，是行全乳腺切除术的适应证。一些女性为了降低同侧乳腺复发的概率或因为其他原因,宁愿选择全乳腺切除术也不选择保乳手术。

明确认为适合保乳术的患者需要完整切除肿瘤累及的区域。乳腺内 DCIS 的范围和现有的切缘决定了再次手术切除时发现残存病变的可能性。接近 50% 的切缘<1mm 的患者,再次手术切除时有残存 DCIS[37]。然而,治疗 DCIS 的最佳切缘宽度尚不明确。但至少切缘应该没有肿瘤。

因为 DCIS 的腋窝淋巴结转移率非常低，故不建议常规行腋窝淋巴结清扫术或前哨淋巴结取样[157]。3%~13%的 DCIS 患者在前哨腋窝淋巴结内有单个肿瘤细胞,DICS 伴微小浸润性患者的比率略高[158]。尚不清楚这些肿瘤细胞是否有预后价值。临床经验提示,这些患者的预后比按照这一淋巴结转移率预计的要好,多数情况代表了远处转移潜能不明的微小转移。但是,前哨淋巴结取样可以用于一些选择性的有高危隐匿性浸润癌的患者(有广泛的、高分级的 DCIS 或有可触及的肿物的患者) 和接受全乳腺切除术的患者,因为如果发现浸润性肿瘤,在全乳腺切除术之后不能进行前哨淋巴结取样[159]。

保乳手术后,放射治疗用切线野,对全乳腺给予常规剂量 45~50Gy，每天 1 次，每次 180~200cGy。虽然 DCIS 瘤床补量是否有益尚不清楚,但在从浸润性乳腺癌治疗资料外推的基础上[160],全乳照射后可考虑瘤床局部补量照射,特别对于手术切缘近的女性。DCIS 全乳腺切除术后不需放射治疗,也不必行淋巴结照射。

目前还不可能前瞻性地区分出哪些患者危险足够低,放射治疗在预防复发上可能无临床益处。在与患者讨论了各种治疗选择后,患者可以选择不做放射治疗,但患者必须理解并接受这一选择可能导致复发风险增高。

总之,尽管我们的临床知识基础有了相当大的进展,但是“DCIS 何时应该使用放射治疗”这一问题的答案仍然很复杂,具有很大的争议。必须强调两个基本的考虑:

1.DCIS 保乳治疗的主要目的是获得尽可能好的美容效果。通过毁形、大范围的乳腺切除而获得广泛的手术切缘的尝试意味着美容的失败和保乳治疗目的的失败。

2.乳腺照射降低了治疗侧乳腺浸润性癌和非浸润性癌的复发风险，从而降低了最终美容失败的风险——全乳腺切除术。

根据 DCIS 保乳治疗的前瞻性随机研究，无论预后危险因素如何,放射治疗降低了所有患者组的乳腺肿瘤复发率。但是,这并不意味着,所有 DCIS 患者都必须做放射治疗。应告知所有患者各种治疗选择的相对利弊平衡。根据前瞻性临床研究的Ⅰ级证据,可以对做或不做放射治疗时在后续 10 年期间乳腺肿瘤的复发风险进行合理的评估。帮助选择治疗方案的分层次决策图表见表 55.4。

表 55.4 导管原位癌(DCIS)的治疗图表

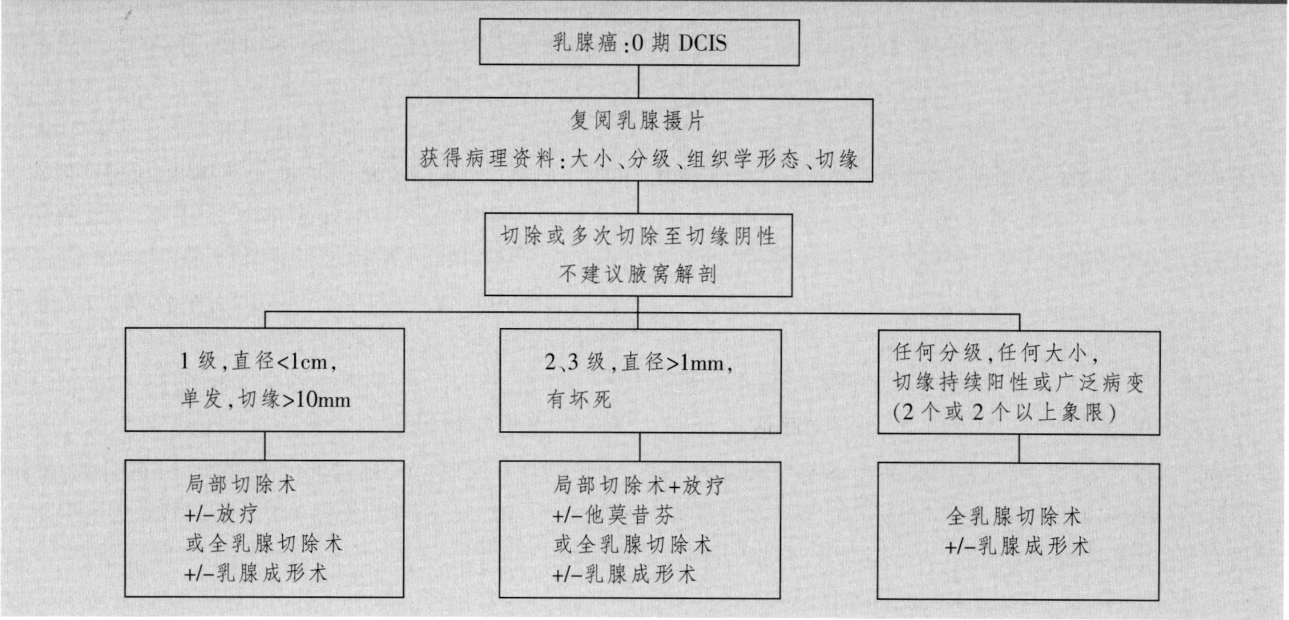

(刘静 译 刘希军 校)

部分参考文献

本章全部参考文献请登录网站:http://www.tsttpc.com/download_list.html

6. Ohtake T, Abe R, Kimijima I, et al. Intraductal extension of primary invasive breast carcinoma treated by breast—conservation surgery. *Cancer* 1995;76:32–45.
7. Sanders ME, Schuyler PA, Dupont WD, et al. The natural history of low-grade ductal carcinoma in situ of the breast in women treated by biopsy only revealed over 30 years of long-term follow-up. *Cancer* 2005;103:2481–2484.
8. Acs G, Lawton TJ, Rebbeck TR, et al. Differential expression of E-cadherin in lobular and ductal neoplasms of the breast and its biologic and diagnostic implications. *Am J Clin Pathol* 2001;115:85–98.
12. Vos CB, Cleton-Jansen AM, Verx G, et al. E-cadherin inactivation in lobular carcinoma in situ of the breast: an early event in tumorigenesis. *Br J Cancer* 1997;76:1131–1133.
25. Chuba PJ, Hamre MR, Yap J, et al. Bilateral risk for subsequent breast cancer after lobular carcinoma-in-situ: analysis of surveillance, epidemiology, and end results data. *J Clin Oncol* 2005;23:5534–5541.
27. Ben-David MA, Kleer CG, Paramagul C, et al. Is lobular carcinoma in situ as a component of breast carcinoma a risk factor for local failure after breast-conserving therapy? *Cancer* 2006;106:28–34.
28. Fisher ER, Land SR, Fisher B, et al. Pathologic findings from the National Surgical Adjuvant Breast and Bowel Project—twelve-year observations concerning lobular carcinoma in situ. *Cancer* 2004;100:238–244.
29. Friedlander LC, Roth SO, Gavenonis SC. Results of MR imaging screening for breast cancer in high-risk patients with lobular carcinoma in situ. *Radiology* 2011;261(2):421–427.
30. Port ER, Park A, Borgen PI, et al. Results of MRI screening for breast cancer in high risk patients with LCIS and atypical hyperplasia *Ann Surg Oncol* 2007;14:1051–1057.
32. Abner AL, Connolly JL, Recht A, et al. The relationship between the presence and extent of lobular carcinoma in situ and the risk of local recurrence for patients with infiltrating carcinoma of the breast treated with conservative surgery and radiation therapy. *Cancer* 2000;88:1072–1077.
33. Moran M, Haffty B. Lobular carcinoma in situ as a component of breast cancer: the long-term outcome in patients treated with breast-conservation therapy. *Int J Radiat Oncol Biol Phys* 1998;40:353–358.
34. Sasson AR, Fowble B, Hanlon AL, et al. Lobular carcinoma in situ increases the risk of local recurrence in selected patients with stages I and II breast carcinoma treated with conservative surgery and radiation. *Cancer* 2001;91:1862–1869.
35. Jolly S, Kestin LL, Goldstein NS, et al. The impact of lobular carcinoma in situ in association with invasive breast cancer on the rate of local recurrence in patients with early-stage breast cancer treated with breast-conserving therapy *Int J Radiat Oncol Biol Phys* 2006;66:365–371.
36. Ciocca RM, Li T, Freedman GM, et al. Presence of lobular carcinoma in situ does not increase local recurrence in patients treated with breast-conserving therapy. *Ann Surg Oncol* 2008;15:2263–2271.
37. Neuschatz AC, DiPetrillo T, Steinhoff M, et al. The value of breast lumpectomy margin assessment as a predictor of residual tumor burden in ductal carcinoma in situ of the breast. *Cancer* 2002;94:1917–1924.
39. Fisher B, Costantino J, Wickerham DL, et al. Tamoxifen for prevention of breast cancer: report of the National Surgical Adjuvant Breast and Bowel Project P-1 study. *J Natl Cancer Inst* 1998;90:1371–1388.
40. Vogel VG, Costantino JP, Wickerham DL, et al. National Surgical Adjuvant Breast and Bowel Project update: prevention trials and endocrine therapy of ductal carcinoma in situ. *Clin Cancer Res* 2003;9:495S–501S.
55. Kawase K, DiMaio DJ, Tucker SL, et al. Pagets disease of the breast: there is a role for breast conserving therapy *Ann Surg Oncol* 2005;12:1–7.
59. Fischer B, Anderson S, Bryant J, et al. Twenty-year follow-up of a randomized trial comparing total mastectomy, lumpectomy, and lumpectomy plus irradiation for the treatment of invasive breast cancer. *N Engl J Med* 2002;347:1233–1241.
61. Polgar C, Orosz Z, Kovacs T, et al. Breast-conserving therapy for Paget disease of the nipple. *Cancer* 2002;94:1904–1905.
64. Bijker N, Rutgers EJT, Duchateau L, et al. Breast-conserving therapy for Paget disease of the nipple. *Cancer* 2001;91:472–477.
65. Marshall JK, Griffith KA, Haffty BG, et al. Conservative management of Paget disease of the breast with radiotherapy. *Cancer* 2003;97:2142–2149.
66. Pierce LJ, Haffty BG, Solin LJ, et al. The conservative management of Paget's disease of the breast with radiotherapy. *Cancer* 1997;80:1065–1072.
68. Consensus conference on the classification of ductal carcinoma in situ. *Cancer* 1997;80:1798–1802.
71. Silverstein MJ. Current management of noninvasive (in situ) breast cancer. *Adv Surg* 2000;34:17–41.
76. American Cancer Society. *Cancer facts and figures.* Atlanta, GA: American Cancer Society, 2011.
77. Ernster VL, Ballard-Barbash R, Barlow WE, et al. Detection of ductal carcinoma in situ in women undergoing screening mammography. *J Natl Cancer Inst* 2002;94:1546–1554.
79. D'Orsi CJ. Imaging for the diagnosis and management of ductal carcinoma in situ. *J Natl Cancer Inst Mongr* 2010;2010(4):214–217.
84. Ohtake T, Kimijima I, Fukushima T, et al. Computer-assisted complete three-dimensional reconstruction of the mammary ductal/lobular systems. *Cancer* 2001;91:2263–2272.
86. Lehman CD. Magnetic resonance imaging in the evaluation of ductal carcinoma in situ. *J Natl Cancer Inst Monogr* 2010;(4):214–217.
87. Berg WA, Gutierrez L, Nessairer MS, et al. Diagnositic accuracy of mammography, US, and MR imaging in preoperative assessment of breast cancer. *Radiology* 2004;133:830–849.
91. Lagios MD. Ductal carcinoma in situ: controversies in diagnosis, biology, and treatment. *Breast J* 1995;1:68–78.
94. Faverly DRG, Burgers L, Bult P, et al. Three dimensional imaging of mammary ductal carcinoma in situ; clinical implications. *Semin Diagn Pathol* 1994;11:193–198.
98. Allred DC. Ductal carcinoma in situ: terminology, classification and natural history. *J Natl Cancer Inst Monogr* 2010;2010(41):134–138.
99. Hannemann J, Velds A, Halfwerk JB, et al Classification of ductal carcinoma in situ by gene expression profiling. *Breast Cancer Res* 2006;8(5):R61.
100. Kuerer HM, Albarracin CT, Yang WT, et al. Ductal carcinoma in situ: state of the science and roadmap to advance the field. *J Clin Oncol* 2009;27:279–288.
103. Allred DC, Wu Y, Mao S, et al. Ductal carcinoma in situ and the emergence of diversity during breast cancer evolution. *Clin Cancer Res* 2008;14:370–378.

124. Claus EB, Petruzella S, Matloff E, et al. Prevalence of BRCA1 and BRCA2 mutations in women diagnosed with ductal carcinoma in situ. *JAMA* 2005;293:553–554.
125. Bijker N, Peterse JL, Duchateau L, et al. Risk factors for recurrence and metastasis after breast-conserving therapy for ductal carcinoma-in-situ: analysis of European Organization for Research and Treatment of Cancer Trial 10853. *J Clin Oncol* 2001;19:2263–2271.
131. Solin LJ, Fourquet A, Vicini FA, et al. Long-term outcome after breast-conservation treatment with radiation for mammographically detected ductal carcinoma in situ of the breast. *Cancer* 2005;103:1137–1146.
133. Vicini FA, Recht A. Age at diagnosis and outcome for women with ductal carcinoma-in-situ of the breast: a critical review of the literature. *J Clin Oncol* 2002;20:2736–2744.
137. Carlson G, Page A, Johnson E, et al. Local recurrence of ductal carcinoma in situ after skin-sparing mastectomy. *J Am Col Surg* 2007;204:1074–1078.
138. Chan LW, Rabban JR, Hwang ES, et al. Is radiation indicated in patients with ductal carcinoma in situ and close or positive mastectomy margins. *Int J Rad Onc Biol Phys* 2011;80:25–30.
139. Fisher B, Dignam J, Wolmark N, et al. Lumpectomy and radiation therapy for the treatment of intraductal breast cancer: findings from National Surgical Adjuvant Breast and Bowel Project B-17. *J Clin Oncol* 1998;16:441–452.
140. Fisher B, Land S, Mamounas E, et al. Prevention of invasive breast cancer in women with ductal carcinoma in situ: an update of the National Surgical Adjuvant Breast and Bowel Project experience. *Semin Oncol* 2001;28:400–418.
141. Wapnir IL, Dignam JJ, Fisher B, et al Long-term outcomes of invasive ipsilateral breast tumor recurrences after lumpectomy in NSABP B-17 and B-24 randomized clinical trials for DCIS. *J Natl Cancer Inst* 2011;103:478–488.
142. Bijker N, Meijnen PH, Bogaerts J, et al. Radiotherapy in breast-conserving treatment for ductal carcinoma in situ (DCIS): ten-year results of European organization for research and treatment of cancer (EORTC) randomized trial 10853. *J Clin Oncol* 2006;24:3381–3387.
143. Julien JP, Bijker N, Fentiman IS, et al. Radiotherapy in breast-conserving treatment for ductal carcinoma in situ: first results of the EORTC randomised phase III trial 10853. EORTC Breast Cancer Cooperative Group and EORTC Radiotherapy Group. *Lancet* 2000;355:528–533.
144. Cusck J, Sestak I, Pinder SE, et al. Effect of tamoxifen and radiotherapy in women with locally excised ductal carcinoma in situ: long-term resulrs from the UK/ANZ DCIS trial *Lancet Oncol* 2011;12:21–29.
145. Houghton J, George WD, Cuzick J, et al. Radiotherapy and tamoxifen in women with completely excised ductal carcinoma in situ of the breast in the UK, Australia, and New Zealand: randomized controlled trial. *Lancet* 2003;362: 95–102.
146. Holmberg L, Garmo H, Granstrand B, et al. Absolute risk reductions for local recurrence after postoperative radiotherapy after sector resection for ductal carcinoma in situ of the breast *J Clin Oncol* 2008;26:1247–1252.
147. Early Breast Cancer Trialists' Collaborative Group, Correa C, McGale P, Taylor C, et al. Overview of the randomized trials of radiotherapy in dictal carcinoma in situ of the breast. *J Natl Cancer Inst Mongr* 2010;(41):162–167.
149. Wong JS, Kaelin CM, Troyan SL, et al. Prospective study of wide excision alone for ductal carcinoma in situ of the breast. *J Clin Oncol* 2006;24: 1031–1036.
150. Wong JS, Smith BL, Troyan SL, et al. Eight-year update of a prospective study of wide excision alone for ductal carcinoma in situ of the breast. *Int J Radiat Oncol Biol Phys* 2011;81:S31.
151. Hughes LL, Wang M, Page DL, et al. Local excision alone without irradiation for ductal carcinoma in situ of the breast: a trial of the Eastern Cooperative Oncology Group. *J Clin Oncol* 2009;27:5319–5324.
154. U.S. National Institutes of Health. Anastrozole or tamoxifen in treating postmenopausal women with ductal carcinoma in situ who are undergoing lumpectomy and radiation therapy. *ClinicalTrials.gov.* Available at: http://clinicaltrials.gov/ct2/show/NCT00053898?term = NCT00053898&rank=1. Accessed October 11, 2011.
155. U.S. National Institutes of Health. Adjuvant tomoxifen compared with anastrozole in treating postmenopausal women with ductal carcinoma in situ (IBIS-II DCIS). *ClinicalTrials.gov.* Available at: http://clinicaltrials.gov/ct2/show/NCT00072462?term = IBIS+II&rank = 2. Accessed October 11, 2011.
156. Cuzick J, Forbes J, Edwards R, et al. First results from the International Breast Cancer Intervention Study (IBIS-I): a randomised prevention trial. *Lancet* 2002; 360:817–824.

第 56 章 早期乳腺癌

Sharad Goyal, Thomas A. Buchholz, Bruce G. Haffty

放射治疗在乳腺癌治疗中占有非常重要的地位。在日常的放射治疗实践中，乳腺癌约占总病例数的25%。本章将概述乳腺癌的基本概念,重点探讨早期浸润性乳腺癌的治疗。早期乳腺癌行肿瘤切除术后是否行放射治疗是本章的一个重点。乳腺切除术后放射治疗、晚期扩散以及局部复发者将在后面有关晚期乳腺癌的章节中探讨。导管内原位癌和小叶原位癌的治疗在前面的相关章节已讨论过。

局部解剖

女性的乳腺位于胸前壁胸大肌前侧[1],内达正中线,外至腋中线,胸廓前第 2~6 肋间水平。外上 1/4 伸向腋窝下区的腺体组织称为 Spence 腋尾区。这种解剖特点使乳腺外上象限与其他象限相比有更多的乳腺组织,因此相当大比例的乳腺癌发生于这一解剖区域。

乳腺由乳腺、脂肪组织、神经、血管和淋巴管构成[2](图 56.1)。乳腺表面的皮肤与深层的 Cooper 韧带相连。Cooper 韧带是位于浅筋膜(与皮肤相连)与深筋膜(覆盖在胸大肌和胸壁其他肌肉的表面)之间的纤维间隔。肿瘤如果侵犯这些支持性结构可能引起皮肤凹陷。胸壁主要包括肋骨、肋间肌和前锯肌,但不包括胸肌。

乳腺实质由乳腺小叶和乳腺导管构成,小叶的功能是分泌乳汁,导管将乳汁运送至乳头。外周导管汇合为输乳管,输乳管与乳头-乳晕复合体相通。大多数乳腺癌发生于导管系统与小叶的交界处,这个区域被称为乳腺小叶终末导管。

乳腺实质中混杂结缔组织,其中含有丰富的血管和淋巴管。乳腺淋巴管起始于小叶间和小叶前区,沿导管走行,终止于皮肤的乳晕下淋巴管网。乳腺的淋巴液主要引流至腋窝淋巴结。根据与胸小肌的位置关系,腋窝淋巴结通常分为三级(图 56.2)。一级淋巴结位于胸小肌的尾侧及外侧,二级淋巴结位于胸小肌的下方,三级淋巴结(也称锁骨下区淋巴结)位于其颅侧及内侧。标准的腋窝淋巴结清扫术切除一、二级淋巴结及其相应组织。一、二级淋巴结无病变,而直接转移至第三级淋巴结的情况很少见。乳腺癌淋巴结转移多先转移至腋窝淋巴结，继而转移至锁骨下淋巴结,然后至锁骨上淋巴结。

淋巴液也可直接引流入内乳淋巴结链。内乳淋巴结链是位于胸骨旁区的胸廓内结构，在 CT 上这些淋巴结难以发现,但其解剖部位可以通过内乳动静脉来确定。内乳动静脉通常位于体正中线外侧 3~4cm,可通过 CT 观察(图 56.3)。如果乳腺癌转移至内乳淋巴结链,大多数情况下病变局限于第 1~3 肋间隙的淋巴结。无论乳腺内病灶的位置如何,腋窝淋巴结是淋巴转移最常见的区域。但是,与发生于外侧象限及上象限的乳腺癌相比,发生于乳腺内侧、中心和下部的乳腺癌更易转移至内乳淋巴结链(除腋窝淋巴结之外)。

淋巴系闪烁造影术目前已用于前哨淋巴结造影。其方法是向癌周区注射 ^{99}Tc 放射性核素,然后进行闪烁扫描。这项技术有助于描述乳腺癌淋巴转移的最初方式。图 56.4 总结了腋窝淋巴结及内乳淋巴结转移的分布情况[3]。即使病灶位于内侧象限,腋窝淋巴结的转移依然比内乳淋巴结的转移更常见。但是,50%以上的内下象限乳腺癌患者出现内乳淋巴结转移。

流行病学

乳腺癌是女性最常见的癌症,据估计,2012 年美国女性中有 229 060 例新发浸润性乳腺癌患者和 63 300 例新发乳腺原位癌患者[4]。20 世纪 80 年代,乳

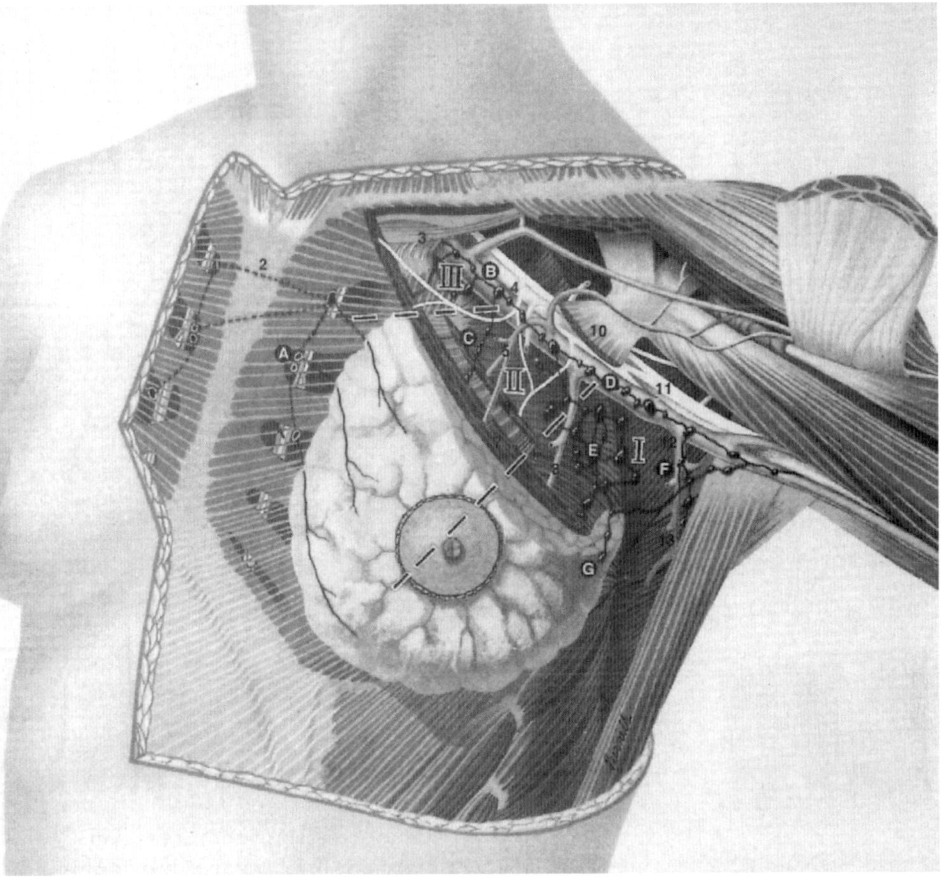

图 56.1　乳腺的解剖及淋巴引流。(From Osborne MP. Breast development and anatomy. In：Harris JR，Hellman S，Henderson IC，et al.，eds. *Breast diseases*. Philadelphia：J.B. Lippincott，1987；1-14，with permission.)

腺癌的发病率增长迅速，其主要原因是筛检性乳腺摄影应用越来越多。据估计，2012 年有 39 920 例乳腺癌患者死亡。女性癌症死因中，乳腺癌仅次于肺癌居于第二位。与大量女性乳腺癌患者相比，2012 年预计有 2190 例男性乳腺癌患者被确诊，其中约 410 例死亡。早期检查、对疾病认识的增强以及治疗手段的提高，使得 1990—2007 年乳腺癌的死亡率每年降低约 2.3%。(乳腺癌死亡率的降低情况在图 56.5 中进行了说明)。

乳腺癌的发病率存在着很大的地理和种族差异。种族和原始国籍作为乳腺癌风险的预测因素具有较高价值，在世界范围内，其差异达 10 倍[5]。与其他公认的危险因素如初潮和绝经年龄、初次生育年龄以及家族史相比，地理和种族差异是相当显著的。这很可能是基因、环境和社会经济等多种因素相互作用造成的，导致人群间按年龄校正的发病率差异较大。

美籍日裔女性乳腺癌发病率日益增长，充分说明环境因素和生活方式的潜在作用。人们普遍认为，乳腺癌发病率相对低的亚洲人移民到美国后，随着适应西方生活方式，乳腺癌的发病率逐渐上升[6]。在日本，1960—1990 年乳腺癌的发病率增长 1 倍以上。这可能是生活方式西化的结果，包括生育减少、晚婚、肥胖比例增加，可能还有饮食方面的影响[7]。

在美国，白人女性乳腺癌的发病率要高于其他任何种族。据美国国立癌症研究所 SEER 规划报道的最新数据：每 10 万白人女性的发病率为 141，非裔女性为 122，亚太裔为 97，拉美裔为 90，北美土著居民(或阿拉斯加土著居民)为 58[8]。

尽管非裔女性的发病率较低，但发病年龄较早，确诊时处于晚期的可能性更大。有几项研究曾报道，非裔女性乳腺癌的发病年龄比白人女性约早 10 年。此外，还有研究指出，按分期校正后，非裔女性的乳腺癌更具侵袭性，总体预后也较差[9,10]。

危险因素

表 56.1 总结了与乳腺癌发生发展有关的主要危

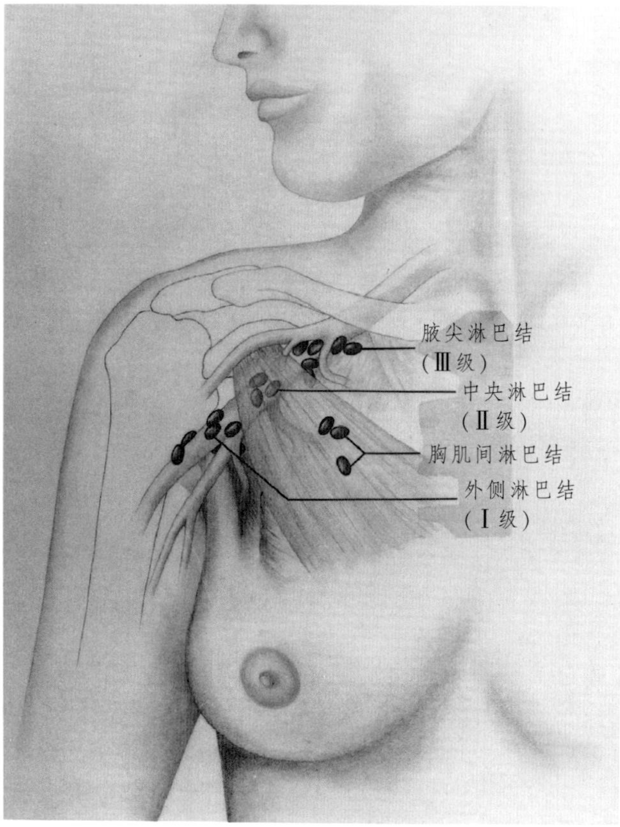

图56.2 腋窝三级淋巴结的位置。(Redrawn from Morrow M. Axillary node dissection: what role in managing BCa? *Contemp Oncol* 1994;8(4):16–27, copyright Medical Economics. Adapted from an illustration by John Daughterty, copyright 1994.)

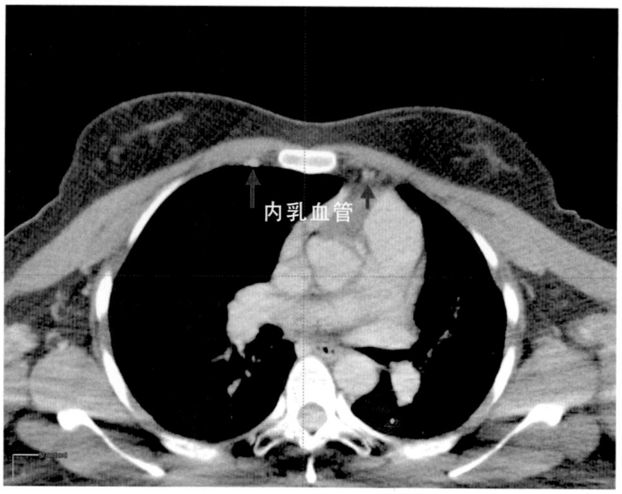

图56.3 用于治疗计划的胸部CT显示了内乳血管的位置,内乳血管通常位于正中线旁3~4cm,距体表约3cm。内乳淋巴结紧邻内乳血管。最重要的淋巴结位于前三肋间隙。

险因素。除了性别以外,年龄的增长是最稳定、最显著的危险因素,大部分人群都表现为随着年龄的增长,发病率升高。其他的危险因素包括乳腺癌的个人史和家族史、未育和晚育、初潮早和绝经晚、既往乳腺活检显示乳腺增生或非典型性增生、高乳腺组织密度、年轻时辐射暴露、饮酒以及绝经后激素替代治疗。前面所讨论的种族和原始国籍的差异,部分可被已确定的危险因素的差异所解释,例如初潮年龄、产次和初次生育年龄。然而,这些因素仅能一定程度上解释原始国籍方面的差异,这表明,基因、环境、饮食等潜在因素,可能导致世界范围内乳腺癌发病率的不同[11]。许多研究已表明,哺乳、运动、保持正常体质量等因素可降低罹患乳腺癌的风险[11]。

年龄

乳腺癌的发病风险在绝经期前呈指数增长,绝经期其增长速度明显减慢。80岁后,乳腺癌的发病率开始缓慢降低。女性35~39岁时乳腺癌的发病风险每年增长约0.07%,75~79岁时将升高至每年增长0.44%。尽管这些百分率可能看起来很低,但它们仅代表1个特定年份的风险,而终生危险是每年的风险之和。因为年轻女性比老年女性剩余寿命更长,因而年轻女性有更大的终生危险。只有0.43%的女性在40岁以前罹

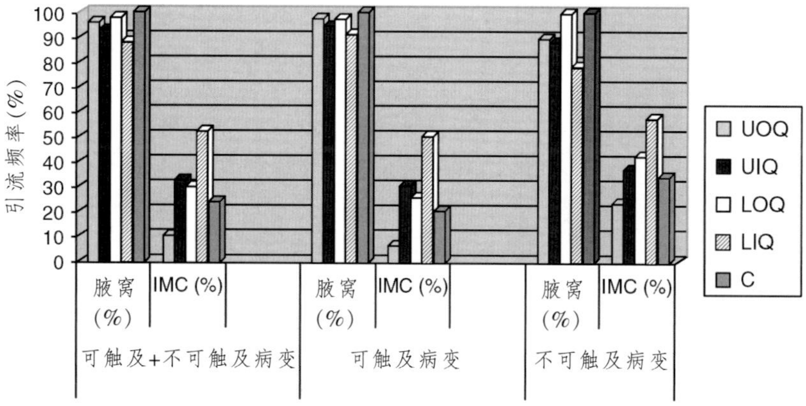

图56.4 乳腺的淋巴引流分布,根据乳腺内的位置引流至腋窝淋巴结和内乳淋巴结链。(Data from Study of 700 patients undergoing sentinel lymph node mapping by Estourgie SH, Nieweg OE, Olmos RA, et al. Lymphatic drainage patterns from the breast. *Ann Surg* 2004;239(2):232–237.)

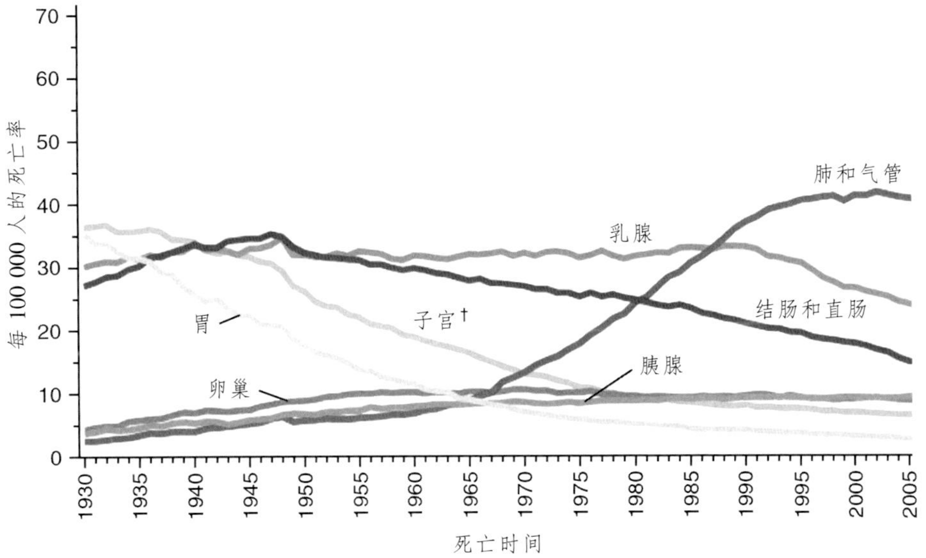

图56.5　美国女性按年龄校正的癌症死亡率。统计显示近来乳腺癌的死亡率下降,其原因是筛查出的早期患者增加和治疗手段的提高。(From Jemal A, Siegel R, Xu J, et al. Cancer statistics, 2010. *CA Cancer J Clin* 2010;60:277－300, with permission.)

表 56.1　女性乳腺癌危险因素

危险因素	风险组	对照组
确认的危险因素		
老龄	>50 岁	<50 岁
居住国家	北美或北欧	亚洲或非洲
种系突变	携带 BRCA1 或 BRCA2 突变基因	未携带 BRCA1 或 BRCA2 突变基因
乳腺癌个人史	有浸润性乳腺癌病史	没有浸润性乳腺癌病史
胸部高剂量放射暴露	有胸部高剂量放射暴露	没有放射暴露
活检示非典型增生	有非典型增生	没有增生
细胞学检查(细针穿刺;乳头吸取液)	发现异型性增生	未发现异常
乳腺癌家族史	一位以上的近亲患有乳腺癌	没有患乳腺癌的近亲
初潮早	初潮在 12 岁前	初潮在 14 岁后
绝经晚	55 岁后绝经	55 岁前绝经
初次生育年龄较大	30 岁以后初次生育	20 岁以前初次生育
未生育	未生育	1 名或 1 名以上子女
绝经后激素治疗	使用绝经后激素治疗	未用绝经后激素治疗
绝经后肥胖	绝经后肥胖	无绝经后肥胖
其他报道过的危险因素		
使用避孕药	当前使用	无
身高	高于 175cm	矮于 175cm
经常饮酒	经常饮用酒精类饮料	不饮用酒精类饮料
哺乳	无	超过 1 年
停经后 BMI	高 BMI	低 BMI
犹太人后裔	是	否
可能的危险		
乳腺 X 线图像高密度	高密度乳腺 X 线图像	低密度乳腺 X 线图像
社会经济地位高	有高的社会经济地位	社会经济地位低
体育活动	较少	每周>3h
饮食因素	高脂肪,低纤维饮食	低脂肪,高纤维饮食

患乳腺癌；4%在40~59岁罹患乳腺癌；6.88%在60~79岁罹患乳腺癌[8]。

生育/产次/哺乳

目前已确定，在较年轻时生育可有效降低罹患乳腺癌风险。MacMahon等[5,12]在世界范围内开展的一项病例对照研究中，证明乳腺癌的相对危险度与初产年龄近似线性相关，20~25岁初产者比未产妇患乳腺癌的相对危险度约低50%。有趣的是，对于那些初产年龄超过35岁的女性，其患乳腺癌的风险要高于未产妇。资料显示，哺乳也是乳腺癌的保护因素，但不如初产年龄显著。牛津大学协作组分析了47例评价哺乳与乳腺癌风险的研究，发现每哺乳12个月乳腺癌的相对危险度降低4.3%[13]。

卵巢功能

很久以前我们便认识到卵巢功能与乳腺癌的发病风险相关，月经史长（初潮早、绝经晚）对乳腺癌的发生起到很明显的作用。在试验模型和观察性研究中，卵巢切除可降低罹患乳腺癌的风险[5]。与自然绝经的女性相比，通过手术人工绝经的女性罹患乳腺癌的风险明显降低。与45~54岁绝经的女性相比（相对危险度为1），45岁前绝经的女性罹患乳腺癌的相对危险度为0.73，>55岁绝经的女性为1.48。关于月经初潮早的数据及其与患乳腺癌的风险的关系也已确定[5]。

外源性激素

乳腺癌的发病风险与激素治疗是否相关仍存争议。一项涉及150 000位女性的51项流行病学研究的荟萃分析显示，对于目前或近期应用激素替代治疗者，其乳腺癌发病的相对危险度上升至1.35[14]。作者报道，每用1年的激素替代治疗，乳腺癌的发病相对危险度便上升2.3%。一项关于绝经后激素治疗的随机研究表明，雌激素和孕激素使乳腺癌、冠心病、脑卒中和肺栓塞的风险升高24%。这项对46 000例女性的研究显示，与未应用激素治疗的女性相比，联合应用雌激素和孕激素使乳腺癌发病的相对危险度升高8%，而单独应用雌激素者仅升高1%[15]。此项研究发表后，2002年女性健康倡议结果发表后激素替代治疗减少，使得2002—2003年乳腺癌的发病率明显下降了7%。自此以后，乳腺癌发病率基本稳定[4]。其他研究也已证明长期应用激素替代治疗会增加乳腺癌的发病风险[16]。但是，短期的激素替代，特别是对有严重更年期症状的女性，与乳腺癌的风险并无一致性关联。对于子宫切除的女性，单一的雌激素替代治疗对增加乳腺癌的发病风险的作用最小。对于子宫未切除又需激素替代治疗者，雌激素和孕激素联合治疗仍是激素替代治疗的标准方案[16]。

口服避孕药是否使乳腺癌的发病风险上升这一观点目前尚存在争议。有证据显示，在首次怀孕前口服避孕药超过4年可增加乳腺癌的发病风险。但目前尚无其他研究证明口服避孕药，尤其是长期服用（>15年）能使乳腺癌的发病风险增加[17,18]。

家族史

已确定家族史与乳腺癌发病风险的增高有密切关系。二级亲属中（姨妈、祖母）有罹患乳腺癌的女性，其发病风险约为1.5，一级亲属（母亲、姐妹）有该病史者，风险为1.7~2.5[19]。一定程度上，这种情况可解释为：对某种遗传条件的继承使个体对乳腺癌具有易感性（例如，BRCA1和BRCA2的变异）；相同的生活方式；继承了影响危险因素的基因，例如体型和初潮年龄。20%~25%被诊断为乳腺癌的女性有乳腺癌的阳性家族史，约10%的患病女性家族中，乳腺癌的遗传方式表现为常染色体显性遗传[20]。家族史所带来的实际风险取决于患病亲属数目和她们的确诊年龄（一级亲属绝经前患乳腺癌的风险比绝经后者更大）。有1位一级亲属患乳腺癌的女性，发生乳腺癌的相对危险度是无该病家族史的女性的2~3倍。有2位或以上一级亲属被确诊为乳腺癌的女性，有更大的患病风险，是无该病家族史者的4~6倍[19]。

有明显家族史的女性，特别是那些有多位一级、二级亲属在绝经前被诊断为乳腺癌者，有携带乳腺癌易感性基因的变异体BRCA1或BRCA2的危险。尽管这些变异的基因仅出现在小于1%的人群中，在所有乳腺癌患者中也仅占5%~10%，但携带这些基因的女性，其一生中发生乳腺癌的风险高达70%~80%[20]。对有可能携带有这些变异基因的女性应考虑进行基因咨询和（或）基因测定。最近，美国国立综合癌症网络（NCCN）出版了基因测定准则[21,22]。在检测前和检测后的咨询中，NCCN建议以下情况应进行基因检测：

1.有BRCA1或BRCA2突变家族史。

2.有乳腺癌病史加以下任意一项：

诊断时年龄不足45岁；

诊断时年龄不足50岁，1位或多位近亲亲属不足50岁时患乳腺癌；

2 次原发性乳腺癌，且第 1 次发生在 50 岁之前；

诊断年龄不限，2 位或以上近亲亲属患有乳腺癌和(或)卵巢上皮、输卵管、原发性腹膜癌；

男性近亲亲属患有乳腺癌；

属于高突变率的种族(如德系犹太人)。

3.有卵巢上皮、输卵管、原发性腹膜癌病史。

4.有男性乳腺癌病史。

乳腺癌个人史和乳腺活检良性病史

曾有乳腺癌病史的女性继发对侧乳腺癌的风险较高[1]。长期的随访研究显示，对侧乳腺发生乳腺癌的风险为 10%~15%，这个数字受病例数和随访时间长短的影响[23]。接受浸润性乳腺癌或导管内原位癌治疗的患者，对侧乳腺癌发病风险并未增高。最近有一项关于导管内原位癌的分析，其患者来自康涅狄格州肿瘤登记处。研究显示，与未患乳腺癌的女性相比，这些患者发生对侧乳腺癌的相对危险度为 3.35[24]。放射治疗史与对侧乳腺癌发生风险的关系，后面将详细探讨。

虽然曾报道有乳腺纤维囊性变病史的女性患乳腺癌的风险增高，但近来有证据显示，风险增高大多是由于少数女性的活检显示非典型增生。乳腺癌检测计划涉及 29 个中心的 280 000 例女性，结果证明发生非典型增生的女性，患乳腺癌的风险是无增生性疾病者的 4.3 倍[95%CI 为 1.7~11]。有增生但无非典型增生者的相对危险度为 1.3(95%CI 为 0.77~2.2)。这项研究发现，家族史和非典型增生两者同时存在，对乳腺癌的发生具有强协同作用[25]。

放射暴露

青春期或之后暴露于电离辐射增加发生乳腺癌的风险。Land 等[26,27]回顾了 3 组暴露人群的记录：原子弹爆炸造成的电离辐射，由于肺结核而反复进行 X 线透视检查所致的暴露，以及乳腺炎的反复检查所致的暴露。他们推断，放射诱导的乳腺癌的患病风险与剂量的增长大致呈线性关系，并与暴露的年龄关系密切。

在一项对 31 710 例患有肺结核并反复进行荧光检查女性的研究中，相当大比例(26.4%)的患者其乳腺接受的剂量为 0.1Gy 或更多；10~14 岁有放射暴露的女性患乳腺癌风险最高 [相对危险度(RR)，4.5/0.01Gy，每 0.01Gy 使风险增加 6.1/104 人年]；随着第一次暴露的年龄的增长风险很少有实质性增加[28]。

曾有报道，年轻时接受放射治疗霍奇金淋巴瘤的女性患者发生实体瘤，特别是乳腺癌的风险较高。一项回顾性研究对就诊于 15 个研究所的 1380 例女性，其治疗时年龄<16 岁，有 17 例女性发生乳腺癌，其中 7 例发生于放射治疗后，10 例发生于放射治疗和化学治疗后。16 例病灶出现在放射野内或其边缘。40 岁时乳腺癌的累积概率为 35%。在这项存活者的队列研究中，暴露组的女性患乳腺癌的风险比普通人群高 70 倍[29]。

根据最近的一项研究，乳腺癌的相对危险度可用胸部接受的放射剂量来确定(0，20~40Gy 或≥40Gy)。估计值来源于一项病例对照研究，这是一项以世界人口为总体的队列研究的一部分，研究中的 3817 例女性霍奇金淋巴瘤的存活者确诊于 30 岁或之前。对于 1 例 25 岁时接受治疗的存活者，胸部放射剂量不少于 40Gy，未使用烷化剂，其罹患乳腺癌绝对累积风险的估计值在 35 岁、45 岁和 55 岁时分别为 1.4%(95% CI 为 0.9~2.1)，11.1%(95% CI 为 7.4~16.3)，29.0%(95% CI 为 20.2~40.1)[30]。照射野减小能够降低霍奇金淋巴瘤治疗相关的乳腺癌风险。目前的淋巴结累积野照射能够进一步降低霍奇金淋巴瘤存活者的放射治疗相关乳腺癌风险[31]。

体质量指数(BMI)，体力活动，饮食因素

体质量、体力活动和饮食之间存在着内在的复杂的相互作用。这使得对这三者与乳腺癌发病风险的流行病学研究的解释更加复杂。很多研究表明，BMI 与乳腺癌的发病风险相关，但其主要影响绝经后女性。在绝经前女性中，大部分研究均未观察到 BMI 与乳腺癌的风险显著相关。一项对前瞻性研究的荟萃分析证明，在绝经后女性中，与 BMI 为 20kg/m^2 者相比，BMI>31kg/m^2 者患乳腺癌的风险高 30%[2,32]。在绝经后女性中，乳腺癌的发病风险随着 BMI 的增大而增高，很可能是由于雌二醇水平增高所致。这与脂肪组织和芳香酶的增加有关，芳香酶参与雄激素到雌二醇的转换，对于绝经后女性，这是雌二醇的主要来源。然而，绝经前女性雌二醇主要来源于卵巢，因此其 BMI 与雌二醇水平的关系并不密切。

体力活动能明显影响 BMI，因此在解释乳腺癌风险方面，有时很难将这两者的作用区分开。但大多数研究发现，体力活动较多的女性患乳腺癌的风险低于活动较少的女性。

尽管有证据显示肥胖、大量摄入肉类、奶制品以

及脂肪可能使患病风险增加，而纤维素、水果、蔬菜和植物雌性激素（大豆制品）可能降低患病风险，但尚未确定乳腺癌风险与饮食之间存在强关联[33]。在大多数流行病学研究中，很难估算有关营养要素的精确数据。对8项前瞻性研究的荟萃分析并未得出饮食中脂肪的摄入与乳腺癌的风险相关这一结论。同样，大规模的前瞻性研究也未证明，膳食纤维的摄入与乳腺癌风险有关[34]。在大豆制品、许多谷物、茶叶和蔬菜中发现的植物雌性激素，可能有减弱雌激素的作用。考虑到在大量食用大豆的亚洲国家中，乳腺癌发病率较低这一现象，我们可假设这种饮食因素与乳腺癌风险相关。动物实验已表明，大量食用大豆具有保护性，但人体试验并无此结论。

饮酒

牛津协作组对53例流行病学研究进行了一项分析，包括58 515例女性乳腺癌患者和95 067例非乳腺癌患者。其中研究表明，每日饮用4杯或以上酒精饮料的女性，其乳腺癌发病风险上升50%[35]，即酒的日平均消费量是6.0g（大约每天半杯/半份）。与不饮酒的女性相比，每日饮酒35~44g者，乳腺癌相对危险度为1.32（1.19~1.45，$P<0.00001$）；≥45g者为1.46（1.33~1.61，$P<0.00001$）。在此基础上，每增加一份酒精饮料，乳腺癌的相对危险度增加7.1%（95% CI为5.5~8.7；$P<0.00001$）。Chen等[36]报道了一项前瞻性的观察性研究，该研究在1980—2008年共纳入护理健康研究的105 986例女性。经过240万人年的随访期，7690例诊断为浸润性乳腺癌。研究者发现每周饮酒3~6次与乳腺癌风险升高相关，具有统计学意义（RR为1.15，95% CI为1.06~1.24）。此外，大量饮酒，但不频繁，其累计酒精摄入量与乳腺癌风险也相关。结论是低剂量饮酒使得乳腺癌风险轻微上升，累计酒精摄入量是最准确的衡量方式。

尽管体力活动、BMI和饮食因素之间的关联很难被分开，但显然保持健康多样的饮食、限制饮酒、避免肥胖和适量的体力活动能够降低乳腺癌（以及其他健康相关问题）的风险，这些生活方式是值得提倡的。

乳腺摄影密度

大量证据表明，乳腺摄影密度与乳腺癌风险相关[37-39]。据估计，高密度者患乳腺癌的风险要比低密度者高2~6倍。对于乳腺摄影密度与乳腺癌的因果关系尚缺乏了解，但在一定程度上乳腺密度可归因于遗传因素。

Byrne等[40]和Boyd等[41]发现女性乳腺X线图像中出现的实质性密度，如果占乳腺面积的75%或以上则患乳腺癌的风险要高5倍。这一参数独立于其他预后因素，例如家族史、初产年龄以及饮酒。

确定个体风险

风险的整体概况确定以后，考虑风险因素的复合显得尤为重要。Gail等[42]用这些流行病学的风险因素推导出1个模型，用以预计个体患乳腺癌的年风险和终生危险。在这个模型中，个体患乳腺癌的年风险基于其目前的年龄、一级亲属中患乳腺癌的人数、初产年龄、初潮年龄、乳腺活检次数、非典型导管上皮增生病史等。该模型并未考虑外源性激素的应用，前面所讨论的其他一些危险因素也并未包含在此模型中。

预防与基因筛查

约10%的乳腺癌患者为家族性，这种乳腺癌通常表现为常染色体显性遗传型[20]。20世纪90年代，研究者在家族性乳腺癌患者的家族成员体内发现3个重要的肿瘤抑制基因——*p53*、*BRCA1*和*BRCA2*的种系突变体[43-45]。这3个基因都是乳腺癌明确的易感因素。表56.2总结了与乳腺癌风险增加相关的基因改变。

*p53*基因突变

*p53*基因的种系突变非常少见，可导致Li-Fraumeni综合征，该病是以两位研究者的名字命名的，他们对认识这一疾病做出了重要贡献[45]。*p53*基因是一种很重要的肿瘤抑制基因，由于在识别DNA损伤以

表56.2 与遗传性乳腺癌相关的基因

基因/综合征	大概的乳腺癌相对风险
BRCA1/BRCA2	10~20倍相对风险
p53-Li-Fraumeni综合征	2~6倍相对风险
PTEN Cowden综合征	2~4倍风险
STK11 Peutz-Jeghers综合征	10~15倍风险
ATM（毛细血管扩张性共济失调综合征）	3~4倍风险
CHEK2	2倍风险
BRIP1 范科尼贫血	2倍风险
PALB2	2~3倍风险

及指挥相应反应的细胞通路中起重要作用,曾被称为“基因组的守护者”。*p53* 基因种系突变的 1 个结果就是多种癌症的发病风险增高,包括儿童肉瘤、妇科肿瘤和乳腺癌。乳腺癌是 Li-Fraumeni 综合征患者最常见的恶性肿瘤,据估计终生危险为 90%[45]。

*BRCA1*和*BRCA2*基因突变

对家族性乳腺癌患者的研究,使人们于 1995 年发现了 *BRCA1*,于 1996 年发现了 *BRCA2*。与 *p53* 相似,*BRCA1* 和 *BRCA2* 均为肿瘤抑制基因。通过调节细胞对 DNA 损伤的反应,有助于基因组的稳定。*BRCA1* 种系突变者患乳腺癌的终生危险为 65%~85%。此外,患卵巢癌的终生危险也提高,甚至可能达到 50%。在 *BRCA1* 携带者中,其他癌症的发生率也有所升高,包括结肠癌和前列腺癌。携带 *BRCA2* 突变体的女性,患乳腺癌的终生危险与 *BRCA1* 突变体携带者相同。与普通人群相比,*BRCA2* 突变体携带者患卵巢癌的风险也有所上升,但是远小于 *BRCA1* 突变体携带者。*BRCA2* 还与胰腺癌和男性乳腺癌相关。目前已能够进行对 *BRCA1* 和 *BRCA2* 种系突变的遗传筛查。该项检查应在具备基因咨询服务的中心中开展,基因咨询服务的目的是恰当地告知当事人与基因检查相关的社会、经济和法律后果。*BRCA1* 和 *BRCA2* 的种系突变很少见,发生在少于 7%的乳腺癌患者中。因此,只有少数有乳腺癌家族史的乳腺癌患者,会被推测为突变体的携带者。表 56.3 中的资料是根据确诊时的年龄、个人癌症病史、家族癌症病史以及是否为德系犹太人后裔等评估的携带 *BRCA1* 突变体的概率[46]。

表 56.3 不同临床案例 BRCA1 种系突变的概率

临床案例	概率
已证实父亲或母亲为携带者	50%
40 岁患乳腺癌并有 1 例直系亲属患有乳腺癌	
德系犹太人	20%
非德系犹太人	5%
60 岁患双侧乳腺癌并有 1 例直系亲属患有乳腺癌	
德系犹太人	20%
非德系犹太人	5%
30 岁患乳腺癌并有 1 例直系亲属患卵巢癌	
德系犹太人	50%
非德系犹太人	20%

(Data from Shattuck-Eidens D, Oliphant A, McClure M, et al. BRAC1 sequence analysis in women at high risk for susceptibility mutations. Risk factor analysis and implications for genetic testing *JAMA* 1997;278:1242-1250.)

对于已证明携带有乳腺癌易感性基因突变体的个体,尚无以权威性资料为根据的筛查建议。NCCN 出版了一篇指南,建议具有遗传倾向的个体在 25 岁之前每年进行临床检查和乳腺自我检查,25 岁之后每年行乳腺 X 线摄影或 MR 检查,并每半年进行临床检查和乳腺自我检查[47]。另外,还需每年进行经阴道超声检查骨盆、彩色多普勒检查卵巢,以及测量血清 CA-125 水平。对于 35 岁以上的女性,建议行双侧输卵管卵巢切除术来降低发病风险,可能的情况下可短期应用激素替代治疗。

乳腺癌预防策略

他莫昔芬

对雌激素和孕激素在乳腺癌发展中的作用的理解,引导了药物预防手段的发展,这将在未来 20 年中明显降低乳腺癌的发生率。

对若干能影响雌激素通路的药物,已作为化学防癌剂进行了研究,但其中只有一种有来自临床试验的充分资料,这就是他莫昔芬[48-53]。对他莫昔芬产生兴趣,是源于一些检验激素疗法对浸润性乳腺癌治疗效果的随机试验,据报道他莫昔芬能降低对侧乳腺癌的发生率。基于这些资料,1992 年美国乳腺与肠道外科辅助治疗研究组(NSABP)开始了一项随机、安慰剂对照研究(P-1 试验),以检验应用他莫昔芬 5 年预防乳腺癌的效果[53]。1992—1997 年,13 388 例女性参加了这项试验,她们 5 年内发展为乳腺癌的预测风险≥1.67%。评估风险采用修正的 Gail 模式,允许任何年龄>60 岁的女性入组试验,同时选择年龄<60 岁但有其他危险因素者,这些危险因素可使她们的年风险至少达到 60 岁女性的水平。另外,有小叶原位癌(LCIS)病史的女性也可纳入试验,因为她们的易发风险>1.67%。在试验期间,受试者不允许使用雌激素替代疗法。P1 试验的结果表明,他莫昔芬降低了浸润性乳腺癌和非浸润性乳腺癌的发生率,分别为 49%和 50%。他莫昔芬的受益可见于各年龄组(≤49 岁、50~59 岁和≥60 岁)。另外,有非典型导管上皮增生病史的女性风险降低 86%,有 LCIS 病史者降低 56%。而且,根据乳腺癌家族史划分的各试验小组均获益。他莫昔芬选择性降低雌激素受体阳性乳腺癌的发病率;雌激素受体阴性乳腺癌,在他莫昔芬组与安慰剂组发病率相同。在本试验中,没有证据表明他莫昔芬有心脏保护效应,但在他莫昔芬治疗组中骨质疏松相关的骨折数量减少。他莫昔芬使Ⅰ期子宫内膜癌的风险增加(风险比为2.53)。

最近公布了一项具有里程碑意义的研究,该研究比较了他莫昔芬和雷洛昔芬作为预防性用药对绝经后女性的作用。雷洛昔芬最初用于预防骨质疏松,既往研究显示其能够降低乳腺癌发病率。NSABP研究中他莫昔芬和雷洛昔芬试验是一项前瞻性随机双盲临床试验[54]。试验中19 747例绝经后女性,平均年龄58.5岁,乳腺癌5年风险高于平均水平。患者被随机分为口服他莫昔芬(每天20mg)或雷洛昔芬(每天60mg),疗程5年。他莫昔芬组163例女性患浸润性乳腺癌,雷洛昔芬组168例,两组间无显著差异。雷洛昔芬的主要优点是毒性小。服用他莫昔芬的女性36例发生子宫内膜癌,而服用雷洛昔芬者为23例。其他浸润性癌、缺血性心脏事件或卒中等不良反应均未发现差异。动脉血栓栓塞在雷洛昔芬组也发生较少。骨质疏松性骨折的数量两组基本相同,雷洛昔芬组白内障手术少于他莫昔芬组。在总死亡人数(他莫昔芬组101例,雷洛昔芬组96例)及死亡原因上两组无太大差异。从这个试验可以看出,雷洛昔芬在降低浸润性乳腺癌风险上与他莫昔芬效果相同,但动脉血栓栓塞的风险较低。值得注意的是,在雷洛昔芬组中非浸润性乳腺癌的发生稍高,但差异无统计学意义。

他莫昔芬P1、P2试验与其他他莫昔芬预防试验的对比,见表56.4述[48-52,55,56]。

预防性手术

预防乳腺癌发生还有另一个可供选择的方法,就是预防性手术干预。Hartmann等[57]分析了1960—1993年,在梅奥诊所接受双侧乳腺预防性切除术患者的治疗效果,所有患者均有乳腺癌家族史。中位随访期为14年,在这639例接受治疗的患者中仅4例发生乳腺癌。根据Gail模式,在此人群中预期有37.4例乳腺癌患者,因此预防性手术使风险降低89.5%(P<0.001)[57]。

乳腺癌预防策略将继续成为临床前研究和临床研究的活跃领域。

自然史和起源

人们认为,所有形式的乳腺癌都是细胞生长失控和表型改变的结果。这些表型的改变继发于遗传路径的偏差。有些偏差是经遗传获得(种系突变),而有些则发生于乳腺细胞的生存期内(体细胞突变)。目前,人们相信大多数乳腺癌是一系列体细胞突变的结果。正如先前所注意到的,仅20%~25%的乳腺癌患者的一级亲属中有乳腺癌患者。然而,一些女性没有患乳

表56.4 药物预防试验的结果

	英国Royal Marsden医院(他莫昔芬对安慰剂)[55]	NSABP-P1(他莫昔芬对安慰剂)[53]	意大利(他莫昔芬对安慰剂)[56]	IBIS-1(他莫昔芬对安慰剂)[50]	MORE(雷洛昔芬对安慰剂)[49]	STAR(他莫昔芬对雷洛昔芬)[54]
入组日期	1986—1996	1992—1997	1992—1997	1992—2001	1994—1999	1999—2005
人数	2494(1238对1233)	6681对6707	2700对2708	3573对3566	2 557+2 572对2576	9726对9745
年龄(岁)	30~70	≥35	35~70	35~70	66.5(中位年龄)	≥35
剂量	他莫昔芬20mg	他莫昔芬20mg	他莫昔芬20mg	他莫昔芬20mg	雷洛昔芬60mg或120mg	他莫昔芬20mg,雷洛昔芬60mg
计划疗程(年)	5~8	5	5	5	4	5
乳腺癌						
总量	62对75	124对244	34对45	69对101	31/2对43	220对248
浸润性	54对64	89对175	28对40	64对85	22/2对39	163对168
非浸润性	7对7	35对69	5对4	5对16	9/2对4	57对80
未知	1对4	—	1对1	—	—	—
雌激素受体水平(仅浸润性)						
阳性	31对44	41对130		44对63	10/2对31	115对109
阴性	17对10	38对31		19对19	9/2对4	44对51

腺癌的一级亲属，仍继承了易患乳腺癌遗传背景，这也是可能的。这些突变可能不足以引起乳腺癌，除非伴有其他突变，因此预计它们的外显率较低。历来，发现低外显率的突变体要难于发现导致乳腺癌常染色体显性遗传型的种系突变。但是，随着新型分子技术的应用，例如 DNA 序列测定，使低外显率突变的识别更为切实可行。

在不治疗的情况下，乳腺癌的临床病程多种多样。Bloom 等[58]的一篇经典论文概述了乳腺癌患者的自然史，这些病例观察于 1805—1933 年，未接受手术或放射治疗，其中 250 例患者有病理诊断。Ⅱ期占 2.4%，Ⅲ期占 23%，Ⅳ期占 74%，没有Ⅰ期患者。未治疗组的生存率为 3.6%；治疗组的总生存率为 34%，治疗采用乳腺根治术或改良根治术，加或未加放射治疗。

在过去的 100 年中，乳腺癌自然史的概念经历巨大发展，深刻影响了对乳腺癌患者的处理。Halsted[59]模式的依据是癌细胞按照一定规律，先转移至区域淋巴结，继而再向远处转移。此后，Keynes[60]和 Crile 等[61]提出乳腺癌是一种全身性疾病，广泛性手术并没有起初认为的那么重要，因为其目的是肿瘤的局部控制。Fisher[62]在临床及实验室研究中充分证明了这个假设，并发展了“乳腺癌是一种涉及宿主和肿瘤相互作用的全身性过程”这一观点，提出局部治疗方式的变化对生存率并无实质性效果。第三个假设由 Hellman[63]提出，他认为乳腺癌作为一种异质性疾病，其表现谱从局限存在的肿瘤到全身扩散（即使当发现时是小病灶），这表明转移是肿瘤生长的一种功能和进展因子。

我们通常认为乳腺肿瘤生长率自发生的那天起就是恒定的。用倍增时间来估计，1 个肿瘤达到可触及的大小，平均约需 5 年，对于那些倍增较慢者，潜伏期甚至更长[64]。

乳腺癌原发灶最常见于外上象限（38.5%），其次是中央区（29%），内上象限（14.2%），外下象限（8.8%），最后是内下象限（5%）[64]。这些比率与不同象限中乳腺组织的总量有关。乳腺癌在左侧乳腺比在右侧乳腺更常见，也可同时出现在双侧（1%~2%）。如前所述，有乳腺癌病史的女性，对侧乳腺发生新的原发灶的风险为 10%~15%。

随着肿瘤的生长，沿导管迁移，最终肿瘤细胞可突破导管基底膜，侵犯邻近小叶、导管、筋膜束和乳腺脂肪，从乳腺淋巴管扩散到周围的淋巴管。肿瘤细胞能穿过血管壁，扩散入真皮的深部淋巴管，最终产生皮肤水肿（橘皮样变），这通常表明浅表和深部淋巴管受累。累及 Cooper 韧带可引起皮肤凹陷。溃疡和表皮浸润可发生在病程的晚期，发生前通常出现肿瘤上部的皮肤固定和局限性发红，由于目前对筛查和早期诊断的重视，这种情况不多见[64]。

腋窝淋巴结转移

乳腺癌常见的转移路径是首先至腋窝淋巴结，随着肿瘤的增大，其发生率上升。10%~40%新诊断的 T1、T2 期乳腺癌有腋窝淋巴结转移的病理证据，这取决于检查方式、肿瘤大小、组织学和其他临床病理因素。Voogd 等[65]评估了 7680 例病理证实为浸润性乳腺癌的患者，其中 5125 例接受腋淋巴结清除术且淋巴结临床阴性。1748 例（34%）病理检查淋巴结阳性。单变量分析显示，淋巴结转移与以下因素相关：肿瘤直径 >1cm（P=0.001），核分级为中分化或低分化（P=0.005），大部分细胞处于细胞周期的生长期（S 期）（P=0.041），有淋巴管受累表现（P<0.001），以及年龄<60 岁（P=0.01）。

许多研究显示，原发肿瘤大小与腋窝淋巴结转移间明显相关[66-70]。即使 T1a 和 T1b 期患者也会出现明显的淋巴结转移。Mustafa 等[71]注意到 T1a、T1b 期病变，腋窝淋巴结转移的总发生率为 16%；预计淋巴结转移的发生率需要综合考虑年龄、肿瘤大小和分级。总的来说，同时具有这 3 个预后不良指标的患者，淋巴结受累的概率为 34%，无预后不良因素者为 7%或更少。Gann 等[72]回顾了 18 025 例乳腺癌患者，这些患者来自于美国外科医师学会数据库。通过多变量分析，以下因素相互独立并与淋巴结阳性的概率正相关：肿瘤体积较大、年轻、非裔美国人或西班牙人种、肿瘤位于外侧象限、中等分化或低分化、非整倍性和浸润导管的组织学特点。

T1~T2 期淋巴结临床阴性的乳腺癌中，病理显示淋巴结受累者可达 30%~40%，但 NSABP-04 中的数据表明，不到 50%的腋窝淋巴结临床阴性、病理阳性的患者将会局部复发[73]。该研究中的患者均能够接受手术治疗，因为处于乳腺 X 线摄影术未广泛应用的时代，主要通过可触及的乳腺肿物来进行诊断。患者被随机分为 3 组：单纯乳腺切除，不做腋窝淋巴结清扫；乳腺切除及腋窝淋巴结清扫；单纯乳腺切除，广泛胸壁和区域淋巴结放射治疗。在腋窝淋巴结清扫组中，淋巴结阳性者约占 40%。该组的淋巴结控制率极好（>97%），放射治疗组也如此。单纯性乳腺切除组对淋巴结既不进行放射治疗也不清扫,其腋窝淋巴结治疗失败率将近 20%。假定组间均衡,据推测约 40%出现病理学的转移,这表明在这些病理学转移的患者中,不足 50%最终将临床失败。

内乳淋巴结转移

内乳淋巴结(IMN)转移与肿瘤大小相关,内侧象限和中央部位的病变易发生,常见于腋窝淋巴结受累时(表 56.5)[74]。在第 57 章中有表格根据肿瘤大小、位置、阳性淋巴结数目对 IMN 受侵进行了更详细的分析。Veronesi 等[75]发现,肿瘤直径>2cm、年龄<40 岁、腋窝淋巴结阳性的女性,IMN 检查结果为阳性的风险为 41%;年龄<40 岁、腋窝淋巴结阴性者,其风险为 16%。Sugg 等[76]回顾了 286 例 IMN 清除术后的乳腺癌病例。认为 IMN 阳性与原发肿瘤大小(P<0.0001)及阳性腋窝淋巴结数量(P<0.0001)相关,但与年龄及原发灶位置无关。IMN 阳性的患者(占所有患者的 25%)20 年无病生存率明显低于 IMN 阴性者(P<0.0001)。尽管这些研究提供了病理学累及的证据,但 IMN 临床失败极少见。大多数关注淋巴结失败的研究报道,IMN 区的失败率<1%[77-81]。

锁骨上淋巴结转移

锁骨上淋巴结转移,通常同时存在腋窝高位淋巴结或 IMN 受累,这取决于原发灶的位置。Chen 等[82]回顾了 2658 例浸润性乳腺癌患者,她们接受了手术及辅助治疗。中位随访期为 39 个月,其中 113 例发生锁骨上淋巴结转移(4.3%)。在预计锁骨上转移的单变量分析中,年轻(≤40 岁)、肿瘤直径>3cm、血管淋巴管侵犯、雌激素受体阴性和处于 DNA 合成期的细胞比例>4%等因素具有显著性。在多变量分析中,3 个预测因素具有显著性:高组织学分级、阳性淋巴结多于 4 个、Ⅱ级或Ⅲ级腋窝淋巴结受累。Ⅰ级腋窝淋巴结受累且阳性淋巴结数≤4 个的患者,锁骨上转移的发生率为 4.4%,但如果有Ⅲ级腋窝淋巴结受累,则上升到 15.1%。

早期乳腺癌患者锁骨上窝临床失败相对少见,这取决于腋窝淋巴结受累程度。对于没有或少量(<3 个腋窝淋巴结受累)淋巴结受累者,锁骨上失败极少见。Galper 等[78]对 0~3 个淋巴结受累的 691 例患者进行了研究,这些患者接受乳腺保守外科手术和切线野放射治疗,无区域淋巴结照射,研究报道 1.3%的患者锁骨上窝失败。

若干研究已证明,除去未治疗的,在晚期和(或)>4 个淋巴结受累的患者中,锁骨上淋巴结的失败率高达 20%[83-87]。在一项包含 1031 例乳腺癌患者的队列研究中,所有患者均可手术,采用乳腺切除术、Ⅰ级或Ⅱ级淋巴结清扫术和以多柔比星为基础的化学治疗进行治疗,不用放射治疗,Strom 等[87]报道锁骨上窝 10 年失败率为 8%。锁骨上窝失败的预计因素包括:≥4 个淋巴结受累和淋巴结包膜外扩散。在这些分组中,锁骨上失败率为 14%~19%。对这些高危患者进行锁骨上窝照射可获得高局部控制率,进行预防性治疗的淋巴结,单纯的锁骨上失败少于 1%。

全身扩散

用上皮角蛋白或肿瘤相关细胞膜糖蛋白的单克隆抗体,能在骨髓细胞学(或淋巴结)标本中检查出癌细胞。Braun 等[88]综合了 9 项研究的患者资料,包括 4703 例Ⅰ期、Ⅱ期或Ⅲ期乳腺癌患者,30.6%的患者发现微转移。中位随访期为 5.2 年,与无骨髓微转移的患者相比,发生微转移者肿瘤较大,肿瘤的组织学分级

表 56.5 内乳淋巴结转移与原发肿瘤部位及腋窝淋巴结转移的关系[a]

腋窝淋巴结受累情况	原发肿瘤位置				
	内上象限(%)	内下象限(%)	中央部(%)	外上象限(%)	外下象限(%)
未受累	20/143(14)	2/36(6)	5/76(7)	7/170(4)	2/40(5)
受累	47/105(45)	18/25(72)	65/140(46)	47/212(22)	10/53(19)
总计	67/248(27)	20/61(33)	70/216(32)	54/382(14)	12/93(13)

[a] IMN 受累的患者数量/总患者数。

From Handley RS. Carcinoma of the breast. *Ann R Coll Surg Engl* 1975;57:59-66. Copyright The Royal College of Surgeons of England. Reproduced with permission.

较高，淋巴结转移和激素受体阴性更常见。微转移的存在作为预后因素具有显著性，可影响总生存率（RR=2.15；$P<0.001$），乳腺癌特异生存率（RR=2.44；$P<0.001$），无病生存率（RR=2.13），远期无病生存率（RR=2.33；$P<0.001$，适用于所有结果的测量方法）。在多重分析中，微转移可以作为不良预后的独立预测因子。

局部控制和全身转移

接受乳腺癌治疗的患者，有局部复发和全身转移的风险。从现有的文献可以很明显地看出，优化局部控制能够影响全身转移和生存率，同样，全身治疗也能影响局部控制[89-92]。全身治疗联合放射治疗后面将详细探讨，但大量研究已证明，与单独放射治疗相比，放射治疗联合全身治疗（细胞毒性药物或激素治疗）能显著改善局部控制[92-97]。通过一种多学科的途径，恰当的结合局部和全身治疗，对获得最佳结果至关重要。尽管存在一些重叠，但局部控制和全身转移的预后因素通常是不同的。

对于早期浸润性乳腺癌患者，即使进行恰当的全身治疗，转移的发生率也会从 T1a 期病变且组织学类型良好者的<5%到 T2 期累及淋巴结者的≥40%，很不一致。同样，局部失败率从<5%到>40%，变化也很大，这取决于局部治疗和局部失败的预后因素[93-96,98-102]。

在乳腺癌及其他恶性肿瘤中，关于局部控制对全身转移的影响一直以来都存在争议。局部控制对外观和生活质量的益处是显而易见的，但对全身转移和生存率的独立作用仍被质疑。有几项研究支持，局部控制可作为总生存率或无病生存率的 1 个独立预计因素[99,102-106]。Fisher 等[103]对 NSABP B-06 研究的患者进行了分析，认为同侧乳腺癌的复发是远处转移的预兆，但不是其原因。尽管乳腺切除或乳腺肿瘤切除后乳腺放射治疗可防止标记物的表达（乳腺复发），但不会降低远处转移的风险，这是由大量预后因素所决定的。

最近的综合数据分析证明，局部控制对全身转移和总生存率有影响，虽然影响不大但具有显著性[89,90]。最近，Vinh-Hung 等[90]对一些随机试验进行了综合数据分析，对保乳手术加放射治疗与不加放射治疗进行了比较，结果表明放射治疗使局部复发下降约 3 倍，死亡率上升 8.6%。

早期乳腺癌试验协作组（EBCTCG）[89]的最新研究是关于这一问题最令人信服、最具权威性的研究。它包括 78 个随机试验，42 000 多例女性患者，比较了 24 种局部治疗方法（放射治疗对无放射治疗，较大范围手术对较小范围手术，或较大范围手术对放射治疗）。EBCTCG 试图通过分组研究，根据两个局部治疗组间的 5 年局部复发风险的差异是否>10%，将局部控制的效果与乳腺癌死亡率联系起来。在这些对比中，5 年局部复发风险的差异<10%者，对乳腺癌 15 年死亡率无影响。但是，试验中有 25 000 例女性，组间局部控制的差异>10%。在这些研究中，5 年局部复发风险分别为 7%对 26%，15 年死亡风险分别为 44.6%对 49.5%（$P<0.00 001$）。图 56.6 总结了这次综合数据分析的结果，即在乳腺保留和乳腺切除中应用放射治疗对乳腺癌死亡率的影响。更新的 EBCTCG 探讨了 17 项对比保乳术后行放射治疗与不行放射治疗的随机对照试验，共包括 10 801 例患者，报道了 15 年乳腺癌死亡风险的绝对下降值及 20 年复发风险的绝对下降值[107]。总体上，放射治疗使得 10 年任意部位第一次复发风险从 35.0%降至 19.3%（$P<0.00001$），以及 15 年乳腺癌死亡风险从 25.2%降至 21.4%（$P<0.0001$）。在淋巴结阳性的患者中（1050 例），放射治疗使得 10 年复发风险从 63.7%降至 42.5%（$P<0.00001$），以及 15 年乳腺癌死亡风险从 51.3%降至 42.8%（$P=0.0001$）。总之，在治疗后第 10 年时每 4 例免于复发的患者中约有 1 例在治疗后第 15 年时免于死亡。

临床表现

大部分 T1 或 T2 期的乳腺癌患者没有明显疼痛、乳腺肿块轻压痛或 X 线检查异常。晚期患者可有乳腺压痛、皮肤改变、血性液体溢出或乳腺的形状及大小发生改变，很少发生腋窝淋巴结转移和远处转移。然而，原发肿瘤性质由肿块大小、检测方法及病理特征决定，临床腋窝淋巴结阴性的患者 30%~40%可有亚临床病理改变。

延迟治疗对乳腺癌患者生存期的影响存在一定的争议。Richards 等[108]的研究显示，2964 例患者中 924 例（32%）在出现症状 12 周之后才首次就诊，已为局部晚期或远处转移，与 12 周之内（20%）就诊的患者相比，其发病率和疗效差异有统计学意义（$P<0.0001$）。Meta 分析表明出现临床症状时间愈长生存期愈短，但无证据证明肿瘤大小及分期与生存期有关。Olivotto 等[109]研究发现，与通过 X 线筛选 4~12 个周内确诊的患者相比，延迟 6~12 个月才确诊的患者更容易出现较大肿块及更多的淋巴结转移。

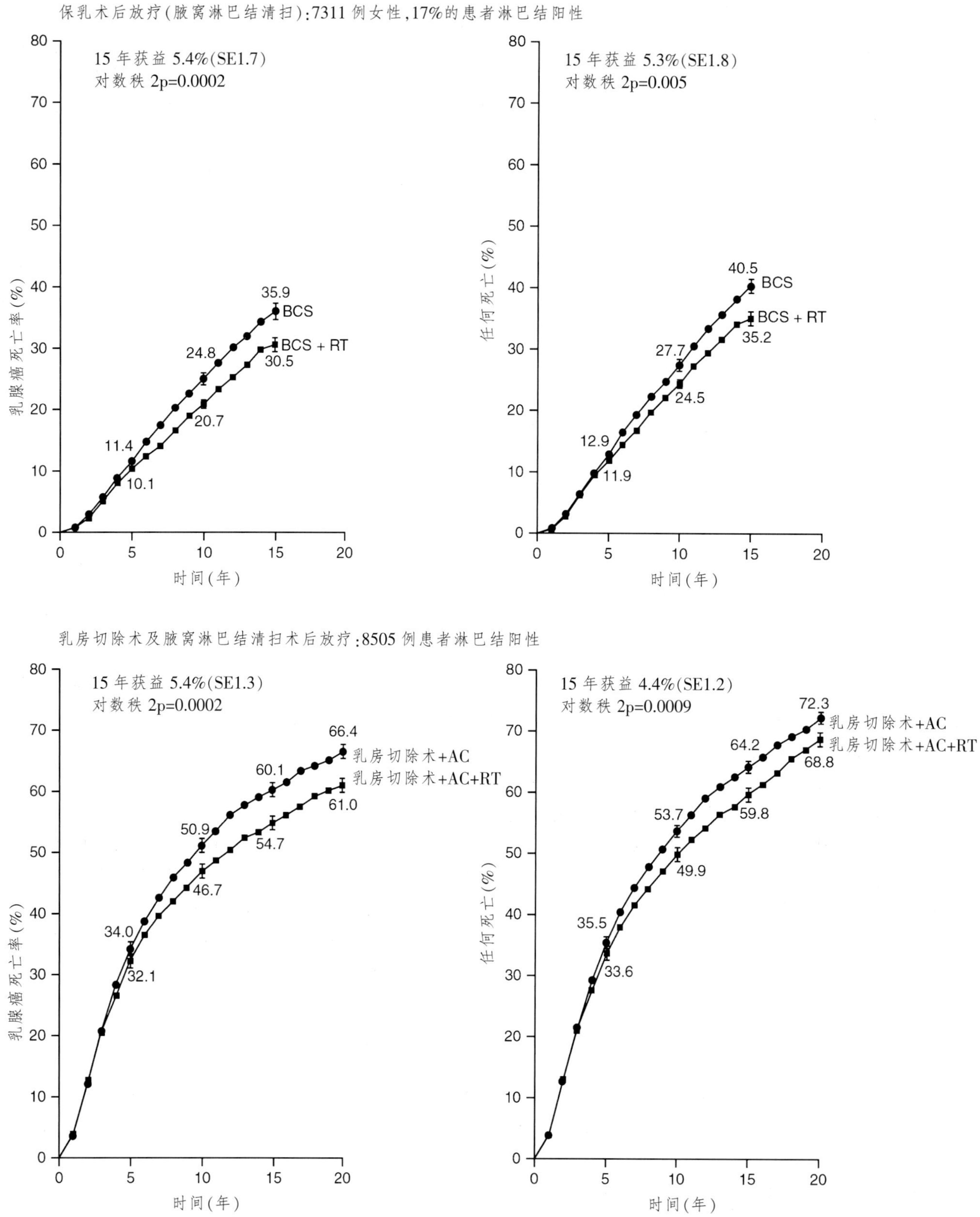

图56.6 保乳手术(BCS)或乳腺切除术及腋窝淋巴结清扫(AC)后放射治疗(RT)对乳腺癌死亡率和所有原因死亡率的影响——15 年或 20 年概率。(From Clarke M, Collins R, Darby S, et al. Effects of radiotherapy and of differences in the extent of surgery for early breast cancer on local recurrence and 15-year survival: an overview of the randomised trials. *Lancet* 2005;366:2087–2106, with permission from Elsevier.)

乳腺癌筛查

乳腺X线检查

X 线检查可作为乳腺癌发生率及分期的筛查手段。Harris 等[110]研究表明,1000 例行 X 线检查的患者中有 80 例(8%)需其他影像学诊断,10 例(1%)需组织学诊断,而行组织活检的仅有 3 例(0.3%)确诊为乳腺癌。

大量研究表明,早期 X 线检查可进一步明确局部及全身情况, 从而降低 50 岁及以上乳腺癌患者的死亡率[111-114]。某些学者对此存在一些争议,他们认为 X 线检查可降低 40~49 岁乳腺癌患者的死亡率[25,112-118]。大多数指南(表 56.6)建议从 40 岁开始行 X 线检查,读者可以参考其他乳腺 X 线检查的讨论[112-114]。这里将简要讨论几项研究并对常规的 X 线检查加以概述(表 56.7)[70,119-127]。总的来说,X 线的早期应用可降低乳腺癌的死亡率和转移率[25,112-118,120,123-124]。

健康保险计划 (HIP)16 年的研究成果显示,随机抽取 31 000 例年龄 40~64 岁的女性行影像学检查[128,129],对照组行一般体格检查,前者 50~59 岁年龄段死亡率较后者降低约 1/3,两组间 7~10 年的生存期有明显差异。研究表明,不仅 50~59 岁年龄患者死亡率存在差异,各年龄段均有差异。

Tabar 等[123-125]对瑞典两个城市相关人群进行的研究证明,乳腺 X 线检查有益于乳腺癌患者。20~29 岁的乳腺癌患者中,6807 例诊断时已大于 29 岁,1863 例死亡。1988—1996 年经 X 线确诊的乳腺癌患者与 1968—1977 年(当时还没有影像学检查)的患者相比,前者的死亡率降低 63%(相对危险度为 0.37)。在 X 线广泛应用时期,乳腺癌的死亡率降低了 48%,而以前无 X 线检查,其死亡率无明显改变。近期一项长期的数据更新显示,接受筛查的女性的乳腺癌死亡率明显下降 (相对风险为 0.69,95% CI 为 0.56~0.84,P=0.001)。每 414 例接受筛查 7 年的女性就有 1 例在 29 年随访时免于死亡。研究者得出结论,筛查能够明显降低乳腺癌特异性死亡[130]。

与上述相反, 加拿大的一项研究表明, 对 50~59 岁的女性每年体检附加乳腺 X 线检查,乳腺癌死亡率无明显影响。Miller 等[122]报道了 39 405 例 50~59 岁的女性,随机分成两组。到 1993 年 12 月 13 日,体格检查加乳腺 X 线检查发现 622 例浸润性癌和 71 例原位癌,而体格检查发现 610 例浸润性癌和 16 例原位癌。经过 13 年随访,前者 107 例死亡,后者 105 例死亡。加拿大的研究结果主要与分配不均、标本为晚期患者(肿块较大、淋巴结转移≥4 个)、X 线检查特异度较差及样本不足有关[116,131]。

50岁以下女性X线检查

大多数研究表明,X 线检查对 50 岁以上的女性有积极意义,但对年轻女性的意义尚存争议。Frisell 和 Lidbrink[121]从斯德哥尔摩 X 线检查试验中获得了 50 岁以下女性乳腺癌死亡率的最新数据。试验组随机抽取 40 000 例 40~64 岁乳腺癌患者,其中 40~49 岁 14842 例,仅行 X 线检查。对照组 20 000 例,40~49 岁 7103 例。对于 40~49 岁年龄段,随访 11.4 年发现分别有 24 例和 12 例死亡。与未行 X 线检查相比,行 X 线检查乳腺癌死亡率的相对危险度为 1.08(95%CI 为 0.54~2.17)。

表 56.6 乳腺癌筛检原则

年龄组(岁)	ACS(2003)	ACR(2000)	NCI(2002)
20~39	可选择 BSE;每 3 年行 CBE 检查	每月 BSE;每 3 年行 CBE 检查	无建议
40~49	从 40 岁开始每年乳腺 X 线摄影检查和 CBE	从 40 岁开始每年乳腺 X 线摄影检查和 CBE	每 1~2 年乳腺 X 线摄影检查
>49	只要健康状况允许,每年乳腺 X 线摄影检查和 CBE	只要健康状况允许,每年乳腺 X 线摄影检查和 CBE	每 1~2 年乳腺 X 线摄影检查
风险上升	咨询医师关于早期开始乳腺 X 线摄影筛查的利弊,采用其他检查手段(例如:乳腺超声和 MRI),或增多检查次数	咨询医师关于 40 岁前开始乳腺 X 线摄影筛查	就是否在 40 岁前开始筛查和筛查频率听取专家意见

ACR,美国放射学会;ACS,美国癌症学会;BSE,乳腺自我检查;CBE,临床乳腺检查;NCI,国立癌症研究所。

表 56.7 乳腺 X 线检查随机对照研究

试验例称及时间	乳腺检查记录：方法	乳腺检查记录：检查次数	普查人数：年龄组(岁)	普查人数：人数	普查人数：对照组	随访时间(年)	相对危险度(95%CI)
HIP, 1963—1969[129]	2 VMM 1CBE	24 个月 4 个疗程	40~49	14 432	14 701	18	0.77(0.53~1.11)
			50~64	16 568	16 299	18	0.80(0.59~1.08)
Malmo, 1976—1990[120]	1 或 2 VMM	18~24 个月 5 个疗程	45~49	13 528	12 242	12.7	0.64(0.45~0.89)
			50~69	17 134	17 165	9	0.86(0.64~1.16)
Kopparberg, 1977—1985[125]	1 VMM	24 个月 4 个疗程	40~49	9650	5009	20	0.76(0.42~1.40)
			50~74	28 939	13 551	20	1.06(0.65~1.76)
Ostergotland, 1977—1985[125]	1 VMM	24 个月 4 个疗程	40~49	10 240	10 441	20	0.52(0.39~0.70)
			50~74	28 229	26 830	20	0.81(0.64~1.03)
Edinburgh, 1979—1988[119]	1 或 2 VMM	24 个月 4 个疗程	45~49	11 755	10 641	14	0.83(0.54~1.27)
	主要为 CBE		50~64	11 245	12 359	10	0.85(0.62~1.15)
CNBSS-1, 1980—1987[127]	2 VMM CBE	12 个月 4~5 个疗程	40~49	25 214	25 216	11~16	1.07(0.75~1.52)
CNBSS-2, 1980—1987[122]	2 VMM CBE	12 个月 4~5 个疗程	50~59	19 711	19 694	13	1.02(0.78~1.33)
Stockholm, 1981—1985[121]	1 VMM	28 个月 2 个疗程	40~49	14 185	7985	11.4	1.01(0.51~2.02)
			50~64	25 815	12 015	7	0.65(0.4~1.08)
Gothenburg[126]	2 VMM	18 个月 5 个疗程	39~49	11 724	14 217	12	0.56(0.32~0.98)
			50~59	9276	16 394	13	0.91(0.61~1.36)

1 VMM，一维 X 线检查；2 VMM，二维 X 线检查；CBE，临床乳腺检查。

在英国一项大规模的试验中，对 45 841 例 45~64 岁的女性行临床和 X 线检查，63 636 例行乳腺自我检查，127 117 例未行任何检查者作为对照组[132]。随访 16 年后，前两组乳腺癌的死亡率降低 27%，接受 X 线检查的 45~64 岁患者死亡率降低 35%。50~74 岁的女性死亡率下降 25%，与之相比，尚无明显证据证明初期 X 线筛选对 45~49 岁的女性有重要意义[133]。

瑞典的一项研究对 40~49 岁年龄组女性进行了评估，Hellquist 等[134]报道 16 年的随访后，筛查组有 803 例乳腺癌相关死亡，而对照组有 1238 例死亡。在这个年轻人群中估计的进行筛查的相对风险为 0.74（95% CI 为 0.66~0.83），得出的结论为乳腺 X 线检测能降低此年轻人群的乳腺癌相关死亡率。

美国要求一般人群 40 岁开始行乳腺 X 线检查[135]，对高危人群应在 40 岁之前开始检查。这些高危人群主要包括有乳腺癌家族史，乳腺区接受放射治疗，尤其是霍奇金淋巴瘤的患者，BRCA 阳性者，直系家属早期患乳腺癌以及病理为小叶原位癌或乳腺导管不典型增生者。

尽管大规模的随机试验和荟萃分析与上述数据相矛盾，但人们一致认为 X 线检查对乳腺癌的临床分期及死亡率具有重要的意义。考虑到乳腺癌发病率较高，普及乳腺癌筛查是重要的公共卫生工作。美国国家癌症研究所、美国癌症协会及美国放射学会都建议在 35 岁时（有高危因素者 30 岁）进行基本的乳腺 X 线检查[135,136]。自 40 岁起每 2 年重复检查。对于 50 岁以上的女性，应每年进行乳腺 X 线检查。风险因素信息可用于确定合适的筛查频率。美国预防医学工作组（USPSTF）发表了一项有争议的关于普通人群乳腺癌筛查的推荐声明[137]。不建议 40~49 岁的女性进行常规乳腺 X 线检查，建议 50~74 岁的女性每 2 年进行一次乳腺 X 线检查。此工作组认为尚无充分证据能够评估 75 岁以上女性行乳腺 X 线检查带来的好处与坏处。加拿大预防保健服务专责小组近期推荐 40~49 岁的女性不进行常规乳腺 X 线检查，建议 50~74 岁的女性每 2~3 年进行 1 次乳腺 X 线检查[138]。

这项问题仍存在争议，美国癌症协会及美国放射学会的推荐尚未修订。

数字化乳腺X线摄影与屏–片乳腺摄影

数字化 X 线摄影技术在乳腺癌的筛选检查中得到进一步应用。该技术含有 1 个特殊的监测器,将 X 线转化为数字化图片。其优点为无须洗片,图像采集更快,图像可进行数字化处理。美国网络成像放射学会(ACRIN)对 49 000 例女性的大规模研究发现,数字化乳腺 X 线摄影至少与屏–片乳腺摄影一样好,在年轻女性及乳腺密度较大的女性中优于屏–片乳腺摄影[139]。鉴于数字化乳腺 X 线摄影潜在的效率、优点及等效的诊断敏感度,更多研究倾向于该技术的应用。

MRI筛查

乳腺 MRI 筛查正在迅速发展。MRI 尚不能取代普通人群的 X 线检查,USPSTF 关于乳腺癌筛查的声明中不推荐 MRI[137,140,141]。但近期几项研究支持 MRI 用于高危人群的筛查。Lehman 等[142]的前瞻性研究显示,单侧乳腺癌患者经 MRI 检查发现 4%有隐匿性的对侧乳腺癌。在有单侧乳腺癌的 103 例患者中,MRI 检出 4 例同时患有对侧乳腺癌,而乳腺 X 线尚未检出。乳腺癌患者数量的增加与 12%的患者行 MRI 引导活检有关,从而诊断率可达 33%。

对有乳腺癌家族史或 *BRCA*1/*BRCA*2 阳性的高危人群,常规筛查技术如乳腺自我检查、临床检查及 X 线检查效果欠佳。该人群中约 50%对临床检查及常规 X 线检查不敏感,主要因为乳腺组织致密、增生较快。虽然 MRI 对乳腺死亡率的影响尚未明确,但多项研究[143–147]显示,MRI 对高危人群诊断的敏感度优于 X 线、体检和超声检查。一项前瞻性研究显示,236 例 *BRCA*1/*BRCA*2 基因突变的患者每年接受 1~3 项检查,如乳腺查体、X 线检查、MRI 及超声检查。结果有 22 例诊断为乳腺癌,其中 17 例(77%)由 MRI 确诊,8 例(36%)由 X 线确诊,7 例(33%)由超声确诊,2 例(9.1%)由查体发现。X 线检查联合乳腺查体诊断敏感度为 45%,四项技术联合则为 95%[145]。

Kriege 等[147]划时代的研究表明,1909 例有乳腺癌家族史的高危人群(入选条件为乳腺癌年龄累计发生率≥15%)中有 358 例基因突变,每年行 MRI 和 X 线检查。中位随访时间为 2.9 年,51 例进展为乳腺癌。乳腺查体、X 线、MRI 对浸润性乳腺癌诊断的敏感度分别为 17.9%、33.3%、79.5%, 其特异度分别为 98.1%、95.0%、89.8%。由此可见 MRI 对乳腺癌诊断敏感度优于 X 线($P<0.05$)。该研究表明对有家族史高危人群,MRI 诊断敏感度优于 X 线。

一项多中心的队列研究入组了 649 例 35~39 岁有强家族史及 *BRCA*1/*BRCA*2 高突变概率的高危女性,乳腺 MRI 筛查研究共发现了 35 例乳腺癌,并认为增强 MRI 比乳腺 X 线检测能更有效地发现癌症,尤其在伴有 *BRCA*1 突变的女性中[148]。

超声检查

对乳腺癌的诊断,超声可作为 X 线检查的辅助手段之一。对一般人群的普查,超声和 MRI 一样不能替代 X 线。NCCN 推荐对存在明显肿块、不对称增厚或结节变化的女性进行超声检查[47,149]。一项随机对照研究探讨了超声检查和乳腺 X 线摄影在 ACRIN 中 2809 例乳腺密度较高的女性中的诊断意义,发现超声检查的加入使得高危女性中额外发现 1.1~8.2 个肿瘤,但同时假阳性率也显著升高[150]。超声检查在乳腺癌筛查中的作用及选择适当的人群仍存在争议,在未来会进一步探索。

体格检查

英国和加拿大两项研究对乳腺自我检查的意义做了评价。通过对一些乳腺癌患者的病历数据分析,Constanza 和 Foster 等[151,152]发现,曾进行过乳腺自我检查的患者的乳腺癌死亡率要低于未进行自我检查的乳腺癌患者(14%对 26%),且前者 5 年生存率要高于后者(75%对 59%)。在乳腺癌检测计划中,乳腺自我检查诊断乳腺癌的敏感度为 26%,自我检查联合 X 线检查的敏感度为 75%[153]。

乳腺临床检查和自我检查可作为 X 线检查的补充检查, 可能检出 10%~12%乳腺 X 线摄影未发现的间歇期癌。对于乳腺癌的诊断,临床查体不如乳腺 X 线摄影敏感,但两者结合可作为早期乳腺癌筛选的最佳手段。

诊断性检查

表 56.8 对乳腺肿块患者进行了总结,包括完整的临床病史及家族史。患者应于坐位和仰卧位进行检查,其目的是明确坐位检查到的肿块,并探及乳腺深部及胸壁受侵情况。应对双侧乳腺进行详细的检查,包括乳腺的大小、形态、对称性、皮肤色素沉着、乳头的回缩及溢乳情况,以及非妊娠女性有无皮肤水肿或表面静脉扩张,并详细记录可触及肿块的位置、大小、

表 56.8 T1~T2 期乳腺癌的诊断性检查

一般检查
主要是现病史、月经情况、经产次数、家族史及其他危险因素
体格检查主要是检查乳腺、腋窝、锁骨上区域、腹部
特殊检查
活检,主要是在体格检查、超声或乳腺X线检查指引下组织芯活检或针吸活检
影像学检查
活检前
乳腺X线检查/超声
胸片
乳腺MRI(有选择性的)
活检后(阳性)
骨扫描:临床分期为Ⅱ~Ⅲ期,或是血清碱性磷酸酶(ALP)水平升高
CT检查:对Ⅱ~Ⅲ期或肝功异常的乳腺癌患者,行胸部、腹部、盆腔CT
实验室检查
血细胞计数,血生化检验
尿液分析
其他检查
激素受体的情况(ER,PR)
HER2/neu的表达
遗传倾向/选择性的BRCA测验

ER:雌激素受体,PR:孕激素受体。

是否粘连、压痛及活动度。同时对可疑或明显的肿块在乳腺或淋巴结区域皮肤勾画或拍摄投影图像也是很有必要的。

除行乳腺检查外,腋窝淋巴结及锁骨上淋巴结的详细检查也很重要。淋巴结的数量、粘连程度、有无压痛、活动度及大小都应加以记录。临床淋巴结阴性的患者有10%~40%病理学为恶性(主要取决于原发肿瘤的大小),而临床上可触及的腋窝淋巴结的患者中,25%~30%无恶性肿瘤的病理学证据。

同时对肝大患者行腹部检查、对骨转移患者行骨痛程度评估也都十分重要。最后,对近期未行盆腔检查的患者,需行完整的盆腔检查,这对患者总体病情的评估很重要。

实验室检查包括完整的血细胞计数及生化检查,其中包括肝功能检测,如谷草转氨酶(ASP)、谷丙转氨酶(ALA)、乳酸脱氢酶(LDH)和胆红素等。

乳腺癌影像学检查及诊断

常规X线检查的研究包括胸片和双侧乳腺X线摄影。可根据临床表现和临床需求行CT、MRI、PET、骨扫描、骨病变处平片等补充检查。

乳腺X线检查

乳腺X线检查依然是乳腺癌患者影像学诊断的最重要的部分,乳腺癌患者需常规行双侧乳腺X线检查。BI-RADS分类系统(见表56.9)已广泛应用于乳腺X线检查,以便于合理随访和(或)治疗[154]。

放射肿瘤医师应熟练掌握乳腺X线检查用于诊断和筛查的区别,因为大多数保乳治疗的乳腺癌患者在治疗前和随访期间需行诊断性X线检查。筛查指对无症状女性行常规乳腺X线检查,包括双侧乳腺的正位片和侧斜位片。诊断性乳腺X线检查是用于筛查过程中表现异常或有可触及肿块的患者行额外放大成像,由放射科医师决定是否需要应用和(或)是否用于随访研究。乳腺癌保乳治疗的患者大部分需行诊断性X线检查,用以排除放射治疗后的可疑性病灶。一些乳腺放射学者建议,乳腺癌保乳治疗的患者乳腺X线摄影持续稳定几年后,可转为X线筛查。

Kopans等[155]对应用于乳腺癌患者的各种诊断性影像技术的利弊进行了评估。典型的乳腺癌肿块边界不清,边缘可见毛刺征(图56.7)。肿块很少呈疣状、分叶状或轮廓清楚,其可通过超声与囊性肿块进行鉴别。乳腺组织结构可发生扭曲,其中围绕某一中心点呈线形、放射状或毛刺样的改变,多被认为是癌性肿块。肿瘤可被致密的实质掩盖,对先前的乳腺X线图像以及超声检查结果进行复阅,对于检测乳腺组织的微小变化非常重要[110]。

乳腺良、恶性肿瘤均可见钙化。而典型的恶性钙化大小为100~300μm,呈条状、管状、分叉状或细沙粒状。成簇的微细钙化(>5个)提示导管内病变,对不可触及的病变针吸穿刺定位有利于诊断(图56.8)。对有可疑肿块或钙化的患者行组织活检发现,约30%为恶性[110]。乳腺X线诊断的平均敏感度约为90%(60%~95%),特异度为94%(50%~98%)。对患者进行筛选检查的阳性预测值为8%~14%,但有症状或可触及肿块的患者的阳性预测值要明显高于前者[155]。如果早期已存在微型钙化,术前X线检查及肿块切除术后X线检查对乳腺癌保守治疗及排除病灶残留具有重要

表 56.9 美国放射学会对乳腺 X 线的影像报告及数据分析(BI-RADS)的分类评估

最终完整的分类评估	
第 1 类 阴性	乳腺对称，无肿块、结构紊乱或有可疑的钙化灶
第 2 类 良性病变	X 线检查阴性，但研究者可有以下描述 结构紊乱，纤维钙化，多个分泌性钙化，脂肪组织病变如脂肪囊肿、脂肪瘤、乳腺囊肿以及混合型错构瘤均有特征性表现。研究者还可描述乳腺内淋巴结及填充剂等，但结果均无影像学的恶性征象
第 3 类 经短期随访考虑为良性病变	此类绝大部分为良性病变。随访期间该结论尚未改变，但放射科医师希望确立该期的稳定性。 短期随访的有效性得到相关资料的进一步证实。目前大部分为直观性的研究，其进一步证实需要更多资料的统计研究
第 4 类 可疑恶性需组织活检	此类无乳腺癌的特征形态学改变，但极可能转化为恶性。放射科医师竭力要求组织活检。如果可能，内科医师和患者可根据其相关的可能性决定最后的治疗方案
第 5 类 高度可疑恶性，需适当采取治疗	该病变进展为癌的可能性很大
第 6 类 需附加影像学评价	影像学评价是必需的。常用于筛选检查，完整影像检查后很少应用。其包括位点压缩、扩大、特殊 X 线视图及超声等

意义[156]。Lally 等[157]曾报道了 114 例具有钙化灶的患者，经 X 线诊断为乳腺癌。对其中 75 例无残留和可疑性钙化的患者行放射治疗，未进一步行手术和 X 线检查。对 36 例有可疑性钙化灶或未明确钙化灶是否完全切除的患者行局部放射治疗，其中 7 例局部转移，1 例区域淋巴结转移。有 34 例患者放射治疗前 X 线检测到可疑性钙化后再次手术切除，其中 20 例(59%)发现仍有残存。研究发现，证实可疑性钙化完全清除的患者较未证实患者的局部控制状况要好。此外，放射治疗前 X 线显示钙化，发生肿瘤残留的可能性极大。

超声检查

在乳腺癌诊断和治疗过程中，超声对体格检查和 X 线检查具有重要的补充作用。其作为筛查工具的使用还很有限，且目前正在研究中。有报道指出，超声诊断的敏感度为 73%，特异度为 95%。超声在区分囊性肿块与实性肿块方面具有重要作用，其主要作用是对体格检查和（或）X 线检查到可触及的和不可触及的异常肿块进行鉴定[110,158]。Soo 等[159]对 420 例有明显肿块的患者进行研究发现，如果 X 线和超声检查均为阴性，其阴性预测值可>99%。Flobbe 等[160]在荷兰对 3516 例患者进行的更大规模的研究中也证实了这一结果。

除辅助体格检查和 X 线检查明确诊断外，超声还可引导介入治疗。超声引导的组织芯活检已常规应用于乳腺癌的诊断中，其有效性明显高于普通立体定位活检。超声亦可用于细针抽吸活检定位、囊肿抽液定位、术前定位及评价对乳腺周围组织植入物的评估。

MRI检查

是否适宜将 MRI 作为常规检查手段尚存争议，但其作为 X 线的补充检查在乳腺癌诊疗过程中的应用得到迅速发展(图 56.7)。Hylton[365]在乳腺癌治疗综述中总结了 MRI 目前应用的潜能：作为筛查过程中 X 线的补充检查；体格检查、X 线及超声检查异常的鉴别诊断；乳腺癌新辅助化学治疗疗效评价。NCCN 推荐对乳腺 X 线检查及超声检查无法显示清晰的早期乳腺癌患者、接受新辅助化学治疗并评估疗效的隐匿性乳腺癌患者，以及存在引起双侧或对侧乳腺癌高风险的基因突变的患者行乳腺 MRI 检查[47,162,163]。

Upponi 和 Warron[164]对行 MRI 检查的 441 例乳腺癌患者进行了一项回顾性研究，其中诊断组 176 例，化学治疗评价组 126 例，乳腺癌筛查组 139 例。其检查结果混淆或不正确者在诊断组为 6%，化学治疗评价组为 13%，乳腺癌筛查组为 9%。作者同时指出，MRI 检查使临床治疗计划的改变和可信度大大提高，其中诊断组为 46%，化学治疗评价组为 72%，乳腺癌

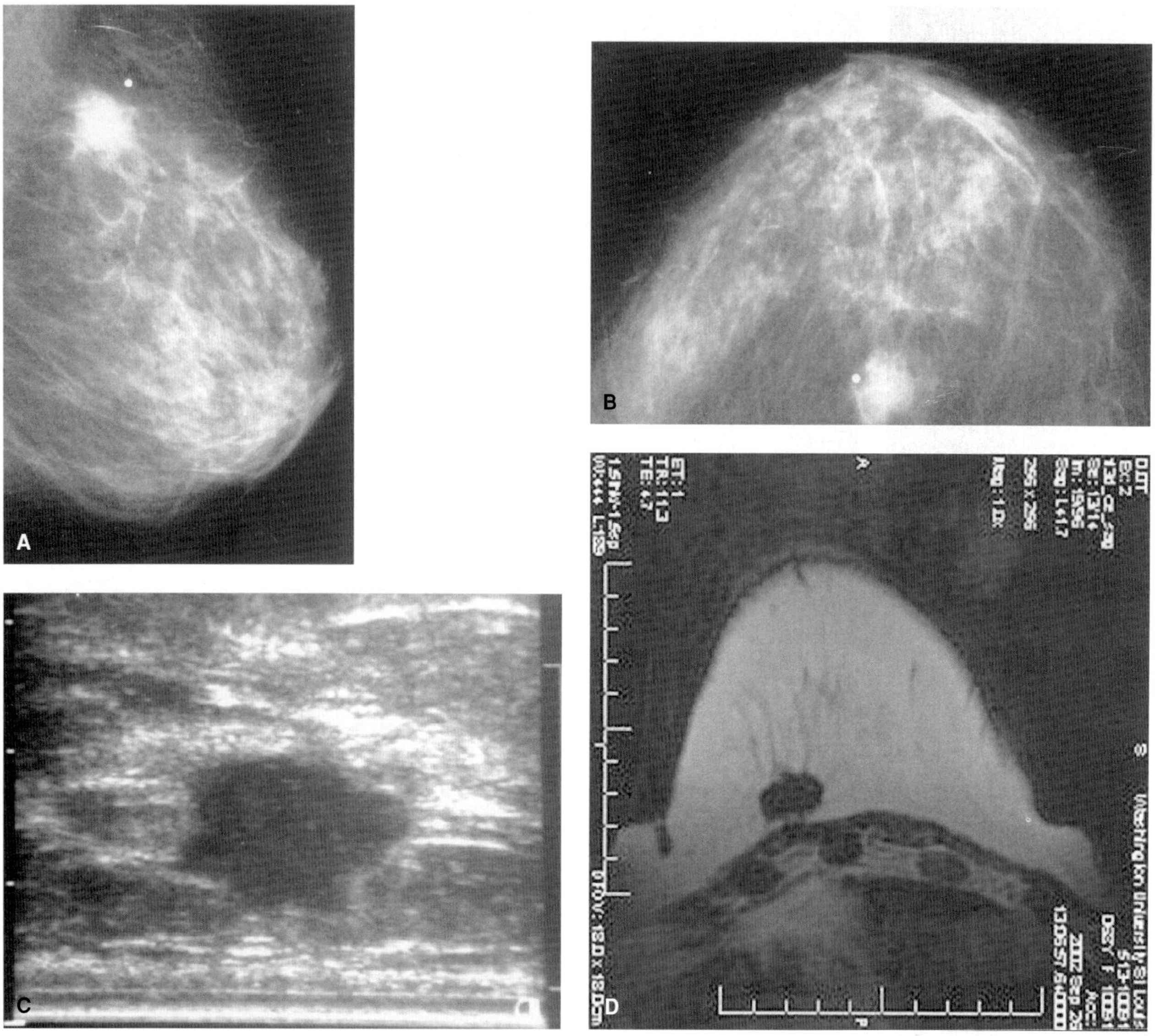

图56.7 （A）左侧乳腺斜位片和（B）左侧乳腺正位片，可见左侧乳腺外上象限1cm的卫星形肿块，位于左侧乳腺上象限的深部。病理可见IDC。（C）乳腺超声示低回声团块，有明显声影，是浸润性癌的特点。（D）行T1加权图像乳腺MRI，低信号的肿块为浸润性癌。

筛查组为80%。在以常规放射治疗为临床计划基础的283例患者中，有44例通过MRI检查获得收益。

Esserman等[165]曾报道在58例患者中，MRI成功检出55例乳腺癌。55例患者中，2例假阳性、2例假阴性，其中包括1例病变不明。MRI对病变的解剖范围定位的准确率为98%，而X线仅为55%。Lee等[166]指出MRI可用作X线检查显示为可疑性病变的补充检查。在X线检查显示的86例可疑性病变中，MRI显示38例为阳性，其中26例与X线检查结果相符，其余12例与X线可疑区不符。对38例阳性患者均行活组织检查，其中10例（26%）为恶性。

MRI对有腋窝转移但体格检查和X线检查均无阳性体征的患者的评估作用明确。在纪念斯隆-凯特琳癌症中心的研究中，Buchanan等[167]分析了55例有腋窝淋巴结转移但无远处转移的患者，MRI发现76%（42/55）的患者有可疑性病变，其中62%（26/42）有隐匿性原发性肿瘤，该研究中有58%（15/26）的患者选择保守治疗。在原发性肿瘤不明的25例患者中，12例行乳腺切除术，其中4例癌变。作者指出，在腋窝淋巴结转移患者中，50%的患者经MRI检查诊断为隐匿性乳腺癌，乳腺MRI检查是诊断原发性隐匿性乳腺癌的重要工具。

CT

对于早期乳腺癌，CT常规检查的作用尚未确定。除在特定的情况下行CT检查外，一般不作为常规检查。其缺点为：需加碘增强对比区分良性与恶性肿瘤，

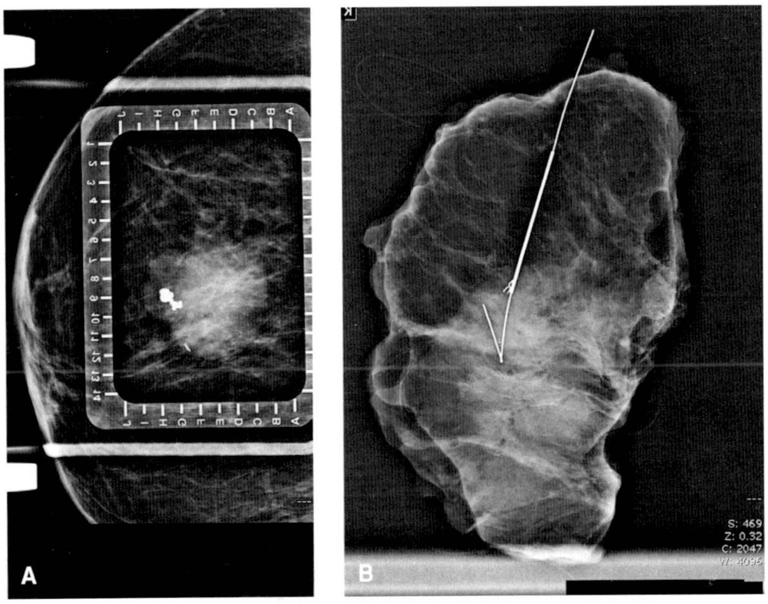

图56.8　(A)乳腺 X 线细针定位的乳腺中心部分的微钙化。(B)X 线片显示广泛切除活检标本中心部分的微钙化。病理为导管内癌。病灶切除后 X 线显示无残留钙化。该患者保乳术后行局部放射治疗，数年来均为无瘤状态。

放射线剂量较高，费用较高及不能探测较小的病变。这些均不支持 CT 早期评估的应用。绝大部分结节阴性的患者不需行常规 CT 扫描，因其检出率极低。少数结节阴性的高危人群或结节阳性的乳腺癌患者可行常规 CT 扫描，尽管检出率较低，但是对上述患者行常规 CT 扫描是必需的。目前，乳腺癌的 NCCN 指南建议在实验室检查或体格检查异常时或患者分期为ⅢA 期(T3N1M0)或以上时行腹腔盆腔 CT 检查[47,168,169]。

许多接受保乳手术和放射治疗的患者确实将 CT 扫描作为放射治疗计划的一部分。在未应用对照和诊断性影像学手段的情况下，该扫描结果不可用于肿瘤分期。Mehta 和 Goffinet[170]研究显示，对 153 例患者放射治疗时行扩大 CT 扫描，11%出现了意想不到的异常现象，其中大部分是良性，仅 2 例为隐匿性病变，进而使分期改变。

骨扫描

常规骨扫描检查对Ⅰ期和Ⅱ期乳腺癌意义不大，一般发生骨痛时予以检查[171]。Ⅰ期骨扫描异常的发生率约为 2%，Ⅱ期为 10%，Ⅲ期>20%[172]。丹麦的一项纳入 20 000 多例乳腺癌手术患者的研究中[173]，7604 例行骨扫描，约 5%异常。>60 岁患者骨扫描异常的发生率为 8%，高于年轻组(3%)，原因可能为老年女性骨关节良性病变较多见。

Koizumi 等[174]对 5538 例乳腺癌患者进行研究，其中乳腺癌总体骨转移率为 2.13% (0 期 0，Ⅰ期0.08%，Ⅱ期 1.09%，Ⅲ期 9.96%，Ⅳ期 34.04%)。对Ⅱ期肿块较大(>3cm)，组织分化较低及Ⅲ期或Ⅳ期患者常规应行骨扫描检查。

PET

PET 利用 ^{18}F-FDG 探测体内的糖代谢情况，目前尚不作为常规检查，但其在乳腺癌诊疗中的用途越来越受到重视。PET 对早期病变的应用尚未确立，但对晚期远处转移、局部复发患者具有重要意义。目前 NCCN 指南不推荐对 0~ⅢA 期患者常规行 PET 扫描，但声明了对局部晚期患者或常规显像结果模棱两可时可应用[47,168,169]。

英国 Columbia 和 Weiretal[175]对行 PET 扫描的 165 例患者进行研究总结，PET 对以下两种临床表现的患者具有重要意义。第一对怀疑有肿瘤复发者的应用，第二对多病灶、远处转移，而其他检查显示为单发、局部复发、疗效尚可的患者的应用。

Schirrmeister 等 [176] 对 117 例患者进行 FDG PET 与常规检查对比评价，这些患者临床可触及包块或 X 线、超声提示为肿瘤侵犯。组织学活检确诊 89 例为乳腺癌，28 例为良性增生。对于乳腺癌检查，FDG PET 敏感度为 93%，特异度为 78%，准确率为 89%，阳性预测值为 92%，阴性预测值为 96%。对于多灶性病变的检测，FDG PET 的敏感度(63%)是 X 线和超声联合检测(32%)的 2 倍。FDG PET 检查发现 3 例患者的远处转移，而常规检查并未显示。FDG PET 对淋巴结转移诊断的假阴性率为 20%，因此影像学检查不能替代腋窝淋巴结的组织学检查。

乳腺癌影像学检查总结

所有女性患者都要有详细的病史，进行全面的体格检查及乳腺X线和肝功能检查。作为X线的补充检查，超声和(或)MRI对部分患者具有重要意义。肝功能正常可行手术的患者，术中需描述乳腺及淋巴结的形态结构。对低危患者术前无须进一步检查，而对高危及可行新辅助化学治疗的患者，术前常规检查包括骨扫描、乳腺X线、CT和(或)腹部超声检查，个别患者可行PET扫描。

乳腺癌病理学研究

通过囊性或实性肿块的细针抽吸及实性肿块的组织活检均可获得组织病理学诊断，对任何乳腺溢液均应检查癌细胞。乳腺的细针抽吸技术具有操作简单、成本低、诊断明确等优点，目前已在欧洲得到广泛应用，现在英国正在进一步推广应用[177,178]。其潜在缺陷为仅提供细胞结构而无组织结构，因此该种技术可检测癌细胞，但不能区分浸润性与非浸润性病变。对可触及或超声直接探测到的病变，该方法诊断迅速而高效。

实体肿块芯针活检的组织学诊断准确率较高，正在被广泛应用，尤其适应于病变较小的患者[179]。随机抽取的6152例患者中，817例(13.3%)为浸润性乳腺癌，167例(2.7%)为中度或高度恶性导管原位癌，213例(3.5 %)为不典型增生或低度恶性原位导管癌。组织针芯活检和组织学切片的完全一致性可达89.7%，部分一致性为9.2%。随访发现临床严重并发症的发生率仅为0.2%(6/3765)。

对任何乳腺可疑肿块均需行活检，可于局部麻醉下进行，告知患者病变的性质以进一步征求其治疗意见。延迟2周治疗对预后的影响尚未明确[180]。

对临床触诊阴性的微小病灶，需在X线引导下行局部针吸予以清除。但2%~8%的患者未能通过X线定位局部针吸技术清除X线图像显示的异常区域的病灶[181]。将细针插入乳腺组织，用X线引导确保异常组织完全清除，对未完全清除者需立即再次清除。然而，乳腺造影对大部分行影像引导细针针吸组织活检的患者的诊疗意义尚无定论。Bimston等[182]对164例因怀疑乳腺造影异常行针吸/杂色局部活检的患者进行了审查，只有3例(1.8%)患者获益明显，恶性肿瘤的患者无1例漏诊。

对于影像学表现异常的患者，尤其是有微小钙化灶者，组织活检后必须进行X线检查以确保肿块完全清除[110]。外科医师需明确手术部位，术前对需要切除的乳腺组织的边界进行标记。病理科医师需在检验过程中明确病变的性质[183]。放射肿瘤科医师应掌握乳腺癌诊断的直接和间接征象，以便采取积极有效的治理措施。

ER和黄体酮(PR)检测是美国乳腺癌患者的常规检测，该指标与患者预后及化学治疗和内分泌治疗的敏感度相关[184,185]。免疫组织化学(IHC)技术通常用于其他激素受体的检测。可通过胸腺嘧啶脱氧核苷标记指数(TLI)和流式细胞仪检测肿瘤生长分数[S期分数(SPF)]，其他肿瘤标记物与预后相关，有时也取决于肿瘤的分期和激素受体情况[186,187]。HER-2/neu过表达提示预后较差，该部分患者可接受针对HER-2/neu基因的辅助治疗。该基因目前正作为一项常规监测指标，由荧光原位杂交技术(FISH)检测，从而指导临床靶向治疗[188,189]。

乳腺癌分期

乳腺癌普遍采用两种分期系统：美国肿瘤联合会(AJCC)(表56.10)和国际抗癌联盟(UICC)分期系统[190,191]。第7版AJCC肿瘤分期指南的重要修改包括[190]：

1.用于评估临床肿瘤大小的影像学手段包括乳腺X线摄影、超声检查及MRI。

2.保存了“炎性乳腺癌”的定义，仅局限于1/3或以上乳腺皮肤且有典型皮肤改变的患者。当组织病理学提示浸润性乳腺癌侵犯皮肤淋巴管时即支持诊断时，不需要伴有诊断炎性乳腺癌必需的典型临床表现。

3.孤立肿瘤细胞簇和单个肿瘤细胞的分类更严格。直径≤0.2mm的细胞簇，或单个淋巴结组织学断面有非融合或接近融合的细胞簇但细胞数目不超过200个，可被归为孤立肿瘤细胞簇。

4. Ⅰ期乳腺癌细分为ⅠA期和ⅠB期，其中ⅠB期包括原发肿瘤(T1)仅伴淋巴结微小转移的(N1mi)。

5.增加的M0(i+)定义为骨髓或循环血中存在播散的肿瘤细胞，或偶然在其他组织中(如预防性卵巢切除)发现直径≤0.2mm的转移灶。但是，这一类别不改变分期。无临床和(或)影像学检出的转移病灶，M0(i+)应根据T和N情况分期。

目前乳腺癌AJCC分期标准不包括再次切除时肿瘤大小的累加，这将造成分期不足和治疗不充分[192]。哥伦比亚的分期系统具有重要意义，其明确指出影响

表 56.10 AJCC 乳腺癌分期

原发肿瘤(T)	
原发肿瘤(T)的临床和病理分期相同。如果根据临床体检可分为主要分期(T1、T2、T3)。如果根据影像学或病理学,T1 也可分成几个亚期,肿块大小描述接近 0.1cm	
TX	原发肿瘤无法评价
T0	未发现原发肿瘤
Tis	原位癌
Tis(DCIS)	导管内癌
Tis(LCIS)	小叶原位癌
Tis(Paget)	无肿块的乳头 Paget 病
注:伴有肿块的乳头 Paget 病按肿块大小进行分期	
T1	肿瘤最大径≤2cm
T1mic	微小浸润性癌,最大径≤0.1cm
T1a	肿瘤最大径>0.1cm,≤0.5cm
T1b	肿瘤最大径>0.5cm,≤1cm
T1c	肿瘤最大径>1cm,≤2cm
T2	肿瘤最大径>2cm,≤5cm
T3	肿瘤最大径>5cm
T4	任何大小的肿瘤直接侵犯胸壁或皮肤
T4a	侵犯胸壁,不包括胸肌
T4b	乳腺皮肤水肿(包括橘皮样改变)、溃疡或陷于同侧乳腺皮肤的卫星结节
T4c	T4a 和 T4b 同时存在
T4d	炎性乳腺癌
区域淋巴结(N)	
NX	无法评价的区域淋巴结(如:过去已切除)
N0	无区域淋巴结转移
N1	同侧腋窝可触及活动的转移淋巴结
N2	同侧腋窝淋巴结转移,互相融合或与其他组织固定,或临床无证据显示腋窝淋巴结转移的情况下,存在临床明显[a]的同侧内乳淋巴结转移
N2a	同侧腋窝淋巴结转移,互相融合或与其他组织固定
N2b	在临床无证据显示腋窝淋巴结转移的情况下,存在临床明显[a]的同侧内乳淋巴结转移
N3	同侧锁骨下淋巴结转移伴或不伴腋窝淋巴结转移;或有临床症据显示腋窝淋巴结转移的情况下,存在临床明显[a]的内乳淋巴结转移;或同侧锁骨上淋巴结转移,伴或不伴腋窝或内乳淋巴结转移
N3a	同侧锁骨下淋巴结转移
N3b	同侧内乳淋巴结和腋窝淋巴结转移
N3c	同侧锁骨上淋巴结转移
病理(pN)	
pNX	对区域淋巴结不能做出评估(如:过去已切除或手术病理未包括该部位)
pN0	无区域淋巴结转移,未对孤立肿瘤细胞(ITC)另行检查
注:ITC 定义为直径≤0.2mm 的孤立性或小灶瘤细胞,一般仅通过 IHC 或分子方法检测,但 HE 染色也可证实,不一定显示恶性行为(如增生或间质反应)	
pN0(i-)	无区域淋巴结转移,IHC 阴性
pN0(i+)	无区域淋巴结转移,IHC 阳性,肿瘤灶直径≤0.2cm
pN0(mol-)	无区域淋巴结转移,RT-PCR 阴性
pN0(mol+)	无区域淋巴结转移,RT-PCR 阳性

(待续)

表 56.10(续)

pN1	1~3 个腋窝淋巴结转移和(或)前哨淋巴结解剖发现内乳淋巴结镜下转移灶,而无明显临床证据[b]
pN1mi	微小转移(>0.2mm, ≤2.0cm)
pN1a	1~3 个腋窝淋巴结转移,至少其中1个>2mm
pN1b	前哨淋巴结解剖发现内乳淋巴结镜下转移灶,而无明显临床证据[c]
pN1c	1~3 个腋窝淋巴结转移和前哨淋巴结解剖发现内乳淋巴结镜下转移灶,而无明显临床证据[c](如腋窝淋巴结转移大于3个,内乳淋巴结归入pN3b)
pN2	4~9 个腋窝淋巴结转移,或临床明显[a]的内乳淋巴结转移而无腋窝淋巴结转移
pN2a	4~9 个腋窝淋巴结转移(至少1个转移灶>2.0mm)
pN2b	有临床明显[b]的内乳淋巴结转移而无腋窝淋巴结转移
pN3	≥10 个腋窝淋巴结转移;或锁骨下淋巴结转移;或临床明显[b]的同侧内乳淋巴结转移伴≥1 个腋窝淋巴结转移;或≥3 个腋窝淋巴结转移,伴临床阴性但镜下转移的内乳淋巴结;或同侧锁骨上淋巴结转移
pN3a	≥10 个腋窝淋巴结转移(至少1个转移灶>2.0mm),或锁骨下淋巴结转移
pN3b	临床明显[b]的同侧内乳淋巴结转移伴≥1 个腋窝淋巴结转移,或≥3 个腋窝淋巴结转移伴临床阴性但镜下转移的内乳淋巴结
pN3c	同侧锁骨上淋巴结转移
远处转移(M)	
MX	远处转移不能评估
M0	无远处转移
M1	远处转移

[a] "临床明显"是指病灶由影像学检查方法(不包括淋巴闪烁造影术)、临床体检或病理大体标本发现的。

[b] "临床明显"是指病灶由影像学检查方法(不包括淋巴闪烁造影术)、临床体检发现的。

[c] "临床不明显"是指影像学检查(不包括淋巴闪烁造影术)或临床体检不能发现的情况。

手术的预后因素[64]。图 56.9 根据肿瘤和淋巴结特征对各种临床分期进行了描述。

病理学分级

WHO 对乳腺增生性疾病和乳腺肿瘤进行以下分类:良性结构不良、良性或表面良性肿瘤、癌症、肉瘤、癌肉瘤及未分类肿瘤[193]。AJCC 分期见表 56.11[190]。

许多报告和专著对乳腺癌病理特征和临床表现进行了详细描述[110,194-197]。放射肿瘤医师应掌握乳腺癌的组织学特征,因为该特征可影响预后,对临床治疗具有重要指导意义。以下是乳腺癌分类的简要描述。

"微小浸润性癌"定义为肿瘤细胞超出基底膜侵入邻近组织,最大径≤0.1cm。此类为 T1 分期的 1 个亚类,即 T1mic。AJCC 分期指南进一步规定如同时存在多个微小浸润性癌,应以最大径为准,不可将其累加。尽管目前多灶性微小浸润性癌的临床意义尚不明确,但微小浸润性癌通常预后很好。微小浸润性癌的分类复杂多样,与前面所述肿瘤类型有本质性的区别[190]。

浸润性导管癌 (IDC) 是乳腺癌常见的类型,占50%以上。表现为肿瘤细胞呈条索状或片块状排列,大小不一,胞质丰富,分化程度多样[198]。坏死很罕见,但可出现淋巴管受侵。肿瘤周围常可见卫星灶。

管状癌由具有典型管状结构的高分化的单层上皮细胞线形排列构成。该细胞与正常导管或小导管细胞相似,呈多腺性筛形或腺样囊性结构,常伴有其他原位癌[199]。管状癌呈非浸润性生长,预后较好。对 680 例患者进行荟萃分析显示,淋巴结转移率为 13.8%[200]。因肿瘤直径≤1cm 的低危患者腋窝淋巴结转移发生率极低(7%),所以有的专家主张可不行腋窝淋巴结清除。Sullivan 等[201]的回顾性研究发现:73 例患者中,67%行外科保乳术(CS)加放射治疗,18%行外科保乳术,15%行乳腺切除术。某期刊报道了 529 例行保乳治疗的 62 例管状癌患者,无 1 例发生远处转移或死亡,3 例

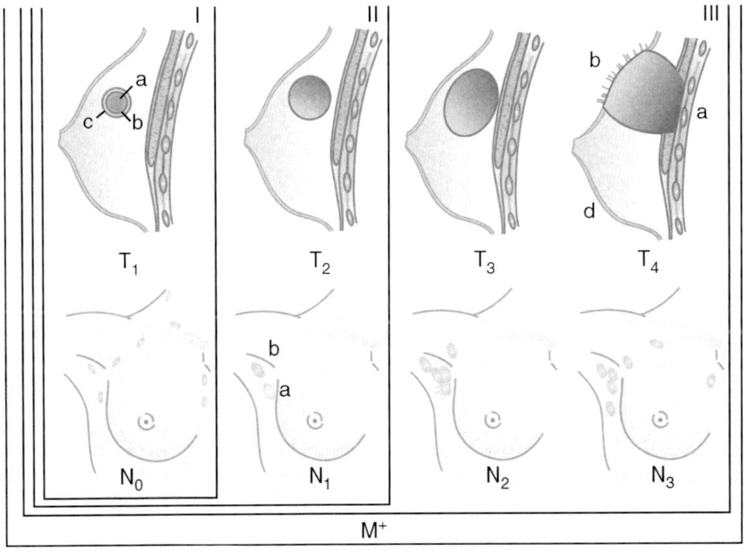

图56.9 乳腺癌临床分期。肿瘤分期从某方面来说可通过局部区域治疗(手术和放射治疗)反应预后,甚至可达治愈。T 分期和 N 分期的等效性如下:T2=N1,T3=N2,T4=N3。AJCC 和 UICC 分期系统采用相似的分类和分期。(From Langmuir VK, Poulter CA, Qazi R, et al. Breast cancer. In: Rubin P, ed. *Clinical oncology: a multidisciplinary approach for physicians and students*, 7th ed. Philadelphia: W.B. Saunders, 1993;with permission.)

(4%)局部治疗失败。该资料显示管状癌保乳术后辅助放射治疗可降低局部复发率。

表 56.11 乳腺癌 AJCC 组织病理学分类

原位癌
非特殊型
导管内癌(原位)
乳头 Paget 病和导管内癌
浸润性癌
非特殊型
浸润性导管癌
炎性乳腺癌
髓样癌,非特殊型
髓样癌伴大量淋巴细胞浸润
黏液性癌
乳头状癌(主要为微乳头状癌)
管状癌
浸润性小叶癌
乳头 Paget 病
未分化型
鳞状细胞型
腺样囊性癌
分泌性癌
筛状癌

Used with the permission of the American Joint Committee on Cancer (AJCC), Chicago, Illinois. The original source for this material is the AJCC Cancer Staging Manual, Seventh Edition (2010) published by Springer Science and Business Media LLC, www.springer.com.

髓样癌由索状和大细胞团块组成。细胞具有网状多形的细胞核,核仁显著。有少量纤维基质,但淋巴样浸润多见。此瘤镜下及肉眼均边界清楚。一般来说预后较其他类型好。多好发于年轻女性,此类患者常伴有 *BCRA*1 突变[202]。

ILC 可由 LCIS 进展而来,细胞呈单行排列或围绕 1 个腺管成簇呈靶环状排列。某些硬癌多表现为小叶侵袭性病变,该肿瘤具有侵袭性和多灶性,易发生远处转移。Du Toit 等[203]研究报道了 171 例小叶癌的 5 种亚型,结果发现小管状小叶癌 12 年生存率为 100%,而异型性小叶癌仅为 47%。其他两种 ILC 的特点为"乳腺 X 线检查阴性",即病变范围 X 线检查未见异常,此类型 ER 阳性者多于 IDC。浸润性多形性小叶癌,是一种具有侵袭性变异性生物学行为的 ILC,在 38 例样本中 29%病理类型为印戒细胞癌[204]。

黏液癌又称黏蛋白性腺癌或胶样癌,多见于症状持续时间相对较长的老年女性[205]。常缺乏细胞增生反应,坏死和淋巴管受侵很少见。肿瘤呈膨胀性生长,腋窝淋巴结转移率极低,生存期略长于 IDC[206]。Anan 等[207]对 76 例黏液癌患者进行评价(52 例为单纯型,24 例为混合型)。研究表明:单纯型淋巴管受侵和淋巴结转移的发生率为 4%,低于混合型($P<0.05$)。肿瘤直径<3cm 的单纯型患者中无淋巴结受侵。

腺样囊性癌在乳腺癌中很少见,其组织学特点和临床行为与涎腺癌和上呼吸道癌相似[208]。28 例患者中仅 1 例有腋窝淋巴结转移,22 例行乳腺根治术,6 例行保乳术(其中 5 例同时行局部放射治疗),中位随访期 7 年,无局部复发,5 年无病生存率为 95%[209]。

浸润性微乳头状癌的特点为肿瘤细胞团位于海绵状腔隙中,类似脉管的空腔隙结构。Nasser 等[210]报道 83 例浸润性乳头状瘤,肿瘤平均大小为 4cm,22%皮肤受侵,58%为低分化,71% ER 阳性。在 77%的腋窝淋巴结转移中,≥3 个淋巴结阳性率的为 51%。中位生存期 36 个月,死亡率高达 46%。皮肤受侵和淋巴结转移情况是生存期短,预后差的唯一评价指标。

化生性癌相对少见。Park 等[211]发现 15 例腋窝淋巴结清除的患者,40%(6 例)发生转移。Beatty 等[212](瑞典抗癌协会)将 24 例化生性癌根据年龄、诊断时间、分期、ER/PR/*HER2* 情况与典型乳腺癌对比。肿瘤的平均直径为 2.5cm,21 例组织学/核分级高,ER 和(或)PR 均为阴性。行 *HER2* 检测的 11 例患者中,仅 1 例阳性表达。行 EGFR(*HER1*)检测的 7 例患者表达均为阳性。5 年生存期为 83%(95% CI 为 66%~100%),与典型乳腺癌相比,二者的多学科治疗模式、复发率、生存期无明显差别。EGFR(*HER1*)过表达为肿瘤的靶向治疗提供有利条件。

MD 安德森癌症中心对试验和癌症检测、流行病学、最终结果(SEER)等数据进行了分析,Hennessey 等[213]选取 100 例化生性肉瘤样癌和 SEER 数据库中 213 例有相同病史的患者,最终结论为该侵袭肿瘤对治疗不敏感,疗效差,进而显示对于此类患者靶向治疗是必需的。

梭形细胞癌为化生性癌的一种,侵犯范围广,无特异度表现,类似于筋膜炎、纤维瘤病或成纤维细胞瘤。与梭形细胞癌不同,筋膜炎、纤维瘤病及成纤维细胞瘤无远处转移,被定义为良性肿瘤而不是恶性肿瘤。Sneige 等[214]对 24 例类似于纤维瘤病的梭形细胞癌进行了研究,7 例行保乳术,13 例行乳腺改良根治术,4 例未行手术治疗。结果发现,改良根治术者未发生腋窝淋巴结转移,保乳术者 2 例局部复发。

原发性神经内分泌型小细胞癌很少见。Francois 等[215]报道了 7 例,Shin 等[216]报道了 9 例。免疫组织化学分析显示细胞角蛋白标记染色具有一致性,但神经内分泌标记染色具有变异性。区分病变由肺癌转移,还是来源于 Merkel 细胞癌、淋巴瘤或类癌乳腺直接受侵十分重要。对此类患者原则上应行大剂量多药联合化学治疗、原发肿瘤切除及乳腺放射治疗(虽然尚无资料证明放射治疗疗效)。

Paget 病定义为乳头恶性肿瘤。大部分研究者认为该病变由乳头下方导管肿瘤进展或下面癌转移而来[1]。该肿瘤沿导管线形浸润,可呈现多灶性,亦可有乳晕恶性病变。有效的治疗方法为保乳术后放射治疗[217,218]。

叶状囊肉瘤常为良性病变,周围界限清晰,由单层细胞线形排列,外观呈分叶状。该肿瘤体积大,有胞膜包裹,常无周围组织侵犯[64]。通常由乳腺纤维瘤发展而来,开始生长缓慢,恶变后体积迅速增大。其分级(有丝分裂速度)、手术边缘及细胞增殖生长指数对预后具有重要意义[219]。

原发性乳腺淋巴瘤临床较少见,在一项对 35 例患者进行的研究中,16 例为原发淋巴瘤,弥漫大细胞淋巴瘤在原发和继发患者中分别占 10/16 和 14/18。导管和小叶的淋巴上皮病变及脉管受累在二者中均可见。免疫组织化学研究显示,13 例淋巴瘤中 12 例起源于 B 细胞,1 例为 T 细胞。其生存期与肿瘤分期和组织学特点有关,约半数原发性淋巴瘤患者可复发,但以结外组织复发为主。

原发性乳腺肉瘤偶尔可见。McGowan[221]研究了 78 例无转移的原发性乳腺肉瘤患者(76 例女性,2 例男性),32 例为恶性叶状囊肉瘤,14 例间质肉瘤,8 例血管肉瘤,7 例纤维肉瘤,5 例癌肉瘤,4 例脂肪肉瘤,其他类型 8 例。病因特异性生存率为 48%,无复发率为 42%,10 年局部无复发率达 75%。保乳术和乳腺切除术的疗效无统计学意义,边缘阴性的局部无复发率明显高于边缘阳性者,分别为 80%和 33%(P=0.009)。

预后因素(生存、转移)

乳腺癌的肿瘤谱极为广泛,包括临床表现、生物学行为、遗传因素等,因此预后差异性很大。全身转移与局部复发的预后因素显著不同,每一位肿瘤科医师尤其是放射肿瘤医师都应对其明确掌握。此外,乳腺切除术与肿块局部切除术的预后因素具有本质性的差异[222]。例如,肿瘤大小、淋巴结转移情况是了解总生存期及远处转移的最有力指标之一,同时也是乳腺切除术后(未行放射治疗)胸壁复发的强有力预后因素[110,223,224]。然而,对乳腺癌术后复发的预后因素并未形成统一意见。另一方面,切缘阳性是保乳术后复发的重要因素,而与远处转移相关性不大[225-227]。年龄较小是保乳术后局部复发的重要因素之一,亦可影响远处转移,但其作为 1 个独立性的影响因素对局部复发影响更大[228]。患者及临床医师对此不是很了解,因此容易造成对正确治疗的延误。下面将讨论影响全身转移的预后因素(如远处转移、无病生存期、总生存期等）。关于乳腺癌保守治疗局部复发的预后因素，进一步的深入研究得出区段切除术和放射治疗为其选择性因素的结论。早期患者乳腺切除术后胸壁复发的预后因素详见第 57 章。

美国病理学家学会在 1999 年的乳腺癌预后因素摘要中得出一致意见[229]。Ⅰ类因素已证实对预后及临床治疗具有重要意义，包括肿瘤大小、淋巴结转移情况、微小转移灶、组织学分级、有丝分裂计数和激素受体情况等。Ⅱ类因素已通过广泛的生物学和临床研究，其重要性有待于进一步论证，包括 HER-2/neu 表达、p53 突变、淋巴管受侵及 DNA 倍数。Ⅲ类因素包括其他未经过试验强力论证的，主要有肿瘤血管发生、EGFR、转化生长因子（TGF）、Bcl-2 及组织蛋白 D 过表达。

近年来，分子技术的不断发展为肿瘤基因测序提供了有利条件，基因预后因素的监测已应用于临床并进一步指导临床治疗计划。由此，我们将着眼于Ⅰ类和Ⅱ类预后因素，研究更多的与远处转移和临床治疗相关可能性大的因素。

肿瘤大小

原发肿瘤的大小是远处转移、无病生存率和总生存率最重要的预测值之一。尽管肿瘤大小与腋窝淋巴结受累的数量和表现强烈相关，但毫无疑问它是 1 个独立预后因素。有资料证实，淋巴结阴性的患者中，肿瘤大小是无病生存率和总生存率强而独立的预测值。Rosen 等[194]进行了一项经典的研究，中位随访期超过 20 年，研究报道肿瘤直径<1cm 时无复发存活率为 88%；1.1~3cm 时为 72%；3.1~5cm 时为 59%。Quiet 等[230]对 826 例淋巴结阴性的乳腺癌患者进行了分析，这些患者在芝加哥大学接受乳腺切除治疗，中位随访期 13.5 年，研究显示：肿瘤直径<2cm 的 20 年无病生存率为 79%；直径>2cm 为 64%。多变量分析显示，肿瘤的病理学大小是预后和复发时间最强的预测值。在淋巴结阴性的乳腺癌患者中，原发肿瘤大小与生存率的关系在图 56.10 中做了说明。

腋窝淋巴结情况

在所有预后因素中，腋窝淋巴结情况仍然是无病生存率和总生存率的最强预测值，并且是乳腺癌分期的主要因素[190]（图 56.11）。尽管腋窝淋巴结受累的数量和远处转移的风险间存在直接关系，但最常采用的方案就是将患者分为 4 个预后组（淋巴结阴性，1~3 个

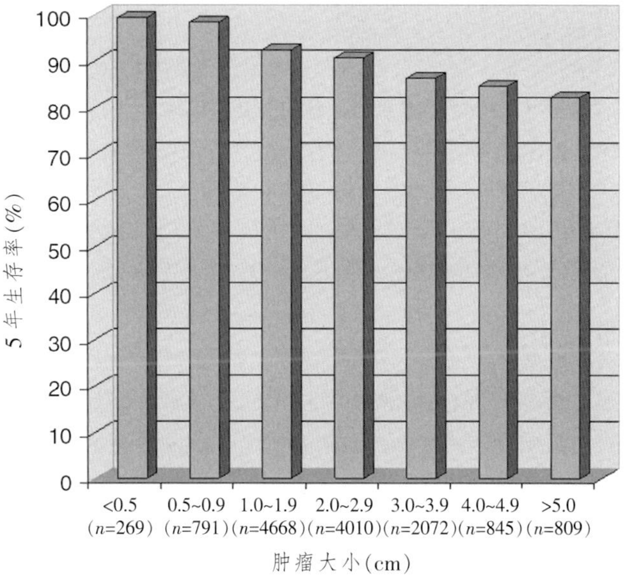

图56.10 淋巴结阴性乳腺癌根据肿瘤大小得出的5 年生存率。（Data adapted from Carter CL, Allen C, Henson DE. Relation of tumor size, lymph node status and survival in 24,740 breast cancer cases. *Cancer* 1989;63:181–187.）

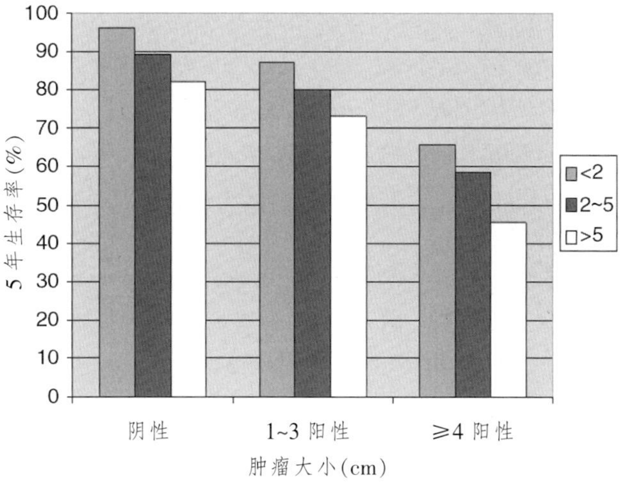

图56.11 与淋巴结情况和肿瘤大小相关的 5 年生存率。（Data adapted from Carter CL, Allen C, Henson DE. Relation of tumor size, lymph node status and sur vival in 24,740 breast cancer cases. *Cancer* 1989;63:181–187.）

受累淋巴结，4~9 个受累淋巴结，受累淋巴结多于 10 个）。淋巴结预后分组在目前的 AJCC 分级系统的 N 分级中被采用。虽然随着全身治疗的发展，治疗效果将不断改善，但来自先前 NSABP 试验（患者主要接受单纯的局部治疗）的资料显示：淋巴结阴性者 5 年生存率为 82.8%，1~3 个阳性淋巴结为 73%，4~12 个 45.7%，多于 13 个为 28.4%[73,180,231–233]。

微转移

目前,由于前哨淋巴结活检的普遍应用及对微转移的检测日益增多,淋巴结微转移灶的影响成为最近许多研究的主题。许多研究已证明结合蓝染和放射胶体技术,95%以上的病例可出现前哨淋巴结阳性[234-236]。在手术中,前哨淋巴结假阳性率很低(<10%),前哨淋巴结阴性患者的预后与腋淋巴结完全切除术后的淋巴结阴性患者相似。尽管传统上前哨淋巴结阳性患者的标准治疗是腋窝淋巴结完全切除,近期美国外科医师协会肿瘤学组(ACOSOG)Z0011 试验对部分前哨淋巴结阳性患者进行腋窝淋巴结完全切除的必要性提出了挑战[237]。前哨淋巴结阳性患者是否需要进行腋窝淋巴结完全切除是个体化的,这个问题需要在目前进行的临床试验中进一步探索[238]。

Hansen 等[239]用 HE 染色和免疫组织化学(IHC)评估了 696 例女性的前哨淋巴结情况。中位随访期 38 个月,结果证明前哨淋巴结转移灶的大小(<2mm 或>2mm)是 1 个具有显著性的预后因素。但在淋巴结真阴性和仅 IHC 阳性的病例中,无病生存率和总生存率无差异。在未来的几年中,来自于大型数据库的其他资料将不断出现,以深入发展微转移和仅 IHC 阳性的淋巴结转移对乳腺癌的预后的意义。

肿瘤类型

许多研究表明,浸润性乳腺癌的组织学亚型具有推测预后的价值。研究显示,管状癌、黏液癌和髓样癌比 IDC 的预后要好[194,201,240,241]。ILC 与 IDC 的预后相似[242]。预后较差的类型包括化生型、未分化型和其他少见亚型[110,195]。Rosen 等[194]的一项常规研究中,293 例 T2N0 期乳腺癌患者接受乳腺切除治疗,中位随访期超过 20 年,研究显示,管状癌、黏液癌和髓样癌比 IDC 和 ILC 的复发率低。

肿瘤分级

多重肿瘤分级系统的提出,目的在于规范和提高观察者间的多样性。Scarff-Bloom-Richardson[243]分级系统利用有丝分裂指数、分化和多形性进行分级,每项 1~3 分。3~5 分者分化良好,6~7 分中分化,8~9 分低分化。该系统被广泛采用,并且具有独立的预后意义。

诺丁汉研究小组的 Elston 和 Ellis[244]使这一分级方法更加严密。修改后的方法包括 3 种形态学特点的评价:小管形成的比率,核多形性的程度和一定区域内有丝分裂的精确计数。这是一种数字化的评分系统,分级取决于这 3 个变量评分的总和,共分 3 级。在对 1831 例患者的评估中,组织学分级与预后表现出强关联:肿瘤分级Ⅰ级患者的生存率明显好于Ⅱ、Ⅲ级患者($P<0.0001$)。如果规程相同,能够获得关于预后的可重复性和一致性结果。

肿瘤细胞雌激素和孕激素受体

若干研究表明,激素受体阳性的患者生存率明显较高[245,246]。Crowe 等[247]研究了 1392 例乳腺癌患者,均接受乳腺改良根治术治疗。其中 1063 例患者(76.4%)的肿瘤 ER 阳性(胞质蛋白≥3fmol/mg)。他们的 10 年生存率为 65.9%,明显高于 329 例 ER 阴性者(56%)($P=0.0001$)。然而,这一结果与一些关于激素受体情况的预后意义报道并不一致[248]。这其中的一些明显差别可用技术的细微差异来解释。Esteban 等[249]注意到,ER 定量免疫组织化学提供的结果比生物化学所获得的具有更好的预测价值[250]。

表达 ER 和 PR 的肿瘤用激素治疗可获得最大收益,仅含 ER 或 PR 者仍然反应明显。目前已鉴定出两种 ER,即 ER-α 和 ER-β,PR 也有两型,即 PR-A 和 PR-B[251]。激素受体阴性肿瘤的患者对激素治疗做出反应的可能性很小[185,251]。

淋巴管血管侵犯

许多研究已清楚证明,瘤旁区血管淋巴管侵犯(LVI)具有独立预后意义[252-256]。Rosen 等[194]的研究表明,LVI 阳性的Ⅰ期患者的复发率为 38%,LVI 阴性者为 22%。

增殖指数/S期/胸苷标记指数

研究显示,评价肿瘤增殖率的多种技术与远处转移和生存率有关。最常见的是处于 S 期的细胞分数(SPF)、胸苷标记指数(TLI)、有丝分裂指数和抗体直接针对的增殖标记,例如 Ki-67 和 PCNA(增殖细胞核抗原)。

胸苷标记指数代表处于细胞周期中 S 期的细胞的分数,该技术以标记的胸腺嘧啶脱氧核苷有效合成进入 DNA 为基础。原发性乳腺癌的 TLI 与激素受体情况密切相关,并且通常与病理分期无关。回顾性研究显示,TLI 是 1 个独立于肿瘤大小、激素受体、p53 和 Bcl-2 蛋白表达的预后指标。连同患者年龄和肿瘤大小,TLI 能够区别处于不同区域或远处转移风险水平的患者[257]。

Wenger 和 Clark[258]认为，尽管方法和分界值不同，但 SPF 值较高通常与肿瘤分级较差相关，这不受激素受体、瘤体较大和腋淋巴结阳性的影响。单因素分析和多因素分析均显示，SPF 较高常与无病生存率和总生存率较差有关。

Bryant 等[259]分析了 NSABPB-14 试验的 4000 多例患者，她们均为 ER 阳性且无腋淋巴结转移，结果发现 SPF 和无病生存率及总生存率间存在强关联。

DNA倍体指数

大部分乳腺癌表现出 DNA 值的双峰分布。用流式细胞术测量的 DNA 倍性与核分级相关，低分级者为二倍体，高分级者为非整倍体[260]。人们发现倍性与组织学类型、肿瘤分级和 SPF 值有关，但与患者年龄、是否绝经、肿瘤大小、腋淋巴结情况及 ER 和 PR 情况无关[261]。二倍体肿瘤倾向于 ER 阳性，而非整倍体者常为 ER 阴性。年长者易患超二倍体肿瘤[262]。二倍体肿瘤的预后要好于非整倍体者[263,264]。Toikkanen 等[265]对 351 例患者进行了观察，最短时间为 22 年，发现非二倍体肿瘤患者 25 年生存率为 28%，相比之下，二倍体肿瘤患者为 48%。欧洲癌症研究与治疗组织(EORTC)的 1 个试验研究了 281 例绝经前、淋巴结阴性的浸润性乳腺癌患者，研究显示对 DNA 和增生性节段的评价是总生存率和无转移生存率最重要的预计因素[266]。

Ewers 等[267]和 Fallenius 等[268]的研究也证明了 DNA 倍体性的预后意义。Keyhani-Rofagha 等[269]和 Witzig 等[270]报道，DNA 倍体性的预后意义无统计学显著性。

HER-2/neu

HER-2/neu 是一种原癌基因(也被称为 *c-erbB-2*)，位于 17 号染色体，其产物为 p185，是一种具有酪氨酸激酶活性的跨膜糖蛋白，与 EGFR 同源[271]。其高表达于 30%的人类乳腺癌。该蛋白的高表达与肿瘤的侵袭性和淋巴结阳性患者无病生存率的降低有关，对淋巴结阴性患者其预后意义不定。对 *HER-2/neu* 的预后意义不一致的报道可能与观察者间的变异有关，即染色结果的解释和中间结果的意义的不确定性[188,189,271]。*HER-2/neu* 的染色结果用 0~3 个+表示。有资料表明，大部分 0~1+者为阴性，3+者为阳性，而对 2+的分类仍不确定。人们发现，用荧光原位杂交技术来鉴别这种原癌基因的扩增具有更高的预后价值[188,189,271,272]。

HER-2/neu 预后价值的变异性可能涉及对蛋白表达水平的解释不一致。Birner 等[273]用 FISH 评估了 303 例淋巴结阳性乳腺癌患者 *HER-2/neu* 原癌基因扩增情况，并将其与 Hercep 试验的结果联系起来。Hercep 试验结果与 FISH 结果的对比，包括所有 2+和 3+的标本共 103 例和 *HER-2/neu* 阴性标本 104 例，其中 3+者占 8.9%~15.7%。FISH 显示，几乎只有 3+的阳性病例存在 HER-2/neu 基因扩增。

单变量分析显示，Hercep 试验 3+的病例预后更差，这与更低的 ER 水平和肿瘤组织学分级为Ⅲ级显著相关。比预后意义更为重要的是 *HER-2/neu* 情况对治疗反应的预测价值，以及鉴别哪些患者可能从针对其表达蛋白的辅助靶向治疗中获益[274]。若干研究已证明，*HER-2/neu* 情况可能对激素治疗的反应、紫杉醇的反应和以烷化剂为基础的化学治疗的抵抗性具有预测作用[275,276]。

*p53*基因

肿瘤抑制基因编码一种核磷蛋白，对细胞周期调节和 DNA 修复有重要作用，也可调节电离辐射诱导的凋亡[277,278]。在散发的乳腺癌病例中，*p53* 基因突变很常见，突变体可见于 43/192(22%)的肿瘤中[278]。*p53* 基因的突变体多见于年轻女性患者(P=0.002)、非裔美国女性(P=0.04)、ER 阴性(P=0.03)或 PR 阴性者(P=0.04)及双阴性者(P=0.06)。在 843 例乳腺癌病例中，低分级的肿瘤(管状癌、黏液样癌、乳头状癌和浸润性筛状癌)均未发现 p53 突变体，但可见于 4.2%的 ILC(6/140 例)，高分级的 IDC 为 15.5%(99/640 例)，单纯性髓样癌为 50%(5/10 例)[279]。携带有 p53 基因突变体者和携带野生型基因者的总生存率无显著不同。在另一研究中，156 例均患有原发性浸润性乳腺癌，p53 蛋白的过表达作为疾病复发和生存率下降的预测值，具有可靠性和独立性[280]。Jansen 等[281]研究了 345 例乳腺癌患者，中位随访期超过 10 年，发现 Bcl-2 的表达并非预测因素，而 p53 是总生存率(P=0.005)和复发后生存率(P=0.006)的独立预测因素。但只有在 Bcl-2 阳性的亚群中，p53 才有重要作用。

肿瘤遗传图谱

DNA 微阵列技术最近的发展，使得依据肿瘤基因的表达特点大量绘制其遗传图谱成为可能[282]。荷兰癌症研究会的研究人员采用这项技术筛查了数千基因，发现具有预后预测价值的 70 个基因谱，在对 295 例女性的研究中，该基因谱示预后差者108例，其10年无病生存率为50.6%，显示预后好者115例，10年无病生存率为85.2%。最近的效度研究显示，遗传图谱胜于传统的预后标准，但预后价值的重要性仍逊于传统的预后标准[283-285]。

基因表达图谱为我们对乳腺癌生物学行为的理解发挥了显著作用，现常规应用在临床决策制订过程中。乳腺癌亚型包括管腔A型、管腔B型、HER2型及基底样型，此分型有显著的预后价值，对系统治疗决策的制订有很大指导意义[286,287]。尽管基因图谱是亚型分型的基础，大部分临床医师在临床工作中还是依赖于常规分子标志物ER、PR、HER2/neu、Ki-67等来进行乳腺癌分型[288]。

Genomics Health公司（加利福尼亚州，红木城）发明了一种检验方法，采用基因图谱技术对石蜡包埋的标本进行检验。Oncotype DX检验法以反转录为基础，来确定石蜡包埋组织中特定基因的表达数量。16个癌症相关基因和5个对照基因被用来计算复发评分（0~100），以估计10年复发的可能性。NSABP试验中，ER阳性且只接受他莫昔芬治疗的患者的标本被用于检验这一方案，将患者分为低风险组（<18分），中风险组（18~30）和高风险组（31~100）。正如图56.12所示，单独用他莫昔芬治疗的患者中评分较低者，远处转移的可能性小[289]。这些资料能够用于确定哪些ER阳性患者，在带有其他有利因素时可避免化学治疗，有助于临床医师和患者制订临床决策。

年龄

尽管年轻一直被视为保乳手术后局部复发的1个预测值，但关于远处转移和总生存率的预后意义尚未确定[8,222,228,290-293]。年轻女性患者通常表现为可触及的肿物、瘤体较大且淋巴结阳性的比例较高，这一事实与现有的数据有一定冲突。若干研究表明，用分期校正后年轻仍是远处转移的1个重要的预后因素。Vanlemmens[294]等研究了1751例非转移性乳腺癌患者，证明越是年轻女性患ER阴性肿瘤和高分级肿瘤的比例越高，无病生存率和乳腺癌特异性生存率越低。多变量分析显示，确诊年龄小是1个独立的预后不良因素。Kollias等[295]研究了2879例可接受手术治疗的患者，这些病例来自诺丁汉数据库，年龄均<70岁，研究证明，确诊年龄小与预后较差的关联可被解释为：年轻女性患分化差的乳腺癌的比例较高，而年轻本身对患者的预后并无不良影响。作为预后因素，很明显年轻不像肿瘤大小和淋巴结情况那样有确实根据，但作为潜在预后不良因素，在制订临床决策时，应结合其他预后因素综合考虑。

种族

非裔美国女性与白人女性相比，被诊断出的乳腺癌通常分期较高[8]。Simon和Severson[296]回顾了10 502例女性乳腺癌患者（82%为白人，18%为非裔美国人），发现非裔美国女性比白人女性更易出现局部浸润和远处转移，概率分别为45%和37%。确诊后最初4年，白人女性的生存率高于非裔美国女性（$P<0.0001$），但对于生存超过4年者，不同种族生存率无显著差异（$P=0.64$）。与白人女性相比，黑人女性更有可能在确诊前的3年中从未接受过乳腺X线摄影检查。但是，乳腺X线摄影筛查史在所观察到的诊断分期的差异中占<10%[297]。

在对75例黑人女性和615例白人Ⅰ期或Ⅱ期乳

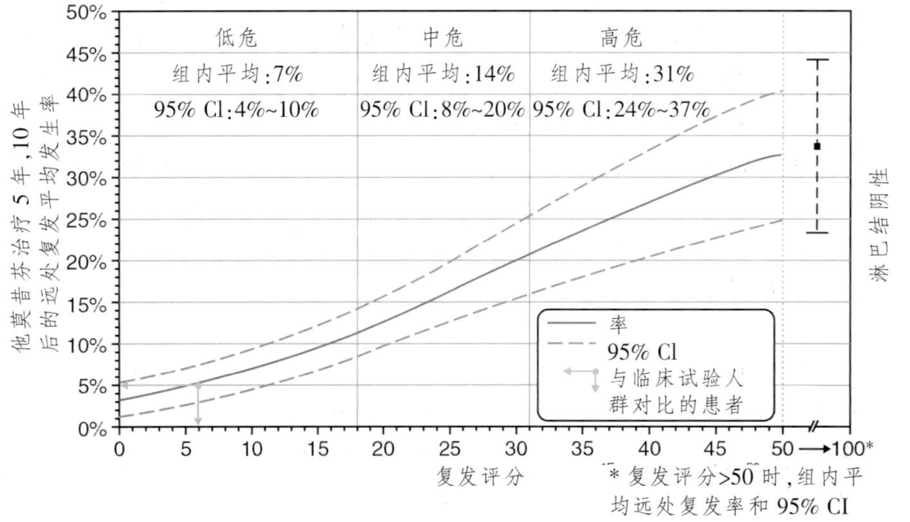

图56.12 应用Oncotype DX基因图谱技术对经内分泌治疗的受体阳性肿瘤患者的复发风险分层。

腺癌患者的研究中，采用保乳治疗和环磷酰胺、甲氨蝶呤、5-FU 组成的 CMF 方案，加或不加用泼尼松和他莫昔芬，黑人女性 5 年局部首次失败率为 5%，白人女性为 6%（P=0.53）；局部失败率分别为 9%和 1%（P=0.002）；首次失败中的局部复发率分别为 16%和 4%（P=0.001）[298]。黑人患者 5 年总生存率为 82%，白人为 91%（P=0.01）；无病生存率分别为 64%和 83%（P=0.0002）。

Eley 等[299]报道了一项对 612 例黑人女性和 518例白人女性的研究，这些女性均患有原发性浸润性乳腺癌，年龄为 20~79 岁。去除地理因素和年龄因素的影响后，黑人患者的死亡风险是白人的 2.2 倍。分期校正后，风险由 2.2 降低到 1.7；以社会统计学变量来进一步校正并无作用。研究者认为生存率中约 75%的种族差异可用预后因素来解释。其他研究也显示黑人女性更常发生高分级，ER、PR、HER-2/neu 阴性的乳腺癌[300,301]。

肥胖/BMI

在对 923 例接受乳腺切除术和腋淋巴结清扫术治疗的患者的研究中，在原发肿瘤确诊后进行治疗的 10 年中，那些极为肥胖的女性（达到或超过相应身高最佳体质量的 25%）比非肥胖患者复发风险显著升高，分别为 42%和 32%（P<0.01）[302]。多变量分析显示，控制肿瘤大小、阳性腋淋巴结数量、确诊时年龄、辅助化学治疗等几个因素后，肥胖仍是具有统计学意义的预后因素。32%的肥胖患者乳腺癌反复发作，而非肥胖者为 19%。

Daling 等[303]研究了 1177 例年龄≤45 岁患有 IDC 的女性，发现在确诊后的 5 年内，BMI 处于前 1/4 的患者，死于乳腺癌的可能性是与处于后 1/4 患者的 2.5 倍[303]。

吸烟

高水平的血浆雌激素与乳腺癌风险的增高有关。Manjer 等[304]在一乳腺 X 线摄影筛查的试验中对 792 例女性进行了研究，中位随访期 12.1 年，观察发现 145 例患者死于乳腺癌。吸烟者和已戒烟者与从未吸烟者相比，RR 值分别为 1.44 和 1.13。用年龄、确诊时的分期和其他潜在混杂因素进行校正后，吸烟的影响仍具有显著性。

妊娠

Kroman 等[305]研究了 10 703 例原发性乳腺癌患者的初产年龄和总生育次数对预后的作用。用年龄和肿瘤分期进行校正后，足月妊娠的次数并无预后价值。但初产年龄在 20~29 岁的女性与初产年龄<20 岁的女性相比，死亡风险显著降低（20~24 岁，RR=0.88；25~29 岁，RR=0.80）。Psyrri 和 Burtness[306]回顾了关于妊娠过程中乳腺癌的 117 篇文章和 3 篇摘要。他们认为，在大多数研究中，妊娠期乳腺癌患者的预后与和她分期相同的非妊娠患者相似。妊娠中和妊娠后乳腺癌的治疗后文将详细探讨。

过去人们认为确诊为乳腺癌后妊娠可致预后较差，但证据并不支持这一观点[307]。有乳腺癌病史的女性应当消除恐惧或疑虑，因为并没有有力证据表明妊娠将增加复发风险。

肿瘤位置

有证据表明，位于内侧的肿瘤比位于外侧者预后差。Gaffney 等[308]分析了来自 SEER 数据库的 45 880 个病例，证明内侧象限病灶与外侧象限的乳腺癌特异生存率危害比为 1.27；总生存率的危害比为 1.11。多变量分析显示，二者都具有显著性。Lohrisch 等[309]分析了 6781 个病例，结果也显示高风险的乳腺内侧肿瘤的复发风险和死亡风险是外侧肿瘤的 2 倍。研究者假定这可能是由于某种未知的转移途径所致的内乳淋巴结转移的结果。另一方面，Janni 等[310]通过分析 2414 例患者认为没有足够证据支持早期乳腺癌的病灶位置具有独立预后意义。但肿瘤位于内侧可导致对腋淋巴结转移的低估。

部分其他预后因素

研究者们对其他各种预后因素进行了广泛的评价。虽然这其中的一部分在最初的报道中显得前景很好，然而并未应用到常规临床决策中。但这些标记物可能有助于增加更多确定的预后因素来增补我们所获得的信息。而且，随着其他的试验性研究和验证性研究的进行，这些标记物中的一部分可作为治疗干预的靶点。受到广泛评估和报道的具有潜在应用价值的预后因素包括：组织蛋白酶 D、血管内皮生长因子、内皮生长因子、Bcl-2、癌胚抗原、前列腺特异性抗原、E-钙黏素和其他。读者可参阅其他材料，以广泛了解乳腺癌的分子预后因素[311,312]。

乳腺癌的治疗

浸润性乳腺癌的治疗应基于临床表现和肿瘤的

病理特点，除此之外还有患者的年龄（绝经情况）、一些生物学预后因素、患者喜好和心理状况等，最好是在多学科的背景下进行治疗。肿瘤外科学、肿瘤内科学、放射肿瘤学仍是乳腺癌治疗的主要学科，但对患者的治疗通常还取决于放射诊断学、病理学、主治医师和辅助工作，例如遗传咨询、社会服务、护理和其他因素。

Chang 等[313]分析了关于 75 例患者的 77 个乳腺癌病灶的记录，在 1 个多学科的乳腺癌中心对其进行了检查，对外院医师所制订的治疗意见专家小组有 32 例不同意（43%），41 例同意（55%）。

对于这 32 例患者，其治疗建议为保乳治疗而非乳腺切除术（41%，n=14）或再切除（6%；n=2），深入检查病情而非即刻确定性治疗（31%，n=10）。

对病灶直径<5cm 和具有某些特定特点的患者，应充分商讨每种治疗方式并给予选择的自由，这将在后文再进行探讨。美国的某些州制订法律要求主治医师服从这一规则。

乳腺癌的外科治疗

早期可接受手术的乳腺癌患者，其外科治疗针对原发肿瘤和区域淋巴组织。原发肿瘤可用乳腺切除术或乳腺肿瘤切除术进行治疗，淋巴结区可用淋巴结清除术或前哨淋巴结活检等手术方式来处理。放射肿瘤学专家应当了解多种多样的外科手术步骤，因为这可能影响放射治疗实践。清除大部分乳腺组织实质的手术包括：乳腺根治术、乳腺扩大根治术、乳腺改良根治术、单纯性乳腺切除（也被称为乳腺全切术）、保留皮肤的乳腺切除术、保留乳头的乳腺切除术。乳腺区段切除术、乳腺肿瘤切除术、肿块切除术和乳腺四分区象限切除术都是保乳手术。保乳手术、保留皮肤和乳头的乳腺切除，是早期乳腺癌的常用手术，这里将进行简单探讨。乳腺切除术的细节在 57 章中进行了归纳。

保留皮肤的乳腺切除术

保留皮肤的乳腺切除术是一种标准的乳腺切除术，特点为乳腺切除区皮肤损伤最小[110]。在计划术后立即乳腺重建时通常采用这种术式。这种技术尽量移除所有乳腺组织，但保留皮肤以益于美容和重建。该手术从肿瘤学上来看疗效良好，并且接受保留皮肤的乳腺切除的患者不需要术后放射治疗，除非有使之处于高风险的危险因素（例如阳性淋巴结、边缘阳性、原发肿瘤大），这在第 57 章将进行探讨。

保留乳头的乳腺切除术

保留乳头的乳腺切除术不同于保留皮肤的乳腺切除术，该手术保留乳头和（或）乳头乳晕复合体。这种手术更有争议，并未常规应用。但最近有研究将这种技术与术中电子线放射治疗相结合，以治疗可手术的乳腺癌患者[314]。

乳腺肿瘤切除术

乳腺癌的另一种治疗方法是采用保乳手术充分清除局部肿瘤，然后对未切除的乳腺施以放射治疗[60,315-317]，这种术式最初由 Keynes 在 1929 年和 1937 年进行了叙述。用以描述这种外科手术方式的术语多种多样，包括乳腺肿瘤切除术、广泛性局部切除术、保乳手术、肿块切除术、肿瘤切除术、乳腺区段切除术、局部乳腺切除术、乳腺四分区象限切除术等。本章将对其进行深入探讨。NSABP 根据肿瘤的位置推荐了不同类型的切口（图 56.13）。许多病例在术前由放射肿瘤医师和外科医师共同评价，放射肿瘤医师应为患者提供咨询。

T1~2 期乳腺癌治疗，乳腺切除的最佳范围尚未确定。扩大切除范围可能降低局部复发风险，但也会对美容效果有不良影响。施行肿瘤切除和放射治疗而不切除乳腺主要是出于美观考虑。显微镜下切缘阴性的局部广泛切除，要优于乳腺区段切除和乳腺四分区象限切除术。

当切缘阳性并且瘤细胞负荷超过普通放射剂量所能控制的可能性较大时，应当手术去除原切除区旁另外的乳腺组织。再切除时，有残存肿瘤的患者的比例

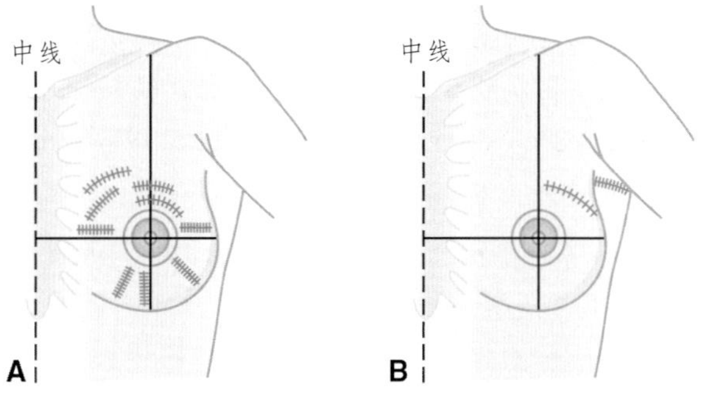

图56.13 NSABP 对肿瘤切除术（A）和腋淋巴结清除术（B）切口方向的建议。（Courtesy of Bernard Fisher，MD，Chairman，national Surgical Adjuvant Breast Project. From Bedwinek JM. Treatment of stage Ⅰ and Ⅱ adenocarcinoma of the breast by tumor excision and irradiation. *Int J Radiat Oncol Biol Phys* 1981;7: 1553，with permission from Elsevier.）

区间很大(32%~62%),这取决于将其带回到手术室接受更多手术的标准。如果最初的切缘呈阳性,55%~69%的再切除标本含有瘤细胞,切缘未知者为 49%[318-321]。在没有其他因素时,通常不认为单纯的肿瘤大小是再切除的指征。

一些作者主张如果活检是在外院做的或切缘未知,则应做原切除区的再切除。在一项试验中,210 例患者在 MD 安德森癌症中心接受手术,其中 67 例由于在其他机构进行了活检而接受了再切除,并且 57%被鉴定为浸润性乳腺癌[319]。在病例被转交到 MD 安德森癌症中心前施行肿瘤切除者,其乳腺复发率为 8.2%(12/135 例),但在 MD 安德森癌症中心施行者仅为 2%(4/210)。

其他因素可能对再切除的阳性率有影响,包括广泛性管内癌(EIC)和肿瘤切除术后、放射治疗前的乳腺 X 线摄影显示残存钙化。根据哈佛大学的研究,如果初次活检发现 EIC,88%的再切除病例为阳性,而无 EIC 时为 48%[320]。根据宾夕法尼亚大学的研究,当肿瘤切除术后的乳腺 X 线摄影发现残存钙化时,86%的再切除标本含有肿瘤组织[321]。耶鲁大学的 1 个系列研究中,Lally 等[157]报道了 34 例患者肿瘤切除后乳腺 X 线摄影示可疑残存钙化并接受了再切除,20 例(59%)被发现有残存病灶。原发肿瘤有可疑的钙化灶或钙化灶距离手术切缘非常近的病例,应当在肿瘤切除前用乳腺 X 线摄影来评估,如果有可疑的残存钙化应当用指导性的再切除来鉴别。

根据这些结果,作者建议在下列情况中对原发肿瘤区再切除:①手术小于完整的乳腺肿瘤切除术,例如最初的切开式活检或组织芯活检;②最初的切除活检中,病理显示边缘受肿瘤侵犯;③肿瘤切除后的乳腺 X 线摄影显示可疑的残存微钙化。尽管边缘受累时应行再切除,但部分局灶性受累的患者肿瘤切除后接受放射治疗而不采用再切除,其局部控制率尚可,后文将再进行探讨。

早期乳腺癌的治疗——乳腺切除术与保乳手术之间的选择

对于大部分早期乳腺癌患者,保乳手术(BSC)和乳腺切除都是合理的选择。现有的证据已经证明,这两种术式有相同的长期生存率。因此,若患者符合保乳手术的条件,应推荐其选择保乳手术。

以下情况中乳腺改良根治术是较好的选择:患者想要避免放射治疗;去除临床检查或放射摄影检查发现的病灶会影响美容效果;边缘广泛受累且再切除术无法清除;广泛可疑的微钙化。另外,即使有些患者非常适合保乳治疗,但基于某些因素,患者也可能倾向于选择乳腺切除。

Whelan 等[322]报道了 82 个连续病例的决策过程,这些患者均为淋巴结阴性,在研究中使用了治疗选择决策板[828]。总体来说,95%的女性选择肿瘤切除术和乳腺放射治疗。Kelemen 等[323]评价了 7815 例早期乳腺癌患者对保乳手术和改良根治术的选择。在为期 11 年的研究中,保乳治疗的比例从 16%递增至 47%(P=0.0001),应用于各种大小的肿瘤,但更常用于直径≤2cm 者,优势比为 2.46。保乳治疗在医疗中心中的应用稍多于社区医院(31%对 28%;P<0.0001);并且在各地区之间各不相同,美国西南部较低为 24%,东南部为 36%,阿拉斯加和夏威夷为 40%(P<0.0001)。局部放射治疗的有效性并不影响治疗的选择。

Tannock 和 Belanger[423]向 2405 名肿瘤科医师和 60 名肿瘤科护士寄去了问卷,医师来自于肿瘤治疗的三大学科。在问卷的回复中,他们发现 60%以上的被调查者认为改良根治术和保乳手术加放射治疗对 T1~2 期乳腺癌患者具有相同的疗效;31%的肿瘤外科医师倾向于前者,而 35%的放射肿瘤医师倾向于后者。肿瘤内科医师中支持这两种手术方式者分别占 14%和 18%,无明显差别。

加拿大的一项研究中,Temple 等[325]前瞻性地评估了一批首诊为局限性单侧乳腺癌的患者,她们接受了保乳治疗或乳腺切除治疗。1992—1995 年,157 例患者中有 71.3%接受保乳手术治疗,28.7%接受改良根治术治疗。研究者们发现,患者、医师和其他重要人员在临床决策过程中起作用。影响治疗选择的两个最重要的因素是医师的建议和痊愈的概率。大部分患者(60%)参与了治疗方法的选择,但只有 13.6%得到相关的足够信息。多变量 Logistic 回归模型显示,手术方式可由外科医师在治疗选择中的作用、乳腺作为性别特征的重要性、自我效验和对肿瘤复发的关注等因素来预计。研究者们的结论为:患者和外科医师都是手术方式重要的预测因素,但患者在选择手术时所需要的资料与实际获得的资料之间仍有差距。

或是由于长达 6 周的治疗时间,或是出于对放射治疗的恐惧,一些早期乳腺癌患者通过选择乳腺切除术来避免放射治疗过程。用加速部分乳腺照射来治疗乳腺癌将有更成熟的结论和选择因素。对于那些在治疗时间方面有问题的女性来说,加速部分放射治疗可能会进一步影响她们对两种手术方式的选择。

选择乳腺切除术的患者也应当认识到该手术并不完全排除放射治疗的可能。早期可手术的患者采用改良根治术后，如果有高危特点、淋巴结阳性和(或)切缘阳性，可接受胸壁术后放射治疗和外周淋巴管放射治疗。乳腺切除术后放射治疗的指征将在第57章探讨。

腋窝淋巴结的手术治疗

对于大部分患有早期浸润性乳腺癌的女性来说，腋淋巴结清扫或前哨淋巴结活检是分期的1个标准组成部分[190]。尽管完全腋淋巴结清扫的作用尚在探讨之中，但目前大部分前哨淋巴结阳性患者采用该手术。显而易见，对那些腋淋巴结情况将影响后续的全身辅助治疗者，这种手术最为重要。但腋淋巴结清扫和前哨淋巴结活检的应用正在发展之中，目前若干试验正对其进行评估。如果腋淋巴结情况不影响治疗，临床医师们通常会避免腋淋巴结分级[68,326,327]。这种情况见于激素受体阳性并接受激素治疗(与淋巴结情况无关)而不采用细胞毒性药物化学治疗的老年患者。ACOSOG Z0011研究的近期数据显示，部分前哨淋巴结活检阳性的患者可能免于腋窝淋巴结完全清扫[237,238]。正如后面将要讨论的一样，腋窝放射治疗与腋窝淋巴结清扫一样，都可获得高局部控制率[68,326,327]。

腋窝淋巴结清扫

腋淋巴结分为三级：Ⅰ级位于腋静脉、背阔肌和胸小肌外侧缘之间；Ⅱ级位于胸小肌下方、内侧缘外侧缘之间；Ⅲ级位于胸小肌内侧缘与Halsted韧带之间(腋顶部)[1]。传统意义上，完全Ⅰ、Ⅱ级淋巴结清扫是淋巴结临床阴性患者腋窝最常用的手术方式。包括Ⅲ级淋巴结的完全腋淋巴结清扫可用于淋巴结临床阳性患者。人们注意到，Ⅲ级淋巴结清扫的患者乳腺和臂部水肿发生率较高，该手术的受益尚未被证明[328]。Pigott等[329]报道了146例患有IDC或小叶癌的患者，均采用根治性乳腺切除术(改良根治术或根治术)，其中80例(55%)组织学证明有腋淋巴结转移。只切除Ⅰ级腋窝淋巴结，18例患者(25%)还存在转移灶，这些转移灶局限于Ⅱ、Ⅲ级淋巴结，常难于发现。但如果Ⅰ、Ⅱ级淋巴结阴性，只有1.4%的患者Ⅲ级淋巴结阳性。

20%~40%淋巴结临床阴性的乳腺癌患者有淋巴结转移的病理证据[1,110,233,330,331]。但对于Ⅰ、Ⅱ期乳腺癌且腋淋巴结临床阴性的患者来说，如果不采用腋淋巴结清扫，腋窝复发率仅有20%左右[73]。腋淋巴结临床阳性的患者有20%~30%没有淋巴结转移的组织学证据[73]。

对于部分淋巴结受累概率较低的患者，腋淋巴结清扫的必要性受到质疑。Silverstein等[68]报道：肿瘤直径≤5mm时腋窝淋巴结阳性仅为3%(3/96)；直径6~10mm者为17%(27/156)。Iwasaki等[332]研究了823例T1/N0/M0期浸润性乳腺癌患者，也发现一部分患者可能没有必要接受腋淋巴结清扫。某些肿瘤类型(髓样癌、黏液癌、小管癌)淋巴结转移的阳性率较低。就组织学分级来说，随着分级增高，淋巴结阳性率显著上升。

Martelli等[333]开展了一项随机试验，旨在评价腋淋巴结清扫的必要性，研究中219例女性患者均患有早期乳腺癌且腋淋巴结临床阴性，年龄65~80岁，她们被随机分入保乳手术加腋淋巴结清扫组或保乳手术不加腋淋巴结清扫组。所有患者均用他莫昔芬治疗5年。随访期60个月，两组间总死亡率、乳腺癌死亡率和乳腺事件累积发生率均无显著差异。只有2例非腋淋巴结清扫组的患者在随访期内发生明显的腋淋巴结受累。研究者们认为，T1~N0期年长的患者采用保乳手术而不加用腋淋巴结清扫，对乳腺癌死亡率和总生存率无不利影响。

在制订全身治疗决策时，鉴于原发肿瘤相关的因素包括分子分型等的应用越来越多，且与前哨淋巴结活检联合应用，加上放射治疗或观察使得区域复发降低，故未来腋窝淋巴结完全清扫术会应用得越来越少。

前哨淋巴结活检

近年来，用前哨淋巴结活检来对乳腺癌患者进行分期有了大幅度增长。先向瘤周注射^{99}Tc硫化胶体和用于活体的蓝染料，然后用手持式γ探测仪确定淋巴系统中放射性同位素摄取最高的区域，并切除这个区域中的淋巴结(即前哨淋巴结)[235,334-336]。前哨淋巴结活检作为一种乳腺癌的标准治疗方法受到普遍接受。该方法具有高度敏感性和特异性[337]。

尽管目前前哨淋巴结阳性患者的标准治疗方案是腋淋巴结完全清扫，但其必要性已受到质疑，这也是ACOSOG Z001研究的主题。这是一项前瞻性的研究，探索了经HE染色确诊的前哨淋巴结转移的患者随机接受前哨淋巴结切除(SLND)后腋窝淋巴结完全清扫(ALND)或仅行SLND的生存期。所有患者接受全乳腺放射治疗。共446例患者随机进入单纯SLND组，445例进入SLND+ALND组。两组患者各基线特征平衡。SLND+ALND 组患者的腋窝淋巴结清扫数目的中位数为 17，而单纯 SLND 组为 2（$P<0.001$）。中位随访时间为 6.3 年，两组间的局部复发（$P=0.11$）及区域复发风险（$P=0.47$）无统计学差异。有趣的是，在 27% 的 SLND+ALND 组患者中，ALND 清除了更多的阳性淋巴结（$P<0.001$）。本试验中所有患者均接受了全乳放射治疗，但并未进行区域淋巴结放射治疗。区域淋巴结失败率较低的原因可能是综合的，包括入组患者具有高腋窝残留疾病负荷的可能性小、全身治疗的应用、乳腺放射治疗切线野照射使Ⅰ、Ⅱ级残留淋巴结接受了照射等。几项研究对根据腋窝淋巴结额外受累的概率对前哨淋巴结阳性患者的射野设计进行了描述[238,338-341]（表 56.12）。

ALMANAC 试验是一项多中心随机试验，1031 例患者随机分到前哨淋巴结活检组（515 例）或标准腋窝淋巴结清除组（516 例）[335]。Mansel 等[335]报道该试验主要衡量指标为肩臂部并发症的发病率和生存质量。活检组在引流管的使用、住院时间、术后正常活动的恢复等方面均显著好于清除组。另外，生存质量和手臂功能评分也明显较好，焦虑水平无增高。作者们认为，前哨淋巴结活检对早期淋巴结临床阴性的患者来说是一种较好的治疗方法。

Veronesi 等[342]也报道了一项随机试验，516 例 T1 期患者随机分到前哨淋巴结活检组或腋淋巴结完全清扫组。活检组的患者如果其前哨淋巴结中包含转移灶将再行腋淋巴结清扫。清扫组前哨淋巴结情况的总准确率为 96.9%，敏感度为 91.2%，特异度为 100%。只采用前哨淋巴结活检的患者与活检后腋淋巴结清扫的患者相比疼痛较轻且臂部并发症较少。腋淋巴结清扫组出现 15 例与乳腺癌有关的事件，前哨淋巴结活检组 10 例。未行腋淋巴结清扫的 167 例患者，在随访期内均未出现明显的腋淋巴结转移。

Weaver 等[343]评价了 443 例乳腺癌患者，她们均在前哨淋巴结活检后行完全腋淋巴结清扫。研究者们回顾了该研究中 431 例患者的原始病理资料，并获得 214 例淋巴结阴性患者的组织蜡块。在 16%的前哨淋巴结中发现转移灶，非前哨淋巴结为 4%（优势比为 4.3，$P<0.001$）。隐匿性转移在前哨淋巴结和非前哨淋巴结中分别为 4%和 0.3%。前哨淋巴结阳性者非前哨淋巴结转移的概率是阴性者的 13 倍以上（$P<0.001$）。

前哨淋巴结活检对新辅助化学治疗患者的作用将在第 57 章探讨。

乳腺癌的全身治疗

全身治疗是早期淋巴结阴性乳腺癌必不可少的组成部分，晚期乳腺癌亦如此。绝大多数早期乳腺癌患者常规使用激素治疗、细胞毒性药物化学治疗和最新引入的生物治疗。研究显示，全身治疗可降低各期乳腺癌复发和死亡的相对危险度。但有些患者预后良好且复发率极低，风险的降低仅产生极低的绝对受益。本章内容范围未能包括乳腺癌全身诊治的所有内容，读者可查阅相关综述来了解乳腺癌全身治疗中化学治疗、内分泌治疗及生物治疗的应用。这些问题在第 57 章中有更详细的讨论[344-346]。

在最近的 2011 年圣加仑共识会议中，专家组建

表 56.12　对未行腋窝淋巴结清扫的前哨淋巴结阳性患者推荐的放射野设计

临床实践	前哨淋巴结+/前哨淋巴结清扫数目	额外淋巴结阳性概率 MSKCC[341]（%）	额外淋巴结阳性概率 MDACC[340]（%）	4 个或以上淋巴结累积概率[339]（%）	放射野设计
IDC，1.0cm，ER+，LVI−	1（仅免疫组织化学）/3	3	8	<1	仅切线野
IDC，1.8cm，G3，ER+，LVI−	1（肉眼）/2	27	24	2	高位切线野
IDC，2.0cm，ER−，LVI+	2（肉眼）/2	63	55	30	高位切线野/考虑全部淋巴结照射
IDC，4.0cm，ER+，多病灶，LVI−	2（肉眼）/2	77	64	40	高位切线野/考虑全部淋巴结照射
IDC，3cm，ER−，LVI+，多病灶	3（肉眼伴结外浸润）/3	78	95	80	全部淋巴结照射

IDC，浸润性乳腺癌；ER，雌激素受体；LVI，淋巴血管浸润；ILC，浸润性小叶癌；G，分级。

议根据乳腺癌基因亚型进行全身治疗,考虑到临床实践,可采用更为常规的指标包括ER、PR、HER2/neu及Ki-67来进行分型。对于管腔A型患者来说,单纯内分泌治疗通常足以。对管腔B型及三阴性乳腺癌患者,需要给予化学治疗。对HER-2阳性患者通常加用曲妥珠单抗[347]。

早期浸润性乳腺癌的放射治疗

放射肿瘤学家在早期乳腺癌的治疗中起了关键性作用。前文已提及,放射治疗在乳腺切除后和晚期乳腺癌新辅助化学治疗中的作用将在第57章探讨。本章将主要关注放射治疗在早期浸润性乳腺癌保乳治疗中的作用。

这里我们要深入探讨两部分内容:一是将保乳手术和放射治疗确立为大多数早期浸润性乳腺癌患者首选治疗标准的研究,二是关于部分患者应避免放射治疗的研究。放射治疗和全身治疗的联合、保乳手术患者的选择、局部复发的危险因素、特殊患者治疗中存在的争议、早期乳腺癌放射治疗中的技术问题(包括剂量、分割、匹配技术、新技术方法等)、乳腺部分照射中迅速发展的领域、乳腺癌的随访、治疗的后遗症等内容都将有所涉及。保乳治疗和乳腺切除后局部复发的处理将在第57章介绍,放射治疗在DCIS和LCIS治疗中的作用,已在第55章介绍。

保乳治疗和病例选择

保乳手术、术后对未切除的乳腺进行放射治疗——这是目前被大多数早期浸润性乳腺癌患者认可的标准治疗方案。1992年,美国国立癌症研究所出版了一本专著,认为保乳治疗是大多数Ⅰ、Ⅱ期乳腺癌恰当的一线治疗方法,并且这种疗法更可取,因为其生存率与乳腺切除加腋淋巴结清扫相同而且保留了乳腺[348]。保乳治疗的推荐方法为原发肿瘤广泛局部切除,切缘应干净,行腋窝淋巴结清扫以及乳腺照射(45~50Gy),通常加量10~20Gy(取决于肿瘤大小和切缘情况)。广泛的切缘阴性是理想的,但切缘局限性受累也能通过放射治疗获得极高的局部控制率,这在“预后因素”部分中将详细探讨。

除控制肿瘤和提高生存率以外,保留乳腺以获得最佳的美容效果也是此疗法的1个重要目标,它可以促进患者心理情绪的调整,以利于乳腺癌的诊断和治疗。这种疗法也提高了女性对乳腺X线筛查早期病变的认可。

保乳手术广泛切除肿瘤组织后进行放射治疗,这种方法基于大量成熟的研究,这些研究中有前瞻性随机试验也有大规模回顾性系列研究,回顾研究的病例都是经适当选择的、采用该疗法治疗的患者。

保乳治疗选择恰当的病例很重要,外科医师、肿瘤科医师、放射肿瘤医师应进行会诊,并与患者充分商讨可供选择的治疗方法。商讨的内容应当包括保乳手术与乳腺切除相比的风险与受益。尽管有明显的证据表明二者疗效相当,但部分患者仍然选择乳腺切除,对于所有可手术的女性患者来说,这种手术仍不失为一种可接受的标准治疗方法。避免放射治疗可能是一些患者选择乳腺切除的主要原因,但应当让患者了解即使处于早期可手术阶段,乳腺切除后也可能需要进行放射治疗,这取决于术后病理结果。很可能在今后的几年中,加速部分乳腺照射的远期疗效和选择因素都将被人们所掌握,这会进一步影响患者的选择——保乳手术加短程放射治疗或乳腺切除[349-351]。

在理想的情况下,选择保乳手术加放射治疗的患者,其原发病变为单中心,直径<4~5cm,因为必须切除的组织总量和乳腺大小的关系影响外观效果[352]。有些患者将其肿瘤大小与乳腺大小比较后发现,术后外观效果将不太理想,已有证据证明对于这些患者,在肿块切除及放射治疗前采用新辅助化学治疗将获得极高的保乳率[353-355]。这个问题将在第57章详细探讨。

通过对切缘的谨慎处理、放射治疗技术和全身治疗的合理使用,大部分保乳治疗的患者局部复发率较低,仅少数早期浸润性乳腺癌患者不适合保乳治疗。保乳治疗有几个相对“禁忌证”,包括:患有胶原血管疾病、致乳腺癌易感的种系基因突变、切缘阳性、晚期病变、多中心病变、妊娠、有放射治疗史等。尽管这其中许多因素都需要主治医师和患者的商讨与深思熟虑(“特殊情况”部分将详细探讨),部分有“禁忌证”的患者保乳治疗后疗效尚可。一些医师认为局部复发风险较高的患者不应采用保乳手术治疗,但几乎没有绝对禁忌证。

保乳手术加放射治疗可用于大多数早期乳腺癌患者[除了切缘广泛阳性和(或)明显的多中心病变,如果切除临床及影像学上显而易见的病灶,则其外观效果不良者],相当大比例的晚期患者在接受新辅助化学治疗或激素治疗后也可采用此疗法。选择保乳治疗还是乳腺切除常基于个人偏好,现有的临床与实验室证据均表明各组患者总生存率和无病生存率相同。

保乳治疗的早期报道

1937 年，Keynes[60]宣称"广泛手术的理论基础是肿瘤在淋巴管和筋膜表面的渗透学说，但这并无切实理由，因此对于我们(外科医师)来说，保乳治疗这一观点可能变得不那么令人厌恶了。"他采用乳腺肿块切除并在切除部位和腋窝行镭针插植这种方法治疗了 325 例患者。在 250 例患者中，第一组(病变局限于乳腺)的 5 年生存率为 71%，第二组(病变局限于乳腺和腋窝)为 29%，第三组(晚期病变或不能手术者)为 23.6%。在那时，这个结果相当于乳腺根治术。其他的早期报道[316,356-359]为随机试验的发展铺平了道路，这些随机试验使保乳手术加放射治疗成为一种受到认可的标准治疗方案。

比较保乳手术加放射治疗与乳腺切除术的随机研究

大量随机研究明确证实，对于适当选定的早期乳腺癌患者，保乳手术加术后放射治疗与乳腺切除术疗效相同。表 56.13 总结了这些随机试验。在所有这些试验中，肿瘤局部切除(乳腺肿瘤切除术)、乳腺部分切除或乳腺四分区象限切除结合乳腺放射治疗的生存率和肿瘤控制率与乳腺改良根治术或经典根治术相同[93,101,102,360-364]。这其中的每 1 个随机试验以及对这些试验的荟萃分析，都明确表明保乳治疗与乳腺切除术死亡率相同[365-367]。

最早的比较保乳治疗和乳腺根治术的前瞻性随机试验是在伦敦盖伊医院中进行的。370 例Ⅰ、Ⅱ期乳腺癌患者被随机分配为接受标准根治术或采用广泛局部切除加放射治疗[368]。对于Ⅰ期患者，两组的生存率和远处转移率无显著不同，但对于Ⅱ期患者，局部切除加放射治疗组的乳腺和腋窝复发率较高，生存率明显较低，这是由较高的远处转移率所致。这项研究的主要缺陷是放射治疗剂量低(乳腺 35~38Gy，腋窝 25~27Gy)，可能还有病例的选择和手术技术等问题。

Veronesi 等[363]报道了 701 例肿瘤直径<2cm 的患者，无可触及的腋淋巴结，其中 349 例被随机分到乳腺根治术(Halsted 手术)组，352 例至保乳治疗组，采用乳腺四分区象限切除和腋淋巴结清扫加放射治疗(乳腺 50Gy/5 周，加量 10Gy)。腋淋巴结阳性患者还要接受 CMF 方案 12 周期的辅助化学治疗。精算 20 年总生存率和无病生存率两组相同(58%)。乳腺癌死亡率分别为 24.3%和 26.1%。乳腺切除的局部失败率为 2.3%，乳腺四分区象限切除加放射治疗为 8.8%。对侧乳腺癌的发生率无差别(分别为 8.7%和 10.2%)[102]。

Fisher 等[93,360]更新了 NSABP B-06 试验的结果，试验中 1843 例女性临床分期Ⅰ或Ⅱ期，肿瘤直径<4cm。患者被随机分到全乳切除组或肿瘤切除组(乳腺部分切除术)，加或不加放射治疗。放射治疗患者采用切线野照射乳腺，剂量 50Gy，手术区不加量。随访 20 年发现乳腺切除、单纯肿瘤切除和肿瘤切除联合放射治疗的生存率并无显著差别(见图 56.14)。采用单纯肿瘤

表 56.13　早期乳腺癌保乳手术和乳腺切除加放射治疗的前瞻性随机试验

	Gustare-Roussy 研究所[370]	米兰(1973—1980)[102]	NSABP B-06 (1976—1984)[93]	NCI(1979—1987)[373]	EORTC(1980—1986)[362]	丹麦(1983—1989)[364]
病例数	179	701	1219	237	874	904
分期	1	1	1 和 2	1 和 2	1 和 2	1,2,3
手术	肿瘤切除，切缘距肿瘤 2cm	乳腺四分区象限切除术	乳腺肿瘤切除术	肿块切除	肿瘤切除；切缘距肿瘤 1cm	广泛切除
随访期(年)	15	20	20	18	10	6
总生存率						
CS+RT(%)	73	42	46	59	65	79
乳腺切除(%)	65	41	47	58	66	82
局部复发						
CS+RT(%)	9	9	14	22	20	3
乳腺切除(%)	14	2	10	6	12	4

CS+RT，保乳手术加放射治疗；EORTC，欧洲癌症研究治疗组织；NCI，美国国立癌症研究所；NSABP，美国乳腺与肠道外科辅助治疗计划。

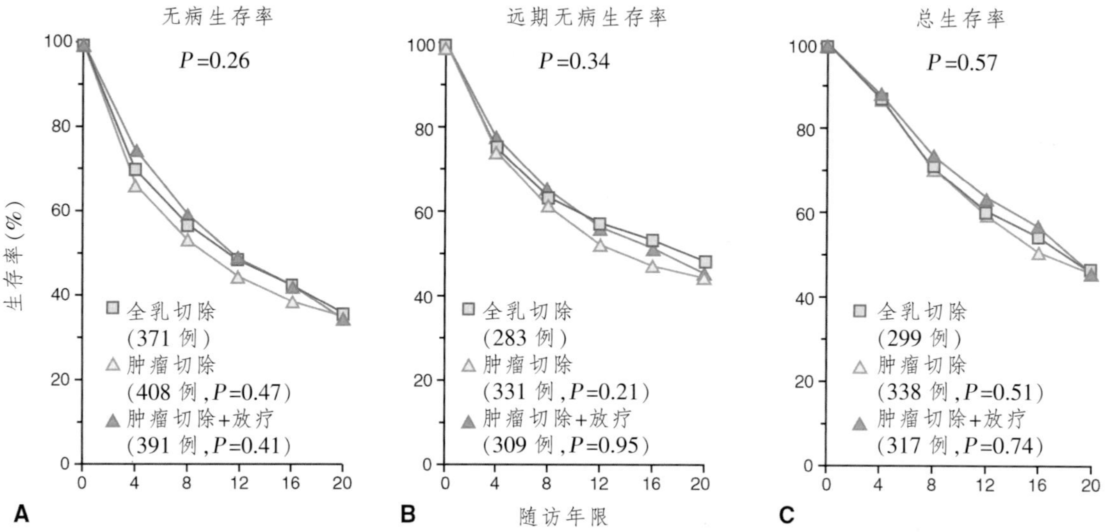

图56.14 寿命表法分析所显示的3组患者(全乳切除、肿瘤切除、肿瘤切除加乳腺照射)的无病生存率。包括发生在20年随访期以后的事件数量。(From Fisher B, Anderson S, Bryant J, et al. Twenty-year follow-up of a randomized trial comparing total mastectomy, lumpectomy, and lumpectomy plus irradiation for the treatment of invasive breast cancer. *N Engl J Med* 2002;347:1233-1241, 2002, copyright Massachusetts Medical Society.)

切除的患者,如果淋巴结阴性则同侧乳腺复发率约为40%,如果为阳性则为50%。采用肿瘤切除加放射治疗的患者,同侧乳腺复发率总体及淋巴结阴性者均为10%,阳性者为5%,这说明了放射治疗和辅助化学治疗在肿瘤局部控制中的相互作用。单纯肿瘤切除组和肿瘤切除加放射治疗组同侧乳腺复发累积发病率见图56.15。

Gustare-Roussy研究所实施了一项前瞻性随机试验,比较乳腺切除与局部切除加放射治疗对肿瘤直径≤2cm的患者的疗效[369,370]。肿瘤切除组15年无病生存率为55%,乳腺切除组为45%(P=0.23)。两组的15年局部复发率分别为9%和14%。

EORTC的乳腺癌协作组进行了一项随机试验,病例为Ⅰ、Ⅱ期女性乳腺癌患者,目的是比较改良根治术(420例)和保乳治疗(448例)的疗效[362]。两组的精算8年局部控制率基本相同,乳腺切除组为91%,保乳治疗组为87%。乳腺切除组1例腋窝复发,保乳治疗组3例腋窝复发。

丹麦的一项协作研究对905例女性(另有248例患者采用乳腺切除或保乳治疗,依据个人偏好而非随机分配)完成了相似的随机试验[371]。采用保乳治疗的高危患者(肿瘤直径>5cm,侵犯皮肤或深筋膜,腋窝淋巴结转移)接受局部淋巴结放射治疗。乳腺切除的患者也接受相同靶区的照射,高危患者全部接受CMF方案辅助化学治疗。6年中,430例采用保乳治疗的患

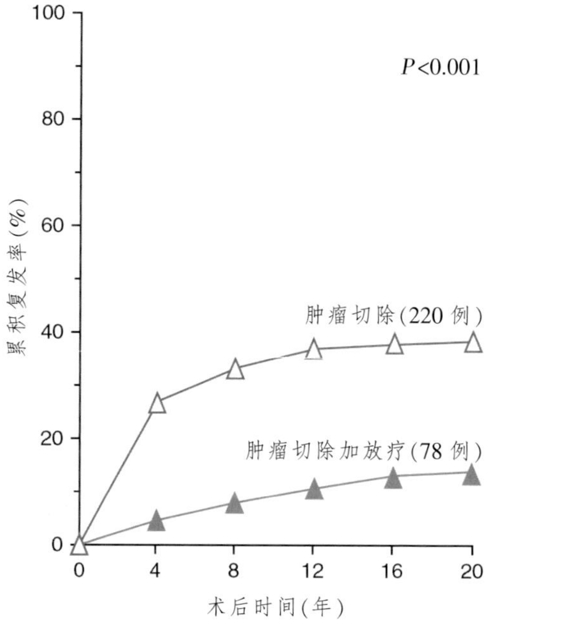

图56.15 1137例患者肿瘤切除(空心菱形)和肿瘤切除加放疗(实心菱形)后的同侧乳腺复发的累积发病率。最近更新组(B组)中这1137例患者手术标本的边缘无肿瘤、淋巴结阳性或阴性。(From Fisher B, Anderson S, Bryant J, et al. Twenty-year follow-up of a randomized trial comparing total mastectomy, lumpectomy, and lumpectomy plus irradiation for the treatment of invasive breast cancer. *N Engl J Med* 2002;347:1233-1241, 2002, copyright Massachusetts Medical Society)

者无复发生存率为 70%，429 例乳腺切除者为 66%。总生存率分别为 79%和 82%。保乳治疗组中 12 例患者（3%）乳腺复发，乳腺切除组 19 例（4%）胸壁复发。保乳组中 31%的患者外观效果极好，41%外观效果满意。

美国国立癌症研究所报道了一项随机试验的结果，研究中 122 例 T1~2/N0/M0 患者采用改良根治术治疗，125 例采用保乳治疗（乳腺 40 ~50Gy，加量 15 ~ 20Gy）[372]。Poggi 等[373]最近对其做了更新，中位随访期为 18.4 年，发现采用保乳手术的患者和乳腺切除的患者总生存率无明显差异（54%对 58%，P=0.67）。保乳治疗组有 27 例女性（22%）乳腺内复发。对这些复发病例行乳腺切除治疗效果良好。去除这些病例后，发现无病生存率无统计学差异（乳腺切除组 67%对保乳治疗组 63%，P=0.64）。两治疗组的对侧乳腺癌发生率也无统计学差异。

Van Dongen 等[101,362]报道了一项 EORTC 试验，比较改良根治术与保乳治疗（肿瘤切除，腋淋巴结清扫，乳腺照射 50Gy/5 周，加量 25Gy 铱内植），该试验共 168 例Ⅰ期患者和 734 例Ⅱ期患者。病例中包含显微镜下肿瘤未完全切除的患者。这项试验的更新分析中位随访期为 13.4 年，显示保乳治疗组的局部复发率（10 年，19.7%）高于乳腺切除组（10 年，12.2%；P=0.0097）。乳腺切除组 10 年的总生存率为 66.1%，保乳治疗组为 65.2%（P=0.11）。

保乳手术加放射治疗——成熟的回顾性研究

基于上述大量随机试验，人们已接受保乳手术加放射治疗作为乳腺切除的一种替代疗法。一些大规模、长随访期的回顾性研究还提供了关于该疗法的其他资料：病例的选择、局部复发的预后因素、不同治疗方法和技术的相互影响、并发症、外观效果、远期疗效等。

保乳手术加放射治疗——成熟的回顾性研究

目前有大量随访期超过 10~15 年的关于保乳治疗加放射治疗的试验报道。这些研究提供了关于治疗中技术问题的有价值的资料，也提供了其他方面的资料，如不同情况下患者的预后、局部控制的预后因素、外观效果、后遗症等。这些回顾性研究使我们对乳腺癌的保乳治疗有了深入理解，并进一步为前瞻性研究提供了基础。部分出版物下文已标出，也可见“局部控制的预后因素”章节。这些试验的远期结果在表 56.14 中做了归纳。总体来说，这些研究都清楚表明其远期结果与上述随机试验所记录的结果一致。局部失败率将取决于随访期、选择因素和稍后将探讨的治疗，但一般而言，预计每年为 0.5%~1%。

保乳手术加放射治疗后局部复发的预后因素

上述回顾性研究和前瞻性随机试验证明保乳治疗具有良好的局部控制、外观效果和可接受的不良反应，并且这些研究还发现一些预后因素，它们可导致较高的局部复发率并对治疗策略产生影响。

保乳治疗的局部复发是科研的一个活跃领域，大量研究致力于风险因素的评价，通过这些风险因素可鉴别出哪些接受肿瘤切除加放射治疗的患者局部复发的风险增加。尽管局部复发的预后因素并不像全身复发的那样受到认可，但大量研究证明分子和基因标记对局部复发具有预后价值。保乳手术加放射治疗后的局部复发受到一系列复杂因素的控制，如宿主、原发肿瘤和治疗因素等。

由于这些因素复杂的相互作用，有时很难将任何 1 个因素的独立意义区分出来。但有一些因素始终被认为能够影响保乳治疗患者的局部复发。表 56.15 总结了一些经常被报道的局部复发的预后因素。下面先探讨论这些因素中最常被报道的（即年轻、边缘情况、全身治疗的使用），之后是其他经常受到评价的预后因素。

年龄

大量研究显示，年轻是保乳手术加放射治疗后乳腺复发的危险因子。部分研究归纳于表 56.16[92,392-401]。

不同的研究者采用了不同的年龄界值，例如 40 岁、35 岁、30 岁等。Vicoq 等[317]发现年龄<30 岁和>30 岁女性的局部复发率分别为 35%和 4%。Kurtz 等[395]报道，210 例年龄<40 岁的女性局部复发率为 19%，相比之下，1172 例年长者局部复发率为 9%。其观察结果与 EIC、肿瘤分级高和单核细胞反应为主有关。哈佛联合中心对年轻女性的试验结果也与 EIC 的存在有关[402]。其他作者也报道过这样的发现[379,390,403]。

在探讨年轻与局部复发的关系的研究中，最为重要和有效的是 EORTC 关于加强对无加强的一项大规模试验[404]。总体上说，该研究显示年轻是局部复发的 1 个显著预测值。如图 56.16 所示，局部加量对年轻女性

表 56.14 Ⅰ、Ⅱ期乳腺癌保乳手术加放射治疗的非随机化研究

研究	病例数	分期	剂量(Gy) 乳腺	局部加量	肿瘤局部控制率(%)	外观效果极好或良好(%)	10年无病生存率(%)
Amalric 等[356]	1440	Ⅰ,Ⅱ	60	15~20	80	90	74
Barr 等[374]	411	Ⅰ,Ⅱ,Ⅲ	48.4	20	88	NS	NS
Bartelink 等[375]	585	T1,T2	50	25	98	NS	T1,92[a] T2,85
Calle 等[376]	411	Ⅰ,Ⅱ	50	10	89	88	78
Clark 等[377]	1504	T1~2N0	40/3 周	5~15	86	NS	70
Clarke 等[378]	436	T1,T2	45	15	90	NS	—
Delouche 等[379]	410	T1,T2	50~60	是	T1,94	93	62.5
					T2,86		
Dewar 等[380]	757	T0~T2	45	15	92	—	69
Dubois 等[381]	231	Ⅰ	45	10~15	91	90	Ⅰ~84
	161	Ⅱ			84		Ⅱ~75
Fagundes 等[382]	425	T1,T2	50	10~15	92	77	74[b]
Fourquet 等[383]	518	T1,T2	57~62	5~12	90	NS	NS
Fowble 等[104]	697	Ⅰ,Ⅱ	50	10~15	91	93	Ⅰ~79
							Ⅱ~67
Gage 等[262]	1870	Ⅰ,Ⅱ	45~50	10~20	87	NS	NS
Haffty 等[99]	433	Ⅰ,Ⅱ	48	10~20	92	NS	81
Kurtz 等[298]	1593	Ⅰ,Ⅱ	50~60	20	89	—	86
Leborgne 等[385]	796	Ⅰ,Ⅱ	50	10~20	87d	NS	82[c]
Osborne 等[386]	263	T1,T2	45	10	Ⅰ,85	—	Ⅰ,54
					Ⅱ,81		Ⅱ,29
Pierquin 等[387]	245	Ⅰ,Ⅱ	50	10~20	90	82	75[c]
Recht 等[388]	366	Ⅰ,Ⅱ	50	10	Ⅰ,90	—	—
					Ⅱ,95		
Sarrazin 等[369]	179	T1,小 T2	45	15		92	85[b]
Solin 等[389]	217	T1	45~50	10~15	95	90	T1,80[b]
	166	T2	45~50	10~15	92	90	T2,69[b]
van Limbergen 等[390]	235	T1,T2	40~65	8~20	90	—	T1,75.4
							T2,61.9
Vicini 等[391]	1396	Ⅰ,Ⅱ	50	10	92	87	NS
Vilcoq 等[317]	314	T1,T2	50~55	10~20	90	—	84[b]

NS,未提到。

[a] 6年无病生存率。[b] 5年无病生存率。[c] 15年无病生存率。

最为有效,尽管最新数据显示所有年龄组患者均可获益于局部加量,后面的治疗部分将再作探讨[405]。de Bock 等[406]回顾了3602例早期乳腺癌患者,她们均接受了手术治疗,并且参加了EORTC研究,发现年轻对局部复发有影响。多因素分析显示,年轻和保乳治疗是孤立的局部复发的危险因素,年龄<35岁的患者与>50岁者相比,危害比为2.80(95%CI为1.41~5.60);35~50岁者与年龄>50岁者相比为1.72(95%CI为1.17~2.54),保乳治疗危害比为1.82(95%CI为1.17~2.86)。研究还发现,术前化学治疗后孤立的局部复发减少(危害比为0.63,95%CI为0.44~0.91)。总之,年轻和保乳治疗都是孤立的局部复发的独立预测因子。研究中

表 56.15　局部复发的风险因素总结

预后因素	影响	数据强度	评论
年龄	年轻增加局部复发	多重研究 多变量分析支持 相矛盾的报道极少	属于最强的因素
边缘	边缘阳性增加局部复发	多重研究 多变量分析支持 相矛盾的报道极少	属于最强的因素 关于肿瘤"接近"切缘的数据不一致
全身治疗	全身治疗(化学治疗和激素治疗)降低局部复发风险	多重研究支持 部分相矛盾的报道	可能推迟复发而不是消除风险
放射治疗剂量	较高剂量降低局部复发	多重研究支持 经随机试验证实(加量对无加量) 剂量高于 50Gy 有相矛盾的资料	与边缘和年龄相互作用 年龄>50 岁、切缘广泛阴性患者加量的必要性尚不明确
EIC	EIC 阳性增高局部复发的风险	最初的一些研究支持 部分研究证实 部分研究与之矛盾	最近的资料表明边缘阴性可消除此风险因素
LCIS	LCIS 增高局部复发风险	观点不一致,尚无共识	LCIS 是保乳手术的适应证;争议在于清扫 LCIS 边缘的必要性
组织学为小叶型	小叶癌局部复发率较高	观点不一致,尚无共识	应当采用与浸润性导管癌相似的治疗
BRCA1/2	BRCA1/2 阳性患者晚期局部复发率较高	部分研究支持 部分与之矛盾	较高的局部复发率与"新的原发灶"有关;这可以通过预防性的激素治疗使之降低
肿瘤大小	肿瘤越大局部复发率越高	部分研究支持 部分与之矛盾	较大肿瘤更常使用全身治疗,由此影响了试验数据
淋巴结情况	淋巴结阳性患者局部复发率较高	部分研究与之矛盾 部分研究支持	与"肿瘤大小"相似,淋巴结阳性患者更常采用全身治疗,这干扰了试验数据
受体情况	三阴性及 HER2 阳性的患者局部复发率较高	少数研究与之矛盾 研究活跃	给予这些患者传统的全乳放射治疗

LCIS,小叶原位癌;BCS,保乳手术。

表 56.16　与年龄有关的同侧乳腺复发率

研究	随访期(年)	≤35 岁		>35 岁	
		病例数	复发人数/率	病例数	复发人数/率
Clarke 和 Martinez[392]	5(平均)	32	3(9%)	424	21(5%)
Fowble 等[293]	8(精算)	64	15(24%)	916	119(13%)
Haffty 等[92]	8.2(中位)	34	5(15%)	349	38(11%)
Halverson 等[393]	7(精算)	37	3(9%)	474	57(12%)
Kini 等[400]	10(中位)	—	24%	—	7%
Kurtz 等[401]	11(平均)	91	15(16%)	1291	129(10%)
Matthews 等[396]	≥2	72	11(15%)	306	15(5%)
Nixon 等[397]	8.3(中位)	107	15(14%)	1026	92(9%)
Veronesi 等[398]	6(中位)	95	9(9%)	1137	45(4%)
Vicini 等[391]	5(精算)	65	14(21%)	721	65(9%)

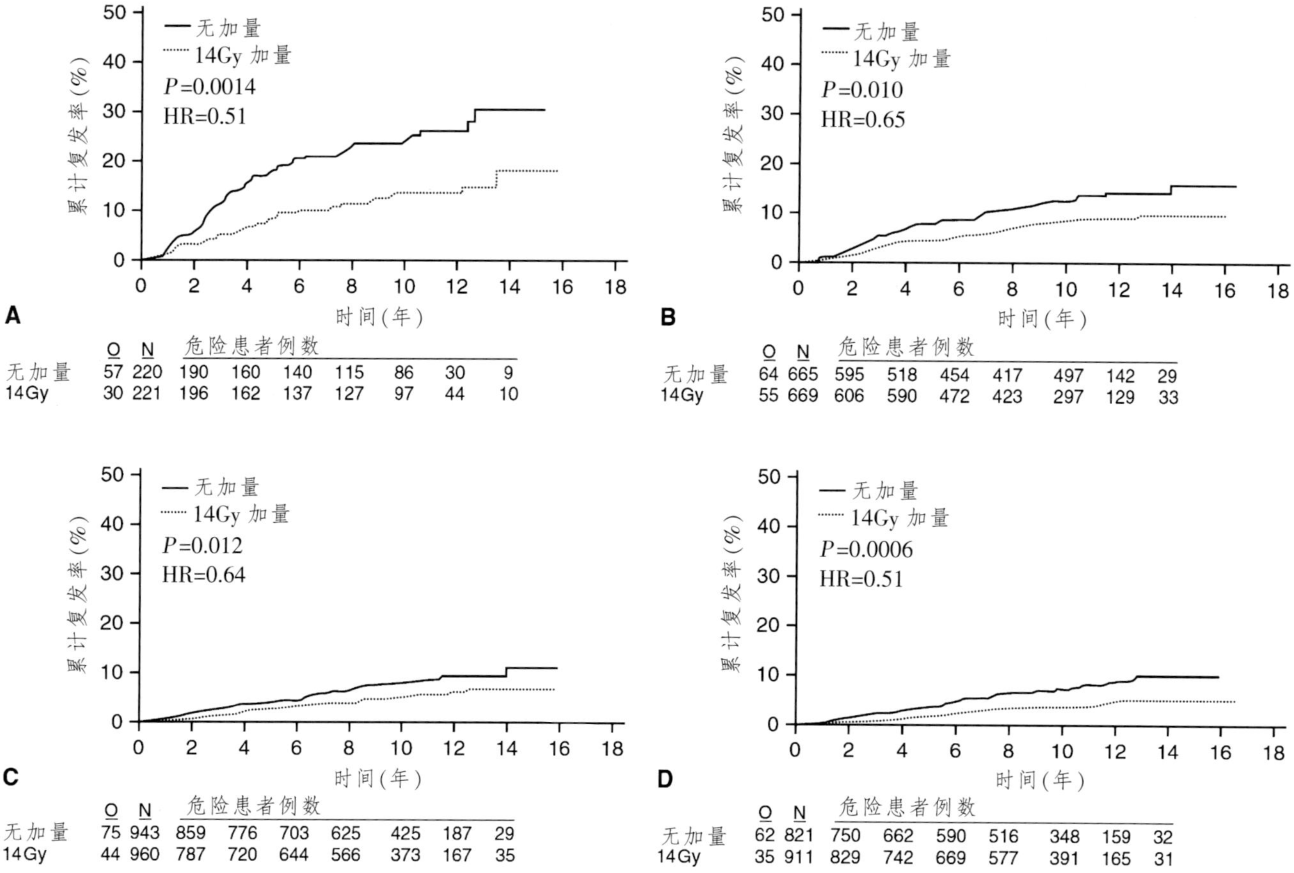

图56.16 与年龄有关的50Gy全乳照射后同侧乳腺累积复发率,瘤床加量或不加量。(From Bartelink H, Horiot JC, Poortmans P, et al. Recurrence rates after treatment of breast cancer with standard radiotherapy with or without additional radiation. *N Engl J Med* 2001;345:1378–1387, with permission.)

还注意到孤立的局部复发具有潜在可治愈性,因此应密切监测采用保乳治疗或年轻患者,以使早期发现局部复发。

其他许多研究的单变量分析和多变量分析也证实年轻与局部复发率之间有显著关联。关于局部复发率发生显著改变的年龄,目前尚无明确的界值,但大多数研究选择35岁或40岁来证明差异的存在[290,292–394,397,407,408]。然而,一项比较40岁以下患者保乳治疗结果的研究发现,年龄<35岁者其复发风险要高于36~40岁者[409]。

边缘情况

边缘阳性是局部复发率升高最具共识的因素之一。表56.17归纳了部分研究[225,226,375,380,392,410–425]。由于对边缘情况的定义不同,及其与全身治疗、放射剂量、患者年龄等因素的复杂相互作用,关于边缘情况对局部控制的影响有一些不一致的结论。

在各研究所和许多研究中,边缘阴性的定义变化不一。一些研究者认为在染色的边缘区未发现肿瘤细胞为边缘阴性,NSABP也采用这一定义,还有一些研究者认为阴性即边缘区超出浸润性病灶1mm或2mm,值得注意的是,许多研究在评价边缘情况时使用了病理报告而没有重点回顾原病理标本。

边缘受累的程度(即局限性受累还是广泛受累)在决定边缘受累的意义和对治疗的影响方面也是1个关键因素。尽管存在不一致的报道,但显而易见,边缘阴性是较为理想的情况。边缘局限性受累,特别是在技术上无法进行再切除时,例如边缘局限受累深至胸肌筋膜,也并非保乳治疗的禁忌证。

切缘情况和其他因素的相互作用

Park等[418]在一项研究中证明了切缘情况和其他治疗相关因素的复杂相互作用。他们发现,切缘广泛受累的患者局部复发率明显高于切缘阴性者。切缘局限性受累的患者局部复发的风险也高于阴性者。但局限性受累的患者如果接受全身治疗,其局部复

表 56.17 与切缘有关的同侧乳腺复发率

研究	随访期（年）	不同边缘情况的复发率 阳性（%）	贴近肿瘤（%）	阴性（%）
Anscher 等[141]	5（精算）	10	—	2
Bartelink 等[375]	6（精算）	7	—	2
Borger 等[412]	5（精算）	16	—	2
Clarke 和 Martinez[392]	5（平均）	9	—	4
Dewar 等[380]	10（精算）	14	—	6
DiBiase 等[413]	10（精算）	33	—	12
Freedman 等[414]	5（精算）	12	14	7
Ghossein 等[415]	7（中位）	10	—	12
Hartsell 等[416]	3.4（中位）	11	—	2
Heimann 等[417]	5（精算）	11	—	2
Jobsen 等[426]	10（精算）	12	—	5
Obedian 和 Haffty 等[225]	10（精算）	17	2	2
Peterson 等[419]	8（精算）	10	17	8
Park 等[418]	8（粗率）	18	7	7
Pittinger 等[424]	4.5（粗率）	25	2.9	3
Ryoo 等[420]	3.5（中位）	—	13	8
Schnitt 等[447]	6.2（中位）	13	4	2
Smitt 等[226]	—	9	16	2
Solin 等[422]	5（精算）	2	11	7
Vicini 等[423]	12（精算）	30	18~24	9
Wazer 等[425]	12（精算）	17	9	5

发率与切缘阴性者相似。虽然全身治疗是推迟了局部复发还是减少了局部复发尚有争议，但显而易见，大量干扰因素的存在使对现有资料的解释变得极为复杂。

Freedman 等[414]研究了 1262 例临床Ⅰ、Ⅱ期的乳腺癌患者，她们采用保乳手术、腋淋巴结清扫和放射治疗。治疗后边缘阴性者占 77%，阳性者占 12%，肿瘤距切缘近（≤2mm）者占 11%。研究发现各组同侧乳腺复发的 5 年生存率无显著差异，分别为 4%、5% 和 7%。但其 10 年生存率却出现了显著差异，分别为 7%、12%和 14%（P=0.04）。边缘阳性和距切缘近的患者若接受全身辅助治疗则 5 年累积同侧乳腺复发率为 1%，而未接受者为 13%。但由于接受全身辅助治疗的患者晚期失败较多，二者的 10 年生存率相似，分别为 18%和 14%。

Jobsen 等[426]的一项研究证明，之所以在解释关于边缘情况和局部复发的研究时存在困难，是由于涉及了其他的预后因素。该研究中，1752 例患者的切缘情况已知，中位随访期 78 个月，切缘阴性和切缘阳性者的 10 年局部复发率分别为 5.6%和 12.2%。年龄和切缘情况在影响局部无复发生存率时存在相互作用。年龄<40 岁切缘阴性的女性 5 年局部复发率为 8.4%，阳性者为 36.9%（P=0.005）。而年龄>40 岁者切缘阴性者 5 年局部复发率为 2.6%，阳性者为 2.2%。

尽管边缘情况是局部复发的显著性危险因子，切缘阴性是理想的情况，但现有的资料表明，切缘局限性受累是保乳手术加术后乳腺放射治疗的适应证。

全身治疗对局部控制的作用

大量回顾性和前瞻性随机试验表明，采用他莫昔芬或辅助化学治疗的形式进行的全身治疗能够影响乳腺癌的局部控制。虽然一些随机试验证明，化学治疗和他莫昔芬并不能完全替代放射治疗，但接受放射治疗的患者采用全身治疗可以改善局部控制[93,94,97,427]。由于其他重要预后因素的存在，全身治疗对局部控制作用的程度受到了影响。

NSABP B-06 试验中，淋巴结阳性的患者接受化学治疗和放射治疗，8 年局部复发率为 5%，而淋巴结阴性患者只采用手术加放射治疗，8 年局部复发率为 12%[360]。NSABP B-21 试验中，他莫昔芬同样提高了肿瘤直径<1cm、淋巴结阴性患者的局部控制率。随机分入肿瘤切除加放射治疗加他莫昔芬治疗组的患者乳腺复发粗率为 3%，而肿瘤切除加放射治疗组为 7%[95]。MD 安德森癌症中心的一项回顾性研究分析了全身治疗对淋巴结阴性患者保乳治疗后局部控制的影响，其结果进一步证实了这些数据[97]。该研究中 277 例采用全身治疗，207 例未采用，其 5 年生存率分别为 97.5% 和 89.8%，10 年生存率分别为 95.6%和 85.2%，可见治疗组高于非治疗组。采用化学治疗与只采用他莫昔芬治疗的患者相比，局部控制率无统计学差异（P=0.219）。Cox 回归分析显示使用全身治疗是局部控制最有力的临床、病理、治疗的预测因素，它使局部复发的风险下降 3.3 倍。耶鲁大学的一项系列性研究报道了相似的结果，采用保乳手术加放射治疗加辅助化学治疗或辅助他莫昔芬治疗的患者局部复发的风险低于不采用辅助全身治疗的患者[427,428]。表 56.18 总结了几例评价全身治疗对局部控制的影响的研究。很显然激素治疗和细胞毒性药物化学治疗均对局部复发率有影响[429-431]。

曲妥珠单抗（赫赛汀）是一种人源化的单克隆抗

表 56.18 全身治疗后同侧乳腺复发率

研究	病例数	随访期（年）	全身治疗	局部复发 采用全身治疗	未采用全身治疗	P值
NSABP-13[431]	760	8	CTX	2.6%	13%	0.001
NSABP-14[430]	1400	10	Tam	3.4%	10.3%	0.001
Buchholz 等[97]	484	8	CTX+Tam	4.4%	14.8%	0.004
Haffty 等[92]	548	7	CTX+Tam	6%	12%	0.02
Park 等（切缘阳性）[418]	45	8	CTX	7%	18%	0.05
Van der Leest[427]	758	8.5	CTX	5%	12%	0.002

CTX，化学治疗；Tam，他莫昔芬。

体，作用于人 EGFR-2（HER2），15%~20%的浸润性乳腺癌患者存在 HER2 扩增或过表达，这些肿瘤较 HER2 阴性的肿瘤更具侵袭性、更易复发。Romond 等[274]报道了两个大型协助组研究的联合分析数据，探索了曲妥珠单抗在 HER2 阳性可手术乳腺癌患者中的应用，发现曲妥珠单抗能够改善 DFS，3 年 DFS 绝对值增加 12%，死亡风险下降 33%（P=0.015）。有趣的是，他们还报道了曲妥珠单独的应用使对侧乳腺癌复发率（作为第一处治疗失败）从 57 例下降到了 27 例。最近，Kiess 等[432]报道了一组 197 例早期乳腺癌患者，其中 70 例未接受曲妥珠单抗治疗，102 例接受了曲妥珠单抗治疗。他们发现两组的 3 年局部无复发率分别为 90%和 99%。此外，曲妥珠单抗的应用使得局部复发从 7 例减少到了 1 例。

肿瘤大小

尽管肿瘤大小是全身复发和总生存率的 1 个重要预测因素，但对其在局部复发中的预后价值尚无一致性报道（表 56.19）[98,363,374-376]。差异可能与所使用的治疗技术（例如肿瘤是否完全切除、局部加量的使用）以及上面所提到的其他预后因素的复杂相互作用有关。

肿瘤位置

原发肿瘤在乳腺内的位置并非保乳手术的禁忌证，任何特定部位都与局部复发率增高无关。Haffty 等[438]回顾了 1014 例早期乳腺癌病例，她们均接受了

表 56.19 保乳手术加放射治疗治疗乳腺癌：与原发肿瘤分级相关的 5 年局部复发率

研究	局部复发率（研究中的总病例数） T1 期或Ⅰ期	T2 期或Ⅱ期
Barr 等[374]	12(101)	12(255)
Bartelink 等[375]	2(360)	2(197)
Calle 等[376]	7(190)	11(113)
Clarke 等[392]	6(305)	3(95)
Delouche 等[379]	6(220)	14(190)
Dubois 等[381]	10.8(231)	16.1(161)
Eberlein 等[433]	13—	12—
Fisher 等[434]	7(306)	12(257)
Fowble 等[104]	8—	8—
Leung 等[435]	7.4(150)	12.8(335)
Perez 等[436]	5(1039)	10(308)
Pierquin 等[387]	8—	12—
Solin 等[389]	5(217)	8(166)
Stotter 等[437]	10(249)	12(241)
van Limbergen 等[390]	5(57)	11.5(104)

保乳治疗，其中 98 例患者为中央性/乳晕下肿瘤。这些患者中 10 例术中切除了乳头乳晕复合体，而另外 88 例的肿瘤全部位于加量区内。她们的 10 年精算乳腺无复发生存率为 84%，无远处转移生存率为 88%，总生存率为 79%，与肿瘤位于其他位置者基本相同。大多数患者可保留乳头乳晕复合体而无明显并发症。因此，乳晕下乳腺癌并非早期患者保乳治疗的禁忌证。

但 Gajdos 等[439]报道了 95 例乳晕下肿瘤患者，其肿瘤位于距乳晕边缘 2cm 以内；62 例采用保乳手术，33 例乳腺切除。保乳组 87%的患者予以放射治疗，乳腺切除组 13%予以放射治疗。保乳组 11 例患者切除了乳头乳晕复合体。单变量分析显示，与乳头乳晕复合体病理受累显著相关的变量是：乳头乳晕复合体的临床受累（P=0.001）、乳腺 X 线摄影示钙化灶或 Paget 病（P<0.001）、肿瘤的病理大小（P=0.019）、EIC 的存在（P=0.098）。若采用多变量分析放射治疗时，则可以发现与保乳患者局部复发唯一显著相关的变量是乳头乳晕复合体的临床受累情况。

广泛性导管内癌（EIC）

依照 EIC 的哈佛定义，原发肿瘤的导管内癌成分应占到 25%或以上，并且在浸润性肿瘤的边缘旁/之外可见导管内癌成分[440]。Fourquet 等[383]报道在 185 例年

龄<45 岁的患者中 EIC 的发生率为 20%，相比之下，在 279 例老年女性中为 10.4%。不少组织，特别是哈佛大学和马赛，都曾报道 EIC 累及原发肿瘤和附近组织与乳腺复发率的增高有关[395,441,442]。但是其他研究发现 EIC 对肿瘤的局部控制无显著影响[196,232,378,390]。这种差异可能与 EIC 的定义、肿瘤切除是否完全、加量区的照射剂量以及与其他因素的相互作用有关。一些研究者曾报道 EIC 阳性患者乳腺局部复发率稍增高，但这仅见于年龄<40 岁的女性。表 56.20 总结了有关乳腺复发和 EIC 关系的部分研究[98,196,198,375,398,402,433,442-444]。

Holland 等[445]认为 EIC 成分与之后的乳腺复发有关，因为这些患者体内有导管内癌残留。在对 214 例乳腺切除患者的一项系列研究中，71%的 EIC 患者有导管内癌残留，非 EIC 者仅为 28%。尤为突出的是，44%的 EIC 阳性患者有显著残存肿瘤，而阴性患者为 3%（P=0.00001）。

如果切缘阴性，EIC 对局部复发的影响可降至最小。对所有保乳治疗的患者来说切缘阴性是理想的情况，尤其是 EIC 阳性的患者，因为切缘阴性可能降低或消除 EIC 在局部失败中的意义。哈佛协作组的一项研究中 Gage 等[446]对临床Ⅰ、Ⅱ期乳腺癌的保乳治疗（包括放射治疗）作了评价，研究中 343 例 IDC 患者的 EIC 情况可知，回顾病理切片时对切缘处做了染色，瘤床接受≥60Gy 的照射。边缘阴性患者 5 年乳腺复发率为 2%，阳性者为 16%。在切缘阴性的患者中，若肿瘤距切缘≤1mm，则 5 年乳腺复发率为 2%，>1mm 者为 3%。肿瘤距切缘≤1mm 的患者中，EIC 阴性和 EIC 阳性的 5 年乳腺复发率分别为 2%和 0%；>1mm 的患者分别为 1%和 14%。切缘局限阳性者 5 年乳腺复发率为 9%（EIC 阴性 9%，EIC 阳性 7%）。非局限阳性者，乳腺复发的 5 年粗率为 28%（EIC 阴性 19%，EIC 阳性 42%）。研究者认为切缘阴性的患者其患侧乳腺的复发率均较低，无论是边缘>1mm 还是≤1mm，无论 EIC 阳性还是阴性。从这项研究中可以看出，尽管 EIC 可能是局部复发的预后不良因素，但切缘阴性可消除其作为风险因素的作用。

表 56.20 与 EIC 相关的原发灶旁乳腺组织局部复发率

研究	5 年乳腺复发率（病例总数）	
	EIC 存在	EIC 不存在
Bartelink 等[375]	9（79）	2（208）
Boyages 等[443]	24（166）	6（418）
Eberlein 等[433]	27（166）	7（418）
Fisher 等[196]	11（56）	9（366）
Fowble 等[98]	22（23）	4（252）
Kurtz 等[298]	18（106）	8（390）
Schnitt 等[444]	15（133）	1（98）
Veronesi 等[398]		
象限切除术	10（22）	4（338）
肿瘤切除术	30（38）	8（307）
Zafrani 等[198]	11（63）	6（361）

EIC，广泛性导管内癌。

Schnitt 等[447]从一组 885 例临床Ⅰ、Ⅱ期患者中选取 181 例进行了研究，这些患者均患有 IDC，手术区放射剂量≥60Gy，可对其最终的显微镜下切缘情况进行评估，随访期≥5 年。157 例患者（87%）的 EIC 情况可知。切缘阴性、肿瘤贴近切缘、局限阳性和非局限阳性患者的 5 年复发率分别为 0%，4%，6%和 21%。127 例 EIC 阴性的患者，其 5 年复发率各组均小于 10%。30 例 EIC 阳性的患者，如果切缘阴性或贴近肿瘤 5 年局部复发率为 0%，如果非局限阳性则为 50%。这些结果支持保乳治疗（包括原发灶的局部加量）用于 EIC 阳性、切缘阴性的肿瘤患者。

组织学

总的来说，评价局部复发和组织学类型关系的研究并没有证明某一特定组织类型与较高的复发率有关。Weiss 等[420]报道 879 例Ⅰ、Ⅱ期乳腺癌患者均接受保乳治疗和放射治疗。依据其组织学亚型，她们被分为 7 组：同时患有 IDC 和导管内癌的 368 例，IDC 389 例，ILC 41 例，IDC 和小叶癌 23 例，髓样癌 28 例，胶样癌 12 例，小管癌 18 例。各组间 5 年精算总生存率、特定病因生存率、无复发生存率均无显著差异。但 7 组间的远处转移（仅见于第一次治疗失败）存在差异，以 IDC 组为最高。

Thurman 等[241]在对哈佛系列研究的分析中评价了 20 例临床Ⅰ、Ⅱ期的黏液癌患者，27 例髓样癌患者，28 例小管癌患者以及 1055 例 IDC 患者。治疗后的最初 10 年 4 组在初次复发的位置上无显著差异。局部复发与年龄<50 岁（P=0.04）、切缘阳性（P=0.007）、淋巴管血管侵犯（P=0.04）和 EIC 的存在（P<0.001）有关。

耶鲁协作组对髓样癌的保乳治疗进行了研究，将 46 例髓样癌接受保乳治疗的患者与 1444 例 IDC 的患者进行了比较[202]。髓样癌组的病例较年轻，在≤35 岁年龄组中所占比例较高（26.1%对 6.6%；P<0.00001）。对 12 例髓样癌患者进行了基因筛查，其中 6 例发现有害

突变。与对照组相比，该组与BRCA1/2突变的关系更为密切（50.0%对15.8%；P=0.0035）。髓样癌组还与T分级高、肿瘤较大（T2期占37.0%对17.2%，平均大小为3.2cm对2.5cm；P=0.00097），ER阴性（84.9%对37.6%；P<0.00001）和PR阴性（87.5%对48.1%；P=0.00001）有关。髓样癌的乳腺无复发率与IDC无显著差异（76.7%对85.2%）；但10年无远处复发生存率前者明显好于后者（94.9%对77.5%；P=0.028）。

Sullivan等[201]回顾性研究了采用保乳手术加放射治疗治疗的小管癌病例。其中62例来自他们所在的麻省综合医院，529例来源于文献。他们认为小管癌预后极好，但需行长期随访以检出局部治疗失败。辅助放射治疗降低小管癌保乳手术后局部失败的发生率。但老年女性采用保乳手术治疗在无辅助放射治疗的情况下局部复发的风险很低。

浸润性小叶癌

相关文献综述为局部肿瘤切除加乳腺照射作为ILC的合理治疗方案提供了有力的支持，这与IDC所遵循的原则相同。ILC与导管癌保乳治疗后肿瘤控制率和生存率相同。人们推测小叶癌具有多中心的性质，因此几个研究组试图评定在保乳治疗后这些亚型是否更易局部复发[242,448–453]。表56.21总结了几项对比了接受保乳手术及放射治疗的小叶癌和IDC患者的研究结果。尽管一些研究显示小叶癌的对侧发病率高，但其局部失败率、DFS及OS与IDC相似。大部分研究显示小叶癌的局域控制、DFS和OS与IDC相当。

浸润性癌中的小叶原位癌成分

若干团体曾研究过，浸润性癌的患者如果同时存在LCIS或DCIS成分是否与局部复发率的增高有关。这些研究的结果（表56.22作了概述）很不一致，从而无法得出确切的结论[454–458]。Sasson等[458]注意到1274例Ⅰ、Ⅱ期乳腺癌患者中65例存在LCIS，占5%。与IDC相比，LCIS更可能与ILC相关，发生率分别为51%（30/59例）和2%（26/1125例）。无LCIS的患者单侧乳腺复发的10年累积发病率为6%，存在LCIS者为29%（P=0.0003）。两组中，大部分复发病例均为浸润性癌。接受他莫昔芬治疗的患者单侧乳腺复发的10年累积发病率在LCIS阳性组为8%，阴性组为6%（P=

表56.21 接受保乳手术和放射治疗的小叶癌（选择了10年随访期）

研究	小叶癌/导管癌数目	小叶癌/导管癌 局部失败	小叶癌/导管癌 对侧复发	小叶癌/导管癌 总生存
Santiago 等[449]	55/1093	18%对12%（NS）	12%对8%（NS）	85%对79%（NS）
Vo 等[450]	84/1126	4%对9%（NS）	11.3%对11.9%（NS）	81%对85%（NS）
Moran 等[453]	142/1760	20%对13%（NS）	26%对12%（P=0.006）	68%对78%（P=0.08）
Salvadori 等[452]	286/1903	8%对8%（NS）	NR	NR
Peiro 等[451]	93/1089	15%对13%（NS）	4%对6%（NS）	NR

NS，无统计学意义；NR，无结果。

表56.22 评价保乳术后乳腺癌局部复发的LCIS成分的研究

研究	病例和对照		中位随访期（年）	局部复发		
	存在LCIS	不存在LCIS		存在LCIS（%）	不存在LCIS（%）	P值
Moran 和 Haffty[457]	51	1045	10.6	5	7	NS
Abner 等[454]	119	1062	13.4	13	12	NS
Ben-David 等[455]	64	121	3.9	100	99.1	NS
Jolly 等[456]	46	551	8.7	14	7	0.04
Sasson 等[458]	65	1209	6.3	15	5	0.001
Ciocca 等[459]	290	2604	6.0	4.5	3.8	NS

LCIS，小叶原位癌；NS，无统计学意义。

0.46)。在一项系列试验中,56 例患者均为 LCIS 阳性,Jolly 等[456]报道她们在 10 年内局部复发的风险较高(14%),相比之下,无 LCIS 成分的病例为 7%。多变量分析显示 LCIS 与局部复发的风险升高有关。

但是,来自耶鲁、哈佛和密歇根大学的研究并没有证明存在 LCIS 的患者局部复发率较高。Abner 等[454]回顾了 1181 例Ⅰ、Ⅱ期患者,其组织学类型可为 IDC、ILC 和混合型浸润性癌,这些患者的瘤床至少接受 60Gy 的照射,随访期至少 8 年。1181 例患者中有 137 例肿瘤旁或肿瘤中可发现 LCIS。无论是总体还是各亚组(肿瘤内或肿瘤旁),LCIS 阳性患者的 8 年局部复发率无显著增高。对侧乳腺癌发生的风险和远处治疗失败的风险也不受 LCIS 存在与否或其程度的影响(所有组均为 5%~10%)。Moran 和 Haffty[457]通过对耶鲁系列性研究的分析得到了相似的结果,即 LCIS 阳性和阴性的患者的 10 年总生存率(LCIS 组 67%,对照组 72%)、无远处转移生存率(62%对 79%)和同侧乳腺无复发生存率(77%对 84%)无显著差异。Ben-David 等[48]报道了 64 例在密歇根大学接受治疗的病例,也发现局部复发与 LCIS 间无关联。切缘中 LCIS 的存在与否、大小和多发 LCIS 并不影响局部控制率。Ciocca 等[459]在一项对比了 290 例有 LCIS 成分和 2604 例无 LCIS 成分的患者的分析中,发现即使 LCIS 成分在最边缘,两组的局部控制无差异。

其他组织学特点

Clemente 等[460]评价了 506 例 T1~2/N0/M0 期浸润性乳腺癌,发现在随机抽取的一组病例(234 例)中瘤旁淋巴组织浸润的发生率为 20%,而在常规检查中仅为 6.9%。瘤旁淋巴组织浸润的患者无病生存率和总生存率比无浸润者低(P=0.0001),而局部复发率(P=0.0001)和远处转移率较高(P=0.0576)。

Wong 等[461]研究了 234 例临床 T1/N0 期的乳腺癌患者,她们均采用保乳手术加放射治疗,其中 180 例患者淋巴管浸润阴性,54 例阳性(23 例为局限性,31 例为广泛性)。局部首次失败率分别为 14%和 22%。区域远处失败率(无局部失败)分别为 12%和 21%。10 年内 60%无淋巴管浸润的患者未出现复发,而存在淋巴管浸润者有 50%未复发。

淋巴结情况

尽管淋巴结情况是远处转移和总生存率最强的预测值,但大部分研究尚没有明确证据证明保乳患者淋巴结情况对局部控制有影响。这可能因为大多数淋巴结阳性患者接受化学治疗和(或)激素治疗,这些治疗可拮抗任何不利因素对局部复发的影响。但一些资料表明,淋巴结情况对保乳患者的局部控制有影响。乳腺癌一线疗法研究组及其他研究团体发现,淋巴结阳性患者乳腺部分切除后生存率较低且局部复发率较高[233,462-464]。Gustaer-Roussy 研究所在对 356 例患者的研究中发现,淋巴结受累患者的局部复发率为 26%,未受累者为 6.5%;受累淋巴结的数量越多,则局部复发的可能性越大,生存率越低[242,465]。van Limbergen 等[390]也发现 N1b 期患者 19%(8/42 例)和≥3 个淋巴结受累的患者 28.6%(4/14)与 N0 或 N1a 期患者 7.5%(14/187)相比乳腺复发率上升,但最近有几位研究者报道,淋巴结阳性患者保乳治疗后生存率较低但乳腺复发较少。这可能是乳腺照射与辅助化学治疗相互作用的结果。因为大多数淋巴结阳性患者接受化学治疗,而化学治疗与放射治疗有协同作用,淋巴结阳性对局部复发的一些潜在不利影响可能被消除,因此降低了局部复发率。

分子因素和局部复发

分子标记作为总生存率和远处转移的风险因素有大量相关资料,相比之下,关于保乳治疗局部复发的资料相对较少。但有一些研究证明分子标记在预测乳腺癌患者局部复发上有潜在应用价值[466-468]。特别令人兴奋的是,分子标记不仅可用于鉴别患者是否有复发的风险,而且可考虑将其作为增加放射治疗敏感度的治疗目标。实验室研究显示,一些分子标记与放射治疗抵抗有关,包括 p53,HER-2/neu,IGF-1R 等,还有一些与组织缺氧有关[467-490]。通常,乳腺癌的分子亚型包括:管腔 A 型(ER 或 PR 阳性,Ki-67<14%)、管腔 B 型(ER 或 PR 阳性,Ki-67≥14%)、管腔 HER2 型(ER 或 PR 阳性,HER2 阳性)、HER2 过表达型(ER 阴性,PR 阴性,HER2 阳性)及基底样型(ER 阴性,PR 阴性,HER2 阴性,EGFR 阳性或 CK5/6 阳性)。

Haffty 等[491]纳入了接受保乳手术联合放射治疗的乳腺癌患者,并根据 ER、PR 及 HER2 结果筛选了 482 例进行分析。将患者按照三阴性(TN)和非 TN 进行分层。研究者发现随访 5 年时,TN 组的无远处转移率较其他亚型患者差(67%对 82%,P=0.002)。TN 亚型是远处转移(HR=2.14,95%CI 为 1.31~3.53,P=0.002)和病因特异性生存(HR=1.79,95%CI 为 1.03~3.22,P=0.047)的独立预测因子。然而,TN 和其他亚型的局控无明显差异(83%对83%)。结论是尽管TN亚型患者预后较差,尚无证据证明这些患者在保乳手术和放射治疗后存在局部复发的高风险。

Nguyen等[492]报道了793例接受了保乳手术和放射治疗的浸润性乳腺癌患者,中位随访时间为70个月,其5年局部复发率为1.8%,其中管腔A型为0.8%(0.3~2.2),管腔B型为1.5%(0.2~10),HER2亚型为8.4%(2.2~30),基底样型为7.1%(3.0~16)。此外,在多因素分析中,HER2及基底亚型较管腔A型局部复发增加($P<0.01$),管腔B型和基底亚型较管腔A型远处转移增加($P<0.04$)。

Voduc等[493]探索了2985例患者根据分子分型的局部和区域失败率。中位随访时间为12年,在保乳手术及放射治疗后,管腔A型患者预后最好,10年时局部和区域失败率仅为8%和3%,HER2过表达型和基底样型局部复发率(分别为21%和14%)以及区域复发率(分别为16%和14%)最高。在乳腺切除术后,同样是管腔A型患者预后最好,10年时局部和区域失败率仅为8%和4%,所有其他亚型患者局部和区域失败风险较高。

近期一项大型加拿大数据库的三阴性乳腺癌分析观察到了有趣的发现。Abdulkarim等[494]报道了T1、T2淋巴结阴性乳腺切除术后接受或不接受放射治疗的三阴性乳腺癌患者的局部失败率高于一组相似的淋巴结阴性的保乳手术联合放射治疗的乳腺癌患者。这强调了三阴性乳腺癌不一定绝对获益于乳腺切除术[495]。

Mamounas等[496]应用Oncotype DX复发评分(RS)评估了NSABP B14及B20研究中早期淋巴结阴性ER阳性的乳腺癌患者的局域复发(LRR)风险。共对355例接受安慰剂治疗(B14)、424例接受化学治疗联合他莫昔芬治疗 (B20) 及895例接受他莫昔芬治疗(B14和B20) 的患者进行了RS评分。在他莫昔芬治疗组,低RS(<18)者的LRR风险为4.3%,中RS(18~30)者的LRR风险为7.2%,高RS(>30)者的LRR风险为15.8%。在安慰剂治疗组,低RS者的LRR风险为10.8%, 中RS者的LRR风险为20.0%, 高RS者的LRR风险为18.4%。在化学治疗组, 低RS者的LRR风险为1.6%,中RS者的LRR风险为2.7%,高RS者的LRR风险为7.8%。结论是Oncotype DX复发评分是LRR的明显预测因子。

上述分析显示了一致性的发现,目前还是探索性的,尚没有足够的显著性来作为临床决策的依据。很显然这是1个有待深入研究的领域,将分子研究与大规模临床试验联系起来将有助于寻找能够预测局部复发的分子标记,也有望发现有助于提高疗效的治疗靶。表56.23总结了一些关于分子标记在保乳治疗中对局部复发预测作用的研究[490,497,498]。

保乳手术不用放射治疗

根据上述一些较可靠的随机试验数据和许多大规模回顾性系列研究的长期随访结果,很明显保乳手术加放射治疗的治疗方式对大多数早期浸润性乳腺癌患者是安全而有效的[110]。关于有些患者是否可以单纯采用保乳手术而不用放射治疗这个问题,一直以来都是一些有影响的争论和随机试验的主题。可能除一部分老年女性外(后面的章节将探讨),人们尚未找出哪些患者可不行放射治疗而无不良影响。总的来说,目前的随机研究一致证明未放射治疗组的局部复发率约高3倍[90]。这些试验中的大部分并没有证明放射治疗对生存率有影响,但最近对这些随机试验的汇总分析显示放射治疗影响死亡率,尽管作用很小但有统计学意义。

Vinh-Hung和Verschraegen[90]对已公布的随机临床试验进行了汇总分析,比较了保乳手术后加放射治疗与不加放射治疗的效果。研究终点为同侧乳腺复发和任何原因的死亡。该研究涉及15项试验,总计9422例患者。研究发现,未采用放射治疗和采用放射治疗的患者相比,保乳手术后同侧乳腺复发的相对危险度为3.00(95%CI为2.65~3.40)。研究中可获得13项试验,总计8206例患者的死亡率数据。死亡的相对危险度为1.086(95%CI为1.003~1.175),即在不用放射治疗的情况下死亡率相对增加8.6%(图56.17A,B)。

早期乳腺癌试验协作组(EBCTCG)的一项分析评价了多种局部治疗方法并得到了相似的结果[89,107]。在这项荟萃分析中,10 801例患者进入试验, 接受保乳手术的女性被随机分到放射治疗组和无放射治疗组。大部分患者为淋巴结阴性, 并接受腋淋巴结清扫,一般只对术侧乳腺进行照射。在每个独立试验中,放射治疗患者局部复发(主要是术侧乳腺)的下降均有高度显著性($P<0.00001$)。正如图56.18所显示的,将放射治疗和未放射治疗的患者相比较,每项试验的复发率之比均约为0.3,相当于复发的比例降低70%。综合考虑所有17项试验, 放射治疗患者5年局部复发的危险度为19%,未放射治疗者为35%,相当于5年绝

表 56.23 与早期保乳患者局部处理有关的分子标记

分子标记	研究	病例数	局部复发情况
ER/PR	Silvestrini,1955[485]	970 例,淋巴结阴性	与 ER 和 PR 均无相关性
	Elkhuizen 等,1999[472]	195 对病例对照,IBC	局部复发的患者中,PR 阴性肿瘤的可能性较大(75%对 60%;P=0.03)
	Vrieling 等,2003[498]	5569 例	观察发现 ER 阴性或 PR 阴性肿瘤局部复发率较高
	Grills 等,2003[497]	1500 例 IBC	单变量分析显示局部淋巴结失败与 ER 情况有关
	Choi 等,2005[483]	103 例 IBC	ER 和 PR 与局部复发率均无关;PR 阴性与远处转移相关
	Santiago 等,2004[477]	937 例 IBC	ER 阴性与局部复发有关
HER2/neu	Haffty 等,1996[496]	20 对病例对照,IBC	局部复发的患者 HER2/neu 高表达(19%对 10%;P=0.10)
	Pierce 等,1994[474]	137 例 IBC	HER2/neu 与 EIC 有关但与局部复发无关
	Kim 等,2003[484]	611 例 IBC	HER2/neu 与总生存率有关但与局部复发无关
	Choi 等,2005[483]	103 例 IBC	HER2/neu 与局部失败及远处失败均无关
	Harris 等,2006[488]	356 例 IBC	HER2/neu 与局部失败无关
三阴性(TN)	Haffty 等,2006[491]	482 例 IDC	TN 与局控无关
	Nguyen 等,2008[492]	793 例 IDC	TN 或 HER2 亚型局部失败率增高
	Voduc 等,2010[493]	2985 例 IDC	TN 或 HER2 亚型局部失败率增高
	Mamounas 等,2010[496]	1674 例 IDC	Oncotype DX 评分高者局部失败率增高
p53	Silvestrini 等,1997[482]	496 IBC	p53 与局部复发无关
	Turner 等,2000[470]	94 IBC	与对照组相比,局部复发组 p53 过表达更常见(26%对 9%;P=0.02)
	Elkhuizen 等,1999[472]	195 对病例对照,IBC	局部复发组和对照组 p53 表达情况相似(21%对 23%;P=0.61)
	Amornmarn 等,2000[487]	112 IBC	p53 表达与所有的局部复发病例有关(研究中仅 4 例局部复发)
	Choi 等,2005[483]	103 IBC	p53 与局部和远处失败均不相关
增殖标记	Choi 等,2005[483]	103 IBC	Ki-67 阳性与远处转移相关但与局部复发无关
	Silvestrini 等,1997[481]	496 IBC	胸(腺嘧啶脱氧核)苷标记指数与局部失败无关
ATM 突变	Meyer 等,2004[489]	135 IBC	ATM 基因变异与患者预后无关

ER,雌激素受体;PR,孕激素受体;IBC,浸润性乳腺癌;IDC,浸润性导管癌;ATM,共济失调-毛细血管扩张突变。

对危险度降低 16%。乳腺癌死亡率的降低程度远小于局部复发率,并且没有任何一项单独的试验证明其自身的乳腺癌死亡率结果具有明显的显著性。但从整体上说,放射治疗对乳腺癌死亡率的影响具有显著性(乳腺癌死亡率比为 0.83;SE 95%CI 为 0.75~0.912;P=0.0002),研究显示,放射治疗使每年乳腺癌的死亡率约降低 1/6。保乳手术加放射治疗的患者 15 年内死于乳腺癌的概率(假设没有其他原因)为 30.5%,未用放射治疗的为 35.9%(相当于绝对下降 5.4%;SE 1.7)。图 56.19 为 EBCTGG 的近期更新数据,显示了放射治疗在早期乳腺癌患者中的作用[107]。

随机试验

表 56.24 总结了一些比较单纯保乳手术和保乳手术加放射治疗的试验。Uppsala-Orebro 乳腺癌研究协作组报道了一项试验,试验中Ⅰ期乳腺癌患者被随机分组,一组接受乳腺扇形切除、腋淋巴结清扫并加用 54Gy 乳腺照射(184 例),另一组只采用相同的手术治疗(197 例)[500]。随访 63~65 个月后,放射治疗组精算局部复发率为 2.3%,单纯手术组为 18.4%。5 年无病生存率分别为 91%和 87%,5 年总生存率分别为 91%和 90%。

Whelan 等[503]报道了一项随机研究,病例均为Ⅰ期或Ⅱ期淋巴结阴性的女性患者,其中 403 例行肿块切除、腋淋巴结清扫及乳腺照射,396 例采用了相同的手术方案但未用放射治疗。采用 40Gy 分割 16 次行全乳照射,原发灶局部加量 12.5Gy 分割 5 次。无患者接受辅助全身治疗。放射治疗患者 5 年同侧乳腺复发率为 8%,单纯手术者为 30%(P<0.0001)。5 年生存率分别为 88%和 86%。同侧乳腺复发与远处转移发生率的增

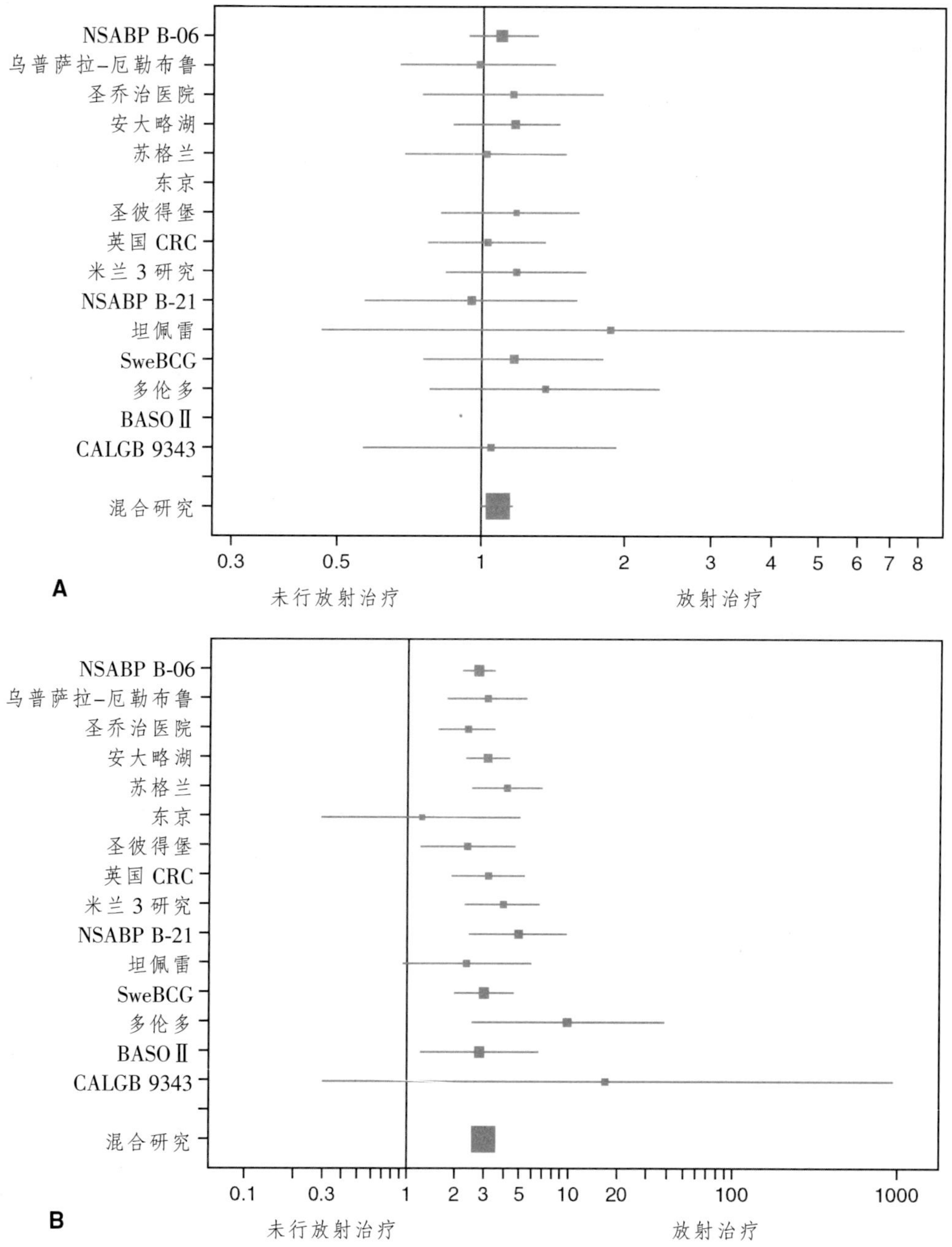

图56.17 对随机试验(比较保乳术后放射治疗/未放射治疗)生存率和局部控制情况的荟萃分析。这项荟萃分析证明肿瘤切除后放射治疗可使局部复发下降 3 倍,生存率上升幅度小但有统计学意义。(From Vinh-Hung V, Verschraegen C. Breast-conserving surgery with or without radiotherapy: pooled-analysis for risks of ipsilateral breast tumor recurrence and mortality. *J Natl Cancer Inst* 2004;96:115–121, with permission.)

加和乳腺癌死亡率的升高有关。

Clark 等[499]报道了一项随机研究,421 例患者肿瘤均≤4cm 且淋巴结阴性,只采用广泛性局部切除和腋淋巴结清扫,另外 416 例患者除接受相同的手术外再加用乳腺照射(3 周内 40Gy,分割 16 次,局部加量 12.5Gy 分割 5 次)。中位随访期 7.6 年,未放射治疗患者中 148 例乳腺复发,占 35%,放射治疗患者中 147 例复发,占 11%(P<0.0001);研究期间两组分别有 99 例(24%)和 87 例(21%)死亡。

在 Forrest 等[504]的一项研究中,患者在行乳腺肿瘤

图56.18 早期乳腺癌试验协作组(EBCTCG)对局部控制情况和生存率的荟萃分析证明:在乳腺癌治疗中放射治疗对局部控制和生存率均有影响。(From Clarke M, Collins R, Darby S, et al. Effects of radiotherapy and of differences in the extent of surgery for early breast cancer on local recurrence and 15-year survival: an overview of the randomised trials. *Lancet* 2005;366:2087–2106, with permission from Elsevier.)

孤立性局部复发[事件/(患者·年)]

开始年限和研究名称	RT 复位	事件/(患者·年) BCS+RT 组	事件/(患者·年) BCS 组	BCS+RT 事件 O-E 对数秩	BCS+RT 事件 O-E 方差	年度事件率比值 BCS+RT:BCS
(a)仅对保留的乳房放疗:14%淋巴结阳性						
1976 NSABP B-06	BW*	125/6862	285/4991	–93.3	84.8	
1981 乌普萨拉–厄勒布鲁	BW	10/1636	43/1511	–17.7	12.7	
1982 伦敦圣乔治医院	BW*	12/1202	31/1047	–11.5	9.6	
1984 安大略湖 COG	BW+S	53/3543	155/2754	–58.2	48.2	
1987 INT 米兰 3 研究	BW+S*	19/2478	60/2005	–25.1	18.2	
1989 NSABP B-21	BW+S*	6/1810	40/1729	–17.3	11.2	
1991 瑞典 BCCG	BW	33/3718	92/3429	–30.8	30.5	
(a)小计		258/21249	706/17466	–254.0	215.3	0.31 (SE 0.04), 2p<0.00001
5 年风险		7.2%	25.6%			
(b)对保留的乳房和其他部分放疗:24%淋巴结阳性						
1982 伦敦圣乔治医院	BW + AF*	14/620	30/380	–10.9	9.7	
1985 苏格兰	BW + S + (AF) + IMC	16/2598	83/2260	–33.0	22.5	
1985 英国西米德兰兹	BW + S + AF + IMC	42/2398	104/1929	–36.8	34.2	
1986 英国 CRC	多种形式	33/1604	77/1454	–24.3	25.7	
(b)小计		105/7220	294/6023	–105.0	92.1	0.32 (SE 0.06), 2p<0.00001
5 年风险		7.7%	26.7%			
合计(a+b)		363/28469	1000/23489	–359.0	307.4	0.31 (SE 0.03), 2p<0.00001
5 年风险		7.3%	25.9%			

11 项研究间的不一致性:$\chi_{10}^2=7.8$;$P=0.6$

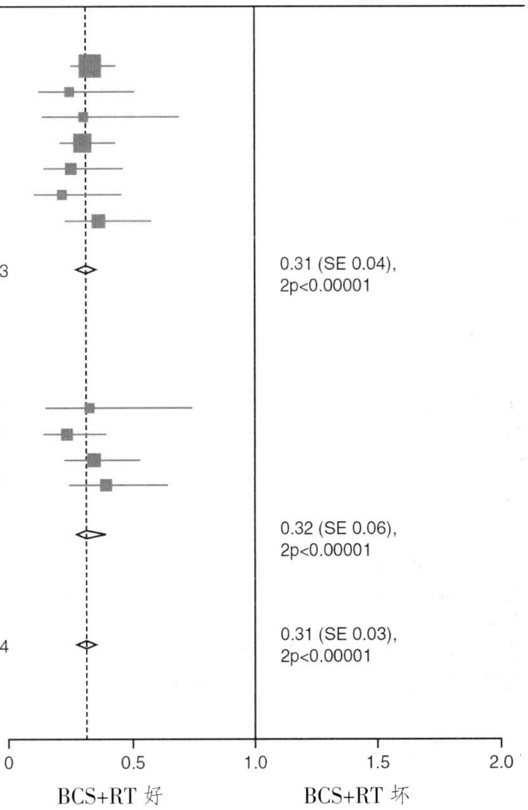

孤立性局部复发[事件/(患者·年)]

开始年限和研究名称	RT 复位	事件/(患者·年) BCS+RT 组	事件/(患者·年) BCS 组	BCS+RT 死亡 O-E 对数秩	BCS+RT 死亡 O-E 方差	年度死亡率比值 BCS+RT:BCS
(a)仅对保留的乳房放疗:14%淋巴结阳性						
1976 NSABP B-06	BW*	267/731	305/719	–19.7	135.0	
1981 乌普萨拉–厄勒布鲁	BW	37/184	34/197	2.3	16.8	
1982 伦敦圣乔治医院	BW*	24/128	25/122	–2.5	10.9	
1984 安大略湖 COG	BW+S	91/416	123/421	–16.4	51.5	
1987 INT 米兰 3 研究	BW+S*	40/294	51/273	–6.2	21.3	
1989 NSABP B-21	BW+S*	8/337	8/336	0.5	3.9	
1991 瑞典 BCCG	BW	32/593	41/594	–3.9	18.0	
(a)小计		499/2683	587/2662	–45.8	257.4	0.84 (SE 0.06), 2p = 0.004
15 年风险		28.0%	33.2%			
(b)对保留的乳房其他部分放疗:24%淋巴结阳性						
1982 伦敦圣乔治医院	BW + AF*	31/80	28/70	–2.1	12.2	
1985 苏格兰	BW + S + (AF) + IMC	59/293	78/296	–5.0	30.2	
1985 英国西米德兰兹	BW + S + AF + IMC	88/358	107/349	–11.4	45.3	
1986 英国 CRC	多种形式	76/259	89/261	–8.3	37.6	
(b)小计		254/990	302/976	–26.9	125.3	0.81 (SE 0.08), 2p = 0.02
10 年风险		28.2%	35.1%			
合计(a+b)		753/3673	889/3638	–72.7	382.7	0.83 (SE 0.05), 2p = 0.0002
15 年风险		30.5%	35.9%			

11 项研究间的不一致性:$\chi_{10}^2=3.8$;$P=0.96$

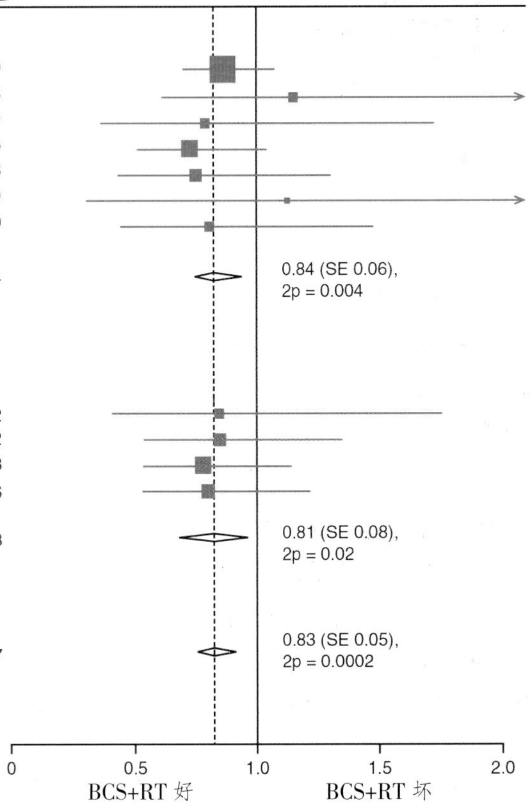

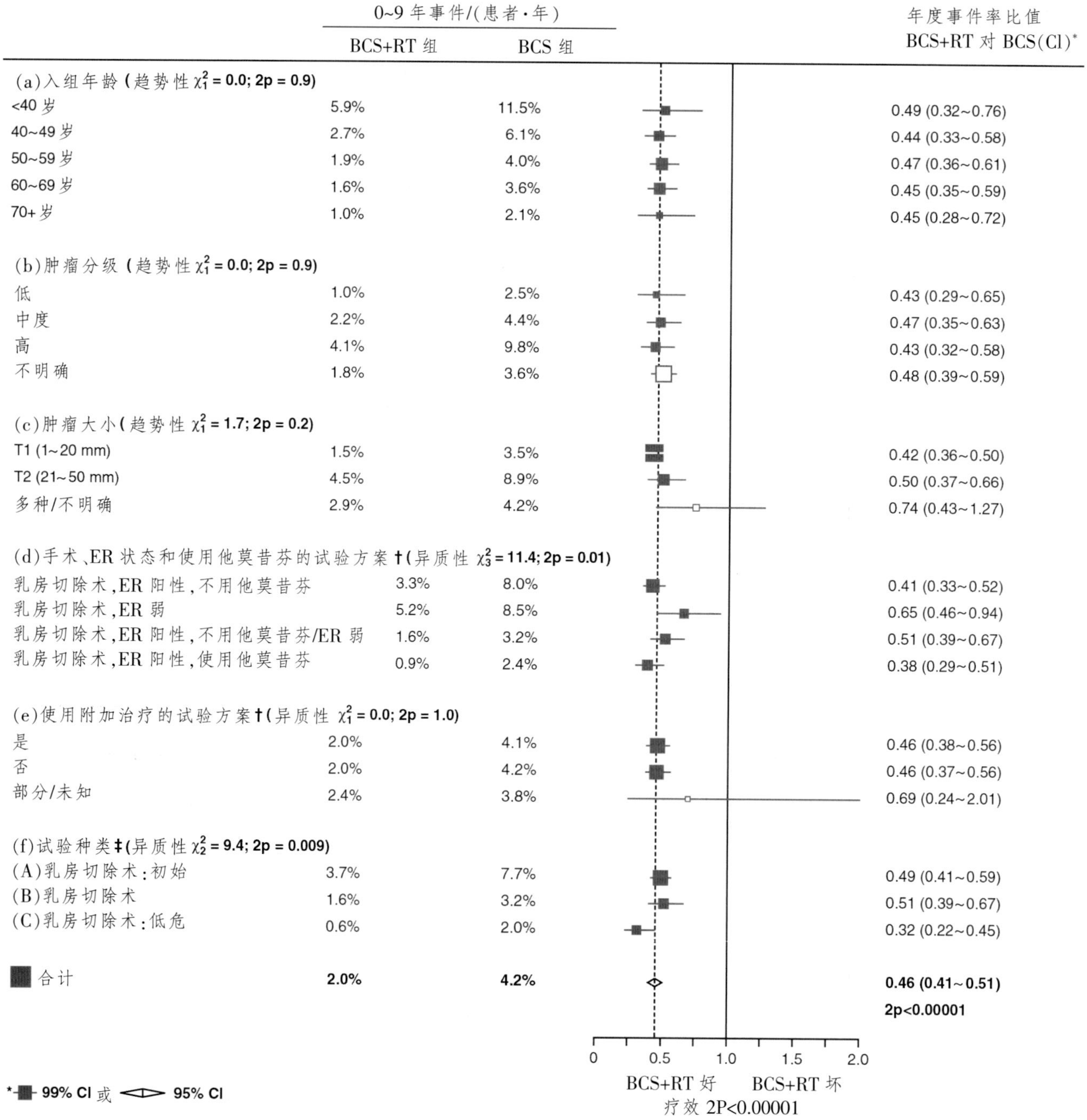

图56.19 EBCTCG 对比单纯保乳手术及保乳手术加放射治疗的荟萃分析更新。(From Darby S, McGale P, Correa C, et al. Effect of radiotherapy after breast-conserving surgery on 10-year recurrence and 15-year breast cancer death: meta-analysis of individual patient data for 10,801 women in 17 randomised trials. *Lancet* 2011;378:1707–1716, with permission from Elsevier.)

(肿瘤直径<4cm)局部切除和腋淋巴结清扫后随机分为两组,291 例接受 50Gy 乳腺照射并局部加量 10~15Gy,另外 294 例不用放射治疗。患者接受他莫昔芬或 6 周期的 CMF 方案治疗。两组的总生存率相同。放射治疗组局部复发率为 6.1%(18 例),单纯手术组为 28.6%(84 例)。

Renton 等[505]分析了 418 例患者,她们均采用广泛性局部切除加辅助化学治疗(如果 ER 阳性则用他莫昔芬治疗,阴性则 CMF 方案化学治疗),这些患者被随机分为两组,分别进行或不进行乳腺照射。随访期最少 5 年,放射治疗患者局部复发率为 13%,相比之下,未放射治疗者为 35%。当组织学显示局部切除不完全时,放射治疗患者的局部复发率为 17%。

NSABP-06 的一项试验是最为重要的试验之一[93]。

表 56.24 部分随机试验(保乳手术加放射治疗/无放射治疗)结果

研究	入选标准	病例数	随访期)(年)	RT 采用 RT(%)	未采用 RT(%)	P 值
Fisher 等,B-06[93]	肿瘤<4cm,淋巴结阳性/阴性	930	10	12.4	40.9	<0.001
Liljegren 等[500]	肿瘤<2cm,淋巴结阴性	381	10	8.5	24.0	0.0001
Veronesi 等[501]	肿瘤<2.5cm	579	10	5.8	23.5	<0.001
Clark 等[499]	肿瘤<2cm,淋巴结阴性	837	3	5.5	25.7	<0.001
Fisher 等,B-21[95]	肿瘤<2cm,淋巴结阴性	1009	8	2.8	16.5	<0.001
Winzer 等[502]	肿瘤<2cm,淋巴结阴性	347	5.9	3.2	27.8	<0.001

试验中患者被分为 3 组:改良乳腺根治术、肿瘤切除加放射治疗和肿瘤切除不加放射治疗;患者淋巴结阳性或阴性。该试验中,乳腺照射降低了 1137 例肿瘤切除患者同侧乳腺复发的可能性,这些患者手术标本的边缘无肿瘤存在。肿瘤切除后放射治疗的患者,术后 20 年同侧乳腺复发的累积发病率为 14.3%,未放射治疗者为 39.2%($P<0.001$)。放射治疗的受益与淋巴结情况无关。淋巴结阴性患者中,36.2%未行放射治疗,17% 20 年内同侧乳腺复发($P<0.001$)。淋巴结阳性患者中,44.2%未行放射治疗,其中 8.8%同侧乳腺复发($P<0.001$)。行乳腺肿瘤切除术且手术标本边缘无肿瘤存在的患者中,术后乳腺照射与无乳腺照射的患者相比,死亡的危害比为 0.91 (95%CI 为 0.77~1.06;$P=0.23$)。放射治疗可减少乳腺癌造成的死亡,减少的幅度不大但有显著性。这种减少部分可被其他原因死亡的增多抵消。

由于在组织类型好的肿瘤中,放射治疗的必要性始终不能确定,因此 NSABP 一直研究是否可不用放射治疗。在 B-21 试验中,1009 例行乳腺肿瘤切除术并被随机分为 3 组,分别采用他莫昔芬($n=336$)、放射治疗加安慰剂($n=336$)、放射治疗加他莫昔芬等方法治疗($n=337$)[94]。研究终点分为乳腺复发率、远处转移率和对侧乳腺复发率。放射治疗加安慰剂与单独使用他莫昔芬治疗相比,局部复发的危险率低 49%;放射治疗加他莫昔芬比放射治疗加安慰剂低 63%。若与单纯他莫昔芬治疗相比,放射治疗加他莫昔芬使乳腺内肿瘤复发(IBTR)的危险率降低 81%。8 年内局部复发的累积发病率他莫昔芬组为 16.5%,放射治疗加安慰剂组为 9.3%,放射治疗加他莫昔芬组为 2.8%。作者们认为,肿瘤≤1cm 的患者乳腺肿瘤切除后仍存在一定的局部复发率,因此无论 ER 情况如何,都可考虑进行放射治疗。

在另一项具有里程碑意义的试验中,Veronesi 等[398,501]将 567 例患有乳腺癌的女性(肿瘤直径<2.5cm)随机分为两组,一组行乳腺四分区象限切除及术后放射治疗,另一组只采用乳腺四分区象限切除术。所有患者均接受完全腋窝淋巴结清扫。单纯手术治疗的患者 IBTR 的数量(59/273;10 年粗累积发病率为 23.5%)显著高于手术加放射治疗的患者(16/294;10 年粗累积发病率为 5.8%)。两治疗组 IBTR 发生率的差异在 45 岁以上的女性中较高,并随着年龄的增高而降低,在 65 岁以上的女性中无明显不同。总体上说,两组的生存曲线并无显著差异($P=0.326$)。但淋巴结阳性的女性接受放射治疗后表现出明显但有限的生存优势。

单纯乳腺肿瘤切除的其他非随机研究

近来,Lim 等[506]更新了一项来自哈佛协作组的前瞻性单组试验,该试验严格筛选一些组织类型良好的患者,观察其是否可不用放射治疗。1986—1992 年(此时已超出了预定的终止时间)间,87 例患者(计划 90 例)参与了试验。入组患者须为 T1 期单中心性肿瘤,病理证实为淋巴结阴性的导管癌、黏液癌或小管癌,无 EIC 或血管淋巴管浸润。手术包括局部切除、边缘距肿瘤 1cm 以上或再切除后切缘阴性。不进行放射治疗和全身治疗。19 例患者因局部复发而首次治疗失败,占 23%(随访期内平均每年局部复发 3.5/100 人年)。研究者们认为,即使在这些严格筛选的患者中,单纯行保乳手术(切缘≥1cm)后仍有相当大的发生局部复发的风险。

在 McCready 等[507]报道的一项研究中,244 例绝经后女性只采用乳腺肿瘤切除术治疗。中位随访期 9.1 年,总乳腺复发率为 24%(59/244)。单变量分析显示,肿瘤较小、淋巴结阴性、ER 阳性、无血管淋巴管及神经束侵犯与复发率较低显著相关($P<0.05$)。多变量分析显示,淋巴管血管侵犯或神经束侵犯、年龄和DCIS的总量均与局部复发风险的增高显著相关。研究者们还定义了低风险组:淋巴结阴性、年龄<65岁、无粉刺癌、ER阳性、无瘤栓,这些患者的10年局部复发粗率为9%。

老年女性的单纯保乳手术治疗

现有证据已明确,乳腺肿瘤切除后行放射治疗是大部分浸润性乳腺癌患者的标准疗法。正如前文大量随机试验所提到的,单纯乳腺肿瘤切除时局部复发率上升3倍,并使乳腺癌相关的生存率有所下降[90]。但考虑到老年女性局部复发率较低,术后放射治疗的绝对受益可能较小。在保乳术后能否不用放射治疗这个问题,目前已通过回顾性研究和近来精心设计的一些前瞻性随机试验得到了解决。

由若干前瞻性和回顾性系列研究得来的证据证明,老年女性可能不必接受放射治疗。在Cooke等[508]的一项研究中,44例女性患者行部分乳腺切除、乳腺照射和他莫昔芬治疗,另外53例女性采用相似的疗法但无乳腺照射。治疗后39个月,放射治疗组乳腺肿瘤复发率为5%,未放射治疗组为21%。在未放射治疗的患者中,确诊年龄>70岁的22例患者均未出现乳腺复发,相比之下,年龄<79岁的31例患者中8例乳腺复发。

Veronesi等[501]进行的一项试验中,将乳腺四分象限切除与乳腺四分象限切除加放射治疗相对照,尽管从总体上说,放射治疗对局部控制有益,但这种受益只在年轻女性中才有显著表现;对于年龄>65岁的患者来说无明显受益。

Gajdos等[509]发现老年患者局部和远处复发的发生率与年轻患者(接受乳腺切除术或保乳治疗)相似。920例年龄>70岁的患者中98例治疗未达到常规标准。这些未充分治疗的老年患者年龄明显较大(78岁对76岁;P=0.003),诊断时多采用切除活检(69%对57%;P=0.069),而较少采用细针穿刺(22%对38%;P=0.069),接受保乳治疗的可能性更大(90%对73%;P=0.004)。两组的无局部复发生存率和无远处转移生存率相似。对于淋巴结阴性的老年浸润性乳腺癌患者,他莫昔芬治疗能显著减少远处转移发生的概率(P=0.028)。在老年患者中,不用化学治疗对局部控制无影响。因此,存在良好预后因素的老年女性,可在密切随访下行肿瘤切除加他莫昔芬治疗而不用放射治疗或化学治疗。

考虑到老年女性乳腺癌存在明显生物学差异,以及日常放射治疗过程中存在的后勤问题,最近的两项随机试验解决了老年女性患者早期乳腺癌是否需要放射治疗这个问题[175,510]。第一项研究来源于癌症与白血病协作组B(CALGB)及放射治疗协作组(RTOG),由Hughes等[510]发表。试验中636例临床Ⅰ期、雌激素受体阳性的乳腺癌患者行乳腺肿瘤切除术后被随机分为两组,一组接受他莫昔芬和放射治疗(317例),另一组只用他莫昔芬治疗(319例)。两组中唯一显著的差异为5年局部复发率,他莫昔芬加放射治疗组为1%,单纯他莫昔芬治疗组为4%($P<0.001$)。两组的远处转移率、5年总生存率和因局部复发而导致的乳腺切除率均无显著差异。研究者们认为乳腺肿瘤切除术加他莫昔芬辅助治疗是70岁以上、雌激素受体阳性的早期乳腺癌患者的合理选择。

第二项试验是加拿大的一项研究,由Fyles等[511]报道。试验中,769例女性患者均≥50岁、T1~T2期、淋巴结阴性且肿瘤直径≤5cm,这些患者被随机分为两组,一组接受乳腺照射加他莫昔芬治疗(386例),另一组只用他莫昔芬治疗(383例)。中位随访期5.6年,他莫昔芬组5年局部复发率为7.7%,他莫昔芬加放射治疗组为0.6%(危害比为8.3;95%CI为3.3~21.2;$P<0.001$)。两组的5年无病生存率分别为84%和91%(P=0.004)。对611例T1期、受体阳性患者的亚组分析与CALGB的结果相似,也表明放射治疗对乳腺癌患者有益,他莫昔芬加放射治疗组5年局部复发率为0.4%,单纯他莫昔芬治疗组为5.9%($P<0.001$)。5年腋窝复发率也存在显著差异,他莫昔芬组为2.5%,放射治疗加他莫昔芬组为0.5%(P=0.049),但远处转移和总生存率无明显不同。这两项试验均未要求对患者的腋淋巴结手术分期,但均确认为临床阴性;随访期仍相对较短。这两项研究均表明,尽管这一亚组在局部控制上可从放射治疗中获益,但绝对受益很小。

作为CALGB研究的随访,Smith[511]等对SEER医学数据库的一些70岁以上女性患者做了细致的分析。研究者们选出8724例70岁以上的女性患者,这些患者肿瘤小、淋巴结阴性、雌激素受体阳性(或受体情况未知)并接受保乳手术治疗。他们采用比例风险模型检测是否放射治疗与“复合结果”风险的降低有关,复合结果定义为由SEER报告的第二次同侧乳腺癌和(或)医疗保险索赔报告的保乳后乳腺切除。其结果与上述随机试验(对比放射治疗/未放射治疗)所报道的相似——同侧乳腺发生第二次乳腺癌的风险减小(危害比为 0.19;95%CI 为 0.14~0.28),图 56.20 对其做了总结。放射治疗使 5 年内发生第二次乳腺癌的绝对风险降低 4%(无放射治疗为 5.1%，放射治疗为 1.1%),8 年内的绝对风险降低 5.7%(无放射治疗为 8%,放射治疗 2.3%)($P<0.001$)。

通过并发症分析发现，放射治疗最有可能使 70~79 岁无并发症的患者受益[获益患者数:需治疗患者数(NNT)21:22];最不可能使≥80 岁有中度或严重并发症的患者受益(NNT=61:125 例)。研究者们认为,对于患有早期乳腺癌的老年女性来说,放射治疗可降低第二次同侧乳腺发生乳腺癌的风险和保乳失败后乳

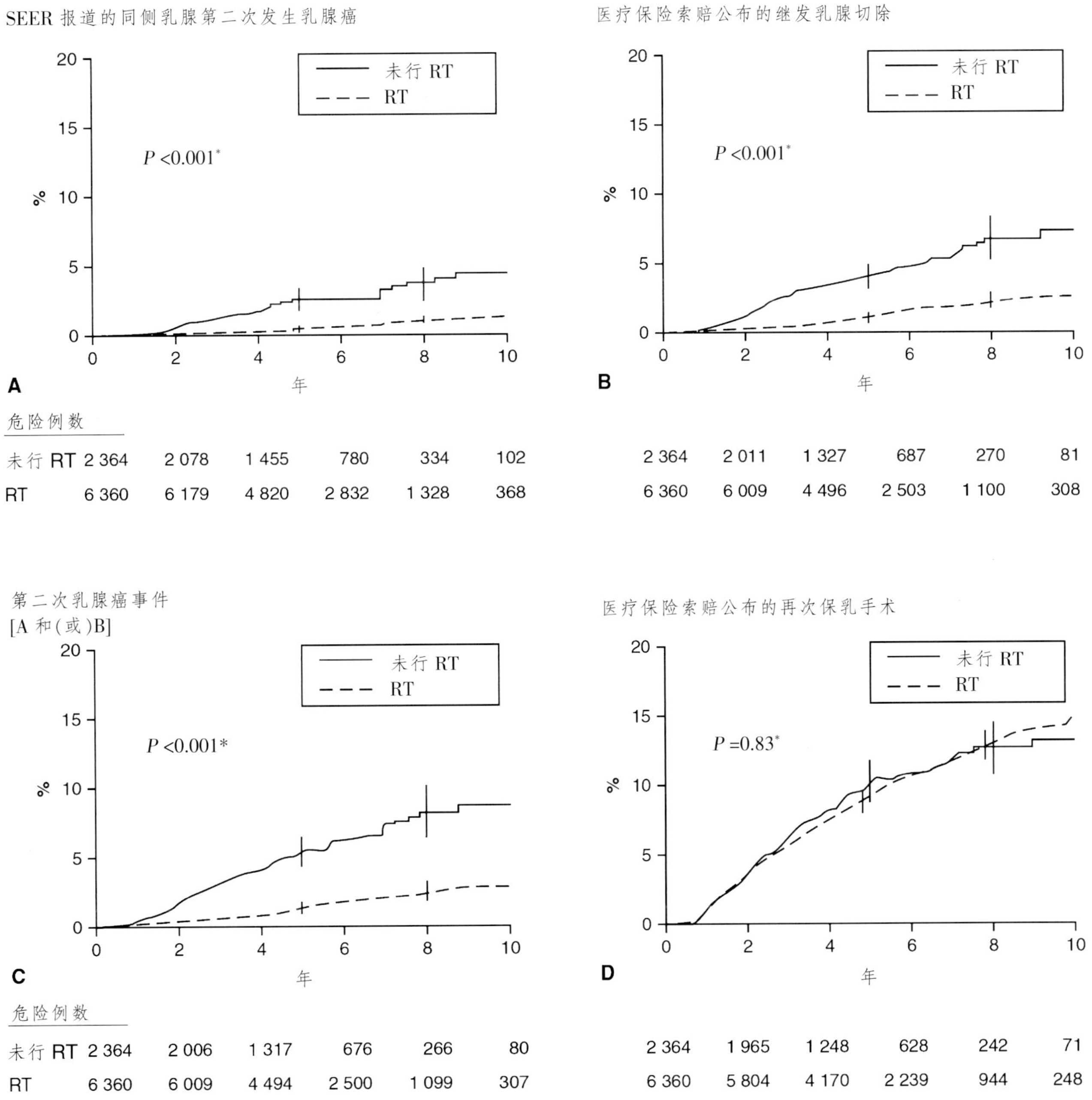

图56.20　老年女性放射治疗与预后的关系。患者从确诊后的 9 个月开始就存在发生下列所有事件的风险。(A)同侧乳腺第二次发生乳腺癌[由美国国家监测、流行病学和最终结果(SEER)数据库报道]。此事件被定义为同侧乳腺第二次发生的、经病理确认的浸润性乳腺癌。(B)保乳失败后乳腺切除(由医疗保险索赔公布)。(C)第二次乳腺事件[即 B 和(或)C]。(D)再次保乳手术(由医疗保险索赔公布)。RT，放射治疗。误差线,95%CI。*P* 值由双侧对数秩检验求得。(From Smith BD, Gross CP, Smith GL, et al. Effectiveness of radiation therapy for older women with early breast cancer. *J Natl Cancer Inst* 2006;98:681–690,with permission.)

腺切除的风险。患者年龄在 70~79 岁之间、并发症轻微者最有可能从中受益，年长且并发症明显的患者最不可能受益。

总体来说，这些研究显示，放射治疗对老年女性的局部控制明显有益，但绝对受益较小，且必须权衡并发症和其他风险。表 56.25 对这两项随机试验和 SEER-MEDICARE 分析做了总结。对于 T1/T0 期、受体阳性、组织类型好的乳腺癌，单纯他莫昔芬治疗是否是合理的选择，这一点值得讨论。对于患有多种并发症且预期寿命较短的患者，我们常选用这种疗法。对于并发症少、生存期长的患者，我们倾向于采用放射治疗，即使患者年龄>70 岁，雌激素受体阳性。

全乳腺超分割放射治疗

乳腺癌的标准放射治疗策略是单次 1.8~2.0Gy，共 25~28 次，总剂量 45~50.4Gy，随后局部加量 5~8 次（10~16Gy），总剂量 60~66Gy，总治疗时间 6~7.5 周。超分割放射治疗是通过增加单次照射剂量和减少放射治疗次数来达到生物等效剂量，是目前的应用趋势。多项随机对照研究显示其作为标准治疗安全有效，在以下进行讨论。

START A 研究是一项早期乳腺癌（pT1-3aN0-1M0）的随机对照试验，入组患者在手术后接受 50Gy/25F、41.6Gy/13F 或 39Gy/13F 放射治疗，治疗时间为 5 周[513]。3 组患者的总治疗时间保持一致。试验允许使用额外的照射野对区域淋巴结（锁骨上及腋窝淋巴结）进行放射治疗，约 20%的患者进行了区域淋巴结放射治疗。主要研究终点是局部区域肿瘤复发，50Gy 组有 749 例患者，41.6Gy 组有 750 例患者，39Gy 组有 737 例患者。中位随访时间为 5.1 年，50Gy 组、41.6Gy 组及 39Gy 组的 5 年局部区域肿瘤复发率分别为 3.6%（95%CI 为 2.2~5.1）、3.5%（95%CI 为 2.1~4.3）和 5.2%（95%CI 为 3.5~6.9）。结论是分割次数较少、总剂量稍小的超分割放射治疗与标准放射治疗的肿瘤控制率相似。研究的局限是局部加量采用的是常规的 14Gy/7F，这种局部加量与超分割放射治疗的相互作用尚不明确。

START B 研究中英国 23 个中心的早期乳腺癌患者（pT1-3aN0-1M0）在手术后随机接受 50Gy/25F/5 周或 40Gy/15F/3 周放射治疗[514]。与 START A 研究相反，此研究中两组的治疗时间不同。主要研究终点是局部区域肿瘤复发，50Gy 组有 1105 例患者，40Gy 组有 1110 例患者。中位随访时间为 6.0 年（四分间距为 5.0~6.2 年），40Gy 组和 50Gy 组的 5 年局部区域肿瘤复发率分别为 2.2%（95%CI 为 1.3~3.1）和 3.3%（95% CI 为 2.2~4.5），绝对差值为−0.7%（95%CI 为−1.7%~0.9%）。

Whelan 等[515]报道了一项研究，接受了保乳手术的浸润性乳腺癌患者随机接受全乳腺照射 50Gy/25F/35 天（对照组）或 42.5Gy/16F/22 天（超分割放射治疗组）。乳腺肿块超过 25cm 的出组。标准放射治疗组共纳入 612 例患者，其 10 年局部复发率为 6.7%，622 例患者纳入超分割放射治疗组，其 10 年局部复发率为 6.2%（95%CI 为−2.5%~3.5%）。10 年时对照组和超分割放射治疗组分别为 71.3%和 69.8%的患者外观效果好。结论是保乳术后切缘阴性且淋巴结阴性的乳腺癌患者应用超分割全乳腺放射治疗不差于常规分割放射治疗。

巴黎内克医院的一项随机研究对比了 45Gy/25F/5 周和 23Gy（第 1、3 天分别 5Gy，第 15、17 天分别为 6.5Gy）。在接受了乳腺肿瘤切除术的患者中（常规分割组 56 例，超分割组 45 例）局部区域控制率相似（7%对 4%）[516]。

2011 年，ASTRO 工作组权衡了一项系统综述，建议对乳腺癌患者考虑应用超分割放射治疗[517]。他们指

表 56.25　老年患者保乳术后放射治疗/未放射治疗的 5 年疗效

研究	年龄（岁）	病例数 CS	病例数 CS+RT	随访期	同侧复发 CS（%）	同侧复发 CS+RT（%）	P 值	腋窝复发 CS（%）	腋窝复发 CS+RT（%）	P 值	远处转移 CS（%）	远处转移 CS+RT（%）	P 值
Fyles 等[511]	≥50	383	386	5.6（中位）	7.7	0.6	<0.001	2.5	0.5	0.049	4.0	4.5	0.69
Hughes 等[510]	≥70	319	317	5.0（中位）	4.1	0.6	<0.01	0.6	0	0.08	1.9	2.2	0.77
Smith 等[512]	≥70	2,364	6,360	>8	5.1	1.1	<0.001	—	—	—	—	—	—

CS，保乳手术；RT，放射治疗。

出，在符合以下条件的患者中超分割全乳腺放射治疗可能与常规分割放射治疗等效：①超过 50 岁，②病理分期 T1~2N0 且接受乳腺肿瘤切除术，③患者未接受全身化学治疗，④中轴受量最小不小于 93%且最大不大于 107%的处方剂量。对于不接受局部加量的患者，工作站建议 42.5Gy/16F 照射。接受超分割放射治疗的患者采用瘤床加量的问题尚无结论。最后，工作组还建议超分割全乳腺照射野时避开心脏，这是因为超分割照射对心功能的影响尚未明确。

研究者所在机构尽最大努力来执行 ASTRO 共识指南。然而，患者因素包括放射治疗区距离、年龄及并发症等都会对超分割全乳腺放射治疗产生影响。目前，RTOG-1005 是一项Ⅲ期随机试验，对比了早期乳腺癌全乳腺照射的两种分割方案：超分割放射治疗同步加量对比常规分割全乳照射序贯加量。

区域淋巴管的放射治疗

区域淋巴管的放射治疗是保乳治疗中最不确定的方面之一[327,518,519]。放射治疗在区域淋巴管治疗中的作用受区域淋巴结引流区亚临床显微病灶的风险和治疗失败的形式的影响。这种风险部分由疾病特点决定，部分由腋淋巴结的外科评价程度决定，现在由于前哨淋巴结活检外科评价的增加使得这种风险与后者的关系越来越密切，不论前哨淋巴结阳性的患者是否接受完全腋淋巴结清扫。此外，临床医师在亚临床显微病灶的处理上，特别是涉及内乳淋巴结链时，存在明显的观念差异。

关于腋淋巴结接受标准切线野放射治疗的范围尚存在不确定性和误解，这使保乳治疗的患者是否接受腋窝淋巴结放射治疗这个问题进一步复杂化。尽管分歧很大（放射技术部分将探讨），但大部分Ⅰ级淋巴结和部分Ⅱ级淋巴结可接受切线野照射[520]。

所有的不确定性及争论都是由于随机资料缺乏，以致无法建立明确的标准。正在进行的一些研究将高危、淋巴结阴性和淋巴结阳性的患者随机分组，一组只行乳腺/胸壁照射，另一组采用乳腺/胸壁照射加区域淋巴管照射。我们暂时依靠已获得的回顾性资料、亚临床病灶的预计风险及各种失败模式形成了不同治疗策略的基础。我们研究所目前的治疗策略/指南在表 56.26 中做了概述。

在保乳治疗的早期阶段，淋巴结阴性和淋巴结阳性的患者通常接受区域淋巴结放射治疗，但目前大多数学者认为如果淋巴结病理阴性且进行了充分的腋淋巴结清扫，并不一定要照射区域淋巴管[79,327,521]。目前这种一般性的做法被引入到前哨淋巴结阴性患者的治疗中，因为现有研究已证明，若有经验的外科医师所做的前哨淋巴结活检结果为阴性，则淋巴结病理受累的概率很低[234,335,522]。

然而，如前所述，高达 40%的早期可手术的乳腺癌患者，其临床阴性的腋窝淋巴结含有亚临床显微病灶[331]，并且腋窝清扫和腋窝放射治疗均可获得高局部淋巴结控制率[79,110,327,331,521]。

腋淋巴结清扫与放射治疗的比较

目前早期乳腺癌患者最常用的腋窝治疗方式是前哨淋巴结活检，加或不加完全腋淋巴结清除。对于那些腋窝淋巴结分期不影响后续全身治疗患者、未行腋窝淋巴结分期者和前哨淋巴结阳性且未进一步行腋窝淋巴结分期者，有证据显示腋窝放射治疗可获得较高的

表 56.26A　早期浸润性乳腺癌保乳治疗的策略

治疗区	指征	分割量/技术	总剂量	备注
整个乳腺	保乳术后常规使用	2Gy（推荐）或 1.8Gy/切线野照射加楔形板 4500~5040cGy 或动态楔形板以优化剂量分布	45~50.4Gy	雌激素受体阳性且有并发症的Ⅰ期患者可考虑不用放射治疗
加强	通常为整个乳腺	2Gy 或 1.8Gy（推荐 2Gy）	10~16Gy 使总剂量达到 60Gy 以上	年龄>60 岁的患者若切缘广泛阴性可考虑不做加强
全乳腺（加速照射）	协商决定或 ASTRO 共识指南	切线照射 2.66Gy 不包括淋巴结区/无加强	42.5Gy	
部分乳腺（加速照射）	协商决定或 ASTRO 共识指南	3.4~3.8Gy，体外适形照射，组织间插植或 MammoSite	34~38.5Gy	

BCS，保乳手术；RT，放射治疗；ASTRO，美国放射治疗协会。

表 56.26B 区域淋巴结的治疗策略

治疗区	指征	分割量/技术	总剂量	备注
锁骨上淋巴结	• 临床 N2 或 N3 期 • 腋窝清扫后阳性淋巴结4个以上 • 阳性淋巴结1~3个并有高危特点 • 淋巴结阳性且前哨淋巴结未切除,除非其他腋淋巴结 • 高危[a]且未行清扫	1.8~2Gy(推荐2Gy)/AP 或 AP-PA	45 ~50.4Gy	部分病例1~3个淋巴结阳性可不做
腋窝淋巴结	• N+且广泛性 ECE • SN+且未行腋淋巴结清扫 • 腋淋巴结清扫不充分 • 高危[a]且未行清扫	1.8~2Gy/AP	45~50.4Gy	使用"高正切"时可将腋窝包括在内
内乳淋巴结	因人而异,但应考虑: • 腋淋巴结阳性且病变位于乳腺中部或内侧 • Ⅲ期病变 • 内乳淋巴结链+SLN • 腋淋巴结+SLN 且淋巴系闪烁造影显示引流至 IM	1.8~2.0Gy/不完全正切或分离的 IM 电子线/光子线	45~50.4Gy	

LN,淋巴结;AP,由前向后;PA,由后向前;ECE,淋巴结包膜外侵犯;SN,前哨结;SLN,前哨淋巴结;IM,内乳淋巴结。

[a] 高危的定义为:估计淋巴结受累的概率大于10%~15%。

局部淋巴结控制率[79,110,327,521,523]。表56.27[81,379,386,435,524–528]和表56.28总结了部分关于保乳治疗中淋巴结控制率与放射治疗关系的研究。表53.29总结了部分比较腋窝淋巴结清扫与放射治疗和(或)观察的随机试验的结果[73,333,529–538]。

回顾性研究

在 Haffty 等[79]的研究中,245例患者接受单纯放射治疗而不用腋淋巴结清扫,187例腋窝淋巴结清扫后行锁骨上淋巴结和内乳淋巴结照射,两组的精算淋

表 56.27 保乳患者腋窝放射治疗后的腋窝复发

研究	病例数		RT 剂量(Gy)	随访期(年)	腋窝失败/失败数(失败百分率)	
	N0	N1(临床)			N0	N1
英国皇家马斯登医院[386]	211	52	50/25	120(最短)	3 (1)	15 (29)
居里研究所[524]	332	—	50/25	54(平均)	7 (2)	—
圣地亚哥[528]	171	—	50/25	62(中位)	4 (2)	—
查尔斯堡[379]	281	—	50~70	60(最短)	4 (1)	—
亨利蒙度[435]	446	47	69/33	120(平均)	0 (0)	3 (6)
欧洲协作组[527]	1040	181	45~70	>60(中位)	19 (2)	7 (4)
塔夫斯大学[526]	73	—	45/25	54	1 (1)	—
JCRT[81]	335	35	44~55/22~30	73(中位)	3 (1)	1 (3)
耶鲁大学[79]	590	—	46	>120	18 (2)	—
JCRT[525]	292	126[a]	64~68	96	3 (1)	3 (2)

RT,放射治疗。

[a] 所有患者行局限性腋淋巴结清除术;RT 剂量,腋窝放射剂量,总剂量(Gy)/分割数。

表 56.28　比较腋窝治疗方式的随机试验中患者的腋窝失败率

					腋窝失败率		
研究	研究设计	病例数	随访期(月)	LN 阳性(%)	AxD(%)	AxRT(%)	OBS(%)
NSABP B-04[331]	M (AxD 对 AxRT 对 OBS)	1079	126(平均)	40	1	3	19
居里研究所[532]	CS (AxD 对 AxRT)	658	180(中位)	18	1	3	NA
爱丁堡[531]	M (AxD 对 AxRT)	275	72(最短)	30	1	14	NA
Guy Ⅰ[530]	M 对 CS (AxD 对 AxRT)	232	180(最短)	25	1	19	NA
Guy Ⅱ[530]	M 对 CS (AxD 对 AxRT)	258	120(最短)	31	1	13	NA
曼彻斯特Ⅰ[533]	M (AxRT 对 OBS)	714	60(最短)	NA	NA	19	37
曼彻斯特Ⅱ[534]	CS (AxRT 对 OBS)	708	65(中位)	NA	NA	10	23
国际乳腺癌研究组[535]	M 或 CS (AxD 对 OBS)	454	79(中位)	14	0.4	NA	1.3
意大利 Senology 肿瘤协作组[537]	CS	435	63(中位)	NA	NA	0.5	1.5
米兰[333]	CS	219	60	23	1	NA	1.8

LN 阳性,腋淋巴结清除术的患者淋巴结病理受累的发生率;AxD,腋窝清扫;AxRT,腋窝放射治疗;CS,保乳手术;M,单纯乳腺切除或乳腺根治术;OBS,观察;NA,未提供。

表 56.29　评价内乳淋巴结治疗(手术或放射治疗)对 10 年生存率影响的研究

		病例数			总生存率			无远处转移生存率			无病生存率		
研究	IMN 治疗的形式	接受 IMN 治疗	未用 IMN 治疗	随访期(年)	接受 IMN 治疗(%)	未用 IMN 治疗(%)	*P* 值	接受 IMN 治疗(%)	未用 IMN 治疗(%)	*P* 值	接受 IMN 治疗(%)	未用 IMN 治疗(%)	*P* 值
Meier 等[550]	清除术	56	56	10	73.6	60.4	0.130	—	—	—	—	—	—
Lacour 等[549]	清除术	750	703	10	56	53	0.40	44	49	NS	—	—	—
Fowble 等[546]	放射治疗	114	1 269	6	80	81	0.87	—	—	—	82	87	0.38
Obedian 和 Haffty[547]	放射治疗	535	411	13	72	84	NS	77	87	NS	—	—	—
Stemmer 等[a][548]	放射治疗	67	33	6.4	78	64	0.08	—	—	—	73	52	0.02
Romestaing[551]	放射治疗	共 1200	10	62.6	59.6	0.87	—	—	—	—	—	—	

IMN,内乳淋巴结;NS,无显著性。

[a] 生存率数据记录于随访期终末。

巴结控制率分别为 97%和 96%。最小发病率与治疗策略有关。Pejavar 等[539]更新了耶鲁大学的试验,582 例浸润性乳腺癌患者行区域淋巴结照射而不采用清除术,其 5 年区域淋巴结控制率为 98%;1 440 例患者采用腋淋巴结清扫 5 年区域淋巴结控制率也为 98%。该试验中 16 例前哨淋巴结阳性的患者未行完全腋淋巴结清扫而采用放射治疗,这些患者无 1 例复发。

Galper 等[525]评价了前哨淋巴结活检阳性后腋淋巴结放射治疗的疗效,并评估了淋巴结临床阴性的Ⅰ期或Ⅱ期浸润性乳腺癌患者采用腋淋巴结局限清除(切除≤5 个淋巴结)/未清除加腋窝放射治疗后区域淋巴结失败的风险。试验中 292 例患者采用腋窝放射治疗而不用腋淋巴结清扫,126 例局限性腋淋巴结清扫后行腋窝放射治疗。腋窝的中位剂量为 46Gy,锁骨上窝为 45Gy。局限清除术中发现其淋巴结为阳性的患者中,采用辅助化学治疗和他莫昔芬治疗者分别为 81%和 7%。所有患者均随访 8 年。这 418 例患者中 6 例 8 年内区域淋巴结失败,占 1.4%;4 例同时存在区域和远处复发;2 例单纯腋淋巴结复发。未腋淋巴结清扫的 292 例患者中的 3 例(1%)和 42 例淋巴结病理阳性患者中的3例(7%)第一次治疗失败发生的位置为区域淋巴结,84例淋巴结病理阴性者均未发生。

Halverson等[540]回顾了511例患者的519例乳腺癌,均为Ⅰ或Ⅱ期,采用肿瘤切除术及放射治疗,加或不加腋淋巴结清扫。腋窝的处理包括淋巴结清扫后放射治疗(74例),单纯放射治疗(75例)和观察(21例);淋巴结照射的范围由相应的放射治疗科医师慎重决定。总体上说,腋窝复发并不常见(1.2%),但单纯放射治疗要稍多于单纯手术后,分别为2.7%和0.3%(P=0.14)。如果腋淋巴结清扫后淋巴结阴性或1~3个阳性,追加腋淋巴结照射并不使患者受益。腋窝未接受治疗的21例患者均无腋窝复发。腋淋巴结阴性或1~3个阳性的患者,锁骨上失败很少见,只有0.5%,并且受选择性照射的影响不显著。内乳淋巴结复发只见于1例患者,它不受选择性内乳淋巴结照射的影响。

随机化研究

表56.28总结了一些评价腋淋巴结处理(清扫术对观察对放射治疗)的随机研究。NSABP-04研究是比较腋淋巴结清扫与照射最大、最早的研究之一,该研究将可手术且淋巴结阴性的患者随机分组,分别行乳腺根治术、单纯乳腺切除、单纯乳腺切除加胸壁及区域淋巴管照射[73]。单纯乳腺切除而未行放射治疗的患者淋巴结复发率近20%。根治术组和单纯乳腺切除加放射治疗组的淋巴结控制率相似,均小于3%。

最近由Louis-Sylvestre等[532]报道的研究直接比较了腋淋巴结清扫和放射治疗。试验中658例患者肿瘤直径均<3cm,临床未发现淋巴结受累,这些患者在行保乳手术和乳腺照射后被随机分为两组,分别接受腋淋巴结清扫和腋淋巴结照射。清扫组的患者21%淋巴结阳性。两组的10年和15年生存率相似,15年生存率分别为73.8%和75.5%。腋淋巴结清扫组15年腋窝复发率较低(1%对3%;P=0.04)。两组的乳腺复发率、锁骨上区复发率和远处转移率均无差异。

在Veronesi等[537]进行的一项研究中,患者年龄均>45岁,肿瘤达到1.2cm,这些患者被随机分为两组:214例行保乳手术加乳腺照射,对腋窝不做处理;另外221例行保乳手术并对腋窝及乳腺进行照射50Gy/5周。中位随访期63个月,明显的腋窝淋巴结转移少于预期:腋窝未治疗组3例复发,占1.5%;腋窝放射治疗组1例,占0.5%。这项研究表明,潜在的腋淋巴结转移可能不会转变为临床阳性,对于肿瘤小且腋淋巴结临床阴性的患者或许可以避免腋淋巴结清扫。腋窝放射治疗几乎可使患者完全免于腋窝复发。很可能全身治疗、腋窝淋巴结内未损伤的免疫活性组织以及腋窝照射均是这些患者腋窝失败的低危因素。而且,未接受腋窝照射的患者很可能在乳腺标准切线野照射中包含了腋窝Ⅰ级淋巴结[327,520,541]。

欧洲AMAROS试验即将完成。此研究中前哨淋巴结阳性的乳腺癌患者随机接受腋窝淋巴结清扫或腋窝放射治疗,并评价两组治疗的局部区域控制、生存及发病率等[542]。

腋淋巴结阳性患者的淋巴管照射

人们普遍认为,淋巴结病理阴性的患者不一定要进行区域淋巴结照射,但对于淋巴结病理阳性的患者是否行区域淋巴结照射这个问题存在显著分歧[77-79,327,523,543]。许多放射肿瘤学家认为,淋巴结阳性患者在乳腺照射之外还应行区域淋巴结放射治疗,然而,另一些专家不赞成淋巴结照射,特别是对于1~3个淋巴结阳性的患者。基于可能存在的DFS及OS获益及锁骨上区失败风险,大部分放射肿瘤学家倾向于对4个或以上锁骨上淋巴结阳性的患者至少进行锁骨上区放射治疗。近期公布的NCIC MA.20研究的初步结果显示区域淋巴结照射能够产生远处转移、DFS及可能的OS获益[544]。此研究中的绝大部分患者存在1~3个阳性淋巴结,在保乳手术后随机接受单纯切线野乳腺照射或乳腺及锁骨上区、内乳淋巴结区放射治疗。此项研究的完整发表值得期待。一项相似的EORTC研究中高危且淋巴结阴性患者和淋巴结阳性患者被随机分为两组,分别行单纯乳腺/胸壁照射和乳腺/胸壁加区域淋巴结照射,可能有助于进一步阐明这项重要问题。

鉴于缺乏决定性的资料以及明确的共识,并考虑到患者和医师选择的灵活性,研究者们所主张的准则见表56.26。一般而言,研究者们支持对淋巴结阳性患者行锁骨上窝放射治疗。对腋窝和内乳淋巴结的治疗视情况而定。EORTC和MA.20正在进行中,即使其结果发表,基于医师和患者的不同选择,区域淋巴管放射治疗仍可能高度个体化。

Sarrazin等[370]进行了一项随机研究,将88例肿瘤切除加放射治疗的患者与91例乳腺切除的患者进行了比较。在该研究的第二次随机化中,第一次随机化时淋巴结阳性的患者被随机分为接受或不接受淋巴结照射。两组的总生存率无显著差异。然而,Yarnold[521]建议部分患者应选择性照射腋窝及锁骨上窝,如≥4

个淋巴结阳性的患者、腋窝顶部受累者及肉眼可见的肿瘤包膜外侵犯的患者，即使这些患者将接受辅助化学治疗。证明乳腺切除后放射治疗使化学治疗患者受益的报道支持了这些建议，我们将在第 57 章中详细回顾这些报道。

淋巴结阳性患者腋窝治疗差异很大。对于淋巴结阴性或 1~3 个阳性而无包膜外侵犯(ECE)的患者，照射整个腋窝并不使患者受益[77-80,327,540]。即使对于有多个淋巴结阳性的患者，是否对整个腋窝淋巴结进行照射仍存在很大分歧[77,81,520,543]。患者完全腋淋巴结清扫后，即使不行腋窝放射治疗，腋窝复发的风险也很低。多个淋巴结阳性的患者，腋窝清扫后是否照射整个腋窝，通常要考虑到清扫的范围、淋巴结受累的程度，包膜外侵犯以及患者和医师愿意承受淋巴水肿的风险的大小[110,327]。

Hetelekidis 等[255]评价了 368 例 T1~2 期乳腺癌患者，她们均为淋巴结病理阳性并采用保乳治疗。切除淋巴结的中位数为 10 个。20%的患者接受锁骨上窝放射治疗，64%接受腋窝和锁骨上窝放射治疗(45Gy)。有 122 例 ECE 阳性，占 33%。ECE 阳性患者与阴性患者相比，无病生存率、总生存率、局部淋巴结失败率及远处转移率无显著差异。

Pierce 等[545]回顾了 72 例采用保乳手术加放射治疗的乳腺癌患者，发现 27 例患者腋窝 ECE 阳性，占 37.5%。中位随访期 14 个月，这 27 例患者中 1 例腋窝失败，无 ECE 的 45 例患者均未腋窝失败。几位作者认为：ECE 与生存率的下降有关，但与腋窝失败率的上升无关，腋淋巴结清扫后，如果唯一的指征为包膜外侵犯，则可能不需要放射治疗。

内乳淋巴结照射

对于淋巴结阳性患者，内乳淋巴结(IMN)照射的作用仍是 1 个有争议的问题。尽管目前尚无明确共识，但加拿大国立癌症研究所和 EORTC 正在进行的试验有助于解决这一问题[518,519,546-548]。

有几项系列性研究在不用辅助全身治疗的情况下，将扩大根治术与根治术进行了比较，研究发现：对于肿瘤位于内侧、T1~2 期且腋淋巴结阳性患者，扩大根治术可提高生存率[549,550]。这些外科的系列性试验及其他一些评价内乳照射的系列性研究总结于表 56.29 中[546-550]。在 Romestaing[551]进行的一项随机研究中，淋巴结阳性的乳腺癌患者在术后放射治疗后随机接受或不接受内乳淋巴结照射，发现内乳淋巴结照射无获益。此研究的全文尚未发表。大多数评价术后放射治疗的随机试验都照射了内乳淋巴结链。但是很难区分受益是来源于对内乳淋巴结链的专门照射，还是对乳腺/胸壁、锁骨上和(或)腋窝的放射治疗。

Freedman 等[552]检验了选择性内乳淋巴结照射后失败模式的资料。关于 IMN 治疗的前瞻性随机试验资料并不支持选择性清除术或放射治疗，但结果尚存在争议。IMN 的照射不利于生存率的提高，反而增加了心脏毒性反应发生的风险。前哨淋巴结定位为早期乳腺癌 IMN 链的检查提供了机会。很可能对“热点”淋巴结的活检，能够用于选出那些最有可能从该疗法中获益的患者。

Fowble 等[546]对 1383 例Ⅰ、Ⅱ期乳腺癌患者做了研究，这些患者均行广泛性切除和乳腺照射，且清扫腋淋巴结数目≥10 个。总计 114 例患者对 IMN 做了深切线放射治疗，1269 例未行该治疗。所有淋巴结阳性患者均接受辅助化学治疗或他莫昔芬治疗或化学治疗加他莫昔芬治疗。两组的同侧乳腺复发率、区域淋巴结复发率以及首次或总远处转移率无明显差异。114 例治疗 IMN 的患者均无 IMN 失败；1269 例未治疗的患者中只有 4 例 IMN 失败(其中 2 例有远处转移)。同样，两组的 5 年和 10 年精算总生存率和乳腺癌生存专率无显著差异。

在耶鲁大学的一项系列性研究中，Obedian 和 Haffty[547]发现无论是否照射 IMN，乳腺肿瘤切除加放射治疗后，10 年无病生存率无差异。研究中 984 例浸润性乳腺癌患者采用保乳手术加放射治疗，将这些患者分为两组：一组有意对 IMN 进行照射(n=535)；另一组不特意照射(n=411)。不使用单独的内乳野是治疗策略随时间改变的结果，一般不取决于淋巴结的数量和肿瘤的位置。两组在年龄、ER/PR 情况、辅助化学治疗的使用以及激素治疗方面无显著差异。IMN 治疗组的患者以下情况更多见：T2 期肿瘤、淋巴结阳性、位于乳腺内侧、切缘情况不明和随访期稍长。两组的总生存率和无远处转移生存率无显著差异。

Stemmer 等[548]进行的一项研究中，原定 100 例淋巴结阳性患者接受内乳淋巴结链放射治疗，最终 67 例采用了该治疗，另外 33 例由于技术存在困难而未进行。中位随访期 77 个月，接受 IMN 放射治疗与未接受者相比，无病生存率显著增高(73%对 52%；P=0.02)。总生存率也有所提高(78%对 64%；P=0.08)。Cox 回归多变量分析发现，IMN 照射对无病生存率和总生存率的影响均有显著性。无治疗相关死亡。

很显然，关于IMN放射治疗作用的数据相互矛盾，观点存在分歧。并且，即使更为权威的资料发表，患者和医师仍有可能通过自己的喜好来主导临床实践。表56.26总结了上述内容，现有数据存在不确定性，灵活性高。放射治疗科医师应当熟悉各种治疗IMN的技术，这在后面的技术章节中做了总结。

序贯化学治疗和激素治疗

乳腺癌保乳治疗中的序贯放化学治疗

随着早期乳腺癌患者全身治疗使用的增加，其与手术和放射治疗的结合成为了1个备受关注的临床问题。最初评价治疗顺序的回顾性系列研究表明，为了进行化学治疗而推迟放射治疗会使局部复发率增高[91,553,554]。这些资料总结于Huang等[91]所做的汇总分析中。该分析涉及共计10项回顾性研究，7401例患者，旨在研究术后延迟放射治疗的时间与局部复发率的关系(9项研究是乳腺肿瘤切除术后，1项研究是肿瘤切除术后或乳腺切除术后)。其中8项研究对术后8周后开始治疗的患者和8周内开始治疗的患者的局部控制率做了比较。综合分析中，汇总的随机效应优势比为1.62(95% CI为1.21~2.16)，即8周内接受治疗者5年局部复发率(LRR)为5.8%，术后9~16周接受治疗者为9.1%，相比之下有所提高。还有一项分析术后辅助放射治疗和全身化学治疗最佳顺序的独立研究，其资料来源于11项回顾性系列研究，汇总的随机效应优势比为2.28(95% CI为1.45~3.57)，即先放射治疗组5年LRR为6.0%，先化学治疗组为16%，可见先化学治疗组高于先放射治疗组(图56.21)。

回顾性研究的特点决定了我们应该对上述大部分资料批判地看待，并且早些年接受治疗的患者多存在手术技术上有差异、缺乏对切缘的关注和将具有不同特点的患者分到同一组内等问题。但是上述回顾性研究体现了一种倾向，即延迟放射治疗会使局部复发率升高，这一点似乎已引起研究者们对保乳治疗中化学治疗与放射治疗结合问题的密切关注。

在这些初期资料的引导下，放射治疗联合中心(JCRT)的哈佛协作组采用随机前瞻性临床试验对放射治疗和化学治疗的序贯应用做了研究[553,554]。该研究中，保乳手术后的患者被随机分为两组，一组行4周期以多柔比星为基础的联合化学治疗后接受放射治

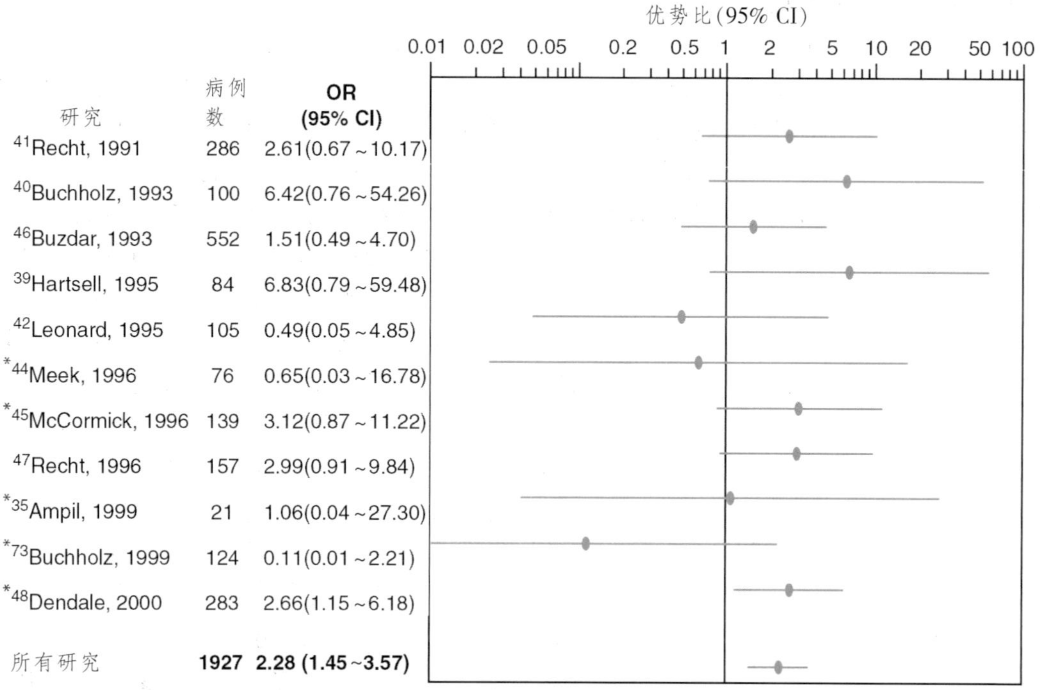

图56.21 关于辅助放化学治疗序贯应用的研究中延迟术后放射治疗(RT)与局部复发率(LRR)的关系。将首次化学治疗后延迟放射治疗者的LRR与化学治疗后早期放射治疗者进行比较。低剂量的研究用星号标记。CI:可信区间;OR:优势比。(From huang J, Barbera L, Brouwers M, et al. Does delay in starting treatment affect the outcomes of radiotherapy? A systematic review. *J Clin Oncol* 2003;21:555-563, Reused with permission. ©2012 American Society of Clinical Oncology. All rights reserved.)

疗;另一组放射治疗后接受 4 周期相同方案的化学治疗。Bellon 等[555]对该试验的更新数据报道显示两种治疗方式在不发生任何事件的概率上无统计学差异,这些事件包括:乳腺癌复发、对侧乳腺癌、继发性肿瘤及死亡(图 56.22)。化学治疗优先组 10 年内事件发生的概率为 46%,放射治疗优先组为 51%。10 年内远处转移的发生率分别为 35%和 36%,死亡率分别为 28%和 33%。切缘阴性的 123 例患者,化学治疗优先/放射治疗优先时局部复发的粗率分别为 6%和 13%, 相应远处/区域复发率分别为 18%和 26%。切缘贴近肿瘤的患者(*n*=47),局部复发的粗率分别为 32%和 4%,远处或区域复发率分别为 37%和 43%。切缘阳性的患者(*n*=51),局部复发率分别为 23%和 20%。

尽管 JCRT 的这项研究为治疗的顺序提供了重要资料,但该研究主要关注淋巴结阳性患者。MD 安德森癌症中心的研究者们进行了一项回顾性分析,研究 124 例淋巴结阴性患者保乳治疗后放、化学治疗的顺序问题[556]。这项系列试验中,79%的患者切缘阴性。化学治疗优先组(最常采用 6 周期以多柔比星为基础的化学治疗)5 年精算局部控制率为 100%,放射治疗优先组为 94%(*P*=0.351)。化学治疗优先组和放射治疗优先组 5 年无复发生存率分别为 92%和 77%(*P*=0.083)。这些资料再一次支持了在辅助治疗程序中应首先使用化学治疗的观点。MD 安德森癌症中心

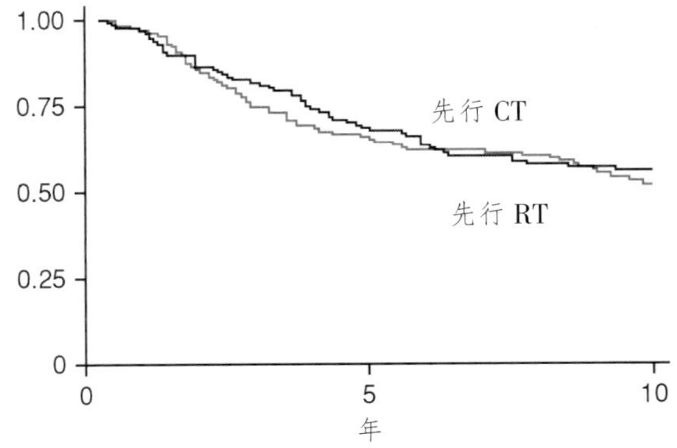

图 56.22 保乳手术后放射治疗(RT)、化学治疗(CT)顺序相关的无事件生存率(包括乳腺癌复发、对侧乳腺癌、继发性癌症或死亡)——源自哈佛大学随机试验 (From Bellon JR, Come SE, Gelman RS, et al. Sequencing of chemotherapy and radiation therapy in early-stage breast cancer: updated results of a prospective randomized trial. *J Clin Oncol* ©2005;23:1934-1940, with permission. 2005 American Society of Clinical Oncology.)

的研究中放射治疗延迟的中位时间为 6.7 个月,JCRT 系列试验为 16 周。

最近,以多柔比星为基础的方案中又增加了紫杉醇为基础的化学治疗,人们开始关注,保乳治疗时距放射治疗开始的延迟时间是否可以延长。Sartor 等[557]的一项研究即针对这一问题。这项 CALGB 的随机试验评价了阿霉素加环磷酰胺对比阿霉素加环磷酰胺序贯紫杉烷的效果,345 例保乳治疗的患者参与了该试验。放射治疗的序贯使用并不随机化,但阿霉素加紫杉烷组放射治疗额外延迟了 84 天(即 4 个紫杉醇治疗周期)。尽管有额外的延迟,但与阿霉素治疗组相比阿霉素加紫杉烷组局部复发率较低(9.7%对 3.7%;*P*=0.04)。据推测,该试验中绝大部分患者切缘阴性。

对于大多数接受保乳手术且切缘阴性的患者来说,以上数据总体上显示:化学治疗先于放射治疗不会导致局部复发率的增加,但前提是所有方案的治疗都要及时给予,而不能过分延迟。切缘阳性或贴近肿瘤和(或)有其他局部复发危险因素的患者是否能从较早开始的放射治疗中获益,仍是一个未解决的问题。

保乳治疗的同步放化学治疗

尽管保乳治疗中同步放化学治疗的应用并不受人青睐,但有数据表明同步治疗的患者局部控制率较高。相关研究总结见表 56.30[558-562]。(这些研究中所使用的化学治疗方案由于效果不很明显,已不再常规应用。)

Arcangeli 等[557]报道了一项随机试验,将同步 CMF 方案化学治疗与序贯 CMF 化学治疗做了比较。总计 206 例患者参与了试验, 这些患者均行乳腺四分区象限切除术、腋淋巴结清扫及 CMF 方案化学治疗,并被随机分组, 分别接受同步放射治疗或序贯放射治疗。采用切线野只对整个乳腺进行照射 50Gy/20F/4 周,之后用电子线对瘤床进行局部加量 10~15Gy/4~6F。两治疗组 5 年内乳腺无复发率、无转移率、无病生存率及总生存率未见差异。所有患者均按计划完成放射治疗。无证据表明毒性反应发生的风险上升。未发现两组在放化学治疗的剂量强度方面有差异。作者们认为,对于切缘阴性接受辅助化学治疗的患者,放射治疗可延迟到第 7 个月。同步使用 CMF 化学治疗和放射治疗是安全的,但作者们建议,对于局部复发风险较高的患者,慎重使用这种治疗方法。

Rouesse 等[561]也报道了一项关于同步对比序贯放化学治疗的随机试验。该研究支持同步放化学治疗提

表 56.30 评价同步放化学治疗在保乳治疗中应用的部分研究

研究	病例数 CON-CRT	非 CON-CRT	中位随访期(年)	化学治疗方案	局部控制 CON-CRT	非 CON-CRT	P 值	CON-CRT 的不良反应
Haffty 等[562]	109	426	8.8	CMF(为主)	92%	83%	<0.001	外观、毒性和长期的并发症可接受
Bellon 等[559]	112	—	7.8	CMF(回顾性研究)	96%	—	—	—
Markiewicz 等[560]	210	—	淋巴结阴性 5.2 年;阳性 7.6 年	放射治疗过程中用 CF;之后采用 CMF 进一步治疗	87%(10 年)	—	—	外观和并发症可接受
Rouesse 等[561]	210	206	5.25	CON-CRT 时用 FNC,序贯放射治疗用 FEC	97%	91%	0.01	发热中性粒细胞减少症以及 3~4 级白细胞减少症明显增多
Toledano 等[563]	107	107	6.7	CNF	—	—	—	≥2 级的晚期副作用发生率增高
Arcangeli 等[528]	106	100	5.4	CMF	97%	96%	NS	尚无晚期毒性及美容效果的资料

CON-CRT,同步化学治疗;CMF,环磷酰胺/甲氨蝶呤/5-FU;CF,口服环磷酰胺/静脉注射 5-FU; CNF,环磷酰胺/米托蒽醌/5-FU; NS,没有意义。

高局部控制率这一观点。试验比较了 FNC 方案(5-FU 500mg/m^2,米托蒽醌 12mg/m^2,环磷酰胺 500mg/m^2)的同步放化学治疗与 FEC 方案(5-FU 500mg/m^2,表柔比星 60mg/m^2,环磷酰胺 500mg/m^2)的序贯放化学治疗——在化学治疗之后对淋巴结阳性者进行放射治疗。650 例可手术的乳腺癌患者参与了试验,她们均为淋巴结阳性,并被随机分组。尽管无病生存率和总生存率无差异,但同步治疗组的局部复发率明显较低(3%对 7%)。保乳治疗的患者中,同步组 6 例局部复发,序贯组 18 例局部复发(P=0.01)。多变量 Cox 分析显示,与同步组相比,序贯组局部复发的风险增高(RR=2.8;95%CI 为 1.1~7.2)。

最近,Toledano 等[563]报道了 ARCOSEIN 研究的结果,该研究对保乳手术后序贯放化学治疗与同步放化学治疗做了比较。保乳手术后,部分患者化学治疗后放射治疗(A 组),其他患者同步使用放化学治疗(B 组)。所有患者的化学治疗方案均包括 6 周期(从第 1 天到第 21 天)的米托蒽醌(12mg/m^2)、5-FU(500mg/m^2)和环磷酰胺(500mg/m^2)。可供评价的患者共计 214 例,每组 107 例。尽管同步治疗组的局部控制率稍高,但序贯治疗组的皮下纤维化、毛细血管扩张、皮肤色素沉着和乳腺萎缩发生率明显较低。两组 2 级以上的疼痛、乳腺水肿及淋巴水肿均无统计学差异。

Calais 等[564]最近也报道了一项随机试验,与 Rouesse[561]的研究相似,将 FNC 方案的同步放化学治疗与同一方案的序贯治疗(先化学治疗后放射治疗)进行比较。尽管同步治疗组的毒性反应发生率较高,但同步治疗组淋巴结阳性患者局部复发率稍低。

保乳手术后同步放化学治疗也有若干相关的非随机研究。Bellon 等[559]的一项前瞻性单组研究证明,高风险组患者采用 CMF 方案同步放化学治疗可获得较好的局部控制率,并可降低放射治疗剂量。包括耶鲁大学最近一项研究在内的其他一些回顾性系列研究也证明,局部复发高危的患者采用同步放化学治疗可获得较好的局部控制率,且毒性反应可耐受[428]。耶鲁大学的回顾性系列研究将 109 例同步放化学治疗的患者与 426 例序贯放化学治疗的患者做了比较,尽管同步治疗组总体上局部控制的不良预后因素较多,但局部复发率较低。然而,这些研究中的大部分没有使用目前最常用的化学治疗药物,如多柔比星和紫杉类药物。因此,很难将这些结果推及当前的实践。

最近,单克隆抗体如曲妥珠单抗和贝伐单抗(Avastin)被广泛用于治疗乳腺癌患者。Romond 等[274]报道了来自两个大型合作组研究的综合数据,通过研究曲妥珠单抗在 HER2 阳性乳腺癌术后患者中的应用，发现曲妥珠单抗可改善患者的预后。在急性局部区域毒性方面两者没有区别，但应当注意，曲妥珠单抗的使用与充血性心力衰竭或心源性死亡(4.1%对0.8%)风险的增加相关。Goyal 等[565]对比了 14 例贝伐单抗联合全乳腺照射的患者与单纯全乳腺照射患者，联合贝伐单抗组无 3 级及以上毒性反应发生；然而，有 3 例单纯全乳腺照射患者发生 3 级皮肤反应。两组之间在疲劳、放射性纤维化、肺炎或淋巴水肿方面没有差异。5 例(35%，2 例右侧乳腺，3 例左侧乳腺)贝伐单抗组患者发现心脏射血分数减少。与接受右侧乳腺治疗的患者相比，左侧患者的射血分数持续降低。因此，当治疗左侧乳腺癌患者时，选择照射野时应尽量避开心脏，避免心脏受到不必要的照射。进一步研究应致力于明确这些药物与常规分割和大剂量分割放射治疗联合应用时的毒性反应。

保乳治疗的关键问题之一，是在使用目前可获得的药物的情况下，局部控制的获益是否在价值上超过毒性的增加和同步治疗所带来的风险。在 Rouesse[561]的研究中，局部控制的获益在统计学上具有显著性，但仍有争议的是，同步治疗所增加的毒性是否大于不用该疗法所带来的风险。Burstein 等[566]的研究指出了同步放化学治疗的潜在性问题，包括紫杉醇(每周)加放射治疗的患者放射性肺炎的发生率较高。尽管可以观察到疗效较好且给药次数减少，但该研究强调了对放射治疗联合新化学治疗药物的前瞻性评价十分重要。此外，该研究还强调了与放射治疗结合时，化学治疗药物剂量和给药疗程的重要性。

未来几年将面临的挑战，是鉴别何种患者在采用手术后先化学治疗再放射治疗这种传统疗法后仍有较大的局部复发风险。新辅助化学治疗后手术再加放射治疗的治疗方法可能适用于这些患者。那些传统序贯治疗后局部复发风险较高的患者，是前瞻性评价同步放化学治疗新方法的理想人群。根据这些试验，我们有望在治疗相关死亡率可接受的情况下，使局部复发率减至最小，同时尽可能提高无病生存率和总生存率。

序贯他莫昔芬/激素治疗加放射治疗在保乳治疗中的应用

从理论上讲，他莫昔芬可能降低肿瘤的放射敏感度，因此人们提出了“激素治疗和放射治疗最优化的顺序”这个问题。在体外培养的细胞研究中，人们发现他莫昔芬能使乳腺癌细胞停留在细胞周期对放射治疗相对抗拒的 G0/G1 期。但资料尚存在分歧，有的显示无影响，有的发现他莫昔芬增加放射敏感度，医师和患者对放射治疗过程中使用他莫昔芬治疗是否合理仍感到茫然。此外，临床研究还显示，同步使用他莫昔芬时肺纤维化和乳腺纤维化增加，这可能与转化生长因子-β(TGF-β)浓度上升有关[567]。Wazer 等[568]的回顾性系列研究报道，他莫昔芬及乳腺照射无论是序贯还是同步使用，都有对外观产生不利影响的倾向(P=0.06)，这与乳腺纤维化有关，但该结果还没有被其他系列性研究证实[569–571]。

一项系列性研究由三项独立的系列性研究组成的，它们独立进行但同时发表，三项研究得到了相似的结论：序贯和同步使用他莫昔芬都是可接受的[569–572]。上述研究总结于表 56.31 中。最大规模的研究是由耶鲁协作组 Ahn 等[569]完成的，他们将 254 例同步他莫昔芬和放射治疗的患者与 241 例放射治疗后他莫昔芬治疗的患者做了比较。研究发现，同侧乳腺复发的风险、无病生存率、总生存率均无显著差异。序贯治疗与同步治疗相比，同侧乳腺复发的风险比为 0.93(95%CI 为 0.42~2.05；P=0.86)。该研究未对发病率情况进行报道。

第二项研究是宾夕法尼亚大学协作组 Harris 等[570]完成的，将 174 例同步他莫昔芬加放射治疗的患者与 104 例放射治疗后他莫昔芬治疗的患者做了比较。与耶鲁大学的研究相似，在 1980—1995 年这段相当长的时间内积累了大量病例，两组同侧乳腺复发的风险、无病生存率和总生存率均无显著差异。两组(序贯对同步)同侧乳腺复发的风险比为 1.23(95%CI 为 0.33~4.49；P=0.78)。该研究还分析了乳腺水肿、外观效果和肺纤维化，同样未发现存在差异。

第三个研究是由 Pierce 等[572]完成的，他们评价了一项随机试验的结果。该试验将患者随机分组，分别行 CAF(环磷酰胺、多柔比星、5-FU)序贯他莫昔芬治疗，CMF(环磷酰胺、甲氨蝶呤和 5-FU)方案化学治疗；或 CMF 序贯他莫昔芬治疗。他莫昔芬治疗的顺序并非随机确定，202 例患者接受同步他莫昔芬治疗和放射治疗，107 例患者放射治疗后序贯使用他莫昔芬治疗。同步他莫昔芬加放射治疗组与序贯组相比，同侧乳腺复发的风险、无病生存率和总生存率无差异。同步他莫昔芬加放射治疗的患者更可能在化学治疗后较早开始放射治疗。两组(放射治疗后序贯他莫昔芬治疗对同步他莫昔芬加放射治疗)同侧乳腺复发风险的风险比为 0.73(95%CI 为 0.26~2.04；P=0.54)。

尽管这些研究受到自身回顾性设计的限制，但它

表 56.31 早期乳腺癌同步/序贯他莫昔芬加放射治疗的疗效

研究	病例数 CON-TAM	病例数 SEQ-TAM	中位随访期(年)	总局部复发率 CON-TAM(%)	总局部复发率 SEQ-TAM(%)	P值	远处转移率 CON-TAM(%)	远处转移率 SEQ-TAM(%)	P值	二次恶性肿瘤 CON-TAM(%)	二次恶性肿瘤 SEQ-TAM(%)	P值	并发症
Ahn 等[569]	254	241	10.0	5.9	7.5	0.59	8.3	12.0	0.16	17.3	15.8	0.16	NA
Harris 等[570]	174	104	8.6	4.0	4.8	0.76	—	—	—	—	—	—	两组手臂水肿、肺纤维化、肋骨骨折无显著差异
Pierce 等[572]	202	107	10.3	15.8	14.0	0.67	—	—	—	—	—	—	两组的3或4级毒性反应无显著差异,CON-TAM组出现1例3级肺毒性反应

CON-TAM,同步他莫昔芬治疗;SEQ-TAM,序贯他莫昔芬治疗。

们给人们以信心:同步使用激素治疗和放射治疗不会导致局部复发率增加。解决这个问题的下1个步骤将是大规模的随机试验,但尚不清楚这种随机试验是否能够真正解决这一问题。由于缺乏更具权威性的资料,保乳患者似乎既可接受他莫昔芬同步治疗也可进行序贯治疗。激素和放射治疗联合应用的数据大多数是来自对他莫昔芬的研究。Azria 等[573]报道了一项同步和序贯应用来曲唑的前瞻性Ⅱ期随机试验，随访26个月,两组局部复发没有差异(每组1例)。此外,每组中只有2例患者发生2级或以上的晚期毒性反应。这些作者得出结论,来曲唑可以与放射治疗安全的联合应用,但有待长期的随访数据。

保乳治疗:争议和特殊情况

从上文所有回顾性和前瞻性试验中得来的证据表明，尽管有些患者明显处于局部复发的高危状态,但保乳治疗的禁忌证相对较少,也没有证据表明对局部复发风险较高的患者使用保乳治疗会降低总生存率。谨慎处理患者的选取、发展手术技术和放射技术并与全身治疗合理结合,可使局部复发的可能性降至最低。在选择保乳治疗的患者时,尚有一些有争议的领域和特殊情况值得我们专门探讨。

家族性乳腺癌和*BRCA1/2*突变体携带者的保乳手术加放射治疗

对于携带 *BRCA1/2* 突变体的患者,保乳手术加放射治疗的作用存在极大争议及不确定性[466,574,575]。10余年来乳腺癌两个最大的易感基因被确认。通过对家族高危易感基因种系突变基因连锁研究，人们发现了 *BRCA1/2* 基因。通常认为这两种基因占乳腺癌的5%~10%[20,44,576-579]。携带任何一种突变体的患者终生发生乳腺癌的风险高达80%，并取决于该基因不同的外显率。*BRCA1* 的遗传变异也可使终生发生卵巢癌的风险达到20%~40%。*BRCA* 相关性乳腺癌典型患者的特点包括发病年龄较小以及双侧受累。乳腺癌确诊的中位年龄,*BRCA1* 携带者为40岁,*BRCA2* 携带者为45岁[20,576-579]。*BRCA1* 携带者的肿瘤特点已被人们充分描述,其组织学特点通常更具有侵犯性,核分级高,异倍体性,增殖指数高,髓样成分更多见。与散发的乳腺癌和BRCA2相比,ER和PR更常为阴性。*BRCA1/2* 携带的乳腺癌患者与年龄、分期相匹配的散发患者相比,其生存率相同,但存在不一致的数据[20,44,580-582]。

BRCA1 和 *BRCA2* 分别位于17q21和13q12~13[20,576-579]。二者均为肿瘤抑制基因,参与DNA双链的损伤修复。*BRCA1/2* 在DNA修复中的作用显示,其可能具有放射治疗增敏的作用,并且可导致包括次发性癌症在内的放射诱导并发症。电离辐射可引起DNA双链损伤,对于 *BRCA1/2* 携带的患者,在理论上可由于修复机制的缺陷而导致细胞杀伤的增加[20,46,583-585]。

携带 *BRCA1/2* 突变体的患者,发生对侧原发性乳腺癌和卵巢癌的风险要大大高于散发的乳腺癌患者。乳腺癌连锁协作组(BCLC)在其早期公布的资料中估计,*BRCA1* 相关性乳腺癌患者70岁时对侧乳腺癌发生的风险为 64%[44,586]。这些患者 70 岁时卵巢癌的累积风险为 44%。携带 *BRCA*2 突变体的患者发生乳腺癌的风险与 *BRCA*1 相似。但卵巢癌的风险较低，70 岁时的累积风险<10%。这些研究结果已得到谨慎解释，即连锁研究很可能高估了与 *BRCA*1/2 变异相关的癌症风险。对 *BRCA*1/2 基因携带者的几项研究已证明，与散发乳腺癌（对照组）相比，携带者对侧乳腺癌发生率的增加并不那么明显[20,44,586]。

早期研究使用了阳性家族史作为遗传易感性的替代指标，许多参与研究的患者可能并没有 *BRCA*1/2 基因种系突变体。荷兰癌症协会的 Seynaeve 等[582]研究了有 3 位以上一级亲属患有乳腺癌或卵巢癌的患者以及 *BRCA*1/2 家族的患者，观察其保乳治疗后局部复发率的情况。起初局部复发率相似，但经长期随访后，与年龄匹配的散发组患者相比，遗传组患者复发率较高。有关乳腺癌家族史患者保乳治疗的其他研究并未发现同侧乳腺复发的风险增加[407,408,587]。结果不同是意料中的，因为家族史并不是遗传易感性的唯一因素。

局部和对侧乳腺癌的风险与 *BRCA*1 和 *BRCA*2 情况有密切关系，在过去 10 年，大量团体对此做了研究[288,575,581,582,588–599]，研究总结于表 56.32 中。

Robson 等[575]研究了中东欧犹太人女性中 *BRCA* 基因创始者突变（*BRCA*1 185delAG，*BRCA*1 5382insC，*BRCA*2 617delT）携带者的保乳治疗。从 305 例患者存档的组织样本中，研究者们发现了 28 例 *BRCA* 基因创始者突变。*BRCA*1/2 携带者在同侧乳腺复发的增加和 5 年、10 年总生存率的下降上存在的倾向不具有显著性。这一倾向可能与 *BRCA* 基因创始者突变的患者更为年轻及腋淋巴结受累更多见有关。单变量分析显示，年龄而非 *BRCA* 突变状态与同侧乳腺肿瘤复发有关。多变量分析也显示年龄与其相关，相对危险度为 2.5。5 年内和 10 年内发生对侧乳腺癌的风险分别为 14.8%和 27.0%。

将纪念医院的系列性研究结果与麦吉尔大学的资料相结合，共收集到 56 例创始者突变的病例。中位随访期 9.7 年，研究发现 *BRCA*1/2 携带者对侧乳腺癌发生的风险上升（27%对 8%；$P<0.001$）。*BRCA*1/2 携带者同侧乳腺复发的风险与非携带者相似，确诊年龄<50 岁是异时性同侧乳腺癌唯一具有显著性的预测值（$P=0.002$）[581]。多变量分析显示，*BRCA*1 突变是乳腺癌死亡率的独立预测因素，但这只限于未接受化学治疗的女性患者。*BRCA*2 突变对乳腺癌生存率无影响。

Haffty 等[589]研究了携带变异基因且乳腺癌发生较早的患者的保乳治疗。127 例确诊年龄≤42 岁的患者同意接受基因检测，22 例被发现有 *BRCA*1/2 突变体。所有突变体携带者均未行辅助他莫昔芬治疗和卵巢切除。遗传组的患者较散发组年轻，多变量分析显示这种差异有显著性。该研究将遗传组的治疗效果与散发组进行了对照。中位随访期 12.7 年，遗传组同侧和对侧乳腺事件的发生率较高，分别为 49%对 21%（$P=0.007$）和 42%对 9%（$P=0.001$）。同侧复发的 11 例患者根据其位置不同（$n=7$）或组织学差异（$n=8$），有 9 例被划分为二次原发肿瘤。该研究中，同侧和对侧乳腺事

表 56.32　BRCA 突变体携带者同侧乳腺复发率，并与散发患者对照

研究	遗传组病例数	散发组病例数	随访期（年）	散发组 IBTR 发生率（%）	遗传组 IBTR 发生率（%）	P 值	备注
Seyneave 等[582]	87	174	10	16	30	0.05	其他位置的癌症复发更多
Robson 等[598]	28	277	10	6.9	22	0.25	只检测了中东欧犹太人女性的创始者突变
Robson 等[581]	56	440	9.6	7	13	0.68	同上
Haffty 等[589]	23	135	12	21	46	0.007	BRCA 组未行卵巢切除和他莫昔芬治疗
Pierce 等[592]	160	445	7.9	17	24	0.19	未行预防性卵巢切除的携带者 IBTR 的 HR 有显著性
Kirova 等[590]	29	107	13	19	24	0.47	
Garcia-Etienne 等[588]	54	162	5	4	15	0.03	

HR，危害比；IBTR，患侧乳腺内复发。

件的发生率远高于先前报道的系列性研究,这可能是由于患者较年轻以及随访期较长。*BRCA*1/2携带者5年无复发的比例与非携带者相似,然后随着时间推移进行性下降(图56.23)。*BRCA*1/2携带者的所有次发性事件都有望得到成功治疗,使患者处于无病状态。Steinmann等[600]证实*BRCA*1/2携带者发生同侧第二次原发性肿瘤的风险增高,并且认为双侧乳腺癌的患者也有此特点。虽然在这些研究中局部复发和对侧乳腺事件的发生率较高,以致人们可能难以接受,但使用风险降低策略,如他莫昔芬或卵巢切除,可能将概率降至可接受的水平。最近类似的病例对照型研究由Garcia-Etienne等[588]和Kirova等[590]进行。Kirova研究发现*BRCA*1/2携带者中局部复发率没有显著性统计学意义上的提高。然而,Garcia-Etienne等比较了54个遗传组病例与162个散发组病例发现,局部复发率分别为15%和4%(*P*=0.03)。

上述资料含有一些明显矛盾的结论,Pierce等[592]最近进行的研究将有助于解决其中的部分问题。在这项大规模的合作研究中,共评价了160例*BRCA*1/2突变体携带的乳腺癌患者,445例散发乳腺癌患者作为其对照(图56.24)。突变体携带的患者中位随访期7.9年,对照组为6.7年。突变携带组与对照组相比总体IBTR无显著差异(突变携带组15年的估算值为24%,对照组为17%,HR=1.37,*P*=0.19),亚组分析显示,未行预防性卵巢切除的突变体携带者局部复发率较高。对IBTR进行多变量分析发现,在排除卵巢切除的携带者的情况下,*BRCA*1/2突变是IBRT的1个独立预测值(HR=1.99;*P*=0.04);卵巢切除的携带者IBTR的发生率与对照的散发病例无显著差别(*P*=0.37)。突变体携带者对侧乳腺癌的发生率明显高于对照病例,携带者10年和15年的估计值分别为26%和39%,对照组分别为3%和7%(HR=10.43;*P*<0.0001)。他莫昔芬的使用可明显降低突变体携带者对侧乳腺癌风险(HR=0.31;*P*=0.05)。因此,该研究似乎证实了Haffty[589]的发现,即*BRCA*1/2携带的患者,如果不采取一定措施来降低后续乳腺癌的风险,如卵巢切除或他莫昔芬治疗,则同侧和对侧乳腺事件的发生率均较高。研究显示,预防性乳腺切除能显著降低乳腺癌家族史患者和*BRCA* 1/2突变体携带者的乳腺癌发病率[57]。这种风险降低策略存在复杂的情绪因素和心理暗示,尚无资料表明与密切观察相比,它能提高生存率。大部分预防性策略都注重对原发肿瘤的预防,但在确诊为乳腺癌后也应考虑使用预防性策略。卵巢切除和他莫昔芬治疗对突变体携带的乳腺癌患者有相似的风险降低作用。在对突变体携带患者的保乳治疗研究中,这两种方法都未得到广泛应用。尽管卵巢切除后绝经期将提前可导致并发症的发生,他莫昔芬治疗也存在副作用,但他们潜在的益处要大于带来的损害。

在最近一项多中心协作研究中,655例*BRCA* 1/2突变乳腺癌患者分别接受保乳治疗(*n*=302)或乳腺切

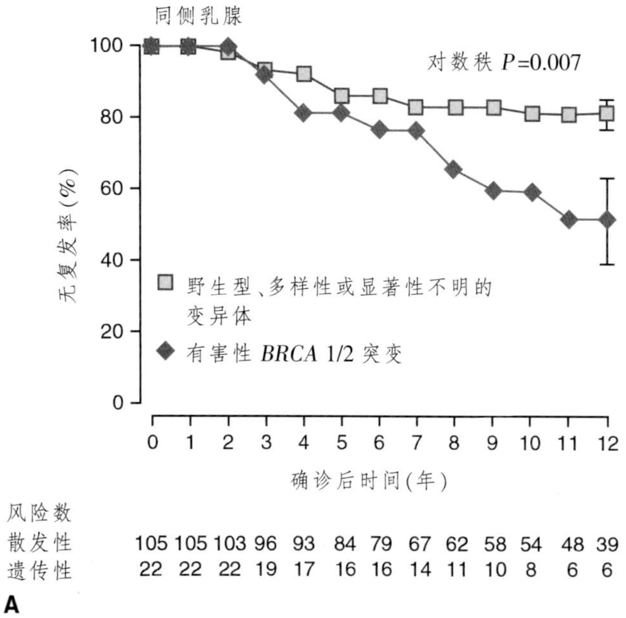

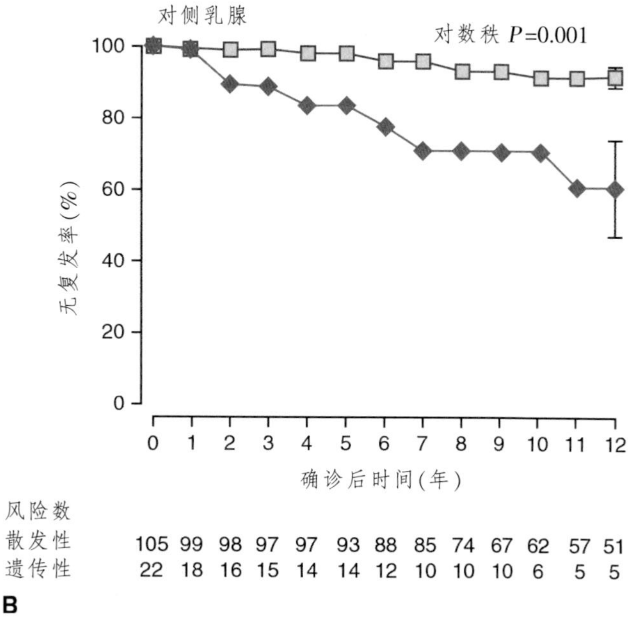

图56.23 保乳治疗患者同侧(A)和对侧(B)乳腺肿瘤复发与BRCA1-2突变的关系(From Haffty BG, Harrold E, Khan AJ, et al. Outcome of conservatively managed early-onset breast cancer by BRCA1/2 status. *Lancet* 2002;359:1471-1477, with permission.)

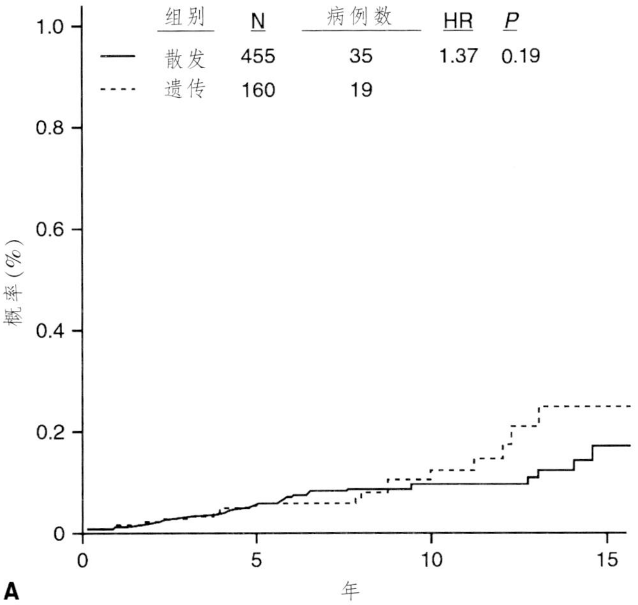

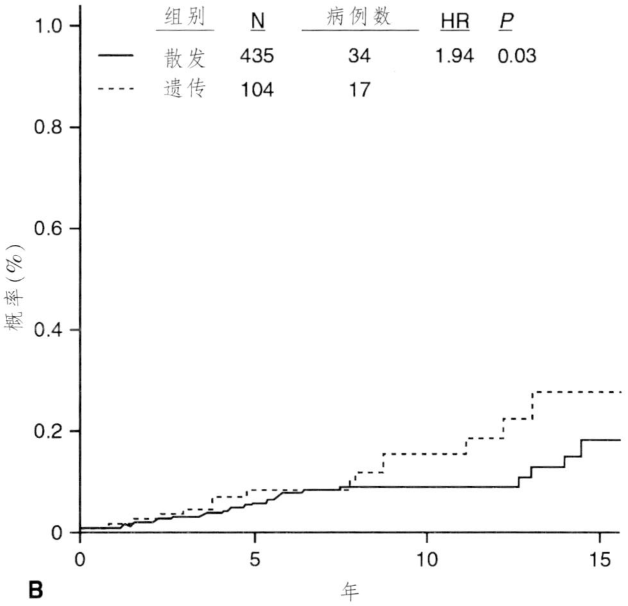

图 56.24 (A)BRCA 携带者同侧乳腺肿瘤复发的风险与其是否接受预防性卵巢切除的关系。(B)不接受卵巢切除的 BRCA 携带者，晚期局部复发的风险明显高于散发病例。(From Pierce LJ,Levin AM,Rebbeck TR,et al. Ten-year multi-institutional results of breast-conserving surgery and radiotherapy in BRCA1/2-associated stage I/II breast cancer. *J Clin Oncol* 2006;24:2437-2443,with permission. 2006 American Society of Clinical Oncology.)

除术(n=353),Pierce 等[596]报道,15 年内保乳治疗患者首次复发率更高(23.5%对 5.5%)(P<0.0001)。值得注意的是，接受化学治疗的保乳治疗患者复发率减少，15 年的复发率估计约 9%，与乳腺切除术患者并没有明显差别。保乳治疗与乳腺切除术之间的区域或全身性复发以及总生存均没有明显差异,但是对侧乳腺癌发病在两组中都很常见。

*BRCA*1/2 突变的女性,为降低卵巢癌发生的风险而行预防性卵巢切除后，其乳腺癌的发生率也降低了。Rebbeck[601]研究了 43 例 *BRCA*1 携带者发生乳腺癌的风险,这些患者均无乳腺癌或卵巢癌病史,并接受预防性双侧卵巢切除。如果将这些患者与未行卵巢切除的 *BRCA*1 携带者相比较，乳腺癌发生的风险明显下降(HR=0.53)。该作者一份后续报告中[602,603],筛选出 551 例有 *BRCA*1/2 突变的患者,并报道了预防性卵巢切除的患者和未切除者卵巢癌和乳腺癌的发生率。6 例女性在接受预防性卵巢切除时发现患有 1 期卵巢癌。中位随访期 8 年,2 例卵巢切除的患者发生乳头状浆液性腹膜癌,58 例未切除者被诊断患有卵巢癌。排除手术时确诊的患者后,卵巢切除使卵巢癌的风险降低了 96%。对于无乳腺癌病史,未行预防性乳腺切除的 241 例女性,卵巢切除也降低了她们乳腺癌的发病率。99 例预防性卵巢切除的患者中 21 例发生乳腺癌,占 21.2%,对照组中 142 例 60 例发病,占 42.3%(HR=0.47)。

Kauff 等[602]对 170 例 *BRCA*1/2 携带者发生妇科癌症和乳腺癌的风险进行了前瞻性研究,这些患者自己选择观察或预防性卵巢切除。98 例选择预防性卵巢切除的患者中,3 例随后被诊断为乳腺癌,1 例被诊断为腹膜癌。观察组的 72 例患者中,8 例患有乳腺癌,4 例患有卵巢癌,1 例为腹膜癌。中位随访期只有 24 个月，这项前瞻性研究支持早期使用预防性卵巢切除,以降低乳腺癌和卵巢癌的风险。

一项前瞻性试验显示,他莫昔芬能降低高危女性乳腺癌发生的风险以及乳腺癌患者对侧乳腺癌的风险[53,605]。对 NSABP 的 PI 预防试验(他莫昔芬对安慰剂)的分析发现,在 288 例发生乳腺癌的患者中,19 例有 *BRCA*1/2 突变[96]。*BRCA*1 突变的 8 例患者中 5 例服用他莫昔芬,*BRCA*2 突变的 11 例患者中 3 例接受该治疗。研究发现,*BRCA*2 携带者乳腺癌发生率下降了 62%,但他莫昔芬不使 *BRCA*1 携带者受益。但由于数据较少,不能检验出保护性作用。

Narod 等[585]对 *BRCA*1/2 携带者的他莫昔芬治疗和对侧乳腺癌的风险做了研究。这项合作研究用病例对照的方式对双侧乳腺癌患者和单侧乳腺癌患者做了比较。64 例 *BRCA*1 携带者(占 13%)和 39 例 *BRCA*2

携带者(占33%)使用了他莫昔芬治疗。这种差异在意料之中,因为*BRCA*1变异相关的乳腺癌通常呈ER阴性,而*BRCA*2相关的乳腺癌常为ER阳性。他莫昔芬对对侧乳腺癌有预防作用,BRCA1携带者的优势比为0.38,*BRCA*2为0.63。总体来说,*BRCA*1/*BRCA*2携带者的风险降低了50%。之所以能检测出他莫昔芬使*BRCA*1携带者受益,可能是因为样本量较大。该研究也发现,卵巢切除的患者对侧乳腺癌发生的风险降低。其优势比为0.42,这与他莫昔芬治疗时对侧乳腺癌的风险降低相似。

现有的资料表明,*BRCA*1/*BRCA*2突变体携带的早期乳腺癌患者保乳治疗后放射治疗是双侧乳腺切除合适的替代疗法,但仍应当进一步研究。理论上说,放射治疗诱导的并发症会增加,但还没得到证实[606]。尽管人们仍对同侧或对侧乳腺发的第二次原发肿瘤很关注,但预防性卵巢切除和他莫昔芬能显著降低这些事件发生的概率[20,585,592,601]。预防性卵巢切除作为降低风险的策略,在预防卵巢原发肿瘤方面更为重要。对于那些考虑采用保乳手术和放射治疗的患者,接受预防次发性癌症的治疗是合理而可行的选择,这包括预防性卵巢切除(无生育要求的患者),加或不加他莫昔芬或其他激素性药物。尽管一些证据表明,他莫昔芬可降低*BRCA*1/2突变患者发生第二次乳腺癌的风险,但对于*BRCA*1携带且ER阴性的患者,他莫昔芬的使用仍存在争议。

胶原血管病

已有研究报道,患有胶原血管病(CVD)的患者在放射治疗后急性期和晚期反应增加,关于这一问题的部分研究总结于表56.33中[607-614]。

Fleck等[607]报道了5例放射治疗后3个月至10年出现CVD的患者,均无并发症出现。而4例原有CVD的患者中3例出现了严重并发症,如持续性潮湿脱皮、同侧臂部感觉异常、需外科切除的胸壁坏死和锁骨/胸骨/肋骨坏死。作者们认为,活动性CVD病史可能是保乳手术加放射治疗的1个禁忌证。

另外,Ross等[613]评价了61例CVD患者,将其与61例无CVD的患者进行了比较。CVD组包括39例类风湿关节炎患者、13例系统性红斑狼疮患者、4例硬皮病患者、4例皮肌炎患者及4例多发性肌炎患者。总体上说,两组的放射治疗后急性期并发症(分别为11%和7%)和晚期并发症(分别为10%和7%)并无显著差异。CVD组中有3例出现致死性并发症,相比之下,对照组无人发生。类风湿关节炎与晚期并发症的轻度增加有关,系统性红斑狼疮与急性期反应的轻度增加有关。硬皮病、皮肌炎和多发性肌炎患者未发现明显的急性期/晚期并发症。

Morris和Powell[608]为96例已证实为CVD的患者做了保乳治疗,总计照射了127个部位。照射的127个部位中15处发生>3级的并发症,占11.8%,10年内明显晚期并发症的精算率为24%,并出现1例照射野内的肉瘤。类风湿关节炎患者发生严重晚期并发症的情况要比其他CVD患者少,5年内的发生率分别为6%和37%(P=0.0001)。

耶鲁协作组的Chen等[614]专门对保乳治疗的患者做了评价,该研究中,1975—1998年间36例证实为CVD的早期乳腺癌患者接受了保乳治疗。所有患者均采用传统放射治疗,中位剂量64Gy。其中包括17例类

表56.33 评价保乳治疗中胶原血管病的研究

研究	CVD 总病例数	CVD 乳腺癌病例	设计	观察结果
De Naeyer等[609]	3	1	个案报道	坏死和逐渐纤维化
Fleck等[607]	9	4	个案报道	坏死,臂神经丛病变以及严重的潮湿脱皮
Robertson等[612]	2	2	个案报道	严重的乳腺纤维化,红斑,疼痛
Chen等[614]	36	36	回顾性研究	只有硬皮病患者晚期并发症发生率增高
Morris等[608]	209	19	个案报道	非风湿性关节炎患者放射晚期影响增加
Ross等[613]	61	?	个案报道	急性/慢性并发症无差异
Phan等[610]	38	?	个案报道	两组急性和晚期并发症的发生率均未见差异
Rakfal和Deutch[611]	6	4	个案报道	无严重急性或晚期放射并发症

CVD,胶原血管病。

风湿关节炎,4 例硬皮病,4 例雷诺征,5 例红斑狼疮,2 例干燥综合征,4 例多发性肌炎。每个 CVD 患者均与 2 例无 CVD 病史的患者进行对照。急性期和晚期并发症的评估采用放射治疗协作组(RTOG)和 EPRTC 的 6 分制毒性标准。CVD 组和对照组急性期并发症未见差异(14%对 8%),而晚期并发症差异显著(17%对 3%)。但对 CVD 中特定疾病进行分析发现,除了硬皮病组其他均无显著性。

这些资料表明,除了硬皮病患者,CVD 并不会导致晚期并发症发病率的明显上升。但给 CVD 患者放射治疗时,较为明智的做法是将整个乳腺的剂量限制在 45Gy 以内,分割剂量 1.8Gy,采用 6MV 光子线,优化剂量分布,避免同步放化学治疗,并告知患者放射治疗并发症的风险增加。硬皮病乳腺癌患者接受全乳腺或部分乳腺大剂量分割照射的病例很少。

妊娠

妊娠期乳腺癌

乳腺癌是妊娠期最常被诊断出的肿瘤,这对乳腺癌治疗提出了挑战。最近,国际专家组举行了会议,并公布了妊娠期乳腺癌治疗的一般建议 [615]。专家组认为,妊娠期乳腺癌治疗的目标与非妊娠患者相同,即局部控制与预防远处转移。但由于对胎儿有不利影响,所以应避免使用包括放射治疗在内的一些治疗方式。

据估计,妊娠相关乳腺癌的发生率为每 10 000 例妊娠女性 1.5~2 例。Alberktsen 等[616]在对挪威癌症登记处的 802 457 例女性的研究中发现,妊娠后 3~4 年内乳腺癌发生的相对风险为 1.24,此后风险降低。

妊娠期乳腺癌患者的诊断和分期与年龄相匹配的对照组患者相似,但在延迟诊断的情况下,妊娠患者可能分期较高。一些研究认为,妊娠期乳腺癌预后较差可能与诊断的延迟有关,因为妊娠可妨碍早期检查,并可影响肿瘤的生物学性质[617]。Zemlickis 等[618]将 118 例妊娠期乳腺癌患者与 269 例非妊娠患者做了对比。并将这 118 例乳腺癌患者的分期情况与 5115 例育龄期非妊娠乳腺癌患者做了比较。与非妊娠患者相比,妊娠期乳腺癌患者发生转移的可能性要大 2.5 倍(95%CI 为 1.1~5.3),并且Ⅰ期乳腺癌的可能性明显较低(P=0.015)。但同一分期的妊娠期患者和对照组患者生存率无差异。与非妊娠患者相比,妊娠患者淋巴结受累的比例较高。其他一些研究者认为预后不良与患者较年轻有关,并不一定与妊娠有关[306,619,620]。一项单中心回顾性分析,将 99 例确诊为妊娠相关性乳腺癌(PABC)的患者,按照诊断年份和年龄与非 PABC 患者以 1:2 的比例配比[621]。研究发现 PABC 患者中有更多的雌激素受体阴性(59%对 31%; P<0.0001)和黄体酮受体阴性(72%对 40%;P<0.0001)患者,而且 T 分期(P=0.03)、N 分期(P=0.01)和病理分级也更高(P=0.0115)。PABC 患者和对照组中位随访分别 6.3 年和 4.7 年,总生存没有明显差别(P=0.08)。

在妊娠的第二和第三阶段中可使用部分化学治疗药物,后文将再做探讨。尽管治疗性人工流产并不是必需的,但可能对高危患者有益。他们还发现,已知为 BRCA1/2 突变体携带的患者,不能确定早期妊娠是否可降低之后发生乳腺癌的风险。另外,现有资料表明,有乳腺癌病史的女性,妊娠不能降低其复发的风险。

妊娠期乳腺癌的治疗除了要与癌症相关的医护人员密切协调外,还要使妇产科和儿科医师参与到治疗计划的制订中来。由于西方社会妊娠女性的年龄较大,很可能使妊娠期乳腺癌的发病率升高。

妊娠期乳腺癌在体格检查后几乎均可确诊[306]。诊断延迟常因为乳腺肿块被认为是导管阻塞所致,炎性改变可能被误诊为蜂窝织炎。对于那些表现为乳腺肿块的患者,应详细询问病史并进行体格检查。妊娠期乳腺癌的治疗目的要求既要关注母亲也要关注胎儿。最好避免一些已知的具有致畸性的诊断和治疗方法。尽管从理论上讲,胸壁照射可能是安全的,因为胎儿接受的最大剂量<0.005Gy,但分期所用的 X 线摄影和闪烁成像应尽可能减少或推定[292]。乳腺 X 线摄影尽管对胎儿的照射剂量很小(<0.5mrem)[662],但是其使用仍存在一定程度的争议。对乳腺癌和淋巴结进行超声检查可以提供诊断信息,并可在其引导下行组织芯活检。妊娠期乳腺癌的病理最常为 IDC,核分级高,ER/PR 阳性率低[306]。

治疗方式和某种治疗措施的风险在极大程度上也取决于孕周。一般来说,具有潜在危害的治疗方法在器官形成期(第一阶段)导致的风险最大,在最后阶段最为安全。有资料表明,对于可手术的患者,手术可在妊娠第 12 周后安全实施。手术方式取决于病变范围和妊娠阶段[306,616,618,619]。关于前哨淋巴结活检的安全性和有效性尚无资料。前哨淋巴结活检时所用的蓝色染料不能用于妊娠患者,但据估计,放射胶体示踪对胎儿的照射剂量较低。除放射治疗以外,不应因妊娠

表 56.34 霍奇金淋巴瘤斗篷野放射治疗后第二次乳腺癌的风险

	霍奇金病例					乳腺癌病例			
研究	总数	性别	年龄(岁)	治疗	平均随访期(年)	距发现乳腺癌的时间间隔	总数	年龄(年)	相对危险度(95% CI)
Aisenberg 等[632]	111	F	—	RT±CT	18	8.5~25	14	23~49	—
			≤19						56 (23.3~107)
			20~29						7.0 (2.3~16.4)
			≥30						0.9 (0~5.3)
Chung 等[640]	136	F	—	RT±CT	14.8	6~22	11	30~63	AR=55.1 例/10 000 人年
Carey[639]	164	F	—	RT	—	11~17	4	37.3	5.45
Guibout 等[642]	1,258	F	≥17	RT±CT	16	16~28	4	30~34	7.01 (22~164)[a]
Hoppe 等[644]	2,498	F/M	—	RT±CT	—	—	25	—	4.1
Tinger 等[649]	152	F	—	RT±CT	>5	4~23	10	27~64	2.2
Bhatia 等[29]	483	F	<16	RT±CT	11.4	—	17	16~42	75.3
Mauch 等[652]	349	F	3~69	RT±CT	10.7	—	13	—	6.5 (3.5~11.2)
Salloum 等[647]	144	F	—	RT±CT	13.5	13.9~14	2	39~41	2 (0.6~7.4)
Hancock 等[643]	885	F	—	RT±CT	10	4.5~23	25	22~75	4.1 (2.6~5.9)
Prior 和 Pope[653]	777	F	—	RT±CT	6.7	10~19	9	—	2.2
Tucker 等[655]	1 507	F/M	—	RT±CT	6.2	8	3	—	12 (2.3~35)
Kaldor 等[654]	11 491	F	—	RT±CT	1~20+	—	62	—	1.4
Travis 等[650]	3 817	F	≤30	RT±CT	—	7~30	105	27~57	3.2 (1.4~8.2)
Metayer 等[646]	2 725	F	≤21	RT±CT	10.5	—	52	—	4.9
Swerdlow 等[648]	2 085	F	—	RT±CT	1~15	—	19	—	14.4 (5.7~29.3)[a]
van Leeuwen 等[651]	544	F	<40	RT±CT	14.1	1~20+	27	—	5.2 (3.4~7.6)
Gervais									
Fagnou 等[641]	427	F	≤30	RT±CT	12.3	9~25	15	30~52	10.6 (5.8~17)
Hudson 等[645]	165	F	—	RT±CT	15.1	3.6~24.9	6	—	33(12~72)[a]
Wolden 等[656]	207	F	<21	RT±CT	13.1	8.5~27.9	16	—	26(15~42)

CI,置信区间;RT,放射治疗;CT 化学治疗;AR,绝对风险; F,女性;M,男性。

[a] 标准化发病率。[b] 接受治疗的患者年龄<25 岁。

Wolden 等[660]对 65 例霍奇金淋巴瘤生存者的 71 个乳腺癌病灶做了研究。霍奇金淋巴瘤诊断的中位年龄为 24.6 岁,乳腺癌为 42.6 岁。与年龄相匹配的对照组患者相比,霍奇金淋巴瘤后发生浸润性乳腺癌的相对危险度是 4.7。63%的乳腺癌是患者自我检查时发现的,乳腺 X 线摄影发现的占 30%,只通过体格检查检出者仅为 7%。绝大多数的组织类型为 IDC,27%有阳性淋巴结。63%的病例 ER 阳性,25%有相应的家族史。大部分肿瘤直径<4cm。由于之前的放射治疗,95%的患者行乳腺切除治疗,2 例女性患者切除活检并行乳腺照射。这些患者中有 1 例在斗篷野的剂量叠加区域内出现组织坏死。双侧乳腺癌的发生率为 10%。DCIS 的 10 年乳腺癌生存率为 100%,Ⅰ期 88%, Ⅱ期 55%,Ⅲ期 60%,Ⅳ期 0%。

Deutsch 等[661]对霍奇金淋巴瘤治疗史患者保乳治疗加放射治疗的研究,是这方面最大规模的系列性研究之一。在这项回顾性研究中,12 例女性患者在治疗霍奇金淋巴瘤(11 例)/非霍奇金淋巴瘤(1 例)时,均采用放射治疗,加或不加化学治疗;乳腺癌发生于霍奇金淋巴瘤治疗后的 10~29 年,治疗采用乳腺肿瘤切除术加放射治疗。这些患者每日对整个乳腺进行照射,分割剂量 2Gy,总剂量 50Gy,手术区局部加强。6 例接受乳腺癌辅助化学治疗。患者对乳腺照射的耐受良好,未出现任何不正常的急性或慢性并发症。作者们认为，肿瘤切除加放射治疗可能成为那些有霍奇金淋巴瘤放射治疗史的早期乳腺癌患者可供选择的治疗方法。

这个有争议的领域将继续发展。考虑到在过去几年中部分乳腺照射的发展，很可能不久就会有关于部分乳腺再照射的报道[662,663]。很显然，霍奇金淋巴瘤生存者和其他年轻时乳腺接受放射治疗者乳腺癌发病的风险较高，因此应对其密切监测。我们应当告知那些有相应病史并患有乳腺癌的女性，乳腺切除仍是首选的治疗方法。但对有强烈意愿进行保乳治疗的患者，有经验证明一些疗法的毒性反应可耐受且外观效果良好。

多中心性乳腺癌(>1个浸润性病灶)

一些研究者认为，多中心性乳腺癌是保乳治疗的禁忌证，乳腺切除是这些患者较好的选择[664]。同一乳腺内有≥2 处病灶的患者，保乳手术加乳腺照射是否能替代乳腺切除尚存争议。几项研究已阐述了这一问题，有 2 处或 3 处病变的患者如果采用保乳治疗，则其复发的风险可能稍高于单发病变的患者。但如果这些病变在手术切除后切缘阴性且体检、乳腺 X 线摄影及其他影像学检查时未发现可疑的残存区域，那么这种风险是可以接受的。部分关于多中心患者保乳治疗的研究总结于表 56.35 中[665-669]。

Kurtz 等[669]分析了 586 例乳腺癌患者，其单侧分期均为 Ⅰ 期或 Ⅱ 期，采用保乳手术加放射治疗，61 例患者有>2 个显微肿瘤结节。中位随访期 71 个月，15 例患者治疗侧乳腺复发，占 25%，相比之下，525 例单发性肿瘤的患者中 56 例复发，占 11%(P<0.005)。就多中心性乳腺癌患者而言，由临床或乳腺 X 线摄影(8/22，36%)诊断出的患者，其复发率要高于只在病理检查中病变明显的患者(7/39，18%)。

Wilson 等[665]对其先前经验做了回顾，1060 例患者采用保乳手术加乳腺照射，发现其中 13 例一侧乳腺患有多发性乳腺癌。中位随访期 71 个月，23%(3/13)的多发性乳腺癌患者同侧乳腺复发(72 个月精算率为 25%)，相比之下单发病灶的患者有 12%复发。多于 1 处原发灶的患者应慎重考虑使用保乳治疗，并应被告知其乳腺复发的风险增加和更广泛切除的必要性。有些患者因为需要切除较大的乳腺组织，外观效果可能受损，从而不能达到预期结果。对于这样的病例，乳腺切除可作为首选的治疗方法。

隆胸后的保乳治疗

越来越多曾做过乳腺增大成形术的女性发生乳腺癌。关于这些患者确诊时的分期，尚存在不一致的结果。Clark 等[670]报道了一项回顾性研究，隆胸的 33 例患者中的 24%和未隆胸的 1735 例患者中的 42%存在乳腺 X 线摄影可查及的乳腺癌(P 值无显著性)。两组 DCIS 的发病率相似(18%对 15%)。两组检出的肿

表 56.35 多中心性乳腺癌患者的保乳手术加放射治疗

	病例数		随访期(年)		局部复发率			
研究	SIBC	对照组	SIBC	对照组	SIBC(%)	对照组(%)	P 值	评注
Yale[655]	13	1 047	6	6	25	12	0.403	SIBC 患者的局部复发率要高于单发病灶的患者
JCRT[666]	10	707	5.3(中位)	6.3(中位)	40	11	0.019	乳腺原发肿瘤≥2 个与局部复发高危有关
St Luke[668]	36	19[a]	5	5	3	0	0.54	保乳治疗组和乳腺切除组的局部和远处无复发生存率无显著差异
Rush[667]	27	—	4.4(中位)	—	3.7	—	—	—
France[669]	61	525	5.9(中位)	5.9(中位)	25	11	<0.005	显微多发性乳腺癌局部失败风险较高，特别是临床明显的多发或病理检查发现≥3 个易见的结节

SIBC，同侧多发性乳腺癌。

[a] 均为以乳腺切除治疗的 SIBC。

瘤大小也相似。但隆胸组可触及的肿瘤要显著小于非隆胸组。腋淋巴结受累见于19%的隆胸组患者和41%的非隆胸组患者。对于乳腺X线摄影能检出肿瘤的患者，隆胸组和非隆胸组淋巴结的转移率无显著差异，分别为13%和15%。

有隆胸史的乳腺癌患者目前多采用保乳治疗，但现在没有关于其放射治疗并发症和外观效果的研究。

Handel等[671]报道了17例有隆胸史的乳腺癌患者的保乳治疗，并对15例患者做了随访。10例患者(67%)在治疗后平均12周，其照射后的乳腺发生明显的球状挛缩。其中4例患者接受了修正手术以纠正挛缩症状。作者们认为，有隆胸史的女性在乳腺照射后瘢痕挛缩的发生率较高且外观效果不良。

与之不同的是，Guenther等[672]对20例女性患者做的研究，她们之前均做过乳腺增大成形术(14例皮下植入，6例胸大肌后植入)。患者均行局部肿瘤广泛切除并清扫Ⅰ、Ⅱ级腋窝淋巴结。对其乳腺进行照射，剂量为45~50Gy，用光子线、电子线或^{192}Ir插植局部加强肿瘤切除的区域(14~21Gy)。中位随访期3.8年(6个月~9.3年)，未出现局部复发，但2例患者出现远处转移。17例(85%)患者外观效果好或很好。

保乳治疗与乳腺成形术

有资料表明，乳腺大而下垂的女性如果接受了保乳手术后的放射治疗，其美容效果比乳腺小或中等大小的女性差。Smith等[673]评价了10例因乳腺恶性肿瘤而行双侧乳腺复位成形术的患者，这些患者在手术后接受了放射治疗。为了清除恶性病变，采用了多种复位成型技术。术后进行放射治疗50Gy/25F/5周。放射治疗通常在术后4周内开始。随访期37个月，无患者因手术或放射治疗而发生并检出局部复发病例。所有患者的美容效果在好到很好之间。

双侧乳腺癌

据报道，与双侧乳腺癌风险相关的因素是年轻、乳腺癌家族史、小叶癌、多中心性乳腺癌、原发肿瘤的组织分化、产次及PR阳性等[674-679]。病变可同时(1%~2%)出现也可先后发生(5%~8%)。同时发生的乳腺癌即在最初诊断的1年内确诊对侧乳腺癌。

目前，双侧乳腺癌患者采用乳腺根治术或改良根治术治疗。但现有资料表明，乳腺肿瘤切除术后行乳腺照射对于部分患者来说是可以选择的治疗方法。Solin等[680]对30例保乳治疗的患者做了报道(11例同时发生，19例先后发生)。以切线野对双侧乳腺进行照射，剂量45~50Gy，并用电子线或铱插植进行局部加强10~15Gy。17例患者的切线野在中线处衔接，10例患者重叠达到3cm。这60个接受治疗的乳腺5年精算局部复发率为6%。25例乳腺随访至少2年，68%外观效果很好，24%外观效果好。手臂水肿的发病率为6%，与单侧乳腺癌患者相似。

Hungness等[681]对51例双侧、同期乳腺癌患者做了回顾性研究（占同期治疗的2382例乳腺癌患者的2.1%）。81%的患者第1个肿瘤由触诊发现，14%由乳腺X线摄影发现。对侧乳腺癌的相应数据分别为24%和54%。29例患者两乳腺的肿瘤具有相同的组织类型，占57%；22例患者组织类型不同，占43%。10年总体生存率为66%。

Heron等[682]将1315例单侧乳腺癌患者(89.9%)的预后与乳腺切除或保乳治疗后的103例非同期、双侧乳腺癌患者(7.1%)和47例同期双侧乳腺癌患者(3.0%)的预后做了比较。与单侧病变者相比，同期双侧病变或非同期双侧病变的患者8年无病生存率较差，并且远处转移的风险升高。多变量分析显示，双侧乳腺癌及非同期双侧乳腺癌的患者与单侧患者相比，局部生存率和总生存率无显著差异。

Kollias等[683]的研究涉及3210例女性患者，年龄<70岁，其原发肿瘤可触及，其中106例患者患有双侧乳腺癌，26例(0.8%)双侧肿瘤同时发生，80例(24%)对侧乳腺癌发生于首发原发肿瘤治疗后。单发乳腺癌患者、同期双侧乳腺癌患者和非同期双侧乳腺癌患者的生存率存在显著差异，16年(从第1个原发肿瘤的确诊日期算起)的生存率分别为53.8%，42.4%和60.1%($P<0.0001$)。如果从非同期双侧乳腺癌患者的第二个肿瘤的确诊之日算起，则三组的生存率无显著差异($P=0.31$)。

在Gustafsson等[684]的研究中，95例患有双侧乳腺癌的患者中有60例采用乳腺切除，17例采用保乳治疗，有18例同时使用这两种治疗方法。138例乳腺切除的患者5年累积局部控制率为94%，52例保乳治疗的患者为90%。首发肿瘤中28%为Ⅰ期病变，次发者为43%($P<0.05$)，这种差异可能是由首次治疗后密切随访所致。次发肿瘤治疗后5年无远处转移生存率为74%。次发肿瘤在首发病变确诊的5年内确诊者，其5年无远处复发生存率为58%，5年后确诊者为95%。

De la Rouchefordiere等[685]对149例同期双侧乳腺癌患者做了报道，这些患者的次发肿瘤均确诊于6个月内。这 298 例肿瘤中,40%为 T0 或 T1 期,15%为 T3 或 T4 期。绝大多数(83%)淋巴结临床阴性。43%的患者行双侧乳腺切除,16%行放射治疗,41%的患者采用了以上两种治疗方法。51 例患者行双侧保乳治疗,24 例只用放射治疗。5 年无病生存率分别为 70%和 86%,这与同一研究所内单侧乳腺肿瘤的患者相似。该研究对 48 例患者的外观效果做了评价,其中 37 例疗效尚可,占 77%。作者建议,应特别注意锁骨上野和内乳野在脊髓区任何可能的重叠,研究中有 1 例患者的 T6 节段发生了脊髓病变。

Freedman 等[587]回顾了 116 例双侧乳腺癌患者的病例记录及 1 例乳腺癌家族史。55 例患者的初步处理采用了保乳治疗,61 例为乳腺切除,接受保乳治疗的 46 例患者中有 5 例局部复发,其 10 年精算局部控制率为 83%。9 例在保乳治疗中未使用放射治疗,其中 4 例局部复发,10 年局部控制率为 49%。乳腺切除后放射治疗和未放射治疗者的 10 年精算局部控制率分别为 91%和 89%。

Fung 等[686]报道了 55 例 0、Ⅰ或Ⅱ期同期(n=12)或非同期性(n=43)双侧乳腺癌的患者,她们均在保乳手术后接受放射治疗。40 例患者的切线野衔接良好无重叠,占 73%;14 例患者皮肤上的重叠达到 4cm,占 25%。治疗后的这 110 例乳腺癌,10 年精算局部失败率为 15%。并发症包括乳腺水肿(28%)、手臂水肿(8%)、肺炎(4%)、蜂窝织炎(3%)、肋骨骨折(1%)及臂丛神经病(1%)。无患者发生衔接线纤维化。为确定有无复发,对 54 例患者随访了 3 年以上,这些患者中外观效果好或很好者占到 85%。

早期乳腺癌放射治疗中的技术问题

治疗体位

大多数患者以仰卧位接受治疗,手臂外展>90°。购买或定制的带有扶手的倾斜板常与制动装置(如 α 支架,塑料模具)联用,以维持患者每日的体位即胸壁平行于床面,这种装置通常用于重复每日的摆位,并减少不同次摆位间的误差(图 56.25)。

其他治疗体位被用于改善大而下垂的乳腺的剂量测定。居里研究所的研究者们提出了一种侧卧位[687,688]。

Merchant 和 McCormick[689]提出了俯卧位照射,这种方法可使高剂量区的剂量降低至照射侧乳腺剂量的 102%~103%,并可减小照射体积以及肺、心脏和对侧乳腺的暴露剂量。这种技术的使用日渐增多,随访数据显示其早期结果和毒性反应都有优势[690]。患者的摆位和相应的 CT 图像见图 56.26 和图 56.27。

治疗靶区

照射范围包括乳腺和胸壁,如图 56.28 和图 56.29。手术时在瘤床边缘放置银夹有利于界定靶区范围[691]。上界为锁骨头,包括整个乳腺;如果切线野不包括内乳淋巴,内侧界至体中线或中线外 1cm,如包括内乳淋巴结,内侧界至对侧内乳区(见区域淋巴结转移放射治疗讨论);外侧界为乳腺外 2cm,约腋中线水平;下界为乳腺皱褶下 2~3cm。最近,RTOG 发布了乳腺癌放射治疗计划共识,列于表 56.36。在轴向计划 CT 勾画淋巴结靶区如图 56.30 所示。

>22cm 的大切线野应用 6MV 或低能电子线,将导致整个乳腺剂量分布不均,从而影响美容效果[352,692]。因此采用高能电子线(10~18MV)行全乳或局部乳腺(约 50%)照射可最大限度解决该问题,同时使剂量分布控制在 93%至 105%之间。如果可以,该电子束可看作"降能器"。可以利用"简单调强放射治疗"技术(例如野中野或 MLC 来实现电子组织补偿,以减少剂量不均匀性。放射治疗患者应避免剂量热点。多种固定设备可用于乳腺放射治疗的摆位(图 56.31)。一种环形的,由夹环围成的聚氯乙烯设备已用于固定巨大型、下垂的乳腺周围。局部皮肤反应需严密观察[693]。

胸壁切线射束校准

前胸壁从中线至颈部向下倾斜,为使射线后缘与胸壁相平行,可旋转准直器或让患者垫肩枕,使胸壁与床面平行。另一种方法可选用乳腺托架,从而避免旋转准直器或使用多叶校准照射。这种方法可使内切线野保持垂直,并与锁骨上野下界垂直。

用切线野照射时,2~3cm 深的肺组织可包括在内,切线野应用对肺照射体积至关重要。Bornstein 等[694]对肺组织放射治疗受量进行了研究,40 例乳腺癌患者行 CT 模拟定位,在模拟机上行肺组织深度测量。从切线野后缘至前胸壁中点的垂直距离为中心肺厚度(CLD),最大肺厚度(MLD)为切线野后缘至前胸壁间的最大垂直距离(图 56.32)。CLD 可作为切线野照射时同侧肺照射体积的最佳预测指标。CLD 为 1.5cm 时,约 6%的同侧肺组织包含在切线野范围内;CLD 为 2.5cm 时,同侧肺照射体积约 16%;CLD 为 3.5cm 时,同侧肺

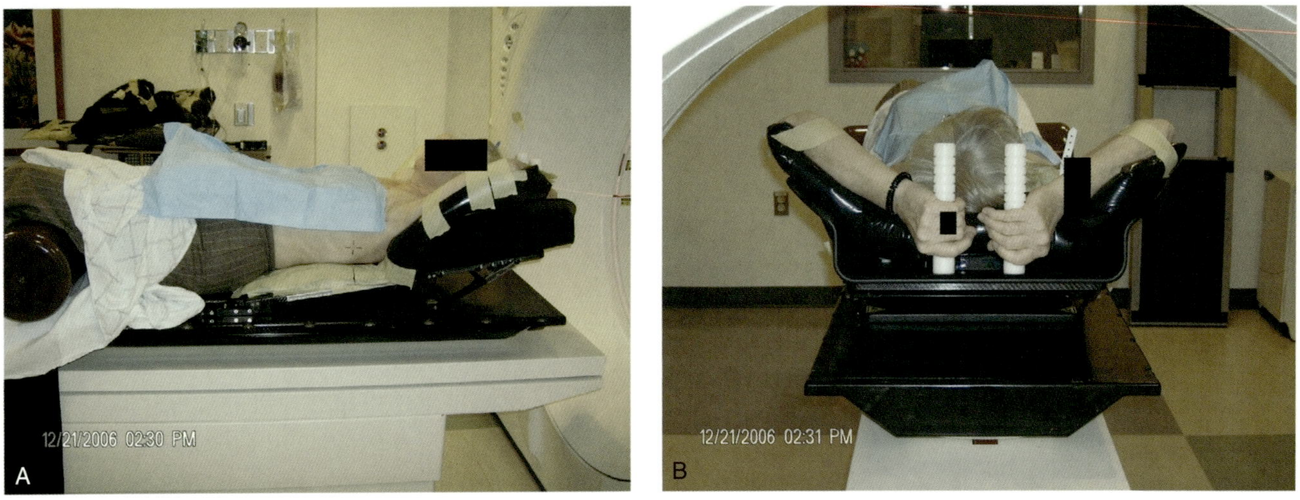

图 56.25 乳腺癌患者放射治疗行常规模板固定，使每日摆位误差降低到最小。

组织照射体积接近 26%。图 56.33 是 1 例典型的左侧乳腺癌患者外照射放射治疗的剂量–体积直方图。

左侧乳腺放射治疗时，CLD>3cm，心脏易受累。为避免这一点，内切线野可定为 3~5cm，类似于内乳区照射。射束应倾斜 10°~15°以便与内切线野相适应。胸壁每次处方剂量由 CT 扫描而定。

应特别注意心脏受照射体积[695]。正如照射后心脏后遗症中将讨论的，心脏受量即使很少亦会影响其功能。Marks 等[696]研究切线野照射时，若心脏在照射野范围内，可进行心脏挡铅以减少局部受量（图 56.34）。对于左侧乳腺放射治疗的患者，短时间照射（10~15s）同时屏住呼吸可降低心脏受量[697]。

照射剂量和分割方式

全乳剂量

全乳照射时剂量为 45~50Gy，5~6 周完成（1.8~2.0Gy/天，5 周完成）。部分学者建议，下垂型、较大的乳腺或放射治疗与化学治疗联合时，每次剂量应为 1.8Gy[559,560,698]。我们倾向于 2Gy/F，共 50Gy/25F，因为保乳术后全乳放射治疗的大部分随机试验以此为设计方案。

研究者们也采用了其他分割方案并证实疗效尚可。这将在大剂量分割照射部分详细讨论。

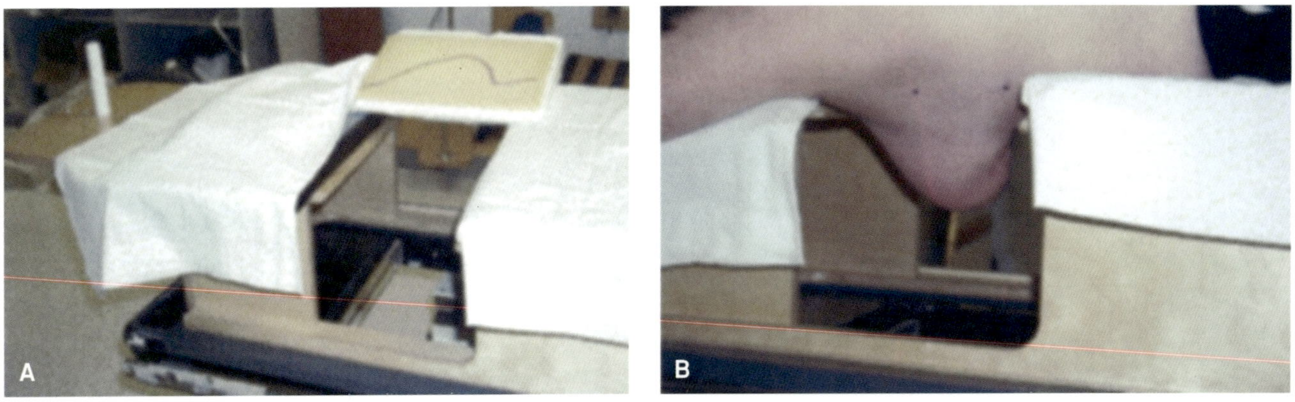

图 56.26 乳腺楔形版 (A)用于对侧乳腺可调节孔径和角度的专门楔形版。(B)同侧乳腺和前胸壁远离胸廓，同侧上肢外展，置于头上方。(Goodman K，et al. Dosimetric analysis of a simplified intensity modulation technique for prone breast radiotherapy. *Int J Radiat Oncol Biol Phys* 2004;60(1):95–102，with permission.)

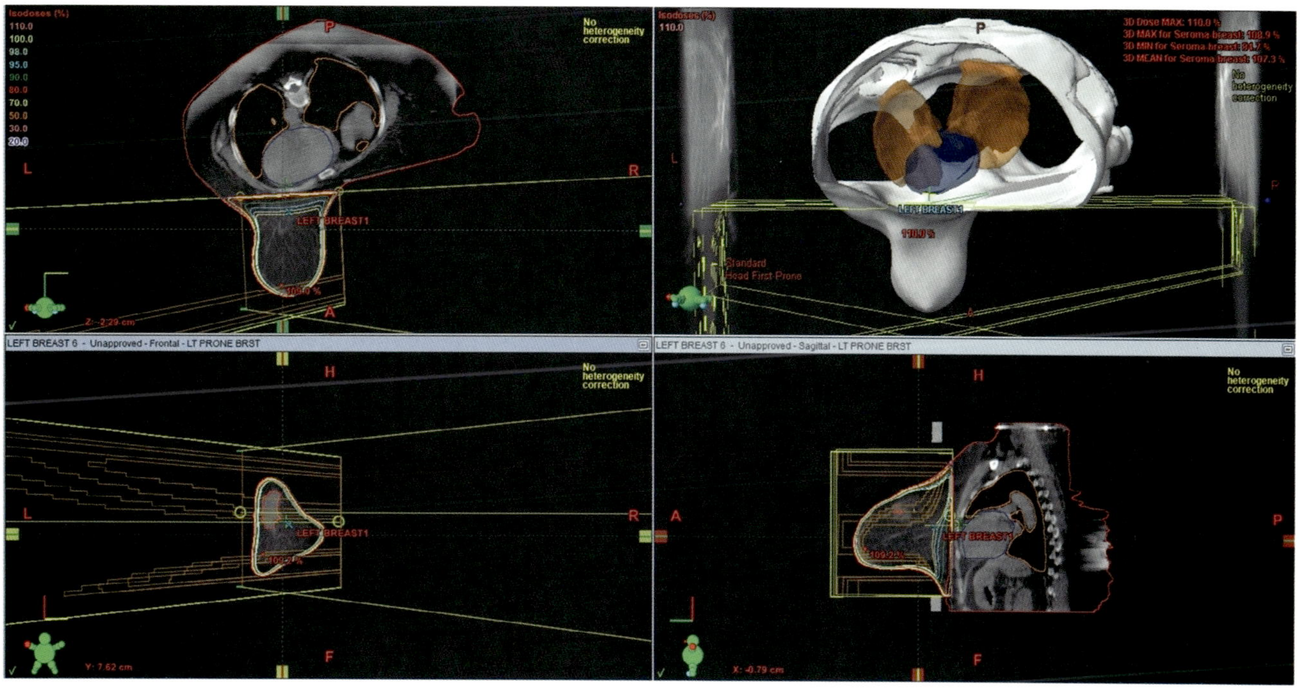

图 56.27　CT 模拟定位用于乳腺放射治疗(Goodman K, Hong L, Wagman R, et al. Dosimetric analysis of a simplified intensity modulation technique for prone breast radiotherapy. *Int J Radiat Oncol Biol Phys* 2004;60(1):95-102, with permission.)

放射线

能量为 4~6MV 的 X 线适于乳腺照射。光子线能量>6MV 会使皮下浅部组织剂量不足，但高能光子线可能有助于减少较大乳腺的整体剂量。在这些患者中，高能光子线可能被"降级"，其最大剂量位于更为表浅的组织。没有必要使用乳腺冲击放射治疗，因为在完全切除 T1 或 T2 期病变后，皮肤通常没有复发风险，乳腺切除后胸壁皮肤也同样如此。使用乳腺冲击放射治疗会影响外观效果[352]。

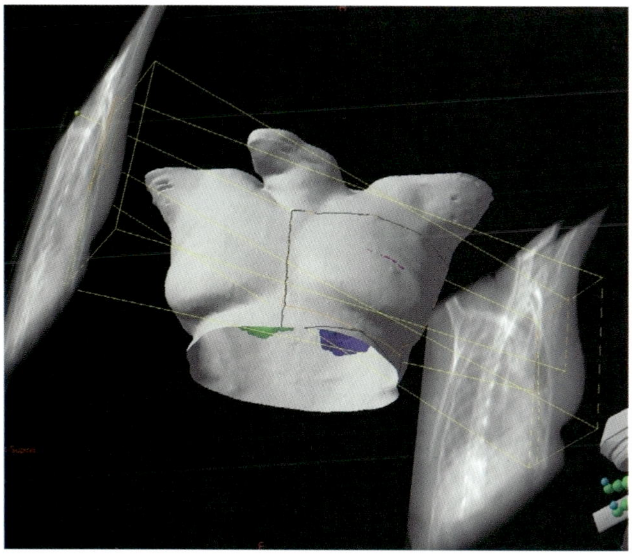

图 56.28　显示切线野照射的切线野与患者体表的投影。

部分治疗一定要使用楔形板或补偿滤波器，以获得乳腺剂量分布一致性(从乳腺顶部到胸壁剂量差异 5%~8%)。尽管传统的楔形板改善了乳腺中轴线剂量的均一性，但在上部和下部仍会有明显的不均匀。目前，随着多叶准直器和更多先进治疗计划技术，已能够通过使用各种各样的技术来优化整个乳腺剂量分布。图 56.35 简要描述了乳腺治疗计划中未经补偿的剂量分

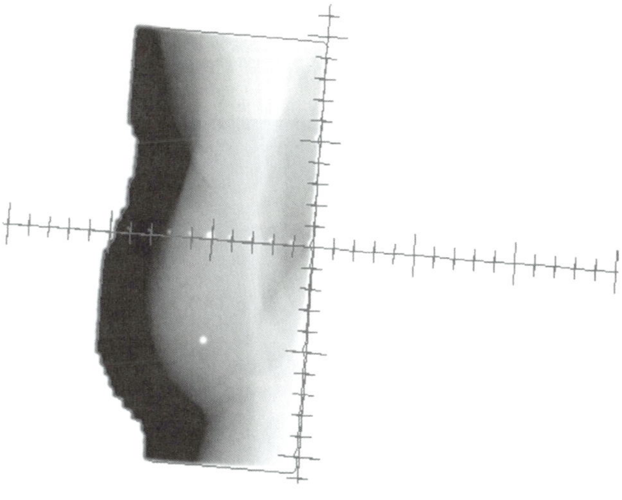

图 56.29　切线野照射时，切线野在体模和患者体表的投影。

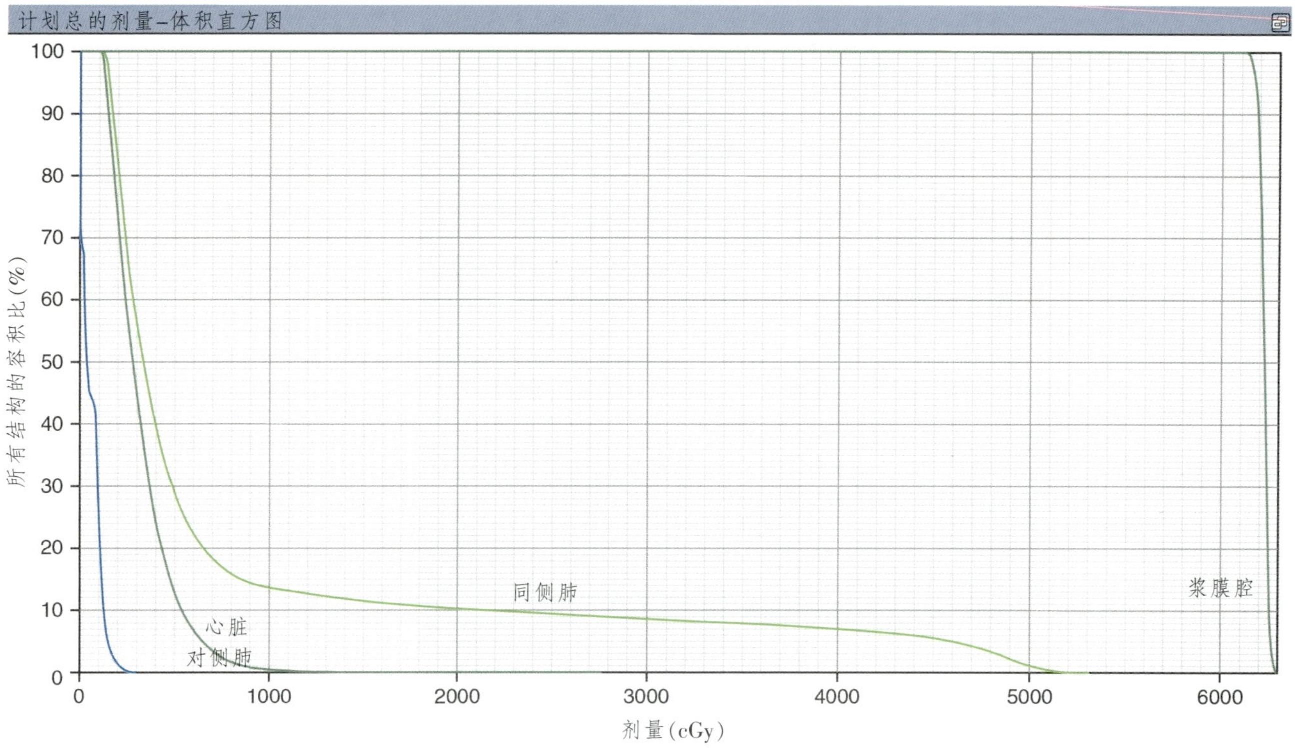

图 56.33 左侧乳腺癌外照射时剂量-体积直方图。

电子线加强对组织间插植

在电子线治疗广泛应用之前,组织间插植近距治疗或缩野光子束加强使用广泛。几个团体曾报道过使用组织间插植加强照射的经验,他们使用了高剂量率后装放射和低剂量率短暂插植等技术[706-715]。这一部分将深入探讨关于瘤床组织间插植的治疗技术。目前,大部分研究所喜欢使用电子线加量,因其操作相对简单,患者不需住院,成本低,节省了医师的时间,并且与 ^{192}Ir 插植相比效果更好。主要用于部分乳腺照射的单腔或多腔气囊导管也可以被认为是组织间插植技术。不同研究所中这两种加强技术的外观效果总结见表 56.37。

电子线加量照射

患者手臂伸向头部,使乳腺轮廓变平,也可稍做

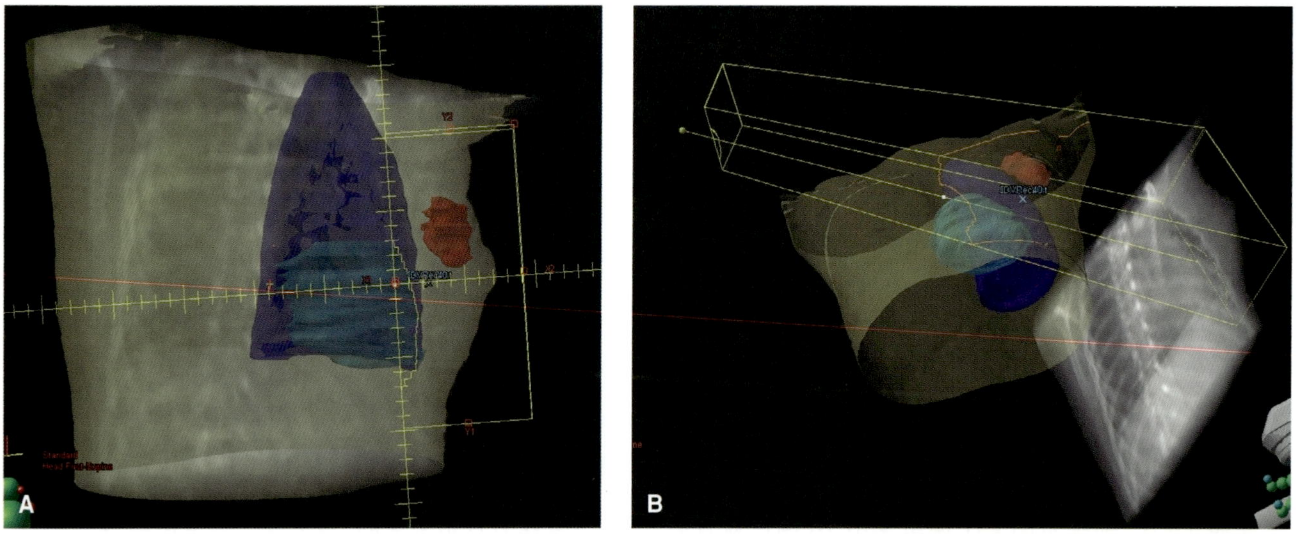

图 56.34 (A)左侧乳腺切线野加心脏挡铅,遮挡左心室免受照射。(B)乳腺上心脏挡块的投影遮挡了最少的乳腺组织。

旋转使瘤床与床面平行后加速器的头部能直对靶区。在电子线能量的选择上，要考虑其能覆盖的靶区深度（常在 9~16MeV 之间），可通过回顾患者的体格检查、乳腺 X 线摄影、超声、CT 或其他用以确定肿瘤位置和深度的影像学方法及金属夹等来确定。90%的处方等剂量线限于胸壁，以降低肺的剂量。电子线加量的临床计划包括标记乳腺肿块切除后的区域在皮肤上的投影，各方向外扩 2~3cm。

对于任何加量技术来说，精确确定靶区都是很重要的。方法从简单到复杂昂贵各不相同，例如超声和 CT 的靶区设定根据瘢痕来确定肿瘤切除后的腔隙[716,717]，其精确性已受到质疑。Oh 等[716]进行的一项研究中，30 例患者（31 个乳腺癌病灶）接受了连续治疗，全乳腺照射前和照射后使用了模拟 CT 扫描。用临床确定的边界来勾画 CT 乳腺靶区，根据金属夹、血肿的存在或其他手术改变来勾画手术腔隙靶区。使用手术瘢痕加 3cm 的边缘制订电子线加量计划，并对其覆盖范围加以分析。手术腔隙体积的减少（R）与距手术的时间（R=0.46；*P*<0.01）和体质量（R=0.50；*P*<0.01）呈负相关。以瘢痕为指导的假设计划未能充分包含 62%的治疗前 CT 和 53.8%的治疗后 CT 患者的手术腔隙。

金属夹是定位瘤床的理想方法[691,717,718]。这种方法

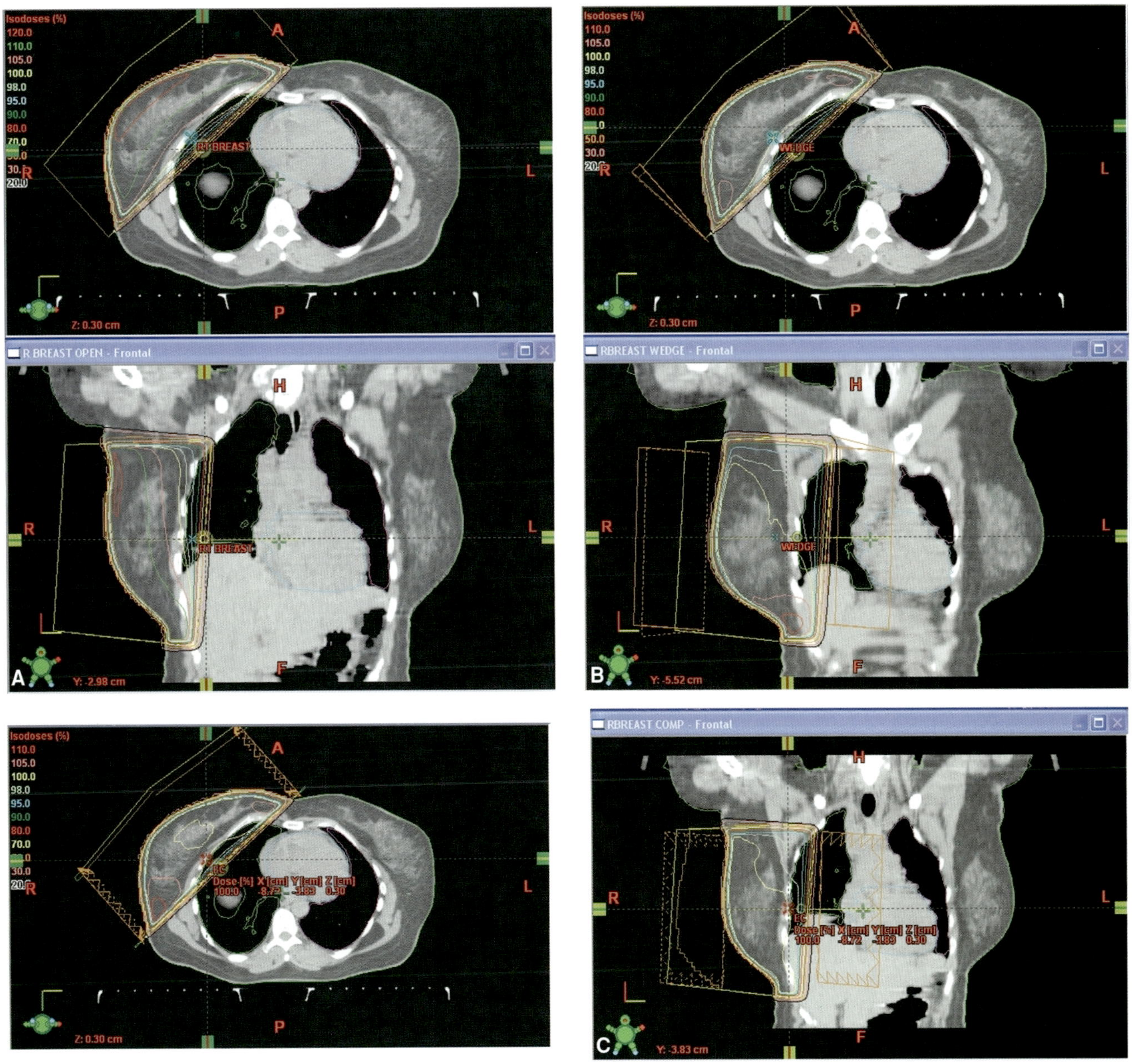

图 56.35　3 个乳腺治疗计划的等剂量线分布。(A)开放区显示不均匀性。(B)标准楔形板改善了中心轴剂量分布，但前下平面存在热点。(C)动态楔形计划在中心轴和前下平面的均一性。

需要外科医师的协作。尽管在理论上每个肿瘤切除后的腔隙都需要大量的金属夹来确定其范围,但在实践中6个金属夹就足够了(表面、深部、内侧、外侧、头侧、尾侧)。Denham等[719]报道的一项研究中,27例患者体内留置了外科的血管夹以标记手术腔隙的范围。这些血管夹的位置与患者所回忆的原肿块位置及手术记录和手术瘢痕所反映的位置差异很大。据估计,10/24(42%)的金属夹不在原位的患者可出现冠状面上切除腔的电子线不完全覆盖。金属夹在皮下的深度变化也很大。73%(19/26)的病例金属夹位于3cm或更深,仅19.2%的病例(5/26)金属夹与皮肤表面的距离≤2cm。使用9MeV电子线治疗的所有患者,26例可评价的患者中21例手术腔隙存在较重的剂量不足,占81%。使用12MeV电子线可改善42%(11/26)的患者的照射覆盖。

Fein等[718]报道的一项研究中,患者均为Ⅰ或Ⅱ期,采用保乳治疗;在556例患者的手术腔隙内放入金属夹,808例患者未放入。采用切线野进行乳腺照射后,原发肿瘤切除的部位用电子线进行加强(14~20Gy)。植入金属夹的患者10年精算乳腺复发率为11%,未植入者为5%(P=0.01)。研究发现,植入金属夹的患者有以下特点时乳腺复发率增高:无辅助治疗,手术切缘未知,无再切除,淋巴结病理阴性,原发肿瘤位于外侧。较高的乳腺复发率可能与某位外科医师有关,其患者的乳腺复发率为21%(P=0.01),而其他外科医师为6%;其患者的边缘情况不可知者占48%,而总体为10%(P=0.001)。作者们认为,手术标本染色不成功和边缘评价不充分不能通过放置金属夹或用CT勾画瘤床制订治疗计划来补偿。但在肿瘤切除区边缘使用金属夹来设计加量靶区方面,该研究没能显示任何受益。

超声检查能够提供活检腔隙的深度以及其他一些尺寸,从而用于设计电子线野的边界和选择照射能量[717,720]。30例患者使用超声检查来测量乳腺厚度,以确定加量照射的最适电子线能量。大部分患者的深度≤4cm,但有8例患者(32%)电子线能量高于12MeV,以便充分覆盖靶区深度。

CT引导的放射治疗设计应在治疗体位下进行。这种技术能够很好地确定胸壁的厚度,在勾画肿块切除腔隙方面与超声相似[717,720]。活检腔隙的勾画随着距离手术时间间隔的延长而变得越来越困难。联合使用金属夹和治疗计划性CT来确定电子线加量区域是最为理想的。在没有金属夹的情况下,用CT评价活检腔隙或术后改变并联合临床信息,包括乳腺X线摄影、瘢痕位置、手术报告和患者的花费,将为照射野的设置和电子线加量的能量提供精确的信息。

最近的一项多中心研究报道称,在保乳手术和全乳腺照射的乳腺癌患者的血清肿腔和危及器官的描述方面,不同观察者之间存在差异[721]。来自8个机构的9位乳腺癌放射肿瘤学专家,分别对相同的3例乳腺癌患者勾画靶区。他们得出结论:“对于所有相关结构来说,来自不同机构经验丰富的放射治疗专家对乳腺癌放射治疗靶区和危及器官的描述存在差异。”

为了减少这些差异,已经建立了血清肿腔的勾画指南;由英国哥伦比亚癌症中心制订的血清清晰度量表(SCS)和由斯坦福制订的腔视觉评分(CVS)[717,722]。两种评分系统都非常相似,区别在于SCS评分为0~5分,其中0分是不可见的血清肿腔,1分是瘢痕或阴影;CVS评分为1~5分,其中1分是不可见的血清肿腔,省略了瘢痕或阴影。2~5分在两种评分系统之间相对一致。

需要注意的是,这些分类系统都没有考虑手术中放置的金属夹与血清肿的关系。然而,作者和其他研究者早先的研究结果显示,外科手术在瘤床放置的金属夹提高了临床医师勾画血清肿靶区的精确度[723,724]。在Shaikh等[725]的研究中,与没有放置金属夹的患者相比,金属夹提高了平均CVS评分(2.5~3.5分)和医师勾画瘤床靶区的准确率。在加速部分乳腺照射(APBI)的患者中使用钛夹是英国IMPORT LOW(调强和部分器官放射治疗)试验的焦点[726]。该试验目的之一是明确临床医师之间对放射治疗计划中瘤床靶区勾画的差异。尽管没有对照组,但是在30例患者中22例(73%)金属夹对于术腔定位是必需的,而且有18例(60%)需

表 56.37 在保乳治疗中使用电子线和组织间近距加量照射的美容效果(好/很好)

研究	电子线	近距放射治疗	随访期
Fourquet 等[710]	39/52(75%)	48/68(71%)	3~7.3 年
Mansfield 等[704]	357/376(95%)	575/629(91%)	1 个月~12 年
Olivotto 等[711]	36/36(100%)	298/497(60%)	5 年
Perez 等[712]	366/449(81%)	97/129(75%)	3~20 年
Ray & Fish 等[713]	97/107(91%)	12/23(52%)	6~120 个月
Touboul 等[707]	104/126(82%)	91/148(61%)	29~139 个月
Vicini 等[708]	(90%)	(88%)	59.3 个月(中位)

要修改放射治疗野的边界。Dzhugashivili 等[724]最近的一项研究发现,在模拟定位 CT 图像中,金属夹可以使术腔范围更清晰;尤其在乳腺腺体致密的患者中更为明显,而不需要医师具备高水平的阅片能力。

区域淋巴管照射

乳腺或胸壁以及区域淋巴结的放射治疗在技术上是富有挑战性的,并且如前文所述,在乳腺癌治疗中这仍然是一个变化较大且有争议的问题。现有多种多样的技术、与照射野衔接有关的困难、患者间的解剖学差异、各种技术在何种情况下优先使用缺乏明确的证据,上述问题的存在导致了在区域淋巴结治疗方面尚缺乏共识。

Mansur 等[727]的一项研究强调了解剖学的差异。他们报道了 65 例乳腺癌患者在治疗体位采用容积扫描。根据横截面的淋巴结情况,对 IMN 和腋窝淋巴结区做了勾画。不同肋间 IMN 的深度不同,如果采用单一或不足的电子线能量来照射内乳野,会导致剂量的差异。但如果上臂外展>90°,腋淋巴结照射时通常会覆盖肱骨头的前部,但如果角度≤90°则不会。角度越大,肱骨头被排除于锁骨上野的部分越小。

Arthur 等[728]评价了覆盖完整乳腺与同侧淋巴结区的治疗技术。随机选择 5 例患者(3 例肿瘤位于左侧,2 例位于右侧)在治疗体位下进行 CT 扫描,以获得解剖学的大体情况。研究者们使用了用于治疗同侧乳腺、内乳淋巴结和锁骨上淋巴结的 3 种技术,并将其与标准切线野衔接的锁骨上野照射做了比较。研究发现,与标准切线野相比,所有覆盖 IMN 的治疗技术照射肺和心脏的体积至少要大 10%。因为较高的位置胸壁厚度以及 IMN 深度增加,如果 IMN 靶区延伸到内侧锁骨上野,则任何这一种技术都不能完全覆盖。

Goodman 等[729]评价了切线野、前野、后野和区域淋巴结的关系,区域淋巴结为腋窝Ⅰ~Ⅲ级淋巴结以及锁骨上淋巴结,其数据通过 55 例患者在仰卧位以 CT 检查获得。Ⅰ~Ⅲ级淋巴结的平均深度分别为 4.6cm、5.1cm 和 3.6cm。锁骨上淋巴结的平均深度为 3.9cm。9 例使用两个切线野治疗的患者,腋窝Ⅰ级淋巴结均在切线野照射范围内,有的还包括其他淋巴结。三野照射组,16 例患者的切线野均包含Ⅰ级淋巴结,有的还包含Ⅱ级淋巴结(8 例)。其中 8 例患者前野包含了Ⅲ级淋巴结和锁骨上淋巴结,另外 8 例患者Ⅱ、Ⅲ级淋巴结和锁骨上淋巴结被包含在了后野。锁骨上和腋窝淋巴结区域的深度变化很大。为确保应当照射的淋巴结群确实被照射,并降低对正常组织的照射,作者们建议应在照射区域被设定前在 CT 图像上勾画淋巴结群。从实践的角度讲,这种方法是否能获得比标准技术更好的局部控制还未被证明。

锁骨上淋巴结

锁骨上野的下界与切线野相衔接,通常恰好位于肋骨头的下方。内侧界过正中线 1cm,向上延伸,沿胸锁乳突肌的内侧缘达环甲膜。外侧界位于喙突水平的垂直线,恰好位于肱骨头内侧。该照射野外倾 10°~15°,以避开颈椎 (图 56.36)。锁骨上野的常规宽度为 7~9cm。在临床中,可将锁骨上野向外侧延伸以照射整个腋窝。图 56.36 显示了锁骨上野,锁骨上和腋窝Ⅰ、Ⅱ和Ⅲ级淋巴结已被勾画出。Ⅰ级淋巴结和部分Ⅱ级淋巴结通常被包括在切线野中;Ⅲ级和锁骨上淋巴结通常由锁骨上野覆盖。

锁骨上野照射的总剂量为 46~50.4Gy,每天 1.8~2Gy (剂量计算参考点为皮下 3cm),每周 5 次。对于肥胖患者,用超声或 CT 治疗计划评价淋巴结的深度有利于保证靶区接受足够的剂量。对于那些靶区深度>3cm 的患者,可考虑高能光子线或对穿照射。

腋窝淋巴结

淋巴结阳性患者或腋窝未行清扫及清扫不够充分的患者,在使用腋窝照射时,锁骨上野向外侧扩展,至少覆盖 2/3 的肱骨头,图 56.36 对此做了说明。锁骨上野照射腋窝中平面的剂量计算点大约在锁骨中部前方 2cm 处。这取决于剂量分布和患者的解剖,可考虑由 Wang 等[730]建议的后野或前野加量。

腋后野加量

关于腋后野加量的必要性尚存在大量争议。Bentel 等[731]质疑了其对于大部分患者的必要性。49 例患者在治疗体位行治疗计划 CT 扫描,用 CT 测量了锁骨上和腋淋巴结的最大深度,并确定了锁骨上和腋淋巴结的深度与患者直径的关系。对于前野,研究者们计算了使用 6MV 光子线时的锁骨上和腋淋巴结的相对剂量。如果只用前野、6MV 光子线照射锁骨上和腋窝淋巴结,则 53%的患者的腋窝剂量在锁骨上剂量±5%之内,90%的患者(44/49)腋淋巴结的剂量是锁骨上淋巴结剂量的 90%或以上。作者们认为,如果腋淋巴结和锁骨上淋巴结较深,则使用较高能量的射线或前后

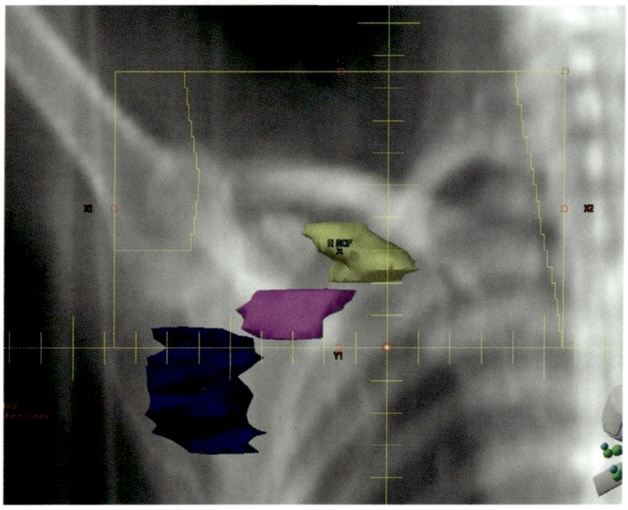

图 56.36 锁骨上野和腋窝野及其边界。Ⅰ、Ⅱ和Ⅲ级淋巴结已在图中标出。注意,本例中Ⅰ级淋巴结主要包含在切线野中。

对穿照射锁骨上、腋窝野可能更为合理。

腋后野加量可用于补充腋窝的剂量。在锁骨上野照射结束时,腋窝中平面的剂量可由腋后野补充,如图 56.37 所示。或者,用 CT 治疗计划勾画腋窝,因为各个患者间腋窝距皮肤的深度(从前到后)各不相同,可以相应调整其补充描述点。如果确定剂量不足,则可采用由 Wang 等[730]建议的后野或前野加量。如果使用腋后野加量,照射野边界如下:内侧边界可允许 1.5~2cm 的肺包含在照射野之内。下界与锁骨上野的下界在同一水平,外侧界刚好挡住腋后襞,上界分开锁骨,外界遮挡或分开肱骨头。腋窝中平面的补充剂量通常使总剂量达到 46~50Gy(2Gy/d)。治疗时,缩野补量照射 10~15Gy。

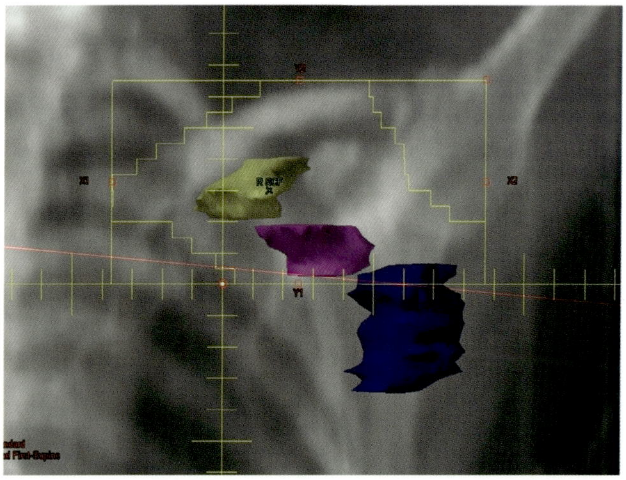

图 56.37 采用腋后野补充腋窝中平面的剂量。注意包含少量肺,肱骨头挡铅(尽可能)。

如果未发现锁骨上淋巴结存在风险,可能不必总用单独的腋窝野来照射腋窝。Schlembach 等[520]进行的 1 个研究中,39 例患者在腋窝使用了金属夹,结果发现,在使用切线野时,照射野的尾侧边界距肱骨头 2cm 以内,距胸壁与肺交界面 2cm 深,包括大部分Ⅰ级和Ⅱ级淋巴结(图 56.38)。

内乳淋巴结

内乳淋巴结(IMN)照射的受益是一个尚未解决的问题,因为在这一部位的临床失败很少见,并且大部分存在风险的患者使用了辅助治疗[547,552]。IMN 难以治疗,因为它们的确切位置通常不确定,包含它们的照射野常需照射更多的正常组织[732,733]。已使用的几种技术中,最常用的是与切线野衔接的直接前野,这种技术被用于乳腺切除后的放射治疗,它增加了心脏和肺组织在照射野内的体积。使用这种技术时,整个乳腺勾画的增多影响了剂量测量,这可能会影响 4~5cm 深

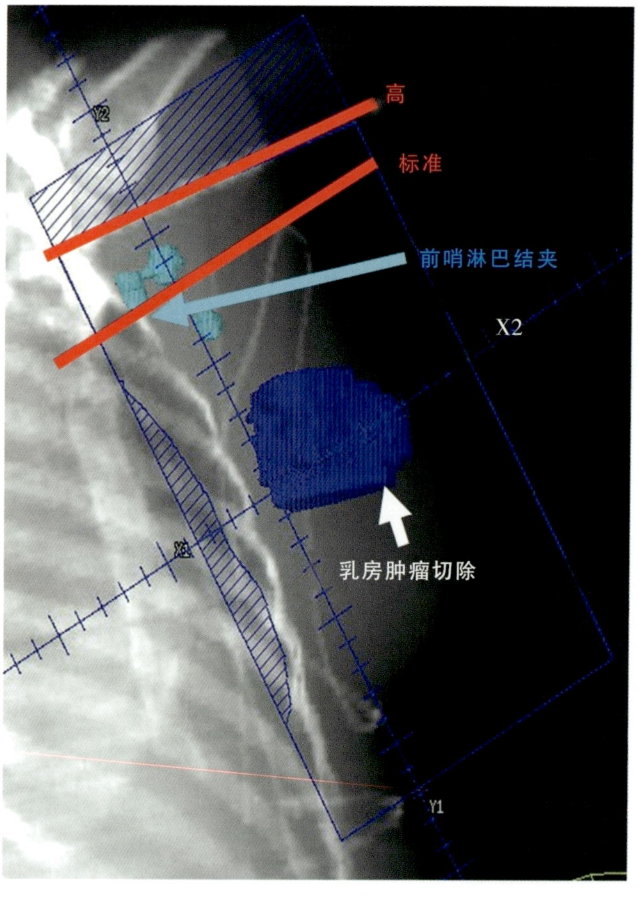

图 56.38 "高"切线野覆盖Ⅰ级和部分Ⅱ级淋巴结。照射野的尾侧缘距肱骨头 2cm 以内,前缘距肺-胸壁界面约 2cm,这种技术可覆盖大部分的Ⅰ级和Ⅱ级淋巴结。

的传统剂量描述点，并且可能妨碍与乳腺切线野的衔接。在切线野内包含 IMN(宽或深切线野)可能显著增加受照射的肺和心脏的体积，并且通常还会包括对侧乳腺的一部分。

内乳野的内侧界是正中线。外侧界通常位于正中线的外侧 5~6cm。上界毗邻锁骨上野的下界，下界高于或等于剑突水平。如果只要照射 IMN，照射野的上界应位于第 1 肋间 (锁骨头的上界)。照射野设置好后，以斜入射与内侧切线野衔接(图 56.39)。

内乳野的照射剂量(45~50Gy，1.8~2Gy/d)是按照表皮下 4~5cm 的剂量参考点来计算的(取决于前胸壁的厚度，最理想的是用 CT 定位来确定)。对于所有或大部分的 IMN 照射来说，细致的个体化治疗计划和能量适当的电子线的使用是降低肺暴露剂量的必要措施。为了不伤害下面的肺、纵隔和脊髓，12~16MeV 的电子线适应于部分治疗，例如用 4~6MV 的光子线照射 14.4~16.2Gy，用电子线照射 30.6~32.4Gy。

避免照射野衔接的 1 个解决办法是使用部分扩大切线野技术来照射内乳淋巴结链[734]。尽管 IMN 可以

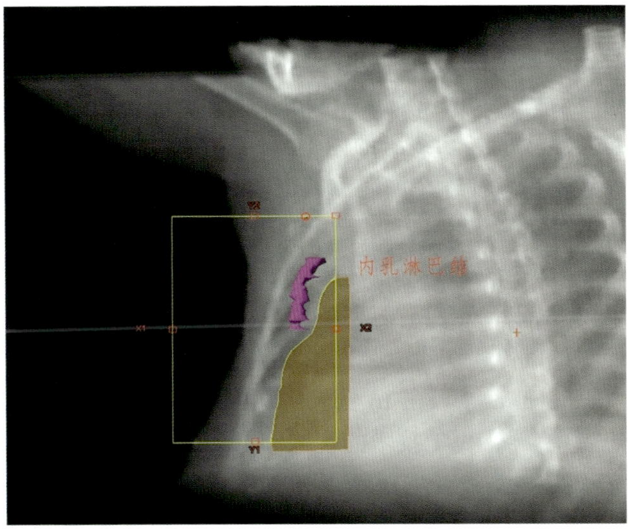

图 56.40 覆盖内乳淋巴结链的 PWT 区域。这一切线野的内侧界超过对侧 2~3cm，以包括内乳淋巴结链。在第 4 肋间下方挡铅，以减小肺和心脏的暴露剂量。该照射野在患者体表的投影显示使用这一技术能够充分覆盖所涉及的乳腺和胸壁。但在对侧乳腺的上部可能有少量的重叠。

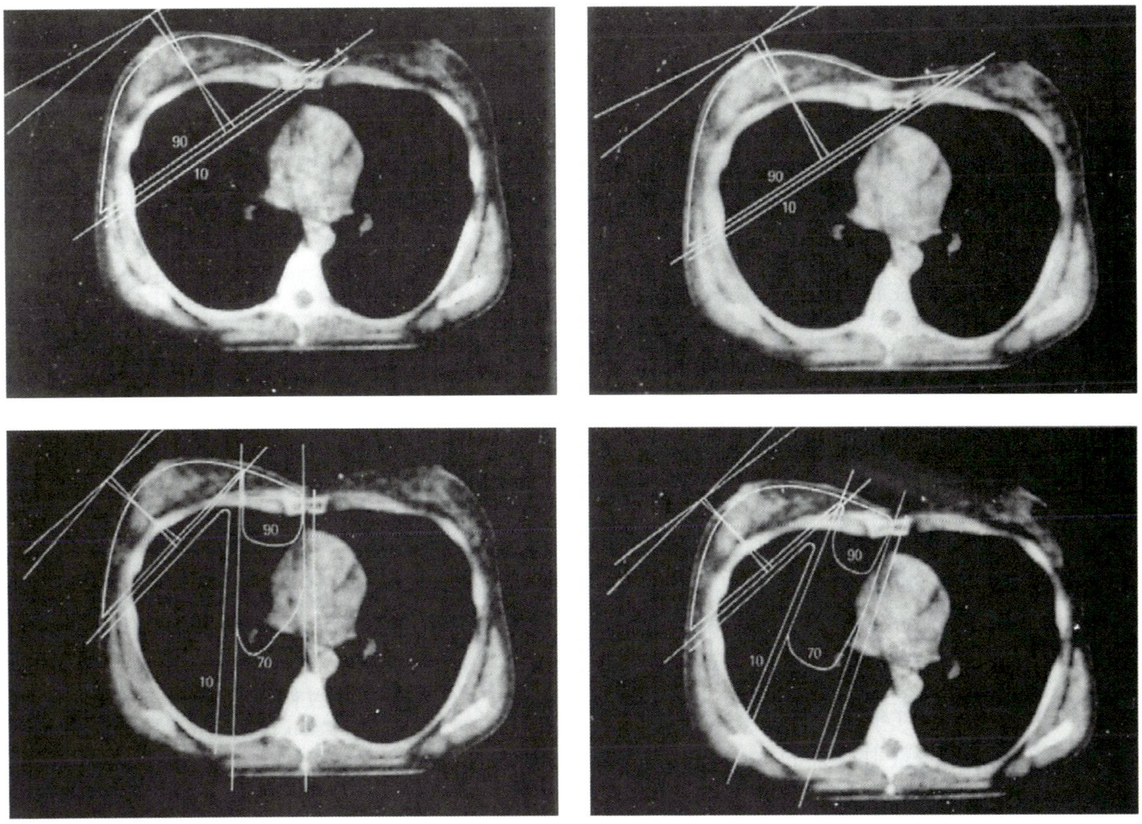

图 56.39 乳腺照射：照射野配置和 6MV 光子线的等剂量线。(A)“标准切线野”技术。(B)深切线技术。(C)正向内乳野技术(IMF)。(D)20° IMF 技术。(From Roberson PL, Lichter AS, Bodner A, et al. Dose to lung in primary breast irradiation. *Int J Radiat Oncol Biol Phys* 1982;9:97-102, with permission from Elsevier.)

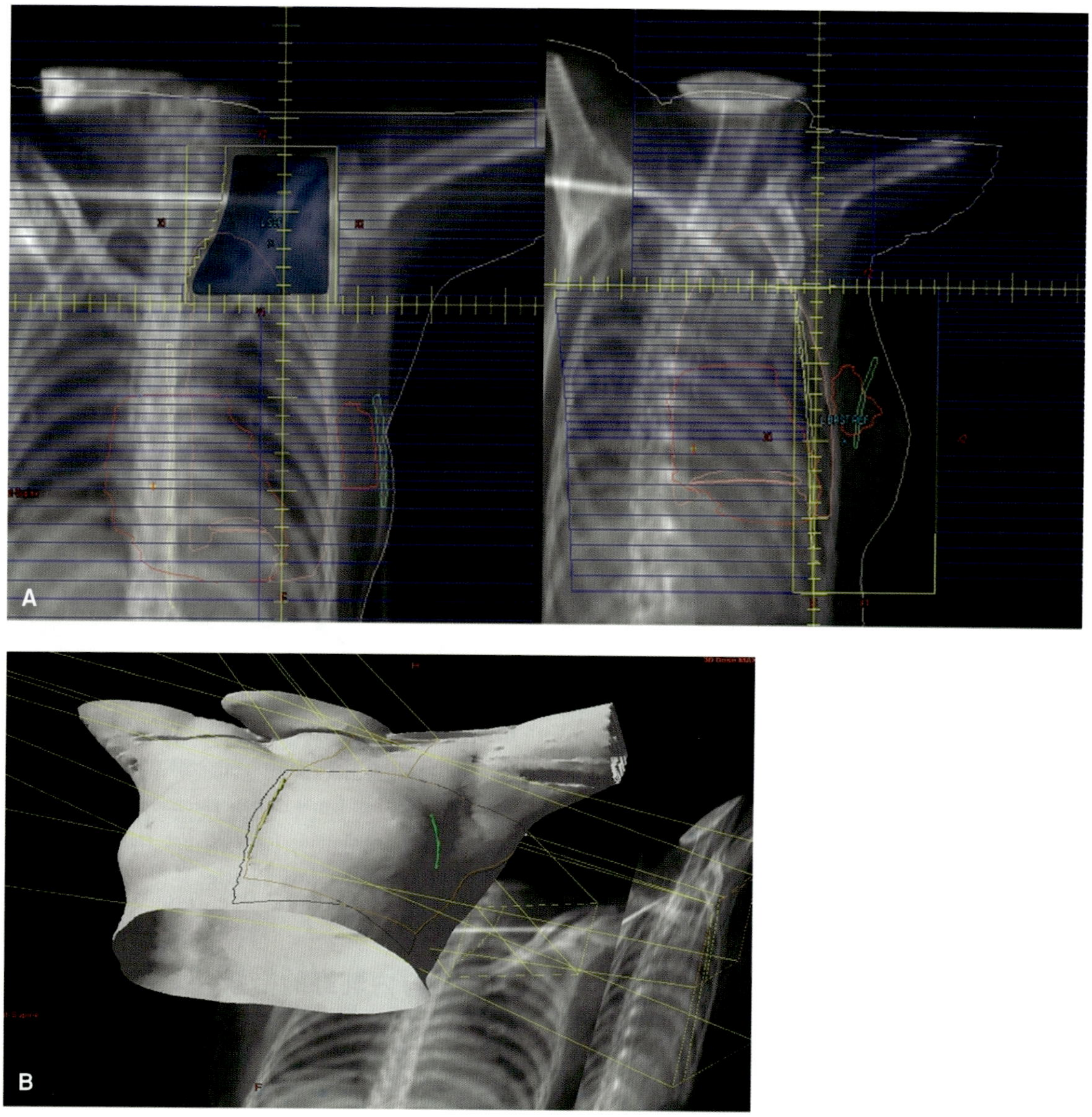

图 56.44 (A)单一等中心衔接技术。在锁骨上野和切线野衔接时使用了单一等中心技术。锁骨上照射时射线束的前部被遮挡，切线野时上部被遮挡，不移动等中心就可获得理想的衔接。如图所示，引入挡块以遮盖心脏和肺。应慎重核查以确定挡块遮挡心脏/肺，而不挡住靶组织。(B)照射野在患者体表的投影显示锁骨上野和切线野衔接良好。

巴结，从而避免衔接(图 56.43C)。Woudstra 和 van der Werf[738]描述了一种技术，该技术使用内乳野的斜入射与相邻的内切线野方向相衔接，这样可使两野汇合点的剂量分布更为均一(图 56.45)。对于保乳治疗的患者来说，PWT 区域的 1 个潜在优点是它避免了在乳腺组织上的衔接问题。

对侧乳腺的照射剂量

对侧乳腺癌的照射剂量是 1 个很有研究价值的问题，因为散在的射线有潜在的长期致癌作用。关于对侧乳腺癌风险的资料在后面将深入探讨。尽管使用现代化的技术使这种风险减小了，但其目标是将不在靶区内的所有正常组织的剂量尽可能降至最小。Fraass 等[739]测量了 16 例用 6MV 光子线切线野治疗的患者对侧乳腺的照射剂量，并进行了仿真测量。在典型剂量即 50Gy 时，对侧乳腺接受了 0.5~2Gy 的照射。使用切线野只会导致更多的剂量照射到对侧乳腺表面，而在使用切线野之外使用内乳野乳腺，较深部的剂量会增高。在使用内切线野治疗时，将 2.5cm 厚的铅板置于对侧乳腺之上，可将对侧乳腺的剂量降低至原始值的 35%。相同的挡铅措施如果用于外切线野则无保护作用。作者们推荐，在外切线野照射时应尽可

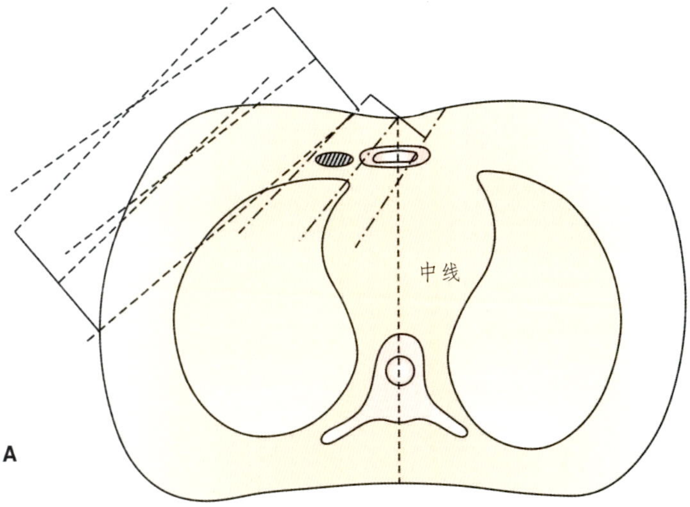

A

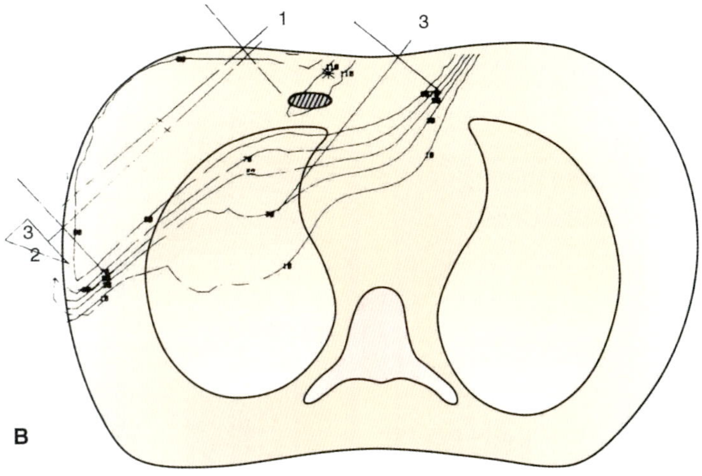

B

图 56.45 (A)斜入射电子束与常规切线束相衔接。(B)斜入射电子束与切线束最佳衔接的等剂量表现。靶区附有 90%等剂量线(等于 40.5Gy)。电子线,16MeV;光子线,6MV。(From Woudstra E, van der Werf H. Obliquely incident electron beams for irradiation of the internal mammary lymph nodes. *Radiother Oncol* 1987;10:209-215, with permission from Elsevier.)

能使用楔形板,以降低对侧乳腺的剂量。

美国的一项研究已证明,对侧乳腺接受的大部分散在剂量源于准直器和加速器的配件,通过增加放射源与患者皮肤的距离能够使之显著降低[740]。因此,等中心源皮距技术是可取的。在胸壁靶区勾画后使用半区域挡块(分束器)或者效果更好的独立主动准直器结合相匹配的分束器以及多叶准直器(MLC)都有助于降低对侧乳腺的剂量。

Kelly 等[741]回顾性研究了使用 4 种不同技术行乳腺切线野照射时对侧乳腺的剂量。剂量最高者为半束照射加挡铅(不管楔形野的比例)。其他技术的剂量范围相似,总剂量最低者为非对称性准直器不用内楔形板。

这种对侧乳腺无意中接受辐射的临床意义是不确定的,因为许多研究者发现,放射治疗原发乳腺癌后对侧乳腺恶性肿瘤的风险并未增高[23,93,678,742]。

三维适形或调强放射治疗

标准反切线野加合理使用楔形板来优化剂量均一性分布,这仍然是全乳照射最常用的方法。也有大量关于三维适形(3D-CRT)和调强治疗(IMRT)乳腺癌的优点的报道。从理论上说,3D-CRT 使接受较高剂量的正常组织体积减小,靶区剂量增加,靶区包括肿瘤和少量正常组织。IMRT 能进一步改善靶区和非靶区组织间的剂量分布,但也可能增加受低剂量照射的组织的体积。在 Hall 和 Wuu[628]的综述中,他们认为 IMRT 可能增加第二次恶性肿瘤的风险,患者必须认真权衡可能的受益和这些先进技术的局限性。

Solin 等[743]用多节段 CT 扫描为 2 例患者设计了 38 个三维治疗计划,并比较了多种剂量分布。乳腺不均一剂量的范围为 5%~10%。^{60}Co 与 6MV 光子线相比,剂量更不均一,在肿瘤剂量覆盖上改善轻微。相比之下,15MV 光子线在阴影深度的肿瘤覆盖明显较差,但可稍减低热点的剂量。研究者没能发现哪一种射线束安排与标准切线野相比改善了剂量分布。

Vicini 等[744]报道了 281 例患者使用多段静态 MLC 对整个乳腺进行调强放射治疗。图 56.46 显示了具有

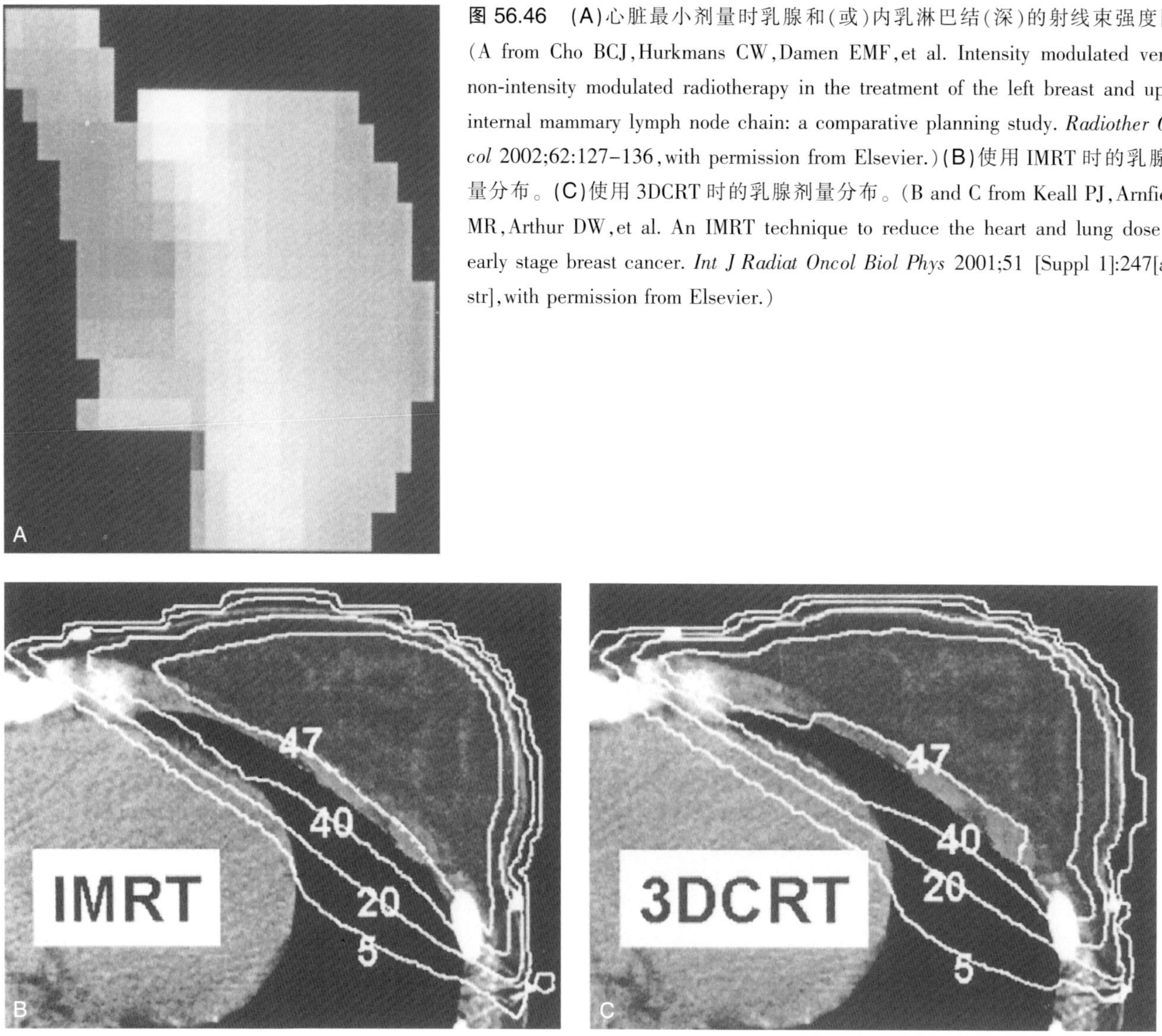

图 56.46 (**A**)心脏最小剂量时乳腺和(或)内乳淋巴结(深)的射线束强度图。(A from Cho BCJ, Hurkmans CW, Damen EMF, et al. Intensity modulated versus non-intensity modulated radiotherapy in the treatment of the left breast and upper internal mammary lymph node chain: a comparative planning study. *Radiother Oncol* 2002;62:127-136, with permission from Elsevier.) (**B**)使用 IMRT 时的乳腺剂量分布。(**C**)使用 3DCRT 时的乳腺剂量分布。(B and C from Keall PJ, Arnfield MR, Arthur DW, et al. An IMRT technique to reduce the heart and lung dose for early stage breast cancer. *Int J Radiat Oncol Biol Phys* 2001;51 [Suppl 1]:247[abstr], with permission from Elsevier.)

代表性的剂量分布。接受 105%处方剂量的乳腺中位体积为 11%(0%~67.6%)。接受 110%处方剂量的乳腺中位体积为 0%(0%~39%),接受 115%剂量者同样为 0%。只有 3 例(1%)发生Ⅲ级毒性反应。94 例患者(共分析了 95 例患者)12 个月的外观效果为很好或好,占 99%。未发现皮肤毛细血管扩张症、明显的纤维化或持续性乳腺疼痛。研究者们认为,使用静态 MLC 技术的 IMRT 进行切线野全乳照射是获得整个乳腺均一、标准化剂量的一种有效方式,广泛使用这种技术能降低临床资源的负担并减少时间限制。如图 56.47 所示,Dunst 等[745]对比优化 IMRT 和3D-CRT,可以发现,IMRT 使心脏、肺和对侧乳腺的剂量轻度降低。

一项关于保乳治疗的研究中,行全乳照射的 358 例患者被随机分组,分别行用标准楔形板乳腺放射治疗和 IMRT。由于 IMRT 技术改善了均一性,IMRT 组湿性脱皮的程度明显较轻[746,747]。在乳腺癌 IMRT 的另一项随机试验中,306 例女性被随机分配到两组,楔形板切线野标准治疗组和 IMRT 组。标准治疗组的照片外观改变的可能性为 IMRT 组的 1.7 倍[748]。在未来的几年中,由于技术的迅速发展,关于早期乳腺癌放射治疗的进一步随访和研究将迅速发展。

"IMRT"这一术语在乳腺癌治疗方面有许多用法,辨别这些用法是很重要的。在一些研究中,IMRT 是指一种没有预设切线野机架角度改变的三维剂量补偿方法。在这种情况下,剂量分布改善了,但适形性没有加强。相应的,其他器官的低剂量照射不再是问题。其他情况下,IMRT 的目的是通过使用多种照射角度改善高剂量区的适形性,这便增加了接受低剂量照射的正常组织的体积。

加速部分乳腺照射

对于浸润性乳腺癌患者,目前的标准疗法仍然是保乳手术后全乳腺照射[749]。大量随机试验和荟萃分析现已证明,除部分年长女性以外,不加用放射治疗将有损于局部控制,并在较小的程度上增加乳腺癌相关的死亡率。对于一些患者,由于每天放射治疗所需要的时间以及交通问题使为期 6 周的疗程并不那么现实。为解决这一问题,大量的加速治疗已发展起来,并且短期研究已证明这种疗法安全、有效[633]。这些方法包括多管组织间插植,可由一中心放射源后装机的单球囊施源管(MammoSite),并将其置于手术腔隙中,体外射线适形部分乳腺照射和术中单剂量照射。尽管这些技术各不相同,但它们共同的策略是只对肿瘤切除区周围较小体积的乳腺组织进行照射,使用稍大的分割剂量短时间内进行照射。这种方法的理论基础是,大部分的乳腺复发发生在肿块切除区或其周围。对乳腺切除标本的病理研究证明,随着与原发肿瘤间距离的增加,亚临床显微病灶的可能性降低[102,103,222,298,391,663,750,752]。尽管早期研究明确证明加速部分乳腺照射具有可行性且毒性反应可接受,但尚没有一项随机试验证实这种方法与全乳照射疗效相同。有几项随机试验正在进行中,它们将有助于回答下面这个问题:对于部分患者来说,该疗法是否等于全乳照射。目前,NSABP-39/RTOG-0413 试验尚在进行中,这是一项大样本的研究[753]。尽管几年内我们都无法获得这一试验的成熟结果,但它将有助于为这一疗法选择合适的患者。表 56.38 总结了关于部分乳腺照射正在进行中的随机试验。NSABP-RTOG 试验选取了 4300 多例早期乳腺癌患者(包括 DCIS),将其随机分组,接受全乳腺照射或加速部分乳腺照射。该试验允许使用三种部分乳腺照射技术中的任何一种,即组织间近距放射治疗,MammoSite 球囊施源器后装放射治疗和体外射线适形治疗[663]。这些技术的选择基于医师和(或)患者的喜好,优先于随机化。体外射线适形治疗的患者分割剂量稍高(3.85Gy 对 3.4Gy),这三种技术平均每天照射 2 次,共照射 10 次,总剂量 38.5Gy 或 34Gy,照射 5 天。下面将探讨部分乳腺照射的这几种技术。

多管组织间插植技术

多管插植最初被用作(现在仍在沿用)全乳照射后的局部加量,人们在这一方面经验也是最多的[754-756]。如图 56.48 所示,通常将多个施源管间隔 1.0~1.5cm 放置,施源管和平面的总数取决于大小、范围和靶组织的形状。通过使用图像引导技术对其进行改进,这种方法更加适应于乳腺内的大部分腔隙和位置。但由于其复杂性、使用者依赖以及后勤问题,与 MammoSite 施源器治疗(下文将描述)和体外照射治疗相比,该技术的使用不太广泛。

最近,Kuske 等[757]报道了 RTOG-95-17 试验的结果,这是加速部分乳腺照射(APBI)的 Ⅰ 期和 Ⅱ 期研究,研究涉及 99 例早期乳腺癌患者,均使用了多平面多管插植技术。该研究的入组标准包括:浸润性非小叶型乳腺癌,乳腺肿块切除后肿瘤直径<3cm,切缘阴性,腋窝淋巴结清扫发现 0~3 个阳性淋巴结且无包膜外侵犯。这些患者接受低剂量(LDR)APBI(45Gy,3.5~5 天)或高剂量(HDR)APBI(34Gy/10F,2 次/天,共 5 天)。化学治疗和(或)他莫昔芬的使用由治疗医师决定。这 99 例患者中,33 例采用 LDR 治疗,66 例采用 HDR APBI 治疗。66 例 HDR APBI 治疗者中 2 例(3%)出现 3 及或 4 级毒性反应。33 例 LDR 治疗者中,3 例(9%)在近距治疗过程中出现 3 级或 4 级毒性反应。无患者发生晚期 4 级毒性反应,LDR 组 3 级毒性反应的发生率为 18%,HDR 组为 4%。

Vicini 等[227]报道了 133 例早期乳腺癌患者,采用乳腺肿瘤切除加腋淋巴结清扫,之后进行插植(99 例 LDR,34 例 HDR)治疗瘤床,对照组患者均来自同一研究所,采用体外射线照射治疗。每例患者的施源管数量范围为 11~18(中位数 16)。肿瘤直径为 0.1~3cm(中位数位 1.1cm),切除边缘>2mm。采用 LDR 插植治疗的患者在大于 96 小时的住院期间内接受 50Gy 放射治疗,采用 HDR 插植者接受 32Gy/8F 放射治疗,每天 2 次,不需住院,疗程大于 4 天。体外照射组的中位随访期为 5.7 年,近距放射治疗组为 3.2 年。未发现局部或区域治疗失败,只有 HDR 组的一例患者远处失败。未发现明显后遗症,98%的患者美容效果好/很好。体外照射组与单纯近距治疗组相比,同侧乳腺的 5 年精算率(3%对 0%;P=0.17)和局部复发率(4%对 0%;P=0.37)无统计学差异。最近,该研究报道了一项随访 12 年的更新数据显示,局部复发率(3.8%对 5.0%,P=0.40),区域复发率(0%对 1.1%,P=0.15),无病生存率(87%对 91%;P=0.30),病因特异性生存率(93%对 95%;P=0.28)或总生存率(78%对 71%;P=0.06),在 WBI 与 APBI 之间均没有统计学差异[758]。

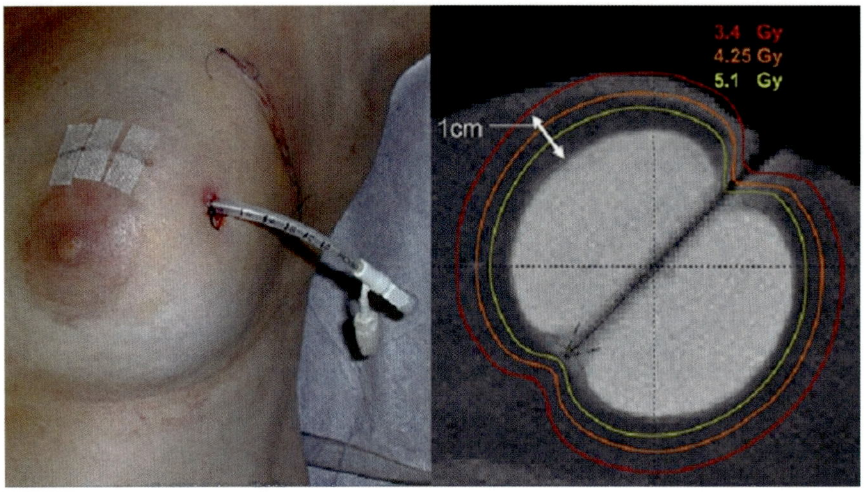

图 56.47 使用 MammoSite 乳腺近距照射设备进行部分乳腺照射。(From Arthur DW, Vicini FA. Accelerated partial breast irradiation as a part of breast-conservation therapy. *J Clin Oncol* 2005;23:1726–1735, Reused with permission. ©2012 American Society of Clinical Oncology. All rights reserved.)

表 56.38 加速部分乳腺照射的随机试验

研究所/试验	病例数	对照组	试验组
NSABP B 39 RTOG 0413	3000	WB 50~50.4Gy 加强+/–10~16Gy	1.插植近距治疗,或 2.MammoSite™ 施源器治疗,或 3.3D 适形 EBRT
国立肿瘤研究所 (布达佩斯 匈牙利)	570	50Gy WB	1.插植近距治疗(5.2Gy × 7),或 2.电子线(50Gy)
欧洲近距治疗乳腺癌 GEC-ESTRO 工作组	1170	WB 50~50.4Gy 加强+ 10Gy	只近距治疗 HDR 32.0Gy/8F HDR 32.3Gy/7F PDR 50Gy
欧洲肿瘤研究所(ELIOT)	824	WB 50Gy + 加强 10Gy	术中单分割 EBRT 21Gy ×1
HDR 伦敦大学(TARGIT)	1600	WB RT(每中心)+加强	术中单分割 EBRT5 Gy ×1
加拿大试验(RAPID)	2128	WB RT 42.5Gy/16 次或 50Gy/25 次	3DCRT 38.5Gy/10 次
英国研究理事会 Import Low 试验	1935	WB 2.67Gy×15	PBI 2.67Gy×15

WB,全乳腺; EBRT,电子线放射治疗;HDR,高剂量照射;PDR,脉冲剂量率;CRT,适形放射治疗;PBI 部分乳腺照射。

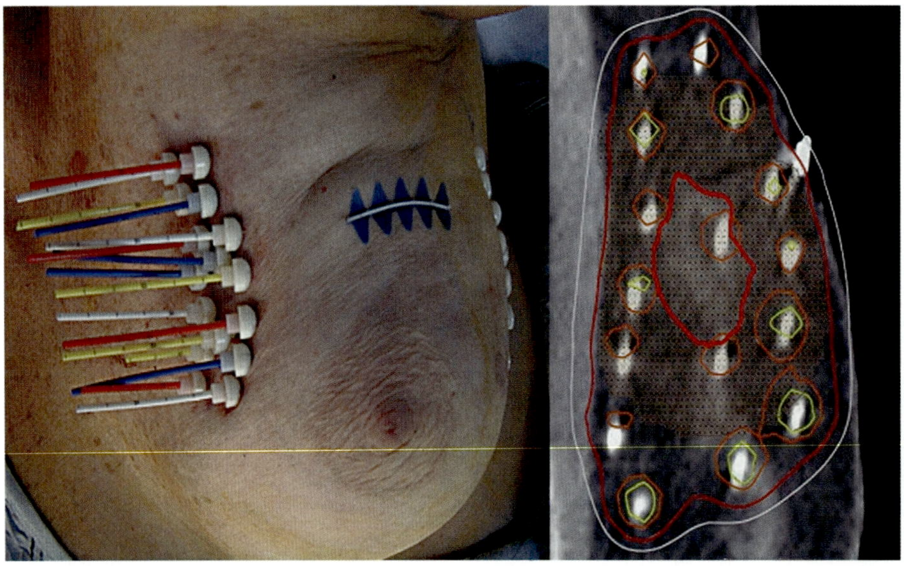

图 56.48 使用多平面插植技术的部分乳腺照射。(From Arthur DW, Vicini FA. Accelerated partial breast irradiation as a part of breast-conservation therapy. *J Clin Oncol* 2005;23:1726–1735, Reused with permission. ©2012 American Society of Clinical Oncology. All rights reserved.)

Arthur 等[759]研究中 26 例患者使用 HDR 近距放射治疗(34Gy/10F,2 次/天,疗程大于 5 天),18 例患者使用 LDR 治疗(45Gy,剂量率 0.45~0.50Gy/h)。中位随访期 31 个月 (11~61 个月), 所有患者均获得局部控制。近距放射治疗后接受多柔比星治疗的患者在随访 12 个月(中位)后,42%(6/14)的患者发生累及插植区上方皮肤的回忆反应。多变量分析显示,回忆反应(P=0.0007)和 LDR 近距放射治疗(P=0.04)是纤维化和毛细血管扩张症的显著性预测值。

Wazer 等[760]报道了一项多中心研究的Ⅰ、Ⅱ期结果,主要内容为 HDR 近距离治疗技术的 APBI,共 33 例患者参与了该研究。入组条件包括:T1、T2、N0、N1(阳性淋巴结数<3)期病变,无远处转移,组织特点为非小叶型,手术切缘阴性,无淋巴结包膜外侵犯,切除后乳腺 X 线摄影显示阴性。治疗采用了高活性的 ^{192}Ir(3~10Ci),总剂量 34Gy,分割剂量 3.4Gy,每天 2 次,连续治疗 5 天。肿瘤大小平均为 1.3cm,55%的患者有广泛性导管内癌成分。3 例患者腋窝淋巴结阳性。该研究采用 RTOG 后期放射损伤评分标准。8 例患者在 HDR 近距离放射治疗完成 7.5 个月(中位数)后发生临床明显的脂肪坏死。与 3 级或 4 级毒性反应显著相关的变量只有放射源的位置和被包入等剂量线的组织体积。在最短 18 个月的随访后,国际外观评分结果为:差,1 例;一般,4 例;好,5 例;很好,24 例。1 例患者被确诊为同侧乳腺复发。

Mammosite施源器后装治疗

MammoSite 是加速部分乳腺照射的一种技术,由于其简单并且不依赖于使用者的经验,目前已被广泛使用[351,663,761,762]。这种技术使用了单球囊施源管,手术时或术后经皮穿入将其导入肿瘤切除区。在 NSABP/RTOG 临床试验中,肿瘤切除后的切缘和淋巴结情况明确后,患者才能被随机化分组,因此这些装置必须在术后植入。如图 56.48 所示,施源管位于一远端球囊中部,一旦球囊充盈,施源管便进入手术腔隙。合适的安放要求球囊对称、球囊表面对手术腔隙的顺应性良好、球囊表面距皮肤的最小距离大于 5mm(大于 7mm 最理想)。通过一高剂量率的后装系统对距离球囊表面 1cm 的区域进行照射。该技术是正在进行的随机试验所使用的三种技术中的一种,处方剂量 3.4Gy,距离 1cm,总剂量 34Gy,每天 2 次,疗程 5 天。

该技术的早期经验表明这种技术是很有前途的,正在进行中的随机试验结果将有助于辨别适用于该疗法的患者。美国外科医师学会 MammoSite 登记试验是关于这一技术最为丰富的经验探索,在 87 项研究所接受治疗的 1419 例患者参与了该试验[351,763,764]。这是一项非随机单组登记临床试验,前瞻性收集关于 MammoSite 施源管近距离乳腺照射的临床资料。他们报道,接受 APBI 的 1237 例患者(占受试人数的 87%)中 95%接受处方剂量 34Gy/10F,距离 1.0cm 的照射。浸润性乳腺癌患者中 91%(977/1068)淋巴结阴性,所有患者中 99%切缘阴性。患者的中位年龄为 65 岁。554 个施源管在肿瘤切除术中植入开放的手术腔隙,占 45%;683 个施源管术后植入,占 55%。距皮肤的中位距离为 10mm(2~75mm)。在 5 年时,37 例(2.6%)出现 IBTR,5 年精算率为 3.80%[炎性乳腺癌(IBC)为 3.86%,DCIS 为 3.39%]。对于 IBC、年轻(<50 岁;P=0.0096)和阳性边缘状态的患者,阴性 ER 状态(P=0.0011)是 IBTR 与临床、病理或治疗相关的唯一变量,而对于 DCIS 患者,则是阳性切缘状态是唯一变量

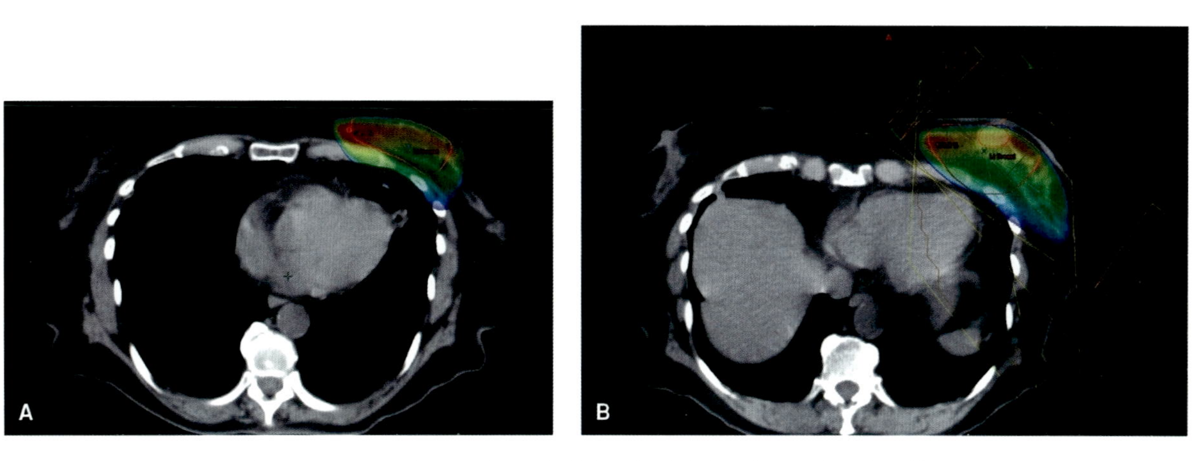

图 56.49　(A)和(B)使用体外射线适形照射技术进行部分乳腺照射。

(P=0.0126)。在60个月(n=371)时具有良好或极好美容效果的乳腺的百分比为90.6%。作者得出结论，APBI使用MammoSite装置5年后可取得良好的治疗效果、美容效果和毒性反应，这与采用其他形式APBI报道的数据相似。

体外射线适形照射

尽管体外射线适形照射最近才发展起来，但它是正在进行的随机试验中应用最广泛的一种技术[217,765,766]。最新资料表明，随机试验中70%以上的患者选择三维适形技术。这种技术被广泛接受可能是因为它完全不具有侵入性并且能产生均匀的剂量分布。正在进行中的试验多使用仰卧位，但也有学者主张使用俯卧位加速乳腺照射[217,765,766]。

图56.49对该技术做了说明，这种技术通常使用多个适形野，但计划很简单，两个相对的小适形野可能就够了。该技术面临的考验包括：每日的靶区摆位、呼吸运动和周围正常组织的照射剂量高于近距放射治疗。然而，这种治疗方法已被广泛采用并被人们所重视。在体外适形照射的Ⅰ/Ⅱ期RTOG 0319中，Vicini等[766]对三维适形体外放射治疗技术应用于加速部分乳腺照射做的研究以技术的可行性来评判，可重复性是主要的研究目标。该研究的设计如下，如果在最初的42例可评价患者中其结果记为“不令人满意”的病例数小于5例，则认为该治疗具有可重复性。患者的照射剂量为38.5Gy，分割剂量3.85Gy，每日2次。临床靶区包括肿块切除后的腔隙加10~15mm边缘，距皮肤表面和肺与胸壁交界面5mm计划靶区包括临床靶区加10mm边缘。总计58例患者参与了这项试验，试验时间超过8个月。这些患者中5例不合格或未接受规定的治疗。治疗计划中，4例有较大变化，32例出现较小变化。基于对这些资料的分析，作者们认为，在极其严格的剂量测定标准条件下的多中心试验证明，使用三维适形体外照射技术进行加速部分乳腺照射在技术上是可行的和可重复的。这项研究的更新数据显示，同侧乳腺失败率为6%，照射野内失败率为2%，对侧乳腺失败率为0%[767]。然而，有一些报道称，使用3.85Gy/次，每天2次，共10次的非常规分割外照射方案，会增加放射治疗毒性反应[768,769]。更长时间的随访数据以及正在进行的NSABP/RTOG随机试验研究结果将有助于进一步阐明这一问题。

三维适形体外照射技术可作为早期浸润性乳腺癌治疗的一种选择，正在进行的随机试验将有助于进一步确定其可接受性和可重复性。

术中加速部分乳腺照射

APBI在美国以外的其他地区已得到了广泛应用[770,771]。该技术即用电子线或光子线在手术时对肿块切除的部位给予单独的术中剂量照射(图56.50)。在Vaidya等[772]的1个初步报告中，他们使用50kV的球面放射源，照射剂量20Gy，深度1cm，其毒性反应尚可接受。该研究组最近公布了一项Ⅲ期临床试验结果，2200例女性随机分成靶向术中放射治疗(IORT)组或全乳腺照射组[774]。4年时，IORT组有6例局部复发，全乳腺照射组有5例复发。保乳治疗4年的局部复发率，在IORT组与全乳腺照射组中大约分别为1.2%和0.95%。两组之间的并发症没有差异。

Veronesi等[770]发展了一种IORT技术，在切除原发肿瘤后使用可移动、带有机械臂的直线加速器对肿瘤所在象限做了电子线照射，电子线能量3~9MeV。采用Perspex施源器，这种放射技术直接对乳腺组织进行照射，为使皮肤免于照射，皮肤边缘应当伸到照射野外(图56.51A，B)。该研究对不同的剂量水平(10~21Gy)做了检验，未发现有严重不良反应。他们估计，21Gy的单次分割剂量与60Gy/30F，分割剂量2Gy疗效相同。17例患者使用IORT作为体外放射治疗的补充照射，剂量为10~15Gy，而86例患者的整个治疗只包括17Gy、19Gy或21Gy的术中照射。这101例患者的随访时间平均8个月(1~17个月)。所有患者均对IORT治疗耐受良好。作者们认为，对于小的乳腺肿瘤来说，乳腺手术后单次剂量IORT可能是传统术后放射治疗极好的替代方式。基于这些资料，欧洲肿瘤研究所进行了一项随机试验，在部分患者中将该疗法与全乳照射进行了比较，其试验结果尚在期待中[771]。

2009年，乳腺癌领域的工作组代表ASTRO发表了APBI应用的专家共识。他们提出了在临床试验外接受APBI的合理性建议，并将患者分为三类：适合的，慎重的和不适合的(表56.39)[774,775]。通常APBI的适应证包括：年龄> 60岁，淋巴结阴性，IDC<2cm，切缘阴性，ER阳性，无脉管癌栓。工作组希望他们的建议能够为临床试验之外使用APBI提供指导，并作为一个框架，促进APBI在提高乳腺癌治疗效果方面的进一步研究。

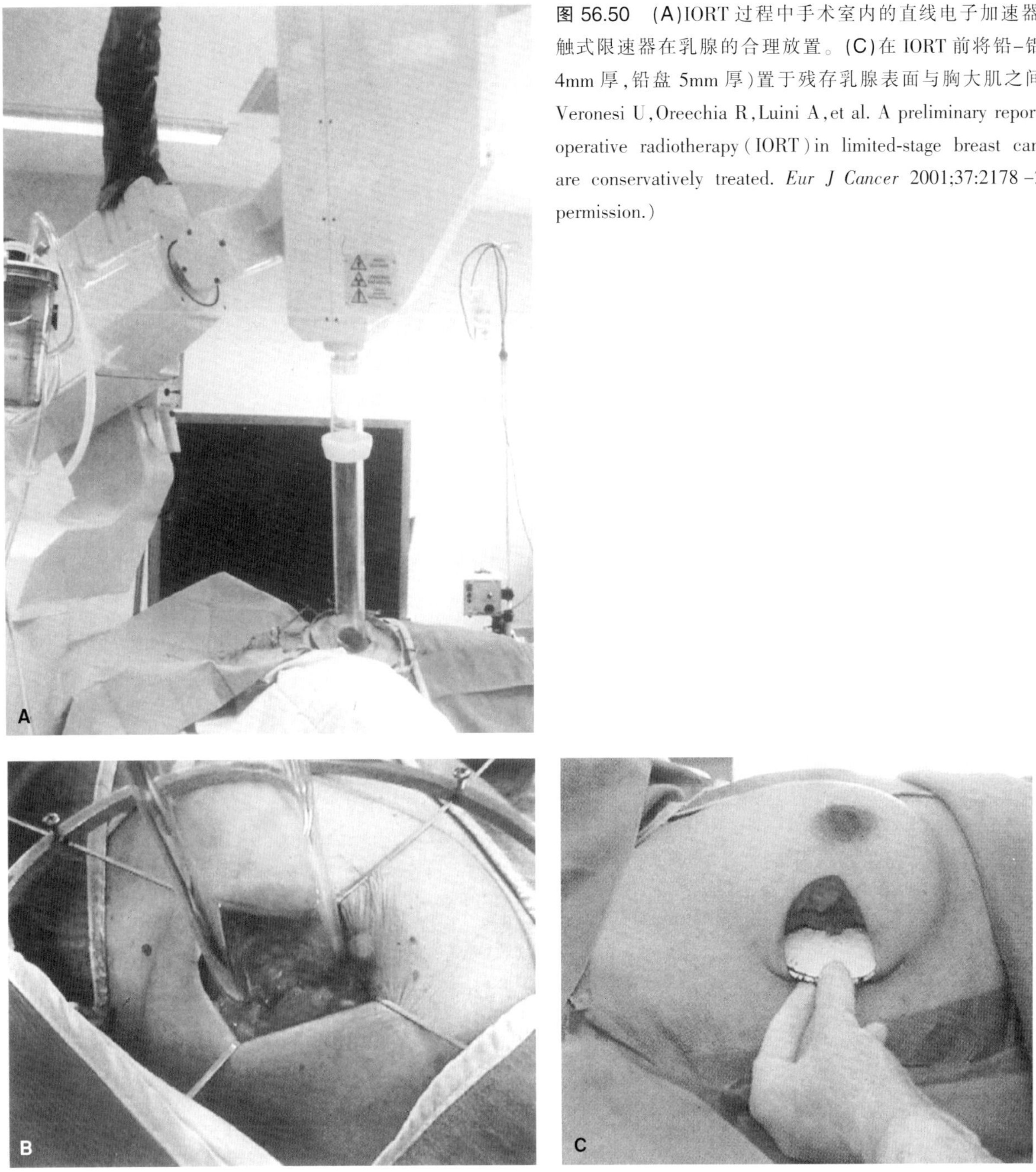

图 56.50 (A)IORT 过程中手术室内的直线电子加速器。(B)接触式限速器在乳腺的合理放置。(C)在 IORT 前将铅-铝盘(铝盘 4mm 厚,铅盘 5mm 厚)置于残存乳腺表面与胸大肌之间。(From Veronesi U, Oreechia R, Luini A, et al. A preliminary report on intraoperative radiotherapy (IORT) in limited-stage breast cancers that are conservatively treated. *Eur J Cancer* 2001;37:2178-2183, with permission.)

外观效果和后遗症

外观效果

手术、放射治疗、化学治疗及患者自身因素均可影响外观效果[352]。人们认为,手术因素包括切除的范围、再切除、切口走向和瘢痕长度、肿块切除后的腔隙是否闭合、腋窝淋巴结清扫的范围、腋窝切口分散/连续、是否切除肿瘤上的皮肤。放射治疗因素包括全乳照射的剂量、乳腺剂量分布的均一性(用楔形板或补偿滤波器)、填塞的使用、分割、包括中断在内的总治疗时间、加量的剂量和方式、射线能量、治疗区(是否进行外周淋巴管照射)。化学治疗包括细胞毒性药物的使用、与放射治疗有关的时间和顺序、剂量及药物的联合应用。个体因素包括乳腺的大小和形状、年龄、种族、卫生保健的依从性、并存的疾病(如高血压、糖尿病和心血管病)及其固有的放射治疗敏感度。

人们采用不同方法来评价保乳治疗后的乳腺外观效果。由于未能确定严格的标准客观评价外观效

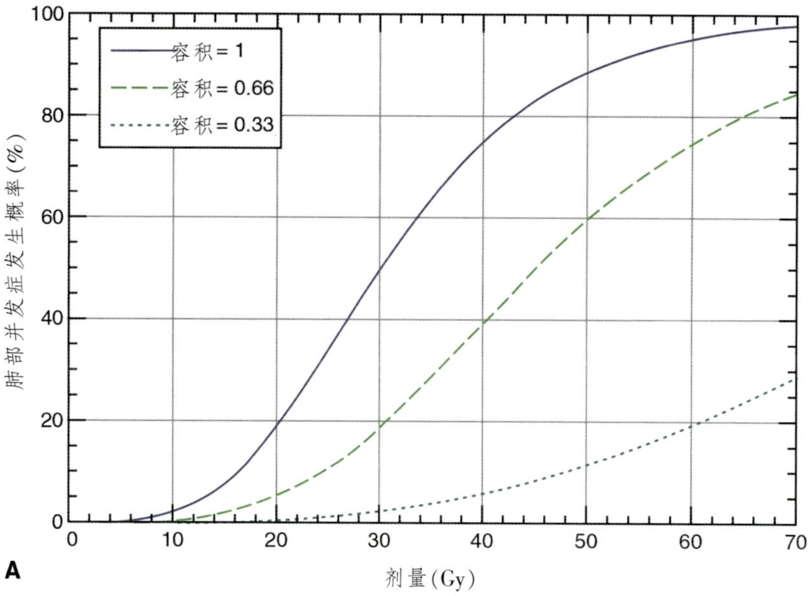

A

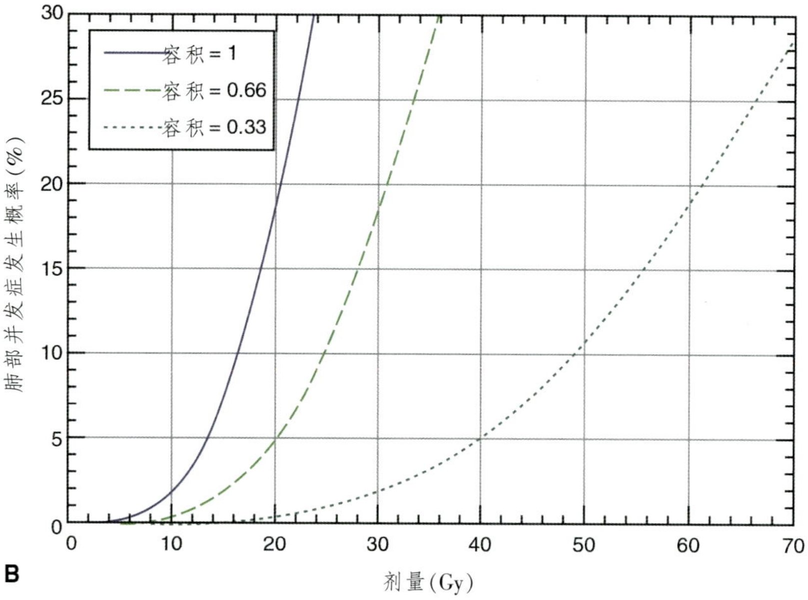

B

图 56.51 不同剂量时放射性肺炎的发生概率。相对肺容积分别为 100%、66%和 33%。曲线参数为 D_{50}=30Gy,γ=1.01,s=0.01。曲线下覆盖范围的概率可达 100%(A)和 30%(临床数据范围内)(B)。(From Gagliardi G, Bjohle J, Lax I,et al. Radiation pneumonitis after breast cancer irradiation: analysis of the complication probability using the relative seriality model. *Int J Radiat Oncol Biol Phys* 2000;46:373–381, with permission from Elsevier.)

果,因此一些研究存在缺陷。Pezner 等[776]采用了分级法来评价保乳治疗后的外观效果,其他研究者所设计的分级法也在患者中做了比较。该研究证明,采用常用的两种分级法很难使观察者对外观效果达成共识,但将等级划分从 4 改到 2(0~1 对 2~3),可获得令人满意的结果,超过 85%的观察者可达成共识。

常用的一种简单的分级方法是由哈佛协作组制订的,共分 4 级:很好、好、一般、差[774,775]。华盛顿大学的一项研究对 458 例患者和他们的放射治疗科医师做了问卷调查,问卷的时间定为治疗后 6 个月。这些患者的外观效果分析被用于了解临床和治疗相关因素[352]。大约 80%的患者外观效果好或很好(图 56.52)。可用来分析的相关临床因素有:年龄、是否绝经、种族和肿瘤相关的参数(如大小、是否可触及、部位)。60 岁以上的患者与 60 岁及以下的患者相比,效果很好者较少。肿瘤大小可显著影响外观效果,这很可能与被切除乳腺的体积和局部加强的剂量有关。外观效果还与种族有关,40%的白人效果很好,相比之下,非裔美国人只有 18%。30%的非裔美国人接受同期化学治疗/激素治疗加放射治疗,而白人为 23%。非裔美国人中 14%肥胖,17%高血压,25%既肥胖又患有高血压,4%患有糖尿病。

Pierce 等[490]、Tuomokuomo 和 Haffty[301]也报道非裔美国人外观效果较差。Tuomokuomo 和 Haffty[301]的研究对耶鲁数据库的 20 例非裔美国女性和 20 例白人女性做了细致的外观效果分析。这两组患者以年龄、随

表 56.39 ASTRO 对于部分乳腺照射的临床应用指南

适合应用 APBI 的患者特征	
患者因素	
年龄(岁)	≥60
BRCA1/2 突变	无突变
病理因素	
肿瘤大小	≤2cm
T 分期	T1
切缘	阴性(≥2mm)
分级	任何
LVSI	无
ER 状态	阳性
多中心病灶	单中心
多发病灶	临床单发病灶,总大小≤2.0cm
组织学	浸润性导管癌或其他预后好的亚型¶
单纯 DCIS	不允许
EIC	不允许
相关 LCIS	允许
淋巴结因素	
N 分期	pN0 (i^-,i^+)
淋巴结手术方式	SN Bx 或 ALND
治疗因素	
新辅助治疗	不允许
慎重应用 APBI 的患者特征	
患者因素	
年龄(岁)	50~59
BRCA1/2 突变	不适用
病理因素	
肿瘤大小	2.1~3.0cm
T 分期	T0 或 T2
切缘	阴性(<2mm)
分级	不适用
LVSI	局限/点状
ER 状态	阴性
多中心病灶	不适用
多发病灶	临床单发病灶,总大小 2.1~3.0cm
组织学	浸润性小叶癌
单纯 DCIS	大小≤3cm
EIC	大小≤3cm
相关 LCIS	不适用
淋巴结因素	
N 分期	不适用
淋巴结手术方式	不适用
治疗因素	
新辅助治疗	不适用
不适合应用 APBI 的患者特征	
患者因素	
年龄(岁)	<50
BRCA1/2 突变	突变
病理因素	
肿瘤大小	>3cm
T 分期	T3~4
切缘	阳性
分级	不适用
LVSI	广泛
ER 状态	不适用
多中心病灶	多中心
多发病灶	镜下多发病灶总大小>3cm 或临床多发病灶
组织学	不适用
单纯 DCIS	大小>3cm
EIC	大小>3cm
相关 LCIS	不适用
淋巴结因素	
N 分期	pN1,pN2,pN3
淋巴结手术方式	未做手术
治疗因素	
新辅助治疗	治疗

APBI,加速部分乳腺照射;LVSI,淋巴血管间隙受累;DCIS,导管原位癌;EIC,广泛导管内癌;LCIS,小叶原位癌;SN,前哨淋巴结;ALND,腋窝淋巴结清扫术。

访期、辅助治疗和乳腺大小为条件配对,均进行了详细的外观效果评估。总体外观效果和各相关单项标准(水肿、纤维化和色素沉着)非裔美国人均比白人患者差。55%的非裔患者总外观效果为好或很好,而白人达到了 90%。

外观效果可受多种乳腺和腋窝手术因素的影响[352]。

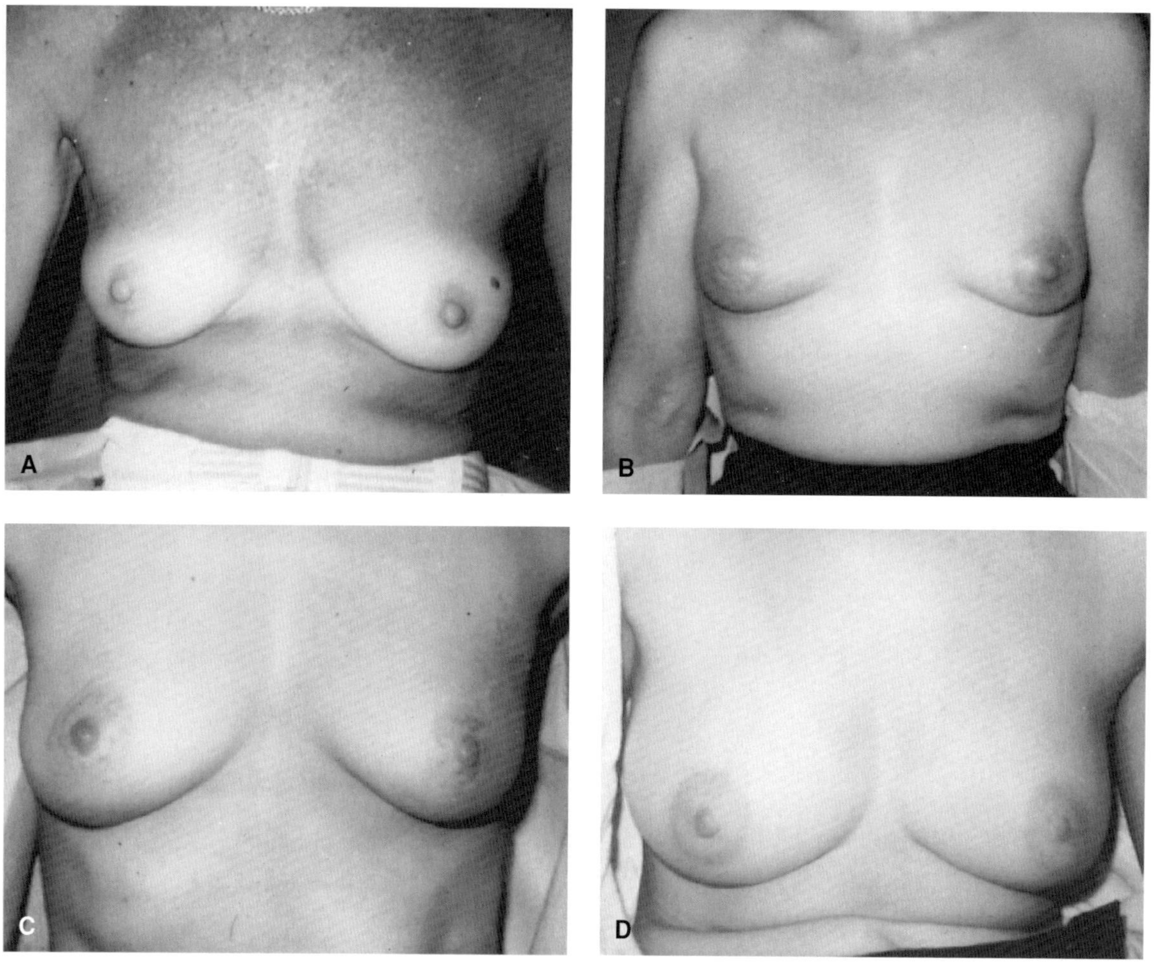

图 56.52 (A~D)T1、T2 期乳腺癌患者保乳手术加放射治疗后美容效果很好的患者的照片。(C)图中的患者加强区内出现了轻微毛细血管扩张症(左侧乳腺腺上部)。

乳腺手术的种类很重要,切除活检的患者达到“很好”的概率最高(56%),广泛切除为 35%,乳腺四分区象限切除术为 13%(*P*=0.0001)。切口方向也是 1 个重要因素,遵循 NSABP 指南者有 44%外观效果可达很好,相比之下,未遵循者为 27%(*P*=0.0034)。原发部位的再切除也可导致获得“很好”的概率降低(*P*=0.0002)。切除乳腺组织的体积>100cm³ 与“好”或“很好”概率降低有关,这一因素独立于乳腺大小(*P*=0.0001)。同样,再切除的皮肤>20cm² 也与“很好”的概率降低有关(*P*=0.045)。腋窝的手术范围对乳腺外观效果无显著影响。

影响外观效果的放射治疗因素包括：治疗靶区(只有乳腺切线野对>3 个照射野;*P*=0.034)，全乳照射剂量>50Gy(*P*=0.024),瘤区的总剂量>65Gy(*P*=0.06),用补偿滤波器获得最佳剂量分布。每日分割剂量为 1.8Gy 对 2.0Gy、加量对无加量、加量的方式(短距放射治疗对电子线)、总照射剂量和填塞的使用等因素均无显著性。Vrieling 等[486]发表了 EORTC 随机试验的报告，研究中 5318 例早期乳腺癌患者在乳腺肿瘤切除后被随机分为两组,一组瘤床加量 16Gy,另一组不做进一步治疗。显微镜下不完全切除的患者被随机分组，分别用组织间插植或外部放射线照射加量 10Gy 或 25Gy 或 26Gy。用数字化测量及乳头移位情况评价了 731 例患者 (364 例加量,367 例未加量)3 年的外观效果，加量组 33%“很好”,38%“好”,26%“一般”,3%“差”；未加量组分别为 42%、44%、13%和 1%。乳头的位置是总体外观效果唯一有代表性的参数。其他测量值与外观效果无显著相关性。人们认为，乳腺癌外形的世界性评价标准是评价外观效果的可靠方法。与外观效果不良有关的因素有肿瘤位置靠前、切除的体积较大、出现术后并发症和加量照射。

辅助化学治疗对外观效果的影响

辅助化学治疗可能对外观效果(好或很好)有不良影响表(56.40)[328,352,777-779]。几项研究表明,辅助化学治疗的主要影响是将外观效果"很好"转变为"好"。同步放化学治疗对外观效果有更为明显的影响。大部分研究采用了同步化学治疗,但所使用的药物目前已不再常规应用。

Rose 等[777]对哈佛的外观效果资料做了报道,随访 3 年后发现 68%未接受化学治疗的女性获得很好的外观效果,接受化学治疗者为 37%。9%未接受化学治疗的患者外观效果一般或差,化学治疗患者为 24%。这些差异主要是由于乳腺回缩增加,并受到毛细血管扩张症的影响。

Taylor 等[352]也报道,同步放化学治疗有损外观效果。序贯放化学治疗的患者 43%外观效果很好,同步者为 25%,未辅助化学治疗者为 41%(P=0.02)。有研究者专门评价了甲氨蝶呤对外观效果的影响,不用甲氨蝶呤时效果很好的比例为 41%,使用时为 16%。效果好者所占的比例分别为 23%和 58%,一般者为 23%和 26%,效果差者分别为 12%和 0%(P=0.14)。Markiewicz 等[560,779]和 Danoff 等[780]的研究也报道,放射治疗过程中使用甲氨蝶呤并不损害同步放化学治疗患者的外观效果。

Rouesse 等[561]也在同步对序贯放化学治疗(化学治疗使用 5-FU、环磷酰胺、甲氨蝶呤)的随机试验中发现,序贯放化学治疗和同步放化学治疗对外观效果的影响相似,无论是采用序贯治疗还是同步放化学治疗均可获得良好的外观效果。

表 56.40 辅助化学治疗对保乳治疗的影响

研究机构	化学治疗	美容效果好或很好(%) 放射治疗未加化学治疗	放射治疗加化学治疗
哈佛大学[778]	CMF,A	92	67
帕罗奥图[328]	CMF	88	73
国立癌症研究所[780]	AC	80	70
宾夕法尼亚大学[560]	CMF ± P	89	81
华盛顿大学[352]	CMF	81	78

CMF,环磷酰胺,氨甲蝶呤,5-FU;A,阿霉素;AC,阿霉素,环磷酰胺;P,泼尼松。

放射治疗后的乳腺整形外科手术

保乳治疗后乳腺畸形/残缺可能给重建带来难题[781]。纠正局部残缺的乳腺是外科的一项挑战,如果合理地选择手术方法,乳腺可能得到完全重建。37 例保乳治疗后乳腺畸形/残缺的患者在修复中采用了肌肉下传统或可扩张的人工假体植入、乳腺整形、背阔肌肌皮瓣重植、游离横向腹直肌肌皮瓣重植、腹壁反转成形术等方式,78%的患者可获得"好"或"很好"的外观效果。

部分乳腺切除包含多种切除技术,如果放射治疗前接受这种术式治疗,乳腺缺损的特点有实质缺失,乳头乳晕复合体复杂变形,皮肤异常等。Slavin 等[782]报道了 8 例乳腺重建的患者,均是放射治疗加部分乳腺切除造成的畸形/残缺。患者在肌皮瓣重植的前后均进行了乳腺 X 线摄影。其中 6 例患者的重建采用了背阔肌肌皮瓣,2 例为腹直肌肌皮瓣。没有患者在放射治疗完成后的 1 年内进行乳腺重建,从完成放射治疗到乳腺重建的平均时间为 2.6 年。8 例患者的畸形/残缺均得以改善。并发症只有 2 例,且 2 例背阔肌皮瓣重建患者形成积液。乳腺 X 线评估显示,这两种肌皮瓣早在术后 6 个月内就发生软组织变性,成为放射线区。

Kronowitz 等[783]在关于 MD 安德森癌症中心经验的一篇综述中,评价了 68 例曾行部分乳腺切除术,并在放射治疗后接受缺陷修补的患者。他们认为,与直接用背阔肌肌皮瓣修复相比,使用局部组织修复这种残缺可使并发症的风险降低,获得更好的外观效果。

保乳手术加放射治疗患者的随访

对保乳手术加放射治疗患者的密切随访是很重要的,因为早期发现局部复发可进行广泛的局部切除或乳腺全切,从而避免患者的总生存率显著降低[103,222,348,750,784-786]。虽然并没确定乳腺 X 线摄影随访的最佳时间间隔,但应在放射治疗后的 1 年内行放射治疗后诊断性双侧乳腺摄影[156,787-789]。

最初 3 年应每 3~6 个月进行体格检查和病史询问,接下来的 2 年每 6 个月 1 次,之后每年 1 次。保乳治疗的患者应在最初 2 年每 6~12 个月行诊断性乳腺 X 线摄影,之后如果其放射治疗医师未建议更频繁的检查,每年 1 次就足够了[156,788,789]。医师必须向每例患者强调每月应做乳腺的自我检查,并示范仰卧位和直立位的检查方法。即使是在治疗10年后,每年一次评估也是最低要求,因为患者仍有可能迟发乳腺复发或偶发远处转移。根据美国临床肿瘤学会的监测指南,强化随访应仅限于乳腺癌高危患者,特别是那些参与了随机临床试验的患者[790]。

如果保乳治疗后出现可疑微钙化、肿块或乳腺结构变形的有力证据,应当行活检以排除复发。但有时这些患者很难评价。治疗后血肿、脂肪坏死、积液、囊肿及瘢痕组织常使诊断处于困境。咨询有经验的影像科医师是很必要的。

英国的Kollias等[791]评价了2511例患者的5102张对侧乳腺X线摄影图像(每2年1次),这些患者均<70岁,已治疗可触及的原发乳腺癌。65例患者发现了非同期的对侧乳腺癌:21例(32%)通过常规临床体检发现,24例(37%)经乳腺X线摄影发现,20例(31%)由患者本人在非随访检查中发现。非同期对侧乳腺癌的预后特点好于或与首发癌症相似的占91%(59/65)。乳腺X线摄影可能对26例中的16例首发癌症组织类型好的患者的长期生存有帮助。乳腺X线摄影癌症的发现率为6.5/1000(对侧X线片),每发现1例癌症平均费用为42 684元人民币(6 108美金),这表明对于首发肿瘤病理类型好者,对侧乳腺癌监测性乳腺X线摄影是很有价值的。

Kramer等[792]评价了对比加强动态MRI与触诊、乳腺X线摄影和超声检查对33例保乳治疗后患者的效果。局部复发诊断的敏感度,触诊为51%,乳腺X线摄影为67%,超声为85%,MRI为91%。MRI诊断出了所有的多中心性局部复发。乳腺X线未检出11例不透X线的乳腺局部复发,超声检出了这11例中的8例,MRI检出其中10例。对于不透X线的乳腺来说,MRI是对乳腺X线和超声检查的有力补充[788]。

确定随访手段的成本效益比是很重要的。意大利的一项对照试验中,655例女性乳腺癌治疗后被随机分组,受试组接受包括随诊、骨扫描、肝脏超声、胸片和实验室检查在内的密切监测[793]。对照组665例女性的监测只包括医师的体格检查和临床要求的检查。两组每年均做乳腺X线摄影一次。两组的依从性均大于80%。中位随访期71个月,两组的总生存率无差异。强化监测组132例死亡,占20%,对照组122例死亡,占18%。监测到复发的时间和与生存质量有关的参数两组相同。因此,不提倡乳腺癌患者在随访中做不必要的检查。

保乳治疗后的X线表现

Dershaw[156]总结了最常见的乳腺X线表现:肿瘤切除区实质变形及纤维化(继发于手术瘢痕和照射),可见于90%的患者的皮肤增厚(手术切除区者更为弥漫和突出),以及脂肪坏死引起的钙化表现为粗糙的圆形区有辐射通透性中心。Dershaw等[789]回顾性研究了22例局部复发患者的乳腺X线片,发现复发通常与10处以上钙化有关(17例,77%)。复发灶通常包含可疑的钙化形成,钙化灶为线状者有15例(68%)。多形性17例(77%)。钙化灶的分布通常呈簇状(73%,16/22)或节段状(18%,4/22)。有明显恶性特点的复发灶占77%。其余性质不定,需做活检。因此,如果患者的乳腺X线片未反映恶性性质,则不需要做活检。如果表现是稳定的,乳腺X线片随访就足够了。但如果其数量或性质发生改变,则需活检来排除肿瘤复发。一些研究对乳腺X线结果与临床观察间的关系做了研究[388,701,704,750,785,788,794-796]。大部分改变出现在治疗后最初的12个月内,治疗完成后的12~36个月表现稳定。事实上,所有患者在治疗后乳腺X线片上都会出现乳腺水肿,36个月后达到较高水平并趋于稳定,42个月后处于稳定状态。

有研究者回顾了103例保乳治疗患者治疗前和治疗后的乳腺X线片[797]。术后的主要表现是实质密度弥漫性增加、间质粗糙、部分实质变形和皮肤增厚。这种改变在9个月时达到顶峰,之后的2年中缓慢消退。31~33个月时3/15的患者仍有实质高密度,6例有皮肤增厚。69例患者出现纤维囊性乳腺病。71例患者的乳腺X线片发现手术区瘢痕回缩。2例患者出现脂肪坏死。在3年的随访期内,2例治疗侧乳腺发生复发,3例患者发生对侧乳腺癌。

Orel等[798]的研究中,1145例早期乳腺癌患者均采用乳腺肿瘤切除术加放射治疗。102例乳腺X线片和临床表现各异的患者,需在其治疗部位做活检,58例有两套乳腺X线片(其中之一是在活检后的3个月内)的患者需做回顾调查。这58例患者中有38例发生复发。其中13例(34%)只能用乳腺X线摄影检出,另外8例用乳腺X线和临床检查发现。乳腺X线异常的阳性预测值为72%(软组织微钙化为76%,其他为62%)。21例复发灶(55%)在肿瘤切除的象限内。在肿瘤切除的部位,体格检查的敏感度(71%)要大大好于乳腺X线摄影(43%)。对于肿瘤切除象限之外的残存乳腺,乳腺X线摄影的敏感度(71%)和阳性预测值(86%)显著较高。据 Orel 等[798,799]和 Stomper 等[800]的报道,治疗后最常见的表现为单纯钙化(48%)或伴有肿块(29%)以及乳腺实质变形(20%)和乳腺皮肤的炎性增厚。

Stomper 等[800]的研究中,1600 例Ⅰ期或Ⅱ期浸润性乳腺癌患者采用保乳手术加放射治疗,为检查照射侧乳腺疑为复发的病灶，其中 50 例在乳腺 X 线摄影后的 4 个月内做了活检。根据乳腺 X 线片,肿瘤尚不能确诊的只有 8 例(35%),体格检查为 9 例(39%),体格检查加乳腺 X 线片为 6 例(26%)。最常见的 X 线表现是钙化伴或不伴肿块。复发性癌的组织学证据见于 23/45(51%)例组织标本。65%的患者原发部位复发,22%复发于其他部位,13%多发。

MRI 已越来越多地用于对 X 线表现不明显的患者进行评价。Viehweg 等[801]随访了 207 例采用保乳治疗的乳腺癌患者:40 例在放射治疗后 0~12 个月内进行了检查,167 例患者在 12 个月之后做了检查。用临床检查或传统影像手段,80 例表现为可疑或不确定。另外 127 例患者由于瘢痕或乳腺组织高密度而难以评价，因此使用了 MRI 的 27 例患者用手术活检确认了复发肿瘤。这 27 例肿瘤除 1 例慢信号增强外,其余均表现为动态对比增强 T1 加权图像信号密度的早期增加。治疗后的第一年,额外使用对比增强扫描,诊断精度并无提高,这是因为增强的范围有误、过强以及有时过早。治疗后 12 个月,增强显著下降,假阳性者从 49(传统影像检查)降低至 12(传统影像检查+MRI)。26 例复发患者中的 12 例和 5 例多发性乳腺癌中的 4 例在这时均可单用 MRI 诊断出。

Dao 等[802]评价了 35 例使用保乳治疗的乳腺癌患者,她们均接受了治疗后 MRI 检查。9 例患者有复发性肿瘤,26 例有活检证实的纤维化肿块。所有病例的普通自旋回波 T1 加权图像均显示了一局限性低密度区。所有复发性肿瘤的钆增强动态 T1 加权图像均显示静脉注射后 3min 内病变区信号早期增强。

Drew 等[803]也研究了保乳治疗后 MRI 对局部复发的检查这一问题。105 例患者参与了这项研究。共进行了 16 例活检,发现 9 例经组织学确认的复发。单独的临床检查、乳腺 X 线摄影、乳腺 X 线片联合临床检查和 MRI 检出复发灶的敏感度分别为 89%、67%、100%和 100%,特异度分别为 76%、85%、67%和 93%。作者们认为,在局部复发的检出方面,临床检查联合乳腺 X 线摄影与 MRI 的敏感度相同,但 MRI 特异度更高。

乳腺照射的后遗症

保乳手术加放射治疗后最常见的并发症是手臂或乳腺水肿、乳腺纤维化、痛性乳腺炎或肌炎、肺炎及肋骨骨折等。区域淋巴结照射时,有时会发生心尖肺间质纤维化[1,110,318,352,804,805]。

淋巴水肿和乳腺水肿

有数位作者曾经报道过关于腋窝手术并发症的研究。应当强调的是,在手臂淋巴水肿治疗前,必须区分是治疗相关性并发症还是肿瘤在区域淋巴管内的复发所造成。

Erickson 等[806]对乳腺手术后手臂水肿的文献做了大量的回顾性研究。他们发现,手臂水肿是乳腺癌治疗的常见并发症,它可导致严重的功能障碍和心理问题。如果使用了腋淋巴结清扫和腋窝照射,则手臂水肿的风险会增加。目前对预防性措施的研究并不充分。研究表明非药物性的治疗,例如按摩和锻炼,是淋巴水肿有效的治疗方式，但药物干预的效果仍不确定。他们认为,由于乳腺癌患者生存率的提高,手臂水肿越来越普遍,需要进一步的研究以评价预防性策略和治疗干预的效果[44]。

Maunsell 等[807]评价了 223 例患者腋窝手术所造成的上肢问题的发生率。术后 3 个月,82%的患者至少出现以下 1 个手臂问题:肿胀(24%)、无力(26%)、活动幅度部分受限(32%)、僵硬(40%)、疼痛(55%)和麻木(58%)。15 个月后,这些问题的严重程度几乎未改变。无论乳腺切除的种类如何,腋淋巴结清扫的患者存在更多的问题。

Clarke 等[403]观察发现,约 20%未行腋淋巴结清扫的患者患有乳腺水肿,而采用此手术的患者发生率为 80%。腋淋巴结清扫的范围(胸小肌肌腱的内侧或外侧)影响乳腺或手臂水肿的发生率,腋淋巴结清扫越广泛则这些并发症的发生率越高(超过Ⅱ级-中间)。但 Dewar 等[808]报道,与单纯腋窝淋巴结清扫的患者相比(7.2%),腋窝手术加照射或单纯照射的患者上肢并发症的发生率较高,分别为 33.7%和 26%。最常发生的并发症是水肿、肩部灵活性受损、活动痛、感觉或运动系统损伤以及胸大肌纤维化。

腋淋巴结清扫后的疼痛不适与生活质量显著相关。Hack 等[809]在对 220 例腋淋巴结清扫的患者进行的研究中发现,73%的患者有疼痛或不适感,或治疗与未治疗侧肩臂运动的最高点存在差异。尽管一半以上的患者有疼痛相关的不适感和功能受损，但一般患者生活质量和心理健康状况良好。较年轻女性的疼痛症状要明显重于年长女性。研究报道，清除13个以上淋巴结的患者和化学治疗患者疼痛更严重。

前哨淋巴结活检似乎能使淋巴水肿发生的程度减轻[335]。Sener 等[810]报道303例只做前哨淋巴结切除的患者中9例发生淋巴水肿(3%)，相比之下，117例前哨淋巴结切除联合清扫的患者中20例发生（$P<0.0001$）。这303例只行前哨淋巴结切除的患者中，155例位于外上象限的肿瘤中8例发生淋巴水肿(5%)，48例位于其他部位者1例发生(0.7%)。ALMANAC随机试验也证实，前哨淋巴结活检与腋淋巴结清扫相比，淋巴水肿的发病率较低且生活质量较好[335]。许多治疗方案已用于淋巴水肿的治疗[811]，如压气泵、皮肤护理、运动和压力衣。另一种治疗方法是复合式减轻充血的理疗或复合理疗，这种方案包括臂部护理、治疗运动、人工淋巴结引流、加压绷带或衣服。如果患者配合治疗计划，则可降低淋巴水肿的程度。

Brorson 等[812]报道的研究中，20例乳腺癌治疗后臂淋巴水肿的患者行脂肪抽吸术联合控制加压治疗或单用控制加压治疗。脂肪抽吸术联合控制加压治疗使淋巴水肿体积降低115%（中位数，92%~179%），而单纯控制加压治疗只降低54%(7%~81%，$P=0.008$)。

通常保乳治疗乳腺或手臂水肿的发生率变化很大，除了淋巴结照射的有无和淋巴结照射的剂量外，还与腋淋巴结清扫的技术方法和实施情况有关。

皮肤和乳腺并发症

接受保乳手术的乳腺在放射治疗后可能出现多种症状。McCormick 等[318]发现乳腺肿胀是最常见的症状(31%)，其次是肌运动痛、切口痛、乳腺一般性不适感(约20%)。13%的患者有肋骨疼痛。48%的患者在性生活中治疗侧乳腺与未治疗侧相比不适感强(64例性活跃的患者)。

除了身体因素，例如CVS和糖尿病，潜在的遗传因素也可能在放射治疗并发症中起作用。Iannuzz 等[813]评价了46例早期乳腺癌患者，她们均接受了局限性手术和乳腺照射。从患者血液的淋巴细胞中分离出DNA。6例患者共出现9例毛细血管扩张性共济失调症(8例新发，1例少见)。中位随访期3.2年(范围1.3~19.3年)。3例皮下晚期3级或4级并发症的患者均有毛细血管扩张性共济失调症(100%)，而43例无此严重毒性反应者中3例有毛细血管扩张性共济失调症($P=0.001$)。

肿瘤切除后的放射治疗中，每次照射剂量的增高可能比总剂量的增高更能对皮肤产生显著影响。Gorodetsky 等[814]用皮肤黏弹性分析仪分析了110例肿瘤切除加放射治疗后的患者和正常对照者。研究发现，随着年龄的增加，皮肤的黏弹性降低，而各向异性明显增加。照射剂量45~50Gy，分割剂量1.8Gy时，皮肤的硬度显著增加但幅度较小。照射剂量50Gy，分割剂量2.5Gy时，效应更明显。

假硬皮病性脂膜炎是一种不常见的脂膜炎，被视为放射治疗的一种并发症。Carrasco 等[815]描述了4例患有这种疾病的女性患者，病变发生于乳腺癌或痛性乳腺癌骨转移放射治疗后，均位于胸前壁和腹部的皮肤。从组织病理学角度看，没有或仅有极少证据显示病变区表皮和真皮发生放射性皮肤炎。主要变化发生于皮下组织，包括粗细胞胶原纤维组成的增厚硬化性间隔，以耗脂性肉芽肿及散在淋巴细胞和浆细胞为特点的小叶性脂膜炎。该并发症应当与皮下转移灶、蜂窝织炎、累及皮下脂肪的结缔组织病相区分。

Rayan 等[816]报道了一项随机临床试验，试验中≥50岁、淋巴结阴性的T1或T2期患者接受保乳手术加他莫昔芬加或不加放射治疗。在该试验过去的2年开展了一项关于乳腺疼痛的比较研究，86例患者参与了这项研究。41例患者接受放射加他莫昔芬治疗，45例只接受他莫昔芬治疗。中位年龄70岁。两组患者的基线疼痛和生活质量评分相似。通过3个月的观察发现，与单纯他莫昔芬治疗的患者相比，放射治疗患者要承受更多疼痛，但这种差别并无统计显著性。放射治疗加他莫昔芬组和单纯他莫昔芬组治疗后3个月的疼痛评分分别为2.39和1.83($P=0.47$)。第12个月时疼痛评分降低且两组基本相同，其差别为0.2($P=0.71$)。

有研究显示，他莫昔芬能诱导肿瘤生长因子-β的分泌，这种物质与放射性纤维化的发病机制有关。Li等[719]在对91例T1或T2期患者的研究中发现，肿瘤生长因子-β和受体-配体复合物在鉴别放射治疗后乳腺纤维化高危患者方面可能有临床价值。Wazer 等[568]发现，接受他莫昔芬治疗的患者，其外观效果有下降的趋势。在他们的随机研究中，24例他莫昔芬加放射治疗(36.6Gy/12F)患者中15例(63%)肺纤维化，相比之下，30例只做放射治疗的患者中仅10例(33%)发病。同样，14例他莫昔芬加放射治疗(40.9Gy/22F)患者 5 例(36%)肺纤维化,16 例只接受放射治疗的患者中 2 例(13%)发病[567]。Fowble 等[817]的研究结果与之不同,试验中 154 例保乳治疗联合他莫昔芬治疗的患者与 337 例未用他莫昔芬的患者相比,外观效果及并发症无差异。放射性肺炎的发病率分别为 0.2%和 0.3%。尚无研究明确显示,他莫昔芬的顺序(同步或放射治疗后)与并发症和外观效果相关[569-571]。

Markiewicz 等[779]分析了 1053 例Ⅰ期或Ⅱ期保乳治疗患者的并发症情况。这些患者中,206 例只接受化学治疗,141 例只接受激素治疗,94 例用这两种治疗方法,612 例未使用辅助治疗。未行化学治疗者 4 级或 5 级水肿的发病率(臂周长相差≥2cm)为 2%,化学治疗者为 8%(P=0.00002)。但手臂水肿的发生率并不受化学治疗顺序和化学治疗种类的影响,同步和序贯化学治疗患者的发病率分别为 7%和 10%,CMF 和 CAF 方案者分别为 8%和 18%。临床肺炎和肋骨骨折的发病率并不受是否使用化学治疗、药物的顺序以及激素治疗的影响。作者们认为,部分化学治疗可与乳腺照射同步使用,而不造成外观效果的显著受损和后遗症的明显增加。

有研究显示,高压氧疗法在治疗一些晚期放射治疗并发症方面有效。Carl 等[818]对 44 例保乳治疗后持续性局部综合征的患者做了研究。32 例患者接受了高压氧治疗(100%氧,240kPa,90min),中位次数为 25 次(7~60 次)。另外 12 例患者拒绝高压氧治疗,只作为对照病例。研究发现,与对照组相比,高压氧治疗的患者疼痛、水肿、红斑评分均显著下降(P<0.001)。治疗组 32 例患者中 7 例症状消失, 而对照组的 12 例患者均有持续性症状。但高压氧治疗对照射侧乳腺的纤维化和毛细管扩张无明显作用。

臂丛神经病变

臂丛神经功能障碍是区域淋巴结放射治疗后可能出现的一种并发症。一项对 1624 例患者的回顾性分析发现,其中 1.8%出现臂丛神经后遗症。Pierce 等[819]发现如果腋窝剂量>50Gy,则臂丛神经病变的发生率显著升高(P=0.004)。但单纯照射剂量并不能决定某一例患者是否会发生放射治疗损伤。治疗技术(2 个照射野对 3 个照射野,P =0.0009)和同步化学治疗也是危险因素。其他研究者发现,并发症的发生率≤1%[98,397]。区分是放射治疗诱导的臂丛神经病变还是转移造成的病变是很困难的,但也很重要。

放射治疗诱发的臂丛神经病变的治疗包括经皮电神经刺激、脊柱刺激、神经松解术、神经松解术加网膜成形术。物理治疗、三环类抗抑郁剂、抗心律失常药、抗惊厥药物、非类固醇类抗炎药和类固醇类药物均有助于治疗放射治疗诱导的臂丛神经病变和转移性臂丛神经病变[820]。

Pritchard 等[821]用高压氧治疗 34 例放射治疗诱导臂丛神经病变的志愿者。她们被随机分为高压氧治疗组和对照组。高压氧治疗组在高压氧舱内呼吸纯氧(100%)100min(30 次/6 周)。对照组呼吸一种混合气体,其量与常压下 100%氧气相同。2 例高压氧治疗的患者温觉感觉阈恢复正常。2 例明显慢性手臂淋巴水肿的患者手臂体积显著减小。作者们认为,尚无可靠证据支持高压氧治疗能减慢或逆转放射治疗诱导的臂丛神经病变,但温觉感觉阈的改善表明其对长期臂部淋巴水肿具有治疗作用,这值得深入研究。

肺后遗症

症状性肺炎不常发生。其临床症状常出现于照射后的 1 个月至数月[822]。患者表现为干咳(88%)、气短(35%)或发热(53%),通过 X 线可发现照射靶区出现肺浸润[804]。发生放射性肺炎的风险可能与所照射的肺体积有关[804,823]。

除了乳腺照射外,区域淋巴结照射也能明显增加症状性肺炎的发生率(区域淋巴结照射时为 4%,未照射时为 1%;P<0.001)。联合腋淋巴结清扫和淋巴结照射与两者单独使用相比,可使手臂水肿的发生率明显升高(腋淋巴结清扫为 9.5%,腋窝、锁骨上窝放射治疗为 6.1%,联合以上两种疗法为 31%;P<0.001)[823]。

Lingos 等[804]通过回顾性研究分析了 1624 例保乳手术加放射治疗的患者,对放射性肺炎做了报道。总体上说,1%的患者发生了放射性肺炎。放射性肺炎的发生率与化学治疗和锁骨上野照射的联合应用有关(P=0.0001)。17 例患有放射性肺炎的患者中 14 例对 IMN 做了治疗。如果患者同步使用放化学治疗且放射治疗使用三野照射,放射性肺炎的发生率为 8.8%(8/92);如果接受序贯放化学治疗且只照射乳腺,则发生率为 1.3%(3/236);只照射乳腺不用化学治疗者为 0.5%(6/1296)(P=0.002)。该研究发现,被照射的肺体积与放射性肺炎的风险无关。

Taghian 等[824]对 41 例紫杉醇加放射治疗的患者做了研究(21 例同步,20 例序贯),也发现与对照组(有照射无化学治疗,1.1%)患者相比,这些患者放射性肺炎的发生率升高(14.6%)(P<0.0001)。最近,

Burstein 等[566]也报道同期使用紫杉醇(每周)和放射治疗可导致放射性肺炎的发病率升高。但在一项随机试验中,患者采用放射治疗作为治疗方案的一部分,其中 50%的患者还接受紫杉醇治疗,另外 50%的患者采用非紫杉醇类的化学治疗药物,对患者分析后发现,放射性肺炎的发生率很低,两组无显著差异[825]。

Lund 等[826]报道了关于切线野照射对肺功能影响的研究,研究中 25 例患者均行保乳手术加放射治疗。在照射前以及治疗完成后不同时间点(为期 1 年)对动态和静态肺容积、通气分布、气体运输等指标做了检测。放射治疗后 3 个月,用力肺活量和第 1 秒用力呼气容积出现显著下降,有统计意义但幅度较小($P<0.05$)。这些变化在 1 年内恢复正常。治疗后 3 个月肺总容量下降,将近有统计学显著性($P=0.06$)。这些轻微的限制性通气改变具有可逆性并且无临床意义。

Gagliardi 等[827]用串联器官模型,在临床症状和 X 线表现的基础上回顾性评价了放射性肺炎。图 56.51 对此做了说明,在描述放射性肺炎时,肺容量效应是很重要的指标。Lind 等[828]的研究中,144 例淋巴结阳性的Ⅱ期患者在放射治疗后 5 个月进行了肺功能检测。研究发现局部放射治疗的患者肺功能均无恶化。局部放射治疗的患者扩散功能平均下降 5%($P<0.001$),肺活量平均下降 3%($P=0.001$)。

心脏后遗症

乳腺癌放射治疗与心脏病变发病率的增加有关,这一问题已得到广泛研究。基于随机试验、综述和荟萃分析的资料,现已明确证实,如果使用较原始的技术,则放射治疗所导致的额外的心脏发病率可抵消部分放射治疗在乳腺癌死亡率降低方面的受益[70,365,829]。在最近的试验中,现代化的放射治疗技术使正常的心脏和肺结构受到的照射降低至很小,从而减少了心脏的不良反应,但放射治疗科医师应当认识到除放射治疗外对心脏可能有不良影响的其他因素,特别是对于接受心脏毒性药物(如多柔比星、表柔比星和赫赛汀)治疗的左侧乳腺癌患者[830,831]。

随机资料的大规模荟萃分析显示,早期的放射治疗技术与心脏病变发生率的增高有关。牛津协作组的 Darby 等[832]在对 90 000 多例瑞典女性进行的分析中,比较了左侧和右侧乳腺癌。他们报道,左侧乳腺癌组初治 10 年后缺血性心脏病发病率增高(HR=1.13,95%CI 为 1.03~1.25;$P=0.01$)。绝大多数心血管疾病死亡病例来源于早期的研究,这些研究所使用的技术现在已不再应用。但是 1980 年后接受治疗的患者 HR 仍为 1.11,但 CI 更大(0.95~1.29),因此对于新式技术来说,其危害仍不确定。

Gyenes 等[183]对斯德哥尔摩乳腺癌试验中的 960 例乳腺癌患者做了研究,并报道了她们在辅助放射治疗后 15~20 年缺血性心脏病的发生率。37 例长期生存的患者中,20 例左侧接受治疗,17 例未治疗或治疗了右侧。放射治疗包括术前切线野照射和术后电子线照射 IMN(45~50Gy)。评价方法包括:心电图、运动负荷试验加 ^{99m}Tc 心肌灌注扫描以及对心脏危险因素的详细询问。研究发现,20 例左侧乳腺放射治疗的患者中 5 例 ^{99m}Tc 扫描显示损伤,而 17 例对照组患者中无人出现($P=0.05$)。

Paszat 等[834]对 25 570 例浸润性乳腺癌的患者做了研究,病例来源于安大略湖癌症中心的放射治疗记录。1555 例左侧乳腺癌患者和 1451 例右侧乳腺癌患者肿瘤切除术后进行了放射治疗。2%的左侧照射患者放射治疗后出现致死性心肌缺血,右侧照射者为 1%($P=0.02$)。以年龄校正后,左侧肿瘤切除加照射的患者发生致死性心肌缺血的相对危险度为 2.10。

Rutqvist 等[835]随访了 684 例保乳手术加放射治疗(切线野,48~50Gy/4.5~5.5W)的患者。中位随访期 9 年。88%的患者靶区只包括乳腺,其余患者区域淋巴结也接受了照射。对照组共 4996 例患者,她们均接受了乳腺切除术治疗,而不用术后放射治疗。放射治疗组的 12 例患者(1.8%)心肌梗死,其中 5 例死于该病(0.7%)。照射组和对照组心肌梗死的相对危险度为 0.6,死亡的相对危险度为 0.4。该研究未能证明保乳手术后放射治疗(无论哪一侧)使心肌梗死的风险增加。但是,该研究因为心肌梗死的数量较少,因而无法排除左侧乳腺癌患者发生心脏疾病的可能性。

Shapiro 等[830]前瞻性评价了 299 例乳腺癌患者,她们被随机分组,分别接受 5 或 10 周期的环磷酰胺加多柔比星治疗(静脉团注,21 天 1 次)。这 299 例患者中,122 例接受放射治疗。276 例患者的主要心脏事件(充血性心力衰竭、急性心肌梗死)的风险可评估,中位随访期 6 年(0.5~19.4 年)。化学治疗 10 周期的患者与 5 周期的患者相比,心脏事件的估计风险(每 100 人年)显著较高(1.7 对 0.5;$P=0.02$)。在不考虑心脏照射剂量和体积的情况下,化学治疗 5 周期的患者心脏事件的风险与普通女性人群并无差异。与普通人群相比,化学治疗 10 周期的患者心脏事件的发生率显著增高(RR 为 3.6;$P<0.00003$),特别是中、高剂量-体积

心脏照射的患者。

Cuzick 等[829]更新了心脏毒性反应的资料，资料来源于自 1975 年开始的 8 项随机试验，受试者被随机分组，分别接受或不接受放射治疗，两组的手术方式相同。这些试验最初的分析显示，生存 10 年的患者所有原因死亡率的增加与放射治疗有关，但更新研究发现，这种关系不再存在。放射治疗组死亡率最初的增加是因为受到早期试验的强烈影响，近期的试验发现，放射治疗可使患者的总生存率受益，但无显著性。然而，无论是早期试验还是近期试验，心源性死亡的增加都很明显($P<0.001$)，但这被乳腺癌死亡的减少所抵消，特别是在近期的试验中尤为如此。基于这一点，使用降低心脏接受剂量的技术是可取的。

随着先进技术的使用，心脏病发病率的临床证据越来越少，但我们应当注意将心脏排除在切线野之外。Marks 等[696]对 114 例患者做了分析，评价了放射治疗诱导的左心室灌注缺损，以及这些缺损是否与心壁运动或射血分数的改变有关。患者在注射 ^{99m}锝、甲氧乙腈或替曲膦 30~60min 后进行图像采集。对比放射治疗前与放射治疗后的灌注扫描，以评价放射治疗诱导的灌注缺损以及心壁运动和射血分数方面的功能性改变。放射治疗 6、12、18 和 24 个月后，新的灌注缺损的发生率分别为 27%、29%、38%和 42%。照射野中包含的左心壁小于 5%的患者，新的缺损的发生率为 10%~20%，大于 5%的患者为 50%~60%。伴和不伴灌注缺损的患者心壁运动异常的发生率分别为 12%~40%对 0%~9%。作者们发现，放射治疗引起约 40%的患者在放射治疗后的 2 年内发生体积依赖的灌注缺损，并且这种灌注缺损与相应的心壁运动异常有关。但仍需进一步研究以确定这种缺损是否是功能障碍的结果。

基于这些发现，作者们建议如果需要降低或消除心脏照射，则可以使用心脏挡铅。人们已采用以 CT 为基础的三维治疗计划来设计这种心脏挡铅，并选择最佳机架角度使对心脏挡铅的需要最小化。如果遮挡位于乳腺前内侧之上，可能有少量的乳腺组织剂量不足，但通常这样的组织<5%。在一些情况下，心脏挡铅可能使乳腺或胸壁的高危区剂量不足，电子线补量可用于心脏挡铅所遮挡的靶组织。图 56.33 显示了切线野加心脏挡铅。

使用先进的技术将放射治疗过程中心脏接受的照射降至最小是明智的做法，但现有证据并未证明左侧照射的患者心源性死亡的发生率较高。

Hojris 等[277]对丹麦试验进行分析发现，随访 10 年，乳腺切除后放射治疗不会造成心源性死亡的发生率增加。放射治疗组与非放射治疗组相比，缺血性心脏病发病率的相对危害比为 0.86(95%CI 为 0.6~1.3)，缺血性心脏病死亡率为 0.84(0.4~1.8)。缺血性心脏病发病率的危害比并不随时间的推移而增加。

Patt 等[836]对 SEER 数据库的一些资料做了分析，其病例是 1986—1993 年间确诊的非转移性乳腺癌患者，病变位置已知，接受乳腺手术和辅助放射治疗。8363 例左侧乳腺癌患者和 7907 例右侧乳腺癌患者，中位随访期 9.5 年(0~15 年)，左侧乳腺癌与右侧乳腺癌相比，缺血性心脏病的住院率(9.9%对 9.7%)、心脏瓣膜病发病率(2.9%对 2.8%)、传导异常发生率(9.7%对 9.6%)以及心力衰竭发病率(9.7%对 9.7%)均无显著差异。左侧对右侧乳腺癌缺血性心脏病的校正危害比为 1.05(95%CI 为 0.94~1.16)，心脏瓣膜病为 1.07(95%CI 为 0.89~1.30)，传导异常为 1.07(95%CI 为 0.96~1.19)，心力衰竭为 1.05(95%CI 为 0.95~1.17)。

Nixon 等[837]也得到了相似的结论，他回顾了 365 例保乳治疗时左侧乳腺照射的患者以及 380 例右侧照射的患者，随访期 12 年。各组非乳腺癌死亡的比例相同(11%)，两组各有 9 例患者(2%)因心脏原因而死亡。Vallis 等[838]回顾性研究了 2128 例乳腺肿瘤切除加乳腺照射的患者，中位随访期 10.2 年。他们发现，试验组心肌梗死的发生率与年龄相匹配的安大略市一般女性人群相同。

最近 Nilsson 等[839]在一项研究中对瑞典乳腺癌患者的照射野和放射治疗后冠状动脉血管造影资料进行分析，并探讨了放射导致心脏血管损伤的可能性。研究发现，相对于左侧乳腺癌，右侧乳腺癌切线野照射后 3~5 级动脉狭窄的优势比为 4.38(95%CI，1.64~11.7)，4 或 5 级狭窄的优势比为 7.22(95%CI，1.64~31.8)。他们得出结论，放射会增加冠状动脉狭窄的风险，并且与狭窄的位置之间有直接关系。在 1 个与此相关的讨论中，Zagar 和 Marks[840]强调了放射线对心脏的潜在影响，并指出通过改进放射治疗技术，包括常规的射野方向躲避心脏及其他优化放射治疗剂量技术，可能使这些风险最小化并提高治疗比。

总体来说，这些资料表明，尽管切线野照射左侧乳腺癌会使心脏疾病的发病率上升，但可以通过优化治疗计划尽量减少心脏受照剂量。对所有患者来说，减少对心脏的照射是可取的，特别是那些左侧乳腺照射联合心脏毒性药物治疗的患者。

锁骨上照射与脑卒中的风险

对于淋巴结阳性、接受锁骨上照射的患者,放射治疗加速颈动脉狭窄的可能性受到研究者们的关注。Jagsi 等[841]将 820 例经放射治疗的早期乳腺癌患者脑卒中的发病率与预期的概率做了比较。该研究分析了潜在风险因素和第一次脑卒中精算率的关系。多变量分析显示,只有年龄(P<0.001)和高血压(P=0.003)是心血管意外/短暂性脑缺血发作的显著性的预测值。单纯探讨心血管意外时,年龄是唯一显著性预测值(P<0.001)。该研究发现,在控制其他因素后,锁骨上照射和脑卒中无显著相关性。其研究结果与 EBCTCG 的结果一致,该组织曾对 32 800 例手术加或不加放射治疗患者的非乳腺癌死亡原因做了报道。尽管接受放射治疗的女性心脏病的发病率显著增加,但放射治疗不会造成脑卒中死亡率的显著增加。然而,Nilsson 等[842]最近的一项嵌入式病例对照研究显示,照射锁骨上和内乳区域的患者与未照射这些区域的患者相比,卒中率明显增高(OR 1.8; 95%CI 为 1.1~2.8)。此外,Woodward 等[843]通过 SEER 数据库,比较了两组患者,一组是 5281 例淋巴结阴性未行锁骨上淋巴结区域放射治疗的女性,另一组是 482 例 4 个以上淋巴结转移行锁骨上淋巴结区域放射治疗的女性,未发现治疗人群因卒中而导致住院率的增加。

对侧乳腺癌与放射治疗

所有确诊为乳腺癌的患者发生对侧乳腺癌的风险均升高,放射治疗使之增加的风险似乎极小,特别是在采用了先进的技术将对侧乳腺的照射剂量尽可能降低后。现有资料尚未发现,在使用先进放射治疗技术的情况下,放射治疗患者与未放射治疗的对照组患者相比,对侧乳腺癌的风险显著增加[1,23,93,110,678,742,844–847]。有证据表明,如果患者放射治疗时相对年轻(即确诊年龄<45岁),则对侧乳腺癌的风险会有轻度增加,但增加极小,并可能与放射治疗技术落后有关,大部分专家认为放射治疗的受益要远大于其风险[844]。虽然如此,我们也应当认识到这种潜在的风险,并努力将对侧乳腺的剂量降低至最小。正如表 56.41 所显示的,大部分研究所报道的放射治疗患者对侧乳腺癌的发病率(保乳手术加放射治疗)与乳腺切除不用放射治疗的患者相比并未增加。

但 EBCTCG 的总览分析表明,与未接受放射治疗的患者相比,放射治疗患者对侧乳腺癌的发病率增加[124]。这项总览分析比较了所有放射治疗对手术的随机试验,证明对侧乳腺癌的相对危险度为 1.18 (P=0.002)。虽然风险增加是由于采用较原始技术的早期试验所造成的,但这些资料证明放射治疗对次发的癌症有潜在的长期效应,并强调有必要尽可能降低对侧乳腺的照射剂量。

表 56.41 保乳手术加放射治疗和乳腺切除治疗的患者对侧乳腺癌的发生率

研究	保乳治疗	乳腺切除
Arriagada 等[845]a	88(14%)	91(11%)
Broët 等[736]	1819(3.8%)	1815(3.9%)
Clark 等[377]	1504(3%)	—
Dewar 等[380]	757(6%)[b]	—
Hill-Keyser 等[852]	1801(15.4%)[c]	—
Montague[319]	316(1.9%)[d]	576(5.2%)
Nielsen 等[847]	—	无 RT 1545(4%) RT 1538(5%)
Obedian 等[23]	1029(10%)[e]	1387(10%)[e]
Recht 等[388]	366(9%)[f]	—
Rosen 等[197]	—	RT,76(10.7%) 无 RT,47(9.4%)
Sarrazin 等[370]	88(9%)	91(9%)
Veronesi 等[102]	349(5%)[g]	352(5%)g
Hooning 等[846]	RR 1.5[h]	RR 1.0

RT,放射治疗。

[a] 15 年风险(更新 Sarrazin 等的数据[862])。

[b] 10 年精算复发率。

[c] 20 年精算风险。

[d] 排除同时发生的双侧乳腺癌。

[e] 5 年精算风险。

[f] 15 年精算风险。

[g] 12 年精算风险。

[h] 与乳腺切除术后电子线照射相比,切线野照射增加的相对风险。

在 Hankey 等[848]的一份报告中,涉及 1960—1975 年间 27 175 例接受乳腺癌治疗的女性。研究显示,与未照射的患者相比,照射患者发生对侧乳腺癌的 RR 为 1.2~1.4。但作者们认为,这些资料不表明相对危险度与对侧乳腺癌发病率的增高存在一致性。

Boice 等[844]评价了乳腺照射与二次乳腺癌风险的关系,研究中的 41 109 例女性乳腺癌患者均是 1935—1982 年间康涅狄格州肿瘤登记处登记的病例。研究者们回顾了 655 例患者的病例记录,这些患者的次发癌症发生于初治后的第 5 年或 5 年后，将她们的射线暴露情况与 1189 例无二次癌症患者的暴露情况做了配对对照。放射治疗患者对侧乳腺放射暴露的平均剂量是 2.82Gy。放射治疗患者发生次发癌症的相对危险度为 1.9，生存期>10 年的患者 RR 为 1.33。45 岁以下的患者发生次发癌症的 RR 为 1.59，老年女性为 1.01。基于此研究的结果，年轻女性应当认识到，如果她们不放射治疗则 10 年后次发癌症的风险为 14%，如果她们的治疗方案中含有放射治疗则风险将增高到 22%。

Levitt 和 Mandell[849]估计对侧乳腺所接受的剂量为 1~4Gy。假设 20 000 例患者保乳手术后接受放射治疗，根据不同剂量照射后乳腺癌发生风险的资料，他们认为 10 年后乳腺癌的增加不会超过 1 例。Storm 等[850]进行了一项病例对照研究，病例均为丹麦的乳腺癌登记患者，他们也发现成人乳腺组织暴露于低剂量辐射不会或极少诱导乳腺癌发生。

Obedian 等[23]将 1029 例保乳手术加放射治疗的患者，与 1387 例乳腺切除无术后放射治疗的患者做了比较，这些患者同期接受治疗。保乳治疗组的中位随访期为 14.6 年，乳腺切除组为 16 年。两组任何次发肿瘤的 15 年风险均近似相等，分别为 17.5%和 19%。两组 15 年次发肿瘤的发生率均为 10%。治疗时年龄<45 岁的患者，次发乳腺癌和非乳腺恶性肿瘤的 15 年发病率，在保乳治疗组分别为 10%和 5%，在乳腺切除组分别为 7%和 4%(*P* 无显著性)。

为解决放射治疗是否影响对侧乳腺癌的发生这一问题，Khan 和 Haffty[851]对放射治疗后对侧乳腺肿瘤发生的部位做了评价。发生于内侧区的对侧乳腺癌，在数量上并无优势(这一部位的暴露剂量较高)，这表明之前的放射治疗与对侧乳腺癌之间并无因果关系。Hill-Kayser 等[852]的研究发现 1801 例保乳手术加放射治疗的患者对侧乳腺癌 20 年风险为 15.4%。他们也证实，对侧乳腺癌位置的分布不受之前的放射治疗影响。

在对丹麦试验最近的更新中，Nielsen 等[741]也未发现那些被随机分到放射治疗组的患者对侧乳腺癌发生风险增加。该研究对丹麦乳腺癌协作组 82B 和 82C 试验的 3083 例患者做了长期随访，这些患者被随机分到乳腺切除加放射治疗组或乳腺切除无放射治疗组，两组对侧乳腺癌的风险差异无显著性(放射治疗组 6%对无放射治疗组 5%)。

Hooning 等[846]在一项来自阿姆斯特丹的研究中发现，超过 7000 例接受放射治疗或未接受放射治疗的主要是年轻的女性患者，确实注意到切线野乳腺照射后，伴随年龄减少对侧乳腺癌发病率增加，特别是在具有明显家族史的年轻女性中更为突出。值得注意的是，接受乳腺切除术和胸壁电子线治疗的患者，对侧乳腺的散射剂量较少，没有证据显示会增加对侧乳腺癌风险。乳腺肿瘤切除术后和有明确家族病史的患者应用切线野照射时，发生对侧乳腺癌的风险比为 3.52(95%CI 为 2.07~6.02；*P*=0.043)。

现代放射治疗技术可以使对侧乳腺受到的散射剂量很低，实际应用中应该使之达到最小化，尤其对年轻女性更应引起注意，以确保对侧乳腺的剂量尽可能低。

其他次发肿瘤的发病率

与对侧乳腺癌相似，次发肿瘤的发病率很低，很显然，合理使用放射治疗则其价值将远大于其诱导肿瘤发生的风险。虽然如此，但是一些有长期随访期的证据表明次发肿瘤的发病率增高。尽管使用较原始的技术时这种变化才更为明显，但将非靶区正常组织的剂量降至最低是治疗计划的重要组成部分。除了前面所讨论的对侧乳腺癌，EBCTCG 总览分析还显示，在所有比较乳腺癌患者放射治疗对不放射治疗的随机试验中，肺癌、食管癌、白血病和肉瘤等次发性癌症的风险均有所升高。这些次发肿瘤与放射治疗相关的相对危险度分别为：肺癌 1.61(±0.18；*P*=0.007)；食管癌 2.06(±0.53；*P*=0.05)，白血病 1.71(±0.36；*P*=0.03)，肉瘤 2.34(±0.62；*P*=0.03)。所有次发性非乳腺肿瘤的总相对危险度为 1.20(±0.06；*P*=0.001)。尽管次发性肿瘤的风险升高可能主要是因为使用原始技术的试验对分析结果造成了影响，但他们强调了限制非靶区组织剂量的重要性。

Huang 和 Mackillop[853]分析了 194 798 例浸润性乳腺癌患者(均无远处转移)，这些病例源自 SEER 数据库 1973—1995 年间的资料。研究者们发现，放射治疗组 54 例患者和非放射治疗组的 81 例患者治疗后出现了软组织肉瘤。放射治疗组血管肉瘤的标准化发病率为 26.2，其他肉瘤为 2.5；未放射治疗组中二者的标准化发病率分别为 2.1 和 1.3(95%CI 为 1.0~1.7)。胸壁、乳腺处肿瘤发病率的增长最大。即使是在放射治疗 5 年内，其 RR 也很显著，但在 5~10 年间达到最大值。

Karlsson 等[854]通过研究瑞典癌症登记处的 122 991 例患者，得到了乳腺癌治疗后肉瘤的风险值。这些患者中共 116 例患有肉瘤，标准化发病率为 1.9/104 例。

元),并且成本效益比率大于$300 000 QALY。尽管患者很重视癌症风险降低(即使是很小的降低),但平均的成本效益比率很高,为$70 859 QALY,这远高于常引用的成本效益阈值($50 000 QALY)。电子线加量只有在患者极其重视局部复发的绝对降低(即使降低很小)的情况下才物有所值。

最近,Suh 等[571]评价了部分乳腺加速照射的发展与其成本之间的关系。8 种不同的乳腺癌放射技术的治疗计划和照射应用的数据被模型化。①全乳腺照射:60Gy/30F;②全乳腺照射:50Gy/25F;③加速全乳腺照射:42.5Gy/16F; ④IMRT 全乳腺照射:60Gy/30F;⑤加速部分乳腺照射,MammoSite 施源器后装治疗:34Gy,10F,2F/d; ⑤加速部分乳腺 HDR 组之间插植:34Gy,10F,2F/d; ⑥加速部分乳腺 3DCRT:38.5Gy,10F,2F/d; ⑦加速部分乳腺 IMRT:38.5Gy,10F,2F/d。该研究估算了纳税人和患者所承受的成本(即非直接医疗成本、时间和交通花费),对总社会成本也做了计算。成本最低的部分乳腺照射为体外射线照射技术(APBI-3DCRT,APBI-IMRT)。使用 HDR 近距离 APBI 的患者, 其降低的花费由纳税人花费的增加补偿,从而造成了较高的社会成本。HDR 照射的成本是直接医疗成本增加的主要原因。对于全乳照射方法而言,不使用加强或分割全乳照射可降低总成本。总体上说,对社会而言, 加速全乳照射是所有方案中成本最低的;如果只考虑患者的花费,则 APBI 比全乳照射更得到人们的偏爱。

乳腺癌患者的心理情绪因素和生活质量

25%~35%确诊为乳腺癌的患者有明显的社会心理问题,表现为焦虑、抑郁及一定程度的性功能障碍。至少在初治后的 2 年间,乳腺癌治疗的这些破坏性结果会持续存在。Jensen[871]回顾了关于社会心理因素及其与乳腺癌关系的文献,他发现评价数据的主要方法学问题包括样本量小、回顾性设计、缺乏与其他重要因素的相互参照、横向研究而非纵向研究以及统计分析不足等。就社会心理因素而言,一些最具说服力的研究显示, 患乳腺癌的风险可能与情感表达困难有关,特别是在应激情况下。压力的总量和活动水平可能影响预后。已有研究者提出精神与免疫系统间可能存在联系,但支持这一观点的资料极少。

保乳治疗的患者与乳腺切除的患者相比,情绪失调的具体种类、重要性和持续时间差别很大,尽管有一定程度的不同,但均需引起关注并进行心理支持治疗[872,873]。根治性手术使患者在形象、吸引力和性别特征的感觉上出现更多心理情绪问题,而肿瘤切除加放射治疗可能暂时打乱患者的生活方式,并引起患者对癌症和放射治疗副作用的担忧。目前并没有研究结果支持这种假设,但有研究报道,保乳治疗患者和乳腺切除患者对复发的恐惧相似。

一项关于乳腺癌患者质量校正后预期寿命的临床决策分析中,一组患者采用乳腺切除治疗,一组采用保乳治疗。研究显示,保乳治疗比乳腺切除患者有更好的质量校正后预期寿命。但部分亚组的患者可能更适于乳腺切除术[874]。Lasry 和 Margolese[437]比较了 NSABPB-06 试验中部分患者的心理效应,发现接受切除范围较广的根治性手术的患者对癌症复发的恐惧并不少于乳腺肿瘤切除的患者。她们在保留乳腺和对癌症复发的恐惧之间无法权衡。

形象是自我概念的一部分,有研究者以邮寄调查问卷的方式对 257 例女性做了调查,她们分别采用乳腺切除、乳腺切除加延迟重建、乳腺切除加立即性重建或保乳治疗[876]。如果使用年龄协方差分析,保乳治疗组关于“形象”的结果要显著好于乳腺切除组或乳腺切除加立即重建组。四组的自我概念无差异。

保乳治疗有心理学上的优势,因为保留身体结构维持了患者对女性身份和身体形象的感知,这要好于乳腺切除[371]。但保乳治疗不会降低焦虑、精神不稳定和抑郁的高发病率。有研究者回顾性评价了 72 例部分乳腺切除的女性患者和 147 例全乳切除加立即重建者的心理社会适应性、身体形象和立即重建[877,878]。调查问卷在手术后平均 4 年完成 (回收了 44%的问卷), 发现只有不到 20%的患者在所调查的方面适应良好。两组患者在身体形象、性别吸引力和婚姻幸福等方面无显著差异。184 例接受了回答问卷的患者中,109 例(59%)认为癌症使她们与其伴侣走得更近,44 例患者(24%)认为无明显影响,31 例(17%)认为癌症妨碍了他们的关系。两组患者在性表达的频率、性欲和实际性生活方面无显著差异。44%的部分乳腺切除患者和 83%的乳腺切除加乳腺重建者乳腺爱抚的快感降低。就乳腺外观所带来的满足感而言,两手术组并无显著差异。

Schain 等[873]回顾性研究了 142 例女性,她们被随机分组, 分别接受乳腺切除或肿瘤切除加放射治疗。在随机分组前和治疗后第 6、12 和 24 个月分别进行了基线评估。治疗后第 6 个月,与相应的保乳治疗患者相比,乳腺切除者对其生活中事件的控制明显较弱

(P=0.003),并且在两性关系上出现了更多的问题(P=0.021)。并且,乳腺切除组患者与肿瘤切除加放射治疗的患者相比,在因身体形象而造成痛苦的程度方面有显著差异(24 个月时,P=0.059)。该研究认为,保乳治疗保护了女性患者对其身体的感知,但随着时间的推移,不会对性适应起更大的作用。

尽管有大量关于术后最初 24 个月部分乳腺切除和心理疾病发病率的研究,但关于长期心理作用的研究却很少。Dorval 等[879]评价了乳腺切除的种类对心理调适的影响,研究中 124 例乳腺癌生存者中 47 例接受部分乳腺切除治疗,77 例全乳腺切除,评价初治 8 年后的情况。手术后的第 3 个月和第 18 个月也进行了访谈。使用精神症状指数对心理困扰做了评估。部分乳腺切除者和全乳腺切除者的长期生活质量并无统计学差异。对于年龄<50 岁的患者,部分乳腺切除比全乳切除更能减轻患者的痛苦(P=0.04)。相比之下,对于 50 岁及以上的患者,部分乳腺切除使精神困扰增加。

由于年轻的早期乳腺癌患者使用辅助化学治疗的增加,我们应高度重视化学治疗对患者生存质量的长期影响,过早停经的后果,以及所感知的性吸引力的改变等问题,并进行相关研究以改善治疗后调整方法和患者的满意度[877,880,881]。接受化学治疗的患者可能更担忧癌症复发(P=0.001)、性行为减少(P=0.013)、性欲降低(P=0.032)、阴道干燥(P<0.001)和性交困难(P<0.001)等问题。她们通过非性交的性爱抚而达到性高潮的情况与其他女性并无差异。患者的年龄和性欲、性生活的频率有显著关系。

在瑞士的两项大规模临床试验中,可测量辅助化学治疗对健康相关的生活质量的影响,但与诊断和手术后患者的调适和应对相比,这种影响短暂且较小[882]。

Ganz 等[880]对 864 例乳腺癌生存者做了调查。她们的 RAND 健康调查评分与年龄相匹配的健康女性相同或更高,抑郁的发生率与一般人群相似。婚姻或配偶的调适也与健康样本相似,性功能与年龄相匹配的健康绝经女性相同。但这些乳腺癌生存者身体症状(如关节痛、头痛和潮热现象)的发生率比健康者高。性功能障碍更常发生于化学治疗女性 (所有年龄)以及年轻的停经女性。对于 50 岁及以上的女性患者,他莫昔芬与性功能障碍无关。临床医师应当询问常见症状以便对症治疗或接受患者的咨询。

Ganz 等[881]也于 1~5 年前在美国两个大城市的市中心对 1096 例早期乳腺癌患者做了调查。365 例仅接受他莫昔芬治疗,180 例单纯化学治疗,395 例他莫昔芬加化学治疗,265 例未用辅助治疗。这 4 组治疗者在生活质量或抑郁评分方面均无显著差异。未用辅助治疗的患者身体功能综合评分与正常人群相似,但辅助治疗组评分稍低。4 组患者精神健康评分无显著差异,并接近健康女性人群的评分。总体来说,乳腺癌生存者在功能上处于高水平,与无癌症的健康女性相似。但与无辅助治疗的生存者相比,采用化学治疗的患者性生活问题明显较多,而使用他莫昔芬治疗的患者则有更多的血管舒缩性症状。

Nissen 等[883]进行了一项生存质量研究,患者年龄 30~85 岁,均为新确诊病例,接受保乳手术(n=103),单纯乳腺切除(n=55)或乳腺切除加重建(n=40)。对患者在确诊后(基线)以及第 1、3、6、12、18、24 个月的生存质量做了评价。乳腺切除加化学治疗的患者比单纯乳腺切除的患者情绪障碍更明显(P=0.002),幸福感更少(P=0.002),这些差异在手术后 18 个月仍然存在。保乳治疗的患者与单纯乳腺切除者相比,幸福感并无显著差异。

结论

乳腺癌是女性最常见的肿瘤,放射治疗在乳腺癌的治疗中起着至关重要的作用。乳腺 X 线摄影检查对肿瘤的早期发现以及规范化的抗肿瘤治疗,可能与 50 岁及以上女性的乳腺癌死亡率降低有关。在保乳手术后,全乳腺照射改善了经过合理选择的患者的局部控制率和生存率,因此这一治疗方法应该应用到所有患者。预测局部复发的分子分型的发展可能彻底改变我们对放射治疗的选择;该领域已经在全身治疗方面取得了显著的进展,但是在局部治疗方面仍需进一步研究。包括大剂量分割全乳腺照射和加速部分乳腺照射的加速放射治疗技术可以增加保乳手术后放射治疗的利用率。正在进行的研究将有助于进一步明确这些放射治疗技术在早期乳腺癌患者中的安全性和可行性。

(刘静 译 刘希军 校)

部分参考文献

本章全部参考文献请登录网站:http://www.tsttpc.com/download_list.html

5. MacMahon B. Epidemiology and the causes of breast cancer. *Int J Cancer* 2006;118(10):2373–2378.
14. Breast cancer and hormone replacement therapy: collaborative reanalysis of data from 51 epidemiological studies of 52,705 women with breast cancer and 108,411 women without breast cancer. Collaborative Group on Hormonal Factors in Breast Cancer. *Lancet* 1997;350(9084):1047–1059.
15. Rossouw JE, Anderson GL, Prentice RL, et al. Risks and benefits of estrogen plus progestin in healthy postmenopausal women: principal results From the Women's Health Initiative randomized controlled trial. *JAMA* 2002;288(3):321–333.
21. Ready K, Arun B. Clinical assessment of breast cancer risk based on family history. *J Natl Compr Canc Netw* 2010;8(10):1148–1155.
30. Travis LB, Hill D, Dores GM, et al. Cumulative absolute breast cancer risk for young women treated for Hodgkin lymphoma. *J Natl Cancer Inst* 2005;97(19):1428–1437.
37. Boyd NF, Dite GS, Stone J, et al. Heritability of mammographic density, a risk factor for breast cancer. *N Engl J Med* 2002;347(12):886–894.
47. Bevers TB, Anderson BO, Bonaccio E, et al. NCCN clinical practice guidelines in oncology: breast cancer screening and diagnosis. *J Natl Compr Canc Netw* 2009;7(10):1060–1096.
49. Cummings SR, Eckert S, Krueger KA, et al. The effect of raloxifene on risk of breast cancer in postmenopausal women: results from the MORE randomized trial. Multiple Outcomes of Raloxifene Evaluation. *JAMA* 1999;281(23):2189–2197.
50. Cuzick J, Forbes J, Edwards R, et al. First results from the International Breast Cancer Intervention Study (IBIS-I): a randomised prevention trial. *Lancet* 2002;360(9336):817–824.
53. Fisher B, Costantino JP, Wickerham DL, et al. Tamoxifen for prevention of breast cancer: report of the National Surgical Adjuvant Breast and Bowel Project P-1 Study. *J Natl Cancer Inst* 1998;90(18):1371–1388.
57. Hartmann LC, Schaid DJ, Woods JE, et al. Efficacy of bilateral prophylactic mastectomy in women with a family history of breast cancer. *N Engl J Med* 1999;340(2):77–84.
59. Halsted WS. The results of operations for the cure of cancer of the breast performed at Johns Hopkins Hospital from June 1889 to January 1894. *Johns Hopkins Hosp Bull* 1894;4:297.
63. Hellman S. Karnofsky Memorial Lecture. Natural history of small breast cancers. *J Clin Oncol* 1994;12(10):2229–2234.
74. Handley RS. Carcinoma of the breast. *Ann R Coll Surg Engl* 1975;57(2):59–66.
75. Veronesi U, Cascinelli N, Bufalino R, et al. Risk of internal mammary lymph node metastases and its relevance on prognosis of breast cancer patients. *Ann Surg* 1983;198(6):681–684.
87. Strom EA, Woodward WA, Katz A, et al. Clinical investigation: regional nodal failure patterns in breast cancer patients treated with mastectomy without radiotherapy. *Int J Radiat Oncol Biol Phys* 2005;63(5):1508–1513.
89. Clarke M, Collins R, Darby S, et al. Effects of radiotherapy and of differences in the extent of surgery for early breast cancer on local recurrence and 15-year survival: an overview of the randomised trials. *Lancet* 2005;366(9503):2087–2106.
90. Vinh-Hung V, Verschraegen C. Breast-conserving surgery with or without radiotherapy: pooled-analysis for risks of ipsilateral breast tumor recurrence and mortality. *J Natl Cancer Inst* 2004;96(2):115–121.
91. Huang J, Barbera L, Brouwers M, et al. Does delay in starting treatment affect the outcomes of radiotherapy? A systematic review. *J Clin Oncol* 2003;21(3):555–563.
93. Fisher B, Anderson S, Bryant J, et al. Twenty-year follow-up of a randomized trial comparing total mastectomy, lumpectomy, and lumpectomy plus irradiation for the treatment of invasive breast cancer. *N Engl J Med* 2002;347(16):1233–1241.
94. Fisher B, Anderson S, Tan-Chiu E, et al. Tamoxifen and chemotherapy for axillary node-negative, estrogen receptor-negative breast cancer: findings from National Surgical Adjuvant Breast and Bowel Project B-23. *J Clin Oncol* 2001;19(4):931–942.
95. Fisher B, Bryant J, Dignam JJ, et al. Tamoxifen, radiation therapy, or both for prevention of ipsilateral breast tumor recurrence after lumpectomy in women with invasive breast cancers of one centimeter or less. *J Clin Oncol* 2002;20(20):4141–4149.
101. van Dongen JA, Voogd AC, Fentiman IS, et al. Long-term results of a randomized trial comparing breast-conserving therapy with mastectomy: European Organization for Research and Treatment of Cancer 10801 trial. *J Natl Cancer Inst* 2000;92(14):1143–1150.
102. Veronesi U, Cascinelli N, Mariani L, et al. Twenty-year follow-up of a randomized study comparing breast-conserving surgery with radical mastectomy for early breast cancer. *N Engl J Med* 2002;347(16):1227–1232.
107. Darby S, McGale P, Correa C, et al. Effect of radiotherapy after breast-conserving surgery on 10-year recurrence and 15-year breast cancer death: meta-analysis of individual patient data for 10,801 women in 17 randomised trials. *Lancet* 2011;378(9804):1707–1716.
125. Tabár L, Vitak B, Chen HH, et al. The Swedish Two-County Trial twenty years later. Updated mortality results and new insights from long-term follow-up. *Radiol Clin North Am* 2000;38(4):625–651.
130. Tabar L, Vitak B, Chen TH, et al. Swedish two-county trial: impact of mammographic screening on breast cancer mortality during 3 decades. *Radiology* 2011;260(3):658–663.
132. UK Trial Group. 16-year mortality from breast cancer in the UK Trial of Early Detection of Breast Cancer. *Lancet* 1999;353(9168):1909–1914.
147. Kriege M, Brekelmans CT, Boetes C, et al. Efficacy of MRI and mammography for breast-cancer screening in women with a familial or genetic predisposition. *N Engl J Med* 2004;351(5):427–437.
148. Leach MO, Boggis CR, Dixon AK, et al. Screening with magnetic resonance imaging and mammography of a UK population at high familial risk of breast cancer: a prospective multicentre cohort study (MARIBS). *Lancet* 2005;365(9473):1769–1778.
149. Bevers TB. Ultrasound for the screening of breast cancer. *Curr Oncol Rep* 2008;10(6):527–528.
150. Berg WA, Blume JD, Cormack JB, et al. Combined screening with ultrasound and mammography vs mammography alone in women at elevated risk of breast cancer. *JAMA* 2008;299(18):2151–2163.
162. Bevers TB, Anderson BO, Bonaccio E, et al. Breast cancer screening and diagnosis. *J Natl Compr Canc Netw* 2006;4(5):480–508.
168. Carlson RW, Allred DC, Anderson BO, et al. Invasive breast cancer. *J Natl Compr Canc Netw* 2011;9(2):136–222.
169. Carlson RW, Allred DC, Anderson BO, et al. Breast cancer. Clinical practice guidelines in oncology. *J Natl Compr Canc Netw* 2009;7(2):122–192.
224. Recht A, Edge SB, Solin LJ, et al. Postmastectomy radiotherapy: clinical practice guidelines of the American Society of Clinical Oncology. *J Clin Oncol* 2001;19(5):1539–1569.
236. Krag DN, Julian TB, Harlow SP, et al. NSABP-32: phase III, randomized trial comparing axillary resection with sentinel lymph node dissection: a description of the trial. *Ann Surg Oncol* 2004;11(3 Suppl):208S–210S.
237. Giuliano AE, Hunt KK, Ballman KV, et al. Axillary dissection vs no axillary dissection in women with invasive breast cancer and sentinel node metastasis: a randomized clinical trial. *JAMA* 9 2011;305(6):569–575.
238. Haffty BG, Hunt KK, Harris JR, et al. Positive sentinel nodes without axillary dissection: implications for the radiation oncologist. *J Clin Oncol* 2011;29(34):4479–4481.
274. Romond EH, Perez EA, Bryant J, et al. Trastuzumab plus adjuvant chemotherapy for operable HER2-positive breast cancer. *N Engl J Med* 2005;353(16):1673–1684.
284. van't Veer LJ, Paik S, Hayes DF. Gene expression profiling of breast cancer: a new tumor marker. *J Clin Oncol* 2005;23(8):1631–1635.
286. Perou CM, Sorlie T, Eisen MB, et al. Molecular portraits of human breast tumours. *Nature* 2000;406(6797):747–752.
289. Paik S, Shak S, Tang G, et al. A multigene assay to predict recurrence of tamoxifen-treated, node-negative breast cancer. *N Engl J Med* 2004;351(27):2817–2826.
327. Recht A, Houlihan MJ. Axillary lymph nodes and breast cancer: a review. *Cancer* 1995;76(9):1491–1512.
331. Fisher B, Jeong JH, Anderson S, et al. Twenty-five-year follow-up of a randomized trial comparing radical mastectomy, total mastectomy, and total mastectomy followed by irradiation. *N Engl J Med* 2002;347(8):567–575.
335. Mansel RE, Fallowfield L, Kissin M, et al. Randomized multicenter trial of sentinel node biopsy versus standard axillary treatment in operable breast cancer: the ALMANAC Trial. *J Natl Cancer Inst* 2006;98(9):599–609.
337. Krag D, Weaver D, Ashikaga T, et al. The sentinel node in breast cancer—a multicenter validation study. *N Engl J Med* 1998;339(14):941–946.
342. Veronesi U, Paganelli G, Viale G, et al. A randomized comparison of sentinel-node biopsy with routine axillary dissection in breast cancer. *N Engl J Med* 2003;349(6):546–553.
347. Goldhirsch A, Wood WC, Coates AS, et al. Strategies for subtypes—dealing with the diversity of breast cancer: highlights of the St. Gallen International Expert Consensus on the Primary Therapy of Early Breast Cancer 2011. *Ann Oncol* 2011;22(8):1736–1747.
349. Arthur DW, Vicini FA, Kuske RR, et al. Accelerated partial breast irradiation: an updated report from the American Brachytherapy Society. *Brachytherapy* 2003;2(2):124–130.
354. Chen AM, Meric-Bernstam F, Hunt KK, et al. Breast conservation after neoadjuvant chemotherapy: the MD Anderson cancer center experience. *J Clin Oncol* 2004;22(12):2303–2312.
362. van Dongen JA, Bartelink H, Fentiman IS, et al. Randomized clinical trial to assess the value of breast-conserving therapy in stage I and II breast cancer, EORTC 10801 trial. *J Natl Cancer Inst Monogr* 1992(11):15–18.
373. Poggi MM, Danforth DN, Sciuto LC, et al. Eighteen-year results in the treatment of early breast carcinoma with mastectomy versus breast conservation therapy: the National Cancer Institute Randomized Trial. *Cancer* 2003;98(4):697–702.
404. Bartelink H, Horiot JC, Poortmans P, et al. Recurrence rates after treatment of breast cancer with standard radiotherapy with or without additional radiation. *N Engl J Med* 2001;345(19):1378–1387.
427. van der Leest M, Evers L, van der Sangen MJ, et al. The safety of breast-conserving therapy in patients with breast cancer aged < or = 40 years. *Cancer* 2007;109(10):1957–1964.
432. Kiess AP, McArthur HL, Mahoney K, et al. Adjuvant trastuzumab reduces locoregional recurrence in women who receive breast-conservation therapy for lymph node-negative, human epidermal growth factor receptor 2-positive breast cancer. *Cancer* 2012;118(8):1982–1988.
491. Haffty BG, Yang Q, Reiss M, et al. Locoregional relapse and distant metastasis in conservatively managed triple negative early-stage breast cancer. *J Clin Oncol* 2006;24(36):5652–5657.
492. Nguyen PL, Taghian AG, Katz MS, et al. Breast cancer subtype approximated by estrogen receptor, progesterone receptor, and HER-2 is associated with local and distant recurrence after breast-conserving therapy. *J Clin Oncol* 2008;26(14):2373–2378.
493. Voduc KD, Cheang MC, Tyldesley S, et al. Breast cancer subtypes and the risk of local and regional relapse. *J Clin Oncol* 2010;28(10):1684–1691.
494. Abdulkarim BS, Cuartero J, Hanson J, et al. Increased risk of locoregional recurrence for women with T1-2N0 triple-negative breast cancer treated with modified radical mastectomy without adjuvant radiation therapy compared with breast-conserving therapy. *J Clin Oncol* 2011;29(21):2852–2858.
496. Mamounas EP, Tang G, Fisher B, et al. Association Between the 21-gene recurrence score assay and risk of locoregional recurrence in node-negative, estrogen receptor-positive breast cancer: results from NSABP B-14 and NSABP B-20. *J Clin Oncol* 2010;28(10):1677–1683.
500. Liljegren G, Holmberg L, Adami HO, et al. Sector resection with or without postoperative radiotherapy for stage I breast cancer: five-year results of a randomized trial. Uppsala-Orebro Breast Cancer Study Group. *J Natl Cancer Inst* 1994;86(9):717–722.
501. Veronesi U, Marubini E, Mariani L, et al. Radiotherapy after breast-conserving surgery in small breast carcinoma: long-term results of a randomized trial. *Ann*

Oncol 2001;12(7):997–1003.
502. Winzer KJ, Sauer R, Sauerbrei W, et al. Radiation therapy after breast-conserving surgery; first results of a randomised clinical trial in patients with low risk of recurrence. *Eur J Cancer* 2004;40(7):998–1005.
503. Whelan T, Clark R, Roberts R, et al. Ipsilateral breast tumor recurrence postlumpectomy is predictive of subsequent mortality: results from a randomized trial. Investigators of the Ontario Clinical Oncology Group. *Int J Radiat Oncol Biol Phys* 1994;30(1):11–16.
506. Lim M, Bellon JR, Gelman R, et al. A prospective study of conservative surgery without radiation therapy in select patients with stage I breast cancer. *Int J Radiat Oncol Biol Phys* 2006;65(4):1149–1154.
511. Fyles AW, McCready DR, Manchul LA, et al. Tamoxifen with or without breast irradiation in women 50 years of age or older with early breast cancer. *N Engl J Med* 2004;351(10):963–970.
512. Smith BD, Gross CP, Smith GL, et al. Effectiveness of radiation therapy for older women with early breast cancer. *J Natl Cancer Inst* 2006;98(10):681–690.
513. Bentzen SM, Agrawal RK, Aird EG, et al. The UK Standardisation of Breast Radiotherapy (START) Trial A of radiotherapy hypofractionation for treatment of early breast cancer: a randomised trial. *Lancet Oncol* 2008;9(4):331–341.
514. Bentzen SM, Agrawal RK, Aird EG, et al. The UK Standardisation of Breast Radiotherapy (START) Trial B of radiotherapy hypofractionation for treatment of early breast cancer: a randomised trial. *Lancet* 2008;371(9618):1098–1107.
515. Whelan TJ, Pignol JP, Levine MN, et al. Long-term results of hypofractionated radiation therapy for breast cancer. *N Engl J Med* 2010;362(6):513–520.
517. Smith BD, Bentzen S, Correa C, et al. Fractionation for whole breast irradiation: an American Society for Radiation Oncology (ASTRO) evidence-based guideline. *Int J Radiation Oncol Biol Phys* 2011;81(1):59–68.
520. Schlembach PJ, Buchholz TA, Ross MI, et al. Relationship of sentinel and axillary level I-II lymph nodes to tangential fields used in breast irradiation. *Int J Radiat Oncol Biol Phys* 2001;51(3):671–678.
532. Louis-Sylvestre C, Clough K, Asselain B, et al. Axillary treatment in conservative management of operable breast cancer: dissection or radiotherapy? Results of a randomized study with 15 years of follow-up. *J Clin Oncol* 2004;22(1):97–101.
537. Veronesi U, Orecchia R, Zurrida S, et al. Avoiding axillary dissection in breast cancer surgery: a randomized trial to assess the role of axillary radiotherapy. *Ann Oncol* 2005;16(3):383–388.
544. Whelan T. NCIC CTG MA.20: an intergroup trial of regional nodal irradiation in early breast cancer. *J Clin Oncol* 2011;9(Suppl):(abstr LBA1003).
555. Bellon JR, Come SE, Gelman RS, et al. Sequencing of chemotherapy and radiation therapy in early-stage breast cancer: updated results of a prospective randomized trial. *J Clin Oncol* 2005;23(9):1934–1940.
563. Toledano A, Garaud P, Serin D, et al. Concurrent administration of adjuvant chemotherapy and radiotherapy after breast-conserving surgery enhances late toxicities: long-term results of the ARCOSEIN multicenter randomized study. *Int J Radiat Oncol Biol Phys* 2006;65(2):324–332.
569. Ahn PH, Vu HT, Lannin D, et al. Sequence of radiotherapy with tamoxifen in conservatively managed breast cancer does not affect local relapse rates. *J Clin Oncol* 2005;23(1):17–23.
570. Harris EE, Christensen VJ, Hwang WT, et al. Impact of concurrent versus sequential tamoxifen with radiation therapy in early-stage breast cancer patients undergoing breast conservation treatment. *J Clin Oncol* 2005;23(1):11–16.
573. Azria D, Belkacemi Y, Romieu G, et al. Concurrent or sequential adjuvant letrozole and radiotherapy after conservative surgery for early-stage breast cancer (CO-HO-RT): a phase 2 randomised trial. *Lancet Oncol* 2010;11(3):258–265.
581. Robson ME, Chappuis PO, Satagopan J, et al. A combined analysis of outcome following breast cancer: differences in survival based on BRCA1/BRCA2 mutation status and administration of adjuvant treatment. *Breast Cancer Res* 2004;6(1):R8–R17.
582. Seynaeve C, Verhoog LC, Van De Bosch LM, et al. Ipsilateral breast tumour recurrence in hereditary breast cancer following breast-conserving therapy. *Eur J Cancer* 2004;40(8):1150–1158.
589. Haffty BG, Harrold E, Khan AJ, et al. Outcome of conservatively managed early-onset breast cancer by BRCA1/2 status. *Lancet* 2002;359(9316):1471–1477.
592. Pierce LJ, Levin AM, Rebbeck TR, et al. Ten-year multi-institutional results of breast-conserving surgery and radiotherapy in BRCA1/2-associated stage I/II breast cancer. *J Clin Oncol* 2006;24(16):2437–2443.
593. Pierce LJ, Phillips KA, Griffith KA, et al. Local therapy in BRCA1 and BRCA2 mutation carriers with operable breast cancer: comparison of breast conservation and mastectomy. *Breast Cancer Res Treat* 2010;121(2):389–398.
643. Hancock SL, Tucker MA, Hoppe RT. Breast cancer after treatment of Hodgkin's disease. *J Natl Cancer Inst* 1993;85(1):25–31.
650. Travis LB, Hill DA, Dores GM, et al. Breast cancer following radiotherapy and chemotherapy among young women with Hodgkin disease. *JAMA* 2003;290(4):465–475.
663. Arthur DW, Vicini FA. Accelerated partial breast irradiation as a part of breast conservation therapy. *J Clin Oncol* 2005;23(8):1726–1735.
675. Recht A. Radiotherapy and surgery in early breast cancer. *N Engl J Med* 1996;334(15):989.
705. Romestaing P, Lehingue Y, Carrie C, et al. Role of a 10-Gy boost in the conservative treatment of early breast cancer: results of a randomized clinical trial in Lyon, France. *J Clin Oncol* 1997;15(3):963–968.
742. Nielsen HM, Overgaard M, Grau C, et al. Study of failure pattern among high-risk breast cancer patients with or without postmastectomy radiotherapy in addition to adjuvant systemic therapy: long-term results from the Danish Breast Cancer Cooperative Group DBCG 82 B and C randomized studies. *J Clin Oncol* 2006;24(15):2268–2275.
746. Pignol J. A multicentre randomized trial of breast IMRT to reduce acute radiation dermatitis. *J Clin Oncol* 2008;26(13):2085–2092.
748. Donovan E, Bleakley N, Denholm E, et al. Randomised trial of standard 2D radiotherapy (RT) versus intensity modulated radiotherapy (IMRT) in patients prescribed breast radiotherapy. *Radiother Oncol* 2007;82(3):254–264.
768. Jagsi R, Ben-David MA, Moran JM, et al. Unacceptable cosmesis in a protocol investigating intensity-modulated radiotherapy with active breathing control for accelerated partial-breast irradiation. *Int J Radiat Oncol Biol Phys* 2010;76(1):71–78.
769. Hepel JT, Tokita M, MacAusland SG, et al. Toxicity of three-dimensional conformal radiotherapy for accelerated partial breast irradiation. *Int J Radiat Oncol Biol Phys* 2009;75(5):1290–1296.
774. Smith BD, Arthur DW, Buchholz TA, et al. Accelerated partial breast irradiation consensus statement from the American Society for Radiation Oncology (ASTRO). *J Am Coll Surg* 2009;209(2):269–277.
790. American Society of Clinical Oncology. Recommended breast cancer surveillance guidelines. *J Clin Oncol* 1997;15:2149–2156.
824. Taghian AG, Assaad SI, Niemierko A, et al. Risk of pneumonitis in breast cancer patients treated with radiation therapy and combination chemotherapy with paclitaxel. *J Natl Cancer Inst* 2001;93(23):1806–1811.
839. Nilsson G, Holmberg L, Garmo H, et al. Distribution of coronary artery stenosis after radiation for breast cancer. *J Clin Oncol* 2012;30(4):380–386.
841. Jagsi R, Griffith KA, Koelling T, et al. Stroke rates and risk factors in patients treated with radiation therapy for early-stage breast cancer. *J Clin Oncol* 2006;24(18):2779–2785.
842. Nilsson G, Holmberg L, Garmo H, et al. Radiation to supraclavicular and internal mammary lymph nodes in breast cancer increases the risk of stroke. *Br J Cancer* 2009;100(5):811–816.
844. Boice JD Jr, Harvey EB, Blettner M, et al. Cancer in the contralateral breast after radiotherapy for breast cancer. *N Engl J Med* 1992;326(12):781–785.
846. Hooning MJ, Aleman BM, Hauptmann M, et al. Roles of radiotherapy and chemotherapy in the development of contralateral breast cancer. *J Clin Oncol* 2008;26(34):5561–5568.
870. Hayman JA, Hillner BE, Harris JR, et al. Cost-effectiveness of adding an electron-beam boost to tangential radiation therapy in patients with negative margins after conservative surgery for early-stage breast cancer. *J Clin Oncol* 2000;18(2):287–295.

第 57 章 乳腺癌：局部晚期与复发病变、乳房切除术后放射治疗及系统治疗

Thomas A. Buchholz, David E. Wazer, Bruce G. Haffty

局部晚期乳腺癌的治疗需要结合影像诊断、化疗、适当的手术治疗、放射治疗以及必要的生物治疗和激素治疗等多学科的方法。个体患者的治疗效果很大程度上依赖于治疗团队的专业水平以及多学科治疗方法的整合程度。对于局部晚期患者的治疗，每项多学科的信息及协调尤为重要，因为这类患者的最佳治疗选择总是在不断地进展，如果得不到恰当的治疗，会导致局部晚期患者面对很高的复发风险，因此，综合决策的制订是非常复杂的过程，并且是影响治疗结果的重要环节。

幸运的是，局部晚期乳腺癌的治疗结果已得到了显著改善。常规应用化疗之前，大多数患者接受了手术、放射治疗或者二者的结合治疗，尽管如此，接受治疗的绝大多数患者还是出现了远处转移和死亡[1–3]。辅助、新辅助化疗和内分泌治疗方案的引入显著改善了患者的预后。新的系统治疗方案及生物治疗也带来了额外的改善，这就进一步提高了对局部病变控制的重要性。

本章集中探讨了局部晚期乳腺癌的治疗，重点是局部控制和放射治疗。“局部晚期乳腺癌”的定义目前还没有统一，通常是指Ⅲ期乳腺癌，即原发灶或者区域淋巴结分期较晚，但尚无明显的远处转移。除了回顾总结对Ⅲ期乳腺癌的综合治疗策略，本章还将复习所有分期的侵袭性乳腺癌切除后放射治疗和全身治疗。此外，对于局部复发乳腺癌和乳腺癌某些罕见表现的治疗和效果也加以讨论。

局部晚期乳腺癌的流行病学

1980—1987 年，乳腺癌发生率年均增加约为 4%，这种变化的部分原因是由于普查性乳腺 X 线摄影技术应用的增加。1987—1994 年，乳腺癌发生率稳定，到 1999 年间再次以 1.6%的速率增加，此后，乳腺癌的发生率每年下降 2%[4]。1988—2000 年，诊断时肿瘤直径≤2cm 的病例稳步上升，但 2000 年之后则每年下降 3.3%。1992 年之后诊断时肿瘤直径>5cm 的病例每年增加 2%[4]。20 世纪 80 年代晚期诊断时局部晚期病例所占比例下降有几个明确的原因。其一是乳腺 X 线摄影技术普查使很多病例得以早期诊断，其二是由于女性健康意识及公共教育的进步，很多患者一旦发现乳腺肿块即寻求医疗帮助。另外，医疗社团得到了更好的教育，对乳腺肿块的评价更合乎标准。

表 57.1 是由美国癌症协会(American Cancer Society)报道的，依据监控、流行病学及最终结果项目资料对诊断为 T3 期或伴有淋巴结转移的乳腺癌所占百分比的估算值。这一估算预期 2011 年新确诊为侵袭性乳腺癌病例会达到 230 480 例[5]。表 57.1 中显示其中 16 134 例原发肿瘤直径>5.0cm，而 69 144 例诊断时淋巴结为阳性。

表 57.1 还包括了乳腺癌在白种人和非洲裔美国人中的分布情况。非洲裔美国女性患者中原发肿瘤局部晚期和区域淋巴结阳性者要明显高于白人患者[4]，通常认为是由于社会经济学因素及生物学因素所造

表 57.1　2005—2006 年乳腺癌诊断时病变范围的评价

	全部人种(%)	白人(%)	非洲裔美国人(%)
肿瘤≤2.0cm	64	66	52
肿瘤 2.1~5.0cm	29	28	36
肿瘤>5.0cm	7	6	12
淋巴结–阴性	64	65	55
淋巴结–阳性	30	30	35
远处转移	6	5	10

Percentages are calculated from the respective incidence values provided from Figure 5 of American Cancer Society. *Breast cancer facts and figures* 2009-2010. Atlanta, GA: Author, 2009.

成。特别是，非洲裔女性得到医疗保健及普查性乳腺X线摄影术的机会要明显少于白种人。相对于白种人，非洲裔女性乳腺癌患者还表现出较高的核分级，而且雌激素受体(ER)隐性者居多[6,7]。

炎性乳腺癌是局部晚期乳腺癌中一种很重要的类型，具有其独特的流行病学、临床表现和生物学特征。炎性乳腺癌比较少见，在美国发病率仅占乳腺癌总数的2%[8]。预计2010年美国炎性乳腺癌新发病例数约为4000例。20世纪90年代，炎性乳腺癌发病率增长很少。还没有独立的炎性乳腺癌的致病危险因素被确认，但与非炎性乳腺癌比较，炎性乳腺癌更易发生于年轻人。非洲裔女性炎性乳腺癌发病率要高于白种人。与非炎性乳腺癌相比，炎性乳腺癌患者诊断时淋巴结受累以及远处转移的情况更为常见[8]。

疾病进程

局部晚期乳腺癌疾病进程

过去局部晚期乳腺癌患者治疗结果曾经很差，但是目前治疗方法的进步明显改善了预后。现在很多局部晚期乳腺癌患者可被治愈。随着疾病进展，乳腺内的肿瘤可能会侵及皮肤或者胸壁。出现皮肤回缩的原因是Cooper韧带受侵，不过在疾病早期也可见这种现象。肿瘤生长还会造成乳腺或者乳腺皮肤淋巴回流受阻，造成乳腺水肿，即所谓橘皮征。此外，肿瘤生长还会增加经淋巴回流造成区域淋巴结转移和(或)经血液循环造成肝脏、肺脏、骨骼及脑转移的危险。

绝大多数晚期原发肿瘤诊断时伴有腋窝淋巴结转移。根据与胸小肌的位置关系，腋窝淋巴结被分为3个水平：Ⅰ水平(LⅠ)位于胸小肌外下方，Ⅱ水平(LⅡ)区位于胸小肌后方，Ⅲ水平(LⅢ)位于胸小肌内上方(又称为锁骨下淋巴结)。局部晚期乳腺癌的其他转移淋巴结包括位于胸小肌与胸大肌间的Rotter淋巴结、锁骨上淋巴结和内乳淋巴结。图57.1显示局部晚期乳腺癌患者腋窝Ⅱ水平淋巴结(图57.1A)、锁骨下淋巴结(图57.1B)、Rotter淋巴结(图57.1C)和内乳淋巴结(图57.1D)的CT图像。

局部晚期乳腺癌的临床转归取决于多个因素，包括其表现的特殊的疾病特征、生物学特点及治疗情况。如不经治疗，几乎所有局部晚期乳腺癌都会发生脏器转移并危及生命[1,2]。局部肿瘤进展会造成乳腺皮肤破溃、疼痛、出血和感染。未经治疗的区域淋巴结进展会导致疼痛、臂丛神经损害、手臂水肿、脉管阻塞及血栓生成、皮肤溃疡等。

治疗的进步使局部晚期乳腺癌患者的生存时间和生存率得以提高。在常规应用全身治疗以前，经过手术、放射治疗或两者兼施的局部晚期患者5年生存率只有25%~45%[1-3]。现在，经过手术、放射治疗和化疗，ⅢA和ⅢB期患者5年生存率分别达到了80%和45%[9]。近期数据显示更有效的全身治疗方案的应用进一步提高了疗效。例如，一项近期SEER研究报道了ⅢB/C期患者的2年乳腺癌死亡率仅为10%[10]。炎性乳腺癌的预后差于非炎性的ⅢB/C期疾病。除了分期以外，局部晚期乳腺癌的生存期也与其他因素有关。例如，1例ER弱阳性、对激素治疗敏感、Ⅲ期疾病、原发肿瘤生长超过1~2年仍未转移的老年患者，预后要明显好于ER阴性、疾病进展迅速的T4期年轻患者。

在评估Ⅲ期乳腺癌预后时，重要的是随着时间推移乳腺癌的分期会改变。诊断影像的发展使远处转移更易被检出，因而可能使部分原来分为Ⅲ期的患者改为Ⅳ期。这种修正分期人为地提高了Ⅲ期和Ⅳ期统计结果，在美国癌症联合会(AJCC)的2003年乳腺癌分期中也介绍了相似的结果。该分期版本考虑了病理分期中阳性淋巴结数目的影响。旧版本将阳性淋巴结数目≥4个诊断为Ⅱ期，而修订后则将其归入Ⅲ期。在一项研究中，作者将1350例乳腺癌患者根据1988年和2003年AJCC分期系统分别分期后，发现2003年分期系统显著提高了10年总生存率，包括Ⅱ期[76% [2003] 与65% (1988)；$P<0.0001$]和ⅢA期[59% [2003] 与45% (1988)；$P<0.0001$]患者[11]。分期相关生存率提高的原因是重新分期导致大多数阳性淋巴结数目≥4个的Ⅱ期病例归入Ⅲ期。

炎性乳腺癌的疾病进程

炎性乳腺癌在临床上被定义为局部晚期乳腺癌的一个亚型，其标志是病情进展迅速，临床表现为乳腺皮肤红斑、水肿(橘皮征)、乳腺硬化、发热及不对称增大等。因肿瘤栓子造成广泛淋巴管受侵的典型表现是浅表皮肤网状脉管丛呈乳头状凸起并高低不平[12]。区分炎性乳腺癌与伴有继发性淋巴阻塞的局部晚期乳腺癌很关键，有些被忽视的原发肿瘤也能造成乳腺红斑、水肿、发热及不对称增大等，尤其是当腋窝明显肿大淋巴结阻塞了正常乳腺淋巴回流时。但前者起病后进展迅速，后者在首发症状与上述需要治疗的表现之间常间隔了较长时间。

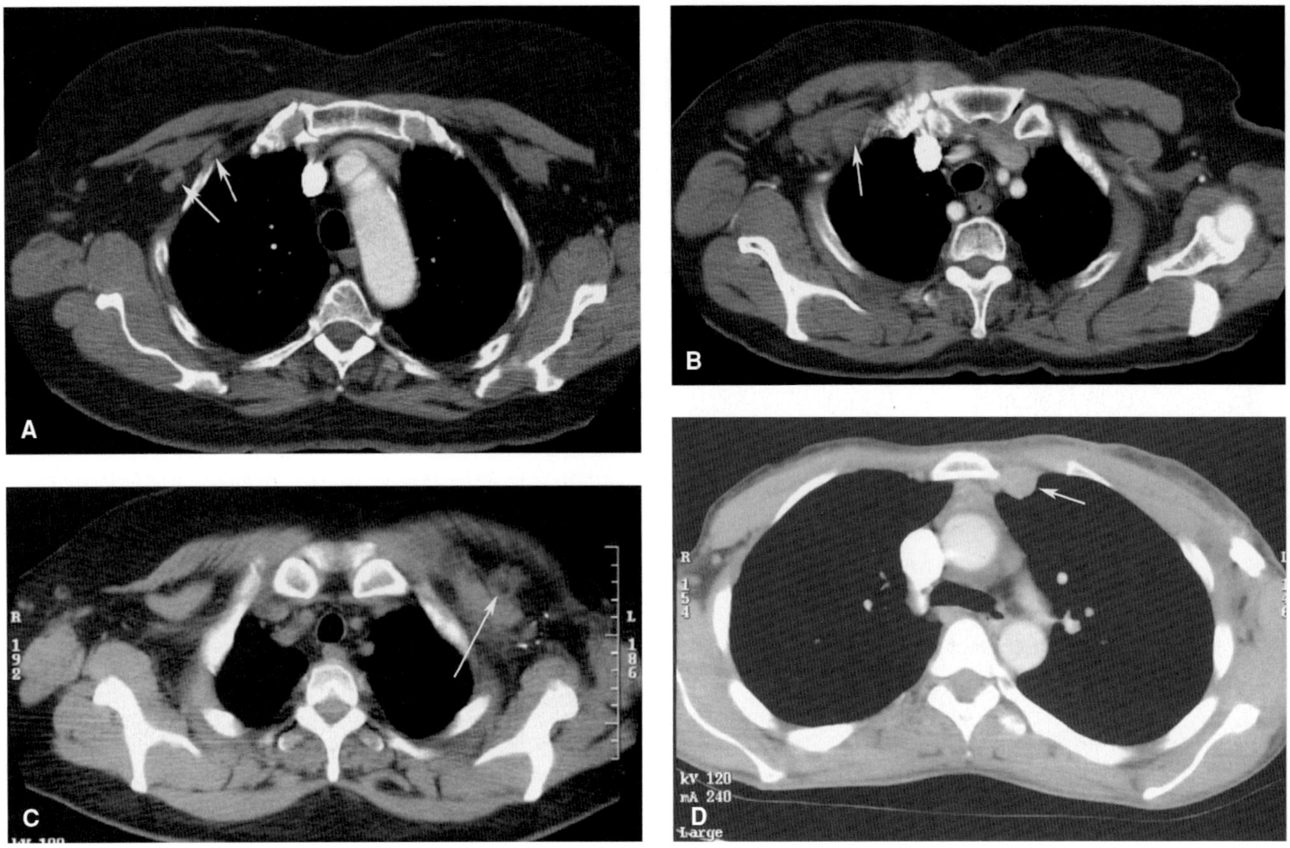

图 57.1 诊断为淋巴结转移患者的 CT 图像。(A)腋窝Ⅱ水平淋巴结转移的患者 CT 图像，如白箭所示，淋巴结位于胸小肌后方。(B)腋窝Ⅲ水平淋巴结，白箭所示位于胸小肌上方。(C)Rotter 淋巴结，白箭所示位于胸小肌与胸大肌之间。(D)内乳淋巴结转移的患者 CT 图像(白箭)。

尽管炎性乳腺癌的疾病进展迅速并且表现为早期播散[12,13]，然而美国大约 70%的患者诊断时仅有局部病变的证据[14]。通常炎性乳腺癌患者较其他 T4 期患者预后更差，提示炎性乳腺癌具有独特的生物学特征[10]。然而，随着时间的迁移，炎性乳腺癌的预后逐渐得到改善。在应用联合化疗之前，炎性乳腺癌几乎是致命的。仅有不到 5%的患者经手术、放射治疗或两者联合治疗后生存期超过 5 年，其预期中位生存时间<15 个月[13]。手术或者放射治疗后局部复发率仍高达 50%[15,16]。以多柔比星为基础的化疗方案的应用提高了疗效[17,18]。一项在监督、流行病学和治疗终点结果项目注册的炎性乳腺癌治疗结果的评价显示，自 20 世纪 90 年代以来炎性乳腺癌生存率得到持续改善[19]。目前，经过化疗、手术及术后放射治疗的局部控制率达 70%~80%，而 5 年生存率约为 40%[17,18]。

局部晚期乳腺癌的临床表现

局部晚期乳腺癌通常在诊断时已可触及乳腺内肿块，并可造成局部或者区域性疼痛、出血、感觉异常及麻痹等。如前所述，当局部晚期乳腺癌表现类似于炎性乳腺癌时，确定起病及疾病的演进过程是做出准确诊断的重要参考因素。

诊断性检查

对于局部晚期乳腺癌患者，诊断前首先应行详尽的病史询问及体格检查。乳腺检查应观察双侧乳腺是否对称，以及有无皮肤受累或者皮肤水肿。橘皮征有时不太明显，两指轻微压迫皮肤可能有助于更好地检出，与健侧乳腺相比，可以发现毛囊凸起感增加并皮肤增厚，而快速的目测则可能会漏诊。有时，体格检查表现会更为显而易见。图 57.2 是 1 例被漏诊的局部晚期乳腺癌患者，表现为橘皮征、皮肤炎性改变、乳腺回缩和内旋及乳头乳晕复合体消失等。医学摄片有助于治疗前探明肉眼可见肿瘤的范围，并评价治疗效果。

应测量并记录可触及疾病的范围。在确定乳腺肿瘤是否固定于胸肌或者胸壁时，可以通过胸肌的收缩和舒张及肿瘤的活动度来评价。评价区域淋巴结时，

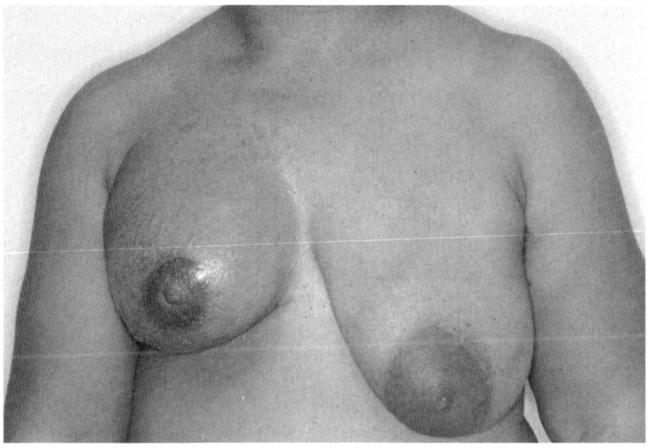

图 57.2 1 例就诊时非炎性局部晚期右侧乳腺癌患者的照片。

应在患者仰卧位及坐位时进行充分检查。超声检查是评价淋巴结的有效临床补充检查手段。

所有局部晚期患者在治疗前均需要完成分期评价。实验室检查通常包括全血细胞计数及肝功能检查等。胸片、腹部 CT、骨扫描以及有症状或者核素吸收值增高部位的骨骼 X 线平片是必要的影像学检查。所有局部晚期患者均建议行骨扫描，大约 35%的临床Ⅲ期患者显示骨异常[20]。一旦出现提示有颅脑转移神经系统症状，应行颅脑增强 CT 或钆造影增强 MRI。怀疑有软脑脊膜转移时，推荐钆造影增强 MRI。

FDG-PET（^{18}F-氟脱氧葡萄糖正电子发射 X 线）/CT 在局部晚期乳腺癌分期中的应用与日俱增，尤其是在炎性乳腺癌中。一项研究中分析了 41 例炎性乳腺癌患者，17%的患者中 PET/CT 能够探测到其他分期方式未能发现的远处转移[21]。

局部晚期乳腺癌的分期

关于乳腺癌的分期已在第 56 章中进行了全面论述，本章着重讨论Ⅲ期患者。乳腺癌Ⅲ期是指 T3(肿瘤直径>5.0cm)伴淋巴结转移、N2、N3 或者 T4[22]。

局部晚期乳腺癌原发肿瘤和淋巴结分期的具体细节需要给予额外的考虑。如 T4 期依据其累及范围不同可以进行细分，T4a 表现为胸壁受侵，T4b 表现为肿瘤相关乳腺水肿、皮肤溃疡或者卫星结节灶，T4c 为前两者均有，T4d 为炎性乳腺癌。胸大肌受侵但没有胸壁侵犯以及褶皱处皮肤的凹陷或者固定不能被认定为 T4 期病变。临床和病理分期系统分别界定了 N2 期和 N3 期的评价标准，临床 N2 期指通过体格检查和影像学检查发现腋窝淋巴结相互融合或固定于周围组织(N2a)，或者内乳淋巴结转移而没有腋窝淋巴结受侵（N2b）。临床 N3 期指锁骨下区域淋巴结转移(N3a)，腋窝和内乳淋巴结同时受累（N3b），或者锁骨上淋巴结转移(N3c)。病理 N2 期表现为 4~9 个腋窝淋巴结转移，并且至少 1 个癌巢测量超过 2mm(N2a)，或者临床上表现为内乳淋巴结转移而腋窝淋巴结病理学阴性（N2b）。病理 N3 期表现为锁骨下淋巴结转移，或者≥10 个腋窝淋巴结转移并且至少 1 个癌巢测量超过 2mm（N3a），临床检查内乳淋巴结受侵同时有 1~9 个腋窝淋巴结，或病理检查前哨内乳淋巴结受侵同时有≥4 个腋淋巴结受侵(N3b)，或者锁骨上淋巴结转移(N3c)[22]。

大多数局部晚期乳腺癌患者被推荐接受新辅助化疗。最初的病变范围是后期局部区域治疗决策的重要因素，且只能根据首次体格检查及影像学表现来确定。因此，在治疗前明确临床分期很重要。

局部晚期乳腺癌的病理学和生物学特征

局部晚期乳腺癌的组织病理学与早期病变相似。浸润性导管癌和小叶癌均可一经发现就表现为(如管样癌、黏液癌和髓样癌)局部晚期病变。而有些组织病理学“较好”的肿瘤类型通常不表现为局部晚期病变，除非已经有较长时间的临床表现。

局部晚期乳腺癌这个术语包括了一定的疾病生物谱。每年乳腺 X 线片筛查出间期发现的局部晚期病变通常为 ER 阴性、高核分级和高增殖指数。相反，发现多年而未经治疗的局部晚期患者通常为 ER 阳性、低核分级和低增殖指数。

炎性乳腺癌也具有不同于非炎性乳腺癌的生物学特征，尤其多见高组织病理等级、S 期细胞及非整倍体比例高、ER 阴性和 p53 及表皮生长因子高表达等[23,24]。有趣的是，大多数研究发现，炎性乳腺癌的 HER2/neu 过表达现象并不比非炎性乳腺癌多[23,25]。最近发现的其他炎性乳腺癌标志物有 RhoC GTP 酶过表达及 WIPS3 基因低表达[26,27]。此外，也有人认为炎性乳腺癌伴有 MUC-1 缺失时生存率较差。如果这些发现得以证实，这些肿瘤标志物有可能用来促进诊断并作为未来的治疗靶点[26,27]。近期，研究者发现钙黏蛋白 E 过表达在真皮淋巴管中较为典型的肿瘤癌栓形成中有重要作用，临床前研究提示钙黏蛋白 E 靶向治疗有可能降低肿瘤侵袭性[28,29]。

局部晚期乳腺癌的治疗原则与治疗结果

局部晚期乳腺癌通常需要多学科联合治疗，旨在消除局部-区域复发并预防远处转移,通过化疗、手术和放射治疗等方法的结合则往往可以达到最佳治疗效果。另外,ER 阳性者可结合激素治疗,HER2/neu 阳性者可结合曲妥珠单克隆抗体治疗。多种治疗方法的结合显著改善了局部晚期患者的预后。根据过去的记载,在化疗应用之前，局部晚期乳腺癌患者的预后较差,5 年生存率仅有 25%[1-3]。与之相比,化疗应用后,多个单中心研究报道ⅢA 期患者 5 年生存率达 80%，而ⅢB 期患者生存率也达到 45%[9]。国家数据库的多个研究也反映出生存率随时间逐渐提高。例如,一项研究评价了区域淋巴结阳性乳腺癌的治疗效果,发现 1995—1999 年生存率显著好于 1975—1979 年[30](图 57.3)。美国肿瘤协会的最新数据显示 1999—2005 年诊断的淋巴结阳性且无远处转移的乳腺癌 5 年生存率约为 84%[4]。这些关于生存率的统计反映出了生存率的持续提高,因为 1999 年后多个Ⅲ期临床研究阳性结果显示，新的治疗方法提高了区域淋巴结阳性乳腺癌患者的预后。令人振奋的是,这些进展较之以往更为显著,因而累积的效果是获益更加明显。一项有趣的研究报道了 1950—1980 年 FDA 通过的全身治疗药物每 10 年不超过 5 个,而 20 世纪 80 年代通过了 6 个,20 世纪 90 年代增加到了 12 个[31]。上个 10 年治疗药物的变化更加巨大。近年来,随着更多新治疗靶点的确定,新的治疗方法将得到快速发展,而晚期乳腺癌患者的预后将得到持续改善。

治疗概述

局部晚期乳腺癌可以分为能手术和不能手术两种。目前对所有不能手术乳腺癌患者的标准治疗是将新辅助化疗作为最初的治疗方法。80%~90%的晚期乳腺癌患者在新辅助化疗后表现为部分缓解或完全缓解[32,33],而且大多数患者可以行手术治疗。

目前还没有一个被广泛认可的标准来鉴定病变是否可行手术,通常,当手术作为初次治疗无法保证能够完全切除肿瘤并获得阴性手术边界时,则推荐新辅助化疗。大多数 T4 期患者及所有的炎性乳腺癌患者均应在术前行新辅助化疗以消除皮肤肿胀。对于可手术的ⅢA 期患者,手术或者新辅助化疗是效果相似的较好选择,下面会着重论述它们各自的优点。

新辅助化疗:优点与缺点

对于Ⅱ期及Ⅲ期乳腺癌患者,新辅助化疗正逐渐成为目前较常用的治疗策略。与传统的手术加术后化疗相比,新辅助化疗显示出了许多潜在的优势,但是也存在一些缺点(表 57.2)。多项研究均显示,新辅助化疗使 80% 以上的患者原发肿瘤和转移淋巴结体积缩小。因此,对于原发肿瘤体积较大的患者,新辅助化疗作为初始治疗提高了保乳手术的可行性[32,34-36]。先用新辅助化疗的另一项优点是,能够根据肿瘤化疗反应来评价初次化疗方案,如果肿瘤缩小甚微或者没有反应,可作为反馈信息来修改以后的化疗方案。这样,可以及时给予具有潜在有效性的二线药物,从而避免了再次给予无效的初次化疗方案带来的无谓的毒性反应。

新辅助化疗的有效性已经得到了临床研究证实。多项研究显示病理学完全缓解(pCR:定义为在术后标本中找不到癌残留)与生存之间存在很强相关性[32-34],研究者开始将 pCR 率作为评价化疗方案成功与否的短期标志。将 pCR 率作为研究主要终点的Ⅲ期随机试验中可对比两个化疗方案的有效性,但与作为辅助化疗

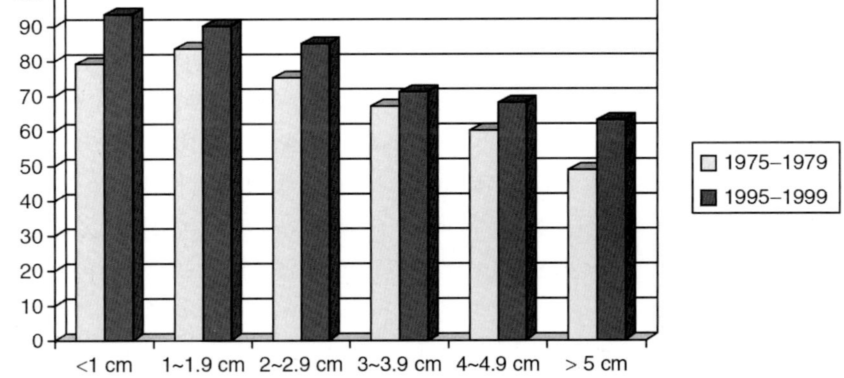

图 57.3 不同肿瘤大小和诊断年代的腋窝阳性患者的 5 年生存率。(Data from Elkin et al.[30]; reprinted from Buchholz TA. Locally advanced breast cancer. In:Haffty BG,Wilson L,eds. *Handbook of radiation oncology*. Sudbury,MA: Jones and Bartlett, 2008.)

表 57.2　关于可手术局部晚期乳腺癌手术和化疗顺序的考虑

先行手术治疗的优势	新辅助化疗的优势
去除远处转移的根源	新辅助治疗有效者可以为保乳治疗创造条件
减少化疗抗拒者诊断确立与有效治疗实施之间的间隔	评价化疗方案敏感性
提高疾病原始范围的明确信息	如果初始治疗无效则为后续化疗药物的改变提供依据
为乳房切除后复发风险评估提高明确预后信息，并有助于确定术后放射治疗的取舍	提供病理学疾病反应的评估，从而为个体化的患者预后提供进一步的分层依据
	允许在临床研究中用一个短期研究终点（病理完全缓解）对不同化疗方案进行直接对比
	允许治疗过程中获得肿瘤的系列活检病理和影像学资料，以洞察肿瘤化疗敏感性和抗拒性的机制

相比，这些研究样本量小，随访时间短。新辅助化疗还有助于对化疗导致细胞死亡及化疗耐药的机制进行转换性研究。例如，它已被证实可有效用于研究因治疗反应引起的肿瘤基因组变化，并通过连续活检标本的 cDNA 微点阵来研究基因组变化与治疗反应的关系[37]。这些研究可提供关于肿瘤治疗反应差异性，并识别新的治疗靶点。

有人提出，新辅助化疗还提供了额外的预后信息。显然，达到 pCR(定义为在手术治疗时浸润性病灶完全消失且腋窝淋巴结阴性)的患者预后要好于治疗前的预期。然而，也有相同比例的患者化疗后仍有残留病灶，会造成预后不如预期。因而，只有在新辅助治疗有效并确实给那些高残留负荷患者的预后带来正面影响时，伴随新辅助化疗使用而得出额外预后信息的价值才能体现出来。目前，临床上有一些方法可对新辅助治疗效果差的患者评估新治疗手段的应用。

尽管还没有实践证实，但理论上，局部晚期乳腺癌患者尽早进行新辅助化疗有助于提高其生存率。显然，大多数以局部晚期乳腺癌就诊并在以后死于乳腺癌的患者，是因诊断时已存在的亚临床病灶进展并发生远处转移而造成。因而，延迟化疗至手术切除后是不明智的，因为初始诊断时亚临床病灶负荷较小，此时进行化疗有助于提高治疗效果。临床前动物实验也支持这种观点，切除原发肿瘤会增加微转移灶的生长速度，而在动物原发肿瘤切除前应用化疗药或者他莫昔芬则会消除这种负面影响[38]。

两项大型随机实验对新辅助化疗能够提高可手术乳腺癌患者生存的假说进行了检验。第一个实验是国家乳腺与肠道外科辅助治疗项目(NSABP) B-18 研究，1523 例可手术乳腺癌患者被随机分为两组，于术前或者术后接受 4 周期的环磷酰胺加多柔比星方案化疗[32,34]。16 年后，两组间总生存率及无病生存率均比较接近(P=0.99 和 P=0.93)[39]。然而，一项计划外的亚组分析显示，年龄与化疗顺序之间存在交互作用。年龄<50 岁的患者中，接受新辅助治疗的 16 年中生存率为 61%，接受辅助治疗的为 55%。在年龄>50 岁的患者中则辅助治疗组生存率更高[39]。第二项由欧洲肿瘤研究与治疗组织(EORTC)完成的随机前瞻性试验也证实了上述结果，发现新辅助化疗组与辅助化疗组 10 年生存率及远处转移率相似[40]。在一项包括 3946 例患者的 9 项随机试验进行的荟萃分析中，乳腺癌新辅助化疗与辅助化疗在死亡风险、疾病进展或者远处病灶复发上差异无统计学意义，风险比分别为 1.00、0.99、和 0.94[41]。

对于临床淋巴结阴性患者而言，随着新辅助化疗应用的逐渐增多，化疗与前哨淋巴结活检手术的顺序问题也引起了争议。B-18 实验和其他研究结果明确显示，20%~40%的患者经新辅助化疗后淋巴结癌细胞可被根除[32,42]。如果这种根除选择性地发生在前哨淋巴结中，而非其他受累的腋窝淋巴结，则会导致前哨淋巴结活检手术在新辅助化疗的患者比顺序相反者有更高的假阴性率。而且，化疗后前哨淋巴结活检手术将导致无法确定初始腋窝病变的范围，这可能会影响放射治疗范围以及是否行乳腺切除术后放射治疗的确定，有时也会影响辅助化疗的决定。

新辅助化疗后再行前哨淋巴结活检也有一些优点。最重要的是，通过这种方案大多数本来需要 2 次手术的患者仅需进行 1 次手术即可。其次，如果部分病变在术前就得以消除，那么获得 pCR 的预后价值很难确定；另外，化疗前手术会延误全身治疗的时机，尤其是对于已发现腋窝淋巴结转移需要行腋窝清扫的患者。此外，由于患者在新辅助化疗后淋巴结阴性更常见，他们不接受腋窝完全清扫的情况更常见[43]。

针对前哨淋巴结的识别率和假阴性率已进行过多项研究，最多的经验来自 NSABP B-27 实验，2411 例患者随机入组并有 1/3 的患者经过新辅助化疗。428 例进行了淋巴引流绘图，85%的患者成功识别前哨淋巴结而且有 11%的假阴性率(假阴性率定义为非前哨淋巴结阳性而前哨淋巴结阴性的患者数/全部腋窝淋巴结阳性的患者数)[44]。

近期的一项荟萃分析包括了21项已完成研究，分析了共1273例新辅助化疗后行前哨淋巴结活检加腋窝清扫的患者[45]。作者报道前哨淋巴结识别率为90%，假阴性率为12%。研究的结果与先行前哨淋巴结活检术再行全身治疗的多中心研究结果相似，所以先行新辅助化疗再行前哨淋巴结活检术显然是可以接受的。

新辅助内分泌治疗

目前关于先行内分泌治疗再行手术治疗的长期结果的研究报道较少。部分原因是绝大多数接受新辅助系统性治疗的ER阳性乳腺癌患者既需要化疗也需要内分泌治疗。然而，自从有关报道显示ER阳性的乳腺癌患者新辅助化疗后获得pCR的概率小于ER阴性的乳腺癌患者后，人们对新辅助内分泌治疗的兴趣就增加了[46]。例如，ER阳性率超过90%的乳腺小叶癌患者其新辅助化疗后pCR率相当低[47]。另外，某些就诊时局部晚期和(或)淋巴结阳性的ER阳性患者，由于医学原因不适合新辅助化疗。对于这些患者，行新辅助内分泌治疗是合理的选择[48]。

新辅助内分泌治疗的疗效显现较新辅助化疗的时间短，接受新辅助内分泌治疗的乳腺癌患者pCR率低于接受新辅助化疗的患者。自芳香化酶抑制剂用于治疗ER阳性的绝经后患者以后，新辅助内分泌治疗研究进展为直接比较不同药物的活性。英国进行的一项330例患者随机分组的研究比较了分别服用3个月阿那曲唑、他莫昔芬或阿那曲唑结合他莫昔芬，发现其有效率为36%~39%，临床完全缓解率仅为1%~3%[49]。对就诊时不适合行保乳治疗的124例亚组患者行3个月的新辅助内分泌治疗后，单用阿那曲唑组保乳率最高。意大利的一项随机分组研究同样观察到，3个月新辅助内分泌治疗后，单用阿那曲唑组与单用他莫昔芬组相比，前者的保乳率较高[50]，总有效率类似于上述英国的研究。

新辅助化疗后的保乳治疗

正如我们所知，新辅助化疗的一个潜在优势就是使原发肿瘤缩小，以便施行保乳外科治疗。能否施行新辅助化疗后的保乳手术的主要因素是手术切除的体积。原发灶较小时，新辅助化疗后病变进一步缩小，施行保乳手术的难度就很小。然而，对于肿瘤较大的T3期患者，保乳手术后乳腺会变形，新辅助化疗后的手术切除体积只针对残留病变而不是原来肿瘤的范围。在某些情况下，新辅助化疗明显缩小了原发肿瘤的体积，小体积的残留病变切除难度降低而且切除肿瘤周围的乳腺组织较少，从而获得较好的外观效果。然而，如图57.4所示，乳腺癌对于新辅助化疗的反应多种多样。新辅助化疗后缩小为残余病灶的肿瘤，局限性手术可以成功切除残余病变，预期治疗结果较好，对新辅助化疗后达到pCR者尤为如此。然而，在某些情况下，肿瘤对

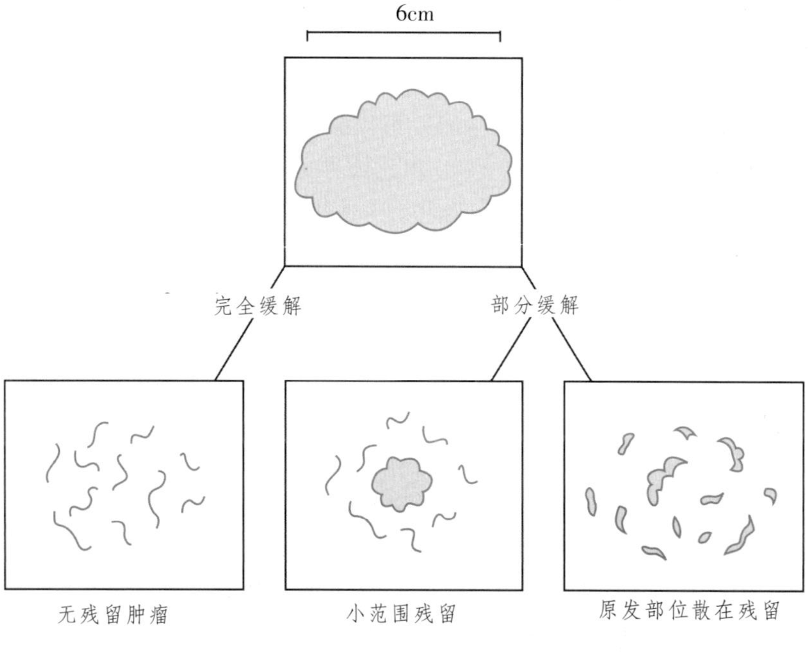

图57.4 新辅助化疗有效的原发肿瘤三种潜在的病理学结果。(From Buchholz TA, hunt KK, Whitman GJ, et al. neoadjuvant chemotherapy for breast carcinoma: multidisciplinary considerations of benefits and risks. *Cancer* 2003; 98:1150–1160.)

新辅助化疗的反应是积极的，但残余病变却是弥散的、多中心的或分散于原发肿瘤的初始范围内，局限性手术切除会造成乳腺内残余病变的残留。对保乳治疗而言，谨慎切除病变是关键性问题。

一项关于新辅助化疗后保乳手术的恰当选择标准的研究，检测了 143 例新辅助化疗后保乳手术的乳腺切除术标本，目的在于探讨新辅助化疗后的病变残留模式以及与临床因素的关系[51]。仅有 23%的病例有预示成功保乳的临床及病理学特征。重要的选择标准包括皮肤水肿的消退、对新辅助化疗的临床反应良好、非多中心性病变和无广泛的淋巴血管空间侵袭。

自从发现公布之后，多个研究组已经对新辅助化疗后保乳治疗的临床结果进行了研究。总体而言，不同研究的结果各不相同，可能的原因首先是不同研究的选择标准各不相同。一些研究选择的病例包括外科切缘阳性的患者或炎性乳腺癌患者，这些病例的局部复发率相对较高[52,53]。同样，一些研究中达到完全缓解的患者放弃手术，这增加了复发率[54]。来自于有良好协作的多学科小组和细致外科样本病理学分析的机构的研究结果显示复发率较低[55,56]。

其中两个影响较大的研究结果来自于两个最大的随机试验：NSABP B-18 和 EORTC，这两个试验都是比较Ⅱ/Ⅲ期乳腺癌患者新辅助化疗和辅助化疗的疗效，两个研究的结果都显示行新辅助化疗的保乳率较辅助化疗高[32,34,36]。然而，我们必须清楚的一点是，在这些研究选择的病例中，约 60%的患者在初诊时即符合保乳治疗标准。因此，在 B-18 研究中，通过新辅助化疗使保乳率从 60%提高至 68%，主要是：20%早期诊断时应行乳房切除术的患者(40 例中的 8 例)通过新辅助化疗可以行保乳手术，T3 期乳腺癌在首先接受化疗后有较好反应，这种提高是新辅助化疗的作用。两项研究中新辅助化疗患者与先行手术治疗患者的局部复发率无统计学差异[32,34,36]。在 B-18 研究中，早期诊断时应行乳房切除术的患者通过新辅助化疗后行保乳术的亚组局部复发率是肿瘤较小的先行手术治疗患者的 2 倍(15.7%对 7.6%)[34]。

一项对 9 个随机试验进行的荟萃分析对比了新辅助化疗与辅助化疗的差异，结果表明：与辅助化疗相比，新辅助化疗的使用增加了局部区域复发率(相对风险=1.22，95%CI 为 1.04~1.43)[41]。这种差异的产生是因为在一些试验中患者在新辅助化疗后未行手术，只接受了单纯放射治疗(相对风险=1.53，95% CI 为 1.11~2.10)[41]。这些研究表明，达到完全临床缓解的患者手术获益性高于放射治疗。

分别由意大利米兰国家癌症研究中心和美国得克萨斯大学的 MD 安德森癌症中心完成的目前最大的新辅助化疗后保乳治疗研究均显示，新辅助化疗后保乳治疗的结果是可以接受的[55,56]。米兰的研究中包括 536 例原发肿瘤直径≥2.5cm 接受新辅助化疗的患者，她们中的 85%在新辅助化疗后接受了保乳手术。但必须指出的是，超过一半患者的原发肿瘤直径<4cm，因此初诊时即符合保乳标准。接受保乳治疗者 8 年内以乳腺内复发为首发失败部位者占 6.8%[55]。在 MD 安德森癌症中心的研究中，从对新辅助化疗反应良好的患者中挑选 340 例行保乳治疗[56]。保乳治疗病例选择标准包括：①T4 患者且皮肤无残留异常；②外科切缘阴性；③无多中心病变；④在术后乳腺 X 线片上残留的恶性钙化；⑤有接受手术和放射治疗的意愿和可能性。虽然这项研究中 72%的患者为临床ⅡB/Ⅲ期，通过以上标准筛选后结果是满意的，治疗后 5 年和 10 年局部复发率分别为 5%和 10%。有 4 项因素与乳腺癌复发及局部-区域复发独立相关：临床 N2 或 N3 期病变、淋巴血管受侵、残留病变为多病灶模式和残留病变直径>2cm[56]。84%的患者没有以上 4 项独立因素或者仅有其中的 1 项，其 10 年复发率仅为 4%[57]。具备上述 4 项独立因素中 3 项的患者占全部患者的 4%，这些患者的 10 年复发率为 45%。原发肿瘤临床分期为 T3 或 T4 的患者，如果达到 pCR 或残留病变仅为孤立癌巢，复发率也很低；相反，对新辅助化疗后残留病变为多中心型的弥散型 T3 或 T3 患者，保乳治疗后复发率则高达 20%[56]。最近同一研究组在近期的一组患者中证实了此项预后因素的作用。患者的 5 年局部区域无复发生存率分别为 92%(0 分，91 例)、92%(1 分，82 例)、84%(2 分，38 例) 和 69%(3~4 分，13 例)(P=0.01)[58]。

M D 安德森癌症中心的研究者近期更新了其经验，并在 1987—2005 年经保乳手术治疗的 2984 例患者中对比了新辅助化疗与辅助化疗对局部区域失败率的影响。在经临床分期校正后，多因素分析显示先手术与先化疗的患者的局部区域复发率无差异[59]。

在考虑局部晚期乳腺癌患者保乳手术疗效时，必须要意识到，即使已行乳房切除术，Ⅲ期乳腺癌患者还是有局部复发的危险性。另外，进展期乳腺癌患者的远处转移的风险较高。因此，当保乳手术的复发率低至可以接受时，不提倡采取乳房切除术。近期，MD 安德森癌症中心的研究者将 4 项与新辅助化疗后接受保乳治疗相关的乳腺癌预测标准应用于接受新辅助化疗后接受乳房切除术及术后放射治疗的乳腺癌患者[60]。研究发现，没有或仅有1项与乳腺癌复发相关的独立因素时，乳房切除治疗结果与保乳治疗一样好。具备2项时，接受乳房切除者的局部-区域复发率低于接受保乳治疗者，但两者无统计学差异。对同时具有3项或4项与乳腺癌复发相关的独立因素的患者，乳房切除显著获益。这个趋势也在其更新的文献中提到了[58]。

乳腺切除术

在美国，乳腺切除术一直是乳腺癌最常用的局部-区域治疗方法，特别是对局部晚期患者。对乳腺癌患者而言，存在几种可供选择的乳房切除术式（表57.3）。单纯乳腺切除术或全乳腺切除术只是切除乳腺而并不清扫腋窝。对临床分期T1或T2 N0而不愿接受保乳治疗的乳腺癌患者，可以选择全乳腺切除术加前哨淋巴结清扫。临床阳性淋巴结或局部晚期乳腺癌患者的标准手术治疗方式仍然是改良根治乳腺切除术（切除乳腺并清扫腋窝Ⅰ、Ⅱ水平淋巴结）。

乳腺切除术后放射治疗

乳腺切除术后放射治疗荟萃分析

乳腺切除术后辅助放临床应用已经有几十年的历史了。实际上，首批医学随机分组前瞻性研究中的某些项目即是探讨乳腺切除术后放射治疗效果的。尽管如此，乳腺切除术后放射治疗的应用仍然存在较大争议。对于大多数非侵袭性乳腺癌或早期淋巴结阴性的乳腺癌患者，单纯乳腺切除术而不行术后放射治疗即有较好的局部控制率。对于局部-区域复发风险较高的临床分期Ⅲ期的乳腺癌患者（4个或以上阳性淋巴结或原发肿瘤为T3或T4期），术后放射治疗能够降低乳腺切除术后局部复发率。至于临床分期Ⅱ期有1~3个阳性淋巴结的乳腺癌患者，术后放射治疗能否具有生存优势目前并不清楚。

表57.3 乳腺癌治疗中乳腺切除术的类型

乳腺癌的外科治疗	定义
区段乳腺切除术，乳腺肿瘤切除术，乳腺肿块切除术	切除乳腺原发肿瘤以及一定范围的邻近乳腺组织
单一乳腺切除术或全乳腺切除术	切除乳腺但并不清扫腋窝
改良根治乳腺切除术	切除乳腺并清扫腋窝Ⅰ/Ⅱ水平淋巴结
根治性乳腺切除术	切除乳腺和胸大肌并清扫腋窝Ⅰ/Ⅱ水平淋巴结
扩大根治乳腺切除术	切除乳腺和胸大肌并清扫腋窝Ⅰ/Ⅱ水平淋巴结或内乳淋巴结，也可以包括Ⅲ水平的腋窝淋巴结清扫
保留皮肤的乳腺切除术	全乳腺切除或改良根治性乳腺切除并保留乳腺本身皮肤的重要部分，以优化即时重建者的外观

1987年，Cuzik等[61]发表了第一篇关于乳腺切除术后放射治疗试验研究资料的荟萃分析，结果显示接受术后放射治疗者的总生存率低于不接受术后放射治疗者。在随后的分析研究中，同一研究者报道术后放射治疗在降低乳腺切除术后患者乳腺癌死亡风险的同时也增加了非乳腺癌死亡风险[62]，从而导致放射治疗组和非放射治疗组的总生存率相同。与目前的治疗方法相比，上述分析着重于历史回顾，因为这些研究中的外科治疗和放射治疗方式多种多样。再者，这些早期研究常常选择一些分期早的患者，而这些早期的患者不会从治疗中获得任何益处。另外，乳腺切除术后放射治疗的早期研究先于系统治疗的应用。

在Cuzik的荟萃分析之后，早期乳腺癌试验者协助组成立，并获得了每一个乳腺癌放射治疗随机试验研究的原始数据。这些年来，该组织发表了与乳腺切除术后放射治疗利弊相关的系列荟萃分析[63]。最近发表的基于9933例乳腺癌病例的分析表明，术后放射治疗将淋巴结阳性患者15年的局部-区域孤立复发率从29%降低到8%[64]。更重要的是，局部-区域复发率的降低使15年乳腺癌死亡率降低了5%（从60%降至55%）。2005年，研究组更新了再分析数据，结果预期在2012年发表。此更新进一步将患者根据病理淋巴结状态进行亚组分析，暂时的结果已公布[65]。更新的数据显示术后放射治疗使pN0患者的15年局部孤立复发率由5.8%降至2.4%（1277例），在1~3个阳性淋巴结患者中由24.7%降至5.3%（3316例），在4个及以上阳性淋巴结患者中由40.6%降至12.9%（2813例）。术后放射治疗带来的局部区域复发率的改善能够转换为乳腺癌相关死亡及总生存的明显获益，但此获益存在于1~3个阳性淋巴结患者和4个及以上阳性淋巴结患者中，淋巴结阴性患者无获益[65]。

当考虑到荟萃分析与乳腺癌现代治疗的关联时，必须认识到荟萃分析的局限性。20 世纪 50 年代的乳腺癌术后放射治疗的临床研究中，放射治疗剂量、分割方式、治疗设备和设野方式与现代的治疗标准有显著不同。为了尽可能减少这些混杂因素，Van de Steene 等[66]进行了一项荟萃分析，去除了 1970 年前小样本、相对生存率较低和放射治疗分割方式与现在不同的临床试验，当这些试验被去除后，使用术后放射治疗能明显提高总体生存率。如果通过系统治疗应用减少微转移发生，辅助术后放射治疗能进一步提高乳腺癌患者的生存率。为了探讨这个问题，Whelan 等[67]完成了试验组和对照组都接受系统治疗的术后放射治疗荟萃分析。通过分析发现，术后放射治疗显著降低了各种复发风险（优势比 0.69）和死亡风险（优势比 0.83）。近期的一项荟萃分析试图解释在这些实验中术后放射治疗质量的作用[68]。在这个荟萃分析中，照射剂量 40~60Gy，剂量分割 2Gy/次，照射野包括胸壁和区域淋巴结引流区。重新分析来自早期乳腺癌试验者协作组的资料，标准照射剂量和照射野的试验局部复发率降低比例为 80%，而照射剂量或照射野不标准的试验中局部复发率降低比例分别为 70%和 64%。另外，标准照射剂量和照射野试验组的乳腺癌死亡率显著降低（图 57.5）。

综上所述，这些荟萃分析得出了共同结论，即放射治疗在局部晚期乳腺癌治疗中发挥重要作用，通过减少乳腺切除术后复发风险，也提高了总体生存率。运用现代技术将放射治疗与系统治疗相结合可以为患者提供最大获益，在正常组织损伤最小化的同时最大可能地实现肿瘤控制。

乳房切除术后放射治疗的Ⅲ期随机对照研究

接受全身治疗的Ⅱ或Ⅲ期乳腺癌乳腺切除术后放射治疗疗效的最新的结果来自于 3 个随机对照研究是在 20 世纪 80 年代进行的，有 15~20 年的随访结果。其中最大的一项研究是丹麦乳腺癌合作组织的 82b 试验。1708 例绝经前Ⅱ/Ⅲ期乳腺癌患者接受乳房切除术+序贯 9 周期 CMF（环磷酰胺、甲氨蝶呤和氟尿嘧啶）方案化疗或乳房切除术+放射治疗+序贯 8 周期 CMF 方案化疗[69]。与此同时，丹麦乳腺癌合作组织还进行了 82c 试验，在这项试验中，超过 1300 例绝经后乳腺癌患者被随机分成两组：一组行乳房切除术+1 年三苯氧胺，另一组乳房切除术+三苯氧胺+术后放射治疗[70]。在温哥华和英属哥伦比亚的另一项较小样本的试验将 318 例淋巴结阳性的绝经前乳腺癌患者随机分组：一组行乳房切除术+CMF 方案化疗，另一组行乳房切除术+CMF 方案化疗+术后放射治疗[71]。在这 3 个

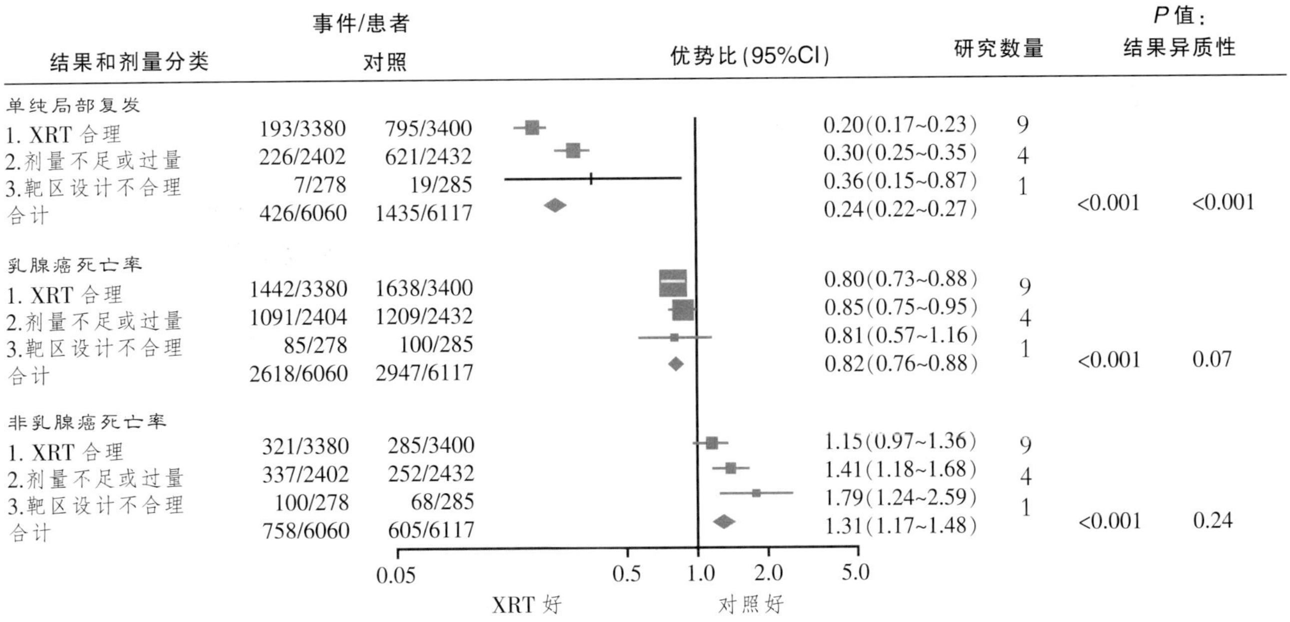

图 57.5　荟萃分析数据显示了乳腺术后放射治疗与局部区域复发率、乳腺癌死亡率及其他原因死亡率的关系。纳入分析的研究根据放射治疗剂量适当性（图中标为不足或过量）及放射治疗射野设计进行分析。图片显示应用高质量放射治疗的研究与局部区域复发最大比例的下降有关，也是唯一能够带来乳腺癌相关死亡风险下降的研究，也是唯一的研究发现放射治疗与其他原因死亡率升高无关。(From Gebski V, Lagleva M, Keech A, et al. Survival effects of postmastectomy adjuvant radiation therapy using biologically equivalent doses: a clinical perspective. *J Natl Cancer Inst* 2006;98(1):26–38.)

试验中,接受术后放射治疗的乳腺癌患者长期随访的局部复发率低于不接受术后放射治疗的患者。术后放射治疗降低了乳腺癌的转移率,提高了总生存率[71,72]。这3项研究的结果见表57.4。

从以上研究中可以确立以下观点:①以上研究清楚地表明,通过降低局部-区域复发率,乳腺切除术后放射治疗提高了整体生存率;②上述试验也说明,接受CMF方案化疗或他莫昔芬治疗的患者仍有局部复发的风险,这一发现预示着全身治疗的益处主要在于降低远处转移的风险,这就使局部-区域控制显得更加重要。

上述这些研究完成后,与乳腺切除术后放射治疗最佳适应证相关的新的争议又产生了,特别值得一提的是,这些研究导致了针对乳房切除术后1~3个淋巴结阳性Ⅱ期乳腺癌患者术后放射治疗适应证的争论。因为丹麦等3个临床试验的入组病例中大部分为临床分期Ⅱ期并且有1~3个阳性淋巴结的乳腺癌患者[69-71]。许多学者据此认为凡是淋巴结阳性的乳腺癌患者,在行乳腺切除术后都应该给予放射治疗。近期一项EBCTCG协作组的研究进一步证实了这一观点,发现在1~3个阳性淋巴结患者中有生存获益[65]。然而,这些试验中的很多患者未行正规的Ⅰ或Ⅱ水平的淋巴结清扫。在丹麦的研究中,切除腋窝淋巴结个数的中位数仅为7个[69],这仅相当于美国所进行的相似研究中切除腋窝淋巴结个数的大约50%。此外,76%的患者淋巴结清扫数目不足10个,15%的患者清扫数目为3个或更少。在英属哥伦比亚的研究中,切除腋窝淋巴结个数的中位数为11个[73]。在这些研究中,假如腋窝淋巴结清扫很局限,那么这些乳腺切除术后有1~3个阳性淋巴结的乳腺癌患者如果接受了标准的腋窝淋巴结清扫术就有可能有4个或者更多阳性淋巴结。相应的,这些乳腺切除术后有1~3个阳性淋巴结的乳腺癌患者的胸壁和锁骨上复发的风险将大大增加。并且,局限的腋窝淋巴结清扫将增加腋窝复发的风险。标准的腋窝淋巴结清扫术可以消除这种风险。丹麦研究的最新资料表明,在所有的复发病例中有43%的病例为腋窝复发。为了进一步探索这一问题,丹麦的研究者们重新分析了他们的实验结果,着重研究了淋巴结清扫数目8个及以上的患者。对于有1~3个阳性淋巴结者,接受了术后放射治疗的患者的局部区域控制率(96%对73%)及总生存率(57%对48%)有明显获益[74]。

表57.4 乳房切除术后放射治疗对乳腺癌乳房切除术+全身治疗的患者的局部复发率、远处转移率和总生存率影响的随机对照研究[69-72]

试验	局部复发率（仅指首发事件）	远处转移率	生存率
Danish 82b (10年)			
放射治疗	9%	未提供	45%
不放射治疗	32%		54%
	$P<0.0001$		$P<0.0001$
Danish 82c (10年)			
放射治疗	8%	未提供	45%
不放射治疗	35%		36%
	$P<0.0001$		$P=0.03$
Danish 82b&c (18年)			
放射治疗	14%	53%	未提供
不放射治疗	49%	64%	
	$P<0.0001$	$P<0.0001$	
Vancouver, BC (20年)			
放射治疗	13%	52%	47%
不放射治疗	39%	69%	37%
	$P<0.0001$	$P=0.004$	$P=0.03$

改良根治乳房切除术后和全身治疗后的局部-区域复发风险

该研究有另外一个问题值得考虑,该研究中改良根治术和系统治疗后的1~3个淋巴结阳性患者的局部-区域复发率明显高于美国。丹麦的研究发现乳腺切除术和系统治疗后,18年孤立区域复发率为41%,其中1~3个阳性淋巴结的18年孤立区域复发率为37%[72]。即使在淋巴结清扫数目为8个或以上的患者的有限的分析中,局部区域复发率为27%[74]。在牛津分析更新中,15年局部区域总复发率为25%,尽管纳入此荟萃分析的大部分患者是丹麦研究中的患者[65]。

丹麦和英属哥伦比亚研究中,乳房切除术后和化疗后的复发率与美国和欧洲协作组的大宗病例研究有很高的一致性。为了给放射治疗明确的指导,最近有研究组致力于评估乳腺切除术后的局部区域复发风险,这些患者均接受了乳腺切除术、Ⅰ或Ⅱ组腋淋巴结清扫和系统化疗,而无术后放射治疗。研究结果汇总见表57.5[75-78]。该研究中1~3个腋窝淋巴结阳性的患者10年局部-区域复发率为12%~15%,这大约是丹麦和英属哥伦比亚研究中不放射治疗组局部区域复发率的1/3。其复发率较低的原因尚不清楚,可能与手术过程的差异有关。此外,该研究只报道了10年

表 57.5　临床随机研究中乳腺切除术后不放射治疗患者的局部区域复发率[75-78]

失败模式研究	病例数	10 年局部区域复发率(%)
ECOG		
1~3 个淋巴结转移	1018	13
≥4 个淋巴结转移	998	29
MD 安德森		
1~3 个淋巴结转移	466	12
≥4 个淋巴结转移	419	27
NSABP		
1~3 个淋巴结转移	2957	6~11
≥4 个淋巴结转移	2784	14~25
IBCSG		
1~3 个淋巴结转移	2408	14~27
≥4 个淋巴结转移	1659	24~35

ECOG，东方肿瘤协作组；IBCSG，国际乳腺癌研究组；NSABP，国家乳腺与肠道外科辅助治疗项目。

表 57.6　1~3 个淋巴结转移患者乳腺切除术和辅助化疗后与局部区域复发率>15%有关的因素

研究	病例数	影响因素
Katz 等[75]	466	肿瘤>4cm
		结外侵犯>2mm
		<10 个淋巴结被清扫
		20%的淋巴结受累
		累及皮肤/乳头
		侵犯胸肌筋膜
		切缘近端阳性端阳性或切缘阳性
Wallgren 等[77]	2408	绝经前，G2 或 G3，LVSI
		绝经后，G3
		绝经后，G2，T2 期
Taghian 等[78]	2957	年龄<50，T2 期
Truong 等[79]	821	年龄<45
		25%的淋巴结受累
		ER 阴性
		G3 期
		肿瘤位于内象限
Cheng 等[80]	110	年龄<40
		肿瘤≥3cm
		存在 LVSI
		未用他莫昔芬

ER，雌激素受体；LVSI，淋巴管受侵。

的研究结果，而前瞻性的随机研究通常报道 18~20 年的研究结果。在丹麦研究中，随访 10~25 年期间，区域复发率以大约每年 1%的比率持续增加[72]。英属哥伦比亚的随机研究结果与此相似，随访 10 年不接受术后放射治疗的患者的区域复发率约 20%[71]。

同样是 1~3 个腋淋巴结转移的Ⅱ期乳腺癌，影响局部-区域复发的风险也不相同。表 57.6 显示在这些亚组中许多因素协同影响局部区域复发率。Cheng 等[80]分析了 110 例患者，这些患者均有 1~3 个阳性淋巴结转移(淋巴结检出个数中位数为 17 个)，且在改良根治术后均未行放射治疗，最短随访 25 个月。其中 69 例接受了辅助化疗，84 例接受他莫昔芬治疗。调查者依据 4 个因素(年龄<40 岁，肿瘤≥3cm，ER 阴性和淋巴管受侵)将患者分为高危组(具有 3~4 个因素)和低危组(具有 2 个或更少的因素)。MD 安德森研究发现肿瘤大小是重要的影响因素，但是肿瘤>4cm 才会增加复发风险。另外，国际乳腺癌研究组的试验发现，1~3 个淋巴结转移的绝经前患者，如果病理分级为 G2 或 G3 且伴淋巴管受侵，则局部-区域复发率为 19%~27%，如果分级为 G1 并无淋巴管受侵，局部区域复发率<15%[77]。1~3 个淋巴结转移的绝经后患者，如果分级为 G3 且肿瘤>2cm，则局部区域复发率为 24%，如果分级为 G1 和 G2 并肿瘤<2cm，则局部区域复发率<15%。

切缘情况是该组病例的另一个共同危险因素。在一项分析中，34 例切缘近端阳性或切缘阳性的患者，原发肿瘤<5cm，0~3 个腋窝淋巴结转移，且未行术后放射治疗。Freedman 等[81]报道了相对较高的局部复发率，但仅限于年轻患者。5 例胸壁复发的患者中位复发时间为 26 个月(7~127 个月)，8 年累计胸壁复发率为 18%，年龄<50 岁与年龄>50 岁的胸壁复发率分别为 28%与 0%(P=0.04)。Katz 等[82]也发现，切缘近端阳性或切缘阳性是局部-区域复发的独立影响因素，但在他的研究中年龄对局部-区域复发率无影响。切缘近端阳性或切缘阳性的 29 例患者的 10 年局部区域复发率为 45%，切缘阴性但胸肌筋膜受侵的 10 年局部区域复发率为 33%。

多中心病变与肿瘤大小、淋巴结受累一样与局部-区域复发明显相关。然而在 1~3 个淋巴结转移的Ⅱ期患者，多中心病变未提高局部区域复发的风险。Fowble 等[83]报道：患多中心病变并接受了乳房切除手术的乳腺癌患者，在没有其他严重的术后胸壁复发危险因素存在的情况下，8%的患者在手术后 5 年内仍有非病灶部位局部性复发的风险。8%的复发风险是对已发生病例精确计算的结果。Katz 等[82]发现多中心病变患者的10年复发风险为37%,但是,如果仅仅分析1~3个淋巴结转移的患者,则发现多中心或多灶性病变与局部-区域复发之间没有任何关联。

MD安德森癌症中心近期重新评价了丹麦研究结果发表后时期的0~3个阳性淋巴结患者的局部区域复发率[84]。此后,治疗原则是对1~3个阳性淋巴结的部分患者进行术后放射治疗,包括年龄<40岁、淋巴血管间隙浸润、肿瘤直径<4cm、3个阳性淋巴结或阳性淋巴结比例为20%或更高和广泛囊外浸润。通常,不具备上述特征的患者以及T1~2N0期患者不接受术后治疗。研究者分析了1997—2002年超过1000例接受乳腺切除术和化疗而未接受放射治疗的pT1及pT2期患者,分析了753例淋巴结阴性患者、69例2个阳性淋巴结及21例3个阳性淋巴结患者的局部区域结果。10年局部区域复发率总体上降低了,分别为2.1%(淋巴结阴性)、3.3%(1个阳性淋巴结)和7.9%(2个阳性淋巴结)。有3个阳性淋巴结者患者数目太少,未到达有效数据。这些数据提示在早期淋巴结阳性这一局部区域复发低危患者群体中进行筛选是可行的。

即使1~3个淋巴结阳性的患者改良根治术和辅助化疗后的局部区域复发风险相对较低,放射治疗仍可能获益。Woodward等[85]发现,对于Ⅱ期且有1~3个淋巴结转移的患者,乳腺切除术及蒽环类药物化疗后的局部-区域复发率为13%。而在同一单位中,相同分期的患者采用术后放射治疗局部-区域复发仅为3%[85]。这种局部-区域控制获益是否带来生存获益还不明确。近期与此相关的另一项研究从调查问卷、流行病学和最终结果程序等方面评估了T1或T2期原发肿瘤的患者乳腺切除术后的随访资料。此项研究结果显示,放射治疗可以使乳腺癌的死亡率降低15%~20%,但是这种降低在多因素分析中仅对7个或更多淋巴结转移的患者有意义[86]。由于医生负责这一数据库中患者放射治疗使用的决策,因此,可能会存在影响结果的不确定性偏差。实际上,其他研究者评价同一数据库中伴有1~3个阳性淋巴结的T1或T2期患者时,比较了保乳手术加放射治疗与乳腺切除术不放射治疗的治疗结果[87],多因素分析显示,保乳手术加放射治疗的生存率明显优于乳腺切除术后不放射治疗的患者。当然,该结果可能受某些因素的影响而有存在偏差。

认识到局部区域复发率最低的患者能够获得生存的最大获益是同样重要的。这是因为局部区域复发的风险因素与远处转移的风险因素有重叠。比如,广泛淋巴结转移导致局部区域复发率高,同时也预测了高远处转移风险,在行术后放射治疗的同时也不可忽略远处转移风险。一项有趣的分析纳入了丹麦随机研究数据,研究者发现术后放射治疗相关的最大生存获益者是具有最佳预后特征的亚组患者(少于3个阳性淋巴结,肿瘤体积小,ER阳性)[88]。

另一类乳腺切除术后放射治疗存在争议的是T3N0期患者。存在争议的原因在于这些病例局部区域复发概率的资料比较有限。这是因为原发肿瘤≥5cm者大多数伴有腋窝淋巴结转移,且T3N0期患者多接受新辅助化疗。从历史上看,T3N0期患者乳腺切除术后推荐术后放射治疗。但最近发表的两篇文章表明这类患者区域复发率相对较低。Floyd等[89]发表了一项多中心的研究资料,70例病理分期T3N0的患者接受乳腺切除术、系统化疗,未接受术后放射治疗,5年局部-区域复发率仅为8%,伴有LVSI的与不伴LVSI区域复发率分别为21%和4%,且局部-区域复发的病例中,89%以胸壁作为唯一的复发部位。此外,在NSABP临床试验中,Taghian等[90]分析了313例病理分期T3N0的患者,接受根治术和系统化疗,不行术后放射治疗,10年局部-区域复发率仅为7%,28例发生局部区域复发的病例中24例为单纯胸壁复发。

ASTRO和ASCO均发表了结论,推荐对≥4个淋巴结转移或原发肿瘤较大的患者行乳腺切除术后放射治疗。两机构同样建议对于Ⅱ期和淋巴结1~3个转移的患者,术后放射治疗的作用应进一步探讨[91,92]。不幸的是,一项关于这类患者乳腺切除术后放射治疗益处的组间研究由于资金的问题而未能开展,但最近英国和EORTC开展的SUPREMO(乳腺切除术后放射治疗的选择)研究可能在将来为该问题提供答案。

综上所述,术后放射治疗可以为20%~40%有术后高复发风险的患者带来益处,因此,推荐这类患者行术后放射治疗。而对于有中等复发风险,如病理Ⅱ期的患者还需要讨论其风险与收益的合理性,希望有研究能够将这类患者依据其他一些因素如切缘情况、淋巴管受侵情况、年龄、腋窝淋巴结清扫范围及结外受累情况等进行分层研究。未来,分子检测能够进一步指导治疗决策。

新辅助化疗后的放射治疗

新辅助化疗已成为大部分局部晚期乳腺癌患者的标准初始治疗。随着新辅助化疗应用越来越广泛,乳房切除术后放射治疗指征问题也随之产生。这是因为我们以往放射治疗的选择主要是依靠病变的病理范围，而新辅助化疗使80%~90%的患者的病理范围发生了改变，这样的术后病理是否能指导术后放射治疗尚不清楚。但有一点是明确的，即病理显示的病变范围与局部区域复发的关系在首先手术与新辅助化疗后手术之间是不同的[93]。有一项研究发现，同样的术后病理范围，新辅助化疗+乳腺切除术后的局部-区域复发率高于单纯乳腺切除术后的患者。这并不费解，在新辅助化疗患者中术后病理情况只代表经过化疗后肿瘤的残余情况。这一研究结果意味着患者的局部-区域复发率受治疗前的临床分期和术后的病理残余病变的双重影响。

有关接受新辅助化疗的患者乳腺切除术后放射治疗疗效的资料目前并不多，仅有的已发表的与此相关的研究中，一项研究对比了579例接受新辅助化疗、乳腺切除术和术后放射治疗患者与136例仅接受了新辅助化疗和乳腺切除术的治疗结果[94]。这些研究中化疗部分为前瞻性的，而放射治疗是根据医师建议及患者选择决定的。因此，有预后不良特性患者更易被分配接受放射治疗。尽管这样，接受术后放射治疗组的局部-区域复发率明显低于不放射治疗组（10年局部-区域复发率分别为8%和22%，P=0.001）。对于临床分期Ⅲ期或化疗后病变仍较广泛的患者，放射治疗在降低局部-区域复发、提高总生存率和疾病特异性生存率方面有显著意义。多因素分析表明，放射治疗是低局部-区域复发风险（不放射治疗的风险比为-7.0，P<0.0001）和低乳腺癌死亡风险的独立因素（不放射治疗的风险比为-2.03，P<0.0001）[79]。

该研究还发现，Ⅲ期新辅助化疗后获得pCR的患者，放射治疗和不放射治疗的局部-区域复发率分别为7%和33%（P=0.040），且放射治疗与生存的改善相关。最后，研究组也试图证实接受新辅助化疗临床Ⅱ期患者也需要放射治疗的问题。近期发表的一项研究入组了临床T3N0期患者，119例接受了术后放射治疗的患者的5年局部区域复发率为4%，而43例未接受术后放射治疗的患者为24%（P<0.001）[95]。

临床T1-2N1期的哪一部分患者接受新辅助化疗及乳腺切除术能够获益于放射治疗仍有争议。化疗缓解情况能够指导治疗决策。MD安德森癌症中心及NSABP的回顾性分析提示临床ⅡA及ⅡB期在新辅助化疗后为阴性淋巴结且未接受放射治疗的患者局部区域复发率小于10%[96,97]。这部分患者占患者群体的40%。相反，剩余60%在新辅助化疗后残留阳性淋巴结的患者的局部区域复发率大于15%[96,97]。因此，对Ⅱ期患者应用新辅助化疗能进一步对患者分层，使30%~40%的患者免于术后放射治疗，从而避免了相关毒性及花费。

总结，无论化疗反应如何，T3或T4或临床Ⅲ期患者术后给予放射治疗是合理的。对于临床分期Ⅰ或Ⅱ期的患者，建议≥4个淋巴结转移或原发肿瘤>5cm者行术后放射治疗。对于新辅助化疗后病变T1或T2，或1~3个淋巴结转移的患者，其局部-区域复发率需要进一步研究以明确。

全身治疗

无论是对于早期还是局部晚期的乳腺癌患者，全身治疗在多学科综合治疗中均具有关键性的作用。在20世纪80年代他莫昔芬和蒽环类药物成为辅助治疗的重要药物之后，近20年来进展很少。然而，近期乳腺癌辅助及新辅助治疗方案有了快速进展。近期的全身治疗的研究进展降低了乳腺癌相关死亡率。全身化疗、内分泌治疗及分子治疗的详细内容超出了本章的内容范围，我们总结了这些治疗方式的研究现状。

荟萃分析

与乳腺癌放射治疗的荟萃分析相似，早期乳腺癌试验者协作组分析了乳腺癌的化疗和内分泌治疗试验研究概述。他们最近的荟萃分析发表于2005年，分析评价了共150 000例患者的194个随机分组研究[98]。这些研究均开始于1995年以前，因此没有关于紫杉醇、芳香化酶抑制剂和曲妥珠单抗的疗效的结论。最近，研究者发表了20项随机研究中21 457例患者辅助他莫昔芬治疗有效性的更新数据[99]及对比芳香化酶抑制剂与他莫昔芬的试验分析[100]。

结果显示，无论是淋巴结阳性患者还是淋巴结阴性患者，化疗均可以减少复发和死亡的风险[98]，而且减少比例非常相似。但是淋巴结阳性患者的复发与死亡风险高，因此这组患者的化疗获益的绝对百分比更高，多药联合化疗效果优于单药化疗。此外，应用含蒽环类药物的化疗方案（FAC或FEC）优于CMF方案。化疗的获益受患者年龄影响，年龄<50岁的复发风险减少比例高于年龄50~69岁的患者（分别为36%和29%）。两组1年死亡率的减少比例分别为38%和20%。根据该研究中的资料，表57.7评估了5年复发率和根据年龄、淋巴结状态综合化疗的获益绝对值[98]。

5年他莫昔芬治疗可以明显降低ER阳性患者的

表 57.7 综合化疗和不化疗对于乳腺癌5年复发率减少的比较

研究对象	有无化疗的复发率	绝对获益数值(%)
<50岁,LN-	17.5%:27.4%	9.9
<50岁,LN+	40.6%:55.2%	14.6
50~69岁,LN-	14.3%:19.6%	5.3
50~69岁,LN+	36.7%:42.6%	5.9

LN-,淋巴结阴性;LN+,淋巴结阳性。

Data were obtained from Figure 3 of the 2005 Early Breast Cancer Trialists' Collaborative Group meta-analysis.[98]

复发率(10年降低47%)并提高生存率(乳腺癌相关死亡率降低33%)[99]。他莫昔芬可以为ER阳性或ER不明的乳腺癌患者带来益处,不论年龄大小,但对于ER阴性的患者则无收益。研究表明,他莫昔芬治疗5年效果优于治疗1~2年。对于ER阳性或ER不明的腋窝淋巴结阴性的乳腺癌患者,他莫昔芬治疗可以将其10年风险从34.8%(无他莫昔芬)降为19.1%(有他莫昔芬),淋巴结阳性患者的复发风险分别为57.0%和41.5%。他莫昔芬在也接受化疗的相似患者中也能带来临床明显获益[59]。

更多的新进展:化疗

除以蒽环类药物为基础的标准化疗方案之外,近年来化疗药物研究又取得了进展,最值得注意的当属紫杉醇。3个最新研究显示了蒽环类化疗之后紫杉醇化疗的获益,这3个研究是CALGB 9344/组间0148试验[101],NSABP B-28试验[102]和BCIRG 001试验[103]。这些试验的设计和结果见表57.8。总的来看,这些试验表明,蒽环类化疗加紫杉醇化疗的辅助治疗进一步降低了乳腺癌的复发率。

单独的实验结果证实了辅助紫杉醇化疗在荟萃分析的作用。最近的分析显示蒽环类药物为基础的化疗加上紫杉类后改善了DFS(HR为0.83)及OS(HR为0.85)。生存获益不受紫杉类药物种类、ER表达、阳性淋巴结数目及是否停经因素的影响[104]。

紫杉醇是乳腺癌辅助治疗的重要药物,新的研究已开始探索其用药疗程。CALGB 9741/国际研究协作组将患者随机分为两组,接受AC(多柔比星、环磷酰胺)方案4周期然后紫杉醇方案4周期或A方案4周期,紫杉醇4周期,环磷酰胺4周期一组采用3周1个疗程,另一组采用2周1个疗程的密集方案[105]。研究发现密集化疗进一步提高了无病生存率(密集化疗4年无病生存率为82%,3周化疗为75%)。

许多肿瘤学家希望对具有低危疾病的患者及伴有并发疾病的患者给予较低强度的化疗方案。对于此类患者,美国肿瘤协作组进行了一项实践转向性的研究,对比了4周期AC方案与4周期TC方案(多西他赛及环磷酰胺)。经过7年的随访,TC组的DFS(81%对75%,P=0.03)及OS(87%对82%,P=0.03)均明显高于AC组[106]。

更多的最新进展:内分泌治疗

除了化疗,内分泌治疗可用于ER或PR阳性的患者。绝经前的女性若化疗后卵巢仍有功能,则推荐他莫昔芬治疗。芳香化酶抑制剂对绝经后的女性具有相同的效果。它是内分泌治疗的重要进展。他莫昔芬可直接阻断肿瘤细胞的雌激素受体,而芳香化酶抑制剂则是通过抑制肾上腺睾酮类激素转化为雌激素而减少血液中的雌激素发挥作用。因此,相应的芳香化酶抑制剂没有他莫昔芬的前雌激素作用,如潜在的抗骨质疏松的作用和潜在的促进子宫内膜增生的作用。

芳香化酶抑制剂在绝经后ER阳性患者中的安全性和有效性确定之后,对这些药物的辅助治疗研究也证明其临床价值。从表57.9所列的最近发表的重要辅助治疗研究结果可以看出,芳香化酶抑制剂的效果优于从前确立的标准5年他莫昔芬治疗。基于这些试验结果,绝经后患者可有多种选择,包括5年阿那曲唑、5年来曲唑、2~3年他莫昔芬后2~3年依西美坦或5年他莫昔芬后5年来曲唑[107-110]。

表 57.8 紫杉醇辅助化疗试验总结

试验	研究人群	随机化	结果
CALGB 9344[101]	3121例淋巴结阴性乳腺癌患者	AC×4与AC×4+紫杉醇×4比较	5年DFS从65%升至70%
NSABP B-28[102]	3060例淋巴结阳性乳腺癌患者	AC×4与AC×4+紫杉醇×4比较	5年DFS从72%升至76%
BCIRG 001[103]	1491例淋巴结阳性乳腺癌患者	FAC×6与TAC×6比较	5年DFS从68%升至75%

AC:多柔比星,环磷酰胺;DFS:无病生存率;FAC:氟尿嘧啶,多柔比星,环磷酰胺;TAC:多西紫杉醇,多柔比星,环磷酰胺。

表 57.9 芳香化酶抑制剂辅助治疗试验总结

试验	研究人群	随机化	结果
ACAT 试验[107]	9356 例绝经后患者	瑞宁得 5 年与他莫昔芬 5 年及两者同用 5 年比较	瑞宁得比他莫昔芬相对复发危险下降 23%（在第 6 年时绝对复发危险下降 3.7%），对侧乳腺癌得发生率较低，副作用较少
NCIC MA.17 试验[108]	5187 例绝经后患者	他莫昔芬连续应用 5 年后来曲唑与安慰剂比较	中位随访 30 个月后，来曲唑可降低远处复发及对侧乳腺癌发生的危险，绝对效益 2.4%
依西美坦协作组试验[109]	4742 例绝经后患者	2~3 年他莫昔芬转换为依西美坦与他莫昔芬连续应用 5 年比较	依西美坦比他莫昔芬降低相对复发危险 32%（在第 3 年时绝对危险降低 4.7%）
BIG1-98 试验[110]	8010 例绝经后患者	来曲唑与来曲唑+他莫昔芬比较；他莫昔芬与他莫昔芬+来曲唑比较	比较 2 年来曲唑组与他莫昔芬组：5 年复发率下降 19%，远处转移下降 27%(5 年绝对无病生存提高 2.6%)

牛津大学研究组进行了一项对比芳香化酶抑制剂与他莫昔芬的荟萃分析[100]。来自直接对比了芳香化酶抑制剂与他莫昔芬的研究的 9856 例患者数据显示芳香化酶抑制剂使复发率绝对值下降 2.9%。此外，来自对比了序贯他莫昔芬和芳香化酶抑制剂与单纯他莫昔芬的研究数据显示了 3.1%的复发率绝对值下降。基于这些数据，ASCO 发表了临床实践指南，建议激素受体阳性的绝经后女性接受包括芳香化酶抑制剂的治疗[111]。

最新进展：曲妥珠单抗

在乳腺癌的治疗中，一项最重要的进展是在 HER2/neu 基因高度扩增的患者中辅助应用曲妥珠单抗。2005 年，研究者针对 HER2/neu 过度表达的患者，对辅助化疗时加用曲妥珠单抗是否增加疗效进行了一系列前瞻性随机试验，并对初步结果进行了评价。结果显示，加用曲妥珠单抗比单用化疗疗效显著改善。表 57.10 回顾分析了这 3 项研究的初步结果[113-116]。

表 57.10 评价 HER2 阳性乳腺癌患者化疗合并曲妥珠单抗的试验研究汇总

试验	研究人群	随机化	结果
NSABP B-31，NCCTG N9831[112]	3351 例 HER2/neu 阳性患者，94%伴有淋巴结阳性	AC×4+紫杉醇×4 或者紫杉醇+曲妥珠单抗 1 年	与单用化疗相比，曲妥珠单抗可降低相对复发危险 48%（在第 3 年绝对复发危险降低 9%），死亡危险降低 31%
HERA 试验[113]	5081 例 HER2/neu 阳性患者，68%伴有淋巴结阳性	至少 4 个周期化疗，然后随机分为无曲妥珠单抗组、曲妥珠单抗 1 年组、曲妥珠单抗 2 年组	曲妥珠单抗 1 年比单用化疗可降低相对复发危险 46%（在第 3 年绝对复发危险降低 8.4%），曲妥珠单抗 2 年组随访时间不足以评价
FinHer 研究[114]	232 例 HER2/neu 阳性患者，84%伴有淋巴结阳性	多西紫杉醇或长春瑞滨×3，FEC×3 然后随机分为无曲妥珠单抗组、曲妥珠单抗 9 周组	曲妥珠单抗比单用化疗可降低相对复发或死亡危险 58%（在第 3 年绝对复发危险降低 11%）
BCIRG 006[115]	3174 例 HER2/neu 阳性患者，71%伴有淋巴结阳性	AC×4+多西紫杉×4，伴或不伴多西紫杉与曲妥珠单抗同时及随后辅助治疗 1 年，第 3 组多西紫杉+卡铂+曲妥珠单抗×6 然后曲妥珠单抗 1 年	曲妥珠单抗比单用化疗可降低相对复发或死亡危险 39%

AC：多柔比星、环磷酰胺；FEC：氟尿嘧啶、表柔比星和环磷酰胺。

在美国，NSABP和北方中心癌症治疗组的两项设计相似的试验结果相结合，经过3.9年的中位随访期，加用曲妥珠单抗比单纯应用多柔比星和紫杉类化疗降低了48%的相对复发危险和31%的死亡风险[112]。在所有的试验中，曲妥珠单抗增加了心脏射血分数下降的危险，因而应用该药的患者更应小心检测心功能。大多数的试验资料表明，在放射治疗期间合并应用曲妥珠单抗，心脏事件没有增加，也没有后续的严重不良事件的报道[117]。

局部晚期乳腺癌的治疗思路

图57.6展示了局部晚期可手术或不可手术的乳腺癌的治疗思路。对于局部晚期不可手术和选择性的晚期可手术但想保乳的患者，新辅助化疗可作为首选治疗。对于这部分患者，新辅助化疗应序贯或同时包含多柔比星和紫杉类药物。术前应用所有的化疗药物的原理是可以密集给药的方式进行治疗。建议HER2/neu阳性患者接受曲妥珠单抗同步联合新辅助紫杉类药物治疗。

新辅助化疗后，所有患者均应行手术治疗。对大多数局部晚期患者行乳腺全切是标准的治疗方法，但对于经过仔细选择的患者可以考虑行保乳手术。不管腋窝对新辅助化疗的反应如何，所有患者手术时均应行腋窝淋巴结清扫术。新辅助化疗前临床腋窝淋巴结阴性的患者可行前哨淋巴结清除术。对于所有临床Ⅲ期的患者，术后均应行乳腺、胸壁和淋巴引流区的放射治疗。对新辅助化疗无反应的部分患者预后较差。

一些晚期乳腺癌病例对新辅助化疗无效，预后不良，然而，一小部分患者经局部创伤性治疗后可获得较长的生存期。据报道，177例对新辅助化疗无效的患者经局部积极的治疗后10年生存率为33%[118]。毫无疑问，那些ER阳性的患者预后最好，一部分原因是系统治疗对她们是有效的。

对于新辅助化疗后仍不能手术的患者，术前放射治疗或根治性放射治疗是可选择的治疗。肿瘤外科和肿瘤放射治疗专家应共同协商这部分患者的治疗方案，放射治疗前就应考虑到将来手术的可行性，因为放射治疗导致的乳腺水肿和红斑可干扰晚期乳腺癌的临床表现。一项涉及38例患者的研究发现，对新辅助化疗后仍无法手术的患者进行放射治疗，治疗后其5年生存达46%，无远处转移生存为33%[119]。乳腺全切术前行放射治疗的患者局部控制最好。术前放射治疗剂量<54Gy的患者手术并发症为9%，而≥54Gy者手术并发症达到70%。

某些中心还进行了放化疗同步的新辅助治疗方法。其中的一个中心对Ⅱ、Ⅲ期乳腺癌患者先行多西紫杉醇新辅助化疗随后同步进行多西紫杉醇与放射治疗，其中13/38(34%)例患者达到pCR，并且治疗的毒性反应可接受[120]。另外一个研究组完成了Ⅰ、Ⅱ期多中心研究，对105例局部晚期乳腺癌患者同步应用多西紫杉醇和放射治疗，疗效很好，pCR率为23%[121]。

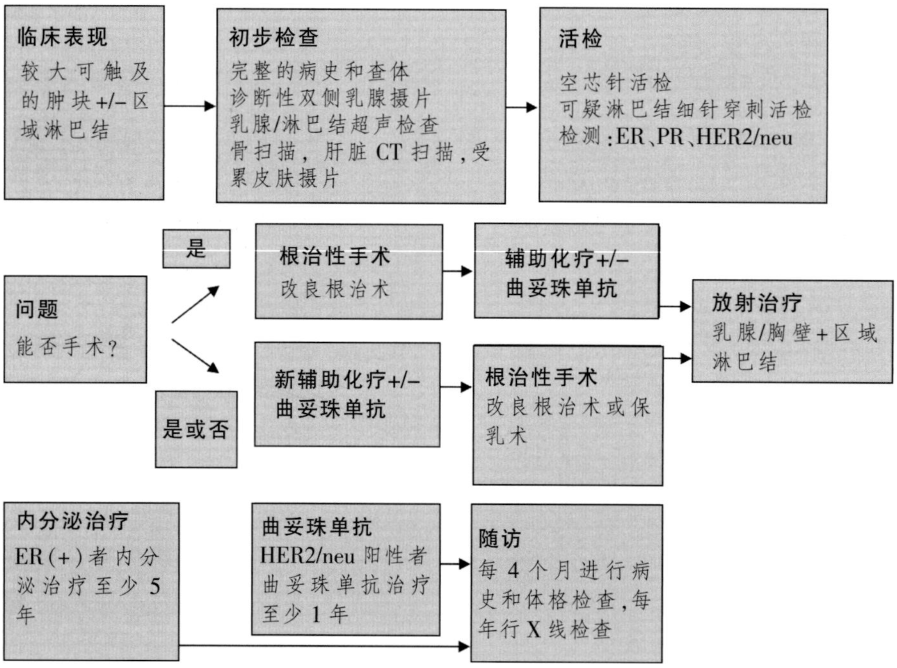

图57.6 局部晚期乳腺癌推荐诊断与治疗流程图。

另外显示可接受的较低的治疗毒性。然而,其他一些研究发现,对乳腺癌患者同步应用多西紫杉醇和放射治疗将明显增加肺损伤的发生率,这一方法在临床试验研究章节将充分探讨。

局部晚期乳腺癌的治疗效果

正如本章开始所述,Ⅲ期乳腺癌患者预后很差,有较高的局部复发率、远处转移率和死亡率。然而,随着治疗方法的进展,这部分患者的疗效已有很大改善。伴随着包括紫杉醇和多柔比星的全身化疗、适当的手术介入及局部放射治疗等现代治疗措施的发展,其预后有了很大改善。就局部控制方面而言,根据最近的一项研究报道,经新辅助化疗后的晚期患者乳腺全切和放射治疗后 10 年局部控制率为 89%[94]。ER 阴性、明显肿瘤残留或皮肤受侵者局部复发率达 20%,而没有上述特征的局部控制效果较好。如前所述,随着时间的推移,远处转移危险也已经明显下降。Ⅲ期乳腺癌患者经现代方法治疗后 10 年生存率合理估计为 50%[9]。

就诊时伴有锁骨上淋巴结转移的患者比其他Ⅲ期患者预后差。可是,因为一些研究报道接受化疗的患者 10 年生存率为 25%,所有 AJCC 最近重新分期,将这部分患者从Ⅳ 期改分为ⅢC 期[122]。锁骨上转移患者的局部-区域治疗同其他的Ⅲ期患者类同。最近的一项 70 例锁骨上淋巴结转移的患者经新辅助化疗、手术和放射治疗的研究结果报道,5 年局部控制率为 77%,5 年生存率为 47%[94]。新辅助化疗后达 CR 的患者疗效优于化疗后仍有残留的患者。

炎性乳腺癌的治疗原则与治疗结果

因为炎性乳腺癌相对罕见,对这部分患者没有可利用的随机分组的研究资料来确定最佳的治疗方法。不过总体而言,炎性乳腺癌的诊断简单,治疗需要多组协作。确实,这部分患者在确诊时需要多中心的专家进行评估,记录病变范围(包括皮肤受累面积的照片)和统一的治疗方案。炎性乳腺癌目前仍认为不可手术,首先需要新辅助化疗(如果肿瘤 HER2 阳性可考虑曲妥珠单抗)。应仔细监测患者的治疗效果,达到最大临床缓解的患者应重新评价考虑乳腺全切术。约 80%的炎性乳腺癌患者可达到临床缓解并可手术[123]。所有患者均应行术后放射治疗,放射治疗范围包括胸壁和淋巴引流区。

炎性乳腺癌患者的最佳化疗药物包括蒽环类和紫杉类。蒽环类化疗合并局部治疗为该类疾病的疗效提供了第一手的资料。MD 安德森癌症中心的研究者进行了一系列炎性乳腺癌单组别前瞻性试验,发现 FAC 新辅助化疗后局部治疗的 5 年生存率达 25%。后来,又进行了 FAC 或 FEC 后每周序贯应用紫杉醇治疗的研究,结果显示,加用紫杉醇改善了炎性乳腺癌患者的无进展生存和总生存[123]。

局部治疗是炎性乳腺癌治疗的重要组成部分。在常规应用化疗之前,乳腺全切术伴或不伴术后放射治疗的预后很差,因而很多医生放弃手术而倾向于单纯放射治疗。单纯放射治疗的效果同样很差。自从新辅助化疗成为常规治疗后,手术和放射治疗的联合治疗已经被重新评价。

De Boer 等[124]报道一项研究,对 54 例炎性乳腺癌患者新辅助化疗后行单纯放射治疗(n=35)或手术加放射治疗(n=19),单纯放射治疗患者中位无疾病进展生存时间是 16 个月、局部复发率是 34%。不过,因为结果与手术的患者没有显著性差异,作者得出的结论是,相对于化疗和放射治疗手术无临床效益。相反,Perez 等[125]研究发现,乳腺切除术的应用可以明显改善炎性乳腺癌患者的疗效。进行新辅助化疗、乳腺切除术和术后放射治疗患者的局部控制率为 79%,5 年无病生存率为 40%。Panades 等[126]的研究也支持这一结果,308 例化疗后行乳腺切除术的患者 10 年无局部复发生存率优于未行手术的患者(60%对 34%,P=0.0001),两组患者的 10 年乳腺癌特异性生存率差异也有统计学意义(34%对 23%,P=0.005)。考虑到其他的潜在预后因素,行多因素分析发现,乳腺切除术是改善局部无复发生存的显著因素(P=0.04)。来自 MD 安德森癌症中心的结果也支持这一结论,多因素分析显示新辅助化疗后完全或部分缓解者应用放射治疗和加乳腺切除术的综合治疗显著改善了疾病特异性生存期[127]。

最近的研究集中在新辅助化疗后获得 CR 患者保乳治疗是否安全可行[125,128–130]。某些研究报道局部控制率满意[130],但是,Swain 和 Lippman[131]报道,尽管患者新辅助化疗后获 CR 且放射治疗前多点活检均阴性,局部复发率仍达 30%。Low 等[128]报道,15 例新辅助化疗后活检证明达 CR 的炎性乳腺癌患者单纯放射治疗后局部复发率达 40%。另外,Brun 等[129]报道,尝试保乳治疗者的局部失败达 54%,而 Chevallier 等[132]报道,新辅助化疗后达CR的患者保乳术治疗后局部复发达61%。

放射治疗在炎性乳腺癌的治疗中占有重要地位。新辅助化疗并乳腺切除术后放射治疗者局部控制率超过80%[133]。但是,这样的结果获得是建立在高剂量积极治疗的基础上的。因为炎性乳腺癌肿瘤倍增时间较短,来自MD安德森癌症中心的研究者采用加速超分割的放射治疗方式对胸壁和淋巴引流区行总剂量51Gy,每次1.5Gy,每天2次的放射治疗[133]。随后,胸壁补量15Gy,每次1.5Gy,每天2次。随访发现,这种方法可以改善局部肿瘤控制,照射总剂量为66Gy和60Gy的10年局部控制率分别为77%和58%(P=0.04)。高剂量组患者5年和10年生存率的提高有统计学差异(P=0.03),高剂量组患者的5年和10年无病生存率也趋于改善(P=0.06)。来自这些研究者的最新资料更新结果显示,192例经新辅助化疗后乳腺切除术并术后放射治疗者,5年局部控制率为84%[134]。与较高的局部控制率相关的因素包括化疗后部分缓解、切缘阴性、≤3个阳性淋巴结和紫杉类化疗的应用[134]。

炎性乳腺癌的治疗效果也受分子亚型(由ER、PR及HER2/neu状态)的影响。MD安德森癌症中心的一项更新分析了1974—2008年316例已知ER、PR及HER2/neu状态的接受根治性治疗的非转移性炎性乳腺癌患者[135]。三阴性患者的5年局部区域复发率高于其他亚型,为39%,尽管接受了积极局部区域治疗,5年远处转移率为57%[135]。此类患者需要新的治疗靶点,近期研究发现了几个有价值的分子:NF-κB、Rho C GTP酶及WISP3期钙黏蛋白E[136]。

总的来说,所有炎性乳腺癌患者需要多学科协作治疗。在初始分期及详细记录疾病范围之后,患者应先接受化疗。化疗方案应包括同步或序贯蒽环类及紫衫类药物。HER2阳性患者应在化疗同时接受抗HER2治疗(曲妥珠单抗)。化疗后疾病缓解可手术的大部分患者应接受乳腺改良根治术。术后应接受胸壁及淋巴引流区辅助放射治疗。近期这已得到了炎性乳腺癌专家的一致认可[137]。照射剂量为50Gy,共25次,每日1次,或总量51Gy,每次1.5Gy,每日2次。随后,胸壁及有残留的部位接受补量至60~66Gy。ER阳性的患者应行内分泌治疗。新辅助化疗后一部分患者仍不可手术。她们应该接受乳腺及淋巴结引流区的术前放射治疗50~51Gy,或如果病灶不可能转变为可切除时,缩野后接受高剂量根治性放射治疗(72Gy)。

很显然,在过去的20年中炎性乳腺癌的诊治取得了巨大进步,患者经3种治疗方式治疗后可获得超过80%的局部控制率和40%以上的5年生存率。希望经系统治疗可以获得更好的结果。

局部或区域复发乳腺癌的治疗原则与治疗结果

原发局部浸润性乳腺癌初治后局部-区域复发的发生往往会发展成为致命性病变,特别是那些以乳腺切除为初始治疗者。因此,所有患者复发时均应重新分期,以排除转移性病变,所以出现局部-区域复发的患者均应进行活检以明确组织病理学类型并重新评估激素受体和HER2/neu状态。

局部-区域复发相对少见,患者特点各不相同,因此,必须采取个体化对待的治疗策略。

保乳术后乳腺内复发

乳房切除术是保乳术后乳腺局部复发的标准治疗方式。这类患者多数先前曾接受放射治疗,因此保乳治疗不作为首选治疗方法。但是,有一些研究仍采用了术后放射治疗或不放射治疗的保乳手术。Salvadori等[138]严格筛选了54例保乳术后局部复发患者行二次保乳术,其余134例保乳术后局部复发的患者实施乳房切除术。比较发现,5年内乳腺癌二次复发无显著差异(4%:19%)。Komoike等[139]则报告单纯乳腺局部复发二次保乳术后再次复发的概率高达30%。乳腺癌保乳术后复发二次术后再程全乳放射治疗受到限制,许多研究集中在乳腺的局部照射上。Deutsch[140]对39例乳腺癌复发患者再次行肿块扩大切除术后行术区50Gy电子线照射,二次复发率为23%。Recht等[141]对17例同侧复发的患者在二次扩大切除术后局部应用脉冲剂量率近距离治疗,5例患者再次复发。最后是一组较大样本的研究,Hannoun-Levi[142]对69例严格选择的乳腺癌复发二次扩大切除术后的患者局部采用间质近距离放射治疗,中位随访50个月,其中11例(16%)二次复发。依据照射剂量的不同,2~3级放射损伤发生率为0%~32%。

乳腺内复发的患者同时也可能伴随着腋窝淋巴结转移。初次术后接受前哨淋巴结清扫的患者复发后应该行全腋窝淋巴结清扫。进一步的全身治疗需根据患者的不同情况来决定。要了解患者以前是否接受化疗和内分泌治疗、应用哪些药物和剂量、肿瘤发生转移的危险性及肿瘤的激素受体状况。

多个研究组已经研究了与侵袭性乳腺癌治疗后复发相关的预后因素。一致的发现是，治疗后到进展间期少于 2 年的患者比多年后复发的患者预后差。可能的原因是，短期发生复发是残留的微转移灶进展，而晚期的复发则是一个新的原发肿瘤的产生。耶鲁大学的研究者首先提出了这对预后产生重要影响的假说。他们对 136 例局部复发的患者进行了分析，应用临床标准将复发病灶分为新发原发灶和残留病灶复发[143]。新发原发病灶的定义为：距离原发瘤床比较远、组织病理不一致或者染色体从非整倍体转变为二倍体。随后 MD 安德森癌症中心的研究者也对 139 例乳腺内复发的患者进行了相似的分析。两个研究都发现，认为是新发肿瘤的患者从发现第一原发肿瘤到复发的间隔时间较长，并且该类患者都有明显的远处转移率和死亡率低[144]。随后这些数据被此研究组的一项 447 例患者的研究所证实[145]。这个发现对决定全身治疗方案具有重要的指导意义。

乳房切除术后应该考虑乳房再造，但第一次术后接受过放射治疗会影响假体的植入。Forman 等[146]报道了 10 例乳腺癌保乳术后复发的患者，乳房切除术后组织扩张并假体植入，其中 6 例发生严重的并发症。自体组织重建的效果比较好。Moran 等[147]报道了 14 例患者，乳腺癌复发二次乳房切除术后应用游离的腹直肌皮瓣重建乳房，血管蒂与胸背血管吻合，并发症的发生率仅为 14%，且外观非常好。

乳房切除术后局部-区域复发

首次治疗实施乳房切除术的患者复发后比保乳术后复发的患者预后差。加拿大和丹麦学者对乳房切除术后患者术后放射治疗价值进行了前瞻性研究，发现局部-区域复发的患者随后发生远处转移的可能性较高[71,148]。在丹麦的研究中，乳腺癌乳房切除术后局部-区域单病灶复发的患者，有 73%在 5 年内发生远处转移，而且乳房切除术后没有接受放射治疗复发的患者和术后加放射治疗复发的患者发生远处转移的比率无明显差别[148]。同样，据英属哥伦比亚的研究报道，在 39 例局部复发的患者中，37 例最终发生了远处转移[71]。

许多刊物已经提出了对乳腺癌全乳切除术后对局部-区域复发有重要意义的预后因素。其中最大的一项研究是丹麦的 82b 和 82c 随机分组对照研究，535 例乳房切除术后复发的患者进入研究[148]，进行多因素分析后研究者认为下列因素与预后差相关：原发肿瘤体积大、阳性淋巴结数目多和淋巴结外囊外浸润、锁骨上下区域淋巴结复发、无病生存期低于 2 年。其他研究也报道了相似的发现。一般来说，胸壁复发的患者，特别是病灶可切除和没有接受过放射治疗的患者，更有可能达到疾病控制和比较好的预后。MD 安德森癌症中心的研究者发现，初治时淋巴结状态、复发间期和应用放射治疗治疗复发的可能性对胸壁复发患者来说是独立的预测疗效的相关因素[149]。具备 3 个良好预后因素的 19 例患者，其 5 年总生存率达到 86%，中位生存时间 141 个月。有 1 个或 2 个不利预后相关因素的 89 例患者，5 年总生存率 48%，中位生存时间 54 个月。3 个预后相关因素都比较差的 22 例患者，都在 5 年内死于复发，中位生存时间 16 个月。T1 或 T2 期伴有 1~3 个淋巴结阳性的患者局部-区域复发后与≥4 个淋巴结阳性的患者疗效一样差[150]。相对而言，腋窝淋巴结阴性的患者预后明显较好。

评价全身治疗对局部或区域复发价值的荟萃分析很少。英属哥伦比亚的研究者在一个非随机研究中发现，复发后应用化疗减少了患者死于乳腺癌的可能性，但与复发后没有接受化疗的患者比较没有显著性差异（P=0.07）。另一个随机研究是对乳腺癌复发后乳房切除并在挽救性局部治疗后应用他莫昔芬和不接受全身治疗的患者进行观察，发现接受全身治疗患者无病生存时间从 36% 提高到了 59%（P=0.007），支持对复发后患者应用全身治疗[151]。

MD 安德森癌症中心的研究者进行了 4 项单组设计前瞻性研究，评价局部-区域复发或远处转移经手术、放射治疗或手术后加放射治疗等局部治疗后肿瘤消失的患者继续后续治疗的价值[152]。研究发现，初治时蒽环类药物敏感的病变，复发后应用多柔比星化疗可延长患者的生存期，最近的研究显示，先前接受过蒽环类药物治疗的患者复发后应用多西紫杉醇也可提高疗效。这类患者的 3 年无病生存期是 58%[152]。

乳腺癌乳腺切除术后单纯局部-区域复发者的总体治疗策略需要多学科共同研究制订。首先应该确定病灶累及的范围以决定是否能够完整切除病灶。对于可以切除的病灶，如果患者能够耐受手术并且能够接受术后形体变化，则推荐患者进行外科治疗。术后，如果患者以前没有接受过放射治疗，应该进行根治性放射治疗。华盛顿大学的一项研究发现，接受胸壁和区域淋巴引流区放射治疗的患者比单纯照射局部复发的瘤床的患者疗效好[153]。因为乳房切除术后复发的患者发生远处转移的概率较高，对于那些先前没有应用蒽环类或紫杉醇等化疗药物(如果 HER2/neu 阳性,建议应用曲妥珠单抗)的患者,积极建议应用该类药物为主的联合化疗[154]。ER 阳性的患者应该接受二线内分泌药物治疗。

如果复发病灶较大不能切除,而且可以找到有效的系统治疗药物,应该考虑给予新辅助化疗。如果病灶化疗有效,一部分患者可能有机会接受手术治疗,术后再进行巩固放射治疗。化疗无效的患者预后很差,单纯放射治疗不能够使患者无病生存。不过,积极的局部放射治疗常常有助于稳定病灶或减缓病灶快速生长。放射治疗剂量取决于病灶是否存在以及患者以前是否接受过放射治疗。对于先前没有接受过放射治疗和已经切除病灶的患者,我们推荐胸壁和淋巴引流区根治性放射治疗,剂量达 50~54Gy,然后瘤床加量至 60~66Gy,胸壁超分割放射治疗与每日 1 次的常规分割比较无明显优势[155]。对于既往接受过放射治疗而胸壁复发的患者,更难制订治疗决策。杜克大学的研究者联合应用再程放射治疗联合化疗及热疗取得了一定的成功[156]。

区域淋巴结复发

区域淋巴结复发的患者并不比胸壁复发的患者预后好。一般来说,同侧可切除的低位淋巴结转移应该先选择腋窝清扫术,然后进行放射治疗和全身治疗。放射治疗要避开以前照射过的胸壁。许多患者复发发生在锁骨上窝或内乳淋巴结,病灶不能切除。如果能够接受积极的化疗,推荐患者进行辅助性的全身治疗和巩固性放射治疗,达到最好疗效。Woodward 等[157]观察了乳腺切除术后加蒽环类药物为主化疗后局部或区域复发的 140 例患者,发现 47 例锁骨上区复发的患者预后显著差于 93 例其他部位复发患者,两者的 3 年无远处转移生存期分别是 40%和 54%(P=0.003)。

乳腺癌罕见表现的治疗原则与治疗结果

原发灶不明的腋窝淋巴结转移癌

腋窝淋巴结发生转移而没有明确的原发灶是罕见的,仅占近年来新确诊乳腺癌的 1%[158-160]。腋窝淋巴结转移原发灶不明的患者的诊断程序首先应排除由其他位置的肿瘤转移引起。了解病史并进行体检(特别是进行皮肤检查排除恶性黑色素瘤)、常规血清学检查、双侧乳腺 X 线摄影、胸部摄片、肝脏影像学检查和骨扫描。如果乳腺 X 线检查没有发现原发病灶,可进行超声波和 MRI 扫描。在超声波引导下于腋窝淋巴结细针穿刺获取细胞学诊断,并应用穿刺样本检测 ER、PR 和 HER2/neu 状况。大多数患者就诊时表现为进展期淋巴结转移而且临床分期 T0N2~3。

改良根治乳腺切除加术后放射治疗是原发灶不明的腋窝淋巴结转移癌的传统局部–区域治疗方式。关于病理学检查时发现乳腺内原发肿瘤的概率,不同的研究结果差异显著。另外,大多数研究治疗前先进行了 MRI 扫描或其他先进诊断影像检查。总体而言,约 2/3 的病例术后病理检查能够在乳腺标本内发现浸润性癌[158]。不能手术切除的淋巴结转移灶乳房切除术前先接受辅助性化疗。这些患者乳腺内发现原发灶的概率可能更低。

最近,许多研究者致力于原发灶不明的乳腺癌保乳治疗的安全性研究。最佳的治疗计划方案包括新辅助化疗、腋窝淋巴结清扫、全乳和淋巴引流区放射治疗,新辅助化疗后应重新进行影像学检查以评估肿瘤坏死导致的组织钙化区。早期研究试图单纯保留乳房而不进行放射治疗,结果导致治疗后高乳腺复发率[161,162]。近期的研究方案则将乳腺放射治疗作为整体治疗的组成部分,所报道的疗效明显好于早期研究报道。在一组大样本的研究中,MD 安德森癌症中心的研究者评价了过去 47 年治疗的 45 例患者,13 接受了乳房切除术,32 例接受保留乳房治疗,两者的局部控制率、无病生存率和总生存率相当。中位随访 7 年,25 例保留乳房术后接受放射治疗的患者中仅有 2 例发生局部复发[159]。Royal Marsden 医院报道了相似的结果,共 48 例患者,乳腺放射治疗后的局部区域复发率为 14%,未行乳腺放射治疗者的局部区域复发率高达 80%[163]。

男性乳腺癌

男性乳腺癌罕见。据美国癌症协会估计,2011 年美国男性乳腺癌新发病例为 2140,占全部新发乳腺癌病例的 0.9%。估计 2011 年将有 450 例男性患者因乳腺癌死亡,死亡病例数和新发病例数之比在男性中为 21%,女性中为 17%[5]。

男性乳腺癌有几个已知危险因素。与女性乳腺癌相似,男性乳腺癌多发生于中老年人,年轻男性少见。一些影响睾丸激素和雌激素水平的因素增加了男性发生乳腺癌的危险性,例如,有隐睾病史、睾丸切除病史和克兰费尔特综合征者[164]。另外，遗传因素也对男性发生乳腺癌有影响，有家族性乳腺癌病史的男性，发生乳腺癌的危险性增加。最近研究报道有男性乳腺癌患者与女性不同，4%~16%的男性乳腺癌患者 BRCA2 基因存在种系突变，比 BRCA1 基因发生的种系突变更常见[165,166]。

男性乳腺癌有相似的病理学特点，浸润性小叶癌发生率低，另外，与女性乳腺癌相比，男性乳腺癌更多表达为 ER 阳性（达 90%）和 HER2/neu 阴性[167]。典型的症状是局部肿块和腋窝淋巴结病变，许多男性乳腺癌患者一发现就是局部晚期。男性乳腺癌诊断过程与女性乳腺癌相似，乳腺 X 线检查应该包括对侧乳腺。治疗也与女性乳腺癌相似。男性乳腺癌较女性的临床分期更晚，故预后更差。一项评估了 1988—2003 年 SEER 项目数据的研究发现，尽管男性乳腺癌较女性的分期更晚，但Ⅱ期及Ⅲ期乳腺癌患者的预后无性别差异[167]。

结合或不结合术后放射治疗的乳房切除术是最常用的局部-区域治疗方法。MD 安德森癌症中心的研究者回顾性分析了 142 例单纯乳房切除术的患者资料，发现与女性乳腺癌患者相似，切缘状况、淋巴结数目、肿瘤大小是预测局部失败的因素[93]。同样，术后放射治疗的取舍应该与女性乳腺癌基于相同的标准。

同样，临床上有远处转移风险的患者应进行综合治疗。由于发病率较低，所以缺乏支持应用特定化疗方案的资料。因为许多男性乳腺癌患者属激素依赖型，所以大多数患者推荐应用他莫昔芬，回顾性的分析已经提示应用他莫昔芬可减少复发和死亡风险[168]。芳香化酶抑制剂在男性乳腺癌中的作用目前正在研究中。

乳腺切除术后放射治疗技术

靶区确定

依据传统，乳房切除术后放射治疗包括胸壁和未清扫的腋窝和锁骨上淋巴引流区。从失败模式的研究中可清晰地看到，术后没有接受放射治疗的患者胸壁是最常见的复发部位，占区域复发的 2/3~3/4。Ⅲ期患者（T3N1、T4 或病理 N2、N3 期）与腋窝和锁骨上窝复发有显著的临床相关性，这一点已经明确。一项研究包括了 1000 多例术后化疗后未接受放射治疗的患者，其中≥4 个阳性淋巴结患者、≥20%阳性淋巴结患者和结外侵犯超过 2mm 的患者 10 年腋窝和锁骨上窝复发的危险性 14%~19%[169]。

Ⅰ或Ⅱ水平腋窝淋巴结清扫后放射治疗获益不明显。在同一研究中，所有患者采用标准的腋窝淋巴结清扫术（淋巴结中位数 17 枚），此区域 10 年复发的风险仅为 3%，而且不受腋窝淋巴结转移程度和结外侵犯的影响[169]。与此相反，在丹麦的一项关于术后放射治疗的研究中，没有接受放射治疗出现局部-区域复发的患者中有 43% 有腋窝淋巴结转移[72]。在该研究中，较高复发率可能与低位清扫的范围不够有关（中位检出淋巴结数为 7 个）。综合以上资料，靶区是否包括Ⅰ或Ⅱ水平腋窝淋巴结取决于腋窝淋巴结清扫是否彻底。

乳腺癌术后内乳淋巴结是否放射治疗存在争议，目前正在进行Ⅲ期临床研究。放射治疗靶区包括内乳淋巴引流区是基于以前内乳链清扫的经验，即临床进展期的患者 35%~50%的内乳区淋巴结有微浸润[170,171]。表 57.11 显示了一项近期研究中 2269 例接受乳腺癌扩大根治术时行内乳淋巴结切除的中国患者的内乳淋巴结受累概率[172]。随机研究已经证实，乳房切除术后内乳区放射治疗具有生存优势[69,70,73]。另外，内乳淋巴引结放射治疗使胸壁照射范围加宽，避免了边界遗漏。

Ⅱ期乳腺癌乳房切除术后放射治疗的靶区定义还不是太明确，1~3 个阳性淋巴结的Ⅱ期乳腺癌复发多发生在胸壁，腋窝和锁骨上区复发的危险性较低。分析以上文献可以发现，1~3 个阳性淋巴结且没有淋巴结结外浸润的患者腋窝和锁骨上窝复发的危险性仅占 4%[169]。因此，一些学者建议这些患者仅照射胸壁。不过这项研究提示术后放射治疗包括锁骨上和腋顶淋巴引流区对生存有益。MA20 研究更新的数据在

表 57.11　乳腺癌扩大根治术患者的内乳淋巴结病理受累率[172]

分组	内乳淋巴结受累率(%)
4~6 个阳性腋窝淋巴结	28
7 个或以上阳性腋窝淋巴结	42
内侧肿瘤伴 1~3 个阳性腋窝淋巴结	24
内侧肿瘤伴 4~6 个阳性腋窝淋巴结	48
T3 期伴年龄<35 岁	25
T2 期伴 1~3 个阳性腋窝淋巴结	20
T2 期伴 4~6 个阳性腋窝淋巴结	32
T2 期伴 7 个或以上阳性腋窝淋巴结	42
T2 期内侧肿瘤全部	21

第56章已进行了讨论，提示Ⅱ期患者淋巴引流区照射能带来一些获益。

CT模拟机对精确确定靶区有重要的作用。例如，第1~3肋间的内乳血管是发生转移可能性大的淋巴结所在区域，定位后容易区分和勾画。同样，Ⅲ水平淋巴引流区腋窝深度和锁骨上窝深度随个人的解剖结构和胖瘦的不同而变化，勾画这个区域有助于确保等剂量线包绕靶体积。近期一项研究应用不同的处方剂量照射锁骨上窝发现，6MV X线最大剂量点或3cm深处的剂量不能包括超重或肥胖患者的高风险的淋巴引流区（按照患者的体重指数确定的）[173]。另外、低位腋窝淋巴引流区需要放射治疗的患者，CT下勾画靶区有助于更好的剂量分布。

照射技术

治疗时应该固定患者体位，保持同侧上肢上举外旋（90°~120°）。上肢的软组织应高于胸壁切线野和锁骨上野分界，定位时必须保证这一点。另外，应避免锁骨上窝处皮肤皱褶的出现。患者身体下方垫一倾斜10°~15°的垫板使胸骨处胸壁平坦。将不透X线的金属线放置在乳腺瘢痕处，然后进行非强化CT扫描以用于治疗计划制订。胸壁野和锁骨上野的分界处通常为锁骨头的下缘。确定并标记恰当的等中心点和摆位点。在CT断层图像上勾画靶区。

有几项技术可用于照射胸壁和内乳淋巴引流区。最常用的方法之一是应用15°~25°的斜电子线野照射近中央胸壁和内乳淋巴结，该野的侧界与照射侧胸壁的切线野相接，锁骨上野和胸壁切线野与内乳电子线野完全相接，不留间隙。锁骨上交接处剂量衔接通过转床角实现，深度剂量衔接通过转动机架和半束挡块技术实现。准直器角旋转匹配胸壁斜度。照射野重叠部分应该被屏蔽掉。另一个可选择的技术是三个电子线野照射技术，该技术特别适用于胸壁比较薄的患者。三野的交接处应该每周移动一次，调整机架旋转位置使照射野与侧胸壁平行。最大程度减少射野衔接处的冷点和热点对预后带来的影响。这三野与锁骨上腋顶野衔接，可参看第56章中的相关描述。对于进展期乳腺癌，锁骨上野的侧界常常延伸到侧胸壁上部，照射野包括前部胸肌间Rotter淋巴结。

图57.7、图57.8和图57.9分别为电子线野和切线野的匹配图例、胸壁单电子线野图例、锁骨上/腋顶野图。全胸壁照射野设计时应当避免照射心脏。上述照射野设计的优势在于，基于CT定位的治疗计划，射束安排、电子线能量选择可以避开心脏或使其受照射最小。

照射剂量

初始野和靶区体积应当给予总剂量50Gy，5周内分25次完成。前2周胸壁表面隔日或每日加3~5mm的放射性填充物（总剂量20Gy），然后依据需要调整以出现轻度放射性皮炎为度，但这种放射性皮炎不应导致治疗中断。没有研究去评价最佳总照射剂量，但我们中心在大野照射50Gy后给予胸壁电子线野补充照射10Gy，1周内分5次完成（乳腺切除瘢痕外放5~10mm并包括瘤床位置）。另外，我们对内乳、锁骨下和锁骨上区等未行清扫的部位以补充照射。如果超声检查在这些区域发现直径≤1cm的病变，则我们给予此区域10Gy的追加剂量照射，如果病变直径>1cm，增加追加剂量至16Gy。

三维治疗计划系统可用来评价多个离轴切面的剂量分布，并在校正异质因素后计算照射剂量。照射剂量可通过标准的嵌入补偿或者野中野技术加以调制。电子线能量的选择应保证胸壁和内乳靶区包括在90%的等剂量线范围内，而避免心脏受照射。而且，在评价锁骨上区域剂量分布时，应将未被手术切除的Ⅲ区腋窝淋巴结包括在90%的等剂量线范围内。

乳腺切除术后照射与乳腺重建

通常乳腺切除术后患者会面对术后放射治疗与乳腺重建的协调问题，这需要肿瘤外科、整形外科、肿瘤放射治疗科医生与患者进行明确的交流。关于乳腺术后照射与乳腺重建需要考虑多方面因素，包括确保放射治疗的安全有效，确保患者最高的生活质量以及获得最佳的长期外观效果等。

假体植入与自体组织再造是目前两种主要的乳腺重建方法。重建的时机可选择在与切除术同时或在其之后进行。上述两种重建方法及选择时机均有其优缺点。假体植入方法术式简单，而且可避免自身供体坏死的影响，并能用于体型较瘦没有足够的自身组织作为供体的女性。经典的方式是在胸大肌之间放置组织扩张器，在充分扩张后将假体植入。大多数行术后放射治疗并选择假体植入术的女性需同时行乳腺重建，这是由于放射治疗后正常组织适应性较差，不易被扩张，并容易造成骨折和其他损伤。如选择自身供体，则重建术

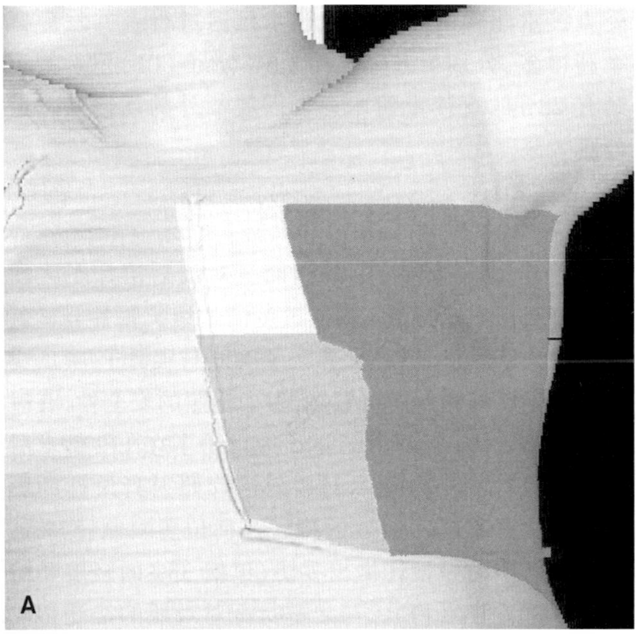

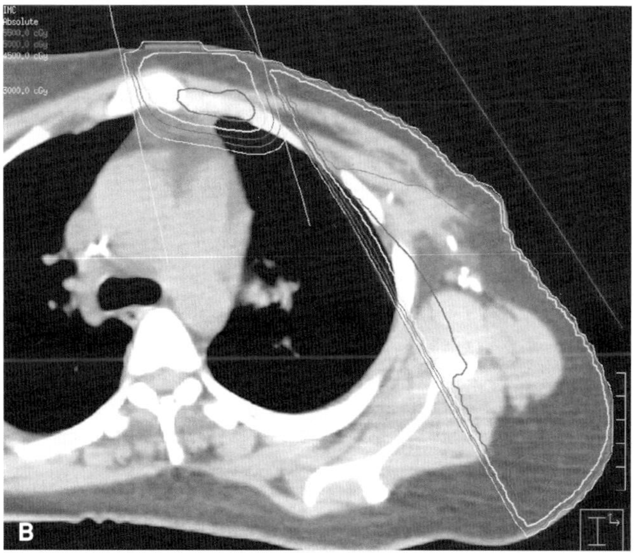

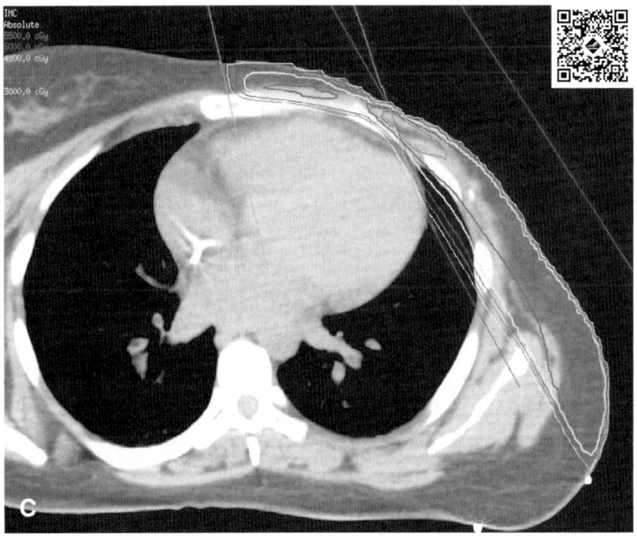

图 57.7　胸壁和内乳淋巴结区的照射野图像。此例患者两内乳电子线野入射方向均与两光子切线野成 15°夹角。为了既满足内乳靶区的照射又最大限度地减少心脏的照射,内乳上野电子线的能量高于内乳下野。(A)显示照射野的皮肤表面投影。(B)显示胸部上方的轴位图像。(C)显示胸部下方心脏区域的图像。(From Buchholz TA. Locally advanced breast cancer. In Haffty BG, Wilson L, eds. *Handbook of radiation oncology*. Sudbury, MA: Jones and Bartlett, 2008.)

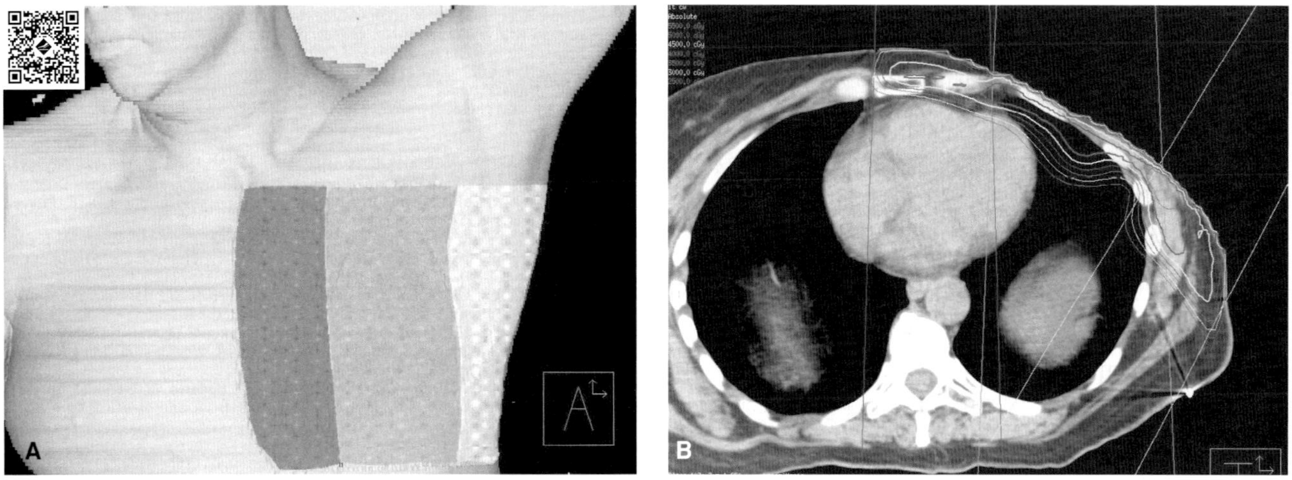

图 57.8　匹配电子线野技术治疗胸壁和内乳淋巴结。3 个内电子线野在皮肤上匹配。由于机架角的不同,中间和外侧野的交界处每周移位。(A)显示照射野在皮肤表面的排列。(B)显示照射野的轴位图像。

第7部分　消化系统肿瘤

第58章 胃癌

Brian G. Czito, Manisha Palta, Christopher G. Willett

解剖

胃起始于胃食管交界处，终于幽门。通常按解剖区域划分，包括贲门（胃上端的开口处，与胃食管交界处/水平连接于食管下端括约肌）、胃底（胃体上方的圆形部分，位于贲门左侧）、胃体（胃的中央部分）、幽门管（胃的远端，与十二指肠连接）。幽门由两部分组成：幽门窦（与胃体连接部分）和幽门管（排空至十二指肠部分）（图58.1）。幽门通过幽门括约肌（瓣膜）与小肠的十二指肠相连。此瓣膜控制食糜通过胃到十二指肠，并阻止食糜从十二指肠反流回胃。位于小弯侧的胃角切迹平面将胃划分为胃体与幽门部分（胃窦）。胃前壁被覆由腹膜形成的大网膜。左侧及上方与横膈接邻。鉴于胃食管交界处癌的发生率逐渐增加，需要强调的是胃食管连接处的近端大部分并无脏腹膜覆盖[1]。这个区域的切缘阳性就是"真正的"切缘阳性了，而在胃的其他部分，除非肿瘤与邻近组织或器官粘连，否则其切缘阳性是指游离的浆膜的切缘。胃前壁右侧与肝左叶和腹前壁相邻。胃后壁被小网膜或网膜囊覆盖。胃毗邻很多脏器，从上到下分别为脾、左肾上腺、左肾上极、胰腺前部和横结肠。肝胃韧带或小网膜与胃小弯连接，内容包括胃左动脉和肝动脉的胃右动脉分支。在组织结构上，胃壁分为5层：黏膜、黏膜下、肌层、浆膜下层和浆膜层。肌层由外面的纵行层、中间的环形层和内部的斜行层构成。

胃的血供来源于腹腔干。腹腔干有3个分支：胃左动脉供应胃的上、右部分；肝总动脉分别发出胃右动脉供应胃的下、右部分和胃网膜右动脉供应胃大弯的下部；脾动脉发出胃网膜左动脉和胃短动脉分别供应胃大弯上部和胃底。这些血管的变异并不少见。约75%患者的腹腔干起源处在T12或以下，25%则在L1水平或以上[2]。胃的淋巴引流方向伴随其动脉走行。尽管大部分淋巴最终回流至腹腔淋巴结区域，但还有其他淋巴回流区域，包括脾门组、胰上组、肝门组和胃十二指肠组。

流行病学

2012年，美国估计有21 320人罹患胃癌，并且10 540人死于胃癌[3]。在全球范围内，胃癌仍保持着较高的癌症相关死亡率，每年将近100万新发病例和70万死亡病例，成为第二大癌症相关死亡疾病。在过去的70年中，西方国家无论男性还是女性的胃癌发病率均有所下降，下降的原因尚不清楚[4,5]。虽然胃癌总发生率的下降是个令人鼓舞的消息，但在过去的20年中，特别是在男性白人中，近端胃癌或胃食管交界处癌的发生率仍呈稳步、快速增长[6]。与西方半球和部

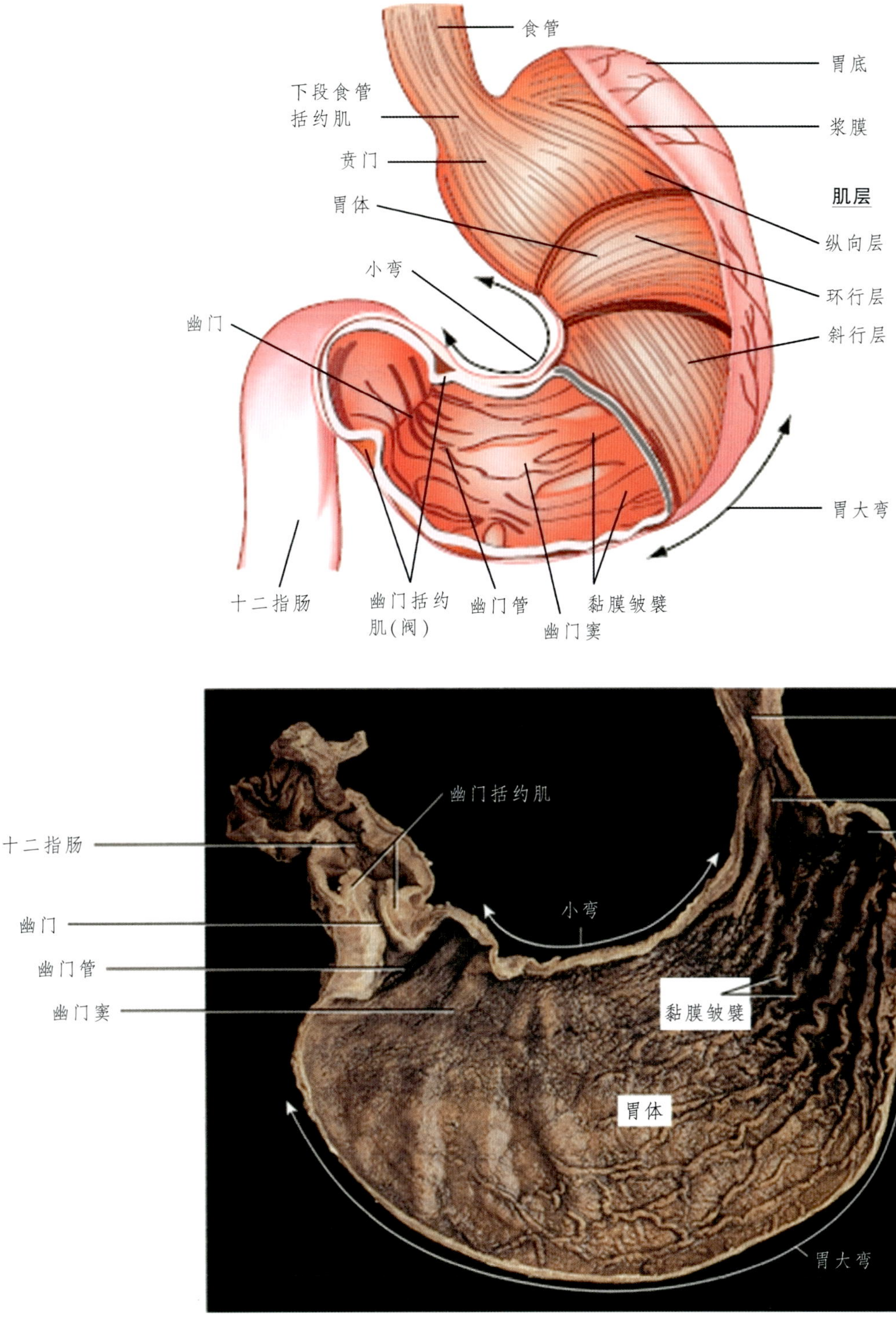

图 58.1 胃的解剖。(From Tortora GJ, Grabowski SR. *Principles of anatomy and physiology*, 9th ed. New York: John Wiley & Sons, Inc. Copyright 1996. Reprinted with permission of John wiley & Sons, Inc.)

分欧洲国家近端胃癌发病率升高相比,远东和世界其他国家远端肿瘤仍占胃癌的大多数。

诱发胃癌的危险因素包括经常食用腌制、腐烂、熏制食品;缺乏水果、蔬菜的摄入;社会经济地位低下;吸烟;较少使用冰箱;食用干肉/鱼等[4,7]。恶性贫血与胃癌的发生息息相关,恶性贫血患者中有 5%~10%将会发生胃癌。因为良性病变而接受过胃大部切除术的患者,在术后 15~40 年将有 25%的风险发生继发性的恶性肿瘤[8]。目前比较明确的是,绒毛状腺瘤是癌前病变。虽然增生性或错构瘤性息肉的发生率较高,但大部分为良性。尽管因胃溃疡接受胃远端切除术后15~20年患胃癌的风险可能增加1.5~3倍，但在本质上，胃溃疡本身并不是患胃癌的危险因素。另外，具有非遗传性胃癌家族史的患者往往发生类似疾病的风险比较高，仅有一小部分在遗传性疾病综合征的背景下发展为胃癌。幽门螺杆菌感染患者将较未感染者增加3~6倍罹患胃癌的风险，并且似乎仅限于远端胃癌和肠型恶性肿瘤[9]。即使幽门螺杆菌感染与胃癌发生之间的关系可能为我们发现胃癌的发病机制提供新的视角，但也仅有小部分感染者罹患胃癌，所以对感染者进行筛查或抗幽门螺杆菌的治疗是否对胃癌产生影响，目前尚无可靠数据支持。

从历史上看，胃腺癌被诊为肠型或弥漫型。肠型疾病在高发区比较流行，这为观察疾病全球种族差异提供依据[10]。相比之下，弥漫型胃癌的发病率具有较均匀的地理区域或种族分布，比肠型更少见。最近，出现了另一种不同的亚型——近端胃癌。这些经常与胃食管交界，并与远端食管腺癌划为一类，在发达国家中的发病率迅速上升。这些个别类型的危险因素差异显著。肠型、非贲门胃癌的危险因素似乎围绕着炎症的原因和环境因素，包括幽门螺杆菌、慢性胃炎、烟草、高盐饮食和饮酒。不太常见的弥漫性胃癌亚型的危险因素似乎是不同的，*E-cadherin* 基因突变/沉默被认为是该组织类型共同的前驱事件。遗传性弥漫型胃癌是一种遗传性综合征，其中有 *E-cadherin* 基因功能丧失/突变。在近端胃癌（与肠型相比而言），幽门螺杆菌感染已被认为是潜在的保护作用，可能通过与之相关的萎缩性胃炎和随后的胃食管反流病（GERD）降低胃酸的产生有关。这一可能关联来自于一个正在进行的区域性研究[10]。

播散方式

胃癌可以直接浸透至网膜、胰腺、横膈、横结肠或横结肠系膜和十二指肠。当肿瘤穿透胃壁至无腹膜（浆膜）面时，就会发生腹腔内的种植转移[11]。

由于胃壁黏膜下层和浆膜下层的淋巴引流极其丰富，因此镜下微小病灶和亚临床病灶容易超出实体瘤表面播散。食管的黏膜下淋巴管丛和十二指肠的浆膜下淋巴管丛亦较丰富，使得胃癌向近端和远端的转移成为可能。

由于胃及周围的淋巴引流非常丰富，术中进行彻底的淋巴结清除难度很大（图58.2）。淋巴引流首先至胃小弯和胃大弯（也称为胃周淋巴结和胃网膜淋巴结），但也同时会引流至腹腔干周围、肝门区、脾区、胰腺上区、胰十二指肠淋巴结区、腹主动脉旁和远端食管周围淋巴结。胃癌淋巴结受累的相对风险取决于原发肿瘤位置和胃壁受侵程度。

胃的静脉主要通过门脉系统回流至肝脏。肝转移在首诊患者中的发生率为30%，包括血行转移、腹膜播散和原发肿瘤的直接侵犯（见图58.3）。

临床表现

胃癌患者最常见的临床症状是食欲缺乏、腹部不适、无意识的体重下降、贫血引发的乏力、恶心、呕吐和柏油样便等。40%的患者症状持续时间不超过3个月，20%长于1年。查体可发现晚期病变，临床表现为腹部包块[上腹部或肝脏肿块和脐周结节（即Sister Mary Joseph结节）]、左侧锁骨上淋巴结（即Virchow结节）或直肠窝处板状肿物[意味着腹膜种植（即Blumer板）]。

诊断检查

上消化道内镜和造影通常可以确诊，气钡双重对比造影可以发现局限于胃壁黏膜内层的小病变。内镜可通过直视、细胞学和活检病理确诊90%以上的外生型病变，但浸润型（皮革胃）、直径<3cm的病变或贲门病变较难通过胃镜确诊。术前内镜超声检查是确定肿瘤浸润深度最准确的方法（胃壁内与胃壁外对比），但它较难准确发现区域淋巴结转移[12,13]。目前一些医疗机构在内镜超声检查的同时，会对可疑淋巴结进行针吸活检。

腹部CT有助于诊断胃癌侵犯腹部的范围，并可提示肿瘤是否已经侵犯至不可手术切除的组织结构，但在诊断较小的腹腔淋巴结转移及腹膜种植转移方面意义不大。通过胸、腹及盆腔增强造影CT检查可排除是否有远处转移。CT可以为需要放疗的患者提供确切的肿瘤位置。如果近端胃癌侵犯食管，胸部CT检查可以排除纵隔淋巴结转移或肺实质内转移。

螺旋CT在鉴别较小的淋巴结转移方面比常规CT更有优势，而转移淋巴结的确诊对于胃癌患者的分期尤为重要。一个单中心医疗机构对58例胃癌患者进行了胃癌淋巴结清扫术[14]。在切除的1082枚淋巴结中，发现138枚转移。螺旋CT鉴别直径1~4mm的

649 枚淋巴结中的 1.1%、直径 5~9mm 的 355 枚淋巴结中的 45.1%以及直径>9mm 淋巴结中的 72%为转移淋巴结。对于直径>5mm 的淋巴结,螺旋 CT 诊断转移淋巴结的敏感性大于非转移性淋巴结(75.2%对 41.8%)。

腹腔镜在胃癌分期诊断中的价值仍在研究中。在一项研究中,71 例患者 CT 诊断可手术切除，其中 69 例进行了腹腔镜手术[15]。在此 69 例中,41 例接受了腹腔镜下的胃癌根治性手术,其中 38 例为事实上的根治切除。病理结果表明 3 例有肝转移，而他们的术前 CT 为阴性,其中 1 例为腹腔镜手术时发现。17 例患者中的 16 例通过腹腔镜手术确诊为腹膜转移(从而避免了 12 例剖腹探查术,占 17%)。将 CT 扫描和腹腔镜结合对胃癌进行分期，接受根治性手术患者的预测可切除率可达 93%。与此类似,一项来自纪念斯隆-凯特琳癌症中心的大型系列研究纳入了超过 600 例经常规影像评价为潜在可切除胃腺癌患者，经腹腔镜分期后发现了 31%的患者有远处转移[16]。一项关于诊断性腹腔镜价值的系统回顾显示了对于经术前影像检查认为可切除的初诊患者,腹腔镜改变其中 9%~60%患者的治疗策略,主要通过辨别转移患者是否能从剖腹手术或新辅助治疗中获益,因此避免不必要的医疗干预。这主要取决于早期患者中局部晚期(T3、T4)较少获益,推荐对局部晚期患者进行诊断性腹腔镜检查[17]。另外,腹腔镜检查可以取腹腔积液送检细胞学，如果阳性,其将是比较差的预后指标且疾病分期为 M1 期。

通过对重要预后因子的准确术前分类,可以更好地制订胃癌患者的全部治疗计划,例如,肿瘤浸润深度(T 分期)和淋巴结受累范围(N 分期)的诊断。一项前瞻性研究对 108 例患者分别评估了内镜超声(EUS)、CT 和手术对于 T、N 分期的准确性[18]。T 分期在 EUS、CT 和手术的准确率分别为 43%、86%、56%；在 N1 及 N2 分期的准确率分别为 51%、74%、54%。CT 用于进展期胃癌的诊断更准确。总体来说,CT 对于 T 分期的诊断有些过度,而对 N 分期的诊断又有些不足。胃镜超声虽然对 N 分期也存在分期不足的情况,但对于 T 分期各期都显示了较高的准确率。手术对全部 N 分期的评估准确性相似,但可能存在过度诊断 T 分期和对 N 分期的分期不足的现象。一项荟萃分析和系统回顾分析了 EUS 对接近 2000 例胃癌患者 T 分期和 N 分期的敏感性,检测 T1、2、3、4 期分别为 88%、82%、90%和 99%,N1 和 N2 分别为 58%和 65%，提示对较晚期病变的准确性更高[19]。另外一项系统回顾得出的结论显示,EUS、多探头 CT 和 MRI 可达到对 T 分期和浆膜受侵相似的准确性。由于大多数经验来自于 EUS,对于术前评价胃癌 T 分期的影像手段仍推荐 EUS 为第一选择[20]。然而,需要注意的是 EUS 准确性高仍取决于操作医生的经验性和专业性。

由于 ^{18}F-FDG 在弥漫性或黏膜性肿瘤患者中的摄取比较低，因此 PET 扫描对部分胃癌具有较低的检出率[21]。不论什么病理类型,约 40%的胃癌可能被 PET 扫描漏诊[22]。较之 CT,尽管单独 PET 检查的特异性高,但敏感性仍较低[23]。基于此,单独 PET 检查不是评估胃癌的合适诊断步骤，一般与 CT 联合扫描可增加术前分期的准确性。表 58.1 列出建议的胃癌诊断评价。

一份前瞻性研究报告曾分析了预先通过骨髓针吸活检来预测根治性手术时骨髓受累的潜在可能性,此试验是用单克隆抗体 CK-2 标记骨髓内细胞角蛋白的第 18 组分[24]。在 180 例患者中,53%的结果为阳性,显示骨髓中存在恶性肿瘤细胞。这个结果与病理 T 分期(P=0.07)和 Borrmann 分类相关(P=0.02)(见讨论部分)[25]。骨髓内的肿瘤细胞含量($<3\times10^6$)与总生存率和无病生存率显著相关(分别为 P=0.04 和 P<0.007)。多因素分析表明，对于分期为 T1 和 T2 (P=0.004)、肠型胃癌(P<0.008)和淋巴结阴性(P=0.004)的患者,骨髓转移是无病生存率的独立预后因素。

分期

当前使用的 TNM 分期见表 58.2[26]。在最近的美国癌症联合会(AJCC)胃癌分期中,肿瘤中点位于下段食管、食管胃交界或胃贲门近端 5cm 和延伸至胃食管交界或食管,并按照食管肿瘤进行分期。其他肿瘤中点位于胃食管交界远端 5cm 以上或 5cm 之内,但未累及食管胃交界或食管,并应用胃癌分期系统。该分期系统的潜在缺点是,它主要是基于手术结果,不完全适合考虑临床基线的分期和术前治疗的分期。

病理

90%~95%的胃恶性肿瘤为腺癌，第二位为淋巴瘤,包括组织学类型良好和不良的淋巴瘤。其他较少见的病理类型分别为平滑肌肉瘤(2%)、类癌(1%)、腺棘皮癌(1%)、鳞癌(1%)。

近几十年来,美国人中胃癌原发肿瘤的部位出现了变化,胃近端肿瘤的诊断愈来愈多见。虽然最常见

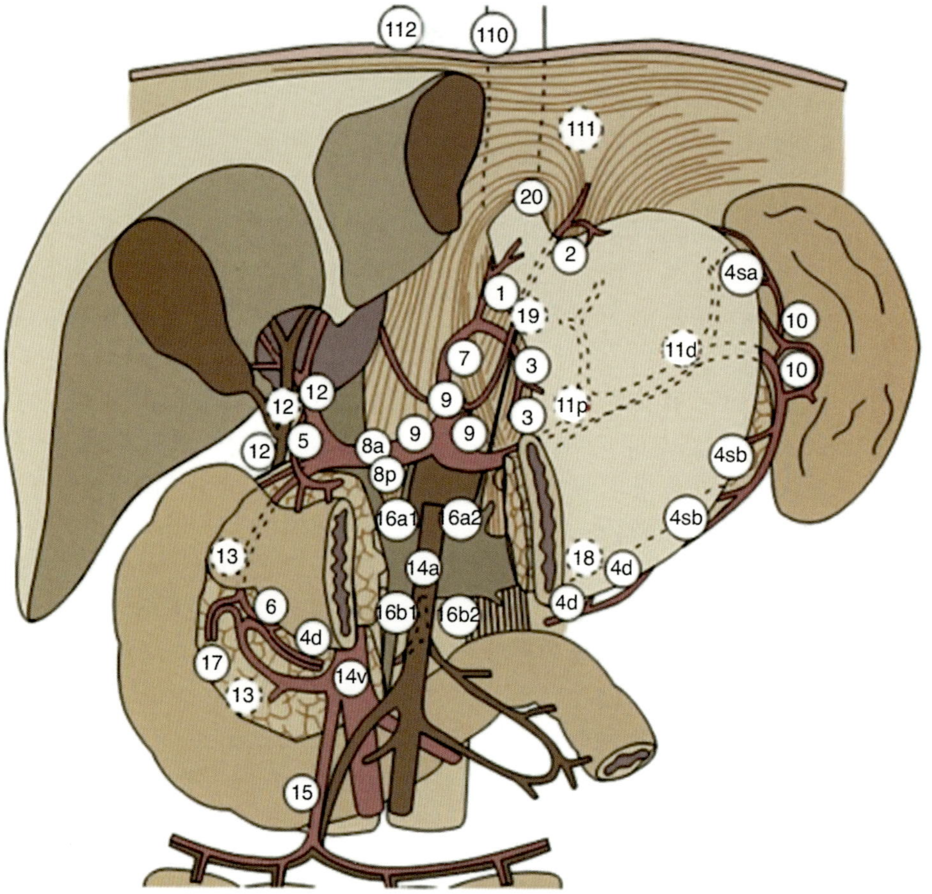

1 组	贲门右淋巴结	13 组	胰头后淋巴结
2 组	贲门左淋巴结	14v 组	肠系膜上静脉旁淋巴结
3 组	胃小弯淋巴结	14a 组	肠系膜上动脉旁淋巴结
4sa 组	胃短血管旁淋巴结	15 组	结肠中动脉旁淋巴结
4sb 组	胃网膜左血管淋巴结	16a1 组	主动脉裂孔淋巴结
4d 组	胃网膜右血管淋巴结	16a2 组	腹主动脉周围淋巴结（上界：腹腔干；下界：左肾静脉）
5 组	幽门上淋巴结	16b1 组	腹主动脉周围淋巴结（上界：左肾静脉下缘；下界：肠系膜下动脉上缘）
6 组	幽门下淋巴结	16b2 组	腹主动脉周围淋巴结（上界：肠系膜下动脉；下界腹主动脉分杈处）
7 组	胃左动脉淋巴结	17 组	胰头前淋巴结
8a 组	肝总动脉旁淋巴结（前上组）	18 组	胰腺下缘淋巴结
8p 组	肝总动脉旁淋巴结（后组）	19 组	膈下淋巴结
9 组	腹腔动脉旁淋巴结	20 组	食管裂孔淋巴结
10 组	脾门淋巴结	110 组	胸下段食管旁淋巴结
11p 组	脾动脉近端旁淋巴结	111 组	膈上淋巴结
11d 组	远端脾动脉旁淋巴结	112 组	后纵隔淋巴结
12a 组	肝十二指肠韧带淋巴结（肝动脉旁）		
12b 组	肝十二指肠韧带淋巴结（胆管旁）		
12p 组	肝十二指肠韧带淋巴结（门静脉旁）		

图 58.2 胃的淋巴结站位置。（From Matzinger O, Gerber E, Bernstein Z, et al. EORTC-ROG expert opinion: radiotherapy volume and treatment guidelines for neoadjuvant radiation of adenocarcinomas of the gastroesophageal junction and the stomach. *Radiother Oncol* 2009;92:164–175, with permission from Elsevier.）

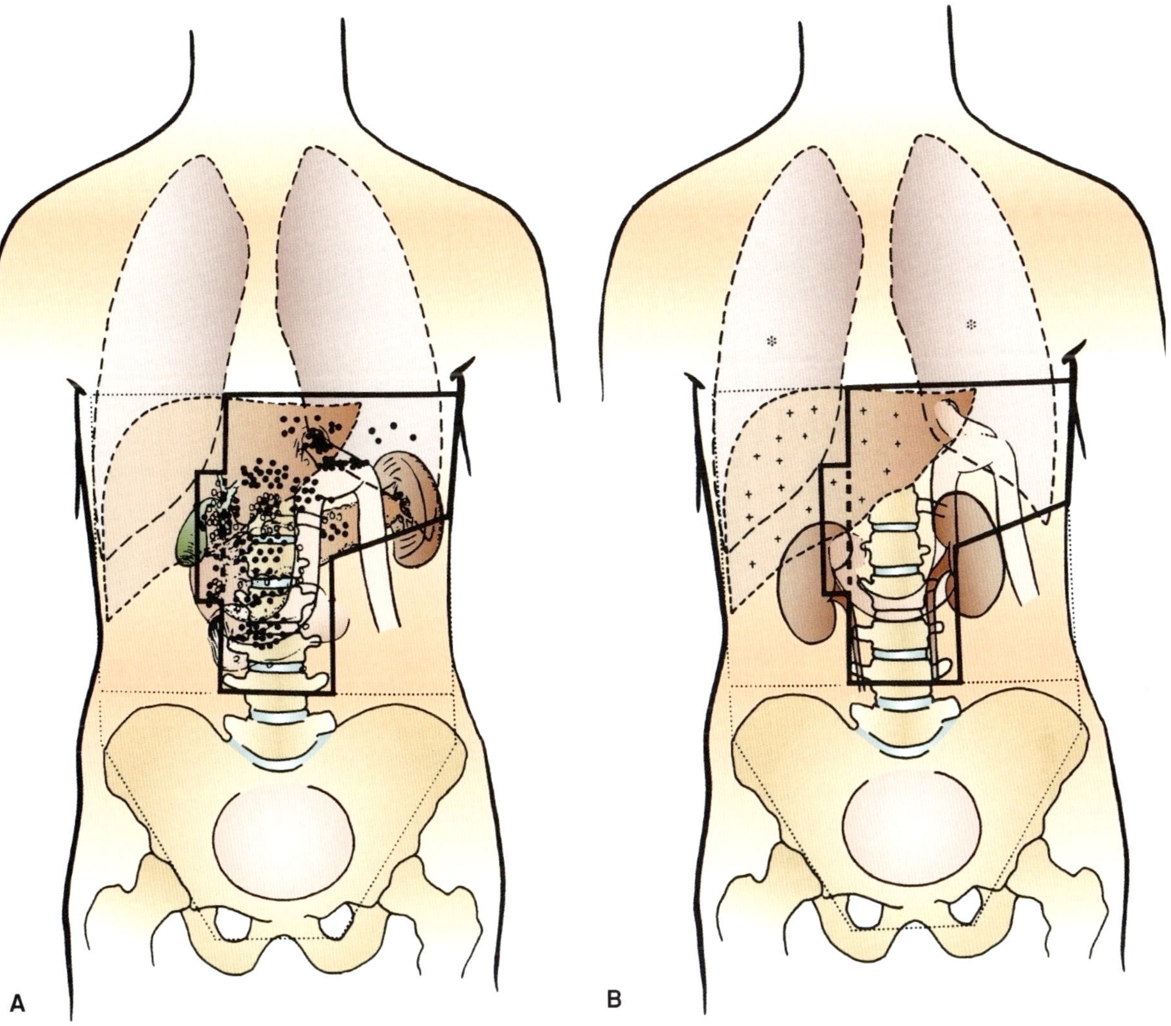

A B

图 58.3 明尼苏达州立大学 82 例可评价患者再手术的失败模式。(A)大粗框内表明器官或组织周围局部失败位置;大的开放框内表明淋巴结失败位置。(B)星号(*)表明肺转移,加号(+)表明肝转移。叠加照射部位包括术后残胃、吻合口、十二指肠残端、胃床结构、原发和继发的淋巴结引流区;虚线代表上和全腹部设野。(From Gunderson LL, Sosin H. Adenocarcinoma of the stomach: areas of failure in a reoperation series [second or symptomatic looks]. Clinicopathologic correlation and implications for adjuvant therapy. *Int J Radiat Oncol Biol Phys* 1982;8:1, with permission from Elsevier.)

的仍然是胃窦/远端胃癌(约 40%),但最少见的是胃体癌(约 25%)而不是近端胃癌,介于二者之间的是近端胃癌和胃食管交界处癌(约 35%)。许多研究者已报道了贲门癌的发病正逐渐增多。贲门癌有不同的流行病学因素,表现出不同的生物学行为,并且其预后较其他部位的胃癌更差[27-31]。胃癌还可按 Borrmann 分型分为 5 型:Ⅰ型为息肉状或菜花型肿物;Ⅱ型为局限溃疡型伴周边环形隆起;Ⅲ型为浸润溃疡型;Ⅳ型为弥漫浸润型(皮革胃);Ⅴ型为未分型[25]。

表 58.1 胃癌的诊断工作图
病史和查体
上消化道内镜活检
口服和静脉对比的胸、腹、盆腔 CT(如果 PET 可用,与 PET 联合更佳)
全血计数(CBC),综合代谢检查
如果没有证据表明转移,超声内镜细针穿刺活检(FNA)
疑似转移性胃癌的活检证实
幽门螺杆菌检测和临床上需要实施的治疗

预后因素

最重要的预后指标是肿瘤的侵犯范围。如果发生血行或腹膜转移,结果将是致命的。进展期胃癌侵及胃壁内或穿透胃壁时,生存期随之降低[27,32-34]。转移淋巴结的个数、部位也很重要[27,34-36]。如果仅有原

表 58.3 胃癌侵犯范围与生存率

侵袭范围	5年生存率(%)		5年无病生存率(%)
	Dockerty[32,a]	Kennedy[34]	Minnesota 大学再手术病例[33]
无淋巴结转移			
仅累及黏膜	100	85	–
穿过黏膜但局限于胃壁内	61	52	–
穿透胃壁	44	47	–
有淋巴结转移			
淋巴结直接受累	15	–	19
区域淋巴结转移	–	17	–
非区域淋巴结转移	–	6	–
原发灶侵犯范围			
胃壁内	–	–	40
穿透胃壁	–	–	12

[a] 为出院患者的百分数。

进展和转移[54]。后者编码酪氨酸激酶受体家族[54]。在硬癌中,*c-met* 和 *k-sam* 的扩增可单独发生。*k-sam* 在 40 岁以下的女性中可能有较强的活性,而 *c-met* 则在 50 岁以上的男性中扩增的倾向更高[51,55]。

肽受体，包括雌激素受体和表皮生长因子受体，与预后不良相关[56,57]。表皮生长因子受体和表皮生长因子水平通常伴随着肿瘤的高侵袭性、组织分化不良和皮革胃[58]。以上肽受体与疾病预后不良之间的病理生理关系至今还不清楚。

现代分子生物学证实了人类胃癌的异质性。若检测下列基因突变,则提示预后较差,如 *CD44* 的表达、端粒末端转移酶的再激活、*p53* 基因的失活、修复基因如 *hMSH3* 和 *hMSH1* 的失活、原癌基因（如 *erb-B2*、*bcl-2*、*c-met* 和 *k-sam*)的过表达、雌激素受体的表达和病毒基因组的存在等[59]。若胃癌中主要组织相容性复合抗原–Ⅱ有表达,则预后较好,但此类抗原的缺失也不是独立的预后不良因素[58]。为了说明、理解及潜在开发这些基因变异的重要性,近期一项针对 HER2 过表达的随机对照研究正在进行。对于局部晚期或转移性胃癌或胃食管交界癌的患者(ToGA 试验),在随机确定曲妥珠单抗(抗 HER2 基因产物/受体)增强治疗效果时加入顺铂和 5–氟尿嘧啶 (5-FU)/卡培他滨治疗。本研究表明,曲妥珠单抗可显著改善总生存率和无进展生存率[59a]。这些数据和其他数据都导致了肿瘤放射治疗组(RTOG)1010 试验的开始,即患者随机分食管/胃食管交界肿瘤接受术前放疗同步紫杉醇和卡铂,加或不加曲妥珠单抗,随后切除。

治疗方式

手术

如果病变局限于黏膜层，则手术有很高的成功率，但在美国，检出这样的早期病变的发生率低于 5%。在日本,1955 和 1956 年,黏膜或黏膜下病变的发生率仅占 3.8%,而到了 1966 年,由于筛查项目的实施,这个数字已上升到 34.5%,相应的生存率达到 90.9%[60]。对于非常早期的胃癌,内镜下黏膜切除术和内镜下黏膜下剥离术已成功地用于替代根治性的标准手术。内镜下激光手术已成功地应用于合并复杂疾患而不能外科切除的早期胃癌患者。小病变且具备有蒂、非浸润性、分化良好的患者发生淋巴结转移的概率小于 5%,其中 75%的病例可以通过胃镜完全切除[61]。放射治疗联合化疗可作为辅助治疗的选择。在早期胃癌(在西方社会罕见),这些方法需要谨慎选择并将作为一个研究项目进行探讨。

初诊时,以根治为目的的手术或姑息性手术切除的比例占 50%~60%。而实际符合根治手术切除的概率仅有 25%~40%。一般来说,患者发生腹膜、远处转移或局部晚期疾病(包括晚期/大血管包绕)通常被认为是不能手术切除的。姑息性切除术较罕见,包括用其他方法无法减轻症状的出血。在某些情况下,不能手术切除的肿瘤可以成功缩减肿瘤体积手术,在微小残留病灶位置以金属夹子明确标识。这也可以起到姑息作用并指导术后放射治疗的准确实施。针对患者胃输出道梗阻，实施胃空肠吻合术的患者可通过内镜放置支架以期延长生存期。

还没有前瞻性的随机研究确定一种合适的手术方式[62]。一般来说，建议在较大规模医疗中心由经验丰富的外科医生进行胃癌手术，需要完成胃周淋巴结(D1)以及沿腹腔动脉主干血管(D2)切除≥15 枚淋巴结的目标(稍后讨论)[6]。目前对于原发于胃体和胃窦的肿瘤，首选实施根治性胃大部切除术。胃大部切除术需要切除 80%的胃，同时清扫包含淋巴结的部分组织，即小网膜和大网膜以及十二指肠的第一部分。较大的病变需要全胃切除。对于更多的近端肿瘤，近端和全胃切除术可能都是合适的，这取决于疾病的程度。如果胃大部切除术不能达到满意的切缘（即 5cm)，可能进行全胃切除同样没有优势。接受全胃切除的患者 5 年生存率为 10%~15%，而接受部分胃切除术的患者 5 年生存率为 25%~45%[35,63,64]。全胃切除的患者生存率较低，可能是因为肿瘤巨大和病变位于预后不佳的近端位置。至今还没有前瞻性的随机研究提示是否应进行脾联合切除，但日本的回顾性研究认为脾联合切除无生存益处[47,65]。由于常规脾切除并没有显著改善结果，并有可能增加并发症的发生率，西方外科医生一般不清扫脾淋巴结。腹腔镜手术在胃癌切除术中的应用可能会减少失血，同时减少术后住院时间，仍然是正在进行的研究项目。对于接受辅助放化疗的患者，可以在切除时谨慎放置空肠造瘘喂饲管。

胃癌可通过黏膜下淋巴组织向远端传播，所以建议近端和远端的手术切缘以切除 5cm 正常组织为宜。有必要切除部分食管和十二指肠以达到足够的切缘。术中冰冻病理将有助于确定切缘状态[35]。许多研究都强调了仔细确定纵向切缘状态的重要性(表 58.4)，这些研究发现在所谓根治性切除的标本中有将近 1/4 病理切缘阳性[66-73]。近 25%的阳性切缘与吻合口或残端的局部区域复发率息息相关，这将在本章随后讨论。

虽然有足够的淋巴结清扫的 R0 切除是胃癌手术的主要目标，但是，大约 1/2 的患者最终获得阴性切缘。常规评估纵向边缘，而同样重要但不经常评估的是径向或环周的边缘。环周切缘阳性很少在文献报道中找到(大部分报道的是有关纵向切缘，见表 58.4)。胃食管交界处肿瘤 T3 和 T4 的比例增多，显微镜下外侵切缘阳性率也逐渐增高，这主要由于胃食管交界处和远端食管周围没有浆膜覆盖，病变外侵这层组织时导致相当多的病例为外侵切缘真阳性。

表 58.4　术后胃癌标本中纵向阳性切缘情况

研究	阳性切缘例数/手术例数	比例
Whittington 等[73]	34/106	32
Bleiberg 等[67]	22/111	20
Regine 和 Mohiuddin[70]	31/120	26
Slot 等[72]	16/58	28
Gez 等[68]	7/22	32
Siewert 等[71]	71/307	23
Gill 等[69]	1/14	7
Allum 等[74]	78/436	16
总计	260/1074	24

淋巴结清扫范围一直具有争议。在切除术中，建议至少清扫 15 枚淋巴结，以减少分期迁移。在 D0 切除时，通常不完全切除沿大、小弯的淋巴结。D1 清扫是指沿小弯(1、3、5 站淋巴结)和大弯(2、4、6 站淋巴结)淋巴结(图 58.2)。此外，更广泛的淋巴结清扫，包括沿胃左动脉切除淋巴结(7 站)、肝总动脉(8 站)、腹腔干(9 站)、和脾动脉(10 和 11 站)被称为 D2。在对这些淋巴结的严格系列病理评估中[74]，发现在 D1 和 D2 手术中淋巴结转移的可能性明显增加。那些发生了腹腔动脉、胰上区或十二指肠后区淋巴结转移的患者，经 D2 手术切除后可被治愈[75]。从流行病学监测和最终治愈结果(SEER)数据库的数据显示，淋巴结清扫的数量与总生存率相关，可能反映了这些患者分期的改善[76]。日本学者提倡进行彻底的淋巴结清扫以提高局部控制率和生存率。几个非随机临床研究证明进行广泛的淋巴结清扫可以改善生存率[77-80]。但是另外一些报道认为[81]，根治性淋巴结清扫并未提高生存或降低局部失败。至少 4 项有关胃癌淋巴结清扫范围的随机分组前瞻性研究表明[74,82-87]，扩大范围的淋巴结清扫并无生存优势。反而，由于更广泛的淋巴结清扫会导致患者的发生率和死亡率明显升高。更广泛的淋巴结清扫可能包括了主动脉旁淋巴结。然而，日本的一项临床试验比较了 D2 淋巴结清扫术和主动脉旁淋巴结清扫，同样没有显示任何总生存率或无复发生存率之间的差异，表明后一种方法不应该用于治疗可治愈的胃癌[88]。不过，通过这些临床研究，阐明了有关淋巴结清扫的一些重要原则。首先，由于清扫的淋巴结个数更多，病理结果中淋巴结的评估更严格，更有利于准确分期。尽管肿瘤分期准确对全组患者的总生存率无影响，但可明显提高与分期相关的生存率。

术后失败类型

局部失败见于瘤床复发和(或)区域淋巴结转移,见于血行或腹膜播散的远地失败是胃癌根治术后临床上、二次手术及尸检中最常见的失败类型[38,89-93](表58.5和表58.6)。对于胃食管交界癌,肝脏和肺是最常见的远处转移部位。未侵犯食管的胃癌,主要的远处转移部位通常是肝脏,如果接受针对局部肿瘤和区域淋巴结的有效治疗,可以避免许多复发或转移。Landry等进行的系列研究表明[94],50/88(57%)失败的患者仅为腹腔内的复发。针对腹腔的治疗也可以有效防止腹膜播种,其发生率占术后患者的23%~43%[89-97]。

局部区域失败最多见于瘤床周围的组织和器官以及区域淋巴结(见表58.6)。临床检测单纯手术切除后局部复发率一般超过25%。然而,再手术和尸检提示这些比率更高[98]。吻合口、残胃或十二指肠残端复发也较常见,如纵向阳性切缘率可提示这点(见表58.4和表58.6)。相对于二次手术或尸检的研究,对于大多数位置的真实情况是,临床报告通常会低估真正局部区域失败的发生率(见表58.5)。明尼苏达大学的研究表明积极的脾切除、网膜切除和根治性淋巴结清扫既不会改善生存率也不能降低局部区域复发率[38,96]。即便是根治性淋巴结清扫术后,清扫范围内淋巴结的复发仍很常见[38](图58.3)。由此可以部分解释,在前面讨论的Ⅲ期试验中手术区域淋巴结失败率较高,即便是D2切除(广泛淋巴结清扫术),与D1切除(局限的淋巴结清扫术)相比,并未获得生存获益。

表 58.5 胃癌根治术后失败类型

	在全组患者中所占百分比		
失败模式	临床诊断[94]	Minnesota 大学二次手术诊断[33],a	尸检[90,91,93,96]
局部区域[b]	38	67	80~93
腹膜种植	28	41	30~43
局部病变	–	19	–
广泛播散	–	22	–
远地转移	52	22	49

[a] 107例高危患者。

[b] 局部或区域失败指肿瘤直接侵犯、局部淋巴结转移或手术伤口种植;一处或多处远地转移为血行转移;腹腔受累包括腹膜种植或腹腔淋巴结转移。

表 58.6 胃癌术后局部区域失败类型

	百分率(%)		
失败部位	临床[a]	二次手术[b]	尸检[c]
瘤床	21	54	52~68
吻合口或残端	25	26	54~60
腹腔或手术切口	–	5	–
淋巴结	8	42	52

[a] 130例入组研究患者[97]。

[b] 107例入组研究患者[38]。

[c] 92例[93]和28例入组研究患者[96]。

放疗适应证

美国胃肠道协作组关于胃癌辅助治疗研究的结果改变了胃癌根治术后的标准治疗方式,凡是病变浸透胃壁和(或)淋巴结阳性的患者,术后治疗应包括同步放化疗[99]。分期为ⅠB~Ⅳ期和M0的胃癌患者,术后推荐给予5-FU持续静脉滴注为基础的同步放化疗[99]。在化疗期间、同步放化疗开始前,就应该进行放疗范围的确定和放疗的质量控制。提前进行放疗靶区的确定和质控,可以纠正一些放射野设计或大或小的偏差(发生率35%),纠正后最大偏差仅为6.5%。

以5-FU为基础的同步放化疗,还适用于不能手术切除的局部晚期胃癌或因并发症不能接受手术的患者。在这种情况下,根据临床具体情况进行以根治为目的或以姑息性为目的的放疗。那些接受非根治手术或切缘阳性的患者也应接受术后综合治疗。

放疗技术

模拟

当胃癌患者进行模拟定位时,放射肿瘤学家应该基于影像技术(吞钡、CT、PET)以及内镜检查熟悉疾病的程度。CT模拟适用于治疗计划。在模拟过程中,患者被安置、下肢伸直,并固定在模拟台。应用一种固定装置最小化日常摆位中的误差。一般手臂放置在头顶上,膝盖被支撑在腿的下面。一般使用口服对比剂来显示胃的轮廓并有助于勾画黏膜不规则的范围。一般建议患者空腹进行定位。令患者取治疗体位躺在CT模拟器上,并获得足够范围的整个区域扫描。为了精确显示肿瘤特性及高质量数字影像重建,至少使用3~5mm层厚。如果患者在治疗过程中体重减轻10%,应考虑CT模拟复位后再计划。一般使用动脉及静脉造影来勾画纵隔和包括腹腔干的腹部血管淋巴结群，并使放射肿瘤学家区别邻近的正常结构，识别潜在的正常血管、淋巴结肿大等。肿瘤（如果患者可手术）和重要结构在治疗计划系统的每一层图像进行勾画，以便制订三维（3D）治疗计划。呼吸门控或呼吸保持技术的使用可有助于减少因呼吸导致的靶区运动，因此，避免了自由呼吸状态下正常组织更大的受照边界。四维（4D）CT 扫描可合理评估肿瘤运动，以促进对靶区合适的边界设定。

治疗计划

靶区设定

关于近端胃癌累及胃食管交界处的靶区勾画及设野的详细内容，请读者参阅第 53 章内容。在新辅助治疗或局部晚期胃癌（以及辅助治疗后肿瘤体积的再确定患者）的放射野设计中，重要的是勾画不同的靶区，包括可见肿瘤以及潜在的亚临床受累的区域[即，勾画大体肿瘤体积（GTV）和临床靶区（CTV）]。基于多个研究进行勾画 GTV（包括在辅助治疗靶区再确定），包括内镜描述（包括胃镜和超声内镜）以及横断面成像。常在诊断和放疗计划的 CT 中可见 GTV 胃壁的增厚。同样，EUS 是检测淋巴结转移导致淋巴结肿大的最可靠的办法。应鼓励内镜医师应用 EUS 准确界定原发肿瘤浸润深度和邻近结构的潜在受侵，也可用来帮助指导 GTV 勾画。同样，EUS 可能检测 CT 或 PET 鉴别不清的淋巴结，内镜医师应描述大小以及位置（如肿瘤或邻近结构的关系）。此外，淋巴结肿大影像区域同样应包括在 GTV 内。在 GTV 的设计中，考虑到转移性淋巴结常低于常规成像分辨率，基于潜在的淋巴结转移（和由此产生的靶区）对淋巴结的大小的界定尚存争议。因此，依赖专门的成像方式来定义胃癌的区域亚临床扩散是不恰当的，在放射野的设计中，重要的是建立既定播散数据的病理模式。

识别胃癌潜在的直接侵袭和亚临床淋巴结播散途径（即，CTV 勾画）是十分重要的。由于病变发生部位的不同，使得胃癌靶区的勾画有些复杂。如前所述，胃的淋巴管网络丰富，有利于疾病的早期淋巴结扩散。一些作者建议将胃分为 3 个相等的长度（上部/近端、中间和远端），同时将肿瘤按照其主体肿块所在分类在这些各自的位置上。因此，从实际来说，胃可以分为近端（在 AJCC 第 7 版分期系统，近端 1/3 的肿瘤累及胃食管连接处被归类为食管肿瘤），中间或远端（图 58.4）。

基于外科手术后淋巴结播散模式研究分析，日本的研究人员制订了淋巴结站的分类（日本胃癌协会胃癌日本分类），已在其他系列研究中得到验证（图 58.2）。基于该系统，不同部位的胃肿瘤 CTV 定义一般建议如下：近端 1/3 的胃肿瘤应包括除了幽门窦的胃的勾画（从 GTV 外保持最小 5cm 边缘）；中间 1/3 的肿瘤应包括胃贲门至幽门的勾画；远端 1/3 的肿瘤应该包括除贲门/胃底，保持 GTV 外最小 5cm 边缘。如果幽门十二指肠受侵，CTV 将扩大至肿瘤边缘 3cm 以外的十二指肠。关于淋巴结靶区勾画在之后将有进一步描述，建议 CTV 包括相应血管外的 5mm 边缘。如果不考虑靶区移动，对于 CTV 到内靶体积（ITV），推荐外扩距离至少为各个方向外扩 1.5cm，此外扩边界已考虑到器官的生理运动，特别是呼吸动度。然后，PTV 可以定义为 ITV 外扩三维边缘 5mm[101]。

射野设计

基于手术后胃癌患者常见的局部区域复发部位（表 58.6），大多数患者的放疗范围包括胃/瘤床、吻合口、残胃和区域淋巴结[38,93,96,97,100]。高危的淋巴结区域包括胃小弯、胃大弯、腹腔干、胰十二指肠、脾、胰腺上缘和肝门区。另外，有些病例需包括 L3 椎体中部水平的腹主动脉旁淋巴结引流区。

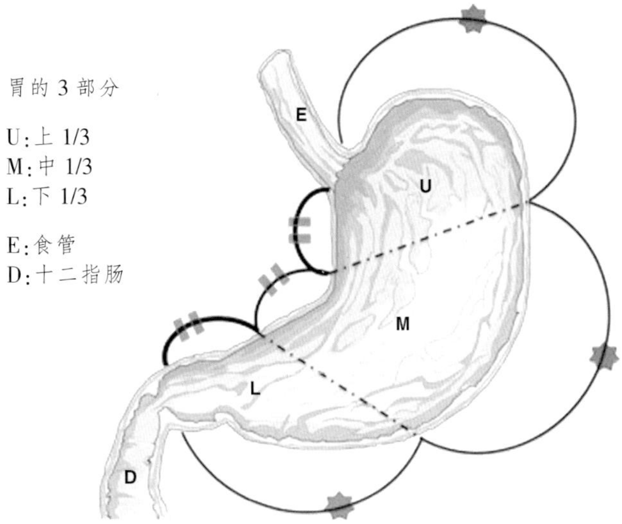

图 58.4　将胃分别沿大弯侧和小弯侧等分为三部分。（From Matzinger O，Gerber E，Bernstein Z，et al. EORTC-ROG expert opinion: radiotherapy volume and treatment guidelines for neoadjuvant radiation of adenocarcinomas of the gastroesophageal junction and the stomach. *Radiother Oncol* 2009；92:164–175, with permssion from Elsevier.）

某一淋巴结区域发生转移的危险性既依赖于原发肿瘤的位置[102,103],也依赖于胃壁浸润的范围和深度。在前述的复发模式数据的基础上,射野设计的一般原则如图 58.5、图 59.7 所示和后面讨论部分。这些都是一般性的指导方针,所有的计划都应根据每个患者的现有影像资料和内镜下的数据,以及常见复发模式且需要根据疾病初始程度进行个体化修改[102,103]。如图 58.5 至图 58.7,胃肿瘤(即没有胃食管交界受累),起源于胃近端,有较高蔓延到心包区淋巴结的倾向,但胃窦部、十二指肠周围和肝门区淋巴结受累的可能性较小。胃体癌可能会向所有的淋巴结区域转移,但转移至原发肿瘤附近的大弯和小弯侧淋巴结的可能性最高。淋巴结的转移范围与上 1/3 段肿瘤类似,包括幽门区淋巴结、肝总动脉旁和大弯侧淋巴结区域。位于胃窦部的远端胃癌,向十二指肠周围、胰腺周围和肝门淋巴结转移的可能性较高。而贲门区、食管周、纵隔淋巴结或脾门淋巴结转移率较低。也就是说,射野侧重点应全面覆盖胰十二指肠淋巴结群,而近端淋巴结(包括脾动脉周围、脾门)区域可减少关注。图 58.8 显示了 T3N1 胃窦癌的 3D 设野示例。图 58.9 显示了轴向 CT 图像上不同淋巴结位置的示例。任何部位的胃癌向胃大弯和胃小弯淋巴结播散的可能性较高,不过它们更容易转移至离原发灶较近的淋巴结引流区域。

术后放疗 CTV 定义的额外准则已经发展为基于原发肿瘤的位置和浸润程度(T)以及已知淋巴结受累位置和程度(N)[103]。表 58.7 给出影响 T 和 N 分期的一般准则,包含剩余胃(残胃)、瘤床和淋巴结,而表 58.8 至图 58.10 代表了基于 TN 分期且结合三个原发部位(近端、中部、远端胃)的治疗指南。对于近端胃病变或胃食管交界病变,食管远端边缘 3~5cm 应包括在内。如果病变扩展到整个胃壁,左侧膈肌的主要部分应包括在内。在这种情况下,铅挡可以减少照射心脏的体积。对于中度食管周围浸润且不可切除的病变,它可能无法排除足够量的心脏与前后/后前位 (AP/PA)设野,并且应用横向或斜向设野治疗一部分患者。在一般情况下,淋巴结阳性的患者,应该广泛的覆盖范围内的瘤床、残胃、切除边缘和淋巴结引流区。对于淋巴结阴性患者,如果有至少 15 个淋巴结病理评价良好的手术切除,并有广泛手术边缘的原发肿瘤 (至少

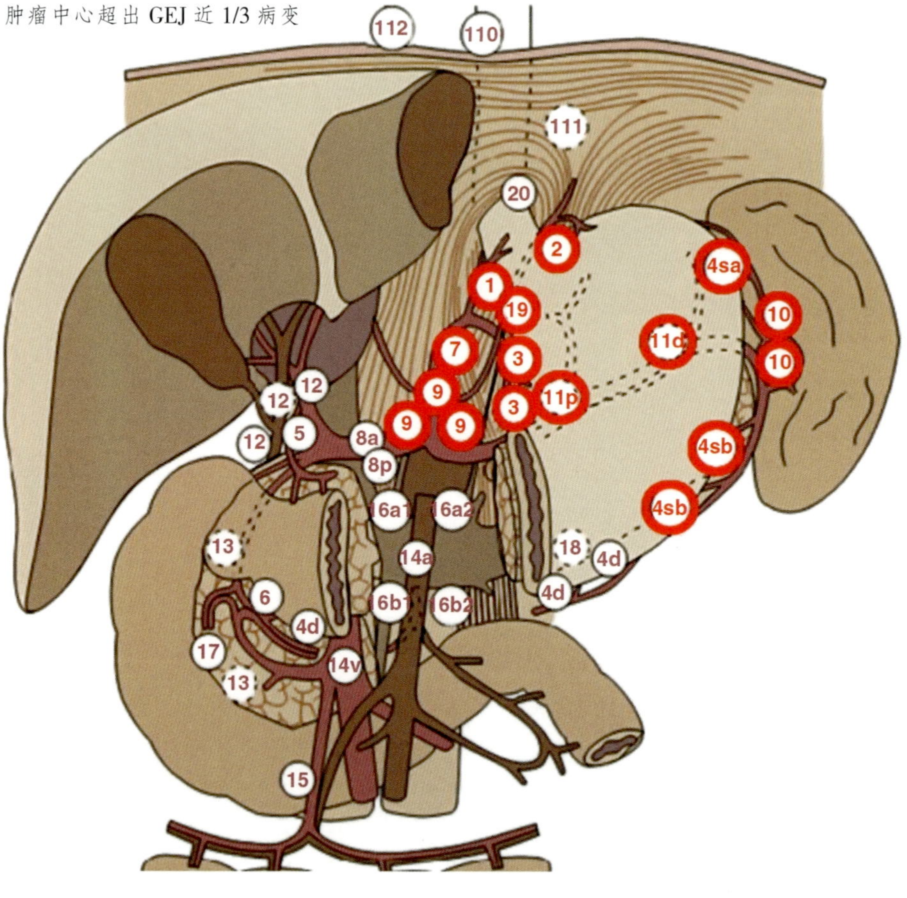

图 58.5 近端 1/3 病变未累及胃食管交界的胃肿瘤淋巴结站覆盖建议。(From Matzinger O, Gerber E, Bernstein Z, et al. EORTC-ROG expert opinion: radiotherapy volume and treatment guidelines for neoadjuvant radiation of adenocarcinomas of the gastroesophageal junction and the stomach. *Radiother Oncol* 2009;92:164-175, with permission from Elsevier.)

中 1/3 肿瘤

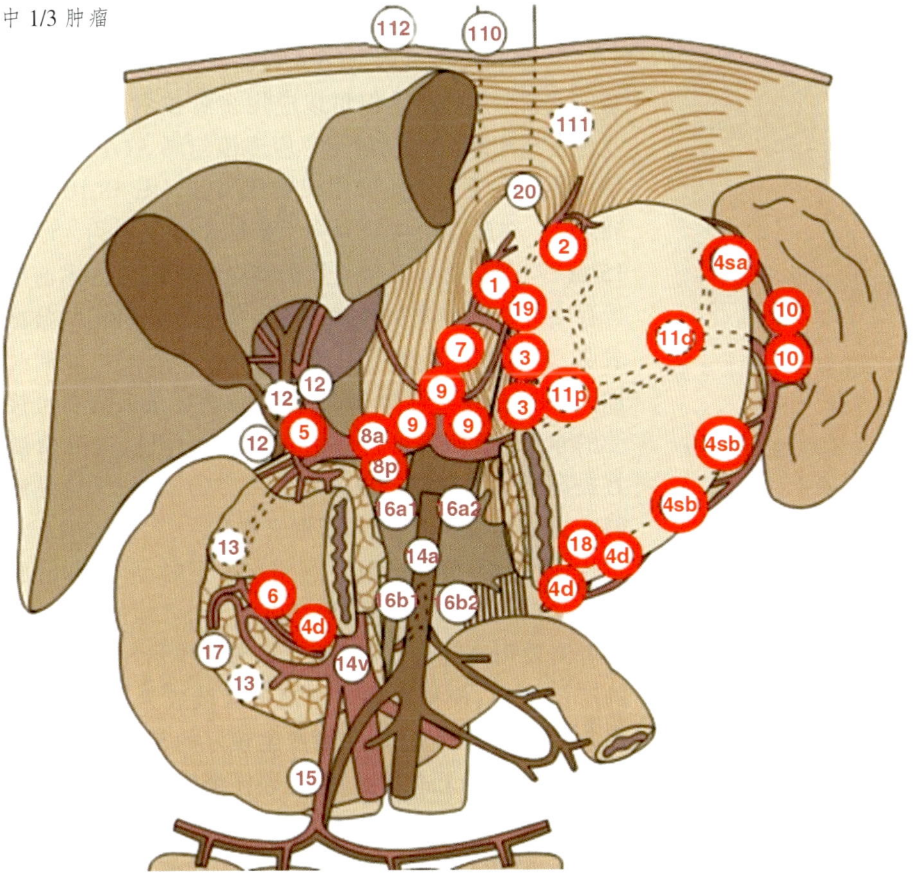

图 58.6 中 1/3 胃肿瘤患者的淋巴结站覆盖建议。(From Matzinger O, Gerber E, Bernstein Z, et al. EORTC-ROG expert opinion: radiotherapy volume and treatment guidelines for neoadjuvant radiation of adenocarcinomas of the gastroesophageal junction and the stomach. *Radiother Oncol* 2009;92:164–175, with permission from Elsevier.)

远 1/3 肿瘤

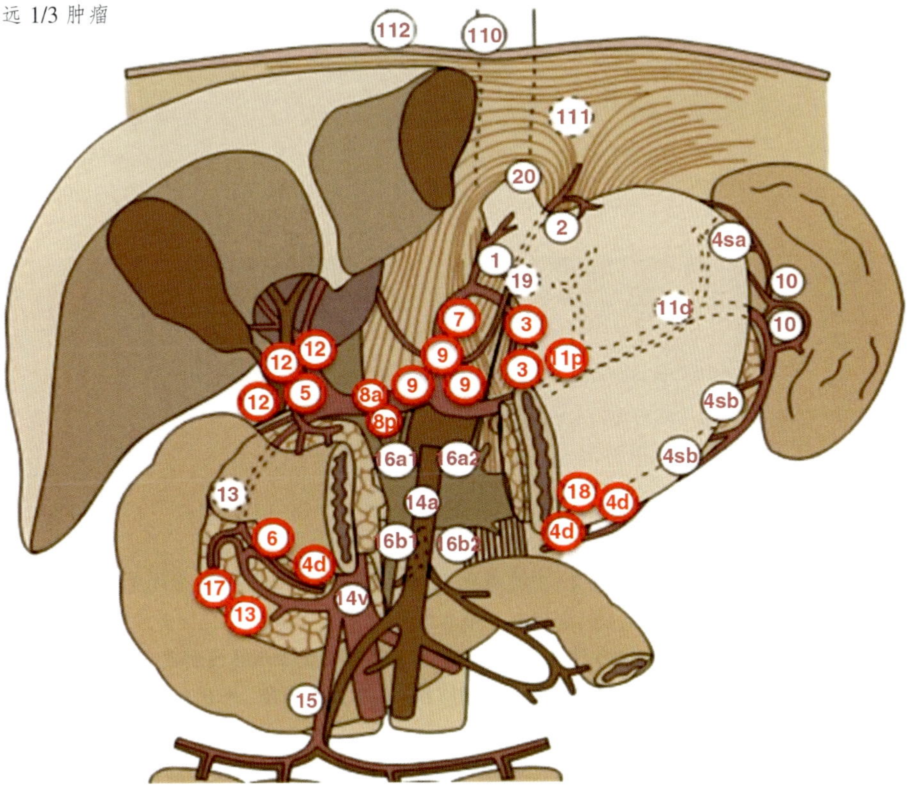

图 58.7 远端 1/3 胃肿瘤患者的淋巴结站覆盖建议。(From Matzinger O, Gerber E, Bernstein Z, et al. EORTC-ROG expert opinion: radiotherapy volume and treatment guidelines for neoadjuvant radiation of adenocarcinomas of the gastroesophageal junction and the stomach. *Radiother Oncol* 2009;92:164–175, with permission from Elsevier.)

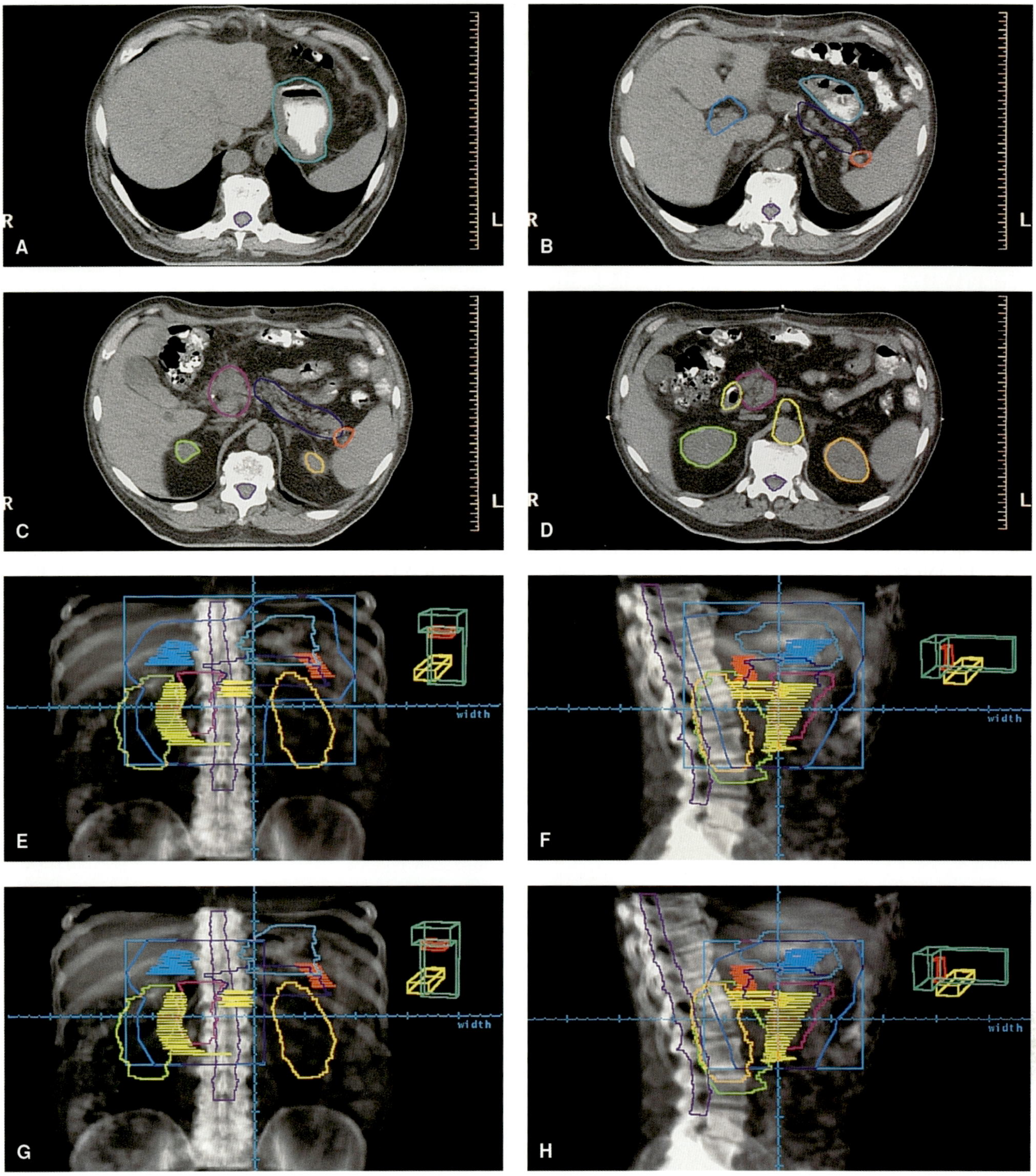

图 58.8　原发胃窦癌 T3N1 患者术后放疗野的优化。CT 模拟定位后勾画感兴趣结构(A~D),并利用数字影像重建放疗靶区(E~H)。(A)残胃(绿色)。(B)残胃加胰尾体(深蓝色)、脾门(红色)和肝门(淡蓝色)。(C)胰头(红色)和肾脏(左,橙色;右,浅绿色),其余为胰尾和脾门。(D)腹腔动脉(黄色)和十二指肠(黄-绿色)与胰头和肾脏一起显示。由前后对穿野和侧野组成的四野照射技术包括了残胃(墨绿色),瘤床[胰头(红色)、十二指肠的第一和第二部分(黄-绿色网状线)]、受累的淋巴结区域[胃周、胰十二指肠、肝门(淡蓝色网状线)、腹腔干(黄色网状线)和胰腺上缘],可选择性照射脾门淋巴结(红色网状线)。(E)前野(如淡蓝色所示的射野边界,未包括约 2/3 的左肾而包括了 50%的右肾)。若不包括脾门淋巴结,可以更好地保护一部分左肾,但并不显著。(F)初始右侧野避开了脊髓。(G)缩野后的前野未照射脾门淋巴结区和大部分残胃。(H)缩野后的右侧野。

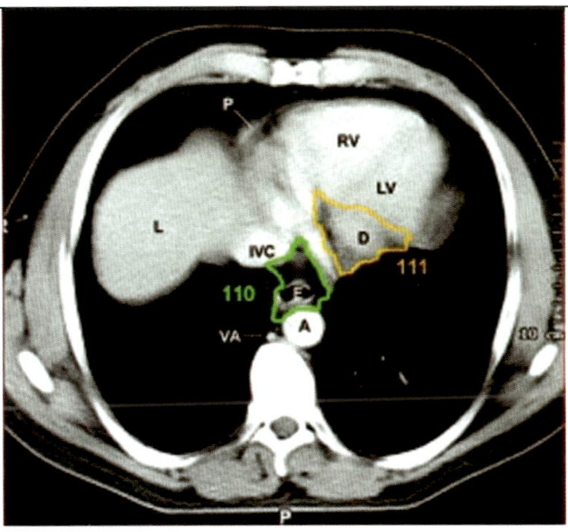

110-胸下段食管旁淋巴结
111-膈上淋巴结

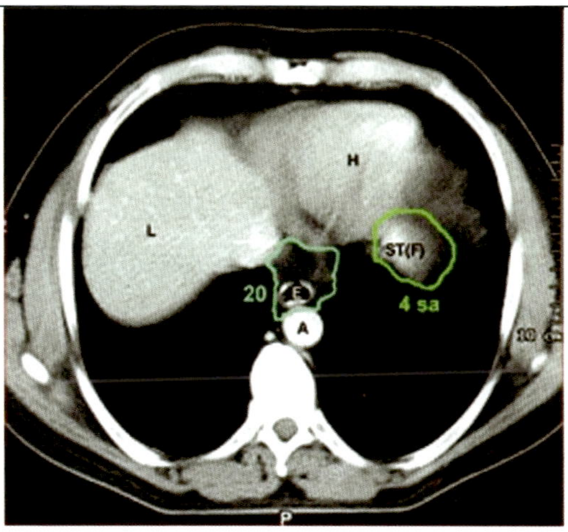

20-食管裂孔淋巴结
4sa-胃短血管旁淋巴结

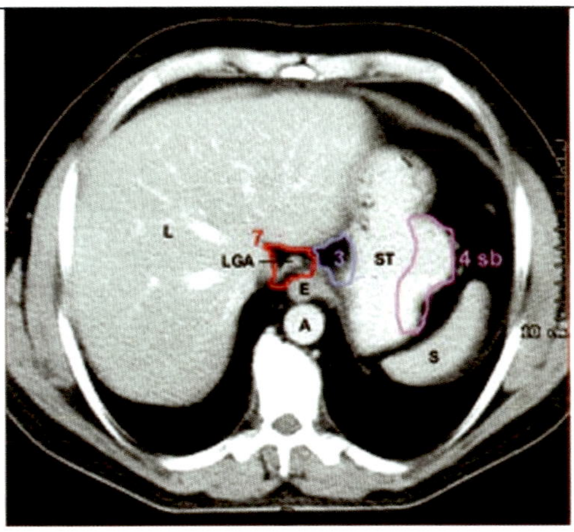

3-胃小弯淋巴结
4ab-胃网膜囊左血管旁淋巴结
7-胃左动脉旁淋巴结

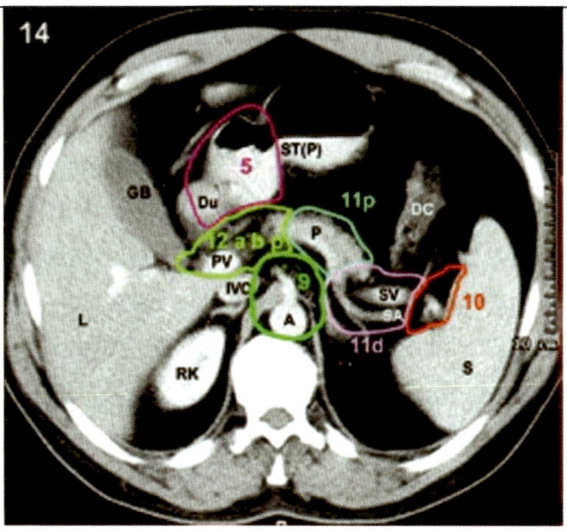

5-幽门上淋巴结
9-腹腔动脉周围淋巴结
10-脾门淋巴结
11p-近端脾动脉旁淋巴结
11d-远端脾动脉旁淋巴结
12a,b,p-肝十二指肠韧带淋巴结

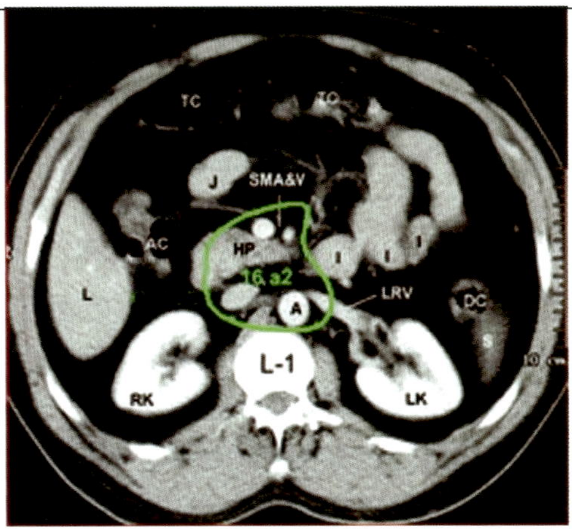

16a2-腹主动脉周围淋巴结

图例：

A-主动脉；AC-升结肠；D-膈肌；DC-降结肠；Du-十二指肠；E-食管；GB-胆囊；I-髂骨；H-心脏；J-空肠；IVC-下腔静脉；L-肝脏；L-1-第一腰椎；LK-左肾，LRV-左肾静脉；LV-左心室；P-胰腺；PV-门静脉；RGA-胃右动脉；RK-右肾；RV-右心室；S-脾；SA-脾动脉；SMA&V-肠系膜上动脉和静脉；SV-脾静脉；ST-胃；ST(F)-胃底；ST(P)-胃幽门；TC-横结肠；VA：奇静脉

图 58.9　不同淋巴结站的位置和轴向 CT 片上的解剖结构的示例。(From Matzinger O, Gerber E, Bernstein Z, et al. EORTC-ROG expert opinion: radiotherapy volume and treatment guidelines for neoadjuvant radiation of adenocarcinomas of the gastroesophageal junction and the stomach. *Radiother Oncol* 2009; 92:164–175, with permission from Elsevier.)

括3~4级胃肠道毒性风险增加的讨论。

治疗结果

局部晚期不可切除或次全切除的胃癌

对于不能手术切除的局部晚期胃癌或次全切除的胃癌患者，由于肿瘤局限且没有临床可探及的远地转移，应予单纯放疗或同步放化疗。放、化疗的综合治疗可延长生存期，但不可能治愈[108]。尽管综合治疗在生存期方面的作用有限，但重要的是，这些研究为胃癌以及胃肠道其他恶性肿瘤进一步的临床研究奠定了基础。这些Ⅲ期研究结果对于胃肠道恶性肿瘤临床试验的发展有着深远的影响(表58.11)。

自1969年的一项历史性临床试验，Moetel等[108]报道了一项针对局部晚期不能手术切除胃癌的前瞻性、双盲的随机对照研究。在这项研究中，48例患者随机接受放疗剂量为35~40Gy，4周，同步接受或不接受5-FU进行化疗。同步放化疗组的平均生存期为13个月，而单纯放疗组为5.9个月($P<0.01$)。这项研究第一次证明5-FU同步放化疗的益处，并促使人们在胃癌和胃肠道其他肿瘤的综合治疗方面进行进一步的探索(食管癌、胰腺癌、直肠癌和肛管癌)。

完成这个研究后，胃肠肿瘤研究组(GITSG)又比较了5-FU/司莫司汀，即1-(2-氯乙基)-3-(4-甲基环己基)-1-亚硝脲，合并放疗(50Gy/分段放疗/8周)与单纯化疗对局部晚期胃癌治疗的疗效[109]。患者入组标准为可切除的胃癌，已有淋巴结转移或邻近器官受侵。入组的90例患者中，66例接受了原发肿瘤的切除，但是其中23例肿瘤肉眼残存，36例镜下残存，7例切缘阴性。这个研究因为同步放化疗组出现过多的早期死亡病例而提前终止，这主要因为肿瘤的早期进展和患者对综合治疗的耐受性差。然而，3年后的随访表明单纯化疗组也不断出现了死亡病例，而同步放化疗组的生存率呈现一个平台期，5年生存率达到18%。因此，除外早期的死亡病例，综合治疗组5年生存率明显高于对照组。值得注意的是，肿瘤可切除患者的生存期明显长于肿瘤未能切除的患者，而同步放化疗组所有的生存获益均体现在原发肿瘤已切除的患者身上。这个研究提示同步放化疗不仅可以使相当一部分镜下肿瘤残存的患者治愈，还进一步支持有局部区域复发高危因素的根治术后患者，因为进行术后辅助性同步放化疗也可能获得很好的生存获益。

可手术切除的胃癌

胃癌术后局部和区域的高复发率已被人们所承认，一些临床研究以此为基础，评价术后放疗加或不加化疗的辅助治疗的价值(表58.5)。尽管很多研究都围绕着辅助性放疗的疗效进行研究，但这些方案中的放疗剂量、放疗与手术的先后次序(术前放疗、术中放疗或术后放疗)、是否使用同步放化疗和全身化疗等方面，均存在显著的差异(表58.12)。研究设计中存在的这些差异，可以解释为什么在各个Ⅲ期研究中观察到的结果相互矛盾。

辅助放疗

有两项Ⅲ期随机研究比较了外照射(EBRT)和手术的治疗结果[60,110,111]。虽然两项研究都使用了相似的放疗剂量和方案，但放疗与手术的顺序不同。英国胃癌组研究显示，436例患者被随机安排分别接受单纯手术、术后放疗(45~50Gy，分25~28次完成)或术后丝裂霉素、阿霉素和氟尿嘧啶(FAM)的化疗[66,110]。单纯手术组5年生存率为20%，术后放疗组12%，术后化疗组19%。在这个研究中，术后放疗的患者无生存获益，虽然局部控制率有明显改善，但这仅代表局部病变可能因辅助性放疗而得到改善。局部区域失败在术后放疗组仅占15/153(10%)；单纯手术组为39/145(27%)；化疗组为26/138(19%)。由于其中171例患者为术后肿瘤肉眼或镜下残存，使得这一结果变得复杂化，因为在美国，这些患者不应该是胃癌术后辅助性治疗研究的入选者。另外，在该研究中约1/3的被随机安排进行辅助治疗的患者并没有按计划治疗。153例入组术

表58.11 不可切除或次全切除术后胃癌：随机研究结果

研究组织	分组	病例数	放疗剂量	化疗	结果
梅奥诊所[108]	外照射+化疗对外照射	48	35~40Gy	5-FU	平均生存期13个月对5.9个月；5年生存率3/25(12%)对0/23
胃肠肿瘤研究组[109]	外照射+化疗对化疗	90	50Gy，分段放疗	5-FU+司莫司汀	长期生存率18%对7%($P<0.05$)

表 58.12 胃癌术后辅助性放疗加或不加化疗：随机研究结果

研究机构/治疗方法	病例数	中位生存期(月)	生存率		局部区域复发率		
			长期生存[a](%)	P值	病例数	%	P值
1.梅奥诊所[95]							
a.单纯手术	23	15	4	—	—	54	—
b.术后放疗+5-FU	39	24	23	0.05	—	39	—
2.英国胃癌组[110]							
a.单纯手术	145	—	20	—	39	27(3 年)	—
b.术后同步放化疗	138	—	19	—	26	19(3 年)	—
c.术后放疗	153	—	12	—	15	10(3 年)	—
3.中国-北京[111]							
a.单纯手术	199	—	20	—	—	52	—
b.术前放疗	171	—	30	0.009	—	39	<0.025
4.INT 0116[99]					无病生存率(3 年)		
a.单纯手术	275	27	41	—		31	—
b.术后同步放化疗	281	36	50	0.005		48	<0.001

[a] 梅奥诊所和北京的研究是 5 年生存率，英国和 INT0116 数据为 3 年生存率。

后放疗的患者中，仅 104 例(68%)接受多于 40.5Gy 的治疗，而 36 例(24%)根本没有进行放疗。

新辅助放疗

与此相反，北京的一个Ⅲ期临床研究结果显示，术前放疗加手术可以为贲门癌患者带来生存益处[111]。在这个研究中，370 例胃贲门癌患者随机被分为接受 40Gy/20 次/4 周的术前放疗和单纯手术组。术前放疗组和单纯手术组 5 年生存率分别是 30%和 20%(10 年生存率分别为 20%和 13%)，差异有显著的统计学意义(P=0.009)。而且，术前放疗的局部和区域控制率(61%、61%)与单纯手术(48%、45%)相比得到改善，同时术前放疗并没有增加手术并发症和死亡率。

术中放疗

除了术后或术前放疗，还可以选择术中放疗(IORT)[112,113]。该技术的优势是针对肿瘤和瘤床进行单次大剂量的放疗(10~35Gy)，同时将周围正常组织保护在放射范围外，即肿瘤高剂量而正常组织低剂量。两项随机研究探讨了术中放疗加手术在胃癌治疗中的疗效。京都大学的 Abe 等[113]对 211 例胃癌患者进行了单纯手术，或术中放疗加手术(28~35Gy)的随机性研究。根据患者的入院手术日期进行随机分组。结果显示，对于肿瘤局限于胃壁者，术中放疗组的 5 年生存率和单纯手术组相似。然而，对于日本分期为Ⅱ~Ⅳ期的患者，接受手术和术中放疗的患者的生存率，比单纯手术者的生存率有所改善。在Ⅳ期患者中(通常最大限度地切除后局部病变仍会有残存)，单纯手术者无 5 年生存率，但术中放疗的患者 5 年存活率为 15%。京都大学胃癌术中放疗的经验表明，局部晚期胃癌可能受益于术中放疗。

为进一步评估术中放疗的疗效，NCI 的 Sindelar 等[114]设计一项前瞻性随机对照研究，比较胃癌术中放疗与传统治疗方法的疗效。研究组的患者在胃癌术后予术中放疗照射瘤床(20Gy)。对照组对局部晚期、肿瘤沿胃壁播散的患者实施手术及术后外照射，照射范围为上腹部(50Gy/25 次)。在待选的 100 例患者中，60 例进行了随机分组并实施探查手术。19 例患者因术中发现肿瘤不能切除或出现播散予以出组，剩余 41 例患者入组研究。各期患者的中位生存期，术中放疗组为 25 个月，对照组 21 个月(P=NS)。术中放疗患者的局部复发率为 7/16(44%)，而对照组患者为 23/25(92%)(P<0.001)。两组的并发症发生率相似。虽然术中放疗未能显示出比传统疗法在总生存率方面有更明显的优势，但术中放疗确实显著改善了局部控制率。基于上述研究结果，胃癌的术中放疗仍在继续研究中。

辅助化疗

来自日本的一项随机试验评估了 579 例接受切除术的患者接受单独辅助化疗与单独观察。首先，较早T分期的患者术后接受丝裂霉素、氟尿嘧啶联合化疗，每周2次，持续3周，随后应用UFT[尿嘧啶+替加氟(口服5-FU前体药物)]。辅助化疗没有生存获益[115]。然而，最近日本在Ⅱ/Ⅲ期胃癌患者行R0、D2根治术(不包括T1患者)的随访研究中评估了辅助化疗的疗效。本研究纳入1059例患者，并随机将其分为单纯手术与应用S-1治疗，一种口服氟尿嘧啶类药物联合替加氟和氧嗪酸。在接受辅助化疗的患者中3年生存率(80%)较单纯手术组(70%)明显改善[116]。S-1对亚洲人口的影响是否可以外推到西方患者仍不清楚，同时调查的对象，包括潜在的生物种群间对于这种药物代谢的差异。

一项荟萃分析纳入17项随机对照试验，在可切除胃癌患者中使用单个患者的数据进行比较单纯手术与手术联合辅助化疗。在这项研究中，辅助化疗获得显著生存获益的总生存率[危险比(HR)0.82，置信区间(CI)0.76~0.90，$P<0.001$]和无病生存期。使用化疗后，估计5年总生存率增加50%~55%。作者[117]认为含氟尿嘧啶辅助化疗方案比单纯手术降低了胃癌患者的死亡风险。正如以前所讨论的，如何将这些不同的研究适用于西方患者仍不清楚。

辅助放化疗

对于局部晚期胃癌不可手术切除或次全切除胃癌的综合治疗，早期的研究取得了可喜的成果，因此研究人员试图将这一方法应用到可切除胃癌的研究之中。在南非的一项小型研究中，66例胃癌术后患者(T1~T3、N1或N2、M0)随机接受术后低剂量放疗(20Gy/8次，10天)加5-FU化疗或不做任何辅助治疗[86]。接受术后辅助治疗的患者与那些单纯手术的患者相比，在生存率上无明显差异。鉴于此项研究中使用了较低的放疗剂量，很难得出任何关于术后放疗和5-FU化疗价值的结论。

1984年Moertel[95]报告了梅奥诊所的一个前瞻性随机研究结果，62例预后较差但胃肿瘤完全被切除的患者，被随机分为手术组和术后5-FU同步放化疗组(37.5Gy/24次/4~5周)。该研究在随机分组前为了有更多患者进入研究组，采用2:3的比例分组患者。签署知情同意书后仅有39例患者同意随机分组治疗，39例中又有10例拒绝进一步的术后治疗而选择术后观察。根据意向性治疗分析，辅助治疗组在无复发生存率和总生存率(5年生存率23%对4%；$P<0.05$)方面均有明显改善 。当按患者接受的实际治疗进行分析时(29例辅助治疗，33例单纯手术)，5年生存率青睐于辅助治疗组(20%对12%)，但由于病例数较少，其差异无统计学意义。拒绝辅助治疗的10例患者，其预后因素好于其他两组患者。当把具有不良预后因素的两组进行比较时，5年生存率分别为20%和4%，接受辅助治疗的患者优于单纯手术者。根据治疗方法进行分析时，辅助治疗组局部复发率降低(单纯手术组54%，放疗和5-FU组39%)。

由于这些不一致的结果，研究者发起了INT0116研究，旨在对比胃癌术后5-FU放化疗照射瘤床和区域淋巴结和单纯胃癌手术的疗效[99]。入组条件包括ⅠB~Ⅳ期无远地转移的胃以及胃食管交界处腺癌。实施胃癌根治性切除后，556例患者随机分为术后观察组或术后综合治疗组：DT 45Gy/25次+同步5-FU和甲酰四氢叶酸化疗，化疗在放疗第1周的前4天和最后1周的后3天使用。同步放化疗后辅以5-FU和四氢叶酸5天/周期、持续2个月的全身化疗。在放射前质量保证审查中发现存在35%的或小或大的射野设计的错误，大多数偏差放疗前得以纠正，导致6.5%的最终主要偏差率。入组患者中淋巴结转移者占85%。5年的中位随访后，辅助治疗组的3年无复发生存率为48%，观察组为31%($P=0.001$)；辅助治疗的3年总生存率为50%，观察组为41%($P=0.005$)。单纯手术组中位生存期为27个月，而放化疗组为36个月；死亡的危险率为1.35(95% CI：1.09~1.66；$P=0.005$)。单纯手术组的复发危险率与同步放化疗组相比为1.52 (95%可信区间：1.23~1.86；$P<0.001$)。同步放化疗组的中位无复发生存期为30个月，单纯手术组19个月。根据第一次复发的部位定义为局部复发、区域复发或远地转移。单纯手术组局部复发率为29%，放化疗组为19%。区域复发，常见的是腹腔内肿瘤扩散，单纯手术组复发率为72%，同步放化疗组为65%。对于腹腔外远地转移，单纯手术组复发率为18%，同步放化疗组为33%。患者对治疗的耐受性较好，仅有3例(1%)因治疗相关毒性死亡。3级和4级反应发生率分别为41%和32%，分配至放化疗组的患者中17%因为治疗毒性而中断治疗。超过10年中位随访的长期结果显示，纳入研究的包括所有T分期和N分期患者均从放化疗中获得了总生存和无病生存的获益[118]。这个大型研究结果清晰地表明，术后进行放化疗具有明显的生存优势，因此强烈建议将术后放化疗常规应用于具有高危因素的胃癌和胃食管交界癌的患者[119]。

在随机对照试验CALGB 80101的后续组内试验

中,可切除的胃或胃食管交界腺癌患者接受(a)1 个周期 5-FU/亚叶酸钙,之后照射 45Gy 并同步连续静脉滴注 5-FU,之后行 2 个周期 5-FU/亚叶酸钙;或(b)1 个周期 ECF(表柔比星、顺铂、5-FU),之后照射 45Gy,之后同步连续静脉滴注 5-FU, 之后由 2 个周期减量 ECF。初步试验的结果是单臂表现出显著的 4 度毒性 40%对 26%(P<0.001),包括较高比例的中性粒细胞减少症、腹泻和黏膜炎。中位总生存时间为 37 和 38 个月(P=0.8),3 年的总体生存率为 50%和 52%,3 年无病生存率为 46%和 47%。这些初步的结论性结果是,对于根治性切除后的胃或胃食管交界处腺癌,术后采用 ECF 方案放化疗和以 5-FU 为基础联合放疗对照相同的方式弹丸注射 5-FU/亚叶酸钙并不提高生存率[120]。

一项来自韩国的大型的回顾性研究评估辅助放化疗在胃癌行 D2 切除患者中的作用,544 例 D2 根治术并术后放化疗治疗与 446 例相似的特征单独 D2 根治术治疗进行了比较,辅助放化疗治疗的患者总生存率显著高于对照组 (中位生存期 95 个月和 63 个月,P=0.02)和无复发生存率显著改善[81]。此外,最近的 1 项荟萃研究分析了 9 项随机试验,手术联合放射治疗与单纯手术对比,也表现出了可切除的胃癌患者联合放疗显著增加的 5 年生存率[121]。

一项韩国的Ⅲ期试验 [辅助放化疗治疗胃癌(ARTIST)的研究]对接受 D2 切除术后的 458 例胃癌患者比较了辅助放化疗[卡培他滨联合顺铂(XP)+RT]与辅助化疗 (卡培他滨+顺铂)[121a]。在 XP 臂中 75.4%的患者按计划完成治疗(172/228),在 XP / RT / XP 臂中为 81.7%(188/230)。XP 加上放疗并没有显著延长无病生存期(P=0.086)。然而,在手术时病理诊断淋巴结转移的亚组患者(n=396)中,患者被随机分配到 XP/RT/XP 组, 与那些接受单独 XP 相比获得了较好的无病生存率(P=0.0365),在多变量分析中仍具有统计学意义(估计 HR 0.69,P=0.047)。作者[121a]认为 XP 方案化疗之上增加 RT 并不能显著降低胃癌 D2 根治术后的复发,然而,随后已设计了淋巴结阳性的胃癌试验(ARTIST-Ⅱ)。此外,由荷兰大肠癌组进行的研究[胃癌诱导化疗后放化疗(CRITICS)试验]是患者随机接受 3 周期术前(表柔比星、顺铂、卡培他滨)方案化疗后 D1+切除,随后由一个类似的术后化疗,加或不加放疗联合顺铂和卡培他滨的结果有待公布。

术前放化疗

由于术前放疗和化疗, 提高了直肠癌和食管癌患者的疗效,因此将其应用于胃癌的治疗是一个合乎逻辑的做法。虽然没有Ⅲ期研究证实胃癌患者进行术前放化疗的价值, 但在两项关于食管癌患者的Ⅲ期研究中,包括了贲门癌的患者[122]或食管胃交界癌的患者[123]。在这两项研究中,与单纯手术对照组相比,综合治疗显示出在生存方面的优势。Walsh 等[122]的这项研究(食管或贲门腺癌) 显示术前综合治疗的疗效显著优于单纯手术,中位生存期分别为 16 个月和 11 个月,3 年生存率为 32%和 6%(P=0.01)。尽管由于入组速度太慢美国胃肠组Ⅲ期研究(食管或胃食管交界处的腺癌或鳞癌)提前结束了, 不过术前综合治疗与单纯手术相比,中位生存期为 54 个月对 21.6 个月,5 年生存率 39%对 16%(P=0.008)。

胃癌患者术前放化疗的数据仅限于单一研究和合作研究的Ⅱ期试验。MD 安德森癌症中心报道了一项研究, 该研究包括 33 例入组患者, 先予诱导化疗 5-FU、甲酰四氢叶酸和顺铂,然后进行 45Gy/25 次/5 周的放疗。放疗同步给予 5-FU 持续静脉滴注。其中 28 例患者(85%)进行了胃切除手术及 D2 淋巴结清扫术。64%的手术患者获得病理完全或部分缓解。与病理无缓解的患者相比,这些患者显示出更长的中位生存期,分别为 64 个月对 13 个月[124a]。同样在来自这家医院的另一项研究中,41 例可手术切除胃癌患者, 先接受 2 个周期连续静脉滴注的 5-FU 以及紫杉醇和顺铂的新辅助化疗,再进行 45Gy 的放疗,同步给予 5-FU 和紫杉醇。78%的患者进行了 R0 切除术,其中 25%病理完全缓解,15%部分缓解。病理缓解、R0 切除手术、术后 T 和 N 分期, 与总生存率和无病生存率密切相关[124b]。最近,RTOG 报告了一个 49 例患者的Ⅱ期研究结果,这些患者先行包括 5-FU、甲酰四氢叶酸和顺铂的诱导化疗,随后辅以放疗和 5-FU+紫杉醇同步化疗[124c]。同步放化疗后的 5~6 周进行手术。结果显示,病理完全缓解和 R0 切除率分别为 26%和 77%。1 年时的生存分析表明,获得病理完全缓解患者的存活比例(89%)多于病理反应不良者(66%)。新辅助治疗中,21%的患者出现了 4 度反应。这些数据提示,今后应开展胃癌术前放化疗与术后放化疗对比的临床研究[124c]。

术前放化疗对术前化疗

德国研究人员进行一个随机试验比较新辅助化疗和新辅助放化疗的综合治疗 [食管-胃腺癌(POET)术前化疗或放化疗试验][125]。晚期食管癌患者随机接受(a)顺铂/5-FU 为基础的化疗和(b)类似的诱导化疗后同步顺铂/依托泊苷与放疗30Gy。两组都接受手术治疗。虽然这项研究由于较差的获益而提前关闭，但接受术前放化疗的患者有显著较高的N0率(37%对64%，P=0.04)和病理完全缓解率(2%对16%，P=0.03)，以及统计趋势改善的局部控制(59%对76%，P=0.06)和总生存期(3年生存率28%对47%，P=0.07，HR 0.67)。作者认为术前综合治疗比单纯化疗治疗局部晚期食管腺癌提高了总生存期[125]。沿着这些路径，一项对可切除胃癌和GE交界癌随机的Ⅱ/Ⅲ期术前放化疗与术前化疗(TOPGEAR的试验研究)的研究最近在澳大利亚开始。

围术期化疗

对转移性或局部不能切除的胃癌患者，多种化疗方案可以提高其治疗反应率[9]。在20世纪80年代，FAM是晚期胃癌最常用的化疗方案，其反应率为30%~40%[9]。在德国的一项研究中，由依托泊苷、阿霉素和顺铂(EAP)组成的方案最初的有效率高达64%，但在随后的研究表明，这一方案实际上有效性较低且毒性非常大[126-128]。由5-FU、阿霉素和大剂量甲氨蝶呤(FAMTX)组成的方案与EAP或FAM方案相比，前者的有效率显著高于其他方案。因此，在过去的10年中，FAMTX是转移性胃癌的标准化疗方案。

在一项针对晚期或转移性胃癌和食管腺癌的英国研究中，274例患者随机接受5-FU、阿霉素和甲氨蝶呤(FAMTX)或表柔比星，顺铂和持续静脉输注的5-FU(ECF)的化疗[129,130]。相比之下，ECF方案具有更高的有效率(45%对21%；P=0.0002)，更长的中位生存期(8.7对5.7个月；P=0.0006对0.006)和1年生存率(36%对21%)。不仅如此，ECF组患者生活质量更好且毒性较少。

由医学研究理事会(MRC)随后发起的胃辅助灌注化疗(MAGIC)研究，对可手术切除胃癌患者围术期(术前和术后)化疗进行了研究。胃、食管下段和食管胃交界处腺癌患者被随机分为两组，一组接受术前ECF化疗、手术和术后ECF化疗，另一组仅接受单纯手术。最初的设计仅包括胃癌，后来入选标准扩大到包括食管下1/3肿瘤，约1/4的患者为下段食管或胃食管交界处腺癌。手术切除的肿瘤在围术期化疗组明显变小，且较少晚期。中位随访时间为4年，围术期化疗组的149例和手术组的170例患者死亡。与手术组相比，围术期化疗组有统计学无进展生存率和总生存率的改善。没有患者达到病理完全缓解。然而，非常重要的是接受围术期化疗患者死亡HR为0.75，5年生存率在接受化疗的患者为36%与接受单纯手术的患者为23%(P=0.009)[131]。后续的MRC研究评价血管内皮生长因子抑制剂贝伐单抗联合这一方案治疗的作用(MAGIC B)。

法国研究人员报道了类似的随机试验的结果，224例患者分为围术期化疗(顺铂和5-FU)与单纯手术治疗。虽然最初的设计，只包括下1/3食管或胃食管交界处的肿瘤，后来扩大到包括胃癌，大多数(75%)的患者有食管或胃食管交界处癌。化疗计划采用2~3个周期术前和3~4个周期术后方案。这项研究因较低获益而提前终止，然而，接受化疗的患者总生存率(5年38%对24%，P=0.02)、无病生存率(5年34%比19%，P=0.003)和R0切除率(84%对73%，P=0.04)有改善。只有50%的患者接受术后化疗。新辅助治疗组3%的患者看到T0期(原发部位病理完全缓解)病变。在化疗与手术组总的局部复发率分别为24%和26%，远处复发率分别为42%比56%[132]。

姑息性放疗

姑息放疗可以明显缓解胃癌局部症状[133-138]。50%~75%的患者可以改善如胃流出道梗阻、局部肿瘤侵犯引起的疼痛、出血或胆道梗阻的症状[136]。如果治疗时同步使用5-FU并且如果治疗前患者一般状况较好，治疗益处可能性会增加，肿块变得更小[105,134,139,140]。中位缓解期为4~18个月[134,139-141]。

并发症的治疗

在胃癌放疗期间，厌食、恶心和乏力是常见主诉，但我们对出现这些症状的理解相当有限[122,142-145]。虽然内脏传入神经可能对放疗所致剧烈呕吐起一定的作用，但其他未知因素，如具有化学属性的且由化学感受器触发区域介导的物质更为重要。虽然选择性5羟色胺($5\text{-}HT_3$)受体拮抗剂能有效治疗放疗引起的呕吐，但目前尚不清楚这一机制是否只是直接作用于$5\text{-}HT_3$受体还是抑制$5\text{-}HT_3$释放[146]。其他混杂因素与在动物实验中观察到的放疗反应一样，放疗可导致胃动力改变并延长胃排空时间[93,142,143,147]。化疗引起的白细胞减少和血小板减少可能发生。如果使用化疗与放疗同步，一般每周检查1~2次血细胞计数。放射治疗可产生额外的急性毒性反应，包括食管炎、皮炎、疲劳，并且大多数患者体重下降。恶心、呕吐、脱水和厌食症比较常见,特别是在较低的食管和胃食管交界处的肿瘤患者。在治疗过程中,患者的耐受性、体重和血液计数至少每周检查1次。许多症状在治疗完成后1~2周缓解。因为胃癌患者在治疗中的潜在毒性(脱水、消瘦、厌食等),应努力给予积极的支持措施和症状管理以避免治疗相关中断、住院治疗或未能完成预定疗程。应不受限制地使用不同的止吐药,包括预防性的基础用药。抗酸剂包括质子泵抑制剂和止泻药物均可以适当给予。此外,营养支持治疗是最重要的,在适当的时候可实施肠内营养支持。在部分选择性病例中,也可以使用空肠造瘘置管术。在短期治疗过程中患者可能需要间歇性的水化过程。术后维生素 B_{12}、铁和钙的水平应适当监测和补充。

如果放疗期间同时使用化疗,那么治疗造成的营养摄入不足和骨髓抑制会导致治疗时并发症明显增加甚至导致死亡。胃肠道肿瘤研究组报告,在其研究组中,同步放化疗期间至少有13%患者死于治疗导致的营养或感染问题[109],并且在 Caudry 等的研究中,近20%的患者因为营养问题而无法完成治疗[148]。不过,也有一些研究认为积极的同步放化疗并未导致严重的或危及生命的营养问题[104,105,149]。通过积极的营养支持和止吐治疗,胃肠道毒性反应通常是可以缓解的。我们的做法是,在开始上腹部放射治疗前就让患者使用止吐药。

在综合治疗的研究中,骨髓抑制造成严重的或罕见的致死性毒性也有报道[104,105,112,149]。如果在综合治疗期间,予以每周2次监测血常规,败血症或出血的发生就不会很常见[104,105,112]。

中等剂量16~36Gy的照射即会减少胃蛋白酶和盐酸的分泌[1,13,93,150]。出于这个原因,放疗对于消化性溃疡曾经是一个普遍应用并获成功的治疗方法。虽然大多数胃溃疡能愈合,但约40%的患者又会出现复发[1,93,150]。几乎所有患者的胃酸分泌都会减少,并且25%~40%患者会出现胃酸缺乏[61]。胃酸减少通常会持续1~6个月。然而,25%的患者的胃酸持续性减少,会持续1~5年或更长时间。

Walter Reed 将胃的晚期反应分为消化不良、放射性胃炎、非复杂性胃溃疡、胃溃疡合并穿孔或梗阻[151-153]。剂量和晚期反应之间的关系如表58.13所示。根据这些数据,接受45~59Gy的剂量时20%~30%患者会出现胃溃疡,并且30%~50%的患者会出现胃溃疡相关的并发症。在解释这一结果时需要谨慎,因为 Walter Reed 研究组使用了200keV或1MV的光子照射,源皮距70cm,每天仅照射一个野,每次3Gy,有时每天给予4~6Gy的剂量[152-153]。

大多数据表明,使用常规分割1.8~2.0Gy接受40~52Gy的剂量时,胃晚期反应是少见的。一些放疗±化疗治疗局部晚期胃癌的研究已证实,当剂量低于50Gy时,胃晚期反应风险较低[36,42,56,64,71,122]。然而,剂量范围在50~55Gy可能会产生明显的晚期反应,其中一系列研究甚至达到9%。当剂量达到60Gy时,晚期反应发生率为5%~15%[1-3,46,56,61,90,106,122,134,135,140,148,150-158]。

目前还未证实组胺(H_2)拮抗剂和硫糖铝能够避免放疗导致的胃溃疡。较为合理的做法是,对于接受45Gy或更高剂量的患者以及较大体积的胃或近端十二指肠被照射的患者可以预防性地使用组胺拮抗剂。

几个系列研究描述了胃癌术后放疗后18~24个月肾功能逐步下降。然而,目前还不清楚其临床意义,长期的肾功能状态与胃癌幸存者之间的关系还没有可靠的报告。然而,先进的技术可以提高肾保护,并允许潜在的剂量提升以及整合新的(和潜在的肾毒性)系统因子[98]。辐射诱导的心脏毒性是一个描述潜在的辐射损伤到心脏的一些结构的较广泛术语,包括心包(表现为积液、心包炎)、冠状动脉、心肌本身和心脏瓣膜以及神经传导损伤。放射性损伤主要包括纤维化和(或)小血管损伤。辐射引起心脏损伤的机制相对较难解释,特别是在胃癌的背景下。从霍奇金病患者治疗的历史数据表明,剂量大于40Gy可能增加心脏猝死的风险以及心包炎[159,160]。对食管癌患者心脏毒性的研究表明,V_{30} 增加预示心包积液显著增加,同样,增加分割的大小(特别是≥3.5Gy)也具有同等作用。此外,一些作者的研究已经表明,随着左心室 V_{20} 的增加导

表 58.13 Walter Reed 研究中晚期反应与放疗剂量的关系[151-153]

剂量(Gy)	例数[b]	放疗晚期反应(%)[a] 消化不良	胃炎	溃疡	复杂性溃疡[c]
<40	111	5	2	3	0
40~44.99	23	0	22	0	0
45~49.99	27	4	19	11	11
50~54.99	34	0	24	18	12
55~59.99	14	0	50	14	7
>60	8	0	0	13	38

[a] 出现反应患者例数/接受该照射剂量的患者总例数。

[b] 接受该照射剂量的患者总例数。

[c] 伴随梗阻或穿孔的溃疡。

第 59 章
胰腺癌

Manisha Palta，Christopher G. Willett，Brian G. Czito

解剖和转移途径

胰腺位于上腹部腹膜后间隙，在第 1~2 腰椎体水平，分为头（包括钩突）、颈、体、尾 4 部分（图 59.1）。其相邻器官包括胃、十二指肠、空肠、肾脏、脾脏以及肿瘤蔓延能直接侵犯的大血管。位于胰头的肿瘤常侵及或压迫胆总管，引起黄疸和胆管、胆囊扩张。

胰腺丰富的淋巴系统与十二指肠淋巴系统有很多交通，其区域淋巴引流至胰十二指肠上下淋巴结、肝门淋巴结、腹腔干淋巴结和肠系膜上淋巴结[1]。由于肿瘤向后蔓延，腹主动脉旁淋巴结容易受侵。主要的静脉引流沿门静脉系统进入肝脏。肿瘤向后侵犯存在静脉引流的组织，进而通过下腔静脉或其分支可转移到肺和胸膜。比起胰头癌，胰腺体、尾部癌更容易发生广泛腹膜转移。

流行病学和危险因素

在美国，2012 年新确诊大约 43 920 例胰腺癌，预计有 37 390 例死于该疾病，使得胰腺癌在美国居癌症相关死亡原因的第 4 位[2]。目前，手术是唯一的可治愈

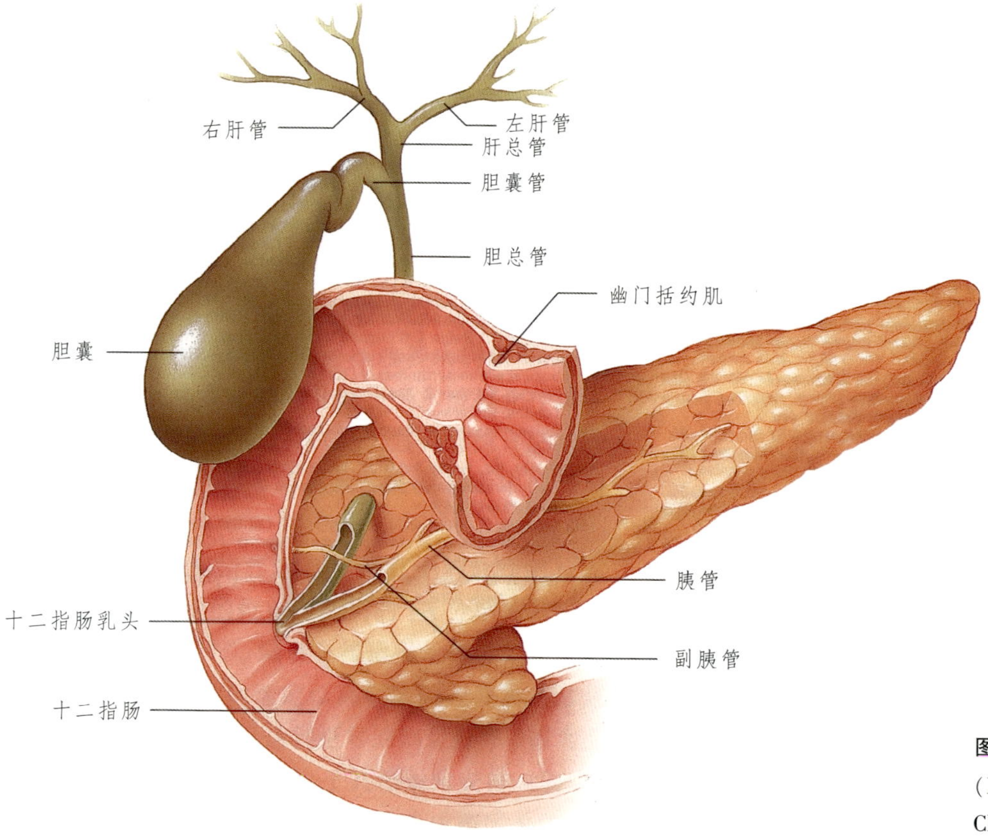

图 59.1 胰腺和胆囊管解剖。(Provided by the Anatomical Chart Company.)

手段。不幸的是，发病时适合手术切除的患者只有10%~20%。即使病变局限可切除的患者,5 年总生存率(OS)仅为 20%,中位生存期为 13~20 个月[3]。近来资料表明,外科手术完全切除(R0)和淋巴结阴性(N0)的患者的生存率得到了改善[4-6]。局部晚期不能切除的胰腺癌患者，中位生存期为 8~14 个月，罕见长期生存者。胰腺癌发生转移的概率高达 60%,这部分患者中位生存期较短,仅为 4~6 个月[7]。

胰腺癌的发病率在年龄达到 45 岁后明显升高,男性较女性发病率高(1.3:1.0),黑人男性发病率较总人群高(14.8/100 000:8.8/100 000)[8]。家族聚集性的胰腺癌估计占新诊断病例的 5%~10%。对于 *BRCA 1/2* 突变,家族性非典型多痣黑色素瘤综合征、Peutz-Jeghers 综合征、家族性腺瘤性息肉病、遗传性非息肉病性结直肠癌、遗传性胰腺炎、共济失调毛细血管扩张和 Li-Fraumeni 综合征患者一生中的罹患风险为 5%~40%[9,10]。胰腺癌的危险因素包括慢性胰腺炎、吸烟、饮酒、幽门螺杆菌感染以及与代谢综合征如肥胖和葡萄糖不耐受相关的因素[11-12]。

临床表现

大多数胰腺癌患者会出现疼痛、体重减轻或黄疸。由于胰腺处于腹膜后位置,典型的胰腺癌疼痛为背部放射性疼痛。胆道梗阻导致的黄疸常伴有瘙痒、白陶土样便和深色尿。初始症状的差异与肿瘤的部位不同有关。体尾部胰腺癌的患者多表现为疼痛和体重减轻,而胰头癌患者典型表现为脂肪泻、体重减轻和黄疸。对于最近发生过难以解释的血栓性静脉炎或之前有胰腺炎病史,或新近出现非典型糖尿病,应该引起重视。由于很多患者的症状无特异性,或表现为疾病局部或系统性扩散引起的症状，因此不能早期发现,胰腺癌诊断时很少可以切除。发现肿瘤阳性体征时,往往提示肿瘤已经处于晚期,这些体征包括腹部可触及的包块(例如胰腺、肝脏或由于胆道梗阻导致的肿大胆囊)、锁骨上淋巴结或直肠板(如腹膜种植)。

评估

近年来,胰腺癌在影像和分期上取得了明显的进步[13]。目前主要的诊断方法包括 CT、超声内镜(EUS)和腹腔镜检查。MRI 和 PET 是胰腺恶性肿瘤初步评价中的新兴成像技术。这些方法更容易明确诊断原发肿瘤的局部侵犯情况(可切除和不可切除),以及是否有转移,这样患者就能被恰当而准确地区分为手术治疗和非手术治疗。

最常用于分期和诊断的检查是腹部 CT 扫描。具有对比增强和薄层影像功能的新一代高速螺旋 CT 扫描能获得高分辨率、不受器官移动干扰的胰腺及周围结构的不同时相的增强图像。这使得胰腺充分显像,并评估腹腔内其他器官的转移(如肝转移)[14]。经 CT 评价无法切除的肿瘤中超过 90%的患者术中无法切除[15]。在检测淋巴结受累和腹膜转移病变时CT 分期往往有限。对于局部晚期肿瘤治疗前必须获得病理学证实,利用 CT 便于细针穿刺(FNA)明确恶性肿瘤的诊断。

另一个分期诊断的方法是 EUS。在检查中,进入胃和十二指肠的内镜头上有超声探头,可以提供高分辨率的胰腺和周围血管图像。EUS 引导 FNA 能够避免像 CT 引导活检那样引起潜在的腹膜种植瘤。EUS 的敏感性至少与 CT 相当,肿瘤检测率高达 97%[16]。因在其横断面图像上可能不是非常清晰,EUS 较 CT 的优势是可以检测小病灶[17]。EUS 的图像判读准确度取决于操作者。通常,EUS 与内镜逆行胰胆管造影联合应用[18]。诊断方法的结合可同时提供分期、治疗性胆总管支架置入术和诊断性 FNA。

由于目前影像技术的局限性,无法发现小的(1~2mm)肝脏和腹膜种植。可于术前行腹腔镜分期检查以除外腹腔内转移。最近的一项荟萃分析显示,采用分期腹腔镜和腹腔镜超声检查可防止多达 50%的患者接受不必要的剖腹术[19]。局部晚期和腹腔或腹膜活检阳性者与转移瘤患者预后相同,这些患者更适合全身治疗[20]。

MRI 的进展,包括高分辨率成像、快速成像、三维(3D)重建、功能成像和 MR 胰胆管造影术,提高了 MRI 在胰腺癌诊断和分期上的能力[14]。这种方式可用于评估肾功能较差患者的原发肿瘤以及决定可否手术切除。然而，研究表明,MRI 的敏感性不如 EUS 或 CT[21]。MRI 的潜在优势在于识别 CT 难以发现的小病灶的肝转移或进一步明确 CT 发现的不清楚病灶[22]。

初步研究表明,PET 在胰腺癌的诊断上比 CT 具有更高的敏感性、特异性和准确性[23-25]。最新的研究比较了融合 PET-CT 和 PET 或 CT 单独在胰腺癌的运用。Lemke 等[23]研究 104 例可疑胰腺肿瘤患者,PET-CT

的融合技术相较单独运用PET或CT对检测出恶性肿瘤有更高的敏感性(96%对84%对77%),但没有提高特异性(64%)。对于鉴别良性与恶性病变和转移性疾病,PET也许是有用的辅助手段。虽然PET-CT在初始诊断中可能是有用的,但是其在判断可切除病变中的作用已被质疑,因为通常采用较低分辨率的CT图像进行配准,并且高代谢可能掩盖胰周平面结构[26]。

高分辨率CT和EUS是胰腺恶性肿瘤诊断和分期的现行标准。分期腹腔镜有助于评估腹腔和肝脏疾病。MRI和PET-CT是新兴的技术,需要进一步研究。所有的图像方式均不能充分评价淋巴结受累,需要进一步提高诊断、分期及适当选择进一步治疗的能力。

分期

胰腺癌分期在已发表的研究中很少被使用,通常区分为可切除、不可切除或转移性病变。已经出现了局部胰腺癌(边界可切除)的新的亚分类。

目前由2010年美国癌症联合委员会根据肿瘤、淋巴结和远处转移所做的分期如表59.1所示。可切除的通用标准见表59.2。

病理分型

85%~90%的胰腺癌为腺癌,其他肿瘤细胞组织学类型包括导管内乳头状黏液瘤、黏液性囊性癌、实性假乳头状癌、腺泡细胞癌、胰母细胞瘤、神经内分泌癌、鳞状细胞癌、浆液性囊腺癌和淋巴瘤。由于胰腺腺癌是主要的组织学亚型,管理和处理部分将着重于胰腺腺癌。胰头壶腹部区域的肿瘤组织病理学诊断尤其重要,因为来源于胰腺、胆管、壶腹部或十二指肠不同种类腺癌的预后存在很大差异[27]。

胰腺癌由非侵入性的胰腺上皮内瘤变发展而来,获取各种遗传和表观遗传突变。一些分子异常与胰腺癌的发展密切相关。最常见的基因突变是癌基因*KRAS*和抑癌基因的失活,包括*TP53*、*P16*(*CDKN2*)、*DPC4*(*SMAD4*)和*BRCA2*,其在胰腺肿瘤的发病率为50%~95%[28]。这些分子变化对于判断先前疑似癌变和病理学特征不明确的病变有帮助。另外,这些分子标志物将来可用于胰腺癌的筛查。

表59.1 美国癌症联合委员会2010年胰腺癌TNM分期

美国癌症联合委员会(AJCC)胰腺癌TNM分期(2010年)

由于部分胰腺癌患者经历手术切除胰腺(和邻近淋巴结),在TNM分类同时需要结合临床和病理分期。

原发肿瘤(T)

TX:原发肿瘤无法评价

T0:未见原发肿瘤

Tis:原位癌*

T1:肿瘤局限于胰腺,最大径≤2cm

T2:肿瘤局限于胰腺,最大径>2cm

T3:肿瘤超出胰腺,未累及腹腔干或肠系膜上动脉

T4:肿瘤侵及腹腔干或肠系膜上动脉(原发肿瘤无法切除)

*同时包括"Panln Ⅲ"分类

区域淋巴结(N)

NX:区域淋巴结不能评价

N0:无区域淋巴结转移

N1:有区域淋巴结转移

远地转移(M)

M0:无远地转移

M1:远地转移

分期

0期	Tis	N0	M0
ⅠA期	T1	N0	M0
ⅠB期	T2	N0	M0
ⅡA期	T3	N0	M0
ⅡB期	T1	N1	M0
	T2	N1	M0
	T3	N1	M0
Ⅲ期	T4	任何N	M0
Ⅳ期	任何T	任何N	M1

Used with the permission of the American Joint Committee on Cancer (AJCC), Chicago, Illinois. The original source for this material is the *AJCC Cancer Staging Manual*, 7th ed (2010) published by Springer Science and Business Media LLC, www.springer.com.

治疗原则

手术治疗

手术是可切除胰腺癌综合治疗的一部分,是唯一可能治愈的治疗手段[29]。超过80%的患者为不适合根治性切除的晚期疾病,约2/3的病变位于胰头。1935年首由Whipple等[30]描述,对胰头或钩突胰腺癌的标

表 59.2 胰腺癌可切除标准

可切除(头、体、尾)
无远处转移
腹腔动脉、肝动脉和肠系膜上动脉(SMA)旁有明显的脂肪间隙
没有影像学证据的肠系膜上静脉(SMV)/门静脉浸润、变形、瘤栓或静脉包裹
临界性可切除(头、体部胰腺癌)
无远处转移
SMV /门静脉显示肿瘤邻接侵犯和管腔变窄的静脉受累,SMV /门静脉包裹而不累及邻近动脉,或由于肿瘤、血栓形成或包裹导致短段静脉闭塞, 但在适当的血管近端和远端静脉受累的区域,允许安全切除和重建
肿瘤与 SMA 邻接不超过 180°的血管壁包裹
胃十二指肠动脉包裹到肝动脉起始点至短段或直接邻接肝动脉,无腹腔延伸
无法切除
远处转移
大于 180° SMA 包裹或腹腔邻接
不可重构的 SMV /门阻断
主动脉浸润或包裹
注:清扫区域以外的淋巴结转移不可切除

准治疗是胰十二指肠切除术。对于胰腺尾部病变,采用远端胰腺切除术,并经常联合脾切除术。初期的术后并发症率和死亡率均高促进了操作技术的改进,结合麻醉和重症监护的发展,目前在规模较大的医疗中心围术期死亡率≤2%[31-33]。由于 Whipple 术式的死亡率已经降低,对于选择后的患者没有年龄限制,有时甚至年龄>80 岁仍可接受胰十二指肠切除术[34-36]。

一些研究报道了在大型医疗机构经选择的患者的术后死亡率低,在高水平和经验丰富的治疗中心进行这样的外科手术非常重要[37-40]。此外,可切除病变的定义随着不增加发病率和死亡率的同时完成静脉重建的能力提高而扩大[41,42]。尽管实现 R0 切除是最终目标,但除了无远处淋巴结转移,内脏、腹膜、腹外转移之外,没有普遍被接受的可切除标准。

手术切除患者的 5 年生存率很低,为 10%~25%。淋巴结清扫数目影响结果,研究数据表明,虽然对结果的影响可能只是反映准确的分期,但清扫 12~15 个淋巴结较为恰当[43-44]。虽然适当的淋巴结清扫是可取的,但扩大淋巴结清扫试验无生存获益,并损害生活质量[45,46]。病理评估提供重要的预后信息,包括边缘情况、肿瘤分级、肿瘤大小、淋巴管浸润、淋巴结转移。手术切缘阳性、较差的组织学分级、肿瘤较大、淋巴管浸润、淋巴结转移等均预示预后较差[47-51]。同样,患者术前和术后的糖类抗原 19-9(CA19-9)升高,无病生存期(DFS)和 OS 下降[51-54]。

为了尽量减少手术并发症,保留幽门的胰十二指肠切除术和腹腔镜切除术均已开展。保留幽门的胰十二指肠切除术可能改善胃肠功能而不影响肿瘤的治疗[55,56]。腹腔镜胰十二指肠切除术是 20 世纪 90 年代中后期开始兴起,之后广泛开展该术式[57,58]。虽然大多数经验来自小的、回顾性、单一机构的系列研究,对于有经验的医生,通过腹腔镜进行远端胰腺切除是一个合理的选择[59-62]。腹腔镜胰十二指肠切除术的数据有限,困难在于切除过程中复杂的解剖和结构重建[42,58]。然而,初步数据表明,尽管延长了手术时间和潜在增加了术后瘘的形成,腹腔镜手术获得等效肿瘤控制结果的同时缩短了住院时间[58,63-65]。

复发部位和死亡原因

对于局部无法切除或远处转移的胰腺癌患者,通常由于肿瘤局部侵犯引起胆道梗阻或肝转移, 导致肝衰竭,最终死亡。对于 10%~20%潜在行根治性胰十二指肠切除术的患者,主要复发部位有 3 个:局部区域、腹膜腔和肝脏(表 59.3)。切除术后局部失败率可高达 50%~86%,主要原因是肿瘤常侵及腹膜后软组织,淋巴和外周神经受累率高,以及由于解剖结构的原因限制了向后的切除范围(SMA 和 SMV、门静脉和下腔静脉) 而无法达到腹膜后软组织较宽边缘的切除[50,66,67]。对于胰腺后方受侵的患者,术后进行仔细病理检测显示镜下残留的阳性率高达 40%[67]。因此,肿瘤术后分期、分级和切缘状况是预测患者生存的最佳因素[66,67]。术后辅助治疗可减少局部失败的发生率,但远处复发率仍较高。

放疗技术

剂量限制组织

上腹部肿瘤放疗的剂量限制器官是小肠、胃、肝

表 59.3 未行辅助放疗或化疗的胰腺癌术后失败模式

研究	患者例数	局部(%)	失败发生率(%) 腹膜	肝脏
术后失败模式				
Tepper 等[71]	26	13(50)	NA	NA
Griffin 等[69]	36[a]	19(53)	11(31)	16(44)
Whittington 等[155]	29	22(85)	6(23)	6(23)
Ozaki[70]	14	12(86)	5(36)	11(79)
Westerdahl 等[72]	74	64(86)	NA	68(92)
手术和辅助治疗后失败模式				
Foo 等[156]	29	3(10)	12(41)	12(41)
Abrams 等[87]b	29	10(34)	4(14)	9(31)
Paulino 和 Latona[157]	38	—(25)	—(33)	—(80)
Hattangadi 等[158]	86	—(31)	—(55)	—(53)
Regine[84]b				
吉西他滨 CRT	184	56(30)	138(75)[c]	
5-FU CRT	197	70(36)	140(71)[c]	

NA,无报道。CRT,放化疗;5-Fu,5-氟尿嘧啶。

[a] 其中10例患者接受了外照射放疗。[b] 失败部位仅一处。[c] 远处失败。

脏、肾脏和脊髓。3D-CRT 和 IMRT 等可以合理控制这些器官受量。鉴于患者长期生存率低,那么实际存在的晚期并发症风险较小。位于高剂量区域的小肠和胃的体积非常小,也进一步降低了远期并发症的风险。

治疗体积和剂量

对于手术患者,术中应用银夹标记肿瘤范围以备术后的外照射参考。尽量使用较少的银夹(例如,在上、下、外和内侧方向各用单一小银夹标记),小银夹仅在 CT 扫描时产生很小的伪影。

患者在模拟定位和治疗中应采取仰卧位。直到 20 世纪 90 年代中期,传统的模拟是胰腺恶性肿瘤放射治疗计划的标准。在传统模拟定位中,拍摄前后位/后前位(AP/PA)和侧位定位片需注射肾造影剂,以利于辨别手术银夹和肾脏与照射野中心的相对位置。对于无法手术患者,还需要胃和十二指肠袢存留造影剂的胶片。

由于内部器官的可视化和更好的靶区勾画,三维适形放疗代表了放射肿瘤治疗计划的一个主要的形式变化。以 CT 为基础的治疗计划允许正常组织剂量-体积直方图和治疗计划的生成,从而优化肿瘤放射剂量,同时保护关键的正常组织。尽管出现这一技术进展,治疗目的仍然是相同的。胰腺癌放疗使用高能光子线的多野、分次外照射技术,对瘤床、未切除或残留肿瘤,以及高危淋巴结引流区照射 45~50Gy,每次 1.8Gy。在照射 45~50.4Gy 后,通过 CT 扫描和银夹,对未切除或肉眼残留的病灶局部加量,并避开大部分胃和小肠。

对于胰头病变,主要的淋巴结引流区包括胰十二指肠、肝门、腹腔和肠系膜上淋巴结。由于右肾往往位于十二指肠(床)设野范围内,约 2/3 的左肾必须被排除在 AP/PA 野外。因为胰头癌可侵及十二指肠内侧壁,使得整个环周部位都成为高危区,包括胰十二指肠淋巴结区域,所以整个十二指肠环及边缘都需要包括在照射野内。上界常在 T11 椎体中或上部,与腹腔干留有足够的距离(T12,L1);下界限定在 L2~L3 水平,包括肠系膜上淋巴结和十二指肠的第 3 段。胰体部肿瘤的上界有时需要更向上,以获得原发灶周围足够的边界。对于侧野,前界为肿瘤外扩 1.5~2.0cm;后界至少在椎体前缘后 1.5cm,以有足够的区域包括腹主动脉旁淋巴结、胰头或胰体肿瘤易向后侵犯累及该区淋巴结。由于中等体积的肾脏或肝脏可能位于照射野内,侧野剂量应限制在 15~18Gy(图 59.2)。

对于胰体或胰尾部病变,为获得足够的边界和充分包括高危淋巴结(如外侧的胰上、脾动脉和脾门淋巴结),照射野至少需要包括 50%的左肾。由于胰体或胰尾部肿瘤不被十二指肠环包裹,至少 2/3 的右肾可以得到保护。而通过多叶光栅(MLC)挡块,通常可以包括足够的胰十二指肠和肝门淋巴结(图 59.3)。

切除术后,AP/PA 和侧野的设计以术前 CT 所显示原发肿瘤体积、术前十二指肠环位置、手术放置的银夹和术后 CT 所显示淋巴结体积为基础[放射治疗肿瘤学组(RTOG)勾画图谱可在网站访问]。前界由 CT 所显示的血管或淋巴结边界(肝门、肠系膜、腹腔)以及术前肿瘤位置来确定。

放疗结果

可切除肿瘤:辅助治疗

胰腺癌切除术后,局部复发率为 50%~86%,远处转移率为 40%~90%,最常见的是肝脏和(或)腹膜转移[50,67-72]。这提供了辅助治疗的理由,包括用辅助外照射放疗(EBRT)、化疗和放化疗(CRT)来提高患

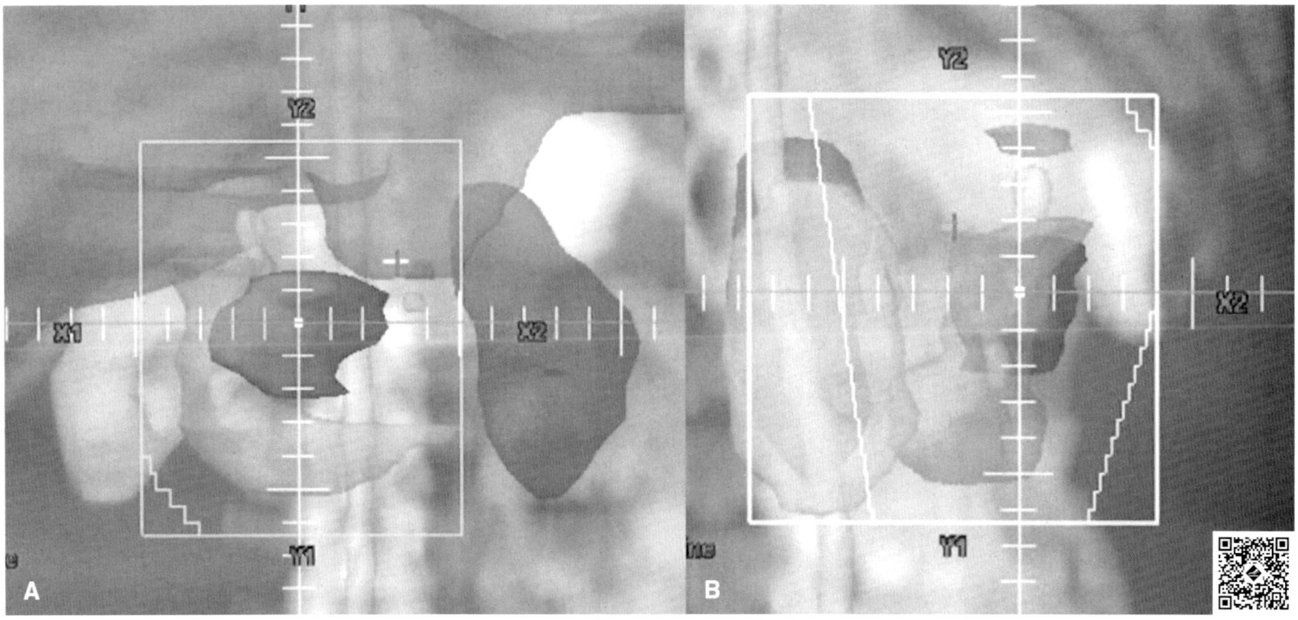

图 59.2 胰头癌四野外照射技术。(A)前后/后前(AP/PA)野，包括大体肿瘤(红色)、十二指肠袢(粉色)[包括约 50%的右肾(浅绿)]、肝脏(棕色)以及可疑淋巴结区(肝门:橙色;肠系膜上动脉:绿色;腹腔:洋红)。大部分左肾(蓝色)可以避开 AP/PA 照射野。(B)右外侧野的前界超出大体肿瘤，后界在椎体后缘之后。从其他结构的可视化侧野中肝脏的轮廓(棕色)已被删除。

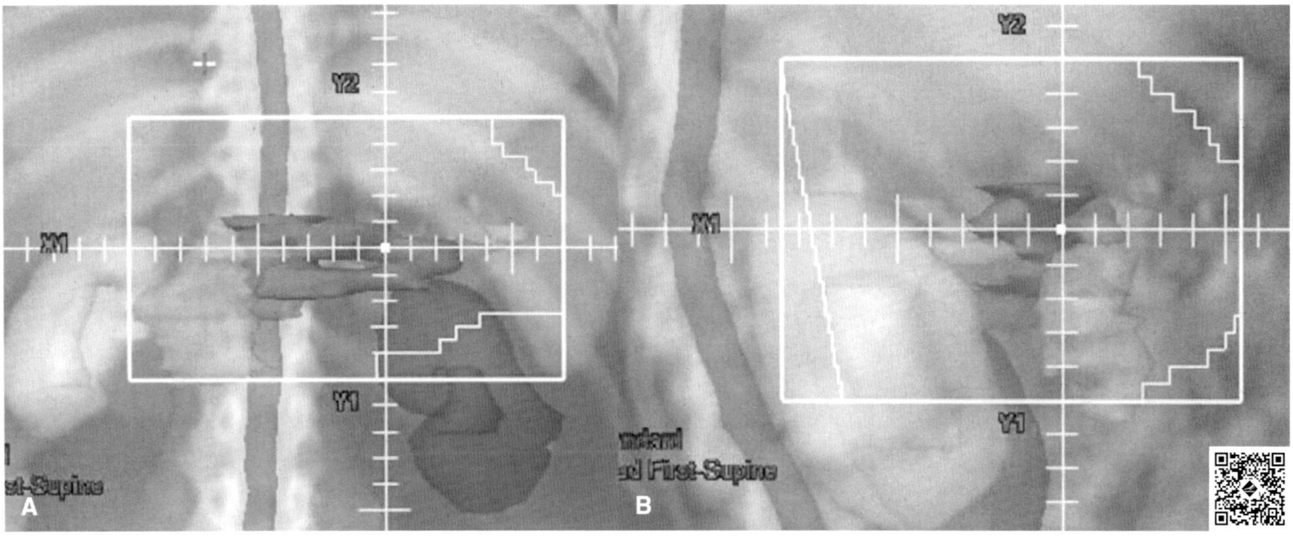

图 59.3 不可切除胰尾肿瘤四野外照射技术。(A)前后/后前野(AP/PA)显示出的病变(红色)和胰头(绿色)。设野扩展到患者的左侧包括脾门(青色)。大部分的右肾(浅绿色)是排除在设野外，多叶准直器挡大部分左肾(蓝色)。(B)右侧野前界超出大体肿瘤，后界位于椎体前缘后 1.5cm。

者的疗效(表 59.4)，虽然有多个临床试验，但辅助治疗在可切除胰腺癌中的确切作用尚未得到确认。

前瞻性临床试验

胃肠肿瘤研究组(GITSG)组织了第 1 次多中心对切缘阴性的可切除胰腺癌患者辅助 CRT 的前瞻性临床研究，奠定了美国辅助 CRT 治疗的基础。43 例患者被随机分到观察组或 CRT 组。CRT 组为 40Gy 的分程外照射以及在放疗的前 3 天和最后 3 天同步 5-FU ($500mg/m^2$)静脉推注，随后 5-FU 连用 2 年或至疾病进展。中期分析显示 CRT 组的中位 DFS 和 OS 获得改善：分别为 11 个月对 9 个月和 20 个月对 11 个月。2

表 59.4 胰腺癌辅助治疗的前瞻性、随机临床试验

系列	患者例数	中位生存时间(月)	2年生存率(%)	5年生存率(%)
GITSG[73]				
化放疗	21	20.0	42	15
观察	22	0.9	15	5
化放疗(增加入组)[74]	30	18.0	46	17
EORTC[75,76]				
化放疗	110	21.6	51	25
观察	108	19.2	41	22
ESPAC-1 集合数据[78]				
化疗	238	19.7	NA	NA
无化疗	235	14.0	NA	NA
放化疗	175	15.5	NA	NA
无放化疗	178	16.1	NA	NA
ESPAC-1 2×2 法分析[79]				
化疗	147	20.1	40	21
无化疗	142	15.5	30	8
放化疗	145	15.9	29	10
无放化疗	144	17.9	41	20
CONKO[80,81]				
化疗(吉西他滨)	186	23	30.5	21
观察	182	20	14.5	9
ESPAC-3[83]				
化疗(5-Fu)	551	23	48	NA
化疗(吉西他滨)	537	23.6	49	NA
RTOG-9704(胰头)[84-86]				
吉西他滨后化放疗	187	20.5	31(3年)	22
5-Fu后化放疗	201	172	22(3年)	18

EORTC，欧洲肿瘤研究与治疗组织；ESPAC，欧洲胰腺癌研究组；GITSG，胃肠肿瘤研究组；NA，无报道；CONKO，Charite Onkologie；5-Fu，氟尿嘧啶；RTOG，肿瘤放射治疗组。

年生存率也较单独手术组提高(42%对15%)[73]。此后，又有30例患者进行了辅助放化疗，也证实了原临床试验得到的生存结果，中位生存时间18个月，2年生存率46%[74]。

GITSG临床试验受到很多方面的争议。该试验由于入组患者太慢而提前终止，预定入组100例患者，但8年仅入组43例患者。本试验的EBRT被认为放射剂量较低，由于采用分段治疗和使用包含整个胰腺，或胰床和腹腔动脉、胰脾、胰周、腹膜后淋巴结的大野治疗，按照当代的标准评价是过时的技术。此外，手术治疗后CRT和辅助化疗的纳入评价两种治疗变量，使得很难单独辨别真实的治疗效果。在CRT臂存在依从性欠佳的问题：32%的患者没有完成预定的放疗，25%的患者在术后10周内不能开始治疗，超出协议规定的时间限制。只有9%的患者完成了计划2年的维持性化疗疗程。此外，与历史对照相比，对照组生存率低。尽管有这些限制，虽未能达到预期的患者获益，GITSG实验仍证明CRT有益，尤其是在美国，已成为标准的辅助治疗。

第2个研究由欧洲肿瘤研究和治疗组织(EORTC)发起，目的在于证实当初GITSG研究的结果。该研究中，218例可切除胰腺癌(n=114)或非胰腺壶腹周围癌(n=104)的患者随机分配入观察组或CRT组。CRT组接受40Gy分程外照射放疗，同步持续静脉注射5-FU(25mg/kg)之后停止后续辅助化疗。该研究显示中位生存时间（观察组19个月对CRT组24个月）或2年生存率(观察组41%对CRT组51%)没有显著提高(P=0.208)[75]。EORTC试验的长期随访表明使用CRT的5年OS没有区别：22%(手术)对25%(CRT)。事后分析证明胰头病变未能从CRT中获益，中位OS CRT组为1.3年，单独手术组为1年[76]。

这项试验因为患者人群的异质性而受到批评，既包括了胰腺癌，又包括其他壶腹周围肿瘤。壶腹周围癌与胰腺癌相比有一个显著较好的预后；两组之间代表真正不同的疾病和稀释了任何辅助CRT潜在获益的证据[77]。类似于GITSG试验，应用了老的EBRT技术——分段治疗和总剂量低。同时，在CRT组由于术后并发症或患者拒绝，超过20%的患者没有得到预期的治疗。试验不包括治疗组的维持性化疗。最后，虽然是一个小的子集，接受非根治性切除及手术切缘阳性患者仍被纳入。EORTC和GITSG试验结果不一致，导致一些研究者把OS的获益归功于GITSG试验中维持化疗的应用，而不是EBRT的作用。

由欧洲胰腺癌研究组(ESPAC)追加的一项欧洲试验旨在进一步探索合适的“肉眼可见”切除胰腺肿瘤的辅助治疗问题。治疗医师将患者纳入3项平行的随机研究之一：

1.放化疗与未行放化疗(n=69)，包括2周以上的20Gy放疗，5-FU(500mg/m^2)第1~3天，休息2周后重复。

2.化疗与未行化疗(n=188)，包括静注5-FU(425mg/m^2)和亚叶酸钙(20mg/m^2)连续5天，28天1周期，持续6个月。

3. 2×2析因设计285例患者分别入组放化疗(n=

70)、化疗(n=74)、放化疗加维持化疗(n=72)或观察(n=69)。

把所有三个平行试验治疗组得到的数据进行集中分析。175 例辅助放化疗患者和 178 例没有辅助治疗患者的生存时间无差异(中位生存时间 15.5 个月对 16.1 个月;P=0.24)。然而,辅助化疗者(n=238)与没有化疗者(n=235)对比有生存优势(中位生存时间 19.7 个月对 14 个月;P=0.0005)[78]。进一步的随访显示,采用 2×2 析因设计,化疗组的 5 年生存率 21%,而对照组 8%。此外,辅助 CRT 对生存呈有害影响[79]。

这些解释当中依旧存在许多问题。首先,复杂的试验设计具有潜在的偏倚,因为患者或医师可以随机选择一个治疗变量。另外,在上述试验中,采用分段和总剂量低的 EBRT 技术,按照现代的标准认为是过时的。没有 EBRT 的实施细节或对放射治疗、手术、病理的中心质量保证。此外,许多违规行为发生,只有 62% 的患者接受全程 CRT 治疗, 仅有 42%的患者完成了预定方案化疗。尽管许多人试图从更新的出版物中得出结论,2×2 析因设计队列研究不足以检测到 OS 差异。此外,在 ESPAC 试验中接受 CRT 患者的预后与其他 CRT 系列报道相比较差。同样,曾接受过"背景"化疗或放射治疗的患者仍有资格入组。在 EORTC 试验中,没有应用维持化疗。尽管存在这些批评,推测认为, 全身治疗的延迟损害了 ESPAC 试验 CRT 组提高生存的可能。

针对上述辅助治疗试验的普遍批评是对持续性或手术切除后转移性疾病和辅助治疗开始之前的病变缺乏再分期评估。最初的分期距辅助治疗的开始之前分期的时间可长达 3~4 个月,在此期间,相当多的患者会患有明显的转移瘤影像表现。没有再分期,这些患者可能不适合接受 CRT。虽然这在三个试验的基础上形成可切除胰腺癌的辅助治疗方法,也许是因为每个试验均有缺陷,但仍然是没有达成"最合适"的处理共识。在美国和部分欧洲国家,对于可切除的胰腺癌的辅助治疗方法的两种观点已经形成,美国经常应用辅助 CRT,而部分欧洲国家单独应用辅助化疗。

在数据显示辅助化疗可能获益的基础上,欧洲的研究者发起了一项可切除胰腺癌辅助吉西他滨化疗与观察的随机Ⅲ期临床试验。Charite Onkologie (CONKO)试验入组 368 例患者,随机分为观察组或辅助吉西他滨(1000mg/m^2)静脉注射第 1、8、15 天,每 4 周为 1 周期,持续 6 个月[80]。主要研究终点是无病生存率,吉西他滨辅助治疗组比术后观察组无病生存率显著延长(14.2 个月对 7.5 个月)。在 R0 和 R1 组均可看到生存改善。在最初的报道中没有 OS 的差异。较长时间的随访, 中位生存时间和 5 年 OS 在接受吉西他滨的患者中均有提高(分别为 23 个月对 20 个月,21%和 9%)[81]。这些结果得到来自日本的小型随机研究的支持,这再次证明了与单独手术相比,吉西他滨辅助治疗获得 DFS 收益[82]。在 CONKO 试验招募患者的同时,ESPAC-3,迄今为止在胰腺癌中最大的随机对照试验,入选了 1088 例 R0、R1 切除的胰腺癌患者。患者被随机分配到 6 个周期的辅助吉西他滨(1000mg/m^2,每 3 周 1 次)或 6 周期静脉推注 5-FU(425mg/m^2)/甲酰四氢叶酸(LV)(20mg/m^2)。接受 5-FU/LV 的患者经历了显著升高的 3 级或 4 胃肠道反应(口腔炎和腹泻),而接受吉西他滨治疗的患者经历了显著较高的 3 级或 4 级血液学毒性。中位随访 34.2 个月,主要研究两组之间的 OS 的终点差异无统计学意义。鉴于其良好的毒性耐受,在欧洲的许多地方,单药吉西他滨是可切除胰腺癌的标准辅助治疗方案[83]。未来欧洲的辅助治疗胰腺癌的焦点都集中在寻找理想的药物组合。正在进行的 ESPAC-4 试验入组通过随机单药吉西他滨与吉西他滨/卡培他滨可切除胰腺癌, 该试验有望在 2014 年关闭。

在美国,GITSG 试验奠定了以 CRT 为主导辅助治疗方式的基础。RTOG/胃肠协作组 9704 是Ⅲ期临床随机试验,研究中比较了分别以 5-FU 为基础化疗和以吉西他滨为基础化疗后, 随后均给予 CRT 的差异。451 例可切除胰腺癌患者随机分入持续输注 5-FU [250mg/(m^2·d)]或吉西他滨[1000mg/(m^2·W)] 3 周先于 CRT 完成,而后治疗 12 周。CRT 组均采用 50.4Gy 同时连续输注 5-FU[250mg/(m^2·d)][84]。所有放射治疗计划必须有前瞻性质量保证。这项试验是为了证明整个队列和胰头病变亚组患者的生存获益。在胰头组(n=388)的初步分析中,中位生存时间和 3 年 OS 在吉西他滨治疗组出现了非显著趋势升高,分别为 20.5 个月对 16.9 个月、31%对 22%。然而,在吉西他滨治疗组 3 级或更高的血液学毒性发病率较高,严重的非血液学毒性无明显差异。

在这项试验的更新报告中, 胰头肿瘤患者接受吉西他滨治疗的中位生存期和 5 年生存率分别为 20.5 个月和 22%, 而那些接受 5-FU 治疗者分别为 17.2 个月和 18%。在多变量分析中,患者亚群中胰头病变患者接受吉西他滨,有更好的不显著趋势的 OS(P=0.08)[85,86]。

RTOG-9704 的次要研究目的是评估术后 CA19-9

水平预测生存的能力。当CA19-9水平在385例患者的队列中作为一个二分变量进行分析(<180IU/mL对≥180IU/mL,≤90IU/mL对>90IU/mL)时,CA19-9水平低于180IU/mL的患者存在显著生存获益的差异,这相当于减少了72%的死亡风险[52]。与前面的随机CRT研究不同的是,RTOG研究的主要优点是严格、集中的放射治疗技术控制与实施。最近的一项分析显示,通过学习指南治疗的患者有明显的生存优势,指出了集中审查和治疗这一疾病技术的重要性[87]。

针对局部失败率高、需要进行更为有效的全身治疗,以及围术期患者CRT的作用的争论,引出了目前RTOG-0848 / EORTC试验的设计。本试验随机分配可切除的胰头癌患者(基于CA19-9水平、淋巴结转移和边缘状态进行分层)接受吉西他滨单药与吉西他滨联合厄洛替尼治疗5周期。全身治疗完成后进行再分期,如果没有进展,患者进行随机分组接受先前给予的化疗周期(共6次),并且没有进一步的治疗或接受利用现代技术中心放射治疗的质量保证的CRT(50.4Gy与卡培他滨或5-FU)。本试验旨在回答两个主要问题:①小分子表皮生长的作用因子受体(EGFR)抑制剂厄洛替尼,在胰腺癌的辅助治疗中的作用;②CRT在现代化疗时代的作用,尤其是在患者没有经历早期疾病进展。这是唯一的一个当代评价CRT在辅助治疗中的作用的随机临床试验。

单中心经验

胰腺癌切除后辅助治疗的单中心临床研究结果,为辅助治疗获益提供了进一步的证据。梅奥诊所的经验总结报告了1975—2005年行R0切除的472例患者的结果。尽管接受CRT的患者具有更多的不良预后特征(高组织学分级、更多的淋巴结受累),但其中位生存期、2年和5年OS较没有接受辅助治疗的患者明显改善:分别为25.2对19.2个月,50%对39%,28%对17%[88]。霍普金斯的一项更大研究纳入了1993—2005年行胰十二指肠切除术的接受单纯手术或CRT的908例患者。患者接受CRT后获得了显著改善的中位生存期、2年和5年OS,分别为21.2对14.4个月,43.9%对31.9%,20.1%对15.4%[89]。汇总回顾性分析,两机构近1100例患者显示了相似的结果,即从辅助放化疗中获益[90]。

胰腺癌辅助治疗得到最明显生存优势的数据来自弗吉尼亚梅森诊所的一项Ⅱ期临床试验。53例患者接受外照射放疗50Gy,同步5-FU[200mg/(m²·d)]持续静脉化疗,顺铂[30mg/(m²·W)],隔日皮下注射干扰素-α 300万单位。完成放化疗后,进一步连续输注5-FU[200mg/(m²·d)][91]。2年、5年OS分别为64%和55%。中位生存时间未达到首次发表时的时间。与这些鼓舞人心的结果相伴的是明显的毒性反应,70%的患者有3度毒性反应,42%的患者需要住院治疗。美国大学外科肿瘤学组随后开展了一个多中心Ⅱ期临床试验以评价弗吉尼亚梅森的辅助化疗。虽然生存的结果是有希望的(中位生存期为25个月),由于89例患者的毒性发生率高,试验提前关闭。95%的患者经历了3级毒性,50%的患者未能完成整个治疗方案[92]。

新辅助治疗

胰腺癌患者即使行根治性切除术,仍有80%~85%患者复发。另外,切缘阳性或淋巴结转移可使复发率增加达到90%[67,93]。新辅助放化疗为改善这种状况提供一个新途径,主要因为:

1.术后约1/3患者未接受及时的辅助治疗或根本没有治疗[49,94,95]。

2.由于行新辅助治疗,这期间20%~40%的患者会出现临床上明显的转移而避免了手术[96-98]。

3.术前治疗从理论上说有较低的毒性和更好的疗效,如行化疗和放疗时不会出现术后小肠进入照射野、肿瘤细胞氧合低以及药物到达瘤床较少的情况[99,100]。

4.具有局部、交界性和不可切除的病变的患者可能会被降级至允许手术切除和手术区无瘤化,这可提高R0切除率和降低手术中肿瘤播散的风险。

与辅助治疗不同,可切除胰腺病变的新辅助CRT无Ⅲ期随机临床试验,绝大部分数据来自于Ⅱ期临床试验和回顾性分析。在MD安德森癌症中心,多项以5-FU为基础的CRT临床试验已经开始实施。最早的临床试验纳入了28例患者连续输注5-FU[300mg/(m²·d)]和同步EBRT至50.4Gy/5.5W。患者接受手术切除的同时进行术中放射治疗(IORT)。25%的患者在术前再分期发现转移。15%的患者行腹腔镜检查时发现转移。手术治疗组中位生存时间为18个月,41%的患者病理部分缓解。然而,该试验中33%的患者因治疗出现的胃肠毒性需要住院治疗[101]。因此,该组下1个临床试验集中在快速分割EBRT。在一项前瞻性临床试验中,35例胰腺癌患者接受EBRT至30Gy(3Gy/F×10F),同步5-FU[300mg/(m²·d)]持续静脉给药,3度恶心和呕吐仅9%,未发现4度毒性反应。27例患者接受手术,其中20例行切除术和10~15Gy的术中放疗,20例切除者中仅 2 例出现局部区域复发，手术治疗者中位生存时间为 25 个月，3 年生存率为 23%[102]。

已经进行了以紫杉醇作为放射增敏剂的新辅助 CRT 临床试验。在放射生物模型中，紫杉醇可能通过将肿瘤细胞同步至 G2/M 期而提高放射敏感，被紫杉醇损伤的细胞凋亡清除后肿瘤细胞再氧合。在 MD 安德森癌症中心的研究中，35 例患者接受紫杉醇($60mg/m^2$)并同步 EBRT 30Gy。80%的患者手术切除，21%的病理标本显示超过 50%的肿瘤坏死。行术前治疗并手术切除的患者 3 年生存率为 28%，11%的患者由于毒性反应、严重的恶心呕吐需住院治疗。初步研究表明毒性反应增加，没有明显改善病理反应率或生存率[103]。

法国国家消化系统肿瘤学联盟/法国肿瘤放射治疗学会 (SFRO-FFCD)9704 试验纳入进一步的放射增敏化疗。41 例患者接受 CRT 至 50Gy 并同步 5-FU [$300mg(m^2·d)$]和 2 周期的顺铂(新辅助：顺铂 $20mg/m^2$)，随后对无疾病进展的患者进行手术切除。63%的患者行根治手术，其中 80%获得 R0 切除，50%标本显示明显组织学反应。患者接受手术治疗的中位生存期为 11.7 个月，2 年 OS 为 32%[104]。

新辅助 CRT 的演化与辅助治疗平行进步，包括含有吉西他滨方案的过渡。MD 安德森癌症中心 2008 年公布了两项评价吉西他滨作为新辅助治疗方案的Ⅱ期临床研究。一项研究纳入 86 例影像学可切除的胰头或钩突腺癌。患者接受每周吉西他滨($400mg/m^2$)及 2 周以上的 EBRT 30Gy。CRT 后 4~6 周再分期，73 例患者(85%)接受了手术，其中 64 例(74%)接受成功切除。切除与未切除的患者中位生存期分别为 34 个月和 7 个月，与之相应的 5 年生存率为 36%和 0。在接受胰十二指肠切除术的患者中，11%发生局部失败，大多数失败是发生了远处转移[105]。

鉴于远处转移的高发病率，同时进行的Ⅱ期临床试验纳入了顺铂和吉西他滨诱导治疗，随后进行同步应用吉西他滨的 CRT 治疗。诱导化疗包括每 2 周顺铂($30mg/m^2$)和吉西他滨($750mg/m^2$)，4 周期之后进行 4 次每周吉西他滨($400mg/m^2$)同步 30Gy 的 EBRT。入组患者 90 例中的 62 例(78%)接受了手术，52 例(66%)成功切除。对于接受手术治疗的患者的中位生存期为 31 个月，未手术患者为 10.5 个月[106]。

近期一项关于监测、流行病学和最终结果(SEER)数据库的一个综述支持使用新辅助治疗。这种分析包括 3885 例可切除的胰腺癌的治疗：70 例患者(2%)接受新辅助 EBRT，1478 例(38%)接受辅助 EBRT，2337 例(60%)单纯手术治疗。鉴于 SEER 数据库不提供化疗信息，这个变量不能被评估。接受新辅助 EBRT 的患者的中位 OS 为 23 个月，辅助 EBRT 者为 17 个月，单纯手术者仅 12 个月[107]。

尽管使用新辅助 CRT 治疗的潜在优势和结果令人鼓舞，但没有随机临床试验比较新辅助化疗和辅助治疗的结果，其作用将被继续研究。一项关于胰腺癌的新辅助治疗的Ⅱ期随机临床试验的多中心研究已被报道。这个跨国研究比较了可手术患者接受以吉西他滨为基础的新辅助 CRT 后手术和直接手术切除后续辅助治疗患者的疾病预后结果，两臂均行以吉西他滨为基础的术后辅助化疗[108]。

局部晚期胰腺癌的治疗

局部晚期的胰腺癌患者约占 30%，其预后介于可切除和转移患者之间。这些患者被定义为无法手术切除，但没有远地转移。具备以下特征之一的肿瘤被认为不可切除：

1.胰周广泛的淋巴结转移和(或)远处转移。

2.肠系膜上静脉(SMV)或 SMV/肝门静脉汇合处被包裹或堵塞，不能被重建。

3.肠系膜上动脉(SMA)受侵≥180°；下腔静脉、主动脉或腹腔干被直接侵犯。

然而，随着最近外科技术的发展，可选择性切除侵犯肠系膜上静脉的胰腺癌[41,109]。放疗和化疗可以增加局部晚期胰腺癌患者的中位生存时间至 8~14 个月，但极少取得长期生存。局部晚期胰腺癌患者的治疗选择包括单纯化疗、CRT、IORT 和近来的 EBRT 联合新的化疗药物和靶向治疗。在评价这些不同治疗方法的疗效时，要记住仅行姑息性胃或胆汁分流的患者中位生存时间只有 3~6 个月[110]。

前瞻性研究

前瞻性试验评估了 EBRT 对照 CRT、CRT 治疗方案的变化和 CRT 与单独化疗的作用。因为结果相互矛盾，罕见局部晚期患者适当的治疗共识，所有手段均被认为是合理的选择(表 59.5)。梅奥诊所早在 20 世纪 60 年代进行了一项随机临床试验，入组 64 例局部无法手术切除、未转移的胃癌、大肠癌和胰腺癌患者，单独接受 EBRT 35~40Gy，或同步静脉推注 5-FU (45mg/kg)化疗，患者接受 EBRT 联合 5-FU 较单独 E-BRT 具有显著的生存优势(10.4 个月对 6.3 个月)[111]。

GITSG 随后进行了一项类似的、比较单独 EBRT

表 59.5　局部晚期、无法切除胰腺癌前瞻随机临床研究

系列	患者例数	中位生存时间(月)	局部失败(%)	1 年(%)	18 个月(%)
EBRT 对 CRT					
梅奥诊所[111]					
单独 EBRT(35~40Gy/3~4 周)	32	6.3	NS	6	6
EBRT(35~40Gy/3~4 周)+ 5-FU	32	10.4	NS	22	13
GITSG[112]					
单独 EBRT(60Gy/10 周)	25	5.3	24	10	5
EBRT(40Gy/6 周)+5-FU	83	9.7	26	35	20
EBRT(60Gy/10 周)+5-FU	86	9.3	27	46	20
ECOG[113]					
单独 EBRT(59.4Gy)	49	7.1	NA	NA	NA
EBRT(59.5Gy)+5-FU/MMC	55	8.4	NA	NA	NA
不同 CRT 方案					
GITSG[114]					
EBRT(60Gy/10 周)+5-FU	73	8.5	58(先发部位)	33	15
EBRT(40Gy/4 周)+阿霉素	70	7.6	51(先发部位)	27	17
台北[115]					
EBRT(50.4~61.2Gy)+5-FU	16	6.7	56	31	0(2 年)
EBRT(50.4~61.2Gy)+Gem	18	14.5	34	56	15(2 年)
CRT 对化疗					
GITSG[116,159]					
EBRT(54Gy/6 周)+5-FU 和 SMF	22	9.7	45(先发部位)	41	18
单独 SMF	21	7.4	48(先发部位)	19	0
ECOG[117]					
EBRT(40Gy/4 周)+5-FU	47	8.3	32	26	11
单独 5-FU	44	8.2	32	32	21
FFCD/SFRO[118]					
EBRT(60Gy)+5-FU/CDDP	59	8.6	NA	32	NA
单独 Gem	60	13	NA	53	NA
ECOG[119]					
EBRT(50.4Gy)+Gem	34	11.1	12(先发部位)	50	29
单独 Gem	37	9.2	30(先发部位)	32	11

EBRT，外照射；CRT，化放疗；NA，不适用；5-FU，5-氟尿嘧啶；CCDP，新辅助顺铂；GITSG，胃肠肿瘤研究组；ECOG，东部临床肿瘤协作组；MMC，丝裂霉素-C；GEM，吉西他滨；SMF，链佐星、丝裂霉素-C 和 5-氟尿嘧啶；FFCD/SFRO，法国国家消化系统肿瘤学联盟/法国肿瘤放射治疗学会。

与 EBRT 同步及维持 5-FU 化疗的研究。194 例手术证实无法切除和无远处转移的胰腺癌患者随机分组进行单独 60Gy 分段 EBRT 和 40Gy 分段 EBRT，同步静脉注射 5-FU($500mg/m^2$)化疗 2~3 周期，或者 60Gy 分段 EBRT 并使用类似的化疗方案。后一组患者在 EBRT 结束后接受 2 年时间的 5-FU($500mg/m^2$)维持化疗。由于生存率低，单独 EBRT 组提前终止。两组联合治疗方案的 1 年生存率约为 40%(CRT 臂之间差异无统计学意义)，而单独 EBRT 组为 11%[112]。

东部肿瘤协作组 ECOG-8282 试验随机将 114 例患者纳入单独 EBRT(59.4Gy)联合或不联合连续输注 5-FU[$1000mg/(m^2 \cdot d)$]第 2~5 天和第 28~31 天，丝裂霉素 C($10mg/m^2$)第 2 天。在反应率、DFS 或 OS 与加同步化疗无差异。CRT 组的毒性率较高，主要表现在血液学方面[113]。

进一步的研究试图确定一个更有效的 CRT 治疗

方案。第 2 个 GITSG 试验随机入组 157 例并分析了 143 例无法手术切除患者，行 60Gy 分段 EBRT，并同步和维持 5-FU（500mg/m²）化疗（同前述 GISTG 试验），或者 40Gy 连续放疗加每周同步阿霉素（10mg/m²）化疗，随后阿霉素和 5-FU 维持化疗。在阿霉素组治疗相关毒性明显增加。然而，两组之间没有发现生存差异（中位生存时间 8.5 个月对 7.6 个月）。没有发现阿霉素代替 5-FU 的临床获益[114]。

随着研究显示以吉西他滨为基础的化疗在转移病变中出现显著生存优势，它被纳入到局部晚期病变的治疗安排中。来自台北的一个试验随机将 34 例患者分配至 EBRT 同步 5-FU（500mg/m²）或吉西他滨（600mg/m²）。患者接受 50.4~61.2Gy 的 EBRT 和 CRT 完成后应用吉西他滨维持治疗（1000mg/m²）。吉西他滨维持治疗组的中位 OS 和进展时间延长：分别为 14.5 个月和 7.1 个月（吉西他滨）与 6.7 个月和 2.7 个月（5-FU）。在两臂之间没有观察到 3 级或 4 级毒性或住院天数之间的差异。对本研究的批评主要包括病例数量少和 5-FU 臂与历史控制比较结果相对较差[115]。

一些临床试验比较了 CRT 与单独化疗的差异。GITSG 接着又比较了接受链佐星（链尿霉素）、丝裂霉素–C 和氟尿嘧啶（SMF）联合化放疗与 5-FU 的差别。43 例患者随机入组接受 SMF 化疗或 EBRT 54Gy 加上 2 周期同步 5-FU 静注化疗，随后 SMF 辅助化疗。结果表明放化疗组比单独化疗组具有明显的生存优势（1 年生存率分别为 41%对 19%）[116]。

与此相反，东部肿瘤协作组（ECOG）报道放化疗较单独化疗没有获益。在该研究中，191 例无法切除、未转移的胰腺癌或胃癌患者随机分成单独 5-FU（600mg/m²）化疗组或 40Gy 外照射加第 1 周同步 5-FU（600mg/m²）静注组，随后应用维持化疗。局部复发及术后残留者也适合入组研究。在 91 例可分析的胰腺癌患者中，两组间没有生存差异（中位生存时间为 8.2 个月对 8.3 个月）[117]。

FFCD/SFRO 试验随机将 119 例患者分配至 CRT 组，由 60Gy EBRT 与 5-FU 持续滴注[300mg/(m²·d)]第 1~5 天 6 周时间，间歇顺铂[20mg/(m²·d)]1~5 天，第 1 周和第 5 周吉西他滨（1000mg/m²）维持与单用吉西他滨（1000mg/m²）。CRT 组的中位生存时间为 8.6 个月，劣于对照组单用吉西他滨的 13 个月。在 CRT 组 3 级或 4 级毒性发生率较高（36%对 22%），其中维持化疗阶段（32%对 18%）。由于较差的生存获益，这项试验提前结束。这与早期 GISTG 试验类似，尽管使用了持续化疗和现代 EBRT 技术，很多人批评 CRT 臂的生存期较差[118]。

ECOG 发表了一项关于 CRT 随机试验[EBRT 50.4Gy 联合吉西他滨 600mg/(m²·W)，1~5 周] 对照吉西他滨单药治疗[1000mg/(m²·W)的结果。由于获益较差，试验提前结束。对符合条件的患者进行分析，随机分配的 71 例患者无进展生存期无差异。然而，CRT 组有生存获益：11.1 个月对 9.2 个月。这一获益是以 CRT 组更高的 4 级或 5 级毒性为代价的（主要是血液学方面），但生活质量无差异[119]。

目前对局部晚期患者的合理治疗尚无一致意见。一项荟萃分析显示 CRT 较 EBRT 能给局部晚期患者带来生存获益，但 CRT 后化疗与单纯化疗相比没有获益。许多人认为，先期化疗和后续的反应评估及指导 CRT 促进患者选择最有可能受益于 CRT，这是目前一个欧洲正在进行的Ⅲ期研究要解决的问题[120]。不过，许多局部晚期患者出现局部症状（疼痛、梗阻），在这种情况下，EBRT 有可能提供更迅速和持久的缓解。CRT（连续输注氟尿嘧啶或卡培他滨或吉西他滨），以吉西他滨为基础的化疗，或两者结合被认为是局部晚期疾病患者的合理选择。

边界性可切除病变

原发肿瘤的手术切除仍然是胰腺癌的唯一可能治愈的治疗手段。新辅助治疗具有将局部不可切除的胰腺癌转化为可手术切除的能力。虽然关于边界性可切除病变的定义是有争议的，但美国国家综合癌症网络的定义被许多机构接受（表 59.2）。约 30%边界性可切除病变经历新辅助治疗后转化为可切除病变[121,122]。同样，新辅助治疗后的亚组患者存在较高的局部控制率、R0 切除率、N0 疾病率[123–126]。

许多单一机构的回顾性研究已经对这些患者进行了亚组分析。最早的研究来自 MD 安德森癌症中心，评估了 160 例边界性可切除病变。患者接受 50.4Gy/28F 或 30Gy/10F 并同步应用放射增敏剂量的 5-Fu、紫杉醇、吉西他滨或卡培他滨。41%的患者经历了胰腺手术切除，其边缘阴性率为 94%。完成术前治疗和手术治疗的 66 例患者的中位生存期为 44 个月，与最初经历手术切除的疾病具有可比性[124]。

福克斯大通癌症中心的综述评估了 109 例通过 CT 确定的不同的门静脉或肠系膜上静脉受侵的胰腺癌切除术患者。患者接受 5-FU 或吉西他滨为基础的 CRT。接受术前治疗的 74 例患者的中位生存期为 23

个月，而接受前期手术的队列为 15 个月。术前 CRT 与较高的 R0 切除率和 N0 率有关[125]。

来自弗吉尼亚大学的一个小的系列研究，回顾了 40 例可切除病变患者的结果。患者接受 50.4Gy/28F 或 50Gy/20F 的 EBRT 同步应用卡培他滨化疗。46%的患者行手术治疗，其中 75%接受 R0 切除术。新辅助治疗后手术患者的中位生存期与前期手术者相似[126]。

ECOG 发起了一项关于两种吉西他滨新辅助治疗方案对潜在可切除肿瘤患者的Ⅱ期随机研究。患者接受 50.4Gy EBRT 同步每周吉西他滨($500mg/m^2$)或诱导化疗采用吉西他滨($175mg/m^2$)、顺铂($20mg/m^2$)、5-FU($600mg/m^2$)，随后 CRT 与 5-FU($225mg/m^2$)同步治疗。所有患者均接受吉西他滨($1000mg/m^2$)的后续辅助治疗。本试验是唯一的边界性可切除胰腺癌的随机试验，由于 21 例患者的不良收益而提前关闭[127]。目前正在进行的研究课题利用新辅助放化疗治疗边界性可切除病变，努力促进 R0 切除，似乎是适当的。

剂量提升

由于上腹部的正常组织对 EBRT 的剂量限制(肝、肾、脊髓和小肠)，一般采取总剂量 45~54Gy/25~30F。通过前瞻性和回顾性研究表明，肿瘤局部进展率较高和预后差，对于不能手术切除的肿瘤这一剂量的照射是不够的。在第二个 GITSG 试验中 58%的患者接受 60Gy 治疗同步应用 5-FU，局部进展是第一个失败发生位置[114]。同样，梅奥诊所报告了 122 例不可切除胰腺癌患者接受 EBRT 40~60Gy 的局部失败率为 72%[128]。是否可以通过 3DCRT、IORT、IMRT 和立体定向放疗(SBRT)增加放射剂量，来提高晚期胰腺癌的治疗效果，这一尝试已在进行评估。

一项来自托马斯杰弗逊大学医院的报告，46 例可切除患者采用开腹切除病变，接受 63~70Gy EBRT，联合或不联合化疗。尽管放射治疗剂量高，局部失败率仍为 78%[129]。

IORT 是提高放射剂量的一种方法。这种技术的优势在于允许隔离和屏蔽健康组织，给予一次大剂量放射治疗。IORT 被用于术后局部晚期疾病的治疗。机构报告的一项随机试验表明，手术加放疗的局部复发率降低。然而，已经看到生存无显著差异[130–133]。术中放疗也被用于不能手术切除的患者[134–135]。马萨诸塞州总医院的研究者报道了 150 例行 IORT、EBRT 和化疗的结果。虽然该研究跨越近 25 年，它显示出不可切除胰腺癌的长期生存是可能的。该研究提示术后和治疗相关的晚期毒副反应的发生率是可以接受的[135]。这些技术与常规外照射相比，大多数系列研究的局部失败率较低，部分报道显示中位生存时间改善，但不确定是否由于治疗的优越性或病例选择的结果[128]。

随着 IMRT 和 SBRT 等放射技术和能量输送的进展，使得剂量递增和潜在的正常组织保护成为可能。IMRT 是一种打破了典型的放射治疗大野为较小的子野的放射技术。它可以实现动态调强放射治疗(在治疗中准直器叶片移动进出放射束的路径)或“步进”IMRT(机器关闭的情形下叶片的形状改变)。累积效应是处方剂量符合周围划定的靶区剂量，并显著减少到邻近正常组织的剂量。这项技术已越来越多地被使用在一些胃肠道恶性肿瘤，包括胰腺癌。早期的临床数据支持这一技术的可行性，也支持潜在减少急性胃肠道毒性的能力[136–138]。

一项来自马里兰大学的分析评估了 46 例患者接受调强放疗和以 5-FU 为基础的同步化疗的结果。这些患者的急性毒性反应与对照组 RTOG-9704 注册的接受常规三维治疗的患者相比，在接受采用 IMRT 放疗与那些接受三维适形放疗的患者中，前者的 3 或 4 级急性胃肠道毒性显著减少[138]。调强放射治疗可导致正常结构的剂量显著减少，包括肝脏，肾脏，胃和小肠[137]。这可能允许更换新的全身性药物与放疗同时应用[136]。

另一种胰腺癌治疗的放射技术是 SBRT，利用使外照射放疗高度适形的能量输送技术，通过较少分次(通常是 1~5 次治疗)，每次高剂量放射治疗。假定利用 SBRT 通过烧蚀的放射剂量传输，可能提高局部控制，同时最大限度地减少相关的副作用。少有机构发表使用这种技术的经验，更多时候是在局部晚期疾病的应用数据[139,140]。斯坦福大学已经实施了一个机构协议，用 25Gy 的单次分割与全身治疗局部晚期胰腺癌。尽管存在增加正常组织损伤的潜在风险，据估计单一高剂量的照射较标准、长程照射带来更高的等效生物剂量。这些调查报告描述了 77 例患者经 SBRT 治疗后，6 个月局部无进展率为 91%，12 个月为 84%。没有患者发生 3 级急性毒性反应，9%的患者发生 3 级或更高的晚期毒性[140]。最终，IMRT 和 SBRT 治疗胰腺癌的作用仍有待进一步确定，目前研究正在进行。因为剂量提升的最小获益、较高的区域和远处失败率发生，需要进一步改善局部和全身治疗手段。

放化疗对生存质量的影响

尽管放化疗对局部晚期胰腺癌具有潜在生存益

处,但这些获益尚为有限。除极个别外,所有患者终将死于该疾患。虽然如此,放化疗可以获得显著姑息减症效果。疼痛、食欲减退、疲乏和消瘦都是常见的相关症状,这些症状明显影响了患者的生活质量。使用EBRT 联合或不联合化疗,35%~65%的患者疼痛缓解,并改善消瘦和梗阻症状[114,141,142]。同样,一般状况和厌食症得到明确但不显著的提高[141,142]。姑息治疗可以采取多周的最大效应,和胆道和十二指肠支架等的替代治疗,可以更快地缓解梗阻症状。由于胰腺癌的死亡率高,生活质量同样应该是这些患者的研究终点。

靶向治疗和未来研究方向

胰腺癌的诊断和治疗尚有很大的改善空间。通过新的成像方法或评估血清生物标志物可以早期筛选疾病高风险的个体[143,144]。由于对肿瘤的生物学基础有了更好的理解,在其他肿瘤中成功使用肿瘤特异性靶向药物的研究日益增多,需要支持确定的新靶点和对胰腺癌治疗反应更好的预测。

临床研究的证据表明靶向药物 [如表皮生长因子受体(EGFR)抗体和血管内皮生长因子受体(VEGF)抗体]对化疗和放疗的疗效有相加或协同效应,前景看好,这些靶向药物已广泛应用于远地转移患者的研究,先于局部晚期和可切除病变。目前,相对于单独化疗,唯一证实在转移患者中具有一定统计学生存获益的靶向药物是厄洛替尼,该药是一种抗 EGFR 酪氨酸激酶抑制剂。然而,生存获益较小,中位生存期从 5.9 个月提高到 6.2 个月,1 年生存率从 17%提高至 24%[145]。这种差异的临床意义已被研究者和治疗医师质疑。

另一种 EGFR/HER-1 抑制剂西妥昔单抗,在转移患者的Ⅱ期临床试验中取得了很有前景的结果。最初在局部晚期头颈部鳞状细胞癌的治疗中看到西妥昔单抗与 EBRT 结合的疗效,随后进行了Ⅲ期临床试验[146]。然而,在胰腺癌的Ⅲ期随机研究中,吉西他滨联合西妥昔单抗对照吉西他滨联合安慰剂(西南肿瘤组S0205)作为局部晚期、不能手术切除或转移性疾病患者的一线治疗,超过 700 例来自美国和加拿大的患者入组。没有看到西妥昔单抗与吉西他滨联合(吉西他滨联合西妥昔单抗 6.3 个月对单药吉西他滨 5.9 个月)可改善生存。即使在患者 EGFR 表达(90%例阳性表达)接受西妥昔单抗治疗后依旧没有对该亚组人群带来好处[147]。一个额外的Ⅱ期研究评估多药化疗联合西妥昔单抗的疗效。69 例局部晚期胰腺癌患者接受西妥昔单抗、吉西他滨和奥沙利铂,随后应用西妥昔单抗、卡培他滨和放疗。细胞学诊断标本染色以进行Smad4(Dpc4)表达。中位总生存期 19.2 个月,患者合并 Smad4(Dpc4)表达的首要失败模式主要是局部,而不是远处失败[148]。目前正在进行局部疾病应用 EGFR 抑制剂的Ⅰ期和Ⅱ期临床试验评估。

VEGF 抑制剂通过结合到受体参与肿瘤血管发生、血管再生的途径阻断肿瘤生长。临床前试验数据表明 VEGF 抑制剂具有放疗增敏效应。然而,最初有前途的结果在转移病变应用中最终没有表现出化疗联合 VEGF 抗体的好处。在对吉西他滨联合贝伐单抗的Ⅱ期临床试验中,纳入了 52 例晚期胰腺癌患者,显示了 21%的反应率,中位无进展生存期为 5.4 个月,中位总生存期为 8.8 个月[149]。针对上述实证结果,一项Ⅲ期随机研究对比吉西他滨联合贝伐单抗治疗,对照安慰剂(癌症和白血病 B 组,CALGB-80303)已开始,未观察到 OS 和 PFS 的显著差异[150]。贝伐单抗联合放射治疗也被评价。放射治疗、卡培他滨和贝伐单抗的初始Ⅰ期研究掺入在局部晚期胰腺癌患者Ⅱ期研究设置(RTOG-0411)[151]。82 例患者应用吉西他滨(1000mg/m²)辅助化疗后进行可见肿瘤的放射治疗联合卡培他滨(825mg/m²)、贝伐单抗(5mg/kg,第 1、15、29 天)。中位生存时间和 1 年生存率分别为 11.9 个月和 47%。这些结果类似于前期局部晚期胰腺癌的 RTOG 试验[152]。另外的一个Ⅱ期临床试验评估了未切除肿瘤患者应用全剂量吉西他滨(1000mg/m²)、贝伐单抗(10mg/kg)联合放疗至 36Gy(2.4Gy 分割)和吉西他滨联合贝伐单抗维持治疗无疾病进展的应用证据。中位无进展生存期和总生存期分别为 9.9 个月和 11.8 个月[153]。放疗联合贝伐单抗的加入并没有带来比基于 5-FU 的 CRT 治疗结果的改善。

虽然靶向药物的疗效提高有限,但其他路径的治疗正在评估。胰腺细胞缺乏 BRCA 修复途径对多聚腺苷二磷酸核糖聚合酶(PARP)抑制剂敏感。PARP 抑制剂已在卵巢癌和乳腺癌中进行评价,反应率为 40%。PARP 抑制剂治疗胰腺癌的临床试验正在进行中[7]。其他治疗药物包括 Hedgehog 通路抑制剂、多激酶抑制剂(索拉非尼)和靶标为 v-src 肉瘤、γ-分泌酶、干细胞因子受体(c-kit)、富含半胱氨酸的酸性分泌蛋白、丝裂原活化蛋白激酶、间皮素、RAS、前列腺干细胞抗原、肿瘤坏死因子-α、Mucin-1、哺乳动物靶蛋白西罗莫司、肿瘤坏死因子超家族成员 10 和 1 型胰岛素样生长因子受体等正在评价[7,154]。

总结

胰腺癌的治疗仍然是肿瘤学上的一个挑战。尽管肿瘤评价和治疗的许多方面得到进展，包括术前评估、手术技术、围术期护理、全身治疗和放射治疗，可手术切除的胰腺癌患者的5年生存率仍约为20%。使用特殊的放射技术，可以提高肿瘤的局部控制，并允许安全剂量提升。即使有了这些技术，对于具有转移倾向的胰腺癌的生存获益仍不明确。治疗这一可怕疾病的全身治疗方法、治疗方法的最佳顺序、疾病的早期发现、新进展和新的治疗方案迫切需要改进。尽管针对目前治疗认识的局限性，但通过联合治疗获得症状缓解的患者可以达到很高的比例。生活质量应该被认为是这些患者的临床试验的护理和方案设计的一个最重要的终点。当患者的体力状态较差或很弱时，吉西他滨单药治疗代表了替代综合治疗合理的方案。通过正进行的对胰腺癌的异常生物学基础的探索，将有可能在长期生存上取得重要进步。

（韩大力 蒋力扬 译 韩大力 校）

部分参考文献

本章全部参考文献请登录网站：http://www.tsttpc.com/download_list.html

1. American Joint Committee on Cancer. *AJCC cancer staging manual.* New York: Springer-Verlag, 2010.
2. Siegel R, Naishadham D, Jemal A. Cancer statistics, 2012. *CA Cancer J Clin* 2012;62(1):10–29.
7. Vincent A, et al. Pancreatic cancer. *Lancet* 2011;378(9791):607–620.
13. Willett CG, et al. Locally advanced pancreatic cancer. *J Clin Oncol* 2005;23(20):4538–4544.
14. Kinney T. Evidence-based imaging of pancreatic malignancies. *Surg Clin North Am* 2010;90(2):235–249.
15. Karmazanovsky G, et al. Pancreatic head cancer: accuracy of CT in determination of resectability. *Abdom Imaging* 2005;30(4):488–500.
19. Hariharan D, et al. The role of laparoscopy and laparoscopic ultrasound in the preoperative staging of pancreatico-biliary cancers—a meta-analysis. *Eur J Surg Oncol* 2010;36(10):941–948.
21. Bipat S, et al. Ultrasonography, computed tomography and magnetic resonance imaging for diagnosis and determining resectability of pancreatic adenocarcinoma: a meta-analysis. *J Comput Assist Tomogr* 2005;29(4):438–445.
23. Lemke AJ, et al. Retrospective digital image fusion of multidetector CT and 18F-FDG PET: clinical value in pancreatic lesions—a prospective study with 104 patients. *J Nucl Med* 2004;45(8):1279–1286.
24. Sachelarie I, et al. Integrated PET-CT: evidence-based review of oncology indications. *Oncology (Williston Park)* 2005;19(4):481–490; discussion 490–492, 495–496.
26. Grassetto G, Rubello D. Role of FDG-PET/CT in diagnosis, staging, response to treatment, and prognosis of pancreatic cancer. *Am J Clin Oncol* 2011;34(2):111–114.
30. Whipple AO, Parsons WB, Mullins CR. Treatment of carcinoma of the ampulla of Vater. *Ann Surg* 1935;102(4):763–779.
33. Cameron JL, et al. One thousand consecutive pancreaticoduodenectomies. *Ann Surg* 2006;244(1):10–15.
43. Slidell MB, et al. Impact of total lymph node count and lymph node ratio on staging and survival after pancreatectomy for pancreatic adenocarcinoma: a large, population-based analysis. *Ann Surg Oncol* 2008;15(1):165–174.
46. Farnell MB, et al. A prospective randomized trial comparing standard pancreatoduodenectomy with pancreatoduodenectomy with extended lymphadenectomy in resectable pancreatic head adenocarcinoma. *Surgery* 2005;138(4):618–630.
49. Sohn TA, et al. Resected adenocarcinoma of the pancreas—616 patients: results, outcomes, and prognostic indicators. *J Gastrointest Surg* 2000;4(6):567–579.
52. Berger AC, et al. Postresection CA19-9 predicts overall survival in patients with pancreatic cancer treated with adjuvant chemoradiation: a prospective validation by RTOG 9704. *J Clin Oncol* 2008;26(36):5918–5922.
55. Iqbal N, et al. A comparison of pancreaticoduodenectomy with pylorus preserving pancreaticoduodenectomy: a meta-analysis of 2822 patients. *Eur J Surg Oncol* 2008;34(11):1237–1245.
58. Kooby DA, Chu CK. Laparoscopic management of pancreatic malignancies. *Surg Clin North Am* 2010;90(2):427–446.
66. Allema JH, et al. Prognostic factors for survival after pancreaticoduodenectomy for patients with carcinoma of the pancreatic head region. *Cancer* 1995;75(8):2069–2076.
67. Willett CG, et al. Resection margins in carcinoma of the head of the pancreas. Implications for radiation therapy. *Ann Surg* 1993;217(2):144–148.
68. Allema JH, et al. Results of pancreaticoduodenectomy for ampullary carcinoma and analysis of prognostic factors for survival. *Surgery* 1995;117(3):247–253.
73. Kalser MH, Ellenberg SS. Pancreatic cancer. Adjuvant combined radiation and chemotherapy following curative resection. *Arch Surg* 1985;120(8):899–903.
74. Further evidence of effective adjuvant combined radiation and chemotherapy following curative resection of pancreatic cancer. Gastrointestinal Tumor Study Group. *Cancer* 1987;59(12):2006–2010.
75. Klinkenbijl JH, et al. Adjuvant radiotherapy and 5-fluorouracil after curative resection of cancer of the pancreas and periampullary region: phase III trial of the EORTC gastrointestinal tract cancer cooperative group. *Ann Surg* 1999;230(6):776–784.
76. Smeenk HG, et al. Long-term survival and metastatic pattern of pancreatic and periampullary cancer after adjuvant chemoradiation or observation: long-term results of EORTC trial 40891. *Ann Surg* 2007;246(5):734–740.
78. Neoptolemos JP, et al. Adjuvant chemoradiotherapy and chemotherapy in resectable pancreatic cancer: a randomised controlled trial. *Lancet* 2001;358(9293):1576–1585.
79. Neoptolemos JP, et al. A randomized trial of chemoradiotherapy and chemotherapy after resection of pancreatic cancer. *N Engl J Med* 2004;350(12):1200–1210.
80. Oettle H, et al. Adjuvant chemotherapy with gemcitabine vs observation in patients undergoing curative-intent resection of pancreatic cancer: a randomized controlled trial. *JAMA* 2007;297(3):267–277.
81. Neuhaus P, et al. CONKO-001: final results of the randomized, prospective, multicenter phase III trial of adjuvant chemotherapy with gemcitabine versus observation in patients with resected pancreatic cancer (PC). *J Clin Oncol* 2008;26:(abstr LBA4504).
82. Ueno H, et al. A randomised phase III trial comparing gemcitabine with surgery-only in patients with resected pancreatic cancer: Japanese Study Group of Adjuvant Therapy for Pancreatic Cancer. *Br J Cancer* 2009;101(6):908–915.
83. Neoptolemos JP, et al. Adjuvant chemotherapy with fluorouracil plus folinic acid vs gemcitabine following pancreatic cancer resection: a randomized controlled trial. *JAMA* 2010;304(10):1073–1081.
84. Regine WF, et al. Fluorouracil vs gemcitabine chemotherapy before and after fluorouracil-based chemoradiation following resection of pancreatic adenocarcinoma: a randomized controlled trial. *JAMA* 2008;299(9):1019–1026.
85. Regine WF. Five-year results of the phase III intergroup trial (RTOG 97-04) of adjuvant pre- and postchemoradiation (CRT) 5-FU vs. gemcitabine (G) for resected pancreatic adenocarcinoma: implications for future international trial design. *Int J Radiat Oncol Biol Phys* 2009;75(3):S55–S56.
87. Abrams RA, et al. Failure to adhere to protocol specified radiation therapy guidelines was associated with decreased survival in RTOG 9704-A phase III trial of adjuvant chemotherapy and chemoradiotherapy for patients with resected adenocarcinoma of the pancreas. *Int J Radiat Oncol Biol Phys* 2012;82(2):809–816.
88. Corsini MM, et al. Adjuvant radiotherapy and chemotherapy for pancreatic carcinoma: the Mayo Clinic experience (1975–2005). *J Clin Oncol* 2008;26(21):3511–3516.
89. Herman JM, et al. Analysis of fluorouracil-based adjuvant chemotherapy and radiation after pancreaticoduodenectomy for ductal adenocarcinoma of the pancreas: results of a large, prospectively collected database at the Johns Hopkins Hospital. *J Clin Oncol* 2008;26(21):3503–3510.
90. Hsu CC, et al. Adjuvant chemoradiation for pancreatic adenocarcinoma: the Johns Hopkins Hospital–Mayo Clinic collaborative study. *Ann Surg Oncol* 2010;17(4):981–990.
91. Picozzi VJ, Kozarek RA, Traverso LW. Interferon-based adjuvant chemoradiation therapy after pancreaticoduodenectomy for pancreatic adenocarcinoma. *Am J Surg* 2003;185(5):476–480.
92. Picozzi VJ, et al. Multicenter phase II trial of adjuvant therapy for resected pancreatic cancer using cisplatin, 5-fluorouracil, and interferon-alfa-2b-based chemoradiation: ACOSOG trial Z05031. *Ann Oncol* 2011;22(2):348–354.
96. Evans DB, et al. Preoperative chemoradiation strategies for localized adenocarcinoma of the pancreas. *J Hepatobiliary Pancreat Surg* 1998;5(3):242–250.
97. Raut CP, et al. Neoadjuvant therapy for resectable pancreatic cancer. *Surg Oncol Clin North Am* 2004;13(4):639–661.
98. Wayne JD, et al. Localized adenocarcinoma of the pancreas: the rationale for preoperative chemoradiation. *Oncologist* 2002;7(1):34–45.
99. White RR, Tyler DS. Neoadjuvant therapy for pancreatic cancer: the Duke experience. *Surg Oncol Clin North Am* 2004;13(4):675–684.
100. Cheng TY, et al. Effect of neoadjuvant chemoradiation on operative mortality and morbidity for pancreaticoduodenectomy. *Ann Surg Oncol* 2006;13(1):66–74.
101. Evans DB, et al. Preoperative chemoradiation and pancreaticoduodenectomy for adenocarcinoma of the pancreas. *Arch Surg* 1992;127(11):1335–1339.
102. Pisters PW, et al. Rapid-fractionation preoperative chemoradiation, pancreaticoduodenectomy, and intraoperative radiation therapy for resectable pancreatic adenocarcinoma. *J Clin Oncol* 1998;16(12):3843–3850.
103. Pisters PW, et al. Preoperative paclitaxel and concurrent rapid-fractionation radiation for resectable pancreatic adenocarcinoma: toxicities, histologic response rates, and event-free outcome. *J Clin Oncol* 2002;20(10):2537–2544.
104. Le Scodan R, et al. Preoperative chemoradiation in potentially resectable pancreatic adenocarcinoma: feasibility, treatment effect evaluation and prognostic factors, analysis of the SFRO-FFCD 9704 trial and literature review. *Ann Oncol* 2009;20(8):1387–1396.
105. Evans DB, et al. Preoperative gemcitabine-based chemoradiation for patients with resectable adenocarcinoma of the pancreatic head. *J Clin Oncol* 2008;26(21):3496–3502.
106. Varadhachary GR, et al. Preoperative gemcitabine and cisplatin followed by gem-

citabine-based chemoradiation for resectable adenocarcinoma of the pancreatic head. *J Clin Oncol* 2008;26(21):3487–3495.
107. Stessin AM, Meyer JE, Sherr DL. Neoadjuvant radiation is associated with improved survival in patients with resectable pancreatic cancer: an analysis of data from the surveillance, epidemiology, and end results (SEER) registry. *Int J Radiat Oncol Biol Phys* 2008;72(4):1128–1133.
108. Brunner TB, et al. Primary resection versus neoadjuvant chemoradiation followed by resection for locally resectable or potentially resectable pancreatic carcinoma without distant metastasis. A multi-centre prospectively randomised phase II study of the Interdisciplinary Working Group Gastrointestinal Tumours (AIO, ARO, and CAO). *BMC Cancer* 2007;7:41.
111. Moertel CG, et al. Combined 5-fluorouracil and supervoltage radiation therapy of locally unresectable gastrointestinal cancer. *Lancet* 1969;2(7626):865–867.
112. Moertel CG, et al. Therapy of locally unresectable pancreatic carcinoma: a randomized comparison of high dose (6000 rads) radiation alone, moderate dose radiation (4000 rads + 5-fluorouracil), and high dose radiation +5-fluorouracil: the Gastrointestinal Tumor Study Group. *Cancer* 1981;48(8):1705–1710.
113. Cohen SJ, et al. A randomized phase III study of radiotherapy alone or with 5-fluorouracil and mitomycin-C in patients with locally advanced adenocarcinoma of the pancreas: Eastern Cooperative Oncology Group study E8282. *Int J Radiat Oncol Biol Phys* 2005;62(5):1345–1350.
114. Radiation therapy combined with Adriamycin or 5-fluorouracil for the treatment of locally unresectable pancreatic carcinoma. Gastrointestinal Tumor Study Group. *Cancer* 1985;56(11):2563–2568.
115. Li CP, et al. Concurrent chemoradiotherapy treatment of locally advanced pancreatic cancer: gemcitabine versus 5-fluorouracil, a randomized controlled study. *Int J Radiat Oncol Biol Phys* 2003;57(1):98–104.
116. Treatment of locally unresectable carcinoma of the pancreas: comparison of combined-modality therapy (chemotherapy plus radiotherapy) to chemotherapy alone. Gastrointestinal Tumor Study Group. *J Natl Cancer Inst* 1988;80(10):751–755.
117. Klaassen DJ, et al. Treatment of locally unresectable cancer of the stomach and pancreas: a randomized comparison of 5-fluorouracil alone with radiation plus concurrent and maintenance 5-fluorouracil—an Eastern Cooperative Oncology Group study. *J Clin Oncol* 1985;3(3):373–378.
118. Chauffert B, et al. Phase III trial comparing intensive induction chemoradiotherapy (60 Gy, infusional 5-FU and intermittent cisplatin) followed by maintenance gemcitabine with gemcitabine alone for locally advanced unresectable pancreatic cancer. Definitive results of the 2000-01 FFCD/SFRO study. *Ann Oncol* 2008;19(9):1592–1599.
119. Loehrer PJ Sr, et al. Gemcitabine alone versus gemcitabine plus radiotherapy in patients with locally advanced pancreatic cancer: an eastern cooperative oncology group trial. *J Clin Oncol* 2011;29(31):4105–4112.
120. Huguet F, et al. Impact of chemoradiotherapy after disease control with chemotherapy in locally advanced pancreatic adenocarcinoma in GERCOR phase II and III studies. *J Clin Oncol* 2007;25(3):326–331.
121. Gillen S, et al. Preoperative/neoadjuvant therapy in pancreatic cancer: a systematic review and meta-analysis of response and resection percentages. *PLoS Med* 2010;7(4):e1000267.
122. Massucco P, et al. Pancreatic resections after chemoradiotherapy for locally advanced ductal adenocarcinoma: analysis of perioperative outcome and survival. *Ann Surg Oncol* 2006;13(9):1201–1208.
123. Greer SE, et al. Effect of neoadjuvant therapy on local recurrence after resection of pancreatic adenocarcinoma. *J Am Coll Surg* 2008;206(3):451–457.
124. Katz MH, et al. Borderline resectable pancreatic cancer: the importance of this emerging stage of disease. *J Am Coll Surg* 2008;206(5):833–848.
125. Chun YS, et al. Defining venous involvement in borderline resectable pancreatic cancer. *Ann Surg Oncol* 2010;17(11):2832–2838.
126. Stokes JB, et al. Preoperative capecitabine and concurrent radiation for borderline resectable pancreatic cancer. *Ann Surg Oncol* 2011;18(3):619–627.
127. Landry J, et al. Randomized phase II study of gemcitabine plus radiotherapy versus gemcitabine, 5-fluorouracil, and cisplatin followed by radiotherapy and 5-fluorouracil for patients with locally advanced, potentially resectable pancreatic adenocarcinoma. *J Surg Oncol* 2010;101(7):587–592.
128. Roldan GE, et al. External beam versus intraoperative and external beam irradiation for locally advanced pancreatic cancer. *Cancer* 1988;61(6):1110–1116.
134. Ogawa K, et al. Intraoperative radiotherapy for unresectable pancreatic cancer: a multi-institutional retrospective analysis of 144 patients. *Int J Radiat Oncol Biol Phys* 2011;80(1):111–118.
135. Willett CG, et al. Long-term results of intraoperative electron beam irradiation (IOERT) for patients with unresectable pancreatic cancer. *Ann Surg* 2005;241(2):295–299.
136. Ben-Josef E, et al. Intensity-modulated radiotherapy (IMRT) and concurrent capecitabine for pancreatic cancer. *Int J Radiat Oncol Biol Phys* 2004;59(2):454–459.
137. Milano MT, et al. Intensity-modulated radiotherapy in treatment of pancreatic and bile duct malignancies: toxicity and clinical outcome. *Int J Radiat Oncol Biol Phys* 2004;59(2):445–453.
138. Yovino S, et al. Intensity-modulated radiation therapy significantly improves acute gastrointestinal toxicity in pancreatic and ampullary cancers. *Int J Radiat Oncol Biol Phys* 2011;79(1):158–162.
139. Rwigema JC, et al. Stereotactic body radiotherapy in the treatment of advanced adenocarcinoma of the pancreas. *Am J Clin Oncol* 2011;34(1):63–69.
140. Chang DT, et al. Stereotactic radiotherapy for unresectable adenocarcinoma of the pancreas. *Cancer* 2009;115(3):665–672.
145. Moore MJ, et al. Erlotinib plus gemcitabine compared with gemcitabine alone in patients with advanced pancreatic cancer: a phase III trial of the National Cancer Institute of Canada Clinical Trials group. *J Clin Oncol* 2007;25(15):1960–1966.
146. Bonner JA, et al. Radiotherapy plus cetuximab for locoregionally advanced head and neck cancer: 5-year survival data from a phase 3 randomised trial, and relation between cetuximab-induced rash and survival. *Lancet Oncol* 2010;11(1):21–28.
147. Philip PA, et al. Phase III study comparing gemcitabine plus cetuximab versus gemcitabine in patients with advanced pancreatic adenocarcinoma: Southwest Oncology Group-directed intergroup trial S0205. *J Clin Oncol* 2010;28(22):3605–3610.
148. Crane CH, et al. Phase II trial of cetuximab, gemcitabine, and oxaliplatin followed by chemoradiation with cetuximab for locally advanced (T4) pancreatic adenocarcinoma: correlation of Smad4(Dpc4) immunostaining with pattern of disease progression. *J Clin Oncol* 2011;29(22):3037–3043.
149. Kindler HL, et al. Phase II trial of bevacizumab plus gemcitabine in patients with advanced pancreatic cancer. *J Clin Oncol* 2005;23(31):8033–8040.
150. Kindler HL, et al. Gemcitabine plus bevacizumab compared with gemcitabine plus placebo in patients with advanced pancreatic cancer: phase III trial of the Cancer and Leukemia Group B (CALGB 80303). *J Clin Oncol* 2010;28(22):3617–3622.
152. Crane CH, et al. Phase II study of bevacizumab with concurrent capecitabine and radiation followed by maintenance gemcitabine and bevacizumab for locally advanced pancreatic cancer: Radiation Therapy Oncology Group RTOG 0411. *J Clin Oncol* 2009;27(25):4096–4102.
153. Small W Jr, et al. Phase II trial of full-dose gemcitabine and bevacizumab in combination with attenuated three-dimensional conformal radiotherapy in patients with localized pancreatic cancer. *Int J Radiat Oncol Biol Phys* 2011;80(2):476–482.
154. Hidalgo M. Pancreatic cancer. *N Engl J Med* 2010;362(17):1605–1617.
159. Phase II studies of drug combinations in advanced pancreatic carcinoma: fluorouracil plus doxorubicin plus mitomycin C and two regimens of streptozotocin plus mitomycin C plus fluorouracil. The Gastrointestinal Tumor Study Group. *J Clin Oncol* 1986;4(12):1794–1798.

随机试验显示在高危患者中行随访对生存获益[29,30]。但是考虑到花费问题，一些学者质疑对HCC的随访是否应当依赖于疾病的患病率以及所在国家的医疗资源情况[30]。根据美国肝脏病研究协会的实践指南,如果丙型肝炎患者的预期HCC年发病风险高于1.5%、乙型肝炎患者高于0.2%,定期随访是经济有效的。乙型肝炎病毒、丙型肝炎病毒以及自身免疫性肝炎患者可行定期随访。根据美国肝脏病研究协会的推荐,定期随访包括以下内容：

1.HCC的定期随访需要基于超声检查。

2.由于AFP针对有效随访以及诊断缺乏足够的敏感性和特异性,所以单纯AFP检查不能用于筛查。

3.随访间隔应为6~12个月。

4.对于HCC高危的患者,检查间隔也不必缩短[31,32]。

临床表现

HCC在早期是无症状的,通常由于筛查发现AFP升高或超声检查发现,或者在其他疾病比如慢性肝病的检查中发现[33]。甚至到了晚期,有些患者仍然无症状。患者的症状通常是慢性肝炎和肝硬化的表现。临床的症状包括四肢乏力、食欲不振、腹水、黄疸、上消化道出血、脾大、腹壁静脉曲张、肝掌、男子乳房女性型、睾丸萎缩、下肢水肿和体重减轻。肿瘤相关的症状包括上腹部可触及包块(肝大)、急性疼痛(肿瘤破裂出血)、右上腹钝痛、腹胀、低热、梗阻性黄疸和脾大[34]。少数患者早期出现肝外转移,如肺、骨、肾上腺、胰腺和颈部淋巴结[35]。

诊断性检查

对于可疑HCC的患者,既往病史常包括肝炎、黄疸、输血、静脉用药、黄曲霉毒素接触等。家族史中包括肝炎、血色素沉着症也是重要信息[36]。关于酗酒史以及是否从事接触致癌因子的工作经历也是很有用的。体格检查应该包括寻找潜在的肝病征象,例如,黄疸、腹水、踝部水肿、前胸壁蜘蛛痣、肝掌、脾大、腹围增加、体重减轻。腹部检查包括肝脏大小、有无包块、触痛、腹部杂音。

血液检查包括HBV、HCV和AFP的血清学检查。如果HBV或HCV阳性，应有HBV DNA或者HCV RNA定量数据[37]。肝脏储备功能的评估包括凝血酶原时间、活化部分凝血激酶时间和人血白蛋白。血小板、红细胞和白细胞计数也应该检查,以确定是否合并肝硬化引起的门静脉高压和脾功能亢进。治疗前靛氰绿试验(ICG)的15分钟滞留率对于确定可否切除或能否可行放疗是非常有用的[38]。在肝病(如肝硬化或慢性病毒性肝炎)患者中,鉴别诊断应当考虑HCC。在肝炎或肝硬化的患者中，任何不是血管瘤的实性小结节，除非有证据表明为其他疾病，否则应考虑为HCC[39]。2005年美国肝脏病研究协会建议的诊断HCC非侵入性标准为:在硬化的肝内有>2cm的结节中,血清AFP>200ng/mL,或在动态成像中有典型的增强图像(即动脉期强化,以及门静脉期或延迟期造影剂洗脱)[32]。美国肝脏病研究协会进一步验证了一种单一动态技术的诊断准确性,该技术应用于慢性乙型肝炎或任何病因所致的肝硬化患者,能够显示动脉期高摄取,静脉延迟期“洗脱”[31]。但是对于计划进行非手术治疗的HCC患者,仍然推荐行组织学诊断[40]。对于手术患者,令人担心的是活组织检查或细针抽吸活检可能引起肿瘤播散[40]。文献报道,播散的可能性为1.6%~5%[41-43]。对有凝血障碍或有大量腹水的患者,活组织检查或细针抽吸活检是禁忌。在我们研究机构,常规在超声引导下行细针抽吸活检细胞学检查[44]。如果细针抽吸活检的细胞学检查不能确定诊断,患者还要做肿块的组织芯活检。同轴插管被用在细针抽吸活检和组织芯活检,以减少沿针道播散的机会[45]。患者肝脏出现的小结节，从分化良好的恶性肿瘤到良性疾病都有可能,所以应当考虑应用超声引导下的细针活组织检查[46]。超声、CT、MRI是评估肝脏肿瘤最常用的方法。超声检查通常用作筛查工具,小肿瘤经常是低回声的。随着肿瘤生长,回声图形变成等回声或高回声,很难将HCC同周围肝脏区分开[47]。对于直径<1cm的结节应该间隔3个月再次超声检查。对于直径>1cm的硬化肝脏结节,应当进一步使用四相动态CT检查。如果四相动态CT不能诊断HCC,应当使用对比增强MRI或活检。由于对比增强超声针对胆管癌患者存在假阳性率,因此在诊断HCC时不推荐使用对比增强超声[31]。肝外转移在早期不是很常见,主要发生在T4期的患者。最常见的转移部位是肺、腹部淋巴结和骨[48]。不推荐对早期HCC患者常规进行针对转移灶的检查。

分期

由于肝功能也对预后有影响，所以HCC患者的预后是比较复杂的。以下几个方面是决定生存率的重要因素:严重的潜在肝病、肿瘤的大小和数量、血管受侵、局部淋巴结转移、远处转移。目前对于使用何种肝癌分期系统尚无全球共识。然而，大多数 HCC 治疗的试验选择巴塞罗那临床肝癌分期（表 60.1），使其成为事实上的参考分期系统[31]。其他常用的分期系统为美国癌症研究联合会的 TNM（原发灶、淋巴结、远处转移）分期[49]、Okuda 分期[50]和意大利肝癌项目评分系统[46]。

病理类型

肝脏恶性肿瘤的组织学分类包括 HCC（传统型）、HCC（纤维板层变异型）、胆管癌（肝内胆管癌）、混合型肝癌、未分化癌和肝母细胞瘤。纤维板层变异型 HCC 相对预后较好。它好发于青少年和年轻人，与传统 HCC 相比通常是无痛的临床过程[51]。肝母细胞瘤最容易发生在幼儿（中位年龄为 13~16 个月），通常就诊时已是晚期[52,53]。

治疗原则

HCC 一般为多中心疾病，特别是 HCV 相关的 HCC。多中心疾病的发生率在 HCV 相关的 HCC 中达到 53.3%，明显高于非 HCV 相关 HCC，后者为 7.7%（$P<0.05$）[54]。随着慢性肝病和肝硬化的进展，多中心发生的风险增加[55,56]。虽然与 HCV 相关的 HCC 相比，这种多发的肿瘤很少发生于 HBV 相关的 HCC，在持续的 HbeAg 阳性和高浓度 HBV DNA 的患者中，肝内复发的概率明显增加[57]。尽管观察到这些结果，但目前 HCC 主要的治疗方法仍然是外科手术切除。然而，大多数患者由于肿瘤累及的范围较广或者有潜在的肝功能障碍，不适宜外科手术。其他几个治疗方法也是有效的，包括肝移植、射频消融（RFA）、经皮乙醇或者醋酸消融、经导管动脉化疗栓塞（TACE）、冷冻消融、放射治疗和全身化疗。

手术切除

手术切除是疾病获得长期控制的有效方法。手术切除的主要限制因素是肝功能。对于病毒相关的 HCC，肝脏肿瘤的切除范围主要取决于术后残留肝脏的功能储备。以前，手术患者的筛选是基于 Child-Pugh 分级（表 60.2），但现在认为是不合理的。许多日本和其他亚洲的学者更信赖 ICG 滞留试验[57]。在欧洲和美国，选择手术的最佳方法是根据临床评估或者肝静脉导管判断是否有门脉高压[58]。当血小板计数低于 100 000/mm^3，同时伴有明显脾大时，临床高度怀疑有门脉高压。外科手术的目的是切除肉眼可见的肿瘤及其周围 1~2cm 的正常肝脏组织。然而，如今的切除后 5 年生存率可超过 50%。

肝移植

许多患者因为潜在的肝脏功能异常而不适合切除手术。肝移植手段的引入为这些患者提供了另一种替代治疗方法。根据米兰的研究以及其他一些研究，肝移植也是 HCC 患者的有效选择[59]。肝移植患者的选择标准是：单发肿瘤直径<5cm，或最多 3 个直径<3cm 的多发肿瘤。严格应用这些选择标准，能得到很好的疗效，3~4 年的生存率达 75%~85%，无复发生存率达 83%~92%[59-61]。肝移植后复发的危险因素包括肿瘤大小、肿瘤数目、血管受侵、持久 HBV 感染[61-63]。异体肝移植的主要缺点是不可预知性、有可能长时间等待供体器官[63]。可以为 HCC 提供活体供体移植，如果供体器官等待时间太长，以致肿瘤可能进展至排除在等待名单之外。

经皮消融

早期 HCC 不适合行切除手术或移植术的患者，

表 60.1 巴塞罗那临床肝癌分期之肝细胞癌

BCLC 分期	ECOG 评分	肿瘤特点	肝功能
0	0	单发结节<2cm	Child-Pugh A
A	0	单发或 3 个结节<3cm	Child-Pugh A~B
B	0	多发结节	Child-Pugh A~B
C	1~2	肝门浸润、N1、M1	Child-Pugh A~B
D	3~4	–	Child-Pugh C

BCLC，巴塞罗那临床肝癌；ECOG，东部肿瘤协作组；N，淋巴结类别；M，转移类别。

表 60.2 肝硬化分级系统：Child-Pugh 评分

评分	胆红素（mg/dL）	白蛋白（g/dL）	凝血酶原时间（秒）	肝性脑病（分级）	腹水
1	<2	>3.5	<4	无	无
2	2~3	2.8~3.5	4~6	1~2	轻度（可测量）
3	>3	<2.8	>6	3~4	重度（紧张）
Child-pugh 分级：A，5~6；B，7~9；C，>9					

根据腹水的程度、血清胆红素和白蛋白浓度、凝血酶原时间、肝性脑病修订的肝病程度进行 Child-Pugh 分级。

可以选择经皮消融术[64,65]。肿瘤细胞损毁可以通过以下方法：注射化学药品（乙醇、醋酸）或改变温度（射频、微波、激光、冷冻）。乙醇注射对小 HCC 非常有效。它能使直径<2cm 的肿瘤坏死率达 90%~100%，但是对于直径>3cm 的肿瘤，坏死率减少到 50%[66-68]。

RFA 是指对病变局部应用射频热能。RFA 适合于不能行根治性治疗且病变局限于肝脏的 HCC 患者；直径<4cm 的单个肿瘤患者的治疗结果最佳。对于直径>2cm 的肿瘤疗效优于乙醇注射。随机对照研究显示，相较乙醇注射，RFA 有更好的局部控制率和生存率[69-72]。

经导管动脉化学栓塞

HCC 血供丰富，大部分由肝及相邻动脉供血，随着病情进展，有着很强的新生血管活性。此特点为疾病的放射学诊断提供病理基础，也使动脉栓塞成为治疗手段。TACE 为通过肿瘤动脉选择性注射化疗剂，然后用碘油（一种碘化油性造影剂）对肿瘤动脉进行动脉内栓塞。对于不能切除的 HCC，虽然两项随机对照研究未能显示相对于保守治疗有更高的生存率[73,74]，但近年来更多前瞻性随机研究文献显示，TACE 对生存率有积极的作用[75]。作为姑息治疗，TACE 已经被认为是不能切除 HCC 患者的标准治疗，而且能够有选择的应用于不同部位的肿瘤，根据需要可反复应用[1,76]。

放射治疗

HCC 是放射敏感的肿瘤[38]。放疗的主要障碍是肿瘤周围的正常肝脏放射耐受性差以及肿瘤定位的困难[77,78]。近年来随着放射野理念和技术的进展，例如 IMRT、IGRT 和 SBRT，能使放射剂量分布紧紧包住肿瘤或靶区轮廓，同时使正常肝脏组织减少高剂量照射，有可能显著改善放疗的疗效[79,80]。对于病变局限于肝脏的患者，采用适形放疗伴或不伴 TACE，局部控制率达 40%~90%，中位生存期为 10~25 个月[81]。适形放疗的适应证包括：不能切除的 HCC 大肿瘤、缓解门静脉栓塞和梗阻性黄疸、TACE 失败后的补救、结合 TACE、结合经皮消融[38,82,83]。TACE 结合适形放疗在不可切除的 HCC 大肿瘤中的应用还没有被随机试验证实。

放射剂量

肿瘤放疗的有效率以及 HCC 患者的生存率都与放疗的剂量有关[82,84]。对于不能切除的 HCC，放疗剂量为 21Gy，分 7 次时，部分缓解率为 18%~23%，如果剂量达到 33Gy 时，部分缓解率增加到 48%[85,86]。Seong 等[87]报道了 27 例经 TACE 失败的 HCC 患者，接受平均剂量（51.8±7.9）Gy 的照射后，观察到客观有效率达 67%。Dawson 等[84]观察到对不能切除的肝胆管癌，接受>70Gy 的高剂量照射患者有更好的中位生存期（>16.4 个月）。放射剂量越高，肿瘤的反应率越高（表 60.3）。

应注意 HBV 相关的 HCC，局部放射治疗可能通过 HBV 的活化而使肝功能恶化，因此应该考虑应用预防性抗 HBV 治疗。

放疗体积

虽然放射剂量越高疗效越好，但是 HCC 患者通常合并肝硬化，制约了剂量无限的提高。已发表的文献显示，部分肝脏能够接受高剂量的 3D-CRT 放疗，同时并发症可以接受。McGinn 等[88]提出了肝内恶性肿瘤的正常组织并发症概率（NTCP）。他们根据 NTCP 模型设计了一个方案，每例患者接受最大的可能剂量照射，会有 10%的放射性肝病风险。平均剂量为（56.6±2.31）Gy（范围：40.5~81Gy），并发症的发生率为 4.8%（95%可信区间：0~23.8%），与基于 NTCP 模型计算的 8.8%的预测值无明显差异。然而，该模型只是在肝功能相对正常的患者身上产生，而且在 21 例被研究人

表 60.3 放疗伴或不伴化疗治疗不能切除的肝细胞癌

研究	患者例数	放射剂量（Gy）	化疗	有效率（%）
Stillwagon 等[86]（RTOG）	135	21，3qd	合用 ADR，5-FU	22
Order 等[85]（RTOG）	105	21，3qd+I^{131}10~12×2 疗程	合用 ADR 和 5-FU	48
Seong 等[87]	27	51.8（平均），1.8qd	无	67
Dawson 等[84]	25	58.5（中位数），1.5bid	合并 HAI 氟尿嘧啶脱氧核苷	68

RTOG，放疗肿瘤研究组；qd，每天；ADR，阿霉素；5-FU，5-氟尿嘧啶；bid，每天 2 次；HAI，肝动脉输注。

群中只有 4 例患有 HCC。肝功能受损患者的 NTCP 模型需要重新评估[89]。

多变量分析表明,肝硬化的严重程度是放射性肝病的唯一独立预测因子。对于 Child-Pugh A 级的肝硬化患者,肝的放射耐受性是全肝平均剂量 23Gy[90]。这些作者还提出了正常肝脏照射的剂量-体积直方图,超过 10Gy、20Gy、30Gy 和 40Gy 的肝脏受照射体积应当分别小于 68%、49%、28%和 20%。

ICG 滞留可以用于指导 HCC 的治疗。对于胆红素正常而没有腹水的 HCC 患者,如果 ICG 15 分钟滞留率(ICG 15)是正常的,切除体积可以是三段切除或二段切除;如果 ICG 15 是 10%~19%,切除体积可以是左叶切除或者右叶单独的段切除;如果 ICG 15 是 20%~29%,只能作次全段切除;如果 ICG 15 是 30%~39%,切除只能在少数肝脏区域进行[91]。因此,作者提出用 ICG 滞留试验作为 3D-CRT 治疗肝功能损伤患者的治疗指南(表 60.4 和表 60.5)。作者建议对于肝硬化 Child-Pugh C 级或者 ICG 滞留时间延长的患者,不要进行放疗,除非只有非常少的肝脏包括在放射野内[38]。

由于计划系统和直线加速器的发展,SBRT 可以作为治疗肝内病变的选择。但是不同剂量的大分割的正常组织耐受性存在差异。有许多回顾性试验研究 SBRT 的肝耐受量,但没有形成普遍共识。Son 等[96]报道,如果要降低肝功能恶化的风险,至少 800mL 的正常肝脏须接受<18Gy 的总剂量。对于十二指肠或胃附近的病变,Mahadevan 等[97]发现,总剂量 24~36Gy(取决于与十二指肠和胃的距离),分 3 次照射,副作用可接受。

表 60.4 HCC 的放疗指南

	ICG(Gy)		
肝脏的非肿瘤部分	≤10%	10.1%~20%	20.1%~30%
<1/3	40(Gy)	不 RT	不 RT
1/3~1/2	50(Gy)	40(Gy)	不 RT
>1/2	60(Gy)	50(Gy)	40(Gy)

ICG,靛氰绿实验;RT,放疗。

From Cheng SH, Lin YM, Chuang VP, et al. A pilot study of three-dimensional conformal radiotherapy in unresectable hepatocellular carcinoma. *J Gastroenterol Hepatol* 1999;14:1025-1033.

照射野的设计

适形放疗的目的是精确地照射肿瘤,同时减少周围正常组织的损伤。呼吸运动是分次照射时最大的体内器官移动。Aruga 等[98]利用上腹部照射时平静呼气相和平静吸气相的 CT 影像来研究器官移动,发现在两个呼吸相之间的肿瘤位移,变化范围为 2.6~23.7mm,其中横向移动 0.4~5.9mm,纵向移动 2.2~24.5mm,垂直方向移动 0.2~11.7mm。呼吸门控或者屏气照射可克服照射时呼吸引起移动的问题[99]。一般来说,放射野边界的靶区外放,侧向 6~9mm,垂直方向 9~12mm,向上 10mm,向下 19~21mm[100,101]。为了减少这种影响,目前呼吸门控系统、呼吸移动的跟踪以及前面提到的 IGRT 都正在研究中[102]。

急性和晚期并发症

放疗损伤中有剂量限制的组织包括肝脏、胃、十二指肠、小肠和肾。急性并发症包括四肢无力、肝功能暂时升高、恶心和呕吐(主要发生在肝左叶肿瘤)、发热和各类血细胞减少[38,87]。亚急性和晚期并发症包括肝衰竭、放射性肺炎、胃肠道出血(特别是肿瘤位于肝右叶下段和放疗剂量>50Gy)[38,103]。肝衰竭可以通过患者的选择和谨慎的治疗计划避免。

TACE结合局部放疗的结果

对于直径>5cm 的 HCC,单独应用 TACE 很难达

表 60.5 放疗结合 TACE 治疗不能切除的肝细胞癌

研究	患者例数	平均肿瘤大小(cm)	治疗	3 年总生存率(%)	中位生存期(月)
Guo 和 Yu[92]	107	10.2	TACE-RT	28	18
Cheng 等[38]	17	8.6	TACE-RT-TACE	58(2 年)	>24
Yasuda 等[93]	44	3~8	TAE-RT	81	不可用
Seong 等[103]	50	8.3	TACE-RT	43	17
Wu 等[95]	94	10.7	TACE-RT	26	25

TACE,经导管动脉化学栓塞;RT,放射治疗。

到病理上的完全缓解，特别是肿瘤的边缘区域[104,105]。理论上必须加入其他治疗方法以消灭残留肿瘤。TACE 结合适形放疗在大肿瘤 HCC 的治疗中取得了较好的结果(表 60.5)。Guo 和 Yu[92]报告了 107 例不能手术的大肿瘤 HCC 患者，在 TACE 后增加外照射放疗。肿瘤的最大直径为 5~18cm，中位随访 24 个月后，3 年及 5 年累积生存率分别为 28.4%和 15.8%，中位生存期为 18 个月。Cheng 等[33]报告了 17 例不能手术切除的 HCC 患者，TACE 结合适形放疗，肿瘤平均大小为 8.6cm(3.7~18cm)，2 年总生存率为 58%，局部肿瘤无进展率为 83%。中位随访 24 个月后，中位生存期尚未达到，17 例患者中有 4 例仍无肿瘤进展(图 60.2)。

另一研究应用 TACE 结合放疗治疗 50 例不能切除的 HCC 患者，部分有效率为 66%，3 年生存率为 43%[103]。Wu 等[95]报道了 94 例 HCC 患者，接受了 3D-CRT 结合 TACE 的治疗，有效率为 90.5%。1、2、3 年的总生存率分别为 93.6%、53.8%、26.0%，中位生存期为 25 个月。

门静脉分支血栓形成的患者可从联合治疗中受益。Tazawa 等[106]报道了 19 例接受了 TACE 联合 3D-CRT 治疗的门静脉第一分支血栓患者。11 例患者(58%)有客观缓解，1 年生存率为 41%(8 例患者)。虽然目前还不知道 TACE 结合适形放疗是否优于单独 TACE，但这些研究结果提示，对于不能切除的大肿瘤 HCC 患者，联合治疗是新的有希望的治疗模式，值得进一步研究。

化疗

在临床实践中全身化疗对 HCC 的价值有限，因为只有小部分患者不得不以付出严重的毒性为代价，才能获得显著受益[107]。一般来说，细胞毒疗法应该应用于医学上适合的、有足够肝功能储备的患者，最好在临床试验中应用。对于晚期肝病和预期生存期较短的患者，务必考虑化疗方案的副作用。

最近有几种新药已经进行临床试验。很有希望的药物之一是吉西他滨，其毒性较低，但是对于晚期

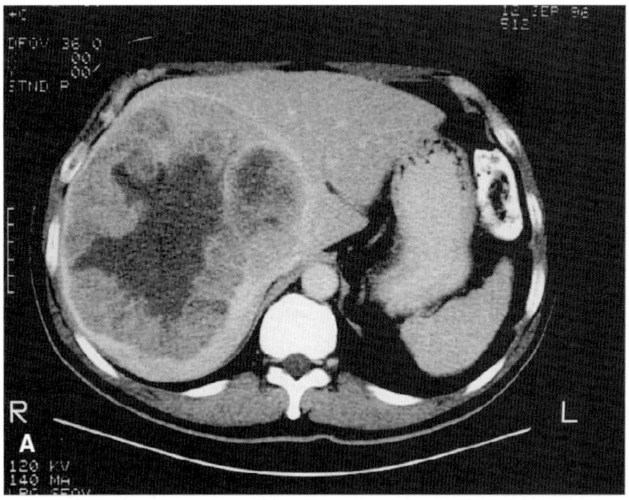

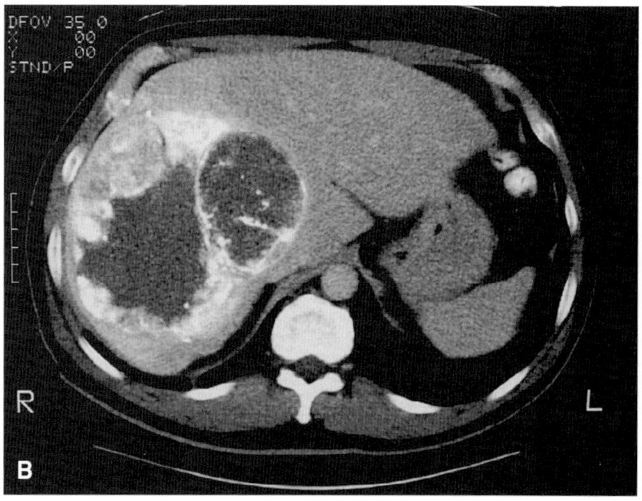

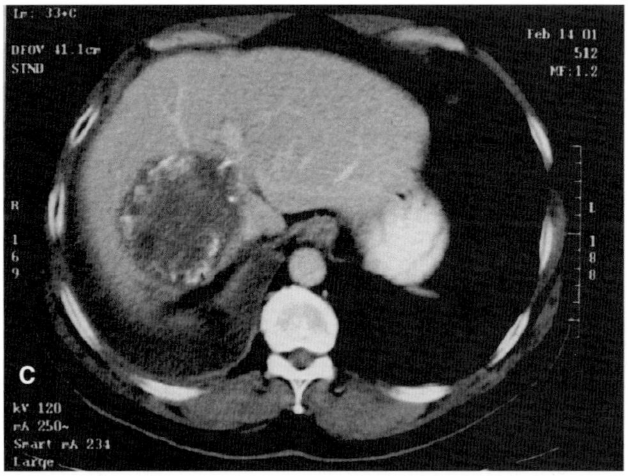

图 60.2 (A)患者男，55 岁，乙肝病毒感染后，肝右叶发生大肿瘤 HCC，肿瘤大小为 12cm×15cm×15cm，AFP 为 901ng/mL。(B)1 个疗程 TACE 后，AFP 降到 150ng/mL，3 个月后上升到 440ng/mL，第二疗程 TACE 后进行了 3D-CRT，该图是第二疗程 TACE 后，显示在主要肿块的周边地带仍有肿瘤活性。(C)首次治疗 4 年 4 个月后，CT 显示在肝脏右叶有 1 个非强化肿瘤，放疗完成后 AFP<10ng/mL。

HCC 患者，其抗肿瘤活性仍然处于边缘地位：有效率 18%，持续有效时间 35 周[108]。联合化疗方案已显示较好的疗效。Leung 等[109]报告了 50 例患者，应用顺铂、阿霉素、5-FU、α-干扰素的静脉化疗方案，部分缓解率为 26%(13/50)，4 例患者达到病理学完全缓解。Louafi 等[110]报道了应用吉西他滨和奥沙利铂治疗的 34 例晚期 HCC 患者。疾病控制率为 76%。中位无进展生存期和总生存期分别为 6.3 个月和 11.5 个月。

分子靶向治疗

近年来分子生物学的发展，揭示了许多细胞因子的结构和功能，生物治疗的抗肿瘤机制与这些细胞因子有很大的关系。沙利度胺，以前是一种与胎儿畸形有关的镇静剂，在治疗 HCC 上有一定的价值[111,112]。针对表皮生长因子受体和血管内皮生长因子的分子靶向治疗，已表现出抑制 HCC 肿瘤生长的潜力[113]。索拉菲尼的随机试验显示了中位总生存时间(10.7 个月对 7.9 个月)和中位影像学进展时间(5.5 个月对 2.8 个月)具有统计学意义[114]。

区域失败和死亡原因

HCC 治疗后的生存率取决于临床分期和肝脏功能。对于可切除的 HCC 进行肝部分切除术，5 年生存率Ⅰ期患者为 50%~73%，Ⅱ期患者为 30%~56%，Ⅲ期患者为 10%~29%，Ⅳ期患者约为 10%[115,116]。不能切除的 HCC 患者 5 年生存率通常<10%[117]。切除之后的主要失败原因是肝内肿瘤复发，单独 TACE 的患者亦是如此。近些年随着肝内疾病局部治疗的进步，晚期 HCC 肝外转移更加常见[118,119]。

未来研究

HCC 的总治疗效果还不能令人满意，失败的主要原因是肝内复发。将来的努力方向应该通过在高发区预防接种，预防 HBV 和 HCV 感染，或许还包括对已经感染者和持续携带者进行个体化的化学预防。其他的方法包括对高危人群的早期诊断，以及手术切除后有效辅助治疗的发展。

胆管系统肿瘤

胆管系统肿瘤包括胆囊、胆管和 Vater 壶腹发生的肿瘤。因为这些肿瘤一经发现大多数已经为局部晚期，所以有较高的死亡率。胆囊癌是最常见的胆管系统肿瘤，占 2/3，其余 1/3 是胆管癌[120]。胆管癌通常指起源于胆管上皮细胞的肿瘤，包括肝内胆管、肝门部胆管和远端的肝外胆管。目前，所有可以探查到的胆管系统肿瘤，通过外科切除可以改善长期生存率。对于不能切除的肿瘤，治疗的目的在于缓解症状，如梗阻性黄疸、胆道感染、疼痛和腹水。

胆管癌

局部解剖学

胆管起源于肝脏，左右肝内胆管汇合成肝总管，在胆囊管的起点，变成胆总管。胆囊排出胆汁经胆囊管引流到胆总管。胆囊位于肝的下面。

沿着胆管的黏膜下层，有丰富的淋巴管网。胆管系统的初级淋巴管，引流到胆总管周围、门静脉周围、肝十二指肠韧带、肝总动脉和胰十二指肠的各组淋巴结区[80,121,122]。

流行病学和危险因素

胆管癌在发达国家是一种罕见肿瘤，美国每年 2000~3000 例。然而，在发展中国家的某些特定地区，其是最常见的肿瘤之一，例如在泰国东北部的发病率高达 87/100 000[123]。全球范围内胆管癌约占原发性肝癌的 15%，但是不同地区的比例不同：在西方国家中约为 20%，亚洲国家<10%，泰国北部高达 90%[64,124]。

目前已经证明，许多危险因素在胆管癌的发生发展过程中起到了重要作用，最主要的就是胆道上皮组织遭受长期的慢性炎症和慢性损伤[125]。在西方国家主要的危险因素就是原发硬化性胆管炎，这种疾病常常伴有慢性炎性肠病，特别是溃疡性结肠炎[126]。原发硬化性胆管炎、溃疡性结肠炎同时伴有结肠赘生物的患者，相对于没有结肠赘生物的患者，发生胆管癌的危险性更高[127]。日本和美国的研究显示慢性丙型肝炎感染能够增加肝内胆管癌的发病率，优势比为 4~17[128,129]。在亚洲，胆道系统的慢性感染和肝吸虫(例如华支睾吸虫和麝猫后睾吸虫)侵袭，都与胆管癌和肝内胆管结石病有关[123]。肝内胆管结石病本身也是胆管癌的危险因子，5%~10%肝内结石的患者最终发展成为肝内胆管结石病[130,131]。此外，合并肝吸虫侵袭和亚硝胺暴露，可以解释胆管癌在泰国东北部非常高的发病率[132]。其他的危险因素很罕见，包括胆道系统先天性的纤维息肉病，例如胆总管的囊肿和 Caroli 病(肝内胆管囊性扩张)[133]。最近30年来,在日本、美国和英国观察到肝内胆管癌的发病率和死亡率都有所增加[14,134,135]。在美国,年龄调整死亡率从1973的0.07/100 000,增加到1997年的0.69/100 000,估计每年死亡率的增加达9.44%。由于影像诊断学的进展、影像引导活检的应用、内镜逆行胰胆管造影术(ERCP)应用的增加,能够较好地发现和诊断出该病,但不能完全解释这种现象[135,136]。

诊断

胆管系统肿瘤最常见的表现是由胆管梗阻引起的症状,包括无痛性黄疸、白陶土样便、茶色尿和瘙痒。其他的症状包括腹痛、发热、全身不适、腹部膨隆、胀满、食欲不振和体重减轻。胆管癌可以分为三组:①肝内胆管癌;②肝门胆管癌;③远段胆管癌。三组的发病年龄相似,均为60~65岁[137]。远段胆管癌的患者通常出现黄疸和茶色尿。肝内胆管癌的患者可能较少出现黄疸,更多的是表现出腹部症状。

目前尚无可靠的筛选方法,对于高危患者,如原发硬化性胆管炎和肝内胆管结石病,早期诊断几乎不可能[138]。一些患者是因为在血液筛查时发现碱性磷酸酶和γ-谷氨酰转肽酶升高才被诊断的。超声和CT是评价胆管系统肿瘤最基本的检查(表60.6)。进一步的检查包括经皮肝穿刺胆道造影术、ERCP刷片细胞学、血清糖抗原19-9(CA19-9)水平、动态CT和(或)MRI扫描,以及血管造影术。

表60.6 胆管肿瘤的诊断性检查

一般情况
病史
体格检查
实验室检查
全血细胞计数
血液生化,包括肝功能
肿瘤标记物:CA19-9、CEA
放射学检查
标准检查
CT扫描
超声检查
经肝胆管造影
内镜逆行胰胆管造影术
可选检查
超声内镜
磁共振胆管胰造影术
动态CT扫描
动脉造影

CA19-9,糖类抗原19-9;CEA,癌胚抗原。

Modified from Gunderson LL, Willett CG. Pancreas and hepatobiliary tract. In: Perez CA, Brady LW, eds. *Principles and practice of radiation oncology*, 3rd ed. New York: Lippincott-Raven Publishers, 2010.

当血清CA19-9>100U/mL时,敏感性约为75%,特异性约为80%[139]。由于胆管炎的存在影响胆管系统疾病的鉴别诊断,血清CA19-9水平是良恶性疾病最佳的鉴别手段。因此,对于有急性胆管炎症状的患者,痊愈后对血清CA19-9进行随诊应该是理想的方法。血清癌胚抗原(CEA)的敏感性较低,只对1/3的患者有帮助[140]。胆管癌患者胆汁CEA水平显著升高,而在肝内胆管结石症患者中也升高(平均50.2~57.4ng/mL),相比较而言,胆管良性狭窄的患者CEA平均只有10.1ng/mL,硬化性胆管炎和胆总管囊肿的患者平均只有20.0~21.6ng/mL[139]。在一些胆管癌的病例中,血清AFP水平可能会增高,这可能意味着胆管癌可能同时合并有HCC[141]。

病理学

胆管癌起源于胆管上皮,大多数是腺癌(>90%),第二常见的病理类型为鳞状细胞癌。少见的病理类型包括黏液表皮样癌、囊腺癌和类癌。

胆管癌分为三个亚型:硬化型、结节型和乳头型。硬化型肿瘤具有很强的纤维成形性反应特征,这种类型的肿瘤倾向于早期侵入胆管壁,导致切除率和治愈率低,这种类型的胆管癌最多见[137]。结节型胆管癌也是高度侵袭性肿瘤。大多数患者诊断时已是晚期,切除率和治愈率也很低。相比之下,乳头型肿瘤通常作为块状物存在于胆管的腔中,在疾病早期就引起胆汁阻塞。因此该类型肿瘤预后最好[142]。胆管癌在显微镜下按照经典分类,从高分化到未分化,细胞趋于立方形或低柱状,类似胆管上皮,细胞质内总是含有黏蛋白。不论有无胆管癌,胆管梗阻都伴有上皮下黏液腺的反应性增生[143]。胆管癌经常侵犯淋巴组织、周围神经、胆管周围和肝门,肿瘤(特别是肝门胆管癌)沿着大胆管的管腔蔓延。

胆管癌可以通过CEA、CA19-9阳性以及细胞角蛋白19的免疫组织化学检查,进一步与HCC鉴别[145]。抑癌基因*p53*突变和*K-ras*原癌基因已经在胆管癌中被鉴别出来[146-148]。*p53*过表达和*K-ras*变异与生存率低有关[146]。

肿瘤传播途径

胆管癌通常直接沿胆管和通过黏膜下层丰富的淋巴管网扩散。肿瘤也直接侵犯周围的结构。淋巴结转移的部位主要在肝门和腹腔干区域。肝门淋巴结更多的与肝内胆管和邻近的肝外胆管肿瘤有关，胰十二指肠淋巴结则与远端胆管肿瘤有关[144,149]。

肝内胆管癌淋巴结转移的发生率为 50%~60%[150,151]。肝内胆管癌，不考虑在肝内的位置，主要转移到肝十二指肠韧带淋巴结，然后到主动脉旁淋巴结、胰后淋巴结或肝总动脉淋巴结群。另外，左侧边缘或肝门的胆管癌，更趋于通过胃小弯转移到胃左淋巴结[151]。50%的患者发生肝门胆管癌的淋巴结转移，43%发生于胆总管周围淋巴结，31%发生于门静脉周围淋巴结，27%发生于肝总动脉淋巴结，15%发生于胰十二指肠后淋巴结。很少转移到腹腔和肠系膜上淋巴结[144]。

远段胆管癌的淋巴结转移，通常发生在邻近胰十二指肠的区域。Yoshida 等[149]研究了 20 例远段胆管癌的患者，这些患者接受了胰十二指肠切除术及淋巴结清扫术。组织学证实淋巴结转移的患者占 55%，常见的转移区域是后面的胰十二指肠淋巴结(35%)、肝十二指肠韧带周围淋巴结(35%)、肝总动脉旁淋巴结(30%)。有主动脉旁淋巴结转移的患者占 25%，多与胰腺受累有关。

分期

美国癌症联合委员会对肝内胆管癌 TNM 的分类与 HCC 类似。T 分期的定义为：

T1：无血管侵袭的孤立性肿瘤。

T2a：具有血管浸润的孤立性肿瘤。

T2b：多发性肿瘤，伴或不伴血管浸润。

T3：肿瘤穿透内脏腹膜或通过直接侵犯涉及局部肝外结构。

T4：具有导管入侵的肿瘤。

N0 表示无区域淋巴结转移，N1 表示有区域淋巴结转移。M0 为无远处转移，M1 为有远处转移。完整的分期列于表 60.7。

美国癌症联合委员会对肝门和远端胆管癌的 TNM 分类在 2010 年修订，类似于肝内胆管癌的 TNM 分类(表 60.7)。不同的是，他们将 N2 疾病(转移到主动脉周围、腔静脉周、肠系膜上动脉或腹腔动脉淋巴结)认为肝门周围疾病。胆管癌的最重要的预后因素是可切除性、区域性淋巴结转移和远处转移。

表 60.7 美国癌症联合委员会的 TNM 分期

肝内胆管癌
Ⅰ期：T1N0M0
Ⅱ期：T2N0M0
Ⅲ期：T3N0M0
ⅣA 期：T4N0M0 或任何 T，N1M0
ⅣB 期：任何 T，任何 N，M1
肝门区胆管癌
Ⅰ期：T1N0M0
Ⅱ期：T2a~bN0M0
ⅢA 期：T3N0M0
ⅢB 期：T1~3N1M0
ⅣA 期：T4，任何 N，M0
ⅣB 期：任何 T，N2M0 或任何 T 任何 N，M1
远段胆管癌
ⅠA 期：T1N0M0
ⅠB 期：T2N0M0
ⅡA 期：T3N0M0
ⅡB 期：T1~3N1M0
Ⅲ期：T4，任何 N，M0
Ⅳ期：任何 T，任何 N，M1

Used with the permission of the American Joint Committee on Cancer (AJCC), Chicago, Illinois. The original source for this material is the *AJCC Cancer Staging Manual*, 7th edition (2010) published by Springer Science and Business Media LLC, www.springer.com.

治疗原则

手术切除是可治愈的唯一手段，但是肝内、肝门区和远端病变的切除率分别为 60%、56%和 91%[137]。根据原发肿瘤的位置不同，术后 5 年生存率为 10%~40%[137]。不能切除的患者总体预后很差，化疗和放疗已在临床应用，但是疗效令人失望[152]。

肝内胆管癌

肝内胆管癌在胆管系统肿瘤中占 5%~10%，在原发性肝癌中占 10%~20%。所有肝内胆管癌患者的治愈率只有 30%~50%[153,154]。有淋巴结转移的患者不论淋巴结转移的部位，手术后的疗效均很差。有淋巴结转移的患者 5 年生存率比没有淋巴结转移的患者要低(0 对 51%；P<0.0001)[151]。

影响肿瘤复发的因素包括淋巴结转移、存在卫星结节、切缘阳性、肿瘤大小、肿瘤分布在两叶等[151,155-157]。

肝内胆管癌切除后失败的模式主要在肝脏（56%）、局部淋巴结(20%)和腹膜种植(24%)[158]。对于肝内胆管癌，手术后辅助放疗伴或不伴化疗的作用存有争论。有一些小样本的回顾性文献报告对放射野和放射剂量的描述差异比较大[159]。在一些Ⅲ期研究中,为了使放疗的目的更趋合理,必须分析手术失败的原因以及淋巴结转移的规律,并以此为基础设计放射野。对于不能切除的胆管癌,治疗的目的是姑息性的。然而,对于三维适形放疗和动脉灌注氟尿嘧啶脱氧核苷治疗不能切除的胆管癌,已经观察到一些长期存活者(4年生存率为20%)[160]。

在这种情况下全肝切除和原位肝移植也可以考虑。一个系统性综述综合了所有包括最少10例患者的研究,中位生存期为11.8个月。1年、3年和5年总生存率分别为63%、46%和22%。1年、3年和5年无病生存率分别为58%、22%和13%[161]。但是,原位肝移植不能作为目前局部胆管癌的标准治疗。应当为仅在移植中心不能切除的肝门疾病患者采用这样的方案。

肝门部胆管癌

肝门部胆管癌是最常见的胆管系统肿瘤,占胆管系统肿瘤的65%~70%[137]。肝门部胆管癌累及肝管的分叉,又称Klatskin瘤[162]。Bismuth等[163]进一步将肝门部胆管癌分型:左右肝管汇合以下的肿瘤(Ⅰ型)、肿瘤到达汇合处(Ⅱ型)、肿瘤堵塞肝总管和右或左肝管(分别是Ⅲa和Ⅲb型)以及多中心或者累及汇合处和左右肝管的肿瘤(Ⅳ型)。

只有25%~79%的患者能够进行外科切除。根治性手术可能包括联合切除胆管和肝尾状叶[164]。无淋巴结转移患者的3年生存率为55%,有局部淋巴结转移的患者为32%，有主动脉周围淋巴结转移的患者为12%[144]。多变量预后分析显示,只有淋巴结转移和根治性切除是有意义的独立预后因素[144]。

术后放疗伴或不伴化疗对完全切除胆管癌患者的作用尚无定论。Johns Hopkins的回顾性分析显示术后辅助性放疗不能改善生存率[165]。然而,对于不完全切除的患者,术后放疗或化放疗能够减少局部复发[166,167]。另外,许多回顾性和小样本Ⅱ期临床研究显示,对于切除后接受外照射放疗伴或不伴化疗的患者有更好的结果[65,168–170]。对63例Ⅳ期肝门胆管肿瘤患者的回顾性分析显示,镜下残留的患者术后放疗(伴或不伴术中放疗)与单纯手术比较,5年生存率显著提高(33.9%对13.5%)[167]。

来自梅奥诊所的回顾性研究显示,对于不能切除的肝门胆管癌患者，移植组的5年生存率为80%,单纯切除组只有21%[171]。其他研究者也报道了这种联合治疗形式的类似结果[172,173]。

一般而言,不能手术的肝门胆管癌患者通常有梗阻性黄疸,最初的治疗应该行内镜或经皮穿刺引流和(或)放置支架。单独外照射放疗很难控制晚期肿瘤。外照射放疗、化疗和腔内近距离放疗联合应用,有可能缓解疼痛和促使胆管减压，有时还能达到长期存活。最有效的化疗药物包括5-FU、吉西他滨、多西他赛和奥沙利铂[174,175]。中位生存期为17~21个月。对有些患者,联合化疗和放疗能够延缓胆管癌的进展,等待肝移植的机会[94,168]。

远段胆管癌

原发远段胆管癌包括壶腹癌，占胆管癌的25%~30%[137]。相对于近段胆管癌,远段胆管癌的患者根治性切除的比例最高。梅奥诊所在1976—1985年对171例经过手术探查的肝外胆管癌患者进行分析,发现原发肿瘤的根治性切除率(切缘阴性)在近端占15%、中间占33%、远端占56%[176]。远端胆管癌患者的预后也好于近端胆管癌的患者[127]。

术后放疗的作用还不是很明确。Thomas Jefferson大学的研究者发现,术后放疗不能改善完全切除远端胆管癌患者的生存率[177]。然而,化疗和放疗联合应用的研究显示出较有希望的结果。来自Stanford大学的Mehta等[178]治疗12例壶腹癌(主要是淋巴结转移)患者，应用联合放疗和静脉持续注入5-FU,2年总生存率为89%,中位生存期为34个月。另外来自东部肿瘤协作组的研究显示,不能切除的胰胆管肿瘤通过放疗和静脉持续注入5-FU,2年生存率为19%[170]。

全身化疗

虽然一些回顾性报告显示术后化疗获益[179,180]，一项日本的多机构随机试验显示只有在能够潜在治愈性切除患者中行术后化疗才有较好的5年生存趋势[166],但也没有达到统计学显著差异。

对于晚期胆管癌的治疗,随机试验显示与单纯最佳支持治疗相比，基于5-FU的化疗有着更好的生存获益(中位生存时间:2.5个月对6个月)。最常用的化疗药物包括5-FU、吉西他滨、顺铂和奥沙利铂。另一项Ⅲ期研究纳入了410例局部晚期或转移性胆管癌、胆囊癌或壶腹癌患者。与单纯吉西他滨化疗相比,顺铂联合吉西他滨化疗具有显著的生存获益(11.7 个月对 8.1 个月),且未增加额外毒性。顺铂联合吉西他滨方案化疗是治疗晚期胆管癌患者的合适选择[182]。

放射治疗

放射治疗(联合或不联合化疗)在不可切除或复发性胆管癌中可以缓解疼痛和胆管减压。1 年的无局部区域疾病进展率为 60%~75%,中位生存时间为 7~12 个月[183,184]。但 50%~75%的患者疾病进展的第一站仍然是局部失败。为了增强治疗效果,普遍推荐放疗时给予基于 5-FU 的同步化疗[170,178]。在过去几年,放射治疗系统的发展使得 SBRT 成为可能,但是经验有限。一篇文章对 27 例不能切除的胆管癌患者行 SBRT (45Gy,分 3 次)。中位随访时间为 5.4 个月,只有 2 例患者存活。中位无进展生存时间和总生存时间分别为 6.7 个月和 10.6 个月。1 年的局部控制率为 84%,但有 6 例患者出现严重的十二指肠或幽门溃疡,3 例患者出现十二指肠狭窄[185]。肝内胆管癌放疗技术与 HCC治疗类似。受剂量限制的周围器官包括肝脏、十二指肠、胃和脊髓。

放疗体积

局限在胆管的肿瘤范围可以通过经皮胆管造影、ERCP、磁共振胰胆管造影术确定。然而,在胆管外的病变通过一些非侵袭性的手段很难确定。在手术时放置银夹对于描述肝外部分的胆管浸润和确定原发灶瘤床是有用的。在制订放疗计划时结合 CT 图像,可以将误差降到最小,我们提倡在 CT 扫描时对患者采用治疗时的体位,用 1~3mm 薄层增强扫描,进行胆管和大体肿瘤体积的重建(图 60.3)。大体肿瘤体积(GTV)定义为通过 CT 和(或)MRI 可以见到的肿瘤区域。临床靶区(CTV)定义为 GTV 外放 1.5 cm,特别是沿着胆管和淋巴引流区,包括肝门、胰十二指肠和腹腔干淋巴引流区[149,151,186,187]。计划靶区(PTV)是在 CTV 基础上外扩 0.5~1cm[188]。

放射剂量

最初的放射野包括 GTV 和 CTV,放射野可以是共面也可以是非共面的。PTV 的治疗总剂量 45~50Gy,每次 1.8~2Gy,每周 5 次,尽可能用挡块保护正常的胃、小肠、肾和肝脏[168,189]。GTV 可以通过 3D-CRT 的方法给予更高的剂量[84]。GTV 也可以在接受 45~50Gy 外照射的基础上,通过腔内导管施行近距离放疗技术追加剂量 20~30Gy[79]。胆管系统最常用的近距离放疗方法是,开始由介入放射诊断医生放置经皮穿刺通过肿瘤区域的导管,然后放射肿瘤医生在这个引流导管内部再穿过一根导管。

使用一个低剂量率的装置,一般是一根 ^{192}Ir 的金属线放在导管内合适的位置[190]。如果使用遥控的高剂量率后装系统,选择适当的驻留时间和位置,然后按程序工作。近距离放疗的处方点的位置还有一些争议。一些医生根据 CT 或 MRI,选择离开导管到肿瘤的边缘,另一些医生提出只离开导管 0.5cm 或 1cm。在近距离放疗期间,胆汁通过瓣膜直接从引流管流出来是很重要的,可以避免胆汁渗到患者的皮肤和敷料。如果这个引流管放置的时间过长(例如 1 个月),通常肠道的细菌就会生长,从而引起胆管感染。托马斯杰斐逊大学联合应用外照射和近距离放疗,当剂量>55Gy 时,2 年生存率和中位生存率都增加了两倍[190]。然而,Amsterdam 大学的研究者报道剂量>55Gy 时没有改善生存率[191]。放疗的作用和理想剂量还有待解决。

急性和晚期并发症

外照射和腔内放疗的急性并发症包括恶心、呕吐、暂时的转氨酶升高。这些不适反应通常较轻,可以耐受[35]。

晚期并发症与周围器官的放射剂量有关。最常见的并发症是胃肠道出血、胆管出血、十二指肠狭窄[35,190,191]。如果十二指肠或胃的外照射剂量<55Gy,严重的胃肠并发症风险为 5%~10%;如果剂量>55Gy,1/3 的患者出现严重问题。

进一步发展方向

目前还缺少胆管癌的Ⅲ期临床研究资料,我们必须依赖回顾性研究或者Ⅰ~Ⅱ期前瞻性研究资料。治疗方面可能在以下几方面有进一步的发展:①确定根治性切除后高危患者何时应用放疗和化疗;②研究对不能切除的胆管癌应用较高剂量的适形放疗和化疗;③确定新的化疗药物。不能切除的胆管癌患者应该进行这些临床试验。

胆囊腺癌

胆囊癌不是很常见,在胃肠道肿瘤中排第 5 位。发病率随地域的不同变化较大,在美国每年约有 5000 例新发病例[192]。与胆管癌明显不同,女性与男性比率

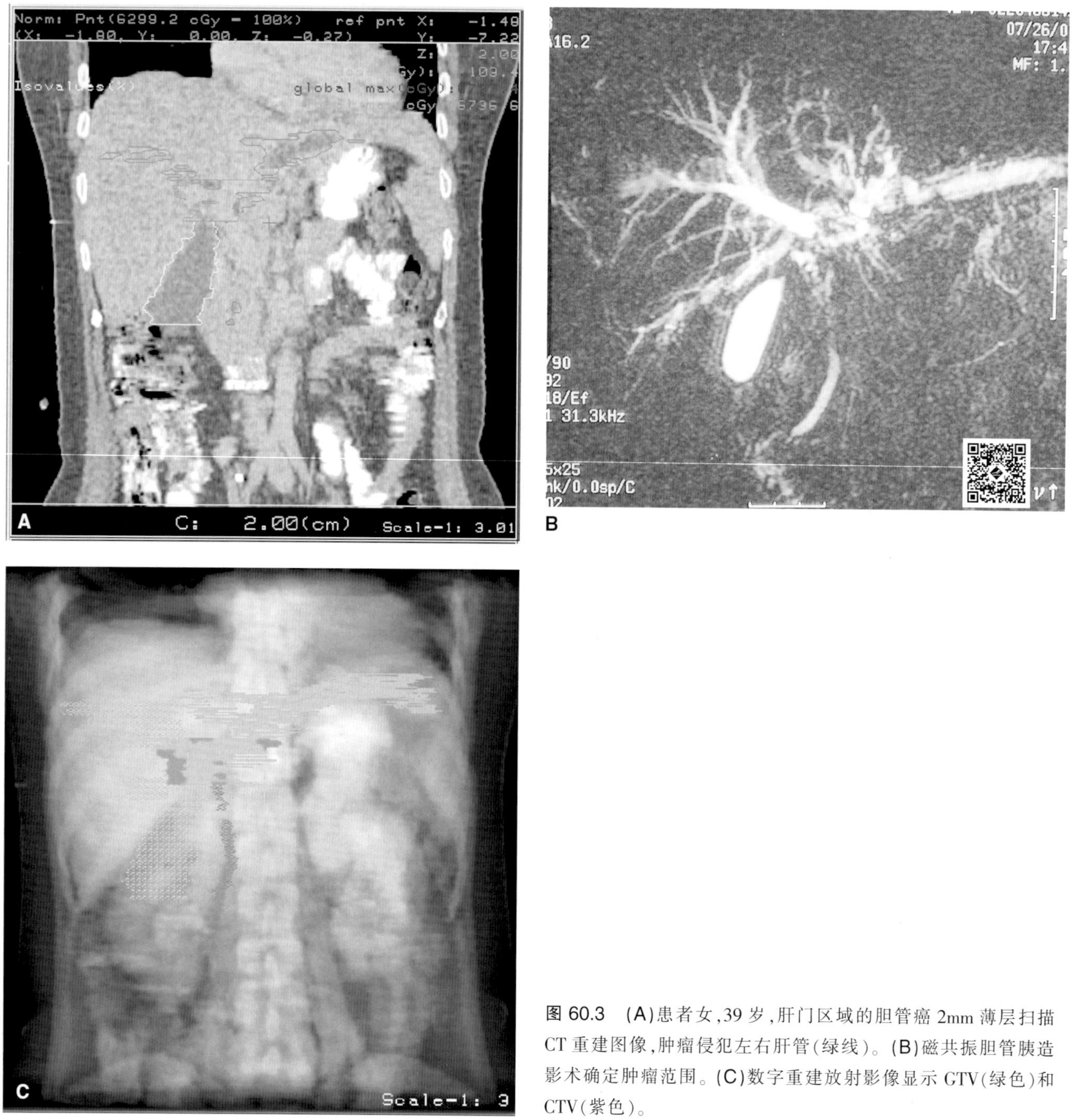

图 60.3 (A)患者女,39 岁,肝门区域的胆管癌 2mm 薄层扫描 CT 重建图像,肿瘤侵犯左右肝管(绿线)。(B)磁共振胆管胰造影术确定肿瘤范围。(C)数字重建放射影像显示 GTV(绿色)和 CTV(紫色)。

为 2.5:1[133]。胆石症、胰胆管异常结合和瓷样胆囊是胆囊癌的诱发因素[193]。吸烟、酗酒和肥胖症也能增加发病的风险。息肉直径>10mm 的患者可能会增加胆囊癌的风险[194,195]。胆汁中的伤寒沙门菌和螺旋杆菌的慢性感染也是与胆囊癌发生有关的危险因素[196,197]。

最常见的临床表现是疼痛,其次是食欲不振、恶心或呕吐。早期胆囊癌患者经常是无症状的,或由于胆石症、胆囊炎引起的一些非特异性症状。一般情况下,胆囊癌诊断晚,预后不良[133]。法国的一项含有 724 例患者的临床研究显示,只有 4%的患者属于 Tis 病变,11%是 T1~T2 病变,85%是 T3~T4 病变[198]。根据全国癌症数据库的资料,Tis 病变的 5 年生存率为 60%,T1N0 为 39%,T2N0 为 15%,T3N0 或淋巴结阳性为 5%[199]。然而,我们注意到最近 10 年,结果有所改善,这取决于更加积极的手术和手术后的辅助治疗的应用[200]。日本的一些研究报道,Ⅰ期患者的 5 年生存率 100%,Ⅱ期为 50%~78%,Ⅲ期 0%~69%,Ⅳ期 0~11%[201,202]。

淋巴结转移最初的部位是胆囊和胆总管周围淋

巴结，然后到胰十二指肠淋巴结，最后可能转移到腹腔干、肠系膜上或主动脉旁淋巴结[201,203]。淋巴结转移率与原发肿瘤分期有关：在 pT1a 期（仅限于黏膜）0~2.5%，在 T1b 期 15%，在 pT2 期 62%，在 pT3 或 pT4 期为 81%[201,204,205]。

外科手术是唯一有可能的根治性治疗，但只有 10%~30%的患者适合手术切除[206]。标准的手术操作是切除胆囊、切除邻近胆囊床的部分肝脏、切除肝外胆管、清扫局部淋巴结。黄疸的患者应考虑手术前经皮肝胆管引流术缓解胆道梗阻。在西方国家，全部胆囊癌的根治性切除率为 10%~30%[207]。预后与根治性切除的可能性、原发肿瘤范围和局部淋巴结转移的情况有关。

T1a 期患者通过单纯的胆囊切除术常常能够治愈，不需要进一步的辅助治疗[205]。然而，对于≥T2 期病变的患者，许多报道显示根治性切除可以获益，推荐进行进一步的研究[200,204,208]。对于晚期病变，辅助放疗的作用尚不确定。根治性切除后，常见瘤床或局部淋巴结会局部区域复发。预测复发的因素有手术切缘阳性、淋巴结转移、周围神经侵犯[209]。几个回顾性分析表明术后放疗能够改善局部控制率和生存率[210-212]。这种获益在镜下肿瘤残留的患者也能见到[212]。联合放疗和 5-FU 化疗也显示了类似的获益[213-215]。然而，缺少Ⅲ期临床研究的报道。联合治疗是否比单一治疗好，目前还不清楚。

Ⅲ和Ⅳ期患者发生远处转移的危险性较高。最常见的转移部位包括肝脏、腹膜和肺，其他少见的地方有卵巢、脾脏、骨以及其他器官[188,214]。一般而言，局部不能切除的患者应该考虑放化疗。在一些回顾性研究中，中位生存期有改善[216,217]。全身化疗在治疗晚期胆囊癌中已取得一定的成功，客观有效率为 25%~50%。有效的药物包括含有 5-FU 的联合用药、亚叶酸加 5-FU、卡培他滨、顺铂、奥沙利铂、吉西他滨、多西他赛、5-FU 和重组干扰素 α-2b[218-223]。目前全身化疗的标准治疗是顺铂加吉西他滨方案，已在胆管癌一节中提及[182]。

其他少见的肿瘤

肝脏的原发肉瘤非常少见，只占原发性肝癌的 1%~2%[224]。平滑肌肉瘤是最常见的组织类型，其次是恶性纤维组织细胞瘤、上皮样血管内皮瘤和血管肉瘤[93]。一些血管肉瘤的患者有氯化乙烯单体的职业暴露史[225]。肉瘤的组织学分级是唯一有意义的与总生存有关的因素。完全切除可能获得长期生存[93]。

血管瘤是良性病变，一般无症状。对于有症状的血管瘤，治疗的选择包括类固醇、α-干扰素、动脉栓塞和手术[226]。如果这些治疗失败，放疗也可能起作用。在 2.5~4 周内给予 13~30Gy 的剂量，就能获得长期无症状的生存时间[227]。

肝母细胞瘤是儿童最常见的肝脏恶性肿瘤。有家族性腺瘤性息肉病的儿童是患肝母细胞瘤的高危人群。在这些儿童中，肝母细胞瘤的发病率比一般人群高 700~7500 倍[228,229]。手术结合化疗能够显著改善预后[230]。化疗结合手术可使 75%~80%的患者治愈[52]。手术前的化疗经常能把不能切除的肿瘤变成可切除的，通过减少出血和降低并发症使手术变得容易[231]。

（蒋力扬 韩大力 译 韩大力 校）

部分参考文献

本章全部参考文献请登录网站：http://www.tsttpc.com/download_list.html

12. El-Serag HB, Rudolph KL. Hepatocellular carcinoma: epidemiology and molecular carcinogenesis. *Gastroenterology* 2007;132:2557.
15. Beasley RP, Lin CC, Hwang LY, et al. Hepatocellular carcinoma and hepatitis B virus: a prospective study of 22,707 men in Taiwan. *Lancet* 1981;318:1129.
16. Yang HI, Lu SN, Liaw YF, et al. Hepatitis B antigen and the risk of hepatocellular carcinoma. *N Engl J Med* 2002;347:168–174.
25. Chang MH, Chen CJ, Lai MS, et al. Universal hepatitis B vaccination in Taiwan and the incidence of hepatocellular carcinoma in children. Taiwan Childhood Hepatoma Study Group. *N Engl J Med* 1997;336:1855–1859.
27. Camma C, Giunta M, Andreone P, et al. Interferon and prevention of hepatocellular carcinoma in viral cirrhosis: an evidence-based approach. *J Hepatol* 2001; 34:593–602.
31. Bruix J, Sherman M. Management of hepatocellular carcinoma: an update. *Hepatology* 2011;53:1020.
32. Bruix J, Sherman M. Management of hepatocellular carcinoma. *Hepatology* 2005; 42:1208–1236.
36. Yu MW, Chang HC, Liaw YF, et al. Familial risk of hepatocellular carcinoma among chronic hepatitis B carriers and their relatives. *J Natl Cancer Inst* 2000; 92:1159–1164.
49. Edge SB, Byrd DR, Compton CC, et al. *AJCC cancer staging manual,* 7th ed. New York: Springer, 2009.
50. Okuda K, Ohtsuki T, Obata H, et al. Natural history of hepatocellular carcinoma and prognosis in relation to treatment. Study of 850 patients. *Cancer* 1985;56: 918–928.
60. Mazzaferro V, Regalia E, Doci R, et al. Liver transplantation for the treatment of small hepatocellular carcinomas in patients with cirrhosis. *N Engl J Med* 1996; 334:693–699.
64. Chapman RW. Risk factors for biliary tract carcinogenesis. *Ann Oncol* 1999;10 (Suppl 4):308–311.
67. Lin SM, Lin CJ, Lin CC, et al. Randomised controlled trial comparing percutaneous radiofrequency thermal ablation, percutaneous ethanol injection, and percutaneous acetic acid injection to treat hepatocellular carcinoma of 3 cm or less. *Gut* 2005;54:1151–1156.
73. A comparison of lipiodol chemoembolization and conservative treatment for unresectable hepatocellular carcinoma. Groupe d'Etude et de Traitement du Carcinome Hepatocellulaire. *N Engl J Med* 1995;332:1256–1261.
75. Llovet JM, Bruix J. Systematic review of randomized trials for unresectable hepatocellular carcinoma: chemoembolization improves survival. *Hepatology* 2003;37:429–442.
81. Hawkins MA, Dawson LA. Radiation therapy for hepatocellular carcinoma: from palliation to cure. *Cancer* 2006;106:1653–1663.
82. Lin CS, Jen YM, Chiu SY, et al. Treatment of portal vein tumor thrombosis of hepatoma patients with either stereotactic radiotherapy or three-dimensional conformal radiotherapy. *Jpn J Clin Oncol* 2006;36:212–217.
90. Liang SX, Zhu XD, Xu ZY, et al. Radiation-induced liver disease in three-dimensional conformal radiation therapy for primary liver carcinoma: the risk factors and hepatic radiation tolerance. *Int J Radiat Oncol Biol Phys* 2006;65: 426–434.
92. Guo WJ, Yu EX. Evaluation of combined therapy with chemoembolization and irradiation for large hepatocellular carcinoma. *Br J Radiol* 2000;73:1091–1097.
96. Son SH, Choi BO, Ryu MR, et al. Stereotactic body radiotherapy for patients

with unresectable primary hepatocellular carcinoma: dose-volume parameters predicting the hepatic complication. *Int J Radiat Oncol Biol Phys* 2010;78: 1073–1080.

97. Mahadevan A, Jain S, Goldstein M, et al. Stereotactic body radiotherapy and gemcitabine for locally advanced pancreatic cancer. *Int J Radiat Oncol Biol Phys* 2010;78:735–742.
103. Seong J, Park HC, Han KH, et al. Clinical results of 3-dimensional conformal radiotherapy combined with transarterial chemoembolization for hepatocellular carcinoma in the cirrhotic patients. *Hepatol Res* 2003;27:30–35.
106. Tazawa J, Maeda M, Sakai Y, et al. Radiation therapy in combination with transcatheter arterial chemoembolization for hepatocellular carcinoma with extensive portal vein involvement. *J Gastroenterol Hepatol* 2001;16:660.
112. Patt YZ, Hassan MM, Lozano RD, et al. Thalidomide in the treatment of patients with hepatocellular carcinoma: a phase II trial. *Cancer* 2005;103:749–755.
114. Llovet JM, Ricci S, Mazzaferro V, et al. Sorafenib in advanced hepatocellular carcinoma. *N Engl J Med* 2008; 359:378.
118. Cheng JC, Chuang VP, Cheng SH, et al. Local radiotherapy with or without transcatheter arterial chemoembolization for patients with unresectable hepatocellular carcinoma. *Int J Radiat Oncol Biol Phys* 2000;47:435–442.
122. Shirabe K, Shimada M, Harimoto N, et al. Intrahepatic cholangiocarcinoma: its mode of spreading and therapeutic modalities. *Surgery* 2002;131:S159–S164.
123. Shin HR, Oh JK, Masuyer E, et al. Epidemiology of cholangiocarcinoma: an update focusing on risk factors. *Cancer Sci* 2010;101:579.
140. Bjornsson E, Kilander A, Olsson R. CA 19-9 and CEA are unreliable markers for cholangiocarcinoma in patients with primary sclerosing cholangitis. *Liver* 1999;19:501–508.
150. Tsuji T, Hiraoka T, Kanemitsu K, et al. Lymphatic spreading pattern of intrahepatic cholangiocarcinoma. *Surgery* 2001;129:401–407.
160. Robertson JM, Lawrence TS, Andrews JC, et al. Long-term results of hepatic artery fluorodeoxyuridine and conformal radiation therapy for primary hepatobiliary cancers. *Int J Radiat Oncol Biol Phys* 1997;37:325–330.
161. Beavers KL, Bonis PAL, Lau J. Liver transplantation for patients with hepatobiliary malignancies other than hepatocellular carcinoma. Available at: https://www.cms.gov/medicare-coverage-database/.
166. Takada T, Amano H, Yasuda H, et al. Is postoperative adjuvant chemotherapy useful for gallbladder carcinoma? A phase III multicenter prospective randomized controlled trial in patients with resected pancreaticobiliary carcinoma. *Cancer* 2002;95:1685–1695.
167. Todoroki T, Ohara K, Kawamoto T, et al. Benefits of adjuvant radiotherapy after radical resection of locally advanced main hepatic duct carcinoma. *Int J Radiat Oncol Biol Phys* 2000;46:581–587.
168. Morganti AG, Trodella L, Valentini V, et al. Combined modality treatment in unresectable extrahepatic biliary carcinoma. *Int J Radiat Oncol Biol Phys* 2000;46: 913–919.
171. Rea DJ, Heimbach JK, Rosen CB, et al. Liver transplantation with neoadjuvant chemoradiation is more effective than resection for hilar cholangiocarcinoma. *Ann Surg* 2005;242:451–461.
172. Heimbach JK, Gores GJ, Haddock MG, et al. Liver transplantation for unresectable perihilar cholangiocarcinoma. *Semin Liver Dis* 2004;24:201–207.
174. Alberts SR, Al-Khatib H, Mahoney MR, et al. Gemcitabine, 5-fluorouracil, and leucovorin in advanced biliary tract and gallbladder carcinoma: a North Central Cancer Treatment Group phase II trial. *Cancer* 2005;103:111–118.
175. Verderame F, Russo A, Di Leo R, et al. Gemcitabine and oxaliplatin combination chemotherapy in advanced biliary tract cancers. *Ann Oncol* 2006;17:vii68–vii72.
182. Valle J, Wasan H, Palmer DH, et al. Cisplatin plus gemcitabine versus gemcitabine for biliary tract cancer. *N Engl J Med* 2010;362:1273–1281.
184. Ben-David MA, Griffith KA, Abu-Isa E, et al. External-beam radiotherapy for localized extrahepatic cholangiocarcinoma. *Int J Radiat Oncol Biol Phys* 2006; 66:772.
185. Kopek N, Holt MI, Hansen AT, et al. Stereotactic body radiotherapy for unresectable cholangiocarcinoma. *Radiothera Oncol* 2010;94:47.
187. Yamaguchi K, Chijiiwa K, Saiki S, et al. Carcinoma of the extrahepatic bile duct: mode of spread and its prognostic implications. *Hepatogastroenterology* 1997;44:1256–1261.
200. Nakeeb A, Tran KQ, Black MJ, et al. Improved survival in resected biliary malignancies. *Surgery* 2002;132:555–564.
201. Shimada H, Endo I, Togo S, et al. The role of lymph node dissection in the treatment of gallbladder carcinoma. *Cancer* 1997;79:892–899.
203. Tsukada K, Kurosaki I, Uchida K, et al. Lymph node spread from carcinoma of the gallbladder. *Cancer* 1997;80:661–667.
210. Houry S, Haccart V, Huguier M, et al. Gallbladder cancer: role of radiation therapy. *Hepatogastroenterology* 1999;46:1578–1584.
216. Czito BG, Hurwitz HI, Clough RW, et al. Adjuvant external-beam radiotherapy with concurrent chemotherapy after resection of primary gallbladder carcinoma: a 23-year experience. *Int J Radiat Oncol Biol Phys* 2005;62:1030–1034.
219. Papakostas P, Kouroussis C, Androulakis N, et al. First-line chemotherapy with docetaxel for unresectable or metastatic carcinoma of the biliary tract. A multicentre phase II study. *Eur J Cancer* 2001;37:1833–1838.
220. Patt YZ, Hassan MM, Aguayo A, et al. Oral capecitabine for the treatment of hepatocellular carcinoma, cholangiocarcinoma, and gallbladder carcinoma. *Cancer* 2004; 101:578–586.

第 61 章 结肠和直肠癌

Manisha Palta, Christopher G. Willett, Brian G. Czito

解剖结构

结直肠包括盲肠、升结肠、结肠肝区、横结肠、结肠脾区、降结肠、乙状结肠和直肠。由于腹膜覆盖、肠蠕动和结直肠淋巴结引流的多变性而对应不同的治疗方案[1]。

升降结肠的后壁常直接与后腹膜腔相接触，而前壁和侧壁表面覆盖着腹膜[1]，后壁的连接可以阻止明显的移动，增加手术切除的难度。相反，横结肠完全被腹膜包绕，并由一段长的系膜支撑。随着乙状结肠远端到直肠，腹膜覆盖也减少。直肠长 12~15cm，从直肠乙状结肠交界处延续到肛管直肠肌环。直肠上 1/3 的前面和两侧都由腹膜覆盖，随着直肠中 1/3 向盆腔深入，只有前壁覆盖着腹膜，其构成了直肠子宫陷窝或直肠膀胱陷窝的后界。直肠下 1/3 没有腹膜覆盖，且与包括骨盆在内的周围结构关系密切（图 61.1）。远端直肠癌没有浆膜屏障，易侵入周围结构，并且受盆腔深处狭小空间的限制，增加了切除的难度。

结肠淋巴结引流由结肠周围淋巴结和与供应结肠血管相关的淋巴结（如肠系膜淋巴结）组成。由于结肠系膜的移动性和延伸性，外照射放疗（EBRT）时完全包括局域淋巴结有一定难度，但手术却可以很好处理。相对而言，一个合适的 EBRT 照射野就能把直肠淋巴引流的主要区域包在内，包括直肠前、骶前和髂内淋巴结。

流行病学和危险因素

结直肠癌仍然是世界范围内的一个重要健康问题。仅在美国，据估计 2012 年有 143 460 例患者诊断

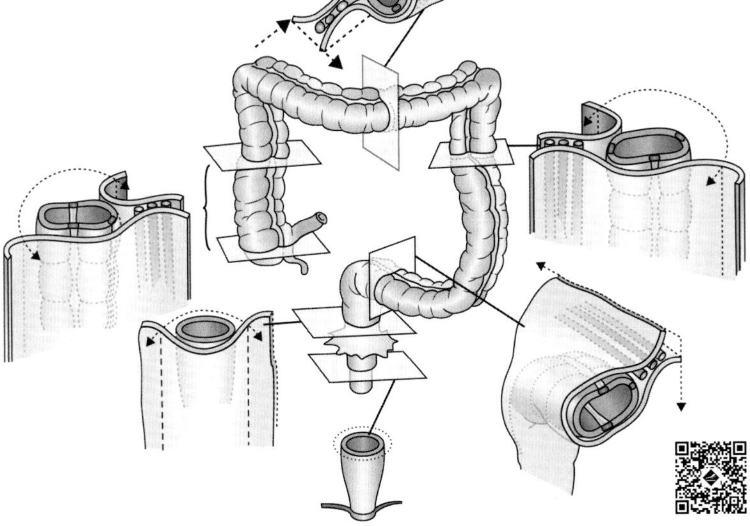

图 61.1 结直肠和腹膜关系的理想化描述。横结肠和乙状结肠为腹膜内器官，拥有完整的腹膜覆盖（浆膜）和肠系膜。升结肠和降结肠是腹膜后器官，缺乏真正的肠系膜，通常在后侧和外侧没有腹膜覆盖。上段直肠始于腹膜反折，在前面和侧面有腹膜覆盖。下 1/2~2/3 的直肠处于腹膜反折下。(From Gunderson LL, O'Connell MJ. The postoperative chemotherapy/irradiation adjuvant strategy. In: Cohen AF, Winawer SJ, Friedman MA, et al., eds. *Cancer of the colon, rectum, and anus.* New York: McGraw-Hill, 1995; 631–645; with permission.)

为结直肠癌,51 690 例患者死于该病[2]。在全世界每年新诊断病例约 120 万,死亡 600 000 例[3]。在美国,过去 20 年间,结直肠癌发病率每年下降 2%~3%,这主要归因于癌症预防、早期检测和治疗的进步[4]。

基因和环境因素能够增加罹患结直肠癌的概率。有许多遗传性结直肠癌综合征,包括家族性腺瘤性息肉病(FAP)、MUTYH 相关性息肉病和林奇综合征[遗传性非息肉性结肠直肠癌(HNPCC)]。增加该病发生的危险因素包括年老、男性、结直肠癌家族史、炎性肠病、身高增加、体重指数增加、加工肉类、精致谷物、淀粉和糖的摄入、过量烟酒摄入和低叶酸饮食[5,6]。在这些危险因素中,只有年老、男性和过度酒精摄入与直肠癌相关[7]。年龄是结直肠癌发展的主要危险因素,中位诊断年龄为 70 岁。发病率在 40~50 岁之间和之后的每 10 年间急剧增加(数据来自监测,流行病学和最终结果计划,可在 www.seer.cancer.gov 在线查看)。

虽然结直肠癌可能与肠道内的化学致癌物相关,但是并不确定这些致癌物是被机体摄取,或是粪便中物质的化学活化的结果,还是细菌的副产物[8,9]。尽管目前的研究认为夸大了多吃水果和蔬菜在预防结直肠癌中的作用,但该问题仍有争议[10]。目前,前瞻性和随机研究的结果并不支持高纤维饮食预防结直肠癌[11]。其他研究显示,非甾体抗炎药可能有助于减少腺瘤复发和结直肠癌,但是长期应用需要权衡其潜在副作用。目前正积极研究化学预防药物(类胡萝卜素、阿司匹林和其他非甾体抗炎药)预防结直肠癌的作用。过多地讨论结直肠癌发生的生物和遗传途径超出了本章节的范畴。简言之,研究显示结肠癌的发生是多因素过程,涉及基因组的不稳定性、抑癌基因的突变失活和原癌基因途径的激活。微卫星体是重复的短 DNA 序列突变,通常由 1~5 个核苷酸组成。大多数 HNPCC 患者和少数散发结直肠癌患者有微卫星体不稳定性。研究显示,这种不稳定性发生在基因编码酶突变的患者,该酶可以修复 DNA 的复制错误。错配修复的缺陷导致微卫星体不稳定性的高发生率,进而导致基因组不稳定性[12]。研究显示具有微卫星体不稳定性高发生率的肿瘤患者预后较好,且较少发生远处转移[13]。CRC 可能是通过灭活抑癌基因腺瘤性息肉病(APC)、P53 和 TGF-β,以及活化原癌基因 *RAS*、*BRAF* 和 *PI3 K* 而产生[12]。进一步阐明结直肠癌发生中的基因途径仍是研究的热点,并有可能最终影响该病的治疗。

临床表现

通常结直肠癌的临床症状轻微或没有症状,因此对普通人群的筛查很重要。许多结直肠癌症状是非特异的,包括腹痛、排便习惯改变、便血、黑便、虚弱、缺铁性贫血和体重减轻[14,15]。不常见的症状包括恶心、呕吐或腹胀,这些症状可能标志着肿瘤相关梗阻。

结直肠癌的临床表现很大程度上是由肿瘤的位置决定的。右侧结肠癌通常为外生性生长,且由于潜血丢失而经常与缺铁性贫血相关。在过去的 20 年中,右侧结肠癌的发生率增加,占大肠癌的 1/3[16]。许多患者在诊断时已是晚期。左侧结肠癌和乙状结肠癌通常浸润深、环状生长(“苹果核样损害”),伴有梗阻、直肠出血和排便习惯改变。

筛查

肿瘤性息肉,包括管状腺瘤、绒毛状腺瘤和管状绒毛状腺瘤,是结肠癌的前期病变[8,17]。大多数的结直肠癌来源于先期存在的息肉。由于在美国发生结直肠癌终身累积危险率约为 6%,因此要对一般人群进行筛查。筛查的目的是检测出发生浸润前的息肉或早期浸润癌。越来越多的证据支持对于无症状、一般风险人群的筛查能够在早期、可治愈阶段检测出结直肠癌,进而降低结直肠癌的死亡率[18-20]。

鉴于筛查的优势,卫生组织如美国癌症协会(ACS)和美国预防服务工作组推荐一般风险人群在 50 岁时进行筛查。ACS 建议行腺瘤性息肉和癌症的检测如下:

1.每 5 年进行伸屈性乙状结肠镜检。

2.每 5 年进行双重对比钡剂灌肠。

3.每 5 年行 CT 结肠成像。

4.每 10 年行结肠镜[19]。

5.可以对结直肠癌进行化学法的粪便潜血、粪便免疫组织化学和粪便 DNA 试验,但不对息肉进行该试验[21]。

建议对高危人群(患腺瘤性息肉、结直肠癌家族史、结直肠癌或腺瘤患者的一级亲属、炎性肠病或由于家族史或遗传性检测认为是高危)缩短监测时间。患有 FAP 的患者从 10~12 岁开始每年进行乙状结肠镜或结肠镜检查,如果一直为阴性直至年龄 35~40 岁。患有 HNPCC 的患者在 20~25 岁或最早的家族性结直肠癌诊断出之前 10 年开始每年行筛查[22,23]。患有炎性肠病的患者应当在最初诊断后 8~10 年开始行结肠镜筛查[21]。美国胃肠病学会对有家族史的高危患者建议如下[24]：

1.结肠镜检查。

2.如果一名一级亲属被诊断为结直肠癌或 60 岁以上诊为晚期腺瘤，从 50 岁开始每 10 年筛查。

3.如果一名一级亲属被诊断为结直肠癌或年龄<60 岁诊为晚期腺瘤，或两名或多名一级亲属被诊断为结直肠癌或任何年龄诊为晚期腺瘤，从 40 岁或最年轻的亲属诊断的前 10 年开始筛查。筛查应每 5 年进行一次。

尽管筛查手段可以在早期检测出结直肠癌，但<40%的患者被诊断为早期，可能反映出疾病认知率低，以及适合人群的筛选不够频繁[25]。2008 年，50%~60%的 50~75 岁的成年人接受了结直肠癌筛查[26,27]。在年轻患者、拉美裔、社会经济地位较低的人群和没有保险的人群中筛查率较低[27]。虽然所有筛查试验都有潜在的缺点，但应该对患者进行有关筛查方式相对风险和获益的教育，包括降低结直肠癌风险的潜在益处。

病理学和传播途径

结直肠肿瘤发生于黏膜，并且几乎全是(>90%)腺癌[8]。其他组织类型包括鳞状细胞癌、黑色素瘤、小细胞癌、类癌、肉瘤和淋巴瘤。大多数的分类方法把腺癌进一步分为高、中、低分化腺癌。大肠癌从黏膜层向下浸润，并穿透肠壁，同时伴随淋巴间隙和淋巴结转移。可发生血源性播散，首先转移到肺和肝。与食管癌和胃癌不同，结肠癌很少沿肠壁纵向播散。

患者评估/分期

检查应包括完整的病史和包括直肠指诊的查体。直肠指诊时应注意肿瘤大小、位置、距边缘的距离、活动还是固定以及括约肌的功能。诊断为直肠癌的女性应进行骨盆检查，以评估阴道受累情况。治疗前评估应包括腺癌的病理确认，结肠镜检查以评估肿瘤侵犯范围并除外同源性癌(发生率为 1%~5%)和基线实验室检查，如血细胞计数，肝功能检查和癌胚抗原水平[9]。印度墨水可在结肠镜检查时使用，用来标记近端和远端病变长度。

结直肠癌患者应进行腹部、盆腔 CT 扫描和胸部 X 线或胸部 CT，以评估局部区域病变范围，以及有无远处转移。随着新型成像技术的发展，直肠癌的临床评估有了显著的提高。除了能够显示原发肿瘤病变范围或分级，CT 也可以识别增大的盆腔淋巴结和盆外转移[28]。标准 CT 无法显示直肠壁的分层，因此评估较小肿瘤的作用有限[29]。CT 扫描的灵敏度为 50%~80%，特异性为 30%~80%(肿瘤分期的准确性为 65%~75%，直肠系膜淋巴结分期的准确性为 55%~65%)[30]。CT 扫描发现远处转移，包括盆腔和主动脉旁淋巴结的能力，高于检测直肠周淋巴结转移的能力(75%~87%对 45%)[31,32]。在 CT 扫描中看到的直肠周围的任何淋巴结肿大都应该被认为是异常的。

对于直肠恶性肿瘤，内镜超声(EUS)或骨盆 MRI 可以评估原发性疾病，以及评估淋巴结的程度(灵敏度较低)。经直肠 EUS 技术对临床直肠癌分期更有帮助。EUS 在肿瘤分期中的准确率为 80%~95%，在直肠系膜淋巴结分期中的准确率为 70%~75% [33,34]。经直肠超声能够显示直肠壁的分层，包括黏膜、黏膜肌层、黏膜下层和固有肌层[35,36]，但其在上段直肠肿瘤或狭窄的肿瘤中的使用更受限制。EUS 还可以识别肿大的直肠周淋巴结，但对于直肠外的淋巴结往往无效[37]。确定肛管内的肿瘤侵犯长度对于制订保留括约肌的外科手术计划是至关重要的，然而在 CT 上很难观察，EUS 可以很好地解决这个问题[38]。

近年来，MRI 技术在确定直肠癌侵犯入肠壁的程度和确定肿瘤的位置和分期方面具有较高的准确性[39,40]。已经探索应用 MRI 的多种方法，包括使用体部线圈、直肠内 MRI 和相位阵列技术。MRI 准确性高，尽管掌握 MRI 比较困难，但 MRI 在标准直肠癌术前检查中的地位日趋重要。20 世纪 80 年代中期体部线圈 MRI 开始应用，T 分期的准确率 54%~66%，但是随着直肠内线圈 MRI 的应用，准确率提高到 80%~95%。直肠内和表面线圈 MRI 的显著优势在于，其与操作者的关系较小，并且比 EUS 拥有更大的视野。它还可以评估 EUS 所不能够观测到的近端肿瘤和狭窄病变。MRI 的另一个优点是它可以根据尺寸以外的特征检测区域淋巴结。MRI 还有助于确定疾病的横向生长的程度，这在预测手术切除肿瘤切缘范围是否充分是至关重要的[17]。使用相位阵列 MRI 的几项研究显示其预测肿瘤横向范围的准确性为 80%~97%，且与通过可视化直肠系膜筋膜受累的无瘤切缘的可能性相关[42]。

PET 虽然在原发疾病的评估上不太准确，但可用于评估那些可以行根治性手术切除转移灶的寡转移患者[43]。肝脏MRI是评估结直肠癌患者肝转移的首选检查[44]。所有这些成像技术都有优势和局限性,应当作为体格检查的补充。由于假阳性率太高,这些成像技术在预测新辅助治疗后的效果都不太准确,故这种情况下应该谨慎地解释结果[45,46]。影响结直肠癌患者生存的预后因素包括肿瘤侵袭进入和超出肠壁的深度、区域淋巴结的数目,以及是否存在远处转移。美国癌症联合委员会的肿瘤、淋巴结、远处转移(TNM)系统可用作临床(术前)或术后分期系统(表61.1和表61.2)

结肠癌的治疗

手术

外科手术是结肠肿瘤患者首选的治疗方式。约75%的患者可能做根治性手术切除[9]。原发结肠癌的手术是基于解剖部位和疾病播散的方式。结肠腺癌生长可以直接侵犯黏膜下层和肠壁的淋巴结。为避免切到肠管壁内淋巴结的肿瘤,手术应该切除原发肿瘤近、远端足够长的肠管。结肠癌通常沿浆膜层蔓延到肠系膜淋巴结,进而沿血管扩散到肠系膜根部淋巴结。根治切除要包括肠系膜的主要淋巴结引流区。因为按解剖上的切除不仅包括有名称的血管,也包括淋巴结引流区,所以大肠癌切除的范围相对来说比较统一。右半结肠切除术、横结肠切除术、左半结肠切除术和乙状结肠切除术,都遵循外科肿瘤学原则,对大肠功能不会造成重大损伤。共识指南建议为了分期适当,手术至少要切除12个淋巴结[47-49]。与其他胃肠道及盆腔恶性肿瘤一样,可以应用腹腔镜技术进行手术。数据表明腹腔镜切除术与开放性手术的复发或生存结果没有差异[50-53]。

对于肿瘤局限在肠壁内无淋巴结受累的患者,手术切除效果非常好(T1N0者平均5年生存率为97%,T2N0为85%~90%)。如果单纯浸透结肠壁(T3~4 N0)或淋巴结受累(T0~2 N+),手术后5年生存率降至65%~75%,常具备辅助治疗的指征。当同时存在两个高危因素(T3~4 N+),单纯手术后5年生存率降至约50%(T3 N+)和35%(T4 N+),通常建议辅助治疗。

表61.1 美国癌症联合委员会的2010 TNM系统对结直肠癌的分期

原发肿瘤(T)	
TX	原发肿瘤无法评价
T0	无原发肿瘤证据
Tis	原位癌:上皮内或侵及黏膜固有层
T1	肿瘤侵犯黏膜下层
T2	肿瘤侵犯固有肌层
T3	肿瘤侵透肌固有肌层到达浆膜下层,或侵犯无腹膜覆盖的结直肠旁组织
T4a	肿瘤穿透腹膜表层[a]
T4b	肿瘤直接侵犯或粘连于其他器官或结构[a,b]
区域淋巴结(N)	
NX	区域淋巴结无法评价
N0	无区域淋巴结转移
N1	有1~3枚区域淋巴结转移
N1a	有1枚区域淋巴结转移
N1b	有2~3枚区域淋巴结转移
N1c	浆膜下、肠系膜、无腹膜覆盖结肠/直肠周围组织内有肿瘤种植,无区域淋巴结转移
N2	有4枚以上区域淋巴结转移
N2a	4~6枚区域淋巴结转移
N2b	7枚及更多区域淋巴结转移
远处转移(M)	
MX	远处转移无法评价
M0	无远处转移
M1	有远处转移
M1a	远处转移局限于单个器官或部位
M1b	远处转移至一个以上的器官/部位,或腹膜转移

[a] T4的直接侵犯包括穿透浆膜侵犯其他肠段,并得到镜下诊断的证实(如盲肠癌侵犯乙状结肠),或者位于腹膜后或腹膜下肠管的肿瘤,穿破肠壁固有基层后直接侵犯其他的脏器或结构,例如降结肠后壁的肿瘤侵犯左肾或侧腹壁,或者中下段直肠癌侵犯前列腺、精囊腺、宫颈或阴道。

[b] 肿瘤肉眼上与其他器官或结构粘连则分期为cT4b。但是,若显微镜下该粘连处未见肿瘤存在则分期为pT1~4a。V和L亚分期用于表明是否存在血管和淋巴管浸润,而PN则用以表示神经浸润(可以是部位特异性的)。

辅助化疗

Ⅲ期患者术后辅助化疗的获益已得到明确证明,但对于Ⅱ期患者是否获益更有争议。前瞻性随机试验表明,加用5-FU和亚叶酸钙(LV)能提高术后Ⅲ期患者的生存率[54,55]。最近研发了新的药物,显示了潜在的

表 61.2 结直肠癌分期

分期	AJCC[a] T	N	M	Dukes[b]	MAC[c]
0	Tis	N0	M0	—	—
Ⅰ	T1	N0	M0	A	A
	T2	N0	M0	A	B1
ⅡA	T3	N0	M0	B	B2
ⅡB	T4a	N0	M0	B	B2
ⅡC	T4b	N0	M0	B	B3
ⅢA	T1~T2	N1/N1c	M0	C	C1
	T1	N2a	M0	C	C1
ⅢB	T3~T4a	N1/N1c	M0	C	C2
	T2~T3	N2a	M0	C	C1/C2
	T1~T2	N2b	M0	C	C1
ⅢC	T4a	N2a	M0	C	C2
	T3~T4a	N2b	M0	C	C2
	T4b	N1~N2	M0	C	C3
ⅣA	任何 T	任何 N	M1a	—	D
ⅣB	任何 T	任何 N	M1b		

M,转移;N,淋巴结;T,肿瘤。

[a] Data from Edge SB, Byrd DR, Compton CC, eds. *AJCC Cancer Staging Handbook*, 7th ed. New York: Springer, 2010.

[b] Dukes B 由预后较好的(T3 N0 M0)和预后较差的(T4 N0 M0)组成。同理,Dukes C 包括任何 T N1 M0 以及任何 T N2 M0。

[c] MAC 是修正的 Astler-Coller 分类。

获益。一项随机临床试验证实,对于术后Ⅲ期结肠癌患者,卡培他滨(一种口服 5-FU 前药)可获得同 5-FU/LV 一样的总生存率(OS)和无病生存率(DFS)[56,57]。最近奥沙利铂也被用于结肠癌手术后的辅助治疗。一项对Ⅱ期或Ⅲ期结肠癌手术后的患者应用 5-FU/LV 或 5-FU/LV/奥沙利铂(FOLFOX)的随机研究表明,包含奥沙利铂的化疗方案可提高患者的 DFS 和 OS[58,59]。这些结果在美国国家外科辅助乳房及胃肠计划(NSABP)C-07 试验中得到验证,证明化疗联合奥沙利铂可以改善 DFS[60,61]。癌症与白血病协作组 B(CALGB) 的一项试验在切除的Ⅲ期结肠患者中应用 5-FU/LV 联合或不联合伊立替康,增加伊立替康 DFS 或 OS 没有任何获益[45]。这些数据有助于确立 FOLFOX 或卡培他滨和奥沙利铂(XELOX)作为完全切除、高危风险结肠癌的新标准辅助化疗方案。单克隆抗体如贝伐单抗和西妥昔单抗,虽然在转移性癌中存在潜在获益,但在辅助治疗中并没有取得类似的结果[62-65]。

辅助放疗伴或不伴同步化疗

因为辅助化疗的有效性得以证实,并且许多肿瘤学专家也认为结肠癌更容易发生远处转移,而不是局部复发(与直肠癌相反),所以几乎没有对术后放化疗的有效性进行评估。结肠癌辅助放疗的潜在适应证是基于术后复发方式的分析(表 61.3)[66,67]。晚期结直肠癌预示着会有局部复发,但是,结肠癌的局部复发也取决于肿瘤的解剖位置。一般认为升结肠和降结肠的解剖位置是固定的,且毗邻腹膜后组织,使外科广泛切除术受到限制(图 61.1)。环周切缘不能达到满意的切除就会增加残存病灶的风险, 从而导致局部复发。相反, 中段乙状结肠和中段横结肠完全为腹膜包裹,活动度较大,无须考虑肿瘤浸润肠系膜的程度,可以广泛切除。除非邻近器官被肿瘤粘连/受侵,否则这些部位很少复发。根据肠系膜数量、肿瘤范围和根治切缘的不同,盲肠、结肠肝/脾区及乙状结肠远/近段肿瘤的局部复发率也不同。当结肠癌粘连或侵及周围邻近结构,单纯手术的局部复发率超过 30%。总之,结肠癌患者局部复发发生在根治术切缘受解剖限制的肿瘤中,包括肿瘤粘连或侵及周围邻近结构。

目前,仅有单中心的回顾性研究评估了高危结肠癌患者术后辅助放射治疗的应用[38,68-70]。这些数据表明,在单纯手术治疗的高危患者中,瘤床的复发率至少为 30%,而术后辅助放疗的患者,这种局部复发的风险降低。下面将详细讨论。

麻省总医院(MGH)的一项研究比较了高危患者术后辅助放疗和同期相似人群单纯手术治疗的结果[70]。放疗患者包括 T4 N0/N+、T3 N+(除外中段乙状结肠和中段横结肠)和切缘小于 1cm 的 T3 N0 患者。171 例

表 61.3 麻省总医院不同分期术后放疗与单纯手术的 5 年局部控制率与无复发生存率

TNM 分期	单纯手术 病例数	局部控制率 (%)	无复发生存率 (%)	手术联合术后放疗 病例数	局部控制率 (%)	无复发生存率 (%)
T3 N0	163	90	78	23	91	72
T4 N0	83	69	63	54	93	79[a]
T3 N+	100	64	48	55	70	47
T4 N+	49	47	38	39	72	53[a]

TNM,肿瘤、淋巴结、转移。

[a] $P<0.05$。

患者接受术后放疗，其中 63 例有同步化疗，通常在放疗的第 1 周和最后 1 周应用 5-FU（每天 500mg/m^2）化疗，连用 3 天。放射治疗计划为两野对穿或其他多野技术，瘤床适当外扩 3~5cm，放疗剂量为 45Gy，随后缩野加量至 50.4~54Gy。引流淋巴结受累风险较大时也包括在照射野内。该辅助治疗组与 395 例 T3~4 N0/N+同期单纯手术组对比。表 61.3 比较了辅助治疗组和单纯外科手术组的 5 年局部控制率和无复发生存率。接受放疗的 T4 N0 和 T4 N+患者的局部控制率是 93%和 72%，而单纯手术患者相应的局部控制率为 69%和 47%。同样，接受放疗的 T4 N0 和 T4 N+患者的无复发生存率为 79%和 53%，而单纯手术患者相应的无复发生存率是 63%和 38%。T3 N0 和 T3 N+患者的结果无显著差异，但是，在放疗组可能存在选择偏倚的因素，因为考虑到单纯手术后局部控制的安全性，许多患者被转诊放疗。接受 5-FU 化疗的患者有提高局部控制率的趋势（表 61.4）。急性肠炎的发生率在放疗联合 5-FU 组为 16%，在单纯放疗组为 4%，与 5-FU 联合同步放疗治疗直肠癌的研究资料基本相似。加用 5-FU 并没有增加晚期肠道合并症的发生率。结论是 T4 期肿瘤或有脓肿/瘘形成的肿瘤或切缘阳性的肿瘤患者可能从术后放疗中获益。在 MGH 的最新研究中，152 例 T4 期肿瘤患者接受辅助放疗，42 例患者肿瘤病理切缘阳性[38]。对于切缘阴性的患者，T4 N0 和 T4 N+患者的 10 年局部控制率分别是 78%和 48%。患者的 10 年局部控制率和无复发生存率在无淋巴结受累的患者中分别为 87%和 58%，而在淋巴结受累的患者中分别是 65%和 33%。有一个淋巴结受累的患者，其局部控制率和无复发生存率与无淋巴结受累的患者相似。然而，随着受累淋巴结的数目增加，生存率会显著下降。

梅奥诊所对 103 例局部晚期结肠癌患者进行术后放疗[71]。有镜下和肉眼残留病灶的患者分别为 18 例和 35 例。超过 90%的患者为 T4 N0/N+期。通过多野照射技术给予中位剂量 50.4Gy，大多数患者接受了以 5-FU 为基础的同步化疗，11 例患者术中追加 10~20Gy。5 年总局部控制率是 40%，肿瘤切缘阴性的 5 年局部控制率为 90%，镜下残留肿瘤患者为 46%，肉眼残留肿瘤患者为 21%。有残留病灶的患者，接受术中追加放疗剂量的局部控制率为 89%，而单纯接受外照射的只有 18%。同样，手术切缘阴性的患者（66%）比镜下切缘阳性（47%）和肉眼切缘阳性（23%）患者的 5 年生存率要高。另外，术中追加放疗剂量提高了生存

表 61.4 麻省总医院的以 5-FU 为基础的辅助放化疗患者 5 年局部控制率与无复发生存率

TNM 分期	无 5-FU 病例数	无 5-FU LC(%)	无 5-FU RFS(%)	有 5-FU 病例数	有 5-FU LC(%)	有 5-FU RFS(%)
T3 N0	16	87	69	7	100	80
T4 N0	37	94	78	16	100	83
T3 N+	41	69	48	14	70	43
T4 N+	24	67	53	15	79	52

LC，局部控制率；RFS，无复发生存率；TNM，肿瘤、淋巴结、转移。

率（76%对 26%）。

佛罗里达大学报道，局部晚期结肠癌完全切除的患者接受辅助放疗后局部控制率为 88%，和梅奥诊所报道的 90%相似[68]。另外，局部控制表现出剂量–反应关系。接受 50~55Gy 放疗的患者 5 年局部控制率为 96%，而接受低于 50Gy 的 5 年局部控制率为 76%（P=0.0095）。

这些回顾性分析为Ⅲ期临床试验的进一步研究奠定了基础。为了评估高危结肠癌术后辅助化疗联合放疗是否有更好的生存和局部控制，美国于 1992 年启动了一项随机前瞻性研究[72]。在这项研究中，结肠癌术后患者被随机分到 5-FU/左旋咪唑化疗联合放疗组和 5-FU/左旋咪唑单纯化疗组。入组标准包括：肿瘤侵及周围器官切缘阴性（即 T4 N0 或 N+，无腹膜受侵），或有局部淋巴结转移的升/降结肠癌（T3N+）。患者被随机分配接受两种治疗方案：①每周 5-FU/左旋咪唑，持续 12 个月；②5-FU/左旋咪唑，第 1 周期 5-FU 化疗后开始联合放疗，持续 12 个月。推荐的放疗剂量为 45Gy/25F/5 周，可选择性追加 5.4Gy。

该试验最初目标是纳入 700 例患者，但由于纳入病例太少（222 例患者，189 例可评估），不得不于 1996 年提前结束。纳入的病例少于初期目标病例的 1/3，减少了检测出两组之间差异的统计学能力。两组之间总生存率或无病生存率无差异。单纯化疗组患者的 5 年总生存率为 62%，而随机放化疗组为 58%（P>0.50）。两组局部复发率相似（每组 18 例）。在放疗组Ⅲ级或Ⅳ级血液学毒性的发病率更高。由于统计学意义降低、不合格入选率高、许多患者缺少有助于确定合适照射野的手术银夹或术前影像，因此该研究结果的说服力不强。由于这项研究证据不足且有许多缺陷，因此对术后放疗联合 5-FU/左旋咪唑的有效性没有最终结论，并且没有证据支持该方案的常规应用。

局部晚期病变和姑息治疗

对于转移的患者,通常采用基于 5-FU 的化疗方案。前瞻性随机试验表明多药联合化疗可改善远处转移结直肠癌患者的生存。Saltz 等[73]报道了一项随机试验的结果,分三组:①伊立替康、5-FU 和 LV(IFL);②5-FU/LV;③单独使用伊立替康。与仅用 5-FU/LV 组相比,IFL 方案组的生存期(中位生存时间 14.8 个月对 12.6 个月;P=0.04)更长,有效率(39%对 21%;P<0.001)更高。3 度及以上腹泻的发生率在三药联合化疗组明显升高。Goldberg 等[74]的一项研究将 795 例初治、转移性结直肠癌患者随机分为 3 组,分别接受:①伊立替康、5-FU 和 LV(FOLFIRI);②FOLFOX;③伊立替康和奥沙利铂。接受 FOLFOX 的患者比起接受 FOLFIRI 或接受伊立替康和奥沙利铂的患者,有着更长的中位生存期(19.5 个月对 15 个月对 174 个月;含奥沙利铂的方案对只含伊立替康的方案,P<0.05)。接受 FOLFOX 组的有效率明显高于 FOLFIRI 组或伊立替康和奥沙利铂组(45%对 31%对 35%;P<0.05)。Falcone 等[75]报道了 244 例应用 FOLFIRI 和 FOLFIRI 加奥沙利铂(FOLFOXIRI)的临床试验,有效率为 41%对 66%,无进展生存时间为 6.9 个月对 9.8 个月,OS 为 16.7 个月对 22.6 个月,但 FOLFOXIRI 有着更高的 2~3 级神经毒性和 3~4 级的中性粒细胞减少。

许多试验通过增加生物靶向制剂试图改善预后。Hurwitz 等[76]报道了一项随机临床试验,对比 FOLFIRI 加或不加贝伐单抗的研究,后者是一种针对血管内皮生长因子(VEGF)的单克隆抗体。贝伐单抗组的中位生存期明显延长(20.3 个月对 15.6 个月;P<0.001)。另外,含贝伐单抗组的有效率也得到提高(45%对 35%;P=0.004)。Cunningham 等[77]收集了 329 例对以伊立替康为基础化疗无效的转移性结直肠癌患者,分成西妥昔单抗组[一种直接针对 EGFR 的单克隆抗体]或西妥昔单抗加伊立替康组。接受联合化疗组的有效率明显增高(23%对 11%;P=0.007),同时中位进展时间明显延长(4.1 个月对 1.5 个月;P<0.001),两组生存率没有统计学差异。多药化疗方案以及其他新药的各种不同组合在转移性或非转移性病变中的使用,仍旧是目前研究的焦点。

对于有脑、骨或其他部位转移的伴有特殊症状的患者,可以行姑息性放疗,通常会联合以 5-FU 为基础的化疗。放疗和新药联合(伊立替康、奥沙利铂、贝伐单抗和西妥昔单抗)仍处于研究中。

放疗技术

结肠癌照射野的设计是基于复发模式的资料。与直肠癌一样,结肠腺癌术后的治疗设计需要特别注意。照射野设计随着原发肿瘤部位以及高复发区域的不同而变化[78]。在治疗计划中需考虑患者的体位(仰卧、俯卧、卧姿)。小肠通常是治疗的剂量限制器官,保持患者左侧或右侧卧位至少对治疗有利,能使小肠移动避开照射野。固定装置可能提高治疗重复性。小肠的对比有助于勾画照射野内的小肠体积。对比卧位和仰卧位的胶片有利于确定小肠实际移动量。用 CT 制订治疗计划易于定义瘤床和照射野方向,同时可以估计照射野内的小肠体积。与治疗其他腹部恶性肿瘤一样,一部分肾可能受到照射。假如对侧肾脏的基本功能是正常的,那么同侧肾脏照射在临床上仅引起轻微的晚期后遗症[79]。

结肠癌辅助治疗中放疗总剂量应根据可疑残留病灶的范围和周围正常组织的耐受剂量而定。通常,原发肿瘤和高危组织的大野照射的初始剂量为 45Gy/25F/1.8Gy。缩野后,如果仅包含小部分小肠,可以推量到 50Gy。对于 T4 的患者,瘤床总剂量 54~60Gy。手术银夹能够协助识别高危区域(例如阳性切缘)以辅助靶区的勾画。为了减少晚期毒性的发生,超过 50Gy 照射野通常不包括所有小肠。脊髓剂量限制在 45Gy。另外,至少 1 个正常功能肾的 2/3 所接受剂量不超过 18~20Gy,以及 2/3 的全肝接受剂量低于 30Gy。梅奥诊所分析指出两野以上照射时小肠梗阻发生率较低,应寻求多野照射技术,该技术可借助于 CT 计划来完成[80]。

总之,原发肿瘤范围应包括近端和远端 4~5cm 边缘,内侧和外侧 3~4cm 边缘,以覆盖可能残存的病灶区。当切缘满意时,手术边缘外的肠系膜淋巴结通常不包括在照射野内。例外的是右结肠癌,该区小肠和右侧结肠都由回结肠血管供应,限制了手术切除的范围。在有些情况下,腹主动脉旁淋巴结可能需要照射,特别是肿瘤广泛累及腹膜后时。如果邻近手术或切缘的淋巴结受累,对近端肠系膜淋巴结的治疗是合适的。图 61.2 和图 61.3 显示了针对不同部位结肠的理想化放疗照射野,包括盲肠、降结肠以及乙状结肠癌。在很多情况下,根据手术和病理结果,不需要照射腹主动脉旁淋巴结。

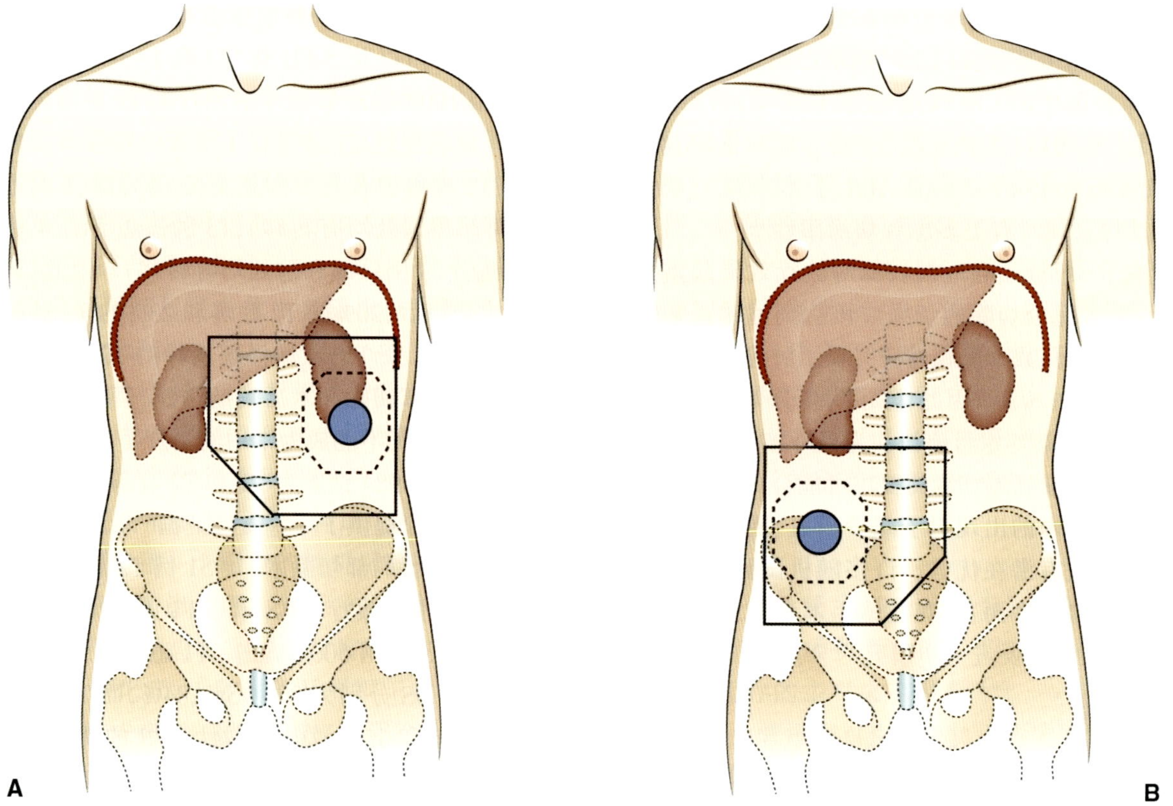

图 61.2 理想的盆腔外结肠癌术后的前后位-后前位照射野(瘤床和淋巴结区)。如果行术前放疗,需以腹部 CT 和结肠造影为依据加上侧野。(A)对于降结肠癌,由于肿瘤和后腹壁粘连,除了瘤床,主动脉旁淋巴结也可能受累。(B)对于近端升结肠癌,除了瘤床,髂外和髂总淋巴结也可能受累。(From Gunderson LL, Martenson JA, Smalley SR, et al. Lower gastrointestinal cancer: rationale, results, and techniques of treatment. *Front Radiat Ther Oncol* 1994;28:140-154; with permission.)

肠脾曲以预留未照射肠段进行吻合。吻合方法有多种:端-端吻合、端-侧吻合,或结肠 J 囊术使括约肌功能的保留最大化[133,134]。多项研究对 LAR 和 APR 进行了比较,在手术切缘都是阴性的情况下,两者总体上的局部和远处转移率、生存率类似[135,136]。虽然 LAR 可以取得更好的生活质量,但不做结肠造口术有时会出现排便频繁、急或括约肌控制功能差等问题[137]。

腹会阴联合切除术

APR 已成为远端直肠癌手术切除的金标准,是包括原发肿瘤切除在内的全直肠切除术,并行永久性结肠造口术。近来的数据表明 APR 的使用在下降[36,138],APR 比 LAR 的并发症和死亡率略高,且由于改变了身体构造,导致生活质量下降,并且造口引起的抑郁症增加[136,138,139]。同时,由于远端直肠的直肠系膜菲薄和外侧缘受紧邻的男性前列腺或女性阴道限制,APR 的切缘阳性率更高。低位盆腔的骨性结构制约了尤其男性患者的手术实施。

全直肠系膜切除术

标准 APR 或 LAR 的局部复发率高(15%~30%或更高),被认为与钝性切除破坏直肠系膜环周组织有关[141]。直肠癌外侵不仅发生在肿瘤水平,也向直肠系膜远侧蔓延[142]。Heald 等[143,144]建议为达到直肠癌外侧切缘阴性,减少局部复发可能,有必要对盆腔内筋膜包裹下的肿瘤整体切除,正如他们所描述的,目前 TME 已成为所有直肠癌根治切除的标准治疗,该术式要求沿着血管从盆腔筋膜扩散的方向锐性切除,整体切除直肠,这样所有的直肠系膜都封存在标本内[145]。

TME 标本大体观将呈现包膜覆盖,表面光滑、完整,如脂肪瘤(图 61.5)。在病理检查中,足够的切除应该包括直肠周围和盆腔 12~15 枚淋巴结[146-150]。TME 比 APR 和 LAR 的难度更大,它的吻合口瘘发生率稍高,特别是低位直肠癌(15%~17%)[102,145,151]。多个研究表明,TME 手术的局部复发率较低(5%~10%),且 OS 得到了提高,Ⅱ期为 80%~85%,Ⅲ期为 65%~70%[98,141,152-154]。

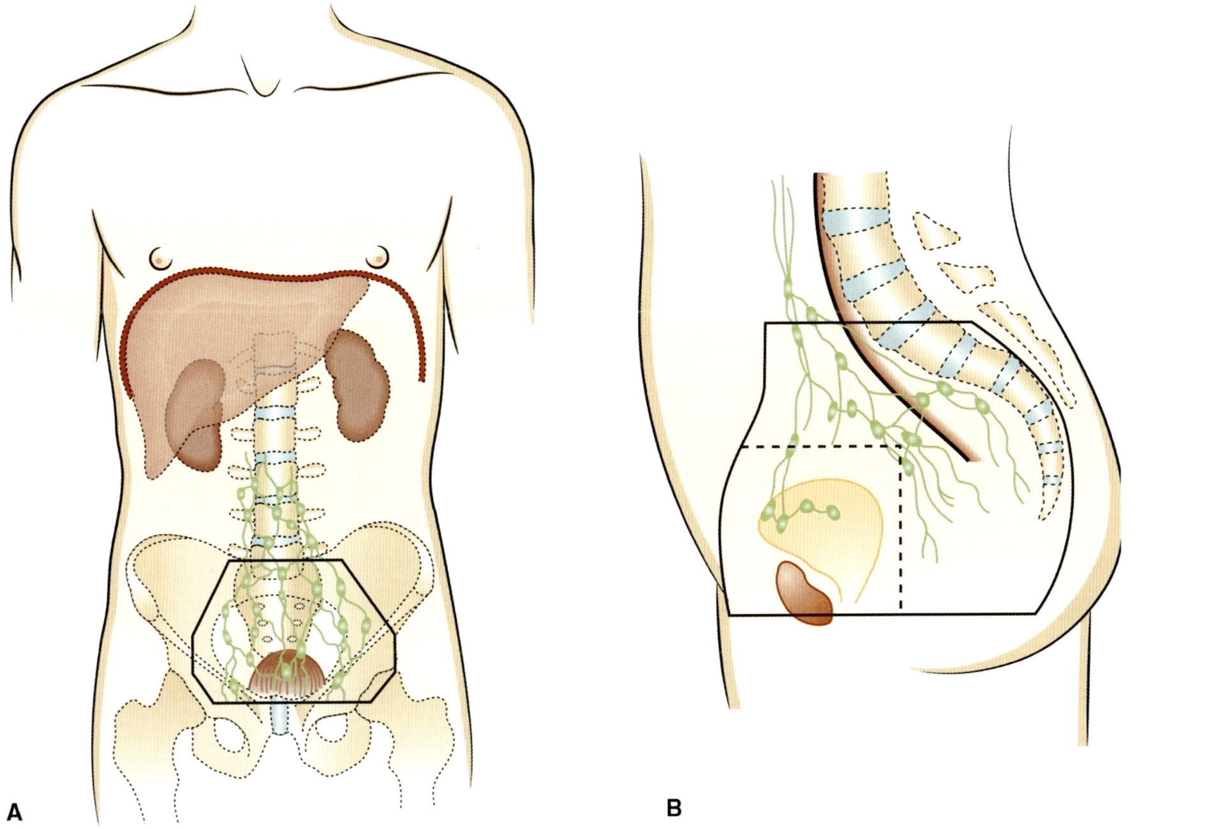

图 61.3 乙状结肠癌粘连膀胱的术前或术后理想的多野放疗。实线，大野；虚线，推量野。(A)前后-后前位；(B)双侧野。(From Gunderson LL, Martenson JA, Smalley SR, et al. Lower gastrointestinal cancer: rationale, results, and techniques of treatment. *Front adiat Ther Oncol* 1994;28:140–154; with permission.)

根治切缘

美国国立卫生研究院直肠癌咨询委员会指出，可切除直肠癌局部复发的主要原因可能与解剖学限制了大范围的根治切缘有关，不论近端和远端切缘是否合适[155]。Quirke 等使用完整标本检查，发现即使在标准病理检查显示切缘阴性时，仍有 27%(14/52)的患者外侧切缘受侵犯，86%的切缘阳性患者出现局部区

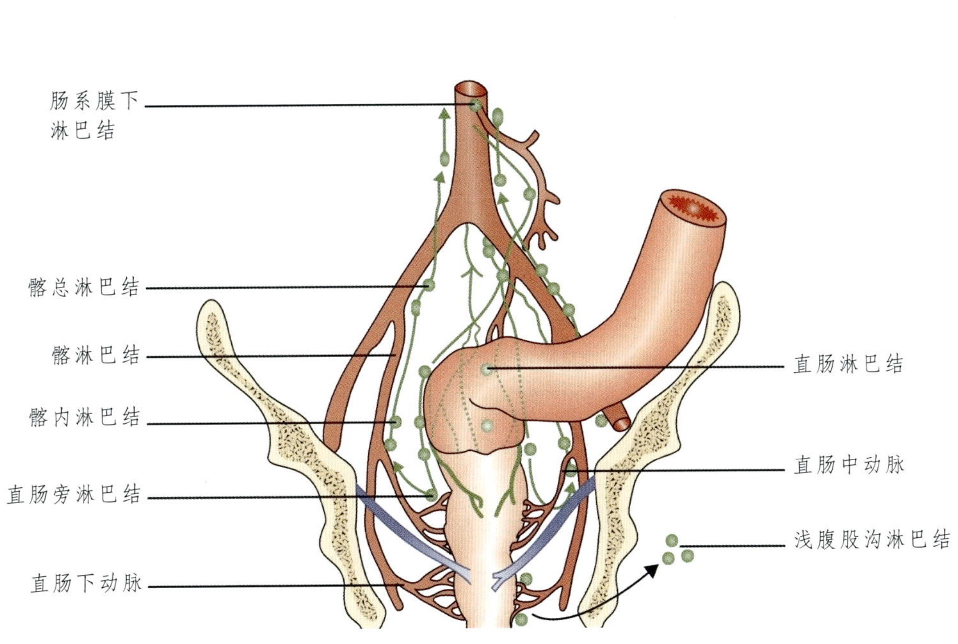

图 61.4 直肠淋巴系统。

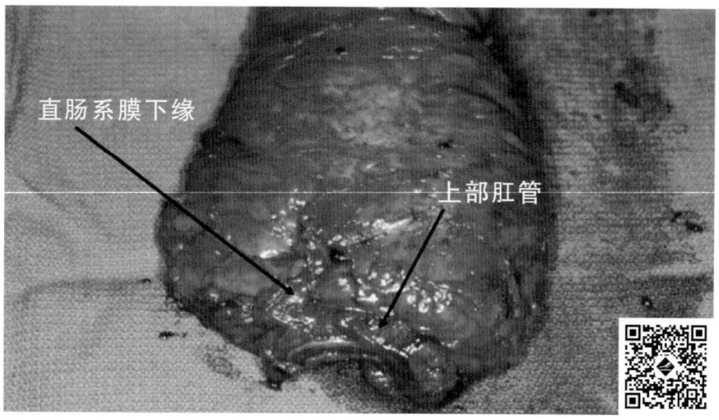

图 61.5 全直肠切除标本与直肠系膜下部和上部肛管的标注。

域复发,而外侧切缘未累及的复发率仅 3%[156]。另外,一项大型随机试验的病理评估发现手术的平面,如直肠系膜、直肠系膜内或固有肌层,能够预测局部复发。行完全直肠系膜切除术的患者,3 年的局部复发率为 4%,而行直肠系膜内和固有肌层切除的患者分别为 7%和 13%[98]。根治切缘阳性是局部复发的预测指标,同时也预示生存较差[95]。手术平均切缘随着分期的增加而减少,从 T1 期的 14mm 到 T4 期的 3mm,而相应的局部区域复发率则从 0 增加到 75%[157]。

辅助治疗

术后

由于术后有不能接受的较高的局部复发率问题,因此许多研究者开始探索术后辅助治疗的潜在益处。术后放疗的优势之一是可以根据病理分期来选择局部复发高危风险的患者。不利因素包括术后瘤床潜在性乏氧使得放疗疗效降低,以及由于照射野内小肠增多和治疗体积增大,导致潜在的并发症增多,特别是对于 APR 手术者,会阴手术瘢痕需包含在照射野内。许多试验评估了辅助放疗对比单独手术的作用。这些试验显示放疗能够降低局部复发率,然而并未改善 DFS、远处转移(DM)或 OS[158]。故为了进一步提高治疗效果,研究者评估了辅助放化疗的作用。通常,单独手术的局部复发率为 25%,T3、T4 或淋巴结阳性患者的总生存率为 40%~50%,而放化疗后局部复发率降低到 10%~15%,OS 提高到 50%~60%。

NSABP R-02 研究[159]纳入了 694 例 B 期和 C 期的患者,在该研究设计中提出了两个问题:①放疗加入化疗后是否提高效果?②在男性患者中,5-FU、司莫司汀和长春新碱(MOF)是否优于 5-FU/LV[159]?男性患者有 4 个治疗组,女性患者有 2 个治疗组。在男性治疗组比较 5 周期的 MOF 和 6 周期的 5-FU/LV 化疗伴或不伴放疗的疗效。在女性治疗组,比较 5-FU/LV 化疗与辅助放疗的疗效,放疗剂量为 50.4Gy。随访 5 年,单独化疗组的局部复发率 13%,而化疗联合放疗组为 8%。另外,5-FU/LV 比 MOF 显示出更好的无复发生存率和 DFS,但没有 OS 优势。尽管术后放疗没有显示提高 OS,但可以提高局部控制率。

胃肠肿瘤协作组(GITSG)和北方中部肿瘤治疗协作组(NCCTG)研究的两个临床试验表明放疗有 OS 获益。GITSG 研究纳入了 227 例 B2 和 C 期的直肠癌患者,随机分为 4 组:①单独手术;②术后化疗,静推 5-FU(500mg/m^2,第 1 周和第 5 周)和司莫司汀(第 1 天);③术后分程放疗 40~48Gy;④术后 40~44Gy 放疗加静推 5-FU 化疗[34]。综合治疗组的严重急性毒性反应为 61%,而单独化疗组为 31%,单独放疗组为 18%。随后的更新中,术后放化疗组的 10 年 OS 提高到 45%,术后观察组为 27%[160]。术后放化疗组的复发时间延长 33%,复发率降低 55%。局部复发率降低为 10%,而单独手术组的复发率为 25%。因此,该研究做出结论,术后综合治疗模式使患者 OS 显著提高(几乎翻倍)。

Mayo-NCCTG 将术后放疗与术后放化疗的结果进行了比较[161]。纳入 204 例 T3、T4 或淋巴结阳性肿瘤患者,所有患者在随机分组前都接受 1 周期的 5-FU 和司莫司汀化疗,对瘤床和毗邻淋巴结区域行 45~50.4Gy 的放疗。放疗期间同步应用 5-FU(500mg/m^2)。与放化疗组相比,单独放疗组的 5 年局域复发率更高(25%对 13%),5 年总生存率为 40%对 55%。术后联合放疗和化疗使复发率降低 47%,减少局部复发 46%,减少 DM 37%,使肿瘤死亡率降低 36%,使总死亡率降低 29%。

基于放化疗的潜在获益,随后有数项研究试图优化化疗药物种类和给药途径以便降低毒性获得最大化的获益。NCCTG86-47-51 研究比较了术后放化疗中的化疗药物[162]。共纳入 660 例Ⅱ期或Ⅲ期患者,根据全身性化疗药物(5-FU 对 5-FU+司莫司汀)和给药途径(静脉注射对持续静脉输注 5-FU)随机分组。9 周化疗后给予研究性化疗和同步放疗(50.4~54Gy),随后巩固化疗。静推 5-FU 的量为 500mg/m^2,第 1 周和第 5 周的第 1~5 天。而持续静脉输注 5-FU 为每天 225mg/m^2。中位随访 46 个月,持续静脉输注 5-FU组较静脉注射组的无复发生存率提高 27%(63%对 53%),4 年的 OS 提高(70%对 60%),且复发时间延长,远处转移率降低(31%对 40%)。两组局部复发率无差别。静脉注射

5-FU 组白细胞减少发生率更高,而持续输注组的急性腹泻的发生率更高,但在放化疗结束后会停止腹泻。联合司莫司汀并没有额外获益[163]。

0114 组间试验纳入 1695 例患者,对不同化疗方案联合放疗的疗效进行比较[164]。患者被随机分为 4 组:①单独静推 5-FU;②5-FU 加 LV;③5-FU 加左旋咪唑;④5-FU 加 LV 加左旋咪唑。放疗期间不使用左旋咪唑。放疗剂量为 45Gy,推量为 5.4~9Gy,达到总剂量为 50.4~54Gy。中位随访 7.4 年,4 组在总生存率或无病生存率上没有统计学差异,三药联合组的毒性更大,左旋咪唑和 LV 并未增加 5-FU 的疗效。

预后较好的T3 N0

数项临床研究显示某些亚组患者单独手术复发风险较低,可能无须辅助治疗。纪念斯隆-凯特琳癌症中心评估了 95 例仅行手术治疗的 T3N0 直肠癌患者[165]。其中 79 例行 LAR,16 例行 APR,全部行直肠系膜锐性分离。随访 53.3 个月,6%的患者出现局部复发,13%的患者出现 DM,3%的患者同时有局部复发和 DM,淋巴管浸润是影响局部复发的唯一重要病理因素。该研究提示对于 T3 N0 的直肠癌行锐性直肠系膜切除的 LAR 或 APR,可以在不使用辅助治疗的情况下获得<10%的低复发率。

在一项对 117 例 T3 N0 直肠癌患者的回顾性分析中,麻省总医院的 Willett 等报道直肠周围肿瘤侵犯≥2mm,LVI 和病理分化差是增加 DM 风险和降低无复发生存率的独立危险因素[46]。只有肿瘤浸润深度对局部控制重要。25 例病理分化较好(高/中分化、肠周脂肪浸润<2mm、无 LVI)的患者,10 年实际局部控制率和无复发生存率分别为 95%和 87%,而在分化差的患者中分别为 71%和 55%。

5 项随机对照试验的汇总分析评估 T 和 N 分期的存活率和复发率[94]。在 T3 N0 期患者中,单纯接受手术和辅助化疗的患者的 5 年生存率为 84%,并且优于接受手术和辅助放化疗的患者的生存率(74%~80%)。T3 N0 亚组中的 DFS 为 69%。由于这些试验,EUS 和(或)盆腔 MRI 已成为直肠癌的分期标准。对于 T3 N0 期的问题是尽管使用这些技术,仍然有可能分期不足。来自纪念斯隆-凯特琳癌症中心的报告评估了 188 例 EUS 或 MRI 分期的进行根治性切除术加术后放化疗患者的病理完全缓解(pCR)和直肠系膜淋巴结受累率[166]。22%的患者有直肠淋巴结受累。虽然术前治疗可能会出现过度分期和过度治疗,但大多数患者分期不足,需要术后治疗。因此,部分 T3 N0 直肠癌患者单独手术切除就具有非常好的效果,但目前没有随机研究数据支持该组患者不使用辅助治疗或新辅助治疗。

新辅助治疗

新辅助放疗

虽然术前和术后辅助治疗都有效,但是新辅助治疗的出现已经成为治疗标准。肿瘤降期、可切除率提高、提高耐受(包括急性和慢性)和潜在扩大远端直肠癌保肛的范围等都促进了新辅助治疗在直肠癌治疗中的应用。来自欧洲的研究显示,适当的新辅助放疗可以同时提高局部控制率和 OS,这些结果对目前的治疗已经产生了重要影响[152,167]。

瑞典直肠癌术前放疗试验从 1987—1990 年入组 1168 例可切除 Dukes A~C 期直肠癌患者[168]。将患者随机分为 2 组,一组放疗,总剂量 25Gy,共 5 次,1 周完成,1 周后行手术切除;另一组行单独手术。切缘阴性的手术认为是根治。术前放疗组比单纯手术组有着更低的 5 年局部复发率(11%对 27%)和更好的 OS(58%对 48%)。长期随访显示此优势一直存在。平均随访 13 年,术前放疗组全期获益,局部复发率为 9%,OS 为 38%,单纯手术组分别为 26%和 30%[167]。

该研究的一个缺陷是单独手术组没有使用 TME,这导致了无法接受的较高的局部复发率(27%)。虽然总的生存质量较好,但术前放疗组显示出更多的晚期毒性反应,如肠蠕动加快、尿失禁、尿急和腹泻[169]。术前放疗组也出现了更高的小肠梗阻率[170]。该试验在欧洲很多医疗中心作为标准治疗,但 5Gy×5 次的治疗可能引起明显的早期和晚期性毒性反应,而放疗和手术的短间隔无法使肿瘤有足够的时间消退(降期)以提高保肛率。

法国里昂 90-01 试验论证了术前放疗间隔更长时间手术的方案,该试验剂量为 39Gy,每次 3Gy,无术前化疗[171]。201 例患者随机入组该试验,间隔时间为 6~8 周。中位随访 33 个月,两组局部控制率和总生存率相同。然而,病理完全缓解率为 7%对 14%(无统计学差异),病理降期率为 10%对 26%(P=0.007),术前长间隔组有优势。

Heald 等[143]的 TME 经验显示单独 TME 可以达到足够低的局部复发率。荷兰一项多中心Ⅲ期临床研究(CKVO 95-04)入组了 1861 例患者,评估术前短程放疗加 TME 的作用。患者随机入组单独 TME 手术组和放疗(25Gy/5F)后 TME 手术组。该试验未包含肿瘤固定患者,一半患者为 T1 或 T2 病变。两组的 2 年总生存率均为 82%,然而单独 TME 组 2 年局部复发率为 8.2%,术前放疗组为 2.4%,强调了术前放疗的价值。两组的保肛率是相同的,没有明显证据表明有降期效果,术前放疗组的会阴并发症略高于单独手术组(26% 对 18%)[102,172]。10 年随访显示放疗组对单独 TME 组,局部复发率持续减低(5%对 11%)[152]。最新的数据表明短程放疗后性功能障碍发生率更高、肠功能恢复更慢、大便失禁更常见以及总生存质量更差[173,174]。

有两个探讨术前放疗获益的荟萃分析,每项研究含有约 6000 例患者。其中 1 个分析包括 14 个随机对照试验,结果显示新辅助放疗显著降低局部复发率、提高肿瘤相关生存率和总生存获益[27]。第二项荟萃分析由结直肠癌协作组进行,也分析了 14 组随机对照试验[175],发现术前放疗明显降低局部复发风险和肿瘤死亡。

新辅助放化疗

术后放化疗提高了疗效,使得治疗直肠癌采用了这个治疗方式。最近在美国已广泛接受新辅助放化疗,但在世界的其他地方,多个研究组正在观察与单独放疗相比新辅助放化疗的潜在获益情况。

在法国的一项研究中(Fédération Francophone de la Canérologie Digestive 9203)[176]比较术前放疗与术前联合放化疗的疗效。733 例直肠指诊可触及的 T3 和 T4 可切除肿瘤患者随机分组,一组单独接受 45Gy 放疗,另一组接受放疗联合同步 5-FU(350mg/m^2)静脉推注加 LV,化疗在第 1~5 周的第 1~5 天应用。术后行 4 周期的辅助化疗。首要终点为 OS。尽管两组的 5 年 OS 没有明显差异,但是放化疗组的 pCR 率更高(11.4%对 3.6%),局部复发率更低(8.1%对 16.5%),3/4 级早期毒性却更常见(14.6%对 2.7%)。

欧洲肿瘤研究和治疗组(EORTC 22921)进行了类似的研究[117],将超过 1000 例患者随机分为 4 组(2×2 设计):单独 45Gy 放疗组和 45Gy 放疗加 5-FU(350mg/m^2)、LV 组,随后手术,然后将患者进一步随机分组行或不行 5-FU 和 LV 辅助治疗。该研究结果与法国的研究结果类似,提高了降期率(14%对 5.3%;P=0.0001)、降低了 5 年局部复发率(9%对 17%),但生存率无差异(65%对 65%)。该结果提示,尽管复发率低,但没有结论证明联合治疗比单独放疗有生存优势。然而,联合放化疗组的早期毒性发生率更高。

随后的荟萃分析汇集了 4 项试验,比较了术前放疗和可切除的Ⅱ期或Ⅲ期直肠癌患者术前放化疗的结果[178]。化疗的加入显著增加了 3/4 级急性毒性的发生率 [优势比(OR):1.68~10]、提高了 pCR 率(OR:2.52~5.27)和降低了局部复发率(OR:0.39~0.72)。5 年 DFS 或 OS 没有差异。虽然上述的研究和荟萃分析没有显示对新辅助放疗中添加化疗有 DFS 或 OS 获益,但由于提高了 pCR 以及改善了局部复发,新辅助放化疗也成为合理的治疗标准。

长程新辅助放化疗对短程新辅助放疗

在欧洲的部分地区,比较喜欢采用大分割术前放疗方案。波兰直肠癌组进行了一项研究,以确定短程新辅助治疗方案(每次 5Gy,共 5 次)是否优于长期方案(予以每次 1.8~2Gy,共 50.4Gy,1~5 周同步推注 5-FU/LV)[180]。尽管通过放化疗有更高的 pCR 率(16%对 1%)、更小的阳性放射边缘(4%对 13%)和肿瘤的尺寸减小(约 1.9cm),但是保肛率、局部控制率或 OS 率没有差异。

最近公布了澳大利亚合作组试验的结果[179]。将 326 例肛门边缘 12cm 内的 cT3NxM0 直肠癌患者随机分两组:短期放疗(25Gy,共 5 次)后 1 周内行手术,或长期放化疗(50.4Gy,共 28 次,同时连续输注 5-FU 225mg/m^2)后 4~6 周行手术。两种方案之后均采用基于 5-FU 的辅助化疗。本研究的主要终点是比较 3 年的局部复发率。超过 90%的患者通过盆腔 MRI 或 EUS 进行临床分期。中位随访 5.9 年,3 年局部复发率(短程组 7.5%对放化疗组 4.4%)、5 年 OS(短程组 74% 对放化疗组 70%)或晚期毒性没有差异。尽管肿瘤降期,但手术保留括约肌的比率没有差异。

可切除直肠癌的最佳新辅助方法尚不清楚。短程放疗(25Gy,共 5 次)和长程放化疗(50.4Gy,共 28 次,同时予以 5-FU 为基础的化疗)均为合理的治疗选择。需要等待这些随机试验的长期数据,以评估晚期毒性的差异,根据瑞典和荷兰试验的经验,晚期毒性可能需要很多年才出现。

替代化疗方案与新辅助放疗

在许多已经完成和正进行的研究中,化疗药物的使用有一定的区别。由于 5-FU 对放疗有很好的潜在增效作用,现多与放疗同步使用。然而,有的研究使用静推 5-FU,而有的研究则在放疗的第 1 周和最后 1 周使用 LV 调节的 5-FU。多中心研究结果提示低剂量持续 5-FU 输注有优越性，并推广到新辅助方案中，显示为更好的治疗方法[163]。口服氟尿嘧啶（卡培他滨）、奥沙利铂和伊立替康等新药在转移性结直肠癌的治疗中显示有效。作为放化疗方案的一部分，口服氟嘧啶药物通常取代输注的 5-FU。将奥沙利铂和伊立替康加入新辅助化疗方案中已经不太有希望。

卡培他滨是一种口服氟尿嘧啶类前体药物，它在胃肠道吸收，可模拟持续输注 5-FU 的疗效，并避免了由于中心静脉输注 5-FU 引起的副作用和并发症[181]。卡培他滨在细胞内由胸苷磷酸化酶（TP）将其转变为活性 5-FU，TP 在肿瘤细胞中浓度较高，特别是结直肠肿瘤，比正常组织更高，与静脉输注 5-FU 相比，形成了卡培他滨在治疗上的优势[182]。卡培他滨通常分 2 次给药，在整个放疗过程中，每天 2 次。

两项随机对照试验显示使用卡培他滨有令人充满希望的结果。一项德国试验比较卡培他滨与输注 5-FU 的结果，最初设计为辅助治疗中，之后为新辅助治疗中。最初，安排卡培他滨组中的患者接受 2 个周期的卡培他滨（2500mg/m^2，第 1~14 天，第 22 天重复），随后进行放化疗（50.4Gy+卡培他滨 1650mg/m^2，第 1~38 天），然后行 3 个周期的卡培他滨。氟尿嘧啶组的患者接受 2 个周期的氟尿嘧啶推注（500mg/m^2，第 1~5 天，第 29 天重复），然后行放化疗（50.4Gy+每日氟尿嘧啶输注 225mg/m^2），然后 2 个周期的氟尿嘧啶推注。之后该试验更改了新辅助治疗组，卡培他滨组的患者接受放化疗（50.4Gy 加每天卡培他滨 1650mg/m^2），然后行根治性手术和 5 周期的卡培他滨治疗（每天 2500mg/m^2，共 14 天）。5-FU 组患者接受放化疗（50.4Gy+输注 5-FU 1000mg/m^2，第 1~5 天和第 29~33 天），然后行根治性手术和 4 周期的 5-FU 推注。卡培他滨组的 5 年 OS 不低于 5-FU 组 [76%（95%CI 67~72）对 67%[58~74]；P=0.0004；事后优越性检验 P=0.05]。卡培他滨组的 3 年 DFS 为 75%（95%CI 68~81），氟尿嘧啶组为 67%（95%CI 59~73）（P=0.07）。两组的局部复发患者数量相当（卡培他滨组为 6%，氟尿嘧啶组为 7%，P=0.67），但卡培他滨组中发生远处转移的患者较少（19%对 28%；P=0.04）。腹泻是两组中最常见的不良事件（任何级别：卡培他滨组 53%的患者对氟尿嘧啶组 44%；3~4 级：9%对 2%）。卡培他滨组的患者手足皮肤反应、乏力和直肠炎比氟尿嘧啶组更多，而氟尿嘧啶组的白细胞减少更常见[183]。

第二项研究，NSABP R-04，比较了 4 组化疗方案的有效性。超过 1600 例患者被随机分到 5-FU+放疗组（225mg/m^2，1 周 5 天）或卡培他滨+放疗组（825mg/m^2，每天 2 次，1 周 5 天）。随后随机±奥沙利铂（每周 50mg/m^2，共 5 周）[184]。在初步比较中，接受 5-FU 和卡培他滨的患者的肿瘤降期率、pCR 率和保肛率相当。

一些新辅助治疗包括添加伊立替康或奥沙利铂到 5-FU 和放疗中。Ⅰ期和Ⅱ期试验的早期结果显示奥沙利铂（剂量 60mg/m^2）与持续静脉输注 5-FU 及标准放疗联合是安全的，3 级毒性反应可接受，病理降期率满意，pCR 率达 20%~30%[185~188]。这些尚未在Ⅲ期试验中得到确认，因为来自 4 个随机对照试验的结果都表明含有奥沙利铂的方案有更高的毒性并且没有确证的获益。STAR-01 试验将约 750 例患者随机分组：持续静脉输注 5-FU（每天 225mg/m^2）±奥沙利铂（60mg/m^2）[189]。奥沙利铂的加入，使早期毒性发生率增加，但 pCR 率（两组均为 16%）、pN+疾病或径向切缘阳性率并无差异。ACCORD 12 研究将大约 600 例可切除 T2（低前）至 T4 直肠癌患者随机分到卡培他滨（800mg/m^2，一天 2 次）+放疗（45Gy）组或卡培他滨+奥沙利铂（每周 50mg/m^2）+放疗（50Gy）组[190]。与STAR- 01 试验结果类似，奥沙利铂的加入增加了 3 级以上的早期毒性（25%对 11%），但并没有显著改善 pCR 或保肛率。随访报告显示 pCR（首要终点）分别为 13.9%对 19.2%（P=0.09）。临床结果显示，两组的 3 年局部复发的累积发生率（6.1%对 4.4%）、3 年 OS（87.6%对 88.3%）、3 年 DFS（67.9%对 72.7%）没有显著差异。在单独卡培他滨组中，4 例患者出现了 3~4 级毒性，而在含有奥沙利铂组中，2 例患者出现了 3~4 级毒性。大便失禁、勃起功能障碍和社会生活障碍在组之间没有差异。在多变量分析中，手术标本的无瘤率（Dworak 评分）是主要的预后因素（危险比：0.32；95%CI 0.21~0.50）。作者得出结论：化疗方案中加入奥沙利铂在临床结果方面没有显著差异，与其他最近的随机试验相比，不推荐同步给予奥沙利铂和放疗[192]。NSABP R-04 试验的初步结果也表明，毒性率较高，但结果几乎没有改善。然而，德国 CAO/ARO/AIO-04 试验将临床分期 T3~4 或任何淋巴结阳性的患者随机分配到①对照组：接受标准氟尿嘧啶为基础的联合治疗，包括术前放疗 50.4Gy 加氟尿嘧啶输液（1000mg/m^2，第 1~5 天和第 29~33 天），随后手术和 4 周期的推注氟尿嘧啶（500mg/m^2 天，第 1~5 天和第 29 天；氟尿嘧啶组）。实验组；②接受术前放疗 50.4Gy 加氟尿嘧啶输液（250mg/m^2，第 1~14 天和第 22~35 天）和奥沙利铂（50mg/m^2，第 1、8、22 天和第 29 天），随后手术和 8 周期的奥沙利铂(100mg/m²,第1天和第15天)、亚叶酸钙 (400mg/m², 第1天和第15天) 和输注氟尿嘧啶(2400mg/m²,第1~2天和第15~16天;氟尿嘧啶加奥沙利铂组)辅助化疗。在1236例可评价的患者中,放化疗期间接受氟尿嘧啶和奥沙利铂的患者中有23%发生术前3~4级的毒性反应,接受氟尿嘧啶放化疗的患者中有20%。3~4级腹泻以及恶心或呕吐在接受氟尿嘧啶和奥沙利铂的患者中比在接受氟尿嘧啶的患者中更常见(12%对8%;4%对1%)。接受氟尿嘧啶和奥沙利铂的放化疗患者有85%接受了全剂量化疗,94%接受了全剂量放疗,而在接受氟尿嘧啶的放化疗患者中分别为79%和96%。在氟尿嘧啶和奥沙利铂组中接受手术的患者中有17%达到pCR,氟尿嘧啶组为13%(优势比:1.40,95%CI 1.02~1.92;P=0.038)。作者总结,将奥沙利铂纳入改良的氟尿嘧啶为基础的联合治疗是可行的,相较标准治疗,更多患者达到pCR,但需要更长的随访时间来评估主要终点DFS[184,192]。

伊立替康加入5-FU为基础的化疗也得到了研究。伊立替康每周50mg/m²的剂量和持续输注5-FU为基础的放化疗的治疗毒性稍高,但似乎是可耐受的,并且也产生了高有效率,pCR为25%~30%[193]。许多回顾性研究表明新辅助放化疗中加入伊立替康可获益[194-196]。RTOG开展了一项针对远端直肠癌行新辅助放化疗的Ⅱ期随机临床试验。将103例T3或T4远端(距离齿状线<9cm)直肠癌患者随机分组,一组持续静脉输注5-FU,并联合超分割放疗,总剂量为55.2~60Gy(1.2Gy,2次/天);另一组持续静脉输注5-FU和伊立替康,并联合常规分割放疗,总剂量为50~54Gy(1.8Gy/次)。两组的应答率相似,pCR为28%。其他试验尝试将生物制剂加入新辅助化疗方案中。虽然关于贝伐单抗和西妥昔单抗添加到常规术前方案的报道似乎是可耐受的,但获益仍然不明,并且没有针对这些试剂进行Ⅲ期试验评估[198-204]。

术前与术后治疗的比较

许多Ⅲ期临床试验比较了术前与术后放化疗。第1个临床试验是RTOG 94-01/多中心0417,入组了53例患者,后来由于入组太少而停止。NSABP R-03设计入组900例,但在入组267例后也停止了[205]。该试验将可手术直肠腺癌患者随机分组(根据年龄和性别分层), 一组手术后应用1周期5-FU/LV化疗和同步静推5-FU/LV(第1周和第5周)加放疗;另一组应用1周期5-FU/LV化疗后同步放化疗,而后手术。所有患者均接受了4个周期的辅助5-FU和LV化疗。尽管该研究证据不足,但术前治疗组的5年DFS更佳(64.7%对53.4%)。尽管没有统计学差异,但术前治疗组的5年OS有提高的趋势(74.5%对65.6%)。接受术前治疗的pCR为15%。

一项韩国的试验将240例局部晚期(cT3/T4或N+)直肠癌患者随机分到术前或术后放化疗组[206]。放化疗方案为:放疗剂量50Gy,共25次,同步卡培他滨(每日1650mg/m²)。标准外科术式为TME。患者接受4周期卡培他滨(每日2500mg/m²,持续14天,休息1周)或推注5-FU(每日375mg/m²)/LV(连用5天,4周重复1次)。两组之间的5年DFS、OS和局部复发率无差异。直肠下部肿瘤(距离肛缘<5cm)的患者术前治疗组的保肛率更高(68%对42%)。

确定术前放疗有效的Ⅲ期临床试验是由德国直肠癌研究组进行的CAO/ARO/AIO-94临床试验[207]。将823例T3/T4或淋巴结阳性的直肠癌患者随机分组。第1组:术前放化疗,6周后行TME;第2组:TME后行术后放化疗。放疗剂量为50.4Gy,分28次,术后组追加剂量5.4Gy。化疗是在放疗的第1周和第5周使用5-FU(每天1g/m²)持续静脉输注120小时,两组都接受了4周期的额外5-FU化疗,每天500mg/m²,连用5天,4周重复1次。所有术者都行TME培训,并要求在术前评估保肛的可能性。5年结果表明盆腔复发率在术前治疗组较低(6%对13%;P=0.02),术前放疗组和术后治疗组远处复发率为36%对38%(P=NSS),DFS为68%对65%(P=NSS),OS为76%对74%(P=NSS)。术前放化疗组肿瘤降期显著,pCR为8%。术前放疗组淋巴结阳性的发生率为25%, 术后组为40%。在188例低位直肠癌患者(随机入组前术者评估需行APR)中,行低位前切除的保肛率在术前组为39%,术后组为19%(P=0.004)。术前治疗组的早期 (27%对40%)和晚期毒性反应(14%对24%)更少。因此,术前放化疗使盆腔局部复发率降低一半, 且使保肛率翻倍。此外,术前治疗组的依从率显著改善。值得注意的是,两组间OS或DFS没有差异。中位随访11年的更新数据继续表明局部控制有改善,但DFS或OS与术前治疗无差异[208]。

在改进手术技术、分期和组织学评估的时代,MRC CR07试验重新评估了放疗的作用[209]。共有1350例患者被随机分配到术前放疗组(25Gy,共5次)或手术加选择性(手术圆周切缘≤1mm者)术后放化疗组(45Gy,共25次,同步5-FU)。中位随访4年,术前放疗组的局部复发率显著降低(4.4%对 10.6%)。虽然术前治疗组的 3 年 DFS 有所改善(77.5%对 71.5%),但 OS 没有差异。试图对术后高风险复发患者(手术环周切缘≤1mm)行选择性放化疗,不如行术前放疗。MRC CR07 和德国的直肠试验均确立了术前治疗为当前的标准治疗,术前治疗包括短程(25Gy,共 5 次)或长程放化疗(50Gy,每次 1.8Gy,同步 5-FU 为基础的化疗)。

局部晚期直肠癌

局部晚期直肠癌的定义多种多样。其中一个定义为肿瘤能被切除,但出现继发于肿瘤固定或附着于邻近结构的肉眼残留或镜下残余。推荐行术前治疗,可能获得治愈性切除。

许多回顾性研究显示放化疗优于单独放疗。MD 安德森癌症中心研究者证明,与单独放疗相比,术前放化疗可增加 OS(80%对 60%)、局部控制率(95%对 66%)和保肛率(35%对 7%)[210]。纪念斯隆-凯特琳癌症中心报道,术前 5-FU 和 LV 化疗加 50.4Gy 放疗,而后行手术,肉眼全切除率为 97%,pCR 为 25%,4 年局部控制率为 70%,4 年 OS 为 67%[211]。术前放化疗提高了可切除率,可能改善局部控制率和 OS。

在一个Ⅲ期随机对照试验中显示术前放化疗优于单独放疗[212]。将 207 例局部不可切除的 T4 原发直肠癌或局部复发直肠癌患者随机分为两组:放化疗组(50Gy+5-FU/LV),术后进一步辅助化疗 16 周,以及单独放疗组(50Gy)。在放化疗组中观察到有较高的 R0 切除率(84%对 68%)。放化疗组的局部控制率(82%对 67%)、治疗失败时间(63%对 44%)和癌症特异性生存(72%对 55%)的结果也更好,同样,放化疗组的 OS 更好,但并不显著。如预期所料,接受同步化疗的患者经历着更高的 3/4 级早期毒性,而在晚期毒性方面没有差异。

不论术前放化疗还是完全性手术切除,这个亚组的局部复发率仍然很高。在切除边缘受限制的情况下,IORT 提供了改善局部控制率的可能性。Nakfoor 等[213]总结了 MGH 的术中放疗经验。术前持续静脉输注 5-FU 加上 50.4~54Gy 放疗,休息 4~6 周后手术。如果术中探查时发现转移、切缘>1cm 或低于 T4 病变,不行 IORT。IORT 剂量在完全切除者为 10~12.5Gy,镜下残留者为 12.5~15Gy,肉眼残留者为 17.5~20Gy。3 个剂量水平患者的 5 年局部控制率分别为 90%、65%和 55%,5 年疾病相关生存率分别为 65%、45%和 15%,5 年发生并发症的风险为 15%,放疗剂量>15Gy 时外周神经损伤率为 20%。IORT 提高局部晚期直肠癌的局部控制率,特别是肉眼整体切除时,但没有提高 OS。

来自梅奥诊所的一项研究评估了 146 例原发性局部晚期 CRC 患者的治疗结果[214]。患者接受常规 EBRT(45~50Gy)、化疗、手术和 IORT(10~20Gy)。5 年无局部复发率和 DFS 分别为 86%和 43%。77 例患者(53%)出现晚期并发症,包括周围神经病变(19%)、肠梗阻(14%)和输尿管梗阻(12%)。总之,尽管 IORT 有潜在晚期毒性风险,但在手术切除后镜下残留仍然高风险的情况下,IORT 是一种有价值的能够改善局部控制率的治疗方式。

放疗技术

直肠癌外照射野应包括高危部位:骶前、原发肿瘤和会阴(APR 术后)。其他危险部位包括髂内和远侧髂总淋巴结。腹主动脉旁区风险很低,而治疗相关并发症很高,所以直肠癌辅助放疗时不包括此区。当病变累及直肠前结构如膀胱、前列腺和阴道时,需包括髂外淋巴结。

通常,直肠癌患者治疗的体位为俯卧位,这样可以减少盆腔内小肠的体积。减少小肠体积的方法包括治疗时膀胱充盈和使用移肠技术,如设计腹部定位板(一种能够将上腹部内容物落到前面的装置)[215]。使用适形的侧野技术能减少盆腔前上部位小肠的剂量。标记通常放置在肛缘,并且在模拟勾画精确靶点和正常组织时常静脉注射直肠和小肠对比。

一般采用四野[前后/后前(AP/PA)/左/右(R/L)侧野]或三野(PA/R/L 侧野)技术。上界位于 L5/S1 交界,通常取 L5 椎体中线。对于术前治疗患者,下界位于可触及肿瘤下 5cm,对于术后治疗患者,下界应在术前瘤床最准确位置下 5cm,而如果行 APR,必须低于会阴。由于盆腔侧面淋巴结受累的发生率低,不是直肠或直肠系膜手术时常规切除的一部分,所以前后照射野在盆壁外至少要有 1.5cm 的边缘。

侧野的上下界与前后照射野一致。侧野应包括整个后面的骶骨,以确保骶前间隙全部覆盖。前界至少在直肠前 4cm,以确保直肠系膜足够覆盖。如果肿瘤累及直肠外,那么指南应该更改为确保通过适当的边缘以确保所有病变全被包括在内。

首次盆腔照射剂量通常为 45Gy,共 25 次,每次 1.8Gy。通过对穿侧野可对肿瘤追加剂量 5.4~9Gy。50Gy 以后追加剂量时照射野需避开小肠,以尽量减少早期和晚期毒性反应(图 61.6)。

直肠癌复发管理

对于复发的直肠癌，通常采用与T4类似的治疗方法，积极联合放化疗后手术治疗，然后辅助化疗。手术时，可以考虑术中放疗。约10%的T1和T2 N0患者术后局部复发，通常是由于淋巴结/系膜切除不充分。复发多位于盆腔侧壁或非盆腔侧壁区，如子宫、前列腺或阴道。5年OS约为20%。无放疗史者的局部控制率为40%，有放疗史者为10%~20%[216]。由于盆腔侧壁手术切除困难，这些部位的复发更难处理。

对于之前没有行放射治疗的患者，新辅助放化疗加手术切除是一种合理的治疗方法。123例局部CRC复发患者在术前或术后接受了EBRT疗程（45~54Gy）或手术切除和术中放疗[83]。接受完全切除的患者5年OS为24%，而有肉眼残留的患者5年OS为18%。另一项研究使用相似的新辅助治疗、手术切除和术中放疗的治疗手段，5年的局部控制率和OS分别为54%和32%。根治性切除患者的5年局部控制率和OS分别为69%和42%。35例不适合前期手术切除的复发直肠癌患者给予术前放化疗（50.4~59.4Gy+5-FU化疗）治疗[217]。80%的患者进行了根治性切除，60%的患者手术切缘阴性。完全切除的患者3年OS为82%。

一项随机对照试验比较了未接受过放疗的局部晚期或直肠癌复发患者行术前放化疗或术前单纯放疗的结果[212]。本研究包括25例复发患者。放化疗组观察到更高的R0切除率、局部控制率、治疗失败时间和癌症特异性存活率（参见局部晚期直肠癌章节）。复发性直肠癌患者的5年OS率为37%。

对于之前有过放疗的患者，在谨慎选择情况下可以进行再次放疗。意大利的一项回顾性研究报道了术前放化疗治疗47例患者的结果[218]。无放疗史者接受45Gy放疗，持续输注5-FU和丝裂霉素C，而后行手术和术中放疗（10~15Gy），LV和5-FU辅助化疗6~9周期。如有放疗史，放疗剂量为23.4Gy。所有患者5年OS为20%，可切除患者为60%，不可切除患者为0。行外照射、手术和术中放疗者为40%。所有患者的5年局部控制率为30%，完全切除者为70%，无法切除者为0，行外照射、手术和术中放疗者为80%，85%的患者疼痛缓解达到12个月。

另一项回顾性研究纳入了147例直肠癌局部复发患者，其中大多数（127例）接受了术前放化疗[82]。57例患者先前接受过放疗，再次照射剂量为30.6Gy。给予术前治疗加手术切除术和术中放疗。全组的5年OS为32%，R0切除的患者中为48%。根治性切除与OS、DFS和局部控制率的改善显著相关。接受再次放疗的患者晚期毒性没有差异。

Mohiuddin等报道了复发直肠癌患者再放疗的长期随访结果[219]，103例有术前或术后放疗史（中位剂量50.4Gy）的局部复发患者接受了再放疗和同步5-FU持续输注，并采用侧野对穿或后野和两侧野的三野技术，包括骶前区和肿瘤体积外2~4cm边缘。应用放射剂量30Gy（1.2Gy，每天2次）或30.6Gy（每天1.8Gy），然后对肿瘤区追加剂量6~20Gy（2cm边缘）。治疗后对41例治疗患者行手术探查，34例行切除术，6例行保

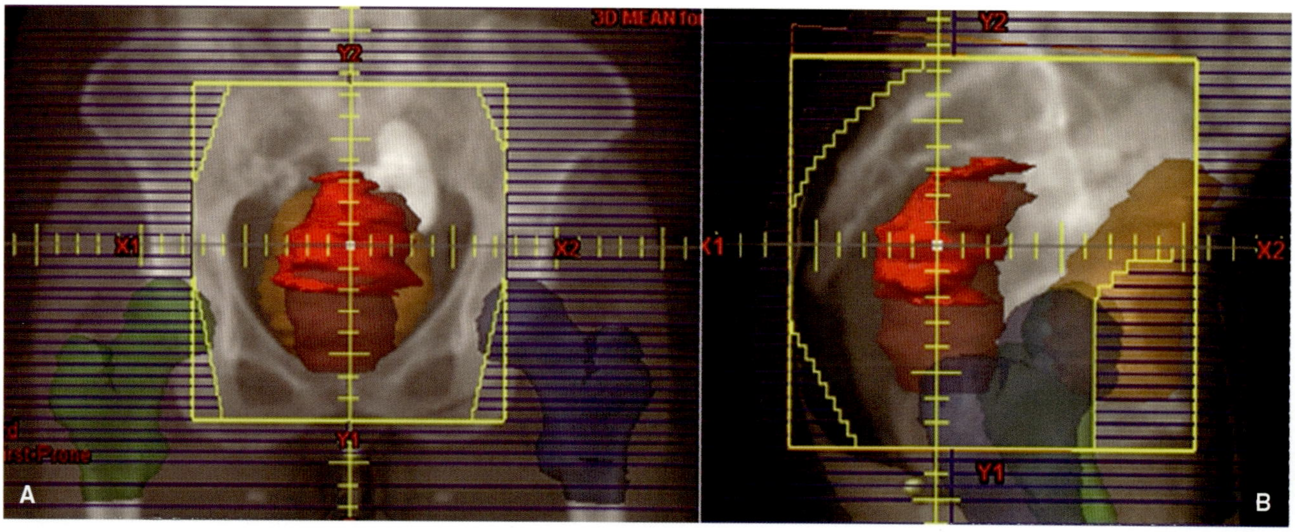

图61.6 （A）T3 N1直肠癌患者的后前野。（B）T3 N1直肠癌患者的侧野。红色，大体肿瘤体积；棕色，直肠；橙色，膀胱；绿色/蓝色，股骨头。

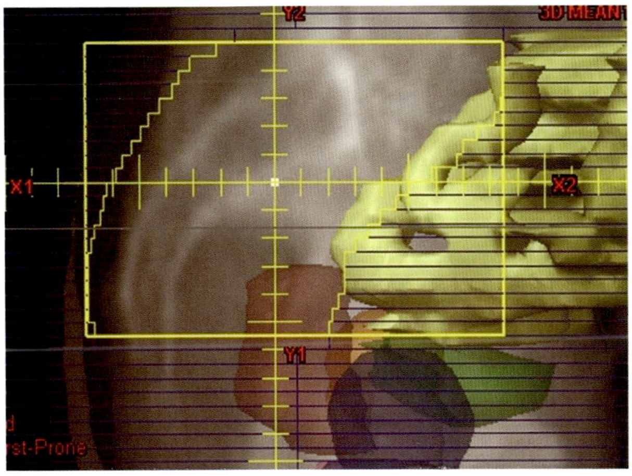

图 61.7 直肠癌复发患者(之前有放射史)的侧野。棕色,直肠;黄色,小肠;绿色,膀胱;橙色/蓝色,股骨头。

肛术,中位随访 2 年,5 年 OS 为 19%,经手术切除的患者生存率更高,可耐受早期和晚期毒性反应。22 例患者出现晚期毒性反应,包括严重持续性腹泻(18 例)、小肠梗阻(15 例)、瘘形成(4 例)和狭窄(2 例)。100%的患者达到姑息性止血目的。

超分割放疗可能成为减少晚期毒性的替代方案。MD 安德森癌症中心的回顾性研究评估了 50 例既往有盆腔放疗史的再次放疗患者的治疗结果[220]。患者每天放疗 2 次,每次 1.5Gy,总剂量为 30~39Gy(取决于放疗疗程间的时间间隔)。对大多数患者给予同步化疗。全组的 3 年局部无进展生存率和 OS 分别为 33%和 39%。接受手术的患者 3 年 OS 为 66%,3 年的 3/4 级晚期毒性发生率为 35%。

直肠癌复发且既往没有 EBRT 的患者通常采用同步术前放化疗(50~54Gy+5-FU 为基础的化疗)+手术切除(考虑术中放疗)的治疗策略。既往有放疗史的患者可接受剂量为 30~39Gy 的再次放疗,但有可能出现显著的晚期毒性。因此,放疗区域应当尽量避开小肠(图 61.7)。

(蒋力扬 译 韩大力 校)

部分参考文献

本章全部参考文献请登录网站:http://www.tsttpc.com/download_list.html

2. Siegel R, Naishadham D, Jemal A. Cancer statistics, 2012. *CA Cancer J Clin* 2012;62(1):10–29. doi:10.3322/caac.20138. Epub 2012 Jan 4.
3. Heinrich S, et al. Adjuvant gemcitabine versus NEOadjuvant gemcitabine/oxaliplatin plus adjuvant gemcitabine in resectable pancreatic cancer: a randomized multicenter phase III study (NEOPAC study). *BMC Cancer* 2011;11:346.
12. Markowitz SD, Bertagnolli MM. Molecular origins of cancer: molecular basis of colorectal cancer. *N Engl J Med* 2009;361(25):2449–2460.
13. Gryfe R, et al. Tumor microsatellite instability and clinical outcome in young patients with colorectal cancer. *N Engl J Med* 2000;342(2):69–77.
18. Screening for colorectal cancer: U.S. Preventive Services Task Force recommendation statement. *Ann Intern Med* 2008;149(9):627–637.
21. Lieberman DA. Clinical practice. Screening for colorectal cancer. *N Engl J Med* 2009;361(12):1179–1187.
34. Solomon MJ, McLeod RS. Endoluminal transrectal ultrasonography: accuracy, reliability, and validity. *Dis Colon Rectum* 1993;36:200.
37. Hildebrandt U, Feifel G. Preoperative staging of rectal cancer by intrarectal ultrasound. *Dis Colon Rectum* 1985;28:42.
38. Gualdi GF, Casciani E, Guadalaxara A, et al. Local staging of rectal cancer with transrectal ultrasound and endorectal magnetic resonance imaging: Comparison with histologic findings. *Dis Colon Rectum* 2000;43:338.
44. Nahas CS, Akhurst T, Yeung H, et al. Positron emission tomography detection of distant metastatic or synchronous disease in patients with locally advanced rectal cancer receiving preoperative chemoradiation. *Ann Surg Oncol* 2008;15(3):704–711.
45. Saltz LB, et al. Irinotecan fluorouracil plus leucovorin is not superior to fluorouracil plus leucovorin alone as adjuvant treatment for stage III colon cancer: results of CALGB 89803. *J Clin Oncol* 2007;25(23):3456–3461.
46. Freeny PC, Marks WM, Ryan JA, et al. Colorectal carcinoma evaluation with CT: Preoperative staging and detection of postoperative recurrence. *Radiology* 1986;158:347.
48. McGory ML, Shekelle PG, Ko CY. Development of quality indicators for patients undergoing colorectal cancer surgery. *J Natl Cancer Inst* 2006;98(22):1623–1633.
49. Benson AB 3rd, et al. American Society of Clinical Oncology recommendations on adjuvant chemotherapy for stage II colon cancer. *J Clin Oncol* 2004;22(16):3408–3419.
50. The Clinical Outcomes of Surgical Therapy Study Group. A comparison of laparoscopically assisted and open colectomy for colon cancer. *N Engl J Med* 2004;350(20):2050–2059.
51. Fleshman J, et al. Laparoscopic colectomy for cancer is not inferior to open surgery based on 5-year data from the COST Study Group trial. *Ann Surg* 2007;246(4):655–662; discussion 662–664.
52. Bonjer HJ, et al. Laparoscopically assisted vs open colectomy for colon cancer: a meta-analysis. *Arch Surg* 2007;142(3):298–303.
53. Jackson TD, et al. Laparoscopic versus open resection for colorectal cancer: a metaanalysis of oncologic outcomes. *J Am Coll Surg* 2007;204(3):439–446.
54. Moertel CG, et al. Levamisole and fluorouracil for adjuvant therapy of resected colon carcinoma. *N Engl J Med* 1990;322(6):352–358.
55. O'Connell MJ, et al. Controlled trial of fluorouracil and low-dose leucovorin given for 6 months as postoperative adjuvant therapy for colon cancer. *J Clin Oncol* 1997;15(1):246–250.
57. Twelves C, et al. Capecitabine versus 5-fluorouracil/folinic acid as adjuvant therapy for stage III colon cancer: final results from the X-ACT trial with analysis by age and preliminary evidence of a pharmacodynamic marker of efficacy. *Ann Oncol* 2011.
58. Andre T, et al. Oxaliplatin, fluorouracil, and leucovorin as adjuvant treatment for colon cancer. *N Engl J Med* 2004;350(23):2343–2351.
59. Andre T, et al. Improved overall survival with oxaliplatin, fluorouracil, and leucovorin as adjuvant treatment in stage II or III colon cancer in the MOSAIC trial. *J Clin Oncol* 2009;27(19):3109–3116.
60. Kuebler JP, et al. Oxaliplatin combined with weekly bolus fluorouracil and leucovorin as surgical adjuvant chemotherapy for stage II and III colon cancer: results from NSABP C-07. *J Clin Oncol* 2007;25(16):2198–2204.
61. Yothers G, et al. Oxaliplatin as adjuvant therapy for colon cancer: updated results of NSABP C-07 trial, including survival and subset analyses. *J Clin Oncol* 2011;29(28):3768–3774.
62. Allegra CJ, et al. Phase III trial assessing bevacizumab in stages II and III carcinoma of the colon: results of NSABP protocol C-08. *J Clin Oncol* 2011;29(1):11–16.
63. Alberts SR Sargent DJ, Smyrk TC, et al. Adjuvant mFOLFOX6 with and without cetuximab (Cmab) in KRAS wild-type (WT) patients with resected stage III colon cancer: results from NCCTG Intergroup Phase III Trial N0147. *Clin Oncol* 2010;28:959s.
64. Goldberg RM, Sargent D, Thibodeau SN, et al. Adjuvant mFOLFOX6 plus or minus cetuximab in patients with KRAS-mutant resected stage III colon cancer: NCCTG Intergroup Phase III Trial N0147 (abstract 3508). *J Clin Oncol* 2010;28:262s.
65. De Gramont A, van Cutsem E, Tabernero J, et al. AVANT: Results from a randomized, three-arm multinational phase III study to investigate bevacizumab with either XELOX or FOLFOX4 versus FOLFOX4 alone as adjuvant treatment for colon cancer. *J Clin Oncol* 2011; 29(suppl 4):362.
66. Gunderson LL, Sosin H, Levitt S. Extrapelvic colon–areas of failure in a reoperation series: implications for adjuvant therapy. *Int J Radiat Oncol Biol Phys* 1985;11(4):731–741.
67. Willett CG, et al. Failure patterns following curative resection of colonic carcinoma. *Ann Surg* 1984;200(6):685–690.
68. Amos EH, et al. Postoperative radiotherapy for locally advanced colon cancer. *Ann Surg Oncol* 1996;3(5):431–436.
69. Gunderson LL, et al. Locally advanced primary colorectal cancer: intraoperative electron and external beam irradiation +/- 5-FU. *Int J Radiat Oncol Biol Phys* 1997;37(3):601–614.
70. Willett CG, et al. Postoperative radiation therapy for high-risk colon carcinoma. *J Clin Oncol* 1993;11(6):1112–1117.
71. Gunderson LL, Nelson H, Martenson JA, et al. Intraoperative electron and external beam irradiation with or without 5-fluorouracil and maximum surgical resection for previously unirradiated, locally recurrent colorectal cancer. *Dis Colon Rectum.* 1996;39(12):1379–1395.
72. Martenson JA Jr, et al. Phase III study of adjuvant chemotherapy and radiation therapy compared with chemotherapy alone in the surgical adjuvant treatment of colon cancer: results of intergroup protocol 0130. *J Clin Oncol* 2004;22(16):3277–3283.
73. Saltz LB, et al. Irinotecan plus fluorouracil and leucovorin for metastatic colorectal cancer. Irinotecan Study Group. *N Engl J Med* 2000;343(13):905–914.
74. Goldberg RM, et al. A randomized controlled trial of fluorouracil plus leucovorin, irinotecan, and oxaliplatin combinations in patients with previously untreated metastatic colorectal cancer. *J Clin Oncol* 2004;22(1):23–30.
75. Falcone A, et al. Phase III trial of infusional fluorouracil, leucovorin, oxaliplatin, and irinotecan (FOLFOXIRI) compared with infusional fluorouracil, leucovorin, and irinotecan (FOLFIRI) as first-line treatment for metastatic colorectal cancer:

the Gruppo Oncologico Nord Ovest. *J Clin Oncol* 2007;25(13):1670–1676.
76. Hurwitz H, et al. Bevacizumab plus irinotecan, fluorouracil, and leucovorin for metastatic colorectal cancer. *N Engl J Med* 2004;350(23):2335–2342.
77. Cunningham D, et al. Cetuximab monotherapy and cetuximab plus irinotecan in irinotecan-refractory metastatic colorectal cancer. *N Engl J Med* 2004;351(4):337–345.
78. Gunderson LL, et al. Lower gastrointestinal cancers: rationale, results, and techniques of treatment. *Front Radiat Ther Oncol* 1994;28:140–154.
81. Willett CG, et al. Intraoperative electron beam radiation therapy for primary locally advanced rectal and rectosigmoid carcinoma. *J Clin Oncol* 1991;9(5):843–849.
83. Gunderson LL, et al. Intraoperative electron and external beam irradiation with or without 5-fluorouracil and maximum surgical resection for previously unirradiated, locally recurrent colorectal cancer. *Dis Colon Rectum* 1996;39(12):1379–1395.
84. Haddock MG, et al. Intraoperative electron radiotherapy as a component of salvage therapy for patients with colorectal cancer and advanced nodal metastases. *Int J Radiat Oncol Biol Phys* 2003;56(4):966–973.
85. Haddock MG, et al. Intraoperative irradiation for locally recurrent colorectal cancer in previously irradiated patients. *Int J Radiat Oncol Biol Phys* 2001;49(5):1267–1274.
94. Gunderson LL, et al. Impact of T and N stage and treatment on survival and relapse in adjuvant rectal cancer: a pooled analysis. *J Clin Oncol* 2004;22(10):1785–1796.
98. Quirke P, et al. Effect of the plane of surgery achieved on local recurrence in patients with operable rectal cancer: a prospective study using data from the MRC CR07 and NCIC-CTG CO16 randomised clinical trial. *Lancet* 2009;373(9666):821–828.
101. Mohiuddin M, Regine WF, Marks G. Prognostic significance of tumor fixation of rectal carcinoma. Implications for adjunctive radiation therapy. *Cancer* 1996;78(4):717–722.
102. Kapiteijn E, et al. Preoperative radiotherapy combined with total mesorectal excision for resectable rectal cancer. *N Engl J Med* 2001;345(9):638–646.
107. Rodel C, et al. Prognostic significance of tumor regression after preoperative chemoradiotherapy for rectal cancer. *J Clin Oncol* 2005;23(34):8688–8696.
110. Meyerhardt JA, et al. Impact of hospital procedure volume on surgical operation and long-term outcomes in high-risk curatively resected rectal cancer: findings from the Intergroup 0114 Study. *J Clin Oncol* 2004;22(1):166–174.
118. Kang SB, et al. Open versus laparoscopic surgery for mid or low rectal cancer after neoadjuvant chemoradiotherapy (COREAN trial): short-term outcomes of an open-label randomised controlled trial. *Lancet Oncol* 2010;11(7):637–645.
119. Lujan J, et al. Randomized clinical trial comparing laparoscopic and open surgery in patients with rectal cancer. *Br J Surg* 2009;96(9):982–989.
120. Ng SS, et al. Long-term morbidity and oncologic outcomes of laparoscopic-assisted anterior resection for upper rectal cancer: ten-year results of a prospective, randomized trial. *Dis Colon Rectum* 2009;52(4):558–566.
126. Greenberg JA, et al. Local excision of distal rectal cancer: an update of cancer and leukemia group B 8984. *Dis Colon Rectum* 2008;51(8):1185–1191; discussion 1191–1194.
127. Steele GD Jr, et al. Sphincter-sparing treatment for distal rectal adenocarcinoma. *Ann Surg Oncol* 1999;6(5):433–441.
129. You YN. Local excision: is it an adequate substitute for radical resection in T1/T2 patients? *Semin Radiat Oncol* 2011;21(3):178–184.
130. Blackstock W, et al. ACR Appropriateness Criteria: local excision in early-stage rectal cancer. *Curr Probl Cancer* 2010;34(3):193–200.
143. Heald RJ, Husband EM, Ryall RD. The mesorectum in rectal cancer surgery–the clue to pelvic recurrence? *Br J Surg* 1982;69(10):613–616.
144. Heald RJ, et al. Rectal cancer: the Basingstoke experience of total mesorectal excision, 1978-1997. *Arch Surg* 1998;133(8):894–899.
145. MacFarlane JK, Ryall RD, Heald RJ. Mesorectal excision for rectal cancer. *Lancet* 1993;341(8843):457–460.
147. Havenga K, et al. Improved survival and local control after total mesorectal excision or D3 lymphadenectomy in the treatment of primary rectal cancer: an international analysis of 1411 patients. *Eur J Surg Oncol* 1999;25(4):368–374.
148. Tepper JE, et al. Impact of number of nodes retrieved on outcome in patients with rectal cancer. *J Clin Oncol* 2001;19(1):157–163.
149. Rajput A, et al. Meeting the 12 lymph node (LN) benchmark in colon cancer. *J Surg Oncol* 2010;102(1):3–9.
152. van Gijn W, et al. Preoperative radiotherapy combined with total mesorectal excision for resectable rectal cancer: 12-year follow-up of the multicentre, randomised controlled TME trial. *Lancet Oncol* 2011;12(6):575–582.
159. Wolmark N, et al. Randomized trial of postoperative adjuvant chemotherapy with or without radiotherapy for carcinoma of the rectum: National Surgical Adjuvant Breast and Bowel Project Protocol R-02. *J Natl Cancer Inst* 2000;92(5):388–396.
160. Thomas PR, Lindblad AS. Adjuvant postoperative radiotherapy and chemotherapy in rectal carcinoma: a review of the Gastrointestinal Tumor Study Group experience. *Radiother Oncol* 1988;13(4):245–252.
161. Krook JE, et al. Effective surgical adjuvant therapy for high-risk rectal carcinoma. *N Engl J Med* 1991;324(11):709–715.
162. Miller RC, et al. Acute diarrhea during adjuvant therapy for rectal cancer: a detailed analysis from a randomized intergroup trial. *Int J Radiat Oncol Biol Phys* 2002;54(2):409–413.
163. O'Connell MJ, et al. Improving adjuvant therapy for rectal cancer by combining protracted-infusion fluorouracil with radiation therapy after curative surgery. *N Engl J Med* 1994;331(8):502–507.
164. Tepper JE, et al. Adjuvant postoperative fluorouracil-modulated chemotherapy combined with pelvic radiation therapy for rectal cancer: initial results of intergroup 0114. *J Clin Oncol* 1997;15(5):2030–2039.
166. Guillem JG, et al. cT3N0 rectal cancer: potential overtreatment with preoperative chemoradiotherapy is warranted. *J Clin Oncol* 2008;26(3):368–373.
167. Folkesson J, et al. Swedish Rectal Cancer Trial: long lasting benefits from radiotherapy on survival and local recurrence rate. *J Clin Oncol* 2005;23(24):5644–5650.
168. Swedish Rectal Cancer Trial. Improved survival with preoperative radiotherapy in resectable rectal cancer. *N Engl J Med* 1997;336(14):980–987.
169. Birgisson H, et al. Adverse effects of preoperative radiation therapy for rectal cancer: long-term follow-up of the Swedish Rectal Cancer Trial. *J Clin Oncol* 2005;23(34):8697–8705.
170. Birgisson H, et al. Late gastrointestinal disorders after rectal cancer surgery with and without preoperative radiation therapy. *Br J Surg* 2008;95(2):206–213.
171. Francois Y, et al. Influence of the interval between preoperative radiation therapy and surgery on downstaging and on the rate of sphincter-sparing surgery for rectal cancer: the Lyon R90-01 randomized trial. *J Clin Oncol* 1999;17(8):2396.
172. Marijnen CA, et al. Acute side effects and complications after short-term preoperative radiotherapy combined with total mesorectal excision in primary rectal cancer: report of a multicenter randomized trial. *J Clin Oncol* 2002;20(3):817–825.
173. Peeters KC, et al. Late side effects of short-course preoperative radiotherapy combined with total mesorectal excision for rectal cancer: increased bowel dysfunction in irradiated patients–a Dutch colorectal cancer group study. *J Clin Oncol* 2005;23(25):6199–6206.
174. Marijnen CA, et al. Impact of short-term preoperative radiotherapy on health-related quality of life and sexual functioning in primary rectal cancer: report of a multicenter randomized trial. *J Clin Oncol* 2005;23(9):1847–1858.
176. Gerard JP, et al. Preoperative radiotherapy with or without concurrent fluorouracil and leucovorin in T3-4 rectal cancers: results of FFCD 9203. *J Clin Oncol* 2006;24(28):4620–4625.
177. Bosset JF. Chemotherapy with preoperative radiotherapy in rectal cancer. *N Engl J Med.* 2006;355(11):1114–1123.
178. Ceelen WP, Van Nieuwenhove Y, Fierens K. Preoperative chemoradiation versus radiation alone for stage II and III resectable rectal cancer. *Cochrane Database Syst Rev* 2009(1):CD006041.
179. Ngan SY, Burmeister B, Fisher RJ, et al. Randomized trial of short-course radiotherapy versus long-course chemoradiation comparing rates of local recurrence in patients with t3 rectal cancer: trans-tasman radiation oncology group trial 01.04. *J Clin Oncol* 2012 ;30(31):3827–3833.
180. Bujko K, et al. Long-term results of a randomized trial comparing preoperative short-course radiotherapy with preoperative conventionally fractionated chemoradiation for rectal cancer. *Br J Surg* 2006;93(10):1215–1223.
183. Hofheinz ED, Wenz F, Post S, et. al. Chemoradiotherapy with capecitabine versus fl uorouracil for locally advanced rectal cancer: a randomised, multicentre, non-inferiority, phase 3 trial. *Lancet Oncol* 2012;13:579–588.
184. Roh MS, Y G, O'Connell MJ, et al. The impact of capecitabine and oxaliplatin in the preoperative multimodality treatment in patients with carcinoma of the rectum: NSABP R-04. *J Clin Oncol* 2011;29:abstract 3503.
189. Aschele C, et al. Primary tumor response to preoperative chemoradiation with or without oxaliplatin in locally advanced rectal cancer: pathologic results of the STAR-01 randomized phase III trial. *J Clin Oncol* 2011;29(20):2773–2780.
190. Gerard JP, et al. Comparison of two neoadjuvant chemoradiotherapy regimens for locally advanced rectal cancer: results of the phase III trial ACCORD 12/0405-Prodige 2. *J Clin Oncol* 2010;28(10):1638–1644.
191. Gérard JP, Azria D, Gourgou-Bourgade S, et al. Clinical Outcome of the ACCORD 12/0405 PRODIGE 2 Randomized Trial in Rectal Cancer. *J Clin Oncol.* 2012;30(36):4558–4565.
192. Rödel C, Liersch T, Becker H, et al., German Rectal Cancer Study Group. Preoperative chemoradiotherapy and postoperative chemotherapy with fluorouracil and oxaliplatin versus fluorouracil alone in locally advanced rectal cancer: initial results of the German CAO/ARO/AIO-04 randomised phase 3 trial. *Lancet Oncol.* 2012;13(7):679–687.
205. Roh MS, et al. Preoperative multimodality therapy improves disease-free survival in patients with carcinoma of the rectum: NSABP R-03. *J Clin Oncol* 2009;27(31):5124–5130.
206. Park JH, et al. Randomized phase 3 trial comparing preoperative and postoperative chemoradiotherapy with capecitabine for locally advanced rectal cancer. *Cancer* 2011;117(16):3703–3712.
207. Sauer R, et al. Preoperative versus postoperative chemoradiotherapy for rectal cancer. *N Engl J Med* 2004;351(17):1731–1740.
209. Sebag-Montefiore D, et al. Preoperative radiotherapy versus selective postoperative chemoradiotherapy in patients with rectal cancer (MRC CR07 and NCIC-CTG C016): a multicentre, randomised trial. *Lancet* 2009;373(9666):811–820.
212. Braendengen M, et al. Randomized phase III study comparing preoperative radiotherapy with chemoradiotherapy in nonresectable rectal cancer. *J Clin Oncol* 2008;26(22):3687–3694.
214. Mathis KL, et al. Unresectable colorectal cancer can be cured with multimodality therapy. *Ann Surg* 2008;248(4):592–598.
218. Valentini V, et al. Preoperative hyperfractionated chemoradiation for locally recurrent rectal cancer in patients previously irradiated to the pelvis: A multicentric phase II study. *Int J Radiat Oncol Biol Phys* 2006;64(4):1129–1139.
219. Mohiuddin M, Marks G, Marks J. Long-term results of reirradiation for patients with recurrent rectal carcinoma. *Cancer* 2002;95(5):1144–1150.
220. Das P, et al. Hyperfractionated accelerated radiotherapy for rectal cancer in patients with prior pelvic irradiation. *Int J Radiat Oncol Biol Phys* 2010;77(1):60–65.

第 62 章
肛门癌

Bernard J. Cummings, James D. Brierley

对于原发性肛管鳞状细胞癌的标准治疗是 5-FU 和丝裂霉素 C(MMC)化学治疗联合同步放射治疗(RT),残余癌予以手术治疗。此种治疗方案于 20 世纪 70 年代作为术前辅助治疗经验性应用[1],目前已发展成标准治疗。目前应用其他化疗药物的同步放疗试验并未得到更好的结果。目前,约 65%局限在骨盆的肛管癌患者生存期超过 5 年,约 75%的患者会保留肛门直肠功能。

本章重点叙述肛管鳞状细胞癌的疾病管理。同时也将会叙述放疗在肛周皮肤鳞状细胞癌以及肛门区域腺癌的治疗中的作用。

局部解剖

肛管长 3~4cm,后壁长于前壁。肛管上缘位于肛门括约肌的可触及上缘和肛门直肠环的耻骨直肠肌。正常静息状态下,肛缘壁相互接触,肛缘远端接近于内括约肌下缘和外括约肌皮下部分与真皮交界处。美国癌症联合会(AJCC)[2]和国际抗癌联盟(UICC)[3]推荐使用这一定义,而非某些中心使用的定义。这些中心将位于齿状线上方或者恰好横跨齿状线的肿瘤定义为肛管肿瘤,而那些大部分或完全位于齿状线以下的肿瘤定义为肛缘肿瘤(图 62.1)。目前,肛缘和肛周皮肤这两个术语通常来说是可以互换的。肛周癌被认为是起源于肛缘半径 5cm 区域内的皮肤肿瘤。

肛门区域有 4 种不同类型的上皮[4]。肛周皮肤类似于其他生长毛发的皮肤。肛缘处皮肤颜色变浅,有时称为肛梳,由缺乏毛发或腺体组织的鳞状上皮排列。此区域鳞状上皮在肛瓣黏膜皱褶的齿状线下与兼有直肠上皮、尿道上皮及鳞状上皮功能的移行上皮汇合。紫红色移行区域向内延伸大约 2cm,直到成为粉红色的直肠腺黏膜。

淋巴引流主要有 3 条途径。肛周皮肤、肛缘和齿状线远端肛管主要引流到表浅腹股沟淋巴结,也有部分引流到股淋巴结和髂外淋巴结。齿状线周围以及以上的淋巴结与直肠远端淋巴结引流到髂内淋巴系统的阴部内、腹腔下和闭孔淋巴结。肛管近端淋巴结引流到肠系膜下淋巴系统的直肠周和痔上淋巴结。肛管内部存在众多的淋巴交通,肛管淋巴结与直肠淋巴结之间也有交通相连[5]。

肛管静脉与体静脉以及门静脉系统均相连。肛壁黏膜和肛壁肌层内部及周围的静脉丛于肛缘和远端肛管的接合处汇合。这些静脉丛的下部通过阴部内静脉和髂内静脉与体静脉相交通,而上静脉丛主要流向肠系膜下静脉进而进入门静脉[5]。

肛肠节制由脑脊神经和自主神经共同支配。内括约肌为平滑肌,由来自第 2、3、4 骶段神经的副交感神经和来自腹腔下神经丛的交感神经支配。上段肛管对肠腔内压力变化极其敏感,自主神经调控着内括约肌的抑制和促进反射。外括约肌为横纹肌,机体可随意控制,由直肠内神经支配,该神经为起源于第 2、3、4 骶神经的阴部神经分支。直肠内神经同时传递齿状线

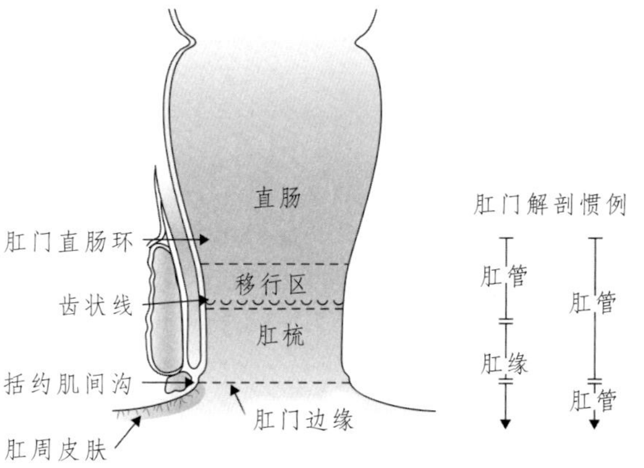

图 62.1 肛门区域解剖。

以下的肛管皮肤以及肛周皮肤的痛觉、触觉和其他感觉[5]。

病理分类

2000 年最新版的 WHO 肛门肿瘤分类描述了上皮内和浸润性癌[6]。肛管上皮内瘤变(AIN)被用来描述肛管和肛周皮肤的上皮癌前病变[7]。

就浸润性癌来说,鳞状细胞癌这一术语适用于所有各种亚型,包括鳞状、大细胞角化型和非角化型、基底样、泄殖腔来源和移行的肿瘤,这些亚型在之前的肿瘤分类中被分为不同类型的肿瘤[6]。由于这些亚型都有着相似的自然病程,临床医生多年来将这些不同亚型都归为上皮样癌,然而"上皮样"这个概念并没有被 WHO 分类应用。85%~90%的原发性肛管癌是鳞状细胞癌,其余的 10%~15%主要为腺癌,其中大多数起源于肛腺或肛瘘内。位于上部肛管的直肠型黏膜腺癌属于原发性直肠癌。WHO 系统仍然把罕见的变异型肿瘤分别列出,例如鳞状细胞癌伴黏膜微囊肿、小细胞及未分化型癌。

肛周皮肤原发性肿瘤类似于其他部位的皮肤癌,其中大多数为鳞状细胞癌,少数为基底细胞癌和皮肤附件腺癌。

流行病学

肛门癌的发病率约为直肠癌的 1/10。肛管癌的发病率为肛周癌的 3~4 倍。在北美洲和欧洲,肛管癌发病女性比男性多见,然而这种差别在逐渐缩小[8]。肛周癌发病无性别差异。根据美国监控、流行病学及终末结果(SEER)登记的 1995—2004 年的数据,男性与女性的肛门、肛管以及肛肠的鳞状细胞癌的年龄调整的年发病率分别为 0.89/100 000 和 1.14/100 000[8]。其发病率在世界各地差别巨大,在过去 40 年,北美洲和欧洲的发病率有所提高[8]。自 1973—1979 年间与 1994—2000 年间,男性的浸润性癌及上皮内瘤变的年发病率几乎翻倍,而女性的相应发病率几乎上升了 50%[9]。肛门癌的发病风险随年龄增长而提高,诊断时中位时间为 60~65 岁。

危险因素

目前发现的最重要的危险因素是性传播病毒、免疫抑制和吸烟。性行为及性传播因素已经被广泛研究。一些黏膜型的人乳头状瘤病毒(HPV)与肛门生殖器上皮癌及癌前病变有关[10-12]。与癌相关的高危 HPV 亚型中,第 16 型最为显著,而第 18、31、33、35 型及其他亚型亦有较小的相关性[10-12]。约 85%的肛门鳞状细胞癌中发现了这些高危 HPV 亚型[10,11],相较肛周皮肤癌,更常见于肛管癌[11,13]。这些高危 HPV 亚型具有一些地区差异[11,14]。病例对照研究发现,在同性或异性中具有多个性伴侣者以及有过非保护性肛交史的男性或女性,患 AIN 及浸润性肛门癌的风险较高[15]。20 世纪 80年代早期,美国白人男性的肛门癌总年发病率为 0.7/100 000,而在人免疫缺陷病毒(HIV)流行前,男性同性恋人群的估计发病率为(12~37)/100 000[16],而在 HIV 阳性同性恋人群中,发病率上升至约 70/100 000[17]。

细胞介导免疫的缺陷导致机体降低了预防或清除诸如 HPV 等病毒感染的能力。肛门癌危险性的增加至少与两种细胞介导的免疫显著改变有关:HIV 感染和器官移植后医源性免疫抑制。HPV 与 HIV 的相互作用很复杂。尽管肛门癌还并未认定为艾滋特定疾病,但根据美国艾滋病癌症登记处相关性研究数据显示, 相较普通人群,HIV 感染者的所有肛门生殖器部位,HPV 相关癌症和癌前病变的发病率都升高。肛门癌的女性与男性的相对风险分别为 6.8 和 37.9[18]。瑞典的一项由 5931 例已行器官移植的患者参与的全国队列研究显示,这些患者相较普通人群罹患肛门癌的风险提高 10 倍[19]。无论何种原因导致细胞介导免疫抑制的患者有着更高的 HPV 感染率、更高的由正常上皮到 AIN 和从低级 AIN 到高级 AIN 的进展率、较低的 HPV 清除率以及较低的由异常上皮到正常上皮的转化率[20,21]。

提高抗反转录病毒疗法的疗效能够延长 HIV 感染者的生存期,同时增加肛门癌患者数量[22,23]。大约在 1996 年高效抗反转录病毒疗法(HAART)问世之前到之后的 HAART 时代,HIV 阳性患者的肛门癌发病率提高了 3 倍[23]。尽管应用 HAART 几年后卡波西肉瘤和淋巴瘤的发病率降低了,然而当时的不常见恶性肿瘤比如肛门生殖器肿瘤并未明显减少[24]。男性及女性应用抗 HPV 预防性疫苗均取得了初步成效, 提示着未来肛门癌的发病率可能会下降[25,26]。

一些病例对照研究显示吸烟者的危险性增加接近 4 倍。目前仍在吸烟者比已戒烟者有着更高的危险性[15,27]。良性疾病如肛瘘、肛裂和痔疮可能并无患癌风险[28]。由炎性肠病引起的慢性肛门炎症也不认为是患癌的危险因素[29]。

自然病程

肛门区域鳞状细胞癌，尤其是肛管癌，大部分来源于高分级 AIN[7]。然而每年只有大约不到 1%的 AIN 病例进展为浸润性癌[30]，远远低于宫颈上皮内瘤变进展为宫颈癌的比例。肛门发育异常经过手术切除、激光消融或者其他的局部治疗后经常复发，推测其原因是与之相关的 HPV 感染治疗未完全清除或感染持续存在[22]。与肛门癌并存的 AIN 在放射治疗伴或不伴化学治疗后的自然病程尚不知晓。

肛管鳞癌最常见的扩散途径是直接蔓延和淋巴扩散，血道转移并不常见。从肛门黏膜到括约肌和肛周结缔组织的直接浸润在早期即可出现。在 137 例肛门癌中，诊断时仅有 12%的肿瘤局限在黏膜和黏膜下层，仅有 34%的肿瘤侵犯至括约肌且未有区域淋巴结转移[31]。约 50%的肛门癌侵袭至直肠或肛周组织。相较侵袭至前列腺，肿瘤更常侵袭至阴道壁和阴道黏膜，但肛门阴道瘘的发生率却不足 5%。晚期肿瘤可能会浸润盆壁。

淋巴结转移发生相对较早。诊断时区域淋巴结转移的发生率约为 25%[32,33]。经腹会阴联合手术切除的患者中，有 30%出现骨盆淋巴结转移[31,34,35]。一项研究病例显示痔上淋巴结转移率为 25%(15/61)，髂外淋巴结、闭孔淋巴结或下腹淋巴结转移率为 30%(8/27)，腹股沟淋巴结转移率为 16%(12/74)[35]。在最初诊断时约有 20%的患者出现腹股沟淋巴结转移，有 10%~20%的患者出现亚临床病灶[31,35-37]。肿瘤侵及肛门括约肌时，有 30%的患者伴随淋巴结转移，而当肿瘤超越括约肌或分化程度较差时，60%的患者伴随淋巴结转移[34]。淋巴结转移率随着原发肿瘤的进展增大而升高[34,38]。

初次就诊时少于 10%的患者有盆腔外转移，多常见于肝脏、肺和主动脉旁淋巴结。初始治疗后的复发更常见于原发肿瘤区域和盆腔淋巴结，盆外器官复发较少。局部区域复发率高达约 30%。盆腔外复发率高达约 20%[31,39-41]。

肛周癌倾向局部生长，可能扩散到肛管内。当原发部位不能确定时，通常认为该癌起源于肛管。同侧腹股沟淋巴结是最常见的转移部位，发生率为 5%~20%。盆腔外转移并不多见，只见于局部晚期或者淋巴结转移的患者。

临床表现

肛门癌的症状是非特异性的，导致 1/3 的患者延误就医，延误诊断达 6 个月以上[42,43]。最常见的症状是出血和肛门不适感，约有 50%的患者因此就医[44]。少见的症状包括肛门肿物、肛门瘙痒以及肛门分泌物。疼痛症状并不常见但可能很严重。肿瘤位于肛管近端的患者可能会有排便习惯的改变，若位于远端则很少见[44]。无症状的肿瘤可能通过体检或在检查腹股沟淋巴结肿块时偶然发现。在痔切除术的黏膜中有时会发现微浸润性癌。

小的肛门癌通常呈结节状或扁平状，但是较大的肿瘤具有更典型的溃疡状和浸润性。可能合并良性病变，如肛门生殖器疣、痔和肛裂。肛门括约肌的功能通常正常，可能由于疼痛而痉挛。尽管大便污染内衣时有发生，但只有不到 5%的患者由于肛门括约肌的破坏而出现大便失禁。同样，阴道瘘很少见到。在极少情况下，盆腔外转移可能是唯一的症状表现。

诊断性检查

询问病史和体格检查应该着重了解原发肿瘤的扩散范围，包括肛门括约肌的功能状态和邻近器官的可能受侵情况。为了明确诊断和病理分型，有必要对原发肿瘤进行活检。需要行细致的盆腔和肛门直肠检查(应该包括直肠镜检查)，往往需要全身麻醉。尽管经常进行乙状结肠镜和结肠镜检查，但是很少发现结肠病变[46]。体格检查应该包括详细的生殖器区检查，尤其是对于有肛门生殖器区异常增生或癌症、生殖器疣、肛交史或 HIV 阳性的患者。

临床检查时，只有腹股沟淋巴结和低位直肠周围淋巴结可以触及。由于多至半数的可触及的腹股沟增大淋巴结可能是因反应性增生所致，因此临床上对可疑淋巴结应进行针刺活检或切除活检[44]。转移的髂内淋巴结和痔上淋巴结中，约 50%直径<0.5cm[47]，目前的淋巴造影术、盆腔淋巴闪烁造影术、CT、MRI 及生殖器直肠超声并不能准确地揭示其性质。MRI 用来评估原发肿瘤和盆腔淋巴结准确率较高[48]。通过应用氟脱氧葡萄糖 (FDG)PET-CT 和腹股沟前哨淋巴结活检(ISLN)来确定腹股沟淋巴结的转移以及优化放疗计划[49-51]。然而一项针对 27 例患者的 FDG PET-CT 和 ISLN 的对比发现 PET 存在假阳性(4/7)[52]。另外

也有报道称ISLN活检阴性后出现了腹股沟淋巴结转移[53]。直到现在,对于肛门癌的早期管理,FDG PET-CT和ISLN活检的应用价值未得到认可。

胸腹盆CT和盆腔MRI能够确定肝、肺的转移或增大的淋巴结。如果诊断不确定,需要考虑行图像引导活检。没有症状时没必要做骨骼检查。

对血和血清的检查需包括全血细胞计数、肾和肝功能检查以及如果有任何危险因素存在,检测HIV抗体状态。

分期

肛门癌和肛周癌的分期系统通常都是UICC[3]和AJCC[2]提出的(表62.1和表62.2)。大多数作者继续使用T(肿瘤)分期或N(淋巴结)分期来报道研究成果,而不用TNM(肿瘤、淋巴结、转移)分期。按照UICC和AJCC系统,肛门癌的区域淋巴结为直肠周淋巴结、髂内淋巴结和腹股沟淋巴结。扩散到盆腔其他的淋巴结时,如髂外淋巴结、髂总淋巴结和乙状结肠淋巴结,定义为远处转移(M1)。对于肛周癌来说,区域淋巴结指的是同侧腹股沟林淋巴结。

1985—2000年间诊断的收录在美国国家癌症数据库(NCDB)的19 199例肛门癌状细胞癌患者的一篇综述显示,肿瘤分期的分布为:Ⅰ期:25.3%,Ⅱ期:51.8%,Ⅲ期:17.1%,Ⅳ期:5.7%。直径>5cm的肿瘤(T3)至少占20.6%(肿瘤大小不适用于T4)。有淋巴结状态数据的患者中淋巴结阳性率21.8%。

预后因素

肿瘤因素

一般来说,肿瘤扩散的范围影响疾病的预后[54]。最不利于生存的因素是盆腔外转移[55-57]。当肛门癌局限于盆腔时,原发肿瘤的大小是影响局部控制、肛门直肠功能保存以及生存的主要因素[39,58,59]。区域淋巴结转移降低了生存时间,但不影响原发肿的局部控制[39,59]。

1985—2000年间NCDB登记的19 119例患者中,5年总生存率为58%[33]。远处转移的患者5年生存率为18.7%,无远处转移者为59.4%。区域淋巴结转移阳性的患者5年生存率为37.4%,阴性者为62.9%。T分类中的5年生存率分别为T1:68.5%,T2:58.9%,T3:43.1%,T4:34.3%。AJCC分期的生存率在图62.2中显示。

表62.1 肛管癌TNM分类

原发肿瘤(T)			
Tx	原发肿瘤不明		
T0	无原发肿瘤证据		
Tis	原位癌		
T1	肿瘤最大直径≤2cm		
T2	肿瘤最大直径>2cm且≤5cm		
T3	肿瘤最大直径>5cm		
T4	肿瘤侵犯邻近器官,如阴道、尿道和膀胱(只侵犯括约肌不属于T4)		
区域淋巴结(N)			
Nx	区域淋巴结不明		
N0	无淋巴结转移		
N1	直肠周围淋巴结转移		
N2	单侧髂淋巴结和(或)腹股沟淋巴结转移		
N3	直肠周围淋巴结和腹股沟淋巴结和(或)两侧髂内淋巴结和(或)腹股沟淋巴结转移		
远处转移(M)			
Mx	对远距离转移不能做出估计		
M0	无远处转移		
M1	有远处转移		
分期			
0	Tis	N0	M0
Ⅰ	T1	N0	M0
Ⅱ	T2	N0	M0
	T3	N0	M0
ⅢA	T1	N1	M0
	T2	N1	M0
	T3	N1	M0
	T4	N0	M0
ⅢB	T4	N1	M0
	任何T	N2、N3	M0
Ⅳ	任何T	任何N	M1

From Sobin LH, Cospodarowicz M, Wittekind C. *TNM classification of malignant tumours*, 7th ed. New York: Wiley-Blackwell, 2009, with permission.

放射肿瘤学协作组RTOG-9811前瞻性收集数据详细分析试验显示[59,60],直径>5cm的肿瘤与行结肠造瘘术成正相关[风险比(HR)1.8;P=0.008][59](表62.3)。肿瘤>5cm以及临床阳性淋巴结分别与较差的5年无病生存率和总生存率呈显著负相关[60]。这些数据整合至预后组[60]。这个预后组数据和Ajani等分析的数据

表 62.2　肛周癌 TNM 分类

原发肿瘤(T)			
Tx	原发肿瘤不明		
T0	无原发肿瘤证据		
Tis	原位癌		
T1	肿瘤最大直径≤2cm		
T2	肿瘤最大直径>2cm 且≤5cm		
T3	肿瘤最大直径>5cm		
T4	肿瘤侵及皮下深层结构(如软骨、骨骼肌或骨骼)		
区域淋巴结(N)			
Nx	区域淋巴结不能评估		
N0	无区域淋巴结转移		
N1	区域淋巴结转移		
远处转移(M)			
Mx	远距离转移不能评估		
M0	无远处转移		
M1	有远处转移		
分期			
0	Tis	N0	M0
Ⅰ	T1	N0	M0
Ⅱ	T2,T3	N0	M0
Ⅲ	T4	N0	M0
	任何 T	N1	M0
Ⅳ	任何 T	任何 N	M1

From Sobin LH, Cospodarowicz M, Wittekind C. TNM *classification of malignant tumours*, 7th ed. New York: Wiley-Blackwell, 2009, with permission.

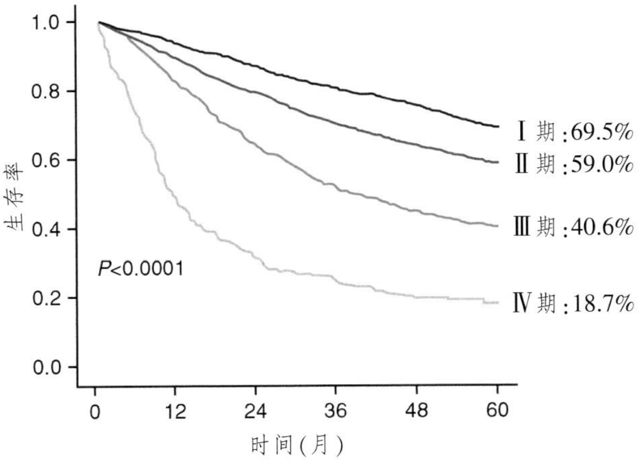

图 62.2　美国癌症临床分期联合委员会和国际抗癌分期联合会的 5 年生存率数据，源自 1985—2000 年间登记于美国国家癌症数据库的 19 199 例患者。(From ref. 33, with permission.)

表 62.3　预后组:基于 RTOG-9811 试验数据

终点(3 年)	组 1 T≤5cm N−(n=365)	组 2 T>5cm N−(n=112)	组 3 T≤5cm N+(n=107)	组 4 T>5cm N+(n=60)
无病生存率(精算)(%)	74	65	48	30
结肠造瘘术率(粗)(%)	11	17	9	24
总生存率(精算)(%)	86	75	75	63

RTOG,肿瘤放射治疗组;T,原发肿瘤;N,任何区域淋巴结。

试验数据均接受了放疗、5-FU 和丝裂霉素 C 或放疗、5-FU 和顺铂的治疗。中位随访时间 2.2 年。大多数事件 2 年内发生。

From refs. 59 and 60.

显示在图 62.3。这些数据并未在前瞻性研究中得到验证。

患者因素

患者相关因素之间的关系并不一致。年龄、体力状

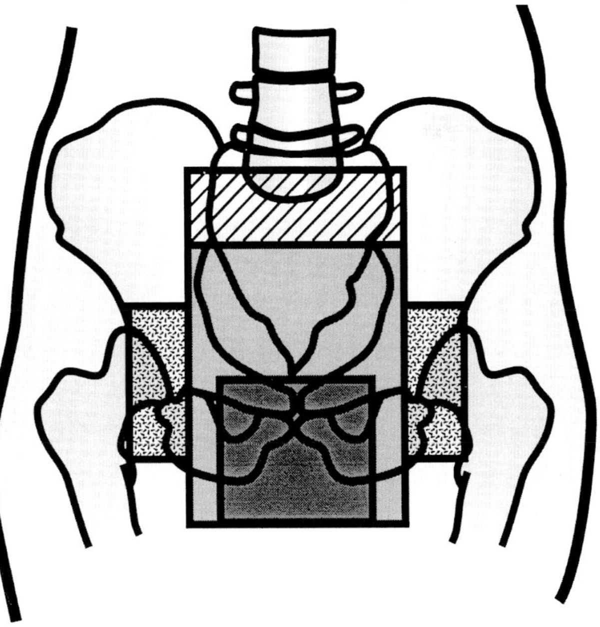

图 62.3　原发肿瘤和盆腔淋巴结照射野图示。上界从腰骶关节下降到骶髂关节下缘。缩小后野进一步给予原发肿瘤高剂量，前野分别包括两侧腹股沟淋巴结。

态、性别、基线血红蛋白水平和种族都影响预后。重复吸烟草的患者可能出现局部复发的风险更高[61]。对于病毒载量高、淋巴细胞CD4阳性计数低的HIV阳性患者和AIDS患者都有着较低的局部肿瘤控制和生存率,有研究表明对放疗和化疗的耐受性也降低[62-64]。

生物化学及分子因素

一项对约50份关于细胞遗传学、流式细胞仪、免疫组化和其他因素的报告调查认为这些研究对发病机制提出了一些见解,但并未对治疗的选择提供帮助,也未提供预后的指导[65]。最近的研究表明,生物标志物,如p53[66]、Ki-67、核因子κB、5HH和Gli-1[67],可与局部区域控制或无病生存率相关。一项研究显示基因表达分析中检测出MCM7蛋白的高水平与提高癌症存活率相关[68]。这些指标均尚未在前瞻性研究中得到验证。

治疗因素

一些多变量分析试验显示患者对放化疗早期有效以及有效的程度与生存率有关[54,69,70]。总放疗剂量以及治疗时间对局部区域控制或生存率之间的相关性却没被证实。相比较2Gy,每天放疗剂量2.5Gy似乎会增加急性和慢性毒性[39]。

肛管癌的治疗

尽管肛管鳞状细胞癌是相对不常见的恶性肿瘤,但是人们已经成功完成了几项多中心随机试验。与其他治疗方法相比,放疗、5-FU和丝裂霉素C以及复发后行手术切除已成为标准治疗方案。这些试验列在表62.4[41,71-78]。原始文献的患者纳入、治疗方案、结果及数据分析的全部数据可供参考。除此之外还有100多项非随机研究,其中大多数提出的假说可供后续的随机研究进行验证,以及为放疗技术的发展提供指导[79]。

值得注意的是,放化疗联合已经取代手术作为肛管鳞状细胞癌的首选治疗方式并没有在随机试验中进行过正式对比。根治性切除与放疗、5-FU和丝裂霉素C联合[32]或与单纯放疗[80]的非随机对照研究显示以放疗为基础的治疗方案至少可获得同手术一样的生存率,但前者可以保留多数患者的肛门直肠功能。

放化疗联合

放疗、5-氟尿嘧啶和丝裂霉素C对比单纯放疗

20世纪70年代,相较北美洲,英国和欧洲已经部分采用放疗作为肛管癌的最初治疗[81],进而推动了第一个单纯放疗对比放化疗联合的多研究机构的随机试验的进行。英联邦肿瘤研究协作组(UKCCCR)[4]和欧洲肿瘤研究与治疗组织(EORTC)[72]进行的随机试验均证实接受放疗、5-FU和丝裂霉素C的患者在原发灶及局部淋巴结的控制方面、结肠造瘘率及无结肠造瘘生存率方面均有显著改善。最初的报道中总生存率并没有显著提高。然而,在UKCCCR中位随访13年后续的报道显示放化疗的局部区域控制、无结肠造瘘生存率以及死亡率均有显著改善[71]。对于各种原因导致的死亡风险的绝对差值,放化疗组5年减少了5.1%,12年随机后减少了5.6%。这个差值具有统计学意义[HR 0.86;95%CI 0.70~1.04;P=0.12][71]。

一项UKCCCR试验纳入577例各期肛管(占75%)或肛缘(占23%)鳞状细胞癌患者(AJCC分期系统,1987年版)[41]。放疗剂量为45Gy,分20~25次,在4~5周内完成。随机分入化疗组的患者在放疗第1周和最后1周连续外周静脉输注5-FU(每天1000mg/m^2,连用4天,或每天750mg/m^2,连用5天),并在第1周期化疗的第1天静脉单次注射丝裂霉素C(12mg/m^2)。治疗6周后,如果原发肿瘤消退小于50%(每组各占10%的患者),建议行手术切除。若消退大于50%,患者接受额外的放疗照射:会阴野补照15Gy,分6次,或用^{192}Ir插植,总剂量25Gy,在2~3天完成。3年的局部区域复发率,放疗组为61%,放化疗组为39%(P<0.0001)。对于3年的总生存率分别为58%和65%(P=0.25)。其中放化疗组有6例(2%)治疗相关死亡,单纯放疗组有2例(0.7%)。除了血液学的急性毒性反应,其他急性毒性反应两组相当。治疗后的最初几年内,每组均有10例(3.5%)患者因毒性反应需要进行包括结肠造瘘术在内的手术治疗[41]。经过中位13年的随访后,晚期毒性事件(严重程度未分度)两组相似[71]。

在EORTC研究中,103例晚期肛管癌患者被随机分到类似设计的两组中[72]。放射剂量为45Gy,分25次,在5周内完成。化疗方案是在放疗第1周和第5周

表 62.4　Ⅲ期临床试验治疗结果

试验	病例数	治疗方式	局部失败率(LF)或局部区域失败率(LRF)(%)	结肠造瘘术率(CR)或无结肠造瘘术生存率(CFS)(%)	无病生存率(%)	总生存率(%)
			3 年 LRF	3 年 CR	3 年	3 年
UKCCCR(ACT Ⅰ)[41]	292	RT,5-FU,MMC	39	24	np	65
	285	RT	61	40	np	58
	RR		0.54	np	np	0.86
	P 值		<0.0001	np	np	0.25
			10 年 LRF	10 年 CFS	10 年	10 年
Update[71]	292	RT,5-FU,MMC	34	36	36	42
	285	RT	59	26	24	36
	HR		0.46	np	0.70	0.86
	P 值		<0.001	有意义	<0.001	0.12
			5 年 LRF	5 年 CFS	5 年	5 年
EORTC[72]	51	RT, 5-FU, MMC	32[a]	72[a]	np	58[a]
	52	RT	48[a]	40[a]	np	53[a]
	P 值		0.02	0.002	np	0.17
			4 年 LF	4 年 CR	4 年	4 年
RTOG 8704/ECOG 1289[73]	146	RT, 5-FU, MMC	16	9	73	76
	145	RT, 5-FU	34	22	51	67
	P 值		0.0008	0.002	0.0003	0.31
			5 年 LRF	3 年 CR	3 年	3 年
RTOG 9811[74]	324	RT, 5-FU, MMC	25	10	60	75
	320	RT, 5-FU,CDDP	33	19	54	70
	HR		1.32	1.68	1.20	1.28
	P 值		0.07	0.02	0.17	0.10
			5 年 LRF	5 年 CR	5 年	5 年
Update[75]	325	RT, 5-FU, MMC	20	12	68	78
	324	RT, 5-FU, CDDP	27	17	58	71
	P 值		0.089	0.075	0.004	0.021
			3 年	3 年 CR	3 年[b]	3 年[b]
UKCR (ACT Ⅱ)[76]	471	RT, 5-FU, MMC	np	14	np	np
	469	RT, 5-FU, CDDP	np	11	np	np
	446	无维持化疗	np	np	75	85
	448	维持化疗	np	np	75	84
	HR		np	11	0.89	0.79
	P 值			0.26	0.42	0.19
			3 年 LF	3 年 CFS	3 年无事件生存	3 年
ACCORD-03[77,78]	合计 307	Std RT, 5-FU, CDDP	10	86	67	np
		HD RT, 5-FU, CDDP	13	80	68	np
		Ind CT+Std RTCT	20	83	70	np
		Ind CT+HD RTCT	4	85	78	np
		Ind CT 组	np	84 对 83		
		HD RTCT 组	np	84 对 83		
	P 值		无意义	无意义	无意义	无意义

UKCCCR,英联邦肿瘤研究协作组;EORTC,欧洲肿瘤研究与治疗组织;RTOG,肿瘤放射治疗组;ECOG,东部肿瘤协作组;np,未发表;RT,放射治疗;5-FU,5-氟尿嘧啶;MMC,丝裂霉素 C;CDDP,顺铂;Std,标准;HD RT,大剂量放疗;Ind CT,诱导化疗;RTCT,放化疗。

[a] 数字来源于曲线。[b] 在接受维持化疗的患者中。

静脉输注 5-FU(每天 750mg/m²,共 5 天),并在第 1 周期化疗的第 1 天静脉单次注射丝裂霉素 C(15mg/m²)。6 周后,如果临床完全缓解则补充照射 15Gy,若部分缓解则补充 20Gy。照射方法为外照射或间质内照射。对于 5 年的局部区域复发率,单纯化疗组为 48%,放化疗组为 32%(*P*=0.02)。对于总生存率,单纯化疗组为 53%,放化疗组为 58%,两组间没有统计学差异。放化疗组 51 例患者中有 1 例死于放化疗的毒性反应。其他急性和迟发毒性反应没有明显差别。这两项试验奠定了放疗、5-FU 和丝裂霉素 C 作为标准一线治疗。

放疗、5-氟尿嘧啶和丝裂霉素C对比放疗和5-FU

RTOG 和东部肿瘤协作组(ECOG)的一个随机试验发现丝裂霉素 C、5-FU 和放疗联合比单独 5-FU 与放疗联合更有效[73]。此研究旨在探究治疗方案中应用丝裂霉素 C 的必要性以及该药物的血液学毒性可否避免。291 例均无盆腔外转移迹象的肛管癌(RTOG 分期为任何 T 和 N)患者接受了 45~50.4Gy,分 25~28 次,5 周内完成的放疗,以及 2 个周期的 5-FU(每天 1000mg/m²,共 4 天,连续静脉输注),加或不加丝裂霉素 C(10mg/m²,每周期化疗的第 1 天静脉单次注射)的化疗方案。在放射治疗第 1 周和第 5 周给予同期化疗。治疗结束 6 周后所有患者予以原发肿瘤灶活检,单纯接受 5-FU 治疗的活检阳性率为 15%,而接受丝裂霉素 C 和 5-FU 联合治疗的阳性率为 8%(*P*=0.14)。对于仍有可能挽救肛门功能的活检阳性患者,可选择予以追加 9Gy 共 5 次的放疗,同时同步予以为期 4 天的 5-FU 输注(每天 1000mg/m²)以及单次注射顺铂(100mg/m²)。4 年后,放疗、5-FU 和丝裂霉素 C 治疗组的局部失败率(16%对 34%;*P*=0.0008)和结肠造瘘率(9%对 22%;*P*=0.002)明显降低。在总生存率上两组并未有明显差别(放疗、5-FU 和丝裂霉素 C 组 76%对 67%),但是由于三药联合的作用,无病生存率大大提高(73%对 51%,*P*=0.0003)。在接受丝裂霉素 C 的患者中,急性血液毒性更常见,但其他急性和迟发毒副作用的发生率在两组中无差异。在接受 5-FU 和丝裂霉素 C 的 146 例患者中有 4 例(2.7%)出现了致命毒副反应,而接受放疗和 5-FU 的 145 例患者中只有 1 例。基于此试验的证据,综合治疗的方案除了放疗和 5-FU,还包含了丝裂霉素 C。

放疗、5-氟尿嘧啶和丝裂霉素C对比放疗、5-氟尿嘧啶和顺铂

一些前期实验显示应用同步、诱导或诱导加同步 5-FU、顺铂和放疗,肿瘤反应率高[82-88]。顺铂对其他部位鳞状细胞癌治疗有效,且作为放射增敏剂,相较丝裂霉素 C 有着更强的实验室证据。

RTOG 评估了如下的治疗方案:基于顺铂的诱导化疗缩小原发肿瘤及转移淋巴结后行同步放化疗。根据非随机研究分析得出的放射剂量-控制关系[89,90],以及前期试验证明一部分患者可耐受最高为 59.4Gy,共 6.5 周内完成的不间断放疗并同步丝裂霉素 C 和 5-FU[91,92]或同步顺铂和 5-FU[83]的治疗方案,故此研究相较之前的 RTOG 随机研究使用了更高的总放射剂量[73]。

在 RTOG-9811 研究中[74],一组患者接受了 59Gy,6.5 周内完成(前 45Gy,每次 1.8G,之后无间断予以 14Gy,每次 2Gy),同步 5-FU(每天 1000mg/m²,第 1~4 天及第 29~32 天持续输注)和丝裂霉素 C(10mg/m²,第 1 天和第 29 天静脉单次注射)。另外一组患者接受 5-FU(每天 1000mg/m²,第 1~4 天、第 29~32 天、第 57~60 天以及第 85~88 天)和顺铂(75mg/m²,第 1 天、第 29 天、第 57 天和第 85 天静脉单次注射)以及相同的 59Gy 放疗方案(第 57 天开始行放疗)。急性 3 级或 4 级非血液毒性发生率两组均为 75%,但丝裂霉素 C 组的血液毒性发生率更高(67%对 47%)。没有报道治疗相关死亡。严重的长期毒性发生率两组类似(丝裂霉素 C 组 11%对顺铂组 10%)。该研究的第一次报道(中位随访时间为 2.5 年)发现顺铂组的 3 年的结肠造瘘术发生率显著高于丝裂霉素 C、5-FU 和放疗组。两组的无病生存率及总生存率没有显著差异。

长期随访显示 5-FU、丝裂霉素 C 和放疗组的 5 年结肠造瘘术发生率和局部区域失败率更高,但此差异并无意义,然而该组的 5 年无病生存率(68%对 58%;*P*=0.004)及总生存率(78%对 71%,*P*=0.021)显著增加[75]。试验结论为放疗、5-FU 和丝裂霉素 C 应继续作为标准治疗方案。

英国第二个肛门癌试验(ACT Ⅱ)也未认可顺铂的治疗地位。此试验迄今仅以摘要的形式报道[76]。该试验是一个 2×2 随机试验:同步放化疗方案分别为 5-FU 和丝裂霉素 C 或者 5-FU 和顺铂,同步治疗后予以 2 周期 5-FU 和顺铂辅助(或维持)治疗或不予以额外化疗。主

要终点是肿瘤完全缓解率和无病生存率的改善。6 个月时肿瘤完全缓解率相似：94%(丝裂霉素组)和 95%(顺铂组)。接受 5-FU 和顺铂辅助治疗的患者 3 年无病生存率和总生存率均未得到改善。接受丝裂霉素治疗的患者具有更严重的血液学毒性，但中性粒细胞减少性败血症的发生率两组相似(约 3%)。

法国协作组的一项 2×2 析因分析试验(ACCORD 03)评估了 5-FU 和顺铂的诱导化疗以及更高剂量的放疗补量(20~25Gy 对比标准的 15Gy)的可行性。基础放疗疗程为 45Gy，分 25 次，共 5 周内完成。此试验结果仅以摘要的形式报道[77,78]。2×2 组的实际 3 年无结肠造瘘术生存率(首要研究重点)均为 80%~85%，但组间没有统计学差异。局部控制率、无事件生存率和总生存率每组也类似。

放疗与其他化疗药物联合

为了简化治疗方案，英国国家癌症研究所肛门亚组进行了一项Ⅱ期试验。治疗方案为放疗 50.4Gy，分 28 次，共 5.5 周内完成。同时第 1 天予以丝裂霉素 C 单药外周静脉注射 12mg/m^2，以及放疗期间口服卡培他滨 825mg/m^2，每天 2 次[93]。尽管只有 58%的患者接受了完整的治疗剂量，但患者对该方案的耐受性和依从性尚可。总的肿瘤治疗有效率为 90%，其中 31 例患者中有 24 例完全缓解，4 例部分缓解。尽管口服卡培他滨的应用具有前景，并且可不需要 5-FU 的持续外周静脉输注。但是目前标准治疗依旧是 5-FU 和丝裂霉素 C 的联合应用。

EORTC 的一项Ⅱ期随机试验采用了放疗联合丝裂霉素 C 和 5-FU 以及丝裂霉素 C 和顺铂的方案，放疗剂量首先是 36Gy，间隔两周后追加 23.4Gy。放疗、丝裂霉素 C 和顺铂组 8 周的总有效率为 92%(34/37)，放疗、丝裂霉素 C 和 5-FU 组为 80%(31/39)，但有着更好的治疗依从性[94]。然而，尚未知是否已行Ⅲ期试验[95]。

因为表皮生长因子受体(EGFR)在多个包括肛管鳞状细胞癌在内的上皮癌中过表达[96]，所以一直在评估 EGFR 阻断剂。ECOG 的一项Ⅱ期试验针对 HIV 阴性患者予以放疗、5-FU、顺铂和西妥昔单抗治疗[95]。AIDS 恶性肿瘤临床试验联盟针对 HIV 阳性也进行了类似的研究[95]。其他抗 EGFR 制剂，如尼妥珠单抗和帕尼单抗的试验正在研究中[95]。前期实验室试验发现 EGFR 和 K-RAS 突变分析可能不能作为肛管癌抗 EGFR 治疗敏感性的检测指标[96]。

瑞典的非随机试验采用放疗联合博来霉素同步化疗，但并未见获益[97-99]。英国的一项初步试验采用了放疗联合 5-FU、丝裂霉素 C 和顺铂这三大化疗药物，但由于药物毒性过大中止了试验[100]。

结论

对于肿瘤治疗中放化疗之间的相互作用的许多机制仍有待阐述。一些实验室研究发现的放疗、5-FU、丝裂霉素 C 和顺铂不同组合的相互协同作用在临床上难以评估，更没有相关设计来研究。此外，没有关于 5-FU 每日低剂量输入和延长总治疗事件与当前普遍应用的 96~120 小时连续静脉输注的比较，也没有 5-FU 或顺铂单次注射和连续输注效果的正式比较。在大多数研究中，每天放疗和化疗的事件顺序并没有严格控制，对此的重要性尚不清楚。

目前的标准放化疗方案为放疗加上 2 个周期的 96 小时或 120 小时的 5-FU 连续外周静脉输注以及 1 或 2 周期的丝裂霉素 C 单次注射。最有效的剂量尚未确定。如非临床试验，建议患者采用已拥有治疗有效性和毒性数据的前瞻随机试验的用量方案。

放射治疗

自从综合治疗的疗效得到证实后，不论内照射或是外照射，单独放疗的应用显著减少。目前，单独放疗主要推荐应用于不能耐受放疗加化疗的患者，或是对于 3~4cm 的小肿瘤，医生认为无须额外行化疗的患者，尽管应用放疗及化疗后小肿瘤的原发肿瘤控制更好。部分治疗结果见表 62.5。

手术治疗

针对残留或复发肿瘤

有些人提倡放化疗后短期内对原发肿瘤或异常淋巴结进行随机活检，但这是没有必要的。相较仅对怀疑临床残留或复发区域活检，预先决定的选择性活检并没有得到更好的结果。活检阴性并不能排除肿瘤复发的可能性[105,106]。经过放化疗或单纯放疗后，原发肛门癌的部分残留肿瘤可能需要几个月时间才能完全消退[39,106]。目前，多数作者建议只有在临床上怀疑有肿瘤残留时才使用活检。

对于原发灶或区域淋巴结怀疑肿瘤残留或复发时，如有可能，应当予以组织学确定。推荐重新行完整

表 62.5 单纯放疗的治疗结果

研究	放射治疗	原发肿瘤控制率 T1	T2	T3T4	严重的并发症：结肠造瘘术	5年生存率
Newman 等[101]	50Gy/20/4 周	8/9(≤2cm)	42/52(81%)(≤5cm)	13/20(65%)(>5cm 或 T4)	2	66%
Cummings 等[102]	50Gy/20/4 周(部分外照射-近距离照射/近距离照射)	6/6(≤2cm)	19/29(66%)(≤5cm)	13/28(46%)(>5cm 或 T4)	6	61%
Martenson 和 Gunderson[103]	45~50Gy/25~28/5~6 周加量至 55~67Gy	9/9(≤2cm)	17/17(100%)(≤5cm)	–	2 短期	96%,精确率
Otim-Oyet 等[104]	60~65Gy/30~33/ 6~7 周(部分加量)	2/2(≤2cm)	16/22(73%)(≤4cm)	8/17(47%)(>4cm)	1	56% 病因特异性
Papillon 和 Montbarbon[80]	42Gy/10/2.5 周,8 周时加近距离照射 20Gy	未说明	29/39(74%)(≤4cm)	27/64(42%)(>4cm)	6	60%

EB,外照射;I,近距离照射; NS,未说明;temp,短期。

的影像学检查。FDG-PET 检查可能会发现另外未被发现的肿瘤[107]。通常需要经腹会阴切除或多盆腔切除。如果无法行 R0 切除,生存率很差[108,109]。不论是否予以 R0 切除,局部区域复发很常见[108,110]。由于手术指征标准差别很大,予以挽救性手术后 5 年生存率为 30%~50%[108-111]。

腹股沟淋巴结转移的挽救治疗通常为根治性或选择性腹股沟淋巴结清扫术。盆壁淋巴结转移由于肌肉、骨骼或神经血管组织的侵袭而无法切除。

针对原发肿瘤

手术是肛门上皮内瘤样病变的主要治疗手段[112]。但在原发侵袭性肛管癌的初始治疗中的地位有限。少数患者(<5%)由于病变广泛破坏了肛门括约肌的完整性或形成阴道瘘,表现为大便失禁。单纯放疗或放化疗可以消灭肿瘤,但是对于上述患者并不能恢复其肛门括约肌的功能,可能原因是肿瘤组织被纤维组织取代,而不是肛门括约肌肌肉组织修复。这些患者可以先行结肠造瘘术,后予以术前放疗及化疗。放疗剂量为 45~50Gy,5 周内完成,根治性切除术立即或延迟进行。也可以先行腹会阴切除和术后放化疗。没有充分数据对比这些治疗手段的疗效。

对于一些患者,保留肛门括约肌的局部切除是可行的,但通常局限于未侵及肛门括约肌、位于齿状线远端的高分化小鳞状细胞癌[113-115]。这是因为在高分化鳞状细胞癌中,当病变直径<2cm 时直肠旁和痔上淋巴结转移率小于 5%[31,34]。与放疗相比,对小肿瘤行远端肛管或肛周皮肤的局部切除术更合理,并发症率更低。然而,如果患者切缘阳性或不足,以及无法行进一步局部切除,需接受放化疗或单纯放疗。并没有证据证明局限肿瘤切除的选择性治疗手段和术后基于放疗的治疗能够提高局部控制[116]。

初步诊断时,尚不确定手术治疗在腹股沟淋巴结转移治疗策略中的地位。尽管对原发肿瘤有效的放化疗方案同样可以消灭转移淋巴结,但对于区域淋巴结控制的提高的原因是否为放化疗之前行有限的淋巴结清扫,以及此治疗方案如何影响晚期肢体水肿等并发症尚未达到一致[36,38-40]。转移淋巴结局部切除后,腹股沟放疗剂量通常限制在 50~54Gy,在 5~6 周内完成,予以影像学检查未见残余转移。局部手术及放化疗结合的综合治疗手段对腹股沟淋巴结的局部控制率可达 80%或更佳[38,39]。然而,其 5 年生存率通常比未发生腹股沟淋巴结转移者低 20%。

盆腔外转移

单纯由盆腔外转移造成的死亡相对罕见。有 10%~20%的患者被证实有盆腔外淋巴结转移。在 UKCCCR ACT Ⅰ 试验中接受放疗、5-FU 和丝裂霉素 C 治疗死亡的 77 例肛门癌患者中,有 38 例(占死亡患者的 49%)肿瘤仅在盆腔内,21 例(27%)仅有盆腔外转移。接受放化疗的患者总体转移率为 10%,单纯放疗组为 17%[41]。在 EORTC 试验中,放化疗组有 17%发生转移,单纯放疗组为 21%[72]。在 RTOG-9811 试验中,接受放疗、5-FU 和丝裂霉素 C 组的患者 5 年的远处转移率为 13%,接受放疗、5-FU 和顺铂组者为 18%[75]。在英国 ACTⅡ试验中,额外增加 2 周期 5-FU 和顺铂的辅助化疗并不能提高 3 年无病生存率和总生存率[76]。接受放化疗的患者转移率与报道的仅对原发肿瘤和区域淋巴结进行手术或放射治疗的患者转移率相似。对于同步放化疗以及作为短程诱导或辅助的化疗方案对盆腔外亚临床转移的影响仍有相当大的不确定性。

盆腔外转移诊断后中位生存时间为 8~24 个月[55,56,117]。目前盆腔外的转移对所有化疗、放疗或联合治疗模式均相对抵抗[117]。5-FU 和顺铂联合最有效,然而疾病完全或持久缓解并不常见。目前并没有评估许多新研制的药物及分子靶向制剂的疗效,已有西妥昔单抗和伊利替康有效的初期报道[118]。单纯放疗可能会缓解症状,尤其是转移性疼痛。对于特定患者可行体部立体定向放疗或转移灶切除,但通常来说转移多种多样。

肛周癌的治疗

肛周皮肤浸润癌最常见的病理类型是鳞状细胞癌,通常为角化型鳞状细胞癌。基底细胞癌和腺癌也可存在。

如果可以保护肛门括约肌功能,病变外扩 1cm 的局部切除术推荐于各种组织学类型的肛周癌[115]。单纯放疗或放化疗结合对鳞状细胞癌也有效[40,69,119-123]。为避免手术损伤肛门括约肌,用于治疗肛管癌的放疗方案是保肛治疗的基础。在 UKCCCR ACTⅠ试验中,1/4 的患者是肛门周围皮肤(肛缘)癌。尽管其原发部位未予报道,但综合治疗可提高局部控制率和疾病特异性生存率[41,47]。英国的研究者在其随后的试验中也纳入了肛周癌患者[76]。基于研究机构的数据,局部区域控制率为 60%~90%,肛门括约肌功能保护率为 65%~85%,5 年总生存率为 55%~80%[40,69,119-123]。尽管总体来说出现严重并发症的发生率不足 5%,但应用内照射时,更易出现局部坏死的并发症。

肛周皮肤的区域淋巴结是同侧腹股沟淋巴结。直肠周和盆腔淋巴结转移并不常见,除非肿瘤广泛侵及肛管。约有 10%的肿瘤发生此区域淋巴结转移,主要为 T3 或 T4 期肿瘤或分化差的肿瘤。这些大肿瘤治疗时可考虑予以双侧选择性腹股沟淋巴结照射,然而有人提倡对所有的肛周癌都进行选择性腹股沟淋巴结照射[123]。如果肛管受侵,应当照射下盆腔淋巴结。对异常腹股沟淋巴结的处理同肛管癌。

肛门周围皮肤少见的基底细胞癌和腺癌的治疗原则与其他部位同样病理类型的皮肤癌类似。

HIV/AIDS患者

HIV 感染伴肛门鳞状细胞癌患者数目在增加[23]。诊断中位年龄为 30~40 岁,比非 HIV 感染患者大约早 20 年。男性患者占大多数[23]。HIV 感染患者并没有纳入到早先的随机试验中。在 HIV 感染的肛门癌患者的试验中,采用综合治疗或单纯放疗[62-64,124-128]。HIV 感染的患者在接受放疗伴或不伴化疗治疗后的毒副作用(尤其是会阴皮肤、肛周黏膜和血液系统)明显增加,机制不明[129]。最近的报道表明,HIV 感染的肛门癌患者可接受标准的放疗(剂量、分割方式或治疗体积)和化疗(5-FU 和丝裂霉素 C 或 5-FU 和顺铂),治疗方案的更改需要根据每个患者的毒副作用严重程度决定[62,124]。预测正常组织急性不良反应增加或局部控制较差的两个因素可能是治疗前 CD4 计数<200/μL 或出现 AIDS[63,130],但这些预测指标与患者的耐受性差没有必然关系。同时应用抗反转录病毒治疗不能确切减少放化疗毒副作用的发生及严重程度[30]。

与 HIV 阴性患者类似,一些数据报道阳性患者的局部区域控制率为 65%以上。然而一些研究者报道,尽管疾病分期较早、早期肿瘤应答较好,HIV 阳性患者仍有着更低的局部控制率和肛门括约肌保留率[64,128]。在一项关于 40 例 HIV 阳性患者的研究中,5 年总生存率与 81 例 HIV 阴性患者相仿,然而 HIV 阳性患者的最主要致死原因为肛门癌,相比较 HIV 阴性患者的最主要致死原因并不是肿瘤[64]。

腺癌

大多数累及肛管的腺癌通常起源于直肠黏膜向下侵犯肛门括约肌上缘。其治疗通常与原发于直肠的肿瘤相同。起源于肛门腺体或瘘管的腺癌较少见,相较鳞状细胞癌,其侵袭性更高,容易早期转移[131],通常采用腹会阴切除术治疗。单独手术的 5 年生存率通常小于 50%,局部复发率约为 25%[32,115,131-134]。尽管用于原发直肠癌的辅助放化疗方案有时也应用于肛门腺癌,但疗效尚不明确。一些中心对肛门腺癌患者应用改良的鳞状细胞癌或直肠腺癌的放化疗治疗方案，延迟了手术。关于肛门腺癌的经验有限,但可以保留肛门直肠功能,有报道称对于肛门腺癌尤其对于较小肿瘤,予以单纯放疗或放化疗可以取得显著疗效[131-137]。

小细胞癌

小细胞癌罕见,早期便会发生转移,预后较差[31]。手术或放疗是主要治疗手段。系统化疗与其他部位小细胞癌类似，可以联合放疗治疗原发灶和远处转移,但疗效有限。

放射治疗:技术和剂量

肛管癌

由于对肛管癌自然史以及治疗计划与治疗失败部位关系的更深刻理解,目前放疗治疗策略得到了发展[138-140]。最主要的失败区域为原发灶,其次为局部区域和其他盆腔淋巴结区。

治疗体积大小同样也取决于治疗原则,即是否治疗区域淋巴结。位于肛管远端、病变直径≤2cm、分化好的鳞状细胞癌淋巴结转移率小于5%[31,34]。通过组织病理学验证的外科研究结果显示,直肠旁和髂内淋巴结转移率高达30%，腹股沟淋巴结转移率达20%,致使多数放疗医生选择性照射淋巴结。回顾性和前瞻性研究也显示了选择性淋巴结照射(ENI)的优势[38,39]。法国的一项试验予以40~50Gy的总剂量(每次1.8~2Gy),结果发现接受ENI组的5年腹股沟淋巴结累计复发率为2%(n=75),未接受组为16%(n=106)。在未接受ENI组中,T1~T2肿瘤复发率为12%,T3~T4肿瘤为30%[38]。一项澳大利亚和新西兰的回顾性研究显示,未接受腹股沟ENI的T1~T2患者(肿瘤最大直径至4cm)中,40例有9例出现腹股沟淋巴结复发(23%),其中5例腹股沟区为首先复发区[141]。病变范围较大,单独采用近距离组织间照射时，射野外盆腔淋巴结失败率为16%(14/88)[142]。据报道,盆腔的大部分亚临床淋巴结转移可以从骨盆ENI和化疗中获得盆腔淋巴结位置低的失败率[138-140]。ENI最小有效剂量尚不知晓。在一项研究中,在2.5周内剂量低至24Gy/12次似乎有效,但大多数中心的剂量分割模式为3.5周内17次剂量为30.6Gy或在5周内25次剂量为50Gy[38,73,74]。

先前描述的随机试验都使用了由二维或三维规划技术生成的放疗计划,并且,在大多数情况下都使用了前后对穿的布野技术。大多数放射肿瘤学家倾向于治疗原发性肿瘤、髂内区域、直肠周围淋巴结和腹股沟淋巴结以及其他盆腔淋巴结群,如髂外淋巴结和骶前淋巴结。如果患者是俯卧的,肛门可以很容易地被看到以及将填充物有选择地放置在任何肛周肿瘤侵犯范围。然而,如果使用2D或3D治疗技术,很难对俯卧位的患者进行腹股沟区域加量照射。另一种选择,患者可以仰卧治疗。这方便腹股沟区域加量照射和减少一些由于自然弯曲的盆腔软组织而产生的剂量不均匀。但在这种情况下,很难确保填充物放置在肛门区域保持原位。

在接下来的讨论中,所描述的辐射剂量一般是指放射治疗与5-FU和MMC联合使用时所规定的剂量。应用前后对穿野照射时,如果包括髂总、骶前上部和直乙状结肠淋巴结以及区域淋巴结,射野上界设置为腰骶关节处。为了减少放射性肠炎,射野通常在治疗中下移到骶髂关节下缘(通常当治疗至30.6Gy/17次至36Gy/20次时),仅包括直肠周围、骶前下部和髂内淋巴结(如果射野足够大,则包括髂外淋巴结下部)(图62.3)。一个更进一步的缩野方案为45Gy后给予原发肿瘤9Gy/5次或14.4Gy/8次的放疗计划,此缩野加量的CTV外扩2~3cm是合理的。如果在定位CT上无法辨认原发肿瘤,靶区可以用肛门括约肌复合体所替代,并根据侵出肛管的肿瘤做相应调整。如果予以外照射放疗,原发肿瘤与转移性淋巴结的总剂量均为54~59.4Gy/30~33次/6~6.5周。如果盆腔异常淋巴结毗邻小肠,放疗剂量可能无法超过45~50.4Gy,多个文献显示这个剂量对于疾病控制已足够。如果下盆腔无异常淋巴结,一些作者认为没有必要治疗骶髂关节下缘以上影像学上认为正常的淋巴结[39,102,143]。

照射野下缘为原发肿瘤下缘外放3cm,在模拟定位时以铅丝标记。

外侧界的位置依治疗目的不同而异,可以采用包括股骨头在内大的照射野,也可以缩小照射野减少股骨头和股骨颈的照射体积。射野选择包括前后野大小相同,包括腹股沟淋巴结;前后野相同但内侧界缩到盆腔内缘,腹股沟淋巴结采用前野电子线和X线混合照射;不对称野为大的前野包括原发肿瘤、盆腔和腹股沟淋巴结，后野缩小仅包括原发肿瘤和盆腔淋巴结。在后一种治疗中,前野电子线用来补充腹股沟淋巴结的剂量。腹股沟淋巴结的位置和深度通过轴位图像来确定[144]。如果认为对影像学上正常淋巴结予以30.6~36Gy/3.5~4 周的 ENI 剂量已足够,也可以予以原发灶、盆腔和腹股沟淋巴结前后野;后前野对穿照射,之后根据原发肿瘤大小和当地实际情况,对原发肿瘤进行三野照射(后野及两侧野),使原发肿瘤总剂量达到 45~59.4Gy。一些文献中也描述了应用斜野[145]和直接会阴野加后野部分弧形束照射[142]。采用非对称野或混合野照射时,照射剂量有可能出现剂量超量或剂量不足[146]。

对淋巴结和原发肿瘤给予放射治疗后,对原发肿瘤要进行缩野推量 9~20Gy。推量可应用近距离照射。这种用近距离放疗的方法在欧洲比北美更常见,北美则更青睐外照射。有许多文献报道了近距离治疗的良好效果,包括低剂量率[69,147,161]、脉冲剂量率[148-150]和高剂量率[151,152]治疗技术。虽然有时在分段外照射间歇期会加入高剂量率治疗,但通常在外照射完成后 2~8 周才开始近距离治疗[151]。目前就近距离治疗区域是包括原发肿瘤治疗前的范围[69,142,149,151],还是只包括插植治疗时的残留肿瘤[153]尚无定论。近距离治疗的剂量取决于合成的总处方剂量。偶尔也会出现明显的毒性反应。

调强放疗(IMRT)相较三维适形技术有着更好的减少正常组织受照剂量的优势。一些关于 IMRT 和相似的高度适形技术的前期试验发现了放射剂量分布的提高[139,154-159]。然而表 62.6 中的数据结果显示了大范围的严重急性毒性反应,约 50%应用 IMRT 的患者中出现治疗中断。不同病例之间的比较是困难的,因为大多数试验使用不同的放疗技术、剂量和毒性记录方法。目前为止尚无关于应用 IMRT 肛门癌患者长期毒性的数据。

高度适形的 IMRT 和相关技术需要充分注意确认大体肿瘤区(GTV)和相关选择性临床靶区(CTV)。一项由 RTOG 得出的关于监测 IMRT 再现性的多中心研究发现 51 例患者中有 79%,特别是行选择性淋巴结照射的患者,治疗前审核发现并没有按照治疗靶区照射[158]。随后 RTOG 基于专家共识针对肛门癌和直肠癌 IMRT 计划发表了选择性 CTV 照射模板[160]。当应用 IMRT 时,尤其要注意患者体位和固定的必要。如果可以的话,设置的准确性需要经常验证,比如说可以通过图像引导放疗进行验证。

尽管报道数据显示应用 IMRT 和三维适形放疗得到的结果类似,鉴于 IMRT 的长期临床结果尚未报道,三维适形放疗依旧被认为是治疗标准。

放疗剂量–时间因子现在越来越被重视。最近的试验试图通过增加放疗剂量和(或)化疗提高肿瘤尤其是大肿瘤的局部控制率。在应用放疗、5-FU 和丝裂霉素 C 的试验中,原发肿瘤控制率(排除挽救性治疗)在肿瘤直径<2cm(T1)患者中为 90%~100%,肿瘤直径 2~5cm(T2)者为 65%~75%,直径>5cm 以及侵及深层组织(T3 或 T4)者为 40%~55%,总的原发肿瘤控制率为 60%[39,57,106-165]。

目前提倡提高放疗总剂量。当放疗联合 5-FU 以及丝裂霉素 C 时,放疗剂量仅为 30Gy/15 次/3 周就能够消灭 90%直径≤3cm 的肿瘤。更高的剂量,如 45~54Gy/25~30 次/5~6 周方案(有时在 6~8 周后可补充

表 62.6　应用三维适形放疗和调强放疗的试验

试验	RTOG 9811 MMC 组[74]	波士顿[159]	RTOG 0529[158]	多伦多[139]
患者数目	324	43	51	58
放疗技术	三维适形放疗	调强放疗	调强放疗	调强放疗
3 或 4 级急性毒性				
血液学毒性(%)	61	49	NP	38
皮肤(%)	48	7	20	46
GI(%)	36	7	22(GI/GU)	9
GU(%)	4	5	22(GI/GU)	0
治疗间断	61	40	49	55
2 年结果				
局部区域控制率(%)	77	95(局部)	80	85
无结肠造瘘术生存率(%)	84	94	86	87
无病生存率(%)	71	NP	77	75

RTOG,放射肿瘤治疗组;MMC,丝裂霉素 C;3D,三维;IMRT,调强放疗;NP,未发表;GI,胃肠道;GU,泌尿生殖系。

放疗总剂量60~65Gy/12周),可控制65%~75%直径>4cm的原发肿瘤[39,57,106,162-165]。近年来,北美对大肿瘤和淋巴结阳性患者使用59Gy/32次/6.5周方案进行试验研究[74,83,91,92],其有效率和长期耐受性尚未见详细报道。一项最新的关于UKCCCR ARTⅠ试验的分析显示完成初始45Gy/4~5周治疗后予以15~25Gy/6周的加量并没有提高局部控制率,但会增加坏死率(加量者8%比未加量者0)[166]。许多中心根据原发肿瘤和淋巴结转移的大小正在进行不同剂量梯度爬坡试验[74,138,155,159]。

经常应用IMRT的潜在优势是选择性增加肿瘤放射剂量的能力。由于远端直肠、肛管和肛周皮肤耐受限制,尚不知道应用IMRT可否提高较大肛门肿瘤的控制率[167,168]。单相IMRT计划使得非标准剂量分割得以应用,尤其应用于选择性淋巴结区域照射。例如,如果所有靶区予以30次分割放疗,原发肿瘤予以54Gy,每次1.8Gy,而非累及淋巴结选择照射予以36Gy,每次1.2Gy,或45Gy,每次1.5Gy。一些作者还介绍了生物有效剂量校正,为了允许不同的分割剂量或改变时间以较低的剂量传输[155,159]。这些非标准剂量的长期有效性尚未确定。

在二维计划治疗以及后来的三维适形计划时代,间隔放疗已用于多种同期放化疗方案,在治疗3周后按计划或者应患者要求休息,一般间歇不超过2周,少数可长达4周。如此可以减少严重急性肛门直肠炎和会阴部皮炎。为使肿瘤缩小,一些治疗方案的间歇时间为6~8周,尤其对于后续放疗何时进行取决于对先前治疗的临床与组织病理学反应的患者[41,72,73,142]。分段放疗对肛门癌局部控制率潜在的不利影响尚未见正规研究,根据已得到有限数据证明肛门癌肿瘤潜在倍增时间相对较短,平均4天(1~30天,n=26)[169]。因此,关于分段放疗的不利结果很快就会显现。最近的间隔放疗分析显示总治疗时间相比较放疗时间对预后的影响更大,其中总治疗时间包括诱导化疗(如果有)的时间和放疗加之前延长的间隔时间。UKCCCR ACTⅠ试验并没有得出总治疗时间与局部区域失败之间的关联[166]。两个RTOG试验分析[73,74]显示更长的总治疗时间和结肠造瘘术失败之间的关联趋势以及局部失败的显著统计学关联。放疗时间和总治疗时间与总生存率或无结肠造瘘术生存率之间没有关联[170]。这些回顾性对比试验存在许多潜在混淆因素,最佳的总治疗时间和放疗时间尚未知。IMRT技术似乎并没有一致的减少放疗间隔时间。总治疗原则推荐避免或减少放疗期间的治疗间隔时间。

单纯放疗

如果外照射不加同期化疗,就像其他肿瘤一样,所给剂量均接近正常组织的耐受量。到目前为止,还没有哪个研究结果确定了最佳剂量-时间因子。通常原发肿瘤的剂量为60~65Gy,6~7周,1.8~2Gy/次。选择性治疗的淋巴结予以36~50.4Gy,4~5.5周。内照射可作为治疗的一部分。予以放化疗治疗时,治疗间隔时间需最小化。

肛周癌

对于直径<4cm的肛周小肿瘤,由于很少发生区域淋巴结转移,放疗方案为60~66Gy/2Gy/6周。目前多采用直接会阴野照射,以减少受照皮肤面积。虽然常采用电子线或低兆伏的光子,但普通千伏设备足以满足治疗要求。注意使会阴部平整,尽可能避免过高或过低剂量区出现。对于较大或癌肿已侵及肛管的肛周癌,基于UKCCCR ACTⅠ试验结果,其放疗技术和放化疗方案同肛管癌[41]。对腹股沟淋巴结和髂外淋巴结下部行选择性淋巴结照射,如果肿瘤延伸至肛管,照射直肠周围低位淋巴结和髂内淋巴结。放射野上界位于骶髂关节下缘。最后一阶段的放疗可以使用直接会阴野照射技术,射线为电子线或光子。近距离放疗只能在最后一阶段使用,肛周癌全程近距离放疗坏死率极高。

治疗产生的并发症

已发表的试验调查显示同期放化疗的患者,正常组织急性毒性相较慢性毒性显著增加,超过了单纯放疗的预期数据。一些非随机研究认为同期放化疗的急、慢性毒性反应发生率比多中心随机研究的要高,可能是由于评价毒性反应的标准不同所致。

在同期放化疗[5-FU,每24小时750~1000mg/m^2,连续96~120小时静脉滴注;丝裂霉素C 10~15mg/m^2,单次注射]研究中,30%的患者在剂量为25~30Gy/2.5~3周后可发生中等程度白细胞减少、血小板减少、肛门直肠炎和会阴部皮肤炎[39,171]。在4~5周接受50Gy[39,106]或在6.5周接受59.4Gy[91]放疗后,高达55%患者出现更严重的直肠炎与皮肤炎。用顺铂代替丝裂霉素C后,骨髓毒性减轻了,但是剂量达59.4Gy/6.5周时,急性软组织损伤的发生率与之相似[74,83]。所有关于放疗、5-FU、丝裂霉素 C 或顺铂的大规模研究报道病死率小于 2%，与急性毒性反应，如中性白细胞减少症和脓毒血症有关，可以通过预防性应用抗生素[41]和积极的支持治疗减少此风险。

放疗与 5-FU 和丝裂霉素 C 联合应用，放疗 30Gy/3 周，严重晚期毒性反应尚未见报道。在放疗剂量较高的患者中，严重并发症（往往需要手术治疗）的发生率为 5%~10%。1995—2003 年丹麦的一项肛门癌治疗管理综述发现 5 年累计肿瘤相关结肠造瘘率和治疗相关结肠造瘘率分别为 26%（95%CI 21%~32%） 和 8%（95%CI 5%~12%）[172]。在 RTOG- 9811 随机试验中，在接受放疗、5-FU 以及丝裂霉素 C 的患者中，30 例行结肠造口术的患者约 3 年内只有 10 例出现治疗相关问题，发生率约为 3%[59]。例如一项大宗研究调查了 556 例年龄≥65 岁肛门癌的女性，其中 399 例接受了放射治疗，157 例没有放疗。结果发现放疗组骨盆骨折的发生率较高，主要累及髋关节。累计 5 年骨折率分别为 14% 和 7.5%（$P<0.01$）[173]。

有两个额外的可能毒性的问题需要进一步研究。骨盆放疗增加了第二肿瘤的风险[174]，一些治疗肛门癌的化疗药物也会增加其风险，然而其风险并未量化。其次，目前为止唯一的研究患者长期预后的随机试验报道发现，放疗、5-FU 和丝裂霉素 C 治疗后的第一个 10 年内，相较癌症，其他原因导致的死亡更多，尤其心血管相关事件[71]。5 年时，差别为 9%，但是 10 年时差别消失。这种差异的大小小于肛门癌的死亡人数减少。需要其他的随机试验来确定这种现象是偶然的，抑或是需要未来的试验重点研究。

尽管肛门直肠解剖学的保留是应用放化疗治疗的优势，但是晚期肛门直肠功能经常异常。治疗副作用是非常普遍的，尽管通常为 1~2 级毒性，但可能导致患者明显不适和社会功能缺陷[175-178]。临床表现包括肛门直肠功能改变，如里急后重、便频、便血、毛细血管扩张、会阴部皮炎、盆腔纤维化、性交困难和阳痿。这些副作用经过对症治疗后都可以不同程度的缓解或消失。关于生活质量的研究近期才开始，包括肛门直肠功能的系统和远期评价，以及治疗对其他器官的潜在影响等[139,179]。在患者有关肛门直肠功能主诉和肛门直肠功能生理测量之间常常存在差异，在这一领域少数几项研究已经证实[177,180]。前瞻性研究预测盆腔器官功能，探讨器官功能和时间-剂量因子、放疗技术及剂量分布以及放化疗交互作用间的关系，有望促进放射治疗技术的发展。

（蒋力扬 译　韩大力 校）

部分参考文献

本章全部参考文献请登录网站：http://www.tsttpc.com/download_list.html

1. Nigro ND, Vaitkevicius VK, Considine B. Combined therapy for cancer of the anal canal: a preliminary report. *Dis Colon Rectum* 1974;17:354–356.
2. Edge SB, Byrd DR, Compton CC, et al. eds. *AJCC cancer staging manual.* 7th ed. New York: Springer, 2010.
3. Sobin L, Gospodarowicz M, Wittekind C, eds. International Union Against Cancer (UICC). *TNM classification of malignant tumours.* 7th ed. New York: Wiley-Blackwell, 2009.
6. Fenger C, Frisch M, Marti MC, et al. Tumours of the anal canal. In: Hamilton SR, Aaltonen LA, eds. *Pathology and genetics of tumours of the digestive system.* Lyon: IARC Press, 2000:145–155.
7. Shepherd NA. Anal intraepithelial neoplasia and other neoplastic precursor lesions of the anal canal and perianal region. *Gastoenterol Clin North Am* 2007;36:969–987.
8. Cook MB, Dawsey SM, Freedman ND, et al. Sex disparities in cancer incidence by period and age. *Cancer Epidemiol Biomarkers Prev* 2009;18:1174–1182.
10. IARC Cancer Monograph Working Group. A review of human carcinogens—Part B: biologic agents. *Lancet Oncol* 2009;10:321–322.
11. Hoots BE, Palefsky JM, Pimenta JM, et al. Human papillomavirus type distribution in anal cancer and anal intraepithelial lesions. *Int J Cancer* 2009;124:2375–2383.
12. De Vuyst H, Clifford GM, Nascimento MC, et al. Prevalence and type distribution of human papillomavirus in carcinoma and intraepithelial neoplasia of the vulva, vagina, and anus: a meta-analysis. *Int J Cancer* 2009;124:1626–1636.
15. Frisch M. On the etiology of anal squamous carcinoma. *Dan Med Bull* 2002; 49:194–209.
18. Frisch M, Biggar RJ, Engels EA, et al. Association of cancer with AIDS-related immunosuppression in adults. *JAMA* 2001;285:1736–1745.
19. Adami J, Gabel H, Lindelof B, et al. Cancer risk following organ transplantation: a nationwide cohort study in Sweden. *Br J Cancer* 2003;89:1221–1227.
23. Simard EP, Pfeiffer RM, Engels EA. Spectrum of cancer risk late after AIDS onset in the United States. *Arch Intern Med* 2010;170:1337–1345.
24. International Collaboration on HIV and Cancer. Highly active antiretroviral therapy and incidence of cancer in human immunodeficiency virus-infected adults. *J Natl Cancer Inst* 2000;92:1823–1830.
28. Frisch M, Olsen JH, Bautz A, et al. Benign anal lesions and the risk of anal cancer. *N Engl J Med* 1994;331:300–302.
29. Frisch M, Johansen C. Anal carcinoma in inflammatory bowel disease. *Br J Cancer* 2000;83:89–90.
31. Boman BM, Moertel CG, O'Connell M, et al. Carcinoma of the anal canal: a clinical and pathological study of 188 cases. *Cancer* 1984;54:114–125.
32. Myerson RJ, Karnell LH, Menck HR. The National Cancer Data Base report on carcinoma of the anus. *Cancer* 1997;80:805–815.
33. Bilimoria KY, Bentrem DJ, Rock CE, et al. Outcomes and prognostic factors for squamous cell carcinoma of the anal canal: Analysis of patients from the National Cancer Data Base. *Dis Colon Rectum* 2009;52:624–631.
36. Gerard JP, Chapet O, Samiei F, et al. Management of inguinal lymph node metastases in patients with carcinoma of the anal canal. Experience in a series of 270 patients treated in Lyon and review of the literature. *Cancer* 2001;92:77–84.
38. Ortholan C, Resbeut M, Hannoun-Levi JM, et al. Anal canal cancer: management of inguinal nodes and benefit of prophylactic inguinal irradiation (CORS-03 study). *Int J Radiat Oncol Biol Phys* 2012;82(5):1988–1995.
39. Cummings BJ, Keane TJ, O'Sullivan B, et al. Epidermoid anal cancer: treatment by radiation and 5-fluorouracil with and without mitomycin C. *Int J Radiat Oncol Biol Phys* 1991;21:1115–1125.
41. UKCCCR Anal Canal Cancer Trial Working Party. Epidermoid anal cancer: results from the UKCCCR randomized trial of radiotherapy alone versus radiotherapy, 5-fluorouracil and mitomycin C. *Lancet* 1996;348:1049–1054.
52. Mistrangelo M, Pelosi E, Bello M, et al. Comparison of positron emission tomography scanning and sentinel node biopsy in the detection of inguinal node metastases in patients with anal cancer. *Int J Radiat Oncol Biol Phys* 2010;77:73–78.
53. de Jong JS, Beukema JC, Van Dam GM, et al. Limited value of staging squamous cell carcinoma of the margin and canal using the sentinel lymph node procedure: a prospective study with long-term follow-up. *Ann Surg Oncol* 2010;17:2656–2662.
54. Cummings BJ. Anal cancer. In: Gospodarowicz MK, O'Sullivan B, Sobin LH, eds. *Prognostic factors in cancer,* 3rd ed. Hoboken, NJ: Wiley, 2006:139–142.
55. Greenall MJ, Quan SHQ, Decosse JJ. Epidermoid cancer of the anus. *Br J Surg* 1985;72(Suppl):S97.
59. Ajani JA, Winter KA, Gunderson LL, et al. US Intergroup Anal Carcinoma Trial: Tumor diameter predicts for colostomy. *J Clin Oncol* 2009;27:1116–1121.
60. Ajani JA, Winter KA, Gunderson LL, et al. Prognostic factors derived from a prospective database dictate clinical biology of anal cancer. The Intergroup Trial (RTOG 98-11). *Cancer* 2010;116:4007–4013.
64. Oehler-Janne C, Huguet F, Provender S, et al. HIV-specific differences in outcome of squamous cell carcinoma of the anal canal: a multicentric cohort study of HIV-positive patients receiving highly active antiretroviral therapy. *J Clin Oncol* 2008;26:2550–2557.
65. Fenger C. Prognostic factors in anal carcinoma. *Pathology* 2002;34:573–578.
67. Ajani JA, Wang X, Izzo JG, et al. Molecular biomarkers correlate with disease-

free survival in patients with anal canal carcinoma treated with chemoradiation. *Dig Dis Sci* 2010;55:1098–1105.
68. Bruland O, Fluge O, Immervoll H, et al. Gene expression reveals 2 distinct groups of anal carcinomas with clinical implications. *Br J Cancer* 2008;98:1264–1273.
69. Peiffert D, Bey P, Pernot M, et al. Conservative treatment by irradiation of epidermoid cancers of the anal canal: prognostic factors of tumoral control and complications. *Int J Radiat Oncol Biol Phys* 1997;37:313–324.
70. Chapet O, Gerard JP, Riche B, et al. Prognostic value of tumor regression evaluated after first course of radiotherapy for anal canal cancer. *Int J Radiat Oncol Biol Phys* 2005;63:1316–1324.
71. Northover J, Glynne-Jones R, Sebag-Montefiore D, et al. Chemoradiation for the treatment of epidermoid anal cancer: 13-year follow-up of the first randomized UKCCCR Anal Cancer Trial (ACT I). *Br J Cancer* 2010;102:1123–1128.
72. Bartelink H, Roelofsen F, Eschwege F, et al. Concomitant radiotherapy and chemotherapy is superior to radiotherapy alone in the treatment of locally advanced anal cancer: results of a phase III randomized trial of the European Organization for Research and Treatment of Cancer Radiotherapy and Gastrointestinal Cooperative Groups. *J Clin Oncol* 1997;15:2040–2049.
73. Flam M, John M, Pajak TF, et al. The role of mitomycin C in combination with 5-fluorouracil and radiotherapy, and of salvage chemoradiation in the definitive nonsurgical treatment of epidermoid carcinoma of the anal canal: results of a phase III randomized Intergroup study. *J Clin Oncol* 1996;14:2527–2539.
74. Ajani JA, Winter KA, Gunderson LL, et al. Fluorouracil, mitomycin, and radiotherapy vs fluorouracil, cisplatin and radiotherapy for carcinoma of the anal canal; a randomized controlled trial. *JAMA* 2008;299:1914–1921.
75. Gunderson LL, Winter KA, Ajani JA, et al. Long-term update of US GI Intergroup RTOG 98–11 phase III trial for anal carcinoma: disease-free and overall survival with RT + 5FU – mitomycin versus RT + 5FU-cisplatin. *J Clin Oncol* 2011;29(Suppl):4005.
76. James R, Wan S, Sebag-Montefiore D, et al. A randomized trial of chemoradiation using mitomycin or cisplatin, with or without maintenance cisplatin/5FU in squamous cell carcinoma of the anus (ACT II). *J Clin Oncol* 2009;27(Suppl): LBA4009.
77. Conroy T, Ducreux M, Lemanski C, et al. Treatment intensification by induction chemotherapy (ICT) and radiation dose escalation in locally advanced squamous cell anal canal carcinoma (LAAC): definitive analysis of the intergroup ACCORD 03 trial. *J Clin Oncol* 2009;27(Suppl):4033.
78. Peiffert D, Gerard JP, Ducreux M, et al. Induction chemotherapy (ICT) and dose intensification of the radiation boost in locally advanced anal canal carcinoma (LAACC): definitive analysis of the Intergroup ACCORD 03 trial (Federation Nationale des Centres de Lutte Contre le Cancer, Fondation Francaise de Cancerologie Digestive). *Radiother Oncol* 2008:88(Suppl 2):S20.
79. Lim F, Glynne-Jones R. Chemotherapy/chemoradiation in anal cancer: a systematic review. *Cancer Treat Rev* 2011;37:520–532.
80. Papillon J, Montbarbon JF. Epidermoid carcinoma of the anal canal: a series of 276 cases. *Dis Colon Rectum* 1987;30:324–333.
93. Glynne-Jones R, Meadows H, Wan S, et al. EXTRA—A multicentre phase II study using a 5-day per week oral regimen of capecitabine and intravenous mitomycin C in anal cancer. *Int J Radiat Oncol Biol Phys* 2008;72:119–126.
96. Van Damme N, Deron P, Van Roy N, et al. Epidermal growth factor receptor and K-RAS status in two cohorts of squamous cell cancers. *BMC Cancer* 2010;10:189.
99. Nilsson PJ, Svensson C, Goldman S, et al. Epidermoid anal cancer: a review of a population-based series of 308 consecutive patients treated according to prospective protocols. *Int J Radiat Oncol Biol Phys* 2005;61:92–102.
103. Martenson JA, Gunderson LL. External radiation therapy without chemotherapy in the management of anal cancer. *Cancer* 1993;71:1736–1740.
107. Schwarz JK, Siegal BA, Dehdashti F, et al. Tumor response and survival predicted by post-therapy FDG-PET/CT in anal cancer. *Int J Radiat Oncol Biol Phys* 2008;71:180–186.
109. Renehan AG, Sanders MP, Schofield PF, et al. Patterns of local disease failure and outcome after salvage surgery in patients with anal cancer. *Br J Surg* 2005;92:605–614.
110. Schiller DE, Cummings BJ, Rai S, et al. Outcomes of salvage surgery for squamous cell carcinoma of the anal canal. *Ann Surg Oncol* 2007;14:2780–2789.
116. Ortholan C, Ramaioli A, Peiffert D, et al. Anal canal carcinoma: early stage tumors ≤10 mm (T1 or Tis): therapeutic options and original pattern of local failure after radiotherapy. *Int J Radiat Oncol Biol Phys* 2005;62:479–485.
117. Eng C, Pathak P. Treatment options in metastatic squamous cell carcinoma of the anal canal. *Curr Treat Options Oncol* 2008;9:400–407.
119. Bieri S, Allal AS, Kurtz JM. Sphincter-conserving treatment of carcinomas of the anal margin. *Acta Oncol* 2001;40:29–33.
122. Papillon J, Chassard JL. Respective roles of radiotherapy and surgery in the management of epidermoid cancer of the anal margin. *Dis Colon Rectum* 1992;35:422–429.
123. Khanfir K, Ozsahin M, Bieri S, et al. Patterns of failure and outcome in patients with carcinoma of the anal margin. *Ann Surg Oncol* 2008;15:1092–1098.
125. Edelman S, Johnstone PA. Combined modality therapy for HIV-infected patients with squamous cell carcinoma of the anus: outcomes and toxicities. *Int J Radiat Oncol Biol Phys* 2006;66:206–211.
127. Hammad N, Heilbrun LK, Gupta S, et al. Squamous cell cancer of the anal canal in HIV-infected patients receiving highly active antiretroviral therapy. *Am J Clin Oncol* 2011;34:135–139.
128. Chiao EY, Giordano TP, Richardson P, et al. Human immunodeficiency virus-associated squamous cell cancer of the anus: epidemiology and outcomes in the highly active antiretroviral therapy era. *J Clin Oncol* 2008;299:1914–1921.
129. Formenti SC, Chak L, Gill P, et al. Increased radiosensitivity of normal tissue fibroblasts in patients with acquired immunodeficiency syndrome (AIDS) and with Kaposi's sarcoma. *Int J Radiat Biol* 1995;68:411–412.
132. Belkacemi Y, Berger C, Poortmans P, et al. Management of anal canal adenocarcinoma: a large retrospective study from the Rare Cancer Network. *Int J Radiat Oncol Biol Phys* 2003;56:1274–1283.
134. Chang GJ, Gonzalez RJ, Skibbar JM, et al. A twenty-year experience with adenocarcinoma of the anal canal. *Dis Colon Rectum* 2009;52:1375–1380.
135. Joon DL, Chao MW, Ngan SY, et al. Primary adenocarcinoma of the anus: a retrospective analysis. *Int J Radiat Oncol Biol Phys* 1999;45:1199–1205.
138. Wright JL, Patil SM, Temple LK, et al. Squamous cell carcinoma of the anal canal: patterns and predictors of failure and implications for intensity-modulated radiation treatment and planning. *Int J Radiat Oncol Biol Phys* 2010;78:1064–1072.
139. Han K, Craig T, Skliarenko J, et al. Prospective evaluation of IMRT for anal and perianal cancer: early patterns of failure. *Int J Radiat Oncol Biol Phys* 2011;81 (2 Suppl):S125–S126.
140. Das P, Bhatia S, Eng C, et al. Predictions and patterns of recurrence after definitive chemoradiation for anal cancer. *Int J Radiat Oncol Biol Phys* 2007;68:794–800.
142. Papillon J. *Rectal and anal cancers: conservative treatment by irradiation. an alternative to radical surgery.* Berlin: Springer-Verlag, 1982.
144. Koh WJ, Chiu M, Stelzer KJ, et al. Femoral vessel depth and the implications for groin node radiation. *Int J Radiat Oncol Biol Phys* 1993;27:969–974.
147. Papillon J, Montbarbon JF, Gerard JP, et al. Interstitial curietherapy in the conservative treatment of anal and rectal cancers. *Int J Radiat Oncol Biol Phys* 1989;17:1161–1169.
148. Gerard JP, Mauro F, Thomas L, et al. Treatment of squamous cell anal canal carcinoma with pulse dose rate brachytherapy. Feasibility study of a French Cooperative Group. *Radiother Oncol* 1999;51:129–131.
158. Kachnic L, Winter K, Myerson R, et al. RTOG 0529: A phase II evaluation of dose-painted IMRT in combination with 5-fluorouracil and mitomycin-C for reduction of acute morbidity in carcinoma of the anal canal. *Int J Radiat Oncol Biol Phys* 2009;75(Suppl):S5.
159. Kachnic LA, Tsai HK, Coen JJ, et al. Dose-painted intensity-modulated radiation therapy for anal cancer; a multi-institutional report of acute toxicity and response to therapy. *Int J Radiat Oncol Biol Phys* 2010;78(Suppl 3):S55.
160. Myerson RJ, Garofolo MC, El Naqa I, et al. Elective clinical target volumes for conformal therapy in anorectal cancer: a Radiation Therapy Oncology Group consensus panel contouring atlas. *Int J Radiat Oncol Biol Phys* 2009;74:824–830.
166. Glynne-Jones R, Sebag-Montefiore D, Adams R, et al. "Mind the gap"—the impact of variations in the duration of the treatment gap and overall treatment time in the first UK anal cancer trial (ACT I). *Int J Radiat Oncol Biol Phys* 2011;81:1488–1494.
167. Cummings BJ. Is there a limit to dose escalation for rectal cancer? *Clin Oncol* 2007;19:730–737.
168. Heemsbergen WD, Hoogeman MS, Hart GA, et al. Gastrointestinal toxicity and its relation to dose distributions in the anorectal region of prostate cancer patients treated with radiotherapy. *Int J Radiat Oncol Biol Phys* 2005;61:1101–1018.
169. Wong CS, Tsang RW, Cummings BJ, et al. Proliferation parameters in epidermoid carcinomas of the anal canal. *Radiother Oncol* 2000;56:349–353.
170. Ben-Josef E, Moughan J, Ajani JA, et al. Impact of overall treatment time on survival and local control in patients with anal cancer; a pooled data analysis of Radiation Therapy Oncology Group trials 87–04 and 98–11. *J Clin Oncol* 2010;28:5061–5066.
172. Sunesen KG, Norgaard M, Lundby L, et al. Cause-specific colostomy rates after radiotherapy for anal cancer: a Danish multicentre cohort study. *J Clin Oncol* 2011;29:3535–3540.
173. Baxter NN, Habermann EB, Tepper JE, et al. Risk of pelvic fractures in older women following pelvic irradiation. *JAMA* 2005;294:2587–2593.
174. Wright JD, St Clair CM, Deutsch I, et al. Pelvic radiotherapy and the risk of secondary leukemia and multiple myeloma. *Cancer* 2010;116:2486–2492.
177. Vordermark D, Sailer M, Flentje M, et al. Curative intent radiation therapy in anal carcinoma: quality of life and sphincter function. *Radiother Oncol* 1999;52:239–243.
178. Das P, Cantor SB, Parker CL, et al. Long-term quality of life after radiotherapy for the treatment of anal cancer. *Cancer* 2010;116:822–829.

第 8 部分 泌尿系统肿瘤

第 63 章 肾、肾盂和输尿管肿瘤

Hiram A. Gay, Jeff M. Michalski

解剖

肾脏是腹膜后器官，位于第 11 肋和第 3 腰椎椎体之间。右肾位于肝右叶下方，通常会比左肾位置略低。肾长轴平行于腰肌侧缘，每侧肾脏长度都接近 11~12cm，肾脏外侧有纤维膜包裹，纤维膜外有肾周脂肪覆盖，肾脏、肾周脂肪以及肾上腺又被 Gerota 筋膜（肾周筋膜）所包绕。肾门处有肾盂、输尿管、肾动脉及肾静脉。右肾上方是肝脏，内侧毗邻十二指肠和椎体，前方有横结肠和小肠；左肾邻近脾脏，内侧有胃、胰腺和椎体，在前方有结肠和小肠。

肾脏由皮质（肾小球及盘绕的肾小管）及髓质（Henle 环、集合管及锥形的集合管）构成。每个肾乳头开口于肾小盏，肾小盏与肾门处汇集为肾大盏。肾盏收集系统位于肾脏前内侧面，输尿管肾盂连接处的位置常有变化，是区分肾盂和输尿管的标志。输尿管向内后方走行，与腰大肌后缘平行，并最终拐向前方汇入膀胱三角区。肾脏集合管、肾盏、肾盂、输尿管、膀胱及尿道的黏膜有相同的胚胎起源。肾盂和输尿管的黏膜分为三层：上皮层、上皮下结缔组织层、肌层。肌层与外膜的结缔组织相延续。

肾脏及肾盂的淋巴引流系统沿着肾血管的走行，右肾引流主要至腔静脉旁淋巴结和腹主动脉旁淋巴结；左肾独立引流腹主动脉旁淋巴结[1]。输尿管的淋巴引流是分区段性的，并且较为分散，包括肾门淋巴结、腹主动脉旁淋巴结、腔静脉旁淋巴结、髂总淋巴结、髂外淋巴结和髂内淋巴结。

流行病学和风险因子

本章讨论的病种仅限于成人肾细胞癌（例如肾上腺样瘤、格腊维次瘤等）、肾盂和输尿管的移行细胞癌。淋巴瘤、原发性腹膜肉瘤及 Wilms 肿瘤分别于第 78、83、85 章提及。大约 88%的肾脏实质性包块为恶性的，且恶性的比例与病变的大小成正比[2]。原发性肾脏肿瘤中，肾细胞癌占 80%~85%，肾盂（移行细胞）癌占 7%。

肾细胞癌(RCC)

全球来看，2008 年发达地区男性肾癌的发病率及死亡率分别为 11.8/100 000 和 4.1/100 000，与此相比，欠发达地区为 2.5/100 000 和 1.3/100 000。据估计发达地区肾和上泌尿系统癌症的男性新发病例数为 111 100 人，其中 43 000 人死亡[60]，与此相比，发达地区女性肾癌发病率及死亡率分别为 5.8/100 000 和 1.7/100 000，欠发达地区为 1.4/100 000 和 0.8/100 000[3]。

据估计，2011 年美国肾和上泌尿系统癌症的新发病例为60 920,其中13 120例死亡[4]。这些数据代表了接近4%的所有新发肿瘤及2%的癌症相关死亡。RCC的发病率在美国逐年上升，然而原发性RCC的大小正逐渐下降[5]。这一部分是由于腹部CT及超声在非恶性疾病中的应用，增加了RCC偶然间发现的可能性[7-9]。

RCC确诊时中位年龄是65岁,男性患病更常见，男女比例为1.5:1。与RCC发病相关的高危职业包括炼铁高炉、焦炭炉、钢铁产业,以及暴露于石棉、镉、干洗溶媒、汽油以及其他石油产品[6]。而且其他因素包括环境(如暴露于二氧化钍)、激素(如己烯雌酚)、饮食习惯（高热量摄入以及油炸肉类增加风险而蔬菜、水果及酒精为保护性因素)、细胞遗传因素等[7-9]。

长期吸烟提升了RCC的发病风险。另外,肥胖、糖尿病、丙肝和高血压者也有较高的泌尿系肿瘤发病风险[10-12]。细胞毒性化疗药物可能使存在TFE3或TFEB基因融合的儿童肿瘤的幸存者易于患RCC[13]。

获得性囊性肾病(ACKD)在透析超过3年以上的患者发生率高达50%,其可增加50倍的患RCC风险[14-15]。ACKD相关的肾细胞癌主要存在于男性,而且比正常人群患病时间早20年，且常为双侧（9%）及多中心(50%)[15]。

一些遗传性的肿瘤综合征影响着肾脏:希佩尔-林道病(VHL病)、遗传性乳头状肾癌(HPRC)、遗传性平滑肌瘤病和肾细胞癌（HLRCC)、Birt-Hogg-Dubé及结构性3号染色体异位。VHL病是由于定位在染色体3p25~26的VHL肿瘤抑癌基因导致常染色体突变。VHL蛋白与细胞周期调节及血管生成相关。在VHL病的患者中,VHL等位基因丧失功能，在常氧情况下也会造成和乏氧相似的变化,HIF水平上升[16]。VHL的主要症状是肾囊性病变及肾透明细胞癌。VHL出现肾透明细胞癌的中位年龄是37岁,且10岁之后需要定期做MRI检查[17]。

遗传性乳头状肾癌(HPRC)是常染色体显性遗传病,具有非常高的外显率,以多发、双侧、迟发型的乳头状肾细胞癌为特征。遗传性平滑肌瘤性肾细胞癌(HLRCC)也是常染色体显性遗传病,以2型肾细胞癌为特征。BHD以不完全外显的常染色体显性遗传病,与多种嫌色细胞及透明细胞RCC、乳头状细胞RCC及大嗜酸粒细胞瘤有关。3号染色体结构性异位与多个双侧的肾透明细胞癌有关[18]。常染色体显性的肾囊性纤维病似乎并没有增加RCC的发病率，但是肿瘤更倾向于多灶性(28%对6%)、双侧(12%对1%~5%)及肉瘤样类型(33%对1%~5%)[19]。

肾盂和输尿管癌

尿路上皮癌占所有上泌尿系癌的7%，占所有泌尿系恶性肿瘤的5%[20]。同时性双侧上泌尿系肿瘤的发生概率是1.5%~2%,而异时性双侧先后发生恶性肿瘤的概率是6%~8%[21]。男性的肾盂癌发生率是女性的2~3倍，而且发病高峰集中于50~70岁之间。因为肾盂、输尿管和膀胱的黏膜具有相同的胚胎学起源,所以肾盂和输尿管的致病因子同样适用于膀胱癌。上泌尿系癌通常易发生多个病灶,可能由于尿路上皮暴露于潜在的致病源引起的。尿路上皮肿瘤可以通过尿路结构扩散,可脱落播散至原发肿瘤的近端或远端。上泌尿系肿瘤的患者会伴发40%~50%的同时或异时性膀胱癌[22,23]。

吸烟是西方国家尿路上皮癌发病最重要的影响因子。Lynch综合征(常染色体显性遗传病)的患者,由于突变使得DNA错配修复能力减弱，使得尿路上皮癌的发病率上升[24]。

暴露于马兜铃酸与急性、终末期肾病相关。马兜铃酸常常见于种植马兜铃的中国中草药的家庭。肾盂、输尿管、膀胱的细胞间变与马兜铃酸引起的肾损害相关[25]。含砷废水与台湾上尿路肿瘤发病率高相关[26]。滥用含非那西汀的镇痛剂可以导致多灶及双侧性肾盂上皮癌、输尿管癌及膀胱癌[27]。

在东南欧,巴尔干半岛慢性肾病是一种病因不明的慢性肾小管间质性肾病,其高的尿路上皮间变病变与肾盂癌、输尿管癌,甚至膀胱癌的发生相关[27]。

自然病程

肾细胞癌

原发肾细胞癌可通过直接浸润而侵犯肾纤维膜、肾周脂肪,并到达Gerota筋膜。肿瘤也可沿静脉通路而生长,可从肾静脉直达腔静脉。淋巴结转移的发生率是9%~27%,通常包括肾门、主动脉周围淋巴结和腔静脉周围淋巴结[28,29]。肾静脉受侵率为21%,下腔静脉的受侵率可达4%[30]。

肾细胞癌患者在确诊时约45%为局限性病灶，25%为区域性病灶,而约30%的患者被发现时已有远处转移[29,31]。有远处转移病灶的患者中,1%~3%为单发转移灶[32],约50%的RCC患者最终发展为转移性疾病[33]。

在转移性 RCC 患者中，转移的部位包括肺、骨、脑、肝、肾上腺[80]。患者一旦发现远处转移，则预后很差，无论转移部位，预期生存期均不超过 5 年[29,31]。

肾盂和输尿管癌

上泌尿系癌经常是多病灶性病程，单一病灶的患者也有沿泌尿道上皮在其他部位发病的高风险性。巨大肿瘤和原位癌患者存在多发病灶的概率极高，输尿管癌集中发生在输尿管下段 1/3 内。

移行细胞癌可直接侵犯，也可沿血道和淋巴道转移。已有针对肿瘤细胞在膀胱内发生种植性的描述，尤其在膀胱内曾受损伤的部位更易发生种植性转移淋巴结转移的概率与原发肿瘤的分化级别高度相关，低级别肿瘤有很低的转移倾向。在一项包含 94 例患者的研究中，43 例低级别肿瘤患者没有一例发生远处转移，而 22 例 3~4 级肿瘤患者中有 3 例发生远处转移[34]。在 26 例接受术后放疗的患者中，有 9 例发生淋巴结转移[35]。

临床表现

肾细胞癌

肾细胞癌患者可表现出隐匿性原发肿瘤的症状体征，或表现为局部肿块和全身性的副瘤综合征表现。典型的“肉眼血尿、可触及的侧腹肿块、疼痛”三联征[36,37]仅在 5%~10% 的患者中出现。确实，出现典型的三联征常提示病情较晚并且预后不良。肾细胞癌患者最常见的伴随症状是肿瘤侵犯集合系统后出现的肉眼或镜下血尿[38]。精索静脉曲张，绝大部分发生在左侧，可见于约 11%的男性 RCC 患者[39]。其他的症状包括贫血、肝功能在无肝病情况下异常（称之为 Stauffer 综合征，一种表现为碱性磷酸酶升高的副瘤综合征），继发的 AA 淀粉样变性、发热、高钙血症、恶病质、红细胞增多症、血小板增多症，以及类似于多肌疼痛的风湿病等[39,40-45]。有 61%的肾细胞癌，是偶然在以诊断其他疾病的影像学检查中确诊发现的[46]。

肾细胞癌伴随很多副瘤综合征，如甲状旁腺激素、促红细胞生成素、肾素、促性腺素、胎盘催乳激素、泌乳素、肠高血糖素、胰岛素样激素、促肾上腺皮质激素、前列腺素等的异常都被证实与肾细胞癌有关[47,48]。

肾盂和输尿管癌

70%~95%的肾盂和输尿管癌患者伴有肉眼血尿或镜下血尿[20]。其他较少的共同症状包括疼痛（占 8%~40%）、膀胱刺激症状（占 5%~10%）、其他症状（占 5%）。10%~20%的患者可先出现肾占位、肾积水，然后才可触及侧腹肿块。

诊断步骤

肾细胞癌

肾脏占位并非少见，多数为良性。中心型的肾占位可能提示为尿路上皮癌，这种情况下尿细胞学或输尿管镜检应考虑。肾脏占位通常在其他肿瘤的分期检查或其他疾病的腹部影像学检查中被偶然发现。

现已提出了一个系统的肾脏占位诊断流程[49]。如果 CT 或超声检查明确提示肾脏占位为囊性，则不需要进一步的检查。如果确定肾脏占位为实性的，那么就要考虑肾切除术来移除肿瘤。如果是小病变，通过 CT 随访来评估肿块的潜在增长，也可以判断恶性的可能性。表 63.1 列出了肾细胞癌的诊断、分期流程。大

表 63.1　肾细胞癌的诊断流程
一般检查
• 病史采集
• 体格检查
影像学检查
• 腹部/盆腔 CT（首选）或腹部 MRI，有或无对比肾功能。在评价肿瘤是否累及下腔静脉和右心房时，MRI 优于 CT
• CT 尿路造影，可使双肾及集合系统成像
• 胸部 CT 或胸片
• 如果患者存在骨痛或碱性磷酸酶升高，可行骨扫描
• 如果怀疑脑转移，行颅脑 MRI
• 如果考虑行手术，应避免行组织活检。考虑穿刺活检，如果临床显示，较小病变确认诊断或指导监测，冷冻手术或射频消融方法
实验室检查
• 血常规
• 血生化（包括乳酸脱氢酶、血清钙、肝功能测试、血尿素氮和血清肌酐）
• 尿常规

CT，电子计算机断层扫描；MRI，磁共振成像。

肾盂和输尿管癌

尿路上皮癌（移行细胞癌）占起源于肾盂和输尿管的恶性肿瘤的90%以上。WHO将尿路上皮肿瘤分类为侵袭性尿路上皮癌（有鳞状分化、腺状分化、滋养层细胞分化、巢状变异、小红细胞变异、微乳头状变异、淋巴上皮样癌、肉瘤样变异、含有巨细胞和未分化的癌）[18]。大部分的组织学变异为鳞癌分化，腺癌次之[18]。鳞状细胞癌仅占7%~8%，常伴有慢性的结石性疾病和感染，但其经常局部进展且有着高的局部复发率[53]。

预后因子

肾细胞癌

肾癌患者的5年生存率在过去的50年内增加了1倍，从1954年的34%到2007年的70.9%[54,55]。初始分期仍是RCC患者最重要的预后因子。采用目前的AJCC分期第7版，RCC患者5年生存率分别为：Ⅰ期80.9%，Ⅱ期73.7%，Ⅲ期53.3%，Ⅳ期8.2%。RCC患者的预后特征包括肿瘤、患者、实验室相关因素等。肿瘤相关预后因素包括分期、大小、分级、组织学类型，肿瘤坏死、肉瘤样转化以及多于2处的器官转移等。患者相关的因素包括无症状/局部症状/全身症状、体重下降、副瘤综合征，以及从最初诊断到系统治疗间隔时间小于1年等。实验室预后因素包括血小板增多症以及血沉增快或C反应蛋白升高等[50,56]。

对于转移性RCC，在一项包含670名患者的回顾性研究中发现低KPS(<80)、高的LDH(>1.5倍上限)、低血红蛋白（低于正常值）、高的校正的血清钙(>10mg/dL或2.5mmol/L）以及之前没有行肾切除术是患者生存的预测因子[57]。

淋巴结转移与局部复发和远处转移增加相关[36,58-60]。而核分级、肉瘤样成分、肿瘤大小、分期和肿瘤坏死增加淋巴结转移的概率[61]。淋巴结转移的总风险为20%[62-63]。在肾癌切除术中，有淋巴结转移的患者局部失败率约为21%而无淋巴结转移者仅为4%（P=0.0002）[60]。对于孤立转移灶的选择性人群，其5年生存率可达25%~35%[64,65]。

核分级是透明细胞癌继分期之后最强的预后因子。Fuhrman等发展了一个四级分级系统，包括细胞核、核仁大小、形态和内容，该分级等级系统被广泛采用[66]。分级也是乳头状RCC和嫌色细胞RCC的独立预后因素[67]。差的病理分级与差的5年无疾病生存率有关[31,36]。乳头状RCC的5年生存率达90%，相比于透明细胞癌转移并不常见。梭形细胞或肉瘤样变异RCC 5年生存率相比于纯的透明细胞癌、透明和颗粒细胞癌等明显较差[31,36]。

核形态是肿瘤分期和预后的强预测因素[66]。高的核分级与分期晚、淋巴结转移、远处转移、肾静脉受侵、肿瘤大小以及肾周脂肪受累有关。Bretheau等[68]报道了190例患者的5年累计生存率在分级Ⅰ、Ⅱ、Ⅲ和Ⅳ级分别为76%、72%、51%和35%。肉瘤样分化的预后明显差于透明细胞或颗粒细胞亚型。大约50%的肉瘤样RCC在初诊时有骨转移。肉瘤样RCC的中位生存时间仅为6.6个月，而其他组织学类型为19个月[69]。

一些模型和算法被用来确定RCC患者的无病生存率。Kattan[70]等根据Memorial Sloan-Kettering癌症中心601例根治性肾切除患者资料，使用的变量包括症状、组织学类型、肿瘤大小、病理分期（1997分期，网址：http://nomograms.mskcc.org/Renal/PostSurgery.aspx.）等来预测术后复发。Frank等[71]利用梅奥诊所的1801例根治性肾切除患者发展了相应的生存预测模型。该系包括分期、大小、分级和坏死。最后，加州大学洛杉矶分校的Zisman等[72]的预测模型采用AJCC TNM分期、Fuhrman分级和ECOG状态评分将患者分为低、中、高危组。这一模型也被认为是UISS或UCLA整合的分期系统。

一些分子标记物也正被用来探索预后意义，包括B7H1表达缺失[73]、CAIX的免疫组织化学检测[74]、增殖指标Ki67[74]、IMP3的免疫组织化学表达[75]等。

肾盂和输尿管癌

肾盂癌和输尿管癌的主要预后因子是初始分期和肿瘤病理分级。起源于输尿管和肾盂的尿路上皮癌在预后上没有什么不同[76]。使用当今第7版的AJCC分期，肾盂和输尿管癌的5年生存率分别为：0a期，72.3%；0is期，70.0%；Ⅰ期，63.9%；Ⅱ期，56.7%；Ⅲ期，36.5%；Ⅳ期，10.2%.

高分级的肿瘤与高的远处转移和预后差相关。Corrado等[77]报道对于分级为1~4级的5年生存率分别为83%、75%、52%和0。Heney等[78]也得出了可比的结果：1级100%的生存，2级81%，3级0。24例3级肿瘤患者中，3例局部复发。乳头状与实体瘤之间并无差别。在Charbit的[23]研究中，仅在高分级患者中发现淋巴结转移。肿瘤相关死亡中，90%发生在高分级肿瘤。Hall 等[79]回顾性分析了 252 例外科治疗的上泌尿道肿瘤，结果显示肿瘤分级和临床分期与复发明显相关。而且老年患者和实质部分切除的患者复发率高。Akdogan[80]分析了 77 例患者，多变量分析显示肿瘤位置、高分级和晚的 T 分期与复发相关。Park 等[81]报道了 86 例患者，发现输尿管癌的复发率高于肾盂癌。

膀胱癌患者如发生上泌尿系的第二肿瘤，预后将变差[80,82]。纪念斯隆-凯特琳癌症中心的 129 例患者的多变量分析显示，局部晚期的原发病灶和曾有膀胱癌病史都将导致较差的无病生存率[82]。

流式细胞计量术或许可对评估长期预后有所帮助。Corrado 等[23]经多变量分析证明，虽然分期和分级是最重要的预后指数，但初诊时所确定的 DNA 结构（二倍体对非二倍体）和病灶数量（单病灶对多病灶）也决定预后。具有二倍体肿瘤患者的生存率为 79%，而具有非二倍体肿瘤患者的生存率只有 46%（P=0.0003）。最近的数据显示，泌尿道上皮移行细胞癌患者，其启动子区的超甲基化导致预后变差。肾盂和输尿管肿瘤中有 94% 超甲基化，而在膀胱中出现的同样肿瘤，只有 76%超甲基化（P<0.0001）。超甲基化还与较高的肿瘤分期、肿瘤进展率和死亡率有关[83]。

一般治疗

RCC

外科手术是肾癌治疗的基础，放射治疗在肾癌中有重要作用而且在姑息治疗中的应用逐渐增多。虽然传统认为 RCC 对放疗抵抗，但是确实 RCC 对放疗有明确的剂量应答[84,85]。只要给予肿瘤足够的剂量施照而且考虑周围组织的限制，现代放疗技术能够克服 RCC 的放疗抵抗。目前，临床证实辅助治疗对 RCC 无效。肾癌的 NCCN 指南（2013 年第 1 版）依据不同的分期提供如下的外科治疗选择[86]。

ⅠA 期：部分（首选）或根治性肾切除；在选择性的患者可密切随访；或对于不手术的患者采用消融毁损治疗

ⅠB 期：部分或根治性肾切除

Ⅱ和Ⅲ期：根治性肾切除

Ⅳ期：如果可行可根治性肾切除连同孤立转移病灶切除，则而后可给予系统的一线治疗；多个转移灶时可行减瘤性肾切除（如果可行），然后给予系统的一线治疗；手术不可行，可给予系统的一线治疗。

对于虽然是局部疾病但预期寿命较短或还有明显的手术并发症风险者，应考虑积极地密切随访。

外科治疗

根治性肾切除术包括 Gerota 筋膜包裹的肾脏、肾周脂肪、区域淋巴结、同侧肾上腺等一同切除。如果肿瘤累及下腔静脉或动静脉栓子，应首选血管外科协助下的积极治疗。有经验的治疗团队处理血栓，其治疗相关的死亡率小于 10%[86]。手术有经胸腹或经腹途径，术前完善检查可确定肾上腺受累的风险[87]。76%的患者手术时可保留肾上腺。欧洲肿瘤治疗和研究组织（EORTC）[88]开展了一个关于根治性肾切除术加或不加选择性淋巴结切除的随机对照试验。本试验的初期结果并没有显示出选择性淋巴结切除的益处。临床考虑阴性的（未知的）淋巴结转移率很低（4%），尽管如此淋巴结清扫能提供有价值的预后信息[88]。

对于 T1a 和 T1b 的肾肿瘤，如果肾保留手术可行，应尽量避免根治性全肾切除。这种情况下，部分肾切除与全肾切除效果等同[89,90]。而根治性肾切除术导致的慢性肾功能不全与心血管相关的死亡风险以及其他原因死亡众多有关[91]。鉴于此，对于 T1a 和 T1b 的肾肿瘤，部分肾切除（肾保留手术）优选推荐。部分肾切除也首选用于遗传性 RCC 患者的保留肾功能并减少心血管事件的风险[92]。经对梅奥诊所（Mayo Clinic）的 164 例肾部分切除术患者配对的分析发现，无病生存率为 79%，而根治性肾切除术患者无病生存率与之相近（77%）[93]。分析纪念斯隆-凯特琳癌症中心≤4cm 的患者，117 例经肾部分切除术治疗后，5 年无复发率是 98.6%；173 例经根治性肾切除术，5 年无复发率为 96.4%。与接受肾部分切除术的患者相比，经根治性肾切除术治疗的患者术后出现慢性肾功能不全的风险更大[94]。肾部分切除术也有些诸如镜下残余癌或多发病灶切除不够的风险[95-97]。双侧 RCC 发生于 2%~3% 的患者，这些患者中，肾部分切除术变成很有吸引力的选择，因为双侧治疗性肾切除术宣判了患者一生需要肾透析或需肾移植。

术后 20%~30%患者出现局部肿瘤复发，中位复发时间为 1~2 年，大部分发生在 3 年内[86]。虽然目前阶段术后辅助治疗无任何意义，但最近的一些临床试验正在探索靶向治疗的作用。

有局部症状的患者，比如血尿、疼痛、高血压或其他副瘤综合征可能从姑息性肾切除中获益。有报道显示肾切除术后，转移灶的自发性消退。大宗文献回顾显示这种情况的发生率为0.8%(4/474)[33]。而减瘤术对于延长或增加转移灶的全身治疗的应答可能有好处[98-101]。

热消融

最近,微创技术如冷冻消融或射频消融术作为潜在的治疗选择可用于临床局限性RCC,尤其是老年或孤立肾或因合并症手术受限的患者。这些治疗手段的长期治疗效果有待进一步确定。这些微创技术适合的病变包括直径<4cm的肿瘤或位于周围的肾肿瘤。相对禁忌证包括远处转移、肿瘤>5cm、肿瘤位于肾门或中心集合管系统以及预期寿命<1年。一项Meta分析对比了冷冻消融和射频消融术,结果提示冷冻消融有较少的再次治疗和较好的局部控制,而且冷冻消融比射频消融术转移进展风险低[101]。

肾立体定向体部放疗

肾立体定向体部放疗(SBRT)相比于热消融还处于初级阶段[102]。Beitler等[102]对于9例原发性RCC患者采用8Gy×5次的SBRT,肿瘤大小为1.5~10cm,中位随访26.7个月,4/9患者存活。其中1例对侧肾失败(远离照射野),而其余8例获得长期局部控制。其中1例出现放射性胃损伤,导致1个月内体重减轻30磅(1磅≈0.454kg)[102]。Wersall等[103]对8例不能手术的肾原发肿瘤进行SBRT,8Gy×5次,其中7例患者获得局控,而且中位生存超过58个月。Ponsky等也报道了其初步的研究结果,对3位患者进行4Gy×4次,8周后行部分肾切除,结果发现在此低剂量下3例患者中有2例有肿瘤残留[104]。

Svedman等[105]报道了其使用SBRT治疗7例肾肿瘤转移灶的经验。根据肿瘤大小、位置,剂量分次为10Gy×3次或10Gy×4次。6例患者获得很好的局控,1例再次治疗后获得控制。不良反应总体来说轻微,其中5例治疗后肾功能未受影响,2例的肌酐水平仍旧中度升高但不需要血液透析[106]。

新辅助(术前)放射治疗

对于可手术RCC,不推荐术前放射治疗。2项欧洲的研究检验肾癌术前放疗的有效性(表63.5)。在鹿特丹,一项前瞻性随机研究对照了术前放疗加根治性肾切除与单独用根治性肾切除术治疗的效果。接受术前放疗的患者没有总生存率和无远处转移生存率的优势。此试验患者接受包括受累肾和局部淋巴结的照射,中位剂量30Gy,每天2Gy,于3周完成照射。放疗后马上行根治性肾切除术,术前放疗确实显示提高了局部晚期肿瘤的完全切除率[106]。初步的1973年分析之后研究继续,随后患者接受了40Gy的术前放疗,结果表明术前放疗没有益处,即使用较高剂量放疗[107]。在瑞典也进行了第二个前瞻性随机临床试验,也未显示术前放疗有益。在此研究中,患者被随机指定接受术前放疗(侧腹33Gy分15次)加根治性肾切除术,或单独行根治性肾切除术治疗。对于接受术前放疗的患者,其5年生存率为47%,而单独手术治疗组的生存率达到了63%[108]。

辅助(术后)放射治疗

RCC完全切除后,不推荐术后辅助放疗。两项前瞻性的研究检验肾癌术后放疗的价值,并没证明术后放疗的优势(表63.6)。第一个试验来自英国的纽卡斯尔,证明如果患者接受术后放疗,其生存率要比单独手术治疗的患者低[109]。术后放疗不影响局部复发率。该研究并没有对肿瘤分期和分级的分层分析。4名患者死于右肾床区放疗相关的致命性肝损伤。此试验中患者的放疗总剂量是55Gy,单次量2.04Gy[7]。第二个随机对照试验由Copenhagen肾癌协作研究组完成。试验针对Ⅱ或Ⅲ期肾癌患者,对照了接受单独手术治疗与手术加术后放疗的效果。放疗区域包括肾床和同侧及对侧淋巴结区域,放疗剂量为50Gy,分20次完成。

表63.5 肾癌患者经单纯肾癌根治手术和经术前放疗再行根治手术治疗的生存率比较

研究	患者例数	放疗剂量/单次量(Gy)	治疗	5年生存率(%)	总结意见
Van der Werf-Messing 等[106,107]	85	—	N	50	无明显生存差异
	89	30~40/2	N+NART		
Juusela 等[108]	50	—	N	63	无明显生存差异
	38	33/2.2	N+NART	47	

N,肾切除;NART,新辅助放疗。

表 63.6　肾癌患者经单纯肾癌根治手术和经辅助性放射治疗的生存率比较

研究	分期	患者例数	放疗剂量/单次量(Gy)	治疗	5 年生存率(%)	局部复发率(%)	RT 相关性死亡率(%)	RT 并发症(%)
Fugitt[109]	NS	48	—	N	47(17/35)	7	18	>20
		52	55/2.04	N+ART	36(14/39)	7		
Kjaer[64]	Ⅱ,Ⅲ	33	—	N	63[a]	1	19	44
		32	55/2.5	N+ART	38[a]	0		

RT,放疗;NS,没有记录;N,肾切除;ART,辅助放疗。
图表中的数值没有显示处在风险中的数量。

两组患者局部复发率无区别,而接受术后放疗组患者中的 44%有明显的胃、十二指肠和肝脏的并发症。事实上,接受放疗组中死亡患者的 19%都是死于放疗相关并发症[110]。

Aref 等[111]分析了 116 例 RCC 肾切除术后的失败模式,他们观察到局部区域复发少见而远处转移是主要的失败模式。因此他们的数据不支持术后放疗[111]。而且一项回顾性研究分析经历了 1390 个部分肾切除术的 1344 例肾癌患者,结果表明阳性肾切缘与局部复发和远处转移风险都无关[112],进一步表明不支持术后放疗。

与此对应的,一个 Meta 分析纳入两项前瞻性研究和 5 项回顾性分析总共 735 例患者,观察到术后放疗有意义的局部区域失败的减少($P<0.0001$)。患者跨度为 1968—1999 年。总生存和无进展生存无差别。作者提出了一项前瞻性的研究,其使用现代放疗技术对高危患者放射治疗(肿瘤>5cm,阳性切缘或大体肿瘤残留,肾周脂肪受侵,包膜受侵,肾静脉或下腔静脉受侵,阳性淋巴结或高的组织学分级)[113]。

全身性治疗复发、转移或不可切除性RCC

直到最近,对于 RCC 的治疗大部分局限于细胞毒性治疗。在一小部分以透明细胞癌为主的亚组患者中,以高剂量的 IL-2 为基础的免疫治疗能够获得持久的完全或部分缓解。根据 SWOG 和 EORTC 的Ⅲ期临床试验,推荐将减瘤性肾切除术应用于转移性 RCC 免疫治疗之前。综合分析这些试验表明,手术联合 IFN-α 组的中位生存明显好于单独 IFN-α 组(13.6 对 7.8 个月)[99,100,114,115]。使用 IL-2 的毒性相当大,需要有很好的体能状态和正常的器官功能。现今新的靶向药物,由于其有效性和更小的治疗毒性,更倾向于应用于一线治疗。

目前,美国 FDA 批准了 7 种靶向药物以治疗晚期 RCC:舒尼替尼、索拉非尼、帕唑帕尼,替西罗莫司、依维莫司、阿西替尼以及贝伐珠单抗联合 IFN。对于一线治疗复发或不可切除的透明细胞为主型肾癌,可选择舒尼替尼(1 类证据)、贝伐珠单抗联合 IFN(1 类证据)、帕唑帕尼(1 类证据)、替西罗莫司(1 类证据,对于预后差者),索拉非尼和 IL-2 针对选择性患者。对于透明细胞为主型肾癌,络氨酸酶抑制剂后的 1 类证据治疗依维莫司和阿西替尼;细胞因子治疗后的二线一类证据治疗包括索拉非尼、舒尼替尼、帕唑帕尼和阿西替尼;对于非透明细胞型肾癌,替西罗莫司是 1 类推荐[86]。

舒尼替尼是一种口服的小分子多种酪氨酸激酶抑制剂,在一项纳入 750 例患者的大的多中心Ⅲ期临床试验中,针对预后较好或中等的转移灶透明细胞 RCC 患者,此前未接受系统治疗,随机将患者分为舒尼替尼组(6 个周期,每天 50mg,连续 4 周后休息 1 周为一周期)或 IFN-α 组(900 万单位,每周 3 次)。舒尼替尼组的客观缓解率明显高于 IFN-α 组(47%对 12%)。舒尼替尼组中位的无进展生存明显延长(11 个月对 5 个月,HR 0.54),而且总生存有延长(中位 26.4 个月对 21.8 个月,HR 0.82,95%CI 0.673~1.001,$P=0.051$)[116]。

帕唑帕尼是一种酪氨酸激酶抑制剂的多靶点受体,在一项入组 435 例患者的Ⅲ期临床试验中,针对未治或之前仅用过细胞因子治疗的人群,随机分为帕唑帕尼组和安慰剂组,结果表明,帕唑帕尼组有明显的无进展生存获益(中位 9.2 个月对 4.2 个月,HR 0.46,95% CI 0.34~0.6)[117]。

替西罗莫司是一种非肠道使用的 mTOR 抑制剂,在一项针对之前未治的预后差的转移性或复发的 RCC 人群中开展的Ⅲ期临床试验中,626 例患者随机分为三组：替西罗莫司组(25mg，静脉给药每周1次)；替西罗莫司(15mg，静脉给药每周1次)联合IFN-α组(根据耐受剂量提升至600万单位，每周3次)；单独IFN-α组(根据耐受剂量提升至1800万单位，每周3次)。相比于单独IFN-α组，替西罗莫司作为单一治疗明显延长了中位总生存（10.9个月对7.3个月；HR 0.73，95% CI 0.58~0.92)。而在总生存和无进展生存方面替西罗莫司联合IFN-α组并不明显优于单独IFN-α组[56]。

贝伐珠单抗是重组的针对VEGF的单克隆抗体，在Ⅲ期AVOREN试验中，评估了649例初治患者，随机分为IFN-α(900万单位，每周3次至1年)联合安慰剂或贝伐珠单抗(10mg/kg，每2周1次)，结果表明联合贝伐珠单抗组有无进展生存获益（10.2个月对5.5个月，HR 0.63，95% CI 0.45~0.72）和明显增加的客观缓解率(31%对13%)[118]。

索拉非尼是一种小分子多种络氨酸激酶和Raf抑制剂，在Ⅲ期临床试验ARGET研究中，903例既往标准治疗失败的晚期RCC患者随机分为索拉非尼(400mg口服，每天2次)或安慰剂，索拉非尼组较安慰剂组中位的PFS明显延长（5.5个月对2.8个月，HR 0.44，95% CI 0.35~0.55)，然而总生存没有明显延长[119-120]。

依维莫司是口服mTOR抑制剂，在一项VEGF受体络氨酸激酶抑制剂治疗进展后的410例转移性RCC患者中，中位的PFS较安慰剂明显延长(4.9个月对1.9个月，HR 0.30，95% CI 0.22~0.40)，总生存无统计学差异意义[121]，其他靶向药物如西地尼布、tivozanib和瑞戈非尼也在研究中。

由于RCC是化疗最抵抗的实体瘤之一，因此其化疗作用有限。对于复发或不可切除的Ⅳ期组织学类型非透明细胞的肿瘤，吉西他滨联合阿霉素或卡培他滨在肉瘤样肿瘤中显示出中等的活性，或可作为一线治疗[86]。

转移灶的切除

单发转移的患者5年生存率可达24%(相对多发转移灶的4%)，这些病例经积极治疗或能够获益[122]。在一系列选择性的患者中，切除1个或有限数目的转移灶，一并肾切除可获得13%~50%的总生存[123-125]。选择性的肺、骨、脑、肝甚至胰腺转移以及其他部位的转移，都使用这种途径治疗。

脑转移的全脑放疗

一项纳入60例患者的回顾性研究显示RCC脑转移的全脑放疗6个月的局控率分别为21%(3Gy×10次)和57%(2Gy×20次或3Gy×15次；P=0.013)。12个月的局控率分别为7%和35%。6个月的总生存在3Gy×10次组为29%，高剂量组为52%(P=0.003)。12个月的总生存分别为13%和47%。作者[126]认为提高剂量的全脑放疗能改善RCC脑转移的预后，提议开展随机试验。

脑转移的SRS

一项回顾性研究纳入280例连续脑转移患者，其中80例RCC，采用γ刀治疗，研究发现为了控制有症状的瘤周水肿，较高的边缘剂量≥25Gy是必要的。作者[127]发展了RCC脑转移的治疗运算法则，包括直径>3cm的病灶术后，病灶直径>2cm且有症状的水肿，或无水肿的γ刀治疗，以及小于2cm的γ刀治疗。另一项回顾性研究纳入46例患者99个转移灶，结果表明缓解好者生存明显优于缓解差者，中位生存分别为18个月和9个月(P=0.025)[128]。

Kano等[129]报道了158例经过SRS治疗的RCC患者(531个病灶)，6、12和24个月的总生存分别为60%、38%和19%；中位生存8.2个月。在之前无全脑放疗、KPS>90、小于2个转移灶的患者中，其中位生存达12个月。92%的患者有持续的肿瘤局部控制，7%患者出现症状的放疗不良反应，70%患者神经功能改善或稳定[129]。

颅外转移的传统放疗

姑息性放疗是缓解转移性肾癌症状的有效治疗方法[130-133]，只有单发骨转移灶的患者，其生存期较长，足量的放疗可以持续地缓解疼痛。如果用外科手段切除转移病灶，那么术后放疗可阻止复发。在玛格瑞特公主医院(Princess Margaret Hospital)的Lee等[132]完成的前瞻性临床Ⅱ期研究中，给予疼痛患者30Gy分10次的放疗，生活质量调查表显示83%的患者可有疼痛的缓解。DiBiase等[84]通过107例RCC的姑息放疗观察到了剂量效应关系，他们发现生物学效应(BED)>$50Gy_{10}$(α/β比值为10)与明显升高的症状缓解相关：59%对39%(P=0.001)。

图63.1显示的是1例肾细胞癌患者，已发生皮肤转移，伴有明显疼痛，经过历时5周的375cGy×13次的放射治疗(BED=$67Gy_{10}$)后获得完全缓解，放射治疗使用电子线加定制的填充物，并有2cm的外放边界[134]。

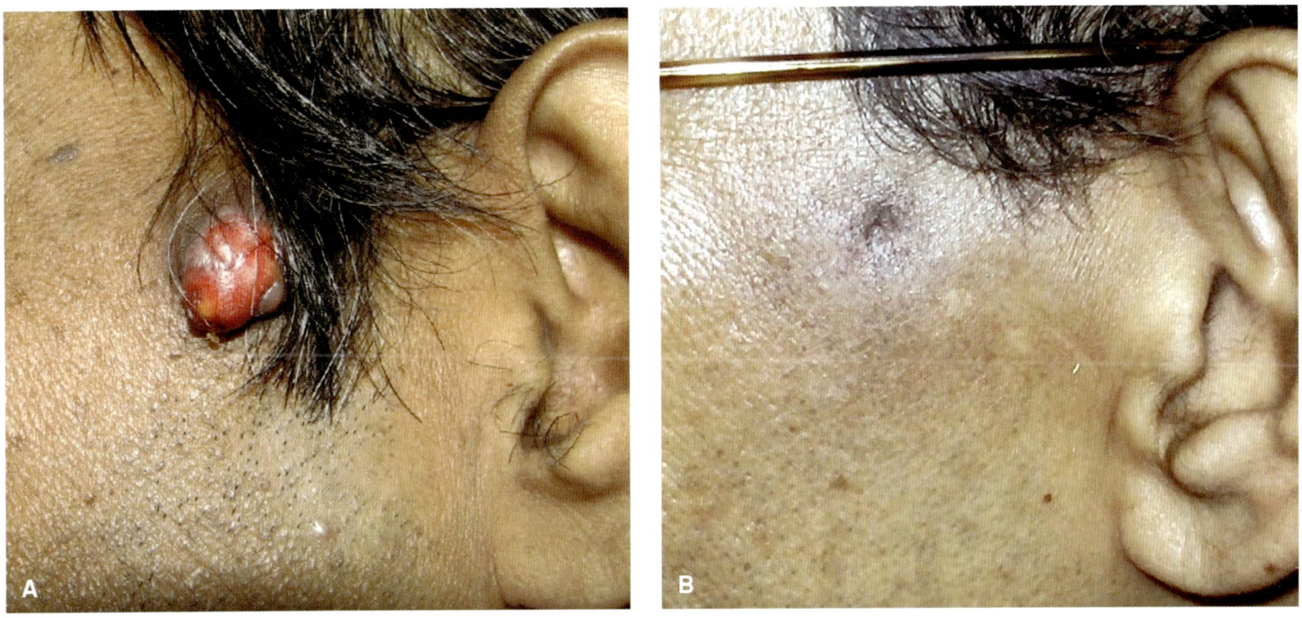

图 63.1 显示了一例伴有疼痛的、固定的、搏动的、经过 375cGy×13 次/5 周的 RCC 转移患者。(A)显示照射 3 次之后的照片。(B)显示完成放疗 6 个月后病灶完全缓解。该患者直到死亡也没有出现疼痛,也没有复发。(From Gay HA, et al. Complete response in a cutaneous facial metastatic nodule from renal cell carcinoma after hypofractionated radiotherapy. *Dermatol Online J* 2007;13:6; © 2007 Dermatology Online Journal.)

颅外转移的SBRT

Wersall 等[103]对 50 例转移性 RCC 进行了 SBRT,转移部位包括肺、肝脏和肾上腺,其中完全缓解率 30%,部分缓解和稳定者占 60%。162 处治疗的病灶,仅有 3 处肿瘤复发。剂量分割范围有 8Gy×4 次、10Gy×4 次和 15Gy×3 次,均在 1 周内完成。

另一项回顾性研究包括 17 名恶性黑色素瘤和 13 例肾癌的患者,其中恶性黑色素瘤 28 处病变,RCC 25 处病变,转移部位有肺、肝脏和骨等,他们认为要取得持久的局部控制至少需要 16× 3 次的 SBRT[135]。另外一项研究包括了 103 例患者的 126 处颅外转移,观察 RCC 患者单次放疗的剂量效应关系,结果显示高剂量(23~24Gy)可获得 80%的缓解率,而低剂量(≤22Gy)仅 37%(*P*=0.04)[136]。进一步分析显示 RCC 患者单次 24Gy 的放疗 3 年的 PFS 达 88%[85]。

在一项脊柱转移性 RCC 的放射治疗研究中,48 例患者 55 处病变,患者接受 24Gy×1 次、9Gy×3 次或 6Gy ×5 次。累计的脊柱肿瘤 PFS 为 82.1%。根据治疗前的基线,23%患者疼痛消失,在放疗后 1 个月和 12 个月时的无痛率分别为 44%和 52%,没有观察到 3/4 级的神经毒性[137]。

有一例个案报道了颅骨顶枕顶点一个 7cm 肾转移癌,采用 SBRT 7Gy ×5 次。放疗结束后 5 周手术切除时没有增加出血,组织学检测显示病变大部分为血管和坏死。作者建议 SBRT 可作为术前血管栓塞的另一种选择[138]。

SBRT 的一种潜在的额外获益为远隔效应,即远离照射部位的肿瘤也出现缓解。Wersall 等从 28 例 RCC 患者中观察到 4 例远隔效应,在这 4 例患者中通过对原发灶或转移灶照射,观察到没有照射的转移灶肿瘤或临时性或似乎持久的退缩[139]。作者的发现为转移性 RCC 更加自由地使用 SBRT 增加了活力。他们建议进一步研究来确定潜在的机制或 SBRT 联合免疫制剂。

正在进行的Ⅲ期临床试验

对于晚期 RCC,有多项正在进行的临床试验,大部分为应用抗血管、酪氨酸激酶抑制剂、mTOR 抑制剂以及免疫治疗,单独或联合使用。

肾盂癌和输尿管癌

手术是肾盂和输尿管癌的治疗基础。膀胱癌 NCCN 指南(2013 年第 1 版)对肾盂低分级的肿瘤推荐了如下的治疗选择:肾输尿管切除联和膀胱袖状切除,保留部分肾单元或内镜下切除联合或不联合术后盆腔内化疗或卡介苗(BCG)[140]。该级别的肾盂肿瘤或较大的肿瘤侵及肾实质可选择如下治疗：肾输尿管切除联和膀胱袖状切除和区域淋巴结切除，部分选择性患者可行新辅助化疗，也可参照膀胱癌的处理。

输尿管肿瘤的处理要根据肿瘤的位置——上、中或远端以及疾病范围。新辅助化疗可以选择性使用于某些患者[141]。位于上段的肿瘤通常肾输尿管切除联和膀胱袖状切除，区域淋巴结清扫常用于高级别肿瘤。低级别肿瘤可能采用内镜处理。

输尿管中段的肿瘤可以根据分级和大小来处理，小的低分级肿瘤可以采用输尿管-输尿管吻合术、内镜切除或肾输尿管切除术并袖状膀胱联合或不联合淋巴结清扫。高级别病变采用肾输尿管切除术并袖状膀胱联合淋巴结清扫，并在选择性的患者中考虑辅助化疗。

最后，远端输尿管肿瘤可能采用远端输尿管切除和输尿管移植术（如果合适），内镜切除或肾输尿管切除术并袖状膀胱联合淋巴结清扫在高级别肿瘤。在选择性的患者中考虑辅助化疗。

对于双侧肾盂输尿管肿瘤，一旦获得病理分期，pT2、pT3、pT4 或 N+者应考虑辅助化疗联合或不联合放射治疗。

外科治疗

对于大部分肾盂和输尿管的尿路上皮癌患者来讲，根治性肾输尿管切除术是唯一可能获得根治的手段。肾盂和输尿管肿瘤术后有非常明显的高复发率，特别是高级别或侵犯较深的肿瘤。手术切除范围包括 Gerota 筋膜之内的所有组织、同侧输尿管、远端的输尿管入膀胱处和袖状膀胱。切除范围过小会导致局部和区域的高复发率，有时会高达 30%[142]。Hall 等[79]报道保留肾实质的手术会增加局部复发率。保守性外科切除只考虑应用在因肾功能差或只有单侧肾脏而无法行根治性肾癌切除术的患者，并且只限于低级别、低期别、单发肿瘤。

辅助放疗

对于上尿路癌，尚无随机试验证实完全切除术后放疗的作用。肾盂和上段输尿管肿瘤术后有非常明显的高局部复发率，特别是高级别或侵犯较深的肿瘤[53]。回顾性研究提示术后辅助放疗可能减少局部复发的可能性，尽管对总生存或减少远处转移没有影响[34,143]。

Cozad 等[143]报道了回顾性研究结果，94 例肾盂移行上皮癌，77 例完全切除，多变量分析显示术后放疗明显影响局部复发（P=0.02），而对生存的影响临界有意义（P=0.07）。其中的 27 例无局部复发者，19 例有不可切除的局部病变，其中的 11 例接受了放疗，2 例长期无病存活者分别接受 45Gy 和 50.4Gy 的放疗。作者[34]推荐对于高分级或分期、切缘较近、淋巴结阳性的患者，则放疗可能改善局控。

另外一项回顾性研究纳入 133 例肾盂尿路上皮癌患者，67 例接受术后的外照射放疗，66 例接受膀胱内化疗。临床靶区包括肾窝、输尿管行程至整个膀胱以及腔静脉和动脉旁淋巴结（图 63.2）。14 例患者以瘤床或残存肿瘤为靶区。中位的放疗剂量为 50Gy，结果显示 T3 和 T4 组的患者生存率有明显不同，而且膀胱癌患者放疗组和未放疗组的生存有明显差异（P=0.004）。作者的结论为放射治疗可能改善 T3 和 T4 肾盂癌或输尿管癌的生存并可能延迟膀胱癌的复发[144]。

得克萨斯大学西南医学中心（the University of Texas Southwest Medical Center）归纳了 252 例上泌尿系移行细胞癌患者的术后复发模式[79]。局部复发只有 9%，然而新发的侵袭性尿路上皮肿瘤占 69%，远处转移占到 22%。孤立性局部复发很少见。玛格丽特公主医院的另一项研究确认了高远处转移率。虽然具有局部晚期肿瘤的患者，只有 35%的局部失败率，但多数都会伴随远处转移[145]。

系统化疗

肾盂和输尿管、膀胱的尿路上皮癌具有相似的病理学，所以临床肿瘤学专家运用相似的化疗方案来治疗上泌尿道的尿路上皮癌。纪念斯隆-凯特琳癌症中心发明了 MVAC 化疗方案，即甲氨蝶呤、长春碱、阿霉素和顺铂的组合。有报告此方案对转移性膀胱、输尿管和肾尿路上皮癌的客观有效率几乎达到 70%[146,147]。吉西他滨加顺铂也是有效的方案。可考虑在有转移疾病的患者中使用姑息性化疗。

Czito 等[148]报告了 31 例非上泌尿系移行细胞癌经辅助性放疗的情况。9 例患者经放疗同期使用顺铂后，接受了含甲氨蝶呤、顺铂和长春碱的化疗。5 年局控率是 67%，5 年总疾病相关生存率在同期放化疗组得到提升。接受同期放化疗组患者的总生存率是 67%，而只接受术后放疗组为 27%（P=0.01）。接受同期放化疗组患者的无病生存率是 76%，而只接受术后放疗组为 41%（P=0.06）。

如果行保守性肾切除术，应考虑行术后放疗。在经选择的患者中进行的保守性肾切除方法包括腹腔镜下输尿管肾切除术、肾切除术和输尿管部分切除术、内镜下切除术、电烧灼术。淋巴结清扫的作用尚不明确。有淋巴结转移高风险的患者同样具有全身转移的高风险。

正开展的Ⅲ期临床试验

正开展吉西他滨联合顺铂联合或不联合贝伐珠单抗治疗晚期泌尿道移行上皮癌的临床试验。(NCT00942331)。

放射治疗技术

正常组织的剂量限制

进行不可切除的肾肿瘤或瘤床复发的照射时,多个危及器官应该考虑,包括脊髓、肝脏、脾脏以及正常的肾上腺。

对于部分肾切除后残余肾以及姑息治疗中双肾均存在情况下目前并无明确的剂量限制。对于定量分析正常组织,临床肾癌小组推荐双侧肾平均剂量<15~18Gy 且双肾的 DVH 要求 V_{12}<55%、V_{20}<32%、V_{23}<30%和 V_{28}<20%[149]。胃的剂量应限制在 <45Gy,当小肠的轮廓为肠袋时小肠的 V_{45}<195mL(图 63.3)[150]。男性和女性正常盆腔图谱图解说明了如何勾画肠袋(http://www.rtog.org/CoreLab/ContouringAtlases.aspx)。肝脏的平均受量应保持在<30~32Gy,除非患者之前有肝脏疾病或肝细胞癌而导致耐受差。避开至少700mL 的肝体积免收照射是避免并发症的另一种潜在策略[151]。没有公认的脾脏和肾上腺剂量限制。尽管如此,根据脾脏的异常放射敏感性和骨髓异常增生姑息治疗经验,应该谨慎地限制脾脏的总剂量为 5~10Gy。脾脏应该限制绝对最大剂量为 45Gy。

肾细胞癌

目前并不常规推荐 RCC 的新辅助和辅助放疗。然而,有一些特殊病例,比如临床考虑新辅助放疗可能改进形象或一些临床提示高复发风险的患者辅助放疗。仔细的放疗计划是至关重要的,因为忽视肾周的关键结构将可能导致严重的甚至致命的毒性。

肾接受放疗一般取仰卧位,双臂上举,使用有扶手的定位板或阿尔法托架,并在瘢痕处放置金属丝,然后计划 CT 扫描。双肾是有动度的器官,在腹膜后垂直方向活动范围 0.9~1.3cm,正常呼吸时最大甚至 4cm[153-155]。从仰卧位到垂直位置肾可位移 0.5~7.5cm,中位 3.6cm[156]。这在全身照射治疗时至关重要,进一步强调了肾的活动度。

前瞻性试验中高的术后放疗并发症率在患者选择、上腹部脏器的耐受方面给了放射肿瘤学家教训。鉴于周围器官的敏感性,IMRT 是一种合适的考虑。当靶区位置存在不确定性时,4D-CT、IGRT 和腹部固定装置、门控或呼吸控制等都需要考虑。肾功能检测可能对治疗计划和患者选择都有帮助,尽管这方面还没有正式的研究。

在不能切除的病灶,针对患侧肾脏和局域淋巴引流区行 40~50Gy 的术前放疗(1.8~2.0 分次剂量)可提高切除率[107]。同术后放疗采取的方式一样,对接受术前放疗的患者也应考虑采用多野照射技术。

应用基于 CT 的治疗计划系统得到了良好的局部控制,又将不良反应降到最低。仔细确定瘤床的靶体积、淋巴引流区位置和定位 CT 上显示的手术银夹极为重要。单一使用前后对穿野,尤其是在右侧肾区,可能导致肝脏和肠受照体积过多,超耐受量而致损伤。多野照射对于保护中位组织至关重要。瘤床和区域淋巴结的总照射剂量为 45~50Gy,单次量为 1.8~2Gy。如果有肿瘤肉眼或镜下残留,则缩野加量 10~15Gy(使总剂量达到 50~60Gy)。Stein 等[157]报告 2 例手术瘢痕处复发的病例,建议靶区应包括手术切口。如果为不增加其他正常组织的受照量,而使靶区没有包括手术瘢痕,那么可以考虑另对手术瘢痕进行电子线照射。

图 63.3 列举了 1 例转移性透明细胞 RCC,合并肉瘤样和横纹肌样分化,左肾根治性切除术后,pT3aN1M1。肾肿瘤为 Fuhrman 核分级Ⅳ级而且直径 15.5cm。患者经历了替西罗莫司、帕唑帕尼、贝伐珠单抗和阿霉素联合吉西他滨化疗有一定的缓解。患者出现了明显疼痛、骨质破坏的 55mL 的第 12 后肋转移灶。给予 6MV 射线 6 野照射,采用 10Gy×5 次静态调强技术。等剂量计算方法和评估依据 Gay 等的理论[158]。皮肤限定 40%的等剂量(400cGy×5 次),脊髓 30%等剂量 (300cGy×5 次),脾脏限定 10%的等剂量(100cGy×5 次)或尽可能的少。小肠、肝脏、残留肾以及十二指肠都远在耐受范围内(图 63.3A)。每次都采用二维剂量验证和 CBCT 配准,5 次在 3 周内完成。

考虑到有些肾癌虽然有远处转移但是也能长期存活,对于转移数目有限且一般状态很好的患者应积极地姑息治疗。放射野应该包含转移灶且有足够的外放(2~3cm)。

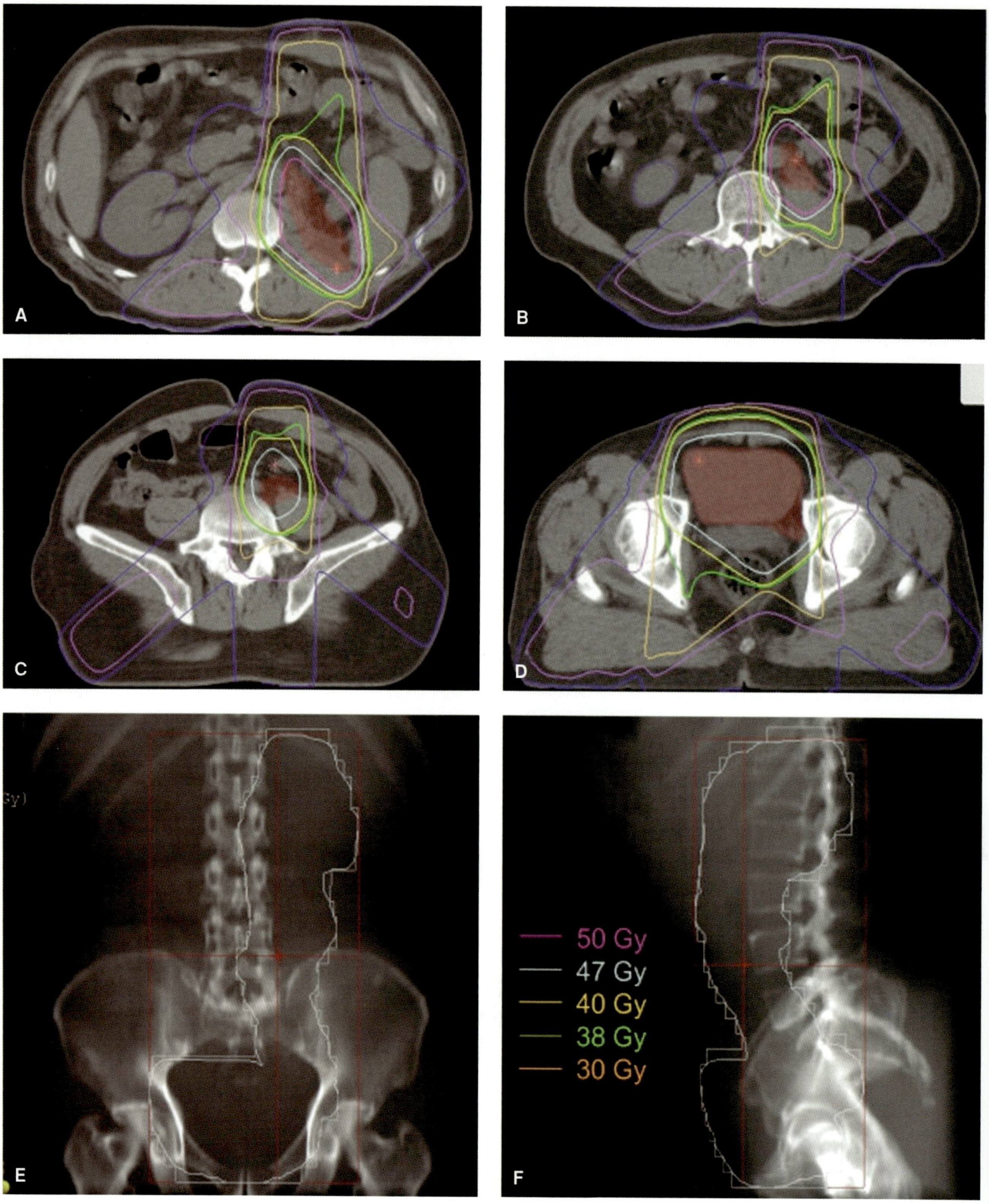

图 63.2 显示了一例肾盂癌患者的放疗剂量分布及其在0°、129°、229°射野的安排。(A)肾窝。(B,C)输尿管行程。(D)膀胱。(E)0°时数值重建的图像。(F)90°图像。内部的粉红色和红色线代表了 CTV_{50} 和 CTV_{40}。(From Chen B, et al. Radiotherapy may improve overall survival of patients with T3 and T4 transitional cell carcinoma of the renal pelvis or ureter and delay bladder tumour relapse. *BMC Cancer* 2011;11:297; ⓒ 2011 Chen et al; licensee Biomed Central ltd.)

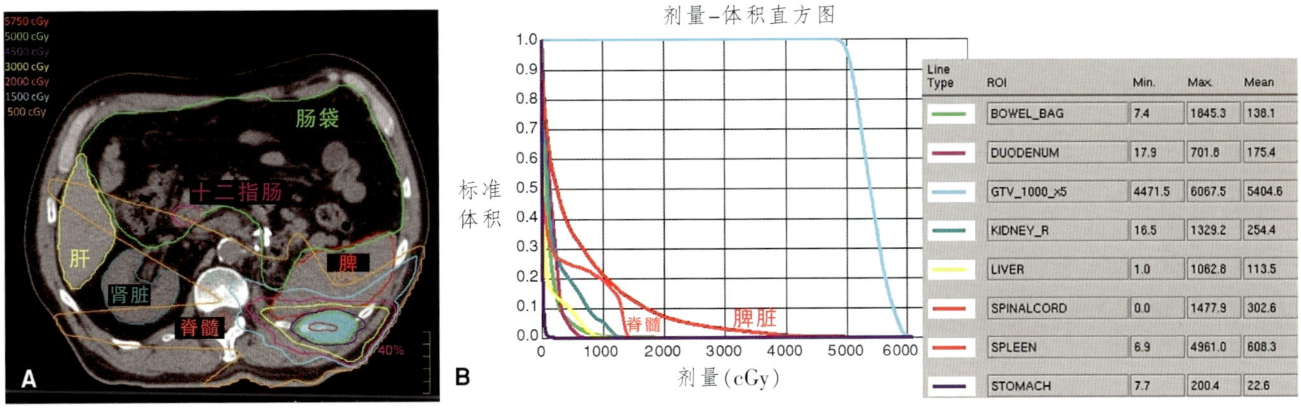

图 63.3　肾透明细胞癌患者，左侧十二肋出现 1 个疼痛性的破坏性转移灶，大小约 55mL。(A)治疗计划；(B)DVH 图，该图显示了标准体积与剂量分布。该转移灶接受了 10Gy×5 次，应用 6 野的 6MV 的调强技术。以等剂量为基础的方法被用来评估计划[158]。皮肤的 V_{20} 限制在 40%(400cGy×5 次)，脊髓的 V_{15} 限制在 30%(300cGy×5 次)，脾的 V_5 限制在 10%(100cGy×5 次)。青色区域为肿瘤的 GTV。肠、肝、残余肾、十二指肠的剂量和耐受性良好，患者 1 个月后无疼痛。

肾盂癌和输尿管癌

辅助放疗已成为肾盂和输尿管癌治疗的一部分。对于可选择的放疗，临床靶区应包括肾窝、输尿管至膀胱全程、整个膀胱，以及腔静脉和主动脉旁淋巴结[144](图 63.2)。同肾细胞癌一样，CT 模拟治疗计划能够很容易地评估高风险区的剂量分布情况，同时把正常组织受照剂量降到最低。对于亚临床灶和镜下残留病灶的治疗，45~50Gy、单次量在 1.8~2Gy 较为合适。对有着更广泛的病灶(例如，多发淋巴结阳性)或 R1(镜下切缘阳性)或 R2(肉眼切缘阳性)的病例，可考虑 5~10Gy 的加量照射。对不能切除和有肉眼残留的病例，有必要使用更高的放疗剂量。应用多野治疗技术，包括斜野、侧野等可减小病灶周围组织的放射性损伤(图 63.2)。CT 模拟、三维治疗计划系统和经造影剂增强的影像学资料，对确定放疗靶区帮助极大。如果有办法控制因器官移动造成的计划靶区(PTV)剂量不足，就可以考虑应用 IMRT。如果辅以化疗，就可以对病灶降低一些放疗剂量。Cozad 等[143]报道对 2 例术后有肉眼残留病灶的患者施以 45~50.4Gy 的放疗后获得局部控制。其中 1 例同期给予 MVAC 方案化疗，完成治疗后经二次手术的病理结果证实病灶完全消失。

随访

肾细胞癌

NCCN 肾癌小组推荐术后 2 年内每 6 个月复查 1 次，然后每年 1 次。每次复查应包括：病史和体格检查，全面的血检(血尿素氮、肌酐、钙、LDH 和肝功能)。NCCN 推荐术后 2~6 个月行腹部和胸部影像学检查，随后根据临床需要[86]。UCLA UISS(见预后因子章节)采用旧的 1997 版 TNM 分期系统也提供了一些根据风险分级的随访建议[159]。RCC 术后最大的复发风险发生在第 3~5 年，然而也可发生于 10 多年后。对转移灶的早期诊断可确定哪些患者能够从转移灶切除术中获益并可能长期存活。

肾盂和输尿管癌

有输尿管上段尿路上皮癌的患者存在罹患膀胱尿路上皮癌的高风险，因此定期的膀胱镜检查是必要的。对于行肾保留手术的患者，定期的 CT 或 MRI 或尿道镜检查可能也是必要的。NCCN 膀胱癌小组推荐膀胱镜检查 1 年内每 3 个月 1 次，并逐渐延长检查间期。对于内镜检查、上尿路集合系统影像学(静脉肾盂造影 IVP、CT 尿路造影、逆行尿路造影、输尿管镜检查或 MRI 尿路造影)的复查，推荐 3~12 个月的检查间隔。排除转移性疾病的影像学检查应考虑如胸片、CT 或 MRI。

放射治疗远期并发症

肾癌、肾盂和输尿管癌的放疗不良反应和并发症，与上腹部和盆部的放疗所预料出现的不良反应相似。这些不良反应包括恶心、呕吐、腹泻和腹部绞痛。右侧肿瘤的患者放疗时肝脏受照射部分明显较多，可能出现放射诱导的肝损伤。哥本哈根肾癌研究小组(Copenhagen Renal Cancer Study Group)报道27例患者中的12例(占44%)出现了明显的并发症:3例出现放射性肝炎的血生化改变,3例出现了十二指肠和小肠狭窄,6例出现十二指肠和小肠出血[110]。9例出现放射相关小肠损伤的患者中,4例接受了手术治疗,5例患者死于放疗相关并发症。此研究中放疗总剂量是50Gy,单次剂量是2.5Gy,证明了这个剂量分割模式可使并发症的发生率很高。Fugitt等[109]也报道了52例接受术后放疗的患者中4例出现严重的肝衰竭。

肾癌和上泌尿系肿瘤的放疗相关并发症的发生率与放疗总剂量、分割方式和放疗技术有关。上泌尿系恶性肿瘤放疗中使用CT模拟和三维适形治疗计划可降低放疗相关并发症的风险。在Stein等[157]的研究中,对于56例接受术后放疗的患者,其中只有3例发生明显放疗相关毒副反应(占5%),这3例患者都未使用CT模拟治疗计划。Kao等[62]报道12例曾接受45Gy放疗的患者,未发生放疗相关长期并发症。

致谢

感谢Michael Watts在图63.3所示的病例中所做的完美治疗计划并匹配截图。

(李明焕 译 李明焕 校)

部分参考文献

本章全部参考文献请登录网站:http://www.tsttpc.com/download_list.html

3. Jemal A, et al. Global cancer statistics. *CA Cancer J Clin* 2011;61(2):69–90.
4. American Cancer Society. *Cancer facts and figures 2011*. Available at: http://www.cancer.org/Research/CancerFactsFigures/CancerFactsFigures/cancer-facts-figures-2011.
18. Eble JN, et al., eds. *Pathology and genetics: tumours of the urinary system and male genital organs. World Health Organization classification of tumours*. Lyon, France: IARC Press, 2004.
33. Montie JE, et al. The role of adjunctive nephrectomy in patients with metastatic renal cell carcinoma. *J Urol* 1977;117(3):272–275.
34. Cozad SC, et al. Transitional cell carcinoma of the renal pelvis or ureter: patterns of failure. *Urology* 1995;46(6):796–800.
35. Maulard-Durdux C, et al. Postoperative radiation therapy in 26 patients with invasive transitional cell carcinoma of the upper urinary tract: no impact on survival? *J Urol* 1996;155(1):115–117.
36. Skinner DG, et al. Diagnosis and management of renal cell carcinoma. A clinical and pathologic study of 309 cases. *Cancer* 1971;28(5):1165–1177.
40. Gold PJ, Fefer A, Thompson JA. Paraneoplastic manifestations of renal cell carcinoma. *Semin Urol Oncol* 1996;14(4):216–222.
45. Sidhom OA, Basalaev M, Sigal LH. Renal cell carcinoma presenting as polymyalgia rheumatica. Resolution after nephrectomy. *Arch Intern Med* 1993;153(17):2043–2045.
46. Jayson M, Sanders H. Increased incidence of serendipitously discovered renal cell carcinoma. *Urology* 1998;51(2):203–205.
49. McClennan BL. Oncologic imaging. Staging and follow-up of renal and adrenal carcinoma. *Cancer* 1991;67(4 Suppl):1199–1208.
50. Kidney. In: Edge SB, et al. *AJCC cancer staging manual*, 7th ed. New York: Springer, 2010:479–490.
51. Renal pelvis and ureter. In: Edge SB, et al. *AJCC cancer staging manual*, 7th ed. New York: Springer, 2010:491–496.
52. Bruno D, et al. Genitourinary complications of sickle cell disease. *J Urol* 2001;166(3):803–811.
54. National Cancer Institute. SEER cancer statistics review, 1975–2008, based on November 2010 SEER data submission posted to the SEER website 2011. Available at: http://seer.cancer.gov/csr/1975_2008/.
55. Pantuck AJ, Zisman A, Belldegrun AS. The changing natural history of renal cell carcinoma. *J Urol* 2001;166(5):1611–1623.
56. Hudes G, et al. Temsirolimus, interferon alfa, or both for advanced renal-cell carcinoma. *N Engl J Med* 2007;356(22):2271–2281.
57. Motzer RJ, et al. Survival and prognostic stratification of 670 patients with advanced renal cell carcinoma. *J Clin Oncol* 1999;17(8):2530–2540.
60. Rabinovitch RA, et al. Patterns of failure following surgical resection of renal cell carcinoma: implications for adjuvant local and systemic therapy. *J Clin Oncol* 1994;12(1):206–212.
61. Blute ML, et al. A protocol for performing extended lymph node dissection using primary tumor pathological features for patients treated with radical nephrectomy for clear cell renal cell carcinoma. *J Urol* 2004;172(2):465–469.
62. Pantuck AJ, et al. Renal cell carcinoma with retroperitoneal lymph nodes. Impact on survival and benefits of immunotherapy. *Cancer* 2003;97(12):2995–3002.
63. Vasselli JR, et al. Lack of retroperitoneal lymphadenopathy predicts survival of patients with metastatic renal cell carcinoma. *J Urol* 2001;166(1):68–72.
64. Kjaer M. The treatment and prognosis of patients with renal adenocarcinoma with solitary metastasis. 10 year survival results. *Int J Radiat Oncol Biol Phys* 1987;13(4):619–621.
66. Fuhrman SA, Lasky LC, Limas C. Prognostic significance of morphologic parameters in renal cell carcinoma. *Am J Surg Pathol* 1982;6(7):655–663.
67. Lohse CM, et al. Comparison of standardized and nonstandardized nuclear grade of renal cell carcinoma to predict outcome among 2,042 patients. *Am J Clin Pathol* 2002;118(6):877–886.
68. Bretheau D, et al. Prognostic value of nuclear grade of renal cell carcinoma. *Cancer* 1995;76(12):2543–2549.
70. Kattan MW, et al. A postoperative prognostic nomogram for renal cell carcinoma. *J Urol* 2001;166(1):63–67.
71. Frank I, et al. An outcome prediction model for patients with clear cell renal cell carcinoma treated with radical nephrectomy based on tumor stage, size, grade and necrosis: the SSIGN score. *J Urol* 2002;168(6):2395–2400.
72. Zisman A, et al. Improved prognostication of renal cell carcinoma using an integrated staging system. *J Clin Oncol* 2001;19(6):1649–1657.
73. Thompson RH, Kwon ED. Significance of B7-H1 overexpression in kidney cancer. *Clin Genitourin Cancer* 2006;5(3):206–211.
74. Bui MH, et al. Prognostic value of carbonic anhydrase IX and KI67 as predictors of survival for renal clear cell carcinoma. *J Urol* 2004;171(6 Pt 1):2461–2466.
75. Jiang Z, et al. Analysis of RNA-binding protein IMP3 to predict metastasis and prognosis of renal-cell carcinoma: a retrospective study. *Lancet Oncol* 2006;7(7):556–564.
76. Raman JD, et al. Impact of tumor location on prognosis for patients with upper tract urothelial carcinoma managed by radical nephroureterectomy. *Eur Urol* 2010;57(6):1072–1079.
77. Corrado F, et al. Transitional cell carcinoma of the upper urinary tract: evaluation of prognostic factors by histopathology and flow cytometric analysis. *J Urol* 1991;145(6):1159–1163.
79. Hall MC, et al. Prognostic factors, recurrence, and survival in transitional cell carcinoma of the upper urinary tract: a 30-year experience in 252 patients. *Urology* 1998;52(4):594–601.
80. Akdogan B, et al. Prognostic significance of bladder tumor history and tumor location in upper tract transitional cell carcinoma. *J Urol* 2006;176(1):48–52.
81. Park S, et al. The impact of tumor location on prognosis of transitional cell carcinoma of the upper urinary tract. *J Urol* 2004;171(2 Pt 1):621–625.
82. Mullerad M, et al. Bladder cancer as a prognostic factor for upper tract transitional cell carcinoma. *J Urol* 2004;172(6 Pt 1):2177–2181.
83. Catto JW, et al. Promoter hypermethylation is associated with tumor location, stage, and subsequent progression in transitional cell carcinoma. *J Clin Oncol* 2005;23(13):2903–2910. Epub 2005 Mar 7.
84. DiBiase SJ, et al. Palliative irradiation for focally symptomatic metastatic renal cell carcinoma: support for dose escalation based on a biological model. *J Urol* 1997;158(3 Pt 1):746–749.
85. Zelefsky MJ, et al. Tumor control outcomes after hypofractionated and single-dose stereotactic image-guided intensity-modulated radiotherapy for extracranial metastases from renal cell carcinoma. *Int J Radiat Oncol Biol Phys* 2012;82(5):1744–1748.
86. National Comprehensive Cancer Network. Kidney cancer. In: *NCCN clinical practice guidelines in oncology 2012*, Version 1.2013. Available at: http://www.nccn.org/professionals/physician_gls/pdf/kidney.pdf.
87. Gill IS, et al. Adrenal involvement from renal cell carcinoma: predictive value of computerized tomography. *J Urol* 1994;152(4):1082–1085.
88. Blom JH, et al. Radical nephrectomy with and without lymph-node dissection: final results of European Organization for Research and Treatment of Cancer (EORTC) randomized phase 3 trial 30881. *Eur Urol* 2009;55(1):28–34.
89. Hollingsworth JM, et al. Surgical management of low-stage renal cell carcinoma: technology does not supersede biology. *Urology* 2006;67(6):1175–1180.
90. Leibovich BC, et al. Nephron sparing surgery for appropriately selected renal cell carcinoma between 4 and 7 cm results in outcome similar to radical nephrectomy. *J Urol* 2004;171(3):1066–1070.
91. Weight CJ, et al. Nephrectomy induced chronic renal insufficiency is associated with increased risk of cardiovascular death and death from any cause in patients with localized cT1b renal masses. *J Urol* 2010;183(4):1317–1323.
92. Weight CJ, et al. Partial nephrectomy is associated with improved overall survival compared to radical nephrectomy in patients with unanticipated benign renal tumours. *Eur Urol* 2010;58(2):293–298.
93. Lau WK, et al. Matched comparison of radical nephrectomy vs nephron-sparing surgery in patients with unilateral renal cell carcinoma and a normal contralateral kidney. *Mayo Clin Proc* 2000;75(12):1236–1242.
94. McKiernan J, et al. Natural history of chronic renal insufficiency after partial and radical nephrectomy. *Urology* 2002;59(6):816–820.
97. Whang M, et al. The incidence of multifocal renal cell carcinoma in patients who are candidates for partial nephrectomy. *J Urol* 1995;154(3):968–970; discussion 970–971.

98. Bennett RT, et al. Cytoreductive surgery for stage IV renal cell carcinoma. *J Urol* 1995;154(1):32–34.
101. Kunkle DA, Uzzo RG. Cryoablation or radiofrequency ablation of the small renal mass: a meta-analysis. *Cancer* 2008;113(10):2671–2680.
102. Beitler JJ, et al. Definitive, high-dose-per-fraction, conformal, stereotactic external radiation for renal cell carcinoma. *Am J Clin Oncol* 2004;27(6):646–648.
103. Wersall PJ, et al. Extracranial stereotactic radiotherapy for primary and metastatic renal cell carcinoma. *Radiother Oncol* 2005;77(1):88–95. Epub 2005 Jun 20.
104. Ponsky LE, et al. Renal radiosurgery: initial clinical experience with histological evaluation. *Surg Innov* 2007;14(4):265–269.
105. Svedman C, et al. Stereotactic body radiotherapy of primary and metastatic renal lesions for patients with only one functioning kidney. *Acta Oncol* 2008;47(8):1578–1583.
106. Van der Werf-Messing B. Proceedings: carcinoma of the kidney. *Cancer* 1973;32(5):1056–1061.
107. Van der Werf-Messing B, van der Heul RO, Ledeboer RC. Renal cell carcinoma trial. *Strahlentherapie [Sonderb]* 1981;76:169–715.
108. Juusela H, et al. Preoperative irradiation in the treatment of renal adenocarcinoma. *Scand J Urol Nephrol* 1977;11(3):277–281.
109. Fugitt RB, Wu GS, Martinelli LC. An evaluation of postoperative radiotherapy in hypernephroma treatment—a clinical trial. *Cancer* 1973;32(6):1332–1340.
110. Kjaer M, Frederiksen PL, Engelholm SA. Postoperative radiotherapy in stage II and III renal adenocarcinoma. A randomized trial by the Copenhagen Renal Cancer Study Group. *Int J Radiat Oncol Biol Phys* 1987;13(5):665–672.
111. Aref I, Bociek RG, Salhani D. Is post-operative radiation for renal cell carcinoma justified? *Radiother Oncol* 1997;43(2):155–157.
112. Yossepowitch O, et al. Positive surgical margins at partial nephrectomy: predictors and oncological outcomes. *J Urol* 2008;179(6):2158–2163.
113. Tunio MA, Hashmi A, Rafi M. Need for a new trial to evaluate postoperative radiotherapy in renal cell carcinoma: a meta-analysis of randomized controlled trials. *Ann Oncol* 2010;21(9):1839–1845.
114. Flanigan RC, et al. Cytoreductive nephrectomy in patients with metastatic renal cancer: a combined analysis. *J Urol* 2004;171(3):1071–1076.
115. Polcari AJ, et al. The role of cytoreductive nephrectomy in the era of molecular targeted therapy. *Int J Urol* 2009;16(3):227–233.
116. Motzer RJ, et al. Overall survival and updated results for sunitinib compared with interferon alfa in patients with metastatic renal cell carcinoma. *J Clin Oncol* 2009;27(22):3584–3590.
117. Sternberg CN, et al. Pazopanib in locally advanced or metastatic renal cell carcinoma: results of a randomized phase III trial. *J Clin Oncol* 2010;28(6):1061–1068.
118. Escudier B, et al. Bevacizumab plus interferon alfa-2a for treatment of metastatic renal cell carcinoma: a randomised, double-blind phase III trial. *Lancet* 2007;370(9605):2103–2111.
119. Escudier B, et al. Sorafenib for treatment of renal cell carcinoma: final efficacy and safety results of the phase III treatment approaches in renal cancer global evaluation trial. *J Clin Oncol* 2009;27(20):3312–3318.
120. Escudier B, et al. Sorafenib in advanced clear-cell renal-cell carcinoma. *N Engl J Med* 2007;356(2):125–134.
121. Motzer RJ, et al. Phase 3 trial of everolimus for metastatic renal cell carcinoma: final results and analysis of prognostic factors. *Cancer* 2010;116(18):4256–4265.
124. Piltz S, et al. Long-term results after pulmonary resection of renal cell carcinoma metastases. *Ann Thorac Surg* 2002;73(4):1082–1087.
125. Zerbi A, et al. Pancreatic metastasis from renal cell carcinoma: which patients benefit from surgical resection? *Ann Surg Oncol* 2008;15(4):1161–1168.
126. Rades D, Heisterkamp C, Schild SE. Do patients receiving whole-brain radiotherapy for brain metastases from renal cell carcinoma benefit from escalation of the radiation dose? *Int J Radiat Oncol Biol Phys* 2010;78(2):398–403.
127. Shuto T, et al. Treatment strategy for metastatic brain tumors from renal cell carcinoma: selection of gamma knife surgery or craniotomy for control of growth and peritumoral edema. *J Neurooncol* 2010;98(2):169–175.
128. Kim WH, et al. Early significant tumor volume reduction after radiosurgery in brain metastases from renal cell carcinoma results in long-term survival. *Int J Radiat Oncol Biol Phys* 2012;82(5):1749–1755.
129. Kano H, et al. Outcome predictors of gamma knife radiosurgery for renal cell carcinoma metastases. *Neurosurgery* 2011;69(6):1232–1239.
132. Lee J, et al. A phase II trial of palliative radiotherapy for metastatic renal cell carcinoma. *Cancer* 2005;104(9):1894–1900.
134. Gay HA, et al. Complete response in a cutaneous facial metastatic nodule from renal cell carcinoma after hypofractionated radiotherapy. *Dermatol Online J* 2007;13(4):6.
135. Stinauer MA, et al. Stereotactic body radiation therapy for melanoma and renal cell carcinoma: impact of single fraction equivalent dose on local control. *Radiat Oncol* 2011;6(1):34.
136. Greco C, et al. Predictors of local control after single-dose stereotactic image-guided intensity-modulated radiotherapy for extracranial metastases. *Int J Radiat Oncol Biol Phys* 2011;79(4):1151–1157.
137. Nguyen Q-N, et al. Management of spinal metastases from renal cell carcinoma using stereotactic body radiotherapy. *Int J Radiat Oncol Biol Phys* 2010;76(4):1185–1192.
138. Mitera G, et al. Preoperative stereotactic body radiotherapy to a skull renal cell metastasis: an alternative to preoperative embolization? *J Palliat Med* 2011;14(2):157–160.
139. Wersall PJ, et al. Regression of non-irradiated metastases after extracranial stereotactic radiotherapy in metastatic renal cell carcinoma. *Acta Oncol* 2006;45(4):493–497.
140. National Comprehensive Cancer Network. Bladder cancer. In: *NCCN clinical practice guidelines in oncology 2012*, Version 1.2013 Available at: http://www.nccn.org/professionals/physician_gls/pdf/bladder.pdf.
141. Audenet F, et al. The role of chemotherapy in the treatment of urothelial cell carcinoma of the upper urinary tract (UUT-UCC). *Urol Oncol* 2010 Sep 28. [Epub ahead of print].
143. Cozad SC, et al. Adjuvant radiotherapy in high stage transitional cell carcinoma of the renal pelvis and ureter. *Int J Radiat Oncol Biol Phys* 1992;24(4):743–745.
144. Chen B, et al. Radiotherapy may improve overall survival of patients with T3/T4 transitional cell carcinoma of the renal pelvis or ureter and delay bladder tumour relapse. *BMC Cancer* 2011;11(1):297.
145. Catton CN, et al. Transitional cell carcinoma of the renal pelvis and ureter; outcome and patterns of relapse in patients treated with postoperative radiation. *Urol Oncol* 1996;2:171–176.
148. Czito B, et al. Adjuvant radiotherapy with and without concurrent chemotherapy for locally advanced transitional cell carcinoma of the renal pelvis and ureter. *J Urol* 2004;172(4 Pt 1):1271–1275.
149. Dawson LA, et al. Radiation-associated kidney injury. *Int J Radiat Oncol Biol Phys* 2010;76(3 Suppl):S108–S115.
150. Kavanagh BD, et al. Radiation dose-volume effects in the stomach and small bowel. *Int J Radiat Oncol Biol Phys* 2010;76(3 Suppl):S101–S107.
151. Pan CC, et al. Radiation-associated liver injury. *Int J Radiat Oncol Biol Phys* 2010;76(3 Suppl):S94–S100.
155. Van Sornsen de Koste JR, et al. Renal mobility during uncoached quiet respiration: an analysis of 4DCT scans. *Int J Radiat Oncol Biol Phys* 2006;64(3):799–803.
157. Stein M, et al. The value of postoperative irradiation in renal cell cancer. *Radiother Oncol* 1992;24(1):41–44.
158. Gay HA, et al. Isodose-based methodology for minimizing the morbidity and mortality of thoracic hypofractionated radiotherapy. *Radiother Oncol* 2009;91(3):369–378.
159. Lam JS, et al. Postoperative surveillance protocol for patients with localized and locally advanced renal cell carcinoma based on a validated prognostic nomogram and risk group stratification system. *J Urol* 2005;174(2):466–472; discussion 472; quiz 801.

第 64 章
膀胱癌

Nicholas James, Richard T. Bryan, Richard Viney, Prashant Patel, Syed A. Hussain

近 50 年来，膀胱肿瘤的治疗管理基本没有改变。尽管对其发生率、预后和费用方面都有非常重要的意义，但对膀胱癌投入的研究经费仍然不足[1]。关于该疾病的各种观念、认识和管理都需要改变，禁用“表浅”膀胱癌这一概念仅仅是第一步，因为这个概念不准确而且暗示着重要性不足[2]。尽管对这项疾病的长期监管和治疗花费了健康管理系统大量的资金[3]，令人奇怪的是，决策者和医药公司都未给予膀胱肿瘤足够的重视。

除此之外，重新审视发现膀胱切除术作为膀胱癌治疗的金标准的观点已经过时。膀胱切除术[4]和放疗[5]治疗膀胱癌患者的长期生存率非常相似，队列研究也没有发现不同治疗方式间生存率的差异[6]。此外，大部分手术组患者的中位年龄为 60 岁左右[4,7]，低于日渐增高的膀胱癌平均发病年龄，因此提示该试验结果并不适用于许多甚至大部分的侵袭性膀胱癌患者。保留膀胱的治疗方式在世界范围内的应用如下：美国约 10%[8]，斯堪的纳维亚约 25%[9]，英国约 50%[10]。除此之外，有证据证明在较小的治疗中心年龄较大或身体状况不好的患者更加倾向放弃手术治疗，尽管这些基础状况对放疗的影响也一样[8,9]。

与此相反的是，最近英国一项较大的随机试验表明，根治性放疗联合放疗增敏剂如低剂量化疗[11]或乏氧增敏剂[12]对老年患者（两项研究的中位年龄均为 72~73 岁）有效而且耐受良好。放疗后长期的排尿功能是良好的[11-13]，使放疗非常适合健康状况不好而纠结于要不要行大手术切除膀胱和尿道改道的患者。

本章概述目前膀胱癌治疗方法的理论基础，重点探讨对于肌层浸润性膀胱癌保留膀胱的治疗方法的优点。

膀胱的解剖

膀胱是一个中空的肌性器官，当被排空时位于盆腔之内，占据盆腔的前部空间，紧邻耻骨的后上部。膀胱可被考虑成一个真正的腹内器官，因它充盈时高度可超越脐部。婴儿的真骨盆较浅，膀胱颈通常平耻骨联合上缘。青春期时，膀胱的边界随真骨盆的变深而移动。

膀胱有一个顶端，一个顶面，两个下外侧面，一个基底面（或称为背面）和一个颈部。膀胱顶端高于耻骨一点，远端与纤维索相连，纤维索是脐尿管的衍生物，而脐尿管则是胎儿期膀胱与尿囊相连接的通道。这个纤维索在腹膜和腹横筋膜之间连接了膀胱顶和脐。膀胱顶面是受腹膜覆盖的唯一表面，这是一个重要的解剖特征，因为它意味着有肠道附着在膀胱的顶面，因此制订放疗计划时需要注意此处有潜在的危及器官，尤其在男性患者。膀胱顶面与女性的子宫和回肠相邻。膀胱的基底面也就是背面，在男性靠输精管、精囊和输尿管来与后面的直肠分隔开，在女性靠子宫颈和阴道与直肠分隔开。双侧精囊是在膀胱的基底面形成一个 V 字型结构，双侧输精管进入到这个 V 字型结构的中部。输尿管进入膀胱处在精囊的稍外上侧，输精管在其上方走行，近尾部指向输尿管。这些毗邻关系非常重要，因为膀胱基底部及前列腺的肿瘤增大时会累及输尿管造成肾盂积水。膀胱下外侧面紧邻耻骨、肛提肌和闭孔内肌。膀胱靠含有脂肪和纤维蜂窝组织的耻骨后间隙来与耻骨清楚的分界。膀胱颈是膀胱最靠后下的部分，与男性的前列腺、女性的尿道相邻。膀胱被尿液充盈后，膀胱颈的位置保持不变，其上方的部分膀胱会上升入腹腔中。

从肾盂至尿道，膀胱黏膜被移行上皮所覆盖。泌尿系统的大部分肿瘤为移行细胞(尿路上皮)癌(TCC或UC)。这些肿瘤可发生于膀胱上皮的任何地方，因此肿瘤的诊断、治疗和预后都必须考虑这些重要的生物学特征。作为一个可扩大的器官，膀胱充盈时内膜变得平滑，排空时会呈现很多黏膜皱襞。输尿管间皱襞是指在膀胱内输尿管入口之间、膀胱颈处的隆起。

流行病学

2008 年报道的全世界的膀胱癌新发病例为 385 000[14]，是癌症发病率和致死率较高的主要病种之一(表 64.1)。确诊时的中位年龄为 70 岁，因膀胱癌的发病与吸烟有关，许多患者有非常严重的并发症，因此使患者接受膀胱切除术的风险增加。膀胱癌的预后非常差，除去治疗相关的死亡，肌层浸润性膀胱癌患者的 5 年生存率约为 45%[4,5,7]。统计学资料表明，工业化国家对于世界范围内膀胱癌发病率升高有重要影响[15]，在中国发病率迅速提高与生活水平迅速提高及吸烟广泛流行密切相关。尽管发达国家的发病率明显下降，但随着老龄化社会的来临和人口期望寿命的提高，膀胱癌的发病率仍然具有巨大的挑战。在两项相差 15 年的人群研究中 (1991—1992 年和 2005—2010 年)，研究者最近描述了中位发病年龄增加了 4 岁，80 岁以上患者的比例从 13%上升到 24%[16]。75%~80%的膀胱癌患者为男性，大多数具有吸烟史。

众所周知，在北非尤其是埃及，膀胱癌鳞癌与埃及血吸虫引起的血吸虫病相关[17]。芳香胺、多环芳香烃和氯代烃，饮用水砷污染，暴露于马兜铃酸、环磷酰胺以及一系列化工原料与尿路上皮癌的发病有关。重要的是，与其他致癌物质一样，个体易感性因人而异，并且在这些多态性调节基础上的不同解毒机制已经被确定[18]。随着相关工业协会的意识提高，对这些过程的监管越来越规范而使这些污染物在发达国家越来越少。目前最重要意义为那些与工业污染相关的肿瘤患者可以得到相关补偿。在埃及，实施了有效的公共卫生方法来控制血吸虫的感染，明显降低了膀胱鳞状细胞癌的发生率和致死率[19]。

表 64.1 2008 年世界范围内泌尿上皮肿瘤的发生率和致死率

部位	病例数	占所有病例的比例(%)	死亡例数	占所有死亡病例的比例(%)
前列腺	899 102	7.1	258 133	3.4
膀胱	382 660	3.0	150 281	2.0
肾	273 518	2.2	116 368	2.0
睾丸	52 323	0.4	9874	0.1
总数	12 662 554		7 564 802	

Data from GLOBOCAN http://globocan.iarc.fr.

在发达国家，大多数膀胱肿瘤是移行细胞癌，已知的主要致癌因素是烟草(尤其是吸烟)[20–25]，在欧洲的膀胱癌中，男性患者的 1/2 和女性患者的 1/3 是因为这个原因。吸烟与其他预后因素之间的关系是非常有趣的，它可以提供疾病的生物学机制，此外，更重要的是，可以提高我们鉴别患者罹患其他肿瘤的高风险的能力。

自然病程

非肌层浸润型肿瘤

大部分病例(70%~80%)为非肌层浸润的膀胱癌[NMIBC，分期为 Ta、T1 和原位癌(Tis)]，其致死性非常低，但是复发率较高，50%~70%的患者经尿道膀胱癌切除术(TURBT)后出现复发[26]。10%~20%的患者会进展为肌层浸润型，从而导致远处转移和死亡[26]。尽管值得注意的是 21%的 Ta 期肿瘤和 49%的 T1 期患者死于膀胱癌[27]，但是仍有大部分膀胱原位癌的患者死于其他疾病，以老年及吸烟的患者为主[20–25]。肿瘤的分级和分期、肿瘤的数目和大小、肿瘤局限的黏膜内(CIS)复发率和确诊时的年龄是非肌层浸润的膀胱癌(NMIBC)患者进展的风险因素[28–30]。膀胱癌复发及进展的风险使其需要长时间的随访。但是，也有一些因素可预测患者具有较高的进展风险(进展为肌层浸润)和较低的复发风险，欧洲肿瘤研究和治疗协会(EORTC)制定的膀胱癌计算器可以根据肿瘤的特征量化进展风险[30]。

浸润性疾病

因为确诊时便有较高的远处转移率，所以肌层浸润性膀胱癌患者的预后非常差，关于这一论断的证据是肿瘤成功切除的患者的死亡率非常高。此外，报道经过手术和经过放疗的患者 5 年生存率非常接近，为 45%~50%[4,5]。尽管放疗与手术相比，盆腔复发率较高，提示患者的预后与确诊时的表现或出现转移、肿瘤的相关因素如分期和分级有关[6]。

转移性膀胱癌

极少数的初诊患者(约<10%)发现肿瘤转移,大多数远处转移的患者在确诊时已经治疗过原发病灶。转移性膀胱癌的预后非常差。自确诊时的总生存率很难确定,因为大多数患者仅仅接受姑息性治疗。仅少数的患者适合系统化疗,虽然全身化疗的结果非常好。实际上,20世纪80年代到90年代进行的大量临床研究证明以铂为主的联合化疗效果比其他化疗药或单用铂类化疗的效果好[31]。以铂为主的联合甲氨蝶呤、长春花碱、阿霉素、顺铂(MVAC)[32]化疗方案与吉西他滨联合顺铂(GC)[33]方案效果相似,优于其他化疗方案[34,35](Hussain 和 James 综述[36])。中位生存期为12~18个月,取决于肿瘤的范围及患者的一般状况。有趣的是,仍有非常少数的转移性膀胱癌患者化疗后获得较长的生存期。但这部分患者的比例在 MVAC 试验最初观察后很难再提高。

病因学

职业暴露与膀胱泌尿上皮肿瘤发生风险增高的关系在20世纪以前已经明确,因为1895年 Rehn[37]报道了3例德国化学染料工人患膀胱癌的病例[38]。在随后的40年中,在世界范围内均出现了类似的报道[39]。1938年,Hueper 等[39]描述了用合成染料的工业芳基胺–萘胺喂养狗可导致其患和人类一样的膀胱癌。工业芳基胺与膀胱癌之间的关系由此建立并被 Case 等证实[40]。在1954年,一些学者们发现,在轮胎工业工人中,膀胱癌的发病率也非常高,因为在制造橡胶的时候使用了萘胺[38,40]。在提出芳香胺可诱导人类膀胱癌的"邻氨基苯酸假说"时期,提示芳香胺在肝脏合成后经泌尿系统排泄时释放出致癌物质邻氨基苯酚[41]。其他学者后来补充了这个学说:芳香胺在肝脏经羟基化合成葡萄糖醛酸,随后随尿液排至膀胱,在膀胱葡萄糖醛酸酶的作用下释放出致癌物质[38,42,43]。参与芳香胺代谢的 N–乙酰转移酶的慢乙酰化作用,对膀胱癌的致癌物质的合成具有促进作用[20,44,45]。

因为芳香胺在纺织品染料、头发染料和绘画染料中的广泛应用,许多的职业被认定为高风险职业,包括化工、染色、橡胶工人、画家和发型师[21,46-48]。此外,烟草中的多种芳香胺提示相当一部分的膀胱癌患者是因为吸烟诱发[20-25]。

实际上,20世纪后期,对芳香胺产品制造的放纵意味着吸烟是目前泌尿道上皮肿瘤最重要的诱因[24,25,49-51]。在欧洲,烟草(尤其是香烟)的吸食可以解释膀胱癌患者中1/2男性和1/3女性的发病原因。已经证实,吸烟次数多、吸烟史长和在较小的年龄开始吸烟与膀胱癌发病率增高相关,戒烟似乎可以降低发病率[49]。吸烟与其他预后因素之间的关系是非常有趣的,它可以提供疾病的生物学机制,此外,更重要的是,可以提高我们鉴别患者罹患其他肿瘤的高风险的能力。吸烟似乎也是促进膀胱癌复发的高风险因素[49,52],但是因为尚缺乏明确的证据,目前还是少有医生给患者提供戒烟指导[49]。

研究也证实慢乙酰化型 N–乙酰转移酶–2 与吸烟的关系,更进一步提高了膀胱癌的风险,尤其是在吸烟密度较高的个体中[53-55]。相似的关系在芳香胺暴露中也被证实[56,57]。参与了其他许多易感位点作用的 N–乙酰基转移酶的慢乙酰化作用也被鉴别出,虽然这些因素尚没有足够证据用来预测一般人群中患膀胱癌的风险和膀胱癌患者的预后[54,58,59]。

慢性感染与膀胱癌

鳞状上皮化生是膀胱鳞癌的癌前病变而且发生率非常高,据报道尤其是发生在女性膀胱三角区的肿瘤可达到50%[60,61]。试验证明,这种变化不是由膀胱上皮表面的细胞转化或者其分化与去分化而来,而是假设由尿道表皮基底部的细胞被激活所致[60]。正常的尿道上皮增殖非常慢,但是鳞状化生的尿道上皮变得非常活跃,鳞状化生的上皮中增生的部分可能是促进膀胱鳞癌发生的重要组成部分[60,61]。

膀胱鳞癌和腺癌通常发生在长期慢性炎症的膀胱中。在膀胱癌非常流行的非洲和中东地区,膀胱慢性炎症因为血吸虫感染所致,在血吸虫病流行的地区,膀胱癌的发病率为2/100 000~4/100 000[62-67]。这种慢性感染通过局部组织的破坏、机械性的刺激、血吸虫毒素、继发细菌感染和产生亚硝基胺来诱发恶变[62,68,69]。如果肝脏受侵导致肝功能紊乱,则干扰色氨酸的代谢,从而致使致癌代谢物质排泄进入膀胱[62]。在血吸虫感染的前10~15年,鳞状上皮化生率明显增高,直到感染的活性下降,化生率达到高峰(男性30%~40%,女性40%~50%)后进入平台期[61]。一般认为,在血吸虫导致感染的很长时间以后,膀胱尿道上皮的增殖性改变仍可能变成持续存在的感染[68,69]。膀胱的严重化生在某些个体会转化成癌前病变，但是在有些个体仅仅表现为迁延性炎症而患癌症的风险比较高[68,69]。在血吸虫感染的膀胱中，这种增殖性排泄与排泄物行程的局部诱变剂可能明显地促进癌症的形成，或许还与抑癌基因 *p53* 和 *CDKN2* 突变有关[68]。

在欧洲和北美洲，慢性膀胱炎的刺激物通常是慢性细菌感染、膀胱结石或长时间留置导尿管[70-73]。在明显的癌变前，会有许多化生状态存在（鳞状化生、von Brunn 巢、囊性膀胱炎、腺性膀胱炎），但是这些癌前病变的性质还不太清楚。

区域性癌变和克隆

肿瘤形成的基本特征是单克隆即一个传代细胞传给子代细胞的基因改变都是相同的，因此子代细胞遗传父代细胞最初的生长优势[80]。在子代细胞中累积的基因改变提供了其他的生长优势[80]。但是，TCC 是一种多灶性病变，经常有多个原发肿瘤灶，并且可以在肾盂至尿道的任何一个部位复发。这些现象促使提出了“区域缺损”或“区域癌变”的理论，认为整个尿道上皮都暴露在同样的尿道致癌物中，导致多个不同的尿道上皮细胞转化而导致不同的部位发生独立的肿瘤。因此这些肿瘤相互之间没有联系。另一种解释是 TCC 的多灶性起源于同样的致癌物质刺激单个或一群细胞。这些传代的或者克隆的细胞在膀胱内蔓延，通过在内皮内迁移或者通过细胞脱落再种植，从而形成多个同时或者异时发生的肿瘤[80]。这些肿瘤虽然位置不同但基因是相关的。这就是克隆假说。

应用相对初步的 X-去分化技术[80-82]，此领域早期的研究显示：尿道上皮起源于很少的一些细胞（200~300），这些细胞随后发展成较大的斑块，每个斑块来自同源细胞且对致癌物质具有不同的易感性[83]。随着年龄增长，这些含有干细胞的克隆单位逐渐填满整个尿路上皮[84]。用 X-去分化技术研究时发现，这些出现在同一个患者身上的同时和异时发生的 TCC 是克隆相关的[80,82,85-88]。但是，关于一个特殊的 TCC 与原发的 TCC 相关的问题，这些研究也仅仅提供了 50%的可能性，尽管对多个病灶进行分析的话这种可能性有可能会提高。克隆斑块的大小也需要考虑在内，因为如果尿道上皮的克隆斑块较大（120mm^2）的话，X-去分化技术描述单克隆性的偏倚较大[81]。理论上，这些研究需要考虑肿瘤与克隆斑块边界的问题[81]。此外，DNA 甲基化方式的改变是随年龄变化的自然结果[89]。因此，尽管 X-去分化技术可以提供关于克隆过程和区域癌变的重要性，但它也不是完全正确和可信的。同样的，应用免疫组化技术研究 *p53* 和 *pRb* 突变来描述单克隆性也不是完全可信的。

这些研究的准确性因为新的更加敏感的技术，如比较基因组杂交技术、荧光原位杂交技术、杂合性丢失研究的应用而得到提高。这些实验反映了同时和异时发生的 TCC 的单克隆性和低克隆性。最近，一些研究提出在膀胱癌的发展过程中，建立起一套基因表达程序，这些程序在膀胱癌复发时仍然保持原状[90-92]。Majewski 等[91]在不同的染色体区域进行克隆等位基因配对来展示膀胱癌形成的细节：在膀胱癌发展的早期阶段，这些基因的改变映射到 6 个区域或“先导基因”形成重要的撞击促进膀胱肿瘤的形成。这表明在广袤的膀胱黏膜上皮细胞群中克隆扩增，先进基因的损失可能是膀胱癌形成的最早分子改变。克隆扩增的细胞亚区域内基因进一步受打击导致第一个显微镜下可见的不典型增生改变，最后 1/3 的打击与严重度不典型增生或上皮内瘤变表型的完全转化有关[91,93]。通常认为 6 个染色体区域的基因改变代表了促使膀胱癌发生的关键打击[91,93]。此外，Knowles[94]等曾描述：在全部膀胱癌患者中，包括所有分级和分期，有 1/2 以上的发生 9 号染色体的缺失（9p，51%；9q，57%）。杂合性缺失也发生在 17p（32%）、11p（32%）、8p（23%）、4p（22%）和 13q（15%）上，其中 5p、8p 和 21q 的杂合性缺失与差的分级和分期相关[94]。基因拷贝数目的改变也与 TCC 的发生有关，最常发生的改变是 4q（83%）的全部或部分缺失和 20q（78%）的增加[95]。其他经常发生的缺失为 18q（65%）、8p（65%）、2q（61%）、6q（61%）、3p（56%）、13q（56%）、4p（52%）、6p（52%）、10p（52%）、10q（52%）和 5p（43%）[94]。

综上所述，上面讨论的研究表明，多灶性的 TCC 一般是单克隆性的，而其他的一般为多克隆性的。关于这两个理论的证据是非常引人注目的（如 Duggan 等所综述的[96]），克隆性和区域癌变理论均有证据支持。实际上，这些理论是同样重要的，因为两个过程可能在同一患者体内同时发生[86,87]。此外，许多研究表明，染色体 9p 的缺失通常发生在细胞癌变的早期而 17p13 缺失（*p53* 基因突变）通常发生在晚期 TCC 中，这为 TCC 的分子病理学研究提供了光明。

肌层浸润性和非肌层浸润性膀胱癌的发生通路

多种不同的方法可以用来描述膀胱肿瘤（TCC）发

生的分子学改变。之前一些学者[97,98]基于 2000 年 Hanahan 和 Weinberg[99]提出的 6 个原始的“癌症功能特征”来描述这些通道。2011 年,Hanahan 和 Weinberg[100]更新了他们关于原始功能特征的观点，描述了基因的不稳定性和炎症是这些癌症特征改变的潜在原因并且提出了“能量代谢重排”和“免疫逃逸破坏”为一般性患者的两个新的标志。他们报道称,肿瘤存在其他方面的复杂性,包含功能招募、正常细胞表型等对形成“肿瘤微环境”非常重要的标志性特征[100]。标志性事件的特定时间和序列在同种肿瘤的不同类型之间和在同种肿瘤中变化很大,但是最终这些肿瘤标志性时间的能力都将实现[99]。在他们 2011 年的更新中,Hanahan 和 Weinberg[100]也介绍了肿瘤干细胞的概念,这一概念在血液系统肿瘤中已存在许久[101,102]。肿瘤干细胞具有自我更新并且传代形成许多构成肿瘤的不同细胞(与干细胞功能相似、器官的原始细胞、负责器官的形成和器官的保持)的能力[101,103-106]。在膀胱癌的形成中，肿瘤干细胞在一部分的肿瘤中表现出起作用,但其真正的意义尚未被阐明[104]。

许多其他学者也详细评论了这方面内容[107-112],并对 Ta/T1 和 Tcis/T2+期病变形成的不同通路的作用达成一致,如图 64.1 所示。Knowles 等(英国利磁市)[110,113-119]在这方面做出了巨大的贡献。Goebell 和 Knowles[113]在 2010 的综述中提出了高级别乳头状肿瘤形成的第三个假设。

关于这些通道的详细检查和相关生物学标志物的讨论均超出了本章的范围。此外,随着高通量实验平台的到来,这是一个迅速改变且新的发展不断出现的领域,包括“深度测序”[120]、蛋白质组学[121,122]和代谢物组学[123]。读者可以直接关注以上引用的综述或者这个领域的最新工作。

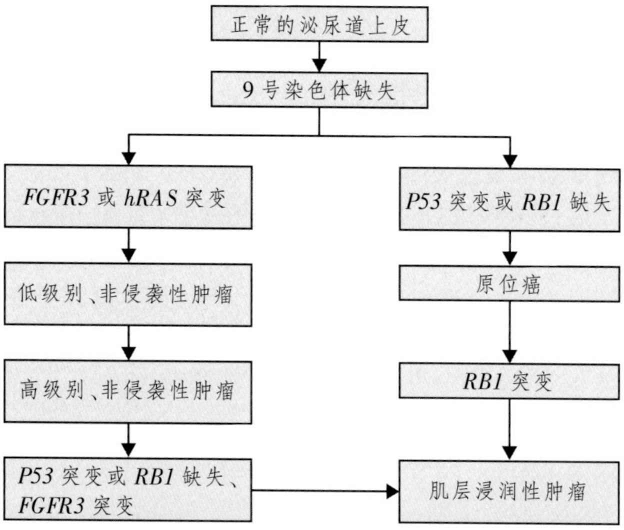

图 64.1 膀胱癌的发生通路。(Data from Pollard C,Smith SC, Theodorescu D. Molecular genesis of non-muscle-invasive urothelial carcinoma (NMIUC). *Expert Rev Mol Med* 2010;12:e10.)

症状体征

膀胱癌最具特征性的症状包括:肉眼无痛性血尿、感染、尿潴留。因为第一种症状通常是暂时性的,而后两种症状往往被认为是前列腺的问题，所有患者经常被误诊[27]。因为膀胱癌相关的血尿通常是间断性的,患者出现偶尔一次的血尿应该立即接受检查。男性患者出现尿路感染的情况也应该同样对待。女性患者的诊断更加困难，因为她们的泌尿系感染发生率较高而膀胱癌的发生率低。育龄期女性的血尿更容易被误解。

膀胱癌患者的相关检查

这部分内容分为可疑膀胱癌患者的检查和已确诊的膀胱癌患者的分期。

疑似膀胱癌

在发达国家,大部分有血尿或者可疑膀胱癌的患者会经诊所确诊。少数患者通过其他途径(如妇产科诊所)确诊或出现转移症状(10%)。血尿患者的临床检查包括:一般状况评价、血细胞分析和生化检查、前列腺特异抗原(如果有相关症状)、尿道细胞学检查、膀胱镜检查和其他尿道成像检查(超声、静脉尿路造影、CT 造影等)，检查项目可能会因为当地的实际情况和设施而有差异[124,125]。经膀胱镜检查确诊的膀胱癌需进一步检查进行分期。

膀胱癌分期

对大部分患者来说,接下来要进行麻醉下的经尿道膀胱癌切除术 TURBT,TURBT 术后是否有肿块残留是患者预后的重要预测因素,因为这提示肿瘤侵出膀胱或者没有完全切除肿瘤,或者二者皆有。这既是对膀胱癌患者进行一次更加彻底的分期又是最初的治疗。对切除的组织进行病理分析可以明确有无肌层侵犯，是否原位癌，这是进一步评价和治疗的关键。NMIBC 患者,包括原位癌,一般不需要进一步检查,治疗和复查都使用膀胱内的方法。广泛的原位癌或 3 级病变需要额外的多种影像学检查的患者除外。肌层浸润性膀胱癌患者(MIBC)需要详细的胸、腹部及盆腔CT或MRI检查以进行分期。如果有骨转移的征象(如碱性磷酸酶升高、骨痛等),需要再做骨扫描检查。

膀胱癌患者图像分析的最主要影响因素是TURBT造成的膀胱周围的改变,可能被理解为膀胱病变的蔓延。同样的,盆腔内淋巴结肿大也可能是手术所致的反应性增生而不是转移。此外,侵犯邻近器官及肾盂积水是膀胱癌分期和不良预后的可靠因素。

分期系统

2010版的国际抗癌联盟的UICC肿瘤TNM分期是目前国际通用的分期系统[126]。它是基于原发肿瘤的范围(T分期)、有无淋巴结转移(N)和有没有远处播散(M)来进行分期的(表64.2)。TNM分期系统必须和TURBT切除组织的病理分析联合应用来确定患者的最佳治疗方案。令人失望的是,尽管做了大量的研究,仍没有找到可以在临床工作中预测肿瘤预后的肿瘤标志物,像乳腺癌中的雌激素受体或HER2状态。高通量系统如蛋白质组学、深度测序和其他技术的应用有望在未来促进该类肿瘤标志物的发展。

病理学

90%以上的膀胱癌是移行细胞癌。约5%的是鳞状细胞癌,尽管需要注意的是鳞状细胞癌经常在分化差的移行细胞癌中出现,因此,这两类肿瘤有多大程度的不同是一个尚不明确的问题。已经引起注意的是,S.寄生虫感染可以导致鳞状细胞癌,但是随着寄生虫杀灭,鳞状细胞癌的发生已经迅速下降。小细胞癌非常少但是非常重要的是它的化疗敏感性很高,因此可以遵照小细胞肺癌的治疗方案。其他的肿瘤类型包括恶性黑色素瘤、癌肉瘤和腺癌(尤其是在脐尿管残留)。典型的膀胱移行细胞癌使用TNM分期系统联合G分级:Gx(不能评价),G1~G3(分化好到分化差)[127]。上皮内瘤变经常出现在肿瘤之外且明显地影响治疗方案的选择。

表 64.2 膀胱肿瘤的TNM分期(2009年)

Tx	原发肿瘤无法评价		
T0	无原发肿瘤证据		
Ta	非侵袭性乳头状肿瘤		
Tis	肿瘤局限在黏膜:"原位癌"		
T1	肿瘤侵犯黏膜下层		
T2	肿瘤侵犯肌层		
T2a	肿瘤侵犯浅肌层(内1/2)		
T2b	肿瘤侵犯深肌层(外1/2)		
T3	肿瘤侵犯膀胱周围组织		
T3a	显微镜下可见		
T3b	肉眼可见(膀胱外肿块)		
T4	肿瘤侵犯以下任一结构:前列腺、精囊腺、子宫、阴道、盆壁、下腹壁		
T4a	肿瘤侵犯前列腺、精囊腺、基质、子宫、阴道		
T4b	肿瘤侵犯盆壁或下腹壁		
N区域淋巴结	定义为髂总动脉分叉以下的真骨盆区域,淋巴结偏向某一侧不影响分期		
Nx	淋巴结不可评价		
N0	无淋巴结转移		
N1	真骨盆内多个淋巴结转移(下腹部、髂外、闭孔、骶前)		
N2	真骨盆内多个淋巴结转移(下腹部、髂外、闭孔、骶前)		
N3	髂总动脉周围淋巴结转移		
M远处转移			
Mx	远处转移无法评价		
M0	无远处转移		
M1	远处转移		
分期			
0期	Ta	N0	M0
原位癌	Tis	N0	M0
Ⅰ期	T1	N0	M0
Ⅱ期	T2a、T2b	N0	M0
Ⅲ期	T3a、T3b	N0	M0
	T4a	N0	M0
Ⅳ期	T4b	N0	M0
	任意T	N1,2,3	M0
	任意T	任意N	M1

From UICC International Union Against Cancer. *TNM classification of malignant tumours*, 7th ed. Hoboken, NJ: Wiley-Blackwell, 2009, With Permission.

膀胱癌的治疗

非肌层浸润性膀胱癌

约80%的膀胱癌患者为非肌层浸润性膀胱癌。在TNM分期系统中为Tis、Ta和T1期。诊断的金标准为切除足够多的逼尿肌深层组织(TURBT)。这可以为膀胱癌的分期提供足够多的组织,也可以彻底地治疗病

治疗方法不影响患者的长期生存率[143]。

有些手术组的生存率明显高于这篇文献的报道。这受以下两个因素影响：一是病例选择；二是从某种程度上来说，报道的生存率出现低于其他大的中心的生存率是对一个中心或外科大夫名誉的威胁，从而对报道的生存率产生一定的“棘轮”效应。这些数据表明，决定膀胱癌患者预后的主要因素为侵袭性病变诊断时是否存在远处的微转移。新辅助化疗的作用似乎可以打破这个规律，在 MRC/EORTC 试验中最主要的影响为无远处转移生存率而不是盆腔控制率[145]。

关于放疗在非肌层浸润型膀胱癌和原位癌中的作用的文献报道非常少。关于这方面唯一的随机对照试验来自英国，比较放疗和观察对新诊断的单病灶没有 CIS 的 PT1G3NxM0 膀胱移行细胞癌患者生存的影响。有多灶性病变或 CIS 的患者随机接受放疗或膀胱内治疗。放疗在患者的疾病缓解时间（风险比：1.07；95%可信区间：0.65~1.74；P=0.785）、无进展生存（风险比：1.35；95% 可信区间：0.92~1.98；P=0.133）和总生存（风险比：1.32；95% 可信区间：0.86~2.04；P=0.193）方面均没有获益的证据[146]。因此，此类患者没有放疗指征。

实际上，对于浸润性膀胱癌，手术和放疗并不矛盾，而是相互补充的治疗方法。有些患者放疗后效果非常差，例如有些患者除了浸润性膀胱癌外膀胱功能非常差或有广泛的 CIS。前者放疗不能很好地改善膀胱功能，而后者因为放疗对原位癌效果不好，所以仍然具有需要接受膀胱内治疗或者膀胱切除术的风险[146]。对于分期为 pT1G3 的患者也有同样的考虑[146]。北美的学者也将一些症状如肾盂积液作为放疗的禁忌证[147]。但是，肾盂积液也是术后效果差的一个重要因素，因此也不能帮助患者选择哪种治疗方式[6]。另一方面，有些患者不适合做手术但可明显地从根治性放疗中获益，如高龄、肥胖、糖尿病、麻醉高风险的患者以及对再造新膀胱无比担忧的患者。尽管一些大的手术试验纳入了 80 岁以上的患者，但毕竟占所有患者中非常少的一部分。对于在 75 岁以上被确诊为膀胱癌的患者，大部分患者还是倾向于不进行手术治疗。

手术治疗

浸润性膀胱癌的治疗

虽然大多数膀胱癌患者都是表浅肿瘤，但是 20%~40%的患者在诊断时或者在疾病过程中会发展为肌层浸润性肿瘤。浸润性膀胱癌是致命性恶性肿瘤，如不经治疗，85%的患者会在诊断后 2 年内死于此病[148]。除此之外，相当一部分高级别未浸润黏膜固有层的膀胱肿瘤将会出现复发/进展及膀胱内治疗失败，或许早期采取膀胱切除术治疗才会使患者得到最佳的生存[149]。这部分患者接受膀胱切除术后 5 年生存率可超过 80%[150,151]。

对高级别浸润性膀胱癌采取根治性膀胱癌切除术这一侵袭性的治疗手段是基于一些重要的研究结果得出的。首先，根治性手术组即切除了膀胱及盆腔淋巴结的患者获得最高的长期生存率及低局部复发率[4,152,153]。尽管没有随机对照试验对根治性膀胱切除术与保留膀胱的治疗进行比较，但对局部浸润性膀胱癌来说，手术仍然是许多临床医生倾向的选择[154]。其次，近几十年来，根治性膀胱癌切除术后的发病率和死亡率实际上都在改善[152,155]。最后，根治性膀胱癌切除术为原发膀胱肿瘤提供了精确的病理分期（p 分期）和局部淋巴结状况。因此，可基于精确的病理分期来决定下一步的辅助治疗。但是值得注意的是，辅助治疗（与新辅助治疗相对而言）的证据非常弱（见系统性治疗部分）。综上所述，根治性膀胱癌切除术成为目前高级别、浸润性膀胱癌的标准的且公认最好的治疗手段。尽管如此，许多关于膀胱切除术的文献强调必须慎重选择手术患者以保证取得最好的效果。尽管毫无疑问这种说法是正确的，但也提出了新的问题，即对于无法满足这些严格的手术条件却需要治疗的患者怎么处理？这个问题即便是有的话，也非常少的在膀胱切除术的文献中提及。

正位下泌尿道重建术，尤其是尿道改流术的发展和改进，成为需行膀胱切除术的患者改善生活质量的主要手段。目前，膀胱切除术后，无论男女患者都可经安全的正位下泌尿道重建术得到自然、完整的尿道[156]。正位重建无论从位置还是机能上都高度接近原来的膀胱，可提供控制手段来储存尿液，并可随意志经尿道排尿。正位重建的膀胱可以不需经腹壁造瘘及尿瘘矫正器、不需间歇性导尿（大多数病例都需要）。这些成就改善了膀胱切除术后患者的生活质量，而且激励患者和医生考虑早期对高级别、侵袭性膀胱癌应用根治性膀胱切除术[157,158]。

为提高根治性膀胱切除术技巧、提供可接受的尿流改道形式，医生们做出了不懈的努力，他们并没有向传统的肿瘤手术方式妥协[158,159]。经尿道膀胱癌切除术后膀胱切除术的时机非常重要，已经证实延迟 3 个月以上会影响患者的生存。这个证据成为健康管理资源提供者分配资源的重要基础[160,161]。特定的膀胱切除技术和恰当的局部淋巴结清扫对降低局部复发率和切缘阳性率、提高肿瘤相关生存至关重要[162]。根治性膀胱切除术中,注意外科细节十分重要,保留尿道括约肌功能对尿道重建后达到最佳的功能至关重要。最后,医院规模和死亡率之间的关系是由外科手术量来介导的。在大医院由经常做该手术的外科大夫进行手术往往能降低患者的死亡率,在过去几十年中,采用这种方式的医疗中心的死亡率明显下降[163,164]。

根治性膀胱切除术的定义为完整地切除盆腔内髂淋巴结和直肠前方的盆腔器官, 包括男性的膀胱、脐尿管、前列腺、精囊、脏腹膜等;女性的膀胱、脐尿管、卵巢、输卵管、子宫、宫颈、阴道断端、前部盆腔腹膜等。恰当的淋巴结清扫在根治性膀胱切除术中的地位也十分重要,它直接关系到高级别、浸润性膀胱癌的临床结果。有证据显示扩大淋巴结清扫范围将会使淋巴结阳性和淋巴结阴性的患者两方都获益[165-167],尽管这可能是病例选择和手术技术之外的决定手术结果的因素。虽然关于膀胱切除术中淋巴结清扫的精确范围还有争议,但我们仍提倡扩大性淋巴结清扫,范围包括从肠系膜下动脉水平开始(淋巴结清扫的上界);向双侧延伸越过下腔静脉/主动脉直至生殖股神经(清扫的侧界);向远端清扫到 Cloquet 淋巴结内侧(至耻骨韧带上方),并环绕清除髂静脉周围。需要清除双侧髂内动脉淋巴结、闭孔淋巴结、骶骨前淋巴结[168-170]。回顾性研究表明,清扫淋巴结大于 15 枚既可以准确评估淋巴结状态又可带来长期生存的获益[166,171-174]。但是,盆腔和腹膜后淋巴结数目的个体差异及病理学医生对切除组织进行加工的困难都是问题。事实是,即便在今天的医疗技术水平中,大多数的老年患者、在美国的西班牙患者、在非城市的较小医疗中心治疗的患者清扫的淋巴结数目依然非常少(<10)[170]。淋巴结清扫与最佳切除范围的真正作用目前尚不清楚。

标准的根治性膀胱切除术的变化明显改善了患者的生活质量,包括保留前列腺的膀胱切除术以保存患者的自我控制和性功能。但是,这明显提高了遗漏前列腺癌的风险。据报道,并存的前列腺癌和尿路上皮肿瘤的患者占 23%~54%, 其中约 29%的患者是临床有意义的,会导致局部复发甚至远处转移[175,176]。

根治性膀胱切除术是高级别、浸润性膀胱癌的标准治疗。治疗结果见表 64.3。这些成果还应提供其他治疗方法可以与之对照的基准。

研究证明腔镜和机器人辅助的膀胱切除术是可行并安全的,但是随访时间还相对较短[177-179]。尽管机器人辅助的手术花费增加,但是已经证明在某些肠梗阻的患者群体中这种花费是值得的,如果在手术中将手术并发症也考虑在内的话[179,180]。

根治性膀胱切除术和淋巴结清扫后的并发症发生率和死亡率

早期关于根治性膀胱切除术和淋巴结清扫后的并发症发生率和死亡率的结果是令人失望的。手术操作程序的不规范、不统一归咎于对术后并发症发生率的顾虑和对尿流改道术的需要。20 世纪 70 年代以前,根治性膀胱切除术的围术期并发症约 35%,死亡率接近 20%。然而,随着同时代医学、外科、麻醉技术的发展,及更好的选择合适的患者,根治性膀胱切除术和淋巴结清扫后的并发症发病率和死亡率奇迹般地降低了(表 64.3)。重要的是,在一些大的医疗中心,接受术前治疗(放疗或化疗)和尿流改道术的形式(能够节制排尿或不能)并不明显增加患者根治性膀胱切除术

表 64.3 部分单中心临床的根治性膀胱切除术结果

研究	时间(年)	患者例数 男/女	中位年龄(岁)	中位随访时间(年)	病理结果	术后 30 天死亡率(%)	病理学业群(%) OC	EV	LN+
Stein 等[4]	1971—1997	1054(843/211)	66	10.2	TCC(94%为高级别)	3	56	20	24
Madersbacher 等[153]	1985—2000	507(400/107)	66	3.75	TCC(95%为高级别)	7	43	33	24
Hautmann 等[155]	1986—2003	788(652/136)	64	2.9	TCC(82%为高级别)	5	63	19	18

后的死亡率[150]。与膀胱分流技术相比,选择合适的患者进行手术更加复杂,因为不适合手术的患者经常出现在放疗组。

对于高龄患者,根治性膀胱切除术后早期并发症不可低估。在南加州大学,接受根治性膀胱切除术患者的中位年龄是 66 岁[4]。在 1054 例患者中,28% 在术后 3 个月内出现早期并发症。早期并发症包括所有与根治性膀胱切除术、围术期、尿流改道术相关的事件。术前治疗(放疗或化疗)和尿流改道术的形式,并不明显提升患者根治性膀胱切除术后早期并发症的发生率。大多数根治性膀胱切除术后早期并发症与尿流改道术无关(85%与尿流改道术无关),而且接近 90%的患者可以得到适当处理,无须再次手术[181]。我们的经验是,根治性膀胱切除术后,最常见的与尿流改道术无关的早期并发症是脱水,与尿流改道术相关的早期并发症是持续性尿漏。总体来说,膀胱切除术后最主要的并发症是与尿道分流相邻近的肠段[152,182]。

新辅助化疗将在下面部分讨论,它似乎并没有增加围术期并发症的发病率和死亡率[7,183]。术前放疗也将在下面讨论。

对高龄患者,经过细致筛选后再行根治性膀胱切除术的做法较为妥当[184]。但是,在手术相关的文献中强调"仔细选择"时也强调了膀胱切除术的不足和有效性,并强调发表的文献中的结果并不能用于整个人群。需要强调的是,在选择接受根治性膀胱切除术的患者时,生理年龄比实际年龄更为重要。对所有接受根治性膀胱切除术的患者来说,适当的患者选择、对围术期的密切关注、专注并一丝不苟的外科团队协作,都是确保最佳临床结果、最大程度降低并发症发病率和死亡率的关键点[185-187]。在我们中心推荐的方法是之前由 Danish 提出的增强恢复通道的方案(图 64.2)[188]。

病理分期和亚群

接受根治性膀胱切除术的患者,其术后原发肿瘤的病理分期和是否存在局部淋巴结转移,都是最重要的生存预测因素[4,153,155]。这些病理因素也可将患者分成许多病理亚群,来提供风险分层、筛选需要进行辅助治疗的患者,以指导进行合适的辅助治疗。病变局限在膀胱内、淋巴结阴性的病理亚群(P0、Pa、Pis、P1、P2a、P2b);病变侵出膀胱外、淋巴结阴性的病理亚群(P3、P4);淋巴结阳性亚群(N+);所占患者比例分别是 56%、20%和 24%[155]。在南加州大学研究中(全部 1054 例患者,其 5 年和 10 年无复发生存率分别是 68%和

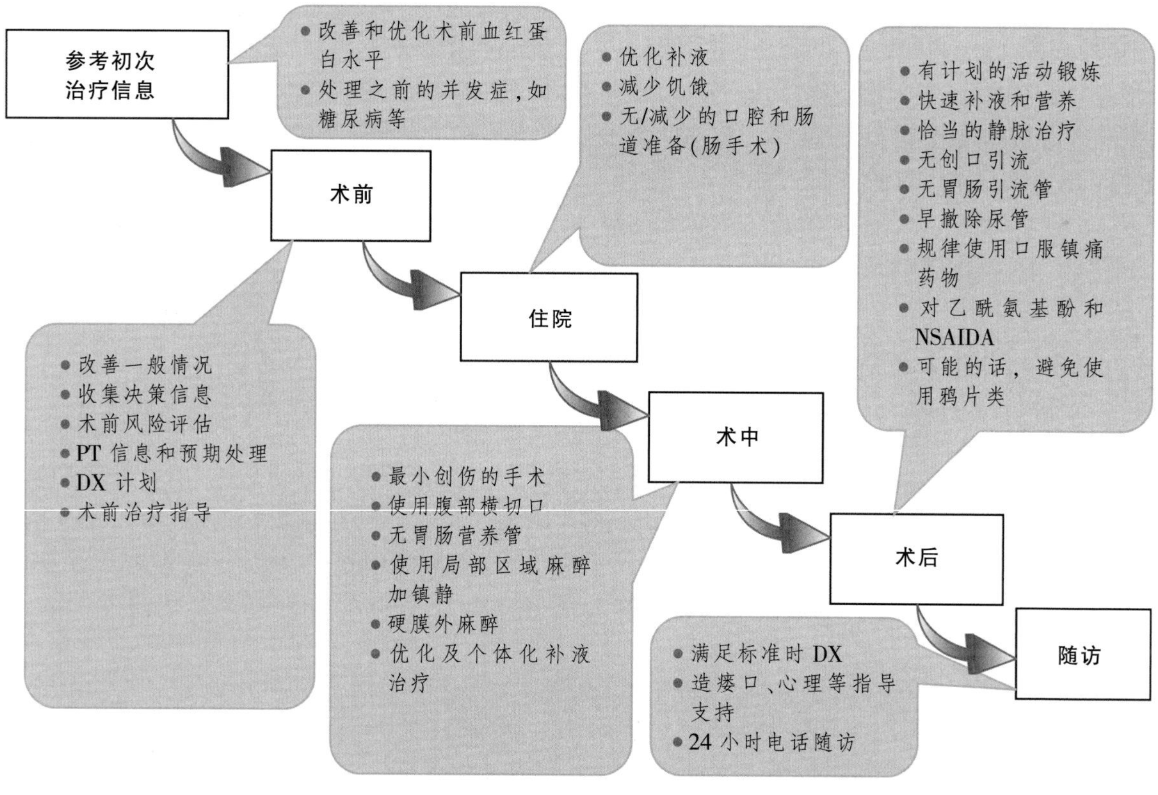

图 64.2 根治性膀胱切除术患者的增强康复计划示意图。

66%(表 64.3)。大多数死亡发生在根治性膀胱切除术后的前 3 年内,死亡原因为局部复发。然而,经过 3 年以上的长期随访,此高龄患者群组中的死因大多数是因为与膀胱癌无关的其他合并症。 这强调了膀胱切除术的有效性和长期生存。

病变局限在膀胱内、淋巴结阴性的肿瘤

在南加州大学的研究中,56%的患者为病变局限在膀胱内、淋巴结阴性[4]。此种病理亚群的临床结果非常好 (表 64.4), 其 5 年、10 年无复发生存率分别是 85% 和 82%。比较浅表非侵袭性肿瘤(Pis,Pa)、固有膜侵袭肿瘤(P1)、肌壁侵袭肿瘤(P2a,P2b),在肿瘤局限在膀胱内、无淋巴结受侵的前提下,其生存率无明显差别。此结论与之前曾报道的,对于接受根治性膀胱切除术患者,其病理证实为表浅膀胱肿瘤的研究结果相似[4,155,189,190]。综上所述,这些数据支持对病变局限在膀胱内、无膀胱外侵犯、淋巴结阴性的肿瘤,应给予外科手术治疗。对侵袭性膀胱癌应避免延误治疗。有证据显示如对肌壁侵袭性膀胱延误治疗,将提升患者病理分期并降低生存率[160]。此外,需注意对高风险的表浅性膀胱肿瘤、对保守治疗无效的表浅性膀胱肿瘤,不能延误其接受根治性手术治疗[149]。

膀胱外侵犯、淋巴结阴性的肿瘤

在南加利福尼亚大学,病变侵出膀胱外、淋巴结阴性的患者占接受根治性膀胱癌切除术患者的 20%(表 64.4)。P3 肿瘤(肿瘤膀胱外侵犯)与 P4 肿瘤(淋巴结阴性)间的生存率无明显区别,其 5 年、10 年无复发生存率分别是 58% 和 55%。此结果与 Madersbacher 等[153]和 Dhar 等[171]的报道一致,他们的结果是此病理学亚群的 5 年无复发生存率是 56%。与肿瘤局限在膀胱内、淋巴结阴性的患者相比,局部晚期患者的复发率更高、生存率更低[191]。1997 AJCC TNM 分期系统[192]将肿瘤膀胱外侵犯(先前定义为 pT3b)细化分为显微镜下肿瘤膀胱外侵犯(pT3a)和肉眼下肿瘤膀胱外侵犯(pT3b)。为确定 pT3a 和 pT3b 这两个新的细化分组在临床上的差别,我们评估了自己研究中 pT3 患者情况[191]。结论是 pT3a 和 pT3b 这两组肿瘤膀胱外侵犯的患者,在无复发率和总生存率上无明显区别,且淋巴结转移的发生率也近似(近 45%)。但是,与淋巴结阴性患者相比,淋巴结阳性患者存在复发的高风险而且生存率较低。

表 64.4　USC 对接受根治性膀胱切除术的膀胱癌患者的研究,依照病理分期评估 5 年、10 年 RF 和 OS

病理分期 ª	病例数	预计总生存率(%) 5 年	10 年
T2a N0	94	77	57
T2b N0	98	64	44
T3 N0	135	49	29
T4a N0	79	44	23
侵出膀胱的 N0	214	47	27
所有淋巴结阴性患者	808	69	49
所有淋巴结阳性患者	246	31	23

ª 数据来自参考文献[192]。

淋巴结阳性病变

在大规模的膀胱根治性切除术患者中, 约 1/4 的患者有淋巴结转移(表 64.3 和表 64.5)[197]。虽然有淋巴结转移的患者属于高风险亚群,但 Stein 等[4]的研究表明此类患者中有 1/3 术后仍能生存 5 年。对经过筛选的淋巴结阳性患者进行扩大性淋巴结清扫的手术方式可能提高患者的生存率[171]。关于辅助治疗对淋巴结阳性患者的影响, 因为缺乏有力度的临床试验数据,所以仍然难以评估(见系统治疗部分)。在南加利福尼亚大学进行的一项研究表明,术后辅助化疗是此类患者的复发和总生存的显著独立预后因子[193]。但是这种回顾性分析总受各种因素的相互影响,例如纳入分析的患者需要有足够长的生存期并且再术后恢复足够好才能开始辅助化疗。删除生存期不足够长和术后恢复不好不能耐受化疗的患者,不可避免造成偏倚而导致化疗的作用比实际好。作者关于入组患者行手术辅助化疗的经验是：只有身体状况很好的患者才能术后很快恢复到可以耐受术后辅助化疗, 因此这些数据因为忽略了患者的身体状况而造成偏倚。BC2001 试验[194]的另一个有趣特点是:即便不将盆腔淋巴结包括在放疗靶区内,单纯放疗患者的盆腔淋巴结的复发率依然很低,约为 6%,而放化疗的患者下降到约 4%。关于这些数据可能的解释为无论用手术还是放疗,成功的治疗原发病灶将改变小淋巴结的生物学行为。

淋巴结阳性患者的预后可根据受侵淋巴结的数量(淋巴负荷)、原发肿瘤的分期、是否有淋巴结包膜的穿透等因素来进行风险分层[4,173]。在我们对根治性膀胱切除术的研究中,对于阳性淋巴结<5 个、有淋巴结转移但肿瘤局限在膀胱的患者,其无复发生存率明

表 64.5 根治性膀胱癌切除术后患者淋巴结转移发生率与原发肿瘤的关系

研究	时间(年)	患者例数	淋巴结转移率(%)	膀胱肿瘤分期[a](%)				
				P0,Pis,Pa,P1	P2a	P2b	P3	P4
Poulsen 等[292]	1990—1997	191	50(26)	2(4)	4(18)	7(25)	33(51)	4(43)
Vieweg 等[195]	1980—1990	686	193(28)	10(10)	12(9)	22(23)	97(42)	52(41)
Leissner 等[166]	1999—2002	290	81(28)	1(3)	5(13)	12(22)	53(43)	10(50)
Stein 等[4]	1971—1997	1054	246(24)	19(5)	21(18)	35(27)	13(44)	58(42)
Vazina 等[293]	1992—2002	176	43(24)	1(215)	10(16)	-	20(236)	12(50)
Abdel-Latif 等[294]	1997—1999	418	110(26)	3(215)	4(7)	29(25)	59(48)	15(65)
Madersbacher 等[153]	1985—2000	507	124(24)	2(3)	26(17)	-	64(34)	32(41)
Hautmann 等[155]	1986—2003	788	142(18)	2(2)	31(10)	-	73(41)	36(43)
总计		4110	989(24)					

[a] 数据来自参考文献[192]。

显高于其他患者[4,166,195]。

对接受根治性膀胱切除术的患者来说,肿瘤侵及淋巴结的数量和淋巴结清扫的范围,都是非常重要的预后预测参数。Stein 等[193]对 246 例接受根治性膀胱切除术的淋巴结阳性患者进一步检测,以评估这一高风险组群的其他预后因子。这一研究模拟了淋巴结密度的概念,淋巴结密度包括肿瘤负荷(阳性淋巴结数量)和淋巴结清扫范围两者的概念。它定义为所有阳性淋巴结数量除以所有手术切除掉的淋巴结数量。研究发现淋巴结密度是淋巴结阳性患者的显著且独立的预后预测因素。将来的分期体系和关于辅助性治疗的临床试验,应该考虑到这一概念,以对高风险患者群体进行更好的细化分层。

根治性膀胱切除术后复发

根治性膀胱切除术后复发与病理分期和病理学亚群密切相关[4,153]。经过长期随访(中位时间>10年),南加州大学将复发被分为局部(盆腔)、远处、尿道等。局部复发被定义为出现在术区软组织内的复发病变;远处转移被定义为出现在盆腔外的病变;而尿道复发是指残余尿道上出现了新的原发肿瘤。总体上,南加州大学的研究中 30% 的患者出现了局部或远处复发[4]。根治性膀胱切除术后,86%的患者在术后前 3 年内复发,复发的平均时间是 12 个月。311 例复发患者的中、远处转移患者的中位复发时间是 12 个月,而局部复发的中位时间是 18 个月。远期肿瘤复发也会出现,它被定义为术后 5 年及以上出现的复发,因此需要终生随访。

盆腔(局部)复发

大规模的试验报道称根治性膀胱切除术后盆腔局部复发率为 6%~9%[153,155,190],手术时有膀胱外侵犯和淋巴结阳性的患者局部复发率高[4]。

转移(远处)复发

根治性膀胱切除术后最常见的是远处转移。这与观察新辅助化疗作用的试验中的报道相一致,最主要的影响因素为原发灶的大小、较小原发灶的远处转移率较大原发灶的远处转移率低。大型试验报道远处转移率为 20%~30%(表 64.6),但是膀胱癌的死亡率远远大于这些,这可能是因为该研究低报了死亡率或者入组患者不能代表普遍的膀胱癌患者。

尿道复发

尿道复发指在根治性膀胱切除术后,尿道黏膜再次出现与原发膀胱黏膜病变相同的多发病变。因此,尿道复发这一称谓多少易引发误解,似乎提示根治性膀胱切除术治疗失败。大多数尿道肿瘤早期就会在残留的泌尿道上皮出现单发透明细胞癌病变。随着根治性膀胱切除术成为侵袭性膀胱癌最有效的治疗手段,原位尿路分流术也日益普及,保留尿道与否也成为越来越重要的肿瘤学问题。

正位下泌尿道重建术的施行为根治性膀胱癌切除术后患者提供了更多的自然排尿的机会。在南加州

表 64.6　根治性膀胱癌切除术的相关研究中的无复发生存率和复发率

研究	病例数	中位随访期(月)	无复发生存率(%)		所有复发率(%)	
			5 年	10 年	局部	远处
Stein 等/USC[4]	1054	122	68	66	7.3	22.2
Madersbacher 等/Bern[153]	507	45	62	50	7.9	35.3
Hautmann 等/Ulm[154]	788	53	65	59	9.3	17.8
Yafi 等/Canada[190]	2287	29	48	–	6.0	27.0

大学,接近 85%的经根治性膀胱切除术治疗的透明细胞癌患者接受了正位新建膀胱替代治疗。从肿瘤学观点来说,只有术中冰冻切片证实在近段尿道(在男性是远端朝向前列腺顶,女性则是膀胱颈末端)切缘阳性时才绝对排除正位膀胱重建。这种对根治性膀胱癌切除术后保护自体尿道、行正位膀胱重建的追求,也提升了大家对尿道复发的关注。

在正位膀胱重建术之前,女性尿道肿瘤复发并没有成为重要的肿瘤学问题,因为整个尿道已在膀胱癌根治术时被切除。随着对女性盆腔解剖和神经分布及对控制排尿机理的认识[196],也伴随对尿道受侵的各种病理风险因子的鉴别,正位尿流改道术已成为根治性膀胱癌切除术后的常见尿流改道术形式[197]。虽然肿瘤侵及膀胱颈是女性尿道受侵最重要的风险因子[198,199],但并不是所有的膀胱颈受侵女性患者都会发生尿道肿瘤,接近 50%不会发生。因而可以考虑行适当的尿流改道术形式。此外,术中冰冻切片是对近段尿道受侵准确可靠的病理学评估手段[199]。

目前,根治性膀胱癌切除术后接受尿道重建后生存的男性患者数量在增加。如果进行长期随访,这些患者是否会暴露于尿道复发的风险中呢?根治性膀胱癌切除术后保留尿道患者的尿道复发率,迄今为 6%~10%[200,201]。已确认的特殊临床和病理学风险因子可提供对尿道复发的风险评估。这些风险因子包括多病灶肿瘤、原位癌、肿瘤侵及前列腺(尤其是侵犯前列腺间质)、尿流改道术形式(正位的或经皮造瘘的)[198,200,202-204]。

Stein 等[205]经过对接受根治性膀胱癌切除术和尿流改道术的大宗男性透明细胞癌患者的研究,总结了一些经验。此研究经过中位 13 年的随访期,连续分析了 768 例根治性膀胱癌切除术后男性患者的临床和病理学结果。患者中 397 例(51%)接受了正位分流(中位随访期 10 年),另有 371 例(49%)接受了经皮尿流改道术(中位随访期 19 年)。总体上,有 45 例(7%)发生了尿道复发,尿道复发的中位时间是 2 年(0.2~13.6 年)。这 45 例复发患者中,16 例(5%)曾行原位分流,29 例(9%)曾行经皮尿流改道术。经分析,多种风险因子与尿道复发有关。多变量分析中,确定了两个重要变量明显提高了术后尿道复发的风险,它们是:①前列腺受侵;②尿流改道术的形式。评估得出:如果无前列腺受侵,术后 5 年前列腺复发的可能性是 5%;如果有前列腺表浅受侵 (前列腺尿道部和管部), 则上升为 12%;如果侵犯前列腺间质,则为 18%。接受原位分流的患者,其风险明显要低于接受经皮尿流改道术的患者。

对高级别、浸润性膀胱癌男性患者来说,对尿道的随访十分重要。根治性膀胱癌切除术及经皮尿流改道术后,对预防性切除尿道的适应证和时限是有争议的。可根据术前的临床参数及术中冰冻切片报告的尿道切缘情况,来决定在根治术中同时行尿道切除术,或根据最终手术标本的病理评估情况来行延期尿道切除术。这些内容都已在术前知情同意书中详细列举。

膀胱切除术后残留尿道的管理

由有经验的病理学家对近端尿道的术中冰冻标本进行病理分析来决定适合行正位尿流改道术的患者是准确可靠的。如果术中冰冻病理报告指出近端尿道无肿瘤侵犯,则对男女患者都采用一个原位替代膀胱。这一方法并不增加这些患者尿道复发的风险[197,206]。男性患者如果已知肿瘤侵犯前列腺,但术中冰冻病理报告近端尿道正常,则不必排除膀胱原位替换。同样,女性患者如果已知肿瘤侵犯膀胱颈,但术中冰冻病理报告近端尿道正常,则也不必排除膀胱原位替换。所有的患者都应被详细告知根治性膀胱癌切除术后长期随访的必要性、尿道复发的长期风险、以后再行尿道切除术的可能性。

挽救性膀胱切除术

放疗后行挽救性膀胱切除术已在前面章节阐述。

外科治疗的总结

外科手术是浸润性膀胱癌的重要治疗手段,毋庸置疑地可使许多患者获得较长时间的疾病控制。对所有浸润性膀胱癌患者,尤其是身体状况在可耐受大手术的边缘的患者,手术与放化疗等其他治疗手段联合应用可取得最好的临床效果。这种治疗可提供最佳的盆腔局控及精确的原发肿瘤评估(p分期)。细致的病理评估及清楚的病理分期为患者提供重要的预后信息,并指导下一步的辅助治疗决策。以上外科手段结合对男女患者都适用的下泌尿道重建术,可为患者保存更多的生理功能和提供能够接受的储存、排泄尿液的方法。但是大部分的膀胱癌患者仍因为发生远处转移而死亡,远处转移有可能在手术的时候就存在。因此,提高治疗效果的关键在于系统治疗和寻找可以指导选择合适治疗方式的预测因子(与预后因素相反)。

放射治疗

体外照射放疗

尽管放疗治疗膀胱癌既有优点也有缺点,但自20世纪80年代以来,放疗在膀胱癌中的应用明显减少,现在这种治疗方法只在某些中心如波士顿作为一些合适患者的手术替代治疗。如前所述,与美国的主要治疗模式一样,膀胱癌的治疗方式在世界范围内都变化很大。潜在的需要放疗的预测因素见表64.7。影像检查可见阳性淋巴结的患者需要进行化疗或者姑息性的治疗方式,如放疗以消除局部大肿块。影像学可见的淋巴结阴性、肌肉侵犯的患者需要进行根治性放疗。在北美,放疗为最大限度的TURBT、化疗和放疗联合治疗的“三明治治疗法”的重要组成部分(图64.3)[207,208]。

治疗顺序非常复杂,但可总结为最大限度的TURBT、放疗同步化疗,一般使用顺铂,随后行膀胱镜检查。对治疗反应良好的患者继续行同步放化疗及辅助的化疗,一般是以顺铂为基础的化疗。患者需要行较长时间的膀胱镜随访。非侵袭性的复发可以接受TURBT和膀胱内治疗。单一的肌层浸润性复发或治疗失败但没有系统复发的患者可接受补救性膀胱切除术联合或不联合化疗。

最佳的放疗分割安排尚未建立。在北美,分次放疗剂量常为39~40Gy,每次1.8Gy或2.0Gy,然后行一次膀胱镜检查。疾病缓解后继续放疗至总量达64~66Gy。一般情况下,这种方式的放疗可获得与手术治疗相当的长期生存[209,210]。膀胱切除术的风险仍然存在,然而,22%的患者放疗结束后立即行膀胱切除术,13%的患者过一段时间后接受膀胱切除术,65%的患者保留了有功能的膀胱[211]。

表64.7 膀胱癌的放疗指征

分期	建议
CIS、Ta、T1	不需要放疗
T2~T4aN0M0	潜在需要放疗,如果身体情况允许,可同步化疗
TanyN1~3M0 或 TanyNanyM1	Ⅳ期膀胱癌不能将根治性放疗作为唯一的治疗方式。可以将放疗与全身治疗一起作为“根治性”姑息治疗的一部分。除了分次放疗的研究以外,没有关于这方面的研究

在一些国家,尤其是英国和澳大利亚,提供多种选择性的治疗方案(图64.4)。在三明治的治疗方法中,患者先接受最大限度的TURBT以获得病理诊断和准确的分期。然后接受手术或接受新辅助化疗或放疗作为替代治疗。膀胱切除术的作用已在上面讨论,新辅助化疗的证据和作用将在系统治疗的作用部分讨论。在英国,放疗作为根治性治疗,通常放疗整个膀胱,只是不试图包括淋巴结(如下讨论)。一般的分割方法为64Gy/32F或大分割如55Gy/20F。放疗结束后,患者与美国治疗模式一样,定期复查膀胱镜。如果出现单发的局部复发,则接受挽救性膀胱切除术。

这两种治疗方法有本质上的区别。首先且最明显的是,在英国的治疗模式中,根治性放疗不是作为整体治疗的一部分而是作为唯一的治疗方式。想了解这种治疗模式是怎么实行的,应该首先了解主导思想为膀胱切除术是主要治疗方式的国家,多模式的治疗仅仅是膀胱切除术的替代治疗。采用这种治疗模式的患者往往被建议接受一种叫做“选择性膀胱切除术”的治疗,目的是为外科手术提供保险,尤其是感觉治疗机会不可错失的情况下。关于应用这种治疗模式的研究报道,使用这种方法的患者的中位年龄约为65岁[147,208,212],与其他大的手术研究的患者选择基本一致[4,141]。在这方面,英国治疗方法与之完全不同,因为在TURBT后应用根治性放疗有悠久的历史。与行手术治疗相比,年龄较大的患者在选择治疗方式时表现出不同:较年轻的、身体状况好的患者往往倾向选择手术治疗而年龄较大、身体状态较差的往往接

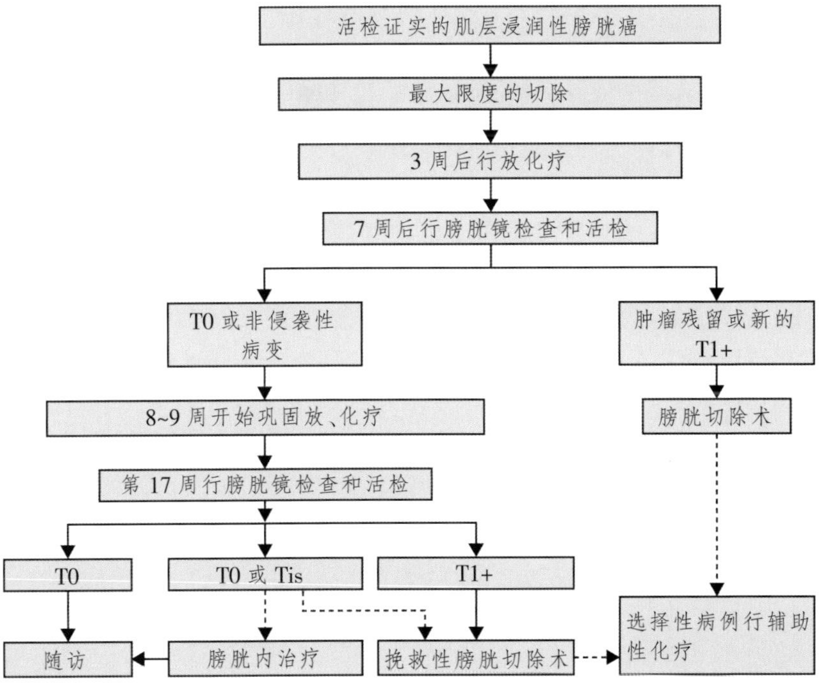

图 64.3 三种治疗模式。

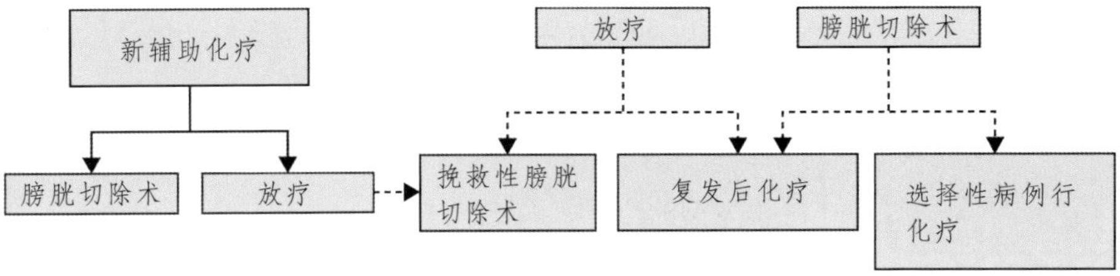

图 64.4 英国新辅助化疗、放疗、手术治疗总结。

受放疗[10,12,142,143,194]。有趣的是,中位随访期为 10 年时,年龄较大的患者长期膀胱保留率与接受放疗后补救性膀胱切除术的患者基本一致,均约为 1/4[213],约 2/3 存活的患者保留了膀胱。作者最新的研究表明,接受足量根治性放疗同步化疗的患者膀胱保存率更高[11]。

治疗结果

比较最新的研究结果和较早的研究结果有以下几点困难。首先,这些年分期系统和影像学技术都发生了改变。在以前或有 CT 检查以前,被诊断为病变局限在器官内的患者现在因为有了更先进的影像学技术,可能会被更准确地分期为晚期。相反的,手术可以提供准确的病理分期。已经证实更加准确的分期在以分期分组来比较结果的试验中,可能导致矛盾的治疗结果的提高,因为有些原先的表现为早期病例分期提高,这就是所谓的"Will Rogers"现象[214]。在过去治疗技术有限,不能或很少能够适形放疗,因此治疗毒性较高。无论如何,在大规模的试验中相当一部分患者可以获得肿瘤控制。例如,一项来自爱丁堡的西方综合性医院的研究,报道了 1971—1982 年间,接受根治性体外照射放疗的 963 例患者的治疗结果:T1 期肿瘤占 20%,T2 期占 32%,T3 期占 40%,T4 期占 8%。肿瘤区域局限于膀胱,应用 55Gy/20 次这一在英国最常用的剂量分割模式。所有患者的 5 年、10 年总生存率分别是 30%和 18%[215]。这项研究报道的膀胱镜下肿瘤控制率为 46%,这似乎是单纯放疗非常具有代表性的肿瘤反应率。

在加拿大国家癌症协会(NCIC)的一项比较单纯放疗与放疗联合顺铂化疗的试验中,单纯放疗组也得到了与此相似的肿瘤控制率[212]。英国的 BCON[12]和 BC2001[194]也报道了相似的 2 年控制率。后两项试验反映了现代放疗技术的准确肿瘤控制率。他们在 2000—2009 年开展,纳入了英国 70 家医疗中心 800 多例患者,包括英国所有的大的放疗中心。两个试验设计相似,包括相似的入组标准(包括 T2~4aN0M0,BCON 试验中 T1G3 患者较少)、相同的对照组(单纯的膀胱根治性放疗 55Gy/20F 或 64Gy/32F)、相同的研究终点

(局部无进展生存和总生存)。两个试验均评价急性和晚期毒性反应(图 64.5 和图 64.6)。此外,BC2001 试验还设计了可供选择的第二个随机对照,即将全膀胱放疗与非肿瘤侵犯的膀胱给予等中心 80%剂量的照射。BC2001 允许新辅助化疗,并将此作为一个分层因素。约 1/3 放化疗组的患者也接受了新辅助化疗。

这两个试验展示了英国放疗临床综合情况和结果的详细细节。两项试验的中位年龄为 73~74 岁,最高年龄达 90 岁。总体来说,约 40%的患者接受 55Gy/20 次的放疗,60%的患者接受 64Gy/32 次。在两个试验中,试验组和对照组超过 95%的患者接受了超过 90%的计划剂量,没有因使用放疗增敏剂而降低剂量。尽管治疗方案要求 TURBT 切除肿瘤,但仅有 1/3~1/2 的患者可以达到,这可能是因为手术技术因素而非有意的这么做。

在放疗加烟碱组,5 年生存率为 50%,而在单独放疗组约为 39%(如果除去 T1 期肿瘤,分别为 48%和 35%),影响最大的为 T2 期肿瘤。在 BC2001 试验中,估计单独放疗组的 5 年生存率接近 34%(95% CI,25%对 43%)。

毒性反应

根治性放疗的毒性反应与放疗的剂量和分割方式有关。在 BC2001 和 BCON 中,有两种不同的分割方式:55Gy/20 次和 64Gy/32 次。两种治疗方式加或不加 5-氟尿嘧啶/丝裂霉素 C 的急性反应见图 64.5。

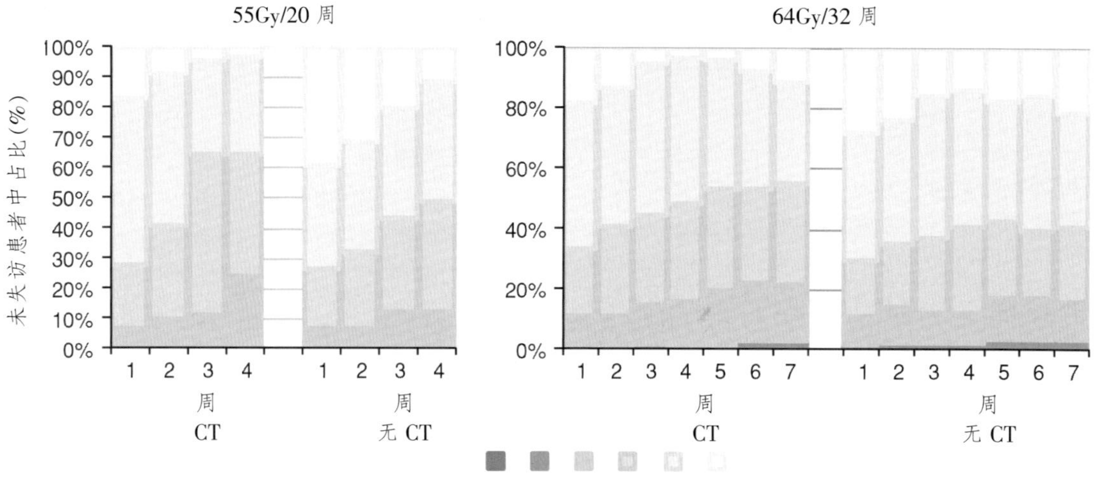

图 64.5 同步化疗和不同步化疗的放疗的急性毒性。图中显示了放疗剂量和治疗周的不良反应等级。黑条表示 4 级毒性;白色表示 0 级毒性。治疗期间 3 级或 4 级的比例:化疗(CT)64/178(36.0%)和无化疗 50/182(27.5%)。无化疗分层卡方检验(P=0.07)。

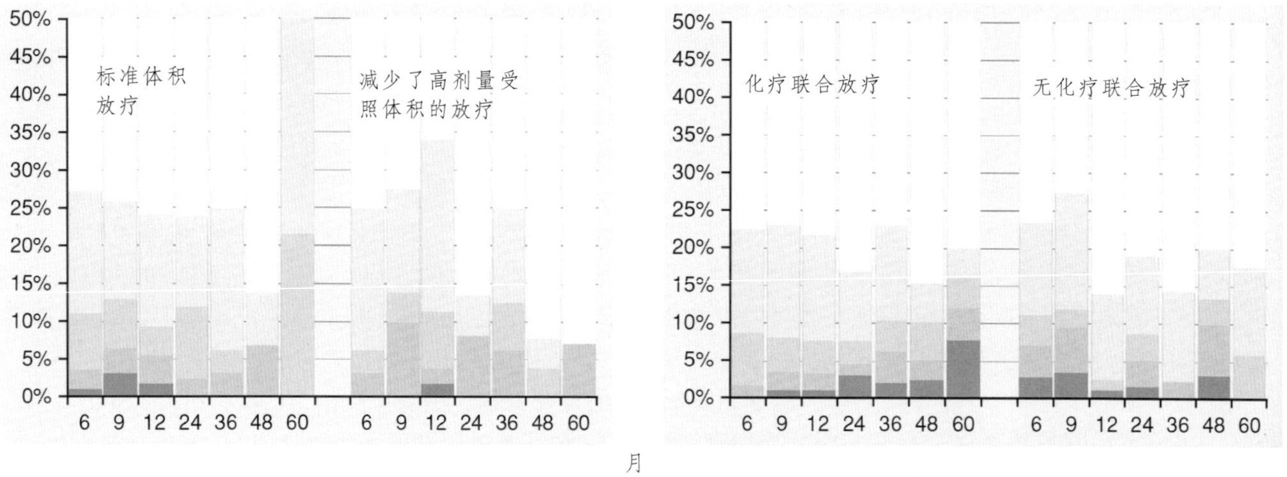

图 64.6 BC2001 试验的晚期毒性。最暗的条表示放射治疗肿瘤组(RTOG)4 级毒性;白色代表 0 级。在随访期间(治疗 6 个月后,直至复发前 3 个月),任何一个月有 3 级或 4 级 RTOG 毒性的患者比例为 RT:12.9% sRT 对 17.9% RHDV;优势比(95%置信区间)1.34(0.55,3.24);P=0.52;CT:8.3% CT 对 15.7% 无 CT;优势比 0.48(0.21,1.10);P=0.07。

如图所示,大部分患者出现 1 或 2 级毒性反应,4 级不良反应的发生率非常低。同步化疗可以加重毒性反应,但主要也是 1、2 级,3、4 级不良反应的差异没有统计学意义(27.5 对 36%;P=0.07;界值设置为 0.01 以反应检验的多样性)。缩小放疗体积并没有明显地降低毒性反应的发生率。但是,如果将被放疗的肠管的体积也计算在内的话,毒性反应则明显下降。目前一项分析显示,受照射肠管的体积与 3、4 级不良反应密切相关。在 BC2001 试验中,患者先前接受新辅助化疗并不增加放疗的毒性反应。

两个试验中的治疗完成率都非常高,超过 95%的患者完成了处方剂量。大部分不能完成计划治疗的患者是因为肿瘤因素而不是因为毒性反应。两个试验的晚期毒性反应都非常有趣, 但又有些不同。在 BCON 试验中,报道了 3、4 级毒性反应的累积发生率,列出了最坏的情况但并没有反应在治疗后任何一个时间点的总的毒性反应。BC2001 报道了特定时间点的毒性反应率。

这里有几点需要注意。第一,在 BC2001 试验中,两个随机化分组的毒性反应均一致(如:降低受照射体积并没有影响晚期毒性反应)。更明显的是,加上同步化疗也对晚期毒性反应没有影响。另外,在任何时间点 75%~80%的患者没有晚期毒性。BC2001 试验中,膀胱容积的测量为此提供了证据,放疗后 1 年和 2 年,膀胱体积下降<5mL。在不良反应的报道中,4 级不良反应的发生率小于 5%,3 级不良反应的发生率小于 10%。与 BCON 试验的结果非常相似[12]。2009年 Efstathiou 等[216]报道了参加 4 个 RTOG 多模态治疗试验的 285 例患者。5.7%的患者出现 3 级或以上的泌尿道晚期毒性反应,1.9%的患者出现 3 级及以上的胃肠道晚期毒性反应, 与 BCON 和 BC2001 试验中的报道相一致。Henningsohn 等[13,217-220]在调查接受膀胱切除术和放疗患者的生活质量和症状的研究中,反映了与放疗相关的好的毒性反应和膀胱功能。此外,膀胱切除术和放疗的患者有不同的症状,在手术患者,主要表现为性功能下降,而在放疗的患者,主要表现为胃肠道症状。放疗保留性功能的作用是因为放疗组的患者平均比手术组患者大 10 岁。

同步化疗的影响

在北美[208,216,221-237]、欧洲大陆[5,238-240]和英国[241,242]有大量的Ⅰ、Ⅱ期试验检验了多种化疗药与放疗联合治疗。但是,只有很少的试验报道了放疗与化疗同步应用。1996 年,NCIC 报道了唯一一项使用 3 种治疗模式的随机研究[212]。这项研究比较放疗40Gy/20 次与同样分割的放疗联合每周 2 次共 3 周的顺铂 100mg/m^2 化疗。患者在治疗中行膀胱镜检查,根据肿瘤的反应和身体情况决定继续行 20Gy/10 次的巩固放疗或行膀胱切除治疗。顺铂同步化疗对远处转移没有影响,这与一些新辅助治疗的试验结果相一致[243]。这项研究的规模相对较小,但可以检测大反应。同步顺铂化疗对骨盆内复发具有明显的影响, 对照组 48 例患者中有 25 例出现骨盆内复发而顺铂化疗组 51 例患者中仅有 15 例出现骨盆内复发 (P=0.036;HR:0.50;90% CI:0.29~0.86)。值得注意的是,在放疗前给予同样的顺铂化疗对局部和远处复发均没有影响[213,243]。

如上所述, 有两项使用 UK 治疗计划的随机试验(BC2001 和 BCON 试验)使用了放疗增敏剂。这两个大的Ⅲ期随机对照试验的结果在 2009—2010 年发表。这两个试验使用了同步化疗(BCON 试验)或烟碱(BC2001 试验)作为放疗增敏剂。BC2001 试验中同步应用 5-FU 或丝裂霉素-C 明显改善了区域无复发生存率至 34%(HR:0.66;95% CI:0.46~0.95), 局部侵袭性复发下降 47%(HR:0.53;P=0.007), 这与 NCIC 试验中使用顺铂作为增敏剂结果基本一致[212]。图 64.7 示浸润性区域无进展生存的 Kaplan-Meier 生存曲线。尽管数据尚不完善,但生存数据显示出总生存明显改善的趋势(HR:0.81;P=0.16)[194]。BCON 试验中使用烟碱增敏并没有达到它改善局部无进展生存的主要研究终点(HR:0.87;63%对 74%;P=0.1),但是它明显改善了 3 年的总生存率(46%对 59%;HR:0.86;95% CI:0.745~0.996;P=0.04)。

将这些放化疗试验的数据进行综合分析示同步放化疗在大部分患者甚至老年患者中也耐受良好,无论采用北美洲的 3 种治疗模式方式[216]或 UK 单模式治疗[194]。使用顺铂和 5-FU/丝裂霉素 C 的风险比基本一致,由此提示多种化疗方案可以用来增敏,根据毒性大小进行选择。值得注意的是,比较顺铂和以 5-FU 为基础的联合化疗在肛管癌中的增敏作用也是基本一致的[244]。较高的局部控制率提示根治性放化疗也是许多肌层浸润性膀胱癌患者可行的治疗方式。

复发方式

如前所述,相当一部分患者会出现局部复发而需要进行挽救性膀胱切除术。BC2001 研究使用单块表格的方法很好地展示了不同的复发方式。图 64.8 示该

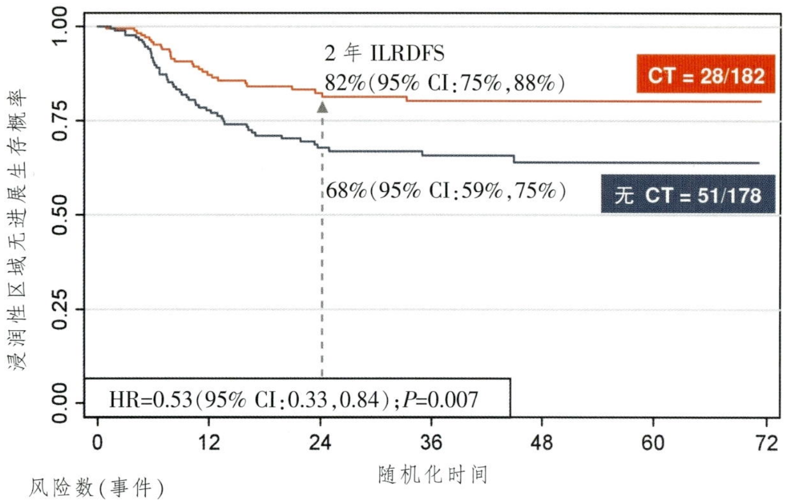

风险数(事件)

CT	182	(20)	118	(6)	88	(2)	61	(0)	48	(0) 30	(0)	15
无 CT	178	(35)	108	(13)	77	(2)	59	(1)	29	(0) 19	(0)	11

图 64.7 浸润性区域无进展生存率,伴或不伴化疗。

实验放化疗组的复发方式的总结。

这里有一些特征需要引起注意。首先,大部分局部失败是在膀胱,且非侵袭性病变多于侵袭性病变。这提示放疗后需要规律的随访,如果患者想保留膀胱功能,需要将放疗和手术技术很好地结合起来。以作者的经验,大部分非侵袭性复发可以谨慎的处理而不需要膀胱切除术。对于非侵袭性复发,如果患者一般状况允许,膀胱切除术仍然是一种可供选择的治疗方法。其次,有趣的是,虽然低位的盆腔淋巴结被包在放疗野内,但没有刻意地将盆腔淋巴结全包在放疗野中,BC2001 中淋巴结复发率也非常低。为改善复发失败率,还需要寻找更好的系统治疗方案。但是,第二肿瘤的发生率也值得引起重视,这可能与膀胱癌患者的年龄较大和吸烟较多有关。

改变放疗分割方式

很早之前,有数据比较大分割与传统分割 64Gy/32 次,两种方案均采用分段放疗。研究表明超分割的方法比传统分割方法有所提高,但是考虑到对照组较差的一般特征,很难从该比较中得出明确的结论[245,246]。一项纳入了 228 例患者来自英国皇家马斯登医院的研究比较了 64Gy/32 次与 60.8Gy/32 次 26 天的分割方式[247]。大分割放疗在英国和其他一些地方广泛用于根治性和姑息性治疗(讨论如下)。目前没有现代的试验将这些分割方式与 64Gy/32 次进行比较。

姑息性放疗

一项前瞻性随机试验包含了 500 例患者,分为两组比较之间的治疗效果。第 1 组接受了 35Gy/10 次的

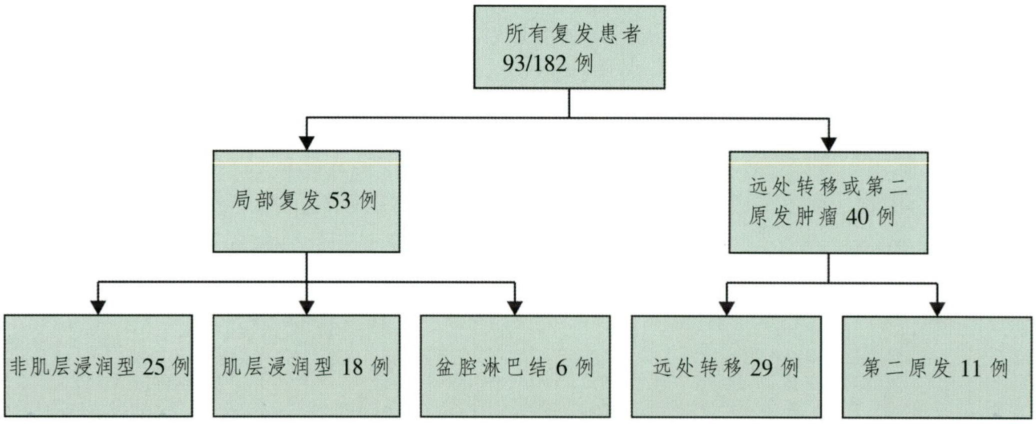

图 64.8 BC2001 试验中的复发模式。

放疗；第 2 组接受 21Gy/ 3 次的放疗[37]。共入组 500 例患者，但在分析放疗后 3 个月的症状改善时，只有 272 例患者纳入分析。这些患者中，68%得到症状改善（35Gy 组 71%，21Gy 组 64%），没有证据表明两组在治疗效果和毒性方面有差异。基于这些结果，21Gy/3 次成为英国广泛应用的姑息性放疗分割模式[248]。这些数据与其他大分割用于姑息性放疗的数据是一致的[249,250]，同时大分割在盆腔其他部位尤其是前列腺的应用也越来越多。

术前放疗

过去有研究评价术前放疗作用，但是对这项技术的兴趣已变小，主要是因为这些试验没有得出术前放疗带来获益的证据。此外，20 世纪 80 年代到 90 年代，观察膀胱癌放疗敏感性促使掀起了新辅助化疗的研究浪潮，有效的终止了对术前放疗的兴趣。因随后放疗和手术技术的改善，使再评估手术和放疗联合治疗变得合适，尤其是自 10 年前吉西他滨被批准用于膀胱癌化疗后使系统治疗达到了新的平台。大部分文献中的研究内容都非常陈旧，且是回顾性的、非随机对照的，因此不能得出结论[251]。

文献中的随机对照试验非常少，因上面提及的原因，能查到的也非常古老。伦敦的皇家马斯登医院进行了一项前瞻性随机试验，比较了浸润性膀胱癌患者术前放疗组和根治性放疗组的治疗结果[45,61-70]。术前放疗组患者接受了 40Gy/4 周完成的放疗；根治性放疗组接受 60Gy/6 周完成的放疗。接受综合治疗组患者的 5 年生存率是 38%，而单纯放疗组为 29%，差异没有达到统计学意义[252]。这项试验没有比较手术联合放疗和单纯手术的结果，因此不能回答本节的关键问题。但值得注意的是，31%的患者在手术切除标本中未发现肿瘤，该反应率与观察新辅助化疗的 MVAC[7] 试验的反应率一致，其他一些研究也得出相似的反应率[253]。

纽约的纪念斯隆-凯特琳癌症中心进行了一项随机对照研究。第 1 组接受了 40Gy/4 周完成的放疗，4 周后行根治性膀胱切除术；第 2 组接受了 20Gy/5 天完成的放疗，随后立即行根治性膀胱切除术。这项研究也没有重点考察放疗加上手术的作用这一主要问题，而是探讨了这项方法的可行性和安全性[254]。MD 安德森癌症中心回顾性地评价了术前放疗对 T3b 期膀胱癌患者的作用[255]。术前放疗组患者（n=92）的 5 年局部控制率为 91%，单纯行根治性膀胱切除术患者组为 72%（n=43；P=0.003）

Parsons 和 Million[256]回顾性分析了已发表的关于 T3 期膀胱癌行术前放疗的回顾性研究和 6 篇前瞻性随机研究的结果。作者得出结论，对 T3 期患者行术前放疗后再行根治性膀胱切除术，其 5 年生存率要比单独行根治性膀胱切除术治疗提高 15%~20%。他们特别注意到许多术前研究报道的放疗的病理完全缓解率达到 1/3，与新辅助化疗的反应率相似。缺乏关于术前放疗的现代试验，而且使用目前的技术对该课题进行再评估似乎更加成熟，因为如以上所述，目前的技术可以使放化疗相关的长期毒性反应更低。

术后放疗

如膀胱癌的其他领域一样，关于膀胱癌术后辅助放疗的随机数据也非常少。即便应用辅助放疗，也是复发率较高的阳性切缘或手术时肿瘤破裂的病例。因为世界范围内新辅助化疗均在较低的水平，没有进行新辅助化疗的高危患者可以给予辅助的化疗，尽管这方面证据也非常薄弱。关于放疗的较少数据显示合适的剂量耐受良好[257]。因为新辅助化疗的证据更加有力和辅助化疗后失败的试验累计较多，术后放疗也是一项非常值得使用现代放疗技术进行再评估的课题。联合应用膀胱癌治疗的三种主要治疗方法如新辅助化疗、手术和辅助放疗治疗高复发风险的患者将成为一种新的时尚。

电子线

电子线照射的意义仅仅存在于术中放疗。术中放疗的作用仍需要用前瞻性试验来评估。目前不推荐在此类试验外应用术中放疗。

中子线

关于中子束在膀胱癌中的研究也非常少。一项随机试验显示中子线照射没有生存获益反而增加了损伤[258,259]。目前没有理由推荐中子线用于膀胱癌的治疗。

治疗技术

患者的体位和固定

- 患者定位和治疗时均应该保持相同的体位，仰卧、胳膊放在胸上。膝盖和脚踝需要固定以保证患者体位的可重复性。
- 排空直肠，应该考虑每天行灌肠。

- 放疗前15分钟,嘱咐患者排空膀胱。
- 患者正常呼吸下,行CT扫描,层厚3~5mm。扫描范围自坐骨结节平面至膀胱顶上缘或L5水平（更高些)。应该使用具有平面扫描床的CT扫描仪。
- 这种情况下不用使用静脉或口服的增强剂。
- 定位参考线应该描在下腹部和双臀。参考线的位置应该应用透射线的材料标记,以保证在定位图像上有显影,并能在摆位时可重复参考。

放疗靶区或放疗野的位置

- 大体肿瘤体积比较难确定，需要结合分期CT或MRI和TURBT。如有条件可使用MRI-CT融合图像勾画靶区,有助于靶区定位。
- 在行TURBT时尝试设置基线标志或者参照物如碘油,在图像引导的自适应放疗中有助于帮助识别肿瘤。
- 关于最佳放疗靶区的数据非常少,标准方法是将整个膀胱作为计划靶区(PTV),确定方法为未受累及部分的膀胱外壁外扩1.5cm的边界,侵出膀胱外的肿瘤外扩2.0cm的边界。
- 所有的放疗计划和治疗均应保持膀胱排空状态而使膀胱位置的变化降到最小并使其体积保持最小。排尿后仍有明显尿潴留的患者,在制订计划和放疗时应该留置导尿管,尽管这也会使膀胱毒性增加。
- 没有证据支持常规放疗应该包括影像学阴性淋巴结区。在BC2001试验中,采用上述方法勾画计划靶区和临床靶区,在放化疗组盆腔淋巴结复发率仅为3%,在放疗组为6%。

内照射治疗

关于内照射有意义的历史文献非常多,尤其是在荷兰。报道的治疗结果好像非常好，如van der Werf-Messing等[260]报道的328例患者在接受3×3.5Gy的外照射放疗后行镭植入。T2期患者的5年和10年总生存率均为56%,T3期患者分别为39%和13%。近期使用^{192}铱植入和后装治疗的研究也得出相似的结果[261,262]。也有使用高剂量率后装治疗的报道,尽管有篇研究表明这比使用低剂量率后装效果差且毒性大[263]。这些研究显著的特征为入组患者少且时间跨度大,表明这些技术即便在有相关专业的中心也很少使用。

热疗

关于热疗与体外放疗或化疗联合应用的细节不在本章的讨论范围。

对少见膀胱癌的治疗

鳞状细胞癌在发达国家是比较少见的肿瘤类型,而且一些报道还反映了鳞状细胞癌常见于移行细胞癌。这些患者通常被系统性治疗的试验排除,而且大部分文献均为回顾性的收集而非直接观察,因此关于这类患者治疗效果的数据非常少[264–266]。这类患者经常发生局部复发而很少出现远处转移,但这些研究的病例数也非常少。脐尿管腺癌非常罕见。对于局限性病变,部分膀胱切除术加整块切除脐尿管韧带和肚脐是一种可选择的治疗方式。目前新辅助化疗和辅助化疗对这种肿瘤没有确切的作用。不幸的是,不少患者出现远处转移,目前来说是不可治愈的。对这些罕见病理类型的肿瘤,没有标准的化疗方案。癌肉瘤更加罕见且预后非常差[267–269]。膀胱小细胞癌也与此相似,尽管一致认为其容易发生转移且对化疗非常敏感。一般膀胱小细胞癌患者接受与小细胞肺癌一样的治疗方案,但是预防性脑照射的作用尚不明确[270–275]。

系统治疗的作用

多达50%的膀胱癌患者会发展成转移性病变。膀胱癌是化疗敏感性肿瘤,对许多化疗药均有反应。全身联合化疗一般有效,可使肿瘤缩小、症状得到控制。整体反应率高达70%[286],中位生存期达12~14个月[35]。这些化疗药首先在转移性患者中应用,随后又应用于新辅助化疗和辅助化疗。但是,尽管对领域的研究已有30年,仍然有许多未回答的问题,包括辅助化疗的作用和最佳的二线化疗方案。

新辅助化疗

关于新辅助化疗的两个基本原理为:首先,提高有微转移患者的生存[277];其次,缩小肿瘤体积使放疗成为可替代手术的根治性治疗方式而保留膀胱[278]。新辅助化疗潜在的缺点,也是不使用它最常见的原因为延迟了根治性治疗(膀胱切除术或放化疗),可能导致一部分没有反应的患者疾病进展而变的不可手术或不能保留器官。但是,经过新辅助化疗,这些患者被确认为生物侵袭性很高而可以免受无效的根治性治疗带来的副作用,这似乎也是有道理的。值得注意的是,相当一部分膀胱癌患者(约2/3)为高龄,有许多合并症且肾功能不好,因此不适合使用新辅助化疗。但是,以作者的经验,可以耐受根治性膀胱切除术的患者一般都可以耐受新辅助化疗。

在新辅助化疗领域，有两个非常重要的试验。西南肿瘤协作组（SWOG）比较手术与先进行 3 周期 MVAC 化疗再行手术治疗，中位生存期在新辅助化疗组为 6.2 年，单纯手术组为 3.6 年，因此得出支持新辅助化疗的结论（P=0.027）[7]。英国 MRC/EORTC 的新辅助化疗试验更新了该结果，该试验在放疗或手术前使用 3 周期顺铂、甲氨蝶呤、长春花碱（CMV）联合化疗，显示出死亡风险下降 16%（HR：0.84；95% CI：0.72~0.99；P=0.037），相应的 10 年生存率从 30%提高到 36%[279]。历时 5.5 年，106 个参与单位共入组 976 例 T2~T4a 期高级别尿路上皮肿瘤患者，随机分配到 3 周期 CMV 方案新辅助化疗组（n=491）和没有化疗组（n=485），随后由治疗结构决定接受根治性膀胱切除术或放疗。在化疗组和没有化疗组，分别有 42%和 43%的患者接受单纯的放疗作为根治性治疗。新辅助化疗组病理完全反应率为 33%。2 组患者的 3 年总生存率分别为 55.5%和 50%。新辅助化疗组与单纯接受局部治疗的患者相比，10 年生存率从 30%提高到 36%，中位生存时间延长 7 个月 （37~44 个月）。SWOG 试验中 82%的患者接受了膀胱切除术，38%的患者病理学显示没有肿瘤残留。达到 pT0 患者的预后好于没有达到者，尽管该结果可能是因为肿瘤的生物学行为更好而不是治疗方式的影响。根据设定，SWOG 试验没有关注器官保留，因为设定的治疗计划为新辅助化疗后行手术治疗。

Meta 分析显示，应用以顺铂为基础的化疗使患者的 5 年总生存率提高了 5%[31]。因此，两个关于新辅助化疗治疗肌层浸润性膀胱癌的大型随机试验均显示出生存获益。尽管癌症管理的法则需要考虑这些足以改变临床治疗标准的数据，但似乎并没有应用于侵袭性膀胱癌的管理[280]。新辅助化疗未在临床广泛应用的原因可能与临床试验中患者的选择有关，未能代表典型的肌层浸润型膀胱癌患者因年龄较大且肾功能受损而不能耐受一些化疗药。GC[33]、标准[7]和加速的 MVAC 方案[281]广泛应用于根治性治疗（手术或放疗）后 4~6 周。值得注意的是，这些试验入组的患者一般都是有较好肾功能储备者（肾小球滤过率>60mL/min），因此排除了相当一部分因年龄大、输尿管梗阻而不适合新辅助化疗的膀胱癌患者。这些化疗方案需要住院和水化，因此对患者的生活质量和医疗资源产生相当大的影响。评价可以扩大顺铂应用范围的临床试验在姑息性治疗中进行，例如，将顺铂和吉西他滨联合化疗方案分第 1、8 天给予，每 21 天为 1 个周期，在肾小球滤过率低至 40ml/min 的患者中应用是安全的[282]。这种方案可以在新辅助化疗的随机临床试验中进行检验，或许可以增加新辅助化疗的应用。泌尿科和肿瘤科的同道有责任一起努力，为我们的肌层浸润性膀胱癌患者提供有技术发展水平的治疗，包括在手术前或在适合的患者保留器官的治疗前应用新辅助化疗。

辅助化疗

辅助化疗的潜在优势为可以根据手术和病理分期更好的选择患者。最大的缺点是推迟了系统性治疗的时间和因为没有可以测量的病灶而不能评价对化疗的反应。一些关于新辅助化疗的随机试验 （表 64.8），因为实施时存在一些方法上的问题，如样本量不足、提前关闭、没有选择合适的化疗方案等而不能对结果进行明确的解释。有人对所有可查到的辅助化疗方面的研究数据进行了综述和 Meta 分析。更新的数据收集、验证、再分析了 6 个随机对照试验 491 例患者的结果，代表了接受以铂类为基础联合化疗试验的 90%患者和所有合格试验的 66%的患者。由此可见，这项 Meta 分析的力度是有限的。总的生存风险比为 0.75（95% CI：0.60~0.96；P=0.019），提示使用辅助化疗使死亡风险降低 25%。但是，因为试验中止得太早，患者未能完成规定的治疗，或有没有接受补救性化疗并不清楚[283]。意大利的一项多中心随机Ⅲ期临床试验入组了 194 例（1/3 的预期病例数）肌层浸润性 TCC 患者，膀胱切除术后行 4 周期的 GC 或观察。这项试验因为收益率差而提前终止。中位随访 32.5 个月，两组患者的复发率相似（43%对 45%），无病生存率没有差异。对于 3 年总生存率，化疗组为 67%，观察组为 48%而 3 年的无病生存率分别为 47%和 35%，表明对于肌层浸润性膀胱癌患者，GC 方案辅助化疗的生存获益未达到统计学意义[284]。EORTC 开展的比较 3 种化疗方案（GC、MVAC、大剂量 MVAC）在高危膀胱癌（pT3~4 伴或不伴淋巴结阳性）中作用的大型Ⅲ期临床试验（30994 试验），计划入组 1344 例患者，却在入组 278 例患者后，因为获益太差而提前终止。这么一个设计合理的大型临床试验也未能最终解决根治性膀胱切除术后辅助化疗的问题。这项试验失败的可能原因为术后太早开始化疗。以作者经验看来，非常少的患者因为术后恢复较慢而不能入组该试验。由此表明，对于这部分患者来说，新辅助化疗比辅助化疗更为合适。辅助化疗的问题仍然需要国际合作进行样本适合

141. Dalbagni G, Genega E, Hashibe M, et al. Cystectomy for bladder cancer: a contemporary series. *J Urol* 2001;165(4):1111–1116.
142. Kotwal S, Choudhury A, Johnston C, et al. Similar treatment outcomes for radical cystectomy and radical radiotherapy in invasive bladder cancer treated at a United Kingdom specialist treatment center. *Int J Radiat Oncol Biol Phys* 2008;70(2):456–463.
145. Neoadjuvant cisplatin, methotrexate, and vinblastine chemotherapy for muscle-invasive bladder cancer: a randomised controlled trial. International Collaboration of Trialists. *Lancet* 1999;354:533–540.
146. Harland SJ, Kynaston H, Grigor K, et al. A randomized trial of radical radiotherapy for the management of pT1G3 NXM0 transitional cell carcinoma of the bladder. *J Urol* 2007;178(3 Pt 1):807–813.
147. Michaelson MD, Shipley WU, Heney NM, et al. Selective bladder preservation for muscle-invasive transitional cell carcinoma of the urinary bladder. *Br J Cancer* 2004;90(3):578–581.
148. Prout GR, Marshall VF. The prognosis with untreated bladder tumors. *Cancer* 1956;9(3):551–558.
150. Shariat SF, Karakiewicz PI, Palapattu GS, et al. Outcomes of radical cystectomy for transitional cell carcinoma of the bladder: a contemporary series from the Bladder Cancer Research Consortium. *J Urol* 2006;176(6 Pt 1):2414–2422.
151. Shariat SF, Palapattu GS, Amiel GE, et al. Characteristics and outcomes of patients with carcinoma in situ only at radical cystectomy. *Urology* 2006;68(3):538–542.
152. Hautmann RE, Volkmer BG, Schumacher MC, et al. Long-term results of standard procedures in urology: the ileal neobladder. *World J Urol* 2006;24(3):305–314.
153. Madersbacher S, Hochreiter W, Burkhard F, et al. Radical cystectomy for bladder cancer today—a homogeneous series without neoadjuvant therapy. *J Clin Oncol* 2003;21(4):690–696.
155. Hautmann RE, Gschwend JE, de Petriconi RC, et al. Cystectomy for transitional cell carcinoma of the bladder: results of a surgery only series in the neobladder era. *J Urol* 2006;176(2):486–492.
159. Herr H, Lee C, Chang S, et al. Standardization of radical cystectomy and pelvic lymph node dissection for bladder cancer: a collaborative group report. *J Urol* 2004;171(5):1823–1828.
160. Sanchez-Ortiz RF, Huang WC, Mick R, et al. An interval longer than 12 weeks between the diagnosis of muscle invasion and cystectomy is associated with worse outcome in bladder carcinoma. *J Urol* 2003;169(1):110–115.
161. Lee CT, Madii R, Daignault S, et al. Cystectomy delay more than 3 months from initial bladder cancer diagnosis results in decreased disease specific and overall survival. *J Urol* 2006;175(4):1262–1267.
164. Finks JF, Osborne NH, Birkmeyer JD. Trends in hospital volume and operative mortality for high-risk surgery. *N Engl J Med* 2011;364(22):2128–2137.
166. Leissner J, Ghoneim MA, bol-Enein H, et al. Extended radical lymphadenectomy in patients with urothelial bladder cancer: results of a prospective multicenter study. *J Urol* 2004;171(1):139–144.
171. Dhar NB, Klein EA, Reuther AM, et al. Outcome after radical cystectomy with limited or extended pelvic lymph node dissection. *J Urol* 2008;179(3):873–878.
172. Herr HW, Faulkner JR, Grossman HB, et al. Surgical factors influence bladder cancer outcomes: a cooperative group report. *J Clin Oncol* 2004;22(14):2781–2789.
173. Fleischmann A, Thalmann GN, Markwalder R, et al. Extracapsular extension of pelvic lymph node metastases from urothelial carcinoma of the bladder is an independent prognostic factor. *J Clin Oncol* 2005;23(10):2358–2365.
174. Studer UE, Collette L. Morbidity from pelvic lymphadenectomy in men undergoing radical prostatectomy. *Eur Urol* 2006;50(5):887–889.
177. Challacombe BJ, Bochner BH, Dasgupta P, et al. The role of laparoscopic and robotic cystectomy in the management of muscle-invasive bladder cancer with special emphasis on cancer control and complications. *Eur Urol* 2011;60(4):767–775.
181. Stein JP, Dunn MD, Quek ML, et al. The orthotopic T pouch ileal neobladder: experience with 209 patients. *J Urol* 2004;172(2):584–587.
183. Sherif A, Holmberg L, Rintala E, et al. Neoadjuvant cisplatinum based combination chemotherapy in patients with invasive bladder cancer: a combined analysis of two Nordic studies. *Eur Urol* 2004;45(3):297–303.
190. Yafi FA, Aprikian AG, Chin JL, et al. Contemporary outcomes of 2287 patients with bladder cancer who were treated with radical cystectomy: a Canadian multicentre experience. *BJU Int* 2011;108(4):539–545.
195. Vieweg J, Gschwend JE, Herr HW, et al. Pelvic lymph node dissection can be curative in patients with node positive bladder cancer. *J Urol* 1999;161(2):449–454.
207. Zietman AL, Sacco D, Skowronski U, et al. Organ conservation in invasive bladder cancer by transurethral resection, chemotherapy and radiation: results of a urodynamic and quality of life study on long-term survivors. *J Urol* 2003;170(5):1772–1776.
208. Hagan MP, Winter KA, Kaufman DS, et al. RTOG 97–06: initial report of a phase I-II trial of selective bladder conservation using TURBT, twice-daily accelerated irradiation sensitized with cisplatin, and adjuvant MCV combination chemotherapy. *Int J Radiat Oncol Biol Phys* 2003;57(3):665–672.
209. Kaufman DS, Winter KA, Shipley WU, et al. Phase I–II RTOG study (99–06) of patients with muscle-invasive bladder cancer undergoing transurethral surgery, paclitaxel, cisplatin, and twice-daily radiotherapy followed by selective bladder preservation or radical cystectomy and adjuvant chemotherapy. *Urology* 2009;73(4):833–837.
210. Mak RH, Zietman AL, Heney NM, et al. Bladder preservation: optimizing radiotherapy and integrated treatment strategies. *BJU Int* 2008;102(9 Pt B):1345–1353.
211. Kaufman DS, Winter KA, Shipley WU, et al. The initial results in muscle-invading bladder cancer of RTOG 95–06: phase I/II trial of transurethral surgery plus radiation therapy with concurrent cisplatin and 5-fluorouracil followed by selective bladder preservation or cystectomy depending on the initial response. *Oncologist* 2000;5(6):471–476.
212. Coppin CM, Gospodarowicz MK, James K, et al. Improved local control of invasive bladder cancer by concurrent cisplatin and preoperative or definitive radiation. The National Cancer Institute of Canada Clinical Trials group. *J Clin Oncol* 1996;14(11):2901–2907.
215. Duncan W, Quilty PM. The results of a series of 963 patients with transitional cell carcinoma of the urinary bladder primarily treated by radical megavoltage X-ray therapy. *Radiother Oncol* 1986;7(4):299–310.
223. Marks LB, Kaufman SD, Prout GR Jr, et al. Invasive bladder carcinoma: preliminary report of selective bladder conservation by transurethral surgery, upfront MCV (methotrexate, cisplatin, and vinblastine) chemotherapy and pelvic irradiation plus cisplatin. *Int J Radiat Oncol Biol Phys* 1988;15(4):877–883.
231. Zietman AL, Shipley WU, Kaufman DS. The combination of cis-platin based chemotherapy and radiation in the treatment of muscle-invading transitional cell cancer of the bladder. *Int J Radiat Oncol Biol Phys* 1993;27(1):161–170.
242. Choudhury A, Swindell R, Logue JP, et al. Phase II study of conformal hypofractionated radiotherapy with concurrent gemcitabine in muscle-invasive bladder cancer. *J Clin Oncol* 2011;29(6):733–738.
243. Wallace DM, Raghavan D, Kelly KA, et al. Neo-adjuvant (pre-emptive) cisplatin therapy in invasive transitional cell carcinoma of the bladder. *Br J Urol* 1991;67(6):608–615.
247. Horwich A, Dearnaley D, Huddart R, et al. A randomised trial of accelerated radiotherapy for localised invasive bladder cancer. *Radiother Oncol* 2005;75(1):34–43.
248. Duchesne GM, Bolger JJ, Griffiths GO, et al. A randomized trial of hypofractionated schedules of palliative radiotherapy in the management of bladder carcinoma: results of medical research council trial BA09. *Int J Radiat Oncol Biol Phys* 2000;47(2):379–388.
252. Bloom HJ, Hendry WF, Wallace DM, et al. Treatment of T3 bladder cancer: controlled trial of pre-operative radiotherapy and radical cystectomy versus radical radiotherapy. *Br J Urol* 1982;54(2):136–151.
258. Duncan W, Williams JR, Kerr GR, et al. An analysis of the radiation related morbidity observed in a randomized trial of neutron therapy for bladder cancer. *Int J Radiat Oncol Biol Phys* 1986;12(12):2085–2092.
260. van der Werf-Messing BH, Menon RS, Hop WC. Carcinoma of the urinary bladder category T2, T3, NX, MO treated by interstitial radium implant. *Prog Clin Biol Res* 1988;260:511–524.
264. Kassouf W, Spiess PE, Siefker-Radtke A, et al. Outcome and patterns of recurrence of nonbilharzial pure squamous cell carcinoma of the bladder: a contemporary review of the University of Texas MD Anderson Cancer Center experience. *Cancer* 2007;110(4):764–769.
265. Kastritis E, Dimopoulos MA, Antoniou N, et al. The outcome of patients with advanced pure squamous or mixed squamous and transitional urothelial carcinomas following platinum-based chemotherapy. *Anticancer Res* 2006;26(5B):3865–3869.
276. Bajorin DF, Dodd PM, Mazumdar M, et al. Long-term survival in metastatic transitional-cell carcinoma and prognostic factors predicting outcome of therapy. *J Clin Oncol* 1999;17(10):3173–3181.
279. Griffiths G, Hall R, Sylvester R, et al. International phase III trial assessing neoadjuvant cisplatin, methotrexate, and vinblastine chemotherapy for muscle-invasive bladder cancer: long-term results of the BA06 30894 trial. *J Clin Oncol* 2011;29(16):2171–2177.
281. Sternberg CN, de Mulder PH, Schornagel JH, et al. Randomized phase III trial of high-dose-intensity methotrexate, vinblastine, doxorubicin, and cisplatin (MVAC) chemotherapy and recombinant human granulocyte colony-stimulating factor versus classic MVAC in advanced urothelial tract tumors: European Organization for Research and Treatment of Cancer Protocol no. 30924. *J Clin Oncol* 2001;19(10):2638–2646.
283. Advanced Bladder Cancer (ABC) Meta-analysis Collaboration. Adjuvant chemotherapy in invasive bladder cancer: a systematic review and meta-analysis of individual patient data Advanced Bladder Cancer (ABC) Meta-analysis Collaboration. *Eur Urol* 2005;48(2):189–199.
291. Bellmunt J, Theodore C, Demkov T, et al. Phase III trial of vinflunine plus best supportive care compared with best supportive care alone after a platinum-containing regimen in patients with advanced transitional cell carcinoma of the urothelial tract. *J Clin Oncol* 2009;27(27):4454–4461.

第 9 部分 男性生殖系统肿瘤

第 65 章 低危前列腺癌

Michael J. Zelefsky, Megan E. Daly, Richard K. Valicenti

解剖

大体解剖和体表结构

前列腺是由纤维组织、腺体组织和肌肉组织组成的卵圆形器官。它位于盆腔内,与直肠、膀胱、前列腺周围静脉丛、前列腺背部静脉丛、盆腔侧壁肌肉、盆神经丛及阴茎海绵体神经相毗邻。在形态上,前列腺和直肠凸面相对。在前列腺进入尿生殖膈(GUD;图 65.1)之前包绕着部分尿道。男性尿道由五部分组成:前列腺前尿道与前列腺前括约肌毗邻,精阜到尿生殖的尿道部分为尿道前列腺部,尿道穿过尿生殖膈被外括约肌包绕的部分为尿道膜部,尿道穿过阴茎球部分为尿道球部,尿道通过尿道海绵体的部分为尿道海绵体部。两侧的精囊位于前列腺的后上方,具分泌的精液由输精管进入到射精管。射精管穿过前列腺,开口于尿道前列腺部后壁的精阜上(图 65.1,右)。此位置尿道向前弯曲 30°~40°。

前列腺有一层很薄的纤维包膜,与腺体基质相连。前列腺尖部位于 GUD 上方,GUD 包绕膜括约肌,其厚度和长度因人而异。耻骨前列腺韧带起自前列腺前方止于耻骨联合处。位于腹膜上方、GUD 下方的 Denonvilliers 筋膜(膀胱直肠隔)把前列腺后部和直肠分隔开来。该筋膜能阻止前列腺肿瘤向后扩散侵犯直肠。前列腺侧沟位于前列腺的侧缘与肛提肌之间。

前列腺周筋膜覆盖前列腺的侧壁和侧骨盆底(图 65.2)。前列腺旁的骨盆内筋膜含有神经血管结构,包括阴茎主要引流静脉——Santorini 静脉丛。静脉网同样还有覆盖前列腺前外侧面的背静脉丛。前列腺的主要供血动脉是阴部内动脉、膀胱下动脉和痔中动脉的分支。阴部内动脉也是阴茎的供血动脉。来自盆神经丛的交感神经和副交感神经分布在前列腺、精囊、阴茎海绵体和尿道上。

在影像上可以辨别出前列腺尖部,这一部分对于放射治疗至关重要。虽然尖部和包绕着膜括约肌的尿生殖膈在冠状位 MRI 上清晰可见,但应当注意的是,基于 CT 的定位计划,由于尖部缺少包膜,很难将腺体和 GUD 区分开来,因此前列腺尖部到阴茎球部的 GUD 位置会有一些变异。CT 对血管神经束的显示同样欠佳。

前列腺分区解剖

前列腺分区解剖已经取代了前列腺叶的解剖,前列腺有 4 个区(图 65.1):周围区(PZ)、移行区(TZ)、中央区和纤维肌肉基质区。中央区与周围区包绕射精管,在组织学上区分明显。周围区包绕着整个前列腺体,在直肠指诊时可以摸到,是前列腺癌的高发区。移行区是良性前列腺增生的好发区。纤维肌肉基质区包括一部

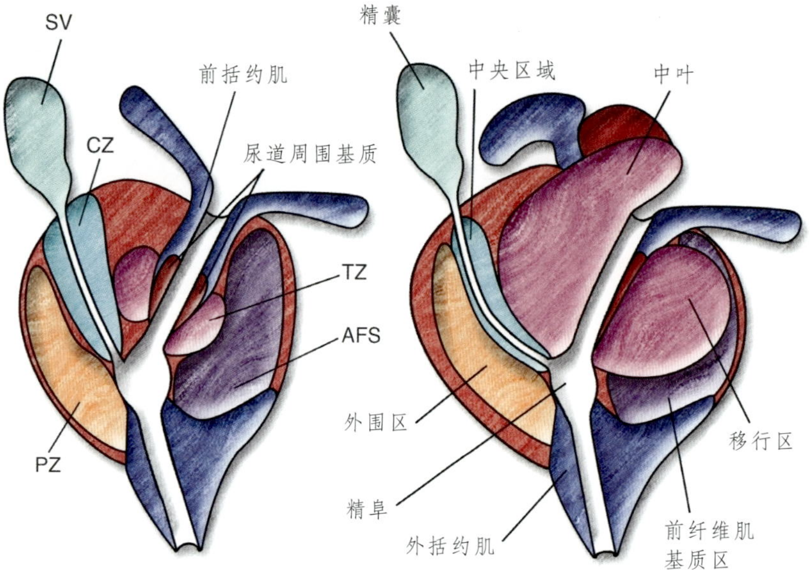

图 65.1 前列腺分区解剖。左侧是年轻人少部分移行区增生，注意前列腺前括约肌和射精管周区(McLean 中心区)分界明显。右侧是年长者移行区增生，增生部分压迫射精管周围区、精囊、中央区、前纤维肌肉基质区和周围区。(From McLaughlin PW, Troyer S, Berri S, et al. Functional anatomy of the prostate: implications for treatment planning. *Int J Radiat Oncol Biol Phys* 2005;63: 479-491;With permission from Elsevier.)

分与膀胱肌层和外括约肌相连的纤维肌性前联合带。年轻人前列腺周围区占主要部分,随着年龄的增加,移行区开始占主要部分。应当注意的是,某些前列腺癌患者常会出现"中叶"区的描述,组织学上,中叶区来源于移行区或尿道周围基质,以不同比例的纤维、腺体、肌肉组织构成。"中叶"区对治疗方法和治疗计划的选择很有意义,但此类命名法中并没有"中叶"区这一说法。

前列腺生理

前列腺在组织学上是由两层细胞组成的管泡状腺

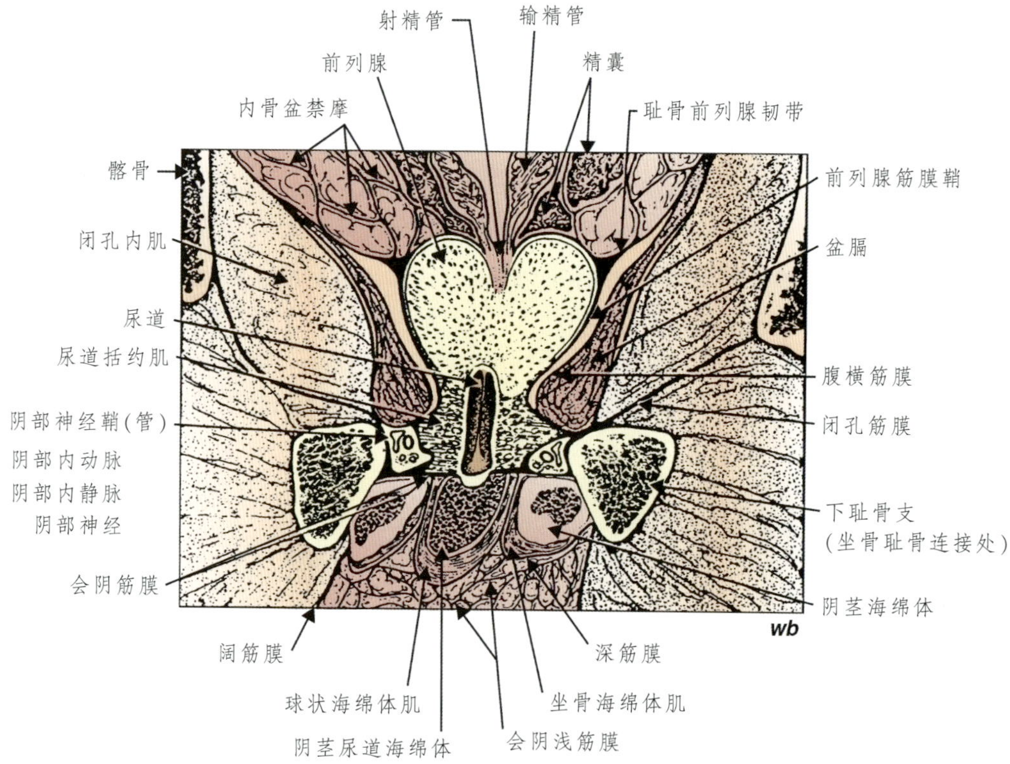

图 65.2 男性骨盆垂直于会阴膜的额切面。(From Oelrich TM. The urethral sphincter muscle in the male. *Am J Anat* 1980;158: 229-246;with permission of John Wiley & Sons, Inc.)

体,腺体分布在前列腺基质中。前列腺基质由富含胶原蛋白和平滑肌的结缔组织构成。纤维肌基质有两个作用:①起到尿道括约肌的作用来控制排尿;②在射精过程中收缩将酸性前列腺液排入尿道。

前列腺的主要作用是产生精液,在射精后保护和营养精子。约 30%的精液是由前列腺产生的,剩余的 70%由精囊、睾丸和尿道球腺产生。酶包括酸性磷酸酶和前列腺特异性抗原(PSA),由前列腺分泌到精液中去。PSA 是精液凝固过程中产生的一种丝氨酸蛋白酶,PSA 通常由良性和恶性病变的前列腺上皮细胞产生,在正常精液中含量很小,它通常作为前列腺癌的筛查和疾病预后监测的指标。

合成物质的能力和前列腺的生长是由雄性激素来控制的。循环血中最主要的雄性激素是睾酮,它在前列腺基质中 5α-还原酶的作用下转化成了有活性的更有效力的形式——α-双氢睾酮。分泌型上皮细胞和基质细胞含有细胞内雄激素受体,双氢睾酮和雄激素受体上双氢睾酮结合区形成复合物,进而改变 DNA 结合区的结构,它反向结合启动子上雄激素反应区的 DNA 序列和增强子上雄激素调节基因的 DNA 序列,产生一系列的反应,如促进细胞分裂、抑制细胞凋亡(细胞程序性死亡)、抑制细胞分化等。睾酮会刺激分泌型上皮细胞产生和分泌前列腺液。此机制有很多调节路径,从下丘脑分泌黄体酮——控制外周血睾酮水平的激素, 到前列腺基质 5α-还原酶的局部调节,这些因素同时起作用来维持细胞增殖、细胞死亡和前列腺上皮细胞凋亡之间的平衡。

流行病学和危险因素

临床发病率

前列腺腺癌是美国男性最常见的内脏癌症,约占非皮肤肿瘤的 33%, 罹病危险性在美国白种人和非裔美国人中分别是 18%和 21%, 这一比例与终生患病风险前列腺特异性死亡率相一致——分别为 3%和 5%[1,2]。前列腺癌发病率在 1988—1992 年间每年均大幅增加。随着 PSA 筛查试验的出现,前列腺癌的发生率趋于平缓, 从 2000—2008 年开始每年以 1.9%的小幅度下降(图 65.3)。2004—2008 年间前列腺癌的发

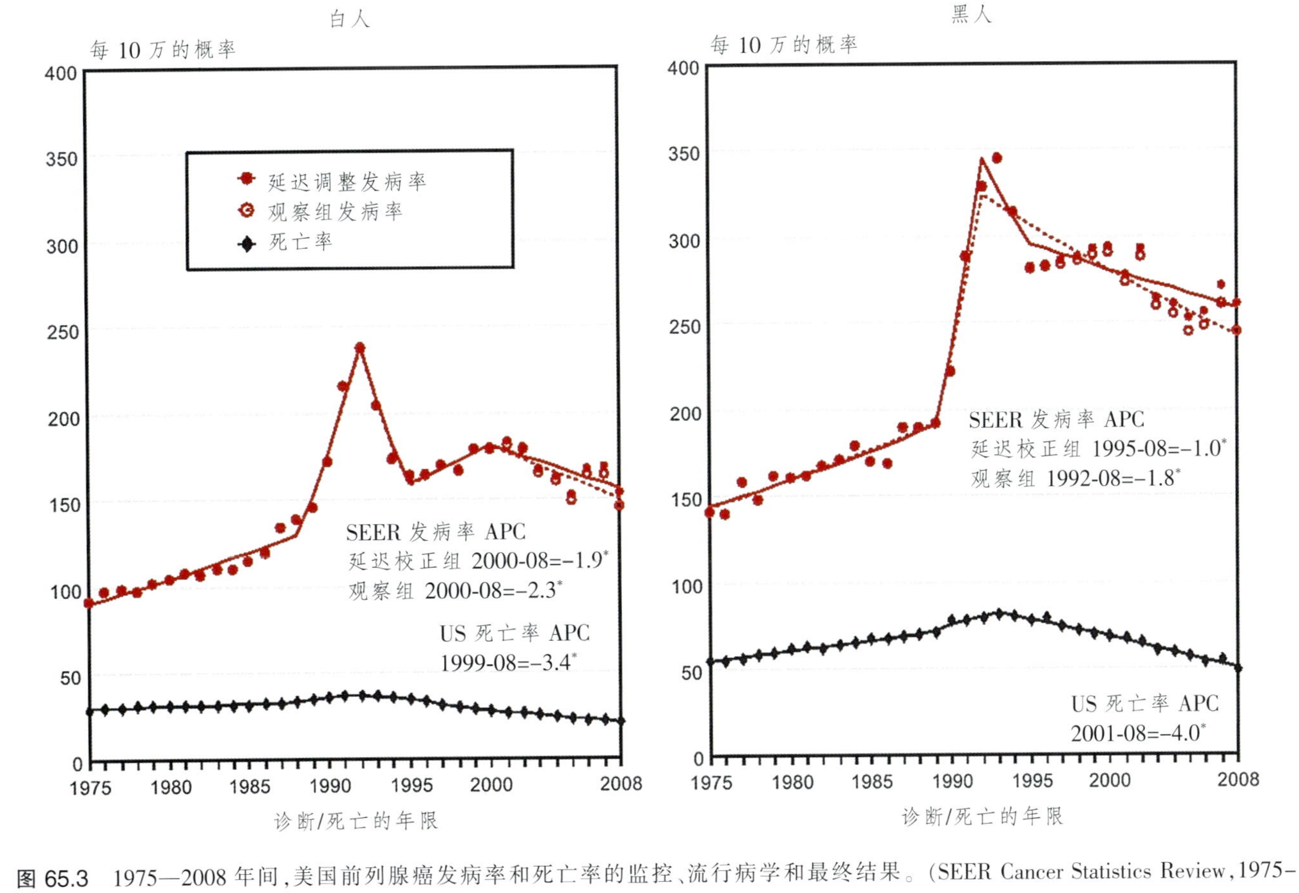

图 65.3　1975—2008 年间,美国前列腺癌发病率和死亡率的监控、流行病学和最终结果。(SEER Cancer Statistics Review,1975-2008. Available at: http://seer.cancer.gov.)

病率约为 153/100 000[2]。

也许因为 PSA 筛查试验的广泛应用和局部早期肿瘤有效的治疗，年龄标准化死亡率开始下降。与2002 年新发患者 189 000 例，死亡患者 30 200 例相比[1],预计 2012 年会有 2 417 400 例新发前列腺癌患者,但仅有 28 170 例患者会死于此病[2]。尽管有这些令人鼓舞的趋势,但 2008 年前列腺癌依然是继肺癌和支气管癌后的第二大男性死亡原因[3]。

已知的前列腺癌的危险因素中最重要的是年龄[4](表 65.1)。前列腺癌发病的平均年龄是 68 岁,发病率随着年龄的增加显著增加。40~59 岁年龄组男性发病率为 1/38,60~69 岁年龄组男性发病率增加为 1/15,70 岁以上为 1/8。尸检统计数据表明,80 岁以上的老年男性和 50 岁以上的老年男性病理证实的前列腺癌患病率分别为 70%和 40%[5]。

虽然不同国家和种族的前列腺癌发病风险是相当一致的,但是与世界上其他人群相比,美国患者的临床表现和死亡率却有很大不同[6]。

前列腺癌发病率最高的地方是斯堪的纳维亚半岛,是该地区男性癌症患者死亡首要原因。发病率最低的地方是亚洲。在美国,非裔美国人的前列腺癌的发病率和死亡率较高。据报道,前列腺癌发病率最高的非裔美国人与发病率最低的日本人相比,发病率相差 30~50 倍。1960—2000 年,日本各年龄段男性前列腺癌的死亡率均显著增加，但 2000 年后表现出轻微的持续下降[7]。

表 65.1 与前列腺癌相关的已知或可能因素

因素	对前列腺癌危险性的作用
年龄	增加
非裔美国人	增加
地理	斯堪的纳维亚:高;亚洲:低
家族史	增加
高脂饮食	增加
落莠剂	可能增加
输精管切除术	无关
良性前列腺疾病	无关
性传播疾病	无关
吸烟	不确定
雄激素	不确定

危险因素

激素影响

目前比较确定的观点是雄激素与前列腺癌的发生和演进有关[8]。普遍认为,前列腺癌的形成需要雄激素,缺乏 2,5α-还原酶的男性很少发生良性前列腺增生和前列腺癌。一项对 1008 例男性的研究表明,血浆雄烯二酮与前列腺癌的发展正相关[9]。然而,Gann 等[10]的研究却发现个体激素水平(包括双氢睾酮)与前列腺癌的发生率没有明确关系。不过研究者发现睾酮水平较高,与睾酮结合的性激素结合球蛋白水平较低的人群中前列腺癌发生率相对高。Meikle 等[11]发现前列腺癌患者性激素结合球蛋白和睾酮合成率均比对照组增高。

关于激素因素最具有结论性的证据来自 2 项用于评估 5α-还原酶抑制剂前列腺癌的大型随机试验。前列腺癌预防试验是第一个基于大规模人群的试验,这一试验验证这样的假说:通过使用非那雄胺抑制前列腺内双氢睾酮的水平可以预防前列腺癌[12]。这个试验的研究对象为 18 882 例年龄≥55 岁、直肠指诊正常、PSA≤3.0ng/mL 的男性。将他们随机分为两组,在 7 年内分别服用非那雄胺(5mg/d)和安慰剂。研究发现服用非那雄胺一组 Gleason 评分 7~10 分者的肿瘤发病率比服用安慰剂组减少了 25%。度他雄胺对前列腺癌的抑制(REDUCE)试验随机将 8231 例有高风险患前列腺癌的人群(年龄 50~60 岁的 PSA 为 2.5~10 或 PSA 为 2.5~10 的年龄≥60 岁,并且半年内前列腺穿刺活检阴性患者)分为度他雄胺组(每日 0.5mg)或安慰剂组[13]。服用度他雄胺组前列腺癌 4 年的发病风险比安慰剂组降低 22.8%,然而,对于 Gleason 8~10 分患者的发病风险有增加趋势。这两项研究对于增加 Gleason 评分高的患者的风险是真实的还是人为的仍存在争议。因此,美国 FDA 已拒绝将非那雄胺和度他雄胺用于前列腺癌的化学预防[14]。

饮食影响

前列腺癌的发病可能与家庭和环境因素有关,流行病学的研究表明饮食中缺乏某些微量营养物是前列腺癌的一个重要环境危险因素。对移民者的调查研究发现,中国或日本移民到美国的人群与同条件下的本国人相比，前列腺癌的发生率较高[15,16]。我们认为营养因素在刺激微小病灶的发展中有一定的作用。西方饮食与亚洲饮食的主要区别在于西方饮食脂肪含量高，而豆类含量少，西方饮食习惯能导致雄激素和雌激素含量的增加，而素食能够使体内雄激素和雌激素的含量处于降低水平[17]。大量的病例对照研究和队列研究证明，食物中脂肪含量的增加与前列腺癌发病风险之间有关系[18]。高脂饮食可使前列腺癌的发病风险增加 1.6~1.9 倍[19,20]。另外，许多研究还表明，饮食中纤维含量高、脂肪含量低的男性前列腺癌患病风险低[21,22]。

一项前瞻性的研究发现食物中的脂肪类型与前列腺癌的发生直接相关[23]。红色肉类为代表的食物与晚期前列腺癌呈明显的正相关，危险指数为 2.64。乳制品(黄油除外)或鱼肉的脂肪与前列腺癌无相关性。通过分析脂肪酸的类型，只有 α-亚麻酸(一类存在于红肉和黄油中的 ω-3 脂肪酸)而非亚油酸(一种鱼油中的 ω-6 脂肪酸) 能使前列腺癌的发病率提高 3 倍。加拿大的一项病例对照研究发现了相反现象——饱和脂肪酸除 α-亚麻酸外在前列腺癌的进展中起促进作用[24]。最后，瑞典通过对 406 例前列腺癌患者和 1208 名健康人研究发现，体重指数和食物摄入总量与前列腺癌的发病因素无关[25]。

以植物或植物果实为主的食物，如黄豆、番茄、十字花科蔬菜及某些营养素有益于减少前列腺癌。这些元素被认为具有抗氧化作用，从而阻止 DNA 和细胞的死亡。

许多维生素和微量元素，包括硒、维生素 E 及维生素 C，被认为是潜在的保护剂。硒是人们从植物(与土壤成分有关，在巴西豆中含量很高)和畜产品(海产品中含量最高)中摄取的一种重要元素，并存在于微量补剂中。早期实验和流行病学的统计数据表明硒通过细胞凋亡、血管生成或抗氧化途径起到抗癌作用[26]。营养预防进行的一项随机双盲试验发现服用含硒补剂的男性比服用安慰剂的男性癌症发病率要低 50%[27]。维生素 E 作为一种保护剂是在芬兰的 α-生育酚和 β-胡萝卜素的癌症预防研究(ATBC)中得到证实，这项研究评估了维生素 E 和 β-胡萝卜素在男性吸烟者对肺癌的预防作用[28]。分层分析表明，随机接受维生素 E 的高危男性前列腺癌的风险降低了 32%。然而，一项大型前瞻性随机试验未能确定硒和维生素 E 的作用。硒和维生素 E 预防癌症(SELECT)试验随机将35 533 例患者分为四组：硒(200μg/d)、维生素 E(400IU/d 反-α-生育酚乙酸)、联合硒和维生素 E、单纯安慰剂[29]。经过最少 7 年的随访时间发现维生素 E 和硒并没有降低前列腺癌的发生风险，但对随机接受单纯维生素 E 的男性患者前列腺癌的风险增加 1.17。在一项评价医生健康的Ⅱ期随机试验中未能证实补充维生素 E 或 C 能降低前列腺癌的发生风险[30]。

大豆的主要抗癌成分是异黄酮，是一种存在于大豆中的植物色素。异黄酮是一类植物性雌激素，此类物质有弱雌激素作用、抗雄激素作用和抗氧化作用，这些都起到抗癌作用。异黄酮主要是染料木黄酮和黄豆苷原，发现其可以抑制裸鼠体内癌细胞的生长[18]。染料木黄酮被认为是许多类固醇代谢酶类，如芳香酶、5α-还原酶、17β-羟类固醇脱氢酶以及对细胞增殖起关键作用的酶(例如酪氨酸激酶、拓扑异构酶Ⅰ和Ⅱ的抑制剂)。染料木黄酮可以抑制血管生成。据统计，日本男性每天摄入大约 20mg 异黄酮，而西方男性每天的摄取量不足 1mg。日本男性染料木黄酮的平均血浆浓度大约是 180ng/mL，而西方男性的浓度<10ng/mL[31]。

番茄红素是一种存在于番茄、番茄产物和其他水果中的类胡萝卜素，广泛存在于西方饮食中。它是一种保护性的营养元素，在所有类胡萝卜素中抗氧化作用最强。番茄红素的抗氧化作用被认为是其主要的抑癌机制，但有学者认为番茄红素还有其他的一些抑癌机制。对癌症风险和番茄红素之间关系的 72 个流行病学研究进行回顾，57 个实验认为服用番茄红素能降低癌症发病率，其中 35 个有统计学意义[32]。两项大规模的前瞻性的研究发现服用番茄产物能降低前列腺癌的发病率[33,34]。在一项对 14 000 名 Seventh-DayAdventist 男性的前瞻性研究中，番茄是 4 种能显著降低前列腺发病率的食物之一[34]。一项前瞻性实验[35]通过分析来自医师健康研究的血清标本，来研究抗氧化剂与癌症风险的关系。研究发现，血浆和组织中番茄红素含量越高，男性患前列腺癌的风险就越小[35]。最近的一个对 21 项研究进行的荟萃分析发现，食用番茄能使前列腺癌发生率降低 10%~20%，抗癌效果熟番茄比生番茄更佳[36]。各种流行病学研究表明，各种营养因素对前列腺癌发生率、复发率和死亡率的影响汇总如表 65.2 所示。

家族性因素

一项在犹他州摩门教人群中进行的大规模调查发现，有前列腺癌家族史在 6.6%的家庭有前列腺癌，

表 65.2 营养因素对前列腺癌发生率、复发率和死亡率的影响

食物中营养元素	与前列腺癌发病率的关系	与前列腺癌复发率和死亡率的关系	相关性
硒	反作用	反作用[a]	强
西红柿和番茄红素	反作用	反作用[a]	好
其他类胡萝卜素	反作用	反作用[a]	好
维生素 E	反作用(吸烟者)		好
维生素 D	反作用		好
乳类和钙	无作用或正性作用		好
瘦肉	正性作用	反作用[a]	好
鱼肉/ω-3	反作用	对 PSA 水平无作用	
黄豆/异黄酮	无作用或反作用		中等[a]
茶/多酚类	无作用或反作用		中等
锌	正性作用		中等
杂环胺	正性作用		中等

[a] 样本数据有限。

Modified from Chan JM, Gann PH, Giovannucci, EL. Role of diet in prostate cancer development and progression. *J Clin Oncol* 2005;23:8152–8160.

没有阳性家族史仅为 2.2%[37]。接下来的一项来自犹他州癌症登记的数据表明,前列腺癌家族相关危险性为 2.2[38]。随后许多研究都证实了这一结论,其中包括来自 Johns Hopkins[39]的一项大规模病例对照研究。这项研究入组对象为 691 个前列腺癌样本和 640 个配对对照研究样本,证明一级亲属中仅有 1 例前列腺癌患者的人其患病风险是普通人群的两倍,一级亲属中有 2 例前列腺癌患者的人其患病风险是普通人群的 5 倍,如果一级亲属中有 3 例前列腺癌患者,则其发病风险是普通人的 11 倍。

加拿大的一项研究发现,一级亲属中有前列腺癌男性患者的发病风险是一级亲属中没有前列腺癌男性患者的 2.6 倍[40]。Aprikian 等[41] 对 2968 例前列腺癌患者研究,发现有 40%(1300 例患者)的患者有前列腺癌家族史,而仅有 29%(223/769)没有前列腺癌家族史($P<0.0001$)。在一项前列腺癌流行病学回顾性研究中,Giovannucci [33]发现大约有 9%的患者有家族史,在 55 岁以下的前列腺癌患者中这一比例高达 43%。

虽然流行病学研究发现前列腺癌有家族聚集现象,但是由于这些家庭成员生活在同一环境中,因此我们还不能推断出关于这一现象的确切结论。因此用把家族成员隔离开的分离分析方法来分析基因和遗传模式在前列腺癌发生中的作用。分离分析方法是研究遗传因素对某种疾病的最佳作用模式的一种统计学方法,对前列腺癌家族的大规模分离分析表明,这部分基因存在于一部分早发前列腺癌男性的常染色体显性基因中[42]。这个等位基因有很高的表性,88%的携带者在 85 岁前会患前列腺癌,而非携带者只有 5%会患病。虽然这部分基因似乎是许多早发患者的致病原因,但有此基因遗传倾向性的患者中仅有 9%的患者患有前列腺癌,这和遗传倾向致乳腺癌和结肠癌发病的比例相近。在前列腺癌的遗传分析中,同样也对双胞胎进行了研究,同卵双生的人前列腺癌患病一致性比对照组高 4~5 倍[43]。

基因和分子水平影响

研究者目前正在从分子水平上确认癌变的多步骤过程中一些基因的改变。基于聚合酶链式反应(PCR)技术的分子遗传学的进展使人们能够获得和许多癌症有关的基因片段。连锁分析被用来研究某些基因的缺陷是否与临床疾病有关。关于染色体缺失、癌基因及抑癌基因在前列腺癌的发生和进展中的作用的研究正在进行。最新的来自高危家族的 DNA 分析数据表明,前列腺癌和其他肿瘤患者一样带有某些特异性的高危基因。通过全基因组的分析,前列腺癌的基因片段可能是位于 1 号染色体的长臂(1q24–25)[44]。*HPC1*(遗传性前列腺癌 1)基因,在许多年轻的前列腺癌患者的家族中都存在[45]。但并不是在所有研究中都证实这一现象。随后的研究试图确定家族性前列腺癌中额外的易感基因位点和生殖细胞突变的关系。Ewing 等进行的一项研究证实在 HOXB13 常见突变,即同源异型盒转录因子基因在早发性、家族性前列腺癌的 17 号染色体的长臂(17q21–22)上[46]。也对许多其他候选易感基因进行了研究[47],部分易感基因总结见表 65.3。

对前列腺进行分子生理学研究同样发现,某些特殊的 DNA 序列与前列腺癌的发生发展有关。前列腺癌细胞和其同源正常细胞一样,对雄激素敏感,并且其生长依靠雄激素来刺激细胞分裂。前列腺细胞的生长依靠循环血中的雄激素,如睾酮、双氢睾酮及雄激素受体的作用。雄激素受体含有多态的 CAG 重复序列,该序列编码 DNA 转录所需的受体部分,发现 CAG 重复序列的长度与雄激素受体活性逆相关。因此,短 CAG 重复序列也许与前列腺癌生长有关[48]。Giovannucci 等

表 65.3　前列腺癌易感基因

基因	位点	变异	表型结果
RNASEL/HPC1	1q24–25	碱基替换 4 个碱基缺失导致蛋白质翻译过早截断	编码内切核糖核酸酶 早年诊断
ELAC2/ HPC2	17p11	碱基插入导致翻译过早终止 碱基替换	未知
MSR1	8p22–23	碱基替换	编码 A 型巨噬细胞受体亚基
AR	Xq11–12	多态聚谷氨酰胺(CAG)和聚甘氨酸(GGG)重复序列	编码雄激素受体和雄激素依赖性转录因子
CYP17	10q24.3	翻译启动子碱基替换(T→C 新的识别位点 SP1)	编码细胞色素 P-450c17a,及在性类固醇生物合成中起关键作用的催化剂
SRD5A2	2p23	碱基替换	编码前列腺的主要 5α–还原酶,使睾酮转化为双氢睾酮
AMACR	5p13.2	错义突变	未知
BRCA2	13q12–13	多种	诊断时 Gleason 评分更高或分期更晚
CHEK2	22q12.1	移码突变/错义突变	未知
HOXB13	17q21	在高度保守的功能域的错义突变	早期诊断
KFL6	10p15	DNA 多态性	导致编码的抑癌基因的选择性剪接
MMR (MLH1、MSH2、HSH6、PMS2)	多种	多种	多种
NBS1	8q21	载体杂合性缺失	DNA 修复的作用
HPCX	Xq27–28	未知	未知
CAPB	1p36	未知	早期诊断;与中枢神经系统的关系

Adapted from:(1)Nelson WG,De Marzo AM,Isaacs WB. Prostate cancer. *N Engl J Med* 2003;349:366–381.(2)Langeberg WJ,Isaacs WB,Stanford JL. *Genetic Etiology of Hereditary Prostate Cancer.* Front Biosci 2007 May 1;12:4101–4110.(3)www.cancer.gov.Genetics of Prostate Cancer. Accessed December 21,2012.

在关于男性前列腺癌患者的雄激素受体活性的研究中,发现雄激素受体上的 CAG 重复序列越短,患者的肿瘤分级和死亡率也越高,也越容易转移[49]。其他研究发现,更多的短 CAG 重复序列存在于非裔美国人与美国白人中[50],中国人的 CAG 重复序列是所有人群中最长的[8]。这些发现也许能够解释为什么非裔美国人比亚洲人前列腺癌发病概率要高。

除了在前列腺癌患者中已经发现的基因变异,后天突变比如 DNA 甲基化也会造成基因表达上调或者表达缺失,从而导致癌症发生[51]。Millar 等[52]发现前列腺癌细胞的某些位点存在异常甲基化, 从而导致了谷胱甘肽 S–转移酶 P1(GSTP1)基因表达缺失。GSTP1 的产物能通过对抗亲电子致癌物质代谢产物和活性氧来保护哺乳动物的细胞。GSTP1 的缺失,轻则导致炎性增生和前列腺上皮内瘤病,重则导致前列腺癌[53]。

其他危险因素

与其他癌症一样,慢性或复发的炎症对前列腺癌的发生也许有影响。虽然发现很多微生物都能作用于前列腺组织,但是还没有发现导致前列腺炎症的特异性病原体。不过到底是哪种病原体并不重要,因为与癌症发生有关的是宿主机体的炎性反应而不是病原体本身。在一项大规模人群实验中,曾经患有淋病和梅毒的男性患前列腺癌的风险性增加(比值比:1.6;95% CI:1.2~2.1)[54]。对此类流行病学研究的质疑在于,与没有症状的前列腺炎患者相比,这些有症状的前列腺炎患者会更倾向于去看泌尿科医生、检查 PSA 水平和进行前列腺活检[53]。

一些常用的药物因为有潜在的化学预防剂而获得了关注,特别是 5–羟基–3–酰基辅酶还原酶抑制剂(他汀类)。对于他汀类药物对前列腺癌风险的影响,一些观察性队列研究和回顾性分析提示他汀类可以降低晚期前列腺癌的风险[55]，减少前列腺癌死亡的风险[56]和降低前列腺癌放疗[57]或根治性前列腺切除术(RP)[58]后的复发率。然而，几个大型的荟萃分析却未能证实他汀类的使用能降低前列腺癌的风险[59,60]，也没有前瞻性随机对照试验去证实。

还发现了另外一些前列腺癌的致病因素，但还没有得到确实。有些报道认为输精管切除和前列腺癌有关。在一项对10 055例输精管切除术男性和37 800例非输精管切除男性的前瞻性研究中，Giovannucci等[61]发现，输精管切除术男性患病风险增加了1.85倍。对14 607例输精管切除术和非输精管切除男性的回顾性调查发现，风险系数为1.56[62]。新西兰癌症登记处最近对923例新发的40~74岁前列腺癌患者的病例进行对照研究，发现输精管切除术和前列腺癌没有关系[63]。虽然输精管切除术和前列腺癌之间没有明确的病理学联系，但是输精管切除的男性对自己的健康更加关注，因此更多的人进行前列腺筛查[64]。研究发现包皮环切术与前列腺癌无关[65]。

Armenian等[66]对296例组织学或临床上证实良性前列腺增生的患者与同年龄组的299个对照样本进行了长达7~27年的研究，发现前列腺增生组的癌症发病率是对照组的3.7倍。其他研究者没有发现这一现象[67]。

有一些研究认为吸烟与前列腺癌有关[68]，但另一些研究没有发现两者的关系[69]。在一项对359例A期和D期前列腺癌患者的研究分析中[70]，吸烟者的癌症致死率要高于非吸烟者。没有发现职业因素与癌症有关，但有证据表明，一些暴露于镉的职业和农场工作也许会提高患病风险，当然这些因素在总体上只占很小一部分。广岛和长崎原子弹爆炸的受害者，其患前列腺癌概率没有显著增加[71]。

自然病程

局部生长方式

McNeal[72]开展的前列腺形态学研究发现几乎所有的前列腺腺癌(>70%)均发生在周围带，而良性前列腺增生大部分(>90%)发生在移行区。此外，前列腺切除样本表明小肿瘤多发生在与纤维肌基质相连的腺体前内侧，而较大的或晚T期的肿瘤多发生在近前列腺纤维囊的腺体后部[73,74]。

多灶性是前列腺癌的一个重要标志。通过直肠活检(DRE)发现的肿瘤病灶可能是一个结节或者多个结节，可能位于腺体的一侧也可以位于双侧。对前列腺癌术后切除样本的组织学和细胞学分析发现，大部分肿瘤患者有一个主要肿瘤，此外还有一个或多个的分散肿瘤，通常是异质性肿瘤[75-78]。Jewett[79]发现77%的前列腺切除样本中存在多局灶性肿瘤。Wise等[80]对486例接受耻骨后前列腺根治切除术的患者进行3mm逐层切片组织学检查，发现仅有17%的患者是单一病灶，83%是多局灶性的，继发性肿瘤通常都很小，58%体积小于0.5cm^3。Qian等[81]通过荧光原位杂交技术来寻找样本切片中的染色体异常，发现染色体异常在高级别的前列腺上皮内瘤变进展到前列腺癌的这一过程有显著作用。当淋巴结受累出现时，通常一个或多个的原发病灶同受累的淋巴结都具有相同的染色体异常，表明也许就是由单一的病灶引起了肿瘤转移。异质性和多中心性病变可以解释前列腺切除标本的主要瘤灶的病理分级和细针穿刺活检Gleason评分之间的差异。

起源于移行区的肿瘤体积通常非常大，PSA水平也很高(≥10ng/mL)，但肿瘤却局限在前列腺内部，不易向包膜外扩散，这类肿瘤被认为预后良好，应当个体化治疗。Noguchi等[82]研究了148个源自前列腺移行区肿瘤的术后病理切片，其中70%临床分期为T1c，约2/3的患者术前PSA水平≥10ng/mL。仅有63%最初的前列腺活检是阳性的。对样本的病理学回顾发现80%样本局限于前列腺内，大于1/3的样本肿瘤体积超过6mL。与源于周围区的79个体积相同的肿瘤样本相比，两者在Gleason分级4/5肿瘤所占的比例、血清PSA水平和前列腺重量方面并没有差别。但是对T1c~T2c期肿瘤和局限期肿瘤，两者却相差很大。移行区肿瘤患者的5年PSA无复发生存率为71.5%，周围区患者为49.2%。

周围区肿瘤通常沿着腺体表面扩散，通过腺体表面侵犯精囊和前列腺周围组织，并侵及膀胱颈或直肠。肿瘤临床分期与包膜外扩散程度和疾病级数密切相关[83-85]。对于临床上局限于前列腺的肿瘤，根治性前列腺切除时显微镜下有8%~57%已经扩散到包膜外[86,87]。Oesterling等[88]对前列腺根治术后样本研究发现，临床分期T1c的患者53%病理学上局限在前列腺内、35%包膜外扩散、9%侵犯精囊。66%的病例手术切缘阳性，这一比例同临床病理T2期是一样的。Epstein等[89]对T1c期的一组肿瘤患者研究发现同样的结果，34%

的患者存在包膜外扩散、6%精囊受侵、17%手术切缘阳性。

治疗前血清 PSA 的水平同样也可以预测前列腺外扩散程度和精囊侵犯程度。PSA 水平 4~10ng/mL 的患者，局限在前列腺内部的肿瘤的比例是 53%~67%；PSA 水平 10~20ng/mL 的患者，这一比例为 31%~56%[90-92]。D'Amico 等[93]对 347 个 RP 样本评估，38 例 PSA≤4ng/mL 的患者均未发现精囊受侵，PSA 4~10ng/mL 的 144 例患者 6%有精囊受侵，PSA 10~20ng/mL 的 101 例患者 11%有精囊受侵，PSA 20~40ng/mL 的 45 例患者 36%有精囊受侵，PSA>40ng/mL 的 19 例患者 42%有精囊受侵。上述 PSA 水平组手术切缘阳性率分别是 11%、20%、33%、56%和 63%。精囊受侵发生率与 PSA 水平、Gleason 分数和临床分期有关[94,95]。A2 期患者发现 10%有精囊受侵，而 B2 期患者此比例为 30%[96,97]。

Roach [98]通过对 RP 样本的研究总结出了一个包膜外扩散(ECE+)和精囊受侵的公式(SV+)：

ECE+ = 3/2 PSA +(Gleason 分级 − 3)× 10

SV+ = PSA +(Gleason 分级 − 6)× 10

区域淋巴结受累

肿瘤的大小和病理分化程度影响前列腺癌区域淋巴结转移[99,100]。随着越来越多的早期患者的发现(通过 PSA 筛查方法)，临床分期 T1c 和 T2 期患者的淋巴结转移率也在降低[101]。在低危前列腺癌患者中，淋巴结受累率<10%。

许多研究组[90,102-107]基于临床和病理的数据建立了预测淋巴结转移的模型，这对决定患者进行淋巴结切除术（含腹腔镜）还是考虑盆腔淋巴结照射有帮助。Partin 等[108] 研究了 703 例患者，基于临床分期、手术前 PSA 水平和肿瘤活检分级三个方面建立了预测淋巴结转移的模型。模型在一项关于 7014 例患者的多中心研究中得到了确认，成功预测了约 78%的患者的淋巴结转移情况[109]，阴性预测率为 99%。Bluestein 等[104] 对 1632 例在梅奥医学中心接受淋巴结切除术并进行肿瘤分期的患者进行研究，基于多元 logistic 回归分析建立了一个模型。通过这一模型，他们认为有 29% 的 T1a~T2c 期患者不需要淋巴结清扫术，这其中仅有 3%的患者遗漏了转移淋巴结。Bishoff 等[103]阐述了类似的结论，20%~63% 的前列腺癌患者可以不进行淋巴结清扫术，可接受的转移淋巴结遗漏率为 2% ~10%。这些结论就表明，仅通过分析术前的 PSA 水平、Gleason 评分及临床分期，就可以判断患者是否需要盆腔淋巴结清扫，在可以接受范围内不用担心遗漏转移淋巴结[10]。

Stock 等[95]对 99 例接受腹腔镜淋巴结切除术患者分析，研究淋巴结阳性率和 PSA 水平、Gleason 评分、肿瘤分级和精囊受累之间的关系。Gleason 评分≤4 分的患者中没有阳性盆腔淋巴结，即使那些 PSA>20ng/mL 的患者也是如此。Gleason 评分为 5 分和 6 分，PSA 水平为4~10ng/mL 的患者，盆腔阳性淋巴结率为 8%。但 PSA>20ng/mL 的患者，盆腔阳性淋巴结率显著的增加(24%)。这些数据与 Stock 等[104,108]对前列腺根治性切除术后患者的观察结果类似。

Rees 等[111]采用两种不同治疗方法对 2144 例患者的研究发现，1390 例直肠指诊阴性或 PSA≤5ng/mL、Gleason 评分 ≤5 分和 PSA<25ng/mL 且 Gleason 评分≤7 分的患者中仅有 30 例(2.2%)盆腔淋巴结转移。

Roach[98]基于前列腺切除术后的病理学数据，提出了一个关于估测盆腔淋巴结转移率的公式：

阳性淋巴结率= 2/3 PSA +(Gleason 评分−6)×10

预后与区域淋巴结的转移密切相关，盆腔淋巴结阳性(>85%)的患者 10 年内远处转移率要远高于淋巴结阴性(<20%)的患者[112]。但是单一的淋巴结转移并不是不良预后的证据，Cheng 等[113]随访了 322 例 RP 和双侧盆腔淋巴结切除术后淋巴结阳性的患者，平均时间为 6 年。多个区域淋巴结转移的患者预后不好，死于癌症的风险性增加，但单一淋巴结转移的患者接受前列腺根治术和激素辅助治疗后预后良好。Prout 等[114] 对 92 例不同分期的前列腺癌患者的研究发现，淋巴结阳性的 32 例患者中有 11 例(34%)为单一淋巴结转移。21 例多个淋巴结转移的患者中 14 例(58%)为双侧盆腔淋巴结受累。11 个单一淋巴结转移的患者中仅有 2 例(18%)肿瘤恶化，而 21 个多淋巴结转移的患者中 15 个(76%)肿瘤恶化。Golimbu 等[115] 发现单一淋巴结转移患者 10 年存活率为 50%，而多个淋巴结转移患者的 10 年存活率为 20%。

多个淋巴结转移患者的预后与淋巴结清扫程度有关。最近的两项研究评估了盆腔淋巴结清扫术与预后的关系[116,117]。在 Johns Hopkins 大学附属医院，2 名外科医生对 4000 例接受根治性前列腺切除术的患者中的某些患者进行了扩大范围的淋巴结切除术。相对于局限切除术，扩大切除术去除了更多的淋巴结(平均 12 对 9；P<0.0 001)，因此也发现了更多的淋巴结阳性的前列腺癌患者(3.2%对 1.1%；P<0.0 001)。如果

切除的淋巴结中<15%的淋巴结受累,那么淋巴结扩大根除术会使患者PSA无进展生存期增加5年,因此扩大性淋巴结切除术对某些患者是十分有益的。另一项研究发现受累的淋巴结数量和百分比与肿瘤无复发率和生存率有关[117]。这些结果仍需在未来的对照试验中验证。

临床表现和辅助检查

筛查方法和肿瘤标志物

虽然直肠指诊(DRE)是筛查和评价临床分期的一个重要方法,但指诊阳性患者中仅有25%~50%的前列腺活检证实为癌症。更重要的是,前列腺腺癌患者在肿块长到很大的体积之前可以一直没有症状,如果患者发现可触及的肿瘤才来就医,说明局部的肿瘤已经是晚期或者已经发生转移了。随着PSA普查的推广,使前列腺癌的诊断相对于直肠指诊阳性、出现临床症状或出现转移症状时提早很多年。直肠指诊的敏感性为70%,特异性为50%[118]。实际上通过PSA检查出的前列腺癌70%都局限在前列腺内部,40%都是触诊阴性的[87]。

Wang等[119]在1979年首次从前列腺组织中发现并提取了PSA,其是一种分子量为33 000的蛋白质。PSA不仅存在于前列腺组织(正常组织、增生组织、恶性组织)和精液中,还存在前列腺癌症患者的血清中。它存在于导管上皮细胞的细胞质中和存在于导管分泌的物质中[120]。通过免疫组化方法发现女性的胰腺和唾液腺中也存在PSA,因此PSA不是前列腺上皮细胞的特有物质[121]。

在两个具有里程碑意义的筛查研究问世后,PSA的广泛筛选已成为问题。欧洲前列腺癌筛查的随机研究(ERSPC)选取了162 387名50~74岁男性随机分为PSA筛查(平均每隔4年)或不筛选[122]。经过9年的中位随访时间,PSA筛查显示出能够减低前列腺癌的死亡,这使得1410例患者需要筛查,48例需要治疗以预防死于前列腺癌。55~69岁男性前列腺癌的死亡率明显降低。当代美国的前列腺、肺、结肠、卵巢(PLCO)癌症筛查试验选取76 693名55~74岁男性,并将其随机为每6年进行PSA筛选和每4年进行PSA筛查与不筛选。经过7年的中位随访时间[123],组间前列腺癌的死亡率没有统计学意义。截止2008年8月,美国预防服务工作小组建议对年龄≥75岁男性进行PSA筛查并得出结论,对于年龄<75岁的男性进行PSA筛查目前的证据是不充分的。美国泌尿协会继续建议,对于预计寿命>10年、年龄≥40岁的男性,每年应进行DRE和PSA筛查。

前列腺酸性磷酸酶的放射免疫测定诊断恶性肿瘤的敏感性为10%,特异性为90%[118],但这一检查目前已经被PSA筛查取代。Stamey等[126]用放射免疫测定方法测定699例患者的2200份血清样本中的PSA和PAP值,其中有378例患者已明确患有前列腺癌。127例新发患者中有122例患者PSA增高,而仅有57例患者PAP升高,PAP与肿瘤体积的相关性远不如PSA。良性前列腺增生患者中86% PSA升高,14% PAP升高。肿瘤恢复期之后,PSA水平通常降到不可测的水平,其半衰期为2.2天。如果PAP一开始升高,则通常在术后24小时内恢复正常。一些作者认为,对于发现前列腺癌来说,PSA较PAP和DRE更为敏感。PSA对检测治疗反应和治疗后复发率十分有效[126-128]。应该注意的是,在良性前列腺增生的患者中PSA和PAP均可升高。Hudson等[127]研究发现168例患有良性前列腺增生的患者中仅有3%的患者PSA>10ng/mL,而231例前列腺癌患者中44%的患者PSA值>10ng/mL。

一些研究者[129-131]发现,对于患有不同前列腺疾病的患者来说,在直肠指诊前、指诊后即刻及指诊后30分钟采集血浆,PSA或PAP值没有什么改变。另外一些研究者[132-134]发现直肠指诊操作后PSA值显著增加。Ornstein等[134]发现指诊1小时后,男性血中结合型和游离性PSA值分别增加了31%和48%。Matzkin等[135]发现插入导尿管并在体内存留几天后,PSA值没有什么改变,但是对前列腺按摩、直肠超声、前列腺活检和经尿道切除前列腺之后,PSA水平显著增加[131,132,136,137]。Dutch对一些参与者调查来研究直肠指诊和细针穿刺术后血清PSA水平增加的机制[138]。血样分别在1分钟、30分钟、1小时、3小时、6小时和12小时被采集,然后此后的5天内每24小时采集1次。PSA峰值出现在指诊后30~60分钟内,检查24~72小时后PSA恢复到正常值。细针穿刺后PSA值提高了3倍,7例患者中只有2例在第5天降低到正常值。研究表明射精能降低PSA水平,一些学者[139,140]没有发现两者的关系,而另一些连续检测的试验(分别在1、6、24和48小时)发现64名男性中87%的人射精后PSA值增加[141];92%的男性在24小时恢复正常值,97%的男性在48小时恢复正常。

Nadler等[142]量化分析148例PSA >4ng/mL(可疑

肿瘤)和多名活检阴性的对象 PSA 升高的原因,与 64 名直肠指诊可疑、活检阴性和 PSA 值≤4ng/mL 的男性相比较,高 PSA 组发生急性和慢性前列腺炎症的现象更普遍(63%对 27%;P=0.0001)。PSA 增高的男性前列腺体积(平均 68cm^3)通常比 PSA 不升高的男性要大(平均 32.5cm^3)。对 PSA 升高的原因进行量化回归分析,在对 PSA 血清水平影响中,前列腺体积因素占 23%、炎症因素占 7%、前列腺钙化因素占 3%、超声发现的回声不均病灶因素占 1%。

PSA>4ng/mL 时肿瘤阳性预测值为 31%~54%。如果当 PSA 升高合并超声诊断和直肠指诊阳性时,预测值会增加(表 65.4A 和表 65.4B)[143]。通过 PSA 筛查,发现癌症的概率为 1.8%~3.3%,发现临床上局限期肿瘤的概率为 81%~97%,病理学上局限性肿瘤的概率为 36%~91%。当连续 PSA 筛查时,这一概率就大大提高。

重要的是,PSA 检查能发现有临床意义的小肿瘤。Epstein 等[89,144]发现在临床 T1c 期,接受前列腺根治术的患者中有些是生物学上无关紧要的肿瘤。通过多元分析发现了一个预测微小肿瘤的最佳模型——PSA 密度<0.1ng/mL 且细针活检没有不良的病理学发现,或者 PSA 密度为 0.1~0.15ng/mL 且在单一细针活检发现低中分化病灶直径<3mm。模型阳性预测率为 95%、阴性预测率为 66%[89]。Dugan 等[145]对临床微小型肿瘤的定义为:当达到预期生命时间时,肿瘤体积不超过 20cm^3,Gleason 评分在 40 岁患者<4 分、50~59 岁的患者<5 分、60~69 岁的患者<6 分、70~79 岁的患者<7 分。通过这一定义对 337 例接受了前列腺切除术的病理标本检查,发现对于肿瘤体积倍增时间分别为 2、3、4 和 6 年的标本,各组标本中微小肿瘤分别为 1(0.3%)、13(3.9%)、25(7.4%)和 49(14.5%)。Humphrey 等[146]发现通过 PSA 检测发现的肿瘤 11%~30%体积<0.5mL。通过这些定义,大部分接受前列腺根治术(或放射治

表 65.4　经直肠活检检查前列腺癌的可能性(对 2054 名 40~80 岁的男性的调查)

A.不依赖于 DRE 结果的 PSA 水平

PSA(ng/mL)	年龄[a](岁) <50	51~60	61~70	>71
<2.5	10	14	17	23
2.6~4.0	11	15	19	24
4.1~6.0	12	16	21	26
6.1~10.0	14	18	23	29
10.1~20.0	17	23	31	37
>20.0	40	49	60	69

B.患者年龄、PSA 水平、DRE 的影响

PSA	年龄[a](岁) <50		51~60		61~70		71~80	
(ng/mL)	DRE−	DRE+	DRE−	DRE+	DRE−	DRE+	DRE−	DRE+
<2.5	9	37	12	39	15	42	20	44
2.6~4.0	9	41	12	42	16	44	20	47
4.1~6.0	10	41	14	44	17	47	22	48
6.1~10.0	11	—	15	48	19	50	25	42
10.1~20.0	13	55	19	54	25	58	31	60
>20.0	22	82	45	74	43	81	59	84

DRE,直肠指检;PSA,前列腺特异性抗原。所有可能性 95%的置信区间为 2%~12%。

[a] PSA 采集时记录的年龄。

From Potter SR, Horniger W, Tinzl M, et al. Age, prostate-specific antigen, and digital rectal examination as determinants of the probability of having prostate cancer. *Urology* 2001;57:1100–1104.

疗)的患者都存在临床意义肿瘤。

临床微小肿瘤的发现率为4%~16%[89,101,147,148]。佛瑞德哈金森癌症研究中心的研究者建立了一个计算PSA增高筛查肿瘤的计算机模型,通过运用来自国家肿瘤研究所、流行病学和最终结果登记的数据,并与计算机计算出的数据相比较,结果发现被告知可能患有前列腺癌,并且必须要接受前列腺活检来确诊[149]的患者中15%的白人是过度筛查,37%的黑人是过度筛查。一项流行病学研究发现了相反的结果,通过瑞典哥德堡的随机分组试验,让实验组接受PSA筛查。发现PSA筛查并没有导致前列腺癌的过度检查,而且大部分通过PSA筛查发现的肿瘤最终会发展成有临床表现、致命的癌症[150]。

虽然通过PSA检查发现肿瘤仅占小部分,但它们通常隐藏着更具侵袭性的疾病。新西兰的研究者对121个接受了PSA筛查的RP样本进行分析,发现筛查检出的肿瘤通常为局限性肿瘤,且Gleason评分<8分[151]。而60%经筛查检测出的肿瘤,其内部含有一部分高级别的肿瘤区(Gleason评分4分或5分),50%有Gleason评分7分的区域,这就说明这些肿瘤大多数都是典型的肿瘤。一项研究的最新数据显示,对体积小未触及包块的前列腺癌采用期待处理的方法,整个队列的中位随访时间为2.7年,其中无干预的中位生存期为6.5年,33%的患者中位时间为2.2年(需要干预)[152]。PSA浓度的增加和游离PSA的减少与肿瘤进展有关。当患者诊断时处于进展期,92%可以治愈。研究者表示,应该密切观察那些可能患有潜在的小体积的前列腺癌的老年男性。

改良的PSA筛查进一步提高了其敏感性和特异性。我们希望这一技术能早期发现更多的年轻前列腺癌患者,并使之治愈。而对于前列腺增生的老年男性患者,能减少他们的活检。遗憾的是,在将要阐述的各种改良方法都没能足够可靠地单独用于指导治疗决策。

前列腺特异性抗原密度

PSA密度的测定基于这样一个事实,即单个肿瘤细胞产生的PSA比正常细胞产生的要少,将血浆PSA浓度除以经直肠超声测得的前列腺体积,所得值为PSA密度。这一数值越大,患前列腺癌的可能性就越大。

前列腺特异性抗原速度

另一种检测方法是获得血浆PSA值,然后测得其上升的速度。每年增长>0.75ng/mL,则患癌症可能性大。两个大型回顾性分析显示,局限期前列腺癌在接受放疗[153]和RP[154]后,PSA水平比诊断时增加2ng/mL,与具有更高的前列腺癌特异性死亡率有关。

游离PSA

用血清试验来检测PSA的分子形式(游离型、复合型及总PSA),这一方法用来辨别升高的PSA是由于癌症还是良性增生。这是由于在血清中PSA的存在形式是与两种胞外蛋白水解酶抑制剂——α_1-抗胰凝乳蛋白酶和α_2-巨球蛋白相结合。当结合后,这两种酶就失活了,但通过一般的免疫测定仍能检测出。对游离型、结合型及总PSA(游离型+复合型)的检测发现,癌症患者相对于良性增生患者来说,其结合/总PSA较高,而游离PSA较低[155]。Catalona等[156]对113例PSA值在4.1~10 ng/mL的患者研究,发现63例是组织学证实为良性前列腺增生的,30例为腺体增大的前列腺癌,20例为体积正常的前列腺癌。体积正常的前列腺癌患者的平均游离PSA比例为9.2%,腺体增大的前列腺癌患者的平均游离PSA比例为15.9%,良性增生患者的平均游离PSA比例为18.8%($P<0.001$)。与良性增生的患者相比,癌症患者的游离PSA比例,不论在正常腺体还是增大腺体中,均要显著降低。华盛顿大学认为游离/总的PSA值≤0.2通常是癌症,这一比值越高,良性增生可能性越大。当游离/总的PSA值≤0.15时,Gleason评分通常比较高且预后较差[157]。

Oesterling等[158]对40~79岁的422名男性的游离、结合及总PSA水平进行分析,各年龄段的推荐值分别是:40~49年龄组0.5ng/mL、1ng/mL及1ng/mL;50~59年龄组0.7ng/mL、1.5ng/mL及3ng/mL;60~69年龄组1ng/mL、2ng/mL及4ng/mL;70~79年龄组1.2ng/mL、3ng/mL及5.5ng/mL。Johns Hopkins[159]也发现了类似的结果。

反转录酶-聚合酶链式反应测定

最近通过采用分子生物学方法,包括特异性反转录酶-PCR(RT-PCR)技术,来测定转移到循环血中的癌细胞表达的前列腺特异膜抗(PSMA)和PSA中少量的信使RNA(mRNA),从而检测肿瘤标记[160-164]。这一检测特异性很高,因为外周血中只有转移的前列腺癌细胞表达PSA。对于该检测方法的敏感性,不同文献报道有很大差异[165]。

Katz 等[166] 研究了 94 例接受 RT-PCR 测定 PSA mRNA 水平的患者,发现手术证明有前列腺外转移的 36 例患者中有 26 例(72%)反应增强,对于肿瘤局限在前列腺中的 58 例患者,51 例患者(88%)检查阴性。手术 6 个月后,两组患者 PSA 分别升高了 19%和 2%。这项生物测定技术对准备接受前列腺根治术患者的肿瘤分期有重要意义。

Cama 等[160]发现与 RT-PCR 检测的 PSA 相比,PSMA 的检测与前列腺癌病理分级无关。

Oefelein 等[167]用 RT-PCR 检测 PSA,发现 22 个手术野中 20 个(91%)发现阳性细胞,16 例患者中有 4 例(25%)明确发生术中血源性播散(P=0.046)。这项结果发现肿瘤细胞扩散甚至血源性播散与前列腺根治术中的手术操作有关,这也许是治疗后失败的原因。

Israeli 等[168] 运用 PCR 技术对 30 名男性研究,发现 2 人(6.7%)循环血中有前列腺癌细胞,但前列腺特异膜抗原检测发现 19 人阳性(63%)。所有阴性对照组(16 人)中的 PSA 和 PSMA 的 PCR 结果均是阴性。将 PSA mRNA 作为前列腺上皮癌的肿瘤标记物,Seiden 等[169]发现 65 例临床上局限期前列腺癌的患者中有 5 例通过转录和 PCR 技术能检测出 PSA mRNA。另外,20 例激素抵抗的侵袭性前列腺癌的患者中有 10 例 PSA mRNA 检出率提高。

总的来说,大部分研究中阴性对照组的 PSA 检测率均为 0,转移组 PSA 检测率为 31%~88%[164]。但在接受前列腺根治术并且肿瘤局限期的患者中有 25% PSA 检测阳性[166],如果因此认为他们出现了外周血转移,医生就会拒绝给他们手术。另一种方法是通过联合启动子的检测来提高 RT-PCR 的准确性。克利夫兰医学中心的初步数据表明,RT-PCR 对 PSA 和 PSMA 联合检测能提高肿瘤分级的准确性[170]。PCR 检测的阳性意义还有待于未来进一步确定,目前仍处在试验阶段,不应该因此来改变治疗方法。

分期

局限性前列腺癌的患者往往无症状,诊断通常是由 PSA 筛查检出。PSA 出现之前,无临床表现的患者是通过肛诊触到结节而被发现的。局部进展期的患者由于肿瘤侵及尿道膜部,通常有膀胱阻塞性症状,比如排尿迟缓、尿流细速和尿不尽。慢性尿道阻塞和膀胱充盈可以导致逼尿肌顺应性减少,从而表现为尿频、尿急和夜尿增多。偶尔良性前列腺增生导致膀胱症状,行尿道前列腺切除术时发现一些早期的癌症(T1a 或 T1b)。当肿瘤局部侵及尿道和射精管时,患者会出现血尿和血精。当癌症穿透前列腺包膜时,有时会侵犯经过前列腺旁的血管神经束,导致勃起功能障碍。癌症发生骨转移会出现骨骼疼痛。

系统性的病史和体检以及肛诊是必须的。肛诊时最好先把手套润滑,患者可以采用站位,弯腰并把肘部放在桌子上。也可以采用侧卧位,躺在检查床上。检查者应当注意腺体的大小、硬度以及是否存在坚硬的结节。典型的肿瘤结节通常是非常坚硬的,凸出于腺体表面,周围包绕着被压缩的腺体组织。检查者应该检查外测沟是否受侵和肿瘤的播散程度。大部分患者的精囊由于位置关系不能触及,腺体上部一块坚硬的区域通常表明精囊受侵。直肠指诊发现的前列腺结节仅有 50%活检证实为恶性的[79]。美国联合委员会(AJCC)关于前列腺癌的 TNM 分期如表 65.5 所示。

直肠指诊异常、PSA 持续升高或两者同时存在就需要活检来进行病理诊断。经直肠超声引导细针穿刺是获得组织标本的最常用方法。通常采集 10~18 个点,包括从基底、中间和顶点双边的点,以及从中线和横向边缘区的点。如果临床上有尿道受阻的症状,需要在移行区另外再采集一个点。病理学报告通常包括每个采集点的长度和含有肿瘤部分采集点的长度。

一旦病理性活检证实肿瘤的存在,患者需要接受一系列的检查来进行肿瘤分期,包括 PSA 基础水平、全血计数和睾酮水平。前列腺癌患者需要接受的检查见表 65.6。虽然建议患者胸片检查,但对 236 例接受前列腺根治术的患者研究发现,仅有 28 例(11.9%)发现异常,而且大部分是有关心脏和肺疾病或者肺动脉高压,仅有一例是原发性肺癌[171]。根据美国放射学会的初步数据,只有在怀疑肺部转移时才建议胸部 X 线检查[172]。

影像学表现

影像学表现对于治疗前评估和治疗方法的选择十分重要。检查方法的进步为精确发现肿瘤的位置、大小、扩散程度和生物学活性提供了基础。因此,可以进行精确的临床分期从而选择更好的治疗方法。

超声

正常前列腺的超声表现是对称的,三角形的内部

表 65.5 美国抗癌联合委员会前列腺癌的 TNM 分期(2010)

原发肿瘤(T)	
TX	原发肿瘤无法估计
T0	未发现原发肿瘤
T1	临床和影像学检查未发现肿瘤
T1a	病理学偶然发现,瘤体积≤所切前列腺组织的 5%
T1b	病理学偶然发现,瘤体积>所切前列腺组织的 5%
T1c	细针穿刺活检发现肿瘤(例如,因 PSA 增高接受活检)
T2	肿瘤局限在前列腺内
T2a	肿瘤侵犯前列腺一叶
T2b	肿瘤侵犯>1/2 的前列腺一叶
T2c	肿瘤侵犯前列腺两叶
T3	肿瘤侵犯前列腺包膜
T3a	包膜外受侵
T3b	肿瘤侵犯精囊(1 个或 2 个)
T4	肿瘤固定或侵犯除精囊以外的其他邻近组织
T4a	肿瘤侵犯膀胱颈、膀胱外括约肌或直肠
T4b	肿瘤侵犯肛提肌或固定于骨盆上,或两者均存在
区域淋巴结转移(N)	
NX	区域淋巴结转移无法评价
N0	无区域淋巴结转移
N1	单个淋巴结转移,直径≤2cm
N2	单个淋巴结转移,直径>2cm 但<5cm
N3	转移淋巴结>5cm
远处转移(M)	
MX	远处转移无法评价
M0	无远处转移
M1	远处转移
M1a	区域外淋巴结转移(s)
M1b	骨转移(s)
M1c	其他部位转移(s)

Used with the permission of the American Joint Committee on Cancer (AJCC), Chicago, Illinois. The original source for this material is *AJCC Cancer Staging Handbook*, 7th ed. New york: Springer, 2010; published by Springer Science and Business Media LLC, www.springer.com.

组织相对均一的结构,其外部有一个高回声的包膜。经直肠超声是经直肠前列腺穿刺活检和近距离放射治疗使用的常规方法。但是超声仅能发现存在于腺体周围区的肿瘤。一项研究试图发现前列腺癌在经直肠超声下的影像学特点,但是结果表明前列腺癌超声表现各异。Rifkin 等[173] 研究了 443 例接受经直肠超声检查的男性,其中 130 例病理学证实为癌症,313 例为良性前列腺疾病。69%的肿瘤表现为高回声及没有明确的边界,而 46%的良性病变表现为高回声。研究者发

表 65.6 前列腺癌的临床诊断步骤

常规	
	临床病史和临床检查
	肛诊
实验室	
	全血细胞计数,血生化
	血浆 PSA(总的、游离的、游离百分比)
	血浆酸性磷酸酶(前列腺/总的)
影像学表现	
	包括直肠的磁共振检查
	放射性核素骨扫描(PSA >20)
	盆部 CT
	胸片检查(高度怀疑转移的)
	经直肠超声检查(引导穿刺活检)
前列腺细针活检(经直肠)	
淋巴结分级清扫术(高度怀疑淋巴结转移的)	

Used with the permission of the American Joint Committee on Cancer (AJCC), Chicago, Illinois. The original source for this material is *AJCC Cancer Staging Handbook*, 7th ed. New york: Springer, 2010; published by Springer Science and Business Media LLC, www.springer.com.

现直肠超声表现不能为区分肿瘤和良性疾病提供特异性依据。

Chodak 等[174]随机调查了 216 例接受经直肠超声检查的男性,发现敏感性为 86%,但特异性只有 41%,直径<1cm 的肿瘤最难被发现。Rifkin 等[173]发现对于临床 T2 和 T3 期病灶,经直肠超声检查的敏感性只有 60%。

CT检查

CT 检查的意义对前列腺癌患者来说在于评价肿瘤的大小、放射治疗计划和盆腔淋巴结的转移。Roach 等[175] 研究了 MRI 和 CT 图像中前列腺的体积,发现非增强 CT 获得的数据中有 32%的前列腺体积是增大的。通过图像融合技术,他们发现两种显像模式的差异主要存在于 4 个部分——腺体后部、下后尖部、前列腺尖部和血管神经束。Kagawa 等[176]通过 CT-MRI 融合软件为患者进行三维适形放射治疗计划(3D-CRT),发现 MRI 在辨别前列腺尖部、血管神经束和直肠前壁方面明显好于 CT。在前列腺的尖部和底部,两种影像学检查的区别是十分明显的。

由于 CT 对软组织分辨率不高,因此对于前列腺内部疾病、包膜受侵及精囊受侵方面显示不佳。但大

部分新发现的前列腺癌患者淋巴结阳性率<5%，所以CT 仍是前列腺癌分期的常规检查方法[177,178]。CT 发现盆部转移的腺癌主要依赖于发现增大的淋巴结，但是正常淋巴结和转移淋巴结大小之间的关系还不确定[177,179,180]。

Albertsen 等[181]进行了一项大规模的研究，研究新发前列腺癌患者影像学上阳性表现。PSA 在 4~20ng/mL 之间的患者 CT 阳性发现率<12%；PSA>20ng/mL 和 Gleason 评分为 6 分或更高的患者中有>10%的患者CT 发现包膜外扩散或转移；在 PSA>50ng/mL 和 Gleason 评分高的患者中，这一比例高达 62%。Flanigan 等[177]研究了 173 例 PSA<25ng/mL 的前列腺癌患者术前的 CT 结果，没有发现有 CT 扫描异常的患者。33 例 PSA>25ng/mL 的患者中有 9 例淋巴结转移，但其中仅有 3 例(9%)是通过 CT 检查发现。作者认为对于 PSA<25ng/mL 的患者，CT 不应成为术前常规检查。尽管 PSA 水平>25ng/mL 患者的盆腔淋巴结转移率很高，但在这一阶段 CT 的阳性发现率仅为 30%~35%[178]。

骨扫描

治疗前 PSA 水平和骨扫描异常有密切关系[182,183]。由于早期前列腺癌的骨转移发生率很低，因此如果患者没有骨骼疼痛主诉或者无 PSA>20ng/mL，就不建议骨扫描。通过对 589 例未经治疗且 PSA≤20ng/mL 的患者的回顾性分析，Rees 等[178]发现 274 例骨扫描患者中有 3 例(1%)有转移征象，262 例 CT 检查患者中也有 3 例(1%)有转移征象，108 例 PSA≤10ng/mL 的患者只有 1 例有转移。没有 1 例 Gleason 评分≤5 分的患者 CT 或骨扫描发现阳性淋巴结。

Huncharek 和 Muscat[184]对 265 例局限期前列腺腺癌的患者调查发现，PSA<4ng/mL 的患者没有 1 例骨扫描阳性。对于 PSA 4.1~10ng/mL 和 PSA 10.1~20ng/mL 的患者，其阳性率分别为 2.2%和 3.6%。对于 PSA>20ng/mL 的患者，6.7%骨扫描阳性。

Albertsen 等[181]分析了 1995 年以来关于前列腺癌研究的数据，新发患者中约有 2/3 接受骨扫描、约 1/3 接受 CT 检查，但小于 5%的患者影像学有阳性发现。PSA<10ng/mL 和 Gleason 评分≤6 分的患者仅有 1%骨扫描发现阳性转移灶。PSA>50ng/mL 和 Gleason 评分 8~10 分的患者的阳性率>10%。基于美国放射协会标准，当对局限性肿瘤进行临床分期时，术前放射性核素骨扫描推荐用于 PSA≥20ng/mL、T3~4 或 Gleason 评分≥8 分或有骨骼症状的患者。

从临床的角度来说，在进行放疗之前进行骨扫描十分有益。尤其是老年患者或者有关节炎病史的患者，通过对治疗前异常改变的记录，就可以避免之后误认为是骨转移疾病。后续的骨闪烁照相检查没有什么意义，因为 PSA 值检测复发的敏感性更高。治疗无症状的骨转移是无意义的(除了可能发生病理性骨折的情况)。对于这些患者来说，治疗后定期的 PSA 水平测定就够了，骨扫描应仅限于对于临床发现 PSA 水平升高的患者[185]。

直肠内磁共振成像(MRI)

前列腺影像学最主要的进步在于 MRI 方面。随着 MRI 的成熟，前列腺 MRI 技术和成像方面都有了很大的提高。最近的一些进展包括运用直肠内线圈来提高空间分辨率、运用软件消除图像伪影、快速回波成像缩短成像时间、信噪比的提高及磁共振波谱成像(MRSI)检测代谢活性技术的应用[186]。更重要的是阅片水平的提高也使肿瘤分期的准确性得到了提高。MRI 发现包膜外扩散的标准已经建立。但是不同观察者一次观察产生的差异仍依赖于影像科医生的经验。一项实验表明，包膜外扩散诊断特异性在高年资医生为 93%，低年资为 94%。然而诊断敏感性在高年资医生中为 50%，低年资为 14%[187]。

所使用的 MR 技术决定了用来进行临床分期的前列腺影像表现和所获取的信息。在轴位 T1 加权像上前列腺组织均匀一致，各区带在解剖学上不易区分[188]。然而较大视野利于发现局部病灶和可疑的骨转移(图 65.4A)。活检后出血在 T1 上很容易辨别，表现为高 T1 信号(图 65.4B)，出血部位可以在前列腺、精囊或两者都存在。这点对于发现出血是十分重要的，因为在 T2 加权图像上，肿瘤和出血信号相近，而且出血也会影响包膜外扩散范围的确定[189]。

前列腺区带解剖在 T2 加权轴位和冠状位上显示清晰。输精管和精囊在 T2 轴位和冠状位显示同样清楚，但神经血管束在轴位显示最清楚(图 65.5)[188]。阴茎根部在 T2 加权冠状位比 CT 显示更清楚。周围带通常是高信号，而肿瘤组织为低信号。T2 加权信号减低也有很多其他的原因，比如出血、前列腺炎症、激素治疗和放疗。如果 T2 信号减低区在 T1 图像上表现为高信号，则为出血。当 T2 信号减低区范围广泛且前列腺形态小而不规则时，就应怀疑是由于治疗造成的(激素治疗和放疗)。包膜外扩散的征象表现为局部不规

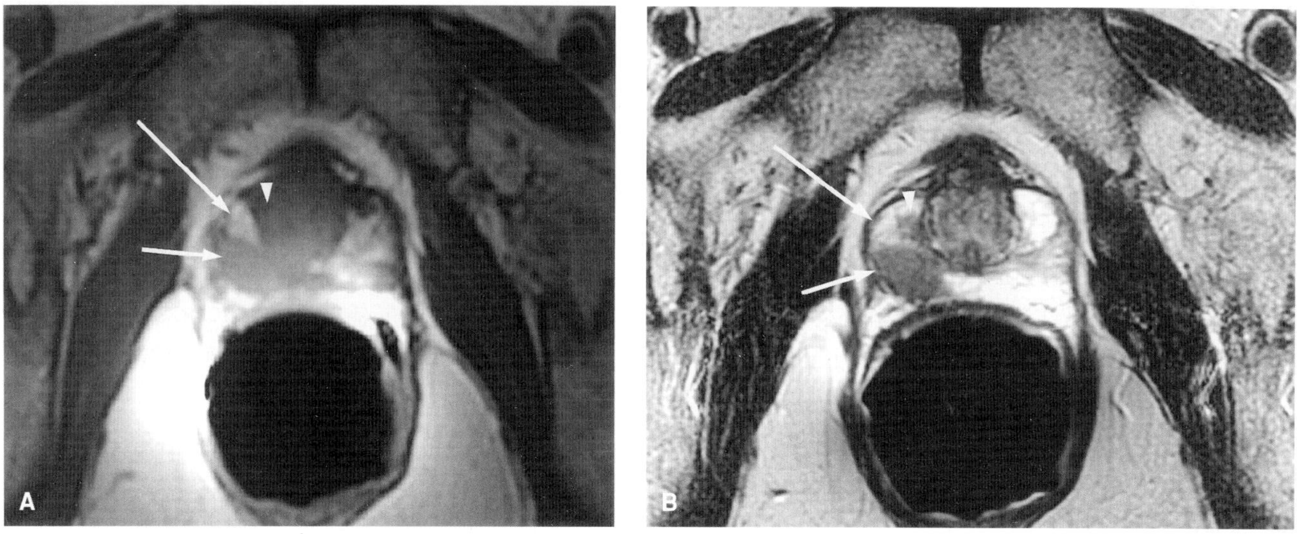

图 65.4 (A)正常磁共振 T1 加权轴位图像。移行区年龄相关性前列腺增生明显(长箭)。血管神经束邻近周围区(短箭)。(B)前列腺同一层面 T2 图像,活检后出血区周围的低信号区怀疑为肿瘤(短箭和箭头)。 这是排除出血的特异性征象。(Courtesy of Steven Eberhardt, MD.)

则的包膜膨胀、不对称、血管神经束的受侵或者前列腺直肠角的消失[187]。

磁共振波谱成像(MRSI)

磁共振波谱成像基于以下原理:不同化合物的原子价阶层不同, 因此不同化合物的原子结构不同,因此共振原子共振频谱也不同[190]。原子价阶层是发生共振的原子波谱有轻微的不同, 从而被检测出。 MRSI 采用 MRI 的脉冲序列,但用来区分不同的化合物而不是产生图像。由于 MRSI 和 MRI 用的是同样的扫描机器、梯度线圈和射频线圈,因此可以在 MRI 检查时同时做, 得到的代谢数据可以附加于 MRI 图像之后[186]。这一方法对前列腺癌十分有用,因为正常前列腺组织和恶性前列腺组织中的代谢化合物不同,从而可以将两者区分。人体前列腺细胞可以产生大量的柠檬酸盐,并分泌到前列腺液中,前列腺液中柠檬酸盐的浓度为血浆中的 240~1300 倍。在富有腺体的区域如周围区柠檬酸盐含量很高,但在移行区和中央区的含量低。胆碱是另一重要代谢化合物,在正常前列腺和精囊中含量适中。在 MRIS 上通过这两种化合物水平的不同可以发现肿瘤。正常周围区柠檬酸盐含量较低而胆碱含量增高[186]。恶性前列腺上皮细胞的代谢导致柠檬酸盐生成和分泌下降。肿瘤区胆碱的升高可能由于细胞增殖速度增加、肿瘤区细胞密度增加或含有胆碱的磷脂类细胞膜成分增加[186]。MRIS 结果反映了正常和异常前列腺细胞的代谢, 可以精确找到肿瘤细胞。这对于确定肿瘤的位置十分有效,尤其是区分在 MRI 上怀疑为肿瘤的某些活检后出血病灶。这项技术在精确治疗和治疗后随访中的应用很有潜力。

MRIS 收集到的代谢信息和 MRI 收集到的解剖学信息使局限期和进展期的前列腺癌诊断更为准确[190]。加州大学和旧金山大学的研究者研究了 62 例接受 MRIS 和 MRI 联合检查的患者, 来探究这项技术对肿瘤的发现能力和定位能力[191]。他们对患者术前的影像学图像和前列腺切除术后的病理切片结果进行对比。发现 MRI 在明确肿瘤的位置方面有较高的敏感性, MRIS 有较高的特异性。MRI 和 MRIS 联合检查能明显提高诊断特异性。与切片组织学结果对比,MRI 联合 MRIS 检查诊断肿瘤的特异性为 91%。与 MRI 单独检查相比,MRI/MRSI 联合检测使得局限在 1/6 前列腺体积中的局限期肿瘤的检测敏感性提高到 95%。最近来自加州大学和旧金山大学的一项研究发现,对于发现前列腺内部的肿瘤,MRI 和 MRIS 检查可以与病理活检相媲美,对于尖部的肿瘤要优于活检[192]。

为了更好地给前列腺癌患者进行分期和危险分级,因此将 MRIS 作为 MRI 的补充检查。MRI/MRSI 提高了包膜外扩散和精囊受侵的评估率[187]。MRI 联合 MRIS 检查还提高了经验欠丰富的阅片人的准确性, 确定包膜外扩散时使同一图像在不同阅片人之间的结果差异降低[190]。最近的数据表明,MRIS 获得的代谢数据也可以预测肿瘤的侵袭性。MRI/MRSI 初步研究发现,低分化腺癌患者中柠檬酸盐水平比较低,侵袭性肿瘤因为细胞膜磷脂的合成增多而导致胆碱水平升高[193]。

危险分级系统和分期

基于肿瘤的分期、治疗前 PSA 水平及活检 Gleason 评分,通过不同的风险分级模型,把周围区的前列腺癌分成不同的组。这一系统为无病生存期分级,对比较治疗效果和选择适当治疗方法提供了帮助[94]。最常用的分组系统是基于美国 NCCN 预后风险分组,定义低危组为 PSA≤10ng/ml,T1c~T2,Gleason 评分≤6分;中危组为 10ng/mL<PSA≤20ng/mL,Gleason 评分=7分;高危组为 PSA>20ng/mL,Gleason 评分为 8~10分,或者 T3 期病变。

以往临床和病理分级系统被单独用来预后分类,但是现在它通常在进行风险分级系统前补充使用。我们应当对最新的不同的分期系统熟悉,从而对新发患者开展合理的治疗。2010 年美国抗癌联合委员会更新了 2003 TNM 分期[4]。TNM 分期基于原发肿瘤的大小、区域淋巴结情况及远处转移情况。各种治疗前所获得的信息都可以用来临床分期,包括影像学资料。2010 版分期保留了 2003 版大部分内容,但对于膀胱颈的镜下浸润进行重新分期为 T3(原来 T4)并且新的解剖分期/预后分组纳入了 Gleason 评分和术前 PSA 水平。表 65.5 阐述了 2010 AJCC/UICC 分期系统,新的预后分组概括在表 65.7。

病理学

来自周围腺体的腺癌是前列腺癌最常见的类型。根据不同的细胞学特性将其分为高分化、中分化及低分化。这些细胞学特性包括细胞核、核膜、多形性、腺体结构及对间质侵犯[94]。

Gleason[194,195]和 Mellinger[196]最初设想基于临床分期和肿瘤主要与次要的形态学分化程度建立一个预后分型系统,每一评分为 1~5 分。最后只有病理学特点被记录,这就产生了 Gleason 评分,将主要评分和次要评分相加,产生了 9 个级别(范围是 2~10)。Gleason 评分是对前列腺癌生物学特性预测的十分有效的方法之一,它可以预测肿瘤侵袭能力及远处转移潜力,但由于存在主观性,它的使用受到限制。据报道,使用 Gleason 评分系统在同一人二次测量间(Intraobserver)及二人同一次测量间(Interobserver)存在差异[197]。此外,激素疗法使用的药物可以影响病理学家正确的 Gleason 评分[198]。

有时候错误评分的产生是由于细针穿刺活检所

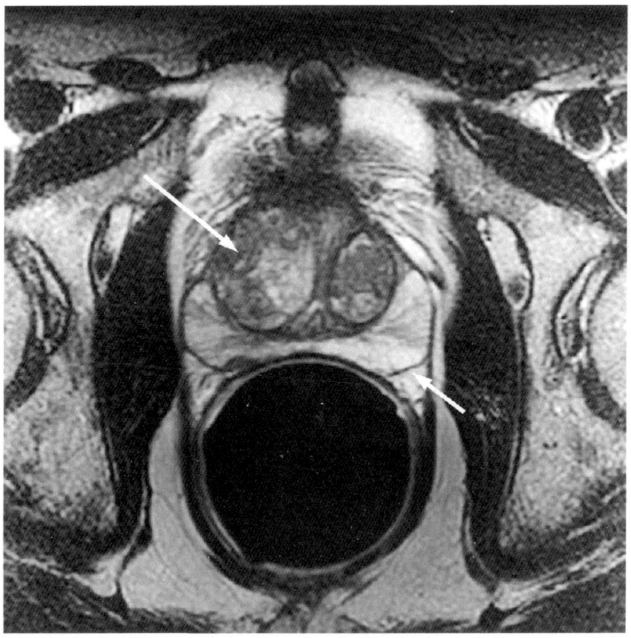

图 65.5 正常 T1 加权轴位图像。移行区年龄相关性前列腺增生明显(长箭)。血管神经束邻近周围区(短箭)。(Courtesy of Steven Eberhardt, MD.)

表 65.7 美国抗癌联合委员会的解剖分期预后分组(2010)

分组	T 分期	N 分期	M 分期	PSA	Gleason 评分
Ⅰ	T1a~c	N0	M0	<10	≤6
	T2a	N0	M0	≥10,<20	≤6
	T2a	N0	M0	<20	7
	T1~2a	N0	M0	X	X
ⅡA	T1a~c	N0	M0	<20	7
	T1a~c	N0	M0	≥10,<20	≤6
	T2a	N0	M0	<20	≤7
	T2b	N0	M0	<20	≤7
	T2b	N0	M0	X	X
ⅡB	T2c	N0	M0	任何	任何
	T1~2	N0	M0	≥20	Any
	T1~2	N0	M0	任何	≥8
Ⅲ	T3a~b	N0	M0	任何	任何
Ⅳ	T4	N0	M0	任何	任何
	任何 T	N1	M0	任何	任何
	任何 T	任何 N	M1	任何	任何

取的标本仅是前列腺肿瘤的一小部分,活检部分的肿瘤分级不能代表肿瘤真实的组织学类型和分化程度。大多数研究表明病理学家存在将肿瘤分级低估的现象。Johnstone 等[199] 发现细针穿刺活检病理结果与前列腺根治术后切片病理结果相比,正确性只有71%,其中23%过低分级、6%过高分级。在Sloan-Kettering 纪念肿瘤中心(MSKCC)对226例患者进行的研究中,分别对采用18G(1.0mm)细针穿刺活检和耻骨后前列腺根治术后的标本进行 Gleason 评分,发现31%的患者的两种方法结果相同,26%的患者 Gleason 评分存在2分或更多的差异。总的来说,细针活检标本54%评分偏低,15%评分偏高[200]。明尼苏达大学在对466例患者的研究中有类似结果[201],54%的患者细针活检标本和术后标本结果一样,两种方法最大的差异在于高分化的肿瘤75%评分高了。将活检分级与手术病理分期比较,发现细针活检标本中49%的低分级病灶和82%的高分级病灶存在包膜外扩散和局部进展的现象。一项大规模的回顾性研究对1031例取自活检标本和术后标本的患者的 Gleason 分级与预测无病生存期的关系进行了分析[202],结果显示总的正确率为58.3%。将 Gleason 评分<7分、=7分和>7分的患者分组,发现前列腺根治术后病理 Gleason 评分<7分的患者比活检 Gleason 评分<7分的患者有明显的生存优势。然而活检 Gleason 评分>7分的患者无病生存期比根治术后病理 Gleason 评分>7分的患者要好。Gleason 评分为7分的患者总的无病生存期两者几乎一样。当对前列腺根治术和放疗结果比较时,我们应当注意上述数据。

Humphrey 等[146] 对50个术后标本病理学特征进行多参数相关研究,研究用活检结果进行肿瘤范围和定位的可能性。他们发现通过细针活检测得的肿瘤范围很难用来预测前列腺上肿瘤的范围。有53个象限活检是阴性的,但是 RP(前列腺根治术)术后标本却发现肿瘤细胞。在289例肿瘤为临床局限期且接受了会阴前列腺根治术的患者中,Gregori 等[203]研究了六分仪活检肿瘤定位的准确性。他们发现,在活检结果肿瘤位于前列腺一侧的患者中,有33%的术后标本显示肿瘤局限于一侧,而66%术后标本肿瘤存在于双侧。

Gleason 评分的主要分级为预后提供了更多的信息,尤其是那些 Gleason 评分为7分的患者。D'Amico 等[204]用治疗前临床和病理的变量来预测术后PSA 失败的时间。他对 PSA<10ng/mL 和 T1c 或 T2a 期的患者进行了试验,发现活检 Gleason 评分2~6分患者的5年 PSA 无复发生存率与分级3+4组比没有很大的统计学差异。但对于 Gleason 评分2~6分和4+3或2~6和8~10之间却有很大的统计学差异。活检 Gleason 评分2~6分(不含4分或5分)、3+4、4+3和8~10分的患者,其5年生化控制率分别为79%、81%、62%及18%。Johns Hopkins 的 Makarov 等[244]研究了537例活检结果 Gleason 评分为7分的患者,进而研究不管阳性病灶的多少,Gleason 评分3+4=7和4+3=7的患者的肿瘤生物学行为是否一样。他对RP后的5个病理结果(3+4比4+3、阳性区数目、PSA、年龄和肛诊结果)进行分析,Gleason 评分4+3与3+4的活检表明,术后病理分期和 Gleason 评分与术前PSA 和术前 Gleason 评分关系密切。

Stamey[206]和 Stamey 等[207,208]强调,考虑到前列腺癌的自然病程和预后,除了 Gleason 评分以外诊断时肿瘤的状态也很重要。对372例耻骨后前列腺根治术后3年 PSA 恶化患者的组织学预后变量进行分析,周围区肿瘤生化无病状态最重要的预测变量为 Gleason 评分4/5所占的比例、肿瘤体积、血清 PSA 水平及前列腺重量[208]。对大体积前列腺癌患者来说,Gleason 评分4/5、肿瘤位于 PZ 区、肿瘤体积及淋巴结受侵情况有预后价值。研究者同样发现 TZ 区的肿瘤比 PZ 区的肿瘤预后好。因为良性前列腺增生结节压迫外科包膜使之变扁,外科包膜把 TZ 区肿瘤和血管神经束、射精管分开[73]。Stanford 的经验表明[209],PZ 区肿瘤、Gleason 评分4/5所占比例是肿瘤局限在前列腺纤维囊内且体积≥6cm^3 患者生化指标异常的最有效的预测因素。无论肿瘤是否为局限期,对大体积肿瘤来说术前 PSA 水平对预测患者生化异常没有什么作用。

D'Amico 等[210-211] 对960例 PSA 检查怀疑肿瘤或触诊发现肿块并接受 RP 治疗的前列腺癌患者研究发现,前列腺活检阳性百分比与预测 PSA 失败时间密切相关。密歇根大学的研究者[212]对术前多变量因素(包括临床分期、PSA、活检 Gleason 评分、含有肿瘤活检点的最大百分比、含有肿瘤部分活检点的数目及周围神经侵犯)分析,发现只有 PSA、Gleason 评分及含有肿瘤活检点的最大百分比有 PSA 无复发存活期预测意义。这些判断预后的信息可以帮助医生辨别哪些患者在接受 RP 治疗后应该接受辅助治疗。由于放疗方法的应用,前列腺切除术后病理结果不能获得,从而不能将其考虑到预后模型中去。越来越多的非外科治疗方法的使用,使得治疗前风险分级十分重要。

有实验研究是否可以用前列腺活检的组织学表

现预测前列腺外扩散和淋巴结受累情况。梅奥诊所[213]的研究者将活检标本所有活检点的 Gleason 评分、阳性活检百分比、阳性活检面积百分比与 RP 术后标本的病理分期进行比较。将患者年龄、临床分期及 PSA 以外的病理学变量进行多变量分析,发现阳性活检中心百分比、初始血清 PSA 浓度及细针活检 Gleason 评分三因素联合起来,是唯一能预测病理学分期的参数(T2 期和 T3 期)。Narayan 等[106]联合分析了 932 例盆腔淋巴结清除术预测盆腔阳性淋巴结患者的术前 PSA 水平和活检 Gleason 评分值,发现活检 Gleason 评分≤6 分和术前 PSA 浓度≤10ng/mL 的患者,其盆腔淋巴结转移假阴性率<1%。这说明盆腔淋巴结切除术进行分期是不必要的。

肿瘤的组织学特点随着时间和疾病的进展也在改变。Cheng 等[214]发现当前列腺癌转移到区域淋巴结时,肿瘤有去分化的趋势。梅奥诊所 242 例接受 RP 和盆腔淋巴结切除术的患者,45%的患者转移淋巴结中肿瘤的 Gleason 评分比原发肿瘤的 Gleason 评分高,12%的患者转移淋巴结中肿瘤的 Gleason 评分比原发肿瘤的 Gleason 评分低,43%的患者两者分级一样。5 年无进展生存率在组织学去分化的患者和无组织学去分化的患者之间差别很大。

其他组织学类型

尿道旁导管癌是另一种临床病理类型的肿瘤。它通常含有移形细胞癌,当然也常发现腺癌和移形细胞癌的混合型[215-217]。大的间变肿瘤细胞在尿道旁导管中聚集,并扩散到间质中,常可见有丝分裂相[218],这类肿瘤不像腺癌那样易于侵犯神经周隙。

Reese 等[219]对 49 例前列腺移形细胞癌患者回顾分析,间质受侵的为 29 例,肿瘤局限在前列腺管内为 20 例。29 例间质受侵的患者中发生淋巴结转移的有 14 例(54%)。肿瘤局限于管腺泡的 17 例患者中仅有 4 例(24%)淋巴结转移。5 年生存率在间质受累阴性、腺管受累阴性、腺管受累阳性及间质受累阳性患者中分别为 80%、45%、55%、30%。

管腺癌很少来源于主导管。这些肿瘤通常是乳头状的,在病理切片下由高柱状胞浆嗜酸性细胞组成,这些细胞与子宫内膜癌细胞类似[52,220-222]。最初这些病灶被认为是来源于前列腺囊—Müllerian 残留部分[223],但其实大部分的导管腺癌都不是来源于 Müllerian 残留部分,其生物学行为和腺泡腺癌一样[77]。

大部分报道声称这类肿瘤有侵袭性,可以侵袭前列腺基质、膀胱颈,并向淋巴结、骨、肺转移。大部分病例中,患者在 4 年内死亡[224,225]。肿瘤对激素治疗反应一般,但对放疗敏感[224]。肿瘤主要的治疗方法是 RP[224,226]。Kopelson 等[216]发现早期肿瘤患者预后较好,然而C 期患者 5 年生存率仅为 34.5%。他们发现放疗患者局部肿瘤控制率为 76%,5 年生存率是 58%,而没有接受放疗的患者肿瘤控制率为 14%,5 年生存率为 24%。相对于 Johns Hopkins 中接受 RP 治疗的 58 名腺癌患者,Brinker 等[227]发现肿瘤平均进展时间缩短。

神经内分泌肿瘤是一种不常见的恶性肿瘤类型。它由小的或者类癌样细胞组成。肿瘤中存在神经内分泌物质,包括血清素、神经元特异性烯醇酶、嗜铬粒蛋白、降钙素等。PAP 和 PSA 对分析肿瘤的来源十分有用。22 例 T2 期的患者中,4 例死于前列腺癌的患者中有 3 例发现有神经内分泌细胞[228]。20 例 T3 期的患者,5 例死于前列腺癌,5 例都有神经内分泌细胞特征。

黏液癌既不起源于主导管也不起源于尿道,有研究报道 PAP 组化染色阳性[229]。

癌肉瘤是一类罕见的肿瘤,不易与真正的肉瘤区分。前列腺腺癌和癌肉瘤的共性在于其都含有梭形细胞,并且细胞核大、多形性、深染。大部分患者中,高级别的肉瘤与软组织恶性纤维组织细胞瘤类似,有丝分裂象约为 6~36/10Hp。Shannon 等[230]关于 12 例患者的报道,分期 A 或 B 的有 4 例,分期 C 或 D 的有 5 例,未知是 3 例。他获得了 10 例患者的转移数据,最容易转移的地方是骨(7 例)、淋巴结(2 例)、肺(2 例)、肝(1 例)和皮肤(1 例)。对 11 例患者电子显微镜观察或者免疫染色,发现 6 例患者肉瘤样区存在上皮样分化。能够获得随访数据的 9 例患者在诊断后的 3~48 个月中全部死于该病。12 例调查者中有 3 例一开始就被诊断出有肉瘤样成分,另外 9 例是在初步诊断后的后续检查(2~89 个月)中证实有肉瘤样成分。其中 4 例患者接受了放射治疗但效果不佳。这类肿瘤被认为是一种高侵袭性的前列腺腺癌。

偶尔发现来源于精阜的子宫内膜样肿瘤,可见子宫内膜样腺体和具有分裂象的细胞。这类肿瘤具有在前列腺尿道外生性生长的特点或浸润邻近组织倾向。

腺样囊性癌是一种非常罕见的前列腺癌(少于前列腺所有癌症类型的 0.1%)。组织学表现与唾液腺腺样囊性癌类似。

另外有一些上皮肿瘤,如类癌或小细胞癌[231,232]。对这类肿瘤的研究非常有限,大部分患者的肿瘤有高度侵袭性,且是致命的[233]。对报道患有小细胞癌的 130

例患者回顾分析，发现他们2年生存率仅为3.6%，3年生存率为1.8%，5年生存率<1%[234]。SEER数据库分析了241例小细胞前列腺癌的1年和5年生存率，分别为47.9%、14.3%[235]。起源于前列腺的鳞状细胞癌罕见[236]。偶有报道源于其他部位的肿瘤转移到前列腺[236,237]。

肉瘤（平滑肌肉瘤、横纹肌肉瘤或纤维肉瘤）约占前列腺原发肿瘤的0.1%[218]。中老年男性中比较常见的是平滑肌肉瘤，青年患者较常见的是横纹肌肉瘤。有一些关于恶性神经鞘瘤病例的描述[238]，这类肿瘤有侵犯淋巴管、血管的倾向，从而导致沿淋巴管和血管的远处转移。

癌肉瘤占前列腺肿瘤的0.1%。组织学上可以看见肉瘤样成分和侵入基质的腺癌成分混合，有时会发现平滑肌或横纹肌细胞、成纤维细胞或其他的恶性间质细胞。

前列腺原发性的淋巴瘤很少见，目前为止仅有不到100例被报道过。在MD安德森癌症中心，其仅占新发淋巴瘤的0.1%，占新发前列腺癌的0.09%[239]。

美国的总体治疗趋势

对临床局限期肿瘤的最佳治疗方法一直存在争议，这也困惑着此期肿瘤患者。医生应该注意的一点是，肿瘤自然病程的不同受多种预后因素的影响。前列腺癌的各种治疗方法对生活质量和性功能在不同程度上都有影响。应该告诉患者所有关于疾病自然病程的数据、预后的情况、潜在的治疗获益以及不同治疗手段的急性不良反应和远期后遗症。当然也应告诉患者治疗的缺点。应该与患者或其配偶或其他家庭成员讨论患者预期生命和生活质量方面的问题。

基于现有的数据，对比具有相同预后特点的早期前列腺癌患者，发现接受根治性前列腺切除术（RP）治疗、高剂量外照射放射治疗（EBRT）和放射粒子植入治疗，在生化和无病生存期方面没有显著差别[240-244]。由于没有随机实验证明这几种治疗方法的优劣，因此美国不同地区对早期前列腺癌患者的首选治疗措施存在差异。

分析CapSURE数据库（Cancer of the Prostate Strategic Urologic Research Endeavor）对美国36个社区的泌尿外科执业点的11 000例患者的记录，表明目前对这一临床疾病已有新的认识。Cooperberg等[245]报道称，在这一组的患者，50%的患者接受了RP，12%的患者接受了EBRT，13%的患者接受了放射治疗，4%的患者接受了冷冻治疗，14%的患者接受了ADT治疗。研究发现在这些患者中具有较高的预后风险特征的患者接受ADT治疗的概率增加，而年轻的患者，尤其是那些低风险的疾病，更常选择前列腺切除术。除了年龄对选择治疗方案的影响，医疗合并症的存在、患者的社会经济地位，以及个体诊所治疗的趋势（不论患者的病期）同样对于治疗的选择起重要的作用。另外发现，2001—2002年（47%）患者初诊时发现危险分级较好患者的比例高于1989—1990年（31%）。初诊时发现高危疾病（PSA >20ng/mL，Gleason分级8~10分或T3~T4期疾病）的比例，2000—2001年比1989—1990年要低（15%对41%）。

基于SEER医疗保险挂钩数据库[246]的最近一份报告（包括85 088例年龄在65岁及以上的前列腺癌患者），显示42%的患者选择放射治疗，21%的患者选择前列腺切除术，17%的患者选择ADT治疗，20%的患者选择继续随访。作者还指出，患者接受初始治疗方案与医生的类型（泌尿科医生、放射肿瘤医生、肿瘤内科医生）有关。对于65~69岁患者，如果由泌尿科医生评估，70%前列腺癌患者接受了手术切除，而70~74岁的患者，45%的患者选择手术。此外，患者同时访问泌尿科和放射肿瘤医生，放疗是最常用的治疗方式（这个队列的83%）。这些数据与以前的研究是一致的，专家提出的治疗建议，倾向于他们的特殊专业[247]。

在放射肿瘤学的实践中，放射治疗的实践和治疗已经出现了新的趋势。较高的放射剂量和辅助ADT与各种预测风险组放疗的使用比过去更常见。调强放射治疗的应用明显增多，前列腺内金标置入图像引导下放射治疗，以及TOMO治疗，每次放疗前的锥束成像应用都增多。立体定向外照射放射外科治疗（6.5~8Gy/5次的方案）也在增加。

Zelefsky等[248]报道QRRO协会的研究，该研究入组了来自美国45个机构的414例接受EBRT或近距离放射治疗的临床局限期的前列腺癌患者。对放射治疗质量的评估使用具体可衡量的临床指标代替，包括对中危和高危患者给予大于75Gy的处方剂量，对于高危患者给予EBRT联合去雄治疗。其中72%的中危前列腺癌患者接受了≥75Gy的放疗。对于高危外照射的患者，60（87%）的患者接受了EBRT联合ADT的治疗，13%（$n=9$）只接受了放疗。对于低危和中危的患者分别有10%和42%的患者接受了ADT联合EBRT治疗。对于接受EBRT治疗的患者，35%的患者不进行每日 EPID 靶区验证，余下的 64%进行每日靶区验证，如基准标记、锥束成像、断层放疗，或使用铁磁标记装置的治疗中定位。

对于选择性的患者，保守治疗可能是一种来避免潜在治疗死亡率的合理方法。保守治疗的适应证包括 PSA 水平较低及倍增时间相对缓慢的较小肿瘤（5%穿刺物累及）和基于活检的 Gleason 评分为 6 分的患者。最近，一项来自 Scandinavian 前列腺组的Ⅲ期随机研究认为，与局部治疗方法相比，保守治疗导致的死亡率更少[249]。这项研究入组了 695 例 T1 或 T2 期前列腺癌患者，中位随访时间为 12.8 年，主要终点是前列腺癌的死亡，次要终点是生存。在观察等待组中，有 58%的患者死亡，而在手术切除组中有 48%的患者死亡（P=0.007）。与前列腺癌直接相关的死亡的累积发病率在手术组为 14.6%，保守治疗组为 20.7%。低危的前列腺癌患者获益明显，这个获益仅局限于年龄<65 岁的患者。

在目前美国的医疗环境下，除了那些高龄、活检发现低 Gleason 评分、肿瘤体积小或者伴发其他疾病的患者，对局限期肿瘤患者采取期待治疗被认为是不恰当的。我们需要更多的设计合理的临床预期实验来确定不同治疗方法在局限期前列腺癌中的效力和费用效益。

对于早期局限期前列腺癌（T1c 或 T2 期）患者，传统的治疗方法包括 RP、EBRT 和永久性粒子植入术。由 Walsh[97]发明的神经保留术，显著提高了外科治疗效果。与传统的 RP（100%）相比，阳痿发生率（30%~60%，与患者年龄、肿瘤分期及手术范围有关）和术后尿失禁的发生率降低了。同时随着 IMRT 和图像引导放疗技术的发明，EBRT 的准确性和安全性也得到了提高。超声引导下经会阴永久粒子植入技术和术中近距离适形照射改善了这一方法的剂量分布，降低了放疗副作用，提高了治疗效果。

治疗技术

根治性前列腺癌切除术

由 Young[250]在 1905 年首先提出并由 Jewett[79]推广的 RP（根治性前列腺癌切除术）是治疗局限期肿瘤的重要方法。过去大部分泌尿外科医生认为肿瘤发生肉眼可见的包膜外扩散、精囊受侵或者淋巴结转移时不宜接受 RP 治疗，但最近对局限期晚期肿瘤采用手术治疗的情况在增多。经典的 RP 有两种术式：经耻骨后 RP 和经会阴的 RP。手术需要完全摘除前列腺及其周围包膜、精囊、壶腹和输精管。在前列腺包膜处分离前列腺，并完全去除。大部分泌尿外科医生喜欢经耻骨后前列腺根治术，医生在这一术式下可以进行双侧盆腔淋巴结清除术。

在过去的 5~10 年，腹腔镜和机器人前列腺根治手术在美国和欧洲越来越受到欢迎。腹腔镜手术相对于传统的手术来讲，解剖视野扩大、失血较少、术后疼痛轻且术后活动能力恢复好。腹腔镜手术与开放性 RP 相比，术后功能恢复和术后结果都比较好。Da Vinci 外科系统使用的是 3 个多关节机械臂，一个用来控制双目内镜，另两个用来控制小的腕状器械。医生坐在远离患者的一个操作台上控制这个系统。这种方法能够给外科医生提供比常规手术视野放大 10 倍的三维手术视野。机械臂可以提供更精细、准确的操作，能消除手术者手术时的生理性颤抖。最近研究者比较了开放手术与腹腔镜和机器人辅助前列腺切除术在围手术期并发症发生率和肿瘤控制效果上的差别，发现三者间的差异无统计学意义[251]。在对 239 例患者的评估中，中位随访时间是 50 个月，结果显示开放性前列腺切除术、腹腔镜及机器人辅助前列腺切除术的 5 年生化控制结果分别为 88%、88%和 90%，切缘阳性率也无差异。Suardi 等[252]对 184 例通过机器人辅助腹腔镜前列腺切除术治疗的患者进行了长期随访，中位随访 67 个月，pT2、pT3a、pT3b 期病变的 7 年生化控制率分别为 85%、84%及 43%。相比于传统的开放式术式，机器人辅助腹腔镜前列腺切除术是否会带来获益是不确定的，同时需要更多的前瞻性、随机研究来证实。

放射治疗技术

适形及调强放射治疗技术

20 世纪 80 年代后期，三维立体（适形）技术越来越普及，虽然不同三维立体适形技术之间有所不同，但它们与传统治疗方法相比都有显著优势。通过 CT 重建出的 3D 高分辨率图像，我们可以清晰显示出前列腺和正常组织器官的位置。通过射野方向观技术选择治疗野的方向，使之与患者 CT 定位的目标靶区适形，并使正常组织受照面积最小。适形放射疗法的模拟、计划及治疗减少了治疗的不确定性，能够在长期疗程中更好的重现。

IMRT 是三维适形放射治疗的一个改进，它不仅形状与肿瘤形状精确一致，且可以精确控制照射野内各点的剂量。这项技术运用了“逆向”或“最优化”计算机计划系统。最近的一些文献全面地概括了它的特点[253,254]。与常规放疗制订每一个照射野的形状和权重不同,IMRT 计划系统通过运用系统限定参数和客观参数的数学模型来精确的定义目标靶区和正常组织的剂量。然后运用复杂的最优化方法来决定每一个照射区的剂量,从而使剂量分布与医生设定的参数尽可能的一致。

与适形照射技术相比,IMRT 实施明显复杂。IMRT 需要直线加速器上的计算机控制束形装置,即多叶准直器(MLC)。MLC 有许多小的活动的叶或条组成。它们可以产生不同形状的细小照射野。MLC 在 IMRT 中的应用既可以是静态的,由一系列小的形状不规则的射野组成,也可以是动态的(动态多叶准直器),在治疗中叶片进行运动,来产生不同照射强度[255]。在刚开始出现时,IMRT 就成为治疗前列腺癌的重要且常用方法,它可以根据靶体形状来改变照射强度。许多研究所包括 MSKCC 都采用这种技术。

与其他技术相比,MSKCC 使用的 IMRT 和 3DCRT 技术在使用过程中表现出了明显的优势(见下文)。

固定、模拟和 CT 扫描

在模拟的前一天晚上,患者需要接受标准的肠道准备。患者需要在第二天的模拟和 CT 扫描之前排空膀胱。为了使前列腺周围的肠管和精囊更好的显现,应该给患者服用硫酸钡悬浮液,这样插入直肠导管就可以清楚地看见肠腔。

在过去,前列腺癌患者放疗都是俯卧位,基于 Sloan-Kettering 纪念肿瘤中心的比较研究[256]显示仰卧位改进了正常解剖,现在常规应用仰卧位。这个改变是基于观察研究显示仰卧位相比于俯卧位前列腺运动幅度更小[257]。模拟定位前 1 周,所有患者接受经直肠超声引导基准标记放置。为了更好地固定,在模拟、CT 扫描、治疗过程中使用热塑性塑料模具,来确保患者在整个过程中处在同一体位。首先将热塑板在水中加热,并依据患者腹部到膝关节的形状制成模子,模子的某些部分被切出小孔用来做标记。对患者前列腺周围 20~30cm 的区域进行扫描,层厚为 3mm。在开始 CT 计划之前,先获得前列腺和膀胱层面的轴位图像,确保肠腔清晰可见、直肠和膀胱没有过度充盈、扫描范围内患者摆位准确。通过 CT 数据传输转换器,实现数字化而不是传统的模拟平片来重建影像,从而为治疗区定位达到“真正的模拟”。由前列腺中心的解剖标志确定治疗的等中心点——沿中线上耻骨联合后方 5cm 处。等中心点沿矢状线上方 10cm 处做一标记,随后用三角测点法确定其他点。为了确保腿部摆位的可重复性,通常把标记标在腿背侧的中轴上,并记录下标记之间的距离以便后续参考。

靶区和正常组织的修正

临床靶区(CTV)定义为前列腺和精囊,计划靶区(PTV)是指考虑到一些不确定的物理因素而扩大的临床靶区(CTV)。这些不确定因素包括摆位过程中误差和治疗间或治疗中器官的运动误差。MSKCC 的 PTV 是将 CTV 与直肠相邻处外放 0.6cm,其余各边界外放 1cm 产生的。临床上通过对接受 3DCRT 治疗患者的一系列 CT 片研究,发现 PTV 能排除器官运动的干扰,完全包括目标靶区[258]。当使用图像引导放疗来进行每日靶区定位时,将 CTV 外放 0.6cm 即可。CT 片上可见的正常组织包括直肠膀胱内外壁、股骨头及皮肤。如果计划中需要的话,通常也包括小肠和乙状结肠 1cm 以内的范围。此外,在大剂量 IMRT 计划时,应注意尿道前列腺部直径 1cm 的区域的剂量。

如何准确的勾画前列腺解剖结构,尤其是明确前列腺尖部的位置成为目前争议的热点。许多研究主张在模拟时采用尿道造影来对前列腺尖部精确定位[259,260]。Algan 等[259]回顾了 3D 治疗计划的 17 例患者的 MRI、CT 及尿路逆行造影图像中所示的前列腺尖部。仅用尿路造影所定位的前列腺尖部比 MRI 定位的尖部要低 5.8mm。CT 尿路造影联合定位的尖部比 MRI 定位要低 3.1mm。如果前列腺尖部定义为尿路造影顶端(尿道前列腺部和膜部联合处)上的 12mm 而不是 10mm 处,尿路造影和 MRI 就不存在差异了。同样 Milosevic 等[260]也发现了前列腺尖部在尿路造影、CT 及 MR 之间存在差别。通过对 20 例患者的评估,他们发现 MR 和 CT、MR 和尿路造影在确定尖部粗隆水平以上高度时相关性较差。为了确定尿路造影时前列腺是否移位,Mah 等[261]在 13 例患者接受尿路造影后立即进行了矢状位 MR 扫描,发现前列腺本身或者尖部没有明显的移动。作者因此得出结论,模拟时的尿路造影不会导致定位产生错误。

MRI 对靶区定位精确性和重复性的作用也得到很好的研究[175,262]。Roach 等[175]对 10 例患者的 MR 和 CT 图像进行了研究,发现非增强 CT 比 MRI 确定的前列腺体积大 32%。两者不一致区域通常出现在前列腺后部和下后部、尖部(由于尿路造影和 MRI 存在差异)及神经血管束区。Rasch 等[263] 同样也发现上述现象,他发现 CT 定义的前列腺和精囊平均比 MR 定义的大 40%。CT 定义的前列腺基底部要大 8mm,尖部大 6mm。

这种差异比观察者间的差异更大。

勾画技术

有报告记录不同医生对前列腺轮廓勾画技术存在差异性[264,265]。然而,解剖知识的掌握是实现准确的轮廓勾画的必要条件,并且会减少不同的医生之间的轮廓勾画的差异。McLaughlin 等通过很好的图示阐述了常见的勾画错误,例如高估了前列腺尖部和低估了前列腺基底部[266]。前列腺尖部和前列腺基底部是靶区的代表性区域,但在 CT 图像下较难分辨,而 MRI 图像能较好分辨出。推荐两种方法:其一为从侧野角度查看所勾画的靶区几何形状的不规则区域,其二为增加识别 GUD 的元素,后者在 MRI 图示见图 65.6,CT 图示见图 65.7。

线束选择和计划

3DCRT

3D 计划的特点是用射野方向观投影技术使多野线束在形态上与 PTV 一致,并保护正常组织。在 MSKCC,标准的 3D 适形束装置由 6 个共面野组成,包括 2 个前束、2 个侧束和 2 个斜束[237]。适形间隙沿着 PTV 外 5~6mm,由于线束的重叠,轴位区域的剂量已经足够,但在上方和下方间隙仍需延伸至 1cm。用多叶准直器来调整形状,有效减少了铅镉合金块的使用。

一旦治疗野和孔径的形状确定,就可以计算出代表性层面的剂量分布,尤其是穿过等中心的轴位、冠状位及矢状位的层面,同时生成 PTV、股骨头、直肠、膀胱壁的剂量体积直方图。当肠管接近前列腺和精囊时,需要计算肠管的剂量。对于 MSKCC 的 6 野计划,等中心约 1/2 的剂量是由 2 个侧野产生,剩余的剂量由其他 4 个斜野贡献。通过调整前斜野和后斜野的权重使 PTV 范围内各点计量均一,同时使热点远离直肠。将计划标准化,使处方剂量(100%)覆盖 PTV,并允许 PTV 区内有 6%~9%的热点。虽然 PTV 包括的直肠壁会接受计划剂量或更高的剂量,但受照总剂量≥75.6Gy 的直肠体积不应超过 30%。其他的正常组织也使 3DCRT 计划受限,比如股骨头最大剂量≤68Gy(90%等剂量线)、结肠最大剂量≤60Gy(79%等剂量线)、小肠最大剂量≤50Gy(66%等剂量线)。

调强放射治疗

与 3DCRT 不同,IMRT 使计划者提供靶区和正常组织的剂量限制或目标要求,而不是由计划者来确定每个照射野的形状和剂量。这些系统限定参数包括靶区最大最小剂量限制、正常组织的剂量限制及剂量体积限制。计划者对特定靶器官和正常组织制订尽可能多的独立系统限定参数,然后根据不同的临床意义,将每一个参数的权重增大或减小。通过特殊的计算机软件,使这些参数生成一个数学最优化模型,来确定每个治疗野中"小射线束"的剂量。模型计算出的治疗野中各点强度与计划者制订的限定参数十分接近。

由于 IMRT 可以通过调整线束的强度来减少正常组织的照射量,所以 IMRT 线束方向与 3DCRT 的线束方向明显的不同。选择合适的靶区和正常组织限制参数是一件十分乏味的工作,因此计划者通常重复使用最优化程序来评估剂量分布, 然后对参数进行修订,从而最终获得一个满意的计划方案。许多研究所建立了 IMRT 的计划模板, 说明了剂量分布的临床治疗目标和最初的靶区、正常组织的限定参数。表 65.8 是 MSKCC 总剂量 81Gy 的前列腺癌 IMRT 治疗计划,表中列出了直肠、直肠壁、膀胱壁的 PTV、PTV 重叠区的剂量及剂量体积限定参数。应该注意的是,不同治疗计划系统之间参数模板存在很大差别,因此只有对使用者系统进行评估后才能使用。

前列腺癌 IMRT 的线束排列有许多方法,例如多野轴位排列和非共面排列法,还有弧形调强治疗[267-269]。出于担心 IMRT 中子高能量照射可能会增加继发性肿瘤的发生[270,271],一些研究小组建议对前列腺癌治疗采用 6MV IMRT 技术。但 Pirzkall 等[272]发现 6MV IMRT 要想取得与 15MV X 线类似的剂量分布,则需要更多的治疗野。

MSKCC 用来评估前列腺癌患者 IMRT 剂量分布及剂量体积直方图的临床目标见表 65.8。剂量指南定义了在过去 20 年中来自我们 3DCRT 和 IMRT 治疗经验的一些数据,比如可接受的靶区覆盖范围、剂量均一性及正常组织的剂量,还包括一些通过回顾性分析和毒性分析得出的修订值。值得注意的是,Skwarchuk 等[273]和 Jackson 等[274]回顾性研究了治疗剂量为 70.2Gy 和 75.6Gy 的 3DCRT 患者的直肠壁的剂量-体积直方图。晚期毒性出现直肠出血的患者剂量-体积明显高于没有出血的患者,高和中等剂量水平都与直肠出血独立相关。基于上述研究结论,MSKCC 在治疗前列腺癌患者时采用 2 个直肠壁剂量-体积限制值,分别是:受照剂量>75.6Gy 剂量的直肠壁应≤30%, 受照剂量大于 47Gy 剂量的直肠壁应≤53%。

图 65.8 列出 86.4Gy IMRT 计划的典型的剂量分布和剂量-体积直方图。医生应该认真地研究治疗计划、目标靶区及正常组织的剂量-体积直方图,从而恰

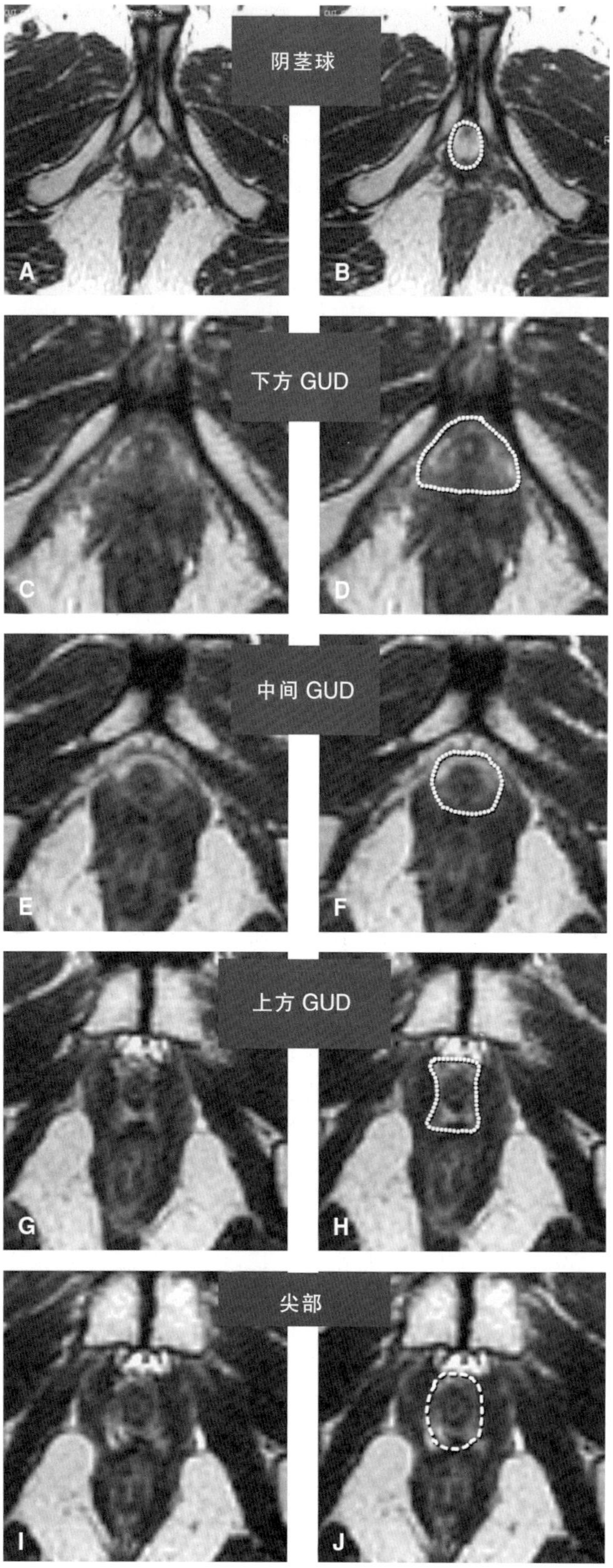

图 65.6 代表泌尿生殖膈的轴向 MRI 图像，显示解剖结构，可用于指导前列腺的临床靶区勾画。(From McLaughlin PW, Evans C, Feng M, et al. Radiographic and anatomic basis for prostate contouring errors and methods to improve prostate contouring accuracy. *Int J Radiat Oncol Biol Phys*;76:369–378; with permission from Elsevier.)

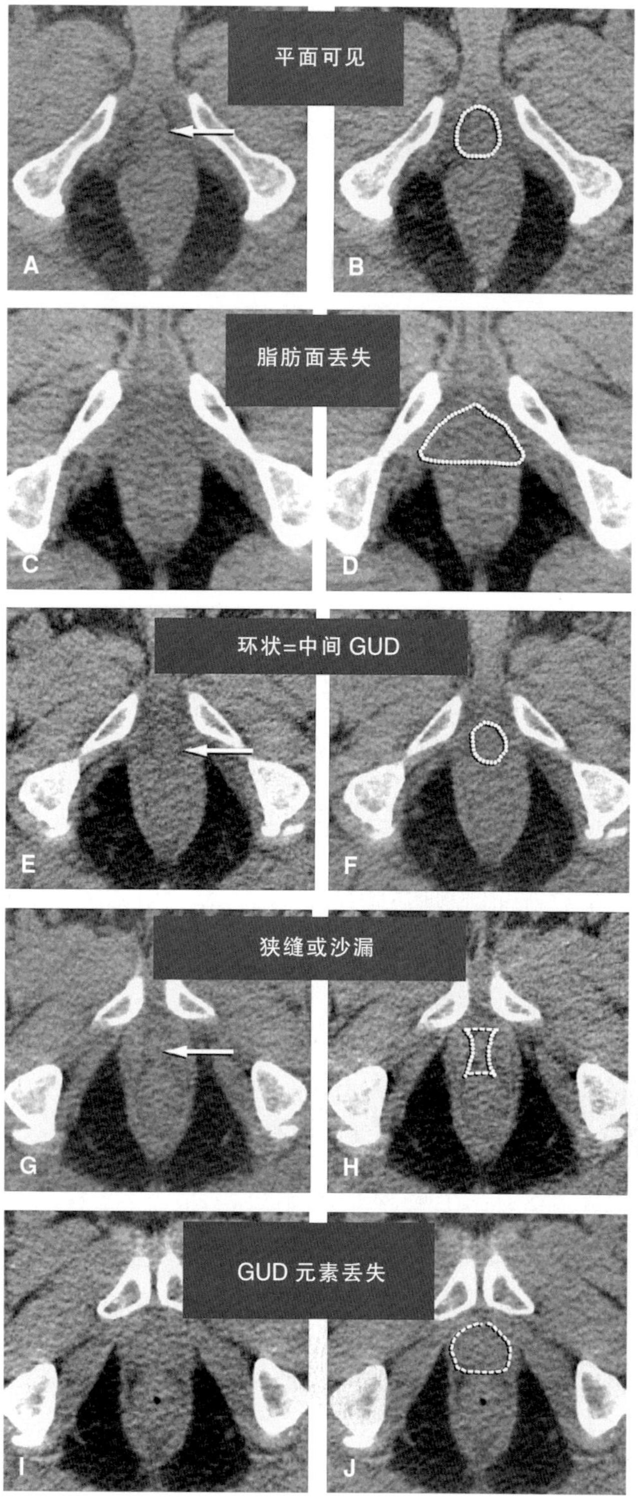

图 65.7 代表泌尿生殖膈的 CT 图像，显示解剖结构，可用于指导前列腺的临床靶区勾画。(From McLaughlin PW, Evans C, Feng M, et al. Radiographic and anatomic basis for prostate contouring errors and methods to improve prostate contouring accuracy. *Int J Radiat Oncol Biol Phys*;76:369–378; with permission from Elsevier.)

表 65.8　最优化限制模板及 MSKCC 81 GY 和前列腺调强放射治疗

	最优化限制参数[a]			治疗计划目标[b]	
结构	最大剂量(Gy)/不良反应	最小剂量(Gy)/不良反应	体积(%)	剂量(Gy)	体积(%)
PTV(除外直肠重叠区)	82.6/50	79.4 Gy/50	—	111%(最大)	V_{95} >90
PTV 和直肠					
重叠区	77.8/20	75.3 Gy/10	—	—	—
直肠壁	77/20	—	—	75.6	30
直肠壁	32.4/20	—	30	47	53
膀胱壁	79.4/35	—	—	—	—
膀胱壁	32.4/20	—	30	40	60

[a] 最优化限制参数 = 最初输入到 IMRT 最优化计划系统中的靶区和正常组织中的限定参数。

[b] 治疗计划目标 = 用来评估和验收 IMRT 剂量分布的剂量评估标准。

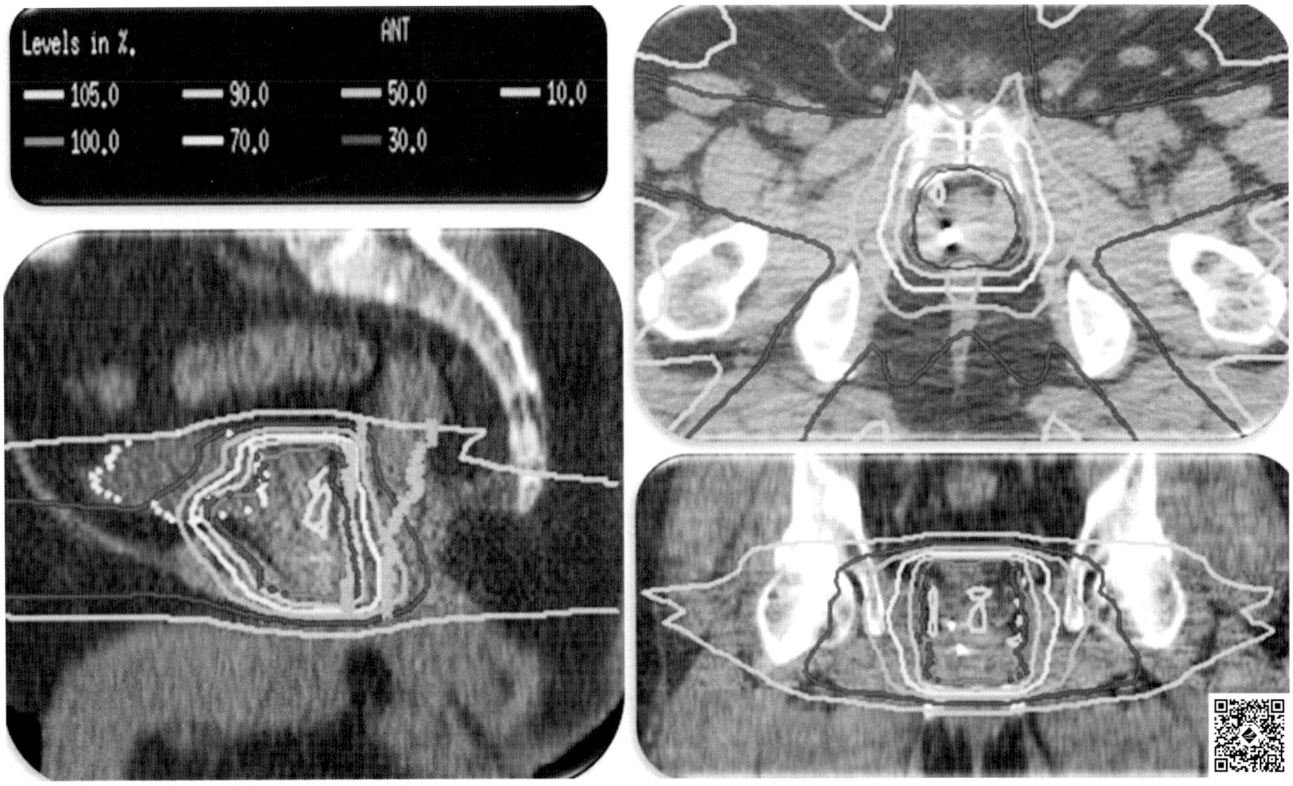

图 65.8　典型的五野调强放疗方案的剂量分布和剂量体积直方图显示，其前列腺的处方剂量为 86.4Gy。(Courtesy of Daniel Spratt MD.)

当的选择治疗方法。医生应该认真评价靶区覆盖范围、剂量不均一性及热点的位置。此外，还应认真研究治疗计划是否超出了直肠、膀胱及小肠的允许剂量限制参数。

3DCRT 和 IMRT 标准处方剂量

MSKCC 低风险的患者，其 IMRT 照射总剂量为 81~86Gy，1 周 5 次，每次分割剂量为 1.8~2Gy。但有报道低分割照射法，总剂量 70Gy，分割剂量为 2.5Gy 能取得很好的结果[275,276]。MSKCC 通常是在考虑到靶区和表 65.8 列出的正常组织的前提下，使尽可能多的 PTV 处在等剂量曲线范围内，至少有 90%~95% PTV 在处方剂量内。

治疗实施和器官运动因素

前列腺在治疗时或治疗分割之间的移动是前列腺放疗中应该注意的问题。有关于分割治疗间或治疗时前列腺和精囊的移动的系列研究[277-280]。大部分研究小组反复对不透光标记物摄像或者一系列的CT研究来测量前列腺和骨性标志之间的位移。虽然位移在不同报道之间有很大差别,但在所有方法中前列腺在侧向移动很小,而在前-后和上-下方向上移动距离较大。还有许多研究比较了前列腺、精囊位移与直肠或膀胱充盈之间的关系。

Crook 等[279]对约50例患者前列腺分次治疗之间的位移进行研究。分别对模拟定位时和治疗中植入前列腺的金属标记X线摄影。发现前列腺在侧向上移动最小,为0.1~0.5cm。下方位移0.5cm和1.0cm的患者比例分别为43%和11%。分别以精囊、前列腺后部和尖部的植入金属标记为参照物,前列腺的平均后方位移分别是0.72cm、0.62cm和0.46cm,60%的患者前列腺基底部的向后移位>0.5cm,30%>1cm。

Zelefsky 和其同事[258]研究了50例患者的4个系列CT结果(计划时的扫描图像和3个治疗过程中的额外扫描图像),发现前列腺移位经常发生在前后方向和上下方向,前列腺在前后、上下及左右方向上的位移分别是1.2mm、0.5mm、0.6mm。且前后方向上移位与直肠充盈体积密切相关。计划CT图像上直肠容积较大(>60cm^3)和膀胱容积较大(>40cm^3)的患者,其前列腺和精囊更容易产生>3mm的系统性移位。由此研究者得出结论,对这些患者应该扩大PTV边界以保证足够的CTV覆盖面积。对于直肠膀胱容积不大的患者,CTV向外扩展1cm、前列腺直肠接触面向外扩展6mm时,CTV在后方、前方、上下方向及左右方向上,在处方剂量范围内的可能性分别为90%、100%、99%及100%。这就表明MSKCC设定的边界为大部分患者提供了足够的CTV。

Huang 等[280]通过治疗前和治疗后B超直肠超声测定了20例患者治疗时(分次内)的前列腺运动。治疗中前列腺各个方向上的运动非常轻微,但主要的位移方向是前方和上方。侧方、前方和上方的标准误差分别为0.4mm、1.3mm和1.0mm。有很多方法可以减少治疗间器官运动产生的不确定性,从而来提高治疗效果。这些方法包括计算机辅助经腹超声检查、追踪不透射线标记物或CT图像指导。使用超声系统时应先让患者膀胱充盈,再根据最初仰卧位时的标记进行体位设定。这个系统与加速器准直器相连,输入从CT计划获得的等剂量点和靶轮廓的数据。计算机软件根据超声图像所示的前列腺图像,对靶轮廓三维适形,然后对患者的体位进行修正。这个系统对于无法充盈膀胱、体形太大或其他解剖学受限的患者来说,图像质量较差,所以并不可靠。发现BAT测量方法有2~3mm的误差,这部分误差需要修正。许多小组用这个系统来校验前列腺的位置,结果表明提高了治疗的准确性[281-283]。近期新技术的出现使治疗体位下由直线加速器获得兆伏或千伏CT图像成为可能。举个例子,我们知道的体层治疗设备(高分辨率体层治疗,威斯康星州,麦迪逊)是由一个6MV的加速器装在CT型扫描架中组成的。兆伏的图像可以在治疗前获得,然后记录到CT计划中,并在治疗前对体位进行修正。IMRT治疗通过加速器同步圆周运动、平移运动及多叶准直运动来完成。Langen 等[284]对比了体层治疗时千伏CT图像与兆伏CT图像的三种配准方法,发现使用植入标记的手动配准方法产生的观察者之间的差异最小且与计算机自动配准吻合性最好。

以直线加速器为基础的千伏图像导向治疗系统目前已常规应用于图像引导治疗方法。这一系统中垂直于加速器头部90°装有一个千伏X线管,千伏显像板与标准兆伏显像装置相垂直。系统可以生成二维千伏投影像、X线透视及3维锥形束CT图像,能很好地监测治疗中和治疗间的运动。

早期肿瘤近距离放射治疗:治疗技术

治疗前计划经会阴粒子植入法

随着经会阴CT和超声引导下永久性前列腺粒子植入术的出现,同位素粒子植入位置与过去经耻骨的方法相比准确性显著提高。预先计划技术是在粒子植入前对植入粒子的分布模式在手术条件下进行必要的模拟,这项技术可总结如下:在计划前通过直肠超声图像来评估前列腺的体积。计算机通过这些超声图像生成一个计划,包括等剂量分布和理想的粒子放置位置。几天或几周后,实施粒子植入步骤——根据预计划制作一个经会阴的模板,在超声引导下施源针穿过这个模板。在辅助涂药器的帮助下,放射性粒被独立地放置在穿刺针内或在半刚性的铰链内放入提前装好的粒子。在后种方法中,将含有粒子柱的施源针固定,随后缓慢取出粒子针,从而使粒子在腺体内呈线状分布开来。与自由粒子相比,串形粒子方法的优点就在于可以减少粒子迁移和肺栓塞。自由粒子植入法的患者有<2%的粒子会迁移,但是还没有证据表明

粒子栓塞会有什么不良反应[285]。

计划前应仔细评估靶区和正常组织的剂量-体积直方图，从而确保尿道和直肠在耐受剂量范围，且前列腺靶区有足够的治疗剂量是十分重要的。虽然不同研究机构之间前列腺近距离放疗剂量是一样的，但是在可接受的靶区体积、粒子长度、剂量同源性、治疗边界及包膜外粒子布局方面还有很大差异[286]。

前列腺近距离治疗的术中治疗计划技术

随着可以迅速生成高度适形剂量分布的治疗计划程序的出现，近距离放疗前列腺癌患者的术中计划，是越来越受到欢迎的方法。预计划通常是在植入的前几周完成，前列腺在计划和植入时通常处于不同的状态，而术中计划的优点在于它对前列腺进行实时测量。由于术中计划时超声探针的细微位置改变、针形容器植入后前列腺的变形和随后的水肿可以使前列腺形态产生很大改变，所以需要术中对粒子和针筒进行调整，但以 CT 为基础的计划后测量剂量与预计划剂量之间还是存在差距。目前市面上已有系统可以追踪到腺体内粒子的分布情况，把信息反馈给操作者进而做一些调整，以保证靶区全被覆盖而直肠和膀胱剂量在限定剂量之下。然而这个程序仍存在一些问题，因为现在的超声图像还不能够分辨出每一个粒子，所以超声不能追踪和获得所有植入粒子的精确数据。

MSKCC 超声经会阴植入术使用的术中优化适形和计划已经常规应用超过 10 年[287]。这项技术使用的是一个复杂的优化系统，它整合了靶区允许剂量和直肠壁和尿道的限制剂量。一个超声探针被放置在直肠内，从而分辨出前列腺和正常组织的解剖结构。针形容器穿过放置在前列腺周围的一个会阴模板。随后从尖部到底部扫描前列腺，同过 PC 图像获取系统将这些层厚 0.5cm 的图像传到治疗计划系统中去。在计算机监控室，将每个轴面的前列腺和尿道图像数字化。每个图像上都可以看到施源针的位置，然后将这些参数整合到生成的优化算法程序中。在优化算法程序生成最佳粒子装载模式和完成剂量评估后，等剂量图被重叠到每一个横断超声图像上并被精确评估。靶区、直肠和尿道的剂量-体积直方图也被认真评估。对术中前列腺计划 V_{100} 定在 95%或更高，而最大尿道和直肠剂量阈值分别设定在<130%和 1cm^3<100%的处方剂量。从图像修复到粒子植入模式的生成约需要 10 分钟。然后，粒子通过标准敷料器植入到体内。来自可移动单元的锥束 CT 扫描常规用于获得植入后剂量学分析，但是在确保处方剂量最佳靶区覆盖的结论之前患者是处于麻醉下的。图 65.9 演示了用来剂量评估的植入后 CT 图像。

前列腺近距离放疗剂量、同位素种类和放射活性的选择

目前使用 ^{125}I 组织间插植的平均剂量是 144Gy，其等剂量面可以完全覆盖影像学显示的前列腺轮廓。基于共识（National Institutes of Standards and Technology 1999），对于 ^{103}Pd 粒子，当被用作单独治疗时 ^{125}Gy 是推荐的处方剂量[288]。这两种同位素有很明显的物理学差异。^{125}I 的半衰期为 60 天、平均光子能量为 27keV、初始剂量为 7cGy/h。而 ^{103}Pd 的半衰期为 17 天、平均光子能量为 21keV、初始剂量为 19cGy/h。对采用这两种同位素的治疗计划进行剂量分析，并没有发现它们之间有显著的不同[289]。大部分回顾性研究[290,291]发现两者在局部肿瘤控制或者长期并发症方面没有明显差别。一项随机性试验比较了 ^{125}I 和 ^{103}Pd 治疗早期前列腺肿瘤之间的差别，目前还没有发现两种元素在控制肿瘤方面存在差别。这项研究发现 ^{103}Pd 在植入后的第 1 个月放射性前列腺炎的发生率要高于 ^{125}I 组，但是放射相关的症状却比 ^{125}I 组恢复要快，可能是由于 Pd 半衰期比较短[292]。在一项回顾性研究中，Kollmeier 等[293]报道了 ^{125}I 或 ^{103}Pd 联合EBRT 治疗前列腺癌患者的结果。发现两种治疗方法的

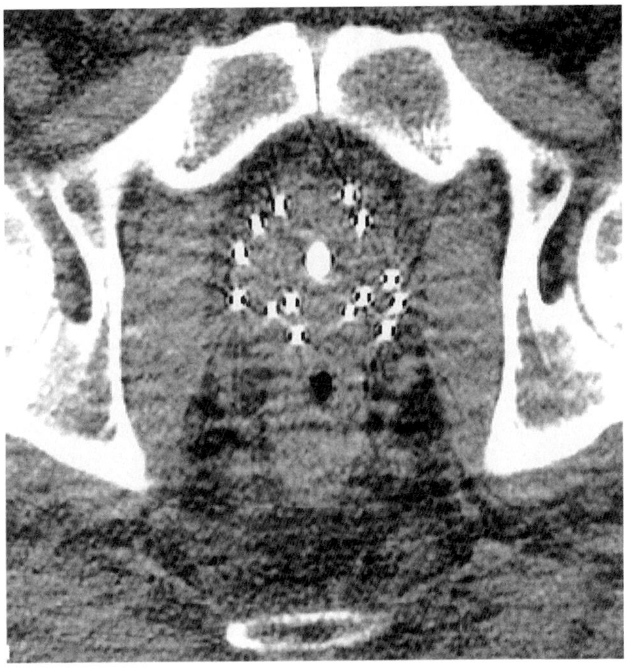

图 65.9　超声引导下经会阴永久性粒子植入术后的 CT 图像。

毒副作用和PSA无复发生存期无差别。

植入后剂量评估

建议将前列腺近距离放射治疗后的剂量评估作为评估前列腺永久性粒子植入术的标准[294]。将靶区覆盖范围是否在预期处方剂内用一些替代性参数评估，例如100%在处方剂量(V_{100})范围内的前列腺体积、90%靶区接受的剂量(D_{90})。许多研究者发现这些参数与治疗后生化指标恶化和病理结果有关[295-298]。植入粒子后对直肠或膀胱的受照剂量也十分重要，因为它与治疗后尿道和直肠相关性的毒性反应有关[299-302]。商业软件已经常规用来测定前列腺覆盖面积和正常组织结构的剂量。等剂量曲线和剂量-体积直方图为研究前列腺和正常组织的剂量分布提供了详细的信息，通常在手术的当天或者术后30天进行植入术后评估。尽管后一个时间点利用了植入术后前列腺水肿不太明显时的评估，但潜在低估了前列腺处方剂量覆盖率，但在手术当天进行的评估能够更快速地反馈前列腺的剂量是否足够。

表65.9总结了基于前列腺永久性粒子植入术后CT的剂量测定结果。

术后评估被认为是前列腺近距离放疗的重要质量保证。它可以将重要的信息反馈给治疗师，让其来对植入粒子评估，并作相应的修正，从而使靶区覆盖范围最优化的同时降低正常组织受量。术后剂量测定参数同样反映出前列腺的剂量分布，并可能预测肿瘤长期控制结果。Stock等[386]报道，回顾性术后剂量评估发现，那些低危且剂量合适(D_{90}>140Gy；n=49)的患者，8年PSA无复发生存率为94%，而剂量偏低的患者为75%(P=0.02)。最近，来自Sloar-Kettering纪念肿瘤中心的研究认为，基于粒子植入术后第一天的CT计量学分析的较高D_{90}值与长期的生化控制有关[304]。这项研究显示，D_{90}>140Gy的7年PSA无复发生存率为99%，而剂量偏低(D_{90}<140Gy)的患者为89%(P=0.005)。

临床局限期前列腺肿瘤患者标准治疗方法

前列腺根治术结果

Bianco等[305]报道了接受同一名外科医生行RP治疗的1963例患者的长期结果。阳性切缘率为12%，5年和10年生化无复发生存率分别为82%和77%。10年PSA无复发生存在术前PSA 4~10ng/mL、10~20ng/mL及>20ng/mL的患者中分别为83%、64%和47%。总肿瘤特异性生存率是99%和95%。手术后24个月，60%是有效的、无病的。最近Roehl等[306]研究了在华盛顿大学接受RP治疗的3478例临床局限期肿瘤患者的效果。报道称平均随访期是65个月，10年内生化复发率是32%，生化异常中位时间是28个月。术前PSA<2.6ng/mL、2.6~4ng/mL、4.1~10ng/mL及>10ng/mL的患者10年PSA无复发生存率分别是91%、78%、74%和49%。多变量分析表明预测PSA无复发生存率的因素有临床肿瘤分期、Gleason评分、病理分期及治疗时代。10年肿瘤特异性生存率和总体生存率分别是97%和83%。肿瘤特异性生存率受病理分期(P<0.004)、Gleason总分(P=0.004)和治疗时代(P=0.04)的影响。值得注意的是，10年生化无复发生存率在病理学Gleason评分3+4和4+3之间有很大差异，分别是64%和32%。

关于生化控制结果的研究，中位随访时间>10年

表65.9 基于CT的前列腺永久性粒子植入术后的剂量参数：靶区覆盖率和正常组织剂量

机构	V_{100}(%)	D_{90}(Gy)	V_{150}(%)	直肠剂量	尿道剂量
加拿大卑诗省癌症研究中心	自由粒子，90	153	52.5	V_{100} 1.29cm³	NS
	串形粒子，91	152	60	V_{100} 1.5cm²	
Mt. Sinai医疗中心（纽约）	94	175	56	D_{30} 46Gy	D_{30} 209
				D_{10} 117Gy	D_{10} 220
Wheeling医疗中心（西弗吉尼亚）	95	110	55	平均78%	平均120%
		167	68	最大115%	最大141%
纪念斯隆-凯特琳癌症中心	96	173	67	平均32%	平均103%
				最大72%	最大129%

NS，没有阐明。

的系列报道还较少。最近的一个系列报道来自德国汉堡的一所医学院的研究[307],总共入组 432 例患者,中位随访期为 122 个月[307]。随访期间,40%的患者出现了生化复发。不同病理 T 分期的 10 年 PSA 无复发生存离分别为:pT2 为 87%,pT3a 为 53%,pT3b 为 28%,pT4 为 6%。术后 Gleason 评分≤6 分的患者的 10 年 PSA 控制率为 90%,Gleason 评分 3+4 的为 58%,Gleason 评分 4+3 的为 21%,Gleason 评分≥8 分的患者的 10 年 PSA 控制率为 11%。术后切缘阳性和阴性的患者 10 年 PSA 控制率分别是 24% 和 68%。多因素分析显示 PSA 水平、病理 T 分期、淋巴结分期、术后 Gleason 评分及术后切缘状态是长期生化肿瘤控制的相关因素。

Han 等[308] 报道了 Johns Hopkins 2091 例 RP 治疗患者的长期结果。样本中有 79%的患者 PSA<10ng/mL,62%的患者 Gleason 分数≤6 分,平均随访时间是 6.3 年。结果表明 10 年和 15 年 PSA 无复发生存率分别是 85%和 79%,术前 PSA 值 0~4ng/mL、4~10ng/mL、10.1~20ng/mL 及 >20ng/mL 的 PSA 控制率分别是 91%、79%、57%、48%。

来自梅奥诊所的 Amling 等[309]报道了 1987—1993 年间接受治疗的 2782 例临床局限期肿瘤患者的情况。他们发现在病理学被证实的 T2、N0 期患者中,5 年和 10 年 PSA 无复发生存率分别为 82%和 68%。生化复发风险在手术后最初的 2 年内最高,而 5 年后仅有 6%的患者疾病复发。

低危患者常规外照射放疗效果

Kuban 等[310] 报道了 1986—1995 年间前列腺癌患者采用 ERBT 治疗的多机构分析结果。4839 例 T1~T2 期的患者,平均随访时间是 6.3 年,没有患者接受新辅助激素剥夺治疗。大部分患者(70%)采用的是常规 ERBT 治疗,30%接受的是 3DCRT 治疗,处方剂量范围为 60~78Gy。处方剂量<70Gy 的患者平均剂量是 67Gy,处方剂量≥70Gy 的患者平均剂量为 72Gy。依据 ASTRO 定义 PSA 异常,即自最低值连续三次升高。对于治疗前 PSA 在 0~4ng/mL、4~9.9ng/mL、10~20ng/mL 及>20~30ng/mL 的患者,其 8 年总体 PSA 控制率分别是 80%、60%、46%、34%。治疗后 PSA 最低值为 0~0.49ng/mL、0.5~0.99ng/mL、1~1.99ng/mL 及≥2.0ng/mL 的患者,其 8 年总体 PSA 控制率是 93%、88%、86%、72%。≥72Gy 的较高剂量水平能显著降低 PSA 复发率,尤其是对于中高危患者。高剂量对于轻度危险的患者似乎没有什么剂量相关反应,当然本研究中接受高剂量的患者也很少。

剂量增加对低危患者的疗效

目前大部分患者存在的问题是传统的常规剂量 ERBT 治疗并不能完全减灭局限期肿瘤。随着三维适形照射治疗和调强照射治疗的应用与普及,我们可以对前列腺进行更精确的照射,因此治疗效果也比较好。Ⅲ期临床实验和许多单机构的实验已经验证了高剂量 CRT 治疗对局限期前列腺肿瘤患者的优势。那些实验表明较高剂量的放疗对于长期生化控制具有优势,特别是对于中危和高危的患者。最近,一些研究的最新数据也表明较高剂量的放疗对于低危前列腺癌患者也能带来获益。来自 MD 安德森的Ⅲ期临床试验[311],样本为 301 例 T1~T3 期的前列腺癌患者,其中 150 例受照剂量为 70Gy(常规 ERBT),151 例剂量为 78Gy(常规 ERBT 后 3D 追加照射)。78Gy 和 70Gy 组的 PSA 无复发生存率分别是 70% 和 64%(P=0.03)。这项研究的最新数据显示[311]:相比于接受 70Gy 的低危前列腺癌患者,接受 78Gy 放疗的患者 8 年生化控制率具有显著的提高(88%对 63%;P=0.042;图 65.10)。

Zietman 等[312]报道了对术前 PSA<15ng/mL 的前列腺癌患者的随机临床实验结果。393 例 T1~T2 期患者被随机分为两组接受常规 ERBT,剂量分别是 70.2Gy 或 79.2Gy。两个治疗组均采用光子和质子束联合治疗,平均随访时间是 5.5 年。低剂量组和高剂量组的 5 年 PSA 无复发生存率分别是 61% 和 80%。这就表示生化异常发生风险减低 49%。这项实验最引人注意的是,低危患者(实验中大部分患者,PSA<10ng/mL、分期≤T2a 或 Gleason 得分<6 分)高剂量治疗有很好的效果。在这组患者中,高剂量治疗大概能使生化异常的发生率减低 51%(高剂量组与低剂量组相比:80% 对 60%;P<0.001)。

最近 Zelefsky 等[313]报道了 MSKCC 的临床经验。随访 20 年接受治疗的 2551 例 T1~T3 期的患者,肿瘤剂量以 5.4Gy 为剂量梯度自 64.8Gy 提高到 86.4Gy。这项研究同样证明放疗加量对于低危前列腺癌患者的优势。10 年 PSA 无复发生存率在高剂量组(≥75.6Gy)为 84%,低剂量组(<75.6Gy)为 70%(P=0.04;图 65.11)。但是在这项报告中,对于低危前列腺癌的患者,接受 75.5Gy 和 81Gy 的长期生存未见明显差异。其他研究对于放疗加量优势并未阐明[314-315],但是这些研

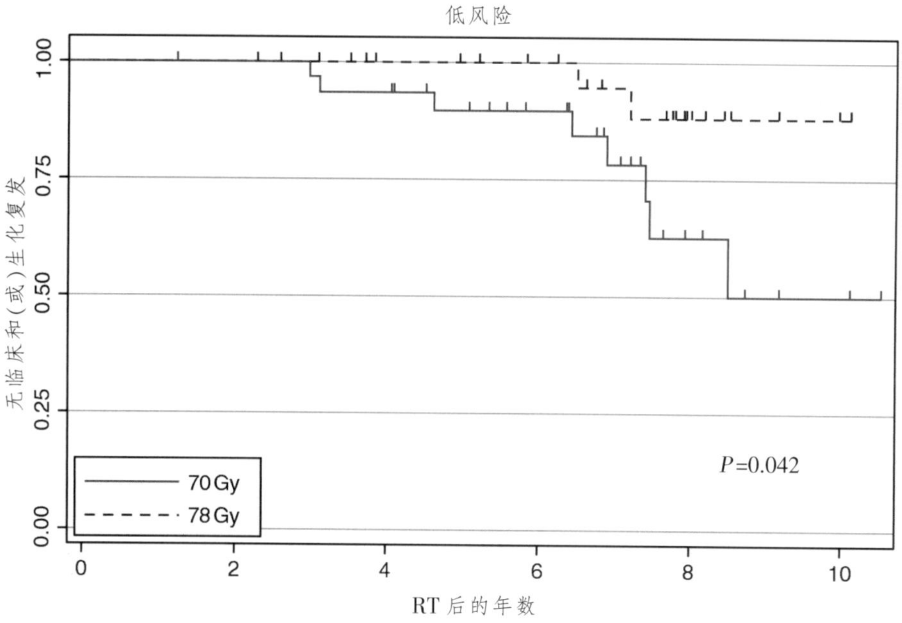

图 65.10 MD 安德森的随机试验对比 78Gy 和 70Gy 对低危患者免于生化复发的结果。(From Kuban dA, Tucker SL, Dong L, et al. Long-term results of the M. D. Anderson randomized dose-escalation trial for prostate cancer. *Int J Radiat Oncol Biol Phys* 2008; 70:67-74; with permission from Elsevier.).

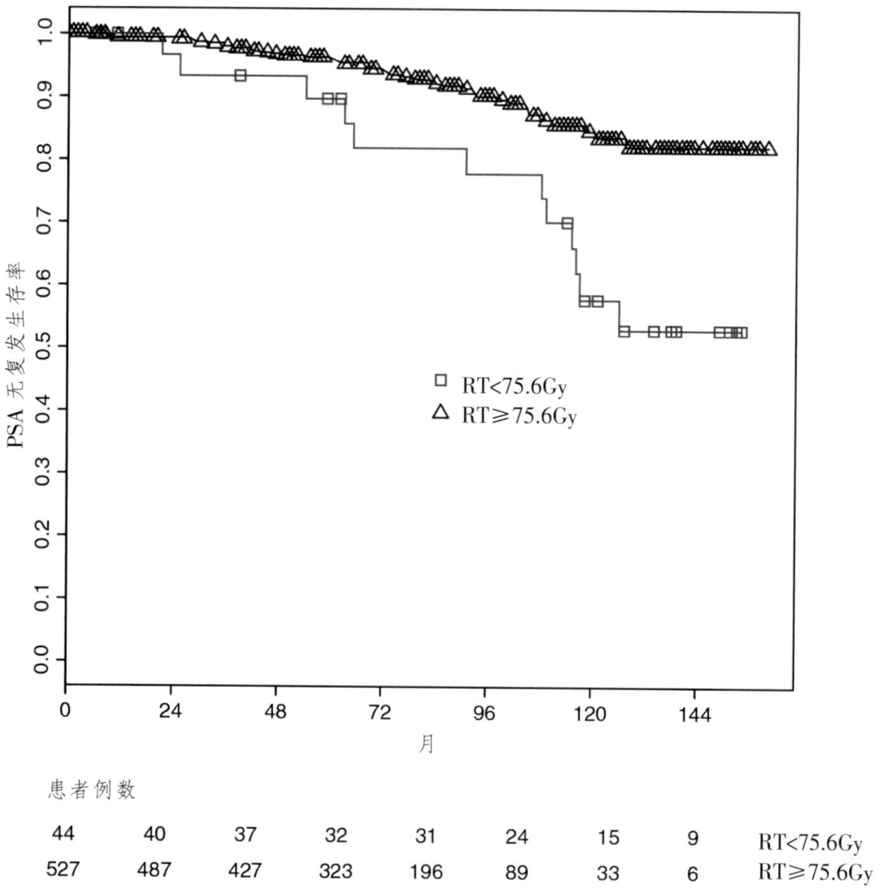

图 65.11 纪念斯隆-凯特琳癌症中心对比低危前列腺癌患者放疗剂量大于 75.6Gy 和低于 75.6Gy 的 PSA 无复发生存。(From Zelefsky MJ, Chan H, Hunt M, et al. Long-term outcome of high dose intensity modulated radiation therapy for patients with clinically localized prostate cancer. *J Urol* 2006; 176:1415-1419; with permission from Elsevier.)

究的随访时间仍有限。来自 MSKCC 的研究对接受 IMRT 治疗患者的 10 年生化结果进行了报道[316]。低危、中危、高危患者的 10 年 PSA 无复发生存率分别是 81%、78%、62%。低危、中危、高危患者的 10 年无远处转移生存结果分别是 0、6%、10%。低危、中危、高危患者的 10 年前列腺癌死亡相关风险分别是 0、3%、14%。

Michalski[317]等报道了 RTOG 94-06 实验关于局限期前列腺癌使用 3D 放疗技术的剂量爬坡的结果,

患者被分在 5 个连续的剂量水平：68.4Gy、73.8Gy、79.2Gy、74Gy 和 78Gy。对于低危前列腺癌组(n=403)，这 5 个放疗剂量组的 5 年 PSA 无复发生存率分别为 68%、73%、67%、84%和 80%。

ERBT与手术对早期前列腺癌患者效果比较

Kupelian 等[316] 对克利夫兰诊所接受手术治疗和 ERBT 治疗患者的 8 年效果进行了对比，其中 1054 例患者手术治疗，628 例 ERBT 治疗，治疗时间为 1990—1998 年，平均随访期是 51 个月。两实验组的对象差异明显，总体来说手术组患者较年轻，临床分期、治疗前 PSA 和 Gleason 评分较低。RP 和 EBRT 治疗组的 8 年 PSA 无复发生存率分别是 72%和 70%(P=0.01)。多变量分析表明，临床分期、治疗前 PSA、活检 Gleason 分数、是否新辅助治疗及治疗时的时间均是疾病复发的独立预测因素，但治疗形式(手术和 ERBT)并不影响失败率。作者同样发现高剂量放疗对于高风险患者效果较好，低危患者受照剂量≥72Gy 时 8 年 PSA 无复发生存率与 RP 治疗的患者类似 (P=0.08)，但<72Gy 时，RP 治疗效果好些(P<0.001)。Zelefsky[243] 等同样发现对于低危前列腺癌患者，高剂量 IMRT 放疗和手术治疗的无远处转移生存结果相似。

由于缺少 ERBT 和手术治疗效果的随机试验，所以很难确定两种治疗方法的优劣。虽然 10 年内放疗和根治性手术治疗的效果几乎相同，但 10 年后接受放疗的患者无病生存率和总体生存率都快速下降，这个观点经常被提及。然而，因为年轻的预后较好的患者更倾向选择手术而不是放疗，样本的选择方面存在差异，所以这样的结论也许是错的。此外，由于放疗时大部分患者缺少淋巴结的病理学诊断，因此放疗中常包括一些显微镜下淋巴结受侵的患者，而这部分患者手术治疗常被排除在外。另外，手术的一个额外的优势是，如果手术失败，挽救放射治疗仍然是一个可行的选择，而那些放疗失败的患者，挽救手术会增加术后并发症的风险。然而，前列腺切除术失败后患者需要被告知挽救性放射治疗存在的相关治疗风险，而且选择恰当的放射治疗为初治手段获得治疗成功的可能性很高，且与手术结果相当。

近距离放疗效果

与 ERBT 治疗前列腺癌的生化预测指标一样，永久性粒子植入术后 PSA 无复发生存率也依赖于许多预后变量，包括治疗前 PSA、活检 Gleason 分数、临床分期及植入粒子对靶区的照射剂量。总体来说，治疗前 PSA ≤10ng/mL 的患者，单独使用 TPI 治疗生化效果很好，可以与其他局部干预措施相媲美。最近，Sylvester[318]等报道了 1988—1992 年治疗的 215 例患者的 15 年长期随访结果，低危、中危、高危的患者的 PSA 无复发生存率分别为 86%、80%、62%。同样的，Taira[319]等报告 1656 例患者的随访结果。对于低危患者 7 年生化肿瘤控制率、病因特异性生存率及总生存率分别是 98.6%、99%、77.5%。

11 个研究机构统计了 2693 例接受永久性组织间插植单一治疗的 T1~T2 期前列腺癌患者的数据[298]。这些患者中 1831 例(68%)接受了 ^{125}I 治疗(平均剂量 144Gy)，862 例(32%)接受了 ^{103}Pd 治疗(平均剂量 108Gy)。平均随访时间是 63 个月。低危、中危和高危患者 8 年 PSA 无复发生存率(根据 ASTRO 定义)分别是 82%、70% 和 48%(P<0.001)。D_{90}>130Gy 的患者 8 年 PSA 无复发生存率是 90%，D_{90}≤130Gy 的为 73%(P<0.001)。植入术后 3 年的 PSA 最低值与长期生化结果有关。PSA 最低值 0~0.49ng/mL、0.5~0.99ng/mL、1.0~1.99ng/mL 及>2.0ng/mL 的 8 年 PSA 无复发生存率分别是 92%、86%、79%、67%(P<0.001)。对于 8 年内没有出现生化复发的患者平均 PSA 最低值为 0.1ng/mL，这些患者中 90% PSA 最低值<0.6ng/mL。

Stone 等[320] 报道了 2111 例前列腺癌接受近距离放疗的患者，平均随访时间是 6 年。这些患者中 56% 接受了 ^{125}I 治疗，10% 接受了 ^{103}Pd 的治疗，34%的患者接受了外照射联合 ^{103}Pd 植入的治疗。低危患者的 12 年 PSA 无复发生存率是 88%。长期生化控制率的预测因子包括去雄疗法(P=0.03)、治疗前 PSA 水平(P=0.026)以及较高的生物有效剂量(P=0.003)。对于治疗后 2 年接受了活检的患者，较高的生物有效剂量与肿瘤控制率有关。

Zelefsky 等[304]对 MSKCC 术中实时计划的研究进行了更新报道，入组了 1446 例直肠超声引导下永久性植入术的前列腺癌患者，采用的是整合了逆向计划优化的术中实时治疗计划系统。低危和中危前列腺癌的 5 年 PSA 无生化复发生存率分别是 98% 和 95%。在这些患者中，没有剂量学参数对生化结果产生影响。接受去雄治疗的患者并不影响长期 PSA 无生化复发生存结果。对于接受 ^{125}I 治疗的患者，D_{90}>140Gy 能够提高生化控制的结果。应该指出的是，这种生化控制结果的改进基于剂量学参数在植入后观察到，并且在一天的程序做了以 CT 为基础的评估 (而不是

30天)。

表65.10总结了根据病理学分期,低剂量率组织间插植的生化结果。

急性期和晚期治疗相关后遗症

根治性前列腺切除术后遗症

不同文献对前列腺切除术后并发症的报道不同,最近发现并发症与术者经验有关。Begg等[321]研究了1992—1996年间Medicare记载的11 522例前列腺根除术患者的资料。大医院和小医院的术后发病率有显著差异(27%对32%;P=0.03),经验丰富的外科医生和欠丰富的医生间发病率也有显著差异(26%对32%;P<0.001)。

中度术中或术后并发症包括盆腔疼痛和短暂的尿失禁。虽然术中出血在300~4000mL不等,但是精确的手术技术可以降低血液丢失量。据报道手术死亡率为1%~2%,技术娴熟的术者手术死亡率不到1%。术后张力性尿失禁发生率为5%~57%。

Catalona等[322]报道了1870例患者RP治疗术后的并发症。作者报道血栓发生率为2%,吻合口狭窄率为4%。排尿控制恢复依赖于患者年龄。在50s、60s和70s患者中,持续性尿失禁发生率为3%、8%和13%。双侧/单侧神经隔离术后阳痿的发生率为53%和32%。与单侧相比,双侧神经隔离术对年龄<70岁的患者来说,能更好地保留性功能(71%对48%;P<0.001)。但在年龄较大患者中没有发现有明显差别。

Bianco等[305]报道了自1991以来1472例患者的术后排尿控制和性功能结果。1288例患者术后可以控制排尿,12个月后排尿控制率为91%,24个月后排尿控制率为95%。在785个有性能力的患者中,勃起功能恢复的平均时间为12个月。2年性功能保持率为70%。

表65.10 不同预后因素分组的临床局限期肿瘤患者接受近距离放疗后5年生化控制率

研究	患者	预期结果(年)	低危险(%)
Taira等[319]	1656	7	98
Sylvester等[318]	215	15	86
Multi-institutional[298]	2693	8	82
Stone等[320]	2111	12	88
Potters等[296]	1449	12	89
Zelefsky等[304]	1446	7	98

一项来自全国住院患者的大样本回顾性研究对采用开放性前列腺根治性切除术(n=7389)和机器人辅助前列腺根治性切除术(n=11 889)的两组患者进行了围术期并发症发生率的比较[323],该分析发现,相比较于开放性手术,接受RARP的患者显著降低输血率、术中及术后并发症,且住院时间明显缩短。然而,这项回顾性研究的局限性之一是这些研究结果并没有对患者临床分期、外科医生的经验或肿瘤体积进行调整,而这些因素在手术相关并发症的发生率中发挥重要作用。

常规外照射放疗后遗症

虽然约60%的患者存在2级或更高级的急性直肠反应(不舒服、里急后重或腹泻)或尿道症状(尿频、尿急、夜尿或排尿困难)而需要药物治疗,但常规ERBT治疗通常耐受性很好。症状通常在治疗后第3周出现,治疗完成后数天或数周内缓解。治疗后6个月后发生的晚期并发症发病率通常比较低,严重需要外科治疗的并发症很少见。一般情况下,使用常规外照射技术的慢性泌尿系统后遗症(即膀胱炎、血尿、尿道狭窄或膀胱挛缩)的发生率均<5%,3和4级泌尿相关的并发症需要大手术干预或住院治疗的发生率<1%。慢性直肠后遗症(慢性腹泻、肠炎或直肠出血)需要入院诊断或治疗的范围为3%~10%,而应用更有针对性的放疗技术,如调强放射治疗、图像引导放射治疗3~4级并发症<1%。治疗后大便紧急和失禁的不良反应的发生率<2%,通常每周发生<1次并与肠胀气有关[324]。大部分放疗后并发症在治疗后的头3或4年出现,5年后出现并发症的情况很少见。当照射剂量>72Gy时,并发症发病风险增加。一些因素,如暴露于高剂量辐射的直肠体积、高龄、同步使用雄激素剥夺疗法、糖尿病及炎症性肠病等已经被证实增加直肠EBRT后的毒性[273,324-330]。因此,对既往存在炎性肠病而目前处于缓解阶段的患者应该考虑使用替代疗法。对接受放射治疗患肠/直肠急性毒性的患者,其晚期直肠毒性副作用的发病率也较高[328,330]。

Michalski等[276]的Ⅰ期剂量递增性实验——RTOG 9406研究了不同风险分组患者的毒性副作用。实验中的研究剂量包括两个初始剂量——68.4Gy和73.8Gy,各组的平均随访时间为2.2~3.4年。急性2级肠/直肠毒性副作用反应率为16%~25%,晚期肠/直肠毒性副作用反应发生率为2%~8%。平均随访时间为2.5年的总剂量78Gy(2Gy分割剂量)的患者,晚期2和3级胃肠道毒性副作用反应率分别是 22%和 2%。

Storey 等[332]报道了 MD 安德森癌症中心Ⅲ期实验患者的晚期直肠毒性副作用的反应。5 年晚期 2 级直肠反应发生率在 70Gy 和 78Gy 剂量组的患者中分别为 14%和 21%。该实验研究了 78Gy 组患者的剂量-体积直方图,以确定晚期直肠反应是否存在某种预测模式,研究者发现受照剂量 70Gy 或更高剂量的直肠组织的百分比与直肠晚期反应密切相关。当>25%的直肠组织照射剂量≥70Gy 时,2 级直肠反应发生率为 37%;当剂量的直肠组织百分比<25%时,2 级直肠反应发生率为 13%(P=0.05)。在近期的更新试验中,Kuban 等[311]指出直肠暴露在高辐射剂量的体积与外照射放疗后直肠毒性副作用的风险相关。当 26%直肠体积暴露于>70Gy 的处方剂量时,2 级直肠毒性副作用的发生率为 46%。与之相反,当较小直肠体积露于相同剂量水平,患者出现 2 级直肠毒性副作用的发病率明显降低(14%)。

Zelefsky 等[333]报道了 MSKCC 中高剂量 CRT 的长期耐受性。患者 10 年 2 级及以上直肠毒性副作用发生率为 9%。IMRT 能够显著降低患者 2 级及以上直肠毒性副作用的发生率(P<0.001)。应用 IMRT 处方剂量为 81Gy 的直肠毒性副作用发生率较使用 3DRT 75.6Gy 的更低(图 65.12)。此外,在治疗期间出现急性胃肠道毒性副作用更容易出现晚期胃肠道毒性副反应(42% 对 9%;P<0.001)。10 年 2 级及以上晚期泌尿道毒性副作用发病率为 15%,晚期泌尿道毒性副作用的预测因素包括较高的辐射剂量和放疗过程中发生急性尿路症状。来自 MSKCC 的研究者更新了 10 年 81Gy IMRT 的毒性结果[334]。2 级和 3 级胃肠道毒性副作用的发生率分别为 2%和 1%。10 年 2 级及以上泌尿道毒性副作用发生率为 17%。

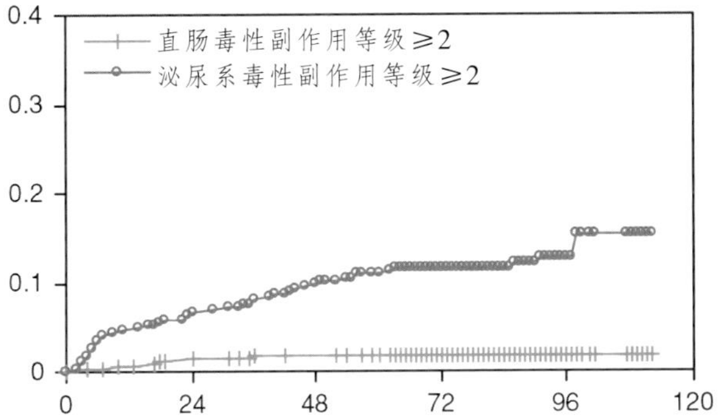

图 65.12 晚期≥2 级直肠毒性副作用可能性或晚期≥2 级泌尿系毒性副作用可能性 (From Zelefsky MJ, Chan H, Hunt M, et al. Long-term outcome of high dose intensity modulated radiation therapy for patients with clinically localized prostate cancer. *J Urol* 2006;176:1415-1419, with permission from Elsevier.)

Peeters 等[335]报道了多中心随机实验对 68~78Gy 3DCRT 急性和晚期并发症的发生率的研究,平均随访时间为 31 个月。68Gy 组 3 年 2 级或更高级别 GI 和泌尿生殖系(GU)毒性副作用发生率分别为 23%和 28.5%。78Gy 组 3 年 2 级或更高级别 GI 和 GU 毒性副作用发生率分别为 26.5%和 30%。两组之间差异无统计学意义。然而,作者并没有发现高剂量组需要激光灼烧治疗的 3 级直肠反应的增加。对于 78Gy剂量组患者,其 3 年 3 级直肠出血发生率为 10%,68Gy 剂量组为 2%。发现以下变量与晚期 GI 毒性副作用有关:腹部手术史(P<0.001)和治疗前 GI 症状(P= 0.001)。以下变量与晚期 GU 毒性副作用有关:治疗期泌尿生殖系症状(P<0.001)、使用新辅助雄激素去势疗法(P<0.001)和治疗前经尿道前列腺切除术(PP=0.006)。

3DCRT 治疗的 1100 例患者中有 1.5%发现尿道狭窄。3 级反应出现需要电灼疗法的血尿患者<0.5%。接受过 TURP 的患者 3DCRT 后狭窄发生率为 4%[336]。另外一些晚期尿道反应出现在没有接受过 TURP 治疗的患者中。Lee 等[337]发现接受过 TURP 治疗的 ERBT 患者尿失禁发生率为 2%,没有接受 TURP 的患者为 0.2%。目前看来,IMRT 与 3DCRT 相比,没有明显降低长期尿道反应。

外照射放疗后性功能情况

EBRT 后勃起功能障碍发生率为 6%~84%[338]。这么宽的范围是由不同的评估工具和患者群体中不同的合并症、年龄和基础功能状态的差异造成的。大多数研究表明,长期随访中勃起功能逐渐下降与人口老龄化观察发生的并发症如高血压、冠状动脉粥样硬化性心脏病及糖尿病相同。来自芝加哥大学的研究者报道了 ERBT 治疗后性功能的情况[339],平均随访时间为 34 个月。1、20、40 和 60 个月后有性能力的概率分别为 96%、75%、59%、53%。一项研究中比较了不同照射剂量(接受 68Gy 或 78Gy)之间的勃起功能障碍情况,发现它们之间无差异[340]。在整个研究人群中,治疗后 1 年和 2 年勃起功能障碍的发生率分别为 36%和 27%。除了勃起功能障碍,其他性功能障碍包括精液量减少、不能射精、性高潮兴奋度减低和性欲减低。表 65.11 概括了治疗后性功能情况。

因为数据是通过回顾性分析得到的,而不是通过

递增研究低和中等风险前列腺癌的初步成果。队列中的15例患者进行了以9Gy、9.5Gy、10Gy为分割，前瞻性剂量递增从45~50Gy的试验。在这些患者中，直肠气囊经常被用来分离直肠后壁和侧壁以减少直肠组织暴露于高剂量治疗的体积。应用斯坦福证实的SBRT的经验，患者每隔天治疗以进一步降低毒性[363]。总体的2级和3级直肠毒性副作用分别为18%和2%。总体的2级和3级泌尿道毒性副作用分别为31%和4%。在50Gy剂量组，治疗后大约1年的时间，2例患者出现了3级膀胱炎，1例患者出现了4级直肠损伤。在MSKCC一项Ⅰ期剂量提升研究正在开展，对于中危和低危患者，接受影像引导的IMRT技术实现的SBRT，靶区为前列腺外放5mm，除了在直肠界面外放3mm。所有的患者采用铁磁标记跟踪，器官运动从起始位置超过2mm，光束即被中断。20例患者采用5分割模式，初始剂量为32.5Gy组递增为剂量35Gy，采用5分割模式的初始剂量为37.5Gy组递增为最终剂量45Gy。主要终点为毒性结果，次要终点为治疗后基于活检的2年肿瘤控制。

放疗后前列腺特异性抗原

某些患者出现放疗中PSA一过性升高，某些患者甚至在第一个分割时就出现[364,365]。由于放疗中PSA与预后没有太大关系，所以治疗中PSA的监测不被推荐。随访期间PSA的波动很常见，这一现象被称为PSA反弹。一项研究报道有35%的患者ERBT和永久性组织间插植联合治疗后PSA一过性升高[366]。治疗反弹的平均时间为18个月，92%的波动出现在放疗后的26个月内，研究者发现波动值为0.11~15.8ng/mL。Cavanagh等[367]报道的植入术单一治疗或联合ERBT治疗后也有类似的结果。Hanlon等[368]发现ERBT单一治疗的患者中约1/3有PSA反弹效应。出现PSA反弹的患者与没有出现的患者相比，5年生化控制率不好(69%对52%；P=0.02)。然而MD安德森中心[369]的研究者发现，ERBT治疗的964例患者只有12%出现了PSA反弹，而出现PSA反弹的患者5年PSA结果比不出现反弹的患者要好(82%对58%；P=0.0 001)。

Ciezki等[370]对PSA反弹的定义为PSA从最低值上升至少0.2ng/mL或更多，随后PSA回落到最低值或者低于最低值。采用上述定义对162例^{125}I永久性植入的患者进行了最少5年的随访，约46%的患者出现PSA反弹现象。作者发现出现反弹现象的患者通常比较年轻，而且不易出现生化复发。作者还发现与治疗后PSA复发相比，PSA反弹通常出现比较早。自最低值出现第一次反弹的时间平均为15个月，ASTRO定义的生化复发出现的平均时间是30个月，复发定义为最低值+2时，平均时间为22个月。另外一些报道对PSA反弹定义不同，阅读时应该注意[371]。

虽然治疗后低的PSA水平或PSA最低值对预后(比如无病生存率)很重要，但是很难确定某一PSA分界点或者最低值作为生化复发的定义。目前，对于ERBT治疗后联合或不联合激素疗法的患者，生化失败应该定义为最低值+2(PSA最低值增加≥2ng/mL)。一个共识小组[372]推荐失败的日期定义为升高后即刻而非追溯日期。许多研究者研究了治疗后PSA倍增时间的意义(PSADT)。来自一个研究机构的经验，Pound等[373]发现前列腺根治术后的患者，PSADT<10个月表明为肿瘤转移。Zelefsky等[374]报道了一组ERBT后出现生化复发的人群中PSADT的意义。低风险、中风险和高风险患者生化复发PSADT的时间分别为20.0、13.2和8.2个月(P<0.001)。PSADT 0~3个月、3~6个月、6~12个月和>12个月的患者3年DM(远处转移)发生率分别为49%、41%、20%和7%(P<0.001)。对于PSADT时间大于12个月的患者来说，PSADT时间为0~3个月和3~6个月的患者远处转移或死亡的风险分别增加7.0和6.6。Freedland等[375]发现PSADT<9个月与前列腺癌特异性死亡率有关。但是不能把前列腺根治术后的PSADT作为疾病特异性生存(CSS)的替代指标。采集了更大规模、多中心的患者数据，Albertsen等[181]和D'Amico等[376]发现前列腺癌放疗或根治术后短PSADT与生存率负相关。

目前的数据表明PSA升高与放疗后前列腺活检阳性率有密切关系。Crook等[377]对226例常规ERBT治疗后患者调查，患者在治疗后不同时间内均接受了活检。放疗13个月后活检阳性率为51%，但30个月后降为30%。应该由有经验的病理学家来分析治疗后的活检结果，因为前列腺组织放疗后的表现通常会误认为肿瘤残留灶。高分子量角蛋白的免疫组化染色可以区分放疗后异性组织和肿瘤残留灶。

(罗毅君 李明焕 译 李明焕 校)

部分参考文献

本章全部参考文献请登录网站：http://www.tsttpc.com/download_list.html

3. Centers for Disease Control and Prevention. Cancer among men. Available at: http://www.cdc.gov. Accessed February 2, 2012.
12. Thompson IM, Goodman PJ, Tangen CM, et al. The influence of finasteride on the development of prostate cancer. *N Engl J Med* 2003;349:215–224.
13. Andriole GL, Bostwick DG, Brawley OW, et al. Effect of dutasteride on the risk of prostate cancer. *N Engl J Med* 2010;362:1192–1202.
26. Chan JM, Gann PH, Giovannucci EL. Role of diet in prostate cancer development and progression. *J Clin Oncol* 2005;23:8152–8160.
29. Klein EA, Thompson IM Jr, Tangen CM, et al. Vitamin E and the risk of prostate cancer: the Selenium and Vitamin E Cancer Prevention Trial (SELECT). *JAMA* 2011;306:1549–1556.
30. Gaziano JM, Glynn RJ, Christen WG, et al. Vitamins E and C in the prevention of prostate and total cancer in men: the Physicians' Health Study II randomized controlled trial. *JAMA* 2009;301:52–62.
46. Ewing CM, Ray AM, Lange EM, et al. Germline mutations in HOXB13 and prostate-cancer risk. *N Engl J Med* 2012;366:141–149.
55. Platz EA, Leitzmann MF, Visvanathan K, et al. Statin drugs and risk of advanced prostate cancer. *J Natl Cancer Inst* 2006;98:1819–1825.
56. Marcella SW, David A, Ohman-Strickland PA, et al. Statin use and fatal prostate cancer: A matched case-control study. *Cancer* 2012;118:4046–4052.
57. Gutt R, Tonlaar N, Kunnavakkam R, et al. Statin use and risk of prostate cancer recurrence in men treated with radiation therapy. *J Clin Oncol* 2010;28:2653–2659.
58. Hamilton RJ, Banez LL, Aronson WJ, et al. Statin medication use and the risk of biochemical recurrence after radical prostatectomy: results from the Shared Equal Access Regional Cancer Hospital (SEARCH) Database. *Cancer* 2010;116:3389–3398.
59. Dale KM, Coleman CI, Henyan NN, et al. Statins and cancer risk: a meta-analysis. *JAMA* 2006;295:74–80.
60. Browning DR, Martin RM. Statins and risk of cancer: a systematic review and metaanalysis. *Int J Cancer* 2007;120:833–843.
109. Cagiannos I, Karakiewicz P, Eastham JA, et al. A preoperative nomogram identifying decreased risk of positive pelvic lymph nodes in patients with prostate cancer. *J Urol* 2003;170:1798–1803.
117. Daneshmand S, Quek ML, Stein JP, et al. Prognosis of patients with lymph node positive prostate cancer following radical prostatectomy: long-term results. *J Urol* 2004;172:2252–2255.
122. Schroder FH, Hugosson J, Roobol MJ, et al. Screening and prostate-cancer mortality in a randomized European study. *N Engl J Med* 2009;360:1320–1328.
123. Andriole GL, Crawford ED, Grubb RL 3rd, et al. Mortality results from a randomized prostate-cancer screening trial. *N Engl J Med* 2009;360:1310–1319.
124. Lin K, Croswell JM, Koenig H, et al. Prostate-specific antigen-based screening for prostate cancer: An evidence update for the U.S. Preventive Services Task Force. Rockville, MD: Agency for Healthcare Research and Quality (US), 2011. Available at: http://www.ncbi.nlm.nih.gov/books/NBK82303/.
125. Greene KL, Albertsen PC, Babaian RJ, et al. Prostate specific antigen best practice statement: 2009 update. *J Urol* 2009;182:2232–2241.
153. D'Amico AV, Renshaw AA, Sussman B, et al. Pretreatment PSA velocity and risk of death from prostate cancer following external beam radiation therapy. *JAMA* 2005;294:440–447.
154. D'Amico AV, Chen MH, Roehl KA, et al. Preoperative PSA velocity and the risk of death from prostate cancer after radical prostatectomy. *N Engl J Med* 2004;351:125–135.
172. Israel G, Francis I, Roach M, et al. Pretreatment staging prostate cancer. American College of Radiology Appropriateness Criteria. ACR Web Site Edition, 2009. Available at: http://www.acr.org/ac. Accessed February 2, 2012.
243. Zelefsky MJ, Eastham JA, Cronin AM, et al. Metastasis after radical prostatectomy or external beam radiotherapy for patients with clinically localized prostate cancer: a comparison of clinical cohorts adjusted for case mix. *J Clin Oncol* 2010;28:1508–1513.
244. Zelefsky MJ, Yamada Y, Pei X, et al. Comparison of tumor control and toxicity outcomes of high-dose intensity-modulated radiotherapy and brachytherapy for patients with favorable risk prostate cancer. *Urology* 2011;77:986–990.
245. Cooperberg MR, Vickers AJ, Broering JM, et al. Comparative risk-adjusted mortality outcomes after primary surgery, radiotherapy, or androgen-deprivation therapy for localized prostate cancer. *Cancer* 2010;116:5226–5234.
248. Zelefsky M, Lee W, Zietman A, et al. Evaluation of adherence to quality measures for prostate cancer radiotherapy in the United States from the Quality Research in Radiation Oncology (QRRO) survey. *Prac Radiat Oncol* 2012(14 Mar);10.1016/j.prro.2012.01.006 [Epub ahead of print].
249. Bill-Axelson A, Holmberg L, Ruutu M, et al. Radical prostatectomy versus watchful waiting in early prostate cancer. *N Engl J Med* 2011;364:1708–1717.
260. Milosevic M, Voruganti S, Blend R, et al. Magnetic resonance imaging (MRI) for localization of the prostatic apex: comparison to computed tomography (CT) and urethrography. *Radiother Oncol* 1998;47:277–284.
266. McLaughlin PW, Evans C, Feng M, et al. Radiographic and anatomic basis for prostate contouring errors and methods to improve prostate contouring accuracy. *Int J Radiat Oncol Biol Phys* 2010;76:369–378.
273. Skwarchuk MW, Jackson A, Zelefsky MJ, et al. Late rectal toxicity after conformal radiotherapy of prostate cancer (I): multivariate analysis and dose-response. *Int J Radiat Oncol Biol Phys* 2000;47:103–113.
274. Jackson A, Skwarchuk MW, Zelefsky MJ, et al. Late rectal bleeding after conformal radiotherapy of prostate cancer. II. Volume effects and dose-volume histograms. *Int J Radiat Oncol Biol Phys* 2001;49:685–698.
275. Kupelian PA, Thakkar VV, Khuntia D, et al. Hypofractionated intensity-modulated radiotherapy (70 gy at 2.5 Gy per fraction) for localized prostate cancer: long-term outcomes. *Int J Radiat Oncol Biol Phys* 2005;63:1463–1468.
276. Pollack A, Hanlon AL, Horwitz EM, et al. Dosimetry and preliminary acute toxicity in the first 100 men treated for prostate cancer on a randomized hypofractionation dose escalation trial. *Int J Radiat Oncol Biol Phys* 2006;64:518–526.
286. Merrick GS, Butler WM, Wallner KE, et al. Variability of prostate brachytherapy pre-implant dosimetry: a multi-institutional analysis. *Brachytherapy* 2005;4:241–251.
292. Herstein A, Wallner K, Merrick G, et al. I-125 versus Pd-103 for low-risk prostate cancer: long-term morbidity outcomes from a prospective randomized multicenter controlled trial. *Cancer J* 2005;11:385–389.
293. Kollmeier MA, Pei X, Algur E, et al. A comparison of the impact of isotope ((125) I vs. (103)Pd) on toxicity and biochemical outcome after interstitial brachytherapy and external beam radiation therapy for clinically localized prostate cancer. *Brachytherapy* 2012;11:271–276.
294. Nag S, Bice W, DeWyngaert K, et al. The American Brachytherapy Society recommendations for permanent prostate brachytherapy postimplant dosimetric analysis. *Int J Radiat Oncol Biol Phys* 2000;46:221–230.
297. Stone NN, Stock RG, Unger P. Intermediate term biochemical-free progression and local control following 125iodine brachytherapy for prostate cancer. *J Urol* 2005;173:803–807.
298. Zelefsky M, Kuban D, Levy L, et al. Long-term multi-institutional analysis of stage T1-T2 prostate cancer treated with permanent brachytherapy (Abstract 56). *Int J Radiat Oncol Biol Phys* 2007;67:327–333.
300. Merrick GS, Butler WM, Wallner KE, et al. The impact of radiation dose to the urethra on brachytherapy-related dysuria. *Brachytherapy* 2005;4:45–50.
302. Zelefsky MJ, Yamada Y, Marion C, et al. Improved conformality and decreased toxicity with intraoperative computer-optimized transperineal ultrasound-guided prostate brachytherapy. *Int J Radiat Oncol Biol Phys* 2003;55:956–963.
303. Stock RG, Stone NN, Dahlal M, et al. What is the optimal dose for 125I prostate implants? A dose-response analysis of biochemical control, posttreatment prostate biopsies, and long-term urinary symptoms. *Brachytherapy* 2002;1:83–89.
304. Zelefsky MJ, Chou JF, Pei X, et al. Predicting biochemical tumor control after brachytherapy for clinically localized prostate cancer: the Memorial Sloan-Kettering Cancer Center experience. *Brachytherapy* 2012;11:245–249.
305. Bianco FJ Jr, Scardino PT, Eastham JA. Radical prostatectomy: long-term cancer control and recovery of sexual and urinary function ("trifecta"). *Urology* 2005;66:83–94.
306. Roehl KA, Han M, Ramos CG, et al. Cancer progression and survival rates following anatomical radical retropubic prostatectomy in 3,478 consecutive patients: long-term results. *J Urol* 2004;172:910–914.
307. Isbarn H, Wanner M, Salomon G, et al. Long-term data on the survival of patients with prostate cancer treated with radical prostatectomy in the prostate-specific antigen era. *BJU Int* 2010;106:37–43.
308. Han M, Partin AW, Zahurak M, et al. Biochemical (prostate specific antigen) recurrence probability following radical prostatectomy for clinically localized prostate cancer. *J Urol* 2003;169:517–523.
310. Kuban DA, Thames HD, Levy LB, et al. Long-term multi-institutional analysis of stage T1-T2 prostate cancer treated with radiotherapy in the PSA era. *Int J Radiat Oncol Biol Phys* 2003;57:915–928.
311. Kuban DA, Tucker SL, Dong L, et al. Long-term results of the M. D. Anderson randomized dose-escalation trial for prostate cancer. *Int J Radiat Oncol Biol Phys* 2008;70:67–74.
312. Zietman AL, DeSilvio ML, Slater JD, et al. Comparison of conventional-dose vs high-dose conformal radiation therapy in clinically localized adenocarcinoma of the prostate: a randomized controlled trial. *JAMA* 2005;294:1233–1239.
313. Zelefsky MJ, Pei X, Chou JF, et al. Dose escalation for prostate cancer radiotherapy: predictors of long-term biochemical tumor control and distant metastases-free survival outcomes. *Eur Urol* 2011;60:1133–1139.
314. Pollack A, Hanlon AL, Horwitz EM, et al. Prostate cancer radiotherapy dose response: an update of the Fox Chase experience. *J Urol* 2004;171:1132–1136.
315. Symon Z, Griffith KA, McLaughlin PW, et al. Dose escalation for localized prostate cancer: substantial benefit observed with 3D conformal therapy. *Int J Radiat Oncol Biol Phys* 2003;57:384–390.
316. Kupelian PA, Potters L, Khuntia D, et al. Radical prostatectomy, external beam radiotherapy <72 Gy, external beam radiotherapy > or = 72 Gy, permanent seed implantation, or combined seeds/external beam radiotherapy for stage T1-T2 prostate cancer. *Int J Radiat Oncol Biol Phys* 2004;58:25–33.
317. Michalski J, Winter K, Roach M, et al. Clinical outcome of patients treated with 3D conformal radiation therapy 3D-CRT for prostate cancer on RTOG 9406. *Int J Radiat Oncol Biol Phys* 2012;83:e363–e370.
318. Sylvester JE, Grimm PD, Wong J, et al. Fifteen-year biochemical relapse-free survival, cause-specific survival, and overall survival following I(125) prostate brachytherapy in clinically localized prostate cancer: Seattle experience. *Int J Radiat Oncol Biol Phys* 2011;81:376–381.
319. Taira AV, Merrick GS, Butler WM, et al. Long-term outcome for clinically localized prostate cancer treated with permanent interstitial brachytherapy. *Int J Radiat Oncol Biol Phys* 2011;79:1336–1342.
320. Stone NN, Stone MM, Rosenstein BS, et al. Influence of pretreatment and treatment factors on intermediate to long-term outcome after prostate brachytherapy. *J Urol* 2011;185:495–500.
321. Begg CB, Riedel ER, Bach PB, et al. Variations in morbidity after radical prostatectomy. *N Engl J Med* 2002;346:1138–1144.
322. Catalona WJ, Carvalhal GF, Mager DE, et al. Potency, continence and complication rates in 1,870 consecutive radical retropubic prostatectomies. *J Urol* 1999;162:433–438.
323. Trinh Q-D, Sammona J, Sun M, et al. Perioperative outcomes of robot-assisted radical prostatectomy compared with open radical prostatectomy: results from the Nationwide Inpatient Sample. *Eur Urol* 2012;61:679–685.
324. Geinitz H, Thamm R, Keller M, et al. Longitudinal study of intestinal symptoms and fecal continence in patients with conformal radiotherapy for prostate cancer. *Int J Radiat Oncol Biol Phys* 2011;79:1373–1380.
326. Vavassori V, Fiorino C, Rancati T, et al. Predictors for rectal and intestinal acute toxicities during prostate cancer high-dose 3D-CRT: results of a prospective multicenter study. *Int J Radiat Oncol Biol Phys* 2007;67:1401–1410.
327. Huang EH, Pollack A, Levy L, et al. Late rectal toxicity: dose-volume effects of conformal radiotherapy for prostate cancer. *Int J Radiat Oncol Biol Phys* 2002;

54:1314–1321.
329. Heemsbergen WD, Peeters ST, Koper PC, et al. Acute and late gastrointestinal toxicity after radiotherapy in prostate cancer patients: consequential late damage. *Int J Radiat Oncol Biol Phys* 2006;66:3–10.
330. Zelefsky MJ, Chan H, Hunt M, et al. Long-term outcome of high dose intensity modulated radiation therapy for patients with clinically localized prostate cancer. *J Urol* 2006;176:1415–1419.
331. Michalski JM, Winter K, Purdy JA, et al. Toxicity after three-dimensional radiotherapy for prostate cancer on RTOG 9406 dose level V. *Int J Radiat Oncol Biol Phys* 2005;62:706–713.
333. Zelefsky MJ, Levin EJ, Hunt M, et al. Incidence of late rectal and urinary toxicities after three-dimensional conformal radiotherapy and intensity-modulated radiotherapy for localized prostate cancer. *Int J Radiat Oncol Biol Phys* 2008;70:1124–1129.
334. Alicikus ZA, Yamada Y, Zhang Z, et al. Ten-year outcomes of high-dose, intensity-modulated radiotherapy for localized prostate cancer. *Cancer* 2011;117: 1429–1437.
335. Peeters ST, Heemsbergen WD, van Putten WL, et al. Acute and late complications after radiotherapy for prostate cancer: results of a multicenter randomized trial comparing 68 Gy to 78 Gy. *Int J Radiat Oncol Biol Phys* 2005;61:1019–1034.
338. Incrocci L, Slob AK, Levendag PC. Sexual (dys)function after radiotherapy for prostate cancer: a review. *Int J Radiat Oncol Biol Phys* 2002;52:681–693.
339. Mantz CA, Nautiyal J, Awan A, et al. Potency preservation following conformal radiotherapy for localized prostate cancer: impact of neoadjuvant androgen blockade, treatment technique, and patient-related factors. *Cancer J Sci Am* 1999; 5:230–236.
340. van der Wielen GJ, van Putten WL, Incrocci L. Sexual function after three-dimensional conformal radiotherapy for prostate cancer: results from a dose-escalation trial. *Int J Radiat Oncol Biol Phys* 2007;68:479–484.
341. Pinkawa M, Gagel B, Piroth MD, et al. Erectile dysfunction after external beam radiotherapy for prostate cancer. *Eur Urol* 2009;55:227–234.
342. Zelefsky MJ, Eid JF. Elucidating the etiology of erectile dysfunction after definitive therapy for prostatic cancer. *Int J Radiat Oncol Biol Phys* 1998;40:129–133.
344. Roeloffzen EM, Battermann JJ, van Deursen MJ, et al. Influence of dose on risk of acute urinary retention after iodine-125 prostate brachytherapy. *Int J Radiat Oncol Biol Phys* 2011;80:1072–1079.
346. Keyes M, Schellenberg D, Moravan V, et al. Decline in urinary retention incidence in 805 patients after prostate brachytherapy: the effect of learning curve? *Int J Radiat Oncol Biol Phys* 2006;64:825–834.
347. Neill M, Studer G, Le L, et al. The nature and extent of urinary morbidity in relation to prostate brachytherapy urethral dosimetry. *Brachytherapy* 2007;6:173–179.
348. Keyes M, Miller S, Moravan V, et al. Predictive factors for acute and late urinary toxicity after permanent prostate brachytherapy: long-term outcome in 712 consecutive patients. *Int J Radiat Oncol Biol Phys* 2009;73:1023–1032.
349. Phan J, Swanson DA, Levy LB, et al. Late rectal complications after prostate brachytherapy for localized prostate cancer: incidence and management. *Cancer* 2009;115:1827–1839.
350. Davis BJ, Horwitz EM, Lee WR, et al. American Brachytherapy Society consensus guidelines for transrectal ultrasound-guided permanent prostate brachytherapy. *Brachytherapy* 2012;11:6–19.
351. Stone NN, Stock RG. Long-term urinary, sexual, and rectal morbidity in patients treated with iodine–125 prostate brachytherapy followed up for a minimum of 5 years. *Urology* 2007;69:338–342.
354. Taira AV, Merrick GS, Galbreath RW, et al. Erectile function durability following permanent prostate brachytherapy. *Int J Radiat Oncol Biol Phys* 2009;75: 639–648.
356. Raina R, Agarwal A, Goyal KK, et al. Long-term potency after iodine–125 radiotherapy for prostate cancer and role of sildenafil citrate. *Urology* 2003;62:1103–1108.
357. Slater JD, Rossi CJ Jr, Yonemoto LT, et al. Proton therapy for prostate cancer: the initial Loma Linda University experience. *Int J Radiat Oncol Biol Phys* 2004; 59:348–352.
358. Efstathiou JA, Trofimov AV, Zietman AL. Life, liberty, and the pursuit of protons: an evidence-based review of the role of particle therapy in the treatment of prostate cancer. *Cancer J* 2009;15:312–318.
359. Unkelbach J, Chan TC, Bortfeld T. Accounting for range uncertainties in the optimization of intensity modulated proton therapy. *Phys Med Biol* 2007;52: 2755–2773.
360. Freeman DE, King CR. Stereotactic body radiotherapy for low-risk prostate cancer: five-year outcomes. *Radiat Oncol* 2011;6:3.
362. Boike TP, Lotan Y, Cho LC, et al. Phase I dose-escalation study of stereotactic body radiation therapy for low- and intermediate-risk prostate cancer. *J Clin Oncol* 2011;29:2020–2026.
363. King CR, Brooks JD, Gill H, et al. Stereotactic body radiotherapy for localized prostate cancer: interim results of a prospective phase II clinical trial. *Int J Radiat Oncol Biol Phys* 2009;73:1043–1048.
369. Rosser CJ, Kuban DA, Levy LB, et al. Prostate specific antigen bounce phenomenon after external beam radiation for clinically localized prostate cancer. *J Urol* 2002;168:2001–2005.
370. Ciezki JP, Reddy CA, Garcia J, et al. PSA kinetics after prostate brachytherapy: PSA bounce phenomenon and its implications for PSA doubling time. *Int J Radiat Oncol Biol Phys* 2006;64:512–517.
371. Zelefsky MJ. PSA bounce versus biochemical failure following prostate brachytherapy. *Nat Clin Pract Urol* 2006;3:578–579.
372. Roach M 3rd, Hanks G, Thames H Jr, et al. Defining biochemical failure following radiotherapy with or without hormonal therapy in men with clinically localized prostate cancer: recommendations of the RTOG-ASTRO Phoenix Consensus Conference. *Int J Radiat Oncol Biol Phys* 2006;65:965–974.
373. Pound CR, Partin AW, Eisenberger MA, et al. Natural history of progression after PSA elevation following radical prostatectomy. *JAMA* 1999;281:1591–1597.
374. Zelefsky MJ, Ben-Porat L, Scher HI, et al. Outcome predictors for the increasing PSA state after definitive external-beam radiotherapy for prostate cancer. *J Clin Oncol* 2005;23:826–831.
375. Freedland SJ, Humphreys EB, Mangold LA, et al. Risk of prostate cancer-specific mortality following biochemical recurrence after radical prostatectomy. *JAMA* 2005;294:433–439.
376. D'Amico AV, Cote K, Loffredo M, et al. Determinants of prostate cancer-specific survival after radiation therapy for patients with clinically localized prostate cancer. *J Clin Oncol* 2002;20:4567–4573.
377. Crook JM, Perry GA, Robertson S, et al. Routine prostate biopsies following radiotherapy for prostate cancer: results for 226 patients. *Urology* 1995;45:624–631.

第 66 章
中、高危前列腺癌

Hans T. Chung, Mack Roach, III

2010 年,在美国估计有 218 000 例前列腺癌新诊断病例,占非皮肤癌的 30%[1]。前列腺癌是男性第二位的癌症致死原因,导致超过 30 000 的病例死亡[1]。绝大部分最初表现为预后差的中、高危前列腺癌病例出现死亡。本章的重点就是对这类病例的处理。从本书的上一版以来,我们对于前列腺癌有了充分、广阔的认识。随着现在几项前瞻性随机试验显示出了生存优势,内分泌治疗已作为整体治疗的一部分而得到了广泛接受。最近的前瞻性研究使得辅助性及挽救性放射治疗成为一线治疗方法。随着越来越多的成熟资料,使得我们不仅能够对生化控制进行预测,而且可以对包括远处转移、前列腺癌特异性及总生存率进行预测。为了进一步提高前列腺癌放疗剂量,高剂量率后装治疗正在被越来越多的放疗中心所采纳。低危前列腺癌的处理及前列腺癌的一般背景资料已在第 65 章进行了详述。

流行病学

随着 20 世纪 90 年代早期,前列腺癌特异性抗原(PSA)诊断的兴起,前列腺癌的临床表现已发生了明显的改变,从局部进展或转移性病变转变为临床无症状病变。来自于泌尿外科前列腺癌战略协作组(CaPSURE)和国防部前列腺疾病研究中心(CPDR)的国家前列腺癌登记资料使得这种改变更为明显[2-4]。按照 CaPSURE 的资料,高危病例的诊断从 1990—1994 年的 27.4%急剧下降至 2004—2007 年的 13.7%[3]。同样的,同时期治疗前 PSA>20ng/mL 病例所占比例从 27.0%下降至 8.1%。相反地,临床无症状病例(T1 期)从 16.9%明显上升至 49.4%。来自于 CPDR 的数据也证实了这样的结果。从 1988—1998 年,临床 T3、T4 期病例从 19.2%减少为 4.4%,但是 T1c 期病例从 0 上升到 47.8%[4]。

临床表现

中、高危前列腺癌可能出现局部症状,但并不普遍。可能出现包括夜尿增多、尿频、尿急、尿流变细、尿潴留、尿流中断或尿等待等下尿道症状。较大的原发病灶可能表现为排尿困难或血尿。随着 PSA 及 Gleason 评分的增加,转移的危险也在增加。转移常常是按顺序出现的,先从前列腺转移到盆腔淋巴结,然后是骨骼。有转移性病灶的患者可能表现为肾衰竭、下肢淋巴水肿和骨痛。

预后因子和危险度分类方法

传统的预后因子为临床 T 分期、PSA 值和 Gleason 评分。为了使推荐治疗方案和预后简单化,人们根据临床特征不同但生化结果相似的患者分组提出了几种危险度分组方案[5,6]。由 D'Amico 等[5]提出的危险度分组方案成为使用最广泛的方案,把临床局限期前列腺癌按危险度分为三层。目前,NCCN 指南[7]已经采纳了这种分组方案。下面三项同时具备定义为低危:T1c~T2a;PSA<10ng/mL 和 Gleason 评分≤6 分。中危定义为:T2b 或 T2c;10<PSA≤20ng/mL 或 Gleason 评分 7 分。高危为出现下列之一:T3a;PSA>20ng/mL 或 Gleason 评分 8~10 分。局部进展期定义为:T3b 或 T4。来自两大癌症登记中心(CaPSURE 和 CPDR)的 7316 例患者的队列研究验证了这种分类方法,而且也发现可以预测放射治疗后前列腺癌特异性死亡率(PCSM)[8]。值得注意的是,在第 7 版的美国癌症联合委员会(AJCC)前列腺癌分期中,Gleason 评分和治疗前的 PSA 现在被纳入分期分类[9]。

原来也确定了其他的一些治疗前预测因子,包括放射治疗和手术治疗患者的活检阳性率(PPC)[10-12]。D'Amico 等[10]报道了 PPC(计算方法为:有癌细胞的 PPC 数量除以总穿刺芯数)和 PSA 控制率的独立预后能力。有趣的是,有 76%的中危病例可以重新分组到低危或高危病例。特别地,PPC<34%的患者与低危病例有相似的治疗结果 (5 年 PSA 控制率分别为 85%、91%), 而 PPC>50%的患者与高危患者有相似的治疗结果(5 年 PSA 控制率分别为 30%、43%)。在中危病例 PPC 的预测意义有报道扩展到 PCSM[13]。当 PPC 由≤50%和>50%进行分层时,7 年前列腺癌特异性生存率分别为 100%对 57%(P=0.004)。对于根治性前列腺切除的患者,高 PPC 与差的病理类型如前列腺外侵犯、精囊侵犯、手术切缘阳性率、淋巴管受侵、周围神经受侵和盆腔淋巴结转移相关[14-16]。

最近一项入组了 4 个放射治疗肿瘤组(RTOG)试验的荟萃分析显示, 对于较大年龄 (>70 岁) 的患者 PCSM 和转移风险降低, 甚至在增加预期的非前列腺癌特异性死亡风险后也显示出了同样的结果[17]。

总之,PPC(>50%)在传统预测因子(治疗前 PSA、Gleason 评分、临床 T 分期)的基础上更加提高了预测的精度。在加州大学洛杉矶分校(UCSF),只要有中危表现的任何一项(NCCN 指南分类标准)均被认为是预后差的中危或高危病例。单一手段的局部治疗是不够的,但更积极的治疗如激素治疗和盆腔放疗是治疗的适应证。

一般治疗方法

放射治疗技术

前列腺的单纯放射治疗,请参考第 65 章。本节的讨论重点是全盆腔放疗的实施及毒性反应。

全盆腔放疗

自上一版以来,对于盆腔淋巴结的放疗,许多放射治疗中心更多的采纳了 IMRT 技术。对于常规放射治疗技术,盆腔放疗常采用四野盒式,照射靶区常包括前列腺、精囊腺、闭孔、髂内及髂外淋巴结区。有时还把髂骨旁、腹主动脉旁,甚至直肠淋巴结包括在靶区内。传统射野前后位野界如下:上界位于 L5~S1 之间,下界在尿道膜部远端 2cm(定义为尿道造影片上最高点处),两侧在盆壁 1.5~2.0cm 处。4 个角使用挡块限制小肠及股骨头受量。在侧野方向,上界和下界与前后位相同,前界包括绝大部分的耻骨联合。后界位于 S2~S3 之间。应用 CT 进行计划设计时,应勾画出前列腺、精囊腺、直肠、小肠、膀胱、盆腔血管和尿道球部以便于保护直肠和小肠。

IMRT 在剂量分布上的优势使得人们开始研究盆腔放疗的给量。与常规放疗技术相比,IMRT 可以使附近临界器官如直肠、小肠、膀胱和股骨头受量明显下降。来自于 UCSF 的一项研究,Wang 等[18]比较了使用 IMRT 时常规野界所覆盖的淋巴结靶区 (图 66.1),勾画了包括闭孔、髂内/髂外、髂血管和骶前区淋巴结。在常规四野计划中, 仅有 70.3%的淋巴靶体积受到了 45Gy 的处方剂量, 而 IMRT 计划则达到了 96.2%(P=0.002)。更为糟糕的是,常规野的设置使得 20.2%的淋巴靶区接受了<80%的处方剂量。使用 IMRT 时,直肠和膀胱接受 95%处方剂量的体积明显减少,分别减少了 23%和 80%。

尽管这样, 常规放疗技术只是在骨性解剖的基础上设置照射野边界,而 IMRT 需要根据血管来勾画出淋巴结靶区体积。研究者已经应用亲淋巴的纳米颗粒增强 MRI 和淋巴结超小超顺磁性氧化铁造影剂(ferumoxtran-10)研究淋巴结临床靶区体积(CTV)的模式[19,20]。在 RTOG 泌尿生殖肿瘤放射治疗共识中,这些 MRI 研究的结果已经成为骨盆淋巴结 CTV 勾画的基础(图 66.2)[21]。尽管 Chen 等[22]的研究显示,在RTOG 骨盆淋巴结 CTV 中仅有 30%的患者包括了全部已确定的前哨淋巴结,但是在 RTOG 指南中并没有推荐使用前哨淋巴结显像。

在同一个共识中,Lawton 等[21]推荐直肠的限制剂量为 $V_{50}Gy \leq 50\%$,$V_{70}Gy \leq 20\%$, 膀胱的剂量限制为 $V_{55}Gy \leq 50\%$,$V_{70}Gy \leq 30\%$, 股骨头的剂量限制为 $V_{50}Gy<5\%$,小肠的最大受量<52Gy。基于广泛的文献研究,Chan 等[23]提出了关于接受骨盆放疗患者直肠限制剂量的指南。

前列腺的运动

随着剂量的提升和 IMRT 时剂量分布与靶区高度适形,这时就需要最小的随机误差。以前的技术在确定等中心点时依赖于每周的射野照片,但这仅是考虑到了骨性标志的比较, 而没有考虑到前列腺的变化,更没有考虑到前列腺的运动。出现的问题是:

1.前列腺在每天照射过程中(分次内)及每次照射时(分次间)运动范围有多大?

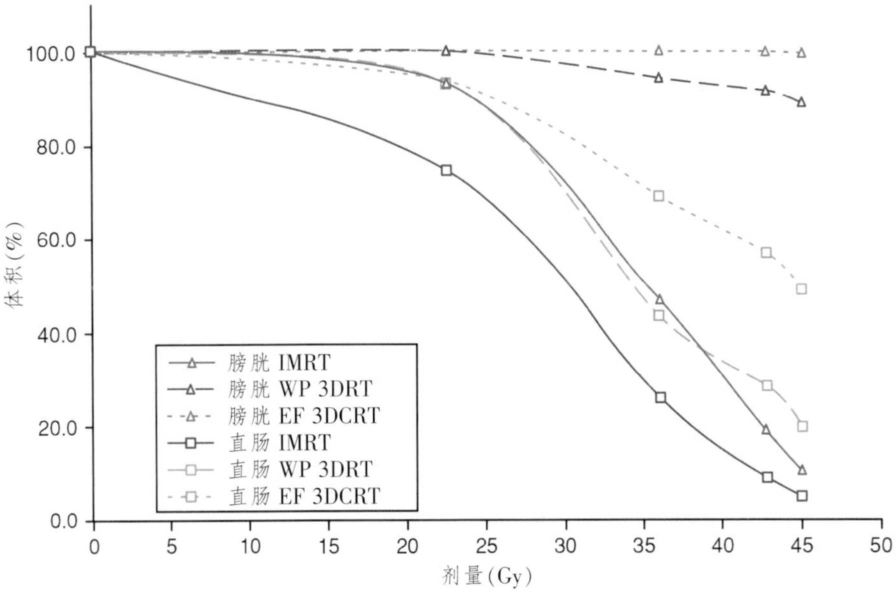

图 66.1 全盆腔放疗使用 IMRT、3DCRT 和扩大野放疗使用 3DCRT 时直肠和膀胱在剂量体积直方图上的比较。无论是直肠还是膀胱,与全盆腔放疗和扩大野放疗的 3DCRT 相比,IMRT 显著减少了 V_{45}、$V_{42.75}$、V_{36} 和 $V_{22.5}$ ($P<0.01$)(自:(From Wang-Chesebro A,Xia P,Coleman J,et al. Intensity-modulated radiotherapy improves lymph node coverage and dose to critical structures compared with three-dimensional conformal radiation therapy in clinically localized prostate cancer. *Int J Radiat Oncol Biol Phys* 2006;66: 654 -662,with permission from Elsevier.)

2.骨性标志和前列腺之间的位置是否是固定的(也就是说骨性标志是否可以用来代替前列腺的位置)。

使用金点标志和日常验证片(EPI)来进行在线校正是用来解决这一问题的方法。在梅奥诊所的一项综合研究中,报告了 20 例患者的分次内和分次间前列腺及盆腔骨性标志的运动,每位患者有 3 或 4 个金点标志,每天治疗前和治疗中使用 EPI 进行验证[24]。有超过 22 000 个点数据,Schallenkamp 等[24]确定了在使用基准标志确定放射野前,前列腺的运动是上下(SI) 9.1mm (平均 2.5mm),前后 (AP)16.3mm (平均 3.7mm),左右(RL)15.2mm(平均 1.9mm)。推荐的随机误差和器官运动边界(也就是临床靶区 CTV 到计划靶区 PTV 的边界)没有使用基准标记时 SI、AP 和 RL 方向上的边界分别是 5.1mm、7.3mm 和 5mm,处方剂量覆盖 95%的 CTV 的可能性是 95%。使用基准标志后,这个边界可以分别减少到 2.7mm、2.9mm 和 2.8mm。分次内前列腺和骨性标志在三维方向上的位移在使用基准标志定位前分别是 5.6mm 和 4.4mm,在使用基准标志定位调整后分别是 2.8mm 和 4.4mm。这说明骨性标志不能准确反映前列腺的位置。前列腺和骨性标志平均的分次间位移在 AP、SI 和 RL 方向上分别是 0.1mm 和 0.5mm、0.4mm 和 0.4mm、0.1mm 和 0.3mm。标志的位移是很小的,79%在 1mm 以内,96%在 1.5mm 以内。后一结果已由 Kupelian 等[25]得到了进一步的确认,他们得到的平均绝对变化范围是 (1.01±1.03)mm。只有 1%的标记点运动较多,发现这种运动是由于直肠充盈时引起的前列腺的形变。

最近,考虑到各种各样直线加速器与锥形束 CT (CBCT)融合的在线校正系统具有较好的软组织匹配能力以及不需要侵入性的植入金属标志物,该系统正在受到越来越多的应用。Moseley 等[26]把 CBCT 与金属标志物及 EPI 之间进行比较发现:作为图像引导的一种手段,三种方法之间没有明显的差异。

随着电磁收发器的发展,其实现了植入前列腺内,以每秒 10 次的速度进行实时追踪成为可能。Langen 等[27]概括性地描述了两种不同类型的分次间位移。一种位移是较慢的,变化的幅度比较小,其通常发生在向后和向下运动时。这种运动通常被认为与盆腔肌肉松弛和直肠内容物逐渐远离前列腺相关。第二种是突然的、短暂的运动,其通常发生在向前和向上运动时。这种运动在某种程度上是十分明显的,通常认为是由于肠蠕动引起的。在 17 例患者的队列中(总计有 550 次治疗),前列腺移动>3mm 和>5mm 的时间在总的治疗时间中所占的比例分别是 13.6%和 3.3%。然而,当以患者对患者为基础进行分析时,前列腺的移位所占的比例分别达到了 36.2%和 10.9%。

如果假定淋巴结靶区体积与骨的解剖相关,盆腔 IMRT 时通过内标志照射前列腺可能由于前列腺与骨性解剖缺乏相关性而出现明显剂量偏低。在对 UCSF 治疗患者的前期分析时,Chen[28]等证明全盆腔 IMRT 时上端方向上等中心变化 5mm 或 10mm 会减少淋巴靶区分别为 11%和 26%。Xia 等[29]比较了多次自适应计划、等中心移动、多叶准直器移动,发现在放疗期

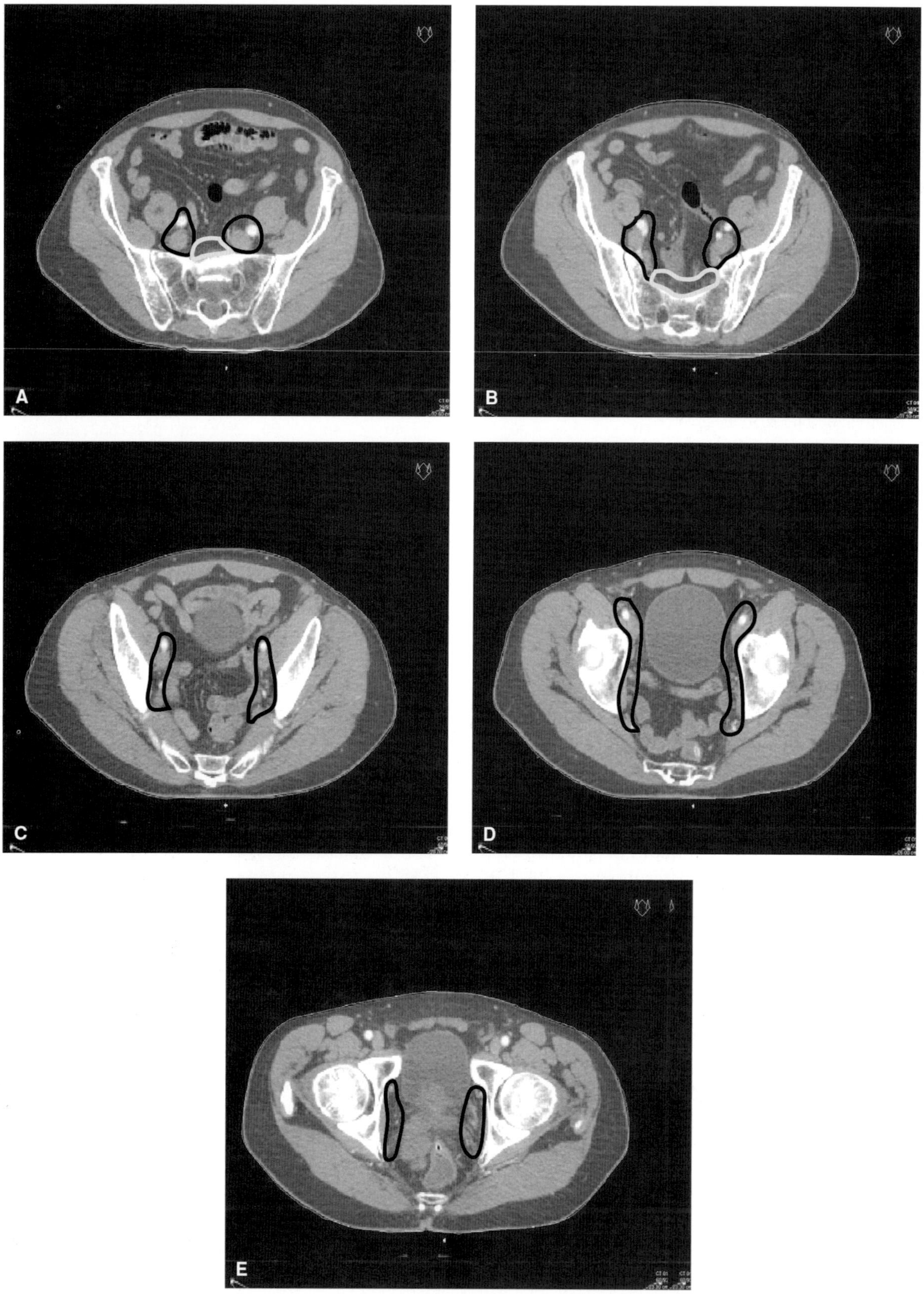

图 66.2 代表盆腔淋巴结 CTV 的勾画:(A)L5~S1 处的髂总和骶前淋巴结。(B)在 S1~S3 处的髂内、髂外和骶前的淋巴结。(C)S3 下方的髂内外淋巴结。(D)股骨头顶部(腹股沟韧带的骨标记)髂外淋巴结。(E)闭孔淋巴结区(耻骨联合之上区域)。(Adapted from Lawton CA, Michalski J, El-Naga I, et al. RTOG GU radiation oncology specialists reach consensus on pelvic lymph node volumes for high-risk prostate cancer. *Int J Radiat Oncol Biol Phys* 2009;74:383-387, with permission from Elsevier.)

间，多叶准直器移动是解决前列腺和骨盆淋巴结移动的最有效方法。Rossi 等[30]对 10 例高危患者进行了回顾性的剂量研究，这 10 例患者每天进行机载成像以及前列腺内的金属基准标志物的校正。最终的结果显示：总的来说，对于盆腔淋巴结的照射计划剂量与应用 IMRT 实际的照射剂量几乎没有差别(2%~5%)。然而，这 10 例患者中有 2 例患者的骨盆淋巴结照射剂量明显不足，他们的剂量分别不足 9%和 29%。这种现象是由于模拟定位与日常的放射治疗之间的差异造成的，而不是由于前列腺的随机运动造成的。在 Chung 等[31]的研究中发现，应用图像引导的 IMRT 进行骨盆淋巴结放疗时，直肠和膀胱的受量较单纯的 IMRT 的低，并且毒性反应的发生更少。

盆腔预防性放疗的生物学依据

隐性淋巴结受侵的发生率

当前影像技术检测受累淋巴结的能力受限于单发病灶体积的大小。正如大家所看到的，临床上隐性病灶的发生率超乎想象的高。这一现象来自于几项一线的研究，包括更多的精确的检验、更多的影像机构更加关注淋巴结的状态及更广泛的切除。

来自于贝勒医学院的 Shariat 等[32]用反转录聚合酶链式反应(RT-PCR)研究了 pT3N0 前列腺癌患者正常盆腔淋巴结的人类腺激肽释放酶 2(hK2) mRNA 在组织病理学上的表达。199 例可评价病例中，分别有 20%和 40%阳性或可疑的结果。用多变量分析，阳性的 RT-PCR/hK2 结果与 PSA 的进展、远处转移和前列腺癌特异性死亡率相关。

扩大性盆腔淋巴结清扫手术结果

最近在外科学术界出现的争议是盆腔淋巴结扩大清扫的作用。传统上或通常的方法是行局限性的淋巴清扫。两种方法均为切除位于髂总动脉分支部上方、髂窝下方和盆壁两侧的纤维脂肪和淋巴组织。两者关键的区别在于局限性清扫后部到闭孔神经，而扩大清扫则包括闭孔静脉和髂内静脉。另一个在回顾外科研究时需要重点考虑的是，是否仅行了苏木精-伊红(HE)染色，或者还包括了更为敏感的分析指标，如免疫组织化学染色(IHC)或 RT-PCR。

Bader 等[33]进行了一项前瞻性研究，针对的是盆腔淋巴结受累的解剖学范围，包括 365 例进行扩大淋巴结清扫术和前列腺根治术的病例。检出淋巴结的中位数目是 21 个。尽管所取淋巴结是采用 HE 染色进行评价，但 24%的病例淋巴结为阳性，其中 49%的病例 PSA>20ng/mL。髂内淋巴结在局限性淋巴结清扫时是不被切除的，有 58%为阳性淋巴结。值得注意的是，19%的淋巴结阳性患者可以发现髂内区淋巴结受累，提示前列腺的淋巴结引流有变异。可疑的淋巴结囊肿发生率仅 2%。

Heidenreich 等[34]报道了 203 例行标准和扩大盆腔淋巴结切除术患者的淋巴结受累发生率。如果 HE 染色为阴性，则行 IHC 染色。在扩大切除组，切除的淋巴结数目更多(28 对 11；$P<0.01$)，需要的手术时间更长(179 分钟对 125 分钟；$P<0.03$)。扩大切除组阳性淋巴结率为标准组的 2 倍(分别为 26%和 12%；$P<0.03$)，所有转移中有 42%位于局限性切除区以外。对淋巴结转移的高危患者(Gleason 评分 7~10 分并且 PSA≥10.6ng/mL)进行研究发现，60.9%的患者有组织学阳性的淋巴结转移。两组盆腔淋巴囊肿和术后并发症的发生率没有差异。

来自 Johns Hopkins 的一项大样本的回顾性分析比较了根治性手术过程中行局限性淋巴清扫 (n=1865)和扩大淋巴结清扫(n=2135)的病理表现和生化结果[35]。正如所预期的，扩大切除组与局限性切除组有更多的淋巴结切除数(11.6 个对 8.9 个；$P<0.0001$)。然而，扩大切除组比局限切除组的淋巴结受累的病例显著增高(3.3%对 1.2%；$P<0.0001$)。如果只考虑 Gleason 评分为 7 分或 8~10 分的病例，这种差异更为明显(分别为 8.2%对 2.4%和 23.3%对 8.9%)。被检患者淋巴结受累的相对危险十分类似，在经 Gleason 评分、是否局限在前列腺内、精囊受侵和手术边界调整后，变化范围为 2.5~3。在扩大切除组 5 年无生化复发生存有延长趋势(34.4%对 16.5%；$P=0.07$)。阳性淋巴结<15%的病例，差异明显(42.9%对 10%；$P=0.01$)，提示在低容积组扩大切除有治疗受益。在扩大切除组，临床上明显的淋巴囊肿发生率仅 0.3%。

使用术中 γ 探针和动态淋巴闪烁造影，Wawroschek 等[35]发现有 1/3 的前哨淋巴结位于局限性切除区域以外，如骶前、下腹部、直肠周围。Holl 等[37]证明了通过注射放射性元素标记的纳米胶体进入前列腺以使用前哨淋巴结清扫术的可行性。

基于这些研究，考虑到诊断和潜在的治疗获益，当今的 NCCN 指南推荐淋巴结转移的可能性>2%的患者行扩大淋巴结清扫术[7]。虽然现在有许多方式预测淋巴结是否受侵,但是这些数据大部分来自于仅行局限性的淋巴结清扫外科手术的患者[38,39]。最近 Briganti 等[39,40]通过扩大淋巴结清扫术解决了这些局限性,从而预测淋巴结是否受侵,排除非闭孔淋巴结转移,并且理想的淋巴结清扫来精确的确定淋巴结受侵情况,并发表了预测模式。此外,在 Roach 等[41]入组了 3000 例前列腺癌根治术与扩大淋巴结清扫术患者的试验中验证了该公式模型具有相关性[42]。但是 Abdollah 等[42]发现,当取推荐的≥15%为 Cutoff 值决定是否行骨盆淋巴结治疗时,约 1/3 存在骨盆淋巴结转移的患者不能接受骨盆淋巴结治疗,在 Roach 公式中只有 80%的符合率。因此,他们推荐把这个值降低到 6%。

新的成像技术

最近报道使用亲淋巴的超顺磁性纳米颗粒进行 MRI 检查[19,43]。纳米颗粒经淋巴管运输,在淋巴结进行过滤。转移浸润淋巴结时,淋巴回流受阻,因此会积聚纳米颗粒。在组织学上受累的淋巴结中,71.4%没有达到 MRI 诊断恶性淋巴结的标准大小[43]。使用超顺磁性纳米颗粒行 MRI 的敏感性(90.5%对 35.4%;$P<0.001$)和特异性(97.8%对 90.4%;$P<0.001$)较常规 MRI 显著升高。如只考虑短径为 5~10mm 的淋巴结,敏感度从 28.5%提高到 96.4%($P<0.001$)。基于纳米颗粒 MRI, Dinniwell 等[19]提出了一个骨盆淋巴结模式,并且推荐 CTV 的边界距远端主动脉旁 12mm,距髂总动脉 10mm,距髂外动脉 9mm,距髂内动脉 10mm。勾画靶区时保持外扩 12mm 到骶骨前,外扩 22mm 到骨盆的内侧壁。

De Jong 等[44]报道了使用 C 标记的胆碱正电子成像(PET)对前列腺癌进行术前淋巴分期的研究。与 ^{18}F-FDG PET 相比,这种放射标记检查避免了膀胱中产生的放射性摄取掩盖膀胱周围的转移灶。敏感性、特异性和准确性分别为 80%、96%和 93%。15 例经组织学证明的淋巴转移的病例中,5 例受累淋巴结出现在髂总区域,但在闭孔区没有检到受累淋巴结。在全部 5 例中,^{11}C 标记胆碱 PET 得到准确的检测。

放射治疗的并发症

手术研究的结果表明扩大淋巴结清扫会毫不惊奇地清扫出更多的淋巴结。也许让人感到惊奇的是,尽管术前影像是阴性的结果,但还是会检测出较多的受累淋巴结,这说明越难以看到的可能发现的会越多。进一步前瞻性的来看,这些淋巴结常常是传统的淋巴清扫所不能达到的局域淋巴结(如髂内和骶前),这就意味着大部分高危患者可能在术后有微转移病灶残存。前哨淋巴结的位置同样也显示出了非常大的变异[36]。因此,一些泌尿医生赞同对淋巴结受累高危的患者进行更为全面清扫的观点[34,45]。

另一个从外科手术方面总结来的重要想法是,这些研究综合起来看的话,通过扩大清扫发现淋巴结转移很少时并不一定会必然出现复发。不难推断对淋巴结隐性转移的患者进行完全性的扩大清扫后比局限性的清扫后有残存微转移的患者可能会有更好的结果。Bader 等[33,45]对 92 例淋巴结阳性、进行前列腺根治术和扩大淋巴清扫术后的患者进行了前瞻性的研究,这些患者都是局限于前列腺的早期癌患者。术后 45 个月,一个阳性淋巴结的患者有 39%的无生化复发,而与此相比两个或以上阳性淋巴结的患者有 12%无生化复发(P=0.008)。虽然随访期短,但前列腺癌特异死亡率有明显差异(分别为 8%和 33%;P=0.004)。在 Messing 等[46]进行的对淋巴结阳性患者行前列腺根治术的前瞻性研究中,中位随访期 7.1 年后观察组有 18%无病生存。值得注意的是,这些患者做的是局限性清扫(中位数是 12 个)。这篇论文中关于扩大清扫出现的改善结果的不足是,不应该忽略分期的变化和研究时间的偏倚。

这些研究有一个共同的特点,即讨论的是对于淋巴结受累高危的亚组患者即便转移很少,扩大清扫仍会带来益处。这样的结果可能部分是由于肿瘤根治的结果,但也可能反映了前列腺淋巴引流很大的个体差异[36]。那么,能不能就此推论到盆腔放疗上呢?是不是就像扩大淋巴结清扫那样在盆腔放疗也存在着体积效应呢?来自放射治疗肿瘤组(RTOG)9413 研究可能会给出结果[47]。

虽然 RTOG-9413 证实了全盆腔放疗和新辅助雄激素抑制治疗(AST)在高危前列腺癌中的作用,但是放射肿瘤医生还是不太愿意给予全盆腔放疗,而更愿意选择小盆腔野或不行盆腔放疗[47]。需进一步注意的是,RTOG-9413 的亚组分析最近正在进行,研究治疗体积相关的结果[48]。由于新辅助和辅助 AST 治疗组的开始时间不同而导致易复发(如放疗或 AST 结束后),所以仅对接受新辅助 AST 的患者(n=649)进行了分析。在对放疗体积进行分层后,接受全盆腔、小盆腔和前列腺放疗组的 7 年无进展生存率分别为 40%、31%和 27%(P=0.02,图 66.3)。3 组中≥3 度的急性泌尿生殖系统或胃肠道系统毒性没有差异。48 个月后全盆腔组、小盆腔组和前列腺组之间≥3 度的晚期泌尿生殖系统毒性的发生率没有差异(分别为 3.0%、2.4%和 0;*P*=0.24)。48 个月后,大照射野组≥3 度晚期胃肠道系统毒性的发生率有轻微的增加(分别为 4.3%、1.2%及 0;*P*=0.006)。值得注意的是,这项研究中 3DCRT 没有常规使用,更不用说 IMRT 了。可以想象,使用二者中的任何一个,晚期毒性都可以得到进一步的下降。

尽管前哨淋巴结清扫在许多肿瘤(如乳腺癌和黑色素瘤)的治疗中是标准的治疗方式,但是在前列腺中的应用仍然在研究中。Holl 等[37]在超过 2000 例患者的研究中发现,在前列腺癌淋巴结清扫前应用放射性核素标记的纳米胶体预测阳性淋巴结是可靠的。最近 Krengli 等[49]报道了接受骨盆放疗的前列腺癌患者应用单光子发射计算机断层成像术(SPECT)行前哨淋巴结成像的结果, 并且发现 25%的患者存在骨盆 CTV 外的阳性淋巴结。相似的,Chen 等[22]报道了对前列腺癌的前哨淋巴结行图像引导的 IMRT 的可行性并将其与 RTOG 推荐的 IMRT 计划相比较。分别在前列腺的 6 个不同的点注射 ^{99m}Tc 硫胶体, 然后应用 SPECT 显像前列腺癌的淋巴引流情况。尽管全部患者确定在髂内髂外区域淋巴结存在前哨淋巴结,并且令人震惊的是,50%的患者在腹主动脉旁存在前哨淋巴结,但是在 RTOG 指南中的骨盆靶区的勾画中仅包括了已确定的前哨淋巴结中的 30%。在比较放疗计划时,危险器官的剂量并没有统计学的差异。

放射肿瘤学试验

RTOG-9413 是一项里程碑式的试验,对前列腺放疗(PORT)与全盆腔放疗(WPRT)后前列腺增量方案以及 4 个月的新辅助和同期内分泌治疗或 4 个月的辅助治疗方案进行 2×2 析因随机设计[47]。入组患者为估计淋巴转移风险>15%或 T2c~T4, 伴 Gleason 评分≥6 分。4 年的无进展生存率在全盆腔组和前列腺组分别为 54.2%和 47%(*P*=0.02)。当 4 个试验组单独进行分析时, 新辅助内分泌治疗和全盆腔放疗组(59.6%) 的 4 年无进展生存率明显好于其他三组(44.3%~49.8%;*P*=0.008)。虽然早期 (3%对 4%;*P*=0.39)和晚期(2%对 2%;*P*=0.85)的 3~5 度泌尿生殖系统毒性的发生率之间没有差异, 但是在全盆腔放疗联合治疗组和单独前列腺组有增加的趋势,早期和晚期的 3~5 度胃肠道毒性的发生率分别为 2%对 1%(*P*=0.06)和 1.7%对 0.6%(*P*=0.09)。

在 2007 年,关于如何解释试验结果产生了很大的争论。一些专家认为这个试验是一项"阴性"的研究[50,51]。导致这种争论的是,当 4 个试验组的组合成为

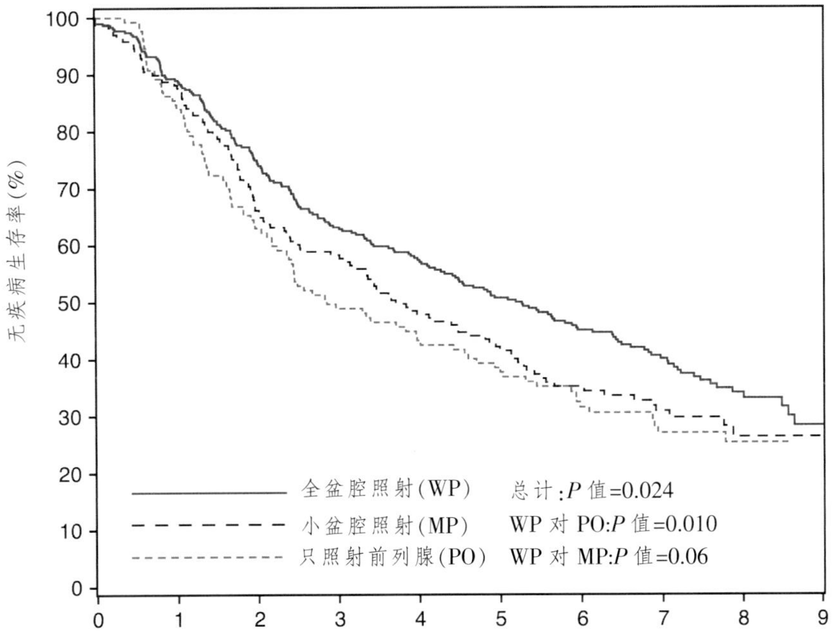

风险:

WP	309	274	227	189	167	142	109	78	35	10
MP	170	149	109	96	77	61	44	29	10	2
PO	131	109	81	61	54	47	34	22	10	0

图 66.3 RTOG-9413 亚组分析比较了全盆腔、小盆腔和仅前列腺放疗的无进展生存率。(From Roach M Ⅲ, DeSilvio M, Valicenti R, et al. Whole pelvic, "mini-pelvic" or pros tateonly external beam radiotherapy after neoadjuvant and concurrent hormonal therapy in patients treated in the Radiation Therapy Oncology Group 9413 Trial. *Int J Radiat Oncol Biol Phys* 2006;66:647-653, with permission from Elsevier.)

基于放疗体积(PORT 对 WBRT)的两个分组时,先前存在的两组之间的无进展生存率的差异消失了(P=0.99)。当4组分别进行分析时,WPRT与4个月的新辅助内分泌治疗(NHT)联合组的PFS存在优于PORT联合NHT组的趋势(P=0.066),以及优于WPRT联合辅助同期内分泌治疗(AHT)组(P=0.022),但是与PORT+AHT联合组相比不存在差异(P=0.75)。值得注意的是,以PFS作为研究终点包括了任何原因导致的死亡,因此随着随访时间的延长,非前列腺癌死亡可能会超过前列腺癌相关事件,如果仅用菲尼克斯标准分析前列腺癌治疗的生化失败(见下文),这4组之间存在明显的差异 (总 P=0.047), 并且在PFS较好的WPRT+NHT与PORT+NHT的配对比较中, 两组存在明显差异(P=0.0098)。RTOG-9413试验是在剂量提升试验结果(该试验表明增加放疗的剂量可以提高前列腺癌的局部及生化控制。)发表前设计的。事实上,现在认为前列腺癌的放疗处方剂量70Gy是远远不够的。因此这些患者都具有高度的局部复发的风险,这可能表现为相对于区域复发及远处复发之后的复发。这些明显的复发高峰可能能够解释为什么前期RTOG-9413试验的结果是阳性的,但在更新的结果被视为是阴性的。

RTOG-9413试验更新的试验结果报道了晚期毒性反映[50]。尽管在4个组中,3级到5级的毒性反应没有差别(P=0.16),但是在WPRT+NHT组3级到5级的胃肠道(GI)毒性反应明显升高(5%对其他3个组的1%~2%;P=0.002)。

来自于GETUG-01的一个法国的多中心Ⅲ期试验发布了初步结果[52]。这项研究随机分组444例T1b-T3N0M0的前列腺癌患者分别接受WRRT与PORT。4~8个月的新辅助治疗或者同期的内分泌治疗并不是所有入组患者协议治疗的一部分。相反,根据评估淋巴结的受累情况进行危险分层, 并且仅原发灶≥T3, Gleason评分 ≥7, 或者PSA大于正常值3倍的患者被定义位高风险组。在该试验中前列腺的放疗剂量为66~70Gy。随访42个月后,接受WPRT和PORT患者的PFS,在高危组和低危组中均未发现明显差异(高位组:59.8%对63.4%;P=0.2;低危组:83.9%对75.1%;P=0.21)。然而在多因素分析中, 淋巴结受侵的风险是PFS最显著的预测因子。WPRT稍稍增加了轻度的急性胃肠道反应和大于2级的晚期胃肠道反应。虽然GETUG-01的结果似乎与RTOG-9413试验相矛盾,但是两项研究的试验方法存在显著的差异。首先,应用Roach评估方程,GETUG-01中超过1/2(约54%)的患者淋巴结受侵的风险小于15%[41]。这意味着,GETUG-01的患者比RTOG-9413试验中的患者有更好的疾病转归, 因此这些患者并不能在WPRT中得到获益。第二,GETUG-01试验确定的骨盆照射野比RTOG-9413照射野小。特别是,上缘采用的是骶1~2椎间隙水平,而不是采用腰5骶1椎间隙水平。这意味着较大部分的骶前和髂总淋巴结未被照射。第三,在GETUG-01试验中,约60%患者的前列腺接受<70Gy的放疗剂量(在RTOG-9413试验中规定该剂量为70.2Gy),70Gy被认为不是理想的前列腺癌放疗剂量,并且可能导致局部复发风险的增加。

关于RTOG-9413临床试验最常见的评论之一是新辅助内分泌治疗和全盆腔放疗在使用IMRT可以安全地单独给予前列腺超过80Gy的剂量时是否仍然适用。最近来自于大通福克斯癌症中心的回顾性报告资料对基于RTOG-9413入组标准的亚组患者增量、WPRT和短期内分泌治疗的作用进行了研究[53]。多变量结果显示放疗剂量(70~72.9Gy对73~76.9Gy对≥77Gy)、PSA、临床T分期及Gleason评分是生化失败的预后影响因素,而短期内分泌治疗和放疗射野大小不是预后影响因素。虽然如作者所指出的,这项研究存在一些缺陷,这些争议应得到密切关注。虽然入组标准与RTOG-9413研究具同一性, 有42.4%和31.4%的患者PSA分别为<10ng/mL和10~20ng/mL (PSA中位值为10.95ng/mL),然而,RTOG-9413研究中PSA中位值为22.6ng/mL。另外,只有67例患者接受了新辅助内分泌治疗。放射野中前列腺野、部分盆腔野及全盆腔野分别为11.4%、17.6%、71%。在后一组中,全盆腔野超过了骶髂关节下缘,按RTOG-9413标准不能认为是合适的盆腔放疗野,其使用的是16cm×16cm的最小野射。研究中总的放疗剂量达到了82Gy,而接受至少77Gy的患者随访期只有30个月(<73Gy组和73~76.9Gy组分别为62和54个月)。因此,因为只有16%的患者接受了新辅助内分泌治疗(NHT),并且未行WPRT及潜在选择偏倚(患者使用NHT比没有接受NHT情况更差)的存在,这些资料不足以对来自于大型Ⅲ期临床试验的WPRT和NHT进行否定。

Vargas等[54]报道了3个研究所使用外照射放疗和高剂量率近距离照射治疗前列腺癌的大型研究中WPRT的作用。在德国的两家研究所中,原则是给予WPRT, 而美国的研究所选择只放疗前列腺(PORT)。使用这种技术治疗的1492例患者中,596例使用

Roach 方程估计淋巴转移风险超过了 15%[41]，这些患者形成了研究队列。51%的患者接受新辅助/辅助内分泌治疗≤6 个月，53.3%接受了 WPRT。与 PORT 组相对应，虽然两组 Gleason 评分均为 7，WPRT 组临床 T 分期稍晚(T2b 对 T2a)，但 PSA 中位值较高(15.6ng/mL 对 11.5ng/mL)。在 WPRT 组，无论 5 年的实际 PSA 失败率(31.2%对 16.8%；*P*<0.001)还是临床失败率(17.6%对 7.9%；*P*=0.01)均明显较差，提示这两组的预后因素并不平衡。在多变量分析中，Gleason 评分和临床 T 分期是临床失败的独立预后因素，而 PSA、内分泌治疗、WPRT 和淋巴结转移风险不是独立预后因素。因此，作者得出结论认为 WPRT 对于淋巴转移风险超过 15%的患者可能并不能受益。然而，对于结果的原理和解释存在着问题。首先，作者仅选择对中位 T 临床分期、PSA 和 Gleason 评分(没有相应的 *P* 值)进行了报道，没有提供 WPRT 组和 PORT 组详细的统计分析。其次，RTOG-9413 的结果表明新辅助和同期内分泌治疗与 WPRT 有协同作用。但并没有表明无内分泌治疗的 WPRT 会使患者受益。这项回顾性研究在 WPRT 组也包括了没有接受内分泌治疗的患者，这样还不如排除掉接受 WPRT 和新辅助内分泌治疗后再进行分层研究。最后，多变量分析中把 WPRT 和内分泌治疗作为单独的共变量进行了分析。

一项来自于耶鲁大学 Aizer 等[55]的回顾性研究分析了 277 例淋巴转移风险超过 15%并接受过 WPRT 或者 PORT 的患者。给予这些患者的前列腺放疗中位剂量为 75.6Gy。在这两组中，90%的患者接受了新辅助治疗和同期内分泌治疗。中位随访时间仅为 30 个月。尽管 WPRT 组的患者在 T 分期、Gleason 评分、治疗前的 PSA 明显高于 PORT 组，但是 WPRT 组的 4 年生化控制明显优于 PORT 组(86.3%对 69.4%)。多因素分析显示，WPRT 连同 Gleason 评分、治疗前的 PSA 值及是否应用内分泌治疗是前列腺癌生化控制的预测因子。

考虑到由于 WPRT 的争论造成了临床放疗方式选择的均衡，在 2011 年 7 月，RTOG 启动了 RTOG-0924 研究，该研究入组了预后不良的中等风险和预后较好的高风险的前列腺癌患者。该试验希望研究患者在应用较高放疗剂量和应用内分泌治疗的基础上增加 WPRT 是否能提高总生存率。不应用简化的 NCCN 风险分组方法[7]，RTOG-0924 试验选择了 RTOG-9413 试验中从 WPRT 获益的患者作为研究的亚组，并且结合穿刺活检的阳性比例作为该亚组的入组标准。满足淋巴结受侵的风险≥15%和满足下面条件之一的患者可以入组该试验：

- Gleason 评分：7~10 分，T 分期：T1c~T2b，并且 PSA<50ng/mL。
- Gleason 评分：6 分，T 分期：T2c~T4 或者>50%组织学阳性，并且 PSA<50ng/mL。
- Gleason 评分：6 分，T 分期：T1c~T2b，并且 PSA >20ng/mL。

该试验两组患者的第一阶段放疗剂量为 45Gy，并且这些患者都是接受适形放疗或者调强放疗。第二阶段前列腺接受较高的放疗剂量时，允许应用调强放疗（增加 34.2Gy，总剂量达到 79.2Gy），或低剂量率(LDR)后装治疗(应用 ^{125}I 达到 110Gy 和应用 ^{103}Pd 达到 100Gy)，或高剂量率(HDR)后装治疗(应用 ^{192}Ir 实现每个分割 15Gy)进行补量。患者将被分层为内分泌治疗 66 个月或者 32 个月。

加州大学旧金山分校的建议

全盆腔放疗

在 UCSF，推荐对估计淋巴转移>15%的、预后差的中、高危前列腺癌患者使用 IMRT 技术进行预防性 WPRT。作者推荐应用放射肿瘤协作组关于骨盆淋巴结放疗共识[21]。前列腺补量采用的是 IMRT、^{125}I 永久性粒子植入或高剂量率(HDR)后装治疗，因为后者可以给予前列腺最大剂量，所以我们更愿使用后面的方法。典型的后装治疗是在盆腔放疗后 1~2 周进行。对于 T3 期病例，我们使用 IMRT 或 HDR 补量，这样可更好的覆盖结外病灶。

雄激素抑制治疗

我们使用促黄体素释放激素(LHRH)抑制剂和抗雄激素给予 2 个月的新辅助治疗后再给予同期雄激素阻断治疗。对于高危患者，推荐使用 2~3 年的辅助内分泌治疗(仅使用 LHRH 抑制剂)，但有时对于非常高危的患者使用终生雄激素剥夺治疗(表 66.1)。

体积和计划变量

经直肠超声引导下，我们常规在前列腺内放置 3 枚金点标志物，2 枚在基底部，1 枚在顶部。每枚标志物的直径大约是 1.1mm，长度约 3mm。使用非晶体平板探测器每天治疗前进行电子图像验证(EPI)，必要时进行调整。这样，我们使用前列腺和精囊腺周围

表 66.1 盆腔放疗和内分泌治疗的推荐

	低危	预后好的中危	预后差的中危	高危
放疗	PORT	PORT	WPRT	WPRT
雄激素抑剂治疗	不用	新辅助(2个月) 同期	新辅助(2个月) 同期 ±辅助(2个月)	新辅助(2个月) 同期 辅助(24~36个月)

PORT,前列腺放疗;WPRT,全盆腔放疗。

3mm的边界来确定PTV。对于髋关节置换的患者,作者推荐用锥形束CT进行图像引导。对于没有每天EPI设备来进行分割中和分割间控制前列腺运动的研究所来说,应考虑使用0.5~1cm的更大一点的边界。

通知患者在模拟前使用灌肠剂排空直肠,模拟时及治疗时需保持膀胱充盈。拍摄尿路造影片以确定前列腺的基底部。CT模拟时使用3mm层厚。勾画危及器官包括阴茎球部、小肠、直肠、膀胱及股骨头。从肛门到乙状结肠结合部的全部直肠都需要勾画。

IMRT治疗计划

对于盆腔和前列腺选择行根治性放疗的患者,使用2阶段计划。第一阶段先给予盆腔淋巴结25~30次,每次1.8Gy(总量45~54Gy),然后给予精囊和前列腺PTV每次2Gy(总量54Gy)放疗。第二阶段是只给予前列腺PTV,每次1.8Gy,共11次弧形增量。因此,前列腺最小量(PTV处方剂量)是73.8Gy。通常给予的处方等剂量线接近是90%,这就意味着前列腺最大剂量接近为78~84Gy。两个阶段使用的都是18MV光子进行照射的七野等中心技术。

对于全盆腔放疗后行后装治疗增量的患者,对淋巴结和前列腺精囊PTV使用25次,每次1.8Gy(总量45Gy)。对于术后选择盆腔放疗的患者,给予淋巴结处方剂量为25次,每次1.8Gy(总量45Gy),瘤床PTV每次2Gy(总剂量50Gy),然后给予前列腺床9次,每次1.8Gy(总最小PTV剂量为66.2Gy,最大剂量为78Gy)。

盆腔IMRT的毒性

来自于纪念斯隆-凯特琳癌症中心的一项研究比较了13例患者使用2D、3DCRT及IMRT行盆腔放疗的剂量学结果[56]。与2D治疗计划相比,使用3DCRT和IMRT使得平均小肠剂量减少了约20%(P=0.001)。同样地,2D、3DCRT及IMRT的小肠V_{45}分别为41.7%、22.6%、9.1%。使用3DCRT和IMRT直肠受量也明显减少,平均剂量分别是40.4Gy、37.3Gy、27.3Gy。IMRT与2D和3DCRT相比V_{25}显著改善,分别为50.5%、91.7%、86.3%。膀胱V_{45}也显著改善,分别为87.2%、56.8%、25.6%(P<0.001)。毒性反应轻微,没有出现急性的3~5级毒性反应。只有1例直肠炎需要药物治疗,没有腹泻病例。

Jani等[57]回顾性比较了15例接受盆腔IMRT和34例接受盆腔3DCRT的患者。在IMRT治疗计划中,膀胱(60.8%对24.8%;P=0.04)和直肠(65%对25.1%;P=0.01)的V_{60}明显降低。IMRT患者较低的急性GU发生率有显著意义,但GI毒性没有差异。IMRT组3级(3%对0)和2级(59%对20%;P<0.001)GU毒性低。

Chung等[31]分析了25例接受骨盆放疗和接受IMRT(每周行射野拍片)或者应用前列腺内金属标志物行图像引导的IMRT(IG-IMRT)的高危前列腺癌患者的剂量和急性毒性。两组之间的PTV的边界(IMRT:0.5~1.0cm;IG-IMRT:0.2~0.3cm)存在显著的差异。正如预期,IG-IMRT组直肠和膀胱的剂量显著的减少。照射剂量的减少使得2级(RTOG分类方法)的直肠毒性反应(80%对13%;P=0.004)和膀胱毒性反应(60%对13%;P=0.014)明显减少,并且没有观察到3~5级的毒性反应。

剂量提升

也许对于前列腺癌放射治疗最大的争议就是,是否在剂量提升后还需要行盆腔放疗和(或)内分泌治疗。中、高危患者放疗剂量提升后争议的焦点就在于(如放疗后活检数据表明的),除非是隐性转移,这类患者治疗结果较差可能是由于前列腺本身放疗剂量不足。因此,有人主张进行前列腺剂量提升而不进行盆腔放疗和(或)内分泌治疗。剂量提升可以单独由体外照射实现,也可与前列腺癌近距离后装治疗相联合。后者能够更多的提高剂量。

单独外照射放疗

到目前为止,先后有 5 个Ⅲ期试验比较了常规剂量和高剂量前列腺癌放疗。虽然所有的试验均证明高剂量的放疗提高了前列腺癌的生化控制,并且随访时间较长,但是并没有观察到生存获益。正如所预料的,3 级的 GI 毒性反应似乎随着剂量的提高而增加。

MD 安德森癌症中心实施了一项单中心剂量提升Ⅲ期临床试验对 70Gy 和 78Gy 进行比较[58]。在 70Gy 组和 78Gy 组的第一阶段使用常规放疗计划,78Gy 组再使用适形增量计划,没有使用内分泌治疗。随着中位 9 年随访后，最新的更新结果继续显示，在 PSA>10ng/m 的患者中,78Gy 组的 10 年的 PSA 控制明显较 70Gy 组提高 (74%对 43%,P=0.013)[59]。高剂量组 10 年的淋巴结(P=0.03)与远处失败率(P=0.016)以及癌症特异性死亡(3%对 15%;P=0.03)均相应的减少,但是总的生存率并没有明显的改善。10 年≥2 级的 GI 毒性反应发生率分别为 13% 和 26%(P=0.013)。3 级的 GI 毒性反应显示出常规剂量比较有利，分别为 1%和 7%(P=0.018)。两组的 GU 毒性反应上没有明显差异[60]。

肿瘤质子治疗协作组(PROG)9509 是一项Ⅲ期试验，入组 393 例患者，比较了 19.8GyE 质子线与 28.8GyE 质子线前列腺增量的效果[61]。然后,所有的患者使用 3DCRT 对前列腺和精囊腺进行了 50.4Gy 的光子放疗。研究病例中,分别有 32%和 8%的中、高危患者。最近报道了随访 8.9 年的更新结果[62]。常规剂量组与高剂量组的 10 年 PSA 控制率分别为 68%与 82.6%(P<0.001)。剂量的增加使低危患者明显的获益(HR:0.22;P<0.0001),但是中危患者是处于统计学差异的边缘(HR:0.58;P=0.06)。高危患者对高剂量无效可能是由于该试验入组时限定为 PSA<15ng/mL 和 T1b~T2b。到目前为止,高剂量放疗并没有使患者生存受益。急性及晚期 GI 和 GU 毒性并没有因为剂量的提高而明显增加。

英国医学研究委员会(MRC)最近发布了 RT01试验的初步结果。该试验是一个多中心的Ⅲ期临床试验，它把入组的 843 例患者随机分为常规剂量组(64Gy)与高剂量组(74Gy)[63]。两组患者均接受新辅助的内分泌治疗(3~6 个月)。随着 63 个月的中位随访，发现高剂量组的 5 年生化控制率是优于常规剂量组的。

GETUG-06 是法国的一个多中心随机比较 70Gy 与 80Gy 的试验,该试验最近发布了其结果[64]。该试验的患者并没有行内分泌治疗。入组的所有患者精囊和前列腺接受适形放疗 46Gy，然后对前列腺增量 24Gy 或 34Gy。该试验进行了 61 个月的中位随访。在 306 例患者中,5 年的无复发率分别为 67.9% 和 76.5%(P=0.09)。在亚组分析中,在初始 PSA>15ng/mL(HR:0.52)的患者中注意到两组的生化控制存在显著差异。在 80Gy 组急性直肠和急性泌尿毒性反应存在增加的趋势。总体来说，晚期直肠毒性反应在 80Gy 组明显增加。虽然两组之间总体的直肠毒性反应没有差别,但是 3 级的毒性反应明显大于 80Gy 组(1.5%对 6.5%;P=0.047)。

荷兰的 Peeter 等[65]进行了多中心 CKVO96-10 试验,669 例患者随机分为 2 组,两组患者前列腺的治疗分别接受 68Gy 或 78Gy 的 3DCRT。该试验的患者被允许应用内分疗法并且由医生决定是否行内分泌治疗。总体而言,22%的患者接受了新辅助或者辅助的内分泌治疗。中位随访 70 个月后,最近发布了更新的试验结果[66]。在 78Gy 组,7 年的无失败率明显提高(45%对 56%;P=0.03)。但是两组之间没有发现明显的生存率的差别。尽管没有强制患者进行内分泌治疗,但亚组分析表明中危组患者(比值比 0.6,P=0.01)存在明显的获益,并且高危患者获益处于统计学差异的边缘。而在低危患者中却没有发现明显的获益。在 78Gy 组,7 年的需要激光治疗或者输血的直肠出血 (3%对 8%;P=0.01)与大便失禁(7%对 13%;P=0.02)的发生率明显增高。GU 毒性反应的发生率没有观察到明显的升高。

Zelefsky 等[67]更新了单中心Ⅰ期和(1.5%对 6.5%;P=0.047)Ⅱ期剂量提升试验的结果,前列腺给量从 64.8Gy 到 86.4Gy。值得注意的是，放疗采用的是 3DCRT 和 IMRT 技术。在所有入组的 2047 例患者中,分别有 849 例和 752 例中危和高危的患者。为了实现肿瘤减灭的目的，高风险或者预后不良患者可接受 3 个月的新辅助内分泌治疗,其中接受新辅助内分泌治疗的患者接近入组患者的一半。中位随访 6.6 年后,在中危组,剂量≥75.6Gy 的患者比剂量≤70.2Gy 的患者有明显好的 PSA 控制率(P<0.0001;HR:0.707)。在高危组,与接受 75.6Gy 的患者相比,接受 86.4Gy 的患者提高了 5 年生化控制率 (P=0.05)。在中高危患者中,放疗的高剂量是无远处转移生存的重要预测因子。放疗后 2.5 年的活检结果支持剂量提升试验是有效的这

样的观点,即使是中危和预后差的患者。然而分别只有10%和23%的患者在接受81Gy和75.6Gy的放疗后活检阳性,34%和54%的患者在接受了70.2Gy和64.8Gy的放疗后活检阳性。总的3级晚期直肠毒性发生率为1%。在使用3DCRT技术给予≥75.6Gy的放疗病例中,2级晚期直肠毒性为14%。3级尿道狭窄或血尿的发生率为1.5%。5年尿道2级毒性反应的发生率为13%。

Zelefsky等进行了一个独立的富有争议的试验[68]。该试验比较了行前列腺癌根治术(PR)和IMRT患者的无远处转移生存(DM)和病因特异性生存(CSS)同时控制治疗前患者特征的差异，其控制内容包括了Kattan生化控制曲线[69]和NCCN风险分组[7]。PR和IMRT患者的8年无转移进展生存率分别为97%和93%(P<0.001)。在中危和高危患者中,经过调整绝对的差异后,无转移生存率分别为3.3% 和7.8%。对于CSS同样也是PR好于IMRT(P=0.15)。尽管外科医生对这个结果感到兴奋,但是由于该试验存在很多明显的局限性，所以这种兴奋必须加以调节。首先,IMRT组的结果由于缺乏淋巴结照射而受到严重的影响,但是在PR组常规应用扩大的淋巴结清扫。第二，接受IMRT的患者都没有接受辅助的内分泌治疗。放疗联合内分泌治疗的患者能够得到明显的生存获益已经在所有的Ⅲ期试验中得到证明（尽管是低剂量的放疗)。第三,挽救治疗在IMRT组明显少于(分别为43% 和76%）并晚于（分别为69个月和13个月)PR组。IMRT组的挽救治疗大多数选用内分泌治疗,其不能提供一丝的治愈可能。而在PR组的挽救治疗大多数选用挽救放疗。在这个试验中,IMRT治疗失败后的挽救性近距离照射治疗并不是治疗选择之一。最后,在这项研究中所选用的列线图发现PSA较T分期和Gleason评分更具有预测价值。然而,其他的列线图,特别是对于骨转移发展的列线图[70],其结论[70]是相反的。

最近报道了RTOG-9406Ⅰ期和Ⅱ期试验（n=1084）使用3DCRT给予连序剂量水平(68.4Gy、73.8Gy、79.2Gy及78Gy）放疗后长期的毒性结果。Michalski等[71]的结论是,患者对每天1.8Gy,总剂量为79.2Gy的剂量水平具有良好的耐受性。每天2Gy,总剂量为78Gy的剂量水平组的毒性反应明显高于79.2Gy水平组。随后的研究是RTOG-0126,一项旨在使用3DCRT或IMRT比较在中危患者中70.2Gy和79.2Gy作为处方剂量的Ⅲ期多中心试验已经完成了入组。

在我们讨论的5个试验中,只有MRC RT01和荷兰的CKVO96-10试验允许使用内分泌治疗。在MRC试验中两组患者均应用了内分泌治疗,但是剂量的提升仍然使患者获益。这表明单独的提高放疗剂量并不能取代内分泌治疗而提高治愈率。并且对于中高危患者,剂量的提高和内分泌治疗都是必须采用的治疗策略。最近RTOG发起了Ⅲ期多中心的0815试验,该试验评价了在使用3DCRT或IMRT的剂量提高(79.2Gy)的基础上增加6个月的内分泌治疗的效果,并联合低剂量率(应用^{125}I达到110Gy和应用^{103}Pd达到100Gy)后装治疗,应用3DCRT或IMRT同步增加剂量(对前列腺和精囊腺增加45Gy的剂量),或者联合高剂量(10.5Gy/2次)的3DCRT或IMRT来增加剂量(同样对前列腺和精囊腺增加45Gy的剂量)。

外照射放疗使用后装增量

按照1999年放疗和后装治疗模式的调研结果,有46%的前列腺癌患者接受了后装治疗和外照射放疗(XRT)[72]。对于周围有危及器官使得前列腺剂量受限的病例,与其单独使用XRT,不如联合使用后装技术上的给量优势,并通过XRT有较大放疗体积(如前列腺周围或全骨盆)的能力去照射后装不能达到的地方。各个放疗中心已经报告了使用低剂量率后装治疗的结果,然而其他放疗中心已经应用高剂量率后装治疗。

尽管后装治疗需要麻醉,并且需要额外的资源与专业知识,但是结合后装治疗作为前列腺癌放疗增量的方法,其优点是引人瞩目的。首先,后装治疗所实现的较高的前列腺生物有效剂量(BED)是超过IMRT所能实现的。其较高的生物有效剂量可以达到更高的治愈率。第二,后装治疗是一种可以减少周围重要组织的辐射量的优良方法,因此其毒性反应并没有明显高于IMRT。第三,总的治疗时间较8周的常规XRT治疗时间少,因此后装治疗对于患者更为方便。第四,前列腺不可预测的个体化移动的性质仍然是一个使放射肿瘤学家头疼的难题,但对于后装治疗来说这并不是一个问题。

与低剂量率后装治疗相比,高剂量率后装治疗有以下优势:灵活且精确的源定位,固定的靶区,稳定的几何形状，剂量对于靶区和健康组织更好地适应,靶区体积-剂量的优化,高质量的放疗计划与剂量分布,对于医疗工作者及公众无辐射伤害,不需要放射源准备,降低了放疗成本,并能更有效地杀伤前列腺癌细胞。高剂量率后装治疗的缺点为：由于具有较高的剂量率，高剂量率后装治疗经常分次进行并因此需要医护人员更多的工作量和仔细协调。

XRT 与近距离后装增量联合治疗的适应证为中高危的前列腺癌，尤其适应于年轻患者或者病变体积较大的患者。无须近距离后装增量的患者包括前列腺体积较大（>60mL）的患者，进行过经尿道前列腺切除的患者，具有显著的泌尿道症状的患者。

结果

西雅图前列腺研究所报道了 232 例盆腔放疗（45Gy）后使用 ^{125}I（108Gy）或 ^{103}Pd（100Gy）后装补量的生化结果[73]，研究病例均未进行内分泌治疗。总之，15 年生化无复发生存率为 74%，低危、中危和高危组 15 年生化控制率分别为 86%、80%、68%。

来自于麦克马斯特大学的研究中，有 104 例 T2 和 T3N0 的患者被随机分组为接受后装+XRT 或单独 XRT 组[74]。单独 XRT 组接受 66Gy，而后装组通过 ^{192}Ir 粒子植入接受 35Gy 后再 XRT 40Gy（总剂量 75Gy）。没有给予内分泌治疗。中位随访 8.2 年后，后装组 5 年生化失败率明显降低。2 年后后装组活检阳性率明显降低（24%对 51%；P=0.015）。两组早期和晚期 GI、GU 或性功能障碍发病率没有统计学差异。

Guix 等[75]最近报道了其随机试验的早期结果。该试验比较了中高危患者中剂量提高的外照射（76Gy）与外照射（46Gy）联合应用 ^{192}Ir 进行 2 次每次 8Gy 的高剂量率后装治疗的治疗方式。77 个月的中位随访后，中危和高危患者中 5 年无 PSA 复发生存率在外照射组仅为 90%和 89%，然而在联合治疗组分别为 97%和 96%（P<0.05）。在任何一组中都没有观察到 3 级或 4 级的直肠和泌尿道毒性反应。与其他试验不同，由于本试验应用了现代的外照射剂量以及其为前瞻性随机试验，因此引起了人们特别的关注。

在 Morton 等[76]进行的序贯的前瞻性研究中，该研究在中危前列腺癌患者中比较了高剂量率后装增量（10Gy × 2 次，隔周 1 次）联合常规分割放疗（45Gy/25 次）与单次 15Gy 的高剂量率后装增量（图 66.4）联合低分割外照射治疗（37.5Gy/15 次）。该研究的假设是：假定 α/β 的值为 3，两种分割之间的晚期效应是等效的并且疾病控制率是可比较的。随着越来越多的报道指出前列腺癌的 α/β 值可能<3，理论上低分割放疗组将有更高的肿瘤杀伤剂量[77-79]。尽管中位随访存在差异，分别为 45 个月和 72 个月，初步的数据显示两组之间的 5 年 PSA 控制率没有差异（单次增量组为 95.1%，两次增量组为 97.9%，P=0.35）。两年的前列腺癌活检阳性率分别为 4%和 8%。尽管在两次增量组 3 级急性 GU 毒性反应（例如需要导尿的急性尿潴留）是明显增高的（1.6%对 20%；P=0.0005），但是根据不良事件的常见术语标准（3.0 版）、国际前列腺症状评分或前列腺增生指数，在 3~5 级的晚期 GU 和 GI 毒性反应之间不存在差异。

在 UCSF，Kaprealin 等[80]比较了分别接受两种不同分割高剂量率后装增量（18Gy/3 次 和 19Gy/2 次）的 165 例患者的结果。在淋巴结受侵风险≤15%的患者中前列腺和精囊接受初始 45Gy 的放疗，在淋巴结受侵风险>15%的患者中，骨盆也接受相同初始剂量的放疗。除高风险的患者接受额外的 24 个月的内分泌治疗外，所有的患者均接受 4 个月的新辅助和同期内分泌治疗。尽管在 2 次高剂量率后装治疗组，Gleason 评分为 8~10 分的患者较多，但在 3 次和 2 次高剂量率后装治疗组之间，5 年 PSA 控制率不存在明显差异（93.5%对 87.3%；P=0.19）。在全部入组患者中，只有 3 级的 GU 毒性反应，没有发生 4 级和 5 级的毒性反应，仅有一位患者出现了尿道狭窄。

Hoskin 等[81]报道了其Ⅲ期研究的初始结果。该试验比较了接受单独外照射治疗（55Gy/20 次）与外照射治疗（35.75Gy/13 次）联合高剂量率后装增量（17Gy/2 次，间隔时间超过 24 小时）治疗的 220 例局限期前列腺癌患者。随着 30 个月的中位随访，联合治疗组的 PSA 无复发生存率明显提高（P=0.03）。急性 GU 和 GI 毒性反应没有明显的差异，除了直肠刺激症状外，其他症状在单独外照射组更常见（P=0.025）。在两组之间，没有观察到 2 级以上的晚期 GU 和 GI 毒性反应存在明显差别。

在威廉·博蒙特医院，Martinez 等[82]发表了他们的Ⅱ期研究的长期结果。该试验入组了 472 例接受低分割高剂量放疗的中高危前列腺癌患者。所有的患者均接受 46Gy/23 次的外照射。高剂量率后装治疗的计划为：在外照射治疗的第 1 周和第 3 周给予患者 2 次（每次剂量为 8.25Gy、8.75Gy、9.5Gy、10.5Gy 及 11.5Gy）或 3 次（每次剂量为 5.5Gy、6.0Gy 及 6.5Gy）后装治疗，总的治疗时间为 5 周。假设前列腺癌的 α/β 值为 1.2，高剂量率后装治疗的 BED 范围为 92.13~243.42Gy，并且外照射的 BED 范围为 215~366Gy。为了研究的目的，患者被分为低剂量组（BED ≤268Gy）和高剂量组（BED >268Gy）。患者的主治医生决定是

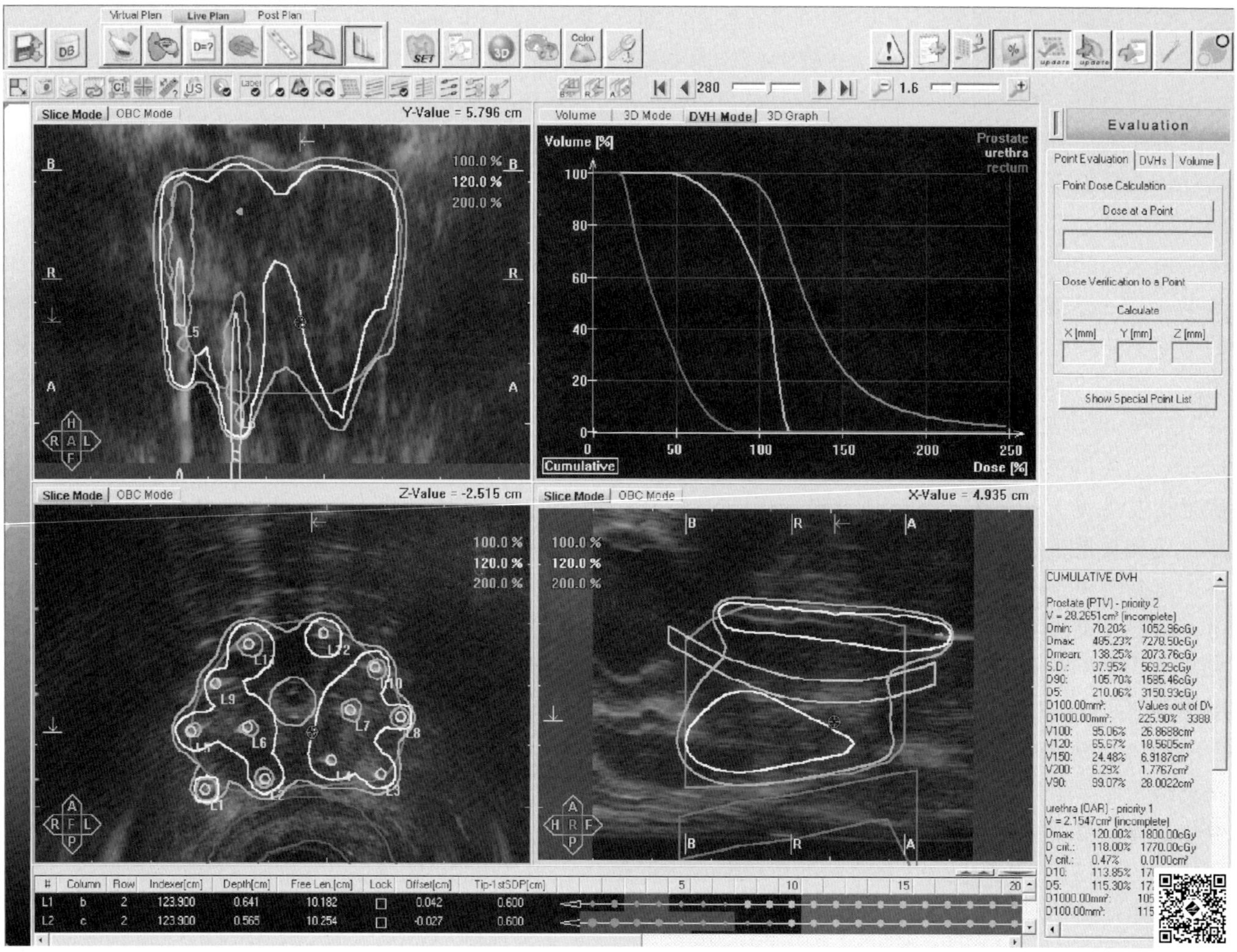

图 66.4 使用基于超声波计划的单次 15Gy 高剂量率前列腺近距离治疗的等剂量线和剂量-体积直方图。植入 12 个导管。在剂量-体积直方图上,表示前列腺(红线)、尿道(蓝线)和直肠(棕线)。(Courtesy of Gerard Morton, Md, Sunnybrook Odette Cancer Centre, University of Toronto.)

否行内分泌治疗,并且在这个研究中,51.3%的患者接受新辅助或者同步的内分泌治疗。中位随访 8.2 年后,在高剂量组 10 年生化控制率 (56.9%对 81.1%;$P<0.001$)和无远处转移率(87.6%对 94.3%;$P=0.028$)明显优于低剂量组。

来自于 Quebec 的 Bachand 等[83]发布了对 206 例临床局限期前列腺癌患者的研究结果。入组的患者接受外照射治疗(总剂量:40~44Gy,2Gy/次)和序贯的高剂量率剂量提升治疗。高剂量率后装治疗的分次剂量从 3 次的 6Gy 和 6.5Gy 增加到 2 次的 9Gy、9.5Gy 和 10Gy。后装治疗在外照射治疗后进行。一半的患者接受新辅助或辅助内分泌治疗。随着 44 个月的随访,全体入组患者的 5 年无 PSA 复发生存率为 95.8%。

为了确定这种联合治疗模式是否可以在全国范围内实施,发起了一项Ⅱ期研究(RTOGP-009)以观察 XRT 联合 ^{125}I 对中危前列腺癌的作用[84]。研究方案定为前列腺周围 XRT(45Gy),然后用后装治疗(108Gy)。在 130 例患者中,没有出现 4 级或 5 级的早期和晚期毒性反应。所有的 3 级早期毒性反应均为泌尿系毒性(n=10),尿频为最常见的症状(n=6)。发生 3 级的晚期 GU 和 GI 毒性反应的患者分别有 5 例和 4 例。有 2 例患者发生了 4 级晚期 GU 毒性反应(膀胱坏死),没有 4 级 GI 毒性反应的发生。没有观察到 5 级的晚期毒性反应。在 18 个月和 48 个月评估的 3 级晚期 GU 和 GI 毒性反应发生率分别为 8%和 15%。4 年的 PSA 控制率为 86%。

RTOG-0321 是一项使用高剂量率后装(19Gy/2 次)联合 XRT(45Gy/25 次)治疗中危和高危前列腺癌并估计 3 级晚期 GU 和 GI 毒性的Ⅱ期研究[85]。初步的研究结果显示:在 112 例患者中,3 个急性和 4 个晚期

3 级 GU 或 GI 毒性反应发生。在 18 个月时评估的 3~5 级的晚期 GU 或 GI 毒性反应发生率仅为 2.56%。

目前，有 3 项关于 RTOG 的开放性研究正在进行。RTOG-0232 是一项单独后装治疗与后装联合 XRT 治疗选择性中危患者的Ⅱ期研究，该试验的入组工作已接近完成。RTOG-0815 和 RTOG-0924 是两个包括了中危和预后较好的前列腺患者的Ⅲ期试验。前一个试验正在评估在剂量提高的基础上增加 6 个月的新辅助或者同期内分泌治疗。在这个试验中前列腺的增量通过 IMRT(34.2Gy；总剂量 79.2Gy)，或者高剂量率后装治疗(21Gy/2 次)，或者低剂量率后装治疗(110Gy，应用 ^{125}I 与 100Gy，应用 ^{103}Pd)完成。在前列腺及精囊腺接受初始 45Gy/25 次的外照射治疗后应用后装治疗行同步增量。RTOG-0924 比较了在提高剂量的情况下的 WPRT 和 PORT 并且所有的患者都接受了 6~32 个月的内分泌治疗。除了高剂量率增量(15Gy/次)外，Morton 等[76]采纳的可接受的剂量增加方法与 RTOG-0815 采用的方法是相似的。

尽管有 RTOG-9413 的结果，人们就盆腔放疗或剂量提升对患者来说是否更重要展开了争论。在UCSF，给予有不良预后的中或高危患者 AST 和全盆腔放疗联合治疗，然后用后装治疗或 IMRT 进行增量。

技术

应用盒子野可以实现的外照射治疗，以保持照射野内剂量的均质性，或应用 IMRT 可以更好地避免直肠和膀胱的照射。至少，前列腺、精囊、前列腺周组织应被照射到。基于淋巴结受侵风险的评估，第一组淋巴结(小骨盆)或者全骨盆内淋巴组织(全骨盆)都要考虑在照射野内。推荐的外照射剂量为 45~50.4Gy，(1.8~2)Gy/次。

低剂量率增量可以在外照射之前或在外照射后 2~4 周进行。该技术与单独行低剂量率后装治疗的技术是一样的(见第 65 章)。美国近距离放射治疗协会推荐 100~110Gy 的 ^{125}I 和 80~90Gy 的 ^{103}Pd[86]。Cesium 咨询小组推荐应用 Cesium-131 行 85Gy 的同步增量[87]。

高剂量率增量可以在外照射之前、之间或之后进行。最佳的高剂量率后装治疗的分割剂量仍然是未知的，并且各中心变化很大。然而，现在人们正在将前列腺癌高剂量率后装治疗向较少的插植物、更少的分割次数、较大分割剂量转变。由于缺乏高剂量率后装治疗的共识，RTOG-0815 试验和 RTOG-0924 试验应用了不同高剂量率后装的处方剂量。在 RTOG-0815 试验中，高剂量率后装增量在放射治疗前后 1 周内或放射治疗中完成。该试验的处方剂量为 21Gy，分 2 次进行，每次 10.5Gy。每次至少间隔 6 小时，并在 24 小时内完成。在 RTOG-0924 试验中，后装治疗是在放疗期间或放疗前后 2 周内完成。本试验的处方剂量为 15Gy，并且一次完成。在两种放疗计划中，膀胱的限制剂量为 $V_{75}<1mL$，直肠的限制剂量为 $V_{75}<1mL$，尿道的限制剂量为 $V_{125}<1mL$，并且 V_{150} 是 0。

雄激素抑制治疗

对于具有不良预后的中、高危前列腺癌患者，越来越多地应用 AST 联合放疗进行治疗[88-91]。这一做法在 CaPSURE 报告中得到了反映，高危患者中使用新辅助内分泌治疗联合放射治疗的概率从 1990—1994 年的 17.4%上升到 2004—2007 年的 84.5%[2]。

雄激素抑制治疗和放疗联合的生物基础

动物模型支持我们对于 AST 和放疗联合作用机制的理解。在 Shionogi 体内肿瘤系统中，设计用雄激素依赖肿瘤模仿前列腺癌，植入 SCID 小鼠体内[92]。然后，小鼠接受放疗和(或)外科睾丸切除术并比较不同时间的结果。结果显示，雄激素剥夺改善了肿瘤对放疗的缓解，反映在需要控制 50%的肿瘤时(TCD_{50})放疗剂量的减少。更让人激动的是，雄激素剥夺与放疗次序也有关。睾丸切除在放疗之前进行比放疗后或放疗中进行需要更低的放疗剂量即可获得一定的肿瘤控制率。因此，增加总的细胞杀伤是雄激素剥夺和放疗联合作用的一个机制。

最近，Kaminski 等[93]研究了单次放疗和雄激素剥夺的次序在 R33270G Dunning 小鼠前列腺肿瘤模型中肿瘤生长动力学方面的作用。实验小鼠分为对照组、单独放疗对照组、单独雄激素剥夺组、雄激素剥夺前放疗组、雄激素剥夺中放疗组和雄激素剥夺后放疗组。他们发现，较其他各组，包括放疗同期或辅助性雄激素剥夺组治疗后中位倍增时间在新辅助雄激素剥夺后放疗组显著延长。因此，联合治疗后改善的结果也可以用治疗后存活的前列腺癌细胞生长速度减缓来解释。

支持雄激素剥夺治疗和放疗的临床试验

至今为止，已有 8 个Ⅲ期随机对照试验和 1 项 Meta 分析(发表的文献)来比较单独放疗与放疗和 AST。这些试验大体上可以按照实施的时期（如：PSA 前时期)来进行划分。随着PSA诊断指标的应用,1990年的分期发生了重大改变。CaPSURE数据库表明,高危前列腺癌的诊断从1989—1992年的36.6%减少为2000—2002年的16.0%[3]。相比之下,相应的低危疾病从29.5%增加到46.8%[3]。这7项试验的治疗前患者资料及结果分别在表66.2和表66.3进行了总结。

表66.2 单独放疗与放疗联合雄激素抑制疗法的随机对照临床试验治疗前特征总结

				患者特征		
研究	试验分组	患者例数	XRT剂量(Gy)	临床T分期	平均PSA	Gleason评分
高风险						
EORTC-22863[88,94]	单独XRT	208	70	T3~T4(90%)	≤10.1(18%)	2~6(28%)[a]
	XRT+AST(3年)	207			10~20(16%)	7~10(33%)
					20.1~40(24%)	未知(39%)
					>40(33%)	
					未知(10%)	
RTOG-8531[90,95]	单独XRT	489	65~70	NR	24[b]	2~6(30%)[a]
	XRT+AST(不确定)	488				7(39%)
						8~10(32%)
RTOG-8610[91,96]	单独XRT	232	65~70	T3~T4(70%)	26.3[b]	2~6(28%)[a]
	XRT+NHT(2个月),CHT(2个月)	224				7(39%)
						8~10(27%)
						未知(6%)
Quebec L-101[101]	单独XRT	43	64			
	XRT+NHT(3个月)	63		T2(70%)	10.0	7~10(27.4%)
	XRT+NHT(3个月),CHT(2个月),AHT(5个月)	55		T3(30%)		
Granfors等[102,103]	单独XRT	46	65.05	T2(65%)	NR	1级(12%)
	XRT+AST(不确定)	45		T3~T4(29%)		2级(70%)
						3级(18%)
TROG-96.0[98,99]	单独XRT	276	66	T2(60%)	15	2~6(44%)
	XRT+NHT(2个月),CHT(1个月)	270		T3~T4(40%)		7(38%)
	XRT+NHT(5个月),CHT(1个月)	272				8~10(17%)
中度风险						
BWH[89,104]	单独XRT	104	70.35	T1(48%)	11	5~6(27%)[a]
	XRT+NHT(2个月),CHT(2个月),AHT(2个月)	102		T2(52%)		7(58%)
						8~10(15%)
RTOG-9408[105]	单独XRT	987	66.6~68.4	T1(49%)	<4(11%)	2~6(62%)
	XRT+NHT(2个月),CHT(2个月)	992		T2(51%)	4~20(89%)	7(28%)
						8~10(9%)

AHT,辅助内分泌治疗;AST,雄激素抑制疗法;BWH,布莱根妇女医院;CHT,同期内分泌治疗;CUOG,加拿大泌尿肿瘤协作组;EORTC,欧洲癌症研究和治疗组织;NHT,新辅助内分泌治疗;NR,没有记录;PSA,前列腺特异性抗原;RTOG,美国放射治疗协作组;TROG,跨塔斯曼放射治疗协作组;XRT,外照射放疗;ICORG,爱尔兰临床肿瘤学研究组。

[a] 来自重要文献回顾的Gleason评分。

[b] 在RTOG-8531和RTOG-8610试验中,分别仅有44%和28%的患者有治疗前PSA。

表 66.3　单独放疗与放疗联合雄激素抑制疗法的随机对照临床试验结果汇总

研究	中位随访时间(年)	试验分组	10 年总生存率	10 年病因特异性生存率	10 年生化控制率
高风险					
EORTC-22863[88,94]	9.1	单独 XRT	40%	70%	23%
		XRT+AST(3 年)	58%	90%	48%
			(P=0.004)	(P<0.0001)	(P<0.0001)
RTOG-8531[90,95]	7.6	单独 XRT	39%	78%	23%
		XRT+AST(不确定)	49%	84%	37%
			(P=0.002)	(P=0.0052)	(P<0.0001)
RTOG-8610[91,96]	11.9~13.2[a]	单独 XRT	34%	64%	20%
		XRT+NHT(2 个月), CHT(2 个月)	43% (P=0.12)	77% (P=0.01)	35% (P<0.0001)
Quebec L-101[101]	5.0	单独 XRT	NR	NR	58%
		XRT+NHT(3 个月)			76%(P=0.009)
		XRT+NHT(3 个月), CHT(2 个月), AHT(5 个月)			74%(P=0.003)
Granfors 等[102,103]	16.5[a]	单独 XRT	39%	48%	28%b
		XRT+AST(不确定)	58%	68%	65%
			(P=0.03)	(P=0.02)	(P=0.005)
TROG-96.01[98,99]	10.6	单独 XRT	58%	78%	26%
		XRT+NHT(2 个月), CHT(1 个月)	63%(P=0.2)	81%(P=0.04)	40%(P=0.0009)
		XRT+NHT(5 个月), CHT(1 个月)	71%(P=0.0005)	89%(P=0.0002)	47%(P<0.0001)
中度风险					
BWH[89,104]	7.6	单独 XRT	61%[c]	89%[c]	55%[c]
		XRT+NHT,CHT,AHT	74%[c]	98%[c]	79%[c]
			(P=0.01)	(P=0.007)	(P<0.001)
RTOG-9408[105]	9.1	单独 XRT	57%	92%	59%
		XRT+NHT(2 个月), CHT(2 个月)	62% (P=0.03)	96% (P=0.001)	74% (P<0.001)

AHT,辅助内分泌治疗;AST,雄激素抑制疗法;BWH,布莱根妇女医院;CHT,同期内分泌治疗;CUOG,加拿大泌尿肿瘤协作组;EORTC,欧洲癌症研究和治疗组织;NHT,新辅助内分泌治疗;NR,没有记录;RTOG,美国放射治疗协作组;TROG,跨塔斯曼放射治疗协作组;XRT,外照射放疗;ICORG,爱尔兰临床肿瘤研究组;NS,没有统计学意义。

[a] 患者存活时间。

[b] 非前列腺特异性抗原无进展生存率。

[c] 总生存时间和病因特异性生存为 8 年,而生化控制值为 5 年。

高危前列腺癌

在第 1 项研究中阐述了使用 AST 的生存优势,欧洲癌症研究和治疗组织 (EORTC)22863 试验随机入组了 415 例 T1、T2 和 WHO 3 级或 T3、T4 的病例,给予单独放疗或与放疗同时开始给予 3 年 AST[88]。90%的病例为 T3 或 T4。所有的病例接受了 WPRT(50Gy)和前列腺增量至总量 70Gy。最新的结果显示中位随访 9.1 年后,10 年无进展生存率、前列腺癌特异性死亡率和总生存率在 AST 加放疗组明显延长[94]。AST 减少了 40%的死亡风险,使 10 年生存率从 40%提高到 58%(P=0.0004)。

另外，RTOG同时发起了两项试验(8531和8610)，目标为研究高危患者的差异。RTOG-8531随机入组了977例临床T1和T2N1、T3N0~1或pT3期患者，其根治术后接受放疗或放疗联合无限期的AST，AST开始于放疗的最后一天[90]。如EORTC试验中，所有的患者接受了WPRT(44~46Gy)，然后前列腺增量至总量65~70Gy。在对照组，在失败后给予补救性的AST。实际上，这是一个即刻和延迟AST的比较。

中位随访5.6年之后，初期发表的报告显示即刻AST改善了生化控制，但没有改善全组总生存。亚组分析显示一部分Gleason评分8~10分而没有进行手术的患者有生存获益(66%对55%；P=0.03)。中位随访7.6年后最新发表了研究结果[95]。在即刻AST组10年总生存与全部研究病例相比有生存优势(49%对39%；P=0.002)，但偏重于Gleason评分7~10分的患者。10年PCSM(16%对22%；P=0.0052)和远处转移率(24%对39%；P<0.001)在即刻AST组显著减少。

RTOG-8210随机入组456例大体积T2临床分期T2~4N0~1或原发肿瘤体积>25cm^{2}的患者，接受单独放疗或放疗联合2个月的新辅助及2个月同期SAT治疗(总共4个月)[91]。放疗的剂量及技术同RTOG-8531。与RTOG-8531相似，初期报告(中位随访4.5年)显示SAT改善了5年无进展生存，但没有影响总生存[91]。长期随访后(对于生存的患者中位随访11.9~13.2年)，虽然总生存没有差异(43%对34%；P=0.12)[96]，但AST的10年PCSM获益(23%对36%；P=0.01)和远处转移率(35%对47%；P=0.006)更为明显。Gleason评分2~6分的亚组分析显示使用AST有明显的8年生存获益(70%对52%；P=0.015)[97]。

澳大利亚-新西兰肿瘤放射治疗协作组(TROG)96.01研究包括了818例中高危前列腺癌患者[98]。患者随机分为单独放疗组、3个月及6个月新辅助内分泌加放疗组。研究方案所给处方剂量为前列腺和精囊66Gy，不进行WPRT。入组的患者中80%的患者为高危患者。随访10.6个月后，最近更新了其结果[99]。与单独放疗组相比，3个月内分泌联合治疗改善了患者的10年生化复发率(73.8%对60.4%；P=0.003)和局部进展率(28.2%对15.7%；P=0.0005)。6个月内分泌治疗联合放疗进一步改善了10年生化复发率(73.8%对52.3%；P<0.0001)、局部进展率(28.2%对13.3%；P=0.0001)、远处进展率(20.6%对10.9%；P=0.001)、PCSM(22.0%对11.4%；P=0.0008)、所有原因死亡率(42.5%对29.2%；P=0.0008)。与3个月的内分泌治疗联合放疗组相比，6个月的内分泌治疗联合放疗组明显地改善了远处进展率、无事件生存率、PCSM和总死亡率，没有明显地减少PSA失败率和局部进展率。

1991—1994年间Quebec L-101研究随机入组了161例临床分期T2或T3的前列腺癌患者，分为3组：单独放疗组、3个月新辅助AST加放疗组、10个月新辅助、同期、辅助AST加放疗组[100,101]。最后一个组接受了3个月的新辅助AST，然后在放疗期间及放疗后给予7个月AST。最新的结果表明，包含AST的两组与对照组相比明显改善了7年PSA控制率。两个试验组之间没有差异(P=0.6)。Granfors等[102]随机入组91例T1~T4、pN0~3的前列腺癌患者接受单独放疗或睾丸切除术后放疗。患者通过盆腔淋巴结手术进行了手术分期。所有的患者接受了WPRT和平均总前列腺剂量65.05Gy的放疗。中位随访16.5年后，更新的结果显示睾丸切除带来了10年的前列腺癌生存率和总生存率的获益[103]。然而，亚组分析显示只有盆腔淋巴结阳性的患者从睾丸切除中获益。

总的来说，这些研究均显示内分泌治疗与放疗联合可以带来PSA控制和生存上的获益，而且应该在高危组得到推荐。

中危前列腺癌

有两项最近发表的应用PSA和3DCRT的研究。正如预期的应用PSA会带来分期变化，这些试验中入组的患者明显比前面的研究分期要低，可以被认为是中危的患者。

在来自BWH的研究中，206例患者被随机分配为接受单独放疗或分别2个月新辅助、同期、辅助内分泌治疗(共6个月)后再放疗[104]。本研究中放疗仅照射前列腺和精囊腺(即不进行WPRT)。尽管中位随访仅4.52年后并且样本量相对较小，抗雄激素治疗明显提高了5年PSA控制率(79%对55%；P<0.001)、PCSM(0对6%；P=0.02)和总的生存率(88%对78%；P=0.04)。随访7.6年后该试验更新了结果并且继续显示在放疗的基础上增加抗雄激素治疗明显使8年的PCSM(2%对11%；P=0.007)和总生存率(74%对61%；P=0.01)获益。随机亚组分析显示，在没有发生或最小并发症的患者中，增加抗雄激素可使8年的总生存率明显获益(90%对64%；P<0.001)。然而，发生并发症或者严重并发症的患者没有从增加抗雄激素中明显获益(P=0.08)。

作为对RTOG-8610试验阳性发现的响应，RTOG-9408试验评估了预后较好患者行相似治疗时机与相似时间的抗雄激素(2 个月的新辅助和 2 个月的同步治疗)能否提高预后[105]。在 1979 例入组的患者中,54%为中危患者,11%为高危患者。除了 PSA<10ng/mL,Gleason 评分为 2~6 分,淋巴结阴性的患者外,全部的患者进行 68.4Gy 的前列腺照射。排除在外的患者接受 46.8Gy 的骨盆放疗,66.6Gy 的前列腺癌放疗。中位随访 9.1 年,在增加抗雄激素组发现 10 年的总生存率(57%对 62%;*P*=0.03)、PCSM(8%对 4%;*P*=0.001)、PSA 失败率(41%对 26%;*P*<0.001)和远处转移率(8%对 6%;*P*=0.04)明显改善。在事后分析中,总生存率和 PCSM 似乎只在中危患者中得到改善。在增加抗雄激素组,2 年前列腺活检阳性率(39%对20%;*P*<0.001)明显改善。

在现在剂量提高放疗中,尚不清楚增加 AST 能否获得像先前低剂量试验中的获益。发起的Ⅲ期多中心 RTOG-0815 试验评估了预后较好的中危患者在放疗的基础上增加 6 个月的抗雄激素治疗的疗效。剂量提高通过 3DCRT 或者 IMRT(79.2Gy),低剂量率后装治疗(^{125}I 增量 110Gy 或者 ^{103}Pd 增量 100Gy)联合 3DCRT 或者 IMRT(前列腺和精囊腺照射 45Gy),或者高剂量率后装治疗(10.5Gy/次×2 次)联合 3DCRT 或者 IMRT(前列腺和精囊腺照射 45Gy)完成。

雄激素抑制的毒性

目前已经明确的是 AST 与放疗联合可以改善生存率,但当人们逐渐意识到 AST 的潜在严重并发症后,对 AST 的研究热情有所下降[106,107]。常见的并发症包括乏力、体重增加、骨质疏松、抑郁症、认知功能下降、勃起功能障碍、性欲缺乏、男性乳房发育、贫血、高密度脂蛋白下降、胰岛素抵抗和潮热。

最近一项研究收集了来自于监测、流行病学和最终结果(SEER)和 Medicare 数据库的共 50 613 例前列腺癌患者资料,使用 AST 显著增加了骨折危险 12.6%~19.4%。需要住院治疗的骨折同样也增加了 2.37%~5.19%[108]。已有对 AST 继发骨质疏松进行治疗的文献[109]。

最近的研究提出了 AST 是否会增加身体脂肪和胆固醇水平,并增加心血管疾病风险的问题[110]。在一项基于人群的 73 196 例临床局限性前列腺癌患者的观察性研究中,AST 与发生糖尿病(HR:1.44;*P*<0.001)、心血管疾病(HR:1.16;*P*<0.001)、心肌梗死(HR:1.11;*P*=0.03)和心源性猝死(HR:1.16;*P*=0.004)的风险增加相关。Saigal 等[111]的一项类似研究显示,22 816 例患者确定了种族,并证实使用 AST 与增加 20%心血管发病率相关。然而,来自增加或不增加 AST 的放疗的随机对照试验的数据没有显示任何增加的心血管疾病,尽管这些研究并没有充分的说服力[94,99,112,113]。美国健康协会、美国肿瘤学会和美国泌尿协会共同组建的健康小组回顾了 AST 对代谢的影响的证据以及关于其治疗管理的建议[114]。

值得注意的是,即使中断 AST 治疗后,睾丸激素水平需要 1 年或更长的时间来恢复到正常水平。在这段时间内,患者仍暴露于雄激素剥夺的潜在的副作用下。在 Pickles 等[115]的研究中,辅助 AST 联合放疗后睾丸激素总的中位恢复时间是 10 个月。睾丸激素恢复有赖于 LHRH 恢复时间,3 个月和 1 个月 LHRH 恢复时间分别对应 16 个月和 8 个月。

雄激素抑制治疗和放疗的次序

新辅助治疗支持仅在根治性放疗前给予内分泌治疗。然而,精确的内分泌治疗时间并没有这么简单。有 1 项研究发现,AST 中断治疗后睾丸激素恢复时间为 10 个月[115]。实际上,这些都是人工假象,因为患者所接受的单独新辅助 AST 事实上是与放疗同期和短期辅助 AST 治疗。

雄激素抑制治疗的理想时间

RTOG-9413 随机入组了 1323 例估计盆腔淋巴结受累危险度超过 15%的患者,采用 2×2 析因设计:WORT 后前列腺增量对 PORT,以及 4 个月的新辅助和同期 AST(放疗开始前 2 个月开始使用)对 4 个月辅助 AST[41,47]。2/3 的患者为 T2c~T4 病例,1/3 病例 PSA≥30ng/mL。73%的患者 Gleason 评分 7~10 分,约 1/4 的患者估计盆腔淋巴结受累危险度超过 35%。中位随访 59.5 个月后,4 年无进展生存率在接受 WPRT 联合新辅助内分泌治疗组较另外 3 组有明显改善(分别为 60%对 44%~50%;*P*=0.008)。另外 3 组之间没有显著差异[47]。因为在两个盆腔放疗组间有显著差异,结论认为,这种依赖治疗次序上的受益来自于新辅助 AST 和 WPRT 之间协同作用的结果。类似的,两个 PORT 组之间没有差异说明当仅放疗前列腺时 AST 的受益不是次序依赖性的。

随着 2007 年的更新结果,关于选择性盆腔淋巴结放疗的争议不断增加[50]。尽管联合新辅助组和辅助组 PFS 没有差异(依据 Phoenix 标准,*P*=0.88,如下所述),但是先前观察到的联合 WPRT 和 PORT 组之间

在RTOG-8610显示短期AST可以受益后，RTOG-9202就把其设为对照组。RTOG-9202是一项Ⅲ期试验，目的是决定是否增加24个月的辅助AST可以改善高危患者的情况[121]。这项试验增加入组了1521例患者，使用了全盆腔放疗(44~50Gy)和前列腺增量(65~70Gy)。治疗前中位PSA为20.4ng/mL，55%为临床T3~T4患者，14%的患者Gleason评分8~10分。中位随访11.3年后，该试验的10年结果已经公布了[122]。除总生存率外，其他所有的研究终点在持续较长时间内分泌治疗组是占优的：PCSM (83.9%对88.7%；$P<0.0001$)、无病生存期(13.2%对22.5%；$P<0.0001$)和生化控制率(31.9%对48.1%；$P<0.0001$)。在亚组分析中，Gleason评分为8~10分的患者的总生存能从长期的内分泌治疗中获益，但是Gleason评分为2~7分的患者却没有这样的结果。作者推测，总生存之间没有差异可能是由于Gleason评分为2~7分的患者的随访不足。

EORTC-22961是一项入组了1113例局部晚期前列腺癌患者的比较6个月与36个月的辅助内分泌治疗的Ⅲ期试验[123]。从入组的患者中反映出，绝大多数患者位临床T3期 (73%)，其余的部分为T1c~T2b(3%)、T2(19%)和T4(4%)。与包括淋巴结阳性患者(3.5%)的RTOG-9202相比，EORTC-22961中8%的患者具有临床或病理性淋巴结阳性疾病。所有的患者接受全盆放疗(50Gy)。随后行前列腺增量，前列腺的剂量增加至70Gy。中位随访时间为6.4年。5年的总生存率(81%对85%)、PCSM(95%对97%；$P=0.002$)和临床无进展生存率(69%对81%)在长期内分泌治疗组明显提高。Gleason评分不影响总生存率的差异。

因此，这些研究显示，对于中危患者，短期AST(3~4个月新辅助或同期)是足够的，而对于高危的患者，长期(≥2年)辅助AST可带来改善的结果。

放疗体积和内分泌治疗的思考

有14项已发表的研究AST和放疗的Ⅲ期试验。在所有5个具里程碑意义的试验 (4个RTOG试验和EORTC-22863)中，给予了盆腔放疗[47,95,97,121,124]。这些试验当中，患者治疗前的一般情况非常相似：中位PSA>20ng/mL、Gleason评分8~10分为20%~30%。使用Roach方程去计算盆腔淋巴结可能受累率，这项危险度可能至少为20%[41]。与此相对的，同期的两项试验(BWH和RTOG-9408)中没有使用全盆腔放疗[89,98]。治疗前患者的一般情况明显与这些里程碑式的试验不同：PSA>20ng/mL的<13%，并且9%~15%的患者Gleason评分为8~10分。估计盆腔淋巴结受累率可能<15%。因此，中危的患者省略盆腔放疗仍可从AST受益。最近启动的RTOG-0815试验评估了在剂量递增的放射治疗上增加6个月的内分泌治疗对前列腺癌的作用。

雄激素抑制治疗的推荐

在14项Ⅲ期试验的基础上，AST联合放疗的有效性、持续时间、开始时间目前为Ⅰ类证据。在UCSF，我们对于联合盆腔放疗和内分泌治疗的做法在表66.1中进行了总结。然而，非常重要的是，14项试验中放疗剂量均<72Gy，这一点用今天的标准来看不太适宜。在当前剂量提升的时代是否AST有益目前是不清楚的，值得进一步研究。这也是发起RTOG-0815试验和RTOG-0924试验的基础。

放疗后PSA复发的定义

考虑到多少年来前列腺癌的自然历史过程和PSA复发早于临床失败这样的事实，大多数的肿瘤学家正确或错误地使用PSA复发作为评估治疗是否成功的标准。1996年，ASTRO对单独外照射放疗(即没有内分泌治疗)后PSA复发达成了共识[125]。然而，由于缺乏其他的定义，ASTRO定义也不恰当的应用在内分泌治疗中。ASTRO定义也因为随访偏倚、回溯的人工假象和与临床进展相关性差受到质疑[126,127]。为了解决这一问题，在2005年，RTOG-ASTRO在Phoenix，Arizona发起了一个会议，得到了一个新的定义也就是从这之后所称的Phoenix定义[128]。PSA复发定义为PSA最低点上升≥2nm/mL。这个定义只适用于那些伴或不伴短期激素治疗的体外放射治疗的患者。失败的时间为达到这一定义的时间，而不再是回溯性的。达到这一标准之前补救治疗不能说是失败。使用Phoenix定义，敏感性和特异性分别为64%和78%。

前列腺癌根治术后生化复发的预测因素

局部与远处复发

切缘阳性(PSM)和囊外扩散(ECE)与PSA复发和局部复发风险相关[129,130]。由于手术经验、手术技术、术前 PSA/临床分期和 ECE 的不同，报道 PSM 的概率为 5%~53%[131,132]。在一项来自 8 个国际研究所接受根治性手术的 5831 例患者的多中心研究中，对于切缘阴性和 PSM 的 5 年生化控制率分别为 83.8%和 53.1%（P=0.0001）[133]。西南肿瘤协作组(SWOG)进行的治疗失败模式分析的随机试验 SWOG~8794 评估了辅助放疗对不良病理特征(pT3a~b 或 PSM)患者的影响，发现主要的失败部位是局部复发而不是远处转移[134]。总体上而言，在观察组和辅助放射治疗组中局部复发率分别为 22%和 8%。相比之下，在两组中远处转移率分别为 16%和 7%。

许多研究者报道了 PSA 失败后 Gleason 评分、PSA 复发时间、放疗后 PSA 最低点、PSA 倍增时间(PSA-DT) 作为远处转移对局部复发和 PCSM 的预后因子。Pound 等[135]报道术后≤2 年 PSA 复发时间中，Gleason 评分 8~10 分、PSA-DT≤10 个月预示有转移病灶。Lee 等[136]报道了类似的结果，PSA-DT<12 个月和放疗结束到 PSA 升高<12 个月为远处转移的显著性独立预后因子。一项包括 4839 例病例并使用单独放疗的多中心分析显示，PSA 最低点和达到 PSA 最低点的时间为无生化失败和无远处转移的显著性独立预后因素[137]。PSA 最低值为 0~0.49ng/mL、0.5~0.99ng/mL、1~1.99ng/mL 和≥2ng/mL 时 8 年生化控制率分别为 75%、52%、41%和 18%，无远处失败生存率分别为 97%、96%、91%、73%(P<0.0001)。并由此创建了包含 PSA-DT 的列线图来预测远处转移的风险[138]。

基于这些发现，D'Amico 等[139]描述了一些对于临床无意义的 PSA 升高的预后因素。术前 PSA<10ng/mL、<T2a、Gleason 评分<7 分和每年术前 PSA 速度≤0.5ng/mL 与术后 PSA-DT≥12 个月或无 PSA 失败相关。相反地，Gleason 评分 7~10 分和每年术前 PSA 速度>2ng/mL 与术后 PSA-DT<3 个月相关。最初推测认为，PSA 的良性升高可能表示良性前列腺组织的残留，因此补救性放疗可能根本就不需要。后来推测认为，应在研究计划中给予更为激进的治疗如内分泌治疗联合化疗。虽然很激进，这些结果还需要独立地确认。

前列腺癌特异性死亡率

Sandler 等[140]观察到小于 12 个月的 PSA-DT 比超过 12 个月的 PSA-DT 的 PCSM 显著增加。来自 Johns Hopkins 的研究发现了类似的结果，PSA-DT、Gleason 评分(≤7 分对 8~10 分)和无病间隔时间(≤3 年对>3 年)与 PCSM 独立相关[141]。来自两个多中心的数据库(CaPSURE 和 CPDR)累积入组了 8669 例接受手术或放疗的患者，Zhou[142]显示 PSA-DT<3 个月(P<0.0001)和 Gleason 评分 8~10 分(P<0.0001)与 PCSM 显著关联。Zelefsky 等[143]报道放疗后 2 年 PSA 最低值≤1.5ng/mL 与发生远处转移和 PCSM 的风险降低有关。

辅助放疗

辅助放疗(ART)的理由是根治术后阳性手术切缘(PSM)和(或)包膜外扩散(ECE)的患者有较高的局部复发风险。然而我们也知道，有 ECE 或者 PSM 并不意味着一定会发生局部复发。Epstein 等[144]报道 617 例临床证实的患者，行根治术后发现，尽管 ECE，10 年无进展生存率依范围不同为 58.4%~67.7%。出于同样原因，对于 PSM 患者，10 年无进展生存率为 54.9%。进展的独立预后因素为 Gleason 评分、PSM 和 ECE。

PSM 和 ECE 发生率有多高呢？有人对来自于纪念斯隆-凯特琳癌症中心和贝勒医学院的 4629 例患者的大样本资料中 T1~T3 的前列腺癌进行了分析[131]。总的来说，PSM 在 20%的病例中可以看到（范围 0~48%）。ECE 可以在 30.1%的病例中看到。当外科医生仅做了超过 10 例的病例时，PSM 的发生为 10%~48%。PSM 的独立预后因素是 PSA、Gleason 评分、ECE、外科医生和手术体积。

来自 CaPSURE 的资料显示，1999—2001 年间有 49%和 23%的中危和高危患者进行了前列腺根治术，潜在具有 PSM 和 ECE 的患者数量并非没有意义[145]。然而仅 8%的高危患者术后接受了 ART[146]。Grossfeld 等[147]报道了前列腺癌分期不足普遍存在：开始临床认为是限定在器官内，但后来发现为病理分期 T3~T4 或淋巴结阳性的概率为 24%。术前 PSA、Gleason 评分和活检阳性概率为分期不足的显著预后因素。

近来，报道了 3 个大型Ⅲ期试验的结果，评估了辅助对期待疗法在术后 PSM 和(或 pT3 患者中的价值[148-150]。EORTC-22911 入组了 1005 例 pT2~3N0 和至少伴有 ECE、PSM 或精囊受侵(SVI)中任一项危险因素的病例[148]。在 ART 组，放疗在中位术后 90 天时开始。ART 给予方法是 50Gy/25 次，靶区体积包括手术边界和亚临床病灶，然后缩野给予前列腺床局部增量 10Gy/5 次。研究计划中，补救放疗分割为 70Gy/35 次。毒性令人惊讶的低。由于毒性反应导致放疗中断的仅为 3.1%，14 例中有 8 例出现腹泻。在 ART 组，3 级腹泻(5.3%)和尿频(3.3%)相对较低,仅有4级毒性反应为尿频(0.4%)。放疗没有增加尿失禁发生的风险。5年晚期3级毒性反应发生率为2.6%(延迟组)和4.2%(ART组;P=0.0725)。5年无生化进展生存率在ART组明显改善,从52.6%提高到74%(P<0.0001),表示PSA复发减少了52%。包括切缘阴性或SVI和ECE缺乏的术后预后因素存在明显的治疗获益。ART组的5年局部失败率显著较低(5.4%对15.4%;P<0.0001)。值得注意的是,在延迟组,207例患者中有163例(79%)复发的患者给予了积极治疗,其中69%(n=113)接受了放疗,28%接受了内分泌治疗。延迟组的治疗开始于PSA复发(61.3%)和局部进展(34.4%),开始治疗的中位时间为2.2年。

在单独公布的亚组分析中,Van der Kwast等[151]在约50%的患者中行病理检查后重新分析了EORTC-22911的试验结果。在术后PSA≤0.2ng/mL的患者中,辅助放疗改善了PSM阳性的结果。然而,与Bolla等[148]的原始报告相反,具有ECE、SVI或切缘阴性的患者不能从辅助放疗中获益。当进行边缘状态和治疗组分析时,延迟(67.4%)和辅助(76.2%)的放疗组和具有PSM和联合辅助放疗的切缘阴性手术组之间的5年PSA无进展生存率没有差异(77.6%)。然而,在PSM组和延迟放疗组(48.5%)是明显较差的。切缘阴性组治疗获益的可信区间是0.87(P=0.6),然而PSM组是0.38(P<0.0001)。当进行PSM位置分析时,尽管在侧面和上缘阳性时,存在患者较大获益趋势,但治疗效果不存在差异(异质性,P>0.1)。

SWOG-8794试验随机分配425例淋巴结阳性行根治手术但发现为PSM或pT3[ECE和(或)SVI]的患者接受ART或观察[149]。73%的患者进行了中心病理学检查,与社区病理学家的结果有95%的一致性。90%的患者有ECE或PSM。2/3的患者术后PSA <0.2ng/mL。ART方案为60~64Gy。在ART组中位无PSA复发生存是明显长的(10.3年对3.1年;HR:0.43;P<0.001)。最近更新了中位随访12.6年的结果[152]。ART组有明显提高的10年无转移生存率(71%对61%;HR:0.71;P=0.016)和总生存率(74%对66%;HR:0.72;P=0.023)。中位无远处转移生存从12.9年延长到14.7年并且总生存从13.3年延长到15.2年。在亚组分析中,不良病理特征和治疗效果之间没有相互作用。因此,无远处转移生存的获益在所有的亚组中均观察到。在ART组的患者中,检测不到术后PSA的患者比可检测到PSA>0.2ng/mL的患者具有明显更好的10年无远处转移生存率(73%对65%;P=0.03)。在观察组中,只有1/3的患者最终接受了补救放疗,其放疗前中位PSA为1.0ng/mL。在ART组观察到的并发症包括直肠炎(3.3%对0)、尿道狭窄(17.8%对9.5%)和全部尿失禁(6.5%对2.8%)。

来自于德国癌症学会的ARO-96-02/AUO-09/95试验将来自22个中心的388例pT3或PSM的患者随机分为ART组(60Gy,2Gy/次)或观察组[150]。术后可检测到PSA的患者不管原来随机到哪一组均按进展性病例给予66.6Gy。使用3DCRT照射前列腺区及精囊。在这3个Ⅲ期随机试验中,中位随访较短仅54个月,但是其需要进行中心病理检测。术后PSA检测不到的患者使用意向性治疗分析,发现ART显著改善了无进展生存率(P<0.0001)。当按照接受的治疗方法进行分析时,5年无进展生存率为72%对54%(P<0.0015;HR:0.53)。ART耐受良好,仅有3%的病例报道有急性3级膀胱毒性,而没有3级直肠毒性(12%出现了2级的膀胱毒性)。晚期2级和3级直肠毒性发生率分别为1.4%和0,膀胱毒性发生率分别为2%和0.3%。值得注意的是,ART组顺应性非常差,有23%的患者没有继续完成放疗。

这3个临床试验存在显著的局限性,它们是在当代使用的可以检测低至0.01ng/mL的PSA水平的超敏PSA分析之前进行的。例如,ARO试验将不可检测的PSA定义为<0.1ng/mL,其中59%具有>0.03~0.1ng/mL的PSA。在EORTC-22911和SWOG-8794研究中,分别有11%和34%的患者术后PSA>0.2ng/mL。实际上,入组这些试验的大部分患者为"可测量的疾病",因此进行了补救放疗[153]。尽管对于ART的热情有了初步的增加,但是已经让位于不断增加的怀疑。鉴于PSA超敏检测使用的普遍化,目前还不清楚是否采用PSA测试的主动监测策略以及仅当PSA显示上升趋势时早期开始放射治疗可以产生相当或更好的结果。这种方法的优点是50%的手术后不复发的患者将放弃放疗。缺点是生化控制和无远处转移生存(SWOG-8794)可能由于等待太长时间而不能进行治疗而被延误,这可能成为转移的癌巢。在一个社论中,King等[153]显示对于术后PSA每增加0.1ng/mL,估计其生化控制率降低4%。尽管如此,EORTC-22911、SWOG-8794和ARO-96-025提供了1类证据,表明放疗比期待疗法在生化控制方面有益处,而且毒性反应可以接受。人们期待着长期随访后可以改善生存。存在的问题是,是否从根治性放疗试验中得到的经验,如盆腔放疗、内分泌治疗和剂量提升也能在辅助放疗方面有同样的作用。有希望解决这些问题的 3 个重要Ⅲ期研究是 RADICALS、EORTC-220433-30041 和 RTOG-0534 试验。RADICALS 试验是 MRC 和加拿大国家癌症研究所领导的Ⅲ期临床试验。该试验把术后的患者随机分为接受早期术后放疗或早期挽救性放疗。RADICALS 研究还有一个持续内分治疗随机亚组，在这个亚组中患者被随机分为仅接受放疗组、6 个月或 2 年的辅助内分泌治疗组。EORTC-220433-30041 正在入组具有不良病理特征的辅助性 3DCRT / IMRT 放疗(64Gy)患者，联合或不联合 6 个月的辅助内分泌治疗。RTOG-0534 是一个三臂试验，评估了短期激素 (4~6 个月)和骨盆放射在挽救治疗中的作用。

辅助对补救放疗

如前文所讨论的，EORTC-22911、SWOG-8794 和 ARO-96-02/AUO-09/95 的结果强烈推荐使用 ART。然而没有一个临床试验提出在 PSA 还比较低的时候早期给予补救放疗的想法。这种治疗策略的吸引点就在于具不良病理特征的患者中仅一半会复发[144]。此外，与挽救性放射治疗相比，观察到的来自于辅助放疗的获益已经被在辅助治疗组中单独手术治疗的患者所加强。

在一项多中心研究中，Stephenson 等[154]基于 1540 例在生化复发后进行过挽救性放疗的患者的结果和预后因素构建了一个模式图。术后和挽救放疗后的中位随访时间分别为 90 和 53 个月。在全部研究病例中，6 年无进展生存率(PFS)为 32%，并且 59%患者的 PSA 最低值达到了≤0.1ng/mL。放疗前较低的 PSA：≤0.5(48%)、0.51~1.0(40%)、1.01~1.5(28%)、>1.5(18%)的患者 6 年的 PFS 明显改善。模式图包括了 Gleason 评分、放射前 PSA、手术边缘、PSA 倍增时间、包膜外扩展、淋巴结转移、新辅助内分泌治疗、放疗剂量和与 PSA 进展相关的 SVI。在亚组分析中，110 例无不良预后因素患者的 6 年 PFS 为 69%。有意思的是，看起来具不良预后因素但仍然接受早期补救放疗的亚组患者(放疗前 PSA≤0.5ng/mL)并没有预想的那样没有意义。在 PSA 倍增时间≤10 个月或 Gleason 评分为 8~10 的患者中 6 年 PFS 为 41%。类似的，在 Gleason 评分 8~10 但 PSA-DT>10 个月及切缘阳性的患者亚组，PFS 为 50%。

在一个多中心的匹配控制分析中，Trabulsi 等[155]显示与挽救治疗组相比，辅助治疗组放疗后 5 年无生化失败率是明显提高的(73%对 50%；P=0.0007)。

按照现在的情况，我们仅有回顾性的数据表明早期的挽救放疗比较晚的挽救性放疗更有效，这可能是由于较少的肿瘤负荷[154]。早期的挽救性放疗是否与辅助治疗具有同样的效果仍然是未知的。RADICALS 试验是 MRC 领导的非常重要的Ⅲ期 2×3 因子设计试验。它提出两个问题，其中一个是根治性前列腺切除术后不良病理特征的患者术后放疗(辅助放疗或早期挽救放疗)的时间。早期挽救放疗将在生化失败的情况下强制实施，生化失败的定义为 PSA 和最终 PSA>0.1ng/mL 的连续 2 次上升或 PSA 的三次连续上升。试验提出的第二个问题是，在放疗的基础上增加内分泌治疗是否能提高生存结果。

雄激素抑制治疗和术后放疗

由于发表的文献显示联合内分泌治疗和根治性放疗有益处，一些研究者推断这样的结果也适用于术后放疗[156-163]。结果概述见表 66.5。除了 RTOG-8531 和 RTOG-9601 的亚组分析外，其余的均为回顾性分析，包括内分泌治疗持续时间的变化、中位随访和 PSA 失败定义[156,164]。在 Stephenson 等[154]的模式图中，增加新辅助内分泌治疗可以提高 PFS。

在 RTOG-8531 的亚组分析中，141 例具有组织学上确诊的淋巴结阳性的术后患者被随机分配到具有立即或延迟激素治疗的术后放疗组[156]。在立即内分泌治疗组，激素在放疗的最后 1 周开始并无限期持续。该亚组接受 60~65Gy (前列腺切除术后) 和 65~70Gy (根治性治疗)的剂量进行选择性淋巴结照射。随着中位随访 6.5 年，更新的结果表明立刻的内分泌治疗改善 5 年无生化进展生存率(54%对 10%；P<0.0001)[165]。在多因素分析中，立即的内分泌治疗与总生存率、生化 PFS、无远处转移生存率的改善是相关的。

最近 RTOG-9601 公布了最初的结果，该Ⅲ期试验评估了挽救放疗联合或不联合 2 年的辅助内分泌治疗(每天 150mg 的比卡鲁胺)[164]。该试验要求不进行骨盆照射，并且总剂量 64.8Gy，1.8Gy/次。随着中位随访时间 7.1 年，接受比卡鲁胺治疗的患者的 7 年无 PSA 进展是明显占优的(57%对 40%；P<0.0001)。卡鲁胺组 7 年转移性前列腺癌的累积发生率显著较低(7.4%对 12.6%；P<0.04)。放疗的毒性似乎没有增加。

如上所述，3 个Ⅲ期试验——RADICALS、EORTC-220433-30041 及 RTOG-0534 正在入组，并将确定辅助内分泌与辅助或挽救放疗的作用。总之，迄今

表 66.5 比较术后单独放疗或放疗联合激素治疗的无生化疾病生存率的研究

研究	激素使用时间(月)	患者例数(RT/RT+HT)	无生化复发生存率	
			单独 RT(%)	RT+HT(%)
Eular 等[158]	6	74/29	27(5 年)	56(*P*=0.004)
Lawton 等[165]	不确定	75/98	33(5 年)	54(*P*<0.0001)
Song 等 Eular 等[161]	4	31/30	39(4 年)	39(NS)
de la Taille 等[157]	4~6	18/34	32(3 年)	61(*P*=0.03)
Taylor 等[163]	24	36/35	54(5 年)	81(*P*=0.03)
Katz 等[159]	3	70/45	39(4 年)	59(NS)
King 等[160]	4	69/53	31(5 年)	57(*P*=0.0012)
RTOG-9601[164]	24	383/387	40(7 年)	57
Soto 等[162]	0.9~34	107/334	55(3 年)	63

HT,激素治疗;RT,放射治疗;NS,无统计学意义。

的证据表明,尽管最佳的内分泌治疗类型、最佳时间及最佳时机仍然是未知的,但包括内分泌治疗的术后放疗可能是有益的。

术后放疗的剂量

当前,最为常用的辅助放疗剂量为 60~64Gy,补救放疗的剂量为 66~70Gy。Valicenti 等[166]报道了 86 例 pT3N0 前列腺癌患者的剂量缓解效应。所有患者均未接受内分泌治疗。90%的患者在术后 3~6 个月给予了放疗。放疗剂量为 55~70.2Gy(中位剂量 64.8Gy)。这些患者中有 52 例放疗前 PSA 检测不到,接受 61.5Gy 或更高剂量的患者比接受低剂量的患者的 3 年 PSA 控制率显著要好 (91%对 57%;*P*=0.01)。21 例放疗前 PSA 0.2~2ng/mL 的患者中,64.8Gy 为剂量缓解的分离点(79%对 33%;*P*=0.02)。Anscher 等[167]证实了这些结果,他们发现补救放疗的剂量>65Gy 与无病生存的改善相关。

在 King 和 Spiotto[168]的一项研究中,5 年的 PSA 控制率(58%对 25%;*P*<0.0001)在挽救放射治疗剂量为 70Gy 时明显提高(与 60Gy 比)。应用肿瘤控制概率,King 和 Kapp[169]证明挽救治疗的剂量-反应关系与根治性放疗的剂量-反应关系是相似的。并且当代 60~66Gy 的辅助或挽救放疗剂量出现在曲线陡峭的部分。根据在随机的辅助放疗试验中晚期毒性仍然很低[149,150],King 和 Kapp[169]认为辅助和挽救放疗剂量应该再进一步增加,尽管他们警告说这应该在临床试验的背景下探索。

在 Cozzarini 等[170]的回顾性研究中,334 例具有不良病理特征的患者和接受辅助放射治疗的不可检测的术后 PSA 的患者接受了剂量反应分析。1993—2003 年,放疗剂量从 55.8 逐渐增加到 72Gy。当通过剂量[<70.2Gy(中值 66.6Gy)对 ≥70.2Gy(中值 70.2Gy)]进行分层分析时,高剂量组具有显著好的 5 年无生化复发生存率(83%对 71%;*P*=0.001)和无病生存率(94%对 88%;*P*=0.005)。

UCSF术后放疗的推荐

所有患者的预后不良病理特征 (也就是 ECE、PSM、SVI)应该由放射肿瘤学家进行评估。按照术前临床特征如 PSA 动力学、Gleason 评分、活检阳性率、术后 PSA 最低值等,进行转移方面的检查。另外,我们建议使用经直肠超声对瘤床进行评估,并对残存的前列腺组织进行活检。对于术后 PSA 最低值<0.2ng/mL 的患者,给予辅助放疗或积极的监测。对于后者来说,患者需每 3 个月进行病史和体格检查、数字直肠检查、PSA 检测。如果有明显的 PSA 上升趋势,给予补救放疗。

其他需要重点考虑的是患者术后泌尿系统的功能和预期寿命。对于有明显泌尿系统症状或术后失禁和有明显疾病预期寿命小于 5~10 年的患者,作者倾向于暂缓放射治疗。

作者推荐患者在膀胱颈部和吻合处植入两枚金粒子标记[171]。对于辅助放疗的患者,处方剂量为68Gy,而补救放疗的患者,其处方剂量为 70.2Gy,平均每次 1.8Gy。根据盆腔淋巴结清扫的结果,如果有精囊受侵和淋巴结受累可给予全盆腔放疗剂量 45Gy。使用本章前面所述相同的放疗技术。作者推荐坚持 RTOG 共识指南中关于术后 CTV 设置的定义。随着 RTOG-9601 的初步结果支持增加内分泌治疗,对于远处转移的高危患者,作者推荐辅助性的内分泌治疗[71]。

(朱文尧 李明焕 译 李明焕 校)

部分参考文献

本章全部参考文献请登录网站:http://www.tsttpc.com/download_list.html

1. Jemal A, Siegel R, Xu J, et al. Cancer statistics, 2010. *CA Cancer J Clin* 2010;60(5):277–300.
5. D'Amico AV, Whittington R, Malkowicz SB, et al. Biochemical outcome after radical prostatectomy, external beam radiation therapy, or interstitial radiation therapy for clinically localized prostate cancer [see comments]. *JAMA* 1998;280(11):969–974.
6. Zelefsky MJ, Leibel SA, Gaudin PB, et al. Dose escalation with three-dimensional conformal radiation therapy affects the outcome in prostate cancer. *Int J Radiat Oncol Biol Phys* 1998;41(3):491–500.
7. Mohler J, Armstrong AJ, Bahnson RR, et al. NCCN clinical practice guidelines in oncology; prostate cancer, v 2.2011. 2011. Available at: www.nccn.org/professionals/physician_gls/f_guidelines.asp
9. Prostate. In: Edge SB, Byrd DR, Compton CC, et al., eds. *AJCC cancer staging manual*. 7th ed. New York: Springer, 2010:457–468.
10. D'Amico AV, Schultz D, Silver B, et al. The clinical utility of the percent of positive prostate biopsies in predicting biochemical outcome following external-beam radiation therapy for patients with clinically localized prostate cancer. *Int J Radiat Oncol Biol Phys* 2001;49(3):679–684.
11. D'Amico AV, Whittington R, Malkowicz SB, et al. Clinical utility of the percentage of positive prostate biopsies in defining biochemical outcome after radical prostatectomy for patients with clinically localized prostate cancer [see comments]. *J Clin Oncol* 2000;18(6):1164–1172.
17. Hamstra DA, Bae K, Pilepich MV, et al. Older age predicts decreased metastasis and prostate cancer-specific death for men treated with radiation therapy: meta-analysis of Radiation Therapy Oncology Group trials. *Int J Radiat Oncol Biol Phys* 2011;81(5):1293–1301.
18. Wang-Chesebro A, Xia P, Coleman J, et al. Intensity-modulated radiotherapy improves lymph node coverage and dose to critical structures compared with three-dimensional conformal radiation therapy in clinically localized prostate cancer. *Int J Radiat Oncol Biol Phys* 2006;66(3):654–662.
21. Lawton CA, Michalski J, El-Naqa I, et al. RTOG GU radiation oncology specialists reach consensus on pelvic lymph node volumes for high-risk prostate cancer. *Int J Radiat Oncol Biol Phys* 2009;74(2):383–387.
22. Chen CP, Seo Y, Shinohara K, et al. Sentinel lymph node imaging guided IMRT for prostate cancer: preliminary analysis of a prospective study at UCSF. *Int J Radiat Oncol Biol Phys* 2011;81(2):S124.
23. Chan LW, Xia P, Gottschalk AR, et al. Proposed rectal dose constraints for patients undergoing definitive whole pelvic radiotherapy for clinically localized prostate cancer. *Int J Radiat Oncol Biol Phys* 2008;72(1):69–77.
24. Schallenkamp JM, Herman MG, Kruse JJ, et al. Prostate position relative to pelvic bony anatomy based on intraprostatic gold markers and electronic portal imaging. *Int J Radiat Oncol Biol Phys* 2005;63(3):800–811.
26. Moseley DJ, White EA, Wiltshire KL, et al. Comparison of localization performance with implanted fiducial markers and cone-beam computed tomography for on-line image-guided radiotherapy of the prostate. *Int J Radiat Oncol Biol Phys* 2007;67(3):942–953.
27. Langen KM, Willoughby TR, Meeks SL, et al. Observations on real-time prostate gland motion using electromagnetic tracking. *Int J Radiat Oncol Biol Phys* 2008;71(4):1084–1090.
29. Xia P, Qi P, Hwang A, et al. Comparison of three strategies in management of independent movement of the prostate and pelvic lymph nodes. *Med Phys* 2010;37(9):5006–5013.
30. Rossi PJ, Schreibmann E, Jani AB, et al. Boost first, eliminate systematic error, and individualize CTV to PTV margin when treating lymph nodes in high-risk prostate cancer. *Radiother Oncol* 2009;90(3):353–358.
31. Chung HT, Xia P, Chan LW, et al. Does image-guided radiotherapy improve toxicity profile in whole pelvic-treated high-risk prostate cancer? Comparison between IG-IMRT and IMRT. *Int J Radiat Oncol Biol Phys* 2009;73(1):53–60.
34. Heidenreich A, Varga Z, Von Knobloch R. Extended pelvic lymphadenectomy in patients undergoing radical prostatectomy: high incidence of lymph node metastasis. *J Urol* 2002;167(4):1681–1686.
35. Allaf ME, Palapattu GS, Trock BJ, et al. Anatomical extent of lymph node dissection: impact on men with clinically localized prostate cancer. *J Urol* 2004;172(5 Pt 1):1840–1844.
37. Holl G, Dorn R, Wengenmair H, et al. Validation of sentinel lymph node dissection in prostate cancer: experience in more than 2,000 patients. *Eur J Nucl Med Mol Imaging* 2009;36(9):1377–1382.
38. Weckermann D, Goppelt M, Dorn R, et al. Incidence of positive pelvic lymph nodes in patients with prostate cancer, a prostate-specific antigen (PSA) level of < or = 10 ng/mL and biopsy Gleason score of < or = 6, and their influence on PSA progression-free survival after radical prostatectomy. *BJU Int* 2006;97(6):1173–1178.
39. Briganti A, Chun FK, Salonia A, et al. Validation of a nomogram predicting the probability of lymph node invasion among patients undergoing radical prostatectomy and an extended pelvic lymphadenectomy. *Eur Urol* 2006;49(6):1019–1027.
41. Roach M 3rd, Marquez C, Yuo HS, et al. Predicting the risk of lymph node involvement using the pre-treatment prostate specific antigen and Gleason score in men with clinically localized prostate cancer. *Int J Radiat Oncol Biol Phys*
42. Abdollah F, Cozzarini C, Suardi N, et al. The indications for pelvic nodal treatment in prostate cancer should change. Validation of the Roach formula on a large extended nodal dissection series. *Int J Radiat Oncol Biol Phys* 2012;82(2):624–629.
43. Harisinghani MG, Barentsz J, Hahn PF, et al. Noninvasive detection of clinically occult lymph-node metastases in prostate cancer. *N Engl J Med* 2003;348(25):2491–2499.
46. Messing EM, Manola J, Sarosdy M, et al. Immediate hormonal therapy compared with observation after radical prostatectomy and pelvic lymphadenectomy in men with node-positive prostate cancer. *N Engl J Med* 1999;341(24):1781–1788.
49. Krengli M, Ballare A, Cannillo B, et al. Potential advantage of studying the lymphatic drainage by sentinel node technique and SPECT-CT image fusion for pelvic irradiation of prostate cancer. *Int J Radiat Oncol Biol Phys* 2006;66(4):1100–1104.
50. Lawton CA, DeSilvio M, Roach M 3rd, et al. An update of the phase III trial comparing whole pelvic to prostate only radiotherapy and neoadjuvant to adjuvant total androgen suppression: updated analysis of RTOG 94–13, with emphasis on unexpected hormone/radiation interactions. *Int J Radiat Oncol Biol Phys* 2007;69(3):646–655.
51. Morikawa LK, Roach M 3rd. Pelvic nodal radiotherapy in patients with unfavorable intermediate and high-risk prostate cancer: evidence, rationale, and future directions. *Int J Radiat Oncol Biol Phys* 2011;80(1):6–16.
52. Pommier P, Chabaud S, Lagrange JL, et al. Is there a role for pelvic irradiation in localized prostate adenocarcinoma? Preliminary results of GETUG-01. *J Clin Oncol* 2007;25(34):5366–5373.
58. Pollack A, Zagars GK, Starkschall G, et al. Prostate cancer radiation dose response: results of the M.D. Anderson phase III randomized trial. *Int J Radiat Oncol Biol Phys* 2002;53(5):1097–1105.
59. Kuban DA, Levy LB, Cheung MR, et al. Long-term failure patterns and survival in a randomized dose-escalation trial for prostate cancer. Who dies of disease? *Int J Radiat Oncol Biol Phys* 2011;79(5):1310–1317.
60. Kuban DA, Tucker SL, Dong L, et al. Long-term results of the M.D. Anderson randomized dose-escalation trial for prostate cancer. *Int J Radiat Oncol Biol Phys* 2008;70(1):67–74.
62. Zietman AL, Bae K, Slater JD, et al. Randomized trial comparing conventional-dose with high-dose conformal radiation therapy in early-stage adenocarcinoma of the prostate: long-term results from proton radiation oncology group/american college of radiology 95-09. *J Clin Oncol* 2010;28(7):1106–1111.
63. Dearnaley DP, Sydes MR, Graham JD, et al. Escalated-dose versus standard-dose conformal radiotherapy in prostate cancer: first results from the MRC RT01 randomised controlled trial. *Lancet Oncol* 2007;8(6):475–487.
64. Beckendorf V, Guerif S, Le Prise E, et al. 70 Gy versus 80 Gy in localized prostate cancer: 5-year results of GETUG 06 randomized trial. *Int J Radiat Oncol Biol Phys* 2011;80(4):1056–1063.
65. Peeters ST, Heemsbergen WD, Koper PC, et al. Dose-response in radiotherapy for localized prostate cancer: results of the Dutch multicenter randomized phase III trial comparing 68 Gy of radiotherapy with 78 Gy. *J Clin Oncol* 2006;24(13):1990–1996.
66. Al-Mamgani A, van Putten WL, Heemsbergen WD, et al. Update of Dutch multicenter dose-escalation trial of radiotherapy for localized prostate cancer. *Int J Radiat Oncol Biol Phys* 2008;72(4):980–988.
67. Zelefsky MJ, Yamada Y, Fuks Z, et al. Long-term results of conformal radiotherapy for prostate cancer: impact of dose escalation on biochemical tumor control and distant metastases-free survival outcomes. *Int J Radiat Oncol Biol Phys* 2008;71(4):1028–1033.
69. Stephenson AJ, Scardino PT, Eastham JA, et al. Preoperative nomogram predicting the 10-year probability of prostate cancer recurrence after radical prostatectomy. *J Natl Cancer Inst* 2006;98(10):715–717.
71. Michalski JM, Bae K, Roach M, et al. Long-term toxicity following 3D conformal radiation therapy for prostate cancer from the RTOG 9406 phase I/II dose escalation study. *Int J Radiat Oncol Biol Phys* 2010;76(1):14–22.
72. Lee WR, Moughan J, Owen JB, et al. The 1999 patterns of care study of radiotherapy in localized prostate carcinoma: a comprehensive survey of prostate brachytherapy in the United States. *Cancer* 2003;98(9):1987–1994.
73. Sylvester JE, Grimm PD, Blasko JC, et al. 15-Year biochemical relapse free survival in clinical stage T1-T3 prostate cancer following combined external beam radiotherapy and brachytherapy; Seattle experience. *Int J Radiat Oncol Biol Phys* 2007;67(1):57–64.
75. Guix B, Bartrina J, Tello J, et al. Treatment of intermediate- or high-risk prostate cancer by dose escalation with high-dose 3D-conformal radiotherapy (HD-3D-CRT) or low-dose 3D-conformal radiotherapy plus HDR brachytherapy (LD-3D-CRT+HDR-B): early results of a prospective comparative trial. *J Clin Oncol* 2010;28(15 Suppl):4633.
76. Morton G, Loblaw A, Cheung P, et al. Is single fraction 15 Gy the preferred high dose-rate brachytherapy boost dose for prostate cancer? *Radiother Oncol* 2011;100(3):463–467.
80. Kaprealian T, Weinberg V, Speight JL, et al. High-dose-rate brachytherapy boost for prostate cancer: comparison of two different fractionation schemes. *Int J Radiat Oncol Biol Phys* 2012,82(1):222 227.
81. Hoskin PJ, Motohashi K, Bownes P, et al. High dose rate brachytherapy in combination with external beam radiotherapy in the radical treatment of prostate cancer: initial results of a randomised phase three trial. *Radiother Oncol* 2007;84(2):114–120.
82. Martinez AA, Gonzalez J, Ye H, et al. Dose escalation improves cancer-related events at 10 years for intermediate- and high-risk prostate cancer patients treated with hypofractionated high-dose-rate boost and external beam radiotherapy. *Int J Radiat Oncol Biol Phys* 2011;79(2):363–370.
85. Hsu IC, Bae K, Shinohara K, et al. Phase II trial of combined high-dose-rate brachytherapy and external beam radiotherapy for adenocarcinoma of the prostate: preliminary results of RTOG 0321. *Int J Radiat Oncol Biol Phys* 2010;78(3):751–758.
86. Nag S, Beyer D, Friedland J, et al. American Brachytherapy Society (ABS) recommendations for transperineal permanent brachytherapy of prostate cancer. *Int J Radiat Oncol Biol Phys* 1999;44(4):789–799.
88. Bolla M, Gonzalez D, Warde P, et al. Improved survival in patients with locally advanced prostate cancer treated with radiotherapy and goserelin. *N Engl J Med* 1997;337(5):295–300.
90. Pilepich MV, Caplan R, Byhardt RW, et al. Phase III trial of androgen suppression

using goserelin in unfavorable-prognosis carcinoma of the prostate treated with definitive radiotherapy: report of Radiation Therapy Oncology Group protocol 85-31. *J Clin Oncol* 1997;15(3):1013–1021.
91. Pilepich MV, Krall JM, al-Sarraf M, et al. Androgen deprivation with radiation therapy compared with radiation therapy alone for locally advanced prostatic carcinoma: a randomized comparative trial of the Radiation Therapy Oncology Group. *Urology* 1995;45(4):616–623.
92. Zietman AL, Prince EA, Nakfoor BM, et al. Androgen deprivation and radiation therapy: sequencing studies using the Shionogi in vivo tumor system. *Int J Radiat Oncol Biol Phys* 1997;38(5):1067–1070.
94. Bolla M, Van Tienhoven G, Warde P, et al. External irradiation with or without long-term androgen suppression for prostate cancer with high metastatic risk: 10-year results of an EORTC randomised study. *Lancet Oncol* 2010;11(11):1066–1073.
95. Pilepich MV, Winter K, Lawton CA, et al. Androgen suppression adjuvant to definitive radiotherapy in prostate carcinoma—long-term results of phase III RTOG 85-31. *Int J Radiat Oncol Biol Phys* 2005;61(5):1285–1290.
96. Roach M 3rd, Bae K, Speight J, et al. Short-term neoadjuvant androgen deprivation therapy and external-beam radiotherapy for locally advanced prostate cancer: long-term results of RTOG 8610. *J Clin Oncol* 2008;26(4):585–591.
97. Pilepich MV, Winter K, John MJ, et al. Phase III Radiation Therapy Oncology Group (RTOG) trial 86–10 of androgen deprivation adjuvant to definitive radiotherapy in locally advanced carcinoma of the prostate. *Int J Radiat Oncol Biol Phys* 2001;50(5):1243–1252.
98. Denham JW, Steigler A, Lamb DS, et al. Short-term androgen deprivation and radiotherapy for locally advanced prostate cancer: results from the Trans-Tasman Radiation Oncology Group 96.01 randomised controlled trial. *Lancet Oncol* 2005;6(11):841–850.
99. Denham JW, Steigler A, Lamb DS, et al. Short-term neoadjuvant androgen deprivation and radiotherapy for locally advanced prostate cancer: 10-year data from the TROG 96.01 randomised trial. *Lancet Oncol* 2011;12(5):451–459.
100. Laverdiere J, Gomez JL, Cusan L, et al. Beneficial effect of combination hormonal therapy administered prior and following external beam radiation therapy in localized prostate cancer. *Int J Radiat Oncol Biol Phys* 1997;37(2):247–252.
101. Laverdiere J, Nabid A, De Bedoya LD, et al. The efficacy and sequencing of a short course of androgen suppression on freedom from biochemical failure when administered with radiation therapy for T2-T3 prostate cancer. *J Urol* 2004; 171(3):1137–1140.
103. Granfors T, Modig H, Damber JE, et al. Long-term followup of a randomized study of locally advanced prostate cancer treated with combined orchiectomy and external radiotherapy versus radiotherapy alone. *J Urol* 2006;176(2):544–547.
104. D'Amico AV, Chen MH, Renshaw AA, et al. Androgen suppression and radiation vs radiation alone for prostate cancer: a randomized trial. *JAMA* 2008; 299(3):289–295.
105. Jones CU, Hunt D, McGowan DG, et al. Radiotherapy and short-term androgen deprivation for localized prostate cancer. *N Engl J Med* 2011;365(2):107–118.
108. Shahinian VB, Kuo YF, Freeman JL, et al. Risk of fracture after androgen deprivation for prostate cancer. *N Engl J Med* 2005;352(2):154–164.
110. Keating NL, O'Malley AJ, Smith MR. Diabetes and cardiovascular disease during androgen deprivation therapy for prostate cancer. *J Clin Oncol* 2006; 24(27):4448–4456.
111. Saigal CS, Gore JL, Krupski TL, et al. Androgen deprivation therapy increases cardiovascular morbidity in men with prostate cancer. *Cancer* 2007;110(7): 1493–1500.
112. Efstathiou JA, Bae K, Shipley WU, et al. Cardiovascular mortality after androgen deprivation therapy for locally advanced prostate cancer: RTOG 85–31. *J Clin Oncol* 2009;27(1):92–99.
113. Efstathiou JA, Bae K, Shipley WU, et al. Cardiovascular mortality and duration of androgen deprivation for locally advanced prostate cancer: analysis of RTOG 92–02. *Eur Urol* 2008;54(4):816–823.
116. Crook J, Ludgate C, Malone S, et al. Report of a multicenter Canadian phase III randomized trial of 3 months vs. 8 months neoadjuvant androgen deprivation before standard-dose radiotherapy for clinically localized prostate cancer. *Int J Radiat Oncol Biol Phys* 2004;60(1):15–23.
117. Crook J, Ludgate C, Malone S, et al. Final report of multicenter Canadian phase III randomized trial of 3 versus 8 months of neoadjuvant androgen deprivation therapy before conventional-dose radiotherapy for clinically localized prostate cancer. *Int J Radiat Oncol Biol Phys* 2009;73(2):327–333.
118. Armstrong JG, Gillham CM, Dunne MT, et al. A randomized trial (Irish Clinical Oncology Research Group 97–01) comparing short versus protracted neoadjuvant hormonal therapy before radiotherapy for localized prostate cancer. *Int J Radiat Oncol Biol Phys* 2011;81(1):35–45.
119. Roach M 3rd, Lu J, Pilepich MV, et al. Predicting long-term survival, and the need for hormonal therapy: a meta-analysis of RTOG prostate cancer trials. *Int J Radiat Oncol Biol Phys* 2000;47(3):617–627.
120. Roach M 3rd, Lu J, Pilepich MV, et al. Four prognostic groups predict long-term survival from prostate cancer following radiotherapy alone on Radiation Therapy Oncology Group clinical trials. *Int J Radiat Oncol Biol Phys* 2000;47(3):609–615.
121. Hanks GE, Pajak TF, Porter A, et al. Phase III trial of long-term adjuvant androgen deprivation after neoadjuvant hormonal cytoreduction and radiotherapy in locally advanced carcinoma of the prostate: the Radiation Therapy Oncology Group protocol 92-02. *J Clin Oncol* 2003;21(21):3972–3978.
122. Horwitz EM, Bae K, Hanks GE, et al. Ten-year follow-up of Radiation Therapy Oncology Group protocol 92–02: a phase III trial of the duration of elective androgen deprivation in locally advanced prostate cancer. *J Clin Oncol* 2008; 26(15):2497–2504.
123. Bolla M, de Reijke TM, Van Tienhoven G, et al. Duration of androgen suppression in the treatment of prostate cancer. *N Engl J Med* 2009;360(24):2516–2527.
124. Bolla M, Collette L, Blank L, et al. Long-term results with immediate androgen suppression and external irradiation in patients with locally advanced prostate cancer (an EORTC study): a phase III randomised trial. *Lancet* 2002; 360(9327):103–106.
128. Roach M 3rd, Hanks G, Thames H Jr, et al. Defining biochemical failure following radiotherapy with or without hormonal therapy in men with clinically localized prostate cancer: recommendations of the RTOG-ASTRO Phoenix Consensus Conference. *Int J Radiat Oncol Biol Phys* 2006;65(4):965–974.
129. Han M, Partin AW, Pound CR, et al. Long-term biochemical disease-free and cancer-specific survival following anatomic radical retropubic prostatectomy. The 15-year Johns Hopkins experience. *Urol Clin North Am* 2001;28(3):555–565.
130. Hull GW, Rabbani F, Abbas F, et al. Cancer control with radical prostatectomy alone in 1,000 consecutive patients. *J Urol* 2002;167(2 Pt 1):528–534.
133. Karakiewicz PI, Eastham JA, Graefen M, et al. Prognostic impact of positive surgical margins in surgically treated prostate cancer: multi-institutional assessment of 5831 patients. *Urology* 2005;66(6):1245–1250.
134. Swanson GP, Hussey MA, Tangen CM, et al. Predominant treatment failure in postprostatectomy patients is local: analysis of patterns of treatment failure in SWOG 8794. *J Clin Oncol* 2007;25(16):2225–2229.
139. D'Amico AV, Chen M-H, Roehl KA, et al. Identifying patients at risk for significant versus clinically insignificant postoperative prostate-specific antigen failure. *J Clin Oncol* 2005;23(22):4975–4979.
143. Zelefsky MJ, Shi W, Yamada Y, et al. Postradiotherapy 2-year prostate-specific antigen nadir as a predictor of long-term prostate cancer mortality. *Int J Radiat Oncol Biol Phys* 2009;75(5):1350–1356.
148. Bolla M, van Poppel H, Collette L, et al. Postoperative radiotherapy after radical prostatectomy: a randomised controlled trial (EORTC trial 22911). *Lancet* 2005;366(9485):572–578.
149. Thompson IM Jr, Tangen CM, Paradelo J, et al. Adjuvant radiotherapy for pathologically advanced prostate cancer: a randomized clinical trial. *JAMA* 2006;296(19):2329–2335.
150. Wiegel T, Bottke D, Steiner U, et al. Phase III postoperative adjuvant radiotherapy after radical prostatectomy compared with radical prostatectomy alone in pT3 prostate cancer with postoperative undetectable prostate-specific antigen: ARO 96–02/AUO AP 09/95. *J Clin Oncol* 2009;27(18):2924–2930.
151. Van der Kwast TH, Bolla M, Van Poppel H, et al. Identification of patients with prostate cancer who benefit from immediate postoperative radiotherapy: EORTC 22911. *J Clin Oncol* 2007;25(27):4178–4186.
152. Thompson IM, Tangen CM, Paradelo J, et al. Adjuvant radiotherapy for pathological T3N0M0 prostate cancer significantly reduces risk of metastases and improves survival: long-term followup of a randomized clinical trial. *J Urol* 2009; 181(3):956–962.
153. King CR. Adjuvant radiotherapy after prostatectomy: does waiting for a detectable prostate-specific antigen level make sense? *Int J Radiat Oncol Biol Phys* 2011;80(1):1–3.
154. Stephenson AJ, Scardino PT, Kattan MW, et al. Predicting the outcome of salvage radiation therapy for recurrent prostate cancer after radical prostatectomy. *J Clin Oncol* 2007;25(15):2035–2041.
155. Trabulsi EJ, Valicenti RK, Hanlon AL, et al. A multi-institutional matched-control analysis of adjuvant and salvage postoperative radiation therapy for pT3–4N0 prostate cancer. *Urology* 2008;72(6):1298–1302.
160. King CR, Presti JC Jr, Gill H, et al. Radiotherapy after radical prostatectomy: does transient androgen suppression improve outcomes? *Int J Radiat Oncol Biol Phys* 2004;59(2):341–347.
164. Shipley WU, Hunt D, Lukka H, et al. Initial report of RTOG 9601: a phase III trial in prostate cancer: anti-androgen therapy (AAT) with bicalutamide during and after radiation therapy (RT) improves freedom from progression and reduces the incidence of metastatic disease in patients following radical prostatectomy (RP) with pT2–3, N0 disease, and elevated PSA levels. *Int J Radiat Oncol Biol Phys* 2010;78(3):S27.
165. Lawton CA, Winter K, Grignon D, et al. Androgen suppression plus radiation versus radiation alone for patients with stage D1/pathologic node-positive adenocarcinoma of the prostate: updated results based on national prospective randomized trial Radiation Therapy Oncology Group 85–31. *J Clin Oncol* 2005; 23(4):800–807.
169. King CR, Kapp DS. Radiotherapy after prostatectomy: is the evidence for dose escalation out there? *Int J Radiat Oncol Biol Phys* 2008;71(2):346–350.
171. Schiffner DC, Gottschalk AR, Lometti M, et al. Daily electronic portal imaging of implanted gold seed fiducials in patients undergoing radiotherapy after radical prostatectomy. *Int J Radiat Oncol Biol Phys* 2007;67(2):610–619.

第 67 章
睾丸肿瘤

Gerard C. Morton

流行病学

在北美和多数西欧国家,睾丸癌是年轻男性最常见的恶性肿瘤之一。95%以上的睾丸癌是生殖细胞肿瘤,即精原细胞瘤或非精原细胞瘤。其中,精原细胞瘤主要发生于30~34岁,而非精原细胞瘤的发病高峰通常较精原细胞瘤早5~10年。据估计,美国每年大约有8300例新发病例,死亡数量达350例[1]。

全世界睾丸癌的发病率有较大差异。北欧和西欧国家的发病率最高(达9/100 000),而亚洲和非洲的发病率最低(<1/100 000)[2,3]。在北美,发病率最高的是白人,发病率最低的是黑人。1975—2004年,在美国,年龄矫正的发病率增加了72%[4,5]。据报道,在欧洲和澳大利亚也有相似的增长率[6-8]。尽管精原细胞瘤和非精原细胞瘤的发病率不断升高,但是我们在降低死亡率和提高生存率方面仍取得了巨大进步。以顺铂为基础的化疗方案的引入,使得20世纪70年代死亡率明显下降[9,10]。1970—1979年,精原细胞瘤的10年生存率是81%,而2000—2002年,提高至95%。非精原细胞瘤则从54%提高至92%[11]。

长久以来,隐睾被认为是睾丸癌的危险因素之一。出生以前,睾丸位于腹部,随着胎儿发育,睾丸逐渐降入阴囊。在睾丸下降不良的情况下,生殖细胞的发育受损,睾丸易于发生恶性肿瘤。并且单侧下降异常,对侧正常降入阴囊的睾丸发生肿瘤的风险也高。据估计,隐睾的相对危险度(RR)是6,对侧睾丸的RR是2[12]。但是这种风险增加的机制还并不清楚。有研究者猜想可能是某一个共同的致病因素引起睾丸下降不良和后续恶变的发生。但也可能是睾丸下降不良创造了易于患恶性肿瘤的环境。

睾丸癌发病率在时间和空间上的差异强烈地提示环境因素参与致病。男性不育与睾丸癌罹患风险的增加有关,并且精液分析异常的不育男性患睾丸癌的风险是正常人群的20倍[13]。在过去的数十年当中,与不断飙升的睾丸癌发病率相伴随的是男性精子质量的下降[14,15]。随之产生了一个假说:由于胚胎发育过程中性腺发育中断,产生了诸如精子质量下降、睾丸癌、隐睾及尿道下裂为代表的睾丸发育不全综合征[16]。尽管还没有确凿的证据,多种外源激素干扰物(如外源雌激素)被认为可能是其中一种致病因素。

约2%睾丸癌患者有相关家族史。父亲患睾丸癌,儿子患病的风险增加4~6倍,兄弟患病的风险增加8~10倍[17]。人们发现某些基因的改变可以用来解释家族性睾丸癌。然而,家族性案例的发生通常并不是单一基因改变引起的。

总之,睾丸癌家族史和出生前宫内激素失衡的联合作用致使睾丸具有恶性倾向,生殖细胞肿瘤由此发生,再加后天环境因素的综合作用,最终表现为生精过程受损。

病理

95%以上的睾丸肿瘤都是生殖细胞瘤,分为精原细胞瘤和非精原细胞瘤。后者包括胚胎癌、卵黄囊瘤(内胚窦瘤)、畸胎瘤、绒毛膜上皮癌和混合生殖细胞瘤。生殖细胞导管内瘤变(IGCN)是公认的生殖细胞瘤的癌前病变。来源于性腺基质的肿瘤占睾丸肿瘤另外的3%~4%,大部分都是良性的(表67.1)。

表 67.1 睾丸肿瘤的分类

生殖细胞肿瘤
生殖细胞导管内瘤变(IGCN)
精原细胞瘤
经典型
精母细胞性
非精原细胞瘤
胚胎癌
卵黄囊瘤(内胚窦瘤)
畸胎瘤
成熟性
不成熟性
伴有恶性转化的畸胎瘤(癌变或肉瘤变)
绒毛膜上皮癌
混合生殖细胞肿瘤
来源于性腺基质的肿瘤
间质细胞肿瘤
支持细胞肿瘤
颗粒细胞瘤
纤维瘤–卵泡膜细胞间质瘤
性索间质肿瘤伴环状小管
性母细胞瘤
性腺基质肿瘤未分化型

睾丸肿瘤的分类

生殖细胞瘤

生殖细胞导管内瘤变(IGCN)

在95%以上的睾丸癌中，我们都可以看到生殖细胞肿瘤毗邻的就是IGCN。而且,在有睾丸癌高风险的临床研究群体中,我们都可以发现IGCN,如隐睾(2%~4%)、不育症(1%)、外阴性别不明(25%)、单侧睾丸癌的对侧睾丸(5%)[18]。IGCN的特点在于,生精小管精子生成减少，小管内正常的成分被具有精原细胞特征的异常生殖上皮取代。这些异常细胞大量表达胎盘碱性磷酸酶(PLAP),因此正常生殖细胞活性减弱。IGCN在5年之内有50%的风险进展为侵袭性生殖细胞瘤。据推测,IGCN的这些细胞来源于胚胎发生早期的原始生殖细胞,由于雌激素过多,它们在生精小管内处于一种休眠状态,直到青春期来临,性激素水平升高,它们就开始复制。而后逐渐地进展为具有侵袭性的生殖细胞瘤。

精原细胞瘤

经典型精原细胞瘤

精原细胞瘤占所有生殖细胞肿瘤的50%以上。15%~30%的首诊为精原细胞瘤的男性患者有血浆人类绒毛膜促性腺激素(HCG)水平的升高,这与合体滋养层细胞有关。通过传统的HE染色,在7%的精原细胞瘤中能找到合体滋养层细胞;通过免疫过氧化物酶染色，在24%的精原细胞瘤中可发现合体滋养层细胞。而精原细胞瘤患者的血浆甲胎蛋白(AFP)则不升高。大体上来说,精原细胞瘤是质地软、棕褐色、弥漫性的多结节肿块。有时可见中心坏死。纤维基质中常可以看到大量的淋巴细胞浸润。90%以上的精原细胞瘤胎盘碱性磷酸酶(PLAP)染色阳性。

精母细胞性精原细胞瘤

精母细胞性精原细胞瘤占睾丸生殖细胞瘤的2%。该肿瘤通常发生在年龄较大的患者,中位年龄是54岁。区别精母细胞性精原细胞瘤和经典的精原细胞瘤是非常重要的,因为它们各自的自然史和治疗有很大差别。前者局限在睾丸,切除患病睾丸可治愈肿瘤。转移很少见。目前还不清楚该肿瘤的细胞来源。但是与经典型精原细胞瘤细胞不同,它没有糖原,并且胎盘碱性磷酸酶也呈阴性。事实上,不少学者认为几乎没有证据支持精母细胞性精原细胞瘤来源于生殖细胞[19,20]。

非精原细胞瘤

非精原细胞瘤(NSGCT)通常由不同生殖细胞瘤类型混合而成(胚胎癌、卵黄囊瘤、畸胎瘤及绒毛膜癌),尽管有时只能发现一种成分。胚胎癌是混合生殖细胞瘤中最常见的成分,33%胚胎癌可检测出甲胎蛋白（AFP),20%胚胎癌可检测出人类绒毛膜促性腺激素(HCG)。卵黄囊瘤与血浆AFP水平升高有关,是儿童最常见的生殖细胞肿瘤。而畸胎瘤与AFP、HCG水平升高无关,并且成熟畸胎瘤和不成熟畸胎瘤都可能发生转移。绒毛膜细胞癌是最少见的非精原细胞瘤类型,4%的混合生殖细胞瘤中可见到绒毛膜癌成分。它具有高度侵袭性,通常在诊断时已经发生转移,并且与HCG水平升高有关。精原细胞成分在混合生殖细胞瘤中也比较常见。不同的成分所占的比例不一样，血浆标志物(AFP 和 HCG)的升高也有差别。

解剖和肿瘤自然史

在胚胎发育过程中，睾丸来源于第二腰椎附近的生殖嵴。伴随着周围的血管和淋巴管，睾丸通过腹股沟管陷入阴囊。结果是，睾丸的初级淋巴站是腹膜后淋巴结。淋巴管首先汇入到睾丸门的集合淋巴干。这些淋巴干伴随着睾丸动脉、静脉和精索，并通过腹股沟管内环汇至腹膜后淋巴结。腹膜后淋巴结位于 T11-L4 椎体前方，主要集中在 L1~L3 椎体水平。左侧淋巴液主要流入左肾门附近的腹主动脉前和腹主动脉旁淋巴结，而后流入腹主动脉腔静脉间淋巴结(图 67.1A)。右侧淋巴液首先流入的淋巴结位于腔静脉前或腹主动脉腔静脉间，而后流入腹主动脉前淋巴结(图 67.1B)。肿瘤对侧扩散多见于右侧肿瘤，左侧肿瘤则少见。

从腹膜后淋巴结开始，淋巴液汇入乳糜池、胸导管、后纵隔及左侧锁骨上窝。其中，胸导管汇入到左侧锁骨上区的左锁骨下静脉。5%~10%的患者汇入右侧锁骨上区。

有阴囊或腹股沟手术史的患者会存在异常的淋巴回流。疝气修补术会改变阴囊的淋巴回流。睾丸的淋巴管与区域淋巴管汇合，最终汇入同侧的腹股沟和髂内淋巴结。另外，睾丸淋巴干可能在腹股沟内环摒弃精索血管，通过后方汇入髂外淋巴结。阴囊淋巴液直接汇入到腹股沟和髂外淋巴结。

精原细胞瘤的播散模式是有规律可循的。病灶转移的第一站是局部区域淋巴结。精原细胞瘤首先扩散至腹膜后淋巴结，然后依次到纵隔淋巴结、锁骨上淋巴结。少数情况下，转移灶可以通过胸导管从腹膜后淋巴结直接播散至锁骨上窝，导致有时存在锁骨上转移灶，而没有纵隔病变。精原细胞瘤很少发生血行转移，而非精原细胞瘤更多通过血行传播。尽管病变可以转移至骨、肝脏及颅脑，但是最常见的远处转移是肺转移。

临床表现和辅助检查

睾丸肿瘤常常表现为无痛性阴囊肿大，而疼痛、下坠感和触痛不多见。腹膜后淋巴结病变可导致后背痛或腹胀。虽然广泛的肺脏、肝脏、骨和脑受侵少见，但是一旦出现就会引起全身症状。乳房女性化在胚胎癌少见，可能与极其少见的性腺基质瘤有关系。有时，在睾丸摸不到包块，我们通过活检肿瘤的转移灶或检测升高的血浆肿瘤标志物给患者做出诊断。睾丸超声

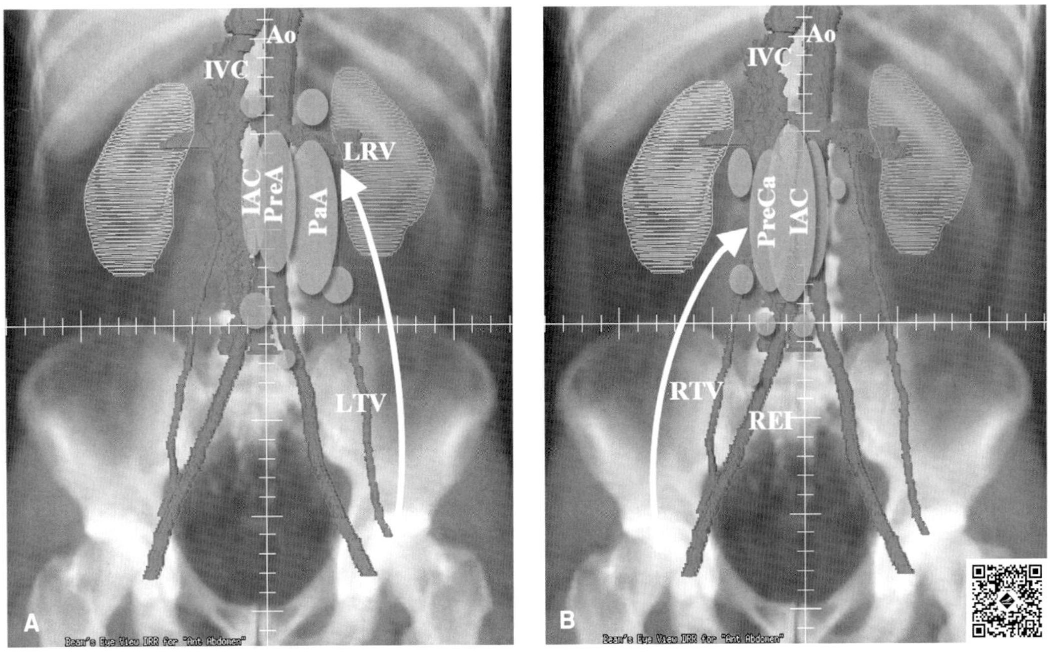

图 67.1　(A)睾丸左侧淋巴液主要沿经左侧睾丸静脉到左侧肾血管下方的淋巴结，最常见的是腹主动脉前、腹主动脉旁淋巴结及腹主动脉腔静脉间淋巴结。不常见的淋巴结包括主动脉或腔静脉分叉下、肾血管上淋巴结。(B)右侧淋巴液的引流沿右侧睾丸静脉和腔静脉前到腹主动脉腔静脉间和主动脉前淋巴结。不常见的淋巴结包括主动脉前、右侧髂总及髂外淋巴结。

常常能够发现隐蔽的原发性睾丸肿瘤。如果没有证据支持睾丸原发肿瘤,那么我们要考虑睾丸外的生殖细胞瘤,常见的部位有纵隔、腹膜后或松果体。

辅助检查

睾丸癌患者所做的必要检查见表67.2。完整的病史非常重要,包括既往腹股沟或阴囊手术史、隐睾、回缩性睾丸和睾丸固定术。体格检查时尤其要注意常见的淋巴结转移部位。还要检查对侧睾丸。另外,乳腺女性化的有无是非常重要的临床病史。如怀疑睾丸肿瘤,就要做睾丸超声。睾丸超声能够显示睾丸内的实性肿物,常伴有与之相关的睾丸微小结石形成。通过腹股沟切口行根治性睾丸切除不仅可用于睾丸肿瘤的诊断,还可以达到切除原发灶的目的。

实验室检查

血常规和生化应常规检查,包括肾功能检测。对于接受博来霉素或联合化疗的患者,还要评价肾功能和肺功能。与非精原细胞瘤密切相关的可靠的肿瘤标志物是β-HCG和AFP。在80%~85%非精原细胞瘤扩散的患者,有一种或两种肿瘤标志物升高。AFP的半衰期约5天,而β-HCG仅18~24小时。虽然15%~30%的精原细胞瘤患者β-HCG中度升高,但是只要AFP升高,就提示非精原细胞瘤。需注意的是,肿瘤标志物在其他情况下或疾病中也可升高,如实验误差、与黄体生成素的交叉反应、使用大麻、肝炎或针对糖蛋白产生自身抗体等。尽管血清乳酸脱氢酶(LDH)不是特异性指标,但80%的晚期睾丸癌患者可见升高。

如果怀疑睾丸癌,在睾丸切除前后都应检查肿瘤标志物,并且在对肿瘤标志物水平进行解释时要考虑到它们的半衰期。肿瘤标志物可以判断手术或化疗后肿瘤的残留和复发,并且可以用于预测非精原细胞瘤对治疗的反应。如果化疗成功,1周期即21天后,β-HCG水平应该降低≥90%。如果下降缓慢,则意味着肿瘤对化疗反应欠佳,这时,我们应在肿瘤对化疗产生完全耐药之前进行早期补救治疗。但是,AFP水平的下降却难以捉摸。

如果治疗可能损害患者的生殖能力,我们应该为患者考虑精液检查和精子贮存。随着新技术的出现,恢复生殖能力和储存精子,甚至储存质量更低的精子将成为可能。

表67.2 睾丸肿瘤的辅助检查

一般检查
病史(隐睾和既往腹股沟或阴囊手术史)
体格检查
实验室检查
血细胞计数
生化(包括乳酸脱氢酶)
免疫血清
甲胎蛋白(AFP)
人绒毛膜促性腺激素(β-HCG)
手术
经腹股沟根治性睾丸切除
影像学检查
胸片(正、侧位)
腹盆腔CT
对非精原细胞瘤和Ⅱ期精原细胞瘤的患者行胸部CT
对侧睾丸超声
特殊检查
精液检查

影像学检查

常规的影像学检查包括对所有患者行胸片检查,对非精原细胞瘤的患者行胸部CT检查。腹、盆腔CT可用于了解腹膜后淋巴结和肝脏的情况。CT通过测量淋巴结的大小判断腹膜后淋巴结是否受侵,其敏感性为40%,特异性为95%[21]。对于10~20mm大小的淋巴结来说,正常和异常有相当部分是重叠的。因此,CT在除外肿瘤性疾病方面的能力有限,但是,在某些条件下(如好发部位、单侧病变等疾病的典型表现),肿大的淋巴结极有可能提示肿瘤性疾病。在确定腹膜后淋巴结病变的大小和部位上,MRI和CT的作用相当。二维淋巴血管造影较CT敏感性稍高(66%),但是特异性相当(98%)。PET在病变分期的作用有限,但是对于CT不能确诊的病变有一定的优势[21]。另外,PET不能检出小于5mm的病灶和任何大小的畸胎瘤,因为它们的代谢率极低。PET的另一项重要作用就是评价化疗后残留的腹膜后病变。

对侧睾丸应行常规超声检查。如果对侧睾丸萎缩,且患者不足30岁,那么导管内生殖细胞瘤变的风险为30%。这种情况下,应考虑行对侧睾丸活检。

分期和预后因素

表67.3列出了美国癌症联合委员会(AJCC)的肿

瘤分期，包括原发肿瘤的特点（T）、淋巴结的受累（N）、远处转移（M）和肿瘤标志物水（S）[22]。约 80%的精原细胞瘤患者和 50%~60%的非精原细胞瘤患者在就诊时处于Ⅰ期。肿瘤的大小和睾丸血管神经丛是否受侵是公认的Ⅰ期精原细胞瘤的复发指标。而对于非精原细胞瘤来说，T 分期、胚胎成分的多少及淋巴血管是否受侵是重要的预后指标。另外，年龄是所有期别睾丸癌的不良预后因子[23]。

国际生殖细胞癌协作小组（IGCCCG）提出了转移的生殖细胞瘤分级法，被学界普遍接受，且已被纳入 TNM 分期法[24]（表 67.4）。预后分级基于的资料来自铂金时代的 10 个国家约 6000 例生殖细胞瘤转移的患者。该分级法在美国国内已被证实有效，并且在随后的队列研究中将进一步得到确证。与预后不良密切相关的因素包括如下：纵隔原发肿瘤、非肺脏的远处转移、肿瘤标志物的升高（AFP>10 000ng/mL，HCG>50 000 IU/L 或 LDH>正常的 10 倍）。非精原细胞瘤患者的预

表 67.3　美国癌症联合委员会 2010 年睾丸癌的分期

原发性肿瘤（T）（病理分期）	
pTx	无法测量大小的原发肿瘤
pT0	无肿瘤（如瘢痕等）
pTis	导管内肿瘤，非侵袭性
pT1	肿瘤局限于睾丸和附睾，没有侵犯血管或淋巴结
pT2	肿瘤局限于睾丸和附睾，侵犯血管或淋巴结或累及睾丸鞘膜
pT3	肿瘤侵犯精索
pT4	肿瘤侵犯阴囊
淋巴结（N）	
N0	无局部淋巴结受侵
N1	单发或多发淋巴结转移，最大直径≤2cm
N2	单发或多发淋巴结转移，最大直径 2~5cm
N3	淋巴结转移，最大直径>5cm
远处转移（M）	
M0	无远处转移
M1a	非局部淋巴结转移或肺转移
M1b	非肺脏的远处转移
血清肿瘤标志物（S）	
Sx	没有检查
S0	在正常范围
S1	LDH<1.5 倍正常值或 HCG<5000 或 AFP<1000
S2	1.5 倍正常值<LDH<10 倍正常值或 5000<HCG<50 000 或 1000<AFP<10 000
S3	LDH>10 倍正常值或 HCG>50 000 或 AFP>10 000
分期	
ⅠA	T1，N0，M0，S0
ⅠB	T2~4，N0，M0，S0
ⅠS	任何 T，N0，M0，S1~3
ⅡA	任何 T，N1，M0，S0/1
ⅡB	任何 T，N2，M0，S0/1
ⅡC	任何 T，N3，M0，S0/1
ⅢA	任何 T，任何 N，M1a，S0/1
ⅢB	任何 T，任何 N，M1a，S2
ⅢC	任何 T，任何 N，M1b 或 S3

LDH，乳酸脱氢酶；N，淋巴结；HCG，人绒毛膜促性腺激素；AFP，甲胎蛋白。

Used with the permission of the american Joint Committee on Cancer (AJCC), Chicago, Illinois. The original source for this material is the AJCC *Cancer Staging Manual*, 7th Edition (2010) published by Springer Science and Business Media LLC, www.springer.com.

表 67.4　国际生殖细胞癌协作小组关于转移性生殖细胞肿瘤分级的一致意见[a]

非精原细胞瘤	精原细胞瘤
预后良好	
原发于睾丸或腹膜后	原发任何部位
肺转移	肺转移
AFP <1000ng/mL	AFP 正常
HCG <5000 IU/L	任何 HCG
LDH <1.5 倍正常值	任何 LDH
预后中等	
原发于睾丸或腹膜后	原发任何部位
肺转移	肺转移
肿瘤标志物中度升高	
AFP >1000 且<10 000ng/mL 或	正常 AFP
HCG >5000 且 <50 000 IU/L 或	任何 HCG
1.5 倍正常值<LDH<10 倍正常值	任何 LDH
预后不良	
原发于纵隔或	
非肺脏的远处转移或	
AFP>10 000ng/mL	
HCG >50 000 IU/L 或	
LDH >10 倍正常值	

AFP，甲胎蛋白；HCG，人绒毛膜促性腺激素；LDH，乳酸脱氢酶。

[a] 预后良好、预后中等及预后不良组的 5 年生存率分别是 91%、80%、50%。

From International Germ Cell Consensus Classification: a prognostic factor-based staging system for metastatic germ cell cancers. International Germ Cell Cancer Collaborative Group. *J Clin Oncol* 1997;15(2):594–603.

后有三个等级(预后好、中等和不良),精原细胞瘤患者分为预后好组和预后中等组(见表67.3)。50%以上转移的非精原细胞瘤和90%的精原细胞瘤患者预后良好,5年生存率大于90%。25%~30%的患者属于中等预后组,其5年生存率为80%。预后不良组占非精原细胞瘤患者的15%~20%,5年生存率为50%。

一般处理

如怀疑睾丸恶性生殖细胞瘤,首先检查AFP和β-HCG的水平,然后行经腹股沟根治性睾丸切除并腹股沟管内环结扎精索。我们通常认为破坏阴囊会影响预后,如经阴囊睾丸切除、开放性睾丸活检、细针穿刺等。经阴囊睾丸切除较经腹股沟睾丸切除的局部肿瘤复发率稍高,分别为2.9%和0.4%,但是远处复发率或总生存率并无差异[25]。睾丸切除既可诊断,也可治疗,但进一步的治疗有赖于病理诊断和疾病分期。放疗在精原细胞瘤的治疗中有着显著的地位。而非精原细胞瘤的治疗主要是以顺铂为基础的联合化疗和(或)手术切除[26]。关于非精原细胞瘤的详细治疗,不在本章讨论范围。

精原细胞瘤

Ⅰ期

Ⅰ期精原细胞瘤患者的复发风险约为20%。辅助放疗或单药卡铂辅助化疗的无病生存率可达95%以上,治疗有效的生存率接近100%。随诊观察,复发时的治疗可以得到相似的生存结果,并且可以使80%的患者避免治疗相关性疾病[28]。

随诊观察

随诊观察已经成为Ⅰ期精原细胞瘤的主要策略。加拿大放射肿瘤学家在2006年的一项调查显示,56%的医生都认为随诊观察是首选[29]。Kollmansberger等[30]应用来自不列颠哥伦比亚省、加拿大及俄勒冈州的数据表明,Ⅰ期精原细胞瘤采用随诊观察的比例不断增加。1999—2008年,接受辅助放疗的比例从50%降到9%,而接受随诊观察的比例从47%增加到了87%。

表67.5列出了几个系列研究,包含了2400多例患者,所有的研究均显示疾病复发的概率、时间和形式极其相似[30-39]。行随访观察的患者,约20%会在中位时间14个月时复发。而在丹麦哥本哈根进行的包括394名患者的一系列研究显示,复发的中位时间是13个月,87%的复发出现在头2年,仅有2%的患者超过5年复发。多伦多的Choo等[35]报道的结果也极其相似,中位复发时间约13.6个月,88例患者仅有2名超过5年复发。玛嘉烈医院(PMH)的研究显示,5~10年复发的风险是4%。由于个别的研究报道复发率低,因此Warde等[40]对4个系列研究[分别来自PMH、皇家玛斯登医院(RMH),皇家伦敦医院和丹麦睾丸癌研究组]的资料进行了汇总分析,获得了638例Ⅰ期精原细胞瘤患者的随访观察资料。其中位随访时间是7年,其5年和10年的无复发生存率分别是82.3%和78.7%。69%的复发出现在手术治疗后的头2年,7%的复发超过6年。5年病因特异性生存率是99.3%。这些数据与来自Kollmansberger等[30]和Tandstad等[39]的大

表67.5 Ⅰ期精原细胞瘤随访观察后复发的各种形式

研究	总病例数	中位随访时间(月)	无复发生存率(%)	腹膜后复发概率(%)	疾病相关存活率(%)	中位复发时间(月)
Kollmannsberger等[30]	313	34	81	–	100	14
Von der maase等[31]	261	48	80	94	99	14
Chung等[32]	203	110	82	91	99.5	17
Francis等[33]	120	55	82	94	100	4
Daugaard等[34]	394	60	83	87	100	13
Choo等[35]	88	145	80	76	100	14
Cummins等[36]	164	160	87	82	98.7	16
Aparico等[37]	143	52	84	84	100	11
Kamba等[38]	186	45	79	79	100	21
Tandstad等[39]	512	60	86	94	99.8	17

规模人群研究是一致的。

肿瘤复发的主要部位在腹膜后(76%~94%)。5%~15%的肿瘤复发出现在纵隔或肺脏,3%~11%出现在腹股沟,且常伴先前阴囊受损。据报道,复发时间是有变化的。传统上,74%~82%的患者首先进行了放疗,二次复发率约为 10%(6%~16%)。二次复发几乎总是出现在远处,但补救性化疗成功率达 90%~95%。有很多近期的研究使用化疗作为最初的补救性治疗。来自瑞典挪威睾丸癌研究小组的一项研究,以顺铂为基础的联合化疗给予 89%的复发患者[39],只有 1/58 的患者出现再复查。Kollmansberger 等[30]报道,在不列颠哥伦比亚省和俄勒冈州睾丸癌数据库中,68%的复发性患者采用补救性化疗。接受化疗的 32 例患者没有发生再复查,而接受补救性放疗的 15 例患者中,有 3 例患者出现了再复发。尽管补救性化疗是有效的,但是它比补救性放疗的毒性大。

汇总分析发现[40],肿瘤的大小、睾丸鞘膜和淋巴血管受侵可以单变量预测复发。多变量分析发现,肿瘤的大小(危险比等于 2.0)和睾丸鞘膜受侵(危险比等于 1.7)对预测复发的意义重大。肿瘤直径小于 4cm 且无睾丸鞘膜受侵的无复发生存率为 87.8%, 而肿瘤直径>4cm 并伴睾丸鞘膜受侵的无复发生存率则降为 68.5%。Tyldesley 等[41]也注意到了肿瘤直径>4cm 和睾丸鞘膜受侵两因素的重要性, 报道了无上述危险因素、有 1 个或 2 个的 5 年无复发生存率分别为 86%、71%和 50%。Choo 等[35]也发现,如出现睾丸鞘膜受侵,10 年无复发生存率就从 86%下降到 52%。然而,Tandstad 等[39]的研究并没有确定肿瘤大小、血管受侵、患者年龄及 HCG 升高可以作为预后因素。睾丸鞘膜受侵没有常规进行分析。

鉴于肿瘤随着时间推移有多种复发风险和形式,因此一个合理的随诊观察策略应该是前 2 年每 4 个月评价 1 次,第 3 年和第 4 年每半年 1 次,以后的 5~10 年每年 1 次[42]。每次评价应包括体格检查、腹盆腔CT。尽管常规检查通常包括胸片,但是在来自玛嘉烈医院的 527 例患者中,除了 1 例以外的所有患者都是通过腹盆 CT 发现的复发灶[43]。单纯的胸片检查不能发现复发病灶, 作者建议随访过程不必使用胸片检查,而低剂量的 CT 成像[44]和 MRI 检查可以减少长期的辐射暴露。

与辅助性放疗相比,随诊观察花费较大,这要归结于增加的放射检查[33-45]。随诊观察要周密计划,适用于依从性好的患者,要知道由于患者有后期复发的风险,随诊观察至少要 10 年。大规模的随诊观察系列研究得出了 99.5%的生存率, 这显示出随诊观察可以获得等同于辅助性治疗的益处, 并且是一种安全有效的替代治疗,这也为肿瘤治疗指南的修订提供了充分的证据。

辅助性放疗

过去对于Ⅰ期精原细胞瘤的术后标准治疗是辅助放疗,照射区域包括腹主动脉旁和同侧的盆腔淋巴结(“狗腿”野或“曲棍”野)。这是一个非常有效的治疗方法,据报道复发率只有 1%~5%,疾病相关生存率可达 100%[39,46-55](表 67.6),并且不需要反复地接受腹部检查[56]。后来在随访观察中注意到,复发多发生在腹主动脉旁,许多医生都采用小野照射来减少治疗相关的毒性反应。系列研究表明,虽然只行主动脉旁照射的盆腔淋巴结失败率较高, 而无病生存期仅有小的损失。德国睾丸癌研究小组 Classen 等[52]进行了一项单臂研究,721 例Ⅰ期精原细胞瘤患者接受主动脉旁照射野。8 年无病生存期占 95%。26 例复发的患者中,有 21 例患者复发灶不在照射野内(尽管大部分位于同侧盆腔),而是位于膈下淋巴结。英国医学研究理事会进行了一项随机临床试验, 将Ⅰ期精原细胞瘤行传统的“狗腿”野照射和主动脉野照射进行比较[57]。接受过同侧腹股沟或阴囊手术的患者排除在外。结果发现主动脉旁野照射的耐受性更好,发生急性胃肠道和血液系统毒性的严重程度、频率均得到了改善。中位随访 4.5 年后, 两组间的 3 年无病生存率和总生存率均无差异。对于接受主动脉旁野照射的患者,盆腔复发是最常见的,而对于接受“狗腿”野照射的患者,盆腔复发很少见。一项回顾性研究发现,接受主动脉旁野照射并且随访过程中没有进行 CT 检查的患者, 盆腔复发淋巴结的平均大小是 7.3cm(2.8~13cm)[58]。

鉴于主动脉旁野照射复发多见于髂骨旁淋巴结,可以采用改良的“狗腿”野照射,使照射野的下缘位于中骨盆平面。这种照射方式既包括了危险区域淋巴结,也使正常组织的受照体积最小化。

辅助化疗

对于Ⅰ期精原细胞瘤的患者,推荐使用卡铂单药辅助性化疗,其毒性较放疗低。并且对于晚期精原细胞瘤患者,卡铂疗效明显且毒性低[59]。有一些研究报道了在睾丸切除后行 1 个或 2 个周期卡铂化疗[60-62]。Steiner 等[63]报道,276 例Ⅰ期精原细胞瘤患者接受 2周期卡铂化疗, 中位随访 75 个月后,5 年无复发生存率

表 67.6 Ⅰ期精原细胞瘤辅助性放疗后复发的各种形式

研究	总病例数	中位随访时间(年)	放疗剂量(Gy)	照射野	复发病例	主动脉旁/肾门	盆腔/腹股沟	远处复发	病因特异性生存率(%)
Tandstad 等[39]	481	6.1	25.2	DL	4(0.8%)	2	0	2	100
Fossa 等[46]	365	9.1	36~40	DL	13(4%)	1	7	6	99
Bauman 等[47]	169	7.5	30	DL	5(3%)	1	0	4	100
Logue 等[48]	431	5.2	20	PA	15(3%)	1	9	5	99
Santoni 等[49]	487	10	30	DL,PA	21(4%)	4	8	9	–
Niazi 等[50]	71	6.25	25	PA	1(1%)	0	1	0	100
Melchior 等[51]	87	7.7	36	DL	3(3%)	0	0	3	100
Classen 等[52]	721	5.1	26	PA	26(4%)	6	21	5	99.6
Bruns 等[53]	80	7.1	20	Mini PA	4(5%)	1	3	0	100
Jones 等[54]	313	5.1	30	PA(88%)	10(3%)	2	6	2	100
	312		20	PA(89%)	11(3%)	1	3	7	99.7
Oliver 等[55]	904	6.5	20~30	PA(86%)	33(4%)	3	11	19	99.9
Fossa 等[57]	236	4.5	30	DL	9(4%)	0	0	9	100
	242			PA	9(4%)	2	4	6	99.3

DL,dog-leg;PA,主动脉旁;Med,纵隔。

是 98.1%。Aparicio 等[37]报道了依据每名患者的复发风险选取治疗方法的策略，研究对象是Ⅰ期精原细胞瘤患者,被评估为低复发风险的患者行随诊观察,而对于肿瘤较大或睾丸鞘膜受侵的高复发风险患者接受 2 周期卡铂化疗。中位随访时间 34 个月,接受卡铂化疗组的患者 5 年无复发生存率是 96.2%。复发往往在腹膜后,且可以用顺铂行补救性化疗,使得疾病特异性生存率接近 100%。2001—2006 年,瑞典和挪威的Ⅰ期精原细胞瘤患者在睾丸切除术后接受卡铂单药化疗的比率从 0 升至 70%[39]。而在同一时期内,辅助放疗的比率从 40%降至 5%。接受化疗的复发风险高于辅助放疗(3.95%对 0.8%),然而两者的总生存是一样的。来自不列颠哥伦比亚和俄勒冈州的数据[30],在 73 例接受 1 周期或 2 周期卡铂化疗的患者中,只有 1 例复发,其无复发生存率是 98%,疾病特异性生存率 100%。

医学研究理事会进行了一项对Ⅰ期精原细胞瘤患者使用单药卡铂和行淋巴结照射的随机对照试验[55]。来自 14 个欧洲国家的约 1500 例患者接受了辅助性放疗或单药卡铂治疗。87%的患者只做主动脉旁照射,其余还包括了同侧盆腔淋巴结。中位随访时间 6.5 年,放疗组和卡铂组的 5 年无复发生存率相似，分别为 96.0%和 94.7%。在辅助性放疗组,复发最常见的部位要么是远处复发 (57%)，要么是盆腔淋巴结复发(31%)。在卡铂组，复发最常见的部位在主动脉旁(74%)。仅有的 1 例死于睾丸癌的患者在放疗组,化疗组没有发生与肿瘤相关的死亡。卡铂组还观察到对侧睾丸癌减少 80%(2 例对 15 例)。长期的毒性反应(如白血病的风险)还不是很清楚,但是该方案耐受性好,仅有轻度骨髓抑制。Powles 等[64]的研究发现,接受卡铂化疗的 199 例患者,中位随访 9 年后,死于心血管疾病的风险和第二恶性肿瘤产生的风险并没有增加。

Mead 等[27]分析了 3 个医学研究理事会的随机临床实验，这些研究包括将近 2500 例Ⅰ期精原细胞瘤患者。它们得出的结论是,放疗和卡铂化疗都是合理的辅助治疗方法。我们清楚地看到,无论采取什么治疗方法，Ⅰ期精原细胞瘤患者的存活率都达到了 100%。因此,治疗的目的就成了在不减少疗效的情况下较少治疗相关的副作用。对于依从性好的患者,随诊观察可能是好的选择。而对于不适合随诊观察的患者,辅助性放疗或化疗可以明显减少复发风险。然而,关于卡铂的长期疗效或毒性反应，我们的资料有限。此外,必须连续观察腹膜后淋巴结。

Ⅱ期

对于Ⅱ期精原细胞瘤的患者,依据腹膜后淋巴结的大小来选择治疗方法。ⅡA 期或ⅡB 期的精原细胞瘤患者(淋巴结最大径≤5cm)可以给予 25~35Gy 的放疗。主动脉旁和同侧盆腔淋巴结照射疗效确切,复发率<10%(表 67.7),且疾病特异性生存率为 97%~100%。膈下照射后复发最常见的部位在锁骨上窝或纵隔。过去,一些学者[67]建议对锁骨上行预防性照射。然而,锁骨上窝复发的患者所占的比例不足 5%,并且,对这些患者膈下照射后行补救性化疗的效果良好[74]。

ⅡA 期或ⅡB 期的精原细胞瘤患者可以通过以顺铂为基础的化疗治愈,尽管比单独放疗的毒性大[75,76]。对ⅡA 期或ⅡB 期的精原细胞瘤患者行卡铂一周期化疗后疾病的控制率不如放疗。德国睾丸癌研究组进行的一项二期研究[77]对ⅡA 期和ⅡB 期精原细胞瘤患者分别使用了 3 或 4 周期的卡铂化疗。总的失败率是 18%,复发全部发生在腹膜后。为了提高疗效,放疗联合使用卡铂化疗[68]。但是,报道的复发率却与单用放疗相差无几。

腹膜后病变(淋巴结直径>5cm)的ⅡC 期患者通常需要全身化疗[78]。也可以选择放疗,但是>30%的复发率过大。Chung 等[65]报道,对 16 例ⅡC 期患者行放疗后有 10 例复发,而对 23 例患者行化疗后仅有 1 例复发。当然,治疗方法的选择也受到了腹膜后淋巴结肿物的大小和位置的影响。如果肿物为中心性,并且没有覆盖大部分肾脏或没有与肝脏广泛重叠,我们可以首选放疗。如果肿物的位置使照射野包括了大部分肾脏或肝脏,我们就要使用包括顺铂的联合化疗[通常使用依托泊苷/顺铂(EP)或博莱霉素/依托泊苷/顺铂(BEP)],以免产生放疗相关的远期副作用。对于直径>10cm 的淋巴结病变,放疗后的复发率超过 40%,因此,这些患者应该行全身化疗。

对于罕见的Ⅲ期患者(膈上淋巴结受侵或实质脏器转移)或放疗后复发的患者,目前标准的治疗方案是 3 周期的 BEP 或 4 周期的 EP 化疗。国际生殖细胞癌协作小组共识分级依据有无肺脏转移将这些患者分为预后良好组或预后中等组。预后良好组的 5 年生存率达 91%,预后中等组的 5 年生存率 80%。尽管最初报道卡铂疗效好,但是单药卡铂的疗效不如以顺铂为基础的联合化疗。对 2 例包括 361 例转移性精原细胞瘤患者的随机试验进行汇总分析,Bokemeyer 等[79]报道使用卡铂后无进展生存率(72%对 92%)和总生存率(89%对 94%)均欠佳。

残余肿瘤

如果Ⅱ期或Ⅲ期患者首选化疗,80%的患者在 1 个月后仍可见到残余肿块。其中大部分患者在数月后会逐渐消退。Flechon 等[80]报道 50%的残余肿瘤在随访中消失,并且只有在直径>3cm 的肿瘤内才可见有活性的肿瘤细胞。其他的治疗方法可选择巩固性放疗、手术或观察。为了明确化疗后放疗的地位,医学研究委员会睾丸肿瘤工作组回顾性分析了来自 10 个欧洲中心经过化疗的晚期精原细胞瘤患者[81]。在 302 例患者之中,174 例(58%)经过化疗后仍有残余肿瘤,其 3 年无进展生存率为 85%。约一半的患者进行了化疗后放疗,而这一选择是基于医疗机构的偏好。放疗没有显著减少疾病进展的风险,仅使无进展生存率提高了 2.3%。然而,关于疾病进展最重要的预后因素是化疗前脏器转移或高水平 LDH 或化疗后脏器转移灶持

表 67.7 Ⅱ期精原细胞瘤不同分级的淋巴结病变在有或无纵隔放疗后纵隔下淋巴结的复发率

	ⅡA(≤2cm)		ⅡB(2~5cm)		ⅡC(>5cm)	
研究	样本	复发	样本	复发	样本	复发
Bauman 等[47]	29	2	10	1	4	2
Chung 等[65]	49	4	30	4	16	10
Classen 等[66]	66	2	21	2	—	—
Zagars 等[67]	6	0	38	5	25	3
Patterson 等[68]	46	6	34	9	—	—
Whippl 等[69]	31	2	14	3	—	—
Vallis 等[70]	26	1	22	2	5	2
Dosmann 和 Zagars[71]	55	1	13	4	—	—
Mason 和 Kearsley[72]	—	—	25	1	24	6
Evensen 等[73]	6	0	18	1	49	11
总数	314	24(8%)	225	32(14%)	123	34(28%)

续存在。在圣巴多罗缪医院，107 例晚期精原细胞瘤患者行化疗后，43 例(40%)有残余肿块[82]。在 19 例行外科探查的患者中，有 3 例(15%)组织学呈阳性，而在另外行随诊观察的 3 例患者复发在原发肿瘤部位。复发的病例仅出现在肿瘤直径>3cm 的患者。107 例患者中，98 例(92%)仍存活，并且没有复发。对化疗后手术的病例最大的一次研究报道来自于纪念斯隆-凯特琳癌症中心[83]。55 例晚期精原细胞瘤患者于化疗后 4 周内进行了残余瘤手术切除或活检。27 例肿瘤直径>3cm 的患者中，8 例(30%)有残余瘤。在 28 例肿瘤最大直径<3cm 的患者中没有发现肿瘤复发。

从以上的研究报道，我们清楚地看到单纯的临床随诊观察对于肿瘤直径<3cm 的患者是适当的。CT 上可见到肿瘤对化疗反应的两种表现：不连续、边界清晰的残余肿物；边缘模糊的肿物，与周围结构融合，看起来像纤维性斑块。前者更适合外科手术。另外，如果 CT 可以清楚地看到肿物，且最大直径>3cm，50%的患者病理组织学检查可发现肿瘤。手术切除这些肿瘤是合理的。如果 CT 看不清，即使最大直径>3cm，病理发现肿瘤组织的概率不足 10%。要切除这些肿瘤就要存在损伤大血管、输尿管和小肠的风险。因此，这些病例应行临床观察。FDG-PET 在识别残存灶方面的特异性高于 CT[84]。FDG-PET 可以用于评估直径>3cm 的残余病灶，以指导下一步治疗[85]。

双侧睾丸癌

双侧睾丸癌约占 5%，其中 1/3 是双侧同时发生，2/3 是异时性发生[86]。尽管双侧睾丸切除是一种有效的治疗方法，但保留睾丸手术和术后放疗已经成为逐渐兴起的选择[87]。睾丸部分切除术可以用于一部分双侧睾丸癌患者和只有一侧睾丸的患者。理论上要满足肿瘤直径<2cm，并且侵袭性病变的手术切缘阴性。80%以上的导管内生殖细胞瘤变(IGCN)患者，术后放疗给予残留睾丸 18~20Gy 的总剂量，可以达到根治的目的[88,89]。也有报道只进行随访观察[90]。不论选择哪种治疗方法，不同程度的内分泌功能障碍都很常见，很多患者都需要终身进行睾酮替代治疗。

放疗技术

靶区和野边界

对于Ⅰ期患者，临床靶区(CTV)应包括主动脉腔静脉之间、主动脉前和主动脉旁淋巴结(图 67.1)。左侧肿瘤还应包括左肾门淋巴结。还应包括同侧髂外和髂总淋巴结，尤其是怀疑淋巴引流异常时。常规治疗不推荐包括腹股瘢痕、腹股沟淋巴结或半侧阴囊。对于Ⅱ期患者，大体靶区(GTV)要通过影像学检查确定，CTV 也应包括同侧盆腔淋巴结。

PTV 包括 CTV、解剖位置的改变及摆位引起的误差。为了以合适的边界覆盖腹膜后和髂淋巴结，我们使用标准的解剖野边界。经典的是“狗腿野”或“曲棍球棒野”技术。上界定于 T9 与 T10 椎体之间，下界定于闭孔上缘。一种改良的方法是，上界定于 T11 与 T10 椎体之间，下界可以定于髂窝以上(图 67.2)。放射野在主动脉旁区域大约宽 9cm，并且通常包括椎体横突。左侧边界应包括左肾门，并且使用个体化保护装置减少肾脏接受的剂量。这个层面的靶区宽度通常为 11~12cm。在 L4 中间水平，照射野应向旁侧延伸包括同侧髂外淋巴结。多叶准直器可以用来确定靶区的形状。如果只照射腹膜后淋巴结，上界和旁侧界大致同上述，下界定于 L5/S1 椎间盘水平。也有报道使用较低的上界(T10~T11)，较高的下界(L4 下缘)[53]。

这些边界确定后，使用计划 CT 确定靶区的范围。根据照射野的大小、射线能量、挡铅等，PTV 到靶区边界的距离是 8~15mm。需要注意的是，在头足方向的外放与 95%等剂量曲线之间经常有几厘米的距离，这与照射野较大和体厚的变化有关。

对于Ⅱ期病变的患者，PTV 包括 CTV 的范围同Ⅰ期患者一样。但 CTV 一定要包括所有的病变淋巴结(图 67.3)。如果淋巴结直径>4cm，需要进行加量照射。可以同步加量或序贯进行。序贯方式的优点是可以减少病变照射的体积和正常组织辐射量。尤其适合病变体积较大且覆盖肾脏的患者。

模拟和治疗计划

容积计划 CT 扫描时，患者仰卧位，上肢位于身体两侧。通常需要有睾丸的防护。以 CT 为基础的计划系统可以清晰地显示淋巴结区域的位置、邻近组织及包括肾脏、肝脏在内的重要器官。另外，从射野方向可以评估 PTV 的覆盖程度，可恰当地使用多叶光栅或挡铅。使用直线加速器进行前后对穿野的照射方法。依据不同的距离，使用 6~18MV 的光子。而 IMRT(调强放射治疗)是更先进的治疗方法，这种技术可以更好地保护危急器官[91]。尽管 IMRT 可以减少危急器官(胃、肠管及骨髓)的受照量，但目前还不清楚，具体如何反映在减

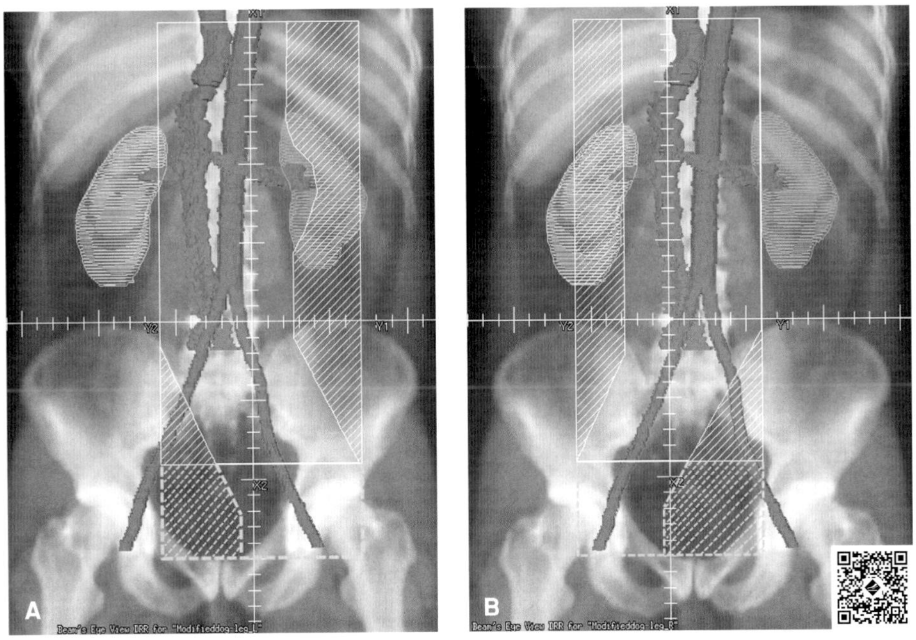

图 67.2　对于Ⅰ期精原细胞瘤患者，使用改良“狗腿野”包括高危淋巴结区域。上界位于 T10~T11 之间，下界位于髂窝以上。传统上的下界位于闭孔上方（橙色），包括髂外淋巴结。这些淋巴结很少包含在内，并且使用更高的界限可以减少毒性反应。如果使用腹主动脉旁野，下界位于 L5 下缘。左侧肿瘤还应该包括左侧肾门(A)，但不适用于右侧肿瘤(B)。

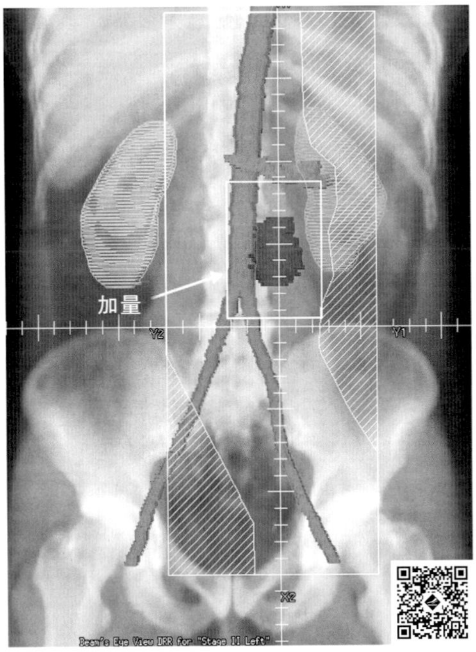

图 67.3　ⅡA 期和ⅡB 期精原细胞瘤可以使用传统的或改良的“狗腿野”，20 次 25Gy，直径>3cm 的可以加量 5 次 10Gy。

少早期和晚期副作用，也包括第二恶性肿瘤的发生。

剂量和分割

Ⅰ期精原细胞瘤

有报道放疗剂量为：每次 1.25~2Gy，共照射 20~40Gy。在北美最常用的总剂量和分割次数分别为 25Gy 和 20 次[92]，腹膜后病变控制率可接近 100%。英国医学研究理事会（MRC TE18）完成了一项随机对照试验，该试验分别行总疗程为 3 周、总剂量 30Gy、分割 15 次和 2 周、20Gy、10 次的照射[54]。两组的无复发生存率是相似的。但在接受 30Gy 的照射组中，中重度嗜睡、不能正常工作的发生率较高。12 周后，两组之间无差异。

Ⅱ期精原细胞瘤

Ⅱ期精原细胞瘤的最佳照射剂量还没有确定，存在一系列可以接受的剂量和分割次数。其中一种较常用的方式是：分割 20 次，总量 25Gy，对于直径为 2~3cm 的残余肿大淋巴结加照（5~8 次，10Gy）[65]。ⅡA 期 15 次 30Gy 和ⅡB 期 18 次 36Gy 已经被证实有较好的局部控制率[66]。

睾丸防护

在对腹膜后和同侧髂淋巴结放疗期间，对残余睾丸的剂量介于 0.3~1.5Gy 之间。受照剂量取决于睾丸与靶区边缘的距离。一些有效的防护装备可以使睾丸的受照量减少至盆腔中段平面受照量的 1%以下[93-95]。许多机构使用一些简单的性腺防护装备，如斗状，其包含一个厚约 1cm 的杯状物。这可以保护睾丸免受低能量散射光子的伤害，有效地将睾丸剂量降低 4 倍。

治疗的结果

精原细胞瘤

现有治疗手段的疗效取决于处诊肿瘤的分期和严重程度。确诊年龄>40 岁也是一个不良预后因子[23]。对于Ⅰ期肿瘤，常规的腹膜后和同侧盆腔淋巴结照射可以使 10 年无复发生存率达 96%~98%。1%~4%的患者行膈下照射后在头 3 年复发。复发的部位通常平均分布在纵隔和其他远处。偶尔复发瘤可能是非精原细胞瘤，尽管原发肿瘤经过细致的检查后显示是纯精原细胞瘤。Ⅰ期精原细胞瘤的死亡极其罕见。绝大多数复发的患者可以选择补救性治疗，通常是化疗。大量的系列研究显示，病因特异性生存率达 99%~100%。

表 67.6 显示了Ⅱ期肿瘤行膈下照射的效果。ⅡA 期和ⅡB 期患者的无病生存率分别达到了 92%和 86%。绝大多数的复发出现在纵隔、锁骨上淋巴结和肺脏。顺铂为基础的化疗可以挽救 80%的复发，使 5 年病因特异性生存率达 96%~100%。ⅡC 期患者进行放疗后的复发率大于 30%，这些患者最好进行化疗。由于顺铂为基础的联合化疗能够挽救放疗后复发的患者，对于淋巴结病变较大的患者，首次选用放疗或化疗的生存率相似。对每一位患者必须评估以上治疗的潜在毒性，还要评估其他影响治疗选择的因素。

对于Ⅲ期精原细胞瘤和腹膜后肿块直径>5cm 的病例，顺铂为基础的化疗(如 BEP×3 或 EP×4)是标准的治疗方案。Mencel 等[96]报道，在 142 例晚期精原细胞瘤的病例中，93%对以铂类药物为基础的化疗反应良好，整体无病生存率达 86%。

治疗的后遗症

放疗后遗症

对ⅠA 期和ⅡA 期患者行膈下照射后的远期后遗症与照射剂量有关。照射量大于 25Gy，没有治疗优势，但是毒性却增加。英国医学研究理事会分别进行了 30Gy 分割 15 次的“狗腿”照射野和主动脉旁照射野对比研究，478 例患者有 33 例(7%)在随访观察中诊断为消化性溃疡。两种照射野的发生率相似。极少患者有腹泻等长期副作用，而绝大多数患者行长期的影像学随诊观察，不良反应少，生活质量满意[54]。

约 50%的睾丸精原细胞瘤患者在诊断时有某种程度的生精能力损伤。但是，无瘤睾丸受照射会进一步损害生精过程，损害的程度是剂量依赖的。现有的资料表明，激素生成和生精过程在低水平(0.5Gy)时就会受损，累及剂量达 2Gy 就可能造成永久性损伤[97]。Hahn 等[98]报道，14 例患者的无瘤睾丸接受了超过 65cGy 的射线，则有 10 例发生精子缺乏。如果剂量小于 50cGy，检测不到精子缺乏。绝大多数患者精液中精子的恢复出现在放疗后 30~80 周。美国西南肿瘤研究组 8711 对研究中的行睾丸切除术和放疗的精原细胞瘤患者的生殖能力和性功能进行了详细的评价[99]。26 例患者中有 14 例(54%)生殖能力低于基线，精子数小于 20 000/mL。患者平均接受的剂量为 26Gy，每次 1.6Gy，无瘤睾丸接受的中位剂量为 79cGy。如果睾丸接受的剂量低于中位值，精子数在约 6 个月后会降到最低点，12 个月以后生殖能力才能恢复。如果睾丸接受了较高的剂量，精子的恢复就会更加延长。Jacobsen 等[100]报道，21 例接受“狗腿”照射野放疗的患者 1 年后精子数减少一半(睾丸接受的中位剂量为 32cGy)。24 例行主动脉旁照射野放疗的患者却没有发生精子数减少(睾丸接受的中位剂量为 9cGy)。前者也导致了血浆卵泡刺激素(FSH)水平的升高，而睾酮水平无变化。放疗的 6 个月内 FSH 水平最高，3 年内恢复正常。但是，有了目前先进的放疗技术，绝大多数男性可以恢复到基线值精子浓度和激素水平，对生殖能力的影响最小。

行睾丸肿瘤放疗的患者发生第 2 原发肿瘤的风险增高[101,102]。Travis 等[103]调查了来自 14 个北美和欧洲以人口为基础的癌症登记处在 1943—2001 年之间注册的超过 40 000 例接收了放疗的睾丸患者发生第二肿瘤的情况。他们发现，10 年存活者发生第二肿瘤的风险约是普通人群的 2 倍，相对危险度(RR)为 1.9。发病的风险持续增高达 35 年，最高的 RR 是胃癌(RR=4.0)，其次是胰腺癌(RR=3.6)和膀胱癌(RR=2.7)。发生肺脏、食管、结肠和胸膜恶性肿瘤的风险也升高。精原细胞瘤和非精原细胞瘤患者的发病风险均增高，且单纯使用放疗(RR=2.0)，单纯使用化疗(RR=1.8)，使用放化疗(RR=2.9)。对 1970—1993 年之间 18 567 例睾丸癌患者治疗后发生白血病的风险进行研究的病例对照研究已经被报道[104]。无化疗的单纯放疗(骨髓接受的中位剂量 12.6Gy)使患白血病的风险增加 3 倍。骨髓接受的剂量越多，白血病风险越大，这在很大程度上与纵隔放疗相关。顺铂的累积剂量也可提示患白血病的风险增加，使用常用的注射剂量累积达到 3.2 就可以增加患白血病的风险。就严格的数字来讲，据估计，腹膜后接受 25Gy 照射将会使 10 000 例患者随访 15 年出现 9 例白血病患者。而顺铂的常用剂量会导致 16 例白血病患者。虽然在第二肿瘤的发生过程当中，我们可以采取各种治疗手段加强干预，但是，我们甚至看到在接受随诊观察的睾丸癌患者中，第二肿瘤的发病风险也增高。我们发现，与健康的对照组比较，早期的精原细胞瘤患者淋巴细胞发生自发性染色体转位的概率增加[105]。辅助性放疗后，染色体转位的概率增加，需要约 30 个月才能恢复到放疗前的水平[106]。因此，我们推测，基因的不稳定性是发生恶性肿瘤的易患因素。

精原细胞瘤患者放疗后的长期存活者因心脏病而死亡的风险也增加，即使没有行纵隔照射[107]，放疗后超过 15 年的患者心脏病标准化死亡率为 1.85。

化疗的后遗症

顺铂为基础的化疗与脱发和大量腹泻、呕吐有关。现在的止吐药已经控制了胃肠道的不良反应。严重的短期毒性反应就是骨髓抑制、博来霉素引起的肺纤维化和罕见的顺铂引起的神经毒性。骨髓抑制和肺纤维化是致命的，0.5%~4%的患者发生。对生殖细胞瘤患者，近来确认的化疗副作用就是继发肿瘤。如上所述，顺铂累积剂量与继发肿瘤发生的风险密切相关[104]。依托泊苷可以增加患白血病的风险。形态学上看，这些白血病通常是单核细胞型或粒单核细胞型。特征性的染色体转位也常见，但不是总出现。与由烷化剂引起的典型白血病相比，这类白血病的出现更与化疗药物关系密切。

其他的晚期毒性反应包括高频听力受损、神经毒性、Raynaud 现象、缺血性心脏病、高血压、肾功不全和肺毒性。有研究，入组的 1800 例睾丸癌患者均接受顺铂为基础的化疗。Brydoy 等[108]报道，远期的 Raynaud 现象发生率是 39%，感觉异常占 29%，听力受损占 22%，耳鸣占 22%。而化疗后对远期的生育能力影响较小[109]。BEP 可以导致迅即的无精子征，但是，随着时间的进展，半数以上的患者可以恢复正常或接近正常[110]。接受 2~4 周期的 BEP 治疗后，生育能力可达 70%~85%[111,112]。尽管亚临床内分泌异常更常见[114]，但有症状的激素功能紊乱仅出现在顺铂累积剂量高时[113]。

（寇培思 李明焕 译 李明焕 校）

参考文献

1. Siegel R, Ward E, Brawley O, et al. Cancer statistics, 2011: the impact of eliminating socioeconomic and racial disparities on premature cancer deaths. *CA Cancer J Clin* 2011;61(4):212–236.
2. Chia VM, Quraishi SM, Devesa SS, et al. International trends in the incidence of testicular cancer, 1973–2002. *Cancer Epidemiol Biomarkers Prev* 2010;19(5):1151–1159.
3. Rosen A, Jayram G, Drazer M, et al. Global trends in testicular cancer incidence and mortality. *Eur Urol* 2011;60(2):374–379.
4. Holmes LJ, Escalante C, Garrison O, et al. Testicular cancer incidence trends in the USA (1975–2004): plateau or shifting racial paradigm? *Public Health* 2008;122(9):862–872.
5. Bray F, Ferlay J, Devesa SS, et al. Interpreting the international trends in testicular seminoma and nonseminoma incidence. *Nat Clin Pract Urol* 2006;3(10):532–543.
6. Baade P, Carriere P, Fritschi L. Trends in testicular germ cell cancer incidence in Australia. *Cancer Causes Control* 2008;19(10):1043–1049.
7. Manecksha RP, Fitzpatrick JM. Epidemiology of testicular cancer. *BJU Int* 2009;104(9 Pt B):1329–1333.
8. Sarfati D, Shaw C, Blakely T, et al. Ethnic and socioeconomic trends in testicular cancer incidence in New Zealand. *Int J Cancer* 2011;128(7):1683–1691.
9. Bosetti C, Bertuccio P, Chatenoud L, et al. Trends in mortality from urologic cancers in Europe, 1970–2008. *Eur Urol* 2011;60(1):1–15.
10. Bertuccio P, Malvezzi M, Chatenoud L, et al. Testicular cancer mortality in the Americas, 1980–2003. *Cancer* 2007;109(4):776–779.
11. Verhoeven RH, Coebergh JW, Kiemeney LA, et al. Testicular cancer: trends in mortality are well explained by changes in treatment and survival in the southern Netherlands since 1970. *Eur J Cancer* 2007;43(17):2553–2558.
12. Akre O, Pettersson A, Richiardi L. Risk of contralateral testicular cancer among men with unilaterally undescended testis: a meta analysis. *Int J Cancer* 2009;124(3):687–689.
13. Raman JD, Nobert CF, Goldstein M. Increased incidence of testicular cancer in men presenting with infertility and abnormal semen analysis. *J Urol* 2005;174(5):1819–1822; discussion 1822.
14. Jorgensen N, Vierula M, Jacobsen R, et al. Recent adverse trends in semen quality and testis cancer incidence among Finnish men. *Int J Androl* 2011;34(4 Pt 2):e37–e48.
15. Jorgensen N, Asklund C, Carlsen E, et al. Coordinated European investigations of semen quality: results from studies of Scandinavian young men is a matter of concern. *Int J Androl* 2006;29(1):54–61; discussion 105–108.
16. Skakkebaek NE, Rajpert-De Meyts E, Main KM. Testicular dysgenesis syndrome: an increasingly common developmental disorder with environmental aspects. *Hum Reprod* 2001;16(5):972–978.
17. Greene MH, Kratz CP, Mai PL, et al. Familial testicular germ cell tumors in adults: 2010 summary of genetic risk factors and clinical phenotype. *Endocr Relat Cancer* 2010;17(2):R109–R121.
18. Dieckmann KP, Skakkebaek NE. Carcinoma in situ of the testis: review of biological and clinical features. *Int J Cancer* 1999;83(6):815–822.
19. Aggarwal N, Parwani AV. Spermatocytic seminoma. *Arch Pathol Lab Med* 2009;133(12):1985–1988.
20. Looijenga LH. Spermatocytic seminoma: toward further understanding of pathogenesis. *J Pathol* 2011;224(4):431–433.
21. De Wit M, Brenner W, Hartmann M, et al. [18F]-FDG-PET in clinical stage I/II non-seminomatous germ cell tumours: results of the German multicentre trial. *Ann Oncol* 2008;19(9):1619–1623.
22. American Joint Committee on Cancer. *AJCC cancer staging manual,* 7th ed. New York: Springer, 2010.
23. Fossa SD, Cvancarova M, Chen L, et al. Adverse prognostic factors for testicular cancer-specific survival: a population-based study of 27,948 patients. *J Clin Oncol* 2011;29(8):963–970.
24. International Germ Cell Consensus Classification: a prognostic factor-based staging system for metastatic germ cell cancers. International Germ Cell Cancer Collaborative Group. *J Clin Oncol* 1997;15(2):594–603.
25. Capelouto CC, Clark PE, Ransil BJ, et al. A review of scrotal violation in testicular cancer: is adjuvant local therapy necessary? *J Urol* 1995;153(3 Pt 2):981–985.
26. Albers P, Albrecht W, Algaba F, et al. EAU guidelines on testicular cancer: 2011 update. *Eur Urol* 2011;60(2):304–319.
27. Mead GM, Fossa SD, Oliver RT, et al. Randomized trials in 2466 patients with stage I seminoma: patterns of relapse and follow-up. *J Natl Cancer Inst* 2011;103(3):241–249.
28. Chung P, Mayhew LA, Warde P, et al. Management of stage I seminomatous testicular cancer: a systematic review. *Clin Oncol (R Coll Radiol)* 2010;22(1):6–16.
29. Alomary I, Samant R, Genest P, et al. The preferred treatment for stage I seminoma: a survey of Canadian radiation oncologists. *Clin Oncol (R Coll Radiol)* 2006;18(9):696–699; discussion 693–695.
30. Kollmannsberger C, Tyldesley S, Moore C, et al. Evolution in management of testicular seminoma: population-based outcomes with selective utilization of active therapies. *Ann Oncol* 2011;22(4):808–814.
31. Von der Maase H, Specht L, Jacobsen GK, et al. Surveillance following orchidectomy for stage I seminoma of the testis. *Eur J Cancer* 1993;29A(14):1931–1934.
32. Chung P, Parker C, Panzarella T, et al. Surveillance in stage I testicular seminoma—risk of late relapse. *Can J Urol* 2002;9(5):1637–1640.
33. Francis R, Bower M, Brunstrom G, et al. Surveillance for stage I testicular germ cell tumours: results and cost benefit analysis of management options. *Eur J Cancer* 2000;36(15):1925–1932.

34. Daugaard G, Petersen PM, Rorth M. Surveillance in stage I testicular cancer. *APMIS* 2003;111(1):76–83; discussion 83–85.
35. Choo R, Thomas G, Woo T, et al. Long-term outcome of postorchiectomy surveillance for stage I testicular seminoma. *Int J Radiat Oncol Biol Phys* 2005;61(3):736–740.
36. Cummins S, Yau T, Huddart R, et al. Surveillance in stage I seminoma patients: a long-term assessment. *Eur Urol* 2010;57(4):673–678.
37. Aparicio J, Germa JR, Garcia del Muro X, et al. Risk-adapted management for patients with clinical stage I seminoma: the Second Spanish Germ Cell Cancer Cooperative Group study. *J Clin Oncol* 2005;23(34):8717–8723.
38. Kamba T, Kamoto T, Okubo K, et al. Outcome of different post-orchiectomy management for stage I seminoma: Japanese multi-institutional study including 425 patients. *Int J Urol* 2010;17(12):980–987.
39. Tandstad T, Smaaland R, Solberg A, et al. Management of seminomatous testicular cancer: a binational prospective population-based study from the Swedish Norwegian Testicular Cancer Study Group. *J Clin Oncol* 2011;29(6):719–725.
40. Warde P, Specht L, Horwich A, et al. Prognostic factors for relapse in stage I seminoma managed by surveillance: a pooled analysis. *J Clin Oncol* 2002;20(22):4448–4452.
41. Tyldesley S, Voduc D, McKenzie M, et al. Surveillance of stage I testicular seminoma: British Columbia Cancer Agency Experience 1992 to 2002. *Urology* 2006;67(3):594–598.
42. Martin JM, Panzarella T, Zwahlen DR, et al. Evidence-based guidelines for following stage 1 seminoma. *Cancer* 2007;109(11):2248–2256.
43. Tolan S, Vesprini D, Jewett MA, et al. No role for routine chest radiography in stage I seminoma surveillance. *Eur Urol* 2010;57(3):474–479.
44. O'Malley ME, Chung P, Haider M, et al. Comparison of low dose with standard dose abdominal/pelvic multidetector CT in patients with stage 1 testicular cancer under surveillance. *Eur Radiol* 2010;20(7):1624–1630.
45. Warde P, Gospodarowicz MK, Panzarella T, et al. Long term outcome and cost in the management of stage I testicular seminoma. *Can J Urol* 2000;7(2):967–972; discussion 973.
46. Fossa SD, Aass N, Kaalhus O. Radiotherapy for testicular seminoma stage I: treatment results and long-term post-irradiation morbidity in 365 patients. *Int J Radiat Oncol Biol Phys* 1989;16(2):383–388.
47. Bauman GS, Venkatesan VM, Ago CT, et al. Postoperative radiotherapy for stage I/II seminoma: results for 212 patients. *Int J Radiat Oncol Biol Phys* 1998;42(2):313–317.
48. Logue JP, Harris MA, Livsey JE, et al. Short course para-aortic radiation for stage I seminoma of the testis. *Int J Radiat Oncol Biol Phys* 2003;57(5):1304–1309.
49. Santoni R, Barbera F, Bertoni F, et al. Stage I seminoma of the testis: a bi-institutional retrospective analysis of patients treated with radiation therapy only. *BJU Int* 2003;92(1):47–52; discussion 52.
50. Niazi TM, Souhami L, Sultanem K, et al. Long-term results of para-aortic irradiation for patients with stage I seminoma of the testis. *Int J Radiat Oncol Biol Phys* 2005;61(3):741–744.
51. Melchior D, Hammer P, Fimmers R, et al. Long term results and morbidity of paraaortic compared with paraaortic and iliac adjuvant radiation in clinical stage I seminoma. *Anticancer Res* 2001;21(4B):2989–2993.
52. Classen J, Schmidberger H, Meisner C, et al. Para-aortic irradiation for stage I testicular seminoma: results of a prospective study in 675 patients. A trial of the German Testicular Cancer Study Group (GTCSG). *Br J Cancer* 2004;90(12):2305–2311.
53. Bruns F, Bremer M, Meyer A, et al. Adjuvant radiotherapy in stage I seminoma: is there a role for further reduction of treatment volume? *Acta Oncol* 2005;44(2):142–148.
54. Jones WG, Fossa SD, Mead GM, et al. Randomized trial of 30 versus 20 Gy in the adjuvant treatment of stage I testicular seminoma: a report on Medical Research Council Trial TE18, European Organisation for the Research and Treatment of Cancer Trial 30942 (ISRCTN18525328). *J Clin Oncol* 2005;23(6):1200–1208.
55. Oliver RT, Mead GM, Rustin GJ, et al. Randomized trial of carboplatin versus radiotherapy for stage I seminoma: mature results on relapse and contralateral testis cancer rates in MRC TE19/EORTC 30982 study (ISRCTN27163214). *J Clin Oncol* 2011;29(8):957–962.
56. Souchon R, Hartmann M, Krege S, et al. Interdisciplinary evidence-based recommendations for the follow-up of early stage seminomatous testicular germ cell cancer patients. *Strahlenther Onkol* 2011;187(3):158–166.
57. Fossa SD, Horwich A, Russell JM, et al. Optimal planning target volume for stage I testicular seminoma: a Medical Research Council randomized trial. Medical Research Council Testicular Tumor Working Group. *J Clin Oncol* 1999;17(4):1146.
58. Livsey JE, Taylor B, Mobarek N, et al. Patterns of relapse following radiotherapy for stage I seminoma of the testis: implications for follow-up. *Clin Oncol (R Coll Radiol)* 2001;13(4):296–300.
59. Horwich A, Dearnaley DP, Duchesne GM, et al. Simple nontoxic treatment of advanced metastatic seminoma with carboplatin. *J Clin Oncol* 1989;7(8):1150–1156.
60. Dieckmann KP, Krain J, Kuster J, et al. Adjuvant carboplatin treatment for seminoma clinical stage I. *J Cancer Res Clin Oncol* 1996;122(1):63–66.
61. Krege S, Kalund G, Otto T, et al. Phase II study: adjuvant single-agent carboplatin therapy for clinical stage I seminoma. *Eur Urol* 1997;31(4):405–407.
62. Reiter WJ, Brodowicz T, Alavi S, et al. Twelve-year experience with two courses of adjuvant single-agent carboplatin therapy for clinical stage I seminoma. *J Clin Oncol* 2001;19(1):101–104.
63. Steiner H, Scheiber K, Berger AP, et al. Retrospective multicentre study of carboplatin monotherapy for clinical stage I seminoma. *BJU Int* 2011;107(7):1074–1079.
64. Powles T, Robinson D, Shamash J, et al. The long-term risks of adjuvant carboplatin treatment for stage I seminoma of the testis. *Ann Oncol* 2008;19(3):443–447.
65. Chung PW, Gospodarowicz MK, Panzarella T, et al. Stage II testicular seminoma: patterns of recurrence and outcome of treatment. *Eur Urol* 2004;45(6):754–759; discussion 759–760.
66. Classen J, Schmidberger H, Meisner C, et al. Radiotherapy for stages IIA/B testicular seminoma: final report of a prospective multicenter clinical trial. *J Clin Oncol* 2003;21(6):1101–1106.
67. Zagars GK, Pollack A. Radiotherapy for stage II testicular seminoma. *Int J Radiat Oncol Biol Phys* 2001;51(3):643–649.
68. Patterson H, Norman AR, Mitra SS, et al. Combination carboplatin and radiotherapy in the management of stage II testicular seminoma: comparison with radiotherapy treatment alone. *Radiother Oncol* 2001;59(1):5–11.
69. Whipple GL, Sagerman RH, van Rooy EM. Long-term evaluation of postorchiectomy radiotherapy for stage II seminoma. *Am J Clin Oncol* 1997;20(2):196–201.
70. Vallis KA, Howard GC, Duncan W, et al. Radiotherapy for stages I and II testicular seminoma: results and morbidity in 238 patients. *Br J Radiol* 1995;68(808):400–405.
71. Dosmann MA, Zagars GK. Post-orchiectomy radiotherapy for stages I and II testicular seminoma. *Int J Radiat Oncol Biol Phys* 1993;26(3):381–390.
72. Mason BR, Kearsley JH. Radiotherapy for stage 2 testicular seminoma: the prognostic influence of tumor bulk. *J Clin Oncol* 1988;6(12):1856–1862.
73. Evensen JF, Fossa SD, Kjellevold K, et al. Testicular seminoma: analysis of treatment and failure for stage II disease. *Radiother Oncol* 1985;4(1):55–61.
74. Chung PW, Warde PR, Panzarella T, et al. Appropriate radiation volume for stage IIA/B testicular seminoma. *Int J Radiat Oncol Biol Phys* 2003;56(3):746–748.
75. Garcia-del-Muro X, Maroto P, Guma J, et al. Chemotherapy as an alternative to radiotherapy in the treatment of stage IIA and IIB testicular seminoma: a Spanish Germ Cell Cancer Group study. *J Clin Oncol* 2008;26(33):5416–5421.
76. Giannis M, Aristotelis B, Vassiliki K, et al. Cisplatin-based chemotherapy for advanced seminoma: report of 52 cases treated in two institutions. *J Cancer Res Clin Oncol* 2009;135(11):1495–1500.
77. Krege S, Boergermann C, Baschek R, et al. Single agent carboplatin for CS IIA/B testicular seminoma. A phase II study of the German Testicular Cancer Study Group (GTCSG). *Ann Oncol* 2006;17(2):276–280.
78. Domont J, Massard C, Patrikidou A, et al. A risk-adapted strategy of radiotherapy or cisplatin-based chemotherapy in stage II seminoma. *Urol Oncol* 2011 Jun 10. [Epub ahead of print]
79. Bokemeyer C, Kollmannsberger C, Stenning S, et al. Metastatic seminoma treated with either single agent carboplatin or cisplatin-based combination chemotherapy: a pooled analysis of two randomised trials. *Br J Cancer* 2004;91(4):683–687.
80. Flechon A, Bompas E, Biron P, et al. Management of post-chemotherapy residual masses in advanced seminoma. *J Urol* 2002;168(5):1975–1979.
81. Duchesne GM, Stenning SP, Aass N, et al. Radiotherapy after chemotherapy for metastatic seminoma—a diminishing role. MRC Testicular Tumour Working Party. *Eur J Cancer* 1997;33(6):829–835.
82. Ravi R, Ong J, Oliver RT, et al. The management of residual masses after chemotherapy in metastatic seminoma. *BJU Int* 1999;83(6):649–653.
83. Herr HW, Sheinfeld J, Puc HS, et al. Surgery for a post-chemotherapy residual mass in seminoma. *J Urol* 1997;157(3):860–862.
84. Becherer A, De Santis M, Karanikas G, et al. FDG PET is superior to CT in the prediction of viable tumour in post-chemotherapy seminoma residuals. *Eur J Radiol* 2005;54(2):284–288.
85. Becherer A. PET in testicular cancer. *Methods Mol Biol* 2011;727:225–241.
86. Klatte T, de Martino M, Arensmeier K, et al. Management and outcome of bilateral testicular germ cell tumors: a 25-year single center experience. *Int J Urol* 2008;15(9):821–826.
87. Bazzi WM, Raheem OA, Stroup SP, et al. Partial orchiectomy and testis intratubular germ cell neoplasia: world literature review. *Urol Ann* 2011;3(3):115–118.
88. Huyghe E, Soulie M, Escourrou G, et al. Conservative management of small testicular tumors relative to carcinoma in situ prevalence. *J Urol* 2005;173(3):820–823.
89. Heidenreich A, Weissbach L, Holtl W, et al. Organ sparing surgery for malignant germ cell tumor of the testis. *J Urol* 2001;166(6):2161–2165.
90. Lawrentschuk N, Zuniga A, Grabowksi AC, et al. Partial orchiectomy for presumed malignancy in patients with a solitary testis due to a prior germ cell tumor: a large North American experience. *J Urol* 2011;185(2):508–513.
91. Zilli T, Boudreau C, Doucet R, et al. Bone marrow-sparing intensity-modulated radiation therapy for stage I seminoma. *Acta Oncol* 2011;50(4):555–562.
92. Choo R, Sandler H, Warde P, et al. Survey of radiation oncologists: practice patterns of the management of stage I seminoma of testis in Canada and a selected group in the United States. *Can J Urol* 2002;9(2):1479–1485.
93. Fraass BA, Kinsella TJ, Harrington FS, et al. Peripheral dose to the testes: the design and clinical use of a practical and effective gonadal shield. *Int J Radiat Oncol Biol Phys* 1985;11(3):609–615.
94. Bieri S, Rouzaud M, Miralbell R. Seminoma of the testis: is scrotal shielding necessary when radiotherapy is limited to the para-aortic nodes? *Radiother Oncol* 1999;50(3):349–353.
95. Ravichandran R, Binukumar JP, Kannadhasan S, et al. Testicular shield for para-aortic radiotherapy and estimation of gonad doses. *J Med Phys* 2008;33(4):158–161.
96. Mencel PJ, Motzer RJ, Mazumdar M, et al. Advanced seminoma: treatment results, survival, and prognostic factors in 142 patients. *J Clin Oncol* 1994;12(1):120–126.
97. Hansen PV, Trykker H, Svennekjaer IL, et al. Long-term recovery of spermatogenesis after radiotherapy in patients with testicular cancer. *Radiother Oncol* 1990;18(2):117–125.
98. Hahn EW, Feingold SM, Simpson L, et al. Recovery from aspermia induced by low-dose radiation in seminoma patients. *Cancer* 1982;50(2):337–340.
99. Gordon WJ, Siegmund K, Stanisic TH, et al. A study of reproductive function in patients with seminoma treated with radiotherapy and orchidectomy: (SWOG-8711). Southwest Oncology Group. *Int J Radiat Oncol Biol Phys* 1997;38(1):83–94.
100. Jacobsen KD, Olsen DR, Fossa K, et al. External beam abdominal radiotherapy in patients with seminoma stage I: field type, testicular dose, and spermatogenesis. *Int J Radiat Oncol Biol Phys* 1997;38(1):95–102.
101. Fatigante L, Ducci F, Campoccia S, et al. Long-term results in patients affected by testicular seminoma treated with radiotherapy: risk of second malignancies. *Tumori* 2005;91(2):144–150.
102. Robinson D, Moller H, Horwich A. Mortality and incidence of second cancers following treatment for testicular cancer. *Br J Cancer* 2007;96(3):529–533.
103. Travis LB, Fossa SD, Schonfeld SJ, et al. Second cancers among 40,576 testicular cancer patients: focus on long-term survivors. *J Natl Cancer Inst* 2005;97(18):1354–1365.
104. Travis LB, Andersson M, Gospodarowicz M, et al. Treatment-associated leukemia following testicular cancer. *J Natl Cancer Inst* 2000;92(14):1165–1171.
105. Schmidberger H, Virsik-Koepp P, Rave-Frank M, et al. Reciprocal translocations in patients with testicular seminoma before and after radiotherapy. *Int J Radiat Oncol Biol Phys* 2001;50(4):857–864.
106. Muller I, Geinitz H, Braselmann H, et al. Time-course of radiation-induced chromosomal aberrations in tumor patients after radiotherapy. *Int J Radiat Oncol Biol Phys* 2005;63(4):1214–1220.
107. Zagars GK, Ballo MT, Lee AK, et al. Mortality after cure of testicular seminoma. *J*

Clin Oncol 2004;22(4):640–647.
108. Brydoy M, Oldenburg J, Klepp O, et al. Observational study of prevalence of long-term Raynaud-like phenomena and neurological side effects in testicular cancer survivors. *J Natl Cancer Inst* 2009;101(24):1682–1695.
109. Kim C, McGlynn KA, McCorkle R, et al. Fertility among testicular cancer survivors: a case-control study in the U.S. *J Cancer Surviv* 2010;4(3):266–273.
110. Stephenson WT, Poirier SM, Rubin L, et al. Evaluation of reproductive capacity in germ cell tumor patients following treatment with cisplatin, etoposide, and bleomycin. *J Clin Oncol* 1995;13(9):2278–2280.
111. Fossa SD, Oldenburg J, Dahl AA. Short- and long-term morbidity after treatment for testicular cancer. *BJU Int* 2009;104(9 Pt B):1418–1422.
112. Brydoy M, Fossa SD, Klepp O, et al. Paternity and testicular function among testicular cancer survivors treated with two to four cycles of cisplatin-based chemotherapy. *Eur Urol* 2010;58(1):134–140.
113. Gerl A, Muhlbayer D, Hansmann G, et al. The impact of chemotherapy on Leydig cell function in long term survivors of germ cell tumors. *Cancer* 2001;91(7):1297–1303.
114. Huddart RA, Norman A, Moynihan C, et al. Fertility, gonadal and sexual function in survivors of testicular cancer. *Br J Cancer* 2005;93(2):200–207.

第 68 章
阴茎癌和男性尿道癌

David B. Mansur

解剖

阴茎的基本构成包括两个阴茎海绵体和一个尿道海绵体。这些海绵体由一层致密的筋膜(Buck 筋膜)包绕,它与皮肤之间由一层疏松结缔组织分隔开。远端,尿道海绵体延伸入阴茎的龟头,龟头由一层皮肤覆盖称为阴茎包皮。这层皮肤延伸覆盖并牢固地依附在龟头上。

男性尿道由黏膜和黏膜下层组织构成。它是由膀胱颈部的黏膜向尿道延伸而来。后尿道再分为尿道膜部(是穿过尿生殖膈的部分)、前列腺部(是穿过前列腺的部分)。前尿道穿过尿道海绵体分为舟状窝区(尿道龟头变宽处)、阴茎部(穿过阴茎活动的部分)和尿道球部(接近前尿道的膨大部分)。前列腺部尿道仅由移行上皮覆盖。前尿道的远端部分由复层鳞状上皮覆盖,并逐渐变为假复层柱状上皮。在尿道膜部柱状上皮逐渐变为移行上皮。

龟头和皮肤的淋巴管引流进入位于筋膜上的表浅腹股沟淋巴结。阴茎内和阴茎基底的丰富淋巴引流网意味着其实际的淋巴引流可能为双侧性的。对于龟头和深部阴茎组织是否也引流入(筋膜下)表浅或深层腹股沟淋巴结有不同意见。位于腹上部和隐静脉连接处以上和中部所谓的前哨淋巴结被认为是阴茎癌的原发引流部位[1]。这组淋巴结的选择性活检对于评估肿瘤范围非常重要,因为,如果没有肿瘤累及的话就不需进行淋巴清扫。但这一方法的可靠性还没有得到一些研究的支持[2,3]。Catalona [4]发现癌症死亡的 Cabanas 案例前哨淋巴结活检假阴性率为 10%[5]。

舟头窝和尿道阴茎部淋巴引流随阴茎淋巴引流入表浅和深部腹股沟淋巴结。尿道膜部和前列腺部淋巴引流可能通过以下 3 个路径。一些通过耻骨联合进行髂外淋巴结,一些进入闭孔和髂内淋巴结,另一些引流入骶前淋巴结。如果腹股沟淋巴结没有受累的话盆腔(髂总)淋巴结很少受累[6]。

流行病学

在美国,阴茎癌少见。估计每年有 1100 例诊断的新发病例[7]。年发病率约为 1/100 000,所有男性癌症患者中少于 1%[6]。有越来越多的证据表明新生儿包皮环切术有预防阴茎癌的作用[8]。在行割礼的犹太人中阴茎癌极其少见[6]。幼年时期行包皮环切术可明显预防阴茎癌,但成年后行包皮环切术则没有预防作用[9]。南美洲、非洲和亚洲部分地区发病率较高可能与未行新生儿包皮环切有关。有研究证明,在尼日利亚和乌干达包皮环切可有效地预防阴茎癌的发生[10,11]。类似的,美国黑人有较高的阴茎癌发病率与进行新生儿包皮环切术的比率低有关。患阴茎癌的患者中包皮过长常见。动物实验中,包皮垢是致癌物质,然而包皮垢致癌作用的成分还没有得到证实[6]。

人乳头瘤病毒(HPV)与阴茎癌有关。在一份系统的文献综述中,Miralles-Guri 及其同事[12]认为,约 50%的阴茎癌与 HPV 相关,最常见的血清型是 HPV-16 和 HPV-18。Boon 及其同事[13]观察到在印度巴厘岛宫颈癌和阴茎癌的发病率明显升高,当地居民很少进行包皮环切并且包皮过长发生率高。他们支持 HPV 感染可能为生殖器致癌作用的协同因子,在巴厘岛 75%的生殖器癌患者有感染。在荷兰,男性通常进行包皮环切术,那里的男性仅有 HPV 感染但无生殖癌患者。波多黎各的 Martinez [14]和纽约的 Graham 等[15]也注意到阴茎癌患者的配偶患宫颈癌的概率明显升高。

针对 HPV 血清型 6、11、16 和 18 的四价疫苗已被批准用于预防女性宫颈癌(年龄为 9~26 岁)。基于在年轻人有显著降低阴茎病变发生率的论证能力(主要 HPV-6、HPV-11 相关的尖锐湿疣),美国 FDA 批准该疫苗在 9~26 岁的男性使用。因为在美国,阴茎癌的发病率比尖锐湿疣低得多,阴茎癌的发病率预计将降低。然而,在阴茎癌发生率更高的许多国家接种疫苗有巨大潜在的利益。也许在美国年轻人接种疫苗的最大好处是减少整体人口的 HPV 感染率和随后减少传播到女性的宫颈癌风险[16]。其他致病因子如病毒(疱疹病毒)和性传播疾病(梅毒)可能也有关系[17,18],但尚无有力证据[5]。

男性尿道癌同样少见。没有公认的种族或地理致病因素。虽然病因学尚不明确,但尿道癌有可能与慢性刺激(感染、性病、尿道狭窄)相关。尿道癌明确的既往病史包括性病(24%~37%)、尿道狭窄(35%~54%)、尿道创伤(7%)和尿道息肉(2%)[19,20]。由移行上皮覆盖的尿道部分(前列腺部和膜部)与膀胱和上尿道有相似的致病因素。肿瘤出现的平均年龄为 58~60 岁,有 10%发生在小于 40 岁的患者[5,20]。

自然病史

绝大部分的阴茎癌发生在包皮区内、龟头、冠状沟或包皮自身。病变发生于阴茎皮肤少见。绝大部分阴茎癌表现为缓慢进展的局部病变。虽然阴茎在日常生活中可以触摸和观察到,但对于阴茎癌的发现和医学诊断仍有争论。患者由于恐惧和羞耻,可能会延迟诊断。因此,应建立阴茎癌迅速诊断的方法。原发病灶可能累及全部阴茎海绵体甚至腹壁。腹股沟淋巴结是转移扩散最常见的部位。所有患者中有 35%淋巴结转移病理阳性,可触及淋巴结患者中约有 50%的患者病理阳性[5,17,21,22]。

远处转移不常见(约 10%),即便是在区域进展期的患者,常见于发生在腹股沟淋巴结受累的患者。这些患者常死于脓毒性并发症、腹股沟大血管受侵或二者联合并发症。

男性前尿道癌的自然病史与阴茎癌相似。约 40%的肿瘤起源于前尿道[19]。许多肿瘤为低分化,原发灶和局部病灶与远处转移灶相比发展缓慢。尿道阴茎部肿瘤首先扩展到腹股沟淋巴结,但是尿道膜部和前列腺部首先转移到盆腔淋巴结。约 1/3 的患者出现临床或病理淋巴结受累[19]。

尿道癌易于直接侵入到邻近结构。常侵入尿道周围尿道海绵体的血管间隙。始发于尿道膜部的病变常侵及会阴深部组织,包括尿生殖膈、前列腺和邻近皮肤。发生于尿道前列腺部的肿瘤,在诊断时常侵及大部分前列腺。除非为局部进展期病变,血行转移不常见。Kaplan 及其同事[20]报道远处转移发生在 15%的患者中,绝大部分诊断时有海绵体受侵。

临床表现

阴茎癌可能表现为浸润性溃疡或外部生长的乳头状病灶。图 68.1 显示法国 14 个研究所的 259 例患者阴茎肿瘤的位置。龟头和包皮为最主要的原发病位,阴茎部位的肿瘤少见[23]。由于包皮过长,原发病灶常不易清晰显示。常见继发感染和相关的恶臭气味。排尿障碍为阴茎癌不常见的症状。最常见的症状为肿块,发生在超过 2/3 的患者。溃疡常见,发生在约 50%的患者中[22,24]。一项有 552 例阴茎癌病例的研究中,症状表现为肿块(78%)、疼痛或痒(12%)、出血(7%)、腹股沟肿块(7%)和尿道症状(4%)[25-27]。有 30%~45%的患者可触及腹股沟肿大淋巴结[5,17,21,26,28,29],然而,仅一半为肿瘤[21,22]。肿大淋巴结常与感染有关。大多病例给予几周的抗生素后腹股沟淋巴结会有缩小,许多学者

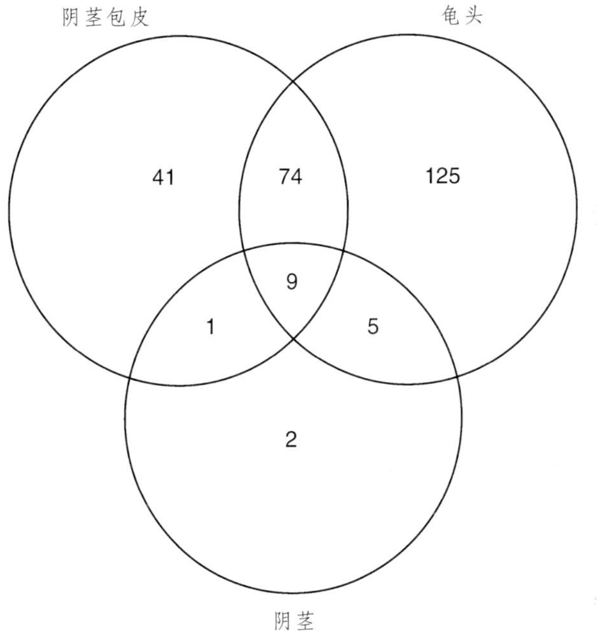

图 68.1 259 例患者原发肿瘤的部位。每一个小圈代表一个解剖部位。交叉线指出的是 2 个或 3 个部位受累。未知:2 例。(From Rozan R, Albuisson E, Giraud B, et al. Interstitial brachytherapy for penile carcinoma: a multicentric survey (259 patients). *Radiother Oncol* 1995;36:83-93, copyright 1995, with permission from Elsevier.)

提倡在进行区域淋巴结状况评估前给予抗生素的治疗。相反地,有20%~40%的临床腹股沟阴性的患者出现隐性转移[3,30-33]。

尿道癌的患者最常见的表现为排尿障碍(43%)。其他的症状体征为肿块(28%)、出血(20%)、脓肿(20%)和刺激症状(20%)[19]。出现这些症状常常是由于尿道炎或尿道狭窄,这些可能先于尿道癌出现并且可能导致延误诊断。尿道癌绝大部分发生于尿道膜部(后尿道)(61%),而且这一部位的肿瘤与前尿道肿瘤相比预后差[19]。

诊断程序

对于可疑或证实的阴茎癌和尿道癌患者进行评估的诊断程序是必要的。尿道镜检查和膀胱镜检查是非常重要的尿道初筛检查。腹股沟淋巴结应进行全面评估。腹股沟淋巴结受累的患者使用CT进行诊断大盆腔和动脉旁淋巴结是有用的。

有限的前瞻性数据就PET-CT的使用而言是可获得的,但初步结果显示,PET-CT在评价腹股沟淋巴结表现出激励的敏感性(88%)和特异性(98%),并且评估已经出现腹股沟转移患者的盆腔淋巴结的诊断准确率为96%。

分期

表68.1和表68.2分别是阴茎癌和尿道癌的A-JCC分期系统[34]。

病理分类

绝大多数恶性阴茎肿瘤为分化好的鳞癌[37]。虽然有些研究报道了间变后预后明显变差[37],但还有一些研究发现病理分级与生存之间没有显著关联[18,26]。

Bowen病是原位鳞状细胞癌,可能累及阴茎及腹股沟和耻骨上阴毛区。临床上,病变表现为孤立的、暗红色病变及局部的皮屑和渗出。25%~50%的患者伴发内脏的恶性病变[6]。

凯拉增生性红斑是皮肤原位癌,可累及阴茎包皮和龟头部黏膜皮肤[37],表现为红色的、高出皮面或溃疡性的病灶。Graham和Helwig[38]等发现100例患者中有10例凯拉增生性红斑在诊断时为侵袭性鳞状细胞癌,Mikhail[39]等报道15例患者中有5例有相同的描述。

表68.1　阴茎癌AJCC分期系统

原发肿瘤(T)	
TX	原发肿瘤不能评估
T0	无原发肿瘤的证据
Tis	原位癌
Ta	非侵袭性疣状癌
T1a	肿瘤侵及皮下结缔组织不伴淋巴管浸润,并且肿瘤分化好(即级别3~4)
T1b	肿瘤侵及皮下结缔组织伴淋巴管浸润,并且肿瘤分化差
T2	肿瘤侵及海绵体舟状窝
T3	肿瘤侵及尿道
T4	肿瘤侵及其他邻近结构
区域淋巴结(N)	
cNX	区域淋巴结无法评估
cN0	无明显的腹股沟淋巴结
cN1	可触及单侧移动腹股沟淋巴结
cN2	可触及单侧多个移动腹股沟淋巴结或双侧腹股沟淋巴结
cN3	可触及大量固定腹股沟淋巴结或肿大盆腔淋巴结,单侧或双侧
pNx	区域淋巴结无法评估
pN0	无区域淋巴结转移
pN1	单个腹股沟淋巴结转移
pN2	多个或双侧腹股沟淋巴结转移
pN3	转移淋巴结结外侵犯或盆腔淋巴结转移,单侧或双侧
远处转移(M)	
M0	无远处转移
M1	远处转移(包括真骨盆外淋巴结转移)
补充描述	M后缀表示多个肿瘤的存在并记录在括号中,如pTa(m)N0M0

分期

0	Tis	N0	M0
	Ta	N0	M0
Ⅰ	T1a	N0	M0
Ⅱ	T1b	N0	M0
	T2	N0	M0
	T3	N0	M0
Ⅲa	T1~3	N1	M0
Ⅲb	T1~3	N2	M0
Ⅳ	T4	任何N	M0
	任何T	N3	M0
	任何T	任何N	M1

表 68.2　尿道癌 AJCC 分期系统

原发肿瘤(T)		
TX	原发肿瘤不能评估	
T0	无原发肿瘤证据	
Ta	非侵袭性乳头状、息肉状或疣状癌	
Tis	原位癌	
T1	肿瘤侵及皮下结缔组织	
T2	肿瘤侵及海绵体或前列腺或尿道周围肌肉	
T3	肿瘤侵及海绵体或超过前列腺包膜或膀胱颈或阴道前壁	
T4	肿瘤侵及其他邻近器官	
区域淋巴结(N)		
NX	区域淋巴结不能评估	
N0	无区域淋巴结转移	
N1	单个淋巴结转移，最大直径≤2cm	
N2	单个淋巴结转移，最大直径>2cm 或多发转移	
远处转移(M)		
MX	远处转移无法评估	
M0	无远处转移	
M1	远处转移	
分期		

0a	Ta	N0	
0is	Tis	N0	
Ⅰ	T1	N0	
Ⅱ	T2	N0	
Ⅲ	T1	N1	
	T2	N1	
	T3	N0	
	T3	N1	
Ⅳ	T4	N0	
	T4	N1	
	任何 T	N2	
	任何 T	任何 N	M1

Used with the permission of the American Joint Committee on Cancer (AJCC), Chicago, Illinois. The original source for this material is the *A-JCC Cancer Staging Manual*, 7th Edition (2010) published by Springer Science and Business Media LLC, www.springer.com.

凯拉增生性红斑与 Bowen 病一样与体内恶性肿瘤相关[40]。

很少报道基底细胞癌与阴茎癌相关，在所有阴茎癌患者中占 1%~2%[41,42]。

乳外 Paget 病是一种少见的、上皮内汗腺癌。常见部位是阴囊、腹股沟褶和会阴区[39]。病变有转移的倾向，所以应经常检查区域淋巴结。推荐使用放疗进行姑息性治疗[39]。

软组织肿瘤不常见。约 50%的肿瘤为良性，包括血管瘤、神经源性肿瘤、肌原性肿瘤、纤维瘤和淋巴网状内皮细胞瘤[43,44]。绝大多数的恶性软组织肿瘤发生于阴茎。

报道有 1 例阴茎的原发淋巴瘤发生于阴茎纤维性海绵体炎的患者，没有其他部位淋巴受累的征象。有文献报道有 5 例继发于淋巴瘤受累[45]。

癌转移到阴茎少见，常表明为晚期、进展性癌。最常见的阴茎转移肿瘤来自于泌尿生殖器官，再不是胃肠道及呼吸系统（表 68.3）。主要的细胞类型是鳞癌(发生比率为 202/219)[46]。肉瘤和未知细胞类型的少见。常发生可触及的肿块、恶臭、结节或皮肤改变。阴茎持续勃起症作为原发表现或继发表现可以发生在 40%的患者[46]。

在纪念斯隆-凯特琳中心的资料中，尿道癌的组织学类型包括鳞癌(52%)、移行细胞癌(33%)、表皮样癌

表 68.3　219 例继发性阴茎癌患者原发肿瘤情况

原发肿瘤的部位	病例数
泌尿生殖道	
膀胱	65
前列腺	65
肾	23
睾丸	10
输尿管	1
胃肠道	
直肠/乙状结肠	34
结肠	1
肛门	1
肝	1
胰腺	1
呼吸道	
肺	8
鼻咽	1
其他	
淋巴肉瘤/网状细胞肉瘤	4
骨	2
Burkitt 淋巴瘤	1
皮肤(恶性黑色素瘤)	1

From Powell BL, Craig JB, Muss HB. Secondary malignancies of the penis and epididymis: a case report and review of the literature. *J Clin Oncol* 1985;3:110–116; reprinted with permission, copyright 1985 American Society of Clinical Oncology.

鳞状细胞癌(另一种 HPV 相关性肿瘤)的化学治疗有很好的效果,有很高的局部肿瘤控制率和器官保存率。然而,缺少阴茎癌的类似数据。现在多药化疗方案在进展期患者中的总体反应率为 15%~55%(表 68.5)。主要使用的化疗药有铂、甲氨蝶呤、博来霉素。仍需要更多的临床实验来验证化疗在阴茎癌治疗中的作用。

男性尿道肿瘤

男性尿道肿瘤的首选治疗方法是手术切除,由于采用这种方法的患者很少,因此无法比较放射治疗和手术的治愈率。放射治疗主要的优点在于可以保留器官,近端尿道非浸润性肿瘤可以采用经尿道切除术。远端尿道肿瘤阴茎切除术和放射治疗的效果类似,并且5年生存率类似(50%~60%)[88]。受累的区域淋巴结采用淋巴结清除术治疗。

但大部分患者存在进展期侵袭性肿瘤病灶,则放射治疗或者手术治疗的效果均不好。最大的问题是局部复发率。为了提高局部控制率,术前放射治疗后,进行了包括耻骨下支、前列腺、膀胱和会阴范围的扩大切除术。20~60Gy 剂量照射后,Klein 及其同事[60]对7例有近端尿道肿瘤的患者进行了扩大切除术。仅有2例出现了区域性失败(29%)。

化疗

仅建议少数患者进行联合化疗,但这些数据却令人鼓舞。Gheiler 及其同事报道了其对21例尿道肿瘤患者进行多模式治疗的结果(10例女性,11例男性)[47]。对鳞状细胞癌的患者使用以5-FU为基础,并含有顺铂的化疗方案,同时联合放射治疗。移形细胞癌的患者使用甲氨蝶呤、长春碱、多柔比星和顺铂的化疗方案。一些患者在化疗结束后进行了外科手术,平均随访时间是42个月,总的无病生存率是62%,重要的是8例化疗后手术治疗的患者,病理完全好转率为87.5%

放射治疗技术

阴茎癌

如果有指征,应该在放射治疗前进行包皮环切术。这样做的目的是尽量减少放射治疗相关性的并发症(水肿、皮肤激惹反应、湿性脱皮和继发性感染)。

虽然对于原发阴茎癌患者,EBRT 是一种很常见的治疗方法,但也经常使用可塑模或者组织间插植技术。

外照射放射治疗

EBRT 需要特殊设计的配件(包括补偿器)来达到剂量同源性分布在阴茎里。通常使用一个中间有圆形开口的、与阴茎形状匹配的塑料盒。皮肤与塑料盒之间的空间填充组织等效材料(图 68.2)。使用对穿 MV 级射线对准塑料盒进行治疗。这项技术还有一个精巧的设计,当患者在俯卧位的时候用一个充满水的容器封住阴茎[89]。

另一个更复杂的设备是由有机玻璃管粘在一个放在皮肤上的基板上[90]。基板尽可能地接触阴茎,柔韧的玻璃管连接真空泵。虹吸作用使阴茎在治疗中处在固定的地方。有机玻璃管外放置合适的补偿器。也可以在患者仰卧位时治疗,阴茎通过一个小洞,放置在甲基丙烯酸甲酯圆柱体内。

许多报道的分割剂量应为 2.5~3.5Gy(总剂量为 50~55Gy),当然较小的每日照射剂量(1.8~2.0Gy)和较高的总照射剂量更好。大分隔剂量与晚期组织损伤有关(第1章),总剂量 60~65Gy,最后的 5~10Gy 进行缩野给量,能降低晚期纤维化发生率。

区域性的淋巴管炎可以通过兆电子伏外照射治

表 68.5 进展期阴茎癌的多药物化疗

研究	药物	例数	部分好转(%)	完全好转(%)	中位生存期(月)	生命威胁性的不良反应(%)	致死性的不良反应(%)
Hass 等[107]	博来霉素 铂 甲氨蝶呤	40	20	12.5	7	17	12.5
Corral 等[108]	博来霉素 铂 甲氨蝶呤	29	41	14	11.5	—	3.4
Kattan 等[109]	各种以铂为基础的药物	13	8	8	7.6	—	—

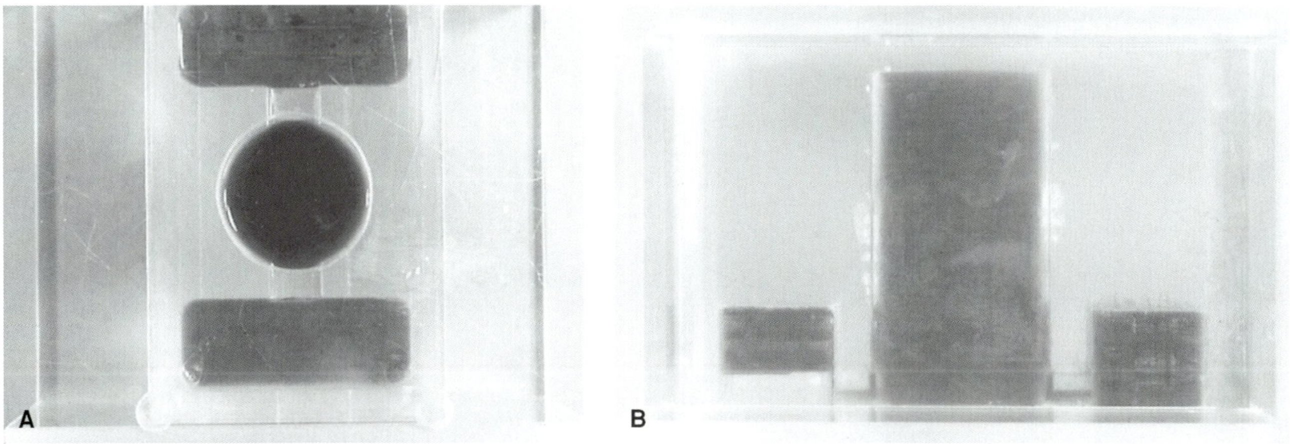

图 68.2 (A)塑料盒的上面观，中间的圆柱体用来阴茎外照射治疗。患者处于俯卧位，将阴茎放在圆柱体的中央，向盒子里注水，计算盒子中央的剂量深度。(B)侧面观。

疗。应同时照射两侧腹股沟，照射野应包括腹股沟和盆腔淋巴结(髂外和下腹部)(图 68.3)。前野照射可使骨盆后部部分免受照射。根据淋巴结的情况、肿瘤与皮肤间距离，或皮肤是否存在浸润，应考虑对腹股沟区使用补偿器。如果临床或影像学上没有显示盆腔淋巴结增大，则对这些淋巴结的照射剂量可以小于 50Gy。对于可触摸增大的淋巴结，总剂量应为 70~75Gy，治疗 7~8 周(1.8~2.0Gy/d)，并且在 50Gy 后缩小放射野。此外，对增大淋巴结可以在腹股沟放射治疗前或放射治疗后切除。

近距离放射治疗

模板通常被制成盒式或者圆柱形，中间有一个开放的孔或者管道，可以在设备周围放置放射性粒子源(针形或者线形)。圆柱体和放射粒子应给足够长以防止阴茎顶端剂量不足。阴茎表面剂量为 60~65Gy，中央区剂量为 50Gy，6~7 天完成治疗剂量。模板可以连续放置，这种情况下中间应该放一个导管，也可以间歇放置。间歇治疗需要严格的计时，应用单板或者双板交替植入，5~7 天内照射 60~70Gy[87]。Salaverria 及其同事指出[55] Ⅰ期和Ⅱ期肿瘤患者应该采用保留模板的治疗方法，这对组织间植入来说也是一样的。对于累及阴茎体部更广泛的病灶，近距离放射治疗和局部阴茎切除术一样存在一个缺点就是无法确定合适的病灶边缘。

男性尿道肿瘤

对前尿道(远端尿道)肿瘤的放射治疗与对阴茎癌的放射治疗类似。球尿道和膜尿道处的病灶可以用覆盖腹股沟和盆腔的对穿野照射治疗，并在会阴和腹股沟处追加照射。前列腺尿道部分的肿瘤治疗方法与前列腺肿瘤的治疗方法类似。

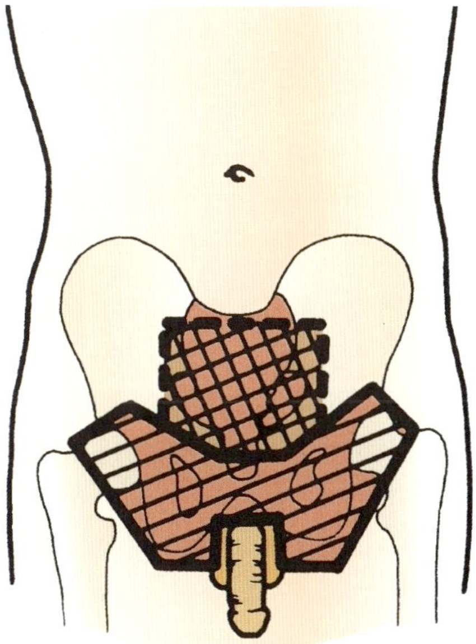

图 68.3 射野包括腹股沟和盆腔淋巴结。

结果

阴茎癌

许多中心对阴茎癌患者都采用手术疗法。表 68.6 列出了现代一系列的外科手术方法。Ornellas 及其同事[32]报道了 350 例仅接受外科手术治疗患者的情况。随后即刻进行淋巴结清除术的患者 5 年无病生存率是 62%，稍后进行淋巴结清除术的患者 5 年无病生存率

表 68.6 阴茎癌患者手术治疗效果

T分期	研究	n	局部复发(%) 保守手术[a]	局部或完全阴茎切除	5年总体生存率(%)
T1	Brkovic 等[52]	22	56	0	77
	Horenblas 等[70]	—	10	—	—
	Lindegaard 等[54]	41	—	—	72
T2	Brkovic 等[52]	23	100	18	70
	Horenblas 等[70]	—	32	—	—
	Lindegaard 等[54]	26	—	—	55
T3/T4	Brkovic 等[52]	6	—	—	0
	Horenblas 等[70]	—	100	—	—
	Lindegaard 等[54]	6	—	—	10
T1~T4	Lindegaard 等[54]	63	35	5	—
	Derakhshani 等[22]	42	—	—	78
	Zouhair 等[b][110]	16	—	25	—
	Lopes 等[50]	145	—	—	54

[a] 包括广泛切除、激光消融、根治性包皮环切术。

[b] 所有患者接受术后放射治疗。

是8%。淋巴结阴性的患者5年无病生存率是87%，有阳性淋巴结的患者5年无病生存率是29%。Boon 等[91]报道了16例广泛局部切除和激光治疗的原位癌或T1和T2期肿瘤患者，其中有13例(81%)肿瘤患者获得了良好的控制。

不同中心的放射治疗产生了可比性的结果。Engelstad[81]、Cade[93]、Paterson 等[93]、Lederman[94]和 Thurgar[95]对年龄为41~57岁且接受不同放射治疗方法(放射模具、组织间插植、外照射)的患者进行了比较，其5年生存率为45%~68%。放射治疗后肿瘤的控制率与肿瘤分期密切相关。

Soria 及其同事[24]报道了 Gustave-Rousy 20年的治疗经验[24]。102例肿瘤直径<4cm、阴茎海绵体浸润<1cm的患者接受了保守治疗——包括局限性手术治疗(活检、局部切除、治疗性包皮环切术)和组织间近距离放射治疗(5~7天总剂量为65~70Gy)。没有选择性的清除区域淋巴结，但切除了临床肉眼可见的增大淋巴结。平均随访时间为111个月，局部肿瘤复发率为25%。21%的患者出现区域性淋巴结复发，5年和10年的无病生存率分别是56%、42%。5年和10年的总体生存率分别为63%、50%。

Grabstald 和 Kelly[31]报道6周内接受总剂量51~52Gy EBRT治疗的10例Ⅰ期患者的局部肿瘤控制率是90%。另外来自MD安德森癌症中心的一系列研究报道局部肿瘤控制率是80%且早期患者可以保留阴茎[25]。Duncan 和 Jackson[96]报道3周内接受50~57Gy 兆电子伏照射治疗的Ⅰ期患者的局部肿瘤控制率为90%。

许多阴茎癌的患者受累区域淋巴结放射治疗后，肿瘤都取得了永久性的控制并治愈。Staubitz 及其同事的一项经典研究[18]中，13例接受淋巴结放射治疗的患者，照射后淋巴结都有显著的改进。13例中有5例生存了5年(38%)，Narayana 及其同事[26]报道，16例组织学上证实为淋巴结转移的患者接受放射治疗后有2例(12%)得到了治愈。这些研究都没有给出放射治疗的有关数据，无法对照射野和剂量进行评估。

Jackson[97]报道58例Ⅰ期阴茎癌患者放射治疗后5年生存率为66%，局部肿瘤控制率为86%，27例手术治疗的患者放射治疗后5年生存率为70%，局部肿瘤控制率为81%。Ⅱ期患者中，他发现11例放射治疗患者中6例存活5年，7例表现出了良好的肿瘤控制情况，而外科手术治疗的12例患者中6例存活，8例表现为良好的肿瘤控制。Ⅲ期患者中，放射治疗的7例患者中有4例存活了5年且肿瘤得到控制。7例手术治疗的患者中2例存活，3例肿瘤得到控制。对于原发性肿瘤，镭和钴是杀灭肿瘤的最有效元素。如果放射治疗后6个月还没有使原发性病灶得到控制，就需要施行阴茎切除术，大部分患者可以补救。有2例患者由于阴茎坏死需要阴茎切除，4例患者出现了严重的包茎，要采取尿道口切开术。37例初始手术治疗的患者中有3例(8%)出现了腹股沟淋巴结转移。69例放射治疗初始治疗的患者中有14例(20%)出现了腹股沟淋巴结转移。总体来说，8%手术治疗的患者，10%放射治疗的患者，死于腹股沟淋巴结转移和后续的肿瘤扩散。

Almgard 和 Edsmyr[80]报道仅接受放射治疗(浅X线)的17例患者中有12例肿瘤得到控制。4例复发后采用局部根治性切除术的患者存活了10~30年。另外17例阴茎切除术后放射治疗的患者中，16例无病生存了5~32年。Marcial 及其同事[56]报道6例仅接受放射治疗的患者中4例存活了5年，11例阴茎局限性手术后接受放射治疗的患者6例存活了5年，8例术后放射治疗的患者中有6例存活了5年。25例患者中16例存活了5年(64%)。

Knudsen 和 Brennhovd[98]对145例患者的系列报道中，99例(68%)复发，Johnson 及其同事[99]报道的是

14 例中有 5 例(36%),Murrell 和 Williams[82]报道的是 63 例中有 24 例(38%)。Haile 和 Delclos[85]报道 20 例保守性放射治疗的患者中有 16 例(80%)肿瘤得到控制且阴茎保留。但单独放射治疗或与淋巴结切除相结合在 4 例患者中使直径<2cm 的淋巴结转移得到了控制。7 例 N2 或 N3 期的淋巴结转移患者,只有 1 例放射治疗使转移淋巴结得到了控制。

Sagerman 及其同事[89]报道在单独采用放射治疗的患者中,9 例Ⅰ期患者中 6 例肿瘤得到控制,3 例Ⅱ期患者中 2 例得到控制,3 例Ⅳ期患者中 1 例得到了控制。2 例Ⅰ期患者和 1 例Ⅱ期患者采用外科手术方法补救。放射治疗的剂量从 45Gy(3 周分割成 15 次)到 64Gy(6.5 周分割成 32 次)不等,采用常规 X 线照射或者 ^{60}Co 和合适的补偿。9 例腹股沟淋巴结转移采用 20Gy(1 周内分割成 5 次)至 64Gy 剂量照射的患者,4 例症状缓和。但这些患者中没有 1 例生存时间超过 18 个月。

Mazeron 及其同事[86]报道采用 ^{192}Ir 治疗的 9 例 T1 期患者中有 8 例,27 例 T2 期患者中有 21 例,14 例 T3 期患者中有 10 例患者肿瘤得到了控制。采用巴黎计量测定系统,85%最小肿瘤等剂量为 60~70Gy。无瘤 5 年实际生存率为 63%。75%的患者此后的 8 年中阴茎得到了保留。没有对腹股沟淋巴结采取预防治疗的患者有 37 例,后来只有 2 例发展为淋巴结转移(1 例为 T2 期,1 例为 T3 期),采用腹股沟淋巴结切除术和术后放射治疗治疗。其中有 1 例患者无症状生存了 10 年。5 例诊断时发现淋巴结转移的患者采用的是治疗性淋巴结切除术和术后放射治疗。4 例患者的淋巴结转移没有得到控制,5 例死于远处转移疾病。

Duncan 和 Jackson[96]比较了 EBRT 与模治疗,其 3 年肿瘤控制率分别是 90%和 47%。Salaverria 及其同事[55]报道 13 例Ⅰ期和Ⅱ期接受 ^{226}Ra 或 ^{192}Ir 治疗的患者 5 年生存率是 92%。13 例阴茎部分切除术的患者有 10 例生存了 5 年(77%)。Ⅱ期患者中,^{192}Ir 治疗的 6 例患者有 4 例治疗后存活了 5 年。10 例Ⅲ期阴茎根治性切断的患者有 8 例存活了 5 年。Kearsley 及其同事[59]报道了 1 例局部进展期阴茎癌和腹股沟淋巴结转移的患者仅通过放射治疗就治愈了——这是一个非常显著的成绩,因为大部分Ⅳ期患者死于局部区域性或远处转移疾病。

表 68.7 和表 68.8 概括了 EBRT 单独或联合近距离放射治疗的肿瘤控制率。不好的效果论述来自法国的多中心研究报道[23]。对于组织间近距离放射治疗,剂量自 60Gy 升高到 65Gy,但没有发现提高剂量能提高局部控制率。有 2 个变量影响肿瘤复发:肿瘤的最大直径和浸润深度。

表 68.7　外照射放射治疗阴茎癌的效果

研究	方式	局部肿瘤控制 Ⅰ~Ⅱ期	局部肿瘤控制 Ⅲ~Ⅳ期	阴茎保留(%)
Duncan 和 Jackson[96]	光子	16/20(80%)	—	80
Haile 和 Delclos[85]	光子	6/6(100%)	2/2(100%)	80
Kaushal 和 Harma[111]	^{60}Co	14/16(88%)	—	93
Kelley 等[106]	电子	10/10(100%)	—	100
Pointon[84]	光子	27/32(84%)	—	—
Sagerman 等[89]	光子	9/12(75%)	1/3(33%)	—

表 68.8　阴茎癌近距离照射或近距离照射联合外照射的治疗结果

研究	方式	局部肿瘤控制 Ⅰ~Ⅱ期	局部肿瘤控制 Ⅲ~Ⅳ期	阴茎保留(%)
Almgard 和 Edsmyr[80]	ISI+EBRT	14/16(88%)[a]	—	—
Chaudhary 等[105]	ISI	18/23(78%)[a]	—	—
Daly 等[112]	ISI	21/22(95%)[a]	—	86%
El-Dimry 等[113]	Mold	17/23(74%)[a]	—	—
Gerbaulet 和 Lambin[51]	ISI	89/109(82%)[a]	—	—
Haile 和 Delclos[85]	Mold+ISI	7/7(100%)	—	—
Jackson[97]	Mold	20/45(44%)	—	44%
Knudson 和 Brennhovd[98]	Mold	46/145(32%)[a]	—	—
Mazeron 等[86]	ISI	29/36(81%)[a]	10/14(71%)	74%
Pierquin 等[87]	ISI	14/14(100%)	12/31(39%)	—
Rozan 等[23]	ISI	162/184(88%)[a]	—	78%
Rozan 等[23]	ISI+EBRT	66/75(88%)[a]	—	64%
Salaverria 等[55]	Mold	12/13(92%)	—	77%
Soria 等[24]	ISI	26/102(75%)[a]	—	53%
Suchaud 等[114]	ISI	37/53(70%)[a]	—	58%

ISI,组织间插植;EBRT,外照射治疗。

[a] 所有分期。

男性尿道肿瘤

以往对于男性尿道肿瘤通常采用外科治疗,Dalbagni 及其同事研究了纪念斯隆-凯特琳癌症中心对 46 例前尿道和球部尿道肿瘤患者的治疗结果[19]。其中大部分患者采用外科治疗。平均随访时间是 125 个月,局部肿瘤控制率是 51%,5 年总体生存率是 42%。前部的病灶生存率优于后者,分别是 69%和 26%。

Bracken 及其同事[100]报道了 11 例阴囊阴茎联合处肿瘤或联合处前方肿瘤患者的情况,其中 8 例为表皮样肿瘤,2 例为移行细胞癌,1 例为黑色素瘤。4 例接受完全阴茎切除术和会阴尿道造口术的患者中有 3 例肿瘤得到控制。2 例患者的部分阴茎切除术使肿瘤得到控制。黑色素瘤的患者术后局部肿瘤复发。2 例患者接受了放射治疗,1/3 的患者接受了术前放射治疗(45Gy)和阴茎完全切除术。所有这些患者中,肿瘤仅局部复发。双侧腹股沟淋巴结清除术使 4 例腹股沟淋巴结转移的患者得到局部控制。所有 6 例局部和区域性肿瘤得到控制的患者在 1~20 年中无病生存。16 例患者的肿瘤来自阴囊阴茎联合后方:其中 13 例为鳞状细胞癌,3 例是移行细胞癌,1 例是腺癌。5 例患者接受了阴茎切除术,所有患者的肿瘤均得到了控制,且治疗后 5~29 个月未见复发迹象。2 例局部肿瘤切除的患者在手术后的 14 和 18 个月内死亡。3 例接受放射治疗的患者治疗效果均不理想,在治疗后的 13~31 个月内死亡。

Kaplan 及其同事[20]报道了西北大学治疗的 29 例患者的情况,并回顾了有关文献。他们分析称,远端尿道肿瘤预后最好,球尿道和膜尿道联合处的肿瘤预后最差。远端尿道肿瘤患者的 5 年生存率是 22%(71 例中 16 例),球尿道膜尿道联合处肿瘤患者为 10%(99 例中有 10 例),前列腺尿道肿瘤患者为 25%(16 例患者中有 4 例)。这些患者中不常使用放射治疗,表 68.9 显示了放射治疗和肿瘤切除术对局部肿瘤控制的等效性。

表 68.9 放射治疗或肿块切除术后局部肿瘤控制率

研究	患者例数	控制患者例数
放射治疗		
Hopkins 等[115]	1	1
Kaplan 等[20]	11	9
Raghavaiah 等[88]	2	2
肿块切除术		
Anderson 和 McAninch[116]	2	1
Klein 等[60]	7	5
Kaplan 等[20]	28	25

有报道称放射治疗和含 5-FU 和丝裂霉素的化疗方案可以治疗局部进展期尿道肿瘤,从而达到器官保留的效果。来自 Baskin 和 Turzan[101]、Johnson 及其同事[102]、Licht 及其同事[103]、Shah 及其同事[104]的报道证实,这一疗法对男性和女性尿道鳞状细胞癌有效。Clevel 和 Clinic[103]报道了尿道局部进展期鳞状细胞癌采用放化疗治疗的结果。方案为 5-FU(1g/m^2 1~4 天,29~32 天静脉注射)和丝裂霉素 C(50mg/m^2 第 1 天静脉注射),第 1 天对盆腔和腹股沟淋巴结进行总剂量 30Gy,分割成 15 次的 EBRT 治疗。对肿瘤进行 20Gy 的追加照射。3 例患者有很好地反应,治疗后随访的 43 个月内一直为无病状态。1 例 T2N2M0 期患者 30Gy 治疗后的数月内死于心肌梗死。化疗的耐受性很好,不需要在治疗中减量或者延迟治疗。1 例患者出现了不影响治疗的 3 级不良反应(皮肤反应)。1 例患者出现了尿道狭窄,并通过尿道扩张术得到很好的解决。

正如此章前文所述,尿道肿瘤放化疗的主要经验来自韦恩州[47]。鳞状细胞癌主要使用 5-FU 和顺铂,移形细胞癌联合应用甲氨蝶呤、长春碱、多柔比星和顺铂。尿道切除术后联合放化疗的女性中有 87.5%有很好的病理学反应。42 个月的随访发现总体无病生存率是 62%。

治疗并发症

阴茎的放射治疗产生皮肤红斑、干燥或湿性脱皮。事实上所有患者都会出现阴茎体皮下组织水肿。虽然这些症状很不舒服,但通过保守疗法,症状通常会在几周内消失。毛细血管扩张是放射治疗后常见的反应,但通常没有症状(图 68.4)。

报道的放射治疗病例中,尿道口狭窄的发生率为 0~40%[62,83,85,104,105]。这一概率优于阴茎切除术后狭窄发生的概率[22]。大部分放射治疗后尿道狭窄发生在尿道口处。

目前的放射治疗下溃疡、阴茎坏死或阴茎体皮肤坏死的并发症很少见[104]。有报道盆腔和腹股沟淋巴结照射后会发生腿部淋巴结水肿,但放射治疗对这一并发症产生的作用仍存在争议。有这种情况的患者很多都有淋巴管的活动性疾病,症状的出现也许因为淋巴管堵塞。

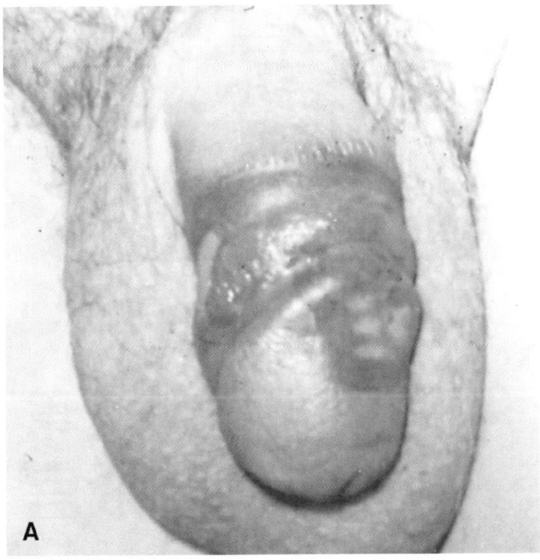

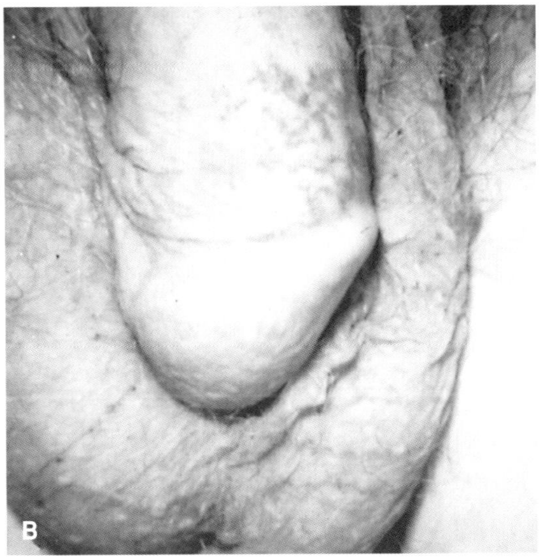

图 68.4　(A)侵犯腺体的龟头包皮联合处鳞状细胞癌(Ⅰ期)。患者用 120kVp X 线照射,半价层 0.3mm Cu,5 周内皮肤剂量为 60Gy。(B)同一患者 4 年后,无明显疾病复发现象,存在毛细血管扩张。

在所有的男性泌尿生殖系统的肿瘤中,阴茎癌对男性性功能影响最大,且阴茎切除术后对男性心理上有毁灭性的打击。尽管目前的治疗有了很大的进展,但一些患者仍不能完全保存性能力。这些患者和他们的爱人应该了解手术干预带来的体格缺陷,并应该在治疗前学会心理调整。去接受过训练的性咨询者和性治疗师那里接受治疗和咨询是有必要的。

(王陈刚　李明焕　译　李明焕　校)

部分参考文献

本章全部参考文献请登录网站:http://www.tsttpc.com/download_list.html

1. Kumar S, Ananthakrishnan N, Prema V. Predicting regional lymph node metastasis in carcinoma of the penis: a comparison between fine-needle aspiration cytology, sentinel lymph node biopsy and medial inguinal lymph node biopsy. *Br J Urol* 1998;81:453–457.
2. Perinetti E, Crane DB, Catalona WJ. Unreliability of sentinel lymph node biopsy for staging penile carcinoma. *J Urol* 1980;124:734–735.
4. Catalona WJ. Modified inguinal lymphadenectomy for carcinoma of the penis with preservation of saphenous veins: technique and preliminary results. *J Urol* 1988;140:306–310.
8. Schoen EJ, Oehrli M, Colby CJ, et al. The highly protective effect of newborn circumcision against invasive penile cancer. *Pediatrics* 2000;105:E36.
9. Schrek R, Lenowitz H. Etiologic facts in carcinoma of the penis. *Cancer Res* 1947;7:180–187.
12. Miralles-Guri C, Bruni L, Cubilla AL, et al. Human papillomavirus prevalence and type distribution in penile carcinoma. *J Clin Path* 2009;62:870–878.
14. Martinez I. Relationship of squamous cell carcinoma of the cervix uteri to squamous cell carcinoma of the penis. *Cancer* 1979;24:777–780.
15. Graham S, Priore R, Graham M, et al. Genital cancer in wives of penile cancer patients. *Cancer* 1979;44:1870–1874.
16. Barroso LF, Wilkins T. Human papillomavirus vaccination in males: the state of the science. *Curr Infect Dis Rep* 2011;13:175–181.
23. Rozan R, Albuisson E, Giraud B, et al. Interstitial brachytherapy for penile carcinoma: A multicentric survey (259 patients). *Radiother Oncol* 1995;36:83–93.
31. Grabstald H, Kelley CD. Radiation therapy of penile cancer: six to ten-year follow-up. *Urology* 1980;15:575–576.
32. Ornellas AA, Seixas ALC, Marota A, et al. Surgical treatment of invasive squamous cell carcinoma of the penis: retrospective analysis of 350 cases. *J Urol* 1994;151:1244–1249.
33. Solsona E, Iborra I, Rubio J, et al. Prospective validation of the association of local tumor stage and grade as a predictive factor for occult lymph node micrometastasis in patients with penile carcinoma and clinically negative inguinal lymph nodes. *J Urol* 2001;165:1506–1509.
34. Schlenker B, Scher B, Tiling R, et al. Detection of inguinal lymph node involvement in penile squamous cell carcinoma by 18F-florodeoxyglucose PET/CT: a prospective single-center study. *Urol Oncol* 2012;30(1):55–59.
35. Graafland NM, Leijte JAP, Valdes Olmos RA, et al. Scanning with 18F-FDG-PET/CT for detection of pelvic nodal involvement in inguinal node- positive penile carcinoma. *Eur Urol* 2009;56:339–345.
43. Dehner LP, Smith BH. Soft tissue tumors of the penis: a clinicopathologic study of 46 cases. *Cancer* 1970;25:1431–1447.
47. Gheiler EL, Tefilli MV, Tiguert R, et al. Management of primary urethral cancer. *Urology* 1998;52:487–493.
48. Oliva E, Quinn TR, Amin MB, et al. Primary malignant melanoma of the urethra: a clinicopathologic analysis of 15 cases. *Am J Surg Pathol* 2000;24:785–796.
49. Villavicencio H, Rubio-Briones J, Regalado R, et al. Grade, local stage and growth pattern as prognostic factors in carcinoma of the penis. *Eur Urol* 1997;32:442–447.
50. Lopes A, Hidalgo GS, Kowalski LP, et al. Prognostic factors in carcinoma of the penis: multivariate analysis of 145 patients treated with amputation and lymphadenectomy. *J Urol* 1996;156:1637–1642.
51. Gerbaulet A, Lambin P. Radiation therapy of cancer of the penis: indications, advantages, and pitfalls. *Urol Clin North Am* 1992;19:325–332.
52. Brkovic D, Kälble T, Dörsam J, et al. Surgical treatment of invasive penile cancer—the Heidelberg experience from 1968 to 1994. *Eur Urol* 1997;31:339–342.
54. Lindegaard JC, Nielsen OS, Lundbeck FA, et al. A retrospective analysis of 82 cases of cancer of the penis. *Br J Urol* 1996;77:883–890.
57. Bezerra ALR, Lopes A, Santiago GH, et al. Human papillomavirus as a prognostic factor in carcinoma of the penis. *Cancer* 2001;91:2315–2321.
64. Shapiro D, Shasha D, Tareen M, et al. Contemporary management of localized penile cancer. *Expert Rev Anticancer Ther* 2011;11(1):29–36.
65. Solsana E, Bahl A, Brandes SB, et al. New developments in the treatment of localized penile cancer. *Urology* 2010;76(2 Suppl 1):S36–S42.
66. Salvioni R, Necchi A, Luigi P, et al. Penile cancer. *Urol Oncol* 2009;27(6):677–685.
70. Horenblas S, van Tinteren H, Delemarre JF, et al. Squamous cell carcinoma of the penis. II. Treatment of the primary tumor. *J Urol* 1992;147:1533–1538.
73. D'Ancona CAL, Botega NJ, De Moraes C, et al. Quality of life after partial penectomy for penile carcinoma. *Urology* 1997;50:593–596.
74. McDougal WS, Kirchner FK Jr, Edwards RH, et al. Treatment of carcinoma of the penis: the case for primary lymphadenectomy. *J Urol* 1986;136:38–41.
75. Johnson DE, Lo RK. Management of regional lymph nodes in penile carcinoma. *Urology* 1984;24:308–311.
76. Pettaway CA, Pisters LL, Dinney CP, et al. Sentinel lymph node dissection for penile carcinoma: the M.D. Anderson Cancer Center experience. *J Urol* 1995;154:1999–2003.
77. Colberg JW, Andriole GL, Catalona WJ. Long-term follow-up of men undergoing modified inguinal lymphadenectomy for carcinoma of the penis. *Br J Urol* 1997;79:54–57.
86. Mazeron JJ, Langlois D, Lobo PA, et al. Interstitial radiation therapy for carcinoma of the penis using Iridium 192 wires: the Henri Mondor experience (1970–1979). *Int J Radiat Oncol Biol Phys* 1984;10:1891–1895.
88. Raghavaiah NV. Radiotherapy in the treatment of carcinoma of the male urethra. *Cancer* 1978;41:1313–1316.
89. Sagerman RH, Yu WS, Chung CT, et al. External-beam irradiation of carcinoma of the penis. *Radiology* 1984;152:183–185.
101. Baskin L, Turzan C. Carcinoma of the male urethra: management of locally advanced disease with combined chemotherapy, radiotherapy, and penile-preserving surgery. *Urology* 1992;39:21.
102. Johnson D, Kessler J, Ferrigni R, et al. Low dose combined chemotherapy/radio-

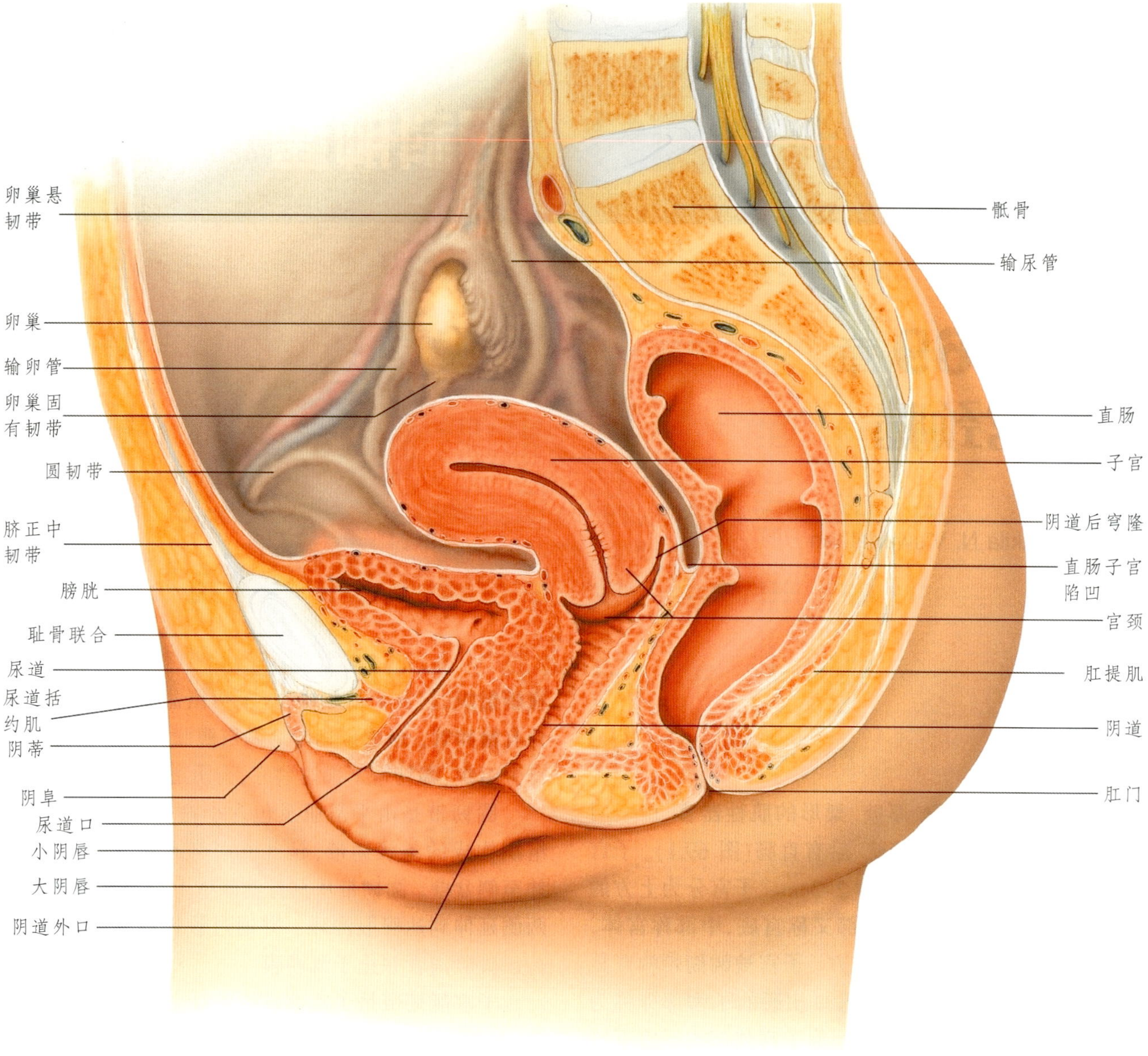

图 69.1 骨盆解剖。(Asset provided by the Anatomical Chart Company Lexington, SC.)

在美国和欧洲地区已经大幅下降[2]。在美国,50%的宫颈癌患者从未做过筛查,另有10%的患者在过去5年内未做过筛查。然而,在过去的10年中,浸润性宫颈癌的发病率一直保持相对恒定。据美国癌症协会估计,美国每年约有新发子宫颈浸润性癌12 200例及死亡病例4200例,另外每年有超过60 000例的原位癌病例[3]。

世界范围内,宫颈癌仍然是最常见的妇科癌症及女性第三大最常见的恶性肿瘤,全球每年有超过50万例女性罹患这种肿瘤,并有233 000人死于该病[4]。不幸的是,它往往会影响年轻女性,造成生育能力的丧失。年轻女性在年富力强及生育期死亡所造成的更大的社会影响未曾被评估过。

在发展中国家,宫颈癌是癌症相关死亡的首要原因[2]。在亚洲部分地区、非洲、中美及南美洲等宫颈癌筛查机会少的地区,宫颈癌更常见。宫颈癌的易感体质是否有地域差异尚有争议,因为无法充分校正已知和未知的混杂因素,例如社会经济状况、医疗保健水平、分娩、吸烟、其他并存的感染、免疫状态及其他影响宿主免疫力的因素,如营养状况[5]。

人类乳头状瘤病毒

据估计,90%以上的宫颈癌与人类乳头状瘤病毒(HPV)的存在有关,并通过性行为传播[6]。HPV病毒是

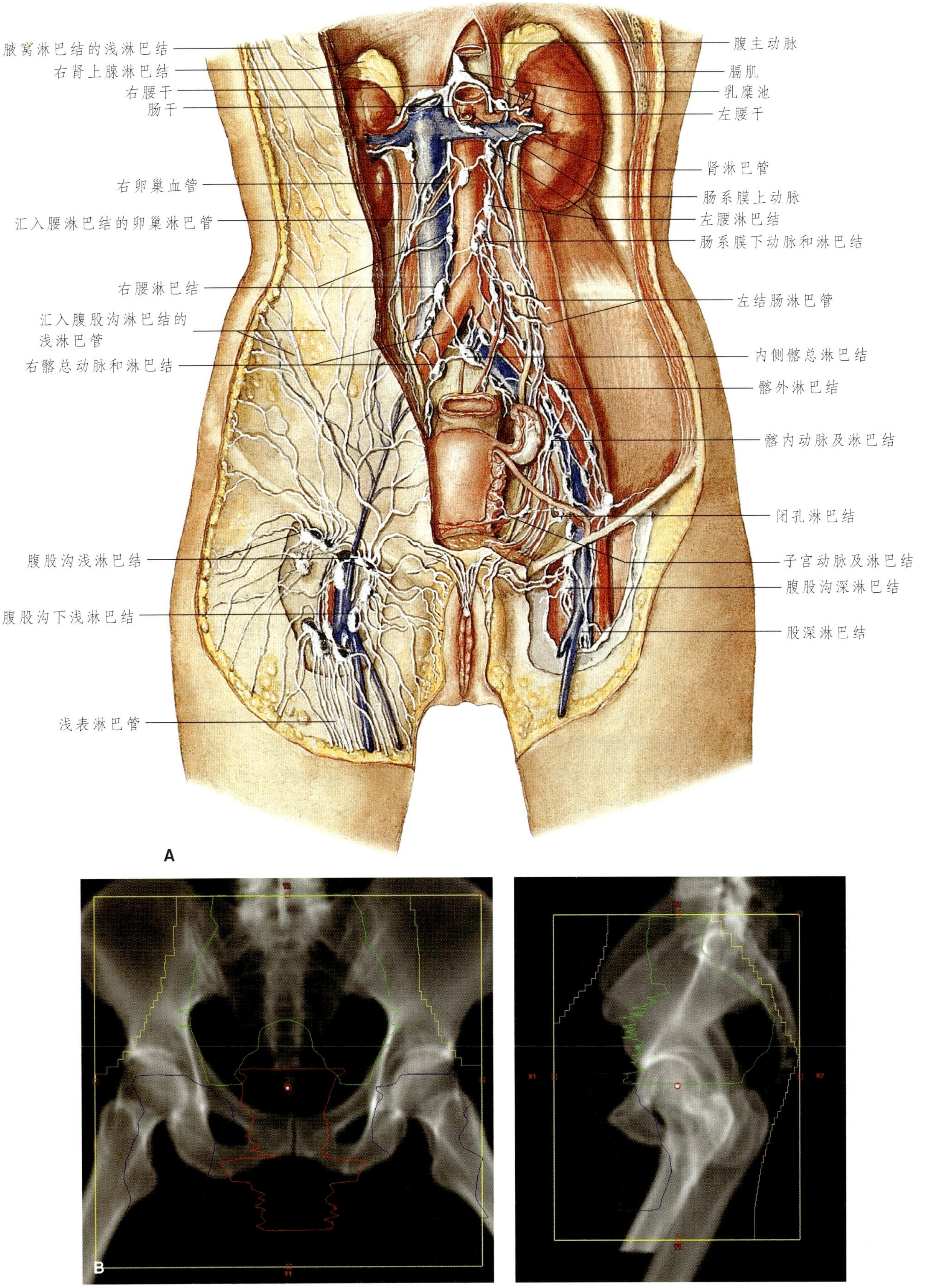
腋窝淋巴结的浅淋巴结
右肾上腺淋巴结
右腰干
肠干
右卵巢血管
汇入腰淋巴结的卵巢淋巴管
右腰淋巴结
汇入腹股沟淋巴结的浅淋巴管
右髂总动脉和淋巴结
腹股沟浅淋巴结
腹股沟下浅淋巴结
浅表淋巴管
腹主动脉
膈肌
乳糜池
左腰干
肾淋巴管
肠系膜上动脉
左腰淋巴结
肠系膜下动脉和淋巴结
左结肠淋巴管
内侧髂总淋巴结
髂外淋巴结
髂内动脉及淋巴结
闭孔淋巴结
子宫动脉及淋巴结
腹股沟深淋巴结
股深淋巴结
A
B

图 69.2(待续)

表 69.2 宫颈癌主动脉旁淋巴结转移率

作者	ⅠB 期(%)	ⅡA 期(%)	ⅡB 期(%)	ⅢA 期(%)	ⅢB 期(%)	Ⅳ期(%)
Lagasse 等[264]	8/143(6)	4/22(18)	19/58(33)	0/3(0)	19/61(31)	1/4(25)
Nelson 等[390]	—	—	5/31(16)	—	13/28(46)	—
Piver 等[881]	—	—	6/46(13)	—	18/49(37)	4/7(57)
Wharton 等[882]	0/21(0)	0/10(0)	10/47(21)	—	14/42(33)	—
Huang 等[878]	7/89(8)	—	12/48(25)	—	—	—
Rutledge 等[883]	9/177(6)	—	—	—	—	—
Leblanc 等[280]	2/43(2)	1/9(11)	5/46(10)	—	3/13(23)	3/10(30)

Modified from Hoskins WJ, Perez CA, Young RC. Gynecologic tumors. In: DeVita VT Jr, Hellman S, Rosenberg SA, eds. *Cancer: Principles and Practice of Oncology*, 3rd ed. Philadelphia: J.B. Lippincott, 1989;1013–1041

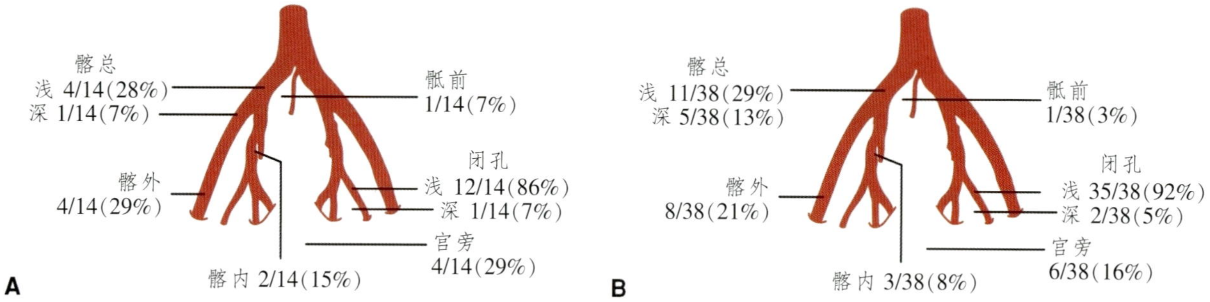

图 69.3 (A)14 例肿瘤直径<4cm 的ⅠB 期和ⅡA 期宫颈癌患者盆腔淋巴结转移分布情况。(B)38 例局部晚期宫颈癌接受新辅助化疗后盆腔淋巴结转移分布情况。(From Benedetti-Panici P, Maneschi F, Scambia G, et al. Lymphatic spread of cervical cancer: an anatomical and pathological study based on 225 radical hysterectomies with systematic pelvic and aortic lymphadenectomy. *Gynecol Oncol* 1996;62:19–24, with permission from Elsevier.)

(21%)、腹主动脉旁淋巴结(11%)、腹腔(8%)和锁骨上淋巴结 (7%)[41]。16%的晚期患者发生骨转移,最常见于腰椎和胸椎(表 69.3)。转移性肿瘤引起的硬膜外压迫常常涉及腰椎节段,但极少发生[42]。发生脑和心脏转移病例曾有报道,但无肺转移证据时发生脑转移是很罕见的[43-44],甚至对于宫颈小细胞癌也是如此[45]。

宫颈巴氏涂片筛查

2009 年美国妇产科医学院出版的指南[46]指出,巴氏涂片检查应该从 21 岁开始, 每两年 1 次, 直到 30 岁;然后,如果有 3 次连续正常的巴氏涂片,并且无 CIN2、CIN3、DES 暴露或 HIV 感染的历史, 且无其他免疫功能低下的情况,筛查应每 3 年 1 次。由于良性疾病进行子宫切除术且无高度鳞状上皮内病变病史的女性可以停止筛查。巴氏涂片筛查联合 HPV DNA 检测适用于年龄>30 岁的低风险女性。如果为阴性,3 年内无须重新筛查。已接受 CIN2 或 CIN3 治疗的女性,需要每年筛查,且至少持续 20 年。有 CIN2/CIN3 病史且已经行子宫切除术的患者应每年进行筛查并行盆腔检查。

当获得巴氏涂片时, 应特别注意不使用润滑剂

表 69.3 宫颈癌最先转移的解剖部位(Mallinckrodt 放射研究所 1959—1986 年)

部位	远处转移患者数(n=322)
肺	69(21%)
主动脉旁淋巴结	37(11%)
腹腔	26(8%)
锁骨上淋巴结	21(7%)
脊柱	21(7%)
胃肠道	14(4%)
肝	13(4%)
腹股沟淋巴结	10(3%)
其他	111(35%)

From Fagundes H, Perez CA, Grigsby PW, et al. Distant metastases after irradiation alone in carcinoma of the uterine cervix. *Int J Radiat Oncol Biol Phys* 1992;24:197–204; with permission from Elsevier.

(扩张器上用温水就足够了),从宫颈和阴道后穹隆(无血)获得好的样本,并使用小刷子以获得宫颈管内样本。应告知患者在检查前不要用清洗剂做阴道灌洗,视患者病情取标本行阴道滴虫检查。如果细胞学涂片显示细胞异型性或轻度不典型增生(Ⅱ级),则应在首次检测后不早于 2 周时进行重复涂片,以保证典型脱落细胞出现。1988 年公布了宫颈和阴道细胞学报告结果的指南。TBS 取代了巴氏细胞分类法。细胞学诊断和随后的组织学检查之间的相关性>90%[47]。该系统在 1991 年和 2001 年进行了修改。

临床表现

在美国,宫颈癌最常在常规妇科检查中发现。宫颈上皮内瘤变或早期浸润性癌可以在症状出现之前通过细胞学涂片检测发现;巴氏涂片、阴道镜和活组织检查以及 HPV 检测具有高度的特异度和敏感度。宫颈管病变在肿瘤向外生长或桶状宫颈时可见。患者可能出现子宫出血(月经间期出血)、月经过多或同房后出血。如果是慢性出血,患者可能表现为疲劳或其他贫血相关症状。

病变晚期,患者可有如下表现:肠梗阻、肾衰竭、水样的或淡黄色的带有恶臭味的阴道排液、盆腔痛、侧腹及腿痛、直肠出血、顽固性便秘、排尿困难、血尿或由于盆壁病变导致淋巴/脉管阻塞引起的下肢持续性水肿。盆腔痛或下腹痛可能是由肿瘤坏死或肿瘤相关的盆腔炎性疾病引起。腰骶部疼痛的患者,应考虑到腹主动脉旁淋巴结受累并蔓延到腰骶部神经根或肾积水的可能性。

诊断

当患者出现涂片异常,或者检测到不能明确意义的非典型鳞状细胞(ASCUS),但 HPV 检测为阴性,建议在 1 年内随访。如果第 2 次涂片显示 ASCUS,无论 HPV 检测结果如何,建议行阴道镜检查。当 ASCUS 和 HPV 阳性同时存在、有原位腺癌或鳞状上皮内病变时,行阴道镜检查时应直接取活检,还可行宫颈管诊刮(孕期除外)。如果活检结果为阴性,应在 6 个月内重复该过程,如果活检为阳性,应行宫颈锥形切除术。

出现临床可见病变的患者应该由放疗和妇科肿瘤医师共同评估。先进行仔细的临床病史采集和系统的体格检查,特别注意腹股沟和锁骨上淋巴结区、腹部和肝脏检查,然后行仔细的妇科检查,并应尽量减少患者的不适以获得满意的评估结果[49]。盆腔检查应包括外生殖器、阴道、宫颈、直肠检查和双合诊。在进行患者的评估及临床分期时,麻醉状态下盆腔检查普遍被接受,目的是无痛检查能更好地查清宫旁及盆壁的肿瘤浸润程度。有条件的国家,MR 检查用于协助评估肿瘤的浸润程度,许多医疗机构已经用 MR 检查取代了麻醉状态下的盆腔检查。当患者出现尿瘘或下消化道瘘等症状时,临床ⅡB 期、Ⅲ期或ⅣA 期不能行MR 检查,或 MRI 可疑膀胱或直肠浸润时,均应进行膀胱镜检查或直肠乙状结肠镜检查。子宫颈癌的诊断程序见表 69.4。

锥形切除术/环形切除术

锥形切除术是指将大部分宫颈外口及宫颈管圆锥形切除。冷刀锥形切除术标本应始终用手术刀或其他适当的器械获得。在不损害内括约肌前提下至少应该切除 50%的宫颈管。剩余的宫颈管应行诊刮。

以下情况必须进行锥形切除术:宫颈无肉眼可见病变,但怀疑宫颈管内肿瘤;阴道镜下不能观察到病

表 69.4 宫颈癌诊断步骤
概要
病史
体检,包括双合诊和直肠检查
诊断程序
如果没有出血,行细胞学检查(巴氏涂片)
阴道镜检查
锥形切除术(亚临床肿瘤)
活组织检查(肿瘤边缘、4 个象限)
扩张和刮宫术
膀胱镜及直肠乙状结肠镜检查(ⅡB 期、Ⅲ期和ⅣA 期)
影像学检查
常规
胸片
静脉肾盂造影
钡灌肠
CT
MRI
PET
实验室检查
全血细胞计数
血生化
尿液分析

变;活检结果为微小浸润癌;病变的细胞学和组织学表现有差异;或者患者后续随访依从性差。仔细筛选了PET阴性和MRI显示病灶宽度<2cm的患者,可以考虑行宫颈锥形切除术同时行淋巴结切除术以保留生育功能。激光锥形切除术和环形电热切除术(LEEP)是冷刀锥形切除术以外的其他选择;LEEP比激光锥化更便宜、更可靠。

活组织检查

较明显病灶的多点活检可以确诊浸润性癌。标本应从任何可疑区域、宫颈的四个象限和阴道的任何可疑区域获取。重要的是对病灶周边邻近正常的组织进行活检,中央溃疡或坏死区域的活检标本可能不足以诊断。如果活检证实浸润性癌的诊断,则不需要行刮宫术。

实验室检查

对于浸润性癌,患者应进行以下实验室检查:完整的外周血评估,包括血象、白细胞计数、分类和血小板计数;血生化,尤其血尿素氮和肌酐,肝功和尿常规。

影像学检查

在不能常规行3D成像的地区,宫颈癌患者应该行胸片检查来评估肺转移,并行静脉内肾盂造影(IVP)以确定是否存在肾积水。在许多国家IVP已被盆腔和腹部增强的CT扫描或PET/CT扫描所取代。在无条件行CT检查的地方,对于有结肠和直肠症状的ⅡB期、Ⅲ期和ⅣA期宫颈癌患者可行钡剂灌肠检查而获益。进行骨骼检查以确定是否存在骨转移。历史上,曾应用淋巴管造影术来评估盆腔或主动脉旁淋巴结是否受累但未得到一致的结论[50,51]。在美国,接受过培训进行淋巴管造影术的医生人数已经减少,取而代之的是PET扫描。

自20世纪90年代开始,CT扫描在全球广泛应用。CT可以提供关于肿瘤转移、肿大的淋巴结和原发性肿瘤的诊断信息。在CT扫描中,宫颈肿瘤可以表现为增大、不规则的低回声的宫颈或者边界不清的肿块。当浸润到宫旁或者子宫骶骨韧带时可见高密度影。淋巴结可见增大,当直径>1cm被认为是病理性增大。CT扫描对宫颈癌分期总的准确度为63%~88%[50,52]。在检测淋巴结异常时,传统CT扫描的总体准确度为77%~85%,敏感度为44%,特异度为93%[53]。

为了将影像学和手术发现相关联,Camilien等[54]报道了61例子宫颈癌患者,行术前CT扫描和剖腹探查术,结果显示,CT显示增大的盆腔淋巴结中75%发生转移,CT显示淋巴结阴性的患者中97%病理证实为阴性结果(特异度为97%)。然而,组织学上阳性的盆腔淋巴结CT扫描经常漏诊(敏感度为25%)。CT扫描在评估主动脉旁淋巴结时更有价值(特异度为100%,敏感度为67%)。

几项研究评估了CT或PET/CT在主动脉旁淋巴结检测中的作用(表69.5)。Heller等[55]对320例妇科肿瘤组(GOG组)的ⅡB至ⅣA期宫颈癌患者进行了前瞻性评估,即术前CT扫描、淋巴管造影和主动脉区域的超声检查。在分期研究阴性的患者中进行了腹主动脉旁淋巴结检查。淋巴管造影、CT扫描和超声检查对盆腔淋巴结评估的假阴性概率分别为14.2%、25%和30%。淋巴管造影的敏感度为79%,CT扫描的敏感度为34%,超声检查的敏感度为19%,特异度分别为73%、96%和99%。因此,超声检查在术前检测淋巴结转移时不可靠,而在评估宫外肿瘤受累时具有有限的价值。超声在辅助腔内近距离放射治疗施源器置入中起主要作用,可以检测子宫穿孔、协助合适的定位,这对于足够的放射剂量和存活率的影响是至关重要的[56,57]。PET检测骨转移的敏感度高于CT,特异度高于MRI。

MRI

MRI经常用于宫颈肿瘤和宫外肿瘤扩散的初步评估,通常代替麻醉下的妇科检查[59]。带有起搏器、耳蜗植入物、金属假体、金属异物或大血管夹的患者禁止行MR检查。在T2加权图像上,子宫颈癌可表现为

表69.5 主动脉旁淋巴结的CT和正电子成像评价

作者	例数	FIGO分期	敏感性(%)	特异性(%)	准确性(%)
Kilcheski等[884]	36	Ⅰ~Ⅳ	—	80	—
Camilien等[54]	51	ⅠB~ⅡA	67	100	100
Camilien等[54]	10	ⅡB~Ⅳ	67	100	90
PET/CT					
Leblacnc等[280]	125	ⅠB2~ⅡA	33.3	94.2	—
Yildirim等[885]	16	ⅡB~ⅣA	50	83.3	—

FIGO,国际妇产科联盟。Modified from Camilien L, Gordon D, Fruchter RG, et al. Predictive value of computerized tomography in the presurgical evaluation of primary carcinoma of the cervix. *Gynecol Oncol* 1988;30:209–215. with permission from Elsevier.

中度到高信号影,通常比宫颈纤维基质密度大。在 T1 加权图像上,肿瘤通常与正常宫颈呈等密度,并且可能无法发现[60],但是可以随着对比剂的应用而显影增强。在 T1 加权像出现的异常的边界不规则的宫颈,有明显的宫旁串珠状改变,宫旁组织增大,子宫旁脂肪层消失;或者在 T2 加权图像上出现高信号的子宫旁组织或主韧带/子宫颈骶骨韧带;均提示肿瘤广泛转移[52,59,61]。与宫颈和子宫韧带的低信号相比,宫旁的肿瘤在 T2 加权图像上显示为较亮的区域。

Hawnaur 等[62]报道了麻醉下妇科检查(EUA)、经直肠超声(TRUS)和 MRI 等对 60 例浸润性宫颈癌患者进行治疗前肿瘤分期和体积的综合评估。TRUS 和 MRI 的肿瘤分期评估中仅有 30%的患者相同,EUA 和 MRI 在肿瘤分期的一致性上较前者增加了 27%。在不一致的情况下,与 TRUS 或 EUA 相比,MRI 对分期的符合性更好。治疗前 MRI 提示淋巴结增大的患者中,62%的患者出现死亡或有肿瘤复发或转移。MRI 在评估局部大宫颈肿瘤和淋巴结增大的程度等方面优于 TRUS 和 EUA。

Postema 等[63]对 103 例浸润性宫颈癌患者进行了 MRI 检查与盆腔检查(包括选中的全身麻醉下的患者)和手术病理结果的比较。MRI 在确定肿瘤宫颈外扩散方面较好,但假阳性率较高。盆腔检查能指导 89%的患者接受正确的治疗。在 Hansen 等[64]的一项研究中,在临床诊断后两周之内均行临床评估和低磁场增强 MRI 分期的 95 例宫颈癌患者中,临床评估(根据国际妇产科学联盟的推荐)优于增强 MR 扫描。临床评估后临床分期正确的患者为 57 例(准确率为 60%),而 MRI 为 52 例(准确率为 55%)。

美国放射学会的一项前瞻性研究将临床检查、CT 和 MRI 三者进行了比较[53]。在检测宫体浸润或肿瘤大小[65]方面,MRI 显著优于临床查体或 CT 扫描,但没有方法能准确评估宫颈基质情况。MRI 在检测肿瘤和宫旁浸润方面明显更优[66]。MRI 也在一定程度上增加了累及淋巴结的检测[53]。

与鳞状细胞癌(SCC)相比,腺癌在 MRI 上被发现的可能性较小。Haider 等[67]应用 MRI 评估了 56 例宫颈腺癌患者,其中 42 例(75%)有可见病灶。Kodaira 等[68]荟萃分析了 84 例应用 MRI 评估的Ⅱ期癌症患者。最大肿瘤直径(Dmax)≥50mm 的患者的 5 年无病生存率(DFS)显著低于 D_{max}<50mm(46%对 88%;P<0.001)的患者。

Ebner 等[69]荟萃分析了 12 例盆腔复发肿瘤和 10 例纤维化肿块患者(21 例患者均经开腹手术或活检证实)的 MRI 结果。它们大多数情况下能够准确地区分这两种情况。然而,非常需要进行 CT 引导的细针穿刺活检来确认异常或可疑的淋巴结影像学发现。

Corn 等[70]评估了 18 例ⅠB~ⅢB 期宫颈癌患者的直肠内线圈 MRI 情况;其中 7 例由于直肠 MRI 显示邻近阴道浸润或同时有阴道受累和宫旁扩散,肿瘤被认定为更高的分期。与暗的或中间信号的相比,高信号特征的患者倾向于早期阶段,不太可能患有贫血,并且更可能对体外放疗具有完全反应。

在放疗过程中检测到的辐射诱导变化可以预测局部复发和存活。Mayr 等[71]研究了 34 例包含各种不同 FIGO 分期的宫颈癌患者,在放疗前后均进行了 1.5T MRI 检查。基于 T2 加权图像的肿瘤体积(3D 测量)可以量化肿瘤消退率。使用 MRI 进行连续肿瘤体积测量可能是检测宫颈癌对放疗的反应非常有效的度量措施。在放射治疗的前两周行增强 MRI 的动态对比可以早期预测肿瘤消退速率。在 7 例患者中,肿瘤消退率为每天 2%~15.2%不等,与峰值和肿瘤增大的平均变化呈正相关(P<0.01)。Hatano 等[72]评估了 42 例晚期宫颈癌患者体外照射和高剂量率(HDR)近距离放射治疗的 MRI 结果。在放射治疗(RT)后立即进行的活组织检查,其中 36 例患者(86%)未发现残余癌灶。同期 MRI 研究显示其中 28 例患者(75%)的 T2 加权图像上未见高信号。在 14 例患者中观察到高信号区的患者中,8 例在放疗后 3 个月消失,且活检阴性。放疗后 3 个月 MRI 对肿瘤检测的敏感度、特异度和准确性均为 100%。在给予 30Gy 的体外照射和所有放射治疗结束后 3 个月进行的 MRI 检查预测了肿瘤局部控制情况。Gong 等[73]和 van de Bunt 等[74]也发表了类似的研究结论。此外,MRI 对近距离放射治疗计划中精确的靶区勾画是有帮助的(图 69.4)[75]。

正电子成像术(PET)

应用 2-18F-2-脱氧-D-葡萄糖(FDG)的 PET 扫描越来越多地用于评估包括宫颈癌在内的恶性肿瘤患者。Rose 等[76]观察了 32 例局部晚期宫颈癌患者,其中 91%的原发性肿瘤摄取。SCC 相比腺癌对 FDG 吸收更快。与手术分期相比,在检测主动脉旁淋巴结转移上,PET 扫描具有 75%的敏感度和 92%的特异度[77]。与单一的 PET 或 CT 扫描相比,PET/CT 提供了放射性示踪剂摄取的高度精确定位,显著提高了诊断的准确度。诊断性 PET 扫描图像可以与模拟 CT 图像融

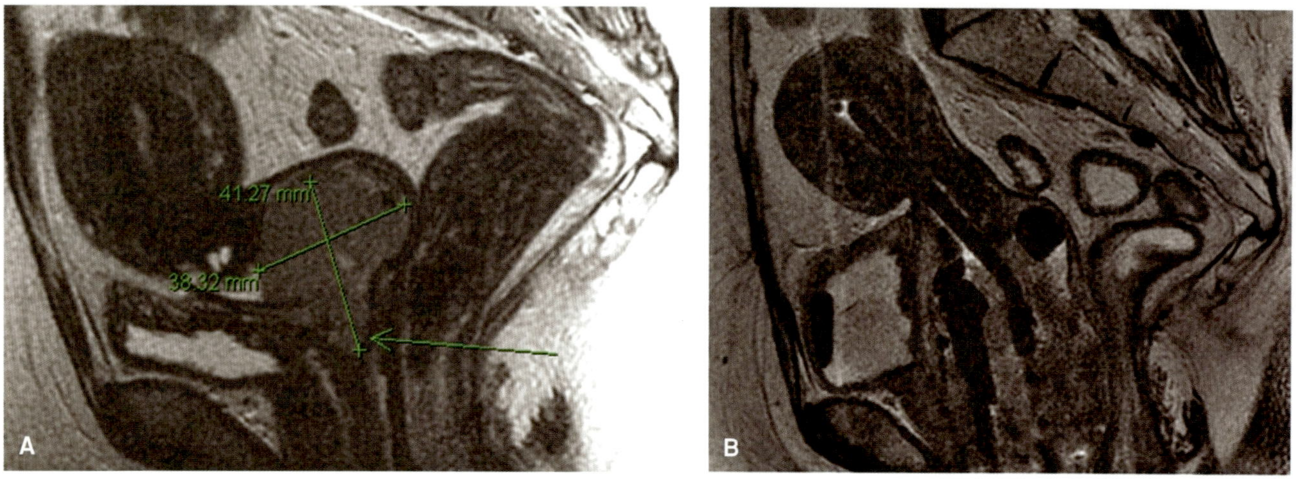

图 69.4 (A)MRI 用于诊断显示增大的宫颈肿瘤。(B)MRI 显示,放置管状及环形近距离治疗施源器联合外照射同步化疗后肿瘤显著缩小。

合,以确保对靶区和任何 PET 结果中阳性淋巴结的准确放疗剂量覆盖(图 69.5)。必须注意的是,因为生理性 FDG 代谢到膀胱可能导致原发性肿瘤的假阳性结果,而输尿管可能被误认为是淋巴结;因此,建议在成像之前追踪输尿管并完成膀胱排尿。

Grigsby 等[77]比较了 CT 和 FDG-PET 扫描对 101 例宫颈癌患者的淋巴结分期。CT 显示 20 例患者中有异常增大的盆腔淋巴结,7 例有异常增大的腹主动脉旁淋巴结;而 PET 显示 67 例患者盆腔淋巴结,21 例腹主动脉旁淋巴结和 8 例锁骨上淋巴结 FDG 吸收异常。仅依据主动脉旁淋巴结状态的 2 年无进展生存率在 CT 阴性和 PET 阴性患者中为 64%,在 CT 阴性和 PET 阳性患者中为 18%,在 CT 和 PET 均阳性的患者中为 14%(P<0.0001)。无进展生存率的最重要预后因素是 PET 成像上发现阳性的腹主动脉旁淋巴结(P=0.025)。在 76 例无异常 FDG 摄取的患者中,2 年无进展生存率为 86%,持续摄取异常的为 40%;在出现新发异常摄取部位的患者中没有存活者[78]。在 152 例患者的随访研究中,研究者报告了 114 例治疗后 FDG-PET 无异常的患者其 5 年病因特异度存活率为 80%,而 20 例持续摄取的患者生存率为 0.32%,18 例出现新发异常摄取部位的患者无幸存[79]。在另一研究中,Grigsby 等[80]指出在 208 例患者中,辐射剂量、阳性淋巴结数量及大小和临床结局(治疗失败和存活;图

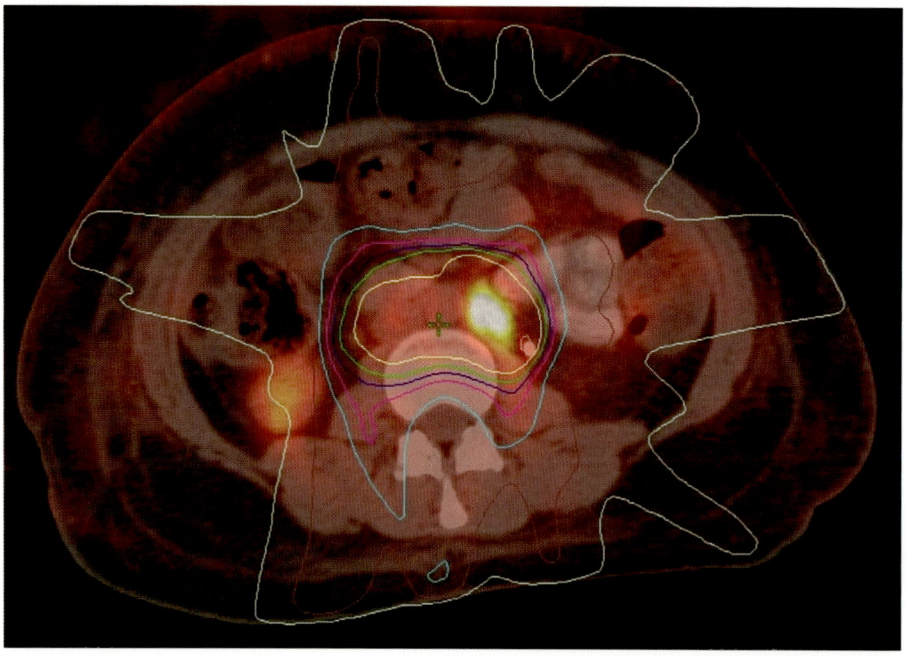

图 69.5 PET 扫描与模拟计算机断层扫描的融合显示高代谢的淋巴结,可以增加辐射剂量。该例中,整个主动脉旁接受 45Gy,随后对 PET 高代谢淋巴结及周边 7mm 区域进行推量至 65Gy。

69.6)之间密切相关。Hope 等[81]对 58 例子宫内膜活检或刮宫术的宫颈癌患者进行 FDG-PET 扫描，其中 36 例(64%)有病理性子宫内膜浸润(EI)。有浸润的这组比没有 EI 的患者更常发现盆腔淋巴结转移(70%对 23%;*P*=0.001),以及主动脉旁淋巴结和锁骨上淋巴结的转移(30%对 0%;*P*=0.006)。此外,2 年生存率分别为 78%和 58%，总生存率分别为 92%和 65%(*P*=0.047)。Lin 等[82]在 32 例宫颈癌患者中使用 FDG-PET,检测到放射治疗开始后 20 天内肿瘤体积减小 50%。

Kidd 等[83-87]证明标准化最大摄取值(SUVmax)是宫颈癌死亡的独立预测因子,并且与持续病变存在相关性。同样的,盆腔淋巴结的 SUV 能预测盆腔肿瘤的复发。锁骨上淋巴结 PET 阳性的存活率更低;腹主动脉旁淋巴结转移的存活率在盆腔淋巴结阳性和锁骨上淋巴结阳性的存活率之间。Tran 等[88]报道了 186 例子宫颈癌患者的临床结局与经 FDG-PET 诊断的锁骨上淋巴结转移的关系。有 14 例(8%)左锁骨上淋巴结没有触及肿大,活检时确诊转移,其 FDG 摄取异常;6 例接受姑息性治疗,7 例接受根治性放疗和同步化疗。中位总生存期为 7.5 个月;所有患者均有远处转移。体外放疗结束后,FDG-PET 扫描提供了有关治疗后摄取情况的重要信息,该信息能预测治疗结局[89-92]。

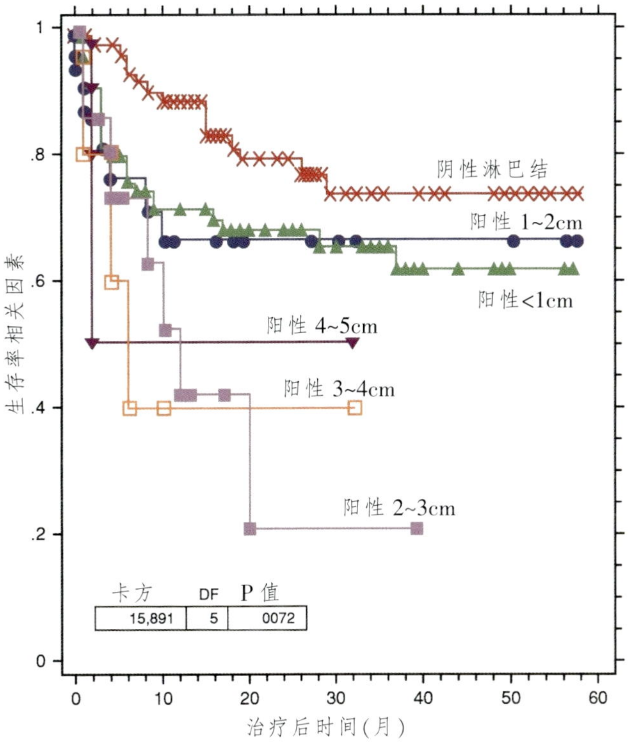

图 69.6　治疗后 FDG-PET 上盆腔淋巴结状态与宫颈癌患者疾病专项生存率相关。(From Grigsby PW, Singh AK, Siegel BA, et al. Lymph node control in cervical cancer. *Int J Radiat Oncol Biol Phys* 2004;59:637-638, with permission from Elsevier.)

分期

FIGO 分级系统基于临床评估(检查、触诊、阴道镜);胸部、肾脏及骨骼的 X 线检查;宫颈管内膜诊刮和活检。淋巴管造影、动脉造影、影像学检查、腹腔镜检查及剖腹探查不应用于临床分期。2009 年关于宫颈癌的 FIGO 分期标准比之前的版本进行了 1 处修改:ⅡA 期被分成了ⅡA1 和ⅡA2,ⅡA1 是指肿瘤侵及阴道上段但癌灶≤4cm,ⅡA2 是指癌灶>4cm[93]。

由于肿瘤扩展导致的肾盂积水或无功能肾的患者被归入ⅢB 期,不管是否有盆腔转移。其他的预后因素,如属于ⅡB 期的宫颈癌的子宫内膜浸润、基质浸润、淋巴脉管浸润、宫旁外侧浸润(和浸润宫旁内侧组织相反)均不包括在分期标准内。可疑膀胱或直肠浸润的应通过活检确认。膀胱壁泡状水肿或直肠黏膜膨胀不作为最后的分期标准。对于无肾盂积水的ⅢB 期肿瘤扩散,尽管不需要达到骨盆固定,但肿瘤应已侵及骨盆侧壁。

美国癌症联合会发表了一个类似的 TNM 分期系统[94];然而,这个分期系统需要淋巴结分期,这在很多情况下是不可行的,且在全球范围内,应用放射学的淋巴结相关信息在大多数宫颈癌患者是无法得到的。鉴于宫颈癌高发国家缺少 3D 影像技术来确定淋巴结状态,FIGO 体系仍然是标准的分期体系。所有的组织类型均应包括。当分期意见不一致时,应该把早期分期记录下来(表 69.6 和图 69.7)。

病理分型

宫颈癌中超过 90%的癌症是 SCC,7%~10%是腺癌,1%~2%是透明细胞中胚层型癌。鳞状细胞或表皮样癌由随机排列的上皮细胞核和癌巢组成;细胞显示中央角化珠,伴坏死。也能见到非角化性癌。电子显微镜下可能见到细胞桥粒和张力微丝。SCC 被分成三种类型:大细胞角化细胞癌、非角化细胞癌和小细胞癌。根据分化级别又可进一步分成高分化、中分化及低分化癌。

疣状癌是高分化 SCC 的一个特异类型,其特点是有局部复发倾向但不转移[95]。核分裂能力特别低。疣状癌可能难以与具有细胞学不典型的巨型湿疣或高分化的侵袭性 SCC 鉴别。显微镜下,疣状癌是外生的、具

0.001)、低中位收入水平(P=0.001)和较少的腔内近距离放疗次数(P=0.09);以上因素更容易出现在非洲裔美国人群体中。多变量分析表明在限制了患者差异、肿瘤类型和治疗方式等因素的差异后,种族不是独立的预后因素。在一项关于接受单纯放疗的Ⅱ期或Ⅲ期宫颈癌的452例白种人和124例非洲裔美国女性的报告中,Grigsby等[126]观察到Ⅱ期患者的5年CSS率分别为66%和61%(P=0.56),对于Ⅲ期患者,分别为38%和47%(P=0.34)。两个种族群体的Ⅱ期总生存率分别为60%和51%,有显著性差异(P=0.02),但可能与非癌症相关的并发症有关。

Brooks等[127]评估了1009例宫颈浸润癌患者:606例白种人,354例非裔美国人和5%其他种族人。非裔美国人更容易有医疗补助或没有保险(44%对23%;P=0.001),更有可能因急症或癌症相关并发症入院(P=0.036),入院患者有并发症(P=0.001)、需要输血(P=0.01),或采用放疗而非手术治疗(P=0.001)。在入院模式、治疗方式和疾病严重程度等方面存在种族差异。

此外,在一项1994年进行的包含美国471例宫颈SCC的治疗模式研究和随机选择的来自17个机构的215例患者(40%以上为少数民族患者)的分析指出,生活在低收入地区、仅有医疗补助,或在大型学术机构或以少数民族为主的机构接受治疗的患者,倾向于初始治疗反应差、分期更高或肿瘤体积大,以及较低的治疗前血红蛋白水平[128]。

一般医疗因素

贫血和肿瘤缺氧

虽然已知分期、肿瘤体积、病变的组织学类型以及淋巴脉管浸润影响宫颈癌患者的预后,但血红蛋白水平可能也影响患者预后。许多放射肿瘤学家在实施放射治疗前常规地给予红细胞输注(RBCT)以纠正贫血。这可能对改善患者症状和精力,以及对肿瘤放疗敏感度上总体起到有利的效果。通常,患者接受输血以维持血红蛋白水平>12~12.5g/dL。

Hirst[129]强调,在动物肿瘤模型中,通过输血影响放射敏感度的机会是短暂的。输血通常对贫血的癌症患者有益,但是必须在第一次接受放射之前尽快输血以使其效果最大化。考虑到正常的肺循环和外周循环以及通过肿瘤组织的血流,Kavanagh等[130]估算,降低血红蛋白氧亲和力比单纯输血治疗能让放射生物学缺氧区域下降更明显[131]。

使用极谱针状电极直接测量肿瘤组织的氧分压,对于肿瘤组织处于部分中等氧分压水平(PO_2<10mmHg)[132]或高氧分压(PO_2<5mmHg)[133-134]的患者,研究者报道预后较差。体外放疗前后肿瘤组织内氧测量结果的比较通常显示放射治疗后氧合改善的趋势[135-136],但放疗后测量的结果是否有统计学意义不明[137]。无论初始的局部治疗以手术为主或放疗为主,低氧合水平的肿瘤较氧合良好的肿瘤更易于局部复发。

Haensgen等[138]分析了70例接受EBRT和近距离放射治疗的ⅡB期至ⅣA期宫颈癌患者。使用Eppendorf探针测量肿瘤组织内氧合水平,同时记录患者的血红蛋白水平。血红蛋白水平<11g/dL的患者3年生存率为27%;而血红蛋白水平≥11g/dL(P=0.006)的患者为62%。结合缺氧和tp53,可以将不同3年存活率的亚组分层:tp53(n=10)为79%;没有缺氧的tp53为47%(n=44)。

Bush[139]报道了一项包含132例ⅡB期至Ⅲ期宫颈癌患者的随机试验,该试验要求对照组只有在血红蛋白水平降至<10g/dL时才接受输血,而实验组必须使血红蛋白水平维持在≥12.5g/dL。结果表明,接受输血的实验组患者治疗效果改善;然而,当使用意向治疗性分析进行比较时,两组之间的结果统计学上没有显著性意义[140]。其次,这个随机试验没有根据肿瘤大小的潜在混杂因素进行分层。最后,输血的指征基于治疗期间的贫血情况,而不是初始血红蛋白水平。Thomas[141]报道了加拿大的经验,发现在605例符合标准的宫颈癌患者中,25%接受输血的患者绝大部分是Hb<100g/L。在多变量分析中,基础Hb不是一个重要的预后因素,但在放射治疗期间的平均每周最低点是重要的预后因素,而那些血红蛋白值>120g/L的患者局部复发和远处转移风险更低,5年存活率更长。

Dunst等[142]报道,治疗前贫血对3年复发率有显著影响(20例Hb>13g/dL的患者为6%,47例Hb在11~13g/dL的患者为15%,20例Hb<11g/dL的患者为67%)。肿瘤氧合水平低的患者,3年存活率为38%;肿瘤氧合水平高的患者,3年存活率为68%(P=0.02)。Munstedt等[143]在一项包含183例根治性手术后接受辅助放疗患者的研究中指出,Hb<11g/dL患者的无复发生存率和总体生存率更低,主要发生在手术不充分的亚组。

Grogan等[144]在一项包含加拿大7个不同癌症中心治疗的600余例患者的回顾性研究中指出,无论初始血红蛋白水平如何,无论是否输血,能维持平均每周血红蛋白水平>12g/dL 的患者与平均每周血红蛋白水平较低的患者相比，5 年存活率显著提高。

Kapp 等[145]报道了 204 例放疗期间在 Hb 水平<11g/dL 的情况下接受 RBCT 的患者。Hb 校正后的患者(18.5%)的结果类似于非输血患者的结果。然而，对 RBCT 无反应者肿瘤控制率和生存率降低。Vaupel 等[146]在已发表的数据的综述中总结：女性当 Hb 在 12~14g/dL 的范围时肿瘤能达到最大氧合作用，而不是 Hb 水平越高越好。

重组人红细胞生成素不常规推荐作为在放疗期间维持或提高血红蛋白水平的替代方法。血栓形成的并发症[147]、缺乏生存获益[148]减少了其在治疗干预中的应用。

其他医疗因素

Jenkin 和 Stryker[149]观察到高血压患者盆腔复发和并发症的发生率更高(舒张压>110mm Hg)。Kapp 和 Lawrence[150]报道了 398 例患者；温度>101°F 的患者其远处转移发生率较高，存活率较低。Campbell 等[151]观察到在行 HIV 筛查并接受放疗的宫颈癌患者中，HIV 阳性率为 4.2%。这些 HIV 阳性患者肿瘤期别更晚，缓解期较 HIV 阴性组更短。放疗对 HIV 滴度没有影响。HIV 阳性或患获得性免疫缺陷综合征的女性，宫颈原位癌或浸润性癌治疗后与宫颈病变相关的治疗后肿瘤复发风险增加，由此引起的恶性肿瘤进展而导致的死亡的风险增加[152-153]。

越来越多证据证明，血浆微量营养素水平升高与子宫颈癌风险降低有关。增加血清番茄红素和 α-、γ-维生素 E 水平，以及墨绿色和深黄色蔬菜和水果的摄入量与癌症呈显著的负相关[154-156]。应建议女性均衡的饮食，尤其是子宫颈癌的高危患者。

肿瘤因素

HPV亚型

HPV 16 型和 18 型是最常见的 HPV 亚型。已有研究报道，与 HPV 16 相比，HPV 18 的淋巴结转移和其他远处转移的风险更高。Wang 等[159]研究了 1993—2000 年 1010 例放疗后的宫颈癌患者。HPV 基因型通过可检测到 38 种 HPV 的基因芯片测定。在 992 个标本中检测到共 25 种 HPV 基因型，其中 8 种主导类型是 HPV16、58、18、33、52、39、31 和 45。鉴定了两种高危 HPV：α-7 (HPV18、39、45) 和 α-9(HPV16、31、33、52、58)。确定的风险组包括没有 HPV 感染和仅 α-7 感染的高危组。α-7 和 α-9 共同感染中危组。

肿瘤体积

宫颈癌患者的间质浸润深度、肿瘤大小、宫旁淋巴结转移率、盆腔淋巴结转移率和生存率之间存在密切的相关性[160,161]。在对接受过根治性子宫切除术治疗的宫颈癌患者的研究中，181 例ⅠB1 期患者(≤4cm)5 年 DFS 率为 90%，48 例ⅠB2 期患者为 72.8%(P=0.02)[162]。

Toita 等[163]在一篇 70 例单纯行放疗的ⅡB 期和ⅢB 期宫颈癌患者的综述中报道，宫颈肿瘤<60mm 的患者，其 5 年 DFS 在肿瘤大小之间无显著相关性(70%~85%)；然而宫颈肿瘤≥60mm 的患者，其 5 年 DFS 为 28.6%。Piver 和 Chung[164]报道，ⅠB 期和ⅡA 期的桶状宫颈癌和局部晚期宫颈癌接受根治性子宫切除的患者，其淋巴结转移和远处转移的发生率更高、存活率更低。此外，Fletcher[165]、Eifel 等[166]和 Perez 等[167]报道了接受放疗的大肿瘤患者，盆腔复发和远处转移率升高，生存率降低。ⅠB 期和ⅡA 期患者，提高放射剂量能改善肿瘤的局部控制[168-169]。

此外，Leveque 等[170]注意到，单纯放疗或与根治性手术联合治疗的Ⅰ期至Ⅱ期宫颈腺癌的患者，FIGO 分期和盆腔淋巴结受累是影响总生存率的最重要的参数。Silver 等[171]在对 93 例Ⅰ期子宫颈腺癌的研究中报道，年龄和肿瘤分级是影响生存率的重要预后变量(分别为 P<0.01 和 P=0.01)；肿瘤大小是生存率和无进展生存率的显著影响因子(P<0.01)。

相反，Grigsby 等[172]在行术前放疗和根治性或保守子宫切除术的ⅠB 期和ⅡA 期宫颈癌患者发现，肿瘤体积与治疗结果没有相关性。直径<3cm 的ⅠB 期患者 5 年盆腔复发率为 16%，体积更大的肿瘤(P=0.90)为 9%，ⅡA 期肿瘤大于或小于 3cm，盆腔复发率都是 22%(P=0.75)。

数项回顾性研究显示，原发性子宫颈癌向子宫内膜延伸 (子宫内膜间质浸润或仅由肿瘤替代子宫内膜)的患者生存率降低，远处转移的发生率更高[36]。而 Grimard 等[173]确信这些发现仅发生在ⅠB 期肿瘤的患者而非更晚期的患者中。Noguchi 等[174]报道了类似的结果。没有子宫体浸润的患者 5 年生存率为 92.4%，而有浸润者为 53.8%。

Perez 等[169]更新了之前的报告，评估了 1499 例ⅠA 期至ⅣA 期接受根治性放疗的患者(体外放疗加两次腔内近距离放疗,A点,70~90Gy)。在肿瘤大小和病变程度与盆腔肿瘤控制、远处转移率和DFS之间,在全部期别均呈密切相关性。

根治性子宫切除术后切缘状态

除了已知的高危因素包括切缘阳性、宫旁侵犯、淋巴结转移和中危因素包括间质浸润深度、淋巴脉管浸润和肿瘤大小等情况外,一些小样本的研究已经表明了邻近切缘状态的重要性[175-176]。Viswanathan等[177]研究了284例根治性子宫切除术后的患者。切缘阴性(≥1cm)、邻近切缘(0~1cm)和切缘阳性的包括各种复发形式的粗略复发率分别为11%、20%和38%。术后放疗使得局部复发率(LR)下降,在切缘阴性者LR从10%降至0%,邻近切缘由17%至0%,切缘阳性者由50%到25%。单因素分析显示无复发生存率降低的重要预测因子是肿瘤浸润深度(HR=2.14/cm,P=0.007)、切缘阳性(HR=3.92,P=0.02)、肿瘤大小(HR=1.3/cm,P=0.02)、淋巴血管侵犯(HR=2.19,P=0.03)和切缘状态(HR=0.002/靠近切缘者距癌症增加mm,P=0.03)。

病理分级

大多数报告显示生存率或肿瘤行为与子宫颈SCC或腺癌的分化程度没有显著相关性[178-180]。Alfsen等[178]分析了417例腺癌和88例非SCC的其他组织类型宫颈癌;多变量分析显示,小细胞型、宫体浸润、脉管浸润和淋巴结阳性是重要的预后变量。虽然Reagan和Fu[181]证实组织分化在放疗患者中的预后价值,但Crissman等[182]并未观察到组织学参数与患者生存率之间的相关性。在放化疗治疗的时代,Monk等[183]证实存在其他高危因素的宫颈癌术后患者,组织学类型或肿瘤分级对生存率没有显著影响。

治疗持续时间

在行放射治疗的患者,总体治疗时间应尽可能缩短,并避免任何计划中的或非计划的中断或延迟。体外放疗和腔内放疗适时的结合是提高宫颈癌患者盆腔肿瘤控制率的重要因素(图69.8)[184]。几项研究描述了由于放疗过程中总时间延长,宫颈浸润癌的盆腔肿瘤控制率和存活率均降低[120,185-187]。Chatani等[188]在216例ⅡB期至Ⅲ期宫颈癌患者接受体外放疗联合HDR近距离放射治疗的患者注意到,总治疗时间是多变量分析中局部肿瘤控制的最重要因素(P=0.0005)。而分期(P=0.0001)、总治疗时间(P=0.0035)和血红蛋白水平(P=0.0174)是无复发生存的3个最重要的预后因素;治疗时间与晚期并发症之间无相关性。

Fyles等[185]报道了830例单纯放疗的宫颈癌患者,总治疗时间超过30天时,肿瘤控制率每天减少约1%。在Lanciano等[187]对来自护理模式研究中837例接受放疗、且剂量达66Gy以上的宫颈SCC患者的分析中,描述了当总治疗时间从6周或更短时间延长到10周时(P=0.0001),4年放射野内复发率从6%增加到20%;这转化为生存率的显著降低。Girinsky等[186]在386例ⅡB期或Ⅲ期宫颈癌患者中也观察到,当总治疗时间超过52天时,10年局部无复发生存率降低。在他们的回归分析中也观察到盆腔肿瘤控制率每天下降1.1%。

Perez等[189]在1330例根治性放疗的患者中注意

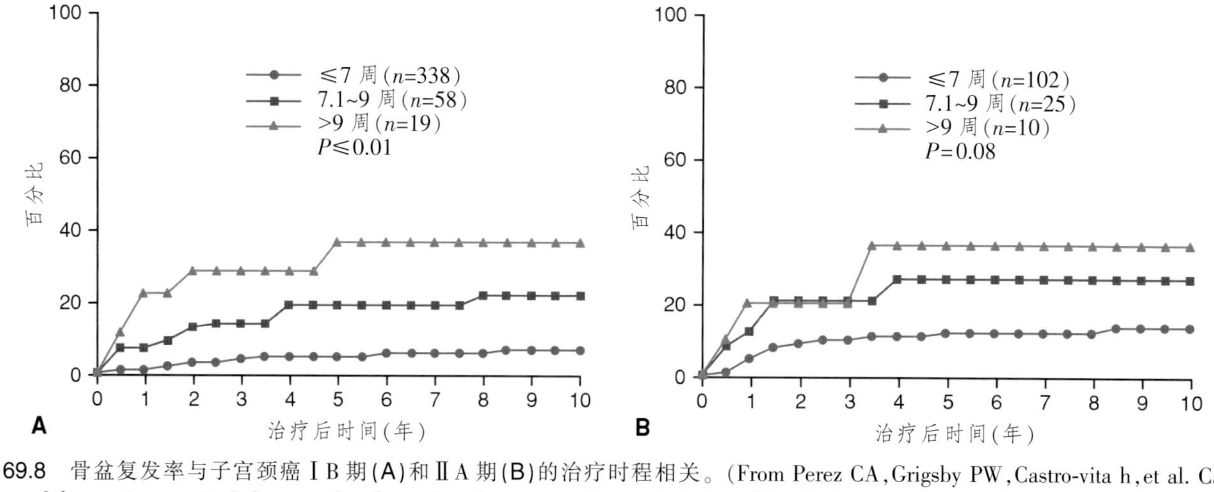

图69.8 骨盆复发率与子宫颈癌ⅠB期(A)和ⅡA期(B)的治疗时程相关。(From Perez CA, Grigsby PW, Castro-vita h, et al. Carcinoma of the uterine cervix: I. Impact of prolongation of treatment time and timing of brachytherapy on outcome of radiation therapy. *Int J Radiat Oncol Biol Phys* 1995;32:1275-1288; with permission from Elsevier.)

到，延长治疗时间对ⅠB期、ⅡA期和ⅡB期的盆腔肿瘤控制率有显著影响。在Ⅲ期患者，尽管随治疗时间的延长，盆腔复发率高，但差异无统计学意义。总体治疗时间和生存率之间也存在强相关性。回归分析证实了以前的报道，总治疗时间延长导致在ⅠB期和ⅡA期每天增加0.59%的失败率和在ⅡB期每天增加0.86%的失败率。所有腔内放疗在从开始放疗的4.5周内盆腔复发率更低（ⅠB期和ⅡA期为8.8%对ⅡB期18%；$P \leq 0.01$）。

生物标志物

数项研究评估了各种生物标志物以确定它们是否有预测性；但大多数没有进行多变量分析以明确它们是否为有效的独立预测因子。Noordhuis 等[190]在一项包含82个细胞生物标志物的42项研究的系统综述中报道，在单变量分析中，34个生物标志物与生存率相关，其中27个是独立相关因素。

血管生成和缺氧

血管生成即新血管的形成，依赖于促血管生成因子如VEGF的存在。随着新血管形成，它们向癌细胞递送营养和氧。随着肿瘤增大，新生的血管可能无法到达肿瘤的中心部分，而产生中心缺氧。缺氧诱导因子（HIF-1α）和HIF-2α调节对缺氧应激的反应；HIF-1α而非HIF-2α与DFS低相关[191-194]。HIF-2α/CD68比率也与DFS低相关[194]。一项研究发现VEGF降低总生存率[195-196]。Loncaster 等[195]在对100例患者的回顾性研究中发现，宫颈癌晚期活检组织中VEGF会表达与预后不良有关。胸苷磷酸化酶（增加缺氧状态）[196]水平同样与不良结局相关。氧化亚氮合酶[197]和碳酸苷酶（CA）可能预示了不良结局。特别是CA9与DFS低相关[198-199]。相反，CA12与无转移生存率相关[200]。

微血管计数在宫颈上皮内瘤变患者高于对照组，并在治疗后复发患者增高。Obermair 等[201]在166例ⅠB期宫颈癌患者中，观察到微血管密度≤20/视野的102例患者的5年存活率为89.7%，微血管密度>20/视野的64例患者5年存活率为63%（Log-rank 分析，$P<0.0001$）。在多变量Cox模型中，微血管密度、淋巴结受累、肿瘤大小和放射治疗的应用是生存率的独立预后因素。Cooper 等[202]报道了类似的发现。

流式细胞学研究DNA和生长分数

一些作者指出在二倍体或非整倍体肿瘤之间的复发率没有显著差异。Kristensen 等[203]在一项对465例宫颈浸润癌患者进行的DNA指数和S期百分数研究中，观察到倍数水平和S期百分数对预后没有意义。其他学者[204]指出S期百分数为20%或更高的患者，肿瘤复发率更高。

细胞凋亡

鉴于数据的异质性，凋亡标记物对宫颈癌是否重要尚不清楚。形态学研究已经是阴性，但一些对Bcl-2和p63等凋亡蛋白表达的研究显示，其与DFS低相关[205-206]。

Ohno 等[207]研究了20例患者在给予9Gy放疗前后的变化，发现细胞凋亡指数和Bax蛋白均增加。Wootipoom 等[205]研究了174例宫颈癌患者，发现Bax、Bcl-2和p53的表达率分别为68.4%、25.9%和77.6%。Bax表达与高存活率相关，而Bcl-2表达与低存活率相关。Jain 等[208]也发现，Bcl-2或p53表达均不是局部晚期宫颈癌独立的预后因子。

p53基因控制着细胞进入细胞周期的S期。Mukherjee 等[209]分析了辐射抗拒的宫颈癌病例，发现15%的患者Bcl-2和p21蛋白阳性，34%的患者有p53蛋白突变。这些蛋白在放射敏感度肿瘤中没有阳性表达。75%的放射敏感度肿瘤Bax表达阳性，而81%的辐射抗拒肿瘤Bax阴性（$P<0.01$）。Kainz 等[210]对109例手术治疗患者进行研究，Ebara 等[211]对单纯放疗的46例Ⅲ期宫颈SCC患者进行研究，注意到p53蛋白的表达与治疗结局无显著相关性。

细胞周期和细胞癌基因

Cerciello 等[212]在单纯放疗未行化疗的40例ⅡA期至ⅢB期宫颈癌患者中，在行5次放疗前后均进行了活检。他们观察到宫颈癌细胞周期的显著变化，表明完整的G2/M检验点功能，引发了对干扰G2/M转换的靶向化合物以增强对宫颈癌放疗作用的期待。

在接受放疗的宫颈癌患者中，Tsang 等[213]观察到影响无病生存期的最重要因素是肿瘤体积大（$P=0.01$）、血红蛋白低（$P=0.01$）、流式细胞术标记指数（LI）（LI<7%时，DFS为67%；LI≥7%时33%；$P=0.30$）以及潜在倍增时间（Tpot；>5天时为66%，Tpot≤5天时为35%；$P=0.04$）。对于较小的肿瘤（直径<6cm），高LI（>7%）或高凋亡指数（>1%）与较低的DFS相关。West 等[214]评估了145例宫颈癌患者肿瘤活检标本的内在放射敏感度（用克隆成株法接受2Gy照射后的体外存活分数)。二倍体肿瘤倾向于比非整倍体肿瘤更具辐射抗拒性(P=0.07)。

p27/Kip1 基因抑制多种细胞周期蛋白依赖性激酶复合物并调节细胞生长。Oka 等[215]研究了从 77 例放疗前和放疗中的宫颈 SCC 患者获得的 202 个活检标本,用于检测 p27 和 p53 蛋白表达。放射治疗前的高 p27 L1 与高 DFS 和无转移生存率显著相关。放疗前高 p53 L1 与总体生存率低相关。

ras 基因的特异点突变和扩增已被认知。ras 基因 p21 产物的过表达与不良预后和淋巴结受累增加有关[216]。尽管 SCC 中 c-Ha-ras 基因的杂合性丢失与晚期疾病不相关,但突变与预后不良相关。相比之下,Ki-ras 基因的突变已经在小部分宫颈腺癌中检测到,但与分期、分级或存活率尚无显著相关性[217-218]。

c-myc 癌基因在约 20%的 SCC 中扩增 3~30 倍,并且在晚期肿瘤比早期肿瘤扩增更频繁。c-myc 过表达与临床结局差相关[219-220]。

gadd45 属于 DNA 损伤诱导型基因的Ⅱ类家族,其在 DNA 修复中的作用已在许多实验模型中得到证实。Santucci 等[221]在 14 例宫颈癌患者中发现,当盆腔放射剂量达到 18~25Gy 时,缺乏 gadd45 诱导与放疗的临床反应相关(局部肿瘤控制和 DFS)。

CD34 是存在于造血祖细胞中的抗原,并且是内皮细胞的敏感标志物。Vieira 等[222]评估了 62 例宫颈癌患者,CD34 反应性和微血管密度升高与 SCC 相关。CD109 是细胞表面蛋白,并发现在宫颈癌中比在子宫内膜腺癌中表达增多[223]。

细胞角蛋白标志物和表皮生长因子受体途径

c-ercB-2(HER2)蛋白表达的改变对宫颈腺癌而非 SCC 具有预后评估价值[244]。HER1、表皮生长因子受体和 HER2 的共表达与 DFS 低有关[252]。PTEN 突变也与不良预后有关。

在 80 例宫颈癌患者中,发现细胞角蛋白 10 和 13 以及外膜蛋白的表达分别为 24%、64%和 53%[227]。淋巴结阳性或阴性患者中的细胞角蛋白或外膜蛋白的表达没有差异,虽然在淋巴结阳性组中,细胞角蛋白 13 表达缺如的患者的存活率更高(P=0.02)。

SCC抗原和癌胚抗原

Tsai 等[228]在 117 例宫颈腺癌患者中,其中 28 例患者的术前癌胚抗原(CEA)水平>5ng/mL,发现肿瘤较大、宫颈浸润较深和淋巴脉管浸润相关(P<0.001)。西班牙的一项包含 96 例浸润性宫颈癌和 7 例宫颈上皮内瘤样病变患者的研究显示,患者中 CEA 水平升高占 33%,CA199 升高占 32%,CA125 升高占 21.5%[229]。各肿瘤标志物的特异度为 98%。与 SCC 相比,腺癌和晚期患者 CEA 和 CA199 水平升高。随访时,所有进展期肿瘤或复发的病例都是通过这三种抗原之一升高发现的。随访期间 CEA 和 CA125 的特异度为 92%,CA199 为 92.6%。

在 272 例子宫颈浸润癌患者的 1053 个样本的研究中,Bolli 等 [230] 指出,治疗前 103 例患者中 53%的 SCC 相关抗原(SCC-Ag)升高,并随诊断时肿瘤分期升级而升高。在 70 例复发性肿瘤患者中,81%的患者 SCC-Ag 升高。Ngan 等[231]也确证在 308 例宫颈癌患者中 62%的患者血清 SCC-Ag 升高。69 例患者(22.4%)治疗后 SCC-Ag 水平升高,并与 5 年生存率<5%相关,而在 SCC-Ag 水平正常的女性中 5 年生存率为 87%。

Hong 等[232]研究了 401 例接受放疗的Ⅰ期到Ⅳ期宫颈 SCC 患者,指出放疗前 SCC-Ag 水平与疾病分期呈强相关关系。放疗后 SCC-Ag 持续升高 3 个月是比盆腔放疗后残余硬结更强烈的治疗失败的预测因子。并且与远处转移率升高相关。

Micke 等[233]在 141 例接受放疗的宫颈癌患者中,也同样发现治疗前血清 SCC-Ag 水平升高占 72%(2ng/mL)。SCC-Ag<7.2U/mL 的患者较之高于该水平的患者肿瘤对放疗的反应性更好。放疗后,98%的完全缓解和 87%的部分缓解患者,血清水平低于临界值。在复发性肿瘤中,82%的患者在临床有复发表现前血清 SCC-Ag 水平显著升高(P≤0.001)。Hong 等[234]在 1031 例行放疗伴或不伴有化疗的宫颈 SCC 患者中,发现局部复发的独立危险因子为疾病晚期和年龄<45 岁;如果 SCC-Ag<2,5 年局部无复发生存率会更高(90%)。该抗原可能是宫颈癌患者预后的有用标志物。Huang 等[235-236]指出 SCC-Ag 和 CEA 可预测腹主动脉旁淋巴结复发。

EB病毒,转化生长因子TGF,β-整合素和其他标志物

评估了 55 例宫颈癌患者中 EB 病毒抗原特异度杀伤 T 细胞的活性和 EB 病毒的传播[237]。与对照组相比,宫颈癌患者的 T 细胞活性减低,并随着疾病临床阶段的进展而变得越来越低,其治疗后的活性与患者存活率明显相关。这些数据可能表明了晚期宫颈癌患者对病毒感染的局部免疫失衡和 T 细胞免疫的损害。

在 79 例接受放射治疗的宫颈癌患者中，治疗前转化生长因子-β_1(TGF-β_1)的水平是生存率和局部肿瘤控制的重要预后因素。TGF-β_1 水平与疾病分期和循环肿瘤标志物(CA125)的水平存在微弱的相关性[238]。Hazelbag 等[239]还评估了 108 例宫颈癌标本中 TGF-β_1 和纤溶酶原激活物抑制剂（PAI-1）的表达，并指出 TGF 与预后不良没有相关性，而 PAI-1 与预后不良相关。

Gruber 等[240]在 82 例宫颈癌患者的活检组织中发现，有 50 例(61%)表达 β_3 整联蛋白，并与较高的局部复发率和较低的生存率相关。

环氧合酶-2(COX-2)

Gaffney 等[241]通过观察 24 例接受放疗的宫颈癌患者发现，低 COX-2 值与高 COX-2 值的肿瘤的 5 年总生存率分别为 75%和 35%(P=0.021)。发现 COX-2 染色强度与肿瘤大小呈正相关(P=0.022)。

Kim 等[242]筛选了 84 例ⅡB 期宫颈 SCC 患者和 21 例宫颈腺癌患者，COX-2 在腺癌组中的表达更强(57%对 24%；P=0.007)。无论组织学亚型如何，COX-2 阴性患者的 5 年生存率为 83%，COX-2 阳性患者的 5 年生存率为 57%(P=0.001)。Pyo 等[243]也表明 COX-2 表达及 COX-2 和胸苷磷酸化酶的共表达与局部复发率高和存活率低相关。此外，Kang 等[244]在 84 例宫颈腺癌患者中观察到，COX-2 表达增高与淋巴结转移率升高和生存率降低相关。

激素受体

Suzuki 等[245]研究了 44 例宫颈腺癌以及 22 例宫颈腺鳞癌患者放疗前肿瘤活检标本中的雌激素受体和孕激素受体(PgR)的表达。12 例患者(19%)中雌激素受体或 PgR 表达阳性。雌激素受体状态与局部肿瘤控制、DFS 或病因特异度生存率无相关性。PgR 阳性患者的 DFS 显著高于 PgR 阴性患者(P=0.044)，但是 PgR 状态与局部肿瘤控制或 5 年病因特异度生存率的相关性无统计学意义。

治疗技术

癌前病变

CIN 患者可以观察或需要治疗。CIN1~2 在 1 至 3 年内自然消退的概率>50%[246]，因此观察是合适的。对于持续性异形增生的病变，冷冻治疗的并发症发生率非常低，并且成功率高，但可能对于高级别病变的效果比激光消融效果差[247]。

宫颈冷刀锥形切除(CKC)可用于诊断和治疗目的，并发症是出血、蜂窝织炎、宫颈管狭窄和宫颈功能不全。宫颈环形电切术(LEEP)已经普及，虽然可能发生出血和宫颈管狭窄；LEEP 术后的妊娠结局可能优于 CKC[248-250]。

浸润性癌

手术治疗

锥形切除术

微小浸润癌、无宫旁浸润且瘤体积较小的患者，宫颈锥形切除术及盆腔淋巴结清扫曾有报道。虽然只有 36 例患者参与研究，平均随访 66 个月后，仅观察到 1 例盆腔淋巴结复发[251]。

根治性宫颈切除术

最早于 20 世纪 60 年代报道[252]，宫颈切除术需要完全切除子宫颈。根治性宫颈切除术还要切除宫旁组织，是早期宫颈癌患者保留生育功能的一种方法[253]。宫颈切除术应与术前 PET 成像结合以明确无淋巴结转移；并与 MRI 结合以明确肿瘤没有经宫颈管蔓延到子宫体[254]。宫颈切除的同时应行腹腔镜下淋巴结切除术以明确无淋巴结转移。应用非可吸收线环扎宫颈狭部。经腹宫颈根治性切除也能成功地保留生育功能[255]。宫颈切除术的适应证包括：需要保留生育功能手术的患者、年龄<40 岁、ⅠA1 期、ⅠA2 期或ⅠB1 期经 MRI 或 PET 证实无淋巴结转移、SCC 或腺鳞癌病灶直径<2cm、最初的组织活检无淋巴脉管浸润以及无宫颈管上段受累者。复发的主要部位是盆腔中央(平均风险 5%)，在宫颈和宫体交接或邻近的宫旁组织。

子宫切除术的类型

多种类型的子宫切除术用于子宫颈癌的治疗(表 69.7)[256]。

经腹全子宫(筋膜外)切除术(Ⅰ级)包括切除宫颈和邻近组织的同时切除耻骨宫颈筋膜平面上的一段阴道，这种术式对输尿管和膀胱三角影响小。适用于ⅠA1 期宫颈癌患者。

宫颈癌的根治性子宫切除术的使用 1912 年首先由 Wertheim 描述[257]。改良的根治性子宫切除术(Ⅱ级)，包括宫颈旁组织在内的宫颈和阴道上段，同时要解剖输尿管隧道直至输尿管的膀胱入口处。由于输尿

表 69.7 经腹子宫切除的类型

	筋膜内	筋膜外Ⅰ型	改良根治Ⅱ型	改良根治Ⅲ型
宫颈筋膜	部分切除	完全切除	——	——
阴道袖状切除	无	小环切除	近端 1~2 cm 切除	切除上 1/3~1/2
膀胱	部分游离	——	——	游离
直肠	不游离	直肠阴道隔部分游离	——	游离
输尿管	不游离	——	输尿管隧道内去顶	完全切除至膀胱入口
主韧带	输尿管内侧部分切除	——	输尿管水平切除	盆腔侧壁处切除
子宫骶骨韧带	宫颈水平切除	——	部分切除	盆腔后附着部切除
子宫	切除	——	——	——
宫颈	部分切除	完全切除	——	——

[a] Ⅳ型：在Ⅲ型基础上，扩大根治性子宫切除[部分切除膀胱和(或)输尿管]。

管表面无覆盖并可移至两侧，可以安全切除输尿管内侧的宫旁及宫颈旁组织。此手术应同淋巴结切除一并进行。这是ⅠA2 期宫颈癌患者最常用的手术方式。

经腹根治性子宫切除术(Ⅲ级)加双侧盆腔淋巴结切除术，包括切除更宽的宫旁组织直至骨盆、输尿管的解剖、膀胱的移位和直肠的游离以利于更广泛的组织切除。1944 年 Meigs 描述了该术式[258]。另外，术中还应切除至少 2~3cm 的阴道以及子宫骶骨韧带[256]。通常进行双侧盆腔淋巴结清扫术。该术式通常被称为 Wertheim-Meigs 手术。扩大根治性子宫切除术(Ⅳ级)包括从膀胱子宫韧带完全解剖输尿管，切断膀胱上动脉，以及切除上 3/4 的阴道。由于术后直肠阴道瘘的高发率和严重的并发症而很少使用[256]。2007 年，在日本的一次共识会议之后，制订了一个基于宫旁侧组织切除范围的分级系统[259]。描述了四级子宫切除术(A 至 D)和四级淋巴结清扫术(1 至 4 级)。淋巴结清扫术包括髂内、外血管(1 级)，髂总血管和骶前血管(2 级)，主动脉的肠系膜下动脉(3 级)和主动脉的肾下动脉(4 级)。原发性肿瘤切除术的分级如下：

A 型：筋膜外子宫切除术，最小范围的切除输尿管内侧的宫颈旁组织，并切除 1cm 阴道组织，无须切除阴道旁组织。

B 型：改良根治性子宫切除术，切除部分膀胱子宫韧带和子宫骶骨韧带，分离输尿管顶端，在输尿管处切断宫旁组织并切除至少 1cm 阴道。这种分型又分为 B1，不切除宫颈旁淋巴结；B2，切除宫颈旁淋巴结。

C 型：经典根治性子宫切除术，包括切除全部膀胱子宫韧带和子宫骶骨韧带、1.5~2cm 的阴道连同阴道旁组织，神经的保留很关键。

D 型：完全根治性子宫切除术，切除组织达盆壁。D1 型包括下腹部(髂内)血管，并暴露坐骨神经。D2 型还切除筋膜和内壁肌肉，称为扩大盆腔内侧壁切除术。

盆腔廓清术

盆腔廓清术已经用于复发性宫颈癌的盆腔内脏切除。现代放射治疗与同步放化疗获得了高完全缓解率，即使盆腔残余大量病灶也很少行盆腔廓清术。子宫邻近器官浸润的患者行根治性同步放化疗后行近距离插置放疗，盆腔廓清术仅保留作为补救手术[260-262]。这种手术不是姑息性手术，而是由根治性子宫切除术、盆腔淋巴结切除加上膀胱切除(前盆除脏术)、直肠乙状结肠切除(后盆除脏术)或膀胱、直肠乙状结肠均切除(全盆除脏术)构成。回肠或乙状结肠是实现泌尿系统改流的常用手段。由于一些患者在放射治疗后有盆腔复发，所以肠道用于引流尿液。必须明确病变没有固定于盆壁或病变没有超出盆腔。盆腔外转移，包括主动脉旁淋巴结或任何盆腔外脏器转移，都是手术的绝对禁忌。继发于肿瘤的双侧输尿管梗阻也是一种相对禁忌证[263]。骶髂关节或臀部疼痛或下肢水肿的患者很少能从这种手术获益，临床上应予排除。

治疗前淋巴结手术评估

剖腹探查术和淋巴结分期对评价是否有盆腔淋巴结或腹主动脉旁淋巴结转移可提供诊断信息，但对生存率无明显影响(表 69.8)。在对 290 例宫颈癌患者的前瞻性评估中[264]，58 例临床ⅡB 期中的 19 例(32.8%)、61 例临床ⅢB 期中(31.1%)的 19 例发现了腹主动脉旁淋巴结转移。许多研究对比了腹主动脉旁淋巴结转移与其他临床和手术发现对无进展生存率和总生存率的影响[265]。GOG 随机研究中接受治疗的

表 69.8　宫颈癌:剖腹分期后生存率

	有剖腹探查		无剖腹探查	
分期	患者数	生存百分比	患者数	生存百分比
ⅡB	31	64.5	14	92.8
ⅢA~ⅢB	28	57.1	10	60.0

From Nelson JH, Macasaet MA, Lu T, et al. The incidence and significance of paraaortic lymph node metastases in late invasive carcinoma of the cervix. *Am J Obstet Gynecol* 1974;118:749－756, with permission from Elsevier.

626 例患者，腹主动脉旁淋巴结阳性复发时间的相对风险为 11.0,生存期的相对风险为 6.2。除了显著增加局部复发的风险,腹主动脉旁淋巴结转移的患者更容易出现盆腔外转移[266]。

Cosin 等[267]回顾性分析了 266 例放疗前行腹膜外盆腔和主动脉旁淋巴结清扫术的局部晚期宫颈癌患者。患者分为 4 组:A 组,无淋巴结转移;B 组,镜下淋巴结转移;C 组,术中肉眼可见淋巴结转移,并可予以切除;D 组,不能切除的淋巴结转移。50%的患者检测到淋巴结转移。所有患者均接受盆腔外照射放疗(EBRT:前调强放疗[IMRT]时代)和腔内后装放射治疗;淋巴结转移的患者接受延伸野放疗。B 和 C 组所有患者的 5 年和 10 年 DFS 相似。D 组所有患者均复发。放疗相关的严重并发症发生率为 10.5%，治疗相关死亡率为 1.1%。

放疗后淋巴结手术减灭术的潜在益处已经有相关研究[268]。Potish 等[269]指出,50%以上的肉眼可见盆腔淋巴结转移行减灭手术的晚期宫颈癌患者较未行该手术及与淋巴结转移无法切除的患者相比,生存期延长;该结论与 Inoue 和 Morita[270]的研究结果非常相似;同时，这些研究提前预告了对受累淋巴结实施 IMRT 放疗推量的能力。然而,手术切除淋巴结减少了这些区域所需的放疗剂量。对于已完全切除的腹主动脉旁阳性淋巴结,高能光子射线的应用和腹主动脉旁周围组织对放疗剂量的限制使得该区域可给予 45~50Gy 的量,从而降低了放疗并发症的发生率。IMRT 还增强了对邻近正常组织的保护[271,272]。然而,对于明显肿大的淋巴结,如果淋巴结切除术不可行或将导致治疗延迟,患者也许能用 IMRT 递增剂量至 60~65Gy 来成功治疗[80,273–275]。

淋巴结切除后放疗产生并发症的发病风险很高(表 69.9)。一项研究显示经腹腔切除淋巴结后小肠并发症的发生率为 11.5%，而腹膜外淋巴结切除组为 3.9%(*P*=0.03)[276]。应避免经腹行淋巴结切除[277–278]。

由于并发症的发生率较高,MD 安德森癌症中心停止了放疗前剖腹手术。用淋巴管造影术来研究淋巴结的状态,并在可能的情况下经皮经腹淋巴结穿刺活检进行验证。Wharton 等[279]报道了 120 例接受了放疗前开腹手术的患者;16 例有致命并发症,32 例有肠道并发症。大多数淋巴结阳性的患者死于远处转移。最近,活检后 PET/CT 检查可能是一种有用的方法。在一组 60 例术前 CT 或 MRI 检测未发现腹主动脉旁淋巴结受累证据的患者中,术前行 PET/CT 检查随后手术。26 例 PET/CT 阴性的患者,其中 3 例(12%)病理证实淋巴结阳性。27 例 PET/CT 结果显示盆腔淋巴结阳性而腹主动脉旁淋巴结阴性的患者,其中 6 例(22%)病理证实腹主动脉旁淋巴结转移，表明 PET/CT 的敏感度为 36%,特异度为 96%。在另一项研究中,125 例患者接受 PET/CT 检查，随后进行腹主动脉旁淋巴结切除术[280]。17%的患者腹主动脉旁淋巴结转移,其中66%的患者 PET/CT 结果为阴性。PET/CT 的敏感度和特异度分别为 33%和 94%。手术并发症的发病率为 7%,并且没有推迟预定的放化疗。Cochrane 对ⅠB2-ⅣA 期宫颈癌患者治疗前行手术对腹主动脉旁淋巴结评估,发现一项包含 61 例患者的随机性试验支持 CT 或 MRI 优于手术分期[281,282]。或者,可以行腹腔镜下腹主动脉旁淋巴结取样来取代开腹手术,易于接受,术后恢复

表 69.9　治疗前外科手术分期并发症率

	经腹(122/189;64.6%)		经腹膜后(67/189;35.4%)	
	组 1:有开腹史(*n*=52)	组 2:无开腹史(*n*=70)	组 3:有开腹史(*n*=27)	组 4:无开腹史(*n*=40)
每组并发症	32(61.5%)	25(37.9%)	8(29.6%)	1(2.5%)
总并发症百分比(*n*=66)	48.5%	37.9%	12.1%	1.5%

From Fine BA, Hempling RE, Piver MS, et al. Severe radiation morbidity in carcinoma of the cervix: impact of pretherapy surgical staging and previous surgery. *Int J Radiat Oncol Biol Phys* 1995;31:717－723, with permission from Elsevier.

快，术野适中[283,284]。

除了腹主动脉旁淋巴结外，锁骨上淋巴结较少受累。Perez-Mesa 和 Spratt[285]发现在 73 例连续诊疗的不同期别的宫颈癌患者均无锁骨上淋巴结转移。Manetta 等[286]在 24 例复发性子宫颈癌患者准备行探查及盆腔除脏术的评估中，也没有检测到斜方肌淋巴结转移，没有切除锁骨上淋巴结的指征。

前哨淋巴结活检

前哨淋巴结(SLN)研究显示了混合的结果，其中 20%的假阴性率和 50%的其他盆腔转移发生率[287]。但是，该方法允许中止手术并用放疗替代。子宫颈癌患者的前哨淋巴结活检已经在几个机构实施；一个由 7 个中心组成的前瞻性研究分析了 139 例患者，检测了 454 例前哨淋巴结。术中检查未检测到微转移灶或孤立的肿瘤细胞。其他技术，如分子检测，可以提高未来对 SLN 的评估[228,889]。SENTICOL 研究[290]对 145 例ⅠA1 期到ⅠB1 期宫颈癌患者注射锝-99 联合专利蓝。敏感度(92%)和假阴性结果减少是有利的，但 SLN 活检只有在双侧都检测时才可靠。

卵巢移位

在绝经前女性，手术和辐射可能直接影响性腺功能。对于接受根治性子宫切除术的早期宫颈癌的女性，可以保留卵巢功能。对于需要术后放疗的患者，卵巢组织移位到放射野外有助于保持卵巢功能，因为甚至低剂量放疗也可能导致急性卵巢衰竭(图 69.9)。在需要对子宫和卵巢组织进行彻底放疗的女性中，如果需要进行诸如卵子保存的干预，则在开始治疗前咨询生殖内分泌学的专家是有益的。必须注意确保任何潜在的干预不能延迟根治性治疗的开始。此外，早期宫颈 SCC 的患者具有约 1%的卵巢转移的风险，腺癌的卵巢转移风险为 5%。因此，应向患者告知保留卵巢的潜在复发风险[291]。

在一项对 124 例进行了根治性子宫切除加淋巴结切除加卵巢移位术的患者进行的调查中，68 例在手术时处于绝经前期。30 例卵巢保留的女性中有 6 例(20%)发生早期激素衰竭(5 例保留了一侧卵巢，1 例两侧均保留)[292]。联合治疗模式比单纯手术治疗更能影响卵巢功能[293]。Anderson 等[294]指出 24 例中只有 4 例(17%)卵巢移位术后接受术后盆腔放疗后仍具有持续的卵巢功能。Feeney 等[295]报道了 132 例在根治性子宫切除术时进行侧向卵巢移位的患者。28 例患者接受术后盆腔放疗，其中有 14 例(50%)有卵巢功能衰竭的证据；相反，104 例未接受术后盆腔放疗的卵巢移位患者中，有 3 例(2.9%)发生卵巢功能衰竭。Buekers 等[296]也评估了 102 例宫颈癌患者的卵巢功能，其中 83 例接受根治性子宫切除术，19 例行开腹分期手术，均保留了卵巢(其中卵巢移位 80 例)；26 例接受术后放射治疗。卵巢移位术后未行放疗的患者，98%的卵巢功能平均维持了 126 个月，平均绝经年龄为 45.8 岁。卵巢移位术后放疗的患者，41%的患者卵巢功能平均维持了 43 个月，绝经平均年龄为 36.6 岁。

Morice 等[297]报道了 107 例接受根治性子宫切除

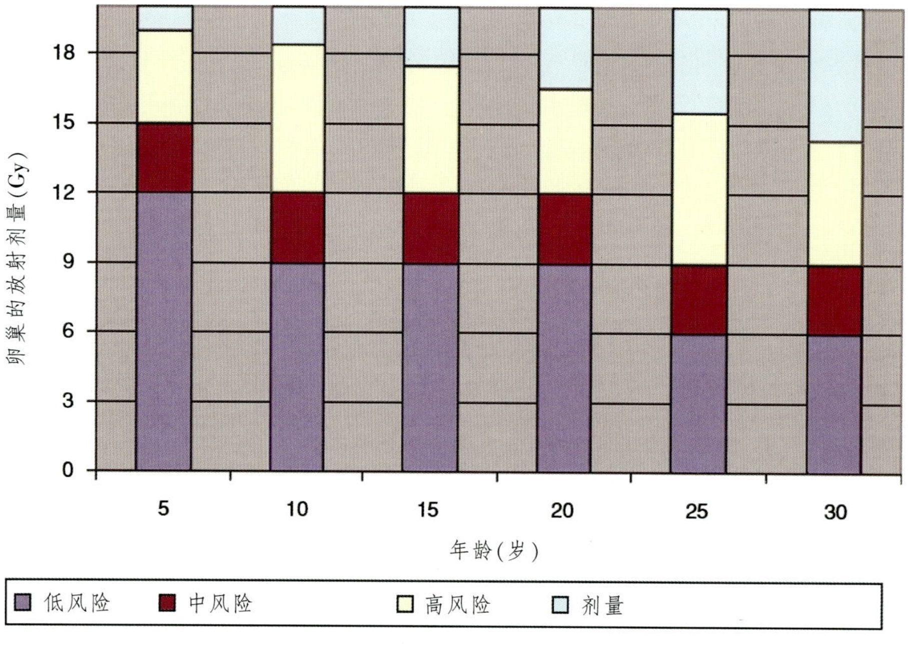

图 69.9 发生急性卵巢功能衰竭的风险，定义为 5 年内卵巢功能衰竭，按年龄和卵巢放射剂量分层。(From Wo JY, Viswanathan AN. Impact of radiotherapy on fertility, pregnancy, and neonatal outcomes in female cancer patients. *Int J Radiat Oncol Biol Phys* 2009;73:1304–1312; with permission from Elsevier.)

术和淋巴结清扫术的患者,其中 104 例(98%)将卵巢移位到结肠旁沟。仅接受手术治疗的患者 100%保留了卵巢功能,接受术后阴道近距离放疗的患者 90%保留了卵巢功能,接受术后体外放疗和阴道近距离放疗的患者 60%保留了卵巢功能。

卵巢移位术或卵巢固定术可用腹腔镜完成,分别保留了 68%(8/11)和 50%(3/6)的卵巢激素分泌功能[298]。平均随访时间为 8.5 年,移位卵巢平均吸收的剂量为 26Gy。Stockle 等[299]对 11 例宫颈癌患者行淋巴结切除分期手术时行腹腔镜下卵巢移位术,术后行近距离放射治疗(11 例)、体外放疗(9 例)和化疗(2 例)。其中 30%的患者保留了卵巢。年龄是卵巢功能保留的最有价值的预测因素。Pahisa 等[300]对 29 例 FIGO 分期为ⅠB1 期的宫颈癌患者进行腹腔镜下卵巢移位。平均随访 44 个月后,未放疗的患者中 93%能保留卵巢功能,放疗的患者中 64%保留了卵巢功能。

放射治疗技术

自 20 世纪初,体外放射治疗联合近距离放射治疗便应用于宫颈癌,并且明显地提高了患者的生存率。在接下来的百年中,随着放疗设备的进步以及放射治疗计划系统技术的蓬勃发展,诸多技术手段致力于适形度的提高和正常组织器官的保护。盆腔外照射区域通常包含子宫、宫颈,以及部分术后患者的瘤床、阴道、宫旁组织以及盆腔淋巴引流区(髂内、髂外及髂总血管旁淋巴结),部分患者须行腹主动脉旁淋巴结照射。而对于局部晚期患者,除外照射放疗外,中央病变的放射治疗(宫颈、阴道和内侧宫旁组织)更大程度上依赖于近距离的腔内放射治疗。该技术(除部分患者需要个体化治疗外)适用于大多数局部晚期宫颈癌。

体外放射治疗

体外放射治疗可常规用于ⅠB2 期到ⅣA 期宫颈癌患者的治疗。ⅠA 期到ⅠB1 期的患者如果认为不适于手术或不愿意行手术治疗,可以考虑行体外放射治疗。ⅣB 期患者可接受姑息性盆腔放射治疗用于阴道止血、缓解疼痛以及缓解外源性压迫引起的输尿管梗阻等情况。体外放射治疗照射野覆盖宫颈原发肿瘤、宫旁组织或骶韧带、子宫、部分阴道,特别重要的是盆腔淋巴结的转移性病变。在治疗浸润性宫颈癌时,不但对原发肿瘤还要对盆腔淋巴结给予足够的放疗剂量,这对于最大限度地控制肿瘤非常重要。

外照射放疗通常先于近距离放射治疗进行。虽然为了最大限度地缩短治疗时间,近距离放疗和体外放疗会交互进行。在局部大肿瘤明显缩小之后进行近距离放疗对于正常组织的剂量分布可以更有效地优化,因此许多治疗中心对于巨块型肿瘤患者更倾向于在体外放射剂量达到 45Gy 后开始施行近距离放射治疗。

患者体位

在体外照射过程中通常采用仰卧位以保持稳定或者俯卧位卧于支持板上。俯卧位有助于小肠移出盆腔。宫颈癌术后的患者小肠容易滑落到盆腔。对于有完整宫颈等盆底结构可直接接受放射治疗的宫颈癌患者,小肠由于子宫体的遮挡通常位于盆腔边缘外而很少需要将小肠移出盆腔。对于接受适形调强放疗的患者通常采用水平仰卧位以及盆腔固定装置来尽可能减少治疗过程中的躯体移动。静脉注射造影剂有助于在靶区勾画过程中辨认盆腔血管,但在多数治疗中心并非常规应用。口服造影剂辅助辨认小肠。由于在 CT 模拟定位下直肠和膀胱可通过其正常组织结构轮廓清晰辨认,因此通常不需要对直肠进行造影和置入尿管来辨认结构。

X线片模拟定位

在没有 CT 定位的条件下,通常可以采用模拟机定位。标准的盆腔模拟机定位选用典型的前后对穿前后–后前(AP-PA)野照射,放射野覆盖整个盆腔结构。由于缺乏可见的软组织标识,钡灌肠、阴道置管或者手术切口标识线等方法曾经应用于定位过程。盆腔野的上界选在 L4~L5 水平以覆盖髂总淋巴结,左右边界于骨盆缘外 1.5~2cm,下界至少要达到闭孔下缘(图 69.10)。巨块型肿瘤患者通常照射野下界要延伸到耻骨结节。当阴道受累时应行全阴道照射直至阴道外口。在模拟定位时在阴道内放置不透射线的夹子或小珠,或在阴道内插入不透射线标记的小杆,对于确定肿瘤远端浸润范围有重要意义。当肿瘤侵犯阴道下 1/2 时,腹股沟淋巴结转移率明显升高,所以照射野应延伸以包括双侧腹股沟淋巴引流区(见图 69.2)。

对于射野外侧边界,在术后和完整的宫颈设置中,后边界必须这样设置:整个骶骨被覆盖,因为子宫骶韧带微观拉伸的风险很高。子宫骶韧带插入骶骨,因此后方阻滞应确保覆盖整个骶骨。由于髂外淋巴结必须被覆盖,所以射野外侧边界应设置在耻骨联合前方的垂直线上。

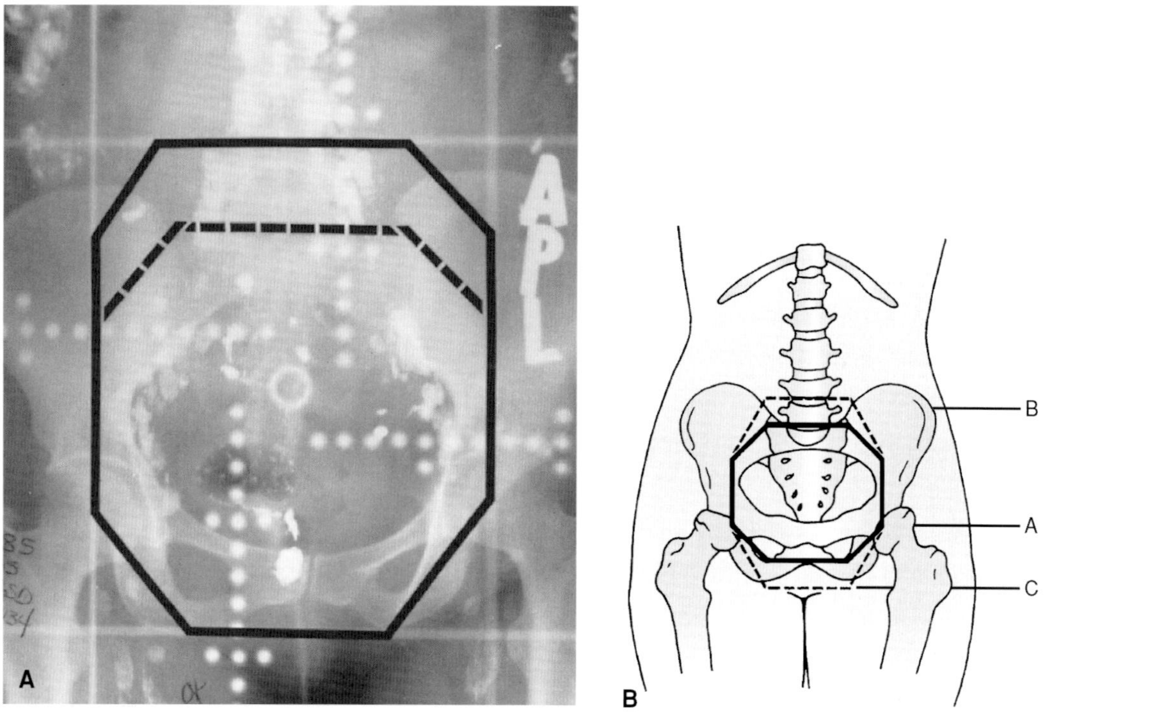

图 69.10 (A)盆腔前后野模拟片显示的外照射范围。ⅠB 期患者在 SSD 点的射野大小为 15cm×15cm（虚线），更晚期患者为 18cm×15cm(实线)以更好地覆盖髂总动脉淋巴结。下部边界则置于闭孔底部。(B)宫颈癌外射野分类示意图。ⅠB 期肿瘤标准射野(如 A 所示实线)。当髂总动脉淋巴结需要包括时,上界延伸至 L4~L5 间隙(如 B 所示)。如果肿瘤延伸至阴道,射野下界画至阴道外口(如 C 所示)。

患者腹主动脉旁淋巴结受累时,采用单纯 AP-PA 野的照射治疗腹主动脉旁淋巴结会使肾脏、脊髓以及小肠等器官超量。鉴于可能的小肠并发症的发生,采用单纯 AP-PA 野的照射使腹主动脉旁淋巴结的量超过 45Gy 是不能实现的。四野照射(盒式照射野)包括 AP-PA 野以及加照的两个侧野来代替单纯 AP-PA 野的照射,以减少腹壁及小肠的受累。定位前 30min 患者可以通过口服钡剂使小肠显影以尽量增加对小肠的保护。射野的上界包括肾门位于 T12~L1,下界包括闭孔,除非有外阴道或腹股沟淋巴结受累。对于腹主动脉旁淋巴结可以加用侧野照射，前界位于椎体前 2cm 或者包括肿大的淋巴结,后界为椎体前后径的 1/2 处。盆腔野类似前述的四野模式,侧野减少了小肠的受量,但要同时照顾到所有关心的结构[301-303]。

三维适形放射治疗计划

CT 模拟定位可以直接评估盆腔血管以及主动脉旁淋巴结的情况,口服造影剂有助于辨认小肠。合金挡块和多叶光栅通常用于调整照射野和靶区形状,并且起到保护皮肤、肌肉、软组织、小肠和低位直肠等危及器官的作用(图 69.11)。

射野的上界位于髂总动脉分叉处，位置可高达 L3~L4,如果患者 PET 检查显示盆腔淋巴结阳性,那么上界应扩展包括髂总血管周围淋巴结,甚至达到肾门处以包含部分腹主动脉旁淋巴结。经手术全面分期的患者术后辅助放疗上界可以缩野到 L5~S1。与模拟机定位相似的是,如果肿瘤侵犯阴道壁,射野下界应扩展到肿瘤下方 2cm,甚至可能达外阴组织,此外腹股沟淋巴结也要纳入照射范围而形成比较宽的前后野。

采用侧野照射时，侧野的前界包括耻骨联合前缘。Bonin 等[304]通过淋巴管造影详细勾画了 22 例患者的淋巴结解剖,结论是:如果采用先前临床试验定义的标准盆腔野(前后野:骨盆边缘 1.5cm;侧野前界是一条位于耻骨联合前缘和后界的垂线),那么 10 例患者(45%)照射野将不能充分包括淋巴结,未能充分包括的淋巴结位于髂外外侧组最低部分。然而 CT 模拟定位制订计划可以有效地避免淋巴结照射的遗漏。

无论是术后辅助放疗还是初治的患者,侧野的后界必须包括整个闭孔淋巴引流区。Zunino 等[305]在 35 例矢状位 MRI 和 10 例淋巴管造影上回顾分析盒式放疗技术在宫颈癌的适用性。如果后界定义为 S2~S3 椎间隙,FIGO 分期上 50%的ⅠB 和 67%的ⅡA 期患者,

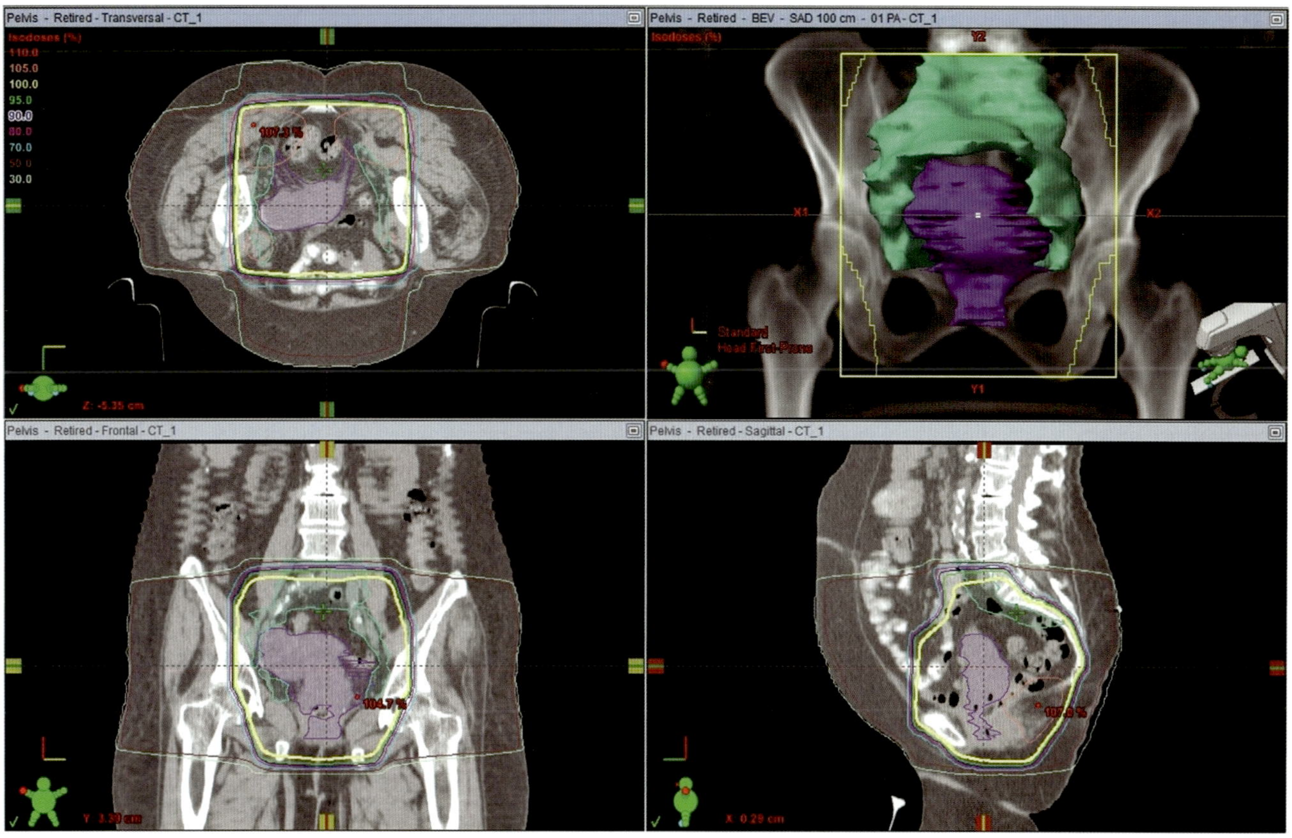

图 69.11 盆腔前后向和侧向的数字重建 X 线模拟摄片，图示患者在腹部固定器上俯卧位进行外照射使得小肠所受剂量最小。盆腔淋巴结在大致位置显示。子宫、宫颈及阴道均勾画在靶区内以确保充分覆盖。

侧野后界不能足够包绕 PTV。8 例(42%)ⅡB 期患者后界不够。ⅡB 和ⅣA 期患者的 PTV 未能包全。Knocke 等[306]利用标准模拟计划，通过骨性标记对 20 例Ⅰ~Ⅲ期宫颈癌患者进行四野盒式照射。对模拟机计划的射野轮廓和基于三维计划系统确定的 PTV 进行靶区体积(国际辐射单位与测量委员会[ICRU]所定义）包全度方面的比较评估，发现常规模拟计划有 1 例解剖遗漏，另有 10 例治疗体积未能充分覆盖 PTV。

Finlay 等[307]在 43 例患者中通过 CT 上勾画的盆腔血管来代表盆腔淋巴结，发现这比采用骨性标志进行定位要准确得多。总而言之，95%采用标准模拟计划患者 PTV 未能包全部分淋巴结，此外 56%的患者增加了不必要的正常组织照射范围。因此大部分治疗中心推荐在可能的情况下使用 3D 模拟定位系统勾画靶区。Taylor 等[308]在 20 例患者身上通过 MRI 勾画盆腔淋巴结，结果显示采用 10mm 外放边缘时，其淋巴结覆盖率为 94%，用 15mm 时则为 99%。而用改良 7mm 外放边缘时，他们能保证 99%的淋巴结覆盖率，且使更少的小肠体积受到累及。

在一项术后的研究中，Van den Berg 等[309]利用 47 例淋巴管造影和 15 例 CT 扫描的患者资料，让放射肿瘤学医生(17 位)定义 CTV 和 PTV，并在模拟片上勾画照射野，将该计划应用于ⅠB 期或ⅡA 期宫颈癌并有髂血管淋巴结阳性行根治性子宫切除及淋巴结切除术的患者。结果医生间照射野形状和治疗技术存在很大的差异。数字片显示 50%患者的靶区没有足够覆盖所定义的 PTV，而且 71%的治疗计划不能足够覆盖参考 PTV 的侧界。因此，对标准化的治疗指南需要有认真的遵守。

治疗技术可能对结果有影响。Yamazaki 等[310]在一项术后放疗的非随机试验(50Gy/25 次/6 周)中，比较 34 例宫颈癌患者行适形四野全盆放疗（使用 CT 模拟)和 40 例患者行全盆对穿野外照射治疗的情况。在平均随访 60 个月后显示，二野技术和适形四野技术的 5 年实际全盆控制率分别为 94%和 100%。适形技术组的 2 级或 3 级肠道并发症发生率(2.9%，1/34)显著低于二野技术组(17.5%，7/40；$P<0.05$)。

Burnett 等[311]在研究中描述一种硅塑料填充器械，其内部充填用于 X 线显像的盐和泛影酶原(容量为 750~1500mL)，以使盆腔内保持一致并将小肠排除在照射范围外。该器械在整个放疗过程都保持在适当位置,在排除填充物后通过小切口取出。截止此报道时已有 7 例患者采用该器械。在术后期,有 1 例发生肺栓塞。所有 7 例患者均完成计划中放疗。该器械已被移除而没有填充物粘连。

调强放射治疗

调强放疗(IMRT)采用逆向计划方式,也就是在预先给出的靶区剂量分布前提下,利用计划系统计算出所需要的射野方向上的强度分布。调强放疗采用多叶准直器来调节射野强度。由于在妇科恶性肿瘤中开始越来越多地使用 IMRT 或 IGRT,现在越来越重视治疗计划中盆腔解剖结构包括盆腔淋巴结成像[312]。IMRT 可以明显减少全量放疗时小肠和骨髓的受量。

IMRT 广泛应用于宫颈癌术后补充治疗的患者,但是在初治具有完整宫颈结构的患者中仍有争议。在放射治疗过程中宫颈的器官活动度较大,因此靶区边缘的组成组织和器官是关注的焦点。目标靶区定义的不确定性在 3D 计划系统中尤为明显。由于膀胱和直肠填充容积的改变,PTV 边界需要准确的定义。Beadle[314]等研究发现宫颈中心的平均最大移动度分别为:上下移位 2.1cm,前后移位 1.6cm,左右移位 0.82cm。宫颈平均最大周径变化分别为:上、下为 2.3cm、1.3cm,前、后为 1.7cm、1.8cm,右、左为 0.76cm、0.94cm。Haripotepornkul 等[315]发现在 10 例接受放射治疗的局部晚期宫颈癌患者中,宫颈活动度平均值为 3mm,但是在任何一个方向上可能高达 18mm。平均每次治疗过程中宫颈移动度分别为:侧方 1.6mm (SD ±2.0)、垂直 2.6mm (SD ±2.4)、前后 2.9mm (SD ± 2.7),平均每个方向为 0~15mm。平均治疗间活动度分别为:侧方 1.9mm(SD±1.9)、垂直 4.1mm(SD±3.2)、前后 4.2mm(SD±3.5),平均每个方向为 0~18mm 不等。Tyagi[316]等指出 CTV 统一采用 15mm 的治疗体积边缘会导致 32%的治疗中宫颈 CTV 无法包全。因此在调强治疗过程中由于肿瘤的快速消退和器官活动度,至少每隔一周应修订一次治疗计划[317-319]。

CT 模拟定位后图像传输到治疗计划制订工作站。勾画大体肿瘤靶区(GTV)包括子宫、宫颈及部分阴道。Lim[320]等让 19 位妇科肿瘤放射治疗专家在盆腔轴位 MR 图像上对 1 例局部晚期宫颈癌患者进行靶区勾画,根据实时模拟和评估表现(STAPLE)共识,GTV 靶区勾画的敏感度和特异度为 0.84 和 0.96,kappa 检验值为 0.68(P<0.0001)。宫颈、子宫和阴道的靶区范围基本一致,但是在宫旁组织的界定中出现了一定的分歧[320]。

盆腔淋巴结 CTV 是基于 RTOG 对于女性术后盆腔放疗标准制订的 [321]。图 69.12 阐明了仰卧位盆腔 IMRT 的靶区剂量分布。术后在 CT 定位过程中阴道顶端放置标识可以显示出治疗过程中阴道残端的活动度高达 3.5cm[322]。由于不同的膀胱充盈状态会对阴道残端活动度产生较大影响,因此对术后患者勾画阴道残端的靶区时要将膀胱完全充盈和排空状态下的阴道残端 CT 定位图像融合[323]。这种考虑阴道残端活动度的靶区为融合靶区(ITV)。尽管由于子宫的移动,靶区的准确边缘仍有争议,CTV 外放和(或)由 ITV 外扩形成 PTV 是必要的。一般靶区外放 2~3cm,尤其对于宫体、宫颈和术后阴道残端 ITV 靶区。在调强放疗计划中剂量限制还未有明确标准。RTOG 0921 临床试验推荐在术后调强放疗中,淋巴结靶区外扩 7mm 为 PTV,处方剂量要覆盖 97%的阴道和淋巴结 PTV。PTV 内任何 0.03mL 不应当接受超过 110%的处方剂量,不应有超过 0.03mL 的 PTV 接受少于 93%的处方剂量。任何阴道和淋巴结 PTV 之外连续 0.03mL 或更多组织不应当接受超过阴道/淋巴结 PTV 处方剂量的 110%。对正常组织、小肠/结肠(全部肠体积的 30%受量不应超过 40Gy),直肠/乙状结肠(直肠乙状结肠体积的 60%受量不应超过 40Gy),膀胱(35%的膀胱受量不超过 45Gy),股骨头(15%的股骨头体积受量必须小于 35Gy)的限制剂量经 RTOG 0921 验证。此外必须要注意正常组织器官的动度影响,因为直肠和膀胱会因其不同的充盈状态在短时间内产生 3~5cm 的移位。

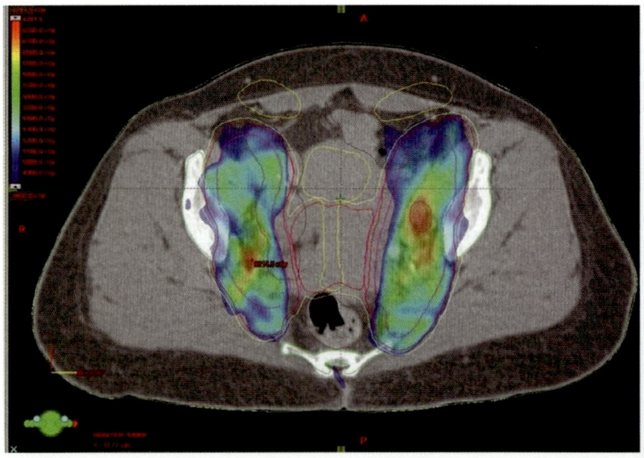

图 69.12 盆腔淋巴结的 IMRT 外照射治疗计划,同时危及器官得到了保护。

对于模拟定位前已行 PET 或 MRI 检查的患者，这些影像学检查可以与定位影像融合来协助靶区勾画，尤其在淋巴结加量照射中有重要意义。这样医生可以结合 PET 和 MRI 图像中的强化部分或者肿瘤的大小在模拟定位图像中更准确地确定靶区。Grigsby 等[325]通过 PET 来勾画肿瘤靶区并且定义肿瘤高代谢的阈值为 40%。对于进行淋巴结调强放疗加量照射的患者，常规勾画包括直肠、乙状结肠、膀胱和小肠在内的正常组织以主要限制小肠组织的受量。基于以往的数据回顾分析，当单独勾画小肠作为危及器官时接受照射≥15Gy 的小肠体积应当控制在 120mL 以下才能最大程度减轻急性放射损伤。如果勾画腹腔中的小肠活动区域作为危及器官评估时，接受照射≥15Gy 的小肠体积应尽可能控制在 195mL 以下。在三维计划系统中对于直肠的剂量容积限制尚未采用已有比较保守的标准，像 V_{50}<50%、V_{60}<35%、V_{65}<25%、V_{70}<20%、V_{75}<15%等[327]。目前在妇科肿瘤调强放疗中尚未对膀胱的剂量限制进行确定，但可以采用前列腺癌放疗的剂量限制标准来执行，包括：接受>80Gy 不超过 15%的体积，>75Gy 不超过 25%的体积，>70Gy 不超过 35%的体积，>65Gy 不超过 50%的体积[328]。

影像学能够更精确地引导淋巴结定位[308]。Portelance 等[272]在 10 例患者身上行 IMRT 以及二野和四野常规计划，子宫、盆腔和主动脉旁淋巴结接受 45Gy/25f 照射，所有 IMRT 计划 95%的等剂量线完全覆盖宫颈(图 69.13A)。腹主动脉旁 IMRT 时四野、七野和九野小肠接受到的处方剂量（45Gy）的体积分别为 11%、15%和 13.5%(图 69.13B)。以上各种不同野 IMRT 的剂量分布均显著优于常规二野或四野照射(P<0.05)。Ahmed 等[329]在 5 例腹主动脉旁淋巴结转移的宫颈癌患者得出了相似的结论，而且显示在肾脏、脊髓、小肠和骨髓得到保护的同时，提高处方剂量到 60Gy 是可行的。Heron 等[330]研究了 10 例患者，认为与三维适形放射治疗相比，IMRT 可以使接受>30Gy 的小肠体积减小 52%，直肠体积减小 66%，膀胱体积减小 36%。D'Souza 等[331]研究了 10 例患者，也显示 IMRT 和四野全盆照射相比可减少小肠体积(33%)，但是在 IMRT 计划中部分小肠体积接受了 55~60Gy 的剂量。使患者俯卧于腹部定位装置上可以减少小肠受照射体积，但是腹部定位装置会导致较大解剖学结构移位，从而会对调强放疗精度造成干扰。

Brixley 等[333]和 Lujan 等[334]报道对妇科肿瘤患者采用 IMRT 计划以保护骨髓。Brixey 等[333]报道 36 例患者，指出单独 IMRT 和常规 RT 相比，血液学毒性方面无显著差异；但是在同时接受化疗的患者中，出现 2 级白细胞毒性在 IMRT 组更低(分别为 31.2%和 60%)。

Hasselle 等[335]对 111 例患者进行多计划治疗的研究，其中包括 22 例术后患者接受 IMRT，8 例患者在 IMRT 后行腔内近距离放疗和辅助子宫切除，81 例患者 IMRT 后行计划的后装近距离放疗。中位随访时间为 27 个月。急性和迟发性 3 级及以上毒性反应发生率分别为 2%[95% 置信区间(CI)，0%~7%]和 7%（95% CI，2%~13%）。Guerrero 等[336]建议使用 IMRT 同时整合推量（SIB）照射技术来替代传统的全盆照射，并在多个计划中利用线性二次型方程计算等效均匀剂量。然而 Kavanagh 等[337]发现加速分割会导致难以接受的高并发症发生率。

虽然 IMRT 和常规 RT 相比有着剂量学优势，但 IMRT 让更多正常组织处在低剂量区，这增加了放射线诱导继发肿瘤（常规放疗技术早有描述的现象)发生的潜在风险[338,339]。

影像引导放射治疗

虽然尚未广泛应用，指南中的部分机构已经尝试将日常锥束 CT 影像应用于室内 IGRT。尤其对于年轻女性，其子宫体积较大且活动度好，考虑到子宫会移位超出照射野通常会将靶区延伸，而采用 IGRT 则可能会解决这个问题。在临床治疗中，IMRT 用于局部晚期宫颈癌患者时首先应当保证其足够的靶区边缘，因此射野类似于三维适形计划(四野)[316]。

全身立体定位放射治疗(SBRT)采用高适形度和高分割剂量治疗，并且可用于腹主动脉旁孤立淋巴结的加量照射。但选择行 SBRT 加量照射前，仍然需要优先考虑采用 IMRT 或者四野照射整个腹主动脉淋巴引流区剂量达 45Gy，以保证清除相邻组织的肿瘤微浸润病灶[341]。与近距离放疗相比，SBRT 明显增加正常组织的照射剂量，因为无法替代近距离放疗[342]。

前后–后前野中央屏蔽与宫旁推量

根据不同的医院和近距离治疗剂量，前后–后前野可使用长方形或特殊设计的中央屏蔽来阻挡部分外照射剂量。中央屏蔽可选用 4cm 宽的长方形，也可根据 A 点等剂量线来个体化定制。系列研究表明，总的生存期和慢性并发症的发生率与中央屏蔽的形状无关[343]。然而三维后装计划中不建议采用中央屏蔽，因其并不减少膀胱、直肠和乙状结肠的剂量并且导致

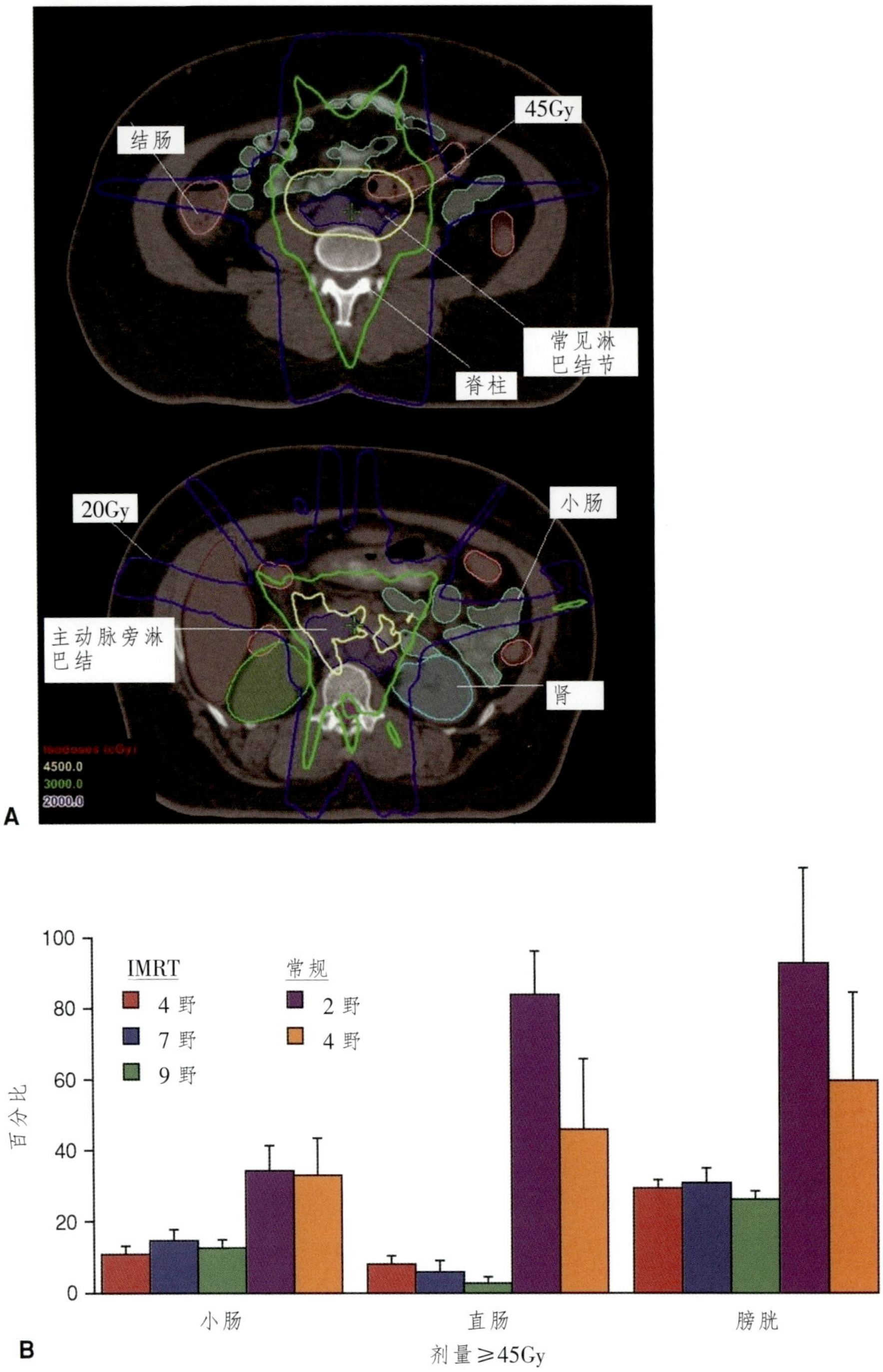

图 69.13 (A)IMRT 剂量分布的轴位观。(B)IMRT 和常规放疗时 100%的靶区(子宫)接受≥95%处方剂量(45Gy)时小肠、直肠、膀胱接受的功能体积。(From Portelance L,Chao KSCC,Grigsby PW,et al. Intensity-modulated radiation therapy [(IMRT)] reduces small bowel and bladder doses in patients with cervical cancer receiving pelvic and para-aortic irradiation. *Int J Radiat Oncol Biol Phys* 2001;51:261 –266,with permission from Elsevier.)

肿瘤的处方剂量不足[344]。

在盆腔外照射处方剂量达 45~50Gy 后,如果肿瘤仍有残留需对宫旁组织和淋巴结加量照射,部分医院会采用中央屏蔽。如果宫旁肿瘤残留时会加量到 50~60Gy, 可以通过缩小的前后-后前野来实现 (单侧野 8cm×12cm,双侧野 12cm×12cm)。然而需要对小肠、乙状结肠和直肠的组织剂量进行细致评估。目前,采用三维计划系统进行高适形度的加量照射可以有效保护正常组织。CT 勾画宫旁和淋巴引流区靶区可以更精确地调整处方剂量。对于淋巴结肿大患者,在可能的情况下,IMRT 技术可以最大化地提高适形度基础上并加量到 54~65Gy。

同样的, 采用 3D 近距离放射治疗和计算机优化可用的高 HDR 或脉冲剂量率(PDR)近距离放疗,医师可以使用足够高分割剂量覆盖邻近宫旁组织,而不再需要进行额外的外照射增量。当给予 HDR 后装处方剂量时, 每次淋巴结的受量大约为处方量的 25%。在一项研究中,当高危临床靶区体积(HR-CTV)每次接受 5.5Gy 时，HDR 后装盆腔淋巴结每次受量为 1.4Gy。因此，鉴于后装放疗对宫旁和盆壁的高分割剂量，HDR 后装放疗可以省却对宫旁的加量照射。

Fenkell[345]等对 6 例局部晚期宫颈癌患者（ⅡB 到 ⅢB 期）采用中央遮挡宫旁加量进行根治性放化疗和 MRI 引导的后装放疗，比较了 3 种不同治疗模式。三阶段治疗计划安排如下：45Gy（1.8Gy/次）四野盒式照射，9Gy（1.8Gy/次）遮挡前后/后前野（MBB），以及腔内 MRI 引导近距离放射治疗加量 28Gy（7Gy/次）。每位患者中央模拟中央遮挡宽度为 3cm、4cm 及 5cm。后装治疗和遮挡前后/后前野进行了容积测定。当采用 4-cm MBB 时，所有患者 HR-CTV D90 仍然<85Gy （平均 74Gy；64~82Gy）。6 位患者中有 4 例的直肠、膀胱和乙状结肠 D_{2mL} 增加 50%以上的推量。作者的结论为对于接受 3D 图像引导后装放疗的患者，中央遮挡并不能为最大程度优化肿瘤处方剂量和保护正常组织带来优势。

主动脉旁淋巴结照射

当出现或疑有腹主动脉旁淋巴结转移时，患者接受 45~50Gy 的主动脉旁区照射，缩野后利用侧野或旋转野对肿大淋巴结进行 5~10Gy 的补量[275]。如果可行，优先选用 IMRT 的 3D 计划来保护正常组织，上界达肾门水平或者病变的最上缘，下界保证在病变下缘 2cm 以下（图 69.14）。

IMRT 的应用使腹主动脉旁淋巴结加量照射成为可能，尤其对于无法切除的淋巴结。临床研究显示高剂量照射可以极好地控制病变，据报道当 IMRT 的平均剂量为 63Gy 时 2 年后淋巴结的控制率高达 85%[346]。Esthappan 等[271]描述了一种 IMRT 技术（图 69.15），其利用了后腹膜 CT 和 FDG-PET 来治疗主动脉旁淋巴结（50.4Gy 和 59.4Gy），使靶区剂量分布和胃、肝脏及结肠的保护处于可接受范围。脊髓的保护取决于野数及如何布野，小肠亦如此，后者因与靶区重叠使得对其保护受到某些限制。调整野数和处方参数可在很小程度上增加肾脏的保护。

当只能利用常规技术行腹主动脉旁淋巴结照射时，可采用延伸野（源于四野途径）即包括主动脉旁淋巴结和盆腔，或单独设野（图 69.16）[302,347]。通常设定一个长野，或者也可以将盆腔野和腹主动脉旁野分开照射。此时必须在盆腔和主动脉野之间进行“接野运算”，以避免靶区重叠和小肠高剂量。射野上界位于 T12~L1，下界在 L5~S1 椎间隙。主动脉旁野的宽度（通常 8~10cm）可通过 CT、MRI、淋巴管造影和 FDG-PET 扫描，或通过静脉肾盂造影使输尿管显影来决定。脊髓（T12 至 L2~L3）剂量必须控制在 45Gy 以下，可以通过后野加 2cm 宽的 5 个半阶层挡铅 （通常在肿瘤剂量 40Gy 后）或使用侧野、肾脏剂量<18Gy 来实现。Russell 等[348]利用四野等中心技术，前后/侧野剂量比 2:1，1.8Gy/次，实施高剂量（56~61Gy）放疗。Kodaira 等[349]评价了 97 例宫颈癌患者采用 10MV 光子线（平均剂量 50.4Gy） 进行四野主动脉旁照射，5 年生存率为 32.2%，1~2 级胃和十二指肠并发症发生率为 26.8%，2 级小肠并发症发生率为 3.1%，2 级骨骼并发症发生率为 3.1%。IMRT 的放疗并发症发生率可能更低[275]。

射线能量

IMRT 采用 6MV 能量就可以保证均匀的剂量分布。但常规照射放疗时，由于骨盆较厚，高能光子线（10MV 或以上）特别适用。高能光子线可以减少周边正常组织（尤其膀胱和直肠）的受照剂量，并提供更加均匀的骨盆中心剂量分布。当使用低能光子线（^{60}钴或 4~6MV X 线）时，必须给予更高的剂量，更复杂的布野（三野或四野盆腔盒式或旋转照射），以达到同样的中平面肿瘤剂量，同时减少膀胱和直肠剂量，避免皮下组织纤维化的发生（图 69.17）[350]。Biggs 和 Russell [351] 注意到，当有金属假体存在时，侧野或盆腔盒式照射技术可导致 25MV X 线能量下降约 2%，10MV X 线能量平均增加 2%，^{60}钴能量平均增加 5%。Allt [352]和 Johns[353]在一项最新的随机研究中报道，65 例接受 23MV 光子治疗的ⅡB 期和Ⅲ期宫颈癌患者与 61 例接受 ^{60}钴外照射的患者相比，获得了更好的盆腔肿瘤控制率和生存率，以及更少的并发症，两组同时均接受了近距离治疗。相比之下，Holcomb 等[350]比较了 195 例接受 ^{60}钴（1 组）和 53 例接受直线加速器（2 组）外照射的ⅡB~ⅣA 期宫颈癌患者，发现两组总体生存率无明显差异，尽管 ^{60}钴组的盆腔复发率（50.8%）与 2 组（35.8%；P=0.08）相比有增加的趋势。通常不推荐采用中子和光子联合外照射，因其可导致难以接受的高毒副作用发生率。同样，碳离子放疗有报道，但会导致严重的小肠并发症[355]。

超分割和加速超分割放射治疗

MacLeod 等[356]报道了一项Ⅱ期临床试验，61 例局部晚期宫颈癌患者接受加速超分割放疗 （1.25Gy，每日 2 次，间隔 6h 以上，盆腔总剂量 57.5Gy），并用低剂

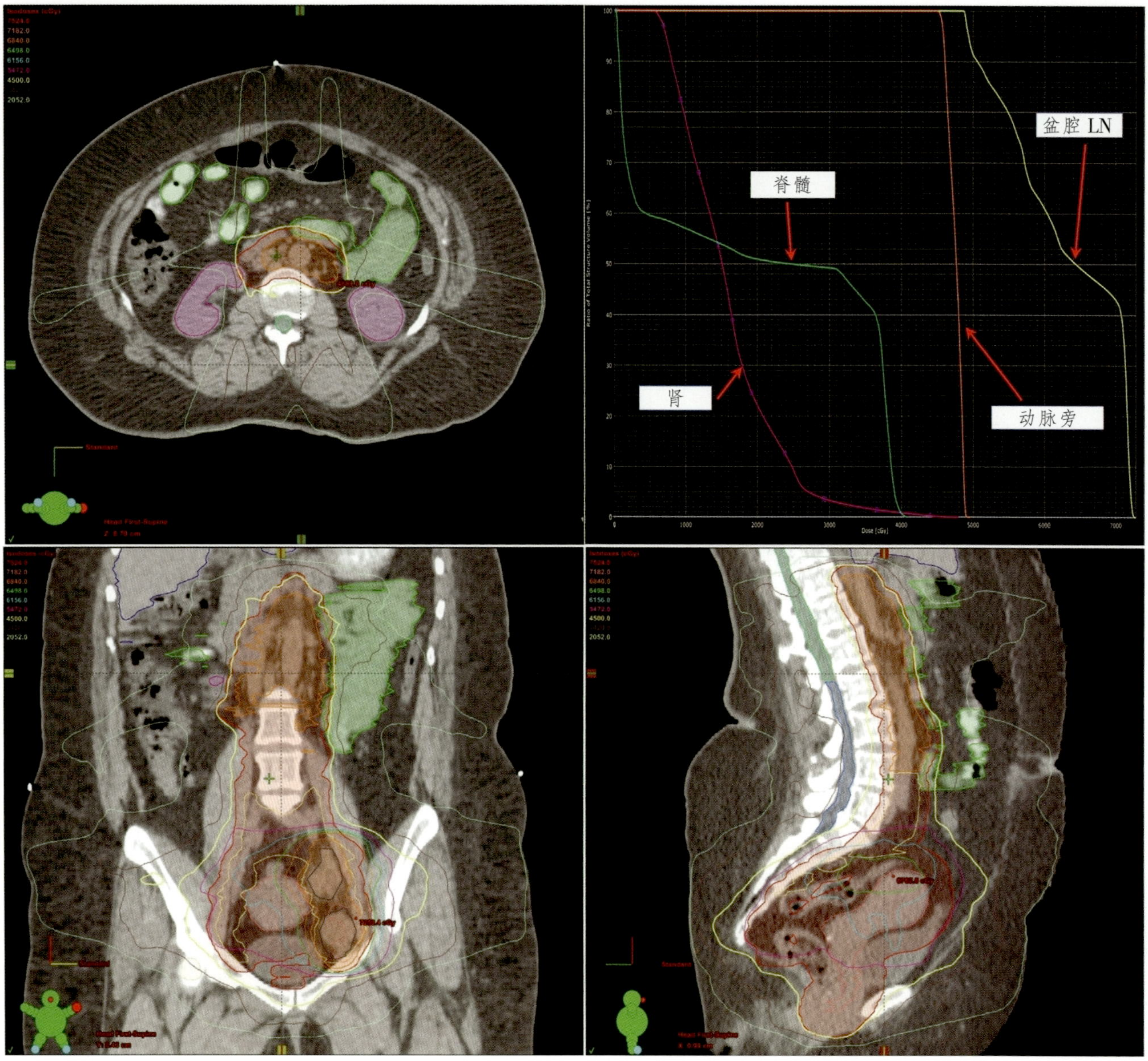

图 69.14 延伸野适形调强放疗应用于宫颈、盆腔及腹主动脉旁淋巴结的外照射。具有不可切除的 4cm 盆腔淋巴结患者的脊髓、肾、主动脉旁淋巴结和盆腔淋巴结推量放疗的剂量-体积直方图。

量率近距离治疗或小野外照射进行推量，30 例患者发生急性反应并需要常规用药，1 例死于急性治疗相关毒性，5 年总体生存率 27%，无复发生存率 36%，精算局部肿瘤控制率 66%。7 例患者中可见 8 种严重晚期并发症且需要外科干预（精算发生率 27%），同时 5 例患者需要全髋关节置换。

另一项研究报道了 30 例Ⅱ期或Ⅲ期的宫颈癌患者，随机接受超分割（15 例）或常规分割（15 例）放疗[357]，5 年后超分割组有 2 例、常规分割组有 8 例肿瘤复发（P=0.04）。迟发肠道并发症（2 级和 3 级）在超分割组有 9 例，常规分割组 2 例（P=0.0006）。

RTOG 88-05 实施了一项Ⅱ期临床试验，81 例局部晚期的宫颈癌患者接受超分割放疗（全盆腔 1.2Gy，每日 2 次，间隔 4~6h，每周 5 天）加近距离治疗，全盆总剂量 24 ~48Gy，然后接受一或两次低剂量率腔内放疗，使 A 点和盆腔侧方淋巴结剂量达到 85Gy 和 65Gy。Grigsby 等[358]更新了研究结果，观察到 71 例（88%）完成了外照射治疗。ⅠB2 期或ⅡB 肿瘤患者发生 3 级和 4 级晚期反应的比率累计 5 年为 7%，8 年为 10%；Ⅲ期或ⅣA 期累计晚期反应发生率 5 年 7%。8 年绝对生存率和 DFS 分别为 48%和 33%。与 RTOG 其他研究的历史对照相比，3 年、5 年和 8 年的盆腔肿瘤控制率、

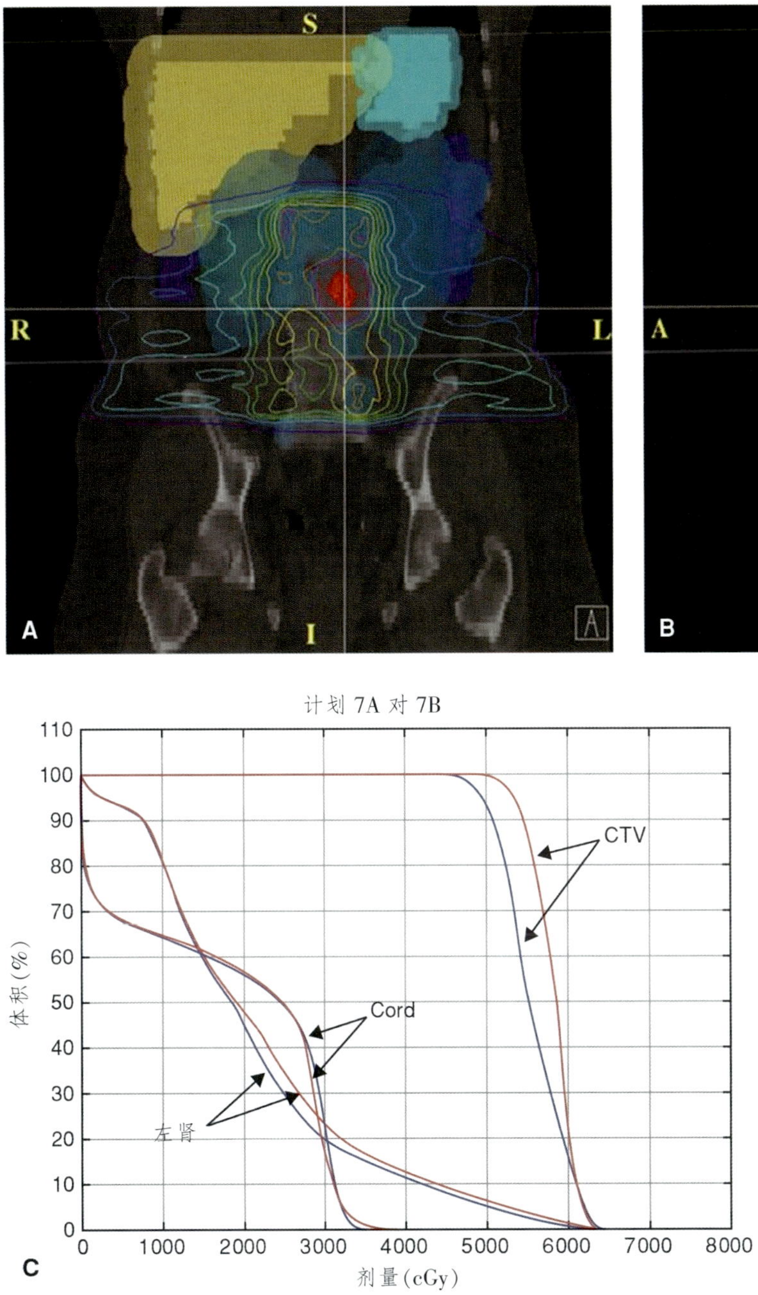

图 69.15　(A,B)利用 IMRT 进行主动脉旁淋巴结照射治疗计划的范例。(C) 剂量-体积直方图显示左肾和小肠得到保护(计划 7A,实线;计划 7B,虚线)。CTV,临床靶区。(From Mutic S, Malyapa RS, Grigsby PW, et al. PET-guided IMRT for cervical carcinoma with positive para-aortic lymph nodes—a dose-escalation treatment planning study. *Int J Radiat Oncol Biol Phys* 2003;55:28-35; with permission from Elsevier.)

生存率和 3/4 级毒性反应发生率相似。

Calkins 等[359]对超分割(每天 2 次,每次 1.2Gy)全盆照射加同步化疗治疗局部晚期宫颈癌的毒性进行了评价。在第一项研究(GOG 8801)中,38 例患者在放疗前至少 2h 口服给药羟基脲(80mg/kg,最多不超过 6g),每周 2 次。在第二项目研究(GOG 8901)中,30 例患者行顺铂加 5-FU 伴放疗。急性毒性反应主要发生在肠道,且似乎与剂量相关。同步化疗的全盆照射超分割治疗的最大耐受剂量为 57.6Gy(分 48 次),随后行近距离放射治疗。

Thomas 等[360]的一项 4 臂疗法研究中,234 例ⅠB~ⅣA 期巨块型宫颈癌患者被随机分为标准放疗(外照射加近距离放射治疗,A 点剂量为 90Gy) 伴有或不伴有在第 1~5 天、第 22~25 天的 4 天 5-FU($1g/m^2$)滴注,或行部分超分割放疗伴有或不伴有同上化疗。部分超分割放疗在治疗的头 4 天每天外照射 2 次,间隔时间为 6h (与 5-FU 滴注时间一致)。额外 5-FU 给药并不能提高全盆控制率(5 年在 37%~75%)或总生存率。然而该项试验尚未达到目标患者累计数量便关闭。Kavanagh 等[337]采用相似的技术进行淋巴结加量照射,发现有较高的晚期并发症发生率 (20 例患者中出现 8 例)。

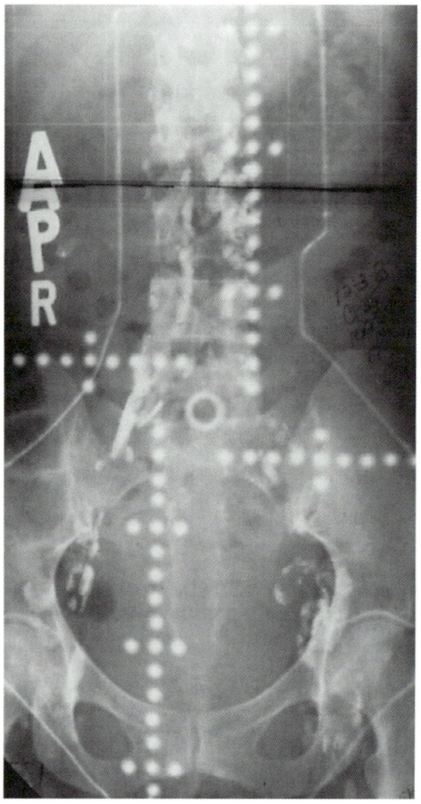

图 69.16 盆腔和主动脉旁淋巴结外照射延伸野传统 X 线模拟定位平片。

一般治疗

原位癌

对于持续存在的高级别宫颈原位癌(可能包括重度不典型增生)患者,通常采用经腹子宫全切术加或不加阴道顶端袖状切除。是否切除卵巢取决于患者年龄和卵巢状态。有时,可对那些希望生育的原位癌患者实施保守性治疗性锥形切除术[361]、激光治疗或冷冻治疗[362]。上述措施需要审慎选择,即肿瘤范围允许、患者保证有可靠随访[32]。锥形切除术镜下切缘对决定实施保守治疗抑或进而实施子宫切除术十分关键。治疗性子宫切除术可在锥形切除术后 6 周施行。

放疗可能对原位癌有用,尤其那些具有强烈手术禁忌证的患者,或病变延伸至阴道壁,或宫颈和阴道有多灶性原位癌的患者[302,363]。华盛顿大学一组 26 例宫颈原位癌患者单独接受腔内近距离治疗 (使用 LDR,约 5000mgh,A 点剂量 45Gy)而无一复发,其使用了宫腔和阴道施源器[364]。Ogino[365]等对 14 例宫颈上皮内瘤变 3 级、6 例阴道上皮内瘤变 3 级(其中 3 例伴微浸润)和 6 例子宫切除术后复发性上皮内瘤变的患者实施了 HDR 近距离治疗,其中 17 例单独使用 HDR 近距离治疗,3 例则结合外照射治疗而未行手术。子宫完整者 A 点,或阴道顶端上方 1cm 或阴道残端黏膜外 1cm 的 HDR 平均剂量为 26.1Gy(范围 20~30Gy)。平均随访 90 个月,14 例患者存活,6 例死于并发病变,无一复发。3 例发生直肠出血而自行缓解。2 例全阴道放疗的患者发生中、重度阴道反应。

浸润癌

基于不同的分期和现有的临床资料,主张对宫颈癌根治性手术还是倾向放疗,或者同步放化疗的分歧

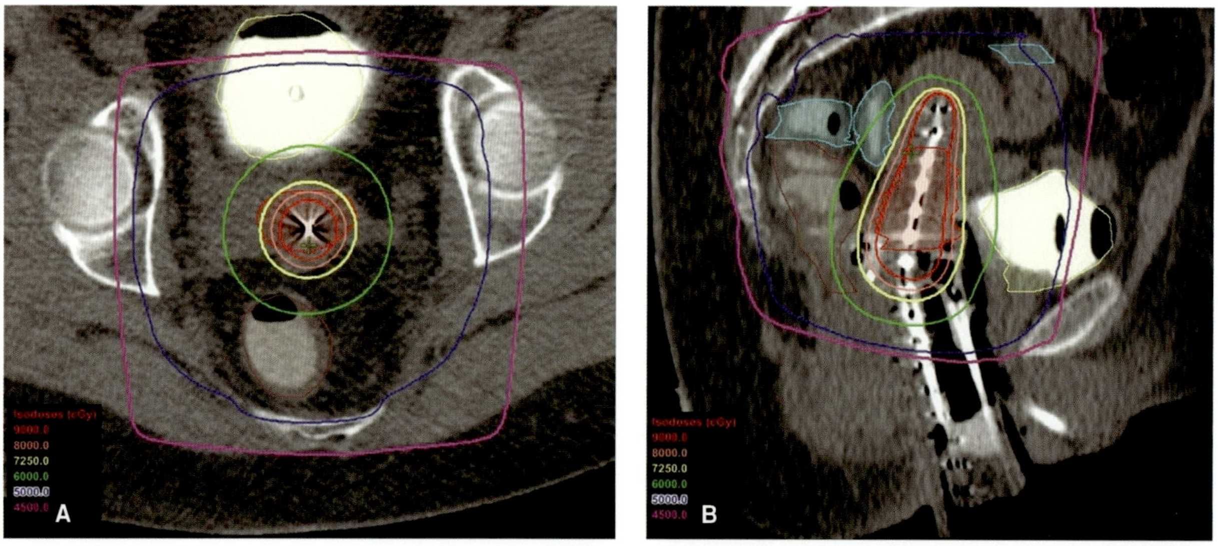

图 69.17 利用高能量子的四分野盒式盆腔照射和高剂量率近距离放射治疗以达到最优化覆盖肿瘤并最小化膀胱和直肠剂量的等剂量曲线示例。

依然存在。患者治疗过程需要妇科肿瘤和放射肿瘤医生的密切配合，并积极追求利用团队整合方式治疗患者。在拥有先进的放疗技术和足够财力资源提供化疗的国家，同步放化疗是ⅠB2~ⅣA 期宫颈癌患者的标准治疗方案。对于早期患者，手术或放化疗都是可行的方案。最新放疗模式研究结果显示，晚期患者基于顺铂的同步放化疗的应用增加（从 1999 年的 63%到 2007 年的 74%[154,368,369]）。而且，Barbera 等[370]也报道，在美国国立癌症研究院发表有关这一主题的简报[371]后，加拿大患者接受放化疗的比例亦有显著增加。

因疏忽而以单纯子宫切除术处理的宫颈癌

偶尔，单纯或经腹全子宫切除术后有时可在手术标本中意外发现浸润性宫颈癌，通常情况下筋膜外子宫切除术为非根治性，因为此时阴道旁及宫颈旁软组织和阴道袖状部分并未切除。而且，先前单纯子宫切除后再行足够意义上的根治性手术在技术上而言是十分困难的。如果当宽袖状全子宫或筋膜外子宫切除术后仅仅发现微小浸润癌，无须进一步治疗。对浸润基质较深的病变至多行一或两次阴道腔内 LDR 插植，使穹隆部黏膜剂量达到 65Gy 已足够（或采用 HDR 近距离放射治疗使阴道黏膜表面剂量达 7Gy×6 次，或黏膜下 0.5cm 处 5Gy×6 次）。对于未行充分切除的患者，关键是术后状态允许时尽早行放疗，因为如果不行术后放疗则其预后更差。放疗时是否进行同步化疗取决于病理检查危险因素的情况。

对于明显浸润的肿瘤，治疗包括 40~45Gy 的全盆照射，加上近距离放疗使阴道残端剂量达 60Gy 左右。如果阴道残端或宫旁有肉眼可见肿瘤，全盆腔照射剂量应当为 45Gy 并联合顺铂周疗，宫旁补量照射 10~20Gy。如果肿瘤残留，应行组织间插植以选择性提高这部分体积的剂量。

多个研究结果报道了保守性手术后行盆腔外照射的预后（表 69.10）。Andras 等[372]报道了 148 例患者，其中可行 10 年评估的共 90 例，后者根据治疗时肿瘤扩张范围分为 5 组。多数患者接受 50Gy 的全盆照射（10Gy 为缩野后宫旁推量），有时结合阴道穹隆腔内放疗。148 例患者中出现了 8 例严重并发症。

Ampil 等[373]描述了 44 例子宫切除后行术后放疗的ⅠB 期和ⅡA 期宫颈癌患者（其中 15 例行根治性子宫切除术），随访 5 年的结果为局部肿瘤控制率 80%，总的生存率为 63%。3 例仅仅接受阴道残端腔内放疗的患者中有 2 例肿瘤得到控制。

Green 和 Morse [374]报道浸润性宫颈癌行单纯子宫切除术后加根治性放疗后 30 例中的 9 例（30%）患者 5 年时仍存活，同一组作者报道 32 例中的 14 例患者接受再次手术治疗（通常为 Wertheim 子宫切除术）的患者均在 5 年内死亡。他们指出子宫切除术后 1 年内接受治疗的患者其 5 年治愈率为 30%，1 年后者则仅为 16%。因此患者治疗时间点和肿瘤体积是重要的预后因子。

Crane 和 Schneider [375]描述了 18 例单纯子宫切除术后发现的浸润性宫颈癌患者接受术后放疗（加或不加近距离治疗），10 年精算肿瘤局控率为 88%，总生存率为 93%。Huerta 等[376]报道了 59 例单纯子宫切除标本（27 例有肉眼肿瘤残留）中偶然发现的宫颈癌患者，术后放疗的 3 年生存率为 59%，影响预后的因素包括肉眼肿瘤残留、子宫切除与放疗间隔时间超过 6 个

表 69.10 早期宫颈癌保守性子宫切除术后外照射的结果[a]

作者	患者例数	局部控制(%)	生存率		严重并发症(%)[b]
			百分比	月	
Andras 等[372]	80[c]	89	89	60	4
Ampil 等[42]	27[c]	89	70	60	4
Saibishkumar 等[378]	105	72	55	60	12
Sharma 等[886]	83	70	62	60	6

[a] 在照射前具有术后残余或复发疾病的患者被排除在引用病例总数之外。

[b] 由于一些患者的肠或膀胱损伤，进行了补救性手术。

[c] 全部或部分患者有额外的阴道残端照射。

Modified from Ampil F, Datta R, Datta S. Elective postoperative external radiotherapy after hysterectomy in early-stage carcinoma of the cervix: is additional vaginal cuff irradiation necessary? *Cancer* 1987;60:280–288; with permission.

月、放疗剂量小于50Gy和肿瘤的组织类型。

Munstedt 等[377]报道了119例根治性子宫切除和80例单纯子宫切除患者接受术后放疗，虽然在根治性子宫切除的患者有生存率提高趋势，但作者结论为单纯子宫切除的浸润性宫颈癌患者行术后放疗是一种良好选择。在另一组105例手术不充分标本中发现的浸润性宫颈癌患者，术后放疗使5年盆腔肿瘤控制率达到72%，生存率达55%，晚期直肠毒性为19%、膀胱毒性4.8%、小肠毒性14.3%[378]。

在韩国阿桑医学中心147例意外发现的宫颈癌患者中，48例ⅠA1期患者不再接受后续治疗，99例ⅠA2期到ⅡA期患者中26例继续观察随访，44例接受放疗或者化疗，29例接受根治性宫旁组织切除术。ⅠA1期观察随访的患者无1例复发，ⅠA2到ⅡA期观察随访患者中复发率为35%[379]。在单纯子宫切除术后发现ⅠA2或者更晚期别的患者应当采用根治性宫旁组织切除或者放射治疗。然而即使应用先进的机器人手术技术[381]，这些补充治疗措施也会增加并发症的发生风险[380]。

ⅠA期

宫颈微浸润癌(ⅠA期)以及浸润癌的诊断定义依赖于显微镜下病理诊断，准确诊断有赖于宫颈锥形切除术。根据 Kolstad [382]报道，深度<1mm的病变可以通过锥形切除术获得治疗，但前提是必须保证所有切缘均无肿瘤，且应持续随访。Raspagliesi 等[383]提出了8~10mm的切缘作为锥形切除术的标准。小于此切缘或淋巴脉管浸润，加上浸润深度是复发的预后因子。

基质内肿瘤大小比浸润深度更可作为ⅠA期的定义标准，脉管间隙浸润并不影响分期，但是已知浸润深度和肿瘤融合是一种预后因子，制订治疗计划时必须加以考虑[384]。

早期浸润性宫颈癌(ⅠA2期)的治疗一般行经腹全子宫或改良根治性子宫切除术[385]，部分患者可行宫颈锥形切除术或者根治性宫颈切除术。无法手术的患者可以单独通过腔内放射源治疗 (6500~8000mgh，A点剂量60~75Gy，分2次LDR插植，或者采用等剂量HDR近距离放疗，5Gy×10次)。在华盛顿大学接受治疗的47例微浸润癌患者中，20例患者单纯接受腔内近距离放疗，27例患者接受体外放疗联合近距离放射治疗，10年后只有1例患者出现盆腔复发和远处转移，5年无疾病生存率为96%[366]。

当肿瘤穿透基质深度<3mm时，淋巴结转移概率在1%以下，无须行淋巴结清扫或盆腔外照射[302,366]。当病变更加广泛时，改良(Wertheim)子宫切除术加盆腔淋巴结清扫术是一种首选治疗。所有治疗方法的肿瘤控制率超过95%，但患者最终将死于间发病变。Gadducci 等[386]报道了30例锥形切除术、82例全子宫切除术和54例根治性子宫切除术，复发率分别为10%、4.9%和9.3%。67例淋巴结清扫的患者未见阳性淋巴结。98例宫颈腺癌患者中，48例浸润深度 (DOI)≤5mm的患者中无一伴宫旁浸润或阳性淋巴结，与此对照的是DOI>5mm的患者中有6/36(16%)伴宫旁浸润或阳性淋巴结[387]。

年轻的微浸润癌患者欲保留生育功能时可采用经阴道宫颈切除术加腹腔镜淋巴结切除术。总的中央型复发率约为5%[364]。Webb 等[388]分析了1988—1997年间SEER数据库中镜下浸润宫颈腺癌患者的淋巴结和生存率情况，其中ⅠA1期131例，ⅠA2期170例。54例ⅠA1和64例ⅠA2的患者行单纯子宫切除术，行根治性全子宫切除术的分别为50例和83例，其中行淋巴结清扫术的140例患者中只有1个阳性淋巴结，4例肿瘤相关死亡(1例ⅠA1期，3例ⅠA2期)，生存率98.7%。

ⅠB~ⅡA期

对ⅠB期和ⅡA期宫颈癌患者选择根治性放疗还是根治性手术尚存争议，优先选择其中之一取决于患者生殖能力的影响、不同机构、涉及的是妇科肿瘤还是放射肿瘤医生、患者总体情况和病变特点。对于想要保留卵巢功能和避免更年期综合征的年轻女性患者，手术治疗作为首选。但也有报道[294]外科治疗不加放疗的患者中也只能使其中50%~60%的卵巢功能得以保留。绝经后患者行放化疗具有生存优势，还可以避免手术的创伤和风险。当评估浸润性宫颈癌的治疗效果时，直接比较手术和放疗患者会存在许多不确定因素，诸如患者的选择、采用手术分期的病例报道和不同治疗方式[389]。尤其是目前同步放化疗效果明显优于单纯放疗，直接比较早期宫颈癌同步放化疗和手术的治疗效果是很有必要的。

外科手术所谓的另一重要优势是可以充分评估盆腔和腹部情况，但外科分期未能显示可以改善患者总体生存率[279,390]。Kupets 等[391]评价了大淋巴结减瘤术的作用，得出了分期对总体生存率的增加作用有限。Delgado 等[161]描述了一项GOG研究结果，共有1125例术前入组患者，80例经严格病理分析后被剔除；另有 129 例患者接受探查，但其中 49 例由于术中并发症和 80 例由于病变范围超过子宫而放弃子宫切除术。MRI 影像可以评估手术的可行性。Whitney 和 Stehman 等[392]阐述了患者的选择对手术结果的影响。GOG49 试验组中 1127 例宫颈癌ⅠB 期的患者，98 例(8.7%)因宫外浸润放弃根治术，30 例有盆腔外转移[31]，26 例盆腔浸润[387]，包括盆腔内阳性淋巴结(12 例)[160]，盆腔内转移(8 例)[393]和浆膜浸润(2 例)[109]。其中 63 例(93%) 再行盆腔放疗及近距离放射腔内治疗，8 例腹主动脉旁淋巴结阳性的患者行腹主动脉淋巴结区放疗。结果显示未行根治术的患者的无病生存期较行根治性子宫切除术者的生存期短。

外照射在提高局部大块肿瘤的全盆控制率的重要作用已被证实。Hamberger 等[394]报道，151 例ⅠA 期或ⅠB 期(直径<1cm)的患者采用单纯腔内治疗(剂量 8640mgh、9340mgh 和 13 680mgh)，41 例ⅠA 期和 4/93 (4%)ⅠB 期小病灶的患者无复发。3/17(18%)ⅠB 期局部浸润的单纯腔内治疗的患者局部复发。只有 3/151 (0.2%)的患者发生 3 级并发症。

Volterrani 和 Lombarid[395]报道 23 例ⅠB 期宫颈癌患者单纯腔内治疗(^{226}镭 7500mgh)，5 年生存率 82.6%，而局部大块肿瘤的ⅠB 期的 5 年生存率为 64.8%，Ⅱ期仅为 50%。遗憾的是作者没有报道复发位置。很显然单纯腔内治疗不适合局部大块肿瘤的患者，包括ⅠB1 期患者。

外照射加近距离放射腔内治疗，5 年生存率ⅠB 期为 86%~92%，ⅡA 期约为 75%[396]。晚期毒性反应发生率为 1%~2%，同步化疗明显提高ⅠB~ⅡA 期患者生存率。根据 RTOG 90-01 试验结果，272 例ⅠB 期到ⅡA 期患者单独接受盆腔放疗的 8 年总生存率为 55%，而同步放化疗的 8 年总生存率为 78%($P<0.001$)[397]。

随机试验：手术对放疗

有少数随机试验比较了根治性子宫切除和根治性盆腔放疗的效果，但没有随机试验比较手术和放化疗。Newton[398]及 Roddick 和 Greenlaw[399]报道一项随机前瞻试验，ⅠB 期及ⅡA 期宫颈癌患者采用根治性子宫切除术或单纯放疗，生存率和盆腔复发率相同。Landoni 等[35]报道一项随机前瞻性试验，469 例ⅠB 期及ⅡA 期患者接受治疗，343 例随机分组(172 例手术，171 例放射治疗)，分期 pT2b 及以上、基质浸润>3mm、切缘阳性及盆腔淋巴结阳性的患者须术后放疗。62/114 例直径<4cm 及 46/55 例直径>4cm 的接受放疗。中位随访期 87 个月 (57~120 个月)，5 年总生存率和 DFS 手术组和放疗组相近（分别为 83%和 74%)；86 例复发：手术组 42 例 (25%)，放疗组 44 例 (26%)(图 69.18)。严重并发症手术组 48 例(28%)，放疗组 19 例(12%)($P=0.0004$；表 69.11)。手术加放疗并发症最重，尤其是泌尿系统并发症。

值得注意的是，虽然同步放化疗较单纯放疗能够明显改善ⅠB 期到ⅡA 期患者的生存率，但没有随机试验将放化疗和根治性子宫切除进行比较[400]。在一项对ⅠA2 期、ⅠB1 期或ⅡA 期宫颈癌的患者以评估根治性子宫切除术或放疗或二者均有时采用顺铂为基础的辅助化疗方案的重要性的 Meta 分析中指出，有三项随机临床试验进行评估，其中两项显示同步放化疗较单纯放疗有着明显优势，并可以降低患者死亡率(HR=0.56，95% CI=0.36~0.87)。在放疗之前给予化疗并没有明显收益。

手术后辅助化疗较单纯手术并不改善患者的生存率[401]。一项 Meta 分析指出，新辅助化疗虽然可以提高患者的无疾病进展期 (HR=0.76，95% CI=0.62~0.94，$P=0.01$)，但并不改变患者的总的生存率。另一项 Meta 分析回顾性分析了 18 项临床试验，对局部晚期宫颈癌患者放疗前或术前的新辅助化疗进行分析，

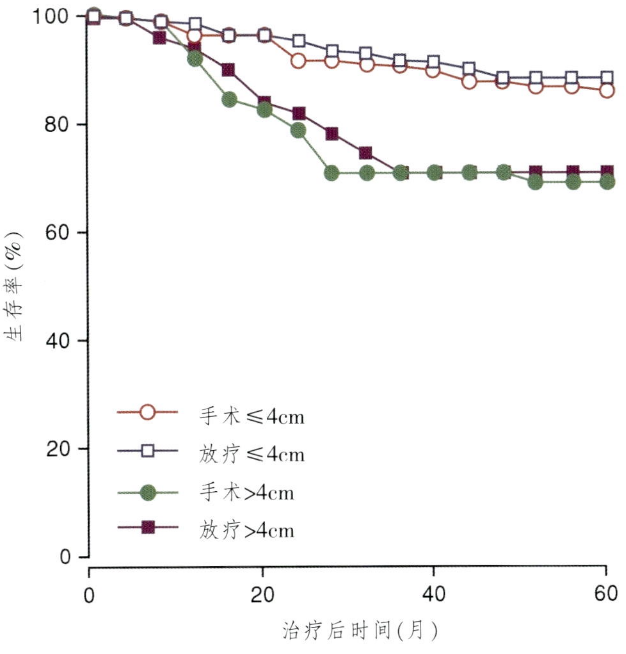

图 69.18　根据治疗组和宫颈直径，被随机分到行根治术或放疗的宫颈癌患者的实际总生存率。(From Landoni F, Maneo A, Colombo A, et al. Randomised study of radical surgery versus radiotherapy for stage ⅠB~ⅡA cervical cancer. *Lancet* 1997;350: 535-540; reprinted with permission from Elsevier.)

分为辅助化疗组(400mg/m² 卡铂和 30mg 博来霉素)、盆外放疗组或不做进一步治疗组。在中位随访 4.1 年(范围 2~7 年)后显示,这三个治疗组之间的 DFS 无显著性差异(P=0.9539),说明化疗或放疗并没有改善宫颈癌高危患者行根治性子宫切除术后的生存率或复发率。

González 等[418]报道了 89 例淋巴结阳性的ⅠB 期或ⅡA 期宫颈癌患者行术后放疗,5 年和 10 年生存率分别为 60%和 51%。相比之下,43 例淋巴结阴性患者的生存率为 85%。生存患者中 4 例发生严重胃肠道并发症,7 例发生严重泌尿系统并发症,需要手术治疗。4 例患者在每年例行的静脉肾盂造影上检测到无症状输尿管狭窄情况。

Bianchi 等[419]报道,60 例行根治性子宫切除术后盆腔淋巴结转移的患者接受外照射治疗,其 5 年生存率为 65%。相比之下,15 例拒绝术后放疗的患者,仅 3 例患者(20%)生存 5 年。

Chatani 等[420]报道,128 例ⅠB~ⅡB 期宫颈癌患者行根治性子宫切除加双侧盆腔淋巴结清扫术及术后外照射治疗。淋巴结阴性患者的 5 年局部和远处复发率分别为 2%和 12%,1 个阳性淋巴结的患者则分别为 23%和 25%,2 个或以上阳性淋巴结的患者分别为 32%和 57%(分别为 P=0.0029 和 P=0.0051)。5 年疾病专项生存率在淋巴结阴性、1 个淋巴结阳性及 2 个以上淋巴结阳性的患者分别为 90%、59%和 42%(P=0.0001)。最常见的并发症为下肢淋巴水肿,有半数患者出现该症状(5 年发生率为 42%,10 年发生率为 49%)。

Uno 等[421]评估了 98 例ⅠB~ⅡB 期行根治性子宫切除术后放疗的宫颈癌患者的治疗结果;所有患者都具有至少一项引发盆腔复发的病理危险因素。5 年总生存率为 82%。5 例患者发生盆腔复发,15 例发生远处转移。盆腔淋巴结转移或无转移患者的 5 年总生存率分别为 76%和 89%(P=0.018)。

Kinney 等[422]比较了 82 例ⅠB 期或ⅡA 期发现有盆腔淋巴结转移的宫颈癌患者和 103 例相似患者的治疗结果, 前者接受 Wertheim 子宫切除术和双侧淋巴结清扫术并无辅助治疗,后者在术后接受盆腔照射 50Gy 治疗。行单纯手术治疗组和接受辅助放疗组的 5 年生存率分别为 72%和 64%,盆腔复发率分别为 67%和 27%。放射治疗患者的总生存率未受到影响,极可能与高发性远处转移有关,可能是生存期更短和选择了高危患者的表现。117 例行根治性子宫切除术和盆腔淋巴结清扫术的患者中,51 例患者为组织学已确诊的淋巴结转移性癌(44%;35 例 SCC,16 例非 SCC)。24 例患者发生双侧淋巴结浸润(47%)[423]。14 例患者行腹主动脉旁淋巴结切除术,5 例发生肿瘤浸润。29/51 例患者行术后盆腔放疗治疗(51.2Gy,分 2 次),6 例患者行扩大野照射腹主动脉治疗。放疗组的 5 年生存率为 33%,未放疗组的该生存率为 50%。仅 1 例行术后放疗的患者发生盆腔复发,而未放疗组有 7 例复发。

Inoue 和 Morita[270]研究了 72 例宫颈癌淋巴结转移的患者行根治术后扩大野照射治疗的情况,其中ⅠB 期(37 例)、ⅡA 期(6 例)和ⅡB 期(29 例)。腹主动脉旁淋巴结的中位剂量为 43.5Gy,盆腔剂量为 45Gy。61 例 SCC 患者的 5 年 DFS 为 72%,11 例非 SCC 患者的 DFS 为 27%。10 年 DFS 在 22 例具有 1 个阳性淋巴结的患者为 88%,15 例具有 2~3 个阳性淋巴结的患者为 67%,16 例具有 4~17 个阳性淋巴结的患者为 64%,10 例淋巴结不可切除的患者为 20%。17 例患者发生 19 次严重并发症:5 次归结于手术,5 次归结于放疗,9 次归结于手术加放疗。4 例患者(5%)死于严重并发症。另外 6 例患者(8%)接受腹部大手术,以治疗直肠阴道瘘和输尿管阴道瘘。

Mitsuhashi 等[424]分析了 108 例宫颈癌术后盆腔外照射治疗,随后利用电子束经阴道施源器补充照射阴道穹隆的患者。89 例行补充放疗患者的 5 年疾病专项生存率为 89%,19 例行挽救性放疗患者的该生存率为 56%(P<0.001)。选择性放疗组中仅 2 例患者的阴道穹隆内出现复发肿瘤,4 例患者出现膀胱阴道瘘,仅 1 例患者发生 2 级直肠并发症。

在日本的一项临床研究中,189 例ⅡB 期宫颈癌患者中 95 例患者在根治性子宫切除后采用辅助放疗,另外的 94 例患者仅接受放疗[425]。手术组的 3~4 级晚期毒副反应发生率明显高于放疗组 (24%对 10%,P=0.048)。因此目前放疗是作为ⅡB 期患者的首选治疗方案,并且同步放化疗对于ⅡB 期患者有着更好的预后。同样对 55 例ⅠA2 到ⅡB 期盆腔淋巴结阳性患者进行盆腔放疗、同步放化疗或者延伸野的放疗。同步放化疗可以明显提高总的生存率(P=0.03)[426]。

Lee 等[427]回顾性分析了 201 例ⅠB1 到ⅡB 期宫颈癌患者,根治性手术后盆腔淋巴结阳性者采用顺铂周疗或者间隔三周的联合化疗方案。平均随访 52 个月,顺铂周疗组有着相同的治疗效果但却有着更低的毒副反应。顺铂单药周疗患者的 5 年无疾病生存期和总生存期分别为 82%和 81%,而采用联合方案组 5 年无疾病生存期和总生存期分别为 74%和 79%(P=

NS)。在间隔三周的联合化疗组中白细胞减少、粒细胞减少、血小板减少、贫血和肝损害的发生率较高。

术后外照射剂量

当盆腔淋巴结出现转移时,全盆四野放疗同步联合顺铂周疗照射剂量为 45Gy。如果有整块残留病灶时,在小肠限制剂量允许时(例如,D_{5mL}<55Gy),可以加量照射 54~65Gy,IMRT 对这些患者显得尤为有用。髂总或者腹主动脉旁淋巴结转移的患者整个腹主动脉淋巴引流区须接受 45Gy 的照射,射野上界要包括肾门水平,并应对肿瘤床进行推量照射。如果有肿大淋巴结残留,采用 IMRT 时淋巴结推量照射可达 65Gy[271,275]。

术后病理若为宫颈间质深部浸润、切缘阳性或紧邻切缘的患者,可接受 45Gy 的盆腔外照射联合腔内插植(LDR、PDR 或 HDR)和 LDR 经阴道圆柱体或施源器使黏膜剂量达到 65Gy[428]。有些单位仅采用四野盒式外照射技术(盆腔中平面剂量为 50Gy)。Hong 等[176]推荐对那些淋巴结阴性但伴高危因素的患者仅仅照射盆腔下部(中位剂量 50Gy),这样与全盆腔照射的 3 级小肠并发症率(6/79=8%)相比,数量降到了 3/149=2%,而 5 年疾病专项生存率分别为 84%和 86%。

术后腔内高剂量率近距离放射治疗

术后阴道残端的复发风险与阴道切除范围相关,目前对于根治性子宫切除术后的阴道近距离治疗指征并没有明确共识,但是对于宫颈癌近距离照射是外照射之后加量照射的重要手段。根据美国近距离放射协会指南,术后阴道残端加量照射的指征包括:非根治性子宫切除、紧邻切缘或切缘阳性、肿瘤体积大或浸润深、宫旁或残端阳性以及广泛淋巴脉管间隙浸润[428]。术后切缘阳性的患者在外照射结束后建议进行阴道腔内近距离照射治疗[302]。如果宫旁紧邻切缘或者宫旁阳性,外照射剂量至少为 54Gy。

对于接受术后放疗的患者应当特别关注放射治疗计划的设定,包括腔内插植等,因为手术切除子宫后,膀胱和直肠、乙状结肠更加紧邻放射源。此外,手术会影响组织血供并且粘连会使小肠固定在盆底。术后高剂量率(HDR)近距离放射治疗尤其适用于宫颈癌患者,因为可解决低剂量率(LDR)近距离放射治疗的长时间固定问题。对于一些宫旁肿瘤或淋巴结转移的高危患者,可采用高剂量率(HDR)近距离放射治疗与盆腔外照射治疗相联合的方法。

Hart 等[429]报道 83 例接受术后放射治疗的早期宫颈癌患者的结果,这些患者具有阳性手术切缘、阳性盆腔或腹主动脉旁淋巴结、淋巴血管间隙浸润或较深间质浸润,或在单纯子宫全切术时意外发现病变。28 例患者行低剂量率(LDR)近距离放射治疗伴有或不伴有外照射治疗,55 例患者行盆腔外照射加高剂量率(HDR)腔内治疗。在这 83 例患者中,66 例可评估(20 例 LDR,46 例 HDR)。LDR 组和 HDR 组的平均中位随访时间分别为 101 个月和 42 个月。5 年 DFS 分别为 89%和 72%,局部肿瘤控制率分别为 90%(18/20 例)和 89%(41/46 例)。3/20 例(15%)接受 LDR 和 4/46 例(9%)接受 HDR 治疗的患者发生 2 级或 3 级与治疗相关的并发症。两组患者均未发生 4 级或 5 级并发症。

Busch 等[430]研究了 68 例宫颈癌患者的治疗结果,其中 48 例因高危因素行根治性子宫切除术和术后放疗(组 1),20 例患者(组 2)预先采用标准子宫切除术治疗,这些患者均被准许入院接受术后全盆放疗。术后盆腔放疗包括 39.6Gy(盒式照射技术)和盆腔淋巴结外照射 6Gy,中挡铅块加两次 HDR(每次 7.5Gy),两组的生存率、局部肿瘤控制率和转移发生率非常接近。阳性淋巴结患者的预后较差(3 年生存率为 75%)。

Atkovar 等[431]报道 126 例患者行术后放疗(5 周中位剂量为 50Gy)的结果;其中 37 例行阴道穹隆 HDR 后装治疗(8~10Gy×3 次,5mm,每周一次),总生存率、DFS 和局部肿瘤控制率分别为 71%、69.9%和 78.1%。5.5%的患者发生 2 级和 3 级并发症。67 例行经腹子宫切除术加两侧输卵管卵巢切除术的患者与 59 例行根治性子宫切除术加盆腔淋巴结清扫术的患者之间生存率相同。

ⅠB2~ⅣA期:放化疗

ⅠB2~ⅣA 期肿瘤患者可以采用外照射和近距离放疗联合同步化疗。大量研究表明放疗同步联合细胞毒性药物(如羟基脲、顺铂、5-FU、丝裂霉素 C)可以增加放疗敏感度[432-434]。顺铂是治疗宫颈 SCC 的最有效细胞毒素之一。在联合顺铂和放疗治疗时,对细胞的杀伤作用有显著提高。Coughlin 和 Richmond[433]和 Douple[436]提出铂类增加放疗效应的机制:(a)乏氧或氧合细胞内,在放疗同时自由基改变铂与 DNA 的结合形式;(b)交互抑制亚致死损伤修复。

重要的是,接受足量 45Gy 盆腔照射的患者完成 5~6 周期的顺铂单药周疗,或者 2 个周期的顺铂联合 5-FU 的 3 周方案。41 例宫颈癌患者接受放疗联合化疗,每周进行宫颈活检,结果显示从治疗开始起 2 周内肿瘤细胞呈现高增殖和加速再生。2 周及以上时间肿瘤呈持续增殖及高S期时相的患者病变进展风险高[437]。

Green等[438]分析并比较了医学数据库中放疗伴有或不伴有同步化疗治疗宫颈癌的随机试验，确定19个试验中的4580例随机患者为汇总分析的受试者。同步化疗加放疗可提高肿瘤控制率和总生存率(RR 0.71；*P*<0.0001)及无进展生存率(RR 0.61；*P*<0.0001)。在早期病变(Ⅰ期和Ⅱ期)的获益最大。绝对生存获益为12%。行化放疗患者的3级或4级血液和胃肠道毒性反应发生率更高。

治疗ⅣA期病变(膀胱或直肠侵犯)可以使用更高剂量的盆腔外照射配合同步化疗，继而行腔内插植(LDR近距离治疗时A点总剂量90Gy)和追加宫旁照射；或行盆腔内脏切除术[439]。Niibe等[440]分析了179例ⅢB期腺癌后建议这些肿瘤的最佳剂量为T-BED(生物效应总剂量)>100Gy。

RTOG 0116进行了一项单组前瞻性临床试验，腹主动脉旁或高位髂总淋巴结阳性患者进行延伸野照射并联合顺铂化疗后再进行近距离放疗[441]，该试验中不允许使用IMRT。试验显示了方案的可行性，但是晚期3至4级毒副作用发生率为40%。氨磷汀的应用并不能减少急性毒副反应[442]。既往两项回顾性研究[443,275]已经报道了IMRT的延伸野照射可以减轻胃肠道毒性发生风险，以及对髂总或主动脉旁淋巴结阳性患者的治疗收益。

在无法迅速开展同步放化疗的区域和国家可以选择诱导化疗的方式。根据对104例患者的分析，选用奈达铂代替顺铂可以减轻药物的肾毒性[444]。

放化疗随机试验

几家肿瘤学组织合作研究的结果证明，顺铂为基础的化疗联合放疗，可以延长局部晚期宫颈癌患者的生存期(表69.12)。同样，对于伴有盆腔淋巴结转移、宫旁组织受侵、初次手术切缘阳性的Ⅰ~ⅡA期患者，亦是如此[445]。

在GOG开展的一项宫颈癌患者随机试验（方案85)中，ⅡB~ⅣA期和腹主动脉旁淋巴结阴性患者行盆腔外照射(51Gy)联合A点30Gy的LDR近距离放射治疗[446]；其中，127例患者在第1、29和30~33天行5-FU(静脉滴注，1g/m², 4天)加顺铂(静脉滴注50mg/m²)治疗，191例患者行羟基脲治疗(80mg/kg，每周2次，

表69.12 美国国家癌症研究所赖以奠定治疗通告的5个随机试验的详细治疗方案

作者	患者数	肿瘤分期	分期手术	对照组	调查组
Keys等[449] (GOG 123)	369	巨块型ⅠB期肿瘤(≥4cm)	全子宫切除	XRT	XRT+顺铂(40mg/m²，静脉滴注×6w)
Whitney等[446] (GOG 85)	368	ⅡB，Ⅲ，ⅣA	同上	XRT+羟基脲(80mg/kg PO 2×/周)	XRT+顺铂(50mg/m²，静脉滴注，第1天和第28天)+5-FU滴注[1g/(m²·d)，第2~5天，第30~33天]
Rose等[447] (GOG 120)	526	ⅡB，Ⅲ，ⅣA	同上	XRT+羟基脲(3g/m² PO 2×/周)	XRT+顺铂[40mg/(m²·w)×6w]和XRT+顺铂(50mg/m²静脉滴注，第1天和第29天)+5-FU滴注[1g/(m²·d)，第1~4天和第29~33天]+口服羟基脲(2g/m² 2×/w×6w)
Eifel等[397] (GOG 90-01)	386	ⅡB，Ⅲ，ⅣA，ⅠB，ⅡA+肿瘤≥5cm或阳性淋巴结	同上 同上	XRT（盆腔+腹主动脉旁）	XRT+顺铂（75mg/m²，静脉滴注，1天)+5-FU滴注[1 g/(m²·d)，第1~5天×3 q3w]
Peters等[409] (GOG 109)	243	ⅠA2，ⅠB，ⅡA(病理分期)+盆腔阳性LN和(或)切缘阳性和(或)镜下宫旁浸润		XRT	XRT+顺铂(70mg/m²，静脉滴注)+5-FU滴注[1 g/(m²·d)，第1~5天×4 q3w]

5-FU，5-氟尿嘧啶；XRT，盆外照射治疗。

Modified from Viswanathan An. Advances in the use of radiation for gynecologic cancers. *Hematol Oncol Clin North Am* 2012;26:157–168; with permission.

口服)。生存者中位随访 8.7 年显示,行顺铂/5-FU 治疗的 5 年生存率为 60%,而行羟基脲治疗的生存率为 47%。

在完成 GOG 85 试验后,该研究组对相同患者人群开展 GOG 120[447,448] 即三疗法随机试验,用于比较放疗+羟基脲治疗、放疗+每周顺铂治疗、放疗+羟基脲+顺铂+5-FU 治疗情况。中位随访生存者 106 个月后显示,526 例可评估患者中行每周顺铂+放疗治疗和行放疗+5-FU+顺铂治疗的 5 年、10 年生存率分别为 60%、53%,而放疗+羟基脲组分别为 40%、34%($P\leq$ 0.01)。采用顺铂治疗的两个患者组的总生存率也明显升高。采用三种药物治疗的患者组与采用单纯顺铂或羟基脲治疗组相比,血液毒性发生率要高。

在 RTOG 开展的一项随机试验中,388 例ⅠB 期~ⅡA 期(直径>5cm,盆腔淋巴结确诊阳性)或ⅡB 期~ⅣA 期宫颈癌患者要么行盆腔加腹主动脉旁放疗(RTOG 方案 79-20 的最佳疗法),要么行盆腔放疗加三个周期的同步顺铂化疗 ($75mg/m^2$) 和 4 天的 5-FU 滴注治疗[$1000mg/(m^2\cdot d)$][449]。Eifel 等[397]对结果做了更新。在 228 例生存者中位随访 6.6 年后显示,行放疗加顺铂/5-FU 治疗的患者的 8 年总生存率为 67%,而单纯放疗组仅为 41%($P<0.0001$),DFS 分别为 66%和 36%。在这些治疗组间晚期并发症发生率无显著差异。

西南肿瘤协作组(SWOG)8797 是对 FIGOⅠA2期、ⅠB 期或ⅡA 期宫颈癌患者执行的一项研究,这些患者在初次行根治性子宫切除术加全盆淋巴结清扫术治疗时,具有盆腔淋巴结转移、宫旁组织浸润阳性或手术切缘阳性。患者有确诊的阴性腹主动脉旁淋巴结;如果不是腹主动脉旁淋巴结取样,那么患者具有确诊的阴性髂总淋巴结。127 例患者被随机分为行盆腔外照射加 5-FU 滴注和顺铂治疗,116 例患者行单纯放疗治疗。辅助顺铂/5-FU 加 RT 治疗的 3 年生存率为 87%,相比之下,行盆腔放疗患者的生存率为 77% [409],差异具有统计学意义。一项更新的中位随访时间为 5.2 年的研究显示,相对应的 5 年生存率为 80%与 66%,支持高风险患者术后辅助放化疗治疗[183]。

GOG 123 研究中纳入了 369 例患者。183 例巨块型(≥4cm)ⅠB 期宫颈癌患者其盆腔和腹主动脉旁淋巴结阴性(经影像学或手术确定)被随机分为行盆腔外照射加近距离放射治疗,随后再行筋膜外子宫全切术;186 例患者行外照射加近距离放射治疗伴每周顺铂治疗($40mg/m^2$,总剂量不超过 70mg/周),随后再行筋膜外子宫全切术[450]。更新数据后,中位随访时间为 101 个月,经矫正年龄及肿瘤大小的差异,放疗联合顺铂化疗患者的 6 年无疾病进展率为 71%,而单纯放疗者为 60%($P<0.004$)。而未经过年龄和肿瘤大小校正的 6 年总生存率分别为 78%和 64%($P<0.015$)。

采用同步放化疗的随机试验结果见表 69.13[452]。Curtin 等[453]完成了一项小规模的Ⅲ期试验,将 89 例伴有高危因素且接受过淋巴结活检的ⅠB 期或ⅡA 期患者纳入实验,随机对其中 44 例患者采用顺铂/博来霉素单纯化疗,对另外 45 例患者联合盆腔外照射,分别有 9 例与 10 例复发,其各自的生存率相同。

另一方面,Pearcey 等[454]报道了一项加拿大的随机试验,对 127 例ⅠB 期至ⅡA 期、肿瘤直径>5cm 或ⅡB 期宫颈癌患者,采用顺铂($40mg/m^2$)周化疗和放疗,另外 126 例患者单纯给予放疗(50.4Gy 盆腔外照射加近距离放疗)。中位随访时间为 65 个月,各自的 5 年生存率为 59%和 56%($P=0.43$)。单纯放疗组有较大的晚期复发率(12%对 6%,$P=0.08$),Lehman 和 Thomas[445]对加拿大的研究和美国的 5 个试验[371]的差异做出了可能的解释。许多理论,包括更高比例的早期患者的累积,导致在生存期上的差异更小,因此得出的两组生存率都很高;两组治疗时间都很短,减弱了化疗组对提高生存期的作用。这是最小的随机放化疗试验,尽管风险比较小,考虑到平衡两组的因素,更多的患者可能表现出显著差异。

一项 2005 年更新的、包含 24 例接受放化疗患者的荟萃分析得出结论,放化疗提高总体生存率和无进展生存期。无论是否使用顺铂,各自的绝对收益率是 10% 和 13%[455]。同样的,涉及 13 个试验的一项 2008 年更新的荟萃分析,比较了同步放化疗和放疗,发现同步放化疗将 5 年生存率提高了 6%(风险比 0.81,$P<0.001$),原因是降低了局部和远处复发。放化疗增加急性血液和胃肠道毒性,但是没有证据表明晚期毒性有差异[456]。

在美国,顺铂周疗已成为首选的方法,比三周疗法毒性更小,而且提高了按时完成治疗的可能性。完成周疗治疗的数量被 Nugent 等[457]公布用来预测生存期。2003—2007 年间 118 例局部晚期(ⅠB2 期~ⅣA 期)宫颈癌患者,给予顺铂($40mg/m^2$)周疗联合放疗,30%的患者完成不足 6 个周期的化疗。多变量分析显示,化疗周期的数量可独立预测无进展生存期(PFS)和总生存期(OS)。顺铂化疗少于 6 周期的患者无进展生存期(HR=2.65; 95% CI=1.35~5.17;$P=0.0045$)与总生存期(HR=4.47; 95% CI=1.83~10.9;$P=0.001$)较短。

表 69.13 同步放化疗治疗宫颈癌的随机试验

作者	药物	患者例数	中位随访时间(年)	生存率 放化疗(%)	放疗(%)	P值
化放疗与单纯放疗比较						
Eifel 等[368](RTOG 9001)[a]	CF	388	6.6	67	41	<0.0001
Keys 等[450]/Stehman 等[451](GOG 123)	C	369	8.4	78	64	<0.015
Peters 等[483](SWOG 8797)	CF	243	5.2	80	66	NR
Pearcey 等[454](NCIC)	C	253	6.9	62	58	0.53
放化疗药物对比试验						
Whitney 等[446](GOG 85)	CF 对 H	368	8.7	50 CF	43H	0.018
Rose 等[447](GOG 120)	C 对 H	526	8.8	5 年,60;10 年,53	5 年,40;10 年,34	0.002
	CHF 对 H			5 年,61;10 年,53	5 年,40;10 年,34	0.002
化疗药物对比试验						
Lanciano 等[460](GOG 165)[b]	F 对 C	316	3.4 NR	64	55	NR

C,顺铂;F,5-氟尿嘧啶;GOG,妇科肿瘤组;H,羟基脲;RTOG,美国放射肿瘤学协作组;SWOG,西南肿瘤协作组。

[a] 8 年结果。

[b] 由于治疗失败的风险较高且5-氟尿嘧啶的死亡率较高,试验提前终止(HR = 1.37,95%CI = 0.96~1.97)。

Modified from Viswanathan AN. Advances in the use of radiation for gynecologic cancers. *Hematol Oncol Clin North Am* 2012;26(1):157-168; with permission.

分期较晚、完成体外放疗时间较长、没有进行近距离放射治疗与OS、PFS缩短相关($P<0.05$)。在对接受不少于5周期化疗的患者进行分析时,得到了相似的结果。作者得出结论,放化疗之后,积极的支持性护理、尽量减少遗漏化疗,可提高生存期。一项回顾性研究[458]提出质疑,宫颈癌患者是应该接受每21天一周期的顺铂20mg/m²×5天的化疗联合放疗,还是每周顺铂40mg/m²的化疗联合放疗,鉴于接受5天化疗的患者在急性毒性和无进展生存的期方面占有优势。

高危患者可从放化疗完成后的辅助化疗中获益。一项包含515例ⅡB~ⅣA期宫颈癌患者的随机试验中,吉西他滨和顺铂同步放化疗后,再给予吉西他滨和顺铂辅助化疗,与标准的接受顺铂的同步放化疗的患者相比,3年无进展生存显著获益,分别为74%与65%(P=0.03);总体生存期相比也是如此(HR=0.68,95% CI=0.49~0.65)[459]。延长化疗组的患者3级与4级毒性更高,包括2例患者死亡。正在进行的试验与化疗组都在增加患者的数量。

顺铂为基础的同步放化疗的替代疗法

在GOG的165号试验中,将ⅡB~ⅣA期宫颈癌患者分为两组,其中一组每周接受含有顺铂(40mg/m²)的同步放化疗,另外一组给予5-FU在内的同步放化疗。据Lanciano等[460]报道,试验的中期分析中发现失败率高达35%,接受含有5-FU的同步放化疗与顺铂周疗相比,不会提高无进展生存期,之后该实验便提前停止了。

Lorvidhaya等[461]报道,673例以ⅡB期和ⅢB期为主的患者被随机分为单纯放疗组或放疗联合化疗组(通过辅助、同步给药治疗或辅助同步给药治疗)。同步化疗包括在第1天、第30天给药丝裂霉素C(10mg/m²)和在第1~14天、第42~56天5-FU口服给药(300mg/m²/d)。辅助化疗包括3个周期的5-FU口服给药(200mg/d),给药4周,每6周休息2周。中位随访25个月显示,所有行化疗/放疗患者的DFS显著改善,而与化疗给药的时间无关。但作者没有说明近距离放射治疗的照射剂量、A点总剂量或总治疗时间。在未提供该信息情况下,无法评估放疗是否足量,而且我们也无法假定该试验结果适用于所有放疗患者。

Kim等[462]报道的一项随机试验中,包含158例ⅡB~ⅣA期患者,比较每月一次的氟尿嘧啶和顺铂化疗与顺铂周疗联合盆腔放疗。中位随访39个月,在氟尿嘧啶/顺铂化疗组中,急性的3~4级血液学毒性明显增加,43%对26%(P=0.04)。该项试验的目的不是检测生存期的区别,并且总体生存期与无进展生存期并没有明显差异。

Tseng 等[463]在一项研究中报道，将晚期宫颈癌患者随机分配，分别给予单纯放疗或放疗联合化疗（顺铂、长春新碱、博来霉素每 3 周一次，共 4 个周期）。中位随访期 46.8 个月，联合放化疗组患者的无进展生存死期和准确存活率是 51.7%和 61.7%，单纯放疗组是 53.2% 和 64.5%（P=0.27）。联合放化疗带来的相关毒性要高于单纯放疗组（36.7%对 17.7%；P=0.02）。

几个小范围的二期研究发现，紫杉醇周疗较顺铂周疗没有优势[464]，然而顺铂、紫杉醇周疗带来的毒性太高[462]。很多研究发现，单纯的卡铂周疗是可行的[466]，其中包括老年人，对于肌酐升高的患者，可作为替代的治疗方案。多西他赛、卡铂化疗联合放疗被认为是可行的治疗方案[467]。

在 GOG 开展的一项试验中，ⅢB 或ⅣA 期宫颈癌患者行放疗加同步羟基脲（HOU）或安慰剂治疗[468]。该试验因患者未进行分期手术而受到质疑，190 例患者中的半数不可评估且放疗剂量较低[302]。Piver 等[469]的研究对一项包含 130 例患者（13 例为腹主动脉旁淋巴结转移）的试验做了更新，其中 75 例患者行分期手术。在 66 例接受分期手术的患者中，33 例接受羟基脲治疗，33 例接受安慰剂联合放疗治疗。在未进行分期手术的患者中，27 例接受羟基脲治疗，37 例接受安慰剂治疗。HOU 组的 2 年生存率较高。Symonds 等[470]在包含 7 个随机试验的分析中发现，没有证据支持宫颈癌放疗中同时应用羟基脲。

Stehman 等[471]报道另一项由 GOG 执行的大型随机试验，296 例行分期手术治疗的ⅡB~ⅣA 期疾病和腹主动脉旁淋巴结阴性患者被随机分为放疗加羟基脲（139 例）或加米索蒽醌（157 例）治疗。这两种疗法之间生存率无统计学上的差异，羟基脲组死亡率为 33.8%，米索蒽醌组为 38.9%（P=0.25）。两组局限于盆腔内的复发病例分别为 18%和 23.6%。值得注意的是，Leibel 等[472]和 Overgaard 等[473]在一项包含Ⅲ期疾病患者的随机 RTOG 试验中报道，接受米索蒽醌治疗的患者生存率要低于行单纯放疗患者。

Grigsby 等[474]发表一项 RTOG 项目研究结果，120 例宫颈癌患者被随机分为单纯放疗组和放疗联合米索蒽醌联合治疗组。两组患者的 5 年无进展生存率分别为 22% 和 29%。Overgaard 等[473]对 331 例宫颈癌患者进行研究，患者随机接受米索硝唑联合放疗治疗或者安慰剂联合放疗治疗，发现局部控制率（50%对 54%）、无进展生存率（47%对 46%）、自然生存率（39%对 45%）没有明显差异，这与上一项研究结果相似。

非随机放化疗试验

无论是否应用丝裂霉素 C，众多关于放疗联合顺铂、5-FU 新辅助化疗或同步化疗治疗局部晚期或复发性宫颈癌的研究[475]均有报道。

顺铂、5-FU 单药或联合化疗试验

Perez 和 Grigsby[476]报道了 58 例局部晚期宫颈癌患者行同步 5-FU/顺铂加放疗治疗宫颈癌的情况，并将其与同期行单纯放疗的 257 例相似疾病分期患者的结果进行比较。结果表明，全盆控制率、DFS 和疾病专项生存率相当。化放疗组和单纯放疗组的直肠和膀胱瘘发生率分别为 7%和 4%（P=0.61）。

Park 等[434]在研究中报道 113 例高危宫颈癌浸润患者行顺铂加 5-FU 的治疗结果。腺癌患者给药阿霉素（45mg/m^2，Ⅳ）治疗，患者随后采用放疗（不在本书中描述）。与 77 例行单纯放疗的患者相比，Ⅰ期或Ⅱ期（肿瘤>4cm）患者化放疗的 5 年生存率为 78.3%，单纯放疗的该生存率为 48%（P<0.01）；Ⅲ期和Ⅳ期患者的该生存率分别为 69.1%和 57.4%。行联合化放疗治疗的毒性反应与单纯放疗相比无明显增加。

Sardi 等[477]研究报道 205 例ⅠB 期宫颈癌（肿瘤>2cm）患者行 3 个疗程（间隔 10 天）的顺铂、长春新碱和博来霉素（1~3 天）治疗联合放疗的结果，这些患者被随机分为两组，以接受手术加放疗为一组或新辅助化疗、手术加放疗治疗为一组。67 个月后，两组肿瘤为 2~4cm 之间的患者中观察到生存率无显著差异（对照组患者和新辅助化疗治疗患者的生存率分别为 77%和 82%）。但在巨块型肿瘤（>4cm）上观察到具有统计学显著性差异：生存率分别为 61%和 80%，因此支持新辅助化疗治疗。

Souhami 等[478]报道，对 50 例巨块型、局部晚期宫颈癌患者联合每周顺铂（30mg/m^2）同步放疗治疗。在 44 个月时，实际生存率为 65%，总盆腔复发率为 26%，远处转移率为 24%。后期胃肠道毒性反应率较高，10 例直肠溃疡（4 例须行结肠造口术治疗严重出血），2 例直肠阴道瘘，2 例小肠梗阻。

Park 等[479]报道，对直径>4cm 的Ⅰ期和Ⅱ期宫颈癌患者行单纯放射治疗、顺铂和 5-FU 同步或序贯化放疗治疗。在同步化放疗、序贯化放疗和单纯放疗上，30 个月生存率分别为 100%、89.5%和 79.5%（P<0.05）。

Lee 等[480]对 40 例宫颈癌患者行 50Gy 外照射加近距离放射治疗，其中 25 例为 3 个周期的同步顺铂/

5-FU 治疗,15 例为 6 个周期的巩固化疗。两组的 2 年生存率无显著差异(98%~100%)。巩固化疗的患者发生 2 级或以上血液学毒性反应更常见。

Grigsby 等[481]在前瞻性试验中报道,65 例宫颈癌且淋巴结阴性(在 FDG-PET 显像上)患者行单纯放疗(15 例)或联合同步每周顺铂治疗(50 例),其 5 年疾病专项生存率分别为 78%和 74%。同步化疗/放疗组严重并发症包括 1 例直肠阴道瘘和 1 例直肠狭窄,1 例化疗相关的死亡。

卡铂试验

Katanyoo 等[466]报道,对ⅡB~ⅣA 期的 148 例患者给予卡铂(100mg/m² 或者曲线下面积为 2)化疗和放疗,中位治疗周期数是 6 周期。随访的 142 例患者中,36 例发生复发,其中 7 例为盆腔内复发(4.7%),远处转移的有 25 例 (16.9%),既有盆腔复发又有远处转移的是 4 例 (2.7%)。2 年和 5 年无进展生存率分别是 75.1%和 63.0%,相应的 2 年和 5 年总体生存率是 81.9%和 63.5%。所有患者均没有发生 3~4 级血液学毒性。远期的 3~4 级胃肠道和泌尿生殖道毒性分别是 10.1%和 0.7% 。

Cetina 等[482]对接受卡铂周疗的 59 例ⅠB2~ⅢB 期有糖尿病的老年宫颈癌患者(伴或不伴高血压)进行研究。所有患者均完成了放射治疗,80%的患者完成了 5 个(共计划 6 个)周化疗,83%的患者出现完全应答。中位随访时间是 20 个月,33%的患者复发,3 年总体生存率是 63%。尽管该治疗方案是安全且可耐受的,但是与顺铂周疗相比,治疗效果有所降低。

丝裂霉素 C 或替拉扎明试验

丝裂霉素 C 作为烷化剂,可抑制 DNA 和 RNA 合成。缺氧条件下,丝裂霉素 C 发生活化,因此被用作乏氧辐射增敏剂。间质性肺炎和肺纤维化的发生通常与药物剂量相关。治疗前给予地塞米松静脉注射,可防止肺毒性的发生。

Chrisite 等[432]报道了三组ⅡB 期和Ⅲ期宫颈癌患者分别行盆腔放疗、近距离插置和联合化疗的治疗结果。A 组:64 例患者,在放疗的第一周和最后一周给予 5-FU 静脉输入和丝裂霉素 C(10mg/m² 静脉注射)。B 组:29 例患者, 接受 5-FU 静脉输入而无丝裂霉素 C。C 组:84 例患者,单纯放疗。中位随访 7.2 年,5 年存活率分别为 56%、32%、36%;肿瘤局部控制率分别为 73%、53%、50%。A 组的毒性反应较重(3~4 级毒性反应 36%),而 5-FU 和放疗组为 14%,单纯放疗组为 20%。

Roberts 等[483]报道,160 例局部进展期宫颈癌随机分为单纯放疗组(82 例)和放疗同步丝裂霉素 C 化疗组 (78 例)。4 年实际生存率分别为 78%和 63%(P=0.11)。没有治疗相关的死亡。在放疗联合丝裂霉素 C 治疗组没有观察到过度的血液学毒性。

替拉扎明是对乏氧细胞具有选择性细胞毒作用的放疗增敏剂, 与顺铂联用于 56 例复发及转移的患者。经每隔 21 天给予 6 个周期, 观察到 4 例完全缓解,13 例部分缓解。6 个月的总体存活率 56%,未接受增敏化疗的患者反应较好[484]。

除一些放化疗研究中所描述的血液学和盆腔毒性外,Wun 等[485]在一项 75 例妇科癌症患者的回顾性分析中注意到,应用红细胞生成素和放化疗治疗的患者有 17 例有上肢或下肢血栓形成;相比之下,在未应用红细胞生成素的 72 例患者中, 只有 2 例发生肢体血栓。Anders 等[486]在一项荟萃分析中指出 128 例放化疗治疗的患者中 6 例(4.7%)未应用红细胞生成素也发生了 4~5 级血栓毒性。

贝伐单抗同步放疗的研究

RTOG 0417 采用顺铂(40mg/m²)周疗和标准的盆腔放疗和后装放疗, 每 2 周给予静脉应用贝伐单抗 10mg/kg,共 3 个周期;共评估了 49 例患者。中位随访时间 12.4 个月(4.6~31.4 个月)。没有治疗相关的严重不良反应。有 15 例(31%)从治疗开始的 90 天内发生治疗方案特异的、治疗相关的不良反应。最常见的是血液学毒性(15 例中有 12 例,占 80%)。18 例(37%)在治疗或随访中发生不良反应[487]。

EGFR抑制剂同步放疗的研究

Nogueira-Rodrigues 等[488]报道了Ⅰ期临床研究的结果,应用剂量递增的埃罗替尼(50/100/150mg)联合顺铂(40mg/m²,周疗,5 个周期)和放疗(外照射 4500cGy,25 次;继之每周一次 600cGy 的近距离放射放疗,连续 4 次)治疗ⅡB~Ⅲ期的宫颈 SCC 患者。纳入了 15 例患者进行研究,3 例埃克替尼低剂量 50mg;4 例 100mg;8 例 150mg。1 例患者出现雷诺综合征和顺铂中断。另 1 例患者出现 4 级肝脏毒性。该肝脏毒性被理解为剂量限制性的,并有一个 150mg 的新研究,没有发生 4 级毒性反应。6 例患者发生 3 级毒性反应。3 例患者发生腹泻;2 例患者出现皮疹;1 例发生白血病; 治疗没有引起限制放射野的毒性。

动脉化疗

基于肿瘤生长区域的特殊血供，动脉灌注化疗药物治疗宫颈癌已应用多年。遗憾的是，反应时间短而且反应不一。毒性和并发症显著[489]。

Onishi 等[490]评估了宫颈癌行两侧髂内动脉顺铂介入化疗的情况。患者被随机分为两组：动脉介入顺铂同步化疗联合放疗组 18 例；单纯放疗组 15 例。5 年总生存率分别为 44.4%和 50%。动脉介入化疗组 3~4 级肠道毒性为 44%，3~4 级骨髓毒性为 33%，较单纯放疗组显著为高。

新辅助化疗

Thomas[491]总结了宫颈癌新辅助化疗的基本原理和潜在的局限性。尽管化疗的应答率在 30%~85%之间，但研究显示没有患者在盆腔肿瘤控制率和生存期上获益[492-499]。Colombo 等[500]在文献回顾中总结道，放疗同步化疗或手术前给予新辅助化疗的效果是有争议的，因为对患者生存期和局部肿瘤控制率上没有显著的改善，并且新辅助化疗可能会影响免疫功能，影响患者接受正规放疗、手术治疗的耐受能力。

Souhami 等[501]对 107 例ⅢB 期宫颈癌患者进行了随机试验，随机给予单纯放疗或予以博来霉素、长春新碱、丝裂霉素、顺铂的联合化疗。接受新辅助化疗的患者 5 年生存率是 23%，相比之下，单纯放疗组的 5 年生存率是 39%(P=0.02)。两组患者局部和远处复发率没有统计学差异。

Kumar 等[502]报道了一项针对宫颈癌患者的随机试验，94 例患者先行化疗(博来霉素、异环磷酰胺-美司钠、顺铂化疗 2 周期)，再行放疗；90 例患者接受单纯放疗。在化疗/放疗组，32 个月的生存率在ⅡB 期患者是 63%，Ⅲ期患者是 50%。在单纯放疗组中，ⅡB 期、Ⅲ期患者 32 个月的生存率分别是 59%和 27%(两组差异无显著性意义)。两组间的放射相关毒性没有明显差异。

在瑞典一项研究中[498]，随机挑选了 47 例宫颈癌患者进行了单纯放疗(64.8Gy，1.8Gy/次)，对随机选出的另外 47 例患者，联合 3 周期顺铂化疗和每第三周给予 5 天的 5-FU 治疗，随后进行同样的盆腔外照射肿瘤。放化疗组与单纯放疗组的 5 年无进展生存率分别是 70%和 57%(P=0.07)。两组的盆腔复发率分别是 60%和 47%，远处转移率分别是 19%和 35%。放化疗组与单纯放疗组中分别有 2 例与 1 例患者因治疗而死亡。

转移或复发患者单纯化疗的效果

顺铂经常与其他细胞毒性药物联用。Long 等[503]对晚期宫颈癌患者进行了一项随机试验，比较甲氨蝶呤、长春新碱、阿霉素、顺铂(MVAC)，顺铂/拓扑替康，或者顺铂单药的治疗效果。MVAC 组试验提前停止了，因为在纳入 MVAC 组的 63 例患者中，4 例发生死亡。另外 294 例患者接受了其他方案的治疗。顺铂/拓扑替康组的应答率是 27%，顺铂单药治疗的应答率是 13%，两组的中位生存期分别是 9.4 和 6.5 个月。

紫杉醇是一种最初发现于西方的紫杉树树皮中的天然产品，使细胞内微管蛋白发生不可逆的解聚。紫杉醇被发现具有放射增敏效应，也可以考虑用于发生转移癌的患者。Rose 等[504]报道了一项包含 44 例患者的Ⅱ期试验，用紫杉醇起始剂量($135mg/m^2$，最大剂量 $170mg/m^2$)注射超过 24h，随后顺铂($75mg/m^2$)化疗，每 21 天进行一次。40 例(90.9%)患者先期接受过放射治疗。中位治疗周期是 6 周期。41 例可评估的患者中，5 例(12.2%)表现为完全应答，14 例(34.1%)患者部分应答。长春瑞滨是长春新碱的一种半合成衍生物。在一项Ⅱ期试验中，在先期接受放疗的患者中，观察到的应答率是 28%[505]。其他试验中，将该药用作新辅助化疗；在 42 例患者中，观察到 2 例出现完全应答，17 例 505 表现为部分应答[506,507]。

伊立替康和拓扑替康为喜树碱衍生物，其细胞毒的作用靶点是拓扑异构酶 I[508]。一项国际Ⅱ期试验报道，在先期放疗为主要治疗方案的患者中，得到相似的应答率，21%(42 例患者中，1 例完全应答，8 例部分应答)[509]。

吉西他滨，一种核苷类似物，显示部分应答率 4.5%，22 例患者中 36%病情稳定[510]；与顺铂联用，对 32 例先期治疗的宫颈癌患者进行评估(初始计量是第 1、第 8 天 $800mg/m^2$，然后每 28 天治疗一次)；7 例(22%)患者部分应答，12 例患者病情稳定[511]。

一项多西紫杉醇和吉西他滨的Ⅱ期试验中，总体反应率是 21%，中位生存期是 7 个月，39%的患者生存期达到 1 年。多西紫杉醇联合卡铂的反应率达 25%[467]。

一项四因素分析比较顺铂/紫杉醇与顺铂/长春瑞滨、顺铂/吉西他滨或顺铂/ 拓扑替康，发现顺铂/紫杉醇的标准化疗方案仍然是ⅣB 期、复发、持续存在的宫颈癌患者的最好选择[512]。

在 GOG 的一项Ⅱ期试验中，西妥昔单抗起始剂量 400mg/m²，随后给予每周 250mg/m² 治疗直到疾病进展或者无法耐受毒副作用为止，38 例患者（15%）无进展期至少是 6 个月。中位生存期是 7 个月。当西妥昔单抗联合顺铂时，与单纯顺铂治疗相比并没有获益[513]。

异环磷酰胺、紫杉醇、卡铂作为三联方案化疗，33%患者表现为客观部分或完全应答，总体的中位生存期是 10 个月[514]。在 230 例持续性/复发的ⅣB 期宫颈癌患者中，进行抗血管生成的酪氨酸激酶抑制剂帕唑帕尼和拉帕替尼的试验，在帕唑帕尼治疗组中，无进展生存期和总生存期得到提高[515]。

单纯放疗的研究

对于不能耐受联合化疗患者或者不能及时接受化疗的国家中的患者，单纯放疗可作为一种同步放化疗的替代治疗方案。Mendenhall 等[516]随访分析了单纯接受放疗的 1211 例患者，最小随访时间是 3 年。ⅠB期和ⅡA 期患者，参照点的剂量和盆腔病灶控制率没有显著相关性。ⅡB 期患者 A 点剂量小于 6000cGy 时盆腔未控率高(8/12，66.7%)；与剂量为 6000~9000cGy时的盆腔未控率(61/261，23.4%)和剂量超过 9000cGy 时的未控率 10/74(13.5%)相比差异显著(P=0.01)。对Ⅲ期患者，A 点剂量低于 6000cGy 时，未控率是 72%(18/25)；剂量为 6000~9000cGy 时，未控率是 39%(71/181)；剂量>9000cGy 时，为 35%(27/77)($P\leq$0.01)。

Thoms 等[517]报道，对 363 例巨块型子宫颈癌患者进行治疗(246 例接受单纯放疗，117 例进行放疗和手术)；10 年生存率分别是 45%和 64%。48 例具有相似肿块的患者，接受了单纯放疗，对另 45 例患者进行放疗和手术，10 年生存率相似，盆腔肿瘤控制率分别是 90%和 87%。

Eifel 等[168] 对 1526 例患者进行了评估，其中 371 例肿瘤直径为 6cm 或者更大。在治疗方式的选择上存在偏倚，但是，统计学分析发现，放疗+手术的患者 10 年生存率明显升高(64%对 45%)。肿瘤直径是非常重要的预后因素，并且作者得出结论，只有肿瘤直径>8cm 的患者可以从辅助的子宫切除手术中获益。一项相似的研究中，98 例ⅠB 期和ⅡB 期肿瘤巨大(直径≥6cm)的宫颈癌患者接受单纯放疗。24 例患者接受了<6000mgh 的腔内治疗；73 例患者接受高剂量治疗。尽管肿瘤治疗存在偏倚，治疗剂量<6000mgh 的患者，5 年盆腔复发率（33%）比接受更高剂量放疗的患者高(16%；P<0.03)。低剂量与高剂量组的统计 5 年生存率分别是 44%和 60%（P=0.14）。

Kim 等[518]对 40 例 FIGO 分期ⅠB 期或ⅡA 期和 25 例ⅡB 期并被归类为桶形宫颈癌(即直径至少 5cm)的患者进行根治性治疗，评估有关盆腔肿瘤控制的预后因素。72%的患者进行单纯放疗，28%的患者进行放疗+筋膜外的子宫切除。外照射之后，肿瘤退化的程度与肿瘤局部控制的可能性相关(P=0.02)。对于仅接受放疗的患者，增大近距离放疗的剂量，可以提高局部控制率。10 年总体生存率和病因特异度生存率分别是 53%和 68%，而且在治疗组间没有显著差异。

Paley 等 [519] 报道了 57 例颈管型（平均直径 5~9cm)宫颈癌患者，术前行盆腔外照射和近距离放射治疗（平均剂量 A 点 79.6Gy)，6~8 周后行筋膜外子宫切除。子宫切除标本中有 35 例(61%)患者有肿瘤残留，肿瘤消退与 A 点平均剂量显著相关(P=0.016)。95%标本无肿瘤残留的患者截止最后一次随访时无临床复发，而有残余病灶者随访时临床复发率 31%(P<0.001)。

GOG 和 RTOG 进行了一项Ⅲ期随机临床试验，选取肿瘤直径≥4cm 的 282 例宫颈癌(外生型或颈管型)患者，进行盆腔外照射+近距离放疗或稍低剂量的近距离放疗+相同剂量的盆腔外照射，随后进行筋膜外子宫切除[520]。单纯放疗组存活率是 61.4%，联合放化疗组患者存活率是 64.4%。两组局部复发率分别是 43.3%、34.5%(P=0.081)。3~4 级后遗症的发生率分别是 10.5%和 9.8%。尽管标准放疗后再行子宫切除，局部复发率会有所降低，但并不影响生存率。当进行联合治疗时，淋巴结的剂量、手术的时机，以及术后标本的病理检查对明确放疗后肿瘤有否残留至关重要。

Perez 等[36]注意到，原发宫颈癌患者如发生子宫内膜间质浸润或仅在刮除物中有肿瘤，辅助子宫切除不会改善生存率，因为绝大部分患者发生远处转移。

ⅡB 期肿瘤行单纯放射治疗的 5 年生存率为 60%~65%，盆腔复发率为 18%~39%。Coia 等[521]在一项包含 157 例ⅡB 期患者的研究（治疗模式研究，PCS）中报道，肿瘤单侧宫旁浸润患者较双侧宫旁浸润者具有更高的 4 年生存率(分别为 67%和 54%)和照射野内肿瘤控制率(分别为 78%和 68%)。同样的，一项包含 1178 例ⅡB 期患者的荟萃分析显示，近中间的宫旁浸润的 5 年生存率为 70%，侧向宫旁浸润的该生存率为 58%(P=0.004)[522]。Kim 等[523]报道ⅡB 期患者的 A 点剂量与盆腔复发率呈相关性。

ⅢB 期宫颈癌的 5 年生存率为 25%~48%，盆腔复发率为 38%~50%[165,524]。Hanks 等[525]在 PCS 研究中报道,在美国接受众多小型医疗设施治疗的Ⅲ期宫颈癌患者其 5 年生存率为 28%,而在选择性大型中心治疗的该生存率为 60%(扩大研究)。随后,Komaki 等[526]报道, 在 1983 年治疗的Ⅲ期宫颈癌患者其局部盆腔控制率明显提高(69%),相比之下,早期治疗的仅为37%和 49%(P=0.03)。5 年生存率从 25%上升至 47%(P=0.02)。全盆控制率的提高可能与外照射剂量的增加有关,但更可能与接受近距离放射治疗的患者比例增加(96%) 和在腔内治疗上采用更精确的剂量计算有关。他们注意到,PCS 研究中严重并发症发生率从 1973 年的 15%、1978 年的 13%降到 1983 年的 7%。Montana 等[527]报道,膀胱和直肠的剂量测算分别在 80%和 76%的患者中进行。在 1983 年的调研中认为此与膀胱和直肠的放射毒性减低有关。

Arthur 等[528]在 89 例行外照射加后装治疗的ⅢB 期宫颈癌患者中观察到,16 例行 A 点照射 78Gy 或以下的患者的局部肿瘤控制率为 22.5%,DFS 为 15%,而接受更高剂量治疗的 24 例患者中则分别为 53%和 47%。

Horiot 等[529]报道了一项法国协作研究的结果,1383 例子宫浸润性癌患者均按照 MD 安德森医院的治疗指南进行单纯放疗,除Ⅲ期患者以外,两组患者的生存率和局部肿瘤控制率接近, 而法国患者的盆腔及中心复发率较低, 其原因可能是由于瘤体大小或社会经济因素不同所致。2%的患者出现严重泌尿系统并发症。3 级肠道并发症发生率在Ⅰ期和ⅡA 期为 3%,在ⅡB 期和Ⅲ期为 7%。Barillot 等[530]在一项包含 642 例患者的研究中对结果进行了更新;研究分三个阶段进行分析:1970—1978 年(采用标准处方);1979—1984 年(实行个体调整)和 1985—1994 年(系统性个体调整)。外照射剂量显著减少(1979 年前 47%患者采用 40Gy 以上,而 1984 年后仅 36%患者采用该剂量),采用宫旁加量照射(55%对 39%),使用阴道施源器(28%对 11.5%),腔内照射联合外照射体积(平均为 842cm^3 对 503cm^3)。5 年精确并发症率为:2 级 23.5%、3 级 10%、4 级 3%。直肠和膀胱后遗症的 3 种主要预测因素:外照射剂量增高、参考点的剂量过高和全阴道近距离放疗。

Marcial 等[531] 阐述了一项随机试验的结果,301 例ⅡB 期、Ⅲ期和ⅣA 期宫颈癌患者行分次放疗(2.5Gy×10 次,每周 5 次直至 25Gy ,随后休息 2 周,再按相同方式进行照射 25Gy) 或连续放疗 (剂量 1.7Gy/天×30 次,每周 5 次,总剂量 51Gy)联合低剂量率(LDR)近距离放射治疗给予 A 点 30Gy。两组间的肿瘤控制率、急性或晚期并发症及生存率之间无显著差异。

ⅣA 期患者根治性放疗后 5 年生存率在 18%~34%,单纯放疗后的盆腔复发率 60%~80%[260]。Million 等[261]报道,18/53 例(34%)膀胱浸润患者根治性放疗后 DFS 与采用除脏术治疗后的结果相似。Kramer 等[260]报道了 48 例宫颈癌患者行根治性放疗的情况, 宫旁微小浸润患者的 5 年生存率为 46%,相比之下,广泛宫旁肿瘤浸润患者的生存率仅为 5%。主要并发症的发生率为 22%,主要为 5 例患者的膀胱阴道瘘。

Crozier 等[532]报道,35 例腺癌患者和 70 例 SCC 患者行补救性盆腔除脏术后的 5 年生存率相当,分别为 37%和 39%。腺癌组 14/22 例患者、SCC 组 14/30 例患者盆腔除脏术后出现远处转移。

放疗联合手术治疗

术前放化疗

巨块型肿瘤和桶形宫颈会有较高的中央型复发风险、盆腔及主动脉旁淋巴结转移以及远处转移的概率[533]。基于近距离放疗时 X 线片和点的放疗计划不能保证腔内放射源以高剂量完全覆盖整个肿瘤,建议采用全盆腔大剂量外照射或者筋膜外子宫切除,或二者联合来提高治疗效果[4]。另外,3D 计划系统作为近距离放射治疗的重要组成部分明显提高生存率[534],并且可以更精准地进行加量照射从而提高局部控制率[535]。部分患者在接受 45Gy 的盆腔外照射后有大块肿瘤残留的可以在放疗结束 6~12 周后实行筋膜外子宫切除(全盆照射 45Gy,腔内 LDR 插植 5500mgh 使 A 点 50Gy,A 点总剂量 70Gy,或者 HDR 等效剂量 6Gy×3 次)。更高剂量的单纯放疗在盆腔肿瘤控制率和生存率基本相同[168,302]。

Keys 等[450]报道 183 例巨块型(≥4cm)ⅠB 期宫颈癌患者,经影像学确定为盆腔和腹主动脉旁淋巴结阴性,给予盆腔外照射及近距离放疗后行筋膜外子宫切除,或者外照射及近距离放疗(70Gy)联合顺铂周疗后行筋膜外子宫切除。同步放化疗显示出明显的生存率改善。但是与其他临床试验相比,辅助切除子宫并没有明显改善生存率。应用 PET 扫描确定残余病灶可以筛选外照射结束后适宜子宫切除的患者[90]。所以,患者应接受根治性放化疗,子宫切除仅保留作为放疗结束后 3 个月大块残余病灶活检证实仍有肿瘤残留或

PET阳性患者的补救措施。GOG 123和GOG 71将464例患者分为两组,291例患者接受盆腔放疗75Gy后行子宫切除,176例患者接受盆腔放疗75Gy联合顺铂40mg/m²后行子宫切除。放化疗不敏感的患者预后有所改善[536]。

Morice等[537]报道了一项随机临床试验,61例ⅠB2期或Ⅱ期宫颈癌患者行外照射放疗及顺铂周疗联合近距离放疗(具有中危因素者CTV给予15Gy)后行子宫切除,与放疗后未行子宫切除的患者比较,结果显示辅助子宫切除增加了死亡率,但是与非子宫切除组比较,提高11%生存率并没有显著性意义(86%对97%)。因此,在放化疗结束后6周如果患者没有残余病灶,子宫切除不再推荐作为常规治疗措施。

Motton等[538]回顾性分析了171例放化疗后接受单纯筋膜外子宫切除和扩大子宫切除的患者,不同手术方式并不影响患者的生存率与并发症发生率。Leguevaque等[539]研究了111例放化疗后行或未行辅助子宫切除的患者;疾病复发率有着显著差异,但总的生存率没有受益。

Touboul等[540]报道了150例在Gustave Roussy研究所ⅠB2~ⅣA期宫颈癌在放化疗后接受筋膜外子宫切除与改良广泛子宫切除的患者。中位随访时间为3.6年,15%的患者存在2级及以上的并发症,包括淋巴水肿、尿瘘、肠瘘、髂血管破裂等。2例患者出现术后死亡。改良广泛子宫切除较筋膜外子宫切除并发症发生率和疾病残余风险为高,相关系数2.4(P=0.04)。

选择性腹主动脉旁淋巴结照射

Rotman等[412]更新了RTOG研究337例ⅡB期宫颈癌患者的随机试验结果,这些患者无腹主动脉旁淋巴结病变的临床或影像学证据,试验中除接受标准盆腔放疗外,被随机分为是否接受选择性腹主动脉旁淋巴结区照射45Gy(分次剂量为1.6~1.8Gy)。接受选择性腹主动脉周围放疗的患者10年生存率为55%,单纯行盆腔治疗的患者该生存率为44%(P=0.02)。两组的局部肿瘤控制率接近(腹主动脉旁淋巴结区放疗组为69%,盆腔放疗组为65%)。腹主动脉周围放疗组的10年4级或5级(严重)并发症发生率为8%;单纯行盆腔放疗的该发生率为4%(P=0.06)。

Haie等[541]和欧洲癌症研究治疗组织(EORTC)报道一项相似的随机试验,试验中441例宫颈癌(包括Ⅲ期)患者无腹主动脉旁淋巴结受累表征。试验组分为接受了和未接受对腹主动脉旁淋巴结区外照射45Gy。结果表明在局部肿瘤控制率、远处转移或生存率方面,两个治疗组之间无显著性差异。但在接受单纯盆腔放疗的患者中,无盆腔复发的腹主动脉旁转移和远处转移发生率明显升高。盆腔放疗组的小肠病损发生率为0.9%,盆腔加腹主动脉旁放疗组为2.3%。行腹主动脉旁放疗患者的严重并发症发生率为9%,相比之下,行单纯盆腔放疗患者的该发生率仅为4.8%。

Sood等[542]在研究中报道,54例患者采用延伸野照射(45Gy)HDR近距离放射治疗;44例接受同步顺铂治疗(在第1周和第4周,每天给药20mg/m²,给药5天,并在第二次HDR插植后给药一次)。中位随访28个月期间,6例患者死亡。3年局部肿瘤控制率分别为100%和85%,晚期毒性分别为10%和6%。

Huang等[235]评估了758例患者,发现50个月的中位随访(从2个月到159个月)后,孤立腹主动脉旁淋巴结(PALN)复发率及非孤立的腹主动脉旁淋巴结复发率分别为38例(5%)和42例(6%)。PALN复发后的3年总体生存率和5年总体生存率分别为35%和28%,并且孤立PALN复发者较非孤立PALN复发者情况为好(P<0.001)。多变量分析显示,SCC-Ag水平超过40ng/mL(P<0.001)、进展期子宫旁组织受累(评分4到6;P=0.002)以及存在盆腔淋巴结转移(P=0.007)是PALN复发的独立危险因素。研究者随后发现,在行根治性同步放化疗之后,初始治疗前SCC-Ag水平<10ng/mL、治疗后腹主动脉旁放疗前CEA浓度≥10ng/mL是PALN复发的又一危险因素[236]。预防性腹主动脉旁区照射的作用必须与其潜在的毒性进行认真权衡,尤其是对于肿瘤体积大、宫旁组织浸润,或盆腔淋巴结受累的患者。

腹主动脉旁淋巴结转移

腹主动脉旁淋巴结转移患者多伴随远处转移,但在复发的患者中仅10%~20%有临床表现。

Varia等[543]报道GOG125研究中,87例活检确诊腹主动脉旁淋巴结阳性的宫颈癌患者行延伸野放疗(45Gy,分次剂量为1.5Gy)和高剂量盆腔放疗(A点剂量约80Gy)联合5-FU和顺铂化疗。3年无进展生存率33%,总生存率39%。13例(15%)患者发生3级和4级血液学毒性反应,3例慢性直肠炎(3.5%),4例患者(4.6%)需要手术治疗直肠并发症。

Nelson等[390]报道了104例接受过剖腹探查术和腹主动脉旁淋巴结活检的Ⅱ期和Ⅲ期宫颈癌患者;腹

主动脉旁淋巴结转移率：ⅡA 期 12.5%，ⅡB 期14.9%，Ⅲ期 38.4%。对腹主动脉旁区给予 60Gy 的放疗，4 年内这些患者中 50%出现远处转移，仅 1/13 例存活。接受腹主动脉旁区放疗的患者并发症发生率无显著增加(分别为 39%和 32%)。作者总结道，剖腹探查术和腹主动脉旁淋巴结活检的主要目的在于判定病变范围。

Lovecchio 等[544]在研究中报道，36 例ⅠB 期和ⅡA 期宫颈癌患者经组织学确诊腹主动脉旁淋巴结转移，经放射治疗(包括对腹主动脉旁淋巴结区照射 45Gy)后的 5 年生存率为 50%。在 31 例可评估的患者中，14 例出现盆腔复发(其中 12 例伴发远处转移)。遗憾的是作者没有说明腹主动脉旁区复发的例数，而只报道了腹部复发 4 例。

Stryker 和 Mortel[545]研究 35 例腹主动脉旁淋巴结转移患者行延伸野放疗加近距离放射治疗或盆腔补量治疗的生存率；12 例微小腹主动脉旁淋巴结转移患者的 5 年生存率为 41.7%，23 例腹主动脉旁淋巴结肿大患者的该生存率为 26.1%。3 例患者(8.6%)出现 4 级并发症。

Grigsby 等[546]研究了 43 例经活检确诊腹主动脉淋巴结阳性的宫颈癌患者，行外照射盆腔和腹主动脉旁区(45~50Gy)加近距离放射治疗的情况。5 年总生存率为 32%，5 年疾病专项生存率为 49%。20 例患者出现肿瘤复发(3 例为盆腔复发，9 例盆腔复发和远处转移，8 例仅远处转移)，2 例患者出现 3 级严重并发症(1 例为肠阴道瘘，另 1 例为放射性脊髓炎)。

Hacker 等[547]报道，437 例宫颈浸润癌患者中，222 例行根治性子宫切除术加淋巴结清扫术治疗，确定 34 例患者在未彻底清扫淋巴结情况下切除巨块型盆腔肿物或腹主动脉旁淋巴结。33 例患者行盆腔外照射，28 例患者联合盆腔和腹主动脉旁延伸野照射(采用四野照射技术，每次 1.8Gy，共 50.4Gy)。23 例患者接受 4 个周期的顺铂治疗。盆腔和髂总淋巴结患者的 5 年生存率为 80%，而腹主动脉旁淋巴结阳性患者的该生存率为 48%。6 例(18%)患者出现严重晚期并发症。5 例患者发生放射性肠炎，并引发须切除的小肠梗阻。

Grigsby 等[548]研究了 29 例宫颈癌并腹主动脉旁淋巴结阳性的患者，盆腔和腹主动脉旁淋巴结区外照射放疗每天两次(每次 1.2Gy，间隔 4~6h，每周 5 次)加后装治疗和同步化疗。全盆外照射剂量 24~48Gy，宫旁补量 12~36Gy，腹主动脉旁区剂量 48Gy，对已知腹主动脉旁淋巴结转移部位另外补量至总剂量 54~58Gy。1~2 次的低剂量率近距离放射治疗，使 A 点总剂量达 85Gy。给予顺铂 (75mg/m^2，第 1 和 22 天)+5-FU(每 24h 给药 1000mg/m^2，4 天；第 1 和 22 天)2~3 个周期的化疗。86%的患者完成超分割外照射治疗(25/29 例)。2、3 和 4 级放疗毒性的发生率分别为 34%、21%和 28%。研究中记录有难以接受的高 4 级非血液性毒性发生率(31%，9/29)。中位随访 18.9 个月，2 年总生存率为 47%，局部复发率约为 49%。

Malfetano 等[549]治疗 67 例宫颈癌患者(44 例ⅡB 期，23 例Ⅲ期)，给予顺铂(1mg/kg，最高 60mg，每周 1 次)和延伸野放疗(包括腹主动脉旁淋巴结)加近距离放射治疗。平均随访 47.5 个月，75%患者无病生存。

Chou 等[550]治疗 19 例有孤立腹主动脉旁淋巴结转移的宫颈癌患者，其中 14 例行放化疗治疗，4 例行化疗，1 例单纯放疗。在 14 例行放化疗患者中 7 例生存。

Goodman 等[551]对腹主动脉旁淋巴结转移患者的生存统计做了汇总，发现 5 年生存率平均约为 40%(表 69.14)。

宫颈残端癌

当子宫良性病变时，可行切除宫体、保留宫颈的次全子宫切除术。鉴于残余宫颈组织中癌变风险增加，并且宫颈残端癌处理困难，次全子宫切除术的应用减少。

辨别是否为真性宫颈残端癌很重要，明确首发症状一般发生在次全子宫切除术后 3 年或更长时间，或在术后 3 年内偶然发现症状。因为真性宫颈残端癌的预后明显好于偶然发现的病变，而偶然发现的病变很可能在行次全子宫切除术时已经存在[302]。

子宫颈残端癌的自然病史和扩散方式与完整子宫的宫颈癌的情况相似。诊断检查、临床分期和治疗原则相同，治疗方案相似。当临床Ⅰ期患者行手术时，由于先前的手术和盆腔粘连，导致手术更加困难。放射治疗时，体外放疗相同，虽然小肠可能由于瘢痕组织而粘连于子宫颈的上部，如采用俯卧位并使患者保持膀胱充盈，或许会使小肠移出照射野。推荐全盆放疗，上界设为通过 CT 扫描确定的髂总动脉分叉水平，或者放射平片的 L4~L5 间隙。推荐的常规放射剂量为 5 周的治疗期内，分割剂量 1.8Gy，总量 45Gy，每周给予 40mg/m^2 的顺铂同步化疗(共 5 次)。对于近距离放射治疗，如果手术保留了> 2cm 的宫颈管，最好插入适应阴道延展性的卵圆形或环形包绕的中空导管。对于低剂量率 LDR 的置入导管，应在剩余的颈管中插入

表 69.14 延伸野照射腹主动脉旁淋巴结转移的结果

作者	患者例数	腹主动脉旁剂量(Gy)	无病生存率		严重并发症发生率(%)
			2~3 年	5 年	
单纯放疗					
Piver 等[881](两组)	21	60	9.6	61.9	—
	10	44~50	43	10.0	—
Potish[268]	81	43.5~50.75	40	2.4	—
Lovecchio 等[544]	36	45	70	50.0	—
Podczaski 等[347]	35	42.5~51	38	29.0	9
Kodaira 等[349]	97	50~70	32	—	—
放疗加化疗					
Chou 等[550]	26	50	19	51.0	20
Kim 等[785]	12	—	50	—	—
Singh 等[786]	14	—	—	—	—
Varia 等[543]	95	45	39[a]	14.0	—
Grigsby 等[548]	29	48(b.i.d.)	49	49.0	—
Malfetano 等[549]	13	45	62	0	—
Podczaski 等[347]	33	42~51	37	31.0	9
Smalld 等[441]	26	45~64.8	46	—	20
Kim 等[887]	33	45~65	—	42	—
Rajasooriyar 等[888]	39	50.4~54	—	19.4	18

[a] 仅6例患者采用化疗。

Modified from Goodman HM, Bowling MC, Nelson JH Jr. Cervical malignancies. In: Knapp RC, Berkowitz RS, eds. *Gynecologic Oncology*. New York: Macmillan, 1986;225–273, with permission.

得越多越好。对于HDR近距离放射治疗,导管应该从子宫颈口向上延伸到残留宫颈的全部范围。当没有机会在宫颈管中插入导管时，推荐完成全盆照射的45Gy的标准剂量之后，采用组织内插植的方法施行近距离放射治疗,肿瘤剂量可达80~90Gy,同时监测危险器官的辐射剂量(OAR)。由于宫颈随膀胱活动而位移显著,周围小肠耐受性低,大块型肿瘤需要高剂量照射,因此不推荐单独使用体外放疗。阴道黏膜上段的放疗总量（体外放疗和LDR腔内近距离放射治疗)不应超过150Gy,并且危险器官小体积(D_{2mL})的耐受量应仔细检测:膀胱(90~100Gy)或直肠和乙状结肠(70~75Gy)。

放疗后的宫颈残端癌患者的5年生存率与完整子宫宫颈癌的情况相似[552-553]。复发部位和复发率与完整子宫宫颈癌的患者相似。远处转移的方式也相似。在MD安德森癌症中心治疗的253例宫颈残端癌患者中,临床Ⅰ期、Ⅱ期和Ⅲ期的中位生存期分别为203、140和32个月[554]。Kovalic等报道了70例接受放疗的宫颈残端癌;16例同时也进行了外科手术。10年DFS ⅠB期为79%,ⅡB期为66%,ⅢB期为39%。盆腔复发率分别为10%、9%和50%。9%的患者出现严重胃肠道并发症,3.8%的患者出现泌尿系统并发症。其结果与完整子宫的宫颈浸润癌相当。

Hannoun-Levi等[555]发表了77例患者子宫颈残端癌的治疗结果。治疗包括EBRT和近距离放射治疗,少部分患者行手术或组织内近距离放射治疗。3年盆腔肿瘤控制率达59/77(76.6%);Ⅰ期、Ⅱ期和Ⅲ期患者的肿瘤控制率分别为77%、73.7%和56%。晚期并发症为2级5例(6.5%),3级1例(1.3%),4级2例(2.6%)。

Hellstrom等[556]发表了一项145例宫颈残端癌(占所有宫颈癌的2.2%)治疗的回顾性研究[565]。每个病例与3个具有完整子宫的宫颈癌病例匹配做对照病例。腔内施加到残端癌的照射剂量低于具有完整子宫的宫颈癌的量。宫颈残端SCC的长期预后与普通宫颈癌的长期预后相当。宫颈残端腺癌比具有完整子宫的宫颈腺癌($P<0.07$)和宫颈残端SCC($P=0.05$)预后差。残端癌相比普通宫颈癌并发症发生率也更高。

由于膀胱、直肠和小肠紧邻腔内放射源,并邻近通常给予全盆的高剂量体外放疗,因此宫颈残端癌的并发症发生率较普通宫颈癌高。应注意考虑近距离精准放疗,包括使用基于 3D 技术的治疗计划,以使正常组织接受的放射剂量最小化。

宫颈小细胞癌

宫颈小细胞癌，与肺和其他组织的小细胞癌相似,具有增殖速率快和易发生区域淋巴结转移和远处转移的倾向。Miller 等[577]表明子宫颈小细胞癌都是非整倍体，而大细胞非角化性 SCC 非整倍体仅占 30%。淋巴脉管浸润的发生率为 80%~90%，淋巴结转移率为 40%~67%[558]。宫颈小细胞癌患者必须由放疗科医生与肿瘤科医生一起共同进行评估。诊断应包括髂骨的骨髓穿刺活检和其他检查,以排除转移。另外,尽管一些患者已经做过根治性手术,基本治疗应包括细胞毒性药物与盆腔 EBRT 和腔内近距离放射治疗的结合,放疗剂量类似于 SCC 的放疗量。如果出现出血,需要及时进行同步放化疗。患者预后极差,唯一报告的存活者已经完成根治性子宫切除术、同步放化疗和辅助化疗等三种治疗方式。没有必要预防性头部放疗,因为小细胞宫颈癌最常扩散到肺然后扩散到脑。

宫颈小细胞癌的放疗与其他不同组织类型的宫颈癌的放疗技术一样，并与多种化疗药物联合应用,包括 45Gy 的体外放疗,PET 发现淋巴结阳性者,淋巴结引流区要增量照射;然后近距离放疗。最常见的化疗药是每 3 周应用一次的顺铂和依托泊苷 (VP-16)[559]。Hoskins 等[560]使用多种模式包括 4 个周期的顺铂和依托泊苷化疗联合同步局部放疗，治疗 11 例宫颈小细胞癌患者。3 年总体无复发生存率为 28%。4 例患者首次治疗缓解后仍存活;其余 7 例死亡(2 例死于化疗毒性,5 例死于癌症)。治疗毒性显著,70%患者发生重度中性粒细胞减少;40%患者因呕吐入院治疗。

12 例宫颈小细胞癌患者进行了根治性子宫切除术(5 例因淋巴结转移、2 例因病灶靠近切缘接受术后放疗)。平均随访 73 个月,DFS 为 36.4%,而宫颈非小细胞癌患者为 71.6%[558]。5 例术后辅助放疗的患者中,4 例死于盆腔复发,其中 3 例还有播散性转移。然而,只有病变较小或接受辅助放疗的患者被治愈。

Delaloge 等报道 10 例神经内分泌小细胞宫颈癌中仅有 2 例在经过包括手术、放疗和顺铂/依托泊苷联合化疗等治疗后,分别存活了 13 个月和 53 个月。

Boruta 等[62]经 Medline 检索分析了他们的 11 例和其他 23 例早期神经内分泌宫颈癌患者的结果。27 例患者中有 21 例(78%)(7 例未知)出现淋巴脉管浸润,29 例中有 15 例(52%)有淋巴结转移。15 例患者接受顺铂/依托泊苷(PE)治疗,7 例患者接受长春新碱/多柔比星/环磷酰胺(VAC)治疗,2 例接受 VAC 和 PE 交替周期治疗,10 例接受其他化疗方案治疗。20 例患者接受放射治疗。淋巴结转移是不良预后因素(P<0.001)。PE 和 VAC 化疗与生存期延长相关(P<0.01)。

宫颈腺癌

SCC 占宫颈癌的 80%,腺癌占 15%,腺鳞癌占 3%~5%。来自 1972—2002 年的 SEER 数据表明宫颈腺癌的发病率正在上升,但是基于 SEER 数据,病因特异度死亡率与宫颈 SCC 的死亡率没有显著差异[563]。腺癌与 HPV 18 相关,其淋巴结转移和远处转移率高于HPV 16 阳性患者[159]。尽管放疗后消退较慢,这反映了细胞动力学和缓慢生长;虽然预后与临床分期、肿瘤体积和照射剂量有关[566],但腺癌和 SCC 在肿瘤控制或生存率方面没有差异[564-565]。由于宫颈内膜优先参与腺癌的发生,一些作者提倡放疗和保守性子宫切除术相结合 [567],尽管结果与单独放疗相比差不多[564]。由于同步放化疗的毒性较低,优于按疗程放疗后行子宫切除术。同步放化疗后肿瘤残留的患者可做辅助性子宫切除术。

Grigsby 等[564]发现子宫颈腺癌(AC)的 5 年 DFS 与单独放疗或联合手术治疗的宫颈 SCC 相比没有差异。相反,Eifel 等[568]报道,SCC 和 AC 患者的总体 5 年生存率分别为 81%和 72%(P<0.01)。宫颈最大直径<4cm 的 AC 患者比 SCC 患者多(53%对 47%)。903 例肿瘤直径≥4cm 的患者中,SCC 生存期≥5 年的占 73%,AC 只有 59%(P<0.01)。虽然对于肿瘤直径≥4cm 的 AC 或 SCC 患者，盆腔复发率没有显著差异 (17%对 13%;P=0.16)，但 AC 患者远处转移的发生率更高(37%对 21%; P<0.01)。对于肿瘤直径≥4cm 的患者,预后与肿瘤大小(P<0.01)和淋巴管造影结果(P<0.01)密切相关,但与年龄(P=0.58)或肿瘤形态(外生型对内生型;P=0.33) 无必然联系;165 例接受了辅助子宫切除术的患者(78%对 71%)生存率提高的趋势不显著(P=0.09)。多变量分析证实了组织学和生存期之间有非常显著的独立相关性; 直径≥4cm 的 AC 患者的死亡风险约是 SCC 患者的 1.9 倍(P<0.01)。

Nakano 等[569]研究了 58 例应用 LDR 或 HDR 近距离放射治疗和盆腔外照射治疗的子宫颈腺癌患者。Ⅰ期、

Ⅱ期、Ⅲ期和Ⅳ期的 10 年生存率分别为 85.7%、60%、27.6%和 9.1%。HDR 治疗的肿瘤局部控制率为 45.5%，显著低于 LDR 的 85.7%或混合剂量率治疗的 72.7%。Kilgore 等[565]在对 162 例腺癌患者与匹配的 SCC 患者的研究中发现，临床分期和病变大小是最重要的预后因素。对于临床Ⅰ期患者，接受根治性手术、单纯放疗或放疗后辅助子宫切除术，其生存期无显著差异。相反，Kjorstad 等[570]报道称 102 例腺癌患者 5 年生存率（51%）比 1900 例鳞状细胞或其他类型的宫颈癌患者（68%）为低。

Cochrane 数据库回顾[571]只发现了一项随机试验：Landoni 研究其中的一个小的亚组分析，不足以表明手术显著为优，但大多数患者需要辅助性放疗，而不是增加细胞毒性的同步放化疗。在多变量分析显示腺癌的总生存期更短（HR=2.68，95%CI=1.9~3.8）。初始同步放化疗治疗是局部晚期宫颈腺癌的标准治疗方案。

Huang 等[572]报道了 318 例临床ⅠB~ⅡB 期宫颈癌术后患者，其中 202 例（63.5%）SCC 和 116 例（36.5%）AC/非典型鳞状细胞（ASC），行根治性子宫切除术和辅助放疗/同步放化疗（CCRT）。SCC 和 AC/ASC 患者的 5 年无进展生存率分别为 83.4%和 66.5%（$P<0.001$）。远处转移是两组的治疗失败的主要原因。多变量分析显示，局部复发的预后因素包括患者年轻、宫旁浸润、AC/ASC 组织学类型和切缘阳性；远处复发预后因素包括宫旁浸润、淋巴结转移和 AC/ASC 组织学类型。与 SCC 相比，AC/ASC 具备中危因素者局部复发率较高，具备高危因素者远处转移率较高。术后同步放化疗（CCRT）倾向于改善中危患者的生存期，但不适用于高危 AC/ASC 患者。

老年患者的治疗

Oguchi 等[573]报道了 23 例 90 岁及以上宫颈癌患者的治疗。13 例患者完成了根治性放疗，9 例患者局部肿瘤控制达到 6 个月。11 例行姑息性放疗的患者中的 7 例完成了治疗，9 例（81%）达到缓解。7 例患者存活期达 15~67 个月。14 例患者死于并发症或者癌症活动期的衰竭，2 例死于非癌症衰老。2 年总体和无复发生存率分别为 30%和 21%。

宫颈癌与妊娠

子宫颈原位癌或浸润癌与妊娠同时存在虽然罕见，但对妇科和放射肿瘤科医师造成了治疗困境。报告的孕期发病率约为 1/10 000~10/10 000[574]。在美国，发病率有所下降。Norstrom 等[575]在瑞典发现了 33 例妊娠期女性诊断为宫颈癌（产妇发病率为 11.1/10 万，妊娠期女性为 7.5/10 万）。54.5%的女性因异常出血症状就诊而被确诊；45.5%妊娠期无症状，但是宫颈阴道细胞学检查结果异常（39.4%）或阴道检查异常（6.1%）。在随访期间，12 例孕早期宫颈癌患者中 1 例死亡，12 例孕晚期患者中有 3 例死亡，9 例产后患者中 2 例死亡。基本手术治疗比放射治疗更常用。

对于原位癌，如果允许达到足月妊娠，通过阴道镜和每月巴氏涂片结合的保守治疗是最优方案。宫颈锥形切除术经常被采用。也可以宫颈活检，但是诊断的可靠性稍差。高达 50%的患者在分娩后有残留的原位癌。

宫颈浸润癌患者临床病变明显。多点活检可明确诊断。治疗应根据肿瘤大小和分期、患者年龄和患者（或夫妇）对妊娠的愿望行个体化治疗。大多数妊娠期诊断为宫颈癌的患者（约 75%）为临床Ⅰ期[574,576-577]。

孕早期诊断为宫颈癌的女性常被建议流产。因为孕期更需要尽快进行治疗，在妊娠 6 个月以前的宫颈癌应根据病变分期选择根治性手术或放射治疗，同时意味着失去这个胎儿。可以在治疗开始前应用终止妊娠的药物，以确保放疗前胎儿死亡和娩出胎盘。需要全盆照射（40~45Gy，4~5 周）。然而在 45 例患者中，27%自然流产失败，需要手术清宫[578]；或者米索前列醇可以作为自然流产失败者手术清宫的替代方案[579]。在完成上述剂量的体外放疗后，可以在全身麻醉下进行仔细的清宫和 LDR（或等效剂量 HDR）近距离放射治疗。如行根治性子宫切除术并发现盆腔淋巴结阳性，应进行术后放疗，包括外照射伴或不伴有腔内插植近距离放疗。

如果患者拒绝堕胎，建议每间隔 2~3 个月行 MRI 扫描以明确肿瘤未生长或未扩散到淋巴结。部分患者可考虑新辅助化疗[580]。Sorosky 等[581]报道了 8 例妊娠期Ⅰ期宫颈癌患者，她们拒绝立即治疗，随访到妊娠晚期，行剖宫产加根治性子宫切除术，妊娠期间治疗延误了 3~40 周。在随访的 33 个月中，疾病没有临床进展。

当患者在妊娠中期被诊断时，可考虑继续妊娠和化疗。2002—2009 年，法国系列报道了 5 例妊娠期中期宫颈癌患者[582]。3 例患者接受了新辅助化疗，1 例死于癌症。1 份中国报告描述了 2 例患者行紫杉醇和顺铂新辅助化疗并且可行[583]。

在妊娠晚期，偶有肿瘤体积小并且 MRI 证实没有淋巴结受累，治疗可推迟到分娩后。有文献回顾性分析评论，有意延迟治疗与 4%的复发率相关[362]。Greer 等[584]指出，在 600 例没有先天性异常的婴儿中，当在妊娠期间诊断出ⅠB 期宫颈癌并选择继续妊娠时，新生儿死亡率从 26~27 周妊娠时分娩的 30%降至 34~35 周时胎儿相对成熟的 2.7%。在孕晚期，当新生儿可能需要抢救时，一些妇科肿瘤学家倾向于剖宫产，联合根治性子宫切除术和淋巴结切除术，对有高危因素者随后行放疗。然而，一些报告称，阴道分娩对预后没有不利影响[585]。

需要大剂量盆腔放疗的患者应被告知永远失去生育能力的问题，不仅是因为卵巢去势(剂量达 8Gy 或更高)，还由于放疗对子宫的影响[586-587]。

无论根治性治疗在妊娠的哪个阶段开始，生存率相同。Creasman 等[585]报道了 48 例行放疗的患者，43 例放疗后手术，5 例只行根治性子宫切除术。生存率与同期别的非妊娠患者相当。临床Ⅰ期患者，阴道分娩和剖宫产的存活率相当(宫颈癌合并妊娠剖宫产Ⅰ期约 85%，Ⅱ期为 50%~64%)。此外，新生儿存活率(>80%)在两组中相同。

Sood 等[587]对 26 例在妊娠期间诊断为宫颈癌的女性进行回顾性分析，主要采用放射治疗 (平均剂量 46.7Gy)和 LDR 腔内放疗(平均剂量 A 点 56.5Gy)。根据年龄、组织学类型、分期、治疗和治疗时间，这些病例与 26 例非妊娠期患者匹配对照。妊娠组和对照组之间在复发率或生存率上无统计学差异。在妊娠组和非妊娠组患者中短期毒性相似。妊娠组患者的长期并发症发生率为 12%，对照组为 27%，但无统计学差异。大多数并发症可能与放疗技术有关(特别是 ^{60}Co 应用最多时)。

Sood 等[588]比较了 56 例在妊娠期间诊断为宫颈癌的女性和在分娩后 6 个月内确诊的 27 例女性的预后。对照病例(自最后一次分娩至少 5 年后确诊的宫颈癌)在年龄、组织学类型、分期、治疗方案和治疗时间方面与上述病例一对一匹配。在产后女性中，11 例接受根治性子宫切除术，14 例接受放射治疗，2 例ⅠA1 期接受经阴道子宫切除术。7 例剖宫产患者中的 1 例有局部和远处复发。相比之下，阴道分娩的 17 例(59%)患者中有 10 例复发(P=0.04)。在多变量分析中，阴道分娩是复发的最重要的预测因子，其次是肿瘤分期晚。产后确诊的患者的存活率较对照组和妊娠期确诊的患者显著更差。作者得出结论，妊娠期宫颈癌女性应该选择剖宫产分娩。

Jones 等[589]发表了美国外科医师学会的一项调查，评估了 161 例妊娠期宫颈浸润癌患者的治疗；86 例仅行手术治疗，30 例单行放射治疗，45 例联合使用两种治疗方式。在妊娠的早、中、晚期均有约 1/3 的患者确诊。孕早期诊断的患者 5 年生存率为 94.6%，孕中期为 76.9%，孕晚期为 68.9%。妊娠期浸润性宫颈癌患者的预后与非妊娠期患者的预后相似。剖宫产分娩患者和正常阴道分娩患者 5 年生存率无显著差异。

Senekjian 等[590]报道 24 例孕期诊断为宫颈和阴道透明细胞腺癌女性的存活率或复发模式与从未妊娠过的 408 例患者相比没有差异。妊娠期患者的 5 年和 10 年实际生存率分别为 86%和 68%，而在未妊娠患者分别为 87%和 79%。

30 年前普遍实行的管理“限制剂量的镭”并延迟根治性放射治疗直到分娩的做法应该被坚决杜绝。Strauss[591]报告了经上述治疗方法后出现的 11 例新生儿中有 2 例出生时患有小头畸形以及其他如秃头症、面部畸形、眼睛损伤和染色体异常等并发症。

近距离治疗

在 1895 年居里夫妇发现了镭之后，随后的出版物描述了第一个玻璃镭胶囊(1904 年)和宫颈癌金属镭施源器的应用(1905 年)[592]。外照射之后近距离治疗的联合应用源于人们认识到肿瘤控制率与放射剂量和肿瘤体积相关[593]。有证据证实，外照射后使用近距离治疗增加放射剂量使宫颈癌的生存率显著提高[525, 594-597]。因此，近距离治疗是在外照射之后局部晚期(ⅠB2~ⅣA 期)宫颈癌标准治疗的一部分；单独近距离治疗可以作为特定的早期(ⅠA~ⅠB1 期)宫颈癌患者的初始治疗[598]。近距离治疗管理的复杂性不断增加，包括使用复杂的成像，要求实施严格的质量保证措施和开放的文化交流，来保证临床实践的安全[598]。

剂量率

ICRU 在报告 38 [599] 中定义近距离治疗剂量率如下：低剂量率(LDR)0.4~2Gy/h；中剂量率 (MDR 或 PDR) 2~12Gy/h；高剂量率(HDR)大于 12Gy/h。对于LDR 最常用的同位素是 ^{137} 铯，对于 PDR 和 HDR 是 ^{192} 铱。在美国，HDR 的使用明显增加，从 1996—1999 年放射肿瘤治疗学质量研究(原名护理模式)调查的 13%上升至 2007—2009 年调查的 62%[369,600]。在其他美国、欧洲和日本的妇科近距离治疗从业者的调查显示，85%使用 HDR 近距离治疗[601-602,603]。而在加拿大，68%使用 HDR，PDR 为 10%，LDR 为 23%[604]。世界不同中心 HDR 分次处方量和外照射与近距离放疗量的比各不相同[602]。

大多数美国的医疗机构可以使用 LDR 或 HDR。大型的医疗中心可能同时使用 LDR、PDR 和(或) HDR。总的来说，无论采用何种剂量率，结局是相似的，需要提醒的是对于 HDR，应整合 3D 成像技术来确保照射覆盖全部肿瘤，特别是对于巨块型肿瘤[605]。许多研究表明对于ⅢB 期宫颈癌患者，在外照射治疗过程中早期开始 HDR 近距离治疗[606]，当肿瘤直径>4cm 从而使参考点 A 点制订的放疗计划没有覆盖肿瘤体积，或没有使用 3D 放疗计划来覆盖大的残余肿瘤[607]，会降低生存率。

宫颈癌高剂量率近距离治疗的生物学效应：2Gy等效剂量和生物学效应剂量

想要通过和 LDR 等效的 HDR 近距离治疗来控制肿瘤，必须要关注单次放射剂量计划和正常组织受量[608,609-610]。线性二次(LQ)模式提供了生物等效剂量的计算方法，并考虑到剂量率、单次放射剂量和总治疗时间[611,612]。为了比较 LDR 到 HDR，LQ 模式下剂量标准化为 2Gy 的等效剂量(EQD2)[613]。α/β 比值是 LQ 模式的关键部分[614]。对于宫颈癌，肿瘤组织的 α/β 比为 10Gy，正常组织的 α/β 比值为 3Gy[615]，这可能有普遍的内在不准确性[616]，虽然 3Gy 的 α/β 比值和晚期直肠并发症相关[617,618-619]。

帮助 HDR EQD2 剂量转换的表格可以从美国近距离治疗协会(www. americanbrachytherapy.org/guidelines)获得。得出的数值不是实际计量，而是考虑了剂量率和分割剂量影响后的生物效应剂量[620]。

尽管精确的 EQD2 转换是首选，Orton 等[610]提出了从 LDR 到 HDR 衰减系数 0.54~0.6 的近似值（表69.15），Patel[607]等提出了相似的校正系数 0.58。当使用 3~5 个 HDR 分割时，这些转换系数是有效的，但使用更多的分割时(6~8 个)，转换系数更接近 0.75。因此，为了一致性推荐使用 EQD2 工作表。

Newman[621]的报告例证了从 LDR 向 HDR 近距离治疗转换时生物等效剂量的重要性，115 例宫颈癌患者接受 40~50Gy 的外照射，继而手工后装铯源内照射 60Gy，A 点的剂量率为 0.75Gy/h；或用装有 40-mCi 源的 Selectron 装置，给予 A 点剂量率为 0.75~1Gy/h。随着剂量率的增加，腔内总剂量减少了 20%。接受 LDR 治疗的 87 例患者中有 3 例 (3.4%)出现 3 级泌尿系统和胃肠道并发症，而用 Selectron HDR 装置时则为 30/132(22.7%)。两者的肿瘤局控率和生存率无明显差异。

表 69.15 高剂量率照射时 A 点分次数及单次剂量、低剂量率照射时治疗时间和剂量率(平均值±标准误差)和总剂量比

分期	HDR 分次数	HDR 单次剂量(Gy)	LDR 治疗时间(h)	LDR 剂量率(Gy/h)	总剂量比(HDR/LDR)
Ⅰ	5.3±0.40	7.6±0.40	75.4±7.3	0.87±0.14	0.60±0.13
Ⅱ	4.7±0.30	7.4±0.30	80.2±7.0	0.80±0.11	0.54±0.10
Ⅲ	4.6±0.40	7.4±0.40	77.3±8.9	0.87±0.14	0.50±0.11
Ⅳ	4.7±0.70	7.5±0.60	79.6±18.5	0.89±0.27	0.50±0.21
合计	4.82±0.21	7.45±0.20	78.1±4.4	0.85±0.07	0.54±0.06

HDR，高剂量率；LDR，低剂量率。

From Orton CG, Seyedsadr M, Somany A. Comparison of high- and low-dose rate remote afterloading for cervix cancer and the importance of fractionation. *Int J Radiat Oncol Biol Phys* 1991;21:1425-1434, with permission from Elsevier.

图 69.20 说明了晚期正常组织反应与细胞对数杀灭成正比以及与 HDR 分割次数的关系[622]。每个完整曲线的计算基于相同细胞对数杀灭的假定。当 HDR 分割次数下降时，晚期损伤急剧上升。当这些曲线高于虚线（代表 70Gy LDR 的最大晚期反应；0.5Gy/h）时，晚期并发症的风险增加。在治疗中使膀胱和直肠短时间远离 HDR 源可弥补小分割 HDR 时放射生物学上的不足[610]。

近距离治疗过程：放疗准备和时机选择

有关治疗前评估、影像学、麻醉剂的应用和治疗时间等标准程序应遵循 2012 年美国近距离治疗学会在指南中发表的被普遍接受的一般原则[598,623,624]。初次就诊时应开始计划近距离治疗的疗程。记录疾病诊断时对病变扩散和肿瘤大小的检查情况。外照射治疗期间应定期检查以监测肿瘤的治疗反应。同步放化疗可以使肿瘤快速缩小到治疗前体积的 70%~80%。因此，近距离治疗时的临床妇科检查也非常重要[625,626]。在诊断时植入不透射线粒子(“基点”)来标记阴道肿瘤的下界、侧界和上界可能有助于识别需要近距离治疗加量的区域，尽管这些区域在外照射过程中已完全消退。

初始放疗计划的设计应根据病变分期和肿瘤体

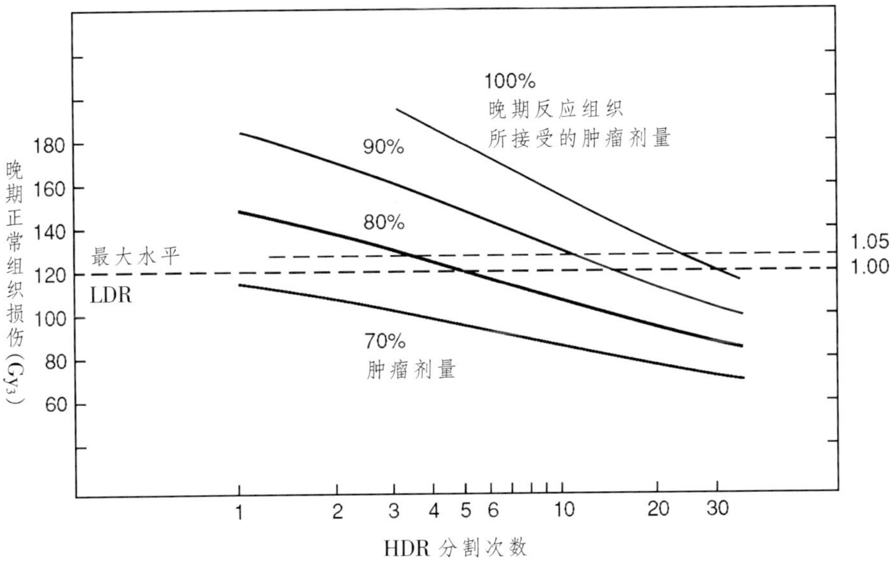

图 69.20 高剂量率(HDR)分割次数和晚期正常组织反应之间的关系。实线显示随着治疗宫颈癌的 HDR 分割次数的下降，正常组织晚期反应率增加。点虚线表示常规 70Gy、0.5Gy/h、140h 的低剂量率近距离放射治疗的最大晚期损伤累积效应，和任一高于此 5%的水平。实线与虚线的交点表示产生相同的晚期正常组织效应所需的 HDR 分割次数。在这个模型中，当用 4~6 个 HDR 分割治疗时，晚期反应组织所受的剂量应保持在肿瘤剂量的 83%。(Modified from Fowler JF. The radiobiology of brachytherapy. In: Martinez AA, Orton CG, Mould RF, eds. *Brachytherapy HDR and LDR*. Leersum, Netherlands: Nucletron International BV, 1990;121－137; with permission from Elsevier.)

积将体外照射和近距离放疗整合在一起[627]。对于 LDR 来说，可以在所有外照射完成后行施源器插植，需要注意的是，可能需要 1~2 次插植，插植间隔约 1 周。所有治疗，包括外照射和近距离治疗，应该从放疗开始 8 周内完成[184]。

治疗宫颈癌理想的时间-剂量-分割方案和后装腔内近距离治疗遥控技术仍然需要通过系统的临床试验得以确立。对于 HDR 或 PDR，施源器插植和治疗可以在外照射结束后开始，以确保正常组织远离施源器的最佳几何分布。当肿瘤足够小时，医师也可以选择在外照射的第 2 周植入施源器以尽量缩短总治疗时间。无论如何，近距离治疗和外照射不应在同一天进行。

施源器选择

对于局部晚期宫颈癌患者，世界范围内最常用的施源器是宫腔-卵圆形施源器[602]，它能提供覆盖宫颈、子宫、内部宫旁组织和阴道上 1~2cm 的放射剂量。阴道-环形施源器的剂量分布略微狭窄，但应用 HDR 时，剂量分布可以优化而类似宫腔-卵圆形施源器的剂量分布。对于阴道非常狭窄的患者来说，宫腔-柱状施源器可能是唯一的选择。但这种施源器给予宫旁的照射量不足，用时应慎重。对外照射治疗后残余肿瘤体积大、肿瘤向阴道扩展、瘘或盆壁浸润的患者，可以宫腔/环形或卵圆形施源器与组织间插植联合，或宫腔/针状施源器单独插植。

施源器插植

应遵循美国近距离治疗协会的一般原则[598]。患者接受适当的麻醉来止痛。取膀胱截石位，预先会阴消毒、铺洞巾。膀胱置入弗雷式尿管。夹闭导尿管，如果使用超声(US)，向膀胱灌注 150~200mL 生理盐水。由于膀胱灌注液体后宫腔清晰可见，经腹超声可以显著加快插植过程并辅助准确定位(图 69.21)。只要没有大的子宫肌瘤或大的肿瘤造成子宫形态扭曲，经腹超声可以测量病变的宽度和高度 [628]。超声虽然不能像 MRI 那样清晰地界定目标体积，但当 CT 和 MRI 不可用时，可以用来协助基于 3D 图像放疗计划的制订[629]。当其他成像方式不可用时，经直肠超声可以协助组织间插植。在组织插植过程中，可以反复使用 CT 或 MRI 实时引导来确保恰当覆盖肿瘤，并避免意外插入到直肠或膀胱[630]。当宫腔-卵圆形施源器或宫腔-环形施源器置入后，阴道内置入涂有润滑凝胶的模塞来分隔直肠和膀胱，并协助固定施源器位置。

施源器位置

一个有经验的近距离治疗医师对于施源器的植入和评估十分熟悉[368]。施源器位置是剂量规范[600,631]和盆腔控制率[57,632]的关键决定因素。正如 Fletcher[533]所强调的，适宜的腔内插植应满足如下条件：

1. 插植物的几何形状必须能够避免宫颈周围剂量不足。

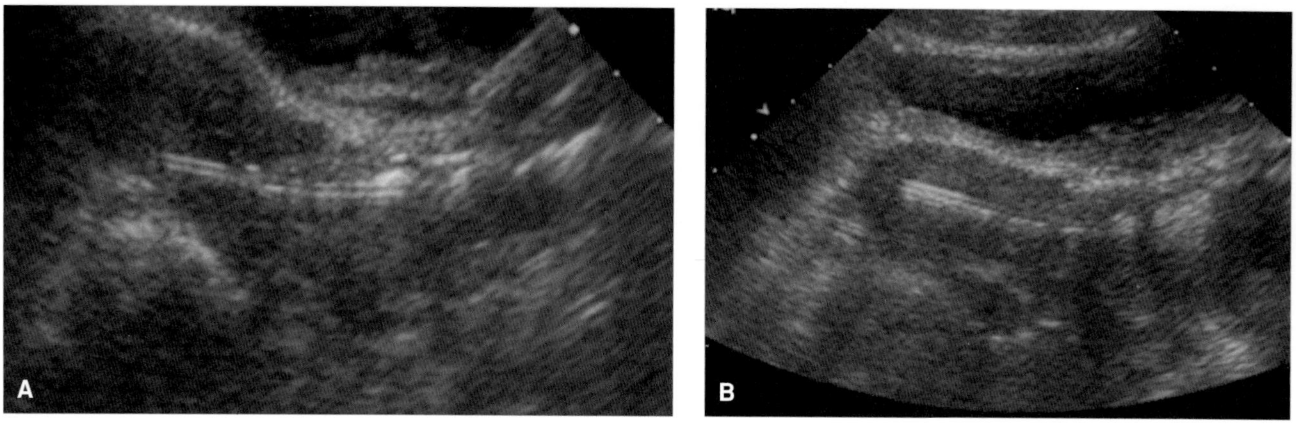

图 69.21 在宫腔管插入时使用超声可以确保放置到宫腔适当的位置并缩短整个时程。(A)超声显示了宫腔管放置在子宫后壁肌层。(B)超声引导宫腔管置入宫腔。

2. 宫颈旁区域必须得到足够的剂量。

3. 重视阴道黏膜、膀胱和直肠的耐受剂量。

对于 Fletcher-Suit LDR 施源器,Potish 等[633]应用线性最小二乘回归法发现虽然 A 点的毫克-小时和剂量存在良好的关系,但阴道施镭器和宫腔施源器的位置对剂量影响很大。一项对在 MD 安德森[634]接受治疗的 396 例宫颈癌患者的 808 个 LDR 腔内治疗平片的回顾性研究,量化了可接受插植物几何形状的标准。宫腔施源器至骶骨的中位距离是 4cm,或为耻骨到骶骨距离的 1/3。从阴道卵圆形施源器到宫颈标记基点的距离是 7mm,从宫腔施源器到卵形施源器后缘的中位距离是卵圆形施源器长度的 50%。在 92%插植中,阴道充填物位于卵圆形施源器后缘和宫腔施源器平行排列的轴线后方或者 5mm 距离内。A 点、直肠、膀胱和阴道表面参考点的中位剂量分别是 87Gy、68Gy、70Gy 和 125Gy。一项对 RTOG 试验 0116 和 0128 中 103 例患者 LDR 和 HDR 近距离治疗位置的分析发现,不能接受与宫腔内施源器对称的卵圆形施源器的患者的局部复发率显著高于可接受患者组(HR=2.67;95% CI=1.11~6.45;P=0.03)[57]。患者有卵圆形施源器相对于宫颈外口位移的,局部复发率显著提高(HR=2.50;95% CI=1.05~5.93;P=0.04),无瘤生存率显著降低(HR=2.28;95% CI=1.18~4.41;P=0.01)。阴道内模塞置入不当导致无进展生存率降低(HR=2.6;95% CI=1.08~3.92;P=0.03)。

插植后影像

对于 LDR 近距离治疗,检查摄片并确认腔内施源器调整到满意位置后可装入活性放射源[57,634]。在拍摄 CT 或平片前给膀胱或直肠灌注少量对比剂有助于明确这些结构的位置。

插植后 CT 扫描可验证植入是恰当的(无穿孔),并分析宫颈和正常组织位置与近距离治疗放射剂量分布的关系[601]。CT 可以可靠地评估子宫和宫颈的位置。和 MRI 相比,宫颈的 CT 轮廓可能过宽地估计了肿瘤轮廓,由于宫颈癌倾向于沿宫旁组织向两侧扩散,所以 CT 附加的宽度不会对患者造成损伤[635]。CT 影像可显示与肿瘤消减、组织运动和相对于子宫近距离治疗施源器的位置有关的危及器官的变化。然而因为缺乏对比,在 CT 上从子宫和宫颈区分危及器官,如乙状结肠和小肠,是困难的。当优化相似时,基于 CT 的危及器官剂量学与基于 MRI 的相似[636]。如果需要放射剂量推加,像大的残余肿瘤等情况,CT 可能不能提供肿瘤足够的细节。但是在大多数情况下,CT 可以满足需求[637-638,639]。子宫和宫颈在 CT 上不能像独立的器官那样被区分,但在 MRI 上可以。因此,基于 CT 的勾画指南建议把子宫和宫颈作为一个整体来勾画[635]。

一项多中心研究指出,MR 图像在肿瘤可视化和识别宫旁受累方面显著优于 CT[66]。MR 的其他优势包括多维重建能力和良好的软组织对比率。MR 扫描器的磁体的强度由称为特斯拉(T)的测量单位表示。磁场强度越高可以产生更好的总体信噪比和更准确的成像。

无论插植后利用 X 线平片、CT 还是 MR 来协助制订治疗计划,为了准确地显示施源器,应该植入不透射线的标记物来确定放射源的位置和规划放射剂量。对于 MRI,识别施源器既可以用不投射线的标记物,或者对于那些正在进行 MR 扫描的组织间插植的患者,一个特殊的 3-T MR 序列可以用来产生伪影,这种伪影可以使针状物的尖端在矢状图像上的显像类似于气球，在轴状图像上显像类似于十字[640]。

剂量规格

A点

20 世纪发展了很多技术来规范近距离治疗剂量。由于世界范围内 3D 成像技术的有限应用和 100 年 X 线片的历史，多数国际性机构使用以 ICRU 38 命名法为基础的基于点的放射剂量测定[599]，限定 A 点而不是规定肿瘤体积的计量[601]。其他机构使用毫克-小时系统，也有认为研究区域体积更有意义。基于美国近距离治疗学会和 ICRU 报告发表的宫颈癌近距离治疗指南的一般原则，2012 年对 A 点的定义进行了更新[598]。为了确定 A 点，通过两个卵圆形施源器或环形施源器最外侧停留位置的中心连线，沿卵圆形（或环形）施源器的半径向上移动这条线，然后沿宫腔施源器再移动 2cm。从这点沿宫腔施源器垂直线，向两侧外延 2cm（图 69.22）。对于宫腔和圆柱形施源器来说，从凸缘或宫颈标记物开始沿宫腔施源器向上移动 2cm，然后向外侧 2cm。

基于 3D 图像的近距离治疗计划，准确地限定了肿瘤，并有助于放射剂量的准确递送，这可能会减少正常组织的受量并降低毒性[641]。在 HDR 近距离治疗使用率不断增加的现在，施源器的准确放置、精确估计正常组织的位置至关重要。当使用 3D 成像时，基于点的 X 线放射剂量学对于 HDR 所需的计量调整的实用性是有限的，因为基于 3D 成像时 A 点可能高估或低估肿瘤剂量[642]。Kim 等[643]发现 A 点的剂量显著低于利用基于 3D 成像优化估算的 HR-CTV D_{90} 的计量。在成像时，人们可以查看肿瘤的体积并根据体积调整剂量，这可能会导致 A 点的计量低于处方 100%等剂量线（覆盖较小肿瘤体积），或延伸超过 A 点边缘的大肿瘤体积的 A 点剂量高于处方。在近距离治疗时，肿瘤覆盖率依赖于肿瘤体积，越大的肿瘤需要越好的优化以确保处方等剂量线充分覆盖[642,644,645]。为保证各治疗中心之间的术语一致性，A 点的计量应予以报告[646]。

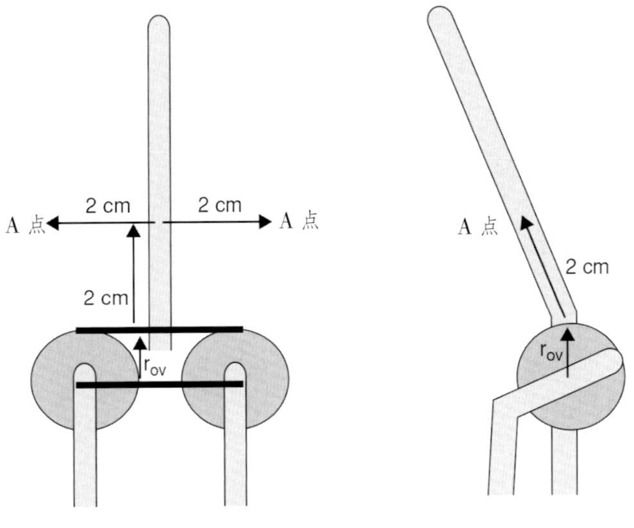

图 69.22　基于美国近距离放疗协会 2012 年宫颈癌治疗指南，在宫腔管和卵型施源器上显示的 A 点的位置。

准确勾画肿瘤和危及器官是制订精确治疗计划的关键（图 69.23）。因为放疗剂量的迅速衰减，不准确的勾画会显著改变正常组织结构的放射剂量。正式的勾画培训可以减少不同人员勾画的差异[647]。

计算机断层扫描成像的近距离治疗勾画

CT 扫描可以根据 CT 影像上显示的宫颈边缘和宫旁可疑病变扩展的区域确定 CTV。应当遵循 CT 勾画指南[635]。CT 上子宫骶韧带可能显像，如果显像，应包含在 CTV 勾画中。GTV 不应在 CT 上确定。宫颈上缘是不确定的，取而代之的是计划整个宫腔长度，并使最顶端驻留点优化，避开乙状结肠以减少小肠的放射剂量。

MR成像的近距离治疗勾画

基于 MRI 的勾画，肿瘤放射治疗欧洲学会的欧洲镭治疗小组（GEC-ESTRO）规范了 MRI 的体积勾画[625,626]。推荐的体积包括：GTV，包含所有强化后的 T2 高信号区域；HR-CTV，近距离治疗时包括全宫颈、宫旁、子宫及阴道的高到中等信号的任何区域，以及临床查体时发现的任何残余病灶；中危临床靶体积（IR-CTV）：排除了 OAR，但包括诊断时肿瘤外周浸润的范围和 HR-CTV 外扩 1cm。IR-CTV 定义为有肿瘤细胞微浸润潜在风险的区域（图 69.24）[648]。Lang 等[649]在一个多中心的研究中证实了该推荐的可行性，其中在 BT 和 EBRT 方案里，A 点的总剂量为 85 ~91Gy，而 CTV 的剂量为 69 ~73Gy。危及器官的照射剂量与通过标准剂量学方法获得的结果相似，这在剂量-体积直方（DVH）图上可以得到更为精确的判断。

剂量-体积直方图报告

对于 MRI 计划近距离治疗，在近距离治疗时全宫颈靶结构和任何残余病灶（也就是 HR-CTV）最常用的剂量-体积参数是 D_{90}（定义为至少 90%的靶体积所接

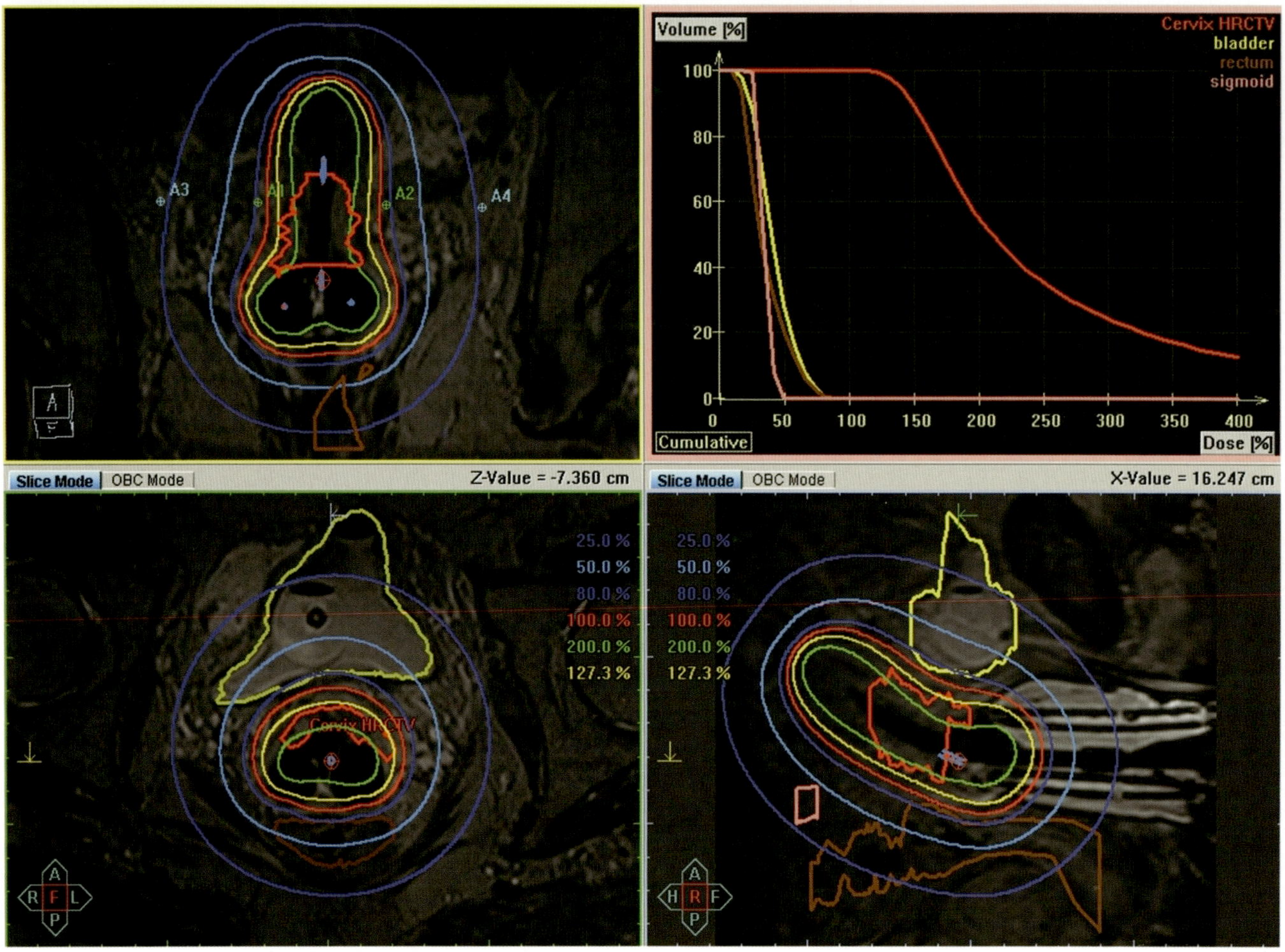

图 69.23 宫腔管和卵形器显示应用 3D 成像(MRI 或 CT)充分覆盖高位临床靶区(HR-CTV),同时最小化危及器官(OAR 直肠、乙状结肠和膀胱)的受量。剂量-体积直方图记录 OAR 的 D_{2mL} 限制。患者 A 点剂量得以记录,但基于不同患者 HR-CTV 和 OAR 的优化不同而有所变化。

受的剂量)、D_{100} 和 V_{100},根据 GEC-ESTRO 推荐[650,651]。累积 D_{90} 等于各个分割的 D_{90} 值加上均质 3D 适形体外照射放射剂量的总和。D_{100} 即最低靶剂量,可能对不准确的勾画和剂量计算更敏感。V_{100} 评估整个靶体积的剂量覆盖,当整个靶区被处方剂量覆盖时为 100%。V_{150} 和 V_{200} 经常在插植近距离治疗中报道。应用 CT 时也可以报告以上参数,尽管靶区的大小会和 MR 上的绝对大小显著不同;HR-CTV 的 CT 勾画会包括宫颈、宫旁或子宫骶韧带的残余病灶和部分子宫(因为宫颈上缘不可见)[635]。在第一次近距离治疗之前或同时进行 MRI 成像,CT 勾画将会更精确 [652]。在 CT 和 MRI 中,处方剂量是基于由医师指定的用于靶体积的剂量,即被 100%等剂量线覆盖的体积,A 点剂量应该被记录。一些机构已经确认了这些指南应用于 HDR、LDR 及 PDR 近距离治疗[45,652,653,654,655,656]。

使用 3D 成像时,人们可以将周围正常组织结构定义为 OAR,包括直肠、乙状结肠和膀胱。2D 成像时,由于乙状结肠难以显像,ICRU38 报告仅要求评估直肠和膀胱的点[599]。然而 ICRU 膀胱点可能会低估 OAR 的最大放射剂量,特别是膀胱[657,658];直肠剂量不大可能被错误估计。许多刊物将 ICRU 点剂量与膀胱和直肠晚期并发症发生率相关联[659,660]。然而 DVH 图可以提供更为可靠的远期并发症的预测指标[661]。在对 50 例接受 LDR 或 HDR 近距离治疗时应用 CT 制订治疗计划患者的回顾性研究中,距离乙状结肠最近的点和乙状结肠点的放射剂量相关,但不同放疗次数间该点与宫腔管的距离差异高达 40%,中位距离为 1.7cm。在 31 个月的中位随访时间内没有观察到乙状结肠毒性。

Kapp 等[662]分析了 720 例采用 ^{192}Ir HDR 治疗的 331 例妇科肿瘤患者,以评估正常组织剂量。基于 CT 剂量测定法表明,膀胱和直肠的最大剂量通常要高于正交定位片上测定的值,在膀胱颈、膀胱底部和直肠上的

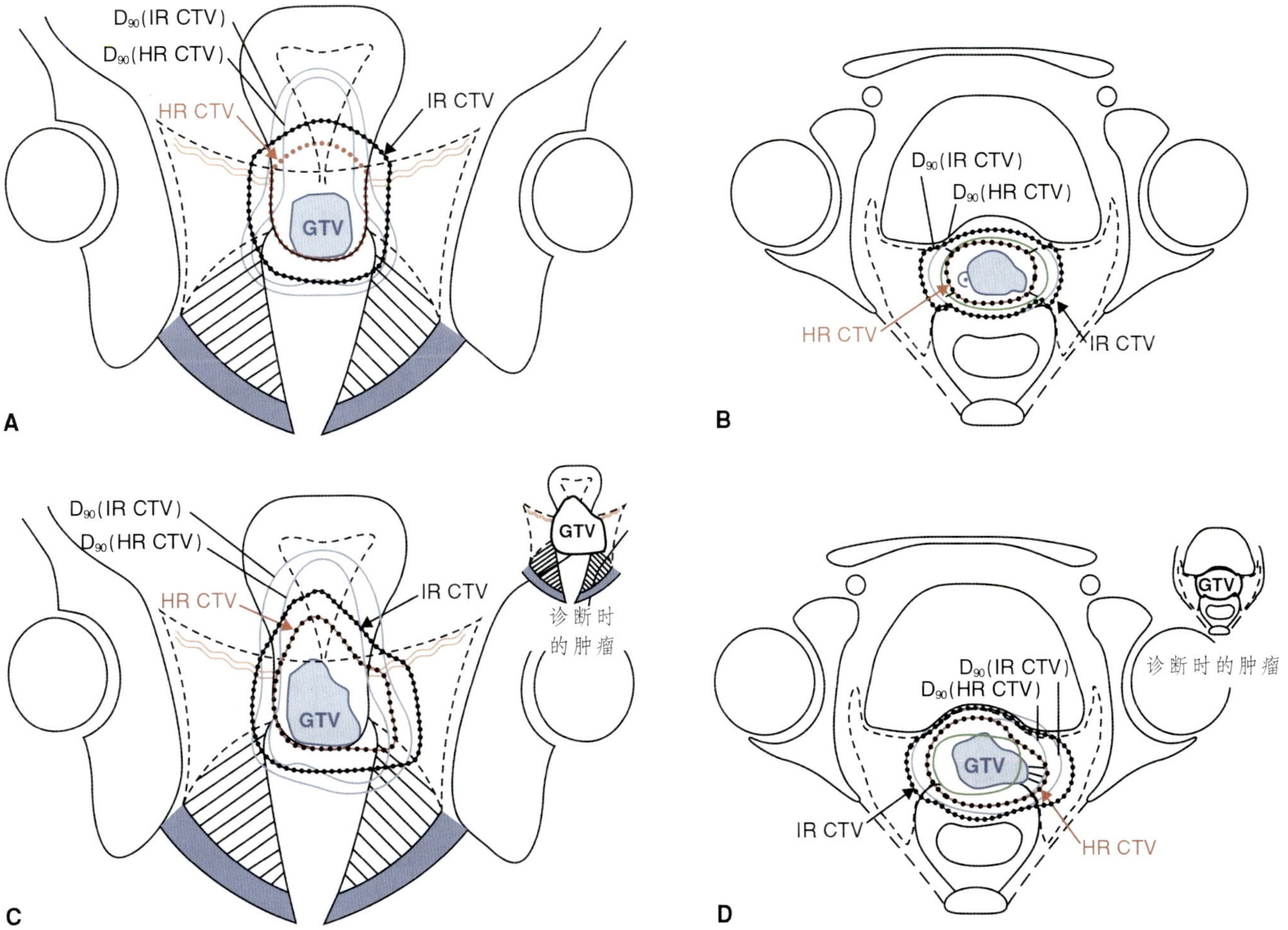

图 69.24 宫颈癌 3D 治疗计划中大体肿瘤体积(GTV)和临床靶体积(CTV)图解。局限性病变(A,B)和进展性病变(C,D:左宫旁的灰色区带)的冠状位(A,C)和横断位(B,D)切面。(From Potter R, Haie-Meder C, Limbergen EV, et al. Recommendations from gynaecological (GYN) GEC ESTRO working group(Ⅱ): Concepts and terms in 3D image-based treatment planning in cervix brachytherapy-3D dose volume parameters and aspects of 3D image-based anatomy, radiation physics, radiobiology. *Radiother Oncol* 2006;78:67–77, with permission from Elsevier.)

平均比值分别为 1.44、2.42 和 1.37。膀胱底部剂量与膀胱颈剂量比在腔内照射时为 1.5，在阴道内照射时为 1.46。如果采用常规方法测定剂量，作者建议计算膀胱底部剂量，因为膀胱颈的单点测定会严重低估膀胱剂量。另外，由于解剖变异的范围较宽，应沿施源器长度取数个点测定直肠剂量。

Eich 等[663]对 11 例宫颈癌患者实施 HDR 近距离治疗，在正交 X 线片上计算 ICRU 点剂量，直肠参考点剂量与在体测量剂量做了比较。在体测量剂量比 ICUR 直肠参考点剂量要低 1.5Gy [(4.05±0.68)Gy 对(6.11±1.63)Gy]。在体测量的优点是可以在治疗过程中直接确定直肠剂量。通过计算机辅助计算出 ICRU 参考点的优点则是治疗前即可计算剂量，并可以在治疗计划中予以考虑。

Pelloski 等[664]在实施 LDR 近距离治疗的 60 例宫颈癌患者中，比较了基于 CT 的体积计算和 ICRU 参考点的照射剂量。他们评价了 118 次插植中的 93 次，并且在剂量–体积直方图(DVH)中计算了到达膀胱和直肠旁 2cm 或 3cm 的最小剂量(DBV2 和 DRV2)。结论为：ICRU 剂量是 DRV2 而不是 DBV2 的合理替代指标。此外，这种方法也不适合应用于其他治疗标准或腔内施源器。

Patil 等[665]发现 ICRU 膀胱和直肠点剂量与体积剂量，特别是 D_{2mL} 显著相关。然而差异较大，他们认为 3D 成像是正确评估 OAR 剂量的关键。

基于 CT 和 MRI 的剂量测定均报告了相似的累积 DVH 参数，包括 D_{2mL} 和 $D_{0.1mL}$。D_{2mL} 是分析器官暴露最多 2cm^3 体积吸收的最小剂量。对于基于 CT 的近距离治疗，OAR 中的对比剂会造成一些伪影，导致勾画器官壁时出现变异。基于 MRI 的近距离治疗时因器官

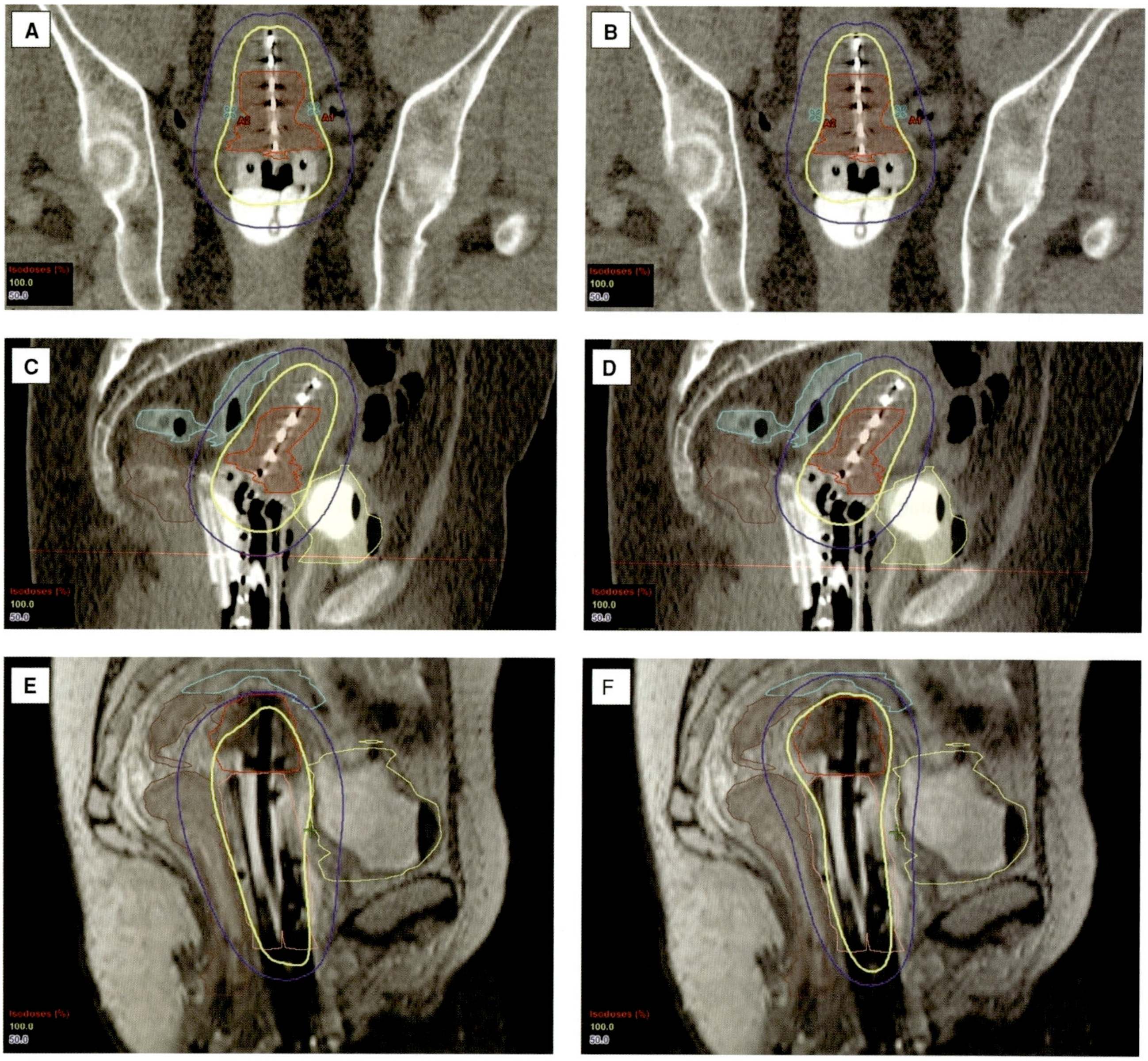

图 69.25 (A)冠状位标准 HDR 近距离照射(至 A 点)宫腔管和环形施源器的 CT 计划图像。(B)优化宫腔管和环形施源器,以最大化肿瘤覆盖率并最小化危及器官(OAR)的剂量,OAR 包括直肠(棕色)、乙状结肠(蓝色)和膀胱(黄色)。(C)矢状位 A 点的标准计划 CT 计划图像。(D)优化后的矢状 CT 计划图像,显示危及器官剂量的减少。(E)图示为 1 例宫颈残端癌没有 HDR 优化的宫腔管和组织间插植针的 MRI 计划。(F)宫腔管和组织间插植针优化后覆盖宫颈残端的后缘,同时最小化膀胱和直肠的受量。

剂量(8Gy)有关。

Nam 和 Ahn[690]也在一项 46 例患者的随机研究中比较了 HDR 近距离治疗的两种方法(一种方法为 10 次,每次 3Gy;另一种为 5 次,每次 5Gy),随后对残留肿瘤行小野近距离治疗追加剂量。两种方法均结合外照射(全盆腔给予 30.6Gy,中央屏蔽后宫旁组织追加 14.4Gy)。结果两组 3 年肿瘤控制率均为 90%,疾病专项生存率分别为 90.5%和 84.9%(P=0.64),2 级以上晚期膀胱和直肠并发症分别 23.8%和 9.1%(P=0.24)。

Liu 等[691]以线性二次方程模型为基础,制订了常规 LDR A 点剂量和分割次数转换为 HDR 近距离治疗的等效表,根据剂量率可以计算出不同分割方案的剂量效应值。作者推测应用治疗获得比,2~4 次的 LDR 近距离治疗模式和 4~7 次的 HDR 近距离模式治疗的结果相似。

目前尚未建立宫颈癌 HDR 近距离治疗的最佳时间-剂量-分割方案。在妇科癌症国际组织的一项国际调查中,国际合作组成员使用了 28 种不同的分割方案（表 69.16）；最常用的是 45Gy 之后 5 次 6Gy 近距离治疗[602]。美国近距离治疗协会出版了 HDR 近距离治疗宫颈癌的推荐方案[623]。每个研究单位都应遵循相同的治疗方案，包括记载全部的治疗参数和临床疗效的关系（盆腔局部控制率、生存率和并发症）。目的是保证 A 点剂量至少达到相当于 LDR 治疗时的剂量即早期宫颈癌为 80~85Gy，局部进展期宫颈癌为 85~90Gy。盆壁推荐剂量是早期宫颈癌为 50~55Gy，局部进展期宫颈癌为 55~65Gy。LDR 近距离治疗时，每次均应尽可能使膀胱和直肠的受照剂量分别保持在相当于 LDR 时的 100Gy 和 75Gy 以下。如果肿瘤较大，腔内照射的剂量曲线不能很好地包绕肿瘤时，应考虑

表 69.16 世界范围内的高剂量率近距离放射治疗剂量和分割方案

受访者百分比（例数）	剂量/分割	分割数量	EQD2
ⅠB~ⅡA 期宫颈癌的标准分割			
18%(11)	6	5	40
15%(9)	6	4	23
12%(7)	7	3	29.75
8%(5)	5	6	37.5
8%(5)	7	4	39.7
5%(3)	5	5	31.25
5%(3)	5.5	5	35.52
ⅡB~ⅣA 期宫颈癌的标准分割			
23%(14)	6	5	40
10%(6)	7	4	40
10%(6)	7	3	30
8%(5)	6	4	32
7%(4)	5.5	5	35.5
5%(3)	5	6	37.5
5%(3)	7	6	59.5
5%(3)	6	3	24
5%(3)	8	3	36

对于全球范围内使用高剂量率（HDR）近距离放射治疗宫颈癌的妇科癌症组间医生进行了关于常规实施于ⅠB~ⅡA 期和ⅡB~ⅣA 期宫颈癌患者的特定分次方案的调查。显示了三个或更多受访者报告方案的结果。

最常见的体外照射剂量为 45Gy，每分割 1.8Gy，接着是每分割 5~6Gy、共 5 次分割。EQD2 公式用于转换 HDR 剂量和分割数，不包括外照剂量分布。

Modified from Viswanathan AN, Creutzberg CL, Craighead P, et al. International brachytherapy practice patterns: a survey of the Gynecologic Cancer Intergroup (GCIG). *Int J Radiat Oncol Biol Phys* 2012;82:250–255; with permission from Elsevier.

行组织间插植近距离治疗。美国近距离治疗协会目前已经出版了对各期别宫颈癌外照射联合 HDR 近距离治疗的剂量和分割方案的指南，尽管这些指南还没有被完全验证。医疗决定责任最终在肿瘤放射治疗医师。Petereit 和 Pearcy[619]对过去 30 年出版的 24 种 HDR 剂量分割方案进行了综述，发现无论是肿瘤控制率还是晚期并发症的发生率与照射剂量不相关。妇科癌症国际组织的 Viswanathan 等[602]发现 HDR 剂量/分割方案有显著的国际差异，除了日本 HDR 近距离放射治疗剂量与外照射量的比率较高外，所使用的转化 EQD2 剂量具有一致性。

近距离治疗的临床结果

使用X线片剂量学的HDR与LDR的随机对照研究

4 个随机试验（表 69.17）和对这些试验结果的 Meta 分析总结已发表，比较了宫颈癌的 HDR 和 LDR 近距离治疗[692,693]。Teshima 等[694]在一项前瞻性随机试验中报道，430 例宫颈癌患者行 LDR（171 例）或 HDR（259 例）近距离治疗加外照射治疗的情况。除Ⅰ期的总生存率外，各临床分期的疾病专项生存率和总生存率相当。从 LDR 到 HDR 的腔内总剂量转换因子为 0.5~0.53。HDR 治疗时，一般采用 4 次照射，LDR 治疗时为 2 次照射。两组的盆腔复发率相当。HDR 组的 2 级和 3 级并发症发生率（约 10%）略高于 LDR 组（4%；P=0.002）。

Patel 等[607]发表了一项 482 例浸润性宫颈 SCC 患者的随机试验。LDR 后装治疗的局部肿瘤总控制率为 79.7%，HDR 治疗的该控制率为 75.8%。LDR 和 HDR 治疗Ⅰ期患者的 5 年生存率分别为 73%和 78%，Ⅱ期分别为 62%和 64%，Ⅲ期分别为 50%和 43%。两治疗组仅在直肠并发症总发生率上有显著性差异，LDR 为 19.9%，HDR 为 6.4%。但更严重的 3 级和 4 级并发症发生率在这两个组之间无显著性差异（分别为 2.5%和 0.4%）。两组的膀胱并发症发病率接近。

Hareyama 等[695]对 132 例Ⅱ期或ⅢB 期宫颈癌患者行随机试验，LDR 或 HDR 后装治疗加同样的盆腔外照射治疗。从 LDR 至 HDR 的转换因子为 0.588。Ⅱ期和ⅢB 期行 HDR 治疗的 5 年 DSS 分别为 69%和 51%，行 LDR 治疗的该 DSS 分别为 87%和 60%。全盆控制率分别为 89%和 73%；100%和 70%。3 级或以上并发症发生率分别为 10%和 13%（无显著性差异）。

Lertsanguansinchai 等[373]将 696 例宫颈癌患者随

表 69.17 HDR 和 LDR 的毒性作用和总生存率、无疾病生存率的随机对照试验结果

作者	分期	总生存率(%)[a]		无疾病生存率(%)[b]		毒性作用(%)[b]	
		HDR	LDR	HDR	LDR	HDR	LDR
Patel 等[607]	Ⅰ期,<3cm	100	100	85	81	0.4	2.4
	Ⅱ期,<3cm	82	82	71	66		
	Ⅰ期,>3cm	87	88	75	70		
	Ⅱ期,>3cm	74	78	63	60		
	Ⅲ期	71	76	43	50		
Teshima 等[694]	Ⅰ期	66	89[c]	85	93	7	3
	Ⅱ期	61	73	73	78		
	Ⅲ期	47	45	53	47		
Hareyama 等[695]	Ⅱ期	89	100	69	87	7.5	16.2
	Ⅲ期	69	70	51	60		
Lertsanguansinchai 等[696]d	ⅡB 期	65	74	65	76	5	5
	ⅢB 期	71	63	74	59		

HDR,高剂量率;LDR,低剂量率。

[a] 5 年生存率,除非另有说明。[b] 3~5 级直肠和膀胱毒性作用并发症。[c] 统计学有显著差异。[d] 3 年随访结果。

From Stewart AJ, Viswanathan AN. Current controversies in high-dose-rate versus low-dose-rate brachytherapy for cervical cancer. *Cancer* 2006;107:908–915; with permission.

机分为 LDR 组(109 例)或 HDR 后装治疗加外照射放疗组(112 例)。其中位随访时间分别为 40 个月和 37 个月。两个治疗组 3 年全盆控制率分别为 89%和 86.4%,两组的无复发生存率均为 69%。LDR 治疗组中2.8%出现 3 级或 4 级并发症,HDR 治疗组为 7.1%(P=0.23)。

包含上述四项试验的 Meta 分析[693]报告了 HDR 与 LDR 的 3 年、5 年和 10 年的总生存率的共同 RR 分别为 0.95(95% CI=0.79~1.15)、0.93(95% CI=0.84~1.04)和 0.79(95% CI=0.52~1.20),5 年和 10 年的 DDS 率为 0.95(95% CI=0.84~1.07)和 1.02(CI=0.88~1.19)。3 年和 5 年的局部肿瘤控制率的 RR 分别为 0.95(95% CI=0.86~1.05)和 0.95(95% CI=0.87~1.05)。对于膀胱、直肠乙状结肠和小肠并发症,RR 分别为 1.33(95% CI=0.53~3.34)、1.00(95% CI=0.52~1.91)和 3.37(95% CI=1.06~10.72),表明 HDR 除了增加小肠并发症外(P=0.04),其他无显著差异。值得注意的是,没有任何随机研究使用 3D 成像来优化避开正常组织。

使用 3D 成像来指导近距离治疗计划已经使 HDR 和 PDR 近距离治疗得到优化,从而减少每次高分割放疗对正常组织可能造成潜在显著不良反应的受量。一项治疗前使用 MRI 测定肿瘤体积,对 LDR 和 HDR 治疗的回顾性比较显示,当实施基于图像的计划时,HDR 的并发症显著减少[697]。同样,使用 3D 成像优化肿瘤覆盖,对于 HDR 分割治疗至关重要。

使用A点剂量学的前瞻性数据

Haie-Meder 等[698]将 204 例宫颈癌患者随机行术前两种 LDR 近距离治疗的一种(0.4Gy/h 或 0.8Gy/h),注意到两组不同剂量率的 2 年肿瘤局部控制率(93%)和总生存率(85%)是相似的。3 级晚期并发症发生率在 0.4Gy/h 组为 7%,在 0.8Gy/h 组为 13%。0.4Gy/h 组出现了 1 例小肠梗阻(1%);而 0.8Gy/h 组有 5 例(5%)。膀胱阴道瘘的发生率分别为 2%和 4%。

日本的一项前瞻性研究,60 例肿瘤<4cm(MRI T2 相)且无淋巴结病变的Ⅰ期和Ⅱ期宫颈癌患者,给予全盆 EBRT 20Gy/10 次,随后给予中央遮挡 30Gy/15 次,HDR24Gy/4 次(在 A 点)[699]。A 点的累积 BED 为 62Gy(α/β= 10),低于世界上任何机构的报告记录。中位肿瘤直径为 28mm(6~39mm)。中位肿瘤治疗时间 43 天。中位随访时间为 49 个月(7~72 个月)。7 例患者发生复发:3 例患者为盆腔复发(2 个中心,1 个淋巴结),4 例患者为远处转移。2 年无病和总生存率分别为 90%(95%CI=82%~98%)和 95%(95%CI=89%~100%)。2 年晚期并发症发生率,大肠/直肠为(根据 RTOG/EORTC 分级≥1)为 18%(95%CI=8%~28%),小肠为 4%(95%CI=0%~8%),膀胱为 0%。泌尿生殖系

统/胃肠道分级≥3 的晚期并发症未发生。

法国的 STIC 前瞻性试验对比了使用 X 线模拟和基于 3D 计划治疗的患者[534]。共招募 705 例ⅠB~ⅢB 期宫颈癌患者。基于 3D 治疗计划显著改善了毒性和存活率。基于平片的接受同步放化疗和 LDR 或 PDR 近距离治疗的患者的 2 年局部肿瘤控制率为 74%,详细结果见表 69.18。

使用A点剂量学的低剂量率近距离治疗的回顾性数据

Fowler[700]分析了 270 例宫颈癌患者,分别接受了 75cGy/h 手工后装或者 150cGy/h 遥控后装铯源照射治疗。结果观察到尽管减少了 20%的剂量,3 级晚期并发症的发生率却从 4%上升至 22%, 从而提示两种系统在生物效应上存在巨大差异。Leborgne 等[701]也描述过这种剂量率增加的效应。临床方案也常用线性二次模型来计算生物等效剂量。把 LDR 加倍,就称之为 MDR。假定 α/β =2~4Gy(后者对于直肠或尿路并发症而言是不太可能的极限值), 那么 16Gy 的 MDR 和 20Gy 的 LDR 的生物等效剂量经过计算后的最大比例为 1.06~1.15。根据临床数据提供的 $t_{1/2}$ 值计算,得出理论上理想的剂量削减因子在 24%~29%范围之间,而不是 20%。

Rodrigus 等[702]分析了 143 例宫颈癌患者接受两种不同近距离治疗方案加外照射后的晚期并发症。77 例患者接受了 2 次剂量率为 0.54Gy/h 的腔内治疗,66 例患者给予的剂量率则为 1.07Gy/h。由于可以预见高剂量率带来高并发症发生率, 高剂量率组的剂量从 25Gy 降至 20Gy。两组肠道和泌尿系统的晚期并发症比例分别为 49/77 和 46/68。5 年小肠晚期并发症率分别为 42%和 54.1% , 泌尿系统晚期并发症率分别为 16.9%和 24.1%。尽管减少了剂量,在晚期并发症的发

表 69.18 近距离放疗三维计划的临床结果

机构(报告时间)	病例数	治疗模式	分期	成像	随访中位数(年)	局部控制率(%)	疾病特异性生存率(%)	总生存期(%)	3~4 级毒性(%)(例)
法国 STIC(2005—2007)[534 a]	705	—	ⅠB~ⅢB	—	2	—	—	—	—
	76	术前 LDR 或 PDR	—	X 线	—	92[b]	87[b]	95[b]	14.6[b]
	89	术前 PDR	—	CT	—	100[b]	90[b]	96[b]	8.9[b]
	142	术前 ChRT/LDR 或 PDR	—	X 线	—	85[b]	73[b]	85[b]	12.5[b]
	163	术前 ChRT/LDR	—	CT	—	93[b]	77[b]	86[b]	8.8[b]
	118	ChRT/LDR 或 PDR	—	X 线	—	74[b]	55[b]	65[b]	22.7[b]
	117	ChRT/LDR	—	CT	—	78.5[b]	60[b]	74[b]	2.6[b]
维也纳(1993—1997)[736]	189	EB/HDR	ⅠA~ⅣB	CT	2.8	78[b]	68[b]	58[b]	(3GU),(4GI),(31V)[c]
维也纳(1998—2003)[742]	145	EB±Chd-HDR	ⅠA~ⅣA	MR	4.3	85[c]	68[c]	58[c]	(3GU),(4GI),(5V)[c]
维也纳(2001—2008)[653]	156	EB±Che-HDR	ⅠA~ⅣA	MR	3.5	95[c]	74[c]	68[c]	(3GU),(5GI),(2V)[c]
UPMC(2007—2010)[652]	44	ChRT/HDR	ⅠB~ⅢB	CT+MR	0.6	88[b]	85[b]	86[b]	0
Addenbrools(2005—2007)[737]	28	ChRT/HDR	ⅠB1~ⅢB	CT	19	96[c]	81[c]	—	14(3GI)[c]
IGR(2000—2004)[741]	39	术前 LDR	ⅠB1~ⅡB	MR	4.4	9[f]	86[f]	94[f]	0
IGR(2000—2004)[655]	84	ChRT/LDR	ⅠB2~ⅣB	MR	4.4	89[f]	52[f]	57[f]	(3GU,1GI)[f]
IGR(2000—2004)[655]	45	ChRT/PDR	ⅠB~ⅣA	MR	2.2	100[b]	73[b]	78[b]	(1Fi)+
BW/DFCC(2004—2011)[738]	115	ChRT/HDR	ⅠB~ⅢB	CT	1.8	93[b]	83[b]	78[b]	—

BW/DFCC,丹娜法伯/布列根癌症中心;IGR,古斯塔夫·鲁西癌症研究所;PDR,脉冲剂量率近距离治疗;STIC,法国全国性多中心比较性研究;UPMC,匹兹堡大学医学中心;Ch,顺铂同步化疗;ChRT,顺铂联合体外放疗;EB,体外放疗;Fi,瘘;GI,胃肠的;GU,泌尿生殖系统;V,阴道的;HDR,高剂量率近距离治疗;LDR,低剂量率近距离治疗;Addenbrools,安登布鲁克斯医院。

[a]前瞻性试验。[b]2 年。[c]3 年。[d]顺铂同步放化疗至 55%。[e]顺铂同步放化疗至 73%。[f]4 年。

病率上仍存在明显的剂量率效应。这些研究都强调了在宫颈癌近距离放射治疗中剂量率的重要性。

Rotmensch 等[703]比较了 140 例早期宫颈癌患者，分别接受了全盆放射治疗加 1~2 次 LDR 腔内近距离治疗。结果显示两组有着类似的 5 年局部肿瘤控制率(P=0.83)、DFS(P=0.23)和疾病专项生存率(P=0.29)。两组晚期并发症的发生率也相近。这个结果说明，对于行根治性放射治疗的早期宫颈癌患者，在给予了 45Gy 盆腔外照射后只需要接受一次 LDR。

Perez 等[169]在一项回顾性分析中注意到，在只接受放射治疗的宫颈癌患者中，如果ⅠB 期肿瘤直径<2cm，A 点给予 70~80Gy 的 LDR 剂量时盆腔复发率低于 10%，然而对于体积较大的肿瘤，即使剂量增加到 85~90Gy，盆腔复发率仍然达到 25%~37%。在ⅡB 期患者中，A 点给予 70Gy 的 LDR 剂量时，盆腔复发率接近 50%，当给予>80Gy 时，非巨块型肿瘤和巨块型肿瘤的盆腔复发率分别为 20%和 30%。在Ⅲ期单侧病变的患者，当 A 点给予 70Gy 或更低剂量时盆腔复发率接近 50%，当增大剂量时，复发率降至 35%。当病变为双侧或巨块型肿瘤时，剂量<70Gy 时盆腔复发率为 60%，高于此剂量时则为 50%。

法国一项关于 257 例ⅠB1 期、ⅡA 期和ⅡB 期肿瘤直径<4cm 的宫颈癌患者的研究，术前给予患者 LDR，随后进行根治手术和淋巴结清扫术[704]。44%的患者存在残余肿瘤，4.3%的患者为宫旁浸润，17.9%的患者为淋巴结受累。2 级、3 级晚期并发症发生率分别为 7.4%、2.7%。5 年总生存率和 DFS 分别为 83%(CI=78.3~87.5) 和 80.9%(CI=76.3~85.7)。在多变量分析中，淋巴结受累、宫旁受量和吸烟显著影响总生存率和 DFS。

使用A点的脉冲剂量率近距离治疗的回顾性结果

Rogers 等[519]治疗了 52 例宫颈癌患者，其中 31 例在放疗前行经腹分期手术，18 例行组织间插植近距离治疗，28 例行腔内近距离治疗。盆腔外照射的中位剂量为 45Gy/25 次。组织间近距离治疗体积的中位剂量为 75.8Gy，腔内治疗 A 点中位剂量为 84.1Gy，每小时每脉冲的中位剂量率为 0.55Gy。6 例经剖腹探查提示腹主动脉旁淋巴结受累的患者给予该区域 EBRT 的剂量为 45Gy/25 次。30 例患者行 DDP 40mg/m^2 每周同步化疗。中位随访 25 个月，全组 4 年 DFS 为 66%(ⅠB 期为 100%、Ⅱ期为 69%、Ⅲ/ⅣA 期为 68%，外科术后复发者为 43%)。并发症：2 例 (4.3%)4 级、1 例(2.2%)3 级(频发血尿)、5 例(10.9%)2 级。

Kaneyasu 等[706]1969—1999 年使用 LDR 或 MDR 治疗了 419 例宫颈 SCC 的患者。LDR 需要入院过夜观察，而 MDR 在门诊治疗 5h 以上。LDR 组Ⅰ期、Ⅱ期、Ⅲ期和ⅣA 期的 5 年总生存率分别为 78%、72%、55%和 34%，MDR 组分别为 100%、68%、52%和 42%(无显著性差异)。5 年 2 级或以上直肠、膀胱和小肠晚期并发症发生率，LDR 组分别为 11.1%、5.8%和 2.0%，而 MDR 组分别为 11.7%、4.2%和 2.6%(无显著差异)。

El-Baradie 等[707]发表了一项前瞻性研究，其中 45 例宫颈癌患者随机分入 HDR 或 MDR 组。两组外照射剂量相同。A 点剂量率校正因子从 LDR 到 HDR 为 0.53，LDR 到 MDR 为 0.6。两种方法的 3 年生存率和肿瘤局部控制率相似(HDR 分别为 62%和 67%；MDR 分别为 68%和 73%)。直肠和膀胱并发症发生率两组相同(3 年 29%)。Tanaka 等[708]也比较了 150 例和 56 例分别接受 HDR 和 MDR 近距离治疗的患者。两组生存率相似；2 级以上晚期毒性在 HDR 组有升高倾向(分别为 14%对 6%)。

Bachtiary 等[709]报道了 109 例接受 LDR 近距离治疗和 57 例接受 PDR 近距离治疗的患者。LDR 组的 3 年总生存率和 DFS 分别为 70%和 57%，PDR 组分别为 82%和 70%(P=0.25 和 P=0.19)。3 年的晚期 3 级或更高毒性的概率，LDR 组为 7.4%，PDR 组为 7.6%(P=0.69)，同步化疗与未化疗相比分别为 6.9%和 7.6%(P=0.69)。

Rath 等[710]报道了 48 例接受 PDR 近距离治疗(I-CRT)和盆腔照射的患者。PDR 单次放疗剂量为 A 点 27Gy(每小时脉冲，70cGy)。10 例患者出现复发(ⅡB 期和ⅢB 期各 5 例)。8 例为盆腔复发，1 例为骨转移，1 例为锁骨上淋巴结转移。总体来说，50 个月的Ⅲ~Ⅳ级晚期毒性发生率为 6%。中位随访期为 15 个月，实际无复发生存率Ⅰ期至Ⅱ期为 82%、Ⅲ期至Ⅳ期为 78%。

使用A点的高剂量率近距离治疗的回顾性结果

许多非随机研究将 HDR 的结果与在同一机构已完成或同时接受 LDR 的结果进行对照研究[608,627,672,711-713]。对于ⅢB 期或者巨块型患者，HDR 必须谨慎使用，因为近距离治疗处方剂量应该尽可能覆盖肿瘤体积并避免正常组织(表 69.19)。尽管一般建议在 HDR 近距离治疗的当天不给予同步化疗[598]，但几项研究表明，

表 69.19 回顾性分析中宫颈癌Ⅲ期的总体生存率、盆腔控制率和毒性

	低剂量率				高剂量率			
作者	例数	总生存率(%)[a]	盆腔控制率(%)	毒性(%)[b]	例数	总生存率(%)	盆腔控制率(%)	毒性(%)[b]
Akine 等[393] c,d	212	38	61	—	37	54	64	—
Arai 等[646] c,d	143	46.5	—	—	508	52.2	—	—
Falkenberg 等[718] c,e,f	23	45	72	4.8	6	33	83	3.5
Ferrigno 等[717] d	69	**46**[g]	58	**4.7**[g]	56	**36**[g]	50	**0.8**[g]
Hsu 等[724] d,h	73	50.2	—	—	30	51.1(6) 42.9(4)	—	—
Kim 等[889] d	8	35.7	—	—	16	43.8	—	—
Kucera 等[890] e	212	**37.3**[g]	—	—	78	**53.8**[g]	—	9.0
Okkan 等[724] d,h	21	47.3	53	—	98	31.6	45	—
Orton 等[610] d	1464	42.6	—	—	2721	47.2	—	—
Petereit 等[606] c,e	50	**58**[g]	75[g]		50	**33**[g]	**44**[g]	
Sarkaria 等[715] e	57	46	63	7.0	12	58	50	2.5
Lorvidhaya 等[730] c,d	—	—	—	—	675	47.8	68.8	8.3
Sakata 等[892] d	—	—	—	—	48	—	63	—
Souhami 等[893] c	—	—	—	—	77	42	—	—
Wong 等[894] c,d	—	—	—	—	51	25	63.2	—

[a] 所有期别的 3~5 级膀胱、直肠晚期并发症。[b] ⅢB 期结果。[c] 5 年结果。[d] 3 年结果。[e] 病因特异性存活率。[f] 粗体为统计学显著差异。[g] 6 分次和 4 分次结果。

From Stewart AJ, Viswanathan AN. Current controversies in high-dose-rate versus low-dose-rate brachytherapy for cervical cancer. *Cancer* 2006; 107:908–15; with permission.

HDR 不会增加患者的放化疗毒性(表 69.20)。尽管 A 点的定义可能因不同治疗中心而异,但大多数研究使用 A 点作为参考点。

一项以人口为基础的回顾性队列研究,总结了加拿大的萨斯喀彻温省 1985—2001 年之间诊断的所有宫颈癌病例, 其中 107 例接受 LDR,37 例接受 HDR,二者期别分布相同。HDR 和 LDR 的 5 年疾病专项生存率分别为 56%和 67%(P=0.72)。急性毒性反应是腹泻(60%)和腹部痉挛(12.5%),慢性毒性是阴道狭窄(5.5%)和小肠梗阻(4%)[714]。

Petereit 等[606]报道了 191 例行 LDR 近距离治疗、173 例行 HDR 近距离治疗,两组采用相同的外照射治疗。两种治疗法的全盆控制率和生存率相当,但Ⅲ期患者除外;在该分组上,LDR 后装治疗的效果更好,可能与 HDR 剂量低有关。一项包含 198 例 LDR 后装治疗的分析中,3 年生存率为 66%, 而 40 例行 HDR 后装治疗患者的该生存率为 77%[715]。全盆控制率分别为 80%和 77%。需要住院或手术治疗的并发症发生率分别为 10%(20/198)和 2.5%(1/40)。

Kapp 等[716]在一项包含 181 例 FIGO ⅠB~Ⅳ期宫颈癌患者的研究中证实,接受高剂量率(HDR)后装治疗患者的预后因素与之前连续接受低剂量率(LDR)后装治疗患者的预后因素相类似。在多因素分析上,肿瘤大小是全盆控制和远处转移率的最重要因素。

Ferrigno 等[717]对 190 例行 LDR、118 例行 HDR 治疗并行盆腔外照射的宫颈癌患者进行了回顾性研究。Ⅰ期或Ⅱ期患者结果无显著差异; 但Ⅲ期患者组行 LDR 和 HDR 治疗的局部肿瘤控制率分别为 58%和 50%(P=0.19),DFS 为 49%对 37%(P=0.03)。5 年时,直肠后遗症发生率分别为 16%和 8%(P=0.03)、膀胱后遗症分别为 6%和 3%(P=0.13)、小肠后遗症分别为 4.6%和 8.9%(P=0.17)。

Falkenberg 等[718]分析了 1990—2000 年的 160 例患者,103 例用 LDR 治疗,57 例用 HDR 治疗。局部控制率 LDR 为 78%,HDR 为 76%(P=0.96);3 年总生存率,LDR 为 60%,HDR 为 55%(P=0.48)。晚期并发症 HDR 为 2 例(3.5%),LDR 为 5 例(4.8%)。

Orton 等[610]注意到 HDR 近距离治疗的单次分割

表 69.20 高剂量率[HDR]与同步化疗的分割和毒性

作者	高剂量率		毒性反应(%)[a]		随访(月)
	剂量(Gy)	分割次数	未化疗	化疗	
Tseng 等[463] b	4.3	6	6.5(GI)	10(GI)	47
	8	3	3.2(GU)	3.3(GU)	
Pearcey 等[454] b,c			9(GI)	5(GI)	82
			7(GU)	10(GU)	
Sood 等[895] d	9	2	5(GI)	5(GI)	36
Saibishkumar 等[8965] d	9	2	(GI)	1.8(GU)	39
			1.0(GU)	0(GU)	
Sood 等[843] d	9	2	10	6	28
Ozsaran 等[897] e	8.5~9	1~2	0	0	20
Souhami 等[478] e	10	3		28(GI)	27
				6(GU)	
Strauss 等[898] e	7	5		3.7(GI)	19
				3.7(GU)	

GI,胃肠道;GU,泌尿生殖系统。

[a] 3~5 级晚期并发症。[b] 前瞻性随机试验。[c] 包括高、中、低剂量率。[d] 回顾性对比患者联合化疗与不联合化疗。[e] 前瞻性研究中,所有患者接受化疗。

From Stewart AJ, Viswanathan AN. Current controversies in high-dose-rate versus low-dose-rate brachytherapy for cervical cancer. *Cancer* 2006;107:908–915; with permission.

剂量明显影响毒性。A 点剂量/分割等于或小于 7Gy 时,并发症发生率无论是重度损伤(1.28%对 3.44%;*P*<0.0001)还是中度加重度损伤(7.58%对 19.51%;*P*<0.001)均明显减低。而剂量/分割对治愈率的影响相似。

Kuske 等[719]描述了一种通过 HDR 宫腔和卵圆形施源器的使用来改善靶覆盖和局部肿瘤控制的方法,该方法在同一疗程中应用 HDR 腔内和组织间插植近距离治疗,插植部位为宫颈管轴侧方 25mm 或更宽的位置。41 例患者接受了共 76 次联合治疗。平均随访 23 个月,ⅡB 期肿瘤患者的 3 年 DFS 为 75%。没有观察到严重的早期或持续的晚期并发症。宫腔、环形和组织间插植联合施源器[720],宫腔、卵圆形和组织间插植联合施源器[656,721]现在可以应用于 HDR 近距离治疗。

Forrest 等[686]介绍了 122 例 EBRT 治疗后接受 HDR 6Gy×5 次的治疗结果。2 年 DFS 为 70%,3~4 级毒性率为 14%(13 例)。中位复发时间为 8 个月(2~22 个月),毒性为 10 个月(4~27 个月)。他们得出结论,这种方案的高毒性应该考虑减少近距离治疗剂量或使用 3D 成像来规划剂量。美国的一些机构报道给予同步放化疗患者 5.5Gy×5 次近距离治疗,而不是每次 6Gy[601,602]。

Anker 等[722]利用 6Gy×数次 HDR 治疗 65 例患者,45 例患者随着肿瘤消退,顶端驻留点时间缩短。中位随访 24.5 个月,3 年总生存率、DFS、无远处转移生存率和局部控制率分别为 67%、76%、79%和 97%。急性和 3 年 3 级或以上晚期毒性的发生率分别为 24.6%和 17%。

Le Pechoux 等[723]报道,130 例宫颈癌患者行 HDR 近距离治疗(Ⅰ期,每周 1 次,6 周共 30Gy)联合外照射治疗(中央遮挡,平均剂量为 50Gy)。更晚期患者接受每周 2 次,共 4 次、总剂量为 18~24Gy 的 HDR 治疗加外照射治疗(全盆剂量为 20~30Gy,中央遮挡、宫旁剂量为 50~66Gy)。ⅡB 期和ⅢB 期患者的 5 年生存率分别为 82%和 47%。4 例直肠阴道瘘或膀胱阴道瘘和 1 例直肠炎要实施结肠造口术。76 例每周 1 次 6Gy 治疗的患者和 54 例接受每周 2 次、5Gy/次近距离治疗的患者的生存率、局部肿瘤控制率和并发症发生率相当。

Hsu 等[724]报道了宫颈癌患者行 HDR 近距离治疗,92 例 A 点剂量(HDR-6),7Gy×6 次(共 42Gy);57 例行 A 点剂量(HDR-4),8Gy×4 次(32Gy)。所有患者均分 2 个疗程接受 HDR 治疗,疗程中每天照射 2 次。259 例历史对照患者采用 LDR 近距离治疗(分 2 个疗程，剂量 40Gy）。所有患者在近距离治疗前均接受全盆外照射 36~45Gy 的治疗（通常剂量为 40Gy）。3 个组的 5 年局部肿瘤控制率相当（HDR 组 82%、85.5%，LDR 为 89.5%）。5 年生存率也相当（分别为 67.7%、77.9%和 74.1%）。但 HDR-4 组的晚期并发症较低，其治疗的生物效应与 LDR 疗法相当，而比 HDR-6 组高（11%对 25.6%）。

Selke 等[725]发表了 187 例原发宫颈癌患者行全盆放疗（46Gy）加 HDR 近距离治疗的结果，A 点剂量率为 1.6Gy/min，在 5 年研究结束时降至约 0.8Gy/min。最后 2~3 周外照射并同时予以 3 次 HDR 治疗（A 点剂量 8~10Gy/次）。5 年实际生存率为：ⅠB 期，72%；ⅡA 期，65%；ⅡB 期，66%；ⅢA 期，66%；ⅢB 期，45%。中位随访 54 个月显示，23 例患者出现 25 个并发症；13 例（7.6%）为 3 级或 4 级损伤。直肠总剂量大于 54Gy 的患者，其直肠并发症明显升高（P=0.045）。

Choi 等[726]对 136 例宫颈癌患者行全盆外照射治疗（共 46Gy/23 次）加 3 次（每周 1 次）的 HDR 近距离治疗，A 点剂量为 7~8Gy/次。5 年实际生存率分别为：ⅠB 期，85%；ⅡA 期，64%；ⅡB 期，70%；ⅢB 期，53%。3%~7%的患者出现 3 级或以上的并发症。引发严重直肠并发症的最重要因素是置入低位阴道施源器（P<0.01）、宫腔施源器长度大于 5cm、直肠的生物等效总剂量大于 120Gy 和疾病分期为Ⅲ期。

Kagei 等[727]报道，217 例宫颈癌患者（71 例Ⅱ期，146 例Ⅲ期）接受全盆外照射（40Gy/20 次；或 39.6Gy/22 次）加宫旁补量 10Gy/5 次的照射，随后接受 HDR 近距离治疗。Ⅱ期和Ⅲ期的疾病专项 5 年生存率分别为 77%和 50%。盆腔复发率分别为 13%和 36%。严重（4 级）后期并发症发生率为：直肠，2%；小肠或乙状结肠，1%；膀胱，1%。

Takeshi 等[728]报道了 265 例Ⅲ期宫颈癌患者行外照射治疗（50.3Gy）加腔内高剂量率近距离治疗（19.8Gy）。5 年总生存率、无复发生存率和局部无复发率分别为 50.7%、57.1%和 71.2%。5 年主要并发症发生率为：膀胱，2.6%；直肠，8.3%。直肠并发症组的照射剂量显著高于无并发症组。

Wang 等[729]报道了 173 例宫颈癌行 HDR 近距离治疗、全盆照射（40~44Gy/20~22 次）及盆壁补量照射治疗（6~14Gy/3~7 次，中央遮挡）的结果。HDR 近距离治疗 A 点 7.2Gy/次，照射 3 次，间隔时间为 1~2 周。ⅡA 期、ⅡB~ⅢA 期、ⅢB~ⅣA 期的 5 年全盆控制率分别为 94%、87%和 72%。5 年实际生存率分别为 79%、59%和 41%。66 例患者（38%）出现直肠并发症，19 例患者（11%）出现膀胱并发症。2、3 和 4 级直肠并发症的 5 年发生率分别为 15%、4%和 3%。

Lorvidhaya 等[730]报道 1992 例宫颈癌患者行外照射加 HDR 近距离治疗的结果。其中，ⅠB 期 211 例、ⅡA 期 225 例、ⅡB 期 902 例、ⅢA 期 14 例、ⅢB 期 675 例、ⅣA 期 16 例、ⅣB 期 16 例（0.8%）。中位随访 96 个月，5 年 DFS 分别为 70%、59.4%、46.1%、32.3%、7.8%和 3.1%。综合肠道和膀胱的晚期并发症发生率（RTOG）为：3 级并发症，7%；4 级并发症，1.9%。

Leborgne 等[731]报道了 59 例ⅠB~ⅡA 期宫颈癌患者，4 年盆腔控制率为 93%，DFS 为 88%。全盆照射 18Gy 加宫旁照射 22Gy，并联合 A 点 6 个 HDR 分次照射 7Gy（A 点，14Gy/h），每个治疗日照射 2 次，间隔 6h。29 例ⅡB 期患者对应的参数为 79%、75%和 75%。2 级和 3 级晚期并发症的 4 年发生率为 4.7%。

1148 例宫颈 SCC 患者行外照射加高剂量率近距离治疗并中位随访 22 年，结果显示 10 年全盆控制率分别为：ⅠB 期，93%；Ⅱ期，82%；Ⅲ期，75%[569]。疾病专项生存率分别为 89%、74%和 59%。严重后遗症发生率分别为：直肠乙状结肠，4.4%；膀胱，0.9%，小肠，3.3%。Nakano 等[732]随后报道了一项研究，1996—1998 年来自 8 个亚洲国家的 210 例ⅢB 期宫颈癌患者接受放射治疗和近距离治疗。虽然随访困难，但报告的 5 年主要并发症发生率在 HDR 组为 6%、LDR 组为 10%。5 年总生存率 HDR 组 51.1%，LDR 组为 57.5%。

Novetsky 等[733]提供了 77 例接受顺铂增敏体外放疗随后接受 2 次 9Gy HDR 近距离治疗的患者。中位随访 3.5 年。ⅠB2/Ⅱ期的局部控制率为 88%，Ⅲ/Ⅳ期的局部控制率为 68%。3~4 级胃肠道急性症状发生率为 47%。5 例（6%）患者发生 3~4 级晚期毒性。Patel 等[734]描述了接受体外放疗和 HDR 的 104 例宫颈癌患者，9Gy/2 次或 6.8Gy/3 次，每次间隔 1 周。中位随访 31 个月。3 年局部控制率，9Gy 组为 81.35%，6.8Gy 组为 65.18%（P=0.04）。发生任何 3 级或更严重的 3 年晚期毒性的风险，9Gy 组为 7.47%，6Gy 组为 3.57%（P=0.3）。

CT或MRI与X线对比的前瞻性试验

使用基于 CT 或 MRI 的治疗计划的宫颈癌近距离治疗的临床结果列于表 69.18。法国 STIC 试验[733]从 20 个中心前瞻性收集数据，并分层为 2D 对 3D（主要为 CT）近距离治疗。共有 705 例患者接受以下 3 种方案之一的治疗：①近距离放疗，随后手术（ⅠB1 期，

165例)；②EBRT加化疗，近距离治疗，随后手术(305例)；或③EBRT加化疗，随后近距离治疗(235例)。对于接受同步放化疗随后近距离治疗的235例患者，2年总生存率为3D组74%、2D组65%(P=0.27)；DFS为60%对55%(P=0.09)；局部无复发生存率为70%对61%(P=0.001)；仅限于局部复发的生存率为79%对74%(P=0.003)。总体毒性由2D组的23%降低至3D组的2.6%(P=0.002)；泌尿系统从2D组的9%降至3D组的1%(P=0.02)，胃肠道从9%降至0%(P=0.17)，女性生殖系统从15%降至1%(P=0.01)。

CT与MRI计划近距离治疗的回顾性比较

3项研究比较了HDR宫腔和环形施源器近距离治疗的CT和MRI勾画。Wachter-Gerstner等[735]将15例患者的基于MRI的计划与使用CT或正交平片做对比。CT和MRI可使OAR剂量相似时允许靶体积更高的剂量。Viswanathan等[635]对基于同一指南标准的CT勾画与MRI勾画进行比较；CT勾画的宽度更大，但DVH中没有发现其他显著差异。Eskander等[636]报道了10例患者，仅第一次放疗使用MRI，显示CT体积在冠状面上具有更大的长度，而MRI图像在矢状面上具有更大的高度。优化后没有发现DVH参数的差异[636]。Beriwal等[652]治疗了44例患者，与Eskander等[636]的研究类似：第一次放疗使用MRI，后续放疗使用CT，EBRT后给予5~6Gy/次的HDR。93%的患者3个月时PET显示完全缓解。在CR的患者中，2例分别在6个月和8个月时出现局部复发。中位随访8个月(2.5~38个月)，2年局部控制率、疾病特异度生存率和总生存率分别为88%、85%和86%。

CT计划近距离治疗的回顾性结果

Potter等[736]报道189例行HDR近距离治疗加外照射(48.6~50Gy)治疗的结果。小肿瘤治疗时为A点照射5~6个分割的7Gy剂量(近距离治疗体积的剂量为25Gy)，A点的等效剂量为76~86Gy。大肿瘤在外照射50Gy后予以3~4个分割的7Gy剂量，A点等效剂量为82~92Gy。近距离治疗的三维治疗计划是建立在普通X线片基础上，并有181/189例进行CT扫描。ICRU直肠和膀胱参考点的平均近距离照射剂量分别为16.2Gy和14.4Gy。考虑到外照射剂量，在ICRU直肠参考点上的平均等效剂量为69.9Gy。在平均随访34个月后显示，盆腔控制率78%，3至4级晚期并发症的实际发生率为：膀胱，2.9%；肠道，4%；直肠，6.1%；阴道，30.6%(缩短和闭塞)。

安登布鲁克斯医院报告了基于CT的临床结果。28例患者接受HDR CT计划近距离治疗，8Gy×3次[737]。该组的3年癌症特异度生存率为81%，盆腔控制率为96%。28例患者中有5例死于副主动脉或其他远处转移，其中1例，也是唯一1例，局部复发呈现为恶性膀胱阴道瘘。24例患者D_{90}≥74Gy。唯一的局部复发患者D_{90}=63.8Gy，这比历史非图像引导的控制率提高了20%。

在布列根妇女医院，115例ⅠB~ⅣA期宫颈癌患者接受CT计划近距离放射治疗，接受595次的5.5~6Gy/次HDR近距离放射治疗[738]。2年局部复发率为6.9%。2年疾病特异度生存率为83%，总体生存率为78%。

MRI计划的LDR近距离治疗的回顾性结果

1992年，密歇根大学的Schoeppel等[739]发表了腔内妇产近距离治疗中使用MRII的初步报告。3例患者在两次腔内植入中第一次使用了CT和MRI，使用的是CT和MRI兼容的Fletcher施源器。CT不能像MRI那样清晰地区分肿瘤。Tardivon等[740]在Gustave Roussy机构(IGR)近距离治疗时应用MRI评估肿瘤，治疗了10例宫颈癌和阴道癌患者，发现在7例患者中，MRI发现与临床检查一致。MRI有助于确定肿瘤/施源器的关系，并区分相邻的OAR。

一项研究发表了在IGR接受治疗的39例患者，在术前接受了MRI引导的LDR近距离治疗[741]。筋膜外子宫切除+双侧附件切除+盆腔淋巴结清扫术后6周，给予IR-CTV总剂量为60Gy。给予盆腔淋巴结受累的患者辅助放化疗。中位随访4.4年(2.6~6.6年)后，没有中心复发；1例一侧盆腔局部复发(2.6%)。4年总生存率和无疾病生存率分别为94%和86%。2年和4年局部无复发生存率分别为94%和91%。Haie-Meder等[655]随后发表了84例患者在放化疗后接受LDR MRI计划近距离治疗。中位随访53个月(31~79个月)，4年总生存率和DFS分别为57(95%CI=43~69)和52%(95%CI=40~64)。28例患者(33.3%)发生39人次晚期并发症：膀胱13例次、直肠7例次、小肠5例次、尿道4例次、绞痛3例次、阴道2例次、盆腔纤维化1例次和其他4例次。观察到3级延迟并发症4例，没有发生4级并发症。

MRI计划的PDR或HDR近距离治疗的回顾性结果

在维也纳医科大学1998—2003年间使用0.2-T

MRI 对 145 例ⅠB~ⅣA 期宫颈癌患者进行治疗，给予 HDR 7Gy×4 次[742]。138 例患者(95%)实现完全缓解，7 例患者在盆腔中央(n=5)或非中央(n=2)疾病局部持续存在或进展。中位随访 40 个月，4 年局部控制率为 83%，历史对照为 63%。随后分析了 2001—2008 年接受基于 MRI 的近距离治疗的 156 例患者[653]。肿瘤局部控制率在肿瘤 2~5cm 为 98%、>5cm 为 92%。总生存率分别为肿瘤 2~5cm 为 72%、>5cm 为 65%，表明尽管 MRI 计划的近距离治疗局部控制率升高，但大肿瘤患者的远处转移导致的死亡仍是问题。

IGR 的研究者报道了 2004—2006 年治疗的 45 例患者，接受利用宫腔和模具技术、基于 MRI 勾画的 PDR 近距离治疗[651]。直到最近，在 IGR 如果临床检查怀疑病变残留，通常在近距离治疗后行手术治疗。IR-CTV 的处方剂量≥15Gy(EBRT 后)。HR-CTV 的剂量约为 IR-CTV 剂量的 250%(即 HR-CTV 为 80Gy)。中位随访 26 个月，2 年总生存率和 DFS 分别为 78% 和 73%。在印度塔塔纪念医院，24 例 SCC 患者接受基于 MRI 的 HDR 治疗。中位随访 12 个月[743]，2 例患者局部复发[616]。其他欧洲中心[645,654,656]和一个加拿大中心[744]报告了基于 MRI 的宫颈癌近距离放射治疗的可行性数据，显示正常组织毒性率降低。当使用基于 0.5T 到 1.5T MRI 的宫腔/环形或宫腔/卵圆形施源器近距离治疗时，应遵循 MRI 使用的特殊指南[680]。

毒性

表 69.18 列出了使用 CT 或 MRI 计划近距离放射治疗的一般毒性。维也纳医科大学报道了 2001—2008 年的一系列患者，73%接受顺铂化疗[653]。143 例患者中记录了总共 11 例次 3 级和 4 级晚期事件。中位随访时间为 3.5 年，3 年和 5 年的 3 级与 4 级晚期并发症率分别如下：胃肠道，4%和 4%；尿道，2%和 3%；阴道，1%和 3%。2 例患者出现需要输血的大量直肠出血。3 例患者因直肠壁溃疡导致瘘、直肠穿孔和直肠阴道瘘需要造口(4 级)。3 例患者发生 3 级尿频或尿急。3 例患者发生了阴道的 3 或 4 级闭塞。

在 IGR 研究的 45 例患者中[651]，23 例和 2 例分别发生急性 1 级或 2 级和 3 级并发症；21 例患者出现 1 级或 2 级延迟并发症。另 1 例患者出现 3 级膀胱阴道瘘。没有观察到 4 级或更重的急性或延迟并发症。在 2000—2004 年的 LDR 近距离治疗的 IGR 经验中，报道了 39 例晚期并发症：膀胱 13 例、直肠 7 例、小肠 5 例、尿道 4 例、绞痛 3 例、阴道 2 例、盆腔纤维化 1 例和其他 4 例。3 级并发症为 1 例直肠，2 例膀胱和 1 例尿道。Tan 等[737]报道了 28 例应用 CT 引导的近距离治疗的ⅠB~ⅢB 期宫颈癌患者。3 年的 3 级和 4 级发病率为 14%。2 例 3 级腹痛，1 例结肠阴道瘘。总的来说，数据表明发病率降低的可能性似乎是得益于图像引导的近距离治疗。

基于模板的组织间插植近距离治疗

在一些特定临床情况下，在有限肿瘤体积内通过组织间插入 ^{226}镭、^{137}铯针源，或者 ^{192}铱后装塑管是有效的。适应证包括：外照射治疗后大的残留宫颈癌、浸润盆壁的残余灶、阴道受累、瘘和(或)邻近器官浸润或此前次全子宫切除术(图 69.26)。Syed-Neblett[745]

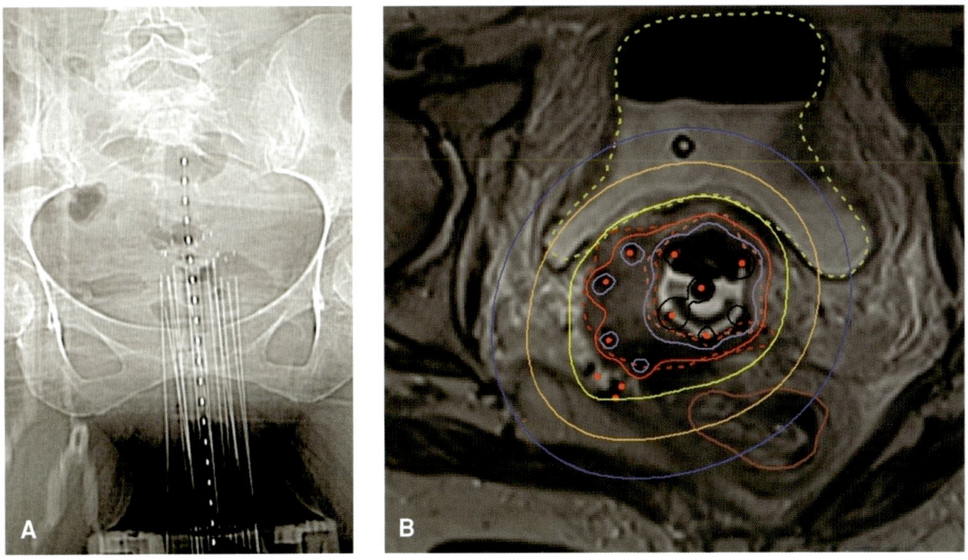

图 69.26 (A)应用模板进行组织间插植近距离放射治疗的 CT 前面观图。(B)MRI 在ⅢB 期宫颈癌患者组织间插植针操作过程中的影像，确保插植管在宫腔管附近的合适位置。黄色为 100%等剂量线。

和 Martinez[746]的会阴施源器最常用。植入方法已经描述[598,747]。子宫存在时应植入宫腔施源器[748]。如果宫颈外口不可见,建议超声引导以确定宫腔施源器的正确放置[749]。改良后的环形施源器可以允许组织间针状施源器的同时插入[750],卵圆形和组织间针状施源器已经描述[656]。

传统上,X线片用于制订近距离放射治疗计划。无法确定和优化正常组织的剂量,并发症的风险高。在这些情况下,建议考虑腹腔镜方法[598]。Syed 等[751]报道了1977—1997年,用LDR组织间近距离治疗的185例局部晚期子宫颈癌患者。患者接受50.4Gy的体外放疗,随后接受40~50Gy的组织间近距离治疗。局部控制率为82%;ⅠB期、Ⅱ期、Ⅲ期和Ⅳ期患者的5年DFS分别为65%、67%、49%和17%。185例患者中18例(10%)发生了RTOG 3级或4级晚期并发症。

一些机构已报道使用传统技术的临床结果。30例ⅡB期和37例Ⅲ期癌症患者接受宫旁组织间照射,以补充外照射治疗和腔内近距离治疗的剂量。尽管组织间插植治疗的患者为高风险组,但是局部肿瘤控制率与使用标准技术治疗的患者相当[169]。Pierquin 等[752]在研究中报道,原发宫颈癌患者在联合外照射和采用 ^{192}Ir 源(宫颈-阴道模具和宫腔施源器)的组织间插植 Creteil 法治疗时,53例T1患者中有6%局部复发,47例T2患者中有11%局部复发,19例T3患者中有42%局部复发。Prempree[753]报道,23例ⅢB期宫颈癌患者在采用外照射联合腔内及组织间插植宫旁组织治疗时,局部肿瘤控制率为96%,5年DFS为61%。总体上,有8%的患者出现了严重并发症。Martinez 等[746]在研究中采用 Martinez 通用会阴组织间施源器,治疗37例晚期或复发宫颈癌患者和26例阴道-尿道肿瘤患者。剂量约35Gy,加外照射(全盆剂量36Gy,盆腔侧壁剂量14Gy)。研究显示,宫颈病变患者中6例局部复发,阴道-尿道肿瘤组中5例复发。并发症总发生率为5.1%。Nag 等[754]等报道31例宫颈癌患者行外照射加透视引导的组织间插植放疗的治疗情况。中位随访36个月时显示,16例宫颈癌患者(51%)局部肿瘤得以控制。5年生存率为34%。仅1例患者出现3级并发症(2.5%)。

Recio 等[755]在研究中报道,6例FIGO分期为ⅡB~ⅣA期的宫颈癌患者在完成全盆放疗后,接受组织间插植放疗时应用腹腔镜检查;共插入98针,中位组织间插植放疗剂量为20Gy。手术期间6例患者中的5例在盆腔腹膜或膀胱上共出现11个穿孔,即刻重新调整针位。未出现与手术程序相关的急性或短期病症。

Sharma 等[756]报道了2005—2007年治疗的42例患者的前瞻性研究结果,这些患者在完成体外放疗后1周开始接受每周一次共10Gy/2次疗程。中位随访23个月。延迟毒性率为9%。所有期别的3年总生存率为47%,ⅡB期、ⅢB期和ⅣA期的3年无复发生存率分别为67%、34%和20%。Sharma 等[757]还报道了使用经直肠超声辅助组织间针状施源器插植。

基于图像计划,无论是CT[637,638]或MRI[630],医生可评估针的放置位置,并且可以选择对特定导管不进行治疗或者选择靠近正常组织结构的导管给予较低剂量。在插植后使用CT进行计划的研究中报道了大约11%的肠插入率和4%~10%的长期瘘发生率[637,638]。当医生有在患者处于麻醉下行CT或MR套件插入施源器的设备时,图像引导的针状施源器可重复插入确保导管的正确放置并防止无意中插入周围正常组织器官,如直肠、乙状结肠或膀胱[630]。

PDR或HDR的剂量优化可以改善一些患者的组织间插植治疗的正常组织剂量。美国匹兹堡大学报道了11例宫颈癌患者,接受了CT引导的HDR组织间近距离治疗(5次,每次3.5Gy)[758]。1998—2004年,组织间近距离治疗应用于解剖改变或广泛阴道病变的患者。5年局部控制率为63%。没有患者发生急性3级或4级毒性。1例患者发生3或4级晚期毒性,5年发生率为7%。3例患者发生晚期2级直肠毒性,1例患者发生2级小肠毒性。

Dimopoulos 等[720]报道了接受宫腔/环形+组织间短针状施源器和MRI计划的HDR近距离治疗的22例宫颈癌患者,中位随访20个月;未发生3级或4级毒性,1例患者出现局部复发。Nomden 等[721]描述了宫腔/卵圆形+组织间短针状施源器、MRI计划的PDR近距离治疗行第二次插植在20例宫颈癌患者的应用。他们比较了只有宫腔和卵圆形施源器的第一次插植与第二次包含组织间短针状施源器的插植。第二次插植的HR-CTV的覆盖率更好,平均剂量增加了4.4Gy(SD 2.3)。

Mikami 等[759]分析了5次共30Gy HDR治疗的10例患者的针状施源器位移,并且在每日CT扫描中发现平均1~2mm的尾部位移。移动大于3mm时重新计划。Shukla 等[760]报道了20例接受组织间近距离治疗的宫颈癌患者,这些患者每隔一次放疗进行CT成像。

针状施源器在头、尾、前、后、右和左方向上的位移分别为 2.5mm (0~7.4mm)、17.4mm (0~27.9mm)、1.7mm (0~6.7mm)、2.1mm (0~9.5mm)、1.7mm (0~9.3mm) 和 0.6mm(0~7.8mm)。尾部方向的平均位移在第 1 和第 2 天之间比在第 2 和第 3 天之间更高(13.4mm 对3.8mm; P=0.01)。Damato 等[761]在一项对组织间近距离治疗的 10 例患者的研究中发现,在治疗过程中,植入物的平均移位和变形小于 1cm。最显著的剂量测定结果是由于器官填充的变化而不是导管移位。应当有适当的质量保证方法来检测可能导致无意插入正常组织的移动。

老年人的近距离治疗

Magné 等[762]报道了 113 例中位年龄为 76 岁(范围:70.7~94.4 岁)的患者,常规 LDR BT 作为治疗的一部分。对于直肠并发症,1/2 级、3/4 级和 5 级 (致死) 粗略发生率分别为 19.4%(22/113)、1.8%(2/113) 和 0.9%(1/113)。1 例患者出现腹泻伴失血性休克,急性毒性死亡。1/2 级和 3/4 级小肠并发症的粗略发生率分别为 3.5%(3/113)和 0.9%(1/113)。1/2 级和 3/4 级泌尿道并发症的粗略发生率分别为 11.5%(13/113)和 2.7%(3/113)。中位随访 3.1 年,10 例患者发生远处转移,另有 10 例发生局部复发。3 年特异度总生存率为 88.6%(95%CI=77~92), 相应的 DFS 为 81%(95%CI=72~88)。年龄不影响老年患者 BT 的有效性,即使对于老年宫颈癌患者,也应尽可能给予近距离治疗。

图像引导近距离治疗与体外放疗增量对比

体外放疗增量作为近距离治疗替代方案的研究表明,其生存率远低于近距离治疗。超声的使用使得即使宫颈外口不能被识别,在大多数情况下宫腔施源器仍可以置入, 即使在困难的病例仍应进行。Barraclough 等[763]报道了 44 例未接受近距离治疗的宫颈癌患者, 她们接受了三维适形 EBRT, 剂量增加到 54~70Gy。中位随访 2.3 年后,48%复发,21 例中 16 例为中心复发。5 年总生存率为 49%, 远低于近距离治疗患者。

近距离治疗的剂量学不能通过体外照射技术充分模拟。一项治疗计划报道了对比利用光子(IMRT)和质子(IMPT)的逆向计划 EBRT 与 3D MRI 引导的近距离治疗[764]。假定在相同的分割剂量下,同时符合近距离治疗的 D_{2mL} 限制,EBRT 尽可能地给予 PTV 最高剂量。IMRT 接受 60Gy(2Gy/次的等效剂量)的体积大约是近距离治疗的两倍,且肿瘤中心的高剂量低于近距离治疗。IMRT 和质子都不如基于 3D 成像的近距离治疗。

由于肿瘤快速消退[317-319]和整体剂量增加,使用 IMRT 需要重新计划, 且整个盆腔的正常组织接受比近距离治疗更多的照射。鉴于大的运动和正常组织剂量的增加导致正常组织毒性的增加,常规不推荐采用高度适形(IMRT,IGRT,SBRT)技术增加宫颈放射剂量。应尽一切努力使用图像引导置入宫腔施源器,以便为接受放射的所有宫颈癌病例提供足够的近距离治疗剂量。

单纯体外放疗

偶尔,由于医学原因或盆腔或肿瘤的异常解剖构造(如病变广泛,不能识别宫颈管),不能进行近距离治疗。这些患者可以单纯行更高剂量的体外放疗,虽然生存率明显低于接受近距离治疗的患者,且由于直肠和小肠接受的过高剂量而正常组织的毒性更高。因为近距离治疗对肿瘤的中心区域提供更高的剂量,且随患者位移而移动, 因此应尽量尝试行近距离治疗。行 IMRT 放疗时,正常组织可接受更高的剂量,但期望的肿瘤中心的高剂量不能安全地实施。

Coia 等[521]对 565 例在护理模式研究治疗的不同分期宫颈癌患者进行了分析,发现与未行腔内近距离治疗的患者(4 年生存率为 36%,野内复发率为 47%)相比,接受外照射加近距离治疗的患者具有更高的生存率(67%)和盆腔肿瘤控制率(78%)。接受两次腔内治疗患者的 4 年生存率 (73%) 和野内肿瘤控制率 (83%)要高于仅接受一次腔内治疗的患者(4 年生存率为 60%,野内肿瘤控制率为 71%)。

Hanks 等[525]和 Montana 等[524]报道,接受单纯外照射治疗与接受近距离治疗加外照射治疗的Ⅲ期宫颈癌患者相比,具有更高的盆腔中央复发率(表 69.21)。两组严重并发症的发生率相似。

Akine 等[765]用单纯外照射放疗治疗了 104 例不能行腔内近距离治疗的宫颈癌患者 (前后野–后前野或四野箱式照射技术)。在对全盆进行平均 50Gy 的外照射后, 缩野补充剂量照射, 6 周内外照射总剂量 60.8Gy,7.5 周内外照射总剂量 72.3Gy 或 8 周内外照射剂量 80.5Gy,每天剂量为 1.9Gy 或 2Gy。Ⅱ期、Ⅲ期或ⅣA 期患者的局部肿瘤控制率分别为 27%、19%和 15%。5 年生存率分别为 36%、17%和 5%。4 例患者出现严重并发症(通常为直肠炎),需要手术治疗,1 例患

表 69.21 宫颈癌:中心性/盆腔复发率与治疗模式相关

		盆腔复发率		
作者	分期	单纯外照射	外照射加腔内治疗	*P* 值
Hanks 等[525]	Ⅲ	33/38(86%)	55/109(50%)	0.0002
Montana 等[524]	Ⅲ	14/35(40%)	12/37(32%)	0.6725
Coia 等[521]	Ⅰ,Ⅱ,Ⅲ	(53%)	(22%)	<0.01
Longsdon 和 Eifel[899]a	ⅢB	641(45%)	266(24%)	<0.0001

a 5 年无病生存率。

Modified from Stehman FR, Perez CA, Kurman RJ, et al. Uterine cervix. In: Hoskins WJ, Perez CA, Young RC, eds. *Principles and Practice of Gynecologic Oncology*, 3rd ed. Philadelphia: Lippincott Williams & Wilkins, 2000:841–918.)

者死于直肠出血。接受适形治疗的 23 例患者中,8 例患者肿瘤得到控制，存活 5 年且无严重并发症。Saibishkumar 等[766]对 146 例宫颈癌患者由于不适宜近距离治疗而行单纯外照射治疗(60~66Gy),其 5 年全盆控制率为 21.9%,DFS 为 11.6%。

LDR与HDR近距离治疗成本效益的比较

Wright 等[767]进行了一项有关患者对两种近距离治疗 (1 个单次的 LDR 或 3 个 HDR 分割和 2 个或 5 个 HDR 分割,假定两种方法等效)的偏好问卷调查。有 90 例在其中心工作的女性工作人员、18 例先前治疗的患者和 20 例新诊断患者参与了此次调查。在假定这两种方法等效时,38 例患者中仅 34%偏向于 3 个 HDR 分割胜过 1 个 LDR 单次治疗。但在假定 HDR 效果高 2%或毒性低 6%时,50%的患者回答其偏向于 HDR 治疗。对这两种方法的偏好和对 LDR 的偏好程度明显与为进行治疗需要旅行的路程有关。应开展更多的对资源利用[768]的研究。

同位素替代

已经提出锎作为铱的放射性同位素的替代物。Maruyama 和 Muirreported[769]对 41 例ⅠB 期宫颈癌患者进行治疗,全盆剂量为 40~50Gy,随后对侧盆壁进行 5~15Gy 补量，并进行单次的 ^{252}Cf 中子插植近距离治疗约 8h。超过 90%的患者肿瘤几乎全部被清除;在相似的患者中，在相同剂量的体外放疗下,^{252}Cf 组较 ^{137}Cs 组肿瘤消退更快。

随访

患者完成治疗后应定期接受放疗和妇科肿瘤医师的随访。随访时应仔细地询问病史、进行完整的体格检查和盆腔/直肠检查并记录存档。通常治疗后第一年的前 3 个月每月 1 次、然后每 3 个月 1 次,第二年每 4 个月 1 次，第 3~5 年每 6 个月 1 次，之后每年 1 次。随访时使用巴氏涂片进行宫颈和阴道细胞学检查存有争议,因为放疗后细胞形态学变化使得难以区分细胞是放疗后改变还是恶性细胞残留或复发[770,771]。对放疗后有异型性或不典型增生的细胞涂片行 DNA 检查可能提供补充性信息[772]。

Rintala 等[773]评价了 89 例宫颈癌患者放疗后细胞学检查和异型性的可靠性。共获取 697 张巴氏涂片;随访中有 44 例患者出现复发，其中局部复发 17 例(39%)。标本的假阳性率仅为 3%。在放疗后头 4 个月由放疗引起的异型性在巴氏涂片中检出率为 28%,在以后的时间里这种异型性减少。在 MD 安德森癌症中心,1000 例经过手术或放疗治疗后的ⅠB 患者中发现 133 例复发，而巴氏涂片未能检出一例无症状复发[774]。

放疗后 3 个月，如果细胞涂片检查发现明显存活的肿瘤细胞,则这些患者需要通过宫颈活检、扩宫和刮宫术,以及在麻醉下详细检查(如有指征)进行评估。

如果临床需要应做血常规和生化检查。虽然胸部 X 线检查未被证实在发现可治愈肺部转移方面的价值,但治疗后头 5 年应每年做 1 次胸部 X 线检查。如果胸部 X 线检查均为阴性,以后每隔一年做 1 次胸部 X 线检查。

根据临床要求也可行其他影像学检查如 CT、MRI、PET 或骨扫描等。当疑有肿瘤残存或复发时,应取活组织做组织病理检查。如果活检阳性,应立即开始治疗,这些将在后文进一步讨论。

通常，放疗后出现子宫积血与宫颈癌复发有关，但有时也可能与雌激素替代疗法、子宫内膜活动和纤维化致宫颈口闭塞有关[775]。

复发性宫颈癌的治疗

手术后

放疗可以救治约 50%的行单纯手术后局部盆腔

复发的患者。建议全盆外照射(45~50Gy)与同步化疗,随后行组织间近距离放射治疗联合。如果肿瘤位于近距离治疗的范围之外,则可以尝试采用适形或 IMRT 技术放疗增量,取决于肿瘤的位置和保护小肠的需要,但控制肿瘤至少需要 65~70Gy。对于复发性疾病,来自体外和近距离治疗的总黏膜剂量,阴道上段可接近 140Gy,阴道远端为 95Gy 而无高风险[776]。对于组织间近距离治疗,通过单管、双管或体积计划给予 20~35Gy 的剂量,总肿瘤剂量约为 80Gy,具体视肿瘤浸润程度而定。

Larson 等[777]报道了 249 例ⅠB 期宫颈癌行根治性子宫切除术和盆腔淋巴结清扫术后 27 例(11%)复发的患者;其中 17 例(63%)为盆腔或外阴肿瘤复发;另外 10 例为盆外复发。15 例单纯盆腔或外阴复发的患者行放疗,其中 8 例(53%)复发治疗后 10~126 个月间无肿瘤(中位 48 个月)。

Ijaz 等[778]报道了 50 例根治性子宫切除术后单纯盆腔复发行放射治疗的宫颈癌患者;7 例采用低分割放疗的姑息性治疗。其余 43 例行根治性放疗,其中 33 例行单纯放疗,10 例行顺铂为基础的化放疗。所有 50 例患者的 5 年总生存率为 33%,43 例行根治性放疗的患者为 39%,单侧盆壁复发行根治性放疗的患者为 25%。3 例患者发生晚期并发症。

Hille 等[779]报道了 17 例复发宫颈癌患者(9 例为显微未全切除)行外照射加近距离治疗(50~65Gy)的结果。5 年全盆控制率为 48%,DFS 为 24%。

根治性放疗后

对先前已放疗的患者行二次放疗必须非常慎重。分析第一次放疗所采用的技术(射束能量、体积和外照射或腔内放疗的剂量)非常重要。此外,由于一些初始损伤在间隔期进行修复,因此也必须考虑两次治疗的间隔时间。总之,对复发肿瘤的外照射放疗照射剂量受到限制(40~45Gy,单次 1.8Gy)。有时也可采用腔内或组织间放疗治疗界限较清楚的复发肿瘤。

Sommers 等[780]报道了 376 例复发宫颈癌患者再治疗的结果。91 例患者行放疗,多数为外照射(86.8%),偶尔也联合近距离治疗(7.7%),以控制中心性复发的出血;5.5%患者行单纯近距离治疗。复发盆腔肿块的剂量通常为 40~45Gy,治疗腹主动脉旁淋巴结转移的剂量为 45~50Gy(5 周内)。其他转移部位予以 35~40Gy 治疗(3~4 周内)。23 例患者尝试使用盆腔廓清术,仅 10 例患者被认为可进行手术(43.5%),但只有 7 例完成手术。在联合手术和外照射治疗复发后的 5 年生存率为 30%,行单纯手术的该生存率为 12%,行单纯外照射治疗的该生存率为 4%。10 例行盆腔廓清术的患者,5 年生存率为 16%。未治疗患者中 5 年生存率仅 1%。6/140 例患者(4.3%)发生 2 级或 3 级并发症。

对未固定于盆壁的和无盆腔外转移的局限性盆腔复发患者,行根治性子宫切除术或盆腔廓清术可能有救治希望。Coleman 等[781]报道了 50 例经初次放射治疗后病变持续(18 例)或复发(32 例)的宫颈癌患者行根治性子宫切除术治疗的结果。在淋巴结评估过的 39 例患者中 5 例(13%)发现有淋巴结转移。5 年和 10 年生存率分别为 72%和 60%。

在纪念斯隆-凯特琳癌症中心行盆腔廓清术的 65 例患者中,5 年生存率为 23%[782]。手术死亡率为 9.2%。作者指出,由于手术与死亡率和发病率均显著相关,因此排除其作为姑息性治疗的考虑。

通过肾造口术或回肠代膀胱的尿路改道,对盆腔复发癌或并发症有姑息治疗价值。但必须牢记,尿路改道可能延长寿命,但晚期癌症患者存在无知觉不敏感尿毒症的风险。

Kastritis 等[783]对 200 例Ⅳ期或复发性宫颈癌患者给予基于顺铂的化疗;142 例 SCC 和 58 例非 SCC 患者的反应率分别为 43.5%和 53.5%(P=0.79)。中位生存期分别为 11.57 和 19 个月。Tinker 等[784]应用卡铂-紫杉醇治疗了 25 例复发性宫颈癌患者,中位随访 21 个月,显示治愈率为 20%,进展率为 20%。Brewer 等[511]对 32 例先前已接受化疗和 29 例接受放疗的患者,采用顺铂加吉西他滨治疗,进展率为 22%,中位进展时间为 3.5 个月。

腹主动脉旁淋巴结复发

据报道,盆腔放疗后腹主动脉旁淋巴结孤立复发约占 3%,有些可通过积极治疗救治。IMRT 的引入使治疗更容易,并发症也更少。

Kim 等[785]报道了 12 例腹主动脉旁淋巴结孤立转移的患者,行超分割放疗(60Gy,1.2Gy/次,一天 2 次)和同步顺铂-紫杉醇治疗。照射野从 T12 上缘延伸到 L5 下缘。3 年生存率为 19%。2 例患者发生 3 级或 4 级血液学毒性。Singh 等[786]在先前已放疗的 816 患者中发现 14 例发生腹主动脉旁淋巴结孤立转移;这些患者随后接受腹主动脉旁淋巴结放疗联合同步化疗,7 例患者存活 5 年。

Jhingran 等[787]在对 1955 例行放射治疗的宫颈癌

患者的回顾性分析中发现,120例在盆腔照射野上方出现肿瘤复发。开始时10例患者发生髂总淋巴结浸润,5例发生腹主动脉旁淋巴结浸润。104例患者紧邻放射野的上边界处复发。15例行根治性放疗的腹主动脉旁淋巴结复发患者,5年生存率为25%。

术中放疗

术中放疗(IORT)应用于局部晚期和复发性宫颈癌患者的治疗,据Mahé等[788]和Garton等[789]报道,患者的3年生存率为8%~21%;Kinney等[423]在14例患者的研究中报道,5年生存率为33%。患者的选择可能对不同的治疗结果有影响。Abe和Shibamoto [790]报道,盆腔中央复发(尤其是未放疗的)患者和切除放疗患者的复发肿瘤,能够提高IORT的疗效。明显的毒性反应包括周围神经损伤和输尿管狭窄 (剂量高于15~20Gy)。

在一项欧洲协作研究[791]中,70例盆腔复发患者行IORT。其中30例患者行肿瘤全切除,37例患者行部分切除,3例未指定。65例患者在肿瘤全部切除后行电子束放射治疗 (12~25 MeV), 平均剂量为18Gy (10~25Gy); 在部分切除后患者的平均剂量为19Gy (10~30Gy)。3年总生存率为8%。观察到19/70例(27%)患者有2级或3级毒性反应,IORT相关并发症有10例。

Martinez-Monge等[792]在一项IORT研究中报道,26例复发性妇科肿瘤患者,在全量放射治疗后不同程度复发(1组)或术后复发(2组)。18例患者的原发肿瘤为宫颈癌。治疗包括最大限度的手术切除和高危区IORT(10~25Gy)治疗。此前未放疗患者在手术前后也接受电子束放射治疗(伴有/不伴有化疗)。仅1例发生与IORT相关的运动神经疾病。局部肿瘤控制率分别为33%和77%;1组的4年实际生存率为7%,2组的6年实际生存率为33%。

在另一项研究中,42例ⅡA~ⅣA期宫颈癌患者最初接受50.4Gy的盆腔外放射治疗, 同时接受顺铂和5-氟尿嘧啶联合化疗[793]。然后患者在6~8周后行根治性手术及IORT。5年的DFS和OS分别为46%和49%,低于已报道的未行手术或IORT,行标准同步放化疗随后近距离治疗的结果。因此,这种方案在潜在可治愈的患者中的价值值得怀疑。

急性出血和姑息放疗

放疗科医生经常会遇到ⅣB期或复发癌患者要求姑息治疗盆腔疼痛或出血的难题。肿瘤对放疗反应快速,出血通常在治疗后几天内消失。如果最关注的问题是阴道出血,有数种有效的方法。在对8篇关于姑息治疗论文数据的描述性综述中[794],5篇报道使用了10Gy/次,当10Gy/次、间隔3~4周,共3次时,流血和(或)疼痛的治疗效果最佳。或者,用于身体其他部位的常用姑息治疗方案,例如4Gy×(5~6次)或3Gy×10次。新诊断的患者可以接受2~3次3~4Gy治疗,随后接受标准的1.8Gy/次,共39.6Gy,然后进行近距离治疗。或者,患者可以接受1~2天每天2次、1.8Gy的放疗,在出血停止的第2或第3天,调整至每天1次、1.8Gy的治疗,在达到45Gy后完成治疗,随后开始常规近距离治疗。

单次宫腔或巴黎镭容器LDR腔内治疗达到6000mgh左右(A点剂量为55Gy)可用于姑息治疗。如果此前已接受放疗,那么,应给予腔内低剂量(4000~5000mgh)。Grigsby等[795]在研究中对14/15例患者采用两个分次的HDR近距离治疗, 通过应用环形施源器(每周1次)能控制出血。

有数种可应用的高分割剂量外照射放疗方案。Spanos等[796]报道在Ⅱ期临床试验中对142例盆腔复发或转移性癌患者行每日超分割分段放疗。放疗剂量为3.7Gy/次,每天2次,连续两天,间隔3~6周;共3个疗程, 预计总剂量达44.4Gy。该疗法偶尔也联合LDR腔内治疗(4500mgh),最后的外照射量14.4Gy配合中央遮挡。27例患者生存1年以上。仅2例记录有3级毒性反应(下胃肠道)。此试验已进入Ⅲ期方案,136例患者被随机分为分段放疗之间的短(2周)或长(4周)休息期治疗[797]。短休息期患者的急性毒性反应有增加趋势(5/58例对0/68例;P=0.07)。两组的晚期毒性反应无显著性差异。盆腔肿瘤反应率也大致相当(34%对26%)。Spanos等[798]报道,在RTOG 85-02研究中的290例患者, 并发症发生率为6%。接受剂量<30Gy的患者均未发生晚期毒性反应。2周或4周休息期患者组之间的并发症发生率无显著性差异(P=0.47)。

放疗和热疗

由于技术限制,不能将足够的热量传递到身体大的部位如盆腔上, 因此很少采用热疗治疗宫颈癌。Hornback等[799]在一项非随机试验中报道,微波热疗(433MHz) 联合放疗治疗的79例ⅢB期宫颈癌患者,与先前已放疗患者的历史对照相比,盆腔控制率升高分别为 72%与 53%。但两组的 5 年生存率相当(22%对 30%)。

Sharma 等[800]报道了 20 例ⅡB 期或Ⅲ期宫颈癌患者行放疗联合热疗(13.5MHz, 42°C~43°C,放疗前 30min),18 个月时 DFS 70%, 与之相比,22 例行单纯放疗患者的该生存率为 50%。两组的 3 级并发症发生率接近(8%)。

Dinges 等[801]对 18 例晚期宫颈癌患者行放疗加热疗治疗(在第 1 周和第 4 周,在两个部位热疗)。患者的急性毒性低且与单纯放疗组接近。2 年局部肿瘤控制率为 48%。

Harima 等[802]对ⅢB 期宫颈癌行放疗或热放疗(3 个周期热疗)进行评估;患者被随机分成两组(各 20 例)。放疗组和热放疗组的完全缓解率分别为 50%(10/20 例)和 80%(16/20 例)(P=0.048)。行热放疗患者的 3 年总生存率和 DFS(分别为 58.2%和 63.6%)要高于放疗患者(分别为 48.1%和 45%),但差异无显著性意义。行热放疗患者的 3 年局部无复发生存率(79.7%)明显高于单纯放疗者(48.5%;P=0.048)。热放疗具有良好的耐受性,较单纯放疗不增加急性或晚期毒性。

Vasanthan 等[803]报道了 110 例局部晚期宫颈患者被随机分为行单纯放疗组或联合热疗组(至少 5 次,每次 60min,每周一次)。3 年全盆总控制率为 68.5%,生存率为 73.2%,两组之间没有差异,但行热放疗治疗的ⅡB 期患者生存率降低。热疗患者的急性毒性反应率为 18%(10/55 例),单纯放疗患者的该反应率为 4%(2/55)。两种疗法的晚期毒性反应无差异。

Cochrane 数据库分析确立了在 1987—2009 年的 6 项比较 RT 与热疗联合 RT 的随机对照试验。74%的患者为ⅢB 期宫颈癌。联合治疗组较单纯放疗组完全缓解率更高(RR=0.56,95% CI=0.39~0.79)、局部复发率更低(HR=0.48,95% CI=0.37~0.63)、总生存率更高(HR=0.67,95% CI=0.45~0.99), 而两组急性或晚期 3 至 4 级毒性反应没有差异[804]。基于导管的超声装置提供了 HDR 近距离治疗递送热量的方法, 但尚无临床结果[805]。

副作用:手术和放疗

由于毒性分级不统一,并且所有报告中对并发症的评分没有明确说明,因此不同机构对后遗症的描述各不相同。单纯手术不良反应取决于病变的程度和手术的范围。单纯根治性子宫切除术可引起比较长时期的副作用,例如尿潴留导致长期放置导管、坐骨神经损伤、术后血肿、盆腔疼痛,而淋巴结切除术引起终生性水肿。卵巢切除术可造成绝经;子宫切除术使患者失去了妊娠的能力,同时切除一部分阴道,尤其阴道显著缩短时会严重影响性功能。

随着麻醉与手术技术的提高和抗生素的应用,根治性子宫切除术加盆腔淋巴结清扫术的死亡率已降到 1%或以下。根治性子宫切除术后的最常见后遗症为逼尿肌神经部分损伤引起的排尿功能障碍。患者可有不同程度的膀胱感觉异常,排尿困难、尿潴留和尿失禁。

Magrina 等[806]报道了 375 例因各种妇科病行改良根治性子宫切除术的患者,其中 89 例(24%)发生术后不同程度的并发症(术后 42 天内)。行盆腔淋巴结清扫术的患者,其下肢淋巴水肿的发生率要高于未行该手术的患者。术前或术后盆腔放疗与未行盆腔放疗者相比,是造成尿道感染、淋巴水肿和肠梗阻的重要前提条件。

Barnes 等[807]观察到根治性子宫切除术后与慢性直肠功能障碍相关的排便功能丧失。测压研究表明是控制排便的脊髓弧中断导致。

其他并发症包括输尿管阴道瘘 (其发生率已降到<3%)、出血、感染、肠梗阻、肠或直肠乙状结肠狭窄和纤维化、膀胱阴道瘘和直肠阴道瘘。术后并发症通常要比放疗后的晚期并发症易于治疗。

在对选定患者行术后放疗时,能够预期术后放疗的可能并发症。放疗引起的主要副作用部位是肠道、膀胱、皮肤和性功能。由于术后小肠粘连于裸露的盆壁,Fiorica 等[808]观察到 24%术后放疗患者发生肠道并发症如梗阻、瘘管或功能障碍。但也有其他研究人员报道,行术后放疗的患者严重并发症的发生率并没有增加[387,821]。

低 BMI 与毒性增加相关。1998—2008 年共对 404 例淋巴结阳性的ⅠB1 期或ⅠB2 期或更高期别的宫颈癌患者进行了治疗。BMI<18.5 与总生存期降低相关(HR=2.37,P<0.01)。3 级或 4 级并发症发病率有增高倾向; 总发病率为 17%对 14%; 瘘为 11%对 9%(P=0.05)、肠梗阻为 33%对 4%(P<0.01)、淋巴水肿为 5.6%对 1.2%(P=0.0)[809]。

Montz 等[810]评估了 98 例因妇科非附件的恶性肿瘤行根治性子宫切除术的肠梗阻情况。接受同步放疗患者的小肠梗阻发生率明显要高(20%)(P<0.05)。这

些患者在发生小肠梗阻时均无复发。肠梗阻手术时发现有小范围的切口粘连,也有大范围的小肠袢粘连在盆腔手术部位。

在联合放疗和手术治疗时,并发症的发生率更趋升高,特别是输尿管或膀胱损伤(输尿管狭窄或输尿管阴道瘘、膀胱阴道瘘)[811]。在确定联合治疗的并发症时,放疗剂量、技术和手术类型很重要。Jacobs 等[812]报道了102例宫颈浸润癌患者行低剂量术前放疗加根治性子宫切除术加淋巴结清扫术,或高剂量术前放疗加保守的筋膜外全子宫切术,严重并发症的发生率为5%。联合治疗后,可观察到一定程度的淋巴水肿(30%~40%)。

相当多的并发症与治疗前分期剖腹手术有关,尤其是对腹主动脉旁淋巴结转移行放疗(55Gy以上)时。并发症发生率为5%~20%,这取决于腹主动脉旁淋巴结清扫的范围、采用经腹膜还是腹膜后手术,以及放疗剂量[279]。

晚期后遗症–总体

Ⅰ期和ⅡA期宫颈癌放疗的主要晚期后遗症发生率为3%~5%,ⅡB期和Ⅲ期的发生率为10%~15%。不同分期最常发生的严重后遗症见表69.22和表69.23。胃肠道损伤通常出现在放疗后前两年,而尿道并发症在治疗后的3~5年更常见[570,816]。Pedersen 等[813]研究了442例ⅡB期、Ⅲ期和ⅣA期宫颈癌患者的放疗后并发症情况,建议报告时采用精确估算而非并发症发生频率,以免低估长期生存者放疗后的晚期并发症风险。事实上,Eifel 等[811]在对1784例ⅠB期宫颈癌患者的研究中发现,并发症的最大风险在治疗后前3年。直肠并发症风险从随访的前两年后每年下降0.6%,而生存者的严重尿道并发症风险每年持续在0.3%,严重并发症的20年实际风险率为14.4%。

Montana 等[524]、Perez 等[814]和 Pourquier 等[815]发现,并发症发生率随放疗剂量的升高而增加。Perez 等[816]和 Pourquier 等[815]报道,在对限定范围照射75~80Gy以下的剂量时,尿道和直肠乙状结肠内2级和3级并发症发生率约为5%。但在这些器官高剂量时,发生率将升至10%以上(图69.27)。小肠并发症的高发生率亦与60Gy以上的照射剂量有关(图69.28)。同一分析表明,出现治疗并发症患者的生存率要高于无任何并发症的患者。这与高剂量放疗的肿瘤控制率改善

表69.22 宫颈癌:2级并发症(华盛顿大学,1959—1989)

	分期				
	ⅠB	ⅡA	ⅡB	Ⅲ	ⅣA
治疗患者总数	415	137	391	326	23
并发症数	51(12%)	14(10%)	65(17%)	38(12%)	3(13%)
直肠–肠					
直肠狭窄	—	1	2	1	1
直肠炎	8	1	13	6	—
直肠溃疡	1	—	—	2	1
憩室炎	—	—	1	—	—
小肠梗阻	2	—	3	4	—
吸收不良	3	—	1	1	—
尿道					
慢性膀胱炎	—	2	12	4	—
膀胱溃疡	3	1	2	1	—
尿失禁	1	—	1	—	—
尿道狭窄	2	—	1	—	—
广泛膀胱膨出	—	—	—	3	—
其他					
阴道狭窄	21	4	7	6	1
穹隆坏死	8	2	2	5	—
术后盆腔脓肿	1	—	1	2	—
淋巴囊肿	—	—	2	2	—
肺栓塞	—	—	1	—	—
皮下组织纤维化	1	—	—	—	—
腿肿	—	—	7	3	—
出血	—	—	1	—	—
盆腔血管血栓	—	1	—	—	—
动脉硬化	1	—	8	2	—
血栓性静脉炎	—	—	1	—	—
盆腔纤维化	—	1	—	—	—
急性盆腔蜂窝织炎	—	1	—	—	—
神经炎	—	—	—	1	—

表 69.23 宫颈癌:3 级并发症(华盛顿大学,1959—1989)

	分期				
	ⅠB	ⅡA	ⅡB	Ⅲ	ⅣA
治疗患者总数	415	137	391	326	23
并发症数	26(6%)	23(17%)	57(15%)	45(14%)	2(9%)
直肠-直肠乙状结肠					
直肠阴道瘘	4	2	8	12	1
直肠子宫瘘	1	—	—	—	—
结肠阴道瘘	—	—	1	—	—
直肠狭窄	3	4	4	2	—
直肠炎	2	2	6	2	—
直肠溃疡	—	—	1	—	—
乙状结肠穿孔	1	—	3	1	—
小肠					
小肠梗阻	3	5	12	8	—
小肠穿孔	—	—	2	1	—
肠结肠瘘	1	—	—	—	—
肠外瘘	—	1	—	1	—
肠阴道瘘	—	—	1	—	—
肠炎/恶病质	—	—	—	1	—
尿道					
膀胱阴道瘘	3	2	6	9	2
输尿管阴道瘘	—	—	—	1	—
膀胱炎	2	—	—	—	—
膀胱溃疡	—	—	—	1	—
输尿管狭窄	5	5	9	4	—
其他					
术后盆腔脓肿	—	—	1	1	—
肺栓塞	—	—	1	—	—
出血	—	—	1	2	—
盆腔感染	1	—	—	—	—
神经炎	—	1	1	—	—

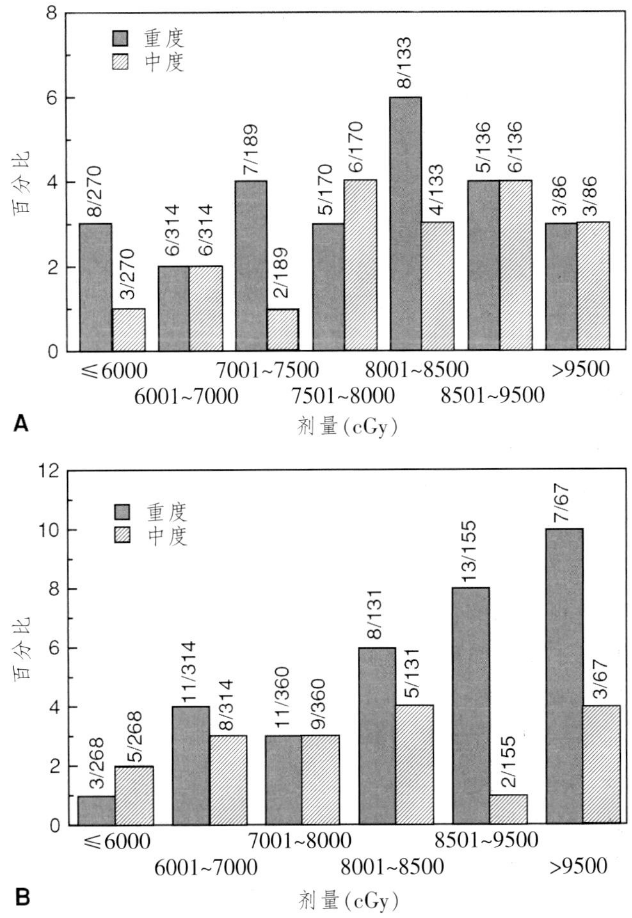

图 69.27 子宫颈癌(各个期别)单纯放射治疗(体外及近距离放射治疗)的中度或重度泌尿生殖系统(A)或直肠乙状结肠(B)并发症的发生率。当最大剂量>75~80Gy 时,膀胱或直肠的并发症发生率显著增加。

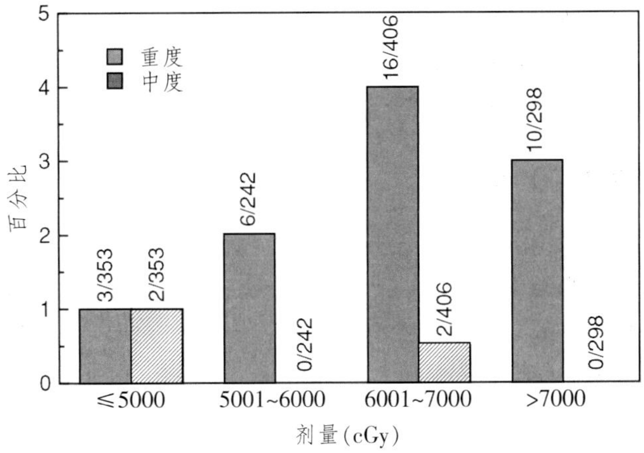

图 69.28 小肠中度或重度并发症的发生率与照射剂量相关。

有关[816]。

Perez 等[814]研究了放疗总剂量、剂量率、膀胱及直肠分别与 A 点的剂量比对后遗症的量效关系。1456 例宫颈癌患者行外照射放疗加两次 LDR 插植近距离治疗,A 点剂量达 70~90Gy。中位随访 11 年, ⅠB 期 2 级并发症发病率为 9%,3 级发病率为 5%;ⅡA 期、ⅡB

期、Ⅲ期和ⅣA期，2级发病率为10%~12%，3级发病率为10%。最常见的2级尿道/直肠并发症为膀胱炎和直肠炎（0.7%~3%）。最常见的3级并发症为膀胱阴道瘘（I~Ⅲ期肿瘤患者为0.6%~2%）、直肠阴道瘘（0.8%~3%）和小肠梗阻（0.8%~4%）。在膀胱剂量低于80Gy时，发病率为3%；更高剂量时发病率为5%（P=0.31）。在直肠乙状结肠剂量低于75Gy时，严重并发症发生率<4%；剂量升高时，该发生率也增加到9%。在小肠有关并发症情况如下：侧盆壁剂量小于或等于50Gy时，发病率<1%；剂量为50~60Gy时发病率为2%；更高剂量时，发病率也上升至5%（P=0.04）。多变量分析显示，直肠点剂量是影响直肠乙状结肠并发症的唯一因素，而膀胱点的剂量影响膀胱并发症的发病率。

Lanciano等[349]在护理模式研究综述中观察到，1558例行放射治疗的浸润性宫颈癌患者，晚期严重并发症的5年实际发生率为14%。年龄<40岁或具有既往手术史或剖腹分期手术史的女性患者，其严重并发症发生率较高（15%~18%，而无以上情况者为8%~9%）。另外，外照射分割剂量>2Gy/次、中心旁剂量≥85Gy和侧向宫旁剂量>60Gy是高并发症发生率的独立相关因素。

Lee等[817]在研究中采用外照射3Gy的分割剂量，计算直肠前壁宫颈口水平的直肠点剂量，与BED<131Gy相比，较高的总BED剂量（142.7Gy）是直肠并发症比较多见的相关因素。

Mitchell等[124]评估了398例Ⅰ~Ⅲ期宫颈癌患者接受放疗的情况。患者分为非老年组（35~39岁；n=338）和老年组（≥70岁；n=60）。两组的急性和慢性并发症发生率和严重程度相当。

胃肠道毒性

当发生晚期放射性直肠炎时，初始治疗与急性放射性直肠炎相同。如果这些症状和直肠出血情况持续存在，采用激光治疗直肠毛细管扩张或溃疡通常比较有益。Roche等[819]在门诊用4%甲醛经直肠腔内给药对6例放射性直肠炎出血的患者进行治疗。4例患者在首次应用甲醛后出血停止；2例患者仍继续出血，但3周后再次给药，出血完全控制。无类似灼烧或直肠深层远期狭窄等并发症发生，此技术具有较好的耐受性。Rubinstein等[820]和Seow-Choen等[821]也报道了采用类似技术治疗放射性直肠炎的情况。让患者镇静，实施局部麻醉阻滞，用4%甲醛浸湿的海绵敷在直肠的各个出血部位4分钟。注意保护肛门周围皮肤免于受到甲醛腐蚀。

偶尔，若保守治疗失败，须行结肠造口术。对直肠出血须行结肠造口术的患者，要谨记在结肠造口术时要切除结肠上的其他病变，包括息肉和癌症。如果结肠镜常规检查非紧急情况，除非有医疗原因，结肠镜检查尽可能推迟到盆腔放射治疗1年后进行，以确保结肠镜检查活检后没有组织愈合不良、出血，或继发性溃疡。

偶尔可观察到患者肛门失禁情况。根据Nelson等[822]的报道，应对此后遗症进行评估。其在对6959例未经放疗患者的调查中发现有153例（2.2%）无特异度病因的肛门失禁情况。30%的肛门失禁患者的年龄超过65岁，其中63%为女性。在肛门失禁患者中，36%为固体粪便失禁，54%为液体粪便失禁，60%为排气。

Kim等[823]通过24例有晚期放射性直肠炎的宫颈癌患者，用测压法研究了放疗对肛门直肠功能的影响。这些数据与24例年龄匹配的未行放疗的女性志愿者进行比较。无论直肠炎症状的严重性如何，75%的放疗患者在感觉或运动功能上显示出异常的压力参数。研究认为放疗对神经和外括约肌的损伤是导致运动功能紊乱的重要原因。

Quilty[824]发现，接受较高剂量（40~50Gy）全盆照射治疗患者的盆腔并发症发生率较高。作者认为腔内镭剂量与严重并发症无关。Stryker等[825]对132例患者的治疗得到了类似的结论，这些患者在联合全盆照射≥50Gy治疗（日剂量为1.8Gy）和腔内治疗后的瘘发生率为9%，2级和3级并发症发生率为14%。建议在行LDR插植近距离治疗A点剂量约为40Gy时，全盆剂量应不超过40~45Gy。

Kuske等[719]报道了99例宫颈癌患者使用微型巴黎镭容器治疗的结果，2级和3级并发症的发生率为15%，高于同一时期使用常规巴黎镭容器治疗的相似患者（8%）（P=0.08）。

Perez等[469]报道，组织间治疗的并发症发生率和类型与采用单纯腔内技术治疗的患者几乎相同。与之相反，Kashibhatla等[300]报道，36例妇科癌症患者行外照射加组织间插植近距离治疗时，6%发生小肠梗阻，此前的腹盆腔手术使该病情加重。直肠阴道瘘的3年风险率为18%，当总剂量为>76Gy时，直肠阴道瘘的风险显著升高（100%对7%；P=0.009）。

已有研究报道，腹主动脉旁淋巴结放疗会引起并发症发生率升高,尤其是在经腹腔的腹主动脉旁淋巴结清扫分期手术后放疗时。Rotman 等[827]在一项随机试验中报道,170 例标准盆腔放疗+腹主动脉周围放疗 45Gy 患者中,2 级和 3 级并发症发生率稍高(10 例),相比之下,167 例行单纯盆腔放疗的患者中并发症仅有 5 例。致死性(5 级)并发症的发生率分别为 4 例和 1 例。Haie 等[541]在一项类似的关于 EORTC 随机试验中,行腹主动脉淋巴结区放疗组的 3 级小肠损伤发生率为 2.3%,行单纯盆腔放疗组为 0.9%。严重并发症的总发生率分别为 9%和 4.8%。

Willett 等[828]在研究中报道 28 例炎性肠病患者(10 例 Crohn 病,18 例溃疡性结肠炎)行腹部或盆腔外照射治疗的情况。患者部分采用精确技术治疗(16 例),以最大限度地降低对小肠和大肠的照射剂量,部分采用常规传统疗法(12 例)。严重毒性反应的总发生率为 46%(13/28 例),6 例(21%)发生严重急性毒性反应,须终止放射治疗。试验观察到 8/28 例(29%)患者发生晚期毒性反应,须住院治疗或手术干预。常规传统疗法患者,晚期毒性反应的 5 年实际发生率为 73%,而采用精确技术治疗的患者为 23%(P=0.02)。炎性肠病患者行腹部或盆腔放疗必须慎重。

与此相反,Song 等[411]在综述中报道,24 例具有炎性肠病病史的患者采用包括部分胃肠道的照射野(中位剂量为 45Gy,分割剂量为 1.8~3Gy)治疗,其中 5 例(21%)患者发生 3 级或以上的急性肠道毒性反应,2 例(8%)发生 3 级或以上的晚期肠道毒性反应。15 例患者接受同步化疗。作者认为这些患者发生的胃肠道毒性反应比预期的要轻。Tiersten 和 Saltz[829]报道了 5 例炎性肠病和胃肠道恶性肿瘤患者完成计划的放射治疗(30~54Gy),并顺利行同步氟尿嘧啶化疗治疗。

Salama 等[443]报道了 13 例妇科癌症患者行延伸野 IMRT 治疗的急性毒性初始观察情况。中位随访 11 个月,2 例行放化疗治疗的患者发生 3 级或以上并发症,1 例(具有既往手术史)患者发生小肠梗阻。

Levenback 等[830]在研究中发现 116/1784 例(6.5%)行放疗的ⅠB 期宫颈癌患者发生出血性膀胱炎,23%为 2 级(反复轻度出血),18%为 3 级(需要住院治疗)。发生血尿的中位间隔时间为 35.5 个月。需要手术干预的严重血尿发生率,10 年为 1.4%,20 年为 2.3%。轻度血尿应用抗生素治疗。膀胱镜、激光或烧灼法用于出血点的治疗。对于急诊治疗大出血的患者,血块清除术和持续膀胱冲洗很重要。偶尔,难治性的严重血尿须行尿路改道术。

泌尿生殖道毒性

1784 例ⅠB 期宫颈癌行放疗的患者中,2.5%的患者在 20 年时发生输尿管狭窄(274 例随访 20 年或更久)[831]。最常见的症状为侧腹部痛和尿道感染。5 例患者发生输尿管狭窄并膀胱阴道瘘。43 例无癌症迹象的输尿管积水或肾盂积水的患者中,7 例死于放射性并发症。输尿管狭窄治疗包括支架置入或切除纤维化节段和通过输尿管膀胱吻合术或回肠膀胱吻合术再植输尿管。约半数患者须进行尿流改道或回肠代膀胱术。有时也行肾切除术,以切除无功能肾。Buglione 等[832]报道 191 例患者中 10%发生晚期尿道并发症,1%发生Ⅲ级或Ⅳ级输尿管纤维化。他们推测 TGF-β_1 在纤维原细胞活化和胞外基质重建中的作用可能是诱发这些后遗症的重要因素。

妇科恶性肿瘤患者(包括接受放疗的患者),易发生尿道感染。Prasad 等[833]从接受盆腔放疗的 36 例患者中收集 216 份尿液标本,其中 12 例有尿道感染。分离得到的最常见微生物为大肠杆菌,其次为肠球菌。对放疗期间疑似发生重复尿道感染的患者应进行适当的尿内菌试验和尿培养。

Parkin 等[834]报道,宫颈癌行单纯放疗的患者中 26%发生严重泌尿系统症状(尿急、尿失禁和尿频)。他们对 42 例患者行尿动力学试验,并将结果与 28 例具有治疗前后尿动力学评价的患者进行比较。两组的平均最大尿流率或残余尿量无差异。但放疗后患者组的平均膀胱感觉胀的容量显著低于治疗前组,平均最大膀胱容积也如此。据报道,一般女性人群中约 10%有此功能障碍,在老年人中的发生率更高[302]。

输尿管动脉瘘罕见发生,死亡率高。当先前诊断为妇科恶性肿瘤并行放疗加广泛手术切除治疗的患者发生尿道大出血时,鉴别诊断应考虑到输尿管动脉瘘的情况[835]。

神经毒性

腰骶神经丛病变极为罕见,但行 60~67.5Gy 剂量照射盆腔肿瘤治疗时偶有报道。4/2410 例宫颈癌或子宫内膜癌患者行 45Gy 照射腹主动脉旁淋巴结(脊髓无遮挡)或盆外照射(60Gy 照射宫旁组织)加近距离治疗时出现该综合征,此种情况腰骶神经丛的总受量达 70~79Gy[836]。1 例宫颈癌患者在行标准放射治疗后出现腰骶神经丛病继发的下肢瘫痪[837]。

先前报道腰椎发生放射性脊髓炎的患者可能发生腰神经和骶神经丛病变，并伴发或发生脊髓损伤。有时,很难鉴别神经丛病变与肿瘤复发。Thomas 等[838]比较了20例放疗后发生腰骶神经丛病变与30例盆腔恶性肿瘤引发神经丛损伤的患者,发现无痛性下肢乏力在放射性神经丛病变的早期发生(开始时仅10%患者发生疼痛,而最后50%的患者出现疼痛),然而疼痛最常与肿瘤性神经丛病变有关。两组的常见症状为肌无力、麻木和感觉异常。肌电图表明57%患者有异常肌纤维颤搐电释放,而在肿瘤性神经丛病变该结果非常少见。CT对检测肿瘤引发的盆腔肿块或骨质破坏上很有帮助。作者也报道2例患者发生腰骶神经丛广泛性腹膜后纤维化,1例患者发生股神经纤维化伴神经丛病变。虽然膀胱测压图已能够在一些病例上证实膀胱弛缓症状,但作者仍未能对膀胱或直肠括约肌障碍进行观察。遗憾的是,与放射性肌病一样,神经丛缺损也不可逆转,除支持疗法外,目前尚没有发现有效的疗法。

性功能

其他临床上重要的并发症已有描述。Bruner 等[839]报道,90例行腔内放疗的宫颈癌(42例)或子宫内膜癌(48例)患者中,78例还接受了盆腔外照射(平均剂量为44.5Gy),多数患者的阴道长度减少(24个月时,子宫内膜癌组从8.8cm降至7.8cm,宫颈癌组从7.6cm降至6.2cm)。治疗前有31%女性患者报告有性活动,而治疗后为43%。但22%的女性报告其性活动频率下降,而37%的患者性满意度下降。这与性交难度的增加有关,31%的宫颈癌放疗患者和44%的子宫内膜癌放疗患者报告有此情况。Grigsby 等[840]对妇科肿瘤行放疗患者的性生活问题进行了全面描述,16%~47%患者的性交频率、渴求、高潮和性交快感降低。

为保持阴道健康和性功能,一般建议定期阴道扩张;但该建议的依从率不一致。在一项用于测定“信息-动机-行为技能”模型有效性的试验中,干预改善了放疗后阴道扩张的应用,减少了对治疗后性交的恐惧[841]。无证据表明实验干预可改善全球性生活健康。Jensen 等[842]报道了118例女性患者在放疗后2年性功能障碍持续存在;85%为低性欲或无性欲,35%无阴道润滑性分泌物,55%有轻度至重度的性交困难。但放疗前性活跃的患者中63%仍保持活跃,虽然频率有所下降。

放疗导致卵巢衰竭,在治疗后6个月至1年期间绝经。放疗还以剂量依赖性方式引起子宫纤维化。根治性子宫颈癌治疗所需的剂量导致充分的子宫纤维化,即使女性通过胚胎捐赠妊娠,由于子宫膨胀性不足,妊娠以死胎为结局[586,843]。

骨毒性

Grisby 等[844]在1313例行放射治疗的妇科肿瘤患者中发现207例接受包括髋部和腹股沟区的盆腔放疗。10例(4.8%)发生股骨颈骨折;4例为两侧。骨折的累计实际发生率为11%(5年)和15%(10年)。多数骨折发生在接受45~63Gy照射的患者中,虽然照射剂量可能与骨折发生无关,但接受<42Gy照射的患者均未出现骨折。吸烟和骨质疏松症是骨折风险升高的重要预后因素。

使用SEER癌症登记数据连接医疗保险索赔数据的回顾性队列研究分析了6428例年龄65岁及以上、1986—1999年诊断的患有盆腔恶性肿瘤的女性,并比较了接受(n=2855)和未接受(n=3573)放射治疗的女性的结果。结果表明,接受放射治疗的女性比未接受放射治疗的女性更可能发生骨盆骨折。患有宫颈癌的女性的累积5年骨折率接受放疗者为8.2%,未接受者为5.9%;差异有统计学意义,大多数骨折(90%)为髋部骨折[845]。同步放化疗可能比仅用RT治疗的患者有更高的风险,因为在同步放化疗的直肠癌患者中观察到最高的骨折率。

Blomlie 等[846]报道了16/18例晚期宫颈癌患者(9例绝经前,9例绝经后)在MRI上表现的放射诱导的骨盆衰竭性骨折(在T1像上表现为水肿)。研究期间在15/16例(94%)患者中,41/52(79%)处骨折伴水肿病变在无治疗情况下消退。Moreno 等[847]描述了8例盆腔癌患者在盆腔放疗后发生衰竭性骨折,平均在治疗后13.7个月开始。骨显像和CT扫描显示所有病例的骶髂关节均出现异常,3例耻骨异常。5例患者在初始诊断时被错误地误认为骨转移。

Huh 等[848]报道了463例仅接受RT治疗的宫颈癌患者,其中1.7%治疗后7~19个月(中位时间12个月)发生衰竭性骨折。所有患者均在保守治疗后1年内症状消失,治疗包括非甾体抗炎药物和休息。

衰竭性骨折最常见的主要症状是持续性下背部疼痛。在PET/CT上可能被误诊为转移。治疗主要是保守治疗,随后行聚甲基丙烯酸甲酯的骶髂成形术。Bye 等[489]在研究中对94例子宫内膜癌和宫颈癌行盆腔放疗后3~4年幸存者的健康相关生活质量(HRQOL)进行了评估,其中79例(84%)对调查做了回复。在功能上治疗后的患者得分低于普通人群(81.5对90.6;$P<0.01$),且腹泻比例高(23.8对9.5;$P<0.01$)。与治疗前状况相比,观察到治疗后与HRQOL降低相关的下背部、髋部和股部疼痛的病例增加。

近距离治疗的相关毒性

由于毒性分级不统一及并发症评分系统在各报道中无明确描述,各机构之间对后遗症的描述也不尽相同。在开始放疗时采取预防措施是有益的;例如,Dusenbery等[850]报道,327/462例患者发生危及生命的并发症21次(6.4%)。Lanciano等[851]报道,91例宫颈癌患者和4例子宫内膜癌患者行95次宫腔和卵圆形施源器治疗时,有2例患者出现2次子宫穿孔和1次阴道撕裂伤。16例患者中24%在插植时发生100.5℉(38.05℃)以上的高温。5例(5%)腔内治疗时因可疑败血症、肺病、低血压、精神状况和心肌梗死而移除插植施源器。

Jhingran和Eifel[852]在研究中报道,4043例宫颈癌患者行7662次腔内治疗,11次(0.3%)确诊或可疑为血栓栓塞,结果4例死亡;插植术后血栓栓塞的发生率在常规预防性应用微量肝素后并没有显著下降。其他危及生命的围术期并发症包括心肌梗死(5例患者中1例死亡)、脑血管意外(2例)、充血性心力衰竭(3例)和氟烷性肝毒性(2例死亡)。术中并发症包括子宫穿孔(2.8%)和阴道裂伤(0.3%),其在60岁及以上的老年人中更常发生($P<0.01$)。

Wollschlaeger等[853]报道了128例宫颈癌患者在住院期间行110次LDR插植近距离治疗的发病率情况。42次(24.7%)伴发急性疾病,最常见为发烧/感染(14.1%)或胃肠道疾病(5.9%)。

盆腔放疗的急性胃肠道副作用包括腹泻、腹部痉挛、直肠不适和偶发性直肠出血,可能由短暂性直肠炎引起。痔疮患者可能比其他患者更早感到不适。腹泻和腹部痉挛可通过口服盐酸苯哌酸乙酯、洛哌丁胺、硫酸阿托品、阿片制剂或缓和剂如高岭土和果胶来控制。直肠炎和直肠不适通过给予少量灌肠剂伴氢化可的松和消炎栓(含铋、苯甲酸苄酯、氧化锌或秘鲁香酯)而得到缓解。有些栓剂含有可的松。含有鱼肝油的少量灌肠剂也有效。无油脂或香料的低渣饮食和增加粪纤维的饮食(车前草、聚卡波菲)通常有助于减少胃肠道症状。

继发于膀胱尿道炎的生殖泌尿症状为排尿困难、尿频和夜尿。虽然可能存在镜下甚至肉眼血尿,尿液通常仍为清澈。杏仁酸乌洛托品和解挛药(如盐酸非那吡啶)或平滑肌解挛药(如盐酸黄酮哌酯、硫酸莨菪碱、盐酸奥昔布宁或酒石酸托特罗定)可以缓解症状。日液体摄入量至少为2000~2500mL。可能发生尿道感染,应通过适当的尿培养试验包括抗生素磺胺药物的敏感度试验进行诊断,并需立即开始治疗。

在会阴或臀部皱褶内可能发生红斑和干性或湿性脱皮。通过适当的皮肤清洁和外用凡士林油、凡士林或羊毛脂,可缓解这些症状。严重病症可能需要U.S.P氧化锌软膏和强效护肤品。

急性放射性阴道炎的治疗包括每天或至少1周3次使用过氧化氢和水(1:5)混合物冲洗。冲洗均应每周进行,直到黏膜炎消退为止,必要时可能持续2或3个月。阴道表面溃疡可用表面涂(阴道内)雌激素软膏,刺激上皮在放疗后3个月内再生。在疗程开始即每天使用数次阴道扩张器,以预防阴道狭窄。心理教育干预和激励可提高对阴道扩张器使用的依从性[854]。较严重的坏死可能需要每周实施清创术,直到康复。建议适当地使用活检,以排除持续性或复发性病变。

Petereit等[855]报道了169例HDR近距离治疗的患者(128例为宫颈癌,还接受了外照射;41例为不能手术的子宫内膜癌)中,16例发生急性事件(9.5%)。宫颈癌患者的30天总发病率为5.5%,30天死亡率为1.6%(2例,1例在首次HDR后12天死于肺水肿;另一例因肠炎死于疗养院)。

HDR和LDR技术的并发症发生率通常相当[608,610]。Petereit等[606]在研究中观察到LDR的3年总体毒性为12%(2.6%泌尿生殖系统毒性和5.6%直肠毒性),而HDR近距离治疗总体毒性为15%(3%泌尿生殖系统毒性和4.6%直肠毒性)。然而,在Cikaric[711]的系列研究中,LDR组的直肠并发症发生率显著更高。报道的膀胱并发症发生率一般低于直肠并发症发生率;另外,除了Cikaric[711]的系列研究中显示LDR组的并发症发生率较高外,这两种技术没有显著差异。

Ogino等[856]报道,253例宫颈浸润癌患者行HDR治疗,时间剂量系数<130或生物当量剂量<147的患者无4级直肠并发症发生,推测迟发反应的α/β比值为3Gy。

Fujikawa等[857]报道了148例行HDR腔内近距离治疗加外照射治疗的宫颈癌患者,其中6例在放射治疗后发生自发性腹腔内膀胱破裂，这种事件极为罕见。全部6例患者均接受剖腹术和穿孔修补术；但3例患者再次发生膀胱破裂。

Clark 等[858]报道了43例晚期宫颈癌患者行盆腔外照射(46Gy)治疗加3次(每周1次)HDR 腔内治疗联合同步化疗(顺铂,每周 30mg/m^2)的情况。治疗后40个月,9/13例接受直肠剂量参考点大于A点处方剂量的患者,其严重(3级和4级)直肠并发症的实际发生率为46%,而其余患者仅14%。在近距离治疗分割剂量为8Gy/次的阈值剂量时,并发症发生有很强的剂量反应关系。

高压氧

在13例用高压氧治疗的出血性膀胱炎患者中,除1例外,所有患者血尿均停止[859]。Lee 等[860]也指出,在20例出血性放射性膀胱炎患者中,16例(80%)在2.5大气压(44次)的高压氧治疗后症状得到显著改善。

几个报道评价了高压氧与放疗结合在治疗包括子宫颈癌在内的多种人类肿瘤的疗效。Watson 等[861]报道,在320例患者(Ⅲ~ⅣA 期)的随机临床试验中,高压氧治疗组的5年存活率为33%,而正常空气非高压氧的对照组为27%(P=0.08)。在用氧气治疗的161例患者中,局部复发率为33%,在正常空气治疗的159例患者中局部复发率为53%(P<0.001)。用氧气治疗患者的并发症发病率（分别为20个重度和13个中度）比在正常空气中治疗的患者（6个重度和8个中度)更高。这种差异在肠道尤其显著(分别为13和2个严重并发症)。

Dische 等[862]分析了用放射治疗结合高压氧气或空气治疗的晚期宫颈癌患者的随机研究数据,指出弗农山和格拉斯哥用氧治疗的患者生存率有所提高,但在开普敦没有。来自三个中心的数据合并后分析显示,在先前输血的正常空气中治疗的患者,其局部肿瘤控制明显更差,但是在氧治疗组中,这种效应相反。同样的相互作用亦体现在存活率的结果中(P=0.042)。

Fletcher[165]报道的一项试验,其中233例ⅡB期、Ⅲ期和Ⅳ期宫颈癌的患者被随机分为正常空气组或高压氧组接受放疗,在生存率或肿瘤控制中获益不明显(109例高压氧组患者中20例盆腔复发,正常空气组124例中29例复发)。此外,与对照组的15例并发症相比，用高压氧治疗的患者有26例，并发症率更高。

Dische 等[862]公布了临床ⅡB期和Ⅲ期宫颈癌患者高压氧治疗和放疗的随机双盲试验的结果，其中335例患者被随机分到10次或28次高压氧或正常空气中治疗。数据分析了327例患者,应用高压氧治疗在肿瘤控制中没有优势。当在高压氧中接受放疗和在正常空气中治疗相比,远期放疗并发症增加,并且当使用10次氧疗时，执行的总剂量是45Gy而不是40Gy。

高压氧在子宫颈癌中的应用没有明确的结论。与传统的剂量和分割方案组合相比,使用较少次数的高分割剂量照射的高压氧治疗可能更有效。临床研究和一些动物实验的结果显示远处转移率并没有增加。

宫颈癌治疗后的激素替代治疗

通常宫颈癌的患者,在盆腔照射或双侧输卵管卵巢切除加根治性子宫切除术后，可能出现绝经症状。这些症状可采用激素替代治疗,虽然一些妇科医生持保留意见。在过去25年中,已证明正常的替代疗法可降低心血管疾病、骨质疏松性骨折和结肠癌的风险。另一方面，长期使用雌激素加黄体酮超过5年的患者,乳腺癌的风险显著增加。可考虑单独使用孕激素,这不会增加子宫内膜癌的风险,但具有潜在的血栓栓塞风险[864]。

Burger 等[865]的结论是,子宫颈、外阴和阴道的SCC受激素替代疗法的影响很小。在对50岁或更年轻的卵巢癌患者的研究中,雌激素替代疗法对DFS没有负面影响。妇科癌症患者长期激素替代治疗必须考虑患者病史并与患者(和她的授权亲属)讨论治疗风险。通常,每天0.625~1.25mg雌激素就足够了[866]。

继发性恶性肿瘤

盆腔放疗诱发第二种原发癌的风险很低,并且许多潜在的混杂因素是未知的,或者根据现有资料没有得到很好的解释[867]。Chaturvedi 等[868]基于丹麦、芬兰、挪威、瑞典和美国的癌症普查发现,宫颈SCC和宫颈腺癌(AC)幸存者中的患癌风险显著增加,标准化发病率分别为1.31（95%CI=1.29~1.34）和1.29（95%CI=1.22~1.38)。SCC患者吸烟相关的肺癌的风险高于AC患者,而患结肠癌、肉瘤、黑色素瘤和非霍奇金淋巴瘤等第二恶性肿瘤的风险在AC患者中较高。同样的,宫颈癌存活1年的患者患HPV相关癌症的风险增加,包括咽喉癌、外阴癌和肛门癌。观察发现,年轻患者的直肠、肛门、膀胱和外生殖器部位的第二癌症风险较高，50 岁之前确诊宫颈癌的女性，任何第二癌症的 40 年累积风险为 22%，相比之下，50 岁以上的宫颈癌患者为 16%[869]。与之相反，Lee 等[870]观察发现，根据美国康涅狄格州肿瘤登记处的信息，宫颈癌放疗的患者第二恶性肿瘤的发生率没有显著增加。

Boice 等[339]从子宫颈癌放疗的 68 730 例患者的综述中观察到，第二恶性肿瘤为 3324 例，预期为 3063 例（增加 4.8%；$P<0.001$）。超出部分集中在肺、其他生殖器官、膀胱和直肠。此外，在 10 817 例未接受放射治疗的浸润性宫颈癌女性中，观察到 479 例第二恶性肿瘤，而预期的为 435 例（4.4%；$P=0.02$）。因此，给予或未予放疗的子宫颈癌的女性中第二肿瘤的发生率仅略高于一般群体。接受高剂量放疗的盆腔器官第二原发癌的发生率更高。

Storm [871] 通过全面分析丹麦癌症登记数据发现，1944—1982 年治疗的 24 970 例浸润性宫颈癌女性和 19 470 例宫颈原位癌患者中，源于肺、胃、胰腺、直肠、膀胱和结缔组织的第二原发癌发病率略高，虽然与未放疗的宫颈癌患者相比，放疗患者的乳腺癌的发生率降低（放疗后的卵巢去势）。在接受放疗的浸润性宫颈癌患者中，随访 30 年或更长时间后发现，在宫颈邻近的器官和组织癌变率每年超过万分之 64。原位癌放疗患者中观察到急性非淋巴性白血病的发病风险增高，浸润性宫颈癌未发现增高。这可以解释为在单纯行近距离放射治疗的原位癌中作用到骨髓的剂量较低，细胞杀伤力弱，细胞突变诱导能力更高，这可能是白血病生成的原因。另外还观察到脑部肿瘤、骨髓瘤和除直肠外的结肠肿瘤的风险降低。

在一项针对 117 830 例确诊为宫颈原位癌的女性和 17 556 例浸润性宫颈癌的瑞典患者的研究中，治疗没有特别说明，原位癌患者行传统的单纯手术治疗，与人群标准发病率相比，在肛门、直肠、膀胱、胰腺、食管和肺的第二原发性肿瘤的发生率升高（RR=2.3~3）[872]。数据显示吸烟相关部位和 HPV 的靶器官一致性增加。考虑与免疫应答抑制有关。

Werner-Wasik 等[873]在对 125 例Ⅰ期和Ⅱ期接受放射治疗的宫颈癌患者的分析中发现，在 10 例患者中发生 11 种第二原发肿瘤（4 例乳腺癌，2 例肺癌，1 例骨髓瘤，1 例非霍奇金淋巴瘤，1 例膀胱癌，1 例甲状腺癌和 1 例外阴癌）。所有第二原发性肿瘤的发生部位均位于照射野外。这些患者中乳腺癌的相对危险度增加了 2.64，高于 Boice 等的报道[399]。

在 Wright 等[874]对 199 268 例患者的分析中，在接受盆腔放射治疗的患者中继发性白血病的风险增加了 72%，在治疗后 5~10 年患病风险达到高峰；多发性骨髓瘤的风险并未增加。Mark 等[875]在 114 例有盆腔放疗史（剂量为 40~80Gy）的患者，发现 13 例确诊为子宫肉瘤。辐射诱导肉瘤的标准包括：从前的盆腔放疗史、几年的潜伏期、先前照射野内组织来源的肉瘤和恶性肿瘤的组织学确诊。肿瘤的组织学类型是：混合型苗勒管瘤 6 例，平滑肌肉瘤 4 例，子宫内膜间质肉瘤 1 例，纤维肉瘤 1 例和血管肉瘤 1 例。肉瘤发展的子宫肉瘤 12 例，阴道残端的 1 例。10 例患者行手术治疗，2 例行放射治疗。挽救治疗后的 5 年 DFS 为 17%。

相对于术后三维适形放疗，调强放疗 IMRT 的理论风险评估显示，6MV IMRT 的第二癌症风险增加为 6%，18MV IMRT 的风险增加为 26%，主要在远离源射线束的器官和皮肤，因为 IMRT 暴露了更大面积的皮肤[876]。

Seidman 等[877]回顾了盆腔放疗后发生第二恶性肿瘤的 15 例病例；5 例是 HPV 相关的阴道原发性肿瘤。发病的平均潜伏期约为 20 年。

（郭秋芬　冯帅　吴倩　译　袁令芹　校）

部分参考文献

本章全部参考文献请登录网站：http://www.tsttpc.com/download_list.html

8. zur Hausen H. Papillomaviruses causing cancer: evasion from host-cell control in early events in carcinogenesis. *J Natl Cancer Inst* 2000;92:690–698.
35. Landoni F, Maneo A, Colombo A, et al. Randomised study of radical surgery versus radiotherapy for stage Ib-IIa cervical cancer. *Lancet* 1997;350:535–540.
53. Mitchell DG, Snyder B, Coakley F, et al. Early invasive cervical cancer: MRI and CT predictors of lymphatic metastases in the ACRIN 6651/GOG 183 intergroup study. *Gynecol Oncol* 2009;112:95–103.
57. Viswanathan AN, Moughan J, Small W Jr, et al. The quality of cervical cancer brachytherapy implantation and the impact on local recurrence and disease-free survival in radiation therapy oncology group prospective trials 0116 and 0128. *Int J Gynecol Cancer* 2012;22:123–131.
71. Mayr NA, Yuh WT, Magnotta VA, et al. Tumor perfusion studies using fast magnetic resonance imaging technique in advanced cervical cancer: a new noninvasive predictive assay. *Int J Radiat Oncol Biol Phys* 1996;36:623–633.
77. Grigsby PW, Siegel BA, Dehdashti F. Lymph node staging by positron emission tomography in patients with carcinoma of the cervix. *J Clin Oncol* 2001;19:3745–3749.
91. Schwarz JK, Siegel BA, Dehdashti F, et al. Association of posttherapy positron emission tomography with tumor response and survival in cervical carcinoma. *JAMA* 2007;298:2289–2295.
161. Delgado G, Bundy BN, Fowler WC Jr, et al. A prospective surgical pathological study of stage I squamous carcinoma of the cervix: a Gynecologic Oncology Group Study. *Gynecol Oncol* 1989;35:314–320.
183. Monk BJ, Wang J, Im S, et al. Rethinking the use of radiation and chemotherapy after radical hysterectomy: a clinical-pathologic analysis of a Gynecologic Oncology Group/Southwest Oncology Group/Radiation Therapy Oncology Group trial. *Gynecol Oncol* 2005;96:721–728.
189. Perez CA, Grigsby PW, Castro-Vita H, et al. Carcinoma of the uterine cervix. I. Impact of prolongation of overall treatment time and timing of brachytherapy on outcome of radiation therapy. *Int J Radiat Oncol Biol Phys* 1995;32:1275–1288.
190. Noordhuis MG, Eijsink JJ, Roossink F, et al. Prognostic cell biological markers in cervical cancer patients primarily treated with (chemo)radiation: a systematic review. *Int J Radiat Oncol Biol Phys* 2011;79:325–334.
272. Portelance L, Chao KS, Grigsby PW, et al. Intensity-modulated radiation therapy

(IMRT) reduces small bowel, rectum, and bladder doses in patients with cervical cancer receiving pelvic and para-aortic irradiation. *Int J Radiat Oncol Biol Phys* 2001;51:261–266.
274. Esthappan J, Chaudhari S, Santanam L, et al. Prospective clinical trial of positron emission tomography/computed tomography image-guided intensity-modulated radiation therapy for cervical carcinoma with positive para-aortic lymph nodes. *Int J Radiat Oncol Biol Phys* 2008;72:1134–1139.
275. Poorvu PD, Sadow CA, Townamchai K et al. Duodenal and other gastrointestinal toxicity in cervical and endometrial cancer treated with extended-field intensity modulated radiation therapy to paraaortic lymph nodes. *Int J Radiat Oncol Biol Phys* 2012; doi: 10.1016/j.ijrobp.2012.10.004. [epub ahead of print].
321. Small W Jr, Mell LK, Anderson P, et al. Consensus guidelines for delineation of clinical target volume for intensity-modulated pelvic radiotherapy in postoperative treatment of endometrial and cervical cancer. *Int J Radiat Oncol Biol Phys* 2008;71:428–434.
323. Jhingran A, Salehpour M, Sam M, et al. Vaginal motion and bladder and rectal volumes during pelvic intensity-modulated radiation therapy after hysterectomy. *Int J Radiat Oncol Biol Phys* 2012;82:256–262.
326. Kavanagh BD, Pan CC, Dawson LA, et al. Radiation dose-volume effects in the stomach and small bowel. *Int J Radiat Oncol Biol Phys* 2010;76:S101–S107.
327. Michalski JM, Gay H, Jackson A, et al. Radiation dose-volume effects in radiation-induced rectal injury. *Int J Radiat Oncol Biol Phys* 2010;76:S123–S129.
328. Viswanathan AN, Yorke ED, Marks LB, et al. Radiation dose-volume effects of the urinary bladder. *Int J Radiat Oncol Biol Phys* 2010;76:S116–S122.
329. Ahmed RS, Kim RY, Duan J, et al. IMRT dose escalation for positive para-aortic lymph nodes in patients with locally advanced cervical cancer while reducing dose to bone marrow and other organs at risk. *Int J Radiat Oncol Biol Phys* 2004;60:505–512.
369. Eifel PJ, Khalid N, Erickson B, et al. Patterns of radiotherapy practice for patients treated for intact cervical cancer in 2005–2007: a QRRO Study. *Int J Radiat Oncol Biol Phys* 2010;78:S119.
385. Abu-Rustum NR, Sonoda Y. Fertility-sparing surgery in early-stage cervical cancer: indications and applications. *J Natl Compr Canc Netw* 2010;8:1435–1438.
397. Eifel PJ, Winter K, Morris M, et al. Pelvic irradiation with concurrent chemotherapy versus pelvic and para-aortic irradiation for high-risk cervical cancer: an update of radiation therapy oncology group trial (RTOG) 90–01. *J Clin Oncol* 2004;22:872–880.
404. Piver MS, Marchetti DL, Patton T, et al. Radical hysterectomy and pelvic lymphadenectomy versus radiation therapy for small (less than or equal to 3 cm) stage IB cervical carcinoma. *Am J Clin Oncol* 1988;11:21–24.
406. Perez CA, Camel HM, Kao MS, et al. Randomized study of preoperative radiation and surgery or irradiation alone in the treatment of stage IB and IIA carcinoma of the uterine cervix: final report. *Gynecol Oncol* 1987;27:129–140.
409. Peters WA 3rd, Liu PY, Barrett RJ 2nd, et al. Concurrent chemotherapy and pelvic radiation therapy compared with pelvic radiation therapy alone as adjuvant therapy after radical surgery in high-risk early-stage cancer of the cervix. *J Clin Oncol* 2000;18:1606–1613.
410. Sedlis A, Bundy BN, Rotman MZ, et al. A randomized trial of pelvic radiation therapy versus no further therapy in selected patients with stage IB carcinoma of the cervix after radical hysterectomy and pelvic lymphadenectomy: a Gynecologic Group Study. *Gynecol Oncol* 1999;73:177–183.
412. Rotman M, Sedlis A, Piedmonte MR, et al. A phase III randomized trial of postoperative pelvic irradiation in stage IB cervical carcinoma with poor prognostic features: follow-up of a gynecologic oncology group study. *Int J Radiat Oncol Biol Phys* 2006;65:169–176.
446. Whitney CW, Sause W, Bundy BN, et al. Randomized comparison of fluorouracil plus cisplatin versus hydroxyurea as an adjunct to radiation therapy in stage IIB-IVA carcinoma of the cervix with negative para-aortic lymph nodes: a Gynecologic Oncology Group and Southwest Oncology Group study. *J Clin Oncol* 1999;17:1339–1348.
447. Rose PG, Bundy BN, Watkins EB, et al. Concurrent cisplatin-based radiotherapy and chemotherapy for locally advanced cervical cancer. *N Engl J Med* 1999;340:1144–1153.
448. Rose PG, Ali S, Watkins E, et al. Long-term follow-up of a randomized trial comparing concurrent single agent cisplatin, cisplatin-based combination chemotherapy, or hydroxyurea during pelvic irradiation for locally advanced cervical cancer: a Gynecologic Oncology Group Study. *J Clin Oncol* 2007;25:2804–2810.
450. Keys HM, Bundy BN, Stehman FB, et al. Cisplatin, radiation, and adjuvant hysterectomy compared with radiation and adjuvant hysterectomy for bulky stage IB cervical carcinoma. *N Engl J Med* 1999;340:1154–1161.
451. Stehman FB, Ali S, Keys HM, et al. Radiation therapy with or without weekly cisplatin for bulky stage 1B cervical carcinoma: follow-up of a Gynecologic Oncology Group trial. *Am J Obstet Gynecol* 2007;197:503e1–6.
454. Pearcey R, Brundage M, Drouin P, et al. Phase III trial comparing radical radiotherapy with and without cisplatin chemotherapy in patients with advanced squamous cell cancer of the cervix. *J Clin Oncol* 2002;20:966–972.
459. Duenas-Gonzalez A, Zarba JJ, Patel F, et al. Phase III, open-label, randomized study comparing concurrent gemcitabine plus cisplatin and radiation followed by adjuvant gemcitabine and cisplatin versus concurrent cisplatin and radiation in patients with stage IIB to IVA carcinoma of the cervix. *J Clin Oncol* 2011;29:1678–1685.
460. Lanciano R, Calkins A, Bundy BN, et al. Randomized comparison of weekly cisplatin or protracted venous infusion of fluorouracil in combination with pelvic radiation in advanced cervix cancer: a gynecologic oncology group study. *J Clin Oncol* 2005;23:8289–8295.
512. Monk BJ, Sill MW, McMeekin DS, et al. Phase III trial of four cisplatin-containing doublet combinations in stage IVB, recurrent, or persistent cervical carcinoma: a Gynecologic Oncology Group study. *J Clin Oncol* 2009;27:4649–4655.
524. Montana GS, Fowler WC, Varia MA, et al. Carcinoma of the cervix, stage III. Results of radiation therapy. *Cancer* 1986;57:148–154.
527. Montana GS, Hanlon AL, Brickner TJ, et al. Carcinoma of the cervix: patterns of care studies: review of 1978, 1983, and 1988–1989 surveys. *Int J Radiat Oncol Biol Phys* 1995;32:1481–1486.
534. Charra-Brunaud C, Harter V, Delannes M, et al. Impact of 3D image-based PDR brachytherapy on outcome of patients treated for cervix carcinoma in France: results of the national STIC prospective study. *Radiother Oncol* 2012;103:305–313.
535. Dimopoulos JC, Potter R, Lang S, et al. Dose-effect relationship for local control of cervical cancer by magnetic resonance image-guided brachytherapy. *Radiother Oncol* 2009;93:311–315.
537. Morice P, Rouanet P, Rey A, et al. Results of the GYNECO 02 Study, an FNCLCC Phase III trial comparing hysterectomy with no hysterectomy in patients with a (clinical and radiological) complete response after chemoradiation therapy for stage IB2 or II cervical cancer. *Oncologist* 2012;17:64–71.
541. Haie C, Pejovic MH, Gerbaulet A, et al. Is prophylactic para-aortic irradiation worthwhile in the treatment of advanced cervical carcinoma? Results of a controlled clinical trial of the EORTC radiotherapy group. *Radiother Oncol* 1988;11:101–112.
543. Varia MA, Bundy BN, Deppe G, et al. Cervical carcinoma metastatic to para-aortic nodes: extended field radiation therapy with concomitant 5-fluorouracil and cisplatin chemotherapy: a Gynecologic Oncology Group study. *Int J Radiat Oncol Biol Phys* 1998;42:1015–1023.
586. Wo JY, Viswanathan AN. Impact of radiotherapy on fertility, pregnancy, and neonatal outcomes in female cancer patients. *Int J Radiat Oncol Biol Phys* 2009;73:1304–1312.
593. Fletcher GH, Shukovsky LJ. The interplay of radiocurability and tolerance in the irradiation of human cancers. *J Radiol Electrol Med Nucl* 1975;56:383–400.
595. Lanciano RM, Martz K, Coia LR, et al. Tumor and treatment factors improving outcome in stage III-B cervix cancer. *Int J Radiat Oncol Biol Phys* 1991;20:95–100.
598. Viswanathan AN, Thomadsen B. American Brachytherapy Society consensus guidelines for locally advanced carcinoma of the cervix. Part I: General principles. *Brachytherapy* 2012;11:33–46.
600. Erickson B, Eifel P, Moughan J, et al. Patterns of brachytherapy practice for patients with carcinoma of the cervix (1996–1999): a patterns of care study. *Int J Radiat Oncol Biol Phys* 2005;63:1083–1092.
601. Viswanathan AN, Erickson BA. Three-dimensional imaging in gynecologic brachytherapy: a survey of the American Brachytherapy Society. *Int J Radiat Oncol Biol Phys* 2010;76:104–109.
602. Viswanathan AN, Creutzberg CL, Craighead P, et al. International Brachytherapy Practice Patterns: a survey of the Gynecologic Cancer Intergroup (GCIG). *Int J Radiat Oncol Biol Phys* 2012;82:250–255.
605. Stewart AJ, Viswanathan AN. Current controversies in high-dose-rate versus low-dose-rate brachytherapy for cervical cancer. *Cancer* 2006;107:908–915.
606. Petereit DG, Sarkaria JN, Potter DM, et al. High-dose-rate versus low-dose-rate brachytherapy in the treatment of cervical cancer: analysis of tumor recurrence—the University of Wisconsin experience. *Int J Radiat Oncol Biol Phys* 1999;45:1267–1274.
607. Patel FD, Sharma SC, Negi PS, et al. Low dose rate vs. high dose rate brachytherapy in the treatment of carcinoma of the uterine cervix: a clinical trial. *Int J Radiat Oncol Biol Phys* 1994;28:335–341.
609. Hall E, Brenner D. The dose-rate effect revisited: radiobiological considerations of importance in radiotherapy. *Int J Radiat Oncol Biol Phys* 1991;21:1403–1414.
610. Orton CG, Seyedsadr M, Somnay A. Comparison of high and low dose rate remote afterloading for cervix cancer and the importance of fractionation. *Int J Radiat Oncol Biol Phys* 1991;21:1425–1434.
611. Dale RG. The application of the linear quadratic dose-effect equation to fractionated and protracted radiotherapy. *Br J Radiol* 1985;58:515–528.
615. Potter R, Haie-Meder C, Van Limbergen E, et al. Recommendations from gynaecological (GYN) GEC ESTRO working group (II): Concepts and terms in 3D image-based treatment planning in cervix cancer brachytherapy—3D dose volume parameters and aspects of 3D image-based anatomy, radiation physics, radiobiology. *Radiother Oncol* 2006;78:67–77.
618. Clark BG, Souhami L, Roman TN, et al. The prediction of late rectal complications in patients treated with high dose rate brachytherapy for carcinoma of the cervix. *Int J Radiat Oncol Biol Phys* 1997;38:989–993.
619. Petereit DG, Pearcey R. Literature analysis of high dose rate brachytherapy fractionation schedules in the treatment of cervical cancer: is there an optimal fractionation schedule? *Int J Radiat Oncol Biol Phys* 1999;43:359–366.
620. Lang S, Kirisits C, Dimopoulos J, et al. Treatment planning for MRI assisted brachytherapy of gynecologic malignancies based on total dose constraints. *Int J Radiat Oncol Biol Phys* 2007;69:619–627.
621. Viswanathan AN, Beriwal S, De Los Santos JF, et al. American Brachytherapy Society consensus guidelines for locally advanced carcinoma of the cervix. Part II: High-dose-rate brachytherapy. *Brachytherapy* 2012;11:47–52.
622. Lee LJ, Das IJ, Higgins SA, et al. American Brachytherapy Society consensus guidelines for locally advanced carcinoma of the cervix. Part III: Low-dose-rate and pulsed-dose-rate brachytherapy. *Brachytherapy* 2012;11:53–57.
623. Haie-Meder C, Potter R, Van Limbergen E, et al. Recommendations from Gynaecological (GYN) GEC-ESTRO Working Group (I): concepts and terms in 3D image based 3D treatment planning in cervix cancer brachytherapy with emphasis on MRI assessment of GTV and CTV. *Radiother Oncol* 2005;74:235–245.
628. Watkins JM, Kearney PL, Opfermann KJ, et al. Ultrasound-guided tandem placement for low-dose-rate brachytherapy in advanced cervical cancer minimizes risk of intraoperative uterine perforation. *Ultrasound Obstet Gynecol* 2011;37:241–244.
633. Potish RA, Deibel FC Jr, Khan FM. The relationship between milligram-hours and dose to point A in carcinoma of the cervix. *Radiology* 1982;145:479–483.
634. Katz A, Eifel PJ. Quantification of intracavitary brachytherapy parameters and correlation with outcome in patients with carcinoma of the cervix. *Int J Radiat Oncol Biol Phys* 2000;48:1417–1425.
635. Viswanathan AN, Dimopoulos J, Kirisits C, et al. Computed tomography versus magnetic resonance imaging-based contouring in cervical cancer brachytherapy: results of a prospective trial and preliminary guidelines for standardized contours. *Int J Radiat Oncol Biol Phys* 2007;68:491–498.
637. Eisbruch A, Johnston CM, Martel MK, et al. Customized gynecologic interstitial implants: CT-based planning, dose evaluation, and optimization aided by laparotomy. *Int J Radiat Oncol Biol Phys* 1998;40:1087–1093.
638. Erickson B, Albano K, Gillin M. CT-guided interstitial implantation of gynecologic malignancies. *Int J Radiat Oncol Biol Phys* 1996;36:699–709.
648. Potter R, Haie-Meder C, Van Limbergen E, et al. Recommendations from gynaecological (GYN) GEC ESTRO working group (II): concepts and terms in 3D image-based treatment planning in cervix cancer brachytherapy-3D dose volume parameters and aspects of 3D image-based anatomy, radiation physics, radiobiology. *Radiother Oncol* 2006;78:67–77.

650. Kirisits C, Potter R, Lang S, et al. Dose and volume parameters for MRI-based treatment planning in intracavitary brachytherapy for cervical cancer. *Int J Radiat Oncol Biol Phys* 2005;62:901–911.
651. Chargari C, Magne N, Dumas I, et al. Physics contributions and clinical outcome with 3D-MRI-based pulsed-dose-rate intracavitary brachytherapy in cervical cancer patients. *Int J Radiat Oncol Biol Phys* 2009;74:133–139.
653. Potter R, Georg P, Dimopoulos JC, et al. Clinical outcome of protocol based image (MRI) guided adaptive brachytherapy combined with 3D conformal radiotherapy with or without chemotherapy in patients with locally advanced cervical cancer. *Radiother Oncol* 2011;100:116–123.
655. Haie-Meder C, Chargari C, Rey A, et al. MRI-based low dose-rate brachytherapy experience in locally advanced cervical cancer patients initially treated by concomitant chemoradiotherapy. *Radiother Oncol* 2010;96:161–165.
661. Georg P, Lang S, Dimopoulos JC, et al. Dose-volume histogram parameters and late side effects in magnetic resonance image-guided adaptive cervical cancer brachytherapy. *Int J Radiat Oncol Biol Phys* 2011;79:356–362.
667. Olszewska AM, Saarnak AE, de Boer RW, et al. Comparison of dose-volume histograms and dose-wall histograms of the rectum of patients treated with intracavitary brachytherapy. *Radiother Oncol* 2001;61:83–85.
668. Koom WS, Sohn DK, Kim JY, et al. Computed tomography-based high-dose-rate intracavitary brachytherapy for uterine cervical cancer: preliminary demonstration of correlation between dose-volume parameters and rectal mucosal changes observed by flexible sigmoidoscopy. *Int J Radiat Oncol Biol Phys* 2007;68:1446–1454.
669. Georg P, Kirisits C, Goldner G, et al. Correlation of dose-volume parameters, endoscopic and clinical rectal side effects in cervix cancer patients treated with definitive radiotherapy including MRI-based brachytherapy. *Radiother Oncol* 2009;91:173–180.
670. Lee L, Viswanathan A. Predictors of toxicity following image-guided high dose rate interstitial brachytherapy for gynecologic cancer. *Int J Radiat Oncol Biol Phys* 2012;84(5):1192–1197.
680. Dimopoulos JC, Petrow P, Tanderup K, et al. Recommendations from Gynaecological (GYN) GEC-ESTRO Working Group (IV): Basic principles and parameters for MR imaging within the frame of image based adaptive cervix cancer brachytherapy. *Radiother Oncol* 2012;87:1192–1197.
698. Haie-Meder C, Kramar A, Lambin P, et al. Analysis of complications in a prospective randomized trial comparing two brachytherapy low dose rates in cervical carcinoma. *Int J Radiat Oncol Biol Phys* 1994;29:953–960.
700. Fowler JF. Dose reduction factors when increasing dose rate in LDR or MDR brachytherapy of carcinoma of the cervix. *Radiother Oncol* 1997;45:49–54.
736. Potter R, Knocke TH, Fellner C, et al. Definitive radiotherapy based on HDR brachytherapy with iridium 192 in uterine cervix carcinoma: report on the Vienna University Hospital findings (1993–1997) compared to the preceding period in the context of ICRU 38 recommendations. *Cancer Radiother* 2000;4:159–172.
741. Haie-Meder C, Chargari C, Rey A, et al. DVH parameters and outcome for patients with early-stage cervical cancer treated with preoperative MRI-based low dose rate brachytherapy followed by surgery. *Radiother Oncol* 2009;93:316–321.
745. Syed AM, Feder BH. Technique of after-loading interstitial implants. *Radiol Clin (Basel)* 1977;46:458–475.
746. Martinez A, Edmundson GK, Cox RS, et al. Combination of external beam irradiation and multiple-site perineal applicator (MUPIT) for treatment of locally advanced or recurrent prostatic, anorectal, and gynecologic malignancies. *Int J Radiat Oncol Biol Phys* 1985;11:391–398.
747. Viswanathan AN, Erickson B, Rownd J. Image-based approaches to interstitial brachytherapy. In: Viswanathan A, Kirisits C, Erickson B, et al, eds. *Gynecologic radiation therapy: novel approaches to image-guidance and management,* 1st ed. Berlin: Springer-Verlag, 2011:247–259.
748. Viswanathan AN, Cormack R, Rawal B, et al. Increasing brachytherapy dose predicts survival for interstitial and tandem-based radiation for stage IIIB cervical cancer. *Int J Gynecol Cancer* 2009;19:1402–1406.
751. Syed AM, Puthawala AA, Abdelaziz NN, et al. Long-term results of low-dose-rate interstitial-intracavitary brachytherapy in the treatment of carcinoma of the cervix. *Int J Radiat Oncol Biol Phys* 2002;54:67–78.
766. Saibishkumar EP, Patel FD, Sharma SC, et al. Results of external-beam radiotherapy alone in invasive cancer of the uterine cervix: a retrospective analysis. *Clin Oncol (R Coll Radiol)* 2006;18:46–51.
776. Hintz BL, Kagan AR, Chan P, et al. Radiation tolerance of the vaginal mucosa. *Int J Radiat Oncol* 1980;6:711–716.
811. Eifel PJ, Levenback C, Wharton JT, et al. Time course and incidence of late complications in patients treated with radiation therapy for FIGO stage IB carcinoma of the uterine cervix. *Int J Radiat Oncol Biol Phys* 1995;32:1289–1300.
814. Perez CA, Grigsby PW, Lockett MA, et al. Radiation therapy morbidity in carcinoma of the uterine cervix: dosimetric and clinical correlation. *Int J Radiat Oncol Biol Phys* 1999;44:855–866.
827. Rotman M, Pajak TF, Choi K, et al. Prophylactic extended-field irradiation of para-aortic lymph nodes in stages IIB and bulky IB and IIA cervical carcinomas. Ten-year treatment results of RTOG 79-20. *JAMA* 1995;274:387–893.
839. Bruner DW, Lanciano R, Keegan M, et al. Vaginal stenosis and sexual function following intracavitary radiation for the treatment of cervical and endometrial carcinoma. *Int J Radiat Oncol Biol Phys* 1993;27:825–830.
845. Baxter NN, Habermann EB, Tepper JE, et al. Risk of pelvic fractures in older women following pelvic irradiation. *JAMA* 2005;294:2587–2593.
851. Lanciano R, Corn B, Martin E, et al. Perioperative morbidity of intracavitary gynecologic brachytherapy. *Int J Radiat Oncol Biol Phys* 1994;29:969–974.
852. Jhingran A, Eifel PJ. Perioperative and postoperative complications of intracavitary radiation for FIGO stage I-III carcinoma of the cervix. *Int J Radiat Oncol Biol Phys* 2000;46:1177–1183.
876. Zwahlen DR, Ruben JD, Jones P, et al. Effect of intensity-modulated pelvic radiotherapy on second cancer risk in the postoperative treatment of endometrial and cervical cancer. *Int J Radiat Oncol Biol Phys* 2009;74:539–545.
899. Logsdon MD, Eifel PJ. Figo IIIB squamous cell carcinoma of the cervix: an analysis of prognostic factors emphasizing the balance between external beam and intracavitary radiation therapy. *Int J Radiat Oncol Biol Phys* 1999;43:763–775.

第 70 章
子宫内膜癌

Kaled M. Alektiar

局部解剖

子宫是一个中空肌性器官，位于真骨盆内，膀胱与直肠之间。成年人子宫通常约长 8cm，宽 5cm，厚 2.5cm。子宫分为宫底、宫体和宫颈三部分。宫体与宫颈的连接处称子宫峡部。宫底部两侧与输卵管连通。子宫的部分表面有腹膜覆盖。宫腔内衬子宫内膜，子宫内膜由柱状细胞组成，并形成许多管状腺。子宫内膜的厚度随月经周期而变化，在月经期结束时，子宫内膜厚度仅为 2~3mm。子宫壁是由平滑肌纤维构成的子宫肌层组成。子宫的主要支持组织有阔韧带、圆韧带、宫骶韧带和主韧带。子宫的主要血液供应来自于子宫动脉，子宫动脉在子宫峡部跨过输尿管进入子宫。子宫体的淋巴引流主要流向闭孔、髂内和髂外淋巴结。子宫底部的淋巴液随卵巢动脉引流到腹主动脉旁淋巴结。

流行病学及发病风险因素

子宫内膜癌是美国最常见的妇科恶性肿瘤，居女性最常见恶性肿瘤第四位。据统计，2011 年的新发病例数为 46 470 例，即每 39 人中就有 1 人一生中会患子宫内膜癌，发病率为 2.58%[1]。虽然子宫内膜癌主要发生于绝经后女性，但 5%~30%的女性在诊断时<50 岁[2,3]。2011 年，子宫内膜癌的预期死亡人数为 8120 人，居女性癌症死亡原因的第八位。以往估计子宫内膜癌的死亡率呈上升趋势，但最新数据表明，1990—2007 年的死亡率为 4.18/10 万，并没有明显改变[1]。

在发达地区，子宫内膜癌的年龄标准化发病率为 12.9/10 万，累计风险率为 1.6%(0~74 岁)；与欠发达地区的年龄标准化发病率 5.9/10 万，累计风险率 0.7%相比，表明环境因素对子宫内膜癌的发病率有一定的影响[4]。子宫内膜癌的确切病因不清，但有一些相关的危险因素，其中主要是雌激素。研究表明，血液循环中具有高水平的雌激素和低水平孕激素的女性，患子宫内膜癌的风险增加，因为低水平的孕激素不足以抵消雌激素的促有丝分裂作用[5-7]。缺乏孕激素对抗的雌激素可以是内源性的，也可以是外源性的。一项病例对照研究证实了内源性雌激素与子宫内膜癌的关系。这篇文章表明高水平的雌激素是子宫内膜癌的风险因素[7]。月经周期的累计次数即在一生中的月经周期数与子宫内膜癌的发生相关。这是基于子宫内膜细胞在卵泡期增殖这一事实，而卵泡期是月经周期中最长的阶段。因此，像月经周期多、卵泡期相应长的情况，如月经初潮年龄早(RR：1.5~2)、绝经年龄晚(RR：2~3)是子宫内膜癌的危险因素[8,9]。不孕或未孕(RR：3)主要由于无排卵性月经周期而增加患子宫内膜癌的风险[8]。肥胖主要通过内源性激素代谢改变而增加患子宫内膜癌的危险(RR：5)。绝经后，卵巢停止分泌雌激素和孕激素，体内雌激素主要来源于雄激素在外周脂肪组织的转换，绝经后卵巢和肾上腺持续分泌雄激素。因此肥胖者外周血循环和子宫内膜中的雌激素水平升高[7,10,11]。肥胖还通过慢性高胰岛素血症而增加子宫内膜癌的发病风险，慢性高胰岛素血症似乎是卵巢雄激素过多症的一个关键因素，尤其在绝经前女性中，卵巢雄激素过多症与无排卵和孕激素不足有关[10]。非胰岛素依赖型糖尿病和高血压(RR：1~3)也增加患子宫内膜癌的风险。一般认为非胰岛素依赖型糖尿病和高血压继发于肥胖，但有数据表明非胰岛素依赖型糖尿病和高血压是不依赖于肥胖的独立危险因子[12-14]。至于外源性雌激素，应用仅含雌激素的激素替代疗法和序惯口服避孕药大大增加了患子宫内膜癌的风险(RR：10~20)，而治疗期间含有孕激素和雌激素混合的复方制剂具有保护作用(RR:0.3~0.5)[15-17]。乳腺癌患者中他莫昔芬的使用增加了患子宫内膜癌的风险(RR:3~7)[18-20]。他莫昔芬的作用机制是与雌激素受体的竞争性结合。在绝经前女性,他莫昔芬具有抗雌激素作用;但在绝经后女性,他莫昔芬通过上调雌激素受体而具有弱的雌激素作用。最近一篇关于辅助他莫昔芬治疗与子宫内膜癌的关系的 Meta 分析表明,在<55 岁服用他莫昔芬的患者中,患子宫内膜癌的绝对风险较年龄在 55~69 岁之间服用他莫昔芬的患者没有增加;后者 15 年子宫内膜癌的发病率为 3.8%,而对照组为 1.1%[绝对值增加 2.6%(标准误差=0.6),95%CI=1.4~3.8],凸显了年龄对使用他莫昔芬的患者患子宫内膜癌风险的影响[21]。最初的数据表明,绝大多数与使用他莫昔芬有关的子宫内膜癌患者为早期阶段,肿瘤分化良好[22]。然而最近的数据表明,子宫内膜癌的表型发生了变化,表现在浆液性腺癌、透明细胞癌、癌肉瘤及肉瘤的发病率增高[23,24]。遗传倾向,特别是遗传性非息肉病性结直肠癌综合征(HNPCC)患者,患子宫内膜癌的概率占所有子宫内膜癌的<5%。现已证实,在错配修复基因 MLH1、MSH2、MSH6 和 PMS2 中,Lynch 综合征患者存在最少 1 个基因的突变。虽然认为,HNPCC 是患结直肠癌的风险,值得关注的是患有 HNPCC 的女性子宫内膜癌的终生累积发病风险≥结直肠癌的风险,为 40%~60%[25]。在 HNPCC 相关的子宫内膜癌患者中,似乎子宫下段受累率高[26]。

临床表现和自然病程

子宫内膜癌最常见的临床表现为绝经后阴道流血,占 80%~90%。绝经后阴道流血的患者中,子宫内膜癌仅占 10%~15%;然而,这个比率可以波动,范围为 1%~25%,这取决于患者的年龄和其他的危险因素。最近的一份报告显示,3548 例绝经后阴道流血女性,有 201 例(6%)诊断为子宫内膜癌。多因素逻辑回归模型显示,子宫内膜癌的危险因素有复发性出血(OR=3.64),糖尿病史(OR=1.48),老年(OR=1.06)和高体重指数(OR=1.07)[27]。其他的表现有阴道排液、巴氏染色涂片异常,常规阴道超声检查时子宫内膜增厚。晚期子宫内膜癌患者可表现为尿道或直肠出血、便秘、疼痛、下肢淋巴水肿、由腹水导致的腹胀、咳嗽和(或)咯血。

国际妇产科联盟(FIGO)的年度报告[28]显示,1999—2001 年,8110 例子宫内膜癌患者治疗后的 5 年生存率是 80%。这种良好的结果反映了大多数患者被诊断时为早期疾病;其中有 71%的患者肿瘤局限于子宫,宫颈受累率为 12%,有 13%的病例病灶超出子宫但无远处转移。当肿瘤局限于子宫内膜或伴有肌层浸润深度<1/2 时,5 年生存率为 91%。但当病变侵犯子宫浆膜层、附件或腹水细胞学阳性时,5 年生存率降至 66%。5 年生存率在区域淋巴结阳性者为 57%;膀胱、直肠受侵者为 25.5%;远处转移者为 20%。根据临床分期,子宫内膜癌早期患者的 5 年生存率为 67%,而晚期患者降至 15%。不建议在一般风险或以下风险增加情况下进行子宫内膜癌普查,包括无保护的雌激素替代治疗史、他莫昔芬治疗、绝经延迟、未育、不孕、不排卵、肥胖、糖尿病以及高血压。美国癌症协会(ACS)建议,一般风险或高风险的女性应该被告知绝经初期有关子宫内膜癌的风险和症状(特别是意外的出血和崩漏),应大力提倡立即将这些症状向其医师汇报。但是,ACS 推荐携带 HNPCC 基因突变的女性及与之相关的女性从 35 岁开始,每年行阴道超声和子宫内膜活检[29]。对于已完成生育的有 HNPCC 基因突变的女性,预防性的子宫加双侧输卵管、卵巢切除能有效地降低子宫内膜癌的发病率,而应大力提倡[30]。

诊断辅助检查

子宫内膜组织取样术仍是诊断子宫内膜癌的金标准,由此可确诊子宫内膜癌。可通过活检或刮宫术(D&C)获取子宫内膜样本。子宫内膜活检术在诊室中通过 Pipelle(一种特制的吸管)或类似器具易于获得,是首选的方法。该方法对子宫内膜癌的检测敏感度在绝经前女性中为 91%,绝经后女性中为 99.6%。两组的特异度均>98%[31]。对于拟行子宫切除的患者,如果子宫内膜活检已诊断为恶性肿瘤,可免除刮宫术(D&C)。但是,如果症状持续、取样不充分、要求保留生育功能的患者,就必须行刮宫术(D&C)。此外,刮宫术对所切除子宫标本的最终病理诊断,特别是肿瘤分级,提供了更可靠的评估参考[32]。鉴于绝经后女性子宫内膜癌患者的阴道流血的发生率仅为 10%~15%,目前尚不确定对每一位绝经后阴道流血的患者进行子宫内膜取样是否可行。通常认为经阴道超声(TVU)是评估阴道出血有用的工具[33]。正常的子宫内膜呈薄而均匀的强回声;在子宫内膜增生症、息肉和癌变时,子宫内膜增厚、回声不均[34](如图 70.1)。影像学学会超声分会的共识是子宫内膜厚度≥5mm 为异常[35]。如果子

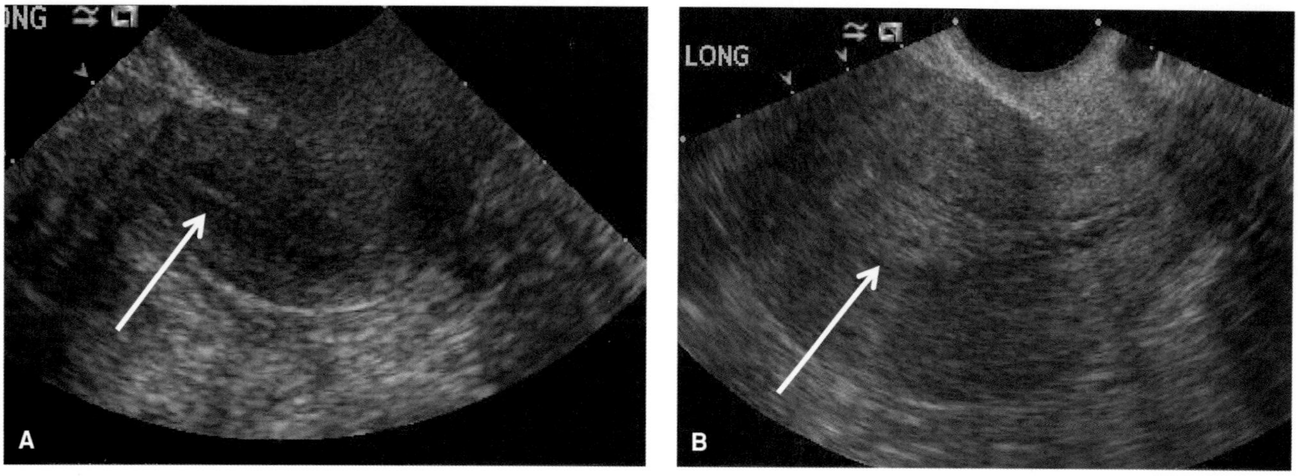

图 70.1 子宫阴道超声的矢状切面。(A)正常薄的子宫内膜(箭头所指);(B)增厚的子宫内膜(箭头所指)。

宫内膜的厚度<5mm,患子宫内膜癌的概率很小,假阴性率约为4%。在这种情况下,如无异常的阴道流血,子宫活检有预知价值[33]。最近的一项Meta分析似乎表明,子宫内膜厚度<3mm比<5mm提供更准确的诊断价值[36]。如果经阴道超声(TVU)异常,但活检阴性、不能确诊或不能进入宫腔,可以生理盐水灌注超声或宫腔镜检查以排除腔内病变,尤其是排除宫腔内息肉合并癌的情况[37,38]。另外,以上方法对绝经前的女性也有帮助,由于子宫内膜厚度受雌激素水平的影响而有波动,而限制了经阴道超声的准确性。有报道显示生理盐水超声或宫腔镜检查存在潜在的不利因素,因为膨宫介质通过输卵管使腹腔细胞学阳性增加,尽管目前尚不清楚这种抽样细胞学阳性与预后的关系[39]。有数种影像学检查有助于子宫内膜癌的术前分期。高质量的盆腔CT扫描通过口服和静脉造影可以显示子宫内膜癌的范围。子宫内膜癌表现为与正常子宫肌层相连的低密度肿块,可以表现为宫腔内弥漫性、局限性生长的菜花状或息肉状肿块。如发现肌层浸润,往往预示着超过1/3~1/2的子宫肌层受累。当宫颈受累增粗、直径>3.5cm,宫颈基质内有非均匀性的低密度区时,CT扫描可发现宫颈的病变。宫旁或盆壁受侵时,前者表现为输尿管周围的脂肪缺失;后者为软组织肿块与盆壁之间的脂肪厚度<3mm。常规的检查方法可发现输卵管、卵巢的受侵。淋巴结受侵的标准为淋巴结短径>1cm[40,41]。MRI检查在评估子宫内膜癌的浸润范围,尤其是子宫肌层浸润深度方面,被公认为最准确的影像研究。动态增强MRI扫描是检测子宫肌层受累的最理想方法[42],准确率达85%~93%。肿瘤局限于子宫内膜的特征为联合带完整,或肿瘤与肌层之间的界面清晰。肿瘤浸润浅肌层的特征为联合带中断,子宫肌层内1/2呈现增强的肿瘤信号而外围肌层完整,或二者均具备。肿瘤浸润深肌层为肿瘤异常高信号侵入外层子宫肌层,且正常肌层外膜线完整(图70.2)。MRI还有助于显示肿瘤扩展到宫颈。正常宫颈间质呈T2加权图像上低信号,若肿瘤受侵则为中等信号取代[34]。文献报道,相对于手术病理分期,MRI检测淋巴结转移的敏感度为27%~66%,特异度为73%~94%[43]。PET-CT也被用于子宫内膜癌,一般很少用于原发肿瘤扩展的评估。有文献报道,PET-CT检测区域淋巴结转移的敏感度50%~100%,特异度为87%~100%,准确度为78%~100%。PET-CT的主要限制是当淋巴结≤5mm时,无法检测到淋巴结转移[43]。子宫内膜癌FIGO分期为手术分期,因此术前影像学检查(胸片除外)不是分期的一部分。子宫内膜癌患者的癌抗原125(CA125)血清水平可升高。Kim等[44]回顾了413例患者,发现23.9%的患者血清CA125水平>35U/mL。Hsieh等[45]发现术前血清CA125>40U/mL,与区域淋巴结转移显著相关,建议没有发现远处转移的患者,分期手术时须行全盆腔和腹主动脉旁淋巴结清扫术。

病理分型

子宫内膜增生症

子宫内膜增生症的诊断标准是子宫内膜增生腺体的大小和数量的增加。国际妇科病理学会提供了子宫内膜增生症的子分类标准。单纯型增生仅为腺体增生和基质细胞的增生扩大,很少发展为癌(<1%)。复杂性增生是腺体增生呈背靠背现象,腺体腔内出现乳

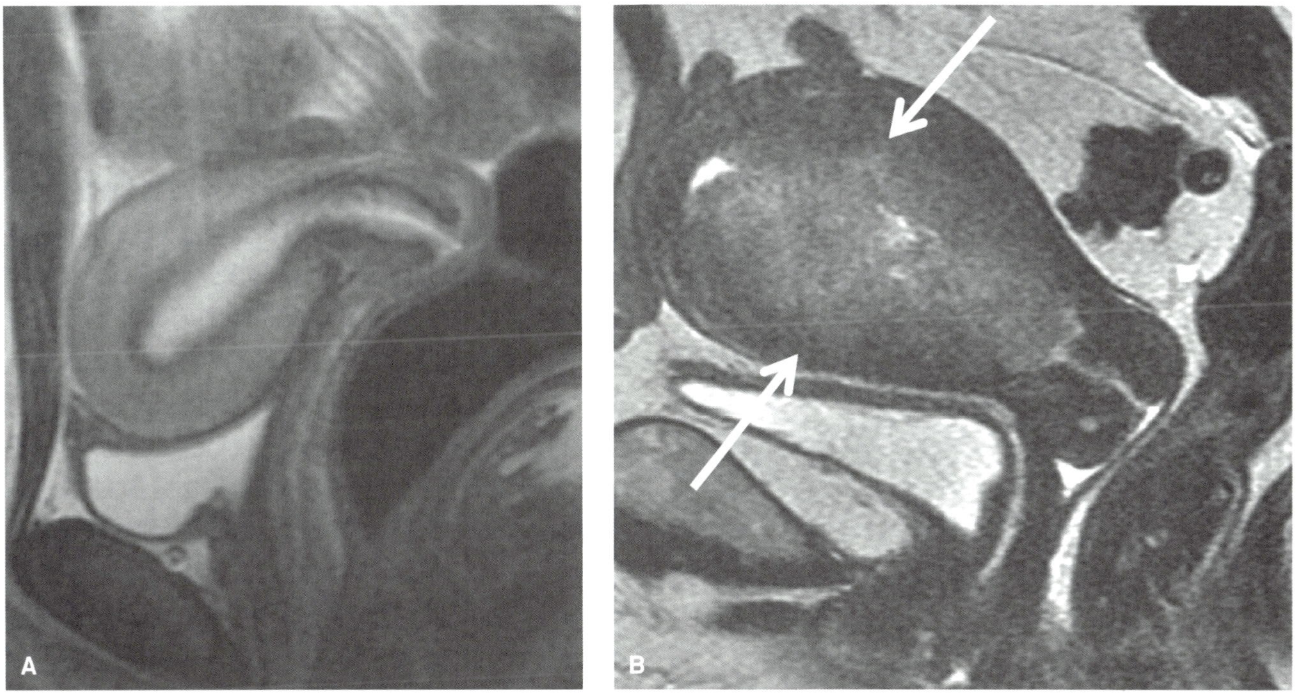

图 70.2　子宫的 MRI 的矢状位。(A)正常子宫；(B)深肌层浸润(箭头所指)。

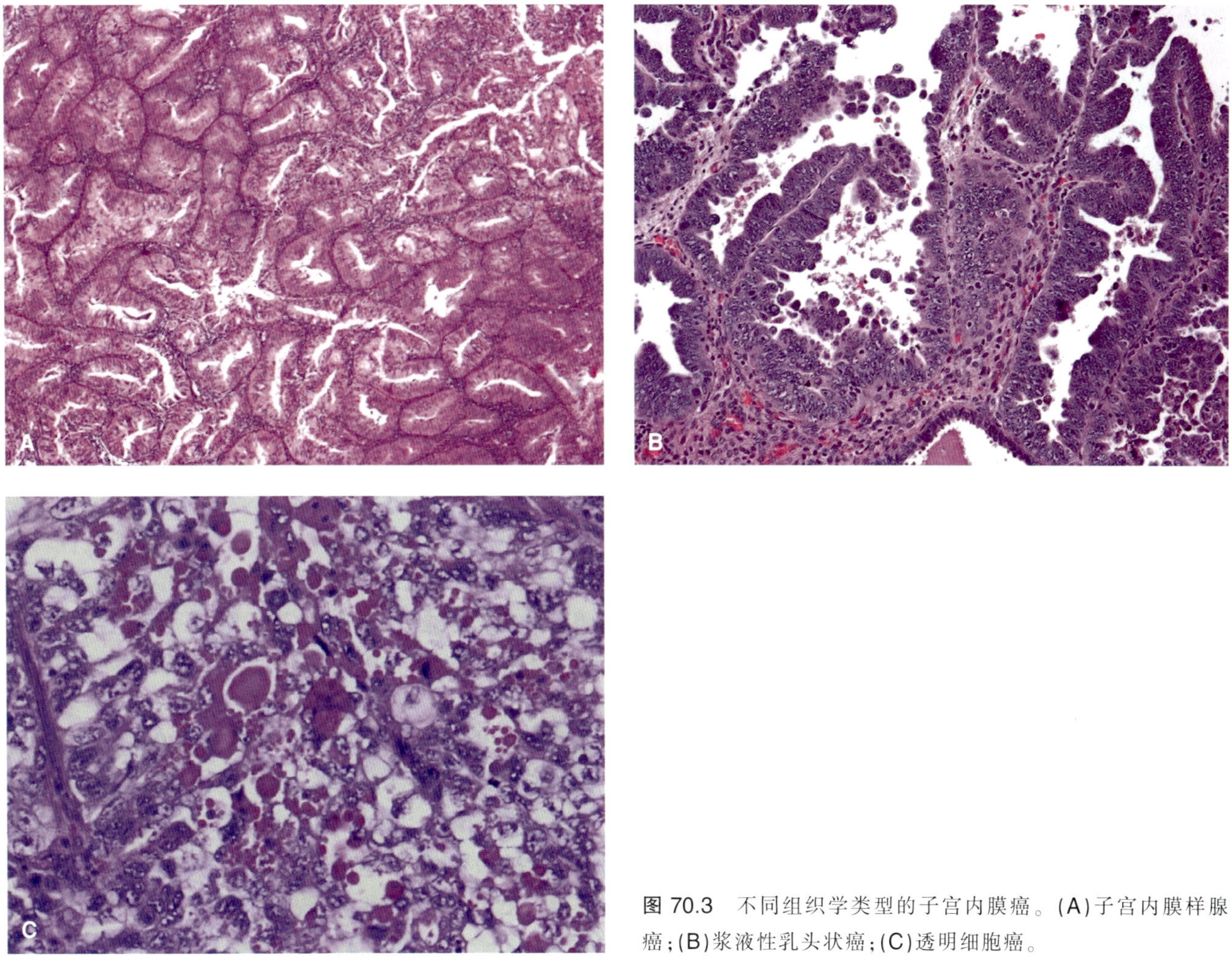

图 70.3　不同组织学类型的子宫内膜癌。(A)子宫内膜样腺癌；(B)浆液性乳头状癌；(C)透明细胞癌。

限于宫体，均行经腹全子宫/双侧输卵管卵巢切除+选择性盆腔和腹主动脉旁淋巴结切除术，以及腹水细胞学检查。621例患者中发现144例肿瘤超出子宫体，占22%。腹水细胞学阳性率为12%，附件受侵为5%，区域淋巴结转移为11%。G1级局限于子宫内膜患者的盆腔淋巴结转移率为<3%，但是G3级浸润达外1/3子宫肌层患者的盆腔淋巴结转移率>30%。腹主动脉旁淋巴结转移，G1级或盆腔淋巴结无转移者非常罕见，而G2级、G3级深肌层浸润者则分别为14%和23%。以上淋巴结转移的情况凸显了临床分期系统存在的缺点，为更准确地评估5年预后、更好地选用适合的辅助治疗方式，FIGO 1988建议采用手术分期(表70.2)。

2009年，FIGO分期系统再次修订[72]。<1/2肌层浸润，原先属于ⅠB期，现在属于ⅠA期。>1/2肌层浸润属于ⅠB期。宫颈管腺体受侵不再影响分期；只有宫颈间质浸润的患者为Ⅱ期。腹水细胞学阳性不影响分期。宫旁受侵属于ⅢB期。ⅢC期又细分为ⅢC1期和ⅢC2期，其中盆腔淋巴结阳性为ⅢC1期，腹主动脉旁淋巴结阳性为ⅢC2期(表70.3)。新的分期的意义存在争议。Page等[73]根据监测、流行病学及预后计划(SEER)的数据评估了1998—2006年的10 839例患者。该分析显示新分期系统中Ⅰ期的二分法较三分法适用。而纪念斯隆-凯特琳癌症中心(MSKCC)研究1307例FIGO(1988年)Ⅰ期患者的研究显示，新修订的分期系统较1988分期系统对Ⅰ期患者预测未显示出优势[74]。

表70.2 子宫内膜癌手术分期：1988年国际妇产科联盟分期法

分期/分级	定义
Ⅰ期	肿瘤局限在宫体
ⅠA期1~3级	肿瘤局限在子宫内膜
ⅠB期1~3级	肿瘤浸润子宫肌层深度<50%
ⅠC期1~3级	肿瘤浸润子宫肌层深度≥50%
Ⅱ期	病变侵及宫颈但局限在子宫内
ⅡA期1~3级	仅宫颈腺体受累
ⅡB期1~3级	宫颈间质受累
Ⅲ期	病变侵及宫体/宫颈外，可有/无区域转移
ⅢA期1~3级	肿瘤侵犯浆膜层或附件或腹膜细胞学阳性
ⅢB期1~3级	阴道转移
ⅢC期1~3级	盆腔和(或)腹主动脉周围淋巴结转移
Ⅳ期	
ⅣA期1~3级	肿瘤侵犯膀胱和(或)肠黏膜
ⅣB期1~3级	远处转移包括腹腔和(或)腹股沟淋巴结转移

表70.3 子宫内膜癌手术分期修订版：2009年国际妇产科联盟分期法

Ⅰ期	
ⅠA1~3级	肿瘤局限于子宫内膜或浸润深度<1/2肌层(包括宫颈腺体受累)
ⅠB1~3级	肿瘤浸润深度≥1/2肌层(包括宫颈腺体受累)
Ⅱ期	
Ⅱ1~3级	肿瘤侵犯宫颈间质
Ⅲ期	
ⅢA1~3级	肿瘤累及子宫浆膜层或附件(细胞学阳性应单独报告而不改变分期)
ⅢB1~3级	肿瘤累及阴道和(或)宫旁
ⅢC1~3级	盆腔淋巴结和(或)腹主动脉旁淋巴结转移
ⅢC1 1~3级	盆腔淋巴结转移
ⅢC2 1~3级	腹主动脉旁淋巴结转移伴或不伴有盆腔淋巴结转移
Ⅳ期	
ⅣA1~3级	肿瘤累及膀胱、直肠或二者均受累
ⅣB	肿瘤远处转移，包括腹腔内扩散或腹股沟淋巴结转移

预后

子宫内膜癌患者中已明确数种临床病理因素有助于预测预后及制订个性化治疗方案。MSKCC已制订出预测初始治疗后子宫内膜癌患者(n=1735)的总生存率的列线图[75]。应用五种影响因素(年龄、分级、组织学类型、切除淋巴结数量、FIGO 1988手术分期)预测总体生存率有高度的一致性(如图70.4)。

年龄

年龄越大预后越差已得到普遍公认。老年的不利影响，一般解释为老年患者常表现为组织学上侵袭性增强和病变处于进展期，而治疗一般不强烈。然而，引人注意的是，在一些肿瘤特点相对较好的情况下，年老和预后差有着较强的联系。一项随机试验表明，Ⅰ期子宫内膜癌患者(除深肌层浸润及G3级)，年龄>60岁可以预测局部复发[危险比(HR)：3.9；P=0.0017]及死亡(HR：2.66；P=0.01)的风险[76]。另外，即使老年患者像年轻患者治疗得一样积极，年龄对预后的影响依然存在[77]。

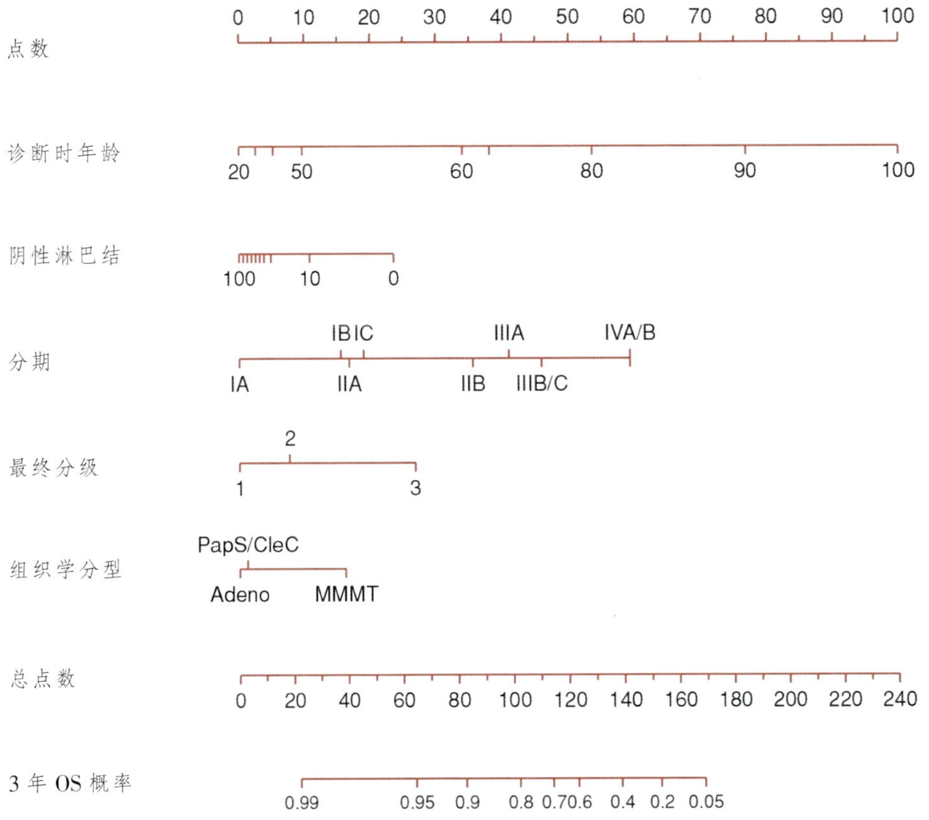

图 70.4 子宫内膜癌患者的总生存率预测列线图。

种族

白种人的预后好于非洲裔美国人，独立于其他预后影响因素[78]。值得注意的是，虽然非洲裔美国人发病率比较低，但是高风险肿瘤的发病率比较高[79]。

组织学类型

根据 FIGO 年报，8033 例手术分期患者显示子宫内膜样腺癌的 5 年生存率为 83.2%，与其相比，浆液性癌为 52.6%，透明细胞癌为 62.5%。子宫内膜样腺癌手术分期为Ⅲ~Ⅳ期患者仅占 13.8%，而浆液性腺癌为 41.7%，透明细胞癌为 33%，这就解释了预后较差的原因。然而，手术分期Ⅰ期患者由于组织学影响（n=5285），从子宫内膜样腺癌的 5 年生存率为 90%，浆液性癌降至 79.9%，透明细胞癌降至 85.1%[28]。

肿瘤分级

肿瘤的组织学分级是影响预后的最敏感因素之一。肿瘤级别直接影响肌层浸润深度和淋巴结转移率。大多数 G1 级肿瘤仅局限于子宫内膜或者浅肌层，盆腔或者腹主动脉旁淋巴结转移率分别为 3% 和 1.5%。仅仅 10%的 G1 级肿瘤有深肌层浸润，其盆腔淋巴结及腹主动脉旁淋巴结转移率分别为 12% 和 6%。相反，50%以上的 G3 级肿瘤肌层浸润>1/2，盆腔和腹主动脉旁淋巴结转移率与其相似分别为 30% 和 20%[71]。根据 FIGO 年报[28]，G3 级是影响生存率的独立危险因素，多因素分析显示 G3 级与每期的关系分别为Ⅰ期（HR=2.45）、Ⅱ期（HR=2.14）、Ⅲ期（HR=2.44）、Ⅳ期（HR=2.55）。

肌层浸润

无论级别，局限于子宫内膜的肿瘤仅有 1%的淋巴结受侵率，与其相比，深肌层浸润者盆腔和腹主动脉旁淋巴结转移率分别为 25% 和 17%[71]。1988 年 FIGO 分期之前，肌层浸润分为无或内层、中层或外 1/3。1988 年 FIGO 分期系统进一步将肌层浸润分为无、内 1/2 和外 1/2。在该临床分期系统中，肌层<1/2 患者，与小于或者超过 1/3 肌层相比不是明显的预后影响因素[80]。目前的 FIGO 2009 分期系统中，Ⅰ期肌层浸润深度分为两类：A 为无或<1/2 肌层，B 为>1/2 肌层。

淋巴血管浸润

淋巴血管浸润见于 15%的子宫内膜癌患者。GOG 研究显示淋巴血管浸润患者的盆腔淋巴结转移率为

27%，或者增加4倍；腹主动脉旁淋巴结的转移率为19%,或者增加6倍[71]。这解释了更频繁的复发,包括阴道残端复发[81]和预后差[82]。

子宫下段受侵

GOG研究显示，根据手术病理播散模式发现,当肿瘤源于子宫下段或者峡部受侵时，盆腔淋巴结转移率由8%升至16%，腹主动脉旁淋巴结由4%升至14%[71]。这个结果显示HNPCC相关子宫内膜癌的子宫下段受侵率较高[26]。

宫颈受侵

FIGO 1988年分期,宫颈受侵分成两部分:宫颈腺体受侵为ⅡA期,宫颈间质受侵为ⅡB期。根据FIGO年报,ⅡA期患者的5年生存率比较好(G1为89.9%,G2为83.7%)。相反,ⅡB期的相应数据分别为81.2%和76.9%[26]。据此FIGO 2009年分期有所调整,仅宫颈间质受侵为Ⅱ期。由于老分期的ⅡA期的G1级和G2级预后与Ⅰ期相似而不是ⅡB期，值得注意的是,在同年的FIGO年报中，ⅡA期G3级患者的预后比较差,5年生存率为68.3%,差于ⅠC期G3级(74.9%),而与ⅡB期G3级相似(64.9%)。

腹水细胞学

在所有接受手术分期的患者中,腹水癌细胞阳性率12%~15%。腹水癌细胞阳性者盆腔淋巴结转移率为25%,腹主动脉旁淋巴结转移率为19%[71]。数据表明,行腹腔镜辅助下经阴子宫切除术与经腹子宫切除术相比,腹水细胞学阳性率偏高,由于腹腔镜手术有宫腔操作,而经腹手术不涉及宫腔[84]。文献关于腹水细胞学阳性的实际影响观点不一。一个混淆因素,主要是没有其他危险因素的患者,进入腹腔的子宫内膜癌细胞能否在腹腔内独立生存。Wethington等[85]在一项文献综述中发现，腹腔冲洗液阳性的发生率为11%。子宫内膜癌的低危因素包括G1或G2级、无宫颈受侵、<1/2肌层、淋巴血管浸润阴性。腹水细胞学阳性的患者,低危患者的复发率为4.1%,明显低于高危患者的32%($P<0.001$)。这表明恶性腹水细胞学与其他不良预后因素有密切关系。在最近FIGO 2009分期,腹水细胞学阳性不再归为ⅢA期。

附件/浆膜受侵

约5%的Ⅰ期和隐匿性Ⅱ期患者有附件受侵[71]。附件受侵患者淋巴结转移率增加4倍。因此也可以说盆腔淋巴结转移率增加到32%(与附件受侵的8%相比),腹主动脉旁淋巴结转移率为20%(相对于无附件受侵的5%)。浆膜受侵比较少见。Jobsen等[86]报道了46例孤立的附件受侵和21例孤立的浆膜受侵患者,附件受侵与浆膜受侵在预后方面没有显著性差异。5年无病生存率分别为76.4%和59.6%(P=NS),疾病相关生存率分别为76.3%和75.4%。

盆腔和腹主动脉旁淋巴结转移

子宫内膜癌的淋巴结转移方式不同于宫颈癌。在子宫内膜癌，盆腔和腹主动脉旁淋巴结转移可以同时发生，而宫颈癌腹主动脉旁淋巴结转移几乎总在盆腔淋巴结转移之后。总之,约11%的Ⅰ期和隐匿性Ⅱ期子宫内膜癌患者有盆腔淋巴结转移。而深肌层浸润、附件受侵和子宫外受侵时的盆腔淋巴结转移发生率分别增加到25%、30%、50%[71]。淋巴结转移是一个重要的预测因素。仅有盆腔淋巴结转移一个危险因素的患者的5年无病生存率降至65%~70%[87]。Ⅰ期和隐匿性Ⅱ期子宫内膜癌患者的腹主动脉旁淋巴结转移率为5%。腹主动脉旁淋巴结转移最大的危险因素是盆腔淋巴结转移，超过30%的盆腔淋巴结转移的患者有腹主动脉旁淋巴结转移。这些人群的5年无病生存率降至30%[87]。

分子预后因素

分子生物学工具在子宫内膜癌中的应用为深入了解疾病的发病机制提供了依据,并可能促进疾病早期发现,以及新的治疗策略的发展[88]。肿瘤抑制基因*p53*基因的突变已经被广泛地研究。*p53*基因的高表达与期别晚和预后差的关系已被广泛认可[89,90]。*HER-2*过表达也与期别晚和预后差相关[65]。*PTEN*基因突变与期别早、非转移和预后好相关[91]。文献显示好的预后与子宫内膜癌的微卫星不稳定性相关[92]。随着我们对子宫内膜癌分子生物学认识的成熟,子宫内膜癌的危险因素分层有可能基于分子水平而不是病理因素。

手术治疗

手术是子宫内膜癌主要的治疗方式。手术范围包括全子宫+双侧附件切除(BSO)、检查盆腹腔、任何可疑子宫外的病灶活检和腹腔冲洗液细胞学检查。淋巴结的手术评估包括触诊、可疑淋巴结活检、盆腔淋巴结及腹主动脉旁淋巴结切除术。

子宫切除术

全子宫切除术也就是常说的筋膜外子宫切除术有多种方式。但筋膜外子宫切除范围主要切除子宫和宫颈，不切除宫旁组织，保持宫颈筋膜的完整，不打开输尿管隧道。经腹全子宫切除术/双侧附件切除术(TAH/BSO)是子宫内膜癌单纯子宫切除术最常见和最经典的手术方式。经腹手术通常通过正中切口进入盆腹腔探查。TAH/BSO 的主要缺点是因为它是开腹手术，特别是在合并肥胖、高血压、糖尿病等并发症的患者中。因此，微创手术、腹腔镜或机器人手术作为子宫内膜癌手术治疗模式得到广泛认可，这不足为奇。腹腔镜辅助下经阴子宫和双侧附件切除术(LAVH/BSO)是子宫经阴切除而不是经腹切除。使用腹腔镜的优点是能全面探查腹盆腔及切除双侧附件，这是经阴手术很难做到的。GOG 完成的临床试验是针对Ⅰ期和隐匿性Ⅱ期子宫内膜癌患者随机分成腹腔镜组(n=1696)和经腹组(n=920)，包括全子宫切除、双侧附件切除术、腹水细胞学检查、盆腔和腹主动脉旁淋巴结切除术。这个研究主要包括 6 周的发病率和死亡率、住院时间、腹腔镜中转开腹、无复发生存期、复发部位、患者生活质量的报告[93]。腹腔镜手术的术后不良事件发病率低于经腹手术 (14%对 21%，P<0.0001)。住院天数>2 天，腹腔镜手术明显低于经腹手术(52%对 94%，P<0.0001)。中转开腹率为 25.8%。中位随访时间 59 个月，其中 2181 例生存，309 例复发(腹腔镜为 210 例，经腹为 99 例)，350 例死亡(腹腔镜为 229 例，经腹为 121 例)。5 年复发率经腹组为 11.61%，腹腔镜组为 13.68%。5 年生存率腹腔镜组和经腹组均为 89.8%。研究显示，子宫内膜癌行腹腔镜手术几乎不增加复发率(评估差异率为 3 年，1.14%)。以上结论，加之腹腔镜改善生存质量和减少并发症等优点使患者认可，对于子宫内膜癌拟属于早期的患者，医师可理性地推荐行腹腔镜手术治疗和分期[94]。近年来，机器人辅助的全子宫加双附件切除术被作为子宫内膜癌患者微创手术的选择。其具有许多优点，包括三维可视化，仪器移动自由度的增加，提高了功效和外科医师的舒适性。成本的差异存在很大的争议[95]。由于子宫内膜癌宫旁浸润的发病率较低，广泛性子宫切除术不作为子宫内膜癌的常规手术方式。同时也没有证据表明广泛性子宫切除术患者的生存率更高，但宫颈受侵者除外[96]。

淋巴结切除术

哪些患者需要行常规的淋巴结分期手术，以及手术的话多大切除范围存在很大争议。目前尚不确定淋巴结切除对患者的受益是预测性的，而非治疗性的。一部分人主张不行淋巴结切除，仅行淋巴结活检和切除肿大或可疑盆腔及腹主动脉旁淋巴结，他们的理由是淋巴结切除术缺乏改善患者生存的证据。此外，存在病理高危因素的患者由于淋巴结微转移的风险增加，而一般接受辅助盆腔放射治疗。另一部分人主张行盆腔、腹主动脉旁淋巴结清扫术，他们的观点是手术分期是评估病变范围最精确的方法，并且淋巴结触诊的敏感度和特异度分别仅有 72%和 81%[97]。子宫内膜癌的淋巴结切除术包括清除腹盆腔主要血管周围的脂肪组织，而非切到骨膜。根据 GOG 手术指导，盆腔淋巴结切除术为从髂总血管下 1/2 处到旋髂深静脉之间，去除环绕髂动静脉和闭孔神经表面的淋巴结组织。腹主动脉旁淋巴结包括覆盖于腔静脉表面，在腔静脉和腹主动脉之间及腹主动脉左旁的淋巴组织。腹主动脉旁淋巴结头端界限一般在肠系膜下动脉水平，但不限于此；远端边界为髂总动脉的中点[93]。为使淋巴结取样充分，一般需要去除 5 站淋巴结，包括腹主动脉旁、髂总、髂外、髂内和闭孔淋巴结，或者共去除 10 个淋巴结。选择性淋巴结切除术为另一种手术方式。在行全子宫切除术时经常通过术前肿瘤分级、术中评估肌层浸润深度及肿瘤病理组织学类型以决定是否行淋巴结切除术。因此，组织学分级 3 级、浆液性和透明细胞癌、冰冻快速病理为深肌层浸润的患者需要行淋巴结切除术。选择性淋巴结切除术反对者指出，快速冰冻病理显示的深肌层浸润与最终病理符合率仅为 67%[98]。在分级方面，子宫内膜癌术前 FIGO 分级为 G1 级，与最终组织学分级诊断相符率仅为 85%[32]。

尽管对选择性淋巴结切除术或者未行淋巴结切除术存在疑虑，但多数手术医师没有行完全的淋巴结清扫术。通过对 27 063 例未分期的子宫内膜癌的女性研究，仅仅有 30%的患者行淋巴结切除术[90]。两个临床试验探究了淋巴结切除术的意义。第一个为意大利子宫内膜癌的临床试验，此研究为 514 例术前 FIGO 分期为Ⅰ期的子宫内膜癌患者，被随机分为盆腔淋巴结切除组(n=264)和未行淋巴结切除组(n=250)。盆腔淋巴结切除组的中位淋巴结数目为 30 枚。术后早期和晚期并发症的发生率在盆腔淋巴结切除组明显升高(淋巴结切除为 81 例,未行淋巴结切除组为 34 例;P=0.001)。淋巴结切除术使手术分期升级,淋巴结切除组患者的淋巴结转移率升高,与未行淋巴结切除组相比,差异有统计学意义(13.3%对 3.2%,P<0.001)。中位随访时间 49 个月,意向治疗分析显示 5 年疾病无病生存率和总生存率在两组是相似的(淋巴结清扫组为 81%和 85.9%;未行淋巴结清扫组为 81.7%和 90.0%)。第二个试验为医学研究会(MRC)的子宫内膜癌治疗的临床试验(ASTEC)。该试验入组条件为术前评估为局限于宫体的子宫内膜癌患者,患者被随机分为两组:标准手术组,包括全子宫+双附件切除、盆腔冲洗、腹主动脉旁淋巴结触诊(n=704);和淋巴结切除手术组(n=704)。淋巴结切除组患者行标准的手术和系统的髂血管和闭孔淋巴结切除术[101]。如果淋巴结不能被切除,应行可疑淋巴结活检术。腹主动脉旁淋巴结是否需要切除由手术者决定。随访的中位时间为 37 个月,其中 191 例死亡(标准手术组为 88 例,淋巴结切除组为 103 例),两组的 5 年总生存率的绝对差为 1%(95%CI=4~6),5 年无复发生存率的绝对差为 6%。两个临床试验的结论为盆腔淋巴结切除术使手术分期显著升级,也就是说这是一个好的预测因素,但是不能提高无病生存率和总生存率。对子宫内膜癌患者,在权衡行淋巴结切除术还是不进行任何手术评估之间,有兴趣可采用类似乳腺癌的前哨淋巴结活检术(图 70.5)。MSKCC 最近报道了 266 例子宫内膜癌患者行前哨淋巴结(SLN)监测。其中 223 例(84%)患者检出至少 1 枚前哨淋巴结。前哨淋巴结在盆腔者为 94%,同时在盆腔和腹主动脉旁者为 5%,在腹主动脉旁者为 1%。其中 32 例诊断为淋巴结阳性(12%)[102]。法国的一项前瞻性临床试验中,125 例入组患者的 111 例检出至少有 1 个前哨淋巴结。111 例患者中 19 例(17%)有盆腔淋巴结转移。3 例患者出现假阴性(2 例对侧盆腔有转移淋巴结,1 例为腹主动脉旁淋巴结转移),阴性预测值为 97%(95%CI=91~99),敏感度为 84%(95%CI=62~95)。前哨淋巴结活检使得 10%低危子宫内膜癌患者和 15%中危子宫内膜癌患者的分期升级[103]。这两个研究结果显示前哨淋巴结检测是可行的。在手术中增加前哨淋巴结检测提高了检出区域淋巴结中转移的癌细胞的可能性。前哨淋巴结检测是否能替代淋巴结切除术需要进一步确定。

放射治疗的意义

放射治疗在子宫内膜癌的治疗中具有重要意义。放射治疗一般应用于术后的辅助治疗(将要在此讨论),或者不能手术和局部复发的患者的治疗(后面章节进行讨论)。过去,多数患者术前行近距离治疗同时行或者不行体外放射治疗,随后行全子宫切除术。特别是对于宫颈受侵的患者,这种方法不是没有优点。然而,现在多数患者先行手术治疗,再依据术后病理的预后危险因素,决定是否行放射治疗。近年来,子宫内膜癌治疗方面已有大量的前瞻性随机的临床试验数据。但不同的是,在宫颈癌,多数随机试验的结论是一致的,即放化疗优于单纯放射治疗(RT)。而子宫内膜癌此方面的结论尚不确定。因此,放射治疗肿瘤学家对这些研究方法论的熟悉是非常重要的,可以根据事实说服反对任何形式的辅助放射治疗的结论。

Ⅰ期和Ⅱ期子宫内膜癌的放射治疗意义

早期子宫内膜癌术后治疗包括随访观察、近距离放射治疗、盆腔放射治疗。在 MSKCC,近距离放射治疗对大多数患者是首选的治疗方法,因为它有很好的治疗效果。讨论将证明,随访观察可能发病率最高,但不能改善治疗效果因为局部复发的风险增加。另一方面,盆腔放射治疗尽管能有效地减少复发,比近距离治疗有较高的发病率。前瞻性的随机试验结果将首先

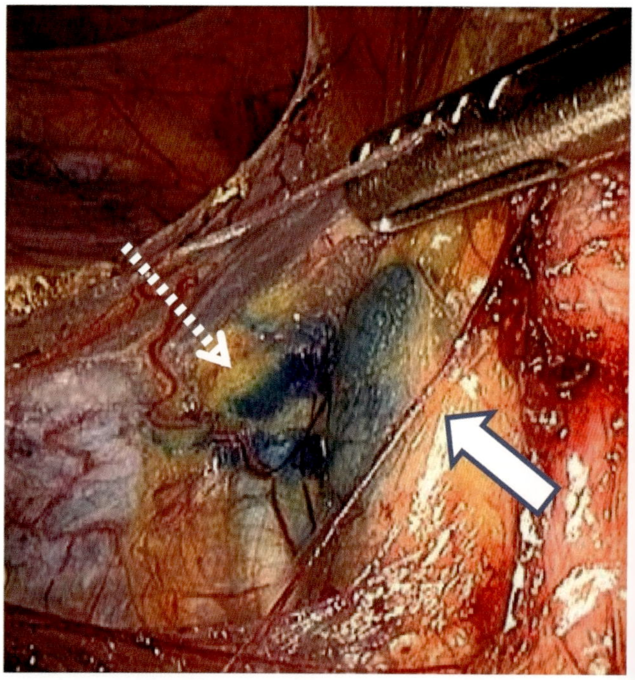

图 70.5 前哨淋巴结。实线箭头所指是蓝染的髂外淋巴结;虚线箭头所指为前哨淋巴结的淋巴管。

讨论，接着讨论基于危险因素的治疗方式。

放射治疗随机试验的结果

6 个随机试验关于辅助放射治疗在早期子宫内膜癌中的作用，主要是“现代”进行的在子宫内膜样腺癌的试验。

观察和盆腔放射治疗

3 个临床试验比较了早期子宫内膜癌的盆腔放射治疗和观察随访。第一个试验为子宫内膜癌术后放射治疗(PORTEC)。这个试验随机入组了 715 例经腹子宫和双附件切除术(TAH/BSO)后的子宫内膜癌患者，随机分为观察组和盆腔放射治疗组[104]。患者包括ⅠB期(FIGO 1988)G2 级、G3 级和ⅠC 期 G1 级、G2 级。ⅠB期 G1 级和ⅠC 期 G3 级除外，因为前者不需要放射治疗，同时大多数医师认为后者需要补充治疗。没有行淋巴结活检者，补充盆腔放射治疗剂量为 46Gy，每次 2Gy。5 年累计盆腔/阴道复发率有显著性差异，盆腔放射治疗组较低(14%对 4%；$P<0.001$)。但两组的总生存率(放射治疗组 81%对手术组 85%；$P=0.31$)没有明显不同，盆腔放射治疗组的并发症明显增高 (25%对 6%；$P<0.001$)。此外，多数单纯手术后局部复发患者应用后续放射治疗后成功治疗。第二个随机试验为 GOG 99。这个试验有 190 例患者入组，为(FIGO 1988)分期ⅠB~ⅡB 期(G1~3)子宫内膜癌患者。所有患者均行经腹全子宫+双侧附件切除术(TAH/BSO)、腹水细胞学、盆腔/腹主动脉旁淋巴结活检，然后被随机分为观察组和盆腔放射治疗组。盆腔放射治疗剂量为 50.4Gy，每次 1.8Gy[105]。2 年累计局部复发率有显著性差异，盆腔辅助放射治疗组较低 (3%对 12%，$P=0.007$)。2 年累计孤立盆腔/阴道复发率在放射治疗组为 1.6%，单纯手术组为 7.4%。然而，两组的 4 年总生存率 (放射治疗组 92%对单纯手术组 86%，$P=0.557$)无显著性差异，但盆腔放射治疗组的并发症较高。第三个试验是由两个单独的随机性试验合并成的一组试验。一个由医学研究理事会(MRC)进行，另一个由加拿大国家癌症研究院(NCIC)主持。而且，MRC ASTEC 试验本身由两个随机的关于手术和放射治疗的试验组成[106]。手术问题如前所述，局部晚期子宫内膜癌有必要行淋巴结清扫术[101]。放射治疗问题是关于盆腔放射治疗有无必要性。中高危早期患者被随机分为观察组和盆腔放射治疗组。中危组包括(FIGO 1988)分期ⅠA 期 G3 级、ⅠB 期 G3 级、ⅠC 期 G1~2 级、ⅡA 期 G1~2级。高危组为ⅠC 期 G1~2 级、ⅡA 期 G3 级、ⅠA~ⅡA 期浆液性和透明细胞癌。包括盆腔淋巴结阳性(ⅢC 期)，但不包括宫颈间质浸润(ⅡB 期)。盆腔放射治疗总剂量为 40~46Gy，20~25 次，持续 4~5 周。无论是否随机分为盆腔放射治疗组，该研究中心的政策是均行经阴道放射治疗。应用高剂量近距离放射治疗，阴道上 1/3 黏膜下 0.5cm 的处方剂量为 4Gy/2 次。应用低剂量近距离放射治疗为 15Gy。NCIC 应用同样的设计方案，但有少量区别。ⅡA 期浆液性和透明细胞癌与淋巴结阳性的患者除外。盆腔放射治疗剂量为 45Gy/25 次。根据实际情况决定是否行近距离放射治疗。

这个试验入组了 905 例患者(MRC 789 例，NCIC 116 例)，其中 453 例被随机分为观察组，452 例为盆腔放射治疗组。这两组基本平衡，除了高危因素在观察组(113 例，25%)高于盆腔放射治疗组(89 例，20%)。观察组有 137 例(23%)患者行淋巴结切除术，其中 5 例(4%)患者淋巴结阳性。盆腔放射治疗组有 159 例(38%)患者行淋巴结切除术，其中 6 例(4%)淋巴结阳性。在观察组，228 例(51%)患者接受了经阴道放射治疗，7 例(2%)行盆腔和经阴道放射治疗，3 例(1%)行盆腔放射治疗，3 例(1%)治疗方式不清。仅 212 例(47%)患者未接受任何形式的放射治疗。相反，在盆腔放射治疗组，24 例(5%)患者未接受任何形式的放射治疗，10 例(2%)接受经阴道放射治疗，2 例(0.4%)治疗方式不清。232 例(52%)患者行经阴道和盆腔放射治疗，仅 184 例(41%)患者行单纯盆腔放射治疗。本研究的终点为总生存率。中位随访时间为 58 个月，两组的 5 年总生存率为 84%($P=0.77$)。5 年累计单独的阴道或盆腔复发率在观察组为 6.1%，盆腔放射治疗组为 3.2%，两组有显著性差异 ($P=0.2$)，风险比为 0.46 (95%CI=0.24~0.89)。在观察组的急性毒性反应为 27%，少于盆腔放射治疗组的 57%。同样，盆腔放射治疗组的晚期毒性比观察组更常见(61%对 45%)。

由观察组患者缺乏总生存率的优势、毒性反应增加、局部复发率高等特点，可推断出任何形式的放射治疗均应放弃，除了单纯性放射治疗。盆腔放射治疗的并发症发生率和免除辅助放射治疗而行放射治疗治疗的优势将在后面章节讨论。总生存期被认为是多数肿瘤随机试验终点的金标准，但是早期子宫内膜癌行放射治疗者不可能实现有两个原因。首先，许多患者的死因可能是并发症如高血压、糖尿病、肥胖。在 PORTEC 试验，因并发症死亡的 8 年精算生存率，放射治疗组为 19.7%，单纯手术组为 15.6%[107]。相比之下，两

者的 5 年阴道复发率为 14%，与之相比，盆腔放射治疗患者的 5 年阴道复发率 0%[115]。这类患者也许更好的选择为经阴道放射治疗。这类患者行手术治疗时的盆腔淋巴结转移率是不能忽视的。GOG 33 研究报道了<1/2 肌层浸润的淋巴结阳性率为 9%(5/54 内 1/3 肌层浸润)，同时 Chi 等[119]报道的为 7%(3/42)[71]。然而，术中淋巴结转移没有进行评估的患者，盆腔淋巴结转移率与盆腔复发率的关系不能很好地评估。在 PORTEC-1 试验中，37 例<1/2 肌层浸润、G3 级患者行单纯经腹子宫切除+双附件切除术，没有一例盆腔复发[115]。Horowitz 等[118](n=31)和 Fanning[120](n=21)均报道了<1/2 肌层浸润、G3 级的子宫内膜癌患者，均接受了子宫切除+盆腔淋巴结清扫术及术后补充经阴道放射治疗，没有 1 例患者出现阴道/盆腔复发。MSKCC 建议>1/2 肌层浸润、G3 级子宫内膜癌患者，无论是否行淋巴结切除术均需要补充经阴道放射治疗。

≥1/2肌层浸润、G1~G2级

≥1/2 肌层浸润、G1~G2 级子宫内膜癌患者仅行手术治疗的阴道复发风险不是最低的。在 PORTEC-1 试验中，≥1/2 肌层浸润仅行手术治疗的 5 年阴道复发率，G1 级为 10%，G2 级为 13%。相应的盆腔放射治疗的 5 年阴道复发率，G1 级和 G2 级分别为 1%和 2%[115]。综合其他几个报道[118,121-123]，单纯经阴道放射治疗的阴道控制率约为 1.8%。事实证明，在控制阴道复发这方面，在≥1/2 肌层浸润、G1~G2 级子宫内膜癌患者中，IVRT 优于盆腔放射治疗。在 PORTEC-1 试验中[115]，≥1/2 肌层浸润仅行手术治疗的患者 5 年盆腔复发率：G1 级为 2%，G2 级为 6%。PORTEC-2 试验[109]和瑞典试验[110]关于≥1/2 肌层浸润、G1~G2 级子宫内膜癌患者的数据表明，未行盆腔放射治疗者的盆腔复发率增加。在 PORTEC-2 试验中，经阴道放射治疗组的 3 年盆腔复发率为 3.5%，相比于盆腔放射治疗组为 0.6%，有显著性差异(P=0.03)。在瑞典试验中[110]，IVRT 组的盆腔复发率为 5.3%，与之相比，盆腔加经阴道放射治疗组为 0.4%(P=0.0006)。文献数据(表 70.4)显示，这类患者行淋巴结切除术后的盆腔复发率平均约为 1.8%[118,121-123]。在 MSKCC 癌症中心，≥1/2 肌层浸润、G1~G2 级的子宫内膜癌患者多行淋巴结切除术或者前哨淋巴结活检术，如果病理显示淋巴结阴性，这类患者行单纯经阴道放射治疗。

表 70.4 子宫内膜癌、肌层受侵≥1/2(G1~G2)，淋巴结切除术后仅行经阴道放射放疗的治疗效果

作者	年	患者例数	阴道复发	盆腔复发
Ng 等[121]	2000	34	2.9%(1/34)	2.9%(1/34)
Horowitz 等[118]	2002	41	2.4%(1/41)	4.8%(2/41)
Solhjem 等[122]	2005	30	0(0/30)	0(0/30)
Long 等[122]	2011	61	1.6%(1/61)	0(0/61)
合计		166	1.8%(3/166)	1.8%(3/166)

≥1/2肌层浸润同时合并G3级

Chi 等[119]研究报道≥1/2 肌层浸润、G3 级子宫内膜癌患者的淋巴结转移率为 28%(8/29)。这类患者在 PORTEC 试验是被排除的，因为未行淋巴结切除术、又不行盆腔放射治疗组是不合理的。在 Creutzberg 等[115]注册的试验，研究了 99 例接受术后盆腔放射治疗的≥1/2 肌层浸润、G3 级子宫内膜癌患者。5 年阴道复发率为 5%，盆腔复发率为 8%，远处转移率为 31%。仅有少数专家认为这类患者可行单纯手术治疗。事实上，淋巴结阴性的患者术后是否行盆腔放射治疗本身存在争议，更何况是那些老年和 LVI 患者。在 GOG 99 试验中，应用比例风险回归模型分析 GOG 33[105]历史数据，发现增加复发率(5 年 25%)的危险因素是：①年龄增长；②中至低分化的肿瘤组织学分级；③淋巴脉管癌栓；④外 1/3 肌层浸润。综合上述分析结果，中高危险因素(HIR)定义为：①年龄>70 岁，同时合并任何一个其他危险因素；②年龄>50 岁，同时合并 2 个其他危险因素；③任何年龄，同时合并 3 个其他危险因素。研究显示对于中高危患者，盆腔放射治疗组相比于观察组总的死亡率降低[相对风险(RH)=0.73，90% CI=0.43~1.26]。在 MSKCC，参加 GOG 99 试验的每一个中高危险因素合并深肌层浸润及 G3 级的患者，甚至盆腔淋巴结阴性的患者均接受术后盆腔放射治疗。如果患者不合并 HIR，只有完成充分的淋巴结切除术，即行闭孔、髂内、髂外、髂总、腹主动脉旁淋巴结活检术同时至少 10 个淋巴结，才可以考虑行经阴道放射治疗。

宫颈浸润

关注大体宫颈浸润和隐匿性宫颈浸润的区别是很重要的。大体宫颈浸润其方式与原发性宫颈癌相似，增加了宫旁受侵和盆腔淋巴结转移的风险。子宫内膜癌合并严重宫颈受侵的患者应行广泛性子宫切除+盆腔淋巴结清扫术或者先行术前放射治疗包括盆腔放射治疗和近距离放射治疗，然后行筋膜外子宫切

除术。对于隐匿性宫颈受侵的患者,治疗方式为筋膜外子宫切除加或者不加淋巴结切除术和补充放射治疗。放射治疗的方式经常为盆腔放射治疗和经阴道放射治疗。Pitson 等[124]报道了 120 例患者接受了这种组合治疗方式。5 年无病生存率为 68%,5 年盆腔复发率为 5.8%(7/120)。

最近有一些数据是关于单纯 IVRT 在子宫内膜癌合并隐匿性宫颈受侵并接受手术淋巴结分期患者的治疗作用。阴道平均复发率为 1.47%(1/68),盆腔复发率也为 1.47%。需要指出的重要一点是这类应用单纯 IVRT 的患者是被严格筛选的[118,125-127]。在新 FIGO 分期中,宫颈腺体受侵的患者不再属于Ⅱ期。在 PORTEC-2 试验中,宫颈腺体受侵的患者被随机分为盆腔放射治疗组和经阴道放射治疗组[109]。在 MSKCC,宫颈腺体受侵的患者仅行经阴道放射治疗,特别是没有其他危险因素或者行淋巴结切除术的患者。宫颈间质浸润、G1~G2 级和肌层浸润深度<1/2 的子宫内膜癌患者,如果已行足够的淋巴结切除术,推荐行经阴道放射治疗。宫颈间质深层浸润、G3 级的患者,无论是否行淋巴结切除术,建议行盆腔放射治疗。表 70.5 列出了 MSKCC 对早期子宫内膜癌的总体治疗建议。

Ⅲ期子宫内膜癌的放射治疗

单纯附件受侵的患者接受盆腔放射治疗的结果是比较好的。Connell 等[128]报道了 12 例接受术后盆腔放射治疗患者的 5 年无病生存率为 70.9%。文献综述报道的 5 年无病生存率和总生存率的加权平均值分别为 78.6%和 67.1%。Jabson 等[86]报道了 46 例单纯附件受侵接受盆腔放射治疗的患者,5 年无病生存率和疾病特异度生存率分别为 76.4%和 76.3%。局部或区域复发率为 2.2%(1/46),远处复发率为 26.1%(12/46)。在同一篇报道,单纯浆膜受侵(n=21)的治疗结果相似:5 年无病生存率和疾病特异度生存率分别为 59.6%和 75.43%。局部或区域复发率为 14.3%(3/21),远处复发率为 33.3%(7/21)。如果盆腔淋巴结阳性是唯一的高危因素,术后盆腔放射治疗能有 60%~72% 的长期生存率[87]。ⅢC 期患者,由于腹主动脉旁淋巴结阳性,代表了特高危群组。这类患者术后一般需行扩大野的放射治疗包括盆腔和腹主动脉旁区域。应用这个积极的治疗方法,少数研究者报道了小群体的生存率为 30%~40%[87]。梅奥诊所研究了关于ⅢC 期子宫内膜癌患者行淋巴结分期术后不行放射治疗是否安全的问题。Mariani 等[129]报道了 122 例淋巴结阳性患者,行不理想的淋巴结切除术和(或)未行放射治疗患者的 5 年盆腔复发率为 57%,与之相比,行理想的淋巴结切除术(>10 个盆腔淋巴结和≥5 个腹主动脉旁淋巴结)和行放射治疗患者的 5 年盆腔复发率为 10%。单变量分析($P<0.001$)和多因素分析($P=0.03$)均显示两组有显著性差异,说明即便行理想的手术分期的患者也需要行术后放射治疗。

由于相当于一部分Ⅲ期患者腹部复发,促使许多研究者对这部分患者行全腹放射治疗(WAI)进行评估。GOG 做了一个初步研究(GOG 94),对最大限度行肿瘤细胞减灭术后的Ⅲ~Ⅳ期患者给予全腹放射治疗,先给予总量 30Gy,每次 1.5Gy,然后盆腔额外加量 19.8Gy,每次 1.8Gy[130]。58 例Ⅲ期典型腺癌患者的 3 年无病生存率和总生存率均为 34.5%,Ⅳ期患者的 3 年无病生存率和总生存率分别为 10.4%和 21.1%。

表 70.5 纪念斯隆-凯特琳癌症中心对子宫内膜样腺癌Ⅰ、Ⅱ期患者的治疗建议

分级	1	2	3
无肌层浸润	观察	观察	IVRT 或观察[a]
<50%肌层浸润	IVRT 或观察[a]	IVRT 或观察[a]	IVRT
≥50%肌层浸润	IVRT	IVRT	IVRT 或 IMRT[b]
宫颈腺体	IVRT	IVRT	IVRT或 IMRT[b]
<50%间质浸润	IVRT	IVRT	IVRT 或 IMRT[b]
>50%间质浸润	IMRT	IMRT	IMRT

IVRT,经阴道放射治疗;IMRT,调强放疗。

[a] 患者<60 岁且无淋巴结浸润观察即可。

[b] 若为中高危险因素则行 IMRT。

系统治疗的意义

内分泌治疗应用于复发或晚期子宫内膜癌的治疗已多年。药物包括醋酸甲地孕酮(甲地孕酮)、醋酸甲羟孕酮(安宫黄体酮),其次是他莫昔芬[131-133]。反应率为 9%~33%,总生存率为 6~14 个月。GOG 107[134]试验是阿霉素方案与阿霉素和顺铂方案的对照研究;反应率分别为 42%对 25%($P=0.004$);无进展期分别是 5.7 个月对 3.8 个月($P=0.014$),支持联合化学治疗。然而,联合化学治疗在总生存率方面没有显示出优势(9 个月对 9.2 个月)。GOG 177[135]试验是关于阿霉素和顺铂方案与阿霉素、顺铂和紫杉醇方案的对照研究,结论是三种药物联合化学治疗优于两种药物的联合化

学治疗：反应率（57%对 34%，$P<0.01$）、无病生存期（8.3 对 5.3 个月，$P<0.01$）、生存率（15.3 个月对 12.3 个月，$P=0.037$）。

随着化学治疗在复发和晚期患者的广泛应用，化学治疗在辅助治疗的应用也开始增加，并挑战着辅助放射治疗的地位。有几个随机试验研究了辅助化学治疗在晚期子宫内膜癌的治疗作用。

化学治疗与放射治疗

3 个随机试验比较了辅助化学治疗和放射治疗的治疗方式。日本妇科肿瘤组（JGOG）的临床试验，入组了 385 例（FIGO 1988）ⅠC 期~Ⅲ期（25%的患者为Ⅲ期）子宫内膜癌患者，随机分为盆腔放射治疗组（193 例）和化学治疗组（192 例）[136]。手术方式为子宫切除+选择性淋巴结切除术。应用开放前后野（AP/PA）的盆腔放射治疗，总量为 45~50Gy。化学治疗方案为环磷酰胺（333mg/m^2）、顺铂（50mg/m^2）、阿霉素（40mg/m^2），每 4 周 1 次，共 3 个周期或者更多。两组患者的无进展生存率（$P=0.726$）和总生存率（$P=0.462$）无显著性差异。意大利也做了同样设计的临床试验，入组了 340 例分期为（FIGO 1988）ⅠC 期、G3 级；Ⅱ期、G3 级；Ⅲ期（总人数的 2/3）的患者，被随机分为放射治疗组和化学治疗组[137]。中位随访时间为 95.5 个月，两组的 5 年无病生存率均为 63%（$P=0.44$），放射治疗组的 5 年总生存率为 69%，化学治疗组的 5 年总生存率为 66%（$P=0.77$）。尽管应用环磷酰胺+顺铂+阿霉素方案化学治疗 5 周期，患者的总预后也没有显著性差异。在 GOG 122 试验中，入组了 396 例分期（FIGO 1988）为Ⅲ期~Ⅳ期的子宫内膜癌患者，被随机分为全腹放射治疗组（$n=202$）和阿霉素+顺铂 8 周期化学治疗组（$n=194$）。本研究的终点为无进展生存期。中位随访时间为 74 个月，化学治疗组明显改善无进展生存率（50% 对 38%；$P=0.007$）和总生存率（55%对 42%；$P=0.004$）。然而，在得出单纯化学治疗的结论之前，仔细检查数据是有必要的。总的绝对复发率在放射治疗组为 54%，而在化学治疗组为 50%，两者有很小的差异。同时相应的无进展生存率分别为 38%和 50%（$P=0.007$）。这个试验出现差异的主要原因是分期不平衡，放射治疗组的ⅢA 期患者（28.2%）多于化学治疗组（18%）。相反，化学治疗组（51.5%）的ⅢC 期患者多于放射治疗组（44.6%）。因此，化学治疗组的无进展生存率由 42%增加至 50%，这使得与放射治疗组相比有显著性差异（50%对 38%，$P=0.007$），而不是没有显著性差异的 42%对 38%。化学治疗组的 5 年总生存率为 55%，而放射治疗组为 42%（$P=0.004$）。我们想从总体生存率的显著性差异这一结果得到怎样的结论呢？放射治疗组有 15 例患者死因与子宫内膜癌或者治疗方案无关，而化学治疗组仅有 6 例，尤其在这个试验中没有进行分层处理，不禁要问这两组患者是否真正平衡[138]。GOG 122 的试验结果促成辅助化学治疗成为Ⅲ期子宫内膜患者的首选方案。需要指出的重要的一点是，GOG 122、JGOG 和意大利试验这三个试验均显示放射治疗组和化学治疗组的复发方式没有显著性差异。如果应用 GOG 122 未进行调整的无进展生存期数据，这三个随机试验就不能得出辅助化学治疗优于放射治疗的结论。

放化学治疗与放射治疗

一项芬兰的试验[139]，入组了 156 例分期（FIGO 1988）为ⅠA 或ⅠB 期、G3 级（$n=28$），ⅠC~ⅢA 期、G1~G3级（$n=128$）的子宫内膜癌患者，术后随机分为单纯放射治疗组（$n=72$）、放射治疗合并 3 周期化学治疗组（$n=84$），具体方案为顺铂（50mg/m^2）+表柔比星（60mg/m^2）+环磷酰胺（500mg/m^2）。放射治疗组的 5 年疾病特异度总生存率为 84.7%，放化学治疗组为 82.1%（$P=0.148$）。Hogberg 等[140]报道了马里奥黑人妇科肿瘤学组（MaNGO）和北欧妇科肿瘤学会（NSGO）/欧洲癌症治疗与研究组织（EORTC）的两个试验。MaNGO 试验共有 157 例患者，其中 2/3 为Ⅲ期；76 例患者被随机分为术后盆腔放射治疗组（45Gy），80 例患者为放化学治疗组。化学治疗为阿霉素（60mg/m^2）+顺铂（50mg/m^2）方案 3 周期。放射治疗组的 5 年无进展生存期是 61%，放化学治疗组为 74%，但是两组无显著性差异（$P=0.1$）。同样，5 年总生存率也无显著性差异（73%对 78%；$P=0.41$）。在 NSGO/EORTC 试验，入组了 383 例患者，随机分为放射治疗组（$n=191$）和放化学治疗组（$n=187$）。化学治疗方案不同，仅仅一小部分患者为Ⅲ期。放化学治疗组的 5 年无进展生存期（PFS）比较好（放化学治疗组 79% 对放射治疗组 72%，$P=0.04$），但是总生存率（OS）没有显著性差异（放化学治疗组 83% 对放射治疗组 76%，$P=0.1$）。Greven 等[141]报道了RTOG 9708 的Ⅱ期临床试验结果，44 例（FIGO 1988）分期为Ⅰ~Ⅲ期的子宫内膜癌患者，接受了盆腔放射治疗和经阴道放射治疗，放射治疗的第 1、第 28 天同步应用顺铂（50mg/m^2），随后行 4 周期的顺铂（50mg/m^2）+紫杉醇（175mg/m^2）化学治疗。Ⅲ期（66%）患者的 4 年无病进

表 70.6 辅助化疗对高危子宫内膜癌的效果

	JGOG	意大利	GOG122	芬兰	NSGO	MaNGO
复发	↔	↔	↔	↔	↔	↔
PFS	↔	↔	↔未校对 ↑校对	↔	↑	↔
OS	↔	↔	↑OS 不是主要治疗目标	↔	↔	↔

OS，总生存率；PFS，无进展生存。
↔化疗等于放疗；↑化疗优于放疗。

展率和总生存率分别为 72%和 77%。

根据前面的讨论，其中一点可以明确，辅助化学治疗的作用已取得进展，至少等同于辅助放射治疗的作用(表 70.6)。然而，辅助化学治疗不应以牺牲放射治疗为代价的基础上增加，因为即使化学治疗，复发率仍然很高[142,143]。GOG 试验(与 RTOG 9708 试验相似)是Ⅲ期子宫内膜癌放化学治疗和 6 周期紫杉醇/卡铂化学治疗的比较。PORTEC3 是放化学治疗和单纯放射治疗比较的随机试验。在这些试验结果的应用前，应该根据危险因素决定是行放化学治疗还是单纯化学治疗。

基于危险因素的系统治疗建议

单纯的腹水细胞学阳性

在 FIGO 2009 分期系统，腹水细胞学阳性不再属于ⅢA 期。当缺乏高级别或者深肌层浸润等不良特征时，腹水细胞学阳性需要治疗的实际获益是有争论的。Eltabbakh 等[144]报道 29 例 FIGO 分期 G1~G2 级和<1/2 肌层浸润并行经阴道近距离放射治疗和醋酸甲地孕酮(甲地孕酮)治疗的子宫内膜癌患者。没有患者复发和死于这个疾病。甲地孕酮应用 1 年，在治疗结束时 24 例患者行第二次腹腔镜检查和腹水细胞学检查。其中 23 例患者腹水细胞学阴性，其余患者腹水细胞学持续阳性，继续口服甲地孕酮 1 年，直到腹水细胞学呈阴性。MSKCC 建议经阴道放射治疗和甲地孕酮治疗此类患者。

早期浆液性癌和透明细胞癌

浆液性癌和早期的透明细胞癌转移方式同卵巢癌，上腹部复发的概率较高。因此，行综合的手术分期是有必要的，因为手术提高分期的概率大。基于这种转移方式，这类患者应用全腹放射治疗并被广泛研究是不足为奇的。Lim 等[145]报道了 78 例Ⅰ~ⅢA 期浆液性乳头状癌患者，其中 58 例患者行全腹放射治疗，20 例患者未行放射治疗。相应的，5 年疾病特异度生存率分别为 74.9%和 41.3%(P=0.04)。GOG 94 的数据则不太引人注目[146]。(FIGO 1988)分期Ⅰ~Ⅱ期的浆液性乳头状癌的 5 年无进展生存率为 38.1%，透明细胞癌为 53.9%。Alektiar 等[147]报道了 25 例Ⅰ~Ⅱ期浆液性子宫内膜癌患者，并行手术分期、经阴道放射治疗及 6 周期卡铂/紫杉醇化学治疗。中位随访时间是 30 个月，5 年无进展生存率和总生存率为 88%。没有患者出现阴道复发。最近更新相对较大数量的患者(n=44)的数据，中位随访时间是 58 个月，5 年无病生存率和总生存率分别为 85%和 90%[148]。5 年转移复发率在盆腔为 9%，腹主动脉旁淋巴结为 5%，远处转移为 10%。没有患者出现阴道复发。在 MSKCC 癌症中心，行手术分期的早期患者推荐行经阴道放射治疗和同步卡铂/紫杉醇化学治疗。

早期高危子宫内膜样腺癌

PORTEC 注册研究报道[115]，尽管行术后盆腔放射治疗，G3 级和深肌层浸润的 5 年远处转移率是 31%。来自纪念斯隆-凯特琳癌症中心[123]的报道，尽管行扩大手术和补充放射治疗，复发率为 28.9%(90%为远处转移)。因此，这类患者除放射治疗之外倾向建议补充化学治疗也就不奇怪了。GOG 正进行一项随机试验，针对中高危子宫内膜样腺癌、浆液性和透明细胞癌患者，随机分为盆腔放射治疗组、经阴道放射治疗组和 3 周期卡铂/紫杉醇化学治疗组。

ⅢA期

孤立的附件或者浆膜受侵患者行术后体外放射治疗的预后一般比较好。然而，远处转移率仍为 26%~33%，表明这类患者需要补充系统治疗[86]。在 MSKCC 癌症中心，我们推荐同步放化学治疗，随后卡铂/紫杉醇方案化学治疗，与 RTOG 9708 的方式一样。尽管孤立受侵行术后放射治疗的预后很好，但一处以上转移的患者预后较差。Jobson 等[149]报道了 141 例ⅢA 期子宫内膜样腺癌患者，并行术后放射治疗，单纯的腹水细胞学阳性除外。一处转移患者的腹部复发率为 12.4%(11/89)，一处以上转移患者的腹部复发率为 36.5%(19/52)(P<0.001)。相应的，远处转移率分别为 23.9%(21/89)和 34.6%(18/52)。一处转移患者的 5 年疾病特异度生存率(DSS)为 70.4%，一处以上转移患

者为 43.3% (P=0.001)。多因素分析显示,G3 级(HR=2.5;P=0.045)和多处转移(HR=2.2; P=0.012)是影响疾病特异度生存率的独立危险因子。现在争论的问题是Ⅲ期患者行单纯化学治疗是否优于放化学治疗,这类患者中多处转移和 G3 级/分化差的患者行单纯化学治疗是一个比较好的选择。

ⅢC期

孤立淋巴结转移特别是盆腔淋巴结转移的患者,接受术后盆腔放射治疗的预后相对比较好。在纪念斯隆-凯特琳癌症中心,我们建议放化学治疗后行卡铂/紫杉醇方案化学治疗,能进一步地减少复发风险。同ⅢA 期患者一样,超过一处以上转移是影响预后的主要因素 [150]。最近在 SEER 的综述,Garg 等 [151] 综述了 2559 例ⅢC 期子宫内膜癌患者,5 年疾病特异度生存率为 67%, 当淋巴结外受侵 (如腹水细胞学阳性、附件/浆膜和阴道/宫旁受侵)时降至 43%(P<0.001)。另外,ⅢC 期患者行单纯化学治疗的预后可能更好。

放射治疗技术

阴道内放射治疗

阴道内放射治疗的目的是提供照射阴道黏膜的最高剂量而限制周边正常结构如膀胱、直肠和小肠的剂量。使用 ^{192}Ir 的 HDR 近距离放射治疗是阴道内放射治疗的首选方法。常用施源器类型通常是一个圆柱体, 因该治疗无须麻醉且对医务人员没有辐射暴露,可在门诊进行。在 MKSCC,患者在术后 4~6 周开始行放射治疗,这取决于阴道残端愈合情况。腹腔镜下和机器人子宫+双附件切除术后残端愈合时间长于经腹子宫+双附件切除术。该治疗剂量为 7Gy×3 次,总剂量 21Gy。每个周期间隔 1~2 周。处方剂量为阴道黏膜下 0.5cm 的剂量 (图 70.6)。该治疗通常是使用直径 3cm 的施源器治疗 4~7cm 的阴道长度,取决于肿瘤浸润深度和肿瘤分级。对于 G3、浆液性癌或透明细胞癌,阴道的治疗长度一般是 7cm (假设简单子宫切除术后阴道的平均长度约为 10cm)。这样做的原因是组织学上侵袭性强肿瘤的潜在黏膜下层侵犯可能导致远端的尿路周围复发。对于 G1 或 G2 级的子宫内膜样腺癌患者,子宫肌层浸润<50%者,阴道的放射治疗长度为 4cm;子宫肌层浸润>50%者,放射治疗的阴道长度增加为 5cm;侵及宫颈则增加为 6cm。有时,如果施源器的直径<3cm, 阴道放射治疗的剂量由每次 7Gy 降为 6Gy。这样做通常是为了避免阴道黏膜的高剂量。当联合盆腔照射时,每次的放射治疗量降至 4~5Gy。阴道内放射治疗可以使用低剂量率 ^{137} 铯源来进行,但需要住院治疗几天。放射治疗量通常为阴道黏膜剂量

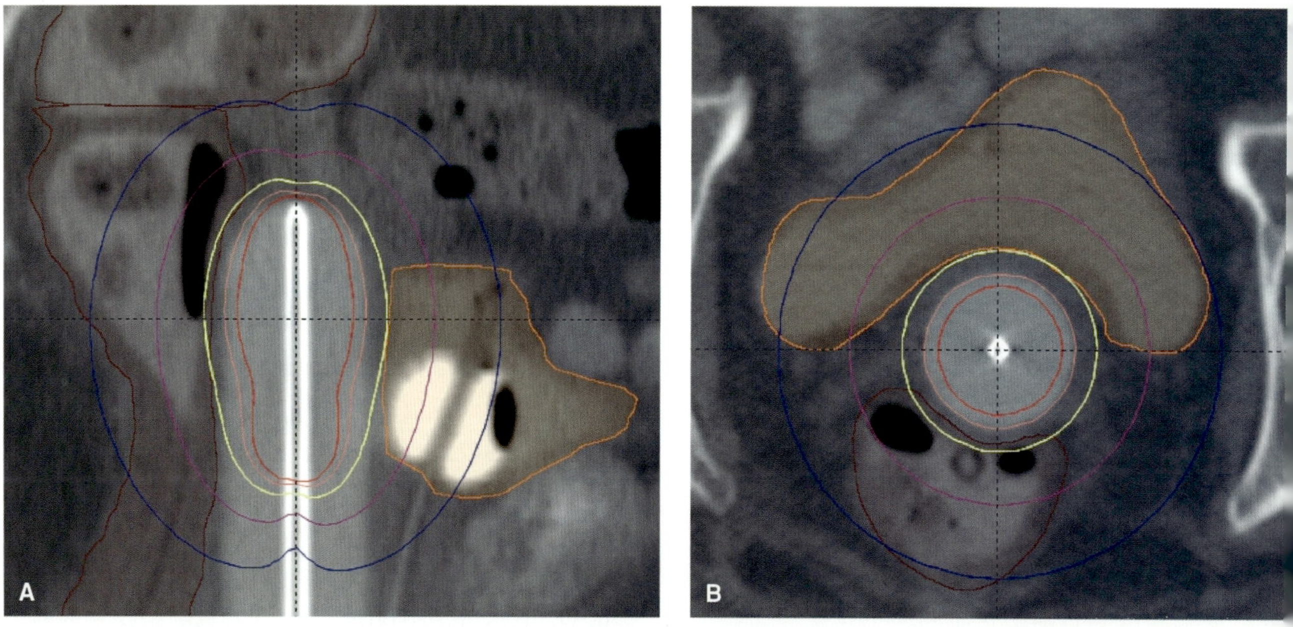

图 70.6 阴道放射治疗的剂量分布图(黄色实线为 7Gy 处方剂量)。(A)矢状图;(B)轴状图。

60Gy 或阴道黏膜下 0.5cm 处 30~35Gy。

体外放射治疗

盆腔放射治疗

传统盆腔放射治疗

在模拟操作时，小肠通过口服乳白色的对比剂，阴道残端用标记物显示，直肠通过钡餐或强化 CT 进行区分。患者通常取俯卧位以使小肠避开放射治疗区域。靶区包括盆腔淋巴结，包括闭孔、髂内、髂外及髂总下段淋巴结区和近 2/3 的阴道，不包括骶骨前淋巴结，除非患者有明显的宫颈受侵。首选高能直线加速器(15MV)是因其具有保护皮肤和皮下组织的作用。传统放射治疗的理想分布是盆腔四野照射技术，以减少小肠、膀胱和直肠的受量。对于前后对照野(AP/PA)，上界是 L5~S1，下界是闭孔底部，外侧界是真骨盆入口平面外 2cm。对于侧野，前界至少在耻骨联合，后缘至少是 S2~S3。上下界同于 AP/PA。所有照射野通常剂量是 1.8Gy/d，通常单纯盆腔放射治疗的总剂量是 50.4Gy，联合经阴道近距离放射治疗时总剂量是 45Gy。

调强适形放射治疗

在 MSKCC，术后调强适形放射治疗(IMRT)应用于大部分需要盆腔放射治疗的子宫内膜癌患者(图 70.7)。模拟操作时，患者仰卧位并使用低温材料支架固定。应用口服对比剂和直肠对比剂以更好地区分大小肠。此外，模具放入阴道能更好地区分阴道顶端。CT 对盆腔正常淋巴结显示较差，因此可通过增强周围血管对比度来鉴别。Taylor 等[152]发现外扩强化血管周围 7mm 可作为理想的盆腔淋巴结的靶区。Small 等[152]报道子宫内膜癌和宫颈癌术后盆腔调强适形放射治疗的临床靶区勾画指南。髂血管(不包括肠管和肌肉)周围外放 7mm 可作为盆腔淋巴结的临床靶区(CTV)。淋巴结的计划靶区(PTV)，通常建议为 CTV 外 7mm。在 MKSCC，阴道 PTV 为阴道顶端对比物外 3cm 边缘，以减少膀胱、直肠充盈和阴道活动的影响[154]。

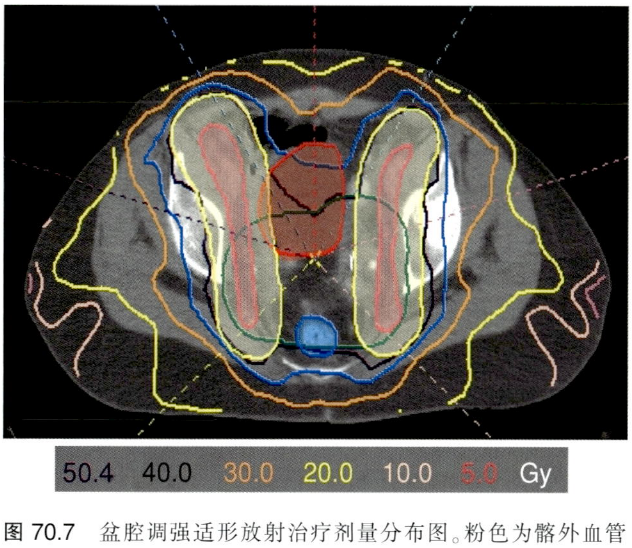

图 70.7　盆腔调强适形放射治疗剂量分布图。粉色为髂外血管轮廓，黄色为淋巴结的计划靶区。

延伸野

该技术主要用于腹主动脉旁淋巴结阳性的患者。除靶向的淋巴结区外，CT 模拟定位对肾脏、小肠和肝的准确勾画在延伸野放射治疗时是至关重要的。除盆腔淋巴结外，淋巴结区还应包括腔静脉周围、腹主动脉腔静脉之间和腹主动脉周围区域，可通过强化的血管来界定。为了降低小肠剂量，首选的方法是四野盒式技术而不是 AP/ PA。但要注意四野技术时肾脏的可能受量。下界同盆腔放射治疗，但上缘通常是延伸至 T12~L1 之间。标准剂量是 45.0Gy，每次 1.8Gy；如果患者发生急性胃肠毒性，则为 1.5Gy。在纪念斯隆-凯特琳癌症中心，IMRT 也是延伸野的最佳选择。

全腹放射治疗

全腹放射治疗的靶区是整个腹腔，要求足以覆盖横膈，并在所有正常呼吸时有足够的活动边界，而对肝不做遮挡或进行小的遮挡。AP/ PA 开放野是标准方法，如果患者仰卧时，具有 5.5 个层面的肾脏仅在 PA 野照射。剂量通常是 30.0Gy，1.5Gy/次，随后盆腔照射 19.8Gy，1.8Gy/次，上缘通常为膈肌以上 1cm，两侧边界应该延伸到腹膜返折外，下界通常在闭孔的底部。腹主动脉旁通常总剂量是 45Gy，而盆腔的总剂量是 50Gy。IMRT 可能剂量更高，分布更均匀，而毒性更低[155,156]。

治疗的并发症

手术

在 PORTCE-1 试验[104]中，单纯手术的并发症发生率非常低(6%)。外科并发症一般出现在术后 30 天内，也就是入组前。因此从试验中评估手术的并发症以解决手术问题是很重要的。在 GOG LAP2 试验中，对比了经腹手术和腹腔镜手术的并发症发生率，分别是 8%和 10%(P=0.106)。更重要的是，术后(手术后 6 周

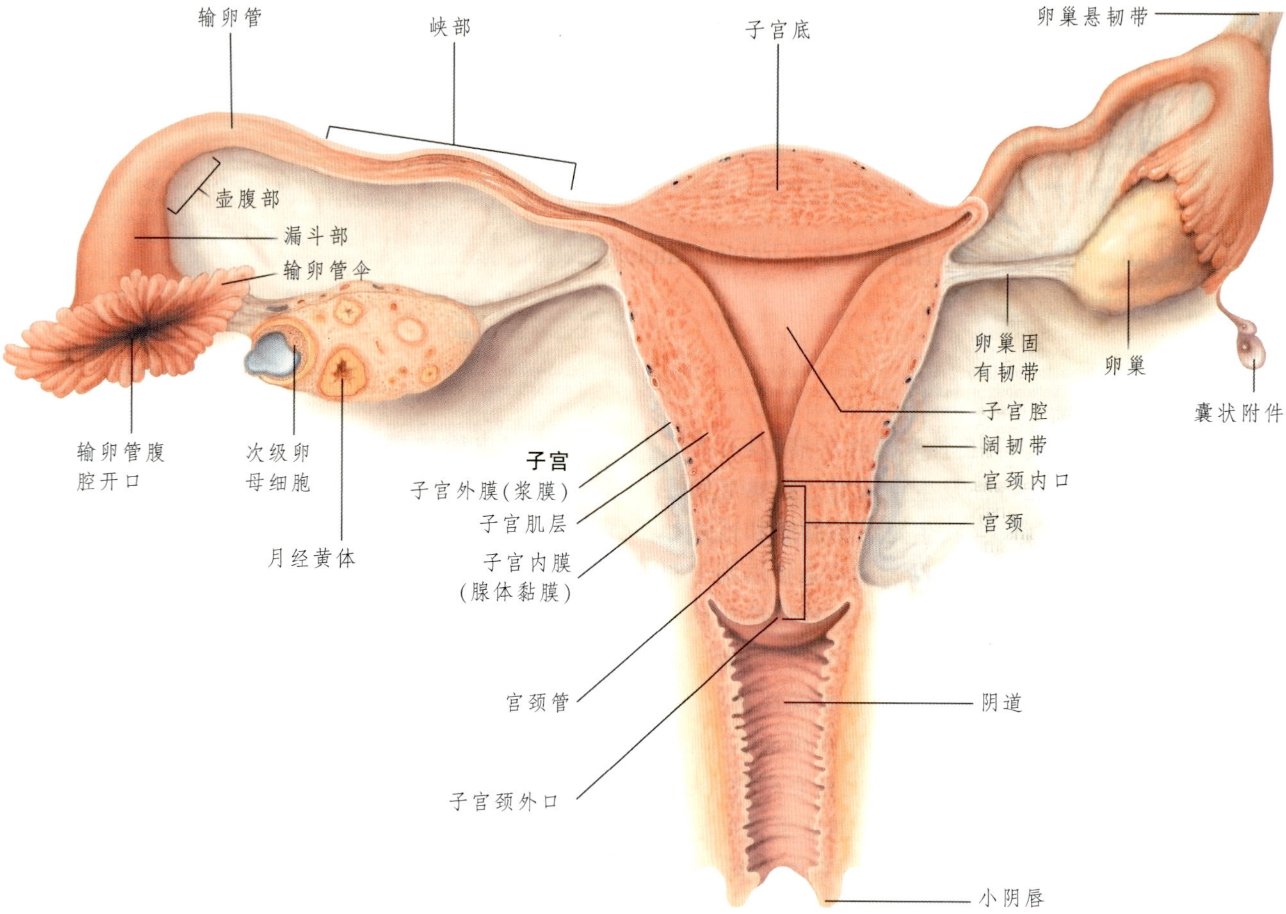

图 71.1 卵巢和女性生殖道的解剖。(Asset provided by the Anatomical Chart Company.)

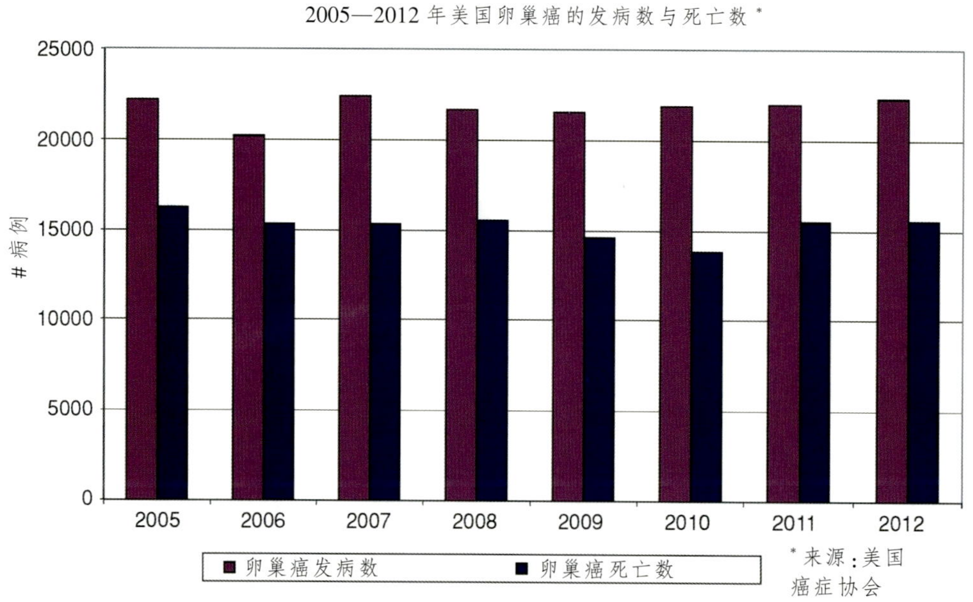

图 71.2 2005—2012 年美国卵巢癌的发病患者数及死亡数。(Courtesy of the American Cancer Society.)

(9.8)和亚洲/太平洋居民(9.8)[5]。同时卵巢癌的发病率也呈现出地域的差别，北美和北欧的发病率最高，比日本高 3~7 倍[6]。自 1975 年以来美国卵巢癌死亡率一直呈下降趋势，根据监测、流行病学及预后(SEER)项目发布的数据，卵巢癌 5 年生存率为 37%。在 2001—2007 年，卵巢癌 5 年生存率上升至 44%，其主要原因是白人女性的生存时间延长。在同一时期，黑人女性 5 年生存率相对较低，约为 34%[5]。

原发性输卵管癌一度被认为是一种罕见的疾病，占妇科恶性肿瘤的 0.2%~0.5%。然而，输卵管癌的实际发病率很可能被低估了，因为大部分子宫外的高级别浆液性癌可能实际上起源于输卵管伞端[7,8]。前期病变称为输卵管上皮内癌（TIC），已经在接受预防性输卵管–卵巢切除术的高危患者的输卵管标本中检测到。输卵管作为子宫外高级别浆液性癌原发部位这一模型有流行病学、形态学和遗传学数据的支持，稍后将详细讨论。

发病机制

女性生殖道起源于苗勒管，苗勒管是成对的中胚层来源的胚胎结构，其可演变为输卵管、子宫、子宫颈和阴道上段。卵巢组织由胚胎卵黄囊细胞组成，其可演变为卵子或生殖细胞、产生糖皮质激素的基质细胞、形成卵泡囊肿上皮覆盖的间皮细胞。这些细胞类型分别产生卵巢的生殖细胞肿瘤、性索间质肿瘤和上皮性肿瘤。卵巢癌发病机制的传统观点认为所有的肿瘤亚型均来源于 OSE。“频繁排卵假说”认为，卵巢癌是由卵巢上皮表面的异常修复过程发展而来的，在每个排卵周期都会反复发生上皮的破裂修复，进而产生充当癌症滋生地的炎症和瘢痕[9-11]。另一个被提出的机制是卵巢癌与激素和生殖因素有关，如持续接触促性腺激素及雌二醇水平升高可激发恶变[12-13]。强有力的证据表明，卵巢的多种交界性肿瘤和低级别癌来源于卵巢实质内的皮质包涵囊肿（CIC）。这些良性囊肿是由非常类似于输卵管的苗勒上皮细胞组成。CIC 的形成被认为是 OSE 通过反复排卵修复及伴随衰老过程内陷到卵巢间质，通过化生获得苗勒管表型[8]。另一种解释是，输卵管内残留的苗勒管源性上皮细胞可能在输卵管子宫内膜异位过程中黏附于卵巢表面并掺入 CIC 内。尽管如此，激素暴露、损伤修复过程和炎症反应导致的卵巢恶变，可产生多种苗勒管细胞类型分化，包括类似于输卵管癌的浆液性癌、类似于子宫颈黏液肿瘤的黏液性肿瘤、类似于子宫内膜癌的内膜样肿瘤和类似分泌期子宫内膜腺体的富含糖原的透明细胞癌。

卵巢高级别浆液性癌很少与良性或交界性癌前病变有关，这与 OSE-CIC 模型是相矛盾的。此外，卵巢高级别浆液性癌与子宫外高级别浆液性癌，包括输卵管浆液性癌及原发性腹膜浆液性癌，共有独特的形态学及遗传学特征。在此背景下提出了卵巢癌发病的第二种模型，即输卵管末端是许多高级别浆液性癌的原发部位。经过严格的病理筛选，隐匿性输卵管癌已在高危患者预防性输卵管–卵巢切除术标本的输卵管伞端检测到[14,15]。此外，已在相当大比例的最初被诊断为原发性卵巢高级别浆液性癌患者中检测到 TIC[16]。腺瘤–腺癌的进展过程涉及以免疫组化染色检测到 *p53* 基因缺失（“p53 特征”）为特征的不典型输卵管癌前病变进展为以增殖能力增强为特征的 TIC，最后发展为明显的浸润性浆液性癌[7,17]。输卵管作为高级别浆液性癌原发部位这一学说提示，在浆液性癌形成的早期阶段，以往未被发现的浆液性 TIC 可能播散至邻近的卵巢或腹腔内。

在卵巢癌发病的双通路模型中，Ⅰ型肿瘤包括所有主要的组织学亚型（浆液性、子宫内膜样、黏液性、透明细胞和移行性），这些肿瘤细胞核和细胞结构均为低级别，可能与明确的良性的癌前病变相关联。Ⅱ型肿瘤包括绝大部分高级别浆液性癌（表 71.1）。Ⅰ型肿瘤具有独特的分子改变，如 *KRAS*、*BRAF* 和 *PTEN* 基因的突变，这些突变在Ⅱ型肿瘤中很罕见[18]。*KRAS* 和 *BRAF* 突变是互斥的，两者都能激活 *MAPK* 致癌信号通路，65%的交界性浆液性肿瘤可观察到这两个基因的突变，但这一现象在高级别浆液性癌中很少见[19]。*KRAS* 基因突变也发生在苗勒管组织学亚型中，包括 60%的黏液性癌，5%~16%的透明细胞癌和 4%~5%的子宫内膜样癌[18]。*PTEN* 基因突变导致磷脂酰肌醇 3–激酶（PI3K）信号通路组成性激活，已在 20%的子宫内

表 71.1　上皮性卵巢癌发病的双通路模型

Ⅰ型	Ⅱ型
所有苗勒亚型（浆液性、内膜样、黏液性、透明细胞、移行性）	高级别浆液性癌
通常为低级别	高级别
与良性或交界性前期病变有关	与输卵管上皮内癌有关
KRAS 或 *BRAF* 突变（MAPK 通路）	BRCA 通路失活
PTEN 或 *PIK3CA* 突变（PI3K 通路）	
ARID1A 突变，BAF250a 表达缺失	
野生型 *p53*	*p53* 突变频率高
染色体稳定	广泛的 DNA 拷贝数变化
通常对铂类不敏感	通常对铂类敏感

Adapted from Bowtell DD. The genesis and evolution of high-grade serous ovarian cancer. *Nat Rev Cancer* 2010;10(11):803–808.

膜样癌中检测到 *PTEN* 突变[20]，而 *PIK3CA* 的激活突变在 30%的透明细胞癌中检测到[21]。新型抑癌基因 *ARID1A* 的体细胞突变在 46%的透明细胞癌及 30%的子宫内膜样癌中发现。*ARID1A* 突变和 BAF250a 表达的相应缺失是染色质重塑的关键组成部分，这一变化也见于癌前病变，它或许能代表子宫内膜异位症恶变的早期阶段[22]。与此相反，Ⅱ型肿瘤显示出高频的 *p53* 基因突变和广泛的 DNA 拷贝数变化。BRCA 通路为 DNA 同源重组修复的重要组成成分，该通路的失活也是高级别浆液性癌的重要标志[23]。BRCA 通路可因生殖细胞或体细胞突变、表观遗传沉默或 microRNA 调控而失活，已在超过 50%的浆液性癌中观察到 BRCA 通路的破坏[24]，功能分析表明 DNA 损伤后同源重组修复过程存在缺陷[25]。

血管新生在正常卵巢功能中发挥重要作用，如在每个排卵周期的开始有大量的血管形成及可预测的血清 VEGF 水平的变化。卵巢上皮性癌通常过表达 VEGF、成纤维细胞生长因子、PDGF 和血管生成素[26]。在临床前模型，VEGF 表达为卵巢的转化细胞提供生存优势。其他研究发现，术前血清 VEGF 水平和临床结局之间存在关联[27]。鉴于高级别浆液性癌固有的基因组不稳定性，靶向卵巢癌的肿瘤微环境是一种有吸引力的治疗策略。

表 71.2 影响卵巢癌的风险因素

因素	估计风险(%)	估计相对风险度
终身危险度	1.4	1
种族		
白人	13.4/10 0000	—
西班牙裔或美国印第安人	11.3/10 0000	—
美籍非裔	9.8/10 0000	—
危险因素		
家族史	9.4	5~7
BRCA1 突变	35~46	18~29
BRCA2 突变	13~23	16~19
Lynch Ⅱ/HPNCC	3~14	6~7
不孕	—	2~5
肥胖	—	1.1~4
未经产	—	2~3
晚绝经	—	1.5~2
早发月经初潮	—	1~1.5
无拮抗的雌激素应用	—	1.2~2
保护性因素		
多胎	—	0.4~0.6
使用口服避孕药	—	0.7
子宫切除或输卵管结扎	—	0.6~0.7

HPNCC，遗传性非息肉性结直肠癌。

Adapted from Holschneider CH, Berek JS. Ovarian cancer: epidemiology, biology, and prognostic factors. *Semin Surg Oncol* 2000;19(1):3-10.

危险因素

流行病学研究认为激素、遗传和环境因素可能在卵巢癌发病中发挥重要作用(表 71.2)。完善的流行病学资料表明排卵可显著降低卵巢癌风险，OSE-CIC 模型与这一流行病学数据相一致。对有发展为卵巢癌遗传倾向的高危人群的研究提出了高级别浆液性癌发病的新观点。尽管如此，卵巢癌发病机制仍未被全面理解，它很可能是由多种因素引起的，与患者及环境因素都相关。

患者相关因素

与高排卵率相关的危险因素有年龄增长、低分娩率、不孕、初潮早和晚绝经等，这些因素都支持频繁排卵机制[28-31]。尽管不孕与卵巢癌有关，生育药物的使用没有得到结论性关联[32-34]。因妊娠、哺乳和口服避孕药而抑制排卵的情况或许可以解释观察到的保护性作用[30,31,35]。女性口服避孕药使用达 4 年、8 年和 12 年后，患卵巢癌的风险分别降低 40%、53%和 60%[36]。对来自 21 个国家的 45 个流行病学研究进行荟萃分析发现，既往使用口服避孕药与卵巢癌患病风险降低显著相关(HR=0.73，$P<0.0001$)，服药时间越长，卵巢癌患病风险降低越明显[37]。文章作者认为自 50 年前口服避孕药问世以来，已经预防了 20 万例卵巢癌和 10 万例死亡。

其他患者相关危险因素如卵巢多囊性疾病和子宫内膜异位症可通过激素机制导致促性腺激素升高或慢性炎症发挥作用。对 8 项病例对照研究的荟萃分析发现，有卵巢多囊性疾病的女性患卵巢癌风险增加 2.5 倍[38]。子宫内膜异位症已被证明是卵巢癌的独立危险因素，其恶变率约为 2.5%[39]。子宫内膜异位症来源的卵巢癌多为低级别肿瘤，组织学类型为子宫内膜样或透明细胞，预后相对较好[40]。激素水平的改变如雄激素的升高也可能增加卵巢癌风险，而孕激素则有保护性作用[41]。大型前瞻性队列研究表明，使用外源性雌激素和激素替代治疗可增加卵巢癌的患病风险和死亡率[42-44]。手术治疗，包括子宫切除术和输卵管结扎术，各自可使卵巢癌患病风险独立降低 34%，尽管其保护机制仍未明确[29,45-47]。慢性炎性疾病，如盆腔炎和结核性输卵管炎，曾被认为是输卵管恶性肿瘤的病因，尽管这个理论仍然未得到证实。

遗传因素

遗传性肿瘤占所有卵巢癌的 10%~15%，家族史是很强的危险因素，仅次于年龄的增加[48,49]。普通人群患卵巢癌的风险约为 1.4%，但是有 1 个一级亲属患卵巢癌的女性其终身患病率达 5%，而有 2 个一级亲属患卵巢癌的女性其终身患病率可上升至 7%。如果存在遗传综合征，该女性的终生风险为 25%~50%，并且诊断年龄比散发性卵巢癌患者年轻约 10 岁[50]。

通过对常染色体显性遗传模式的族谱分析发现了 3 种截然不同的家族性卵巢癌综合征[51,52]。*BRCA1* 和 *BRCA2* 基因突变是最常见的基因改变，高达 90% 的遗传性卵巢癌都与位于染色体 17q21 上的 *BRCA1* 基因，或位于染色体 13q22 上的 *BRCA2* 基因的有害突变相关。*BRCA1* 突变携带者患卵巢癌的终身风险约为 40%，*BRCA2* 突变携带者的终身风险约为 18%[53]，*BRCA* 相关卵巢癌最常见的是浸润性浆液性腺癌，较少见的为交界性或黏液性肿瘤[54]。突变携带者更可能在诊断时就已经处于疾病的晚期，并且肿瘤为低分化[55]。尽管如此，相对于非携带者而言，*BRCA1* 或 *BRCA2* 突变携带者有更好的临床过程及更长的无复发生存期和总生存期。这类患者有着更好的临床结局，与他们对贯穿于第一线及后续治疗的铂类药物更敏感有关[56-60]。

输卵管在子宫外浆液性癌发病中的重要性最初是在 *BRCA1* 和 *BRCA2* 突变携带者中发现。在一项对 483 例 *BRCA1* 突变携带者的前瞻性研究中发现，突变携带者输卵管癌的发病率为普通人群的 120 倍[61]。突变携带者中也经常发生原发性腹膜高级别浆液性癌[62]。突变携带者预防性输卵管-卵巢切除术标本中有输卵管上皮不典型增生及隐匿性浆液性癌这一现象被报道之后，输卵管作为肿瘤原发部位受到了更多的关注[63-66]。与卵巢癌病例的输卵管壶腹标准病理取样不同，更广泛的输卵管完整切片取样结果显示在远端输卵管伞部发现了大量的病变区域[14-16]。早期浆液性癌或 TIC的发现进一步支持输卵管作为子宫外浆液性癌原发部位这一新理念。在此背景下，美国国家综合癌症网络(NCCN)指南建议任何诊断为卵巢癌、输卵管癌或原发性腹膜癌的女性应转诊至肿瘤遗传学专家，以考虑进行 *BRCA* 突变检测[67]。对非黏液性卵巢癌患者进行 *BRCA* 突变筛查发现 14%的患者有生殖细胞突变，其中 22%为高级别浆液性癌患者，这进一步强化了对所有患者进行基因突变检测的重要性。

遗传性非息肉病性结直肠综合征，或 Lynch Ⅱ型癌症综合征，与其余 10%的遗传性卵巢癌有关[69]。在这种综合征中，由于潜在的微卫星不稳定性，生殖细胞的 DNA 错配修复基因的突变增加了患结直肠癌、胃癌、子宫内膜癌和卵巢癌的风险。在 Lynch 综合征家族中，共有 7 个错配修复基因已被确定，其中 *MLH1* 和 *MSH2* 基因突变占所观察到突变的 90%[70,71]。其余的 10%为 *MSH6* 和 *PMS2* 基因突变，而其他 3 个基因的突变并不常见。特定基因的失活突变可以改变潜在的肿瘤易感性。*MSH2* 和 *MLH1* 基因突变是最常见的患结直肠癌的风险因素，而 *MSH6* 突变携带者患子宫内膜癌的风险是 *MSH2* 或 *MLH1* 突变携带者的 2 倍[72]。*MSH2* 突变的女性患卵巢上皮性癌的风险是 *MLH1* 突变携带者的 2 倍。与 *BRCA1* 和 *BRCA2* 突变携带者相反，患 Lynch 综合征的女性可呈现出多种非浆液性卵巢上皮性肿瘤类型，包括子宫内膜样和透明细胞组织类型。与 Lynch 综合征相关的卵巢癌更常在疾病的较早阶段诊断，并且肿瘤为高或中分化。Lynch 综合征患者患卵巢癌的终生风险为 3%~14%，最常在 50 多岁被诊断[73]。对家族史或个人史提示可能患 Lynch 综合征的女性，可以通过微卫星不稳定分析或错配修复基因免疫组织化学染色进行肿瘤检测。错配修复基因的直接测序用于检测生殖细胞突变。通过基因组测序发现的其他较少见的生殖细胞突变包括以下基因：*BARD1*、*BRIP1*、*CHEK2*、*MRE11A*、*NBN*、*PALB2*、*RAD50*、*RAD51C* 和 *TP53*[74]。

与非上皮性卵巢癌有关的其他家族遗传性疾病包括与性索-间质肿瘤风险升高相关的 Peutz-Jeghers 综合征，以及与无性细胞瘤和性腺母细胞瘤相关的性腺发育不全。

环境因素

已有大量的病例对照研究对卵巢癌的环境和物理病因进行探讨。虽然迄今为止没有发现特定的化学致癌物，发展中国家的女性卵巢癌的发病率低于那些生活在工业化国家的女性[75]。长期接触石棉相关产品，包括滑石粉类，早已被认定与卵巢癌的发生相关[76]。护士健康研究报道使用滑石粉可导致浸润性卵巢浆液性癌发病风险有一定程度的升高(RR=1.4),但并未发现使用滑石粉与总体卵巢癌风险有关[77]。研究发现卵巢黏液性癌的发病与吸烟相关(RR 为 2~2.2),但其他上皮亚型肿瘤与吸烟无关[78,79]。

饮食和代谢因素作为可能的卵巢癌发病促进因素,也有大样本人群调查对其进行研究。到目前为止,尚无数据显示咖啡或酒精摄入与发病风险增加有关。大规模流行病学研究也显示动物脂肪摄入与卵巢癌发病无相关性[80,81]。最近在瑞士进行的一项超过 3.5 万名女性参加的人群队列研究调查了人体 BMI 对癌症风险的影响,结果显示相对于正常女性(BMI 18.5~25),肥胖女性(BMI≥30)发生癌症的风险升高 36%;与肥胖关系最密切的肿瘤部位为子宫内膜、卵巢[最高四分位值的风险为 2.09,95%CI 为 1.13~4.13] 和结肠[82]。在美国进行的一项成人大型前瞻性研究发现,肥胖也与卵巢癌死亡率增加相关[83]。运动与卵巢癌风险之间无明确的关系。

筛查

由于缺乏可靠的筛查试验,大多数患卵巢癌的女性在诊断时已经处于疾病的晚期。局限期病变的早期患者(Ⅰ/Ⅱ期)5 年生存率可达 70%~90%,而晚期患者(Ⅲ/Ⅳ期)总体生存率较低,只有 20%~45%(表71.3)。现行的筛查手段敏感性和特异性低,以及普通人群中卵巢癌患病率低阻碍了强效筛查方法的发展。目前的筛查方法不仅阳性预测值低,还有着难以接受的假阳性率,同时它对普通人群或高危人群的疾病死亡率并无影响。

表 71.3 上皮性卵巢癌的分期及生存率

FIGO 分期	患者(*n*=4825)(%)	5 年总生存率(%)
ⅠA	13	90
ⅠB	1	86
ⅠC	14	83
ⅡA	2	71
ⅡB	2	66
ⅡC	5	71
ⅢA	3	47
ⅢB	6	42
ⅢC	42	33
Ⅳ	13	19

FIGO:国际妇产科联盟。

Adapted from Heintz APM, Odicino F, Maisonneuve P, et al. Carcinoma of the ovary.FIGO 26th Annual Report on the Results of Treatment inGynecological Cancer. *Int J Gynaecol Obstet* 2006;95(Suppl 1):S161–S192.

有几项筛查策略正在研究,包括盆腔检查、血清肿瘤标志物 CA-125 和经阴道超声(TVUS),采用任意一种或联合方式筛查[84]。CA-125>35U/mL 可在 80%的卵巢上皮性癌患者中观察到,其中 90%患者为晚期,但是在早期患者中仅 50%可观察到[85]。CA-125 对于卵巢癌没有特异性,因为它可能在妇科良性肿瘤、非妇科疾病及非妇科肿瘤中升高。对平均风险的绝经后女性单独使用 CA-125 进行筛查,这一方法已被发现缺乏特异性。单独使用超声检查可以检测到平均风险人群的早期疾病[86–88],但明显的假阳性率仍然是个令人担忧的问题。英国的一项多模式筛查研究表明,与多模式筛查(CA-125 和 TVUS)相比,单独 TVUS 筛查组为检测肿瘤而进行诊断性手术的频率高出 9 倍[89]。

目前在美国、英国和日本正在进行几项大型筛查试验,用于评估卵巢癌早期诊断与降低死亡率的关系。美国的前列腺癌、肺癌、结肠直肠癌、卵巢癌(PLCO)筛查试验将年龄范围 55~74 岁的 78 216 名女性随机分为两组,每年进行 CA-125 和 TVUS 联合筛查组及每年进行常规医疗保健组。经过基础筛查之后,570 例进行了外科手术,其中 325 例为剖腹手术;发现了 29 例肿瘤,其中 9 例为 LMP 肿瘤[90]。异常 CA-125 对检测出浸润性 PLCO 的阳性预测值为 3.7%,异常 TVUS 为 1%,两者联合则为 23.5%。根据 12 年的随访结果公布的数据来看,通过筛查发现的各期 PLCO 的死亡率并无差异(90%为Ⅲ期和Ⅳ期),接受筛查女性的病因死亡率及总体死亡率也没有降低[91]。此外,因对假阳性患者的诊断性评估而导致严重并发症的发生率为 15%。

英国卵巢癌筛查协作试验(UKCTOCS)纳入了超过 20 万名绝经后女性,评估 TVUS 和血清 CA-125 联合筛查的效果。在患病率筛查中,浸润性卵巢上皮性癌和输卵管癌联合筛查的敏感性、特异性和阳性预测值分别为 89.5%、99.8%和 35.1%[89]。基础筛查的初步结果比美国的研究更有前景,因为它检测出的浸润性 PLCO 中 43%为Ⅰ期和Ⅱ期,这可能反映了这两个试验有不同的研究设计和诊断算法。多模式筛查对死亡率的影响还须进一步随访。一项日本的多中心随机试验采用了类似的 TVUS 和 CA-125 联合筛查策略,共纳入了超过 8 万名女性。不同于美国和英国的研究,这项研究非显著性地倾向于在筛查人群中检测出更多的Ⅰ期患者(63%对 38%),但是该研究的死亡率尚未报道[92]。

目前的数据不支持对普通人群进行 PLCO 常规筛查。所有的北美专家组,包括美国预防服务工作组、美国妇产科医师协会 (ACOG)、妇科肿瘤专家协会(SGO)和加拿大定期健康检查专题组,不建议在无症状女性中进行常规筛查。PLCO 的发病率在普通人群中相对较低,因此,对筛查假阳性及探查手术相关风险的担忧是值得注意的[93]。然而,有 *BRCA1* 或 *BRCA2* 基因突变或遗传性非息肉病性结直肠综合征的高危女性可能从预防性用药、每半年或一年一次的盆腔检查、TVUS 和 CA-125 检查,或预防性手术中获益[94]。虽然在高危人群中筛查效果令人失望[95],ACOG、SGO 和 NCCN 指南推荐有遗传性卵巢癌综合征的女性从 30~35 岁开始或比家庭成员 PLCO 诊断年龄早 5~10 年进行包括盆腔检查、CA-125 及 TVUS 在内的常规筛查。美国国立卫生研究院共识发展小组推荐患有卵巢癌综合征的女性在 35 岁或完成生育后可以考虑预防性输卵管-卵巢切除术,因为输卵管-卵巢切除术可降低 80%的患病风险[96,97]。切除卵巢也可降低 *BRCA* 突变携带者患乳腺癌的风险[98]。

组织学分类

WHO 和国际妇产科联盟(FIGO)采用统一分类,分为上皮性肿瘤、生殖细胞肿瘤、性索肿瘤和间质肿瘤[99](表 71.4)。大多数卵巢恶性肿瘤是上皮性的,占 60%~65%,生殖细胞肿瘤占 20%,性索-间质肿瘤占 5%,转移性肿瘤占 5%~10%[100]。浆液性癌是最常见的,占上皮性癌的 50%~60%。其他亚型包括黏液性癌(10%)、子宫内膜样癌(8%)、透明细胞癌(3%~5%)、移行细胞癌(3%~5%)和未分化癌(1%)。上皮性肿瘤通常有双侧卵巢的病变,最常见于浆液性肿瘤,其次是子宫内膜样(15%)和黏液性肿瘤(5%~10%)。

高级别浆液性癌在诊断时往往已有广泛的播散,它是 PLCO、输卵管癌和腹膜癌死亡的主要原因。与此相反,低级别浆液性癌的 5 年生存率为 85%。大多数浆液性癌表现为大的卵巢肿块,大体上可呈现为有大量乳头状突起的结节和充满清澈浆液的囊肿。两级分级系统可区别高级别浆液性癌与低级别癌[101,102],后者与非浸润性交界性肿瘤或 LMP 肿瘤有着类似的较长的自然病程[103]。如前所述,越来越多的证据表明高级

表 71.4 WHO 卵巢肿瘤分类

上皮性肿瘤
浆液性
腺癌
表面乳头状癌
腺癌纤维瘤(恶性腺纤维瘤)
黏液性
腺癌
腺癌纤维瘤(恶性腺纤维瘤)
黏液性囊性肿瘤伴附壁结节
黏液性囊性肿瘤伴腹膜假黏液瘤
子宫内膜样癌
腺癌,非特异性
腺癌纤维瘤(恶性腺纤维瘤)
恶性苗勒混合瘤(癌肉瘤)
腺肉瘤
子宫内膜样间质肉瘤
未分化的卵巢癌
透明细胞癌
腺癌
腺癌纤维瘤(恶性腺纤维瘤)
移行细胞癌
鳞状细胞肿瘤
混合性上皮性肿瘤
未分化及未分类肿瘤
生殖细胞肿瘤
无性细胞瘤
内胚窦瘤
胚胎性癌
多胚瘤
绒毛膜癌
畸胎瘤
未成熟
成熟
实性
囊性
皮样囊肿伴恶变
高度特异性单胚层
混合性
含生殖细胞和性索-间质衍生物的肿瘤
性腺母细胞瘤
混合性生殖细胞-性索间质肿瘤
性索肿瘤
颗粒-间质细胞瘤
颗粒细胞瘤
成人型

(待续)

表 71.4 WHO 卵巢肿瘤分类(续)

幼年型
卵泡膜瘤–纤维瘤组
卵泡膜瘤
纤维瘤–纤维肉瘤
硬化性间质瘤
支持–间质细胞肿瘤
支持细胞肿瘤
睾丸型间质细胞瘤
支持–睾丸型间质细胞肿瘤(男性母细胞瘤)
环管状性索肿瘤
类固醇细胞瘤
间质黄体瘤
睾丸型间质细胞瘤
类固醇细胞瘤(非特异性)
未分类的肿瘤
两性母细胞瘤

别浆液性癌起源于输卵管伞端,并可迅速播散至邻近的卵巢和腹膜部位。低级别浆液性癌似乎是从交界性肿瘤逐步进展为浸润性癌,涉及的分子通路完全不同于高级别浆液性癌[104–106]。虽然所有浆液性癌的治疗方法是相似的,但是低级别浆液性癌对化学治疗的反应较差[103,107,108]。

LMP 或交界性肿瘤的核异型性和有丝分裂活性介于良恶性之间,但缺少间质浸润(图 71.3)。交界性肿瘤属于卵巢恶性肿瘤的亚范畴,占所有上皮性肿瘤的 10%~20%[109,110]。其预后、手术方式、术后治疗建议都与侵袭性肿瘤非常不同。与侵袭性上皮性肿瘤 75% 为晚期不同,大多数 LMP(75%)就诊时为Ⅰ期。患 LMP 肿瘤女性的 5 年、10 年生存率均大于 95%。交界性肿瘤间生物学行为存在显著的异质性。非局限性 LMP 卵巢肿瘤的生存率较局限性 LMP 肿瘤低, 与局限的、分化好的卵巢上皮性癌相似[111]。其他影响预后的病理特征包括细胞类型、肿瘤分期、种植类型(侵袭性对非侵袭性)、微乳头结构的存在和微小浸润。需要对所有病理标本进行广泛取样以明确诊断。

大多数卵巢子宫内膜样癌和透明细胞癌起源于子宫内膜异位症病灶,它们经历了由腺瘤进展到交界性肿瘤然后到癌的连续发展过程。卵巢子宫内膜样癌类似于原发子宫内膜的宫内膜样癌(图 71.4),在 10% 的 PLCO 患者和 5%的子宫内膜癌患者中可见同时发生的原发性子宫内膜癌和 PLCO[112]。双侧卵巢受累、卵巢多发小结节以及卵巢表面和卵巢门播散均提示原发性子宫内膜癌转移至卵巢,尤其是当子宫内膜肿瘤为高级别、有深度浸润及淋巴脉管浸润时。在子宫内膜异位症病灶中出现的较大、单发、囊性、低级别肿瘤可能为原发性 PLCO。无论肿瘤处于哪一期,卵巢子宫内膜样癌通常比浆液性癌预后更好[113]。多原发性癌可能代表了一个与子宫内膜异位症相关的区域缺陷,这与生存率改善相关[114]。

黏液性癌经历了类似的由囊腺瘤进展到交界性肿瘤然后到癌的连续发展过程。黏液性癌所有的亚型很可能在病变仍局限于卵巢时即可做出诊断。卵巢黏液性癌可以生长到一个非常大的尺寸,通常肿瘤直径可达 20cm 并且充满大而厚壁的囊袋,常伴坏死,有黏蛋白残骸[115,116],这与原发于身体其他部位的黏液分泌性肿瘤很类似——最常见于胃肠道肿瘤。尽管使用免疫组织化学分析,病理区分原发性和转移性黏液癌是一种挑战。通常需要进一步的临床评估以排除临床隐匿的非卵巢原发肿瘤。继发性 PLCO 也可能与来源于阑尾低级别肿瘤的腹膜假黏液瘤有关[117]。

卵巢透明细胞癌的特点是有透明的钉突状细胞,且与肾、子宫内膜和阴道的透明细胞癌有相似的组织学外观。卵巢透明细胞癌通常可见与静脉血栓栓塞和高钙血症相关。虽然相对于浆液性癌,透明细胞癌更多为Ⅰ期,但其对铂类化学治疗的反应率更低,复发率更高,生存率更低[118]。包括 Brenner 肿瘤在内的移行细胞肿瘤大多为良性(占 98%),预后较好。

卵巢生殖细胞肿瘤在卵巢恶性肿瘤中所占比例小于 5%,由 WHO 进行分类(表 71.4)。无性细胞瘤是最常见的生殖细胞肿瘤,10%~20%的病例为双侧发病。其他类型生殖细胞肿瘤为典型的单侧发病。内胚窦瘤也称为卵黄囊肿瘤, 特点是含 Schiller-Duvall 小体。胚胎性癌非常罕见,易在年轻人群中发生,作为混合性生殖细胞肿瘤的一部分(占所有生殖细胞肿瘤的 10%),可在非妊娠性绒毛膜癌中见到。未成熟畸胎瘤特点是含有未成熟的各种胚层成分,其分级、治疗建议、治疗结果直接与未成熟神经性成分含量相关。

性索–间质肿瘤也由 WHO 分类(表 71.3),其中颗粒细胞瘤最常见(占 70%)。组织学上,颗粒细胞瘤由含有苍白的、有开槽的、“咖啡豆”样核的粒细胞或玫瑰花瓣样的细胞组成,这些细胞环绕着嗜酸性的液体形成 Call-Exner 小体。有激素活性的卵泡膜细胞瘤和无激素活性的纤维瘤都是良性肿瘤, 常见于中年女性。

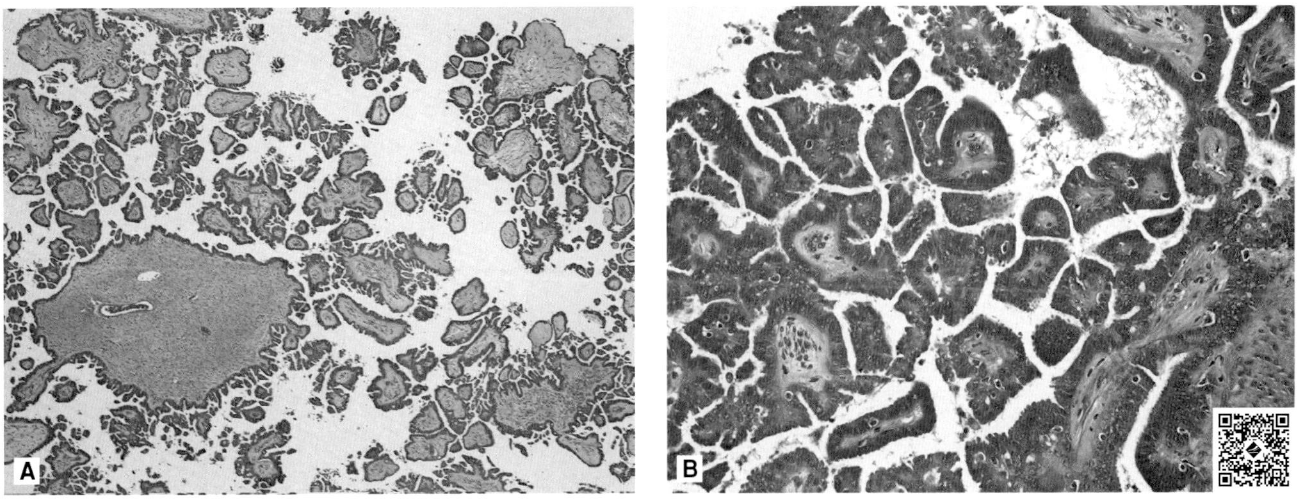

图 71.3　卵巢低度恶性潜能浆液性肿瘤低倍镜下表现(A)和高倍镜下表现(B)。在低倍镜下,可见到逐渐分支的乳头状突起物伴纤维血管支持物和分离的乳头状簇;在高倍镜下,可见到核染色过深的和细胞非典型性的浆液性上皮细胞。可以确定,这里没有破坏性的间质浸润。

原发性输卵管恶性肿瘤最常见的病理学类型是浆液性乳头状腺癌。其他少见的苗勒亚型包括子宫内膜样、透明细胞和恶性混合性苗勒肿瘤[119,120]。更为罕见的 SCC、未成熟畸胎瘤、玻璃状细胞肿瘤和肉瘤也曾被报道。输卵管的良性肿瘤较恶性肿瘤更少见。据报道, 在高达 12%的子宫癌和 4%的宫颈癌的患者中可发现输卵管的转移受累[121,122]。

播散方式

上皮性 PLCO 和输卵管癌的主要播散方式是沿腹膜播散,因为恶性细胞可脱落到腹腔内。肠道蠕动和膈下的负静水压有利于腹腔内播散。在种植于腹膜表面之前,脱落的肿瘤细胞顺着腹腔内液体沿结肠旁沟(尤其是右侧的)向膈流动[123,124]。转移灶常见于后穹隆、结肠旁沟、膈膜表面、肝包膜、肠管表面和网膜。子宫或对侧卵巢也可有转移癌,由肿瘤沿腹膜播散或通过输卵管播散引起。聚集成块的肿瘤细胞能侵入腹部器官,形成网膜、宫体、小肠、肝、胰腺、脾和肾上腺上的肿块,导致就诊时为伴有腹水的疾病晚期阶段。

淋巴引流是肿瘤播散第二最常见途径。卵巢的淋巴管汇集在卵巢门,沿骨盆漏斗韧带内的卵巢血管引

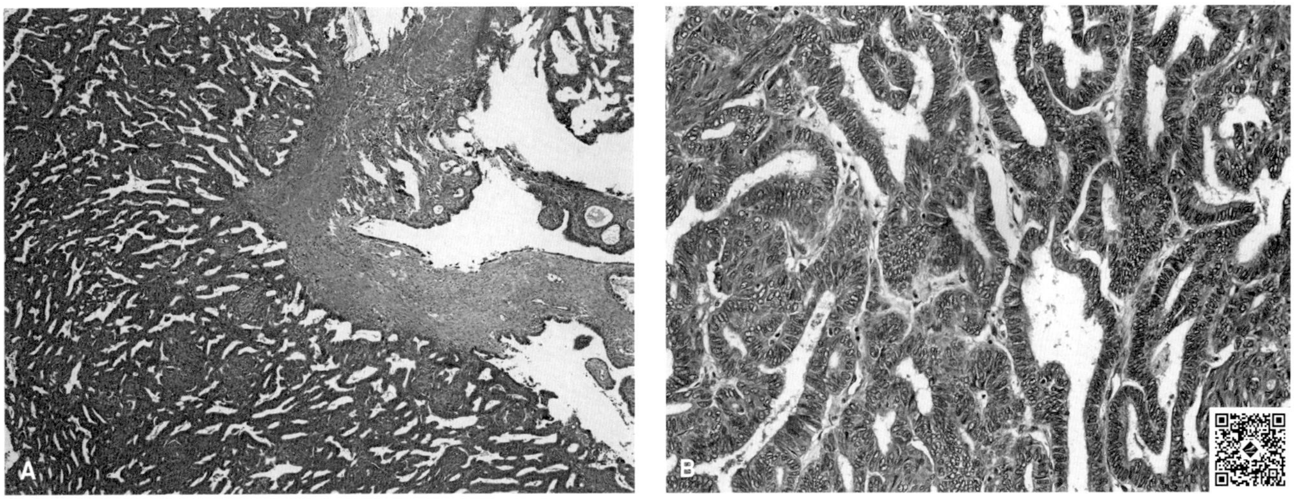

图 71.4　卵巢的子宫内膜样腺癌。(A)在低倍镜下,可见到肿瘤内包含有背靠背的子宫内膜样腺体。(B)在高倍镜下,可以见到鳞状化生,一种常见的上皮改变。肿瘤分级的标准与子宫内膜癌相似。图中所见肿瘤为高分化或 1 级。

流到肾门水平的主动脉旁淋巴结。淋巴管也可沿阔韧带回流到盆腔内的髂内、髂外淋巴结。较少情况下,肿瘤也会经圆韧带播散至腹股沟淋巴结[125]。10%~15%的患者在病变局限于卵巢时伴有腹主动脉旁淋巴结转移[126],腹主动脉旁淋巴结转移越来越在晚期患者中更常见。由于输卵管有丰富的淋巴循环,即使缺乏输卵管肌层浸润,淋巴结受累也非常常见[127]。据报道,10%~30%的输卵管癌患者在诊断时已经有盆腔和主动脉旁淋巴结转移[128]。

肿瘤可经横膈播散至胸膜腔,这在Ⅳ期疾病中最常见。在初诊时血行转移少见,仅有2%~3%的患者有肝实质或肺的转移。脑转移也很罕见。然而,在治疗失败时,>50%的患者同时有腹腔内和腹腔外的复发。

临床表现

因为PLCO隐匿性生长,所以早期无症状,大多数的患者在疾病进展到晚期出现症状时就诊。消化不良、恶心、早饱、胃胀气、便秘或顽固性便秘等非特异性的胃肠道表现是常见的临床表现,泌尿生殖系统的症状包括尿频、尿急、尿失禁。其他不明显的症状包括疲劳、背痛、性交痛和月经不规律。这些非特异性的症状可能出现数月也不会想到PLCO的诊断,除非其他医学方法治疗失败[129]。在常规的查体中触诊到附件有无痛性肿块可早期探查到该病。但大多数附件肿块要中等大小才方便触诊。在绝经前女性中,大多数附件肿块都是良性的,PLCO仅占不到5%。绝经后女性附件肿块恶性肿瘤的可能性较大,通常需要手术探查以明确诊断。体检发现的阳性体征,如盆腔的固定性肿块、可触及的上腹部肿块和腹水,均高度提示卵巢恶性肿瘤。根据妇科癌症基金会、SGO和ACS发表的关于PLCO症状的共识声明,有新发或持续存在不适症状的女性应寻求医学评估,这类症状包括腹胀、盆腔或腹部疼痛、进食困难、早饱、尿急和尿频。

一部分输卵管癌患者可能有早期的临床症状和体征。两种三联征被视为输卵管恶性肿瘤的特异性症状:①盆腔疼痛、盆腔包块和白带异常;②阴道流血、阴道排液和下腹疼痛。然而,出现任意一种三联征的患者的百分比低至11%[130]。另一个典型症状是外溢性输卵管积水,即扩张的输卵管中积聚的液体突然排空,导致大量水样、血性分泌物从阴道排出。这种阴道排液通常伴随体检时盆腔肿块体积缩小。一项对122例原发性输卵管癌患者的荟萃分析发现只有9%的患者有此表现[121]。在许多其他回顾性研究中[124,127],未发现有患者表现为三联征或外溢性输尿管积水。当临床症状明显时,输卵管可扩张并且很像那些更良性的病理过程,例如输卵管积水、输卵管积脓和输卵管积血[131]。在有输卵管管壁浸润的更晚期,坏死肿块扩散至卵巢可能产生的最初表现为输卵管卵巢脓肿。

相对于上皮性PLCO或输卵管癌而言,生殖细胞和间质细胞恶性肿瘤在诊断时处于疾病的更早期,通常与腹部不适或雌激素/雄激素过多症状有关。颗粒细胞瘤可能导致年轻女性性早熟,而卵巢支持细胞-间质细胞瘤可能导致男性化。

辅助检查

患者的年龄、临床表现、影像学资料影响着盆腔肿块的评估分析。卵巢肿块在儿童、围绝经期及绝经后年龄段的女性中很可能是恶性,而在育龄期通常为良性。超声通常是评估盆腔肿块的第一个无创性的步骤。提示恶性肿瘤的超声特征包括边界不规则、结节状或乳头状的非高回声的实性成分、多普勒超声显示实性成分中血流信号、多发及密集的不规则分隔(>2~3mm)、腹水、腹膜肿块、肿大的淋巴结或肠粘连。术前行CT和MRI检查明确腹内和腹外病变范围有利于制订手术方案。尽管在筛查方面作用有限、对手术切除的预测性低,但CA-125的升高可能提示疾病晚期、肿块大以及组织学类型为高级别浆液性[132,133]。β-hCG、AFP、总抑制素、LDH在非上皮性生殖细胞卵巢肿瘤的诊断、治疗中可能起辅助作用。

临床表现类似PLCO的其他疾病包括结肠癌、胃癌、阑尾癌、转移性乳腺癌和原发性淋巴瘤。尽管术前应该能确定原发部位,但常常要到手术时才能诊断明确,术中冰冻切片的病理评估可指导手术方式。原发性输卵管恶性肿瘤在手术探查之前难以确诊,其临床表现可与输卵管炎、卵巢脓肿、盆腔炎性疾病,甚至异位妊娠相似。只能通过仔细的病理检查才能发现隐匿的输卵管原发性肿瘤。

任何有可疑盆腔肿块、卵巢或输卵管癌家族史,或CA-125升高的女性均应考虑转诊至妇科肿瘤专家[134]。初步评估应该包括详细询问病史、全面的体检和盆腔检查、实验室检查(包括血常规、生化、CA-125、CEA、CA-199)以及影像学检查(腹部CT/MRI、定向超声、胸部X线片)。一些有症状的还可进一步行包括乳腺X线摄影、上消化道内镜、肠镜等评估。有并发症的也许还需要进行其他检查评估，包括心脏风险评估、肺功能测试和营养状况评估。

手术分期

过去 20 年，手术分期的进展和从最大限度安全地切除肿瘤中的获益提高了 PLCO 患者的无进展生存率和总体生存率。PLCO 的传统分期基于 FIGO 分期系统，如表 71.5 所示[135]。同时还有一种美国联合委员会的癌症系统的 TNM 分期，该分期各亚分期与预后评估价值高度相关。在 1992 年，FIGO 根据 PLCO 的分期系统建立了原发性输卵管癌的分期。随后公布了修改建议，对非浸润性输卵管癌和伞端癌进行分期，并提出基于浸润深度进行亚分期(表 71.6)[119]。

对于 PLCO、输卵管癌和腹膜癌，全面的手术分期是诊断的主要依据及最初的治疗[136]。在明显的早期癌症患者中，需要手术评估获得准确的病理分期以指导辅助治疗。在晚期患者中，理想的肿瘤细胞减灭术代表了初始治疗。全面的分期手术开始于经垂直正中切口的剖腹探查术，然后收集腹腔冲洗液或

表 71.5 卵巢癌的 FIGO 分期

Ⅰ期	肿瘤局限于卵巢
ⅠA	局限于一侧卵巢，腹水中未见恶性细胞。卵巢表面没有肿瘤，包膜完整
ⅠB	局限于双侧卵巢，腹水中未见恶性细胞。卵巢表面没有肿瘤，包膜完整
ⅠC	肿瘤ⅠA 或ⅠB 期，伴有以下任何一项者：一侧或双侧卵巢表面有肿瘤、包膜破裂、腹水中有恶性细胞或腹腔冲洗液阳性
Ⅱ期	肿瘤累及一侧或双侧卵巢，伴盆腔播散
ⅡA	蔓延和(或)转移至子宫和(或)输卵管
ⅡB	侵及其他盆腔组织
ⅡC	肿瘤ⅡA 或ⅡB 期，伴有以下任何一项者：一侧或双侧卵巢表面有肿瘤、腹水中有恶性细胞或腹腔冲洗液阳性
Ⅲ期	肿瘤累及一侧或两侧卵巢，伴组织学证实存在盆腔外腹膜种植和(或)腹膜后淋巴结或腹股沟淋巴结阳性；肝表面转移属Ⅲ期；肿瘤局限于真骨盆，有组织学证实的小肠或大网膜转移
ⅢA	肿瘤大体所见限于真骨盆，淋巴结阴性，但组织学证实腹腔腹膜表面有镜下种植，或有组织学证实的小肠或肠系膜转移
ⅢB	肿瘤累及一侧或两侧卵巢，有组织学证实种植，腹腔腹膜表面的转移灶直径≤2cm，淋巴结阴性
ⅢC	盆外腹膜转移灶直径>2cm 和(或)腹膜后淋巴结或腹股沟淋巴结阳性
Ⅳ期	肿瘤累及一侧或两侧卵巢伴远处转移；如果有胸水，必须有阳性的细胞学才属Ⅳ期。肝实质转移属Ⅳ期

FIGO，国际妇产科联盟。

Available at: http://www.igcs.org/files/TreatmentResources/FIGO_IGCS_staging.pdf. Accessed December 27, 2011.

表 71.6 修正的输卵管癌 FIGO 分期

分期	描述
0	原位癌(局限于输卵管上皮内)
Ⅰ	局限于输卵管内
ⅠA	局限于一侧输卵管内，侵及黏膜下层和(或)肌层，但不穿透浆膜表面，腹水中未见恶性细胞或腹腔冲洗液阴性
0b	局限于一侧输卵管内，未侵及固有层
1b	局限于一侧管输卵内，侵及固有层，但未蔓延至肌层
2b	局限于一侧管输卵内，蔓延至肌层
ⅠB	局限于双侧输卵管内，侵及黏膜下层和(或)肌层，但不穿透浆膜表面，腹水中未见恶性细胞或腹腔冲洗液阴性
0b	局限于双侧输卵管内，未侵及固有层
1b	局限于双侧输卵管内，侵及固有层，但未蔓延至肌层
2b	局限于双侧输卵管内，蔓延至肌层
ⅠC	肿瘤ⅠA 或ⅠB 期，已达到或穿透输卵管浆膜表面，或腹水中有恶性细胞或腹腔冲洗液阳性
Ⅰ(F)	肿瘤局限于输卵管伞端，未侵犯管壁
Ⅱ	肿瘤累及一侧或双侧输卵管，伴盆腔播散
ⅡA	蔓延和(或)转移至子宫和(或)卵巢
ⅡB	侵及其他盆腔组织
ⅡC	肿瘤ⅡA 或ⅡB 期，伴腹水出现有恶性细胞或腹腔冲洗液阳性
Ⅲ	肿瘤累及一侧或两侧输卵管，伴盆腔外腹膜种植和(或)腹膜后淋巴结或腹股沟淋巴结阳性。肝表面转移属Ⅲ期。肿瘤局限于真骨盆，有组织学证实的小肠或大网膜转移
ⅢA	肿瘤大体所见限于真骨盆，淋巴结阴性，但组织学证实腹腔腹膜表面有镜下种植
ⅢB	肿瘤累及一侧或两侧输卵管，有组织学证实的腹腔腹膜表面种植灶直径≤2cm，淋巴结阴性
ⅢC	腹部种植灶直径>2cm 和(或)腹膜后淋巴结或腹股沟淋巴结阳性
Ⅳ	肿瘤累及一侧或两侧输卵管伴远处转移；如果有胸水，必须有阳性的细胞学才属Ⅳ期。肝实质转移属Ⅳ期

FIGO，国际妇产科联盟。

腹水行细胞学检查。手术医师对盆腹腔内的所有脏器和腹膜表面进行彻底检查,尤其注意肠浆膜表面、肠系膜、结肠旁沟、膈肌、胆囊和肝脏。应该获得膀胱浆膜、前后穹隆、结肠旁沟、膈肌和任何可疑粘连或种植物的系统活检。除了完整切除附件肿块外,还应尽可能地进行全子宫切除术、双侧输卵管-卵巢切除术、大网膜切除术,以及盆腔和主动脉旁淋巴结取样。因为对侧淋巴结受累的风险很大,通常应进行双侧淋巴结评估[137,138]。在晚期患者中,肠切除、膈肌剥离、脾切除、淋巴结清扫和腹膜肿瘤结节的根治性切除常常对获得理想的手术疗效是必需的。现在,常规的阑尾切除术的作用已经被质疑,在缺乏肉眼可见病理时不推荐实施[139]。

对于希望保留生育能力的Ⅰ期和(或)低风险肿瘤(早期、低级别浸润性肿瘤、LMP病变、恶性间质肿瘤和生殖细胞肿瘤)的年轻女性,可行保留未受累的对侧卵巢和子宫的手术[136]。如果实施单侧输卵管-卵巢切除术,应进行全面的手术分期以排除隐匿性疾病。不宜行先期手术治疗的患者包括那些有着严重并发症不适合手术的患者以及卵巢外疾病尚不能排除的卵巢复杂性囊肿患者。对肿瘤体积大的Ⅲ期和Ⅳ期患者,可考虑新辅助化学治疗联合间歇性细胞减灭术。在开始新辅助化学治疗前,应通过细针抽吸或穿刺活检来明确病理诊断。NCCN指南建议,被评估为进行新辅助化学治疗的患者在被视为非手术候选者之前,应该由经过训练的妇科肿瘤科专家会诊[136]。

预后因素

肿瘤分期、分级、组织学类型和由受过训练的妇科肿瘤专家实施的理想肿瘤细胞减灭术是PLCO和输卵管癌患者生存最重要的决定因素。分期手术无阳性发现的FIGO ⅠA期患者5年生存率为80%~90%。如果在手术分期时检测到盆腔外的病变,则患者升级至Ⅲ期,相应的5年生存率为30%~50%。初次或间期性肿瘤细胞减灭术应由妇科肿瘤专家实施,因为发表的数据显示这能带来6~9个月的中位生存获益期[140-142]。

初次手术后残留肿瘤的体积也是患者临床结局的重要决定因素[143-148]。与那些未能进行理想肿瘤切除的患者相比,进行了理想肿瘤细胞减灭术的患者中位生存时间延长了22个月。一项对超过6800例辅助性铂类化学治疗的晚期PLCO患者的荟萃分析发现,每增加10%的最大程度的肿瘤切除,中位生存期相应增加5.5%[144]。虽然在各项研究中对最大程度切除的定义不同,直径<1mm或无肉眼可见肿瘤与化学治疗反应改善、更少的铂类耐药和更长的总生存期有关[143,149,150]。术前CA-125水平不是独立预后因素,因为它可能反映了肿瘤负荷。相比之下,诱导化学治疗期间CA-125的半衰期和最低点与PLCO和输卵管癌的预后改善有关[120,151-155]。

虽然肿瘤的组织学分级和分期之间存在强相关性,但肿瘤分级具有独立的预后意义,尤其对于早期疾病而言。Ⅰ期1、2、3级肿瘤的生存率分别为96%、78%和62%[156]。由于存在其他更重要的临床因素,包括肿瘤分期、分级和肿瘤体积,肿瘤组织学亚型对生存的影响较小。与浆液性腺癌相比,黏液性癌和子宫内膜样癌患者的生存率较高,这主要与早期诊断有关。透明细胞癌比其他上皮性恶性肿瘤更具侵袭性。Ⅰ期的5年生存率为60%,其他期别小于15%[118]。

正如修正的FIGO分期系统所反映,两项大型回顾性研究发现输卵管浸润深度与输卵管癌患者生存相关[120,157,158]。除了浸润深度,病理报告还应描述肿瘤分级和脉管浸润的情况。

上皮性肿瘤的治疗

PLCO和输卵管癌的治疗很大程度上取决于疾病

表71.7 上皮性卵巢癌的初步治疗概要

低危、早期	
ⅠA/ⅠB期,1级	观察
ⅠA/ⅠB期,2级	观察或3~6周期紫杉醇和卡铂静脉化学治疗
高危、早期	
ⅠC期,所有级别	3~6周期紫杉醇和卡铂静脉化学治疗
ⅠA/ⅠB期,3级	
Ⅱ期	6~8周期紫杉醇和卡铂静脉化学治疗 理想细胞减灭术患者行腹腔内化学治疗
进展期	
理想肿瘤细胞减灭术的Ⅲ期	腹腔内化学治疗 6~8周期紫杉醇和卡铂静脉化学治疗 临床试验
未理想减瘤的Ⅲ/Ⅳ期	6~8周期紫杉醇和卡铂静脉化学治疗 临床试验 根据肿瘤的反应及可切除性,可以考虑行间歇性肿瘤细胞减灭术

的分期和分级。表 71.7 为上皮性 PLCO 和输卵管癌的治疗推荐概要。虽然原发性腹膜癌不太常见，它的治疗方式与前两者类似。

早期病变

手术治疗

对所有的明显早期疾病的女性应进行全面的手术分期，以明确肿瘤局限于附件。如果对侧卵巢外观正常，在一小部分ⅠA 期女性中可以考虑实施保留生育功能的单侧输卵管-卵巢切除术[159]。除了探查腹部和全面的手术分期，应同时进行子宫内膜的活检。

术后治疗

妇科肿瘤组织（GOG）的早期研究和其他一些研究指出，一小部分高中分化（1 级或 2 级）的ⅠA 期和ⅠB 期肿瘤患者复发风险低，可能不需要辅助治疗[160,161]。NCCN 指南指出，早期（FIGO ⅠA 和ⅠB 期）1 级的 PLCO 患者可以用手术切除和术后观察的治疗方案，预期 5 年生存率约为 90%[136]。如果早期 2 级患者也考虑进行观察，则应进行全面手术分期。

辅助化学治疗

早期患者的不利预后因素包括肿瘤 3 级、透明细胞组织学类型或肿瘤超出卵巢包膜扩散至腹壁或腹膜（ⅠC 期或Ⅱ期）。已经研究了各种辅助治疗方法以改善临床结局，但最佳治疗方式仍然有争议。在这部分患者中进行了少量的随机试验，他们受到样本量少的限制而缺乏证明生存优势的力度。

尽管如此，在欧洲进行的两项大型多机构研究中，早期 PLCO 患者被随机分为铂类化学治疗组和（或）术后观察组（表 71.8）。国际协作卵巢肿瘤 1（I-CON1）试验招募了 477 例 FIGO ⅠA~ⅠC 期 PLCO 患者，包括了所有肿瘤分级和组织学亚型[162]。辅助化学治疗包括 6 个周期的受各个机构偏好的以铂类为基础的化学治疗方案。该试验中位随访时间为 9.2 年，化学治疗组的 10 年无复发生存率为 67%，观察组为 57%（HR=0.7，P=0.02）[163]。化学治疗组的总生存率也优于观察组（72%对 64%，P=0.06）。对组织学和分级进行分层分析发现，辅助化学治疗最大的获益见于高危患者（FIGO ⅠA 期 3 级、ⅠB 或ⅠC 期 2 级和 3 级或所有的透明细胞组织学）。高危患者复发和死亡的 HR 分别为 0.52 和 0.48（两者均 P<0.01）。在第二个试验，卵巢肿瘤的辅助化学治疗（ACTION）试验将 448 例早期 PLCO 患者分为 4~6 个周期铂类为基础的辅助化学治疗组和术后观察组。FIGO ⅠA 期 2 级和 3 级、所有的ⅠC~ⅡA 期及所有的透明细胞组织学患者均符合入选资格。化学治疗组的无复发生存率显著高于观察组（10 年无复发生存率：70%对 62%），但总生存率方面未见到类似结局[164,165]。最大的受益见于那些分期

表 71.8 早期卵巢癌辅助化学治疗的随机研究

试验	分期	研究设计	病例数	5 年 DFS(%)	5 年 OS(%)	备注
观察组与化学治疗组比较						
GOG	ⅠA、ⅠB 期 1~2 级	观察	44	91	94	生存无差异；理想分期
(1990)		美法仑	48	98	98	
ICON1	Ⅰ/Ⅱ期	观察	236	62	70	高危组获益最大；非手术分期
(2003,2007)		铂类化学治疗	241	73[a]	79[a]	
ACTION	ⅠA、ⅠB 期 2~3 级	观察	224	68	78	1/3 理想分期
(2003,2010)	ⅠC~ⅡA 期所有级别透明细胞癌	铂类化学治疗	224	76[a]	85	
化学治疗持续时间						
GOG	ⅠA、ⅠB 期 3 级	3 周期 CT	232	75	81	无生存差异；浆液性癌获益最大
(2006,2010)	ⅠC~Ⅱ期所有级别透明细胞癌	6 周期 CT	225	80	83	

DFS，无病生存率；OS，总生存率；GOG，妇科肿瘤组；ICON1，国际协作卵巢肿瘤 1；ACTION，卵巢肿瘤的辅助化学治疗；CT，卡铂+紫杉醇。

[a] 有统计学意义。

手术不理想的患者。在对ICON1和ACTION试验的联合分析中发现，与观察组相比，辅助化学治疗组的5年总生存率显著改善(74%对82%)[166]。

GOG进行了一项随机试验，通过比较3个周期和6个周期的卡铂加紫杉醇化学治疗来确定高危的手术分期为Ⅰ期的患者辅助化学治疗的最佳持续时间[167]。在3个周期和6个周期化学治疗中，两者的5年复发率(25%对20%)和5年总生存率(81%对83%)类似，但是6周期化学治疗与更显著的毒性反应相关，包括神经病变、粒细胞减少症和贫血。然而亚组分析显示6个周期化学治疗的浆液性肿瘤患者复发风险显著降低[168]。6个周期化学治疗的浆液性肿瘤患者5年无复发生存率为83%，而3个周期化学治疗患者为60%(HR=0.33，P=0.04)。两组患者的5年总体生存率虽没有统计学意义，但有一定的改善(86%对73%)。

辅助性全腹放射治疗

在PLCO完全切除术后的辅助治疗中，WAI曾是一种公认的标准治疗方式，但是，它的使用在1975年后明显下降。WAI虽然由于肝脏和肾脏放射治疗耐受性低的影响而限制了放射治疗剂量，但它的现实优势在于它能治疗盆腹腔内的所有腹膜表面。对于WAI的兴趣建立于玛格丽特公主医院的一份研究报告，该研究对147例FIGOⅠB~Ⅱ期和经过减瘤的Ⅲ期PLCO患者进行随机对照研究，分别给予WAI联合盆腔补量与盆腔放射治疗联合苯丁酸氮芥治疗[169]。结果显示WAI较之有限的盆腔放射治疗联合化学治疗显著地提高了10年生存率(分别为64%对40%)。最大幅度的生存获益在残留病灶<2cm的患者中观察到(10年生存率分别为78%对51%)。在肿瘤广泛残留的患者中没有观察到显著的生存获益。

随后的随机研究表明与联合辅助治疗方式相比，未发现WAI的益处。加拿大国家癌症协会(NCIC)进行了一项多机构试验，将257例高危Ⅰ期或理想肿瘤减灭的Ⅱ期或Ⅲ期患者随机分为接受美法仑、WAI或腹腔内^{32}P治疗[170]。所有患者在入组前都已经接受22.5Gy的盆腔放射治疗。WAI组腹部放射治疗剂量为22.5Gy(2.25Gy/次)。各组之间实际的10年生存率并没有统计学差异[171]。另一项来自丹麦卵巢癌组织(DACOVA)的研究发布了类似的结果，接受辅助性WAI与使用环磷酰胺或美法仑联合盆腔放射治疗相比，两组患者的4年生存率无统计学差异(4年生存率63%对55%)[172]。

WAI被证实在辅助治疗中相当于单药或联合化学治疗。MD安德森癌症中心的一项前瞻性研究将149例Ⅰ~Ⅲ期残留病灶<2cm的PLCO患者随机分为接受WAI组或美法仑组[173]。WAI通过移动条形技术加盆腔补量实现。WAI组和美法仑组的5年总生存率分别为71%和72%。由于移动条形照射技术传递了过多的盆腔剂量，WAI组中有14%的患者因严重的晚期胃肠道毒性而需要手术治疗。另一个意大利西北肿瘤协作组的前瞻性试验将70例早期高危PLCO患者随机分为辅助WAI组或6周期顺铂加环磷酰胺化学治疗组。尽管在指定的治疗组中有的违反了治疗方案，通过对接受治疗的患者进行分析发现两组间的无复发生存率及总生存率并无差异[174]。从这些研究中发现，在进行了满意减瘤术的患者中使用WAI的治疗效果似乎等同于化学治疗，但现在已不再使用WAI。WAI剂量进一步增加至27.5Gy不提供额外的生存获益[175]。

辅助腹腔内^{32}P治疗

腹腔内^{32}P的滴注作为外照射的一种替代，曾被广泛研究，但现在已不再在临床上使用。来自GOG和挪威镭疗医院的随机试验发现，在早期高危PLCO患者中，辅助性腹腔内^{32}P与化学治疗在无病生存率和总生存率方面没有显著差异[161,176,177]。由于肠道毒性反应发生率高和递送方式的限制，铂类和紫杉醇联合化学治疗已经很大程度上替代^{32}P作为早期和晚期PLCO的辅助治疗。

晚期病变

手术注意事项

最大程度的肿瘤细胞减灭是晚期PLCO患者生存最重要的预后因素之一。晚期患者的细胞减灭术可以改善疾病相关症状如腹痛及早饱感，以及保持维持营养状态的能力。理想的减瘤术还可以通过切除大的缺氧肿块来增强化学治疗药的递送和反应性。肠系膜或浆膜受累的患者可能需要切除部分肠管以去除转移病灶。广泛的上腹部手术，包括脾切除术、部分肝切除术、远端胰腺切除术和横膈切除术，也能延长缓解期和改善生存[178,179]。

肿瘤细胞减灭术及辅助化学治疗后的二次剖腹探查术(SLL)可用来评估病灶残留的程度。在辅助治疗后，多达20%~50%的患者也许存在查体、CA-125水平和影像学检查无法探查到的残留病灶。尽管SLL是病理缓解的重要预后因素,但是在一项含有 800 例患者的 GOG 研究中,未发现其具有治疗获益[180]。因此,在临床试验中,二次探查评估应该用于决定治疗方案,而不是用于间歇性肿瘤细胞减灭术。

已经有几项研究评估了初次减瘤术后的间歇性肿瘤细胞减灭术的重要性。在欧洲癌症研究治疗组织(EORTC)的一项随机试验中,319 例未能进行理想减瘤(残留肿瘤>1cm)的患者被分为两组,一组接受 6 周期的顺铂加环磷酰胺化学治疗,另一组接受 3 周期化学治疗后进行间歇性肿瘤细胞减灭术,再后续 3 周期化学治疗[181]。结果显示间歇性肿瘤细胞减灭术组的无疾病进展期及总生存期均有明显地延长(中位总生存期 26 个月对 20 个月,P=0.04),且并未增加手术并发症。然而,随后的一项包括 550 例患者的 GOG 试验未能重现这些结果[182]。在这项 GOG 试验中,未能进行理想减瘤的患者被随机分为 3 周期顺铂加紫杉醇化学治疗后进行间歇性肿瘤细胞减灭术组或单独化学治疗组,两组均最多进行 6 周期化学治疗。间隙性肿瘤细胞减灭组未显示生存获益,可能由于使用的化学治疗药物的差异或 GOG 试验中妇科肿瘤专家进行了更积极的初次手术管理。

一项 EORTC/NCIC 的随机试验也探讨了新辅助化学治疗的作用,该试验将 670 例ⅢC~Ⅳ期 PLCO、输卵管癌或原发性腹膜癌患者随机分配到初次减瘤术后进行 6 周期顺铂为基础的化学治疗组与 3 周期化学治疗后进行间歇性减瘤术,再后续 3 周期化学治疗组[183]。该研究中患者有广泛的大块肿瘤,其中超过 60%的患者转移病灶>10cm。虽然两组间无进展生存期和总生存期相似,间歇性手术组达到了更多的最佳肿瘤细胞减灭(81%对 42%)和有着更少的手术并发症。对于该试验最主要的批评是其中位生存期明显低于最近的美国试验所报道的,这可能与该试验选择了更高危患者有关。NCCN 指南指出,在对肿瘤有可能被切除的患者推荐新辅助化学治疗之前,需要更多的数据,而在美国,先期减瘤术仍然是首选治疗方法[136]。

晚期病变的化学治疗

铂类试剂是 PLCO 辅助治疗中最有活性的一类化合物。在 1980 年之前,使用的是以烷化剂为基础的化学治疗方案,例如环磷酰胺加多柔比星,其临床反应率为 15%~20%。GOG 47 试验发现,当将顺铂加入环磷酰胺和多柔比星化学治疗方案后,患者的临床完全缓解率(51%对 26%)和无进展生存期(13 个月对 8 个月)均得到了改善。自此,顺铂广泛用于单药和联合化学治疗中。晚期 PLCO 试验小组对 49 项研究进行荟萃分析发现,铂类联合化学治疗方案比相同的非铂类联合方案(HR=0.88,95%CI 0.79~0.98)及非铂类单药化学治疗方案(HR=0.93,95%CI 0.83~1.05)能获得更高的生存率[184]。非铂类化学治疗患者在复发时常规接受铂类化学治疗,很可能掩盖了受益的程度。该荟萃分析也将 11 项研究的数据进行整合,直接比较了卡铂和顺铂,作为单药或联合其他药物,结果表明这两种药物的疗效并无区别。卡铂的治疗相关不良反应明显更低,包括更低的肾毒性、神经毒性和潜在致吐性,其已被认为是标准治疗。然而,卡铂的确有更明显的骨髓抑制作用,主要导致血小板减少,且是累积性的,并可能是剂量限制性的。

除铂类化合物之外,紫杉醇已成为卵巢上皮性癌患者治疗方案的基石。GOG 111 随机研究比较了在未达到理想减瘤、有大肿块的 PLCO 患者中顺铂联合紫杉醇化学治疗和顺铂联合环磷酰胺化学治疗。结果显示紫杉醇化学治疗组的临床反应率更好(73%对 60%),无进展生存期(18 个月对 13 个月)和总生存期(38 个月对 24 个月)更长[185]。另一个 GOG 研究入组了 614 例未达到理想减瘤术后的晚期 PLCO 患者,比较了顺铂单药、紫杉醇 24h 输注和紫杉醇联合顺铂这三种化学治疗方案[186]。结果显示虽然这三组的总生存期相似,顺铂单药或与紫杉醇联合提高了临床反应率和延长了无病生存期。联合治疗组的累积毒性也更低。正如许多试验所示顺铂和卡铂的疗效相当,卡铂联合紫杉醇已成为优选的一线化学治疗方案。虽然卡铂联合紫杉醇静脉应用的标准给药方式是每 21 天用药一次,一项来自日本的Ⅲ期临床试验显示紫杉醇周疗加每 3 周一次卡铂的剂量密集型化学治疗方案可以显著延长患者的无进展生存期和总生存期[187](表 71.9)。3 级和 4 级贫血在剂量密集型方案中更常见,而其他毒性反应在两种方案中类似。紫杉醇联合卡铂的剂量密集型方案是 NCCN 推荐的静脉化学治疗方案[136]。卡铂联合多西他赛也是可接受的一线替代方案,可以考虑用于神经病变高危患者[188]。Ⅲ期临床试验显示在卡铂联合紫杉醇方案中加入第三种药物没有获益。GOG182-ICON5 是一项纳入 4312 例患者的随机试验,比较了将吉西他滨、脂质体多柔比星或拓扑替康加入卡铂联合紫杉醇方案。结果显示任何一种试验方案均未改善无进展生存期和总生存期[189]。

新的生物制剂在 PLCO、输卵管癌和原发性腹膜

表 71.9　晚期卵巢癌辅助化学治疗的随机研究

试验	分期	研究设计	病例数	中位 PFS(月)	中位 OS(月)	备注
GOG 172	Ⅲ期	IP/IV 顺铂+紫杉醇	415	23.6	65.6	IP/IV 组毒性反应更大
(2006)	残留≤1cm	IV 顺铂+紫杉醇		18.3[a]	49.7[a]	
日本 GOG	Ⅱ~Ⅳ期	剂量密集型 CT	631	28.0	–	剂量密集方案有更多的贫血
(2009)		CT(每 21 天)		17.2[a]		
GOG 218	Ⅲ~Ⅳ期	CT	1873	10.3	39.3	高血压、胃肠穿孔及瘘形成发生率更高
(2010)		+c.贝伐单抗		11.2	38.7	
		+c./m.贝伐单抗		14.1[a]	39.7	
ICON7	高危Ⅰ~Ⅱ期	CT	1528	17.4	–	高危组获益最大
(2010)	Ⅲ~Ⅳ期	+c./m.贝伐单抗		19.8[a]		

PFS,无进展生存期；OS,总生存期；IP,腹腔内；IV,静脉内；CT,卡铂+紫杉醇；c.,同时治疗；m.,维持治疗；ICON7：国际协作卵巢肿瘤组织 7。

[a] 有统计学意义。

癌一线治疗中的作用正在积极研究中。抗血管生成药已被证明在复发性 PLCO 治疗中有活性,最近有两个随机试验将贝伐单抗加入传统的一线化学治疗方案中进行研究。贝伐单抗是针对 VEGF 受体的人源性单克隆抗体,它可以抑制肿瘤血管新生并改善化学治疗药递送。GOG 218 试验报道,与单独应用卡铂联合紫杉醇化学治疗 6 周期相比,化学治疗的同时加用贝伐单抗并且持续应用 15 个月可以显著改善患者无进展生存期(10.3 个月对 14.1 个月)[190]。在贝伐单抗只用于同步化学治疗而未用于维持治疗的试验组中没有观察到生存获益。贝伐单抗的使用增加了高血压、胃肠穿孔和瘘形成的发生率。中位随访时间为 17.4 个月时,治疗组之间的总生存期相似。ICON 7 试验也报道了同时应用贝伐单抗和卡铂/紫杉醇化学治疗可改善无进展生存期而非总生存期。受益最大的患者群为疾病进展高风险患者，即 FIGO Ⅳ期或残留病灶≥1cm 以及 FIGO Ⅲ期（中位无进展生存期 16 个月对 10.5 个月）。考虑到成本以及无益于总生存期,贝伐单抗未能作为主要部分广泛应用于一线化学治疗方案。NCCN PLCO 专家组对于是推荐贝伐单抗添加到卡铂/紫杉醇的先期治疗还是作为第 3 类建议推荐用于维持治疗分歧颇大[136]。一项口服抗血管生成剂尼达尼布(BIBF 1120)联合卡铂和紫杉醇化学治疗的Ⅲ期临床试验正在招募新诊断的 PLCO、输卵管癌及原发性腹膜癌患者。帕唑帕尼是一个针对 VEGF 受体、PDGF 受体和 c-Kit 拮抗的多靶点酪氨酸激酶抑制剂，目前正在研究其作为减瘤术和一线化学治疗后的维持治疗。

腹腔内化学治疗

因为上皮性 PLCO 和输卵管癌独特的腹腔播散特性,很多研究特别关注评估腹腔化学治疗。与全身给药方式相比，腹腔化学治疗的药物浓度增加了数倍。然而,由于药物渗透进肿瘤组织内的能力有限使得该治疗最适合那些减瘤术后残留病灶微小的患者。美国国家癌症研究中心 2006 年发布了一份共识报告,提出腹腔内化学治疗应该提供给每一位已行理想减瘤术的晚期 PLCO 患者。这份声明是基于 GOG 172 试验的研究结果（表 71.9)，与单纯静脉化学治疗相比,腹腔化学治疗有益于延长无进展生存期和总生存期（分别为 18.3 个月对 23.6 个月,49.7 个月对 65.6 个月)[192]。由于治疗相关毒性和导管相关并发症,包括胃肠道反应、腹痛、代谢异常、神经病变、导管感染和阻塞,只有 42%的患者完成了全部 6 个周期的腹腔化学治疗。尽管毒性的发生率较高,支持腹腔化学治疗的额外证据来源于一个包含 8 项试验的荟萃分析，这 8 项试验比较了铂类为基础的腹腔化学治疗与静脉化学治疗。结果显示腹腔给药使死亡风险降低了 22%，这相当于获得了 12 个月的中位生存受益[193]。NCCN 指南指出,Ⅱ期患者也可以接受腹腔化学治疗,尽管随机试验的证据尚未公布[136]。虽然有临床建议,鉴于技术需求和毒性增加,腹腔化学治疗尚未被一致地用于治疗已经进行理想肿瘤减灭术的 PLCO 患者。身体状况差、有医学并发症、疾病Ⅳ期和高龄患者可能不能耐受腹腔化学治疗方案。腹腔内卡铂化学治疗的可行性和有效性将在一项Ⅲ期 GOG 试验中进行评估,该试验将比较以下三组:修改的 GOG 172 方案组(静脉内或腹腔内顺铂联合紫杉醇)、腹腔内卡铂联合紫杉醇周疗组、静脉内卡铂联合紫杉醇周疗的剂量密集型给药方案组。所有三组都将接受为期 1 年的贝伐单抗的同期维持治疗。

上皮性卵巢癌的巩固治疗

巩固性放射治疗曾被用于治疗细胞减灭术和化学治疗后仍有复发高风险的患者,以期能消灭亚临床残留病灶。即使 SLL 没有阳性发现,有 30%~50%的已确定临床缓解的患者最终会复发,最常见的复发部位是盆腔和上腹部。有几项研究评估了巩固性 WAI 以及 IP 放射粒子,但目前缺乏随机试验的数据。目前放射治疗不作为 PLCO 和输卵管癌的巩固治疗,但在特定的病例中它可能会发挥补救或姑息治疗的作用。

巩固性全腹放射治疗

研究证实 WAI 对早期患者肿瘤细胞减灭术后残留的微小病灶(<2cm)是有效的。早些年的一些前瞻性随机研究评估了晚期(Ⅲ~Ⅳ期)患者在初次细胞减灭、辅助化学治疗、SLL 后进行巩固 WAI 和扩展化学治疗的作用。在所有这些试验中并未发现 WAI 和化学治疗在无病生存率和总生存率方面的差异[194-196]。这些试验可能的局限是 SLL 术后有肉眼可见残留病灶的患者具备入组资格。

最近两个试验评估了巩固性 WAI 在细胞减灭术和辅助化学治疗后获得完全临床或病理缓解的患者中的作用。来自奥地利的一项随机研究表明,巩固性 WAI 可以改善无病生存率和总生存率,并且获益最大的是Ⅲ期患者[197]。最近瑞典-挪威 PLCO 研究组报道了一项关于Ⅲ期患者的随机研究的长期随访结果[198]。在经过初次细胞减灭术和 4 周期铂类为基础的化学治疗后,二次探查术显示完全缓解的患者被随机分为 WAI 组、额外 6 周期化学治疗组或观察组(已经明确为病理缓解)。在病理缓解的亚组中,WAI 组比化学治疗组或观察组的无进展生存率更高(分别为 56%、36%和 35%)。三组之间总生存率并无统计学差异,这是因为 742 例入选患者中只有 172 例(23%)被随机分配到巩固治疗组,导致统计作用有限。

最近玛格丽特公主医院的一项Ⅱ期研究结果显示 WAI 后复发的患者接受和耐受挽救性化学治疗的能力并没有因 WAI 而下降[199]。然而,使用常规放射治疗技术的远期并发症的发生率是显著的。在一项来自法国的中位随访时间为 14 年的多中心回顾性研究中,晚期肠炎综合征的发生率为 20%,其中 8%的患者需要手术解除肠梗阻,并且肠道并发症相关的死亡率为 4%[200]。自此,NCCN 指南不再将 WAI 列为 PLCO 初始和巩固治疗的选择。

巩固性腹腔内 ^{32}P治疗

评估腹腔内 ^{32}P 作为 SLL 后巩固治疗的随机研究资料有限。挪威镭疗医院将 50 例ⅠA 期高级别、ⅠB~Ⅲ期和 SLL 阴性的患者随机分为 ^{32}P 组与观察组,发现这两组之间并无显著差异[176]。GOG 也进行了一项 202 例Ⅲ期患者参与的前瞻性随机研究,这些患者经 SLL 显示完全临床缓解及镜检无残留病灶[201]。与观察组相比,在 SLL 后 10 天内接受 ^{32}P(15mCi)治疗的患者 5 年无病生存率(分别为 36%和 42%)和总生存率(分别为 63%和 67%)并无提高。

复发性卵巢癌

经过初始辅助治疗后,临床缓解的 PLCO 患者随访需要进行妇科检查、盆腹腔 CT 以及连续的 CA-125 检测综合评估。虽然生化进展与临床进展之间的时间间隔可能>6 个月,但通过升高的 CA-125 检测疾病早期复发是相当特异的。二线化学治疗不是治愈性的,因此,进行挽救性化学治疗的时机仍有争议。EORTC 进行了一项随机研究比较复发性 PLCO 的早期治疗和延迟治疗,结果显示两组之间总生存率无差异[202]。然而,由于对研究设计的批评,包括缺乏对已知预后因素的分层分析和非标准二线治疗,该研究结果在美国未得到广泛认可。一项 SGO 声明鼓励医师与患者讨论 CA-125 监测以及其对治疗和生活质量的影响。

化学治疗

对复发性 PLCO 的二线化学治疗药物的选择是基于疾病复发的间隔,以及对铂类敏感还是耐药来确定。在初次化学治疗完成后 6 个月内早期复发以及在初次诱导化学治疗中疾病稳定或进展的患者被认为是铂类耐药,其治愈的可能性较低。早期复发患者的治疗选择包括二线化学治疗药物(托泊替康、紫杉醇周疗、多柔比星脂质体、吉西他滨、依托泊苷口服、多西他赛)、激素治疗、靶向治疗及加入临床试验。对于晚期复发的患者,再次进行铂类为基础的化学治疗是一个理性选择，且无病间隔期越长，对化学治疗药的反应率越高。除了那些有较长无病间隔期的患者之外，其余患者获得有意义的二次缓解的机会很低，需要仔细权衡生活质量、化学治疗相关毒性、花费和患者的治疗目标。

几项Ⅲ期随机试验正在研究抗血管生成联合化学治疗在复发性 PLCO 中的作用。在 OCEANS 研究中，贝伐单抗联合卡铂/紫杉醇化学治疗改善了铂类敏感复发性 PLCO 患者的反应率(79%对 57%，$P<0.001$)和延长了无进展生存期（中位生存期 12.4 个月对 8.4 个月，$P<0.001$)[203]。贝伐单抗的Ⅱ期研究已经证明其在铂类耐药复发性 PLCO 患者中的单药活性，该药的反应率为 15%~20%[204,205]。然而，其中的一项研究报道在难治性患者中胃肠穿孔发生率为 11%。许多酪氨酸激酶抑制剂作为单药已经在复发性 PLCO 中进行试验，结果显示反应率为 3%~29%[27,206]。这类药物包括西地尼布（靶向 VEGF 受体和 c-Kit)、舒尼替尼（靶向 VEGF 受体、c-Kit、PDGF 受体、RET 和 FLT-3)，索拉非尼（靶向 VEGF 受体、c-Kit、RAF 和 PDGFb 受体)、ENMD2076(靶向 VEGF 受体和极光激酶 A)、帕唑帕尼(靶向 VEGF 受体、PDGF 受体和 c-Kit)和卡博替尼(靶向 VEGF 受体和 c-MET)。卡博替尼在铂类耐药或难治性 PLCO 患者中有 29%的部分反应率，在铂类敏感患者中有 40%的反应率[207]。一项Ⅱ期随机研究结果表明，具有抗 VEGF 受体、PDGF 受体和成纤维细胞生长因子受体活性的尼达尼布(BIBF 1120)在 PLCO 维持治疗中有益于无进展生存期。目前一项Ⅲ期研究正在新诊断患者中进行。

越来越多的资料证实了 PARP 抑制剂在部分有选择的复发性 PLCO 患者中的作用。这种新型的靶向治疗抑制了 DNA 修复过程中的关键酶，在 *BRCA* 突变的癌症患者中尤其有效。在 *BRCA* 功能缺失的情况下，抑制 PARP 活性导致了双链 DNA 断裂的累积，从而通过合成致死机制对肿瘤细胞产生致死作用。相当一部分 PLCO 患者的肿瘤为 *BRCA* 基因缺陷型，这与生殖细胞或体细胞突变、遗传表达沉默或 microRNA 水平变化有关。奥拉帕尼的单药反应率为 28%~41%，呈现剂量和 BRCA 突变状态相关性。在最近的一项包括 265 例铂类敏感复发性 PLCO 患者的研究中，奥拉帕尼组的无进展生存期为 8.4 个月，而安慰剂组为 4.8 个月(HR=0.35，95%CI 0.25~0.49)[208]。在铂类敏感和铂类耐药患者中，PARP 抑制剂作为单药和作为联合治疗而发挥的作用正在进一步研究中。

姑息性手术

旨在延长生存期的二次细胞减灭术可使一部分经过选择的患者获益，这部分患者为无病间隔期较长、身体功能好、单发或少部位复发的患者[209]。在有症状性肿块或肠梗阻的患者中也可以考虑姑息性手术。然而，围术期死亡率和再梗阻的风险是显著的，在手术治疗之前应该仔细考虑患者的病情、身体功能状态和预期寿命。对于不适合做手术的患者，可以考虑经皮减压、静脉水化和可行的姑息化学治疗和(或)推荐至临终关怀医院。

姑息性放射治疗

对于局部复发引起的系统治疗无效的严重症状，放射治疗可能是一种有效的姑息治疗方式。发生在盆腔、腹股沟、腹部和胸部的症状如出血、疼痛和梗阻，可以通过短程放射治疗得到缓解。据报道，临床缓解率为 70%~100%，完全临床缓解率为 30%~70%，中位持续时间为 5~11 个月[210-213]。姑息性放射治疗甚至在行全身或腹腔化学治疗的难治性患者中也有效。超过 80%的患者疼痛缓解及出血停止，65%~75%的患者肠道或输尿管梗阻症状得到改善[214]。对有症状部位的局部放射治疗能显著缓解症状且作用持久，应对经选择的有症状的复发患者，尤其化学治疗耐药者行姑息放射治疗。

已有几个研究提示了补救性放射治疗在仅有盆腔复发的患者中的作用。在 Firat 和 Erickson 的一系列研究中[215]，28 例肿瘤累及阴道和(或)直肠的复发性或持续性肿瘤患者接受了姑息性放射治疗，包括外照射放射治疗、近距离放射治疗或两者联合。在所有的患者中，出血都得到了控制，且 79%的患者达到了症状完全控制。没有肝脏或腹腔外肿瘤的 21 例患者的 2 年生存率为 57%，而在放射治疗时就已经有肝脏和腹腔外转移的 7 例患者的 2 年生存率为 0%。肿瘤局限于盆腔的 14 例患者中，5 例发生了上腹部的复发，4 名在接受放射治疗后生存时间超过了 5 年。Albuquerque 等[216]进行的另一项研究评估了 20 例患者的临床结局，这些患者均接受了补救性放射治疗治疗孤立的腹膜外复发。大部分患者复发部位在盆腔，3 例患者有局部淋巴结复发，1 例患者有腹壁复发。肿瘤的中位放射剂量为 50.4Gy，在部分患者中加用了近距离放射治疗补量。放射治疗前进行了理想减瘤的患者 2 年局部无复发生存率为 89%，而未达到理想减瘤或有肉眼病灶残留的患者则为 42%。相应的 3 年无病生存率分别为 72%和 22%，5 年总生存率分别为 50%和 19%。鉴于独特的局部控制率、较小的毒性和长期生存，补救性受累野放射治疗可能适用于有孤立的腹膜外复发的患者。

PLCO 转移到脑的发生率极低，据报道可见于<1%的尸体解剖病例和 2%的临床观察[217,218]。最近的系列研究表明，随着化学治疗方案变得更有效，脑转移的发生率有所增加[218]。脑转移通常是疾病晚期的征兆，患者的长期生存预后差，中位生存时间<12 个月。在一项研究中，24 例脑转移患者接受了全脑放射治疗、SRS 或全脑放射治疗联合 SRS，中位生存时间为 8.5 个月。与具有多发性转移的患者相比，具有孤立性转移病灶的患者的生存期明显延长(6 个月对 17 个月)[219]。铂类敏感性最近也被认为是 PLCO 脑转移患者的重要预后因素。一项研究对 6 家德国医院治疗的 4277 例 PLCO 患者进行了分析，发现 74 例患者(1.7%)有脑转移的临床资料，其中 61 例患者接受单独放射治疗或放射治疗联合手术切除和化学治疗[220]。多变量分析发现，铂类敏感性(HR=0.23)和良好的身体功能状况(HR=0.45)与生存改善相关，而多发性病灶（HR=4.4）和肿瘤低级别(HR=3.1)与不良结局相关。尽管在这项研究中颅外病变的程度与结局不相关，目前尚不清楚铂类敏感性的预后重要性是否与颅内或全身病变的控制相关。

放射治疗技术

全腹放射治疗

WAI 的临床靶体积包括从横膈至骨盆底的整个腹膜，包绕脏器和腹壁表面以及盆腔和腹主动脉旁淋巴结。传统上应用前后大野照射。这项模拟技术需要注意上缘处横膈随呼吸的变化，以确保尽可能地覆盖靶体积。靶区应该包括下部道格拉斯窝底以及腹膜侧面边界，在肥胖患者中，腹膜侧面边界可能位于骨盆边缘之外。X 线透视有助于评估平静时呼吸运动的范围。此外，吸气相和呼气相的 CT 图像融合或整个呼吸周期(4D CT)中的 CT 图像融合可用于设计放射治疗野。对于某些患者还需要延长放射源至皮肤的距离以确保足够覆盖靶体积。高危器官是指那些剂量限制器官，包括肾、肝、小肠、大肠和骨髓。通过定制遮挡，肾脏的限制剂量为 15Gy，而全肝的耐受剂量为 30Gy。标准的全腹剂量为 30Gy，每次分割剂量为 1.2~1.5Gy。根据临床需求，盆腔和腹主动脉旁淋巴结区域的剂量也可推量至 45~50Gy。需要监测患者的急性胃肠道和血液学毒性反应，并提供营养支持。

有研究提出，在 WAI 中应用 IMRT 以减少骨髓和肾脏的照射剂量，从而降低骨髓毒性和肾脏损伤的发生率。一项剂量分析研究证实，与传统照射野相比，应用动态多叶准直器的 IMRT 技术提高了 PTV 的剂量覆盖并显著降低了骨和肾脏的剂量[221]。接受 95%处方剂量的 PTV 体积由 72%升高至 84%，接受超过 21Gy 照射的盆腔骨体积从 86%降至 35%，相对减少 60%。但是，剂量非均一性略有增加，邻近肾的小块区域剂量稍微偏低。另一项研究也报道了应用 IMRT 弧形照射可以提高 PTV 剂量覆盖范围[222]。WAI-IMRT 带来的剂量学优势能否转化为明显的临床相关获益还有待继续观察。此外，技术上必须熟知复杂的解剖结构，并能勾画出腹膜腔的边界。患者的呼吸活动和摆位的不确定性也将需要进一步研究。

卵巢癌的术中放射治疗

几项研究建议术中放射治疗(IORT)可作为包括 PLCO 在内局部复发的妇科肿瘤补救性手术的一部分，这也许能提高局部控制率和总生存率[223,224-227]。迄今为止，最大的 IORT 回顾性研究报道了 22 例 PLCO 患者经 IORT 治疗的结果(中位剂量 12Gy，范围 9~14Gy)，提示在细胞减灭术中追加 IORT 也许能提高局部控制率，并使高度选择的局部复发性 PLCO 患者获得缓解[223]。治疗部位多种多样，但盆腔侧壁是最常见的治疗部位。绝大多数患者在 IORT 后都接受了其他治疗，包括 WAI、盆腔和(或)腹股沟放射治疗、化学治疗。局部控制率可达 68%，至复发的中位时间为 14 个月，5 年无病生存率为 18%，总生存率为 22%。总的治疗相关的 3 级毒性反应发生率为 41%。7 例患者发生肠梗阻，均接受术后 WAI，其中 2 例也合并局部复发。没有长期随访的神经系统后遗症的报道。

治疗的后遗症

急性毒性反应

WAI 引起的急性毒性反应很常见，但很少有严重的反应。包含许多腹腔脏器(包括肝、肾、胃肠道、膀胱、脾、肺和胰腺)的大照射野的应用会导致许多可预测的不良反应的发生。胃肠道不良反应是应用 WAI 中最常见的急性和亚急性毒性反应，这是因为照射野中包含大量肠管。高达 75%的患者经 WAI 治疗后出现轻至中度腹泻,10%的患者因严重腹泻而需要住院进行静脉补液治疗。通过使用屏蔽或适当的定时缩野减少肠道照射剂量能防止毒性反应或将其降至最小。60%~70%的患者可能会出现恶心,特别是在早期治疗阶段,但呕吐不常发生。在治疗前 30~60min 给予止吐预处理有助于减轻这种不良反应。推荐进行常规静脉补液以防止脱水。常有伴随食欲下降的体重减轻。因此,必须密切监测,确保合理营养以避免发生营养不良和脱水,以免导致住院和治疗中断。

借助于适当的屏蔽,临床上明显的肝损伤相当罕见[228]。约 50%的患者会出现短暂的碱性磷酸酶升高,但症状性肝炎的发生率不到 1%[229]。10%~20%的患者会出现血液学毒性反应,包括白细胞减少和血小板减少,但因血象明显下降以致治疗中断的情况很罕见。由于脾对放射治疗极为敏感,即使放射剂量很低,也可能会导致脾损伤,从而出现短暂的血小板计数减少。

盆腔放射治疗可能会引起尿道炎和膀胱痉挛,应对症治疗。应对肾进行恰当屏蔽以使其受量限制在<15Gy,这对减轻肾损伤和肾衰竭至关重要。输尿管或尿道的狭窄罕见,发生率<1%,通常在放射治疗后 3~6 个月才能观察到。因为足够边界的整个腹膜腔放射治疗需要照射野超过横膈,包括两侧肺底部。胸片显示在 5%~20%的患者中有纤维化或双基底部肺炎,但通常为自限性,少有症状。

晚期毒性反应

用移动条形技术比用开放野照射技术的晚期毒性反应更常见,主要是因为更高的剂量和产生的热点。高辐射剂量超过正常组织耐受量,导致永久性的器官损伤和衰竭。慢性胃肠道损伤(如腹胀、间歇性腹泻)发生在<5%的治疗患者中。据报道,在单独应用腹腔内 ^{32}P 治疗或 WAI 的病例中,肠梗阻的 5 年总发病率为 5%~10%。发展为肠梗阻的患者中约有 50%需要手术(发生率为 3%~5%)。但最近的数据表明,在 10 年的长期生存者中,肠梗阻的发病率可能更高,接近 10%[200]。肠梗阻在剂量>45Gy 和照射野有缺口或分裂野连接处的患者中更常见。此外,存在腹膜腔粘连和 ^{32}P 或 WAI 联合其他盆腔放射治疗可使肠道并发症的风险加倍,高达 20%~25%[170,176]。因为大多数器官的解剖位置,导致提高放射治疗剂量就会增加毒性反应的发生率和严重程度。有报道称在 10 个研究组的 1098 例患者中,当腹腔放射治疗剂量为 22.5Gy 时严重肠道并发症的发病率为 1.4%,而当腹腔放射治疗剂量为 30Gy 时其发病率升至 14%[229]。

生殖细胞肿瘤的治疗

一般非上皮性肿瘤的临床表现和处理类似于上皮性肿瘤,因为患者通常有阴道流血、腹胀或疼痛,需要手术和化学治疗。就诊时,诊断程序与其他 PLCO 相同,如前所述。治疗前的 AFP 和 β-hCG 水平对于诊断和治疗很重要。β-hCG 升高而 AFP 正常强烈提示为无性细胞瘤。LDH 和 CA-125 也应该检测,因为生殖细胞瘤可能有多种肿瘤标志物可用于随访(表 71.10)。在非上皮性肿瘤的治疗中,手术方式、辅助化学治疗和放射治疗不尽相同。在考虑维持患者生育功能愿望的同时尽最大可能治愈疾病。

在儿童和青少年中诊断的卵巢肿瘤大多数是生殖细胞肿瘤,在诊断时约 2/3 的肿瘤为恶性。生殖细胞肿瘤占所有卵巢肿瘤的 20%,占所有卵巢恶性肿瘤的 2%~5%。最常见的生殖细胞肿瘤是成熟性囊性畸胎瘤(也是最常见的卵巢肿瘤),幸运的是只有少数含有恶性或未成熟成分。

无性细胞瘤

无性细胞瘤是最常见的恶性生殖细胞肿瘤,也是双侧发病率最高的卵巢恶性肿瘤,可达 20%,其中10%卵巢受累为肉眼可见,10%为显微镜下浸润。如表 71.10 所示,无性细胞瘤也分泌 LDH,且伴有 β-hCG 水平升高。就诊时大部分无性细胞瘤患者处于疾病早期,80%的患者在 30 岁以前发病。在许多病例中,患病的年轻女性希望治疗后能维持生育能力。对侧卵巢的高发病率使保守手术要冒更大的风险。

无性细胞瘤患者的术后治疗分为 I 期患者的治疗

表 71.10 卵巢生殖细胞肿瘤的血清学标志物

肿瘤类型	AFP	hCG	LDH
无性细胞瘤	–	+/–	+
绒毛膜癌	–	+	–
内胚窦瘤	+	–	–
未成熟畸胎瘤	+/–	–	–
混合性生殖细胞瘤	+/–	+/–	+/–
胚胎性癌	+/–	+	–
多胚瘤	+/–	+	–

AFP,α 甲胎蛋白;hCG,人绒毛膜促性腺激素;LDH,乳酸脱氢酶。

和晚期患者的治疗。对经过仔细手术分期的ⅠA 期患者可以密切监护,而不影响治愈。这部分患者中有 15%~25%将会复发,但是成功的补救性治疗和化学治疗可使得患者的生存率接近 100%。对于晚期患者,推荐进行 3~4 个周期的 BEP 化学治疗方案(博来霉素、依托泊苷、顺铂)[231]。一项来自 MD 安德森癌症中心的报告指出,>95%的卵巢无性细胞瘤患者在中位随访 7 年时均无复发[230]。在 16 例行保留生育功能手术的患者中,10 例在化学治疗期间维持了月经功能,13 例恢复到化学治疗前水平。有 5 例妊娠,有 2 例受孕困难。

无性细胞瘤的特性是对放射治疗高度敏感。在不适合铂类化学治疗的患者中可以考虑进行放射治疗。无性细胞瘤适宜的放射治疗剂量为 25Gy, 分 12~14 次,如果有肉眼可见残留病灶,可再补量 10Gy。但放射治疗会影响卵巢功能和生育, 所以对于年轻患者,推荐行辅助放射治疗应慎重。

其他生殖细胞肿瘤

非无性细胞瘤大多数是单侧的。对于明显的早期疾病, 单侧输卵管-卵巢切除术同范围更大的手术一样有效。Ⅰ期 1 级未成熟畸胎瘤患者在单侧输卵管-卵巢切除术后通常不需要进一步治疗。所有其他患者, 包括Ⅰ期 2 级和 3 级未成熟畸胎瘤, 术后需要 3 个周期的 BEP 化学治疗。因为诊断的病例数少,比较辅助治疗的大规模研究并不常见。

有关睾丸非精原细胞性生殖细胞肿瘤化学治疗方案疗效的数据, 对非无性细胞瘤性卵巢生殖细胞肿瘤患者的治疗有很重要的影响。肿瘤分化较差的患者和内胚窦瘤、胚胎性癌、绒毛膜癌或混合性生殖细胞瘤的患者均应接受术后辅助化学治疗。有多种方案可以选用,包括 VAC(长春新碱、放线菌素 D 和环磷酰胺)、PVC(顺铂、长春新碱和环磷酰胺)和 CVB(环磷酰胺、长春新碱和博来霉素)。GOG 对肿瘤完全切除的患者进行了一项前瞻性随机研究,患者手术分期包括Ⅰ期、Ⅱ期和Ⅲ期,术后应用 BEP 方案治疗,研究结果显示患者的无病生存率达 96%[232]。NCCN 指南推荐对准确分期并已切除的卵巢生殖细胞肿瘤,3~4 个周期的 BEP 方案化学治疗为标准治疗。对于有肉眼残留病灶或Ⅳ期患者可以考虑进行 6 个周期化学治疗。

性索-间质肿瘤的治疗

性索-间质肿瘤来源于卵巢内基质中支持生殖细胞的间充质和结缔组织成分。最常见的性索-间质肿瘤是颗粒细胞瘤, 它与睾丸支持细胞肿瘤一样来源于性索细胞。间充质细胞来源的肿瘤包括纤维瘤、卵泡膜细胞瘤和莱-狄细胞瘤(睾丸间质细胞肿瘤)。这些肿瘤在所有卵巢恶性肿瘤中所占比例<5%, 但占所有功能性卵巢肿瘤的 90%。1/3 的肿瘤能产生雌激素、黄体酮、睾酮或其他雄激素。这些激素表达可能产生一些症状和体征,比如性早熟、绝经后出血、多毛症或男性化。性索-间质肿瘤可发生于任何年龄的女性(颗粒细胞瘤呈年龄双峰分布),高峰期是在 50 岁左右的绝经后女性。这些有 LMP 的肿瘤通常表现为典型的良性行为模式。手术仍然是主要的治疗方法, 但偶尔也需要术后辅助治疗,尽管这些肿瘤对治疗相对不敏感。

成人型颗粒细胞瘤占所有颗粒细胞肿瘤的 95%。大多数患者在 30 岁后被诊断,中位年龄为 52 岁。腹痛、腹胀和阴道出血是最常见的症状和体征。因为这些肿瘤产生的雌激素相对过量,所以 25%的患者同时伴发子宫内膜病变,如过度增生或腺癌[233]。这些肿瘤通常体积较大,平均直径为 12cm。如果术前怀疑颗粒细胞瘤,抑制素 A 和 B 的水平升高,应予以检测以助于鉴别诊断。90%的患者诊断时为Ⅰ期,其中 90%的肿瘤为典型的单侧生长。分期是颗粒细胞瘤最重要的预后因素,其他预后因素包括肿瘤破裂、ⅠC 期、低分化和肿瘤直径>10~15cm。Ⅰ期患者的 10 年生存率约为 90%,15%~25%的Ⅰ期患者会复发。晚期患者的 10 年生存率为 26%~49%。

幼年型颗粒细胞瘤罕见,但在发生于青春期前女孩和年龄<30 岁女性的颗粒细胞瘤中,占 90%[234]。与成人型相似,幼年型肿瘤可能也分泌雌激素,因此,青春期前女孩可能表现为同性性早熟。这可能是最明显的临床表现,但最常见的临床表现是腹部包块。如成人型那样,幼年型出现双侧生长也很罕见,双侧生长的发生率仅为 5%。超过 90%的病例在诊断时为Ⅰ期,其他的预后因素与成人型类似。5 年生存率为 95%,晚期或复发病例的预后仍然很差。

大多数颗粒细胞瘤是单侧的,可通过由单侧输卵管-卵巢切除术和适当手术分期组成的保留生育功能的方法来治疗。由于盆腔及腹主动脉旁淋巴结受累罕见,可以不进行淋巴结切除术。对于希望保留子宫的女性,应进行子宫内膜活检,因为这些肿瘤会伴发子宫内膜过度增生或腺癌。对于那些没有保留生育功能愿望或绝经后的患者, 应选择全子宫及双侧输卵管-卵巢切除术。单纯手术治疗大多可以治愈。但是,有复发高危因素的Ⅰ期患者应考虑辅助治疗,高危因素包括肿瘤破裂、I C 期、低分化和肿瘤直径>10~15cm。高危 I 期患者和晚期患者的辅助治疗方法包括观察、局部放射治疗和 BEP 化学治疗。如果抑制素水平在疾病诊断的最初是升高的,那它可能是对观察患者进行监测的一个有用的肿瘤标志物[235]。

未来方向

PLCO 代表了一类独特的疾病过程，包括从非浸润性、交界性肿瘤到播散性、高级别浆液性癌。大部分 PLCO 可能起源于卵巢外，比如许多高级别浆液性癌起源于输卵管远端。透明细胞癌、子宫内膜样癌和黏液性癌可能来自 OSE 的化生转化,但也有研究提出它们起源卵巢外。分子和基因研究的最新结果也支持 PLCO 有不同的生物学亚型。基因表达谱显示,相比其他 PLCO 亚型,卵巢透明细胞癌与肾透明细胞癌有更大的相似性[236]。卵巢高级别浆液性癌与乳腺癌基底细胞样亚型有共同的基因组和转录特征,均表现为 BRCA 缺陷表型[23]。在卵巢子宫内膜样癌和透明细胞癌中已经发现了激活 PI3K 信号通路的驱动突变和肿瘤抑制基因 *ARID1A* 的突变,这两类肿瘤与子宫内膜异位症有着很强的流行病学联系。

对 PLCO 不同亚型的识别有助于疾病的预防、早期检测、临床试验设计及开发新的治疗靶点,尤其是对晚期和复发性肿瘤。在美国、英国和日本进行的大规模筛查研究中，使用 CA-125 和 TVUS 对绝经后女性进行筛查,研究结果并不支持目前在普通人群中进行 PLCO 和输卵管癌的常规筛查。未来的筛查策略可能集中在有最大遗传风险的女性进行高通量测序和基因突变检测。最近全基因组相关研究确定了新的 PLCO 风险位点[237,238]。还需要新的筛查策略来检测输卵管内的前期病变,尤其是对于高级别浆液性癌。目前还不知道对有家族性 PLCO 综合征的绝经前女性进行保留卵巢的预防性输卵管切除术是否是一种可接受的预防手段。临床试验将很快纳入靶向治疗以及血液和影像生物标志物,以评估信号通路抑制和准确测量疾病反应。试验终点还应包括强效的生活质量工具,用来评估姑息化学治疗对症状控制的作用以及化学治疗毒性。放射治疗虽然不再用于 PLCO 的初始治疗,但在有症状的复发,特别是化学治疗难治性疾病中,姑息性放射治疗仍有重要作用。

(严晓慧 译 袁令芹 校)

部分参考文献

本章全部参考文献请登录网站:http://www.tsttpc.com/download_list.html

3. Siegel R, Naishadham D, Jemal A. Cancer statistics, 2012. *CA Cancer J Clin* 2012;62(1):10–29.
5. Howlader N, Noone AM, Krapcho M, et al. SEER cancer statistics review, 1975–2009 *(Vintage 2009 Populations)*. Available at: http://seer.cancer.gov/csr/1975_2009_pops09/.
7. Levanon K, Crum C, Drapkin R. New insights into the pathogenesis of serous ovarian cancer and its clinical impact. *J Clin Oncol* 2008;26(32):5284–5293.
8. Karst AM, Drapkin R. Ovarian cancer pathogenesis: a model in evolution. *J Oncol* 2010;2010:932371.
15. Callahan MJ, Crum CP, Medeiros F, et al. Primary fallopian tube malignancies in BRCA-positive women undergoing surgery for ovarian cancer risk reduction. *J Clin Oncol* 2007;25(25):3985–3990.
16. Kindelberger DW, Lee Y, Miron A, et al. Intraepithelial carcinoma of the fimbria and pelvic serous carcinoma: evidence for a causal relationship. *Am J Surg Pathol* 2007;31(2):161–169.
17. Lee Y, Miron A, Drapkin R, et al. A candidate precursor to serous carcinoma that originates in the distal fallopian tube. *J Pathol* 2007;211(1):26–35.
22. Wiegand KC, Shah SP, Al-Agha OM, et al. ARID1A mutations in endometriosis-associated ovarian carcinomas. *N Engl J Med* 2011;363(16):1532–1543.
23. Bowtell DD. The genesis and evolution of high-grade serous ovarian cancer. *Nat Rev* 2010;10(11):803–808.
24. Integrated genomic analyses of ovarian carcinoma. *Nature* 2011;474(7353):609–615.
25. Mukhopadhyay A, Elattar A, Cerbinskaite A, et al. Development of a functional assay for homologous recombination status in primary cultures of epithelial ovarian tumor and correlation with sensitivity to poly(ADP-ribose) polymerase inhibitors. *Clin Cancer Res* 2010;16(8):2344–2351.
26. Martin L, Schilder R. Novel approaches in advancing the treatment of epithelial ovarian cancer: the role of angiogenesis inhibition. *J Clin Oncol* 2007;25(20):2894–2901.
27. Liu J, Matulonis UA. Anti-angiogenic agents in ovarian cancer: dawn of a new era? *Curr Oncol Rep* 2011;13(6):450–458.
40. Orezzoli JP, Russell AH, Oliva E, et al. Prognostic implication of endometriosis in clear cell carcinoma of the ovary. *Gynecol Oncol* 2008;110(3):336–344.
53. Chen S, Parmigiani G. Meta-analysis of BRCA1 and BRCA2 penetrance. *J Clin Oncol* 2007;25(11):1329–1333.
56. Rubin SC, Benjamin I, Behbakht K, et al. Clinical and pathological features of ovarian cancer in women with germ-line mutations of BRCA1. *N Engl J Med* 1996;335(19):1413–1416.
58. Chetrit A, Hirsh-Yechezkel G, Ben-David Y, et al. Effect of BRCA1/2 mutations on long-term survival of patients with invasive ovarian cancer: the national Israeli study of ovarian cancer. *J Clin Oncol* 2008;26(1):20–25.
59. Cass I, Baldwin RL, Varkey T, et al. Improved survival in women with BRCA-associated ovarian carcinoma. *Cancer* 2003;97(9):2187–2195.
67. National Comprehensive Cancer Network. Genetic/familial high-risk assessment: breast and ovarian. NCCN Clinical Practice Guidelines in Oncology (NCCN Guidelines) 2012. Available at: http://www.nccn.org.
70. Pal T, Permuth-Wey J, Sellers TA. A review of the clinical relevance of mismatch-repair deficiency in ovarian cancer. *Cancer* 2008;113(4):733–742.
71. Shulman LP. Hereditary breast and ovarian cancer (HBOC): clinical features and counseling for BRCA1 and BRCA2, Lynch syndrome, Cowden syndrome, and Li-Fraumeni syndrome. *Obstet Gynecol Clin North Am* 2010;37(1):109–133.
75. Jemal A, Bray F, Center MM, et al. Global cancer statistics. *CA Cancer J Clin* 2011;61(2):69–90.
89. Menon U, Gentry-Maharaj A, Hallett R, et al. Sensitivity and specificity of multimodal and ultrasound screening for ovarian cancer, and stage distribution of detected cancers: results of the prevalence screen of the UK Collaborative Trial of Ovarian Cancer Screening (UKCTOCS). *Lancet Oncol* 2009;10(4):327–340.
90. Buys SS, Partridge E, Greene MH, et al. Ovarian cancer screening in the Prostate, Lung, Colorectal and Ovarian (PLCO) cancer screening trial: findings from the initial screen of a randomized trial. *Am J Obstet Gynecol* 2005;193(5):1630–1639.
91. Buys SS, Partridge E, Black A, et al. Effect of screening on ovarian cancer mortality: the Prostate, Lung, Colorectal and Ovarian (PLCO) Cancer Screening Randomized Controlled Trial. *JAMA* 2011;305(22):2295–2303.
92. Kobayashi H, Yamada Y, Sado T, et al. A randomized study of screening for ovarian cancer: a multicenter study in Japan. *Int J Gynecol Cancer* 2008;18(3):414–420.
96. National Institutes of Health Consensus Development Conference Statement. Ovarian cancer: screening, treatment, and follow-up. *Gynecol Oncol* 1994;55(3 Pt 2):S4–S14.
97. Finch A, Beiner M, Lubinski J, et al. Salpingo-oophorectomy and the risk of ovarian, fallopian tube, and peritoneal cancers in women with a BRCA1 or BRCA2 mutation. *JAMA* 2006;296(2):185–192.
98. Kramer JL, Velazquez IA, Chen BE, et al. Prophylactic oophorectomy reduces breast cancer penetrance during prospective, long-term follow-up of BRCA1 mutation carriers. *J Clin Oncol* 2005;23(34):8629–8635.
104. Bonome T, Lee JY, Park DC, et al. Expression profiling of serous low malignant potential, low-grade, and high-grade tumors of the ovary. *Cancer Res* 2005;65(22):10602–10612.
105. Meinhold-Heerlein I, Bauerschlag D, Hilpert F, et al. Molecular and prognostic distinction between serous ovarian carcinomas of varying grade and malignant potential. *Oncogene* 2005;24(6):1053–1065.
106. Singer G, Stohr R, Cope L, et al. Patterns of p53 mutations separate ovarian serous borderline tumors and low- and high-grade carcinomas and provide support for a new model of ovarian carcinogenesis: a mutational analysis with immunohistochemical correlation. *Am J Surg Pathol* 2005;29(2):218–224.

grade serous carcinoma of the ovary or peritoneum. *Gynecol Oncol* 2008;108(3):510–514.
111. Sherman ME, Mink PJ, Curtis R, et al. Survival among women with borderline ovarian tumors and ovarian carcinoma: a population-based analysis. *Cancer* 2004;100(5):1045–1052.
113. Storey DJ, Rush R, Stewart M, et al. Endometrioid epithelial ovarian cancer: 20 years of prospectively collected data from a single center. *Cancer* 2008;112(10):2211–2220.
114. Zaino R, Whitney C, Brady MF, et al. Simultaneously detected endometrial and ovarian carcinomas—a prospective clinicopathologic study of 74 cases: a Gynecologic Oncology Group study. *Gynecol Oncol* 2001;83(2):355–362.
135. FIGO (International Federation of Gynecology and Obstetrics) annual report on the results of treatment in gynecological cancer. *Int J Gynaecol Obstet* 2003;83(Suppl 1):ix–xxii, 1–229.
136. National Comprehensive Cancer Network. Ovarian cancer including fallopian tube cancer and primary peritoneal cancer. NCCN Clinical Practice Guidelines in Oncology (NCCN Guidelines) 2013. Available at: http://www.nccn.org.
140. Giede KC, Kieser K, Dodge J, et al. Who should operate on patients with ovarian cancer? An evidence-based review. *Gynecol Oncol* 2005;99(2):447–461.
141. Earle CC, Schrag D, Neville BA, et al. Effect of surgeon specialty on processes of care and outcomes for ovarian cancer patients. *J Natl Cancer Inst* 2006;98(3):172–180.
142. Du Bois A, Quinn M, Thigpen T, et al. 2004 consensus statements on the management of ovarian cancer: final document of the 3rd International Gynecologic Cancer Intergroup Ovarian Cancer Consensus Conference (GCIG OCCC 2004). *Ann Oncol* 2005;16(Suppl 8):viii7–viii12.
144. Bristow RE, Tomacruz RS, Armstrong DK, et al. Survival effect of maximal cytoreductive surgery for advanced ovarian carcinoma during the platinum era: a meta-analysis. *J Clin Oncol* 2002;20(5):1248–1259.
147. Winter WE III, Maxwell GL, Tian C, et al. Prognostic factors for stage III epithelial ovarian cancer: a Gynecologic Oncology Group study. *J Clin Oncol* 2007;25(24):3621–3627.
149. Eisenhauer EL, Abu-Rustum NR, Sonoda Y, et al. The effect of maximal surgical cytoreduction on sensitivity to platinum-taxane chemotherapy and subsequent survival in patients with advanced ovarian cancer. *Gynecol Oncol* 2008;108(2):276–281.
150. Winter WE III, Maxwell GL, Tian C, et al. Tumor residual after surgical cytoreduction in prediction of clinical outcome in stage IV epithelial ovarian cancer: a Gynecologic Oncology Group study. *J Clin Oncol* 2008;26(1):83–89.
154. Zorn KK, Tian C, McGuire WP, et al. The prognostic value of pretreatment CA 125 in patients with advanced ovarian carcinoma: a Gynecologic Oncology Group study. *Cancer* 2009;115(5):1028–1035.
160. Vergote I, De Brabanter J, Fyles A, et al. Prognostic importance of degree of differentiation and cyst rupture in stage I invasive epithelial ovarian carcinoma. *Lancet* 2001;357(9251):176–182.
161. Young RC, Walton LA, Ellenberg SS, et al. Adjuvant therapy in stage I and stage II epithelial ovarian cancer. Results of two prospective randomized trials. *N Engl J Med* 1990;322(15):1021–1027.
162. Colombo N, Guthrie D, Chiari S, et al. International Collaborative Ovarian Neoplasm trial 1: a randomized trial of adjuvant chemotherapy in women with early-stage ovarian cancer. *J Natl Cancer Inst* 2003;95(2):125–132.
163. Swart A. Long-term follow-up of women enrolled in a randomized trial of adjuvant chemotherapy for early stage ovarian cancer (ICON1). *J Clin Oncol* 2007;25(Suppl 18):5509.
164. Trimbos B, Timmers P, Pecorelli S, et al. Surgical staging and treatment of early ovarian cancer: long-term analysis from a randomized trial. *J Natl Cancer Inst* 2010;102(13):982–987.
165. Trimbos JB, Vergote I, Bolis G, et al. Impact of adjuvant chemotherapy and surgical staging in early-stage ovarian carcinoma: European Organisation for Research and Treatment of Cancer-Adjuvant ChemoTherapy in Ovarian Neoplasm trial. *J Natl Cancer Inst* 2003;95(2):113–125.
166. Trimbos JB, Parmar M, Vergote I, et al. International Collaborative Ovarian Neoplasm trial 1 and Adjuvant ChemoTherapy in Ovarian Neoplasm trial: two parallel randomized phase III trials of adjuvant chemotherapy in patients with early-stage ovarian carcinoma. *J Natl Cancer Inst* 2003;95(2):105–112.
167. Bell J, Brady MF, Young RC, et al. Randomized phase III trial of three versus six cycles of adjuvant carboplatin and paclitaxel in early stage epithelial ovarian carcinoma: a Gynecologic Oncology Group study. *Gynecol Oncol* 2006;102(3):432–439.
168. Chan JK, Tian C, Fleming GF, et al. The potential benefit of 6 vs. 3 cycles of chemotherapy in subsets of women with early-stage high-risk epithelial ovarian cancer: an exploratory analysis of a Gynecologic Oncology Group study. *Gynecol Oncol* 2010;116(3):301–306.
169. Dembo AJ, Bush RS, Beale FA, et al. Ovarian carcinoma: improved survival following abdominopelvic irradiation in patients with a completed pelvic operation. *Am J Obstet Gynecol* 1979;134(7):793–800.
173. Smith JP, Rutledge FN, Delclos L. Postoperative treatment of early cancer of the ovary: a random trial between postoperative irradiation and chemotherapy. *Natl Cancer Inst Monogr* 1975;42:149–153.
174. Chiara S, Conte P, Franzone P, et al. High-risk early-stage ovarian cancer. Randomized clinical trial comparing cisplatin plus cyclophosphamide versus whole abdominal radiotherapy. *Am J Clin Oncol* 1994;17(1):72–76.
175. Fyles AW, Thomas GM, Pintilie M, et al. A randomized study of two doses of abdominopelvic radiation therapy for patients with optimally debulked stage I, II, and III ovarian cancer. *Int J Radiat Oncol Biol Phys* 1998;41(3):543–549.
180. Greer BE, Bundy BN, Ozols RF, et al. Implications of second-look laparotomy in the context of optimally resected stage III ovarian cancer: a non-randomized comparison using an explanatory analysis: a Gynecologic Oncology Group study. *Gynecol Oncol* 2005;99(1):71–79.
181. Van der Burg ME, van Lent M, Buyse M, et al. The effect of debulking surgery after induction chemotherapy on the prognosis in advanced epithelial ovarian cancer. Gynecological Cancer Cooperative Group of the European Organization for Research and Treatment of Cancer. *N Engl J Med* 1995;332(10):629–634.
182. Rose PG, Nerenstone S, Brady MF, et al. Secondary surgical cytoreduction for advanced ovarian carcinoma. *N Engl J Med* 2004;351(24):2489–2497.
183. Vergote I, Trope CG, Amant F, et al. Neoadjuvant chemotherapy or primary surgery in stage IIIC or IV ovarian cancer. *N Engl J Med* 2010;363(10):943–953.
184. Chemotherapy for advanced ovarian cancer. Advanced Ovarian Cancer Trialists Group. *Cochrane Database Syst Rev* 2000;(2):CD001418.
185. McGuire WP, Hoskins WJ, Brady MF, et al. Cyclophosphamide and cisplatin compared with paclitaxel and cisplatin in patients with stage III and stage IV ovarian cancer. *N Engl J Med* 1996;334(1):1–6.
187. Katsumata N, Yasuda M, Takahashi F, et al. Dose-dense paclitaxel once a week in combination with carboplatin every 3 weeks for advanced ovarian cancer: a phase 3, open-label, randomised controlled trial. *Lancet* 2009;374(9698):1331–1338.
188. Vasey PA, Jayson GC, Gordon A, et al. Phase III randomized trial of docetaxel-carboplatin versus paclitaxel-carboplatin as first-line chemotherapy for ovarian carcinoma. *J Natl Cancer Inst* 2004;96(22):1682–1691.
189. Bookman MA, Brady MF, McGuire WP, et al. Evaluation of new platinum-based treatment regimens in advanced-stage ovarian cancer: a phase III trial of the Gynecologic Cancer Intergroup. *J Clin Oncol* 2009;27(9):1419–1425.
190. Burger R, Brady M, Bookman M, et al. Incorporation of bevacizumab in the primary treatment of ovarian cancer. *N Engl J Med* 2011;365(26):2473–2483.
191. Perren T, Swart AM, Pfisterer J, et al. A phase 3 trial of bevacizumab in ovarian cancer. *N Engl J Med* 2011;365(26):2484–2496.
192. Armstrong DK, Bundy B, Wenzel L, et al. Intraperitoneal cisplatin and paclitaxel in ovarian cancer. *N Engl J Med* 2006;354(1):34–43.
193. Jaaback K, Johnson N. Intraperitoneal chemotherapy for the initial management of primary epithelial ovarian cancer. *Cochrane Database Syst Rev* 2006;(1):CD005340.
197. Pickel H, Lahousen M, Petru E,, et al. Consolidation radiotherapy after carboplatin-based chemotherapy in radically operated advanced ovarian cancer. *Gynecol Oncol* 1999;72(2):215–219.
198. Sorbe B. Consolidation treatment of advanced (FIGO stage III) ovarian carcinoma in complete surgical remission after induction chemotherapy: a randomized, controlled, clinical trial comparing whole abdominal radiotherapy, chemotherapy, and no further treatment. *Int J Gynecol Cancer* 2003;13(3):278–286.
199. Dinniwell R, Lock M, Pintilie M, et al. Consolidative abdominopelvic radiotherapy after surgery and carboplatin/paclitaxel chemotherapy for epithelial ovarian cancer. *Int J Radiat Oncol Biol Phys* 2005;62(1):104–110.
200. Petit T, Velten M, d'Hombres A, et al. Long-term survival of 106 stage III ovarian cancer patients with minimal residual disease after second-look laparotomy and consolidation radiotherapy. *Gynecol Oncol* 2007;104(1):104–108.
202. Rustin GJ, van der Burg ME, Griffin CL, et al. Early versus delayed treatment of relapsed ovarian cancer (MRC OV05/EORTC 55955): a randomised trial. *Lancet* 2010;376(9747):1155–1163.
203. Aghajanian C, Finkler N, Rutherford T, et al. OCEANS: a randomized, double-blinded, placebo-controlled phase III trial of chemotherapy with or without bevacizumab (BEV) in patients with platinum-sensitive recurrent epithelial ovarian (EOC), primary peritoneal (PPC), or fallopian tube cancer (FTC). *J Clin Oncol* 2011;29(Suppl):LBA5007.
206. Horowitz N, Matulonis UA. New biologic agents for the treatment of gynecologic cancers. *Hematol Oncol Clin North Am* 2012;26(1):133–156.
207. Vergote I, Sella A, Bedell C, et al. Phase II study of XL184 in a cohort of ovarian cancer patients with measurable soft tissue disease. Proceedings of the 22nd EORTC-NCI-AACR Symposium on Molecular Targets and Cancer Therapeutics conference, Berlin, Germany, November 18, 2010.
208. Ledermann J, Harter P, Gourley C, et al. Phase II randomized placebo-controlled study of olaparib (AZD2281) in patients with platinum-sensitive relapsed serous ovarian cancer. *J Clin Oncol* 2011;29(Suppl):5003.
209. Hauspy J, Covens A. Cytoreductive surgery for recurrent ovarian cancer. *Curr Opin Obstet Gynecol* 2007;19(1):15–21.
210. Gelblum D, Mychalczak B, Almadrones L, et al. Palliative benefit of external-beam radiation in the management of platinum refractory epithelial ovarian carcinoma. *Gynecol Oncol* 1998;69(1):36–41.
211. May LF, Belinson JL, Roland TA. Palliative benefit of radiation therapy in advanced ovarian cancer. *Gynecol Oncol* 1990;37(3):408–411.
212. Tinger A, Waldron T, Peluso N, et al. Effective palliative radiation therapy in advanced and recurrent ovarian carcinoma. *Int J Radiat Oncol Biol Phys* 2001;51(5):1256–1263.
213. Corn BW, Lanciano RM, Boente M, et al. Recurrent ovarian cancer: effective radiotherapeutic palliation after chemotherapy failure. *Cancer* 1994;74(11):2979–2983.
215. Firat S, Erickson B. Selective irradiation for the treatment of recurrent ovarian carcinoma involving the vagina or rectum. *Gynecol Oncol* 2001;80(2):213–220.
218. Albuquerque KV, Singla R, Potkul RK, et al. Impact of tumor volume-directed involved field radiation therapy integrated in the management of recurrent ovarian cancer. *Gynecol Oncol* 2005;96(3):701–704.
219. Ratner ES, Toy E, O'Malley DM, et al. Brain metastases in epithelial ovarian and primary peritoneal carcinoma. *Int J Gynecol Cancer* 2009;19(5):856–859.
220. Sehouli J, Pietzner K, Harter P, et al. Prognostic role of platinum sensitivity in patients with brain metastases from ovarian cancer: results of a German multicenter study. *Ann Oncol* 2011;21(11):2201–2205.
221. Hong L, Alektiar K, Chui C, et al. IMRT of large fields: whole-abdomen irradiation. *Int J Radiat Oncol Biol Phys* 2002;54(1):278–289.
222. Duthoy W, De Gersem W, Vergote K, et al. Whole abdominopelvic radiotherapy (WAPRT) using intensity-modulated arc therapy (IMAT): first clinical experience. *Int J Radiat Oncol Biol Phys* 2003;57(4):1019–1032.
223. Yap OW, Kapp DS, Teng NN, et al. Intraoperative radiation therapy in recurrent ovarian cancer. *Int J Radiat Oncol Biol Phys* 2005;63(4):1114–1121.
229. Thomas GM, Dembo AJ. Integrating radiation therapy into the management of ovarian cancer. *Cancer* 1993;71(4 Suppl):1710–1718.
230. Brewer M, Gershenson DM, Herzog CE, et al. Outcome and reproductive function after chemotherapy for ovarian dysgerminoma. *J Clin Oncol* 1999;17(9):2670–2675.
231. Williams SD, Blessing JA, Hatch KD, et al. Chemotherapy of advanced dysgerminoma: trials of the Gynecologic Oncology Group. *J Clin Oncol* 1991;9(11):1950–1955.
232. Williams S, Blessing JA, Liao SY, et al. Adjuvant therapy of ovarian germ cell tumors with cisplatin, etoposide, and bleomycin: a trial of the Gynecologic Oncology Group. *J Clin Oncol* 1994;12(4):701–706.
236. Zorn KK, Bonome T, Gangi L, et al. Gene expression profiles of serous, endometrioid, and clear cell subtypes of ovarian and endometrial cancer. *Clin Cancer Res* 2005;11(18):6422–6430.
237. Bolton KL, Tyrer J, Song H, et al. Common variants at 19p13 are associated with susceptibility to ovarian cancer. *Nat Genet* 2010;42(10):880–884.
238. Song H, Ramus SJ, Tyrer J, et al. A genome-wide association study identifies a new ovarian cancer susceptibility locus on 9p22.2. *Nat Genet* 2009;41(9):996–1000.

第 72 章 阴道癌

Josephine Kang, Akila N. Viswanathan

原发性阴道癌少见，占全部妇科恶性肿瘤的 1%~2%。据美国癌症协会统计，2010 年约有 2300 例新发阴道癌患者，约 780 人死于该病[1]。绝大部分阴道恶性病变是其他妇科恶性肿瘤的转移和除原发性阴道癌以外的邻近部位的直接蔓延。根据 FIGO 确立的分期系统，原发性阴道癌的诊断应除外任何涉及宫颈或外阴的肿瘤[2]。一项包括 141 例阴道癌的研究表明，仅有 26%的病例符合原发性阴道癌的诊断标准[3]，即起源于阴道但是没有侵及宫颈或外阴。

大多数原发性阴道恶性肿瘤是鳞状细胞癌(SCC)。据国家癌症数据库(NCDB)报道[4]，在 1985—1994 年登记的 4885 例原发性阴道癌患者中，约 92%的患者是原位癌、浸润性 SCC 或腺癌，4%为黑色素瘤，3%为肉瘤，1%为其他或未分类的肿瘤。其中 66%的阴道癌都是浸润性的，SCC 占 79%。

原发性阴道癌患者的发病高峰年龄为 60~70 岁。根据监测、流行病学和最终结果(SEER)项目[1]的数据，1990—2004 年美国有 2149 例女性被诊断为原发性阴道癌，平均诊断年龄为(65.7±14.3)岁，发病率随着年龄增长而升高。年轻女性阴道癌的发病率在上升，可能与 HPV 感染或其他性传播疾病相关。然而近年来原发性阴道肿瘤的总发病率在下降，可能因为早期发现或执行更严格的 FIGO 诊断标准。与此同时，由于广泛的细胞学筛查和意识增强[5]，在过去的几十年中阴道上皮内瘤变(VAIN)的发病率稳步上升。由于阴道癌不常见，因此，有关的治疗建议来源于相对较小的回顾性研究结果，其中大部分又都是基于不同的患者群体和治疗。

局部解剖

阴道是一个从宫颈延伸到外阴的纤维肌性管道，位于两侧小阴唇之间(图 72.1)。它位于尿道和膀胱底的背面，直肠的腹面。由于阴道壁以一定的角度与子宫颈相连，因此阴道前壁短、后壁长，阴道整体平均长度为 7.5cm。阴道后壁的上面部分由腹膜返折即道格拉斯窝与直肠分开。宫颈突入阴道上段，并在阴道黏膜与宫颈之间形成凹陷，称为前穹隆、侧穹隆和后穹窿。阴道下端经泌尿生殖膈向上延伸直接与直肠相邻，阴道的上端由纤维肌性膜组织将阴道和肛管分开。阴道侧方与盆筋膜和肛提肌相邻。在阴道开口处，阴道形成有孔的薄结缔组织和黏膜皱褶，称为处女膜。

阴道壁由三层结构组成：黏膜层、肌层和外膜层。阴道内衬有非角化的复层鳞状上皮，其基底膜有许多乳头。阴道上皮通常不含腺体结构，主要是由宫颈黏液润滑。黏膜下层是由弹性蛋白组成的结缔组织层，其外是厚的平滑肌层。肌层由内环外纵两层平滑肌组成。阴道肌层由一层薄膜覆盖，该薄膜与周围器官融为一体。阴道外口处的骨骼肌形成阴道括约肌。

阴道近段由阴道动脉供血，阴道动脉来源于子宫动脉的宫颈支，沿阴道外侧壁走行直至与膀胱下动脉和直肠中动脉吻合。阴道的静脉丛与同名动脉伴行，最终汇入髂内静脉。阴道穹窿部的神经由第 2~4 骶神经根发出的腰丛和阴部神经支配[6]。

阴道拥有十分复杂、广泛的淋巴引流交通网，与分布在黏膜下层和肌层的血管伴行。阴道顶端的淋巴汇入宫颈的淋巴管，阴道前壁上段的淋巴循宫颈淋巴管汇入髂内和宫旁的淋巴结，阴道后壁上段的淋巴引流汇入臀下、骶前和肛门直肠淋巴结(图 72.2)。阴道下段的淋巴循外阴淋巴引流方式汇入到腹股沟、股动脉淋巴结，最终汇入盆腔淋巴结。阴道中段病变的淋巴引流可以向上或向下不同的方式引流[7]。因此，如果阴道病变浸润直肠阴道隔，可能转移到直肠旁淋巴结和骶前淋巴结。阴道壁淋巴管有广泛的交通网，因此不能根据原发肿瘤的位置准确预测淋巴引流的方式。

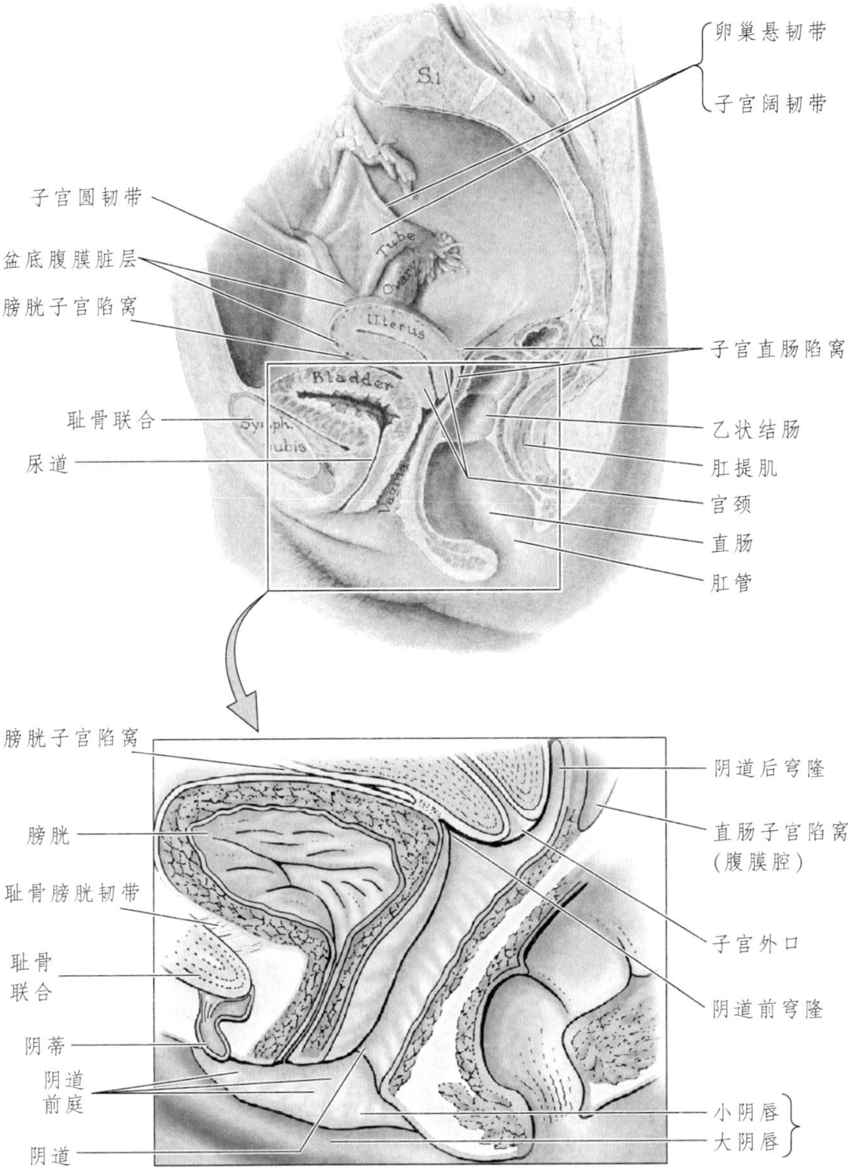

图 72.1 女性盆腔的中间部分。阴道是一个纤维肌性的管道,位于膀胱和尿道的后方,直肠的前方。前、后穹隆由宫颈突入阴道形成。(From Moore KL. *Clinical oriented anatomy*, 4th ed. Baltimore:Lippincott Williams & Wilkins, 1999, with permission.)

在胚胎发育上,通常认为阴道有两部分起源:阴道的上 1/3 起源于子宫管,下 2/3 起源于泌尿生殖隔[8]。

流行病学、临床表现和治疗

阴道上皮内瘤样变

流行病学

VAIN 的发病率估计在(0.20~0.30)/10 万,发病高峰年龄为 40~60 岁[5,9,10]。大多数研究认为高级别 VAIN 和低级别 VAIN 的平均发病年龄没有差异[11-15]。虽然少部分研究报道 VAIN1 和 VAIN2 的平均发病年龄低于 VAIN-3[16-19]。来自美国疾病控制和预防中心的癌症登记项目和国家癌症研究所的 SEER 项目数据显示,原位阴道癌的发病率估计为 0.1/10 万,发病高峰年龄为 70~79 岁[20]。发生 VAIN 的危险因素包括:低社会文化水平、生殖器疣史、早年子宫切除史、宫颈上皮内瘤样变(CIN)史、免疫抑制、既往盆腔放疗史、吸烟、DES 暴露史、性传播疾病(STD)或 HPV 感染[15,17,21,22]。

VAIN 的发生与之前或目前存在的下生殖道其他部位的上皮内瘤变有关。许多研究表明,50%~90%的 VAIN 患者有宫颈和(或)外阴的癌和(或)上皮内瘤变病史或并存的病变[9,16,17]。尽管 HIV 感染女性浸润性阴道癌的发病率增高尚未得到证实,但 HIV 感染引起的免疫抑制也是 VAIN 和 HPV 感染的危险因素[23-25]。既往盆腔放疗史在阴道继发性肿瘤的发生中的意义尚不明确,但有争议的数据表明,既往有电离辐射暴露

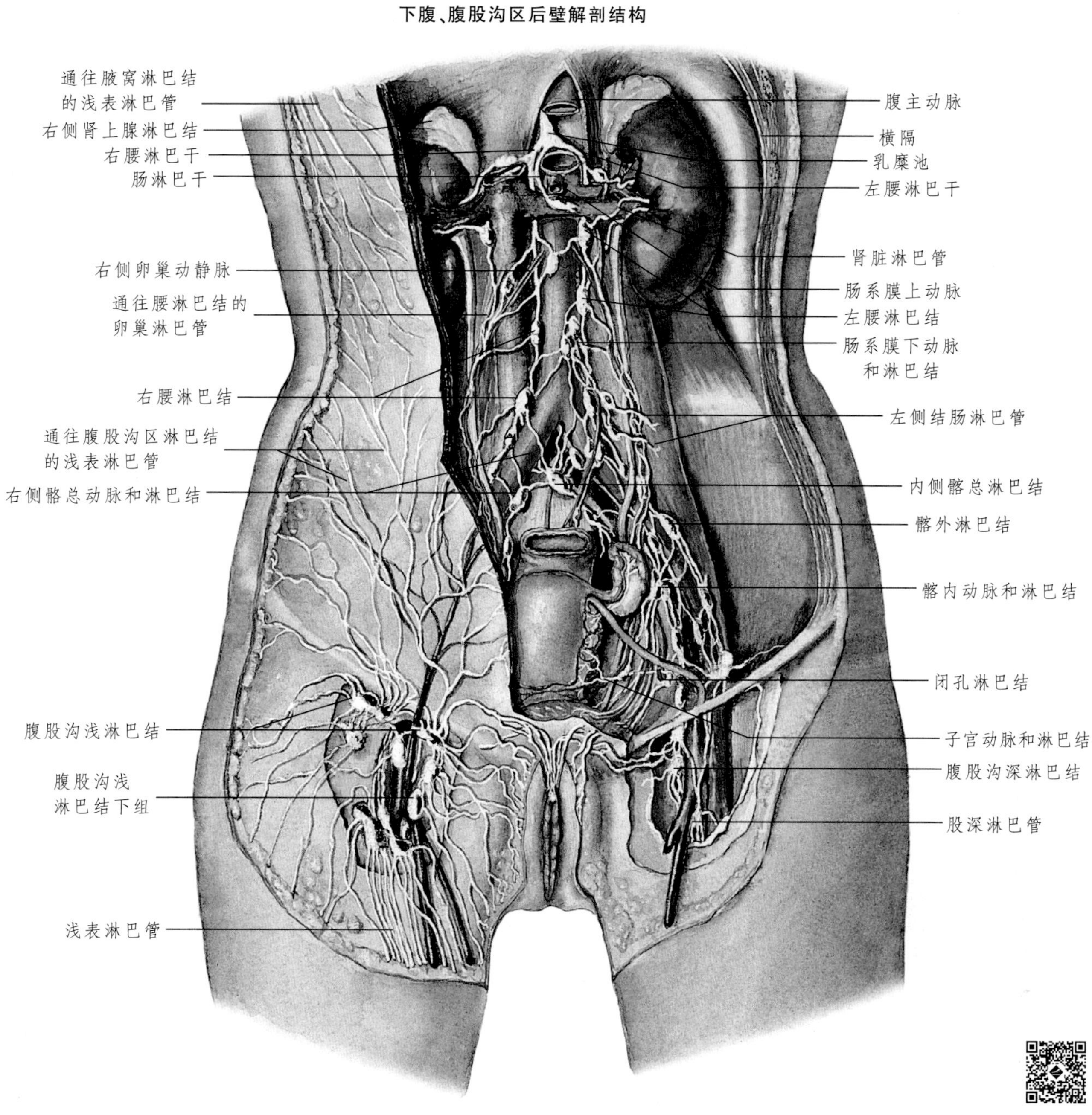

图 72.2 阴道至腹股沟和盆腔淋巴结引流。(Asset provided by the Anatomical Chart Company.)

史，经过多年的潜伏期后，增加 VAIN 或阴道癌的易感性[12,26,27]。子宫 DES 暴露的女性 VAIN 的发病风险高出 1 倍，认为这与宫颈转化区扩大，增加了 HPV 感染的风险[28]。

自然病程

虽然从 VAIN 进展到浸润癌的机制并不完全清楚，但是一系列临床研究证实 VAIN 使浸润性阴道癌的风险显著增加[12,16,29,30]。VAIN 和浸润性阴道癌具有相似的危险因素、VAIN 与浸润性阴道癌相比平均患病年龄相对年轻均支持 VAIN 是浸润性 SCC 的癌前病变这一理论。在一项包括 23 例 VAIN 患者的研究中，平均年龄为 41 岁，没进行任何治疗，随访 3 年以上[16]；其中包括多灶性病变和涉及 CIN 与外阴瘤变病变。2 例 (9%) 进展为浸润性癌：1 例在 5 年内从 VAIN-1 进展到阴道癌Ⅰ期；1 例在 4 年内从 VAIN-3 进展到阴道癌Ⅰ期。在 78%为 VAIN-1 或 -2 的患者中，整体自然消退率为 78%。同样，很多其他的研究也都相继证实从 VAIN 进展到浸润性阴道癌的比例在 2%~20%[12,16,29,31–33]。

有报道称 VAIN-3 发展为肉眼可见性阴道癌的

比率高达 28%[34]。VAIN-1 和 VAIN-2 的恶变概率仍不明确，但有报道低级别 VAIN 后来进展为浸润性阴道癌[14,15]。

病理

VAIN 是指鳞状上皮非典型性病变，而无浸润的证据（图 72.3）。VAIN 根据不典型病变发生的深度，进一步分为 3 级：VAIN-1 累及上皮的下 1/3，VAIN-2 累及上皮的下 2/3，VAIN-3 累及上皮厚度的 2/3 以上。其中 VAIN-3 包括累及上皮全层的原位癌。VAIN 不包括腺上皮的异常增生或非典型阴道腺病，这类疾病的发生与出生前 DES 暴露相关，认为是与 DES 相关的透明细胞腺癌的前期病变[35]。VAIN 通常都是多病灶性的，最常发生在阴道的上部。

在组织病理学上，大多数病变是表皮样瘤和全层表现出改变，伴有非典型的有丝分裂和着色过深[36]（图 72.3）。高级别 VAIN 多为点状和镶嵌式分布[14]。VAIN 大多数呈多病灶病变，可累及全阴道，尽管阴道上 1/3 是最常见的部位[12,16]。

VAIN 与 HPV 感染有关 [37]。一项包括 232 例 VAIN 患者的回顾性研究发现，VAIN 中 HPV 普遍阳性。使用聚合酶链反应或杂交捕获检测 HPV，VAIN-1 与 VAIN-2/3 的 HPV 阳性率分别达 98.5% 和 92.6%[38]。一项由 Sugase 和 Matsukura 进行的研究 [39]，检测 71 例 VAIN 患者的活检标本，发现 HPV 阳性率为 100%。鉴定了 15 个不同的已知 HPV 亚型（-16，-18，-30，-18，-30，-40，-42，-43，-51，-52，-53，-54，-56，-58，-66）。其中 HPV-16 和 -18 在 VAIN-1、-2、-3 中分别占 9%、7%、67%。

临床表现

VAIN 多无症状[12]，通常是因 CIN 病史或浸润性宫颈癌病史在随访中经细胞学检查发现的。根据美国癌症协会 2002 年的指南，有宫颈病变史行子宫切除的患者，推荐术后行细胞学随访[40]。但是对没有 CIN 或浸润性宫颈癌病史的子宫切除者，已有证据不支持

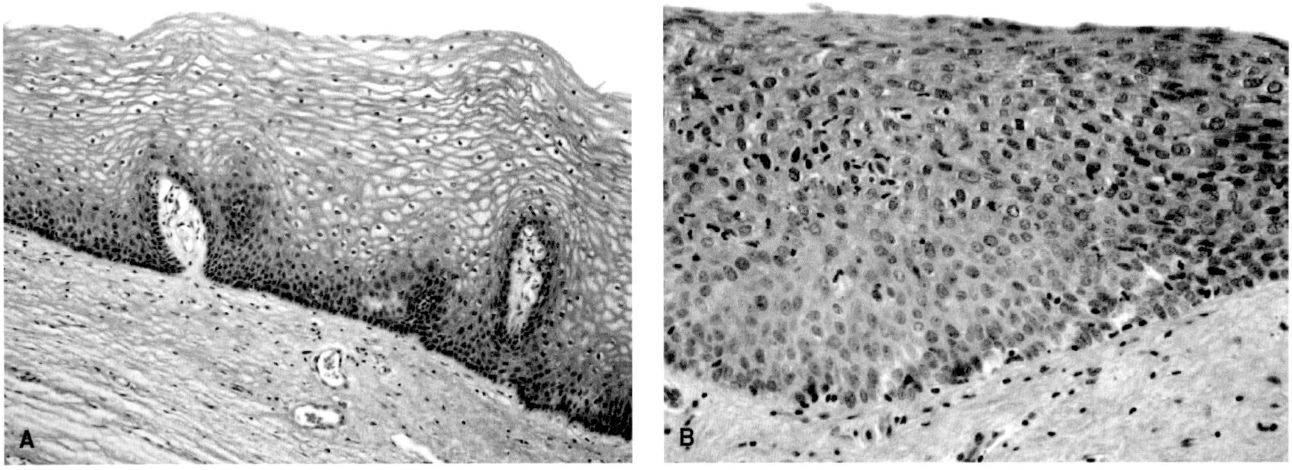

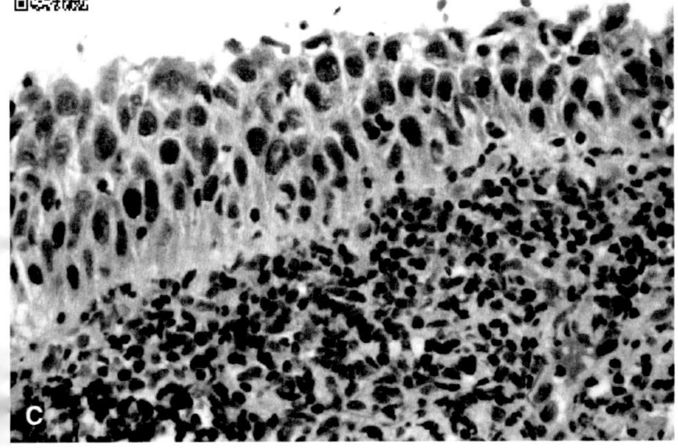

图 72.3 正常阴道上皮细胞（A）、阴道上皮内瘤变（VAIN-2）（B）和 VAIN-3（C）。与正常阴道黏膜相比，阴道上皮内瘤变显示结构和细胞的异常，如核染色过深、异型性、未分化的细胞分散在上皮内以及细胞拥挤。在 VAIN-3，异型细胞累及上皮全层而无间质浸润。（Courtesy of Marisa R. Nucci and Carlos Parra-Herran.）

行常规细胞学随访。

预后因素

So 等[41]进行的一项包括 48 例 VAIN 的研究报告指出，HPV 病毒高载量与治疗后的病变持续状态相关。盆腔放疗史也与 VAIN 的发生有关[33,42,43]，先前有放疗史的患者多达 20%发展阴道非典型增生。对 33 例在宾夕法尼亚大学接受治疗的 VAIN 患者的回顾性分析发现，有既往放疗史的患者对放疗越不敏感，手术切除或消融治疗后更易复发[31]。相对于没有放疗史的患者，既往有放疗史患者的复发 OR 值为 3.6(95% CI=1.5~9.0)。

治疗方案

VAIN 的治疗手段各异，有多种可选择的治疗方法。目前尚未就最适合的治疗模式达成一致。由于有关 VAIN 的报道多是回顾性的基于数十年前的经验性的治疗和不同的人群特点，因此难以比较不同治疗方法的差异(表 72.1)。治疗手段包括局部切除、部分或全阴道切除、激光气化治疗、电凝、表面 5%氟尿嘧啶外涂与放疗[14,15,17-19,47,54,64,66,67]。据报道，不同治疗方法的成功率：激光治疗，48%~100%[50,68,69]；阴道切除术，52%~100%[34,47,51]；局部 5%氟尿嘧啶外涂，75%~100%[53-56,70-73]；放疗，83%~100%[61,62,65,67,74]。鉴于治疗方案之多，个体化治疗方案建议根据患者的整体健康、是否渴望保留性功能、手术指征、病变多灶性以及先前治疗失败情况而定。

大多数 VAIN-1 患者需要密切随访。病变经常会自然消退；Aho 等[16]研究发现 78%的 VAIN-1 或 VAIN-2 的患者在没有治疗的情况下会自然消退。VAIN-2 的恰当治疗应根据患者情况，包括病变程度和患者相关因素。VAIN-3 应给予更积极的治疗，因为其发展为浸润性癌的可能性更大，包括一些隐匿性浸润癌[34,47]。

手术切除和消融治疗

手术包括局部切除、部分阴道切除和少数情况下病变广泛的全阴道切除术，此种情况下有利于获得全面的病理评估。绝大多数切除可以通过经阴途径完成。位于阴道穹隆或阴道残端的病变需要阴道部分切除以免全阴道切除。

局部治疗方法包括冷刀、外科环形电切、激光，以及超声外科吸引[75-77]。CO_2 激光已经用来消融局部组织，大约 1/3 的患者需要多种治疗方式结合[49,50,52,56,69,78,79]。术后并发症包括术后疼痛、瘢痕、出血；然而对性功能影响小，治疗总体耐受性良好[80]。Diakomanolis 等[51]报道了 52 例经过激光治疗或部分阴道切除术的患者，发现激光更适合多灶性病变，而部分阴道切除更适合单一病变。超声外科吸引是另一项技术，显示出与激光消融类似的效果；在一项 110 例患者的研究中，1 年无复发生存率分别是 24%、26%[47]。

在一系列关于 VAIN 患者行手术治疗的研究中，随访时间 3 个月~18 年，复发率在 0%~50%[9,12,17,34,44]。在一系列上部阴道切除术的患者中，总体的局部控制率在 68%~88%[19,29,34,47,51]。例如，Hoffman 等[34]报道，平均随访时间 38 个月，83%的 VAIN-3 患者无进展生存。值得注意的是，28%的患者在上部阴道切除术后发现有隐匿性浸润癌。Indermaur 等[47]在随后的研究中回顾性分析 36 例上部阴道切除术患者，平均随访时间 25 个月，88%的患者无复发生存。13 例(12%)患者进展到浸润癌；其中 8 例是直接浸润，5 例是微浸润。上阴道切除术的并发症报道各异，在 Indermaur 等[47]的一系列研究中，并发症的发生率为 9%。手术可能的并发症取决于手术切除的范围和方法，从阴道缩短和狭窄到与腹部手术相关的常见术后并发症。值得注意的是，既往放疗史使得术后并发症的发生率增加，在一报道中显示有较高的瘘管形成发生率[9]。

局部治疗

局部疗法主要用于因早期病变、多病灶的疾病，或多种并发症等不适于手术的患者。局部治疗也被应用于术前减少病变范围，和提高基质下瘤变细胞的手术完整剥除率[17]。治疗方法包括局部 5-FU 和 5%咪喹莫特乳膏，反应率分别是咪喹乳膏为 71%~78%、5-FU 为 41%~88%[53,55-58,67,71,72,81,82]。咪喹莫特乳膏提高局部干扰素、白介素-12、肿瘤坏死因子的水平[58]，增强阴道黏膜的免疫水平。局部治疗的不良反应包括局部刺激，其中烧灼感和溃疡是最常见的不良反应[53,71]。

放射治疗

放射治疗是有着悠久历史的另一种有效的治疗方式，在过去的二三十年间，一些小样本报道其控制率为 80%~100%[12,18,49,62,64,65,67,74,83,84]。HDR、MDR 和 LDR 治疗技术都表现出较好的治疗效果。但是由于其病例数少、随访时间短、整体不均一性等，不能客观地比较各治疗方案之间的差异性。一般来说，放射治疗作为保守治疗后复发的患者的保留治疗手段。其缺点包括可能对隐匿性浸润癌的治疗不足、继发性肿瘤及远期并发症。目前尚缺乏有关放疗对性功能、生活质量影响的前瞻性研究数据。

表 72.1 关于阴道上皮内瘤不同治疗方式的局部控制

作者	年份	病例	复发	随访	治疗方式
手术					
Benedet 和 Sanders[44]	1984	136	25	>5 年	WLE,PV,TV
Lenehan 等[12]	1986	19	16	5~112 个月	PV,TV
Ireland 和 Monaghan[45]	1988	25	4	3 个月~11 年	PV,TV
Hoffman 等[34]	1992	32	17	6~73 个月	PV(20%浸润癌)
Fanning 等[46]	1999	15	0	1.8 个月	PV(6.6%浸润癌)
Cheng 等[9]	1999	35	34	1~124 个月	WLE
Dodge 等[15]	2001	13	0	>7 个月	PV
Indermaur 等[47]	2005	105	12	2~9 个月	PV(12%浸润癌)
激光治疗					
Jobson 和 Homesley[48]	1983	24	17	6~27 个月	
Audet-LaPoint 等[49]	1990	32	28	7~85 个月	3.8%切缘为浸润癌 11 周复发时 3 例为浸润癌
Hoffman 等[50]	1991	26	42	2.2 年(平均)	
Diakomanolis 等[51]	1996	25	32	35~82 个月	
Campagnutta 等[52]	1999	39	23	13~90 个月	
Dodge 等[15]	2001	42	38	>7 个月	
外用 5-FU					
Woodruff 等[53]	1975	9	11	3~7 年	每月 1%~2% 5-Fu 外用
Petrilli 等[54]	1980	15	20	2~60 个月	每天 2 次,连用 5 天
Kirwan 和 Naftalin[55]	1985	14	7	4~42 个月	每周 1 次,连用 10 周
Krebs[56]	1989	37	19	12~84 个月	每周 1 次,连用 10 周
Audet-Lapointe 等[49]	1990	12	17	9~42 个月	每天 1 次,连用 5 天
Dodge 等[15]	2001	22	59	>7 个月	
外用咪喹莫特					
Buck 和 Guth[57]	2003	56	14	–	0.25g 每周,连用 3 周
Diakomonolis 等[58]	2002	3	见注	–	每周 3 次,连用 8 周 3 例 VAIN-1 患者 治疗后逆转为 VAIN-1 2 例,治愈 1 例
放疗					
Prempree 等[59]	1977	7	0	–	ICB 70~80Gy
Chyle 等[60]	1996	37	17	–	ICB/常压放射线
MacLeod 等[61]	1997	14	14	46 个月(平均)	HDR-ICB,34~45Gy(阴道表面 4~10 分次)
Ogino 等[62]	1998	6	0	13~153 个月	HDR-ICB,23.3Gy(平均)
Perez 等[63]	1999	20	6	–	ICB 60~70Gy
Graham 等[64]	2007	22	14	77 个月	MDR-ICB,Z 点剂量 48Gy
Blanchard 等[65]	2011	28	7	79 个月(中位)	LDR,黏膜下 5mm 60Gy

WLE,广泛局部切除;PV,部分阴道切除;TV,全阴道切除;ICB,腔内近距离放射治疗;HDR,高剂量率;MDR,中等剂量率;LDR,低剂量率。

LDR 治疗最常应用的是 137 铯作为放射活性源的阴道圆柱形施源器的腔内治疗。通常,整个阴道黏膜给予 60Gy 治疗剂量,但是根据处方剂量的深度以及技术的不同,有很大的剂量范围[63,65,67,74,84]。Chyle 等[60]给予 37 例患者阴道黏膜表面 70~80Gy 的治疗剂量,在 10 年的随访时间中有 17%的复发率。Perez 等[63]给予 20 例患者阴道黏膜表面 60~70Gy 的治疗剂量,其中 1 例复发。复发在远端阴道,称为边际复发。Blanchard 等[65]报道了1985—2008年在法国古斯塔夫-鲁西研究所治疗的28例VAIN-3患者。患者接受低剂量率近距离治疗，采用阴道模型技术，阴道黏膜下0.5cm给予60Gy的治疗量；其中18例接受阴道上部的治疗，6例接受阴道上2/3的治疗，4例接受全阴道的治疗。平均随访时间41个月，只有1例复发，10年的局部控制率在93%。总体上低剂量率近距离治疗有良好的治疗耐受性；在Blanchard等[65]的系列研究中，只有1例发生了2级的胃肠道反应，没有发现3级或4级的毒性反应。这与Perez等[63]的报道情况相一致。40例VAIN-3和Ⅰ期阴道癌患者采用低剂量率近距离治疗，只有1例发生了3级泌尿系统并发症。总而言之，低剂量率近距离治疗具有良好的局部控制率和低毒性反应率。

在英国格拉斯哥的比特森癌症研究中心，Graham等[64]回顾性分析了中剂量率腔内治疗VAIN-3患者的情况，使用MDR选数管（荷兰核通），分2次给予卵圆形施源器侧方0.5cm处（即Z点）共48Gy，间隔时间是1周。卵圆球置于阴道柱形体顶端以便充分覆盖子宫切除时缝合在阴道顶部及两侧的上皮。平均随访时间77个月，3例患者出现复发或残留的VAIN-3，其中2例随后进展为浸润癌或微浸润癌。另外1例在治疗14年后出现进展。治疗期间急性反应轻微；但随随访时间延长，所有的患者均出现1~2级的阴道黏膜萎缩、干燥、充血，其中4例患者出现了3级的毒性反应：严重的阴道狭窄；1例患者在治疗2年后出现了4级毒性反应：阴道溃疡。另外1例出现了3级尿道毒性反应：尿道狭窄，以致需要间断性自我导尿。

高剂量率近距离疗法已应用于VAIN-3患者。1983—1993年，Ogino等[62]报道了他们在神奈川癌症中心6例VAIN-3患者的治疗经验，给予平均剂量为23.3Gy（范围：15~30Gy）；大多数治疗采用两个卵圆球分5次完成，以阴道顶端上1cm作为剂量参考点计算放射量。阴道穹窿远端病变以阴道圆柱体顶端上1cm处作为剂量参考点，以给予整个阴道足够剂量。平均随访90.5个月，治疗后的患者没有发现疾病复发的证据。2例患者发生中重度阴道狭窄，3例发生直肠出血（已解决）。MacLeod等[61]报道了1985—1995年治疗的14例VAIN-3患者。阴道表面的总剂量34~45Gy，8.5Gy/次、2次/周或4.5Gy/次、4次/周。其中1例患者进展至阴道浸润癌，1例患者持续性VAIN-3。没有急性毒性反应发生，有2例患者发生了晚期3级阴道萎缩和狭窄。Mock等[83]报道了应用高剂量率腔内疗法治疗6例患者，5年疾病特异性生存率为100%。

阴道恶性肿瘤：鳞状细胞癌

流行病学

5个回顾性分析系列研究一共包括1375例阴道癌，其FIGO分期如下：Ⅰ期26%、Ⅱ期37%、Ⅲ期24%、Ⅳ期13%[85]。Creasman等[4]报道的NCBD分析与这些数据相一致：1985—1994年，3244例原发性阴道癌患者，按照美国癌症联合委员会分期，其中Ⅰ期24%、Ⅱ期20%、Ⅲ期和Ⅳ期24%，32%分期不明确。大多数肿瘤诊断时呈中分化（28%）或低分化（28%）。

根据Shah等[1]的SEER研究，绝大多数诊断为原发性阴道癌的女性中，非拉美裔白人占66%，非洲裔美国人占14%、西班牙裔白人占12%、亚洲/太平洋岛民占7%、其他种族占1%。非洲裔美国女性发病率最高（1.24/10万/年），亚洲/太平洋岛民最低（0.64/10万/年）。绝大多数患者表现为Ⅰ期（36%），65%是SCC，与其他报道一致。

危险因素

一般而言，原发性阴道SCC与VAIN、CIN具有相同的危险因素。SCC的潜在危险因素包括HPV感染、CIN史、外阴上皮内瘤样变、免疫抑制，还可能包括盆腔放疗史，尽管此方面还有争议。在一项以人群为基础的病例对照研究中，包括156例VAIN或浸润性癌患者，发现初次性交年龄早、终生性伴侣增多、吸烟是危险因素。在80%的原位癌、60%的浸润癌中可检测到HPV DNA；30%的患者有恶性肿瘤治疗史，其中最常见的是宫颈癌或原位肛门-生殖器肿瘤[30]。一项包括41例原位癌或浸润性癌的病例对照研究，发现低社会经济状况、生殖器疣史、阴道排液或刺激、细胞学异常史、子宫切除史和阴道创伤是潜在的危险因素[86]。一项包括36 856名女性的更大样本病例对照研究发现，饮酒可能作为生活方式因素增加女性阴道癌的风险，就像滥交和吸烟增加HPV感染的风险一样。部分研究发现因恶性病变或恶性肿瘤前期病变过早行子宫切除似乎是阴道癌的危险因素[30,87]。

有宫颈癌史的患者发生阴道原位癌以及浸润癌的风险显著增加。研究表明，10%~50%的VAIN或阴道浸润癌患者，经历过宫颈原位癌或浸润癌的治疗[12,60,88-94]，从宫颈病变治疗到发展为阴道癌的平均间隔为14年[90,95]。HIV感染的女性同样存在更高的阴道癌患病风险，倾向于比HIV阴性患者更具有侵袭性[96]。

盆腔电离辐射在阴道癌发展中的作用尚不明确，报道结果不一致。根据一项宫颈癌治疗后 20 年 1200 例患者的研究，发现盆腔放疗不增加盆腔继发肿瘤的发生[27]。然而，另一个 Boice 等[26]的研究报道，45 岁前有盆腔放疗史的女性，其阴道癌的风险增加 14 倍，且有显著的剂量效应。

其他提议的因素包括阴道黏膜的慢性刺激导致的慢性炎症、过度角化、增厚和棘皮症[96]，继之发生化生和异型性改变。尽管之前的研究表明大部分的阴道癌主要发生在阴道后壁，但是很多研究也发现阴道癌在前壁和后壁的发病率类似[29,90,97-99]，以此反驳阴道刺激性物质主要集中于阴道后穹隆促进阴道癌尤其是阴道后壁癌的发展这一理论。使用阴道子宫托的慢性刺激也被认为促进阴道癌的发生发展[100,101]。

临床表现

阴道肿瘤可以沿着阴道壁播散到子宫颈或外阴，但宫颈或外阴受累，诊断时要根据原发性阴道癌的诊断标准进行排除。病变可以沿径向延伸，形成外生型的肿块，或通过阴道壁入侵周围肌肉组织和器官。前壁病变可以浸润泌尿生殖隔或尿道。后壁病变可以浸润进入直肠阴道隔及直肠黏膜。进展期病变可以侧向扩散到子宫旁组织和阴道旁组织或泌尿生殖隔、肛提肌或盆筋膜，最终到侧盆壁。

大体上，阴道 SCC 可以表现为结节型、溃疡型、肿块型、外生型或内生型，在组织学上难以将原发性阴道 SCC 与复发性宫颈癌或外阴癌进行鉴别。组织学上，肿瘤被分为高分化、中分化、低分化等级别，分别描述为角化型，非角化型、基底样、疣状。绝大多数病变是非角化型和中度分化[102]。

阴道癌最常发生于阴道上 1/3，系列报道显示 50%~83%的阴道癌发生于该部位[29,98,99,103-106]。患者中相当一部分有子宫切除史。阴道中、下段 1/3 的发病率大致相当[29]，尽管有些研究表明阴道下 1/3 较中 1/3 更为常见[90,99]。早先的系列报道认为阴道后壁癌更常见，而其他研究发现阴道前、后壁癌的发病率均等[90,98,99]，阴道侧壁较少受癌累及。肿瘤可能呈现外生型或溃疡型，呈浸润性生长。

HPV 与阴道 SCC 的病理发生相关。Fuste 等[107]检测了 HPV 感染和阴道 SCC 的组织病理类型。在 HPV 类型和组织学(角化型、基底样型、疣状型)之间没有发现相关性。总体上，75%的标本 HPV 阳性。阳性标本中 HPV-16 的阳性率是 72%。Ferreira 等[108]注意到 HPV 阳性肿瘤的比例很高，SCC 标本中 HPV 阳性率 81%，绝大多数肿瘤中 HPV-16 阳性。

疣状癌是阴道 SCC 的一个特殊组织学类型，通常表现为局限型、柔软、菜花状肿物，显微镜下呈现分化良好、乳头样生长模式和棘皮样上皮[109]。表面上皮成熟伴角化不全或角化过度而无挖空细胞。这种异型的 SCC 少有侵袭性行为，极少转移[109-112]。因此，应视为有别于其他阴道 SCC 的特殊类型。

多达 65%的患者初始症状表现为不规则阴道出血[90,113,114]。阴道排液是阴道癌第二个最常见的症状，见于 10%~15%的患者。比较少见的症状，主要见于局部晚期病变，包括肿块、疼痛；泌尿系统症状包括尿频、排尿困难或血尿；胃肠道症状有里急后重、便秘或黑粪症等。由于阴道前壁贴近尿道和膀胱，泌尿系统症状在阴道前壁病变较宫颈癌更常见。多达 20%的女性在确诊时尚无症状[90,115]，主要是通过细胞学和妇科检查时发现病变。

淋巴引流

阴道的淋巴系统复杂，有很多交通网。阴道黏膜的淋巴管与黏膜下层和肌层的淋巴管网并行，最终汇集成阴道壁外侧的淋巴干，随后主要汇入盆腔淋巴结。阴道上段的淋巴引流与宫颈的淋巴引流相似，汇入闭孔和下腹部的淋巴结。阴道下段的淋巴引流入腹股沟淋巴结、股淋巴结和髂外淋巴结；后壁的病变还可引流入臀下、骶前和直肠周围淋巴结。可想而知，由于淋巴引流相互交通，原发肿瘤的部位不是淋巴引流的可靠判断依据。

Frumovitz 等[116]利用淋巴闪烁扫描技术对 14 例确诊原发性阴道癌患者进行淋巴引流研究，发现相当数量的不规则淋巴引流，进而对 33%的患者进行了放射方案调整。例如，4 例病变位于阴道上 1/3 的患者，预测的淋巴引流应随宫颈的淋巴引流汇入盆腔淋巴结，但有 2 例(50%)发现在腹股沟有前哨淋巴结。5 例病变位于阴道外口处，预测的淋巴引流为循外阴的淋巴引流到腹股沟三角处，但有 3 例(60%)在盆腔发现了前哨淋巴结。

淋巴结转移的风险与分期有显著的相关性。但由于绝大多数患者采用放射治疗而不行淋巴结切除术，淋巴结转移的真实阳性率难以确定。部分零散的淋巴结转移的数据也是来自一些探索性的手术和淋巴结切除术[95]。据报道，淋巴结的转移率Ⅰ期为 0%~14%，Ⅱ期 0%~32%，Ⅲ期、Ⅳ期分别高达 78%和 83%[95,117,118]。确诊时，多达20%的患者有腹股沟淋巴结转移，文献报道的转移率为5.3%~20%[63,93]。淋巴结转移显著增加局部复发率。Chyle等[60]报道，局部复发患者的腹股沟和盆腔淋巴结的10年复发率分别为16%、28%。在局部无复发患者中，腹股沟和盆腔的治疗失败率分别占2%、4%。

远处转移可以出现在晚期患者确诊时或病变初次治疗后复发时。最常见的血行转移部位是肺脏，其次是肝脏和骨骼[60]。Perez等[93]的数据显示Ⅰ期的远处转移率是16%，Ⅱ期为31%，ⅡB期为46%，Ⅲ期为62%，Ⅳ期为50%。某些组织学类型较其他类型会有更高的远处转移率。Chyle等[60]指出腺癌患者的远处转移的发生率(48%)比SCC更高(10%)，相应的10年生存率也低(20%对50%)。平滑肌肉瘤同样侵袭性强、易早期血行播散[4,119]、经常局部复发、肺转移常见[120]。阴道黑色素瘤和阴道小细胞神经内分泌瘤也是高度恶性、倾向于早期血液播散[121,122]。

诊断

诊断应该有完整的病史和全面的体格检查，包括仔细的盆腔检查。为达到对肿瘤边界和阴道壁全面评估，推荐在麻醉状态下进行盆腔检查。应用窥器检查时，由于窥器叶片可使阴道前后壁模糊，必须旋转窥器以观察从阴道外口到顶端的阴道四壁，并应行双合诊和仔细的扪诊。

对可疑病变部位，像外生型肿块、斑块或溃疡等的活检可以确诊。多达20%的阴道恶性肿瘤是通过细胞学检查时偶然发现的[90]。如果细胞学异常的情况下肉眼不能发现病变，应进行阴道镜检查，进行醋酸试验，随后进行Lugol碘染色。应用醋酸后，应对白色上皮或非典型血管区进行活检。碘可以鉴定碘实验阳性区，为非着色区，且与醋酸试验所见相对应。充分的活检还应包括宫颈，以排除原发性宫颈病变。患者可表现为多部位异常。据报道5%~20%的患者确诊时有腹股沟淋巴结的转移，所以应该常规检查腹股沟淋巴结以明确有否受累，尤其对于原发性阴道下段病变[63,93]。可疑淋巴结应行活检。实验室检查主要包括血分析、肝肾功能等。

FIGO分期是临床分期，可进行以下检查：胸部X线检查、静脉肾盂造影(IVP)、钡剂灌肠检查、膀胱镜、直肠乙状结肠镜检查。对于有膀胱和直肠受侵症状的患者可进行膀胱镜检查或直肠乙状结肠镜检查。CT和MRI通常进行，但不影响FIGO分期。盆腔CT可以代替静脉肾盂造影评估肾实质状态，以及用来评估局部病变范围和盆腔淋巴结状态。MRI可通过T1加权像与T2加权像来确定肿瘤浸润范围，分辨恶性肿瘤组织以提供治疗计划信息，肿瘤组织在T1与肌肉组织等信号，在T2与纤维组织或正常组织相比为高信号[123]。相对于其他成像方法，MRI较其他影像学检查手段的优越性主要包括超高的软组织分辨率、准确评估肿瘤的体积与局部浸润程度、盆腔淋巴结受累情况。一般来说，MRI在妇科肿瘤分期方面优于CT，有条件情况下应尽量应用。

PET较CT在发现淋巴结转移及明确阴道癌（包括宫颈癌)的侵犯范围方面更敏感有效[124]。原发性阴道癌和转移病灶表现出FDG-18的高代谢状态。在一项研究中，23例原发性阴道癌患者在分期过程中均做了PET和CT。CT只发现43%的患者的原发肿瘤，而PET是100%。23例患者中，PET可以识别出8例可疑的腹股沟和盆腔淋巴结转移，而CT是4例。14%的患者由于PET的发现而修改治疗计划，所以作者总结为PET较CT检测原发肿瘤和淋巴结转移更为敏感[124]。重要的一点是，患者行PET检查前排空膀胱，因为充盈膀胱的生理性FDG可能会干扰准确评估阴道受侵的范围。在实践中，绝大多数患者放疗计划的制订是利用CT、MRI或PET进行评估，这主要是基于本研究和其他妇科恶性肿瘤的研究。

分期

AJCC[125]和FIGO[2]应用于阴道癌分期(表72.2和表72.3)。FIGO分期是临床分期系统，可行胸部X线检查、静脉肾盂造影、钡剂灌肠检查、膀胱镜、直肠乙状结肠镜检查等以协助分期。阴道癌是排除性诊断。肿瘤侵犯子宫颈或外阴的患者分别被归类为原发子宫颈癌或外阴癌。原发性阴道黑色素瘤和淋巴瘤遵循AJCC黑色素瘤和淋巴瘤分期系统[125]。

有妇科恶性肿瘤史的患者，5年的无病间隔期被认为足够区分复发与原发性阴道癌。FIGO分期不再将原位癌纳入0期。

Ⅰ期的定义为病变局限于阴道壁；Ⅱ期涉及阴道旁组织，但未扩展到盆壁。Ⅰ期和Ⅱ期的区别具有主观性；肿瘤组织较为表浅(<0.5cm)定义为Ⅰ期，肿瘤组织较深或伴有阴道旁结节定义为Ⅱ期。Perez等[63]在1973年提议修改FIGO分期，ⅡA期：肿瘤仅侵犯阴道旁的黏膜下组织；ⅡB期：肿瘤侵犯宫旁组织。该项报道称阴道癌的5年生存率在ⅡA期与ⅡB期之间

表 72.2　美国癌症联合委员会发布的阴道癌 TNM 分期

原发肿瘤(T)	
Tx	肿瘤不能评估
T0	无原发灶的证据
Tis/0	原位癌
T1/Ⅰ	肿瘤局限在阴道
T2/Ⅱ	肿瘤累及阴道下组织但未扩散到骨盆壁
T3/Ⅲ	肿瘤扩散到骨盆壁[a]
T4/ⅣA	肿瘤侵犯膀胱和或直肠黏膜和或超出真骨盆(泡状水肿不能分为 T4)
区域淋巴结(N)	
Nx	区域淋巴结不能评估
N0	没有区域淋巴结转移
N1/ⅣB	盆腔或阴道淋巴结转移
远处转移(M)	
Mx	远处转移不能评估
M0	没有远处转移
M1/ⅣB	远处转移
临床分期	
0 期	Tis N0 M0
Ⅰ期	TI N0 M0
Ⅱ期	T2 N0 M0
Ⅲ期	T1~3 N1 M0, T3 N0 M0
ⅣA 期	T4, 任何 N, M0
ⅣB 期	任何 T, 任何 N, M1

Used with the permission of the American Joint Committee on Cancer (AJCC), Chicago, Illinois. The original source for this material is the *AJCC Cancer Staging Manual*, 7th ed (2010) published by springer science and Business Media LLC, www.springer.com.

表 72.3　国际妇产科联盟发布的阴道癌 FIGO 分期

分期	描述
Ⅰ	肿瘤局限于阴道壁
Ⅱ	肿瘤累及阴道下组织但未扩散到骨盆壁
Ⅲ	肿瘤扩散到骨盆壁
Ⅳ	肿瘤扩散范围超出真骨盆或侵犯膀胱或直肠(泡状水肿不能分为 T4)
ⅣA	肿瘤侵犯膀胱和或直肠黏膜和(或)超出真骨盆
ⅣB	肿瘤扩展到远处器官

[a] 盆壁被定义为肌肉、筋膜、神经与血管的结构,或骨盆的骨骼部分。

From FIGO Committee on Gynecologic Oncology. Current FIGO staging for cancer of the vagina, fallopian tube, ovary, and gestational trophoblastic neoplasia. *Int J Gynaecol Obstet* 2009;105:1, with permission.

相差 20%(分别为 55%、35%)。这项修订未被 FIGO 分期系统所采纳,然而,很多研究者认为这种区别具有预后相关性[59,93]。

预后因素

最重要的预后因素是确诊时分期[1,63,91,126-129]。NCDB 报道,迄今为止最大的基于人口的阴道癌调查显示,0 期的 5 年生存率为 96%,Ⅰ期为 73%,Ⅱ期为 58%,Ⅲ期和Ⅳ期为 36%[4]。Shah 等[1]基于 SEER 的数据,分析 1990—2004 年诊断为阴道癌的女性,也显示分期与预后的相关性,5 年疾病特异性生存率:Ⅰ期为 84%,Ⅱ期为 75%,Ⅲ期和Ⅳ期为 57%。经多因素分析,调整后的死亡风险比为 4.67。Perez 等[93]的系列研究中,165 例原发性阴道癌患者接受放射治疗,10 年的无病生存率分别是:0 期 94%,Ⅰ期 75%,ⅡA 期5%,ⅡB 期 43%,Ⅲ期 32%,Ⅳ期 0%。淋巴结转移同样也是不良预后因素[130]。

几项研究显示初始病灶的大小是预后因素之一。SEER 数据库研究[1]中,包括 2149 例原发性阴道癌女性,肿瘤直径≥4cm 的患者 5 年生存率明显低于肿瘤直径<4cm 患者(65%对 84%);然而,52%的患者其初始病灶的大小并不清楚。多变量分析显示,肿瘤体积更大的患者的死亡风险比是 1.71。Chyle 等[60]分析了 MD 安德森癌症中心 1953—1991 年治疗的 301 例患者,发现肿瘤最大直径>5cm 的患者较肿瘤较小的患者有更高的 10 年期局部复发率(40%对 20%)。Hellman 等[128]分析了卡罗林斯卡大学医院 1956—1996 年治疗的 314 例患者,多元生存分析发现只有 3 个独立预后相关因素:年龄大、肿瘤直径≥4cm、分期高。如果肿瘤侵犯了阴道 2/3 或以上,以及肿瘤呈环形生长则预后极差。Tran 等[131]回顾分析了 1959—2005 年在斯坦福大学医学中心接受治疗的 78 例 SCC 患者,多变量分析发现无病生存相关因素有:肿瘤大小、分期、子宫切除史、治疗前血红蛋白水平。Tjalma 等[132]与 Kirkbride 等[91]进行的一些小样本研究也发现肿瘤的大小与预后相关。其他的一些研究并未发现这种相关性,可能是由于样本数量少、难以准确评估肿瘤大小、治疗的差异性等。Frank 等[114]回顾分析了 1970—2000 年在 MD 安德森癌症中心接受治疗的 193 例阴道 SCC 患者,发现肿瘤大小与特异性生存率之间并无显著差异：肿瘤直径>4cm、直径≤4cm分别为82%、60%。阴道受侵的范围可以替代肿瘤大小评估肿瘤负荷。Stock等[98]调查了100例1962—1992年在麦基女子医院接受治疗的原发性阴道癌患者，发现病变侵犯阴道≤1/3的患者较病变广泛者有更高的5年无病生存率(61%对25%)。

病变位置对于预后的影响一直存在争议[60,103,133-135]。Kucera等[137]分析了110例患者，发现病变位于阴道上1/3的患者5年存活率是60%，中1/3为37.5%，下1/3为37%。Chyle等[60]发现病变位于阴道上1/3患者的盆腔复发率为17%，中、下1/3为36%，累及全阴道为42%。阴道后壁的病变较阴道前壁病变预后差，单因素分析显示二者的10年复发率为32%对19%[60]($P<0.007$)。但Hellman等[128]的研究显示病变位于阴道前壁与后壁的肿瘤预后无差异性。

几项研究[91,103,135]认为肿瘤组织学分级是一个独立的预后因素，但是有些研究却并不认同。Hellman等[128]评估肿瘤分级和其他病理变量(有丝分裂活动、中空细胞、血管含量和淋巴细胞反应)的影响，没有发现生存相关性。

Hellman等[128]进行的单变量和多变量研究均显示年龄是预后相关的重要因素。Urbanski等[135]的研究与上述结论一致，发现60岁以下的患者5年生存率为83%，60岁以上为25% ($P<0.0001$)。但也有一些研究并未发现有统计学意义[63,138]。

Tran等[131]回顾性分析了斯坦福大学医院接受治疗78例原发性SCC患者的数据，发现治疗之前血红蛋白水平<12.5g/dL是盆腔肿瘤控制不良和疾病特异性生存相关的预后因素[117]；血红蛋白水平<12.5g/dL的5年生存率为55%，≥12.5g/dL是76%。多因素分析显示，血红蛋白水平与子宫切除、分期、肿瘤大小等都是预后相关危险因素。

多达62%的原发性阴道癌患者既往有子宫切除病史[139]。这么高的比率反映了宫颈异常病理女性有很多，以及进行子宫切除的女性比例增加[140]。Tran等[131]进行多变量分析，第一个发现子宫切除可作为良好的预后因素。这可能反映出子宫切除术后有更严格的监测，导致可以早期发现肿瘤，或也可以反映出较少的阴道组织就可以作为肿瘤发生的基质。两项研究[60,128]通过单因素分析，已经确定了子宫切除术是一个重要的预后因素。

Brunner等[141]报道了HPV检测与阴道浸润性SCC的预后作用，采用原位杂交技术，51.4%的患者检出HPV阳性。HPV感染对于临床分期、组织分级、肿瘤大小及预后均无显著影响。但在更深一级的分类研究中，FIGO Ⅲ期及以上患者，HPV阳性者其无病生存率及总生存率升高($P=0.004$，$P=0.023$)。而Fuste等[107]在32例患者的研究中发现HPV阳性者生存期延长，HPV阳性与HPV阴性患者的平均生存时间分别为113.9个月和19.7个月($P=0.15$)。

接受放射治疗的患者，治疗时间可能也是影响肿瘤控制的因素之一[142,143]。Lee等[143]发现总体治疗时间≤9周的患者较>9周的患者肿瘤控制率明显升高(97%对57%，$P<0.01$)。Pingley等[142]还指出治疗时间和结果之间的相关性：接受近距离放射治疗的患者在4周内接受体外放疗较4周以上接受外照射者，其5年生存率分别为60%、30%。

手术治疗

大多数阴道浸润性癌患者选择放射治疗。手术治疗是高选择性的，适用于不出现广泛的功能受损基础上可切除的早期病变。手术也适用于之前接受过放疗不能再加量的患者。只有原位癌或边界清楚的表浅浸润性病变才可行局部扩大切除。阴道上端范围比较广泛的病变应行广泛性子宫切除、上端阴道切除、双侧盆腔淋巴结切除术，切缘阳性者应行辅助放疗。病变延伸到阴道下段者，应行广泛性子宫切除、全阴道切除、盆腔淋巴结切除，甚至外阴阴道切除和腹股沟淋巴结切除[89,90,98,99]。由于阴道与直肠、尿道相邻，疾病早期直肠或尿道出现小的受侵病灶并非少见。早前的手术要求40%~50%的患者应行盆腔除脏术以达到切缘阴性[95,99]。前盆除脏术应切除阴道、尿道、膀胱，为实现切缘阴性，阴道前壁浸润性病变往往需要行前盆除脏术。后盆除脏术应切除阴道、直肠。深部浸润的环形病灶应行全盆除脏术。考虑到广泛性手术的严重功能破坏，绝大多数患者选择放射治疗，并取代手术成为浸润性阴道癌的主要治疗模式。

在选择性Ⅰ期患者，手术可以取得很好的效果，报道的5年生存率从56%~100%不等[4,89,95,98,132,144]。NCDB回顾分析阴道癌患者，指出接受手术的患者具有较高的生存率[4]，尽管这也反映了选择相对年轻、身体状况良好的患者行根治性手术。最近的一个SEER数据库分析发现，Ⅰ期患者仅行手术治疗比单用放疗、联合治疗或未治疗的患者具有更低的死亡风险，然而这种差异还无统计学意义。在Ⅱ期阴道癌患者，未将单行手术治疗作为初始治疗的患者亦有相似的死亡率增加的趋势，但是调整模型后的多因素分析同样无统计学意义。

Stock 等[98]回顾分析 100 例阴道癌患者，发现手术治疗较单纯放射治疗对Ⅱ期患者有明显的生存优势。对于Ⅰ期患者，手术和放疗的存活率分别为 56%和 80%。对于Ⅱ期患者，手术后和放疗的存活率分别为 68%和 31%。这可能存在选择偏倚，因为接受放疗的患者可能病变范围更广泛。总体 5 年生存率是 47%。Stock 等[98]的结论：根治性手术（包括子宫切除、盆腔淋巴结切除、上阴道切除）对于Ⅰ期病变是合理的治疗方案；对于Ⅱ期患者，根治性手术要有合适的手术指征，ⅡB 期患者的初始治疗首选放射治疗。然而，值得注意的是，70%的Ⅱ期患者（23/33）接受的是具有明显死亡风险和功能损害的全阴道切除或除脏术。

其他研究者也报道了一些手术治疗很好的结果，尽管研究者承认这种结果可能是由于选择偏倚，即手术患者较放疗患者往往偏向于健康状况好，病变范围小。Tjalma 等[132]报道了 55 例原发性阴道 SCC 患者，在 27 例Ⅰ期病变的患者，26 例接受手术治疗，其中 4 例（4/26）随后接受了辅助放疗。平均随访时间是 45 个月，5 年生存率是 91%。Otton 等[144]回顾性分析 1982—1998 年昆士兰妇科癌症中心治疗的 70 例Ⅰ期或Ⅱ期阴道癌患者，发现手术或手术联合放疗较单纯放疗的患者有更长的生存期。作者认为局部病变小有利于达到切缘阴性，更适合手术治疗。Peters 等[106]分析了密歇根大学医疗中心治疗的 86 例阴道癌患者，包括 68 例 SCC，其中 12 例患者选择手术作为初始治疗，生存率 75%。同样，Rubin 等[99]报道了 8 例Ⅰ期和Ⅱ期接受手术治疗的患者，其中 5 年生存率为 75%，Ⅰ期的总体局部控制率为 80%，指出手术指征严格的患者可以获得很好的结局。Davis 等[95]报道了 1960—1987 年梅奥诊所治疗的 89 例阴道癌患者，52 例接受手术治疗的患者 5 年存活率为 85%，单纯接受放疗患者的 5 年生存率为 65%。Ⅱ期患者接受手术、放疗、手术联合放疗的 5 年生存率分别为 49%、50%、69%。然而由于严重的选择偏倚，回顾性分析治疗方案的差异性不能有效地进行比较。

Ling 等[145]的小型研究治疗了 4 例Ⅰ期阴道癌患者，采用腹腔镜下行根治性子宫切除+阴道切除重建。随访时间 40~54 个月，均达到无病生存，且性功能维护较好。作者表明，腹腔镜手术可以应用于早期患者，达到很好的结果。

一系列的研究发现，Ⅲ期或Ⅳ期的患者采用手术治疗，往往需要行盆腔除脏术[89,90,98,99]。高选择性患者局部控制率最高才达到 50%。在实际临床工作中，考虑到手术患者总体预后不良和手术并发症，晚期病变患者应该选择放疗，尤其配合化疗治疗。

在部分阴道癌患者中，提出了行新辅助化疗之后给予根治性手术[146,147]。Benedetti 等[147]报道了 11 例Ⅱ期阴道 SCC，使用了 3 个周期新辅助化疗：多西他赛、顺铂。91%的患者显示部分或完全反应；27%的患者达到完全反应。所有新辅助化疗后行手术治疗的患者切缘都为阴性，只有 1 例患者淋巴结阳性。平均随访时间是 75 个月，10 例（91%）患者生存，其中 8 例（73%）患者是无病生存。术后并发症非常轻微。一个Ⅱ期阴道 SCC 患者，使用博来霉素与顺铂组合的新辅助化疗，随后给予根治性手术[146]。在后来的 30 个月随访时间中，达到了无病生存，并且对性功能十分满意。然而，这种治疗方案还需要大样本和更长的随访时间以进一步评估其可行性。

放射治疗

Ⅰ期

由于阴道癌Ⅰ期和Ⅱ期的诊断分期为基于体格检查的临床分期，易受主观因素影响，因此难以比较不同报道之间的治疗结果。一般来说，Ⅰ期病变深度为 0.5~1cm。放射治疗应根据肿瘤大小、深度、病变位置进行个体化治疗非常重要。

肿瘤体积小、较表浅的患者可能单纯近距离放射治疗就已足够，有报道称局部控制率为 67%~100%[92,93,97,103,114,135,148,149]。Perez 等[63]报道Ⅰ期患者接受单纯近距离放射治疗，黏膜下 0.5cm，剂量为 60~70Gy，阴道表面的量达到 80~120Gy，其盆腔肿瘤的控制率为 88%。Frank 等[114]报道 21 例Ⅰ期患者仅仅接受了局部的放射治疗，区域淋巴结并没有覆盖。9 例患者接受近距离放射治疗，11 例患者接受外照射放射治疗，1 例使用经阴道电压锥的外照射放射治疗。其中 3 例（3/9）近距离放射治疗的患者盆腔复发，10 年的盆腔肿瘤控制率 67%。接受外照射治疗的患者，不管有没有联合应用近距离放射治疗，均没有发生盆腔复发。Dancuart 等[148]治疗的患者，接受近距离放射疗法或经阴道锥的放射治疗，局部控制失败率为 18%。Frank 等[114]指出，10 年的盆腔复发率为 18%，且复发的患者均是单纯接受近距离放射治疗的患者。

通常情况下，全阴道黏膜治疗剂量为 60~65Gy，有肿瘤侵犯的区域会额外再给予 20~30Gy 黏膜剂量[150]。

采用低剂量率近距离放射治疗,可以分两部分:先行整个阴道壁的治疗,然后再行覆盖肿瘤区域的治疗,肿瘤边缘外扩2cm后遮挡未受累的阴道黏膜。高剂量率近距离放射治疗也可以应用于治疗较表浅的病变。一般来说,给予阴道黏膜下0.5cm处的治疗剂量为21~25Gy,每周给予5~7Gy。肿瘤区域额外增加21~25Gy,通过有屏蔽设施的圆柱体实施,每周5~7Gy,总剂量达42~50Gy。对于>0.5cm的病变,要采用腔内和插植近距离放射疗法。对于这些病变,阴道黏膜下0.5cm处的剂量为45Gy(LDR)或21~25Gy(HDR)。随后通过插植技术,额外给予肿瘤25~35Gy(LDR)。

EBRT联合近距离放射疗法适合Ⅰ期病变范围较广、浸润深度大、低分化的患者。Perez等[63]指出,Ⅰ期患者单纯采用近距离放射治疗的肿瘤控制率与联合应用外照射大致相同,但这仅与某些研究中心的研究结果一致,并不是所有的研究结果都这样[114]。可能是低估的黏膜下病变或淋巴结转移,导致单纯接受近距离放射治疗有潜在的较高复发率。所以很多学者推荐除非常表浅的病变外,把联合外照射治疗作为Ⅰ期患者的标准治疗方案[114]。Frank等[114]报道1970—2000年间在MD安德森癌症中心一系列接受治疗的阴道癌患者,联合应用外照射治疗Ⅰ期患者的比例在逐渐增加。

Ⅰ期患者的实际5年存活率为60%~85%[1,93,114,131]。接受根治性放射治疗的Ⅰ期患者肿瘤特异性生存率为75%~95%[63,60,94]。Frank等[114]指出Ⅰ期患者的10年盆腔复发率(包括局部、盆腔淋巴结、腹股沟淋巴结)约为16%。远处转移并不常见,发生率约为5%[63,95,148]。

Ⅱ期

放射治疗是Ⅱ期患者的首要治疗方式,主要是近距离放射治疗联合外照射放射治疗。Perez等[63]指出Ⅱ期患者单纯采用近距离治疗的盆腔肿瘤控制率仅为36%,相比之下,联合应用外照射的为67%。联合应用二者比单独一种要有优势很多,这一点很多研究都有类似报道[60,98]。

通常,Ⅱ期患者先接受外照射治疗,随后给予腔内或插植近距离治疗。盆腔给予45~50.4Gy,每次1.8Gy,如果有宫旁浸润或怀疑淋巴结转移,可以适当提高子宫旁组织的剂量。如果病变位于阴道远端,腹股沟淋巴结也包括在整个盆腔射野内。

Chyle等[60]报道单纯接受近距离放射治疗的患者,局部控制率为89%,但是并没有报道盆腔复发率。28例患者单纯接受外照射治疗,精心设计了照射野,3例(11%)患者阴道复发。相比之下,58例患者接受联合治疗,12例(21%)出现阴道复发。作者得出结论,认为肿瘤治疗剂量对于良性结果至关重要。

近距离放射疗法应该确保充分覆盖整个肿瘤,达到足够的剂量。肿瘤浸润深度>0.5cm时需要插植技术,最理想是在3D成像治疗计划系统下进行[92,152]。浸润范围大或深度广、边界不清的情况下可能不适合近距离放射疗法。在这种情况下,采用适形技术或IMRT提高肿瘤剂量可能是首选的治疗方案,将获得较近距离放疗更好的结果[114]。联合外照射和近距离放射治疗,应该使肿瘤剂量最低达到75~80Gy。Fleming等[153]和Puthawala等[154]均报道称较高剂量(80~100Gy)可以获得更好的结果。

Ⅱ期患者单纯接受放射治疗,其5年生存率ⅡA期在35%~70%,ⅡB期患者为35%~60%[29,153]。Frank等[114]报道10年的盆腔复发率为25%,5年的盆腔控制率与近期其他报道相似,为76%~84%[131]。较ⅡA期患者,ⅡB期患者更容易发生远处转移[93,151],总体报道的远处转移率为22%~46%[93,95]。

Ⅲ期和Ⅳ期

晚期患者通常也接受盆腔外照射治疗,在某些情况下适当提高宫旁组织受量。如果能足以覆盖肿瘤组织,不良反应又小,可行肿瘤组织间插置近距离放射治疗,提供最低剂量75~80Gy。存在广泛的直肠阴道膈侵犯或膀胱浸润,近距离放射疗法不可行时,可采用缩野技术或IMRT提供额外剂量[155,156]。Ⅲ期患者的总体控制率30%~50%。ⅣA期患者预后较差。Ⅳ期患者肿瘤体积较小的话,严格选择手术指征,给予盆腔脏器联合切除术,可以获得长期的控制;然而,实际上,EBRT仍然是主要的治疗[1,4,63,98,99,114,135,157,158]。Ⅲ期患者的实际5年生存率为25%~58%[1,4,159],局部控制失败率为30%~75%[93,114,131]。Ⅳ期患者的结局更加糟糕,存活率为0%~40%[60,98,160]。尽管EBRT和近距离放射疗法联合治疗,Ⅲ期和Ⅳ期的患者只有20%~20%局部控制率,相对于盆腔复发,更容易发生远处转移[114]。

放化疗

在阴道癌治疗中,并无随机试验比较单纯放射治疗与放射治疗联合化疗的效果。放化疗治疗原发性阴道癌的研究大都患者数量少,或包含其他肿瘤,例如,外阴癌、宫颈癌。因顺铂联合放疗治疗宫颈癌使得无进展生存率和总生存率提高,以此推断,很多临床医生使用顺铂治疗阴道癌[63,161-164]。

Holleboom 等[165]发表了一篇病例报告,使用顺铂联合 EBRT 和近距离放射疗法治疗晚期阴道癌患者,其无病生存期为 16 个月。Evans 等[166]报道了使用放射治疗联合 5-FU、丝裂霉素治疗 7 例阴道癌患者,随访 19~39 个月,4 例患者无病生存。Roberts 等[167]报道了 7 例阴道癌患者,采用 5-FU、顺铂联合同步放射治疗。3 例患者体外放疗后接受阴道肿瘤组织间插置近距离治疗,2 例患者体外放疗后接受腔内近距离放射治疗。85%的患者初始治疗达到完全缓解。最后,4 例患者(61%)复发,平均时间为 6 个月。其中 3 例是局部复发,1 例远处转移,总体 5 年生存率是 22%。Kirkbride 等[91]报道了在玛格丽特公主医院治疗的 153 例患者中应用 5-FU(伴或不伴有丝裂霉素)治疗的 26 例阴道癌患者,77%的患者是Ⅲ期或Ⅳ期。调强放射治疗后进行肿瘤间组织插置放疗或腔内后装放射治疗,总剂量 62~74Gy。5 年生存率为 50%。Dalrymple 等[168]报道了以 5-FU 为基础的化疗联合放疗治疗原发性阴道 SCC。93%(13/14)的患者是Ⅰ期或Ⅱ期。放射治疗的中位剂量是 63Gy,采用单纯体外调强放射治疗或联合腔内近距离放射治疗。中位随访时间 100 个月,总体的 5 年生存率为 86%,9 例无病生存。说明较低的放射治疗量,亦可实现良好的局部控制率。有 31%的患者发生严重的肠道并发症,有 2 例死于肠梗阻。

Frank 等[114]回顾性分析了在 MD 安德森癌症中心接受治疗的阴道癌患者,其中有 9 例是Ⅱ期或ⅣA 期的阴道 SCC,接受放疗和以顺铂为基础的同步放化疗。平均随访时间为 129 个月,指出使用化疗可以改善局部控制率,44%的患者采用同步放化疗,均获得无病生存。Samant 等[169]发表回顾性报道,12 例阴道癌患者,6 例是Ⅱ期,4 例是Ⅲ期,2 例是ⅣA 期;10 例(83%)是阴道 SCC,2 例为腺癌。每周给予顺铂化疗($40mg/m^2$),一共 5 周,联合放射治疗,其中体外放射治疗中位剂量为 45Gy;腔内近距离插置或近距离放射治疗,平均剂量 30Gy。总的来说,治疗耐受性良好,92%可以按照规定完成。10 例接受阴道肿瘤组织间插置近距离放射治疗,其中 2 例行手术修复瘘口。5 年总生存率、无进展生存率和局部无进展生存率分别为 66%、75%、92%,以上数据支持顺铂周疗方案。Nashiro 等[170]报道了琉球大学同步放化疗治疗的 6 例患者,调强放射治疗 50Gy,随后给予缩野照射(4 例),腔内近距离放射治疗(2 例)。放疗的同时给予 2~3 个周期顺铂化疗。2 例患者Ⅱ期,1 例Ⅲ期,3 例患者ⅣA 期。所有的 6 例患者都达到了完全缓解,其中 4 例在随后 18~55 个月的随访时间内无病生存。

一项回顾性报道有关 1972—2009 年间,丹纳-法伯癌症研究所/布莱根女性医院治疗 71 例原发性阴道癌患者,51 例接受单纯放射治疗,20 例患者接受放化疗[170]。放疗期间接受增敏化疗的患者中 85%接受顺铂周化疗,其余患者接受卡铂或 5-FU 化疗。单纯行放射治疗的患者 3 年实际总体生存率和无病生存率为 56%,而同步放化疗组为 79%(P=0.01)。单纯行放射治疗组的 3 年无病生存率为 43%,而同步放化疗组为 73%(P=0.01)。中位随访时间 3 年,同步放化疗组的复发率为 15%,单纯放疗组为 45% (P=0.03)。

Ghia 等[172]应用 SEER 的数据,进行原发性阴道癌治疗方式的回顾性分析,分析 1991—2005 年间原发性阴道癌接受外照射与近距离放射治疗的数据。326 例患者的队列研究中 80.4%是 SCC。1999 年之前,只有 7.5%的患者采用放化疗,此后有 36.1%的患者接受放化疗(P<0.001)。最常应用的药物是顺铂,占放化疗的 59%。80 岁以上患者较少在放疗时联用化疗。在种族、分期、分级、病理诊断、并发症及近距离放射疗法使用上均无差异性。多变量分析显示,同步放化疗也没有明显改善总体生存率。

结局

基于一系列小样本的不同分期的总体生存率见表 72.4。Creasman 等[4]报道了 1985—1994 年 NCDB 诊断为阴道癌的 4885 例女性,发现 0 期的 5 年生存率为 96%,Ⅰ期 73%,Ⅱ期为 58%,Ⅲ期和Ⅳ期为 36%,且 85%是浸润性 SCC。最近 Shah 等[1]报道了 1990—2004 年 SEER 数据库 2149 例原发性阴道癌患者。发现死亡风险随时间减小,相对于 1990—1994 年,2000 年以后确诊患者的死亡风险下降了 17%。5 年疾病特异性生存率,Ⅰ期为 84%,Ⅱ期为 75%,Ⅲ期和Ⅳ期为 57%。

不同分期的总体的局部复发率如表 72.4 所示。一般来说,Ⅰ期为 10%~20%,Ⅱ期为 30%~40%。晚期患者尽管经过治疗,但是一般都持续性进展。Dixit 等[138]的研究指出,68%的Ⅲ期患者的治疗失败是由于持续性病变存在。大多数复发都在 5 年内,平均复发时间为 6~12 个月[114,178],且绝大多数文献报道局部复发是最常见的治疗失败的原因。盆腔淋巴结等阴道外的复发较少见。报道的远处转移率有异,为 7%~33%,多发生在后期,约 50%的远处转移在局部复发时发现[92,93,104,138]。

透明细胞腺癌

流行病学

阴道透明细胞腺癌最早由 Herbst 等[179]于 1971 年报道，一共有 6 例患者，年龄为 5~22 岁，其中 5 例在子宫内妊娠前 3 个月有 DES 暴露史。这是 20 世纪 40 年代中期到 60 年代，首次报道怀孕时接触 DES 等有风险的妊娠可能导致透明细胞腺癌的风险增加。DES 相关的透明细胞腺癌往往年龄小，研究指出，诊断时中位年龄为 20~30 岁[179,180]。研究表明，阴道透明细胞腺癌在患病年龄上呈现双峰分布：第一个高峰中位年龄 26 岁，大多数有子宫内 DES 暴露史；第二个发病高峰年龄平均 71 岁，在 1950 年之前出生的，因此没有 DES 暴露史[179,181]。

大多数的患者在诊断时是Ⅰ期或Ⅱ期[179,182]。45%~95%的阴道透明细胞腺癌与阴道腺病相关，形态学上最常见为输卵管子宫内膜样癌，尽管腺病有三种形态：宫颈内膜样、输卵管子宫内膜样和胚胎样[35,183,184]。大体上，透明细胞腺癌形态多样，最常见于前阴道壁。

危险因素

据估计暴露于 DES 的女性发生透明细胞腺癌的风险约为 1/1000[182]，说明有多种因素参与该病的发生，其他相关的风险因素包括孕 12 周内 DES 暴露、流产史、秋天出生和早产[185]。

阴道腺病定义为阴道腺上皮的异常，被认为是阴道透明细胞腺癌的前期病变，因此是有宫内 DES 暴露史女性的常见的组织学异常，发生率高达 95%[183,186]。但并不严格限于这一群体[187]。大体上，阴道腺病表现为阴道的红色、天鹅绒般柔软、葡萄样聚集的阴道簇状病变。腺样苗勒管的柱状上皮可能出现在鳞状上皮下或取代之，并发生鳞状化生[188]。

组织学

阴道透明细胞腺癌通常位于阴道前壁的上 1/3，且大小差异性很大。该肿瘤也可起源于宫颈组织。外观上大多外生型生长和表面浸润[189]。显微镜下，细胞呈空泡状、糖原丰富，因此有透明细胞癌的称号。最常见的组织学表现为管状囊性癌，尽管实性、乳头状或混合细胞形态均有报道[114,190]。细胞形态呈立方状或柱状，有大的异常突起的细胞核，周围有少量空泡状的细胞质。

临床表现

阴道透明细胞腺癌患者最常表现为异常阴道出血[179]，见于 50%~75%的患者。细胞学可靠性差，阳性率约 33%。因此，除四个象限的细胞学的评估外，推荐全面、仔细地观察整个阴道穹窿以评估黏膜下异常[191]。异常阴道排液、尿路系统症状、低位胃肠道不适应引起注意，尤其在晚期患者。阴道腺癌的鉴别诊断具有挑战性，因为必须要跟较远部位的转移性病变区别。

预后因素

阴道透明细胞腺癌的不良预后因素包括：晚期、非管状囊性癌、肿瘤直径>3cm、浸润深度>3mm[189]。一项包含 21 例阴道和宫颈透明细胞癌的研究发现野生型 p53 过度表达通常预示着较好预后[192]。与 DES 暴露不相关的原发性阴道腺癌是极其罕见的。Frank 等[193]回顾分析了 26 例患者，其 5 年总体存活率为 34%，明显差于 SCC 患者。

治疗方案

关于透明细胞腺癌的最佳治疗方案尚不清楚。很多研究报道了 DES 相关的阴道透明细胞腺癌的治疗[114,189,194-197]，采用的治疗方案类似于Ⅰ期或Ⅱ期阴道 SCC，包括手术治疗(根治性子宫切除+阴道切除+淋巴切除+阴道重建术)，或根治性放疗及同步增敏化疗[170,198]。由于 DES 相关的阴道腺癌患者往往较年轻，所以强调对卵巢和阴道功能的保护。根据美国注册表有关激素经胎盘致癌作用的数据研究，大约一半以上阴道透明细胞腺癌患者行单纯手术治疗作为初始治疗[199]。

Wharton 等[200]报道了使用腔内或经阴道放射治疗治疗早期病变患者，可以达到满意的肿瘤控制率和卵巢功能的保护。Herbst 等[201]报道了 142 例Ⅰ期阴道透明细胞腺癌患者。117 例行根治性手术，其中复发风险 8%，总生存率 87%。接受放射治疗的患者 36%复发。但是作者承认很难比较手术和放射治疗的效果，因为放射治疗往往选择病变较大而难以手术切除的患者。

Senekjian 等[195]报道 219 例Ⅰ期阴道透明细胞腺癌患者。43 例仅接受局部治疗，包括阴道切除术、局部切除，或局部照射并伴或不伴有局部切除，其他接受

表 72.4 阴道浸润癌不同治疗方式的预后

作者	预后	Ⅰ期(%)	Ⅱ期(%)	Ⅲ期(%)	Ⅳ期(%)	治疗方式
Dixit(1985-1989)等[138]	2 年 DSS	100	70	19	0	EBRT 和(或)BT
Fine 等(1963-1991)[160]	5 年 OS	42	68	58	0	EBRT 和(或)BT
Kucera 等(1975-1984)[137]	5 年 OS	81	44	35	32,0b	EBRT 和(或)BT
Perez 等(1953-1991)[63]	PC	85	66,56[a]	65	27	EBRT 和(或)BT
	10 年 DFS	80	55%,35%[a]	38	0	
de Crevoisier 等(1970-2001)[172]	5 年 PC	79	—	62	—	EBRT 和(或)BT
Lee 等(1964-1990)[143]	5 年 PC	87	88,68[a]	80	67	EBRT 和(或)BT
	5 年 CSS	94	80,39%[a]	79	62	
Frank 等(1970-2000)[114]	5 年 PC	86	84	71	—	EBRT+BT(n=119)
	5 年 DSS	85	78	58		EBRT(n=63)
Chyle 等(1953-1991)[60]	10 年 PC	84	75	60	40	EBRT+BT(n=121),EBRT(n=95)
	10 年 OS	55	51	37	40	Transvaginal cone(n=2),BT(n=26)
Stryker 等(1976-1994)[173]	5 年 DSS	78	63	33	50	EBRT+BT(n=25),EBRT(n=7),BT(n=2)
Lian 等(1986-2006)[174]	5 年 DSS	90	87	32	26	EBRT+BT(n=28) EBRT(n=17),BT(n=4),S+RT(n=6)
Tran 等(1959-2005)[131]	5 年 PC	83	76	62	30	EBRT+BT(n=43)
	5 年 DSS	92	68	44	13	EBRT(n=22),BT(n=10)
Mock 等(1986-1999)[83]	5 年 DSS	92	57	59	0	EBRT+BT(n=55),EBRT(n=5),BT(n=26)
Urbanski 等(1965-1988)[135]	5 年 DFS	73	54	23	0	EBRT+BT(n=77),BT(n=11),EBRT(n=15)
Beriwal 等(2000-2006)[175]	2 年大体 LC	—	100	100	100	EBRT+HDR BT
Creasman 等(1985-1994)[4]	5 年 OS	73	58	36	—	RT 和(或)S
Kirkbride 等(1974-1989)[91]	5 年 DSS	72	70	53	42	RT 和(或)S
Rubin 等(1958-1980)[99]	5 年 OS	75	48	54	0	RT 和(或)S
Stock 等(1962-1992)[98]	5 年 LC	72	62	0	21	RT 和(或)S
	5 年 DFS	67	53	0	15	
Shah 等(1990-2004)[1]	5 年 DSS	84	75	57	—	RT 和(或)S
Hellman 等(1956-1996)[176]	5 年 DSS	75	36	36	20,0[b]	RT 和(或)S
手术结局						
Ball 和 Berman[89]	5 年 OS	84	63	—	—	S
Creasman 等(1985-1994)[4]	5 年 OS	90	70	—	—	S
Davis 等(1960-1987)[95]	5 年 OS	85	49	—	—	S
Rubin 等(1958-1980)[99]	5 年 OS	80	33	—	—	S
Tjalma 等[132]	5 年 OS	91	—	—	—	S
Hellman 等(1956-1996)[176]	5 年 DSS	75	36	36	20,0[b]	RT 和(或)S
化疗结局						
Miyamoto 等(1972-2009)[170]	3 年 OS 79%		St Ⅰ,n=18;St Ⅱ,n=19,St Ⅲ,n=8,St ⅣA,n=6			RT+顺铂,5-FU,卡铂
Dalrymple 等(1986-1996)[168]	NED n=9(74~168 个月);DOD n=1(12 个月);DID n=4(46~109 个月)		St Ⅰ,n=1;St Ⅱ,n=10,St Ⅲ,n=1			RT+5-FU,顺铂/5-FU 或 MMC
Samant 等(1999-2004)[169]	5 年 OS 66%		St Ⅱ,n=6;St Ⅲ,n=4;St ⅣA,n=2			RT+顺铂
Nashiro 等(2002-2005)[177]	DOD n=1(25 个月);NED NED n=4(19~54 个月);AWD n=1(19 个月)		St Ⅱ,n=2;St Ⅲ,n=1;St ⅣA,n=3			RT+顺铂或顺铂/5-FU

DSS,疾病特异性生存率;OS,总体生存率;PC,盆腔控制;DFS,无病生存率;CSS,原因特异性生存率;LC,局部控制;BT,近距离放疗;EBRT,外照射放疗;HDR,高剂量率;S,手术;NED,无证据表明疾病;DOD,死于疾病;DID,死于并发疾病;St,分期;5-FU,5-氟尿嘧啶;cis,顺铂;MMC,丝裂霉素;AWD,带病生存。

[a] ⅡA 期和ⅡB 期的结局。

[b] ⅣA 期和ⅣB 期的结局。

常规的根治性手术。二者的10年实际生存率类似,分别是88%、90%。但是,行常规根治性手术组的复发率较高,分别是40%、13%。接受局部放射的患者,不管有没有行局部切除,复发率较单纯局部切除要低(P<0.03)。

Senekjian等[118]后续回顾性分析了76例Ⅱ期阴道透明细胞腺癌。10年总体生存率为65%。手术治疗组患者的5年生存率是80%,放射治疗组为87%,二者联合治疗组为85%。作者提倡对Ⅱ期患者行体外调强放射治疗联合近距离放射治疗,而手术治疗适合病灶小、位于上阴道的、病变更易切除的患者。Senekjian等[196]报道了盆腔除脏术可适用于原发或复发的病变的初始治疗。与其他治疗形式患者的生存结局是可以比较的。因此,为了减少发病率和提高生活质量,脏器切除术一般只适用于放射治疗后复发的患者。Herbst等[194]报道,盆腔复发后的5年生存率是40%。

虽然也有10~20年后复发的报道,但大多数的复发发生在治疗结束3年内[202]。大多数是局部复发,约1/3是远处转移,最常见是肺转移、盆腔外的淋巴结转移。当然,也有罕见的治疗后数年中枢神经系统转移[203]。阴道透明细胞腺癌的10年实际生存率是79%。Ⅰ期和Ⅱ期的生存率分别为90%和80%。

其他腺癌

大多数阴道腺癌都是从其他地方转移过来的,主要包括乳腺腺癌、其他妇科原发性肿瘤、肾癌等[204–206]。原发的阴道非透明细胞腺癌是极其罕见的,主要发生在绝经后女性。组织学变异包括子宫内膜样腺癌、黏液性腺癌、中肾样癌、乳头状浆液腺癌。阴道子宫内膜样腺癌是最常见的非透明细胞腺癌,通常患者有子宫内膜异位症史。只有少数病例报告阴道子宫内膜样腺癌[207–217]。一项涉及18例阴道原发性子宫内膜样腺癌的报道,10例发生在阴道上端[207]。18例中14例有阴道子宫内膜异位症史,恰恰说明是原发性阴道癌,而非子宫内膜扩散而来。患者年龄为45~81岁,中位年龄57岁。阴道黏液腺癌有少数病例报道[218–220],至少1例源于宫颈子宫内膜异位[221]。

大体上看,子宫内膜样腺癌可呈现息肉状、乳头状、粗糙、颗粒状、菌样、外生型或平坦,大多数位于阴道上段。显微镜下,肿瘤主要呈典型的子宫内膜样癌表现,由柱状细胞形成基底的管状腺体,胞浆中等嗜酸性、核大细长。阴道黏液性腺癌仅有少数几例报道[205,218–220],尚有一些罕见的起源于成形阴道的癌[222]和宫颈异位子宫内膜癌[221]。中肾癌起源于残留于阴道侧壁的中肾管[223,224]。原发性阴道浆液性乳头状腺癌罕有报道[225]。

黑色素瘤

起源于阴道黏膜的黑色素瘤罕见,占阴道肿瘤的2.8%~5%[226–228],美国每年新发只有100例。据Creasman等[4]的NCDB报道,阴道黑色素瘤占所有原发性阴道癌的4%。每年阴道黑色素瘤的发病率保持稳定,约0.26/1 000 000[229]。大部分患者是白人女性;一项37例阴道原发性黑色素瘤报道中,白人占84%,只有3%是非洲裔美国人[226]。Hu等[230]对1992—2005年间125例阴道黑色素瘤SEER数据分析,指出白人和美裔非洲人之间的发病率无明显差异。年龄调整后的白人与黑人的发病率之比为1:1.02。Creasman等[4]报道,绝大多数患者诊断时年龄较大,只有23%的患者诊断时不足60岁,28%的患者诊断时年龄为60~69岁,28%年龄为70~79岁,22%确诊时年龄达到或超过80岁。

阴道黑色素瘤被认为起源于阴道黏膜的黑色素细胞或非典型黑色素细胞增生。外观上,阴道黑色素瘤往往有色素沉着,呈黑色肿块、斑块、溃疡状,常见多灶性。最常见的形态是息肉结节状[231]。最常见的部位是阴道下1/3和阴道前壁[226,227,232]。

Frumovitz等[226]报道了37例女性原发性阴道黑色素瘤,肿瘤中位大小为3cm(范围0.4~5cm),中位深度7mm(范围1~21mm)。21%的患者是多灶性病变,24例(65%)患者位于阴道下1/3或阴道口。

显微镜下,肿瘤是由上皮样细胞、梭形细胞或痣状细胞组成,免疫组织化学显示S-100蛋白、HMB-45、黑色素A蛋白阳性。当S-100为阴性或仅局灶阳性时,酪氨酸激酶和MART-1是重要的标志物。分化差的肿瘤与癌和肉瘤难以区别。肿瘤的厚度与预后相关,可用Breslow法测量[233]。

阴道黑色素瘤是一种高度恶性的肿瘤,易早期血行播散。最常见的临床症状是阴道出血和排液,阴道排液通常呈血水样、异味重或脓样[121]。Reid等[234]回顾性分析115例原发性阴道黑色素瘤患者,发现肿瘤浸润深度和肿瘤直径>3cm与预后呈负相关。由于115例患者中仅42例有分期信息,未发现分期与预后的相关性。与SCC相比,阴道黑色素瘤患者的死亡风险显著增加1.5倍[1]。

治疗方案

原发性阴道黑色素瘤罕见,只有一小部分报道了治疗结果[121,226,235-238]，因此难以做出准确的治疗建议。已有的文献报道的治疗方法主要包括广泛的局部切除、根治性手术、放化疗，或多种治疗法的结合。总体预后差，无论治疗手段或手术切除范围如何，5 年存活率为 5%~30%[234,235,238]。远处转移率高，为 66%~100%[235,239,240]。

无论初始治疗如何，治疗结果让人失望。部分作者提倡根治性手术切除[241-243]。Geisler 等[241]推荐对浸润深度>3mm 的阴道黑色素瘤患者行盆腔除脏术，如盆腔淋巴结无受累，5 年生存率为 50%。Morrow 和 DiSaia[243]在他们的妇科恶性黑色素瘤荟萃分析中，提议行根治性手术治疗，在他们回顾分析的文献中，19 例患者中有 3 例行盆腔除脏术和局部扩大切除后获得了长期生存。Chung 等[235]分析了 1934—1976 年间治疗的 19 例原发性阴道黑色素瘤患者。所有接受广泛性局部切除的患者全部复发。5 年存活率仅为 21%。Miner 等[244]报道 1977—2001 年间纪念斯隆-凯特琳癌症中心治疗的 35 例患者。其中 69%的患者接受手术治疗，行局部扩大切除和盆腔受累器官全部切除或全阴道切除术，其中 74%的患者行选择性盆腔淋巴结切除。31%的患者接受根治性放射治疗。初始治疗行手术治疗者显著延长总体生存时间(25 个月对 13 个月)。手术范围的大小与无复发生存无明显相关性。

几项研究关于根治性手术和局部切除的治疗效果的比较，发现疗效相似[121,236,245,246]。在一般情况下，治疗方式与预后没有显著相关性。Bonner 等[247]报告了 9 例阴道黑色素瘤。其中 3 例行局部广泛切除，6 例行根治性手术。9 例患者均发生了局部复发。因此，作者建议术后增加盆腔放疗，以提高局部控制率。因此提议局部扩大切除，术后辅助体外放射和近距离放射治疗。Frumovitz 等[226]最近发表的综述报道称，局部扩大切除后行放射治疗可以减少局部复发。然而，大多数患者出现远处转移，最常见于肺和肝。

鉴于远处转移率较高，采用单独化疗或化疗与放疗联合[226,248]。但是迄今为止，全身化疗或免疫疗法未能改善患者预后[248]。Frumovitz 等[226]回顾性分析了 1980—2009 年间在 MD 安德森癌症中心治疗的 37 例Ⅰ期阴道黑色瘤患者，报道该组患者尽管是局限性病变，但预后差，5 年总体生存率 20%。在该项研究中，10%的患者接受非手术治疗，采用放疗、化疗或二者联合。手术治疗组较非手术组生存期显著延长。局部扩大切除后给予放射治疗，可以降低局部复发率，显示出生存期延长的倾向，从 16.1~29.4 个月。

回顾性分析数据表明放射治疗可以改善阴道黑色素瘤的局部控制率[121,249]。文献报道中少数长期生存的患者采用的是放射治疗。Harwood 和 Cummings[250]报道了 4 例经过放射治疗后完全缓解的阴道黑色素瘤患者，尽管随后有 2 例复发。Rogo 等[251]报道了 22 例外阴阴道黑色素瘤患者，手术和放疗的治疗结果具有可比性，8 例(36%)存活了 5 年以上。Petru 等[249]报道了 14 例阴道原发性恶性黑色素瘤患者，9 例中有 3 例患者接受了放疗，其中 2 例放疗为初始治疗，1 例为术后放疗，均存活 5 年以上。总存活中位时间为 10 个月，5 年无病生存率(DFS)和总体生存率分别为 14%和21%。同样，阴道黑色素瘤的治疗与阴道癌相似，放射治疗的量在亚临床病灶为 50Gy，GTV 为 75Gy。基于有限的放疗改善局部控制率的数据，阴道黑色素瘤术后应行辅助性放疗。

肉瘤

肉瘤占阴道原发肿瘤的 3%[4]。一篇基于 1985—1994 年 NCDB 数据的报道[47]显示，一共有 135 例原发性阴道肉瘤患者，组织学和年龄各有差异。22%的患者<14 岁，诊断时中位年龄约 50 岁。在儿童，胚胎性横纹肌肉瘤(RMS)或葡萄状肉瘤为最常见的组织学类型[252]，90%的病例发生在 5 岁以下儿童[253]。阴道肉瘤最常见表现为无症状阴道肿块[119]。有报道称阴道肿块为最常见症状，占 35%，其次是阴道、直肠或膀胱疼痛(26%)，然后为阴道或直肠出血、排液(18%)，白带增多(9%)，性交困难(7%)或排尿困难(7%)。

平滑肌肉瘤是成年女性最常见的组织学类型，约占所有阴道肉瘤的 65%；然而，总体数量非常小，文献报道<150 例[119]。其他不太常见的组织学包括恶性混合苗勒管瘤(MMT)、子宫内膜间质肉瘤和血管肉瘤[254,255]。阴道平滑肌肉瘤起源于阴道壁的平滑肌细胞，但也可能来源于阴道相邻的平滑肌细胞。外观上，主要表现为黏膜下结节，晚期患者则表现为明显的坏死或外生型、息肉状[256]。区分良性平滑肌瘤与平滑肌肉瘤的标准包括每 10 个高倍视野(HPF)超过 5 个有丝分裂、中度或明显的细胞学异型、有浸润边界[257]。由于不同部位的阴道平滑肌肿瘤具有差异性，因此足够的取样是准确诊断所必需的。显微镜下，平滑肌肉瘤是由具有圆钝细胞核和纤维细胞质的梭形细胞束交织而成[121,257]。据报道阴道平滑肌肉瘤主要位于阴道后壁，占 43%~45%，前壁占 17%~21%，侧壁占 34%~39%[119,258]。

MMT，也称为癌肉瘤，具有高度侵袭性，是由上皮和肉瘤两种成分共同组成的肿瘤。阴道 MMT 中的上皮成分最常见的是 SCC[254]，肉瘤成分可以是纤维细胞和平滑肌细胞，或包括软骨、横纹肌、骨骼和其他异源性组织。化生癌理论认为 MMT 起源于同一个细胞，癌成分通过化生成为肉瘤成分[259]。最常见的鉴别诊断是肉瘤样癌。在肉瘤样癌中，梭形和癌成分中细胞角蛋白呈阳性表达，而 MMT 中的肉瘤成分波形蛋白是阳性表达，癌成分中细胞角蛋白是阳性表达[254]。

1975 年，Davis 和 Franklin [260] 首次报道了阴道 MMT。从那时起，文献共报道了 11 例，患者年龄为 57~74 岁[254,261-265]。至少 1 例 MMT 患者在癌成分和肉瘤成分中均检测出高危 HPV，因此认为某些 MMT 可能与 HPV 相关[261]。文献中报道的血管肉瘤不足 10 例[266,267]。盆腔放疗可能是盆腔肉瘤尤其是血管肉瘤的危险因素[255]。

预后因素

文献回顾表明，阴道肉瘤易发生早期血行播散，局部复发常见。肺转移是常见的[119,258]。阴道肉瘤不良预后因素包括高组织学分级、分期、肿瘤直径>3cm、边界浸润、细胞异型性[120]。

治疗方案

不幸的是，大多数肉瘤确诊时已是晚期。尽管一部分肉瘤患者可选择行手术和辅助放疗，但是由于较高的局部复发和远处转移率而预后差。阴道平滑肌肉瘤的局部控制非常重要。Peters 等[268]报道了 17 例患者(10 例平滑肌肉瘤，4 例 MMT，3 例为其他肉瘤类型)。只有 3 例患者在随访的 84~161 个月中无病生存。这 3 例患者都进行了盆腔除脏术。接受其他治疗作为初始治疗方式的患者都死于复发，盆腔是复发的首发部位。50%(7/14)的患者盆腔是唯一复发部位。再次说明局部治疗的重要性。局部扩大切除后生存 8 年、10 年的病例均有报道[258]。

术后放射治疗已用于身体其他部位的软组织肉瘤来降低局部复发率[269]。辅助放疗治疗身体其他部分高级别肉瘤的结果已被推广应用于治疗阴道癌。切缘阳性者为达到局部控制，应给予超过 62.5Gy 高剂量[270]。阿霉素全身静脉化疗是治疗平滑肌肉瘤的标准方法[271]。

结果

Peter 等[268]的系列报道中平滑肌肉瘤患者的 5 年存活率是 36%，MMT 更低，为 17%。有关阴道原发性 MMT 的治疗只有少数几个病例报道和较少患者的报告进行过详细描述。Neesham 等[263]报道了 1 例 74 岁的Ⅰ期 MMT 患者，病变范围约 5.5cm，给予局部扩大切除和辅助放疗。局部治疗后 6 个月内该患者发生了远处转移。分析认为治疗失败的原因是由于 MMT 易早期发生远处转移，局部治疗对于生存没有显著影响。因此，其他部位的 MMT 一般是手术后给予化疗，原发阴道 MMT 也应该考虑这个方案，同时确保辅助放疗。以铂类为基础的化疗已应用于盆腔其他部位的 MMT。目前尚不明确单用铂类还是联合其他化疗药更好。联合方案包括铂类、紫杉醇类、异环磷酰胺。

淋巴瘤

女性生殖道原发性恶性淋巴瘤的只占所有原发性结外淋巴瘤的 1%[276]。其中阴道淋巴瘤更加罕见，文献报道不足 30 例[277-296]。军事病理研究所的一篇综述报道指出，在 9500 例淋巴瘤患者中，只有 4 例确定源于阴道[297]。大多数累及阴道的原发性淋巴瘤是弥漫性大 B 细胞型，尽管也有滤泡性淋巴瘤、伯基特瘤、黏膜相关淋巴组织型淋巴瘤的报道[284]。通常体格检查可以发现阴道壁受肿瘤浸润增厚；至少有 1 例报道阴道壁出现溃疡[292]。免疫组织化学染色肿瘤细胞呈典型的 CD20 阳性可协助确诊[285,295]。就诊时最常见的症状是阴道出血。淋巴瘤与白血病浸润难以区分；氯醋酸盐酯酶或髓过氧化物酶染色有助于鉴别。

虽然阴道淋巴瘤还没有建立治疗规范，根据身体其他部位结外淋巴瘤的治疗结果，选用相似的化疗或疗效反应的放疗模式是合理的。对于希望保留生育功能的患者，可选择性地单独行化疗。

阴道淋巴瘤女性的预后很好，尤其是早期确诊的患者，5 年生存率可高达 90%。1994—2007 年间文献报道的 10 例患者，除 1 例外，经过化疗或放化疗均获得治愈[283,285,289,291,298-301]。平均随访时间是 6~120 个月，其中 1 例死于其他疾病。8 例患者是 Ann Arbor 分期 IEA 期，1 例是ⅡEA 期，1 例未报道分期。最常见的化疗方案是环磷酰胺、阿霉素、长春新碱和泼尼松。有 1 例患者应用甲氨蝶呤、阿霉素、环磷酰胺、长春新碱、泼尼松和博来霉素也获得病变完全消退。由于单用化疗能达到很好的效果，一半的患者未接受放疗。

小细胞癌和其他组织类型肿瘤

阴道的原发性小细胞癌非常罕见，文献报道不到 25 例[302]。确诊时患者平均年龄是 59 岁，由于早期广泛播散而预后差。85%的患者在确诊 1 年内死亡。显微镜下，与肺小细胞癌难以区分。有神经内分泌分化，表现为内分泌颗粒，呈嗜银性，表达神经内分泌标志物[304,305]，如细胞角蛋白、特异性神经元烯醇酶、嗜铬粒蛋白 A 和 5-羟色胺等染色阳性。甲状腺转录因子-1 也是阳性表达，但不应用来区分原发和转移性病变[306]。小细胞癌可为单细胞成分或伴有鳞状细胞或腺上皮成分[303,304]。有报道显示，阴道小细胞癌也可以引发异位库欣综合征[305]。经典的治疗方案与宫颈小细胞癌类似，积极的治疗包括顺铂为基础的化疗、放射治疗、近距离放射治疗以及情况允许时行手术。

阴道腺 SCC 也是非常罕见的，镜下肿瘤由有腺体和鳞状细胞成分组成。有报道 1 例 64 岁的女性，同时患有腺 SCC 和子宫内膜小细胞癌[307]。治疗原则与阴道 SCC 类似，包括同步放化疗。

放疗技术

原发性阴道癌的根治性放射治疗包括体外放射治疗（EBRT）、近距离放射治疗，或更典型的二者结合。随着适形放疗技术的进步，提高肿瘤剂量的同时可最大程度地减少周围正常组织器官的受量，如小肠、直肠、膀胱、尿道、股骨头等。近距离放射疗法可以通过腔内或组织间插置以及 LDR 和 HDR 实施。3D 成像技术引导的近距离放疗计划正在兴起，近期发表的关于阴道癌的治疗显示出极好的短期结果[308]。

外照射放疗

一般情况下，当放射治疗作为初始治疗时，ERBT 可于近距离放疗前或单独应用于一部分Ⅰ期及所有Ⅱ~ⅣA 期患者。治疗技术、剂量分布、能量源的选择都必须依据患者情况个体化选择。肿瘤的远端边缘可在模拟定位时通过不透射线斑块予以标记。CT 下模拟定位可使血管成为淋巴结位置的标记，相对于盆腔的骨性解剖标记，可使得靶区勾画更精确和个体化[309,310]。如果射野包括腹股沟淋巴结，可以考虑“青蛙腿”姿势。除非有禁忌，否则使用口服和静脉对比剂有助于显示血管结构，利于膀胱、小肠和直肠勾画。在可能的情况下，融合盆腔 MRI 或 PET-CT 进入 CT 放疗计划，有助于肿瘤定位（图 72.4）。

二维治疗计划

传统上，EBRT 是采用前后对穿野（AP/PA）。但由于大量小肠肠曲在照射野内，采用四野照射时由于侧野对小肠的遮挡而可能更有益处。采用侧野照射时，一定要注意避免挡住任何受累淋巴结，包括骶前淋巴结、直肠周淋巴结、髂前外侧淋巴结。选择高能光子利于更好的剂量分布。

EBRT 的靶区剂量由影像学结果和分期决定。射野要确保覆盖阴道、髂总、髂外、下腹部和闭孔淋巴结。标准射野上界在 L5~S1 之间，以确保覆盖沿髂血管至髂总分叉的腹膜后淋巴结[311,312]。然而，许多初始治疗失败主要发生在阴道、阴道旁、宫旁，因此，一些学者建议区域淋巴结阴性的患者的上界应位于骶髂关节下缘再多 1~2cm 的上边缘，以减少不良反应[313]。如果盆腔淋巴结阳性，上界应该提高到 L4~L5，或更高以覆盖髂总淋巴结。下界位于阴道口，以确保覆盖整个阴道，或阴道肿瘤远端 4cm。侧壁超过真骨盆边界 1.5~2cm。如果用侧野，前界应充分包括髂外淋巴结，到耻骨联合，后界到 S2~S3。为覆盖腹股沟淋巴结应适当予以延伸。在治疗期间，应该计算出腹股沟淋巴结剂量以确保适当的覆盖率。当设计照射野时，应考虑到阴道的淋巴引流交通网。还应考虑到异于常规的可能的淋巴引流。在一项 14 例阴道癌患者的研究中，治疗前进行前哨淋巴结定位的淋巴造影，在 4 例阴道上 1/3 病变的患者中，2 例腹股沟区前哨淋巴结阳性[116]。

有数种技术可用于提高腹股沟区域剂量，减少股骨颈受量。可用电子线推量使腹股沟区提升到合适的剂量。还可选用不均一的射线（2:1，AP:PA）、低能量与高能量光子混合技术（4~6MV，AP；15~18MV，PA）。还有另一种方法，使用较宽的 AP 野和狭窄的 PA 野，对腹股沟淋巴结区常规用不对称准直器口进行光子推量[314]。

三维适形治疗

3D 成像技术在过去十年里有了长足的进步。CT 扫描模拟定位是目前最常使用的；可以使治疗区域适应患者特定的解剖结构。GTV 定义为临床可见的肿瘤，触及到的淋巴结和影像学（包括 CT、MRI、

置近距离放疗的其他适应证包括：病变厚度>0.5cm、阴道远端病变、阴道不能容纳标准施源器等。一般来说，组织间插置近距离放疗在EBRT完成后进行。

临床检查可以粗略地估计肿瘤的厚度。MRI在估测肿瘤厚度上优于其他成像技术，尽管像超声波凝胶等对比剂可以放置并扩张阴道以协助观察肿瘤。T1-钆和T2加权MRI可以在外照射后更好地评估残余肿瘤。使用不透射线的标志物放在阴道，在诊断和外照射后可以在CT上评估病变。

施源器的选择

模板系统可用来确保肿瘤靶体积针的位置，包括Syed-Neblett模板，改良的Syed-Neblett模板和MUPIT（马丁内兹通用会阴组织间插置模板）[329]。这些模板包括会阴的模板、阴道填充物和做后装的带孔模板。阴道填充物能放置串联放射源，使组织间插置和腔内后装相互结合。会阴模板需要缝入会阴皮肤。自由手技术最适用于阴道下段肿瘤，肿瘤易于触诊和观察。

术前评估

常规的术前评估可以让麻醉师在术前施行全麻、硬膜外或脊髓麻醉。既往有椎板切除术、严重的退行性疾病或血压不稳定的患者适合做硬膜外麻醉。硬膜外麻醉可以控制盆腔麻醉的程度，同时避免控制患者的麻醉装置可能带来的系统性影响、嗜睡、潜在的精神状态改变等。在可行的情况下，在插植期间给予全身麻醉，然后应用硬膜外麻醉自我控制装置可以使患者在整个住院期间最大程度地缓解疼痛。

使用抗凝药物像华法林等应在术前1周调整至低分子量肝素（LMR），在术前24h内和术中，应停止低分子量肝素。尽管皮下注射肝素预防血栓形成可以在手术后开始应用。患者还可能需要术前口服或灌肠进行肠道准备。

置入过程

患者呈截石位；医生应该意识到当腿部降低回仰卧位的时候，针可能会错位。用手指和窥器检查评估阴道宽度、肿瘤的大小和位置、宫旁或阴道旁残留病变数量和厚度以及有否瘘管形成。置入过程应无菌。放置弗利导管作为膀胱引流。肿瘤边界放置不透X线的标志物。拥有完整子宫的患者，可以放置中央管来锚定施源器。阴道的中央塑料圆柱体确保放置在子宫中央管上。模板包含多个开口，通过它可以插入针头，将模板放置到会阴上。针通过模板的孔植入肿瘤，要覆盖大体肿瘤体积边缘外1~2cm，理想情况下使用3D成像确认针的位置恰当。要求肿瘤体积要获得一致的剂量分布。

可能的话，在影像学的指导或直视下施行插植是最理想的，尤其是有子宫切除术史的患者。为了改善靶区定位和针放置的准确性，有几种模式可以应用，包括腹腔镜下引导、超声、CT和MRI。Stock等[330]报道使用实时直肠内超声引导，在插植过程中可以看见盆腔内结构。超声波探头可以在阴道旁、宫旁、子宫颈附近，超声探头的纵成像模式可用于确定针插入的最适深度。横向成像模式在插入过程中也可以确保针覆盖靶区，避免进入膀胱、直肠或小肠。使用这种技术，有创的腹腔手术或腹腔镜可以避免。

几位研究人员使用腹腔镜指导或腹腔手术改善插植的准确性和安全性[329-334]。开腹插置，手术中可以直视膀胱和尿道的位置。可以通过悬吊、组织扩张器或组织粘连松解保护膀胱和直肠。Disaia和Creasman[335]描述了“网膜地毯”的创建，把一段网膜沿着降结肠放入盆腔以隔开膀胱和直肠的插置，预防小肠粘连。在治疗过程中，如开腹有两种用途，往往只按第一种用途进行。开腹手术在很大程度上并发症增加，包括手术时间延长、术后恢复延期、出血和肠梗阻。作为开腹手术的替代，可视化腹腔镜手已应用。尽管腹腔镜创伤减小，但是腹腔镜和开腹手术都无法观察腹膜外结构，如部分膀胱、子宫、宫颈、阴道和阴道旁组织。然而，这些技术是很有用的，特别是在子宫切除的患者，在短距离放射治疗期间CT或MRI不可用时，可以避免针穿过小肠和乙状结肠。

随着CT和MRI的应用增加使得近距离放疗时3D成像增加[336,337]。近距离放疗时三维治疗计划的整合可以达到肿瘤体积的剂量提高而邻近危险器官免受放疗损伤。三维成像有助于确定插入的深度和位置，如果监测到穿孔进入膀胱或直肠，可以进行重新定位。在宫颈癌中，以3D成像为基础的HDR近距离放疗已经证实可以改善局部控制和减少治疗相关的毒性反应[338,339]。3D HDR近距离放疗治疗原发性阴道癌的报道较少。MRI可以很好地显现肿瘤轮廓，而CT会过高评估肿瘤的扩展范围[340]。在插植过程中使用MRI由于难以实现而限制其应用，并且需要特殊的施源器，扫描时间也长。在很多机构，近距离放疗时应用MRI扫描不可行。外照射放疗后，近距离治疗前，可以采用诊断性MRI来协助制订治疗计划。只有少数机构能实现实时图像指导下的近距离放疗[341];大多数是在插植完成后行 CT 或 MRI 扫描,对不合适的插置进行针的位置调整。

虽然 LDR 或 HDR 都可以应用,但是 HDR 组织间插置近距离放疗时可以限制医务人员及来访者的暴露,并且使用 3D 成像计划优化剂量分布[308,324,342]。有报道使用 ^{198} 金或 ^{125} 碘进行永久性植入[343],在老年患者或有放疗史的患者,尤其体积较小病灶可以获得长期控制。一般来说,暂时性植入优于永久性植入,由于其相对安全或简单、成本低、简单适用、稳定控制放射活性源的分布和较易调整剂量分布。由于直肠和膀胱紧邻,通过避免重要正常组织过量而尽量减少治疗毒性很重要。然而,肿瘤靶体积剂量不足也是一个比较严重的危险,因此优化靶区定位和针的位置很关键[344]。

阴道癌残留病变近距离放疗给予 DT 70~90Gy,全阴道黏膜表面 DT 60Gy。应特别注意尽量减少肠道剂量,尤其是靠近病变位置的肠道。当基于图像的软件计划系统可用时,可以做到适形放疗,同时又保护危及器官。因此,可以实现最佳的剂量分布。原始大体肿瘤可以基于 3D 影像勾画轮廓。

对于 HDR-ICB,不同的机构使用不同的分割方案。鉴于插入困难,医生可能插入施源器一次,在几天的住院时间内治疗患者,2~3Gy/9~10 次,1 天 2 次;4.5~6.5Gy/3~5 次,1 天 2 次,至少间隔 6h。两次插植分两次住院也是可以的。一个代表性的等剂量分布如图 72.5[318]所示。

对于应用 HDR 的患者,采用基于 CT 或 MRI 的 3D 治疗计划,D_{90}、D_{100},V_{100}、V_{150}、V_{200} 参数用来描述肿瘤体积和该区域的剂量。D_{90} 和 D_{100} 定义为肿瘤体积分别为 90%和 100%时的最低剂量。V_{100}、V_{150} 和 V_{200} 定义为接受处方剂量 100%、150%和 200%的肿瘤体积[345]。画靶区时膀胱、直肠、乙状结肠,必要时包括小肠都是危及器官,应计算 D_{2mL} 和 $D_{0.1mL}$[346],高危 CTV(HRCTV)定义为临床上明显的病变,外加 MRI 上看到的任何残余病变和阴道的残余肿瘤水平的整个圆周。中度风险的 CTV(IRCTV)包括肿瘤浸润的初始区域和剩下的阴道,包含潜在的黏膜下肿瘤扩散。低风险的 CTV(LRCTV)指的是剩下的阴道。Dimopoulos 等[347]近期报道了使用 MRI 引导下的自适应近距离放疗治疗局部晚期阴道癌,收到良好的结果。13 例Ⅱ~Ⅳ期患者进行了治疗,3 年局部控制率和总生存率分别为 92%和 85%,HRCTV 的平均 D_{90} 是(86±13)Gy。膀胱、尿道、直肠、乙状结肠的平均 D_{2mL} 剂量分别是 80Gy、76Gy、70Gy、60Gy。2 例患者发生瘘管,1 例患者尿道周围组织坏死。这项研究支持使用图像引导自适应近距离放射疗法:HRCTV,$D_{90} \geq 85Gy$;IRCTV,D_{90} 为~60Gy;LRCTV,D_{90} 为~50Gy。

推荐的最大等效剂量在 2Gy/次(EQD2)直肠和乙状结肠的 D_{2mL} 70~75Gy,在可能的情况下应<70Gy。膀胱最大 EQD2 D_{2mL} 应为 90Gy。针对女性尿道,没有剂量-体积分布直方图,但总的来说对于膀胱和直肠,D_{2mL} 应该可以作为参数使用。布莱汉姆女性医院报道了 51 例女性行 HDR 近距离放疗,发生 3 级或更高级的并发症的发生率[348]。膀胱、直肠和乙状结肠 D_{2mL} 的平均分别 64.6Gy、61.0Gy 和 51.9Gy。2 年 3 级、4 级胃肠道并发症发生的精确发生率为 20%,阴道为 9%,皮肤为 6%,肌肉骨骼为 3%,淋巴为 6%。发生 2 级或 2 级以上胃肠道反应的患者直肠的 D_{2mL} 明显较高。在单变量分析,直肠和乙状结肠的 D_{2mL} 和 $D_{0.1mL}$,近距离放疗时肿瘤大小、肿瘤体积都与胃肠道并发症有关。这种分析验证了直肠和乙状结肠的 $D_{0.1mL}$ 和 D_{2mL} 可以作为参数使用。

组织间插置治疗的注意事项

所有住院患者应接受肝素皮下注射预防深静脉血栓形成。患者出院前要查体确保没有发生褥疮性溃疡,在插置针取出后 2~4 周进行随访,查看插置处皮肤情况。然后每隔 3 个月随访一次,直至 1 年后每隔 6 个月随访一次。当发生组织坏死时,建议使用稀释的过氧化氢冲洗。如果坏死伴有恶臭味排液,推荐应用具有抗厌菌功效的抗生素。

组织间插置技术的结果

Kushner 等[349]报道了 19 例原发性阴道癌接受HDR 近距离放疗的结果。采用二维治疗计划,对 8 例患者进行组织间插置近距离放疗,中位剂量 23Gy/4 次。所有患者的 2 年总体生存率是 66.1%。3 例(15.8%)有严重的晚期后遗症,包括输尿管狭窄、阴道坏死和小肠梗阻;其中有 2 例患者接受组织间近距离放疗。

Tewari 等[350]回顾分析了 71 例原发性阴道癌患者使用组织间近距离放疗伴或不伴 ERBT 的长期结局。采用 Syed-Neblett 模板 ^{192} 铱后装技术。插置至少给予 20Gy,肿瘤总剂量大约 80Gy。平均随访时间为 66 个月,5 年无病生存率Ⅰ期为 100%,ⅡA 期 60%,ⅡB 期 61%,Ⅲ期 30%,Ⅳ期 0。13%患者出现严重并发症,包括坏死、瘘管和小肠梗阻。总之,局部控制率为 75%。

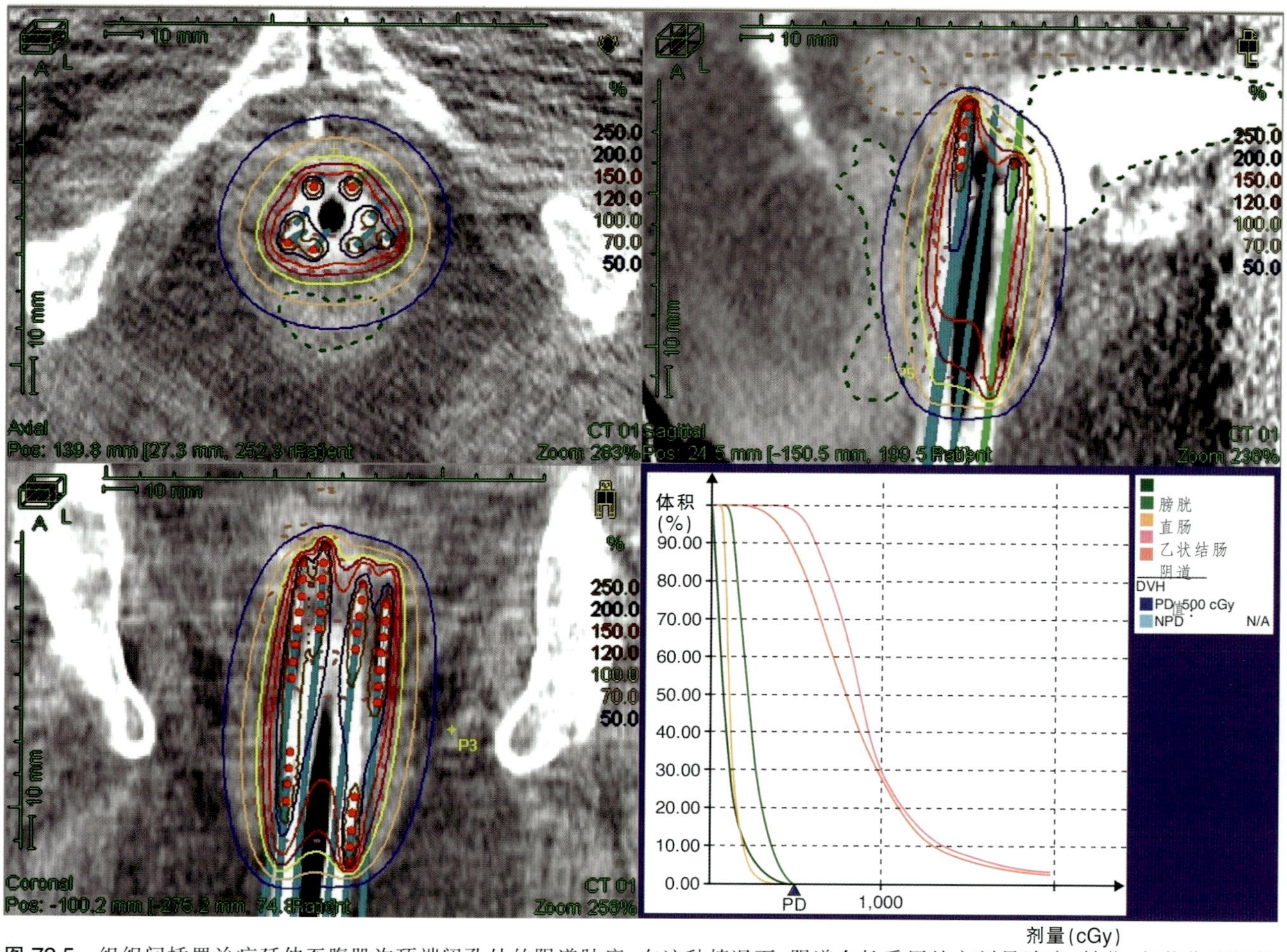

图 72.5　组织间插置治疗延伸至腹股沟顶端闭孔处的阴道肿瘤。在这种情况下，阴道全长采用处方剂量治疗。轴位、矢状位及冠状位等剂量分布用剂量体积直方图进行描述。

Beriwal 等[308]报道了在匹兹堡大学癌症研究所使用 3D 成像的 HDR 组织间近距离放疗结果。原发性阴道癌（n=17）和复发的妇科癌症（n=13）共 30 例患者使用 Syed-Neblett 模板进行治疗，插置完成后进行 CT 扫描确认针的位置和制订治疗计划。17 个原发性阴道癌患者，Ⅰ期、Ⅱ期、Ⅲ期、ⅣA 期分别有 2、9、5、1 例。53%的患者接受同步放化疗，每周顺铂，40mg/m^2，阴道顶端病变治疗期间应用腹腔镜引导针的位置。插置完成后，基于 CT 扫描进行 CTV 和危及器官的靶区勾画。大多数患者（93.3%）接受 EBRT 的中位剂量是 45Gy，随后给予 HDR-ICB，3.75~5Gy/次，中位剂量 21.3Gy/5 次。高危 CTV D_{90} 的总体中位剂量为 74.3Gy，膀胱、直肠、乙状结肠 D_{2mL} 的中位剂量分别为 58.5Gy、57.2Gy、50Gy，显示很好地保护了危及器官。中位随访时间 16.7 个月，2 年局部区域控制和整体存活率分别为 78.8%和 78.8%，显示良好的局部控制率。总的来说，治疗耐受性相当良好。没有 3 级或更高胃肠道并发症。1 例发生 3 级阴道末端溃疡，另外 1 例发生 4 级阴道坏死。

近距离放疗和外照射

近距离放疗提供了一个理想的方法提供肿瘤中心区域必要的照射剂量。然而，在特殊情况下当患者不适合近距离放疗时，IMRT 可用于提高残余肿瘤剂量。对玛格丽特公主医院的数据进行回顾性放疗剂量分析，比较应用 IMRT 与传统四野照射方案，其中 8 例宫颈癌，2 例子宫内膜癌，2 例阴道癌[351]。IMRT 可以显著改善剂量一致性，整体改善直肠和膀胱的剂量分布，虽然不及近距离放疗，但更加适形放疗。总的来说，IMRT 较四野照射，降低了直肠受照射体积，由 66%以上的处方量受照射体积下降了 22%（P<0.001），膀胱则下降了 19%（P<0.001）。然而，理想的光子或质子外照射与近距离放疗相比，近距离放疗可以提供最好的光子覆盖率和正常组织保护[352]。

Barraclough 等[353]应用 ERBT 治疗 21 例未能接受腔内近距离放疗的宫颈癌患者。3D 适形调强放疗剂量

54~70Gy。平均随访时间为 2.3 年,48%的患者复发,中心性复发 16 例(16/21),显著高于 MRI 计划下近距离放疗 3%~4%的局部复发率。这些结果远不如那些传统 EBRT 联合近距离放疗的结果,因此,建议无法进行腔内近距离放疗时才考虑外照射作为备选方案。

同样,有限的文献介绍了立体定向放射(SBRT)治疗阴道癌,显示结果较标准管理差。Higginson 等[354]报道两例阴道癌患者使用 SBRT 代替近距离放疗。门诊临床检查时,基准点放阴道旁、宫旁、宫颈组织。这两例患者 EBRT 给予 40~45Gy,随后给予 SBRT 25Gy/5 次;1 例患者在 5 月内发生局部复发,1 例患者 17 个月后发生远处转移。毒性反应包括 1 例急性 2 级膀胱炎,1 例 3 级直肠末端出血。因此,不推荐 SBRT 代替近距离放疗治疗阴道癌。

失败模式

不同分期的总体局部复发率如表 72.4 所示。一般来说,Ⅰ期的局部区域复发率为 10%~20%,Ⅱ期为 30%~40%。晚期患者尽管经过治疗,但是疾病仍持续存在。Dixit 等[138]在一系列研究中发现,68%的Ⅲ期患者治疗失败是由于疾病持续存在。大多数治疗失败发生在 5 年内,中位复发时间为 6~12 个月[114,178],大多数文献报道局部复发是最常见的治疗失败的模式。阴道外盆腔淋巴结复发是不太常见的。报道的远处转移率为 7%~33%,通常发生在疾病过程中,大约一半的远处转移与局部复发同时出现[92,93,104,138]。

综合管理、治疗方法和结果:特殊情况

子宫切除史患者

根据回顾性研究,约有 60%的原发性阴道癌患者有子宫切除史,可能反映了很高的子宫颈瘤变和宫颈癌病史,同时也说明整体女性子宫切除率升高[139,140]。子宫切除后,小肠往往降低至盆腔,在放疗期间被照射的可能性增加。阴道穹隆位置每天也会变化(图 72.6)。

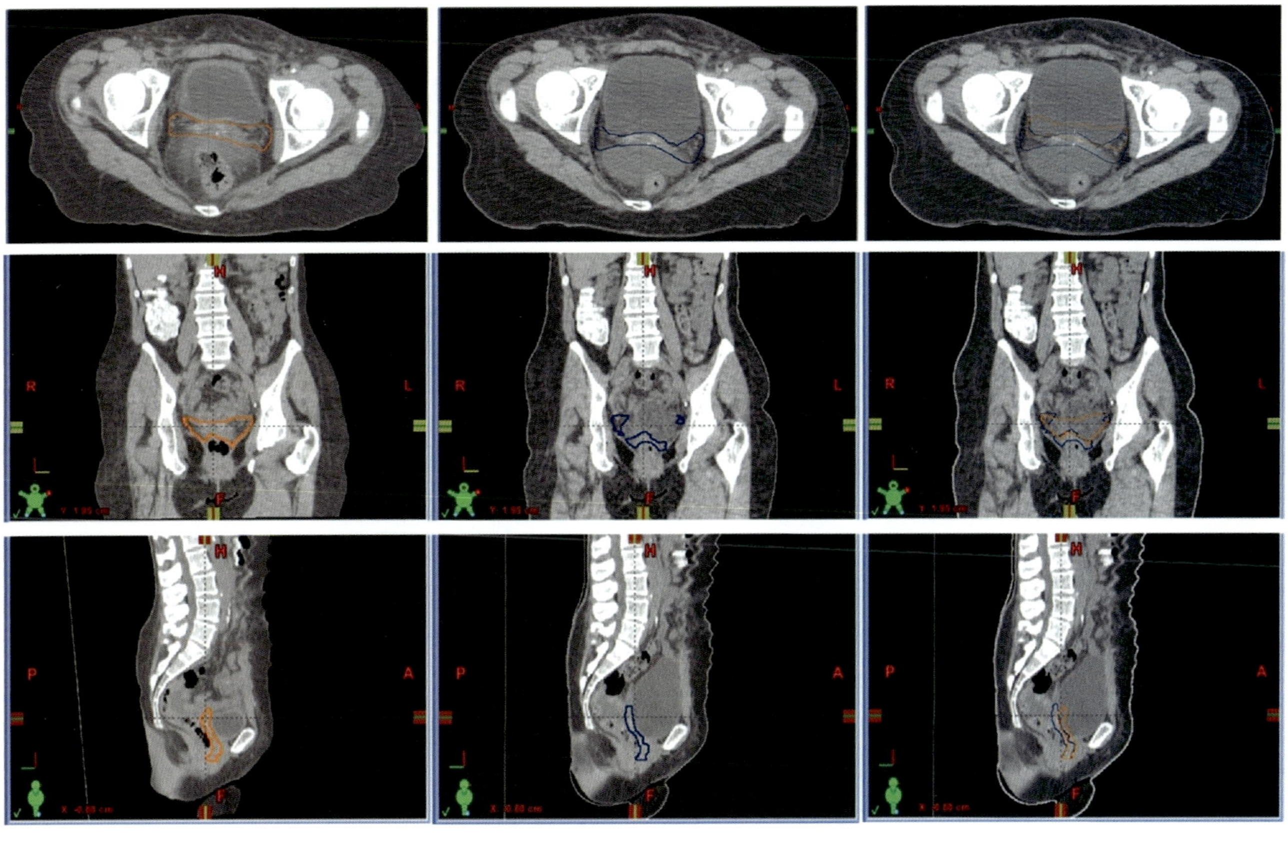

图 72.6 膀胱充盈性阴道位移。同一患者的轴位、冠状位和矢状位图像。左侧的一组图像显示了一个相对空虚的膀胱、阴道,阴道的轮廓用黄色勾画。中间一组图像显示一个完全充盈状态下的膀胱、阴道,阴道的轮廓用蓝色标示。右侧的一组图像显示膀胱完全充盈状态下两个阴道轮廓的叠加图像,展示随膀胱充盈阴道轮廓向后位移。

在ERBT期间，寻找方法来提高靶区定位变得尤其重要，因为放射线的治疗越来越适形，例如，IMRT技术和影像学引导下近距离放疗都是很有用。

Jhingran等[315]研究评估了子宫切除后患者在接受IMRT时阴道穹隆位置变化和膀胱、直肠受量，发现依膀胱和直肠的充盈度而阴道穹隆位置变化显著。在放疗前，一般要求患者放疗前充盈膀胱，然而，研究表明在IMRT期间膀胱充盈量中位差异为247mL。很可能膀胱运动影响阴道的位置。基准标记放置在阴道，治疗期间变动的中位差值为左右0.59cm，前后1.46cm，上下1.2cm。因此，在勾画临床靶区的时候注意到靶区活动很重要。

为最大限度地减少靶区剂量不足，作者建议将膀胱充盈和空虚状态下的CT扫描计划融合以评估靶区体积位置在治疗期间可能的范围。另一种方法，尽管实用性稍差，是利用弗利导管在治疗前向膀胱填充固定体积的生理盐水或使用基准标记来调整每日治疗量。但这些方法可能更适合短疗程或局部增量。另外，超声波可以用来评估治疗前膀胱体积。

既往妇科恶性肿瘤病史

多达10%~50%的VAIN或浸润性癌患者已经经历了宫颈原位癌或浸润癌的治疗[12,60,88-94]，从宫颈疾病发展到阴道癌平均约14年[90,95]。宫颈癌或子宫内膜癌在治疗后的复发95%发生在5年内；因此，5年后出现的阴道病变被认为是第二原发病变。Perez等[93]和Perez和Camel[355]报道，5年前有妇科恶性肿瘤史的原发性阴道癌患者的生存率和肿瘤控制率与无恶性肿瘤史的患者相似。

既往有盆腔放疗史的患者可以考虑再次放疗，但是毒性反应风险增加。Xiang等[356]报道了73例既往有宫颈癌放疗史、5~30年后又被诊断为阴道恶性肿瘤的患者。所有患者初始恶性肿瘤的治疗均接受了EBRT和近距离放疗。阴道恶性肿瘤再次放疗计划根据阴道肿瘤的位置和体积、此前放疗的位置和剂量而定。患者接受近距离放疗，给予肿瘤基底放射量（镭源30~40Gy/3~5次），或HDR（^{60}钴HDR、20~35Gy/3~5次），随后使用阴道模型给予黏膜下0.5cm、20~30Gy/4~6次。累及外阴或腹股沟，额外给予EBRT 30~40Gy。绝大多数患者单接受放疗；11例患者同时接受了化疗，代表性化疗以顺铂为基础。5年生存率为40.3%，3例患者存活超过15年。再次放疗有明显的不良反应：18例有放射性坏死。其他不良反应包括1例（1.4%）膀胱阴道瘘，8例（11%）直肠阴道瘘，血尿（12.3%），中度到重度的直肠后遗症（13.6%）。

Beriwal等[175]报道了5例既往盆腔放疗史患者阴道复发癌使用HDR组织间插置和腔内近距离放射的治疗情况。从先前的放疗到复发中位时间为4年（6个月~18年）。2例患者在前次照射野2cm内复发，4例患者在前次照射野内复发。所有患者接受EBRT的中位剂量为45Gy，随后接受近距离放射疗法。4例与之前照射野重叠的区域，累计EQD2阴道黏膜剂量范围120.7~154.54Gy。此部分患者中，1例患者在治疗后两年发生直肠阴道瘘，另外1例发生慢性阴道溃疡，阴道缩短为2cm；EQD2值分别为142.98Gy和154Gy。其余患者没有发生3级或更高级的毒性反应。

重建阴道的肿瘤

在过去的几十年中，报道了各种阴道重建或阴道延长术方法，包括分层厚皮移植、肌皮瓣移植、建造直肠和阴道间的人工通道。这些技术可以为先天性畸形、无阴道患者构造阴道，或妇科恶性肿瘤患者术后重建功能性阴道[357]。重建阴道中发生原位癌和浸润性癌非常罕见。一项综述展示了发表的6个原位癌病例报道[358-363]。阴道重建术后到发展至原位癌的时间从6个月至20年不等。5例患者接受手术治疗。虽然也可以使用局部治疗方法如5-Fu或激光消融，但是手术提供了一个完整的病理评价。应根据疾病的程度、患者特点和治疗的目标来选择治疗方案。

重建阴道的浸润性癌倾向于分化差。所有报道的患者都表现为肿瘤块大，并有证据表明迅速进展[222,364-367]。治疗方案包括放疗（无论是否有行根治性切除的意向），及在部分选择性病例行淋巴结切除。Steiner等[357]综述了16例患者，其中9例单纯行初始放疗，1例在放疗后行除脏术及术中放疗，4例行除脏术。尽管大多数情况下是SCC（n=11），也有5例腺癌。文章中所有患者未记录复发情况。3例患者在几个月内迅速复发。2例患者分别无病生存到10、18个月。1例患者3年后复发，但复发1年后死亡。

建议阴道重建患者行定期细胞学的监测、可疑粗糙组织活检，避免可能导致恶性病变风险的慢性刺激。尽管没有最佳的治疗方法，手术切除辅助术后放疗优于单纯根治性放疗，因为根治性放疗可能与高复发率相关。

外阴切口瘢痕癌

有病例报道记录子宫颈癌或外阴癌发生外阴切口瘢痕癌种植[368-371]。诊断时病变主要表现为结节状、颗粒状,大小从不足 1cm 至 4cm。患者经手术加放疗后结果良好,没有病变复发的证据[369],支持种植而非转移性病变。总之,有妇科癌前病变或恶性肿瘤史者,在常规随访时应接受仔细的检查和切口瘢痕处任何可疑病损的活检。总体治疗效果可以,鉴于该类型罕见应根据患者情况做到个体化治疗。

补救治疗

对复发或持续性病变患者,明确补救性治疗是否有机会治愈或初始目标为缓解病痛这一点很重要。因此,必须要考虑多个因素,包括疾病的程度、复发的位置和程度、无病间期、系统性疾病的状态、患者年龄、合并症及总体可行性。

理论上, Ⅰ期和Ⅱ期放疗后复发可以手术切除,包括全阴道切除,全盆除脏术。1956—2001 年间,加州大学洛杉矶分校医疗中心对妇科恶性肿瘤复发盆腔除脏术的回顾性分析指出,复发性宫颈癌和复发性阴道癌的 1 年、5 年存活率分别为 73%、54%[372]。

早期病变行相应范围的手术治疗后复发可以行更广泛的手术或放疗行挽救治疗。如果使用放疗,同步应用以顺铂为基础的化疗是合理的。晚期患者复发治疗更具挑战性,大多数患者之前接受 EBRT,再行根治性手术的选择有限, 局部复发者再放疗的治疗也有限。对于盆腔复发、病灶较小的患者,有报道再次给予腔内或组织间插置近距离放疗,控制率为 50%~75%,3 级或以上并发症发生率为 7%~15%[175,356,373-376]。Beriwal 等[175]最近评估了 HDR 近距离放疗治疗对原发性和复发性阴道恶性肿瘤的治疗。对于有恶性肿瘤史的患者,无放疗史与有放疗史患者的粗略局部控制率分别为 100%、67%。

姑息治疗

ⅣB 期患者没有根治性治疗方案选择,但局部放疗可以获得显著的症状改善。晚期病变可引起阴道流血、盆腔疼痛、淋巴性水肿、内脏梗阻等。尽管大多数妇科恶性肿瘤患者的姑息治疗涉及 EBRT; 近距离放疗,尤其是阴道病变患者,也可以有效地缓解症状。已应用的治疗方案各种各样。治疗的强度、持续时间必须与预期的缓解程度、潜在的毒性和寿命进行权衡。

阴道出血是放疗选择的常见症状。由于肿瘤质脆,可以少量出血;当肿瘤侵蚀较大的血管时可变为活跃出血。治疗过程中初始治疗时采用大分割放疗对此种病例有止血作用。对严重活动性出血的治疗方案还包括栓塞、注入血管升压素和气球导管插入术。基于其他肿瘤的临床经验, 常用的姑息疗法有给予 30~40Gy/10~20 次,这样治疗时间延长。这对那些生存期有限的患者可能不是最适宜的方案,故已探索短疗程疗法。每次放疗分割剂量较大可能会增加晚期毒性反应,但是许多患者可能活不到这些不良反应出现的那一天。

RTOG-7905 Ⅱ期临床试验探讨低分割放疗时同步应用米索硝唑(乏氧细胞增敏剂)用于晚期盆腔恶性肿瘤的治疗[377]。方案为每 4 周给予一次放疗,放疗量为 10Gy,共进行 3 次。虽然完成 3 个疗程的患者总体缓解率为 41%,但是该方案由于有难以接受的晚期胃肠道并发症(3 级和 4 级发生率为 45%)高风险而被过早地停用了。随后,RTOG-8502 研究致力于降低毒性反应, 用另一种分割方案:3.7Gy/次,2 次/天, 总量 14.8Gy,间隔 4 周重复,共 3 个周期[378]。评估患者的总体肿瘤反应率为 32%,完成 3 次治疗的患者反应率为 45%,有相当低的晚期并发症率(7%)。RTOG-8502 Ⅲ期试验在放疗周期之间随机给予部分患者 2~4 周休息时间, 希望通过减少治疗间隔限制肿瘤再群集化。然而,在肿瘤反应和缓解之间没有显著性差异。总之,出血和功能障碍在 90%的患者显著或完全减轻,68%的患者疼痛缓解。虽然说如果休息时间短,毒性反应有增加的趋势,但两种方案在晚期毒性反应上没有显著性差异。

有少数报道低分割方案姑息治疗妇科恶性肿瘤。Yan 等[380]报道了 51 例晚期妇科恶性肿瘤患者,包括阴道癌 10 例,在玛格丽特公主医院治疗,随访时间超过 10 年。治疗方案为 24Gy/ 3 次,每次间隔 7~14 天。49%的患者接受了至少 2 次治疗。总之,92%的患者阴道出血完全或部分缓解,76%的患者报告疼痛减少,与其他报道的盆腔恶性肿瘤放疗方案类似。

治疗并发症及其处理

放疗毒性反应

放射治疗后阴道黏膜的病理变化包括黏膜萎缩、上皮变薄和复层鳞状上皮层缺失。可以表现为透明样

47. Indermaur MD, et al. Upper vaginectomy for the treatment of vaginal intraepithelial neoplasia. *Am J Obstet Gynecol* 2005;193(2):577–580; discussion 580–581.
60. Chyle V, et al. Definitive radiotherapy for carcinoma of the vagina: outcome and prognostic factors. *Int J Radiat Oncol Biol Phys* 1996;35(5):891–905.
63. Perez CA, et al. Factors affecting long-term outcome of irradiation in carcinoma of the vagina. *Int J Radiat Oncol Biol Phys* 1999;44(1):37–45.
97. Stock RG, et al. The importance of brachytherapy technique in the management of primary carcinoma of the vagina. *Int J Radiat Oncol Biol Phys* 1992;24(4):747–753.
98. Stock RG, Chen AS, Seski J. A 30-year experience in the management of primary carcinoma of the vagina: analysis of prognostic factors and treatment modalities. *Gynecol Oncol* 1995;56(1):45–52.
114. Frank SJ, et al. Definitive radiation therapy for squamous cell carcinoma of the vagina. *Int J Radiat Oncol Biol Phys* 2005;62(1):138–147.
116. Frumovitz M, et al. Lymphatic mapping and sentinel lymph node detection in women with vaginal cancer. *Gynecol Oncol* 2008;108(3):478–481.
131. Tran PT, et al. Prognostic factors for outcomes and complications for primary squamous cell carcinoma of the vagina treated with radiation. *Gynecol Oncol* 2007;105(3):641–649.
142. Pingley S, et al. Primary carcinoma of the vagina: Tata Memorial Hospital experience. *Int J Radiat Oncol Biol Phys* 2000;46(1):101–108.
168. Dalrymple JL, et al. Chemoradiation for primary invasive squamous carcinoma of the vagina. *Int J Gynecol Cancer* 2004;14(1):110–117.
169. Samant R, et al. Primary vaginal cancer treated with concurrent chemoradiation using Cis-platinum. *Int J Radiat Oncol Biol Phys* 2007;69(3):746–750.
171. Miyamoto DT, Tanaka CK, Viswanathan AN. *Concurrent chemoradiation improves survival in patients with vaginal cancer.* San Diego, CA: Presented at the 52nd American Society for Therapeutic Radiology and Oncology Annual Meeting, 2010.
176. Beriwal S, et al. High-dose rate brachytherapy (HDRB) for primary or recurrent cancer in the vagina. *Radiat Oncol* 2008;3:7.
347. Dimopoulos JC, et al. Treatment of locally advanced vaginal cancer with radiochemotherapy and magnetic resonance image-guided adaptive brachytherapy: dose-volume parameters and first clinical results. *Int J Radiat Oncol Biol Phys* 2012;82(5):1880–1885.
348. Lee, LJ, Viswanathan, AN. Predictors of toxicity after image-guided high-dose-rate interstitial brachytherapy for gynecologic cancer. *Int J Radiat Oncol Biol Phys* 2012;84(5):1192–1197.

第 73 章 女性尿道癌

Tony Y. Eng

原发性尿道癌罕见，占所有恶性肿瘤不足 1%。尽管先前的数据表明，尿道癌在女性中比男性更多见，但最新的监测、流行病学和最终结果数据(SEER)的研究报道：原发性尿道癌更多见于男性[1]。女性与男性的优势比例约为 1∶3。由于病例数稀少和缺乏前瞻性数据，女性尿道癌的最适宜的治疗方法是基于回顾性资料基础上，并取决于肿瘤的临床分期、部位、淋巴结受累情况及患者的健康状况和意向。

解剖

女性尿道在松弛状态下长 3~4cm，直径 0.6cm。嵌于耻骨联合后方的阴道前壁组织中，由膀胱向前下方穿过泌尿生殖膈到达阴道前庭形成尿道外口，因邻近耻骨联合而形成一个凹向前方的弧形。远端的下半部分称为前尿道，近端的上半部称为后尿道。女性骨盆内的尿道和邻近器官如图 73.1 所示。

尿道壁由三层构成，其肌层与膀胱延续，于近膀胱端形成内括约肌。尿道随意性括约肌位于泌尿生殖膈水平。中层是由肌纤维和静脉丛构成的较薄的勃起组织组成。内层为黏膜，近端与膀胱黏膜延续，远端与外阴黏膜延续。尿道黏膜在近膀胱端为移行上皮，但在远端转变为非角化复层鳞状上皮及假复层柱状上皮。尿道远端尿道口处还有小的黏液腺隐凹和尿道旁腺(即斯氏腺)。

尿道远段及尿道口的淋巴引流与阴道的淋巴并行引流至腹股沟浅、深淋巴结及髂外淋巴结，而近段及整个尿道的淋巴引流主要至闭孔淋巴结和髂内、外淋巴结。

流行病学及病因学

检索 1973—2002 年 SEER 数据库，有 1615 例原发性尿道癌，其中 540 例是女性[1]。总的年发病率女性为每百万中 1.5 人(男性为每百万 4.3 人)。虽然先前的观察显示这种癌症白人女性比黑人女性更常见[2-3]，但 SEER 数据显示非洲裔美国人发病率高，且随着年龄增长稳步上升。由于女性尿道癌是罕见，在大的肿

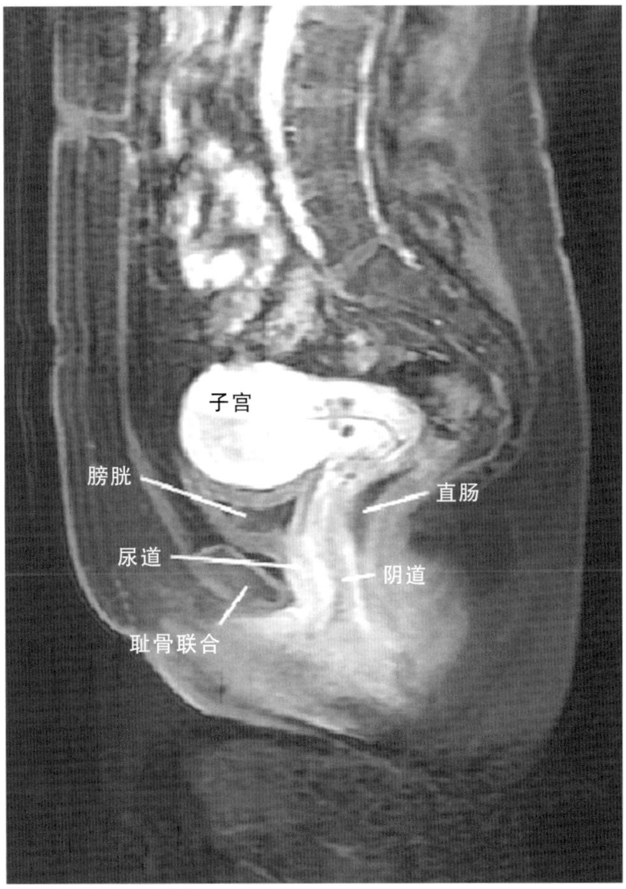

图 73.1　女性骨盆的 MR 矢状位 T1 加权图像。

瘤中心每年也仅有几例[4-7]。尿道癌占女性所有恶性肿瘤的0.02%,约占妇科肿瘤的0.1%[8-9]。诊断时患者的平均年龄为60岁，绝大多数患者的年龄为50~80岁[1,2,10-12]。

尽管有人提出慢性炎症和局部刺激学说，但女性尿道癌的病因仍不明。与泌尿道的其他移行细胞癌不同,没有报道显示吸烟与尿道癌相关。Weiner和Walther [13]分析了存档的17例女性尿道癌患者的手术标本,在17例浸润性癌病变中有10例HPV阳性。8例患者中发现HPV-16阳性。8例鳞状细胞癌和2例移行细胞癌患者检出HPV。女性尿道癌的发生还可能与尿道憩室有关[14-16]。图73.2显示了一例尿道憩室内的癌症患者。患膀胱移行细胞癌,尤其是发生于膀胱颈的患者，同时或异时性发生尿道癌的概率较高[17,18]。

自然病程

大多数尿道癌为侵袭性的,自然病程预后差。中段或后尿道癌晚期病变可向上侵入膀胱，向下侵及其余尿道，并向后侵入阴道黏膜。前尿道癌约占30%[10,19]。

尿道口癌早期病变(0期)很少有区域性淋巴结转移。进展期尿道癌(Ⅱ~Ⅲ期)患者腹股沟和盆腔淋巴结转移率达35%~50%[9,11,20-23]。淋巴结受侵的患者中约1/3为双侧淋巴结转移。Grabstald [10]发现25例可触及肿大淋巴结的患者中有24例病理证实为转移，晚期患者中26例行盆腔淋巴结取样术,发现13例(50%)有转移。

就诊时远处转移的发生率约为10%，主要见于肺、肝、骨和脑[10,23],约30%~50%的患者最终死于远处转移。

临床表现

多数患者有尿路刺激和尿路梗阻症状[24]。50%~60%的患者主要表现为血尿或尿滴漓[2,25,26],30%~50%的患者有尿痛和排尿困难、尿频症状。晚期患者可出现尿潴留和过度充盈性尿失禁,较少见的还有尿道口肿物(10%~20%)、性交困难、会阴部疼痛和腹股沟淋巴结肿大[21,23,27]。晚期未治者可发生尿道阴道瘘和膀胱阴道瘘。

尿道口的小肿物常被误诊为尿道肉阜,一种良性炎性病变,或黏膜脱垂。随病变进展,肿物增大,最终会发生溃疡[23]。肿瘤可发生于尿道憩室[16,28]。远段尿道的较大肿物检查时易于发现(图73.3)。近段肿物可形成纺锤形肿大而于盆腔检查时触及。

诊断

表73.1列出了女性尿道癌的诊断方法。应对每位患者进行病史采集和全身查体。麻醉后的详细盆腔检查对评估病变范围十分必要，可在进行尿道镜或膀胱镜检查时同时进行。尿液细胞学检查的假阴性率较高[29]。确诊应行钳取或切取活检。

常规放射检查应包括胸片、静脉尿路造影和腹盆

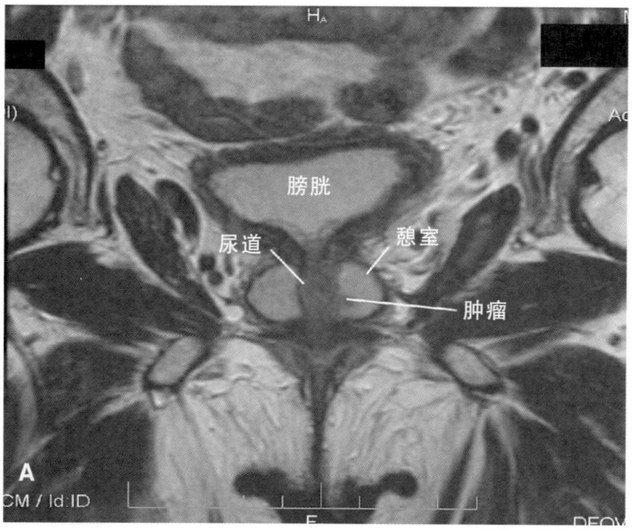

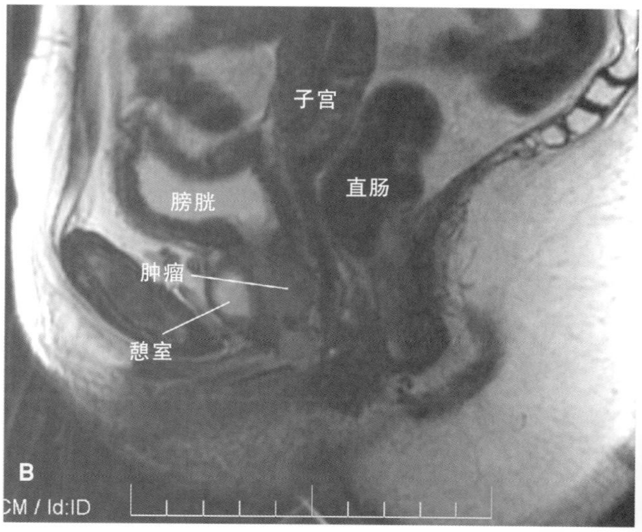

图73.2 冠状位(A)和矢状位(B) MR T2加权图像显示一个大的围绕尿道的憩室及尿道后方憩室内的肿瘤块,致阴道受压。

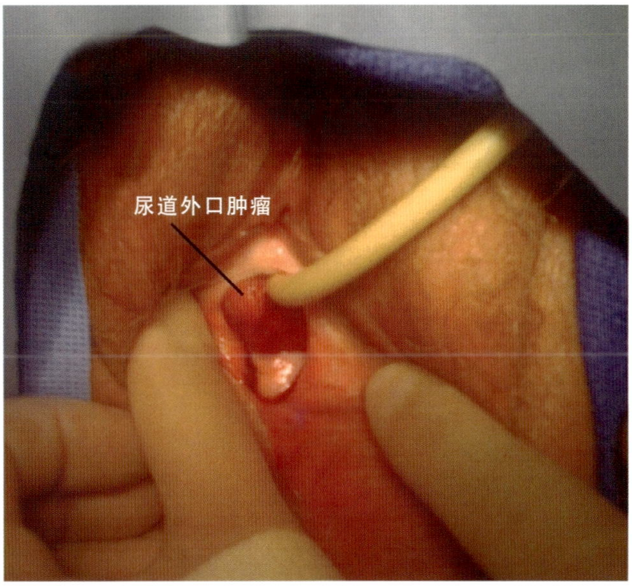

图 73.3　1 例 68 岁高龄的白人女性尿道口癌，出现血尿。

表 73.1　女性尿道癌的诊断方法

一般情况
病史
体格检查，包括麻醉后的详细盆腔检查
特殊检查
钳取活检
尿道镜
膀胱镜
直肠结肠镜（有症状的/晚期患者）
放射线检查
常规
胸片
静脉尿路造影
CT（腹盆）
MRI
其他
骨扫描（有症状或碱性磷酸酶升高者）
钡灌肠（有症状或晚期患者）
超声
尿道造影
实验室检查
血常规
血生化
尿液检查

部 CT 检查[30,31]（图 73.4）。钡剂灌肠对进展期有症状的患者更加经济有效；盆腔 MRI 检查，尤其配合尿道内线圈时，有助于判断肿瘤范围（图 73.2），显示尿道肌

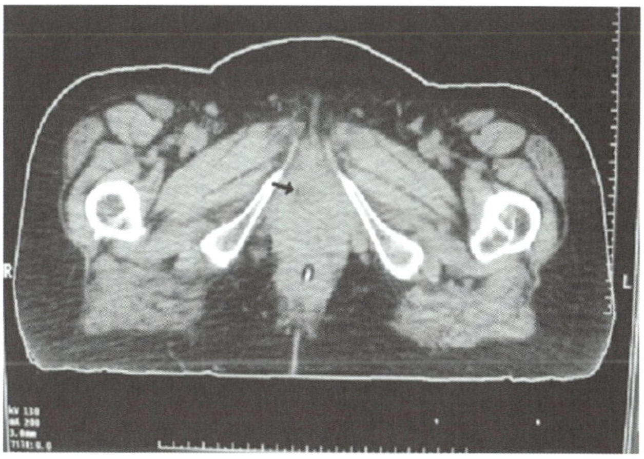

图 73.4　女性尿道癌 CT 轴位图像，显示尿道周围和阴道前壁膨大以及尿道移位（箭）。

层不连续[32,33]。其他补充性的研究包括交互式虚拟造影和超声，在无对比剂填充情况下可以帮助监测尿道憩室[34]。多排探测器 CT 尿路排泄造影可实时监测排尿时尿道情况。

目前尚无关于 PET 与 FDG 扫描在尿道癌中应用的研究。也许一些泌尿生殖器的肿瘤不能够蓄积足够的 FDG，由于尿液中生理性排泌 FDG，FDG 可能不是原发性泌尿生殖系肿瘤的一个有效的示踪剂[35]。然而，PET 扫描可能对发现淋巴结转移和远处转移病灶具有一定的意义，尤其是在传统影像学检查不能确定的患者[36,37]。

分期系统

尿道癌根据盆腔检查、胸片和腹盆部 CT 检查结果进行临床分期。很多作者尝试建立标准分期系统。尿道癌可分为两种：远段尿道癌和近段或全尿道癌。多数学者认为这种分类方法准确描述了疾病的治疗和预后。根据肿瘤部位进行分期的方法由 Prempree 等[38]提出（表 73.2）。表 73.3 为美国抗癌联盟现用的 TNM 分期[39]。

病理类型

因为尿道的近段为移行上皮，而远段为复层鳞状上皮，所以近段尿道癌多为移行上皮癌，远段为鳞状上皮癌。SEER 数据报告，最常见的组织学类型为移行细胞癌，其次是鳞状细胞和腺癌[1]。然而，大多数发表的报告系列显示鳞状细胞癌为女性尿道癌的最常见

表 73.2 女性尿道癌的临床分期系统

分期	临床特征
Ⅰ期	病变局限于尿道下 1/2
Ⅱ期	病变侵及全尿道或尿道周围组织,但未侵及外阴或膀胱颈
Ⅲ期	
ⅢA	病变侵及全尿道和外阴
ⅢB	阴道黏膜受侵
ⅢC	病变侵及全尿道和膀胱颈
Ⅳ期	
ⅣA	病变侵及子宫旁或阴道旁组织
ⅣB	转移
ⅣB1	腹股沟淋巴结转移
ⅣB2	盆腔淋巴结转移
ⅣB3	腹主动脉旁淋巴结转移
ⅣB4	远处转移

From Prempree T, Amornmarn R, Patanaphan V. Radiation therapy in primary carcinoma of the female urethra: Ⅱ. An update on results. *Cancer* 1984;54:729-733; with permission.

表 73.3 美国癌症联合委员会的尿道癌分期(男性或女性)

原发肿瘤(T)	
TX	原发灶无法评估
T0	无原发病灶
Ta	非浸润性乳头状、息肉状或疣状癌
Tis	原位癌
T1	肿瘤侵及上皮下结缔组织
T2	肿瘤侵及尿道海绵体或前列腺或尿道旁肌肉
T3	肿瘤侵及海绵体或病变超出前列腺囊或阴道前壁或膀胱颈
T4	肿瘤侵及其他邻近器官
区域淋巴结(N)	
NX	区域淋巴结无法评估
N0	无区域淋巴结转移
N1	单个淋巴结转移,最大径≤2cm
N2	>2cm 的单个淋巴结转移或一个以上淋巴结转移
远处转移(M)	
M0	无远处转移
M1	有远处转移

Used with the permission of the American Joint Committee on Cancer, Chicago, Illinois. The original source for this material is American Joint Committee on Cancer *AJCC cancer staging handbook*, 7th ed. New York: springer, 2010; published by springer science and Business Media LLC, www.springer.com.

类型,占 50%以上,而移行细胞癌和腺癌分别占 15%~20%和 10%~15%[15,40,41]。其他类型还有腺样囊性癌、黑色素瘤、透明细胞癌、未分化癌、卡波肉瘤、淋巴瘤和转移性肿瘤[6,28,31,42-49]。

预后因素

研究未发现常见的预后因素如组织学分级及病理类型与女性尿道癌的预后或者生存率具有稳定的相关性。文献报道分期、浸润深度、肿瘤大小和肿瘤部位是主要的预后因素[2,15,21,50-52]。Dalbagni 等[2]在一项 72 例女性患者研究中,发现肿瘤的原始分期是一个重要的独立预后因素,早期肿瘤的 5 年生存率为 83%,而晚期肿瘤的 5 年生存率为 33%。

尿道口或远段尿道癌多比较表浅,预后较好。后尿道癌往往有深层浸润,恶性进展[9]。很多研究发现,晚期患者预后很差,无论治疗与否[2,24,51,53]。

Grigsby 和 Corn[25,54]发现,肿瘤体积越大预后越差。病变直径<2cm 的患者,其 5 年无进展生存率为 81%;直径 2~4cm 的患者为 37%,直径>4cm 的患者为 7%(P=0.0001)。有 4 例近段尿道癌都得到了局部控制。远段尿道癌的 5 年无进展生存率达 69%,而全尿道受侵者仅为 12%(P=0.0001)。尿道口癌如能早期诊断恰当治疗,生存率可达 80%~90%(图 73.5 和图 73.6)[25]。膀胱颈受侵、宫旁受侵及腹股沟淋巴结转移是不良预后因素。

原发性肿瘤的组织学类型对疗效和预后的影响

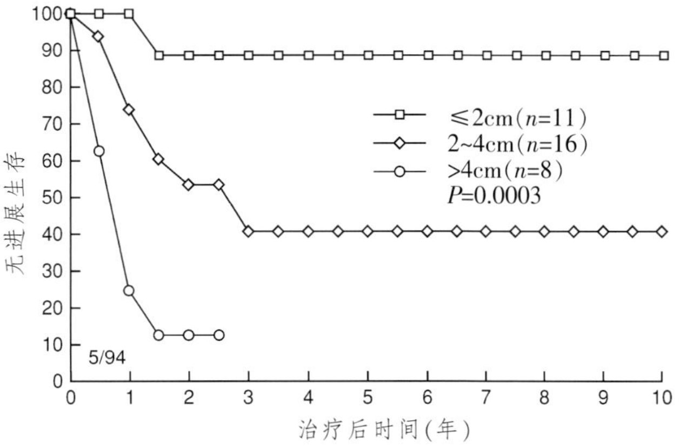

图 73.5 无进展生存率与肿瘤大小相关。(From Grigsby PW, Herr HW. Urethral tumors. In: Vogelzang J, Scardino PT, Shipley WU, et al., eds. *Comprehensive textbook of genitourinary oncology*. Baltimore: Williams & Wilkins; 1996:1117-1123.)

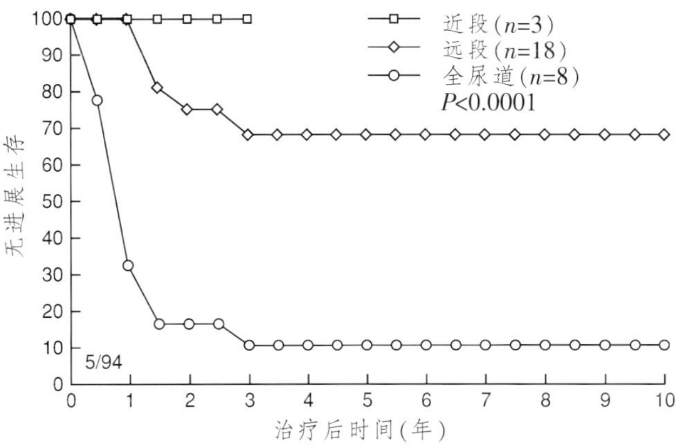

图 73.6 无进展生存率与肿瘤位置相关。(From Grigsby PW, Herr HW. Urethral tumors. In: Vogelzang J, Scardino PT, Shipley WU, et al., eds. *Comprehensive textbook of genitourinary oncology*. Baltimore: Williams & Wilkins; 1996:1117-1123.)

不大。有研究报道腺癌的预后较好,但多数研究认为腺癌、鳞状细胞癌和移行细胞癌的生存率无显著差异[10,14,38,50]。Grigsby[25]认为腺癌的预后较差。原发尿道黑色素瘤罕见,预后很差[43,44]。

治疗

尽管多种治疗手段都已应用于女性尿道癌,但迄今尚无治疗规范。病变大小和部位的差异以及医生的不同治疗方法形成治疗手段的多样化特点[55]。总之,手术是主要治疗方法[56]。根治性尿道切除及尿道改道加盆腔淋巴结切除一般用于没有膀胱颈受累者。早期病变局限者可行保留器官的放疗或保守性手术后加或不加辅助放疗以减少手术的并发症。手术方式有 Nd:YAG 激光电凝 [57]、Mohs 显微切除以及部分或全尿道切除[41]。放疗方法有体外放疗、组织间近距离放疗及两者结合[58]。对于因可能的麻醉风险而不宜手术者,可于门诊给予高剂量率腔内或管内近距离放疗[59]。

局部侵袭性尿道癌,患者可能应行前盆腔脏器切除术。尽管病例有限,对于晚期患者多数作者主张在根治术后行放射治疗或者放疗联合化疗,包括 5-FU、顺铂、长春新碱、表柔比星、卡铂、博来霉素、氨甲蝶呤或丝裂霉素等方案的化疗 [56,60-64]。

前(远段)尿道癌

对于 0 期或Ⅰ期(Ta、Tis 或小的 T1)病变,局部切除、电切、电灼或激光电凝(Nd:YAG 或 CO_2)可治疗尿道口病变或远段尿道的原位癌(0 期)。对于较大的浸润性病灶(T1 和 T2),切除尿道下 1/3 多已足够,也可选择组织间放疗或与体外放疗相结合。对于 T3~T4 或局部切除术后或放疗后复发的前尿道癌,前盆脏器去除术及尿流改道可能达到治愈,根据手术情况必要时予辅助放疗。

如少数腹股沟淋巴结受侵,应予以患侧切除或放疗,可能治愈。如无腹股沟淋巴结受侵,不推荐行淋巴结切除术,但对浸润性病变推荐行预防性腹股沟淋巴结放疗[6,50]。

后(近段)尿道癌

后尿道或全尿道癌常侵及膀胱,腹股沟和盆腔淋巴结转移概率高、预后差。病变直径<2cm 的患者,根治性切除、根治性放疗或两者结合可获得较好的局部控制率[54]。但较大的或局部晚期病变,有报道术前放疗后行脏器去除术及尿流改道者疗效最好,盆腔淋巴结应切除,如腹股沟淋巴结受侵则予以切除。个别患者可切除耻骨联合和耻骨降支以获得最大的安全手术切缘。Golimbu 等[65]主张经耻骨入路。可用肌皮瓣进行会阴闭合和阴道重建。Hedden 等[66]主张保留膀胱的手术,加或不加放疗。

复发性尿道癌

在大多数情况下,单纯手术治疗后的局部复发性尿道癌应考虑联合放疗和更广泛的手术切除。放疗后局部复发性尿道癌应行手术切除治疗。不宜手术者如未超过放疗耐受量可再行局部放疗(即,超分割调强放疗或近距离放疗)。有转移者可试行化疗,姑息性放疗可有效缓解症状。

放疗技术

小的尿道口癌和远段尿道癌可经局部切除治愈。组织间插植是尿道口癌的常用治疗手段。也有人用双层或立体放射性插针治疗(图 73.7)。LDR 和 HDR 的后装插植已使用铱源 192 铱取代了镭[8,59,67]。有人对早期局限性无周围器官受侵的病灶用 8~12 根针在尿道口周围以弧形进行立体插植放疗(图 73.8),插植后行 X 线片验证针的位置(图 73.9)。CT 模拟的计算机放疗计划和三维治疗计划的设计应作为标准治疗以保护周围正常器官。如仅行插植放疗,应在 6~7 天内给予 60~70Gy 的剂量(靶区 0.4~0.5Gy/h)。

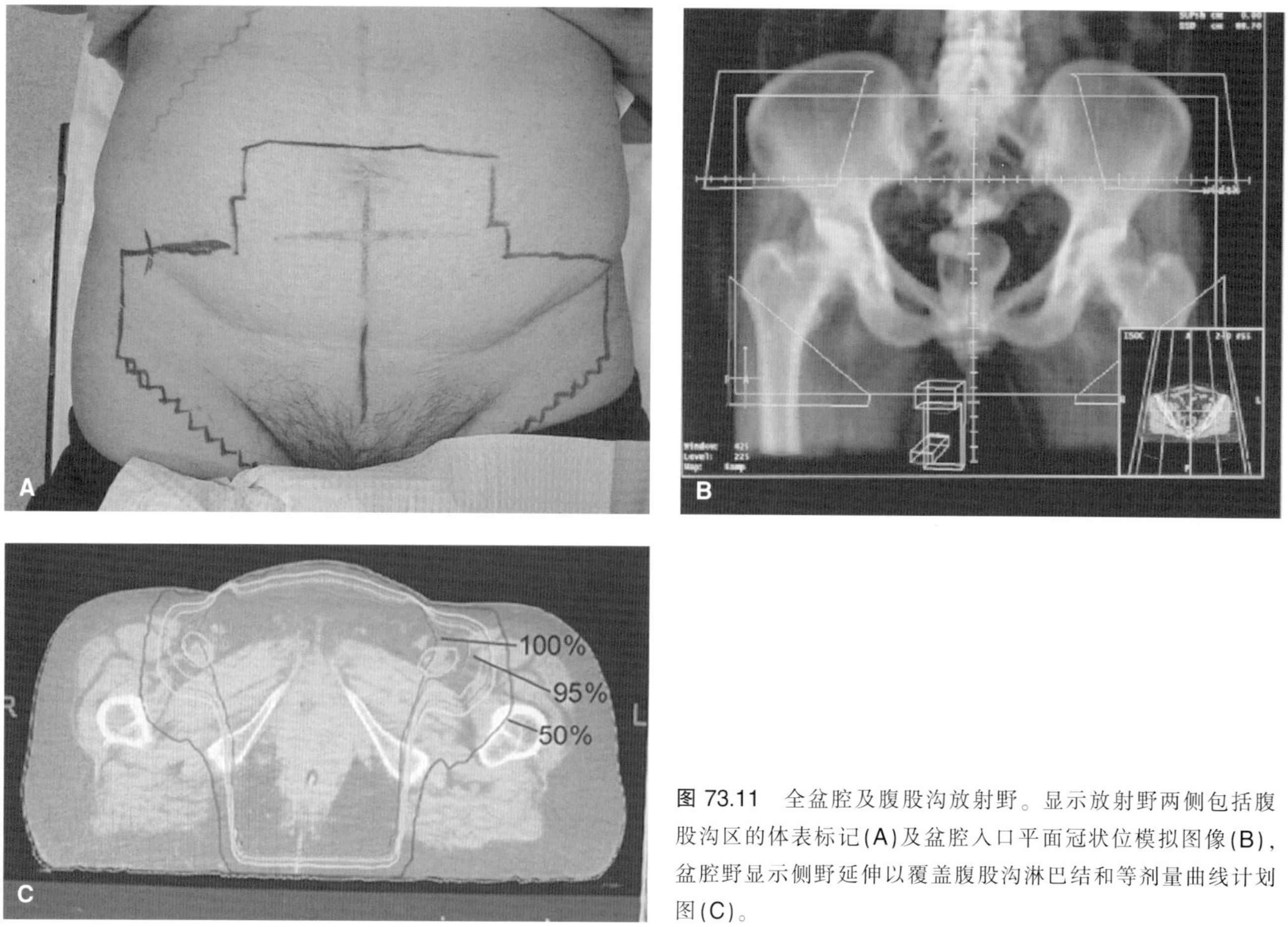

图 73.11 全盆腔及腹股沟放射野。显示放射野两侧包括腹股沟区的体表标记(A)及盆腔入口平面冠状位模拟图像(B),盆腔野显示侧野延伸以覆盖腹股沟淋巴结和等剂量曲线计划图(C)。

完成全部放疗,适当的放射治疗技术、勤勉的个人卫生习惯以及治疗期间和治疗后个性化皮肤护理是必需的。

多学科综合治疗

多学科综合治疗可实现类似或更好的结果,尽管这些接受联合治疗的患者往往是趋于存在更晚期的病变。虽然大多数研究仅包括一小部分患者,但是这部分接受联合疗法的患者似乎有更长的无病生存期[15,51,53]。联合治疗通常包括化疗和放疗或放疗与手术。在一些报道中联合化疗和放疗治疗局部晚期尿道癌症已呈现合理的治疗反应 [51,53,61,63,73]。

疗效

手术

长期随访资料很少。一般认为,女性尿道癌具有侵袭性、复发率较高、预后较差[2,10,15,22,23,53]的特点。DiMarco 等[24]回顾了 53 例部分尿道切除或根治术治疗的女性尿道癌患者,预期 10 年癌症特异性生存率为 60%。1925—1994 年于纪念斯隆-凯特琳癌症中心治疗的 72 例患者,5 年疾病特异性生存率早期为 89%,晚期为 33%[2],总生存率分别为 78%和 22%,见表 73.4。

Grabstald[10]报道,7 例尿道口癌患者行部分尿道切除后,5 例治愈,其余 2 例均发生局部复发和远处转移。Bracken 报道[50],4 例远段尿道癌患者行局部切除后仅 1 例无局部复发。Peterson 等[23]报道 2 例尿道鳞状细胞癌患者均成功切除,同期研究中 1 例腺癌患者在局部切除术后 4 年发生局部复发和左侧腹股沟淋巴结转移。

Grabstald 等[21]对 15 例晚期患者行根治性切除术,5 年后仅 3 例存活。Peterson 等[23]行 7 例根治性切除术,5 年后存活 3 例。Mayer 等[74]实施了 8 例根治性膀胱切除术及阴道前壁切除术及全尿道切除术,仅 3 例患者分别在术后 1 年、4 年、11 年无瘤生存。

放疗

尽管 DiMarco 等[24]分析 53 例女性尿道癌发现辅助放疗未能提高局部控制率和生存率,但这可能存在治疗选择偏倚的影响,因为晚期病变倾向于接受辅助放疗。Eng 等[51]报道 6 例早期患者中仅 1 例行术后辅助放疗,而 5 例晚期患者中有 4 例接受放疗,1 例未放疗者术后 10 个月死亡。案例回顾早期尿道癌的体外放疗治疗、近距离放射疗法,或两者的结合似乎与单独的手术治疗有同等的结果[58,67,70,73]。

单纯放疗治疗尿道口或远段尿道癌疗效通常较满意。早期尿道口癌的治愈率达 70%~90%[38]。Chu[20]报道 11 例单纯放疗的远段尿道癌患者, 其 5 年无进展生存率达 64%。Prempree 等[38]报道 3 例单纯插置放疗(50~65Gy)的Ⅰ期尿道癌患者均获得局部控制。同一期报道中,4 例Ⅱ期患者中,治疗后 2 例局部控制,5 年后均存活。Weghaupt 等[9]报道 42 例远段尿道癌患者,5 年生存率为 71%, 腔内和体外放疗相结合剂量达 55~70Gy。玛格丽特公主医院报道Ⅰ~Ⅱ期无复发生存率为 87%[69],大部分原发灶较小患者的治疗都包括近距离放疗, 体外与腔内放疗结合的中位总剂量为 65Gy。

近段尿道癌和全尿道癌的治疗比较困难,总局部控制率为 20%~30%。Bracken 等[50]报道 81 例患者中Ⅲ期的 5 年生存率约 25%,Ⅳ期约 20%。玛格丽特公主医院报道Ⅲ期和Ⅳ期疾病相关生存率分别为 26%和 16%[40]。Weghaupt 等[9]报道 20 例近段尿道受侵的患者接受单纯放疗或放疗后手术,5 年生存率为 50%。Garden 等[3]对 86 例局部切除或活检后的患者采用单纯放疗,放疗剂量为 40~106Gy (中位 65Gy),5 年疾病特异性生存率为 49%,5 年局部控制率为 64%。Klein 等[227]采用放疗后行根治术治疗 5 例患者,5 年生存率为 40%。Dalbagni 等[67]施行前盆脏器去除术并以 ^{192}铱对瘤床进行术中放疗,几周后再行盆腔体外放疗并应用多种放疗增敏剂,术中中位放疗剂量为 15Gy,体外放疗剂量为 45Gy,6 例 T2 和 T4 期患者中 4 例获得局部控制。

化疗与综合治疗

Gheiler 等[53]报道,采用新辅助化疗和放疗选择性综合治疗 T3 期及以上的患者,无病生存率为 60%。一项Ⅱ期临床研究结果显示,采用异环磷酰胺、紫杉醇、顺铂联合化疗治疗 45 例晚期尿路移行细胞癌患者,中位生存时间为 20 个月,耐受性好[75]。氟尿嘧啶联合丝裂霉素同步放化疗治疗晚期尿道癌患者也获得了相似的较好疗效[61,62,76]。

治疗并发症

手术、放疗或综合治疗的并发症报道不一,发生率为 0%~42%,因肿瘤期别、手术范围和放疗剂量的不同而有较大差异[11,20,25,50,66]。一般来说,更加积极的治疗将导致更高的并发症率。Garden 等[3]报道 55 例获得局部控制的患者中 27 例(49%)出现并发症,包括尿道狭窄、瘘、坏死、膀胱炎和出血。有些患者发生尿道狭窄应予以扩张或行尿流改道。还有的出现尿失禁、膀胱炎和阴道狭窄。严重并发症有瘘、肠梗阻,偶见术中死亡。晚期患者因肿瘤侵及邻近器官以及出现肿瘤坏死而不可避免地发生瘘。与男性不同,女性尿道的缺如不一定引起性能力低下,而治疗并发症的不良反应和自我形象的贬低却可影响性功能和导致生活质量下降。

展望

早期诊断和干预为治疗和器官保护提供了最佳的时机。尽管目前大多数临床资料来自于长期以来各种治疗方法的回顾性研究,综合治疗方法显示了令人鼓舞的治疗效果而应一直得到重视,尤其在局部晚期或转移的患者。的确有必要开展临床研究以获得前瞻性数据。对肿瘤和正常组织放射生物学认识的深入以及体外和腔内放疗技术的不断进步将最大化地保护器官和减少某些治疗并发症。

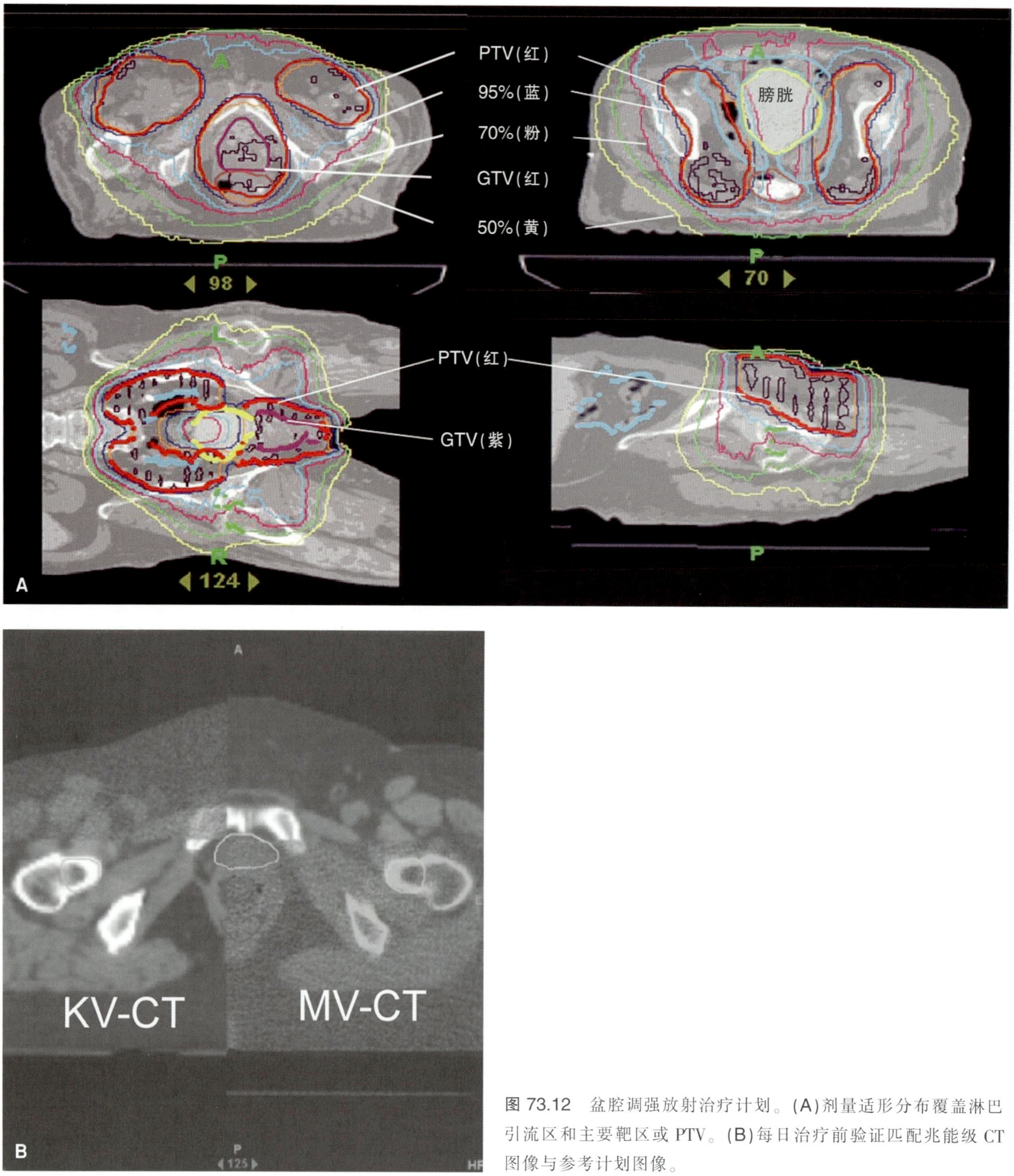

图 73.12 盆腔调强放射治疗计划。(A)剂量适形分布覆盖淋巴引流区和主要靶区或 PTV。(B)每日治疗前验证匹配兆能级 CT 图像与参考计划图像。

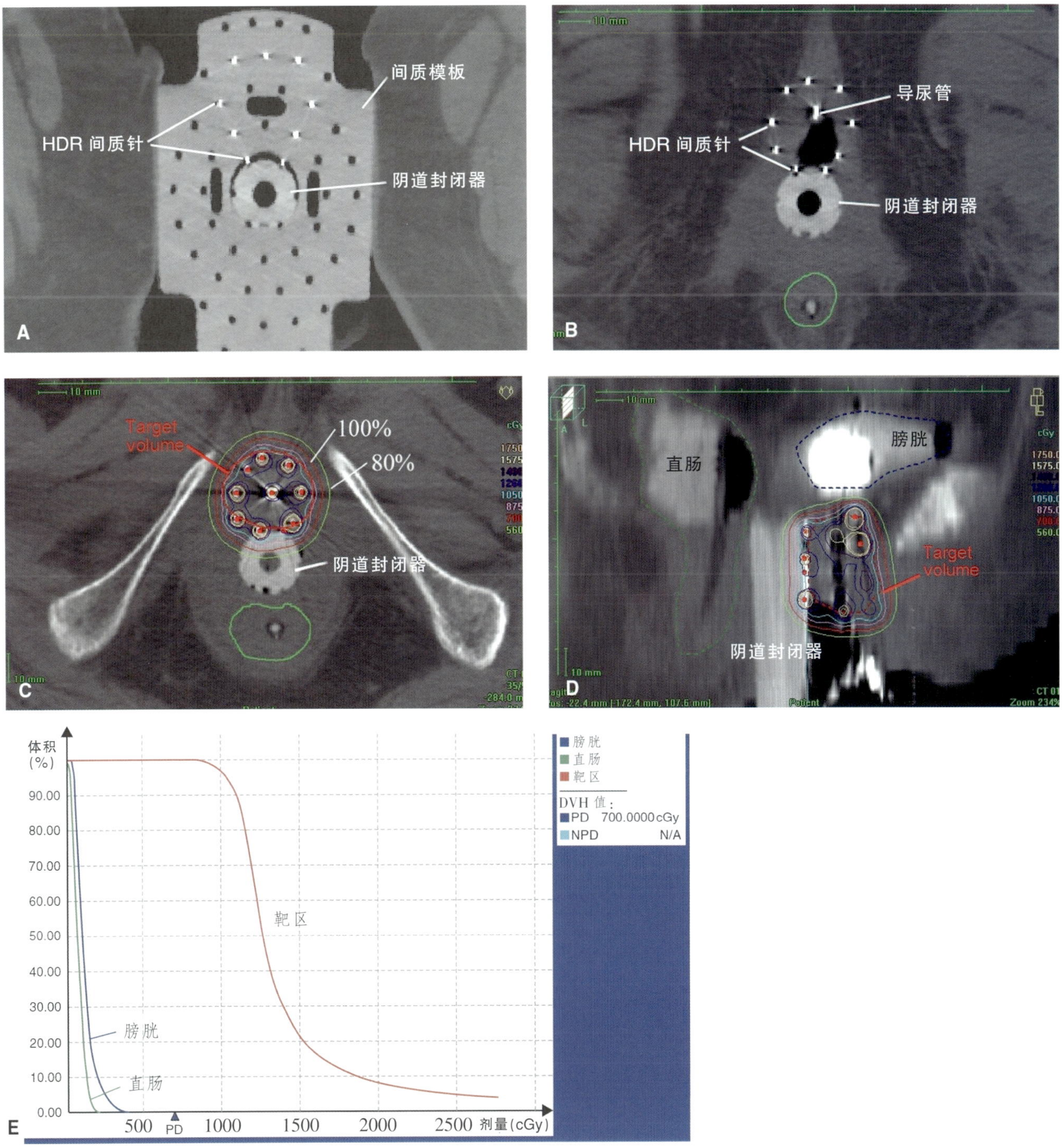

图 73.13 高剂量率间质近距离放射疗法。(A)插植模板与阴道填充物用于指导针的位置。(B)针围绕尿道约 1cm 的距离。(C,D)通过适当的优化，合成剂量分布适应靶区体积，而避开所有周围的器官。(E)DVH 剂量曲线图显示靶区与直肠和膀胱的剂量相差悬殊。

表 73.4 女性尿道癌的治疗方案总结

作者/单位/年份	患者数	期别	治疗方法	放疗剂量(Gy)	随访时间(年)	结果	预后因素
Thyavihally 等[52]/Tata Memorial/2005	18	T1~4,N0~N+,M0(Ⅰ~Ⅳ)	2 LE/RT 4 exent 4 exent/RT 4 RT 4 姑息/2 chemo	盆腔 45~50 加量 20~25	1.5~5.8	5年 OS 33%(远段 45%对近段 16%;早期 50%,晚期 0%)	期别 部位(远段较好)
DiMarco 等[24]/梅奥诊所/2004	53	pT1~3,N0~N+	26 部分尿道切除术,27 exent 20 辅助 RT/3 brachy 3 chemo(顺铂为主)	20~60(中位 50)	12.8(平均)	10年 CSS 60% 10年 CS 42% LR 仅 15 例 DM 仅 2 例 LR+DM 10 例	病理分期和淋巴结转移。部分尿道切除术(LR 22%)
Eng 等[51] UTHSCSA/2003	10	Tis-3,N0~2,M0~1	5 部分尿道切除术,5 RT+/-chemo	原发灶 30~68,淋巴结 50,brachy 25Gy	11(平均)	OS 60%(早期 4/5 对晚期 2/5)	临床分期
Dalbagni 等[2] MSKCC/1998	72	Tx-4,Nx~N+	42 exent/部分尿道切除术 25 RT/brachy 10 preop RT	不详	7.1(中位)	5年 OS 32%(早期 78%对晚期 22%) 5年 DSS 46%(早期 89%对晚期 33%)	期别,淋巴结转移,手术方式,病变部位
Grigsby[25]/MIR/1998	44	T1~4,N0~2	7 手术 25 RT 12 手术+ RT	术后 30~73.68(中位 50.4) 辅助 RT 12~70(中位 42.59)+brachy 20~95(中位 42.72)	8.25(平均)	5年 OS 42% 5年 DSS 40% (病变<2,2~4,>4cm 分别为 89%,36%,19%) LR 8 例 LR+DM 15 例 DM 4 例	肿瘤大小和组织学类型
Gheiler 等[53]/韦恩州立大学/1998	21(11 例男性)	Ta-4,N0~2	2 尿道切除 4 chemo+RT+exent 2 exent 2 chemoRT (5-FU,DDP,MVAC)	盆腔 45Gy 加量 25~30Gy	3.5(平均)	OS 62%(早期 89%对晚期 42%)	临床分期
Garden 等[3]/MDA/1993	97	T1~4,N0~N+	86 LE+RT:(35 RT+brachy,21 RT 30 brachy) 11 preop RT/膀胱尿道切除术或 exent	40~106Gy(中位 65)RT brachy 45~75Gy(中位 60)	8.75(中位)	5年 AS 41% 10年 AS 31% 15年 AS 22% LC 64%(单纯 RT)	局部扩散,固定和全尿道受侵

5-FU,5-氟尿嘧啶;AS,实际生存率;brachy,近距离治疗;CDDP,顺铂;chemo,化疗;CS:粗略生存率;CSS,肿瘤特异性生存率;DM,远处转移;DSS,疾病特异性生存率;extent,脏器去除术;HDR,高剂量率;LC,局部控制率;LE,局部切除;LR,局部复发;MDA,MD 安德森肿瘤中心;MIR,Mallinckrodt 放射学机构;MSKCC,纪念斯隆-凯特琳癌症中心;MVAC,甲氨蝶呤、长春碱、阿霉素、顺铂;OS,总生存率;preop,术前;pts,患者;RT,放射治疗;UTHSCSA,圣安东尼奥得克萨斯大学健康科学中心。

(陈金龙 译 袁令芹 校)

参考文献

1. Swartz MA, Porter MP, Lin DW, et al. Incidence of primary urethral carcinoma in the United States. *Urology* 2006;68(6):1164–1168.
2. Dalbagni G, Zhang ZF, Lacombe L, et al. Female urethral carcinoma: an analysis of treatment outcome and a plea for a standardized management strategy. *Br J Urol* 1998;82:835–841.
3. Garden AS, Zagars GK, Delclos L. Primary carcinoma of the female urethra: results of radiation therapy. *Cancer* 1993;71:3102–3108.
4. Hopkins SC, Grabstald H. Benign and malignant tumors of the male and female urethra. In: Walsh PC, Gittes RF, Perlmutter AD, et al., eds. *Campbell's urology*, 5th ed. Philadelphia: WB Saunders, 1986:1441–1462.
5. Levine RL. Urethral cancer. *Cancer* 1980;45:1965–1972.
6. Sailer SL, Shipley WU, Wang CC. Carcinoma of the female urethra: a review of results with radiation therapy. *J Urol* 1988;140:1–5.
7. Srinivas V, Khan SA. Female urethral cancer: an overview. *Int Urol Nephrol* 1987; 19:423–427.
8. Johnson DE, O'Connell JR. Primary carcinoma of the female urethra. *Urology* 1983;21:42–45.
9. Weghaupt K, Gerstner GJ, Kucera H. Radiation therapy for primary carcinoma of the female urethra: a survey over 25 years. *Gynecol Oncol* 1984;17:58–63.
10. Grabstald H. Tumors of the urethra in men and women. *Cancer* 1973;32:1236–1255.
11. Pointon RCS, Poole-Wilson DS. Primary carcinoma of the urethra. *Br J Urol* 1968; 40:682–693.
12. Turner AG, Hendry WF. Primary carcinoma of the female urethra. *Br J Urol* 1980; 52:549–554.
13. Weiner JS, Walther PJ. A high association of oncogenic human papillomaviruses with carcinomas of the female urethra: polymerase chain reaction-based analysis of multiple histological types. *J Urol* 1994;151:49–53.
14. Nakamura Y, Takahashi M, Suga A, et al. A case of adenocarcinoma arising within a urethral diverticulum diagnosed only by the surgical specimen. *Gynecol Obstet Invest* 1995;40:69–70.
15. Narayan P, Konety B. Surgical treatment of female urethral carcinoma. *Urol Clin North Am* 1992;19:373–382.
16. Rajan N, Tucci P, Mallouh C, et al. Carcinoma in female urethral diverticulum: case reports and review of management. *J Urol* 1993;150:1911–1914.
17. Chen ME, Pisters LL, Malpica A, et al. Risk of urethral, vaginal and cervical involvement in patients undergoing radical cystectomy for bladder cancer: results of a contemporary cystectomy series from M.D. Anderson Cancer Center. *J Urol* 1997; 157:2120–2123.
18. De Paepe ME, Andre R, Mahadevia P. Urethral involvement in female patients with bladder cancer. A study of 22 cystectomy specimens. *Cancer* 1990;65:1237–1241.
19. Taggart CG, Castro JR, Rutledge FN. Carcinoma of the female urethra. *AJR Am J Roentgenol* 1972;114:145–151.
20. Chu AM. Female urethral carcinoma. *Radiology* 1973;107:627–630.
21. Grabstald H, Hilaris B, Henschke U, et al. Cancer of the female urethra. *JAMA* 1966;197:835–842.
22. Klein FA, Whitmore WF, Herr HW, et al. Inferior pubic rami resection with en bloc radical excision for invasive proximal urethral carcinoma. *Cancer* 1983;51:1238–1242.
23. Peterson DT, Dockerty MB, Utz DC, et al. The peril of primary carcinoma of the urethra in women. *J Urol* 1973;110:72–75.
24. DiMarco DS, DiMarco CS, Zincke H, et al. Surgical treatment for local control of female urethral carcinoma. *Urol Oncol* 2004;22:404–409.
25. Grigsby PW. Carcinoma of the urethra in women. *Int J Radiat Oncol Biol Phys* 1998;41:535–541.
26. Moinuddin Ali M, Klein FA, et al. Primary female urethral carcinoma: a retrospective comparison of different treatment techniques. *Cancer* 1988;62:54–57.
27. Delclos L. Carcinoma of the female urethra. In: Johnson DE, Boileau MA, eds. *Genitourinary tumors*. New York: Grune & Stratton, 1982:275–286.
28. Seballos RM, Rich RR. Clear cell adenocarcinoma arising from a urethral diverticulum. *J Urol* 1995;153:1914–1915.
29. Touijer AK, Dalbagni G. Role of voided urine cytology in diagnosing primary urethral carcinoma. *Urology* 2004;63:33–35.
30. Morikawa K, Togashi K, Minami S, et al. MR and CT appearance of urethral clear cell adenocarcinoma in a woman. *J Comput Assist Tomogr* 1995;19:1001–1003.
31. Selch MT, Mark RJ, Fu YS, et al. Primary lymphoma of female urethra: Long-term control by radiation therapy. *Urology* 1993;42:343–346.
32. Fisher M, Hricak H, Reinhold C, et al. Female urethral carcinoma: MRI staging. *Am J Radiol* 1985;144:603–604.
33. Quick HH, Serfaty JM, Pannu HK, et al. Endourethral MRI. *Magn Reson Med* 2001; 45:138–146.
34. Chou CP, Levenson RB, Elsayes KM, et al. Imaging of female urethral diverticulum: an update. *Radiographics* 2008;28(7):1917–30.
35. Fanti S, Nanni C, Ambrosini V, et al. PET in genitourinary tract cancers. *Quart J Nucl Med Mol Imag* 2007;51(3):260–71.
36. Kumar R, Zhuang H, Alavi A. PET in the management of urologic malignancies. *Radiol Clin North Am* 2004;42(6):1141–53.
37. Shvarts O, Han KR, Seltzer M, et al. Positron emission tomography in urologic oncology. *Cancer Control* 2002;9(4):335–342.
38. Prempree T, Amornmarn R, Patanaphan V. Radiation therapy in primary carcinoma of the female urethra: II. An update on results. *Cancer* 1984;54:729–733.
39. Greene FL, Page DL, Fleming ID, et al., eds. *AJCC cancer staging manual*, 6th ed. Philadelphia: Lippincott-Raven, 2002.
40. Meis JM, Ayala AG, Johnson DE. Adenocarcinoma of the urethra in women: a clinicopathologic study. *Cancer* 1987;60:1038–1052.
41. Nash PA, Bihrle R, Gleason PE, et al. Mohs' micrographic surgery and distal urethrectomy with immediate urethral reconstruction for glandular carcinoma in situ with significant urethral extension. *Urology* 1996;47:108–110.
42. Ali SZ, Smilari TF, Gal D, et al. Primary adenoid cystic carcinoma of Skene's glands. *Gynecol Oncol* 1995;57:257–261.
43. Aragona F, Maio G, Piazza R, et al. Primary malignant melanoma of the female urethra: a case report. *Int Urol Nephrol* 1995;27:107–111.
44. Barbagli G, Natali A, Urso C, et al. Primary malignant melanoma of the female urethra: a case report with immunohistochemical findings. *Urol Int* 1988;43:110–112.
45. Ebisuno S, Miyai M, Nagareda T. Clear cell adenocarcinoma of the female urethra showing positive staining with antibodies to prostate-specific antigen and prostatic acid phosphatase. *Urology* 1995;45:682–685.
46. Kakizaki H, Nakada T, Sugano O, et al. Malignant lymphoma in the female urethra. *Int J Urol* 1994;1:281–282.
47. Lopez AE, Latiff GA, Ciancio G, et al. Lymphoma of urethra in patient with acquired immune deficiency syndrome. *Urology* 1993;42:596–598.
48. Millan-Rodriguez F, Montlleo-Gonzalez M, Rosales-Bordes A, et al. Kaposi's sarcoma of the urethral meatus: management by urethral dilatation. *Br J Urol* 1995;75:558.
49. Vapnek JM, Turzan CW. Primary malignant lymphoma of the female urethra: a report of a case and review of the literature. *J Urol* 1992;147:701–703.
50. Bracken RB, Johnson DE, Miller JS, et al. Primary carcinoma of the female urethra. *J Urol* 1976;116:188–192.
51. Eng TY, Naguib M, Galang T, et al. Retrospective study of the treatment of urethral cancer. *Am J Clin Oncol* 2003;26:558–562.
52. Thyavihally YB, Wuntkal R, Bakshi G, et al. Primary carcinoma of the female urethra: single center experience of 18 cases. *Jpn J Clin Oncol* 2005;35:84–87.
53. Gheiler EL, Tefilli MV, Tiguert R, et al. Management of primary urethral cancer. *Urology* 1998;52:487–493.
54. Grigsby PW, Corn B. Localized urethral tumors in women: Indications for conservative versus exenterative therapies. *J Urol* 1992;147:1516–1520.
55. Forman JD, Lichter AS. The role of radiation therapy in the management of the male and female urethra. *Urol Clin North Am* 1992;19:383–389.
56. Karnes RJ, Breau RH, Lightner DJ. Surgery for urethral cancer. *Urol Clin North Am* 2010;37(3):445–457.
57. Dann T, Schuller J, Schmeller NT, et al. Behandlung des distalen Urethrakarzinoms durch Laserkoagulation. *Urologe A* 1989;28:296.
58. Micaily B, Dzeda MF, Miyamoto CT, et al. Brachytherapy for cancer of the female urethra. *Semin Surg Oncol* 1997;13:208–214.
59. Kuettel MR, Parda DS, Harter KW, et al. Treatment of female urethral carcinoma in medically inoperable patients using external beam irradiation and high dose rate intracavitary brachytherapy. *J Urol* 1997;157:1669–1671.
60. Eisenberger MA. Chemotherapy for carcinomas of the penis and urethra. *Urol Clin North Am* 1992;19:333–338.
61. Hara I, Hikosaka S, Eto H, et al. Successful treatment for squamous cell carcinoma of the female urethra with combined radio- and chemotherapy. *Int J Urol* 2004;11:678–682.
62. Johnson DW, Kessler JF, Ferrigini RG, et al. Low dose combined chemotherapy/radiotherapy in the management of locally advanced urethral squamous cell carcinoma. *J Urol* 1989;141:615–616.
63. Licht MR, Klein EA, Bukowski R, et al. Combination radiation and chemotherapy for the treatment of squamous cell carcinoma of the male and female urethra. *J Urol* 1995;153:1918–1920.
64. Skarlos DV, Aravantinos G, Linardou E, et al. Chemotherapy with methotrexate, vinblastine, epirubicin and carboplatin (Carbo-MVE) in transitional cell urothelial cancer. A Hellenic Co-Operative Oncology Group study. *Eur Urol* 1997;31:420–427.
65. Golimbu M, Al-Askari S, Morales P. Transpubic approach for lower urinary tract surgery: a 15-year experience. *J Urol* 1990;143:72–76.
66. Hedden RJ, Husseinzadeh N, Bracken RB. Bladder sparing surgery for locally advanced female urethral cancer. *J Urol* 1993;150:1135–1137.
67. Dalbagni G, Donat SM, Eschwege P, et al. Results of high dose rate brachytherapy, anterior pelvic exenteration, and external beam radiotherapy for carcinoma of the female urethra. *J Urol* 2001;166:1759–1761.
68. Libby B, Chao D, Schneider BF. Non-surgical treatment of primary female urethral cancer. *Rare Tumor* 2010;2(3):e55.
69. Milosevic MF, Warde PR, Banerjee D, et al. Urethral carcinoma in women: results of treatment with primary radiotherapy. *Radiother Oncol* 2000;56:29–35.
70. Foens CS, Hussey DH, Staples JJ, et al. A comparison of the roles of surgery and radiation therapy in the management of carcinoma of the female urethra. *Int J Radiat Oncol Biol Phys* 1991;21:961–968.
71. Hahn P, Krepart G, Malaker K. Carcinoma of the female urethra: Manitoba experience, 1958–1987. *Urology* 1991;37:106–109.
72. Gerbaulet A, Haie-Meder C, Marsiglia H, et al. Brachytherapy in cancer of the urethra. *Ann Urol* 1994;28:312–317.
73. Koontz BF, Lee WR. Carcinoma of the urethra: radiation oncology. *Urol Clin North Am* 2010;37(3):459–466.
74. Mayer R, Fowler JE Jr, Clayton M. Localized urethral cancer in women. *Cancer* 1987;60:1548–1551.
75. Bajorin DF, McCaffrey JA, Dodd PM, et al. Ifosfamide, paclitaxel and cisplatin for patients with advanced transitional cell carcinoma of the urothelial tract: final report of a phase II trial evaluating two dose schedules. *Cancer* 2000;88:1671–1678.
76. Shah AB, Kalra JK, Silber L, et al. Squamous cell cancer of female urethra. Successful treatment with chemoradiotherapy. *Urology* 1985;25:284–286.

第 74 章
外阴癌

Junzo P. Chino, Laura J. Havrilesky, Gustavo S. Montana

解剖

外阴

外阴由阴阜、阴蒂、大小阴唇、阴道前庭及其皮下支持组织构成。在外阴周围,前方是尿道,后方是会阴和肛门。阴阜是耻骨联合前方的组织隆起组成的 。大阴唇是两个狭长的皮肤皱襞,起于阴阜后方向下汇入会阴体。大阴唇的皮肤有色素沉着,内有毛囊和皮脂腺。小阴唇是位于大阴唇之间的一对小皮肤皱襞,小阴唇的前部分为两部分上下包裹阴蒂,与对侧的组织融为一体分别形成阴蒂、包皮及系带。小阴唇的皮肤里含有很多皮脂腺但是没有毛囊,也没有皮下脂肪组织。阴蒂在尿道口上方 2~3cm,外部由小阴唇融合组织支持。

阴道口两侧为小阴唇,后为会阴体。阴道口前方黏膜下有许多小的前庭腺体并开口于与尿道口相邻的黏膜表面。巴氏腺(或前庭大腺)是两个分泌黏液的小腺体,位于大阴唇后部的皮下组织中。巴氏腺管开口于阴道口的侧后方。Skene 腺(或尿道旁腺)开口于阴道口的前部,腺体位置因人而异。会阴体是 3~4cm 的皮肤带,分隔阴道口与肛门,并与小阴唇(或阴唇系带)融合共同形成外阴的后方边界。

淋巴引流

腹股沟淋巴结位于股三角内,该三角上界由股沟韧带构成,外侧界是缝匠肌,内侧界为长收肌。腹股沟浅淋巴结在 Camper 筋膜下、股血管表面筛状筋膜之上,沿隐静脉和其属支分布。腹股沟深部淋巴结通常有 3~5 枚,其中最上端的一个位于腹股沟韧带下方,称为 Cloquet 淋巴结。淋巴液由这些淋巴结汇入盆腔的髂外和髂总淋巴结。

淋巴液引流因外阴病变位置而异。阴唇的淋巴引流入腹股沟浅和股淋巴结,随后穿过筛筋膜到达股深淋巴结。阴唇系带和会阴部病变的淋巴引流与阴唇的淋巴引流相同。阴蒂头或会阴体的淋巴引流入单侧或双侧腹股沟浅淋巴结, 或股深淋巴结和盆腔淋巴结。尽管某些阴蒂的淋巴引流可跳过股淋巴结而直接进入盆腔的闭孔和髂外淋巴结,但实际上,盆腔淋巴结受累而腹股沟淋巴结未受累的情况罕见(图 74.1)。

流行病学

外阴癌是罕见的恶性肿瘤,占女性所有恶性肿瘤的 1%以下,在所有妇科肿瘤的比例不到 5%。据估计,美国 2010 年有 3900 个新发病例,其中有 920 人死于该疾病[1]。发病率为每 10 万女性中发生 2 例,但在年龄大于 75 岁的女性中发病率增加到 13/10 万[2]。相对于白种人(2.4/10 万),黑人(1.6/10 万)和西班牙裔(1.5/10 万)发病率较低,亚洲及太平洋岛女性发病率最低,为 0.9/10 万。

普遍认为有两个主要的机制参与外阴癌的发生:人乳头状瘤病毒(HPV)和外阴营养不良,包括硬化性苔藓和鳞状上皮增生。40%的浸润性外阴癌患者可以检测出 HPV DNA,以 HPV16、18、33 型为多见[3,4]。而相比于外阴上皮内瘤变(VIN),70%~90%的患者可以检测出 HPV[5]。因为 HPV 感染与肛门及生殖区域的其他多种肿瘤(如宫颈癌、肛管癌等)的发生相关,这些疾病的危险因素相似:生殖器疣史、多性伴侣、吸烟史、细胞学异常史和免疫抑制[6,7]。虽然还没有硬化性苔藓(LS)直接转化为外阴癌的组织学证据[10],但有研究报道,外阴癌患者中 30%~60%的患者发现有 LS[8,9]。患有 LS 的女性有 5%的风险发展为浸润癌[11]。VIN 作为外阴浸润癌的癌前病变没有宫颈上皮内瘤变与宫

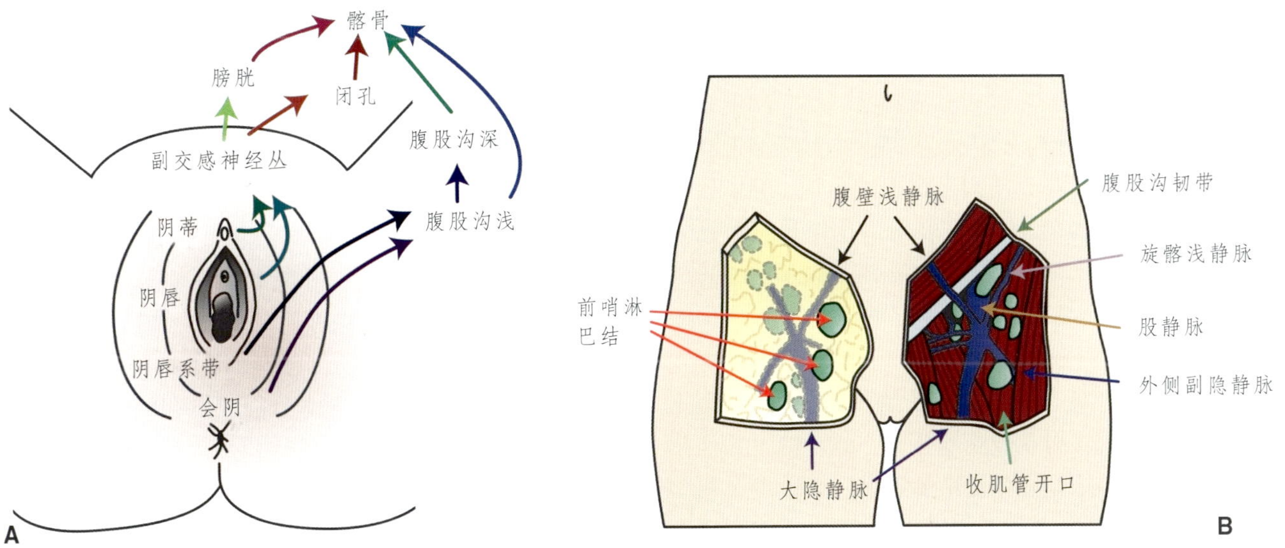

图 74.1 (A)外阴的淋巴先引流至由腹股沟浅淋巴结，再到股深淋巴结和髂淋巴组。中线结构组织淋巴引流出可直接由耻骨联合下到盆腔淋巴结。(Modified from Plentl AA, Friedman EA eds. *Lymphatic system of the female genitalia.* Philadelphia: WB Saunders, 1971.)(B)腹股沟浅表淋巴结包含 8~10 个皮下淋巴结，分布在 Camper 筋膜和筛筋膜之间。这些淋巴结与大隐静脉及其分属支伴行分布。(Modified from DiSaia PJ, Creasman WT, Rich WM. An alternative approach to early cancer of the vulva. *Am J Obstet Gynecol* 1979;133:825.)

颈癌之间证据充分[12]。仅有 1/3 的外阴癌和 VIN-3 相关，不到 5%的 VIN 最终会发展为浸润癌[13,14]。

这些结果产生了如下假说，即外阴鳞状细胞癌大体上分为两种临床病理类型：角化性鳞状细胞癌(KSC)和基底样鳞状细胞癌(BSC)[15]。角化性鳞状细胞癌更为常见(占病例总数 80%)，主要发生在患有外阴营养不良的老年女性，并且与其他异常增生、HPV 感染或 VIN 无关[16]。在 KSC 中 p53 染色可为阳性或阴性，因为 p53 突变可能在这些肿瘤某些亚型的发生中起一定的作用；p16 很少阳性[17]。相比之下，基底样鳞状细胞癌相对较少见(占病例总数 20%)，主要见于年轻女性，并与多灶性、其他生殖器官肿瘤、HPV 感染和 VIN 相关。在 BSC 中，p53 染色经常呈阴性，而由于 HPV 感染，p16 常常阳性。

病理

鳞状细胞癌

85%的外阴浸润癌为鳞状细胞癌(图 74.2)[18]。如

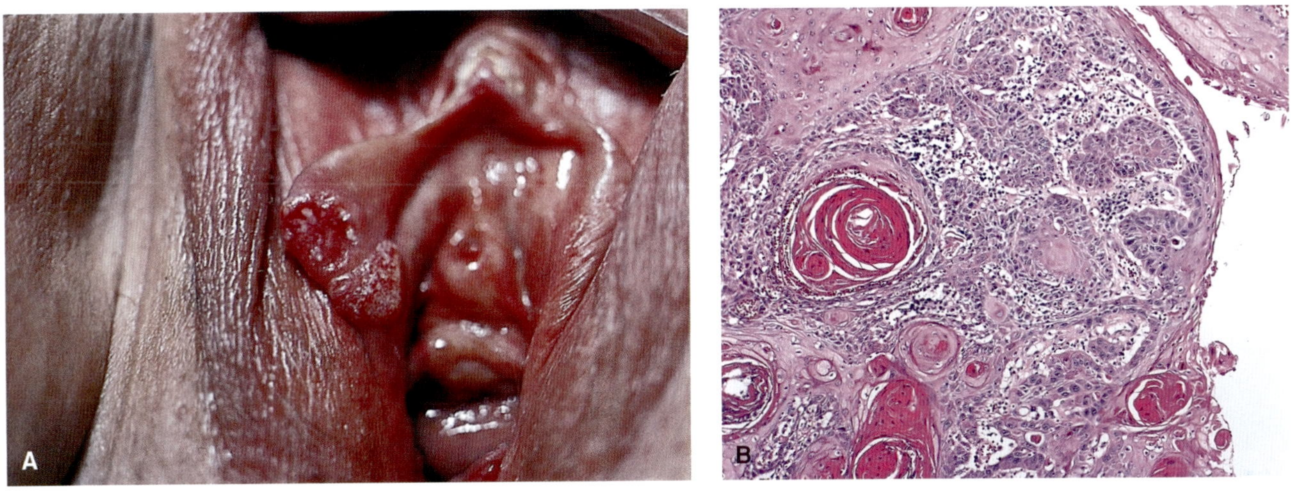

图 74.2 外阴鳞状细胞癌。(A)溃疡型鳞状细胞癌，起源于右侧小阴唇。这个老年女性没有明显的诱发疾病。(B)侵袭性角化型外阴鳞状细胞癌的显微照片。注意角化珠。(Courtesy of Dr. Stanley Robboy, Duke University Medical Center, Durham, NC.)

前所述，外阴肿瘤发生于鳞状上皮，肿瘤常发生在异常上皮或邻近区域，或恶性病变前状态，如硬化性苔藓、Queyrat 增生性红斑和 Bowen 病[19]。浸润深度是临床分期和治疗的关键，其定义为从最表浅的邻近真皮乳头的上皮间质连接到浸润最深点的距离。肿瘤厚度的测量是从上皮表面，而如果表面角化则从颗粒层基底，到国际妇科病理学家协会（International Society of Gynecological Pathologists）所界定的浸润最深点的距离[20]。

鳞状细胞癌有三种可辨别的生长方式：融合型生长、致密型生长、发射状或指状生长。融合型生长是指直径>1mm 的肿瘤互联构成肿瘤包块。这种生长类型的特点是深部浸润，与间质粘连形成有关。致密型生长往往见于分化良好的肿瘤，与被覆上皮保持连续性，肿瘤浸润形成局限的边界清楚的包块，很少侵犯脉管间隙。组织学上，肿瘤细胞与邻近和被覆的鳞状上皮细胞相似。发射状或指状的生长方式的特点是低分化肿瘤细胞在真皮或黏膜下层形成的小梁状外观，比肿瘤主体病灶要深。这种肿瘤生长方式往往与间质粘连反应或淋巴细胞炎性浸润有关。脉管间隙受累在这种肿瘤生长方式中比致密型生长方式中更常见[21]。

少见组织类型

外阴的恶性黑色素瘤约占外阴原发肿瘤的 10%。这些肿瘤主要发生于白人女性，发病高峰年龄为 60~70 岁（图 74.3）[22]。有时发生于原有色素病变的基础上，此种情况下需要与良性外阴黑色素沉着病和色素性 VIN 进行鉴别诊断。外阴黑色素瘤可进一步分为三种特定类型：浅表播散的恶性黑色素瘤、结节性黑色素瘤和肢端色斑样黑色素瘤[23]。与身体其他部位的黑色素瘤一样，浸润水平和肿瘤厚度是指导治疗和决定预后的重要因素[24]。

大多数外阴原发腺癌发生在前庭大腺，也可发生于顶泌汗腺、外分泌腺和 Skene 腺这些外阴皮肤的附属器。在少数情况下，当癌起源于非腺体组织时，它们可能是源于泄殖腔。巴氏腺癌多见于老年女性，肿瘤常为实体瘤，浸润深。肿瘤表面上皮可保持完整，导致易被误认为良性肿瘤。其他组织学类型有黏液癌、乳头状癌、黏液性表皮样癌、腺鳞癌和移行细胞癌。在某些病例可观察到从良性到恶性腺组织的转变。腺癌通常表现为原发病变局部晚期，伴有腹股沟淋巴结转移。

外阴 Paget 病（表皮内腺癌）多见于绝经后、老年白人女性，外阴 Paget 病形态多变，但通常表现为外阴湿疹样、充血、渗出样病变，可被误诊为湿疹或接触性皮炎（图 74.4）。病变可以是扁平、隆起或溃疡样，外观呈白色（黏膜白斑）、红色（红色增殖性病变）或色素沉着过度。这种病变有典型的组织病理学形态，通常包含癌胚抗原，免疫组织化学染色阳性。10%~20%的外阴 Paget 病发生浸润癌[25-27]。浸润癌可能是顶泌汗腺或前庭大腺的潜在腺癌，也可能是源于肛周其他区域的腺癌。

外阴疣状癌少见，多发生于 50~60 岁。组织学上肿瘤分化好，淋巴结转移率相对低。早期病例，广泛根治性手术即可收到很好的效果[28]。来源于表皮细胞的其他类型的外阴恶性肿瘤罕见。外阴 Merkel 细胞癌（神经内分泌癌）局部进展快，远处转移的发生率高，预后差。相反，基底细胞癌，很少淋巴结转移，只需要单纯局部扩大切除[29]。移行细胞癌可起源于前庭大腺，也可以是膀胱和（或）下尿路的转移癌。

外阴肉瘤最常见的亚型有平滑肌肉瘤、恶性纤维组织细胞瘤、上皮样肉瘤和横纹肌肉瘤。根据其他部位的横纹肌肉瘤的指南，外阴横纹肌肉瘤需要化学治疗与放射治疗综合治疗 。其他类型外阴肉瘤的治疗效果难以预测，鉴于化学治疗不敏感，应诉诸广泛手术切除和（或）根治性放射治疗。

临床表现

外阴瘙痒是最常见的症状，患者还主诉出血、疼痛、分泌物多。如果查体时发现有肉眼可见病变，需要活检来区别其他的外阴病变，如营养不良、良性湿疣和 VIN。不幸的是，许多女性由于拒绝或者轻视症状，造成长期诊断延误，初诊时局部肿瘤已经处于晚期。这些病变也可能出现侵犯区域结构的症状，如排尿或排便困难。转移性疾病不常见，因为原发性病变通常是更严重，虽然腹股沟和远处转移也有报道。

自然史和播散

原发部位

约 70%的外阴癌发生于大、小阴唇，15%发生于阴蒂，5%发生于会阴及阴唇系带，5%发生于前庭大腺包膜及尿道，另有 5%临床表现多样而难以归类[30]。

淋巴转移

恶性程度高、呈“发射状”生长和淋巴周围间隙浸润的肿瘤具有向区域淋巴结转移的特性。腹股沟浅淋巴结是第一阶段，然后到腹股沟深淋巴结。对局限于单侧的病变，在没有同侧腹股沟淋巴结受累的情况下就转移到对侧腹股沟淋巴结或盆腔淋巴结的情况罕见。阴蒂或尿道的病变在没有腹股沟淋巴结转移的情况下转移到盆腔淋巴结的情况虽然少，但可以直接转移到盆腔淋巴结[31,32]。

手术分期患者中，腹股沟淋巴结转移的发生率为6%~50%，取决于肿瘤浸润和扩散程度(表 74.1)[33-37]。体格检查对评估淋巴结受累不准确：Plentl 和 Friedman[30]报道了淋巴结转移发生率在触诊淋巴结肿大的患者为 62%，而触诊淋巴结无肿大的患者为 35%。在一项临床分期的荟萃分析中，Franklin[38]注意到临床可疑淋巴结转移的患者，其淋巴结转移率约 75%；而临床无可疑淋巴结的患者淋巴结转移率为 11%~43%。Homesley 等[39]在一项 GOG 研究中报道，临床腹股沟淋巴结阴性的患者最后病理证实淋巴结转移率为 23.9%。当临床可疑淋巴结转移时，76.2%的患者病理证实淋巴结阳性。腹股沟淋巴结组织学阳性的患者中，盆腔淋巴结阳性率是 30%[39]。

原发肿瘤的多种临床和组织学特性与淋巴结转移相关，这些特性包括肿瘤厚度、组织学分级、脉管间隙受累、浸润深度、肿瘤位置和大小[40,41]。Rutledge 等[42]也描述了局部控制的不良反应和不同肿瘤大小、临床期别、治疗目的、腹股沟或盆腔淋巴结阳性、切缘阳性的生存率。当肿瘤厚度≤1mm，淋巴结转移率≤3.1%；但当肿瘤厚度≥5mm，淋巴结转移率可升至 33%。浸润深度为 1mm、2mm 和 3mm 时，淋巴结转移发生率分别为 0.3%、7.8%和 17%。值得注意的是，外阴不同的部位上皮厚度明显不同。在某个区域> 0.8mm 厚，能影响到对肿瘤厚度和浸润深度的相应的评估。测量表面溃疡肿瘤的厚度可能产生误导，会导致对肿瘤浸润深度的低估。神经浸润与淋巴结转移密切相关[43]。

在妇科肿瘤小组(GOG)关于外阴肿瘤的数据分析中，一些临床和组织学肿瘤特性被确定为淋巴结转移的预测因素。按重要性排序依次是临床淋巴结状态(可触及与不可触及的)、组织学分级、毛细淋巴管间隙受累、肿瘤厚度和患者的年龄[39,41,44]。原发肿瘤大小与淋巴结受累也有相关性。在 Donaldson 等[34]报道的 66 例病例中，腹股沟淋巴结转移的发生率从肿瘤<3cm 时的 18.9%到≥3cm 时的 72.4%。Sedlis 等[41]报道的一项 GOG 的 267 例浅表外阴癌患者的研究中，腹股沟淋巴结阳性率，从肿瘤<3cm 时的 8%到≥3cm 的 29.3%。原发肿瘤扩散到尿道、阴道和肛门区域与淋巴结受侵发生率增加相关，且预后更差。这部分的重要性体现在患者的分期管理。

Curry 等[45]注意到，3 个或更少的腹股沟淋巴结阳性时，盆腔淋巴结未受累。Hacker 等[46]也报道过类似情况。Homesley 等[47]在一项 GOG 研究中报道，腹股沟淋巴结阳性的患者，盆腔淋巴结转移的发生率为 28.3% 。在这项研究中，盆腔淋巴结受累与腹股沟淋巴结受累程度之间存在相关性。由于孤立的盆腔淋巴结转移罕见，腹股沟淋巴结的状态决定了盆腔淋巴结的治疗方式。虽然盆腔深部淋巴结受累是一个预后不良的指标，1/4~1/3 的患者潜在仍然是可治愈的，特别是在仅有少数几个淋巴结受累的情况下[31,33,45]。

远处转移

血行播散一般发生在疾病的晚期，最常见的转移部位是肺、肝脏和骨。远处转移的发生往往预示着预后很差。

预后因素

淋巴结转移是外阴癌最重要的预后因素。腹股沟淋巴结转移使得长期生存率下降了 50%[48,49]。盆腔淋巴结转移对生存率的影响更大。Kurzl 和 Masserer[50]分析了 124 例不同期别的外阴癌患者，仅接受了单纯外阴切除和区域(腹股沟区)放射治疗。他们发现患者年龄、肿瘤浸润性生长、淋巴播散、肿瘤厚度、原发肿瘤表面溃疡均是重要的预后因素。在一项 558 例外阴癌患者的 GOG 临床病理研究的详细分析中，发现两个重要的危险因素预示外阴癌的局部复发：肿瘤大小> 4cm 和淋巴血管间隙受侵[44]。如果具备其中任何一个因素，外阴根治术后局部复发的风险为 20.7%(30/184)；但是如果两个因素都没有，局部复发风险仅为 9.2%(37/404)。该研究中，浸润深度对局部复发没有预测价值。

在一项对甲醛溶液固定的组织标本进行的研究中，Heaps 等[51]证实显微镜下手术切缘<8mm 的肿瘤局部复发率陡升。他们提出这相当于新鲜未固定组织中最小切缘 1cm。尽管局部复发率与手术切缘是否充分相关，但当处理较大、或浸润较深、或累及中线结构的

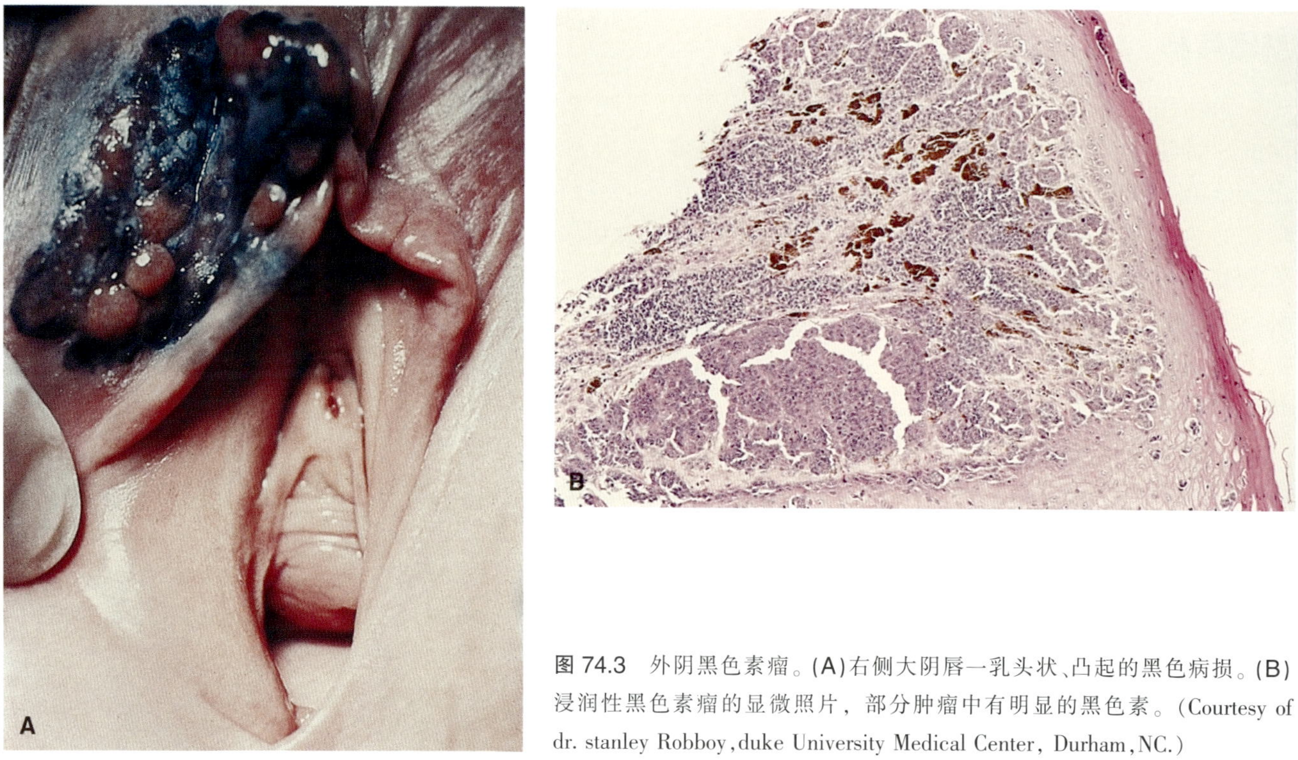

图 74.3 外阴黑色素瘤。(A)右侧大阴唇一乳头状、凸起的黑色病损。(B)浸润性黑色素瘤的显微照片，部分肿瘤中有明显的黑色素。(Courtesy of dr. stanley Robboy, duke University Medical Center, Durham, NC.)

肿瘤时，难以取得足够的手术切缘。

几项研究中还注意到了淋巴结包膜外扩散对于预后有负面影响。Origoni 等[52]研究了转移淋巴结的大小、数目和肿瘤淋巴结包膜外扩散，发现具备以上任何一种情况都会使预后恶化。Van der Velden 等[53]也报道了肿瘤包膜外扩散是独立的不良预后因素。

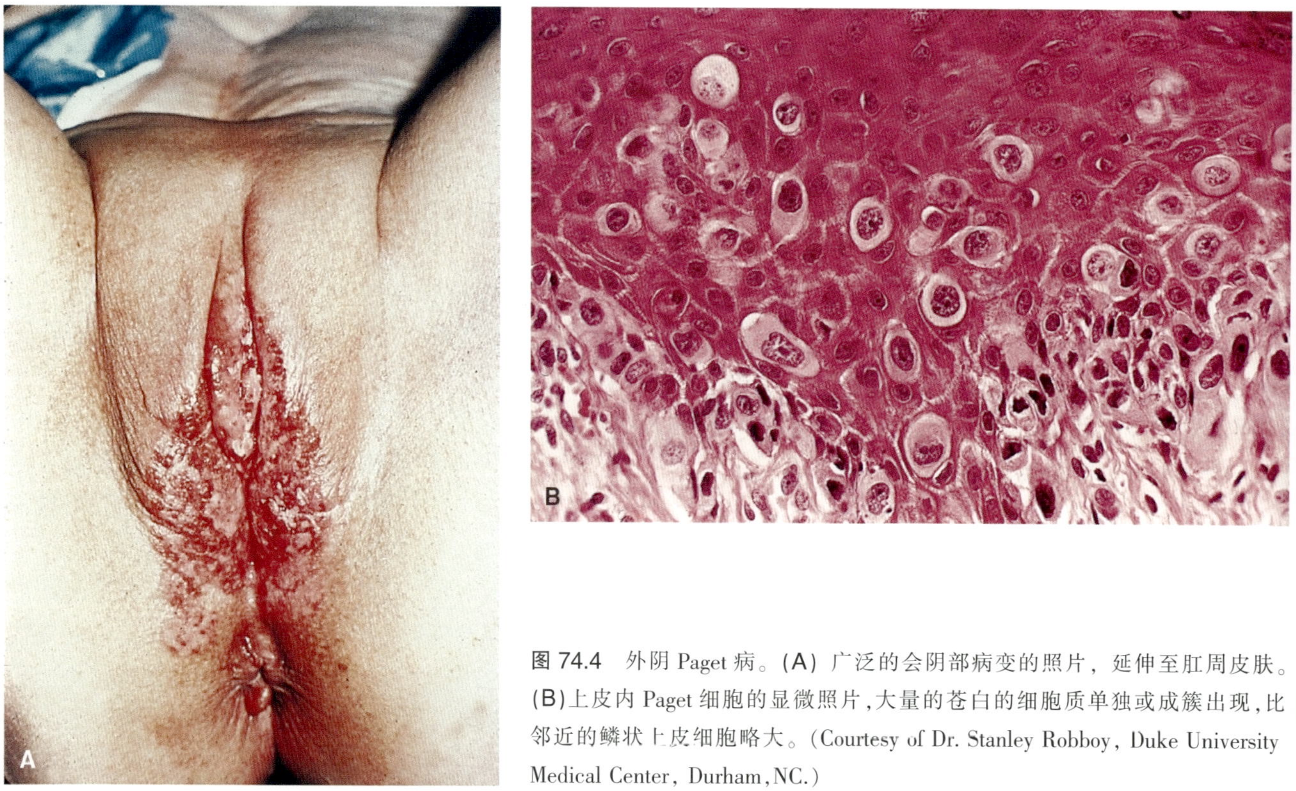

图 74.4 外阴 Paget 病。(A) 广泛的会阴部病变的照片，延伸至肛周皮肤。(B)上皮内 Paget 细胞的显微照片，大量的苍白的细胞质单独或成簇出现，比邻近的鳞状上皮细胞略大。(Courtesy of Dr. Stanley Robboy, Duke University Medical Center, Durham, NC.)

表 74.1　与原发肿瘤大小和范围相关的淋巴结受侵率

原发肿瘤的大小和浸润深度	患者数	淋巴结阳性例数(%)
深度		
<1mm	120	0(0)
1.1~2mm	121	8(6.6)
2.1~3mm	97	8(8.2)
3.1~4mm	50	11(22)
4.1~5mm	40	10(25)
大小		
>5mm	32	12(37.5)
>2cm	168	77(45.8)
任何大小、扩延到外阴以外的原发肿瘤	70	38(54.2)

Adapted from Perez CA, Grigsby PW, Chao C. Vulva. In: Perez CA, Brady LW, eds. *Principles and practice of radiation oncology*, 3rd ed. Philadelphia: Lippincott-Raven, 1997.

初步评估

由于外阴肿瘤可能是多原发灶，所以对所有外阴肿瘤的女性必须进行泌尿生殖系统的全面检查。对阴道、宫颈、肛周皮肤和肛管的检查尤其重要，便于明确病变的程度及多发病灶的存在。还应该特别注意检查腹股沟淋巴结区，以明确有否转移。

早期病变可以首选手术治疗时，影像学检查并非必需。但是，在局部晚期病变或临床可疑淋巴结转移的患者中，影像学检查有助于临床医生选择最佳治疗方案。CT 可识别腹股沟、盆腔或腹主动脉旁的淋巴结肿大[54]。对比增强 MRI 也有助于明确原发病变的范围和对腹股沟淋巴结的评估，其敏感性为 80%，特异性为 88%[55]。虽然临床或 X 线发现的腹股沟淋巴结可以通过超声引导下细针穿刺得到快速评估，但是阴性结果并不能排除转移[56]。氟脱氧葡萄糖正电子发射断层扫描已应用于术前腹股沟淋巴结的评估，敏感性约 67%，特异性达 95%[57]。值得注意的是，有淋巴结转移高风险的女性中，现有影像学检查的敏感性都不足以省略手术评估淋巴结受累。

分期

1983 年最早采用的分期系统基于肿瘤的临床表现。1988 年对该分期系统进行了改进，改进后的分期系统更重视淋巴结的临床状态。1997 年对分期系统再次进行了修订，增加了微小浸润病变的独立分型，即 IA 期，强调对浸润深度>1mm 的原发肿瘤全部进行腹股沟淋巴结的组织病理学检查。

最新 2009 年国际妇产科联盟(FIGO)的分期修订版与 1988 年的分期相比，有显著变化(表 74.2)[58,59]。IB 期现在包括原发病灶>2cm(原来的Ⅱ期)，Ⅱ期包括会阴邻近组织的病变(先前的Ⅲ期)。Ⅲ期现在又进一步分为三个亚分期，反映了腹股沟淋巴结受累数目和大小的重要性，以及淋巴结外蔓延对预后的重要性。盆腔淋巴结转移仍为ⅣB 期 。

治疗

外阴癌的治疗由于多方面的原因而面临诸多挑战。一般而言，患者多为高龄且有并发症。鉴于原发病灶部位的影响，肿瘤易累及邻近器官，如膀胱和直肠，且淋巴结转移率高。由于发病率相对低，多数报道的

表 74.2　外阴癌分期

2009 AJCC			FIGO
Tis	原位癌		–
T1a	病变局限于外阴或会阴，大小≤2cm，间质浸润≤1mm	N0	ⅠA
T1b	病变局限于外阴或会阴，大小>2cm，间质浸润>1mm	N0	ⅠB
T2	病变扩散到尿道下 1/3 和(或)阴道/肛门	N0	Ⅱ
T3	病变累及尿道上 2/3 和(或)阴道、膀胱/直肠黏膜，或固定于耻骨		ⅣA
N1a	1~2 个淋巴结受累，且均<5mm		ⅢA
N1b	1 个淋巴结受累，且≥5mm		ⅢA
N2a	≥3 个淋巴结受累，且均<5mm		ⅢB
N2b	≥2 个淋巴结受累，且≥5mm		ⅢB
N2c	任一淋巴结包膜外扩散		ⅢC
N3	淋巴结固定或溃疡		ⅣA
M1	远处转移(包括盆腔淋巴结转移)		ⅣB

根据 AJCC，腹股沟淋巴结属于局部扩散，而髂淋巴结则归于远处转移。

Used with the permission of the American Joint Committee on Cancer, Chicago, Illinois. The original source for this material is American Joint Committee on Cancer. *AJCC cancer staging handbook*, 7th ed. New York: Springer, 2010, published by Springer science and Business Media LLC, www.springer.com.

文献样本量小，且人群各异。鉴于治疗对患者性心理的影响，外阴癌的治疗更为复杂。由于上述各方面问题，很难对此病进行研究进而制订统一的治疗指南。

外阴癌的治疗在过去的几十年中经历了非常重要的变化。原发肿瘤的整块切除和腹股沟淋巴结切除，曾是早先的标准治疗，已被适于不同病变程度的多模式手术所替代。这种变化源于对根治性手术并发症的认识、多模式治疗所获得的疗效的提高以及根治性手术对性功能和躯体形象的负面影响的认识[6,60,61]。虽然根治性手术在外阴癌的治疗中仍占有非常重要的地位，但已不是治疗的主流。手术控制原发肿瘤的可能性取决于手术切缘足够，而不需要切除整个外阴。各个方向1cm的阴性切缘足以获得对原发外阴肿瘤较高的局部控制率[51]。

外科技术已进一步改善，使得手术更易被接受。这些改进包括初次手术闭合会阴切口，使用缝匠肌来闭合腹股沟区的手术缺损，以及原发肿瘤区域和腹股沟区域采用两个独立的切口。这些进展降低了手术的死亡率和并发症发生率。

近几十年来，在外阴癌的放射治疗方面也取得显著进步。现有的技术能对外阴阴道和腹股沟区域给予有效的放射剂量，而产生较低的急性和晚期放射治疗并发症。随着高能X线设备、准直性精确的放射野、多叶准直器、各种不同能量的电子束射线和IMRT的应用，现今放射治疗能给予肿瘤原发病灶和淋巴结区精确的放射剂量，并能随靶区形状、组织厚度和病变范围不同而异。现已能给予特定靶区放射治疗的同时控制正常组织的受量在其耐受范围内。近距离放射治疗在一些特定病例可用作初始治疗；也可与体外放射治疗联合，使得特定区域内达到高于耐受量的放射治疗剂量。

近几十年肿瘤治疗最显著的进步可能是同步或序贯使用多种治疗方式。化学疗法、放射治疗与手术序贯或联合，降低了任何单一疗法的不良影响，在获得相似或更高局部控制率及生存率的同时保留了器官功能(图74.5)。

早期浸润癌

手术

在过去，即使是外阴IB期的早期浸润癌也被认为是弥漫性病变，标准治疗是行根治性外阴切除，获得90%的生存率，但同时带来相当的机体和心理后遗症[51,62]。现在，小的病变(直径≤2cm，深度≤5mm)给予扩大局部切除而非根治性外阴切除，在各方面都获得了非常满意的结果。此两种手术方式在局部复发率和生存率方面相似，分别为6%~7%，生存率为98%和99%[63]。然而，位于上部邻近阴蒂的病变可能不适于行局部扩大切除，而要行根治性外阴切除以获得足够的阴性切缘。

小的、单侧、T1期病变，患侧腹股沟淋巴结阴性时，对侧腹股沟淋巴结受累的概率<1%；因此，对侧腹股沟淋巴结不需要处理[63]。低分化癌，同时伴有病变浸润深度>5mm和有脉管间隙受累时，腹股沟淋巴结转移的风险高，双侧腹股沟淋巴结均需要评估和处理[39]。中心型病变、阴道外口1cm之内区域的病变归于中线型病变，可行局部切除，可能的话行双侧腹股沟股淋巴结切除，因为均有转移的风险。如果腹股沟浅表淋巴结受累建议行深部淋巴结切除。传统治疗中，原发肿瘤直径>2cm的患者接受根治性外阴切除及双侧腹股沟淋巴结切除术，因为淋巴结受累的风险高。腹股沟淋巴结手术的指征和范围需要重新评估，也是本章进一步讨论的主题。

放射治疗

早期浸润癌行局部扩大切除术治疗的情况下，建议对瘤床进行放射治疗预防局部复发。如前所述，与原发病灶局部复发有关的高风险病理因素包括：淋巴血管间隙受侵(LVI)、浸润深度>5mm、手术切缘<8mm和显微镜下切缘阳性[51]。Faul等[64]在一项包含62例手术阴性切缘不足(≤8mm)或切缘阳性的回顾性研究中报道，术后辅助放射治疗的局部复发率显著降低，观察组局部复发率为58%，治疗组降低为16%。虽然术后放射治疗降低了局部复发率，但局部复发可以再次手术获得补救治疗，故而两组生存率相似。然而在没有随机试验的情况下，阳性切缘或是阴性切缘<8mm、深部浸润和(或)淋巴血管间隙受侵的患者也应考虑行辅助放射治疗。对于肿瘤靠近尿道、阴蒂或肛门括约肌的患者，难以获得足够的手术切缘，治疗选择为根治性、术前或术后辅助放射治疗，无论伴或不伴有化学治疗。

一项1986年GOG的研究[47]报道了放射治疗在腹股沟或盆腔淋巴结治疗中的作用。该项研究中，患者接受了双侧腹股沟淋巴结切术，腹股沟淋巴结阳性的患者被随机分成两组：盆腔淋巴结切除组和盆腔及双侧腹股沟淋巴结区放射治疗组。放射治疗组淋巴结复

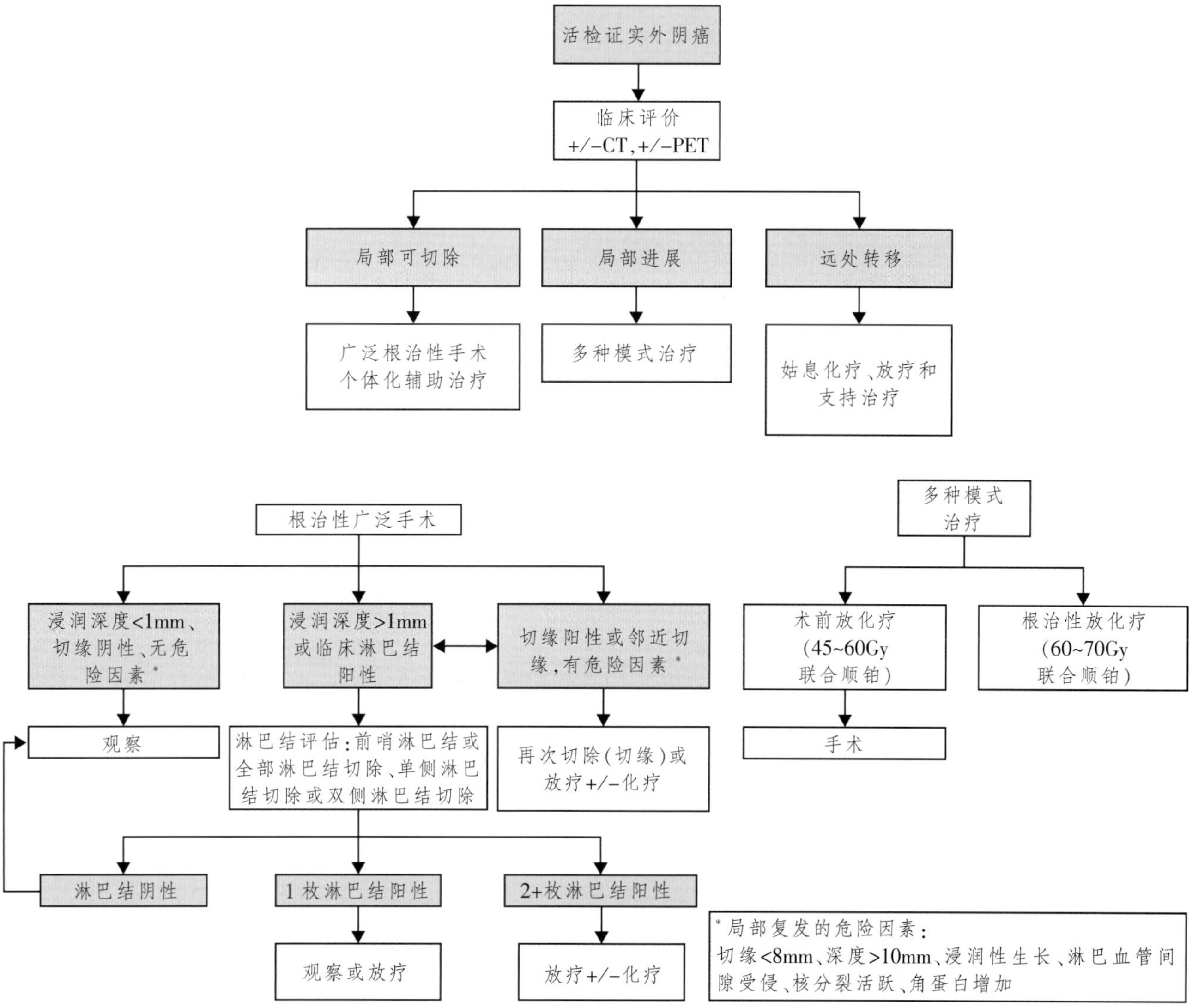

图 74.5 治疗流程图。

发率为 5.1%(3/59),显著低于未放射治疗组的复发率 23.6%(13/55)。其结果是两年后放射治疗组显著的生存获益,放射治疗组两年生存率 68%,未放射治疗组 54%(P=0.03)。该项研究的亚组分析显示,这种获益主要见于 1 个以上淋巴结组织病理学阳性的患者。然而,一项对于有淋巴结阳性患者的监测、流行病学和生存结局的探索性分析显示,单一淋巴结阳性在切除的淋巴结数量<12 个的患者中存在显著生存差异,表明放射治疗在淋巴结切除不充分的患者可能获益更大[65]。根据 GOG 研究的入组标准,所有淋巴结受累的患者均应考虑行盆腔和双侧腹股沟辅助放射治疗。淋巴结包膜外扩散(ECE)或是腹股沟区域残存病变的患者应该接受盆腔、腹股沟和原发肿瘤瘤床区域的术后放射治疗,因为 ECE 预示瘤床及淋巴结区域的复发[53]。

进展期病变

进展期患者的单纯手术治疗结果令人失望,促使人们寻求综合性治疗模式[66,67]。术前、术后和根治性放射治疗时的同步放化学治疗已应用了近 30 年。这种多模式的方法被公认为标准治疗[68-77]。除脏术现仅用于初始治疗失败局部晚期复发的患者以及无其他治疗选择的患者。在这些严格指证选择的患者,为控制疾病而进行的手术治疗结果能被接受[78-81]。尽管有时采取一些措施来恢复部分性功能,除脏术对患者的性心理有巨大影响[82]。

其他组织类型肿瘤的治疗

黑色素瘤

黑色素瘤是外阴第二大常见恶性肿瘤。在可能的情况下，尽量手术治疗。该病预后差，5年总生存率约35%，具有如下特征一个以上的患者预后更差：肿瘤浸润深、溃疡形成、结节状生长模式、上皮样细胞类型和高有丝分裂率[83-85]。高龄患者预后也更差。能达到肿瘤控制的手术范围取决于病灶的大小和浸润深度，这与身体其他部位的黑色素瘤相似。只要手术切缘阴性，局部扩大切除是可取的。伦敦皇家马斯登医院的一项包含32例患者治疗的研究显示，局部扩大切除和根治性切除患者的治疗结果没有差异[86]。手术切缘阳性，或阳性淋巴结，或为缓解症状，均可考虑行放射治疗。化疗可考虑采用，当手术切缘阳性或阳性淋巴结或症状缓解。与身体其他部位的黑色素瘤一样，预后与远处复发有关。

巴氏腺癌

巴氏腺癌占所有原发性外阴癌的5%~7%。推荐治疗方案为局部扩大切除和患侧腹股沟淋巴结切除。对侧腹股沟淋巴结切除适用于临床可疑淋巴结转移或患侧淋巴结受累的患者。与外阴其他组织类型的癌相似，不推荐常规行盆腔淋巴结切除。如果可疑盆腔淋巴结转移可考虑行盆腔放射治疗。Copeland 等[87]和Leucher 等[88]研究了放射治疗在巴氏腺癌的作用。这两项研究提示保守手术后对外阴和腹股沟区的辅助放射治疗可降低局部复发率；Copeland 等[87]的研究中，术后辅助放射治疗的局部复发率为7%，术后未行辅助放射治疗的肿瘤复发率为27%。Cardosi 等[89]的研究中，手术切缘不足再补充辅助放射治疗的患者，获得高达67%的5年生存率。

疣状癌

疣状癌是局部浸润性肿瘤，表现为真菌样生长、溃疡性肿块。通常行局部扩大切除术。由于腹股沟淋巴结转移罕见，不推荐行常规腹股沟淋巴结切除。有关外阴疣状癌的文献除 Japaze 等[90]的一项研究外均为病例报道。该研究包含24例患者，17例行单纯手术治疗，7例行手术和放射治疗。手术组中仅有1例患者发生复发并死于该病。放射治疗组中有4例患者发生复发并最终死于此病。由于该研究样本量小，难以获得明确的结论。没有令人信服的证据能支持对该病进行放射治疗。另外，也没有足够证据支持放射治疗引起组织间变性转化这一看法[91]。

手术治疗

原发性肿瘤

对绝大多数患者来说，外阴癌的手术方式已经从传统的整块根治性外阴切除术发展为更个体化和更小范围的切除方式或与放射治疗和化学治疗联合。当病变不涉及肛门、阴道或尿道时，通常行根治性局部切除术（也称为局部扩大切除术、根治性扩大切除或改良根治性外阴切除术）。在手术方面，切除应达会阴深筋膜。在可能的情况下，建议切除距肿瘤2cm的外观正常的组织作为切缘，目的是获得至少1cm的显微正常组织边界。如果肿瘤累及或紧靠阴蒂，将不可能保留阴蒂。

根治性外阴切除术适用于病变范围大或多灶性病变，此种情况下不再能保留外阴的正常组织结构，或者不能发挥正常功能或组织重建。当肿瘤侵及肛门、阴道、尿道时，需要采用外阴扩大根治术或盆腔脏器切除术以清除病灶[78,92]。由于广泛手术切除的高并发症率和手术死亡率，这些患者应考虑行术前放化学治疗或初始放化学治疗以尽量保留器官。

腹股沟股淋巴结

由于腹股沟股淋巴结的手术会导致并发症和后遗症，关注淋巴结受侵的危险因素十分重要。腹股沟手术的主要并发症是伤口裂开和下肢淋巴水肿。虽然伤口裂开几乎均能成功二期愈合，但是慢性下肢淋巴水肿很难处理，并能造成显著的长期功能受损。为降低这些并发症的发生率和严重程度，目前致力于判断在不影响病变控制的情况下，哪些患者的淋巴结切除范围可以适当缩小或不行淋巴结切除术。

浅表鳞状细胞癌局部肿瘤小（直径<2cm）、浸润深度≤1mm、无淋巴血管浸润的患者，淋巴结受累概率低，可以不做腹股沟淋巴结切除术[36,93,94]。肿瘤浸润深度> 1mm时，应通过腹股沟浅淋巴结切除或前哨淋巴结切除评估腹股沟淋巴结。小（<2cm）且单侧的病变应行单侧腹股沟淋巴结切除术治疗，而病变达中线或阴蒂病变或直径>2cm时，应评估双侧腹股沟淋巴结。对于初次手术的患者，需要切除触诊可及的淋巴结。

鉴于腹股沟淋巴结清扫术手术并发症的增加，已经开始重新审视和评估单侧病变进行双侧腹股沟淋巴结切除的必要性，以及行腹股沟浅淋巴结切除时行腹股沟深部淋巴结的必要性。当进行双侧腹股沟浅、深淋巴结切除术时，伤口裂开和下肢淋巴水肿的发生的可能性增加[37,95]。当需要进行单侧腹股沟淋巴结切除，并发现淋巴结阴性时，对侧淋巴结转移的概率低，可免行对侧腹股沟淋巴结切除术[96,97]。当腹股沟浅淋巴结阴性时，腹股沟深淋巴结罕有受累[98]，基于此，通常不进行腹股沟深淋巴结切除术。然而降低腹股沟淋巴结复发是至关重要的，因为大多数腹股沟淋巴结复发的患者最终因此死亡[94,99]。

腹股沟淋巴结的评估可以通过腹股沟浅淋巴结清扫术进行，或者由有经验的团队通过单一前哨淋巴结活检来完成。在格罗宁根国际多中心外阴癌前哨淋巴结的研究中，使用放射性示踪剂和蓝色染料对 623 个腹股沟区进行染色，在阴性的前哨淋巴结中，腹股沟复发率 2.3%[100]。这优于 GOG 的一项关于低风险外阴癌的前瞻性研究中，腹股沟浅淋巴结清扫术后同侧腹股沟复发率 5%[99]。行前哨淋巴结切除和行前哨淋巴结切除术后腹股沟浅淋巴结清扫术相比，腹股沟切口破裂的风险明显降低，分别为 12%和 34%。前哨淋巴结手术的最佳切口是小的(<4cm)、单一切口，每个研究中心必须至少有 10 次前哨淋巴结切除、术后腹股沟淋巴结清扫以评估该前哨淋巴结活检技术的经验。

术中诊断腹股沟淋巴结转移，必须进行进一步的诊断或治疗措施。还没有建立前哨淋巴结转移的大小阈值来判断可以免除腹股沟淋巴结切除而确认安全，所有前哨淋巴结阳性的患者应行同侧腹股沟淋巴结清扫术和(或)腹股沟淋巴结区放射治疗[101]。在术中诊断淋巴结转移而非前哨淋巴结时，治疗选择为切除深部淋巴结和对侧腹股沟淋巴结或双侧腹股沟区行辅助放射治疗。腹股沟淋巴结转移的标准辅助治疗为腹股沟和盆腔放射治疗[47]。

腹股沟淋巴结固定或溃疡的患者，单纯手术切除难以治愈。此种患者应进行活检以明确淋巴结受累，并将放射治疗和化学治疗相结合进行治疗；如果淋巴结对治疗反应良好、可切除，可行手术切除原发病灶和淋巴结[74,102]。

盆腔淋巴结

腹股沟淋巴结临床或病理阳性的患者，有对侧腹股沟和盆腔淋巴结受累的风险。因此，腹股沟淋巴结的状态决定盆腔淋巴结的处理。GOG 一项针对盆腔淋巴结切除和盆腔淋巴结放射治疗的随机研究显示，任何一种治疗方法都能控制盆腔病变[47]。鉴于当患者需要进行盆腔淋巴结放射治疗时，也需要对原发灶及腹股沟区进行放射治疗，因此比起手术，人们更倾向于行盆腔淋巴结放射治疗。

放射治疗

早期病变标准的治疗方式是手术切除。然而，小的中央型病变经严格选择的病例可行根治性放射治疗，尤其是当病变接近尿道、阴蒂或肛门时。关于单纯放射治疗作为外阴癌根治性治疗的文献报道很少[103-105]。已报道的病例包括术后复发和不能耐受手术或拒绝手术的患者。Eliis[103]报道 65 例患者行近距离放射治疗和(或)体外放射治疗，5 年总生存率为 23%(15/65)，其中 12 例患者无瘤生存。局部控制率为 40%，9 例患者发生组织坏死。Slevin 和 Pointon[105]也报道了 58 例根据病变范围不同而行近距离放射治疗和(或)体外放射治疗的患者。5 年总生存率为 26%(15/58)，局部控制率也是 40%(23/58)。初治患者生存率为 39%(9/23)，高于复发患者的 17%(6/35)。9 例患者发生组织坏死。这些研究反映了不用增加放射治疗敏感性的化学治疗，单纯应用放射治疗难以达到肿瘤的治愈剂量。

近距离治疗已用于不能手术的外阴癌，提高对原发肿瘤和(或)淋巴结区域的治疗效果。由于此种治疗的外阴癌患者的临床情况各异，故较难评价其疗效。据报道此种治疗患者的组织坏死发生率可高达 1/3[103]。法国 Alexis Vuitrin 研究中心报道了 34 例单纯近距离放射治疗的患者[104]，其中 21 例患者为初治，13 例为复发。中位放射治疗剂量为 60Gy (53~88Gy)。21 例初治患者中，3 例发生局部复发，5 年局部控制率 80%，疾病特异性生存率 70%。13 例复发患者中，8 例出现局部复发，伴有或不伴有其他部位的病灶，局部控制率 19%。全部 34 例患者中，5 例发生了组织坏死。该研究中相对较低的组织坏死发生率反映了这个研究中心在近距离放射治疗方面具有的丰富经验和放射治疗水平。该研究的作者建议当患者拒绝手术或有手术禁忌时，将近距离治疗作为患者的初始治疗。但是，由于显著的组织坏死风险，近距离放射治疗应限于严格选择的病例，并由经验丰富的医师进行。

绝大多数情况下,放射治疗与手术和(或)化学治疗联合应用。放射治疗的目的依放射治疗的靶区不同而异:淋巴引流区或会阴部的原发肿瘤。例如,当患者淋巴结区域病变重、不能切除,而原发肿瘤相对早期者,放射治疗联合化学治疗可能使原发肿瘤达到完全控制而免除手术治疗,同时又使得淋巴结区适于手术切除[74,106]。同步放化学治疗也可用于根治性治疗。当患者原发肿瘤晚期,而淋巴结病变较轻时,同样放化学治疗也可以使得淋巴结区免于手术,而原发肿瘤能够手术切除。放射治疗在缓解患者症状方面也能发挥重要作用。

放射治疗的靶区和技术

放射治疗靶区通常包括外阴、双侧腹股沟和低位盆腔淋巴结。除非高度选择的情况,应该避免利用中央挡块保护会阴和阴道,因为这可能会导致局部肿瘤的复发[107]。以下是增加外阴会阴部复发的危险因素:切缘近或阳性(<8mm)、原发肿瘤直径>4cm、淋巴血管间隙侵犯、浸润深(>9mm)、肿瘤厚度>1cm、浸润性生长或喷雾状/指状生长、肿瘤中角蛋白>25% 和高有丝分裂率(每 10 个高倍视野> 10)[51]。所有发现一个以上腹股沟淋巴结阳性的患者均应接受术后腹股沟和盆腔淋巴结区的放射治疗,这可以提高总生存期[47]。腹股沟淋巴结阳性的患者,其盆腔淋巴结受累的概率为28%,故放射治疗野必须包括盆腔。

制订放射治疗计划时,应特别注意腹股沟的靶区位置和给予的剂量深度。腹股沟血管的深度个体差异非常大,从 2.0~18.5cm 不等[108]。基于 CT 或 MRI 的三维计划对确立腹股沟淋巴结的位置、范围和深度是关键的,因为很容易发生腹股沟淋巴结的剂量不足,是局部复发的隐患。图 74.6 显示了腹股沟淋巴结的分布,可作为腹股沟区域放射野的治疗指南[109]。模拟定位时,应在原发灶、淋巴结和既往的手术瘢痕处放置标记以记录病变范围。

外照射放射治疗时,推荐患者仰卧位,大腿伸直或呈“蛙腿”状,采用中或高能 X 线前后或后前对穿野(AP/PA)照射。蛙腿姿势减少皮肤皱褶的组织推注效应。治疗前对原发肿瘤通过影像图片、勾画或参考点进行描绘标记,有助于客观评价治疗反应,并指导下一步的缩野放射治疗或近距离加量放射治疗。盆腔野的上界应延伸至骶髂关节中部以包含髂外和髂内淋巴结。如果患者有髂内或髂外淋巴结受累,放射治疗野上界应达 L3/4 之间以包含髂总淋巴结。下界应包

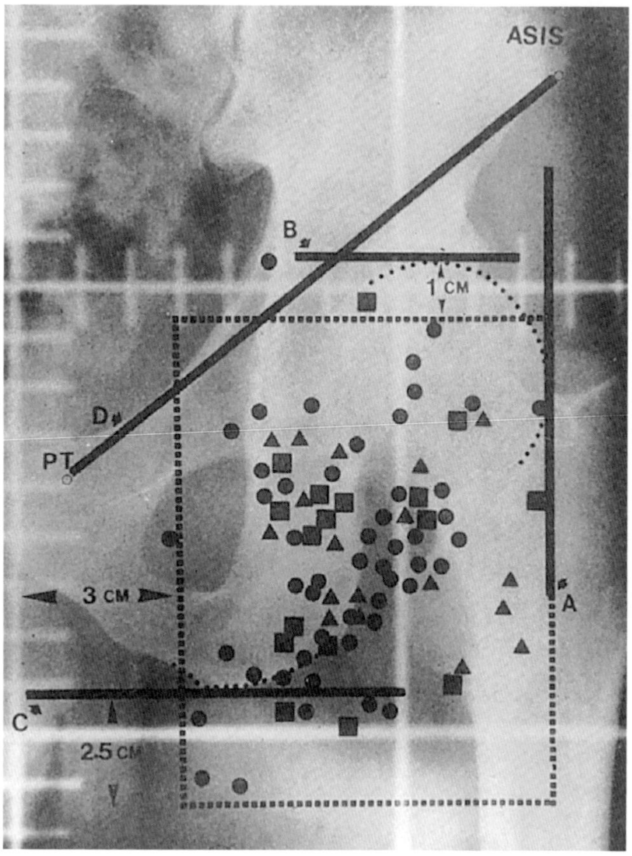

图 74.6 外阴-阴道-宫颈癌(三角形)、尿道癌(方形)或肛门-下段直肠癌(环形)的患者腹股沟淋巴结转移分布图。(From Wang CJ, Chin YY, Leung SW, et al. Topographic distribution of inguinal lymph nodes metastasis: significance in determination of treatment margin for elective inguinal lymph nodes irradiation of low pelvic tumors. *Int J Radiat Oncol Biol Phys* 1996;35:133－136; copyright 1996, with permission from Elsevier.)

括整个外阴和绝大部分的腹股沟浅淋巴结及其下组。盆腔野侧界为骨盆入口最宽处向外 2cm。尽管没有关于瘢痕复发的资料,但放射治疗野通常包括了腹股沟淋巴结切除的手术瘢痕。

根据腹股沟/股淋巴结和(或)盆腔淋巴结是否包括在放射治疗野中,可采用不同形状的放射治疗野。可运用多种技术来降低股骨头的受量并保证腹股沟淋巴结的照射量。一种方法是前野采用包括盆腔和腹股沟区域的宽野,而后野为只包括盆腔不包含股骨头的窄野。放射治疗野也以同样方法进行权重,腹股沟区的量通过两个独立的与盆腔野相匹配的前野电子线进行补充(图 74.7)。应用组织补片以确保腹股沟浅表区域的剂量足够。还有一种方法是采用前宽后窄的对穿野,并在前野中部使用能部分阻挡 X 线的屏蔽遮挡,腹股沟淋巴结区特定深度的剂量完全通过前野放

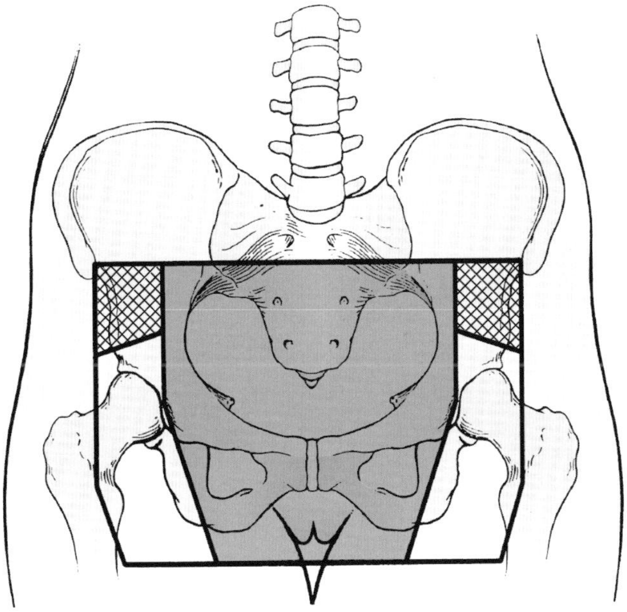

图 74.7　前野宽(外界)和后野窄(阴影区)的射野图。

射治疗实现[110]。通过计算前野中遮挡部分剂量的降低，使前后野放射治疗对盆腔中部的剂量贡献相等。这一方法虽然解决了 X 线/电子线照射野的剂量匹配和每日摆位误差的问题，但是设计一个精确的部分屏蔽是很困难的。另一个方法是采用包括外阴原发灶和盆腔淋巴结在内、前后对称的 AP/PA 野，而腹股沟区采用单独的电子线照射野。这种方法易于摆位，但缺点是难以确保放射治疗野边界达到足够的剂量，尤其当边界跨越肉眼可见的肿瘤时。图 74.8 列举了包括腹股沟/股和盆腔淋巴结照射的前后方向野。

Moran 等[111]描述了以多叶准直器实现的单个中心改良分段加量技术，前野为包含外阴、盆腔和腹股沟区的宽野，后野是包括外阴和盆腔的窄野。腹股沟区的前野加量 X 线照射采用一定的角度，使射野中轴与对穿照射时的后野散射形成共面。同时还设计加量照射野的中央屏蔽使之与对穿野时的后野散射匹配。该项技术提供更均衡的剂量分布，每日摆位重复性好，且剂量分布更均匀。

IMRT 现多用于治疗盆腔和腹股沟淋巴结[112,113]。Beriwal 等[112]报道了 15 例使用 IMRT 治疗的患者，放射野中位数为 7 个。临床肿瘤靶区(CTV)为双侧髂内、髂外和腹股沟股淋巴结区外扩 1~2cm，以及整个外阴区域外扩 1cm 的范围。还包括大体肿瘤外扩 1cm 的范围。计划治疗靶区(PTV)为 CTV 外扩 1cm。术前处方剂量为 43~48Gy，术后处方剂量为 50Gy，每日 2 次。这一初期经验显示，临床反应较好，15 例患者中有 13 例在最后随访时无瘤生存。该技术剂量适形度提高，而正常组织包括直肠、膀胱、小肠和股骨头的受量较低。该团队发表第二篇报道，将术前放射治疗的经验用于 18 例同步顺铂联合 5-FU 方案化学治疗的患者，结果病理完全缓解率(pCR)为 64%、2 年病因特异性生存率为 75%[113]。然而必须指出，调强放射治疗必须注意质量保证。推荐在腹股沟、会阴区域放置热释光剂量芯片记录皮肤和靶区的受量(图 74.9)。

术前同步放化疗

由于外阴癌的治疗目的是降低根治性手术的并发症，尽最大限度保留器官功能，所以多种治疗方式的综合治疗已成为标准治疗，尤其是对于晚期肿瘤患者[74]。初始同步放化疗和放射治疗反应愈合后，开始评估原发肿瘤和淋巴结对治疗的反应。如果肿瘤原发部位临床完全缓解，可进行活检，如果是病理完全缓解，可免予手术切除[106]。一般情况下，无论腹股沟淋巴结病变是否完全缓解，均建议行腹股沟淋巴结切除术，因为腹股沟淋巴结中常发现残存病变[74]。同样值得注意的是，肿瘤原发部位的复发有可能通过手术或者放化学治疗挽救缓解，淋巴结复发不可挽救。

术前对原发病灶和淋巴结的放射治疗剂量应达 45~55Gy[67,114]。最常用的化学治疗药物有 5-FU、顺铂和丝裂霉素 C。联合放化疗的急性皮肤黏膜反应较重，在治疗过程中需要适当的短期停顿[73,74,106,115]。在 GOG 一项原发病灶/淋巴结的晚期病变患者的临床试验中，放射治疗为：170cGy，每日 2 次，d1~4；170cGy，每日 1 次，d5、d8~d12，总剂量 2380cGy[74,106]。同时化学治疗，给予顺铂，50mg/m^2，d1；5-Fu 1000mg/m^2，连续 24 小时输注，d1~4。上述联合放化疗中间休息 2 周后再继续进行，达到总放射治疗剂量 4760cGy。在局部晚期的患者中，病理完全缓解率(pCR)为 34%，77%的患者可局部切除病变，随访结束时 55%的患者无瘤存活。在淋巴结病变晚期的患者中，83%的病例淋巴结可切除，淋巴结切除的病例 pCR 为 40%，随访结束时 43%的患者无瘤存活[74]。

最近 Moore 等[102]报道一项 GOG 的后续研究。该研究中，T3 或 T4 期肿瘤患者给予放射治疗总剂量 5760cGy(180cGy/次)，同时给予化学治疗，顺铂(40mg/m^2)每周 1 次。在中期报告中，40/58(69%)的患者能够按计划完成治疗，37/58(64%)的患者获得完全缓解，29/58(50%)的患者达到活检病理完全缓解。由于研究的结果令人鼓舞，GOG 正在向前推进计划，将

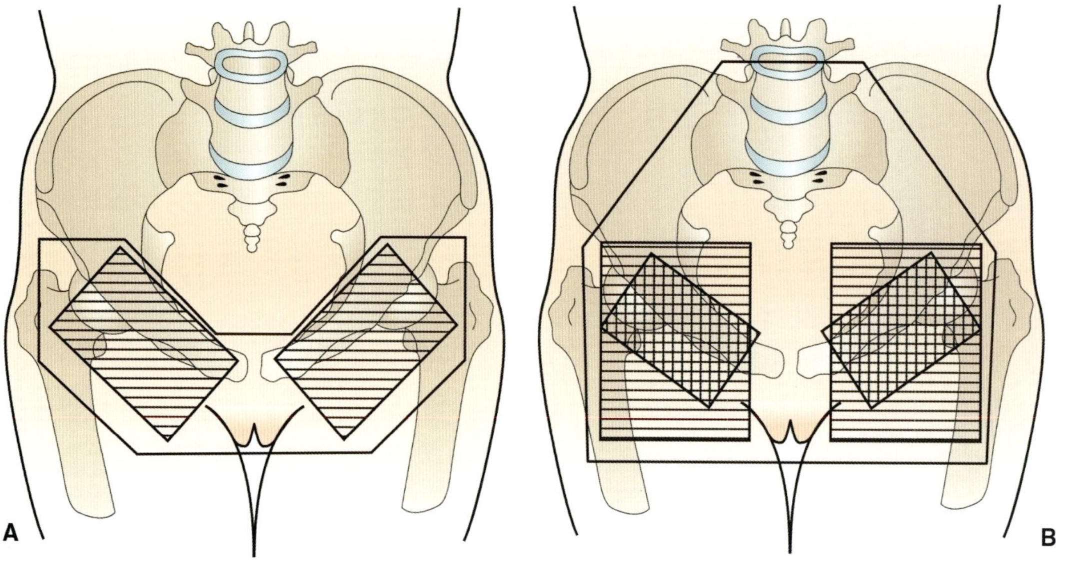

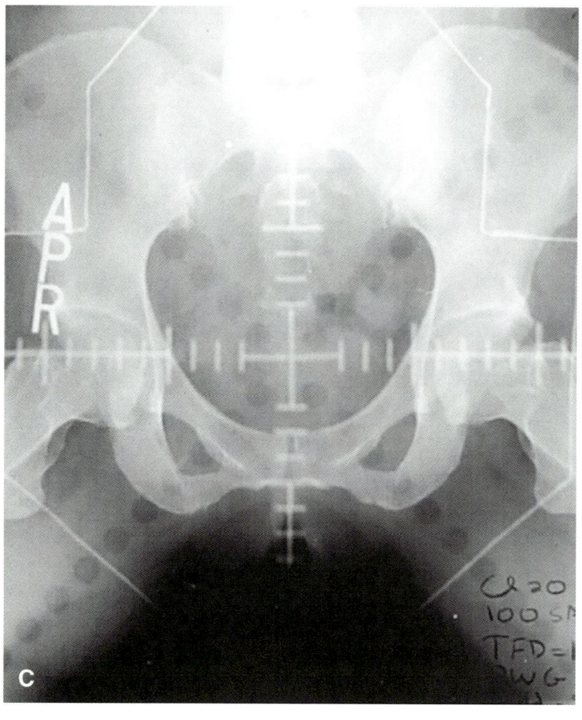

图 74.8 (A)临床未发现腹股沟淋巴结受侵的患者进行选择性区域淋巴结照射的放射野。(B)盆腔和腹股沟淋巴结和外阴区放射野。针对转移的腹股沟淋巴结缩野加量放射治疗。(C)盆腔和腹股沟股淋巴结和外阴模拟定位图。

放射治疗联合每周顺铂化学治疗作为后续研究的一个关键基础。

根治性放化疗

根治性放化疗用于那些晚期肿瘤不能手术切除或有手术禁忌证的患者(表 74.3)。可用于不能切除的肿瘤术前放化疗,或以手术治疗为主的肿瘤,作为术前的一个先期治疗。此部分患者,化学治疗应贯穿整个放射治疗过程,以增加靶区中肿瘤的放射敏感性并有可能消灭放射治疗野之外的亚临床病灶。经适当缩野,放射治疗剂量可提升到 60~70Gy。特定区域的放射治疗总剂量取决于肿瘤的部位、病变大小、对治疗的反应和预计的高剂量区的放射治疗耐受性。通常,正常组织的剂量限制≤65Gy。

对于那些临床没有发现淋巴结受侵和淋巴结受侵风险低的患者,可仅行外阴部的放射治疗。应用电子线或低能量 X 线。当放射治疗只应用电子线时,因为射野边缘的剂量降低,应在原发肿瘤边缘外放一比较宽的边界,并应用组织补偿避免肿瘤表面的剂量不足。

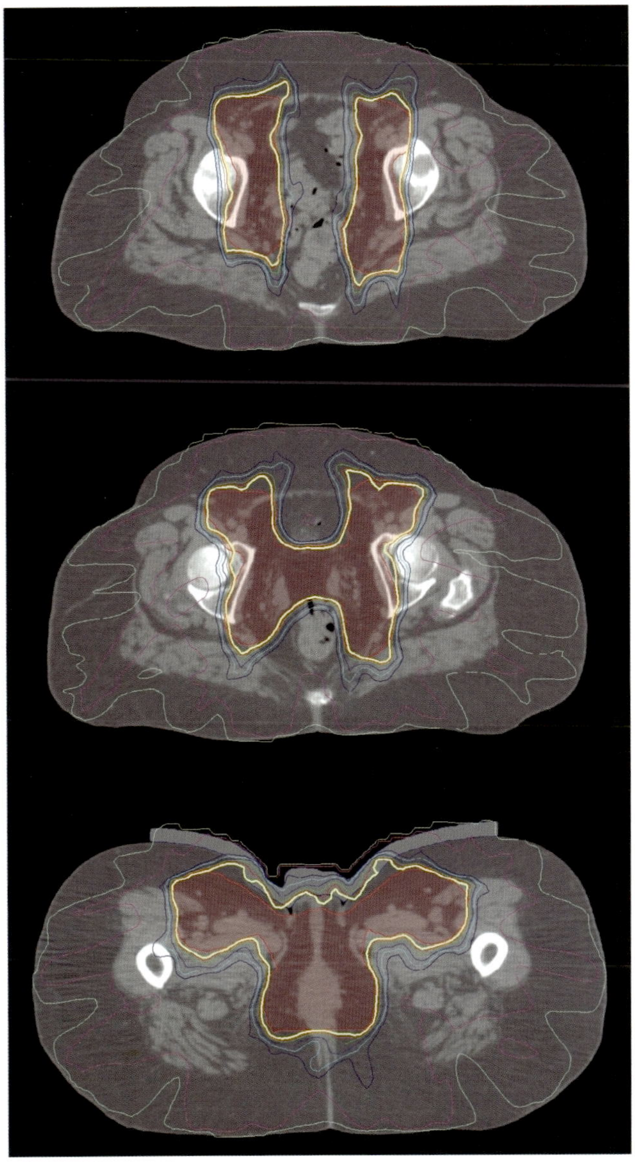

图 74.9 调强放射治疗外阴癌。此患者为小阴唇后部病变累及阴唇系带、阴道远端。三个轴向图显示的 100%等剂量线(黄色)的适形度和计划治疗靶区(红色)。中间轴位图的中心剂量是阴道的上缘,由于阴道远端受累,此部分剂量增加。

在同步治疗时对化学治疗进行选择的前瞻性研究很少;不过 Dana Farber/Brigham 女性癌症中心和马萨诸塞州总医院最近进行的一项回顾性研究,可得到某些启示[116]。在这项研究的 44 例女性患者中,24 例是根治性非手术治疗,16 例接受每周铂类为基础的化学治疗,28 例接受 3~4 周以 5-FU 为基础的化学治疗。2 年总生存率(铂类 74%,5-FU 70%)、无瘤生存率(铂类 62%,5-FU 56%)、局部复发率(铂类 31%,5-FU 33%),均没有统计学差异。每周以铂类为基础的化学治疗发生 3 级或更高的皮肤毒性(铂类 62%,5-FU 32%);但非皮肤毒性 5-FU 较高(铂类 13%,5-FU 46%)。鉴于以上这些数据以及最近 GOG 一项关于术前铂类化学治疗的报告,在放射治疗同时给予每周 40mg/m^2 顺铂是合理的选择[102]。

术后放射治疗

术后辅助性放射治疗用于因保留器官而手术范围受限,或当手术病理提示不良预后因素和有可能局部复发的患者[117]。无论是哪个期别,局部复发是患者治疗失败的主要原因[118]。切缘阳性或是阴性切缘不足(<8mm)、淋巴血管间隙受侵、肿瘤浸润深度>5mm 是增加局部复发可能性的危险因素[51],以上情况应行术后放射治疗。切缘不足可在放射治疗前再次切除,特别是当病变区域不接近尿道、阴蒂或肛门时。当患者有一个以上淋巴结受侵、淋巴结包膜外扩散或有肉眼可见的残留淋巴结时,应行双侧腹股沟和盆腔放射治疗。当外阴切缘阴性且没有病理不良预后危险因素时,可使用中央屏蔽遮挡以避免外阴部放射治疗的并发症和后遗症,但这样有增加局部复发的可能[107]。

原发灶的术后辅助放射治疗可采用 X 线照射或组织补偿的浅表电子线照射。当治疗外阴和腹股沟的较大区域时, 前文提到的 AP/PA X 线照射野较为适宜。如果受累区域小,可直接使用电子线照射,而腹股沟则使用独立的分照射野治疗。当原发灶存在可疑显微镜下残留病变时,需要对瘤床进行放射治疗,推荐剂量为 50Gy。如有淋巴结包膜外受侵,腹股沟区应给予 50~60Gy 的照射剂量。如术后腹股沟有肉眼残留病变,应给予 65~70Gy 的放射治疗剂量。

化学治疗

单纯化学治疗通常用于晚期、不能手术或复发性肿瘤的患者。

单药化学治疗

外阴癌的单药化学治疗经验有限 (表 74.4)。GOG 前瞻性评估单药顺铂、哌嗪二酮、米托蒽醌和依托泊苷的治疗效果,结果令人失望[119-121]。欧洲放射治疗和化学治疗组织(EORTC)[122]在一项 Ⅱ 期临床试验中报道,紫杉醇对外阴癌有一定作用,反应率 14%。博来霉素在早前的研究中已证实, 单药无论在新辅助化学治疗或复发患者的治疗中, 初始治疗均有很好的反应率[123,124]。也有报道多柔比星在小样本患者中

表 74.3 晚期外阴癌同步放化疗作为初始治疗的研究

作者	例数	化学治疗方案	放射治疗剂量(Gy)	放化学治疗后手术例数	随访中位时间及总时间(月)	临床完全缓解率(%)	临床结局(%)
Moore 等[102]	58	P	57.6	34	NS	64	NS
Mak 等[116]	16	P	50	4	32	60	62(2年 DFS)
Mak 等[116]	28[a]	F+P/M	55	6	32	58	56(2年 DFS)
Tans 等[139]	28	F+M	60	NS	42	72[a]	71[a](4年 PFS)
Beriwal 等[113]	18	F+M	44.6~46.4	14	22(2~60)	72	75(2年 DSS)
Gerszten 等[140]	18	F+P	44.6	14	27	72	83(大概 NED)
Montana 等[74]	46	F+P	47.6	38	78(56~89)	NS	54(大概 NED)
Moore 等[106]	71	F+P	47.6	64	45	48	63(大概 NED)
Landoni 等[141]	58[a]	F+M	54	42	4~48	27[a]	49(大概 NED)
Lupi 等[73]	24	F+M	54	22	34(22~73)	42	55(5年 OS)
Wahlen 等[77]	19	F ± M	45~50	6	(3~67)	53	89(5年 DSS)
Sebag-Montefiore 等[115]	37	F+M	45	14	NS	47	37(2年 OS)
Koh 等[72]	17	F±P/M	54	10	(1~75)	53	49(5年 DSS)
Russell 等[75]	18	F+P	46.8~72	1	24(2~52)	89	75(大概 NED)

DFS,无瘤生存期;DSS,疾病特异性生存期;F,5-FU;P,顺铂;M,丝裂霉素;NS,不详;NED,没有证据支持患病;OS,总生存率;PFS,无进展生存。

[a] 包括复发患者。

表 74.4 外阴癌的化学治疗

作者	患者数	方案	部分反应(患者数)	完全反应(患者数)
Geisler 等[131]	9	FP	5	4
Geisler 等[131]	3	P	0	0
Wagenaar 等[128]	25	BMC	12	2
Durrant 等[127]	31	BMC	15	3
Benedetti-Panici 等[129]	21	PBM	肿瘤:2 淋巴结:3	肿瘤:0 淋巴结:11
Belinson 等[142]	3	BOMP	0	0

BMC,博莱霉素、甲氨蝶呤、CCNU;BOMP:博来霉素、长春新碱、丝裂霉素、顺铂;FP,5-FU、顺铂;P,顺铂;PBM,顺铂、博来霉素、甲氨蝶呤。

具有一定的客观反应率[125]。

多药联合化学治疗

数种联合化学治疗方案包含博莱霉素,有相当的肺毒性[126]。欧洲放化学治疗组织的妇科肿瘤协作组进行了两项Ⅱ期研究,第一个研究所用方案:第一周:博莱霉素 5mg,肌内注射,d1~5;洛莫司汀 40mg 口服,d5~7;第2~6周:博莱霉素 5mg,肌内注射,d1~4,甲氨蝶呤 15mg,口服,d1~4(第二个研究中调整为仅 d1)[127,128]。总反应率在 55%~65%,完全缓解率 8%~11%。遗憾的是毒性反应重。严重黏膜炎性反应发生率高达 21%,13%的患者发生严重感染,高达 7%的患者发生严重的肺毒性,两组研究中各有1例患者可能因肺毒性死亡。其他严重毒性反应包括恶心/呕吐、血液、肾脏毒性和皮肤黏膜反应。第二组前瞻性研究评估顺铂、博莱霉素、甲氨蝶呤在新辅助化学治疗中的应用,报道经2个周期治疗后,原发肿瘤反应率 10%,淋巴结反应率 67%[129]。

在其他小样本研究中,顺铂与长春瑞滨或 5-FU 联合,显示显著活性[130,131]。最近一项关于顺铂联合 5-FU 新辅助化学治疗的小样本研究中,至少所有患者中均观察到部分反应。有趣的是,在该组患者中,有3例单用顺铂治疗未显示疗效[131]。

生物制剂

表皮生长因子受体(EGFR)是一种酪氨酸激酶,在多数外阴鳞状细胞癌中过表达[132]。Erlotinib(埃罗替尼)是一种 EGFR 抑制剂,在一个病例报道中有显著的活性[133],从而促进了该药在女性可测量疾病的新辅助治疗和复发疾病治疗的Ⅱ期临床试验的发展。在这项研究中的 19 例患者中，有 5 例(26%)部分反应，而 7 例(37%)病变稳定。最常见的毒性反应是腹泻、乏力和皮肤改变[134]。在另一个病例报告，EGFR 抑制剂西妥昔单抗和顺铂联合产生部分反应[135]。进一步的研究将有可能阐明 EGFR 靶向药物和其他生物制剂在本病中的作用。

总之，Ⅱ期临床实验研究中，紫杉醇和厄洛替尼单剂对晚期外阴癌有作用。联合化学治疗方案，特别是包括顺铂、5-FU 使得反应率提高，但相应的毒性也会增加。博来霉素单药及联合均显示活性，但有显著的肺毒性。当治疗复发或转移性肿瘤时，相对于联合化学治疗方案反应率升高、但毒性亦高的情况下，需要考虑单剂作用温和、且毒性低的药物。

治疗后遗症

治疗的不良反应分为急性和慢性两种，取决于治疗方案及强度。早期病变、原发灶适当手术切除后，急性手术并发症相对轻微，主要有切口感染和血肿。当手术范围扩大时，并发症的发生率和严重程度更显著。当为切除双侧腹股沟淋巴结区和外阴原发灶而采用单一“长牛角”或“蝴蝶”切口时，伤口感染、坏死和裂开的发生率高达 50%~85%。自从采用分离的独立切口，腹股沟伤口感染、坏死和裂开的发生率骤降，低至 15%[35,62]。其他可能的并发症还有伤口感染、水肿、出血、深静脉血栓、肺栓塞、耻骨骨炎和继发于股神经损伤的大腿前部感觉缺失。

最严重的慢性手术并发症是下肢水肿。淋巴水肿与淋巴结切除的范围有关，因此，当腹股沟深淋巴结切除时更易发生。淋巴水肿的发生率可高达 69%[62,136]。淋巴水肿可呈进行性且治疗困难。需要早期开始理疗以预防病情进展和促进症状消失。报道的其他慢性反应有腹股沟区慢性蜂窝织炎、阴道口狭窄、股疝、直肠阴道瘘。

放射治疗或放化学治疗最严重的急性并发症是治疗早期即可出现外阴、会阴部及腹股沟皱襞区域的皮肤黏膜反应。皮肤黏膜反应的病变程度与放射治疗分割剂量和化学治疗方案有关。常可见到因皮肤黏膜反应而治疗不得不中断。局部用药，像氧化锌制剂可能有效；但放射治疗时需要清除该药剂，否则将加重皮肤反应。碳酸氢钠湿敷也可以帮助清洁和舒缓受影响的皮肤。念珠菌感染时应给予相应的抗真菌感染的药物治疗。在治疗的最后几周，甚至需要麻醉止痛剂。

急性血液学毒性常见，与化学治疗方案的药物类型和剂量有关。白细胞下降应用集落刺激因子治疗效果很好，而贫血则可能需要输血治疗。有时需要调整化学治疗药物剂量或中断化学治疗。严重的血液学毒性能导致败血症，甚至有时会危及生命[74,75]。

手术联合化学治疗/放射治疗的晚期并发症包括毛细血管扩张、外阴皮肤黏膜萎缩、外阴阴道黏膜干燥以及阴道外口狭窄。即使腹股沟淋巴结区采用 AP/PA 野 X 线放射治疗，股骨头缺血性坏死亦非常少见。在 GOG 一项晚期外阴癌综合治疗的研究中，只有 1 例患者发生了股骨头缺血性坏死[74]。有 2 例发生股动脉损伤，其中 1 例术后即发生致死性股动脉坏死，另 1 例需要行股动脉血管成形术。

外阴癌除了手术、放射治疗和(或)化学治疗引起常见的并发症外，外阴癌的治疗还会对性心理产生严重影响。在某些情况下，这种影响比我们就治疗方式和范围所预见的要严重得多，有些学者研究了这种治疗对性心理的影响，但并没有受到应有的重视，可能是很难确定性心理不良影响的特点和产生的后果[82]。在 Andersen 等[137]一项 42 例患者的研究中，大多数患者行保守性手术，其中 32 例行局部扩大切除术，10 例行单纯外阴切除术，性功能障碍的发生率比治疗前增加了 2~3 倍。该研究中，30%的患者随访时有性活动减少。Andersen 和 Hacker[82]报道即使还能进行性交，外阴手术也对性功能和躯体形象有很大影响。如预期的那样，盆腔脏器去除术后，尽管重建阴道，患者依然承受显著的性功能障碍[138]。考虑到外阴癌根治性手术对患者的严重影响，发展了外阴癌的综合治疗。外阴癌尤其早期患者，综合治疗在保留器官、功能维护和改善自我躯体形象等方面均获得了对病情的理性控制。

(张璐 译　袁令芹 校)

部分参考文献

本章全部参考文献请登录网站：http://www.tsttpc.com/download_list.html

3. Insinga RP, Liaw KL, Johnson LG, et al. A systematic review of the prevalence and attribution of human papillomavirus types among cervical, vaginal, and vulvar precancers and cancers in the United States. *Cancer Epidemiol Biomarkers Prev* 2008;17:1611–1622.
4. Smith JS, Backes DM, Hoots BE, et al. Human papillomavirus type-distribution in vulvar and vaginal cancers and their associated precursors. *Obstet Gynecol* 2009;113:917–924.
5. Hampl M, Sarajuuri H, Wentzensen N, et al. Effect of human papillomavirus vaccines on vulvar, vaginal, and anal intraepithelial lesions and vulvar cancer.

第 11 部分　肾上腺和腹膜后肿瘤

第 75 章 腹膜后肿瘤

Jeffrey C. Buchsbaum，James G. Douglas，Barnali Dasgupta，Brian D. Lawenda

原发性腹膜后肿瘤有着广泛的组织学类型以及多样的临床表现，其发病率为 0.1%~0.2%[1-3]。最早报道的腹膜后肿瘤是 1761 年尸解发现的 1 例脂肪瘤患者，被载入 Morgagni 解剖学[4]。1954 年，Pack 和 Tabah[3] 对此类病例进行了总结，全世界腹膜后肿瘤报道共 750 篇，后来又补充了 120 例美国纪念癌症中心的报道。尽管近期报道更重视组织学类型（如肉瘤），但早期关注症状体征的研究占其中大多数，因为其中包含了很多有价值的临床症状和体征方面的资料。然而，腹膜后肿瘤组织学多样性导致了治疗方法难以统一。最近的资料提供了腹膜后肿瘤影像学的关键信息。本章讲述原发性腹膜后肿瘤，而不是转移性腹膜后肿瘤。

解剖结构

腹膜后间隙是一个潜在的腔隙，位于腹腔和盆腔后方（图 75.1）。在腹部，上界是横膈，下界是盆膈的上面（肛提肌和尾骨肌），包括第 12 胸椎到远端尾骨之间的腔隙。外界通常认为在腰方肌外缘，Pack 和 Tabah[3]认为外界为第 12 肋横向范围更加适合，不仅因为其正与髂嵴相对，同时也与腹横筋膜起点对应。后腹壁肌肉（腰大肌和腰方肌）形成了腹膜后间隙后界。锥形的肾筋膜有助于局限化肾周疾病从而保护盆腔组织[5,6]。

腹膜后间隙中主要是一些淋巴组织和疏松结缔组织。腹膜后间隙的器官中，有部分包裹在间隙中也有完全在间隙中，其中包括泌尿系统器官（肾上腺、肾、输尿管和膀胱）、脉管系统（主动脉和下腔静脉），消化系统（食管和上 2/3 直肠）和穿行其间的许多神经。还有一些器官在发育过程中由腹膜内移行出腹膜外，包括部分胰腺（胰头、胰颈和胰体）、远端十二指肠、升结肠和降结肠。由于胰腺尾部在脾肾韧带内，所以位于腹腔内。

Nethercliffe 等[7]详细描述了腹膜后间隙的外科解剖结构。并且描述了最常用的手术入路：①肋下（第 12 肋下）；②肋上（第 12 肋上）；③穿过肋骨（切除第 11、12 肋骨）；④胸腹联合入路。

随着术后并发症较小的腹腔镜等微创技术应用越来越广泛，这些侧腹手术入路被逐渐摒弃。

流行病学

两项人口统计学研究显示，腹膜后肿瘤发病率为 3/1000 000[1,2]，发病年龄为 3~83 岁，半数患者诊断时年龄为 60~80 岁，男女发病率没有差异[2]。

图 75.2 显示了数个大型研究中原发性腹膜后肿瘤患者诊断时的年龄分布情况。可以看出存在两个发病高峰。第一个发病高峰为 10 岁以内儿童，主要发生

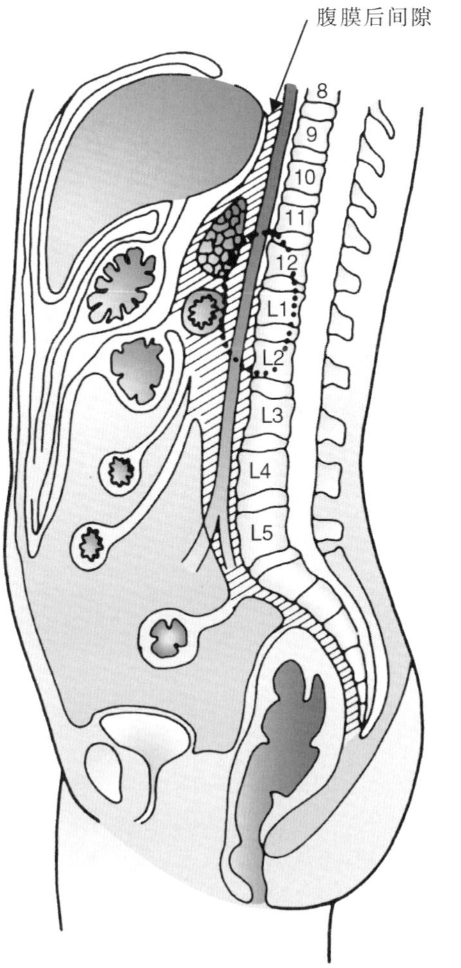

图 75.1　躯干矢状位图，阴影部分为腹膜后间隙，虚线表示肾脏的位置。(From Wasserman TH，Tepper JE. Retroperitoneum. In: Perez CA，Brady LW，eds. *Principles and practice of radiation oncology*，3rd ed. Philadelphia，PA: Lippincott-Raven，1997:1943–1956.)

神经母细胞瘤和生殖细胞瘤。第二个发病高峰为 50~60 岁的成人，多发间叶组织肿瘤。组织学类型如图 75.3 所示。

自然病程

疾病自然病程主要取决于其组织学类型。由于其特殊的解剖学位置，往往只有当肿瘤生长至相当大的程度时才会有临床症状出现。

临床表现

表 75.1 列出了腹膜后肿瘤常见的临床症状和体征。

诊断性检查

Melicow[8]认为输尿管可以作为腹膜后肿瘤的一个参考标志，因为在静脉尿路造影中输尿管经常被腹膜后肿瘤所压迫。考虑到输尿管和肾的高度移动性，在肾脏和输尿管损伤中，肾盂积水和输尿管积水被认为是腹膜后肿瘤的晚期事件。Bose[2]报道约 80%的肾盂积水和输尿管积水由肿瘤占位压迫导致。

两篇报道证实腹膜后肿瘤患者存在血管畸形现象。Oriana 等[9]报道了一项 20 例患者血管造影的研究结果：85%的患者存在肿块占位效应，75%发生血管畸形。Bose[2]报道的病例当中均存在血管畸形。

Neville 和 Herts[10]最近报道了对原发性腹膜后肿瘤 CT 表现的全面回顾研究。腹膜后脂肪肉瘤因分化程度不同而有不同的 CT 表现。结节状病灶和水肿密度面积是肿瘤去分化程度的非常的敏感指标（敏感性，97.8%）。CT 扫描可以准确地识别出绝大多数去分化肿瘤[11]。脂肪肉瘤通常体积巨大，含有脂肪成分，引起占位效应。畸胎瘤可有多种影像特点，说明其含有不同基质成分。发生在脊柱旁的多数是神经鞘瘤和神经源性肿瘤。CT 的这些显像特征也可用于儿童腹膜后肿瘤的检查[12]。

正如两个研究团队所报道的[13,14]，MRI 可以提供更多细节以进一步鉴别肿瘤。在不能开腹手术或者腹腔镜活检病理的情况下，CT 引导穿刺可以成为取得组织病理诊断的重要手段。PET 则有助于在肿瘤分期中评价肿瘤的远处转移。FDG-PET 是 CT 和 MRI 的有效补充检查，用以发现高中分级的局部腹膜后软组织肉瘤(STS)的复发灶[15]。

患者人口统计数据

Lawenda 和 Johnstone 系统分析了肿瘤监测、流行病学和结果数据库(SEER)中关于腹膜后肿瘤的相关资料。SEER 项目收集了美国 15 个地区的肿瘤发病、流行和生存数据等资料。表 75.2 显示该分析结果。

腹膜后肉瘤的治疗原则

尽可能全部切除是腹膜后肉瘤的基本处理原则。尽可能完全切除对于腹膜后软组织肉瘤患者的长期生存至关重要[17-19]。肿瘤难以切除是因为肿瘤侵犯大

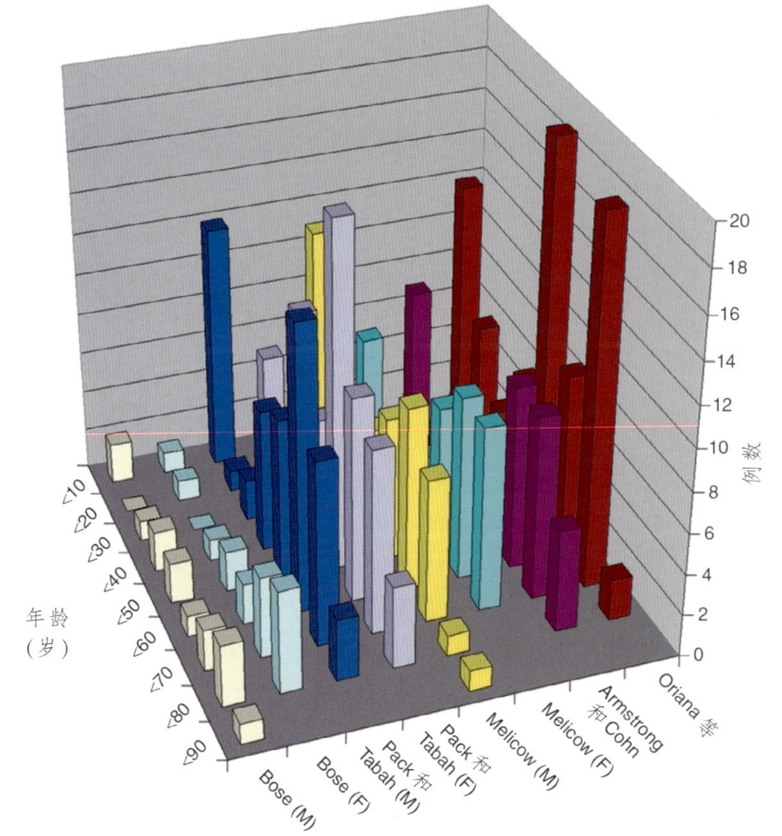

图 75.2 腹膜后肿瘤诊断时的年龄分布(多个来源数据的合并处理)。

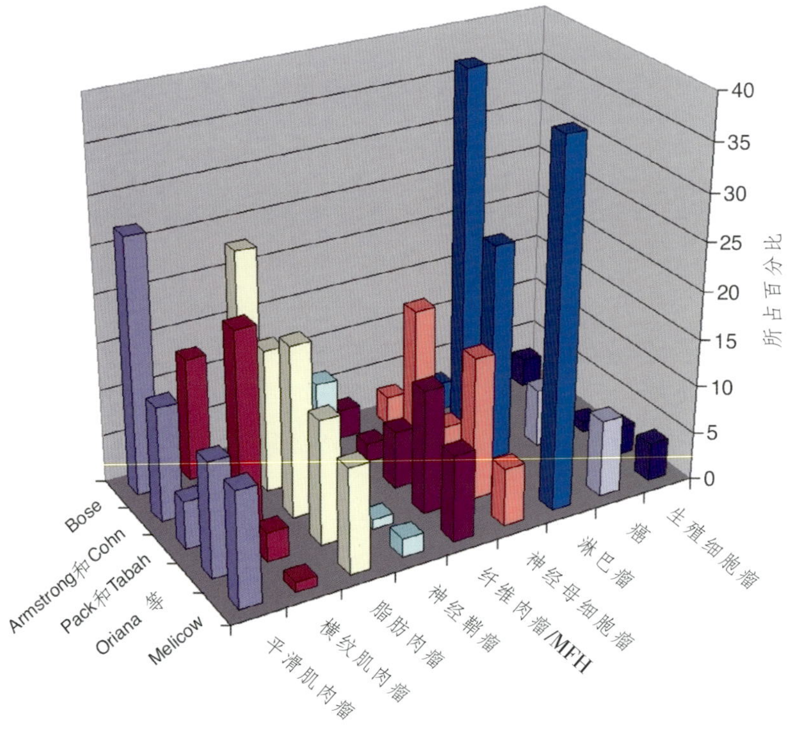

图 75.3 腹膜后肿瘤的组织学类型百分比分布情况(多个来源数据的合并处理)。

血管、脊髓等[20]。近期研究报道手术切除率为65%~85%[21-23]。完整切除原发肿瘤对于提高腹膜后肿瘤的控制率非常必要[23,24]。

外科手术切除通常根据切缘情况分为以下几种情况:

R0:大体全切,镜下切缘阴性。

表 75.1 腹膜后肿瘤常见的临床症状和体征

症状/体征	Bose[7] (n=30)	Pack 和 Tabah[35] (n=120)	Oriana 等[34] (n=56)
肿块	83	31	42
腹痛	60	51	42[a]
背痛	20	7	
体重下降	35	3	12
厌食	20	NS	9
恶心呕吐	20	20	8
下肢水肿	17	7	9

NS,资料没有详述。

[a] 所有患者均伴有疼痛。

R1:大体全切,镜下切缘阳性。

R2:大体部分切除。

R1 切除或镜下切缘阴性是影响局控率和生存率最重要的不良因素，镜下切缘受侵的定义并不明确[22,25]。不过,即使是通过彻底切除肿瘤即 R0 切除,局部复发率和总生存率也不乐观，局部复发率为 33%~37%,5 年生存率仅为 35%~63%[22,23,26]。多数患者死于局部复发[23,24]。Lewis[22]等报道 75%的腹膜后肿瘤患者死亡时未出现远处转移。

尽管缺乏前瞻性研究数据支持术后放射治疗对局部控制率的确切获益,但多项回顾性研究支持术后行辅助性放射治疗[23,26]。术后放射治疗对总生存率的影响尚不确定。术前或者术后放射治疗均可能有效。其他方法如热疗可能会提高局部控制率[20]。

术后放射治疗相比术前放射治疗增加了治疗相关的毒性反应,主要是因为临床靶区(CCTV)更大以及照射野包括更多正常组织。术前放射治疗的毒性反应较小,原因包括:照射野较小,正常组织较少(肿瘤占位效应),肿瘤切除率高,没有破坏肿瘤血供,肿瘤氧合较好。

术前放射治疗剂量较低、靶区更易明确的优势使得欧洲和北美多家治疗中心倾向于术前放射治疗。目前美国大学外科医师肿瘤协作组(ACOSOG)一项有关术前放射治疗的前瞻性随机性试验 Z9031 正在开展Ⅲ期研究,就术前放射治疗联合手术与单独手术治疗腹膜后肉瘤的疗效进行了比较。该研究入组了 370 例患者,研究终止于 2006 年,结果尚未公布。

儿童肿瘤协作组(COG)共识 ARST0332 推荐术后、术前放射治疗同步化学治疗。这项研究刚刚结束,且均病理诊断明确。绝大多数患者经术前放射治疗和化学治疗。研究入组患者为年龄<30 岁的非横纹肌肉瘤患者。

表 75.2 美国 2002 年登记在册的腹膜后肿瘤监测,流行病学和结果数据库(SEER)

患者情况(n=162)	例数	%
性别		
男	78	48
女	84	52
种族		
白种人	128	79
黑种人	16	9.9
其他	17	10.5
不详	1	0.06
组织学来源		
软组织肉瘤	126	77.8
交感系统	14	8.6
上皮	7	4.3
精原细胞	5	3
肾脏	1	0.06
其他	9	5.6

完整切除、肿瘤体积、病理分级和分型是腹膜后肉瘤的预后影响因素[27]。对于不可切除的腹膜后肿瘤,可以通过术前放射治疗或术前化学治疗使其缩小，从而增加切除可能性[28]。麻省总医院报道了一项研究:不可切除的腹膜后软组织肉瘤接受至少 63Gy 剂量的放射治疗,可以提高其局控率至 60%[29]。对于那些局部晚期肿瘤难以完全切除的患者,可以采取姑息减症手术[30]。

积极手术后的局部复发是决定死亡率的一个关键因素。局部复发的生长速度每个月>0.9cm,提示预后较差[31]。更高剂量的外照射或术中放射治疗未能明显提高患者预后[32]。局部复发的腹膜后肉瘤可以行二次手术来挽救，从治疗后至复发的无病间期越长,患者预后越好[23]。首次治疗未行瘤床区放射治疗的患者可以进行术前或术后放射治疗,术中放射治疗也有报道可以提高局部控制率[33-35]。然而,一项国立卫生研究院(NIH)的随机前瞻性研究结果显示,术中放射治疗并不优于外照射[36]。

对于出现远处转移的患者,目前并没有标准的治疗方案。NCCN(V.2.2011)建议对于出现寡转移灶的患者可以按照局部原发肿瘤处理[37],也可考虑采取化学治疗。如果出现广泛转移,可予姑息对症治疗以提高生活质量。

一项根据组织类型的分级系统将腹膜后肉瘤分

为不同预后的三类,该分级系统同样适用于原发性和复发性腹膜后肉瘤。明确的危险分层对于预后评估和个体化的辅助治疗决策非常关键[38]。有些研究者[39]建议设计出基于组织亚型的脂肪肉瘤的公式列表用于更加精确预测原发性腹膜后肉瘤患者的生存期。分化良好型和未分化型脂肪肉瘤生物学行为明显不同,在德州大学 MD 安德森癌症中心治疗这两种类型肿瘤的外科手术方式也不同[40]。该中心建议美国癌症联合会(AJCC)构建软组织肉瘤分期系统时考虑原发部位、组织学亚型、边缘状态和与预后相关的复发情况[41]。研究发现肿瘤大小与生存期无相关性[42]。意大利的一项小型研究发现,未分化的腹膜后软组织肉瘤的预后最差[43]。

对疗效评估比较困难,无论是通过活检或切除标本组织学检查,还是一系列影像学检查(增强 CT 或 MRI)都很难令人满意。近期发表的一项荟萃分析结果表明,即使是 FDG-PET 也难以对放射治疗后反应做出精确判断[44]。

化学治疗

成人腹膜后软组织肉瘤肉眼全切后是否需要辅助性化学治疗尚有争议。一项美国国家癌症研究所的临床试验随机比较了术后加或不加化学治疗的疗效(其中部分患者采用了术后放射治疗)[45]。结果在选用术后化学治疗的患者中,晚期肿瘤生存有所改善。然而,头颈部和体部肿瘤(包括腹膜后肉瘤)患者并未受益;两组 5 年生存率均约 40%。一项有关 STS 患者的大型荟萃分析也报道了类似的结果[46]。

对于尚未发生远处转移的成年腹膜后软组织肉瘤患者,是否使用新辅助或辅助化学治疗尚无统一的意见。新辅助化学治疗目前用于高分级晚期腹膜后软组织肉瘤患者的研究中。Pisters[47]等的研究结果显示,采用术前同步放化学治疗加手术加术中放射治疗的方案来控制肿瘤。化学治疗采用多柔比星,术前放射治疗外照射剂量 18~50.4Gy,术中放射治疗剂量 15Gy。83%的患者接受了手术,其中 90%达到 R0 或 R1。尽管有上述令人鼓舞的结果,但术前同步新辅助放化学治疗仍未被临床推荐采用。

放射治疗技术

三维适型放射治疗与传统放射治疗相比能够更清楚地定义靶区以及靶区外正常组织,使照射野设计更加合理优化。调强放射治疗、螺旋断层放射治疗、质子放射治疗和术中放射治疗与三维适型放射治疗相比更具优势,它们在减少正常组织剂量同时进一步提高了靶区剂量[33-35,49-51]。

我们推荐术前放射治疗的原因已经在前文提到。放射治疗之前往往需要获得明确的病理诊断(CT 引导穿刺活检或者小型手术)。如果在模拟定位之前进行增强 CT 或 MRI,可以帮助更加精确定义肿瘤区和正常组织,从而制订治疗计划。^{18}F-FDG-PET 在肿瘤定位当中的应用已有报道,它可以帮助我们更清楚地将肿瘤从周围正常组织中区分出来[52]。多数腹膜后肉瘤放射治疗时均会照到患侧肾脏,除非采用质子放射治疗以保护肾脏。因此,制订计划之前需要进行肾脏灌注显像以明确每个肾脏的功能。

靶区定义如下(术前靶区,参考 ACOSOG Z9031):

1. GTV:放疗前影像(CT 或 MRI)可见的大体肿瘤体积(GTV),也可用 PET/CT 确定。

2. CTV:GTV 周围组织放疗影像不可见的镜下病变区。CTV 至少要包括 GTV 外 1.5cm 范围,但在一些直接侵犯可能性较小的部位可以适当回缩(如腹膜、骨、肌肉)。

3. PTV:CTV 向外扩展的照射野,因为有摆位误差和患者/器官活动。

这个变量(PTV)应该根据不同治疗机构和不同患者而不同。但是 CTV 至少外放 0.5cm。腹膜后器官在治疗当中运动比较大,平均范围为 11~19mm(平静呼吸时的肾脏)和 18~22mm(平静呼吸时的胰腺)[53]。超声引导、CBCT、ABC、呼吸门控等技术的应用可以减少因为器官运动而带来的 PTV 外放边界范围。4D CT 模拟定位有助于确定呼吸运动中 GTV 的变化范围[54],但需要临床试验进一步评估其效果是否和在肺中应用一样[55]。

关键的正常组织(如肝脏、肾脏、脊髓、肠和胃)需要勾画并计算剂量体积直方图。常规分割下脊髓剂量应该控制在 45Gy/5 周,目前 ACOSOG Z9031 采用肝脏限制剂量为达到 50Gy 的肝脏体积小于 20%,并且接受 25Gy 照射的肝脏小于其体积的 50%[1]。至少保证 2/3 体积的一侧有功能的肾脏剂量控制在 20Gy 以内。胃和小肠最大剂量应控制在 45Gy 以下,体积外扩时在邻近危及器官处尽量缩小。

在光子治疗中,传统的前后野对穿或稍斜野技术能最大限度覆盖靶区同时减少正常组织受量。由于侧野会增加正常组织(如肝肾)的受照剂量,应该尽量减少侧野照射。

推荐术前放射治疗剂量为 45~50Gy（常规分割 1.8~2Gy，每日 1 次），手术可以在放射治疗结束后 3~8 周进行。手术前需要进行影像学检查，以进一步明确放射治疗效果以及评价是否有转移。

术中放射治疗既可以采用近距离放射治疗，也可以采用体外照射，术中放射治疗可用于高危区域（如阳性切缘或切缘安全距离不足）加量放射治疗。加用术中加量放射治疗相比手术和外照射可以提高局部控制率[34,56]。尽管操作有一定难度，但应尽量避免照射危及器官（如小肠、输尿管、神经）。术后外照射放射治疗也可以用来对阳性切缘或高危区域进行补量照射。我们推荐术者在肿瘤残腔边缘或者在可能切缘阳性和安全切除距离不够处放置标记（如夹子或金属粒子），这对术后补量放射治疗区域的确定将有很大帮助。术中补量放射治疗剂量一般为单次 10~15Gy（电子线或近距治疗），术后体外放射治疗一般推荐常规分割 1.8~20Gy/次。高剂量率和低剂量率近距放射治疗在疾病控制率方面效果相似，无论是单独近距放射治疗或联合体外照射。近距放射治疗相比联合体外放射治疗并发症更少[57]。

高剂量率术中近距离照射可以用来治疗原发或者局部复发的腹膜后肉瘤。Harrison-Anderson-Mick 施源器（放置在离硅胶垫 1cm 远的一列导管）或类似装置，使用铱-192 为放射源，可以对瘤床行术中放射治疗 12~15Gy[33]。术后辅助近距离插植放射治疗有助于提高低分级和高分级软组织肉瘤的局控率[58]。

术后放射治疗也是经常采用的一种放射治疗方式。照射野往往较术前野大很多，因此有更多正常组织被包括其中。术前被肿瘤推移开的正常组织（胃和肠等）由于手术移除了肿瘤而填充到肿瘤残腔，增加了治疗的不良反应，限制了放射治疗剂量进一步提高。采用硅胶材料植入的方法，可以减少小肠等正常组织进入术后照射野内的体积，但目前应用并不广泛[33]。术后照射野需要包括术前 GTV（根据术前 CT 或 MRI 确定）和术后残腔。定义瘤床区相当困难，因此肿瘤放射治疗专家通常优先考虑治疗效果，正常组织的保护退居其次。肉眼残存肿瘤在术后的扫描中可以见到，术中放置夹子的办法可以很大程度上增加术后靶区确定的准确性。对切缘较近或肿瘤残存区可以采取额外加量照射。在没有侵犯腹膜和筋膜等处，CTV 和 PTV 外放边界可适当缩小。术后放射治疗剂量推荐常规分割 45Gy（1.8Gy，每日 1 次），局部加量时可以采用大分割放射治疗，每次 5.4~9Gy，但需要注意严格保护周围正常组织。粒子治疗可以减少腹腔和盆腔的累积剂量，可能具有治疗优势，目前尚在研究中[51,59]。

治疗结果

尽管单独手术治疗局部控制率很低，但根治性手术仍然是治愈腹膜后肿瘤的唯一手段[25]。尚未发生转移者完全切除后 5 年总生存率为 49%~70%[24,25,60]（表 75.3），局部失败是死亡的主要原因[21]。一项较大的单中心报道显示，完全切除肿瘤（n=185）和未完全切除（n=46）相比生存期存在明显差异（103 个月对 18 个月）[21]。Stoeckle 等[22]也报道了类似的结果，全切（94 例）与未全切组（50 例）5 年总生存率分别为 62%和 26%，具有显著差异。

回顾性研究资料显示术后放射治疗可以提高局部控制率（表 75.4）。Stoeckle 等[22]报道手术完全切除肿瘤后，术后放射治疗组（平均剂量 50Gy）比术后未行放射治疗组显著降低局部复发危险（RR：3.36；P=

表 75.3 未发生转移的腹膜后肿瘤的切除率和生存率

研究	全切率（%）	局部复发率（%）	总生存率（%）	不全切的局部复发率（%）	不完全切除的生存率（%）
Ferrario 和 Karakousis[60]	95	原发 RPS:41	原发 RPS：65（5 年），56（10 年）	—	—
		复发 RPS:61	复发 RPS：53（5 年），34（10 年）	—	—
Stoeckle 等[23]	65	57（5 年）	49（5 年）	—	—
Lewis 等[22]	原发 RPS：67	—	70（5 年）；中位生存，103 个月	—	中位时间 18 个月
Catton 等[26]	43	50（5 年）；82（10 年）	55（5 年）；22（10 年）	86（5 年）；95（10 年）	15（5 年）；10（10 年）

PRS，腹膜后肉瘤。

表 75.4 完整切除后加与不加术后放射治疗局部复发率的比较

研究	术后放射治疗组复发率	术后不放射治疗组复发率	P值
Ferrario 和 Karakousis[60]	38(在41个月时)	53(在41个月时)	0.16
Stoeckle 等[23]	45(5年)	77(5年)	0.0021
Catton 等[26]	103个月后局部失败	30个月局部失败	0.02

0.0002)；但多因素分析发现并没有提高总生存率。Catton 等[25]发现术后放射治疗将局部复发的时间从30个月延长到103个月(P=0.06)，但和 Stoeckle 等[22]的试验一样，放射治疗并没有延长生存期。

关于腹膜后肿瘤术后放射治疗最佳剂量尚无定论。Fein 等[61]报道剂量>55Gy[用缩野光子放射治疗和(或)术中放射治疗补量]可以提高局部控制率，>55Gy组局部失败率为25%，<55Gy组局部失败率为38%。美国国家肿瘤研究所报道，肿瘤完全切除术联合术中放射治疗(20Gy)以及术后放射治疗(35~40Gy)，与手术联合单纯术后放射治疗(50~55Gy)相比，获得了更高的局部控制率，分别是60%和20%[56](表75.5)。Alektiar 等[33]研究发现，手术联合术中放射治疗(12~15Gy)和术后放射治疗(45~50.4Gy)，与手术加单纯术中放射治疗(50%)比较，局部控制率更高(66%)。

前瞻性试验显示，中高级腹膜后肿瘤术前放射治疗加完整切除中位生存期大于60个月[62]。关于术前放射治疗的临床试验，玛格丽特公主医院报道了术前外照射(中位剂量45Gy)加手术加术后近距离照射(低剂量率，平均25Gy)的研究结果[63]。46例患者的局部复发率为19.6%，2年总生存率为88%。麻省总医院一组35例患者的研究：45~50Gy外照射后手术(79%完全切除，11%部分切除，5%无法切除)，其中部分患者(n=20/37)采用了9~15MeV电子线术中放射治疗，分别是10Gy(完全切除)、12.5~15Gy(镜下切缘阳性)、15~20Gy(肉眼残留)[34]。结果显示对于完全切除的患者，加用术中放射治疗并未显著提高局部控制率(83%对61%，P=0.2)。Petersen 等[35]报道了梅奥诊所关于腹膜后肿瘤或软组织肉瘤的治疗结果，其中53例患者采用术前外照射，12例采用术后外照射，12例采用术前和术后外照射，外照射中位剂量47.6Gy。中位剂量15Gy的术中电子线放射治疗也同样被采用。其中15例肿瘤术后肉眼残存患者5年局部控制率为41%，56例镜下残存者局控率为60%，16例完全切除者局控率为100%。5年总生存率在肉眼肿瘤残存组为37%，而镜下残存者和完全切除组5年生存率达到52%。

治疗不良反应

腹膜后肿瘤外照射最常见的急性期症状包括恶心、呕吐、腹泻、皮肤红肿、乏力等。贫血、中性粒细胞减少以及血小板减少可能发生，尤其当脊椎受累，需要大范围照射时。应该每周检验血常规并每日监测生命体征。术后并发症主要包括出血、切口不愈合、感染、心肌梗死以及死亡等[35,63]。

手术和放射治疗主要的晚期并发症包括小肠炎、狭窄、穿孔、瘘、梗阻等。放射治疗剂量>30Gy后可能导致肾炎进展，出现高血压。晚期并发症的出现主要与手术次数以及放射治疗的体积和剂量有关[29]。术中放射治疗技术可以降低单纯体外照射造成的放射性小肠炎的发生率，主要原因是术中放射治疗可以将小肠推出照射野外，减少了小肠受照剂量[56](表75.5)。当使用临界IORT，必须注意潜在的剂量重叠区域，以补量野时减少神经病变和输尿管损伤的风险[34,35,63]。一些研究显示术前放射治疗与术后放射治疗比较，患者可以更好地耐受术前放射治疗[34,35,63]。目前术前放射治疗是三期临床试验研究的热点(ACOSOG Z9031)。质子治疗可降低并发症，包括小肠受照更少，并发症更低[31]。

淋巴瘤

淋巴瘤是成人最常见的腹膜后恶性肿瘤，非霍奇金淋巴瘤占94%。CT、MRI和PET等检查有助于疾病分期。如果没有其他表浅淋巴结受累，CT、超声或MRI引导穿刺活检优于针吸活检[64,65]。流式细胞仪和免疫组织化学可用于淋巴瘤的诊断。腹膜后淋巴瘤诊断、分期和治疗类似于身体其他部位的淋巴瘤。与腹膜后肿瘤相同，其放射治疗范围和剂量往往会受周围正常组织限制。

其他肿瘤

神经母细胞瘤是儿童最常见的中枢神经系统以外的实体肿瘤，也是婴儿最常见的恶性肿瘤。在美国，每年新发病约为650例，人群发病率为0.9/100 000。

表 75.5　原发或复发腹膜后肉瘤手术加外照射以及术中放射治疗的治疗研究

研究	平均外照射剂量(Gy)	平均外照射剂量(Gy)	局部复发率(%)	总生存率(%)	不良反应(%)
Petersen 等[35]	原发 RPS:48.6(术后) 复发 RPS:45(术后)	原发 RPS:12.5 复发 RPS:15	原发 RPS: 0(CE),8(镜下),40(大体);5 年 LC 复发 RPS: 0(CE)64(镜下),33(大体)	原发 RPS:62(CE),54(镜下),29(大体);5 年 OS 复发 RPS:80(CE),44(镜下),45(大体)	慢性肠炎(16);3~4 级胃肠并发症(18);瘘(18);神经病变(轻度,12;中重度,21)
Sindelar 等[56]	IORT 组:35~40(术后) 单纯 EBRT 组:50~55(术后)	20	IORT 组:至野内复发>127 个月 单纯 EBRT 组:38 个月($P<0.05$)	IORT 组:45 个月 单纯 EBRT 组:52($P=0.39$)	IORT 组:慢性肠炎(13);神经病变(轻度,13;中重度,47) 单纯 EBRT 组:慢性肠炎(50);瘘(25);神经病变(轻度,6;中重度,0)
Gieschen 等[34]	45~50.4(术前)	10(CE),12.5~15(镜下),15~20(大体)	完全切除: EBRT + IORT: 17(5 年); 单纯 EBRT: 39(5 年)	完全切除: EBRT + IORT: 74(5 年); 单纯 EBRT: 30(5 年)	神经病变(19),肾盂积水(19);阴道瘘(6);输尿管瘘(6);小肠梗阻(6)
Alektiar 等[33]	45~50.4(术后)	12~15 (HDR,^{192}Ir)	完全切除: EBRT + IORT: 29(5 年)原发 RPS;39(5 年)复发 RPS;44%(5 年总复发率) 单纯 IORT 组:NR(5 年)原发 RPS;67(5 年)复发;50%(5 年)总复发率	原发 RPS: 75(5 年) 复发 RPS:30(5 年)	小肠梗阻(18);瘘(9);神经病变(轻度,6;中重度,0);输尿管损伤(3)

EBRT,外照射;IORT,术中放射治疗;RPS,腹膜后肉瘤;LR,局部复发;OS,总生存率;CE,完全切除;LC,局部控制;HDR,高剂量率;NR,未报道。

98%的患儿诊断时年龄<10 岁,40.1%诊断时为 1 岁以内的婴儿[66]。在成人中该病极其罕见,30~39 岁的成年人发病率为 0.2/1 000 000[67]。该病治疗方法包括联合化学治疗、手术和放射治疗(晚期患者),成人患者最为常见[68,69]。

Wilms 肿瘤或肾母细胞瘤是最常见的儿童腹腔内恶性肿瘤,发病率为 8/1 000 000,发病年龄<16 岁。肾母细胞瘤是儿童颅外第二大实体肿瘤,儿童最常见的肾脏恶性肿瘤[70]。16 岁以上人群中该病罕见,发病率为 0.2/1 000 000[72]。成人 Wilms 肿瘤常表现为侧腹疼痛,这一点有别于儿童,儿童主要表现为无痛性血尿和(或)腹胀[66]。成人 Wilms 肿瘤治疗和预后目前尚存在争议。Kalapurakal 等[13]报道 23 例 16 岁以上的成人 Wilms 肿瘤患者,按照 COG 指南(国家 Wilms 肿瘤研究组;NWTS 4 和 NWTS 5)治疗发现儿童和成人治疗效果无明显差别[73]。国际儿科肿瘤学会公布的 30 例成人 Wilms 肿瘤治疗结果同儿童相似[74,75]。然而,Izawa 等[76]报道了不同的结果:128 例成人肾母细胞瘤的治疗效果差于儿童。最近,Ali 等[77,78]用美国 SEER 数据库研究发现,152 例成人 Wilms 肿瘤治疗效果差于儿童。成人总生存率为 69%,儿童为 88%($P<0.001$)。多变量分析发现,年龄(≥16 岁)、SEER 分期、治疗年代(1990 年

以前)、缺乏外科淋巴结分期对预后影响巨大。目前国际儿童肾病专家组一致建议按照儿童 Wilms 肿瘤的治疗方案来治疗成人 Wilms 肿瘤:手术,根据分期和组织学亚型进行化学治疗,局部治疗并根据肿瘤分期进行放射治疗[79]。另外,COGWT 研究将年龄标准提高至 30 岁。成人 Wilms 肿瘤治疗的不良反应较儿童更高(严重的急性神经损伤,4 级血液不良反应)[74],但是治疗获益更大[74]。

神经鞘瘤是罕见肿瘤,约占腹膜后肿瘤的 4%,是腹膜后最常见的良性肿瘤[80,81]。属于外周神经鞘肿瘤家族中的一员,该家族还包括神经纤维瘤、神经束膜瘤等[82]。神经鞘瘤可发生于除第一、二脑神经外(未被施万细胞覆盖)任何神经纤维,常见于上肢外周神经和脑神经;发生在腹膜后的神经鞘瘤只有 0.3%~3.2%。良性神经鞘瘤 5%~18%与神经纤维瘤病(NF-1)有关,发病年龄多为 20~50 岁[83]。肿瘤往往较大,但有包膜。影像学研究表现为囊性变、钙化、出血、透明样变等。良性神经鞘瘤非浸润性生长而表现为压迫推移腹膜后正常组织。大规模研究中发现神经鞘瘤表现出女性患者倾向,神经鞘瘤常常是在检查其他无关症状时意外发现并诊断的[84,85]。脊柱周围肿瘤可以引起骨性改变,浸润神经根或椎管可以引起神经压迫症状(如感觉异常、虚弱、疼痛等)。推荐 MRI 来显示软组织肿瘤,CT 影像可以更好显示骨侵犯情况,尤其是脊椎。很多研究者不推荐 CT 引导穿刺活检来诊断良性神经鞘瘤,以免引起不必要的出血等并发症。只要条件允许,完全切除肿瘤并保证切缘阴性是最佳的治疗选择。术后放射治疗可以用于切除不完全的神经鞘瘤和恶性外周神经鞘瘤(MDNST)[86]。多发性神经纤维瘤病具有进展为软组织肉瘤的高风险性,尤其是恶性外周神经鞘瘤,表现出侵袭性,预后较差[87]。

硬纤维瘤(侵袭性纤维瘤病)是比较少见的成纤维细胞肿瘤,常发生于肌肉筋膜等结缔组织,每百万人口发病 2~4 例。要么零星单发,要么与家族性腺瘤性息肉病有关[88-92]。10%~30%的家族性腺瘤性息肉病最终发展成硬纤维瘤,多发于四肢或腹腔腹膜后(De Carmago 等[93],Meazza 等[94,95])。女性多见(男女发病率比例为 1∶1.5~1∶2.5)。尽管神经鞘瘤本质上是良性肿瘤,但可出现局部侵袭性并侵犯重要结构。尽管局部广泛切除后复发率接近 50%,仍推荐完整切除。术后放射治疗和(或)化学治疗用于手术切除不净、不适合手术或手术会带来较大损伤的患者。尽管尚没有统一的关于放射治疗剂量和靶区的规定,但多数研究推荐 50~60Gy 和 5~7cm 外放边界。剂量超过 56Gy 没有必要[96]。最近一项总结了 22 项研究的荟萃分析表明,与单纯手术比较,术后放射治疗提高了局部控制率,其中 R0 组 72%对 94%,R1 和 R2 组 41%对 75%[97]。对于手术无法切除的肿瘤,单纯放射治疗同样可以达到高达 80%的长期局部控制率[97,98]。化学治疗或抗雌激素治疗对于不能手术、切除不完全或复发肿瘤可能有疗效。尽管最近发现酪氨酸激酶抑制剂伊马替尼对硬纤维瘤有效[99,100],但包含蒽环类药物和抗雌激素的方案仍是最有效的化学治疗方案[93]。

性腺外生殖细胞肿瘤(EGCT)占所有生殖细胞肿瘤的 1%~5%,腹膜后是仅次于纵隔的性腺外生殖细胞瘤第二高发部位[101]。成人原发性腹膜后生殖细胞肿瘤约占所有原发性腹膜后恶性肿瘤的 10%,占所有性腺外生殖细胞肿瘤的 30%~40%。有专家认为生殖细胞肿瘤源于原始生殖细胞,在沿尿生殖嵴向性腺移行过程中演变为生殖细胞肿瘤[101]。当这一过程发生在腹膜后时,一般认为从隐蔽的或“消失”的原始性腺转移而来,除非有不同的证据。性腺外生殖细胞瘤最常见于儿童或青年人,一般位于中线位置。多数肿瘤见于青年男性,通常为精原生殖细胞瘤,占 30%~40%,其他为非精原生殖细胞瘤。年轻女性通常为无性细胞瘤和非无性细胞瘤。非精原细胞瘤包括畸胎瘤、胚胎癌、内胚窦瘤、绒毛膜癌及混合瘤。非精原生殖细胞瘤通常比精原生殖细胞瘤更具有侵袭性。血清标志物虽然特异性不强,但有助于组织分型和治疗反应判断及复发监测。绒毛膜癌和胚胎癌的人绒毛膜促性腺激素(β-hCG)升高,10%~15%的精原生殖细胞瘤也升高。内胚窦瘤和胚胎癌的血清甲胎蛋白升高。这些肿瘤通常表现为腹膜后大肿块,常常推移、压迫或包绕腹部血管。在影像学上这几种腹膜后肿瘤没有特异性鉴别特征,因此需要超声、CT 或 MRI 引导下活检病理进行鉴别诊断。性腺源性肿瘤必须用高分辨超声排除。超声阴性的性腺没有活检的必要性。肿瘤转移部位通常是肝、骨、脑及肺。腹膜后精原生殖细胞瘤的预后和纵隔同类预后相似;然而,腹膜后非精原生殖细胞瘤的预后好于其纵隔同类肿瘤[102]。

性腺外生殖细胞瘤的治疗最近 10~15 年从以放射治疗为主转变为推荐使用含铂方案的化学治疗[101]。关于早期精原生殖细胞瘤和非精原生殖细胞瘤的治疗,详见本书其他章节。国际生殖细胞肿瘤协作组建立评估精原生殖细胞瘤和非精原生殖细胞瘤预后的分级系统[103](表 75.6),该分级评估系统可用于治疗决

表 75.6 国际生殖细胞肿瘤协作组关于精原细胞瘤和非精原细胞生殖细胞瘤预后因素分级[103]

肿瘤	预后好	预后中等	预后不良
非精原细胞生殖细胞瘤	• 原发于睾丸或腹膜后，没有肺以外的内脏转移，AFP<1000ng/mL，β-hCG<1000IU/L，且 LDH<1.5×正常值上限	• 原发于睾丸或腹膜后，没有肺以外的内脏转移，AFP>1000ng/mL 且<10 000ng/mL 和（或）β-hCG 5000~50 000IU/L 和（或）LDH>1.5~10 倍正常值	• 具有任何如下因素：纵隔原发，可见远处肺以外的内脏转移，AFP>10 000ng/mL，β-hCG>50 000IU/L，或 LDH>10 倍正常值
	• 5 年 PFS，89% • 5 年生存率，92%	• 5 年 PFS，75% • 5 年生存率，92%	• 5 年 PFS，41% • 5 年生存率，48%
精原细胞瘤	• 任何原发部位，没有肺以外的内脏转移正常 AFP，β-hCG、LDH 不限 • 5 年 PFS，92% • 5 年生存率，88%	• 任何原发部位，可有肺以外的内脏转移，正常 AFP，β-hCG、LDH 不限 • 5 年 PFS，67% • 5 年生存率，72%	• 没有患者列为预后不良

AFP，α-甲胎蛋白；β-hCG，β-人绒毛膜促性腺激素；LDH，乳酸脱氢酶；PFS，无进展生存期。

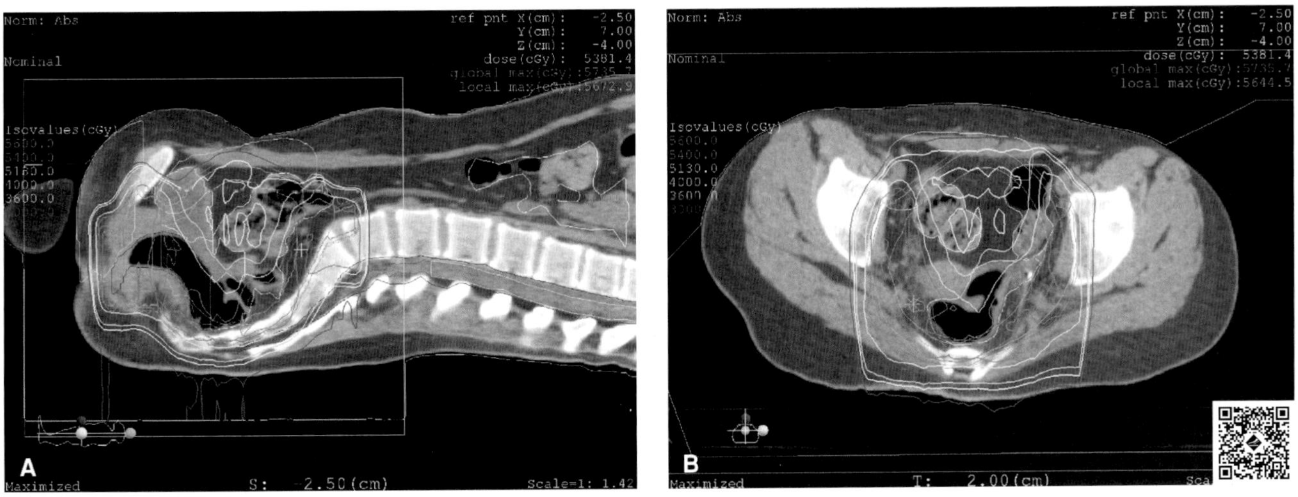

图 75.4 显示年轻腹膜后肿瘤患者的质子治疗计划。特殊情况下，肠和腹膜后区域剂量为 36Gy。腹膜后区加外放区域治疗剂量达 54Gy。同步高剂量化学治疗。

策的制订。关于单纯放射治疗或铂类药物化学治疗后经过 3~4 周期化学治疗仍有残留的晚期或大体积的腹膜后肿瘤如何治疗，目前仍有争议。有专家倾向于切除直径>3cm 的残留病灶，还有专家倾向观察。如果精原生殖细胞瘤开始采用单纯放射治疗后手术确认有残存病灶，推荐继续化学治疗[104]。

结论

腹膜后间隙是一个复杂的解剖部位，可以发生许多不同组织类型的肿瘤。治疗方法应该根据组织学类型选择。新技术使得放射治疗剂量更高，副作用和远期效应更低或相似。腹膜后肿瘤的调强放射治疗和图像引导放射治疗是目前降低正常组织不良反应的主流技术。在巨大肿块的治疗中，粒子治疗可有效地保护周围正常组织（图 75.4）。基于组织类型和基因图谱的新药不断推出使得个性化治疗成为可能。虽然出现了最新的放化学治疗技术，但是外科完整切除仍是成功治疗的关键[105]。腹膜后肿瘤的发病率低、预后差，需要进行前瞻性多中心的临床试验研究。

（蔡鸿超 译 王世江 校）

参考文献

1. Armstrong JR, Cohn I Jr. Primary malignant tumors of the retroperitoneum. *Nebr State Med J* 1965;50(10):520–524.
2. Bose B. Primary malignant retroperitoneal tumours: analysis of 30 cases. *Can J Surg* 1979;22(3):215–220.
3. Pack GT, Tabah EJ. Primary retroperitoneal tumors: a study of 120 cases. *Int Abstr Surg* 1954;99(4):313–341.
4. Pemberton JD, Whitlock M. Large retroperitoneal lipoma. *Surg Clin North Am* 1934;14:601.
5. Raptopoulos V, et al. Why perirenal disease does not extend into the pelvis: the importance of closure of the cone of the renal fasciae. *AJR Am J Roentgenol* 1995;164(5):1179–1184.
6. Raptopoulos V, et al. Medial border of the perirenal space: CT and anatomic correlation. *Radiology* 1997;205(3):777–784.
7. Nethercliffe J, et al. Retroperitoneal and transthoracic anatomy and surgical approaches. *BJU Int* 2004;94(5):705–718.
8. Melicow MM. Primary tumors of the retroperitoneum; a clinicopathologic analysis of 162 cases; review of the literature and tables of classification. *J Int Coll Surg* 1953;19(4):401–449.
9. Oriana S, Bonardi P, Preda F. Primary retroperitoneal tumors. *Tumori* 1977; 63(4):397–405.
10. Neville A, Herts BR. CT characteristics of primary retroperitoneal neoplasms. *Crit Rev Comput Tomogr* 2004;45(4):247–270.
11. Lahat G, et al. Computed tomography scan-driven selection of treatment for retroperitoneal liposarcoma histologic subtypes. *Cancer* 2009;115(5):1081–1090.
12. Xu Y, et al. CT characteristics of primary retroperitoneal neoplasms in children. *Eur J Radiol* 2010;75(3):321–328.
13. Song T, et al. Retroperitoneal liposarcoma: MR characteristics and pathological correlative analysis. *Abdom Imaging* 2007;32(5):668–674.
14. Crema MD, et al. [MR imaging of large and rare pelvic masses from nongynecological etiology]. *J Radiol* 2008;89(7–8 Pt 1):853–861.
15. Schwarzbach MH, et al. Clinical value of [18-F] fluorodeoxyglucose positron emission tomography imaging in soft tissue sarcomas. *Ann Surg* 2000;231(3): 380–386.
16. Ries LAG, Eisner MP, Kosary CL, et al., eds. *SEER cancer statistics review, 1975–2002*. Bethesda, MD: National Cancer Institute. Available at: http://seer.cancer.gov/csr/1975_2002/, based on November 2004 SEER data submission, posted to the SEER web site 2005.
17. Anaya DA, et al. Postoperative nomogram for survival of patients with retroperitoneal sarcoma treated with curative intent. *Ann Oncol* 2010;21(2):397–402.
18. Pacelli F, et al. Retroperitoneal soft tissue sarcoma: prognostic factors and therapeutic approaches. *Tumori* 2008;94(4):497–504.
19. Mendenhall WM, et al. The management of adult soft tissue sarcomas. *Am J Clin Oncol* 2009;32(4):436–442.
20. Schwarzbach MH, Hohenberger P. Current concepts in the management of retroperitoneal soft tissue sarcoma. *Recent Results Cancer Res* 2009;179:301–319.
21. Hassan I, et al. Operative management of primary retroperitoneal sarcomas: a reappraisal of an institutional experience. *Ann Surg* 2004;239(2):244–250.
22. Lewis JJ, et al. Retroperitoneal soft-tissue sarcoma: analysis of 500 patients treated and followed at a single institution. *Ann Surg* 1998;228(3):355–365.
23. Stoeckle E, et al. Prognostic factors in retroperitoneal sarcoma: a multivariate analysis of a series of 165 patients of the French Cancer Center Federation Sarcoma Group. *Cancer* 2001;92(2):359–368.
24. Gronchi A, et al. Retroperitoneal soft tissue sarcomas: patterns of recurrence in 167 patients treated at a single institution. *Cancer* 2004;100(11):2448–2455.
25. Singer S, et al. Histologic subtype and margin of resection predict pattern of recurrence and survival for retroperitoneal liposarcoma. *Ann Surg* 2003;238(3): 358–370; discussion 370–371.
26. Catton CN, et al. Outcome and prognosis in retroperitoneal soft tissue sarcoma. *Int J Radiat Oncol Biol Phys* 1994;29(5):1005–1010.
27. Chen CQ, et al. Prognostic factors of retroperitoneal soft tissue sarcomas: analysis of 132 cases. *Chin Med J (Engl)* 2007;120(12):1047–1050.
28. Meric F, et al. Impact of neoadjuvant chemotherapy on postoperative morbidity in soft tissue sarcomas. *J Clin Oncol* 2000;18(19):3378–3383.
29. Kepka L, et al. Results of radiation therapy for unresected soft-tissue sarcomas. *Int J Radiat Oncol Biol Phys* 2005;63(3):852–859.
30. Shibata D, et al. Is there a role for incomplete resection in the management of retroperitoneal liposarcomas? *J Am Coll Surg* 2001;193(4):373–379.
31. Park JO, et al. Predicting outcome by growth rate of locally recurrent retroperitoneal liposarcoma: the one centimeter per month rule. *Ann Surg* 2009;250(6): 977–982.
32. Ballo MT, et al. Retroperitoneal soft tissue sarcoma: an analysis of radiation and surgical treatment. *Int J Radiat Oncol Biol Phys* 2007;67(1):158–163.
33. Alektiar KM, et al. High-dose-rate intraoperative radiation therapy (HDR-IORT) for retroperitoneal sarcomas. *Int J Radiat Oncol Biol Phys* 2000;47(1):157–163.
34. Gieschen HL, et al. Long-term results of intraoperative electron beam radiotherapy for primary and recurrent retroperitoneal soft tissue sarcoma. *Int J Radiat Oncol Biol Phys* 2001;50(1):127–131.
35. Petersen IA, et al. Use of intraoperative electron beam radiotherapy in the management of retroperitoneal soft tissue sarcomas. *Int J Radiat Oncol Biol Phys* 2002;52(2):469–475.
36. Kinsella TJ, et al. Preliminary results of a randomized study of adjuvant radiation therapy in resectable adult retroperitoneal soft tissue sarcomas. *J Clin Oncol* 1988;6(1):18–25.
37. National Comprehensive Cancer Network. *NCCN practice guidelines in oncology*, Version 2.2011. Available at: http://www.nccn.org/professionals/physician_gls/pdf/sarcoma.pdf.
38. Anaya DA, et al. Establishing prognosis in retroperitoneal sarcoma: a new histology-based paradigm. *Ann Surg Oncol* 2009;16(3):667–675.
39. Dalal KM, et al. Subtype specific prognostic nomogram for patients with primary liposarcoma of the retroperitoneum, extremity, or trunk. *Ann Surg* 2006;244(3): 381–391.
40. Lahat G, et al. Resectable well-differentiated versus dedifferentiated liposarcomas: two different diseases possibly requiring different treatment approaches. *Ann Surg Oncol* 2008;15(6):1585–1593.
41. Lahat G, et al. New perspectives for staging and prognosis in soft tissue sarcoma. *Ann Surg Oncol* 2008;15(10):2739–2748.
42. Nathan H, et al. Predictors of survival after resection of retroperitoneal sarcoma: a population-based analysis and critical appraisal of the AJCC staging system. *Ann Surg* 2009;250(6):970–976.
43. Mussi C, et al. The prognostic impact of dedifferentiation in retroperitoneal liposarcoma: a series of surgically treated patients at a single institution. *Cancer* 2008;113(7):1657–1665.
44. Bastiaannet E, et al. The value of FDG-PET in the detection, grading and response to therapy of soft tissue and bone sarcomas; a systematic review and meta-analysis. *Cancer Treat Rev* 2004;30(1):83–101.
45. Rosenberg SA. Prospective randomized trials demonstrating the efficacy of adjuvant chemotherapy in adult patients with soft tissue sarcomas. *Cancer Treat Rep* 1984;68(9):1067–1078.
46. Adjuvant chemotherapy for localised resectable soft-tissue sarcoma of adults: meta-analysis of individual data. Sarcoma Meta-analysis Collaboration. *Lancet* 1997;350(9092):1647–1654.
47. Pisters PW, et al. Phase I trial of preoperative concurrent doxorubicin and radiation therapy, surgical resection, and intraoperative electron-beam radiation therapy for patients with localized retroperitoneal sarcoma. *J Clin Oncol* 2003; 21(16):3092–3097.
48. Adjuvant chemotherapy for localised resectable soft tissue sarcoma in adults. *Cochrane Database Syst Rev* 2000(4):CD001419.
49. DeLaney TF, et al. Advanced-technology radiation therapy in the management of bone and soft tissue sarcomas. *Cancer Control* 2005;12(1):27–35.
50. Musat E, et al. [Comparison of intensity-modulated postoperative radiotherapy with conventional postoperative conformal radiotherapy for retroperitoneal sarcoma]. *Cancer Radiother* 2004;8(4):255–261.
51. Hug EB, et al. Conformal proton radiation treatment for retroperitoneal neuroblastoma: introduction of a novel technique. *Med Pediatr Oncol* 2001;37(1):36–41.
52. Schramm N, et al. [Combined functional and morphological imaging of sarcomas: significance for diagnostics and therapy monitoring]. *Radiologe* 2010;50(4): 339–348.
53. Langen KM, Jones DT. Organ motion and its management. *Int J Radiat Oncol Biol Phys* 2001;50(1):265–278.
54. Eom J, et al. Modeling respiratory motion for cancer radiation therapy based on patient-specific 4DCT data. *Med Image Comput Comput Assist Interv* 2009;12 (Pt 2):348–355.
55. Liao ZX, et al. Influence of technologic advances on outcomes in patients with unresectable, locally advanced non-small-cell lung cancer receiving concomitant chemoradiotherapy. *Int J Radiat Oncol Biol Phys* 2010;76(3):775–781.
56. Sindelar WF, et al. Intraoperative radiotherapy in retroperitoneal sarcomas. Final results of a prospective, randomized, clinical trial. *Arch Surg* 1993;128(4):402–410.
57. Laskar S, et al. Perioperative interstitial brachytherapy for soft tissue sarcomas: prognostic factors and long-term results of 155 patients. *Ann Surg Oncol* 2007;14(2):560–567.
58. Mierzwa ML, et al. Interstitial brachytherapy for soft tissue sarcoma: a single institution experience. *Brachytherapy* 2007;6(4):298–303.
59. Blattmann C, et al. Non-randomized therapy trial to determine the safety and efficacy of heavy ion radiotherapy in patients with non-resectable osteosarcoma. *BMC Cancer* 2010;10:96.
60. Ferrario T, Karakousis CP. Retroperitoneal sarcomas: grade and survival. *Arch Surg* 2003;138(3):248–251.
61. Fein DA, et al. Management of retroperitoneal sarcomas: does dose escalation impact on locoregional control? *Int J Radiat Oncol Biol Phys* 1995;31(1): 129–134.
62. Pawlik TM, et al. Long-term results of two prospective trials of preoperative external beam radiotherapy for localized intermediate- or high-grade retroperitoneal soft tissue sarcoma. *Ann Surg Oncol* 2006;13(4):508–517.
63. Jones JJ, et al. Initial results of a trial of preoperative external-beam radiation therapy and postoperative brachytherapy for retroperitoneal sarcoma. *Ann Surg Oncol* 2002;9(4):346–354.
64. Zangos S, et al. MR-guided biopsies of lesions in the retroperitoneal space: technique and results. *Eur Radiol* 2006;16(2):307–312.
65. Chen TC, et al. Solitary extramedullary plasmacytoma in the retroperitoneum. *Am J Hematol* 1998;58(3):235–238.
66. Pizzo P, Poplack D. *Principles and practice of pediatric oncology*, 6th ed. Philadelphia, PA: Lippincott Williams & Wilkins, 2010:1600.
67. Davis S, Rogers MA, Pendergrass TW. The incidence and epidemiologic characteristics of neuroblastoma in the United States. *Am J Epidemiol* 1987;126(6):1063–1074.
68. Ben Moualli S, et al. [Retroperitoneal neuroblastoma in the adult: case report and review of the literature]. *Ann Urol (Paris)* 2001;35(1):51–55.
69. Loeser A, Gerharz EW, Riedmiller H. Recurrent pelvic neuroblastoma in an adult patient. *Gynecol Oncol* 2007;106(1):257–258.
70. Breslow N, et al. Epidemiology of Wilms tumor. *Med Pediatr Oncol* 1993;21(3): 172–181.
71. Merten DF, Yang SS, Bernstein J. Wilms' tumor in adolescence. *Cancer* 1976; 37(3):1532–1538.
72. Mitry E, et al. Incidence of and survival from Wilms' tumour in adults in Europe: data from the EUROCARE study. *Eur J Cancer* 2006;42(14):2363–2368.
73. Kalapurakal JA, et al. Treatment outcomes in adults with favorable histologic type Wilms tumor—an update from the National Wilms Tumor Study Group. *Int J Radiat Oncol Biol Phys* 2004;60(5):1379–1384.
74. Reinhard H, et al. Wilms' tumor in adults: results of the Society of Pediatric Oncology (SIOP) 93-01/Society for Pediatric Oncology and Hematology (GPOH) Study. *J Clin Oncol* 2004;22(22):4500–4506.
75. Reinhard H, et al. [Wilms' tumor in adults]. *Urologe A* 2007;46(7):748–753.
76. Izawa JI, et al. Prognostic variables in adult Wilms tumour. *Can J Surg* 2008; 51(4):252–256.
77. Ali AN, et al. A Surveillance, Epidemiology and End Results (SEER) program comparison of adult and pediatric Wilms' tumor. *Cancer* 2012;118(9):2541–2451.
78. Ali EM, Elnashar AT. Adult Wilms' tumor: review of literature. *J Oncol Pharm Pract* 2012;18(1):148–151.

79. Segers H, et al. Management of adults with Wilms' tumor: recommendations based on international consensus. *Expert Rev Anticancer Ther* 2011;11(7):1105–1113.
80. Theodosopoulos T, et al. Special problems encountering surgical management of large retroperitoneal schwannomas. *World J Surg Oncol* 2008;6:107.
81. Nah YW, et al. Benign retroperitoneal schwannoma: surgical consideration. *Hepatogastroenterology* 2005;52(66):1681–1684.
82. Strauss DC, et al. Management of benign retroperitoneal schwannomas: a single-center experience. *Am J Surg* 2011;202(2):194–198.
83. Antiheimo J, et al. Population based analysis of sporadic and type 2 neurofibromatosis-associated meningiomas and schwannomas. *Neurology* 2000;54:71–76.
84. Hughes MJ, et al. Imaging features of retroperitoneal and pelvic schwannomas. *Clin Radiol* 2005;60(8):886–893.
85. Li Q, et al. Analysis of 82 cases of retroperitoneal schwannoma. *ANZ J Surg* 2007;77(4):237–240.
86. Carli M, et al. Pediatric malignant peripheral nerve sheath tumor: the Italian and German soft tissue sarcoma cooperative group. *J Clin Oncol* 2005;23(33):8422–8430.
87. Ferrari A, et al. Soft-tissue sarcomas in children and adolescents with neurofibromatosis type 1. *Cancer* 2007;109(7):1406–1412.
88. Reitamo JJ, Scheinin TM, Hayry P. The desmoid syndrome. New aspects in the cause, pathogenesis and treatment of the desmoid tumor. *Am J Surg* 1986;151(2):230–237.
89. Nieuwenhuis MH, et al. A nation-wide study comparing sporadic and familial adenomatous polyposis-related desmoid-type fibromatoses. *Int J Cancer* 2011;129(1):256–261.
90. Latchford AR, et al. A 10-year review of surgery for desmoid disease associated with familial adenomatous polyposis. *Br J Surg* 2006;93(10):1258–1264.
91. Ferenc T, et al. Aggressive fibromatosis (desmoid tumors): definition, occurrence, pathology, diagnostic problems, clinical behavior, genetic background. *Pol J Pathol* 2006;57(1):5–15.
92. Lahat G, et al. Surgery for sporadic abdominal desmoid tumor: is low/no recurrence an achievable goal? *Isr Med Assoc J* 2009;11(7):398–402.
93. De Camargo VP, et al. Clinical outcomes of systemic therapy for patients with deep fibromatosis (desmoid tumor). *Cancer* 2010;116(9):2258–2265.
94. Meazza C, et al. Aggressive fibromatosis in children and adolescents: the Italian experience. *Cancer* 2010;116(1):233–240.
95. Meazza C, Alaggio R, Ferrari A. Aggressive fibromatosis in children: a changing approach. *Minerva Pediatr* 2011;63(4):305–318.
96. Ballo MT, Zagars GK, Pollack A. Radiation therapy in the management of desmoid tumors. *Int J Radiat Oncol Biol Phys* 1998;42(5):1007–1014.
97. Nuyttens JJ, et al. Surgery versus radiation therapy for patients with aggressive fibromatosis or desmoid tumors: a comparative review of 22 articles. *Cancer* 2000;88(7):1517–1523.
98. Micke O, Seegenschmiedt MH. Radiation therapy for aggressive fibromatosis (desmoid tumors): results of a national Patterns of Care Study. *Int J Radiat Oncol Biol Phys* 2005;61(3):882–891.
99. Penel N, et al. Imatinib for progressive and recurrent aggressive fibromatosis (desmoid tumors): an FNCLCC/French Sarcoma Group phase II trial with a long-term follow-up. *Ann Oncol* 2011;22(2):452–457.
100. Bhama PK, et al. Gardner's syndrome in a 40-year-old woman: successful treatment of locally aggressive desmoid tumors with cytotoxic chemotherapy. *World J Surg Oncol* 2006;4:96.
101. Bokemeyer C, et al. Extragonadal germ cell tumors of the mediastinum and retroperitoneum: results from an international analysis. *J Clin Oncol* 2002;20(7):1864–1873.
102. Jadhav AS, Pathare DB, Shingare MS. A validated stability indicating high performance reverse phase liquid chromatographic method for the determination of cilostazol in bulk drug substance. *Drug Dev Ind Pharm* 2007;33(2):173–179.
103. International Germ Cell Consensus Classification: a prognostic factor-based staging system for metastatic germ cell cancers. International Germ Cell Cancer Collaborative Group. *J Clin Oncol* 1997;15(2):594–603.
104. Lavery HJ, Bahnson RR, Sharp DS, Pohar KS. Management of the residual post-chemotherapy retroperitoneal mass in germ cell tumors. *Ther Adv Urol* 2009;1(4):199–207.
105. Mullinax JE, Zager JS, Gonzalez RJ. Current diagnosis and management of retroperitoneal sarcoma. *Cancer Control* 2011;18(3):177–187.

第 76 章
肾上腺肿瘤

Filip T. Troicki, John J. Coen

解剖结构

肾上腺为成对的内分泌器官,位于肾上极与横膈之间,被肾周脂肪结缔组织所包绕。肾上腺虽被肾筋膜包绕,却由纤维组织将其与肾脏分开。三角形的右侧肾上腺后方为横膈,前方是下腔静脉和肝脏。半月形的左肾上腺位于隔下,前方隔网膜囊与胃毗邻,与脾脏和胰腺也有一定关系[1]。

充足的血液供应保证了肾上腺的内分泌功能。肾上腺上动脉发自隔下动脉,肾上腺中动脉发自腹主动脉且靠近肠系膜上动脉的起点,肾上腺下动脉发自肾动脉。肾上腺前方肾门引流出一支大的中央静脉,较短的右肾上腺静脉引流进入下腔静脉,较长的左肾上腺静脉汇入左肾静脉[1]。

肾上腺的淋巴管与其动脉相伴行,主要汇入腰淋巴结。上方的淋巴管汇入腹主动脉和下腔静脉周围淋巴结,靠近腹腔淋巴丛的起点,而下方的淋巴管则汇入肾蒂以上的腹主动脉旁淋巴结。一些淋巴管与内脏神经伴随,穿过横膈汇入后纵隔的主动脉后淋巴结。在右侧,一些淋巴管可穿过肝脏[2]。

肾上腺是体内儿茶酚胺的主要产生之处,肾上腺髓质被皮质包绕。尽管二者紧密接触,但却是不同组织学来源的相互独立、功能各异的器官。

流行病学

肾上腺皮质肿瘤

肾上腺皮质肿瘤比较罕见,良性居多,占 1%~8%,在美国发病率约为 1/1 000 000[3,4]。每年有 75~115 例新发病例[5]。肾上腺皮质癌死亡例数占每年因肿瘤死亡人数的 0.2%。发病年龄呈双峰分布:5 岁之前和 40~50岁。

大体上,肾上腺皮质癌在女性中发病略高于男性,无功能腺瘤多发于 30 岁以上的成年人,男性多见(男女比例为 3∶2)。功能性肿瘤则多见于女性(男女比例为 3∶7)和年轻人。因为功能性肿瘤常表现出一些激素相关症状体征,可早期发现。

尽管肾上腺皮质癌罕见,但已被归入几种遗传相关性疾病中,包括 Li-Fraumeni 综合征(乳腺癌、软组织及骨肉瘤、脑瘤和肾上腺皮质癌)、Beckwith-Wiedemann 综合征(Wilms 肿瘤、神经母细胞瘤、肝母细胞瘤和肾上腺皮质癌)、多发性内分泌腺瘤 Ⅰ 型(甲状旁腺、垂体和胰腺神经内分泌肿瘤、肾上腺瘤和肾上腺癌)和 SBLA 综合征(肉瘤、乳腺癌、肺癌、肾上腺皮质癌和其他一些肿瘤)[6-9]。研究表明,肾上腺皮质癌发生可能与 *p53* 基因突变有关。

肾上腺髓质瘤

神经节细胞瘤是比较罕见的肾上腺髓质良性肿瘤,常发生于儿童和年轻成年人[10,11]。神经母细胞瘤是最常见的儿童肾上腺髓质恶性肿瘤,占 90%[3,12]。

嗜铬细胞瘤和功能性神经节细胞瘤(或肾上腺外的嗜铬细胞瘤)较少见,来源于肾上腺髓质或其他部位的嗜铬细胞。它们可以分泌儿茶酚胺,引起间歇性、突发性或持续性高血压。嗜铬细胞瘤在高血压患者中的预计患病率为 0.1%[13]。在尸检研究中,疑似嗜铬细胞瘤的发生率为 0.01%~0.1%。肾上腺外的嗜铬细胞瘤多为恶性[14]。不同研究报道的恶性嗜铬细胞瘤发生率为 5%~46%[15,16]。在美国,每年约有 400 例新发恶性嗜铬细胞瘤患者[17,18]。

嗜铬细胞瘤可能与许多内分泌或者非内分泌的遗传性疾病有关。双侧发生的嗜铬细胞瘤被归入多发性内分泌肿瘤Ⅱa(MEN-ⅡA)综合征(嗜铬细胞瘤、甲状腺髓样癌和甲状旁腺增生)或者 MEN-ⅡB(马方综合征、黏膜神经瘤、甲状腺髓样癌)。25%的 von Hippel-Lindau 综合征患者发生嗜铬细胞瘤,不足 1%的神经纤维瘤病和 von Recklinghausen 病患者发生嗜铬细胞瘤[19,20]。

自然病程

约 59%的肾上腺皮质肿瘤是功能性的,左侧和右侧发病率相当,约 2.4%为双侧发病[21]。由于该病罕见,且肾上腺处于腹膜后较深的位置,诊断往往被延误[22]。

无功能肾上腺皮质癌多数较大(直径>6cm),而功能性肿瘤多可以早期发现(表 76.1 列出了 TNM 分期)。偶然发现的直径<3cm 的肿瘤很少为恶性。侵袭性的恶性肾上腺皮质癌,可以侵出包膜并侵犯周围正常组织。可以转移至肺脏、肝脏、脑、区域淋巴结。很多患者出现全身多发转移,多数于诊断后 6 个月以内死亡,儿童中尤其明显。对于所有期别的病变,5 年总生存率只有 20%~25%[22]。

恶性嗜铬细胞瘤表现出同样的转移模式,另外可以转移至骨。男女发病率相当,平均年龄为 40~50 岁,儿童也有发病。

临床表现

功能性肾上腺皮质肿瘤最常见的临床表现是其过度分泌的皮质醇和肾上腺素导致库欣综合征、女性男性化、高血压等。雌激素和醛固酮分泌较少。约 60%的肾上腺皮质癌是功能性的。儿童患者女性男性化是最常见的表现,库欣综合征不常见。而对于成人患者,往往表现为单独的库欣综合征或合并女性男性化。无功能性肾上腺皮质肿瘤患者临床表现不典型,多与肿瘤负荷情况有关,主要包括腹部饱胀感、早饱、疼痛、体重下降、乏力、发热或者腹部肿块。无功能肾上腺皮质癌多见于老年患者,疾病进展快。目前有这样的趋势,在无任何症状的患者中,腹部影像学检查意外发现的肾上腺肿逐渐增多。

一组研究显示,存在遗传学性疾病的嗜铬细胞瘤患者 90%发生在肾上腺髓质,而散发性嗜铬细胞瘤则 75%发生在髓质。合并 MEN-Ⅱ综合征时,80%为双侧发生。肿瘤直径>5cm 者更倾向于恶性。90%的患者血清儿茶酚胺、尿甲肾上腺素和香草扁桃酸水平升高,这部分患者常出现轻度的不稳定高血压,甚至高血压危象、心肌梗死或脑血管意外引起的心源性猝死。典型三联征表现有突发性头痛、出汗及心动过速[8,23]。约 50%的患者有突发性高血压,其他可能呈持续性。5%~15%的嗜铬细胞瘤患者血压正常。其他症状包括苍白、心悸、惊恐发作和全身乏力。直立性高血压可能与血容量过少有关。

表 76.1 肾上腺皮质肿瘤的 TNM 分期

肿瘤(T)
T1:肿瘤直径≤5cm,无外侵
T2:肿瘤直径>5cm,无外侵
T3:肿瘤侵犯肾周脂肪
T4:肿瘤侵犯邻近器官
淋巴结(N)
N0:无淋巴结受侵
N1:有淋巴结受侵
转移(M)
M0:无远处转移
M1:有远处转移
Ⅰ~T1,N0,M0
Ⅱ~T2,N0,M0
Ⅲ~T1,N1,M0,T2,N1,M0,T3,N0,M0
Ⅳ~T3,N1,M0,T4,N1,M0,任何 T,任何 N,M1

AJCC Cancer Staging Manual,7th ed,New York,NY: Springer-Verlag,2010.

诊断性检查和分期

因为肾上腺转移十分常见,因此肾上腺肿瘤患者需要评估其他可能存在的肿瘤原发灶。考虑到转移性肿瘤来源并不在肾上腺,组织活检是必要的。然而,在进行活检之前,必须通过测定血浆游离肾上腺素以及 24 小时尿游离肾上腺素和儿茶酚胺水平来排除嗜铬细胞瘤。另外,任何怀疑肾上腺肿瘤的病例均需行体内激素水平检测,包括皮质醇、醛固酮、儿茶酚胺(表 76.2)。皮质醇增多症是最为常见的,血清皮质醇水平、24 小时尿皮质醇含量、夜间地塞米松抑制实验等均可辅助诊断。

依据以往的指南,应用腹部 CT 对肾上腺进行形态学评价。肾上腺薄层 CT 扫描是评估肾上腺肿瘤常用的影像学检查手段。恶性肿瘤的表现类似腺瘤,但其体积更大,边界不规则和不均匀强化,也可表现为肿瘤坏死和囊性变。在晚期肾上腺癌中常见局部侵犯,肿瘤可累及腔静脉、淋巴结,以及出现其他转移。

表 76.2 肾上腺肿瘤的相关检查手段

一般
病史
体格检查
影像学检查
胸部 CT
薄层的腹部 CT
MRI
超声
血管造影
核医学
PET
实验室
血常规、血生化、尿液
血和尿的皮质醇水平(肾上腺皮质肿瘤)
血和尿的儿茶酚胺水平(嗜铬细胞瘤)

MRI 在评价肿瘤中有一定优势(图 76.1)。肾上腺皮质癌和嗜铬细胞瘤在 T2 加权图像上显著强化，静脉受累也可以较好显示。如果尚未明确血管受侵情况，术前可行血管造影(动脉或腔静脉造影)。FDG-PET 有助于区分良恶性病变，也可用于已知肾上腺癌患者的分期。胸部 CT 也是必要的检查。

嗜铬细胞瘤的诊断需要通过尿液和血浆中肾上腺素和儿茶酚胺水平来证实。药物引起的肾上腺素水平升高较为普遍，在进一步检查前应明确。肾上腺素水平大于正常值 4 倍以上可诊断为嗜铬细胞瘤，生化

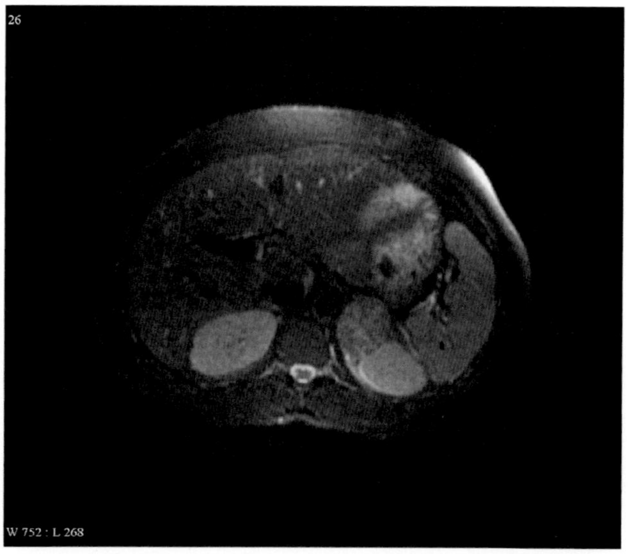

图 76.1 1 例 35 岁女性左侧肾上腺癌 T2 加权 MR 图像。

检查之后需要影像学检查进行定位。其他扫描，包括奥曲肽显像(Mallinckrodt Inc.，密苏里州，圣路易斯)和骨扫描能够提示可疑存在的转移情况。

如果可疑原发性醛固酮增多症，应评估血浆醛固酮(升高)和肾素(降低)的水平。当血浆醛固酮与肾素的比值大于 30，则提示醛固酮增多症，应用盐水抑制(负荷)试验或通过测量电解质来证实。虽然恶性醛固酮增多症较为少见，但这部分患者需要开放的肾上腺切除术来避免肿瘤破裂。而在良性患者中，对肾上腺血管中的醛固酮进行采样测定则为诊疗标准。

库欣综合征患者需要评估血清促肾上腺皮质激素、皮质醇和性激素(DHEA-S)的浓度。如果皮质醇水平升高，建议使用地塞米松抑制试验进行验证。值得注意的是，皮质激素水平升高并一定是肾上腺来源，有必要进一步检查来找出其升高的主要原因。肾上腺良性肿瘤可以通过腹腔镜手术进行切除。对于肿物较大(直径>5cm)、不均质或者有侵袭性库欣综合征的患者，应怀疑恶性肿瘤并进行胸腹部影像学检查，进一步确定是否存在盆腔转移情况。

病理分类

直径<6cm 的肿瘤多为良性腺瘤，但也有一些小肿瘤为恶性(表 76.3)。癌症大体表现为出血和坏死，大量的有丝分裂象和未分化细胞在镜下常见。肿瘤巨大、血管受侵、周围组织侵犯以及大量的核分裂象是

表 76.3 肾上腺肿瘤的分类

肾上腺皮质
腺瘤
功能性
非功能性
癌
肾上腺髓质
神经节细胞瘤
嗜铬细胞瘤
神经母细胞瘤
混合细胞类型(成神经节细胞)
结缔组织肿瘤
髓样脂肪瘤
脂肪瘤
肌瘤
血管瘤
纤维瘤
纤维肉瘤

不良的预后因素[24]。

不到 10%的嗜铬细胞瘤为恶性。大体观,肿瘤往往被一些囊性、出血和坏死包绕。包囊常常受侵,但并不意味着恶性。良性和恶性嗜铬细胞瘤组织学表现类似。唯一的恶性标志是肿瘤转移[9]。嗜铬细胞瘤组织学类型、细胞大小、核的大小和细胞排列多种多样。扭曲的细胞排列,胞浆内色素颗粒的嗜碱性和嗜细胞着色,以及分泌颗粒的周期性的过碘酸希夫染色均可帮助诊断。

综合治疗

无功能的良性肿瘤常常是偶然发现的。明确了肿瘤的良性性质后,经诊断证实其稳定且体积较小的肿瘤可以不予治疗并间隔 6~12 个月进行复查。而较大的肿瘤(直径>4cm)应在确诊后 3~6 个月进行复查。小的良性肿物每年生长大于 1cm 可考虑手术切除,但临床医生应对较大且生长较快的肿物提高警惕,考虑其潜在恶性并推荐进行肾上腺切除术。

无功能的肾上腺肿瘤如果直径>4cm 且有异质性,或者有不规则浸润,则应怀疑肾上腺癌。手术切除周围淋巴结是肾上腺皮质癌的首选治疗方法。肿瘤完全切除是唯一可以达到长期无病生存的治疗手段,但并非全部肿瘤都适合手术。对于镜下全切的病例,镜下切缘是否阴性是判断其预后的预测因素。手术应该尽可能避免肿瘤溢出,并保证肿瘤包膜完整。接近或者侵犯邻近器官往往导致周围器官的切除,如肾脏、脾脏、部分肝脏以及胰腺。肾静脉或腔静脉瘤栓并不影响手术。淋巴结切除术也较常见。存在肿瘤转移时,减瘤术的作用并不明确。虽然原发或转移病灶的不完全切除是不良的预后因素,但减瘤术在一些患者可以减轻激素过度分泌或缓解局部症状。即使达到了肿瘤的完全切除,局部复发和转移也比较常见。对于孤立的远处转移和局部无法切除的病例,推荐单纯减瘤术或者联合放射治疗。

放射治疗在肾上腺皮质癌治疗中的作用尚不十分明确。有学者推荐放射治疗作为高级别肾上腺癌全切术后的辅助治疗或者术后镜下残留病变的治疗手段。一项粗略的数据统计显示,手术加术后放射治疗后 10 年生存率达到 33%[25]。外照射对于残存肿瘤或者骨转移和淋巴结转移的患者有较好的反应率和姑息作用[18,26]。

米托坦是一种与杀虫药 DDT 同类的化学药物,作用于肾上腺皮质,有抑制肾上腺素的作用。它作为化疗药常用来治疗肾上腺皮质癌。在可测量肿瘤的患者中,报道总反应率为 14%~36%,但多数研究显示没有明显生存获益[27]。最大一项来自意大利和德国的大型回顾性研究中,入组了 177 例Ⅰ~Ⅲ期的肾上腺皮质癌术后患者,结果显示其无病生存和总生存时间得到了提高[28]。遗憾的是,治疗后缓解往往是局部并且短暂的,完全缓解并不多见[21]。手术完全切除后,辅助米托坦治疗尚存在很多问题。尽管支持性的数据有限,但它经常被用于局部和远处复发率较高的情况下。因肿瘤的客观反应与血清中药物的高浓度相关(>14mg/L),所以在米托坦治疗过程中需要监测并维持其血药浓度。然而,治疗相关的不良反应也会随药物浓度而有所增加,主要表现为胃肠道反应,恶心多见,食欲不振和腹泻也时有发生。中枢神经系统症状并不常见,主要包括嗜睡、多寐、头晕或共济失调等。

米托坦单药治疗肾上腺皮质癌的疗效并不乐观。阿霉素和顺铂单药及其与米托坦联合用药,也未能取得更好疗效[29]。多药联合更有希望取得好的效果。意大利一项关于肾上腺肿瘤的多中心Ⅱ期研究显示,依托泊苷、阿霉素、顺铂和米托坦联合治疗方案取得了 49%的反应率。此方案耐受性较好。主要不良反应是胃肠道反应。化疗有效者无进展生存期为 2 年[6]。包含米托坦的多药联合方案是合理的,因为肾上腺皮质癌存在一种糖蛋白药物泵而具备了多重抗药性,米托坦可以抑制其耐药的机制。以上的多药方案很值得进一步研究。

手术切除是嗜铬细胞瘤的标准治疗方法,但风险较高,必须严密检测心脏和血流动力学参数。术前药物治疗主要用于控制高血压和肿瘤血管侵犯。术前药物准备主要包括 α 和 β 受体阻滞剂。

若未明确诊断为嗜铬细胞瘤的患者因其他原因而手术,则风险非常高,因为易出现致命的高血压危象和多器官衰竭[30]。在一项包含 147 例经手术治疗的嗜铬细胞瘤患者的大型研究中,围术期死亡和发病率分别达到 2.4%和 24%[31]。尽管手术可以立即控制症状,却并不一定总能长期治愈肿瘤。另一项较大的研究(176 例)显示,嗜铬细胞瘤术后复发率达 16%,其中半数为恶性[32]。对于患有双侧嗜铬细胞瘤患者(常伴有一系列遗传综合征),可以采取双侧肾上腺切除,继以激素替代治疗。对于恶性嗜铬细胞瘤患者,减瘤手术虽然不能治愈肿瘤,但可以很大程度上控制患者的症状。

利用肿瘤特异性高摄取特性,放射性同位素

^{131}I-MIBG 被用来治疗恶性嗜铬细胞瘤，部分缓解率(基于生化反应以及肿瘤体积减小)达 18%~82%[33-35]。治疗有效的患者可以通过转移灶的疼痛情况和血清儿茶酚胺水平变化来观察疗效。部分缓解往往是暂时的,常在两次用药之间出现。持续的部分缓解(2~3 年)在一些患者当中也可见到[34,36]。肿瘤对治疗反应性较好以及较大剂量的 MIBG(>500mCi)治疗被认为是可以延长生存的重要因素[37]。治疗副作用主要包括骨髓毒性反应(主要是血小板减少)、恶心、呕吐等。

一项较小的研究表明,环磷酰胺、长春新碱、氮希米胺联合化疗治疗有效。该研究中的 14 例患者,临床和生化反应率分别为 57% 和 79%。疗效可以从一般状况的客观改善和血压的改善初步判断,这一治疗方案可被患者较好耐受[38]。

放射治疗

放射治疗在肾上腺皮质癌治疗的应用尚存在争议。局部控制依然是本病的主要问题,所以很多研究建议采用外照射来减少局部复发率。

在肾上腺皮质癌治疗中,放射治疗可以作为难以切除肿瘤的术前治疗,有残存或高局部复发风险患者的术后治疗,或者某些不适合手术患者的根治性治疗。也可作为骨转移或淋巴结转移的姑息治疗。

对于大体残留或者手术难以全切的病例,需要常规分割 50~60Gy 持续 5~6 周放射治疗剂量。最初的照射野需要包括可见肿瘤、足够的手术切缘以及相应区域淋巴结(包括对侧主动脉淋巴结)。对于没有明显受侵的区域淋巴结,预防剂量为 45Gy。脊髓、肾、肝、小肠的剂量需要严格限制。对于肉眼可见肿瘤,应该争取较高剂量,三维适形和调强放射治疗可以采用。对于高危和镜下残留肿瘤的患者,45~54Gy 是比较合适的剂量。

姑息性治疗中,2~3 周内 30~40Gy 的放射治疗剂量是比较合理的。在骨转移疼痛患者中,低分次大分割的治疗方案比较适合那些一般情况较差或预期寿命较短的患者。

外照射在嗜铬细胞瘤治疗当中的作用仅限于姑息减症治疗。

随访

嗜铬细胞瘤患者应当定期随访复查,包括评估一般情况及血清标志物在内的病史及体检。随访时间为术后 3 个月起,每 6 个月复查 1 次至术后 3 年,此后每年复查 1 次。晚期或病情持续的患者,则要求更为频繁的随访检查以及症状管理。

(蔡鸿超 译 王世江 校)

参考文献

1. Moore K, Agur A. *Essential clinical anatomy.* Baltimore: Lippincott Williams & Wilkins, 2002:182–185.{print}
2. Rouvière H. *Anatomie des lymphatiques de l'homme.* Paris: Masson, 1932.{print}
3. Dunnick NR. Adrenal carcinoma. *Radiol Clin North Am* 1994;32:99–108.{print}
4. McClennan BL. Oncologic imaging. Staging and follow-up of renal and adrenal carcinoma. *Cancer* 1991;67:1199–1208.{print}
5. Shambaugh E, Ryan R. *Summary staging guide for the cancer surveillance, epidemiology and end results reporting (SEER) program.* Rockville, MD: US Dept of Health and Human Services, Public Health Service, 1977.{print}
6. Berruti A, Terzolo M, Sperone P, et al. Etoposide, doxorubicin and cisplatin plus mitotane in the treatment of advanced adrenocortical carcinoma: a large prospective phase II trial. *Endocr Relat Cancer* 2005;12:657–666.{print}
7. Bravo EL. Evolving concepts in the pathophysiology, diagnosis, and treatment of pheochromocytoma. *Endocr Rev* 1994;15:356–368.{print}
8. Bravo EL. Pheochromocytoma: new concepts and future trends. *Kidney Int* 1991;40:544–556.{print}
9. Cotran A, Kumar V, Robbins SL. *Robbins pathologic basis of disease,* 5th ed. Philadelphia: WB Saunders, 1994:1161–1164.{print}
10. Hubbard MM, Husami TW, Abumrad NN. Nonfunctioning adrenal tumors. Dilemmas in management. *Am Surg* 1989;55:516–522.{print}
11. De Maria M, Barbiera F, Bonadonna F, et al. Diseases of the adrenal medulla. *Rays* 1992;17:62–86.{print}
12. Miller RW, Fraumeni JF Jr, Hill JA. Neuroblastoma: epidemiologic approach to its origin. *Am J Dis Child* 1968;115:253–261.{print}
13. Beard CM, Sheps SG, Kurland LT, et al. Occurrence of pheochromocytoma in Rochester, Minnesota, 1950 through 1979. *Mayo Clin Proc* 1983;58:802–804.{print}
14. Melicow MM. One hundred cases of pheochromocytoma (107 tumors) at the Columbia-Presbyterian Medical Center, 1926–1976: a clinicopathological analysis. *Cancer* 1987;40:1987–2004.{print}
15. Beierwaltes WH, Sisson JC, Shapiro B. Malignant potential of pheochromocytoma. *Proc Am Acad Cancer Res* 1986;27:617.{print}
16. Cryer PE. Phaeochromocytoma. *Clin Endocrinol Metab* 1985;14:203–220.{print}
17. Javadpour N, Woltering EA, Brennan MF. Adrenal neoplasms. *Curr Probl Surg* 1980;17:1–52.{print}
18. Percarpio B, Knowlton AH. Radiation therapy of adrenal cortical carcinoma. *Acta Radiol Ther Phys Biol* 1976;15:288–292.{print}
19. Loughlin KR, Gittes RF. Urological management of patients with von Hippel-Lindau's disease. *J Urol* 1986;136:789–791.{print}
20. Nakagawara A, Ikeda K, Tsuneyoshi M, et al. Malignant pheochromocytoma with ganglioneuroblastoma elements in a patient with von Recklinghausen's disease. *Cancer* 1985;55:2794–2798.{print}
21. Wooten MD, King DK. Adrenal cortical carcinoma. Epidemiology and treatment with mitotane and a review of the literature. *Cancer* 1993;72:3145–3155.{print}
22. Haak HR, Hermans J, van de Velde CJ, et al. Optimal treatment of adrenocortical carcinoma with mitotane: results in a consecutive series of 96 patients. *Br J Cancer* 1994;69:947–951.{print}
23. Stein PP, Black HR. A simplified diagnostic approach to pheochromocytoma. A review of the literature and report of one institution's experience. *Medicine* 1991;70:46–66.{print}
24. King DR, Lack EE. Adrenal cortical carcinoma: a clinical and pathologic study of 49 cases. *Cancer* 1979;44:239–244.{print}
25. Magee BJ, Gattamaneni HR, Pearson D. Adrenal cortical carcinoma: survival after radiotherapy. *Clin Radiol* 1987;38:587–588.{print}
26. Markoe AM, Serber W, Micaily B, et al. Radiation therapy for adjunctive treatment of adrenal cortical carcinoma. *Am J Clin Oncol* 1991;14:170–174.{print}
27. Pommier RF, Brennan MF. An eleven-year experience with adrenocortical carcinoma. *Surgery* 1992;112:963–971.{print}
28. Terzolo M, Angeli A, Fassnacht M, et al. Adjuvant mitotane treatment for adrenocortical carcinoma. *N Engl J Med* 2007;356:2372–2380.{print}
29. Ahlman H, Khorram-Manesh A, Jansson S, et al. Cytotoxic treatment of adrenocortical carcinoma. *World J Surg* 2001;25:927–933.{print}

30. Lo CY, Lam KY, Wat MS, et al. Adrenal pheochromocytoma remains a frequently overlooked diagnosis. *Am J Surg* 2000;179:212–215.{print}
31. Plouin PF, Duclos JM, Soppelsa F, et al. Factors associated with perioperative morbidity and mortality in patients with pheochromocytoma: analysis of 165 operations at a single center. *J Clin Endocr Metab* 2001;86:1480–1486.{print}
32. Amar L, Servais A, Gimenez-Roqueplo AP, et al. Year of diagnosis, features at presentation, and risk of recurrence in patients with pheochromocytoma or secreting paraganglioma. *J Clin Endocr Metab* 2005;90:2110–2116.{print}
33. Shapiro B, Gross MD, Shulkin B. Radioisotope diagnosis and therapy of malignant pheochromocytoma. *Trends Endocrinol Metab* 2001;12:469–475.{print}
34. Shapiro B, Sisson JC, Wieland DM, et al. Radiopharmaceutical therapy of malignant pheochromocytoma with [131I]metaiodobenzylguanidine: results from ten years of experience. *J Nucl Biol Med* 1991;35:269–276.{print}
35. Sidhu S, Sywak M, Robinson B, et al. Adrenocortical cancer: recent clinical and molecular advances. *Curr Opin Oncol* 2004;16:13–18.{print}
36. Loh KC, Fitzgerald PA, Matthay KK, et al. The treatment of malignant pheochromocytoma with iodine-131 metaiodobenzylguanidine (131I-MIBG): a comprehensive review of 116 reported patients. *J Endocrinol Invest* 1997;20:648–658.{print}
37. Safford SD, Coleman RE, Gockerman JP, et al. Iodine-131 metaiodobenzylguanidine is an effective treatment for malignant pheochromocytoma and paraganglioma. *Surgery* 2003;134:956–962.{print}
38. Averbuch SD, Steakley CS, Young RC, et al. Malignant pheochromocytoma: effective treatment with a combination of cyclophosphamide, vincristine, and dacarbazine. *Ann Intern Med* 1988;109:267–273.{print}

第 12 部分 淋巴和血液系统肿瘤

第 77 章 霍奇金淋巴瘤

Richard T. Hoppe

霍奇金淋巴瘤的治疗方法在不断进展。此书上一版中提及的分子成像已经广泛应用于“临时评估”，即基于一段治疗后的影像学反应的个体化序贯治疗。综合治疗已经成为早期病变的标准治疗模式，然而对于这部分病例是否放疗仍存在争议。新的更加精准的放疗技术已经广泛采用。近 30 多年来，FDA 首次批准通过了一个治疗霍奇金淋巴瘤的新的系统性药物。大量前瞻性、随机对照临床试验使我们改进治疗，有关远期反应的数据也持续影响着治疗方法的进展。

解剖学

霍奇金淋巴瘤最常始发于淋巴结。超过 80%的霍奇金淋巴瘤患者有颈部淋巴结受累，并且超过 50%的患者存在纵隔病变。无淋巴结病变，单纯结外器官受累罕见。

流行病学和危险因素

报道显示霍奇金淋巴瘤的发病率略小于 3/100 000。在美国，每年霍奇金淋巴瘤占新诊断癌症患者总数的 0.56%，仅占总癌症总死亡人数的 0.23%，从 1990—2006 年间死亡率降低超过 1/3(0.85/100 000~0.56/100 000)。男性发病率略高(1.2:1)。小于 10 岁的儿童很少发生霍奇金淋巴瘤；患者确诊时的中位年龄是 26 岁。霍奇金淋巴瘤的发病率与年龄成双峰关系[2]。第一个高峰为 25~30 岁，发病率大约为每年 5.5/100 000。第二个高峰为 75~80 岁，发病率相似。不过，最近的分析提示老年患者这一峰值里可能混杂有间变性大细胞或者弥漫性大细胞淋巴瘤的患者。

已有关于霍奇金淋巴瘤患者地理聚居性的报道，但这可能只是巧合[3]。有人提出霍奇金淋巴瘤和既往感染 Epstein-Barr 病毒(EBV)之间的关系[4]。Weiss 等[5]在霍奇金淋巴瘤患者淋巴结的 Reed-Sternberg 细胞的 DNA 内鉴定出了 EBV 的基因组分。另外，Mueller 等[6]在霍奇金淋巴瘤确诊前 3~156 个月的患者血清中发现了抗 EBV 衣壳抗原的免疫球蛋白 G 和免疫球蛋白 A 的浓度升高，以及抗 EBV 核抗原的抗体和早期抗原 D 的浓度升高。

此外，文献报道有传染性单核细胞增多症感染病史的患者，与未感染的对照者相比，霍奇金淋巴瘤的发病危险性增加了 2.55 倍[7]。一系列研究已经证明EBV感染和混合细胞型霍奇金淋巴瘤之间的联系，特别是发展中国家的儿童。一项基于 1546 例霍奇金淋巴瘤患者的国际性分析显示，拉美人群(与白种人相比)患 EBV 相关的霍奇金淋巴瘤的危险性增加，这些患者的组织病理亚型多为混合细胞型(与结节硬化型相比)，并且多为经济欠发达地区的儿童(与经济发达地区相比)和青壮年男性(与女性相比)[8]。有研究试图分析职业暴露或其他发病因素与霍奇金淋巴瘤发病的关系,但结论尚不确定或互相矛盾[3]。

自然病程和临床表现

霍奇金淋巴瘤患者通常表现为无痛性淋巴结肿大。有些患者可能表现为无法解释的发热、盗汗、体重下降、全身瘙痒、疲劳和霍奇金淋巴瘤累及组织的酒精性疼痛等全身症状。还有一些患者通过常规胸部 X 线片发现纵隔肿物而确诊。

如果假设锁骨上淋巴结区域与腹主动脉旁上部淋巴结/腹腔动脉/脾脏为邻近区域,则 90%的患者表现为相邻部位受累[9,10]。另外,局限照射后所发生的病灶扩散大多数也表现为邻近区域侵犯[9]。病灶连续性播散理论,以及以此为依据提出的非受累区域照射的治疗方案,是 20 世纪后期霍奇金淋巴瘤治疗理念上的重要进展。

霍奇金淋巴瘤的内脏受累可能继发于邻近淋巴结区域的直接侵犯,例如由增大的纵隔或者支气管肺(肺门)淋巴结直接侵犯肺实质,或者可能通过血源性播散侵犯,例如肝脏的结节性病变或者多发性骨转移。骨受累可能引起破骨性改变,特别是椎骨(在胸片上呈现典型的“象牙椎”)、盆腔、胸骨或肋骨。

该病的脾脏受累机制仍不清楚。然而,疾病播散包括骨髓和肝脏受侵的可能性随着脾脏受累程度的增加而增加[11]。几乎所有肝或骨髓受累的霍奇金淋巴瘤患者均有广泛的脾脏受累[12]。霍奇金淋巴瘤极少侵犯肠道相关淋巴组织,例如 Waldeyer 环和 Peyer 结。它也极少侵犯上呼吸消化道、中枢神经系统和皮肤[9]。

霍奇金淋巴瘤生长和扩散的速度不可预测。疾病可以在几年时间内逐步进展,通过系列 X 线片发现或者临床病史发现可疑,另外在病情评价和分期期间通常很少有疾病进展。

霍奇金淋巴瘤分期系统(见后面讨论部分)中包括了 3 种 B 症状,即发热、盗汗和显著的体重下降。1/3 的患者伴有其中一种症状。发热可以表现为典型的周期性发热(称为 Pel-Ebstein 热)。夜间盗汗表现为湿透并需要更换床品。B 症状也可能发生于病变相对局限的Ⅱ期患者,但很少见于Ⅰ期患者。

历史上,儿童的预后明显优于成人,因此已针对儿童制订了不同的治疗策略(见第 89 章)[13-15]。近年来,成人治疗方案的效果已经达到儿童的相同水平。老年患者(>60 岁)预后较差,往往继发于并发性疾病,或者无法耐受标准治疗,尤其是博来霉素、蒽环霉素和大范围放疗[16,17]。

妊娠期间可能发生霍奇金淋巴瘤,并且很多女性在成功治愈后怀孕。需要提醒妊娠期女性特殊治疗注意事项;不过,就妊娠本身而言,没有证据证明其对疾病的自然病史有任何影响[18-20]。虽然感染 1 型人免疫缺陷病毒似乎并不增加霍奇金淋巴瘤发生的危险性,但此病在感染人群中的临床表现似乎有所不同[21-23]。

诊断性检查

霍奇金淋巴瘤的诊断和分期步骤列于表 77.1。患者年龄和并发症对分期检查的选择有影响[24-26]。

血液学检查可发现贫血、白细胞减少、淋巴细胞减少或血小板增多。这通常是一种副肿瘤效应,但也可能提示骨髓受累。贫血、淋巴细胞减少和低白蛋白血症是不良的预后因素,尤其对于晚期患者(Ⅲ~Ⅳ

表 77.1　霍奇金淋巴瘤的诊断和分期步骤

病史
全身 B 症状:不能解释的发热,夜间盗汗,近 6 个月体重下降>10%
其他症状:酒精不耐受,瘙痒,呼吸症状,疲劳
体检
可触及的淋巴结(需注意数目、大小、位置、形状、硬度、活动性)
可触及内脏
实验室检查
全血细胞计数、分类、血小板
红细胞沉降率
人血白蛋白、乳酸脱氢酶、肝功能检查
血尿素氮、肌酐
育龄期女性的怀孕测试
影像学检查
胸片:前后位和侧位
胸、腹部和盆腔的计算机对比增强扫描(CT)
颈部的 CT 扫描(如果需要进行颈部照射)
正电子发射计算机断层显像(PET-CT),尤其对于 CT 扫描不明确的病灶
活检,如有指征
骨髓针吸活检(如果是膈下病变或者伴有 B 症状)
如果有渗出液,需做细胞学检查
如果肝功能异常但 CT 正常,需做经皮肝活检

期)[27]。血清碱性磷酸酶浓度可以作为一个肿瘤活动或者肝、骨髓或骨受累的非特异性标志物。红细胞沉降率(ESR)可能与治疗反应和随后的疾病活动性有关,并且是局限期(Ⅰ~Ⅱ期)患者的一个预后因素[28]。其他有用的标志物包括血清铜、乳酸脱氢酶和 β_2-微球蛋白水平。

影像学评估应包括正位和侧位胸片。纵隔肿物可通过站立位正位胸片上纵隔肿物的最大宽度除以最大胸廓内径(横膈水平附近)进行定量测量,如图77.1所示。当此比率超过1:3时,很多临床试验将其定义为大肿块。纵隔大肿块的其他定义包括肿物>10cm,纵隔肿物与T5~T6胸廓横径之比超过0.35[被欧洲癌症研究与治疗组织(EORTC)的临床试验所采用]。胸部、腹部、盆腔计算机体层增强扫描(CT)能显示腺病或气管侵犯。如果要进行颈部淋巴结照射,颈部CT扫描可以显示制订治疗计划的淋巴结精确定位。如果CT上的淋巴结短径超过1cm,则认为是肿大[29]。通常情况下,单纯的脾大或者肝大不能定义为存在霍奇金淋巴瘤受累,因为行脾切除后通常发现肿大的脾脏并未受侵;不过,局灶结节的存在通常表明受侵。

使用2-氟-2-脱氧-D葡萄糖正电子发射计算机断层显像(FDG-PET),尤其是与CT的融合图像(PET-CT),已经成为霍奇金淋巴瘤初诊分期的重要方法。FDG-PET诊断疾病比CT敏感性更高[30]。FDG-PET甚至能发现未预测到的骨或骨髓疾病[31]。PET-CT是治疗评估的必要检查,尤其是对CT扫描发现的残存病变非常有帮助,甚至可能是一段时间化疗后重复治疗的有效预测指标[29,32,33]。

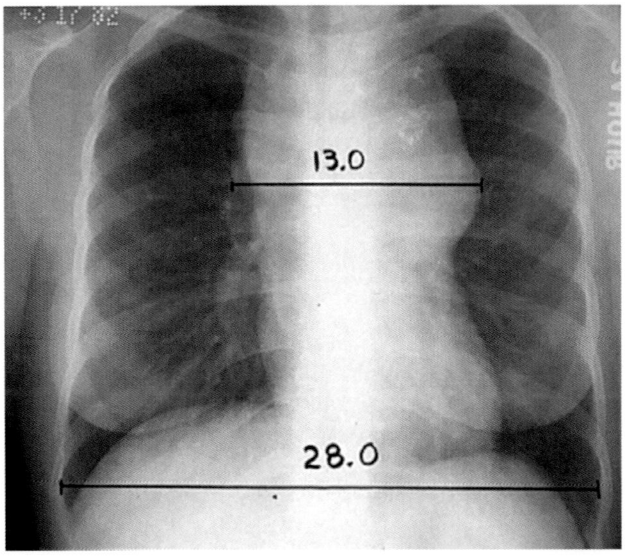

图77.1 纵隔肿物比率(MMR)。此比率定义为纵隔肿物最大横径和胸廓最大横径(横膈附近)之比。这一图例中,MMR=13.0/28.0=0.46。

初诊分期时可以用磁共振代替胸、腹盆腔的CT扫描,但尚未广泛应用[34]。它主要用于妊娠期女性的分期评价[19]。

对于某些患者需要进行髂后嵴骨髓针吸活检。因为无症状局限期患者的结果很少异常,此检查应仅限于伴有B症状或者临床证明有膈下病变的患者。霍奇金淋巴瘤总的骨髓受侵率仅有5%。

分期

自1971年开始使用的霍奇金淋巴瘤的Ann Arbor分期系统列于表77.2[35]。图77.2显示了这一系统所定义的淋巴结区域。Ann Arbor系统包括:基于初诊活检和临床分期检查的临床分期,以及基于包括骨髓活检和开腹探查术所获结果的病理分期。由于分期性开腹探查术已弃用,不同于既往的临床分期和病理分期,现在通称为分期(指所有分期检查完成之后的最终分期)。Ann Arbor系统的不足包括:没有考虑大肿块的因素,没有对结外病变(淋巴结外器官受侵)进行准确定义[36]。Cotswolds分期为Ann Arbor分期系统的修改版,使用下标"X"表示大纵隔病变[37]。

病理分类

经典的霍奇金淋巴瘤的肿瘤细胞是Reed-Sternberg细胞。通常为双核,核仁大且居中,核膜清晰,胞浆质酸性且有核周空晕。但在霍奇金淋巴瘤累及的淋

表77.2 霍奇金病的Ann Arbor分期[a]

Ⅰ期	单个淋巴结区域受累
Ⅱ期	横膈同侧2个或多个淋巴结区域受累(Ⅱ),或者一个淋巴结外器官/部位局限性受累合并横膈同侧一个或多个淋巴结区域受累(ⅡE)
Ⅲ期	横膈两侧的淋巴结区域受累(Ⅲ),可合并脾受累(ⅢS)或局部结外器官或部位受累(ⅢE)或二者同时受累(ⅢSE)
Ⅳ期	一个或多个结外器官或组织弥漫或广泛受侵,伴或不伴淋巴结受累

[a] 分别以后缀A和B表示没有或存在以下任何症状:发热、盗汗、诊断前6个月内不能解释的体重减轻10%或以上。

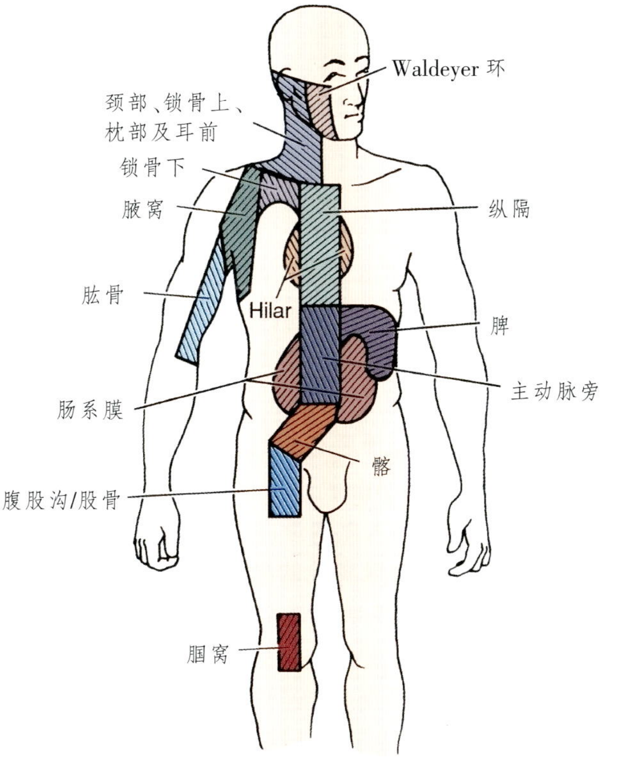

图 77.2 Ann Arbor 分期系统的淋巴结区域定义。注意：同侧锁骨上、颈部和耳前以及枕后淋巴结定义为一个区域。纵隔和肺门淋巴结定义为不同区域。(From Hoppe RT. The non-Hodgkin lymphomas: pathology, staging, treatment. *Curr Prob Cancer* 1987; 11:363–447, with permission.)

巴结中，这些细胞的比例通常<1%。大多数为淋巴细胞、嗜酸性粒细胞、浆细胞和其他正常细胞[38]。

Reed-Sternberg 细胞可能来源于不同发育阶段 B 细胞，包括前体 B 细胞和生发中心 B 细胞[39,40]。大多数情况下，Reed-Sternberg 细胞显示淋巴细胞活化标记 CD30、PAX5、抗粒细胞单克隆抗体 CD15 的大量表达。成熟 B 细胞的标记物 CD20，可能在 40%的患者的少量肿瘤细胞中有不同强度的表达。这些细胞极少表达 CD45、ALK、J 链[41]。

Lukes 和 Butler 分类系统经世界卫生组织修订后将霍奇金淋巴瘤分为 5 种组织病理亚型。包括结节性淋巴细胞为主型霍奇金淋巴瘤和经典型霍奇金淋巴瘤，后者包括 4 种亚型：结节硬化型、淋巴细胞富有型、混合细胞型和淋巴细胞削减型[42]。

结节性淋巴细胞为主型霍奇金淋巴瘤(nLPHD)特点为丰富的正常淋巴细胞背景上有少量的异常细胞。与霍奇金淋巴瘤的其他亚型不同，nLPHD 中的异常细胞(“L 和 H”细胞或“爆米花样细胞”)的 CD20、CD45、CD79a 和 PAX5 强阳性，而 CD15 和 CD30 阴性[38,41]。nLPHD 年轻者多见。患者经常为早期，通常表现为孤立的外周淋巴结肿大，全身症状少见(<10%)。自然转归是几种组织病理亚型中最好的。患者偶尔会出现晚期复发但仍有类似于滤泡淋巴瘤（B 细胞）的良好预后。一些研究者认为将 nLPHD 归为非霍奇金 B 细胞淋巴瘤的一种类型更准确[43–45]。作为自然转归中的一部分，有 14%的 nLPHD 患者会进展为 B 细胞淋巴瘤[46]。nLPHD 中可观察到生发中心进行性转化的过程[47,48]。

霍奇金淋巴瘤的其他 4 个组织学亚型被称为经典型霍奇金淋巴瘤（cHD）的变异型。这些亚型的 Reed-Sternberg 细胞为 CD15+、CD30+、PAX5+，偶尔为 CD20+。发达国家最常诊断的组织亚型是结节硬化型霍奇金淋巴瘤(NSHD)。受累淋巴结肿大并被宽的胶原带贯穿，其中包绕了淋巴细胞、嗜酸性粒细胞、浆细胞、组织细胞，并混杂了不同比例的不典型单核细胞和 Reed-Sternberg 细胞。这些细胞呈陷窝样改变，是福尔马林固定形成的假象。纵隔经常受累，1/3 的患者有 B 症状。NSHD 的自然转归比 nLPHD 差。

混合细胞型霍奇金淋巴瘤(MCHD)的特点为广泛的淋巴结结构消失，取而代之的是淋巴细胞、嗜酸性粒细胞、浆细胞和相对丰富的不典型单核以及 Reed-Sternberg 细胞。MCHD 患者晚期更多见，且发病年龄略高于 NSHD 或 nLPHD。MCHD 的自然转归比 NSHD 差。

淋巴细胞为主型霍奇金淋巴瘤(LRHD)是一种相对少见的类型[49,50]。这种类型通常呈结节状生长，偶尔有弥散生长。早前，很多 LRHD 患者与 nLPHD 不易鉴别；但是，LRHD 恶性细胞的着色特点明显与经典型霍奇金淋巴瘤不同。LRHD 患者的临床特点与 nLPHD 相似，即年轻、无 B 症状、预后较好。

淋巴细胞削减型霍奇金淋巴瘤(LDHD)显微镜下表现大不相同，但通常其特点为含有少量正常细胞和大量异常的单核细胞、Reed-Sternberg 细胞和变异型 Read-Sternberg 细胞。此亚型与间变性大细胞淋巴瘤较难鉴别[51]。LDHD 是很少见的霍奇金淋巴瘤亚型，老年患者、晚期病变和 B 症状更常见。其预后在所有霍奇金淋巴瘤亚型中最差[52]。

除这些主要亚型之外，滤泡间细胞霍奇金淋巴瘤是一种淋巴结局灶受侵的少见亚型，在反应性增生中可见滤泡间区域有小灶的霍奇金淋巴瘤。此病易与反应性淋巴样增生混淆[53]。

表 77.3 总结了 1989—2011 年间在斯坦福大学

表 77.6 治疗霍奇金淋巴瘤的常用化疗方案

化疗方案	药物	剂量 (mg/m²)	给药方式	治疗天数	周期持续时间（天）
ABVD	阿霉素[a]	25	IV	1,15	28
	博来霉素	10	IV	1,15	
	长春碱	6	IV	1,15	
	达卡巴嗪	375	IV	1,15	
Stanford V	阿霉素[a]	25	IV	1,15	28
	长春碱	6	IV	1,15	
	氮芥	6	IV	1	
	长春新碱[b]	1.4	IV	8,22	
	博来霉素	5	IV	8,22	
	依托泊苷	60	IV	15,16	
	泼尼松	40	PO	qod	
BEACOPP	博来霉素	10	IV	8	21
	依托泊苷	100(200)[c]	IV	1~3	
	阿霉素[a]	25(35)[c]	IV	1	
	环磷酰胺	650(1250)[c]	IV	1	
	长春新碱[b]	1.4	IV	8	
	丙卡巴肼	100	PO	1~7	
	泼尼松	40	PO	1~143	
	G-CSF		SC		

IV，静脉给药；PO，口服；SC，皮下。

[a] 阿霉素。

[b] 最大剂量=2mg。

[c] “BEACOPP 加量”的更高剂量。

野治疗是恰当的，但是偶尔需要 IMRT[77]。IMRT 本身有着更好的剂量梯度，改善了剂量-体积直方图(DVH)中心脏、冠状主动脉、食管和肺的标准，急性期毒性反应较小，但是这是以低剂量“沐浴”为代价的，可能使更大体积的正常组织存在发生继发性癌的风险，例如，肺、女性乳腺、甲状腺(图 77.3 和图 77.4)。这是使用 IMRT 时需要着重考虑的问题。IMRT 可能是先前治疗部位复发后区域再照射最有效的方法。

常规三维 (3D)CT 模拟用来优化计划射野设计，并分析 DVH 参数，以便保证完全的肿瘤覆盖和避开危及器官(OARS)。当治疗包括纵隔、腋窝、锁骨上区域时，上臂上举的姿势使腋窝淋巴结远离胸壁，因此保护了肺组织，但可能导致乳腺和心脏剂量的增加，以及锁骨上区皮肤反应增加。双臂向下或叉腰的姿势使肱骨头得到保护，降低锁骨上/下颈皱褶处和乳腺的皮肤反应[78]。当需要对患者的相邻区域进行分野治疗时，相邻野的间距计算非常重要[79]。相邻野在脊髓上衔接时，需应用特别的脊髓挡块。

在一些特殊情况下，当仅使用放疗来治疗霍奇金淋巴瘤(尤其是 nLPHD)时，美国国家综合癌症网(NCCN)推荐放疗剂量为受累部位照射 30~36Gy，未受累部位照射25~30Gy，受累部位每周 7.5~10Gy[62]。通常使用权重相同的对穿野，分次剂量为每日 1.5~1.8Gy，根据射野大小和患者的耐受性调整，这是常见的治疗建议。放射治疗更常用于综合治疗。在不同研究中剂量变化很大，取决于患者的不同预后、大肿块以及化疗方案和周期数。根据 NCCN 指南，可接受的照射剂量为：非大肿块为 20~30Gy，大肿块为 20~36Gy，每次 1.5~1.8Gy[62]。

霍奇金淋巴瘤单纯放疗经典射野为斗篷野、倒 Y 野。然而，临床试验证实累及野治疗(IFRT)和扩大野或者次全淋巴结照射疗效等同，累及野照射作为综合治疗的模式被采用[80-82]。近期的研究检测了更严格射野的使用，涉及受累区域或者受累部位的受累淋巴结照射(INRT，下文讨论)[83]。因为受累野是霍奇金淋巴瘤经典治疗野中的真正照射部分，理解了这些经典照射野能使受累野的设计更符合逻辑。

PET-CT模拟

在当前的霍奇金淋巴瘤治疗范例中，放疗在综合治疗中几乎是必不可少的。完整的 PET-CT 图像可作为所有患者最初分期的一部分，并且为疾病的最初侵犯范围提供准确信息。但是，治疗初期的扫描往往不是通过治疗体位或者平床上获得的。完成化疗后，重复 PET-CT 扫描，通常可以分辨正常或者接近正常 PET 图像，尽管 CT 上有残余病变[84]。放疗定位检查完成后(化疗后)，与最初 PET-CT 分期图像融合，准确定位原发肿瘤位置。融合的准确度大不相同，这主要与两种检查的患者体位有关，这也用来解释治疗射野的最终设计。

膈上野

经典的斗篷野包括了膈上所有的主要淋巴结区域[85]。射野范围从下颌下至近横膈水平。根据患者的解剖结构和肿瘤部位个体化地确定肺挡块。除肺部挡块外，应当在枕骨区、脊髓(后野)、喉(前野)和肱骨头(前野和后野)区域放置挡块。这些挡块的使用取决于计划的总剂量和挡块与肿大淋巴结的相邻关系。

在经典二维的斗篷野设计中，患者取仰卧位，头

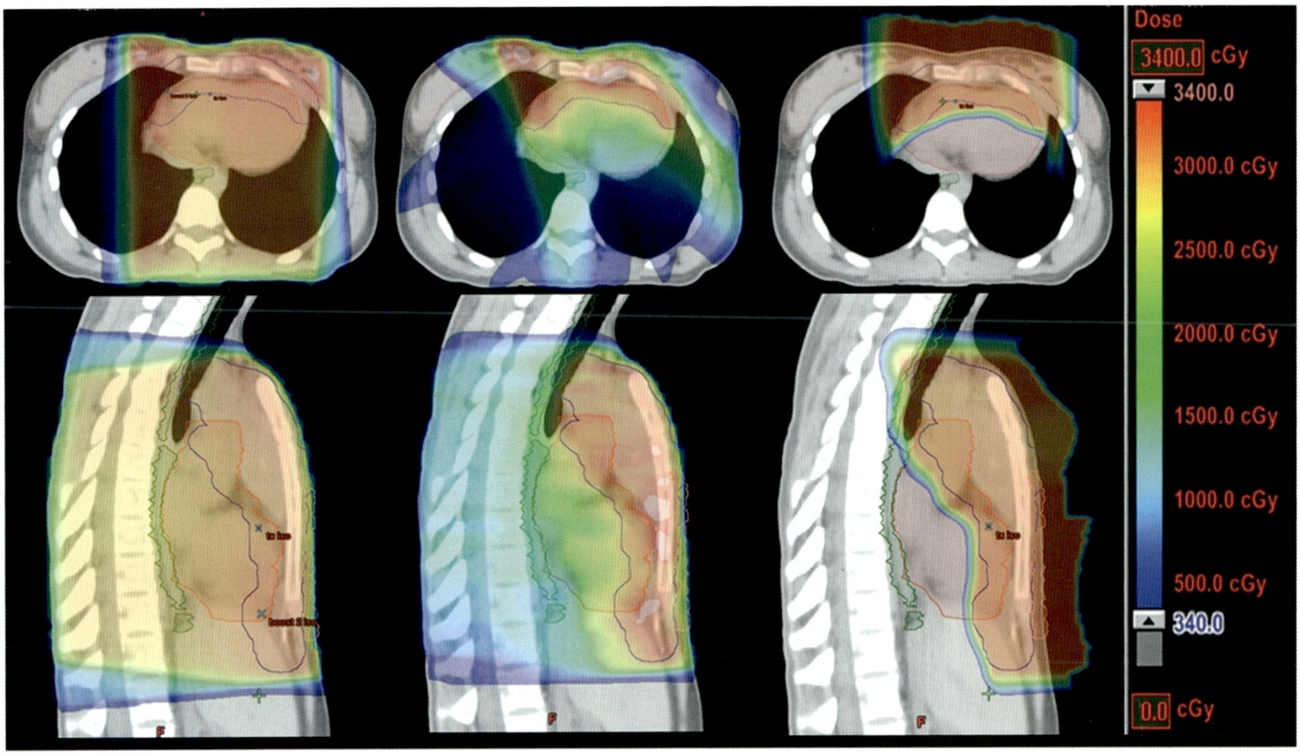

图 77.3　纵隔霍奇金淋巴瘤的三个不同计划的彩色剂量分布：传统三维适形前后/后前野（左图），调强放疗野（中图）和前质子野（右图）的轴向截图（顶部）和矢状断面（底部）。绿色，食管；红色，心脏；粉色，乳腺；蓝色，临床靶区。（Courtesy of Bradford S. Hoppe，MD，MPH.）

尽量仰伸。射野上缘位于下颌骨体 1/2 处，并与乳突相连。外界需包括腋窝（如果双臂位于身侧或双手叉腰，需使用肱骨头挡块）。腋窝的下界在肩胛骨的下缘水平。纵隔下界通常在 T10~T11 椎间水平。肺部挡块设计时应在纵隔轮廓之外外扩 1cm 并包括肺门淋巴结区。肺部挡块的最高点不能高于锁骨头的最低点，且挡块的顶部逐渐变窄，与后肋的延伸线平行，以暴露腋窝上/锁骨下淋巴结。

正如之前提到的，在现代综合治疗方案中，很少使用全斗篷野照射。累及野照射仅包括经典放疗射野的部分，最初的定义包含累及淋巴结的全部区域（这个区域的任何部位受累）。然而这些区域的定义需给予解剖屏障，这有点武断。符合逻辑的考虑使我们在个体化治疗过程中修订了这些区域的定义。例如，常见的没有上颈病变的锁骨上病变（Ⅳ区），下颌骨和下颌下淋巴结（Ⅰ区和Ⅱ区）可以不照射。另外，当上纵隔受累时锁骨上区域通常包含在内，因为上纵隔通常与下锁骨上区域在治疗野内重合。除非受累，一般不照射腋窝。这些射野的二维设计包括：上界位于喉顶部或底部（取决于锁骨上病变范围），侧界至肩胛骨的喙突（包括大约 2/3 锁骨），以及锁骨下 0.5~1cm 范围。现在更常使用三维（3D）计划治疗，需要在横断面图像上勾画受累淋巴结[大体肿瘤体积（GTV）]、邻近的高危淋巴结区域[临床靶体积（CTV）]，并且通过射野设计可以保证计划靶体积（PTV）达到 95%~105%的剂量。CTV 通常是 PET 和 CT 所显示的病变外放 2~5cm。CTV 外放 1cm 形成 PTV（图 77.5A 和图 77.6）。

在纵隔大肿块的情况下，尽管射野上下界应当包括病变最初的侵犯范围，但化疗后患者的射野宽度通常仅依据残存病灶的大小来确定（除非有肺实质侵犯）[67]。虽然深吸气屏气、动态呼吸控制和呼吸门控经常用于霍奇金淋巴瘤的治疗，肺和心脏的 DVH 参数也确实被证明有所改善，这尤其有利于大纵隔肿块患者的治疗[86,87]。

危及器官

霍奇金淋巴瘤的剂量范围（20~36Gy）低于许多器官包括脊髓在内的剂量限制。但是，胸廓内器官可能受这些剂量影响，剂量-体积直方图的仔细检阅降低了急性和晚期反应。肺炎的发生与受照射的肺体积、总剂量、分次剂量相关。平均肺受量和 V_x、肺炎的关系很复杂,在不同的疾病中有所不同,这与患者年龄、吸烟史、并发疾病、前期化疗、前期手术等相关[88]。一项霍奇金淋巴瘤患者的研究证实,当平均肺受量高于14Gy 或者 V_{20} 超过 35%时,2 级肺炎(放射治疗肿瘤组织)发生率较高[89]。博来霉素的使用可能与放射相关性肺炎的发生有关[90],不同剂量的博来霉素联合用药的作用与可接受的平均肺受量或者 V_{20} 的价值是未知的。斯坦福大学的一项指南为 ABVD 方案后肺平均受量不超过 15Gy,或者 Standford V 方案后肺平均受量不超过 17Gy,分次剂量为 1.5Gy。遵循这一参数指标,放射性肺炎很少发生。有关远期的致癌突变,因为数据显示肺癌风险可因 5Gy 受量而增加,所以制订计划时定义尝试降低肺 V_5 是合理的[91]。

心脏剂量限制没有明确统一。另外,这也受并发症、家族史、既往血管毒性药物(如多柔比星)使用的影响。关于急性期反应(心包炎),剂量建议使平均心包受量小于 26Gy 或 27Gy,V_{30}<46%[92,93]。晚期心脏事件未可知,但是一项有关霍奇金淋巴瘤患者的研究显示,剂量限制为 30Gy 与心脏相关死亡有关[94]。一项研究更保守地估计,乳腺癌放疗的心包 V_{25}<10%,则心脏死亡率的发生风险较低[95]。这种限值在大纵隔腺病的患者中很难实现。诸如 IMRT 这种放疗技术可以成功降低心包受量,但会增加肺 V_5 或者乳腺 V_4,导致这些器官继发性癌的发生风险升高(图 77.3 和图 77.4)。

关于女性乳腺,考虑到即使剂量低于 4Gy 也有发生第二原发乳腺癌的高风险,追踪乳腺 V_4 并且尽量降低受照射体积是合理的,尤其是年龄<30 岁的女性[96]。

膈下野

经典的霍奇金淋巴瘤膈下照射野是倒 Y 野,包括腹膜后、盆腔淋巴结和脾脏。斗篷野和倒 Y 野的序贯治疗称为全淋巴结照射(TLI);如果膈下野不包括盆腔,则称为次全淋巴结照射。

现在的治疗方案很少使用全倒 Y 野,在综合治疗情况下,更常使用部分倒 Y 野,例如包括或不包括主动脉旁淋巴结的脾脏野(图 77.7)、单侧或双侧盆腔野(图 77.8)。主动脉旁照射野的二维设计中,射野宽度一般与横突宽度一致。脾脏也可能需要包括在该照射野内。脾脏照射野的设计需要考虑呼吸的影响,上界和下界(大约 2cm)要更大,或使用呼吸门控技术。该射野最好使用三维计划设计,特别是当脾脏受照射时,以更准确定义脾脏并使用剂量-体积直方图对左肾进行评价(图 77.7)。膈下野与膈上野的 GTV、CTV、PTV 定义相似,即 GTV 包含 PET 或 CT 的化疗前病变,CTV 包含近端和远端 2~5cm,PTV 外放为 1cm。

当盆腔需要治疗时,需仔细进行挡块设计。因为盆腔与骨髓功能密切相关,需要仔细对射野进行设计,以使受照射的骨髓体积降到最低(图 77.8)。使用二维计划时,侧界设置为骨性盆腔最宽处外 1.5~2cm。盆腔野下界应至少到小转子,除非病变侵犯的范围更低。性腺的毒副反应也是一个问题。女性卵巢通常与髂淋巴结重叠。为了避免照射引起闭经,必须进行卵巢移位固定术。通过腹腔镜实施这一手术,将卵巢往中间或外侧移动。外科医生通过不透光的缝线或银夹对卵巢进行标记,将它们重新固定在子宫体后尽可能低的部位。使用厚度加倍的中线挡块(10 个半价层);挡块的位置通过淋巴结区域和移位卵巢来确定。当卵巢至少距挡块边缘 2cm 时,其接受的剂量降低至髂淋巴结剂量的 8%[97]。也可以将一侧或双侧卵巢移至外侧髂翼处。

在男性患者中,如果不对睾丸进行特别遮挡,睾丸剂量可能高达腹股沟股淋巴结处剂量的 10%。使用厚度加倍的中线挡块和特别设计的睾丸挡块可将照射剂量降至 0.75%~3.0%,这些剂量大多来源于内部散射。确切的剂量取决于腹股沟野下界与睾丸的相对位置。

受累淋巴结/受累野放疗

结合各分期霍奇金淋巴瘤的综合治疗的发展,通过使用小野放疗、引进高敏感度的功能影像技术明显降低了远期反应,并且一直在努力缩小射野靶区。这方面最近的研究就是 INRT 的引入[83,98,99]。按照 EORTC-GELA 淋巴瘤组织 Girinsky 等[83,98]的严格定义,INRT 需要患者化疗前行诊断 CT 和定位体位的 PET-CT 成像、化疗后增强 CT 扫描,并将化疗前后的图像融合。射野仅包含治疗前累及淋巴结,并躲避危及器官适当修改。GTV 之后勾画 CTV,外放 1cm 形成 PTV。

如果没有计划制订过程中的这些检查,例如,未行治疗前定位体位的 PET-CT 扫描,扫描图像之间就不可能很好地融合,或者 CT 模拟扫描未强化,严格定义的累及野可能不准确。但是,如果行累及区域照射的情况下,射野缩小也是可行的(图 77.5B 和图 77.6)。

质子束放疗

与光子相反，质子放疗的潜在剂量优势已经得到证实，质子治疗通常用于前列腺癌和儿童肿瘤。与光子治疗相比，质子治疗[在三维适形放疗（3DCRT）或者IMRT]在霍奇金淋巴瘤治疗中有明显的潜在优势。质子束放疗与内脏、骨髓和其他器官的剂量降低有关，而在纵隔病变治疗中尤其有优势。

对穿野的传统 3DCRT 降低了肺暴露，但是部分心脏，尤其是冠状动脉和静脉，以及食管不能避开。IMRT 计划有较好的适形度，能避开上述器官，但要以低剂量“沐浴”为代价，比如女性乳腺癌和肺癌的治疗，且有继发性癌的风险。质子束治疗能最大限度地避开食管、肺、心脏二级机构，因此降低危及器官受量，同时避免乳腺和肺低剂量暴露、减小潜在风险以及危及器官治疗相关并发症（图 77.3 和图 77.4）[100-103]。尽管这方面经验不足，但是美国建立了许多质子中心，许多纵隔型霍奇金淋巴瘤患者可以去这些中心治疗。

治疗结果

霍奇金淋巴瘤对放疗和化疗均敏感，多种方案可达到相似的生存率。不过，无复发生存以及治疗引发的潜在并发症可能有显著的差异。以下章节中所描述的治疗结果是根据 NCCN 治疗指南确认的合理治疗方案而获得的[62]。最近的临床试验取得的结果明确了目前的标准，列于表 77.7。

预后好的Ⅰ～ⅡA期经典霍奇金淋巴瘤

预后好的Ⅰ～Ⅱ期患者表现为没有全身症状或纵隔淋巴结肿大。欧洲和加拿大的某些研究中，也排除了 ESR 升高（>50）、淋巴结外侵犯（E）、多灶病变（多于 2 或 3 处）、老年（>50 岁）或组织病理学不良（混合细胞型或淋巴细胞削减型）的患者，这些患者按照预后中等进行治疗（表 77.7）[104]。

本着治愈的目的和期望，以前Ⅰ～Ⅱ期预后好的霍奇金淋巴瘤患者可单用放疗进行根治性治疗。放疗野一般包括斗篷野、主动脉旁野和脾脏。单中心和多中心研究的结果显示，10 年生存率为 90%，且无复发生存率为 80%[57]。放疗的疗效很好，但放疗的晚期并发症导致治疗转向综合治疗。主要担心的是继发性肿瘤，特别是女性患者的乳腺癌和纵隔照射之后心血管疾病的发生风险增加[105]。

现在这些患者的治疗采用短程化疗加局部（受累野）照射。在德国霍奇金淋巴瘤研究组 HD10 研究中，预后良好患者[没有大纵隔肿块、受累区域少于 3 个、没有结外受累、如有 B 症状 ESR<50 或者<30（表 77.7）]仅进行 2 个周期 ABVD 化疗，后行 20Gy 累及野照射（IFRT），8 年生存期（OS）95.1%，无治疗失败生存期（FFTF）85.9%；无进展生存期（PFS）86.5%[106]。其他患者依据 Bonadonna 等[80]的研究治疗：ABVD 方案 4 周期化疗后行累及野照射（IFRT），12 年 OS 94%；无进展生存率 94%；然而，放疗剂量可能降低到 30Gy。另外一项研究示行 8 周 Standford V 方案化疗，随后行 30Gy 的累及野放疗（IFRT），10 年 OS 96%，FFP 94%；疾病特殊生存率 99%[107]。

近期临床研究表明的重要观点提示，ABVD 方案通过个体化减药进一步稀释，但是仍然结合 IFRT（GHSG HD13 研究）[73]和测试单纯 ABVD 方案化疗的使用效果。加拿大国立癌症研究所的 HD6 研究中，研究组是单纯 ABVD 化疗组，但是对照组如果是预后良好的患者（年龄<40 岁，组织病理学为淋巴细胞为主型或结节硬化型，ESR<50；受累区域少于 4 个）则选择单独次全淋巴结照射；如果对照组患者有任一不良预后因素，则选择 2 个月 ABVD 方案加次全淋巴结照射。尽管没有包含放射治疗的试验组目前认为是合适的治疗，但就无进展生存率而言，包含放疗的两组优于单纯 ABVD 组（93%对 87%；P=0.006）[108]。在这项研究的设计中，患者随机接受单纯 ABVD 治疗，2 周期化疗后复查 CT。完全缓解或几乎完全缓解的患者，仅接受了 2 个以上周期的 ABVD 方案化疗并未再继续治疗。值得注意的是，这组患者的 5 年 FFP 约 95%。

基于这些数据及 NCCN 和欧洲医学肿瘤组织（ESMO）[62,63]的一致共识，预后好的Ⅰ～ⅡA 期霍奇金淋巴瘤最常采用的治疗为化疗加受累野照射的综合治疗。预期的无进展生存率为 90%~95%。对于某些有选择的患者如果有放射治疗禁忌证，并且可以接受复发增加的风险，可考虑单纯化疗。正在进行的试验（见下文）研究 2 周期 ABVD 方案化疗后行 PET 检查，能否有利于鉴别适合单纯行化疗的患者。

单独放射治疗作为成功治疗早期霍奇金淋巴瘤的方法已应用了很长时间，但因为如本文所提及的治疗后的长期风险，现已基本弃用。不过对于有化疗禁忌证的患者，单独放射治疗仍是一种好的选择。

少于 10%的Ⅰ～Ⅱ期霍奇金淋巴瘤患者表现为膈下区域的局限受累。膈下型患者的病变不大，并且局限

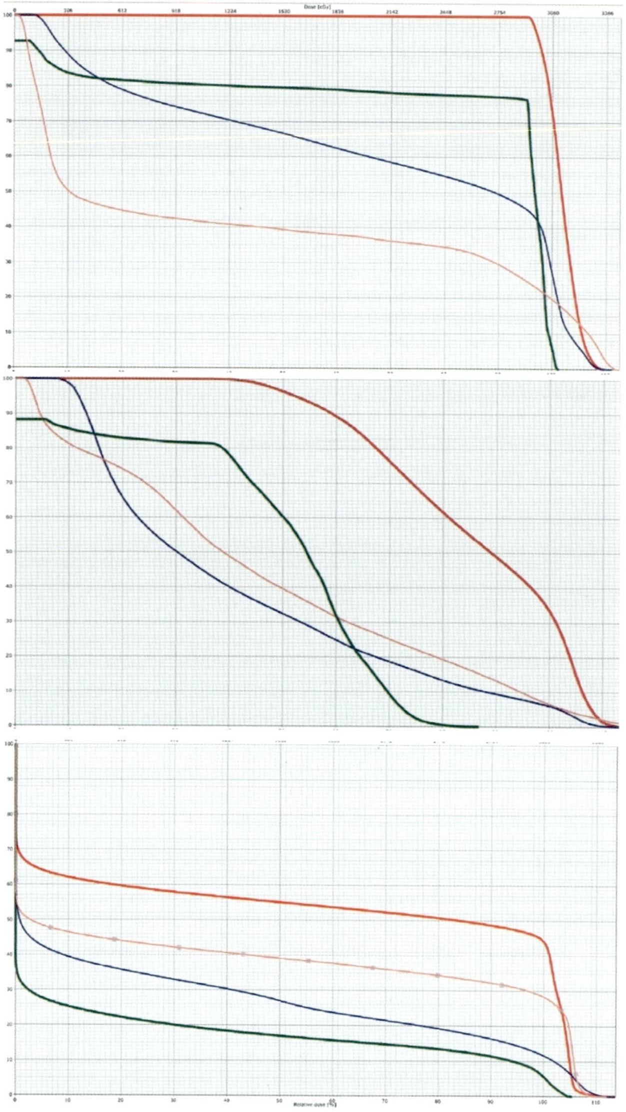

图 77.4 图 77.3 显示了三种计划的典型的剂量体积直方图。前后/后前野(上图)、调强放疗野(中图),质子(下图)。红色,心脏;绿色,食管;蓝色,肺;粉色,乳腺。(Courtesy of Bradford S. Hoppe, MD, MPH.)

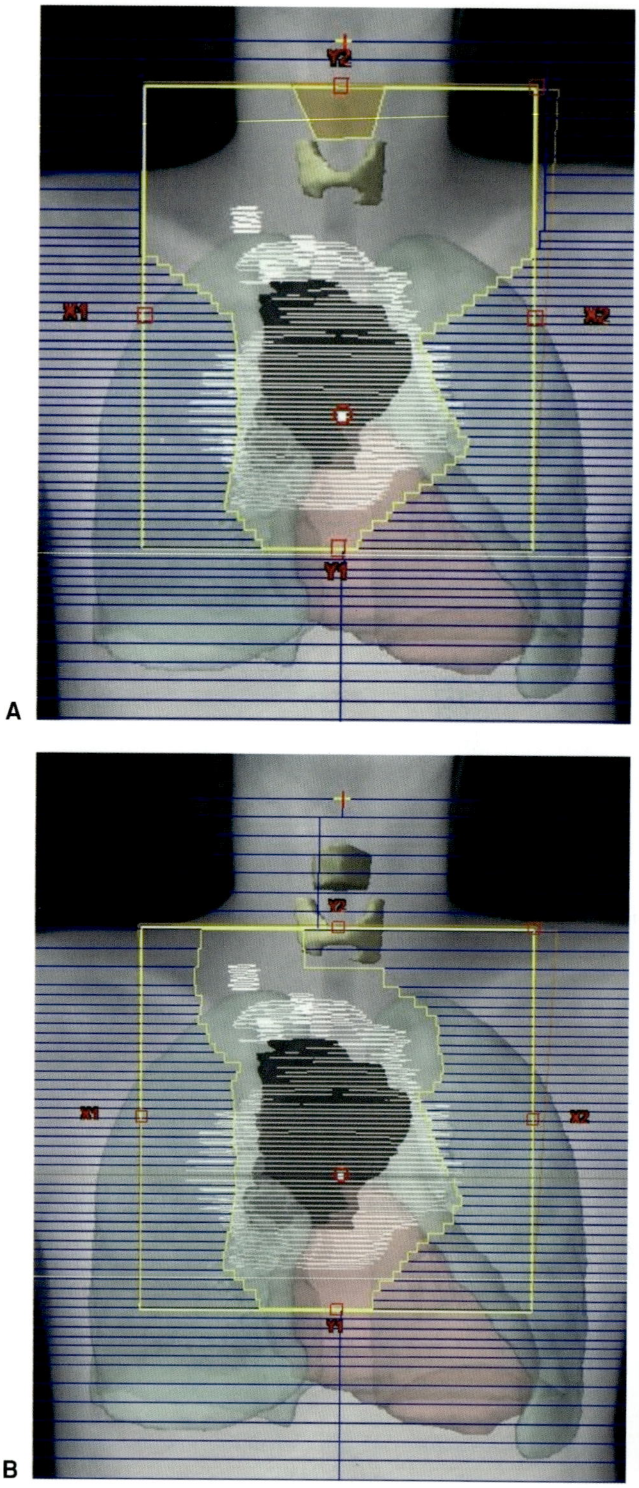

图 77.5 患者,男,28 岁,大纵隔和右锁骨上病变的结节硬化型霍奇金淋巴瘤,完成全周期化疗后行 PET 扫描。白色,治疗前 PET 阳性病变;黑色,化疗后 CT 上的残余异常病变。(A)改良的累及野设计,包含纵隔、双肺门、前面置铅挡的锁骨上区域。需要注意的是下野需要包含原始病变全长加 2cm 边界。但是,射野旁边仅包含 CT 上残余病变加 2cm 的边界。(B)累及野设计。

于盆腔淋巴结,侵及或未侵及低位主动脉旁淋巴结,治疗原则与膈上型患者相同。事实上,如上所述,许多研究证实类似这种Ⅰ~Ⅱ期患者最合理的治疗方案是综合治疗。通常,膈下型患者的疗效与膈上型相同[109,110]。

大的膈下型腹部淋巴瘤患者或者脾受累患者,通常依据预后差的Ⅰ~Ⅱ期或者Ⅲ~Ⅳ期治疗指南进行治疗。

Ⅰ~ⅡA期结节性淋巴细胞为主型霍奇金淋巴瘤

与经典型霍奇金淋巴瘤不同,病变局限的 nLPHD

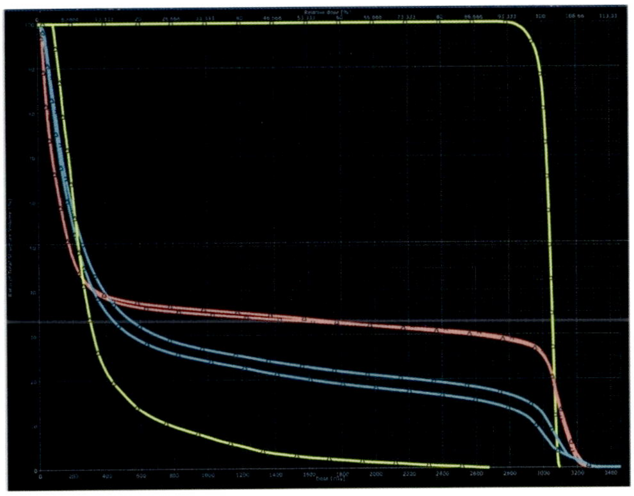

图 77.6 图 77.5 显示不同射野的剂量-体积直方图。小三角形,累及野;小方形,累及部位;黄色,甲状腺;粉色,心脏;蓝色,肺。适应病变形态最重要的需要躲避的危及器官是胸腺及部分肺组织。心脏剂量差别较小。如果疾病定位较高,躲避心脏的累及野照射更加重要。

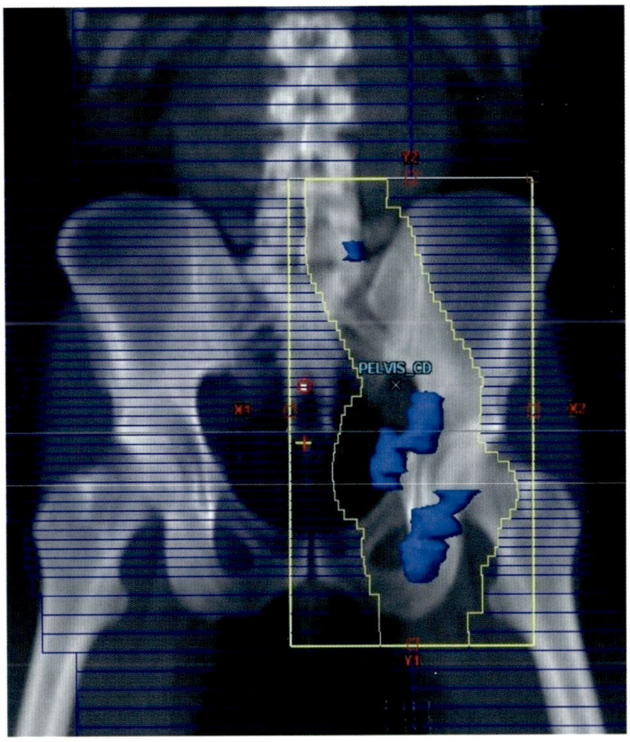

图 77.8 患者,男,34 岁,ⅡA 期淋巴细胞为主型霍奇金淋巴瘤,单侧盆腔的典型前后野/后前野。初始 PET 阳性淋巴结为蓝色区域。射野包含距淋巴结中线和侧缘至少 2cm 的范围,总宽度至少 6cm。

患者在单纯受累野或比受累野稍大的照射野治疗后可取得长期的无病生存[45,111,112]。例如,上颈部ⅠA 期患者,治疗可以局限于同侧颈部。对于股淋巴结病变而言,治疗可以局限于腹股沟股区域,包括或不包括同侧髂血管区。常用的剂量是 30~36Gy。这种情况下加用化疗不增加任何获益。例如,GHSG 的一项关于 nLPHD 的回顾性研究经验,累及野照射组、扩大野照射组、综合治疗组之间在无治疗复发生存期和总生存率方面没有显著差异。基于这些数据及单中心研究机构的数据,EORTC 和 GHSG 采用单纯累及野照射,剂量为 30Gy,这些患者的这一标准治疗也符合 ESMO 和 NCCN 指南[62,63]。低剂量相关的研究已经开展,但是治疗反应不如传统剂量组[113]。

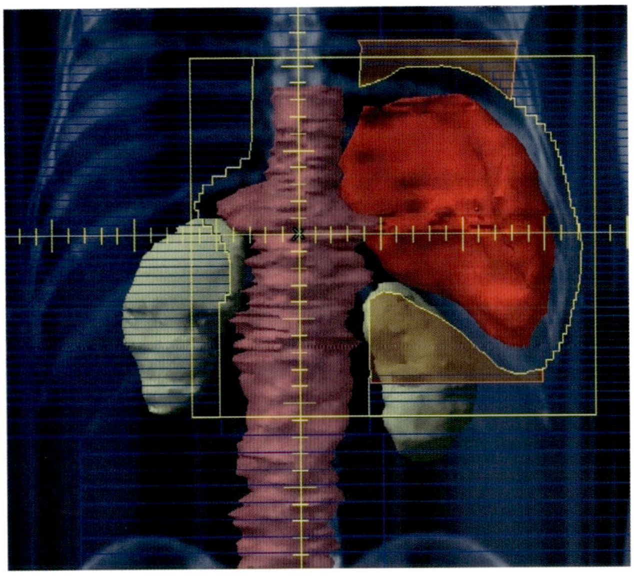

图 77.7 使用呼吸门控技术条件下,主动脉旁-脾照射野示例。在这一病例中,PET 阳性、淋巴结在 L1 水平,主动脉旁野的下界在 L2 下。主动脉旁淋巴结标记为浅红色,脾标记为红色。因为这一射野的形状复杂,需要使用多叶光栅和低熔点铅(浅橙色)相结合的方法来保护左肺底部和左肾的上半部。

Ⅰ~Ⅱ期大纵隔典型霍奇金淋巴瘤

有大纵隔肿块(纵隔肿物大于最大胸廓内径的 1/3)的霍奇金淋巴瘤的患者很难依据 Ann Arbor 分期标准进行分类,并且仅采用单一治疗手段的效果很差[8]。早期研究表明这些患者最好接受综合治疗[57]。

当这些患者决定化疗时,应当考虑到可能发生的多柔比星和博来霉素与放疗毒性(对心脏和肺的影响)的叠加。建议在这种情况下放疗剂量为 20~36Gy,但大多数研究中采用的剂量至少为 30Gy[80,114]。当化疗未达到完全缓解、化疗后 PET 显像仍为阳性或短疗程化疗时,则应选择较高剂量放疗。

量不应超过15~25Gy。使用这些方案治疗的儿童，各种期别5年总生存率约为90%，无复发生存率至少为80%[129-133]。

老年患者

老年霍奇金淋巴瘤患者(>60岁)的治疗也面临挑战[17,134-136]。这些患者多有并发症，从而限制了在年轻患者中强有力方案的使用。老年患者的化疗方案可能经常被修改，以降低心脏或肺毒性；并且与年轻患者相比，其血液学储备差，常导致剂量减少或过早停药[137]。对老年患者来说更容易耐受的化疗方案包括ChlVPP[138]、PAVe(丙卡巴肼、美法兰和长春碱)[139]以及VBM(长春碱、博来霉素以及氨甲蝶呤，主要用于Ⅰ~Ⅱ期)[140]。放射治疗时患者需采用较慢的分割方案，并需仔细监测体重下降和一般状况的变化。扩大野比局限野更难以耐受[16]。

复发病变的治疗

复发病变必须进行个体化治疗。有效的再程治疗方案的确定必须考虑初诊时病变的特点、初诊时的治疗和缓解时间、复发部位和患者的一般状况。

通常，初诊为Ⅰ~Ⅱ期(现在相对较少发生)仅接受放疗的患者以化疗作为主要的挽救治疗[141,142]。在这种情况下联合化疗的效果类似于晚期病变采用化疗为主方案所达到的效果(长期无复发率60%或更好)。挽救性化疗联合放疗的作用尚未确定，但也是合理的，因为有可能复发发生在先前未放疗的部位[143]。

对于原为Ⅰ~Ⅱ期病变且单纯化疗患者的治疗存在更多问题，其最佳治疗方案尚未达成共识[62]。这些患者中，复发病变可能发生在原发灶部位且非常局限[144]。单纯放疗或至少强调采用放疗是安全和有效的，尤其是这种方案已成功治疗了原为晚期病变和局部复发的患者[145,146]。

原为Ⅲ~Ⅳ期病变并在采用化疗或综合治疗达到完全缓解后复发的患者，标准的挽救治疗是使用高剂量化疗和自体造血细胞移植[147]。这些患者的长期无进展生存率预计约50%[148]。该组中有利预后因素包括首次治疗后更长的缓解时间以及不伴有结外病变[149,150]。同种异体移植不用于复发型霍奇金淋巴瘤，但是可能在自体移植失败后考虑。低强度调节方案比骨髓抑制方案更安全[151]。

造血干细胞移植治疗时放射治疗的作用

在联合高剂量化疗方案中，放射治疗可用于受累野、全淋巴结或者全身照射(TBI)[147]。许多移植治疗方案会使用分次TBI，其价值存在争议，有报道证实加或不加分次TBI的结果相似[152]。这些患者中最有效的放疗可能不是TBI。霍奇金淋巴瘤复发常在局部而非全身。此外，数据表明在TBI计划中所使用的照射剂量(12~15Gy)可能只对约20%的治疗区域的病变有杀灭作用[9]。针对病变失败部位或高危区(即病变的原发部位，特别是大肿块区)照射可能更合理。

与放疗相关的重要问题包括治疗时机(移植前或移植后)，射野范围和剂量。在高剂量化疗之前使用放疗能有效降低瘤负荷，并且局部放疗发生中断和延迟的可能性最小。主要的缺点包括高剂量化疗延迟，并可能发生局部照射和高剂量化疗的毒性叠加，包括黏膜炎和肺炎[153]。放疗作为细胞减灭手段，照射野包括所有复发区域、复发大肿块区、未达完全缓解区，或者更广的范围，如全淋巴结照射。

很多已发表的关于霍奇金淋巴瘤高剂量化疗的大型研究至少选择部分患者行局部区域照射。在某些研究中，放疗在移植前进行，而多数研究在移植后进行[54]。移植和放疗之间的间隔为1~4个月。放疗野通常包括复发时的大肿块区(存在不同定义)，或高剂量化疗后的残存病变。一些研究中还包括了复发时的所有受累部位。

这些研究所采用的放疗剂量变化很大(18~40Gy)。通常在初诊时无大肿块，或者高剂量化疗后达到完全缓解的情况下采用低剂量照射。

高剂量化疗方案中使用局部放疗可能改变失败模式并可能降低失败的风险。如在斯坦福大学49例复发型Ⅰ~Ⅲ期霍奇金淋巴瘤患者中，使用高剂量化疗加受累野照射作为挽救治疗[155]。其3年无复发率、总生存率和无事件生存率分别为100%、85%和85%；而另一组仅行高剂量化疗的患者仅为67%、60%和54%[143]。无复发率FFR具有统计学差异(P=0.04)。其他中心的几项关于移植患者的研究也报道了局部照射具有类似的疗效[131,156,157]。

纪念斯隆-凯德琳癌症中心报道了在移植前对这类患者进行全淋巴结照射的结果[158]。以前未行放疗的患者接受18Gy的受累野照射以及18Gy的全淋巴结照射(分割方式均为每日2次)。之前已行放疗的患者行受累野照射，根据受累部位之前的照射剂量，如果不超过器官耐受剂量，在5~10天照射18~36Gy(分割方式均为每日2次)。10年总生存率是56%，无病生存率为56%[159]。

随访

考虑到霍奇金淋巴瘤初始治疗敏感、复发率低、有“假阳性”影像学表现风险及保健方面的花费，有关超出患者症状的对检测疾病的规律随访的价值存在争议。然而不可否认，随访对于控制治疗后的并发症、远期反应和保证机体健康十分重要。

按照经验，应在治疗完成时对所有初诊时结果异常的检查（如胸片、CT 扫描和 PET 扫描）进行复查，并记录治疗效果[26]。随访间隔为：前 2 年每 2~4 个月 1 次，第 3 年和第 4 年每 4~6 个月 1 次，之后每年 1 次[62]。

随访中最重要的部分是询问和体格检查，借此可以发现 2/3 的复发病例[160]。治疗完成后进行影像检查的频率尚不确定。前 2 年可以每 3 个月或 4 个月拍摄 1 次胸片，3 年后每年 1 次，尤其是胸部接受过照射的患者。对于没有临床症状或在简单的筛查后未发现异常的患者，是否进行更多的影像学检查尚存在争议。

如果 ESR、人血白蛋白或其他血清标志物在初诊时异常，也应进行检查。颈部接受照射的患者应至少每年进行一次血清甲状腺素（T4）和更敏感的促甲状腺激素（TSH）浓度的检测以发现亚临床甲状腺功能减退。

随访中的一个难题是对胸片或 CT 上纵隔残存病变的解释。在无其他可疑临床表现的情况下，只要影像学异常保持稳定或消退，则只需对这些患者进行随访；如果病变进展，则需进行更多的诊断性检查。但引入 FDG-PET 扫描作为疗后评价手段后，这一问题已得到改善，对存在 PET 活性的残存病灶应给予关注[32,136,164,165]。

多数情况下，若怀疑复发则应行活检以明确诊断。反应性增生常见于照射野外未接受照射的淋巴结，任何治疗开始前应进行活检明确。生发中心的进行性转化或年轻患者发生的胸腺反跳性生长是可能与霍奇金淋巴瘤复发相混淆的其他反应性变化。所有这些都可在 PET 扫描上表现为 FDG 摄取阳性。

治疗的后遗症

根据放疗野范围，放射治疗的急性副反应可包括枕部脱发、轻微皮肤反应、咽喉疼痛、味觉改变、吞咽困难、反流症状、干咳、恶心、偶尔呕吐、腹泻和血象低下。多数后遗症可行对症支持治疗。随访早期可能出现的并发症包括轻度放射性肺炎、放射性心包炎、甲状腺功能减退、带状疱疹、Lhermitte 征和口干症。

放射性肺炎可发生于斗篷野照射之后的 6~12 周内[166]。经典“斗篷野”治疗之后，少于 5%的患者发生症状性肺炎，表现为咳嗽、发热、胸膜炎性胸痛以及胸片上发现的与照射范围一致的渗出性改变。通常只需要对症治疗；但少部分患者需要糖皮质激素治疗，通常起始剂量为每日 40~60mg 泼尼松（或者等效的其他糖皮质激素）。糖皮质激素治疗开始后至少用药 4~6 周并缓慢、逐渐减量以防止症状加重。

亚临床甲状腺功能减退发生于一半接受颈部放疗>30Gy 的患者中[167]。一般因为 TSH 升高而被发现，而 T_4 浓度可以正常。推荐使用左旋-甲状腺素进行替代治疗，初始剂量为 0.1mg/d。定期检测 T_4 和 TSH 以进行剂量调整。证据表明，在这种情况下甲状腺替代治疗可降低良性甲状腺结节的发病危险[168]。更新的治疗技术降低治疗剂量，更好地避开甲状腺组织，从而降低发病风险。

10%~15%的霍奇金淋巴瘤患者可在治疗期间或治疗之后的最初几年内发生带状疱疹[169]。其发生通常局限于一两处相邻的皮区。沿皮肤播散少见，且内脏受累极罕见。如果在发病 72 小时内出现皮疹，可使用阿昔洛韦治疗（800mg，每天 5 次，持续 7~10 天，或其他抗病毒药）。这可以限制感染的持续时间和强度，并且降低皮肤或内脏播散的可能性。目前淋巴瘤治疗后患者不建议行带状疱疹疫苗接种（www.cdc.gov/vaccines）。

放疗野包括脊髓以及接受长春碱（长春新碱和长春碱）类治疗的患者，10%~15%会在放疗后发生 Lhermitte 征。特征表现为屈颈时出现的上臂和下肢的感觉异常，可能与脊髓暂时的脱髓鞘有关。通常在斗篷野治疗完成后的 1~2 个月发生，一般在 2~6 个月后自行缓解。这一后遗症与更严重的横贯性脊髓炎无关。

Waldeyer 环淋巴结区或双侧颌下区（罕见）受照后可出现明显的口干症，这些患者需要长久的护理牙齿。推荐经常进行牙齿防护以及使用氟化物。

一种罕见但严重的并发症是继脾切除或脾照射后发生的严重败血症[170,171]。最严重的感染由革兰阳性菌引起，包括肺炎链球菌、脑膜炎球菌和流感嗜血杆菌。可通过注射这些细菌的疫苗来降低风险。首次确诊霍奇金淋巴瘤后尽快进行疫苗注射是合理的。对已接受治疗的患者建议进行免疫，而未治疗的患者则不建议进行免疫。最近数据表明，在治疗开始后 2 年，患者能对B型流感嗜血杆菌组合疫苗、4-价脑膜炎球菌多糖疫苗和23-价肺炎球菌多糖疫苗产生足够的抗体滴度[172]。目前推荐每5~7年进行再次免疫。

很多霍奇金淋巴瘤患者非常关心的一点是治疗可能对生殖能力产生的影响。男性患者如果没有采取特殊的防护措施保护睾丸，盆腔照射后可发生无精症。不过,应用恰当的睾丸保护后,无精症通常为暂时性,精子计数会恢复至生育水平[173]。化疗方案,例如MOPP和MOPP样包含烷化剂和丙卡巴肼的方案,或者BEACOPP方案可能导致多数人不育。然而,ABVD和Stanford V方案似乎可以保护男性生育能力[115,174]。女性不育的危险性受患者年龄影响。30岁以上的女性接受盆腔照射时,即使进行了合理的卵巢移位固定术并且射野的设计很好,射线的散射剂量也足以影响卵巢功能并引起绝经症状[175]。年轻女性可能没有表现出立即的反应,但以后可能过早闭经。同样,使用包含烷化剂的化疗后，小于25岁女性的月经功能通常继续保持正常,但30岁以上的女性会发生改变[175,176]。另外，年轻女性以后可能闭经期比正常提前。与MOPP和BEACOPP相反,ABVD和Stanford V方案似乎可以保护女性患者的生育能力[115,174]。

一项潜在但显著的治疗并发症是“点头综合征”,发生于一小部分行大剂量照射(>40Gy)颈部区域后颈部肌肉出现萎缩的患者[177]。它属于远期风险,常见于治疗10年以后,仅见于照射剂量>40Gy的患者。治疗这一疾病具有挑战性,物理治疗和“软领”的使用效果不尽相同。某些患者尝试进行手术干预[178]。

长期随访对于确定治疗后的长期并发症非常重要[105,179-182]。最重要的长期风险是继发性恶性肿瘤[183]以及心血管疾病[84]。

继发性恶性肿瘤包括白血病、淋巴瘤和实体瘤。大型研究表明,在霍奇金淋巴瘤治疗后,继发性恶性肿瘤发生的相对危险度为2.3~2.9，绝对额外风险为44.5~47.2(即每年每10 000例患者中有44.5名额外病例)[185,186]。认识到这些数据是基于不同时代的放化疗经验很重要,即更大的射野、更高的剂量和含烷化剂的化疗方案，而且综合治疗方案的风险发生率较低[102,187-189]。

在使用包含烷化剂或丙卡巴肼（例如,MOPP或BEACOPP)的化疗方案之后,经过3~7年的潜伏期,可能发生骨髓增生异常综合征或急性骨髓性白血病。在包含烷化剂的化疗方案普遍使用的年代,这一并发症的相对危险度为9.9~14.6，绝对额外风险为8.8~8.9[185,186]。单纯放疗后发生白血病是不常见的。是综合治疗还是单纯化疗的风险更高尚存在争议。

继发性淋巴瘤通常为弥漫性大细胞非霍奇金淋巴瘤。潜伏期至少5年。相对危险度是5.5~14.0,绝对额外风险为5.2~9.9[185,186]。继发性淋巴瘤的发生与治疗的具体方案无关,但可能与潜在的免疫抑制有关。

继发性实体瘤与放射治疗有很强的相关性,但最近的分析表明单纯化疗后的风险也增加,并且综合治疗之后风险同样增加[185,190]。与白血病相比,通常继发性实体瘤的潜伏期更长(至少7~10年)。最大的风险是肺癌(绝对额外风险为9.7~14)以及女性的乳腺癌(绝对额外风险为3.1~5.1)[185,186]。不同研究部门报道的其他风险增加的部位包括口腔、咽、食管、胃、胰、肝脏、结肠、骨和软组织、黑色素瘤、甲状腺、中枢神经系统、膀胱和女性生殖器。

近期已发现年轻女性患者发生继发性乳腺癌的风险更高。一项超过1000例、年龄<51岁的淋巴瘤治疗研究证实:发生侵袭性乳腺癌的概率比正常人群高5.6倍(绝对风险度,每年57人/10 000人)[188]。发病风险增高主要发生于治疗时年龄<40岁的女性，全斗篷野照射比单纯纵隔照射的发生率更高。危险度与病变区域的放射剂量有关。Travis等[96]报道当剂量超过4Gy时发生继发性肿瘤的风险增加。这种逐渐增加的乳腺癌发生的危险性,要求女性应在斗篷野治疗完成后5~7年尽快开始行乳腺钼靶像筛查[62]。

放疗后肺癌发生的危险度也与剂量相关,剂量低至5Gy也会使肺癌的发病风险增加[91]。此外,已经明确证实放疗后继续吸烟的患者肺癌的发生风险非常高[191]。鉴于这一肺癌发生的高危因素,应该督促治疗后继续吸烟的患者停止吸烟。

霍奇金淋巴瘤治疗后心血管并发症包括心包炎(治疗期间可能发生)、瓣膜病变、传导异常、冠状动脉疾病和心室功能失常[184]。如果大部分心脏区均受到照射,则可能发生放射性心包炎,但在现行治疗方案下很少见。表现为伴有胸痛和摩擦音的急性发热综合征、可通过胸片或超声心动图诊断的无症状性心包积液或缩窄性心包炎或心包填塞。通常首先使用止痛药和非甾体抗炎药对上述症状进行药物保守治疗;一般在几周内缓解。最严重的是心包填塞或缩窄性心包炎。现在很罕见且需要外科治疗。

长期心血管后遗症可导致发病率和死亡率增加[192,193]。与正常人群相比,接受纵隔照射和阿霉素的患者心脏发病需要住院的风险度为2.77,而单纯纵隔放疗的患者为 1.82。接受治疗的霍奇金患者因心脏疾病死亡的相对危险度为 3.1[194]。筛查发现无症状性冠状动脉病变的风险性较高,但患者接受纵隔放疗后的最佳筛查方法尚未确定[195]。对所有患者均应推荐积极治疗高血压、糖尿病和血脂异常[62,196]。

另外一组后遗症包括精神类疾病、乏力、婚姻问题以及就业问题[44,45,150]。发现这些问题可以促进康复措施的制订,以便在治疗早期加以处理。

当前的临床研究

中期PET成像

正如之前指出的,2 周期化疗后行 PET-CT 检查具有非常重要的预测预后的价值[33]。这个措施已被大量临床研究采用,这些研究的治疗方案或者为中期检查结果为阳性的患者行改良的更激进的治疗,或者为阴性者行未改良的治疗。

对于早期淋巴瘤, 几个临床研究组正在研究中间 PET 检查无阳性结果的患者不行放疗。在英国 RAPID 研究中,ABVD ×3 周期后行 PET 扫描, 如果为阴性, 患者随机分组为 IFRT 组或者不继续治疗。GHSG HD16 研究中,2 周期 ABVD 方案后行 PET 检查,如果为阴性,患者随机分组为 IFRT 组或者不继续治疗组。GHSG HD17 研究(预后不好的Ⅰ或Ⅱ期)中,2 周期改良 BEACOPP 方案和 2 周期 ABVD 方案化疗后行 PET 检查, 结果为阴性的患者被随机分组为 IFRT 组和不继续治疗组,同时 PET 阳性结果的患者随机分组为 IFRT 组和 INRT 组。在 EORTC/GELA/IIT H10 研究中,2 周期 ABVD 方案后行 PET 检查,如果结果为阴性, 患者再接受一个多月的 ABVD 方案(H10U 研究中为 2 个多月)加 INRT(对照组)或者 2 个周期以上的 ABVD 方案化疗 (H10U 为 4 个周期以上)。在研究到达最终目标前,拟定监测协会发现 H10F 和 H10U 组中多数单纯行 ABVD 方案化疗的患者发生病变,随后接受了 INRT。癌症和白血病组织 B 最近进行的研究 50604 和 50801 事实上与已结束的 EORTC 有着很相近的设计。

对于晚期病变,PET 正用来尝试区分能从放疗中获益的患者组。在 GHSG HD15 研究中,患者在完成足量化疗后行 PET 检查发现残余病变仍然>2.5cm。如果 PET 检查结果仍然阳性则行 IERT,如果阴性则简单随访。

系统治疗

因为 nLPHD 与 B 细胞淋巴瘤一样且为 CD20+,对于使用抗 CD20 的单克隆抗体——利妥昔单抗治疗 B 细胞淋巴瘤有着有趣且一定的经验。其有效率高达 94%~97%,完全反应率为 38%~41%。因此,需要利妥昔单抗和系统治疗方案结合用于 nLPHD 治疗 [201,202]。此外,由于 cHD 的 Reed-Sternberg 细胞有时表达 CD20,而且在 cHD 影响的淋巴结环境中存在良性反应性 B 细胞, 利妥昔单抗在一些研究中已与系统治疗协同治疗 cHD[203]。最近,FDA 批准本妥昔单抗用于治疗造血细胞移植失败后的霍奇金淋巴瘤。该药物的关键性研究报道总反应率为 75%,1/3 的患者达到了完全缓解[204]。这个显著的反应率使得这种药物快速进入晚期或者复发患者的临床研究中。

(丁秀平 译　邢军 校)

部分参考文献

本章全部参考文献请登录网站:http://www.tsttpc.com/download_list.html

9. Kaplan H. *Hodgkin disease.* Cambridge, MA: Harvard University Press, 1980.
12. Hoppe RT, Cox RS, Rosenberg SA, et al. Prognostic factors in pathologic stage III Hodgkin's disease. *Cancer Treat Rep* 1982;66(4):743–749.
13. Hudson M, Korholz D, Donaldson SS. Pediatric Hodgkin lymphoma. In: Hoppe R, Armitage J, Diehl V, eds. *Hodgkin lymphoma.* Philadelphia: Lippincott Williams & Wilkins, 2007:293–318.
17. Evens AM, Sweetenham JW, Horning SJ. Hodgkin lymphoma in older patients: an uncommon disease in need of study. *Oncology.* 2008;22(12):1369–1379.
19. Portlock CS, Yahalom J. The management of Hodgkin lymphoma during pregnancy. In: Hoppe R, Armitage J, Diehl V, eds. *Hodgkin lymphoma.* Philadelphia: Lippincott Williams & Wilkins, 2007:419–426.
22. Tirelli U, Carbone A, Straus DJ. HIV-related Hodgkin disease. In: Mauch P, Armitage J, Diehl V, eds. *Hodgkin disease.* Philadelphia: Lippincott Williams & Wilkins, 1999:701–712.
24. Gossmann A. Anatomic imaging in Hodgkin Lymphoma. In: Hoppe R, Armitage J, Diehl V, eds. *Hodgkin lymphoma.* Philadelphia: Lippincott Williams & Wilkins, 2007:133–142.
25. Erturk SM, Ng AK, van den Abbeele AK. Functional imaging in Hodgkin lymphoma. In: Hoppe R, Armitage J, Diehl V, eds. *Hodgkin lymphoma.* Philadelphia: Lippincott Williams & Wilkins, 2007:143–156.
26. Hodgson D, Gospodarowicz M. Clinical evaluation and staging of Hodgkin lymphoma. In: Hoppe R, Armitage J, Diehl V, eds. *Hodgkin lymphoma.* Philadelphia: Lippincott Williams & Wilkins, 2007:123–132.
27. Hasenclever D, Diehl V. A prognostic score for advanced Hodgkin's disease. International Prognostic Factors Project on Advanced Hodgkin's Disease. *N Engl J Med* 1998;339(21):1506–1514.
29. Cheson BD, Pfistner B, Juweid ME, et al. Revised response criteria for malignant lymphoma. *J Clin Oncol* 2007;25(5):579–586.
33. Gallamini A, Hutchings M, Rigacci L, et al. Early interim 2-[18F]fluoro-2-deoxy-D-glucose positron emission tomography is prognostically superior to international prognostic score in advanced-stage Hodgkin's lymphoma: a report from a joint Italian-Danish study. *J Clin Oncol* 2007;25(24):3746–3752.
35. Carbone PP, Kaplan HS, Musshoff K, et al. Report of the Committee on Hodgkin's Disease Staging Classification. *Cancer Res* 1971;31(11):1860–1861.
37. Lister TA, Crowther D, Sutcliffe SB, et al. Report of a committee convened to discuss the evaluation and staging of patients with Hodgkin's disease: Cotswolds meeting. *J Clin Oncol* 1989;7:1630–1636.
42. Swerdlow S, Campo E, Harris N, et al. *WHO Classification of tumours of haematopoietic and lymphoid tissues.* Lyon, France: IARC, 2008.
44. Nogová L, Reineke T, Brillant C, et al. Lymphocyte-predominant and classical Hodgkin's lymphoma: a comprehensive analysis from the German Hodgkin Study Group. *J Clin Oncol* 2008;26(3):434.
45. Chen RC, Chin MS, Ng AK, et al. Early-stage, lymphocyte-predominant Hodgkin's lymphoma: patient outcomes from a large, single-institution series with long follow-up. *J Clin Oncol* 2010;28(1):136.
46. Al-Mansour M, Connors JM, Gascoyne RD, et al. Transformation to aggressive lymphoma in nodular lymphocyte-predominant Hodgkin's lymphoma. *J Clin*

Oncol 2010;28(5):793.

49. Shimabukuro-Vornhagen A, Haverkamp H, Engert A, et al. Lymphocyte-rich classical Hodgkin's lymphoma: clinical presentation and treatment outcome in 100 patients treated within German Hodgkin's Study Group trials. *J Clin Oncol* 2005;23(24):5739.
52. Klimm B, Franklin J, Stein H, et al. Lymphocyte-depleted classical Hodgkin's lymphoma: a comprehensive analysis from the German Hodgkin study group. *J Clin Oncol* Oct 10 2011;29(29):3914–3920.
56. Specht L, Hasenclever D. Prognostic factors in Hodgkin lymphoma. In: Hoppe R, Armitage J, Diehl V, eds. *Hodgkin lymphoma*. Philadelphia: Lippincott Williams & Wilkins, 2007:157–176.
57. Hoppe RT, Coleman CN, Cox RS, et al. The management of stage I–II Hodgkin's disease with irradiation alone or combined modality therapy: the Stanford experience. *Blood* 1982;59(3):455–465.
58. Hoppe R, Engert A, Noordijk EM. Treatment of unfavorable prognosis, stage I-II Hodgkin's disease. In: Mauch P, Armitage JO, Diehl V, et al., eds. *Hodgkin's disease*. Philadelphia: Lippincott Williams & Wilkins, 2007.
60. Eghbali H, Raemaekers J, Carde P. The EORTC strategy in the treatment of Hodgkin's lymphoma. *Eur J Haematol Suppl* 2005(66):135–140.
61. Eich HT, Diehl V, Görgen H, et al. Intensified chemotherapy and dose-reduced involved-field radiotherapy in patients with early unfavorable Hodgkin's lymphoma: final analysis of the German Hodgkin Study Group HD11 trial. *J Clin Oncol* 2010;28(27):4199–4206.
62. Hoppe RT, Advani RH, Ai WZ, et al. Hodgkin lymphoma. *J Natl Compr Canc Netw* 2011;9(9):1020–1058.
63. Eichenaur D, Engert A, Dreyling M. Hodgkin's lymphoma: ESMO Clinical Practice Guidelines for diagnosis, treatment and follow-up. *Ann Oncol* 2011;22(Suppl 6):vi55–vi58.
67. Yahalom J, Hoppe RT, Mauch P. Principles and techniques of radiation therapy for Hodgkin lymphoma. In: Hoppe R, Armitage J, Diehl V, eds. *Hodgkin lymphoma*. Philadelphia: Lippincott Williams & Wilkins, 2007:177–188.
70. Hough R, Hancock BW. Principles of chemotherapy in Hodgkin lymphoma. In: Hoppe R, Armitage J, Diehl V, eds. *Hodgkin lymphoma*. Philadelphia: Lippincott Williams & Wilkins, 2007:189–204.
72. Canellos GP, Anderson JR, Propert KJ, et al. Chemotherapy of advanced Hodgkin's disease with MOPP, ABVD, or MOPP alternating with ABVD. *N Engl J Med* 1992;327(21):1478–1484.
73. Diehl V, Fuchs M. Early, intermediate and advanced Hodgkin's lymphoma: modern treatment strategies. *Ann Oncol* 2007;18(Suppl 9):ix71–ix79.
74. Younes A. CD30-targeted antibody therapy. *Curr Opin Oncol* 2011;23(6):587.
76. Hoppe RT, Hanlon AL, Hanks GE, et al. Progress in the treatment of Hodgkin's disease in the United States, 1973 versus 1983. The Patterns of Care Study. *Cancer* 1994;74(12):3198–3203.
77. Girinsky T, Pichenot C, Beaudre A, et al. Is intensity-modulated radiotherapy better than conventional radiation treatment and three-dimensional conformal radiotherapy for mediastinal masses in patients with Hodgkin's disease, and is there a role for beam orientation optimization and dose constraints assigned to virtual volumes? *Int J Radiat Oncol Biol Phys* 2006;64:218–226.
80. Bonadonna G, Bonfante V, Viviani S, et al. ABVD plus subtotal nodal versus involved-field radiotherapy in early-stage Hodgkin's disease: long-term results. *J Clin Oncol* 2004;22(14):2835–2841.
81. Engert A, Schiller P, Josting A, et al. Involved-field radiotherapy is equally effective and less toxic compared with extended-field radiotherapy after four cycles of chemotherapy in patients with early-stage unfavorable Hodgkin's lymphoma: results of the HD8 trial of the German Hodgkin's Lymphoma Study Group. *J Clin Oncol* 2003;21(19):3601–3608.
82. Ferme C, Eghbali H, Meerwaldt JH, et al. Chemotherapy plus involved-field radiation in early-stage Hodgkin's disease. *N Engl J Med* 2007;357(19):1916–1927.
83. Girinsky T, van der Maazen R, Specht L, et al. Involved-node radiotherapy (INRT) in patients with early Hodgkin lymphoma: concepts and guidelines. *Radiother Oncol* 2006;79:270–277.
85. Kaplan HS. The radical radiotherapy of regionally localized Hodgkin's disease. *Radiology* 1962;78:553–561.
86. Claude L, Malet C, Pommier P, et al. Active breathing control for Hodgkin's disease in childhood and adolescence: feasibility, advantages, and limits. *Int J Radiat Oncol Biol Phys* 2007;67(5):1470–1475.
89. Koh E-S, Sun A, Tran TH, et al. Clinical dose-volume histogram analysis in predicting radiation pneumonitis in Hodgkin's lymphoma. *Int J Radiat Oncol Biol Phys* 2006;66:223–228.
91. Travis LB, Gospodarowicz M, Curtis RE, et al. Lung cancer following chemotherapy and radiotherapy for Hodgkin's disease. *J Natl Cancer Inst* 2002;94(3):182–192.
92. Martel MK, Sahijdak WM, Ten Haken RK, et al. Fraction size and dose parameters related to the incidence of pericardial effusions. *Int J Radiat Oncol Biol Phys* 1998;40(1):155–161.
94. Hancock SL, Tucker MA, Hoppe RT. Factors affecting late mortality from heart disease after treatment of Hodgkin's disease. *JAMA* 1993;270(16):1949–1955.
95. Gagliardi G, Constine LS, Moiseenko V, et al. Radiation dose-volume effects in the heart. *Int J Radiat Oncol Biol Phys* 2010;76(3 Suppl):S77–S85.
96. Travis LB, Hill DA, Dores GM, et al. Breast cancer following radiotherapy and chemotherapy among young women with Hodgkin disease. *JAMA* 2003;290:465–475.
98. Girinsky T, Ghalibafian M, Bonniaud G, et al. Is FDG-PET scan in patients with early stage Hodgkin lymphoma of any value in the implementation of the involved-node radiotherapy concept and dose painting? *Radiother Oncol* 2007;85(2):178–186.
100. Hoppe BS, Flampouri S, Su Z, et al. Consolidative involved-node proton therapy for stage IA-IIIB mediastinal Hodgkin lymphoma: preliminary dosimetric outcomes from a phase ii study. *Int J Radiat Oncol Biol Phys* 2012;83(1):260–267.
103. Hoppe B, Slopsema R, Specht L. Proton therapy for Hodgkin lymphoma. In: Specht L, Yahalom J, eds. *Radiotherapy for Hodgkin lymphoma*. Berlin: Springer, 2011:197–204.
104. Mauch P. Treatment of favorable prognosis stage I-II Hodgkin lymphoma. In: Hoppe R, Armitage J, Diehl V, eds. *Hodgkin lymphoma*. Philadelphia: Lippincott Williams & Wilkins, 2007.
105. Hoppe RT. Hodgkin's disease: complications of therapy and excess mortality. *Ann Oncol* 1997;8(Suppl 1):115–118.
106. Engert A, Plütschow A, Eich HT, et al. Reduced treatment intensity in patients with early-stage Hodgkin's lymphoma. *N Engl J Med* 2010;363(7):640–652.
107. Advani RH, Hoppe R, Baer D, et al. Efficacy of abbreviated Stanford V chemotherapy and involved field radiotherapy in early stage Hodgkin lymphoma: mature results of the G4 trial. *Ann Oncol* 2012.doi:10.1093/annonc/mds542.
108. Meyer RM, Gospodarowicz MK, Connors JM, et al. Randomized comparison of ABVD chemotherapy with a strategy that includes radiation therapy in patients with limited-stage Hodgkin's lymphoma: National Cancer Institute of Canada Clinical Trials Group and the Eastern Cooperative Oncology Group. *J Clin Oncol* 2005;23(21):4634–4642.
111. Wirth A, Yuen K, Barton M, et al. Long-term outcome after radiotherapy alone for lymphocyte-predominant Hodgkin lymphoma: a retrospective multicenter study of the Australasian Radiation Oncology Lymphoma Group. *Cancer* 2005;104(6):1221–1229.
112. Nogova L, Reineke T, Eich HT, et al. Extended field radiotherapy, combined modality treatment or involved field radiotherapy for patients with stage IA lymphocyte-predominant Hodgkin's lymphoma: a retrospective analysis from the German Hodgkin Study Group (GHSG). *Ann Oncol* 2005;16(10):1683–1687.
114. Horning SJ, Williams J, Bartlett NL, et al. Assessment of the stanford V regimen and consolidative radiotherapy for bulky and advanced Hodgkin's disease: Eastern Cooperative Oncology Group pilot study E1492. *J Clin Oncol* 2000;18:972–980.
115. Horning SJ, Hoppe RT, Breslin S, et al. Stanford V and radiotherapy for locally extensive and advanced Hodgkin's disease: mature results of a prospective clinical trial. *J Clin Oncol* 2002;20(3):630–637.
116. Advani R, Hong F, Fisher R. Randomized phase III trial comparing ABVD +radiotherapy and the Stanford V regimen in patients with stage I/II bulky mediastinal Hodgkin lymphoma: a subset analysis of the US Intergroup trial E2496. *Blood* 2010;116(21):4–7.
117. Diehl V, Behringer K, Raemaekers J. Treatment of stage III–IV Hodgkin lymphoma. In: Hoppe R, Armitage J, Diehl V, eds. *Hodgkin lymphoma*. Philadelphia: Lippincott Williams & Wilkins, 2007:253–270.
121. Johnson PWM, Sydes MR, Hancock BW, et al. Consolidation radiotherapy in patients with advanced Hodgkin's lymphoma: survival data from the UKLG LY09 randomized controlled trial (ISRCTN97144519). *J Clin Oncol* 2010;28(20):3352.
122. Aleman BM, Raemaekers JM, Tirelli U, et al. Involved-field radiotherapy for advanced Hodgkin's lymphoma. *N Engl J Med* 2003;348(24):2396–2406.
123. Aleman BM, Raemaekers JM, Tomisic R, et al. Involved-field radiotherapy for patients in partial remission after chemotherapy for advanced Hodgkin's lymphoma. *Int J Radiat Oncol Biol Phys* 2007;67(1):19–30.
124. Borchmann P, Haverkamp H, Diehl V, et al. Eight cycles of escalated-dose BEACOPP compared with four cycles of escalated-dose BEACOPP followed by four cycles of baseline-dose BEACOPP with or without radiotherapy in patients with advanced-stage Hodgkin's lymphoma: final analysis of the HD12 Trial of the German Hodgkin Study Group. *J Clin Oncol* 2011;29:4234–4242.
125. Edwards-Bennett SM, Jacks LM, Moskowitz CH, et al. Stanford V program for locally extensive and advanced Hodgkin lymphoma: the Memorial Sloan-Kettering Cancer Center experience. *Ann Oncol* 2010;21(3):574–581.
126. Chisei T, Bellei M, Luminari S, et al. Long-term follow-up analysis of HD9601 Trial comparing ABVD versus Stanford V versus MOPP/EBV/CAD in patients with newly diagnosed advanced-stage Hodgkin's lymphoma: a study from the Intergruppo Italiano Linfomi. *J Clin Oncol* 2011;29(36):4227–4233.
127. Gordon LI, Hong F, Fisher RI, et al. A randomized phase III trial of ABVD vs. Stanford V+/- radiation therapy in locally extensive and advanced stage Hodgkin's lymphoma: an Intergroup study coordinated by the Eastern Cooperative Oncology Group (E2496) [Abstract]. *Blood* 2010;116(21):415.
128. Hoskin PJ, Lowry L, Horwich A, et al. Randomized comparison of the Stanford V regimen and ABVD in the treatment of advanced Hodgkin's Lymphoma: United Kingdom National Cancer Research Institute Lymphoma Group Study ISRCTN 64141244. *J Clin Oncol* 2009;27(32):5390–5396.
137. Engert A, Ballova V, Haverkamp H, et al. Hodgkin's lymphoma in elderly patients: a comprehensive retrospective analysis from the German Hodgkin's Study Group. *J Clin Oncol* 2005;23(22):5052–5060.
139. Horning SJ, Ang PT, Hoppe RT, et al. The Stanford experience with combined procarbazine, Alkeran and vinblastine (PAVe) and radiotherapy for locally extensive and advanced stage Hodgkin's disease. *Ann Oncol* 1992;3:747–754.
141. Canellos G, Josting A. Management of recurrent Hodgkin lymphoma. In: Hoppe R, Armitage J, Diehl V, eds. *Hodgkin lymphoma*. Philadelphia: Lippincott Williams & Wilkins, 2007.
144. Shahidi M, Kamangari N, Ashley S, et al. Site of relapse after chemotherapy alone for stage I and II Hodgkin's disease. *Radiother Oncol* 2006;78(1):1–5.
146. Rueda A, Olmos D, Viciana R, Alba E. Treatment for relapse in stage I/II Hodgkin's lymphoma after initial single-modality treatment. *Clin Lymphoma Myeloma* 2006;6(5):389–392.
147. Armitage J, Carella A, Schnitz N. Role of hematopoietic stem-cell transplantation in Hodgkin lymphoma. In: Hoppe R, Armitage J, Diehl V, eds. *Hodgkin lymphoma*. Philadelphia: Lippincott Williams & Wilkins, 2007:281–292.
148. Lavoie JC, Connors JM, Phillips GL, et al. High-dose chemotherapy and autologous stem cell transplantation for primary refractory or relapsed Hodgkin lymphoma: long-term outcome in the first 100 patients treated in Vancouver. *Blood* 2005;106:1473–1478.
153. Tsang RW, Gospodarowicz MK, Sutcliffe SB, et al. Thoracic radiation therapy before autologous bone marrow transplantation in relapsed or refractory Hodgkin's disease. PMH Lymphoma Group, and the Toronto Autologous BMT Group. *Eur J Cancer* 1999;35:73–78.
154. Fermé C, Mounier N, Diviné M, et al. Intensive salvage therapy with high-dose chemotherapy for patients with Advanced hodgkin's disease in relapse or failure after initial chemotherapy: results of the Groupe d'Études des Lymphomes de l'Adulte H89 Trial. *J Clin Oncol* 2002;20(2):467–475.
155. Poen JC, Hoppe RT, Horning SJ. High-dose therapy and autologous bone marrow transplantation for relapsed/refractory Hodgkin's disease: the impact of involved field radiotherapy on patterns of failure and survival. *Int J Radiat Oncol Biol Phys* 1996;36(1):3–12.
157. Kahn S, Flowers C, Xu Z, et al. Does the addition of involved field radiotherapy to high-dose chemotherapy and stem cell transplantation improve outcomes for patients with relapsed/refractory Hodgkin lymphoma? *Int J Radiat Oncol Biol Phys* 2011;81(1):175–180.
159. Yahalom J, Rimner A, Tsang R. Salvage therapy for relapsed adn refractory Hodgkin Lymphoma. In: Specht L, Yahalom J, eds. *Radiotherapy for Hodgkin lymphoma*. Berlin: Springer, 2011:31–44.
161. Thompson CA, Charlson ME, Schenkein E, et al. Surveillance CT scans are a source of anxiety and fear of recurrence in long-term lymphoma survivors. *Ann*

Oncol 2010;21(11):2262–2266.
163. Advani R, Maeda L, Lavori P, et al. Impact of positive positron emission tomography on prediction of freedom from progression after Stanford V chemotherapy in Hodgkin's disease. *J Clin Oncol* 2007;25:3902–3907.
166. Vose JM, Constine LS, Sutcliffe SB. Other complications of the treatment of Hodgkin Lymphoma. In: Hoppe R, Armitage J, Diehl V, eds. *Hodgkin lymphoma.* Philadelphia: Lippincott Williams & Wilkins, 2007:383–392.
167. Hancock SL, Cox RS, McDougall IR. Thyroid diseases after treatment of Hodgkin's disease. *N Engl J Med* 1991;325(9):599–605.
173. Pedrick TJ, Hoppe RT. Recovery of spermatogenesis following pelvic irradiation for Hodgkin's disease. *Int J Radiat Oncol Biol Phys* 1986;12:117–121.
174. Viviani S, Santoro A, Ragni G, et al. Gonadal toxicity after combination chemotherapy for Hodgkin's disease. Comparative results of MOPP vs ABVD. *Eur J Cancer Clin Oncol* 1985;21:601–605.
175. Horning SJ, Hoppe RT, Hancock SL, et al. Vinblastine, bleomycin, and methotrexate: an effective adjuvant in favorable Hodgkin's disease. *J Clin Oncol* 1988;6:1822–1831.
176. Behringer K, Breuer K, Reineke T, et al. Secondary amenorrhea after Hodgkin's lymphoma is influenced by age at treatment, stage of disease, chemotherapy regimen, and the use of oral contraceptives during therapy: a report from the German Hodgkin's Lymphoma Study Group. *J Clin Oncol* 2005;23:7555–7564.
177. van Leeuwen-Segarceanu EM, Dorresteijn LD, Pillen S, et al. Progressive muscle atrophy and weakness after treatment by mantle field radiotherapy in Hodgkin lymphoma survivors. *Int J Radiat Oncol Biol Phys* 2012;82(2):612–618.
179. Ng AK, Mauch P, Hoppe R. Life expectancy in Hodgkin lymphoma. In: Hoppe R, Armitage J, Diehl V, eds. *Hodgkin lymphoma.* Philadelphia: Lippincott Williams & Wilkins, 2007.
183. van leeuwen FA, Swerdlow AJ, Travis LB. Second cancers after treatment of Hodgkin lymphoma. In: Hoppe R, Armitage J, Diehl V, eds. *Hodgkin lymphoma.* Philadelphia: Lippincott Williams & Wilkins, 2007:347–370.
184. Hancock S. Cardiovascular late effects after treatment of Hodgkin lymphoma. In: Hoppe R, Armitage J, Diehl V, eds. *Hodgkin lymphoma.* Philadelphia: Lippincott Williams & Wilkins, 2007:371–382.
185. Swerdlow A, Higgins C, Smith P, et al. Second cancer risk after chemotherapy for Hodgkin's lymphoma: a collaborative British cohort study. *J Clin Oncol* 2011; 29:4096–4104.
188. De Bruin ML, Sparidans J, van't Veer MB, et al. Breast cancer risk in female survivors of Hodgkin's lymphoma: lower risk after smaller radiation volumes. *J Clin Oncol* 2009;27(26):4239–4246.
191. Travis LB, Gilbert E. Lung cancer after Hodgkin lymphoma: the roles of chemotherapy, radiotherapy and tobacco use. *Radiat Res* 2005;163:695–696.
194. Hancock SL, Hoppe RT. Long-term complications of treatment and causes of mortality after Hodgkin's Disease. *Semin Radiat Oncol* 1996;6:225–242.
195. Heidenreich PA, Schnittger I, Strauss HW, et al. Screening for coronary artery disease after mediastinal irradiation for Hodgkin's disease. *J Clin Oncol* 2007; 25:43–49.
198. Fobair P, Hoppe RT, Bloom J, et al. Psychosocial problems among survivors of Hodgkin's disease. *J Clin Oncol* 1986;4:805–814.
201. Ekstrand BC, Lucas JB, Horwitz SM, et al. Rituximab in lymphocyte-predominant Hodgkin disease: results of a phase 2 trial. *Blood* 2003;101(11):4285–4289.
204. Katz J, Janik JE, Younes A. Brentuximab Vedotin (SGN-35). *Clin Cancer Res* 2011; 17(20):6428–6436.
205. Noordijk EM, Carde P, Dupouy N, et al. Combined-modality therapy for clinical stage I or II Hodgkin's lymphoma: long-term results of the European Organisation for Research and Treatment of Cancer H7 randomized controlled trials. *J Clin Oncol* 2006;24(19):3128–3135.

第 78 章
非霍奇金淋巴瘤

Leonard R. Prosnitz, Manisha Palta, Christopher R. Kelsey

非霍奇金淋巴瘤(NHL)是一组异质性非常强的淋巴系统恶性肿瘤，其特征为 B 细胞、T 细胞或两者均异常克隆性增值。在过去的 20 年中，有关 NHL 的研究迅速发展，从而导致分子生物学及免疫学的进步以及产生了新的组织病理分类及治疗措施。

流行病学

根据美国国立癌症研究所 SEER 数据库报道，2004—2008 年美国年龄调整后的 NHL 发病率为 19.8/10 万[1]。在美国，2010 年约有 65 500 例 NHL 新发病例，其中 21 000 例死于该病。在 2008 年，全球大约有 356 000 例新发病例，其中 191 000 例死亡[2]。全球 NHL 发病率因地区而不同，北美、欧洲和澳大利亚/新英格兰发病率最高，而亚洲和加勒比海发病率最低[3]。NHL 多见于老年人，中位发病年龄为 65 岁[4]。

在过去的 40 年中，NHL 的发病率明显上升，1970—1990 年发病率增加了 1 倍。1990 年后 NHL 的发病率上升速度减慢，1990—2005 年发病率略有增加，由 18.5/100 000 上升到 20.5/100 000[5]。在过去的几十年里，发病率一直稳定保持在 20/100 000~21/100 000。NHL 的死亡率也稳步上升，最高时期为 20 世纪 90 年代后期，而在最近几十年死亡率也在下降。1975—2000 年，美国的死亡率从 5.6/100 000 上升到 8.2/100 000。死亡率在 1997 年到达顶峰，高达 8.9/100 000。SEER 数据库的数据显示，NHL 的发病率在近几年逐步下降，在 2007 年仅为 6.5/100 000[6]。国际肿瘤登记处也有类似的报道[7]。

NHL 发病率增加的部分原因是分子诊断技术的进步、人口老龄化、人类免疫缺陷病毒(HIV)引起的免疫抑制、病原体、职业或环境因素等[8]。另外，还有其他目前未知的病因。

病因学

一些遗传性疾病、环境因素和感染病原体与淋巴瘤的发生相关。曾有 NHL 家族性多发的报道。然而，家族性多发是基于遗传因素和(或)环境因素，目前尚不明确[9]。

免疫缺陷

在免疫缺陷患者中，NHL 的发病率显著增加。临床上最常见的两种情况是 HIV 感染的患者和实体器官移植后的患者，两者发病率高均与长期的免疫抑制治疗有关[10,11]。在 HIV 感染的患者中，NHL 是第二常见的恶性肿瘤，其年发病率为 1.2%[12]。然而，高效抗反转录病毒治疗(HAART)使该人群的 NHL 发病率降低并维持较低的发病率，同时治疗疗效也得到改善[13,14]。

患有自身免疫疾病和慢性炎性疾病的患者 NHL 的发病风险也会增加，如干燥综合征、桥本甲状腺炎、系统性红斑狼疮以及少见的口炎性腹泻[15,16]。几种罕见的遗传病其一生中伴发淋巴瘤的风险高达 25%[17]。这些疾病包括严重的联合免疫缺陷、低丙种球蛋白血症、普通可变性免疫缺陷、Wiskott-Aldrich 综合征、Chediak-Higashi 综合征和毛细血管扩张共济失调症。与这些疾病相关的淋巴瘤多与 EBV 相关，而且在疾病生物学行为中，通常具有高度侵袭性。

病原体

许多病毒性病原体与 NHL 的发病相关。EBV 和 Burkitt 淋巴瘤、移植后淋巴组织增殖性疾病(PTLD)、AIDS 相关的原发性中枢神经系统淋巴瘤(PCNSL)、先天免疫缺陷相关的淋巴瘤以及 NK/T 细胞淋巴瘤相关[18]。人类嗜 T 淋巴细胞病毒 Ⅰ 型(HTLV-1)是与成人 T 细胞淋巴瘤/白血病有关的 RNA 病毒[19]。尽管感染该病毒的患者只有 5%的发病风险，但在流行区,50%以上的 NAL 为成人 T 细胞淋巴瘤/白血病。人疱疹病毒 8(卡波西肉瘤的致病因素),也与几种罕见的淋巴细胞增殖样疾病相关,包括原发性渗出性淋巴瘤[20]。丙型肝炎病毒也与一些 NHL 亚型的发病相关，包括脾边缘带淋巴瘤[21,22]。

病原体和 NHL 之间相关性最强的淋巴瘤是边缘带淋巴瘤(MZL)。幽门螺旋杆菌与胃黏膜相关淋巴组织(MALT)有关[23,24]。有人提出其他几种细菌,包括伯氏疏螺旋体 (Borrelia burgdorferi)、空肠弯曲杆菌 (Campylobacter jejuni) 和鹦鹉衣原体(Chlamydia psittaci)可能在其他部位的边缘带淋巴瘤的发病中发挥作用[21,25,26]。

环境和职业暴露

高风险的职业包括农民、教师、干洗工、屠夫、印刷工人、伐木工人、机修工和农业工人[27,28]。几项研究表明 NHL 发病风险增加与除草剂接触有关，尤其是苯氧基除草剂和有机氯除草剂[29,30]。NHL 的发生也与染发剂、有机溶剂、饮用水中硝酸盐含量高、三氧化二砷、农药、杀真菌剂、铅、氯乙烯和石棉有关[29]。爆炸或核反应堆事故后的幸存者中淋巴瘤发病率增加,提示电离辐射也是致病因素[31]。NHL 也被认为是接受放疗或化疗后的晚期反应之一[32]。饮食因素和烟酒史可能会影响 NHL 的发病风险[33]。

病理学和免疫生物学

NHL 是包含不同亚组的一组疾病,通常诊断较困难,原因在于多年来经常对复杂的组织病理学分类进行修改。不断改变的分类不仅反映了新知识的更新,也表明随时间变化而发现的旧分类法的不足,如不同观察者之间的差异、缺少可重复性以及临床和病理诊断难以吻合等。WHO 分类之前使用的是工作分类[34]。它根据生物学行为将 NHL 分为低度、中度、高度恶性和惰性/侵袭性淋巴瘤。新的 WHO 分类摒弃了这种分类方案。因为尽管这种分类方法简便且临床实用,但过于简单且不能解释几种独特的临床-病理类型。

2008 版的 WHO 分类将 NHL 分为 B 细胞 NHL 和 T 细胞 NHL,详细描述了超过 40 种淋巴瘤亚型,详见表 78.1[35]。这种分类是根据形态学、免疫表型和基因学特征来区分的,认为具有诊断可重复性。疾病行为

表 78.1　成熟淋巴瘤 WHO 分类(2008)

B 细胞、T 细胞、NK/T 细胞淋巴瘤
B 细胞淋巴瘤
慢性淋巴细胞白血病/小淋巴细胞淋巴瘤
前体 B 淋巴细胞白血病
脾边缘区淋巴瘤
毛细胞白血病
脾 B 细胞淋巴瘤/白血病,不能分类
脾脏弥漫性红髓小 B 细胞淋巴瘤
毛细胞白血病变异
淋巴浆细胞淋巴瘤
重链病
γ 重链病
mμ 重链病
α 重链病
浆细胞淋巴瘤
意义未明的单克隆免疫球蛋白血症(MGUS)
浆细胞骨髓瘤
孤立性骨浆细胞瘤
骨外浆细胞瘤
单克隆免疫球蛋白沉积病
结外黏膜相关淋巴组织边缘带淋巴瘤(MALT 淋巴瘤)
结内边缘区淋巴瘤
滤泡性淋巴瘤
原发性皮肤滤泡中心淋巴瘤
套细胞淋巴瘤
弥漫性大 B 细胞淋巴瘤(DLBCL)
T 细胞/组织细胞丰富的大 B 细胞淋巴瘤
原发性中枢神经弥漫性大 B 细胞淋巴瘤
原发性皮肤弥漫性大 B 细胞淋巴瘤,腿型
老年人 EBV 阳性的弥漫性大 B 细胞淋巴瘤
慢性炎症相关性弥漫性大 B 细胞淋巴瘤
淋巴瘤样肉芽肿
原发性纵隔大 B 细胞淋巴瘤
血管内大 B 细胞淋巴瘤
ALK 阳性大 B 细胞淋巴瘤
浆母细胞性淋巴瘤
起源于 HHV8 阳性的多中心 Castleman 病的大 B 细胞淋巴瘤
原发性渗漏淋巴瘤
Burkitt 淋巴瘤
介于弥漫性大 B 细胞淋巴瘤和 Burkitt 淋巴瘤之间的不能分类的 B 细胞淋巴瘤
介于弥漫性大 B 细胞淋巴瘤和经典霍奇金淋巴瘤之间的不能分类的 B 细胞淋巴瘤
T 细胞和 NK 细胞淋巴瘤
T 细胞幼淋巴细胞白血病
T 细胞大颗粒样淋巴细胞白血病

(待续)

小淋巴细胞淋巴瘤

小淋巴细胞淋巴瘤(SLL)等同于结内的B细胞慢性淋巴细胞白血病(CLL)[48]。WHO分类中,SLL与CLL认为是同一种疾病。主要由小淋巴细胞组成,染色质致密,核圆形。总是存在核仁明显、染色质分散的大淋巴细胞(幼淋巴细胞和副免疫母细胞),且通常聚集成假滤泡。SLL约占所有NHL的7%。

SLI肿瘤细胞表达人类白细胞抗原(HLA)-DR、B细胞相关抗原(CD19、CD20、CD22、CD79a),以及CD5、CD23,并且存在表面免疫球蛋白的弱表达。CD23可用于特异性地鉴别CLL/SLL和MCL。

约50%的病例有异常核型[60]。伴有细胞遗传学异常的病例中有1/3存在12号染色体三体,与其非典型的组织学表现以及临床病程的侵袭性相关[60]。不到25%的病例存在13q畸形,与存活期长有关。SLL/CLL可以转化为DLBCL(Richter综合征)[61]。

套细胞淋巴瘤

套细胞淋巴瘤(MCL)于20世纪80年代首先由Weisenburger等人区分开来[62],其描述了一种滤泡淋巴瘤,在良性生发中心周围由肿瘤细胞形成一个宽广的外套。起初提议称为外套层淋巴瘤,后来改为套细胞淋巴瘤。最初被认为是滤泡淋巴瘤的一种变异型,在工作分类中被分为低度恶性淋巴瘤。然而,其生物学特征为侵袭性疾病,约占所有NHL的7%[36]。

自从Weisenburger等最早描述套细胞淋巴瘤以来[62],本病的其他特征也逐渐被人们认识。它是由小到中等大小的B细胞形成的肿瘤,细胞核不规则,类似生发中心的核裂细胞(中心细胞)。生长形态可以为弥漫性、结节状、形成外套层或是几种方式的组合。肿瘤细胞特点为CD5+、CD23-、CD20+、CD10-。特征性的细胞遗传学异常是累及BCL-1基因的t(11;14),导致细胞周期蛋白D1(cyclin D1)的过度表达。用过氧化物免疫酶标记法可以检测出石蜡包埋的组织切片中cyclin D1的基因产物,这在鉴别MCL和其他淋巴瘤变异型时非常有价值[63;64]。

临床特征

结内与结外淋巴瘤

NHL多见于老年人(与HL相反),中位发病年龄为55~65岁[65-67],男性发病率略高于女性(60%~55%)。NHL可累及几乎全身任何区域的淋巴结,也可见于结外部位,可能起源于全身广泛存在的淋巴组织。与HL的结外受累少见相反,NHL发病时约有2/3为结内,1/3为结外[65,68]。

原发结内病变的患者通常表现为无症状的颈部或腹股沟区域的肿块;B症状(发热、盗汗、体重减轻)可见于20%~30%的患者。经常有淋巴结自然消退和复发的病程。

最常见的淋巴结受累部位是:颈部约占70%,腹股沟约60%,腋窝约50%[66,67]。尽管原发结内病变最初似乎是局限的,但经完整分期后约2/3的病例应归于晚期[69]。

相反,原发结外淋巴瘤通常病变局限。实际上,很多学者认为原发结外NHL的定义应严格限制,只包括Ⅰ期或Ⅱ期[70]。症状与侵袭部位有关。胃肠道(GI)受累最常见(占结外病变的25%~35%),其次是Waldeyer环、其他头颈部位(18%~28%)和皮肤[68,71]。常见的症状有上腹部不适、腹痛或出血,以及咽喉痛或吞咽困难。

大多数原发结外淋巴瘤的组织学类型为DLBCL,虽然取决于解剖部位,其他类型的结外淋巴瘤亦常见(如胃的MALT淋巴瘤)。相反,结内病变更多见的是FL。结内和结外病变具有相似的组织学类型、分期和其他预后因素,其治疗模式相同,预后也相似[72,73]。例如,ⅠA期原发颈部或原发胃的DLBCL均采用放化疗联合治疗,其疗效相似。表78.2对这些特征进行了归纳总结。然而,也有例外存在。例如,中枢神经系统的局限性病变和原发睾丸淋巴瘤及乳腺淋巴瘤(下文讨论)预后都较差[74-76]。

检查和分期

详细的病史询问和体格检查是必需的。病史应该包括有无B症状(发热、盗汗、体重减轻)、状态评分、

表78.2 结内NHL与结外NHL的特征

	结内	结外
组织学	FL,MCL,SLL	DLBCL,MZL
分期	Ⅲ,Ⅳ	Ⅰ,Ⅱ
部位	颈部,腹股沟	胃肠道,头颈部,皮肤
预后	决定于分期和组织学	

FL,滤泡淋巴瘤;MCL,套细胞淋巴瘤;SLL,小淋巴细胞淋巴瘤;DLBCL,弥漫性大B细胞淋巴瘤;MZL,边缘带淋巴瘤。

淋巴结肿大的时间及生长情况，以及任何提示淋巴结外侵袭的特殊症状。查体应当包括全身浅表淋巴结，肿大的淋巴结应用合适的测量器及二维测量工具记录其大小，同时查体还需仔细检查皮肤、口腔、扁桃体。疑似或确诊的头颈部或胃肠道淋巴瘤患者，应进行纤维喉镜或内镜检查[77]。分期见表 78.3。

过去 10 年中功能影像的应用明显增加，最早是镓扫描，现在主要是采用 ^{18}F-FDG-PET FDG-PET[78–82]。然而，由于 PET 具有更高的准确性（尤其用于腹部时）、便利性和可以同时进行 PET-CT 融合扫描，因此在很大程度上正取代镓扫描[78,83]。从 PET-CT 获得的融合图像通过对同位素摄取增加的解剖区域进行更精确的定位而提高了诊断准确性（图 78.1）。融合图像对于放射肿瘤学家进行射野设计也很有帮助。在一些相对小的研究中，作者报道 PET 的敏感性优于 CT，超过 90%，与敏感性只有 60%~70%的常规影像技术相比，是用于初诊检查的最敏感的手段[80,81]。

许多学者认为，在有明确的症状时，PET 成像不是必需的，因为这样可以节省资源和减少花费[84]。因为 PET 经常用来评价疗效（见下文），如果条件允许的话，治疗前行 PET 扫描利于疗效对比。此外，行 PET-CT（增强 CT）后可不再单独行 CT 检查。

表 78.3　非霍奇金淋巴瘤的临床、实验室和影像学检查

病史和体格检查
血液学检查
全血细胞计数
乳酸脱氢酶
肝功能和血生化
妊娠试验（如果合适）
乙型肝炎血清学和人类免疫缺陷病毒检测，适当时
骨髓穿刺和活检
影像学检查
胸片
胸、腹、盆、头颈部 CT 扫描，有指征时
PET/镓扫描
PET-CT（可单独进行）
适当的内镜检查
上消化系/小肠造影，有指征时

化疗后 CT 上经常显示有病灶残存，这时 PET/镓扫描非常有价值[85–88]。化疗后功能影像的阳性表现是预后差的指征，预示早期复发，提示治疗杀伤的肿瘤细

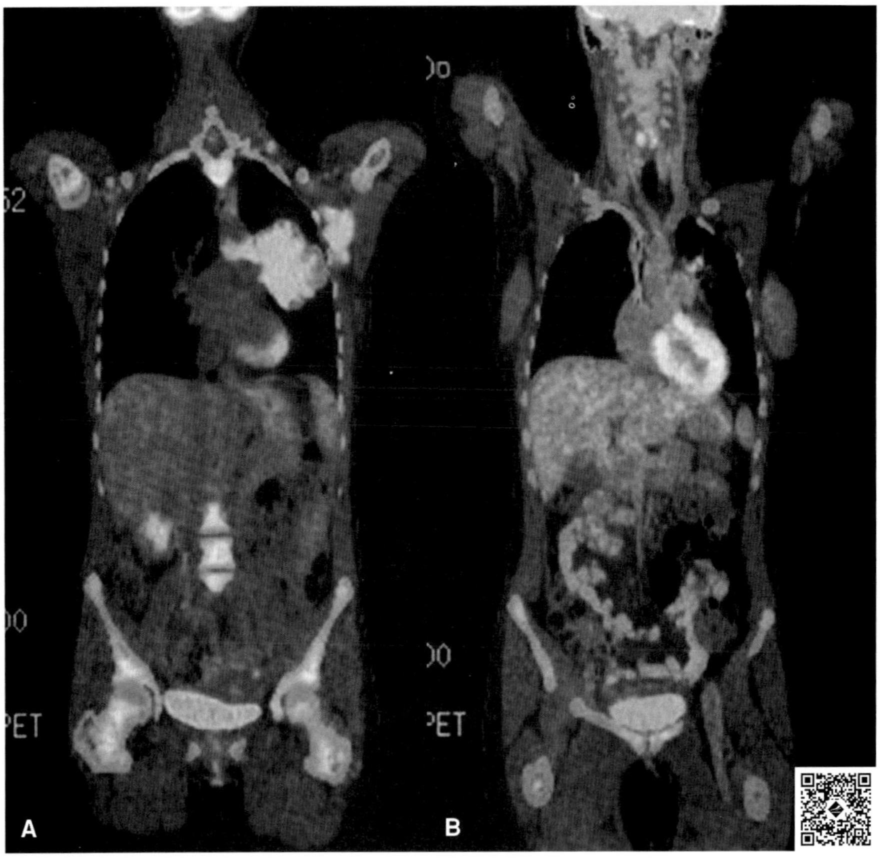

图 78.1　DLBCL 患者化疗前(A)和化疗后(B)的 PET-CT 融合冠状位显像。化疗后纵隔区 PET 显像阳性。活检证实为肿瘤残留。

胞有限，因为有足够存活细胞吸收同位素。相反，CT显示病灶残存而PET/镓阴性的患者与PET/镓阴性而CT显示无病灶残存者预后相当。对于复发的DLBCL，有报道挽救化疗后的PET扫描阳性（准备行高剂量化疗）也是预后差的标志，是移植的相对禁忌[89,90]。

其他重要的分期检查包括双侧骨髓穿刺活检和常规血液学检查，尤其包括乳酸脱氢酶（LDH），因其是重要的预后因素。患者还应进行乙型肝炎抗原检查，因为化疗尤其是利妥昔单抗会激活乙肝病毒[91]。

其他分期检查将会提示可疑原发性结外淋巴瘤的部位，这些疾病取决于其累及范围。例如，起源于头颈部的淋巴瘤需要MRI来确定其准确的位置，睾丸或者窦淋巴瘤行腰椎穿刺进行中枢神经系统的评价也是必要的（详见"特定淋巴瘤的治疗"部分）。

应用最广泛的分期系统是基于解剖学的Ann Arbor分期（表78.4），最早是1965年在纽约Rye的一次会议上被提出的[92]；1970年在密西根的Ann Arbor经过修订[93]；1988年在英国的Cotswolds会议上再次修订[94]。Cotswolds会议上主要的修改是用下标"x"代表"大肿块"疾病，即最大径≥10cm，并定义了肝或脾受累为两种或两种以上的影像证明有局灶缺损。肝功能异常不影响分期。

Cotswolds会议[95]和随后的研讨会[96]也对治疗反应进行了分类[96]。很久以来就认识到：许多患者临床反应有好转，但随诊检查（如CT扫描）显示病灶没有完全消失。Cotswolds会议上没有考虑功能影像在评估临床反应中的作用，但是功能影像已被国际工作组所采纳[96]。CT扫描上可见残留肿块且PET阴性也认为是完全缓解。

表78.4 霍奇金病和非霍奇金淋巴瘤的Ann Arbor/Cotswolds分期

Ⅰ期	一个淋巴结区域[215]或淋巴结外器官或部位受侵（$Ⅰ_E$）
Ⅱ期	横膈一侧两个或两个以上淋巴结区域受侵（Ⅱ）或者一个淋巴结外器官或部位局限性受侵（$Ⅱ_E$）合并横膈同侧一个淋巴结区域受侵。受累区域数目用下标注明（如$Ⅱ_3$）。
Ⅲ期	横膈两侧淋巴结区域受侵[109]，可合并脾受侵（$Ⅲ_S$），或一个淋巴结外器官/部位局限连续受侵（$Ⅲ_E$），或结外器官和脾受侵（$Ⅲ_{SE}$）。
Ⅲ1	伴或不伴脾门、腹腔、肝门淋巴结受侵
Ⅲ2	伴腹主动脉旁淋巴结、盆腔淋巴结和肠系膜淋巴结受侵
Ⅳ期	一个或多个结外器官或组织弥漫或播散受侵，伴或不伴淋巴结受侵
下面的定义适用于各期	
A	无全身症状
B	发热（体温大于38℃），盗汗湿透衣物，过去6个月内不明原因的体重下降>10%
X	大肿块（纵隔增宽大于1/3或淋巴结最大径>10cm）
E	已知淋巴结邻近区域的单发连续结外受侵
CS	临床分期
PS	病理分期（剖腹探查确定）

From Lister TA, Crowther D, Sutcliffe SB, et al. Report of a committee convened to discuss the evaluation and staging of patients with Hodgkin's disease: Cotswolds meeting. *J Clin Oncol* 1989;7:1630–1636, with permission.

预后因素

解剖分期、大肿块和全身症状是重要的预后因素。其他预后因素还包括患者年龄、一般状况、淋巴组织学类型、肿瘤大小、淋巴结或结外受侵的数目、肿瘤表型（B或T细胞）、LDH、$β_2$-微球蛋白水平、人血白蛋白、血红蛋白和增殖指数[97,98]。单因素和多因素分析表明许多变量有意义，但都是来自单中心的小样本数据。

为了建立更好的预后模型，国际非霍奇金淋巴瘤预后因素研究计划研究了2031例侵袭性NHL病例的数据[99,100]，提出了两个预后指数，即国际预后指数（IPI）和年龄调整的国际预后指数，因为年龄是非常重要的预后因素（>60岁对≤60岁）。两种预后指数根据病例的危险因素数目定义了四个危险组：低危、低中危、高中危和高危组。有意义的预后因素包括5项：年龄、一般状况、分期（Ⅰ/Ⅱ对Ⅲ/Ⅳ）、结外受侵数目和LDH水平（表78.5）。根据年龄分层后，仍有3项有意义的独立预后因素：一般状况、分期和LDH。

随着利妥昔单抗的广泛应用及DLBCL患者的良好疗效，很多学者建议对IPI进行修订以便更好地对预后进行分组[101]。实际上，这些学者将IPI分为3组而非4组。无预后不良因素组，生存率为94%；1~2个不良因素组，生存率为80%；≥3个不良因素组，生存率为55%。然而，德国高级别非霍奇金淋巴瘤研究组发现，在利妥昔单抗时代IPI依旧是有效的预测因子[102]。一些学者建议更大年龄作为预后参数（如年龄大于70岁）[103]。目前，在没有修改共识下IPI依然是标准的预后预测因子。

IPI主要用于DLBCL患者的预后评价，经部分修改后已成功应用于PTCL[104-106]。曾经有人尝试将IPI用于FL，但因大多数病例被归入预后良好组而用处不

表 78.5　弥漫性大 B 细胞淋巴瘤国际预后指数

不良预后因素	危险组	5 年生存率(%)
年龄>60	低危(0~1 个预后因素)	73
PS 2~4	低中危(2 个预后因素)	51
Ⅲ~Ⅳ期	中高危(3 个预后因素)	43
LDH 大于正常值 1 倍	高危(4~5 个预后因素)	26
受侵结内淋巴结>1		

PS,病理分期;LDH,乳酸脱氢酶。
From ref. 99.

大。然而,近来一项国际研究提出了这个问题[107]。这项研究总结分析了 1985—1992 年接受诊治的 4167 例 FL 病例的特征。多因素分析显示有 5 项预后不良因素,包括年龄(>60 岁对<60 岁)、分期(Ⅰ/Ⅱ对Ⅲ/Ⅳ)、血红蛋白水平(<120g/L 对≥120g/L)、淋巴结受侵部位数目(>4 对≤4)和血清 LDH 水平。定义了 3 个危险组:低危组(0~1 个预后不良因素)、中危组(2 个预后不良因素)和高危组(≥3 个预后不良因素)。三组之间病例大致相同,组间生存率有明显差异(表 76.6),因此被称作滤泡淋巴瘤国际预后指数或 FLIPI。

随后,修订的 FLIPI 用来预测无进展生存期(PFS)[108]。FLIPI-2 还需要更多的随访研究来证明其作用。在初始的 FLIPI 研究中,无论是肿瘤大小还是组织学分级均不考虑。但是其他研究证明这两者是重要因素[109]。

通过 DNA 基因芯片或聚合酶链反应(PCR)进行基因表达谱研究已经确认了 DLBCL 的分子特征。这些研究纳入了接受化疗的 DLBCL 病例,且根据 IPI 评分进行了危险度分层[43]。一项研究用了 13 个主基因,另一项用了 17 个主基因,分别将病例分为 2 组或 4 组,组间生存率有显著差异,说明了 IPI 危险度分层的意义[42,43]。总之,生发中心 B 细胞样 DLBCL 预后与活化的 B 细胞样 DLBCL 预后不同,后者预后更差[108]。

表 78.6　滤泡淋巴瘤国际预后指数

不良预后因素	危险组	10 年生存率(%)
年龄≥60	低危(0~1 个不良因素)	70.7
>4 个淋巴结	中危(2 个不良因素)	50.9
LDH 大于正常值 1 倍	高危(≥3 个不良因素)	35.5
Ⅲ~Ⅳ期		
血红蛋白<120		

LDH,乳酸脱氢酶。
From ref. 107.

也有关于 FL 的基因表达谱研究[110,111]。两篇报道有很大不同,分别研究了肿瘤浸润细胞和淋巴瘤细胞的分子特征。Dave 等[110]将病例分为四组,其中位生存期因两种基因表达特征不同而有很大差异。这项研究根据 IPI 而不是 FLIPI 来控制临床特征。同样,Glas 等[111]用基因表达谱预测临床行为,又用 IPI 而非 FLIPI 进行临床分类。因此,需要进行更多的研究以确定如果将病例根据 FLIPI 而非 IPI 分组时基因表达谱的价值。而且,需要确定是肿瘤浸润的免疫细胞还是肿瘤本身是基因表达谱研究的合适目标。总之,基因表达谱在临床上尚未广泛应用,目前还处于研究阶段。

有许多其他的标志物用来预测 DLBCL、FL 及其他类型的淋巴结的预后。但是,结果并不一致,所以目前来说临床特征仍是标准的预后预测方法[45,112]。

临床-组织病理相关性

上文已经讨论了最常见的 NHL 亚型的病理学和免疫生物学。这一节讲述最常见的 NHL 的临床特征。在讨论这一点时,NHL 分类研究计划的数据是非常有价值的[36,113]。

弥漫性大B细胞淋巴瘤

病例多表现为外周淋巴结进行性肿大,或与原发结外受侵部位相关的症状,如腹痛或上腹部不适。DLBCL 主要见于老年人,中位发病年龄 64 岁,男性略多(55%)。约 1/3 的病例伴有 B 症状。发病时约一半的病例(55%)病变局限(Ⅰ或Ⅱ期),一半的Ⅰ、Ⅱ期病例有结外受累。根据 IPI 评分,初诊时约 1/3 的病例为 0 分或 1 分,一半为 2 分或 3 分,其余是 4 分或 5 分[36,113]。结外受侵多为 DLBCL[72]。

WHO 分类中 DLBCL 有一些特殊的亚型。最值得注意的是原发纵隔的 DLBCL、富于 T 细胞/组织细胞大 B 细胞淋巴瘤、中枢神经系统原发 DLBCL。

原发纵隔 DLBCL 被认为来源于胸腺髓质 B 细胞。近来的基因芯片研究提示原发纵隔 DLBCL 有独特的分子特征,与结节硬化型 HD 相似[114]。其有特征性的遗传改变,特别是 BCL2 和 BCL6 重排的缺失,以及染色体 9P 和 2P 的增加,前者为原发纵隔 DLBCL 所特有,见于高达 75%的病例中。

原发纵隔 DLBCL 约占所有 NHL 的 2.4%,占全部

DLBCL的7%。主要见于年轻女性(中位年龄37岁)。病变通常局限于纵隔，偶尔伴发锁骨上或颈部腺病。然而,复发倾向于结外受累。如果按照IPI分组,预后与DLBCL相似,也许更好一些[114,115],中位生存曲线上18~24个月后有稳定的平台期。利妥昔单抗可以一定程度上提高生存[116]。考虑到较好的预后,巩固放疗的作用仍没有得到共识。然而,早期原发纵隔DLBCL免除巩固放疗尚无研究[115]。

富于T细胞/组织细胞大B细胞淋巴瘤定义为在炎性T细胞的背景下具有大B细胞,伴或不伴组织细胞。临床上与DLBCL相比,此病多见于年轻人,男性多见[117,118]。这一类型的淋巴瘤也经常表现出B症状并侵及肾脏、肝脏以及骨髓。治疗与DLBCL相似,无特殊之处。

滤泡淋巴瘤

FL主要见于老年人(中位年龄59岁),女性略多见。与DLBCL相反,约70%的病例表现为全身疾病,多为Ⅳ期。骨髓是最主要的结外受累器官。与DLBCL相反,局限结外受侵少见,ILSG报道仅有6%[113]。一般来说,FL预后较好,其5~8年生存率在70%~80%。然而,无失败生存率(FFS)非常低,约为40%[119-121]。而且,几乎没有证据表明生存曲线能随时间延长而变平,提示多年后仍持续存在复发。少部分局限期病例例外,根治性放疗可以使大部分这类病例得到治愈[122,123]。尽管FL认为是惰性肿瘤，但仍是淋巴瘤的主要死亡原因,经常发生在组织学转变为DLBCL时。

边缘带淋巴瘤

MZL包括结内、结外亚型,以及独特的脾MZL[124]。最常见的结外MZL是MALT淋巴瘤。约70%的MZL是结外型,脾MZL和结内MZL各占剩余的一半。2/3~3/4的病例为Ⅰ、Ⅱ期病变,Ⅰ期更常见。无论其分期如何,预后都较好,5年生存率为85%~90%,但无失败生存率较低[74,125-127]。在MD安德森癌症中心的系列研究中,脾MZL预后最好,5年生存率高达93%,虽然这些患者在确诊时已是Ⅳ期，这证实了MZL为惰性淋巴瘤[128]。

结外MALT淋巴瘤主要见于胃,但其他许多解剖区域也较常见,包括甲状腺、腮腺、眼眶和皮肤。近来,有报道与胃外MALT相关的细菌感染[21]。一些眼附属器淋巴瘤病例可见鹦鹉衣原体感染,抗生素治疗可使淋巴瘤消退[129,130]。另外,伯氏疏螺旋体和空肠弯曲杆菌与皮肤和小肠的MZL相关[21,131],但这些病例的标准治疗仍然是局部放疗,CR率高，局部控制率超过90%,与报道的胃MALT相似[127,132]。

脾MZL患者通常表现为脾大[126,133,134]。多为Ⅳ期病变,主要原因为骨髓受累。病程相对惰性,3/4的病例可生存5年,但是存在侵袭性更强的亚群。最有效的治疗方法是脾切除。实际上,只有这样才可以明确诊断。脾放疗不常用。

外周T细胞淋巴瘤

国际外周T细胞淋巴瘤协作组发现了12种PTCL亚型,在西方国家占所有NHL的5%~10%,在亚洲占5%~20%。NK/T细胞淋巴瘤和成人T细胞白血病/淋巴瘤更常见[135,136]。本部分将讨论较常见的类型。

西方最常见的类型是PTCL,未有特殊说明,占所有病例的1/3(亚洲为20%)。这是一种老年性疾病,中位发病年龄为61岁[56,113,137-139]。一半以上为男性病例。与B细胞淋巴瘤相似，大多数病例表现为淋巴结病变。但与DLBCL相反,绝大多数病例(70%)诊断时为Ⅲ期或Ⅳ期[137,139]。大约一半的病例伴有B症状。IPI评分更高,52%为2分或3分,31%为4分或5分。许多患者既往有免疫系统疾病(美国报道占27%),如血管免疫母细胞淋巴结病、单核细胞增多症、淋巴瘤样肉芽肿病或丘疹病[137]。

结外NK/T细胞淋巴瘤是一种特殊的T细胞淋巴瘤。过去文献中有多种命名,包括血管中心淋巴瘤、中线恶性网状细胞增多症、多形性网状细胞增多症和致死性中线肉芽肿[140-143]。亚洲发病率(T细胞淋巴瘤约为22%)高于美国,且常与EBV感染相关[144]。与多数淋巴瘤不同,鼻/颜面区的组织破坏常见。肿瘤对化疗、放疗的反应有差异,且消退慢,不同于大多数其他淋巴瘤的快速消退[145]。

ALCL是另一种T细胞淋巴瘤。可分为两种亚型:原发系统型伴有广泛的淋巴结和结外部位受累,以及原发局限皮肤型[59,146-150]。系统型可分为ALK阳性和ALK阴性。两种亚型的临床特征和预后有明显差异。ALK阳性的ALCL多见于年轻男性，尽管分期较晚，但对联合化疗反应好，生存率为75%~90%。相反，ALK阴性者多见于老年人,男女发病率相近。化疗反应差,生存率约为20%。

皮肤ALCL较特殊[146]。几乎全是ALK阴性,但预后很好。常难以与良性淋巴瘤样丘疹病(LYP)相鉴别。后者可自行消退,倾向于良性病程,可迁延多年。皮肤

ALCL 局部放疗效果好(见于“皮肤淋巴瘤”)[151]。

所有淋巴瘤中,ALCL 总体生存率最高, 在 ILSG 研究中 5 年生存率约为 75%,尽管其显微镜下表现为侵袭性。这一 NHL 特殊亚型的异质性及复杂性体现了过去根据组织学表现难以将其归为低度、中度、高度恶性,惰性或侵袭性,预后好及预后差的原因。

小淋巴细胞淋巴瘤

小淋巴细胞淋巴瘤(SLL)与 CLL 在组织学和免疫学上是相同的,WHO 分类将两者归为一类疾病。CLL 占 85%,SLL 占 15%。临床上,区分 SLL 和 CLL 主要是依据没有外周血侵犯及骨髓浸润<30%。SLL 常表现为广泛淋巴结侵犯,伴或不伴肝脾大[152]。然而,在一些不常见部位,可行放疗治愈。中位发病年龄为 65 岁,为淋巴瘤中最高龄, 男女发病率相当。90%的病例为全身病变(即Ⅲ期或Ⅳ期),其中 90%为Ⅳ期(或占全部病例的 80%)。这是真正的惰性淋巴瘤,即使不治疗生存期也较长。ILSG 报道的 5 年总生存率 (OS) 约为 50%;但无失败生存率较低,约为 25%。

套细胞淋巴瘤

套细胞淋巴瘤(MCL)男性多见,占 74%,中位发病年龄为 63 岁[113,153]。发病时 80%为Ⅲ、Ⅳ期。IPI 评分较高,23%的病例为 4 分或 5 分,54%为 2 分或 3 分,只有 23% 为 0 或 1 分。与 FL 相同,最容易受累的器官是骨髓,就诊时 2/3 的病例有骨髓受侵。胃肠道受累也常见。

尽管开始被归为低度恶性/惰性淋巴瘤,绝大多数 MCL 病例的临床病程是不好的。ILSG 报道的 5 年生存率只有 27%,FFS 率为 11%[113]。事实上,其 FFS 率是所有淋巴瘤中预后较差的。5 年总生存率低, 仅与 PTCL 和淋巴母细胞淋巴瘤相当。生存曲线持续下降,没有平台期,提示不能治愈这类病例。这种情况与 FL 相似,但后者通常自然病程较长。

治疗原则

手术

在现代放疗和化疗之前, 手术切除是 NHL 唯一可能根治的手段。手术常用于胃或头颈部结外病变的治疗,若病变确实局限,手术可以治愈相当一部分病例。同样,淋巴结受侵的局限性病变也能通过根治手术得到控制。随着放疗、化疗的发展以及对淋巴瘤独特的放疗敏感性和化疗反应性的认识,手术治疗迅速减少。

然而,手术活检仍是诊断手段,如胃、小肠、腹膜后或肠系膜淋巴瘤的确诊仍需剖腹探查活检。但随着内镜和腹腔镜技术的应用, 这类手术的使用越来越少。一旦确诊淋巴瘤,由于放化疗是淋巴瘤的主要治疗方式,手术切除作为初始治疗越来越少。例如,胃部的淋巴瘤几乎不手术切除,因为放疗加或不加化疗与手术的疗效相当甚至更好。

放射治疗(RT)

单纯放射治疗的剂量

一般来说,恶性淋巴瘤对电离辐射敏感。对绝大多数解剖部位,肿瘤比相应正常组织的敏感性要高很多,这在大多数实体肿瘤中是不存在的。因此,放射野通常可以略大一些以覆盖潜在的显微病变区域。相比实体肿瘤, 三维治疗计划和调强放疗可能不那么重要,因为总剂量一般较低,但在特定情况下有好处。

反应 NHL 放疗剂量-效应关系的研究数据较少。多数数据来源于Ⅱ期的回顾性分析,几乎所有的分析结果都是数年前进行的, 这些数据均在最近的 WHO 病理分类出现之前。研究最多的是我们现在所熟知的 DLBCL 和 FL, 关于 MALT 淋巴瘤的信息也较多。但 PTCL、MCL 和 ALCL 等从未被单独分析过, 所以不得不从 DLBCL 和 FL 的数据来推测。

这方面经典的文章来自斯坦福大学和玛格丽特公主医院。1973 年,Fuks 和 Kaplan[154]报道了 44Gy 的照射剂量能使 FL 的局部控制率达到 95%以上。对于弥漫组织细胞淋巴瘤(大致对应于 DLBCL),不管放疗剂量如何,局部失败率总在 20%~30%(图 78.1)。这些数据被广泛误解, 认为 DLBCL 的放疗剂量应提高到 50Gy 才合理。实际上,这些数据提示约 20%的病例是对放疗抗拒的,不论放疗剂量多高。

玛格丽特公主医院的系列报道也强调了这个问题[155-157]。目前已经对弥漫组织细胞淋巴瘤(DLBCL)和 FL 构建了剂量-效应曲线。中等大小或大肿块的病例, 分别定义为 2.5~5cm 和大于 5cm,20Gy 可获得约 50%的局部控制率,30Gy 局部控制率上升到 70%,40Gy 为 80%,然后即达平台,再增加剂量没有明显改善(图 78.2)。小体积(<2.5cm)的 DLBCL,不管剂量如何,局部控制率均>90%[158]。

佛罗里达大学一项较新的研究也报道了相似的结果[159]。低度恶性淋巴瘤(主要是FL)单纯放射治疗，30Gy的剂量可以得到>90%的局部控制率。中/高度恶性的病例，30~50Gy的剂量也能得到>95%的局部控制率。

有迹象表明大肿块会影响预后。综合治疗(CMT)大肿块病例时(肿瘤直径>6cm)，为了达到最佳的局部控制率，推荐照射剂量不应低于40Gy。尽管有数据表

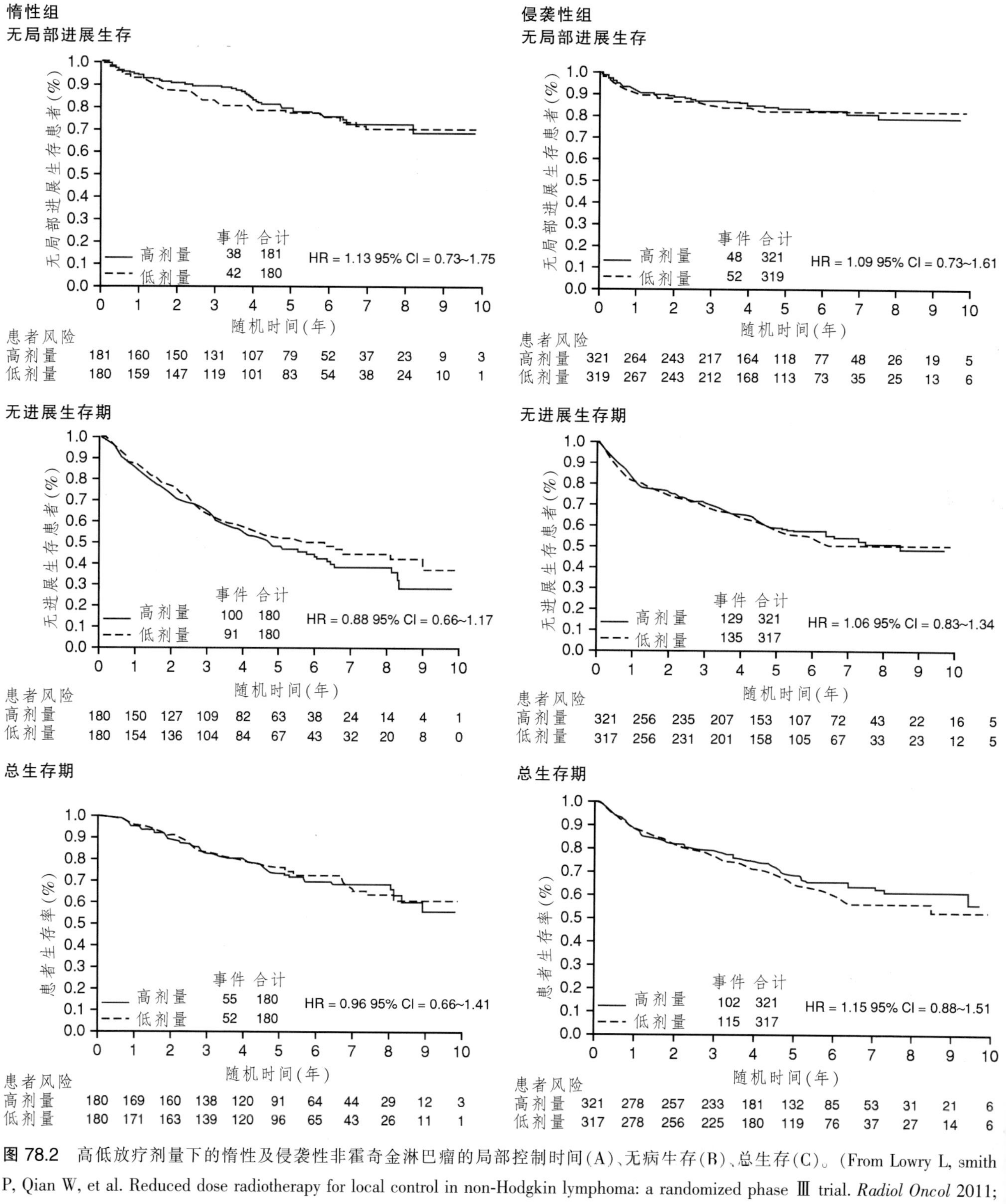

图78.2 高低放疗剂量下的惰性及侵袭性非霍奇金淋巴瘤的局部控制时间(A)、无病牛存(B)、总生存(C)。(From Lowry L, smith P, Qian W, et al. Reduced dose radiotherapy for local control in non-Hodgkin lymphoma: a randomized phase Ⅲ trial. *Radiol Oncol* 2011; 100:86-92, with permission.)

明接受综合治疗时放疗剂量大于 40Gy,51 例患者中仅 1 例出现局部失败,而剂量在 30~40Gy 时,70 例患者中有 4 例出现局部失败。

对于 MZL,尤其是胃 MALT,大约 30Gy 就可得到较高的局部控制率。玛格丽特公主医院的数据表明,完全缓解可达 96%,部分缓解达 4%,总的局部控制率为 95%[132,160,161]。纪念斯隆-凯特琳癌症中心一项小样本的研究表明,30Gy 的照射可使胃 MALT 的反应率和局部控制率均达到 100%[162]。哈佛医学中心也得出了相同的结论[127]。有关胃外部位 MZL 的照射剂量也有相似的报道,尽管病例数较少。

对于 FL 和 MZL, 肿瘤体积大小是否会影响局部控制所需剂量目前尚不明确。小的肿瘤可能采用<30Gy 即可得到良好控制。

最近英国国家淋巴瘤研究组(BNLI)进行了Ⅲ期剂量-效应试验[163]。这项多中心临床试验入组了1997—2005 年共 1001 例患者,其中 361 例为惰性淋巴瘤,主要为 FL 及少量的 MZL;640 例侵袭性淋巴瘤,主要为 DLBCL。试验分为两个放疗剂量组,惰性组分为 24Gy 和 40~45Gy,侵袭组分为 30Gy 和 40~45Gy。约有 20% 的惰性淋巴瘤患者接受了化疗,但是侵袭性淋巴瘤患者有 80%接受了化疗。因此,这是第一个探讨惰性淋巴瘤单纯放疗剂量以及侵袭性淋巴瘤综合治疗中放疗剂量的试验。本试验中,大肿块并不是随机分组的依据。

无论放疗剂量如何,惰性淋巴瘤的结局(总生存、无病生存、局部控制)几乎一样。10 年的局控率接近 70%(图 78.2)。从这些数据和上述的Ⅱ期试验中可以看出,惰性淋巴瘤单纯放疗时,放疗剂量超过 30Gy 是不合适的。

综合治疗中放疗的剂量

几乎所有的 DLCBL 病例,包括病变局限者,均接受综合治疗,目前代表性的是 R-CHOP(利妥昔单抗、环磷酰胺、多柔比星、长春新碱、泼尼松)化疗加放疗。因此,与单纯放疗时局部控制所需放疗剂量相关的问题是综合治疗时放疗剂量的大小。

有诸多Ⅱ期临床试验报道了 DLBCL 的综合治疗,但报道的放疗剂量差异很大。Vancouver 研究组报道了 308 例Ⅰ、Ⅱ期接受 CHOP(或相关的联合化疗)加 30~35Gy(2~3Gy/次)累及野放疗(IFRT)的 DLBCL[164]。10 年疾病特异性生存率是 82%,野内局部失败率为 3%。

MD 安德森癌症中心的研究者回顾性调查研究了 2001—2007 年 469 例接受 6~8 周期 CHOP 为基础化疗的 DLBCL 病例。其中Ⅰ、Ⅱ期患者占 40%,Ⅲ、Ⅳ期患者占 60%。总体来说,30%的患者在化疗达到完全缓解后仍接受了 30~39Gy 的巩固累及野放疗。所有患者均达到局部控制,所有复发均在照射野外[165]。

鹿特丹 Daniel den Hoed 癌症中心的 Krol 等[166]对接受 CHOP 后达 CR 的Ⅰ期 DLBCL 进行 26Gy 或 40Gy 放疗的比较,这组回顾性分析中两组剂量疗效无差异。

Duke 大学研究了 45 例Ⅰ、Ⅱ期 DLBCL,均为接受 CHOP 后达 CR 者,CR 是根据治疗结束时的解剖影像学和阴性镓扫描来确定。放疗剂量分布于 10~50Gy,但多集中于 30Gy。92%的病例得到了长期的局部控制。

BNLI Ⅲ期试验结果再次证明了 30Gy 与 40~45Gy 在局控、无病生存、总生存上没有差异[163]。另外,BNLI 试验既没有提及大肿块也没有提及功能影像来判断完全缓解。

因为化疗对局限期 FL 或 MZL 的效果欠佳, 故其接受综合治疗时的放疗剂量还没有被关注。基于Ⅱ期及Ⅲ期试验,化疗后达 CR 的侵袭性淋巴瘤患者,30Gy 似乎是合理的。甚至更小的剂量可能也是足够的,并且这一剂量正在杜克大学进行试验。没有足够的证据表明,所谓的大肿块,尤其是系统治疗后 PET 阴性,需要更高的剂量。对于化疗有效但 PET 阳性的患者,更高剂量的巩固放疗(40Gy)能提高局部控制[167]。

化疗后 PET 阳性的患者何去何从一直争议不断,尚未解决。如若选用单纯放疗,那么这一部分将会阐述放疗剂量。BNLI 研究发现,对于单纯放疗的小部分侵袭性淋巴瘤 30Gy 与 40~45Gy 之间没有差异, 但是具体细节未给出。然而,回顾上述Ⅱ期试验,作者认为 40Gy 是合适的选择。

照射野/治疗体积

局限 NHL 放疗的最佳治疗体积或射野大小也有争论,尚无相关的Ⅲ期研究数据支持。许多关于射野大小的结论是由失败模式外推而来。

DLBCL 综合治疗后失败多是播散性的,局部失败比例小[168]。单纯化疗后局部失败多见[168,169]。邻近原发病变的淋巴结区域失败少见。

常见的问题是接受化疗后完全缓解的 DLBCL 病例,其合适的治疗体积/射野大小。应该按照化疗前体积、化疗后体积,还是原发肿瘤加邻近淋巴结区域照射？外放边界应该是多少？Vancouver 的原则是包括淋巴结或有病变的结外区域再外放 5cm，但没有说明按照化疗前还是化疗后体积照射[164]。

根据失败模式，原发肿瘤加邻近淋巴结区域照射模式基本上已被废弃。因此，受累野照射似乎最恰当。受累野根据化疗前还是化疗后肿瘤体积很大程度上依赖于原发肿瘤位置以及周围正常组织的耐受性。例如，胃的 DLBCL，不管化疗反应如何都要进行全胃照射。单颈淋巴结受侵者，化疗后通常需要进行病变侧的全颈照射。对于颈部 DLBCL，不需要进行 Waldeyer 环"预防"照射。

扁桃体、舌根或鼻咽的 DLBCL 化疗后达 CR 者，需要对特定的原发部位进行恰当的三维适形放疗，也有可能是调强放疗（图 78.3）。通常不需照射全部 Waldeyer 环而只照射特定的原发部位。若诊断时无颈部受累，则不需要进行颈部预防。实际上，这种情况下避免颈部预防可以更好地保护腮腺。尽管放疗剂量并不高，但口干确实是一个现实问题。

相反，对于大纵隔病例，考虑到过多的肺毒性，通常在侧向上按照缩小的肿瘤体积或者正常的纵隔和肺门结构治疗，而不是原发肿瘤体积[170]。

一些作者报道了Ⅰ、Ⅱ期 FL 的失败模式和推荐的适宜射野大小[158,171]。有淋巴结受侵的病例，大多数研究表明全淋巴结照射（TLI）而不是 IFRT，可以改善 FFS[123,157,159,172]。但没有一项研究显示 OS 有改善，考虑到全淋巴结照射的并发症和费用，多数中心认为 TLI 是不合理的[170]。

最近 Vancouver 组织对比了累及野照射与 IFRT，前者定义为仅包括累及的淋巴结外加 5cm 边界，后者定义为累及的淋巴结及一个或更多个邻近的未受累淋巴结[109]。该回顾性研究共纳入 237 例 FL，但结果无明显差异。

尽管目前不常用，但ⅢA 期 FL 可采用单纯放射治疗[173]。此时可能需要 TLI。TLI 技术（即斗篷野、腹主动脉旁野、脾和盆腔野）见第 77 章。

还有两种特殊的照射技术可用于 NHL。数年前，全身照射（TBI）用于姑息治疗晚期 FL，但这一技术现在已被很多新的全身药物治疗所取代，不过目前它仍是高剂量化疗（HDC）联合造血干细胞移植治疗方案的一部分[174]。作为移植治疗方案的一部分时，TBI 剂量是 12~15Gy，1.2~2Gy/次，每天照射 1~2 次，根据各治疗中心的喜好来确定。一项随机研究对比了单次 10Gy 的 TBI（剂量率，0.125Gy/min）与 5 天 11 分次总量 14.85Gy 的 TBI（剂量率，0.25Gy/min），结果表明二者疗效相似，但分次治疗的静脉闭塞性疾病较少见[175]。两组在照射 8~9Gy 后均行肺挡。在非清髓性预处理方案中常用 2Gy 的全身照射。

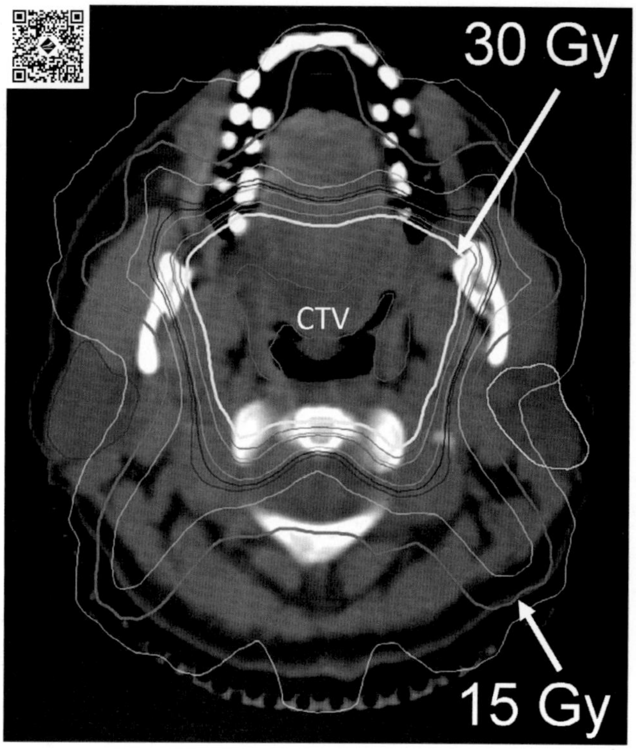

图 78.3 Waldeyer 环（舌及两侧扁桃体）的 MZL 患者 CT 扫描计划系统的轴位片。CTV 已标出，CTV 外放 1cm 至 PTV。15Gy（粉线）和 30Gy（黄线）等剂量曲线用白色箭头标出。注意保护腮腺。

对患者进行扩大源皮距照射，具体的方式与治疗室的结构有关。杜克大学的方法是让患者坐在架子上，膝部悬吊，从各个方向进行照射。与急性白血病的 TBI 不同，睾丸不再补量。双臂在胸前交叉以增加肺挡，照射总剂量为 13.5Gy 时，肺的通常受量为 8~10Gy，能降低放射性肺炎的风险。大多数中心，但不是全部，用不同的方式挡肺以使肺剂量降低到 8~10Gy。TBI 的其他毒性包括恶心、呕吐、腹泻和骨髓抑制。这个剂量也会引起大多数绝经前女性永久性的卵巢去势，男性失去生育能力以及带来长期的白内障发病风险[176,177]。相反，2Gy 的全身照射急性和晚期副反应均较少见。

与 HL 相比，在 NHL 中全腹照射（WAI）也较常用。和 HL 不同，NHL 中肠系膜淋巴结受累常见。如果Ⅱ期病变伴腹腔广泛受累者接受综合治疗，放射肿瘤学家可能会希望使用 WAI 或避开盆腔或肝的改良

WAI。杜克大学的照射技术是前后对穿野,野界从横膈到盆腔上缘或闭孔下缘,避开部分髂骨和股骨头。除非已知肝脏受侵,否则肝右叶可以保护。若剂量<18Gy,则不需要挡肾。若剂量更高,需要挡双肾或改变射野分布,这取决于病变的具体位置。如果只治疗肠系膜淋巴结,交叉侧野可能较恰当。大多患者可行三维治疗计划。CT 模拟或常规模拟机静脉增强很容易定位双肾。改良 WAI 也可用于肠系膜 FL 的单纯放疗。

姑息放疗

放疗是非常有效的姑息治疗手段,尤其是对多程化疗仍无反应的患者应考虑放疗[170]。通常短程小剂量放疗即相当有效。荷兰的一项试验描述了 109 例惰性淋巴瘤(主要是 FL)的 304 个治疗部位[178]。对有症状区域照射 4Gy,单次或分两次,总的反应率是 92%,CR 达 61%,PR 达 31%。法国的一项研究结果与此类似[179]。中位局部进展时间是 25 个月。这项研究中,前期化疗方案数不影响反应率。对有惰性病程的 FL 进行多年慎重的姑息放疗而不需全身治疗[122,143]。对有些重要部位的急症也可进行姑息治疗,如脊髓压迫,放疗是治疗选择。这时治疗目的是缓解压迫并尽可能延长局部无进展时间,30Gy (2Gy/d) 可使 90%~95%的病例达到治疗目的。

对于侵袭性更强的 NHL,如此低剂量的治疗反应难以预测。但实际上,2Gy×2 的放疗可以使反应率达 50%~80%,中位无进展时间为 1 年[180,181]。因此,30~40Gy 的剂量可以取得很好的姑息治疗作用。

化学治疗

因为 NHL 通常病变广泛,化疗是绝大多数 NHL 患者的主要治疗手段。与放疗一样,恶性淋巴瘤通常对化疗反应良好。可惜多数情况下良好的治疗反应率并不能转变为治愈率。在 WHO 分类中,所有 NHL 类型中只有 DLBCL 和部分 PTCL、ALCL 可见稳定的治愈可能性。更"惰性的"淋巴瘤如 FL 用常规化疗似乎无法治愈。少数晚期惰性淋巴瘤通过同种异体移植或许可以治愈。

许多药物可用于治疗恶性淋巴瘤,包括烷化剂如环磷酰胺、皮质类固醇、长春碱类、嘌呤类似物和蒽环类。通常联合用药以防发生耐药。DLBCL 最常用的联合方案是 CHOP(环磷酰胺、多柔比星、长春新碱、泼尼松)[182]。对于晚期 DLBCL,联合方案有 50%~60%的 CR 率,一半以上 CR 患者达到长期稳定,总治愈率为 30%~40%。加入抗 CD20 抗体利妥昔单抗后可以明显改善疗效,故 R-CHOP 迅速成为新的标准治疗[183,184]。

同样,在美国 R-CHOP 是应用最广泛的治疗 FL 的联合化疗方案,尽管Ⅲ期研究并未显示这一方案较其他更温和的治疗方案更优。在特定类型 NHL 的章节中将会进一步详细讨论。

干细胞移植/高剂量化疗

人们对高剂量化疗加干细胞挽救治疗恶性淋巴瘤一直有很大兴趣,其既可以用来治疗初始治疗后的复发病例,又可以治疗初诊时就有高危复发风险的病例。这是基于高剂量常规化疗能杀伤更多肿瘤细胞、增加治愈率的理念,但如此高剂量化疗如果不进行挽救,则对正常的造血系统是致命性的。因此,在高剂量化疗前从自体骨髓或更常用的动员外周血采集造血干细胞,然后再回输以重建骨髓功能[自体干细胞移植(ASCT)]。在某些特定类型的 NHL 中,骨髓侵犯以及对化疗的抵抗限制了高剂量化疗的应用。

另一种异基因移植用于有合适匹配供体时,从供体采集干细胞。此过程中,输注的供体干细胞还会对肿瘤发动免疫攻击。在异基因移植之前,先用足量清除骨髓程度的化疗不仅可以达到抗肿瘤的目的,而且使患者调节到适合输注供体细胞的状态,或者先采用非清髓性的相对减弱的化疗以使受体能够接受供体干细胞。后者主要的抗肿瘤效应考虑来自输注的供体干细胞。与清髓性异基因移植相比(40%~50%),非清髓性异基因移植的治疗相关死亡率更低 (10%~20%)[186,187]。TBI 通常是骨髓移植预处理的一部分,放疗剂量波动范围大,报道从 2~13.5Gy(见"治疗原则:放射治疗")。

在许多 NHL 亚型中都进行了干细胞移植(ASCT)的研究,但主要还是用于 DLBCL,Ⅰ、Ⅱ、Ⅲ期研究报道都很多。美国血液与骨髓移植专家委员会回顾了已发表的所有试验及相关的建议[188]。

总之,ASCT 可用于以下三种情况:①常规化疗后复发者;②常规化疗无效者(也称为原发难治性疾病);③初次化疗反应好但有高复发风险者。ASCT 是通过初始 CHOP 或 R-CHOP 化疗后复发的 DLBCL 患者最广泛接受的治疗方案。在 Parma 研究组的Ⅲ期研究中,初始 CHOP 方案化疗后复发并对 DHAP(地塞米松、顺铂、阿糖胞苷)挽救治疗有反应的 DL-

复发风险,即使已行长程化疗(8周期CHOP化疗)[227]。巩固放疗与单纯观察组的6年DFS分别为73%和56%(P=0.05)(图78.5)。

法国成人淋巴瘤研究组GELA-93-4研究入组了年龄大于60岁的早期无危险因素的老年患者[226]。局部失败率低于放疗(18%对7%)[226]。然而,4周期化疗后巩固放疗未能提高PFS和OS。因此,年老患者尤其是那些有预后较好因素或内科并发症的患者,从巩固放疗中获益较少。

GELA-93-1试验证明高强度的化疗方案优于CHOP方案加放疗,但会增加毒性[230]。然而,质量控制是一大问题。虽然高强度化疗优势明显,但由于期毒性较大,临床上多不采用。

最后,国际结外淋巴研究组(IELSG)入组了一小部分胃的DLBCL患者以比较CHOP和CHOP+RT。综合治疗提高了PFS[228]。这两项试验使早期DLBCL综合治疗被广泛接受。同时,CMT的优势也在SEER数据库中得以证实[232]。

这些试验是未应用利妥昔单抗的结果。最近的一项大型回顾性分析证实RT+R-CHOP方案的优势[165],但是,没有Ⅲ期试验来对比R-CHOP加或不加RT对Ⅰ期或Ⅱ期DLBCL的治疗效果。同样,在随机试验中

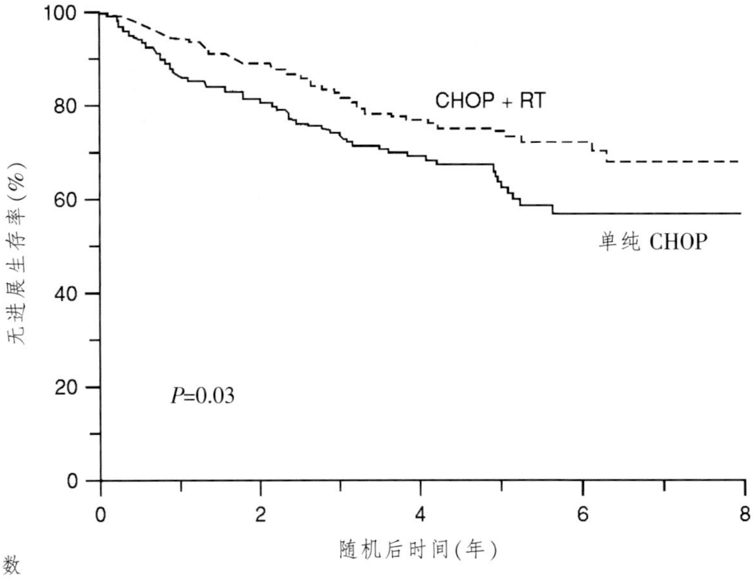

风险患者例数					
单纯CHOP组	201	172	111	55	14
CHOP+放疗组	200	178	119	70	17

图78.4 SWOG研究中短CHOP化疗(3周期)加放疗与长程CHOP化疗组的无进展生存期。(From Miller TP, Dahlberg S, Cassady JR, et al. Chemotherapy alone compared with chemotherapy plus radiotherapy for localized intermediate and high-grade non-Hodgkin lymphoma. *N Engl J Med* 1998;339:21–26, with permission; copyright Massachusetts Medical Society.)

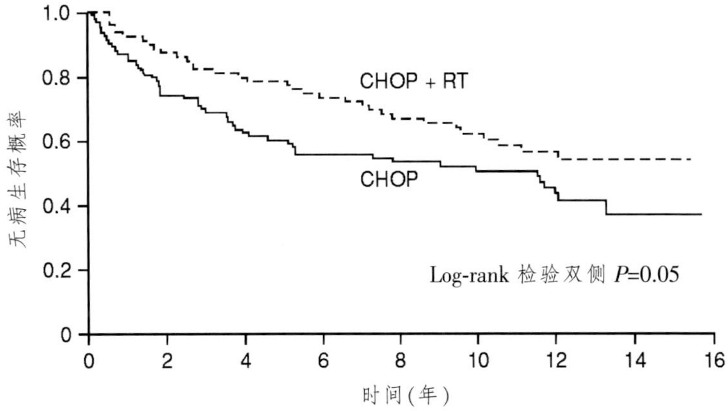

组别	0~2	2~4	4~6	6~8	8~10	10~12	12~14	14~16
观察组	24/93	11/69	6/58	2/50	2/45	4/36	2/22	0/8
巩固放疗组	10/79	6/69	5/62	5/57	3/49	3/36	1/23	0/10

时间间隔 (# 事件 /# 风险)

图78.5 ECOG研究中完全缓解患者的无疾病时间。实线为观察组,虚线为巩固放疗组。(From Horning SJ, Weller E, Kim K, et al. Chemotherapy with or without radiotherapy in limited-stage diffuse aggressive non-Hodgkin lymphoma: eastern cooperative oncology group study 1484. *J Clin Oncol* 2004;22:3032–3038, with permission.)

没有应用功能影像以及如何运用疗间与疗后的 PET 变化来指导治疗方案的制订。

虽然随机试验中放疗剂量各异，但对化疗后 CR 的患者而言，30Gy 是足够的[163,227]。疾病原发部位应当被照射，如未全部累及，应取决于具体的临床情况。一般来说，限制治疗后体积的照射是合适的，在某些情况下正常组织会受到较多的照射，如纵隔或腹部 DLBCL。对于这些部位，减小放疗射能够使肺和肾脏减少受量，但是边缘不够也很危险。

Ⅲ~Ⅳ期弥漫性大B细胞淋巴瘤

很明显，播散性 DLBCL 的主要治疗是全身化疗。放疗被认为作用很小[223]。然而，或许应该重新考虑放疗作用，因为部分研究证明放疗确实有获益[225,236]。标准的化疗方案是 20 世纪 70 年代末期提出的 CHOP 方案[237]。报道 CR 为 60%~70%，其中大多数(约 60%)疗效持久，长期治愈率为 35%~40%[182,238]。

尽管疗效优于过去，但这些还远非最优结果。在其后几十年间，众多努力试图通过新的联合方案进一步改善 CHOP 的疗效，但一些有希望的Ⅱ期临床研究结果均未能在随后的Ⅲ期研究中得到印证。最著名的是协作组/SWOG 研究，比较了 CHOP、M-BACOD、Pro-MACE-CYTABOM(泼尼松、甲氨蝶呤、多柔比星、环磷酰胺、依托泊苷、阿糖胞苷、博来霉素和长春新碱)和 MACOP-B(CHOP 加甲氨蝶呤和博来霉素)的疗效差别[182]。这项研究分析了大约 900 例患者，3 年生存率为 50%，3 年 FFS 为 41%，4 种方案的疗效无明显差异。毒性最低的 CHOP 方案成为标准治疗。

最近发表了一篇关于“侵袭性”NHL 化疗的综述，回顾了 111 篇文章，包括 35 项随机研究，总共约 22 000 例患者。结论认为对于晚期非选择的病例，CHOP 可治愈约 1/3 的病例[239]。

随着利妥昔单抗的引入，DLBCL 的疗效得到了重大改善。几项Ⅲ期研究证明了标准 CHOP 中加入利妥昔单抗的意义。GELA 研究比较了 399 例年龄>60 岁的患者接受单纯 CHOP 或利妥昔单抗加 CHOP 的疗效[183]。FFS 从 30%提高到了 54%，5 年 OS 从 45%提高到了 58%。

同样，一项欧洲协作研究对 824 例 18~60 岁的Ⅱ~Ⅳ期 DLBCL 患者进行了 R-CHOP 和 CHOP 的比较[184]。R-CHOP 组 3 年 FFS 是 79%，而 CHOP 组为 59%。3 年 OS 分别为 93% 和 84%。与 GELA 研究不同的是，这项研究中大肿块或结外病变患者接受了放疗。这些研究使得 R-CHOP 迅速成为各期 DLBCL 的标准初治方案。

如前所述，对于首程缓解后预后差的病例，曾引入 HDC 和 ASCT 以试图改善 CHOP 的疗效。由于结果多样，关于这种方案的价值尚无统一意见[240]。对于 R-CHOP 治疗后首程缓解的 DLBCL 病例，HDC/ASCT 的价值目前没有研究。

关于晚期 DLBCL 巩固放疗联合化疗的研究相对较少。放疗的一个理论依据是晚期淋巴瘤倾向于原发部位复发，尤其是初诊时大肿块的部位[241-243]。这一观察存在一定的争议[233]。然而，考虑到综合治疗在局限期病变中的疗效，其在晚期病变中价值的探索似乎是值得的。

有几项关于放疗应用的报道。Aviles 等[236,244]进行了一项Ⅲ期研究，对于治疗前有大肿块的 DLBCL 患者接受 CHOP 后达 CR 者，随机分为原发大肿块部位放疗组（40~50Gy）或观察组。综合治疗组的 FFS 为 72%，而单纯化疗组为 35%。相应的 OS 率分别为 81% 和 55%，差异均有显著性意义。

MD 安德森癌症中心的一项回顾性研究比较了Ⅲ/Ⅳ期 DLBCL 病例接受单纯化疗或综合治疗的疗效[234]。放疗明显改善了局部控制率(89%对 52%)和无进展生存率(5 年为 85%对 51%)，但 OS 无明显改善(87%对 81%)。

Milan 在一项类似的研究中分析了 94 例伴大肿块(肿块≥6cm)的Ⅲ/Ⅳ期 DLBCL[245]。40 例接受了巩固性放疗，而 54 例没有放疗。放疗剂量为 30~46Gy。放疗组 OS 和 FFS 均有改善。因此，有必要进行Ⅲ期研究以进一步证实这些报道[234]。

Ⅰ/Ⅱ期滤泡淋巴瘤

历史上Ⅰ/Ⅱ期 FL 的治疗是单纯放疗。代表性的研究结果列于表 78.8[123,155,159,171,172,221,246-249]。其中最大的研究来自玛格丽特公主医院[155]、英国国立淋巴瘤研究组[221]和斯坦福大学[172]。这些报道时间跨度大，病例分期方式不同，放疗剂量和射野也有差异。尽管都归为 FL，但大多数还包括了旧的病理分类中归为低级别淋巴瘤的其他组织学类型。

尽管存在病例的异质性以及缺乏数据报道的一致性，但可以得到以下确定的结论：

1. 5 年和 10 年生存率高达 75%~90%，尤其是量化疾病特异性生存率时，因淋巴瘤所致的早期死亡很少见。

表 78.8 选择性Ⅱ期研究中Ⅰ/Ⅱ期滤泡性淋巴瘤的放射治疗

研究	时间	患者例数	分期	放疗剂量(Gy)	CR 率	FFS(%)	生存率(%)(年)
Bush 和 Gospodarowicz[155]	1982	130	Ⅰ/ⅡA	25~50	—	53	72(10)
Chen 等[171]	1979	25	Ⅰ/ⅡA	35~40	—	83	100(5)
Kamath 等[159]	1999	72	Ⅰ/Ⅱ	30~50	—	59	46(10)
Krol 等[246]	1998	56	Ⅰ	—	87	75	73(5)
Macmanus 和 Hoppe.[172]	1996	177	Ⅰ/Ⅱ	35~50	—	43	65(10)
McLaughlin 等[247]	1986	50	Ⅰ/Ⅱ	30~40	—	35	72(5)
Pendlebury 等[248]	1995	40	Ⅰ	30~54	—	43	82(10)
		18	Ⅱ		—	42	76(10)
Reddy 等[249]	1989	14	Ⅰ	—	—	82	90(10)
		24	Ⅱ	—	—	46	54(10)
Vaughan Hudson 等[221]	1994	208	Ⅰ	约 35	98	49	71(64)
Wilder 等[123]	2001	33	Ⅰ	25~50		66	87(15)

2. FFS 低，报道差异大，为 40%~80%。多数报道Ⅰ期 FFS 高于Ⅱ期。多数报道也提示 10 年后少有复发。

3. 放疗剂量差异大。大多数情况下(≥30Gy)局部控制率大于 90%，高于 30Gy 的剂量并不能进一步提高局部控制率。最近一项随机研究证实 24Gy 的放疗剂量对低级别淋巴瘤是足够的[163]。

4. 放射野大小差异也很大，没有证据表明扩大放射野可以改善生存。预防性未受侵淋巴结照射不能减少总体复发率[109]。

5. 虽然中位生存较长，但淋巴瘤复发仍是主要死亡原因[250]。

有几项试图通过综合治疗来改善疗效的研究。20 世纪 80 年代早期发表的两项Ⅲ期试验表明，综合治疗较单纯放射治疗改善了 DLBCL 的疗效，而对于 FL 则没有获益[223,224]。但由于研究样本非常小，很难检测出有意义的差别。另外两项Ⅲ期试验结果于 20 世纪 90 年代发表[251,252]。纪念斯隆-凯瑟琳癌症中心的研究也只是纳入了非常有限的 FL 病例数。英国国立淋巴瘤研究组是到目前为止病例数最大的研究，化疗采用的是单药苯丁酸氮芥；结果都是阴性的。

对Ⅰ/Ⅱ期疾病综合治疗热情的缺乏毫无疑问地反映出对晚期疾病的普遍态度，到目前为止，联合化疗尚未表现出治愈可能[119,253,254]。如同 DLBCL 一样，所有研究都是在使用利妥昔单抗改善 FL 疗效之前，另外也是在 FLIPI 引入治疗之前，所以特定的预后因素组是否将从综合治疗中获益尚不明。

Ⅰ/Ⅱ期病例单纯放射治疗的主要失败模式是远处复发。任何形式的局部失败，单独或合并远处失败，发生率<10%。淋巴结侵犯是不常见的失败模式，约见于 20%的病例。

常见的问题是局限期 FL 对放疗反应良好且长期无病生存者是否真正治愈。尽管 10 年后的 OS 和 FFS 曲线似乎变平，这些患者分子异常的持续存在引起了人们的关注。一项研究报道了长期缓解的 FL 中有 1/3 的病例循环血液中存在 t(14;18)阳性细胞[255]。另外，此类细胞也见于 23%的健康人[256]。因此，分子治愈的问题仍未解决。而且，斯坦福大学的一项研究发现，对于早期疾病采用“观察”的策略也能得到相似的疗效[257]。但是，大多数意见还是支持对早期 FL 行受累野照射。然而，FL 是惰性疾病的理念导致了对于局限疾病放疗应用较少。最近研究表明，无论国家性还是国际性推荐如何，只有大约 30%的早期 FL 接受了放疗[258,259]。SEER 数据提示如果不行放射治疗，长期生存率将降低[259]。

Ⅲ/Ⅳ期滤泡淋巴瘤

晚期 FL 的治疗是一个特殊的挑战。其自然病程长[120,253,254,260]。治疗或不治疗的中位生存期均长达 6~11 年。FL 对很多化疗药物很敏感，包括烷化剂、蒽环类、嘌呤类似物、长春碱类、皮质类固醇和单克隆抗体。回顾各种治疗方案后的生存曲线，证实仍有持续的复发和死亡，没有证据表明存在与治愈相关的平坦生存曲线。也没有明确的证据表明某单药或联合用案的优越性。研究的药物从单药苯丁酸氮芥或环磷酰胺到强的化疗方案，例如 ProMACE/MOPP(泼尼松、甲氨蝶呤、多柔比星、环磷酰胺、依托泊苷、氮芥、长春新碱、丙卡巴肼)。CHOP 方案也在 FL 中得到广泛研究,尽管优于 DLBCL 的其他温和方案,CHOP 对 FL 没有明确获益。一项综述回顾了治疗 FL 的多项 SWOG 研究,均为包含多柔比星的联合方案,表明包含多柔比星的方案并不优于其他温和的联合方案[261]。

相应的,也有一些关于延迟治疗的研究。肿瘤负荷小的病例,密切随诊,其 10 年 OS 达 73%[120]。有趣的是,25%的病例可有疾病的自发消退。治疗前后向高度恶性淋巴瘤的组织学转化的概率与初诊时的病例相似。这项研究是非随机的,但是 GELF 的一项随机研究也观察到了相似的结果[262]。

FL 对化疗敏感,但没有证据表明常规化疗能改变其自然病程,这激发了人们寻找新的药物和治疗手段的热情。一些方法如下。

免疫治疗: 复发的 FL 病例接受利妥昔单抗单药治疗的有效率达 50%。作为一线治疗, 有效率约为 70%。而且,利妥昔单抗还经常与化疗联用。目前已进行了多项利妥昔单抗与各种化疗方案联合的Ⅲ期研究[208,211,263-267]。结果均表明加入利妥昔单抗后疗效改善。但与何种化疗方案联合最佳尚不明确。在美国,最常用的是 R-CHOP[185]。

最近的研究热点是免疫治疗的维持治疗。应用多种诱导方案的多项Ⅲ期试验证实,使用利妥昔单抗维持治疗提高了 PFS[268-270],荟萃分析证实 OS 获益[268]。然而,迄今最大的试验并未表现出 OS 获益,该试验使用 R-CHOP 作为诱导方案, 原因可能在于诱导化疗的高度有效性,复发时应用利妥昔单抗,以及随访时间不足[270]。最佳方案以及利妥昔单抗维持时间尚未正式研究。主要的风险是感染。

放射免疫治疗:在 FL 中也有广泛研究,既用于复发疾病也用于首程治疗。应用最广的两种药物是 ^{90}Y-替伊莫单抗(Zevalin)和 ^{131}I-托西莫单抗(Bexxar),前者是纯 β 辐射源,后者是 γ 和 β 辐射源。在复发的 FL 患者治疗中,两种药物活性相当,有效率为 60%~80%[271-273]。初治病例应用 ^{131}I-托西莫单抗的有效率达 95%(75% CR),其中一半的病例 4 年后仍为 CR[215]。由于放射标记的抗体的主要毒性为骨髓抑制,因此应谨慎用于联合化疗。

近来一项 SWOG 的Ⅱ期试验研究了 CHOP 加 ^{131}I-托西莫单抗的疗效,5 年 FFS 为 67%,OS 达 87%[213]。一项Ⅲ期临床试验将经过诱导化疗达 CR 或 PR 的Ⅲ期或Ⅳ期的 FL 分为观察组和 ^{90}Y-替伊莫单抗巩固治疗组[216]。PFS 从 13.3 个月提高到 36.5 个月($P<0.0001$)且毒性可接受。由于对照组没有应用利妥昔单抗,所以这一方案并没有被广泛接受。最近 SWOG 对比了 R-CHOP 与 CHOP+^{131}I-托西莫单抗。但最终结果尚未报道。目前为止,尚未见到关于放射免疫联合外照射的报道。

干扰素: 许多试验研究了作为诱导治疗的一部分或者化疗后维持治疗的疗效。近来一项荟萃分析得出结论:α 干扰素与相对较强的初始化疗合用时, 能够延长缓解期和生存期[274]。但是,其毒性限制了它的广泛应用,而且,这些研究都是在应用利妥昔单抗时代之前。

干细胞移植:多项研究验证了自体移植和异基因移植在 FL 中的价值,包括复发 FL 和初次诱导化疗缓解后的 FL[275-282]。尽管许多Ⅱ期研究看起来有前景,但大多数应用异基因移植的Ⅲ期研究并没有显示出 OS 获益,尽管提高了 PFS。

由于治疗相关死亡率高达 30%~40%, 异基因移植,尤其是足量清髓性异基因移植,应用明显减少。最近的研究应用 RIC 方案,其死亡率降低,但仍有较高的非复发死亡率[276,278,282]。异基因移植的治愈潜能是明显的,虽然存在很多问题,包括最佳的清髓方案、合适的供体来源、移植物抗宿主病预防以及供者淋巴细胞输注等移植后的干预。

放射治疗在晚期滤泡淋巴瘤中的作用

放疗对局限期 FL 的治愈可能性以及在早期 HL 应用中获得的经验使得人们开展了Ⅲ期 FL 全身淋巴结照射(TLI)的研究,主要是由斯坦福大学研究组发起的[173]。66 例Ⅲ期 FL 接受了 TLI(61 例)或 TBI(5 例),15 年 FFS 为 35%,CSS 为 58%,OS 为 35%,表明存在非淋巴瘤相关的死亡。一项纳入 8 例病例的小型研究分析了肿瘤负荷相对较小的,即所谓“局限Ⅲ期”FL 患者的疗效,局限Ⅲ期定义为少于 5 个病变部位受侵且没有>10cm 的大肿块,15 年 FFS 为 88%,CSS 为 100%。放疗剂量为 40~48Gy,明显高于目前认为的最佳剂量。10 年后复发少见。佛罗里达大学、威斯康星医学院和 MD 安德森癌症中心也有相似报道[283-285]。

放疗也被作为晚期 FL 化疗后的巩固治疗。Aviles 等[286]的一项Ⅲ期研究将 118 例Ⅲ/Ⅳ期初治 FL 随机分为接受单纯 CVP 化疗或 CVP 化疗加原发受累部位照射组,放疗剂量为 35~45Gy。单纯化疗组的 7 年 FFS 为 33%,而综合治疗组为 66%。7 年 OS 也近乎翻倍,从40%提高到80%。FFS的改善非常显著,而总生存的改善有临界统计意义(P=0.06)。目前没有其他研究试图重复这些结果。

3级滤泡淋巴瘤

3级FL指的是每高倍视野内有大于15个中央母细胞的病例。在最新的WHO分类中,活检病理中以大母细胞为主或全部是大母细胞的弥漫性FL患者也患有DLBCL[35]。3级FL是FL的不常见类型,约占所有FL的15%[287-290]。由于这种淋巴瘤较少见,并且回顾性研究中所报道的病例数相对较少,故其生物学行为存在争议。

初步报道提示预后不佳:斯坦福大学报道的中位生存期>10年,但是10年时只有22%的病例为无病生存[289]。基于蒽环类的化疗方案的出现似乎改善了预后,可能会出现FFS曲线治愈平台。内布拉斯加大学研究组报道Ⅰ/Ⅱ期和Ⅲ/Ⅳ期病变的3年生存率分别为76%和61%,但是FFS分别只有61%和34%,与其他FL的报道结果相差不大[287]。另外,MD安德森癌症中心分析了100例Ⅰ/Ⅳ期FL患者的治疗结果,报道5年生存率为72%,FFS为67%,且"Ⅰ/Ⅲ期患者的FFS曲线可能存在平台"[290]。这两项研究中的患者均接受了含蒽环类药物的联合化疗,早期患者还接受了不同剂量的IFRT。上述以及其他相关的研究得出了一致的意见:3级FL应接受与DLBCL相似的化疗方案[288,291]。一般来说,其预后好于DLBCL,但中位生存时间短于FL。

缺乏关于放疗剂量-反应的数据,因为实际上所有患者均接受了化疗,而与早期DLBCL治疗相似,我们对早期FL给予30~35Gy的累及野巩固放疗。

边缘带淋巴瘤

结外MZL或MALT淋巴瘤是最常见的亚型,最常见的部位是胃。胃MALT淋巴瘤的治疗见"原发结外淋巴瘤"一节。其他常见的结外侵犯范围包括皮肤、腮腺及眼眶(发病率依次下降)[128]。胃肠道外MALT淋巴瘤生物行为相似,但与幽门螺杆菌无关。MZL对放疗敏感,约30Gy的剂量即可达到90%以上的长期控制。在一项包含所有部位MALT的大型研究中,总的局部控制率为97%,OS为96%,而5年FFS为76%[132,161]。MALT淋巴瘤复发时,其临床病程也较长。

MALT淋巴瘤偶可有孤立器官的双侧受累(例如腮腺或结膜),这称为淋巴细胞的归巢现象,其机制尚未完全了解。对于这类病例行双侧受累部位的局部放疗可取得长期的FFS[292]。

大部分MALT淋巴瘤对化疗敏感。有研究报道单药苯丁酸氮芥可达75%的CR率[293]。但SWOG的一项大型分析提示,其FFS和OS与FL相似,生存曲线也无平台期[294],因此,化疗作为姑息手段用于有症状的广泛期病例。MALT淋巴瘤对利妥昔单抗也反应较好,但是单用或者联合化疗均不能治愈[74]。与广泛期FL相似,无症状的广泛期MALT可随诊观察,因为其行为为惰性。有症状的全身性淋巴瘤由于局部的肿块可能会接受中等剂量的放疗,这种治疗方式经常比单纯化疗有优势。

淋巴结和脾MZL在"临床-组织病理相关性"一节中已经讨论过,二者均多为广泛期病例,临床处理与晚期FL相似。

外周T细胞淋巴瘤

淋巴结型PTCL,若不另行规定,其临床特征和表现与DLBCL相似[36,56,113,138,295-298]。总的来说,预后差。PTCL多见全身受累,IPI评分更高,约一半的病例有B症状。总体治疗效果较差。国际T细胞淋巴瘤研究组报道10年生存率在20%左右[136]。含蒽环类抗生素的化疗方案未见明显优势,目前没有标准的治疗模式。在美国,CHOP方案是最常用的方案。因为是T细胞淋巴瘤,所以利妥昔单抗无法应用。局限期PTCL患者应接受化疗(方案及时间不详)和IFRT,其放疗剂量和射野大小与治疗DLBCL相仿。BNLI试验中也包含了PTCL患者,但只有5%是侵袭性的[163]。考虑到这些不确定性以及与DLBCL相比PTCL对化疗不敏感,所以推荐总量40Gy,2Gy/次的放疗。目前尚没用关于放疗对晚期PTCL作用的研究。对于DLBCL,这一模式仍需继续探索。

与大多数PTCL相反,ALCL预后要好很多,是淋巴瘤中预后最好的一种,也是表面上看似"侵袭性"的组织学类型中预后最好的。ALK基因可辨别不同的预后组。ALK阳性病例CHOP治疗后预后好,10年OS约为70%[299,300]。ALK阴性病例预后非常差,CHOP化疗后的OS为14%~40%。原发皮肤的ALCL见于"原发结外淋巴瘤"一节。

小淋巴细胞淋巴瘤

小淋巴细胞淋巴瘤很少见,在组织病理学及表型上与CLL一致,因此在WHO分类中SLL与CLL归为一类。小淋巴细胞淋巴瘤常全身发病。SLL 与 CLL 的区别在于前者血液中缺乏白血病细胞(外周血单克隆淋巴细胞<5×10⁹/L)。除了局限病变外,SLL 与 CLL 治疗相同。嘌呤类似物是最有效的药物[301,302],也对烷化剂(如苯丁酸氮芥)或联合化疗如(CHOP)敏感。利妥昔单抗也有重要作用。与 FL 和 MZL 一样,联合化疗与单药化疗相比,既没有生存曲线变平坦的表现也没有明确的生存获益[303,304]。

对于少见的局限期病例(例如Ⅰ、Ⅱ期局限于淋巴结),采用与 FL 相似的剂量和射野放疗,即受累野 3 周约 30Gy 的放疗可能获得长期 FFS。因此,放疗推荐用于局限期病变[152]。

套细胞淋巴瘤

MCL 的治疗结果并不令人满意,这种近年来命名的疾病是淋巴瘤中预后最差的一种。描述 MCL 生存模式的另一种方法是其治疗反应和 FFS 与 FL 相似(即 FFS 曲线无平台期,故提示无治愈可能),但是 OS 与 DLBCL 相似(即明显短于 FL)[305-308]。

许多回顾性分析和前瞻性Ⅱ期以及局限期Ⅲ期研究探讨了多种化疗方案对 MCL 的疗效[153,303,308]。常选用与 CHOP 类似的化疗方案,通常包括利妥昔单抗(其在 MCL 治疗中的确有作用)、含嘌呤类似物方案[例如 R-FCM(氟达拉滨、环磷酰胺、米托蒽醌)]或更强的治疗方案如 Hyper-CVAD(环磷酰胺、长春新碱、阿霉素、阿糖胞苷和地塞米松)。反应率高(80%~90%),但复发多见。FFS 曲线无平台。没有证据表明哪种方案更优,尽管加入利妥昔单抗似乎更有益[309]。

HDC 和 SCT 在 MCL 治疗中的作用也有研究,包括自体移植或异体移植,用于首程缓解或复发的治疗[153,310,311]。一项Ⅲ期研究表明,对于首程缓解的病例行干细胞移植确实改善了 FFS,但总生存没有获益[312]。因此,SCT 的作用仍有待进一步证实。HDC 和 SCT 能明显提高生存可能与较好的支持治疗、患者选择及预后因素较差导致的治疗失败[307,313]。NCCN 指南对 MCL 并没有规定标准治疗[314],推荐参与临床研究。

局限期 MCL(Ⅰ、Ⅱ期)很少见。然而,英国哥伦比亚报道了一项小病例研究结果[315]。17 例患者接受放疗(30~35Gy) 加或不加化疗,5 年 FFS 为 68%,OS 为 71%。辅助化疗似乎并不影响治疗结果。因此,对于少见的局限期 MCL,放疗似乎发挥着重要作用。放疗也是晚期病例有效的姑息治疗手段[316]。临床上这些病例对放疗敏感,低剂量放疗(<20Gy)可能就足够[316]。

最后,可能存在一组预后较好因素的 MCL 患者,单纯观察是合适的选择。纽约医院的一项小样本研究中,疾病进展后,化疗前的单纯观察病例并没有使生存率降低[307]。

原发结外淋巴瘤

到目前为止我们主要是从组织病理学分类的角度讨论 NHL。然而,NHL 也可根据其起源部位进行临床分类,分为结内或结外病变;后者还可进一步根据发生部位进行分类。结外淋巴瘤(ENL)的发病率以及与不同结外部位淋巴瘤相关的特定临床特征使得有必要进行 ENL 的讨论。

本节有必要再次强调这一基本原则：局限期病变,不管结内还是结外,都有相同的预后(图 78.5)。对某一特定组织学类型的淋巴瘤,原发结内或结外的处理原则相同。

结外病变占所有 NHL 的 35%~40%,占Ⅰ、Ⅱ期 NHL 的 50%[71,72,317]。最常见受累部位为胃肠道,占所有 ENL 的 25%~35%，头颈部受累占 20%~30%(包括 Waldeyer 环和其他脑以外的头颈部区域)，其余发生在皮肤和其他各部位。PCNSL 约占所有 ENL 的 10%,将进行单独讨论。

组织病理学上,ENL 按照结内淋巴瘤相同的方式进行分类。结外受侵部位会给组织病理学诊断带来一定的困难。在这种情况下,免疫表型以及细胞形态学可能很有帮助。然而,通过细针穿刺或类似大小的活检样本来确定 ENL 的诊断是不明智的。准确的组织病理学分类对选择适当的治疗很重要,而这往往需要至少一整块组织[38]。

胃肠道淋巴瘤

胃是最常见的受累部位(占所有胃肠道淋巴瘤的 50%~80%)[72,318-320],其余发生在小肠、大肠,主要是回肠,其次是结直肠,但是淋巴瘤可发生于胃肠道的任何部位。组织病理学上,90%~95% 的胃淋巴瘤是 MALT 或 DLBCL,二者发病率相近[320-322]。

胃淋巴瘤通常有腹痛症状(约 80%)[320],其他常见的不适有食欲下降(约 50%)、体重减轻(25%)和出血(20%)。B 症状不常见(占 10%),其中只有发热和盗汗有意义,因为体重减轻是胃部直接影响的结果。以穿孔为首发症状者少见,发生率<2%。很多胃 MZL 是在内镜检查时偶然间发现的。

尽管过去剖腹探查应用较多,但胃淋巴瘤通常是内镜下确诊[323]。传统上外科手术是治疗的基础,术后辅以辅助放疗或化疗。例如,1967—1996年,玛格丽特公主医院采用这种手段治疗149例病例,FFS率为81%,CSS为88%[324]。Bozzetti等[325]和Thirlby等[326]回顾分析了大量外科手术治疗该病的研究,Ⅰ期病例的OS为60%~100%,Ⅱ期病例为40%~80%。

然而,自20世纪80年代开始,一些作者开始质疑手术在这种对放化疗相当敏感的疾病中的必要性。随后,许多报道表明通过放化疗可取得与手术治疗相当的疗效[320,327-330]。德国胃肠道多中心研究组的一项大规模的有关胃淋巴瘤的报道具有代表性[330,331]。他们研究了398例Ⅰ、Ⅱ期胃原发淋巴瘤,MALT和DLBCL约各占一半。335例接受非手术的保守治疗,63例行胃次全切除术,结果疗效相当,5年生存率为80%。

胃弥漫性大B细胞淋巴瘤

既往没有结合全身化疗的局限期胃DLBCL的OS为25%~50%,与DLBCL总的疗效相似。全身化疗的应用明显改善了疗效。多中心报道的局限期胃DLBCL通过化疗加或不加放疗的5年OS为70%~80%[320,332-334]。尽管部分作者提出单纯化疗足够[332,334],但多数研究仍使用了综合治疗。

IELSG多中心随机试验正式评估了放疗在高级别胃NHL(主要是DLBCL)中的作用[228]。4周期CHOP类化疗后达CR的患者随机分为巩固放疗组(最少30Gy)或2周期化疗组。4周期化疗后PR的患者继续行2周期化疗,如果CR则随机分为放疗组或观察组。由于入组缓慢,本研究原本计划入组125例患者,在入组了55例患者后关闭。单纯化疗组有4例复发(3例局部失败,1例远处失败),而巩固放疗组没有复发患者,加或不加放疗的DFS分别为100%和82%(P=0.04)。

尽管多数研究使用CHOP方案,但应以R-CHOP方案为佳。化疗引起的胃穿孔发生率很低,为1%~2%。化疗周期数无明确规定;多用3~6周期,具体的周期数取决于病变反应速度、病变初始大小和研究者的个人经验,这是对Ⅰ、Ⅱ期病变而言[164,168]。化疗反应应用适当的影像学方法评估,化疗前阳性的检查结果应复查。重复内镜检查和活检对评价疗后CR尤其重要。

胃DLBCL的放疗剂量和射野大小没有明确规定。据报道手术切除后25Gy的放疗效果即非常理想[335]。未手术切除的病例,报道的放疗剂量差异较大,为30~50Gy,与原发淋巴结的DLBCL相似。设野也有较大差异,从全腹照射到受累野照射。射野大小或剂量与疗效间没有明显相关性。几乎所有报道的局部控制率均很高,约90%。Ⅰ、Ⅱ期的FFS和OS均达70%~80%[292,321,324,329,330,333,336]。

放疗野应包括全胃、邻近的腹腔干淋巴结以及任何其他受累区域,外加适当的边界。模拟定位和治疗前患者应禁食几小时。应该评价呼吸动度并且应用荧光显像或4DCT控制。典型的射野分布是前后平行对穿野,也可能需要更加复杂的射野设计,这取决于肾脏与靶区的相对位置。与淋巴结病变相似(见"治疗原则"),化疗后由内镜活检确定为CR的病例,30Gy的剂量似乎是合理的。如果化疗后活检持续阳性,应该考虑其他方案的全身治疗或高剂量放疗(如40Gy)。

胃淋巴瘤、黏膜相关淋巴组织型

MALT淋巴瘤是Isaacson和Wright[50]首次描述的一种独特的临床病理类型,最常见于胃。胃MALT独有的特征是与幽门螺旋杆菌感染有关,这最早由Isaacson等[23,337]报道。高达92%的MALT病例伴幽门螺旋杆菌感染[23]。

因此,幽门螺旋杆菌感染阳性的患者一线治疗是选择合适的抗生素治疗。常推荐的联合用药是奥美拉唑、甲硝唑和克拉霉素[338]。很多研究确认了抗生素对于胃MALT的疗效。完全缓解率为75%。大约2/3的患者5年时仍保持缓解状态[339-341],5年FFS为50%。5年OS高达90%,大部分病例最终死于其他淋巴瘤[341]。有报道幽门螺旋杆菌阴性的病例对抗生素治疗也有效[342]。

许多因素与抗生素治疗耐药相关,包括侵犯胃壁[343,344]以及t(11;18)易位[345]。另外,一些CR的病例在聚合酶链反应分析中有持续的B细胞单克隆性,预示有高复发风险[341]。

尽管没有直接对比,但以上结果似乎低于放疗疗效,30Gy剂量的放疗CR率即超过95%,复发率<10%[132]。但是,由于抗生素治疗方法简单且MALT淋巴瘤生长缓慢,国内及国际指南仍把抗生素治疗加密切随诊作为首选治疗[24,314]。放疗用于抗生素治疗失败的病例。放疗技术与治疗胃DLBCL相同,25~30Gy的剂量足够。有趣的是,尽管存在长时间的临床缓解,但是PCR仍可以探测到放疗后多数患者的原始克隆[346]。

辅助化疗对于局限期胃MALT没有明显作用。利妥昔单抗已用于不适合放疗的病例,尽管有效但都是短期结果[347]。对于晚期病例,化疗不能治愈,如果没有症状可以单纯观察。总之,晚期 MALT 的治疗模式与晚期 FL 类似。

肠道淋巴瘤

小肠淋巴瘤可能占所有胃肠道淋巴瘤的 20%~50%[318,320,336,348]。大多数为 B 细胞淋巴瘤,以 DLBCL 为主[318,349,350]。肠道的 DLBCL 最早见于西方国家,与胃的 DLBCL 相似。临床表现主要是腹痛、食欲缺乏和体重减轻。然而,肠梗阻和肠穿孔较胃淋巴瘤明显多见,德国的研究报道发生率约为 40%[320]。多数患者发病时病变局限,但也应进行通常的分期检查。应行 PET-CT 检查,尤其是用于肠道外病变的描述以及肠道病变大小的确定。腔内病变用常规吞钡检查可能显示更好。

由于梗阻症状和体征常见,内镜确诊的难度增加,与胃淋巴瘤相比手术是更常用的诊断和治疗手段。和其他部位的局限期 DLBCL 一样,手术切除局限期肠道 DLBCL 后,应用蒽环类为基础的化疗方案辅助治疗。完全切除的病变可能不需要术后放疗。局限期不完全切除者,部分作者推荐化疗联合 WAI[324],如果靶区可被适当地区别,需要应用更多的适形照射野。

20%~30%的肠道 B 细胞淋巴瘤为低度恶性淋巴瘤,大多数为 MALT 类型,少部分为 Burkitt 淋巴瘤、MCL、FL[330,349–351]。MCL 主要表现为多中心侵犯[350]。十二指肠原发 FL 很少见,与结内 FL 相比,预后较好。局限期 FL 放疗后可见完全缓解并维持较长时间,故作为标准治疗模式[351]。即使未经治疗,远处播散少见。

肠道 MALT 淋巴瘤认为与幽门螺旋杆菌无关,首选放疗,化疗作用有限。Crump 等[324]推荐对肠道 MALT 进行术后 WAI,剂量 20~25Gy,单次 1~1.25Gy。根据小肠侵犯范围,相似的照射剂量(20~25Gy)也应用于小于 WAI 的照射野中。基于 CT 的限制肾脏和肝脏受量的照射计划是很重要的。用于治疗肠系膜病变的交叉侧野技术也适用。目前缺乏与局限期肠道 B 细胞淋巴瘤预后相关的准确数据。潜在的病史影响预后。正如我们希望的那样,MZL 似乎预后最好,而 MCL 预后最差。回盲部的淋巴瘤更多表现为肠梗阻,所以多为手术切除。这导致了较好的预后[350]。

肠道 T 细胞淋巴瘤占全部肠道淋巴瘤的 10%~20%,包括结外 NK/T 细胞淋巴瘤、间变性大细胞淋巴瘤、γδ T 细胞淋巴瘤。WHO 分类中一种少见的肠道淋巴瘤是肠病相关 T 细胞淋巴瘤,常表现为乳糜泻。以前认为其是一种恶性肠道疾病,现在认为是一种 T 细胞淋巴瘤[352]。有乳糜泻的病例发生肠道 T 细胞淋巴瘤的风险增加 200 倍[72]。

其临床特征与 B 细胞淋巴瘤相似,报道 40%的病例有明显腹泻,穿孔或梗阻发生于约 40%的病例,这些病例更倾向于肠道广泛受累[353]。通常开腹探查确诊,手术切除后常辅以蒽环类为基础的化疗,但疗效很差,5 年生存率为 20%~25%[349,353]。这些病例通常一般状况差,对化疗耐受性也差,化疗后的肠穿孔并不少见。

放疗疗效未见报道。对于术后残存病例,也许长疗程的小分割放疗加化疗可以减少常规剂量 CHOP 方案化疗所致的肠穿孔发生率。射野大小和设计与肠道 MALT 相似。应该考虑使用更高的剂量(30~40Gy)照射,但是由于耐受性的问题常难以执行。

免疫增生性小肠病(IPSID)又称为地中海淋巴瘤,多见于中东和北非的年轻人[354],西方国家相当少见。免疫增生性小肠病是 B 细胞淋巴瘤,来自产生免疫球蛋白–A(IgA 重链)的 B 淋巴细胞克隆性增生。空肠弯曲杆菌近来被认为有致病作用。疾病多为全部小肠受累,以吸收不良症状为主。治疗通常包括化疗[354,355]。预后差,生存率不超过 20%。据报道 WAI 对选择性病例有用[354]。

头颈部淋巴瘤

头颈部是除胃肠道外 ENL 的第二大常见部位,约占 ENL 的 20%[68,71,72,317,356,357]。可发生于多种部位,包括 Waldeyer 环、甲状腺、腮腺、鼻腔、鼻旁窦和眼眶,根据原发部位不同有不同的组织学类型和临床特征。大多数是 B 细胞来源,其中多数为 DLBCL。MZL 少见,但占腮腺淋巴瘤的大多数。鼻腔 NK/T 细胞淋巴瘤为特殊类型[140–142,358,359]。多年来其病因不明,但现在认为是一种 T 细胞淋巴瘤,过去有过很多名称,包括血管中心性淋巴瘤、致死性中线肉芽肿、中线恶性网状细胞增多症和多形网状细胞增多症,反映了其病因学的不确定性。然而,最恰当的名称应该为 NK/T 细胞淋巴瘤。

Waldeyer 环淋巴瘤主要侵犯扁桃体、舌根或鼻咽。临床症状与发生在这些部位的上皮性肿瘤一样,例如吞咽困难、咽痛、鼻充血和咽鼓管堵塞。全面的头颈部检查易于发现病变,颈部淋巴结受累常见。

常用的淋巴瘤分期检查方法也适用于此,包括头颈部、胸、腹CT或PET-CT扫描,以及骨髓检查。MRI对精确解剖勾画很有必要。Waldeyer环淋巴瘤有胃肠道受累倾向,故建议进行直接显像检查(如上消化道造影或内镜)。完整分期检查后大多数病例是Ⅰ期或Ⅱ期。

病理类型通常为DLBCL。治疗指南与原发淋巴结的Ⅰ、Ⅱ期DLBCL相同。过去的单纯放射治疗的报道结果:Ⅰ期生存率为50%,Ⅱ期为25%~50%,显然疗效欠佳[356,360]。因此,现在几乎所有的中心都采用综合治疗,3~6周期CHOP加IFRT。此外,R-CHOP将成为首选的方案。回顾性分析表明综合治疗提高了生存率,Ⅰ期病例生存率提高到约80%,Ⅱ期病例约50%[356,361]。目前应用R-CHOP效果更好。

唯一的Ⅲ期研究是Aviles等[362]发表的,将316例病例随机分为单纯放射治疗、综合治疗或单纯化疗组。尽管三组病例的CR率均>90%,但单一治疗组复发多见。综合治疗组5年生存率约为90%,而单纯放射治疗或单纯化疗组只有50%。

鼻旁窦和鼻腔淋巴瘤通常归为一类,但事实上它们预后不同,应当分别讨论。大多数鼻旁窦淋巴瘤是B细胞来源,多见于60~70岁的男性。Ⅰ、Ⅱ期病变单纯放射治疗疗效差,斯坦福大学报道的长期生存率为12%,而MD安德森癌症中心报道的长期疗效约为30%[363,364]。一些作者认为其有中枢神经系统播散的倾向[363];而另一些作者则没有发现这种倾向[142,364]。无论病期如何,综合治疗都可以显著改善疗效。MD安德森癌症中心报道,化疗加放疗可以使10年FFS几乎加倍,从34%提高到63%[364]。综合治疗的总生存率为70%~80%,与其他部位的淋巴瘤疗效接近。中枢神经系统预防治疗仍有争议。MD安德森癌症中心报道,仅有1/70的患者有中枢神经系统复发[364]。

相反,鼻腔淋巴瘤似乎是以T细胞来源为主,归入NK/T细胞淋巴瘤。亚洲、中美、北美多见,40~50岁男性为主,常表现为局部的破坏和坏死,故有时病理确诊困难。疾病最初以局部进展为主,区域或全身受累较少[141]。治疗方法包括单纯放射治疗、单纯化疗或二者结合。单纯放射治疗时约2/3的病例可达CR,但其中半数会复发[141,142,358]。Ⅱ期预后较Ⅰ期差[142]。

化疗对NK/T细胞淋巴瘤的疗效不明。首选化疗时,只有小部分患者可达CR,与其他大部分头颈部淋巴瘤不同[142,143,144,365]。最近,日本和韩国的研究者报道了同步放化疗的鼓舞人心的结果[366,367]。日本学者应用地塞米松、依托泊苷、卡铂、异环磷酰胺以及放疗50Gy。CR率为77%。2年生存率为78%,而历史对照组为45%[366]。韩国学者应用顺铂与放疗同步,放疗剂量为40~50Gy,随后给予3周期顺铂、地塞米松、依托泊苷、异环磷酰胺。CR率为83%,3年生存率为86%[367]。在这两项研究中,入组患者均较少(分别为33例和30例),但是结果却非常有希望并值得进一步研究。头颈部其他恶性肿瘤的同步放化疗的丰富经验支持鼻腔NK/T细胞淋巴瘤的这种治疗模式。

与其他大多数头颈部淋巴瘤不同,唾液腺淋巴瘤多为更为惰性的淋巴瘤(如MZL)[368]。亚洲MZL的发病率较低,通常表现为无痛性腮腺肿大,其发病与干燥综合征相关[357]。治疗通常为单纯放射治疗。预后极好,生存率>90%[357,368]。一项小的随机研究比较了化疗加放疗的作用[369]。其单纯放射治疗或综合治疗的5年生存率均为90%。放疗加化疗没有改善生存,这与其他部位的MZL一致,也与局限期FL一致。

偶尔会有双侧唾液腺受侵的病例(例如双侧腮腺)。当其组织学类型为MZL时,尽管不是常规意义上的Ⅱ期,通过双侧腮腺的局部放疗也能取得较好疗效。

头颈部淋巴瘤放疗剂量现多采用淋巴瘤治疗的一般原则。对于R-CHOP或类似方案诱导化疗后达CR的DLBCL患者,应接受30Gy的放疗(2Gy/次)。对于未达到CR的患者,相关信息较少。30~40Gy的剂量也是合适的。对于NK/T细胞淋巴瘤尚无数据支持,作者推荐40~50Gy的放疗联合化疗。NCCN指南推荐剂量至少为50Gy。侵及头颈的惰性淋巴瘤应单纯放疗,最大量为30Gy。

照射野为受侵区域外加适当的边缘,不行预防性淋巴结照射。大多数患者应当应用IMRT以减少腮腺受照射以及尽可能减少唾液腺受量。淋巴瘤患者可能会有口干的症状[370]。

皮肤淋巴瘤

原发皮肤淋巴瘤(PCL)是指原发于皮肤并且局限于皮肤没有皮外受侵证据的淋巴瘤。如果包括蕈样霉菌病(见第78章),PCL是第三大常见的ENL,仅次于胃肠道和头颈部结外淋巴瘤。PCL是相对独特的淋巴瘤类型,其临床生物学行为主要是由皮肤受侵程度而不是由组织学类型来决定,而其他大多数淋巴瘤的组织病理学表现则可以预测其临床行为。而且,疾病原发的皮肤部位可能对预后有重要意义,原发于腿的DLBCL预后明显差于其他皮肤原发部位的DLBCL[146,371],这种现象的生物学解释尚不明确。

PCL 并不常见,总发病率 1~1.5/100 000。EORTC[372] 和 WHO[48]分别制订了 PCL 的病理分类标准,但最近达成了统一的意见 (表 78.9)[373]。约 75%的 PCL 为 T 细胞来源,25%为 B 细胞来源。大多数皮肤 T 细胞淋巴瘤为蕈样霉菌病。

其他大多数皮肤 T 细胞淋巴瘤为相关性的 LyP (淋巴瘤样丘疹病)和原发皮肤 ALCL。LyP 和 ALCL 有重叠的临床表现、组织和免疫表型特征。其特征性表现为 CD30 阳性淋巴增殖紊乱。最大规模的报道来自荷兰皮肤淋巴瘤研究组[146]。作者收集了 1983—1998 年治疗的 219 例患者,LyP 和 ALCL 的例数相当,二者区分困难,但预后均很好。只有 2%的 LyP 患者和 4%的 ALCL 患者死于淋巴瘤。这对初始分期很有帮助,很多专家不赞同影像学检查来确定全身疾病状态[374]。LyP 多为全身疾病(皮肤),自发消退常见,这是诊断这一疾病的重要线索。另外,约 80%的皮肤 ALCL 仅为局部或区域受累。

皮肤的 ALCL 的治疗模式是局部放疗。常推荐的剂量为 40Gy[146]。约 40%的患者会复发,但是局限复发后仍可采用放疗。正如上面提到的,死于淋巴瘤非常少见。如果不能与皮肤 ALCL 相鉴别,LyP 可能遗漏治疗,因为自然消退是其特征。虽然多种药物可用来治疗有症状的 LyP,但是化疗对于皮肤 ALCL 作用不大。LyP 的自然病程以及自然消退的倾向使评估化学治疗很困难[374]。

前面已经提到过原发皮肤和原发其他部位 ALCL 的差别。后者临床病程有明显差异,根据是否有 ALK 蛋白过表达加以区分。ALK 阴性病例预后差,然而,原发皮肤 ALCL 为 ALK 阴性,其原发部位是生物学行为的决定因素。

表 78.9 WHO-EORTC 皮肤淋巴瘤分类

类型	发病率(%)	5 年 CSS(%)
皮肤 T 细胞		
蕈样肉芽肿	44	88
淋巴瘤样丘疹病	12	100
间变性大细胞淋巴瘤	8	95
皮肤 B 细胞		
边缘区淋巴瘤	7	99
滤泡中心	11	95
DLBCL-腿型	4	55

From ref. 373.

皮肤 B 细胞淋巴瘤占皮肤淋巴瘤的 25%。在新的 WHO-EORTC 分类中,被分为原发皮肤滤泡中心淋巴瘤(PCFCL)、原发皮肤边缘带淋巴瘤(PCMZL)和原发皮肤大细胞淋巴瘤(腿型)[373,375]。皮肤 DLBCL 这一术语不再应用。患者归入 PCFCL 组,还包括皮肤的 FL。少部分 PCMZL 的发病与伯氏疏螺旋体感染有关,此时抗生素治疗可能有效[21]。

PCFCL 和 PCMZL 预后都极好。放疗为其治疗选择,前者放疗剂量为 40Gy,后者同其他部位 MZL 一样, 为 30Gy。二者的 5 年疾病特异生存率均超过 95%[371,373,375]。不推荐辅助化疗。

然而,腿型的 PCLBCL 预后较差,5 年疾病特异生存率约为 50%。通常推荐 R-CHOP 方案化疗加 RT,尽管这是否对生存有益尚不明确[371,376]。

眼眶淋巴瘤

眼的淋巴瘤既包括原发于眼外眶内组织如结膜、球后区域或泪腺,也包括原发于眼球本身的,后者称为原发眼球内淋巴瘤,实际上是 PCNSL 的亚类,最初的淋巴瘤细胞只局限于眼球内,没有大脑或其他中枢神经系统组织受侵的证据[377]。治疗基本与 PCNSL 相同,将在后面讨论。

眼眶淋巴瘤占所有 ENL 的 4%。主要起源于浅表组织如结膜和眼睑,常见于老年人,中位发病年龄约为 60 岁[72]。组织病理学上,大约 2/3 的病例为 MZL。其余大部分为 DLBCL。

通常表现为结膜或眼睑的肿块,文献中的描述为"橙红色"肿物,球后区域的肿物表现为眼球肿胀、突眼和球后肌肉功能障碍。双侧受累并不少见,占 10%~15%, 但与唾液腺和皮肤淋巴瘤相似, 这并不影响预后。

患者应行常规影像学检查以明确全身病变情况。眼眶 MRI 用于指导放疗计划设计时精确勾画病变范围。

淋巴瘤的治疗原则为通用的原则。MZL 采用单纯放射治疗,达到局部控制所需剂量低于 30Gy。有报道 20~30Gy 的剂量疗效相同[378-381]。BNLI 研究支持该剂量的放疗[163]。5 年疾病特异性生存率和局部控制率均超过 95%。大多数报道约有 20%的病例复发,复发部位多为远处。然而,化疗或利妥昔单抗的作用尚未明确。

射野设计有争论。一些作者建议全眼眶照射以避免边缘复发[378,380],可以通过一个单前野或者两个楔形野来实现。三维适形计划或调强计划可能有帮助,通常遮挡晶体以防止白内障的发生,但这可能会导致边缘复发。全眼眶照射20~30Gy时,主要的风险为白内障形成,发生率为20%~30%[380]。射野包括一部分泪腺和睑板腺时可能会引起眼干。如前所述,眼眶MZL可以双侧受累,这时单纯放射治疗仍是治疗选择,但需要谨慎设计射野和处方剂量以避免眼睛并发症的发生。

近来将眼眶MZL归入了与感染病原体相关的MZL,这里指鹦鹉衣原体[25]。对于确定有此病原体感染的病例,推荐参与抗生素治疗的研究[382],但一项荟萃分析已经指出抗生素治疗效果很好,鹦鹉衣原体感染总的发病率为23%[130]。临床观察也是合理的手段。日本一项包含36例患者的研究,中位随访7年,70%的病例不需要治疗[383]。然而,放疗仍然是标准治疗。

眼眶淋巴瘤中有一小部分(10%~30%)为DLBCL。过去文献报道的预后较差:佛罗里达大学报道单纯放射治疗生存率为33%,皇家马斯登医院报道为50%[384,385]。综合治疗是治疗选择,R-CHOP加IFRT。化疗后达CR者,放疗剂量限于30Gy以减少并发症,尤其是减少剂量最大程度降低晚期并发症的发生,这时报道的治愈率达80%[386]。

其他部位的结外淋巴瘤

除了上述区域外,NHL几乎可以发生于人体的任何器官或组织,包括骨、睾丸、卵巢、肾、膀胱、女性生殖道、乳腺和肺,但并不局限于以上部位。这些部位的淋巴瘤均相当少见,通用的检查方法和治疗原则均适用。准确的组织病理学诊断很重要,然后是完整分期,而治疗决策是基于分期和组织病理诊断的。

有必要简单介绍睾丸、骨和肺淋巴瘤的特征。睾丸淋巴瘤罕见,占所有ENL的2%~3%,所有NHL的1%以下[387-389],多见于70~80岁的老年男性,大多为Ⅰ、Ⅱ期。组织学类型主要为DLBCL。发病时约1/4的病例为Ⅳ期,有少见部位受侵的倾向如中枢神经系统、皮肤和肺。由于疾病少见、单一治疗中心搜集病例时间长,多数研究的治疗方法差异大。

诊断主要靠睾丸切除术。过去治疗与睾丸癌相似,术后多加盆腔和腹主动脉旁淋巴结照射。这种治疗方法显然不成功,总生存率<20%[389]。CHOP与放疗和手术相结合并不能明显改善疗效。手术、CHOP加放疗的长期生存率只有约30%[390,391]。对侧睾丸复发和中枢神经系统复发率均很高,30%~40%的病例有这些部位及其他部位的失败[389,392,393]。

因此,近来除了提倡对侧睾丸预防性照射(有时需考虑对盆腔和腹主动脉旁淋巴结进行选择性照射)外,需加用鞘内注射甲氨蝶呤以进行中枢神经系统预防。IELSG最近报道了多中心试验结果。试验中纳入53例Ⅰ~Ⅱ期的患者,行6~8周期R-CHOP化疗、甲氨蝶呤中枢神经系统预防治疗、对侧睾丸放疗,对于Ⅱ期患者还行盆腔和腹主动脉旁淋巴结放疗[76]。5年OS和PFS分别是85%和74%。之前的IELSG研究中,5年OS和PFS只有50%,10年时更低[393]。睾丸淋巴结少见,因此开展Ⅲ期试验很困难。

原发骨的ENL是另一种少见类型,不到所有ENL的5%[394-396]。病例较年轻,中位年龄50岁,多见于长骨。症状和体征通常是局部骨痛,伴或不伴软组织肿胀,有时可触及肿块或有病理性骨折。就诊时,2/3~3/4的病例为Ⅰ、Ⅱ期,其余为Ⅳ期病变。最近来自英国哥伦比亚的一项大型系列研究表明,50%的患者为Ⅳ期,并伴有长骨和骨髓侵犯[397]。组织病理上,70%~90%的患者有DLBCL[394]。分期检查应当包含常规的系统检查。局限期患者也应行MRI以确定疾病范围。

治疗与其他部位Ⅰ、Ⅱ期NHL相似。因此,对于DLBCL,首选R-CHOP加IFRT。尽管CR后30Gy的剂量是合适的,但对于骨组织可能很难决定。骨的正常修复过程可能影响检查时CR的判断。因此,我们通常给予40Gy的巩固性放疗,但是尽量避免全关节照射以免发生缺血性坏死。治疗范围包括原发肿瘤及周边几厘米的外放边界全骨的放疗是不必要的。治疗后FFS和OS均较高,近来一项研究报道为85%~95%[396]。

另一种非常罕见的是原发肺的ENL[398,399]。尽管NHL患者肺的继发受累常见,但原发肺的ENL仅占所有ENL的1%。原发肺的淋巴瘤主要是MZL,故预后好。因为来源于支气管相关的淋巴组织,故又被称为BALT淋巴瘤。梅奥诊断和法国的一项大型研究报道5年生存率达90%[398,400]。

患者通常无症状,只是胸片异常。用支气管灌洗或细针穿刺很难得到足够的组织以确诊,通常需要开放性手术如胸腔镜检查或开胸术确诊。文献中报道的多数病例采用手术切除,有时加术后化疗。关于放疗的报道很少,不管单纯放射治疗还是与手术和化疗联合。但由于MZL所需的获得局部控制的放疗剂量较低,因此对于不可切除的BALT淋巴瘤或肺切除会明显影响肺功能的病例可以选择放疗。如果手术切除肿瘤时周围的肺组织包含较少，则手术的并发症较放疗少。

化疗在 BALT 淋巴瘤中的作用研究较少，但可以预测应该与 MALT 或 FL 相似；也就是说，对化疗敏感，但没有证据能表明首选化疗可以改变自然病程或延长生存期。

少部分肺淋巴瘤为 DLBCL。治疗应该与 DLBCL 的治疗原则相符，也就是选用 R-CHOP。如果已完整切除病变，辅助放疗没有必要。如果切除不完全，应行 R-CHOP 加放疗，根据对 R-CHOP 的反应程度选择放疗剂量。治疗范围的确定是个问题，是应该按照原发肿瘤体积治疗还是应该按照化疗后肿瘤体积治疗，前者毫无疑问包括很多正常肺组织，而后者的病变几乎全部消退，这需要仔细权衡[399]。

另一种非常罕见的情况是原发乳腺的 ENL，通常伴有少见特征。大多为 DLBCL，FL 和 MZL 亦常见。多数数据来源与两项回顾性 IELSG 试验分别报道了侵袭乳腺的 DLBCL 和惰性淋巴瘤[74,401]。不含利妥昔单抗的 CHOP 化疗加放疗使 DLBCL 的 5 年生存率达到 63%。虽然一些报道术后中枢神经系统有复发倾向，但 IELSG 试验中未报道此倾向，而且未行中枢神经系统预防治疗。同时也存在对侧乳腺复发及全身复发。适当的治疗办法是 R-CHOP 化疗加全乳腺放疗，化疗后 CR 患者放疗剂量为 30Gy。乳腺切除是不必要的。对于惰性淋巴瘤患者，26~30Gy 的放疗是合适的，无须系统治疗及乳腺切除。

原发中枢神经系统淋巴瘤

PCNSL 是 NHL 的少见类型，但是发病率增长迅速。1973—1992 年，脑淋巴瘤的发病率增加了近 10 倍，从 2.5/1 000 000 增加到 30/1 000 000[402]。部分与 HIV 感染相关，免疫缺陷患者发病率明显升高。免疫正常病例的中位发病年龄为 55 岁，而 AIDS 相关病例为 31 岁。神经症状持续时间通常较短，≤3 个月。依据肿瘤部位可有特定的神经功能缺损，可见全身症状如精神状态改变、癫痫发作和颅内压增高表现（如头痛、恶心和呕吐）。免疫正常的病例易发生特定的神经功能缺损症状，而 AIDS 病例多见弥漫性病变所致的精神状态改变和更广泛的体征[403,404]。

影像学检查多可诊断。与其他脑原发肿瘤或转移性病变相反，PCNSL 在 CT 扫描上多呈等密度或高密度。首选的检查是 MRI，可以探测到 CT 漏诊的 10%的病例。病变在 T1 加权图像上表现为等密度或高密度，约 50%在 T2 加权图像上表现为低密度。在免疫功能正常的病例中可见到均匀强化[405]。虽然在 CT 或 MRI 上多表现为局限性肿块，但是实质的弥散性浸润却被低估。病灶的位置对诊断也有提示作用，因为大多数发生于脑室周围，通常包括胼胝体、丘脑或基底节。HIV 感染者的病变多为多灶性，很难与中枢神经系统感染相鉴别[403]。

诊断时，尽管大部分 PCNSL 病例脑部为孤立病变，但约 1/3 的病例可伴软脑膜受侵，20%的病例可伴眼受侵。因此，应进行这两个部位的检查，包括腰穿（颅内压不高且操作安全时）和完整的眼科检查。分期检查寻找颅外病变是常用的，但罕见有中枢神经系统外受侵[403,406]。如果没有特定的症状或体征，提示颅外病变存在，或许不值得进行这样的检查。

手术的作用只限于确诊，最好采用立体定向活检。皮质类固醇可用于降低颅内压，也有直接的抗肿瘤效应[406]。肿瘤退缩可能会导致组织学确诊困难。因此，如果诊断有疑问时，皮质类固醇应尽可能推迟到活检后使用。由于位置深在且有关键部位受侵，故 PCNSL 通常无法手术切除。有时为缓解颅内压增高症状，需要进行手术减压或脑脊液分流。包括免疫球蛋白基因重排在内的脑脊液分析可以确定克隆表型来明确诊断 PCNSL[407]。

免疫正常的病例其组织学多是 DLBCL。而且，免疫表型提示其与中枢神经系统外的 DLBCL 相同，但对治疗的反应却截然不同，这个问题至今尚未能解释[408]。HIV 阳性的病例中，侵袭性或高度恶性组织病理类型常见。而且，事实上肿瘤总是与 EBV 相关[409]，而在免疫正常的 PCNSL 中 EBV 少见。

几乎所有研究都提示年龄和一般状况是重要的独立预后因素。玛格丽特公主医院报道：年龄小于 60 岁的病例生存率为 42%，而大于 60 岁为 9%。纪念斯隆-凯瑟琳癌症中心将 338 例 PCNSL 患者根据年龄和 PS 评分分为三个预后组，从而提出了一个预后模型[410]。IELSG 还报道了 LDH 升高、CSF 蛋白增加和肿瘤位置较深也是重要的预后因素[410-412]。

PCNSL 的治疗历经几十年的发展。曾经对多病灶的 PCNSL 行单纯全脑放疗。虽然中枢神经系统的 NHL 对放疗敏感，但是疗效仍较差。RTOG 和玛格丽特公主医院报道了中位生存和 5 年生存率分别为 12.2 个月和 17 个月，5 年生存率分别为 10%和20%[413,414]。虽然肿瘤起始对放疗敏感，但是复发常见并且不可控的脑部疾病是主要死因。RT0G8315 试验提示 50Gy 之后加量照射会导致较高的毒性但是生存没有改善，所以推荐40~50Gy的放疗[414]。

由于单纯放射治疗疗效差且淋巴瘤通常对化疗敏感，因此全身化疗迅速用于PCNSL的治疗。首程治疗包括CHOP和CHOP类似方案。尽管此方案对颅外NHL有效，PCNSL的疗效却相当令人失望。医学研究委员会的一项随机研究表明，放疗中加入CHOP没有获益[415]。其他研究的结论也一样。疗效差可能是由于药物难以透过血脑屏障的缘故。

甲氨蝶呤，尤其是高剂量时，被认为可以透过血脑屏障。1980年初次用于PCNSL的治疗，随后被广泛应用[403]。使用方法在剂量、方案以及鞘内注射甲氨蝶呤与其他药物（如阿糖胞苷、长春新碱或噻替哌）的联合上都有较大差异。甲氨蝶呤的应用是PCNSL治疗中的重大进步。例如，RTOG-9310研究采用包括高剂量甲氨蝶呤的联合化疗和全脑放疗（WBRT），5年OS达32%，FFS为25%，结果明显好于以前单纯放射治疗的疗效[416]。

最近一项来自德国的非劣性Ⅲ期试验中，550例患者接受高剂量甲氨蝶呤，然后随机分为全脑放疗和无治疗组。全脑放疗采用总量45Gy，每次1.5Gy，每日1次。两组的中位生存没有明显的差别。甲氨蝶呤加全脑放疗组为32个月，单纯化疗组为37个月，5年生存率分别为25%和30%。然而，WBRT组2年PFS为43.5%，未接受WBRT组为30.7%。这提示对于经选择的患者或许有效。WBRT组搜集了神经毒性的相关数据。WBRT组49%的患者在20个月时出现神经毒性，71%的患者在50个月时经CT或MR评估会出现延迟的神经毒性。在WBRT组经临床和影像学评估，PFS的获益被较高的神经毒性所掩盖[417]。对此试验的批判主要包括方案依从性差，随机化的警告，统计效能低，入组时间长，巩固WBRT疗效不确定[418]。此外，WBRT组较差的生存时间可能与神经毒性相关死亡有关，由于或部分由于较高的放疗剂量。

纪念斯隆-凯瑟琳癌症中心评估了57例患者，他们采用含甲氨蝶呤的方案化疗后给予选择性全脑放疗至45Gy。在全部病例中，30%的患者有治疗相关的神经毒性。35%的患者接受了全脑放疗作为挽救治疗后行初始治疗，其中16例（46%）患者发展成治疗相关毒性[419]。在一项关于226例PCNSL患者的研究中，162例患者接受了WBRT，6年后26%的患者发生严重的神经毒性[420]。

神经性副反应可以最早在治疗后3个月出现，症状包括注意力缺陷、记忆力下降、共济失调以及尿失禁，最终会导致痴呆[421]。因为实际的并发症很少报道，所以很难明确具体的发病率。

一项多中心回顾性分析报道了总体5年神经毒性发病率为30%，而年龄大于60岁的患者7年时发病率高达58%[422]。考虑到老年人较高的神经毒性，很多医疗中心采用单纯化疗治疗老年人[423,424]。

为了减少神经毒性，也进行了减少放疗剂量的探讨。Bessell等[425]将26例化疗后达CR的病例的放疗剂量降至30Gy。3年总生存为92%，而45Gy放疗后加量10Gy的病例3年生存率为60%。然而，这些病例应用了8种药物，甲氨蝶呤的剂量为1.5g/m^2，放疗剂量为5周30.6Gy。

近来，纪念斯隆-凯瑟琳癌症中心将经利妥昔单抗和含甲氨蝶呤方案化疗后CR病例的放疗剂量降低至23.4Gy，短期疗效较好。2年OS和PFS分别为67%和57%。中位随访时间为37个月，没有发现治疗相关神经毒性[426]。

最近一项来自意大利的Ⅱ期临床试验中，将年龄小于60岁接受高剂量甲氨蝶呤治疗的患者分为阿糖胞苷和无继续治疗组。两组中CR的患者给予巩固WBRT，总量36Gy[427]。加入阿糖胞苷会提高生存。

未来的研究领域包括在高剂量的甲氨蝶呤中加入新的药物。包含阿糖胞苷和利妥昔单抗的方案已在文献中报道[426,427]。考虑到利妥昔单抗在DLBCL治疗中的有效性，在化疗方案中加入利妥昔单抗是合理的。

HDC与ASCT也有研究。Soussain等[428]报道了经过HDC和ASCT治疗后CR率高达96%。全组患者2年OS为45%，其中27例患者中的69%接受了HDC和ASCT。另外一些研究评估了新诊断的PCNSL，应用HDC和ASCT合并WBRT[429–434]。最近，正在进行一项随机临床试验，该试验旨在研究年龄小于60岁的患者经过高剂量甲氨蝶呤化疗后行巩固WBRT或HDC-ASCT治疗的疗效[421]。

因此，由于缺乏Ⅲ期试验，PCNSL的治疗仍未解决。也许大于3g/m^{2}的高剂量甲氨蝶呤，每2~4周重复，是治疗的基础。大于3g/m^{2}是否有益尚未解决。加入新的化疗药物或者干细胞移植的作用仍有争议。尤其是高剂量甲氨蝶呤化疗后WBRT的作用备受争议，特别是在年龄大于60岁化疗后CR的患者。在老年或年轻患者中，45Gy的WBRT会导致不可接受的毒性，这似乎是很明显的。考虑到整体治疗效果不佳，对于化疗后CR的患者加入低剂量的放疗（24Gy）是很有希望的一种治疗模式。

结论

放疗在 NHL 的治疗中仍起重要作用。放疗肿瘤学家参与多学科的治疗是很重要的。这就要求对每种 NHL 亚型的自然病史以及最优治疗模式有一个合理的认识。

（井绪泉 译　闫洪江 孙明萍 校）

部分参考文献

本章全部参考文献请登录网站：http://www.tsttpc.com/download_list.html

7. Muller AM, Ihorst G, Mertelsmann R, et al. Epidemiology of non-Hodgkin's lymphoma (NHL): trends, geographic distribution, and etiology. *Ann Hematol* 2005;84:1–12.
10. Behler CM, Kaplan LD. Advances in the management of HIV-related non-Hodgkin lymphoma. *Curr Opin Oncol* 2006;18:437–443.
11. Gottschalk S, Rooney CM, Heslop HE. Post-transplant lymphoproliferative disorders. *Annu Rev Med* 2005;56:29–44.
23. Wotherspoon AC, Ortiz-Hidalgo C, Falzon MR, et al. Helicobacter pylori-associated gastritis and primary B-cell gastric lymphoma. *Lancet* 1991;338:1175–1176.
24. Zucca E, Dreyling M. Gastric marginal zone lymphoma of MALT type: ESMO clinical practice guidelines for diagnosis, treatment and follow-up. *Ann Oncol* 2010;21(Suppl 5):v175–v176.
32. Rueffer U, Josting A, Franklin J, et al. Non-Hodgkin's lymphoma after primary Hodgkin's disease in the German Hodgkin's Lymphoma Study Group: incidence, treatment, and prognosis. *J Clin Oncol* 2001;19:2026–2032.
35. Swerdlow SH, Campo E, Harris NL, et al, eds. *WHO classification of tumours of haematopoietic and lymphoid tissues.* 4th ed. Lyon, France: International Agency for Research on Cancer, 2008.
39. Alizadeh AA, Eisen MB, Davis RE, et al. Distinct types of diffuse large B-cell lymphoma identified by gene expression profiling. *Nature* 2000;403:503–511.
41. Lossos IS, Czerwinski DK, Alizadeh AA, et al. Prediction of survival in diffuse large-B-cell lymphoma based on the expression of six genes. *N Engl J Med* 2004;350:1828–1837.
42. Rosenwald A, Wright G, Chan WC, et al. The use of molecular profiling to predict survival after chemotherapy for diffuse large-B-cell lymphoma. *N Engl J Med* 2002;346:1937–1947.
46. Winter JN, Weller EA, Horning SJ, et al. Prognostic significance of Bcl-6 protein expression in DLBCL treated with CHOP or R-CHOP: a prospective correlative study. *Blood* 2006;107:4207–4213.
47. Anderson JR, Armitage JO, Weisenburger DD. Epidemiology of the non-Hodgkin's lymphomas: distributions of the major subtypes differ by geographic locations. Non-Hodgkin's Lymphoma Classification Project. *Ann Oncol* 1998;9:717–720.
52. Farinha P, Gascoyne RD. Molecular pathogenesis of mucosa-associated lymphoid tissue lymphoma. *J Clin Oncol* 2005;23:6370–6378.
56. Rudiger T, Weisenburger DD, Anderson JR, et al. Peripheral T-cell lymphoma (excluding anaplastic large cell lymphoma): results from the Non-Hodgkin's Lymphoma Classification Project. *Ann Oncol* 2002;13:140–149.
58. Kutok JL, Aster JC. Molecular biology of anaplastic lymphoma kinase-positive anaplastic large-cell lymphoma. *J Clin Oncol* 2002;20:3691–3702.
74. Ryan G, Martinelli G, Kuper-Hommel M, et al. Primary diffuse large B-cell lymphoma of the breast: prognostic factors and outcomes of a study by the International Extranodal Lymphoma Study Group. *Ann Oncol* 2008;19:233–241.
76. Vitolo U, Chiappella A, Ferreri AJ, et al. First-line treatment for primary testicular diffuse large B-cell lymphoma with rituximab-CHOP, CNS prophylaxis, and contralateral testis irradiation: final results of an international phase II trial. *J Clin Oncol* 2011;29:2766–2772.
79. Kostakoglu L, Leonard JP, Kuji I, et al. Comparison of fluorine-18 fluorodeoxyglucose positron emission tomography and G1–67 scintigraphy in evaluation of lymphoma. *Cancer* 2002;94:879–888.
81. Juweid ME, Cheson BD. Role of positron emission tomography in lymphoma. *J Clin Oncol* 2005;23:4577–4580.
83. Cheson B. Role of functional imaging in the management of lymphoma. *J Clin Oncol* 2011;29:1844–1854.
86. Juweid ME, Wiseman GA, Vose JM, et al. Response assessment of aggressive non-Hodgkin's lymphoma by integrated International Workshop Criteria and fluorine-18-fluorodeoxyglucose positron emission tomography. *J Clin Oncol* 2005;23:4652–4661.
89. Spaepen K, Stroobants S, Dupont P, et al. Prognostic value of pretransplantation positron emission tomography using fluorine 18-fluorodeoxyglucose in patients with aggressive lymphoma treated with high-dose chemotherapy and stem cell transplantation. *Blood* 2003;102:53–59.
90. Hoppe BS, Moskowitz CH, Zhang Z, et al. The role of FDG-PET imaging and involved field radiotherapy in relapsed or refractory diffuse large B-cell lymphoma. *Bone Marrow Transplant* 2009;43:941–948.
96. Cheson BD, Pfistner B, Juweid ME, et al. Revised response criteria for malignant lymphoma. *J Clin Oncol* 2007;25:579–586.
99. A predictive model for aggressive non-Hodgkin's lymphoma. The International Non-Hodgkin's Lymphoma Prognostic Factors Project. *N Engl J Med* 1993; 329:987–994.
101. Sehn LH, Berry B, Chhanabhai M, et al. The revised International Prognostic Index (R-IPI) is a better predictor of outcome than the standard IPI for patients with diffuse large B-cell lymphoma treated with R-CHOP. *Blood* 2007;109:1857–1861.
102. Ziepert M, Hasenclever D, Kuhnt E, et al. Standard International Prognostic Index remains a valid predictor of outcome for patients with aggressive CD20+ B-cell lymphoma in the rituximab era. *J Clin Oncol* 2010;28:2373–2380.
103. Advani RH, Chen H, Habermann TM, et al. Comparison of conventional prognostic indices in patients older than 60 years with diffuse large B-cell lymphoma treated with R-CHOP in the US Intergroup Study (ECOG 4494, CALGB 9793): consideration of age greater than 70 years in an elderly prognostic index (E-IPI). *Br J Haematol* 2010;151:143–151.
105. Sonnen R, Schmidt WP, Muller-Hermelink HK, et al. The International Prognostic Index determines the outcome of patients with nodal mature T-cell lymphomas. *Br J Haematol* 2005;129:366–372.
107. Solal-Celigny P, Roy P, Colombat P, et al. Follicular lymphoma international prognostic index. *Blood* 2004;104:1258–1265.
109. Campbell BA, Voss N, Woods R, et al. Long-term outcomes for patients with limited stage follicular lymphoma: involved regional radiotherapy versus involved node radiotherapy. *Cancer* 2010;116:3797–3806.
110. Dave SS, Wright G, Tan B, et al. Prediction of survival in follicular lymphoma based on molecular features of tumor-infiltrating immune cells. *N Engl J Med* 2004;351:2159–2169.
112. Relander T, Johnson NA, Farinha P, et al. Prognostic factors in follicular lymphoma. *J Clin Oncol* 2010;28:2902–2913.
113. A clinical evaluation of the International Lymphoma Study Group classification of non-Hodgkin's lymphoma. The Non-Hodgkin's Lymphoma Classification Project. *Blood* 1997;89:3909–3918.
114. Savage KJ, Monti S, Kutok JL, et al. The molecular signature of mediastinal large B-cell lymphoma differs from that of other diffuse large B-cell lymphomas and shares features with classical Hodgkin lymphoma. *Blood* 2003;102:3871–3879.
115. Savage KJ, Al-Rajhi N, Voss N, et al. Favorable outcome of primary mediastinal large B-cell lymphoma in a single institution: the British Columbia experience. *Ann Oncol* 2006;17:123–130.
116. Rieger M, Osterborg A, Pettengell R, et al. Primary mediastinal B-cell lymphoma treated with CHOP-like chemotherapy with or without rituximab: results of the Mabthera International Trial Group study. *Ann Oncol* 2011;22:664–670.
132. Tsang RW, Gospodarowicz MK, Pintilie M, et al. Localized mucosa-associated lymphoid tissue lymphoma treated with radiation therapy has excellent clinical outcome. *J Clin Oncol* 2003;21:4157–4164.
146. Bekkenk MW, Geelen FA, van Voorst Vader PC, et al. Primary and secondary cutaneous CD30(+) lymphoproliferative disorders: a report from the Dutch Cutaneous Lymphoma Group on the long-term follow-up data of 219 patients and guidelines for diagnosis and treatment. *Blood* 2000;95:3653–3661.
163. Lowry L, Smith P, Qian W, et al. Reduced dose radiotherapy for local control in non-Hodgkin lymphoma: a randomised phase III trial. *Radiother Oncol* 2011;100:86–92.
164. Shenkier TN, Voss N, Fairey R, et al. Brief chemotherapy and involved-region irradiation for limited-stage diffuse large-cell lymphoma: an 18-year experience from the British Columbia Cancer Agency. *J Clin Oncol* 2002;20:197–204.
165. Phan J, Mazloom A, Medeiros J, et al. Benefit of consolidative radiation therapy in patients with diffuse large B-cell lymphoma treated with R-CHOP chemotherapy. *J Clin Oncol* 2010; 28:4170–4176.
167. Dorth JA, Chino JP, Prosnitz LR, et al. The impact of radiation therapy in patients with diffuse large B-cell lymphoma with positive post-chemotherapy FDG-PET or gallium-67 scans. *Ann Oncol* 2011;22:405–410.
168. Miller TP, Dahlberg S, Cassady JR, et al. Chemotherapy alone compared with chemotherapy plus radiotherapy for localized intermediate- and high-grade non-Hodgkin's lymphoma. *N Engl J Med* 1998;339:21–26.
178. Haas RL, Poortmans P, de Jong D, et al. High response rates and lasting remissions after low-dose involved field radiotherapy in indolent lymphomas. *J Clin Oncol* 2003;21:2474–2480.
180. Haas RL, Poortmans P, de Jong D, et al. Effective palliation by low dose local radiotherapy for recurrent and/or chemotherapy refractory non-follicular lymphoma patients. *Eur J Cancer* 2005;41:1724–1730.
182. Fisher RI, Gaynor ER, Dahlberg S, et al. Comparison of a standard regimen (CHOP) with three intensive chemotherapy regimens for advanced non-Hodgkin's lymphoma. *N Engl J Med* 1993;328:1002–1006.
184. Pfreundschuh M, Trumper L, Osterborg A, et al. CHOP-like chemotherapy plus rituximab versus CHOP-like chemotherapy alone in young patients with good-prognosis diffuse large-B-cell lymphoma: a randomised controlled trial by the MabThera International Trial (MInT) Group. *Lancet Oncol* 2006;7:379–391.
192. Philip T, Armitage JO, Spitzer G, et al. High-dose therapy and autologous bone marrow transplantation after failure of conventional chemotherapy in adults with intermediate-grade or high-grade non-Hodgkin's lymphoma. *N Engl J Med* 1987;316:1493–1498.
209. Lenz G, Dreyling M, Hoster E, et al. Immunochemotherapy with rituximab and cyclophosphamide, doxorubicin, vincristine, and prednisone significantly improves response and time to treatment failure, but not long-term outcome in patients with previously untreated mantle cell lymphoma: results of a prospective randomized trial of the German Low Grade Lymphoma Study Group (GLSG). *J Clin Oncol* 2005;23:1984–1992.
213. Press OW, Unger JM, Braziel RM, et al. Phase II trial of CHOP chemotherapy followed by tositumomab/iodine I-131 tositumomab for previously untreated follicular non-Hodgkin's lymphoma: five-year follow-up of Southwest Oncology Group Protocol S9911. *J Clin Oncol* 2006;24:4143–4149.
216. Morschhauser F, Radford J, Van Hoof A, et al. Phase III trial of consolidation therapy with yttrium-90-ibritumomab tiuxetan compared with no additional therapy after first remission in advanced follicular lymphoma. *J Clin Oncol*

2008;26:5156–5164.
226. Bonnet C, Fillet G, Mounier N, et al. CHOP alone compared with CHOP plus radiotherapy for localized aggressive lymphoma in elderly patients: a study by the Groupe d'Etude des Lymphomes de l'Adulte. *J Clin Oncol* 2007;25:787–792.
227. Horning SJ, Weller E, Kim K, et al. Chemotherapy with or without radiotherapy in limited-stage diffuse aggressive non-Hodgkin's lymphoma: Eastern Cooperative Oncology Group study 1484. *J Clin Oncol* 2004;22:3032–3038.
228. Martinelli G, Gigli F, Calabrese L, et al. Early stage gastric diffuse large B-cell lymphomas: results of a randomized trial comparing chemotherapy alone versus chemotherapy + involved field radiotherapy (IELSG 4) [corrected]. *Leuk Lymphoma* 2009;50:925–931.
229. Miller TP, LeBlanc M, Spier C. CHOP alone compared to CHOP plus radiotherapy for early stage aggressive non-Hodgkin's lymphomas: update of the Southwest Oncology Group (SWOG) randomized trial. *Blood* 2001;98:724a.
230. Reyes F, Lepage E, Ganem G, et al. ACVBP versus CHOP plus radiotherapy for localized aggressive lymphoma. *N Engl J Med* 2005;352:1197–1205.
232. Ballonoff A, Rusthoven KE, Schwer A, et al. Outcomes and effect of radiotherapy in patients with stage I or II diffuse large B-cell lymphoma: a surveillance, epidemiology, and end results analysis. *Int J Radiat Oncol Biol Phys* 2008;72:1465–1471.
235. Aviles A, Delgado S, Fernandez R, et al. Combined therapy in advanced stages (III and IV) of follicular lymphoma increases the possibility of cure: results of a large controlled clinical trial. *Eur J Haematol* 2002;68:144–149.
236. Aviles A, Fernandezb R, Perez F, et al. Adjuvant radiotherapy in stage IV diffuse large cell lymphoma improves outcome. *Leuk Lymphoma* 2004;45:1385–1389.
244. Aviles A, Delgado S, Nambo MJ, et al. Adjuvant radiotherapy to sites of previous bulky disease in patients stage IV diffuse large cell lymphoma. *Int J Radiat Oncol Biol Phys* 1994;30:799–803.
251. Kelsey SM, Newland AC, Hudson GV, et al. A British National Lymphoma Investigation randomised trial of single agent chlorambucil plus radiotherapy versus radiotherapy alone in low grade, localised non-Hodgkins lymphoma. *Med Oncol* 1994;11:19–25.
259. Pugh TJ, Ballonoff A, Newman F, et al. Improved survival in patients with early stage low-grade follicular lymphoma treated with radiation: a Surveillance, Epidemiology, and End Results database analysis. *Cancer* 2010;116:3843–3851.
266. Marcus R, Imrie K, Solal-Celigny P, et al. Phase III study of R-CVP compared with cyclophosphamide, vincristine, and prednisone alone in patients with previously untreated advanced follicular lymphoma. *J Clin Oncol* 2008;26:4579–4586.
267. Herold M, Haas A, Srock S, et al. Rituximab added to first-line mitoxantrone, chlorambucil, and prednisolone chemotherapy followed by interferon maintenance prolongs survival in patients with advanced follicular lymphoma: an East German Study Group Hematology and Oncology Study. *J Clin Oncol* 2007;25:1986–1992.
270. Salles G, Seymour JF, Offner F, et al. Rituximab maintenance for 2 years in patients with high tumour burden follicular lymphoma responding to rituximab plus chemotherapy (PRIMA): a phase 3, randomised controlled trial. *Lancet* 2011;377:42–51.
286. Aviles A, Diaz-Maqueo JC, Sanchez E, et al. Long-term results in patients with low-grade nodular non-Hodgkin's lymphoma. A randomized trial comparing chemotherapy plus radiotherapy with chemotherapy alone. *Acta Oncol* 1991;30:329–333.
300. Gascoyne RD, Aoun P, Wu D, et al. Prognostic significance of anaplastic lymphoma kinase (ALK) protein expression in adults with anaplastic large cell lymphoma. *Blood* 1999;93:3913–3921.
301. Coiffier B, Neidhardt-Berard EM, Tilly H, et al. Fludarabine alone compared to CHVP plus interferon in elderly patients with follicular lymphoma and adverse prognostic parameters: a GELA study. Groupe d'Etudes des Lymphomes de l'Adulte. *Ann Oncol* 1999;10:1191–1197.
312. Dreyling M, Lenz G, Hoster E, et al. Early consolidation by myeloablative radiochemotherapy followed by autologous stem cell transplantation in first remission significantly prolongs progression-free survival in mantle-cell lymphoma: results of a prospective randomized trial of the European MCL Network. *Blood* 2005;105:2677–2684.
314. NCCN. Non-Hodgkin's lymphoma clinical practice guidelines in oncology. National Comprehensive Cancer Network. 2011. Available at: http://www.nccn.org.
315. Leitch HA, Gascoyne RD, Chhanabhai M, et al. Limited-stage mantle-cell lymphoma. *Ann Oncol* 2003;14:1555–1561.
329. Ibrahim EM, Ezzat AA, Raja MA, et al. Primary gastric non-Hodgkin's lymphoma: clinical features, management, and prognosis of 185 patients with diffuse large B-cell lymphoma. *Ann Oncol* 1999;10:1441–1449.
337. Wotherspoon AC, Doglioni C, Diss TC, et al. Regression of primary low-grade B-cell gastric lymphoma of mucosa-associated lymphoid tissue type after eradication of *Helicobacter pylori*. *Lancet* 1993;342:575–577.
339. Chen LT, Lin JT, Tai JJ, et al. Long-term results of anti-Helicobacter pylori therapy in early-stage gastric high-grade transformed MALT lymphoma. *J Natl Cancer Inst* 2005;97:1345–1353.
341. Wundisch T, Thiede C, Morgner A, et al. Long-term follow-up of gastric MALT lymphoma after *Helicobacter pylori* eradication. *J Clin Oncol* 2005;23:8018–8024.
346. Noy A, Yahalom J, Zaretsky L, et al. Gastric mucosa-associated lymphoid tissue lymphoma detected by clonotypic polymerase chain reaction despite continuous pathologic remission induced by involved-field radiotherapy. *J Clin Oncol* 2005;23:3768–3772.
350. Kim SJ, Choi CW, Mun YC, et al. Multicenter retrospective analysis of 581 patients with primary intestinal non-hodgkin lymphoma from the Consortium for Improving Survival of Lymphoma (CISL). *BMC Cancer* 2011;11:321.
351. Schmatz AI, Streubel B, Kretschmer-Chott E, et al. Primary follicular lymphoma of the duodenum is a distinct mucosal/submucosal variant of follicular lymphoma: a retrospective study of 63 cases. *J Clin Oncol* 2011;29:1445–1451.
362. Aviles A, Delgado S, Ruiz H, et al. Treatment of non-Hodgkin's lymphoma of Waldeyer's ring: radiotherapy versus chemotherapy versus combined therapy. *Eur J Cancer B Oral Oncol* 1996;32B:19–23.
365. Li YX, Yao B, Jin J, et al. Radiotherapy as primary treatment for stage IE and IIE nasal natural killer/T-cell lymphoma. *J Clin Oncol* 2006;24:181–189.
366. Yamaguchi M, Tobinai K, Oguchi M, et al. Phase I/II study of concurrent chemoradiotherapy for localized nasal natural killer/T-cell lymphoma: Japan Clinical Oncology Group Study JCOG0211. *J Clin Oncol* 2009;27:5594–5600.
367. Kim SJ, Kim K, Kim BS, et al. Phase II trial of concurrent radiation and weekly cisplatin followed by VIPD chemotherapy in newly diagnosed, stage IE to IIE, nasal, extranodal NK/T-Cell Lymphoma: Consortium for Improving Survival of Lymphoma study. *J Clin Oncol* 2009;27:6027–6032.
369. Aviles A, Delgado S, Huerta-Guzman J. Marginal zone B cell lymphoma of the parotid glands: results of a randomised trial comparing radiotherapy to combined therapy. *Eur J Cancer B Oral Oncol* 1996;32B:420–422.
371. Grange F, Bekkenk MW, Wechsler J, et al. Prognostic factors in primary cutaneous large B-cell lymphomas: a European multicenter study. *J Clin Oncol* 2001;19:3602–3610.
373. Willemze R, Jaffe ES, Burg G, et al. WHO-EORTC classification for cutaneous lymphomas. *Blood* 2005;105:3768–3785.
374. Querfeld C, Kuzel TM, Guitart J, et al. Primary cutaneous CD30 +lymphoproliferative disorders: new insights into biology and therapy. *Oncology* 2007;21:689–696; discussion 699–700.
375. Senff NJ, Hoefnagel JJ, Jansen PM, et al. Reclassification of 300 primary cutaneous B-Cell lymphomas according to the new WHO-EORTC classification for cutaneous lymphomas: comparison with previous classifications and identification of prognostic markers. *J Clin Oncol* 2007;25:1581–1587.
378. Pfeffer MR, Rabin T, Tsvang L, et al. Orbital lymphoma: is it necessary to treat the entire orbit? *Int J Radiat Oncol Biol Phys* 2004;60:527–530.
388. Moller MB, d'Amore F, Christensen BE. Testicular lymphoma: a population-based study of incidence, clinicopathological correlations and prognosis. The Danish Lymphoma Study Group, LYFO. *Eur J Cancer* 1994;30A:1760–1764.
393. Zucca E, Conconi A, Mughal TI, et al. Patterns of outcome and prognostic factors in primary large-cell lymphoma of the testis in a survey by the International Extranodal Lymphoma Study Group. *J Clin Oncol* 2003;21:20–27.
403. Batchelor T, Loeffler JS. Primary CNS lymphoma. *J Clin Oncol* 2006;24:1281–1288.
410. Abrey LE, Ben-Porat L, Panageas KS, et al. Primary central nervous system lymphoma: the Memorial Sloan-Kettering Cancer Center prognostic model. *J Clin Oncol* 2006;24:5711–5715.
411. Ferreri AJ, Abrey LE, Blay JY, et al. Summary statement on primary central nervous system lymphomas from the Eighth International Conference on Malignant Lymphoma, Lugano, Switzerland, June 12 to 15, 2002. *J Clin Oncol* 2003;21:2407–2414.
415. Mead GM, Bleehen NM, Gregor A, et al. A medical research council randomized trial in patients with primary cerebral non-Hodgkin lymphoma: cerebral radiotherapy with and without cyclophosphamide, doxorubicin, vincristine, and prednisone chemotherapy. *Cancer* 2000;89:1359–1370.
417. Thiel E, Korfel A, Martus P, et al. High-dose methotrexate with or without whole brain radiotherapy for primary CNS lymphoma (G-PCNSL-SG-1): a phase 3, randomised, non-inferiority trial. *Lancet Oncol*;11:1036–1047.
419. Gavrilovic IT, Hormigo A, Yahalom J, et al. Long-term follow-up of high-dose methotrexate-based therapy with and without whole brain irradiation for newly diagnosed primary CNS lymphoma. *J Clin Oncol* 2006;24:4570–4574.
420. Blay JY, Conroy T, Chevreau C, et al. High-dose methotrexate for the treatment of primary cerebral lymphomas: analysis of survival and late neurologic toxicity in a retrospective series. *J Clin Oncol* 1998;16:864–871.
425. Bessell EM, Lopez-Guillermo A, Villa S, et al. Importance of radiotherapy in the outcome of patients with primary CNS lymphoma: an analysis of the CHOD/BVAM regimen followed by two different radiotherapy treatments. *J Clin Oncol* 2002;20:231–236.
426. Shah GD, Yahalom J, Correa DD, et al. Combined immunochemotherapy with reduced whole-brain radiotherapy for newly diagnosed primary CNS lymphoma. *J Clin Oncol* 2007;25:4730–4735.

第 79 章
原发性皮肤淋巴瘤

James E. Hansen, Youn H. Kim, Richard T. Hoppe, Lynn D. Wilson

原发性皮肤淋巴瘤是一类与皮肤恶性淋巴细胞增殖相关,以侵犯皮肤为主要临床表现,诊断时无皮肤外症状的淋巴瘤。鉴别原发性皮肤淋巴瘤与原发结节性淋巴瘤侵及皮肤在评估、分期、诊断和治疗方面很重要且有显著的意义。原发性皮肤淋巴瘤的定义涉及多种结外非霍奇金淋巴瘤。2005 年,WHO 和欧洲癌症诊疗组织(EORTC)共同认可将原发性皮肤淋巴瘤分为三类:皮肤 T 细胞和 NK 细胞淋巴瘤、B 细胞淋巴瘤和前体血液系统肿瘤/免疫血液系统恶性肿瘤(表 79.1)[1]。本章节将在分类基础上回顾原发性皮肤淋巴瘤。WHO 在 2008 年发布了一项轻微变动的分级标准[2]。

表 79.1 WHO-EORTC 分类

皮肤 T 细胞和 NK 细胞淋巴瘤
蕈样霉菌病(MF)和变异体(滤泡性蕈样肉芽肿、网状细胞增多症和肉芽肿性松弛皮肤)
Sézary 综合征
CD30+淋巴增殖失调症(原发性皮肤间变性大细胞瘤、淋巴瘤样丘疹病)
结外 NK/T 细胞淋巴瘤,鼻型
皮下脂膜炎样 T 细胞淋巴瘤(SPTCL)
原发性皮肤外周 T 细胞淋巴瘤,未明确
原发性皮肤嗜皮肤性侵袭性 CD8+T 细胞淋巴瘤
原发性皮肤 γ/δT 细胞淋巴瘤
原发性皮肤 CD4+中小型多形性 T 细胞淋巴瘤
B 细胞淋巴瘤
原发性皮肤边缘带淋巴瘤
原发性皮肤滤泡中心淋巴瘤
原发性皮肤弥漫性大 B 细胞淋巴瘤,腿型
原发性皮肤弥漫性大 B 细胞淋巴瘤,其他类型
前体血液肿瘤
CD4+/CD56+血液系统肿瘤(亚顶级的 NK 细胞淋巴瘤)

WHO,世界卫生组织;EORTC,欧洲癌症诊疗组织。

皮肤T细胞和NK细胞淋巴瘤

皮肤 T 细胞淋巴瘤(CTCL)是最常见的原发性皮肤淋巴瘤。在美国,2001—2005 年诊断出的 3884 例原发性皮肤淋巴瘤中有 71%为 CTCL[3]。与此类似,在荷兰和澳大利亚皮肤淋巴瘤组织登记的 1986—2002 年[1]的原发性皮肤淋巴瘤中有 78%为 CTCL;德国皮肤病协会登记的 1999—2004 年的原发性皮肤淋巴瘤中有 85%为 CTCL[4]。

CTCL 的亚型包括蕈样霉菌病(MF);CD30+淋巴增殖失调症;结外 NK/T 细胞淋巴瘤,鼻型;皮下脂膜炎样 T 细胞淋巴瘤(SPTCL);成人 T 细胞白血病/淋巴瘤;原发性皮肤外周 T 细胞淋巴瘤。MF 是最常见的 CTCL,2001—2005 年美国诊断的 CTCL 中有 54%为 MF[3]。CD30+T 细胞淋巴增殖失调症和皮肤外周 T 细胞淋巴瘤占 CTCL 病例的绝大多数。其余 CTCL 亚型比较罕见,在原发性皮肤淋巴瘤中所占比例<1%。

蕈样霉菌病

蕈样霉菌病(MF)是典型的皮肤淋巴瘤。第 1 例报道出现在法国皮肤病专家 Alibert 在 1806 年出版的《皮肤病图册》中(图 79.1)。在 Alibert 描述 MF 后的 20 年中,约有 300 例相似的病例报道。在 2001—2005 年的记载中,每年的新发病例约 1500 例[3]。MF 是一种来源于皮肤 CD4+T 辅助细胞的疾病[5],CTCL 男性发病率高于女性,男女发病比例约为(1.6~2):1;中位发病年龄为 55~60 岁[1]。在过去的 200 年中,MF 的治疗有了显著进展,但是 MF 发生发展的精确病因还存在很大疑惑。

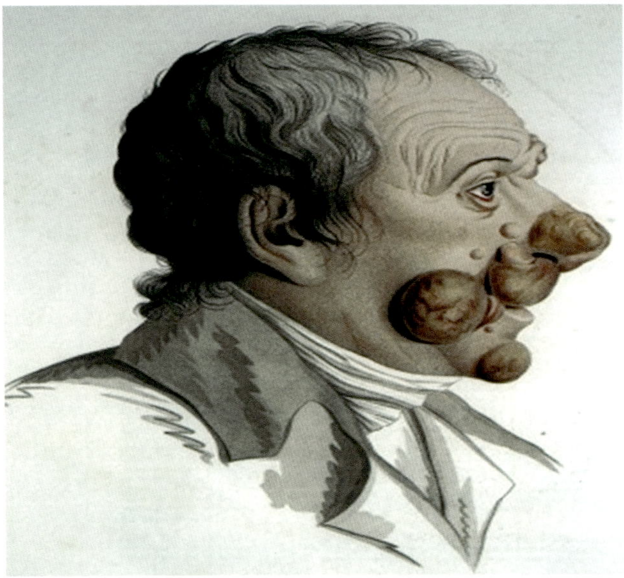

图 79.1 第1例报道的MF病例。

皮肤疾病

MF的主要症状是全身散在或局部的皮肤瘙痒。溃疡性瘙痒可引起患者疼痛。典型(或Alibert-Bazin)MF的皮肤损伤是可预测的进展过程，国际皮肤淋巴瘤协会(ISCL)、美国皮肤淋巴瘤协会(USCLC)和EORTC共同定义了不同阶段MF的症状[6]。在霉菌病变前期,躯干、盆腔、四肢等避光部位出现一些红色、鳞状、碎片状损伤。这些早期病变不稳定并容易退化,不序贯出现新的损伤。霉菌病变前期的组织活检标本很难明确诊断，因为在这些损伤中恶性淋巴细胞贫乏。随着恶性T细胞在皮肤中不断增殖、浸润,损伤日益顽固并形成永久性皮肤斑块,即斑片期。ISCL/USCLC/EORTC共同将MF斑片定义为“损伤不论大小,均没有硬化或明显高出周围正常皮肤”[6]。随着这些损伤不断被恶性淋巴细胞及反应性淋巴细胞浸润，损伤不断增厚并形成边界，进入典型MF的瘤块期。ISCL/USCLC/EORTC将其定义为“任何隆起或硬化的损伤,可能伴有结痂或皮肤异色病”[6]。瘤块进一步形成皮肤肿瘤,ISCL/USCLC/EORTC将其定义为“任何直径>1cm、广泛浸润皮肤或垂直生长的实体或结节性损伤[6]。皮肤肿块提示MF的肿瘤期。MF可以进展到红皮病并与之同时存在,此时超过80%的皮肤面积散在红斑[6]。图79.2显示了斑块、屑状病变、肿块及红皮病的典型图像。

白细胞性CTCL和Sézary综合征

在罕见的CTCL病例中，在外周血中可检测到循环恶性T细胞。这种现象往往代表着白细胞性CTCL或Sézary综合征(SS),大多数与红皮病有关,而较少出现在轻微的皮肤疾病中[1]。循环恶性T细胞(即Sézary细胞)是不典型的T细胞,具有特异性脑回样核的大单核细胞。这些T细胞通常有CD4+/CD7-或CD4+/CD26-的免疫表型，流式细胞仪能够定量测定循环恶性T细胞的比例。另外,占主导地位的循环恶性克隆的存在可通过评估T细胞受体(TCR)来证实。

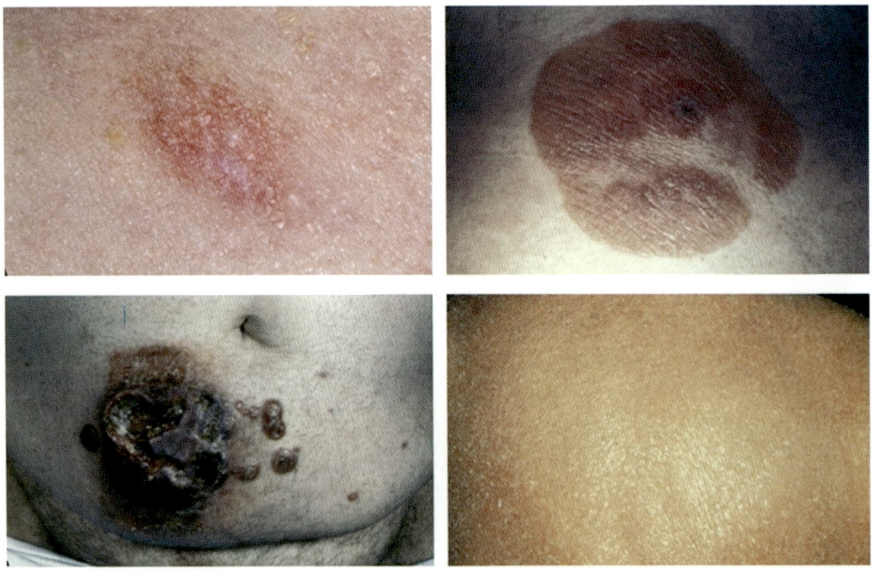

图 79.2 MF不同时期的皮肤损伤图像。(From Smith BD, Wilson LD. Management of mycosis fungoides. Part 1. Diagnosis, staging, and prognosis. *Oncology* 2003;17:1419-1428, with permission.)

外周血中肿瘤负荷程度分为 B0(血沉涂片可见 Sézary 细胞不超过 5%)、B1(异常细胞超过 5%,但是未达到 B2 的程度)、B2 (由 PCR 或 Southern 印迹法检测出的外周血中占主导地位的 T 细胞克隆且≥1000 Sézary 细胞/mm^3;CD3+或 CD4+ T 细胞和 CD4:CD8>10,异常 T 细胞数目增加; 缺失 CD7 的 T 细胞增殖>40%或缺失 CD26 的 T 细胞增殖>30%)[6]。通过 PCR 或 Southern 印迹法检测外周血中是否有循环克隆,B0 或 B1 期可细分为 B0a、B1a(外周血无循环克隆),或 B0b 或 B1b(循环克隆)。白细胞性 CTCL 影响 MF 的机制不明,临床多体现为疾病进展。在其他病例中,红皮病和循环性疾病同时进展,这就是 SS。SS 和有白细胞浸润的红皮病型 MF 的区别是学术界争论的焦点之一, 它们到底是两种疾病还是互相的变异,目前仍未有定论。目前,SS 特指红皮病伴有 B2 症状的一类 MF[6]。

真皮外疾病

在 MF 晚期,肿瘤侵犯区域和远处淋巴结、皮肤外器官(包括肺、口腔、咽部、中枢神经系统),可引起患者明显疼痛或器官功能障碍[7]。值得注意的是,皮肤或皮肤下疾病晚期临床分期在不同患者存在很大差异。因此, 临床试验结果也可能难以解释。ISCL/USCLC/EORTC 一致认为应当建立统一的临床滴定终点和反应标准,以利于在将来的临床试验中增强交流深度[6]。

分子和细胞病理生理学

早期 MF 损伤的检查显示淋巴细胞具有向表皮性的渗透特点。随着损伤的进展和病变增厚,向表皮性逐渐减弱,同时淋巴细胞开始在皮肤更广泛的范围内停留。仅有一部分 MF 细胞是恶性的, 这些细胞是具有特异性脑回样核的大单核细胞。Pauerier 微脓肿(真皮内被非典型 T 细胞包围的朗格汉斯细胞)较少见,但这种微脓肿在组织病理学特征上与 MF 密切相关[1,5]。MF 中的恶性细胞是 CD4+ T 辅助细胞, 免疫表达为 CD3+、CD4、CD45RO+、CLA+、CCR+。

主导特定 T 细胞克隆增殖的机制目前不明。基因学研究显示 MF/SF 的发生与基因的缺失及复制有关。mRNA 的研究揭示分子机制与不同分期的 MF 相关。另外,分子畸变在 MF 的发生发展中起到很大作用[5,8-11]。

诊断和评估

对可疑或近期诊断的 MF 患者进行评估, 包括全面的病史询问、查体、皮肤损伤组织和可疑淋巴结活检以及必要的实验室以及影像学检查。ISCL 设计了早期 MF 的诊断规则 (表 79.2, 不适用于变异的 MF 患者)[12]。MF 的诊断特别推荐使用 ISCL 和 EORTC 共同制订的标准[13]。

病史和体格检查。病史询问时需要涉及症状持续时间、皮肤损伤进展过程、有无 B 症状。肿瘤所侵犯体表面积的百分比、有无皮肤肿块均需详细记录;对淋巴系统进行完整的评估。对病变给予合理的影像学评估,以便于监测疾病进展或对治疗的反应。

皮肤活检。至少要从 2 处独立的病变位置给予活检。从最大的结节性病变取材诊断成功率较高,因为此处有大量的肿瘤细胞。然而,鳞状损伤往往表现为向表皮性。组织要行 HE 染色和表面标记免疫荧光检测 (表达谱包括 CD2、CD3、CD4、CD5、CD7、CD8、CD20、CD30、CD26、CD56、TIA1、蛋白酶 β),对克隆 TCR 重排给予 PCR 检测。病理切片应该由皮肤病理学家复审。

对于肿大或可疑淋巴结(固定或表面粗糙的淋巴结,或头颈部直径≥1cm 的淋巴结)给予切除活检,并进行详细记录、评估。当遇到多个可疑肿大淋巴结需要处理时,切检选择要考虑大小、位置、FDG 活度;优先选择受累引流区内最大的淋巴结或 PET 扫描中 SUV 摄取值最高的淋巴结。如果上述条件相同,首选颈部淋巴结,其次是腋窝淋巴结,然后是腹股沟淋巴结[13]。

表 79.2 早期蕈样霉菌病诊断标准[12]a

临床	免疫病理学
持续存在和(或)进展的红斑和苔藓样变	
1.非阳光暴露部位	1.CD2、CD3、CD5<50% T 细胞
2.大小/形状的变异	2.CD7<10% T 细胞
3.皮肤异色病	3.表皮细胞与真皮 T 细胞在 CD2、CD3、CD5、CD7 的表达上不一致
评分:仅有 1 项,评 1 分;2 项及以上,评 2 分	评分:每有 1 项,评 1 分
分子/生物学	**组织病理学**
1.克隆 TCR 基因重排	1.向表皮性但无皮肤棘细胞层水肿
评分:每有 1 项,评 1 分	2.淋巴细胞不典型
	评分:每有 1 项,评 1 分

TCR,T 细胞受体。

a 不适用于 MF 变异型。4 分以上诊断成立。

实验室和影像学检查。实验室检查包括全血细胞计数、肝功能、生化指标和乳酸脱氢酶(LDH)。循环性疾病要对外周血给予PCR和流式细胞仪检测，尤其是红皮病、肿瘤结节和皮肤外病变。如果外周血或皮肤外器官发现潜在疾病,建议行骨髓活检[13]。大部分MF患者要行胸腹部及盆腔CT扫描。对于皮肤侵犯<10%的MF患者，要给予胸部X线片和淋巴结超声检查。PET检测淋巴结转移的敏感度优于CT,在MF诊断中的作用不断增强[14]。

分期和预后

MF目前使用ISCL/EORTC提出的修改后的TNMB分期系统(表79.3)[13]。ISCL/EORTC的研究基于525例MF患者(使用1979年TNMB分期系统),多数患者分期较早，ⅠA期30%，ⅠB期11%，ⅡA期11%,ⅡB期16%,ⅢA期3%,ⅢB期8%,ⅣA期6%,ⅣB期1%。仅7%的患者有外周血侵犯。图79.3说明临床分期和整体生存期、疾病特殊生存期的关系[7]。关于目前分期系统的效度研究得出相似效果[15]。特别指出的是,一项对照研究显示，ⅠA期MF患者的疾病特异性死亡率与年龄和种族无关，在长达20年的随访期内死亡率仅16%[7]。

皮肤直接治疗

尽管报道治疗后无病生存期延长,MF目前仍是不可治愈的。目前治疗技术的研究方向集中在预防疾病进展和减轻症状方面。对于早期病变,一些皮肤直接治疗方法是有效的,并作为一线治疗方案。局部治疗包括皮质类固醇[T1期完全缓解(CR)率为63%,T2期为25%][16]、氮芥(ⅠA期达76%~80%，ⅠB期为35%~68%)[17]、卡莫司汀(T1期CR率为86%,T2期为47%)[18]、贝沙罗汀凝胶(早期CR率为21%)[19]。窄谱的紫外线B(NB-UVB)光疗对ⅠA或ⅠB期患者的CR率为54%[20]；补骨脂素+UVAC(PUVA)疗法的CR率为65%[21]，这两种方法也经常用到。然而，电离辐射是MF最有效的治疗手段。

电离辐射适用于皮肤淋巴瘤的治疗,首先是因为淋巴细胞对放射线高度敏感;再者,通过选择合适的光子和电子束能量,可将放疗剂量有效地限制在表皮和真皮层。放疗的方式包括皮肤病变局部放疗和通过

表79.3 ISCL/EORTC MF TNM分期

T分期:皮肤受累情况	N分期
T1:霉菌病前期病变,丘疹和(或)斑块,累及全身皮肤<10%(仅有丘疹的为T1a;有丘疹和斑块的为T1b)	N0:临床无异常外周淋巴结;不需要活检
T2:霉菌病前期病变,丘疹或斑块,累及全身皮肤>10%(仅有丘疹的为T2a;有丘疹和斑块的为T2b)	N1:临床无异常外周淋巴结;组织学Dutch分级1级或NCI
T3:单一或多发皮肤瘤块(直接≥1cm)	N2:临床无异常外周淋巴结;组织学Dutch分级2级或NCI LN3
T4:广泛红皮病,超过80%的体表面积	N3:临床无异常外周淋巴结;组织学Dutch分级3或4级
	NX:临床上有异常外围淋巴结;组织学未证实
B分期:外周血状态	**M分期:内脏器官状态**
B0:血液中未发现异形细胞(外周血淋巴细胞中Sézary细胞<5%)	M0:内脏器官未受累
B1:血液中发现异形细胞(外周血淋巴细胞中Sézary细胞>5%,但未超过B2的标准)	M1:内脏器官受累(必须经病理学证实,且器官受累特定)
B2:血液中发现较多异形细胞(≥1000 Sézary细胞/μL,克隆阳性)	

分期组合	
ⅠA:T1 N0 M0 B0~1	ⅢA:T4 N0~2 M0 B0
ⅠB:T2 N0 M0 B0~1	ⅢB:T4 N0~2 M0 B1
ⅡA:T1~2 N1~2 M0 B0	ⅣA1:T1~4 N0~2 M0 B0~2
ⅡB:T3 N0~2 M0 B0~1	ⅣA2:T1~4 N3 M0 B0~2
	ⅣB:T1~4 N0~3 M1 B0~2

ISCL,国际皮肤淋巴瘤协会;EORTC,欧洲癌症诊疗组织;NCI,美国国家癌症中心。

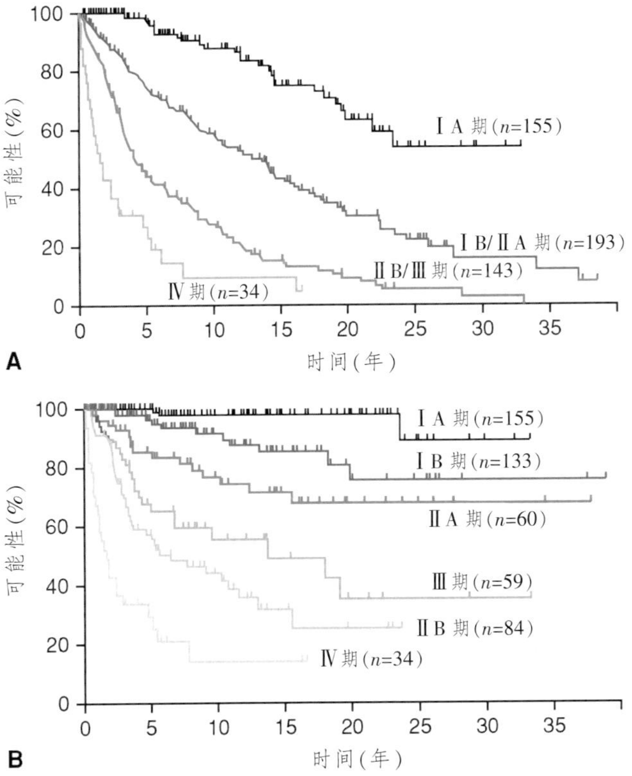

图 79.3 临床分期和总体生存期(A)、疾病特殊生存期(B)的关系。(Reprinted with permission from Kim YH, Liu HL, Mraz-Gernhard S, et al. Long-term outcome of 525 patients with mycosis fungoides and Sézary Syndrome. *Arch Dermatol* 2003; 139: 857–866; copyright © 2003 American Medical Association. All rights reserved.)

全身皮肤电子线照射技术(TSEBT)给予全身皮肤照射。

皮肤病变局部放疗

有不超过 5%的 IA 期 MF 患者表现为微小病变:单一的病变或 2~3 个相邻病变,可用一个或多个相邻的照射野给予治疗[22]。这些患者建议使用局部治疗。照射野要包括整个病变,并外放 1~2cm 的边界,利用准直器或挡铅等工具使照射野边界与病变边界一致。通常使用 6~16MeV 电子线治疗。EORTC 建议 80%等剂量曲线包绕真皮层[23],这个深度约为 4.5mm。

局部皮肤照射对Ⅰ A 期表现为微小病变的 MF 患者能达到 CR。Wilson 等[22]对 21 例Ⅰ A 期 MF 患者进行 20~40Gy 的局部皮肤照射,CR 率为 97%。对复发患者进行的回顾性分析显示,局部放疗剂量影响预后:放疗剂量为 20Gy 时,照射野局部复发率为 25%;放疗剂量为 20~40Gy 时,照射野局部复发率为 8%。Cotter 等[24]的研究结果与上述结果类似:放疗剂量<10Gy 时,照射野局部复发率为 42%;放疗剂量>30Gy 时,照射野局部复发率为 0%。在近期的另一项研究中,给予 8Gy/4 次的放疗时,CR 率为 92%[25]。以上研究在技术上,对于Ⅰ A 期 MF 表现为微小病变的患者,建议局部放疗剂量为 30~36Gy。并且,8Gy/2 次的姑息性放疗也被考虑在内。局部放疗的副反应仅为较轻的放射性皮炎、局部脱发和皮肤色素沉着。

全身皮肤电子线照射技术

技术。全身皮肤电子线照射技术(TSEBT)在技术上具有挑战性,建议在技术成熟、有治疗经验的放疗中心开展。EORTC 关于 TSEBT 的技术要求见表 79.4。目前的 TSEBT 通常使用直线加速器的 6~9MeV 电子线;患者站在一面距离直线加速器机头 3.8m 的聚碳酸酯屏后面。入射电子线穿过聚碳酸酯屏发生散射,形成相对均匀的表面剂量。治疗按轮次进行,每一轮次采用三前三后治疗野进行治疗;在治疗时患者以 6 种体位对着机头站立(图 79.4A);2 天完成一个轮次(每天 3 种体位)。整个轮次的皮肤受照射剂量为 2Gy,每周执行 2 个轮次。通过 6 种不同体位优化皮肤表面剂量分布(图 79.4B)。在耶鲁和斯坦福的治疗中心,在每个治疗周期的第 1 天,进行正前野、右后斜野、左后斜野的治疗;第 2 天则进行正后野、右前斜野、左前斜野的治疗[26,27]。每个治疗野有上下两个方向的照射束,它们的角度是沿水平轴上下 16°~17.5°,不同的机器参数导致治疗时不同的角度(图 79.5)。6 种体位的治疗通常使用耶鲁和斯坦福的双野技术,治疗时最大剂量点在皮下 1mm,80%的等剂量曲线在皮下 6~7mm,20%在皮

表 79.4 EORTC 推荐的 TSEBT 技术要求[23]

TSEBT 的主要靶区为表皮、皮肤附属结构和真皮
治疗目标是给予皮下 4mm 深度放疗剂量 26~28Gy;转化的躯体剂量为 31~36Gy
处方剂量 1~1.2Gy/次,30~36 次,6~10 周完成;分割剂量不超过 2~2.5Gy,预防急性和晚期副反应
80%等剂量曲线在皮下 4mm,皮下 20mm 深度的剂量<皮肤最大剂量的 20%;皮肤曲面处剂量不超过处方剂量的 120%
患者治疗体位相当关键,应当充分暴露全身皮肤;建议至少行 6 分钟治疗体位
合适的源皮距是 3~8m;剂量均匀度偏差在 10%以内
眼球受照射剂量<皮肤最大剂量的 15%;射线污染至骨髓受量<0.7Gy

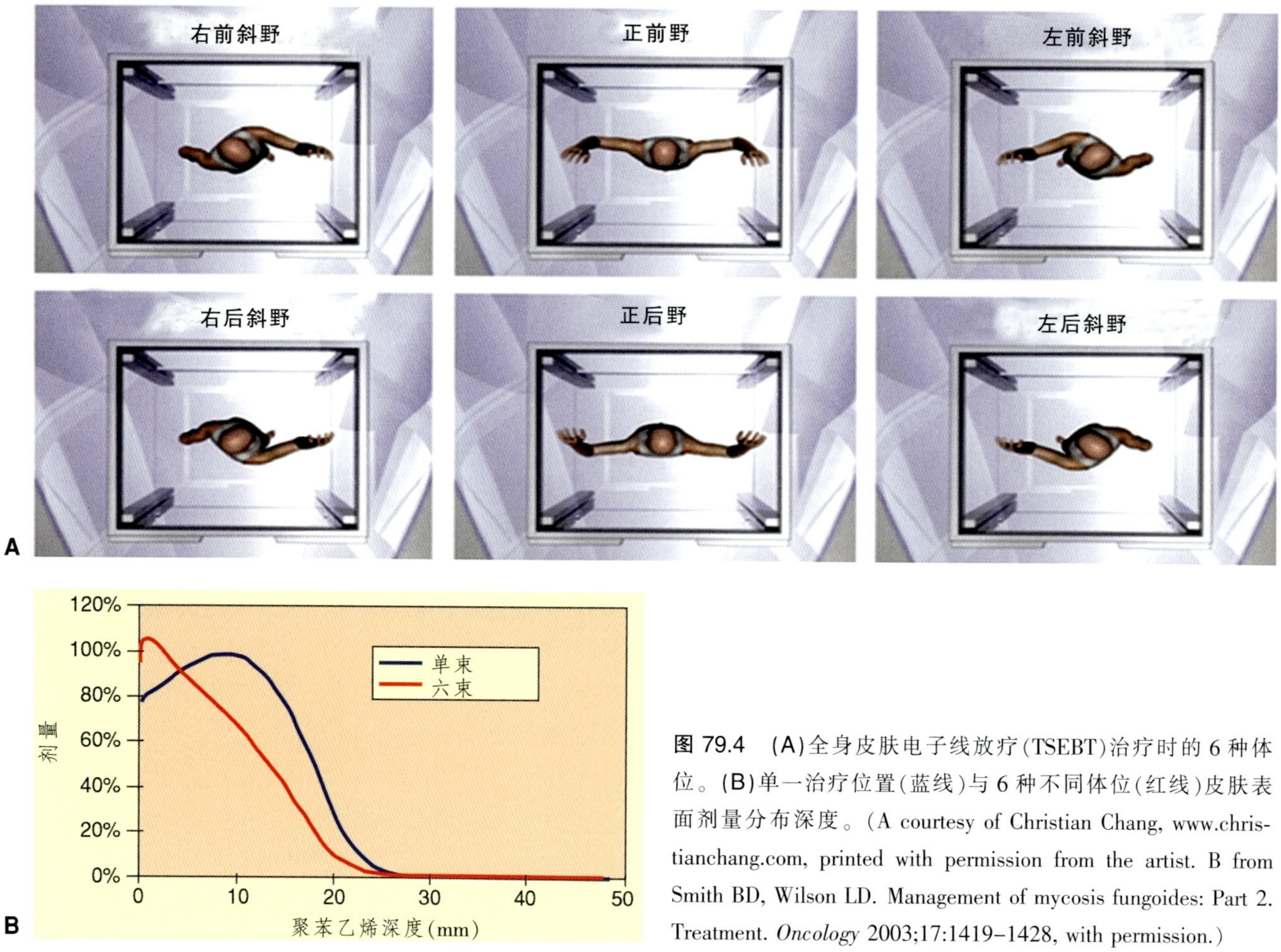

图 79.4 (A)全身皮肤电子线放疗(TSEBT)治疗时的 6 种体位。(B)单一治疗位置(蓝线)与 6 种不同体位(红线)皮肤表面剂量分布深度。(A courtesy of Christian Chang, www.christianchang.com, printed with permission from the artist. B from Smith BD, Wilson LD. Management of mycosis fungoides: Part 2. Treatment. *Oncology* 2003;17:1419-1428, with permission.)

下 12.5mm[26,27]。

剂量分割。亚致死损伤的修复不是影响 MF 放疗反应的主要原因[28],目前 TSEBT 技术的治疗时间为 2 轮次/周,共进行 9 周,皮肤表面总放疗剂量为 36Gy。总放疗剂量与 CR 率直接相关,放疗剂量<10Gy 时 CR 率为 18%;10~20Gy 时 CR 率为 55%;20~25Gy 时 CR 率为 66%;25~30Gy 时 CR 率为 75%;30~36Gy 时 CR 率为 94%[29]。但是,低剂量照射能够提高整体缓解率(皮肤病恢复>50%)、总生存率、无进展生存率和无复发生存率。即使 CR 患者,局部复发率也较高。通过较高剂量 TESBT 得到 CR 的获益与治疗副反应相比较,优劣还无定论。应用相对低剂量 TSEBT (10~20Gy)联合局部放疗或许是比目前 36Gy 标准 TSEBT 治疗更好的选择[30],但在得出任何结论前需要进行更多研究。

补充放疗。在 TSEBT 技术中,6 种体位最大限度地将皮肤表面暴露在射线中,但是电子线无法直接照射的区域(如脚底、会阴、头顶头皮)需要补量,以确保总量至少为 20~28Gy,深度约为 4mm。这些区域(通常使用 120kV 的低能 X 线野(4.2mm 铝深度)或低能(大约 6MeV) 电子线加上 1cm 填充物补量, 通常每天 1Gy,总量 20Gy。在一些放疗机构中,在患者头顶放置电子放射装置治疗头皮病变[26],在一些放疗中心给予瘤床区同步补充加量。对于包括较厚的皮肤病变及皮肤皱褶处病变是否给予局部加量取决于放疗科医生的经验[26,27]。

副反应。对 MF 治疗的回顾性分析表明,所有患者一致认为,与其他治疗相比,TSEBT 是所有治疗中最难以接受的一种[31],另外在治疗过程中瘙痒和皮肤红斑等症状还会加重。TSEBT 过程中的急性副反应包括干燥症、干性脱皮、肢体末端水肿、下肢水泡形成、脱发(包括头发、眉毛、眼睫毛和体毛)和指甲异常(指甲最终脱落,但会重新长出)。 汗腺损伤可能导致多汗症。干燥和鼻黏膜刺激导致鼻出血。男子女性型乳房征罕有发生。晚期或慢性副反应较少,主要包括白内障形成、慢性干燥、持续性脱发、营养不良指甲、毛细血管扩张,以及继发性皮肤癌症,包括鳞状细胞癌、基底细胞癌、黑色素瘤等[23,32-35]。

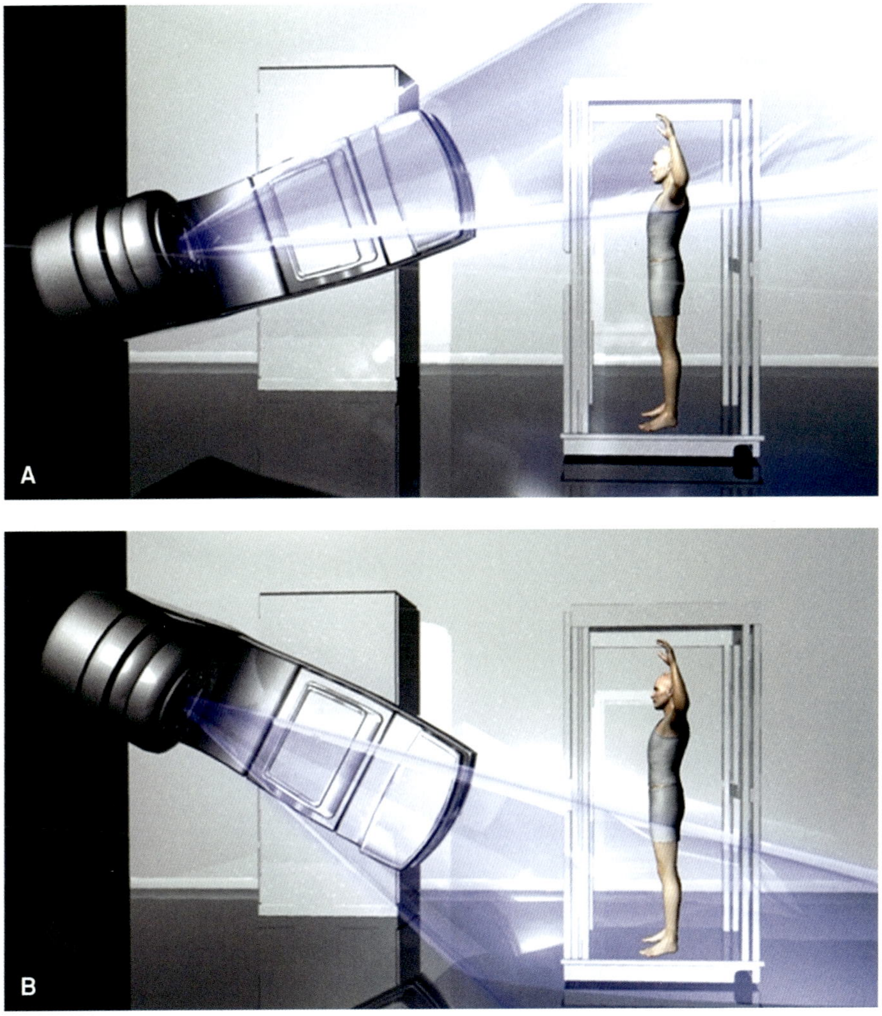

图 79.5　TSEBT 双野技术。(A)上野治疗。(B)下野治疗。(Courtesy of Christian Chang, www.christianchang.com, printed with permission from the artist.)

为了减少副反应,眼球、口唇、手部、指甲、足部、睾丸等对 TSEBT 敏感的部位在治疗期间应给予防护。在进行全身皮肤电子线照射时,应该常规使用睑内或眼外屏蔽来保护角膜和晶体。睑内眼罩仅在治疗的一段时间内使用(7~20Gy)。口唇、手部和指甲可以用铅手套等护具保护;足部可以通过踏脚板保护。会阴局部治疗时可以用睾丸屏罩保护睾丸[26]。

临床功效。TSEBT 是一种非常有效的治疗方法,尤其在早期疾病中。对于 T1 期皮肤淋巴瘤患者,TSEBT 的 CR 率>90%,15 年无复发生存率为 40%,但局限性疾病不推荐该方法[29]。值得注意的是,接受过 TSEBT 的患者复发仅局限于<5%的皮肤区域,这些复发病灶多可行补救治疗和局部治疗或部分照射。考虑到这些复发病灶的成功的挽救治疗,15 年无复发生存率提高至 70%[36-38]。

T2 期患者与 T1 期患者 TSEBT 疗效类似,CR 率为 76%~90%,5 年无复发生存率为 50%,10 年无复发生存率为 10%。另外,辅助使用 PUVA 或氮芥治疗可明显提高无复发生存率。使用 PUVA 5 年无复发生存率达 85%,使用氮芥 10 年无复发生存率可提高至 40%[23,38-40]。

存在 T3 期皮肤淋巴瘤时,TSEBT 有效率降低,但 CR 率仍达到 44%~54%,明显高于其他单一治疗模式。可考虑其他辅助治疗,回顾性研究表明氮芥能够延长复发的年限。另外,氮芥联合局部放疗可用于肿瘤局限皮肤表面较小者[38,40,41]。在 TSEBT 开始的同时或开始前可考虑给予肿瘤局部补充加量。加量的目的在于减少肿瘤厚度,使 TSEBT 能有效覆盖整个病变区域。

T4 期皮肤淋巴瘤患者,TSEBT 缓解率为 70%~100%(T4N0),5 年无进展生存率为 25%~69%。当肿瘤侵犯外周血或真皮外组织,TSEBT 有效率降低,缓解率为 74%,疾病无进展生存率为 36%。TSEBT 与 ECP 有协调作用,两者联合使用可提高疾病特异性生存率并降低循环恶性肿瘤细胞的水平[42-45]。

姑息性放疗

有症状的淋巴结或内脏侵犯可通过局部放疗得到有效控制，总放疗剂量通常为12~30Gy。如果放疗联合TSEBT，放疗剂量相似。比较耶鲁、斯坦福和汉密尔顿大学发表的10年数据，局部补量治疗可以使无进展生存时间提高10%~20%[46,47]。

全身治疗

对于早期皮肤淋巴瘤的患者应首先考虑皮肤直接治疗手段。对于进展期和耐受期患者应考虑全身治疗。全身治疗包括口服贝沙罗汀(使用剂量300mg/m^{2}时对于耐受的CTCL患者缓解率达到54%，并且可以联合其他治疗方案)[48,49]、蒂尼白介素(一种白介素-2和白喉毒素部分成分的融合蛋白，对于耐受的CTCL患者缓解率达到30%，)[50]、组蛋白-脱乙酰基酶-抑制剂（对于耐受的CTCL患者缓解率接近30%）[51,52]、阿伦单抗(针对CD52表面抗原的单克隆抗体，整体缓解率为38%，对于复发或耐受的CTCL患者缓解率接近86%)[53,54]、干扰素-α2a[55-61](作为一种生物制剂，单独治疗或联合其他方案治疗耐受的CTCL患者缓解率为40%~80%)、ECP（应用于外周血和皮肤侵犯患者，尤其是T4期患者)[62]和细胞毒化疗(单药化疗的首选药物，包括嘌呤或核苷酸类似物、多柔比星脂质体以及包括甲氨蝶呤等在内的抗叶酸制剂。使用多药联合化疗，没有显示出显著优势)[63-69]。

同源或同种异体干细胞移植

对其他治疗抗拒的MF/SS患者可接受干细胞移植。自体干细胞移植尚未被证明完全有效，但同种异体干细胞移植已取得很大成功。目前需要针对MF治疗中干细胞移植的作用做进一步研究。因为干细胞移植对于抗拒期肿瘤有一定价值[70-74]。

依据分期的治疗推荐

MF/SS患者可依据表79.5中的分期进行治疗[71]。NCCN也发布了MF/SS的治疗指南[75]。

转化疾病

一些MF患者可能出现大细胞转化(活标本显示于超过25%的大细胞)，大细胞转化在8%~39%的MF患者中发生，可能导致生产率降低。晚期患者或β_2-微球蛋白/LDH患者大细胞转化风险较高。治疗方案包括系统化疗、干细胞移植和局部疾病的放疗[71]。

蕈样霉菌病的变异体

MF的变异体与经典MF有相同的组织学和临床特征，但是临床行为不同，包括促性腺激素MF、

表79.5 MF的分期治疗推荐

分期	一线方案	难治或复发病例的选择方案
ⅠA期微小病变	局部表浅放疗	考虑标准ⅠA期一线治疗
ⅠA、ⅠB、ⅡA	ⅠA期动态观察 局部治疗（糖皮质、激素、氮芥、BCNU、贝沙罗汀）	二程TSEBT 口服贝沙罗汀 干扰素-α 低剂量甲氨蝶呤 伏立诺他 白介素-白喉毒复合物 临床试验 不建议给予化疗
ⅡB期	TSEBT（考虑皮肤肿瘤放疗、辅助PUVA或氮芥） 干扰素-α PUVA	二程TSEBT 口服贝沙罗汀 伏立诺他 白介素-白喉毒复合物 临床试验 全身化疗
ⅢA、ⅢB，白细胞性CTCL或SS	TSEBT+ECP 单独ECP 干扰素-α PUVA+干扰素-α 甲氨蝶呤	二程TSEBT 口服贝沙罗汀 伏立诺他 白介素-白喉毒复合物 阿伦单抗 临床试验 全身化疗 异基因干细胞移植
ⅣA(1~2)、ⅣB期	化疗 TSEBT缓解症状 口服贝沙罗汀 白介素-白喉毒复合物 干扰素-α 伏地诺他 罗米地辛 低剂量甲氨蝶呤 临床试验	异基因干细胞移植

BCNU，卡莫司汀；PUVA，补骨脂素+UVA；NB-UVB，窄谱UVB；TSEBT，全身皮肤电子线照射技术；CTCL，皮肤T细胞淋巴瘤；SS，Sézary综合征；ECP，体外光化学治疗。

Woringer-Kolopp 病、肉芽肿性皮肤松弛症和色素减少性 MF[75-80]。

促性腺激素 MF 的特征是有促性腺激素样式的恶性 T 细胞皮肤浸润。促性腺激素 MF 表现为丘疹、斑块、肿块或存在于痤疮样的病变中。病变多发于头颈部，在躯干中罕见。多在病变位置出现继发性的脱发。早期疾病的 15 年生存期为 41%。早期疾病的治疗方法包括皮肤治疗设备联合贝沙罗汀和干扰素-α。局部放疗在深度浸润的疾病中更有优势。晚期患者对细胞毒化疗的有效率较低，替代治疗方案包括放疗和异体干细胞移植[1,76]。

Woringer-Kolopp 病的典型特征是肢体的孤立性皮肤红斑或皮肤鱼鳞样斑块。活检病理与经典型 MF 相似，恶性 T 细胞的免疫表达为 CD3+/CD4+/CD8-或 CD3+/CD4-/CD8+。CD8+的病变要与 CD8+的侵袭性外周皮肤 T 细胞淋巴瘤进行鉴别诊断。它们的区别在于疾病侵袭性不同，与 CD8+的侵袭性外周皮肤 T 细胞淋巴瘤比较，Woringer-Kolopp 病进展十分缓慢且预后较好。治疗方法包括使用皮质激素、烷化剂、局部切除或放疗在内的局部治疗。局部放疗是一种十分有效的治疗手段，可以获得长期有效的局部率，甚至是局部很晚期的患者也能获益。对于弥漫性或抗拒的病例，也建议使用放疗[1,77]。

皮肤松弛性肉芽肿（GSS）在变异性 MF 中很罕见，文献报道不超过 100 例患者。GGS 的典型表现为由恶性 T 细胞与肉芽肿性浸润联合组成的克隆群造成的皮肤浸润。肉芽肿性浸润导致局部弹性蛋白纤维破坏，并且损坏了皮肤的结构完整性和弹性，导致皮肤松弛。这种皮肤松弛多发于腋窝、腹股沟、颈部和乳腺。尽管 GSS 本身是一种无痛性疾病，但是 GSS 能够增加包括霍奇金淋巴瘤和 MF 在内的继发性淋巴瘤的发生率。由于该病较罕见，目前尚无标准治疗方案，但是外科切除和局部表面放疗是有效的[79,80]。

非蕈样霉菌病型CTCL

分期

2007 年，ISCL 和 EORTC 共同发布了非 MF/SS 型皮肤淋巴瘤新的 TNM 分期标准（表 79.6）[81]。

CD3+淋巴增生性障碍

一项对 268 例 CD3+淋巴增生性障碍患者的回顾性的流行病学分析显示 3 年相对生存率为 87%，5 年疾病特有生存率为 92%。疾病位于头颈部是阴性预后因素[82]。WHO/EORTC 一致认为皮肤原发的 CD3+淋巴增生性障碍是原发性皮肤间变性大细胞淋巴瘤（C-ALCL）和淋巴瘤样丘疹病（LyP）[1]。组织学上难以鉴别。应仔细记录病变的分布以及临床变化过程（如自发消退的病史等）。诊断需要临床结合病理。近期，EORTC/ISCL/USCLC 共同发布了关于皮肤原发的 CD3+淋巴增生性障碍的评估和治疗推荐[83]。

C-ALCL 的典型表现为皮肤鞘翅、结节或肿块。这些病变或孤立存在或集中在局部区域。多病灶的疾病较少见，发生率仅 20%，仅有 10%的患者出现淋巴结受累。皮肤外疾病罕见。C-ALCL 多发生于男性，男性和女性发生率比例为（2~3）:1。病变局限于皮肤或区域淋巴结时，预后很好，5 年整体预期生存率和 10 年疾病特异性生存率为 90%。皮肤外疾病的进展与整体生

表 79.6　ISCL/EORTC 除 MF/SS 外皮肤淋巴瘤 TNM 分期[81]

T 分期	N 分期	M 分期
T1：单一皮肤受侵犯	N0：临床正常；病理未受累	M0：无皮肤非淋巴疾病
T1a：单一皮肤病变直径<5cm	N1：1 个淋巴引流区受累及；此引流区与原发肿瘤相关	M1：存在原发非淋巴结疾病
T1b：单一皮肤病变直径>5cm		
T2：多发病变在同一皮肤区域或两个相邻皮肤区域	N2：2 个或更多淋巴引流区受累及；此引流区与原发肿瘤不相关	
T2a：包括所有皮肤病变的圆形区域直径<15cm		
T2b：包括所有皮肤病变的圆形区域直径>15cm 且<30cm	N3：侵犯中央淋巴结	
T2c：包括所有皮肤病变的圆形区域直径>30cm		
T3：广泛皮肤受限		
T3a：多处皮肤受损，在 2 个非连续皮肤区域内		
T3b：多处皮肤受损，超过 2 个非连续皮肤区域		

ISCL，国际皮肤淋巴瘤协会；EORTC，欧洲癌症诊疗组织。

存率相关。广泛的四肢疾病与疾病特异性生存有关。广泛的四肢疾病定义为早期或进展期病变存在于一个肢体或邻近身体区域[84]。对C-ALCL病变的组织活检显示大量间变性CD4+T细胞广泛浸润，并且至少有75%的间变性T细胞表达CD30。与MF相似,通常使用PCR评估可以检测到同源细胞的优势[1]。

局部切除或局部浅表放疗能有效控制局部皮肤病变。如果皮肤病变比较广泛,不能简单切除或放疗,建议使用甲氨蝶呤化疗。局部放疗剂量为34~44Gy时，完全缓解率达到100%[85]，建议治疗剂量为36~40Gy,2Gy/次。皮肤外疾病的发生罕见，对于此类患者,建议使用多柔比星为基础的化疗。

特别要强调的是，在给予C-ALCL患者初始治疗之前，要正确鉴别C-ALCL与更常见的系统性间变性大细胞淋巴瘤（ALCL)。分子学研究显示2:5(p23;q35)染色体易位、间变性淋巴瘤酶(ALK)和上皮膜抗原(EMA)的表达是有效的鉴别工具。因为ALCL有2:5染色体易位、间变性淋巴瘤酶(ALK)和上皮膜抗原(EMA)的表达,C-ALCL中此类特征罕见[1,86]。

淋巴瘤样丘疹病(LyP)预后很好,5年整体生存率为100%。但是有15%~20%的LyP患者会进展为MF、C-ALCL或霍奇金淋巴瘤。LyP的典型表现为躯干或四肢的紫罗兰色丘疹或丘疹样损伤。通常在3~12周后消退,多有残留。LyP皮肤损伤的活检可见嗜表皮样的非典型CD3+/CD4+/CD8-淋巴细胞。在60%~70%的患者中有同源TCR基因重排。LyP有三种不同的组织学亚型:LyP A、LyP B和LyP C。LyP A表现为大量多核CD3+细胞混合炎性浸润;LyP C表现为大量多核CD3+细胞但几乎没有炎性浸润;90%的患者表现为A型或C型;LyP B表现为非典型CD3+/CD4+/CD30-,与MF相似[1]。

对于LyP,不建议使用放疗、化疗这些激进性治疗手段。对于较少见的大面积皮肤侵犯的LyP患者,建议使用PUVA的皮肤直接治疗或局部皮肤化疗。另外,如果先前LyP损伤引起明显的瘢痕化,建议口服低剂量的甲氨蝶呤,有助于消除新发疾病[1]。

结外NK/T细胞淋巴瘤/鼻型

结外NK/T细胞淋巴瘤/鼻型通常原发于鼻腔和鼻咽腔；但是在特定病例中可能存在皮肤斑块或肿瘤侵犯四肢，因此被WHO/EORTC列为皮肤淋巴瘤的分类中。皮肤病变的活检显示高密度的淋巴浸润，这显示病变中的嗜上皮性成分。原始的恶性肿瘤细胞通常是免疫表型为CD3-/CD2+/CD56+的NK细胞,偶尔有部分细胞来源于细胞毒T细胞。EBV与疾病的发展直接相关,皮肤病变往往提示EBV+。与EBV介导的病理生理学相一致的是结外NK/T细胞淋巴瘤。鼻型的发生与EBV地理分布(中美洲、南美洲、南亚)相同。当肿瘤细胞为NK细胞来源时,TCR通常维持胚系构型。结外NK/T细胞淋巴瘤/鼻型的最佳治疗方法仍未明确。早期结外NK/T细胞淋巴瘤/鼻型中位剂量为50Gy的扩大野放疗时,CR率为95.4%。但因为局部和远处复发率较常见，建议使用左旋门冬酰胺酶等方案的辅助治疗。进展期结外NK/T细胞淋巴瘤/鼻型以化疗为主[1,87-89]。

皮下脂膜炎性T细胞淋巴瘤

皮下脂膜炎性T细胞淋巴瘤表现为皮下小结节或鞘翅,通常局限在足部或躯干。活检显示恶性细胞毒性CD8+ T淋巴细胞浸润为主要组织成分。在WHO/EORTC分级体系建立之前,α/β和γ/δ T细胞疾病程序用于诊断该疾病。但是,现在认为γ/δ T细胞淋巴瘤是与皮下脂膜炎性T细胞淋巴瘤不同的疾病,这种疾病更严重,目前认为是一种原发性皮肤外周T细胞淋巴瘤。α/β T细胞淋巴瘤侵袭性较低,5年生存率达到80%,治疗策略包括皮质类固醇联合放疗,以及对顽固性病种的化疗[1]。特别强调的是,合并噬血细胞综合征时预后较差。

成人T细胞白血病/淋巴瘤

人类T淋巴细胞病毒1(HTLV-1)感染者中有1%~5%会发生成人T细胞白血病/淋巴瘤，患者可出现皮肤病特征表现,如丘疹、红斑或肿块。在一些隐匿性疾病中,皮肤病变仅在病理学检查时发现。化疗是急性成人T细胞白血病/淋巴瘤的首选治疗方法,隐匿性病例仅需行局部皮肤定向治疗[1]。

原发性皮肤外周T细胞淋巴瘤

其他不能归类的皮肤T细胞淋巴瘤统称为原发性皮肤外周T细胞淋巴瘤。WHO/EORTC将这个亚组定义为嗜表皮的CD8+细胞毒T细胞淋巴瘤，表现为皮肤丘疹、鞘翅、结节和伴有破溃的肿块,并且有皮肤外侵犯的倾向。皮肤γ/δ T细胞淋巴瘤的典型特征是皮下的小鞘翅或四肢末端的肿块。原发于皮肤的CD4+中小型多形性T细胞淋巴瘤多表现为位于头颈部或下半身的单一的无痛性鞘翅或肿块。未指定的原发性皮肤外周 T 细胞淋巴瘤通常表现为孤立的或广泛存在的结节。原发性皮肤外周 T 细胞淋巴瘤的首选治疗手段是化疗。但是除外原发于皮肤的 CD4+中小型的多形性 T 细胞淋巴瘤,这类肿瘤的治疗首选局部切除或放疗[1]。

皮肤B细胞淋巴瘤

皮肤 B 细胞淋巴瘤(PCBCL)1981 年首次作为一种单独疾病。占 2001—2005 年美国诊断 3884 例的原发性皮肤淋巴瘤中的 29%。WHO/EORTC 的分类标准[90]将皮肤 B 细胞淋巴瘤分为三类:原发性皮肤边缘带 B 细胞淋巴瘤(PCMZL)、原发性皮肤滤泡中心 B 细胞淋巴瘤(PCFCL)、原发性皮肤弥漫性大 B 细胞淋巴瘤(PCLBCL-LT)[1]。2001—2005 年美国诊断原发皮肤 B 细胞淋巴瘤中, 最常见的亚型是原发性皮肤弥漫性大 B 细胞淋巴瘤(占 40%,其中 23%为腿型),其次是原发皮肤滤泡中心 B 细胞淋巴瘤(30%)、原发性皮肤边缘带 B 细胞淋巴瘤(25%)[3]。但是应该指出的是,PCBCL 的病理组织学诊断标准在与 WHO/EORTC 的诊断标准一致后,2001—2005 年诊断的 PCBCL 应当诊断为 PCFCL。最近的一项综述显示,使用旧的 WHO 标准分类为 DLBCL 的 CBCL 病例中, 在使用目前的 WHO/EORTC 的分类标准后有 65%病例诊断为 PCFCL[90]。

原发性皮肤边缘带B细胞淋巴瘤(PCLBCL)

原发性皮肤边缘带淋巴瘤多表现为躯干或四肢末端的孤立或多病灶的红色或紫罗兰色的丘疹、鞘翅或结节。免疫表型通常为 CD20+、CD79a+、Bcl-6+/−、CD10−、MUM-1+、FOXP1+。活检病理显示,包括边缘带 B 细胞、淋巴浆细胞样细胞、浆细胞和免疫母细胞、反应性 T 细胞、反应性生发中心在内的大量淋巴样细胞浸润形成病变组织。PCLBCL 预后很好,并且很少出现皮肤外侵犯。5 年的预期总体生存率可达 99%,治疗敏感。虽然容易复发,但是不影响预期生存[1]。

原发性皮肤滤泡中心B细胞淋巴瘤(PCFCL)

与原发性皮肤边缘带 B 细胞淋巴瘤 (PCMZL)相比,原发性皮肤滤泡中心 B 细胞淋巴瘤(PCFCL)多表现为位于头皮、躯体的孤立或群生的鞘翅和肿块。活检显示这种病变是结节或弥散的淋巴样浸润。成分包括中央细胞、中央胚细胞和从滤泡到弥漫性的多种生长状态的反应性 T 细胞。与原发性皮肤边缘带 B 细胞淋巴瘤相似,PCFCL 恶性细胞的免疫表型通常为 CD20/CD79a+。可以检测的免疫球蛋白基因的同源性重排。重要的一点是,在 PCFCL 恶性细胞中,很少发生 t(14;18)染色体易位。因此,一旦发生 t(14;18)染色体易位, 则应该考虑结节性或全身的滤泡性淋巴瘤。与原发性皮肤边缘带 B 细胞淋巴瘤相似,PCFCL 的皮肤病变治疗效果好,但是整体复发率要比原发性皮肤边缘带 B 细胞淋巴瘤高 20%。5%~10%的 PCFCL 病例会出现皮肤外转移,因此骨髓穿刺活检术是重要的检查手段,5 年生存期估计有 95%[1]。

原发性皮肤弥漫大B细胞淋巴瘤/腿型

原发性皮肤弥漫大 B 细胞淋巴瘤(PCLBCL)/腿型多表现为下肢的紫罗兰色皮肤肿瘤。忽略解剖学限定的腿型的定义,这种疾病也可发生在腿以外的区域。这种疾病的特征表现为在弥漫的淋巴样浸润中, 中心胚细胞和免疫母细胞占优势,伴有中央细胞的缺失。这是与原发性皮肤滤泡中心 B 细胞淋巴瘤(PCFCL)区分的关键特征。该疾病的免疫表型通常为 CD20+、CD79a+、Bcl-6+/−、CD10−、Bcl-2+、MUM-1+、FOXP1+。与原发性皮肤边缘带 B 细胞淋巴瘤(PCMZL)和 PCFCL 相比,常出现皮肤复发和皮肤外转移,5 年总生存率降至 50%。PCLBCL 一个小亚型:包括中血管内或间变性或血浆内的 PCLBCL,归类为 PCLBCL,其他型[1]。

诊断和评估

可疑皮肤 B 细胞淋巴瘤患者的评估应依据 ISCL/USCLC/EORTC 推荐的基本方案[13]。另外,原发性皮肤 B 细胞淋巴瘤/腿型行骨髓活检, 并且原发性皮肤滤泡中心 B 细胞淋巴强烈要求行骨髓活检,因为骨髓阳性率高达 11%。其他需要骨髓活检的患者由医生酌情处理。在欧洲,原发性皮肤 B 细胞淋巴瘤的评估包括伯氏疏螺旋体病毒检测[1,91]。这种病原微生物在美国尚未发现[92]。

分期及预后

皮肤 B 细胞淋巴瘤的分期参照 ISCL/EORTC 的非 MF/SS 皮肤淋巴瘤分期系统(表 79.6)。通过 SEER 提供的关于皮肤 B 细胞淋巴瘤的病史、解剖数据库信息,制订了皮肤 B 细胞淋巴瘤的预后标准(表 79.7)[93]。依据病史和解剖位置的特殊组合,皮肤 B 细胞淋巴瘤诊断索引(CBCL-PI)将 PCBL 分为 4 组:ⅠA、ⅠB、Ⅱ、Ⅲ。正如先前描述的一样,自 1973—2001 年使用 CBCL-PI 分组,随着 WHO/EORTC 共同分级系统的颁布,

表 79.7 皮肤 B 细胞淋巴瘤预后指数

分期	组织学	部位	5年生存率(%)	5年相对生存率(%)
ⅠA	所有惰性细胞	所有	81	94
ⅠB	弥漫性大B细胞	良性	72	96
Ⅱ	弥漫性大B细胞、成免疫细胞	所有	48	60
Ⅲ	弥漫性大B细胞、成免疫细胞	良性	27	34

组织学标准发生改变[1]。因此,当使用现代的组织病理学标准分级时,应慎用皮肤B细胞淋巴瘤诊断索引。

2011年,国际结外淋巴瘤研究组织(IELSG)发布了针对惰性CBCL的皮肤淋巴瘤国际预后指数(CLIPI)。与疾病无进展生存期相关的独立预后因素包括血清LDH浓度、皮肤表面肿瘤的形态学(结节或其他)特征及数目(超过2个)。每项因素1分。患者可分为低风险(0分)、中度风险(1分)、高风险(2~3分);5年疾病无进展生存率分别为91%、64%和48%[94]。这一预后系统在确定风险治疗中的临床应用尚不清楚。

治疗

尚无前瞻性随机临床试验数据可帮助指导治疗决策,但ISCL/EORTC近期完成了一项关于PCBCL治疗的普查并发表了治疗指南[95]。NCCN也有PCBCL的治疗指南[96]。

原发性皮肤边缘带B细胞淋巴瘤(PCMZL)、原发性皮肤滤泡中心B细胞淋巴瘤(PCFCL)

尽管在WHO/EORTC的分级标准下发生于腿部的PCFCL预后较差,与对照组相比,PCMZL、PCFCL总生存期没有降低。因此,治疗时要充分考虑各种副反应。原发性皮肤边缘带B细胞淋巴瘤(PCMZL)、原发性皮肤滤泡中心B细胞淋巴瘤(PCFCL)的治疗包括局部皮肤放疗、外科切除、干扰素-α、局部和系统使用利妥昔单抗、抗菌药物(伯氏疏螺旋体)和化疗。

局部皮肤放疗:ISCL/EORTC文献回顾了132例局部皮肤放疗的PCMZL患者,CR率为99%。放疗剂量30~45Gy,照射野边界1~5cm。尽管局部皮肤复发率达到46%,皮肤外进展率仅为2%。460例患者采用放射治疗,CR率为99%,复发率30%。放疗剂量20~54Gy,照射野边界0.5~5cm。近期研究显示,局部放疗4Gy/次,连续2次,PCMZL和PCFCL的CR率为72%,建议作为姑息性放疗剂量[25,95]。

外科:PCMZL患者肿瘤切除术CR率为99%,局部皮肤复发率为43%;PCFCL患者肿瘤切除术CR率为98%,局部皮肤复发率为40%[95]。

干扰素-α:PCMZL患者CR率为99%,局部皮肤复发率为25%;PCFCL患者CR率为100%,局部皮肤复发率为29%[95]。

利妥昔单抗:全身应用利妥昔单抗(抵制CD20的单克隆抗体)治疗非霍奇金淋巴瘤有效,已经应用于PCFCL。在一项回顾性研究中,针对5例PCMZL患者系统使用利妥昔单抗治疗的有效率为60%,10例系统使用利妥昔单抗的PCFCL患者有效率为100%,80%的患者达到完全缓解。瘤体内注射利妥昔单抗也有效,有研究报道9例PCMZL患者的CR率为89%,但局部复发率为62%。12例PCFCL患者采用瘤体内注射利妥昔单抗,CR率为83%,局部复发率为40%[97]。

化疗:使用氮芥单药化疗治疗14例PCMZL患者,CR率为64%,局部复发率为33%。使用包括环磷酰胺、多柔比星、长春新碱和泼尼松(CHOP)联合化疗方案治疗33例PCFCL患者,CR率为85%,局部复发率为57%。使用CHOP或与CHOP方案类似的化疗方案治疗104例PCFCL患者,CR率为85%,局部复发率为48%[95]。

ISCL/EORTC推荐:对于有1个或少数局限性肿瘤的患者,局部放疗30Gy以上,边界外放1~1.5cm。单一的小病变患者可选择仅手术切除。散在病变不在一个或几个放疗野内时,可仔细观察并重点治疗有症状部位。对于弥漫性疾病,建议系统使用利妥昔单抗治疗。值得注意的是,皮肤病变易复发,再次治疗反应较重,但不影响整体生存率[95]。

原发性皮肤滤泡中心B细胞淋巴瘤/腿型(PCLBCL-LT)

原发性皮肤滤泡中心B细胞淋巴瘤/腿型比PCMZL、PCFCL更具有侵袭性。其主要治疗手段包括放疗、利妥昔单抗和多药方案的化疗。

局部放疗:ISCL/EORTC的一项回顾性研究发现,101例PCLBCL-LT患者采用放射治疗与缓慢进展淋巴瘤的CR率接近100%相比,PCLBCL-LT的CR率为88%。局部复发率高达58%,更值得注意的是,30%的患者出现了皮肤外进展。

利妥昔单抗:PCLBCL-LT采用系统的利妥昔单抗治疗(每周375mg/m^2,4~8周),晚期CR率为38%。复发率不明确,需要进一步随访。

化疗:多药化疗方案用于治疗 PCLBCL,其中 32 例患者采用 CHOP 或 CHOP 类方案,结果显示 CR 率为 81%。尽管化疗方案相当积极,复发率仍高达 54%[95]。

ISCL/EORTC **推荐**:基于 PCLBCL-LT 具有的侵袭性并易出现皮肤外进展,推荐能够耐受多药方案化疗的患者使用 R-CHOP 方案治疗;并配合使用局部放疗。不能耐受多药方案多周期化疗的患者,建议系统使用利妥昔单抗靶向治疗。对于所有皮肤肿瘤建议考虑放疗,但局部复发率较高[95]。

前体血液肿瘤

WHO/EORTC 分类系统中第三类皮肤淋巴瘤是前体血液肿瘤,也称为幼稚血液恶性肿瘤。目前该类病变主要指 CD4+/CD56+血液系统肿瘤,也包括 NK 细胞淋巴瘤和类浆细胞树突状细胞肿瘤,临床上以形成红色或紫罗兰色皮肤结节为特征。活检显示伴有淋巴母细胞和原始粒细胞等异常细胞皮肤浸润。这些 CD4+/CD56+血液系统肿瘤细胞来源不明,免疫组化显示这些细胞缺乏 CD3 和 CD8,高表达 CD4 和 CD56。对 D56 的表达使研究者认为这些细胞是 NK 细胞来源。然而,同时表达 CD4 和 CD56 是罕见的,进一步的研究发现,这些肿瘤细胞表达 CD123 和 TCL1,这提示其来源可能是类浆细胞树突状细胞。TCR 检查显示这些细胞的种系结构,证明这些细胞不是 B 细胞或 T 细胞来源。CD4+/CD56+血液系统肿瘤是侵袭性很强的恶性肿瘤,诊断时淋巴结或全身症状通常是阴性。由于疾病散在,皮肤直接治疗效果欠佳,而化疗通常是必要的。尽管化疗能缓解症状,缓解时间相对有限,中位生存期近 14 个月[1]。

结论

原发性皮肤淋巴瘤是一组不同于结外非霍奇金淋巴瘤的恶性肿瘤,每一种皮肤淋巴瘤都有不同的生物学活度。正确的病理学诊断是取得恰当治疗的关键。自 1806 年认识到 MF 以来,在治疗方面已经取得显著进步;但在病理生理学和最佳治疗方面仍有很多疑问。目前应当努力加强国际合作,制订疾病分类和治疗反应的统一标准。这种国际合作是在本学科取得进展的关键途径。

(邢军 译 丁秀平 校)

参考文献

1. Willemze R, Jaffe ES, Burg G, et al. WHO-EORTC classification for cutaneous lymphomas. *Blood* 2005;105:3768–3785.
2. *WHO classification of tumours of haematopoeitic and lymphoid tissues,* 4th ed. Lyon, France: IARC, 2008.
3. Bradford PT, Devesa SS, Anderson WS, et al. Cutaneous lymphoma incidence patterns in the United States: a population-based study of 3884 cases. *Blood* 2009;113(21):5064–5073.
4. Assaf C, Gellrich S, Steinhoff M, et al. Cutaneous lymphomas in Germany: an analysis of the Central Cutaneous Lymphoma Registry of the German Society of Dermatology (DDG). *J Dtsch Dermatol Ges* 2007;5(8):662–668.
5. Girardi M, Heald PW, Wilson LD. The pathogenesis of mycosis fungoides. *N Engl J Med* 2004;350:1978–1988.
6. Olsen EA, Whittaker S, Kim YH, et al. Clinical end points and response criteria in mycosis fungoides and Sezary syndrome: a consensus statement of the International Society for Cutaneous Lymphomas, the United States Cutaneous Lymphoma Consortium, and the Cutaneous Lymphoma Task Force of the European Organisation for Research and Treatment of Cancer. *J Clin Oncol* 2011;29(18):2598–2607.
7. Kim YH, Liu HL, Mraz-Gernhard S, et al. Long-term outcome of 525 patients with mycosis fungoides and Sezary syndrome. *Arch Dermatol* 2003;139:857–866.
8. Salgado R, Servitje O, Gallardo F, et al. Oligonucleotide array-CGH identifies genomic subgroups and prognostic markers for tumor stage mycosis fungoides. *J Invest Dermatol* 2010;130(4):1126–1135.
9. Van Doorn R, van Kester MS, Dijkman R, et al. Oncogenomic analysis of mycosis fungoides reveals major differences with Sezary syndrome. *Blood* 2009;113(1):127–136.
10. Ballabio E, Mitchell T, van Kester MS, et al. MicroRNA expression in Sezary syndrome: identification, function, and diagnostic potential. *Blood* 2010;116(7):1105–1113.
11. van Kester MS, Ballabio E, Benner MF, et al. miRNA expression profiling of mycosis fungoides. *Mol Oncol* 2011;5(3):273–280.
12. Pimpinelli N, Olsen EA, Santucci M, et al. Defining early mycosis fungoides. *J Am Acad Dermatol* 2005;53(6):1053–1063.
13. Olsen E, Vonderheid E, Pimpinelli N, et al. Revisions to the staging and classification of mycosis fungoides and Sezary syndrome: a proposal of the International Society for Cutaneous Lymphomas (ISCL) and the Cutaneous Lymphoma Task Force of the European Organization of Research and Treatment of Cancer (EORTC). *Blood* 2007;110(6):1713–1722.
14. Tsai EY, Taur A, Espinosa L, et al. Staging accuracy in mycosis fungoides and Sezary syndrome using integrated positron emission tomography and computed tomography. *Arch Dermatol* 2006;142(5):577–584.
15. Agar NS, Wedgeworth E, Crichton S, et al. Survival outcomes and prognostic factors in mycosis fungoides/Sezary syndrome: validation of the revised International Society for Cutaneous Lymphomas/European Organisation for Research and Treatment of Cancer staging proposal. *J Clin Oncol* 2010;28:4730–4739.
16. Zackheim HS, Kashani-Sabet M, Amin S. Topical corticosteroids for mycosis fungoides. Experience in 79 patients. *Arch Dermatol* 1998;134(8):949–954.
17. Kim YH. Management with topical nitrogen mustard in mycosis fungoides. *Dermatol Ther* 2003;16:288–298.
18. Zackheim HS. Topical carmustine (BCNU) in the treatment of mycosis fungoides. *Dermatol Ther* 2003;16(4):299–302.
19. Breneman D, Duvic M, Kuzel T, et al. Phase 1 and 2 trial of bexarotene gel for skin-directed treatment of patients with cutaneous T-cell lymphoma. *Arch Dermatol* 2002;138(3):325–332.
20. Gathers RC, Scherschun L, Malick F, et al. Narrowband UVB phototherapy for early-stage mycosis fungoides. *J Am Acad Dermatol* 2002;47(2):191–197.
21. Hermann JJ, Roenigk HH Jr, Hurria A, et al. Treatment of mycosis fungoides with photochemotherapy (PUVA): long-term follow-up. *J Am Acad Dermatol* 1995; 33(2 Pt 1):234–242.
22. Wilson LD, Kacinski BM, Jones GW. Local superficial radiotherapy in the management of minimal stage IA cutaneous T-cell lymphoma (mycosis fungoides). *Int J Radiat Oncol Biol Phys* 1998;40(1):109–115.
23. Jones GW, Kacinski BM, Wilson LD, et al. Total skin electron radiation in the management of mycosis fungoides: consensus of the European Organization for Research and Treatment of Cancer (EORTC) Cutaneous Lymphoma Project Group. *J Am Acad Dermatol* 2002;47(3):364–370.
24. Cotter GW, Baglan RJ, Wasserman TH, et al. Palliative radiation treatment of cutaneous mycosis fungoides–a dose response. *Int J Radiat Oncol Biol Phys* 1983;9(10):1477–1480.
25. Neelis KJ, Schimmel EC, Vermeer MH, et al. Low dose palliative radiotherapy for cutaneous B- and T-cell lymphomas. *Int J Radiat Oncol Biol Phys* 2009;74(1):154–158.
26. Chen Z, Agostinelli AG, Wilson LD, et al. Matching the dosimetry characteristics of a dual-field Stanford technique to a customized single-field Stanford technique for total skin electron therapy. *Int J Radiat Oncol Biol Phys* 2004;59(3):872–885.
27. Hoppe RT, Fuks Z, Bagshaw MA. Radiation therapy in the management of cutaneous T-cell lymphomas. *Cancer Treat Rep* 1979;63:625–632.
28. Kim JH, Nisce LZ, D'Anglo GJ. Dose-time fractionation study in patients with mycosis fungoides and lymphoma cutis. *Radiology* 1976;119(2):439–442.
29. Hoppe RT, Fuks Z, Bagshaw MA. The rationale for curative radiotherapy in mycosis fungoides. *Int J Radiat Oncol Biol Phys* 1977;2:843–851.
30. Harrison C, Young J, Navi D, et al. Revisiting low dose total skin electron beam therapy in mycosis fungoides. *Int J Radiat Oncol Biol Phys* 2011;81(4):e651–e657.
31. Yu JB, Khan AM, Jones AW, et al. Patient perspectives regarding the value of total skin electron beam therapy for cutaneous T-cell lymphoma/mycosis fungoides: a pilot study. *Am J Clin Oncol* 2009;32(2):142–144.
32. Price NM. Electron beam therapy. Its effect on eccrine gland function in mycosis fungoides patients. *Arch Dermatol* 1979;115:1068–1070.
33. Price NM. Radiation dermatitis following electron beam therapy. An evaluation of patients ten years after total skin irradiation for mycosis fungoides. *Arch Dermatol* 1978;114:63–66.
34. Licata AG, Wilson LD, Braverman IM, et al. Malignant melanoma and other

second cutaneous malignancies in cutaneous T-cell lymphoma. The influence of additional therapy after total skin electron beam radiation. *Arch Dermatol* 1995;131:432–435.
35. Desai KR, Pezner RD, Lipsett JA, et al. Total skin electron irradiation for mycosis fungoides. Relationship between acute toxicities and measured dose at different anatomic sites. *Int J Radiat Oncol Biol Phys*1988;15:641–645.
36. Jones GW, Hoppe RT, Glatstein E, et al. Electron beam treatment for cutaneous T-cell lymphoma. *Hematol Oncol Clin North Am* 1995;9:1057–1076.
37. Kim YH, Jensen RA, Watanabe GL, et al. Clinical stage IA (limited patch and plaque) mycosis fungoides. A long-term outcome analysis. *Arch Dermatol* 1996; 132:1309–1313.
38. Jones G, Wilson LD, Fox-Goguen L. Total skin electron beam radiotherapy for patients who have mycosis fungoides. *Hematol Oncol Clin North Am* 2003;17: 1421–1434.
39. Quiros PA, Jones GW, Kacinski BM, et al. Total skin electron beam therapy followed by adjuvant psoralen/ultraviolet-A light in the management of patients with T1 and T2 cutaneous T-cell lymphoma (mycosis fungoides). *Int J Radiat Oncol Biol Phys* 1997;38:1027–1035.
40. Chinn DM, Chow S, Kim YH, et al. Total skin electron beam therapy with or without adjuvant topical nitrogen mustard or nitrogen mustard alone as initial treatment of T2 and T3 mycosis fungoides. *Int J Radiat Oncol Biol Phys* 1999;43: 951–958.
41. Wilson LD, Licata AL, Braverman IM, et al. Systemic chemotherapy and extracorporeal photochemotherapy for T3 and T4 cutaneous T-cell lymphoma patients who have achieved a complete response to total skin electron beam therapy. *Int J Radiat Oncol Biol Phys* 1995;32:987–995.
42. Jones GW, Rosenthal D, Wilson LD. Total skin electron radiation for patients with erythrodermic cutaneous T-cell lymphoma (mycosis fungoides and the Sezary syndrome). *Cancer* 1999;85:1985–1995.
43. Wilson LD, Jones GW, Kim D, et al. Experience with total skin electron beam therapy in combination with extracorporeal photopheresis in the management of patients with erythrodermic (T4) mycosis fungoides. *J Am Acad Dermatol* 2000; 43:54–60.
44. Introcaso CE, Micaily B, Richardson SK, et al. Total skin electron beam therapy may be associated with improvement of peripheral blood disease in Sezary syndrome. *J Am Acad Dermatol* 2008;58:592–595.
45. Hansen JE, Wilson LD, Carlson K, et al. Addition of TSEBT to ECP reduces circulating malignant cells in leukemic cutaneous T-cell lymphoma. *Int J Radiat Oncol Biol Phys* 2009;75(3 Suppl):S480–S481.
46. Wilson LD, Quiros PA, Kolenik SA, et al. Additional courses of total skin electron beam therapy in the treatment of patients with recurrent cutaneous T-cell lymphoma. *J Am Acad Dermatol* 1996;35:69–73.
47. Becker M, Hoppe RT, Knox SJ. Multiple courses of high-dose total skin electron beam therapy in the management of mycosis fungoides. *Int J Radiat Oncol Biol Phys* 1995;32:1445–1449.
48. Duvic M, Martin AG, Kim Y, et al. Phase 2 and 3 clinical trial of oral bexarotene (Targretin capsules) for the treatment of refractory or persistent early-stage cutaneous T-cell lymphoma. *Arch Dermatol* 2001;137(5):581–593.
49. Duvic M, Hymes K, Heald P, et al. Bexarotene is effective and safe for treatment of refractory advanced- stage cutaneous T-cell lymphoma. Multinational phase II-III trial results. *J Clin Oncol* 2001;19:2456–2471.
50. Olsen E, Duvic M, Frankel A, et al. Pivotal phase III trial of two dose levels of denileukin diftitox for the treatment of cutaneous T-cell lymphoma. *J Clin Oncol* 2001;19:376–388.
51. Olsen EA, Kim YH, Kuzel TM, et al. Phase IIb multicenter trial of vorinostat in patients with persistent, progressive, or treatment refractory cutaneous T-cell lymphoma. *J Clin Oncol* 2007;25:3109–3115.
52. Whittaker SJ, Demierre MF, Kim EJ, et al. Final results from a multicenter, international, pivotal study of romidepsin in refractory cutaneous T-cell lymphoma. *J Clin Oncol* 2010;28(29):4485–4491.
53. Kennedy GA, Seymour JF, Wolf M, et al. Treatment of patients with advanced mycosis fungoides and Sézary syndrome with alemtuzumab. *Eur J Haematol* 2003; 71(4):250–256.
54. Bernengo MG, Martin AG, Kim Y, et al. Low-dose intermittent alemtuzumab in the treatment of Sézary syndrome: clinical and immunologic findings in 14 patients. *Haematologica* 2007;92(6):784–794.
55. Ross C, Tingsgaard P, Jorgensen H, et al. Interferon treatment of cutaneous T-cell lymphoma. *Eur J Haematol* 1993;51:63–72.
56. Jumbou O, N'Guyen JM, Tessier MH, et al. Long-term follow-up in 51 patients with mycosis fungoides and Sezary syndrome treated by interferon-alpha. *Br J Dermatol* 1999;140:427–431.
57. Roenigk HH Jr, Kuzel TM, Skoutelis AP, et al. Photochemotherapy alone or combined with interferon alpha-2a in the treatment of cutaneous T-cell lymphoma. *J Invest Dermatol* 1990;95:198S–205S.
58. Kuzel TM, Roenigk HH Jr, Samuelson E, et al. Effectiveness of interferon-alpha-2a combined with phototherapy for mycosis fungoides and the Sezary syndrome. *J Clin Oncol* 1995;13:257–263.
59. Chiarion-Sileni V, Bononi A, Fornasa CV, et al. Phase II trial of interferon-alpha-2a plus psolaren with ultraviolet light A in patients with cutaneous T-cell lymphoma. *Cancer* 2002;95:569–575.
60. Wollina U, Looks A, Meyer J, et al. Treatment of stage II cutaneous T-cell lymphoma with interferon alfa-2a and extracorporeal photochemotherapy: a prospective controlled trial. *J Am Acad Dermatol* 2001;44:253–260.
61. Stadler R, Otte HG, Luger T, et al. Prospective randomized multicenter clinical trial on the use of interferon -2a plus acitretin versus interferon-2a plus PUVA in patients with cutaneous T-cell lymphoma stages I and II. *Blood* 1998;92: 3578–3581.
62. Lim HW, Edelson RL. Photopheresis for the treatment of cutaneous T-cell lymphoma. *Hematol Oncol Clin North Am* 1995;9:1117–1126.
63. Koizumi K, Sawada K, Nishio M, et al. Effective high-dose chemotherapy followed by autologous peripheral blood stem cell transplantation in a patient with the aggressive form of cytophagic histiocytic panniculitis. *Bone Marrow Transplant* 1997;20:171.
64. Foss FM, Ihde DC, Breneman DL, et al. Phase II study of pentostatin and intermittent high-dose recombinant interferon alfa-2a in advanced mycosis fungoides/ Sezary syndrome. *J Clin Oncol* 1992;10:1907.
65. Foss FM, Ihde DC, Linnoila IR, et al. Phase II trial of fludarabine phosphate and interferon alfa-2a in advanced mycosis fungoides/Sezary syndrome. *J Clin Oncol* 1994;12:2051.
66. Duvic M, Talpur R, Wen S, et al. Phase II evaluation of gemcitabine monotherapy for cutaneous T-cell lymphoma. *Clin Lymphoma Myeloma* 2006;7:51.
67. Duvic M, Forero-Torres A, Foss F, et al. Oral forodesine is clinically active in refractory cutaneous T-cell lymphoma: results of a phase I/II Study. *Blood* 2006; 108:2467.
68. Wollina U, Dummer R, Brockmeyer NH, et al. Multicenter study of pegylated liposomal doxorubicin in patients with cutaneous T-cell lymphoma. *Cancer* 2003;98(5):993–1001.
69. Foss FM. Evaluation of the pharmacokinetics, preclinical and clinical efficacy of pralatrexate for the treatment of T-cell lymphoma. *Expert Opin Drug Metab Toxicol* 2011;7(9):1141–1152.
70. Molina A, Zain J, Arber DA, et al. Durable clinical, cytogenetic, and molecular remissions after allogeneic hematopoietic cell transplantation for refractory Sezary syndrome and mycosis fungoides. *J Clin Oncol* 2005;23:6163.
71. Prince HM, Whittaker S, Hoppe RT. How I treat mycosis fungoides and Sezary syndrome. *Blood* 2009;114(20):4337–4353.
72. Wu PA, Kim YH, Lavori PW, et al. A meta-analysis of patients receiving allogeneic or autologous hematopoietic stem cell transplant in mycosis fungoides and Sézary syndrome. *Biol Blood Marrow Transplant* 2009;15(8):982–990.
73. Jacobsen ED, Kim HT, Ho VT, et al. A large single-center experience with allogeneic stem cell transplantation for peripheral T-cell non-Hodgkin lymphoma and advanced mycosis fungoides/Sezary syndrome. *Ann Oncol* 2011;22(7):1608–1613.
74. Duvic M, Donato M, Dabaja B, et al. Total skin electron beam and non-myeloablative allogeneic hematopoietic stem-cell transplantation in advanced mycosis fungoides and Sezary syndrome. *J Clin Oncol* 2010;28(14):2365–2372.
75. National Comprehensive Cancer Network Guidelines Version 4.2011, Mycosis fungoides/Sezary syndrome.
76. Gerami P, Rosen S, Kuzel T, et al. Folliculotropic mycosis fungoides: an aggressive variant of cutaneous T-cell lymphoma. *Arch Dermatol* 2008;144(6):738–746.
77. Lee J, Viakhireva N, Cesca C, et al. Clinicopathologic features and treatment outcomes in Woringer-Kolopp disease. *J Am Acad Dermatol* 2008;59(4):706–712.
78. Kempf W, Ostheeren-Michaelis S, Paulli M, et al. Granulomatous mycosis fungoides and granulomatous slack skin: a multicenter study of the Cutaneous Lymphoma Histopathology Task Force Group of the European Organization For Research and Treatment of Cancer (EORTC). *Arch Dermatol* 2008;144(12):1609–1617.
79. Neuhaus IM, Ramos-Caro FA, Hassanein AM. Hypopigmented mycosis fungoides in childhood and adolescence. *Pediatr Dermatol* 2000;17(5):403–406.
80. El-Shabrawi-Caelen L, Cerroni L, Medeiros LJ, et al. Hypopigmented mycosis fungoides: frequent expression of a CD8+ T-cell phenotype. *Am J Surg Pathol* 2002;26(4):450–457.
81. Kim YH, Willemze R, Pimpinelli N, et al. TNM classification system for primary cutaneous lymphomas other than mycosis fungoides and Sezary syndrome: a proposal of the International Society for Cutaneous Lymphomas (ISCL) and the Cutaneous Lymphoma Task Force of the European Organization of Research and Treatment of Cancer (EORTC). *Blood* 2007;110(2):479–484.
82. Yu JB, Blitzblau RC, Decker RH, et al. Analysis of primary CD30+ cutaneous lymphoproliferative disease and survival from the Surveillance, Epidemiology, and End Results database. *J Clin Oncol* 2008;26(9):1483–1488.
83. Kempf W, Pfaltz K, Vermeer MH, et al. European Organization for Research and Treatment of Cancer (EORTC), International Society of Cutaneous Lymphoma (ISCL) and United States Cutaneous Lymphoma Consortium (USCLC) consensus recommendations for the treatment of primary cutaneous CD30-positive lymphoproliferative disorders: lymphomatoid papulosis and primary cutaneous anaplastic large-cell lymphoma. *Blood* 2011;118(15):4024–4035.
84. Woo DK, Jones CR, Vanoli-Storz MN, et al. Prognostic factors in primary cutaneous anaplastic large cell lymphoma: characterization of clinical subset with worse outcome. *Arch Dermatol* 2009;145(6):667–674.
85. Yu JB, McNiff JM, Lund MW, et al. Treatment of primary cutaneous CD30+ anaplastic large-cell lymphoma with radiation therapy. *Int J Radiat Oncol Biol Phys* 2008;70(5):1542–1545.
86. Liu HL, Hoppe RT, Kohler S, et al. CD30+ cutaneous lymphoproliferative disorders. The Stanford experience in lymphomatoid papulosis and primary cutaneous anaplastic large cell lymphoma. *J Am Acad Dermatol* 2003;49:1049–1058.
87. Li YX, Wang H, Jin J, et al. Radiotherapy alone with curative intent in patients with stage I extranodal nasal-type NK/T-cell lymphoma. *Int J Radiat Oncol Biol Phys* 2012;82(5):1809–1815.
88. Jaccard A, Hermine O. Extranodal/natural killer T-cell lymphoma: advances in the management. *Curr Opin Oncol* 2011;23(5):429–435.
89. Mraz-Gernhard S, Natkunam Y, Hoppe RT, et al. Natural killer/natural killer-like T-cell lymphoma, CD56+, presenting in the skin: an increasingly recognized entity with an aggressive course. *J Clin Oncol* 2001;19:2179–2188.
90. Senff NJ, Hoefnagel JJ, Jansen PM, et al. Reclassification of 300 primary cutaneous B-cell lymphomas according to the new WHO-EORTC classification for cutaneous lymphomas: comparison with previous classifications and identification of prognostic markers. *J Clin Oncol* 2007;25(12):1581–1587.
91. Kutting B, Bonsmann G, Metze D, et al. Borrelia burgdorferi-associated primary cutaneous B cell lymphoma: complete clearing of skin lesions after antibiotic pulse therapy or intralesional injection of interferon alpha-2a. *J Am Acad Dermatol* 1997; 36(2 Pt 2):311–314.
92. Aberer E, Fingerle V, Wutte N, et al. Within European margins. *Lancet* 2011; 377(9760):178.
93. Smith BD, Smith GL, Cooper DL, et al. The cutaneous B-cell lymphoma prognostic index: a novel prognostic index derived from a population-based registry. *J Clin Oncol* 2005;23(15):3390–3395.
94. Mian M, Marcheselli L, Luminari S, et al. CLIPI: a new prognostic index for indolent cutaneous B cell lymphoma proposed by the International Extranodal Lymphoma Study Group (IELSG 11). *Ann Hematol* 2011;90(4):401–408.
95. Senff NJ, Noordijk EM, Kim YH, et al. European Organization for Research and Treatment of Cancer and International Society for Cutaneous Lymphoma consensus recommendations for the management of cutaneous B-cell lymphomas. *Blood* 2008;112(5):1600–1609.
96. National Comprehensive Cancer Network Guidelines Version 4.2011, Primary cutaneous B-cell lymphoma.
97. Morales AV, Advani R, Horwitz SM, et al. Indolent primary cutaneous B-cell lymphoma: experience using systemic rituximab. *J Am Acad Dermatol* 2008;59(6): 953–957.

第 80 章
白血病

Kenneth B. Roberts, Stuart Seropian, Peter W. Marks

白血病是造血系统的一系列恶性病变，特点是分化异常或停止分化。放射治疗联合全身治疗主要用于急性淋巴细胞性白血病（ALL）患者的中枢神经系统(CNS)白血病。在过去的15年，虽然因为毒副作用的原因，脑预防照射的使用逐渐减少，但它仍是高危人群治疗的重要组成部分。放射治疗医师也应该熟悉一些白血病姑息治疗以及全身照射(其他章节讨论)的情况，全身照射常作为干细胞移植治疗的一部分。

儿童ALL通过治疗，90%可以达到早期缓解，80%~90%可以治愈[1-3]。在成人，ALL的治疗缓解率也很高，但治愈率只有30%~45%[4]。与之对比，儿童急性髓性白血病(AML)，虽然比20世纪70年代约20%的治愈率有所提高，预后还是很差，治愈率只有60%[2]。成人AML治愈率更低，原因是它多见于年长者。在美国，估计每年AML发生率和死亡率分别为12 330例和8950例[2]。异基因干细胞移植特别用于AML或难治性/复发性的ALL。目前正在研究将降低强度的移植用于高危的或年长的急性白血病患者。

慢性髓性白血病(CML)和慢性淋巴细胞性白血病(CLL)的自然病程可达数年至数十年。虽然CML更可能在疾病末期进展为更急性病变或危相，两者都有转化成更恶性的病变的能力。在CML患者慢性期的早期，用异基因干细胞移植可取得很高的治愈率。然而，由于酪氨酸抑制剂ABL的广泛使用，在过去的10年间应用异基因移植治疗CML的治疗明显减少[5]。

解剖结构

放射治疗医师在做精确设计中枢神经系统照射野时要了解中枢神经系统解剖，特别是脑膜(硬脑膜、蛛网膜和软脑膜)以及蛛网膜下腔的结构。硬脑膜外腔介于骨膜和硬脑膜之间，在硬脑膜和蛛网膜之间的潜在腔隙叫蛛网膜下腔。软脑膜常常和蛛网膜被一起称为柔脑膜。在蛛网膜和软脑膜之间的是蛛网膜下腔，其间充满了脑脊液(CSF)。软脑膜紧贴在脑的表面并延伸成为沟、裂和内腔、内室。蛛网膜的大部分贴着硬脑膜，除了一些小梁，形成了大脑的裂。覆盖蛛网膜的神经、血管穿过软脑膜到达CNS以外形成相对短的蛛网膜下腔节段，它是椎体解剖的重要部分。在设计颅脑照射野的下边界时，要知道蛛网膜下腔侧向延伸穿过椎间孔到神经节[6,7]。这样，脊髓野包括骶髂关节即可。蛛网膜下腔尾端在骶骨内不是固定的[8]。临床上，膜囊末端常规由MR扫描来确定。病理学上，CNS白血病沿着软脑膜下血管形成血管外浸润。随着这个过程进展，白血病首先渗透进入蛛网膜下腔，也进入脑实质[9]。

在放疗医师设计侧野时，颅底的解剖也很重要。中颅凹和颞叶在侧位片上投影在蝶窦上。筛板投影在眼眶上缘沿着一条假想线连接到前组窦腔下缘。几个影像解剖研究指出在这个射野方向看(BEV)，上眼晶体离筛板不到1cm，在射野设计时会有影响。保证整个蛛网膜下腔都在照射野内优于考虑放射引起的白内障[10,11]。而且，因为蛛网膜下腔延伸形成一个鞘沿着视神经行走，在设计颅脑照射野时，以骨性眼眶作为前侧面的骨性标志而包括眼球的后一半[11](图80.1和图80.2)。

为抵消血脑屏障，一些药物应通过腰穿或室间囊(如Ommaya囊)直接注入蛛网膜下腔。然而，鞘内注射(IT)药物在蛛网膜下腔内分布不均[12,13]，根据脑解剖和脑脊液循环知识，这一点不奇怪。脑脊液由富含毛细血管的脉络丛在脑室内形成。脑脊液然后通过室间孔，中脑导水管进入第四脑室，再向其他蛛网膜下腔循环。脑脊液主要由硬膜窦通过蛛网膜绒毛吸收。IT治疗理论上对脑室脑沟及大脑实质的任何肉眼可

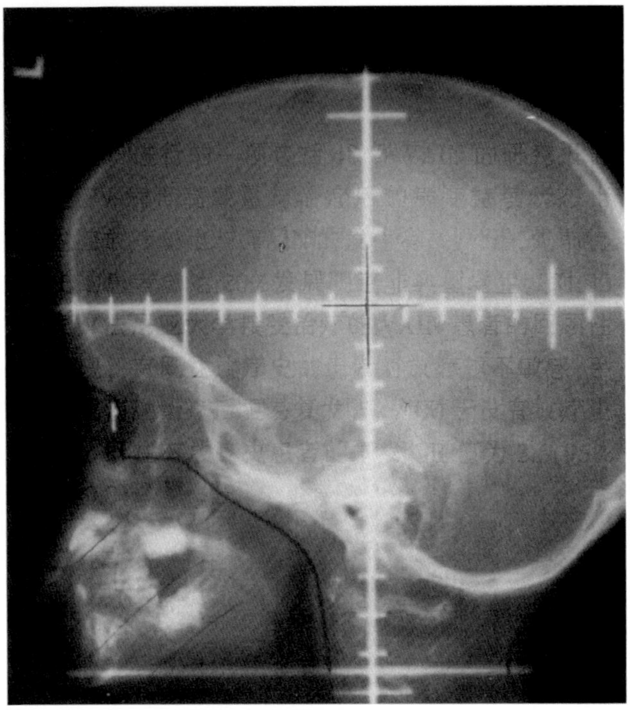

图 80.1 颅脑照射野略图包括整个蛛网膜下腔。金属标志物标出骨性眼眶，为了分界包含眼球后部在照射野内。

见的病变治疗量不足。这就引出颅脑照射和 IT 化疗综合治疗的概念，化疗治疗蛛网膜下腔。同样，当需要做全脑全脊髓照射(CSI)治疗 CNS 白血病病灶时，IT 治疗可使脊髓照射剂量少于大脑。

急性白血病

分类系统、病理学、风险分级

急性白血病传统上采用法国-美国-英国(FAB)形态学和细胞学标准来分类。AML 及其亚型最主要是根据显微镜下奥尔(Auer)小体来诊断，用髓过氧物酶及单核细胞相关酯酶染色和其他细胞分化特征来分类。特定的染色体异位在 AML 亚型种常见(表 80.1)。有很少或没有髓性细胞分化的 AML(M1 和 M0 亚型)常会与 ALL 混淆，早期髓细胞性抗原可用流式细胞仪来识别。分化型的 AML 亚型 M2~M6 可通过形态学和细胞化学方法来识别。

最近 WHO 提出对骨髓肿瘤的新的分类方案[14]，此方案正在逐步取代 FAB 分类。WHO 根据复发的遗传学异常、发育异常，或烷化剂或托扑酶治疗的经过

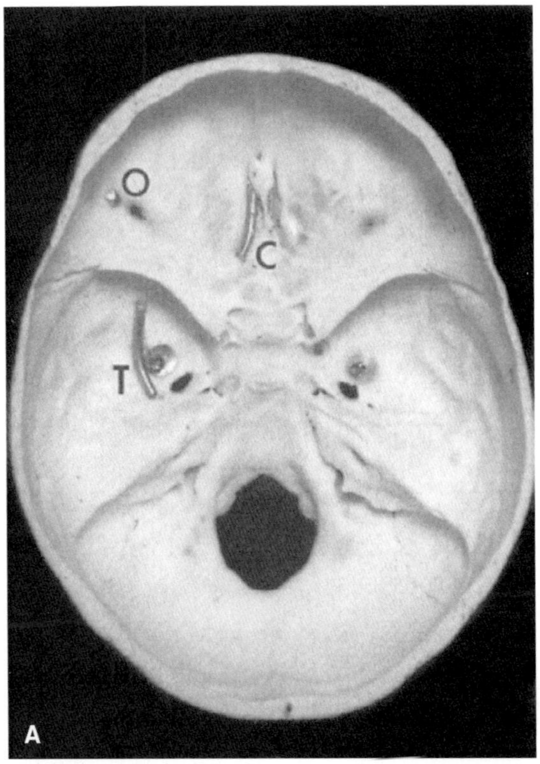

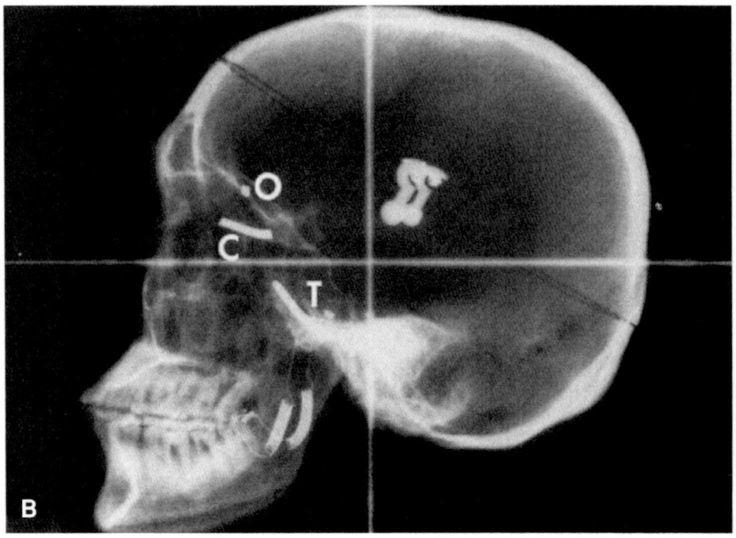

图 80.2 头骨视图，已标出颅底包括蛛网膜下腔的界限。(A)金属标志放在筛嵴(C)、眼眶顶(O)、颞窝(T)。(B)侧位 X 线片示筛嵴、眼眶顶和颞窝投影。

表 80.1　AML FAB 分类和常见细胞遗传学异常的关系

FAB 分型	细胞遗传学发现物
M0,M1(未分化 AML)	三倍体 11,t(10;11)
M2(急性髓性白血病)	t(8;21)
M3(急性早幼粒细胞白血病)	t(15;17)t(11;17)t(5;17)
M4Eo(急性髓性单核细胞白血病伴嗜酸细胞)	inv(16)
M5(急性单核细胞白血病)	t(11;23)
M6(急性红细胞白血病)	t(3;5)
M7(急性巨核细胞白血病)	t(3;3),t(3;12)

而提出四个新的亚型[包括 t(8;21),inv(16),t(15;17),t(9;11)]。白血病患者如无上述特征,根据成熟特性与传统 FAB 分类方案相似,为第四亚型。新的亚群意味着主要的生物学遗传学差异及预后不同和临床行为的不同。另外,在新的 WHO 方案中,为确诊为 AML,血液或骨髓中的未成熟细胞数须达 20%, 根据 FAB 标准,须达 30%。

急性淋巴细胞性白血病的 FAB 分型根据形态学分为三型。L1 是儿童 ALL 的主要类型,占 85%,其特征是细胞小,胞浆少,核小而淡。L2 常见于成人,形态学上为未成熟细胞,核仁明显,胞浆丰富,大小不一。L3 为淋巴母细胞型,细胞大,细胞质嗜碱性,有空泡形成,类似于 Burkitt 淋巴瘤细胞。常见的白血病抗原可在 85%的 ALL 患者中表达。至少是在儿童 ALL,这个 FAB 系统并未证明很有用, 不同观察者之间差异较大,并缺乏与预后有重要影响的免疫学和细胞遗传学的特性[15]。在 WHO 分类中,除了 Burkitt 淋巴瘤外,大部分白血病属于前体淋巴细胞肿瘤。它们属于有复发的遗传学异常特征的 B 细胞型白血病亚型和 T 细胞型白血病亚型分类[16]。

上述讨论的从 FAB 到 WHO 分类标准的过渡可能是明显的, 免疫分型是分类 ALL 和一些类型 AML 的基石。流式细胞仪用特定单克隆抗体可找到称为分化群(CD)分子的一组抗原,它表示白细胞的成熟度。例如,CD19 和胞浆 CD79a 确定 B 细胞谱,CD7 和 CD3 决定 T 细胞谱。骨髓细胞和 CD13、CD33 和胞浆髓过氧化物酶阳性有关。用其他标志物来确定不同的分化程度和成熟度,ALL 通常分为 T 细胞系和 B 细胞系。B 细胞白血病分为四个截然不同的亚型:早前 B 细胞型,前 B 细胞型,过渡性前 B 细胞型和更成熟的 B 细胞型。过渡性前 B 细胞型是一个新型,在儿童中预后较好[17]。

90%的 ALL 病例可见到细胞遗传学或染色体的异常。其中,大约 2/3 是非随机性,分成截然不同的类型。有一些明显有预后和治疗影响。成人和儿童的 ALL 在遗传学异常和免疫表型上有明显不同 (表 80.2)。这可部分解释一些年长患者的预后更差的原因。例如,在前 B 细胞型的病例中费城染色体或 *bcr/abl* 基因融合/t(9;22)异位与预后更差相关。它在 4%的儿童 ALL 中出现, 而成人为 25%。不正常的 DNA 倍体更常见,只有两种形式有临床意义。每个细胞中超二倍体见于 50 个以上染色体(或 DNA 指数>1.6)可见于 25%的 ALL 儿童。虽然有一些好的临床预后因素(年龄>10 岁,白细胞计数低),除了在成人 ALL 预后差外,超二倍体是一个独立的预后好的因素。TEL/AML1 融合基因的表达[隐含 t(12;21)易位],是一种普通易位,在儿童 ALL 患者中有 15%的发生率,且将会发生 21 号染色体上 RUNX1 基因和 12 号染色体上 ETV6 基因的结合。嵌合体蛋白削弱正常造血细胞的分化,增加了早期祖细胞的自我更新的能力。关于显著预测儿童 ALL 预后差的分子因素,不仅包括前面提到的费城染色体,而且包括 MLL-AF4 或 t(4;11),它们主要发生在婴儿以及亚二倍体(<44 对染色体)。

前述实验室结果和临床疾病特征导致了危险的分层种类,至少在涉及儿童 ALL 时。B 细胞白血病的临床特征常常决定患者处于哪个危险组。标准危险组常包括患者诊断时年龄为 1~10 岁, 白细胞计数<

表 80.2　儿童(1~18 岁)与成人(18 岁以上)急性淋巴母细胞白血病患者免疫分型和细胞遗传学异常的发生率与生存率的关系

	频率(%)		5 年无病生存率(%)	
形式	儿童	成人	儿童	成人
前 B 细胞型	80~85	75~80	80	30~40
B 细胞型	2	3~5	45~85	45~65
T 细胞型	15	20~25	65~75	40~60
TEL/AML1 t(12;21)	20~25	1~3	90	极少
MLL/AF4 t(4;11)	2	5~7	20	20
BCR/ABL t(9;22)	5	25~30	20~40	<10
超二倍体	25	5	80~90	10~40
正常核型	9~37	30	70~87	40

From DeAngelo DJ. The treatment of adolescents and young adults with acute lymphoblastic leukemia. *Hematology* 2005;1:123–130.

50 000/μL,无 CNS 浸润,且与 80%的 4 年 DFS 相关[18]。高危患者:诊断时白细胞高,年龄<1 岁或>10 岁,或诊断时有神经系统浸润,相应的 4 年 DFS 为 65%。T 细胞表型可见于 12%~15%的儿童 ALL 患者,曾被认为是相对预后更差。这个预测是基于大量的预后不佳临床因素,包括年龄更大、男性、白细胞(WBC)计数升高、广泛的结外病变,包括纵隔和周围淋巴结肿大或肝脾大,有更高的 CNS 和男性睾丸复发倾向[19]。现在临床上治疗 T 细胞白血病使用和 B 细胞白血病不同的方案。然而,当把预后不良中的一个因素拿来比较时,T 细胞白血病和 B 细胞白血病很难看出差别。关于 B 细胞白血病,目前方案把患者分为低危、标准和高危组。低危组患者有标准组患者特征但对诱导化疗有快速早期反应[20]。年龄也是一个重要的预后因素。除此之外,治疗的强度也很重要,事实显示,少年患者用儿童白血病治疗方案可取得比用成人方案更好的结果[21]。

对于诱导化疗的反应已经被证实是一非常重要的预后因素。对于儿童 ALL,微小残留白血病(MRD)是通过检测诱导后的外周血流式细胞或骨髓抽吸组织得到的,它是一个重要的预后因素。一个当前关于 MRD 的儿科协作组试验表明,诱导后第 8 天外周血单核细胞数即使达 0.01%,即暗示比较差的预后[22]。而且,第 29 天和合并骨髓 MRD 能进一步区分预后不好的患者,且须考虑其他预后因素,例如,TEL/AML 1,4、10 三染色体性和 NCI 风险分类。根据 MRD 评估,那些初始化疗后仍可检测到淋巴母细胞的患者应用风险适应性疗法,由于治疗强度的增加可出现更好的治疗结果。

在诊断急性白血病是否有 CNS 浸润对危险分层很关键,当然,对放疗医师尤为重要。不幸的是,腰穿与预后更差相关[23]。无论如何,如在脑脊液中白细胞计数≥5/μL 伴随着未成熟细胞或颅神经麻痹,可明确诊断为 CNS 浸润。习惯上,现在把它称为 CNS-3。CNS-1 定义为脑脊液中未找到未成熟细胞,CNS-2 脑脊液中白细胞数少于 5 个并找到未成熟细胞。临床资料对 CNS-2 的预后重要性有争议,反映一个事实即 CNS 浸润不仅关乎是否存在,而且,与用更强力全身治疗或 IT 治疗来提高控制率有关[24,25]。CNS-3 患者在治疗的第 1 年进行更强力的 IT 化疗再行颅脑照射有与 CNS-2 患者相似的无病生存率。对于在缓解期用腰穿作为监测手段的患者,在 CSF 发现少量未成熟细胞或非典型细胞对于预后影响更有争议[26,27]。

放射治疗急诊

放疗医师也会在一定情况下需要协助急症处理初发或复发的白血病患者。纵隔肿大引起气道压迫或由于髓外病变引起脊髓压迫是急症放疗的明确指征。通常明确诊断并给予全身治疗后,只要 1~3 次,每次 1.5~2Gy,的照射(图 80.3)。糖皮质激素作为 CNS 放疗的重要辅助药,但也可快速分解一些淋巴母淋巴瘤/白血病,它可能妨碍正确诊断。当有脑神经麻痹的诊断时,一些放疗医师推荐在治疗早期给予颅底照射 10~15Gy 可逆转神经功能缺失[28,29]。过多的白细胞增多,细胞计数>75 000~100 000/μL,多见于髓性白血病,可能发生在脑或肺的血管。过去几十年,照射全脑常用不同分次的低剂量 6~10Gy。但是,在这种情况下,放疗的作用是有疑问的[15,30,31],但当白细胞输注或输血是禁忌证或不能用时也可考虑使用。

急性髓性白血病的治疗

AML 的传统诱导化疗方案为第 1~3 天用蒽环类药物,阿糖胞苷(ara-C)用 7 天。急性早幼粒细胞白血病(M3 AML,APL)不在此治疗方案内。在许多情况下,这种弥散性血管内凝血及相关 APL 上的 PML-RARα 融合基因被蒽环类和全反式维甲酸或三氧化二砷结合处理[32]。对于其余的 AML 亚型,最常用的诱导化疗方案是柔红霉素和伊达比星两种蒽环类抗生素。一个多方案荟萃分析提示伊达比星比柔红霉素有更高的完全缓解率(CR)和生存率[33]。使用柔红霉素作为诱导方案的一部分的剂量递增试验数据表明,与等效剂量的反应是相似的[34]。根据患者年龄、核型以及 AML 亚型,缓解率为 50%~80%。患者≤60 岁 CR 率为 70%~80%,年龄更大 CR 率低为 50%~60%。其他肿瘤化疗后发生的第二肿瘤 AML 的 CR 率为 40%~60%。用于儿童的一些诱导化疗方案增加其他药物如依托泊苷。对于成人 AML 诱导方案治疗来讲,添加其他化疗药物如蒽环类药物和阿糖胞苷尚未产生一个令人信服、满意的生存益处[35]。成人年龄>60 岁和有中性的或不好的细胞遗传学的 AML 患者,不适合造血干细胞移植,通常认为适用于低强度治疗的姑息性治疗,如低剂量皮下注射阿糖胞苷、阿扎胞苷,或吉西他滨[36]。另外,患者也可选择性地参加新型药物的临床试验。

许多大宗随机研究证实一旦得到缓解,需要附加治疗。目前资料提示适宜的缓解后维持治疗用高剂量

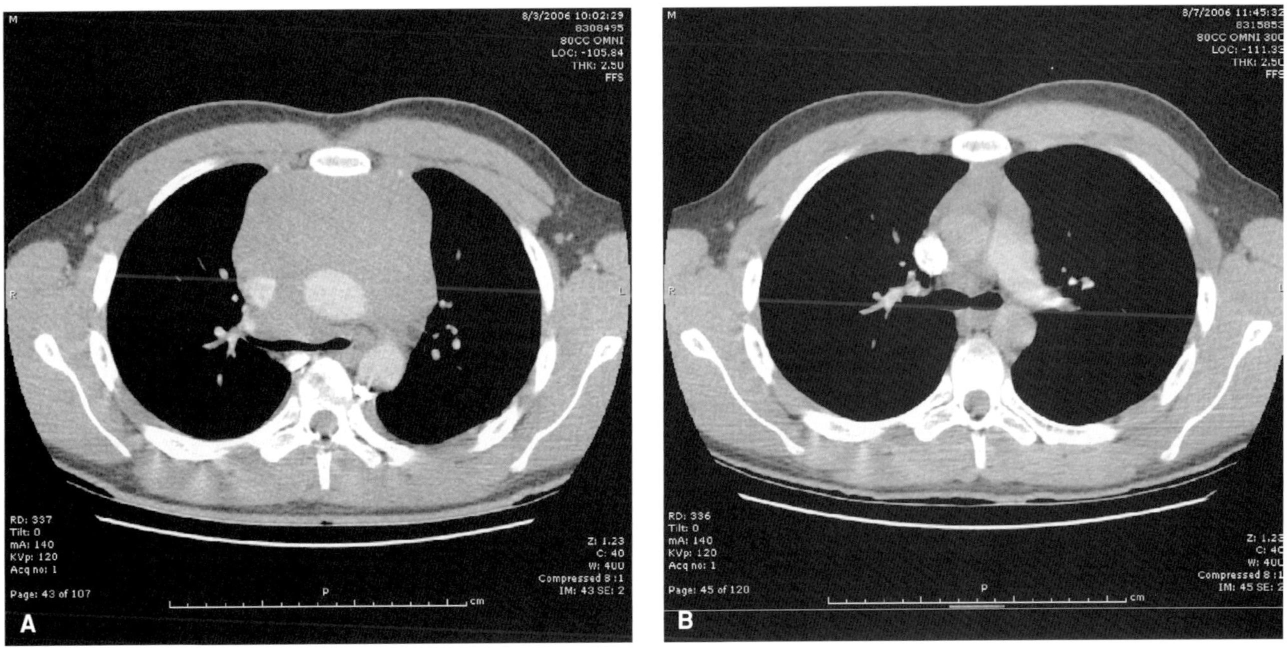

图 80.3 T 细胞急性淋巴细胞白血病纵隔肿块姑息放疗前(A)后(B)的 CT 图像。患儿男,16 岁,出现呼吸困难和胸痛。胸片示纵隔肿块,血液检查示淋巴细胞增多。通过血液的流式细胞而明确诊断。开始用类固醇激素、多柔比星、长春新碱、地塞米松未取得即刻疗效。放疗使用百万电子伏特(MV)级 X 线前后野照射,6Gy,分 3 次给予,随后急性症状解除,允许全身麻醉而没有完全气道梗阻的危险,以便平躺做腰穿。

ara-C 4 个周期[37]。另外,多周期的 2 天的蒽环类及 5 天的常规剂量的阿糖胞苷已被用于年轻及年老的 AML 患者。把所有 AML 亚型合到一起,缓解期 3 年的患者,10%~20%有很大的治愈可能性。高剂量 ara-C 在老年人要考虑 CNS 毒性,并避免用于儿童。其他用于维持治疗或二线诱导化疗的药物有依托泊苷、6-巯基嘌呤、安吖啶、5-氮杂胞苷和甲氨蝶呤(MTX),但没有一个有明显优势。

CNS 预防照射对于 AML 的作用没有明确结论,特别是 CNS 复发率相对较低(5%~10%)。一些研究显示脑预防照射没有减少复发率。然而,许多儿童使用 IT 药物如 ara-C 治疗。患者在诊断时白细胞计数高或为单核细胞变异的 AML 容易 CNS 复发,这样就需要做 IT 化疗和颅脑照射。至少有一个研究证实儿童 AML 行颅脑照射后复发率降低[38]。

AML 患者的无白血病生存率为 15%~80%,取决于危险分层。年轻患者伴标准危险 M2 AML 或有利的细胞遗传学异常者有相对好的预后,那些伴随更大的年龄、诱导治疗失败、有不利细胞遗传学异常或其他 FAB 亚型的 AML 患者预后更差[39,40]。有一个例外的是急性早幼粒细胞白血病,由于全反式维甲酸的应用,它可以被治愈。对于有不利特性的 AML 患者,缓解后的治疗包括自体或异体干细胞移植。

放射肿瘤医师需要治疗骨髓性或粒细胞肉瘤,它早于白血病或可预测全身复发并且与 AML 显著相关,它也可见于脊髓增殖性疾病[41,42]。这些浸润性白血病形成的实体性肿瘤,也被称为绿色瘤,需要适度剂量的放疗来治疗。绿色瘤的名字源于髓细胞含有髓过氧化酶,在实物上呈现绿色。这些肿瘤可发生于所有的髓外部位,髓外部位包括骨膜、皮肤、软组织、胃肠道、脊柱、硬膜外间隙或脑膜[43-46]。病理分类错误是常见的,这是一种罕见的临床病理疾病。根据不同的文献报道,放疗 10~20Gy 可缓解绿色瘤的症状。放疗的分割及总剂量需要考虑正常组织的毒件和以后全身照射后适于同种异体移植的潜在耐受性。尽管总生存好于许多绿色瘤 AML,长期控制 AML 常需要系统治疗[41,47-50]。

急性淋巴母细胞白血病的治疗

4 个特别的 ALL 治疗方法为:①诱导缓解;②强化和(或)巩固治疗;③维持治疗;④CNS 预防照射。在 20 世纪 60 年代,CNS 复发使用 CNS 放疗和 IT 化疗。随后通过使用更有效、特定的多药方案在过去的二三十年提高了 ALL 的治愈率。就像下面的讨论,20~

24Gy 颅脑照射的后遗症在 20 世纪 80 年代和 90 年代被认识到，因为中到高剂量的 MTX 在除了高危或 CNS-3 患者之外所有患者都获益，颅脑照射被排除。虽然这不是一个全球标准，圣裘德儿童研究医院(SJCRH)已经完全不用颅脑照射治疗儿童 ALL,因为在他们的高风险患者中,中枢神经系统复发的发病率较低[51]。另外,由于全身治疗的改善,在男性患者睾丸的复发很少见[52]。除非出现睾丸复发或做骨髓移植,其他时候很少使用睾丸照射。

对于 ALL 患者诱导化疗很少使用,典型的药物包括糖皮质激素、长春新碱和 L-天门冬氨酸酶。高危患者特别是成人 ALL 还需要增加药物如蒽环类药物。其他四药或更多多药方案被使用,使得儿童的早期缓解率达到 95%~99%,成人为 75%~90%。有两个临床报告提示作为全身治疗用类固醇类药物,地塞米松比泼尼松更好[53,54]。这可能是因为地塞米松能更好地渗透入 CSF,并且半衰期更长,可更好地防止 CNS 复发[55]。

诱导化疗并取得 CR 以后，患者接受由美国和欧洲合作组[56,57]使用的强化治疗方案。它包括高剂量的抗代谢药,如 MTX、ara-C 或 L-天门冬氨酸酶。对高危患者增加使用蒽环类药物可以获益[58]。高剂量 MTX 可以帮助控制 CNS 疾病,在一些儿童患者中可以减少颅脑照射的使用。

强化治疗后,患者就要进行维持治疗。除了成熟的 B 细胞 ALL,其他类型 ALL,尽管原因不明,每周 1 次低剂量 MTX 和巯基嘌呤使用 2~3 年是很重要的。在高危患者,合作组研究提示,维持治疗一段时间后增加“延迟”强化治疗有益处[56,59]。

对于成人 ALL,特别是 L3 型患者,使用包括高剂量 MTX、环磷酰胺,有时 ara-C 的多药诱导方案,可提高缓解率。这些药物联合长春新碱、皮质激素、L-天门冬氨酸酶,有时多柔比星,可取得 68%~85%的 CR 率。

对于复发的 ALL,行第二次多药诱导化疗包括长春新碱、泼尼松、L-天门冬氨酸酶,一个蒽环类药物包括或不包括 MTX、VP-16,或替尼泊苷,ara-C。假如 CNS 受侵,IT 治疗加放疗[60]。假如睾丸受侵,须双侧睾丸照射。如果 CNS 孤立病灶或睾丸复发,全身治疗加局部放疗[61]。

如取得第二个缓解,常见于 70%~90%的患者,则随后治疗包括异基因移植或维持化疗[61,62]。没有随机性研究证实哪一个方案更好,但是对比研究提示特别对于有较短的初始缓解期的 ALL 患者,异基因移植的生存率有提高[62,63]。

急性白血病的CNS预防治疗和颅脑照射的作用

历史上,多药化疗被证明对儿童 ALL 有很高的缓解率,大量的研究者发现 CNS 复发也明显增加。人们认识到 CNS 是一个庇护所,由于血脑屏障存在,阻止化疗药进入。另外,CNS 复发总是会导致全身复发,提示 CNS 病变可再种植到血液和骨髓中。

这个观察导致很多 CNS 预防治疗的实验,最早使用 CSI。例如,圣裘德癌症研究医院(SJCRH)在 1962—1967 年间的研究方案Ⅴ和Ⅵ，建立了 CSI 24Gy,15 ~ 16 次完成，可以把 CNS 孤立病灶复发率从 67%减少到 4%[64,65]。这个研究显示,12Gy 的 CSI 伴当时的早期化疗并不是有效的[66]。考虑到全脊髓照射会引起急性骨髓抑制,晚期骨骼肌发育不良,以及 CSI 的技术困难,SJCRH 研究者在研究方案Ⅶ中比较 CSI 与颅脑照射加 IT 化疗的作用[67]。这里,两个 CNS 预防治疗方案有相同的 CNS 复发危险,均为 8%。

在 SJCRH 的研究方案Ⅷ(1972—1975 年)中,所有患者都行颅脑照射 24Gy 加 MTX IT 化疗。所有患者随机分为 4 个维持治疗组：①颅脑照射同时每周 1 次静脉输注 MTX；②口服 MTX 和 6-巯基嘌呤；③口服 MTX、巯基嘌呤、环磷酰胺;④口服 MTX、巯基嘌呤、环磷酰胺加 ara-C[68]。CNS 复发率分别为 5.0%、1.5%、20%和 11.4%。可是，更麻烦的是有一些患者出现白质脑病,一种表现为嗜睡、癫痫发作、痉挛、轻瘫、共济失调的残疾综合征。白质脑病在 4 组中的发生率分别为 55%、0%、7.1%和 1.4%。这样,标准的维持治疗是在颅脑照射加 IT MTX 治疗脊髓蛛网幕下腔及口服 MTX、巯基嘌呤，可以得到最低的 CNS 复发率及最小毒性。从中得到的教训是应避免使用 IV MTX 以及离颞叶太近的颅脑照射。

在 20 世纪七八十年代，增加的Ⅲ期临床试验进一步确定儿童 ALL 脑预防治疗的合理性。儿童癌症研究组(CCSG)101 试验方案比较:①24Gy CSI 加扩大野照射肝脏、脾脏和性腺;②单独 24Gy CSI;③24Gy 颅脑照射加 IT MTX;④只行 IT MTX。总体来说,不同放疗方案在预防 CNS 复发疗效相近,而统计学上优于单独 IT 化疗方案[69]。这个发现同样被癌症和白血病研究组 B 实验研究的一个交叉对比实验证实[52]。CCSG 进一步比较在高危患者(通过白细胞>50 000/μL 而确诊)行颅脑照射加 IT MTX 与 CSI;颅脑照射加 IT MTX 在 CNS 复发率和全身复发率方面均优于 CSI。

进一步合作组研究方案证实根据危险分层的组间患者 CNS 直接治疗的功效。几项研究比较颅脑照射与中或高剂量 IV MTX 和 IT 化疗（有一些加 IT 氢化可的松和 ara-C 到 MTX，称为“三重”IT 化疗）[52,71,72]。最初的发现是在低度或标准危险度 ALL 患者(如，3~6 岁，白细胞计数<10 000/μL)，不管 CNS 治疗方法如何，CNS 复发率约为 5%[73-75]。另外，给予全程强化化疗和维持化疗，并用三重 IT 化疗的患者有更好的 CNS 控制全身治疗失败少的趋势。然而，当它们和中等剂量 IV MTX 一起使用时，可能有增加神经毒性的代价[75]。

另外，1993 年之前的 65 个关于全世界范围的儿童 ALL 随机试验评估了颅脑照射作用，广泛使用 IT 治疗可避免使用颅脑照射[76]。IV MTX 在降低全身复发具有优越性。CCG-105 试验所得结论与上述不同。在 CCG-105 研究中，1388 例中度危险(根据患者年龄、白细胞计数和 FAB 亚型来确定)的 ALL 患者随机分为单独 IT MTX 和颅脑照射来进行 CNS 治疗[77]。第二个复杂的随机方案把患者分为标准化疗或强化化疗。强化化疗包括要么诱导化疗用更多药物，要么在巩固治疗和 CNS 治疗后增加一个延迟的强化化疗。CNS 复发率各组相似，为 5%~7%，而在那些只做标准化疗而未做颅脑照射的患者颅脑复发率为 20%。因此，更强化的全身治疗确实可降低 CNS 复发率。最后，我们系统性回顾 7 个试验，亚组分析了 809 例接受颅脑照射的 ALL 患者[78-82]，比较了不同的照射剂量(一般 18~21Gy 和 24Gy)，中枢神经系统复发率无明显不同。

当前预防性颅脑照射研究的重点在于哪些患者最易发生中枢神经系统复发。圣裘德研究团队重点关注颅脑放疗 24Gy 后的晚期效应，表现为神经认知功能损伤、丘脑下部/垂体功能障碍、继发肿瘤[51]。Pui 等的研究表明，对于新确诊的 ALL 患者，通过与风险相适应的巩固化疗治疗，可以完全不用颅脑照射。有研究表明，未接受颅脑照射的 498 例患者 5 年无事件生存率为 86.6%，与以前包括颅脑照射的生存率是无明显差别[51]。中枢神经系统的直接治疗包括 5 周期的高剂量 MTX 诱导化疗、地塞米松和 IT 化疗。ALL 高危患者接受 16~25 个疗程的 IT 化疗，然而低危患者接受 13~18 个疗程的 IT 化疗。中枢神经系统复发者脑脊液细胞学(CNS-2 或 CNS-3)和 T 淋巴细胞阳性。此外，高达 7%的患者首次缓解后进行了同种异体造血干细胞移植，并且具有 MRD 高危特征及不良细胞遗传学标记。

世界范围内其他地方，在高危 RT 患儿辩证合理使用颅脑照射，减少了辐射剂量，解决或降低了晚期效应包括学习残疾和其他认知缺陷，生长发育迟缓，垂体功能减退，继发恶性肿瘤和上述脑白质病。欧洲 BFM-ALL 试验自 1990 年以来，采用的风险适应强化治疗方案降低颅脑照射剂量至 12Gy，尽管 CNS-3 病接受 24Gy 的 BFM-90 试验和 18Gy 在最近的 BFM-95 试验。目前，儿童肿瘤学组(COG)在所有 ALL 试验中，也随之降低了颅脑放射剂量。

高危险度 B 细胞 ALL 的定义是按年龄和高倍镜下白细胞计数/NCI 标准、不良细胞遗传学（如 *bcr-abl*、MLL 和亚二倍体）和诱导化疗后的 MRD。患者通常继续做颅脑照射，大部分 T 细胞 ALL 患者风险增加，由于伴随着危险因素导致中枢神经系统复发，因此继续接受颅脑照射。T 细胞 ALL 患者(通常还有其他不利危险因素)在几个儿童肿瘤组织(POG)中治疗，结果提示不做颅脑照射对 CNS 复发率有不利的影响[83]。具体说来，未做放射治疗(RT)者 3 年 CNS 复发率为 18%，而做放射治疗的为 7%。另一方面，一个欧洲报告专注于预后好的 T 细胞 ALL 亚群，发现不做颅脑照射也是安全的[73]。然而，Conter 等通过 AIEOP-91 与 BFM-90 试验做比较，发现 AIEOP- 91 试验组患者不行颅脑放疗、强化 IT 化疗有比较高的中枢神经系统的复发率，两组试验的 3 年无事件生存率分别为 62%对 88%[73]。多因素分析表明年龄超过 10 岁及 WBC>100 000 的 T 细胞 ALL 患者需要接受颅脑照射。

为了减少脑预防照射的毒副作用，一些研究降低照射剂量。18Gy 照射，9~10 次完成，同时 IT MTX 取得了与照射 24Gy 有可比性的局部控制率[84]。虽然一些早期报道认为这样低的剂量减少了认知缺失[85]，但还没有确定[86-88]。不过，18Gy 的脑预防照射或多或少成为儿童 ALL 的治疗标准。如下文提到的，患者接受了 BFM 类型的化疗，或许接受颅脑照射剂量低于 12Gy。对成人 ALL，一些使用 24Gy，另一些使用 18Gy[87,89]。一些治疗方案例如 HyperCVAD 结合高剂量 MTX 和 ara-C，它们可渗透血脑屏障，不使用颅脑照射。丹娜法伯癌症研究所白血病协作组研究比较高危患者用超分割(0.9Gy/次，每天 2 次)与标准分割(1.8Gy/次，每天 1 次)颅脑照射 18Gy 的作用[90,91]。前期结果显示两种方案均取得良好的效果。到目前为止，有几个报道发现全身治疗使用 L-天门冬氨酸酶而不是高剂量 MTX，有少量晚期神经认知障碍。95-01 试验随访发现，接受 18Gy 超分割放疗组与只接受 IT 化疗不接受放疗组的神经认知功能定量测量的结果是相似的[92]。

德国-奥地利-瑞士(ALL-BFM)研究组进一步把剂量减低到12Gy，最初用于选择性的标准危险的儿童病[74]。用不同于旧的SJCRH经验的现代化疗方案，进一步减低放疗剂量取得了很好的CNS控制。事实上,最近ALL-BFM 90方案也在中或高度危险患者做12Gy脑预防照射,结果CNS复发率<5%[58]。ALL-BFM 95试验表明,对于中危B细胞ALL患者来讲,不行颅脑照射，并未明显增加中枢神经系统复发的风险,并且避免了放疗的晚期不良反应,此治疗方案也被临床所接受[95]。BFM 90与BFM 95试验中高危患者孤立的CNS的6年复发率分别为0.5%、1.9%($P<0.01$)。任何CNS 6年复发率分别是2.2%和4.4%。在儿童肿瘤组用这个低剂量需要进一步随访及增加经验,了解是否这样的低剂量在不影响效果前提下又减低了毒副作用。

脑膜白血病的诊断

在所有ALL患者诊断时,3%~5%的患者出现临床上可检测的CNS病变(如CNS-3疾病)。脑膜白血病诊断后作为高危来处理,需做颅脑照射。而圣裘德医院建议不行颅脑照射,但其研究结果表明9个合并有CNS-3疾病患者的5年无事件发生率仅为43%[51]。这些高危患者接受了能透过血脑屏障的药物的强化治疗以及IT化疗。曾经也行中枢神经系统照射,但目前治疗不包括脊髓野，因为结合IT及全身化疗也起到了较好的CNS控制。不过,颅脑照射的剂量在18~25Gy,脊髓剂量在0~15Gy。在儿童ALL,脑膜白血病不再是预后不良因素,5年生存率接近70%[94]。

在CCSG的ALL临床方案中,CNS-3患者都要用CSI。直到1983年,颅脑和脊髓的剂量分别为24Gy和12Gy。到1989年的方案用更强的巩固化疗,脊髓照射剂量减小到6Gy。这允许非随机对比6Gy和12Gy照射脊髓(2Gy/次)的效应。有趣的是照射6Gy和照射12Gy并用少强化化疗效果一样。5年无事件生存率，CNS-3患者为69%,而所有参加CCG ALL 1983-1989方案且没有CNS-3病变的患者为67%[94]。

只要先给予强化疗，放疗延迟到12个月都是安全的[95,96]。这可以避免早期照射脊髓潜在引起骨髓损害。另外,<16Gy照射脊髓,骨髓抑制不是主要问题。对于长期生存者，骨骼肌发育不良不是明显的问题。如放疗用于有潜在神经毒性药物如MTX之后而不是之前，理论上引起认知障碍或脑白质病发生率很低。一些儿童治疗方案根据年龄而减少脑照射剂量。例如,在ALL-BFM 90方案中,只照射脑,而不是CSI,一岁以下儿童不做放疗,1~2岁照射18Gy,年龄更大照射24Gy。在这个多中心方案中,54个CNS-3病变的患者达到了6年无事件生存率为48%的成绩[58]。有争议的是这个方案低于用CSI方案,就像CCG报道的那些[94]。然而，在ALL-BFM 95试验中,65例合并有CNS-3疾病的患者6年无事件生存率为57.7%，他们接受了18Gy颅脑放疗,并未行脊髓照射。

总结:颅脑照射可用来预防白血病的CNS复发

从历史回顾看出，考虑到颅脑是肿瘤的庇护所，颅脑放疗能改善部分儿童ALL患者的预后。考虑到晚期损害以及全身治疗的改进,使用能更好进入血脑屏障的药物,脑预防照射的使用越来越少。目前,脑预防照射选择性地用于高危ALL患者，考虑到毒副作用，趋势是放疗剂量要减少。15%~17%的具有高危因素的儿童ALL患者需要放疗。高危ALL定义可变,要考虑化疗的强度、效果,还包括较大年龄(如,>10岁),T细胞亚型以及CNS-2或CNS-3的脑脊液发现物。所有成人ALL可考虑为有CNS复发的高度风险。AML患者除了特殊类型如单细胞型外,在CNS复发率<5%的情况下,通常无须做脑预防照射。除非在特别方案中特别指出,脑预防照射一般剂量为18Gy,在9~10次内完成。脊髓用IT化疗。当患者行BFM方案化疗,并接受12Gy放疗后也有较好的治疗效果。脊髓区域接受IT化疗,而不是放疗,诊断为脑膜白血病后脊髓接受低剂量放疗是否获益更大,仍然是一个尚待解决的问题。

脑膜复发的CNS治疗性照射

用现代化治疗方案结合CNS直接治疗,CNS复发率<10%。当诊断有明显的CNS白血病时,放疗可扮演重要角色。一般来说,CNS复发被认为预后差。在20世纪70年代和80年代的研究显示疾病控制率为25%~50%[97-103]。然而,之后使用更强力的化疗和CNS直接放疗的方案,5年生存率为50%~70%[95,104-107]。几乎所有方案都加用放疗,差别在于单用RT还是CSI。通常脑照射剂量约为24Gy,脊髓剂量为10~15Gy。大多数对比为非随机性,但做CSI似乎效果更好[58,95,104-107]。一个小的Ⅲ期临床试验显示CSI优于脑照射[104]。

虽然CNS复发可以出现而无全身病变,也就不做全身治疗。因此,强化化疗就成为脑膜复发的主要治疗手段[108]。

已发现几个决定 CNS 复发的重要的预后因素[109-111]。由于开始白细胞计数低(< 20 000/μL)而在开始诊断时认为 CNS 复发为低风险,或没有做脑照射,或那些开始诊断后有一个相对长的时间以后出现 CNS 复发的患者,CSI 后预后较好。一个孤立性的 CNS 复发比又有 CNS 复发又有全身复发的预后好。完成化疗后,儿童 CNS 复发的治疗效果好,有更长的无病生存期。例如,POG 的经验,ALL CNS 复发,脑照射 24Gy,脊髓照射 10~15Gy,4 年无事件生存率为 71%。患者在 CNS 复发前无病生存期超过 18 个月的 4 年无事件生存率为 83%,而缓解期短的患者仅为 46%[95]。这就导致最近 POG 的方案对于有长的无病生存期患者,不做脊髓照射。不做脊髓照射在这种预后好的患者是否不利还不清楚。然而,高剂量 ara-C 已经用于治疗 ALL 的 CNS 复发患者的治疗。Mora 报道应用上述治疗,可获得 63%的完全缓解率[112]。上述治疗策略与当前的 COG 试验治疗 CNS 复发方案是一致的,强化全身治疗,对于短的无病间歇期患者,不建议行脊髓照射,而行 18Gy 脑照射。对成人 CNS 白血病,大多数肿瘤内科医师已发表的经验和评论都反对用 CSI,原因是害怕过度骨髓抑制[87]。然而,颅脑照射是相对标准的治疗方案。虽然还没有得到明确结论,避免照射整个 CNS 是不利的。

有 CNS 复发高危的患者可选择作为异体骨髓移植的对象。TBI(全身照射)常作为预处理方案。TBI 作用之一是消灭 CNS 内病灶。由于剂量为 12~15Gy,在 TBI 之前,把颅内剂量补充到 18~25Gy 是有意义的。

睾丸复发

在 ALL 男孩,特别是 T 细胞亚型,睾丸浸润曾经是一个常见的问题。在诊断时白血病睾丸浸润发生于约 2% 的男性 ALL 患者,特别多见于预后差的患者。基于活检资料和历史的危险度,睾丸的镜下病灶预计可高达 5%~15%。随着现代化疗,特别是中到高剂量 MTX 的使用,睾丸浸润很少见。就像 CNS 复发的经验一样,曾经认为是否睾丸也因为有生理性的血睾屏障的存在而成为庇护所。1980 年的一个睾丸预防照射方案明显减少睾丸复发的危险,但没有提高生存率[113]。

一旦出现睾丸复发,随后就会出现全身和(或)CNS 复发[114]。这就需要全身化疗及局部放疗。低于 12Gy 通常被认为不太合理,2.5~3 周照射 24~26Gy 是标准方案。尽管给予足够放疗,仍有局部复发的报道,导致有人提出更高剂量的照射。当仅有一侧睾丸临床上出现浸润时,对侧睾丸的影像检查或活体检查常提示双侧病变。类似的,单侧放疗作为局部治疗被认为与对侧睾丸复发风险高有关,尽管放疗可引起不育,应照射两侧睾丸。CCG 和 POG 的研究材料提示,局部放疗和全身强化治疗使 50%~65%的患者无事件生存期得到延长[61,115]。当行异基因移植时,TBI 常作为综合治疗方案中的一部分。纪念斯隆-凯特琳癌症中心的一个回顾性资料提示用 TBI/环磷酰胺预处理方案,阴囊局部补量 4Gy,使睾丸总剂量达到 16~20Gy,可明显降低睾丸复发率[116]。当然,用这个方案补充睾丸剂量还没有得到公认。

慢性白血病

慢性髓性白血病(CML)

CML 是起源于原始造血干细胞克隆源性扩张引起的慢性髓性增殖性疾病。它包括髓系、红细胞系、巨核细胞系及一些淋巴细胞系。它是在 1960 年第一个被认为有特征性的细胞遗传标志物费城染色体(Ph+),t(9;22)的恶性病变[117]。通过细胞遗传学方法可在 90%~95%的患者中检测到,其他大部分人可通过分子生物学方法检测[118]。这个异位形成了含酪氨酸激酶活性的融合蛋白,它对白血病的形成很关键。

临床上,它可表现为几个阶段:开始 3~4 年的慢性潜伏期,然后进展到加速期,最后急性转化到爆发期,它发生在 75%~80%的患者,生存期只有 3~6 个月。随着病变进展,加速期的特征为:周围血液中的白细胞计数的控制越来越难,脾脏越来越大,周围血液和骨髓中的未成熟细胞越来越多,嗜酸性和嗜碱性细胞越来越多。危象表现就像急性白血病那样在血液和骨髓中有超过 30%的未成熟细胞,并有骨痛、出汗、发热、食欲不振或体重下降。常见贫血、血小板减少,髓外病变侵犯骨、皮肤、CNS、淋巴结。在大约 20%的病例中,未成熟细胞为淋巴细胞表型。

在 CML 中的预后因素有年龄、脾的大小、血小板计数、血液和骨髓中的嗜碱细胞数。预后差因素包括年龄>60 岁,脾在肋缘下>10cm,血液或骨髓中的未成熟细胞数>3%,血液或骨髓中嗜碱细胞数>7%,血小板>700 000/μL[119,120]。治疗反应差,缓解期短也是预后不利因素,也难以取得明显的细胞遗传学的缓解[121]。

CML的治疗

第一个有效的慢性白血病治疗方法是放射治疗照射脾脏，有时加照射肝脏，这是在1902年由Pusey最早开展[122]，1924年由Minot等确定[123]。现在，放射治疗主要用于姑息性的解除脾大引起的疼痛或其他髓外病灶。在有些中心，TBI在异基因移植中扮演着重要角色。

过去有一个很长的历史，用烷化剂、羟基脲、ara-C和α干扰素来治疗CML的慢性期，这不在本章讨论范围。干扰素和ara-C的治疗给出了一条近年来用BCR-ABL酪氨酸激酶抑制剂依马替尼治疗的新路[124]。依马替尼是一种无毒的口服药物，在CML的慢性期和加速期的诱导缓解中很有效[125,126]。这个制剂是分子靶向治疗的典范，它现在作为CML的一线治疗方案，已经成功地改变了这个疾病的自然进程，延迟了干细胞移植的需要。对于TKI部分敏感或敏感性差的患者，异基因移植是一个重要的选择[128,129]。约70%低危患者取得了长期无病生存[130]。异基因移植和TBI将在第15章讨论。

姑息性放射治疗可对那些有脾大的患者有益，放疗剂量范围为10~20Gy或更低。放疗医师需要认真理解CML恶性干细胞和其他合并脾大的血液系统疾病对于放疗的敏感性，以及慎重使用低剂量（25~100cGy，1次或2次/周），同时密切监测血细胞计数（见后文）。

慢性淋巴细胞性白血病(CLL)

95%的CLL起源于B细胞，其他的为T细胞来源。病程具有可变性。许多患者自然生存，不需要治疗，死于非相关原因。其他患者尽管治疗，病变也会在几年内进展。通常的病程特征从没有明显体征逐渐发展到淋巴增生，外周血细胞计数逐渐增多，脾脏大，甚至巨块。在病变进展期，非淋巴性器官也会受侵。随着病变进展，可出现贫血和血小板减少。

极少数CLL患者转化成更恶性的大B细胞淋巴瘤，称之为Richter综合征[131]。其发生于3%~5%的CLL患者[132]，也可以发生在病变活动期或完全缓解期。特征是突然出现无症状淋巴结肿大、发热和乳酸脱氢酶升高，其他转化包括进展期的难治性的病变发展为早幼淋巴细胞白血病，大多数早幼淋巴细胞出现在血液中。在CLL的进程中发展为ALL或骨髓瘤较少见[133,134]。

临床诊断基于血液中的淋巴细胞数，成人至少$5\times10^3/\mu L$。B细胞恶性肿瘤除了免疫球蛋白轻链限制外，有一典型的以CD5和CD23标记的免疫表型表达[135]。健康个体也许隐匿单克隆B细胞的这种表型，淋巴细胞计数$<5\times10^3/\mu L$且无其他疾病表现，可考虑为单克隆B细胞增多症。患者有淋巴结病或其他组织形态学且表型相似，并且无白血病浸润可被诊断为小淋巴细胞淋巴瘤。人们提出了许多分期系统，但最广泛应用的是Rai等[136]及Binet等[137]改良的方案，前者在美国使用，后者在欧洲使用。这些系统分类见表80.3。临床分期是CLL患者预测生存的最重要指标。据报道其他影响生存的因素有年龄（年龄越大预后越差）、性别（女性预后好）、血液中淋巴细胞增加的比例（明显增加意味着结果差）、骨髓受侵方式（程度、结节和两者混合，后者结果差）。β-2微球蛋白的水平、免疫分型、淋巴细胞倍增时间、细胞遗传学和分子生物学异常目前作为有效的预后因素并且可能影响方案的制订[139]。例如，17p或p53染色体突变缺失暗示预后较差以及对嘌呤类药物和烷化剂为基础治疗药物的耐药。

早期无症状患者可不需要治疗，只做随诊。约20%的患者将会有一个无限期的缓慢期。其他患者干预治疗的确定具有挑战性。NCI建立了早期治疗指南，包括CLL引起的全身症状，有症状的淋巴结增生和（或）肝脾大、贫血（血色素<10g/dL）、血小板减少（血小板<100 000/μL）和难治性的自身免疫性疾病[140]。有争议的指征是WBC计数。淋巴细胞计数绝对值不应该用作治疗的适应证，因为症状与所标记的淋巴细胞增多有关，而白细胞聚集征并不是CLL患者所特有的。

许多年来，标准的治疗CLL是用单一药物苯丁酸氮芥，加或不加泼尼松[141]。新的嘌呤类似物[2-脱氧型霉素（喷司他丁），氟达拉滨，克拉利宾或（2-CDA）]试验性用于治疗CLL，其中氟达拉滨有较高的反应率[142]。一个Ⅲ期临床试验对比氟达拉滨和苯丁酸氮芥，苯丁酸氮芥的CR率为4%，而氟达拉滨为20%[143,144]。苯丁酸氮芥总的有效率为37%，而氟达拉滨为63%。生存期氟达拉滨为66个月，苯丁酸氮芥为56个月。由于这些原因，氟达拉滨现在作为CLL的标准治疗。近来，有联合方案，包括氟达拉滨、环磷酰胺、抗CD20抗体美罗华，取得了很好的结果，70%的CLL达到完全缓解，4年无进展生存率为80%[145]。

在过去的十年，随着移植体的非白血病效应和低

表 80.3 慢性淋巴细胞白血病分期系统

分期系统	临床表现	中位生存期(年)
Rai 分期		
低危		>10
0	骨髓和血液中淋巴细胞增多	
中危		7
Ⅰ	淋巴结增生	
Ⅱ	脾大	
高危		2~4
Ⅲ	贫血,Hgb<10g/dL(与溶血无关)	
Ⅳ	血小板减少<100 000/μL	
Binet 分期		
A	<3 个区域淋巴结增生	12
B	≥3 个区域淋巴结受侵	7
C	贫血和(或)血小板减少	2

强度条件限制认识的加强，异基因移植应用越来越多。早期的同种异体移植研究表明,年轻患者为达到理想的疾病控制,需要忍受关键治疗的相关毒性为代价[146-148]。有几组研究曾经报道,高危患者为达到理想的疾病控制和生存,接受以低强度氟达拉滨或低剂量全身照射为基础的治疗。众所周知,患者有 17p 染色体缺失和无缺失,其对于同种异体的反应是一样的[149,150]。同种异体移植的指征,包括化学免疫疗法后的早期复发,氟达拉滨抗拒,17p 染色体缺失和 Richter 转化[150]。因为没有对照治疗方案,干细胞移植是否能提高生存率还不清楚。新的治疗 CLL 的方法包括疫苗、细胞周期抑制剂、分化剂和单克隆抗体[151]。抗 CD52 抗体、阿伦单抗(alemtumab)单药显示对氟达拉滨难治的患者有效,联合治疗方案还在研究中。目前显示有效且被批准的药物包括新型烷化剂苯达莫司汀和新的人源化抗 CD20 单克隆抗体奥法木单抗。免疫调节药物来那度胺也有临床疗效,联合治疗方案还在研究中[152]。

放射治疗曾作为 CLL 的初始有效治疗,现在用于治疗疼痛性脾大,偶尔用于脾大引起全血细胞减少又不能做脾切除患者的脾照射,也用于治疗其他有症状的淋巴结增生或非淋巴类器官浸润无效的患者。历史上,低剂量 TBI 不加干细胞支持来控制 CLL。明显的,虽然分次治疗剂量可达 20Gy 也是合理的,但几个 Gy 可以起到姑息治疗作用。

照射技术

颅脑照射

照射范围必须包括颅内蛛网膜下腔。下界弯曲延伸到第 1 或第 2 颈椎下缘,包括整个椎体。这样使得以后潜在行脊髓照射更容易交界。其他野边界包括头皮表面突出(flashing)。考虑到遮挡前边的面部结构,应注意颅底解剖要包括筛脊和中颅凹。筛脊随患者年龄不同而有变化，但通常处于前组窦底向后偏数厘米。中颅(颞)凹在侧位片位于蝶窦上方。图 80.3 显示成人颅底不同解剖标志物的金属标志。眼球后部应包括在射野内,视网膜后部靠近蛛网膜下腔延伸到视神经的部位有白血病复发危险。金属标志在骨性眼眶前部是很好的解剖标志,它分开两叶。

图 80.1 显示用于治疗 ALL 患者侧野的例子。头颅固定用低温材料或类似的热塑材料便利于治疗位置的高度重复性。考虑摆位误差和射线半影导致照射野的设计必须包括眼球。由于眼睛向前看,这意味着晶体上半部在治疗野的建成区内。除了太小的儿童不能配合外,眼睛向下旋转(看着自己的脚趾方向),理论上可减少白内障的发生。另一个在治疗中要小心地减少眼睛前部剂量的技术是使前侧射线的边缘成一线。图 80.4 显示机架旋转 3°~5°使前侧射线边缘平行于眼球后部。决定机架旋转角度的简单的数学公式是:tanA=D/SAD,其中 A 是需要旋转的角度,D 是中轴的前后距离(即等中心)和骨性眼眶的前部在中间平面的投影,SAD 是源到轴(或等中心)距离(大部分直线加速器的几何数为 100cm)。既然 tanA(弧度)为小角度,弧度转换到角度的因子约为 57(即每 π 弧度为 180°),这样可以进一步简化为:A=(D)×(0.57)用于源轴距/等中心距 100cm。

一些放射治疗医师简单地把治疗射线的等中心放在晶体的后缘,这样可以通过“半野技术”来保护前部眼球。这对于装备了独立的初级准直器的直线加速器是一个很好的技术，这样它的挡块托盘就不太沉。随着 CT 模拟技术的进展，射线发散变平可用图示完成而不用三角计算。在儿童 ALL 的脑预防照射的标准剂量为 18Gy,9~10 次完成。虽然,这样治疗对成人也

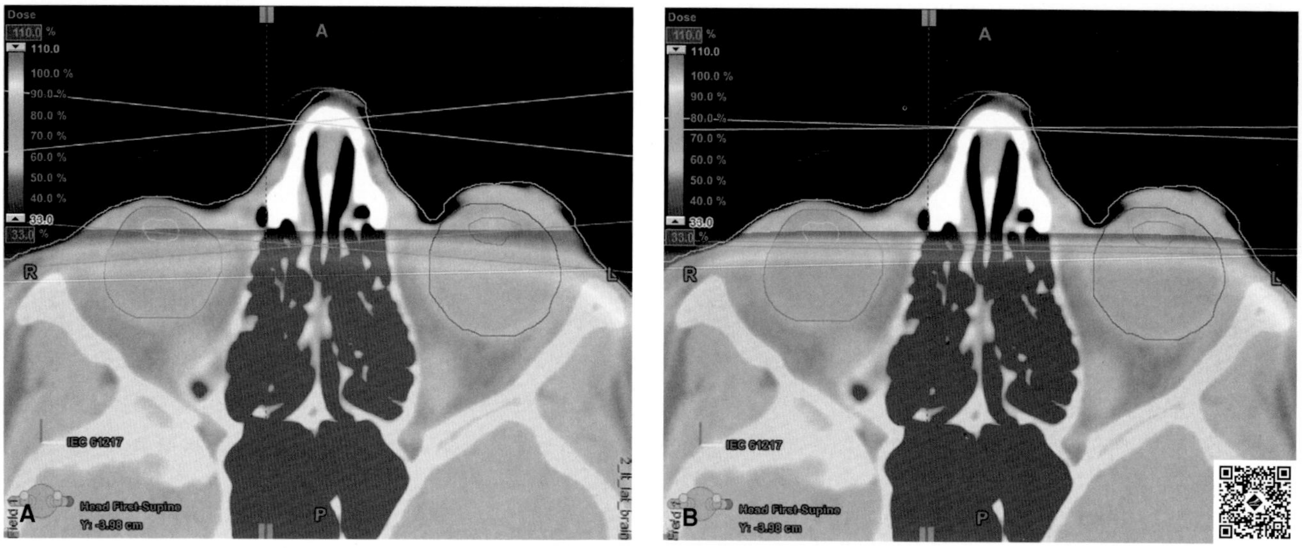

图 80.4 图示一个诊断为 T 细胞急性淋巴细胞白血病的 8 岁患儿，CNS-3，系统治疗缓解后需要 18Gy/12 次颅脑照射。侧面脑照射野的发散显示在眼和中间射线水平的前侧边界。(A)平行对穿野，从每个野进入对侧眼球的射出剂量。(B)机架旋转 3°~5°使得侧野前界射线发散成一条线。

是合理的，有一些方案仍然把剂量用到 24Gy/12 次。X 线能量>6MV 不应该使用，保证剂量建成区初始深度表浅到脑膜上。

全脑全脊髓放疗和CNS白血病的治疗性照射

全脑全脊髓放疗包括精确匹配后前脊髓野和侧面平行脑照射野的野发散。这方面内容主要在神经管细胞瘤章节具体讨论(见第 84 章)。推荐使用脊髓野和脑照射野有很小的间隙或没有间隙。野交界处可以移动或“连接”1~2cm，共 1~2 次，以避免颈髓过多的剂量重叠。一些医师习惯把射线等中心放在脑颈髓野的下或尾部以避免治疗实施旋转的复杂性。仍要进行机架旋转使前部射线发散靠近眼球。其他一些医师把等中心靠近眼球以避免发散到前部眼球，可通过配合一个合适的床旋转来匹配后前脊髓野的发散。

推荐使用射线最大能量为 6MV。明显的 CNS 白血病，给予脑照射 18~30Gy，每次 1.5~1.8Gy。脊髓剂量为 6~24Gy，甚至不照射。作者推荐明显的 CNS 白血病，包括成年人，行全脑全脊髓照射，根据个体情况脊髓剂量为 6~15Gy。应考虑可能行 TBI。做异基因移植的预处理的内容见于 CNS 治疗部分。

睾丸放疗

白血病睾丸浸润的治疗，可用电子线或 X 线照射两侧睾丸和阴囊。患者采取“蛙腿”姿势，把阴茎拉向腹部，一个前下倾斜的 X 线射野即可。应注意睾提肌返折和潜在的睾丸下行到腹股沟管是重要的，以避免解剖遗漏。用高能 X 线，应加填充物以避免表面低剂量。在阴囊/睾丸厚度<2cm 的男孩，也可用 250keV 的 X 线治疗。作为替代，直接前面的合适的电子线野也可以。虽然，用电子线治疗这样一个曲面造成剂量分布不均匀，但相对低的剂量引起相对皮肤和软组织反应的危险较小。典型的照射剂量为 24~26Gy，1.5~2.0Gy/次。如睾丸加量配合 TBI 用于干细胞移植时，剂量为 4Gy/次或 2Gy/2 次。

脾照射

巨大的脾大可见于 CML、CLL、毛细胞白血病、脾边缘区淋巴瘤，脾可延伸到盆腔。明显的脾大也可见于前淋巴细胞性白血病、骨髓增生性疾病如红细胞增多症或原发性血小板增多症，或骨髓纤维增生症。骨髓纤维增生症的一种形式为原因不明的骨髓外造血(化生)，特征为进行性骨髓衰竭，脾大，髓外血细胞生成。认清哪种脾大是由于髓外血细胞生成而不是白血病浸润引起的有治疗的重要性，因为当脾大是由于原发性髓外血细胞生成引起，用中等剂量照射脾可引起严重的、长期的全血细胞减少[153]。脾血细胞生成也可见于 CML 晚期、骨髓增生性疾病和毛细胞白血病。

历史上，脾放疗常用作姑息治疗，但现在不常用，因为已经有了有效的全身治疗方法。然而，放疗医师时不时地需要帮助处理由于血液系统疾病造成的有症状的脾大，常能取得很好的效果[154]。症状包括疼痛、早期饱腹感、膈肌刺激和血小板破坏相关的出血风险。脾的白血病浸润对相对低的剂量照射有很好的效应[155]。特别对有合并症的老年人,姑息性的脾照射可比脾切除的风险明显减少。脾照射已经由 Weinmann 等做了回顾分析[157]。

常用 X 线照射为前后两个平行对穿野。一旦出现白血病浸润，标准的处理是全脾照射 0.25~1.0Gy/次，每天 1 次或 1 周 2~3 次,根据反应和血液学耐受程度而调整剂量[158]。当脾有反应后,可以逐渐缩小照射野。通常,开始治疗要非常保守。血液学计数检测应每周几次。总照射剂量由临床上达到姑息治疗的目的而确定。典型的总照射剂量介于 4~10Gy，通常不超过 20Gy。偶尔地,过多纤维组织引起的脾大对放疗无效。CLL、前淋巴细胞性白血病对放疗特别敏感,偶尔,脾照射可见到远位效应。

对于有髓外血细胞生成的患者,甚至中等剂量照射就可产生严重的中性粒细胞和血小板减少。每次剂量可低至 0.1~0.5Gy,一周数次可避免严重的、延长的骨髓抑制。在这种情况下另一个策略是只照射半个脾脏。对于骨髓发育不良或髓外/脾内血细胞生成,1~9Gy 照射通常是合适的。

脾脏照射,用这些低分次剂量恶心不常见,但在需要时也要随时用止吐剂。由于可快速引起血细胞溶解,建议使用别嘌醇钠(allopurinol)防止尿酸性肾病。要监测左肾的累积剂量,特别是将来可能需要再次放疗,但超过 20Gy 照射后,很少再做放疗。

治疗的并发症

嗜睡综合征

颅脑照射后 1 个月,40%~50%的患者可出现昏睡,易怒,食欲不振,甚至发热。这种状况称为嗜睡综合征。其与脑电图异常、CSF 中(淋巴)细胞增多有关[159,160]。这个综合征具有自限性,1~3 周可恢复。在急性处理时,用皮质激素是有帮助的。有两个报道提示,如果患者在颅脑照射期间使用类固醇激素,这种并发症的发生率可降低[161,162]。

垂体功能缺损

海马垂体照射可引起剂量和年龄依赖性内分泌功能影响。对于白血病治疗的剂量,生长激素(GH)缺少是最常见的异常表现。放疗时年龄<5 岁特别容易 GH 缺少。更高剂量的照射和年龄小与 GH 缺少的发生率增加及其在短时间内出现有关[163]。24Gy 比 18Gy 照射后更容易出现[164,165]。22%儿童 ALL 成年生存患者,曾经接受脑照射,GH 对于激发刺激测验的反应也许消失[166]。有报道显示虽然给予海马垂体区照射 24Gy 或更高剂量在女性更易引起性早熟,但低到 18Gy 也会出现[167]。剂量低于 35~40Gy 很少引起其他垂体激素缺少或异常。这样,接受颅脑照射治疗白血病的患者,特别是在童年期患者,需要定期随访他们的生长和性发育情况。不正常时应随后做出内分泌学的评估，以决定是否需要用 GH 替代剂,或者促性腺激素释放素促效剂来治疗。

认知障碍

白血病治疗后的智力和精神损害已引起广泛关注。证据显示放射治疗是主因,也是一个主要的推动降低给予脑的剂量或干脆不照射的动力。然而,逐渐增加的证据显示化疗也可引起相似的损害。认知功能和社交功能的测量是固有的困难。然而,不同的确定方法、智商(IQ)或程度被证实可用于测量语言、理性和表现技能。其他也有测量学习能力低下的报道。认知缺失被认为是脑白质受损引起信息传导速度的缺失的结果[168]。这些作用最明显见于 5 岁以下儿童,可能最明显的见于 3 岁以下儿童,当其脑部正处于生长和发育期,特别是髓鞘形成期。

虽然还没有大量报道,但是有一些报道提示对放疗损伤的易感性有性别差异,女性比男性更易引起智力损害[169,170]。丹娜法伯组提示女孩 IQ 降低是高剂量 MTX 和颅脑照射的共同作用的结果[171]。而且,言语记忆损害可见于男孩和女孩,不依赖于颅脑照射,提示全身化疗的毒性[171]。

将照射剂量从 24Gy 降至 18Gy 并没有能降低认知困难的一致性报道[85,86,88]。进一步降低到 12Gy 正在研究中。总而言之,对这些照射剂量引起的认知缺损的争议较少,平均测量的 IQ 降低不超过 10%,其他研究未显示有可测量的改变。也许一个更重要的统计是有明显降低的患者比例，如在 IQ 程度>15%;SJCRH 组报道在颅脑照射 18Gy、24Gy 或没有照射，有高达 22%~30%的患者有这样的缺失[170]。一个假设是认知缺损形成与化疗而不是放疗有关。无论如何,一个来自于丹娜法伯组的报告提示在高危 ALL 患者颅脑照射 18Gy,神经认知功能在治疗多年后与普通人群无明显差别[90]。重要的是,这是一群有 5 年无病生存率为 75%、CNS 复发率为 1%的患者。丹娜法伯组还调查超分割颅脑照射用于脑预防照射(0.9Gy 每天 2 次对比 1.8Gy 每天 1 次,总剂量 18Gy)。虽然在这个对比中有许多方法学的问题,至今报道中对于晚期神经毒性两者并没有明显不同[90,91,92]。一个形成的经验建议用像苯哌啶醋酸甲酯这样的兴奋剂可帮助处理治疗相关的认知问题,特别是一些注意力或社交能力缺损[172]。

白质脑病

一些早期儿童 ALL 颅脑预防照射的研究显示照射后数月出现明显的极度的白质脑病[108,173]。最高发生率见于低至 24Gy 的颅脑照射合并 IV MTX。白质脑病被认为代表脱髓鞘,可由于内皮损伤随后细胞因子释放伴缺血性血栓[174]。IV MTX 同时似乎是一个明显的协同因子,但也观察到白质脑病在单放疗>30~35Gy,合并 IV MTX,或合并其他化疗药为低发生率。单用高剂量化疗越来越被认为是引起类似痴呆样综合征的原因。人们也要记住,颅脑照射后血脑屏障更容易渗透,造成化疗对认知功能的影响[175]。不管怎样,剂量<20Gy 白质脑病的风险明显少见。

第二肿瘤

SJCRH 报告 2169 例 1962—1998 年治疗的 ALL 儿童,15 年和 30 年后第二肿瘤的发生率分别为 4.2% 和 10.9%[176]。

尽管 20 年后第二恶性肿瘤倾向低级别肿瘤,包括硬脑膜肉瘤和基底细胞癌,其发生率看起来好像并不高。CCSG 报道在儿童 ALL 生存患者中,发生非黑色素瘤皮肤癌的风险逐渐增加,30 年的累积发生率为 10%[177]。颅脑 MRI 检查也许增加硬脑膜肉瘤相关无辐射性的检出,估计 20 年的发生率约为 15%,也许是多病灶的。其他的第二癌症包括神经胶质瘤、腮腺肿瘤、甲状腺癌和肉瘤(骨和软组织),是由于放疗引起的[176,179-181]。放疗引起的第二脑肿瘤趋向于硬脑膜肉瘤和高级别神经胶质瘤[176]。CCSG 早期所报道的治疗的 9720 例 ALL 患者中,中位随访 6 年后有 43 例第二肿瘤发生[182]。其中,24 例颅脑照射为 24Gy 的患者患 CNS 肿瘤。所有 CNS 肿瘤患者均为急性白血病患者,其中只有 1 例为 5 岁以下。CCSG 研究数据表明神经胶质瘤和硬脑膜肉瘤的两者辐射剂量反应有线性风险相关。颅脑放疗剂量减低至 12Gy 也许降低第二肿瘤的发生率,德国 BFM 团队分析他们的 ALL-BFM90 试验,长期随访 16 年第二脑肿瘤的发生率为 3.4%[93]。与之相比,儿童 ALL 不接受颅脑放疗,其继发脑肿瘤 15 年的发生率为 1.2%[179]。在一个异基因骨髓移植治疗的 3182 例儿童中,预期出现 1 例,实际出现 25 例实体瘤[183]。这些肿瘤中的大部分原发于 CNS 或甲状腺。而且,这些患者大部分都行 TBI 作为移植前处理的一部分。

放疗对睾丸的影响

白血病行颅脑照射很少引起性腺功能丧失,除非行再次放疗引起了较高的累积剂量。然而,直接照射睾丸是很常见的。剂量低到 1Gy,甚至周边外照射野的散射线也会引起暂时的精子减少或精子缺乏。更高剂量,特别是用 TBI 或治疗性的睾丸照射,可预期产生永久不育。另一方面,莱迪希细胞(间质细胞)是放射抗拒的[184]。血清睾酮水平降低或青春期延迟在睾丸照射<29Gy 不常见。有一个 60 例存活的 ALL 患者报道显示有明显的精子细胞功能丧失,55%放疗睾丸和 17%全脑全脊髓照射的患者表现为滤泡刺激激素水平增加,睾丸萎缩。莱迪希细胞机能障碍发生率很低[184]。

(闫洪江 译 井绪泉 校)

部分参考文献

本章全部参考文献请登录网站:http://www.tsttpc.com/download_list.html

6. Halperin EC. Concerning the inferior portion of the spinal radiotherapy field for malignancies that disseminate via the cerebrospinal fluid. *Int J Radiat Oncol Biol Phys* 1993;26(2):357–362.
8. Dunbar SF, Barnes PD, Tarbell NJ. Radiologic determination of the caudal border of the spinal field in cranial spinal irradiation. *Int J Radiat Oncol Biol Phys* 1993;26(4):669–673.
11. Weiss E, Krebeck M, Kohler B, et al. Does the standardized helmet technique lead to adequate coverage of the cribriform plate? An analysis of current practice with respect to the ICRU 50 report. *Int J Radiat Oncol Biol Phys* 2001;49(5):1475–1480.
15. Pui CH. Childhood leukemias. *N Engl J Med* 1995;332(24):1618–1630.
16. Campo E, Swerdlow SH, Harris NL, et al. The 2008 WHO classification of lymphoid neoplasms and beyond: evolving concepts and practical applications. *Blood* 2011;117(19):5019–5032.
22. Borowitz MJ, Devidas M, Hunger SP, et al. Clinical significance of minimal residual disease in childhood acute lymphoblastic leukemia and its relationship to other prognostic factors: a Children's Oncology Group study. *Blood* 2008;111(12):5477–5485.
32. Sanz MA, Lo-Coco F. Modern approaches to treating acute promyelocytic leukemia. *J Clin Oncol* 2011;29(5):495–503.
35. Fernandez HF. New trends in the standard of care for initial therapy of acute myeloid leukemia. *Hematology Am Soc Hematol Educ Program* 2010;2010:56–61.
36. Pollyea DA, Kohrt HE, Medeiros BC. Acute myeloid leukaemia in the elderly: a review. *Br J Haematol* 2011;152(5):524–542.
45. Paydas S, Zorludemir S, Ergin M. Granulocytic sarcoma: 32 cases and review of the literature. *Leuk Lymphoma* 2006;47(12):2527–2541.
49. Tsimberidou AM, Kantarjian HM, Wen S, et al. Myeloid sarcoma is associated with superior event-free survival and overall survival compared with acute myeloid leukemia. *Cancer* 2008;113(6):1370–1378.
51. Pui CH, Campana D, Pei D, et al. Treating childhood acute lymphoblastic leukemia without cranial irradiation. *N Engl J Med* 2009;360(26):2730–2741.
56. Schorin MA, Blattner S, Gelber RD, et al. Treatment of childhood acute lymphoblastic leukemia: results of Dana-Farber Cancer Institute/Children's Hospital Acute Lymphoblastic Leukemia Consortium Protocol 85-01. *J Clin Oncol* 1994;12(4):740–747.
57. Reiter A, Schrappe M, Ludwig WD, et al. Chemotherapy in 998 unselected childhood acute lymphoblastic leukemia patients. Results and conclusions of the multicenter trial ALL-BFM 86. *Blood* 1994;84(9):3122–3133.
58. Schrappe M, Reiter A, Ludwig WD, et al. Improved outcome in childhood acute lymphoblastic leukemia despite reduced use of anthracyclines and cranial radiotherapy: results of trial ALL-BFM 90. German-Austrian-Swiss ALL-BFM Study Group. *Blood* 2000;95(11):3310–3322.

74. Buhrer C, Henze G, Hofmann J, et al. Central nervous system relapse prevention in 1165 standard-risk children with acute lymphoblastic leukemia in five BFM trials. *Hamatol Bluttransfus* 1990;33:500–503.
76. Clarke M, Gaynon P, Hann I, et al. CNS-directed therapy for childhood acute lymphoblastic leukemia: Childhood ALL Collaborative Group overview of 43 randomized trials. *J Clin Oncol* 2003;21(9):1798–1809.
78. Schrappe M, Reiter A, Henze G, et al. Prevention of CNS recurrence in childhood ALL: results with reduced radiotherapy combined with CNS-directed chemotherapy in four consecutive ALL-BFM trials. *Klin Padiatr* 1998;210(4):192–199.
83. Laver JH, Barredo JC, Amylon M, et al. Effects of cranial radiation in children with high risk T cell acute lymphoblastic leukemia: a Pediatric Oncology Group report. *Leukemia* 2000;14(3):369–373.
84. Nesbit ME Jr, Sather HN, Robison LL, et al. Presymptomatic central nervous system therapy in previously untreated childhood acute lymphoblastic leukaemia: comparison of 1800 rad and 2400 rad. A report for Children's Cancer Study Group. *Lancet* 1981;1(8218):461–466.
89. Larson RA, Dodge RK, Burns CP, et al. A five-drug remission induction regimen with intensive consolidation for adults with acute lymphoblastic leukemia: cancer and leukemia group B study 8811. *Blood* 1995;85(8):2025–2037.
90. Waber DP, Shapiro BL, Carpentieri SC, et al. Excellent therapeutic efficacy and minimal late neurotoxicity in children treated with 18 grays of cranial radiation therapy for high-risk acute lymphoblastic leukemia: a 7-year follow-up study of the Dana-Farber Cancer Institute Consortium Protocol 87–01. *Cancer* 2001;92(1):15–22.
92. Waber DP, Turek J, Catania L, et al. Neuropsychological Outcomes From a Randomized Trial of Triple Intrathecal Chemotherapy Compared With 18 Gy Cranial Radiation As CNS Treatment in Acute Lymphoblastic Leukemia: Findings From Dana-Farber Cancer Institute ALL Consortium Protocol 95–01. *J Clin Oncol* 2007;25(31):4914–4921.
93. Möricke A, Reiter A, Zimmermann M, et al. Risk-adjusted therapy of acute lymphoblastic leukemia can decrease treatment burden and improve survival: Treatment results of 2169 unselected pediatric and adolescent patients enrolled in the trial ALL-BFM 95. *Blood* 2008;111(9):4477–4489.
94. Cherlow JM, Sather H, Steinherz P, et al. Craniospinal irradiation for acute lymphoblastic leukemia with central nervous system disease at diagnosis: a report from the Children's Cancer Group. *Int J Radiat Oncol Biol Phys* 1996;36(1):19–27.
106. Ribeiro RC, Rivera GK, Hudson M, et al. An intensive re-treatment protocol for children with an isolated CNS relapse of acute lymphoblastic leukemia. *J Clin Oncol* 1995;13(2):333–338.
124. O'Brien SG, Guilhot F, Larson RA, et al. Imatinib compared with interferon and low-dose cytarabine for newly diagnosed chronic-phase chronic myeloid leukemia. *N Engl J Med* 2003;348(11):994–1004.
125. Druker BJ, Talpaz M, Resta DJ, et al. Efficacy and safety of a specific inhibitor of the BCR-ABL tyrosine kinase in chronic myeloid leukemia. *N Engl J Med* 2001; 344(14):1031–1037.
126. Druker BJ, Sawyers CL, Kantarjian H, et al. Activity of a specific inhibitor of the BCR-ABL tyrosine kinase in the blast crisis of chronic myeloid leukemia and acute lymphoblastic leukemia with the Philadelphia chromosome. *N Engl J Med* 2001;344(14):1038–1042.
138. Furman RR. Prognostic markers and stratification of chronic lymphocytic leukemia. *Hematology Am Soc Hematol Educ Program* 2010;2010:77–81.
140. Cheson BD, Bennett JM, Grever M, et al. National Cancer Institute-sponsored Working Group guidelines for chronic lymphocytic leukemia: revised guidelines for diagnosis and treatment. *Blood* 1996;87(12):4990–4997.
144. Rai KR, Peterson BL, Applebaum FR, et al. Long-term survival analysis of the North American Intergroup Study C9011 comparing fludarabine and chlorambucil in previously untreated patients with chronic lymphocytic leukemia (CLL). *Blood* 2009;114:224.
145. Tam CS, O'Brien S, Wierda W, et al. Long-term results of the fludarabine, cyclophosphamide, and rituximab regimen as initial therapy of chronic lymphocytic leukemia. *Blood* 2008;112(4):975–980.
149. Sorror ML, Storer BE, Sandmaier BM, et al. Five-year follow-up of patients with advanced chronic lymphocytic leukemia treated with allogeneic hematopoietic cell transplantation after nonmyeloablative conditioning. *J Clin Oncol* 2008; 26(30):4912–4920.
150. Dreger P, Corradini P, Kimby E, et al. Indications for allogeneic stem cell transplantation in chronic lymphocytic leukemia: the EBMT transplant consensus. *Leukemia* 2007;21(1):12–17.
151. Hallek M. State-of-the-art treatment of chronic lymphocytic leukemia. *Hematology Am Soc Hematol Educ Program* 2009;2009(1):440–449.
154. Kriz J, Micke O, Bruns F, et al. Radiotherapy of splenomegaly : a palliative treatment option for a benign phenomenon in malignant diseases. *Strahlenther Onkol* 2011;187(4):221–224.
157. Weinmann M, Becker G, Einsele H, et al. Clinical indications and biological mechanisms of splenic irradiation in chronic leukaemias and myeloproliferative disorders. *Radiother Oncol* 2001;58(3):235–246.
165. Stubberfield TG, Byrne GC, Jones TW. Growth and growth hormone secretion after treatment for acute lymphoblastic leukemia in childhood. 18-Gy versus 24-Gy cranial irradiation. *J Pediatr Hematol Oncol* 1995;17(2):167–171.
170. Mulhern RK, Fairclough D, Ochs J. A prospective comparison of neuropsychologic performance of children surviving leukemia who received 18-Gy, 24-Gy, or no cranial irradiation. *J Clin Oncol* 1991;9(8):1348–1356.
171. Waber DP, Tarbell NJ, Fairclough D, et al. Cognitive sequelae of treatment in childhood acute lymphoblastic leukemia: cranial radiation requires an accomplice. *J Clin Oncol* 1995;13(10):2490–2496.
176. Hijiya N, Hudson MM, Lensing S, et al. Cumulative incidence of secondary neoplasms as a first event after childhood acute lymphoblastic leukemia. *JAMA* 2007;297(11):1207–1215.
177. Friedman DL, Whitton J, Leisenring W, et al. Subsequent neoplasms in 5-year survivors of childhood cancer: the Childhood Cancer Survivor Study. *J Natl Cancer Inst* 2010;102(14):1083–1095.
178. Goshen Y, Stark B, Kornreich L, et al. High incidence of meningioma in cranial irradiated survivors of childhood acute lymphoblastic leukemia. *Pediatr Blood Cancer* 2007;49(3):294–297.
180. Mody R, Li S, Dover DC, et al. Twenty-five-year follow-up among survivors of childhood acute lymphoblastic leukemia: a report from the Childhood Cancer Survivor Study. *Blood* 2008;111(12):5515–5523.

第 81 章
浆细胞骨髓瘤和浆细胞瘤

David C. Hodgson, Joseph Mikhael, Richard W. Tsang

流行病学和病因学

在美国国家癌症研究所监测、流行病学和最终结果(SEER)计划报告中,浆细胞恶性肿瘤占成熟 B 淋巴细胞恶性肿瘤的 22%[1]。大部分的浆细胞恶性肿瘤是多发骨髓瘤,单发浆细胞肿瘤仅占不到 6%,极少数为浆细胞白血病。虽然多发骨髓瘤的发病率从 20 世纪 70 年代到 90 年代逐渐增加,但近年来,1992—2008 年,在美国有下降趋势[2]。从 SEER 的资料显示,在美国 2004—2008 年,男性每年发生率为 7.2/100 000,女性每年发生率为 4.6/100 000[2]。2011 年,预计美国会有 20 520 例多发骨髓瘤新发病例,10 610 例死亡病例[3]。发病率超过霍奇金淋巴瘤,是非霍奇金淋巴瘤的 1/4。年龄越大发病率越高,诊断时中位年龄为 70 岁[4],<1%的患者诊断时年龄<35 岁。非注册的研究通常报告一个低的中位年龄,为 60~66 岁[5,6]。男性稍多见,美国黑人的发病率和死亡率均为白人的 2 倍。5 年相对生存率有增加,从 1975 年的 26%增加到 2003 年的 40%[2]。

多发骨髓瘤的病因还不清楚,但有研究报道与以前接触过放射线(如广岛原子弹爆炸幸存者)[7],或与一些化学药物如石油产品[8,9]有关。目前认为,所有的骨髓瘤早于意义不明的单克隆丙种球蛋白病(MGUS)[10-12]。

病理生理学

多发骨髓瘤起源于晚期 B 淋巴细胞的恶性转化。虽然胚胎情况有待确定,最早的遗传学事件是不合理的伴侣癌基因进入免疫球蛋白重链(IgH)[13]。其他可能发生的事件有细胞遗传学多倍体和细胞周期控制基因上调。这些基因的不正常的结果是骨髓中的 B 淋巴细胞的一个克隆群发展和扩大,然而,这在 70 岁以上 MGUS 人群是常见的,可达 5%[14]。其中大部分人并没有发展为多发骨髓瘤,因此,还需要别的事件来产生多发骨髓瘤的恶性表型。这些次要事件可能包括激活酶的突变,染色体的缺失,还有酶如 c-myc 的上调[15]。在次要事件的支持下,恶性浆细胞在骨髓环境中增殖,产生单克隆蛋白,引起溶骨性病变。这些恶性细胞缓慢聚集引起骨髓瘤的临床表现:贫血、骨吸收、高钙血症、肾衰竭、免疫功能低下。骨髓瘤的确诊依赖于和支撑于许多微环境特征,包括骨髓基质自身、胞质白介素-6 和胰岛素样生长因子-1[16]。从骨髓瘤引起的骨的病变似乎部分是由 RANK 配体/骨保护素 Wnt-信号抗剂 DKK-1 调控[17]。

临床表现

多发性骨髓瘤是一种临床范围很广的疾病,从 MGUS 到最恶性的浆细胞白血病(表 81.1)。在所有病例中,浆细胞克隆都存在,这些浆细胞分泌单克隆蛋白,与骨髓环境相互作用,是此病患者器官损害的根源[16]。这些概念变得特别重要,因为此病进展通过这些“期”分子机制提供了必要的信息,帮助人们更好地理解这个病以及潜在的治疗。

意义不明的单克隆丙种球蛋白病

MGUS 传统上是一种良性疾病或癌前病变,其中只有一小部分会进展到多发性骨髓瘤或相关的疾病(表 81.1)。在 MGUS,单克隆蛋白<3g/dL 和骨髓中的克隆浆细胞<10%,没有相关器官的损害。这种情况可能比早前认为的常见得多,占总人口的 3%,在 70 岁以上人群占 5%[14]。在梅奥诊所,基于 1384 例患者 30

表 81.1 骨髓瘤系列

	MGUS	无症状多发骨髓瘤	有症状多发骨髓瘤	浆细胞白血病
临床表现	没有器官损害	没有器官损害	器官损害[a]	器官损害
骨髓病变	<10%浆细胞	>10%浆细胞增生	>10%浆细胞增生	周围血中有浆细胞
处理	监测	密切随访	化疗	高剂量化疗
转化率	每年 1%	每年 20%	–	–

MGUS:意义不明的单克隆丙种球蛋白病。

[a] 器官损害的定义:高钙血症(校正钙>2.75mmol/L);多发性骨髓瘤引起肾功能不全;贫血(血红蛋白< 10g/dL);骨病变(溶骨性病变或骨质疏松性压缩性骨折(见参考文献[27])。

年的随访结果估计进展成骨髓瘤及相关疾病(如多汉症淀粉样变性,或 Waldenstrom 微球蛋白血症)的危险为每年 1%[10]。

无症状的多发骨髓瘤(冒烟型骨髓瘤)

该类骨髓瘤代表骨髓瘤的中间形式, 患者有血清学单克隆蛋白和骨髓有诊断骨髓瘤的标准 (超过 10%克隆浆细胞),但还需要终末器官受损的证据(见表 81.1)。这些患者没有明显的贫血,没有肾功能不全,没有骨的病变。虽然转化成多发骨髓瘤的危险高于 MGUS(每年 20%),但有些患者病变可隐匿多年。这些患者通常不需要治疗,但需要密切随访,监测疾病进展。

孤立的浆细胞瘤

孤立的浆细胞瘤(SP)在诊断时的中位年龄是 55~65 岁,比多发骨髓瘤平均年轻 10 岁[18-20]。男性多见(男女比例 2:1)[18]。如果满足下列标准可做出 SP 诊断:组织学证实为单个病灶且除原发部位外骨影像未见异常,骨髓活检正常(<10%单克隆浆细胞),没有骨髓瘤相关的器官机能障碍[21]。单克隆蛋白见于 30%~75%的患者(特别是骨的表现),水平稍微升高(IgG<3.5g/dL,IgA<2.0g/dL,24 小时尿中的单克隆 κ 或 λ<1.0g)[21,22]。

该病更常见于骨骼(80%)。根据 Durie Salmon 分期系统[23],这样的病例分为多发骨髓瘤 Ⅰ 期。最常见的部位为椎体[18]。有骨浸润的患者常表现为疼痛,神经损害,偶尔发生病理性骨折。典型的是溶骨性病变,伴或不伴临近软组织肿块。少数 SP(20%)为髓外病变,通常表现为上呼吸道肿块, 引起局部压迫症状[18,19,24,25]。髓外浆细胞瘤(EMP)的病理诊断很困难,主要是和结外边缘区淋巴瘤(MALT)的鉴别诊断,后者表现为广泛的浆细胞样细胞浸润[24,26]。

多发性骨髓瘤

根据定义, 多发性骨髓瘤包括终末器官损伤,由助记符 CRAB(钙升高、肾功能不全、贫血和骨病)来描述[27]。骨痛和贫血引起的症状,如容易疲劳,是最常见的[5]。由于疾病的巨大作用,其他不知不觉之间加剧的症状是由于高钙血症、肾脏损害、感染、神经压迫,偶尔黏滞性过高等综合作用的结果。骨骼病变表现为全身骨质疏松和多发溶骨性病变, 常常引起病理性骨折。在椎体,常引起身高变矮。硬化性病变罕见。

实验室检查通常显示贫血,血沉加快,不同程度的粒细胞和血小板减少。血液或尿中见到一种单克隆免疫球蛋白(M 蛋白)是它的特征[5],最常见的是 IgG 或 IgA。双克隆病变也可见到,极少见到没有分泌功能的病变。高达 10%的病例只检测到单克隆轻链。确定高钙血症、肾脏损害、骨骼的完整性是重要的,因为这些并发症需要合理的处理。集合多神经病变、器官肿大、内分泌疾病、M 蛋白及皮肤改变为特征的罕见浆细胞病称为 POEMS 综合征[28]。

浆细胞白血病

浆细胞白血病是非常少见的多发性骨髓瘤,然而浆细胞增殖不仅在骨髓中, 也可在外周血中检测到。它的预后很差,中位生存期<1 年,当发生继发性浆细胞白血病时生存期更短。目前,没有标准的治疗方法,但患者都用高剂量、多药化疗方案或实验性治疗。

诊断流程和分期

用于诊断浆细胞恶性肿瘤的推荐检测方法见表 81.2。最重要的部分是 M 蛋白的测量、定量,骨髓辅助检查,血清 β_2 微球蛋白,白蛋白测定和诊断性影像检查。M 蛋白要用血清蛋白电泳来测量。用免疫固定技术来定量测量单克隆免疫球蛋白是可接受的,假如 M 成分在低水平时,特别有用。假如没有可测量的 M 蛋白,应分析血清和尿中的自由轻链(本–周蛋白尿)。标准的影像学检查是骨骼的检查,由于放射性核素骨扫描通常不能发现溶骨病变,使用价值有限[21]。对局部病灶,可使用 CT 或 MRI。MRI 在评估椎体病变以及脊髓或神经根压迫方面更好。随着影像诊断的进展,可发生"期别转移"[31]。用 MRI 或 ^{18}F-FDG-PET[32-34]检查多个椎体病灶或骨髓病变后,一些原来假定为单发骨髓瘤的患者,分期会增加。PET 在骨髓瘤的最佳优势尚未确定,但很可能会迅速发展,并很可能是非分泌性疾病最受益[35-37]。广泛使用的 Durie Salmon 分期系统的分期标准详见表 81.3[23]。新的国际骨髓瘤分期系统(ISS)简单、合理,特别是对现在和将来的临床研究有重要意义(表 81.3)[6]。MGUS 和无症状骨髓瘤的诊断标准也已经建立[21,38]。

预后因素

孤立性骨髓瘤

对于局部控制,肿瘤肿块是一个重要的预后不利因素。肿块直径<5cm 者,35Gy 照射后有较高的局控率,而那些直径>5cm 者局部失败率为 58%(7/12 例患者,总剂量 25~50Gy)[20]。肿瘤肿块的重要性也有其他研究支持[18,39,40]。

在一系列报道中认为年龄是进展到骨髓瘤危险的影响因素[20,41-43],但是其他一些报道否认[18,39,40,44,45]。骨病变被一致性证实有明显的高危险随后发展为骨髓瘤,10 年率达 76%,而髓外病变 10 年率仅为 36%(图 81.1)[18]。亚临床骨病变,要么因为广泛骨质疏松[46],要么通过脊柱的 MRI 扫描的不正常表现而发现[33,34,47],预测会快速进展到有症状的多发骨髓瘤。正常免疫球蛋白种类的抑制显示与进展为骨髓瘤的风险高有关[46,48]。然

表 81.2 浆细胞恶性肿瘤的诊断流程

总体
病史和体格检查
血常规和血图片,生化检查包括血钙和肌苷
标准实验室检查
骨髓抽取和钻取活检,或如有孤立病灶做肿块活检[克隆性,免疫表型和细胞遗传学研究(常规细胞遗传学及荧光原位杂交),浆细胞标记指数]
血清 β_2 微球蛋白,白蛋白,C–反应蛋白,和乳酸脱氢酶
M 成分测量:
• 血清蛋白电泳和免疫固定来定量分析免疫球蛋白
• 尿蛋白电泳
• 自由轻链测量如果常规 M 成分阴性或可疑(血清和尿液)
影像学研究
骨骼辅助检查
有指征时,用 CT 和 MRI(即为显现软组织肿块,明确局部病变范围和体积,确定椎体骨质疏松和压缩性骨折和脊髓压迫)
如临床需要可用 ^{18}F-FDG-DET 或 MRI 来确定微小病灶

表 81.3 多发骨髓瘤的分期(Durie-Salmon 分期和新的国际现代化分期系统)

临床分期	Durie-Salmon 分期系统(见参考文献[23])	
Ⅰ期	符合下列全部	
	• 血色素>10g/dL	
	• 血钙正常	
	• 正常骨结构或仅有孤立性浆细胞瘤	
	• M 成分低(IgG<5g/dL,IgA<3g/dL,尿中轻链<4g/24h)[a]	
Ⅱ期	既不符合Ⅰ期也不符合Ⅲ期	
Ⅲ期	符合下列之中的一个或多个	
	• 血色素<8.5g/dL	
	• 血钙>12mg/dL	
	• 进展性的溶骨性病变	
	• M 成分高(IgG>7g/dL,IgA>3g/dL 尿中轻链>12g/24h)	
再分为		
A	相对正常的肾功能(血清肌苷<2mg/dL)	
B	不正常的肾功能(血清肌苷≥2mg/dL)	
	国际分期(ISS;见参考文献[6])	**中位生存**
Ⅰ期	• 血清 β_2 微球蛋白<3.5mg/L	62 个月
	• 血清白蛋白>35g/L	
Ⅱ期	既不符合Ⅰ期也不符合Ⅲ期	44 个月
	例如	
	β_2 微球蛋白<3.5mg/L,	
	血清白蛋白<35g/L	
	或 β_2 微球蛋白 3.5~5.5mg/L	
Ⅲ期	血清 β_2 微球蛋白>5.5mg/L	29 个月

Ig,免疫球蛋白。

[a] 对于孤立性浆细胞瘤,现在推荐标准是 IgG<3.5g/dL,IgA<2g/dL。

而，治疗前 M 蛋白升高，放射治疗（RT）后 M 蛋白持续不降预示进展到骨髓瘤[22,32]。许多这些因素反映有微小骨髓瘤存在。所以，一旦局部病变控制后，全身病变会变得明显。在一些研究中检测到病理因素，未分化浆细胞瘤（这些有更高的组织学分级）[49]和那些有大量血管增生肿瘤，预后比较差[50]。未分化浆细胞瘤与恶性 B 淋巴细胞淋巴瘤（浆母细胞型）有相同的病理和临床特征，它可发生于免疫抑制和 EB 病毒感染所致[51,52]。

多发骨髓瘤

在梅奥诊所，1000 多例病例的单因素分析提示下列不利的预后危险因子：东部肿瘤合作组行为状态 3 级或 4 级，血清白蛋白<3g/dL，血清肌苷≥2mg/dL，血小板计数<150 000/μL，年龄≥70 岁，β_2 微球蛋白>4mg/L，浆细胞标志指数≥1%，血钙≥11mg/dL，血红蛋白<10g/dL，骨髓浆细胞≥50%[5]。证实新的国际骨髓瘤分期系统（ISS）在预测疾病结局上有帮助[6]。分析了 10 000 例患者，发展三期系统基于两个变量：血清白蛋白和 β_2 微球蛋白（表 81.3）。除了分期，细胞遗传学也对预后有重要影响。一些异常表现确定带来更差预后的包括染色体 13 缺失[53]，存在 t(4;14) 移位 [54]和 p53 的缺失[55]。由传统细胞遗传学和荧光原位杂交技术确定的危险分层不仅影响预后，现在也影响治疗的选择[56]。

孤立性浆细胞瘤的治疗

放射治疗（RT）是孤立性骨髓瘤的标准治疗。需要做骨结构固定或出现如脊髓压迫等快速进展性的神经损害时应考虑外科治疗[21,57,58]。对于需要肿块切除的患者，因为有较高的显微镜下残留可能，仍然需要做放射治疗。单独手术而未做放射治疗会导致一个不可接受的高局部复发率[18]。一篇回顾了孤立性骨浆细胞瘤的文献（表 81.4）指出放疗后局部控制率高（79%~95%），而且 10 年总生存率约为 50%。这是由于骨浆细胞瘤有很高的比例进展到多发骨髓瘤，与所有系列报道一致[18,20,22,40-42,46,48,59,60]。如表 81.4 所示，超过 60% 的孤立性骨肿瘤患者会发展为骨髓瘤，中位时间为治疗后 2~3 年。当不用统计学方法时，进展率稍低（未经处理的进展率为 53%~54%）[40,59]。因此，孤立浆细胞瘤似乎是多发骨髓瘤的早期形式。多个研究证实，29%~50%有明显孤立性骨髓瘤患者在脊柱 MRI 上可发现多发性无症状的病变[33,34,61]。只要所有其他孤立性骨髓瘤的诊断标准是令人满意的，对现有部位行局部放疗是合理的[57]。这些患者短时间内发展到有症状的骨髓瘤的风险是很高的[33,34,47,62]。化疗可在出现症状进展时开始使用。放疗前低水平的 M 蛋白非常常见，与进展为多发骨髓瘤的高风险无关。然而，放疗后 M 蛋白持续存在，可以高度预测后续系统性治疗失败[22,32,46,63]，

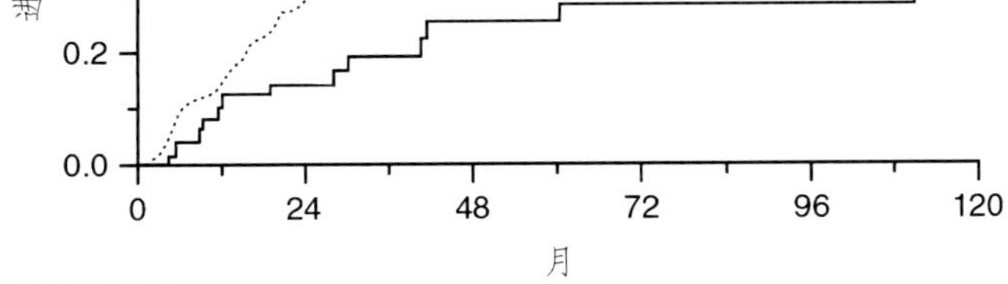

有风险患者

	0	24	48	72	96	120
········ 骨	206	115	64	46	29	13
—— 髓外	52	37	25	16	13	7

图 81.1 258 例髓外（实线）与骨（虚线）孤立性浆细胞瘤患者进展到多发骨髓瘤的可能性（*P* =0.0009）。(From Ozsahin M, Tsang RW, Poortmans P, et al. Outcomes and patterns of failure in solitary plasmacytoma: a multicenter Rare Cancer Network study of 258 patients. *Int J Radiat Oncol Biol Phys* 2006;64 (1):210–217, copyright 2006, with permission from Elsevier.)

表 81.4 孤立性骨的浆细胞瘤:代表性治疗结果(包括 30 个以上患者的系列)

研究	研究所	患者数(中位 f/u)[a]	局控率(%)	进展到骨髓瘤(10 年率)(%)	总生存率(10 年率)(%)
Bataille 和 Sany[14]	法国圣埃洛伊医院	114(>10 年)	88	58	68[a]
Chak 等[24]	斯坦福[b]	65[b](87 个月)	95	77	52
Frassica 等,1989[59]	梅奥诊所	46(90 个月)	89	54[a]	45
Jackson 和 Scarffe,1990[48]	克里斯蒂医院	32(101 个月)	97[a]	约 76	约 45
Holland 等,1992[40]	麦林克劳特	32(66 个月)	94	53[a]	–
Galieni 等,1995[46,68]	Siena,意大利[b]	32b(69 个月)	91[a]	约 68	49
Tsang 等,2001[20]	玛格丽特公主医院	32(95 个月)	87	64(8 年率)	65(8 年率)
Wilder 等,2002[22]	MD 安德森癌症中心	60(94 个月)	90	62	59
Ozsahin 等,2006[18]	RARE 癌症网络中心[b]	206[b](56 个月)	79(10 年率)	72	52

[a] 未处理的率。

[b] 多个研究所。

证实监测 M 蛋白水平作为一部分治疗后随访的重要性。已经观察到一些骨或软组织浆细胞瘤复发患者无骨髓受侵[40,41,64]。这不常见,随后进展为多发骨髓瘤的概率大,有一个系列中占 75%[41]。

增加辅助化疗在理论上是有吸引力的,两者都能提高局部控制、消除亚临床病灶以阻止骨髓瘤的发展。一个随机分组研究提示放疗后辅助使用米尔法兰和强的松,患者能获益 3 年[65]。中位随访 8.9 年,那些加化疗的患者骨髓瘤进展率为 12%,单独放疗进展率为 54%。然而,这是一个小的研究,对大多数患者来说,延长使用烷化剂是一个不理想的治疗选择,因为有减少干细胞的贮存或导致白血病的风险。

在EMP 的治疗中,对于小的病灶可行治愈性完整切除,然而绝大多数有更大病灶或那些肿瘤位于不宜完整切除部位应做局部 RT。不完整切除应做术后 RT。与骨浆细胞瘤形成对照,EMP 容易被放疗控制(表 81.5),进展为骨髓瘤的概率较低,介于 8%~44%[18,19,25,49,64–73],指出此病有很大概率可以治愈。虽然文献报道的 10 年生存率变化较大(为 31%~90%),两个最大系列报道的 10 年生存率为 72%[18]和 78%[68]。给予多少剂量后文讨论。

表 81.5 孤立性髓外的浆细胞瘤:代表性治疗结果(包括 15 例以上患者的系列)

研究	患者数(中位 f/u)	局控率(%)	进展到骨髓瘤(10 年率)(%)	总生存率(10 年率)(%)
Kapadia 等,1982[70]	17(62 个月)	85	31[a]	31[a](5 年率)
Knowling 等,1983[64]	25(71 个月)	88	28	43
Brinch 等,1990[66]	18	—	—	90
Soeson 等,1992[71]	25(44 个月)	88	—	约 50
Susnerwala 等,1997[49]	25(73 个月)	79	8[a]	59(5 年率)
Liebross 等,1999[67]	22	95	44(5 年率)	50
Galieni 等,2000[68]	46[b](118 个月)	92	15[a]	78(15 年率)
Strojan 等,2002[19]	26(61 个月)	87	8	61
Chao,2005[69]	16(66 个月)	100	31	54
Ozsahin 等,2006[18]	52[b](56 个月)	74(10 年率)	36	72
Tournier-Rangeard 等,2006[25]	17(80.5 个月)	73(10 年率)	36	63
Bachar 等,2008[73]	56(96 个月)	88(10 年率)	28(10 年率)	56(10 年率)

[a] 粗率。

[b] 多个研究机构。

有症状的多发骨髓瘤的初始治疗

有症状的多发骨髓瘤患者需要治疗恶性浆细胞克隆。然而，一旦决定治疗，第一步是确定自体干细胞移植(ASCT)的候选者。因为这种方法已经成为适合患者的标准处理方案，最初需要把患者分层，以便于诱导化疗后收集干细胞的能力没有受到损害[74]。

适宜做自体干细胞移植(ASCT)的患者

对于 ASCT 候选患者，在收集干细胞之前，有许多方案用于诱导处理。以往，大多数方案使用类固醇为基础，要么单独高剂量的地塞米松[75]，要么用长春新碱、阿霉素(多柔比星)和地塞米松(VAD)联合[76]。新的制剂用于复发是有效的，如硼替佐米和来那度胺被试用于早期治疗，取得很好的效果。这两者最近已被应用到初始治疗或复发性疾病中。

硼替佐米

硼替佐米是第一个被用于临床实验的蛋白酶体抑制剂，联合应用的一线治疗中已被证实其疗效和安全性。与 VAD 方案或单独地塞米松相比，其有效率显著提高。一项随机研究比较了硼替佐米联合地塞米松(BD)和 VAD 在 ASCT 前诱导治疗中的疗效，结果显示相对于 VAD，BD 有更高的完全缓解率或接近完全缓解率(14.8%对 6.4%)，至少有很好的部分缓解率（37.7%对 15.1%）和总有效率（78.5%对 62.8%）。中位无进展生存期 BD 为 36 个月，VAD 为 29.7 个月(P=0.064)[77]。即使是单药，对比地塞米松或多柔比星，硼替佐米在一线治疗中有显著疗效和安全性[78,79]，常常是肾功能不全和高危患者的首选药物。然而，其最大的挑战依然是周围神经病变，有 13%~15%的患者毒性≥3 级；但是，每周应用[80]或皮下注射给药[81]可能会减少发生率。

来那度胺

来那度胺是一种免疫调节药物，来源于沙利度胺，无论是前期治疗还是疾病复发，都被证实是有效的。它最常与低剂量地塞米松联合应用[82]。一个关于来那度胺联合低剂量地塞米松和高剂量地塞米松的Ⅲ期试验发现，尽管高剂量组有较高的完全或部分缓解率，但是 1 年总生存率高剂量组是 87%，低剂量组是 96%(P=0.0002)，主要是由于前者毒性较大。因此，这个试验被终止了，接受高剂量治疗患者被转为低剂量治疗。现在，3 年总生存率超过 85%。这导致该联合方案广泛应用在前期骨髓瘤中[82]。

来那度胺也被用在联合常规化疗中，最近与硼替佐米联合[83]。这导致一个更高的反应率和大于 50%的完全缓解率。

沙利度胺

一个替代 VAD 诱导方案是联合应用沙利度胺和地塞米松（TD）。早期报告显示这个联合方案取得了 64%的缓解率(与 VAD 相似)而没有损害干细胞收集能力，但有 12%的深静脉血栓发生率[84]。医学研究委员会骨髓瘤Ⅸ试验对比了 ASCT 前诱导方案环磷酰胺-沙利度胺-地塞米松(CTD)和环磷酰胺-VAD。初步分析显示应用 CTD 后的完全缓解率为 20.3%，环磷酰胺-VAD 方案为 11.7%[85]。

Cavo 等[86]的包括 480 例患者的随机研究显示，串联自体干细胞移植前 TD 方案加入硼替佐米提高完全或接近完全缓解率到 31%，不加硼替佐米方案为 11%。

综上所述，ASCT 前首选的初始治疗方案包括硼替佐米或来那度胺，替代方案包括沙利度胺或多柔比星。

不适宜做自体干细胞移植的患者

对不做移植的患者，有许多合适的选择作为初始治疗。以往，大部分不适合移植的患者接受了米尔法兰和泼尼松(MP)方案，大约 55%的患者取得部分缓解，偶尔有完全缓解[87]。San Miguel 等[88]报道了一项随机试验结果，682 例患者随机接受 96 周为一期的 MP 或同方案加硼替佐米。加入硼替佐米增加了完成治疗患者的比率和完全缓解率(30%和 4%；P<0.001)，改善了中位缓解时间（19.9 个月对 13.1 个月）、进展时间(24.0 个月对 16.6 个月；P<0.001)和死亡风险(硼替佐米组风险比为 0.61；P=0.008)。

与单独 MP 方案比较，把沙利度胺增加到米尔法兰和泼尼松中(MPT)也改善了效果。对于 60~85 岁的患者，Palumbo 等[89]用 MPT 得到 76%的缓解率，优于 MP 的 48%；然而，血栓在沙利度胺组更常见，达 12%(对比 MP 组的 2%)。

一个中位随访时间为 38.1 个月的最新资料分析显示，MPT 的中位无进展生存期是 21.8 个月，MP 为 14.5 个月(P=0.004)。中位总生存期没有显著提高(MP 为 45.0 对 47.6 个月，P=0.79)[90]。

Hulin 等[91]的一项≥75 岁的 292 例患者的随机试验发现，与单独 MP 方案比较，把沙利度胺增加到 MP 中也提高了总生存期（中位生存 44.0 个月对 29.1 个月；P=0.028)。另一项在357例老年患者中随机对比MPT和MP的研究发现，加入沙利度胺进一步提高了部分缓解率(23%对7%；P<0.001)，但是没有提高无疾病进展或总生存[92]。

一项最近的关于MP和MPT的Meta分析得出MPT提高了缓解率和总生存，但是同时增加了例如血栓和嗜睡的副作用[93]。

这些研究结果给不能行ASCT患者的初始治疗提供了更多的选择，包括沙利度胺、硼替佐米和来那度胺三个新发药物，添加或不添加米尔法兰。

自体干细胞移植

ASCT对于适宜患者为标准的治疗方案，因为在许多临床试验方案中都证实可增加完全缓解率的可能性，延长无病生存期和总的生存期[94-96]。现在治疗相关的死亡率<2%，常常可在门诊完成全部移植。虽然高龄或肾功能不全的患者需要减量，最常用的米尔法兰剂量为200mg/m^2。

串联移植

串联或双移植指患者第一次移植恢复后计划第二次ASCT。一个法国的Ⅲ期临床试验评估串联移植对比一次移植，提示串联移植组总生存率高[97]；然而，进一步分析发现，大多数从第二次移植中获益者为在第一次自体移植中病变消退率不到90%的患者。因此，考虑串联移植只用于对第一次ASCT有效果的患者是明智的。

异基因干细胞移植

骨髓分离干细胞移植可能是当前骨髓瘤的唯一的有潜在治愈性的手段，因为移植物没有肿瘤细胞污染及可能产生强力的移植物抗骨髓瘤效应[98]。然而，由于供者的缺乏、年龄限制、高的治疗相关死亡率以及移植物抗宿主病的原因，其使用受到很大限制。ASCT后应用降低强度的非清髓性异基因移植被认为是诱导移植物抗骨髓瘤效应的一种手段。在一项研究中，102例患者接受非清髓性移植，虽然5年非骨髓瘤致死率为18%，但是5年总生存率和无疾病进展生存率分别为64%和36%[99]。

维持治疗

最近很多研究已经指出ASCT后应用维持治疗能延长缓解期和生存期。两个大型的随机临床试验正在进行来那度胺维持和安慰剂的对比，即将发表[100,101]。两项研究均显示无疾病进展提高了将近20个月，然而，总生存数据有待发表。ASCT后应用维持治疗仍有争论，而且大多数指南并未推荐该用法，除非患者有迅速复发的高风险。

自体干细胞移植后复发

通常治疗骨髓瘤是给予患者连续治疗，已知都不是治愈性的，但能延长疾病控制期。目标是将病变转变为慢性病变。治疗的选择非常有限，过去的几年可用的手段明显增加。这使得骨髓瘤患者的中位生存期得到延长。患者在第1次ASCT后中位时间2年后会复发[102]，可以有几种选择用于治疗(表81.6)。最常用于骨髓瘤的三个关键性药物是：沙利度胺、硼替佐米和来那度胺。这三种药物被广泛证实用在复发疾病中也是有效的。即使是复发再治疗，这些药物也能延长无疾病进展和总生存。

可能被添加到这个名单中的最有前景的药物是卡非佐米和泊马度胺。卡非佐米是不可逆的蛋白酶抑制剂，用于复发骨髓瘤有显著效果[103,104]。当前正在美国FDA审查批准。泊马度胺是一个新的免疫调节药物，属于沙利度胺和来那度胺家族，也被证实用于复发骨髓瘤是有效的，即使是对硼替佐米和来那度胺均抗拒的患者[105]。

表81.6 复发的多发骨髓瘤的治疗选择

表81.6 复发的多发骨髓瘤的治疗选择
传统治疗
以烷基物(米尔法兰)为基础的多程治疗
环磷酰胺(IV或PO)及皮质激素
移植
第二次自体干细胞移植
高剂量化疗
DTPACE
高剂量环磷酰胺
新的制剂
沙利度胺
硼替佐米
来那度胺
联合方案和新制剂
CyBorD(环磷酰胺，硼替佐米，地塞米松)
CRD(环磷酰胺，来那度胺，地塞米松)
Vel-Doxil(硼替佐米，阿霉素脂质体)

IV，静脉注射；PO，口服；DTPACE，地塞米松，沙利度胺，顺铂，多柔比星，环磷酰胺，依托泊苷。

支持治疗

关于骨髓瘤的治疗,只考虑治疗疾病本身是不够的,还必须治疗其并发症。促红细胞生成药物辅助处理化疗引起的贫血,减少输血管理。双磷酸盐是骨病变最佳治疗的关键性药物,甚至还可能对某些患者的总生存有影响[85,106-109]。

对骨疾病的疼痛控制和减瘤方面,局部放疗依然是有价值的。患者常出现骨疾病和贫血,骨疾病的局部放疗后,这两种并发症是可以治疗的,并获得生活质量的提高。新的外科治疗技术如椎体成形术和脊柱成形术也被用于减轻背痛和脊髓症状。

多发性骨髓瘤的放疗

全身放疗

多发性骨髓瘤高剂量化疗方案合并全身放疗(TBI)进入替补方案。由于考虑 TBI 毒性(黏膜、血液),许多方案只用化疗,最常用的是米尔法兰。一个法国Ⅲ期研究 (IFM 9502 方案) 比较了 200mg/m² (M200)米尔法兰(M)和 140mg/m² 米尔法兰加 8Gy/4 次 TBI(M140/TBI)[110],发现含 TBI 组的患者有更多的 3 级或 4 级黏膜毒性,需要更多的输液,更长的住院时间。M140/TBI 组有更高的毒性相关死亡率 (3.6%对 M200 组的 0)。两种治疗的无事件生存率没有不同,但 45 个月总生存率 M200 组高 (M200:65.8%,M140/TBI:45.5%;P=0.05)。

相似的, 另一个 IFM 方案测试 TBI 在串联移植中的作用, 第二次移植用强化的改良方案米尔法兰 200mg/m² 不做放疗对比标准的串联方案 (第 1 次 M140,第 2 次 M140/TBI)。用 TBI 未显示有益处,还观察到毒性增加。因此,所有随后 IFM 的试验都放弃 TBI 的使用[111]。其他研究也报道了相似的结论[112,113]。为了不给供体骨髓移植增加毒性, 有些研究者使用低剂量的 TBI(2Gy/次)作为部分 ASCT 后的异基因骨髓移植[99,114]。

半身放疗

弥漫性地侵及躯干广泛部位的骨痛,虽然现在少用,但可用单次剂量为 5~8Gy[115-117]的半身放疗来有效地姑息止痛。未照射一半身体的骨髓作为干细胞储存池,在治疗后慢慢地给照射区骨髓再群体化。由于肺的耐受性,上半身的照射剂量不超过 8Gy[118]。主要的毒性为骨髓抑制。治疗前做过化疗的患者做半身放疗需要仔细考虑。生长因子支持治疗是有帮助的,必要时要输注血液制品。连续的半身放疗技术应用于Ⅱ期[119,120]和Ⅲ 期临床试验作为"全身"治疗来治疗有或没有躯干痛的患者来控制骨髓瘤。西南肿瘤组的一个Ⅲ 期临床试验包括新诊断的初始用化疗完全缓解的患者随机分为连续半身照射(上半身 7.5Gy/5 次,6 周后照射下半身)或进一步化疗[121]。放疗和化疗相比生存率明显更差[103]。目前,虽然它可作为化疗难治的进展患者的姑息治疗仍然是有用的,但还没有一个临床研究之外的作为骨髓瘤全身治疗的连续半身照射方案。

局部姑息性外照射

最常使用 RT 处理浆细胞肿瘤的是对骨病变行姑息性放疗[117,122,123],解除脊髓[124-126]、脑神经或周围神经压迫。据估计,约有 40%的骨髓瘤患者在其病程的一定时期需要行 RT 姑息治疗骨痛[127]。实际上,真实的比例比估计的低,为 24%~34%,导致澳大利亚的研究者提示这个潜在的有用的治疗方法, 即使考虑双磷酸盐的有益效果,特别是在高龄者,被减少应用了[127]。脊柱的姑息放疗可减低将来骨折或新病灶出现的发生率[72]。然而,RT 在预防即将发生的病理性骨折方面的作用不清楚。一般来说,有高风险病理性骨折的病灶应行手术固定,RT 可用于术后控制局部残留病灶。

当 RT 用于病变侵及长骨引起的疼痛时, 局部野就足够。不需要治疗整个骨[129]。虽然疼痛常常是部分缓解,10~20Gy(5~10 次)就足够了[130]。Leigh 等[123]发现给予 101 例患者 306 个病灶平均 25Gy 的剂量, 症状解除率为 97%(完全疼痛缓解为 26%, 部分缓解率为 71%)。10Gy 以上无剂量效应关系。16 个月(中位时间)后,病灶中的 6%症状复发需要进一步治疗。

不清楚 RT 同时给予化疗是否能更好地缓解疼痛。由 Adamietz 等[122]报道的一个研究结果显示 RT 加化疗 80%的患者疼痛完全缓解, 单 RT 患者疼痛缓解率只有 40%。相反,Leigh 等[123]发现当给予 RT 加或不加化疗疼痛缓解率无明显差别。

对脊髓压迫,可期待约 50%的照射患者有运动改善。一个多中心研究提示更长的分次方案(30Gy,10 次或更多分次完成) 比 20Gy/5 次或一次 8Gy 有更好的神经功能恢复[126]。随着新药物的开发,放射治疗和药物治疗联合的放射益处仍在研究之中,这包括两个方面即提高局部控制率[131]和可能的毒性。硼替佐米同时给予脊髓放疗据报道会引起严重的肠炎[132]。在一个研究中显示双磷酸盐(如博宁)的使用,减少了骨骼的并发症和疼痛[106-109],把放疗的使用从50%减少到34%[108]。

放射免疫治疗的应用

亲骨性放射性药物治疗骨髓瘤已被研究用来代替TBI。典型的β射线同位素结合磷酸盐复合物,如钐(^{153}Sm)来昔决南(^{153}Sm-EDTMP或Quadramet™)。这个同位素也发出γ射线允许探测器确定摄取的位置。这个制剂已被用于骨转移的姑息治疗[133,134]。在一小部分骨髓瘤患者做自体[135,136]和异基因[137]干细胞移植使用这种方法的可行性已有报道。另一个亲骨性药物Holmium-166-DOTMP (^{166}Ho-1,4,7,10–四氮杂环十二烷-1,4,7,10–四亚甲基–磷酸),它有一个比^{153}Sm更高能量的β射线(最大能量1.85MeV),半衰期短(T1/2为26.8小时)。它也有γ射线(81KeV),适宜显像。一个在MD安德森癌症中心完成的Ⅰ/Ⅱ期实验把^{166}Ho-DOTMP加入到移植方案中取得了令人鼓舞的结果[138]。使用比TBI更高的剂量,30~60Gy,同时保护剂量限制正常组织如肺、黏膜和肾脏,靶向治疗的概念就建立了。然而,仍然有骨骼吸收不均的问题,由于β射线有限的射程,微观水平的剂量差异更大。是否这种方法比标准替代方案在移植治疗中更有利,尚待更多的Ⅱ、Ⅲ期临床试验。

放疗技术

局部控制孤立性浆细胞瘤的根治性放疗

精确评估肿瘤的侵犯范围是孤立性浆细胞瘤局部RT的重要因素。MRI在评估骨内外病变的范围是很有用的。对于副鼻窦病变特别有用,此处的炎性改变在CT上无法与肿瘤区分。当前,FDG-PET在评估肿瘤范围方面的精确度还不肯定。

支持特定的指南确定RT的体积资料很少。CT和MRI可用于确定肿瘤大块体积。临床靶体积(CTV)应包括可能的显微镜下的播散路径,认识到解剖位置的不同导致局部肿瘤侵犯的范围不同,以及考虑到照射周围正常组织的损伤(图81.2)。对于脊柱,包括大块肿瘤侵犯椎体上下各一个椎体是常用做法。由于这是基于实体瘤RT后脊柱的复发模式来确定的,可能它不适宜直接应用于孤立性浆细胞瘤。

对于长骨病变的放疗,当有些作者推荐照射包括整个侵犯骨时,有一个研究姑息性照射多发性骨髓瘤有症状的区域发现受侵骨未照射区的复发率罕见[129],类似的,30例孤立性浆细胞瘤患者行RT照射只包括肿瘤及外放一些范围,并未发现周边复发[139]。多个研究只做局限野照射而不照射周围淋巴结,并发现淋巴结复发率非常低(0~4%),因此,在孤立性浆细胞瘤照射中不需要做区域淋巴预防照射[20,49,67,139]。对于结外浆细胞瘤,可见到10%~20%的淋巴结受侵,文献报道偶见淋巴结复发导致常用扩大RT范围包括引流淋巴结区[20,57,110]。一些作者特别推荐这种方法用于原发病灶侵犯淋巴结构(如淋巴结或韦氏环)的患者[39,64,140]。然而,这是有争议的,有些作者报道没有常规做淋巴结预防照射区域淋巴结失败的发生率很低[39,64,140],导致不同中心[19]之间在实际操作中各不相同。总结他们自己的26例EMP患者的结果并对比文献的结果后,Strojan等[19]得出结论,淋巴结预防照射可能是不需要的。

计划靶体积(PTV)要考虑每天摆位误差,并且典型地要在CTV周围外放5~10mm,根据使用的固定技术来确定(图81.2)。总体来说,RT的边缘典型地位于影像上可见的肿块周围2~3cm。虽然,常用对穿平行野包括病变而没有明显照射正常组织,当治疗的PTV紧邻关键结构时,应该应用CT基础上的治疗计划,适形放疗包括调强放疗技术。这个对于结外病变侵犯副鼻窦是非常重要的,这里需要保护视神经结构和唾液腺。

放疗剂量

一些评估浆细胞瘤RT剂量效应的研究得出了不同的结果。大多数研究发现≥35Gy剂量的患者反应率>85%,有一些作者发现照射剂量≥45Gy局部控制率更高[25,59],而另一些学者发现提高剂量并未改善结果[18,139]。基于81例患者的剂量效应分析,Mendenhall等[141]在1980年报告了推荐最小剂量40Gy的照射骨和结外病变。总剂量≥40Gy局部失败率为6%而低的剂量局部失败率为31%。因此,通常实践中给予40~50Gy或更高剂量照射巨大肿块。然而,在这些研究中最大的一个(n=258),包括一组患者肿瘤直径>4cm[18],并未发现RT剂量为30~50Gy时提高局部控制率的证据。虽然没有明显统计学差异,实际上≥50Gy的照射组局部控制率更差[18]。然而,需要注意的是,回顾性的剂量效应研究有选择误差,因为高剂量都是给予更

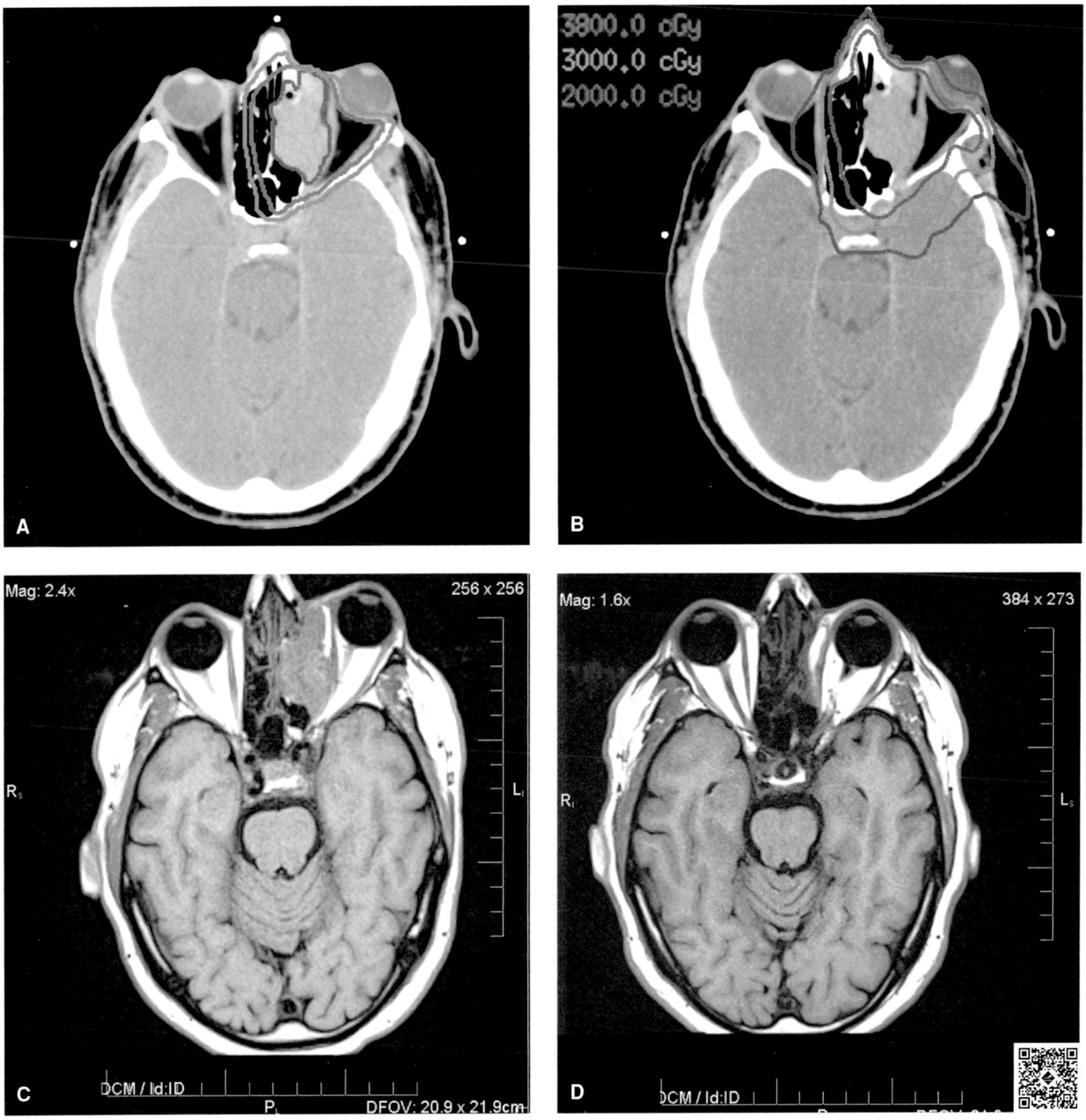

图 81.2　一个孤立性浆细胞瘤的左眼眶放射治疗计划(A)。整个眼眶被勾画为临床靶体积并接受 36Gy;大体肿瘤体积接受一个后续推量至 40Gy(B)。治疗 6 个月后的磁共振成像的初始肿块(C,D)。

大肿块且预后差的患者。有几个研究确定 35~40Gy 照射<5cm 肿瘤可取得>85%的控制率，对于小的肿瘤很少有证据认为需要更高的剂量照射,不管是骨的病变还是 EMP 病变。相反,浆细胞瘤直径>5cm 局部控制率更差[18,20],对于这些巨大肿块推荐使用 45~50Gy,同样适用于 EMP 病变。然而,也应意识到支持更高剂量 RT 的证据数量有限，即使剂量>50Gy 偶尔见到局部失败[18,20]。

疗效评估和随访

在髓外浆细胞瘤的疗效评估中再做影像检查是最有价值的。重复影像检查,最好是 MRI,应在治疗完成后 6~8 周时。很少有症状出现提示局部病变进展需要做重复影像检查。在随访图像上常见残留软组织异常持续存在，需要每4~6个月周期性地重复影像检查，直到在连续的扫描上残留肿块消失或保持稳定。继续重复影像检查一个稳定病变是无益的。

由肿瘤引起的骨破坏可在疼痛性的骨转移或骨孤立性的浆细胞瘤RT后影像上可有持续性的异常。所以，这样的病例在评定疗效时，重复性的影像检查是无价值的。

由于多发骨髓瘤病变的高复发危险性，新骨痛的发生需要进一步检查，包括必要时影像检查。重复的M蛋白测定可在出现症状之前探测到有症状病变的发生，并可作为病变负荷的指征[22,142]。应周期性地检测外周血细胞计数来评估骨髓功能。一个国际调查组最近发展推荐了评估多发骨髓瘤统一治疗的效应标准[143]。

RT用于骨髓瘤的剂量很少与明显延迟的副作用有关。腮腺或颌下腺的大范围照射可引起延长的口干，应避免。如前所述，TBI与明显的毒性有关，不再广泛应用。RT可能照射到肾脏时应在放疗前评估肾的功能，在行脊柱或盆腔照射到大面积骨髓之前应评估血细胞计数。脊柱转移的再放疗是可行的，但应评估所有以前的放疗记录，确保没有超过脊髓耐受。

（孙明萍 译 井绪泉 校）

部分参考文献

本章全部参考文献请登录网站：http://www.tsttpc.com/download_list.html

6. Greipp PR, San Miguel J, Durie BG, et al. International staging system for multiple myeloma. *J Clin Oncol* 2005;23(15):3412–3420.
10. Kyle RA, Therneau TM, Rajkumar SV, et al. A long-term study of prognosis in monoclonal gammopathy of undetermined significance. *N Engl J Med* 2002; 346(8):564–569.
12. Weiss BM, Abadie J, Verma P, et al. A monoclonal gammopathy precedes multiple myeloma in most patients. *Blood* 2009;113(22):5418–5422.
13. Kuehl WM, Bergsagel PL. Multiple myeloma: evolving genetic events and host interactions. *Nat Rev Cancer* 2002;2(3):175–187.
16. Hideshima T, Bergsagel PL, Kuehl WM, et al. Advances in biology of multiple myeloma: clinical applications. *Blood* 2004;104(3):607–618.
17. Tian E, Zhan F, Walker R, et al. The role of the Wnt-signaling antagonist DKK1 in the development of osteolytic lesions in multiple myeloma. *N Engl J Med* 2003;349(26):2483–2494.
18. Ozsahin M, Tsang RW, Poortmans P, et al. Outcomes and patterns of failure in solitary plasmacytoma: a multicenter Rare Cancer Network study of 258 patients. *Int J Radiat Oncol Biol Phys* 2006;64(1):210–217.
21. Durie BG, Kyle RA, Belch A, et al. Myeloma management guidelines: a consensus report from the scientific advisors of the International Myeloma Foundation. *Hematol J* 2003;4(6):379–398.
22. Wilder RB, Ha CS, Cox JD, et al. Persistence of myeloma protein for more than one year after radiotherapy is an adverse prognostic factor in solitary plasmacytoma of bone. *Cancer* 2002;94(5):1532–1537.
23. Durie BG, Salmon SE. A clinical staging system for multiple myeloma. Correlation of measured myeloma cell mass with presenting clinical features, response to treatment, and survival. *Cancer* 1975;36(3):842–854.
27. Criteria for the classification of monoclonal gammopathies, multiple myeloma and related disorders: a report of the International Myeloma Working Group. *Br J Haematol* 2003;121(5):749–757.
29. Tiedemann RE, Gonzalez-Paz N, Kyle RA, et al. Genetic aberrations and survival in plasma cell leukemia. *Leukemia* 2008;22(5):1044–1052.
33. Mariette X, Zagdanski AM, Guermazi A, et al. Prognostic value of vertebral lesions detected by magnetic resonance imaging in patients with stage I multiple myeloma. *Br J Haematol* 1999;104(4):723–729.
34. Van de Berg BC, Lecouvet FE, Michaux L, et al. Stage I multiple myeloma: value of MR imaging of the bone marrow in the determination of prognosis. *Radiology* 1996;201(1):243–246.
36. Schirrmeister H, Buck AK, Bergmann L, et al. Positron emission tomography (PET) for staging of solitary plasmacytoma. *Cancer Biother Radiopharm* 2003; 18(5):841–845.
37. Kim PJ, Hicks RJ, Wirth A, et al. Impact of 18F-fluorodeoxyglucose positron emission tomography before and after definitive radiation therapy in patients with apparently solitary plasmacytoma. *Int J Radiat Oncol Biol Phys* 2009;74(3): 740–746.
38. Group TIMW. Criteria for the classification of monoclonal gammopathies, multiple myeloma and related disorders: a report of the International Myeloma Working Group. *Br J Haematol* 2003;121(5):749–757.
42. Chak LY, Cox RS, Bostwick DG, et al. Solitary plasmacytoma of bone: treatment, progression, and survival. *J Clin Oncol* 1987;5(11):1811–1815.
43. Reed V, Shah J, Medeiros LJ, et al. Solitary plasmacytomas: outcome and prognostic factors after definitive radiation therapy. *Cancer* 2011;117(19):4468–4474.
47. Moulopoulos LA, Dimopoulos MA, Smith TL, et al. Prognostic significance of magnetic resonance imaging in patients with asymptomatic multiple myeloma. *J Clin Oncol* 1995;13(1):251–256.
49. Susnerwala SS, Shanks JH, Banerjee SS, et al. Extramedullary plasmacytoma of the head and neck region: clinicopathological correlation in 25 cases. *Br J Cancer* 1997;75(6):921–927.
54. Chang H, Sloan S, Li D, et al. The t(4;14) is associated with poor prognosis in myeloma patients undergoing autologous stem cell transplant. *Br J Haematol* 2004;125(1):64–68.
57. Soutar R, Lucraft H, Jackson G, et al. Guidelines on the diagnosis and management of solitary plasmacytoma of bone and solitary extramedullary plasmacytoma. *Clin Oncol (R Coll Radiol)* 2004;16(6):405–413.
60. Knobel D, Zouhair A, Tsang RW, et al. Prognostic factors in solitary plasmacytoma of the bone: a multicenter Rare Cancer Network study. *BMC Cancer* 2006; 6(1):118.
61. Moulopoulos LA, Dimopoulos MA, Weber D, et al. Magnetic resonance imaging in the staging of solitary plasmacytoma of bone. *J Clin Oncol* 1993;11(7): 1311–1315.
62. Sasaki R, Yasuda K, Abe E, et al. Multi-institutional analysis of solitary extramedullary plasmacytoma of the head and neck treated with curative radiotherapy. *Int J Radiat Oncol Biol Phys* 2012;82(2):626–634.
63. Dimopoulos MA, Goldstein J, Fuller L, et al. Curability of solitary bone plasmacytoma. *J Clin Oncol* 1992;10(4):587–590.
64. Knowling MA, Harwood AR, Bergsagel DE. Comparison of extramedullary plasmacytomas with solitary and multiple plasma cell tumors of bone. *J Clin Oncol* 1983;1(4):255–262.
67. Liebross RH, Ha CS, Cox JD, et al. Clinical course of solitary extramedullary plasmacytoma. *Radiother Oncol* 1999;52(3):245–249.
68. Galieni P, Cavo M, Pulsoni A, et al. Clinical outcome of extramedullary plasmacytoma. *Haematologica* 2000;85(1):47–51.
76. Samson D, Gaminara E, Newland A, et al. Infusion of vincristine and doxorubicin with oral dexamethasone as first-line therapy for multiple myeloma. *Lancet* 1989;2(8668):882–885.
77. Harousseau JL, Attal M, Avet-Loiseau H, et al. Bortezomib plus dexamethasone is superior to vincristine plus doxorubicin plus dexamethasone as induction treatment prior to autologous stem-cell transplantation in newly diagnosed multiple myeloma: results of the IFM 2005-01 phase III trial. *J Clin Oncol* 2010; 28(30):4621–4629.
78. Jagannath S, Durie BG, Wolf J, et al. Bortezomib therapy alone and in combination with dexamethasone for previously untreated symptomatic multiple myeloma. *Br J Haematol* 2005;129(6):776–783.
79. Richardson P, Jagannath S, Hussein M, et al. Safety and efficacy of single-agent lenalidomide in patients with relapsed and refractory multiple myeloma. *Blood* 2009;114(4):772–778.
80. Reeder CB, Reece DE, Kukreti V, et al. Once- versus twice-weekly bortezomib induction therapy with CyBorD in newly diagnosed multiple myeloma. *Blood* 2010;115(16):3416–3417.
81. Moreau P, Pylypenko H, Grosicki S, et al. Subcutaneous versus intravenous administration of bortezomib in patients with relapsed multiple myeloma: a randomised, phase 3, non-inferiority study. *Lancet Oncol* 2011;12(5):431–440.
82. Rajkumar SV, Jacobus S, Callander NS, et al. Lenalidomide plus high-dose dexamethasone versus lenalidomide plus low-dose dexamethasone as initial therapy for newly diagnosed multiple myeloma: an open-label randomised controlled trial [Erratum appears in *Lancet Oncol* 2010;11(1):14]. *Lancet Oncol* 2010;11(1):29–37.
83. Richardson PG, Weller E, Lonial S, et al. Lenalidomide, bortezomib, and dexamethasone combination therapy in patients with newly diagnosed multiple myeloma. *Blood* 2010;116(5):679–686.
84. Rajkumar SV, Hayman S, Gertz MA, et al. Combination therapy with thalidomide plus dexamethasone for newly diagnosed myeloma. *J Clin Oncol* 2002;20(21): 4319–4323.
85. Morgan GJ, Davies FE, Gregory WM, et al. First-line treatment with zoledronic acid as compared with clodronic acid in multiple myeloma (MRC Myeloma IX): a randomised controlled trial. *Lancet* 2010;376(9757):1989–1999.
86. Cavo M, Tacchetti P, Patriarca F, et al. Bortezomib with thalidomide plus dexamethasone compared with thalidomide plus dexamethasone as induction therapy before, and consolidation therapy after, double autologous stem-cell transplantation in newly diagnosed multiple myeloma: a randomised phase 3 study. *Lancet* 2010;376(9758):2075–2085.
88. San Miguel JF, Schlag R, Khuageva NK, et al. Bortezomib plus melphalan and prednisone for initial treatment of multiple myeloma. *N Engl J Med* 2008; 359(9):906–917.
89. Palumbo A, Bringhen S, Caravita T, et al. Oral melphalan and prednisone chemotherapy plus thalidomide compared with melphalan and prednisone alone in elderly patients with multiple myeloma: randomised controlled trial. *Lancet* 2006;367(9513):825–831.
90. Palumbo A, Bringhen S, Liberati AM, et al. Oral melphalan, prednisone, and thalidomide in elderly patients with multiple myeloma: updated results of a randomized controlled trial. *Blood* 2008;112(8):3107–3114.
91. Hulin C, Facon T, Rodon P, et al. Efficacy of melphalan and prednisone plus thalidomide in patients older than 75 years with newly diagnosed multiple

myeloma: IFM 01/01 trial. *J Clin Oncol* 2009;27(22):3664–3670.
92. Waage A, Gimsing P, Fayers P, et al. Melphalan and prednisone plus thalidomide or placebo in elderly patients with multiple myeloma. *Blood* 2010;116(9):1405–1412.
93. Fayers PM, Palumbo A, Hulin C, et al. Thalidomide for previously untreated elderly patients with multiple myeloma: meta-analysis of 1685 individual patient data from 6 randomized clinical trials. *Blood* 2011;118(5):1239–1247.
94. Attal M, Harousseau JL, Stoppa AM, et al. A prospective, randomized trial of autologous bone marrow transplantation and chemotherapy in multiple myeloma. *N Engl J Med* 1996;335(2):91–97.
95. Kumar A, Loughran T, Alsina M, et al. Management of multiple myeloma: a systematic review and critical appraisal of published studies. *Lancet Oncol* 2003; 4(5):293–304.
96. Blade J, Vesole DH, Gertz M. High-dose therapy in multiple myeloma. *Blood* 2003;102(10):3469–3470.
97. Attal M, Harousseau JL, Facon T, et al. Single versus double autologous stem-cell transplantation for multiple myeloma. *N Engl J Med* 2003;349(26):2495–2502.
99. Rotta M, Storer BE, Sahebi F, et al. Long-term outcome of patients with multiple myeloma after autologous hematopoietic cell transplantation and nonmyeloablative allografting. *Blood* 2009;113(14):3383–3391.
101. McCarthy PL, Owzar K, Anderson KC, et al. Phase III intergroup study of lenalidomide versus placebo maintenance therapy following single autologous hematopoietic stem cell transplantation (AHSCT) for multiple myeloma: CALGB 100104. ASH Annual Meeting Abstracts. *Blood*2010;116:(abstr 37).
102. Mikhael J, Samiee S, Stewart AK, et al. Second autologous stem cell transplantation as salvage therapy in patients with relapsed multiple myeloma: improved outcomes in patients with longer disease free interval after first autologous stem cell transplantation. *Biol Blood Marrow Transplant* 2006;12(2 Suppl 1):117.
104. Khan ML, Stewart AK. Carfilzomib: a novel second-generation proteasome inhibitor. *Future Oncol* 2011;7(5):607–612.
106. Djulbegovic B, Wheatley K, Ross J, et al. Bisphosphonates in multiple myeloma. *Cochrane Database Syst Rev* 2002;3:CD003188.
107. Berenson JR, Lichtenstein A, Porter L, et al. Efficacy of pamidronate in reducing skeletal events in patients with advanced multiple myeloma. Myeloma Aredia Study Group. *N Engl J Med* 1996;334(8):488–493.
108. Berenson JR, Lichtenstein A, Porter L, et al. Long-term pamidronate treatment of advanced multiple myeloma patients reduces skeletal events. Myeloma Aredia Study Group. *J Clin Oncol* 1998;16(2):593–602.
109. Berenson JR, Hillner BE, Kyle RA, et al. American Society of Clinical Oncology clinical practice guidelines: the role of bisphosphonates in multiple myeloma. *J Clin Oncol* 2002;20(17):3719–3736.
110. Moreau P, Facon T, Attal M, et al. Comparison of 200 mg/m(2) melphalan and 8 Gy total body irradiation plus 140 mg/m(2) melphalan as conditioning regimens for peripheral blood stem cell transplantation in patients with newly diagnosed multiple myeloma: final analysis of the Intergroupe Francophone du Myelome 9502 randomized trial. *Blood* 2002;99(3):731–735.
113. Abraham R, Chen C, Tsang R, et al. Intensification of the stem cell transplant induction regimen results in increased treatment-related mortality without improved outcome in multiple myeloma. *Bone Marrow Transplant* 1999;24(12): 1291–1297.
121. Salmon SE, Tesh D, Crowley J, et al. Chemotherapy is superior to sequential hemibody irradiation for remission consolidation in multiple myeloma: a Southwest Oncology Group study. *J Clin Oncol* 1990;8(9):1575–1584.
124. Ampil FL, Chin HW. Radiotherapy alone for extradural compression by spinal myeloma. *Radiat Med* 1995;13(3):129–131.
125. Wallington M, Mendis S, Premawardhana U, et al. Local control and survival in spinal cord compression from lymphoma and myeloma. *Radiother Oncol* 1997; 42(1):43–47.
126. Rades D, Stalpers LJ, Veninga T, et al. Evaluation of five radiation schedules and prognostic factors for metastatic spinal cord compression. *J Clin Oncol* 2005; 23(15):3366–3375.
128. Lecouvet F, Richard F, Vande Berg B, et al. Long-term effects of localized spinal radiation therapy on vertebral fractures and focal lesions appearance in patients with multiple myeloma. *Br J Haematol* 1997;96(4):743–745.
130. Mill WB, Griffith R. The role of radiation therapy in the management of plasma cell tumors. *Cancer* 1980;45(4):647–652.
132. Mohiuddin MM, Harmon DC, Delaney TF. Severe acute enteritis in a multiple myeloma patient receiving bortezomib and spinal radiotherapy: case report. *J Chemother* 2005;17(3):343–346.
133. Anderson PM, Wiseman GA, Dispenzieri A, et al. High-dose samarium-153 ethylene diamine tetramethylene phosphonate: low toxicity of skeletal irradiation in patients with osteosarcoma and bone metastases. *J Clin Oncol* 2002;20(1): 189–196.
139. Jyothirmayi R, Gangadharan VP, Nair MK, Rajan B. Radiotherapy in the treatment of solitary plasmacytoma. *Br J Radiol* 1997;70(833):511–516.
141. Mendenhall CM, Thar TL, Million RR. Solitary plasmacytoma of bone and soft tissue. *Int J Radiat Oncol Biol Phys* 1980;6(11):1497–1501.
143. Durie BG, Harousseau JL, Miguel JS, et al. International uniform response criteria for multiple myeloma. *Leukemia* 2006;20(9):1467–1473.

第 13 部分 骨和软组织肉瘤

第 82 章 骨肉瘤及其他骨肿瘤

Jaroslaw T. Hepel, Timothy J. Kinsella

骨原发恶性肿瘤非常罕见，占所有恶性肿瘤的不到 0.2%。2010 年，新发病例 2650 例，相关死亡病例 1460 例[1]。骨肉瘤、软骨肉瘤和 Ewing 肉瘤是骨原发恶性肿瘤最常见的类型，分别占所有病例的 35%、30% 和 16%。其他罕见类型包括恶性纤维组织细胞瘤、纤维肉瘤和脊索瘤。Ewing 肉瘤将在第 88 章详细讨论，本章仅讨论骨肉瘤和其他恶性骨肿瘤。

骨肉瘤

流行病学

骨肉瘤是罕见的骨原发性恶性肿瘤中的一种，在美国每年有 750~900 例新发病例。尽管罕见，骨肉瘤仍然是儿童和成人第五大最常见恶性肿瘤以及最常见的骨恶性肿瘤[2,3]。年龄分布呈双峰，一个高峰在青春期，另一个小的高峰在 65 岁以上[4]。儿童骨肉瘤通常散发，而成年人多与 Pagets 病的肉瘤样变或其他良性骨病有关。骨肉瘤的发病常有男性倾向，男性和女性的发病率为 1.2:1[2]。

发病机制和风险因素

骨肉瘤的病因尚不清楚，可能与骨的快速生长有一定关系。骨肉瘤的发病高峰常为青少年快速生长期；女孩的发病高峰早于男孩，可能与她们骨发育较早有关。最常见的发病部位为骨生长最快的区域——股骨远端、胫骨近端和肱骨近端。虽然骨肉瘤是骨生长过程中的异常表现，但确切的发病机制尚不清楚。不同于其他的儿童肿瘤，目前尚未发现确切的染色体易位或基因异常。

骨肉瘤与多个风险因素有关。曾有接受过放疗的儿童发生骨肉瘤的报道，平均的潜伏期>10 年[5-7]。类似的，化疗尤其是烷化剂与继发性骨肉瘤密切相关。良性的骨病，特别是 Pagets 病也有相关性。Pagets 病是以骨局部代谢过强为特征的骨骼疾病。肉瘤样变常见于多年的 Pagets 病患者，发生率为 0.7%~1%[8]。其他的良性骨病也被发现与骨肉瘤的发生风险相关，包括慢性骨髓炎、遗传性多发性外生骨疣病、纤维异常增殖症、骨软骨瘤、内生软骨瘤、骨折部位和体内金属植入的部位[9]。此外，基因的异常与骨肉瘤发生的风险也有关系。视网膜母细胞瘤的患者继发肿瘤的风险增加，而且一半以上是软组织肉瘤和骨肉瘤[10]。Li-Fraumeni 综合征与一系列恶性病有关，包括乳腺癌、肾上腺皮质肿瘤、脑肿瘤、白血病和肉瘤（包括骨肉瘤）。而 Li-Fraumeni 综合征主要是由细胞周期调节基因 p53 的胚系失活引起的[11]。其他 Rothmund-Thomson 综合征、Bloom 综合征、Werner 综合征等也被报道与骨肉瘤有关[12]。

临床表现

大部分患者表现为患肢疼痛。疼痛通常持续数月,时好时坏,可能与软组织肿胀或者局部肿块有关。部分患者也有可能合并病理性骨折。骨肉瘤多发生于长骨的干骺端,最常见的部位是膝盖(股骨远端和胫骨近端),其次是肱骨近端和股骨中段、近段,以及其他部位[13]。虽然大部分患者在确诊时已有微转移,但只有 10%~20%的患者存在有临床症状明显的宏转移。肺是最常见的转移部位,其次是骨[14]。

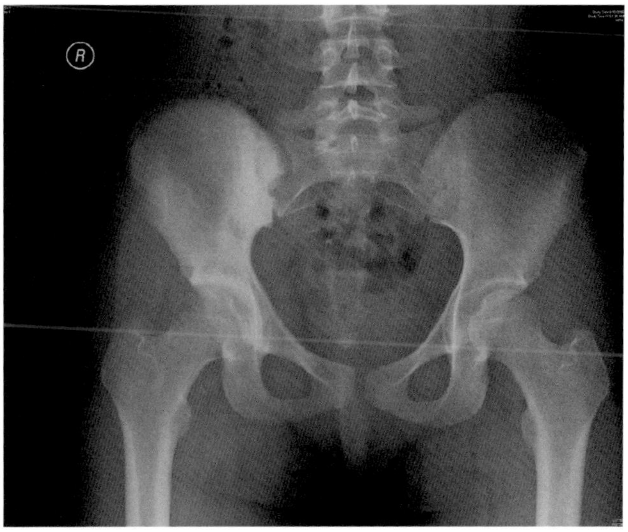

图 82.2 硬化型骨盆骨肉瘤的 X 线片。

诊断评估

患肢 X 线片的典型表现是骨小梁的破坏(包括骨溶解或骨质破坏)、骨膜下类骨质的形成(Codman 三角)和邻近软组织内骨组织的形成(图 82.1)。患肢的 MRI 对于明确病变范围、观察软组织成分、评估受累关节及神经血管十分必要(图 82.2)。建议对整个患肢进行影像学的评估,以发现跳跃转移。跳跃转移容易发现,但发生率<5%[15,16]。系统分期应该包括胸部 CT 和放射性核素骨扫描来评估肺转移和骨转移。PET 可作为系统分期的辅助检查,但敏感性不如 CT 和骨扫描[17,18]。PET 检查也可用来评估术前新辅助的疗效[19]。

肿瘤的活检对于确诊和鉴别诊断是必要的。和软组织肉瘤类似,活检建议由经验丰富的骨科专家进行。为了不影响后续的保肢手术的效果,根治性手术建议整形科医生参与。

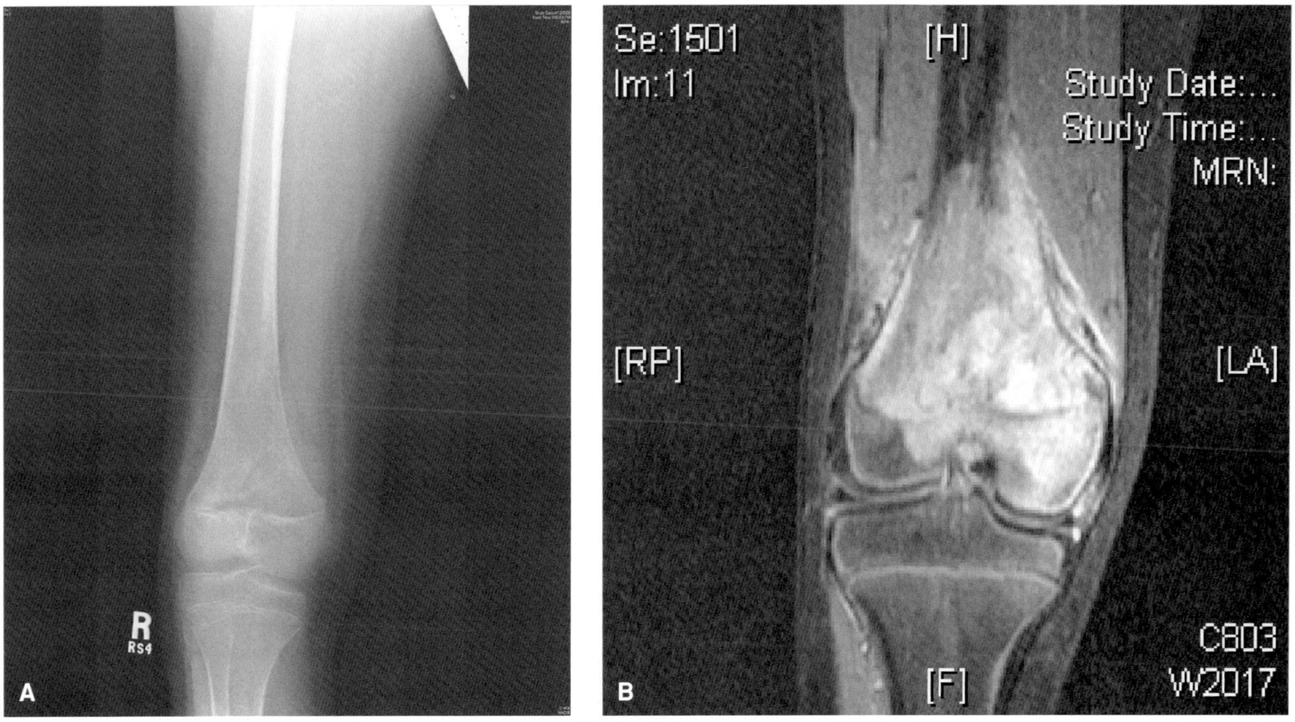

图 82.1 (A)股骨远端骨肉瘤的 X 线片显示出局部骨质溶解区域及股骨远端中央的 Codman 三角。(B)磁共振成像扫描所显示的相同的骨质损伤。

分期系统

骨肉瘤主要有两种常用分期系统(表82.1)。骨骼肌肉肿瘤学会(MSTS)的分期系统是外科分期:先根据分化程度分层,然后按照局部侵犯的范围划分亚组。美国癌症联合委员会(AJCC)的癌症分期系统不常用[21]。

病理学

骨肉瘤的病理特征是肉瘤样基质中有骨样组织(不成熟骨)的形成[22]。骨肉瘤被认为来源于具有纤维组织、软骨、骨分化能力的间充质干细胞。因此,骨肉瘤常与软骨肉瘤混淆。但是只有骨肉瘤产生骨样基质,此特性可用来鉴别诊断。

骨肉瘤被分为两种类型:传统型(髓内型)和表面型[23]。传统型占90%,多见于青少年,常为高级别肿瘤,可进一步分为骨母细胞型、软骨母细胞型、成纤维细胞型和混合型。其他不常见类型有小细胞型、毛细血管扩张型、恶性纤维组织细胞瘤和多发性骨肉瘤;其中,多发性骨肉瘤预后较差。

表面型骨肉瘤进一步分为骨旁骨肉瘤、骨膜骨肉瘤和高级别表面骨肉瘤[24,25]。骨旁骨肉瘤被认为是有低度转移倾向的低级别肿瘤。骨膜骨肉瘤为中分化肿瘤,转移率约为20%,介于骨旁骨肉瘤与传统型骨肉瘤之间。此外还有一个少见的亚型:骨外骨肉瘤,起源于软组织,与既往放疗病史有关[26]。

表82.1 骨肉瘤的分期

分期	组织学分级	部位	远处转移
MSTS分期系统			
ⅠA	低级别	间室内	无
ⅠB	低级别	间室外	无
ⅡA	高级别	间室内	无
ⅡB	高级别	间室外	无
Ⅲ	任何级别	任何部位	有
分期	**组织学分级**	**肿瘤大小(cm)**	**远处转移**
AJCC分期系统[a]			
ⅠA	低级别	≤8	无
ⅠB	低级别	>8或者不连续肿瘤	无
ⅡA	高级别	≤8	无
ⅡB	高级别	>8	无
Ⅲ	高级别	不连续肿瘤	无
ⅣA	任何级别	任何大小	肺转移
ⅣB	任何级别	任何大小	其他转移

[a] Used with the permission of the American Joint Committee on Cancer, Chicago, Illinois. The original source for this material is *AJCC cancer staging handbook*, 7th ed. New York: Springer, 2010; published by Springer Science and Business Media LLC, www.springer.com.

治疗

化疗在骨肉瘤的治疗中起重要作用。虽然只有10%~20%的患者确诊时有明显转移灶,但绝大多数已存在亚临床转移。如果没有有效的化疗,即使局部病变得到控制,80%~90%的患者最终可发展为远处转移并死于该病[27]。对于中高级别的骨肉瘤,经典的治疗策略是新辅助化疗之后再行手术,首选保肢手术,术后行辅助化疗。按照该方案,60%~70%的初诊没有远处转移的患者可以长期生存[28]。孤立性肺转移有35%~40%的患者长期生存,而初诊时即有广泛转移的患者只有20%的长期生存率。低度恶性骨肉瘤如骨旁骨肉瘤因为转移率低,可选择单纯手术。这些患者可有80%~90%的长期生存率[29]。

外科治疗

手术治疗的目的是要达到完全切除。手术切除的范围比过去保守,更注重对功能的保护。其中,新辅助化疗起到了重要作用。

对于肢体末端的肿瘤,大部分患者有机会行保肢手术。回顾性研究表明,在切缘阴性时,截肢手术和保肢手术有相同的治疗效果[30-32]。保肢手术的禁忌证有神经或血管受侵、活检导致的大血肿和病理性骨折。有资料表明,病理性骨折并不像过去认为的那样,增加了保肢手术后局部复发的概率[33-34]。肢体重建手术包括异体移植、假体和旋转成形术。

躯干部肿瘤虽然不常见,但因为完全切除比较困难,是外科医生的挑战。所以躯干部肿瘤的预后比肢体末端的肿瘤要差。骨盆骨肉瘤须行半侧骨盆切除术才能达到完全切除。一些患者可进行保留肢体末端的半侧骨盆切除术(内半骨盆切除术)。这种术式也被称为后肢切除术,与外半骨盆切除术相比,更好地保留了患肢的功能。未行完全切除的骨盆骨肉瘤术后可行辅助放疗以改善预后。脊柱的骨肉瘤要实现切缘阴性非常困难。尤其是椎骨完整切除同时仍要保留椎体的稳定性。如果不能获得阴性切缘,尤其是镜下硬脊膜受侵时,可行术后放疗。

化疗

如果没有化疗,80%~90%的患者将会进展为远处转移[27]。化疗在中高级别的骨肉瘤的治疗中扮演着重要的角色。20 世纪 80 年代的两个随机试验研究奠定了化疗 I 级证据的地位。Eilber 等[35]报道,59 例非转移的骨肉瘤随机分为手术后观察组或手术后辅助化疗组。化疗组的 2 年无病生存率为 55%,而观察组为 20%(P<0.01);化疗组的 2 年总生存率也优于观察组,分别为 80%和 20%(P<0.01)。Link 等[36]报道了类似的结果[36]。36 例非转移的高级别骨肉瘤随机分为观察组和辅助化疗组，两组的 2 年无病生存率分别为 17%和 66%(P<0.001)。

保留患肢和改善功能的需求促进了手术技术的发展和新辅助化疗的产生。儿童肿瘤协作组(POG)由此开展了一个随机试验[37],8651 例未转移的高级别骨肉瘤患者随机分为术前化疗组和术后化疗组,5 年的无复发生存率没有明显统计学差异（分别为 65%和 61%),保肢率差异不明显(分别为 55%和 50%)。虽然该试验没有提示新辅助化疗提高了治疗效果,两组疗效相当,但是为以后的临床试验提供了参照。目前很多医学中心倾向于采用新辅助化疗，以期提高保肢率,并达到改善肢体功能的目的。新辅助化疗的敏感性还可作为预后的预测指标[38],化疗敏感的患者术后可行进一步巩固治疗。

最佳的化疗方案和用药方法是下一步研究的方向。纪念斯隆-凯特琳癌症中心的 T10 方案由高剂量的甲氨蝶呤、阿霉素、博来霉素、环磷酰胺和放射菌素 D 组成,常用于术前化疗不敏感的骨肉瘤患者[39]。目前由欧洲和美国骨肉瘤研究协作组以及其他协作组(包括儿童肿瘤组）发起的国际合作试验 EURAMOS I (AOST 0331)正在招募患者[40],该试验的目的是评价在术前和术后行甲氨蝶呤、阿霉素和顺铂化疗的基础上,行强化治疗的有效性。对术前化疗不敏感的患者随机入组异环磷酰胺和依托泊苷治疗组,而化疗敏感的患者随机入组干扰素治疗组。

放疗

很久以来，放疗一直是骨肉瘤的主要治疗方法;但是单纯放疗的局部失败率较高。近年来,外科的保肢手术和化疗的应用一定程度上减少了骨肉瘤放疗的应用。手术和化疗联合应用可使切缘阴性的患者局部控制率达到 90%~98%[30-32,41]。

切缘切除不足或切缘阳性或者不可切除的患者有很高的局部复发率。骨肉瘤研究协作组 (COSS)对 1702 例患者进行了多因素分析,发现新辅助化疗不敏感和不完全切除是总生存的不良预测值[42]。Picci 等[43]也报道了没有获得足够阴性切缘的保肢手术局部复发率要高。而且,完整切除较困难的部位局部复发率高,如盆腔骨肉瘤局部复发率为 70%,脊柱是 68%,颅骨为 50%[44-46]。放疗可以提高上述这类患者的局部控制率。因此，放疗指征包括切缘阳性的无法完全切除的患者,不适合手术切除的患者,以及姑息性缓解症状的患者。

放射治疗技术

同其他肉瘤一样,患者体位的固定对肿瘤和正常组织的最佳剂量分布至关重要,特定的固定设备对于达到最佳的定位效果以及可重复性都是必需的。结合术前术后的影像,通过三维计划设计系统来勾画 GTV 和亚临床病灶。通常,躯干部骨肉瘤建议外扩 2cm,肢体末端肿瘤外扩 4~5cm,可以以组织和筋膜的自然边缘为界。无论是三维适形放疗还是调强放疗,放疗技术的选择取决于患者的个体情况。危及器官受量应尽可能降到最低以避免晚期并发症和减少继发肿瘤的发生。

镜下切缘阳性的骨肉瘤放疗剂量一般为 60Gy,2Gy/次常规分割。镜下有残留病灶的总剂量通常为 66Gy,不可手术的病灶为 70Gy。不建议中断化疗过程以进行放疗,可以同步放化疗,但是因为同步放化疗的急性毒性大,放疗通常在化疗结束后进行。

术中放疗目前主要用来直接照射靠近手术边缘或肿瘤受累的部位[47,48]。质子治疗可用来提高放疗剂量,尤其是对于不可切除肿瘤[49,50]。放射性核素铼[51]、锶[52]和钐[53]对广泛骨转移的姑息治疗有良好效果。

放疗结果

在化疗出现之前,对没有远处转移的患者,Cade[54]开创了放疗联合延迟手术的治疗方法。但部分拒绝手术的患者,虽然原发肿瘤得到控制,大部分患者往往死于远处转移,总生存较差。化疗和手术的联合显著提高了疗效,使大部分患者避免了放疗。Dincbas 等[55]评估了术前化放疗联合保肢手术的治疗效果,共观察了 46 例患者，大部分接受了 35Gy/10 次的放疗,5 年局部控制率和总生存率分别为 97.5%和 48.4%。虽然试验的结果很理想,仍不清楚术前放疗是否提高了疗效,如前所述,单纯的术前化疗联合手术治疗局部控制率也很高。

不完全切除或无法切除的患者,局部复发/进展率高。提示这些患者可能是放疗的潜在受益者。据Machak等[56]报道,187例未转移骨肉瘤患者诱导化疗后,31例拒绝手术的患者给予放疗,平均剂量60Gy,结果发现,局部控制情况与诱导化疗的疗效相关,11例化疗敏感的患者无局部复发,但是3年和5年的局部无进展生存率分别为31%和0。Schwarz等[57]报道了100例COSS登记患者的放疗疗效,全组的5年局部控制率和总生存率分别为30%和36%。与单纯放疗相比,放疗联合手术的局部控制率更好,分别为48%和22%(P=0.002)。原发肿瘤的局部控制率优于复发肿瘤,分别为40%和17%。DeLaney等[50]报道了马萨诸塞州综合医院(MGH)的经验:对41例切缘不足、切缘阳性或者不可切除的骨肉瘤患者进行放射治疗(包括17例颅骨、8例肢端、8例脊柱、7例骨盆和1例躯干部骨肉瘤),中位放疗剂量为66Gy(10~80Gy),半数患者接受了质子放疗;5年总的局部控制率是68%,完全切除和次全切除的患者5年局部控制率是相似的,均明显优于仅行活检的患者,分别为78%、78%和40%(P<0.01)。

总之,当肿瘤负荷小、化疗反应好或者可行完全切除或次完全切除的患者,放疗效果最好。总剂量可能是个重要的影响因素。Gaitán-Yanguas[58]绘制了骨肉瘤的剂量效应曲线,剂量<30Gy时没有病灶得到控制,剂量>90Gy时所有病灶得到控制。最好的疗效见于MGH的报道[50],中位剂量为66Gy,半数患者接受了质子治疗。质子治疗因其独特的剂量深度特性,可在不增加正常组织受量的情况下,提高放疗剂量。这可能是MGH研究中疗效提高的原因,但是该研究并没有表明剂量-效应间的关系。

全肺照射

全肺照射在部分有肺转移倾向的儿童肿瘤中证实是有效的。骨肉瘤是高转移倾向的肿瘤之一,最常见的转移部位是肺,因此可以推测全肺照射对于骨肉瘤可能也是有效的。两个小样本的随机试验显示化疗联合全肺照射提高了骨肉瘤患者的无病生存期和总生存[59-60]。在此基础上设计了Ⅲ期的EORTC-20781/SIOP-03试验,共入组240例患者,分为化疗组、全肺放疗组和化疗联合全肺放疗组[61]。全肺的剂量为20Gy,4年的无病生存率和总生存率分别为43%和24%,各组之间没有统计学差异。因此,在全身化疗发展以后,全肺放疗不再常用[62]。

随访和治疗后遗症

影像随访包括原发灶和胸部的CT或MRI。晚期并发症多与化疗和手术有关。肢体的功能与肿瘤的位置、手术切除和重建的方式有关。放疗相关的并发症包括关节纤维化导致的运动受限、骨弱、骨折和继发恶性肿瘤[50]。放疗技术和康复治疗的合理应用对减少迟发性的功能损伤非常重要。

软骨肉瘤

流行病学

软骨肉瘤是来源于软骨基质细胞的恶性肿瘤,缺乏骨肉瘤典型的骨样组织。软骨肉瘤是第二大常见的骨原发肿瘤,约占30%[63],软骨肉瘤可发生于任何年龄,以中老年为主[64]。

病理和危险因素

软骨肉瘤的病因尚不十分清楚。通常是散发的,也可以由软骨的良性病变如骨软骨瘤和内生软骨瘤恶变而来。骨软骨瘤是一种突出于骨表面的软骨帽结构,常见于长骨,尤其是膝盖周围。多发的骨软骨瘤与常染色体显性遗传性疾病——遗传性多发外生骨疣有关。约有5%的孤立性或多发性骨软骨瘤可发生恶变[65,66]。内生软骨瘤是一个发生于骨髓腔的软骨良性肿瘤。多发的内生软骨瘤或内生软骨瘤病常与先天性的代谢异常有关,如Ollier病或Maffucci综合征。孤立的软骨肿瘤发生恶变很罕见,但是内生软骨瘤病恶变的风险高达25%~30%[66,67]。

临床表现和诊断评价

典型症状为患肢的局限性疼痛,伴或不伴软组织肿胀或肿块。X线片用于初步评估,但是CT和MRI对于评价病变的特征和范围有重要意义。

肿瘤组织活检对于诊断和鉴别诊断是必要的。应该选择影像上最具侵袭性的部分作为活检的部位,以避免活检区域为癌前病变区域,以此避免因对肿瘤认识不足导致的手术不彻底[68]。

软骨肉瘤的远处转移率取决于肿瘤的分化级别。低级别肿瘤转移风险<10%,中级别肿瘤10%~50%,高级别肿瘤50%~70%[69,70]。肺是主要的转移部位,因此

建议中高级别肿瘤的分期评价包括胸部 CT。

分期系统

与骨肉瘤一样,MSTS 和 AJCC 的分期系统均可以采用(表 82.1)。MSTS 系统较常用些[20,21]。

病理

软骨肉瘤分为传统型和其他不常见亚型,传统型占 85%~90%。传统型软骨肉瘤进一步分为中央型、外周型和骨膜型[71,72]。中央型软骨肉瘤是最常见的类型,占 75%。大部分是散发的,约 40%可能起源于内生软骨肉瘤。中央型软骨肉瘤多见于股骨近端、骨盆和肱骨远端[73]。外周型软骨肉瘤多起源于已存在的骨肉瘤,长骨、骨盆和肩胛带最常受累[66]。骨膜型软骨肉瘤起源于骨的表面,很少见。传统型软骨肉瘤通常在 20 多岁和 30 多岁时发病,预后较好[74]。非传统型软骨肉瘤亚型包括透明细胞型、未分化型、黏液型和间叶型,临床表现与组织学分级相关[69,75,76]。

治疗

组织学分级和肿瘤的部位是决定治疗方案的重要因素。外科手术是软骨肉瘤的主要治疗手段。因大多数软骨肉瘤是低级别肿瘤,仅行手术切除即可。低级别的中央型肿瘤,推荐病灶内切除或刮除术,可以联合局部的药物治疗或冷冻治疗, 以取得更好的局部控制率,并避免更广泛的手术切除[77-80]。肢体末端的体积小的肿瘤治疗效果最好。体积大、关节或软组织受侵的肿瘤、躯干部或盆腔的肿瘤应用上述保守的治疗方法局部复发率较高, 建议行广泛切除[81,82]。广泛的根治性切除是中高级别软骨肉瘤的最佳治疗方式[76]。放疗多用于未完全切除的高级别肿瘤、局部复发或无法手术的软骨肉瘤。软骨肉瘤对化疗不敏感,尤其是常见的传统型软骨肉瘤。对这类患者,没有标准的辅助化疗方案。未分化型和间叶型可能从化疗中获益, 但是目前尚缺乏对这些少见肿瘤的随机Ⅲ期临床研究[83-85]。

放疗

与骨肉瘤类似, 没有软骨肉瘤放疗的Ⅰ类证据。根据过去的治疗原则和目前已发表的文献数据,放疗可以用来降低高危患者不完全切除后的局部失败率。高危是指中高级别肿瘤、局部复发肿瘤以及因肿瘤部位导致手术较困难或受限。不能手术的肿瘤也可以选择根治性放疗。对于切缘不足和阳性切缘的肿瘤,常规术前放疗剂量为 50Gy,术后为 60~66Gy,根治剂量为≥70Gy。

放疗的结果

虽然软骨肉瘤过去被认为是“放疗抵抗”的肿瘤,现在的研究表明放疗同样有好的疗效。Goda 等[86]公布了玛格丽特公主医院对高危的颅外软骨肉瘤行手术联合放疗的经验:共 60 例患者,中位随访期为 75 个月,R0、R1、R2 局部控制率分别为 100%、94%、42%。10 年的总生存率是 86%。当脊柱和颅底的患者手术切除困难时,采用根治性放射治疗[87-90]。在这些部位,完整切除是不可能的,甚至部分切除也不可行。这种情况可以考虑质子放疗。质子独特的剂量深度曲线可以在不影响周围正常重要脏器的前提下提高放疗剂量。马萨诸塞州综合医院报道了由光子和质子联合治疗颅底的软骨肉瘤的大型研究, 共入组了 200 例患者[91]。中位钴剂量当量(CGE)为 72,10 年的局部控制率为 98%。其他的研究机构报道了类似的局部控制率,他们多采用适形放疗技术来提高肿瘤放疗剂量,包括质子、立体定向质子和碳离子等[92-95]。表 82.2 和表 82.3 总结了放疗治疗软骨肉瘤的研究结果,包括了颅底和脊柱的肿瘤。

随访和治疗后遗症

功能评估、恢复和物理治疗对降低手术和(或)放疗的远期并发症是非常重要的。随访应该包括病史和体检,定期复查原发灶的 CT/MRI 和胸部影像。随访时间至少 10 年,因为和其他肉瘤相比,软骨肉瘤更容易出现远期复发[105]。

脊索瘤

流行病学

脊索瘤是来源于残留原始脊索的一类少见的恶性肿瘤,占骨原发肿瘤的 1%~4%。脊索瘤在美国的发病率为 0.08/100 000[106],诊断时的中位年龄为 60 岁,但颅底脊索瘤发病年龄多在 30~40 岁。

病理

正常胚胎发育过程中,脊索随着胚胎的发育成熟逐渐退化。颅底到骶骨范围内均可见脊索的残留,最

表 82.2 颅底脊索瘤和软骨肉瘤的部分临床研究

机构/研究名称	患者数量	放疗模式	中位放疗剂量(范围)	中位随访时间(月)	局部控制率	总生存率
MGH Terahara 等[96]	脊索瘤 132 例	光子/质子联合	68.9CGE (66.6~79.2CGE)	41	5 年 59% 10 年 44%	NR
MGH Rosenberg 等[91]	软骨肉瘤 200 例	光子/质子联合	72.1CGE (64.2~79.6CGE)	63	5 年 99% 10 年 98%	5 年 99% DSS 10 年 99% DSS
居里研究所 Noël 等[97]	脊索瘤 100 例	光子/质子联合	67CGE	31	2 年 86% 4 年 54%	2 年 94% 5 年 81%
保罗谢尔研究所 Ares 等[92]	共 64 例: 脊索瘤 42 例 软骨肉瘤 22 例	光子/质子联合	脊索瘤 73.5CGE 软骨肉瘤 68.4CGE	38	脊索瘤 5 年 81% 软骨肉瘤 5 年 94%	脊索瘤 5 年 62% 软骨肉瘤 5 年 91%
罗马琳达大学 Hug 等[93]	共 58 例: 脊索瘤 33 例 软骨肉瘤 25 例	质子	70.7CGE (64.8~79.2CGE)	33	脊索瘤 5 年 76% 软骨肉瘤 5 年 92%	脊索瘤 5 年 79% 软骨肉瘤 5 年 100%
海德堡大学 Schulz-Ertner 等[98]	脊索瘤 96 例	碳离子	60CGE (60~70CGE)	31	3 年 81% 5 年 70%	3 年 92% 5 年 89%
海德堡大学 Schulz-Ertner 等[94]	软骨肉瘤 54 例	碳离子	60CGE	33	4 年 90%	5 年 98%
北美伽马刀联盟 Kano 等[99]	脊索瘤 71 例	SRS-γ 刀	15Gy (9~25Gy)	60	5 年 66%	5 年 80%
海德堡大学 Debus 等[95]	共 45 例: 脊索瘤 37 例 软骨肉瘤 8 例	F-SRT-光子	脊索瘤 66.6Gy 软骨肉瘤 64.9Gy	27	脊索瘤 2 年 82% 5 年 50% 软骨肉瘤 5 年 100%	2 年 97% 5 年 82%

CGE,钴剂量当量;F-SRT,分次立体定向放射治疗;MGH,麻省总医院;NR,未报道;SRS,立体定向放射外科;DSS,疾病特异生存。

表 82.3 骶骨/脊柱脊索瘤和软骨肉瘤的部分临床研究

机构/研究名称	患者数量	放疗模式	中位放疗剂量(范围)	中位随访时间(月)	局部控制率	总生存率
MGH DeLaney 等[100]	脊索瘤 29 例 软骨肉瘤 14 例 其他 7 例	光子/质子联合	76.6CGE (59.4~77.4CGE)	78	5 年 78% 脊索瘤 90% 软骨肉瘤 57%	5 年 87%
保罗谢尔研究所 Rutz 等[101]	脊索瘤 26 例	光子/质子联合	72CGE (59.4~74.4CGE)	35	3 年 86%	3 年 84%
海德堡大学 Zabel-du Bois 等[102]	脊索瘤 34 例	IMRT-质子	66 Gy (54~72Gy)	54	2 年 55% 5 年 27%	2 年 91% 5 年 70%
千叶 RCH Imai 等[103]	脊索瘤 38 例	碳离子	70.4CGE (52.8~73.6CGE)	80	5 年 89%	5 年 86%
加州伯克利大学 Schoenthaler 等[104]	脊索瘤 14 例	氦/氖离子	75.6CGE	60	5 年 55%	5 年 85%

CGE,钴剂量当量;IMRT,调强放疗;MGH,麻省总医院;RCH,研究中心医院。

大残留灶位于颅骨和骶尾部。这和脊索瘤的分布是一致的,脊索瘤 1/2 位于骶尾部,1/3 位于颅底,尤其是斜坡区[106],其余位于脊柱的椎体部分。其他部位的脊索瘤十分罕见[107]。

临床表现和诊断

脊索瘤是缓慢生长但易发生局部侵犯的肿瘤。典型症状是受累区域的慢性疼痛。神经症状与病变部位有关。颅底的肿瘤可伴有脑神经损伤,尤其是第 3 或第 6 对脑神经(图 82.3)。脑水肿和感觉运动障碍也可以发生。骶管内的骶神经根受到影响,导致肠道和膀胱功能异常。诊断方法包括 CT 和 MRI,以确定原发灶和累及部位的范围,以及邻近神经受侵的情况(图 82.4)。活检用于明确病理诊断。

脊索瘤转移能力弱,但也有 10%~40%的患者出现转移[108-112]。转移常发生较晚,常见的转移部位包括肺、肝脏、淋巴结或软组织。转移灶生长缓慢,局部病变的控制仍然是多数患者主要的治疗方向[112]。

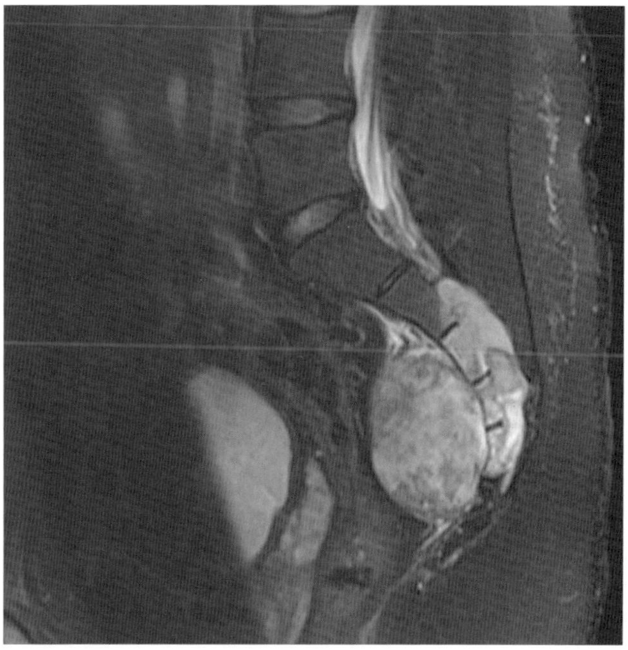

图 82.4 骶尾部脊索瘤。患者 45 岁,放射至尾骨部的腰背部疼痛 1 年。骨盆矢状面 T2 加权磁共振成像显示 5cm 的脊索瘤累及骶骨至 S2 水平。

病理

脊索瘤组织学上分为传统型(经典型)、软骨型和未分化型。传统型为最常见的类型。软骨型脊索瘤占 5%~15%,预后较好。未分化型<5%,但侵袭性最强,生长最快,最容易出现转移[113]。脊索瘤在形态上很难与低级别软骨肉瘤区分。后者预后较好,所以二者的鉴别对判断预后很重要。推荐参考诊断这类肿瘤经验丰富的病理学家所著的综述[114]。

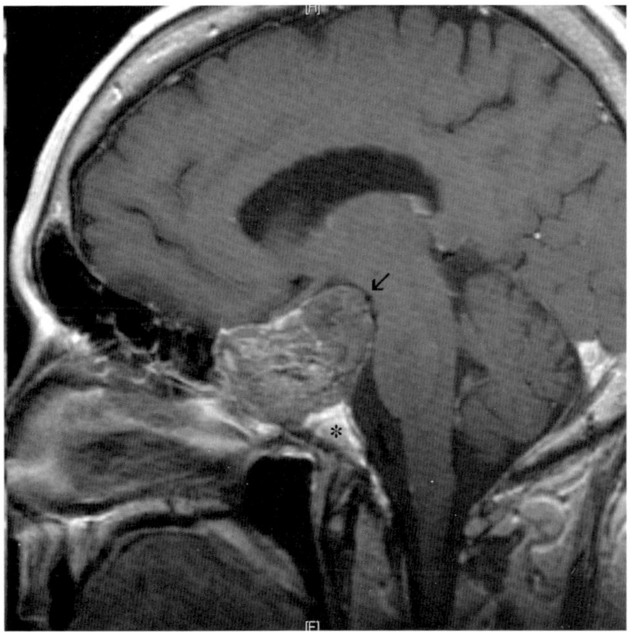

图 82.3 颅底脊索瘤。患者 50 岁,头疼数月伴视野缺损,颅脑矢状面 T1 加权磁共振成像显示源于斜坡(星号)的脊索瘤(箭),合并有脑干的占位效应和后移位。

治疗

虽然脊索瘤有转移倾向,但治疗失败的主要原因仍为局部复发,局部复发直接影响脊索瘤患者并发症的发生率和死亡率。复发后的挽救性治疗能实现一段时间的疾病控制,但是患者的最终预后仍不理想。因此,积极的初始治疗是最好的治疗方法。

手术是脊索瘤主要的治疗手段。切缘阴性的完整切除可获得 70%~80%局部控制率[115]。然而,当无法实现切缘阴性时,局部失败率>70%[115,116]。不幸的是,只有不到一半的骶骨肿瘤和更少比例的颅底肿瘤可完全切除。同时手术可导致很多并发症,颅底的肿瘤术后可能伴有脑神经损害[117],骶尾部脊索瘤的手术可能导致 S2 或 S3 的神经根受损或离断,术后易合并肠道和膀胱功能障碍[118,119]。

脊索瘤被认为是“放疗抵抗”的肿瘤,放疗剂量需要>66Gy。因为肿瘤相邻的神经组织对放疗更敏感,所以在传统的外照射技术下,这个剂量很难实现。因为质子放疗在剂量分布上有 Bragg 峰的优势,这项技术

第 83 章
软组织肉瘤（腹膜后肉瘤除外）

Elizabeth H. Baldini

发病率

软组织肉瘤（STS）由一组异质性较大的罕见肿瘤构成，它们在解剖学位置、组织学和生物学行为方面有很大区别，可来源于任何解剖部位的结缔组织。在美国，每年大约有 11 000 例新发病例，占所有新发肿瘤的 0.7%[1]。确诊时的中位年龄为 65 岁，但是不同组织学类型的发病率不同[2]。例如，胚胎型横纹肌肉瘤在儿童中常见；滑膜肉瘤大部分发生于成人；多形性高级别肉瘤、脂肪肉瘤、平滑肌肉瘤多见于老年人。

病因学和遗传学

绝大多数软组织肉瘤病因不明。少数病因可归结于环境或遗传因素[2,3]。相关的环境因素包括放射线的暴露；化学物质的暴露，如氯乙烯、二噁英、含砷的农药和苯氧基除草剂；免疫抑制；淋巴水肿（Stewart-Treves 综合征）；病毒（人类免疫缺陷病毒、人类疱疹病毒 8 型）等。部分临床综合征携带肉瘤相关的易感基因。例如 Li-Fraumeni 综合征和 Werner 综合征与软组织肉瘤及其他恶性病的发生有关；神经纤维瘤病 1 型与恶性外周神经鞘瘤有关；家族性腺瘤性息肉病（Gardner 综合征）与腹壁纤维瘤有关。

组织学分类

WHO 将软组织肉瘤分为 4 种类型：良性、局部浸润交界型（例如带状纤维瘤）、偶发转移交界型（例如丛状纤维组织细胞瘤）和恶性[2]。软组织肉瘤有 50 多个组织学亚型。最常见的亚型是高级别多形性肉瘤、脂肪肉瘤、平滑肌肉瘤、滑膜肉瘤和恶性外周神经鞘瘤，占软组织肉瘤的 75%[2]。组织学诊断主要取决于肿瘤细胞的形态，免疫组化有助于明确诊断。部分亚型有典型的基因易位，Ewing 肉瘤的 t(11,22)，滑膜肉瘤的 t(X,18)，黏液样脂肪肉瘤的 t(12,16)，透明细胞肉瘤的 t(12,22)[2]。分级系统有多个，应用最广泛的是美国国立癌症研究所（NCI）和法国国家抗癌中心联合会的分级系统，二者都使用了低级别、中级别、高级别三级分类系统[4]。即便如此，某些亚型的分级仍然难以确定[2]。

鉴于软组织肉瘤发病率低而且组织学亚型多样，STS 专家之间做出的诊断仍有差异。几个研究报道了病理学家之间组织学诊断和分级的一致率。非专家和专家的诊断一致率为 24%~68%[5-9]。即使是专家之间的诊断一致率也在 60%~90%之间波动[10,11]。所以，在治疗之前，由经验丰富的病理学家复阅病理切片是十分重要的。

自然病史

软组织肉瘤可发生于任何部位。最常见的部位是四肢，尤其是股部。发生于四肢的软组织肉瘤占 60%左右（下肢，45%；上肢，15%）；躯干部占 15%~20%；腹膜后占 10%~15%；头颈部占 8%[12-15]。有趣的是，部分组织学亚型容易出现在某些特定部位，比如血管肉瘤常发生于头颈部，硬纤维瘤常发生于腹部，而且与 Gardner 综合征有关，上皮样癌常累及手或前臂[16-18]。

Simon 和 Enneking[19]、Ennecking 等[20]均有软组织肉瘤局部侵袭性研究的报道，软组织肉瘤倾向于沿着肌肉筋膜层浸润，很少超过筋膜边界或侵犯骨质。随着肉瘤的生长，肿瘤压迫周围正常组织形成一个含有压缩区和反应区的假包膜。后者由水肿、炎性细胞、肿瘤细胞组成。Simon 和 Enneking[19]同时展示了肿瘤细胞穿过并扩散到假包膜外的显微镜下情况。

不同于大多数实体肿瘤,软组织肉瘤很少转移到淋巴结。3 项研究(均有超过 1000 例软组织肉瘤患者入组)发现,初诊时发生淋巴结转移的只有 1.8%~3.7%[21-23]。但是,少数组织学亚型可见淋巴结转移。研究发现,上皮肉瘤淋巴结的转移率为 20%~30%,透明细胞肉瘤为 10%~18%,横纹肌肉瘤为 20%~25%,皮肤血管肉瘤为 10%~15%[18,22-26]。

美国外科医师学会针对成人软组织肉瘤的护理模式的研究发现,23%的患者在发病时伴有远处转移[15]。远处转移最常见的部位是肺(34%),其他转移部位包括骨(24%)、肝脏(16%)、脑(3%)和其他脏器(24%)。另两个关于远处复发模式的研究(主要是高级别软组织肉瘤)也显示,肺是最常见的远处转移部位,有 38%~52%的患者复发转移发生于肺[13,27]。与淋巴结转移的情况类似,某些组织学亚型更容易合并转移。例如,黏液样脂肪肉瘤倾向于转移到腹膜后以及其他肺外部位。报道的复发病例,48%~71%的转移位于腹膜后,20%位于肺外软组织,15%位于骨骼[28-30]。腹膜后肉瘤最常见的转移部位局限于腹膜后[31-34],也可转移到肝脏和肺[32-34]。黏液纤维肉瘤和其他软组织肉瘤比,转移率更高,多发的转移甚至需要截肢;但是肺转移率反而低于其他肉瘤[35-37]。

初始评估

大多数软组织肉瘤表现为无痛的肿块。采集病史时,应询问肿块发现的时间、大小是否有变化以及生长的快慢,有没有局部或全身的症状。同时还需要询问是否存在软组织肉瘤发生的高危因素,包括放射线暴露史或者癌症家族史(包括软组织肉瘤)。体格检查方面,应该评估肿块的特征如大小、深度、基底是否固定、表面皮肤的变化和神经血管是否受侵。查体时还应注意有没有神经纤维瘤病的皮肤改变,例如神经纤维瘤或咖啡斑(因为Ⅰ型神经纤维瘤病和恶性外周神经鞘瘤相关)[3]。

影像学检查应包括原发灶和可能的转移灶。对于肢体末端、躯干或头颈部的软组织肉瘤来说,评估原发灶 MRI 优于 CT[38-40]。MRI 的 T1 加权像可以清晰地显示肿瘤和相邻组织的解剖学关系。T2 加权像用于鉴别肿瘤和瘤周水肿。因为瘤周水肿与肿瘤常分界不清,鉴别水肿对于放疗和手术计划的制订都非常重要[41]。Demas 等[39]比较了四肢软组织肉瘤的 MRI 和 CT 影像,发现 23%的患者 MRI 表现为肌肉受累,而在 CT 上正常。虽然,一项前瞻性的研究表明,两种检查手段在术前评估方面没有明显的差异[42]。但是,大多数医师仍然认为,在评估四肢、躯干和头颈部软组织肉瘤时,MRI 优于 CT。图 83.1 展示了一例左侧臀中肌的滑膜肉瘤患者,肿块在 CT 上很难鉴别(图 83.1A),但是在 MRI 显示很清晰(图 83.1B)。图 83.2 是另一个比较股前部近端的平滑肌肉瘤的 MRI 和 CT 成像的例子。虽然影像形态的差别没有图 83.1 那么明显,但是 MRI 比 CT 提供了更多的信息。MRI 可以显示可能的动脉侵犯、股内侧肌筋膜的强化、侵入脂肪和活检路径的肿瘤毛刺。除了低级别肿瘤或直径<5cm 的高级别肿瘤患者,推荐其他所有患者行胸部 CT 排除肺转移,甚至是直径<5cm 的高级别肿瘤患者,也推荐行胸部 CT 检查。目前,PET 作为诊断评

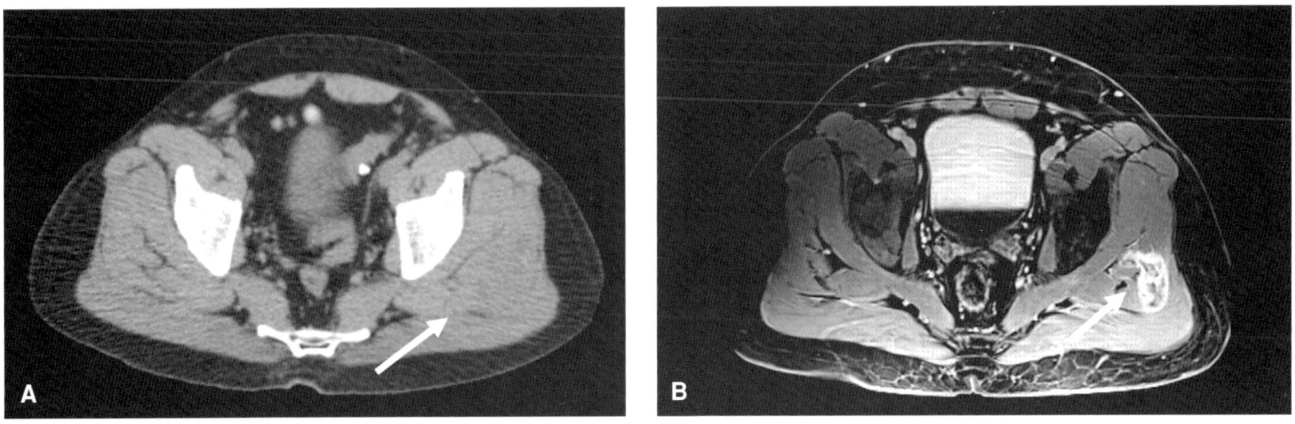

图 83.1　左侧臀中肌滑膜肉瘤计算机断层扫描(CT)和磁共振成像(MRI)断层图像对比。患者为 56 岁男性。(A)CT 图像显示左臀中肌一个模糊的软组织肿块(箭)。(B)对应的 T1 加权磁共振图像中软组织肉瘤显示更加清晰(箭)。

发相关的症状、年龄大、头颈部或腹膜后肉瘤。切缘阳性的局部复发率为28%~56%，而阴性切缘的局部复发率为0~20%[48,49,57-63]。有复发病史的患者，再复发的风险为25%~47%，没有复发病史的患者二次复发率仅为11%~21%[48,58,61]。分析年龄这个因素时，有不同的界定值，包括>50岁、>64岁或者作为连续变量。年老是局部复发的高危因素之一[48,49,52,54]。

四肢和躯干部软组织肉瘤的治疗和结果

因为软组织肿瘤比较少见，且肿瘤的组织学类型、部位、大小各不相同，最佳的治疗方案之间稍有差别。治疗方案的制订需要多学科的团队，包括有经验的病理科医生、放射医师、肿瘤外科医生、整形外科医生、放射肿瘤医生、肿瘤内科医生、护士、物理治疗师和社会工作者。治疗的目标包括肿瘤的完整切除、最大限度地保留功能和最小的治疗相关毒副反应。实现这些目标并不简单，因此，软组织肉瘤的治疗最好在专业的肉瘤治疗中心由专业的团队进行。来自瑞典、英国、美国的研究表明非专业机构中，软组织肉瘤治疗的质量和预后比专业的医学中心差[64-66]。

外科治疗

几乎在所有情况下，完整的手术切除是软组织肉瘤治愈的先决条件。各种外科手段被应用于软组织肉瘤的治疗，取得了不同程度的疗效，包括边缘切除、切除活检、广泛切除、根治性切除或截肢。边缘切除是指简单的移除肿瘤及其假包膜，也常被描述成“去壳”，常在软组织肉瘤确诊时使用。边缘切除的局部复发率为42%~93%[12,20,67-70]。这样的结果不难理解，因为显微镜下肿瘤细胞可以穿过假包膜，到达实体肿瘤外数厘米[19,41]。因此，边缘切除是不恰当的。

根治性切除是一种较激进的治疗方法，它是指切除肿瘤所在部位全部的肌肉、神经和血管或者截肢术。目前报道的根治性切除的局部复发率较低，为0~18%[12,20,59,67-69]。这样的局部复发率是可以接受的，但是要付出失去整个肢体的代价。直到20世纪70年代，四肢的软组织肿瘤仍普遍使用截肢术。中庸的做法是广泛切除，广泛切除也被描述为保守性手术、保肢手术或保留功能的手术。它包括肿瘤的整块切除，距正常组织的边缘从1cm到数厘米不等，取决于解剖结构的限制。广泛切除较好地保留了肢体的功能，但是这种术式的局部复发率略高，为25%~60%[12,20,67-69]。广泛切除联合术前或术后的放疗是目前高级别软组织肉瘤的标准治疗。

外科医生通过获得阴性切缘来实现根治性切除。如之前所介绍，阳性切缘与局部复发率密切相关[48,49,52,57-63,71]。因为相对于良性的软组织病变，软组织肉瘤较罕见，所以初始治疗往往是在没有周密设计的情况下进行的手术，切缘易阳性，病变残留的概率为24%~63%，在这种情况下，如果可能的话，进行根治性的二次切除是很重要的[8,72,73-79]。作为再切除手术的一部分，切口或活检的路径、引流道和任何被第一次手术污染的部位都应该沿着瘤床的边缘被完整切除。不幸的是，二次手术会导致更大的手术范围，增加了功能损伤[46]。最后，手术目的是获得阴性切缘，但是在手术导致神经、血管或骨严重损伤情况下，一个切缘阳性的保留功能的手术是可以接受的。有经验的肉瘤外科专家会很好地处理这些问题。Gerrand等[60]比较了计划内阳性切缘和计划外阳性切缘局部复发率的不同，发现前者只有4%的局部复发率，而后者为32%~38%。

保肢手术和放疗

三个前瞻性的随机临床试验，确立了放疗联合保肢手术作为肢体末端和躯干部大部分(高级别)软组织肉瘤的标准治疗(表83.3)。第一个临床试验来自于美国国家癌症研究所的Rosenberg等[59]，四肢的高级别软组织肉瘤分为截肢术组和保肢手术联合术后外照射组(60~70Gy)，两个治疗组术后都接受了阿霉素、环磷酰胺和甲氨蝶呤的化疗；在放疗组，化疗在放疗前3天开始，之后与放疗同步进行。截肢组和保肢手术联合放疗组的局部复发率分别为0 (0/16) 和15% (4/27)(P=0.06)。两组的生存率没有显著差别。这个临床研究建立了保肢治疗的新标准。只有不到15%的患者进行截肢术[80,81]。

接下来的问题是辅助放疗是否有必要。两个标志性的临床研究将患者随机分为保肢手术组和保肢手术联合放疗组[71,82]。两个临床研究均提示，增加放疗提高了局部控制率。在美国国家癌症研究所，四肢的高级别软组织肉瘤随机接受保肢手术和术后化疗(阿霉素和环磷酰胺)，加或不加同步外照射(63Gy)。高级别肉瘤行保肢手术和化疗治疗的局部复发率为20% (9/44)，而保肢手术、化疗加放疗的局部复发率为0 (0/47)(P=0.003)。低级别肉瘤，保肢手术组的局部复发率为33%(8/24)，保肢手术联合放疗则为4%(1/26)

表 83.3 四肢和躯干部软组织肉瘤包含放疗的随机对照研究

研究	治疗分组	局部复发率	OS 或 DFS
Rosenberg[59]	截肢术对 CS+EBRT(60~70Gy)	0%(0/16)	88%
NCI 1982	(两组都接受了阿霉素、环磷酰胺、甲氨蝶呤化疗)	15%(4/27)	83%
n=43		*P*=0.06	*P*=0.99
(四肢)			(5 年 OS)
Pisters[71]	高级别(*n*=119)	30%(19/63)	所有患者
MSKCC 1996	CS 对 CS+BRT(42~45Gy)	9%(5/56)	81%
n=164		*P*=0 .0025	84%
(四肢+躯干)	低级别(*n*=45)	26%(6/23)	*P*=0.65
	CS 对 CS+BRT(42~45Gy)	36%(8/22)	(5 年 DFS)
		P=0.49	
Yang[82]	高级别(*n*=91)	19%(9/47)	74%
NCI 1998	CS 对 CS+EBRT(63Gy)	0%(0/44)	75%
n=141	(两组都接受了阿霉素、环磷酰胺治疗)	*P*=0.003	*P*=0.71(10 年 OS)
(四肢)	低级别(*n*=50)	33%(8/24)	92%(22/24)
	CS 对 CS+EBRT(63Gy)	4%(1/26)	92%(24/26)
		P=0.016	(存活率)
O'Sullivan[86,109]	术前 RT(50Gy)+CS	7%	73%
CSG 2004	CS+术后 RT(66Gy)	8%	67%
n=190		*P*=NS	*P*=0.48
(四肢)		(5 年 LR)	(5 年 OS)

NCI,美国国家癌症研究所;MSKCC,纪念斯隆-凯特琳癌症中心;CSG,加拿大肉瘤组;CS,保守(肢)手术;EBRT,外照射放疗;BRT,近距离放疗;OS,总生存;DFS,无病生存。

(*P*=0.016)。两组的生存率没有显著差异。在纪念斯隆-凯特琳癌症中心(MSKCC),四肢和躯干部的软组织肉瘤患者随机分为保肢手术组和保肢手术联合辅助近距离放疗组(BRT)[71]。将近距离放疗的导管插入瘤床中,导管间的平行距离为 1cm,导管外界为瘤床外 1.5~2cm。将铱-192 放入导管,4~6 天达到 42~45Gy 的剂量。高级别肉瘤单用保肢手术的局部复发率为 30%(19/63),保肢手术联合近距离放疗的局部复发率为 9%(5/56)(*P*=0.0025)。低级别肉瘤两组间的局部复发率没有差异,分别为 26%(6/23)和 36%(8/22)。以上的两个研究中,生存率均没有显著差别。鉴于近距离放疗没有改善低级别肉瘤的局部复发率,所以不推荐用于低级别软组织肉瘤。而且,对于近距离放疗的切缘阳性的高级别肉瘤,局部复发率较高[83]。所以近距离放疗只推荐于阴性切缘的高级别肉瘤[84](阳性切缘的患者可以选择外照射联合近距离放疗或者单纯外照射)。这两个随机的临床研究建立了放疗联合保肢手术在高级别肉瘤(部分低级别肉瘤)中的地位。目前,保肢手术联合放疗的局部控制率较为理想,大部分报道为<15%[53,58,63,85-91]。

非常重要的是,大部分四肢和躯干部肉瘤的推荐治疗方式为单纯广泛切除[92]。如果可以获得阴性切缘,局部复发率大约在 20%以下。下列情况可考虑放疗:阳性切缘的低级别肿瘤,广泛切除后局部复发,或者肿瘤的位置不适合挽救性手术的患者。

放疗

患者的体位

放疗的第一步是定位。定位并不简单,有时模拟定位需要在多个不同的位置进行,以确定最佳的体位。肢体应该固定在确保射线有尽可能多的照射角度的位置。总体来说,肢体要求尽可能远离躯干(对于上肢)或者远离对侧肢体(对于下肢)。上肢病变的合适位置通常指在俯卧或仰卧位时上肢外展,具体取决于肿瘤的位置。另一个上肢病变的合适体位是“游泳体位”,患者一侧的肢体举过头部(图 83.3A)。这个位置适合所有的方位,除了头部近端的病变。对于下肢的

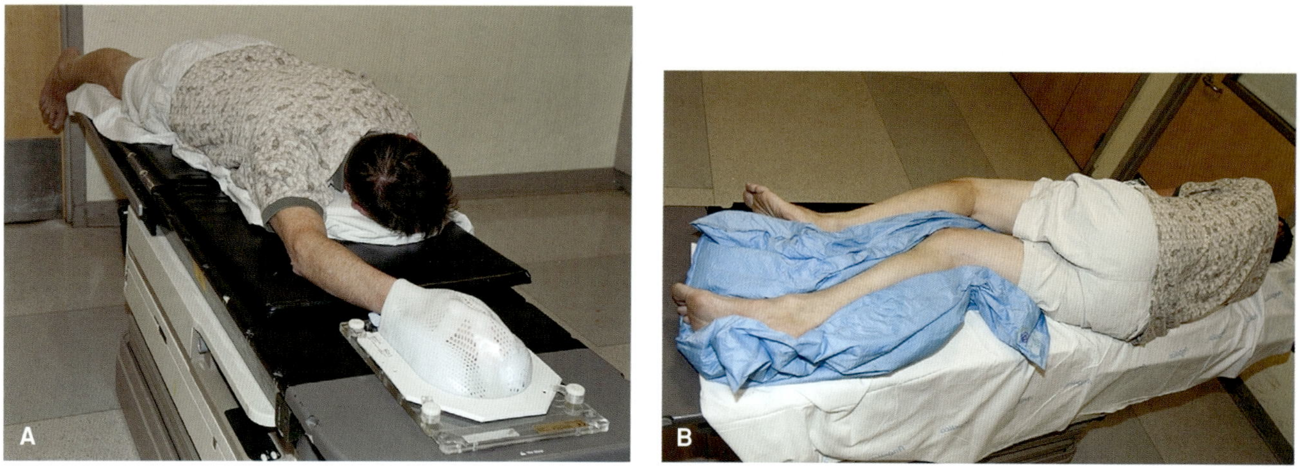

图 83.3 上肢和下肢软组织肉瘤(STS)患者肢体固定的例子。患者被固定在体模中。(A)“游泳体位”是经常用于治疗手、前臂或上肢远端的软组织肉瘤。(B)治疗右后或前侧大腿远端或小腿部软组织肉瘤的卧位体位,右腿直接放在桌子上,左腿弯曲膝盖,置于右腿前,两腿尽可能分开。

病变,有几个备选的体位。位于中段的肿瘤通常采用前后/后前照射,因此在仰卧位分开腿就可以了。对于大腿近端的病变,单侧或双侧下肢常外展并弯曲,类似“蛙腿体位”,以便于减少腹股沟区域皮肤的折叠,充分暴露会阴和外生殖器,并最大限度远离对侧下肢。前侧和后侧的肿瘤是最难固定的。有时可选择仰卧位、斜野,但是,大多数情况下,笔者倾向于选择侧卧的位置(图 83.3B)。将右侧患有肿瘤的患者调整为右侧卧位(反之亦然),因为这种方法使患肢更稳定。对侧下肢在膝盖处弯曲,位于患肢的前方或后方,尽可能与患肢分开。对于大腿近端病变的男性患者,应使外生殖器偏向对侧,以免受到照射,但是内部散射的射线不可避免。因此,外生殖器靠近放疗区域的男性患者,如果打算保留生育能力的话,可考虑精子银行。类似的,推荐放疗区域靠近卵巢的女性患者进行生育咨询。注意计算并记录睾丸或卵巢合理的受量。接受 IMRT 的四肢的软组织肉瘤通常处于中立的仰卧位[93]。因为调强放疗计划用的射线束是多角度的。定位意味着体位以可重复的形式固定下来。高度推荐所有患者用体模固定。

靶区体积和治疗范围

术前放疗

四肢和躯干部软组织肉瘤的放疗靶区的设定,还没有经过大规模试验的验证。过去被普遍接受的策略是,纵向的方向上至少扩大 5cm 甚至是>10cm。肿瘤放射治疗协作组(RTOG)肉瘤工作组报道了术前放疗靶区的共识如下[94]:大体肿瘤靶区(GTV)定义为 MRI T1 加权像上显示的肿瘤边界。强烈建议将诊断性 MRI 成像和计划 CT 图像融合,以确定最佳靶区。临床靶区(CTV)定义为在 GTV 基础上,纵向边界扩 3cm,四周边界扩 1.5cm。如果它们超出自然腔隙或者穿透筋膜屏障、骨或皮肤,可以删减部分扩大后的边界。MRI T2 加权像上的瘤周水肿建议包含在 CTV 内。如果水肿面积大或者有浸润的可能,肿瘤放疗医师可根据判断扩大 CTV。值得注意的是,为了判断哪种情况下瘤周水肿应包含在 CTV 内,需要更清晰的图像。一个临床研究表明,10/15 例患者在大体肿瘤之外可见肉瘤细胞。肉瘤细胞距肿瘤 1~4cm,但是与 MRI 瘤周水肿的位置和范围不相关[41]。CTV 包含瘤周水肿是合理的,如果因此导致放疗野明显超出 RTOG 的指南共识,是否包含瘤周水肿应由医生来判断。计划靶区(PTV)的定义在共识中并没有特别指出,通常认为 PTV 是在 CTV 基础上外扩 5~10mm。RTOG 关于 GTV 和 CTV 的定义,和过去标准的纵向扩 5cm,四周扩 2.5~3cm 的方法是一致的。图 83.4 显示了左股部后侧的软组织肉瘤术前三维适形放疗的 MRI 图像、放疗剂量和治疗野的范围。

采用上述靶区设计的几个临床研究,在局部控制率上均报道取得了不错的结果。Kim 等[88]报道了一项 56 例患者的研究,他采用的靶区设计和共识中推荐的类似,最终获得了 88.5%的局部控制率。加拿大肉瘤协作组对比术前和术后放疗的随机临床研究中,术前放疗也采用相同靶区设计(除外 CTV 在上下方向扩了 4cm 而不是 3cm),5 年局部控制率达到了 93%[86]。玛格丽特公主医院通过对 1990—2006 年的 768 例患者回顾性研究发现,进行术前放疗和术后放疗的患者局部控制率可达 92%。60 例复发的患者中,82%发生在治疗野内[87]。这 3 项研究强有力地说明了目前指南推荐的照射野已足够。

术后放疗

术后放疗时,虽然 GTV 和 CTV 的定义是不一样的,但是因为没有所谓"大体肿瘤",GTV 和 CTV 的部分意思是一致的。建议在术前瘤床区域勾画 GTV。CTV 应该覆盖所有手术操作区域,包括切口和任何浸润的部位(MRI 显示的术后改变有助于判断手术区域)。在瘤床基础上,纵向扩 2~4cm,四周扩 1.5~2cm,从而获得 CTV。上述术前放疗靶区勾画的原则同样适用,用增强的 T1 加权像勾画 GTV,必要时融合计划 CT 和 MRI 的图像,调整 CTV 以除外骨、完整的筋膜、皮肤或者超出腔隙的部分。CTV 扩 5~10mm 为 PTV。如术前治疗的指南,GTV 和 CTV 在上下方向应距手术切缘外扩 2~5cm。同时术后放疗应注意二次(有时是三次)放射野的调整,CTV 的边界可能并不确定,但应包括 2cm 的手术切缘或初始 GTV[95,96]。这些术后放疗野的限定能够达到很好的局部控制率,是目前的标准治疗[86,87,93,97,98]。图 83.5 展示了左上侧背部的恶性孤立性纤维肉瘤术后 IMRT 的剂量分布。

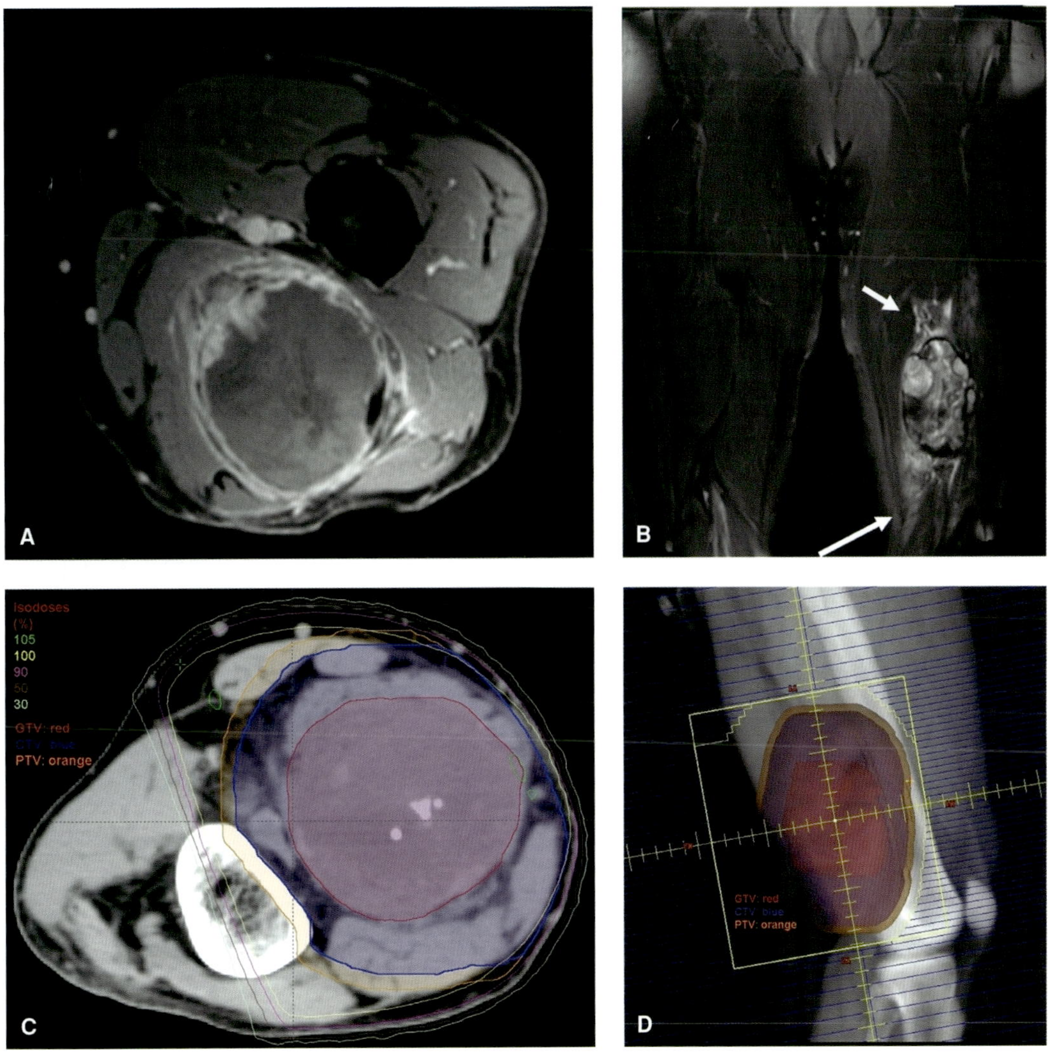

图 83.4 患者男,61 岁,未分类的多形性高级别肉瘤,用对穿野行术前三维适形放疗(50Gy)。(A)磁共振(MRI)T1 加权图像。(B) MRI T2 扫描图像显示瘤周水肿(箭)。(C)断层图像显示的大体肿瘤靶区(红色)、临床靶区(蓝色)、计划靶区(橙色)和等剂量线的覆盖。(D)数字重建影像显示的治疗野和靶区。

标准的术前术后放疗需要足够的放疗野，以提高局部控制率，但缩小放疗野是否可行？大野照射最初的发展早于CT和MRI的年代，当时用影像确定软组织肉瘤的边界尚不是最佳选择。纪念斯隆-凯特琳癌症中心将瘤床边界外扩1.5~2cm作为治疗的区域，这种近距离放疗同样取得了不错的局部控制率[71]。此外，几个单独手术的单中心研究也取得非常好的局部控制率，为0~20%（参见外科手术部分）[99-106]。Baldini等[102]发现36例手术切缘≥1cm的患者无1例复发，而切缘≤1cm的患者10年局部复发率为13%(4/38)。综上所述，放疗野缩小似乎是合理的。有2项正在进行的研究将回答这个问题。1项研究将接受术后放疗的患者分成外扩5cm边界的标准野或者调整野[107]。调整野的CTV定义为GTV在各个方向外扩2cm。第二个是基于图像引导的放疗和缩野的Ⅱ期临床研究RTOG-0630[108]。CTV定义为肿瘤<8cm时，GTV上下外扩2cm；肿瘤>8cm时，GTV外扩3cm。CTV包括MRI T2加权像的可疑水肿。研究的结果会给我们提供更多参考，在结论出来之前，仍推荐用上述的标准治疗靶区。

近距离放疗

单纯近距离放疗的CTV应该包括手术区域的边界。美国近距离放疗协会的指南指出，关于合适的边界位置尚没有达成共识[84]。纪念斯隆-凯特琳癌症中心的随机临床研究以距瘤床1.5~2cm作为边界[71]。关于近距离放疗的技术、方法和适应证超出了本章的范围。美国近距离放疗协会2001年发表了相关指南，可以作为参考[84]。

剂量

术前外照射的标准剂量是50Gy，每次2Gy[49,53,89,109]。如果切缘阳性，术后外照射补量16~20Gy（每次1.8~2Gy）。但是增加这些剂量后毒性增加，确切的疗效尚未得到证实[110]。其他的局部加量方法有近距离放疗（低剂量率和高剂量率）和术中放疗。因为这些方法纳入的患者病情多样，难以判断其有效性[95,111-115]。术后外照射放疗通常于术后4~6周伤口痊愈后开始。切缘阴性的推荐总剂量是60~66Gy（1.8~2Gy/次），切缘阳性的总剂量为66~68Gy[49,63,97,98,116,117]。通常建议放疗至45~50Gy后缩野，或者将剂量均分后缩野两次继续照射。低剂量率的近距离放疗的标准剂量是45Gy[71,84]。外照射联合近距离补量放疗的方法中，外照射通常为45~50Gy，近距离放疗为15~25Gy，总剂量为65Gy[84,111]。

治疗计划的原则

对于所有的恶性病变，放疗的基本原则都是较好地覆盖PTV和尽量减少周围正常组织的受量。对于四肢的病变，重要的正常结构是指肢体本身、软组织、骨和关节。对于股部近端的病变，会阴和外生殖器是相关的正常结构。对于躯干部的软组织肉瘤，邻近的正常结构包括小肠、肾脏、脊髓、胃、肝脏和肺。治疗四肢病变的原则是，在肢体表面围“备用条”（预防后续的淋巴水肿和疼痛），避免整个骨高剂量照射（减少骨折风险），避免整个关节受到高剂量照射（减少关节硬化）。保留生育功能有时比较有难度（睾丸在边界的情况下，应考虑精子银行或生育咨询）。尽量使睾丸远离放疗区域，避免直接照射，并尽量减少内部散射。

四肢剂量需要特别注意的情况如下。尽量减少肢体外周受到任何剂量的照射，至少预留出1cm的厚度。三维适形技术可以将部分肢体完全排除在治疗野之外（图83.4C、D）。调强技术为了达到更好的剂量分布，增加了低剂量照射组织的体积，整个的肢体外周可能受到了低剂量照射。整个肢体可以接受的低剂量还没有共识，可能取决于几个因素，包括总剂量、组织受照射的体积和肢体的部位。但是，作为指南，将肢体的部分表面排除在放疗野外，有助于将部分患肢的剂量降到最低。整个关节的剂量应<40~45Gy。特殊情况下，部分关节可以接受更高剂量的照射。可能的话，骨全层的照射应该尽量避免，整个骨的平均剂量和最大剂量应该降到最低。Dickie等[118]用配对的方法分析了骨折的剂量预测因子，发现如果以下的参数可以实现的话，可以减少放疗相关的骨折：接受≥40Gy的骨所占的体积(V_{40})<64%，骨平均剂量<37Gy，骨的最大剂量<59Gy。躯干部软组织肉瘤治疗时正常组织的并发症概率已列在正常组织效应的定量分析文件中[119]。如果躯干部病变的放疗，可能损害到患侧肾的功能，需要行肾脏的扫描保证对侧肾有足够的功能代偿。为了能够充分地覆盖体表靶区（无论是术前还是术后），在皮肤或者手术切口部位可以使用等效组织填充物。术前，如果同外科医生协商后，切除体表肿瘤的同时切除部分皮肤，可以不考虑填充材料。

可使用三维适形放疗(3D-CRT)和IMRT进行外照射。两种技术的剂量学原则的不同在于，和3D-CRT相比，IMRT通常可以覆盖全部靶区，提高靶区的剂量适形度，减少正常组织的高剂量区，但是正常组织的低剂量区增加、全身暴露的范围增大[120,121]。三维适形放疗治疗软组织肉瘤有较长的历史，取得了很好的疗效和可耐受的毒性。IMRT 目前尚缺乏长期的数据,正常组织例如肢体外周的最佳剂量体积分布仍有待于研究。但 IMRT 研究的数据是鼓舞人心的。Alektiar 等[93]报道了一个入组了 41 例下肢软组织肉瘤患者的研究，患者接受 IMRT 放疗,中位随访期为 3 年,局部控制率 94%,治疗毒性与 3D-CRT 相当。Alektiar 等[122]二次分析了 MSKCC 四肢高级别软组织肉瘤 BRT 或者 IMRT 的结果,笔者承认这种回顾性分析的局限性,但是结果显示 IMRT 的 5 年局部控制率明显优于 BRT,分别为 92%和 81%(P=0.04)。另一方面,Hall[120]警告 IMRT 与 3D-CRT 相比有更高的放疗相关的继发肿瘤风险，原因包括更多的全身暴露,正常组织的低剂量区体积增加,以及放疗野数量的增加。他估计 10 年的继发肿瘤的概率翻倍，为 1.5%~3%(儿童的患病率可能更高)。因此要确定 IMRT 的优势仍需要更多的病例数和更长的随访。

还有几个令人振奋的技术进展，包括 IMRT 剂量雕刻、图像引导的放射治疗(IGRT)、自适应放疗、粒子束放射治疗(质子、碳离子)和立体定向放疗(SBRT)。剂量雕刻是一种先进的 IMRT 技术，用不同剂量的射线同时照射靶区的不同部位。该技术的核心是给肿瘤放疗抵抗的部位(如乏氧区)、瘤负荷大的部位和手术切除困难的部位照射更高的剂量。剂量雕刻已经应用于腹膜后肉瘤的治疗,结果值得期待[123]。图像引导的放疗是指在患者治疗前进行连续成像,以便及时做出相应的位置调整。因为治疗精确度的提高,很多情况下,可以减少由于“系统误差”而扩出的边界,这样放疗野会更小，这样在不增加正常组织毒性的前提下，提高放疗剂量。例如，虽然脊髓的放疗耐受剂量为 50Gy,Hansen 等[124]报道了放疗前用 IGRT 和 CT 成像来更好地评估患者的位置,椎旁肉瘤的放疗剂量可达 59.4Gy。IGRT 和放疗野的缩小也被用于Ⅱ期 RTOG-0630 的研究；已完成入组，结果还未公布[108]。IGRT 另一个优势是如果治疗过程中发现患者解剖学上的变化(例如体重下降)或者肿瘤形状的改变,应该制订一个新的放疗计划以适应这个变化。这被称为自适应放疗,可应用于对放疗敏感的肉瘤,比如黏液样脂肪肉瘤[125,126]。

粒子束比如质子和重离子(碳离子)的物理特性和生物学特性优于光子,它们的临床应用是有吸引力的。因为剂量分布 Bragg 峰的优势,可以制订出边缘剂量迅速衰减的治疗计划[127],从而更好地保护相邻的重要组织结构,提高靶区的剂量。质子束照射治疗恶性肿瘤已经在多个医学中心开展了几十年,颅底以及椎旁、骶骨的脊索瘤和软骨肉瘤的质子治疗已有相关文献发表。目前尚没有随机对照研究比较质子和光子的优劣,但是有几个单中心的研究,报道质子治疗取得了很好疗效。颅底的脊索瘤经质子治疗后局部控制率为 46%~90%,颅底的软骨肉瘤为 75%~100%[128-135]。自20世纪 90 年代，碳离子的治疗被应用于临床。Schulz-Ertner 等[136,137]报道了碳离子治疗颅底脊索瘤和软骨肉瘤分别取得 74%和 90%的 4 年局部控制率。日本千叶的研究小组报道碳离子治疗未切除的骨和软组织肉瘤,获得 73%的局部控制率,而骶骨脊索瘤获得 96%的局部控制率[138,139]。这些初步的结果令人印象深刻，但仍需要长期随访的数据来证实。

立体定向放射治疗是一种将高度聚焦的光子束投射到颅外病变的技术。常用的剂量方案为超分割，每次大分割的剂量为 6~30Gy,1~5 次为一疗程。对于肉瘤来说,SBRT 对寡转移的治疗有一定作用。有报道混合型肿瘤(包括肉瘤成分)的肺转移或其他部位的转移，通过 SBRT 治疗获得了 73%~96%的局部控制率[140-142]。SBRT 对原发肉瘤的根治性治疗的作用很少有报道,但是选择肿瘤靠近放疗敏感组织的患者进行 SBRT,可能有一定疗效。例如,一个入组了 14 例脊椎原发肉瘤患者的 SBRT 的研究中，单纯行 SBRT 组局部控制 5/7，另外 SBRT 联合手术组局部控制也为 5/7[143]。图 83.6 为一例布莱根妇女医院的下腔静脉平滑肌肉瘤患者，未切除的情况下，经 SBRT 治疗后的 MRI 图像和剂量分布图。

IMRT 有或没有剂量雕刻、IGRT、自适应放疗、粒子束照射和 SBRT 相比传统的光子 3D-CRT 治疗有潜在的剂量学和生物学优势。所有这些新技术的文献数据虽然理想,但是有限。用于治疗肉瘤所有的新技术，都会有各自的适应证，但仍需要进一步的研究来明确,另外毒性是否可耐受也需要评估。

放疗的毒性

急性毒性

四肢肉瘤急性放疗毒性包括高剂量区的皮肤红斑和脱屑,伤口未愈,局限性脱发和乏力。湿性脱屑很不舒服,但是放疗完成后会很快痊愈。此外,躯干部表浅的软组织肉瘤的毒性还有恶心、肠易激和食管炎，

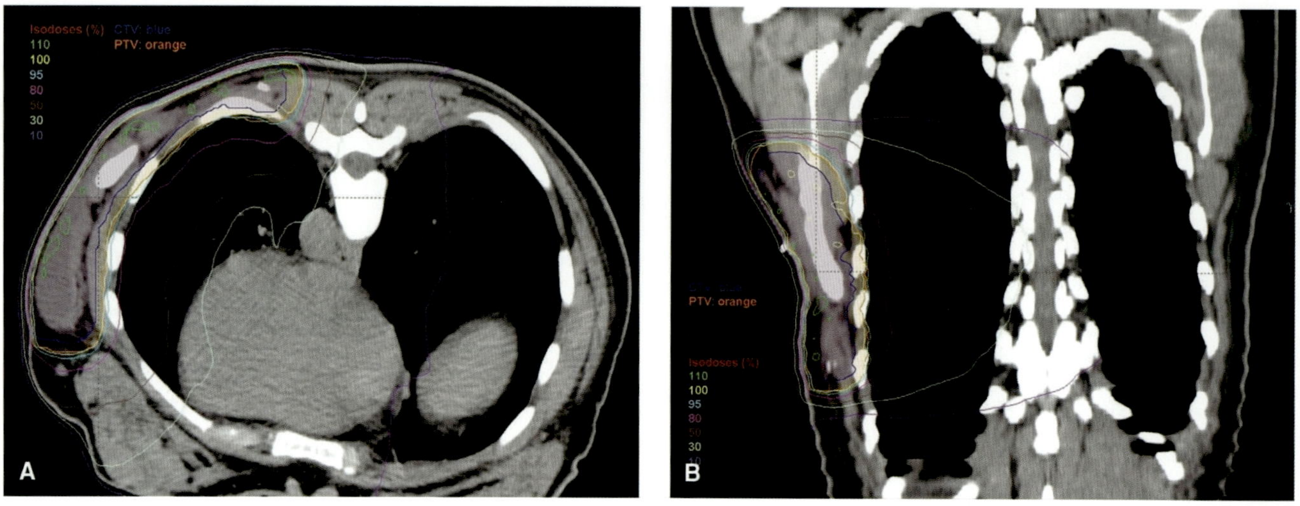

图 83.5 患者女，左上侧背部恶性孤立性纤维瘤，边缘切除 3.5cm 的肿瘤，多处切缘阳性，根治性再切除显示残留的微小肿瘤和阴性切缘。术后先行调强放疗（IMRT）50.4 Gy，后程斜野对穿照射 12.6Gy，总剂量为 63Gy。(A)断层图像的计划设计显示临床靶区（CTV）[包括手术瘤床的边界（蓝色）]、计划靶区（PTV）（橙色）和覆盖的等剂量线。(B)冠状位图像显示的 CTV（蓝色）、PTV（橙色）和等剂量线。

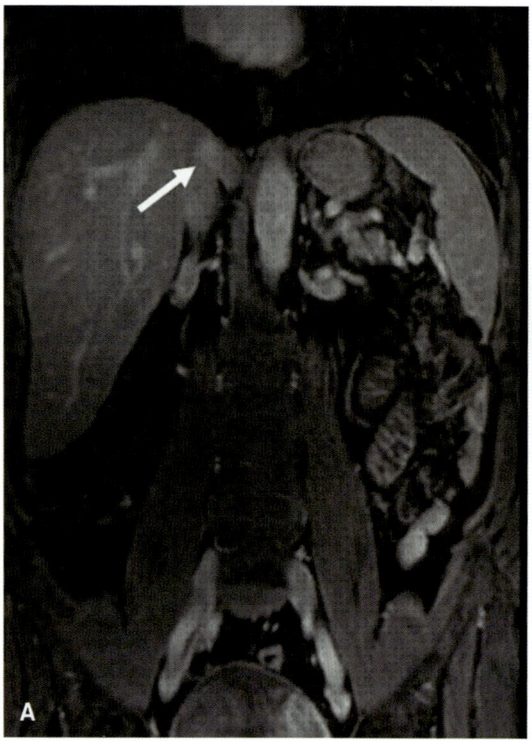

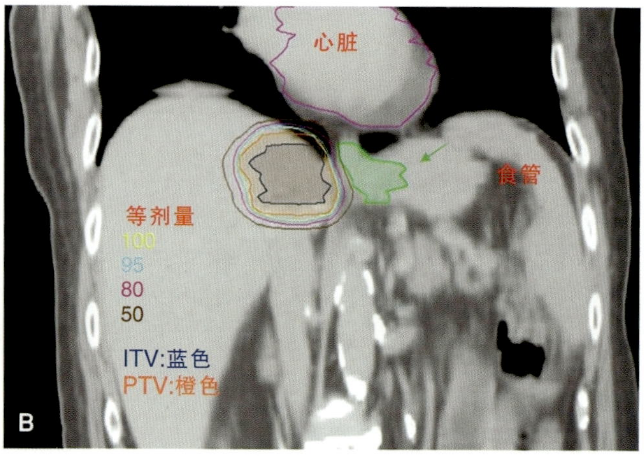

图 83.6 患者男，72 岁，肝内下腔静脉平滑肌肉瘤，肿瘤 1.8cm×1.8cm，靠近肝、食管和心脏，不可切除，行体部立体定向放射治疗（SBRT）（60Gy/5 次）。(A)T1 加权磁共振冠状面图像显示的肿瘤。(B)SBRT 冠状面的计划所显示的内部靶区（蓝色）、计划靶区（橙色）和等剂量线的覆盖。

具体取决于肿瘤的位置。

急性毒性最典型的后遗症是影响伤口愈合。几个回顾性单中心研究报道了术前放疗引起切口愈合困难的概率为 25%~46%[89-91,95,144-148]。术后放疗引起切口愈合困难的比例要低，为 6%~29%[90,91,144,146]。有关切口的并发症的最确切的数据，来自于加拿大肉瘤协作组里程碑式的随机试验，该试验的研究终点为术后 120 天内切口的严重并发症[109]。切口的严重并发症定义为切口修复需要二次手术，或者切口管理需要侵入性操作、再次入院、120 天或者更长时间的深度包扎。该试验随机入组了 190 例患者，分成术前放疗组（50Gy±16~20Gy）和术后放疗组（66~70Gy）。中位随访 3.3 年，因提前达到终止入组的条件而关闭。术前放疗切口的严重并发症的概率为 35%,而术后放疗的并发症概率为 17%(P=0.01)。而且,多因素分析表明下肢肉瘤和肿瘤>10cm 为切口并发症的独立预后因素。其他研究也证实了类似的结果[89,145,146]。ldini 等[89]回顾了布莱根妇女医院和丹娜法伯癌症研究所,对 103 例躯干或四肢的软组织肉瘤术前放疗的经验。多因素分析表明,切口并发症明确的独立预后因子为肿瘤>10cm、肿瘤距皮肤<3mm、血管瓣关闭、糖尿病。Dickie 等[149]为减少术前放疗的切口并发症,开展了 59 例下肢肉瘤患者的Ⅱ期研究。和外科医生一起,肿瘤放疗医生勾画即将手术的皮瓣区域,并将其排除在 IMRT 放疗区域之外。切口并发症的发生率为 30.5%,与之前随机对照研究中的数值没有明显统计学差异。然而有意思的是,出现切口并发症的患者,皮瓣区域的平均剂量和最大剂量都较高。当肿瘤靠近皮肤表面时,皮瓣的高剂量是放疗计划必需的,这一点和 Baldini 的报道一致,即肿瘤在距皮肤 3mm 以内,切口并发症增加。减少术后切口的并发症仍需要更多努力。

慢性毒性

四肢肿瘤放疗后最常见的慢性毒性包括水肿、皮肤纤维化、肌力降低、运动范围减少、疼痛和少见的骨折或外周神经损伤。已报道的毒性发生率各异,因为研究入组的标准不同(肿瘤的位置和治疗方式),一些研究报道了中度或严重的并发症,而其他的研究报道的并发症的程度不一。尽管如此,水肿的发生率为 10%~20%,纤维化为 30%~60%,骨折为 0.07%~7%[97,150-156]。Stinson 等[150]回顾了 145 例在美国国家癌症研究所进行手术和放疗的患者,并发症的发生率如下:57%纤维化,32%中重度活动能力的降低,20%中重度肌力下降,20%肢体挛缩,19%≥2 级水肿,7%需要麻醉药品的疼痛,6%骨折。此外,几个较高剂量和更大放疗野的研究表明,并发症发生率更高。剂量>60Gy 或者 63Gy 时,纤维化、水肿、骨折、疼痛、肌力下降和运动范围缩小的发生率更高[97,118,150,151,154,157]。大的放疗野与水肿、纤维化和关节硬化增加有关[150,151]。

放疗的时机:术前VS术后放疗

外照射放疗可在根治性手术之前或者之后进行。两种方案的局部复发率相似,术前为 3%~27%,术后为 8%~28%[53,86-88,90,91,158-160]。加拿大肉瘤协作组进行的术前放疗对比术后放疗的随机对照研究显示,术前放疗和术后放疗的局部控制率分别为 93%和 92%[86]。类似的,没有研究表明 DFS 或者 OS 有差异。加拿大的随机对照研究表明,术前放疗组生存率提高,但是更新的 7 年随访结果在复发或生存上没有差异[86,109]。一项评估了国家肿瘤数据库中 821 例患者的回顾性研究表明,术前放疗提高了 DFS[54]。但是这些结果应该谨慎对待,因为这些研究有回顾性的特点和相关的潜在选择偏倚。

虽然这些研究的结果看起来相似,但是毒性的分布有明显差异。术前放疗与急性的切口并发症的风险相关。几个回顾性的研究指出切口并发症的概率为 25%~46%[89,90,95,145-147]。正如之前详细介绍的(参见急性放疗毒性部分),切口并发症的确切数据来自加拿大的随机对照研究,该研究的主要终点为切口并发症。其中,术前放疗和术后放疗的切口并发症的概率分别为 35%和 17%(P=0.01)[109]。虽然切口的并发症影响了患者术后早期(术后 6 周)的功能恢复,但是毒性是可以逆转的,因为术后 1 年治疗组之间的功能没有差别。

另一方面,术后放疗的患者慢性和不可逆毒性的比例较高,包括皮肤纤维化、关节硬化、水肿和骨折。这些晚期毒性在回顾性研究中有报道,最权威的数据仍然来自加拿大的研究[150,151,154,157,161]。Davis 等[151]报道术后放疗组 2 级以上毒性比术前放疗组高。术后放疗和术前放疗 2 级以上的毒性分别为:皮下纤维化,48%对 31.5%;关节硬化,23%对 18%;水肿,23%对 15.5%。但是这些不同并没有统计学差异,该研究也没有进一步分析。更大的放疗野与纤维化、关节硬化、水肿的发生率的相关性有统计学意义。Holt 等[154]报道了术后放疗(60~66Gy)和术前放疗(50Gy)相比骨折发生率增加,分别为 7%和 0.6%(P=0.007)。

总结术前放疗和术后放疗相对的优势和劣势是有意义的。术前放疗的优点是放疗野小和剂量低,有助于降低远期毒性。低剂量也与治疗时间短、花费低和第二恶性肿瘤的风险低相关。术前放疗其他的潜在优势在于,将不可切除或边缘切除的肿瘤转化为可切除的,防止肿瘤通过手术区域或体循环播散,提高血供好的含氧肿瘤组织的放疗效率。此外,大多数情况下,因为肿瘤在原位,所以定义放疗计划中肿瘤的体积是相对容易的。术前放疗主要的劣势是切口并发症的风险增加,并由此导致发病率和花费的增加。但是,主要的切口并发症是可治愈的,因此,这个毒性被认为是可逆的。另一个术前放疗的劣势是,既往的治疗

表 83.4 软组织肉瘤单纯手术治疗的单中心研究

研究	大概的局部复发率	局部复发率和说明
Rydholm[100] 瑞典隆德大学医院 1991 *n*=56	7%(4/56)	皮下和肌肉间的肿瘤;所有病灶都有"足够的切缘"
Rydholm[103] 瑞典隆德大学医院 1991 *n*=73	5%(4/73)	全部为皮下肿瘤;所有病灶都有"足够的切缘" 低级别:0(0/14) 高级别:7%(4/49)
Karakousis[101] 罗斯威尔公园癌症研究所 1995 *n*=116	10%(12/116)	广泛或者根治性切除(包括9例截肢术) 低级别:0(0/19) 高级别:12%(12/97)
Gibbs[105] 芝加哥大学 1997 *n*=35	0%(0/35)	全部为皮下肿瘤 所有病灶均为"广泛切除"
Baldini[102] 布莱根妇女医院和丹娜法伯癌症研究所 1999 *n*=74	5%(4/74)	切缘<1cm:11%(4/38) 切缘>1cm:0(0/36) 低级别:2.5%(1/40) 高级别:9%(3/24)
Fabrizio[164] 梅奥诊所 2000 *n*=34	15%(5/34)	低级别:0(0/18) 高级别:31%(5/16)
Alektiar[106] MSKCC 2002 *n*=116	18%(21/116)	全部为高级别肿瘤,直径<5cm、手术切缘阴性
Pisters[104] MDACC 2007 *n*=74	8%(6/74)	唯一的前瞻性研究 所有切缘阴性 所有肿瘤直径<5cm 皮下肿瘤患者 LR:5%
Cahlon[162] MSKCC 2008 *n*=200	10%(20/200)	二次手术切缘均为阴性 年龄≤50:5%(6/123) 年龄>50:18%(14/77) Ⅰ/Ⅱ期:7%(13/178) Ⅲ期:32%(7/22)

LR,局部复发;MSKCC,纪念斯隆-凯特琳癌症中心;MDACC,MD 安德森癌症中心。

可能导致切除的组织病理学特征不典型。

术后放疗的优势在于,术后有完整的肿瘤标本用于病理学检查,包括组织学和切缘状态的判定。另一个重要的优势是切口严重并发症的风险降低。术后放疗的劣势为放疗野和剂量增加,导致远期毒性增加,如皮下纤维化、关节硬化、水肿、疼痛和骨折。绝大多数情况下,这些毒性是不可逆的。理论上,手术中血管的离断会产生乏氧的环境,导致放疗敏感性降低(这可以解释术后放疗需要更高剂量的原因)。最后,术后放疗靶区的勾画变得更加复杂,因为需要确定瘤床和整个手术野的范围。

总之,术前放疗和术后放疗疗效相当,但是副作用各异,其中最显著副作用的是术前放疗增加了(可逆的)切口并发症,而术后放疗增加了远期毒性,如纤维化、水肿和关节硬化。本节的题目是相互矛盾的,但是对于四肢或躯干部的软组织肉瘤,笔者倾向于选择术前放疗。甚至,当患者有较高的术后并发症的风险时,笔者也会首选术前放疗,因为大部分切口问题可治愈,而且功能恢复良好。

单纯手术治疗

如前所述,保肢手术和放疗是四肢和躯干部高级别软组织肉瘤的标准治疗。但是,有几项研究证实单纯手术也有不错的疗效(表 83.4)。但是所有这些研究都是单中心的,除了一个研究其他均为回顾性的研究,入组的患者经过了精心的选择。这些因素使结果不具有普遍性,参考这些文献时需要注意这一点。尽管如此,这部分患者局部复发率粗略估计为 0~20%,大部分是 10%或更低[99,100-106,162]。虽然选择手术治疗的标准仍然不清楚,但是潜在的影响因素可以通过仔细的分析得到。良好的局部控制率似乎与皮下肿瘤的广泛切除有关。Rydholm 等[103]报道了 73 例广泛切除的皮下肿瘤,只有 4 例复发(5%)。而且,Gibbs 等[105]报道了 35 例皮下软组织肉瘤的患者经广泛切除后没有 1 例局部复发。其中,47%为高级别肿瘤,32%直径>5cm。

Pisters 等[104]报道了肿瘤直径<5cm 切缘阴性的肿瘤单纯手术治疗的前瞻性研究。初步分析表明总体人群局部复发率为 8%,皮下肿瘤为 5%。而且,外科技术和切缘状态是最重要的决定因素。由 Rydholm 等[100]报道的研究中,大部分病例术前没有活检,因此没有组织间肿瘤种植的可能。

有几项研究报道了一个细致的广泛切除手术,手术的同时对正常组织和完整筋膜行袖状切除[100,103,105]。Pisters 等[104]进行的前瞻性研究中,阴性切缘是单纯手术的必要条件。Baldini 等[102]的研究对手术切缘进行了量化,74 例患者行手术治疗,10 年总的局部复发率为

7%。有意思的是,手术切缘≥1cm 的 36 例患者无 1 例复发,而手术切缘<1cm 的患者 10 年精确局部复发率为 13%(4/38)。

相反,来自古斯塔夫研究所的一项回顾性研究也将手术切缘量化[163]。他们报道了手术切缘>1cm 的单纯手术的患者的 10 年局部复发率为 35%。而且,他们发现增加放疗后没有带来局部控制率的获益。因为该研究局部复发率高,很难得出有意义的结论,但是强化了一个观念,即谨慎选择单纯手术治疗。

Cahlon 等[162]报道了纪念斯隆-凯特琳癌症中心的 200 例行单纯手术治疗的患者, 二次手术证实没有局部复发,总的 5 年局部复发率仅为 9%,多因素分析表明, 年龄>50 岁和分期为Ⅲ期是局部复发率高的预测因素。如果两个因素都具备,局部复发率为 31%。这些研究中, 低级别肿瘤单纯手术的局部复发率是很低的,为 0~5%[100,102-105,164]。实际上,低级别软组织肿瘤推荐的标准治疗是单纯手术。手术加阴性切缘的局部复发率通常<20%[92](低级别肿瘤的辅助放疗指征包括手术切缘阳性,单纯手术治疗后局部复发,或者肿瘤所在部位不适合行挽救性手术)。

总之,对于部分四肢和躯干部的软组织肉瘤患者来说,广泛切除是最适合的治疗。单纯手术的适应证仍然不确定,可能包括但是不限于如下条件:皮下肿瘤;阴性切缘>1cm 或者筋膜完整;低级别肿瘤;原发疾病的代表性肿瘤(例如,不是局部复发);肿瘤复发后的部位适合行保肢的挽救性手术;患者有随访的意愿。在手术成为软组织肉瘤标准治疗之前,需要阐明适应证并经过前瞻性的多中心的研究证实。除了低级别的切缘阴性的肿瘤,单纯手术治疗应该谨慎对待。

新辅助、同步或者辅助化疗

四肢和躯干部的局部晚期软组织肉瘤 (Ⅲ期)远处转移的风险高,因此,增加全身系统治疗是有必要的。在儿童和成人的横纹肌肉瘤和 Ewing 肉瘤的治疗指南中,化疗地位确切[165,166]。对于其他类型的成人软组织肉瘤,化疗没有确切疗效,是下文讨论的重点。过去软组织肉瘤最常用的化疗药物是阿霉素和异环磷酰胺,目前以吉西他滨为基础的方案逐渐增多,尤其是在平滑肌肉瘤的患者中[167,168]。

新辅助化疗有几个潜在的优势,包括早期治疗远处微转移病灶;化疗有效时可缩小手术范围;确定患者对化疗的敏感性,指导术后化疗的选择;因为术前新辅助治疗期间,肿瘤血供还没有被破坏,有助于增加肿瘤局部的药物浓度、提高疗效。很少有研究关注新辅助化疗对高危的四肢和躯干部软组织肉瘤的疗效。欧洲癌症研究治疗机构的一个前瞻性随机对照Ⅱ期临床研究入组了 137 例患者,随机分为术前 3 周期阿霉素联合异环磷酰胺化疗组和不化疗组,术后选择性行放疗[169]。不幸的是,研究因为入组情况不理想而关闭,因此没有足够的证据得出确切的结论。两组间的 DFS 或者 OS 没有明显的统计学差异。具体说来,化疗组的 5 年 DFS 率是 56%, 而观察组是 52%;5 年的 OS 率分别为 65%和 64%。其他两个关于新辅助化疗的回顾性研究结果混杂,难以得出确切结论[170,171]。

同样,术前同步放化疗的数据也很少。几个研究表明放疗同步阿霉素、异环磷酰胺、吉西他滨或替莫唑胺是可行而且安全的[172-176]。还有两个化疗和放疗交叉进行的研究。第一个试验是马萨诸塞州总医院开展的, 共入组了 48 例患者。治疗包括交叉进行的化疗(美司钠、阿霉素、异环磷酰胺、达卡巴嗪)和 44Gy 的放疗,放疗在化疗的间歇进行[177]。实验结果很令人鼓舞,与历史对照相比提高了生存率。RTOG 随后在类似的Ⅱ期临床研究中入组了 66 例患者[178],其结果和上述试验相同,但是副作用更大,有 5%的治疗相关死亡和 83%的 4 级毒性。

化疗最可靠的证据来自辅助治疗,一项来自肉瘤 Meta 分析协作组的研究, 纳入了 14 项随机对照研究的 1568 例患者, 纳入标准为以阿霉素为基础的辅助化疗。研究表明化疗提高了 10 年的无复发生存率和无病生存率,差异有统计学意义[179]。化疗组和观察组 10 年的无复发生存率分别为 81%和 75%(P=0.02);10 年的无病生存率分别为 55%和 45%(P=0.001)。10 年的总生存化疗组没有获益, 分别为 54%和 50%(P=0.12)。但是,探索性分析表明四肢的软组织肉瘤亚组有 7%的生存获益。在这项 Meta 分析之后,进行了多个以蒽环类或异环磷酰胺为基础的辅助化疗的随机对照研究; 很多研究显示化疗有生存获益的趋势,但均无统计学意义[180-184](一个意大利的研究报道了化疗后 4 年的生存获益显著, 但没有维持到随访 7.5 年的时候[180,181])。肉瘤 Meta 分析协作组在 2008 年更新了他们的 Meta 分析,纳入了另外 4 个新的研究(3 个辅助化疗和 1 个新辅助化疗)[169,180,182,183,185]。新的 Meta 分析包括 18 项随机对照研究 1953 例患者,提示化疗减少了 4%的局部复发和 9%的远处转移, 提高了 6%的生存率[185]。但是,这次更新没有包含最大规模的阴性研究,影响了结果的可信度[184]。

上述所有研究包含了软组织肉瘤的各种亚型，这可能并不合适，因为我们了解到软组织肉瘤生物学行为是多样的。例如，几项研究显示滑膜肉瘤和圆形细胞脂肪肉瘤对化疗敏感[186-189]。可能特殊亚型的软组织肉瘤（如滑膜肉瘤或者圆形细胞脂肪肉瘤）确实有生存获益，但是受到组织学亚型和肿瘤位置这两个混杂因素影响，既往的研究结论可能可信度稍差。进一步的研究建议进行统一的病理学阅片，并依据病理进行分层。

总之，虽然某些亚型化疗有效，目前的证据不支持局部进展的软组织肉瘤常规应用化疗。但是，复发风险高的高级别的肿瘤和大块肿瘤（>8~10cm），在衡量化疗的利弊之后，可行新辅助、同步或者交叉化疗。因为毒性较大，同步放化疗最好在有经验的中心进行。

肢体隔离灌注、肢体隔离输注、化疗联合局部热疗

肢体隔离灌注（ILP）是一个复杂的技术，已在欧洲用于治疗局部晚期需要截肢的软组织肉瘤患者。其过程包括游离肢体动静脉，与体外循环装置连接，通过体外循环运输化疗药物，最常用的是美法仑和肿瘤坏死因子。同时用止血带防止药物渗漏到全身循环中去，可局部联合热疗。治疗的副作用较大，但是保肢成功率较高[190-193]。肢体隔离输注（ILI）是一种低流量无氧合的技术，已经成为肢体隔离灌注的简单替代治疗。与肢体隔离灌注相比，副作用小、疗效好[194,195]。最后，化疗联合局部热疗（通过外部电磁场传递热量）是另一个治疗局部晚期肉瘤的方法。一项比较阿霉素、依托泊苷、异环磷酰胺联合或不联合热疗疗效的随机对照研究显示，联合热疗组DFS和无进展生存率优于单纯化疗组[196]。上述技术都较为复杂，同时可能会导致严重的毒性。但是，一旦上皮样肉瘤或者透明细胞肉瘤合并交通转移，或放疗和手术后出现广泛的局部复发，以上技术可作为截肢术的替代治疗。

未来的发展方向

总之，Ⅰ期、Ⅱ期的四肢和躯干部软组织肉瘤的治愈率较高，局部控制率≥85%，5年生存率分别为90%和81%[47]。对这些患者，我们应当致力于寻找降低手术和放疗相关并发症的方法。这些策略包括技术创新以减少术后伤口的并发症，尽可能缩小放疗野的体积，适形放疗，进一步明确单纯手术治疗的适应证等。对于局部控制较困难的情况，需要更为积极的治疗方法：包括提高剂量的IGRT、剂量雕刻的IMRT、重离子、SBRT等放疗或者同步放化疗。最后，Ⅲ期的患者远处转移和死亡的风险较高。对于这部分患者，系统的全身治疗是必要的。靶向药物伊马替尼治疗胃肠道间质肿瘤取得了巨大的成功，期待在其他组织肿瘤中有类似的发现[197]。随着软组织肉瘤治疗的研究进展，多种组织学亚型的治疗方案将进一步完善。

致谢

感谢Susanna、Hilfer和Barbara对本章内容编写的帮助！

（王琳琳 译 王琳琳 校）

部分参考文献

本章全部参考文献请登录网站：http://www.tsttpc.com/download_list.html

2. Fletcher CDM, Unni KK, Mertens F, eds. *World Health Orgnization classification of tumours: pathology and genetics of tumours of soft tissue and bone*. Lyon: IARC Press, 2002.
15. Lawrence W Jr, Donegan WL, Natarajan N, et al. Adult soft tissue sarcomas. A pattern of care survey of the American College of Surgeons. *Ann Surg* 1987;205(4): 349–359.
19. Simon MA, Enneking WF. The management of soft-tissue sarcomas of the extremities. *J Bone Joint Surg Am* 1976;58(3):317–327.
20. Enneking WF, Spanier SS, Malawer MM. The effect of the Anatomic setting on the results of surgical procedures for soft parts sarcoma of the thigh. *Cancer* 1981; 47(5):1005–1022.
28. Guadagnolo BA, Zagars GK, Ballo MT, et al. Excellent local control rates and distinctive patterns of failure in myxoid liposarcoma treated with conservation surgery and radiotherapy. *Int J Radiat Oncol Biol Phys* 2008;70(3):760–765.
35. Haglund KE, Raut CP, Nascimento AF, et al. Recurrence patterns and survival for patients with intermediate- and high-grade myxofibrosarcoma. *Int J Radiat Oncol Biol Phys* 2012;82(1):361–367.
36. Mutter RW, Singer S, Zhang Z, et al. The enigma of myxofibrosarcoma of the extremity. *Cancer* 2012;118(2):518–527.
37. Sanfilippo R, Miceli R, Grosso F, et al. Myxofibrosarcoma: prognostic factors and survival in a series of patients treated at a single institution. *Ann Surg Oncol* 2011;18(3):720–725.
38. Toomayan GA, Robertson F, Major NM. Lower extremity compartmental anatomy: clinical relevance to radiologists. *Skeletal Radiol* 2005;34(6):307–313.
39. Demas BE, Heelan RT, Lane J, et al. Soft-tissue sarcomas of the extremities: comparison of MR and CT in determining the extent of disease. *AJR Am J Roentgenol* 1988;150(3):615–620.
41. White LM, Wunder JS, Bell RS, et al. Histologic assessment of peritumoral edema in soft tissue sarcoma. *Int J Radiat Oncol Biol Phys* 2005;61(5):1439–1445.
42. Panicek DM, Gatsonis C, Rosenthal DI, et al. CT and MR imaging in the local staging of primary malignant musculoskeletal neoplasms: report of the Radiology Diagnostic Oncology Group. *Radiology* 1997;202(1):237–246.
46. Mankin HJ, Mankin CJ, Simon MA. The hazards of the biopsy, revisited. Members of the Musculoskeletal Tumor Society. *J Bone Joint Surg Am* 1996;78(5):656–663.
47. Edge SB, Byrd DR, Compton CC, et al., eds. *AJCC cancer staging manual*. 7th ed. New York: Springer, 2010.
48. Pisters PW, Leung DH, Woodruff J, et al. Analysis of prognostic factors in 1,041 patients with localized soft tissue sarcomas of the extremities. *J Clin Oncol* 1996; 14(5):1679–1689.
49. Zagars GK, Ballo MT, Pisters PW, et al. Prognostic factors for patients with localized soft-tissue sarcoma treated with conservation surgery and radiation therapy: an analysis of 1225 patients. *Cancer* 2003;97(10):2530–2543.
50. Coindre JM, Terrier P, Guillou L, et al. Predictive value of grade for metastasis development in the main histologic types of adult soft tissue sarcomas: a study of 1240 patients from the French Federation of Cancer Centers Sarcoma Group. *Cancer* 2001;91(10):1914–1926.
51. Parsons HM, Habermann EB, Tuttle TM, et al. Conditional survival of extremity soft-tissue sarcoma: results beyond the staging system. *Cancer* 2011;117(5): 1055–1060.
52. LeVay J, O'Sullivan B, Catton C, et al. Outcome and prognostic factors in soft tissue sarcoma in the adult. *Int J Radiat Oncol Biol Phys* 1993;27(5):1091–1099.
53. Suit HD, Mankin HJ, Wood WC, et al. Treatment of the patient with stage M0 soft

tissue sarcoma. *J Clin Oncol* 1988;6(5):854–862.
54. Sampath S, Schultheiss TE, Hitchcock YJ, et al. Preoperative versus postoperative radiotherapy in soft-tissue sarcoma: multi-institutional analysis of 821 patients. *Int J Radiat Oncol Biol Phys* 2011;81(2):498–505.
55. Gutierrez JC, Perez EA, Franceschi D, et al. Outcomes for soft-tissue sarcoma in 8249 cases from a large state cancer registry. *J Surg Res* 2007;141(1):105–114.
56. Canter RJ, Beal S, Borys D, et al. Interaction of histologic subtype and histologic grade in predicting survival for soft-tissue sarcomas. *J Am Coll Surg* 2010;210(2):191–198.
57. Trovik CS, Bauer HC, Alvegard TA, et al. Surgical margins, local recurrence and metastasis in soft tissue sarcomas: 559 surgically-treated patients from the Scandinavian Sarcoma Group Register. *Eur J Cancer* 2000;36(6):710–716.
58. Gronchi A, Casali PG, Mariani L, et al. Status of surgical margins and prognosis in adult soft tissue sarcomas of the extremities: a series of patients treated at a single institution. *J Clin Oncol* 2005;23(1):96–104.
59. Rosenberg SA, Tepper J, Glatstein E, et al. The treatment of soft-tissue sarcomas of the extremities: prospective randomized evaluations of (1) limb-sparing surgery plus radiation therapy compared with amputation and (2) the role of adjuvant chemotherapy. *Ann Surg* 1982;196(3):305–315.
60. Gerrand CH, Wunder JS, Kandel RA, et al. Classification of positive margins after resection of soft-tissue sarcoma of the limb predicts the risk of local recurrence. *J Bone Joint Surg Br* 2001;83(8):1149–1155.
61. Singer S, Corson JM, Gonin R, et al. Prognostic factors predictive of survival and local recurrence for extremity soft tissue sarcoma. *Ann Surg* 1994;219(2):165–173.
62. Stefanovski PD, Bidoli E, De Paoli A, et al. Prognostic factors in soft tissue sarcomas: a study of 395 patients. *Eur J Surg Oncol* 2002;28(2):153–164.
63. Fein DA, Lee WR, Lanciano RM, et al. Management of extremity soft tissue sarcomas with limb-sparing surgery and postoperative irradiation: do total dose, overall treatment time, and the surgery-radiotherapy interval impact on local control? *Int J Radiat Oncol Biol Phys* 1995;32(4):969–976.
64. Gustafson P, Dreinhofer KE, Rydholm A. Soft tissue sarcoma should be treated at a tumor center. A comparison of quality of surgery in 375 patients. *Acta Orthop Scand* 1994;65(1):47–50.
65. Clasby R, Tilling K, Smith MA, et al. Variable management of soft tissue sarcoma: regional audit with implications for specialist care. *Br J Surg* 1997;84(12):1692–1696.
66. Guadagnolo BA, Xu Y, Zagars GK, et al. A population-based study of the quality of care in the diagnosis of large (≥5 cm) soft tissue sarcomas. *Am J Clin Oncol* 2011 (in press).
71. Pisters PW, Harrison LB, Leung DH, et al. Long-term results of a prospective randomized trial of adjuvant brachytherapy in soft tissue sarcoma. *J Clin Oncol* 1996; 14(3):859–868.
72. Fiore M, Casali PG, Miceli R, et al. Prognostic effect of re-excision in adult soft tissue sarcoma of the extremity. *Ann Surg Oncol* 2006;13(1):110–117.
76. Zagars GK, Ballo MT, Pisters PW, et al. Surgical margins and reresection in the management of patients with soft tissue sarcoma using conservative surgery and radiation therapy. *Cancer* 2003;97(10):2544–2553.
77. Lewis JJ, Leung D, Espat J, et al. Effect of reresection in extremity soft tissue sarcoma. *Ann Surg* 2000;231(5):655–663.
78. Davis AM, Kandel RA, Wunder JS, et al. The impact of residual disease on local recurrence in patients treated by initial unplanned resection for soft tissue sarcoma of the extremity. *J Surg Oncol* 1997;66(2):81–87.
79. Giuliano AE, Eilber FR. The rationale for planned reoperation after unplanned total excision of soft-tissue sarcomas. *J Clin Oncol* 1985;3(10):1344–1348.
80. Williard WC, Hajdu SI, Casper ES, et al. Comparison of amputation with limb-sparing operations for adult soft tissue sarcoma of the extremity. *Ann Surg* 1992;215(3):269–275.
82. Yang JC, Chang AE, Baker AR, et al. Randomized prospective study of the benefit of adjuvant radiation therapy in the treatment of soft tissue sarcomas of the extremity. *J Clin Oncol* 1998;16(1):197–203.
83. Alektiar KM, Leung D, Zelefsky MJ, et al. Adjuvant brachytherapy for primary high-grade soft tissue sarcoma of the extremity. *Ann Surg Oncol* 2002;9(1):48–56.
84. Nag S, Shasha D, Janjan N, et al. The American Brachytherapy Society recommendations for brachytherapy of soft tissue sarcomas. *Int J Radiat Oncol Biol Phys* 2001;49(4):1033–1043.
85. Lewis JJ, Leung D, Heslin M, et al. Association of local recurrence with subsequent survival in extremity soft tissue sarcoma. *J Clin Oncol* 1997;15(2):646–652.
86. O'Sullivan B, Davis A, Turcotte R, et al. Five-year results of a randomized phase III trial of pre-operative vs post-operative radiotherapy in extremity soft tissue sarcoma. ASCO Annual Meeting Proceedings 2004. *J Clin Oncol* 2004;22(14 Suppl): (abstr 9007).
87. Dickie CI, Griffin AM, Parent AL, et al. The relationship between local recurrence and radiotherapy treatment volume for soft tissue sarcomas treated with external beam radiotherapy and function preservation surgery. *Int J Radiat Oncol Biol Phys* 2012;82(4):1528–1534.
88. Kim B, Chen YL, Kirsch DG, et al. An effective preoperative three-dimensional radiotherapy target volume for extremity soft tissue sarcoma and the effect of margin width on local control. *Int J Radiat Oncol Biol Phys* 2010;77(3):843–850.
89. Baldini EH, Lapidus MR, Wang Q, et al. Predictors for major wound complications following pre-operative radiotherapy and surgery for soft tissue sarcoma of the extremity and trunk: importance of tumor proximity to skin surface. *Ann Surg Oncol* 2011 (in press).
90. Cheng EY, Dusenbery KE, Winters MR, et al. Soft tissue sarcomas: preoperative versus postoperative radiotherapy. *J Surg Oncol* 1996;61(2):90–99.
91. Kuklo TR, Temple HT, Owens BD, et al. Preoperative versus postoperative radiation therapy for soft-tissue sarcomas. *Am J Orthop (Belle Mead NJ)* 2005;34(2):75–80.
92. Mendenhall WM, Indelicato DJ, Scarborough MT, et al. The management of adult soft tissue sarcomas. *Am J Clin Oncol* 2009;32(4):436–442.
93. Alektiar KM, Brennan MF, Healey JH, et al. Impact of intensity-modulated radiation therapy on local control in primary soft-tissue sarcoma of the extremity. *J Clin Oncol* 2008;26(20):3440–3444.
94. Wang D, Bosch W, Roberge D, et al. RTOG sarcoma radiation oncologists reach consensus on gross tumor volume and clinical target volume on computed tomographic images for preoperative radiotherapy of primary soft tissue sarcoma of extremity in Radiation Therapy Oncology Group studies. *Int J Radiat Oncol Biol Phys* 2011;81(4):e528.
95. Devisetty K, Kobayashi W, Suit HD, et al. Low-dose neoadjuvant external beam radiation therapy for soft tissue sarcoma. *Int J Radiat Oncol Biol Phys* 2011;80(3):779–786.
96. O'Sullivan B, Wunder J, Pisters PWT. Target description for radiotherapy of soft tissue sarcoma. In: Gregoire V, Scalliet P, Ang KK, eds. *Clinical target volumes in conformal and intensity modulated radiation therapy: a clinical guide to cancer treatment.* New York: Springer-Verlag, 2004:205–227.
97. Mundt AJ, Awan A, Sibley GS, et al. Conservative surgery and adjuvant radiation therapy in the management of adult soft tissue sarcoma of the extremities: clinical and radiobiological results. *Int J Radiat Oncol Biol Phys* 1995;32(4):977–985.
100. Rydholm A, Gustafson P, Rooser B, et al. Limb-sparing surgery without radiotherapy based on anatomic location of soft tissue sarcoma. *J Clin Oncol* 1991;9(10): 1757–1765.
101. Karakousis CP, Proimakis C, Walsh DL. Primary soft tissue sarcoma of the extremities in adults. *Br J Surg* 1995;82(9):1208–1212.
102. Baldini EH, Goldberg J, Jenner C, et al. Long-term outcomes after function-sparing surgery without radiotherapy for soft tissue sarcoma of the extremities and trunk. *J Clin Oncol* 1999;17(10):3252–3259.
103. Rydholm A, Gustafson P, Rooser B, et al. Subcutaneous sarcoma. A population-based study of 129 patients. *J Bone Joint Surg Br* 1991;73(4):662–667.
104. Pisters PW, Pollock RE, Lewis VO, et al. Long-term results of prospective trial of surgery alone with selective use of radiation for patients with T1 extremity and trunk soft tissue sarcomas. *Ann Surg* 2007;246(4):675–681; discussion 81–82.
105. Gibbs CP, Peabody TD, Mundt AJ, et al. Oncological outcomes of operative treatment of subcutaneous soft-tissue sarcomas of the extremities. *J Bone Joint Surg Am* 1997;79(6):888–897.
106. Alektiar KM, Leung D, Zelefsky MJ, et al. Adjuvant radiation for stage II-B soft tissue sarcoma of the extremity. *J Clin Oncol* 2002;20(6):1643–1650.
108. O'Sullivan B, Davis AM, Turcotte R, et al. Preoperative versus postoperative radiotherapy in soft-tissue sarcoma of the limbs: a randomised trial. *Lancet* 2002;359(9325):2235–2241.
109. Al Yami A, Griffin AM, Ferguson PC, et al. Positive surgical margins in soft tissue sarcoma treated with preoperative radiation: is a postoperative boost necessary? *Int J Radiat Oncol Biol Phys* 2010;77(4):1191–1197.
111. Alektiar KM, Velasco J, Zelefsky MJ, et al. Adjuvant radiotherapy for margin-positive high-grade soft tissue sarcoma of the extremity. *Int J Radiat Oncol Biol Phys* 2000;48(4):1051–1058.
116. Delaney TF, Kepka L, Goldberg SI, et al. Radiation therapy for control of soft-tissue sarcomas resected with positive margins. *Int J Radiat Oncol Biol Phys* 2007;67(5):1460–1469.
117. Ballo MT, Zagars GK, Cormier JN, et al. Interval between surgery and radiotherapy: effect on local control of soft tissue sarcoma. *Int J Radiat Oncol Biol Phys* 2004;58(5):1461–1467.
118. Dickie CI, Parent AL, Griffin AM, et al. Bone fractures following external beam radiotherapy and limb-preservation surgery for lower extremity soft tissue sarcoma: relationship to irradiated bone length, volume, tumor location and dose. *Int J Radiat Oncol Biol Phys* 2009;75(4):1119–1124.
119. Marks LB, Yorke ED, Jackson A, et al. Use of normal tissue complication probability models in the clinic. *Int J Radiat Oncol Biol Phys* 2010;76(3 Suppl):S10–S19.
120. Hall EJ. Intensity-modulated radiation therapy, protons, and the risk of second cancers. *Int J Radiat Oncol Biol Phys* 2006;65(1):1–7.
121. Hong L, Alektiar KM, Hunt M, et al. Intensity-modulated radiotherapy for soft tissue sarcoma of the thigh. *Int J Radiat Oncol Biol Phys* 2004;59(3):752–759.
122. Alektiar KM, Brennan MF, Singer S. Local control comparison of adjuvant brachytherapy to intensity-modulated radiotherapy in primary high-grade sarcoma of the extremity. *Cancer* 2011;117(14):3229–3234.
123. Koshy M, Landry JC, Lawson JD, et al. Intensity modulated radiation therapy for retroperitoneal sarcoma: a case for dose escalation and organ at risk toxicity reduction. *Sarcoma* 2003;7(3–4):137–148.
124. Hansen EK, Larson DA, Aubin M, et al. Image-guided radiotherapy using megavoltage cone-beam computed tomography for treatment of paraspinous tumors in the presence of orthopedic hardware. *Int J Radiat Oncol Biol Phys* 2006;66(2):323–326.
125. Pitson G, Robinson P, Wilke D, et al. Radiation response: an additional unique signature of myxoid liposarcoma. *Int J Radiat Oncol Biol Phys* 2004;60(2):522–526.
129. Terahara A, Niemierko A, Goitein M, et al. Analysis of the relationship between tumor dose inhomogeneity and local control in patients with skull base chordoma. *Int J Radiat Oncol Biol Phys* 1999;45(2):351–358.
133. Weber DC, Rutz HP, Pedroni ES, et al. Results of spot-scanning proton radiation therapy for chordoma and chondrosarcoma of the skull base: the Paul Scherrer Institut experience. *Int J Radiat Oncol Biol Phys* 2005;63(2):401–409.
137. Schulz-Ertner D, Nikoghosyan A, Hof H, et al. Carbon ion radiotherapy of skull base chondrosarcomas. *Int J Radiat Oncol Biol Phys* 2007;67(1):171–177.
138. Kamada T, Tsujii H, Tsuji H, et al. Efficacy and safety of carbon ion radiotherapy in bone and soft tissue sarcomas. *J Clin Oncol* 2002;20(22):4466–4471.
141. Milano MT, Katz AW, Schell MC, et al. Descriptive analysis of oligometastatic lesions treated with curative-intent stereotactic body radiotherapy. *Int J Radiat Oncol Biol Phys* 2008;72(5):1516–1522.
143. Levine AM, Coleman C, Horasek S. Stereotactic radiosurgery for the treatment of primary sarcomas and sarcoma metastases of the spine. *Neurosurgery* 2009;64(2 Suppl):A54–A59.
144. Pollack A, Zagars GK, Goswitz MS, et al. Preoperative vs. postoperative radiotherapy in the treatment of soft tissue sarcomas: a matter of presentation. *Int J Radiat Oncol Biol Phys* 1998;42(3):563–572.
148. Curtis KK, Ashman JB, Beauchamp CP, et al. Neoadjuvant chemoradiation compared to neoadjuvant radiation alone and surgery alone for stage II and III soft tissue sarcoma of the extremities. *Radiat Oncol* 2011;6(1):91.
149. Dickie CI, Griffin A, Parent A, et al. Phase II study of preoperative intensity modulated radiation therapy for lower limb soft tissue sarcoma. *Int J Radiat Oncol Biol Phys* 2010;78(3 Suppl):S84–S85 (abstr 181).
150. Stinson SF, DeLaney TF, Greenberg J, et al. Acute and long-term effects on limb function of combined modality limb sparing therapy for extremity soft tissue sarcoma. *Int J Radiat Oncol Biol Phys* 1991;21(6):1493–1499.
151. Davis AM, O'Sullivan B, Turcotte R, et al. Late radiation morbidity following randomization to preoperative versus postoperative radiotherapy in extremity soft tissue sarcoma. *Radiother Oncol* 2005;75(1):48–53.
152. Rimner A, Brennan MF, Zhang Z, et al. Influence of compartmental involvement on the patterns of morbidity in soft tissue sarcoma of the thigh. *Cancer* 2009;115(1):149–157.
154. Holt GE, Griffin AM, Pintilie M, et al. Fractures following radiotherapy and limb-salvage surgery for lower extremity soft-tissue sarcomas. A comparison of high-dose and low-dose radiotherapy. *J Bone Joint Surg Am* 2005;87(2):315–319.

155. Helmstedter CS, Goebel M, Zlotecki R, et al. Pathologic fractures after surgery and radiation for soft tissue tumors. *Clin Orthop Relat Res* 2001(389):165–172.
156. Alektiar KM, Zelefsky MJ, Brennan MF. Morbidity of adjuvant brachytherapy in soft tissue sarcoma of the extremity and superficial trunk. *Int J Radiat Oncol Biol Phys* 2000;47(5):1273–1279.
158. Zagars GK, Ballo MT, Pisters PW, et al. Preoperative vs. postoperative radiation therapy for soft tissue sarcoma: a retrospective comparative evaluation of disease outcome. *Int J Radiat Oncol Biol Phys* 2003;56(2):482–488.
160. Al-Absi E, Farrokhyar F, Sharma R, et al. A systematic review and meta-analysis of oncologic outcomes of pre- versus postoperative radiation in localized resectable soft-tissue sarcoma. *Ann Surg Oncol* 2010;17(5):1367–1374.
162. Cahlon O, Spierer M, Brennan MF, et al. Long-term outcomes in extremity soft tissue sarcoma after a pathologically negative re-resection and without radiotherapy. *Cancer* 2008;112(12):2774–2779.
164. Fabrizio PL, Stafford SL, Pritchard DJ. Extremity soft-tissue sarcomas selectively treated with surgery alone. *Int J Radiat Oncol Biol Phys* 2000;48(1):227–232.
177. DeLaney TF, Spiro IJ, Suit HD, et al. Neoadjuvant chemotherapy and radiotherapy for large extremity soft-tissue sarcomas. *Int J Radiat Oncol Biol Phys* 2003;56(4): 1117–1127.
178. Kraybill WG, Harris J, Spiro IJ, et al. Phase II study of neoadjuvant chemotherapy and radiation therapy in the management of high-risk, high-grade, soft tissue sarcomas of the extremities and body wall: Radiation Therapy Oncology Group Trial 9514. *J Clin Oncol* 2006;24(4):619–625.
179. Adjuvant chemotherapy for localised resectable soft-tissue sarcoma of adults: meta-analysis of individual data. Sarcoma Meta-analysis Collaboration. *Lancet* 1997;350(9092):1647–1654.
185. Pervaiz N, Colterjohn N, Farrokhyar F, et al. A systematic meta-analysis of randomized controlled trials of adjuvant chemotherapy for localized resectable soft-tissue sarcoma. *Cancer* 2008;113(3):573–581.
197. Demetri GD, von Mehren M, Blanke CD, et al. Efficacy and safety of imatinib mesylate in advanced gastrointestinal stromal tumors. *N Engl J Med* 2002;347(7):472–480.

第14部分 儿科肿瘤

第84章 儿童中枢神经系统肿瘤

Carolyn R. Freeman, Jean-Pierre Farmer, Roger E. Taylor

中枢神经系统(CNS)肿瘤占儿童所有恶性肿瘤的20%~25%。根据北美癌症登记中心协会(NAACCR)的统计,2004—2007年,0~19岁年龄段儿童经年龄标准化后的中枢神经系统肿瘤年发病率为48.47/1000 000[1]。1~4岁为发病高峰年龄,而10~14岁的发病率最低。

对于儿童中枢神经系统肿瘤的发病原因现在仍不明确。仅有2%~5%归因于已知的基因易感性,其中包括神经纤维瘤1型(NF-1)和2型(NF-2)、结节性脑硬化、痣样基底细胞(Gorlin)综合征、家族性腺瘤性息肉病以及Li-Fraumeni综合征。一小部分发病原因与诊断或治疗所用的电离辐射有关,但对于大多数患儿来说没有明确的易感因素。

儿童中枢神经系统肿瘤的治疗在近30年已经有了很大程度的进展。磁共振成像(MRI)的常规使用,功能影像的逐渐普及以及神经病理检查和分子诊断技术的提高使我们能够更好地认识不同肿瘤类型的特征。神经外科技术的提高及围手术期治疗的进步提高了肿瘤的切除程度,其中也包括一些位于大脑重要功能区而之前认为无法手术的肿瘤。加上放射治疗技术的改进、新的化疗药物和化疗方案的出现,以及国家和国际间的各种临床试验,共同促进了儿童和青少年中枢神经系统肿瘤治疗效果的提高。根据NAACCR的统计,5年生存率已从62.9%(1980—1989年诊断的患儿)提高到75.3%(2000—2006年诊断的患儿)[1]。

儿童CNS肿瘤放射治疗:基本问题

放射治疗是儿童中枢神经系统肿瘤治疗的重要组成部分。然而,长期存活者出现后遗症的风险也较高[2,3],虽然后遗症往往是多因素导致的,但其中很大一部分是放射治疗的原因;30年来,在儿童中枢神经系统肿瘤的治疗中,使用了很多方法来降低治疗相关的风险。近年来,放射治疗的发展,包括靶区勾画的改进,以及新技术和新的治疗方法(比如质子)的应用等,为治疗获益提供了重要的途径,这些都将在本章中分节讨论。

放疗的远期疗效

脑肿瘤患儿的生存质量可能受长期后遗症的影响。尽管有些患者(例如NF-1)很可能由于肿瘤本身或者手术存在某些特定的风险和后遗症(如神经功能障碍),但很明显,放射治疗也可以直接、单独或受其他因素的影响而导致远期反应。Kortmann等[4]报道了儿童低级别胶质瘤的放疗相关后遗症,包括对脑实质的影响、神经功能障碍、对神经认知和行为的影响、内分泌功能紊乱、血管病变以及第二肿瘤的发生。

我们对放疗后神经认知后遗症的认识在最近这

些年有了很大程度的提高。众所周知，髓鞘和中枢神经系统功能在青春期之前甚至是步入青年期后都在继续发育成熟。通过对微血管和产生髓磷脂的少突胶质前体细胞的影响，放疗可以干扰神经形成并引起脑皮质萎缩。这些患者难以掌握同年龄相当的知识和技能，而且随着时间推移智力将逐渐下降[5]。放射损伤的程度很大程度上取决于开始治疗时的年龄，但仍有其他很多因素：患者因素（如，是否为NF-1），肿瘤因素（如肿瘤位置、是否有脑积水等）以及治疗因素（如，放疗的靶区和剂量[6-8]，是否合并化疗[9,10]等）都会影响放疗损伤的发生程度。此外，其他损伤的发生，例如与肿瘤位置或手术有关的行为困难或是由顺铂引起的听力减退，也会有一定的影响。对于大部分患儿来说，最终的结果是学校及社会行为受到损害，并且随着时间的推移逐渐恶化。越来越多的证据表明，认知或行为治疗、药物治疗，甚至锻炼都有利于减轻以上损伤，而且应该在治疗后尽早开始，以达到最好的结果[5,11,12]。

放疗后内分泌功能障碍很常见[13]。尽管很大一部分患者由于肿瘤或手术的原因在放疗前就出现了障碍，尽管化疗等其他因素也会影响患者的内分泌功能，但对于与丘脑-垂体轴的放疗剂量相关的生长激素功能障碍，以及颅脑放疗后出现的原发性甲状腺功能减退症来说，放疗是引起功能障碍的主要因素[16-18]。这对于骨骼肌的发育有着直接或间接的影响。骨质疏松症常见，这可能将给患者带来骨折的风险，尤其是对于有神经功能缺陷的患者来说。

放疗也可以引发心脑血管并发症，例如冠心病和脑血管病变[15,19]。虽然病因可能有多种因素，但认识到其风险，并尽量减少血管和心脏的受量是很重要的。

目前已经制订了一系列方案来尽量减少治疗小儿脑肿瘤治疗后的远期不良反应，内容包括：

- 避免放疗（例如，对于低度恶性星形细胞瘤的患者，单纯的手术切除可能是好的选择）；
- 先进行化疗以推迟对幼儿（3~8岁以下）的放疗时间；
- 使用日常麻醉，改良体位固定技术（如钢性铸件或立体框架），或每天治疗前进行影像验证等，均可减少靶区外放范围；
- 应用基于影像的治疗计划，使用CT-MRI、CT-MRI-功能影像配准、更好的治疗计划及施照技术以使脑组织和其他危及器官得到更好的保护；
- 使用新的放疗方法（例如，质子束可以更好地保护周围的正常脑组织和危及器官）。
- 在安全的前提下缩小放疗靶区照射量（例如，在低危髓母细胞瘤的加量照射中，只照射瘤床而不是整个后颅窝）；
- 降低放疗剂量（例如，在北美的一些研究中，小儿的低危髓母细胞瘤全脑全脊髓照射剂量已经逐步由35~36Gy降低至23.4Gy，而对于8岁以下的儿童，目前的研究中已降至18Gy）；
- 必要时使用小分割（例如，对于生殖细胞瘤等放疗敏感的肿瘤，放疗采用1.5Gy/d）；
- 应用超分割放疗（HFRT）（例如，目前的欧洲对低危髓母细胞瘤的研究）。

以上这些办法都将在后文相应的临床章节中讨论。

放疗前准备

对儿童的中枢神经系统肿瘤进行放疗计划的制订和实施对于整个专业团队来说具有很大的挑战性，工作量也很大。为了放疗计划制订和治疗，我们需要患儿长时间躺在治疗床上来制作体位固定装置，在这个过程中，儿科护士和游戏治疗师等专业人员能够起到至关重要的作用。对于4~5岁以下的儿童来说，日常麻醉是必需的，但要技术娴熟的儿科麻醉医师来实施，因为这需要在没有任何手术室支持设备的条件下进行麻醉。

放疗靶区和治疗技术

局部放疗、肿瘤或瘤床放疗

对于大多数肿瘤类型来说，靶区最好通过CT模拟和CT-MRI图像配准技术来确定。对于已行脑脊液（CSF）分流、手术切除或化疗后肿瘤消退的患儿来说，考虑到所有解剖结构的变化是很重要的。肿瘤生长在某些特定部位是很大的问题，经常使靶区勾画耗时增多。临床靶区（CTV）会根据肿瘤类型而异，而计划靶区（PTV）则与技术有关，会根据所使用固定装置的类型以及每次治疗前是否使用影像验证而外扩1~5mm。

现代放疗计划和实施技术使我们更容易在治疗靶区达到较好的适形度，并更好地保护正常组织。具体到患儿个体使用何种技术需要对剂量学进行精确分析后做出选择。Beltran等[20]的一项研究对射野权重选择需要考虑的问题提供了很好的示范。

其他的局部治疗手段包括近距离治疗，以及囊内注射放射性胶体等。这些将在相应的临床章节中讨论。

全脑室放疗

全脑室放疗在中枢神经系统生殖细胞肿瘤中使用最多。因为其经常发生室管膜下转移，因此靶区需要包括侧脑室、第三脑室及第四脑室，并外扩 1~1.5cm。如果放疗使用两侧野对穿照射，那么受照的脑组织会较多，而使用图像引导的调强放疗可以更好地保护脑组织[21-23]。

全脑全脊髓放疗

全脑全脊髓放疗的 CTV 形状不规则，包括全脑、全脊髓以及表面的脑脊膜。标准的治疗技术是，全脑对穿野的下界与单后野的全脊髓照射野的上界相衔接。通常会在放疗期间改变该衔接的水平位置，以最大限度地避免颈部脊髓的欠量或过量。补偿器通常用来使靶区内达到较好的剂量均匀性。

患者的体位及固定

全脑全脊髓放疗常规取俯卧位，但是使用现代技术时，取仰卧位也可提供安全且更加舒适的治疗，而且如果患儿需要麻醉，这种体位可以更好地控制通气。此外，患儿的体位需要固定，通常采用头模和体模实现。模拟定位时仔细调整体位对于降低远期危害的发生风险是很关键的。例如，如果使用颈过伸位，并仔细选择全脑野与脊髓野的衔接位置，这样可能避免一些不良反应，并可保护脊髓野上方水平的牙齿，从而减少对牙齿发育的危害。

靶区定义

为了确保 CTV 全覆盖额下区域（筛板区），需要使用 CT 模拟定位。常规放疗中，两侧野挡铅可以保护面部结构和晶体。然而在大多数患儿中，常规放疗无法在保护晶体的同时给予筛板区足够的照射（图 84.1），所以只能优先满足 PTV 的剂量覆盖。

CT 模拟定位也有助于确定脊髓野 CTV 的侧方边界，它需要包全从神经根至脊神经节的软脊膜（图 84.2）。照射野在背部要略窄以避免心脏和肺的不必要照射，而在腰部要略宽，但又不能过大，以避免骨髓及性腺的不必要照射。脊髓野 CTV 的下界最好使用 MRI 来确定。传统上脊髓野的下界，位于第二骶椎的下缘，但是有资料显示硬膜囊下界可以高至 L5，也可以低至 S3。应用 MRI 确定个体化的射野下界，从而兼顾 CTV 的覆盖和正常组织的保护。

治疗计划与实施

在 CSI 计划的制订过程中需要落实很多问题（表 84.1）。不同的解决方法[24]进一步增加了操作难度。应用现代的治疗计划与实施技术，极大地简化了技术操作，缩短了计划与实施的时间。其中一种技术如图 84.3 所示[25]。一般来说，6~10MV 光子可以较好地覆盖 PTV。如果脊髓轴位剂量变化>10%，则需要通过多叶准直器（MLC）进行剂量补偿。

一些中心使用电子线行全脊髓放疗，由于剂量计算方法和电子线剂量调整技术的改进，这一点比以往受到更多的关注。然而 IMRT 和每天影像验证等更新的治疗计划与实施方法可以在改善光子剂量分布的同时，降低靶区前的正常组织受量（心脏、胃肠道、性腺等）[26]。但 IMRT 的应用和 PTV 外放边界的缩小也带来了新的问题，比如要充分覆盖所有 CSF 的区域，包括沿视神经分布的 CSF 和进入内耳的 CSF（图 84.4）。

CSI 的新治疗技术

再复杂的光子治疗计划也难以达到质子计划的剂量分布，在质子计划中，靶区外的低剂量区大幅度下降[27]。然而，目前质子治疗应用较少，也受到费用的限制。

放疗剂量和剂量分割方式

大多数儿童中枢神经系统肿瘤中，传统的每日分割剂量为 1.8Gy，总量为 54Gy 或 55.8Gy。当治疗原发于脊髓的肿瘤时，通常给予较低的放疗总量（比如 50.4Gy）。对于年龄<3 岁的患儿通常也需要减少放疗剂量，以降低神经认知功能障碍的发生风险。当治疗放疗敏感肿瘤，例如颅内生殖细胞瘤时，可以采用较低的分次剂量（如 1.5Gy）和较低的总剂量（30~45Gy）。

许多小儿脑肿瘤在肿瘤控制上呈剂量–效应关系，在一些病例中给予中枢神经系统耐受量无法达到预防局部进展的目的。当靶区包括的正常脑组织较少时，可以使用新的治疗计划和实施技术适当地提高剂量。当应用常规分割不能够安全地提高剂量时，HFRT 将是有效的办法。

放疗期间及放疗后的随访

Donahue 的综述[28]详细地描述了放疗期间的急性反应并且就此提出了治疗指南。日常的恶心、呕吐几乎都可以使用 5HT-3 拮抗剂有效预防。头痛在儿童患

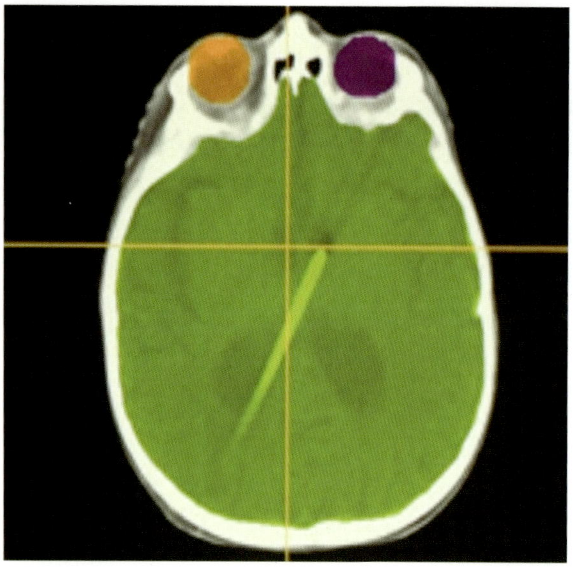

图 84.1 与常规放疗相比，使用 CT 模拟定位能够更好地确定全脑全脊髓照射的临床靶区，并能够覆盖额下区的脑膜。在大多数患儿中，能够在保护晶体的同时充分地包绕计划靶区。

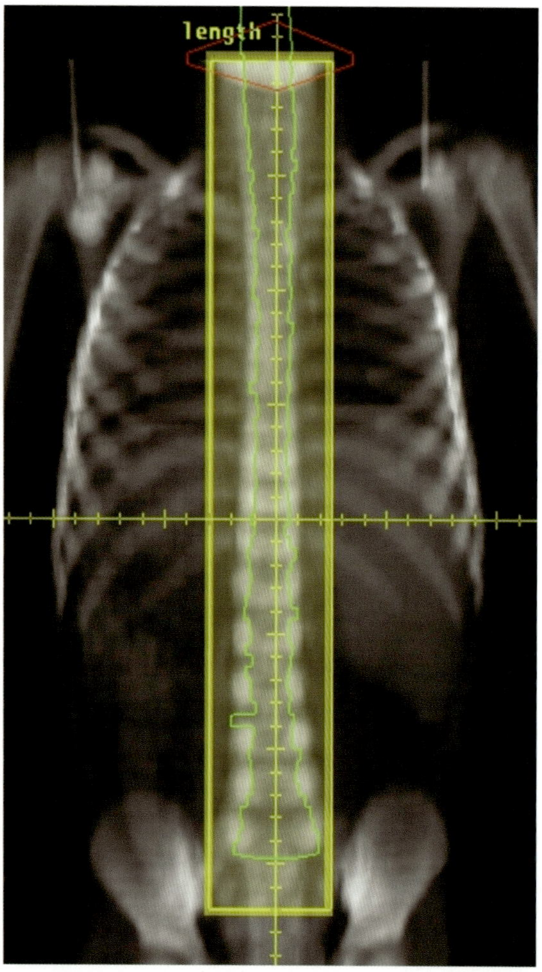

图 84.2 与参照骨性结构相比，使用 CT 模拟定位勾画脊髓和沿神经根向两侧凸出的脊膜，其靶区宽度更窄。使用叶片遮挡后，进一步缩小了治疗靶区内的正常组织的体积。

表 84.1 全脑全脊髓放疗的技术问题考量

问题	可能的解决方法
常规定位难以确定靶区	CT 模拟定位，并行 CT-MRI 配准
俯卧位	优选仰卧位
不舒服	
不易监测呼吸	
照射野包括颈髓，可能引起过量或欠量	调整全脑照射野角度 全脑照射野使用半束照射 旋转治疗床或使用楔形板
照射脊柱时是增加源皮距还是增加一个照射野	首选两个照射野
脊髓长轴的多相性	应用准直器，MLC
正常组织照射	
下颌骨/牙齿	颈过伸位
甲状腺	注意衔接水平
心脏	降低衔接水平 注意脊髓野宽度
胃肠道	应用电子线，IMRT，质子
性腺	应用电子线，IMRT，质子 降低脊髓野下界和宽度

CT，计算机断层扫描；MRI，磁共振成像；SSD，源皮距；MLC，多叶光栅；IMRT，调强放射治疗；GI，胃肠道。

者中不常见，应该进行体检及酌情应用影像明确是否有颅内压升高。如果使用类固醇药物，通常在治疗的第 2 周或第 3 周进行减量。疲劳是一个相当常见的症状，并具有累积性。在治疗的最后几周，患者的神经状态尤其是协调性和步态，可能会因此出现恶化。但儿童通常恢复比较迅速，往往在治疗后很快就能够恢复正常。

其他可预见的不良反应有内分泌障碍，尤其是应用光子行全脑全脊髓照射导致原发性甲状腺功能减退，以及下丘脑-垂体轴受照导致的生长激素缺陷。应对患儿进行密切随访，并给予适当的治疗。一些患儿还需要眼科和耳科的常规随访。

此外还需要附加的指导支持。患者应该随时可以得到神经心理学家的评估以满足他们的特殊需要，从长远来看，他们可能需要职业评估和咨询。

特殊肿瘤类型的放射治疗

WHO 中枢神经系统肿瘤分类[29]见表 84.2，肿瘤类型和位置的分布见图 84.5。儿童肿瘤同成人肿瘤

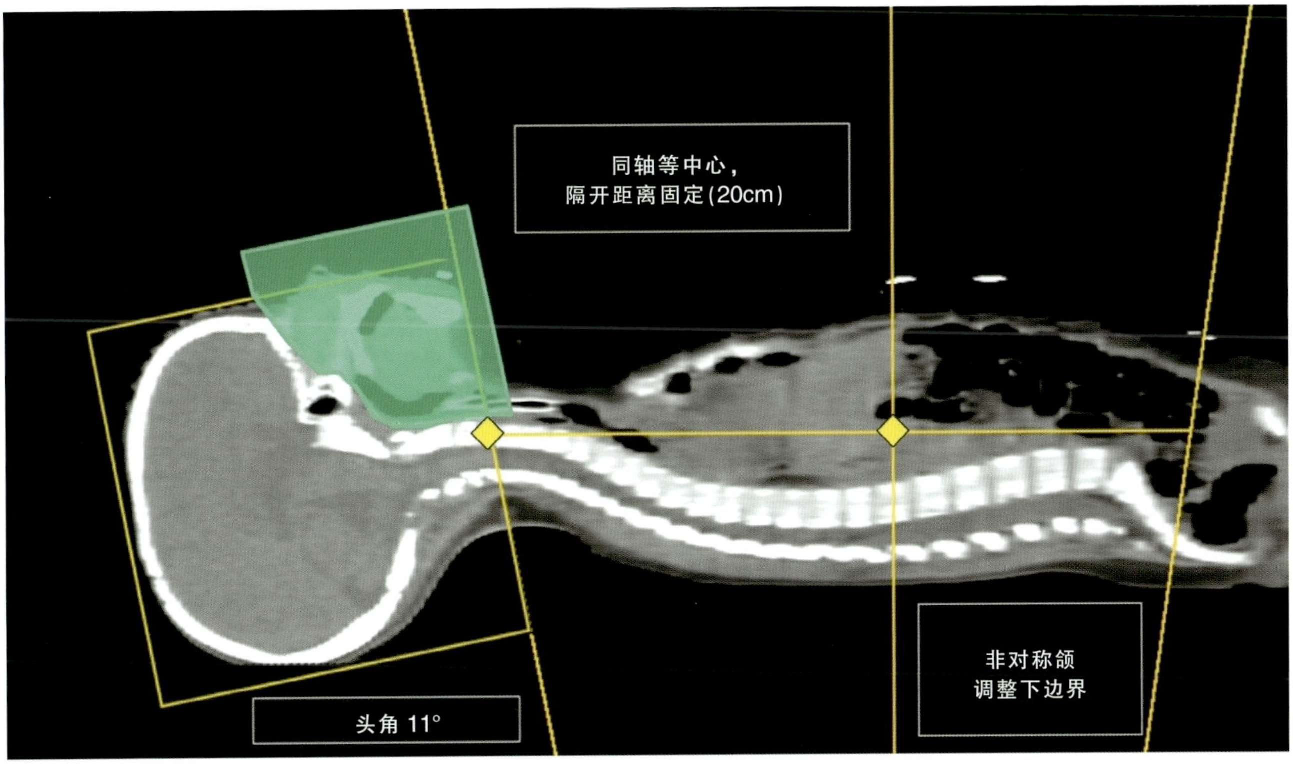

图 84.3 全脑全脊髓的照射野:全脑照射野采用水平对穿野照射,全脊髓照射野采用垂直单后野照射。需参照 MRI 确定硬膜囊尾部方向的边界。全脑照射野与全脊髓照射野在颈髓处衔接,应选择适当的水平以保护牙齿,射野衔接处每周进行移动以避免过量或欠量。患者仰卧位更加舒服,当应用镇静或麻醉药物时也更加安全。采用易于制订与实施治疗计划的固定野照射技术。(From Parker WA, Freeman CR. A simple technique for craniospinal radiotherapy in the supine position. *Radiother Oncol* 2006;78[2]:217–222.)

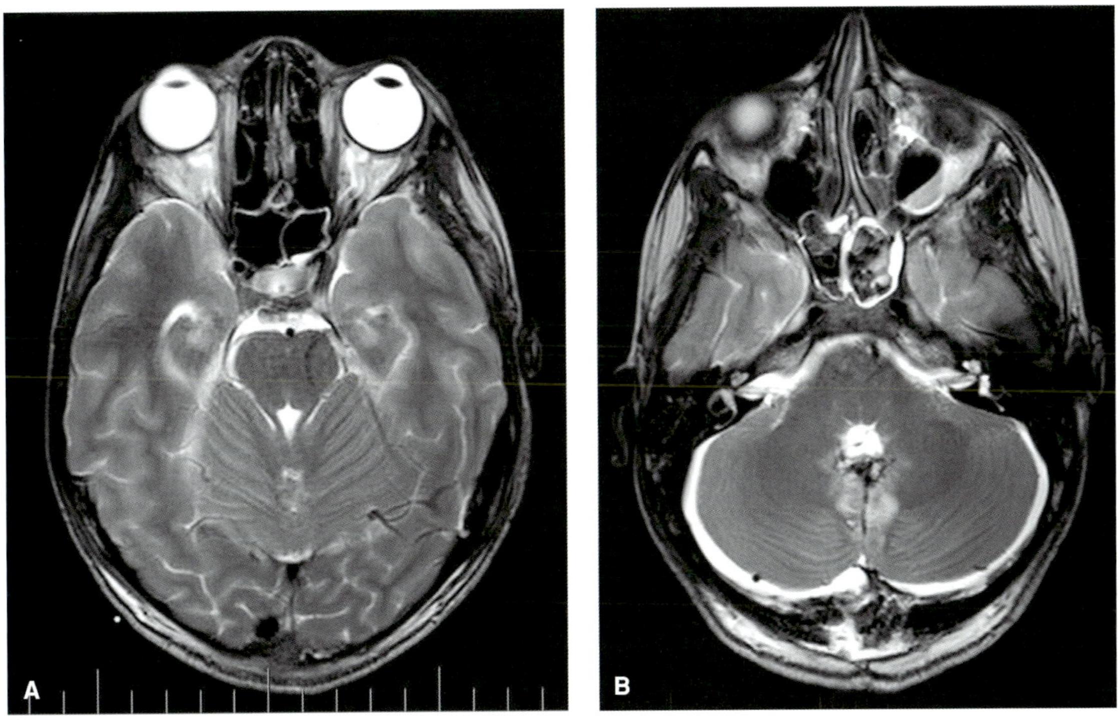

图 84.4 一例行全脑全脊髓照射的髓母细胞瘤患儿,术后轴位 T2WI MRI 显示脑脊液随视神经到达筛板(A)和内耳(B)。在使用 IMRT 技术进行 CSI 时,由于其外扩边界比常规对穿野时小很多,因此需要明确脑脊液到达的所有部位。

存在很大的差异。儿童肿瘤中将近一半出现在蛛网膜下腔。低度恶性星形细胞肿瘤占中枢神经系统肿瘤的 1/3~1/2，但髓母细胞瘤是最常见的实体瘤。高级别胶质瘤占成人原发脑肿瘤的大多数，但在儿童中较少见。

本章将按照 WHO 分类顺序进行讨论。虽然婴儿和幼儿肿瘤在过去被归为一类，并且为了推迟或避免可能的放疗而都使用化疗作为治疗手段，但现在越来越多地根据具体的肿瘤类型进行治疗，因此将在相关小节对其进行讨论。

星形细胞瘤

根据 WHO 的中枢神经系统肿瘤分类，星形细胞肿瘤包括以下几类:

- 毛细胞型星形细胞瘤(WHO Ⅰ级)
  —毛细胞黏液样星形细胞瘤
- 室管膜下巨细胞星形细胞瘤
- 多形性黄色星形细胞瘤
- 弥漫性星形细胞瘤(WHO Ⅱ级)
  —纤维型星形细胞瘤
  —胖细胞型星形细胞瘤
  —原浆型星形细胞瘤
- 间变性星形细胞瘤(WHO Ⅲ级)
- 多形性胶质母细胞瘤(WHO Ⅳ级)
  —巨细胞型胶质母细胞瘤
  —胶质肉瘤
- 大脑胶质瘤病

表 84.2 WHO 关于中枢神经系统肿瘤的分类

神经上皮组织肿瘤
星形细胞瘤[a]
少突胶质细胞肿瘤
混合性胶质瘤
室管膜肿瘤[a]
脉络丛肿瘤[a]
起源不明的胶质肿瘤
神经元与混合型神经元-胶质肿瘤[a]
神经母细胞瘤
松果体实质肿瘤[a]
胚胎性肿瘤[a]
脑膜肿瘤
淋巴和造血组织肿瘤
生殖细胞肿瘤[a]
鞍区肿瘤[a]
转移瘤

[a] 本章涉及的病种；其余肿瘤在儿童人群中不常见且通常按照成人治疗规范来处理。

From Louis DN, International agency for Research on Cancer. *WHO classification of tumours of the central nervous system*. Lyon, France: International Agency for Research on Cancer, 2007.

这些肿瘤在临床表现方面(年龄、性别、在中枢神经系统的位置、影像学表现)具有异质性，在生长潜力和发展速度方面也各不相同。多形性黄色星形细胞瘤和室管膜下巨细胞星形细胞瘤是罕见的肿瘤。它们的临床表现和影像学表现特征鲜明，手术治疗通常能够治愈。本章对此不做进一步讨论。

低度恶性星形细胞瘤(WHO Ⅰ级和Ⅱ级)

所谓的良性或低度恶性星形细胞瘤(LGA)包括一组异质的肿瘤，其生物学行为取决于肿瘤的部位和病理类型。一般来说，儿童的低度恶性星形细胞瘤发展缓慢，10 年和 15 年的存活率高达 80%~100%。LGA 可根据其解剖部位分为:

- 小脑星形细胞瘤(占所有中枢神经系统肿瘤的 15%~20%)；
- 半球星形细胞瘤(占所有中枢神经系统肿瘤的 10%~15%)；
- 中线幕上肿瘤，包括胼胝体、侧脑室和第三脑室、下丘脑和丘脑 (占中枢神经系统肿瘤 的 10%~15%)；
- 视神经肿瘤(约占中枢神经系统肿瘤的 5%)；
- 脑干低度恶性星形细胞瘤(脑干肿瘤占中枢神经系统肿瘤的 10%~15%，其中 20%~30% 为低度恶性星形细胞瘤)；
- 脊髓低度恶性星形细胞瘤(脊髓肿瘤占中枢神经系统肿瘤的 3%~6%；其中大约 60% 为低度恶性星形细胞瘤)。

毛细胞型星形细胞瘤是儿科肿瘤最常见的类型，包含了几乎所有特定部位(如小脑和视神经通路前方)的低度恶性星形细胞瘤。它们在中线深部结构和大脑半球的 LGA 中占的比例较小。肉眼可见，毛细胞型星形细胞瘤有明确的界限并且通常有囊性成分。毛细胞型星形细胞瘤具有双相模式的病理特点:由不同比例的含有罗森塔尔纤维的致密双极细胞和含有微囊肿和颗粒体的疏松多极细胞组成。罕见有丝分裂，偶见深染的细胞核，微血管增生，甚至脑膜浸润都与毛细胞型星形细胞瘤的诊断一致，而不是恶性肿瘤的特征。它的变形是毛细胞黏液样星形细胞瘤，首先描述的是发生于婴幼儿视交叉/丘脑肿瘤，它表现出更富侵袭性的生物学行为，包括脑膜种植[30]。

弥漫性星形细胞瘤只占儿童低度恶性星形细胞瘤的10%~15%，但在婴幼儿期和青春期所占比例相对较高。大多数原发于脑桥和大脑半球的星形细胞瘤是弥漫性星形细胞瘤。弥漫性星形细胞瘤呈浸润生长，但不破坏解剖结构，因此肿瘤界限不清。镜下，在疏松结构的背景下（往往是微囊、肿瘤基质），它们由分化良好的纤维或原浆性星形胶质细胞瘤组成。细胞结构中度增多。核异型性是诊断标准，但缺少有丝分裂、坏死和微血管增生。由Ki-67和MIB-1标记指数所决定的生长分数通常很低。弥漫性星形细胞瘤也可能发生恶性进展，虽然这在儿童中并不常见（脑桥肿瘤除外）。

毛细胞型星形细胞瘤患者通常具有长期的非特异性和非局灶性症状。肿瘤发生于中线和小脑的患者可出现颅内压升高的症状和体征。后颅窝肿瘤可出现由颅内压增高所致的扁桃体疝、垂直复视或腰副神经刺激而表现出的颈部僵硬和头部歪斜。在大脑半球病变的患者中约3/4的患者会有癫痫发作。其他症状相对较少发生，且通常和肿瘤发生部位相关。这些症状可能包括，躯体运动障碍多见于半球肿瘤，视野缺损多见于肿瘤压迫或侵犯视神经，神经内分泌功能障碍多见下丘脑肿瘤，儿童的间脑综合征（尽管食欲正常或增加，但仍消瘦和皮下脂肪减少，运动过度，活力及欣快增加，苍白而不贫血，眼球震颤）多见于视交叉/下丘脑肿瘤。

神经影像学结果的特征通常十分明显。通常情况下，毛细胞型星形细胞瘤界限清晰，往往有较大的囊性成分（与实性成分的大小有关）。通常很少有水肿或占位效应。实性成分强化明显、均匀。弥漫性或纤维性星形细胞瘤在CT或MRI平扫中通常显示不清，增强后轻度强化。MRI的T2加权像或液体衰减反转恢复序列（FLAIR）通常能够很好地显示病变范围。

低度恶性星形细胞瘤的治疗原则

一些低度恶性星形细胞瘤的患儿可能不需要任何抗肿瘤治疗。例如，NF-1患者，约15%有视路肿瘤[31]。NF-1患者还可能存在其他中枢神经系统部位（如脑干）的星形细胞瘤和错构瘤。这些病变可使用常规影像学检查发现，但即使是有症状的肿瘤也可能会长期保持稳定，因此定期监测可作为合适的初始治疗[32-34]。很多临床和影像学的特点与侵袭性的疾病有关，但即使是对于这部分患者，也只有在出现症状性的疾病进展时才进行积极的干预治疗。

对于存在脑水肿而没有脑干定位体征的顶叶肿瘤患者，即使未经治疗其无进展生存或许也很好。位于这一区域的低度恶性星形细胞瘤发展可能非常缓慢，在仅行脑脊液分流后多年内均未见肿瘤进展（大多数）或进展非常缓慢。这些惰性肿瘤的共同特点是体积较小（<1.5cm或2cm），影像学表现为低密度/低信号且无强化。应用MRI进行密切的随访是很必要的，通过观察肿瘤大小和（或）有无强化来确定患者有无病变进展。进展后治疗（通常放射治疗，有时为手术）能够提高肿瘤的远期控制率。

这些低度恶性星形细胞瘤的特殊情况强调根据具体的临床情况和肿瘤的类型进行认真的评估和个体化治疗。如有疑问，长期监测可以作为可接受的初步做法。

外科手术是低度恶性星形细胞瘤的主要治疗方法。小肿瘤、位于大脑非功能区以及边界清楚的纤维性肿瘤可能达到完全切除。现代外科手术技术包括术前磁共振成像辅助功能、磁共振示踪成像技术及术中功能区定位的电脑辅助切除（神经导航）技术（图84.6），能够对更多患者的肿瘤进行更大程度的切除，其中有许多在过去被认为无法手术的病变。目前，超过80%的大脑、小脑和脊髓肿瘤以及约50%的间脑肿瘤能够完全切除。

完全切除的儿童低度恶性星形细胞瘤患者，长期无病生存率和总生存率为80%~100%[35-40]。大多数情况下，毛星形细胞瘤患者的预后比那些弥漫性或纤维性的星形细胞瘤的预后好（生存率接近100%），虽然有些争议，但是两种肿瘤类型有同样令人满意的结果。在这两种类型，都没有指征使用术后辅助治疗。

对于没有达到完全切除的低度恶性星形细胞瘤患儿，单纯手术的无进展生存率是不理想的。在一项联合儿童癌症组（CCG）–儿科肿瘤学组（POG）研究中，对这部分患者术后不行任何辅助治疗，结果发现任何残留肿瘤都能够影响患儿的无进展生存率：对于残留肿瘤<1.5cm^{3}的患儿，8年无进展生存率为56%，而对于残留肿瘤>1.5cm^{3}的患儿，8年无进展生存率仅为45%。但是，大多数患者可以通过二次手术和（或）放

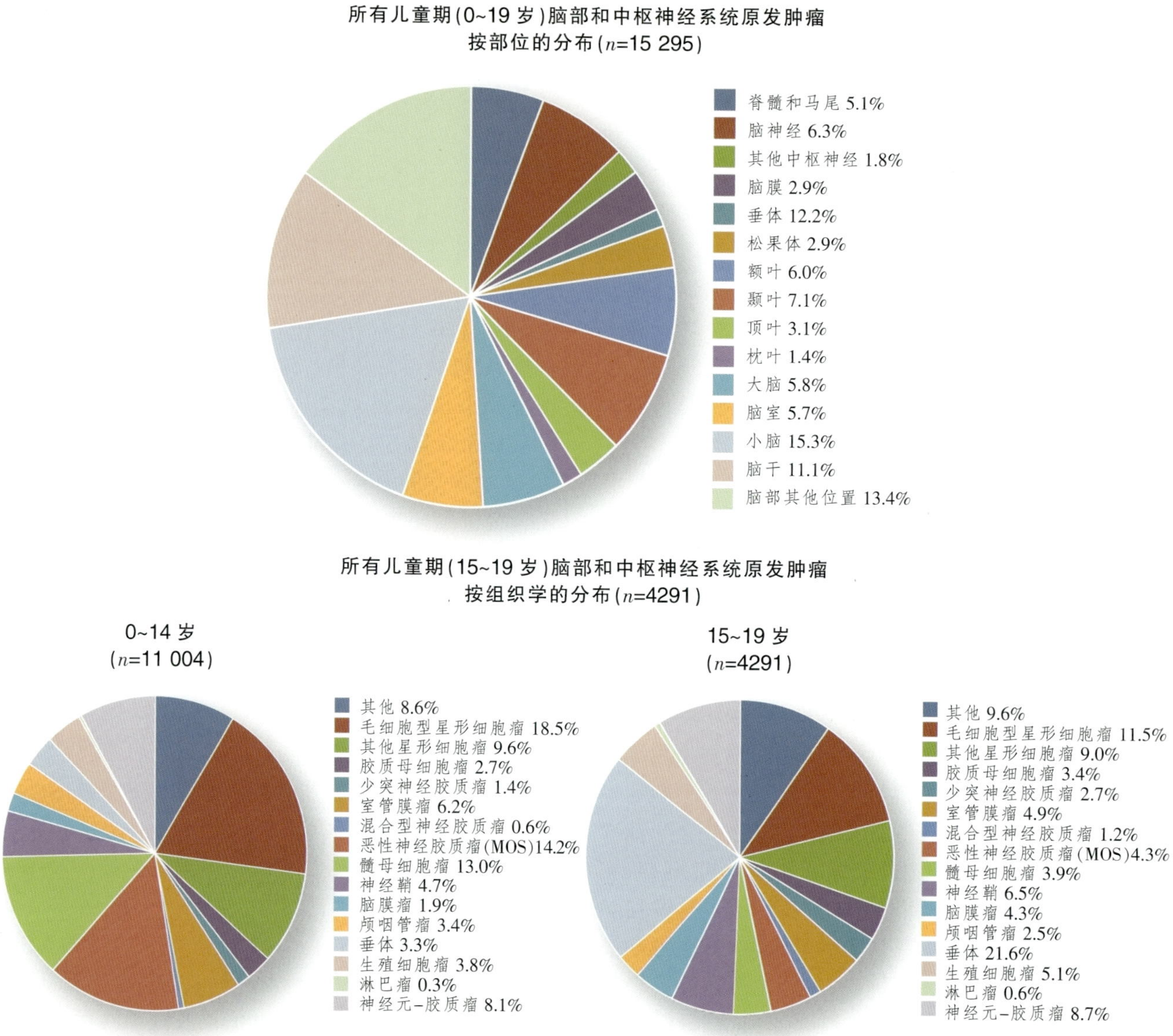

图 84.5 2004—2007 年中枢神经系统肿瘤的分布:按肿瘤部位(A);按肿瘤组织学类型(B)。(数据来源于美国中枢神经肿瘤登记处,www.cbtrus.org)

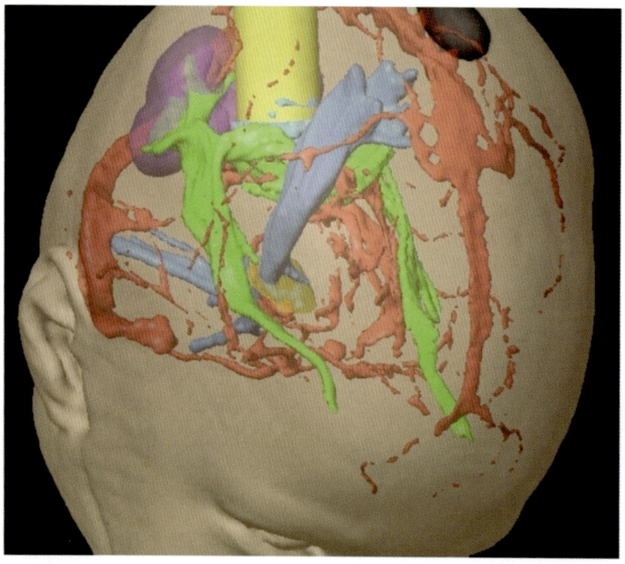

图 84.6 一例以癫痫为症状的右枕叶胚胎发育不良性神经上皮瘤(浅蓝色)的手术计划。功能 MRI 确定视觉皮层(紫色);纤维示踪技术确定视神经辐射(绿色)和皮质脊髓束(深蓝色)。这些数据用于在确定手术入路(黄色)时选择性地避开以上区域,放疗计划制订中也可以使用类似的方法。

疗被挽救。在 CCG-POG 研究中,8 年总生存率分别为 95%和 90%[41]。

在肿瘤未完全切除的患儿中,术后放疗所起的作用仍然不明确。大多数情况下,放疗可改善无病生存率,但对总生存率没有任何改善。因为大约只有一半的患儿会出现疾病进展,所以通常建议对神经系统稳定的患者进行观察,前 3 年至少每 6 个月行 MRI 检查,因为这段时间是疾病进展风险最高的时期[42]。肿瘤进展时可考虑行第二次手术,其他治疗手段,包括放疗或化疗,可用于进展后不可手术的患者(图 84.7)。

过去,那些位于中线深部及其他部位无法手术的患者可以行放射治疗,但经常无法取得病理诊断。然而,利用现代神经外科技术,这些病变中约一半是可以手术切除的(图 84.8),尽管我们知道它们的预后不尽人意,但其整体治疗策略应该和其他部位的低度恶性星形细胞瘤患者相同。CCG-POG 研究中,位于中线交叉部位的肿瘤患者 8 年无进展生存率和总生存率分别为 25%和 84%[41]。

当选择辅助治疗时,可以选择化疗,尤其对于婴幼儿和患 NF-1 的任何年龄患者,这些患者治疗后极易出现神经认知障碍、血管闭塞性疾病和神经内分泌障碍。化疗后完全缓解不常见,但总的反应率包括疾病稳定占 70%~100%,同时应用化疗可以使放疗推迟 2~4 年以上[43-46]。可以接受化疗的年龄上限仍有争议。

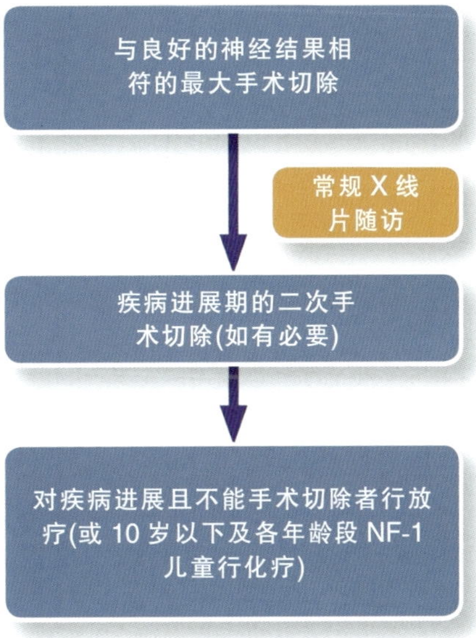

图 84.7 低度恶性星形细胞瘤的治疗。

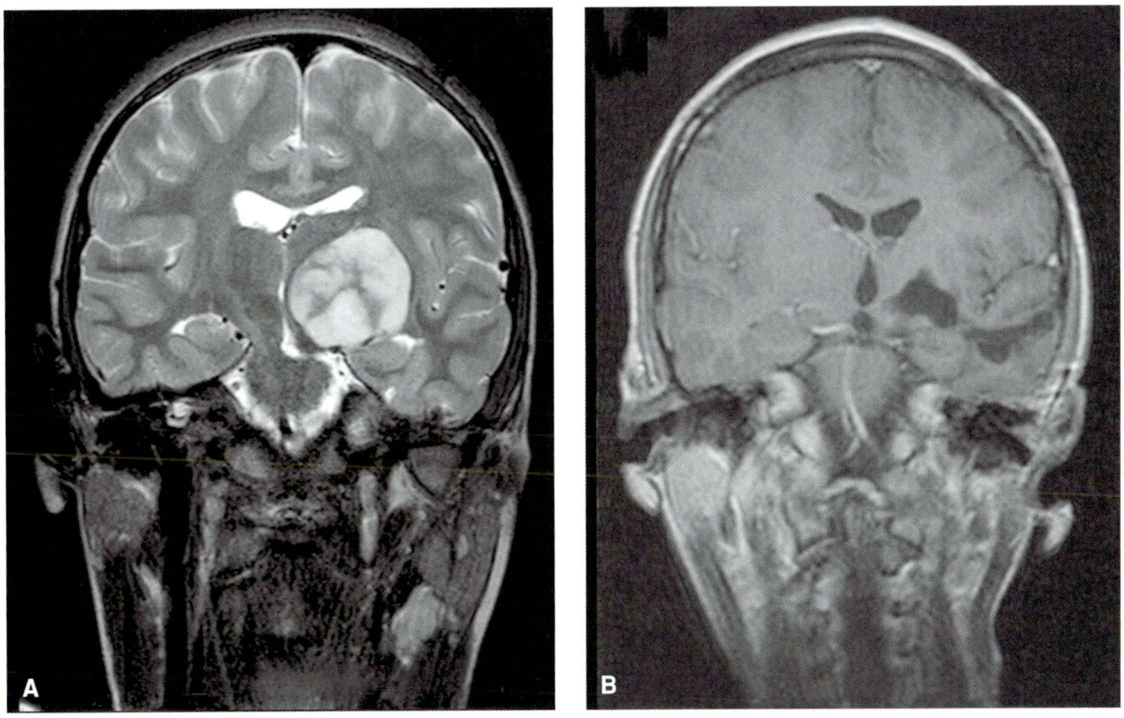

图 84.8 一例到放疗科就诊的 12 岁患儿,3 年前在其他中心活检证实为左侧丘脑 JPA。初诊时无法手术切除,先进行了长春新碱+卡铂联合化疗,之后行每周长春花碱治疗。(A)就诊时有频繁的右手徐动症,MRI 证实肿瘤进展;(B)在未出现并发症的情况下达到了完全切除,并且在近期的 MRI 中未显示有肿瘤残留。这个治疗方案明显优于放疗,避免了放疗相关的神经认知功能障碍、内分泌功能障碍和血管等并发症,很有可能达到肿瘤的长期控制。

对于5~8岁以下的患儿来说,放疗推迟2~3年将会有很大益处。然而,对于年龄较大的儿童延迟放疗的效果不是十分明显,特别是当治疗疗效被肿瘤进展引起的神经损伤和(或)较大的放疗靶区所抵消时。但放疗的最新进展表明有望减少放疗风险,从而可以重新评估放疗在低度恶性星形细胞瘤治疗中的地位并获得更为广泛的接受(甚至是在年龄很小的儿童中)。

低度恶性星形细胞瘤的放射治疗

由于外科的发展和化疗在儿童患者中的治疗成功,近些年来放疗在儿童肿瘤中的应用明显减少。目前只有大约10%的低度恶性星形细胞瘤患儿使用放射治疗。

放射治疗适应证

- 完全切除后不需要行放疗;
- 有可能导致神经功能损伤(比如,视觉损伤风险)的肿瘤未完全切除时可以应用放疗;
- 肿瘤进展和(或)有症状而无法手术切除是放疗的明确适应证。

放疗靶区

放疗靶区(GTV)包括治疗前MRI上显示的所有病变(图84.9)。标准做法是治疗靶区范围较术前影像小。同样,标准的靶区外扩(成人肿瘤也是如此)过大。特别是对于界限清楚的毛细胞型星形细胞瘤,在T1加权增强图像GTV基础上外扩1cm[40]或0cm(即CTV=GTV)[47]形成临床靶区(CTV),得到了很好的局部控制。对于具有浸润性的弥漫型纤维瘤,在T2加权或FLAIR序列图像观察到肿瘤边界外扩1~1.5cm更适合。

放疗剂量

儿童低度恶性星形细胞瘤的剂量-效应关系的证据很少。尽管欧洲和北美的研究将成年低度恶性星形细胞瘤患者随机分为低剂量放疗(45Gy和50.4Gy)和高剂量放疗(59.4Gy和64.8Gy)后,结果未能证明高剂量放疗有任何优势,但并不足以就此推断儿童患者中,45~50Gy与高剂量54~55Gy(现行的标准剂量)有相同的效果。低度恶性星形细胞瘤在成人和儿童具有不同的生物学行为。而且,化疗后进展的儿童LGA其治疗敏感性更差。目前,依据年龄和肿瘤位置及其与周围重要正常结构(如视交叉)的关系,对于儿童低度恶性星形细胞瘤的标准剂量为50~54Gy。

放疗技术

常规分割外照射是低度恶性星形细胞瘤的标准放疗方式,应使用相应的技术使CTV受到均匀一致的照射且能够很好地避开周围正常组织。

在低度恶性星形细胞瘤的放射治疗中使用的其他方法包括使用γ刀或直线加速器进行放射外科治疗[48]。然而,典型的应用10~20Gy单次分割包绕病灶的周边,或少数几次的大分割放疗,可能不是肿瘤嵌入正常脑组织的弥漫性或纤维性低度恶性星形细胞瘤的最佳治疗方法。这种治疗可能对部分甚至是全部侵袭性小的毛星形细胞瘤(在疾病进展时肿瘤体积依

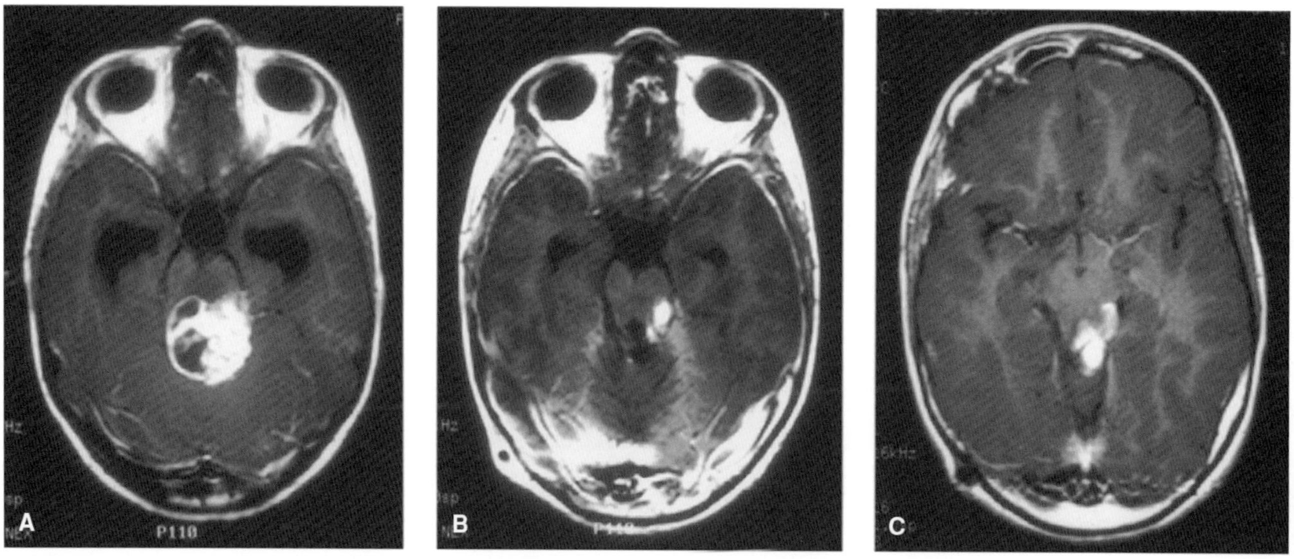

图84.9 患者在8岁时接受了左小脑角低度恶性星形细胞瘤的次全切除术(A:手术前;B:手术后)。(C)3年后常规复查影像学发现肿瘤进展。放疗靶区的GTV包括治疗时增强MRI上所显示的肿瘤。

然很小)起作用。

另一种可选的治疗方法是近距离放疗,这一方法尤其是在欧洲治疗中心取得了一些成功[49–53]。在放射外科,近距离治疗最主要的局限性在于放疗靶区的大小。近距离放疗必须选择较小的肿瘤,同时也没有证据表明,近距离放疗较外照射放疗有优势。放射性元素如磷-32(^{32}P)、钇 90(^{90}Y)、黄金 198(^{198}Au)和铼-186(^{186}Re)对于囊性低度恶性星形细胞瘤,特别放疗后复发的,症状多数是由囊肿而非肿瘤实性成分所致的患者来说,可能是有效的。简单的抽吸囊液或同时使用内分流术通常可以缓解其症状。在某些情况下,特别是那些肿瘤囊壁有强化并认为具有生物活性的、控制囊液较困难时,可以应用近距离治疗。不过,这也不是没有风险的治疗,同时还应特别注意避免外漏。

放疗后随访

放疗后的肿瘤缩小一般是缓慢的,需要提醒患者及其家属,在治疗后的前几个月内肿瘤可能持续稳定甚至有时会有增大。重要的一点是,不要将 MRI 上可见的变化都认为是肿瘤进展。在这种情况下,早期进行多次影像学检查密切随访通常是最好的方法。

高度恶性星形细胞瘤(WHO Ⅲ级和Ⅳ级)

间变性星形细胞瘤(AA)是一种弥漫浸润性恶性星形细胞瘤,以核异型性和细胞结构增多为特征,具有明显的增殖活性。多形性胶质母细胞瘤(GBM)是恶性程度最高的星形细胞肿瘤。其病理组织学特征包括核异型性、细胞多形性、核分裂增多、血管栓子、微血管增殖、坏死。间变性星形细胞瘤(AA)和胶质母细胞瘤(GBM)均可能由Ⅱ级星形细胞瘤演变而来。但是,除了脑桥肿瘤外,其他肿瘤几乎都发生于儿童时期,而没有明显的低度恶性的前驱病变。

高度恶性星形细胞瘤(HGA)占儿童中枢神经系统肿瘤的 5%。该肿瘤在青少年组更为常见。2/3 的高度恶性星形细胞瘤发生于大脑半球,其余位于深中线结构(丘脑和基底节区)和小脑大约各占一半。高度恶性星形细胞瘤患者通常有短期的症状,而这通常与肿瘤的位置有关。

外科手术是重要的治疗手段。大多数研究表明,患者的生存率同肿瘤完全切除密切相关[54–58],应该为所有患者考虑最大程度的手术切除,并尽可能保护好神经功能。首次手术后有明确的肿瘤残留时应考虑二次手术。术后放疗通常是有指征的。尽管在少数患者中(10%~30%)可出现软脑膜种植,但它治疗失败主要是因为局部复发,因此放疗时的 GTV 应该为术后瘤床及可见残留病灶并加上 T2 加权像的异常信号区域,GTV 外扩 1.5cm 形成 CTV。因为肿瘤体积通常较大,以及视交叉等结构的剂量耐受水平的要求,通常是给予 CTV(术后瘤床及可见残留病灶基础上外扩 1cm)50~54Gy。CTV 剂量最少 54Gy/6 周,但是如果可行的话通常是 59~60Gy。没有证据证明高剂量应用放射外科、立体定向技术、近距离治疗进行推量照射或及超分割放疗能明显提高疗效,但 IMRT 能够对靶区(GTV)进行加速治疗从而减少总治疗时间。

化疗的地位至今尚不明确。尽管在不同的化疗方案中都看到了肿瘤缓解,但由于样本量较少,病理入组标准不一致,肿瘤位置等不确定因素以及手术切除程度等原因,结果往往难以解释。北美和欧洲的合作组正在观察一些方法,其中包括新的化疗方案和生物制剂,其中有些放射敏感性的研究。只要有可能,患者应接受这些治疗方法。尽管预后较差,特别是对术后有残留者,通常在应用"当前最佳"方案(成人通常使用替莫唑胺)时是有争论的,而不通过研究可能很难得出关于辅助化疗疗效的结论。

儿童高度恶性星形细胞瘤的预后很差,中位进展时间为 10~11 个月,5 年总生存率仅为 20%。多种因素与治疗结果相关。病变位于大脑半球时,因其不受手术切除程度的影响,而较其他部位的预后好。存在丘脑病变的儿童其预后尤其差[59]。年龄也可能是一个重要因素。与其他大多数肿瘤类型不同,小于 3 岁的婴幼儿高度恶性星形细胞瘤较大龄患儿预后好,在北美和英国儿童癌症研究组/国际儿童肿瘤学会(UKCCSG/SIOP)的研究中,3~5 年总体生存率为 33%~50%[60–63]。而小于 1 岁的患儿其预后会更好[64]。组织学分级(AA 比 GBM)对治疗结果没有影响,但 p53 过表达和 MIB-1 标记高指数与预后不良相关[65]。

特殊部位星形细胞瘤的治疗

视路胶质瘤

视路胶质瘤约占儿童中枢神经系统肿瘤的 5%。这些幼儿肿瘤发病的高峰年龄为 2~6 岁,小于 10 岁的患儿占 75%。1/3 的患者合并 NF-1。它们可分为三个临床病理类型:肿瘤局限于视神经;视交叉肿瘤有或无侵犯视神经(统称为"前"肿瘤);肿瘤侵及下丘脑或相邻结构("视交叉/下丘脑"或"后"肿瘤)。视路胶质瘤的治疗往往是有争议的，但只要考虑到不同的肿瘤类型和有无NF-1，就可以应用不同的治疗方法。

视神经胶质瘤可能累及一侧或双侧视神经，双侧病变具有NF-1特征。在大多数情况下，视神经肿瘤是常规检查中偶尔发现的，患者可能长时间无明显症状，病变甚至会自行消退。进展的比例是很难确定的，NF-1门诊报告的进展比例不足10%，但不同肿瘤中心报告的数据为40%~50%。即使在有症状的患者中，病程也不同，只有30%~60%的患者病变进展需要治疗[34,66]。因此，视神经肿瘤患者通常应该定期行眼科检查和MRI检查密切随访，在症状性进展的患者中，常常应用化疗等进行积极治疗[66-68]。

单侧视神经病变通常不合并NF-1，最常见的表现是长期眼球突出。查体可发现视神经萎缩和视力受损。视神经肿瘤在MRI上通常体积相对较小，而且边界清楚，毛细胞型星形细胞瘤有明显强化。诊断无须活检。通常需要治疗，但并非所有患者都需要治疗，治疗方案取决于是否有视力。如果没有视力，那么将选择手术切除。如果仍有残留的视力，婴儿、小于5岁的儿童以及具有NF-1的所有年龄的患者应首选化疗。年龄较大的儿童可考虑放射治疗。总体而言，预后很好。应用化疗或放疗后大多数患儿的视力可以保持稳定或提高。无论使用哪种治疗，肿瘤长期控制率都接近100%[69]。

视交叉胶质瘤累及视交叉，有时也累及单侧或双侧视神经。患者通常出现视力下降和颞侧视野缺损。影像学上，肿瘤通常体积较小、边界清晰，增强时明显均匀强化，常提示为毛细胞瘤。活检通常没有必要。

治疗后最初应密切观察，尤其是合并NF-1的患者。不合并NF-1的患者，特别是5岁以前发病的患儿，很有可能出现早期进展，大多数患儿需要在诊断后的几个月内进行治疗。这个部位的肿瘤几乎不考虑手术。在视神经肿瘤中，对于婴幼儿或合并NF-1的患者应使用化疗。放射治疗可作为化疗后的补救措施和没有NF-1表达的年龄较大患儿的根治性手段，使用放疗有望能够预防视力的进一步下降，并使长期无进展生存率达到60%~90%[68,70-73]。视交叉肿瘤患者总生存率为90%~100%。

后胶质瘤或视交叉/下丘脑胶质瘤大约占儿童视路胶质瘤的70%。肿瘤通常较大，可能原发于视交叉并累及到下丘脑；可能沿着视神经束向后蔓延；往往侵犯第三脑室，最终导致脑积水。早期症状和体征包括眼球震颤、视力下降以及视野缺损；只有到后期患者才会出现头围的增加和(或)颅内压增高的症状和体征。

治疗包括脑脊液引流(必要时)和手术切除，尤其是肿瘤向外进展到脑角池时，手术可以迅速地缓解症状。然而，对于大多数患者而言，手术无法将病变完全切除。对于其他部位的低度恶性星形细胞瘤，尽管大多数患者需要进行辅助治疗，但是术后进行一段时间的观察也是可取的[44,69]。5岁以下的患儿和合并NF-1的患者通常使用化疗。3~5年的无进展生存率相当低，为20%，最高也只有60%[44-46,74]。然而，一些患者并不需要进一步治疗，而对于那些需要进一步治疗的患者，化疗的使用可将放疗推迟2~4年以上（中位时间)，同时还不影响总生存率。

放射治疗的适应证包括：①不满10岁的患儿化疗期间病情进展；②年龄较大的患儿诊断时或术后病情进展。在这种情况下，对于年龄较小的患儿，给予局部放疗45~50Gy，对于大于5岁的患儿给予50~54Gy，局部控制率可达到70%~80%[44,69,73,75,76]。但总体而言，这组患者的治疗结果同“前”肿瘤相比并不令人满意。长期生存率为50%~80%，许多患者将留下明显的神经内分泌和神经系统后遗症。合并NF-1的患者风险更高。即使没有使用放化疗他们也可能出现智力下降[77]。他们更容易出现Moyamoya综合征，血管逐步闭塞，并侵犯大脑动脉环。这可见于未放疗的患者，但是当合并NF-1的患者进行放疗时，磁共振血管造影作为常规影像随访是很重要的，必要的时候可行手术介入以避免脑血管意外。

脑干胶质瘤

发生于中脑、脑桥和延髓的肿瘤占小儿年龄组所有中枢神经系统肿瘤的10%~15%。脑干肿瘤有几个不同的类型，大致可分为：低度恶性局限性背侧外生性肿瘤、颈髓肿瘤及侵袭性更强的弥漫性内生性脑桥肿瘤[78-80]。

局灶性肿瘤大小局限(<2cm)，在MRI上边界清楚，没有周围浸润和水肿。病变可能是囊性的，与其他部位的囊性肿瘤一样，囊性成分与具有生物学活性的实性成分密切相关。局灶性肿瘤可能会发生于脑干任何部位，但最常出现在中脑和延髓。通常有长期的局部症状，如单一脑神经损伤和对侧偏瘫。除顶部肿瘤在体积较小时即可出现导水管狭窄而导致颅内高压的症状外，其余部位肿瘤很少出现颅内压增高的症状和体征。

治疗方法取决于肿瘤在脑干的具体位置及其影像学特征。如前所述,肿瘤没有强化、局限于顶部、仅出现脑积水的患者,即使只行脑脊液引流(通常是内镜下行第三脑室切开),也可达到较好的疗效。对于临床和影像学表现为进展的肿瘤,可以进行包括活检在内的积极干预。这点很重要,因为即使利用现代技术,这个部位肿瘤的手术仍然存在较高的并发症风险。

对于其他部位的可手术切除(向脑干表面或第四脑室蔓延)和影像学上表现为低度恶性的局限性肿瘤,手术可作为一种治疗选择。在这方面,与毛细胞组织有关的均匀强化以及缺乏瘤周低密度区具有特别重要的意义。经过仔细选择的患者,如果由有经验的医生操作,出现手术并发症的风险是较低的,而且治疗效果很好,与其他部位的低度恶性星形细胞瘤完全切除或次全切除术后相似,大部分患者都不会出现进展[81,82]。但对于体积较大的肿瘤,以及有低位脑神经损伤、术后存在呼吸困难等高风险并发症的延髓肿瘤,治疗结果不太令人满意。

对于无法手术的局灶性肿瘤患者有多种其他治疗方法。从一系列使用常规放疗治疗脑干肿瘤的报告得出,疗效与肿瘤位置(脑桥对其他部位)、影像学表现(肿瘤体积、CT 密度、强化方式)、组织学类型(恶性对良性)相关,可以合理地推断出 50%~70%的局部病灶可达到长期控制。应用 HFRT 和 ^{125}I 组织间照射的少数患者也得到了相似的治疗效果[49,51,53]。同样也有些利用放射外科治疗的经验。然而,就如同其他部位的低度恶性星形细胞瘤一样,外照射也是标准治疗方法,CTV 外放 0.5cm,总剂量 DT 54Gy/6 周。应用大分割的 HFRT、放射外科、立体定向放射治疗或是经验不足的组织间照射等治疗的风险尚不明确,而且缺乏明确的优势。

背侧外生性肿瘤多数是从第四脑室底生长,通常体积较大、占据第四脑室,但没有明显地向脑干侵犯。在小龄患儿中,肿瘤一般生长隐匿,没有颅内压增高的症状和体征,而在大龄患儿中可出现颅内压增高的症状和体征。约一半的患者有脑神经的功能缺陷。在 MRI 上,与周围结构分界很清楚、长 T1 和长 T2 图像,并呈明显的均匀强化。大部分都是毛细胞型星形细胞瘤。

背侧外生性肿瘤的首选治疗是手术。术中影像引导是实现最大程度的肿瘤切除必不可少的。但是,通常由于肿瘤和脑干之间往往没有明确的界线,即使是最好的切除也会在第四脑室底有少许残留。然而,大多数患者术后病情稳定,常规术后辅助治疗没有明确指征。对于高度恶性病变或术后出现早期进展(9 个月以内)的低度恶性肿瘤来说,考虑进行放疗。术后肿瘤复发时间较长时,应考虑二次手术,无法再次手术的患者应考虑放疗。放疗靶区和剂量应类似于其他部位的低度恶性星形细胞瘤。文献表明,大多数患者都有机会行挽救治疗,而且背侧外生性肿瘤在挽救治疗后的总体预后也很理想[83-85]。

颈髓肿瘤发生于上段颈髓并向枕骨大孔腹侧生长。其中大部分肿瘤为低度恶性病变,其生长受到颈髓和延髓交界处腹侧的锥体交叉的限制。因此肿瘤向后生长,造成延髓的背向延伸,突向第四脑室[78]。目前这些肿瘤通常引起低位脑神经损伤、睡眠呼吸暂停、小儿喂养困难、长束征,有时引起斜颈,脑积水不常见。

手术是可供选择的治疗方法。肉眼完全切除率可达到 70%~80%,其余患者大部分可行次全切除术。低度恶性肿瘤在上述治疗后会有很高的长期肿瘤控制率。因此,没有指征行术后常规放疗。

脑桥弥漫性内生性肿瘤(DIPG)占所有脑干肿瘤的 70%~80%。它们原发于脑桥,在脑干弥漫性增大。至少 2/3 的患者累及中脑、延髓和(或)外生性生长。与其他脑干肿瘤相比,大多数 DIPG 是纤维星形细胞肿瘤,具有恶性倾向、预后差。

DIPG 通常表现为多发、双侧的脑神经(尤其是Ⅵ、Ⅶ脑神经)功能障碍的短期症状(中位数为 1 个月),长束征及共济失调。约 10%的患者在诊断时存在脑积水。与其他部位弥漫纤维星形细胞瘤相似,DIPG 在 CT 上呈等密度或低密度,增强扫描呈轻度强化。该肿瘤在磁共振的 T2 加权或 FLAIR 序列中显示最佳。环形强化常提示高度恶性肿瘤。

DIPG 无法手术。如果不是进行临床试验,即使是活检这种相对无创的检查,现在也认为是不必要的,因为结合典型的临床表现和 MRI 检查结果的特征,组织学结果并不影响治疗[86,87]。使用常规放射治疗,大多数(70%或以上)的 DIPG 患者会有临床改善。然而,无进展生存时间很短(中位时间<6 个月)、预后差,中位生存期<1 年,2 年生存率<20%。

迄今为止,所有试图改善儿童 DIPG 的尝试都被证明是徒劳的。对超分割放疗进行的Ⅰ/Ⅱ期研究使用 64.8~78Gy 的放疗剂量。与常规放疗比较,超分割放疗在进展时间和总生存期方面都没有任何改善[88,89]。而且,应用 75.6Gy 和 78Gy 高剂量的超分割放疗并发症较多,包括类固醇依赖、血管问题、照射野外的白质病变,以及听力丧失、激素缺乏,以及在少数获得长期存活的患者中出现的晚期癫痫发作[88,90-92]。一些单中心的研究使用了加速分割和大分割放疗模式（分别为50.4Gy/28次,2次/天,3周完成[93];39Gy/13次,1次/天;45Gy/15次,1次/天[94,95]）。无进展生存率和总生存率同超分割放疗相似。

其他应用化疗联合放疗的替代治疗方案的疗效也不理想。同单纯放疗相比,在众多的化疗方案中,没有任何的单药或多药联合化疗方案被证实具有生存优势。在北美和欧洲的儿科合作组织正在研究新的药物和新的放化疗联合方案。

目前,DIPG的标准治疗包括对GTV(通常在MRI T2WI和FLAIR显示最佳）以及由此外扩1~1.5cm生成的CTV的放疗，总量为54Gy/30次,1次/天，共6周。由于前期神经功能缺陷进展迅速,需要尽早进行治疗以尽快缓解症状。由于在大分割放疗中没有发现非预期的毒性，并且能够降低患儿和家庭的治疗负担,它可以作为常规放疗的一种替代方案。

治疗后2~3周即可明显改善临床状态,这时通常可停用类固醇类药物。改善的效果通常令人深刻,即便持续时间较短,家属也会很欣慰。病变进展后,可以试用化疗或支持治疗,或者在经选择的部分患者中可以进行二次放疗[96,97]。

脊髓星形细胞瘤

髓内肿瘤占儿童中枢神经系统肿瘤的3%~6%。其中星形细胞瘤约占60%,大多数为低度恶性;室管膜瘤约占30%;其余为神经节胶质细胞瘤、畸胎瘤、脂肪瘤、皮样及表皮样囊肿等。

患儿的典型症状为疼痛及运动障碍,通常持续时间较长。症状和体征发展迅速提示为高度恶性肿瘤。影像学上,星形细胞瘤大多包括一个实性成分和一个或多个囊肿,囊肿可包在实性成分内,或向实性成分的腹侧或尾部扩展。大部分肿瘤增强后强化不均匀。相反,尽管室管膜瘤可出现脊髓空洞,但它们很少表现为瘤内囊变,增强后强化均匀。

近年来髓内肿瘤的治疗方法已经发生改变[98]。以往的治疗是在活检后进行放疗，有文献证据显示,半数以上的低度恶性星形细胞瘤经此方案能够得到有效的治疗[99]。然而,外科水平的提高,超声波吸出术等辅助手术和术中超声检查、诱发电位监视等辅助系统的常规应用，提高了手术的安全性和完全切除率,所以现在全切术或次全切除术可用于约80%的毛细胞型星形细胞瘤患儿,特别是有脊髓空洞的患儿。由于Ⅱ级星形细胞瘤病变弥漫,边界模糊,患者行手术切除较困难,并且很难完全切除[98]。由于全切术或次全切除术后LGA患者的预后相当好，长期的无进展生存率可达70%~90%[100-102]，因此没有指征行术后常规辅助治疗。对于难以行全切术或次全切除术的儿童,其治疗可参考其他部位的LGA患儿，可以选择早期行二次手术,或二次手术后的密切随访和(或)待进展后行放疗。对于其他部位的LGA婴幼儿患者,化疗可以作为放疗的替代方案[103,104]。对于HGA,手术切除的优势并不明显,通常是在活检术后进行放射治疗[105]。

LGA的放疗靶区包括肿瘤的实性部分(包括瘤内囊变)，边缘外放1~1.5cm至CTV。放疗剂量通常为50.4Gy/28d/6W。对于高度恶性星形细胞瘤患者,外放到CTV的范围应该更大,至少1.5cm(或1个椎体)更加合适。由于过高的剂量会增加并发症的发生风险，HGA的放疗剂量通常与LGA的放疗剂量相当，但通常会联合化疗。较早的研究[99,100]以及来自监测流行病学及结论组织(SEER)[106]和德国协作组织[107]的数据都表明,儿童高级别胶质瘤经过上述治疗后,其生存率为20%~35%。然而,最近圣裘德儿童研究医院的一项研究表明,儿童胶质母细胞瘤的局部进展和软脑膜播散率非常高,没有长期生存的患者[105]。

室管膜肿瘤

以下肿瘤可见于儿童:

- 黏液乳头状室管膜瘤(WHO Ⅰ级);
- 室管膜瘤(WHO Ⅱ级);
- 间变性室管膜瘤(WHO Ⅲ级)。

黏液乳头状室管膜瘤

黏液乳头状室管膜瘤是生长缓慢的肿瘤,通常位于脊髓圆锥马尾终丝，也是该部位最常见的脊髓肿瘤。可引起背痛。影像学上,病变通常边界清晰,增强扫描呈明显强化。虽然病理学上呈低度恶性,但经常会在诊断时就已出现软脑膜扩散,因此,所有患者在初始评估时均应行全脑全脊髓的MRI检查。

手术切除是治疗选择之一。如果肿瘤包含在马尾中,需先松解马尾丝再行完全切除。完全切除后是否需要行术后放疗仍未明确。很大一部分肿瘤会出现局部复发或软脑膜转移，但大部分都可以进行再次手术和(或)用放疗作为挽救手段[108-110]。如果肿瘤侵及圆锥,手术切除较难且易引起后遗症,因此经常出现肿瘤残留。如果肿瘤没有完全切除或有肉眼残留,复发风险会很高。在这种情况下,术后放疗可以提高局部控制率[101,111-113]。放疗靶区较局限,CTV 为可见残留病变及向头尾方向各外放 1.5cm（或 1 个椎体),总剂量 50.4Gy[113]。诊断时有软脑膜种植或单纯术后复发时,需要进行根治性的治疗,先进行全脑全脊髓放疗,再对原发灶加量照射,这样有望达到肿瘤的长期控制[101,109,112,114]。

室管膜瘤

室管膜瘤的发病率在儿童中枢神经系统肿瘤中排第三位。约 50%的病例为 5 岁以下的儿童。室管膜瘤可发生在脑室系统和椎管的任何部位,但在儿童中 2/3 发生在第四脑室。这个部位的肿瘤的典型表现是颅内压增高的症状和体征。在影像学上,肿瘤通常较大,但是边界相对清晰,通常压迫而不侵犯相邻结构。沿枕骨大孔向下侵犯颈髓并不少见(图 84.10)。一些来源于脑室系统外组织的幕上肿瘤可引起局部神经功能障碍。髓内室管膜瘤约占儿童脊髓肿瘤的 30%,通常最初会由于肿瘤在脊髓的位置而出现相应的感觉迟钝和感觉缺陷,之后才会出现疼痛和运动障碍。

室管膜瘤的扩散主要是局部扩散。然而,5%~10%的患者在诊断时即有软脑膜扩散,因此在治疗前评估时,所有患者都需要进行全中枢神经系统的增强 MRI 和脑脊液细胞学检查。

室管膜瘤的治疗

手术能否完全切除肿瘤是影响儿童室管膜瘤预后的最重要因素[115-124]。目前,幕上室管膜瘤的完全切除率为 70%~90%,脊髓室管膜瘤与之相似。而幕下病变的完全切除率较低。一般来说,由于肿瘤沿第四脑室外侧孔向外突出，周围有下行的脑神经及血管围绕，术后肿瘤易残存于第四脑室底或小脑脑桥角侧面。对于小儿来说,初始较大的肿瘤首次手术后会发生组织结构变化,这时可考虑进行二期手术,化疗后也可考虑行此手术。

术后放疗是儿童室管膜瘤的标准治疗。但也有人质疑肿瘤完全切除的患者做术后放疗的必要性[121,125,126]。然而,很多研究(包括一些对于儿童的研究)已发现,推迟放疗或不做放疗的儿童患者的无病生存期及总生存期均较低[122,127-130],因此推迟/暂不行放疗仅限于以下情况：①已经完全切除肿瘤的脊髓室管膜瘤的患者可不做放疗,近 100%的患者可达到无病生存[131-134]；②部分幕上室管膜瘤患者，比如脑室内肿瘤或在非功能区的、可以有足够切除边界的脑室外肿瘤[126]。

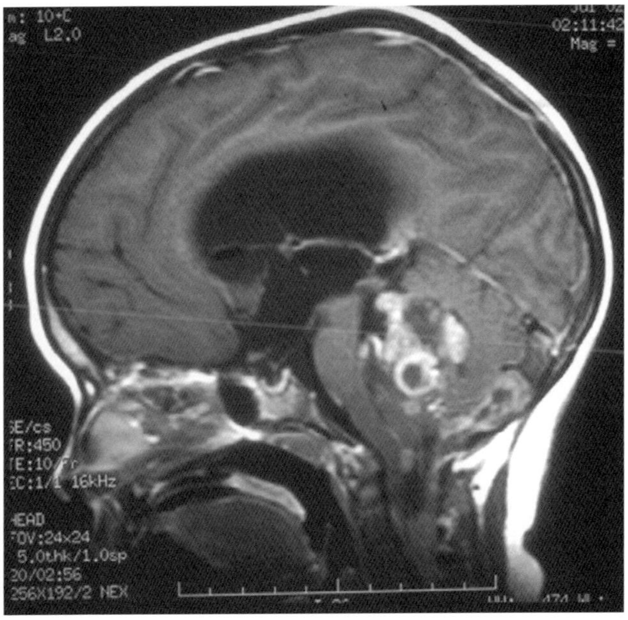

图 84.10 第四脑室室管膜瘤的典型表现,肿瘤可导致脑积水,并可穿过枕骨大孔沿脊髓背面向下侵犯至 C4 平面。

放射治疗靶区

全脑全脊髓放疗曾是幕下室管膜瘤术后放疗的推荐方法。然而,没有证据表明 CSI 可以改善预后,因此局部放射治疗现已成为标准治疗[135,136]。GTV 为瘤床,包括向下侵犯枕骨大孔的部分,并需要考虑到手术引起的结构变化以及残余病灶。在圣裘德医院进行的关于室管膜瘤和间变性室管膜瘤适形放疗的前瞻性研究中,GTV 边界外扩 1cm 为 CTV[124]。研究中 107 例患者接受术后放疗，对于可见病灶完全切除的患者，其局部控制率非常好（累计局部失败率仅为 7.8%),而对于接近完全切除或次全切除的患者,其局部控制率就差一些。所有的失败都位于 95%的等剂量线之内。现在儿童肿瘤研究组在研究使用更小的外放边界(GTV 边界外扩 0.5cm 为 CTV)进行放疗。

放射治疗剂量

有证据表明,室管膜瘤存在剂量-效应关系,放疗总量超过 45~50Gy 甚至 54Gy 可提高肿瘤控制率[135]。尽管 45Gy 已经是脊髓室管膜瘤的最高剂量，但对于超过 18 月龄的儿童幕上或幕下肿瘤,目前的标准剂量是至少 54Gy。由于治疗失败经常出现在肉眼残余的部位,可能需要对残余的病变行更高剂量的治疗,为了兼顾脊髓和其他正常组织的受量,可以在放疗至54Gy时缩小CTV,并照射至总量达59.4Gy(图84.11)。

正因为这个原因,有些研究尝试使用HFRT治疗室管膜瘤,以保证提高放疗剂量的安全性。费城儿童医院的研究中,对大多数患者采取平均剂量70.7Gy的超分割HFRT治疗方案[137];意大利儿童肿瘤研究组使用70.4Gy的剂量[138];而法国儿童肿瘤研究组使用了60Gy/60次这个更低的剂量[139],这些研究均发现HFRT是可行的。但是,没有一项研究表明HFRT能够带来更好的获益,尤其是手术水平和放疗技术提高的情况下。

化疗在室管膜瘤的作用尚待证实。有证据表明其有一定疗效,但在最近的一些婴幼儿研究中发现,将化疗用于推迟甚至避免放疗的患者,结果大部分患者都出现了进展[63,128,130,140,141]。在COG的婴儿研究中,延长化疗的时间并推迟放疗1年以上的患者的生存期较差[127]。因此,对大于12个月的患儿完全切除后一般要行放疗。对于有残留病灶的患儿,因为他们预后较差,可行化疗。而且化疗也有利于对残留病灶二期手术的完全切除,现在北美和欧洲都在进行该方面的试验。

室管膜瘤的再程放疗

对于那些治疗失败出现局部复发或软脑膜播散的患儿,再程放疗可以作为一个选择,在部分患儿中有望达到较长时间的肿瘤控制[142,143]。

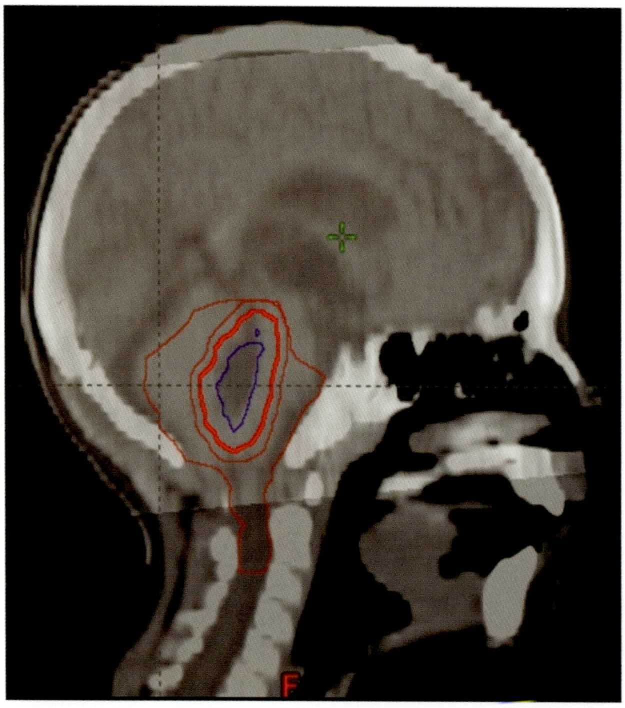

图84.11 需要特别注意放疗靶区应该包括病变侵犯的下界。考虑到脊髓的耐受量,放疗至54Gy时需要缩小靶区。

间变性室管膜瘤

间变性室管膜瘤是一种来源于室管膜的恶性胶质瘤,其特征为有丝分裂活跃,常伴微血管增生及栅栏样坏死。间变性室管膜瘤与其他室管膜瘤在组织学上的良恶性界限并不明显,导致各文献对肿瘤分级与预后之间是否有显著差异产生争论。增殖指数可能有更好的评估预后的作用。但是有研究组对基因和表达进行了一些研究,结果发现分子分型可以用于预测风险。

间变性室管膜瘤的治疗包括,首先进行最大程度的外科切除以较好地保护神经功能,对全脊髓轴行增强MRI检查和脑脊液细胞学检查以排除软脑膜种植,检查要比室管膜瘤频繁一些。术后所有患者均应行放疗。与室管膜瘤一样,化疗的作用尚待明确,但对于年龄很小的儿童可作为推迟放疗的选择。

全脑全脊髓放疗曾经是间变性室管膜瘤的标准治疗,但是一些机构的回顾性研究以及一项POG的前瞻性研究均表明,全脑全脊髓放疗与局部放疗相比没有明显的生存优势[116,144-148]。因此,对病变局限的患者,CTV为瘤床及可见残留病变边缘外放1cm;全脑全脊髓放疗仅适用于诊断时有软脑脊膜转移的患者。与室管膜瘤一样,放疗剂量至少为54~55Gy,如可耐受,可推量至59~60Gy。

在目前的文献研究中,间变性室管膜瘤的3~5年无病生存率只有30%~45%[138,148]。但圣裘德医院的系列研究中,间变性室管膜瘤的7年无事件生存率为61.3%,总生存率可达到71.8%[124],这可能与该中心肿瘤的完全切除率较高有关,因为肿瘤完全切除后患者的预后显著优于有残留病变的患者[147,148]。即使行全脑全脊髓放疗及全身化疗等高强度治疗,诊断时有软脑脊膜转移的患者的预后也相当差。

脉络丛肿瘤

脉络丛肿瘤起源于脑室的脉络丛上皮细胞,包括:

- 脉络丛乳头状瘤(WHO Ⅰ级);
- 不典型脉络丛乳头状瘤(WHO Ⅱ级);
- 脉络丛癌(WHO Ⅲ级)。

脉络丛肿瘤占儿童颅内肿瘤的2%~4%,但更常见于小于 1 岁的婴儿，占 10%~20%。脉络丛乳头状瘤约占儿童脉络丛肿瘤的一半以上，中央由疏松纤维血管结缔组织组成，外面围绕一层均匀排列的高柱形细胞，圆形或椭圆形的细胞核位于基底部，形态单一。脉络丛乳头状瘤有丝分裂不活跃；如果见到活跃的有丝分裂，应考虑为不典型脉络丛乳头状瘤。与前两者相比，脉络丛癌呈实性肿瘤，可能越过脑室壁并侵犯脑组织。组织学上，脉络丛癌有明显的恶性特征，包括较多的有丝分裂(>5%/10 HPF)，瘤细胞密度高，核异形或多形，乳头状架构不清，可见肿瘤坏死区域。

儿童脉络丛肿瘤大多起源于侧脑室，并引起脑脊液循环障碍。婴儿通常表现为头围的进行性增大，较大的幼儿表现为颅内压增高的症状和体征。神经影像上，肿瘤呈高密度，明显强化。单纯乳头状瘤也可以播散至脑脊液，不管良性还是恶性肿瘤，都要进行全中枢增强 MRI 扫描及 CSF 细胞学检查。

脉络丛肿瘤的治疗

对于脉络丛乳头状瘤来说，如果可能的话，可以将原发灶及转移灶一并手术切除。目前完全切除已经能够达到较高的比例，这部分患者预后很好，只有不超过 10%的肿瘤复发，总生存率接近 100%[149-152]。对不全切除的患者加用放疗的作用尚不明确，但并不是所有患者都会出现肿瘤进展，因此不行辅助治疗而直接随访是一种常用的方法，待肿瘤出现进展时再行二次手术或放疗。

脉络丛癌预后较差，手术是重要的治疗手段，但常常难以实施。要达到最大程度切除，可能会导致术中出血较多。完全切除肿瘤的患者的预后较好[149,153-162]，完全切除后是否需要辅助放疗仍不明确。一组综合分析数据发现，尽管研究中术后放疗更倾向于给予恶性程度较高的患者，但术后放疗组的生存率仍然较高[156,159]。有文献报道，完全切除后取得了很好的结果，其中一些患儿仅使用了化疗而未行放疗[153,154,157,158]。而手术有残留的患者预后就很差，术后放疗可能有用[162]，但对于婴幼儿患者，要想避免放疗就意味着要使用效果不明确的化疗。如果两者都用，一般在早期行放疗(化疗 2 周期后)，而对于婴幼儿患者，放疗一般推迟至 3 岁以后进行。将来有望使用基因或基因组学分析来指导治疗。很多脉络丛癌患者有 TP53 突变，而没有 TP53 突变的患者预后较好，这部分患者可以避免放疗[163]。

对于放疗靶区也有争议。脉络丛癌的放疗传统上使用全脑全脊髓照射，而且最近的文献分析表明，与全脑放疗或瘤床照射相比，全脑全脊髓照射能够提高患者的无进展生存[162]。有一点比较重要，一半以上的治疗失败都出现在照射野之外。然而，对于年龄较小的患儿，使用全脑全脊髓照射是不合适的。因此，目前认为以下方法是合理的：对术后有残留病灶或局部转移的脉络丛乳头状瘤患者，以及没有软脑膜转移证据的不典型脉络丛乳头状瘤或脉络丛癌患者行局部治疗。而仅对有软脑膜转移证据的非典型性脉络丛乳头状瘤或脉络丛癌患者行全脑全脊髓放疗。

神经元和混合性神经元-胶质肿瘤

神经元和混合性神经元-胶质肿瘤是一类少见肿瘤，它们的特点是存在不同程度的神经元和胶质细胞成分。它包括婴儿促纤维增生性星形细胞瘤和胚胎发育不良性神经上皮瘤。一般手术可以治愈，但放疗可以用于以下两种肿瘤：

- 节细胞胶质瘤和间变性节细胞胶质瘤；
- 中枢神经细胞瘤。

节细胞胶质瘤/间变性节细胞胶质瘤

节细胞胶质瘤是一种分化好、缓慢生长的肿瘤，由成熟节细胞和相当于 WHO Ⅰ级或Ⅱ级的瘤性胶质细胞混合而成。有些节细胞胶质瘤含有间变特性的胶质肿瘤成分(相当于 WHO Ⅲ级)，称之为间变性节细胞胶质瘤。

肿瘤可发生于中枢神经系统的任何部位，但在儿童中好发于颞叶，典型症状为癫痫发作。手术治疗是可以选择的治疗方法。如果能完全切除，肿瘤的长期控制率很高[164-166]。放疗的适应证同低度恶性星形细胞瘤，也适用于肿瘤进展或复发而不能手术者。放疗靶区及剂量同 LGA。对节细胞瘤患者高增殖指数或间变性表现的临床意义仍有争议。尽管这些患者的复发风险较高[164,165,167]，但术后放疗的适应证仍不明确。只是对于未完全切除的间变性节细胞胶质瘤患者，行术后放疗可改善其无进展生存[166,168]。

中枢神经细胞瘤

肿瘤由形态一致伴神经元分化的圆形细胞构成，

发生于侧脑室和第三脑室，特别是前者。大部分发生于青春期人群和年轻人。患者通常表现为颅内压增高的症状和体征。一般选择手术，手术全切的患者即便不做辅助治疗，肿瘤的长期控制率也较高[169]。未行全切术的患者，组织学表现不典型或有丝分裂率指数的患者预后较差[169,170]，可考虑行术后放疗。对于典型神经细胞瘤50Gy是足够的[171]，但有证据表明对非典型神经细胞瘤至少54Gy的放疗才可改善肿瘤控制率[172]。

松果体区实质细胞肿瘤

松果体部位的肿瘤占儿童颅内肿瘤的2%~8%。近一半为生殖细胞肿瘤，1/4~1/3为松果体实质细胞肿瘤，其余大部分为星形细胞瘤。肿瘤起源于松果体细胞（具有光感觉和神经内分泌功能）或它们的胚胎前体细胞。根据WHO分类，可分为：

- 松果体细胞瘤（WHO Ⅰ级）；
- 中分化松果体实质细胞肿瘤；
- 松果体母细胞瘤（WHO Ⅳ级）。

松果体细胞瘤

松果体细胞瘤是一种缓慢生长的肿瘤，由类似于松果体细胞的小而一致的成熟细胞构成，偶见大的松果体细胞瘤菊形团，约占松果体实质细胞肿瘤的一半，最常见于青少年。典型症状表现为颅内压增高的症状和体征。一些患者会有中脑背侧被盖区的功能障碍（Parinaud综合征），包括向上凝视受限，睑退缩，退缩性眼球震颤，瞳孔对光反射迟钝，但可有光适应。肿瘤在MRI上通常为圆形，边界清楚，T1相呈低信号，T2相呈高信号，增强后均匀强化。有文献报道，松果体细胞瘤可发生软脑膜受侵[173]，但是很可能是抽样误差所致。通过更好的影像学检查、扩大的手术范围以及更加完整的组织学评估后，软脑膜受侵很少见[174]。

手术治疗一般使用现代的辅助设备，如功能MRI、视皮质定位的MR成像和MR静脉造影，一般选择枕部经小脑幕入路或幕下小脑上锁孔入路切除松果体细胞瘤。行肿瘤全切术或次全切手术的患者，无进展生存率为90%~100%[175,176]。而切除程度较少或仅行活检术的患者预后较差。对这部分患者，尽管一项系统评价对放疗的作用有质疑[176]，仍推荐行术后放疗[177]。靶区包括可见残留病变，边界外放1cm为CTV，放疗总剂量50~55Gy/6W。

中分化松果体实质细胞瘤

中分化松果体实质细胞肿瘤由弥漫或大片的形态单一肿瘤细胞构成，细胞核轻度不典型，核分裂少见。为罕见肿瘤，约占松果体实质细胞瘤的10%。尚未确定最佳治疗手段。在一项研究中，有3例患者仅行手术切除并达到无病存活[175]。相反，另一项研究认为本病有“潜在播散性”，推荐像松果体母细胞瘤一样需行术后全脑全脊髓放疗[174]。

松果体母细胞瘤

松果体母细胞瘤是一种高度恶性肿瘤，瘤细胞小，核圆或不规则，胞质少，致密，不定形片状排列。

松果体母细胞好发于婴幼儿，典型表现为头围增大，或短时间的颅内压增高的症状和体征。在MRI上呈分叶状，不均匀强化，可见坏死和（或）出血区域。常向周围组织浸润，50%的患者在确诊时已有软脑膜受侵。

松果体区的手术难度较高，所以很难完全切除肿瘤。术后对大于3岁的儿童可行全脑全脊髓放疗和化疗，类似于高危髓母细胞瘤和幕上PNET的治疗（见下文）。患儿的5年生存率为50%~70%[174,178,179]。但是只行化疗而未行放疗的患儿的预后极差：在POG和CCG的前瞻性研究中，分别在11个月（POG）和1.2年内（CCG），所有患者都出现了疾病进展，并最终死亡[180,181]。因此，有必要接受更强的治疗手段，包括化疗剂量增加。伴有松果体母细胞瘤的家族性双侧视网膜母细胞瘤（三侧性视网膜母细胞瘤）患者的预后很差，大多在确诊后1年内死亡。

胚胎性肿瘤

胚胎性肿瘤在儿童中枢神经系统中的发病率居第二位，包括：

- 髓母细胞瘤
  —促纤维增生性/结节性髓母细胞瘤
  —广泛结节形成型髓母细胞瘤
  —间变性髓母细胞瘤
  —大细胞髓母细胞瘤
- 幕上原始神经外胚层肿瘤
  —中枢神经系统神经母细胞瘤
  —髓上皮瘤
  —室管膜母细胞瘤

● 非典型畸胎样/横纹肌样瘤

髓母细胞瘤

髓母细胞瘤占儿童中枢神经系统肿瘤的 15%~20%，中位发病年龄为 6 岁，是小脑的恶性侵袭性胚胎性肿瘤，大多有神经元分化并易于通过脑脊液转移。大多数起源于小脑蚓部并突入第四脑室。典型症状表现为颅内压增高的症状和体征，包括头痛和晨起呕吐。在 MRI 上，髓母细胞瘤呈团块状，增强后均匀强化(图 84.12)。30%~35%的髓母细胞瘤患者在就诊时已经有脑脊液播散，诊断评估时必须行脊髓增强 MRI 扫描及 CSF 细胞学检查。脊髓增强 MRI 扫描尽可能在术前进行，或者至少在术后两周后进行，以免因术后改变造成误诊。由于术前患者颅内压增高，不宜行腰椎穿刺，通常在术后 2 周以后行 CSF 细胞学检查，以避免术后早期可能出现的假阳性。髓母细胞瘤是少数能够出现中枢神经系统外转移的中枢神经系统肿瘤之一，可转移至淋巴结、骨，但并不常见。因此，骨扫描、骨髓穿刺/活检等检查并不需要常规使用。

影响髓母细胞瘤预后的主要因素有：诊断时的年龄、诊断时是否有脑脊液播散、手术切除程度等。根据以上预后因素，将患者分为低风险组和高风险组。低风险组定义：完全切除肿瘤或次全切除术后 48~72 小时内 MRI 显示局部残留肿瘤<1.5cm^2，并且无脑脊液转移(M0)；高风险组定义：术后局部残留肿瘤≥1.5cm^2，或诊断时有脑脊液转移的证据。随着现代神经外科技术的发展，目前约 80%的患者可行肿瘤全切或近全切除术。总之低风险组占 2/3，高风险组占 1/3。

低风险组的治疗

20 世纪 90 年代以前，年龄>3 岁的低风险组患者的常规治疗方案是：全中枢轴术后放疗 35~36Gy，后颅窝推量至 54~55.8Gy。多中心研究显示，通过本方案治疗后，60%~65%可达到长期无事件生存[10,182,183]。放疗可引起内分泌功能失调，骨骼生长发育障碍及神经认知功能障碍等后遗症，与年龄和放疗剂量有关[7]。

几种治疗方案已经用于减轻放疗相关的并发症。法国合作组(SFOP)一项研究尝试减小放疗靶区，以避免幕上放疗所致的严重损伤[184]，但其结果并未动摇全脑全脊髓放疗的标准治疗的地位。在北美组间研究中(CCG-923/POG 8631)，降低全脑全脊髓放疗剂量(23.4Gy)，不应用化疗，结果显示神经轴失败的危险性明显升高，5~8 年的无事件生存率只有 52%[183]。HFRT 可能是一个更有前景的方法。一项 SFOP 的小

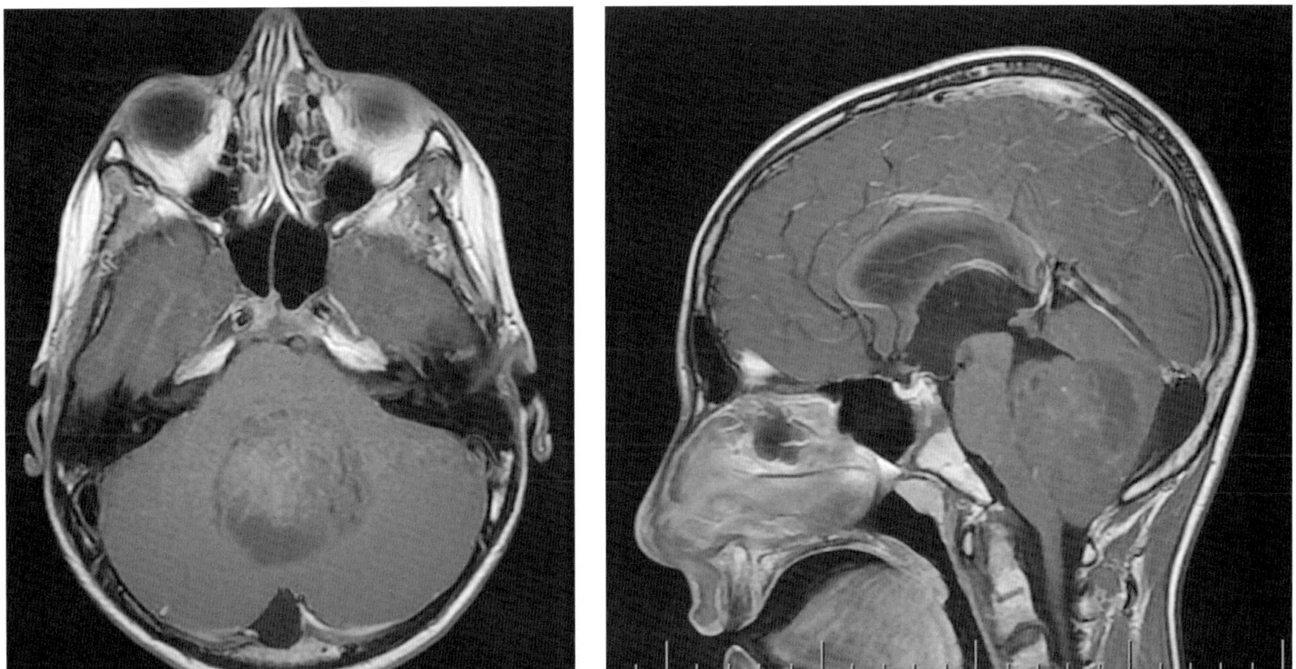

图 84.12　一例 11 岁髓母细胞瘤男性患儿的 T1 轴位(A)和 T1 增强矢状位(B)MRI 图像。肿瘤恰好位于中线，导致了脑室流出道受阻、侧脑室和第三脑室扩张。

样本实验尝试了使用HFRT对全脑全脊髓放疗36Gy(不加化疗),结果显示早期毒性降低,3年无进展生存率达81%[185]。欧洲SIOP PNET-4研究将患者随机分为HFRT组和常规放疗组,结果尚未公布。

另一项可供选择的方案为:先行降低剂量的全脑全脊髓放疗,随后后颅窝推量至55.8Gy,并联合全身化疗。一项CCG的小样本实验,全脑全脊髓放疗23.4Gy,放疗期间每周给予长春新碱化疗,放疗结束后行化疗[长春新碱1.5mg/m²,洛莫司汀(CCNU)75mg/m²,顺铂75mg/m²],5年无进展生存率达79%[186]。其后CCG/POG联合的Ⅲ期随机对照试验(A9961)中将CCNU更换为环磷酰胺,以比较两方案疗效。两组的4年无事件生存率均近85%[187],北美考虑将此方案定为低风险组髓母细胞瘤患者的常规方案。COG最近研究了以下两种方案的安全性:对3~8岁的儿童给予更低的全脑全脊髓放疗剂量(18Gy);对所有患儿缩小后颅窝放疗靶区。

在针对髓母细胞瘤的下一步研究中,风险分组除了基于临床和病理特征以外,将会加入生物学因素进行分组。病理显示为间变性大细胞的患者由于其预后较差,可能会被移出低风险组。目前已有证据表明核内β-链蛋白阳性提示预后较好,而MYC基因扩增提示预后较差。这为以后在低风险组患者中降低治疗强度,甚至避免放疗提供了可能,同时也提示高风险组至少应该维持目前的治疗强度,甚至提高治疗强度[188]。

高风险组的治疗

术后局部残留肿瘤>1.5cm²和(或)有软脑膜种植(M+)的患者归于高风险组。20世纪70年代的一项前瞻性Ⅲ期随机对照试验已证明化疗可提高这部分患者的无病生存率。其后研究方向集中于化疗方案的选择,包括放化疗时机的更改,化疗的剂量及途径。其中一些方案提高全脑全脊髓放疗剂量,或改变分割模式。Freeman等[189]对北美和欧洲协作组在21世纪早期的研究进行了综述。

重要的是在过去20年中,对于危险因素的定义变化很大,这导致我们难以对文献数据进行比较。更好的术后影像检查,更加完善的分期,以及恶性病理特征(比如大细胞或间变性组织)可将患者从低风险组转到高风险组,这可能也是两组患者预后改善的部分原因。高风险组的患者异质性很大,高风险因素各不相同,有的患者有术后残留但没有软脑膜播散,即使是对于M1(细胞学阳性)的患者而言,其治疗也与M2/3(结节状播散)的患者不同。比如,对术后肿瘤残留、M0的患者,后颅窝残留病变放疗的剂量要高于55.8Gy。对M1患者的治疗仍然有争议,但是有证据表明该治疗应该与M2/3病变的治疗相似[190]。即便在COG研究中放疗期间行每日卡铂增敏治疗后,报道的4年总生存率达到了81%,M2/3的患者预后仍然相当差。该治疗已经成为COG研究中高风险髓母细胞瘤的最主要治疗方式,而在欧洲的一些中心,则使用加速超分割的模式,并联合放疗前或放疗后的化疗[191]。

婴儿患者的治疗

髓母细胞瘤占婴儿中枢神经系统肿瘤的20%~40%。尽管多达一半的患儿病理类型较好(促纤维增生性/结节性髓母细胞瘤,或广泛结节形成型髓母细胞瘤),但其预后仍较年长儿差。原因是多方面的,除了生物学行为以外,肿瘤完全切除的比例较小,就诊时软脑膜播散的可能性较大(近50%),而且很多患者得不到最佳的治疗[192]。由于放疗引起婴幼儿神经认知障碍的风险较高,化疗已经被推迟甚至避免放疗。对已行肿瘤完全切除术、M0的婴儿患者,可仅行化疗,5年总生存率在POG首个对婴儿的研究中可达69%[193],在德国一项研究中达93%[194]。但是后者的治疗方法(包括脑室内注射甲氨蝶呤)也显示,化疗仍可引起神经认知障碍等后遗症。其他研究的结果并不让人满意,其中一些因为使用较强的挽救治疗而导致了长期的后遗症[195]。实际上,有证据提示,除了婴幼儿完全切除的促纤维增生性/结节性髓母细胞瘤之外,放疗是髓母细胞瘤治疗方案中的重要组成部分[62]。由于髓母细胞瘤复发一般较早(6~12个月),且一般为局部复发[62,193,196],最近北美完成的一项研究对患者进行早期放疗,放疗靶区较局限,对没有软脑膜播散的患者,瘤床外扩1cm为CTV,并根据解剖学边界适当修整。M2/3的婴儿一般给予强度较大的化疗。促纤维增生性/结节性髓母细胞瘤的预后可能很好,在UKCCSG/SIOP的一项儿童研究中,5年总生存率为52.9%[63],而其他类型的患者预后较差。尽管如此,治疗目标仍然是尽量避免放疗(尤其是CSI),如果要使用放疗,则需要基于临床需要并尊重患儿父母的意见,从而达到高度的个体化治疗。

髓母细胞瘤的放射治疗

全脑全脊髓放疗是标准治疗。靶区范围的确定非

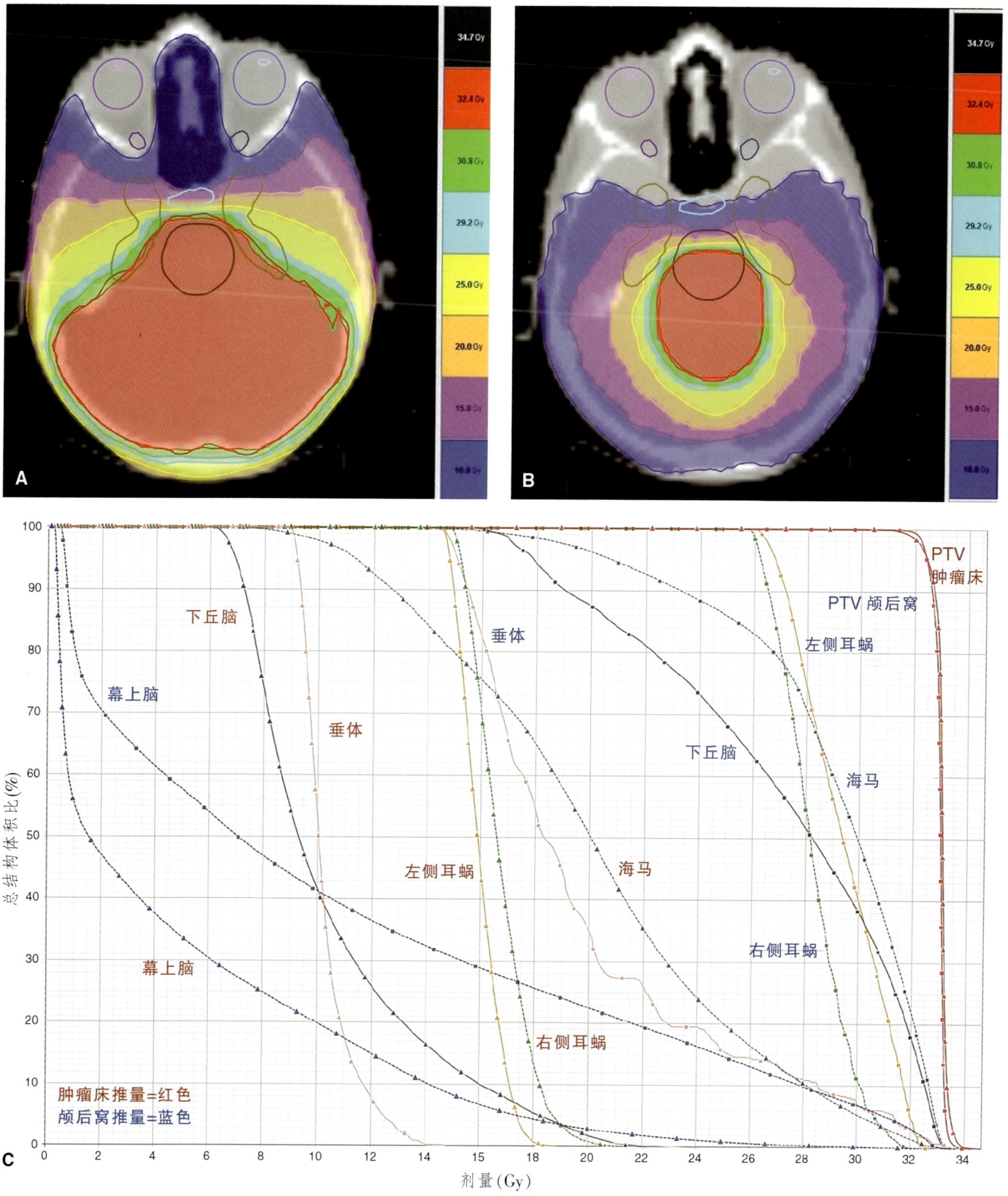

图 84.13 一例髓母细胞瘤患者全后颅窝照射(A)和缩野后颅窝补量(B)的调强放射治疗/图像引导放射治疗计划轴位图像。(C)剂量-体积直方图显示缩野补量能够更好地躲避危及器官。

常关键,应该包括整个脑脊膜,以及神经根延续出去的脑脊膜。在 SFOP M-7 的研究中,50%的肿瘤复发都与靶区的偏差有关。后续研究 (MSFOP-93 和 MSFOP-98) 表明, 如果只有一个部位的 CTV 覆盖不够(通常为筛板区),复发率为 17%;如果有两个部位的 CTV 覆盖不够,复发率为 28%;而如果有三个部位以上的CTV覆盖不够,复发率为67%[197,198]。一项SFOP的试验研究通过对低风险组的患者行剂量减少的全脑全脊髓放疗,两个以上位置偏差的患者与一个以下位置偏差的患者相比,前者的5年总存活率明显更差(54.4%对79.3%)[199]。

全脑全脊髓照射后会给予后颅窝补量。传统上给予全后颅窝补量54~55.8Gy。适形放疗可以减少内耳受量,这对于将来接受顺铂化疗的儿童来说非常重要,但是也会造成其他结构略欠量,尤其是幕上脑组织。缩小后颅窝补量靶区可以更好地降低耳蜗[200]、垂体/下丘脑、颞叶的受量(图84.13)。Fukunaga-Johnson等[201]通过对114例患者的研究发现,瘤床之外的后颅窝出现治疗失败的风险较低。其他中心的数据,包括SFOP的一项仅对瘤床行适形放疗的研究数据均支持这一方法[185,202-205]。尽管GTV(残留肿瘤和瘤床)外扩1.5cm并根据解剖学边界适当修整这种方法看起来是合理的,但缩小后颅窝补量靶区的最佳CTV仍未明确,目前COG正在低风险组患者中对该靶区进行研究。

延迟放疗可能导致预后欠佳,理想的CSI为术后28~30天开始。也有证据提示放疗持续时间非常重要,应避免机器维修、假期等因素造成的不必要的治疗间断。在SIOP PNET-3研究中,放疗时间超过50天的患儿的无事件生存率与总生存率都明显低于治疗时间在45~47天的患儿[206]。如果由于血液学毒性等原因必须中断CSI,在等待血象恢复正常的间期需要继续进行后颅窝的放疗。粒细胞集落刺激因子可用于快速地恢复血象。

幕上原始神经外胚层肿瘤

幕上原始神经外胚层肿瘤(stPNET)的定义是由未分化或分化差的神经上皮细胞组成的胚胎性肿瘤。肿瘤如只有神经元分化则为大脑神经母细胞瘤或节细胞神经母细胞瘤。肿瘤如重新形成神经管特征称为髓上皮瘤。有室管膜细胞菊形团的肿瘤称为室管膜母细胞瘤。这些肿瘤都是高度恶性肿瘤,临床上具有侵袭性。

stPNET在儿童中枢神经系统肿瘤所占的比例不到5%。患者年龄通常较小,发病中位年龄为3岁,常表现为颅内压升高的症状及体征。源于大脑半球的肿瘤通常较大。影像学上一般异质性较大,可出现囊性变或坏死、出血。就诊时40%的患者已出现软脑膜播散,所以治疗前需要做脊髓增强MRI扫描及腰椎穿刺CSF细胞学检查。

过去20年中,stPNET的治疗方法和高风险组髓母细胞瘤相似,通常给予术后放疗(标准剂量CSI及局部加量)和化疗。总生存率最好也只有30%~50%。提示预后较好的因素有:肿瘤较小(<5cm)[207]、肿瘤位于松果体区、手术完全切除[193,208-210]。而年龄小[62,63,193,211]、诊断时为M+[179,207,209,212-214]的患者预后较差,其生存率只有0~30%。放疗是一种重要的治疗手段,能够提高无进展生存和总生存[179,210,211]。尽管化疗应用广泛,但其是否能够带来获益尚不明确。化疗后的复发、早期进展及其较低的挽救率使我们考虑早期放疗的应用,尤其是对于有肉眼残留的患者[210]。

放疗方面的预后因素包括放疗的时机(即术后立即放疗而不是在化疗后进行[212])、行CSI而非缩小的靶区(如全脑或局部放疗)[212,214,215],以及放疗剂量(CSI剂量>35Gy,原发灶剂量>54Gy)[212]等,均能提高治疗疗效。但是同期的研究也提示,原发灶和软脑膜失败的问题都非常明显:CCG921中约42%的M0患者发生局部失败,而43%的M+患者失败的首要原因为软脑膜转移[213]。经试验,HFRT和HART可更加安全地增加放疗剂量,这在stPNET患者的治疗中可能是有用的。在杜克大学的一项研究中,5例患者接受HFRT治疗,其中4例患者的无病生存期为确诊后4.3~8年[216]。意大利协作组应用HART的初步结果显示患者的3年无进展生存率为54%[217]。

目前对于不伴软脑膜转移的3岁以上stPNET患者,常规在肿瘤最大程度切除术后行放疗(全脑全脊髓放疗及局部推量)和化疗。干细胞移植支持下的高剂量化疗等实验性治疗方法可用于婴幼儿和M+的患儿。在预后更好的患者中行低剂量CSI甚至仅行局部放疗可以用于降低治疗的远期后遗症,但由于目前尚没有证据支持该治疗方案,因此只考虑用于试验性治疗。

非典型畸胎样/横纹肌样瘤

非典型畸胎样/横纹肌样瘤(ATRT)是一种好发于婴幼儿的高度恶性胚胎性肿瘤。其发病高峰年龄为出生至2岁,一项研究表明,在这个年龄组中,ATRT与PNET和髓母细胞瘤发病率相似[218]。肿瘤由横纹肌样细胞组成,伴或不伴有类似典型PNET病变。ATRT的诊断主要依靠分子学特征,即22号染色体INI1缺失或突变。ATRT可发生于中枢神经系统的任何位置,包括脊髓。1/4~1/3的患者在诊断时就已有软脑膜种植。

自ATRT被归类为一种早期复发率高、预后很差的独立性肿瘤以来,用于治疗的化疗强度逐渐增大。

放疗是治疗的重要手段[219-225]。圣裘德医院的一组 37 例患者的研究中,结果表明早期使用放疗和 CSI 能够提高疗效[223],而且发现,3 岁以内的患儿之所以预后差,可能部分原因在于使用放疗较少,即使进行放疗,也只有局部放疗而非 CSI。然而,最近的一项研究按照年龄和风险度对患者分组放疗,结果发现,延期放疗是重要的预后因素[226]。尽管放疗的使用与否及其时机取决于患儿年龄、肿瘤位置(幕上还是幕下)、诊断时的疾病严重程度(M0 还是 M1),但目前 COG 的研究建议早期放疗(2 周期诱导化疗后进行放疗)。因此,小于 6 个月的幕下肿瘤患儿化疗后或小于 12 个月的幕上肿瘤患儿应该在诱导化疗和巩固化疗后接受放疗。对于病变局限的患儿,放疗靶区可只包括局部(瘤床和肉眼残余病灶外扩 1cm 为 CTV);而对于存在软脑膜播散的患儿,应该进行 CSI 然后进行局部推量。局部放疗和 CSI 的放疗剂量应该根据年龄而定(对于<3 岁和>3 岁的患儿,局部放疗和 CSI 的剂量应该分别为 50.4Gy 对 54Gy 和 23.4Gy 对 36Gy)。在欧洲,对于没有转移的 ATRT,通常给予阿霉素为基础的化疗和 54Gy 的局部放疗,而对于有转移的患者则行 CSI。目前已经建立了 EURHAB,用于收集 ATRT 患者治疗和预后的多中心和国际间的研究数据。

生殖细胞肿瘤

中枢神经系统生殖细胞肿瘤是来源于性腺或其他部位的形态相似的一组罕见肿瘤。包括以下几种类型(尽管很多情况下可出现多种类型并存):

- 生殖细胞瘤
- 胚胎性癌
- 卵黄囊瘤(内胚窦瘤)
- 绒毛膜癌
- 畸胎瘤

—成熟型畸胎瘤
—未成熟型畸胎瘤
—伴有恶性转化的畸胎瘤

- 混合性生殖细胞肿瘤

畸胎瘤由来自内胚层、中胚层和外胚层的不同组织混合而成。成熟型畸胎瘤全部由分化好的组织组成,有时与正常发育的组织结构相似,罕见或没有有丝分裂。未成熟型畸胎瘤由类似胚胎组织的未分化成熟的组织构成,存在有丝分裂。

儿童中枢神经系统生殖细胞肿瘤的发病率有很大差异,西方相对罕见,占中枢神经系统肿瘤的 3%~5%,而在亚洲占 15%~18%。高峰年龄为 10~12 岁。男性多于女性,比例约为 3:1。中枢神经系统生殖细胞肿瘤来源于第三脑室的原生殖细胞,最常发生于松果体区,其次为鞍上区。前者多为非生殖细胞瘤的生殖细胞肿瘤(NGGCT),后者多为生殖细胞瘤。

肿瘤的类型和位置决定了患者的症状和体征。松果体区的肿瘤阻碍脑脊液流入 Sylvius 管,导致脑积水,因此大多数该区肿瘤患者会出现颅内高压症状和体征,而且病史相对较短。松果体区肿瘤患者的另一个特征性表现是背侧中脑受压所导致的 Parinaud 综合征。与此相反,肿瘤位于鞍上区的患者病史较长,首先出现神经内分泌功能障碍,特别是尿崩症、生长不足和早熟,随后出现视野缺损,最后才出现颅内压升高的表现。在影像学上大部分生殖细胞肿瘤表现为实性团块。畸胎瘤的表现比较多样,有囊性变及钙化区域,有时还含有脂肪,而绒癌通常含出血区。大约 10%的生殖细胞瘤患者第三脑室周围有两处或多处病灶。脊髓增强 MRI 是排除软脑膜播散的主要检查方法,接近 10%的生殖细胞瘤患者和 10%~15%的 NGGCT 患者在诊断时发现有软脑膜播散。检测血清及脑脊液肿瘤标志物也是初始评估的必需检查。含有合体滋养层细胞的单纯生殖细胞瘤患者,其人绒毛膜促性腺激素(β-hCG)(<100 IU/mL)会有轻度升高。较高的 β-hCG 水平提示绒毛膜癌。甲胎蛋白(α-FP)升高是卵黄囊瘤的诊断指标。

既往,第三脑室及其周围的许多病变在治疗前都没有明确的病理诊断。现在认为这种做法是不可取的,因为该病需要与许多完全不同的肿瘤(如郎格罕细胞增生症、星形细胞瘤、室管膜瘤等)相鉴别,因此,所有患者都应进行活检,除非脑脊液或血液指标确诊为 NGGCT(α-FP 升高或 β-hCG>100IU/mL),或通过其他手段获得了组织学诊断(如脑脊液细胞学)。对于松果体区伴有脑积水的肿瘤患者,通常的手术方法是经内镜行第三脑室造瘘术,这种手术方式可对病灶进行活检。但是,脑室内病变的活检必须谨慎,因为出血并不少见,而内镜下难以处理出血。立体定向手术也是可行的,但是因为附近有大脑深静脉,可能使立体定向具有相当的挑战性;此外,因为存在采样误差的可能性,立体定向并非最理想的诊断方法。有时肿瘤可能达到完全切除;对于 NGGCT 患者来说,在不造成严重并发症的情况下,可以对肿瘤进行完全切除,因为这样可以确保术后病理的完整性,患者可能就不需要行辅助治疗。

生殖细胞瘤

既往,无论是局部病变还是播散期的病变,单纯放疗是生殖细胞瘤的标准治疗。全脑全脊髓放疗之后再对原发部位推量的治疗方案效果很好,在一些研究中长期无病生存率为100%[227-231]。对没有软脑膜播散的单一病灶患者,使用全脑[232,233]或全脑室[227,229,234]等靶区较小的放疗,得到了较高的局部控制率和较低的脊

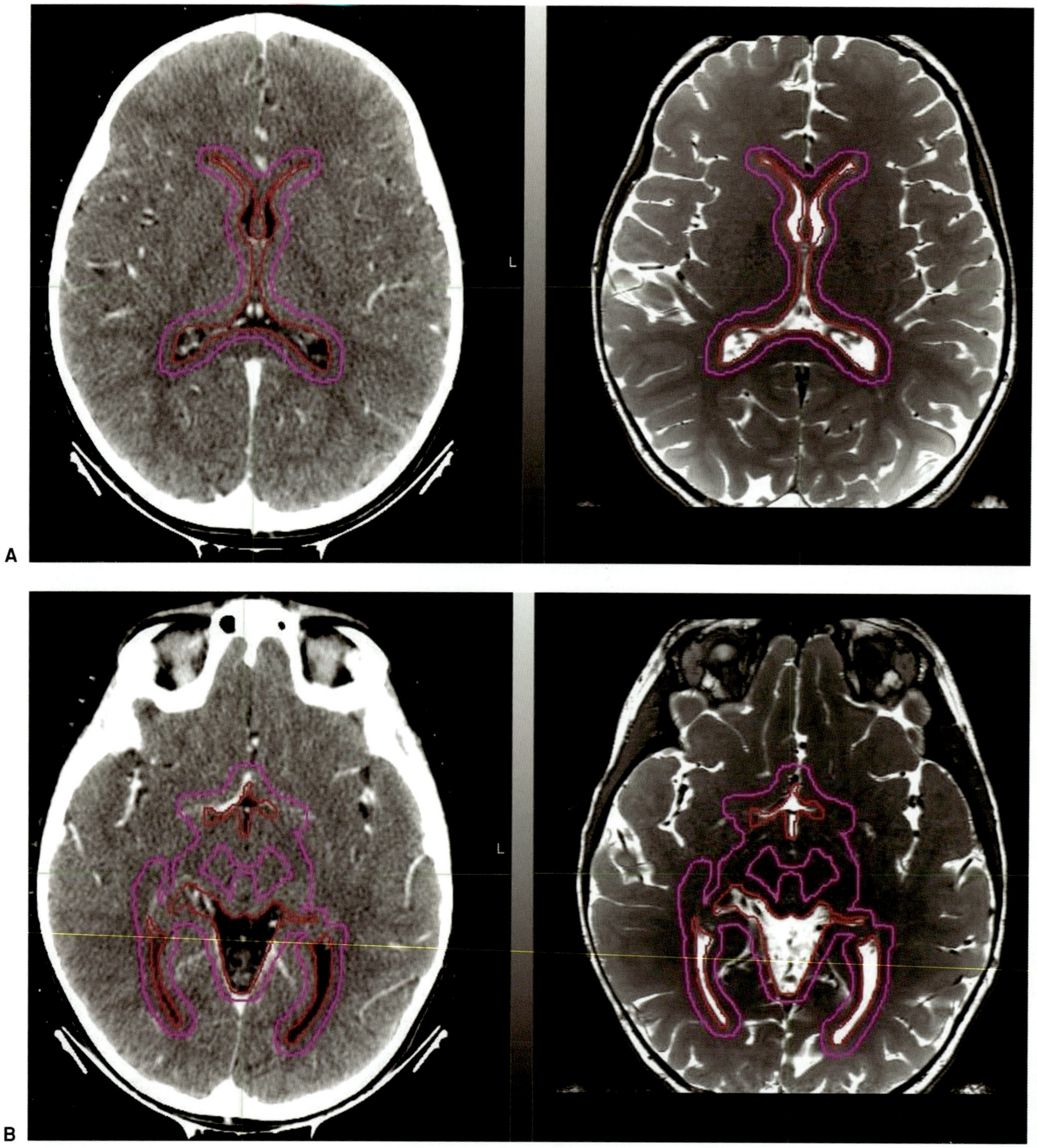

图84.14 儿童肿瘤组织指南对中枢神经系统生殖细胞肿瘤的全脑室照射靶区定义。图像分别为侧脑室水平(A)、下丘脑/松果体水平(B)和第四脑室/桥前池水平(C)的计划CT和T2WI MRI图像。靶区应该适当外扩以包括原发灶和其他受侵部位。而鞍上区、颅底和桥前池是否需要包括在内目前仍有争议。使用四野技术或调强放疗相比左右水平对穿照射能更好地保护正常组织。(Courtesy of Dr. Shannon MacDonald.)(待续)

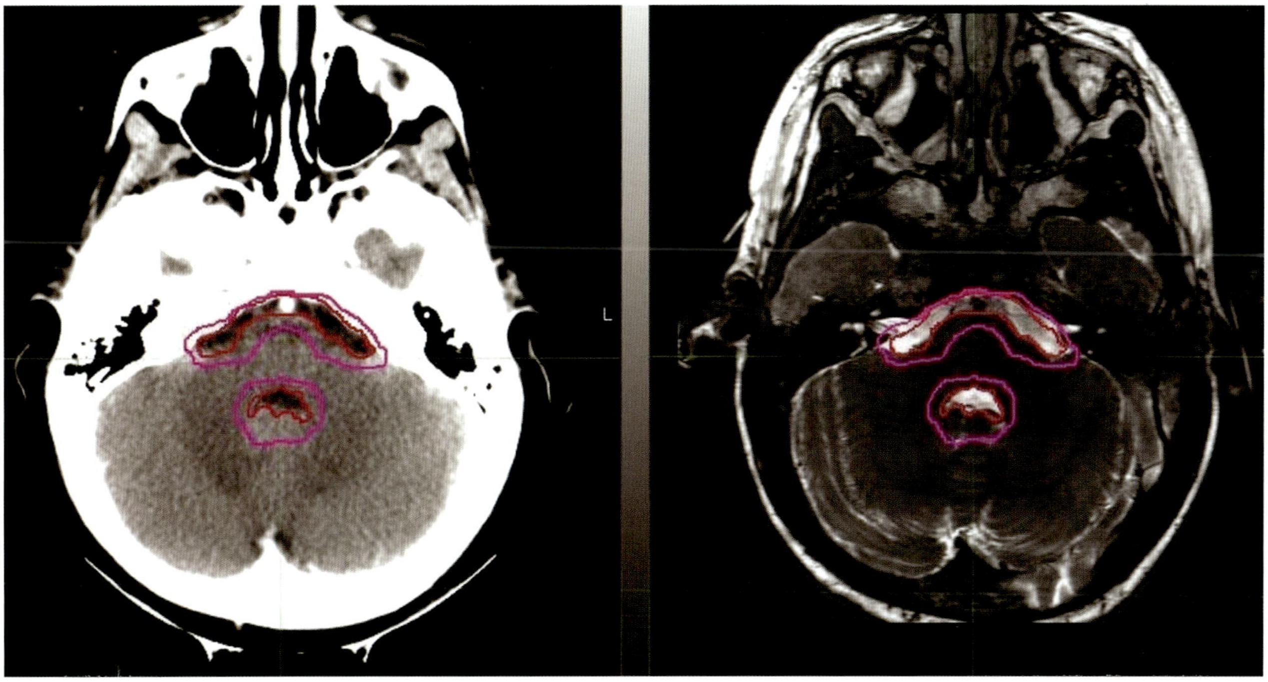

图 84.14(续)

髓播散风险(0~5%)。尽管有些研究报道单纯局部放疗(肿瘤加外扩一定边界)效果很好[237],但实际应用中疗效并不太好[232-236]。为了降低放疗相关的并发症,可以考虑使用化疗(单独使用或与小靶区/低剂量放疗联合使用)。几项研究明确表明,单纯化疗的效果欠佳:只有 40%~50%的患者可以无病生存,尽管大部分患者后期都可以使用放化疗进行补救并且总生存较好,但均以较高的治疗毒性为代价[238-241]。

与此相反,在使用以铂类为基础的联合化疗之后加上小靶区、低剂量的放射治疗,是一个很好的治疗选择,其无病生存率可达 90%~96%[239,242-244]。但使用这种治疗方案时,最佳的放疗靶区尚有待确定。SFOP TGM-TC-90 研究使用化疗后局部放疗的方法,在 60 例患者中有 10 例出现局部失败[245],而在一些单中心的研究中,虽然患者的中位年龄在青少年或成年时期,但其失败率更高[236,246]。全脑室放疗后局部失败率会降低[246],因此全脑室放疗目前正逐渐被广泛接受(图 84.14),但目前尚无前瞻性的研究数据支持。

对于诊断时存在软脑膜播散的患者,可行单纯放疗(CSI 后进行肉眼可见病变推量)。但在北美地区通常先给予化疗,然后行 CSI,再对病变累及部位进行推量。对于双灶或多灶性中线病变患者的治疗仍有争议。以往一般按照有软脑膜播散的治疗方案来进行治疗,但现在对于一些影像学上发现的双灶性病变或临床推断为双灶性病变的患者(如,一个原发于松果体区又存在尿崩症的患者),更多地使用化疗和全脑室放疗的治疗方案。

关于生殖细胞瘤的放疗剂量和剂量分割模式的争论已经有所减少。即使对于有软脑膜播散的患者,CSI 剂量低至 21Gy 时还能得到很好的疗效。原发灶的总剂量通常是 40~45Gy,但在对化疗完全缓解的行放化疗联合治疗患者,这个剂量也许可以安全地降至 30Gy,甚至 24Gy[239,244]。最后,由于生殖细胞瘤是一种对放射非常敏感的肿瘤,可以使用单次 1.5Gy,理论上这将进一步减少对正常组织的损伤。

非生殖细胞瘤的生殖细胞肿瘤

根据影像学表现(位置、外观)结合肿瘤标志物,多达 1/3 的非生殖细胞瘤的生殖细胞肿瘤(NGGCT)患者可明确诊断。NGGCT 有几种不同的组织病理类型,不同的病理类型预后也不同(表 84.3)。不含任何恶性成分的成熟畸胎瘤患者可以通过单独的外科手术得到治疗,而含有生殖细胞瘤成分的成熟畸胎瘤需要按照生殖细胞瘤的方案进行治疗。其他预后中等组和预后不良组[247]需要更积极的治疗。单纯放疗结果非常差,总生存率仅为 10%~30%。单纯化疗的结果较好,尽管 40%~60%的患者化疗后会复发,并需要接受积极的挽救治疗[238,248,249]。化疗和放疗联合的方法似乎预后最好,在德国和意大利的初步研究证实无事件生存率为 81%，这项研究引导了目前的 SIOP 中枢神经生殖细胞肿瘤研究[250]。因此,目前的标准治疗是以铂类为基础的化疗后进行放疗。

关于 NGGCT 放疗靶区仍存在着争议。虽然一些研究小组报道使用化疗之后局部放疗有很好的疗效[177],但其他研究显示在原发灶以外也有较高的复发率[249,251-255]。因此,对于预后较好的患者(例如,中危组,α-AFP<1000ng/mL)来说,同生殖细胞瘤类似,全脑室放疗可能是一个更好的选择。而 CSI 可用于那些预后较差,或有播散的患者。CSI 治疗通常需要给予 30~36Gy 的剂量,原发灶通常推量到 54Gy。

化疗后没有达到完全缓解的患者预后差。二期手术可能是有意义的，它既能排除残留肿瘤异常成像(代表成熟畸胎瘤)的可能性,又可以切除可见的残余肿瘤。术后需要进行 CSI 和更高强度的化疗(例如,在干细胞移植条件下的高剂量化疗)。

鞍区肿瘤

儿童鞍区来源的肿瘤包括下列类型:

- 颅咽管瘤

—牙釉质型颅咽管瘤

—乳头状颅咽管瘤

- 垂体腺瘤

表 84.3 非生殖细胞瘤的生殖细胞肿瘤的分类

预后良好
成熟畸胎瘤
预后中等
未成熟畸胎瘤
混合性生殖细胞肿瘤（含有生殖细胞瘤和成熟/未成熟畸胎瘤）
预后差
畸胎瘤伴恶变
胚胎性癌
卵黄囊瘤
绒毛膜癌
混合性生殖细胞肿瘤(含有胚胎性癌、卵黄囊瘤、绒毛膜癌或畸胎瘤恶变中的一种)

Adapted from Sawamura Y, Ikeda J, Shirato H, et al. Germ cell tumours of the central nervous system: treatment consideration based on 111 cases and their long-term clinical outcomes. *Eur J Cancer* 1998;34:104-110.

颅咽管瘤

根据定义,颅咽管瘤是良性的部分囊性的上皮性肿瘤，来源于鞍区的 Rathke 囊残余组织。在儿童,几乎全都是牙釉质型。牙釉质型大约占儿童颅内肿瘤的 5%,发病高峰年龄为 5~14 岁。

在大多数患者中，颅咽管瘤包括鞍上和鞍内成分。通常表现为内分泌功能障碍,尤其是尿崩症和生长障碍。视野缺损最初往往被忽视,认知和行为变化并不少见。肿瘤挤压第三脑室或长于第三脑室内可能引起脑积水和颅内压升高的症状和体征。神经影像学表现很典型，有不同比例的实性成分和囊性成分,在大多数病例中可见钙化。增强扫描可见实性成分和囊壁的强化。

尽管颅咽管瘤的治疗一直存在争议[256],但其治疗一般取决于肿瘤的特征和所需的外科水平。外科切除的争议在于:一个单中心结果显示通过术后影像证实的完全切除术后,患者可达到 85%~100%的长期肿瘤控制率[257];而另一项前瞻性研究的 3 年无事件生存率仅为 64%[258]。而且,如果存在视觉缺损,在大多数情况下术后会得到改善。然而,术后新出现的内分泌障碍和下丘脑损害非常普遍,尤其是当肿瘤在视交叉后生长侵入第三脑室底部[259-261]。严重的后遗症,包括易怒、攻击性、持续性贪食等,会降低患者及其家庭的生活质量。近年来经蝶骨手术的方式比较多见,甚至用于年幼的儿童和肿瘤含有鞍上部分的患者,这种方式可减少并发症的发生。因此,一般来说,肿瘤较小或肿瘤位于鞍下,并且没有下丘脑侵犯的患者,可以进行手术治疗。手术有残留的患者在术后 2~3 年内的疾病进展风险很高[258,262-265],因此,在这段时间内必须进行密切随访,每 3 个月行一次 MRI 检查。而二次手术并发症风险较高的患者可以通过活检、囊腔减压术得到治疗,如果有必要也可放疗[266-271]。

因此,对于活检术后、手术未达到完全切除,或术后进展/复发的患者,放射治疗可能作为唯一的治疗方法,而肿瘤类型和部位的异质性意味着不同患者可以采用不同手段进行治疗。例如,有一个小实性成分和一个单囊的病变,可通过腔内注射液体放射性物质得到治疗。对囊壁使用 β-放射体(如 ^{32}P 和 ^{90}Y)进行高剂量(如 200Gy)照射是目前较常使用的治疗方式。腔内注射放射性物质并不简单[272]，有时囊液很浓，多个囊肿之间可能很少相通或根本不相通。在注射放射性物质之前，非常有必要使用造影剂来确保导管恰好位于腔内，并且囊外没有渗漏。对于实性成分可能需要与放射外科或立体定向放射治疗相结合，但只有在后期或有证据表明疾病进展时才适合。肿瘤经常位于视交叉或视神经周围，这时需要特别小心[273]。对于筛选后的患者采用这种治疗后肿瘤控制率较好[274]。然而，除了很小的肿瘤以外，采用常规分割外照射可能是一个更好的选择，并发症风险较低[256,275]。

外照射靶区应该包括治疗前 MRI 上显示的整个病变(即，包括实性和囊性成分)。有人在 GTV 基础上外扩 1cm 形成 CTV[276]，也可以使用更小的外扩边界(0.5cm 或甚至 0cm)，因为使用这些更小的边界也得到了很好的肿瘤控制[277-279]。为达到较高的肿瘤控制率，54~55Gy/30 次/6 周的剂量似乎是必要的。放疗中或放疗后 2~3 个月出现囊肿增大是常见的，有必要早期发现并适当干预(通常包括囊肿减压)，以避免进一步的神经压迫甚至死亡[280]。长期预后较好，大部分研究中，无事件生存率为 80%~100%[258,276,279,281,282]。

垂体腺瘤

垂体腺瘤在儿童期间罕见，大部分都发生于青少年。大多数都是功能性腺瘤，表现为内分泌功能失调，女孩通常出现月经不调和溢乳，男孩出现青春期延迟。肿瘤可能会很大，伴有鞍区外侵犯，比成人的侵袭更强[283-285]。如果存在视力丧失，可能也比成人更为严重，并且更有可能与视神经萎缩有关[284]。

一般来说，其治疗方法与成人相似。催乳素和生长激素分泌腺瘤的治疗方法同成年人。如果需要行手术治疗，在儿童患者中使用神经导航引导经蝶骨手术似乎是可行的、安全的，即使对于蝶窦气腔形成差的患者也是如此[283,285]。如果无法手术切除，或者术后激素水平仍然较高，则应采取放射治疗。一般来说，在肉眼可见病变(GTV)外扩 0.5cm 边界形成 CTV 的高度适形放疗是可取的，这样可以最佳地避开邻近的重要组织，包括大血管。剂量与成人垂体腺瘤相似，通常为 45~50Gy，5~6 周。治疗后需要内分泌学家对其进行密切随访，以确保对激素缺乏症状进行适当干预。

(谢鹏 译　张晓丽 校)

部分参考文献

本章全部参考文献请登录网站：http://www.tsttpc.com/download_list.html

2. Armstrong GT, Liu Q, Yasui Y, et al. Long-term outcomes among adult survivors of childhood central nervous system malignancies in the Childhood Cancer Survivor Study. *J Natl Cancer Inst* 2009;101(13):946–958.
3. Vinchon M, Baroncini M, Leblond P, et al. Morbidity and tumor-related mortality among adult survivors of pediatric brain tumors: a review. *Childs Nerv Syst* 2011;27(5):697–704.
4. Kortmann RD, Timmermann B, Taylor RE, et al. Current and future strategies in radiotherapy of childhood low-grade glioma of the brain. Part II: treatment-related late toxicity. *Strahlenther Onkol* 2003;179(9):585–597.
5. Mulhern RK, Merchant TE, Gajjar A, et al. Late neurocognitive sequelae in survivors of brain tumours in childhood. *Lancet Oncol* 2004;5(7):399–408.
13. Meacham L. Endocrine late effects of childhood cancer therapy. *Curr Probl Pediatr Adolesc Health Care* 2003;33(7):217–242.
16. Sklar CA, Constine LS. Chronic neuroendocrinological sequelae of radiation therapy. *Int J Radiat Oncol Biol Phys* 1995;31(5):1113–1121.
20. Beltran C, Naik M, Merchant TE. Dosimetric effect of setup motion and target volume margin reduction in pediatric ependymoma. *Radiother Oncol* 2010;96(2):216–222.
24. Urie M, FitzGerald TJ, Followill D, et al. Current calibration, treatment, and treatment planning techniques among institutions participating in the Children's Oncology Group. *Int J Radiat Oncol Biol Phys* 2003;55(1):245–260.
25. Parker WA, Freeman CR. A simple technique for craniospinal radiotherapy in the supine position. *Radiother Oncol* 2006;78(2):217–222.
26. Parker W, Filion E, Roberge D, et al. Intensity-modulated radiotherapy for craniospinal irradiation: target volume considerations, dose constraints, and competing risks. *Int J Radiat Oncol Biol Phys* 2007;69(1):251–257.
28. Donahue B. Short- and long-term complications of radiation therapy for pediatric brain tumors. *Pediatr Neurosurg* 1992;18(4):207–217.
29. Louis DN, International Agency for Research on Cancer. *WHO classification of tumours of the central nervous system*. Lyon, France: International Agency for Research on Cancer, 2007.
40. Merchant TE, Kun LE, Wu S, et al. Phase II trial of conformal radiation therapy for pediatric low-grade glioma. *J Clin Oncol* 2009;27(22):3598–3604.
41. Wisoff JH, Sanford RA, Heier LA, et al. Primary neurosurgery for pediatric low-grade gliomas: a prospective multi-institutional study from the Children's Oncology Group. *Neurosurgery* 2011;68(6):1548–1554; discussion 54–55.
79. Freeman CR, Farmer JP. Pediatric brain stem gliomas: a review. *Int J Radiat Oncol Biol Phys* 1998;40(2):265–271.
124. Merchant TE, Li C, Xiong X, et al. Conformal radiotherapy after surgery for paediatric ependymoma: a prospective study. *Lancet Oncol* 2009;10(3):258–266.
136. Merchant TE, Fouladi M. Ependymoma: new therapeutic approaches including radiation and chemotherapy. *J Neurooncol* 2005;75(3):287–299.
162. Mazloom A, Wolff JE, Paulino AC. The impact of radiotherapy fields in the treatment of patients with choroid plexus carcinoma. *Int J Radiat Oncol Biol Phys* 2010;78(1):79–84.
183. Thomas PR, Deutsch M, Kepner JL, et al. Low-stage medulloblastoma: final analysis of trial comparing standard-dose with reduced-dose neuraxis irradiation. *J Clin Oncol* 2000;18(16):3004–3011.
185. Carrie C, Muracciole X, Gomez F, et al. Conformal radiotherapy, reduced boost volume, hyperfractionated radiotherapy, and online quality control in standard-risk medulloblastoma without chemotherapy: results of the French M-SFOP 98 protocol. *Int J Radiat Oncol Biol Phys* 2005;63(3):711–716.
187. Packer RJ, Gajjar A, Vezina G, et al. Phase III study of craniospinal radiation therapy followed by adjuvant chemotherapy for newly diagnosed average-risk medulloblastoma. *J Clin Oncol* 2006;24(25):4202–4208.
188. Ellison DW, Kocak M, Dalton J, et al. Definition of disease-risk stratification groups in childhood medulloblastoma using combined clinical, pathologic, and molecular variables. *J Clin Oncol* 2011;29(11):1400–1407.
189. Freeman CR, Taylor RE, Kortmann RD, et al. Radiotherapy for medulloblastoma in children: a perspective on current international clinical research efforts. *Med Pediatr Oncol* 2002;39(2):99–108.
191. Gandola L, Massimino M, Cefalo G, et al. Hyperfractionated accelerated radiotherapy in the Milan strategy for metastatic medulloblastoma. *J Clin Oncol* 2009;27(4):566–571.
197. Carrie C, Alapetite C, Mere P, et al. Quality control of radiotherapeutic treatment of medulloblastoma in a multicentric study: the contribution of radiotherapy technique to tumour relapse. The French Medulloblastoma Group. *Radiother Oncol* 1992;24(2):77–81.
198. Carrie C, Hoffstetter S, Gomez F, et al. Impact of targeting deviations on outcome in medulloblastoma: study of the French Society of Pediatric Oncology (SFOP). *Int J Radiat Oncol Biol Phys* 1999;45(2):435–439.
206. Taylor RE, Bailey CC, Robinson KJ, et al. Impact of radiotherapy parameters on outcome in the International Society of Paediatric Oncology/United Kingdom Children's Cancer Study Group PNET-3 study of preradiotherapy chemotherapy for M0-M1 medulloblastoma. *Int J Radiat Oncol Biol Phys* 2004;58(4):1184–1193.
207. Pizer BL, Weston CL, Robinson KJ, et al. Analysis of patients with supratentorial primitive neuro-ectodermal tumours entered into the SIOP/UKCCSG PNET 3 study. *Eur J Cancer* 2006;42(8):1120–1128.
217. Massimino M, Gandola L, Spreafico F, et al. Supratentorial primitive neuroectodermal tumors (S-PNET) in children: a prospective experience with adjuvant intensive chemotherapy and hyperfractionated accelerated radiotherapy. *Int J*

Radiat Oncol Biol Phys 2006;64(4):1031–1037.
223. Tekautz TM, Fuller CE, Blaney S, et al. Atypical teratoid/rhabdoid tumors (ATRT): improved survival in children 3 years of age and older with radiation therapy and high-dose alkylator-based chemotherapy. *J Clin Oncol* 2005;23(7):1491–1499.
225. Athale UH, Duckworth J, Odame I, et al. Childhood atypical teratoid rhabdoid tumor of the central nervous system: a meta-analysis of observational studies. *J Pediatr Hematol Oncol* 2009;31(9):651–663.
226. Pai Panandiker AS, Merchant TE, Beltran C, et al. Sequencing of local therapy affects the pattern of treatment failure and survival in children with atypical teratoid rhabdoid tumors of the central nervous system. *Int J Radiat Oncol Biol Phys* 2012;82(5):1756–1763.
234. Shirato H, Aoyama H, Ikeda J, et al. Impact of margin for target volume in low-dose involved field radiotherapy after induction chemotherapy for intracranial germinoma. *Int J Radiat Oncol Biol Phys* 2004;60(1):214–217.
236. Jensen AW, Laack NN, Buckner JC, et al. Long-term follow-up of dose-adapted and reduced-field radiotherapy with or without chemotherapy for central nervous system germinoma. *Int J Radiat Oncol Biol Phys* 2010;77(5):1449–1456.
237. Shibamoto Y, Sasai K, Oya N, et al. Intracranial germinoma: radiation therapy with tumor volume-based dose selection. *Radiology* 2001;218(2):452–456.
245. Alapetite C, Brisse H, Patte C, et al. Pattern of relapse and outcome of non-metastatic germinoma patients treated with chemotherapy and limited field radiation: the SFOP experience. *Neuro Oncol* 2010;12(12):1318–1325.
247. Sawamura Y, Ikeda J, Shirato H, et al. Germ cell tumours of the central nervous system: treatment consideration based on 111 cases and their long-term clinical outcomes. *Eur J Cancer* 1998;34(1):104–110.
258. Muller HL, Gebhardt U, Schroder S, et al. Analyses of treatment variables for patients with childhood craniopharyngioma–results of the multicenter prospective trial KRANIOPHARYNGEOM 2000 after three years of follow-up. *Horm Res Paediatr* 2010;73(3):175–180.

第 85 章
肾母细胞瘤(Wilms 瘤)

John A, Kalapurakal, Patrick R.M. Thomas

肾母细胞瘤(Wilms 瘤,WT)是一种治愈率较高的儿童肿瘤,在 20 世纪初,WT 死亡率相当高,近年来,通过多学科综合治疗,治愈率已经超过 90%,且不良反应较小[1]。这一多学科的综合治疗模式,使其成为了儿童实体瘤治疗的一个成功范例,使治愈率最大化,治疗相关毒副反应最小化。

流行病学

肾母细胞瘤是儿童最常见的肾脏恶性肿瘤,15 岁以下儿童的年发病率为 0.7/100 000。在北美,每年新发病例数约为 500 例,发病高峰年龄为 3~4 岁。WT 可以是散发、遗传,或作为某种基因异常的疾病[2]。大多数的肾母细胞瘤为孤立的单发病灶,12%为单肾多发病灶,7%为双肾多发病灶[3]。常并发的临床综合征包括 WAGR 综合征(肾母细胞瘤、虹膜缺如、泌尿生殖器畸形、精神发育迟缓),Denys-Drash 综合征(假两性畸形、肾小球系膜硬化、肾衰竭、肾母细胞瘤)、生长过度综合征,如 Beckwith-Wiedemann 综合征(巨人症、脐膨出、巨舌、泌尿生殖畸形、双耳褶皱、低血糖、偏侧肥大、易发 WT 或其他急性肿瘤)、Simpson-Golabi-Behmel 综合征[4,5]等。

生物学因素

WT1 基因是与肾母细胞瘤相关的研究最为广泛的基因,它是一种抑癌基因,定位于 11 号染色体短臂 13 号带(11p13),是从 1 例患有 WAGR 综合征儿童的染色体中提取的[6]。*WT1* 基因可能在肾小球和性腺发育过程中扮演了特定的角色[7],在 Denys-Drash 综合征等发生的异常细胞生长过程中也作为显性抑癌基因起作用[8]。在有泌尿生殖器异常或肾衰竭的肾母细胞瘤患者中,约有 82%的患者检出 *WT1* 基因突变。散发性和家族性肾母细胞瘤的 *WT1* 基因突变频率相当低,分别为 20%和 4%[9]。Beckwith-Wiedemann 综合征相关的基因位于 11p15.5,命名为 *WT2* 基因[10]。

16q、1p 染色体上杂合子丢失(LOH)的患者具有较高的复发率和死亡率[11],NWTS-5 研究前瞻性评估 16q、1p 染色体上 LOH 的预后价值。研究发现,Ⅰ~Ⅳ期组织结构良好(FH)肿瘤患者,当其 1p、16q 染色体上存在肿瘤特异性的 LOH 时,复发风险的相对危险度(RR)分别为 1.8(P<0.01)及 1.4(P=0.05)。如果将 1p 和 16q 两者 LOH 的作用综合考虑,Ⅰ/Ⅱ期和Ⅲ/Ⅳ期患者的复发风险 RR 分别为 2.9(P=0.001)和 2.4(P=0.01),死亡风险 RR 分别为 4.3(P=0.01)和 2.7(P=0.04)。基于上述结果,建议将来在肾母细胞瘤的临床研究中,应该增强 1p 和 16q 染色体 LOH 的儿童患者的治疗强度,即早期(Ⅰ/Ⅱ期)肿瘤治疗方案(EE4A)中加入多柔比星,晚期(Ⅲ/Ⅳ期)肿瘤治疗方案(DD4A)中加入环磷酰胺/依托泊苷[12]。

WTX 基因是一个最近被发现的、新的肾母细胞瘤抑制基因,其位于 X 染色体上,在约 1/3 的散发性肾母细胞瘤中失活[13]。间变性肿瘤表现出 *17p* 和 *TP53* 基因的改变、特定基因的缺失以及 *4q* 和 *14q* 基因表达下调及 *MYCN* 基因的灶状增强[14]。而横纹肌样肿瘤则表现为 22q11 染色体上 *SMARCB1/hSNF5/INI-1* 基因的缺失。全基因表达研究发现 SMARCB1 基因的缺失将导致神经嵴发育迟缓以及细胞周期蛋白依赖性激酶抑制剂的缺失[15]。对于仅采用手术治疗的低危肾母细胞瘤患儿,存在 *WT1* 基因突变或 11p15 染色体缺失是肿瘤复发的重要预测因子。这些生物指标在未来可能用于区分哪些患者适合降低化疗强度[16]。

病理学分类

尽管病理组织学能够将表征与预后相关联，但在Beckwith和Palmer[17]报道NWTS-1研究之前一直没有一个能达到广泛共识的分类标准。NWTS分类标准将其分为两种类型：组织结构良好型（FH）和组织结构不良型（UH），后者包括间变性肾母细胞瘤、透明细胞肉瘤和横纹肌样瘤。NWTS-3对1456例患者的研究发现，组织结构不良型163例（占11.1%）[18]。通常，肾母细胞瘤呈球形，边界清晰、可推动，覆有假包膜。组织学上，肾母细胞瘤可反映正常肾的发育过程，它是由胚基、上皮（肾小管）和间叶三种成分按照不同的比例组成的恶性混合瘤[17]，不同成分所占的比例与预后相关[19]。肾原性残余组织是由肾胚组织组成的，在单侧、双侧肾母细胞瘤的肾中分别占35%和100%[20]。肾原性残余组织在肾内可以位于叶内或叶周[21]。大多数肾原性残余组织会自然消退，仅1%~5%转变为肾母细胞瘤[22]。肾母细胞瘤中具有非常显著临床意义的组织学特征是间变[23]。间变可分为局灶性（FA）和弥漫性（DA）两种。它是根据肿瘤中间变细胞的分布而不是根据定量密度来定义的，这也具有重要的预后意义。局灶性间变的Ⅱ期、Ⅲ期、Ⅳ期肾母细胞瘤患者的4年生存率分别为90%、100%和100%；而弥漫性间变的Ⅱ期、Ⅲ期、Ⅳ期患者4年生存率仅分别为55%、45%和4%[24]。

虽然肾透明细胞肉瘤（CCSK）和恶性横纹肌样瘤（RTK）已不再被认为是真正的肾母细胞瘤，但在NWTS的研究方案中还是将它们包含在内[17]。透明细胞肉瘤有发生骨转移的倾向，因此临床上应做骨骼检查和骨扫描检查。横纹肌样瘤是致死性最高的儿童肾脏肿瘤，在10%~15%的横纹肌样瘤患者中发现有小脑和松果体区的原发性神经上皮瘤[25]。

临床表现

肾母细胞瘤的典型表现为腹部肿块，多由家长偶然发现或常规体检时发现。肿块常位于腹部一侧，表面平滑，质硬，无压痛。约有25%的患者出现肉眼血尿[26]，儿童可出现高血压或发热、不适等非特异性症状[27]。极少数患者会出现有症状的远处转移。

诊断性检查

肾母细胞瘤的鉴别诊断包括其他儿童肾脏恶性肿瘤、神经母细胞瘤、良性疾病（如肾积水、多囊肝等），左肾病变还应与脾大相鉴别。腹部平片可显示有钙化，在神经母细胞瘤患者中占60%~70%，而肾母细胞瘤仅占5%~10%。肾母细胞瘤的影像学检查以往主要依靠静脉肾盂造影，目前已被超声检查和CT扫描所取代。超声检查简单、性价比高[28]，且采用彩色多普勒超声可清晰显示血液流动及血栓等[29]。儿童肿瘤协会（COG）研究发现腹部CT后进行多普勒超声不能有效地检出腔静脉血栓[30]。腹部CT可显示出肿瘤的范围、侵犯的淋巴结、肝转移灶以及对侧肾脏的状况（图85.1）[31]。MRI相比CT而言也有一定的优势，尤其是在鉴别肿瘤是否肾脏起源和有无血管侵犯方面[32]。另外，MRI和CT在肾原性残余组织的检出和随访方面也有一定的价值[33]。尽管如此，临床和影像学检查依旧不能替代剖腹探查术[34]。肺是肾母细胞瘤常见的转移部位，胸片或胸部CT检查对于发现无症状的肺转移是有必要的[35]。WT患者多因血尿出现贫血。实验室检查应做血常规、尿常规、血尿素氮、肌酐和肝功能的检测，如疑为神经母细胞瘤，应查尿儿茶酚胺代谢产物。表85.1列出COG推荐的治疗前检查。

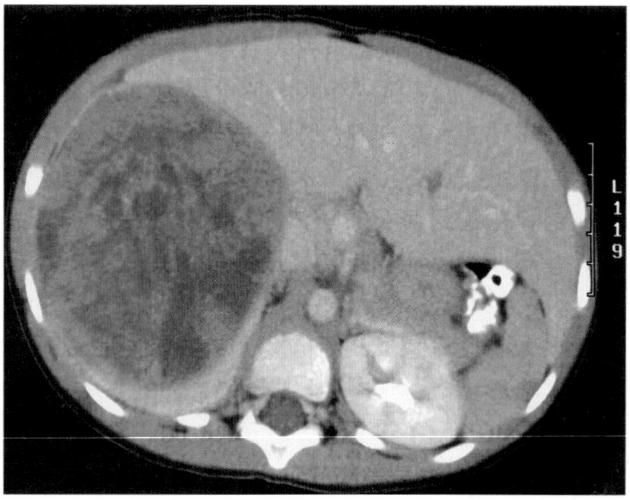

图85.1 患儿女，4岁，右侧肾母细胞瘤，CT图像显示肿块大小约10.5cm×8.4cm×13.5cm。左侧肾脏无明显占位。剖腹术中发现，肿块侵犯横膈，行右侧肾脏根治性切除术。手术切缘阳性，伴腹主动脉旁淋巴结转移。肿瘤分期为Ⅲ期病理预后较好型，接受10.8Gy的右侧腹部放疗及化疗（长春新碱，放线菌素D，阿霉素）。

表 85.1　COG 研究推荐的治疗前检查

病史	病史、肿瘤家族史或先天性缺陷家族史
体格检查	血压、体重、身高、腹部肿块、先天畸形(尤其是泌尿生殖器畸形、单侧肢体肥大、虹膜缺失等)
实验室检查	血常规、血红蛋白、白细胞和血小板,尿常规、血尿素氮、肌酐、蛋白质、丙氨酸、天冬氨酸氨基转移酶、碱性磷酸酶、胆红素
影像学检查	腹盆 CT 或 MRI、腹部超声、胸部 CT、胸部 X 线片、放射性核素骨扫描、脑 MRI(透明细胞肉瘤和横纹肌样瘤、肾细胞瘤)

CT,计算机断层扫描;MRI,磁共振成像;CCSK,肾透明细胞瘤;RTK,横纹肌样瘤。

自然病程

肾母细胞瘤初诊时常是局限性的,经过手术和放射治疗,约有 50%的患者得到治愈[36]。局限性肿瘤突破假包膜前首先会侵犯肾窦或肾内血管和淋巴管,肿瘤可播散至腹膜腔,尤其是手术前或手术过程中发生破裂时[37,38]。肾母细胞瘤常见的转移部位依次为肺、淋巴结、肝。Ⅳ期患者中,近 80%的患者只有肺转移,15%的患者发生肝转移[39]。NWTS-2 研究证实,淋巴结受侵是重要的预后因素,有/无淋巴结转移的患者 2 年无复发生存率分别为 54%和 82%[37]。

分期

肾母细胞瘤的分期主要依据影像学、手术和组织病理学的结果[38,39]。NWTS-1 和 NWTS-2 研究是用一种肿瘤分组系统来研究肿瘤的分期和治疗的分层,通过分析其临床和病理的预后因素,从而得到在 NWTS-3 研究中采用的新的分期系统。该分期将有淋巴结受侵由Ⅱ期升为Ⅲ期,有局部肿瘤突破包膜的由Ⅲ期降为Ⅱ期[38]。NWTS-5 研究最显著的改变是对Ⅰ期和Ⅱ期的区分,它将Ⅰ期的判断标准修改为可以单纯使用肾切除术治疗的肿瘤。在 NWTS-5 研究之前,Ⅰ期和Ⅱ期之间的鉴别标准是假想的肾上下极中间的肾门平面来确定的。由于肿瘤的扭曲变形使该标准运用困难,因此,该标准已被使用肾窦血管和淋巴管侵犯的标准所替代。这个定义不仅包括肾门软组织内的脉管侵犯,而且还包括位于肾窦放射状延伸至肾实质内的脉管的侵犯[40,41]。表 85.2 为儿童肿瘤学组织(COG)制订的肾母细胞瘤分期指南,由于研究发现对肿瘤突破包膜患者采用两药联合化疗方案有很高的复发危险性[42],故该分期指南将肿瘤突破包膜由Ⅱ期升为Ⅲ期,这也是它与 NWTS-5 的主要不同之处。表 85.3 所示的是 COG 所制订的肾母细胞瘤新的研究计划书的危险度分类标准和治疗方案的选择,该分类除了考虑到肿瘤分期的因素,还加入了患者的年龄、肿瘤的重量、1p 和 16q 染色体是否存在 LOH、组织结构良好型肿瘤患者的化疗疗效和肺转移等因素(表 85.3)。

表 85.2　肾母细胞瘤、肾横纹肌样瘤和肾透明细胞肉瘤的 COG 分期

Ⅰ期:肿瘤局限于肾脏且完全切除;肾包膜完整,术前或术中活检未破裂;未累及肾窦脉管;切缘无肿瘤残留。注:如肿瘤适宜Ⅰ期治疗原则,必须行局部淋巴结活检

Ⅱ期:肿瘤完全切除,切缘无肿瘤残留;肿瘤扩展至肾外,表现为下列任何一种情况[a]:

- 肿瘤局限性扩散,即,肿瘤已穿透肾或被膜达肾窦软组织
- 手术切除组织中发现肾外血管内有瘤栓或已被浸润

Ⅲ期:术后腹部有非血源性肿瘤残留,有以下任何一种情况:

- 腹部或盆腔淋巴结转移(胸部或腹外其他部位淋巴结转移归为Ⅳ期)
- 肿瘤浸润至腹膜
- 腹膜有肿瘤种植
- 术后肉眼或镜检有肿瘤残留(如,镜下手术切缘有肿瘤残留)
- 肿瘤浸润至重要脏器,未能完全切除
- 术前或术中发生肿瘤溢出
- 肿瘤切除前行活检术(不管是开放式肿块切除或细针穿刺)
- 一处以上肿瘤被切除(如,单独切除的肾上腺内找到肿瘤细胞;肾切除术标本以外单独切除的肾静脉内有瘤栓)

Ⅳ期:血源性肿瘤转移(如肺、肝、骨、脑);或腹盆腔以外的淋巴结转移(肾上腺内出现肿瘤并非转移,分期依据其他因素)

Ⅴ期:诊断时为双侧肾脏肿瘤,应按上述标准对每侧进行分期

注:[a] 一侧腹部的肿瘤破裂或溢出,包括曾做过肿瘤活检,目前归为Ⅲ期,不再归为Ⅱ期。

治疗原则

患者通常在术前诊断为肾母细胞瘤,并在术中再次确认。为了充分暴露和便于全腹探查,手术时应行横向的经腹和经腹膜切口[43],术者应尽可能完整切除肿

表 85.3 组织结构良好型肾母细胞瘤的 COG 危险度分类

年龄	肿瘤重量	分期	LOH	快速缓解	危险度	COG 研究	治疗
<2 岁	<550 g	Ⅰ	任意	N/A	极低	AREN0532	单纯手术
任意	≥550 g	Ⅰ	否	N/A	低	AREN0532	EE4A
≥2 岁	任意	Ⅰ	否	N/A	低	AREN0532	EE4A
任意	任意	Ⅱ	否	N/A	低	AREN0532	EE4A
≥2 岁	任意	Ⅰ	是	N/A	中	AREN0532	DD4A
任意	≥550 g	Ⅰ	是	N/A	中	AREN0532	DD4A
任意	任意	Ⅱ	是	N/A	中	AREN0532	DD4A
任意	任意	Ⅲ	否	任意	中	AREN0532	DD4A
任意	任意	Ⅲ	是	任意	高	AREN0533	M
任意	任意	Ⅳ	是	任意	高	AREN0533	M
任意	任意	Ⅳ	否	是	中	AREN0533	DD4A
任意	任意	Ⅳ	否	否	高	AREN0533	M

LOH,1p 和 16q 杂合子丢失;N/A,未提供; DD4A[V(长春新碱),A(放线菌素 D),D(多柔比星);M(VAD/Cy(环磷酰胺),E(依托泊苷)];EE4A(VA)。

瘤,且应避免肿瘤破裂;应对主动脉旁、腹腔和髂淋巴结做活检;对残留肿瘤和切缘用钛夹做标记。过去推荐术中探查对侧肾脏,但由于 CT 和 MRI 影像技术的发展,现已可以在术前清楚显像,故不推荐术中探查。

COG 指南推荐的化疗及放疗策略列于表 85.4 和表 85.5。

放射治疗技术

COG 关于原发和复发肾母细胞瘤的放射治疗指南见表 85.5。

放疗的时机

NWTS 研究发现,尽管没有必要术后即刻进行放疗[36],但是术后延迟 10 天以上放疗的肾母细胞瘤患者腹部复发率明显增加,尤其是组织结构不良型肾母细胞瘤[44-47]。由于术后往往不能很快排除组织结构不良型肾母细胞瘤的病理诊断,因此建议对所有的肾母细胞瘤患者术后 0~9 天内开始放疗,手术当天算作第 0 天。尽管多数患者可能没有必要接受放疗,但是对儿童来说,临时取消放疗总比短时间内匆忙地安排放疗要容易得多。NWTS-3 和 NWTS-4 研究报道了放疗延迟时间对腹部肿瘤复发的影响,结果显示,组织结构良好型术后放疗延迟的平均时间为 10.9 天。虽然单因素和多因素分析并不能显示放疗延迟 10 天以上会影响腹部的复发,然而资料显示有 59%的患者放疗延迟发生在 8~12 天内[48]。COG 研究推荐术后 9 天内进行放疗,最迟不超过 14 天。

放疗的剂量

NWTS-1 和 NWTS-2 研究中术后瘤床的放疗剂量根据患者年龄来确定,然而研究发现放疗剂量和患者年龄之间无显著的剂量-效应关系[45,47]。NWTS-3 研究对组织结构良好型肾母细胞瘤患者进行随机分组,得到以下结果:Ⅱ期不必放疗;Ⅲ期放疗剂量为 10Gy[46]。NWTS-3 和 NWTS-4 资料显示透明细胞肉瘤和间变性肾母细胞瘤没有放疗剂量效应[49]。因此,根据上述结果,该研究组推荐所有类型的腹部肾母细胞瘤放疗剂量为 10Gy。在 COG 中,除儿童Ⅲ期间变性肿瘤和Ⅰ~Ⅲ期横纹肌样瘤的放疗剂量为 19.8Gy[50,51] 以外,其余腹部肾母细胞瘤放疗剂量为 10Gy(表 85.5)[50,51]。

放疗靶区

首选采用 4MV 或 6MV 光子平行对穿射野,是否照射一侧腹部取决于化疗前的 CT 或 MRI 结果。PTV 由瘤床外扩 1cm,瘤床包括原始 CT/MRI 显示的肾脏及相关肿瘤。为了减少儿童生长发育的影响,内侧界必须越过中线包括完整宽度的椎骨。图 85.2 展示了一侧腹部放疗的例子[44]。如予以全腹放疗,必须拍摄定位片,保护股骨头和髋臼(图 85.3)。全肺放疗(WLI)的定位片见图 85.4。如果肺和单侧/全腹需要同时进行治疗,最好将它们包含在一个照射野内。

表 85.4　COG 肾脏肿瘤治疗原则

肿瘤危险分级	综合治疗
极低危,FH 肾母细胞瘤	
<2 岁,Ⅰ期,肿瘤重量<550g	肾切除术,无辅助治疗,如已行肿瘤样本和中央病理学检查
低危,FH 肾母细胞瘤	
≥2 岁,Ⅰ期,肿瘤重量≥550g;Ⅱ期,无 LOH	肾切除术,不放疗,化疗(EE4A)
中危,FH 肾母细胞瘤	
Ⅰ期、Ⅱ期,LOH	肾切除术,不放疗,化疗(DD4A)
Ⅲ期,无 LOH	肾切除术,放疗,化疗(DD4A)
Ⅳ期:伴肺转移,对化疗(DD4A)快反应(6 周内有效),无 LOH	肾切除术,放疗,化疗(DD4A),不做全肺放疗
高危,FH 肾母细胞瘤	
Ⅲ期,LOH	肾切除术,放疗,化疗(M)
Ⅳ期,伴肺转移,对化疗慢反应,有肺以外远处转移,有 LOH	肾切除术,放疗,化疗(M),全肺放疗,转移灶放疗
高危,UH 肾肿瘤	
Ⅰ~Ⅳ期,局灶性间变	肾切除术,放疗,化疗(DD4A)
Ⅰ期,弥漫性间变	肾切除术,放疗,化疗(DD4A)
Ⅰ~Ⅲ期透明细胞肉瘤	肾切除术,放疗,化疗(I)
Ⅱ~Ⅳ期,弥漫性间变	肾切除术,放疗,化疗(UH1),所有转移灶放疗
Ⅳ期,透明细胞肉瘤	肾切除术,放疗,化疗(UH1),所有转移灶放疗
Ⅰ~Ⅳ期,横纹肌样瘤	肾切除术,放疗,化疗(UH1),所有转移灶放疗

FH,组织结构良好型;LOH,1p 和 16q 杂合子丢失;RT,一侧腹部或全腹部放疗;EE4A[V(长春新碱)A(放线菌素 D)];DD4A[V,A,D(多柔比星)];WLI,全肺放疗;M[VAD/Cy(环磷酰胺)E(依托泊苷)];UH,组织结构不良型;CCSK,肾透明细胞肉瘤;RTK,横纹肌样肉瘤;I(VDCy/CyE 交替方案);UH1[VDCy/CyC(卡铂)E 交替方案]。

表 85.5　COG 肾肿瘤放射治疗指南

腹部肿瘤分期和组织学分类	放疗剂量和放射范围[a]
Ⅰ期、Ⅱ期,FH 肾母细胞瘤	不放疗
Ⅲ期,FH;Ⅰ~Ⅲ期,局灶性间变	10.8Gy,一侧腹部放疗[b]
Ⅰ~Ⅱ期,弥漫性间变;Ⅰ~Ⅲ期,透明细胞肉瘤[c]	10.8Gy,一侧腹部放疗[b]
Ⅲ期,弥漫性间变;Ⅰ~Ⅲ期,横纹肌样瘤	19.8Gyb(≤12 个月的婴儿<10.8Gy)
复发腹部肾母细胞瘤	12.6~18Gy(年龄<12 个月)[b];21.6Gy(较大儿童,如既往曾行放疗,放疗剂量≤10.8Gy);追加剂量 9Gy(术后肿瘤大体残留)
肺转移,FH	12Gy/8F,全肺放疗[d]
肺转移,UH	12Gy/8F,全肺放疗
脑转移	30.6Gy/17F,全脑放疗;21.6Gy(全脑)+10.8Gy(瘤床,IMRT 或立体定向放疗)
肝转移	19.8Gy/11F,全肝
骨转移	25.2Gy,转移灶外放 3cm
未切除的淋巴结转移	19.8Gy

RT,放射治疗;FH,组织结构良好型;CCSK,肾透明细胞瘤;RTK,肾横纹肌样瘤;DA,弥漫性间变;WLI,全肺放疗;IMRT,调强放疗。

[a] 放疗的开始时间(放疗延迟):放疗的开始时间应尽可能和化疗开始时间相近,最好在术后 0~9 天内开始(手术日为第 0 天),最迟不超过 14 天,除非存在治疗禁忌或有中央病理检查结果延迟。

[b] 全腹放疗(WAI)的指征:弥漫性肿瘤溢出;术前或腹腔内肿瘤破裂;肿瘤的腹腔种植;腹水细胞学检查阳性。如全腹放疗剂量>10Gy,对侧保留的肾脏剂量应限制在 14.4Gy 以下。术后肉眼残留肿瘤应接受 10Gy 的追加剂量。对于<12 个月的婴儿全腹放疗剂量不超过 10Gy。

[c] COG 的一项研究(AREN0321)正在对已行淋巴结活检和中央病理检查的Ⅰ期透明细胞肉瘤患儿是否需要放疗进行评估。

[d] COG 的一项研究(AREN0533)正在对化疗快反应(3 药联合化疗 6 周后中央 CT 评估示肺转移完全缓解)的肺转移患儿免于全肺放疗的可能性做研究。肿瘤大小、病灶数目、CT 或 X 线片检测并不认为是组织结构良好型肿瘤全肺放疗的指征。

临床研究汇总

肾母细胞瘤的临床研究工作是极其完整和有效的。自 1969 年以来,北美开始了 NWTS 的研究。除此以外,国际儿童肿瘤学会(SIOP)也成功地进行了很多相关的研究。NWTS-3 和 NWTS-4 研究的长期结果见表 85.6。

第1个NWTS研究(1969—1974年)

NWTS-1 研究结果显示,对于年龄<2 岁的Ⅰ组患

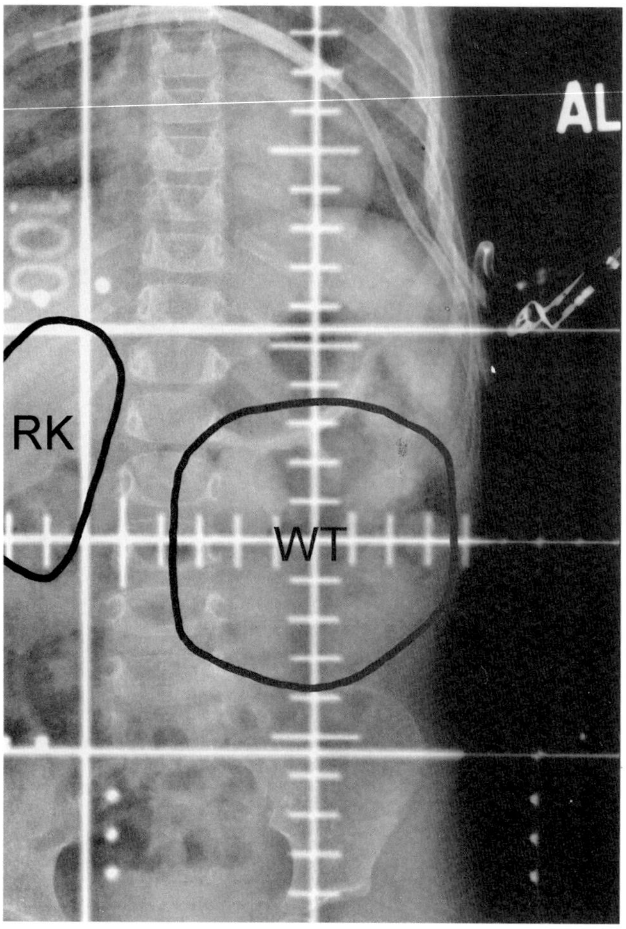

图85.2 2岁肾母细胞瘤患儿，一侧肋部放疗的前后野模拟定位片。肿瘤位于左侧腹部，病理分期Ⅲ期，预后良好型肾母细胞瘤。定位片显示了放射野内包括了完整宽度的椎体，以及根据术前CT扫描得到的右侧肾脏和肾母细胞瘤的轮廓外形。

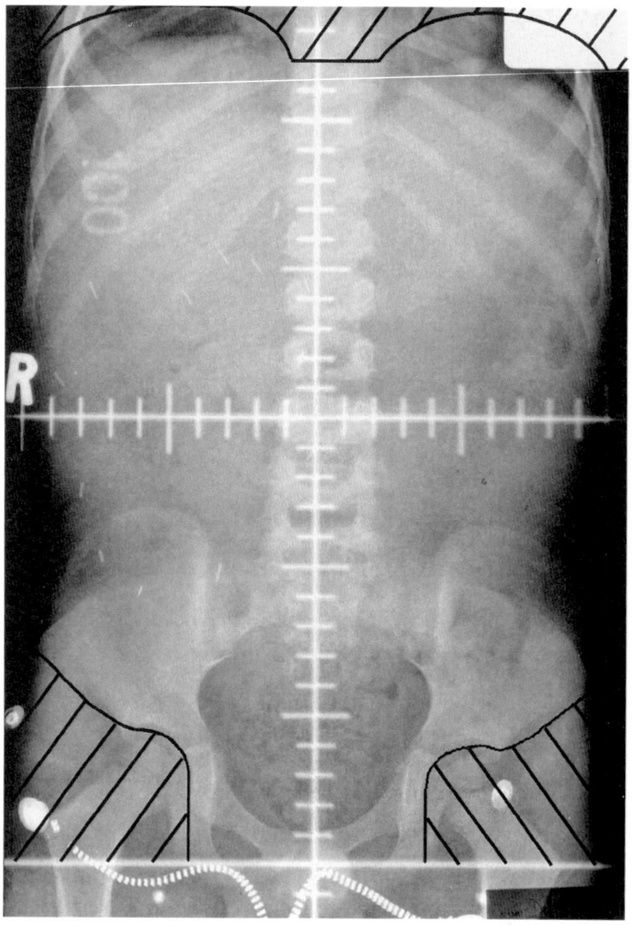

图85.3 一例肾母细胞瘤患儿全腹放疗的前后野模拟定位片。分期为Ⅲ期，腹膜弥漫性肿瘤溢出。照射野上界必须包括横膈。股骨头和髋臼应在照射野外，以减少放疗引起的股骨头骨骺滑脱症的发生。图中还显示了患者裤子的拉链，一般而言，为确保摆位的可重复性，建议患者将长裤全部脱去。

者，术后放疗不是必需的，Ⅱ、Ⅲ组患者放疗加两药联合化疗（放线菌素D+长春新碱）疗效优于单药治疗。Ⅰ组年龄<2岁的患者术后放疗和不放疗的RFS分别为90%和88%[44]。

第2个NWTS研究（1974—1979年）

NWTS-2研究结果显示，Ⅰ组患者分别予以6个月和15个月的化疗（放线菌素D+长春新碱），两者在生存率方面没有显示出差别。Ⅱ~Ⅳ组患者分别予以多柔比星+放线菌素D+长春新碱和放线菌素D+长春新碱化疗，两者2年无复发生存率分别为77%和63%[37]。

第3个NWTS研究（1979—1985年）

NWTS-3研究的目的是降低低危患者（Ⅰ~Ⅲ期组织结构良好型）的治疗强度，以及通过增加第4个化疗药物（环磷酰胺）来加强高危患者（Ⅳ期组织结构良好型和所有组织结构不良型）的治疗强度。其结果证实，Ⅱ期组织结构良好型肿瘤患儿可不必行放疗和多柔比星治疗；Ⅲ期组织结构良好型肿瘤患儿接受多柔比星或20Gy放疗的腹部复发率要少于仅接受10Gy放疗、无多柔比星治疗的患者[46]；在高危患者的化疗方案中增加了环磷酰胺并没有提高疗效[49]。

第4个NWTS研究（1986—1994年）

依据NWTS-3的研究结果，大多数肾母细胞瘤患者的方案都重新制订；62%的肾母细胞瘤患者属于Ⅰ、Ⅱ期组织结构良好型，因此不必接受一侧腹部放疗和有潜在心脏毒性的多柔比星。NWTS-4研究主要考虑的是减少成本，结果证实了放线菌素D 5天标准疗程和单次剂量冲击两者在生存率方面的结果类似，然而，单次剂量冲击治疗的血液学毒性反应更低，治疗

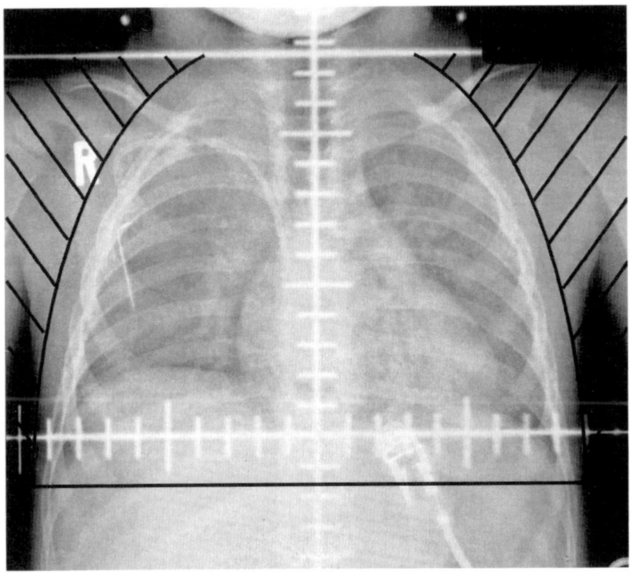

图 85.4 一例Ⅳ期肺转移预后良好型肾母细胞瘤患儿全肺放疗的模拟定位片。应进行胸部轴状位、冠状位、矢状位胸部 CT 扫描,以保证肋膈角包括在前后照射野边缘以内 1cm。

表 85.6 NWTS-3 和 NWTS-4 的长期研究结果 [a]

类别	病例数	10-RFS(%)	10-OS(%)
Ⅰ期,FH	1582	91.4	96.6
Ⅱ期,FH	1006	85.5	93.4
Ⅲ期,FH	1038	84.2	89.5
Ⅳ期,FH	592	75.2	80.7
Ⅴ期,FH	344	65.1	77.9
各期,FH	4562	84.4	90.8
透明细胞肉瘤	170	67.1	77.1
Ⅱ~Ⅲ期,间变性	128	43.0	49.2
Ⅳ期,间变性	55	18.2	18.2
横纹肌样瘤	88	27.3	28.4

FH,组织结构良好型;RFS,无复发生存;OS,总生存。
[a] NWTS 未发表的结果。

费用显著降低[52,53]。

第5个NWTS研究(1995—2001年)

NWTS-5 研究的其中一个主要目的是分析 1p 和 16q 染色体上 LOH 突变的预后意义。相关结果已经在其他地方讨论过[12]。组织结构良好型及间变性Ⅰ期患者及Ⅱ期组织结构良好型患者,治疗模式采用 18 周的放线菌素 D+长春新碱而不行放疗。年龄<24 个月或肿瘤重量<550g 的Ⅰ期组织结构良好型患者,只行手术。Ⅲ~Ⅳ期的组织结构良好型患者及Ⅱ~Ⅳ期的局限性间变性患者行 24 周的放线菌素 D+长春新碱+多柔比星化疗及放疗。Ⅱ~Ⅳ期的弥漫性间变性患者及Ⅰ~Ⅳ期透明细胞瘤患者行环磷酰胺+长春新碱+多柔比星+依托泊苷化疗及放射治疗。Ⅰ~Ⅳ期肾横纹肌样瘤(RTK)患者则采用依托泊苷+卡铂+环磷酰胺及放疗的治疗模式。除了间变性肿瘤以外,NWTS-5 采用的放疗原则与 NWTS-4 一致,单侧和全腹部放疗推荐剂量为 10.8Gy,而在 NWTS-1 到 NWTS-4 中采用的是年龄相关剂量方案。

儿童肿瘤学组织研究(2002年至今)

COG 肾脏肿瘤委员会是 NWTS 的继承者。基于 WT 协议的 COG 分期和风险度分类列于表 85.2 和表 85.3。该分类方法除了考虑到肿瘤分期还综合考虑了患者年龄、肿瘤重量、是否存在 1p 和 16q 染色体的 LOH 突变以及儿童组织分化良好型患者及肺转移患者对化疗的疗效等因素。第一代 COG 协议的主要目标列于下方,其化疗方案及放疗原则分别列于表 85.4 和表 85.5。

AREN0321

该研究针对患有高危肾脏肿瘤的儿童。探索将环磷酰胺+卡铂+依托泊苷的化疗方案改为长春新碱+多柔比星+环磷酰胺是否能够提高 DA 及 RTK 患者的生存。同时,该研究将会确定Ⅰ期 CCSK 患者不进行腹部放疗能否维持最佳的无事件生存。

AREN0532

该研究针对极低危和中危的组织分化良好型肾母细胞瘤患儿。其主要目标是:①验证极低危患者进行肾切除术后仅观察,4 年 RFS≥85%,OS≥95%;②Ⅲ期无 1p 及 16q 号染色体 LOH 基因突变的肾母细胞瘤患者采用放线菌素 D+长春新碱+多柔比星(DD4A)联合放疗,可以获得最佳结局;③Ⅰ期、Ⅱ期肾母细胞瘤患者,若存在 1p 及 16q 号染色体 *LOH* 基因突变,在标准方案放线菌素 D+长春新碱的基础上添加多柔比星而不加放射治疗可以提高 RFS。

AREN0533

该研究针对高危组织分化良好型肾母细胞瘤患者。主要目标是:①仅有肺转移的Ⅳ期肾母细胞瘤患者,通过 6 周的 DD4A 化疗方案使肺转移灶完全消失(快速完全缓解),无须行全肺放疗,4 年 RFS 可达到

85%；②Ⅳ期肺转移的肾母细胞瘤患者，6周化疗后未缓解（慢速未完全缓解），在原有DD4A方案基础上添加环磷酰胺、依托泊苷和全肺放疗，可使4年RFS达到85%；③Ⅲ期、Ⅳ期组织良好型肾母细胞瘤患者，若存在1p和16q染色的LOH突变，4年RFS可提高至75%。

AREN0534

该研究针对双侧、多中心或倾向双侧肾母细胞瘤患者。主要目标是：①将双侧肾母细胞瘤患者（BWT）4年RFS提高到73%；②双侧肾母细胞瘤患者通过术前三药诱导化疗（长春新碱+放线菌素D+多柔比星），可以避免50%的单侧肾完全切除；③75%的双侧肾母细胞瘤儿童在化疗开始后12周内行手术治疗。

儿童肾母细胞瘤结局

肺转移

根据NWTS-3结果，伴有肺转移的Ⅳ期组织良好型肾母细胞瘤患者4年生存率为80%，而组织不良型为55%[18,39,49]。在UKCCSG实验中，Ⅳ期组织良好型肾母细胞瘤患者，化疗后肺转移灶达到CR，可免行全肺放疗，其6年RFS和OS分别为50%和65%[54]。这个结果比NWTS-3研究中82%的4年生存率和UKCCSG第二个肾母细胞瘤研究中75%的生存率略低，因为这两项研究较多地应用了全肺放疗[18,55]。NWTS-3和NWTS-4实验中，对胸片没有发现肺转移，而CT发现肺转移的组织良好型肾母细胞瘤儿童，接受与不接受全肺放疗的4年RFS相似，分别为89%和80%[56]。根据NWTS-4和NWTS-5的结果，仅通过CT发现的肺转移儿童，采用三药化疗方案联合/不联合全肺放疗，相对于两药化疗方案，明显提高了5年RFS（80%对56%）。但5年OS无明显区别(87%对86%)。是否接受全肺放疗对于RFS（82%对72%）和OS（91%对83%)无明显影响。该结果表明仅通过CT发现的肺转移，化疗中添加多柔比星可提高RFS，对OS没有影响，增加全肺放疗未带来生存获益[57]。在儿童肿瘤学组进行的AREN0533实验中，6周后的化疗反应率用于决定是否进行全肺放疗。组织良好型的肺转移患者，6周三药化疗方案化疗后达到CR，可不进行全肺放疗，其余患者均推荐行全肺放疗。伴有肺转移的组织不良型肾母细胞瘤患者，不管对化疗的反应如何，均应进行全肺放疗（表85.4和表85.5）。

肝转移

初诊有肝转移化疗前不能完全手术切除的患者，应进行肝脏放疗。若为弥漫性病变，应行全肝放疗，且对较大病灶行局部加量照射。但若为局限性病变，则尽量限制放疗野。在NWTS-4和NWTS-5的结果中，组织结构良好性肝转移肾母细胞瘤患者，RFS为76%，这一结果与肺转移（76%）、肝肺转移（70%）和其他部位转移（64%）类似[58]。

双侧肾母细胞瘤

双侧肾母细胞瘤（BWT）的治疗目标是提高治愈率、保护正常肾功能，因此，根治性肾切除术和放疗需要斟酌。两侧肾脏均可保留2/3以上的肾功能时，才可以考虑手术治疗[59]。首次手术需要明确病理，评估肾脏浸润情况并进行淋巴结活检。系统化疗后行二期手术切除肿瘤并最大程度地保护肾功能。NWTS-3和NWTS-4未发表的10年数据表明双侧肾母细胞瘤患者，与Ⅰ~Ⅳ期单侧组织结构良好型患者相比，RFS（65%对86%）和OS（78%对92%）均较低。NWTS-4数据表明，组织结构良好型BWT 8年RFS和OS分别为74%和89%，而组织结构不良型为40%和45%。Ⅴ期患者晚期肾衰竭发生率为12%[60]。在NWTS-5中，BWT患者4年RFS和OS仅为61%和80%。不良结局的原因在于分期不足或治疗不足，延误手术切除时间以及间变性发生率增加[61,62]。现在COG治疗原则（AREN0534实验）推荐尽早活检或切除无反应性肿瘤，避免DA患者的无效治疗。该研究将加强之前的化疗方案（三药），并要求在6周时进行二期手术，12周时进行根治性手术切除，并根据手术后的组织学缓解情况推荐化疗方案。放疗推荐用于Ⅲ期组织结构良好型，Ⅰ~Ⅲ期组织不良型或化疗及手术无法达到CR的患者。与单侧肾母细胞瘤不同，对于双侧肾母细胞瘤患者，肿瘤活检或术前化疗并不是单侧腹部放疗的指征。

肿瘤溢出对Ⅱ期、Ⅲ期肾母细胞瘤患者预后的影响

NWTS-3和NWTS-4研究中，24%的患者手术时发现肿瘤溢出，其中22%的溢出为弥漫性[42,63,64]，研究分析了放疗和化疗因素对Ⅱ期、Ⅲ期组织结构良好型肾母细胞瘤（由肿瘤溢出引起的）复发的影响，10Gy和20Gy放疗剂量相对于不放疗的复发危险（OR值）

分别为 0.35(P=0.01)和 0.08(P=0.01),因此放疗(10Gy 或者 20Gy)显著降低了肿瘤溢出所致的肿瘤复发。然而阿霉素对肿瘤复发的影响无显著意义。NWTS-4 研究中的Ⅱ期患者，有无肿瘤溢出的 8 年无复发生存率和总生存率分别为 74%对 85%(P=0.02)和 90%对 94%(P=0.4),因此,考虑到Ⅱ期肿瘤溢出患者较高的复发率，新的 COG 分期系统将这类患者的分期升至了Ⅲ期(表 85.2),给予三药联合化疗和一侧腹部放疗[42]。

Ⅰ期组织结构良好型肾母细胞瘤患者单用肾切除术

NWTS-5 研究为一项单臂试验，评估了单用肾切除术对分期Ⅰ期、年龄<24 个月、肿瘤重量低于 550g、组织结构良好型肾母细胞瘤患者的疗效。入组患者 75 例,2 年的无病生存率和总生存率分别为 87%和 100%,该研究由于符合停止规则而终止[65]。在最近的更新中,这类患者仅接受手术,5 年 RFS 和 OS 分别为 85%和 98%。这与手术治疗联合两药化疗(EE4A)的结果类似[66]。

COG 将再次对这类患者评估免行化疗或放疗的可能性。然而,只有经过病理确诊、淋巴结活检、CT 扫描证实为Ⅰ期、年龄<24 个月、肿瘤重量<550g、组织结构良好型肾母细胞瘤的患者才适宜行单纯的手术治疗。

肾母细胞瘤腹膜种植

NWTS-4 和 NWTS-5 分析了 57 例肾切除术时发现腹膜转移的组织结构良好型患者。所有儿童接受了含三药化疗和放疗的多种模式的治疗。其中 47 例(82%)接受了 10.5Gy 的全腹放疗。腹部肿瘤和全身肿瘤的控制率分别为 97%和 93%。探测出腹膜转移并不意味着预后不良,发生或不发生腹膜转移的 5 年 RFS 分别为 90%和 83%[67]。

透明细胞肉瘤

NWTS-1~NWTS-4 研究入组了 351 例透明细胞肉瘤的患者,总生存率为 69%。多因素分析显示了生存率方面的 4 个独立预后因素:多柔比星治疗、肿瘤分期、诊断时年龄以及肿瘤的坏死[68]。在 NWTS-4 研究中,随机采用脉冲方案(PI)或标准化疗方案(长春新碱+放线菌素 D+多柔比星),其结果并无显著差别。PI 方案 8 年 RFS 及 OS 分别为 72%和 87%,标准化疗方案为 70%和 84%。而二次随机分组结果显示短期化疗方案和长期化疗方案同样没有差别。NWTS-4 的生存率明显优于 NWTS-3(83%对 67%)。NWTS-4 采用了放线菌素 D+多柔比星的 PI 化疗方案被认为是生存率提高的重要原因[69]。

肾横纹肌样瘤

NWTS-1~NWTS-5 研究入组了 142 例肾横纹肌样瘤的患者,4 年总生存率为 23%。Ⅰ/Ⅱ期肾横纹肌样瘤的生存率明显高于Ⅱ/Ⅲ期,分别为 42%和 16%(P=0.014);年龄<6 个月的婴儿患者的生存率低于>2 岁的儿童(9%对 41%;P=0.014);接受高剂量放疗(>25Gy)的患儿疗效显著提高,然而,放疗剂量并不是一个独立的生存率预测因素[51]。

间变性肾母细胞瘤

NWTS-5 研究入组了 2596 例患者,其中有 281 例间变性肾母细胞瘤患者,Ⅰ期患者经化疗(长春新碱+放线菌素 D)后,4 年无复发生存率和总生存率分别为 70%和 83%。Ⅱ期、Ⅲ期、Ⅳ期患者经肾切除术和化疗(方案Ⅰ)后,4 年无复发生存率分别为 83%、65%、33%。Ⅴ期患者的 4 年无复发生存率和总生存率分别为 44%和 55%。基于上述研究结果,在新的 COG 研究方案中将对Ⅰ期、Ⅲ期、Ⅳ期和Ⅴ期肿瘤患者的治疗方案予以强化(表 85.4 和表 85.5)[50]。

复发性肾母细胞瘤

复发性 FH 肾母细胞瘤患儿的预后由许多因素决定,包括复发的位置,从明确诊断到复发的时间以及既往治疗方式。较好的预后因素包括既往治疗中未使用过多柔比星;初次诊断至复发的时间超过 12 个月;腹腔内复发之前未接受过腹部放疗[70]。NWTS-5 研究中对复发肿瘤的治疗原则为,“B”组指原始治疗采用放线菌素 D+长春新碱,未采用放疗的复发患者,挽救性治疗通常采用“Ⅰ”化疗方案联合手术及放疗。B 组患者的 4 年无再复发生存率和总生存率分别为 71%和 81%;仅发生肺转移的 RFS 和 OS 分别为 68%和 81%;瘤床转移(伴或不伴肺转移)的 RFS 和 OS 分别为 78%和 83%[71]。“C”组指原始治疗采用放线菌素 D+长春新碱+多柔比星及放射治疗后复发的患者。在 NWTS-5 研究中,该类患者更改化疗方案,采用环磷酰胺/依托泊苷或卡铂/依托泊苷、放疗及手术的挽救性治疗措施。整体患者的 4 年 RFS 和 OS 分别为 42%和

48%，仅肺转移的RFS和OS分别为49%和53%[72]。儿童肿瘤学组（COG）（表85.5）对于所有腹部复发的儿童推荐行术后放疗，因为这些肿瘤通常比较大，呈浸润生长，手术切除后切缘阴性率较低[37]。

年龄较大的肾母细胞瘤患者

肾母细胞瘤很少发生在16岁以上的患者，其生存率和治疗方案与儿童患者相类似[73,74]。

国际儿童肿瘤学会（SIOP）试验

SIOP临床研究主要是肾母细胞瘤的术前治疗。术前治疗的目的包括便于手术切除肿瘤（减少术中肿瘤破裂）；早期微转移灶的治疗；根据术后病理反应情况将患者的术后治疗进行分层。SIOP-1研究结果发现，术前放疗能够降低肿瘤破裂的发生率，然而并没有显示出生存率方面的获益[75]。1983年报道的SIOP-5研究，结果显示术前化疗（长春新碱+放线菌素D）在预防肿瘤破裂方面疗效类似于术前放疗+放线菌素D[76]。SIOP-6研究中，对Ⅰ期患者进行随机分组，结果显示化疗17周和38周（长春新碱+放线菌素D）在生存率方面没有显示出差异；对Ⅱ期、淋巴结阴性（SIOP分期与NWTS分期并不一致）的患者进行随机分组，未接受放疗者复发率较高[77]。SIOP-9研究根据术前化疗（长春新碱+放线菌素D）时间的长短（4周和8周）进行随机分组，结果发现，8周化疗时间并没有体现出优势。表柔比星化疗药物的加入，可使Ⅱ期、淋巴结阴性患者的腹部复发率降低至7%[78]。SIOP-93-01研究根据术前化疗的病理缓解情况将患者的治疗作了进一步的分层。SIOP-9和SIOP-93-01研究中，低、中危Ⅲ期肿瘤患者放疗推荐剂量为15Gy，高危患者为30Gy[79]。SIOP-93-01研究还发现，可以降低对中危或间变性Ⅰ期肾母细胞瘤患者的术后化疗的剂量强度（4周期的长春新碱+单周期的放线菌素D），其5年无复发生存率和总生存率分别为87%和95%[80]。

英国儿童肿瘤研究组（UKCCSG）

英国儿童癌症研究组（UKCCSG）的肾母细胞瘤首个研究（UKW1）结果显示，Ⅰ期组织结构良好型肾母细胞瘤患者可给予长春新碱单药治疗；该研究显示肺转移患者的6年生存率（65%）显著低于NWTS-3的4年生存率（82%）[54]，其原因可能是NWTS研究常规采用了全肺放疗。UKW2研究结果显示，Ⅰ期组织结构良好型肾母细胞瘤患者给予10周剂量的长春新碱化疗，生存率与NWTS结果相类似；Ⅳ期患者的4年生存率为75%，高于UKW1研究，原因可能在于全肺放疗；对Ⅲ期组织结构良好型和组织结构不良型患者采用的单侧腹部放疗剂量分别为20Gy和30Gy[55]。UKW3研究中，随机比较了手术+辅助治疗（NWTS方案）和术前化疗+手术+辅助治疗（SIOP方案），两种治疗方案结果显示，两组的4年无复发生存率和总生存率相似，分别为80%、85%（手术+辅助治疗组）和79%、95%（术前化疗+手术+辅助治疗组）。UKCCSG目前已经加入了正在进行中的SIOP 20001临床研究[81]。

治疗的晚期不良反应

晚期不良反应的研究是至关重要的，通过研究，可以使治疗后存活的肾母细胞瘤患儿成年以后免于遭受晚期不良反应的病痛折磨。

脊柱侧弯

华盛顿大学的一系列研究显示，接受30Gy的中位放疗剂量的患者，脊柱侧弯的发生率较高（54%），然而发生功能障碍者极少[82]。另一项研究报告指出，10~12Gy、12.1~23.9Gy、24~40Gy放疗所致的脊柱侧弯发生率分别为8%、46%、63%[83]。因此，为了降低脊柱侧弯的发生，目前可采用的方法是：MV X线、低剂量以及整个宽度的脊椎骨应包括在照射野内。

充血性心力衰竭

NWTS-1~NWTS-4研究中，初治采用多柔比星的患者的20年累计发生率为4.4%；而首次或后续复发采用多柔比星的患者充血性心力衰竭的发生率为17.4%。与充血性心力衰竭发生显著相关的因素包括女性、多柔比星的累积剂量、全肺放疗、左侧腹部的放疗[84]。

肾母细胞瘤存活患者的妊娠结局

NWTS研究通过长期随访分析了肾母细胞瘤存活患者的妊娠结局。研究发现，曾接受过放疗的妇女发生胎位不正和早产的概率显著增加；曾患肿瘤接受腹部放疗的母亲，其子女出现低体重儿（<2500g）、早产儿（妊娠<36周）、先天畸形的可能增加；腹部放疗剂量>25Gy时并发症的发生率较高；放疗可能产生影响的部位包括脊柱、子宫和卵巢[85-87]。对NWTS研究中接受腹部放疗的幸存者也进行了随访分析。仅上腹部放疗而未行盆腔放疗的患儿生育能力可得到保留,罕见病例中也有 10.5Gy 的全腹腔放疗后仍有生育能力者,更高剂量的腹部和盆腔放疗往往会导致流产和死胎[88]。

终末期肾病

NWTS 的研究报告中显示，一侧肾母细胞瘤治疗后存活的患者中,合并 Denys-Drash 综合征、WAGR 综合征、泌尿生殖器畸形及无上述综合征的患者,20 年累计终末期肾病的发生率分别为 74%、36%、7%、0.6%。因此,强调对高危患者予以长期筛检,以便早期发现和治疗受损的肾脏功能[89]。

继发性恶性肿瘤

NWTS 研究中,继发性恶性肿瘤(SMN)的 15 年累计发生率为 1.6%。8 年淋巴瘤或白血病的发生率为 0.4%,8 年后无患者发生淋巴瘤或白血病。而发生实体瘤的概率却随着时间延长迅速增加。约 73%的实体瘤发生在之前的放射野内。较高的放疗剂量、使用多柔比星及治疗复发肿瘤是发生继发肿瘤的重要因素[90]。另一项 NWTS 报告中指出，诊断后 5 年的死亡率为 24.3%,6~10 年为 12.6%,之后大于 3%。5 年内死亡的首要原因是原始疾病(91%)。5 年后的死亡原因是原始疾病(41%)和晚期不良反应(39%)。三个相关的晚期不良反应分别是 SMN、充血性心力衰竭和终末期肾病。死亡风险,尤其是治疗相关晚期不良反应引起的死亡风险,在 20 年后仍然较高[91]。儿童癌症幸存者研究在随访 25 年后也得到了相似的结果[92]。英国肿瘤幸存者研究中,继发肿瘤在 30 岁、40 岁、50 岁的发病率分别为 2%、7%和 12%[93]。

未来展望

COG 开展的第一项 WT 试验将于 2013 年结束。第二项试验的研究方案目前正在制订。其主要目标在于进一步降低低危患者的治疗强度及治疗相关毒性、提高高危患者的治疗强度从而提高疗效。以下是正在考虑的一些建议：将肿瘤分子特征纳入 COG 风险度分层系统,进一步明确极低危和低危患者,可选择单纯手术治疗或手术治疗联合两药化疗;儿童接受全肺放疗时采用保护心脏的 IMRT 以减少心脏毒性[94];全肝放疗时同样采用 IMRT 减少肾脏毒性反应[95];重新评估根治性肾切除术前曾接受化疗的患儿,是否还需进行放射治疗;重新评估肿瘤破裂局限于一侧腹部者(不伴有腹水和腹膜转移)是否需要进行全腹放疗;现有的化疗方案添加新的生物制剂治疗弥漫性间变性肾母细胞瘤和横纹肌样瘤;增强组织结构良好型肾母细胞瘤和有淋巴结转移的高危复发患儿的治疗强度。COG 的生物样品库将继续担当一个有价值的组织来源,旨在确定新的可能具有预后意义的生物标志物。

(张晓丽 译 岳金波 谢鹏 校)

参考文献

1. Coppes MJ, Ritchey ML, D'Angio GJ. Preface: the path to progress in medical science: a Wilms' tumor conspectus. *Hematol Oncol Clin North Am* 1995;9:xiii–xviii.
2. Birch JM, Breslow N. Epidemiologic features of Wilms' tumor. *Hematol Oncol Clin North Am* 1995;9:1157–1178.
3. Breslow N, Beckwith JB, Ciol M, et al. Age distribution of Wilms' tumor: report from the National Wilms' Tumor Study. *Cancer Res* 1988;48:1653–1657.
4. Breslow NE, Olshan A, Beckwith JB, et al. Epidemiology of Wilms' tumor. *Med Pediatr Oncol* 1983;21:172–181.
5. Coppes MJ, Egeler RM. Genetics of Wilms' tumor. *Semin Urol Oncol* 1999;17:2–10.
6. Call KM, Glaser T, Ito CY, et al. Isolation and characterization of a zinc finger polypeptide gene at the human chromosome 11 Wilms' tumor locus. *Cell* 1990;60:509–520.
7. Pritchard-Jones K, Fleming S, Davidson D, et al. The candidate Wilms' tumor gene is involved in genitourinary development. *Nature* 1990;346:194–197.
8. Pelletier J, Bruening W, Kashtan CE, et al. Germline mutations in the Wilms' tumor suppressor gene are associated with abnormal urogenital development in Denys-Drash syndrome. *Cell* 1991;67:437–447.
9. Huff V. Wilms' tumor genetics. *Am J Hum Genet* 1998;79:260–267.
10. Koufos A, Grundy P, Morgan K, et al. Familial Wiedemann-Beckwith syndrome and a second Wilms' tumor locus both map to 11p15.5. *Am J Hum Genet* 1989;44:711–719.
11. Grundy PE, Telzerow PE, Breslow N, et al. Loss of heterozygosity for chromosomes 16q and 1p in Wilms' tumors predicts an adverse outcome. *Cancer Res* 1994;54:2331–2333.
12. Grundy PE, Breslow NE, Li S, et al. Loss of heterozygosity for chromosomes 1p and 16q is an adverse prognostic factor in favorable histology Wilms tumor: a report from the National Wilms Tumor Study Group. *J Clin Oncol* 2005;23:7312–7321.
13. Rivera MN, Kim WJ, Wells J, et al. An X chromosome gene, WTX, is commonly inactivated in Wilms tumor. *Science* 2007;315:642–645.
14. Williams RD, Al-Saadi R, Natrajan R, et al. Molecular profiling reveals frequent gain of *MYCN* and anaplasia-specific loss of 4q and 14q in Wilms' tumor. *Genes Chromosomes Cancer* 2011;50:982–995.
15. Gadd S, Sredni ST, Huang CC, et al. Rhabdoid tumor: gene expression clues to pathogenesis and potential therapeutic targets. *Lab Invest* 2010;90:724–738.
16. Perlman EJ, Grundy PE, Anderson JR, et al. *WT1* mutation and 11p15 loss predict relapse in very low-risk Wilms' tumor treated with surgery alone: a Children's Oncology Group Study. *J Clin Oncol* 2010;26:698–703.
17. Beckwith JB, Palmer NJ. Histopathology and prognosis of Wilms' tumor: results from the first National Wilms' Tumor Study. *Cancer* 1978;41:1937–1948.
18. D'Angio GJ, Breslow N, Beckwith JB, et al. The treatment of Wilms' tumor: results of the Third National Wilms' Tumor Study. *Cancer* 1989;64:349–360.
19. Beckwith JB, Zuppan CE, Browning NG, et al. Histological analysis of aggressiveness and responsiveness in Wilms' tumor. *Med Pediatr Oncol* 1996;27:422–428.
20. Beckwith JB. Precursor lesions of Wilms' tumor: clinical and biological implications. *Med Pediatr Oncol* 1993;21:158–168.
21. Beckwith JB. Nephrogenic rests and the pathogenesis of Wilms' tumor: developmental and clinical considerations. *Am J Med Genet* 1998;79:268–273.
22. Coppes MJ, Arnold M, Beckwith JB, et al. Factors affecting the risk of contralateral Wilms' tumor development: a report from the National Wilms' Tumor Study Group. *Cancer* 1999;85:1616–1625.
23. Bonadio JF, Storer B, Norkool P, et al. Anaplastic Wilms' tumor: clinical and pathologic studies. *J Clin Oncol* 1985;3:513–520.
24. Faria P, Beckwith JB, Mishra K, et al. Focal versus diffuse anaplasia in Wilms' tumor: new definitions with prognostic significance. A report from the National Wilms' Tumor Study Group. *Am J Surg Pathol* 1996;20:909–920.
25. Schmidt D, Beckwith JB. Histopathology of childhood renal tumors. *Hematol Oncol Clin North Am* 1995;9:1179–1200.
26. Ledlie EM, Mynors LS, Draper GJ, et al. Natural history and treatment of Wilms' tumor: an analysis of 335 cases occurring in England and Wales 1962–1966. *BMJ* 1970;4:195–200.
27. Sukarochana K, Tolentino W, Kiesewetter WB. Wilms' tumor and hypertension. *J Pediatr Surg* 1972;7:573–576.
28. Hartman DS, Sanders RC. Wilms' tumor versus neuroblastoma: usefulness of ultrasound in differentiation. *J Ultrasound Med* 1982;1:117–122.
29. Ramos IM, Taylor KJW, Kier R, et al. Tumor vascular signals in renal masses: detection with Doppler US. *Radiology* 1988;168:633.
30. Khanna G, Rosen N, Anderson JR, et al. Evaluation of diagnostic performance of CT for detection of tumor thrombus in children with Wilms tumor: a report from

the Children's Oncology Group. *Pediatr Blood Cancer* 2012;58(4):551–555.
31. Reiman TAH, Siegel MJ, Shackelford GD. Wilms' tumor in children: abdominal CT and US evaluation. *Radiology* 1986;160:501–505.
32. Belt TG, Cohen MD, Smith JA, et al. MRI of Wilms' tumor: promise as the primary imaging modality. *AJR Am J Roentgenol* 1986;146:955–961.
33. Gylys-Morin V, Hoffer FA, Kozakewich H, et al. Wilms' tumor and nephroblastomatosis: imaging characteristics at gadolinium-enhanced MR imaging. *Radiology* 1993;188:517–521.
34. Ritchey ML, Green DM, Breslow NB, et al. Accuracy of current imaging modalities in the diagnosis of synchronous bilateral Wilms' tumor: a report from the National Wilms' Tumor Study Group. *Cancer* 1995;75:600–604.
35. Cohen MD. Current controversy: is computed tomography scan of the chest needed in patients with Wilms' tumor? *Am J Pediatr Hematol Oncol* 1994;16:191–193.
36. Gross RE, Neuhauser EBD. Treatment of mixed tumors of the kidney in childhood. *Pediatrics* 1950;6:843.
37. D'Angio GJ, Evans AE, Breslow NE, et al. The treatment of Wilms' tumor: results of the Second National Wilms' Tumor Study. *Cancer* 1981;47:2302–2311.
38. Farewell VT, D'Angio GJ, Breslow N, et al. Retrospective validation of a new staging system for Wilms' tumor. *Cancer Clin Trials* 1981;4:167–171.
39. Breslow N, Churchill G, Nesmith B, et al. Clinicopathologic features and prognosis for Wilms' tumor patients with metastases at diagnosis. *Cancer* 1986;58:2501–2511.
40. Beckwith JB. National Wilms' Tumor Study: an update for pathologists. *Pediatr Dev Pathol* 1998;1:79–84.
41. Weeks DA, Beckwith JB, Luckey DW. Relapse-associated variables in stage I favorable histology Wilms' tumor: a report of the National Wilms' Tumor Study. *Cancer* 1987;60:1204–1212.
42. Kalapurakal JA, Li SM, Breslow NE, et al. Intraoperative spillage of favorable histology Wilms tumor cells: influence of irradiation and chemotherapy regimens on abdominal recurrence: a report from the National Wilms Tumor Study. *Int J Radiat Oncol Biol Phys* 2010;76:201–206.
43. Leape LL, Breslow NE, Bishop HC. The surgical treatment of Wilms' tumor: results of the National Wilms' Tumor Study. *Ann Surg* 1978;187:351–356.
44. D'Angio GJ, Evans AE, Breslow NE, et al. The treatment of Wilms' tumor: results of the National Wilms' Tumor Study. *Cancer* 1976;38:633–646.
45. D'Angio GJ, Tefft M, Breslow NE, et al. Radiation therapy of Wilms' tumor: results according to dose, field, postoperative timing and histology. *Int J Radiat Oncol Biol Phys* 1978;4:769–780.
46. Thomas PRM, Tefft M, Compaan PJ, et al. Results of two radiotherapy randomizations in the third National Wilms' Tumor Study (NWTS-3). *Cancer* 1991;68: 1703–1707.
47. Thomas PRM, Tefft M, Farewell VT, et al. Abdominal relapses in the Second National Wilms' Tumor Study patients. *J Clin Oncol* 1984;2:1098–1101.
48. Kalapurakal JA, Li SM, Breslow NE, et al. Influence of radiation therapy delay on abdominal tumor recurrence in patients with favorable histology Wilms tumor treated on NWTS-3 and -4: a report from the National Wilms Tumor Study Group. *Int J Radiat Oncol Biol Phys* 2003;57:495–499.
49. Green DM, Beckwith JB, Breslow NE, et al. The treatment of children with stages II–IV anaplastic Wilms' tumor: a report from the National Wilms' Tumor Study Group. *J Clin Oncol* 1994;12:2126–2131.
50. Dome JS, Cotton CA, Perlman EJ, et al. Treatment of anaplastic histology Wilms tumor: results from the fifth National Wilms Tumor Study. *J Clin Oncol* 2006;24:2352–2358.
51. Tomlinson GE, Breslow NE, Dome J, et al. Rhabdoid tumor of the kidney in the National Wilms Tumor Study: age at diagnosis as a prognostic factor. *J Clin Oncol* 2005;23:7641–7645.
52. Green DM, Breslow NE, Beckwith JB, et al. Comparison between single-dose and divided-dose administration of dactinomycin and doxorubicin for patients with Wilms' tumor: a report from the National Wilms' Tumor Study Group. *J Clin Oncol* 1998;16:237–245.
53. Green DM, Breslow NE, Evans I, et al. The effect of chemotherapy dose intensity on the hematological toxicity of the treatment for Wilms' tumor: a report from the National Wilms' Tumor Study. *Am J Pediatr Hematol Oncol* 1994;16:207–212.
54. Pritchard J, Imeson J, Barnes J, et al. Results of the United Kingdom Children's Cancer Study Group First Wilms' Tumor Study. *J Clin Oncol* 1995;13:124–133.
55. Mitchell C, Jones PM, Kelsey A, et al. The treatment of Wilms' tumor: results of the United Kingdom Children's Cancer Study Group (UKCCSG) second Wilms' tumor study. *Br J Cancer* 2000;83:602–608.
56. Meisel JA, Guthrie KA, Breslow NE, et al. Significance and management of computed tomography detected pulmonary nodules: a report from the National Wilms' Tumor Study Group. *Int J Radiat Oncol Biol Phys* 1999;44:579–585.
57. Grundy P, Li SM, Green DM, et al. Event free but not overall survival is improved for Wilms tumour patients with pulmonary lesions detectable only by computed tomography by the addition of doxorubicin but not from pulmonary irradiation: results of National Wilms Tumour Studies 4 and 5. *Pediatr Blood Cancer* 2012;59(4):631–635.
58. Ehrlich PF, Ferrerar F, Ritchey M, et al. Hepatic metastasis at diagnosis in favorable histology Wilms tumor is not an independent adverse prognostic factor. A report from the National Wilms Tumor Study Group. *Ann Surg* 2009;250:642–648.
59. Blute ML, Kelalis PP, Offord KP, et al. Bilateral Wilms' tumor. *J Urol* 1987;138: 968–973.
60. Hamilton TE, Ritchey ML, Haase GL, et al. The management of synchronous bilateral Wilms tumor: a report from the National Wilms' Tumor Study Group. *Ann Surg* 2011;253:1004–1010.
61. Shamberger RC, Haase GC, Argani P, et al. Bilateral Wilms tumors with progressive or nonresponsive disease. *J Pediatr Surg* 2006;41:652–657.
62. Hamilton TE, Green DM, Perlman EJ, et al. Bilateral Wilms tumor with anaplasia: lessons from the National Wilms Tumor Study. *J Pediatr Surg* 2006;41: 1641–1644.
63. Breslow NE, Beckwith JB, Haase GM, et al. Radiation therapy for favorable histology Wilms' tumor: prevention of flank recurrence did not improve survival on National Wilms Tumor Studies 3 and 4. *Int J Radiat Oncol Biol Phys* 2006;65: 203–209.
64. Shamberger RC, Guthrie KA, Ritchey ML, et al. Surgery-related factors and local recurrence of Wilms' tumor in National Wilms' Tumor Study 4. *Ann Surg* 1999;229: 292–297.
65. Green DM, Breslow NE, Beckwith JB, et al. Treatment with nephrectomy only for small, stage I/favorable histology Wilms' tumor: a report from the National Wilms' Tumor Study Group. *J Clin Oncol* 2001;19:3719–3724.
66. Shamberger RC, Anderson JR, Breslow NE, et al. Long term outcomes of infants with very low risk Wilms tumor treated with surgery alone on National Wilms Tumor Study-5. *Ann Surg* 2010;251:555–558.
67. Kalapurakal JA, Green DM, Haase G, et al. Outcomes of children with favorable histology Wilms 'tumor and peritoneal implants treated on National Wilms' Tumor Studies-4 and -5. *Int J Radiat Oncol Biol Phys* 2010;77: 554–558.
68. Argani P, Perlman EJ, Breslow NE, et al. Clear cell sarcoma of the kidney: a review of 351 cases from the National Wilms' Tumor Study Group Pathology Center. *Am J Surg Pathol* 2000;24:4–18.
69. Seibel N, Li S, Breslow NE, et al. Effect of duration of treatment on treatment outcome for patients with clear-cell sarcoma of the kidney: a report from the National Wilms' Tumor Study Group. *J Clin Oncol* 2004;22:468–473.
70. Grundy P, Breslow NE, Green DM, et al. Prognostic factors of children with recurrent Wilms' tumor: results from the second and third National Wilms' Tumor Study. *J Clin Oncol* 1989;7:638–647.
71. Green DM, Cotton CA, Malogolowkin M, et al. Treatment of Wilms tumor relapsing after initial therapy with vincristine and actinomycin D. A report from the National Wilms Tumor Study Group. *Pediatr Blood Cancer* 2007;48:493–499.
72. Malogolowkin M, Cotton CA, Green DM, et al. Treatment of Wilms tumor relapsing after initial treatment with vincristine, actinomycin D and doxorubicin. A report from the National Wilms tumor Study Group. *Pediatr Blood Cancer* 2008; 50:236–241.
73. Kalapurakal JA, Nan B, Norkool P, et al. Treatment outcomes in adults with favorable histologic type Wilms tumor: an update from the National Wilms Tumor Study Group. *Int J Radiat Oncol Biol Phys* 2004;60:1379–1384.
74. Segers H, van den Heuvel-Eibrink MM, Pritchard-Jones K, et al Management of adults with Wilms' tumor: recommendations based on international consensus. *Expert Rev Anticancer Ther* 2011;11:1105–1113.
75. Lemerle J, Vote PA, Tournade MF, et al. Preoperative versus postoperative radiotherapy, single versus multiple courses of actinomycin D in the treatment of Wilms' tumor. *Cancer* 1976;38:647–654.
76. Lemerle J, Vote PA, Tournade MF, et al. Effectiveness of preoperative chemotherapy in Wilms' tumor: results of an International Society of Pediatric Oncology (SIOP) trial. *J Clin Oncol* 1983;1:604–609.
77. Jereb B, Burgers MV, Tournade M-F, et al. Radiotherapy in the SIOP (International Society of Paediatric Oncology) nephroblastoma studies: a review. *Med Pediatr Oncol* 1994;22:221–227.
78. DeKraker J, Weitzman S, Vote PA. Preoperative strategies in the management of Wilms' tumor. *Hematol Oncol Clin North Am* 1995;9:1275–1285.
79. Graf N, Tournade MF, de Kraker J. The role of preoperative chemotherapy in the management of Wilms' tumor. The SIOP studies. *Urol Clin North Am* 2000; 27:443–454.
80. De Kraker J, Graf N, van Tinteren H, et al. Reduction of postoperative chemotherapy in children with stage I intermediate-risk and anaplastic Wilms tumor (SIOP-93-01): a randomized trial. *Lancet* 2004;364:1229–1235.
81. Mitchell C, Shannon R, Vujanic GM, et al. The treatment of Wilms tumor: results of the United Kingdom Children's Cancer Study group Third Wilms Tumor Study. *Med Pediatr Oncol* 2003;41:289.
82. Thomas PRM, Griffith KD, Fineberg BB, et al. Late effects of treatment for Wilms' tumor. *Int J Radiat Oncol Biol Phys* 1983;9:651–657.
83. Paulino AC, Wen BC, Brown CK, et al. Late effects in children treated with radiation therapy for Wilms' tumor. *Int J Radiat Oncol Biol Phys* 2000;46:1239–1246.
84. Green DM, Grigoriev YA, Nan B, et al. Congestive heart failure after treatment for Wilms' tumor: a report from the National Wilms' Tumor Study Group. *J Clin Oncol* 2001;19:1926–1934.
85. Critchley HOD. Factors of importance for implantation and problems after treatment for childhood cancer. *Med Pediatr Oncol* 1999;33:9–14.
86. Green DM, Peabody EM, Nan B, et al. Pregnancy outcome after treatment for Wilms' tumor. *J Clin Oncol* 2002;20:2506–2513.
87. Green DM, Lange JM, Peabody EM, et al Pregnancy outcome after treatment for Wilms tumor: a report from the national Wilms tumor long-term follow-up study. *J Clin Oncol* 2010;28:2824–2830.
88. Kalapurakal JA, Peterson S, Peabody EM, et al. Pregnancy outcomes after abdominal irradiation that included or excluded the pelvis in childhood Wilms tumor survivors: a report of the National Wilms Tumor Study. *Int J Radiat Oncol Biol Phys* 2004;58:1364–1368.
89. Breslow NE, Collins AJ, Ritchey ML, et al. End stage renal disease in patients with Wilms tumor: results from the National Wilms Tumor Study Group and the United States renal data system. *J Urol* 2005;174:1972–1975.
90. Breslow NE, Takashima JR, Whitton JA, et al. Second malignant neoplasms following treatment for Wilms' tumor: a report from the National Wilms' Tumor Study Group. *J Clin Oncol* 1995;13:1851–1859.
91. Cotton CA, Peterson S, Norkool PA, et al. Early and late mortality after diagnosis of Wilms tumor. *J Clin Oncol* 2009;27:1304–1309.
92. Termhuhlen AM, Tersak JM, Liu Q, et al. Twenty-five year follow up of childhood Wilms tumor. A report from the Childhood Cancer Survivor Study. *Pediatr Blood Cancer*2011;57:1210–1216.
93. Taylor AJ, Winter DL, Pritchard-Jones K, et al. Second primary neoplasms in survivors of Wilms tumor: a population-based cohort study from the British Cancer Survivor Study. *Int J Cancer* 2008;122:2085–2093.
94. Kalapurakal JA, Gopalakrishnan M, Zhang Y, et al. Advantages of cardiac-sparing whole lung IMRT in children with lung metastases from Wilms' tumor, rhabdomyosarcoma or Ewing Sarcoma: a dosimetry study based on 4-D gated chest CT scans. *Int J Radiat Oncol Biol Phys* 2011;18(2):S662.
95. Kalapurakal JA, Zhang Y, Sathiaseelan V, et al. Advantages of whole liver IMRT compared to standard AP-PA technique in children with liver metastasis from right or left sided unilateral Wilms' tumor: a 3-4D CT dosimetry study *Int J Radiat Oncol Biol Phys* 2011;18(2):S663.

第 86 章 神经母细胞瘤

David B. Mansur, Jeff M. Michalski

神经母细胞瘤是一种特殊的恶性肿瘤。其早期较易通过手术治愈,甚至有些病例可自然消退或分化成熟为良性的节细胞神经瘤。但进展期病例更常见并难以治疗。其独特的生物学特性吸引了众多学者的关注,是最早使用分子生物学影响治疗和预后的肿瘤之一。

流行病学

神经母细胞瘤仅次于脑肿瘤和白血病,是儿童第三大常见的恶性肿瘤,在美国年发病率为 9/1 000 000 儿童。该病在 1 岁之前最常见,几乎占所有婴儿恶性肿瘤的 50%。中位诊断年龄为 2 岁。早期神经母细胞瘤患儿较好的预后促成了婴儿筛查研究的开展[1]。

在日本、北美和欧洲,许多大型临床试验系统地研究了婴儿筛查效果[2-5]。儿童尿中的儿茶酚胺代谢产物作为筛查研究的基础。尿样被收集在滤纸上,干燥后送回筛查中心,测定香草基扁桃酸(VMA)和高香草酸(HVA)水平,测定时应使用高性能液体色谱仪并将其标准化为肌酐水平。代谢产物升高的儿童应接受进一步检查。将筛查人群神经母细胞瘤的诊断率、死亡率和同一地区的对照人群进行比较。为方便研究的开展,研究人群应选择在有筛查基础的地区。日本的研究在婴儿 6 个月大时进行筛查。魁北克的研究选择在婴儿 3 周和 6 个月时。德国的研究选择在 1 岁时。

这三个地区进行的筛查试验结果和结论非常一致。在日本,有 1 142 519 名婴儿接受定性检查,另有 550 331 名婴儿接受定量检查,将他们和对照人群的 713 025 名婴儿进行比较。对照组、定性检查组和定量检查组的 10 万人口发病率分别是 1.12、5.69 和 17.81。尽管在筛查组发病率高,但筛查未能改变神经母细胞瘤的死亡率[5]。在德国,1994—1999 年有 1 475 773 名婴儿进行筛查。筛查共检出 149 例患儿,其中 3 例死亡。尽管在 12 个月时进行了筛查,另外还有 55 名婴儿在 12 个月后又发生了神经母细胞瘤,其中 14 例死亡。与对照组比较,4 期的神经母细胞瘤发病率两组相似,筛查未能改变死亡率[3]。在魁北克,共有 425 838 名婴儿进行筛查(89%的婴儿出生于 1989—1994 年)。相比安大略州、明尼苏达州、佛罗里达州和特拉华流域的对照人群,魁北克筛查人群的标准化死亡率基本相同[4]。总之,这些试验均证明筛查未能改变神经母细胞瘤的死亡率。并且,对临床无意义疾病的过度诊断可能加重儿童及其家庭的经济、情感和身体负担。在婴儿期,这种肿瘤自然消退的可能较大。群体筛查可能导致生物学行为较好和临床无意义肿瘤的诊断[6,7]。

自然病程

神经母细胞瘤、节细胞神经瘤、节细胞神经母细胞瘤均可发生于交感神经系统的任何部位。最常见的发病部位是肾上腺髓质(30%~40%)和腹盆腔的脊柱旁神经节(25%)。相较于儿童,婴儿期的胸部(15%)和头颈部(5%)原发肿瘤稍多。超过 70%的患者在就诊时就已有转移。最常见的转移部位为淋巴结、骨、骨髓、皮肤(或皮下组织)和肝[8]。肺和中枢神经系统较少受累。

神经母细胞瘤是人类自发消退率最高的肿瘤,通常分化成熟为节细胞神经瘤[9]。对婴儿肾上腺尸检发现,神经母细胞瘤发生率比预期高 40 倍以上。因此大多数潜伏神经母细胞瘤会自发消退而无临床症状[10]。尽管有这种特性,临床症状明显的神经母细胞瘤病例常病情进展迅速。

临床表现

疼痛是最常见的临床表现，通常是由骨、肝、骨髓转移或原发灶侵犯局部内脏引起的。其他全身症状包括体重减轻、食欲下降、不适和发热。肝大时可出现呼吸窘迫，特别是Ⅳ-S期的患儿[8]。颈部原发肿瘤可出现霍纳综合征。原发灶通过附近的神经孔沿交感神经节扩散，可形成哑铃状病灶，进而压迫脊髓致下肢瘫痪。眼眶转移也较常见，可引起眼球突出和淤血。皮肤转移可出现皮肤蓝染，形成典型的“蓝莓饼”表现。当肿块受压时儿茶酚胺释放至组织可引起周围皮肤的暂时性苍白。斜视眼阵挛-肌阵挛综合征在局限性病变中较少出现，表现为躯干共济失调和小脑病变，这种典型综合征提示预后较好，但治疗有效后常伴有持续的神经系统后遗症[11,12]。

诊断性检查

同所有可疑的儿童肿瘤一样，神经母细胞瘤的诊断必须依据病理检查。可以通过可疑原发灶、转移淋巴结切除（若肿瘤可切除）或切开活检获得肿瘤组织。骨髓穿刺和活检见到肿瘤细胞沉积可确立转移诊断。骨髓病理学检查是必行的分期检查。典型的骨髓转移表现为成簇状和假玫瑰状，但无假玫瑰状表现并不能排除转移的可能。

实验室检查应包括尿儿茶酚胺及其代谢产物测定。超过90%的Ⅳ期病例去甲肾上腺素和肾上腺素的代谢产物HVA或VMA会出现升高。对于转移性神经母细胞瘤患者，VMA/HVA比值超过1.5提示预后较好。在日本、欧洲和北美，尿VMA测定是筛查研究的基础。全血细胞测定可用于评估骨髓转移所致的贫血。血清铁蛋白、乳酸脱氢酶（LDH）和其他肝功能指标也应作为常规检查。

影像学检查有利于分期和治疗计划的制订。85%的病例X线检查可见内在斑点样钙化。相较于静脉肾盂造影，腹部增强CT可提供更多信息以判定淋巴结转移、肝转移和肿瘤是否可以切除[13]。高质量MRI正逐步替代CT以评价可疑的儿童胸部和腹部肿块。尽管MRI不能显示肿瘤内钙化，但能更好地显示血管包绕、椎管内扩散（哑铃状肿瘤）、弥漫性肝转移和骨髓受累（图86.1）。这些发现可提高分期的精确性，以便决定是否需要手术干预[14-17]。

核医学扫描有助于确定转移性疾病的病变范围。由于神经母细胞瘤易于出现骨转移，必须进行放射性核素骨扫描。放射性核素骨扫描检查骨转移敏感性更高[18]。神经嵴源性的正常和肿瘤组织的神经分泌颗粒均可浓缩间碘苯甲胍（MIBG），此特性可用于探测神经母细胞瘤的原发和转移部位。利用^{131}I或^{123}I标记的MIBG来检测转移性病例，可达到85%~90%的敏感性和95%的特异性[19]。对于接受高剂量化疗和干细胞解救后的患儿，^{123}I-MIBG扫描呈弱闪烁反应预示较差的无事件生存率[20]。像其他神经嵴来源肿瘤一样，神经母细胞瘤可表达生长抑素受体。^{123}I标记的长效生长抑素类似物奥曲肽已被用于图像检测，其敏感性与^{131}I-MIBG[21]相似。神经母细胞瘤组织的生长抑素受体表达是有利预后因素[22]。

在一项术前前瞻性队列研究中，肿瘤放射诊断治疗组（The Radiology Diagnostic Oncology Group）共纳入96例患儿。CT、MRI和骨闪烁成像被用于评估肿瘤分期。结果显示对于Ⅳ期病例MRI较CT精确性更高（敏感性分别为0.83和0.43）。与骨闪烁成像检查联合应用于检测转移时，MRI和CT均有较高的精确性（图86.2至图86.4说明CT和MRI对于转移性疾病患者的分期诊断有较高价值）。该研究中，决定局部病变的因素相对较少，因为病变广泛的患儿在入组时先行诱导化疗后再手术。尽管病例较少，数据支持以下结论：①对于Ⅰ期肿瘤，CT检测腹腔侵犯较MRI更准确，MRI常分期过高。②对于Ⅱ期和Ⅲ期肿瘤，CT和MRI评估时均易分期过低。③对于Ⅱ期肿瘤，相较于MRI，CT更易出现分期过低。

分期

最常用的分期系统是国际神经母细胞瘤分期系统（INSS）。该分期系统基于临床、放射和手术结果[23]。INSS结合了之前由儿童肿瘤协作组（CCG）和儿科肿瘤协作组（POG）提出的概念[24,25]，并把它们统一在一个分期系统中（表86.1）。

病理分类

神经母细胞瘤起源于交感神经节中的原始神经嵴细胞。交感神经节来源肿瘤根据分化程度的不同可分为三型。节细胞神经瘤由成熟神经节细胞、施万细

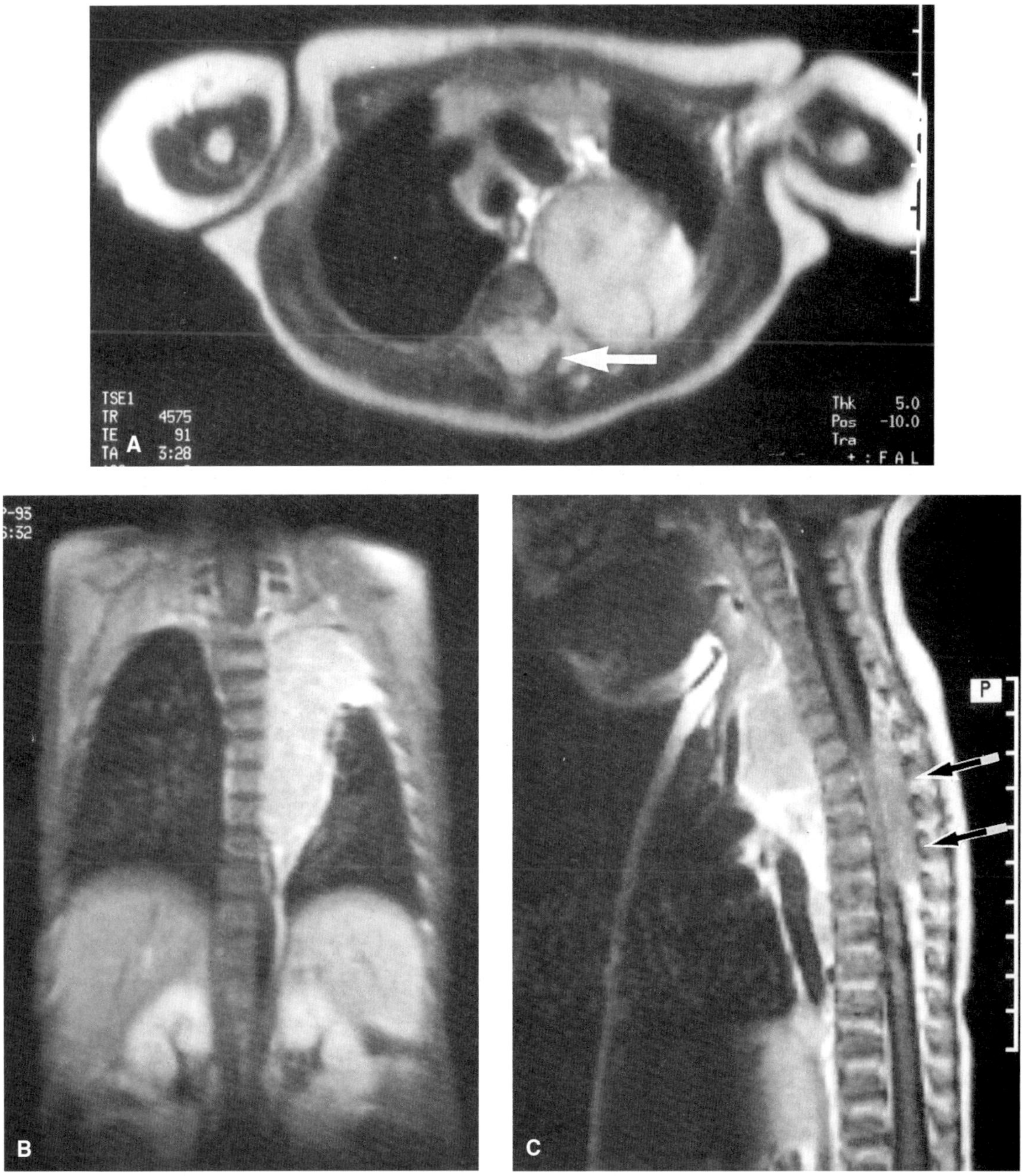

图 86.1　一例患有胸部神经母细胞瘤的 4 个月大患儿的 MRI 图像。轴位(A)、冠状位(B)、矢状位(C)图像显示哑铃形椎旁肿块。椎管内肿瘤有箭头标记。三种方位观察肿瘤有助于照射野的设计。

胞和神经束组成,临床表现为良性肿瘤特性,通常有钙化,可被认为是一种分化成熟的神经母细胞瘤[26]。有报道神经母细胞瘤自发或在治疗后分化成为节细胞神经瘤[9]。节细胞神经母细胞瘤是节细胞神经瘤到神经母细胞瘤的过渡类型,可见成熟的神经节细胞和未分化的神经母细胞。

神经母细胞瘤处于未分化神经嵴细胞肿瘤的末端,它是一种小且圆的蓝染细胞肿瘤,由密集的深染细胞巢构成。可表现为有中央纤维核的霍-赖玫瑰花结。常表现为局部坏死、出血及钙化,免疫组化有助于与其他儿童未分化恶性肿瘤相区别,特征性染色表现为微丝、神经元特异性烯醇酶(NSE)、突触素、嗜铬粒蛋白 A 阳性,肌肉和白细胞共用抗原阴性。有时需要电子显微镜观察神经分泌颗粒以确立诊断。

Shimada 等[27]提出的一种分级系统已被儿童肿瘤协作组认可[28,29]。这种临床病理分期系统需评价肿瘤标本的间质情况(如富间质或少间质)、细胞分化程度和有丝分裂指数。根据这三种组织学特性和诊断年龄

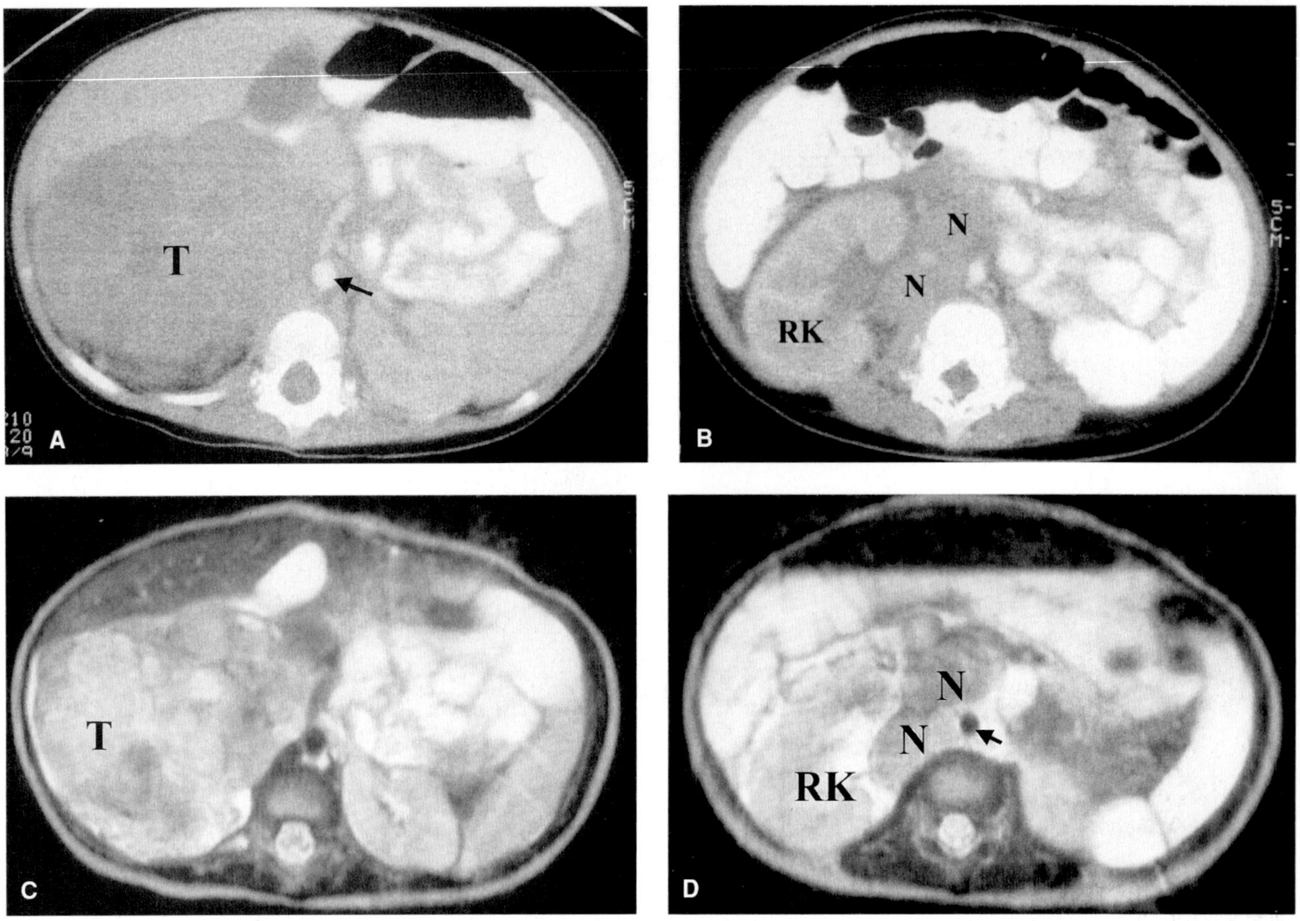

图 86.2 一例 3 岁的淋巴结受累的神经母细胞瘤男性患儿。(A)上腹部 CT 显示起源于右侧肾上腺的巨大软组织肿块(T)侵犯至中线(箭示主动脉)。(B)下方几厘米处的 CT 扫描显示右肾周围区域几枚小淋巴结(N)。(C)T2 加权轴位图像显示右肾上腺区高信号肿瘤(T)。(D)下方层面的 T2 加权轴位图像显示肿大的、轻度增强的腔静脉旁淋巴结(N)。(RK,右肾,箭示主动脉)。(Courtesy of Dr. Marilyn Siegel, Mallinckrodt Institute of Radiology, St. Louis, MO.)

将患儿分为预后良好和预后不良组。富间质肿瘤具有广泛施万细胞间质的特性。分化良好的富间质肿瘤可对应节细胞神经瘤,中等间质肿瘤可对应节细胞神经母细胞瘤。Shimada 分类需要在治疗前对完整的原发肿瘤标本进行评估以进行可靠的分级。但原发肿瘤常无法完整切除,或因肿瘤广泛转移在全身治疗前无法完全切除,这都限制了这种分期系统的应用。

预后因素

年龄和分期是影响预后最重要的两个因素 (表 86.2)。总的来说, 小于 2 岁的患儿超过 75%可存活, INSS 分期 1 和 2 期患儿有 90%~100%可存活[30-40]。如儿科肿瘤协作组分期系统所言,区域淋巴结转移是预后不良因素[41]。小于 12 个月,病变局限于肝、骨髓(或骨)或皮肤(Ⅳ-S 期)的患儿预后良好,<75%的此类患儿基本无须治疗即可存活[8,42]。当患儿出现急性病情发作时(例如,肝大引起的呼吸窘迫)才需要治疗,不伴有其他预后不良因素的患儿应避免积极治疗。

肿瘤分化较好(如节细胞神经瘤、节细胞神经母细胞瘤)的患儿预后较低分化或未分化的神经母细胞瘤患儿好很多。Shimada 分期较早的患儿生存率可达 90%,而分期较晚的患儿生存率只有 22%。血清铁蛋白 (>142ng/mL)、NSE (>100ng/mL)、LDH (>1500IU) 升高提示病期晚、预后差[32,43-45]。

MYCN(*N-myc*)是位于 2 号染色体上的原癌基因。*MYCN* 复制增加提示预后较差(生存率为 5%)[46,47]。*MYCN* 扩增与多药耐药基因有关,可能是对治疗抵抗的原因[48]。比较反常的是 DNA 指数为 1 的肿瘤(二倍体或近二倍体肿瘤)较非整倍体肿瘤预后差[49]。通常多倍体肿瘤的分期较早并对化疗敏感。1 号染色体短臂上的等位基因缺失意味着一种肿瘤抑制基因杂合子

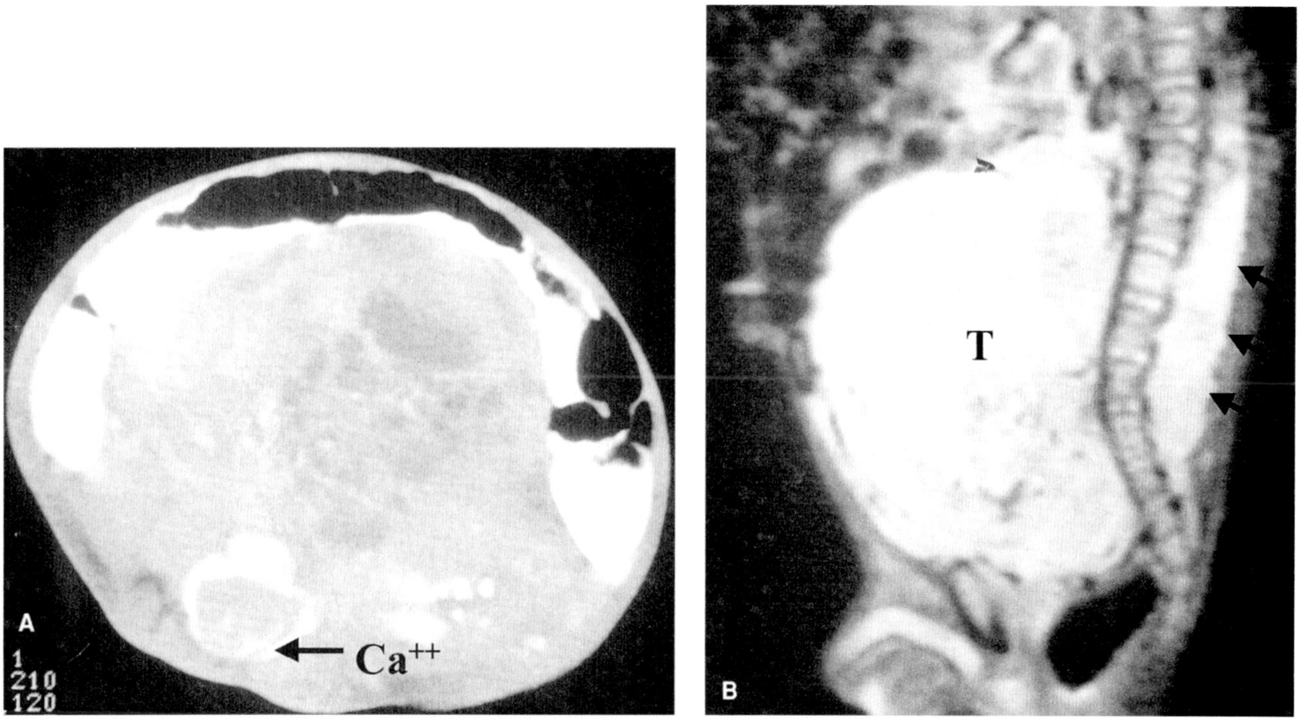

图 86.3　一例 1 岁患儿,伴便秘、可触及的肿块和下肢无力。(A)CT 显示腹膜后伴有钙化和坏死的巨大软组织肿块。脊髓内有肿瘤钙化(箭)。(B)矢状位 STIR 图像显示巨大椎体前肿块向上压迫肠道。椎管内肿瘤从胸下部水平延伸至腰椎水平。患儿行紧急椎管内肿瘤切除(箭)。(Courtesy of Dr. Marilyn Siegel, Mallinckrodt Institute of Radiology, St. Louis, MO.)

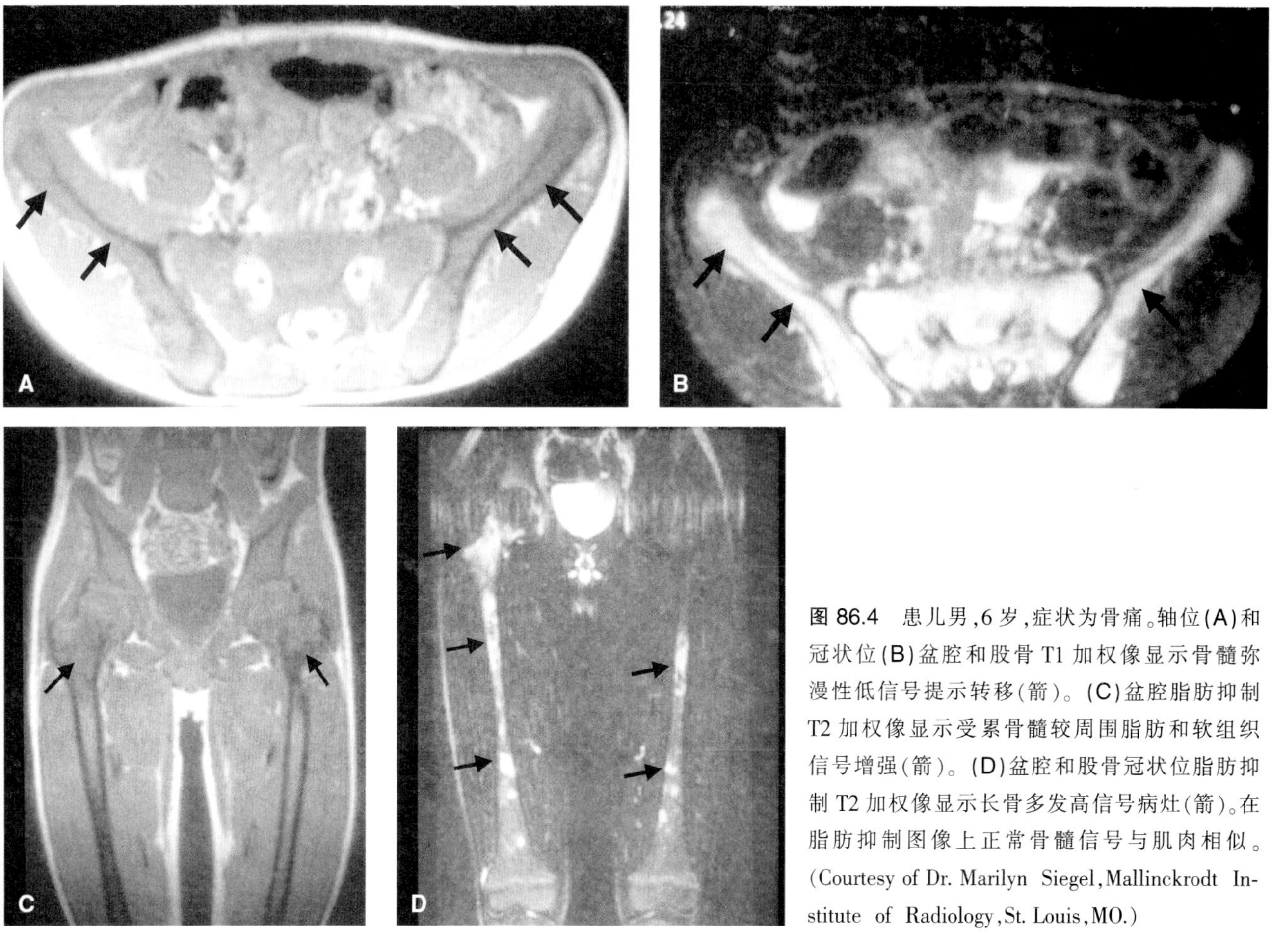

图 86.4　患儿男,6 岁,症状为骨痛。轴位(A)和冠状位(B)盆腔和股骨 T1 加权像显示骨髓弥漫性低信号提示转移(箭)。(C)盆腔脂肪抑制 T2 加权像显示受累骨髓较周围脂肪和软组织信号增强(箭)。(D)盆腔和股骨冠状位脂肪抑制 T2 加权像显示长骨多发高信号病灶(箭)。在脂肪抑制图像上正常骨髓信号与肌肉相似。(Courtesy of Dr. Marilyn Siegel, Mallinckrodt Institute of Radiology, St. Louis, MO.)

表 86.1 神经母细胞瘤分期系统

Evans 和 D'Angio 分期	儿科肿瘤协作组分期	国际分期系统
I 期 肿瘤局限于原发器官或组织	A 期 原发肿瘤完全切除，有或没有镜下残留；腔内淋巴结组织学阴性，与原发灶一同切除(肿瘤周围淋巴结可阳性，且无须升级为 C 期)。如果原发灶位于腹部或盆腔，肝组织学阴性	1 期 局部肿瘤，完全切除，无镜下残留；镜下同侧引流淋巴结阴性(原发灶周围且一同切除的淋巴结可阳性)
II 期 肿瘤已扩展到起源器官或组织之外的部位；同侧的区域淋巴结可能受侵犯	B 期 原发肿瘤不能切除；淋巴结和肝同 A 期 C 期 原发灶完全或不完全切除。腔内淋巴结(原发灶远处淋巴结)阳性；肝同 A 期	2A 期 局部肿瘤，不完全切除；镜下同侧引流淋巴结阴性
III 期 肿瘤已跨过中线，两侧的区域淋巴结可能受侵犯	D 期 除腔内淋巴结外的任意远处转移(如腔外淋巴结、肝、皮肤、骨髓、骨)	2B 期 局部肿瘤，完全或不完全切除，镜下同侧引流淋巴结阳性；对侧肿大淋巴结镜下阴性
IV 期 肿瘤转移到骨髓、骨骼、软组织和远处淋巴等处(如Ⅳ-S)	DS 期 年龄小于 1 岁的Ⅳ-S 期疾病(见 Evans和 D'Angio 分期)	3 期 单侧肿瘤越过中线[a]，不可切除，伴或不伴区域淋巴结转移；或单侧肿瘤伴对侧淋巴结转移；或中线肿瘤双侧浸润(不可切除)或淋巴结转移 4 期 任意原发肿瘤伴远处淋巴结、骨、骨髓、肝、皮肤和(或)其他器官转移(除 4S 期外)
IV-S 期 Ⅰ、Ⅱ期患者，但有远处转移，转移限于肝、皮肤、骨髓(全身 X 线检查中未发现骨骼受侵犯)		4S 期 年龄 1 岁之内，原发灶为 1、2A、2B 期，仅有皮肤、肝或骨髓[b]转移

多发肿瘤(如双侧肾上腺原发肿瘤)应根据最大侵犯病灶分期并用下标字母 M 标记(如 3_M)。

[a] 中线根据脊柱定义。起源于中线一侧的肿瘤必须侵犯或超过脊柱另一侧。

[b] 4S 期中骨髓转移必须是最小化的，即骨髓活检或穿刺时 <10%的有核细胞为恶性。更多的骨髓受侵应视为 4 期。间碘苯甲胍扫描(如检查)骨髓应为阴性。

(Modified from Halperin EC, Constine LS, Tarbell NJ, et al., eds. *Pediatric radiation oncology*. New York: Raven Press, 1994:171–214.)

的丢失，提示预后不良，且该因素与年龄和分期相对独立。可将有高危复发因素的Ⅰ、Ⅱ和Ⅳ-S 期患儿区分出并给予积极治疗[50]。

治疗原则

由于神经母细胞瘤具有生物异质性，以下治疗建议仅供参考。如果有预后因素提示肿瘤生物学行为较恶，如 MYCN 复制、DNA 二倍体等，即使患儿分期较早也可采用积极治疗(表 86.3)。

低危组

早期可切除肿瘤(INSS 1~3 期且无淋巴结转移的患者)在肿瘤完整切除后预后较好。具有良好生物学特性的肿瘤完整切除后行辅助化疗或放疗并不能提高疗效[38,51–54]。手术切缘阳性或镜下残留不一定需要更积极的治疗。有 MYCN 复制或低 DNA 指数可能需要辅助治疗，但仍需要临床试验来进一步证实[49]。

早期(无淋巴结转移的 1~3 期 INSS 患者)不可切除肿瘤可能需要术前化疗，部分情况还需术前放疗，

表 86.2　神经母细胞瘤预后因素

预后因素	良好	不良	预后良好组生存率(%)	预后不良组生存率(%)
年龄	<2 岁	>2 岁	77	38
分期	Ⅰ,Ⅱ,Ⅳ-S	Ⅲ,Ⅳ	90~100	50,30
病理(Shimada)	良好	不良	90	23
Ferritin 铁蛋白	<143ng/mL	>143ng/mL	83	19
NSE	<100	>100	79	10
嗜铬粒蛋白	<190ng/mL	>190ng/mL	69	30
神经节苷脂	<103pmol/mL	>568pmol/mL	70	24
尿 VMA/HVA 值	<1	>1	84	44
酮醇基转移酶-A	高表达	低表达	78	14
N-myc	单拷贝	扩增	70	5
DNA 指数	>1.1	1	100	10
1p 缺失	无	有	90	10

HVA,高香草酸;VMA,香草基扁桃酸。

Modified from Matthay KK. Neuroblastoma: A clinical challenge and biologic puzzle. *CA Cancer J Clin* 1995; 45: 179-192.

表 86.3　神经母细胞瘤风险评估

危险程度	分期	年龄	MYCN 状态	DNA 倍数	组织学	其他
低危	1	任意	任意	任意	任意	
低危	2a/2b	任意	无扩增	任意	任意	切除≥50%
中危	2a/2b	任意	无扩增	任意	任意	切除<50%
中危	2a/2b	任意	无扩增	任意	任意	仅活组织检查
	2a/2b	任意	扩增	任意	任意	任意切除程度
中危	3	<547 天	无扩增	任意	任意	
中危	3	≥547 天	无扩增	任意	良好	
高危	3	任意	扩增	任意	任意	
高危	3	≥547 天	无扩增	任意	不良	
高危	4	<365 天	扩增	任意	任意	
中危	4	<365 天	无扩增	任意	任意	
高危	4	365~547 天	扩增	任意	任意	
高危	4	365~547 天	任意	DI=1	任意	
高危	4	365~547 天	任意	任意	不良	
中危	4	365~547 天	无扩增	DI>1	良好	
高危	4	>547 天	任意	任意	任意	
低危	4s	<365 天	无扩增	DI>1	良好	无症状
中危	4s	<365 天	无扩增	DI=1	任意	无症状或有症状
中危	4s	<365 天	丢失	丢失	丢失	病灶活组织检查
中危	4s	<365 天	无扩增	任意	任意	有症状
中危	4s	<365 天	无扩增	任意	不良	无症状或有症状
高危	4s	<365 天	扩增	任意	任意	无症状或有症状

DI,DNA 倍数。

从而达到可手术切除。不可切除的原发灶在化疗后达到完全缓解时可行二期手术。不能切除的Ⅲ、Ⅳ期肿瘤化疗后约有2/3可被完全切除[55]。儿童肿瘤协作组报道进展期肿瘤完全切除可改善预后[55]。但进展期肿瘤完全切除的益处还未完全确定。生物学行为较好的肿瘤化疗后手术效果可能更佳,完全切除显示的益处可能是病例选择的结果[56]。POG-8104试验选择INSS分期1期病例(POG分期A期),MYCN复制和DNA指数未被评价,手术是唯一的治疗。无论有无镜下残留,2年无病生存率为89%[25]。儿童肿瘤协作组的经验(CCG3881试验)是初始治疗单纯行手术治疗的1期患者4年无病生存率和总生存率分别为93%和99%。2期患者的无病生存率和总生存率分别为81%和98%。在此试验中,尽管有104例患者为INSS 2b期,只有13%的2期患者接受了化疗或放疗。作者认为手术治疗技术的改善和应用MIBG扫描进行更好的分期是取得良好治疗结果的原因[57]。

中危组

局部进展和区域转移性肿瘤(有淋巴结转移的INSS 2b期和3期)需要更积极的治疗。小于1岁的婴儿应行原发灶完全切除并行辅助化疗[56,58-60]。对于不能切除的病例,可先行化疗,系统治疗有效后再行手术。对于有淋巴结转移的年龄较大儿童,对原发部位和区域淋巴结的辅助放疗可提高无病生存率和总生存率。一项前瞻性随机研究显示术后化疗组的无病生存率为31%,而术后化放疗组为58%[61]。然而放疗在中危组的应用价值还未被广泛认可。De Bernardi等[62]对29例有术后残留或区域淋巴结阳性的大于1岁的患儿应用放疗未能显示生存获益。在该随机试验中,患儿接受2周期的苯丙氨酸芥肽化疗加或不加放疗。放疗组无进展生存率为64%,而未放疗组为73%[62]。虽然放疗剂量较低但仍有晚期并发症发生,这项试验引起对放射治疗的争议,即使POG分期C期患者可能也并非必须。目前的POG试验显示放疗的应用正在逐渐减少。

椎管内扩散是神经母细胞瘤治疗的一个难点,因为脊髓受压常出现严重的神经系统损害。以往此类患者将接受椎板切除术和外科减瘤术加或不加放化疗[63]。由于这一治疗的死亡率较高且脊柱畸形发生率高,很多研究者正尝试应用化疗[55]。一项前瞻性试验中42例患者应用化疗,92%的患儿神经系统损伤得到改善,超过60%的患儿在应用卡铂、依托泊苷和环磷酰胺、长春新碱、阿霉素交替化疗后避免了外科减压治疗。

儿科肿瘤协作组的经验(POG试验8742和9244)显示2b期到3期肿瘤完全切除后无事件生存率为85%,而不完全切除后为70%(P=0.259)。这两个试验中患者均行5周期诱导化疗后尽可能切除肿瘤。在POG-8742试验中,顺铂、依托泊苷和环磷酰胺、阿霉素交替使用。POG-9244试验中OPEC(长春新碱、顺铂、依托泊苷、环磷酰胺)方案和长春新碱、卡铂、依托泊苷、环磷酰胺方案交替使用。二期手术后使用相同化疗方案作为维持治疗。二期手术时发现有残留肿瘤则行放疗。12~24个月的患儿原发灶放疗剂量为24Gy,1.5Gy/次。>24个月的患儿放疗剂量为30Gy,1.5Gy/次。在这两项试验的37例无事件存活患儿中有11(30%)例接受了放疗。Shimada组织学类型较好的患者无事件生存率为92%,而较差者只有58%(P=0.009)。伴MYCN复制的患者疗效差,与D期患者相似[27]。

根据儿童肿瘤协作组和儿科肿瘤协作组的数据,中危神经母细胞瘤3年生存率为75%~98%。环磷酰胺、阿霉素、卡铂、依托泊苷是四种最有效的化疗药物[64-66]。儿童肿瘤协作组目前正在根据肿瘤生物学特性评估儿童最佳化疗剂量强度和持续周期。

手术在神经母细胞瘤的治疗中有重要地位。手术的作用包括:确立诊断、提供组织评价生物学预后标记、根据INSS标准进行分期并尽可能完全切除肿瘤。手术程度是影响治疗结果的重要因素。O'Neill等[67]报道59例完全或近全切除肿瘤的患者中有55例术后2年无病生存,而不全切除的24例中只有13例生存。与Haase的报道一致,Grosfield和Baehner[34]发现4期患者行延迟的二期手术达到完全切除可改善预后。

高危组

绝大多数患者诊断时就已有转移,预后很差,只有少数生物学行为较好的婴儿病变局限于皮肤、骨髓或肝。这类患者需强化治疗方案以延长生存期并获得治愈。高强度、剂量密集型化疗效果似乎更优。对进展期神经母细胞瘤有效的药物包括环磷酰胺、顺铂、阿霉素、依托泊苷和鬼臼噻吩甙[68]。

近期,许多临床试验试图寻求转移性神经母细胞瘤的强化治疗方案,使用清髓性高剂量化疗和干细胞解救或骨髓移植(BMT)。法国里昂–马赛–居里东方协作组(LMCE)报道应用自身骨髓移植(ABMT)的62

例患者 2 年无进展生存率达 40%，5 年达 20%[69]。儿童肿瘤协作组报道 43 例患儿接受美法兰、顺铂、鬼臼噻吩甙、阿霉素强化化疗并行全身照射，330cGy/d，共 3 次，总剂量 1000cGy，2 年无病生存率为 43%，但毒性致死率达 22%[70]。澳大利亚学者使用稍弱的备用化疗方案和全身照射进行试验[71]，全身照射 12Gy/6f，2 次/天。该试验 28 例患者中 19 例诱导化疗后达到完全缓解，其中 17 例行 ABMT，5 年后，15 例(87%)仍无病生存，50%的患者存活 5 年以上。

为确定 ABMT 是否可在同一协作组内顺利进行，儿童肿瘤协作组对 4 期病例作了两个初步研究。在 CCG321 试验，患者接受了由顺铂、依托泊苷和环磷酰胺组成的诱导化疗。207 例患者中 159 例在诱导化疗期间保持无病，其中 67 例接受了清髓性化疗和 ABMT，而 74 例继续行传统化疗共 13 周期。接受 ABMT 的患者无事件生存率较标准化疗者高(40% 对 19%；P=0.019)[72]。由于不是随机分组试验，这些研究可能因为临床考虑和预后因素存在病例选择偏倚。儿科肿瘤协作组研究未能显示 BMT 在高危转移性神经母细胞瘤中的优势(POG 8340)[45]。

欧洲神经母细胞瘤研究组对 3、4 期病例应用 OPEC 方案诱导化疗后加用巩固性 ABMT+高剂量美法仑的疗效进行了研究[73,74]。存活病例中位随访 14.3 年后发现，高剂量美法仑组的无事件生存率 (38%对 27%)和总生存率(47%对 30%)得到提高，但无统计学意义。对大于 1 岁 4 期病例的亚组分析显示无事件生存率(33%对 17%;P=0.01)和总生存率(46%对 21%;P=0.03)的改善有统计学意义。

儿童肿瘤协作组进行的一项随机试验中，高危神经母细胞瘤患儿持续化疗对比骨髓抑制疗法(包括 10Gy 全身照射，分 3 次进行)和自体骨髓移植的疗效。所有患者均给予原发肿瘤病灶和选择转移性病灶放射治疗。二次随机对照是根据毒性药物治疗情况，随机分为接受 6 周期 13-顺维甲酸 (13-cis-retinoic acid)治疗组和非治疗组。初步结果表明骨髓移植和 13-顺维甲酸治疗无事件生存期虽然有优势，但总体生存期并无优势[75]。然而，在中位随访超过 7 年后，应用骨髓移植和 13-顺维甲酸的治疗组显示了一个具有统计学意义的总生存期优势[76]。

德国 Berthold 等[77]报道了一项关于儿童高危神经母细胞瘤的前瞻随机试验结果，比较清髓性治疗(美法兰、依托泊苷、卡铂加自身干细胞重建)与环磷酰胺维持化疗的效果，清髓治疗组的 3 年无事件生存率(53%对 30%)和总生存率(68%对 53%)均明显好于维持化疗组。

4 期神经母细胞瘤原发灶局部控制是治疗中需要考虑的重要因素。手术治疗在转移性疾病中的作用仍存在争议。许多作者报道完全切除术后患者疗效更好[78,79]。化疗剂量强度与手术可切除性明显相关，因此积极手术治疗作为独立预后良好因素的地位有所下降。还有可能是易于手术切除的肿瘤生物学行为较好。

CCG-321-P3 试验初步结果显示，无论最终手术切除状况如何(包括二期手术状况)，初次手术未完全切除病例中有 33%出现局部复发[80]。高局部复发率提示了局部放疗的重要性。在这项初步试验中，二期手术后肉眼残留病例均接受放疗。尽管接受放疗的病例局部控制与未行放疗者相同，但应注意到该试验中仅对肉眼残留病例行放疗，这就提示放疗可带来生存获益。

对 CCG-3891 试验结果再分析，Hass-Kogan 等[81]比较了未行 ABMT 治疗组诱导化疗后肉眼残留接受 10~20Gy 放疗的病例与 ABMT 组接受相同放疗加 10Gy 全身照射病例的局部控制率。ABMT 组区域复发率较低(33%对 51%;P=0.004)，这一结果究竟是 ABMT 组较高的放疗剂量造成的还是较强的系统性治疗强度造成的，还存有争议。

Laprie 等[82]分析了 INSS2、3 期，有 MYCN 复制病例的不同时期不同治疗方案的区域控制率。治疗方案包括：对大于 1 岁患者的术后肉眼残留行传统化疗和放疗、高剂量化疗加 ABMT、所有病例行局部放疗。结果提示行 ABMT 和放疗者无事件生存率提高(83%对 25%; P=0.001)。但由于不是随机对照试验，因此仍不能得出结论说明放疗是独立预后影响因素。

在播散性病例的根治性治疗中，对原发灶和转移病灶的局部治疗可能是有益的。在强化全身治疗后，手术切除原发灶可改善生存和局部控制[55,80]。肿瘤复发更易发生于之前有病变处，因此对原发灶和转移灶局部放疗可能提高肿瘤控制和治愈率[80,83]。

儿科肿瘤协作组报道，原发灶或转移灶有残留病变的病例在骨髓移植全身照射前行 12Gy 加量照射后，27 例病例中只有 2 例在原照射部位出现复发。尽管只有局部残留患者接受放疗，10 例放疗后病情缓解的病例中 6 例病情稳定，而 40 例未行放疗者只有 13 例病情稳定[84]。

对于有症状的终末期神经母细胞瘤患儿，放疗在姑息性治疗中起重要作用。外照射可缓解骨转移或其他脏器转移引起的疼痛。放疗对迅速增大的肿瘤引起的占位效应治疗效果良好。Halperin[85]报道在杜克大学医疗中心,10 例患者接受放疗加或不加化疗,7 例达到完全缓解。放疗剂量为 4~24.4Gy,分次量 1~1.5Gy。完全缓解的这 7 例患者无复发生存。

几项在欧洲和美国进行的应用 ^{131}I-MIBG 全身性放射性核素治疗的初步结果令人鼓舞。这种放射性试剂对既往接受过治疗并对化疗抵抗的 4 期病例客观有效[86,87]。这些初步结果促使研究者尝试在未治疗的转移性病例中应用此治疗。DeKraker 等[88]报道 ^{131}I-MIBG 与二期手术联合取得了与多药化疗相似的有效率。初步研究表明,^{131}I-MIBG 与全身化疗和(或)骨髓移植、全身照射联合应用是安全并值得进一步研究的[89-91]。

为了提高疗效,目前儿童肿瘤协作组对高危患儿的治疗方法是联合诱导化疗、手术切除、自体干细胞移植、对原发肿瘤病灶和选择转移性病灶放疗,以及 13-顺维甲酸治疗。通过对患者随机化分组为 1 次骨髓移植或 2 次骨髓移植,目前正在探索进一步的强化治疗。这也包括对这些原发灶有残留的患者给予 36Gy 的更高放射剂量。

放射治疗技术：治疗计划和照射野设计

随着照射技术的发展，放疗相关死亡率明显下降。从正电压 X 线到兆伏级 X 线的转变,降低了严重骨骼发育障碍的风险[92]。CT 模拟和三维放射治疗计划系统降低正常组织照射体积继而降低了晚期并发症的发生率(图 86.5)。例如在 Wilms 肿瘤的治疗中,放射治疗学家必须注意到如果骨骼未做对称性照射可能会导致脊柱畸形和其他骨骼异常。临床医师需要在治疗疾病和保护正常组织上找到平衡点，以最大化地杀灭肿瘤而不伤害正常生长的组织。

原发灶放射治疗野应针对化疗后残留病变,肿瘤边缘至少外放 2cm。外放边缘应考虑到治疗时体位的不确定性以及半影，从而保证对残留肿瘤的充分覆盖。无法镇静的儿童如果会在治疗床上移动,则需更大的边缘外放。如区域淋巴结影像学或病理学受累则靶区应包括区域淋巴结。儿科肿瘤协作组的研究发现,对 C 期病例应用包含邻近淋巴结区的扩大野照射(例如,腹部原发肿瘤选择性纵隔照射)可受益[61]。由于

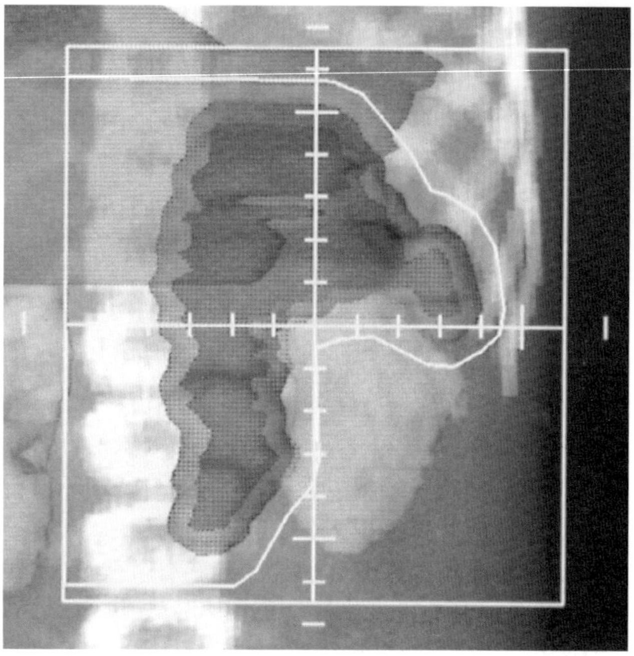

图 86.5 一例原发性左侧肾上腺神经母细胞瘤伴主动脉旁淋巴结转移病例的放射治疗野。射野方向数字重建视图显示在靶区和淋巴结区充分覆盖的同时保护了同侧肾脏和肝脏并对邻近脊柱对称照射。

扩大野照射是否能带来放疗获益尚不明确,目前儿科肿瘤协作组试验中放疗靶区不包括邻近淋巴结区。Halperin[93]回顾了 13 例 C 期神经母细胞瘤病例的治疗失败模式，该 13 例均应用系统治疗和原发灶放疗而未行相邻淋巴结区预防性照射。7 例患者出现治疗失败,其中 2 例出现相邻淋巴结区复发,且同时伴有局部或远处失败。考虑到增大照射体积引起的并发症及对后续化疗耐受性的影响,Halperin 不推荐预防性区域照射。

在制订放疗计划时,应进行 CT 或 MRI 扫描来明确病灶范围。在很多情况下,前后野对穿照射可将肿瘤完全包含在照射野内。该方式的另外一个优势是当肿瘤位于脊柱旁时,可给予脊柱均匀的照射。

转移灶的放疗需要外放更大的边缘。骨转移范围常比平片所示更广。眼眶转移需要照射全部眼眶。肝转移无须全肝照射,但在治疗时必须有足够大的外放边缘以弥补呼吸动度。选择照射野、照射野形状和剂量分割时需考虑到患者的预期生存期。对化疗药物抵抗的终末期患儿应行大野加速分割方案放疗。复杂的照射野设计和长分割方案可导致患儿治疗后生活质量下降。但 4S 期婴儿是例外,此类患儿常预后较好,保护正常组织也非常重要。

在转移性神经母细胞瘤患儿的根治性治疗中，低剂量全身照射取得了不同程度的成功[94,95]。全身照射更重要的作用是作为高危病例骨髓移植前准备方案的一部分。但骨髓移植前是否必须行全身照射尚不明确。骨髓移植后失败主要出现在之前有病灶的部位，包括原发灶和既往转移灶[80,83]。这些数据提示在骨髓移植加全身照射之前或之后应用受累野加量照射可能是有益的。

合适的放疗剂量尚存有争议。试验数据提示神经母细胞瘤对放射线非常敏感且神经母细胞在分次照射中修复能力非常弱[96]。因此，超分割放疗十分具有吸引力，因为在达到等效肿瘤致死剂量的同时可最小限度地降低晚期反应的发生[97,98]。但即使照射剂量达到儿童正常组织耐受量，放疗后局部复发仍有发生。肿瘤控制所需的放疗剂量可能与年龄相关[29,39,99]，小于 1 岁的婴儿只需 12Gy 即可达到肿瘤控制[29,99]，而 12~48 个月的儿童至少需要 25Gy。4 岁以上儿童即使照射剂量大于 25Gy 也常出现局部失败。局部照射原发灶与区域淋巴结也许可以改善高危病例原发肿瘤的局部控制情况。Kushner 等[52]更新了纪念斯隆凯特琳癌症中心的数据，报道 21Gy 的超分割放疗后 5 年原发灶局部控制率为 90%。放疗在所有化疗结束后实施，每次照射之间最少间隔 4 小时，未做全身照射。如果肿瘤完全切除，局部控制可达 100%，而 7 例仍有残留肿瘤的病例中有 3 例复发[52,100]。Kushner 等同时报道 21Gy 的超分割放疗后 36 个月时，92%的转移病灶得到了控制。

Haas-Kogan[101]报道在高危病例应用术中放疗(IORT)的结果，肉眼完全切除的病例原发灶瘤床接受术中 7~16Gy(中位剂量 10Gy)的单次放疗可达到 100%的局控率，但术中放疗对肉眼残留的病例无效。

对预期生存较长的患儿，在对有症状的转移灶行姑息治疗时应给予足够的照射剂量以达到持久控制肿瘤的目的。可考虑应用与根治放疗相似的总剂量和分割方式。如果患儿预期生存在 6~12 个月，则可应用低剂量短疗程的放疗方案，在这种情况下，应在尽快减轻症状的同时减少患儿的治疗次数。如果长期生存可能性小，总剂量为 5~20Gy，分 1~5 次，每天照射的方案可快速减轻患者症状。

治疗结果

低危组

单行手术治疗后生存率可达 85%~90%或更好[25,51,54,57,102]。若无不良生物学特性通常无需其他治疗。

中危组

对病灶较大、初始无法手术切除的患儿应用环磷酰胺、长春新碱、顺铂、依托泊苷、阿霉素、鬼臼噻吩甙等药物联合化疗效果较好。化疗无效、无法切除的肉眼残留病变需行体外照射。这些患儿二期手术时通常可行肿瘤切除[55]，生存率达 60%~90%[54,102]。

即使原发肿瘤局限，出现淋巴结转移预示预后不良。这些患儿即使应用积极的全身化疗和辅助放疗，但生存率也只有 50%~75%[61,102]。伴淋巴结转移的婴儿治疗效果较好，环磷酰胺和阿霉素化疗+完全切除后不行放疗，3 年无病生存率达 93%[59]。

高危组

年龄>1 岁的转移性神经母细胞瘤患儿预后不佳，预期 3 年或 4 年生存率<10%~30%。1962—1988 年，在圣裘德儿童研究医院进行的一系列试验结果显示，化疗方案加用顺铂和替尼泊苷后，4 年预期生存率可从 7%提高到 28%[58]。儿童肿瘤协作组报道 ABMT 可改善选择性转移性神经母细胞瘤患者的疗效，采用这种治疗后 3 年无事件生存率达 34%。而加用顺式维甲酸后无事件生存率达 47%[75]。儿童肿瘤协作组正在研究更加强烈的全身治疗加干细胞移植的可行性。

伴转移性疾病的婴儿疗效良好。4S 期婴儿生存率可高达 75%~90%[103,104]。这些患儿的治疗目的应限于减轻急性症状。局部野、分次低剂量照射(<12Gy)、最低程度的化疗和支持治疗即可达高生存率。伴有其他部位转移(脑、骨或肺)和伴不良生物学特性(DNA 指数为 1，MYCN 复制)的婴儿需应用更强的治疗方案[49,105]。Halperin[85]报道有肝转移症状的 10 例患儿中有 7 例行肝放疗后达到完全缓解，且这 7 例患儿均已幸存。

治疗后遗症

早期并发症

放疗急性副反应取决于肿瘤部位和照射野。近期反应指所有接受放疗患者可能出现的反应。如果应用同步化疗或超分割照射方案，急性反应特别是皮肤反应和黏膜炎会加重。

晚期反应

远期反应取决于照射部位和放化疗的总剂量。治疗时年龄可影响骨骼异常的发生风险和严重程度[106]，骨骼异常包括脊柱畸形，如脊柱后凸、脊柱侧凸或肢体缩短。总体来说，年幼患儿较年长患儿更易发生晚期放射损伤。幸运的是，年龄较小的神经母细胞瘤患儿较少应用放疗或只需行低剂量放疗。表86.4列出了华盛顿大学治疗神经母细胞瘤后放疗相关的远期后遗症[107]。化疗可增加放射后遗症的风险并降低耐受性[108]。

Neve等[109]报道ABMT组接受全身照射的患儿的肺功能损伤发生率较高。年幼患儿和需要更多化疗患儿的肺功能损伤最为严重。全身照射分次方案：3天给予总剂量12Gy，分6次照射，剂量率为50cGy/min，放疗10Gy后屏蔽肺。在ABMT治疗的神经母细胞瘤患儿中，全身照射与幸存患儿发育不良相关。Hovi等[110]报道了31例患儿的治疗情况，15例接受高剂量化疗未行全身照射，16例行全身照射(3天给予总剂量10~12Gy，分5~6次照射)。随访10年后身高标准差积分全身照射组为-2.0，而未照射组为-0.7~-0.9。身高降低可能与生长激素分泌不足相关。两组中大多数患者均出现生长激素分泌不足，而治疗3年后身高标准差积分增长0.8。

表86.4 华盛顿大学神经母细胞瘤研究放射治疗相关远期后遗症

后遗症	病例数目	剂量(Gy)
脊柱侧凸(轻度)	6	8~30
脊柱侧凸(严重)	6	16~37
肌肉发育不良	3	28~30
骨发育不良	4	28~30
乳腺发育不良	5	28~30
肾发育不良	2	30~33
肺发育不良	3	28~30
肺纤维化	1	48（可致死亡）
肝纤维化	1	39.5（死亡）
肋骨坏死	1	48
甲状腺腺癌	1	20
软骨肉瘤	1	20
白内障	1	20
垂体功能减退	1	20
泌尿道感染	1	20
甲状腺腺瘤	1	18
总计	38	–

（张晓丽 译 岳金波 谢鹏 校）

参考文献

1. Woods WG, Tuchman M, Bernstein ML, et al. Screening for neuroblastoma in North America: 2-year results from the Quebec Project. *Am J Pediatr Hematol Oncol* 1992;14(4):312–319.
2. Schilling FH, Berthold F, Erttmann R, et al. Population-based and controlled study to evaluate neuroblastoma screening at one year of age in Germany: interim results. *Med Pediatr Oncol* 2000;35(6):701–704.
3. Schilling FH, Spix C, Berthold F, et al. Neuroblastoma screening at one year of age. *N Engl J Med* 2002;346(14):1047–1053.
4. Woods WG, Gao RN, Shuster JJ, et al. Screening of infants and mortality due to neuroblastoma. *N Engl J Med* 2002;346(14):1041–1046.
5. Yamamoto K, Ohta S, Ito E, et al. Marginal decrease in mortality and marked increase in incidence as a result of neuroblastoma screening at 6 months of age: cohort study in seven prefectures in Japan. *J Clin Oncol* 2002;20(5):1209–1214.
6. Murphy SB, Cohn SL, Craft AW, et al. Do children benefit from mass screening for neuroblastoma: consensus statement from the American Cancer Society Workshop on Neuroblastoma Screening. *Lancet* 1991;337(8737):344–346.
7. Yamamoto K, Hayaski Y, Hanada R, et al. Mass screening and age-specific incidence of neuroblastoma in Suitama Prefecture Japan. *J Clin Oncol* 1995;13(8):2033–2038.
8. Evans AE, Chatten J, D'Angio GJ, et al. A review of 17-IV-S neuroblastoma patients at the Children's Hospital of Philadelphia. *Cancer* 1980;45(4):833–839.
9. Everson EC, Cole WH. *Spontaneous regression of cancer.* Philadelphia: WB Saunders, 1966:88–163.
10. Beckwith JB, Perrin EV. *In situ* neuroblastomas: a contribution to the natural history of neural crest tumors. *Am J Pathol* 1963;43:1089–1104.
11. Bray PF, Ziter FA, Lahey ME, et al. The coincidence of neuroblastoma and acute cerebellar encephalopathy. *J Pediatr* 1969;75(6):983–990.
12. Pranzatelli MR The neurobiology of the opsoclonus-myoclonus syndrome. *Clin Neuropharmacol* 1992;19(1):1–47.
13. Boechat MI, Ortega J, Hoffman AD, et al. Computed tomography in stage III neuroblastoma. *AJR Am J Roentgenol* 1985;145:1283–1287.
14. Couanet D, Geoffray A, Hartmann O, et al. Bone marrow metastases in children's neuroblastoma studies by magnetic resonance imaging. *Prog Clin Biol Res* 1988;271:547–555.
15. Fletcher BD, Kopiwoda SY, Strandjord SE, et al. Abdominal neuroblastoma: magnetic resonance imaging and tissue characterization. *Radiology* 1985;155(3):699–703.
16. Petrus LV, Hall TR, Boechat MI, et al. The pediatric patient with suspected adrenal neoplasm: which radiological test to use? *Med Pediatr Oncol* 1992;20(1):53–57.
17. Siegel M, Jamroz GA, Glazer HS, et al. MR imaging of intraspinal extension of neuroblastoma. *J Comput Assist Tomogr* 1986;10(4):593–595.
18. Turba E, Fagioli G, Mancini AF, et al. Evaluation of stage 4 neuroblastoma patients by means of MIBG and 99mTc-MDP scintigraphy. *J Nucl Biol Med* 1993;37(3):107–114.
19. Shapiro B. Imaging of catecholamine-secreting tumors: uses of MIBG in diagnosis and treatment. *Ballieres Clin Endocrinol Metab* 1993;7(2):491–507.
20. Katzenstein HM, Cohn SL, Shore RM, et al. Scintigraphic response by 123I-metaiodobenzylguanidine scan correlates with event-free survival in high-risk neuroblastoma. *J Clin Oncol* 2004;22(19):3909–3915.
21. O'dorisio MS, Hauger M, Cecalupo AJ. Somatostatin receptors in neuroblastoma: diagnosis and therapeutic implications. *Semin Oncol* 1994;21(5, Suppl 13):33–37.
22. Moertel CL, Reubi JC, Scheithaur BS. Expression of somatostatin receptors in childhood neuroblastoma. *Am J Clin Pathol* 1994;102(6):752–756.
23. Brodeur GM, Seeger RC, Barrett A, et al. International criteria for diagnosis staging and response to treatment in patients with neuroblastoma. *J Clin Oncol* 1988;6(12):1874–1881.
24. Evans AE, D'Angio GJ, Randolph J. A proposed staging for children with neuroblastoma. Children's cancer study group A. *Cancer* 1971;27(2):374–378.
25. Nitschke R, Smith EI, Shochat S, et al. Localized neuroblastoma treated by surgery: a Pediatric Oncology Group study. *J Clin Oncol* 1988;6(8):1271–1279.
26. Willis RA. *The pathology of tumors in children.* Springfield IL: Charles C Thomas, 1962:7–17.
27. Shimada H, Chatten J, Newton WA, et al. Histopathologic prognostic factors in

neuroblastic tumors: definition of subtypes of ganglioneuroblastoma and an age-linked classification of neuroblastomas. *J Natl Cancer Inst* 1984;73(7):405–416.
28. Chatten J, Shimada H, Sather HN, et al. Prognostic value of histopathology in advanced neuroblastoma: a report from the Children's Cancer Study Group. *Hum Pathol* 1988;19(10):1187–1198.
29. Jacobson GM, Sause WT, O'Brien RT. Dose response analysis of pediatric neuroblastoma to megavoltage radiation. *Am J Clin Oncol* 1984;7(6):693–697.
30. Carlsen NL, Christensen IJ, Schroeder H, et al. Prognostic factors in neuroblastoma treated in Denmark from 1943 to 1980: a statistical estimate of prognosis based on 253 cases. *Cancer* 1986;58(12):2726–2735.
31. Coldman AJ, Fryer CJH, Elwood JM, et al. Neuroblastoma: influence of age at diagnosis stage tumor site and sex on prognosis. *Cancer* 1980;46(8):1896–1901.
32. Evans AE, D'Angio GJ, Propert K, et al. Prognostic factors in neuroblastoma. *Cancer* 1987;59(11):1853–1859.
33. Evans AE, D'Angio GJ, Sather HN, et al. A comparison of four staging systems for localized and regional neuroblastoma: a report from the Children's Cancer Study Group. *J Clin Oncol* 1990;8(4):678–688.
34. Grosfeld JL, Baehner RL. Neuroblastoma: an analysis of 160 cases. *World J Surg* 1980;4(1):29–37.
35. Halperin EC, Cox EB. Radiation therapy in the management of neuroblastoma: the Duke University Medical Center experience 1967–1984. *Int J Radiat Oncol Biol Phys* 1986;12(10):1829–1837.
36. Hayes FA, Green AA. Neuroblastoma. *Pediatr Ann* 1983;12(5):366–367.
37. Hayes FA, Thompson EI, Huizdala E, et al. Chemotherapy as an alternative to laminectomy and radiation in the management of epidural tumor. *J Pediatr* 1984;104(2):221–224.
38. Ninane J, Wese FX. Treatment of localized neuroblastoma. *Am J Pediatr Hematol Oncol* 1986;8(3):248–252.
39. Rosen EM, Cassady JR, Frantz CN, et al. Neuroblastoma: the Joint Center for Radiation Therapy/Dana Farber Cancer Institute/Children's Hospital experience. *J Clin Oncol* 1984;2(7):719–732.
40. Simone JV. The treatment of neuroblastoma. *J Clin Oncol* 1984;2(7):717–718.
41. Hayes FA, Green AA, Hustu HO, et al. Surgicopathologic staging of neuroblastoma: prognostic significance of regional lymph node metastases. *J Pediatr* 1983;102:59.
42. Evans AE, Baum E, Chard R. Do infants with stage IV-S neuroblastoma need treatment? *Arch Dis Child* 1981;56(4):271–274.
43. Berthold F, Trechow R, Utsch S, et al. Prognostic factors in metastatic neuroblastoma: a multivariate analysis of 182 cases. *Am J Pediatr Hematol Oncol* 1992;14:207–215.
44. Brodeur G, Castleberry R. Neuroblastoma. In: Pizzo P, Poplack D, eds. *Principles and practice of pediatric oncology*. Philadelphia: Lippincott Williams & Wilkins, 1993:739–767.
45. Shuster J, McWilliams N, Castleberry R, et al. Serum lactate dehydrogenase in childhood neuroblastoma: a Pediatric Oncology Group recursive partitioning study. *Am J Clin Oncol* 1992;15(4):295–303.
46. Brodeur GM, Seeger RC, Schwab M, et al. Amplification of N-myc in untreated human neuroblastomas correlates with advanced disease stage. *Science* 1984;224(4653):1121–1124.
47. Seeger RC, Brodeur GM, Sather H, et al. Association of multiple copies of the N-myc oncogene with rapid progression of neuroblastomas. *N Engl J Med* 1985;313(18):1111–1116.
48. Norris MD, Bordow SB, Marshall GM, et al. Expression of the gene for multidrug-resistance-associated protein and outcome in patients with neuroblastoma. *N Engl J Med* 1996;334(4):231–238.
49. Look A, Hayes FA, Shuster J, et al. Clinical relevance of tumor cell ploidy and N-myc gene amplification in childhood neuroblastoma: a Pediatric Oncology Group Study. *J Clin Oncol* 1991;9(4):581–591.
50. Caron H, van Sluis P, De Kraker J, et al. Allelic loss of chromosome 1p as a predictor of unfavorable outcome in patients with neuroblastoma. *N Engl J Med* 1996;334(4):225–230.
51. Evans AE, Brand W, de Lorimier A, et al. Results in children with local and regional neuroblastoma managed with and without vincristine cyclophosphamide and imidazole carboxamide: a report from the Children's Cancer Study Group. *Am J Clin Oncol* 1984;6:3.
52. Kushner BH, Cheung N-K, LaQuaglia MP, et al. International neuroblastoma staging system stage 1 neuroblastoma: a prospective study and literature review. *J Clin Oncol* 1996;14(7):2174–2180.
53. Matthay KK, Sather HN, Seeger RC, et al. Excellent outcome of stage II neuroblastoma is independent of residual disease and radiation therapy. *J Clin Oncol* 1989;7(2):236–244.
54. Nitschke R, Smith EI, Altshuler G, et al. Postoperative treatment of nonmetastatic visible residual neuroblastoma: a Pediatric Oncology Group study. *J Clin Oncol* 1991;9(7):1181–1188.
55. Haase GM, O'Leary MC, Ramsay NKC, et al. Aggressive surgery combined with intensive chemotherapy improves survival in poor-risk neuroblastoma. *J Pediatr Surg* 1991;26(9):11119–1123.
56. Shorter NA, Davidoff AM, Evans AE, et al. The role of surgery in the management of stage IV neuroblastoma: a single institution study. *Med Pediatr Oncol* 1995:24(5):287–291.
57. Perez CA, Matthay KK, Atkinson JB, et al. Biologic variables in the outcome of stages I and II neuroblastoma treated with surgery as primary therapy: a Children's Cancer Group study. *J Clin Oncol* 2000;18(1):18–26.
58. Bowman LC, Hancock ML, Santana VM, et al. Impact of intensified therapy on clinical outcome in infants and children with neuroblastoma: the St. Jude Children's Research Hospital experience 1962–1988. *J Clin Oncol* 1991;9:1599–1608.
59. Castleberry RP, Shuster JJ, Altshuler G, et al. Infants with neuroblastoma and regional lymph node metastases have a favorable outlook after limited postoperative chemotherapy: a Pediatric Oncology Group study. *J Clin Oncol* 1992; 10(8):1299–1304.
60. Guglielmi M, DeBernardi B, Rizzo A, et al. Resection of primary tumor at diagnosis in stage IV-S neuroblastoma: does it affect the clinical course? *J Clin Oncol* 1996;14(5):1537–1544.
61. Castleberry RP, Kun LE, Shuster JJ, et al. Radiotherapy improves the outlook for patients older than 1 year with Pediatric Oncology Group stage C neuroblastoma. *J Clin Oncol* 1991;9(5):789–795.
62. de Bernardi B, Rogers D, Carli M, et al. Localized neuroblastoma: surgical and pathologic staging. *Cancer* 1987;60:1066–1072.
63. Plantaz D, Rubie H, Michon J, et al. The treatment of neuroblastoma with intraspinal extension with chemotherapy followed by surgical removal of residual disease. *Cancer* 1996;78(2):311–319.
64. Castleberry RP, Cantor AB, Green AA, et al. Phase II investigational window using carboplatin iproplatin ifosfamide and epirubicin in children with untreated disseminated neuroblastoma: a Pediatric Oncology Group study. *J Clin Oncol* 1994;12(8):1616–1620.
65. Ettinger LJ, Gaynon PS, Krailo MD, et al. A phase II study of carboplatin in children with recurrent or progressive solid tumors: a report from the Childrens Cancer Group. *Cancer* 1994;73(4):1297–1301.
66. Philip T, Gentet JC, Carrie C, et al. Phase II studies of combinations of drugs with high dose carboplatin in neuroblastoma (800 mg/m^2 to 1 g 250/m^2): a report from the LMCE group. *Prog Clin Biol Res* 1988;271:573–582.
67. O'Neill JA, Littman P, Blitzer P, et al. The role of surgery in localized neuroblastoma. *J Pediatr Surg* 1985;20(6):708–712.
68. Cheung NV, Heller G. Chemotherapy dose intensity correlates strongly with response median survival and median progression-free survival in metastatic neuroblastoma (Review). *J Clin Oncol* 1991;9(6):1050–1058.
69. Philip T, Zucker JM, Bernard JL, et al. Improved survival at 2 and 5 years in the LMCE1 unselected group of 72 children with stage IV neuroblastoma older than 1 year of age at diagnosis: is cure possible in a small subgroup? *J Clin Oncol* 1991;9(6):1037–1044.
70. Seeger RC, Villablanca JG, Matthay KK, et al. Intensive chemoradiotherapy and autologous bone marrow transplantation for poor prognosis neuroblastoma. *Prog Clin Biol Res* 1991;366:527–533.
71. McCowage GB, Vowels MR, Shaw PJ, et al. Autologous bone marrow transplantation for advanced neuroblastoma using teniposide doxorubicin melphalan cisplatin and total body irradiation. *J Clin Oncol* 1995;13(11):2789–2795.
72. Stram DO, Matthay KK, O'Leary M, et al. Consolidation chemoradiotherapy and autologous bone marrow transplantation versus continued chemotherapy for metastatic neuroblastoma: a report of two concurrent Children's Cancer Group studies. *J Clin Oncol* 1996;14(9):2417–2426.
73. Pinkerton CR. ENSG 1-randomized study of high-dose melphalan in neuroblastoma. *Bone Marrow Transplant* 1991;7(Suppl 3):112–113.
74. Pritchard J, Cotterill SJ, Germond SM, et al. High dose melphalan in the treatment of advanced neuroblastoma: results of a randomised trial (ENSG-1) by the European Neuroblastoma Study Group. *Pediatr Blood Cancer* 2005;44(4):348–357.
75. Matthay KK, Villablanca JG, Seeger RC, et al. Treatment of high-risk neuroblastoma with intensive chemotherapy radiotherapy autologous bone marrow transplantation and 13-cis-retinoic acid. Children's Cancer Group. *New Engl J Med* 1999;341(16):1165–1173.
76. Matthay KK, et al. Long-term results for children with high-risk neuroblastoma treated on randomized trial of myeloblative therapy followed by 13-cis-retinoic acid: a Children's Oncology Group Study. *J Clin Oncol* 2009;27(7):1007–1013.
77. Berthold F, Boos J, Burdach S, et al. Myeloablative megatherapy with autologous stem-cell rescue versus oral maintenance chemotherapy as consolidation treatment in patients with high-risk neuroblastoma: a randomised controlled trial. *Lancet Oncol* 2005;6(9):649–658.
78. Cecchetto G, Luzzatto C, Carli M, et al. The role of surgery in non-localized neuroblastoma. Analysis of 59 cases. *Tumori* 1983;69(4):327–329.
79. La Quaglia MP, Kushner BH, Heller G, et al. Stage 4 neuroblastoma diagnosed at more than 1 year of age: gross total resection and clinical outcome. *J Pediatr Surg* 1994;29(8):1162–1165.
80. Matthay KK, Atkinson JB, Stram DO, et al. Patterns of relapse after autologous purged bone marrow transplantation for neuroblastoma: a Children's Cancer Group pilot study. *J Clin Oncol* 1993;11(11):2226–2233.
81. Haas-Kogan DA, Swift PS, Selch M, et al. Impact of radiotherapy for high-risk neuroblastoma: a Children's Cancer Group study. *Int J Radiat Oncol Biol Phys* 2003;56(1):28–39.
82. Laprie A, Michon J, Hartmann O, et al. High-dose chemotherapy followed by locoregional irradiation improves the outcome of patients with international neuroblastoma staging system stage II and III neuroblastoma with MYCN amplification. *Cancer* 2004;101(5):1081–1089.
83. Sibley GS, Mundt AJ, Goldman S, et al. Patterns of failure following total body irradiation and bone marrow transplantation with or without a radiotherapy boost for advanced neuroblastoma. *Int J Radiat Oncol Biol Phys* 1995; 32(4):1127–1135.
84. Graham-Pole J, Casper J, Elfenbein G, et al. High-dose chemoradiotherapy supported by marrow infusions for advanced neuroblastoma: a Pediatric Oncology Group study. *J Clin Oncol* 1991;9:152.
85. Halperin EC. Hepatic metastasis from neuroblastoma. *South Med J* 1987;80(11): 1370–1373.
86. Hutchinson RJ, Sisson JC, Shapiro B, et al. 131-I-metaiodobenzylguanidine treatment in patients with refractory advanced neuroblastoma. *Am J Clin Oncol* 1992;15(3):226–232.
87. Lashford LS, Lewis IJ, Fielding SL, et al. Phase I/II study of iodine 131 metaiodobenzylguanidine in chemoresistant neuroblastoma: a United Kingdom Children's Cancer Study Group investigation. *J Clin Oncol* 1992;10(12):1889–1896.
88. DeKraker J, Hoefnagel CA, Caron H, et al. First line targeted radiotherapy: a new concept in the treatment of advanced stage neuroblastoma. *Eur J Cancer* 1995;31A(4):600–602.
89. Gaze MN, Wheldon TE, O'Donoghue JA, et al. Multi-modality megatherapy with [131I]meta-iodobenzylguanidine high dose melphalan and total body irradiation with bone marrow rescue: feasibility study of a new strategy for advanced neuroblastoma. *Eur J Cancer* 1995;31A(2):252–256.
90. Mastrangelo R, Tornesello A, Riccardi R, et al. A new approach in the treatment of stage IV neuroblastoma using a combination of [131I]meta-iodobenzylguanidine (MIBG) and cisplatin. *Eur J Cancer* 1995;31A(4):606–611.
91. Yanik GA, Levine JE, Matthay KK, et al. Pilot study of iodine-131-metaiodobenzylguanidine in combination with myeloablative chemotherapy and autologous stem-cell support for the treatment of neuroblastoma. *J Clin Oncol* 2002; 20(8):2142–2149.
92. Thomas PR, Griffith KD, Fineberg BB, et al. Late effects of treatment for Wilms' Tumor. *Int J Radiat Oncol Biol Phys* 1983;9(5):651–657.
93. Halperin EC Long-term results of therapy for stage C neuroblastoma. *J Surg Oncol Suppl* 1996;63(3):172–178.
94. D'Angio GJ, Evans A. Cyclic low-dose total body irradiation for metastatic neuro-

blastoma. *Int J Radiat Oncol Biol Phys* 1983;9:1961.
95. Kun LE, Casper JT, Kline RW, et al. Fractionated total body irradiation for metastatic neuroblastoma. *Int J Radiat Oncol Biol Phys* 1981;7(11):1599–1602.
96. Wheldon TE, Wilson L, Livingstone A, et al. Radiation studies on multicellular tumor spheroids derived from human neuroblastoma: absence of sparing effect of dose fractionation. *Eur J Cancer Clin Oncol* 1986;22(5):563–566.
97. Eifel PJ. Decreased bone growth arrest in weanling rats with multiple radiation fractions per day. *Int J Radiat Oncol Biol Phys* 1988;15(1):141–145.
98. Eifel PJ, Sampson CM, Tucker SL. Radiation fractionation sensitivity of epiphyseal cartilage in a weanling rat model. *Int J Radiat Oncol Biol Phys* 1990;19(3):661–664.
99. Michalski JM, Ratheesan K, Grigsby PW. Neuroblastoma: treatment and patient factors influencing local tumor control by radiotherapy. In: *Proceedings of the American Radium Society 87th Annual Meeting,* Paris, 1995.
100. Wolden SL, Gollamudi SV, Kushner BH, et al. Local control with multimodality therapy for stage 4 neuroblastoma. *Int J Radiat Oncol Biol Phys* 2000;46(4):969–974.
101. Haas-Kogan DA. *Int J Radiat Oncol Biol Phys* 2000;47(4):985–992.
102. Haase GM, Atkinson JB, Stram DO, et al. Surgical management and outcome of locoregional neuroblastoma: comparison of the Children's Cancer Group and the International Staging Systems. *J Pediatr Surg* 1995;30(2):289–294.
103. Nickerson HJ, Nesbit ME, Grosfeld JL, et al. Comparison of stage IV and IV-S neuroblastoma in the first year of life. *Med Pediatr Oncol* 1985;13(5):261–268.
104. Strother D, Shuster JJ, McWilliams N, et al. Results of Pediatric Oncology Group 8104 for infants with stages D and DS neuroblastoma. *J Pediatr Hematol Oncol* 1995;17(3):254–259.
105. Paul SR, Tarbell NJ, Korf B, et al. Stage IV neuroblastoma in infants: long-term survival. *Cancer* 1991;67(6):1493–1497.
106. Wallace WH, Shalet SM. Chemotherapy with actinomycin D influences the growth of the spine following abdominal irradiation. *Med Pediatr Oncol* 1992;20(2):177.
107. Thomas PRM, Lee JY, Fineberg BB, et al. An analysis of neuroblastoma at a single institution. *Cancer* 1984;53(10):2079–2082.
108. Wallace WHB, Shalet SM, Morris-Jones PH, et al. Effect of abdominal irradiation on growth in boys treated for a Wilms' tumor. *Med Pediatr Oncol* 1990;18(6):441–446.
109. Neve V, Foot AB, Michon J, et al. Longitudinal clinical and functional pulmonary follow-up after megatherapy fractionated total body irradiation and autologous bone marrow transplantation for metastatic neuroblastoma. *Med Pediatr Oncol* 1999;32(3):170–176.
110. Hovi L, Saarinen-Pihkala UM, Vettenranta K, et al. Growth in children with poor-risk neuroblastoma after regimens with or without total body irradiation in preparation for autologous bone marrow transplantation. *Bone Marrow Transplant* 1999;24(10):1131–1136.

第 87 章 横纹肌肉瘤

John C. Breneman, Sarah S. Donaldson

解剖

横纹肌肉瘤为高度恶性的软组织肉瘤，来源于未分节、未分化中胚层或骨骼肌。其可发生于身体的任何部位，但多见于眼眶(9%)、头颈(除外脑膜旁肿瘤)(7%)、脑膜旁(25%)、泌尿生殖道(31%)、肢体(13%)、躯干(5%)、腹膜后(7%)和其他部位(3%)[1]。

流行病学和危险因素

横纹肌肉瘤是儿童最常见的软组织肉瘤，白种人每年的发病率为 4.4/1 000 000，黑种人为 1.3/1 000 000。男女比例为 1.5:1，男性可能有更好的总生存期[2]。

大多数横纹肌肉瘤患者诊断时年龄<10 岁，约有 5%是年龄<1 岁的婴儿。发病年龄分布呈双峰趋势，分别是 2~6 岁和青春期。年龄较小的患者肿瘤类型主要是胚胎型(或其中的一个亚型)。约 25%的患者在确诊时年龄≥10 岁且肿瘤类型多为腺泡型。年龄是独立的预后因素，<1 岁和>10 岁的儿童预后较差[3]。据报道，成人的横纹肌肉瘤预后较差，但有证据表明如对他们采用较为积极的类似儿童的治疗方案，也可达到与年轻患者相似的生存率[4,5]。

横纹肌肉瘤的病因尚不明确，但已知与若干环境暴露因素有关，包括父亲吸烟、产前的 X 线暴露和母亲消遣性毒品的使用[2]。横纹肌肉瘤也与发育异常，包括中枢神经系统、泌尿系统、胃肠道和心血管系统的发育异常，以及一些先天性疾病，包括先天性肺囊肿、Gorlin 基底细胞痣综合征和多发性神经纤维瘤等因素有关。此外，在患有 Li-Fraumeni 综合征的家族中，横纹肌肉瘤是最常发生的儿童癌症，在患有 1 型神经纤维瘤病、Beckwith-Wiedemann 综合征及 Costello 综合征的儿童中发病率也有增加。

近年来，随着细胞遗传学和分子遗传学的发展，对横纹肌肉瘤的起源和生物学行为的了解也越来越深入。这些将在下文进行详细讨论。

自然病程和传播方式

肿瘤的原发部位与发病年龄和肿瘤的组织病理学之间有难以解释的联系。例如，原发于膀胱和阴道的肿瘤多见于婴儿，组织学类型通常是胚胎型或葡萄状型。源于躯干和四肢的肿瘤多见于成人，常为腺泡型或未分化型。头颈部肿瘤可见于儿童各时期，通常为胚胎型。

横纹肌肉瘤是有假包膜的局部侵袭性肿瘤，可沿筋膜或肌束、淋巴结播散或血行播散。局部淋巴结受侵的总体风险约为 15%，但不同部位的受侵概率不同。淋巴结转移在眼眶肿瘤中少见，但在头颈部其他部位的发生率可达到约 15%，尤其是鼻咽部。由于分期的不准确性，睾丸旁、肢体及躯干肿瘤的患儿局部淋巴结转移率达到约 25%[6]。淋巴结侵犯的概率也与原发肿瘤的侵袭性和肿瘤的大小有关。

约 15%的患者发病时存在血行转移，尤其是那些原发肿瘤位于躯干和肢体者。血行转移最常见的部位是肺、骨髓和骨。恶性的胸腹水分别与原发于胸腔和腹盆腔的肿瘤有关[7]。

临床表现

由于横纹肌肉瘤具有多发性，常出现与部位相关的特异性临床表现和症状。首发症状通常是无痛性的包块。当肿块对组织和器官有占位效应时,则出现临床症状。位于眼眶的病变,常引起眼球突出和眼肌麻痹。脑膜旁肿瘤的患者还会表现鼻、耳或鼻窦的阻塞,有脑神经麻痹和头痛。泌尿生殖器的肿瘤可以引起血尿、尿路梗阻或便秘。

诊断性检查

最好由放射肿瘤医生、儿科肿瘤学专家和外科医生等通过多学科的方法来确定肿瘤的侵袭程度。由于这些肿瘤具有快速生长的特性,所以需要及时进行局部和全身检查。团队所有成员需在初期对疾病的准确分期达成共识,并确定统一的治疗方案。表87.1列出了不同部位的诊断检查建议。早期联合应用PET和CT扫描的经验表明这是有效的分期方法[8],相比常规影像学检查可提供更准确的分期[9]。PET-CT在评价治疗反应中尤其有较高的应用价值,因为肿瘤对长期临床治疗的反应性与常规影像学检查未显示良好的相关性[10,11]。一些有特征性融合转录的患儿,即使经常规检测方法未显示肿瘤转移,而通过RT-PCR技术也会检验出有微转移病灶,但这种检测结果的临床意义还不明确[12]。

分期系统

临床的分组和分类多采用横纹肌肉瘤协作组(IRS)[目前被称为儿童肿瘤软组织肉瘤协会(COG STS)]研究分期法。由于它通常需要术后病理评估(表87.2),因此不是一个分期系统,无法准确反映疾病的生物学特点,也不能反映个体患者的手术选择。然而,基于初次外科手术后的肿瘤残留可指导放疗决策的制订。术前分期多采用TNM(肿瘤、淋巴结、转移)方法,它强调了原发肿瘤的特点,包括大小和侵袭性、淋巴结状态和全身播散的情况。无侵袭性,较小的肿瘤和无转移者预后较好[13]。原发肿瘤的部位可显著影响肿瘤患者的生存[14,15]。IRS-IV的前瞻性研究证实原发部位与TNM分期系统联合应用更为有效(表87.3)。1期肿瘤患者的3年无病生存率为86%,2期为80%,3期为68%,4期为25%[1,7]。但临床分组与生存率并无相关性。临床Ⅱ组的患者无病生存率高于临床Ⅰ组(86%对83%),这可能与Ⅱ组患者使用了常规放疗有关。

表87.1 不同部位肿瘤的诊断性检查推荐

所有患者	选择
所有部位病史	
不同检查者进行体格检查(包括儿科医生、外科医生和放疗科医生)	在麻醉下检查婴儿和年幼患者
实验室检查	异常骨的平片
血常规	腹盆腔CT, MRI或超声检查
肝功能	
肾功能	
尿常规	
影像学检查	
PET-CT(可用胸部/腹部/盆腔CT和骨扫描来代替)	
原发肿瘤MRI和CT扫描	
骨髓活检和针吸检查	
PET扫描(研究性)	
头颈部病变	
原发肿瘤的CT或MRI检查	局部的平片检查
原发于脑膜旁的肿瘤行腰穿做脑脊液细胞学检查	口腔检查和X线检查
	鼻窦和颅骨平片检查
	脑脊液阳性或有症状的患者行脊髓MRI检查
泌尿生殖系病变	
腹盆腔CT或MRI(增强)	盆腔的超声检查
麻醉下行盆腔检查	膀胱镜检查
机体和躯干的病变	
原发肿瘤的CT或MRI检查(增强)	原发部位的平片
	超声检查
	胃肠道钡餐

CT,电子计算机断层扫描;MRI,磁共振成像;PET,正电子发射型计算机断层显像。

病理分类

横纹肌肉瘤的组织学发生可以从中胚层追溯到间叶组织,最后到横纹肌组织。IRS研究者常用的组织学分类有4种:胚胎型、胚胎型的葡萄状亚型、腺泡型和多形型。胚胎型约占2/3,剩余病理类型中大部分都有腺泡型组织[16]。其他变种,如"实性"腺泡型被认为是腺泡型横纹肌肉瘤的亚型、胚胎型横纹肌肉瘤中梭形细胞亚型和弥漫性退行性变型[17]。

表 87.2 IRS 临床分组法

Ⅰ组	局限性病变,肿瘤完全切除
a	肿瘤局限于原发器官或肌肉
b	肿瘤侵犯至原发器官或肌肉以外的邻近组织;区域淋巴结未受侵犯
Ⅱ组	姑息或区域切除
a	肿瘤肉眼全切但伴有镜下残存
b	区域疾病,完全切除,伴淋巴结侵犯或肿瘤侵及邻近的器官
c	区域疾病伴淋巴结受侵,肉眼全切,镜下残存
Ⅲ组	不完全切除或仅行活检,肉眼残留
Ⅳ组	初诊肿瘤远处转移

Adapted from Mauer HM. The Intergroup Rhabdomyosarcoma Study: objectives and clinical staging classification. *J Pediatr Surg* 1980;15:371–372.

表 87.3 IRS 术前分期系统

分期	部位[a]	侵袭性	大小	淋巴结状态	转移
Ⅰ	好	T1 或 T2	a 或 b	N0 或 N1	M0
Ⅱ	不好	T1 或 T2	a	N0	M0
Ⅲ	不好	T1 或 T2	b	N0	M0
			a 或 b	N1	M0
Ⅳ	任何部位		T1 或 T2	N0 或 N1	M1

T1,肿瘤限于原发部位或器官;T2,肿瘤局部浸润范围超出了原发部位或器官;a,≤5cm;b>5cm;N0,区域淋巴结未受累;N1,区域淋巴结受累(影像学检查示淋巴结增大可作为淋巴结受累依据,但应尽可能通过组织学来证实);M0,没有远处转移;M1,有远处转移。

[a] 预后好的部位:眼眶、头部和颈部(非脑膜旁)、泌尿生殖道(非膀胱或前列腺);预后不良的部位:泌尿生殖道(膀胱、前列腺)、四肢、脑膜旁和其他。

为了提高病理分型的可重复性及预后的实用性,儿科病理学家制订了一个分类系统:横纹肌肉瘤的国际分类系统。该系统是基于 IRS-Ⅱ的数据,将不同的病理亚型归到不同的预后组(表 87.4)。一些权威儿科病理学家的研究都已经证实,国际横纹肌肉瘤的分类系统可能与患者预后相关[17,18]。预后较好组的病理类型由两个亚型组成(葡萄状细胞亚型和梭形细胞亚型),5 年生存率为 88%~95%[18]。葡萄状细胞亚型是胚胎型横纹肌肉瘤的息肉样变,呈葡萄样外观。基质由疏松的蜂窝组织组成并形成黏液样外观,其下面是致密的肿瘤细胞层或称为 Nicholson 生发层。葡萄状细胞亚型的肿瘤通常具有非侵袭性和局限性,发生在有黏膜覆盖的器官(如阴道、膀胱、中耳、胆道以及鼻咽部)。胚胎型横纹肌肉瘤的梭形细胞亚型具有梭形外观,往往呈席纹状,常见于睾丸旁。

表 87.4 横纹肌肉瘤的国际分类

Ⅰ. 预后好
  a.葡萄状横纹肌肉瘤
  b.梭形细胞横纹肌肉瘤
Ⅱ. 中等预后
  a.胚胎型横纹肌肉瘤
Ⅲ. 预后差
  a.腺泡型横纹肌肉瘤
  b.未分化肉瘤
  c.间变的横纹肌肉瘤
Ⅳ. 尚不能评估预后的亚型
  a.具有杆状特征的横纹肌肉瘤

胚胎型横纹肌肉瘤患者的预后居中,3 年无病生存率为 83%[14]。胚胎型由倾向于分化成横纹肌细胞的胚基间质细胞组成,细胞质的发育往往有很大差异,从原始的间充质细胞到高度分化的肌肉肿瘤细胞。大部分肿瘤细胞的细胞质中有嗜酸性颗粒,碘酸希夫染色呈阳性。免疫组化示肌动蛋白或结蛋白阳性反应。超微结构研究证实存在肌细胞形成,有粗细胞丝或 Z 带结构的出现,有特征性的丝带或舌状细胞和蝌蚪形细胞,交叉条纹的出现可进一步明确诊断。特殊的结构异常可将胚胎型与其他亚型相鉴别,染色体11p15.5 的连续性杂合性缺失仅见于胚胎亚型[19],而腺泡型还未发现特征性易位。免疫组化提示表皮生长因子受体和原纤维蛋白-2 在该亚型中特异性高表达,是预后良好的指标[20,21]。在某些患者中也发现了 RAS 通路的失调,其可能参与了该亚型的发病[22]。胚胎型最常见于眼眶、头颈部和泌尿生殖道。

预后差的病理分型包括腺泡型、弥漫间变型和未分化肉瘤。使用常规的免疫组织化学和分子遗传学分析,大约有 1/3 的横纹肌肉瘤目前可分类为腺泡型,最常见于青少年的躯干、腹膜后和肢体。腺泡型的特点为假牙槽样的结缔组织小梁,两旁衬以大的横纹肌瘤细胞和多核巨细胞。"实性"腺泡型横纹肌肉瘤表现为特征性的紧密聚集的肿瘤细胞形成实性的癌巢,而缺少腺泡样结构。与腺泡型密切相关的是超二倍体的含量[23]。大约 75%的儿童腺泡型横纹肌肉瘤存在染色体 2 和 13 的易位 t(2;13)(q 35;q14),偶有 1;13 号染色体易位[19,24]。这些易位与异常的基因融合相关(例如:*PAX3-FKHR* 和 *PAX7-FKHR*),可能是这些肿瘤最初的致癌事件[25,26]。免疫组化显示在腺泡型中存在蛋白AP2-β和P-钙的特异性高表达[20,21]。预计腺泡型患儿3年无病生存率为66%[1]。最近数据表明,融合基因阴性的腺泡型横纹肌肉瘤在临床及分子分型上与胚胎组织更相似,更适合通过这些治疗来控制[27]。

未分化肉瘤主要是一个排除性诊断,由大量的弥漫的原始细胞及间质细胞组成。此类患者的3年无病生存率为55%[1]。目前,缺乏特异性分型特征的肉瘤更适合给予非横纹肌软组织肉瘤样治疗。

多形性横纹肌肉瘤极为罕见。许多以前分类为多形性横纹肌肉瘤的病例,目前被认为是恶性纤维组织细胞瘤。既往被分类为骨外Ewing肉瘤的肿瘤患者均按照横纹肌肉瘤的治疗指南来处理,而现在这些肿瘤被认为是属于Ewing肉瘤家族并按其治疗原则来处理。

预后因素及治疗

由于横纹肌肉瘤临床表现多种多样,发病年龄、部位、分期和疾病的累及范围等因素,以及肿瘤的病理学特征都会影响治疗决策,这些预后因素是相互关联的,应最好结合某一特定部位来讨论(图87.1)。大多数治疗失败发生在确诊的3年内,5年内无病生存的患儿约10%最终会出现疾病复发[28]。

眼眶

眼眶一直被认为是一个预后良好的发病部位。除了因为肿瘤易于被早期发现外,还因为这个部位缺乏淋巴管,也就意味着淋巴转移罕见。这一部位的大部分肿瘤系胚胎型,而且在诊断时罕见血行转移。约有10%的患儿是腺泡型,预后较差[29]。

眼眶横纹肌肉瘤的治疗需个体化,由于手术会影响视力,因此普遍认同不推荐任何外科手术治疗。对大多数患者,只能通过活检来明确诊断。首程治疗包括长春新碱、放线菌素D及环磷酰胺(VAC方案)或VA化疗方案化疗,以及在治疗的第3~12周开始行局部放疗。尽管早期的IRS结果提示联合环磷酰胺化疗时45Gy可能已经足够[30,31],但放疗剂量通常约为50Gy。使用这一治疗方法,治愈率可达到90%以上[14]。若未经放疗仅行化疗,易导致局部复发和较短的无病生存期[32]。尽管这些患者通过挽救放疗仍可达到治愈,但常发生功能性视力低下[33]。眼球摘除术可作为挽救治疗或在处理治疗后有眼部并发症时使用。

在综合治疗模式中,放疗靶区可仅包括肿瘤加外放边界,而无须照射整个眼眶。照射技术也非常重要,对受照射眼应尽量降低角膜和泪腺受照剂量并尽量保存眼睛视力、功能和外观。使用前野的光子照射,张开眼睑可使角膜的剂量最小,利于改善长期的视觉功能[34]。三维适形或调强放射治疗技术对获得最佳的治疗靶区及保护正常组织结构非常理想,质子放疗现也已成功投入使用[35]。

头颈部:脑膜旁部位

基于病史、治疗和预后的不同,将头颈部的非眼眶横纹肌肉瘤分为脑膜旁(鼻咽、鼻腔、鼻窦、中耳、翼腭窝和颞下窝)和非脑膜旁横纹肌肉瘤。脑膜旁横纹肌肉瘤占非眼眶头颈部横纹肌肉瘤的大多数,并且放疗对于提供治愈率很重要[14,36]。这些肿瘤倾向于侵犯颅底,有造成脑神经麻痹的潜在可能,并有多达41%的患者直接浸润至中枢神经系统[37]。据记载,肿瘤起源于脑膜旁部位的患儿,多达35%以后有脑膜侵犯,以往的放疗方案要求行全脑放疗作为中枢神经系统的预防性治疗[38],然而,通过合理使用影像学检查、多药联合化疗和对原发肿瘤及邻近脑膜的精确放疗后,患者预后可以显著改善。研究表明,全脑放疗没有必要,即使是出现肿瘤直接颅内侵犯也是如此[39]。脑膜转移者应予以全脑全脊髓照射。原发灶通常给予剂量50.4Gy/28F。IRS研究数据表明,在诊断确定2周内进行颅内病灶的放疗可以提高局控率[37],而其他研究并未发现放疗延迟会导致局控率下降[40]。

该部位肿瘤很少采用侵袭性手术,因为肿瘤通常不可能完全切除,且手术并不能避免高剂量的放射治疗,还往往会因术后并发症导致全身化疗延迟。外科手术治疗这些肿瘤主张多专业颅底手术,但这些方法的有效性尚未确定[41]。延迟手术切除被认为对化疗和放疗后的残余肿瘤有利,但并不作为标准治疗[42,43]。目前,IRS-Ⅴ试验正在招募注册中的高危患者,研究放射治疗后手术治疗的意义。

足量放疗后脑膜旁横纹肌肉瘤患者的5年生存率约为75%[44]。对于起源于鼻咽部/鼻腔、中耳和咽旁位置的脑膜旁肿瘤患者,生存率可能更高[39]。即使采取了积极的治疗模式,患者的功能以及面貌也不会受到很大影响(图87.2和图87.3)。

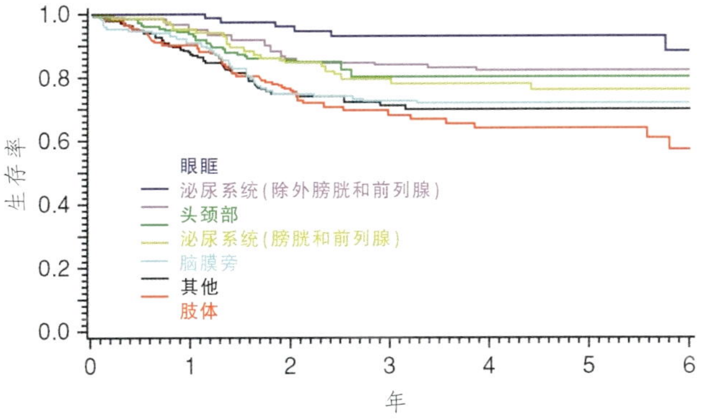

图 87.1　IRS-Ⅳ研究中 883 例无转移患儿的生存曲线(依原发肿瘤部位区分)。GU, 泌尿生殖系统;B/P, 膀胱/前列腺。(Adapted from Crist WM, Anderson JR, Meza JL, et al. The Intergroup Rhabdomyosarcoma study-Ⅳ: results for patients with nonmetastatic disease. *J Clin Oncol* 2001;19:3091–3102.)

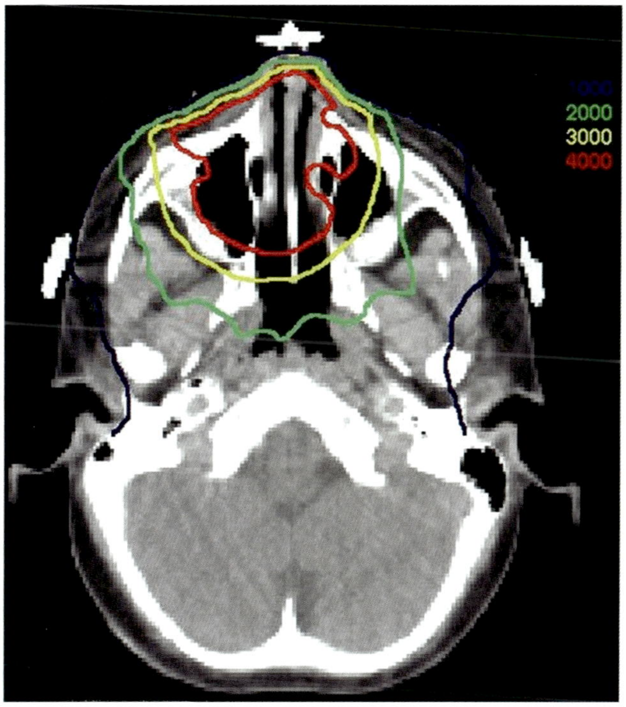

图 87.3　图 87.2 的患儿放射治疗等剂量分布(剂量单位为 cGy)。

头颈部:非脑膜旁部位

儿童头颈部非脑膜旁肿瘤的预后比脑膜旁的要好(IRS-Ⅳ研究中,5 年无瘤生存期为 80%),且仅需要较低强度的化疗[1,14]。这些部位包括头皮、腮腺、口腔、喉、口咽和脸颊。与脑膜旁肿瘤相比,这些部位的肿瘤更易经手术完全切除。这些患者中约 15%有区域淋巴结转移。放疗的使用与否取决于术后的残留肿瘤。引

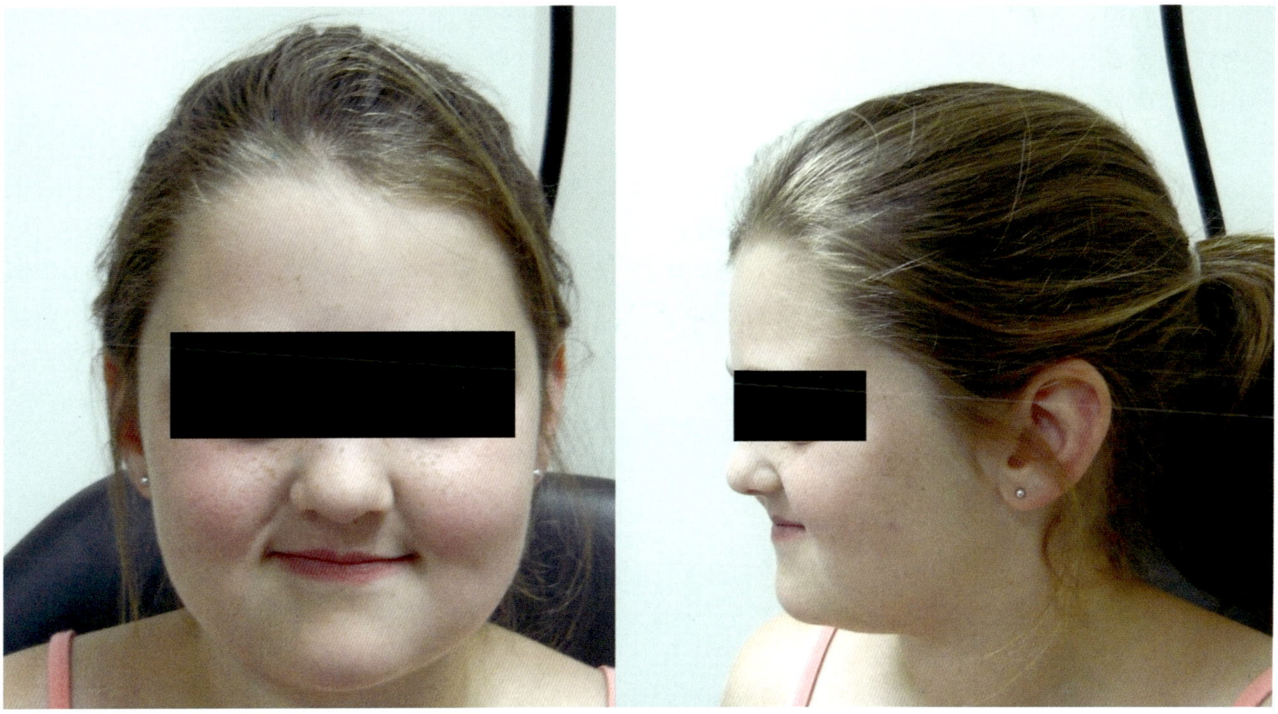

图 87.2　12 岁女孩因鼻腔的胚胎性横纹肌肉瘤从 3 岁开始治疗。其治疗包括组织切检并 VAC 方案(长春新碱、放线菌素 D、环磷酰胺)化疗,41.4Gy 放疗。可见面中部的轻度发育不良,但整体美观尚可。

流区域淋巴结不常规照射,除非通过临床以及病理评估认为有肿瘤侵犯。

盆腔

由于不同部位盆腔肿瘤的病史、治疗和预后不同,通常被分为一些解剖亚组。目前一些局部晚期盆腔横纹肌肉瘤患儿的原发灶不明确,这些患者常预后不良。

膀胱和前列腺肿瘤

膀胱和前列腺原发性肿瘤约占盆腔横纹肌肉瘤的50%[36],75%的患者在发病时年龄<5岁。90%以上的病理类型是胚胎型,约有1/3有葡萄状形态。在男性患儿,常常难以区分肿瘤是前列腺还是膀胱起源,因为病变通常涉及两种组织。然而,前列腺来源的横纹肌肉瘤患者生存率低于膀胱来源者[45]。

既往对于有微小病灶或明显残留病灶的患者行前盆腔脏器切除术(或对源于膀胱穹顶部的小肿瘤行膀胱部分切除术)后再联合化疗和放疗,其生存率约为70%[15]。最近的研究重点一直放在限制根治性手术的使用以保留膀胱功能。IRS-Ⅱ研究对有残留或复发病灶的患者进行化疗后延迟手术和(或)放射治疗,这种治疗导致3年无病生存率仅为52%,而首程采用手术治疗者为80%,且该方案只有22%的患者保留有完整的膀胱功能[46]。随后,IRS-Ⅲ研究强化治疗方案,首次治疗后6周开始放射治疗并给予顺铂和阿霉素(ADR)化疗[47]。局部区域性疾病的患者5年生存率为82%,其中64%的存活患者保留膀胱功能,这证实了早期常规放疗的必要性[48]。IRS-Ⅳ研究中局部区域性膀胱或前列腺横纹肌肉瘤患者的生存率与IRS-Ⅲ研究类似,所有入组患者中有40%保留正常的膀胱功能[49]。最近的一个分析指出,综合治疗方案中69%接受保守手术的患者有控制排尿的能力[50]。

德国软组织肉瘤合作研究组的CWS-96研究使用多药联合化疗方案来治疗儿童前列腺或膀胱的RMS,随后进行放疗和手术。病灶完全切除的儿童未采取放疗,而其他患儿则依据肿瘤的IRS分组和对化疗的反应接受放疗(总剂量为32~44.8Gy,1.6Gy/d,2次/d),5年无事件生存率达到70%[51]。

一项对北美和欧洲合作小组进行的前瞻性实验结果进行的汇总分析显示,初始接受放射治疗的患者可改善局部控制率,但这并不意味着整体生存率提高[52]。

睾丸旁肿瘤

睾丸旁肿瘤约占所有横纹肌肉瘤的7%,可能出现在沿着精索从阴囊内到腹股沟管的任何地方[53]。其通常以无痛性的腹股沟或阴囊处不透光的包块作为首发症状。大多睾丸旁横纹肌肉瘤患儿的病期较早,易于完整切除,治愈率接近90%。但在前列腺原发肿瘤中,因该部位淋巴网丰富,肿瘤可沿髂外和精索血管、主动脉和下腔静脉直接引流到腹膜后淋巴结。腹膜后淋巴结转移率与患者年龄和分期的方法有关(手术与非手术)。在IRS-Ⅲ研究中,大多数患者都进行了腹膜后淋巴结活检,10岁以下患儿有14%发生转移,≥10岁为47%。在IRS-Ⅳ研究中,无手术活检病理,遂采用薄层CT扫描用于分期,两个年龄组的淋巴结转移率分别下降到4%和13%[53]。

对原发肿瘤推荐的外科手术方式为经腹股沟睾丸肿瘤切除术。如果阴囊未受侵,临近精索也未受侵,那么这种手术方式被认为已等同于根治术,无须进一步的局部治疗。通过外科手术进行腹膜后淋巴结分期仍存有争议。欧洲研究学者不推荐对这些患者行腹膜后淋巴结活检,推荐必要时对高危患者行高强度化疗和挽救性放疗[54,55]。在IRS研究中,这些患者如淋巴结侵犯风险较高,则推荐给予同侧的神经保留性腹膜后淋巴结切除,以便对所有≥10岁的患儿进行分期[53]。在没有组织学证据时,可采用薄层CT扫描判断腹膜后淋巴结有无肿瘤侵犯。

有局部淋巴结侵犯的患者5年生存率为69%,而无侵犯者为96%($P<0.001$)。当有淋巴结侵犯时,推荐给予主动脉旁和同侧髂血管旁淋巴结照射[56]。外科手术操作涉及阴囊或肿瘤侵及阴囊均是单侧阴囊切除术或阴囊照射的指征。如果使用阴囊照射,在治疗前应考虑睾丸固定术以保护残留的睾丸。对于治愈可能性大的患者,治疗过程必须加以规划,从而降低死亡率。

妇科肿瘤

外阴、阴道、子宫颈、子宫起源的肿瘤发生率约为膀胱和前列腺原发肿瘤的1/3,占所有横纹肌肉瘤的4%[57],其中阴道是最常见的原发部位。

阴道肿瘤的患者往往比盆腔其他部位横纹肌肉瘤的发病年龄更早,大多数患者诊断时<3岁。患者大多数表现为阴道肿块或排液,常见病理类型为葡萄状亚型。尽管肿瘤切除有时并不影响外观形态和功能,

但初次手术操作主要用于明确诊断。这类肿瘤通常对化疗相当敏感，因此既往的治疗方案是单纯化疗。只有在疗效不佳或复发时才考虑手术或放疗[57-59]。然而，IRS-Ⅳ以及 IRS-Ⅴ的研究数据表明，对于阴道肿瘤，未行局部手术治疗以及放射治疗会导致局部失败率增高[31,60]。COG STS 当前指南提倡对所有术后残留微小肿瘤或肉眼可见肿瘤的患者采取放射治疗。

子宫、宫颈和阴道肿瘤的患者依据首次手术后肿瘤的负荷来进行化疗以及放射治疗。在一些患者中，腔内及组织间近距离放射治疗是有效的[61]。尽管数据有限，但如果选择适当的患者，近距离放疗可得到很好的疾病控制率，而且对正常组织的后期影响往往大大低于外照射技术[62]。永久性碘-125 粒子置入、暂时性低剂量率和高剂量率近距离照射等技术在疾病控制或晚期反应上无明显差异。使用临时植入物时，高剂量率近距离照射的实用优点就是能够最大限度降低照顾患儿的家庭和医务人员的辐射暴露。

治疗后生存率良好，1~9 岁的儿童 5 年生存率为 98%。婴儿和青少年患者可能需要强度更高的全身治疗方案，治疗后存活率接近 90%[57]。

其他盆腔部位肿瘤

这些肿瘤包括肛周、直肠周围和会阴部的肿瘤。区域淋巴结的侵犯相对常见。原发肿瘤的位置对手术和放疗具有挑战。如果手术需要进行尿道及肠道改道或会导致器官/括约肌功能失调，那么有必要进行术后放化疗。

肢体

源于肢体的肿瘤往往是腺泡型或未分化型，肿瘤大且浸润较深，淋巴和血行转移概率高[63]。手术完全切除常难以实现，一般尽量大部分切除，肿瘤残留的风险较高。由于放射治疗和多药联合化疗已显示出良好的局控效果，建议避免行毁容性和截肢的手术操作，以避免随之带来的功能障碍。建议行放疗和化疗等保留肢体的治疗。

约 24%的患者存在区域淋巴结受累，这导致了较差的预后[63]。对盆腔引流淋巴结进行积极的外科分期对确定肿瘤侵犯范围非常重要，尽管清扫淋巴结的目的是分期，而不是治疗。目前正在研究前哨淋巴结活检在诊断及预后判断中的价值[64,65]。必须对区域转移淋巴结进行放射治疗，积极治疗交通性淋巴结能提高整体的局部控制率[66]。

放射治疗治疗肢体原发肿瘤需要认真地进行肿瘤固定，需考虑到非照射区域的皮肤淋巴引流，并使用缩野照射。在放疗期间和放疗后行常规物理治疗对保存肢体功能非常重要。尽管无失败生存率仅为 55%，但这些患者总体 3 年生存率约为 70%[67]。

其他部位

椎旁、腹膜后或胸腔内来源的肿瘤患者与其他患者相比预后较差[14]。这些部位的肿瘤无法完全切除，局部复发和远处转移都很常见。应积极予以高剂量的放射治疗和多药联合化疗。

转移性疾病

初诊时即发现有血源性或远处淋巴结转移的患者往往预后差，即使并非所有患儿均如此。年龄<10 岁、只有一处或两处转移的患者长期生存率可能>50%[7]。高强度多药联合化疗在这些患者的治疗中起着重要作用，与常规化疗相比，骨髓移植并没有带来很好的获益[68,69]。如前所述，原发肿瘤的局部控制率具有位置特异性，必要时可对转移部位进行放射治疗。

治疗原则

在横纹肌肉瘤的治疗中，有效利用外科手术、放疗和化疗等多学科联合治疗很重要，但这些方法的最佳治疗顺序和各自的具体应用方式仍在研究中。治疗的主要目的虽然是获得长期治愈，但随着治疗效果的提高，生存质量也越来越受到重视，特别是要尽可能地实现功能保存和美容效果。

手术

在多学科治疗时代之前，外科手术切除使可行手术切除的患者获得了约 20%的长期生存率[70]。但某些部位的原发肿瘤则不包括在内，例如，局限于眼眶的肿瘤患者经过切除术后约 50%获得长期生存[71]。然而，随着有效辅助治疗的加入，保存功能和外观成为主要目标。合理手术的概念也逐渐形成，包括在切除肿瘤的同时最大程度保护正常解剖结构，例如泌尿生殖道肿瘤患者需保留膀胱、肠等脏器和性功能；四肢肿瘤患者保留肢体功能，头颈部肿瘤患者需保留视力、语音、吞咽功能及外观。

从正常的周围组织中将横纹肌肉瘤切除常常是一个技术上的挑战。只有20%患者的肿瘤发病部位可以很容易地完全切除同时不会造成功能丧失或影响美观[14]。另外有20%的患者接受了不完全切除手术，有微小残留病灶。60%的患者只适合进行肿瘤活检或已经发现转移性病灶，已无法首选手术切除治疗。当应用IRS外科小组系统评估时，那些可以接受完全切除手术的肿瘤患者的预后远远好于那些仅能接受部分切除术或活检术的肿瘤患者。体积小、无周围组织侵犯且局限于原发部位的肿瘤最便于手术切除。采用TNM分期系统评估表明，预后取决于肿瘤的大小和侵袭性，而非最初的手术方式[72]。此外，即使是在不全切除术后，采取联合治疗也能获得良好的局部控制效果[73]。基于这些原因，近年来越来越趋向于依赖放射治疗和化疗来提高局部控制效果，而不选择积极的手术切除[14]。

对疑似横纹肌肉瘤的病例，最初的外科手术操作应该是切取活检。在不影响功能或美观的情况下也可行手术切除。在完全切除手术中，通常要保证切除的肿瘤周围有至少5mm的正常组织(IRS Ⅰ组)。但在某些部位很难做到这一点，这时更小的边界也可以接受。如果在首次切除后还残留有微小病灶，应优先考虑再次切除，其次是化疗。接受再次切除后若可以完全清除微小病灶的患儿，其预后要好于那些初步手术后直接化疗的儿童[74,75]。通常在初始治疗失败之后才考虑截肢术、眼眶切除术、头颈部肿瘤的毁损性手术、治疗性的淋巴结清扫术以及根治性的颈淋巴结清除术等治疗方式。

对于经化疗后获得部分缓解的患者，二期手术可能使其达到完全缓解，有证据表明能够提高生存率[43]。然而也有研究表明，二期手术并未带来获益[10]。为了明确二期手术是否可以在保证局控率的前提下减少放射治疗，IRS-Ⅴ研究正在致力于这方面的研究，结果表明只有原发于某些部位的肿瘤适合此治疗，最终结果尚未揭晓。一些研究人员曾应用二期手术来代替放疗，导致局部控制率和长期生存率下降[76]。二期手术可以用来评价化疗和(或)放射治疗后的反应。在IRS-Ⅲ研究中，临床部分缓解和对诱导化疗无反应的患者中分别有28%和43%经二期手术后被重新评价为病理完全缓解[77]。这些儿童与那些在初诊可行完全切除术的儿童有相似的生存率。因此，初步治疗后临床和(或)放射学检查提示有残余肿瘤可能会误导临床医生。

化学治疗

化疗在所有病例中都是必要的。通过评估缓解率，有几种药物已证明有效率，包括长春新碱(59%)、放线菌素D(24%)、环磷酰胺(54%)、顺铂(15%~21%)、达卡巴嗪(11%)、丝裂霉素C(36%)、依托泊苷(15%~21%)、异环磷酰胺(86%)、伊立替康(23%)和拓扑替康(46%)[78-80]。已知的具有抗中枢神经系统肿瘤活性的药物，如亚硝脲和甲氨蝶呤，未表现出对横纹肌肉瘤的抗肿瘤活性。

应用最广泛的联合化疗方案是VAC方案(长春新碱、放线菌素D和环磷酰胺)或VAC方案加阿霉素(VACA方案)。一些研究表明，发病位置预后较好的胚胎型肿瘤初次手术切除后若无大的肿瘤残余或淋巴结受累，在应用放疗来处理微小残余灶的同时再应用VA方案(长春新碱和放线菌素D)治疗一年似乎已经足够[14]。然而，最近完成的IRS-V研究数据表明，未使用烷化剂抗肿瘤时，局部控制会下降[30,31]。不可切除的盆腔肿瘤患者在VAC方案的基础上加用阿霉素和顺铂可能会受益，但其他部位的肿瘤在应用VAC方案的基础上再加用这些药物似乎并不比单独使用剂量密集型VAC方案有更多获益。

有些肿瘤组织学或肿瘤部位不好或肿瘤负荷大的患者，治疗效果不佳。这些患者中若其肿瘤为胚胎组织源性的可能会受益于强化的含有环磷酰胺或异环磷酰胺的化疗方案，但对这一结果尚有争议[81,82]。治疗转移性横纹肌肉瘤，在标准的VAC方案基础上加用异环磷酰胺和依托泊苷可带来生存获益[83]。高剂量化疗与全身照射及自体骨髓移植未能改善这些高危患者的预后[68,69]。

初始强化化疗现在被用来作为一种药物减瘤手段，它有可能使更为保守的手术方式或损伤更小的放射治疗成为现实[46,84,85]。然而，诱导化疗的疗效，无论是完全缓解、部分缓解还是化疗抗拒，都不能预测最终的结果[86]。当头颈部或盆腔等部位的肿瘤行单纯化疗时，大多数儿童由于肿瘤不完全缓解或局部复发还需要行放射治疗或后续的手术治疗[15,32,87,88]，不行放疗可能导致生存率降低[76,89]。即使是初始切除后仅有微小病灶残余的患者(第二组)也需要接受放射治疗，以达到最佳的局部控制[90]。第二组患者中接受了常规放射治疗者，局部控制率为92%[91]。对婴儿和较年幼的患儿，损伤性的手术、高剂量大体积的放疗所带来的远期影响通常非常严重，因此在初始化疗之后给予有限的放射治疗或非完全根治性的手术治疗可能是比较适当的处理方式，尽管这种处理方式会导致局部控制率以及生存率降低。

放射治疗

恰当的放射治疗意味着对照射靶区和剂量的特别关注。通过 CT 或 MRI 来评价原发病变的软组织侵犯程度非常重要。由于横纹肌肉瘤往往可以向周围组织广泛穿透，肿瘤浸润往往超越筋膜及明显可见的边界。初诊时肿瘤放疗科医师须仔细检查，以便确定正确的肿瘤靶区，即使总体治疗计划要求采用新辅助化疗也要如此。

放射治疗靶区应为发病时（化疗前）肿瘤的侵犯范围并包含手术部位和活检针道。对临床可疑受累的淋巴结应进行活检，或将它们包括在放射治疗靶区范围内。对临床淋巴结阴性、会接受进一步联合化疗的患儿没有必要进行预防性淋巴结照射。肿瘤区定义为初次诊断时所见的肿瘤。临床靶区包括可见的大体肿瘤区外扩 1cm，并在此基础上进行修改：能够阻止肿瘤扩散的解剖屏障（例如眼眶的骨性结构对于原发眼眶的肿瘤而言为解剖屏障），或化疗后原来“外推的”肿瘤边界回缩（例如原发的盆腔巨大包块在化疗前占据了的腹膜腔）。计划靶区在临床靶区基础上根据患者情况适当外扩，一般外扩 5mm。目前，许多治疗方案在给予亚临床剂量照射后对治疗后的可见肿瘤进行缩野推量或同步整合加量照射。肿瘤位于脑膜附近时（如中耳、鼻旁窦、鼻咽、鼻腔、颞下窝和咽旁区等部位），若放射治疗的范围不足则可能导致肿瘤侵犯脑膜[39]，需将邻近的脑膜包含在放疗靶区内，以防止脑膜复发[14,37]。

三维适形和调强放射治疗的应用对于确保靶区的充分照射和降低邻近未受侵组织结构的急慢性放疗毒性方面很有价值[37,92-94]。剂量学研究发现，对于 RMS 患儿，质子束放射治疗相比光子治疗可降低正常组织的受照剂量，目前质子束治疗的应用也越来越广泛（图 87.4）[95]。尚无研究来探索这些整体剂量上的差异所产生的长期临床意义，但随着质子束治疗的增加，许多临床医生推荐对绝大多数患儿采用质子束放射治疗。但有人对质子治疗同时导致的中子剂量增加表示担忧，应谨慎对待质子治疗作为标准治疗方案[96]。确保放疗计划可重复性的固定技术是必不可少的。为了确保治疗计划的正确执行，可能有必要使患者镇静或麻醉。这一系列复杂的程序最好能在专业治疗中心由有经验的团队来执行，该团队应包括儿科医师、儿科麻醉师、儿科肿瘤医师以及放射肿瘤医师等成员。

对于不能手术完全切除的患者，为确保局部肿瘤控制，放射治疗十分必要。对于大多数解剖学部位的

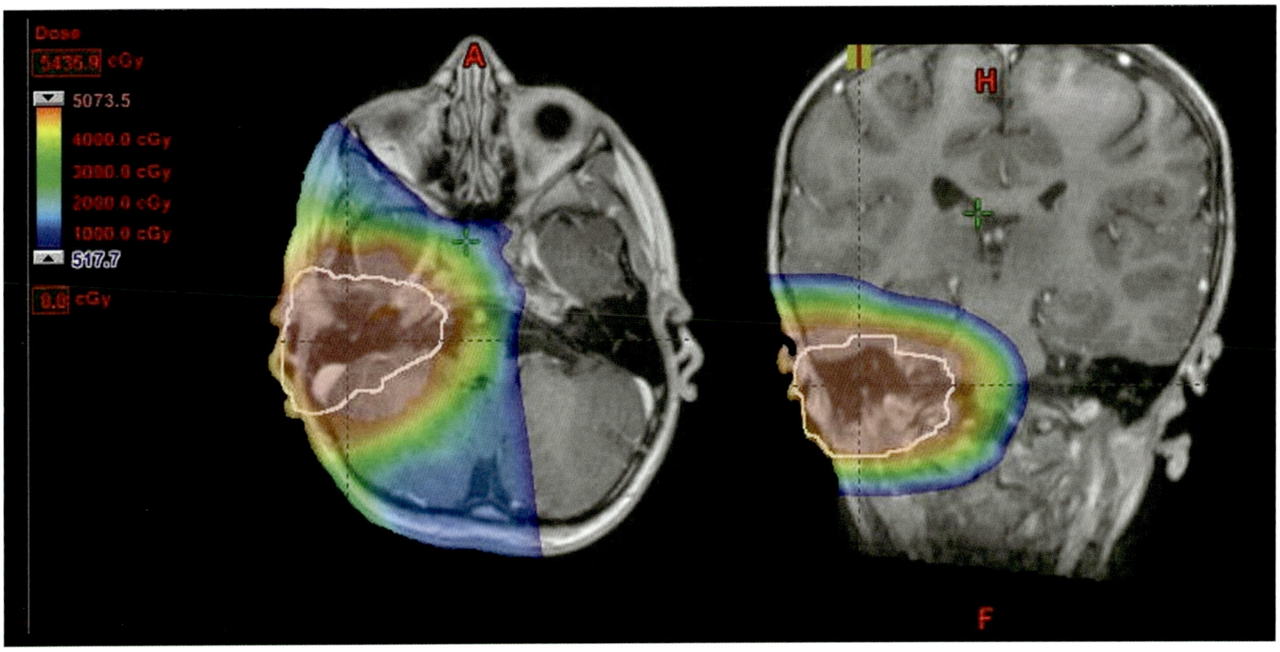

图 87.4　应用质子对中耳横纹肌肉瘤放疗的轴位和冠状位的等剂量分布。质子束的物理特性使对侧组织及同侧眼球受到较好的保护。

肿瘤，放疗剂量达 50~55Gy 可实现局部控制。IRS-Ⅴ D9602 研究的数据支持对眼眶周围的肿瘤采用较低的放疗剂量(45Gy)，尤其是在含有环磷酰胺的全身治疗方案中[30,31]。在 IRS-Ⅴ的研究中，研究了更高放疗剂量的有效性：对大体肿瘤区给予 Dt 59.4Gy，1.1Gy/F，每日两次，间隔 6 小时[97]。一项前瞻性随机对照试验发现，这种超分割治疗方式与常规分割治疗方式(Dt 50.4Gy 1.8Gy/F/d)相比，在疾病的局部区域控制、无失败生存率及总生存率上没有任何差异。因此，Ⅲ组横纹肌肉瘤患者的标准治疗模式仍然是常规分割放疗加化疗。

90%的镜下残留肿瘤患者在剂量达 41.4Gy 时可获得局部控制。D9602 的研究结果表明，对于无淋巴结受累的显微镜下切缘阳性肿瘤，36Gy 的放射剂量足够。IRS 研究人员目前尚未能得出一个严格相符的剂量反应曲线，但已经观察到与年龄的相关性：通常对婴幼儿和青少年所给予的低剂量照射，与高复发率呈正相关[98]。他们还发现，直径<5cm 的肿瘤的局部控制效果好于那些直径更大的肿瘤，这一结论也与成人软组织肉瘤一致[99,100]。

IRS-Ⅰ的研究结果表明，对肿瘤已经完全切除的患者(Ⅰ组)无须行放疗。IRS-Ⅰ~Ⅲ试验的数据再次进行亚组分析表明，在Ⅰ组患者中，对于腺泡型或是未分化型原发肿瘤行放疗可以改善总生存率及无失败生存率[101]。然而，最近的 IRS-Ⅳ试验数据提示，放疗对Ⅰ组腺泡型肿瘤的优势并不明显。目前正在审议下一个 RMS 研究的方案[102]。

对某些部位的肿瘤而言，组织间照射可以作为一种重要的初始治疗方式或是作为外照射后的补量治疗[41,62]。在对婴幼儿及青少年患者进行放疗时，准确的剂量分布、剂量陡降以及缩短总的治疗时间显得尤为重要。一些调查研究发现与外照射相比，组织间放射治疗可以减轻正常组织的晚期放疗反应[103]。目前尚无数据比较高剂量率和低剂量率技术放疗之间的疗效或毒性差异。然而，由于照顾看护的原因，高剂量率近距离放射治疗可能显得更有优势。这些患儿在治疗过程中通常需要家庭成员和医务人员加强护理，而高剂量率的放疗技术可以减少这些陪护人员的辐射暴露。

当放射治疗与外科治疗、化疗联合应用时，必须仔细协调时间安排，以达到最好的局部控制并确保最佳的药物剂量且不影响术后愈合。新辅助化疗常会导致放疗推迟几周进行，但有数据表明，更早进行放疗可能会提高肿瘤的局部控制率和总生存率(尤其是在高危患者中)[37,104,105]。放疗与一些常用化疗药物(如放线菌素 D 和阿霉素)之间的相互作用会导致一些早期和晚期不良反应，通常应避免在放射治疗的同时给予这些药物。相反，使用长春新碱和环磷酰胺等药物进行全身治疗的同时往往可以同步放疗。

挽救治疗

横纹肌肉瘤复发后的挽救治疗非常困难，这可能解释了为什么初诊未能实现治疗效果最大化的患者生存率偏低[89,106]。因为局部复发是治疗失败的最常见形式，手术和放疗在这些儿童患者的治疗中具有重要作用。采用根治性切除术和近距离放射治疗等积极的治疗方式在部分患者中初见成效[41]。有证据显示，如果在初次治疗中未应用放疗，挽救治疗的成功率更高且疗效会最大化。对局部复发的患者进行评价时必须小心，病理证实无肿瘤的儿童中有 40%仍有残余病灶[107]。

治疗结局：临床试验总结

由于横纹肌肉瘤发病率低，大部分有关其治疗的数据都来自北美和欧洲合作组进行的临床试验。各合作组采用了不同的治疗理念。总体而言，北美 IRS 研究强调局部控制措施的重要性，欧洲的研究重点更多地放在化疗方面。

组织间横纹肌肉瘤研究

IRS 于 1972 年开始横纹肌肉瘤的临床试验协作，现已招募数千名 RMS 患者。该试验的首要研究目标就是评估化疗和放射治疗在手术阶段的作用。在 IRS 的第一个研究(IRS-Ⅰ)中，Ⅰ组和Ⅱ组患者一开始就进行放射治疗，而Ⅲ组和Ⅳ组患者被推迟到 6 周后实施放疗。所有患者均接受持续两年的多药联合化疗。这项研究提出了若干重要结果[108]：

1.对于可完全切除的局限性肿瘤(IRS Ⅰ组)，如果患者接受持续两年的 VAC 方案化疗，无须再行术后放射治疗，5 年的无复发生存率为 80%，5 年的生存率为 81%~93%。进一步分析显示若患者肿瘤为腺泡或未分化型，术后放射治疗是有益的[101]。

2.在Ⅱ组患者中，实施术后放射治疗后予以 VAC 方案化疗并不比强化的 VA 方案化疗更有益。对这些患者，5 年无复发生存率为 65%~72%，5 年总生存率

Ⅲ组患者(有大块残余病灶的)及Ⅳ组患者病灶的)中,若予以常规放疗,VACA 方案并C 方案显示出任何优势。Ⅲ组和Ⅳ组患者的率分别为 69%和 50%,Ⅲ组和Ⅳ组患者中那全缓解者分别有 60%和 30%的可能 5 年内缓解状态。两组患者的 5 年生存率分别为0%。

组患者的 5 年生存率为 55%。

发后的生存率低,1 年生存率为 32%,2 年生存%。

处转移的风险远远大于局部复发的风险。

发于眼眶和泌尿道的肿瘤预后最好,而腹膜瘤预后最差。

泡组织来源的肿瘤预后差,尤其是当病变位时。

的第二个研究(IRS-Ⅱ)是建立在 IRS-Ⅰ基础这项研究结果包括:

组患者的 5 年生存率为 62%,比 IRS-Ⅰ中要%。

Ⅰ组患者(不包括腺泡来源的肢体肿瘤)应用案能得到较好的无病状态(82%),优于只接受的患者(68%)。但两者有相似的 5 年生存率88%)。在Ⅰ组患者中,若未行放疗,则不可从案中省去环磷酰胺。

对Ⅱ组患者而言,若都接受了术后放疗,那么强A 方案化疗(顺序循环)同重复脉冲式使用 VAC疗疗效相同。可得到 68%~75%的 5 年无病生77%~90%的 5 年生存率,两种治疗之间没有明。

重复脉冲式化疗 2 年可提高Ⅲ组患者的生存率,提高Ⅳ组患者的生存率。在应用冲击式化疗霉素和放线菌素 D 疗效相似, 完全缓解率为治疗 5 年后有 70%的患者仍维持完全缓解,64%存活。

.在 IRS-Ⅰ中,患者肿瘤位于脑膜附近并有高风素(脑神经麻痹、颅底受侵或颅内浸润)时,中枢系统复发的概率很高。在 IRS-Ⅱ中,引入了全脑加或不加鞘内注射化疗药物。该方案可预防高脑膜周围肿瘤患者出现脑膜复发,同时也可提高的生存率。

.对某些特殊的盆腔原发肿瘤患者(如膀胱肿瘤、腺肿瘤、子宫肿瘤和阴道肿瘤),初始使用冲击式VAC 方案化疗并未降低全膀胱切除或持久的膀胱修补概率,尽管生存率不受影响。

7.复发后的 5 年生存率只有 17%。

IRS 的第三个研究(IRS-Ⅲ)从 1984 年持续至 1991 年。这项研究结果如下[14]:

1.总体患者的 5 年生存率为 71%,比 IRS-Ⅱ中要高出 8%。5 年无进展生存率为 65%,比 IRS-Ⅱ高出 10%。

2.在Ⅰ组患者中,肿瘤组织来源好的,应用 1 年的 VA 方案化疗和 VA 方案加环磷酰胺化疗疗效相当。5 年无进展生存率分别为 83%和 76%(P=0.18)。

3.在Ⅱ组患者中,肿瘤组织来源好的(不包括眼眶、头部及睾丸旁肿瘤),在 VA 方案的基础上加用阿霉素化疗 1 年,并予以放疗,疗效并没有得到改善。

4.在Ⅲ组患者中,除外那些特殊的盆腔肿瘤、眼眶肿瘤和其他特定部位的头部肿瘤(头皮、腮腺、口腔、喉、口咽和脸颊),应用强化治疗方案比 IRS-Ⅱ中应用 VAC 或 VAC-VADR 的治疗结果要好,5 年无进展生存率分别为 62%和 52%。IRS-Ⅲ中的强化治疗方案包括多药联合化疗(VAC+阿霉素+顺铂+依托泊苷)加放射治疗再加上二次探查手术。IRS-Ⅲ中这三种化疗方案目前还没有显示出明显差异。

5.Ⅳ组患者无法从 IRS-Ⅲ的强化治疗中获益。

6.IRS-Ⅲ相比 IRS-Ⅱ试验,Ⅲ组患者中患有膀胱、阴道及盆腔中央肿瘤者的结果显著改善,其膀胱修补率从 IRS-Ⅱ中的 25%提高到了 IRS-Ⅲ中的 60%,这主要归功于常规给予早期放射治疗。

7.在 IRS-Ⅲ中,对临床Ⅰ组和Ⅱ组中病理类型不好的患者,应用 VADR-VAC+顺铂化疗联合放疗,其治疗效果优于在 IRS-Ⅱ试验中应用 VA 或 VAC 方案联合放疗的同类患者。

8.Ⅱ组患者中病理类型好的睾丸旁肿瘤患者以及Ⅱ组和Ⅲ组中病理类型好的眼眶肿瘤和头部肿瘤患者,在应用 VA 方案化疗 1 年联合放疗时,不需要使用环磷酰胺。

9.对已出现脑神经麻痹或颅底受侵的脑膜旁原发肿瘤患者,不予以全脑放疗(即使肿瘤已发生颅内浸润),仅对病灶局部进行充分的放疗,其中枢神经系统的复发风险及生存率也并不受影响。

IRS 的第四个研究(IRS-Ⅳ)从 1991 年持续至 1997 年(图 87.5)[1]。其结果如下:

1.对Ⅲ组肿瘤患者,相比常规放射治疗,超分割放

化可的松配制而成的制剂等,以及抗生素的使用可部分减轻这种毒性反应。若发生细菌或霉菌的继发感染,则需要使用专门的药物治疗。口腔科医生的评估及预处理非常重要,其可纠正预先存在的口腔问题,并帮助指导进行预防性的措施,如保持牙齿卫生和氟化物的应用等。

急性消化道副反应,如呕吐和腹泻,通常需要予以对症支持治疗。为了防止蛋白质/能量缺乏,必要时需要进行肠外营养支持。

晚期反应

治疗后存活的患者中约9%会出现威胁生命的晚期反应[28]。根据肿瘤的原发部位、疾病分期及采取的治疗方式等风险因子,有更高比例的患者经受了程度较轻的晚期反应。

某些特异性化疗药物的长期副作用常常是部位特异性的,而且其发生率可能因放疗而升高。环磷酰胺可引起出血性膀胱炎,阿霉素可导致晚期的非炎性心肌病[115],顺铂会引起发生率很高的听力损伤,烷化剂和拓扑异构酶抑制剂可能导致继发肿瘤,尤其是急性髓系白血病[116,117]。

晚期的放疗毒性与照射部位、照射剂量以及患儿治疗时的年龄有关。主要影响包括骨与软组织生长障碍、牙齿发育异常、白内障、垂体功能减退和性腺功能紊乱,诱发第二恶性肿瘤(尤其是骨肉瘤)以及慢性器官功能障碍[50,116,118-120]。为了尽量减少这些不良反应,尤其是内分泌和口腔并发症,长期随访和治疗非常重要[121]。其中的许多并发症与联合的多种治疗方式有关。

晚期手术并发症的发生主要取决于治疗原发性肿瘤时所选择的手术方式,主要包括畸形和功能丧失。严重的晚期术后后遗症包括粪便改道、尿液改道以及腹膜后淋巴结清扫术后发生阳痿。

未来方向和研究

目前,分子生物学的发展使我们更全面地了解横纹肌肉瘤的生物学行为并开创新的研究方向。

染色体畸变在横纹肌肉瘤中很常见。在胚胎型横纹肌肉瘤中发现11p15.5的杂合性缺失。细胞遗传学研究发现腺泡型横纹肌肉瘤常常表现出第2和第13号染色体易位,而这影响到2q35带的*PAX3*基因和13q14带的*FKHR*基因[122,123]。易位的t(2;13)中*PAX3*基因融合到*FKHR*基因,生成嵌合结构,产生有癌蛋白作用的物质,可导致细胞生长和转化。同样地,易位的t(1;13)使1p36带的*PAX7*与13q14带的FKHR基因衔接,再次产生嵌合转录。这些结果表明,在横纹肌肉瘤的发病过程中可能有重组靶基因参与。目前正在研制可以对抗这些融合蛋白的疫苗[26]。在腺泡型横纹肌肉瘤中进行基因研究可促进分子诊断检测的发展,它包括应用逆转录聚合酶链反应和荧光原位杂交方法进一步检测腺泡型横纹肌肉瘤细胞[125]。

原癌基因的研究主要集中于核转录因子。胚胎型横纹肌肉瘤未发生*N-myc*或*c-myc*基因的扩增,而多数腺泡型横纹肌肉瘤都有*N-myc*基因扩增,且*N-myc*基因扩增的患者预后差[126]。最近很多关于调控PAX3-FKHR融合基因的研究在腺泡型横纹肌肉瘤患者中进行,这也许是生物调控的靶点[127]。组蛋白H3赖氨酸9(H3K9)甲基转移酶KMT1A的过表达通过抑制肌源性基因的表达来阻止腺泡型横纹肌肉瘤的分化,这将是一个具有潜力的新治疗靶点[128]。

在一部分胚胎型及融合基因阴性腺泡型横纹肌肉瘤患者中发现Hedgehog信号通路被激活[129],这些患儿相比那些有相似表型但没有Hedgehog信号通路激活的患儿预后更差。Hedgehog信号通路抑制剂可能为这些患者提供一些新的治疗选择。STAT3也是横纹肌肉瘤成瘤过程中一个重要的信号途径,抗STAT3靶向药也正在研发中[130]。

已证实在若干横纹肌肉瘤的细胞系中存在胰岛素样生长因子-1受体(IGF1R)的过表达,在临床前研究中,IGF1R抑制剂已表现出显著的抗肿瘤活性,未来的研究将会检测这些药物在临床中的疗效[...]。死亡受体DR-5抗体也在很多横纹肌肉瘤细胞系中出现,表现出显著的临床前活性[133]。

横纹肌肉瘤也存在抑癌基因的改变,但其具体作用机制还不清楚。有研究报道在已建立的腺泡型和胚胎型横纹肌肉瘤细胞系中,>50%存在*p53*抑癌基因突变[134]。但最近的数据发现,通过直接检测来自患者活检组织得到的*p53*实际突变率很低,而且关于*p53*突变率对生存率的预测价值的数据也混杂不清[...]。多药耐药基因编码P-糖蛋白,有关它在横纹肌肉瘤中的研究发现,高水平的P-糖蛋白可导致肿瘤的耐药性。在这些肿瘤中,P-糖蛋白阳性与较差的预后有相关性[137]。

目前,COG STS关于软组织肉瘤的研究主要针对一些临床假说。包括对预后良好的肿瘤患者减少持续时间的实际可行性，对使用伊立替康的中危患者在治疗早期（4 周）同步加用放疗的疗效，以及评价 PET 在评估早期疗效方面的预后价值。

许多令人振奋的分子生物学和技术的进步将引导横纹肌肉瘤的未来方向和研究。这些新的研究结果为我们对横纹肌肉瘤实施风险相关性的治疗，以及可能的基因治疗带来了更多希望。

（张晓丽 译 岳金波 谢鹏 校）

部分参考文献

本章全部参考文献请登录网站：http://www.tsttpc.com/download_list.html

1. Crist WM, Anderson JR, Meza JL, et al. Intergroup rhabdomyosarcoma study-IV: results for patients with nonmetastatic disease. *J Clin Oncol* 2001;19:3091–3102.
2. Ognjanovic S, Linabery AM, Charbonneau B, et al. Trends in childhood rhabdomyosarcoma incidence and survival in the United States, 1975–2005. *Cancer* 2009;115:4218–4226.
3. Joshi D, Anderson JR, Paidas C, et al. Age is an independent prognostic factor in rhabdomyosarcoma: a report from the Soft Tissue Sarcoma Committee of the Children's Oncology Group. *Pediatr Blood Cancer* 2004;42:64–73.
4. Ferrari A, Dileo P, Casanova M, et al. Rhabdomyosarcoma in adults. A retrospective analysis of 171 patients treated at a single institution. *Cancer* 2003;98:571–580.
5. Ogilvie CM, Crawford EA, Slotcavage RL, et al. Treatment of adult rhabdomyosarcoma. *Am J Clin Oncol* 2010;33:128–131.
6. La TH, Wolden SL, Rodeberg DA, et al. Regional nodal involvement and patterns of spread along in-transit pathways in children with rhabdomyosarcoma of the extremity: a report from the Children's Oncology Group. *Int J Radiat Oncol Biol Phys* 2011;80:1151–1157.
7. Breneman JC, Lyden E, Pappo AS, et al. Prognostic factors and clinical outcomes in children and adolescents with metastatic rhabdomyosarcoma—a report from the Intergroup Rhabdomyosarcoma Study IV. *J Clin Oncol* 2003;21:78–84.
8. McCarville MB, Christie R, Daw NC, et al. PET/CT in the evaluation of childhood sarcomas. *AJR Am J Roentgenol* 2005;184:1293–1304.
9. Tateishi U, Hosono A, Makimoto A, et al. Comparative study of FDG PET/CT and conventional imaging in the staging of rhabdomyosarcoma. *Ann Nucl Med* 2009;23:155–161.
10. Rodeberg DA, Stoner JA, Hayes-Jordan A, et al. Prognostic significance of tumor response at the end of therapy in group III rhabdomyosarcoma: a report from the Children's Oncology Group. *J Clin Oncol* 2009;27:3705–3711.
11. Burke M, Anderson JR, Kao SC, et al. Assessment of response to induction therapy and its influence on 5-year failure-free survival in group III rhabdomyosarcoma: the Intergroup Rhabdomyosarcoma Study-IV experience—a report from the Soft Tissue Sarcoma Committee of the Children's Oncology Group. *J Clin Oncol* 2007;25:4909–4913.
14. Crist W, Gehan EA, Ragab AH, et al. The third Intergroup Rhabdomyosarcoma Study. *J Clin Oncol* 1995;13:610–630.
15. Rodary C, Gehan EA, Flamant F, et al. Prognostic factors in 951 nonmetastatic rhabdomyosarcoma in children: a report from the International Rhabdomyosarcoma Workshop. *Med Pediatr Oncol* 1991;19:89–95.
17. Qualman SJ, Coffin CM, Newton WA, et al. Intergroup Rhabdomyosarcoma Study: update for pathologists. *Pediatr Dev Pathol* 1998;1:550–561.
20. Wachtel M, Runge T, Leuschner I, et al. Subtype and prognostic classification of rhabdomyosarcoma by immunohistochemistry. *J Clin Oncol* 2006;24:816–822.
21. Grass B, Wachtel M, Behnke S, et al. Immunohistochemical detection of EGFR, fibrillin-2, P-cadherin and AP2beta as biomarkers for rhabdomyosarcoma diagnostics. *Histopathology* 2009;54:873–879.
22. Martinelli S, McDowell HP, Vigne SD, et al. RAS signaling dysregulation in human embryonal rhabdomyosarcoma. *Genes Chromosomes Cancer* 2009;48:975–982.
26. van den Broeke LT, Pendleton CD, Mackall C, et al. Identification and epitope enhancement of a PAX-FKHR fusion protein breakpoint epitope in alveolar rhabdomyosarcoma cells created by a tumorigenic chromosomal translocation inducing CTL capable of lysing human tumors. *Cancer Res* 2006;66:1818–1823.
27. Williamson D, Missiaglia E, de Reynies A, et al. Fusion gene-negative alveolar rhabdomyosarcoma is clinically and molecularly indistinguishable from embryonal rhabdomyosarcoma. *J Clin Oncol* 2010;28:2151–2158.
28. Sung L, Anderson JR, Donaldson SS, et al. Late events occurring five years or more after successful therapy for childhood rhabdomyosarcoma: a report from the Soft Tissue Sarcoma Committee of the Children's Oncology Group. *Eur J Cancer* 2004;40:1878–1885.
30. Raney R, Walterhouse DO, Meza JL, et al. Results of the Intergroup Rhabdomyosarcoma Study Group D9602 protocol, using vincristine and dactinomycin with or without cyclophosphamide and radiation therapy, for newly diagnosed patients with low-risk embryonal rhabdomyosarcoma: a report from the Soft Tissue Sarcoma Committee of the Children's Oncology Group. *J Clin Oncol* 2011;29:1312–1318.
31. Breneman J, Meza J, Donaldson S, et al. Local control with reduced dose radiotherapy for low-risk rhabdomyosarcoma: a report from the Children's Oncology Group D9602 study. *Int J Radiat Oncol Biol Phys* 2012;83(2):720–726.
32. Rousseau P, Flamant F, Quintana E, et al. Primary chemotherapy in rhabdomyosarcomas and other malignant mesenchymal tumors of the orbit: results of the International Society of Pediatric Oncology MMT 84 Study. *J Clin Oncol* 1994;12:516–521.
35. Yock T, Schneider R, Friedmann A, et al. Proton radiotherapy for orbital rhabdomyosarcoma: clinical outcome and a dosimetric comparison with photons. *Int J Radiat Oncol Biol Phys* 2005;63:1161–1168.
36. Maurer HM, Gehan EA, Beltangady M, et al. The Intergroup Rhabdomyosarcoma Study-II. *Cancer* 1993;71:1904–1922.
37. Michalski JM, Meza J, Breneman JC, et al. Influence of radiation therapy parameters on outcome in children treated with radiation therapy for localized parameningeal rhabdomyosarcoma in Intergroup Rhabdomyosarcoma Study Group trials II through IV. *Int J Radiat Oncol Biol Phys* 2004;59:1027–1038.
40. Douglas JG, Arndt CA, Hawkins DS. Delayed radiotherapy following dose intensive chemotherapy for parameningeal rhabdomyosarcoma (PM-RMS) of childhood. *Eur J Cancer* 2007;43:1045–1050.
46. Raney RB Jr, Gehan EA, Hays DM, et al. Primary chemotherapy with or without radiation therapy and/or surgery for children with localized sarcoma of the bladder, prostate, vagina, uterus, and cervix. A comparison of the results in Intergroup Rhabdomyosarcoma Studies I and II. *Cancer* 1990;66:2072–2081.
49. Arndt C, Rodeberg D, Breitfeld PP, et al. Does bladder preservation (as a surgical principle) lead to retaining bladder function in bladder/prostate rhabdomyosarcoma? Results from Intergroup Rhabdomyosarcoma Study IV. *J Urol* 2004;171:2396–403.
50. Raney B, Anderson J, Jenney M, et al. Late effects in 164 patients with rhabdomyosarcoma of the bladder/prostate region: a report from the international workshop. *J Urol* 2006;176:2190–2194; discussion 4–5.
51. Seitz G, Dantonello TM, Int-Veen C, et al. Treatment efficiency, outcome and surgical treatment problems in patients suffering from localized embryonal bladder/prostate rhabdomyosarcoma: a report from the cooperative soft tissue sarcoma trial CWS-96. *Pediatr Blood Cancer* 2011;56(5):718–724.
52. Rodeberg DA, Anderson JR, Arndt CA, et al. Comparison of outcomes based on treatment algorithms for rhabdomyosarcoma of the bladder/prostate: combined results from the Children's Oncology Group, German Cooperative Soft Tissue Sarcoma Study, Italian Cooperative Group, and International Society of Pediatric Oncology Malignant Mesenchymal Tumors Committee. *Int J Cancer* 2011;128:1232–1239.
53. Wiener ES, Anderson JR, Ojimba JI, et al. Controversies in the management of paratesticular rhabdomyosarcoma: is staging retroperitoneal lymph node dissection necessary for adolescents with resected paratesticular rhabdomyosarcoma? *Semin Pediatr Surg* 2001;10:146–152.
56. Wiener ES, Lawrence W, Hays D, et al. Retroperitoneal node biopsy in paratesticular rhabdomyosarcoma. *J Pediatr Surg* 1994;29:171–177; discussion 8.
60. Walterhouse DO, Meza JL, Breneman JC, et al. Local control and outcome in children with localized vaginal rhabdomyosarcoma: a report from the Soft Tissue Sarcoma Committee of the Children's Oncology Group. *Pediatr Blood Cancer* 2011;57(1):76–83.
61. Magne N, Oberlin O, Martelli H, et al. Vulval and vaginal rhabdomyosarcoma in children: update and reappraisal of Institut Gustave Roussy brachytherapy experience. *Int J Radiat Oncol Biol Phys* 2008;72:878–883.
64. McMulkin HM, Yanchar NL, Fernandez CV, et al. Sentinel lymph node mapping and biopsy: a potentially valuable tool in the management of childhood extremity rhabdomyosarcoma. *Pediatr Surg Int* 2003;19:453–456.
65. Weiss BD, Dasgupta R, Gelfand MJ, et al. Use of sentinel node biopsy for staging parameningeal rhabdomyosarcoma. *Pediatr Blood Cancer* 2011;57:520–523.
66. La TH, Wolden SL, Rodeberg DA, et al. Regional nodal involvement and patterns of spread along in-transit pathways in children with rhabdomyosarcoma of the extremity: a report from the Children's Oncology Group. *Int J Radiat Oncol Biol Phys* 2010;80:1151–1157.
69. McDowell HP, Foot AB, Ellershaw C, et al. Outcomes in paediatric metastatic rhabdomyosarcoma: results of The International Society of Paediatric Oncology (SIOP) study MMT-98. *Eur J Cancer* 2010;46:1588–1595.
72. Pedrick TJ, Donaldson SS, Cox RS. Rhabdomyosarcoma: the Stanford experience using a TNM staging system. *J Clin Oncol* 1986;4:370–378.
74. Cecchetto G, Carli M, Sotti G, et al. Importance of local treatment in pediatric soft tissue sarcomas with microscopic residual after primary surgery: results of the Italian Cooperative Study RMS-88. *Med Pediatr Oncol* 2000;34:97–101.
76. Cecchetto G, Carretto E, Bisogno G, et al. Complete second look operation and radiotherapy in locally advanced non-alveolar rhabdomyosarcoma in children: a report from the AIEOP Soft Tissue Sarcoma Committee. *Pediatr Blood Cancer* 2008;51:593–597.
79. Pappo AS, Lyden E, Breneman J, et al. Up-front window trial of topotecan in previously untreated children and adolescents with metastatic rhabdomyosarcoma: an Intergroup Rhabdomyosarcoma Study. *J Clin Oncol* 2001;19:213–219.
81. Baker KS, Anderson JR, Link MP, et al. Benefit of intensified therapy for patients with local or regional embryonal rhabdomyosarcoma: results from the Intergroup Rhabdomyosarcoma Study IV. *J Clin Oncol* 2000;18:2427–2434.
83. Breitfeld PP, Lyden E, Raney RB, et al. Ifosfamide and etoposide are superior to vincristine and melphalan for pediatric metastatic rhabdomyosarcoma when administered with irradiation and combination chemotherapy: a report from the Intergroup Rhabdomyosarcoma Study Group. *J Pediatr Hematol Oncol* 2001;23:225–233.
84. Koscielniak E, Jurgens H, Winkler K, et al. Treatment of soft tissue sarcoma in childhood and adolescence. A report of the German Cooperative Soft Tissue Sarcoma Study. *Cancer* 1992;70:2557–2567.
87. Stevens MC, Rey A, Bouvet N, et al. Treatment of nonmetastatic rhabdomyosarcoma in childhood and adolescence: third study of the International Society of Paediatric Oncology—SIOP Malignant Mesenchymal Tumor 89. *J Clin Oncol* 2005;23:2618–2628.
89. Donaldson SS, Anderson JR. Rhabdomyosarcoma: many similarities, a few philosophical differences. *J Clin Oncol* 2005;23:2586–2587.
90. Schuck A, Mattke AC, Schmidt B, et al. Group II rhabdomyosarcoma and rhabdomyosarcomalike tumors: is radiotherapy necessary? *J Clin Oncol* 2004;22:143–149.
95. Cotter SE, Herrup DA, Friedmann A, et al. Proton radiotherapy for pediatric bladder/prostate rhabdomyosarcoma: clinical outcomes and dosimetry compared to intensity-modulated radiation therapy. *Int J Radiat Oncol Biol Phys* 2011;81(5):1367–1373.

97. Donaldson SS, Meza J, Breneman JC, et al. Results from the IRS-IV randomized trial of hyperfractionated radiotherapy in children with rhabdomyosarcoma—a report from the IRSG. *Int J Radiat Oncol Biol Phys* 2001;51:718–728.
98. Malempati S, Rodeberg DA, Donaldson SS, et al. Rhabdomyosarcoma in infants younger than 1 year: a report from the Children's Oncology Group. *Cancer* 2011;117(15):3493–3501.
99. Wharam MD, Hanfelt JJ, Tefft MC, et al. Radiation therapy for rhabdomyosarcoma: local failure risk for clinical group III patients on Intergroup Rhabdomyosarcoma Study II. *Int J Radiat Oncol Biol Phys* 1997;38:797–804.
100. Wharam MD, Meza J, Anderson J, et al. Failure pattern and factors predictive of local failure in rhabdomyosarcoma: a report of group III patients on the third Intergroup Rhabdomyosarcoma Study. *J Clin Oncol* 2004;22:1902–1908.
101. Wolden SL, Anderson JR, Crist WM, et al. Indications for radiotherapy and chemotherapy after complete resection in rhabdomyosarcoma: a report from the Intergroup Rhabdomyosarcoma studies I to III. *J Clin Oncol* 1999;17:3468–3475.
102. Raney RB, Anderson JR, Brown KL, et al. Treatment results for patients with localized, completely resected (group I) alveolar rhabdomyosarcoma on Intergroup Rhabdomyosarcoma Study Group (IRSG) protocols III and IV, 1984–1997: a report from the Children's Oncology Group. *Pediatr Blood Cancer* 2010;55:612–616.
108. Maurer HM, Beltangady M, Gehan EA, et al. The Intergroup Rhabdomyosarcoma Study-I. A final report. *Cancer* 1988;61:209–220.
109. Arndt CA, Stoner JA, Hawkins DS, et al. Vincristine, actinomycin, and cyclophosphamide compared with vincristine, actinomycin, and cyclophosphamide alternating with vincristine, topotecan, and cyclophosphamide for intermediate-risk rhabdomyosarcoma: Children's Oncology Group Study D9803. *J Clin Oncol* 2009;27:5182–5188.
110. Flamant F, Rodary C, Rey A, et al. Treatment of non-metastatic rhabdomyosarcomas in childhood and adolescence. Results of the second study of the International Society of Paediatric Oncology: MMT84. *Eur J Cancer* 1998;34:1050–1062.
112. Treuner J, Kuhl J, Beck J, et al. New aspects in the treatment of childhood rhabdomyosarcoma: results of the German Cooperative Soft-Tissue Sarcoma Study (CWS-81). *Prog Pediatr Surg* 1989;22:162–173.
113. Koscielniak E, Harms D, Henze G, et al. Results of treatment for soft tissue sarcoma in childhood and adolescence: a final report of the German Cooperative Soft Tissue Sarcoma Study CWS-86. *J Clin Oncol* 1999;17:3706–3719.
114. Dantonello TM, Int-Veen C, Harms D, et al. Cooperative trial CWS-91 for localized soft tissue sarcoma in children, adolescents, and young adults. *J Clin Oncol* 2009;27:1446–1455.
115. Punyko JA, Mertens AC, Gurney JG, et al. Long-term medical effects of childhood and adolescent rhabdomyosarcoma: a report from the childhood cancer survivor study. *Pediatr Blood Cancer* 2005;44:643–653.
127. Mercado GE, Xia SJ, Zhang C, et al. Identification of PAX3-FKHR-regulated genes differentially expressed between alveolar and embryonal rhabdomyosarcoma: focus on MYCN as a biologically relevant target. *Genes Chromosomes Cancer* 2008;47:510–520.
128. Lee MH, Jothi M, Gudkov AV, et al. Histone methyltransferase KMT1A restrains entry of alveolar rhabdomyosarcoma cells into a myogenic differentiated state. *Cancer Res* 2011;71(11):3921–3931.
129. Zibat A, Missiaglia E, Rosenberger A, et al. Activation of the hedgehog pathway confers a poor prognosis in embryonal and fusion gene-negative alveolar rhabdomyosarcoma. *Oncogene* 2010;29:6323–6330.
130. Reed S, Li H, Li C, et al. Celecoxib inhibits STAT3 phosphorylation and suppresses cell migration and colony forming ability in rhabdomyosarcoma cells. *Biochem Biophys Res Commun* 2011;407:450–455.
131. Mayeenuddin LH, Yu Y, Kang Z, et al. Insulin-like growth factor 1 receptor antibody induces rhabdomyosarcoma cell death via a process involving AKT and Bcl-x(L). *Oncogene* 2010;29:6367–6377.
132. Kolb EA, Gorlick R, Lock R, et al. Initial testing (stage 1) of the IGF-1 receptor inhibitor BMS-754807 by the pediatric preclinical testing program. *Pediatr Blood Cancer* 2011;56:595–603.
133. Kang Z, Chen J, Yu Y, et al. Drozitumab, a human antibody to death receptor 5, has potent anti-tumor activity against rhabdomyosarcoma with the expression of caspase-8 predictive of response. *Clin Cancer Res* 2011;17(10):3181–3192.

第 88 章
Ewing 瘤

Robert B. Marcus, Jr.

流行病学

尤文肉瘤家族肿瘤(ESFT)是第二位最常见的儿童骨原发肿瘤,也可以发生于软组织。ESFT 在 8 岁前以及 25 岁之后不常见[1]。欧洲国际合作尤文肉瘤研究组(EICESS)显示,该病患者中位年龄为 14 岁,其中,男性患者占 57%,女性患者占 43%,但是年龄<10 岁的患者多为女性[1],非洲后裔美国人少见[2],在 EICESS 的研究中,发病于盆腔者占 24.7%,股骨 16.4%,膝盖以下 16.7%,肋骨 12.1%,脊柱 8%,肱骨 4.8%。

病理与细胞遗传学

光镜显示肿瘤细胞为小圆、蓝染色。缺乏淋巴瘤、神经母细胞瘤或横纹肌肉瘤的肿瘤标记。细胞遗传学显示骨和软组织 Ewing 瘤是该肿瘤家族中分化最差的,拥有一个共同的神经外胚前体细胞,并在不同分化阶段被抑制[3,4]。约 95%的尤文肉瘤在 22 染色体 *EWS* 基因和 11 染色体 *FLI1* 基因 (t [11:22][q24:q12])易位,或在 21 染色体的 *ERG* 易位(t[21;22][q22;q12])[5,6],意大利的 Rizzoli 研究所对 222 个诊断为 Ewing 肉瘤的肿瘤进行分析,并没有发现其他少见异位[7]。易位只存在于肿瘤细胞内,可发生于骨和软组织 Ewing 瘤、骨和软组织原始神经外胚层瘤、外周原始神经外胚层瘤、阿斯金瘤、某些儿童嗅神经母细胞瘤和某些中枢神经系统肿瘤(CNS)[8]。腹腔内促结缔组织增生的小圆细胞肿瘤似乎有不同的易位 t(11;22)(p13;q12),意味着它不属于这类肿瘤[9]。原癌基因 *c-myc* 在神经母细胞瘤中不表达,但在 ESFT 中表达,而 *n-myc* 却不扩增[9]。

临床表现

最常见的表现是疼痛和肿胀,疼痛可随着肿瘤的进展加重或减轻,有时出现全身症状,包括低热、不适和乏力。ESFT 患者从出现症状到确诊平均延迟时间 146 天,是儿童肿瘤平均延迟时间最长的[10],医生和患者对此都有责任。总体来说,有 EWS-FLI1 融合的患者和有少见 EWS-ERG 融合基因的患者存在相似的临床表现和预后[11]。

诊断性检查

骨尤文肉瘤平片常显示斑状或虫蛀样肿瘤, 溶骨性、成骨性改变均可出现,溶骨性改变更常见。可出现骨膜下的反应性新骨, 呈洋葱皮样改变。与骨肉瘤相似,Ewing 瘤在受侵骨皮层产生针状放射, 或骨扩张产生囊性肿瘤。偶尔,肿瘤发生于骨表面,产生表面碟状纹[12]。MRI 扫描图像能较好显示肿瘤侵犯骨和软组织的范围,而 CT 对骨破坏显示较好。放射影像鉴别诊断要区分骨肉瘤、骨髓炎、嗜酸细胞性肉芽肿、原发骨淋巴瘤,甚至偶发的转移到骨的恶性肿瘤。

全身检查包括血液检查、胸片、胸部 CT、骨扫描和骨髓活检。氟脱氧葡萄糖(FDG)正电子放射计算机断层扫描(PET)检查在初诊和复发时比传统的骨扫描能更好地发现骨转移。也有报道显示,对于 Ewing 肿瘤患者,全身 MRI 能更好地发现骨转移,尤其是短时反转恢复(STIR)的弥散加权成像,但也有一些通过骨扫描发现的骨肿瘤在 MRI 中不能显示[13,14]。有报道称,全身 MRI 优于 FDG-PET [15]。由于<8mm 的肺病灶 PET 很难发现,因此 CT 对肺转移更精确[16]。然而,不论是在首次检查还是在随访过程中,常规腹部和盆腔 CT 很

少能发现其他检查中未能发现的转移病灶[17]。

在一个大型协作试验中，约20%的患者存在转移病灶，其中44%只有肺转移，51%骨或骨髓受侵（伴或不伴肺转移），5%有其他脏器转移[1]。然而，在应用全身MRI检查的研究中发现的骨转移病灶数量大概为该试验的3倍[13,14]。因此仅使用骨扫描的常规检查很有可能低估了骨转移的发病率。由于ESFT特殊的细胞特点，在原发性肿瘤未知的情况下，细胞学分析有时可诊断为Ewing瘤[18]。

预后因素

初诊时已经有转移、较大肿瘤或原发性盆腔或躯干肿瘤、原发软组织的大肿块、老年患者、诱导化疗疗效差、对原发病灶不能手术治疗、病理类型差为预后差的因素[1,19-27]。这些因素相互关联，90%的骨盆和股骨肿瘤较大，或有软组织大肿块，且常见于年龄稍大的青少年或成人[28]。治疗前MRI发现坏死与初诊时转移风险高相关[29]。

对于原发骨骼和非骨骼肿瘤的预后差异仍有很多观点。很多报道称原发骨髓的肿瘤预后较好[30]，但如果按肿块体积、位置和其他肿瘤特征来进行分层分析，那么预后可能是相似的[31]。

化疗后软组织肿块在影像学或病理学上有缓解，是预后极好的指标[1,24,27,32]。PET扫描图像的改变与骨肉瘤不同，不常使用[33]。

存在p53，p16/p14ARF突变，或血管内皮生长因子突变的Ewing瘤对化疗反应差，预后差[34-36]。母细胞蛋白CCN3在骨形成中起到重要作用，据报道，如果CCN3完全表达，也与预后不良密切相关[36]。

尽管过去报道EWS 7号外显子与FLI1 6号外显子融合导致的EWS-FLI1转录产物1型融合异常有较好的预后，最近的研究分析却不支持这一结论。一项前瞻性研究中对此结论进行再验证，目前儿童肿瘤协会（COG）对ESFT患者采用更强的化疗方案，最终并未发现有何优势[37]。来自Euro-Ewing 99研究的报道指出，没有一种转录会影响疾病进展或复发[38]。

如果患者外周血或骨髓中能够检测到EWS-FLI1转录，意味着有残存隐性病变[39]。

总体治疗

对于ESFT患者，有效的局部以及全身治疗是必要的，多数化疗方案是联合环磷酰胺、阿霉素（多柔比星）、长春新碱、放线菌素D、异环磷酰胺和鬼臼乙叉甙[21,23,27,40-44]。诱导化疗最好与全身治疗和局部治疗同步进行。该方法的优势有：

1.首先进行化疗可评价该方案对每位患者的有效性。

2.软组织肿块的缩小有助于外科或放疗医师减少局部治疗范围。

3.软组织肿块的缩小可以使外科医师手术达到更好的手术切缘。

4.化疗中一些骨会愈合，如果对原发灶进行放疗，有利于降低病理性骨折的风险。

诱导化疗反应率较高，有报道称其影像学上达到完全缓解和部分缓解的患者可达到90%[32,45,46]。一些应用手术治疗原发灶的机构，据报道许多患者的坏死率都较低[19,27]。病灶影像学或组织学反应差的患者，几乎均未存活[19,24,27,32]。

活检应在同一治疗医院进行，如果存在软组织病变，活检样本应从软组织处获取。必须有足够的样本进行光镜和电镜分析以及细胞遗传学分析。对于有经验的医生来说，粗针穿刺一针是足够的，但如果能取到更多的标本会更好，因为目前细胞遗传学越来越重要。

对于根治性治疗，保留肢体的手术优于截肢手术，对于年轻患者的腓骨、胫骨和足肿瘤，则首选截肢手术。对于老年患者，原发于肋骨、肩胛骨、锁骨、髂骨翼的肿瘤比起其他部位较容易切除。手和足的骨肿瘤可行放疗根治，其他部位的肿瘤可行切除后手术重建，但死亡率较高[47]。

放射治疗技术

对于大病灶，标准治疗剂量是55.8Gy，1.8Gy/d，在45Gy时缩野（虽然初始大野36Gy也是足够的）[48-51]。其局部控制率为53%~93%（表88.1）。剂量<40Gy时局部控制率明显下降，即使是小肿瘤也如此[57]。

在几项试验中曾应用每天2次放疗，佛罗里达大学的放疗总量为50.4Gy、55.2Gy或60Gy，1.2Gy/次，2次/天，根据肿瘤诱导化疗反应选择剂量，结果显示晚期反应下降，但仍保持了较好的局部控制，即使大的原发肿瘤疗效也较好[48,51]。在CESS 86试验中，放疗60Gy，单次1.6Gy，2次/日，间断放疗。意大利SE-91放疗60.8Gy，单次1.6Gy，1日2次，连续放疗。CESS 86

表 88.1 大型协作研究(仅包含局限期肿瘤)中原发灶不同治疗方法的生存和局部控制情况

试验	期限	局部控制率(%)			5 年生存率(%)			
		放疗	手术	两者	放疗	手术	两者	总生存率
IESS-Ⅰ[44]	1973—1978	—	—	—	—	—	—	50[a]
IESS-Ⅱ[40]	1978—1982	—	—	—	—	—	—	70[a]
IESS-Ⅱ(盆腔)[41]	1978—1982	85	91	100	59	73	62	63
CESS 81[26]	1981—1985	53	91	80	44	55	67	50
CESS 86[52]	1986—1991	86	100	95	70	66	74	70
UKCCSG ET-2[53]	1987—1993	82	71	100	—	—	—	62
CCG/POG 国际组Ⅰ[54]	1988—1992	—	—	—	—	—	—	66[a]
CESS 81,CESS86,EICESS 92[b,55]	1981—1999	74	96	92	—	—	—	—
SE 91-CNR[c,56]	1991—1997	93	93	94	75[a]	77[a]	87[a]	—
CCG/POG 国际组Ⅱ[42]	1995—1998	—	—	—	—	—	—	79
CCG/POG 国际组Ⅱ[d,4]	1995—1998	75	75	89.5	52	41.7	47.4	49

IESS,尤文肉瘤研究团队;CESS,尤文肉瘤研究协会;UKCCSG,英国儿童肿瘤研究协会;ET,尤文肿瘤;SE 91-CNR,意大利尤文肉瘤研究协会;EICESS,欧洲尤文肉瘤协作研究协会;CCG/POG,儿童肿瘤协会/儿科肿瘤协会。

[a] 个体结果评估。

[b] 联合;无 EICESS92 试验数据。

[c] 只提供了 3 年生存数据。

[d] 仅有盆腔原发灶。

试验未能显示加速超分割的优势,但 SE-91 的早期试验结果显示局部控制有好趋势[52,56]。但这两项研究在理论上会增加晚期反应。

儿童肿瘤协会试验(POG 8346)随机试验证实传统放疗全骨髓腔是没必要的[58]。虽然缩野是目前的标准治疗,但保证必要足够的照射体积对达到最大的局部控制至关重要。在合作研究中定位范围的误差是失败的最常见原因[26,58]。三维治疗计划是必要的。目前的开放性 COG 试验,初始临床靶区(CTV1)包括化疗前肿瘤外扩 1cm 边界,再外扩至少 0.5cm 为计划靶区(PTV1)。对残余肿瘤外扩 1cm 区域追加放疗剂量,外扩或不外扩 0.5cm 为计划靶区(PTV2)。PET CT 对放疗靶区勾画有帮助。在原发骨中任何初期骨骼或骨髓异常都应包含于大体肿瘤靶区(GTV2)范围内。与以往的研究相比,这些外扩边界都更严格,只有继续随访才能显示这样是否更合适。

远端肢体应保留出至少 1~2cm 的组织,以防淋巴水肿。有时这很难做到,特别是对上肢肿瘤,虽然上肢相比下肢不容易出现淋巴水肿。但如果没有组织被留出,也可能出现水肿,这时可选择手术替代放疗。

高剂量环磷酰胺、异环磷酰胺是 Ewing 瘤的化疗方案。但对膀胱需要尽量减少放疗剂量。放射性膀胱炎在低放疗剂量 20Gy 时可能出现。由于盆腔肿瘤很少浸润膀胱周围组织但倾向于压迫这些结构,如果新辅助化疗见效,肿瘤缩小,膀胱受量减少。治疗期间残留病灶平均外扩 1cm 适于放疗。

肋骨放疗时应注意适形度,尽量减少心肺的高剂量区。然而,肋骨原发肿瘤经常出现胸膜扩散,EICESS 和 COG 选用半胸放疗,即使是可手术切除病灶也是如此。小于 14 岁的患者,给予 15Gy 放疗剂量,年长者给予 20Gy 以纠正肺放射衰减。EICESS92 试验报道,7 年无事件生存半胸照射可达 63%,未照射者为 46%[59]。另外的治疗选择是 ^{32}P 胶体,这常用于标准放疗后的补充放疗,但不是半胸照射,用于高风险但局限于胸壁的肿瘤从而降低胸壁或胸膜复发,接受此治疗的患者未出现复发[60]。

在美国,椎体肿瘤标准放疗剂量为 45Gy,这个剂量是否会降低局部控制及生存率目前还不确定。CESS81、CESS86、EICESS92 试验中使用的平均剂量为 49.6Gy,当然脊髓保护是必要的[61,62]。在这些试验中,47 例患者中有 1 例出现神经晚期反应,发生剂量为 44.8Gy,单次 1.6G,2 次/天。骶骨肿瘤应全量照射。

阿霉素、放线菌素 D 与放疗结合经常导致湿性脱皮,特别是 6MV 以下切线野照射,或皮肤皱褶处更容易出现。在放疗后再给这些化疗药物也可使干性或湿性脱皮产生记忆效应。

术前、术后辅助放疗的适应证未完全确定。Jereb等[63]发现保守手术如果不放疗则局部复发率高。Ozaki等[64]也报道术后放疗对手术切除不足的患者有益处。Dunst 和 Schuck[65]报道切缘足够，但病理分化差的病例局部复发率达12%，而接受术后放疗局部复发仅6%。目前数据显示，所有的手术切缘不足或病理缓解差的患者都应接受术后放疗。EICESS试验中不推荐瘤内手术，因为瘤内手术联合放疗相比单纯放疗，局控率无明显改善[65]。

在COG试验中，如果行术后放疗，推荐放疗总量为50.4Gy，每天1次，单次剂量1.8Gy。对亚临床灶，有报道称放疗总剂量为30~44.8Gy，单次1.8Gy有效[64,66]，带瘤手术放疗剂量与单纯放疗相同。表88.2根据不同临床情况列举了推荐剂量及照射野。

在CESS 86和EICESS92试验中，153例患者行术后放疗，Schuck等[67]发现，尽管在术后<90天内接受放疗略提高局部控制，但放疗与手术间隔时间并不影响生存。

两周期化疗后疗效差的患者（软组织肿块缩小<50%）[61,64]，接受术前放疗36~63Gy后仍可取得较好的疗效[64]。

放射治疗剂量和边界见表88.2。

疗效

大多数文献研究都只报道了骨Ewing瘤的治疗效果，因为在1991年之前软组织的Ewing瘤都是按照组间横纹肌肉瘤研究（IRS）的方案治疗。局部治疗结合化疗可延长生存，对初次诊断时病变局限的患者，5年的生存从不足10%提高到40%以上[68]。现代治疗方案显示更好的结果和生存。监测、流行病学和最终结果（SEER）的资料肯定了生存率逐渐提高，5年生存率从1973—1977年的36%提高到1993—1997年的59%[69]。然而后期复发和因并发症导致的死亡还在继续影响生存率，10~15年的生存率比5年生存率低10%~15%[32,70]。

表88.1显示在协作组中应用不同的局控策略达到的局部控制和生存情况。外科在大多数治疗中心都是首选的治疗方式，手术治疗可提高局部控制，特别是对放疗顺应性差的患者，更需要手术提高局部疗效[26,58]。不同的局部控制策略对生存的影响尚未确定。在CESS 86中，放疗顺应性好的患者，生存率不受原发肿瘤治疗方式的影响[52]。在国际组0091试验中，对于盆腔原发肿瘤，手术治疗也无明显优势[4]。其他试验结果有的显示手术疗效好，有的显示手术结合放疗疗效好。尚没有随机研究解决这个问题或指导如何选择局部治疗方式，而关于局部治疗方式对生存的影响，大多只是基于个人观点而没有科学依据[26]。

但全身系统治疗确实影响局部复发。第一个尤文肉瘤研究（IESS-Ⅰ）报道了阿霉素能够提高局部控制率[6]。第一个儿童肿瘤协会/儿科肿瘤协会（CCG/POG）协作研究显示，在局部病变和大的原发或盆腔肿瘤患者中，加强化疗强度能够提高生存率。该组生存率提高是由于降低了局部复发，而远处转移率在两组相近[42]。放疗和化疗的间隔时间影响生存（局部控制未做

表88.2 推荐的放疗射野和剂量

临床情况	总剂量(%)		分次剂量(%)	靶区	边界(cm)
肉眼肿瘤（活检或瘤内切除术后）					
每天治疗1次	初始照射野	36~45	1.8 qd	原发骨和软组织	1
	加量照射野	10.8~18[a]	1.8 qd	原发骨和残留软组织	1
每天治疗2次	初始照射野	36	1.2 bid	原发骨和软组织	1
	加量照射野	19.2	1.2 bid	原发骨和残留软组织	1
边缘切除或病理缓解差		41.4~45	1.8 qd	原发骨和软组织加手术瘢痕和引流区（如果可行）	1
术前放疗 推荐用于诱导化疗疗效差的患者（软组织肿块缩小<50%）	（剂量低至35Gy取得较好疗效）	36	1.8 qd	原发骨和软组织	1

qd，每日1次；bid，每日2次。

[a]根据最初剂量。

评价)，早放疗好于晚放疗[65]。

初诊局限病变患者的临床试验结果

IESS-Ⅰ显示 VACA 化疗(长春新碱、放线菌素D、环磷酰胺和阿霉素) 的 5 年无病生存好于单纯 VAC 方案(长春新碱、放线菌素 D 和环磷酰胺)。而 VAC 联合双肺放疗(WLI)的生存率比单纯 VAC 好，但比 VACA 差，提示双肺放疗是有效的辅助治疗，尽管该结论未在其他后续试验 (除了初诊发现肺转移的患者)中进行研究[44]。IESS-Ⅰ显示各组肿瘤，如果出现盆腔肿块，则预后较差。IESS-Ⅱ强化全身系统治疗提高了盆腔肿瘤的疗效，IESS-Ⅱ也显示诱导化疗是可行的治疗选择[41]。圣裘德儿童医院(田纳西州，孟菲斯)的研究确认了诱导化疗的作用，因此诱导化疗成为标准治疗[45]。

根据以往的实验数据[25]，佛罗里达大学和德国尤文肉瘤协会的研究对肿瘤大小进行分层分析，对局部大肿瘤强化治疗。虽然两项研究都不是随机的，但佛罗里达和 CESS 86 研究均认为强化治疗可提高生存，可达到与原发小肿瘤灶、弱化疗强度的患者相近的生存[32,51,71]。

在 1988 年的 CCG/POG 试验中，观察单纯 VACA 对比 VACA 和依托泊苷+异环磷酰胺交替的疗效，结果显示后者能够提高生存率，特别是原发盆腔肿瘤患者的生存率[42]。英国儿童癌症研究 ET-1 和 ET-2 显示，如果 ET-2 方案中异环磷酰胺替代 ET-1 中的环磷酰胺则疗效更好。然而，ET-2 试验的剂量较高[53]。

另一项 POG 和 CCG 试验于 1995—1998 年入组 483 例患者，基于以往的资料，使用 48 周长春新碱、阿霉素、环磷酰胺，异环磷酰胺、依托泊苷方案作为标准方案，另一组使用相同药物，但周期少，剂量高，两组疗效生存率无明显差异。5 年无病生存率为 71%，总生存率为 79%[54]。

第一项 COG 试验使用标准剂量，但如果血细胞计数恢复，则将化疗间隔时间缩短为 2 周。间隔期缩短组 3 年无事件生存率为 76%，而标准组则为 63%[72]。基于该试验的结果，间隔期缩短的由长春新碱、环磷酰胺、阿霉素、异环磷酰胺和依托泊苷组成的 5 药化疗方案在北美医疗机构被认定为是尤文肉瘤的标准治疗方案。目前一项Ⅲ期 COG 试验正在评估在 5 药化疗方案中增加长春新碱剂量，加入拓扑替康及环磷酰胺的方案疗效。

EICESS92 实验显示对于风险一般的患者(<100mL 和初诊无转移)，将环磷酰胺(VACA 方案)更换为异环磷酰胺(VAIA 方案)后疗效相当[73]。高风险患者(初诊有转移或原发灶>100mL)加入依托泊苷相比单纯 VAIA 有更高的生存[5]。

Raney 等[74]1991 年报道 IRS 治疗骨外 Ewing 肉瘤的研究结果。这些患者长期生存疗效好于骨原发肿瘤，IRS-Ⅰ、IRS-Ⅱ、IRS-Ⅲ的 10 年生存率分别为 62%、61%和 77%。原发于头颈、肢体以及躯干的肿瘤和可切除肿瘤的患者生存率相对较高。骨外原发肿瘤的治疗方案同骨原发肿瘤。

初诊时有转移患者的临床试验结果

初诊有转移患者预后差，EICESS 报道有肺转移患者的 5 年无复发生存只有 29%，有骨以及骨髓转移者为 19%，肺和骨都有转移者只有 8%[1]。在第一项 CCG/POG 试验中，尽管病变局限的患者生存率有所提高，但异环磷酰胺、依托泊苷没有提高初诊时已经有转移患者的生存[75]。

CESS81、CESS86 和 EICESS92 试验证实双肺放疗能够提高初诊只有肺转移患者的生存率[76]。CESS81、CESS86 试验证实提高肺照射野放疗剂量能够提高生存率，特别是>18Gy(纠正肺衰减后的剂量)，每天 1.5Gy，或 1.25Gy 每天 2 次。残留病灶进行剂量追加[3]。在某些机构只对化疗疗效不好的肺转移患者给予双肺放疗[77]。

播散转移的患者，对原发灶及转移瘤如果治疗合理也能得到很高的生存率。EURO-EWING99 试验显示原发灶接受手术联合放疗的患者 3 年无事件生存率(47%)好于单纯手术组(25%)或单纯放疗组(23%)。未行局部治疗的患者，无事件生存率为 13%[78]。显然，不能排除选择偏倚。在纪念斯隆-凯特琳癌症中心(纽约州，纽约市)，研究显示有转移的患者(61%)比局限期患者(84%)局部控制差[79]，但圣裘德儿童医院的一系列大型试验发现两组的局控率相当[80]。

最近的研究证据显示有骨转移的患者，如果所有病灶均接受治疗，可提高生存。EURO-EWING 试验对 R3 组中的 120 例患者推荐但未强制对所有病灶进行局部治疗(放疗、手术或两者联合)，40%的患者所有病灶接受局部治疗(手术或放疗)或放疗联合手术，60%

的患者未接受局部治疗。对转移灶行放疗的患者3年无事件生存率为35%，而未行局部治疗组为16%[78]。Paulino等[81]报道对所有转移病灶行局部治疗能得到相似的结果。如果有很多骨髓需要治疗，可以将放疗推迟至化疗结束后进行。

高剂量化疗联合干细胞移植

很多研究中心探索使用高剂量化疗联合或不联合全身放疗的方法来研究高强度治疗联合干细胞移植解救治疗。EICESS在1990—1995年研究有转移病灶的患者，在化疗后追加高剂量放疗，4年的无病生存较好，但CCG-7951显示对于其他尤文肉瘤试验中有骨或骨髓转移的患者，该方法并没有改善预后[76,82]。一些无严格筛选标准的初步试验研究提示联合干细胞移植有前景，但没有明确的结论[32,43,83,84]。应用移植序贯治疗(串联移植)的前期结果很有前景[5]。据报道，全身照射增加毒性，但不增加无事件生存[5,85]。

少数医疗机构使用单次移植来治疗高风险局限期患者(原发灶大或盆腔或躯干的肿瘤)。据报道，5年生存率在48%~71%[5,32,43,86]。其结果虽然比高危患者的标准治疗好，但最近的研究使用无终末强化的强化方案也得到相似的结果[19,32,42,54]，这表明，对于高风险局限期患者，不论其强化方式是消融治疗还是高剂量传统化疗，强化的系统治疗均可提高生存率。

然而，对于转移性或复发性疾病，尤其是在欧洲，高剂量治疗越来越受推崇。TBI已经基本被摒弃，只作为特定条件下的治疗方案。许多不同的方案已经被使用，多数为美法仑、依托泊苷、白消安、卡铂和硫替派的联合[87]。高剂量治疗的报道中，高风险局限性疾病的疗效通常与多病灶疾病共同报道，但很多报道中初诊有骨转移的患者高剂量治疗的效果优于常规治疗。无事件生存率高达43%[88]。据报道，使用全身MRI检查来明确骨转移，然后给予局部放疗，剂量可达到54Gy，合并高剂量化疗和干细胞移植可以使5年生存率达到45%[89]。但这只是小部分，超过一半以上的患者出现肺转移和多发骨转移。

复发后治疗

复发后预后很差，在CESS81、CESS86和EICESS92试验中，出现复发的患者5年总生存仅为13%。出现复发较晚(超过2年)或只有局限性复发的患者生存率好[1,90]。仅在局部出现复发的患者应接受较强的挽救治疗[91]。只在肺部出现转移的患者可行化疗或肺部放疗等挽救治疗。如果不超过4个转移灶，手术切除肺转移灶也会带来生存获益[92]。较晚出现肺转移的患者生存好于早出现转移的患者[53]。骨转移通过常规治疗方法很难治愈。

治疗副作用

Ewing在35年内副作用的发生率达70%[93]。Paulino等[35]报道，在接受单纯放疗、手术、放疗联合手术的患者中，分别有10/19(53%)、4/16(25%)、2/5(40%)出现明显的晚期副作用[35]。两项研究都没有报道关于手术引起的功能损伤的并发症。

骨放疗最常见的副作用是放射区组织的生长和发育异常。放疗可导致骨骺过早闭合，导致生长不足，肢体较短。肢体长度不足的程度与放疗剂量、患者年龄以及是否骺端受照有关。由于65%腿的生长是依赖股骨远端(37%)到胫骨近端(28%)的骨骺，膝部常规放疗将导致14岁以下男孩和12岁以下女孩发生严重的肢体长度不足，需要治疗[94]。2~6cm的不足可用鞋子厚度补偿。大的不足需要手术治疗[95]。

约15%的长骨肿瘤将发展为病理性骨折，5%是在初次诊断时发生，10%是在放疗后发生，尽管后者约1/3是由肿瘤复发引起，或偶尔是继发肿瘤引起[96]。不管骨折是疾病相关的还是治疗相关的，最常见的部位是股骨，特别是近端。放疗相关的骨折经常发生在放疗后24个月内，但可能晚些。总剂量低于40Gy，每天1次，单次剂量为1.8~2Gy，似乎比超分割1.2Gy，2次/日，总剂量50.4~55.2Gy的风险低[48,96]。

即使经过仔细的放疗计划制订并留出足够的组织回流，放疗后仍然有可能出现肢体无力、纤维化导致肢体活动受限、肢体疼痛(特别是清晨)、皮肤颜色改变和肢体水肿。

原发部位的继发第二肿瘤的发生风险与放疗剂量相关，剂量>60Gy增加肿瘤风险[5]。肉瘤，特别是骨肉瘤是最常见的继发肿瘤，高能放疗增加肿瘤风险，20年增加1%~4%[44,97,98]。而更密集的化疗方案，即增加依托泊苷的应用，继发白血病的风险约为2%[54]。

展望未来

尽管ESFT肿瘤患者的5年生存自1970年以后

得到提高，但诊为尤文肉瘤的患者约有 50%在发病 10 年内死亡[69]。最近完成的(2005 年)COG 研究评估了儿童肿瘤密集化疗疗效，显示强化全身治疗能提高生存。高剂量化疗和干细胞移植可能会带来更好的结果，尤其是初诊有转移的患者，但强化化疗也受到目前药物的限制。其他药物也正在试验中，新的治疗方法也很有前景。尤文肉瘤家族特点是 t(11;22)(q24;q12)易位，可形成 EWS-FLI1 融合转录因子，从而产生 EWS 恶性肿瘤细胞。因为 EWS-FLI1 持续表达是 ESFT 细胞生存的关键，目前临床有效的小分子抑制剂正在研究中。

据报道，普卡霉素能抑制 EWS-FLI1 的表达，从而降低下游信使 RNA 和蛋白的表达[99]。乔治敦大学(华盛顿，DC)的专家在国家肿瘤协会提供的一系列小分子中发现了 YK-4-279，阻滞 ESW-FLI1 融合蛋白黏附于 RNA 解螺旋 A，导致 ESFT 细胞凋亡，并降低细胞的生长[100]。其他治疗方法也正在研究中[101]。

这些研究为阻滞肿瘤特异性转录因子突变的交互作用提供了很关键的证据，为独特有效的肿瘤特异性抗肿瘤药物的发展提供了很有前景的策略。

对于局部治疗，关键应该是提高功能并降低远期后遗症的发生率。使用图像引导的调强放疗和质子放疗技术以及较小的外放边界，相比早期的技术，可以使更多的正常组织免受照射，可能降低晚期不良反应。然而，局部放疗或手术等治疗可能不会明显提高局限期病变患者的治愈率，而对于高危患者，通过放疗或手术来治疗所有的转移灶则有很好的前景。

(张晓丽 译 岳金波 谢鹏 校)

参考文献

1. Cotterill SJ, Ahrens S, Paulussen M, et al. Prognostic factors in Ewing's tumor of bone: analysis of 975 patients from the European Intergroup Cooperative Ewing's Sarcoma Study Group. *J Clin Oncol* 2000;18:3108–3114.
2. Kissane JM, Askin FB, Foulkes M, et al. Ewing's sarcoma of bone: clinicopathologic aspects of 303 cases from the Intergroup Ewing's Sarcoma Study. *Hum Pathol* 1983;14:773–779.
3. Dunst J, Paulussen M, Jurgens H. Lung irradiation for Ewing's sarcoma with pulmonary metastases at diagnosis: results of the CESS-studies. *Strahlenther Onkol* 1993;169:621–623.
4. Yock TI, Krailo M, Fryer CJ, et al. Local control in pelvic Ewing sarcoma: analysis from INT-0091–a report from the Children's Oncology Group. *J Clin Oncol* 2006;24:3838–3843.
5. Ladenstein R, Hartmann O, Pinkerton R, et al. A multivariate and matched pair analysis on high-risk Ewing tumor (ET) patients treated by megatherapy (MGT) and stem cell reinfusion (SCR) in Europe (Meeting abstract). 1999 ASCO Annual Meeting, Vol 18. Atlanta, Georgia, 1999:555.
6. Perez CA, Tefft M, Nesbit ME Jr, et al. Radiation therapy in the multimodal management of Ewing's sarcoma of bone: report of the Intergroup Ewing's Sarcoma Study. *Natl Cancer Inst Monogr* 1981:263–271.
7. Gamberi G, Cocchi S, Benini S, et al. Molecular diagnosis in Ewing family tumors: the Rizzoli experience–222 consecutive cases in four years. *J Mol Diagn* 2011;13:313–324.
8. Hadfield MG, Quezado MM, Williams RL, et al. Ewing's family of tumors involving structures related to the central nervous system: a review. *Pediatr Dev Pathol* 2000;3:203–210.
9. Sandberg AA, Bridge JA. Updates on cytogenetics and molecular genetics of bone and soft tissue tumors: Ewing sarcoma and peripheral primitive neuroectodermal tumors. *Cancer Genet Cytogenet* 2000;123:1–26.
10. Pollock BH, Krischer JP, Vietti TJ. Interval between symptom onset and diagnosis of pediatric solid tumors. *J Pediatr* 1991;119:725–732.
11. Ginsberg JP, de Alava E, Ladanyi M, et al. EWS-FLI1 and EWS-ERG gene fusions are associated with similar clinical phenotypes in Ewing's sarcoma. *J Clin Oncol* 1999;17:1809–1814.
12. Edeiken J, Karasick D. Imaging in bone cancer. *CA Cancer J Clin* 1987;37:239–245.
13. Mentzel HJ, Kentouche K, Sauner D, et al. Comparison of whole-body STIR-MRI and 99mTc-methylene-diphosphonate scintigraphy in children with suspected multifocal bone lesions. *Eur Radiol* 2004;14:2297–2302.
14. Nakanishi K, Kobayashi M, Nakaguchi K, et al. Whole-body MRI for detecting metastatic bone tumor: diagnostic value of diffusion-weighted images. *Magn Reson Med Sci* 2007;6:147–155.
15. Daldrup-Link HE, Franzius C, Link TM, et al. Whole-body MR imaging for detection of bone metastases in children and young adults. comparison with skeletal scintigraphy and FDG PET. *AJR Am J Roentgenol* 2001;177:229–236.
16. Gyorke T, Zajic T, Lange A, et al. Impact of FDG PET for staging of Ewing sarcomas and primitive neuroectodermal tumours. *Nucl Med Commun* 2006;27:17–24.
17. Dobbs MD, Lowas SR, Hernanz-Schulman M, et al. Impact of abdominopelvic CT on Ewing sarcoma management. *Acad Radiol* 2010;17:1288–1291.
18. Pantou D, Tsarouha H, Papadopoulou A, et al. Cytogenetic profile of unknown primary tumors: clues for their pathogenesis and clinical management. *Neoplasia* 2003;5:23–31.
19. Ahrens S, Hoffmann C, Jabar S, et al. Evaluation of prognostic factors in a tumor volume-adapted treatment strategy for localized Ewing sarcoma of bone: the CESS 86 experience. Cooperative Ewing Sarcoma Study. *Med Pediatr Oncol* 1999;32:186–195.
20. Aparicio J, Munarriz B, Pastor M, et al. Long-term follow-up and prognostic factors in Ewing's sarcoma. A multivariate analysis of 116 patients from a single institution. *Oncology* 1998;55:20–26.
21. Bacci G, Picci P, Mercuri M, et al. Predictive factors of histological response to primary chemotherapy in Ewing's sarcoma. *Acta Oncol* 1998;37:671–676.
22. Barbieri E, Emiliani E, Zini G, et al. Combined therapy of localized Ewing's sarcoma of bone: analysis of results in 100 patients. *Int J Radiat Oncol Biol Phys* 1990;19:1165–1170.
23. Fizazi K, Dohollou N, Blay JY, et al. Ewing's family of tumors in adults: multivariate analysis of survival and long-term results of multimodality therapy in 182 patients. *J Clin Oncol* 1998;16:3736–3743.
24. Lee JA, Kim DH, Cho J, et al. Treatment outcome of Korean patients with localized Ewing sarcoma family of tumors: a single institution experience. *Jpn J Clin Oncol* 2011;41:776–782.
25. Marcus RB, Million RR. The effect of primary tumor size on the prognosis of Ewing's sarcoma. *Int J Radiat Oncol Biol Phys* 1984;10(Suppl 2).
26. Sauer R, Jurgens H, Burgers JM, et al. Prognostic factors in the treatment of Ewing's sarcoma. The Ewing's Sarcoma Study Group of the German Society of Paediatric Oncology CESS 81. *Radiother Oncol* 1987;10:101–110.
27. Wunder JS, Paulian G, Huvos AG, et al. The histological response to chemotherapy as a predictor of the oncological outcome of operative treatment of Ewing sarcoma. *J Bone Joint Surg Am* 1998;80:1020–1033.
28. Hense HW, Ahrens S, Paulussen M, et al. Factors associated with tumor volume and primary metastases in Ewing tumors: results from the (EI)CESS studies. *Ann Oncol* 1999;10:1073–1077.
29. Dunst J, Ahrens S, Paulussen M, et al. Prognostic impact of tumor perfusion in MR-imaging studies in Ewing tumors. *Strahlenther Onkol* 2001;177:153–159.
30. Applebaum MA, Worch J, Matthay KK, et al. Clinical features and outcomes in patients with extraskeletal Ewing sarcoma. *Cancer* 2011;117:3027–3032.
31. Pradhan A, Grimer RJ, Spooner D, et al. Oncological outcomes of patients with Ewing's sarcoma: is there a difference between skeletal and extra-skeletal Ewing's sarcoma? *J Bone Joint Surg Br* 2011;93:531–536.
32. Marcus RB Jr, Berrey BH, Graham-Pole J, et al. The treatment of Ewing's sarcoma of bone at the University of Florida: 1969 to 1998. *Clin Orthop Relat Res* 2002:290–297.
33. Gaston LL, Di Bella C, Slavin J, et al. 18F-FDG PET response to neoadjuvant chemotherapy for Ewing sarcoma and osteosarcoma are different. *Skeletal Radiol* 2011;40:1007–1015.
34. Fuchs B, Inwards CY, Janknecht R. Vascular endothelial growth factor expression is up-regulated by EWS-ETS oncoproteins and Sp1 and may represent an independent predictor of survival in Ewing's sarcoma. *Clin Cancer Res* 2004;10:1344–1353.
35. Paulino AC, Nguyen TX, Mai WY. An analysis of primary site control and late effects according to local control modality in non-metastatic Ewing sarcoma. *Pediatr Blood Cancer* 2007;48:423–429.
36. Perbal B, Lazar N, Zambelli D, et al. Prognostic relevance of CCN3 in Ewing sarcoma. *Hum Pathol* 2009;40:1479–1486.
37. van Doorninck JA, Ji L, Schaub B, et al. Current treatment protocols have eliminated the prognostic advantage of type 1 fusions in Ewing sarcoma: a report from the Children's Oncology Group. *J Clin Oncol* 2010;28:1989–1994.
38. Le Deley MC, Delattre O, Schaefer KL, et al. Impact of EWS-ETS fusion type on disease progression in Ewing's sarcoma/peripheral primitive neuroectodermal tumor: prospective results from the cooperative Euro-E.W.I.N.G. 99 trial. *J Clin Oncol* 2010;28:1982–1988.
39. Avigad S, Cohen IJ, Zilberstein J, et al. The predictive potential of molecular detection in the nonmetastatic Ewing family of tumors. *Cancer* 2004;100:1053–1058.
40. Burgert EO Jr, Nesbit ME, Garnsey LA, et al. Multimodal therapy for the management of nonpelvic, localized Ewing's sarcoma of bone: intergroup study IESS-II. *J Clin Oncol* 1990;8:1514–1524.
41. Evans RG, Nesbit ME, Gehan EA, et al. Multimodal therapy for the management of localized Ewing's sarcoma of pelvic and sacral bones: a report from the second intergroup study. *J Clin Oncol* 1991;9:1173–1180.
42. Grier HE, Krailo MD, Tarbell NJ, et al. Addition of ifosfamide and etoposide to standard chemotherapy for Ewing's sarcoma and primitive neuroectodermal tumor of bone. *N Engl J Med* 2003;348:694–701.

43. Horowitz ME, Kinsella TJ, Wexler LH, et al. Total-body irradiation and autologous bone marrow transplant in the treatment of high-risk Ewing's sarcoma and rhabdomyosarcoma. *J Clin Oncol* 1993;11:1911–1918.
44. Nesbit ME Jr, Gehan EA, Burgert EO Jr, et al. Multimodal therapy for the management of primary, nonmetastatic Ewing's sarcoma of bone: a long-term follow-up of the First Intergroup study. *J Clin Oncol* 1990;8:1664–1674.
45. Hayes FA, Thompson EI, Meyer WH, et al. Therapy for localized Ewing's sarcoma of bone. *J Clin Oncol* 1989;7:208–213.
46. Oberlin O, Patte C, Demeocq F, et al. The response to initial chemotherapy as a prognostic factor in localized Ewing's sarcoma. *Eur J Cancer Clin Oncol* 1985;21:463–467.
47. Scully SP, Temple HT, O'Keefe RJ, et al. Role of surgical resection in pelvic Ewing's sarcoma. *J Clin Oncol* 1995;13:2336–2341.
48. Bolek TW, Marcus RB Jr, Mendenhall NP, et al. Local control and functional results after twice-daily radiotherapy for Ewing's sarcoma of the extremities. *Int J Radiat Oncol Biol Phys* 1996;35:687–692.
49. Donaldson SS. Ewing sarcoma: radiation dose and target volume. *Pediatr Blood Cancer* 2004;42:471–476.
50. Korah MP, Esiashvili N, Mazewski CM, et al. Incidence, risks, and sequelae of posterior fossa syndrome in pediatric medulloblastoma. *Int J Radiat Oncol Biol Phys* 2010;77:106–112.
51. Marcus RB Jr, Cantor A, Heare TC, et al. Local control and function after twice-a-day radiotherapy for Ewing's sarcoma of bone. *Int J Radiat Oncol Biol Phys* 1991;21:1509–1515.
52. Dunst J, Jurgens H, Sauer R, et al. Radiation therapy in Ewing's sarcoma: an update of the CESS 86 trial. *Int J Radiat Oncol Biol Phys* 1995;32:919–930.
53. Craft A, Cotterill S, Malcolm A, et al. Ifosfamide-containing chemotherapy in Ewing's sarcoma: the Second United Kingdom Children's Cancer Study Group and the Medical Research Council Ewing's Tumor Study. *J Clin Oncol* 1998;16: 3628–3633.
54. Granowetter L. COG Public Report, 8/29/01. Available from: COG Statistical Center, 440 E Huntington Drive, Suite 300, Arcadia, CA 91006.
55. Schuck A, Ahrens S, Paulussen M, et al. Local therapy in localized Ewing tumors: results of 1058 patients treated in the CESS 81, CESS 86, and EICESS 92 trials. *Int J Radiat Oncol Biol Phys* 2003;55:168–177.
56. Rosito P, Mancini AF, Rondelli R, et al. Italian Cooperative Study for the treatment of children and young adults with localized Ewing sarcoma of bone: a preliminary report of 6 years of experience. *Cancer* 1999;86:421–428.
57. Krasin MJ, Rodriguez-Galindo C, Billups CA, et al. Definitive irradiation in multidisciplinary management of localized Ewing sarcoma family of tumors in pediatric patients: outcome and prognostic factors. *Int J Radiat Oncol Biol Phys* 2004;60:830–838.
58. Donaldson SS, Torrey M, Link MP, et al. A multidisciplinary study investigating radiotherapy in Ewing's sarcoma: end results of POG #8346. Pediatric Oncology Group. *Int J Radiat Oncol Biol Phys* 1998;42:125–135.
59. Schuck A, Ahrens S, Konarzewska A, et al. Hemithorax irradiation for Ewing tumors of the chest wall. *Int J Radiat Oncol Biol Phys* 2002;54:830–838.
60. Shamberger RC, Grier HE, Weinstein HJ, et al. Chest wall tumors in infancy and childhood. *Cancer* 1989;63:774–785.
61. Schuck A, Ahrens S, von Schorlemer I, et al. Radiotherapy in Ewing tumors of the vertebrae: treatment results and local relapse analysis of the CESS 81/86 and EICESS 92 trials. *Int J Radiat Oncol Biol Phys* 2005;63:1562–1567.
62. Venkateswaran L, Rodriguez-Galindo C, Merchant TE, et al. Primary Ewing tumor of the vertebrae: clinical characteristics, prognostic factors, and outcome. *Med Pediatr Oncol* 2001;37:30–35.
63. Jereb B, Ong RL, Mohan M, et al. Redefined role of radiation in combined treatment of Ewing's sarcoma. *Pediatr Hematol Oncol* 1986;3:111–118.
64. Ozaki T, Hillmann A, Hoffmann C, et al. Significance of surgical margin on the prognosis of patients with Ewing's sarcoma. A report from the Cooperative Ewing's Sarcoma Study. *Cancer* 1996;78:892–900.
65. Dunst J, Schuck A. Role of radiotherapy in Ewing tumors. *Pediatr Blood Cancer* 2004;42:465–470.
66. Merchant TE, Kushner BH, Sheldon JM, et al. Effect of low-dose radiation therapy when combined with surgical resection for Ewing sarcoma. *Med Pediatr Oncol* 1999;33:65–70.
67. Schuck A, Rube C, Konemann S, et al. Postoperative radiotherapy in the treatment of Ewing tumors: influence of the interval between surgery and radiotherapy. *Strahlenther Onkol* 2002;178:25–31.
68. Chan RC, Sutow WW, Lindberg RD, et al. Management and results of localized Ewing's sarcoma. *Cancer* 1979;43:1001–1006.
69. Esiashvili N, Goodman M, Marcus RB. Incidence and survival of patients with Ewing sarcoma of bone over the past three decades based on surveillance epidemiology and end results data. 38th Annual Congress of International Society of Pediatric Oncology (SIOP), Geneva, Switzerland, 2006.
70. Gasparini M, Lombardi F, Ballerini E, et al. Long-term outcome of patients with monostotic Ewing's sarcoma treated with combined modality. *Med Pediatr Oncol* 1994;23:406–412.
71. Paulussen M, Ahrens S, Dunst J, et al. Localized Ewing tumor of bone: final results of the cooperative Ewing's Sarcoma Study CESS 86. *J Clin Oncol* 2001;19: 1818–1829.
72. Womer RB, West DC, Krailo MD, et al. Randomized comparison of every-two-week v. every-three-week chemotherapy in Ewing sarcoma family tumors (ESFT). *J Clin Oncol* 2008;26:abstr 10504.
73. Paulussen M, Craft AW, Lewis I, et al. Results of the EICESS-92 Study: two randomized trials of Ewing's sarcoma treatment–cyclophosphamide compared with ifosfamide in standard-risk patients and assessment of benefit of etoposide added to standard treatment in high-risk patients. *J Clin Oncol* 2008;26: 4385–4393.
74. Raney RB, Asmar L, Newton WA Jr, et al. Ewing's sarcoma of soft tissues in childhood: a report from the Intergroup Rhabdomyosarcoma Study, 1972 to 1991. *J Clin Oncol* 1997;15:574–582.
75. Miser JS, Krailo MD, Tarbell NJ, et al. Treatment of metastatic Ewing's sarcoma or primitive neuroectodermal tumor of bone: evaluation of combination ifosfamide and etoposide–a Children's Cancer Group and Pediatric Oncology Group study. *J Clin Oncol* 2004;22:2873–2876.
76. Paulussen M, Ahrens S, Craft AW, et al. Ewing's tumors with primary lung metastases: survival analysis of 114 (European Intergroup) Cooperative Ewing's Sarcoma Studies patients. *J Clin Oncol* 1998;16:3044–3052.
77. Spunt SL, McCarville MB, Kun LE, et al. Selective use of whole-lung irradiation for patients with Ewing sarcoma family tumors and pulmonary metastases at the time of diagnosis. *J Pediatr Hematol Oncol* 2001;23:93–98.
78. Haeusler J, Ranft A, Boelling T, et al. The value of local treatment in patients with primary, disseminated, multifocal Ewing sarcoma (PDMES). *Cancer* 2010; 116:443–450.
79. La TH, Meyers PA, Wexler LH, et al. Radiation therapy for Ewing's sarcoma: results from Memorial Sloan-Kettering in the modern era. *Int J Radiat Oncol Biol Phys* 2006;64:544–550.
80. Rodriguez-Galindo C, Navid F, Liu T, et al. Prognostic factors for local and distant control in Ewing sarcoma family of tumors. *Ann Oncol* 2008;19:814–820.
81. Paulino AC, Mai WY, Teh BS. Radiotherapy in metastatic Ewing sarcoma. *Am J Clin Oncol* 2011.
82. Meyers PA, Krailo MD, Ladanyi M, et al. High-dose melphalan, etoposide, total-body irradiation, and autologous stem-cell reconstitution as consolidation therapy for high-risk Ewing's sarcoma does not improve prognosis. *J Clin Oncol* 2001;19:2812–2820.
83. Kushner BH, Meyers PA. How effective is dose-intensive/myeloablative therapy against Ewing's sarcoma/primitive neuroectodermal tumor metastatic to bone or bone marrow? The Memorial Sloan-Kettering experience and a literature review. *J Clin Oncol* 2001;19:870–880.
84. Pinkerton CR, Bataillard A, Guillo S, et al. Treatment strategies for metastatic Ewing's sarcoma. *Eur J Cancer* 2001;37:1338–1344.
85. Burdach S, Meyer-Bahlburg A, Laws HJ, et al. High-dose therapy for patients with primary multifocal and early relapsed Ewing's tumors: results of two consecutive regimens assessing the role of total-body irradiation. *J Clin Oncol* 2003; 21:3072–3078.
86. Madero L, Munoz A, Sanchez de Toledo J, et al. Megatherapy in children with high-risk Ewing's sarcoma in first complete remission. *Bone Marrow Transplant* 1998;21:795–799.
87. Rosenthal J, Pawlowska AB. High-dose chemotherapy and stem cell rescue for high-risk Ewing's family of tumors. *Expert Rev Anticancer Ther* 2011;11:251–262.
88. Oberlin O, Rey A, Desfachelles AS, et al. Impact of high-dose busulfan plus melphalan as consolidation in metastatic Ewing tumors: a study by the Societe Francaise des Cancers de l'Enfant. *J Clin Oncol* 2006;24:3997–4002.
89. Burdach S, Thiel U, Schoniger M, et al. Total body MRI-governed involved compartment irradiation combined with high-dose chemotherapy and stem cell rescue improves long-term survival in Ewing tumor patients with multiple primary bone metastases. *Bone Marrow Transplant* 2010;45:483–489.
90. Stahl M, Ranft A, Paulussen M, et al. Risk of recurrence and survival after relapse in patients with Ewing sarcoma. *Pediatr Blood Cancer* 2011;57:549–553.
91. Hayes FA, Thompson EI, Kumar M, et al. Long-term survival in patients with Ewing's sarcoma relapsing after completing therapy. *Med Pediatr Oncol* 1987; 15:254–256.
92. Lanza LA, Miser JS, Pass HI, et al. The role of resection in the treatment of pulmonary metastases from Ewing's sarcoma. *J Thorac Cardiovasc Surg* 1987;94: 181–187.
93. Fuchs B, Valenzuela RG, Inwards C, et al. Complications in long-term survivors of Ewing sarcoma. *Cancer* 2003;98:2687–2692.
94. Anderson M, Green WT, Messner MB. Growth and predictions of growth in the lower extremities. *J Bone Joint Surg Am* 1963;45-A:1–14.
95. Moseley CF. Leg-length discrepancy. In: RT M, ed. *Lovell and Winter's pediatric orthopaedics*, vol 2, 3rd ed. Philadelphia: Lippincott Williams & Wilkins, 1990: 767–813.
96. Wagner LM, Neel MD, Pappo AS, et al. Fractures in pediatric Ewing sarcoma. *J Pediatr Hematol Oncol* 2001;23:568–571.
97. Kuttesch JF Jr, Wexler LH, Marcus RB, et al. Second malignancies after Ewing's sarcoma: radiation dose-dependency of secondary sarcomas. *J Clin Oncol* 1996; 14:2818–2825.
98. Tucker MA, D'Angio GJ, Boice JD Jr, et al. Bone sarcomas linked to radiotherapy and chemotherapy in children. *N Engl J Med* 1987;317:588–593.
99. Grohar PJ, Woldemichael GM, Griffin LB, et al. Identification of an inhibitor of the EWS-FLI1 oncogenic transcription factor by high-throughput screening. *J Natl Cancer Inst* 2011;103:962–978.
100. Erkizan HV, Kong Y, Merchant M, et al. A small molecule blocking oncogenic protein EWS-FLI1 interaction with RNA helicase A inhibits growth of Ewing's sarcoma. *Nat Med* 2009;15:750–756.
101. Subbiah V, Anderson P. Targeted therapy of Ewing's sarcoma. *Sarcoma* 2011; 2011:686985.

第 89 章
儿童淋巴瘤

Monika L. Metzger, Hiroto Inaba, Stephanie Terezakis, Louis S. Constine

儿童淋巴瘤因其可治愈性而令人欣慰。单中心和多中心临床试验推动了该病的治疗进展,并从我们对正常免疫组织、影像诊断和病理的理解进步中获益。过去十年的儿科临床主要集中于根据危险组分层来制订治疗方案:①预后较好儿童采用温和的治疗方法;②预后较差儿童使用强化治疗方案。对治疗的早期评估对于发现治疗敏感型患者而降低治疗强度,对恶性程度高的患者增加治疗强度方面起到重要作用。

化疗有效率的不断提高进一步限制了放疗的作用。当然,我们对治疗长期后遗症的认识促进了有效治疗策略的发展。

霍奇金淋巴瘤

历史上,当成人的放疗方式和剂量运用在儿童上时,出现了明显的并发症(初始骨骼肌生长抑制)[1,2]。目前的治疗是根据危险度确定治疗方案,患儿将接受不同强度的多药联合化疗和低剂量累及野放疗[3-27]。现在已经明确大多数霍奇金淋巴瘤儿童可以治愈,这就促进了对这些儿童进行无并发症疗法的设计。考虑到大多数儿童和成年霍奇金淋巴瘤患者的良好预后,鉴别预后好或差的生物因子对未来制订治疗方案极其重要。

流行病学

淋巴瘤在儿童肿瘤中排第三位,占 20 岁以下个体肿瘤的 15%。总体上,儿童霍奇金淋巴瘤比非霍奇金淋巴瘤常见,年发病率为 12.8/1 000 000 儿童(≤19 岁)[28]。

霍奇金淋巴瘤由于地理位置不同具有独特的流行病学表现:

- 患儿年龄多为 14 岁或更小。在小于 4 岁儿童中较少,多发病于 10 岁以上。霍奇金淋巴瘤儿童与家系较大和社会经济地位较低相关。早期高强度暴露于感染因子被怀疑增加了儿童期患霍奇金淋巴瘤的风险[29,30]。
- 年轻成年患者发病年龄介于 15~34 岁之间,且在年长成人中男女患病率大体相等。相对于儿童霍奇金淋巴瘤,发达国家年轻霍奇金淋巴瘤与较高的社会经济地位相关。年轻成人患霍奇金淋巴瘤的风险随着增长的同胞群和较迟的出生顺序而降低[31]。延迟暴露于传染因子被认为是年轻成人霍奇金淋巴瘤发生的危险因子,因为其流行病学特征与小儿麻痹症类似[30]。然而,Chang 等[29]指出,早期暴露于其他儿童(托儿所和日间护理)降低了年轻成人霍奇金淋巴瘤的患病风险,这似乎是通过促进儿童暴露于平常感染而推动了细胞免疫力的成熟。

生物学

霍奇金淋巴瘤在淋巴瘤中较特别,因为恶性霍奇金和 Reed-Sternberg (HRS) 细胞、淋巴和组织细胞(L&H)以及它们的变异在肿瘤细胞中所占的比例<1%。HRS 和 L&H 细胞中相同的免疫基因重排支持它们从单个转化 B 细胞起源,然后进行单克隆扩增[32,33,34]。有两种霍奇金淋巴瘤的免疫表现存在。第一种免疫表型以 L&H 细胞为特征,持续表达 CD20 和 J 链,且不表达 CD30 和 CD15[34,35]。第二种免疫表型以 HRS 细胞为特征,持续表达 CD30,时常表达 CD15,且不表达 J 链。这些免疫表型可区分开淋巴细胞为主型霍奇金淋巴瘤与经典型霍奇金淋巴瘤,这体现在修订的欧洲-美国淋巴肿瘤分类中[36,37]。大量数据支持霍奇金淋巴瘤和 Epstein-Barr 病毒之间有很强的相关性[38,39]。EB 病毒相关霍奇金淋巴瘤的发病率随着年龄、性别、种族、组织学亚型和区域经济水平的不同而不同[39]。EB

病毒阳性肿瘤基因组在年龄<10岁和低收入国家儿童中更常见(见第77章)。霍奇金淋巴瘤也与先天性(如运动失调性毛细血管扩张症)和获得性[如人类免疫缺陷病毒(HIV)]免疫缺陷状态相关[40]。霍奇金淋巴瘤的家族性特征提示该病的遗传易感性或经常的环境暴露。霍奇金淋巴瘤的一致性可在一级亲属(特别是相同性别)和父母-子女关系中观察到[41]。

病理分型

WHO分类系统根据生物学及临床特点将霍奇金淋巴瘤分为两类:经典型霍奇金淋巴瘤和淋巴细胞为主性(LP)霍奇金淋巴瘤[36,37]。经典霍奇金淋巴瘤根据特殊的形态学特征又分为四种病理亚型:结节硬化型(NS)、混合细胞型(MC)、淋巴细胞为主型(LP)和淋巴细胞消减型(LD)。这与成人的病理特征是一样的,并在第77章有相关叙述。对比青少年和成人患者,各亚型的相对分布在年幼儿童患者中有所不同。LP在小于10岁儿童中相对更常见(13%),而LD却极其少见。虽然NS在所有年龄组中都是最常见亚型,但比起年幼儿童(44%),在青少年(77%)和成人(72%)中更常见。相反地,比起青少年(11%)或成人(17%),MC在年幼儿童(33%)中更常见[42]。

临床表现

大部分儿童(80%)出现颈部淋巴结病变。淋巴结通常是固定的,质地硬,有弹性且无痛。纵隔累及见于76%的青少年患者,但在1~10岁患者中仅有33%出现[43]。虽然孤立纵隔和孤立膈下霍奇金病一样少见,所占比例都<5%,但偶有患者以呼吸窘迫为首发症状。诊断时,约1/3的患者出现一种或多种B症状[在诊断前的1个月内反复出现不明原因发热>38°C,在诊断前的1个月内反复出现盗汗和(或)在诊断前的6个月内体重减轻10%以上][43,44]。HRS细胞引起的细胞因子产生导致了这些症状以及各种其他不同的临床和病理特征,包括厌食、瘙痒、纤维化、红细胞增多症、血小板增多症、浆细胞增多症和免疫缺陷[45]。

诊断性检查

霍奇金淋巴瘤的诊断依据淋巴结病理活检,并通过病理检查找到HRS细胞及其单核变异而证实。切除淋巴结活检诊断可以在特殊组织学亚型相关的特征性结构变化中评估恶性HRS细胞。儿童霍奇金淋巴瘤的治疗前推荐评估程序与成人相似。由于初始发现骨髓累及较少,且极少呈现为孤立结外病变,因此骨髓活检仅限于出现B症状或Ⅲ期或Ⅳ期患者。

胸部影像学检查包括胸片和CT扫描,这些检查改变了至少10%患者的治疗策略,这些患者可通过X线显影观察到累及锁骨下、肺门或心膈角淋巴结和结外位置(胸膜、胸壁或心包)的隐性病变。测量纵隔肿块与立位胸片胸腔最大径的比率,是评估纵隔大肿块(纵隔比率≥33%)的标准方法。CT扫描、MRI可用来评估膈下病变。理想的CT扫描应口服和静脉注射增强造影剂来区分淋巴结病变和其他膈下结构。CT扫描腹盆部病变的效果可能在强化不明显的试验和缺少腹膜后脂肪的儿童中大打折扣。在这些病变中,MRI可以更好地评估腹膜后淋巴结累及情况[46]。核医学显像检查,如PET在分期和随访治疗反应方面很有帮助,特别在完成治疗后持续性X线显像异常或胸腺增长“反弹”时[47]。CT或MRI扫描发现密度异常和PET扫描有FDG摄取增高的器官增大均提示脾脏与肝脏受累。

分期系统

相对于成人,儿童霍奇金淋巴瘤分期是根据1970年Ann Arbor分期会议来设计的。该分期最近在Cotswolds会议上得到修改。参见第77章的完整分期资料。

预后因素

随着霍奇金淋巴瘤治疗水平的提高,影响疗效的因素的重要性在降低。然而,多个因素仍继续影响治疗的选择和疗效。这些因素经常相互作用,包括疾病分期、体积和生物学侵袭性[48,49]。决定预后因素的复杂性还在于依赖分期和治疗评估的相关变量。相似地,早期患者与进展期患者的预后因素不同[48]。说明该课题复杂性的数据来自斯坦福大学,三个机构对过去十年中320例Ⅰ~Ⅳ期儿童患者预后因素进行了特别阐述。在单变量分析中,Ⅳ期、结节硬化型霍奇金淋巴瘤、B症状、白细胞计数(WBC)≥11 500/mm^3、血红蛋白≤11.0g/dL、纵隔巨块、结外病变和红细胞沉降率(ESR)≥50mm/h均提示较差的无病生存率(DFS)和总生存率(OS)。在多因素分析中,男性;ⅡB、ⅢB或Ⅳ期;WBC≥11 500/mm^3;血红蛋白≤11.0g/dL提示较差的DFS和OS。预后与不良因素的数量相关[50]。

我们在此列出从成人和儿童数据得出的一些普

遍性预后变量：

●疾病分期是影响治疗预后的最重要因素。多器官累及的Ⅳ期患者行常规治疗方法时预后尤其差[50,51]。

●巨块病变预后反映在分期上，但更取决于特殊累及部位的范围和病变位置数目。大纵隔是指肿块占据 1/3 以上的胸腔直径，它与增加的复发风险相关，特别是当对其进行单独放疗时[43,52-55]。然而，由于补救化疗的有效性，其总生存率仍然很高[52,53,55]。多部位（通常指三处或更多部位）累及的患者在无复发率和生存率上有一定的劣势，但并非所有研究支持该观点[54-57]。

●由细胞因子分泌引起全身症状的出现（B 症状），反映了生物学侵袭性，与无相关症状的患者（A 病变）对比，复发风险增加[44,50]。

●某些血清标志物的异常增高提示预后差[58]。其提升水平是否是由于更恶性的生物学特性或增大的肿瘤体积还不清楚。在大多数研究中，独立显著影响预后的血清标志物尚未被证实，除了在一些选择性临床研究中[48,50]。

●组织学分型也可能与预后相关。LD 组织学相比其他类型预后更差，但它非常少见[55]。LP 患者通常分期较早[59]且预后较好。近代大多数的联合试验并未发现不同组织学分型间有生存差异[21,50]。最近，儿童肿瘤协会报道在低风险研究 AHOD0431 中治疗的混合型霍奇金淋巴瘤患者有生存获益[60]。

●最后，患者年龄似乎成为预后的决定性因素[42,61]。10 岁以下患者比年龄大的患者预后好，这可能是因为前者更易诊断为早期病变或 A 病变[42,62]。

使用这些预后因素进行危险度分组可为不同的儿童临床试验治疗提供依据。这种分层在下面的“联合化疗、联合治疗模式及风险适应性治疗”部分中讨论，并在总体治疗建议中体现。

总体治疗原则

虽然霍奇金淋巴瘤是少见的儿童恶性肿瘤，并具有与成人病变相似的自然病程和生物学特性。然而，对最佳治疗方法的确定却因患者较长的寿命和随时间而逐渐增加的治疗相关副反应而变得更复杂。特别是将成人的放疗剂量和照射野用于儿童将造成显著的骨骼肌肉生长迟缓以及心血管和呼吸系统副反应，这将在本章接下来的部分提及[1,2,63]。结果，在儿童霍奇金淋巴瘤（表 89.1 至表 89.3）中，不同的成功治疗方法需要考虑其有效性和并发症，并受到患者发育状态的影响。

放射治疗

给予扩大照射野 30~40Gy 根治性放疗剂量照射是首个使霍奇金淋巴瘤患者得到治愈的治疗方法。相似的治疗方式用于成人及儿童。对于手术病理分期为早期病变的儿童，扩大野照射后的 5 年无病生存率从 60%提高到 80%[4,5,9,64,65]。然而，在儿童 HL 幸存者中，放疗晚期反应导致的并发症和死亡风险也很明显[1,52,63,83-92]。

为降低治疗相关毒副反应，联合治疗模式出现，在儿童患者中减少放疗剂量并联合非交叉耐药化疗。这些药物可降低化疗药物和放疗剂量相关的毒性，并提高了进展期患者的无病生存率[1,8,10,11,26,27,93]。放疗技术和诊断影像的发展使放疗靶区进一步缩小，仅包含累及野而有效避开正常组织。尽管单纯放疗已经在儿童治疗模式中摒弃，但在风险适应性治疗策略中，低剂量（15~25.5Gy）累及野放疗仍在初始联合治疗模式和难治或复发患者的挽救治疗中发挥关键作用。

联合化疗、联合治疗模式及风险适应性治疗

非交叉耐药联合化疗的发展为进展期霍奇金淋巴瘤提供了第一种有效治疗模式，并成为目前风险适应性治疗的基石。特定联合化疗方案由于对其并发症有了更好了解而改变，但大多数治疗药物包括 MOPP（氮芥、长春新碱、丙卡巴肼、泼尼松）、ABVD（阿霉素、博来霉素、长春碱、达卡巴嗪）或由其中的某些药物组成的治疗方案（表 89.2）。

除了 ABVD 可以达到良好的疾病控制外[6,85,93,94]，博来霉素和阿霉素可分别引起肺部和心血管损伤。为减轻 6 周期 MOPP 或 ABVD 引起的治疗相关毒性，交替使用两个联合方案，可以减少每种方案的使用周期。在儿童患者中联合使用 ABVD 和 MOPP 已经取得了良好的控制效果，并明显降低了毒性[10,11,27]。

目前，对儿童霍奇金淋巴瘤行单纯化疗或联合治疗模式的长期无病生存率在局限期患者为 85%~100%，在进展期患者为 70%~90%[3,6-8,10,11,13-18,20,22-27,67,71,73,74,77,78,83,94,95]。单纯化疗模式通常需要更多周期的化疗，而联合治疗模式可以用低剂量、累及野照射来代替多周期化疗。虽然早期治疗结果可与更成熟的联合治疗模式相比，但单纯化疗的长期效果和治疗毒性还未报道。早些时候的随机儿科试验前瞻性对比了单纯化疗和联合治疗，并

表 89.1 儿童霍奇金淋巴瘤联合治疗模式结果

化疗/研究组	放疗	分期	患者例数	结果(年) EFS	DFS	RFS/FFP	生存
斯坦福							
3 MOPP/3 ABVD[11]	15~25.5Gy,IF	CS/PS Ⅰ~Ⅳ	57	96(10)	—	—	93(10)
6 MOPP[1]	15~25.5Gy,IF	PS Ⅰ~Ⅳ	55	—	—	90(15)	89(15)
圣裘德							
4~5 COP(P)/3~4 ABVD[10]	20Gy,IF	CS Ⅱ~Ⅳ	85	—	93(5)	—	93(5)
圣裘德/斯坦福/法伯联合试验							
VAMP[64,65]	15~25.5Gy,IF	CS Ⅰ~Ⅱ	110	89(10)	—	—	96(10)
多伦多							
6 MOPP[12]	20~30Gy,EF	CS ⅡA~Ⅳ	57	—	—	80(10)	85(10)
儿童肿瘤协会							
6 ABVD[66]	21Gy,EF	PS Ⅲ~Ⅳ	54	87(4)	—	—	90(4)
12 ABVD[8]	21Gy,R	PS Ⅲ~Ⅳ	64	87(3)	—	—	89(3)
4 COPP/ABV[67]	21Gy,IF	CS ⅠA/ⅠB,ⅡA	294	100	—	—	100
6 COPP/ABV[67]	±21Gy,IF	CS Ⅰ/Ⅱ相反的 CS ⅡB,Ⅲ	394	88(IF)	—	—	95(IF)
COPP/ABV,CHOP,Ara-C/VP-16[67]	±21Gy,IF	CS Ⅳ	141	91(IF)	—	—	100(IF)
儿科肿瘤协会							
4 MOPP/4 ABVD[26]	21Gy,EF	CS/PS ⅡB,ⅢA2,ⅢB~Ⅳ	80	80(5)	—	—	87(5)
4 MOPP/4 ABVD[27]	21Gy,TLI	CS/PS ⅡB,ⅢA2,ⅢB,Ⅳ	62	77(3)	—	—	91(3)
DBVE[68]	25.5Gy,IF	CS/PS Ⅰ/Ⅱ/ⅢA	51	91	—	—	98
P9425[69]			216	84(5)	—	—	95(5)
RER:3×ABVE-PC	21Gy,IF	ⅠB,ⅡⅢ,Ⅳ		86(5)	—	—	—
SER: 5×ABVE-PC	21Gy,IF	ⅠB,ⅡⅢ,Ⅳ		83(5)	—	—	—
儿童肿瘤协会							
C5943[70]			98	94(5)	—	—	97(5)
RER:4×esc BEACOPP							
女性:+4×COPP/ABV	—	ⅡB,ⅢB,Ⅳ	38	—	—	—	—
男性:+2ABVD	21Gy,IF	ⅡB,ⅢB,Ⅳ	34	—	—	—	—
SER:8×esc BEACOPP	21Gy,IF	ⅡB,ⅢB,Ⅳ	15	—	—	—	—
霍奇金淋巴瘤协会							
6 MOPP[9]	35Gy,IF	PS Ⅰ~Ⅱ	97	—	—	95(5)	90(5)
Gustave-Roussy[15]							
			60	—	—	86%(5)	93(5)
3 MOPP	40Gy,IF	所有分期	40	—	—	—	—
6 MOPP	40Gy,IF	—	20	—	—	—	—
SFOP MDH-82[71]							
			238	—	86(6)	—	92(6)
4 ABVD	20~40Gy,IF	CS Ⅰ~ⅡA	79	—	89(6)	90(6)	—
2 MOPP/2 ABVD	20~40Gy,IF	CS Ⅰ~ⅡA	67	—	89(6)	87(6)	—
3 MOPP/3 ABVD	20~40Gy,EF	CS ⅠB~ⅡB	31	—	89(6)	—	—

(待续)

表 89.1(续)

				结果(年)			
化疗/研究组	放疗	分期	患者例数	EFS	DFS	RFS/FFP	生存
3 MOPP/3 ABVD	20~40Gy,EF	CS Ⅲ	40	—	82(6)	—	—
3 MOPP/3 ABVD	20~40Gy,EF	CS Ⅳ	21	—	62(6)	—	—
SFOP MDH-90[13]							
	—	—	202	91(5)	—	—	98(5)
4 VBVP,良好反应者	20Gy,IF	Ⅰ~Ⅱ	171	91(5)	—	—	—
4 VBVP + 1~2 OPPA,不良反应者	20Gy,IF	Ⅰ~Ⅱ	27	78(5)	—	—	—
AEIOP-MH-83[25]							
			215	—	—	82(7)	86(7)
A 组			83	—	—	95(7)	—
3 ABVD	20~40Gy,IF	ⅠA	—	—	—	—	—
3 ABVD	20~40Gy,R	ⅡA(M/T<0.33)	—	—	—	—	—
B 组			83			81(7)	
3 MOPP/3 ABVD	20~40Gy,R	ⅡA(M/T=0.33)	—	—	—	—	—
3 MOPP/3 ABVD	20~40Gy,EF	ⅢA	—	—	—	—	—
C 组							
5 MOPP/5 ABVD	20~40Gy,EF	ⅢB~Ⅳ	49	—	—	60	—
德国-奥地利							
HD-82[72]							
2 OPPA	35Gy,IF	ⅠA/ⅠB~ⅡA	100	98(9)	—	—	100(9)
2 OPPA/2 COPP	30Gy,IF	ⅡB~ⅢA	53	94(9)	—	—	96(9)
2 OPPA/4 COPP	25Gy,IF	ⅢB~Ⅳ	50	86(9)	—	—	85(9)
HD-85[72]							
2 OPA	35Gy,IF	ⅠA/ⅠB~ⅡA	53	85(6)	—	—	98(6)
2 OPA/2 COMP	30Gy,IF	ⅡB~ⅢA	21	55(6)	—	—	95
2 OPA/4 COMP	25Gy,IF	ⅢB~Ⅳ	24	49(6)	—	—	100
HD-90[73]							
2 OEPA/OPPA	25Gy,IF	ⅠA/ⅠB~ⅡA	275	94/95(5)	—	—	99(5)
2 OEPA/OPPA + 2 COPP	25Gy,IF	ⅡB~ⅢA	124	90/96(5)	—	—	97(5)
2 OEPA/OPPA + 4 COPP	20Gy,IF	ⅢB~Ⅳ	179	84/89(5)	—	—	94(5)
GPOH-HD95[74,75]							
			830	90(3)			97(3)
	CR 无 RT	TG1、TG2 或 TG3	185	—	—	89(3)	—
	20~35Gy,IF 用于 PR	—	611		—	93(3)	—
2 OEPA/OPPA	ⅠA/B,ⅡA	—	326	94(3)	—	—	—
2 OPEA/OPPA + 2 COPP	ⅡEA,ⅡB,ⅢA	—	224	91(3)	—	—	—
2 OEPA/OPPA + 4 COPP	ⅡEB,ⅢEA/B,ⅢB,ⅣA/B	—	280	84(3)	—	—	—
GPOH-HD-2002[76]							
2O(E/P)A	CR 无 RT	ⅠA/ⅠB~ⅡA	62	93(5)	—	—	100(5)
	20Gy,IF		133	92(5)	—	—	
2O(E/P)A+2COP(P/DAC)	20Gy,IF	ⅡB~ⅢA	139	88(5)	—	—	99(5)
2O(E/P)A+4COP(P/DAC)	20Gy,IF	ⅢB~Ⅳ(21)	239	87(5)	—	—	95(5)

(待续)

表 89.1(续)

化疗/研究组	放疗	分期	患者例数	结果(年) EFS	DFS	RFS/FFP	生存
英国儿童肿瘤研究协会							
6~10 ChIVPP	35Gy,IF	Ⅱ	125	—	—	85(10)	92(10)
6~10 ChIVPP	35Gy,IF	Ⅲ	80	—	—	73(10)	84(10)
6~10 ChIVPP	35Gy,IF	Ⅳ	27	—	—	38(10)	71(10)
阿根廷(GATLA)[18]			64	—	—	—	81(5)
中等[a]							
6 CVPP	30~40Gy,IF	Ⅰ~Ⅳ	43	—	—	87(5)	—
6 AOPE	30~40Gy,IF	Ⅰ~Ⅳ	21	—	—	67(5)	—
不良[a]							
CCOPP/CAPTe	30~40Gy,IF	Ⅰ~Ⅳ	24	—	—	83(5)	—

EFS,无事件生存率;DFS,无瘤生存率;RFS,无复发生存率;FFP,无进展;MOPP,氮芥、长春新碱、丙卡巴肼、泼尼松;ABVD,阿霉素、博来霉素、长春碱、达卡巴嗪;IF,累及野;CS,临床分期;PS,病理分期;COPP,环磷酰胺、长春新碱、丙卡巴肼、泼尼松;EF,扩大野;R,局域;OPPA,长春新碱、泼尼松、丙卡巴肼、阿霉素;OPA,长春新碱、泼尼松、阿霉素;COMP,环磷酰胺、长春新碱、甲氨蝶呤、泼尼松;OEPA,长春新碱、依托泊苷、泼尼松、阿霉素;ChiVPP,苯丁酸氮芥、长春碱、丙卡巴肼、泼尼松;GATLA,阿根廷白血病治疗研究组;CVPP,环磷酰胺、长春新碱、泼尼松、丙卡巴肼;AOPE,阿霉素、长春新碱、泼尼松、依托泊苷;CCOPP/CAPTe,CCNU、长春新碱、丙卡巴肼、泼尼松/环磷酰胺、阿霉素、泼尼松、替尼泊苷。

[a] 中等和不利预后组基于年龄、症状和淋巴结区域数目数来决定。

没有发现哪一种治疗优于另一种治疗[26,93]。然而其他试验提示在难治性局限期或进展期患者行联合治疗效果好[26,74]。儿童肿瘤研究组(CCG)研究者结束了一项随机对照试验,该试验对比目前风险适应性联合治疗模式 COPP/ABV(环磷酰胺、长春新碱、丙卡巴肼、泼尼松/阿霉素、博来霉素、长春碱)混合化疗加低剂量、累及野放疗与 COPP/ABV 单纯化疗的治疗结果, 研究者基于联合治疗模式组患者明显提高的3年无事件生存率而停止入组[67]。然而,由于复发患者成功的补救治疗, 早期随访并未发现明显的总生存率差异。相似的,德国 HL-DAL-90 试验对中危和高危患者行两周期 OPPA(长春新碱、泼尼松、丙卡巴肼、阿霉素)或 OEPA(长春新碱、依托泊苷、泼尼松、阿霉素)(女性和男性分别采用这两种方案),然后再行2~4周期 COPP 化疗。所有患者接受 20~35Gy 累及野照射(IFRT)。中危和高危组的5年 EFS 分别为93%和86%, 这与低危组结果有可比性。3个危险组的总生存率(5年)≥94%[17,20,74,75]。在后来的 HL-95 试验中,使用同样的化疗方案,但在完全缓解的患者省去累及野照射,未接受放疗的中危和高危患者的 EFS 跌至79%,而接受放疗的患者 EFS 为91%[74]。

目前,关于儿童和成人霍奇金淋巴瘤的最佳治疗尚未达成共识。单纯化疗被许多研究者采用,以避免长期放疗后遗症,包括骨骼肌肉发育障碍、心血管功能障碍和实体瘤发生。然而,单纯化疗模式通常因累积高剂量的化疗药物而产生剂量相关毒性反应,特别是烷化剂。此外,低剂量累及野放疗实质上降低了不良的放疗相关后遗症。因此目前的研究主要是选择性联合放化疗以提高疗效。

目前,风险适应性试验试图筛选需要放疗来提高 DFS 的患者及通过单纯化疗可限制目前病情的患者(表 89.4)。

预后较好的因素

在20世纪90年代,儿童霍奇金淋巴瘤研究者在评估危险相关治疗时,对于临床分期预后较好的患者使用更少周期的联合化疗和更低剂量放疗、更小照射野。 预后较好病变以区域淋巴结累及为特征,没有B症状和巨块纵隔淋巴结病变。这些研究认为累及淋巴结区域的数目、出现结外受侵、肺门淋巴结病变和浅表淋巴结巨块病变组成其他危险因素。大多数治疗为2~4周期的新型联合化疗,使用少量或不使用烷化剂、

表 89.2 儿童霍奇金淋巴瘤单独化疗结果

			结果(年)			
化疗/研究组	分期	患者例数	EFS	DFS	RFS/FFP	生存
儿童肿瘤协会[66]						
		111	82(4)	—	—	87(4)
6 MOPP/6 ABVD	PS Ⅲ/Ⅳ	57	77(4)	—	—	84(4)
儿科肿瘤协会						
6 MOPP-ABVD[77]	Ⅰ,ⅡA,ⅢA1	78	83(8)	—	—	94(8)
8 MOPP-ABVD[27]	CS ⅡB,ⅢA2,ⅢB,Ⅳ	81	79(5)	—	—	96(5)
澳大利亚/新西兰						
5~6 VEEP[7]	所有分期	53	59(3)	78(5)		92(5)
3 EVAP/ABV[78]	CS ⅠA~ⅣA	25	—	—	79(3)	100(3)
6~8 MOPP 或 6 ChIVPP[78]	CS Ⅰ~Ⅳ	38	—	—	98(4)	94(4)
哥斯达黎加[14]						
6 CVPP	CS Ⅰ~ⅢA	52	—	—	90(5)	100(5)
6 CVPP/EBO	CS ⅢB/Ⅳ	24	—	—	60(5)	81(5)
阿根廷(GATLA)[18]						
3 CVPP	CS ⅠA,ⅡA	10	86(6.7)	—	—	—
6 CVPP	CS ⅠB,ⅡB	16	87(6.7)	—	—	—
尼加拉瓜[3]						
6 COPP	CS Ⅰ,ⅡA	14	100(3)	—	—	100(3)
8~10 COPP-ABV	CS ⅡB,Ⅲ,Ⅳ	34	75(3)	—	—	—
马德拉斯,印度						
6 COPP/ABV[22]	CS Ⅰ~ⅡA	10	89(5)	—	—	—
6 COPP/ABV[22]	CS ⅡB~ⅣB	43	90(5)	—	—	—
4 COPP/4 ABVD[79]	CS Ⅰ~Ⅳ	133	88(5)	—	—	92(5)
荷兰[24]						
6 MOPP[24]	CS Ⅰ~Ⅳ(淋巴结<4cm)	21	91(10)	—	—	100(10)
6 ABVD[24]	CS Ⅰ~Ⅳ(淋巴结<4cm)	17	70(10)	—	—	94(10)
6 ABVD/MOPP[24]	CS Ⅰ~Ⅳ	21	91(10)	—	—	91(10)
鹿特丹-HD-84[80]		46	91(10)	—	—	95(10)
6 EBVD	Ⅰ~ⅡA	23	96(10)	—	—	100(10)
3~5 EBVD/MOPP	ⅡB~Ⅳ	23	87(10)	—	—	91(10)
乌干达[16]						
6 MOPP	CS Ⅰ~ⅢA	38	—	—	—	75(5)
6 MOPP	CS ⅢB~Ⅳ	10	—	—	—	60(5)

ABVD,阿霉素、博来霉素、长春碱、达卡巴嗪;ChIVPP,苯丁酸氮芥、长春碱、丙卡巴肼、泼尼松;COPP,环磷酰胺、长春新碱、丙卡巴肼、泼尼松;CS,临床分期;CVPP,环磷酰胺、长春新碱、泼尼松、丙卡巴肼;DFS,无瘤生存率;EBO,表柔比星、博来霉素、长春新碱;EFS,无事件生存率;EVAP,依托泊苷、长春碱、阿糖胞苷、顺铂;FFP,无进展;GATLA,阿根廷白血病治疗研究组;MOPP,氮芥、长春新碱、丙卡巴肼、泼尼松;PS,病理分期;RFS,无复发生存率;VEEP,长春新碱、依托泊苷、表柔比星、泼尼松。

蒽环类和博来霉素。这些试验结果显示,对于预后较好的局限型霍奇金淋巴瘤患者,使用最低强度的治疗可以达到较好的疗效[13,17,19,20,25,65,67,68,71,74,96]。目前有试验正在进行中,为了验证对化疗反应较好的患者不行化疗是否合理。

预后中等或较差的危险因素

在大多数试验中,中危包括Ⅰ,Ⅱ,ⅢA 期患者伴

表 89.3 儿童霍奇金淋巴瘤单纯放疗结果

组别/机构和研究组	患者例数(剂量和靶区)	分期	%生存率(年)	
			总生存率	无复发
联合中心/哈佛[2,81]	50	PS Ⅰ,ⅡA	97(5)	82(5)
圣·巴塞洛缪大奥蒙德街医院[82]	28	CS Ⅰ,Ⅱ	95.5(10)	79(10)
斯坦福大学[82]	48	PS Ⅰ,Ⅱ	86(10)	82(10)
霍奇金研究协会[9]	39(IF)	PS Ⅰ,Ⅱ	95(5)	41(5)
	58(EF)	PS Ⅰ,Ⅱ	96(5)	67(5)
多伦多大学[12]	8(EF)23(IF)	CS,PS Ⅰ	95	87
	42(EF)	PS ⅡA,ⅢA	85	45
Gustave-Roussy[5]	33(EF)	PS Ⅰ	80(5)	33(5)
皇家马斯登医院[21]	99(IF)	CS Ⅰ	92(10)	70(10)

PS,病理分期;CS,临床分期;EF,扩大野;IF,累及野。

表 89.4 累及野放疗指南

受累淋巴结	放疗照射野
单侧颈部	单侧颈部[a]+同侧锁骨上
锁骨上	锁骨上+中/下颈+锁骨下
腋窝	腋窝 +/–锁骨下/锁骨上
纵隔	纵隔 +肺门 +锁骨下/锁骨上[b]
肺门	肺门 +/–纵隔
脾脏	脾脏 +/–毗邻总动脉旁
主动脉旁	主动脉旁 +/–脾脏
髂窝	髂窝+腹股沟/大腿

[a] 如锁骨上累及为纵隔病变蔓延,则颈上区无须治疗。

[b] 临床靶区(CTV)包含化疗后两侧面纵隔病变宽度,上下界为化疗前病变范围。

有预后不良因素,如3个以上淋巴结转移、纵隔大肿块(纵隔比≥33%,周围淋巴结肿块直径≥6~10cm),或结外淋巴结受侵。高危HL患者为ⅢB期或任何Ⅳ期患者。根据研究机构的不同,ⅢB期患者有时认为是中危,有时被认为是高危。对于中危及高危患者有两种治疗方案,两者均包含由传统的MOPP和ABVD组合衍生而来的化疗。MOPP方案已基本被COPP方案取代,因为相比氮芥,环磷酰胺的骨髓抑制及致白血病反应均较轻[97]。

在常规治疗方法中,联合化疗药物每月两次,持续6~8个月[8,10,11,17,19,20,26,27,67,72,74,93]。最近的试验正在评估第二种治疗方式,已经成功用于成人HD中。这些试验设计在缩短的3~5个月治疗期内行强化剂量、多药化疗。典型的强化剂量治疗包括MOPP/ABV混合、Stanford Ⅴ或BEACOPP(博来霉素、依托泊苷、阿霉素、环磷酰胺、长春新碱、丙卡巴肼和泼尼松)[67,70,98-100]。这些治疗在每周方案中交替使用骨髓抑制和非骨髓抑制联合化疗,以达到降低耐药性发生的目的。需要生长因子来促进骨髓恢复,以坚持密集治疗方案。低剂量、累及野放疗通常用于巩固化疗后的缓解。在目前正在进行的儿童临床试验中,对化疗的反应影响最终的治疗量。例如,在斯坦福/圣裘德/法伯试验中,对化疗早期快速反应的患者,即2周期化疗后完全缓解,将针对性降低治疗强度(低剂量或无放疗,取决了危险分组)。在以往的COG高危患者试验中,早期快速反应是在4周期BEACOPP化疗后评估的。快速反应者根据性别接受巩固放疗从而避免或减轻性别相关的远期不良反应。女性接受4周期COPP/ABV方案化疗,不行累及野放疗从而避免继发性乳腺癌的发生,而男性接受2周期的ABVD化疗联合累及野放疗。缓解较慢的患者接受超过4个周期的BEACOPP方案化疗,后行累及野放疗。生存率为97%,出现明显的血液学毒性,有2例患者出现继发性白血病[70]。目前进行的一项欧洲试验基于德国长期的经验,也在探索性别相关的治疗方案,在该实验中,男性患儿给予不含丙卡巴肼的OEPA/COPDAC方案(环磷酰胺、长春新碱、泼尼松、达卡巴嗪),女性患儿给予OEPA/COPP方案,从而降低烷化剂在男孩中的应用,保护生殖功能[76]。

在COG中危试验中,对ⅠA或ⅡA大肿块,ⅠB,ⅡB,ⅢA,ⅣA的患者在疗效评估前给予2周期ABVE-PC(阿霉素、博来霉素、长春新碱、依托泊苷、泼尼松、环磷酰胺)方案化疗。继续原方案化疗 2 周期后将对治疗有快速早期缓解(肿瘤体积缩小>60%)的患者和达到完全缓解的患者随机分为 21Gy 累及野放疗组和无继续治疗组。对于治疗早期缓解较晚的患者在 2 周期化疗后随机分为标准治疗组(继续 2 周期 ABVE-PC 化疗+21Gy 累及野放疗)或强化治疗[2 周期 ABVE-PC 化疗,2 周期 DECA(地塞米松、依托泊苷、顺铂阿糖胞苷)+21Gy 累及野放疗]组。早期结果显示相比早期缓解出现慢的患者,早期缓解出现较快的患者预后明显提高,为 87%:78%(P=0.0001),而放疗并未提高早期缓解出现较快患者的生存(P=0.07)[101]。

治疗顺序

联合化疗和放疗的最优治疗顺序并未明确建立。然而,化疗通常是首选治疗模式。这可以评估药物反应、使药物治疗量最大化、病变退缩以缩小放疗野。偶尔因明显症状如气管阻塞时,局部放疗需要先于化疗。

难治或复发病变

虽然有关于较迟复发的报道,但儿童霍奇金淋巴瘤治疗的失败多发生于第 1~3 年,特别是淋巴细胞为主型霍奇金淋巴瘤。风险适应性治疗后最常复发的部位为原发灶[102]。由于多数儿童和成人取得极好的治疗效果,补救治疗方面的研究有限。复发后的预后取决于初始治疗及复发时间。对于初始行单独标准剂量放疗后 1 年或更长时间出现复发的患者,标准多药物化疗和放疗可能挽救 40%~50%的患者,但治疗并发症,如第二肿瘤可能降低长期生存率。最近,除了干细胞移植外,更强的补救化疗已经在较迟复发患者中取得满意的效果[103]。初始难治性病变(如对初始治疗无反应或初始治疗 1 年内复发的患者)患者预后很差。有报道,高强度细胞减少性化疗后进行骨髓和造血干细胞移植可挽救 30%~60%的该类患者,但观察到有 5 年复发,且长期治疗并发症可能诱发早期死亡[104,105–107]。

既往,由于较高的治疗相关死亡率,异体移植对比自体干细胞移植并没有取得生存优势。然而,异体骨髓移植可用于自体移植失败或无法进行自体移植的患者[108]。

放射治疗技术

正如前文所讨论的,儿童霍奇金淋巴瘤在风险适应性治疗中将使用化疗联合低剂量累及野放疗。考虑到晚期反应,如心脏毒性和第二肿瘤等,已经基本摒弃了单独使用放疗。治疗模式研究证明了技术和效果之间的关系[57]。在治疗大量霍奇金淋巴瘤患者的研究机构,单纯行放疗的患者有生存获益。HD-DAL 90 临床试验(德国–澳大利亚儿科多中心试验)提示前期集中评估进入临床研究的患者改变了大部分儿童的治疗模式[109]。这一技术已在第 77 章讨论,仅在此讨论适用该技术的部分儿童。

应用风险适应性策略,大部分霍奇金淋巴瘤儿童都接受化疗联合低剂量累及野放疗。对累及野的定义依赖于淋巴结转移模式及疾病侵袭区域的解剖结构。累及野通常不仅应包括异常淋巴结,还应包括异常淋巴结所在的整个淋巴结引流区(表 89.5)。对于年龄较小的儿童,以往多建议双侧照射(如两侧颈部),以避免生长不对称。然而目前使用的联合治疗模式应用 15~25Gy 的低剂量放疗,因此,当病变为单侧颈部时行通常适合单侧野照射。然而,靶区的定义经常因诊疗方案而异。

必须充分考虑到避开正常组织,从而避免急性及晚期副反应,其中包括第二肿瘤的发生及心脏并发症。例如,一个孤立纵隔病变无明显腋窝及颈部淋巴结受侵的患儿在接受治疗时,可以遮挡乳腺组织以及有潜在风险的甲状腺。很显然,仔细计划和判断是必要的。CT 为基础的放疗计划系统,可区分正常结构及最低剂量限制[89,110–115]。最困难的是对膈上的累及野或斗篷野治疗,因为淋巴结的分布和邻近重要正常组织而需要精确度。模拟这些野可以举手过头或置手于髋部。前者牵拉腋窝淋巴结远离肺部,可以更好地遮挡肺部。然而,腋窝淋巴结移至邻近肱骨头,这在发育期儿童需遮挡。因而,选择姿势要权衡淋巴结、肺和肱骨头。需要尝试避开乳腺组织,或将乳腺组织置于肺/腋窝遮挡的范围。

在风险适应性治疗策略中使用多种治疗联合,放疗剂量依赖于系统性治疗的选择,而系统治疗通常各式各样,诊疗各异。通常,放疗剂量为 15~25Gy,并根据年龄、对治疗的反应性、巨块或残留病变(化疗后)和正常组织来调整。在某些情况下,推量 5Gy 是合适的。虽然患者在行联合治疗模式及治疗反应适应性模式时 IFRT 是标准的治疗方式,但目前正研究对原发巨块病变(通常定义为发现病变时≥5cm 或 6cm)或化疗后残留(通常定义为 2cm 以上或 PET 残留活性)行局限性治疗反应适应性 RT。

在 EORTC-GELA 研究采用累及淋巴结照射(INRT)——对初始累及淋巴结行局限性放疗[116]。这是基于以下前提:即化疗可以有效消灭邻近存在而临床

表 89.5 儿童霍奇金淋巴瘤治疗选择指南

分期	临床表现	治疗建议
ⅠA,ⅡA	低危 无巨块病变 无结外累及 ≤3个淋巴引流区受累	治疗建议 2~4周期非交叉耐药联合化疗(OEPA, VAMP,COPP-ABV,AV-PC),加上疗效依赖性低剂量累及野放疗(15~25.5Gy) **其他建议:根据对化疗的早期反应考虑是否应用累及野放疗** 如2周期OEPA方案化疗后达CR,无需放疗
ⅠA,ⅡA,ⅢA 选择性ⅡB	中危 巨大淋巴结肿块 纵隔比≥33% 外周淋巴结≥6~10cm >3个淋巴引流区受累	治疗建议 3~6周期联合的、剂量密集的非交叉耐药化疗(OEPA/COPP,ABVE-PC)加低剂量,累及野放疗(15~25.5Gy) **其他建议:达CR的患者如对早期治疗有效可考虑应用放疗**
ⅡB,ⅢB,ⅣA/B	高危	治疗建议 4~6周期联合的、剂量密集的非交叉耐药化疗(OEPA/COPP,ABVE-PC)加低剂量累及野照射(15~25.5Gy) **其他建议:** 8周期非交叉耐药单纯化疗(BEACOPP)

CR,完全缓解;OEPA,长春新碱、依托泊苷、泼尼松、阿霉素;COPP,环磷酰胺、长春新碱、丙卡巴肼、泼尼松;VAMP,长春碱、阿霉素、甲氨蝶呤、泼尼松;ABVE-PC,阿霉素、博来霉素、长春新碱、依托泊苷、泼尼松、环磷酰胺;BEACOPP,博来霉素、依托泊苷、阿霉素、环磷酰胺、长春新碱、丙卡巴肼、泼尼松。

未累及淋巴结的显微病灶。单独化疗后患者中观察到初始累及的淋巴结是最常见的复发部位，这就支持了上述观点[117]。INRT需要使用所有可能的临床资料,包括化疗前后的CT和PET/CT扫描图像,去勾画治疗靶区[118,119]。然而,对于纵隔病变,未受累的淋巴结引流区并不需要包括在临床靶区(CTV)内。例如,对比常规IFRT,对于纵隔病变,未累及肺门并不包含在临床靶区内,且治疗的计划靶区并没有常规外扩1cm(图89.1)。然而,INRT的外扩边界也因治疗方案和协作组的不同而不同[112,120,121]。显然,连续减少治疗体积可能降低治疗毒性。

使用3D-CRT和IMRT达到的比较陡的剂量梯度可以保护正常组织,尤其是那些存在治疗并发症风险的患者。例如,对前纵隔大肿块的3D-CRT治疗可以避免包括脊髓、乳腺、心脏或位于肿块后面的肺组织等正常组织受到照射。IMRT利用多个照射野来实现凹形剂量线并避免周围组织的照射[110-114,122]。相比传统方法,此举尽管提高了适形度,但受照射的正常组织体积会更多,需要治疗单位进行质量监督。结果,总体剂量提高了，限制了IMRT在儿童患者中的使用,尤其是那些需要低剂量治疗的HL患者。由于总剂量的提高，以及因儿童体型较小导致放疗散射使第二恶性肿瘤发生率增高,IMRT在儿童中的应用还存在争议[123,124]。然而,IMRT可能在一些特殊患者中仍然有剂量学优势,例如既往接受过放疗或有纵隔大肿块的患者。对于儿科HL患者,质子治疗也是目前正在积极研究的领域。尤其是,质子治疗产生的较陡的剂量梯度可能会在某些特定的临床患者中提高剂量分布，例如那些有上纵隔病变的患者,质子治疗可能会降低乳腺和肺的受量[125,126]。

最后,每一个临床方案必须进行独立评估从而确定最优放疗技术,需要考虑到肿瘤特征、患者年龄、危及器官和并发症。

放射治疗并发症

急性反应

放疗急性反应与治疗部位有关。由于儿童患者放疗剂量低,最常发生的毒性反应包括暂时性味觉缺失或改变、口腔干燥、食管炎、后下头皮脱发、皮肤红斑和偶发的消化不良、恶心和呕吐。主动脉旁放疗的急性反应包括早期出现的恶心和呕吐,这通常可在第二或第三次治疗时减轻而无需止吐药。对于放射野较大的患者,可能更容易出现骨髓抑制,严重程度受放疗

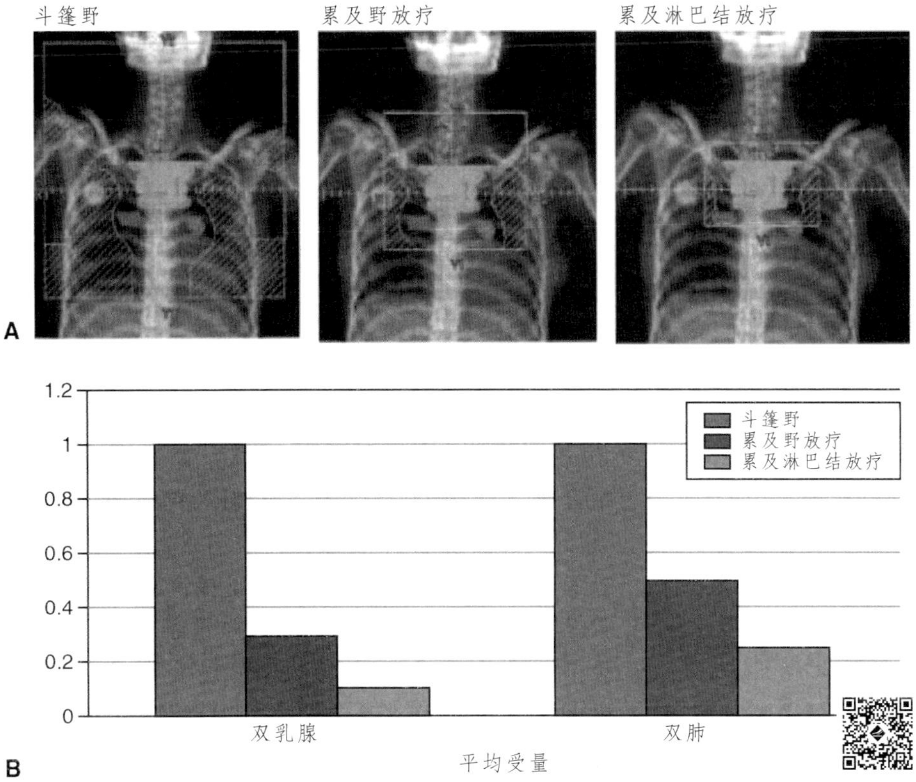

图 89.1 (A)女性Ⅰ期病变累及上纵隔患者，行先前的斗篷野放疗、目前的累及野放疗(IFRT)和累及淋巴结放疗(INRT)的典型照射野数字重建图像。初始累及纵隔淋巴结化疗后靶区为绿色显示。肺门为蓝色和紫色。(B)对同一患者降低乳腺和肺的剂量。每个靶区的 CTV 处方剂量相同。图中斗篷野放疗乳腺和肺组织的平均剂量设定为 1。使用 IFRT 和 INRT 缩小治疗靶区的结果是相应降低正常组织受量。(From Hodgsin DC, Hudson MM, Constine LS. Pediatric Hodgkin lymphoma: maximizing efficacy and minimizing toxicity. *Sem Radiat Oncol*, 2007;17:230-242; copyright 2007, with permission from Elsevier.)

前系统治疗方案的影响。

远期副反应

骨骼肌肉

身高不足是放疗潜在的远期不良反应，多发生于放疗剂量>20Gy，且在青春期前的儿童最为严重。但目前的 HL 治疗方案中采用低剂量治疗，生长抑制及延迟反应适中(图 89.2)[2,127,128]。青春期前儿童放疗后大多发生锁骨缩短和颈部肌肉发育不全，且与放疗剂量相关，这些并发症在行放疗时年龄<5 岁的患者中表现更严重。股骨头骨骺脱位在股骨头受到照射的年幼儿童中发生率≤50%。如果防护适当，股骨头或肱骨头发生无血管坏死很少见。下颌骨放疗剂量达 20~40Gy 可引起牙齿异常，如牙齿发育障碍、钙化不足、牙槽骨提前闭合或穿孔，以及牙胚受照射后牙槽紧缩使牙根尖细[129]。

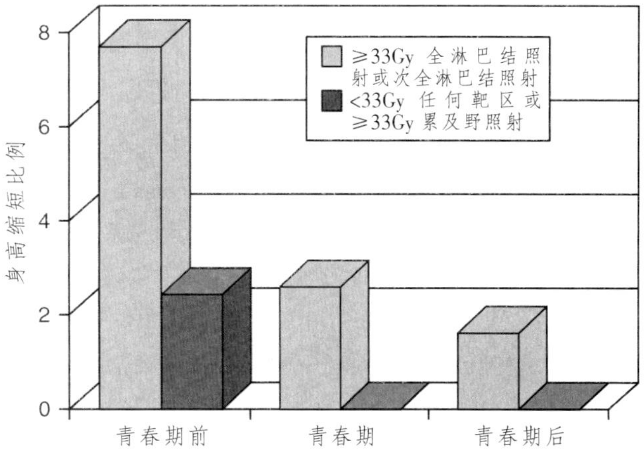

图 89.2 不同年龄和治疗组的儿童霍奇金淋巴瘤的相对身高缺陷。(From Willman K, Cox K, Donaldson S. Radiation induced height impairment in pediatric Hodgkin's disease. *Int J Radiat Oncol Biol Phys* 1994;28:85-92; copyright 1997, with permission from Elsevier.)

心血管

放疗相关的心包和心肌病变与剂量(包括分次剂量)和体积相关，可并发于使用蒽环类药物时。心脏后遗症，包括心包炎和渗出、瓣膜增厚、双心室功能障碍和冠心病，都可以在心脏照射时观察到[1,63,68,85,130]。已有研究证实，如患者在 20 岁以前纵隔放疗剂量>30Gy，过早的冠状动脉疾病及急性心肌梗死会导致死亡风险增高[83]。相反的，现代治疗方案以简单的低剂量放疗及有轻微心脏毒性的化疗为基础，常包含心脏保护剂，可减少这些副反应。放疗剂量<30Gy 和使用足够的遮挡心脏技术，且避免前照射野权重过大可减少心脏并

发症的发生,特别是心包炎和心肌炎[63,85]。虽然近端冠状动脉没有包含在中央心脏遮挡内,更高放疗剂量可导致急性心梗所致死亡率增加45倍以上,这在目前的治疗方法中已经大量减少了[131]。并且,心脏接受的剂量目前可以使用先进的放疗技术来计算,从而使远期的心脏损伤风险降低到最小。然而,只有在大量的幸存者使用现代联合治疗方案并长期随访后,低剂量放疗对心脏的影响才会明确。

肺

当使用放疗剂量25Gy[132]时,呼吸系统并发症,包括肺炎或肺纤维化的发生率很低。对于接受肺部放疗的患者,使用博来霉素可增加急性肺炎和晚期肺纤维化的风险。来自儿童肿瘤研究组(CCG)的报道,使用ABVD和21Gy斗篷野放疗的儿童中,9%出现明显的临床肺部损伤[8]。这个结果也在最近的一个研究中得到印证,该研究评估接受任何胸部照射出现放射性肺炎的儿童患者。放射性肺炎发生率很低,且大部分与包含博来霉素的治疗相关[133]。

甲状腺

甲状腺功能不全可源于颈部、纵隔或斗篷野放疗,并且大多可通过血清促甲状腺激素(TSH)的升高来证实。甲状腺功能减退发生有多重原因,但似乎直接与放疗剂量相关。Constine等[134]发现接受斗篷野放疗≤26Gy的儿童中,4/24(17%)出现血清TSH升高,而接受>26Gy的儿童中,74/95(78%)出现升高。这些儿童将近1/4伴有低甲状腺素水平。在该研究中,36%的儿童出现了自发性甲状腺功能提高。

在最近的儿童期肿瘤生存者研究中,单独报道甲状腺功能异常的占调查者的34%。甲状腺功能低下是最常见的甲状腺功能紊乱,对比同龄对照组的相对危险为17.1(P<0.0001)。甲状腺功能低下的危险因素包括放疗剂量增加、诊断HL时年龄较大、女性及白色人种[135]。在行≥45Gy放疗后的幸存者中,诊断开始后的20年估计实际甲状腺功能低下风险为50%。有别于对照组的其他甲状腺功能异常包括甲状腺功能亢进(风险高8倍)、甲状腺结节(风险高27倍)和甲状腺癌(风险高18倍)[136]。

骨盆晚期不良反应

生殖腺损伤包括不孕不育症和性激素分泌受损,是盆腔野照射时的潜在并发症[137]。盆腔放疗会影响女性卵巢,导致提前绝经或生殖功能受损[137]。晚期反应研究组对女性HL幸存者的一项报道指出,42%的接受过烷化剂化疗和膈下放疗的女性在31岁时都出现了绝经,对照组仅有5%的患者出现[138]。对于在肿瘤诊断后5年内可自发月经来潮的儿童期肿瘤生存者,40岁后非手术绝经累积发生率为8%,是同龄对照组的13倍。提前绝经的危险因素包括患病年龄、卵巢照射剂量增加、增加的烷化剂积分(基于药物数量和累积剂量)和霍奇金淋巴瘤诊断[136]。在盆腔放疗后,有报道可以正常妊娠,而不增加死胎、自发流产或出生缺陷[137]的发生率。为了保护卵巢功能,可通过卵巢固定术将卵巢在放疗前移位至宫颈的侧面或下面中部等可保护的区域。

接受盆腔照射的男孩常出现精子减少症,但如果散射到遮挡睾丸的放疗剂量较小,则大多数病例可以逆转(通常在18~24个月)[2,139,140]。然而在足量的盆腔野照射后可能发生永久的精子减少症[140]。数个研究显示,行性腺毒性联合化疗方案,如COPP的男孩,即使限制烷化剂化疗周期数,仍可出现生育力受损[141,142]。以蒽环类药物为基础的化疗方案,如ABVD(或相似的杂合物)在暂时性精子减少后出现精子发生的恢复[143,144]。在现代治疗阶段,风险适应性策略试图降低或消除性腺毒性治疗,从而保护男孩的生殖功能[141]。

继发恶性肿瘤

继发恶性肿瘤的15年实际风险率为8%~15%[83,131,145-155]。患者有出现白血病(急性粒细胞性白血病)和最常出现的乳腺癌、甲状腺癌、骨癌和软组织肿瘤等实体瘤的继发肿瘤风险。白血病风险在5~10年后达到峰值,与初始应用烷化剂相关[145,147]。与血液系统继发肿瘤相反,发生实体瘤的风险随着时间增加,潜伏期从诊断开始通常会超过10年。

数项随访了10~16年的研究提示,相对男性患儿而言,女性患儿观察到的继发肿瘤预期风险增加[81,145,156]。该风险结果的一部分为乳腺癌,这是儿童治疗后最常出现的继发恶性肿瘤。对于较年轻的女性HL患者,乳腺癌风险增高。发生乳腺癌的风险与患者接受放疗时的年龄有关,并已证实会随放疗剂量的降低而降低[157,158]。Travis等[158]曾经报道了一个大型的病理对照研究,该研究纳入了超过3800例女性,初诊年龄≤30岁的HL患者中有105例出现乳腺癌。这些患者中有部分患者为出现乳腺癌的乳腺接受过低剂量放疗(<4Gy)或未行放疗。对于所有仅行放疗的患者(>4Gy),出现乳腺癌的相对风险为3.2倍,在放疗剂量较高组可升高至8.0。这个实验证实了放疗剂量与乳腺癌发生的剂量反应关系。

多项研究已经证实,选择较低剂量的放疗和较小的放疗靶区能降低晚期不良反应[89,91,159,160]。传统的扩大放射野在靶区设计上包括了很大部分的乳腺组织，暴露于足量的照射。有趣的是，在经典斗篷野放疗时，相比于纵隔和肺门区域，照射腋窝时乳腺组织受到的照射最明显。而现在不再对腋窝进行预防照射，因此在进行累及野放疗或累及淋巴结放疗时，受到放疗的乳腺组织明显减少[89]。使用 CT 引导的放疗计划，乳腺组织可以被勾画为免照射结构，因此在该区域设计放疗靶区时可规避乳腺组织，在 30 年前这一技术还未能实现。

目前关于监测儿童肿瘤治疗的晚期不良反应的推荐可在 COG 制订的长期随访指南中找到，这个指南是不断更新的(http://www.survivorshipguidelines.org)。

未来研究

分析疾病复发模式可加强我们对强化治疗方向的理解。即使在联合治疗模式时代，大多数患者将在原发累及部位复发[161,162]。为预防这些复发，需要在避免增加毒性的前提下精心设计治疗方案。临床试验中，对于儿童霍奇金淋巴瘤的一些广泛共识表述如下：

- 发现与肿瘤缓解相关的生物预后标志从而实现更加精确的筛选。
- 早期病变患者预后很好，因此，治疗目标集中在降低治疗强度。
- 对中危分期或预后患者的研究在于提高效果而不增加毒性反应。这通常需要修正现有的放化疗计划。对治疗的快速缓解可作为后续的风险相关治疗的提示并在研究中。
- 进展期病变患者需要更有效的治疗方法。这可能通过增加剂量强度和用药频率实现。然而，目前正在热议的更加吸引人的方法是在已有治疗方案的基础上联合一些已在既往接受过治疗的患者中证实有效的新药[如苯妥昔单抗(brentuximab vedotin)]。对于这些试验，放疗将继续发挥重要作用。
- 发现治疗毒副反应的宿主遗传基因缺陷从而更好地指导风险适应性治疗。

HL 的靶向治疗主要包括针对表达于 HRS 表面的受体和抗原的单克隆抗体或针对那些可提高 HRS 生存并被这些受体激活的定义明确的信号通路的小分子药物[163]。苯妥昔单抗为最近被美国食品药品监督管理局审批通过的一种与人工合成的微管聚合物抑制剂-甲基澳瑞他汀 E 相偶联的抗 CD30 抗体，用于复发或难治性的 HL，已经在难治性 HL 患者中取到很好的疗效[164]。以往应用抗 CD30 抗体裸药的试验结果都很令人失望[165,166]。组蛋白脱乙酰基酶(HDAC)抑制剂是通过抑制转录后组蛋白形成来影响基因转录的小分子。尽管在这一过程中有各种各样的酵素发挥作用，研究最热的药物是伏立诺他[167]和帕比司他[168]，这两种药物均可抑制Ⅰ类和Ⅱ类（泛-HDAC 抑制剂）。依维莫司是一种针对经常在 HRS 中激活的通路，即哺乳动物西罗莫司靶蛋白抑制剂，已在复发的 HL 患者中取到了令人鼓舞的临床疗效[169]。目前正在研究的其他复合物直接或间接抑制 NF-κB，这是一种核转录因子，管理多重基因的表达，这些基因在病毒复制、肿瘤生成、凋亡、各种免疫疾病和炎症中扮演重要角色[170]。

发现最有前景的药物并推动它们进入前沿治疗策略中，从而在提高疗效的同时避免毒副反应的增加，这将成为未来试验的目标。EB 病毒特异性的 T 淋巴细胞性获得性免疫治疗和其他肿瘤特异性 T 细胞也是目前正在研究中的针对复发或难治性 HL 患者的很有前景的治疗策略[171-173]。

非霍奇金淋巴瘤

儿童型非霍奇金淋巴瘤是一类具有异质性的恶性肿瘤，具有不同的组织病理学类型、发病部位和临床表现。儿童型非霍奇金淋巴瘤的特点是弥漫性、高分级、低分化，结外侵犯常见，多是播散性，且发生往往较早[174]。这与成人型非霍奇金淋巴瘤的中低级别为主的特点明显不同[174,175]。儿童和成人患者病理类型和临床行为的差别能够解释临床表现、分级方式和治疗方法的巨大差别。

流行病学

在美国，每年新诊断的儿童和青少年(<20 岁)的 NHL 约 800 例，根据国立癌症研究所(NCI)监测、流行病学和最终结果(SEER)的调查结果，NHL 约占儿童肿瘤的 8%[28]。发病率随着年龄增长而升高，在 3 岁以下儿童中罕见，男性较女性多发(3:1)，白人较非洲裔更高（1.5:1）。在年龄较小的儿童中，NHL 比 HL 更为常见，而对于青少年则相反。

尽管 NHL 与很多的遗传和环境因素有关，但其病因和发病机制仍然不清楚[174,176]。这一小部分病例与遗传性免疫缺陷(如 Wiskott-Aldrich 综合征、伴 X 染色体的淋巴增生性疾病、共济失调性血管扩张)[177,178]以及获得性免疫缺陷综合征,如 HIV 感染、接受实体器官或骨髓移植的患者的免疫抑制治疗有关[179,180]。EBV 感染的证据在许多地方性 Burkitt 肿瘤(主要在中非)和约 15%的散发病例(非洲以外)中得到证实,提示这一病毒通过未知机制在淋巴瘤生成中起到重要作用[181-183]。EBV 感染也与移植后淋巴增生疾病(PTLD)的发生有关,PTLD 为一种实体器官或造血干细胞移植后出现的 B 淋巴细胞增殖紊乱性疾病[184,185]。

病理分类

WHO 对 NHL 的分型在 2008 年更新(表 89.6)。按照发生频率,儿童 NHL 按形态和免疫表型分为四个主要的组织病理学亚型:①Burkitt 淋巴瘤(BL);②淋巴母细胞淋巴瘤(LL);③弥漫大 B 细胞淋巴瘤(DLBCL),④间变性大细胞淋巴瘤(ALCL)[28,37,176]。鉴别针对细胞表面抗体的大量单克隆抗体可以根据免疫表型将 NHL 分为各种亚组(见第 78 章)[186]。由于 NHL 通常比较凶险,全面、有效地了解组织学和免疫表型对于确定治疗、预后和恰当的治疗方案尤为重要。细胞遗传学分析和确定分子标记可以提供更为精确的分类方法,今后可能会有利于理解发病机制并开发新的治疗方法[187-189]。

临床表现

NHL 患儿的症状和体征表现与组织学亚型、疾病部位和受累范围有关(表 89.7)。地方性与散发 BL 临床表现不同。腹部是地方性 BL 中最常被侵犯的部位,常表现为腹痛、腹胀、腹部肿块、恶心、呕吐和胃肠道出血。其次是头颈部。约 20%的散发性疾病有骨髓受侵[190]。然而,在地方性 BL 中,颌骨是最常被侵犯的部位,骨髓受侵比较少见[191]。

大部分(50%~70%)的前驱 T 淋巴母细胞淋巴瘤患者会出现快速增大的颈部或纵隔淋巴结[176,188]。纵隔肿块常会因压迫气道而引起呼吸系统症状(如咳嗽、憋喘、气促和端坐呼吸)或上腔静脉(SVC)阻塞出现颈部、面部和上肢肿胀。由于心包积液导致血流动力学异常也可能会发生。然而,儿童和青少年的 B 细胞淋巴瘤多表现为局限性疾病,病变常局限于皮肤、骨和外周淋巴结[192,193]。

弥漫大 B 细胞淋巴瘤通常表现为淋巴结受累,尤其是腹部,不过骨(单个或多个部位)也是相对容易被侵犯的部位[194,195]。原发于纵隔的大 B 细胞淋巴瘤可以表现为局部侵犯性,也可出现上腔静脉综合征[196]。

系统性间变性大细胞淋巴瘤(ALCL)最常侵犯的

表 89.6 通过组织和免疫分型定义的四种主要儿童非霍奇金淋巴瘤亚型的生物学特征

组织学	免疫表型	细胞遗传学[a]	分子遗传学
Burkitt 淋巴瘤	B 细胞(slg+)	t(8;14)(q24;q32)	IgH/c-myc
		t(2;8)(p11;q24)	Igκ/c-myc
		t(8;22)(q24;q11)	Igλ/c-myc
淋巴母细胞淋巴瘤	幼稚 T 细胞(80%)	t(1;14)(p32;q11)	TCRad/TAL1
		t(11;14)(p13;q11)	TCRad/RHOMB2
		t(11;14)(p15;q11)	TCRad/ RHOMB1
		t(10;14)(q24;q11)	TCRad/HOX11
		t(7;19)(q35;p13)和其他	TCRb/LYL1
	前体 B 细胞(20%)	超二倍体	免疫球蛋白基因重排
弥漫大 B 细胞淋巴瘤(纵隔大 B 细胞)	B 细胞(生发中心或生发中心后)(髓系胸腺 B 细胞)		免疫球蛋白基因重排
间变性大细胞淋巴瘤	T 细胞(大部分)、裸细胞或自然杀伤细胞	t(2;5)(p23;q25)	NPM/ALK

[a] 并非每种类型都含有一种易位或分子缺失。

Modified from Shad A, Magrath I. Non-Hodgkin's lymphoma. *Pediatr Clin North Am* 1997;44 (4):863-890,and Gross TG, Perkins SL: Malignant non-hodgkin lymphomas in children. In: Pizzo PA,Poplack DG,eds. *Principles and practice of pediatric oncology*, 6th ed. Philadelphia: Lippincott Williams & Wilkins,2011:663-682.

表 89.7　儿童非霍奇金淋巴瘤的临床特点

组织亚型	患者比例(%)	常见发生部位
Burkitt 淋巴瘤	35~40	腹部或头颈部
淋巴母细胞淋巴瘤		
T	15~20	纵隔病变
B	3	表皮肿块、孤立淋巴结和骨
弥漫大 B 细胞淋巴瘤	15~20	淋巴结、腹部和骨
纵隔大 B 细胞淋巴瘤	1~2	纵隔
间变性大细胞淋巴瘤	15~20	皮肤、淋巴结和骨

Modified from Sandlund JT. Childhood Lymphoma. In: Abeloff MD, Armitage JO, Lichter AS, et al., eds. *Clinical oncology*, 2nd ed. New York: Churchill Livingstone, 2000 : 2438.

部位为周围淋巴结、纵隔淋巴结和皮肤、软组织、骨等结外部位[197,198]。肿块自发性缩小或增大也常会出现。

诊断性评估

用于确定临床病变范围的组织学诊断和检查应尽快地完成。迅速地开始适当的治疗是非常重要的，因为儿童的 NHL 发展极快[174]。尽管组织学和免疫组化仍为确定诊断的主要手段，但核型或分子研究将成为制定适宜的治疗计划的重要补充。因此，关键在于在开放性活检或核芯针穿刺活检时获得足够的组织量。如果患者的情况不允许开放性活检(如，导致气道阻塞或上腔静脉压迫的巨大纵隔包块)，可采用侵袭性较小的方法，如经皮细针抽吸，或胸水、腹水、外周血、骨髓等检查来采集肿瘤细胞进行诊断（表 89.8)[199,200]。活检前对呼吸系统阻塞行放疗或类固醇治疗会使纵隔肿块迅速缩小，但是可能会影响组织学诊断[201,202]。

双侧的骨髓活检在确定骨髓受累方面要优于单纯抽吸或活检，因为骨髓侵犯在 NHL 中常为灶状分布[176]。忽略该检查可能导致分期降低。氟脱氧葡萄糖正电子发射体层显像(FDG-PET 扫描)联合 CT 已广泛普及且优于镓扫描，可用于初诊时评估病变范围、治疗的反应速度和治疗后病变的缓解状态[203,204]。成人 HL 和 NHL 及儿童 HL 的 PET 扫描数据来评估治疗反应速度可能能反映预后[205,206]。然而，PET 扫描能否预测儿童 NHL 复发尚待进一步研究。

剖腹术不作为常规的分期手段执行，因联合化疗已是主要治疗的一部分。对于极少数特殊患者的诊断，剖腹术仍然是必要的，但不推荐积极的减瘤手术。

表 89.8　儿童淋巴瘤精确分期和诊断所需检查

病史和体格检查
全血细胞计数
生化全项
- 血清电解质，包括钙、磷和镁
- 肝酶及胆红素
- BUN、血肌酐、LDH 以及尿酸

影像学检查
- 胸部放射检查
- 颈、胸、腹部和盆腔 CT 扫描
- ^{18}F FDG-PET 显像

组织活检(样本类型)
- 形态学检查(固定)
- 免疫表型分析(新鲜或固定)
- 细胞遗传学(新鲜)
- 分子分析(新鲜或固定)
- 对特殊易位的 FISH 检测(新鲜或固定)
- 免疫球蛋白基因重排(新鲜或固定)

骨髓检查(双侧抽吸或活检)
脑脊液检查(细胞计数和细胞学)

BUN，血尿素氮；FDG-PET，氟脱氧葡萄糖正电子发射体层显像；FISH，荧光原位杂交；LDH，乳酸脱氢酶。

Adapted from Shad A, Magrath I. Non-Hodgkin's lymphoma. *Pediatr Clin North Am*1997;44 (4):863-890, and Gross TG, Perkins SL. Malignant non-Hodgkin lymphomas in Children. In: Pizzo PA, Poplack DG, eds. *Principles and practice of pediatric oncology*, 6th ed. Philadelphia: Lippincott Williams & Wilkins, 2011:663-682.

在检测某些特定部位的病变时可应用 MRI，尤其是神经系统，但并非常规使用。

分期系统

Ann Arbor 分期系统(常用于成人 NHL)已经证实在儿童 NHL 中作用有限，因为该疾病在儿童中有着独特的临床表现和病程。儿童 NHL 的这些特征包括结外病变多见、疾病播散的非连续性以及诱发白血病和侵犯中枢神经系统(CNS)的趋势。为解决儿童 NHL 的特殊性，儿童 NHL 专用的分期系统已经开发。圣裘德儿童研究医院分期系统是目前应用最广的(表 89.9)[175]。

淋巴瘤与白血病的区别在于骨髓抽样中恶性细胞所占的比率。如患者的骨髓中胚细胞所占比例>25%则被认为是急性白血病，而骨髓受侵比例在 5%~25%之间的则为Ⅳ期 NHL。任何在脑脊液中发现肿瘤细胞的均为中枢神经系统病变,因此分期为Ⅳ期。

有趣的是,几个临床协作组已采用局限性疾病(包括Ⅰ期和Ⅱ期)和进展期疾病(Ⅲ期和Ⅳ期)的分期以协助选择适当的治疗策略。欧洲研究者在病变程度、改良的圣裘德分期标准和复发的相关风险的基础上制订了一套 B 细胞淋巴瘤(如 Burkitt 淋巴瘤和弥漫大 B 细胞淋巴瘤)的分期系统[207]。治疗强度根据患者被指定为 A、B 或 C 组来决定,各组分别对应疾病的低、中、高危(表 89.9)。这一策略在最近的临床试验中被证实非常有效[208-210]。

表 89.9 儿童非霍奇金淋巴瘤的分期和分组系统

分期/组别	描述
圣裘德分期系统	
Ⅰ	单个病灶(结外)或单个解剖部位(淋巴结),除外纵隔或腹腔
Ⅱ	横膈同侧的伴区域性淋巴结受侵的单个病灶(结外): a.两个或更多的淋巴结区域 b.两处单个(结外)病灶伴或不伴区域性淋巴结受侵 原发于胃肠道的肿瘤(多见于回盲部)伴或不伴系膜淋巴瘤受侵,大体全部切除
Ⅲ	横膈两侧: a.两处单个病灶(结外) b.两个或更多的淋巴结区域 所有原发于胸腔内的肿瘤(纵隔、胸膜、胸腺) 所有原发于腹腔内的广泛病变;不可切除的 所有原发于脊柱旁或硬膜外的肿瘤,无论其他部位的情况
Ⅳ	以上任何情况,如出现中枢神经系统或骨髓侵犯(<25% 胚细胞)
B 细胞淋巴瘤的协会分期	
A	完全切除的Ⅰ期或完全切除的腹部Ⅱ期病变
B	所有不适于分为 A 或 C 组的患者 (Murphy Ⅲ期和非中枢神经系统的Ⅳ期病变)
C	任何中枢神经系统受累和(或)骨髓受累≥25% 胚细胞。对于中枢神经系统受累的患者,也适于含有以下一个或多个因素的患者: (1)脑脊液中发现任何 L3 型胚细胞 (2)脑神经麻痹(如果不能用颅外病变来解释) (3)临床脊髓压迫 (4)孤立的脑内肿块 (5)脑膜外受侵:颅和(或)脊柱外

Data from Murphy SB. Classification, staging and end results of treatment of childhood non-Hodgkin's lymphomas: dissimilarities from lymphomas in adults. *Semin Oncol* 1980;7:332-339;and Patte C, et al. The Societe Francaise d' Oncologie Pediatrique LMB89 protocol: hight effective mutiagent chemotherapy tailored to the tumor burden and initial response in 561 unselected children with B-cell lymphomas and L3 leukemia. *Blood* 2001;97:3370-3379.

预后因素

在与其他一些已知的预后因素,如肿瘤负荷、部位以及侵犯情况[211]进行综合考虑后,发现决定儿童预后最重要的因素是分期[210]。儿童 NHL 的大多数病例为弥漫性、高分级和侵袭性的亚型,因而降低了组织学的预后价值,鲜有报道支持其作为预后因素[212]。

更敏感的技术,如流式细胞术检测淋巴细胞特异性免疫表型和逆转录聚合酶链反应来评估染色体的异位或免疫球蛋白重排相比形态学检查能更容易发现骨髓和血液受侵[213-216]。在大部分儿童 NHL 亚组中,初诊时发现较多的小播散病灶预后较差。

儿童和青少年成熟 B 细胞 NHL 的遗传学分析显示,13q 缺失和 7q 叠加至 c-myc 异位对预后有明显不良作用[217,218]。

在儿童 CD30 阳性的 ALCL 中, 大部分患者都伴有间变性淋巴瘤激酶(ALK)重排和 t(2;5)(p23;q35)异位,提示预后较好。这与成人 ALCL 相反,ALK 重排在成人中不常出现且提示预后不良。此外,ALK 自身抗体经常会在儿童患者中发现。高自身抗体滴度与较少的循环肿瘤细胞和较低的累计复发率密切相关,提示较强的对致瘤性染色体易位自身抗原的免疫反应阻碍了淋巴瘤的播散和复发[219]。

治疗和结果

20 世纪 70 年代中期, 在多药联合化疗开始使用之前,儿童非霍奇金淋巴瘤的总生存期很短[211]。即使是局限期,报道的治愈率也低至 20%。大多数失败原因是疾病早期全身播散。在现代治疗模式中,对儿童非霍奇金淋巴瘤的所有组织类型和分期来说,化疗都是主要的治疗方式。儿童非霍奇金淋巴瘤总体生存率的巨大提高不仅归功于多种高效化疗药的联合,还归功于对疾病的系统评估及儿科协作组的临床试验。据报道,局限期患者的治愈率是 85%~95%,广泛转移的是 70%~90%(表 89.10 和表 89.11)。

只有以诊断为目的或在一些腹部急症(如由于腹部包块引起的肠套叠或急性阑尾炎)时,才会选择手术。广泛期非霍奇金淋巴瘤患者可能出现许多危及生命的并发症,需要紧急处理的包括气道阻塞引起的呼吸困难、上腔静脉综合征、脊髓压迫、肠梗阻、肾积水、肾功能不全或肿瘤溶解综合征。这些情况首先要最大程度的支持治疗,一旦明确诊断就开始个体化化疗。

系统性化疗

在非霍奇金淋巴瘤的治疗中,应根据不同组织亚型的固有生物学差异选择治疗方案,其重要性愈加显著(表 89.10 和表 89.11)。具有划时代意义的 CCG 随机试验对比了 COMP[环磷酰胺、长春新碱、甲氨蝶呤(MTX)、泼尼松]和包含 10 种药物的 LSA_2L_2 方案(环磷酰胺、长春新碱、泼尼松、柔红霉素、甲氨蝶呤、阿糖胞苷、硫鸟嘌呤、门冬酰胺酶、卡莫司汀和羟基脲)[223,244,245]。COMP 是一个针对淋巴瘤的治疗方案,LSA_2L_2 方案则用于急性淋巴细胞性淋巴瘤(ALL)。在局限性 NHL 中,不管病理类型如何,两种治疗方案无明显区别(图 89.3A)。然而,3 期和 4 期患者的疗效则与组织类型相关。对于淋巴细胞性淋巴瘤,LSA_2L_2 方案(ALL 路径)好于 COMP(图 89.3B;5 年无事件生存期为 64%对 35%),而对于 BL,COMP 方案则优于 LSA_2L_2 方案(图 89.3C;5 年无事件生存期为 50%对 29%)。

根据这些结果,对 BL 和 DLBCL 的治疗也进行了改善。圣裘德 B 方案包含序贯高剂量(HD)甲氨蝶呤和持续滴定阿糖胞苷[190]。这一治疗方案在Ⅲ期患者中得到了很好的结果。然而Ⅳ期患者治疗后达到 20%的长期无事件生存率。儿童肿瘤协会(POG)POG-8617 方案是从全部 B 方案衍生的,加入了早期高剂量脉冲式阿糖胞苷,给Ⅳ期患者带来生存获益[246]。在同一时期,国家肿瘤协会的一项研究发现,使用环磷酰胺、阿霉素、长春新碱、泼尼松(CHOP)方案与高剂量甲氨蝶呤方案(HD-MTX)在进展期患者中得到了相同的疗效[247]。Patte 等[248]和 Reiter 等[249]报道了治疗疗效的进一步提高。这些方案包含了以上提到的药物(COMP,HD-MTX 和高剂量阿糖胞苷)和依托泊苷(VP-16)和(或)异环磷酰胺。Patte 等[210]已经报道了成熟 B 细胞淋巴瘤儿童使用 B 细胞性恶性淋巴瘤方案(LMB)LMB-89 方案,约 87%的Ⅳ期患者或 B-ALL 患者都会长期无病生存。对于有中枢神经系统疾病的患者,据报道,预后较差的一组患者有 79%的长期无病生存率。Burkitt 淋巴瘤/白血病是一种增长较快的肿瘤,通常伴有肿瘤溶解综合征(包含高尿酸血症)。在诱导期密切关注控制代谢异常能明显降低初次治疗伴发的早期死亡率。国际 LMB-96 研究[CCG,法国儿科肿瘤协会,英国儿童肿瘤研究协会(UKCCG)]将 B 组和 C 组疾病的患者随机分为接受 LMB 标准治疗剂量对比逐步减少的剂量。疗效数据显示,在该研究所有患者中,B 组患者 4 年无事件生存率>90%[210]。因此,对于 B 组患者,在 COPADM3(环磷酰胺、长春新碱、泼尼松、阿霉素、高剂量甲氨蝶呤 3g/m²)中的第 2 阶段不增加环磷酰胺的用药剂量,并且摒弃维持治疗后并未影响较好的预后结果。相反对于 C 组患者,降低剂量会导致较差的生存。全剂量组 4 年无事件生存率为 90%,而剂量降低组则为 80%[208]。最后,有中枢神经系

表 89.10 局限期非霍奇金淋巴瘤的治疗效果

试验设计	分期/分组	患者例数	无事件生存率
POG 1983—1991[220]	Ⅰ/Ⅱ	138/202	3 个组的 5 年无事件生存率分别为 89%、86%和88%
小无裂细胞(SNCC)	Ⅰ/Ⅱ	185	5 年无事件生存率 89%
淋巴母细胞淋巴瘤	Ⅰ/Ⅱ	50	5 年无事件生存率 63%
大细胞淋巴瘤(LCL)	Ⅰ/Ⅱ	81	5 年无事件生存率 88%
SFOP LMB 89[a][207]	Ⅰ/Ⅱ	119	5 年无事件生存率 98%
NHL-BFM 90[a][221]	Ⅰ/Ⅱ	164	6 年无事件生存率 98%
CCG[a]-COMP(非淋巴母细胞)[222]	Ⅰ/Ⅱ	104	5 年无事件生存率>95%
CCG-淋巴母细胞淋巴瘤[222]	Ⅰ/Ⅱ	15	5 年无事件生存率 67%
FAB/LMB 96(Burkitt/弥漫大 B 细胞淋巴瘤)[209]	A	132	4 年无事件生存率 98%

[a] 包括小无裂 B 细胞、Burkitt 和大细胞的 B 细胞淋巴瘤。

POG,儿童肿瘤学会;SFOP,法国儿童肿瘤协会;LMB,成熟的 B 细胞淋巴瘤;NHL,非霍奇金淋巴瘤;BFM,柏林-法兰克福-斯特研究组;CCG,儿童肿瘤协会;COMP,环磷酰胺、长春新碱、甲氨蝶呤、泼尼松;FAB,法国-美国-英国研究协会。

表 89.11 组织学亚型为基础的进展期非霍奇金淋巴瘤治疗效果

试验计划	分期	患者例数	无事件生存率	试验计划	分期	患者例数	无事件生存率
Burkitt 和类 Burkitt 淋巴瘤				大细胞淋巴瘤			
CCG 551-LSA_2L_2	Ⅲ/Ⅳ/B-ALL	44	5年=29%	CCG 551-LSA_2L_2	Ⅲ/Ⅳ	18	5年=43%
对 COMP[223]	Ⅲ/Ⅳ/B-ALL	93	5年=50%	对 COMP[223]	Ⅲ/Ⅳ	42	5年=52%
POG 8616-比较	Ⅲ	65	2年=64%	MSKCC-LSA_2L_2,LSA_4[227]	Ⅲ/Ⅳ	19	5年=56%
8106 对 SJCRH	Ⅲ	58	2年=79%				(OS 84%)
全部 B[224]							
SFOP LMB 89a[207]	Ⅰ~Ⅱ	119	5年=98%	SJCRH 1975—1990[198]	Ⅰ/Ⅱ	4	5年=75%
	Ⅲ	278	5年=91%		Ⅲ/Ⅳ	14	5年=57%
	Ⅳ	62	5年=87%	BFM 83,86,90[235]	Ⅰ/Ⅱ	4/16	5年=75%/68%
	B-ALL	102	5年=87%		Ⅲ/Ⅳ	35/7	5年=86%/86%
	Burkitt	420	5年=92%	CCG 503-COMP 对 D-	Ⅰ~Ⅲ	106	10年=48%
	DLBCL	63	5年=89%	COMP[236]			
FAB/LMB 96[208,210]	B	762	4年=90%		Ⅳ	14	10年=39%
	C(足量)	96	4年=90%	SFOP HM-89,HM-91[237]	Ⅰ/Ⅱ	23	3年=94%
	C(减量)	94	4年=80%		Ⅲ/Ⅳ	59	3年= 55%
NHL-BFM 90a[221]	Ⅰ~Ⅱ	164	6年=98%	CCG 5911 Orange(CCG	Ⅲ/Ⅳ	12	5年=92%
	Ⅲ	169	6年=88%	混合)[238]	Ⅲ/Ⅳ	27c	5年=70%
	Ⅳ	24	6年=73%	CCG 5911(Orange/法国)[194]	扩散	18	5年=65%
	B-ALL	56	6年=74%				
NHL-BFM 95a[225]	ALL	505	3年=89%	对前-5911(1983—1990)	扩散	173	5年=49%
	Ⅰ/Ⅱ	172	3年=98%	POG 8615-APO 对 ACOP	Ⅲ	93	8年=68%
	Ⅲ	221	3年=87%	+a[239]	Ⅳ	27	8年=59%
	Ⅳ	33	3年=81%	POG 9315-APO 对 IDM/	Ⅲ/Ⅳ	85/90	4年=67%(所有)
	B-ALL	79	3年=77%	HiDAC[240]			
Burkitt	所有	283	3年=93%	未分化 LCL	Ⅲ/Ⅳ	86	4年=72%
CCG 5911-Orange/法国[226]	Ⅲ/Ⅳ/B-ALL	46	4年=80%	弥散性 B 细胞 LCL	Ⅲ/Ⅳ	71	4年=64%
				NHL-BFM 90	ALL	56	3例死亡
对 552(CHOP-AraC/VP/	Ⅲ/Ⅳ/B-ALL	52	4年=58%	弥散性 B 细胞 LCL[221]			
MTX)				未分化 LCL[241]	ALL	89	5年=76%
对 503(COMP,D-COMP)	Ⅲ/Ⅳ/B-ALL	241	4年=60%	NHL-BFM 95	ALL	81	3年=93%
淋巴母细胞淋巴瘤				弥散性 B 细胞 LCL[225]			
CCG 551-LSA_2L_2	Ⅲ/Ⅳ	124	5年=64%	原发性纵隔 B 细胞 LCL	Ⅲ	15	3年=53%
对 COMP[223]	Ⅲ/Ⅳ	40	5年=35%				
MSKCC-LSA_2L_2(修正)[227]	Ⅲ	41	5年=85%	EICNHL(未分化 LCL)[242]			
	Ⅳ/ALL	19/27	5年=73%/70%				
BFM 86[228]	Ⅲ/Ⅳ	73	7年=82%	HD-MTX(1g)+IT 对	ALL	175	2年=74%
BFM 90[229]	Ⅲ/Ⅳ/T-ALL	101	5年=90%	HD-MTX(3g)	ALL	177	2年=75%
BFM 95b[230]	Ⅲ/Ⅳ	156	5年=82%	ALCL99(未分化 LCL)[243]			
DFCI 81,85,87,91-01[231]	Ⅲ/Ⅳ	15	5年=87%	NHL-BFM90+长春碱	ALL	110	2年=73%
	T-ALL	125	5年=75%	对			
				NHL-BFM90	ALL	107	2年=70%

(待续)

表 89.11(续)

试验计划	分期	患者例数	无事件生存率	试验计划	分期	患者例数	无事件生存率
POG 8704,伴 ASP 增强[232]	Ⅲ/Ⅳ	84	4 年(CCR)=78%				
	T-ALL	160	4 年(CCR)=68%				
POG 9404[233],伴	Ⅲ/Ⅳ	71	5 年=82%				
HD-MTX		66	5 年=88%				
–无 HD-MTX							
–伴 HD-MTX	T-ALL	148	5 年=80%				
–无 HD-MTX		151	5 年=68%				
CCG 5941[234]	Ⅲ/Ⅳ	85	5 年=78%				

ALL,急性淋巴细胞性白血病;LCL,大细胞淋巴瘤;OS,总生存期。

[a] 包括 B 细胞大细胞非霍奇金淋巴瘤患者。

[b] 排除有中枢神经系统阳性病变的患者和那些在第 33 天反应不完全的患者。

[c] 中位观察时间为 4.3 年。

CCG,儿童肿瘤协会;LSA_2L_2,环磷酰胺、长春新碱、泼尼松、柔红霉素、甲氨蝶呤、阿糖胞苷、硫鸟嘌呤、门冬酰胺酶、卡莫司汀、羟基脲;POG,儿科肿瘤协会;SFOP,法国儿科肿瘤学协会;LMB,成熟 B 细胞淋巴瘤的治疗规范;FAB,法国–美国–英国研究协会;NHL,非霍奇金淋巴瘤;BFM,柏林–法兰克福–明斯特研究协会;CHOP,环磷酰胺、阿霉素、长春新碱、泼尼松;COMP,环磷酰胺、长春新碱、甲氨蝶呤、泼尼松;MSKCC,纪念斯隆–凯特琳癌症中心;DFCI,达那–法伯癌症研究所;HD-MTX,高剂量甲氨蝶呤。

统受侵的 C 组患者预后较差,3 年无事件生存率为 71%(对比无中枢神经系统受侵的 C 组患者为 87%)。纵隔大 B 淋巴瘤患者疗效也较差。在 LMB-96 研究中,这些患者的 4 年无事件生存率为 72%,与其他研究结果一致。因此,这些患者可能需要更新或更强的治疗[210]。

治疗进展期 LL 的大部分方案都衍生于 ALL 的治疗方案。它们都是药物联合方案,包含需要进行 18~30 个月的诱导、巩固和维持治疗阶段。早期的圣裘德研究证实在其他标准的抗代谢药物为基础的 ALL 治疗方案中加入阿糖胞苷和替尼泊苷有效[250]。鬼臼毒素类也已经在其他方案中应用[232,234],但由于有继发性白血病风险,在近期治疗方案中已不再使用这种药物。对高剂量甲氨蝶呤在进展期 LL 治疗中的地位仍然有争议。在 SFOP 研究中,LMT81 方案在 LSA_2L_2 的基础上加入高剂量甲氨蝶呤($3g/m^2$ 每个治疗阶段)已经取得了很好的结果[251]。在 BFM(柏林–法兰克福–明斯特)–90 方案中,在巩固治疗阶段包含 4 期高剂量甲氨蝶呤($5g/m^2$ 每剂量),创造了迄今为止最好的疗效之一(Ⅲ期患者 5 年无事件生存率为 90%, Ⅳ期为 95%)[229]。POG-9404 方案探索了在以强化剂量阿霉素和每周左旋天冬酰胺为基础的治疗中加入高剂量甲氨蝶呤的作用,因为在 T-ALL 儿童患者中,该组疗效差于无高剂量甲氨蝶呤组,该实验提前关闭[233]。尽管 POG 研究并不旨在研究高剂量甲氨蝶呤在进展期前驱 T 淋巴母细胞淋巴瘤的疗效,但研究发现,未接受高剂量甲氨蝶呤的患者 5 年无事件生存率(87.8%)高于接受组(81.7%)(P=0.38)。门冬酰胺酶被认为是有效的 LL 治疗方案中的重要组成部分。POG-8704 研究证实了在巩固化疗基础上再接受 20 次每周剂量的左旋天冬酰胺治疗能带来生存获益[232]。蒽环类也被认为在 T 淋巴母细胞 ALL 和 LL 的治疗中有很重要的地位[231]。并且 BFM 方案、COG-A5971 和圣裘德 Total 研究中在再诱导(延迟强化治疗)阶段使用蒽环类药物可能也会带来生存获益[229,252]。

已在 B 细胞淋巴瘤中证实有效的短脉冲式化疗或改良的高风险 ALL 方案正用于进展期系统性 ALCL 的治疗[240,241,242]。在 BFM B-NHL 研究中,有Ⅱ期未手术和Ⅲ期的 ALCL 患者接受了 6 周期化疗,Ⅳ期患者或有多发骨受侵的患者接受包含中等剂量或高剂量甲氨蝶呤、地塞米松、异环磷酰胺、依托泊苷、阿霉素的 6 周期强化治疗和鞘内化疗。Ⅱ,Ⅲ,Ⅳ期患者的

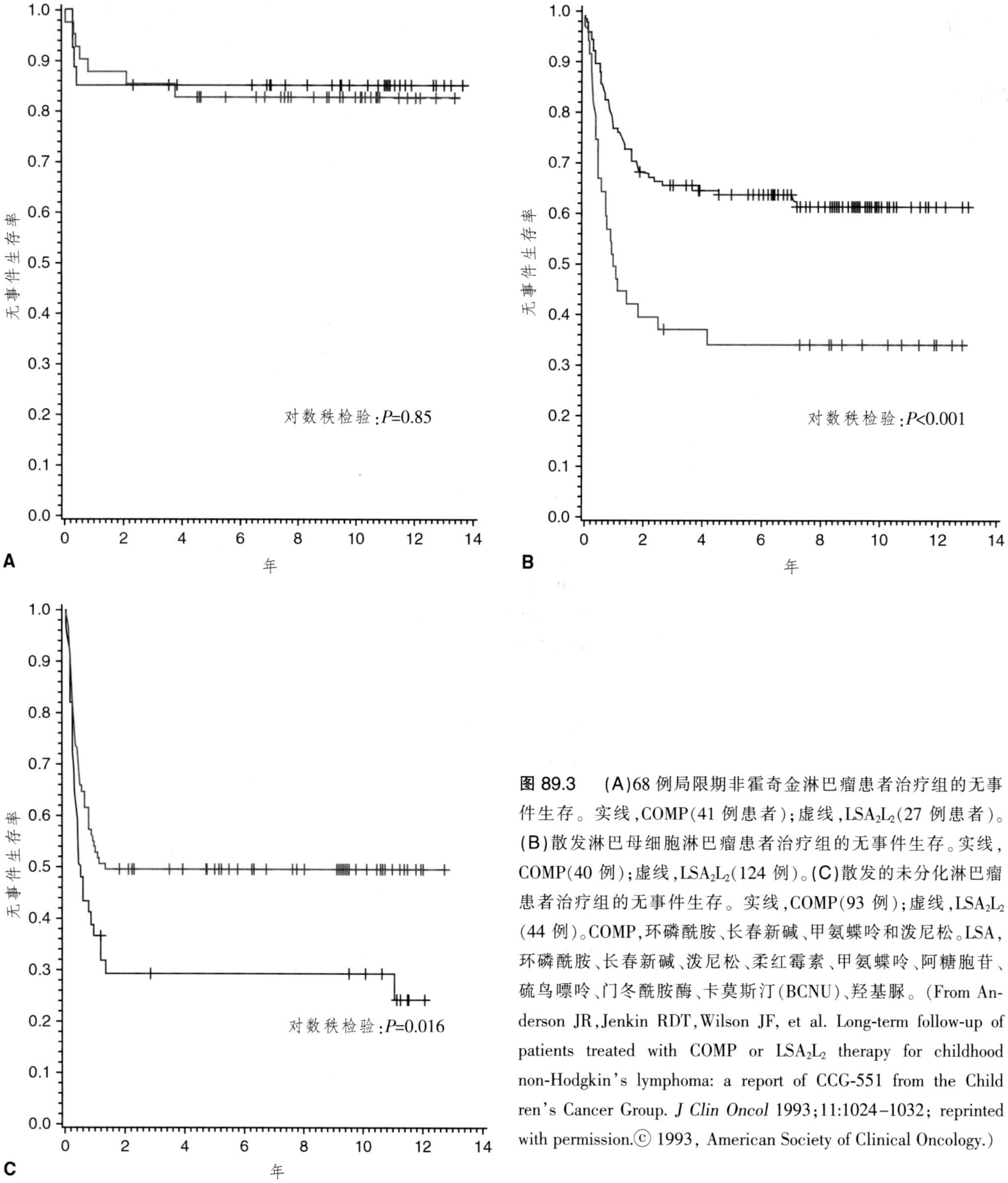

图 89.3 (A)68 例局限期非霍奇金淋巴瘤患者治疗组的无事件生存。实线，COMP(41 例患者)；虚线，LSA_2L_2(27 例患者)。(B)散发淋巴母细胞淋巴瘤患者治疗组的无事件生存。实线，COMP(40 例)；虚线，LSA_2L_2(124 例)。(C)散发的未分化淋巴瘤患者治疗组的无事件生存。实线，COMP(93 例)；虚线，LSA_2L_2(44 例)。COMP，环磷酰胺、长春新碱、甲氨蝶呤和泼尼松。LSA，环磷酰胺、长春新碱、泼尼松、柔红霉素、甲氨蝶呤、阿糖胞苷、硫鸟嘌呤、门冬酰胺酶、卡莫斯汀(BCNU)、羟基脲。(From Anderson JR, Jenkin RDT, Wilson JF, et al. Long-term follow-up of patients treated with COMP or LSA_2L_2 therapy for childhood non-Hodgkin's lymphoma: a report of CCG-551 from the Children's Cancer Group. *J Clin Oncol* 1993;11:1024-1032; reprinted with permission.© 1993, American Society of Clinical Oncology.)

无事件生存率大约为 75%[241]。以该化疗方案为基础的一项后续研究证实，如果使用高剂量甲氨蝶呤，鞘内化疗可以免除[242]。然而 ALCL-99 研究中，诱导治疗阶段加入长春新碱且以该方案为维持治疗方案治疗 1 年，能够延迟复发但不降低失败风险[243]。重要的是，在该研究中不能完全切除的Ⅰ期疾病的失败率与Ⅱ期和Ⅲ期或Ⅳ期疾病的相似[253]。POG 研究对患有大细胞淋巴瘤，包括系统性 ALCL 的儿童使用 APO 方案(阿霉素、泼尼松、长春新碱)[240]。有或没有接受包含中等剂量甲氨蝶呤和高剂量阿糖胞苷的巩固化疗的随机实验都未能显示这些方案的优势，Ⅲ期和Ⅳ期 ALCL 患者的无事件生存率大约为 70%。

放疗的地位

随着有效的多药联合化疗方案的发展,控制原发灶局部(不包括骨)的放疗或中枢神经系统的预防放疗已经被摒弃。在纵隔病变或脊髓压迫症的急症治疗、姑息止痛、复发患者骨髓移植前的巩固治疗、诊断时或复发的有明显症状的中枢神经系统淋巴瘤的治疗中,还保留放疗。

原发灶和累积野放疗(除外原发骨病变)

为了减少放疗相关的潜在急性和慢性不良反应,临床试验缩小了照射野并将照射剂量减至 20Gy[222,254]。这些试验结果表明,对早期非霍奇金淋巴瘤来说,这种具有较低放疗剂量和较小照射野的治疗与更积极的扩大野治疗的局部控制和生存率基本相似。在一项随机试验中,POG 表明,CHOP 方案单纯诱导化疗和 CHOP 联合受累野放疗 27Gy,两者的治疗结果没有区别[255]。大多数研究者不再对局部早期儿童非霍奇金淋巴瘤进行累及野放疗。

在进展期疾病中,放疗所起的作用也有限。在一项已发表的对比化疗联合放疗与单纯化疗的随机试验中,两者的 2 年无事件生存率只有 38%,其生存率太低,以至于放疗潜在的获益可能被全身控制太差所掩盖[175]。然而,由于放疗可能延误化疗并在儿童患者中造成晚期不良反应,所以进展期儿童患者不接受累及野放疗。近期单纯化疗试验结果倾向于支持该结论[256]。

对于诱导化疗后或完全缓解后复发的局部残留灶可考虑进行放疗。放疗剂量一般是根据病理亚型和疾病累及范围来确定,大多数为 30~40Gy(例如,小淋巴细胞/淋巴母细胞淋巴瘤照射为 30Gy,但大淋巴细胞亚型则使用较高的剂量)。成人非霍奇金淋巴瘤组织学剂量反应曲线图的具体内容见第 78 章。为了缓解症状,放疗总剂量低至 4Gy,每次分割剂量 2Gy,可以迅速缓解上腔静脉综合征、急性呼吸窘迫、脊髓压迫和突眼等症状[257]。然而,脑神经功能障碍时需要更高的剂量,局部放疗 20~30Gy[258]。

原发骨非霍奇金淋巴瘤

原发骨非霍奇金淋巴瘤(PBL)是一种异质性 NHL,约占儿童和青少年 NHL 的 2%。即使临床分期很早的患者也会有很高的系统播散风险。在早期化疗临床试验中,标准治疗包括局部放疗受累骨。一直以来,PBL 总剂量(45~55Gy)要高于淋巴结病变的剂量。然而,由于联合治疗方式有导致第二原发骨肿瘤发生率和生长发育期儿童死亡率上升的趋势,所以除去放疗以降低晚期死亡率的研究正在进行中[259]。

预防和显性中枢神经系统病变

在 BFM 实验中,141/2381(5.9%)的患者在诊断时已有中枢神经系统受累,且与 NHL 的不良预后有关[260]。患者出现中枢神经系统受累的比例如下:Burkitt 淋巴瘤/白血病(8.8%),前体 B 淋巴母细胞淋巴瘤(5.4%),间变性大细胞淋巴瘤(3.3%),T 淋巴母细胞淋巴瘤(3.2%),弥漫大 B 细胞淋巴瘤(2.6%)和原发纵隔大 B 细胞淋巴瘤(0%)。

在唯一一项已出版的有关儿童 CNS 在症状发生之前的进行预防性治疗的随机临床试验中,随机进行颅脑放疗和鞘内注射甲氨蝶呤的儿童,有 1/18(6%)出现孤立 CNS 复发,而没有接受任何形式的 CNS 预防治疗的儿童有 4/16(25%)出现复发[175]。

由于儿童颅脑放疗增加了神经毒性,从而促使研究者调查 CNS 预防性单纯鞘内注射化疗药物的有效性。在 BFM-95 方案中,对 LL 患者未使用预防性颅脑放疗,而这些患者的预后并不差于 BFM-90 或 BFM-86 的治疗方案[230]。圣裘德 NHL-13 研究对 CNS 的治疗包含鞘内高剂量强度(IT)化疗而未行脑预防性放疗[261]。

目前,颅脑放疗的适应证仅限于诊断明确的有明显症状的 CNS 淋巴瘤,尤其是对初始化疗或地塞米松无效或出现 CNS 复发的患者[262]。由于鞘内注射甲氨蝶呤或颅脑放疗相对单纯化疗的有效性高,CNS 放疗通常在 CNS 出现复发时应用。重要的是,圣裘德 TOTXV[252]和荷兰儿童肿瘤协会 ALL-9[263]研究证实,在 ALL 治疗过程中,如果给予有效的风险适应性化疗及 IT 治疗,去除颅脑放疗很安全。在这些研究中,患者 5 年累计孤立 CNS 复发风险分别为 2.7%和 2.6%,这一数据与临床 ALL 试验中观察到的使用脑预防放疗后 CNS 复发风险(1.5%~4.5%)相一致。不管是否进行脑预防放疗,治疗后的仔细随访对疾病情况和治疗相关并发症进行评估非常关键。目前在 COG 的长期随访指南中可以查到对儿童肿瘤治疗后晚期反应的检查推荐意见,且该指南在持续更新中。

睾丸淋巴瘤

诊断时发现睾丸受侵非常少见(大约占散发 Burkitt

淋巴瘤和类Burkitt NHL患儿的5%)[264]。睾丸受侵并不意味着预后很差,可以通过强度较高的单纯化疗来治愈。局部治疗(如手术或放疗)可以避免,因此,性腺功能可以得到保护。

移植后淋巴增生性障碍

PTLD包括一系列异常的B细胞淋巴样增殖,其发生在T细胞免疫缺陷的接受抗排斥反应免疫抑制疗法的移植后(大多数在2年内)患者,通常和EBV感染相关[184,265]。

随着关于PTLD风险因素的信息增多,疾病预防越来越受到关注。通过调整药物类型、联合方案和药物剂量来降低免疫抑制程度非常重要。尽管其有效性尚未得到证实,抗病毒药,如阿昔洛韦和更昔洛韦和高剂量静脉注射免疫球蛋白广泛用于PTLD的预防[184,266]。EB病毒相关的PTLD通常早期出现潜伏的感染性B细胞增多。周围EB病毒PCR连续监测这种方式被普遍认同,当EB病毒负荷增加时,计划性地降低或改变免疫抑制药物[184]。一直以来,去除免疫抑制因素是主要治疗手段,但成功率的波动性较大,可从20%到80%。相比弥漫性或单态性PTLD,局限性或多态性疾病对治疗的反应性更高[185]。然而,尽管患者对降低免疫抑制的治疗有效,但仍然有排斥风险,这可能会影响同种异体移植物的成活性[267]。PTLD患者使用利妥昔单抗,一种人型抗-CD20单克隆抗体,可得到很好的生存[268]。然而,利妥昔单抗会导致B淋巴细胞减少和低丙种球蛋白血症,必须进行监测。对于免疫抑制降低和利妥昔单抗治疗失败的患者,考虑给予化疗[184,185]。为了避免毒副反应,可以使用剂量低于既往用于治疗儿童B细胞淋巴瘤的化疗方案(如环磷酰胺、泼尼松)。其他方案包括细胞因子疗法(如α-干扰素)和细胞免疫疗法(如EB病毒特异性T细胞)。

未来研究

儿童局限性疾病(Ⅰ期和Ⅱ期)经过减量治疗生存率高,支持降低治疗强度来降低晚期反应的发生率和严重程度。小部分复发儿童,补救化疗的疗效显著。在儿童进展期NHL(Ⅲ期和Ⅳ期),未来试验目标是找到更有效的治疗方案,包括新类型的有效化疗药物、单克隆抗体和分子靶向药物。奈拉滨,一种脱氧鸟苷类阿糖鸟苷,已经在儿科T细胞恶性肿瘤中进行评估[269]。对于成人B细胞淋巴瘤患者,在CHOP化疗的基础上加用抗B细胞抗原的单克隆抗体,尤其是抗CD20抗体,可以提高最初的治疗反应率以及病灶缓解的维持时间[270]。在儿童B细胞淋巴瘤中也正在探索类似的治疗方法。同样的,抗CD30抗体以及小分子阻滞剂,如ALK阻滞剂在ALCL细胞中的应用也正在初期实验中[271]。新诊断策略,如FDG或其他新型放射性同位素PET扫描可能通过更精确的分期和对治疗反应性的监测,在初始治疗失败后早期干预,从而提高最终生存。微小播散或残留病灶的检测已被证实为评价儿童白血病治疗效果的有效终点,目前正在儿童NHL进行评估。现在的挑战在于,利用新技术研究儿童NHL的细胞遗传学和分子亚型,了解淋巴瘤生成的关键事件,识别用于靶向治疗的关键基因,发展评估微小残留病灶的技术,最终发展更有效且毒性更小的治疗策略。

(张晓丽 译 岳金波 谢鹏 校)

部分参考文献

本章全部参考文献请登录网站:http://www.tsttpc.com/download_list.html

1. Donaldson SS, Hancock SL, Hoppe RT. The Janeway lecture. Hodgkin's disease—finding the balance between cure and late effects. *Cancer J Sci Am* 1999;5(6):325–333.
3. Baez F, Ocampo E, Conter V, et al. Treatment of childhood Hodgkin's disease with COPP or COPP-ABV (hybrid) without radiotherapy in Nicaragua. *Ann Oncol* 1997;8(3):247–250.
4. Barrett A, Crennan E, Barnes J, et al. Treatment of clinical stage I Hodgkin's disease by local radiation therapy alone. A United Kingdom Childrens Cancer Study Group study. *Cancer* 1990;66(4):670–674.
5. Bayle-Weisgerber C, Lemercier N, Teillet F, et al. Hodgkin's disease in children. Results of therapy in a mixed group of 178 clinical and pathologically staged patients over 13 years. *Cancer* 1984;54(2):215–222.
6. Behrendt H, Brinkhuis M, Van Leeuwen EF. Treatment of childhood Hodgkin's disease with ABVD without radiotherapy. *Med Pediatr Oncol* 1996;26(4):244–248.
10. Hudson MM, Poquette CA, Lee J, et al. Increased mortality after successful treatment for Hodgkin's disease. *J Clin Oncol* 1998;16(11):3592–3600.
11. Hunger SP, Link MP, Donaldson SS. ABVD/MOPP and low-dose involved-field radiotherapy in pediatric Hodgkin's disease: the Stanford experience. *J Clin Oncol* 1994;12(10):2160–2166.
13. Landman-Parker J, Pacquement H, Leblanc T, et al. Localized childhood Hodgkin's disease: response-adapted chemotherapy with etoposide, bleomycin, vinblastine, and prednisone before low-dose radiation therapy-results of the French Society of Pediatric Oncology Study MDH90. *J Clin Oncol* 2000;18(7):1500–1507.
15. Oberlin O, Boilletot A, Leverger G. Clinical staging, primary chemotherapy and involved field radiotherapy in childhood Hodgkin's disease. *Eur Paediatr Haematol Oncol* 1985;2:65.
17. Ruhl U, Albrecht M, Dieckmann K, et al. Response-adapted radiotherapy in the treatment of pediatric Hodgkin's disease: an interim report at 5 years of the German GPOH-HD 95 trial. *Int J Radiat Oncol Biol Phys* 2001;51(5):1209–1218.
19. Schellong G. The balance between cure and late effects in childhood Hodgkin's lymphoma: the experience of the German-Austrian Study-Group since 1978. German-Austrian Pediatric Hodgkin's Disease Study Group. *Ann Oncol* 1996;7(Suppl 4):67–72.
20. Schellong G, Dorffel W, Claviez A, et al. Salvage therapy of progressive and recurrent Hodgkin's disease: results from a multicenter study of the pediatric DAL/GPOH-HD study group. *J Clin Oncol* 2005;23(25):6181–6189.
25. Vecchi V, Pileri S, Burnelli R, et al. Treatment of pediatric Hodgkin disease tailored to stage, mediastinal mass, and age. An Italian (AIEOP) multicenter study on 215 patients. *Cancer* 1993;72(6):2049–2057.
26. Weiner MA, Leventhal BG, Marcus R, et al. Intensive chemotherapy and low-dose radiotherapy for the treatment of advanced-stage Hodgkin's disease in pediatric patients: a Pediatric Oncology Group study. *J Clin Oncol* 1991;9(9):1591–1598.
27. Weiner MA, Leventhal B, Brecher ML, et al. Randomized study of intensive MOPP-ABVD with or without low-dose total-nodal radiation therapy in the treatment of stages IIB, IIIA2, IIIB, and IV Hodgkin's disease in pediatric patients: a Pediatric Oncology Group study. *J Clin Oncol* 1997;15(8):2769–2779.
33. Kuppers R, Rajewsky K. The origin of Hodgkin and Reed/Sternberg cells in Hodgkin's disease. *Annu Rev Immunol* 1998;16:471–493.
50. Smith RS, Chen Q, Hudson MM, et al. Prognostic factors for children with

Hodgkin's disease treated with combined-modality therapy. *J Clin Oncol* 2003;21(10):2026–2033.

59. Bodis S, Kraus MD, Pinkus G, et al. Clinical presentation and outcome in lymphocyte-predominant Hodgkin's disease. *J Clin Oncol* 1997;15(9):3060–3066.
65. Donaldson SS, Link MP, Weinstein HJ, et al. Final results of a prospective clinical trial with VAMP and low-dose involved-field radiation for children with low-risk Hodgkin's disease. *J Clin Oncol* 2007;25(3):332–337.
66. Hutchinson RJ, Fryer CJ, Davis PC, et al. MOPP or radiation in addition to ABVD in the treatment of pathologically staged advanced Hodgkin's disease in children: results of the Children's Cancer Group phase III trial. *J Clin Oncol* 1998;16(3):897–906.
67. Nachman JB, Sposto R, Herzog P, et al. Randomized comparison of low-dose involved-field radiotherapy and no radiotherapy for children with Hodgkin's disease who achieve a complete response to chemotherapy. *J Clin Oncol* 2002;20(18):3765–3771.
68. Tebbi CK, Mendenhall N, London WB, et al. Treatment of stage I, IIA, IIIA(1) pediatric Hodgkin disease with doxorubicin, bleomycin, vincristine and etoposide (DBVE) and radiation: a Pediatric Oncology Group (POG) study. *Pediatr Blood Cancer* 2006;46(2):198–202.
69. Schwartz CL, Constine LS, Villaluna D, et al. A risk-adapted, response-based approach using ABVE-PC for children and adolescents with intermediate- and high-risk Hodgkin lymphoma: the results of P9425. *Blood* 2009;114(10):2051–2059.
70. Kelly KM, Sposto R, Hutchinson R, et al. BEACOPP chemotherapy is a highly effective regimen in children and adolescents with high-risk Hodgkin lymphoma: a report from the Children's Oncology Group. *Blood* 2011;117(9):2596–2603.
71. Oberlin O, Leverger G, Pacquement H, et al. Low-dose radiation therapy and reduced chemotherapy in childhood Hodgkin's disease: the experience of the French Society of Pediatric Oncology. *J Clin Oncol* 1992;10(10):1602–1608.
74. Dorffel W, Luders H, Ruhl U, et al. Preliminary results of the multicenter trial GPOH-HD 95 for the treatment of Hodgkin's disease in children and adolescents: analysis and outlook. *Klin Padiatr* 2003;215(3):139–145.
75. Ruhl U, Albrecht M. The German multinational GPOH-HD 95 trial: treatment results and analysis of failures in pediatric Hodgkin's disease using combination chemotherapy with and without radiation. *Int J Radiat Oncol Biol Phys* 2004;60(1):S31.
76. Mauz-Korholz C, Hasenclever D, Dorffel W, et al. Procarbazine-free OEPA-COPDAC chemotherapy in boys and standard OPPA-COPP in girls have comparable effectiveness in pediatric Hodgkin's lymphoma: the GPOH-HD-2002 study. *J Clin Oncol* 2010;28(23):3680–3686.
77. Kung FH, Schwartz CL, Ferree CR, et al. POG 8625: a randomized trial comparing chemotherapy with chemoradiotherapy for children and adolescents with stages I, IIA, IIIA1 Hodgkin disease: a report from the Children's Oncology Group. *J Pediatr Hematol Oncol* 2006;28(6):362–368.
89. Hodgson DC, Hudson MM, Constine LS. Pediatric Hodgkin lymphoma: maximizing efficacy and minimizing toxicity. *Semin Radiat Oncol* 2007;17(3):230–242.
97. Schellong G, Potter R, Bramswig J, et al. High cure rates and reduced long-term toxicity in pediatric Hodgkin's disease: the German-Austrian multicenter trial DAL-HD-90. The German-Austrian Pediatric Hodgkin's Disease Study Group. *J Clin Oncol* 1999;17(12):3736–3744.
98. Diehl V, Franklin J, Hasenclever D, et al. BEACOPP, a new dose-escalated and accelerated regimen, is at least as effective as COPP/ABVD in patients with advanced-stage Hodgkin's lymphoma: interim report from a trial of the German Hodgkin's Lymphoma Study Group. *J Clin Oncol* 1998;16(12):3810–3821.
100. Horning SJ, Hoppe RT, Breslin S, et al. Stanford V and radiotherapy for locally extensive and advanced Hodgkin's disease: mature results of a prospective clinical trial. *J Clin Oncol* 2002;20(3):630–637.
103. Schellong G, Dorffel W, Claviez A, et al. Salvage therapy of progressive and recurrent Hodgkin's disease: results from a multicenter study of the pediatric DAL/GPOH-HD study group. *J Clin Oncol* 2005;23(25):6181–6189.
104. Claviez A, Sureda A, Schmitz N. Haematopoietic SCT for children and adolescents with relapsed and refractory Hodgkin's lymphoma. *Bone Marrow Transplant* 2008;42(Suppl 2):S16–S24.
108. Claviez A, Canals C, Dierickx D, et al. Allogeneic hematopoietic stem cell transplantation in children and adolescents with recurrent and refractory Hodgkin's lymphoma: an analysis of the European Group for Blood and Marrow Transplantation. *Blood* 2009;114(10):2060–2067.
110. Cella L, Liuzzi R, Magliulo M, et al. Radiotherapy of large target volumes in Hodgkin's lymphoma: normal tissue sparing capability of forward IMRT versus conventional techniques. *Radiat Oncol* 2010;5:33.
116. Girinsky T, Van Der MR, Specht L, et al. Involved-node radiotherapy (INRT) in patients with early Hodgkin lymphoma: concepts and guidelines. *Radiother Oncol* 2006;79(3):270–277.
119. Girinsky T, Specht L, Ghalibafian M, et al. The conundrum of Hodgkin lymphoma nodes: to be or not to be included in the involved node radiation fields. The EORTC-GELA lymphoma group guidelines. *Radiother Oncol* 2008;88(2):202–210.
127. Donaldson SS. Effects of irradiation on skeletal growth and development. In: Green DM, D'Angio GJ, eds. *Late effects of treatment for childhood cancer.* New York: Wiley-Liss, 1992.
130. King V, Constine LS, Clark D, et al. Symptomatic coronary artery disease after mantle irradiation for Hodgkin's disease. *Int J Radiat Oncol Biol Phys* 1996;36(4):881–889.
136. Sklar CA, Mertens AC, Mitby P, et al. Premature menopause in survivors of childhood cancer: a report from the childhood cancer survivor study. *J Natl Cancer Inst* 2006;98(13):890–896.
147. Bhatia S, Yasui Y, Robison LL, et al. High risk of subsequent neoplasms continues with extended follow-up of childhood Hodgkin's disease: report from the Late Effects Study Group. *J Clin Oncol* 2003;21(23):4386–4394.
164. Younes A, Bartlett NL, Leonard JP, et al. Brentuximab vedotin (SGN-35) for relapsed CD30-positive lymphomas. *N Engl J Med* 2010;363(19):1812–1821.
174. Gross T, Perkins S. Malignant non-Hodgkin lymphomas in children. In: Pizzo PA, Poplack DG, eds. ***Principles and practice of pediatric oncology,*** 6th ed. Philadelphia: Lippincott Williams & Wilkins, 2011:663–682.
175. Murphy SB. Classification, staging and end results of treatment of childhood non-Hodgkin's lymphomas: dissimilarities from lymphomas in adults. *Semin Oncol* 1980;7(3):332–339.
181. Burkitt D. Determining the climatic limitations of a children's cancer common in Africa. *Br Med J* 1962;2(5311):1019–1023.
184. Gross TG, Savoldo B, Punnett A. Posttransplant lymphoproliferative diseases. *Pediatr Clin North Am* 2010;57(2):481–503.
186. Jaffe ES. The role of immunophenotypic markers in the classification of non-Hodgkin's lymphomas. *Semin Oncol* 1990;17(1):11–19.
191. Magrath IT. African Burkitt's lymphoma. History, biology, clinical features, and treatment. *Am J Pediatr Hematol Oncol* 1991;13(2):222–246.
196. Seidemann K, Tiemann M, Lauterbach I, et al. Primary mediastinal large B-cell lymphoma with sclerosis in pediatric and adolescent patients: treatment and results from three therapeutic studies of the Berlin-Frankfurt-Munster Group. *J Clin Oncol* 2003;21(9):1782–1789.
208. Cairo MS, Gerrard M, Sposto R, et al. Results of a randomized international study of high-risk central nervous system B non-Hodgkin lymphoma and B acute lymphoblastic leukemia in children and adolescents. *Blood* 2007;109(7):2736–2743.
209. Gerrard M, Cairo MS, Weston C, et al. Excellent survival following two courses of COPAD chemotherapy in children and adolescents with resected localized B-cell non-Hodgkin's lymphoma: results of the FAB/LMB 96 international study. *Br J Haematol* 2008;141(6):840–847.
210. Patte C, Auperin A, Gerrard M, et al. Results of the randomized international FAB/LMB96 trial for intermediate risk B-cell non-Hodgkin lymphoma in children and adolescents: it is possible to reduce treatment for the early responding patients. *Blood* 2007;109(7):2773–2780.
213. Coustan-Smith E, Sandlund JT, Perkins SL, et al. Minimal disseminated disease in childhood T-cell lymphoblastic lymphoma: a report from the Children's Oncology Group. *J Clin Oncol* 2009;27(21):3533–3539.
215. Mussolin L, Pillon M, d'Amore ES, et al. Minimal disseminated disease in high-risk Burkitt's lymphoma identifies patients with different prognosis. *J Clin Oncol* 2011;29(13):1779–1784.
216. Shiramizu B, Goldman S, Kusao I, et al. Minimal disease assessment in the treatment of children and adolescents with intermediate-risk (stage III/IV) B-cell non-Hodgkin lymphoma: a Children's Oncology Group report. *Br J Haematol* 2011;153(6):758–763.
218. Poirel HA, Cairo MS, Heerema NA, et al. Specific cytogenetic abnormalities are associated with a significantly inferior outcome in children and adolescents with mature B-cell non-Hodgkin's lymphoma: results of the FAB/LMB 96 international study. *Leukemia* 2009;23(2):323–331.
220. Link MP, Shuster JJ, Donaldson SS, et al. Treatment of children and young adults with early-stage non-Hodgkin's lymphoma. *N Engl J Med* 1997;337(18):1259–1266.
221. Reiter A, Schrappe M, Tiemann M, et al. Improved treatment results in childhood B-cell neoplasms with tailored intensification of therapy: a report of the Berlin-Frankfurt-Munster Group trial NHL-BFM 90. *Blood* 1999;94(10):3294–3306.
225. Woessmann W, Seidemann K, Mann G, et al. The impact of the methotrexate administration schedule and dose in the treatment of children and adolescents with B-cell neoplasms: a report of the BFM Group study NHL-BFM95. *Blood* 2005;105(3):948–958.
227. Mora J, Filippa DA, Qin J, Wollner N. Lymphoblastic lymphoma of childhood and the LSA2-L2 protocol: the 30-year experience at Memorial Sloan-Kettering Cancer Center. *Cancer* 2003;98(6):1283–1291.
228. Reiter A, Schrappe M, Parwaresch R, et al. Non-Hodgkin's lymphomas of childhood and adolescence: results of a treatment stratified for biologic subtypes and stage—a report of the Berlin-Frankfurt-Munster Group. *J Clin Oncol* 1995;13(2):359–372.
229. Reiter A, Schrappe M, Ludwig WD, et al. Intensive ALL-type therapy without local radiotherapy provides a 90% event-free survival for children with T-cell lymphoblastic lymphoma: a BFM group report. *Blood* 2000;95(2):416–421.
230. Burkhardt B, Woessmann W, Zimmermann M, et al. Impact of cranial radiotherapy on central nervous system prophylaxis in children and adolescents with central nervous system-negative stage III or IV lymphoblastic lymphoma. *J Clin Oncol* 2006;24(3):491–499.
232. Amylon MD, Shuster J, Pullen J, et al. Intensive high-dose asparaginase consolidation improves survival for pediatric patients with T cell acute lymphoblastic leukemia and advanced stage lymphoblastic lymphoma: a Pediatric Oncology Group study. *Leukemia* 1999;13(3):335–342.
233. Asselin BL, Devidas M, Wang C, et al. Effectiveness of high-dose methotrexate in T-cell lymphoblastic leukemia and advanced-stage lymphoblastic lymphoma: a randomized study by the Children's Oncology Group (POG 9404). *Blood* 2011;118(4):874–883.
234. Abromowitch M, Sposto R, Perkins S, et al. Shortened intensified multi-agent chemotherapy and non-cross resistant maintenance therapy for advanced lymphoblastic lymphoma in children and adolescents: report from the Children's Oncology Group. *Br J Haematol* 2008;143(2):261–267.
235. Reiter A, Schrappe M, Tiemann M, et al. Successful treatment strategy for Ki-1 anaplastic large-cell lymphoma of childhood: a prospective analysis of 62 patients enrolled in three consecutive Berlin-Frankfurt-Munster Group studies. *J Clin Oncol* 1994;12(5):899–908.
237. Brugieres L, Deley MC, Pacquement H, et al. CD30(+) anaplastic large-cell lymphoma in children: analysis of 82 patients enrolled in two consecutive studies of the French Society of Pediatric Oncology. *Blood* 1998;92(10):3591–3598.
238. Cairo MS, Krailo MD, Morse M, et al. Long-term follow-up of short intensive multiagent chemotherapy without high-dose methotrexate ('Orange') in children with advanced non-lymphoblastic non-Hodgkin's lymphoma: a children's cancer group report. *Leukemia* 2002;16(4):594–600.
239. Laver JH, Mahmoud H, Pick TE, et al. Results of a randomized phase III trial in children and adolescents with advanced stage diffuse large cell non-Hodgkin's lymphoma: a Pediatric Oncology Group study. *Leuk Lymphoma* 2002;43:105–109.
240. Laver JH, Kraveka JM, Hutchison RE, et al. Advanced-stage large-cell lymphoma in children and adolescents: results of a randomized trial incorporating intermediate-dose methotrexate and high-dose cytarabine in the maintenance phase of the APO regimen: a Pediatric Oncology Group phase III trial. *J Clin Oncol* 2005;23(3):541–547.
241. Seidemann K, Tiemann M, Schrappe M, et al. Short-pulse B-non-Hodgkin lymphoma-type chemotherapy is efficacious treatment for pediatric anaplastic large cell lymphoma: a report of the Berlin-Frankfurt-Munster Group Trial NHL-BFM 90. *Blood* 2001;97(12):3699–3706.
242. Brugieres L, Le Deley MC, Rosolen A, et al. Impact of the methotrexate administration dose on the need for intrathecal treatment in children and adolescents with anaplastic large-cell lymphoma: results of a randomized trial of the EICNHL Group. *J Clin Oncol* 2009;27(6):897–903.

243. Le Deley MC, Rosolen A, Williams DM, et al. Vinblastine in children and adolescents with high-risk anaplastic large-cell lymphoma: results of the randomized ALCL99-vinblastine trial. *J Clin Oncol* 2010;28(25):3987–3993.
253. Attarbaschi A, Mann G, Rosolen A, et al. Limited stage I disease is not necessarily indicative of an excellent prognosis in childhood anaplastic large cell lymphoma. *Blood* 2011;117(21):5616–5619.
255. Link MP, Donaldson SS, Berard CW, et al. Results of treatment of childhood localized non-Hodgkin's lymphoma with combination chemotherapy with or without radiotherapy. *N Engl J Med* 1990;322(17):1169–1174.
260. Salzburg J, Burkhardt B, Zimmermann M, et al. Prevalence, clinical pattern, and outcome of CNS involvement in childhood and adolescent non-Hodgkin's lymphoma differ by non-Hodgkin's lymphoma subtype: a Berlin-Frankfurt-Munster Group report. *J Clin Oncol* 2007;25(25):3915–3922.
261. Sandlund JT, Pui CH, Zhou Y, et al. Effective treatment of advanced-stage childhood lymphoblastic lymphoma without prophylactic cranial irradiation: results of St. Jude NHL13 study. *Leukemia* 2009;23(6):1127–1130.
262. Barredo JC, Devidas M, Lauer SJ, et al. Isolated CNS relapse of acute lymphoblastic leukemia treated with intensive systemic chemotherapy and delayed CNS radiation: a Pediatric Oncology Group study. *J Clin Oncol* 2006;24(19):3142–3149.
263. Veerman AJ, Kamps WA, Van Den BH, et al. Dexamethasone-based therapy for childhood acute lymphoblastic leukaemia: results of the prospective Dutch Childhood Oncology Group (DCOG) protocol ALL-9 (1997–2004). *Lancet Oncol* 2009;10(10):957–966.
266. Gross TG, Steinbuch M, DeFor T, et al. B cell lymphoproliferative disorders following hematopoietic stem cell transplantation: risk factors, treatment and outcome. *Bone Marrow Transplant* 1999;23(3):251–258.
271. Merkel O, Hamacher F, Sifft E, et al. Novel therapeutic options in anaplastic large cell lymphoma: molecular targets and immunological tools. *Mol Cancer Ther* 2011;10(7):1127–1136.

第 90 章
小儿罕见肿瘤

Christian Carrie, Abraham Kuten

较之于成人,多种少见或罕见的小儿肿瘤需要采取与成人相同的治疗策略,并应特别关注其治疗后的相关后遗症。其中一些肿瘤在小儿中具有更明显的特征性,需要采取特殊的放射治疗策略。

小儿鼻咽癌

鼻咽癌(NPC)在儿童与青少年中属于一种罕见恶性肿瘤(小于儿科恶性肿瘤的 1%)。其发生率存在明显的地域差异:欧洲、美国、澳大利亚均为 1/10 万,北非为 10/10 万,中国南部、马来西亚、格陵兰岛均为 80/10 万。依据 WHO 的标准,小儿鼻咽癌分为三型:Ⅰ型为角化性鳞状细胞癌,Ⅱ型为非角化性癌,Ⅲ型为未分化癌。大多数小儿鼻咽癌病例属于Ⅲ型[1]。在老年患者中,EB 病毒与Ⅲ型鼻咽癌相关。该病毒被发现存在于肿瘤细胞而不是周围的淋巴细胞。抗体和抗原的滴定度检测有助于诊断和随访(表 90.1)[2]。在中国则认为饮食因素与鼻咽癌发生有关,Jia 等发表的一项病例对照研究也证实了这一观点[3]。

表 90.1 EBV 抗原和抗体滴度

	IgG VCA	Ig EA	IgM VCA	IgA VCA	IgA EA	EBNA
未免疫患者	0	0	0	0	0	0
已免疫患者	微量	0	0	0	0	微量
Burkitt 淋巴瘤	升高	升高	0	0	0	升高
AIDS	明显升高	升高	0	0	0	0
NC	明显升高	明显升高	微量	升高	升高	明显升高

AIDS,获得性免疫缺陷综合征;Ig,免疫球蛋白;EA,胚胎抗原(疾病活动期);EBNA,EB 病毒相关核抗原(细胞免疫);NC,鼻咽癌;VCA,病毒壳抗原(免疫状态)。

临床表现

该肿瘤发病的平均年龄为 14 岁,男孩较女孩更易发病[4],多原发于咽隐窝,较早出现局部侵袭,包括广泛的咽部结构受累,常合并骨、肺及颈部淋巴结转移。最常见的临床症状为鼻塞、鼻出血、耳炎及面颈部疼痛。

临床检查发现双侧淋巴结病变及脑神经麻痹。鼻咽部肿块能通过直接或间接鼻咽镜发现,有时能从口腔发现突出的肿块。

诊断性检查应包括头颈部 CT 和 MRI、胸部 CT 及放射性核素骨显像。通过活体组织检查获得病理学诊断。常用的分期系统包括 TNM/AJC,Kyoto 和 Ho 分期。Kyoto 和 Ho 分期是基于肿瘤局部侵犯程度制订的。而更常用的 TNM/AJC 分期则依赖于肿瘤体积及 CT 扫描信息[5]。

治疗

成人鼻咽癌的标准治疗为同步放疗和化疗(顺铂和 5-氟尿嘧啶)[6,7]。由于小儿鼻咽癌病例少见,无法进行这个年龄阶段的随机研究。基于成人的试验结果,现在普遍接受将多学科治疗作为儿童患者的标准治疗。通常于放射治疗的第 1 周和第 5 周给予两周期的 5-氟尿嘧啶/顺式二氯化二氨亚铂(顺铂)治疗[8]。另一些学者则选择使用含顺铂的新辅助化疗,随后进行放疗[9]。

放射治疗

许多文献[4,8,10]报道了以 60Gy 作为阈值剂量的局部控制的剂量-效应关系。但最近,Habrand 等[11]报道了一项令人感兴趣的研究结果,是关于对化疗有良好反应的患者接受较低剂量(50Gy)放疗的研究,这一结果与 Polychronopoulou 等[12]和 Orbach 等[13]的报道一致。这一组文献显示,接受剂量<60Gy(50%的病例仅达到 52Gy)放疗的儿童患者中,70%能够达到局部控制。最近报道的一项研究指出,患者接受顺铂及>50Gy的放疗剂量能获得更好的结局[14]。所使用的技术包括基于剂量测定法为目的的 CT、三维剂量测定和个体化模块,如可能应包括基于 MRI/CT 扫描图像融合技术的 IMRT。在合适时可选择质子治疗。

由于标准治疗后严重的后遗症,靶区包括肿瘤区和颈部区域(即使分期为 N0 的患者)。条件允许的话,标准放疗方式为 IMRT[15]。在一些研究机构,使用高剂量率,脉冲式低剂量率和传统低剂量率腔内近距离治疗方法追加剂量。一些医生认为,超分割放疗是标准治疗方法。最近有文献报道显示超分割放疗会增加神经系统的并发症[16]。T1~T2 期患者总生存率为 70%~90%,接受联合治疗的 T3~T4 期患者总生存率为 50%~60%。对于晚期患者,新型靶向治疗正处于研究发展阶段,包括含更昔洛韦的溶解病毒环诱导治疗、基因治疗和抗病毒蛋白 LMP2 的抗肿瘤疫苗[17,18]。

迟发效应

口干是放射治疗后最常见的副反应,其次还包括龋齿、牙关紧闭、肌肉萎缩、神经麻痹以及脑垂体受照射后导致的内分泌紊乱。据报道,明显的迟发耳毒性和出现在散发病例中的眼毒性均继发于放射治疗,不论是否联合顺铂为基础的化疗[19]。圣裘德的回顾性分析报道,治疗结束后 8.6~27 年的继发肿瘤发生率为 8.5%[14]。

新技术,如 IMRT 和放射防护剂,如氨磷汀均可能降低放疗远期并发症。

其他头颈部肿瘤

口咽癌和涎腺癌

Schwaab 等[20]报道了最大的小儿病例研究,在 380 例头颈部肿瘤中,鳞状细胞癌仅占 2%。常见的肿瘤原发部位包括舌、唇、腭扁桃体和涎腺。研究显示,吸烟或吸食无烟烟草为青少年舌癌的致病因素[21]。对于头颈部其他部位,被动吸烟、不良口腔卫生及遗传易感性(着色性干皮病和视网膜母细胞瘤)亦与其肿瘤发生有关。

某些喉癌病例由青少年乳头瘤病(一种可能进展为恶性肿瘤的消化道良性病变)发展而来,需特别关注。外科和放射治疗原则与成人相同。放化疗联合治疗可用于试图保留器官的情况[22]。淋巴结治疗区域与成人没有区别,必须遵循 Gregoire 定义[23]。

对于将接受大范围手术切除的儿童患者,心理支持和术后康复治疗是综合治疗的一个重要部分。

嗅神经母细胞瘤

嗅神经母细胞瘤是一种原发于鼻腔顶部嗅神经的恶性肿瘤,临床诊断时多已出现颅内侵犯。该瘤常见于 20 岁或 60 岁的患者。S-100 和神经元特异性烯醇酶阳性及上皮细胞标记物阴性强烈提示其为神经源性肿瘤[24]。临床表现为鼻塞、嗅觉丧失和鼻出血,有时侵犯颈部淋巴结,骨常受累,也包括筛窦及上颌窦。最常用的肿瘤分期分型系统是由 Kadish 等[24]依据肿瘤局部侵犯程度来制订的。

目前尚没有统一的规范治疗。局限性肿块常采取手术切除,但易局部复发。因此,常建议术后放疗。在接受手术切除及术后放疗的患者中,75%以上病例可获得局部控制[25]。Eich 等[26]和 Broich 等[27]推荐所有病期的患者均采用手术和放疗联合治疗。Demiroz 等[28]回顾分析了 1995—2007 年的 26 例患者。单纯性手术治疗的患者复发率为 29%,而行手术联合术后放疗的患者复发率为 0%。推荐剂量为 50~60Gy。由于出现淋巴结受累的早期患者少于 10%,不提倡常规行选择性颈部照射或分割照射。然而,在肿瘤已侵犯至鼻旁窦的患者中常出现淋巴结转移,因此需考虑进行淋巴结清扫术或预防照射。尽管有报道化疗具有一定疗效,但未作为常规的一线治疗[29]。化疗可用于手术前或放疗前缩小肿瘤体积,亦可作为晚期患者姑息治疗的手段。Mishima 等[30]新近报道环磷酰胺、阿霉素、长春新碱、顺铂、依托泊苷化疗联合放疗和干细胞支持治疗取得可喜的结果。在 12 例 Kadish 分期为 C 和 D 的患者中,有 8 例获得完全缓解。据 Sohrabi[31]报道,对局部晚期嗅神经母细胞瘤术前行新辅助同步放化疗也有不错的效果。

青少年鼻咽血管纤维瘤

青少年鼻咽血管纤维瘤(JNA)是一种最常原发于鼻咽部后外侧壁的恶性血管瘤,可侵及鼻腔、上颌窦、蝶窦、眼眶和颞下窝。目前所提出的几种分型方法以 Radkowski 等[32]的最为适用,至少适用于外科手术的分期(表 90.2)。常见症状包括鼻出血、颊部肿胀、可见的眼眶肿物及脑神经麻痹。JNA 最常见于家族性腺瘤性息肉病患者，几项研究报道结肠腺瘤性息肉基因簇存在变异，提示 JNA 很可能是一种家族性腺瘤性息肉病肿瘤[33,34]。

治疗包括适于小病灶的手术切除，术前常行栓塞或激素治疗。外科治疗所带来的风险为失血。对于局限性 JNA，仅手术治疗，治愈率可高达 90%。切除肿瘤周边阴性组织是必须的，因为边缘切除不足会导致较高的局部复发率[35]。侵入性最小的内镜切除治疗目前被推荐用于治疗早期 JNA 患者，损伤局限于鼻腔和(或)鼻咽部，或损伤范围最小延伸至腭大孔，这对于内镜治疗来说是允许的。如果损伤扩展至翼板，则推荐面颅手术入路[36,37]。放射治疗用于辅助治疗或仅用于局部晚期的患者。现代技术如 IMRT 已成功用于不能切除或复发的肿瘤[38]。目前采用的剂量范围较宽，但没有证据证明剂量>36Gy 对治疗更有利。Chakraborty 等[39]对 8 例患者行 IMRT 放疗，中位剂量为 39Gy。平均随访 2 年后，局部控制率为 87%。细胞毒化疗药对于 JNA 来说无效，而血管生成抑制药物的作用目前处于研究阶段。

肺癌

支气管癌

小儿支气管癌极其罕见，其治疗剂量与成人相同。肿瘤大多数出现在青少年期，其组织学常表现为未分化腺癌或类癌而不是鳞状上皮细胞癌[40]。

Hartman 和 Shochat[41]回顾分析了 230 例儿童原发肺部肿瘤，支气管癌小于 25%。在同一分期，其生存率与成人非常相似。

表 90.2　青少年鼻咽血管纤维瘤分期

分期	描述
Ⅰa	局限在鼻部和(或)鼻咽部
Ⅰb	范围同Ⅰa 期，但可侵犯一个或多个鼻旁窦
Ⅱa	肿瘤侵犯至腭大孔，进入并侵犯小部分或中到大部分翼腭窝
Ⅱb	侵犯整个翼腭窝，向前至上颌窦的后壁；向侧方和(或)前方侵犯上颌动脉分支，向上可侵犯至眼眶
Ⅱc	穿透翼腭窝至颊部和颅中窝，或向后侵犯翼板
Ⅲa	侵犯颅底至小部分颅内结构
Ⅲb	侵犯颅底至大部分颅内结构，有或无海绵窦侵犯

分期依据 Radkowski 等[32]。

胸膜肺母细胞瘤

目前报道的胸膜肺母细胞瘤(PPB)不到 100 例。该肿瘤见于新生儿期至 12 岁年龄段[42]。PPB 过去常与肺母细胞瘤相混淆，直到其被接受作为单独的小儿肿瘤。肺母细胞瘤与 PPB 在组织学上最主要的区别在于 PPB 缺乏上皮癌成分，PPB 仅包括间充质细胞。该肿瘤常原发于肺组织，但也常见原发于胸膜或纵隔[43]。依据 Dehner 等[44]制订的分期，存在三种病理学特征即囊性瘤、混合瘤及实体瘤。然而，这种分类既没有判断预后的价值，也无指导治疗的价值[45,46]。一些报道也认为 PPB 与即将形成的肺囊肿相关[47]。然而，PPB 是由即将形成的肺囊肿畸形发展而来还是 PPB 本身就能诱导这种囊性病变形成，目前尚不清楚。国际胸膜肺母细胞瘤协会指出有 3%的初诊患者都存在较大范围的血管或心脏受侵[48]。

PPB 无特殊的临床表现，常见的包括咳嗽、胸痛和发热。呼吸功能受损不常见。影像学发现依赖于囊性成分的范围(图 90.1)。手术切除为标准治疗，早期病例可治愈，然而，即使完全切除其预后也常较差，尤其是肿块直径>5cm 时[49]。

Priest 等[42]报道 50 例患者的 5 年生存率仅为 8%[50]。术后放射治疗用于切缘阳性及复发的病例。瘤床推荐照射剂量为 50Gy，因为绝大多数肿瘤复发是由于局部复发或远处转移，我们认为淋巴结照射不是必需

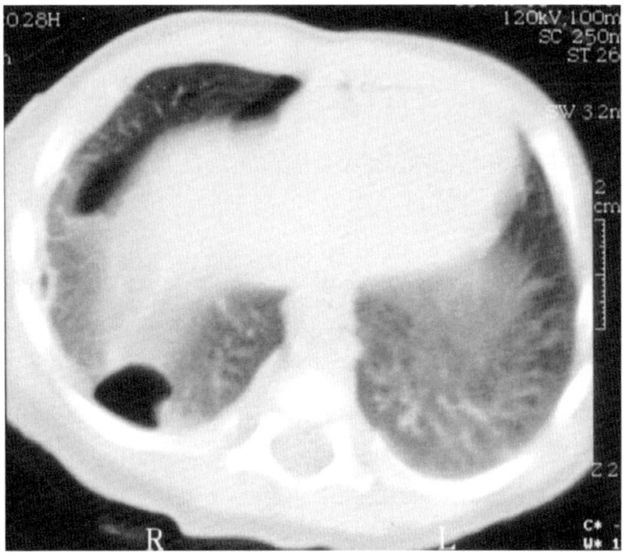

图 90.1　1 岁女孩胸膜肺母细胞瘤。

的。化疗的价值存在争议。然而有文献报道,长期生存患者有采用多药联合治疗,如放线菌素 D、环磷酰胺、顺铂、依托泊苷、阿霉素和长春新碱[43,51-54]。据报道,多模式综合治疗,即术后联合化疗和放疗(10.5Gy),3 年内已取得较好的治疗效果[55],已由国际 PPB 协会发表[48]。

乳腺肿瘤

恶性乳腺肿瘤在所有小儿肿瘤中所占比例<1%,在所有乳腺癌中所占比例<0.1%[56-59]。

来自 MD 安德森癌症中心一篇历时 40 年关于 16 例年龄均小于 20 岁的已诊断为乳腺癌的青少年患者的回顾性分析显示, 其中 10 例为乳腺原发腺癌,4 例为叶状囊性肉瘤,2 例为其他部位原发肿瘤乳腺转移。16 例患者中 4 例有乳腺疾病家族史[60]。Roisman 等[61]报道 7 例年龄为 14~17 岁的女性患者于 1967—1989 年因乳腺恶性疾病在以色列不同医院接受治疗,其中 2 例为未分化癌且腋窝淋巴结阳性,2 例为叶状囊性肉瘤,1 例为横纹肌肉瘤,2 例为恶性淋巴瘤, 且其中一例为 Burkitt 淋巴瘤。Umanah 等[62]报道在尼日利亚的一个城市, 年龄为 10~19 岁的 84 例乳腺癌患者中有 1 例(1.2%)为浸润性导管癌。

乳房自我检查法被推荐给开始进入 18~21 岁年龄段且是 *BRCA1* 或 *BRCA2* 基因携带者的女孩[63,64]。对于任何出现乳房肿块的青少年来说,超声波检查是一项最适合的初步检查手段,因为密度高的乳房组织不利于乳房造影[65]。MRI 推荐用于常规影像检查情况复杂和乳腺癌诊断不确定者,尤其是乳房造影密度高的年轻患者。

青少年乳腺分泌性癌罕见,McDivitt 和 Stewart[66]于 1996 年第一次报道 7 例年龄为 3~15 岁的女性患者,其临床经过良好。该肿瘤细胞以含有大量黏蛋白和黏多糖为特征[67]。激素受体通常阴性[68]。虽然也采用单一的根治性乳房切除术,但局部肿瘤切除治疗也可能足够[68-70]。

儿童及青少年乳腺癌组织病理学特点及扩散方式与成人相似。就单独病例来说,大多数学者对于治疗既没有统一意见也没有专门的指导原则。一般来说, 建立在成人患者基础上的临床治疗原则可被采纳。由于在行单纯肿块切除活检的患者中有 25%复发,提示治疗不充分,应适当采取单纯乳房切除联合腋窝淋巴结清扫术[71]。前哨淋巴结活检较之常规活检切除能帮助明确腋窝淋巴引流分期且降低并发症发生率[72]。另一方面,McDivitt 和 Stewart [66]认为该肿瘤临床经过相对较好,因此,无须进行放射治疗。Hartman 和 Magrish[73]认为在小儿患者中,避免给予放射治疗而采用根治性乳房切除术至关重要。

炎性乳癌在儿童极其罕见[74,75]。

有报道关于小儿原发乳腺淋巴瘤、乳腺横纹肌肉瘤、乳腺腺样囊性瘤、放射诱导的乳腺肉瘤及乳腺叶状囊性肉瘤[76-81]。

叶状囊性肉瘤常表现为乳房巨大包块,25%的患者累及双侧。Norris 和 Taylor[80]首次从该肿瘤中区分出良恶性病变,差异在于肿瘤大小、间质浸润、细胞的异型程度、有丝分裂活性程度、局部钙化和(或)浸润的方式。远处转移见于肺和骨,淋巴结转移相当罕见。单纯或扩大局部切除或单纯乳房切除对于病理组织学为良性的患者来说, 治疗是足够的, 因为局部复发少见。对于恶性叶状囊性肉瘤,一些学者建议联合或不联合腋窝淋巴结清扫的根治性乳房切除术, 而其他学者则倾向于单纯乳房切除术[82-86]。放疗及术后化疗对于叶状囊性肉瘤的治疗作用目前尚存在争议。这些治疗模式应作为局部晚期、姑息及广泛播散患者的治疗选择。

乳腺横纹肌肉瘤不论是原发或是远处转移而来均罕见。Billroth[87]于 1860 年报道了第一例 16 岁女孩乳房原发横纹肌肉瘤。Howarth 等[88]报道年龄在 20 岁以下的患该肿瘤的 108 例患者中,7 例患者为肢体或臀部原发的横纹肌肉瘤转移至乳腺,7 例患者中有 6 例发现泡状组织病理学改变。横纹肌肉瘤以及乳腺其他肉瘤的主要治疗手段为手术切除,绝大多数患者术后接受辅助放疗及化疗。

小儿乳腺转移瘤可来源于肝癌、非霍奇金淋巴瘤、横纹肌肉瘤、霍奇金病、神经母细胞瘤和腺癌[89]。

小儿胃肠道肿瘤

小儿胃肠道肿瘤相对少见,其中,类癌和肝胆肿瘤最常见[90]。其他有腺癌、淋巴瘤和平滑肌肉瘤。最常见的良性肿瘤为错构瘤、平滑肌瘤、神经纤维瘤和血管瘤。

食管

食管肿瘤大多为上皮来源, 分为鳞状上皮癌和腺癌,极少出现肉瘤(平滑肌肉瘤、癌肉瘤、恶性神经鞘瘤)。有报道说食管化学损伤能诱导其恶性病变[91]。食管癌的发生可能与 Barretts 食管和德郎热综合征相关[92,93]。小儿最常见的食管良性肿瘤为平滑肌瘤,硬纤维瘤和畸胎瘤亦常见[94-96]。小儿食管癌的治疗原则同成人[97]。

胃

小儿最常见的胃恶性肿瘤为非霍奇金淋巴瘤，其次为平滑肌肉瘤和平滑肌母细胞瘤[98]。腺癌非常少见，该肿瘤的发生可能与 Peutz-Jeghers 综合征相关[99]。胃非霍奇金淋巴瘤的治疗遵循成人的治疗原则。

胃平滑肌肉瘤以手术治疗为主，术后放疗用于具有局部复发高危因素的患者(如手术切缘阳性或肿瘤侵犯腹膜后)。

成人患者所采用的胃次全切联合相关淋巴结清扫术可作为小儿胃癌的治疗选择。尚无数据显示放化疗对儿童患者有效。然而基于一项对成人胃癌局部晚期患者的随机研究结果[100]显示，有学者推测术后联合放疗和化疗(5-氟尿嘧啶和亚叶酸钙)可能对治疗有益。

放射治疗原则与成人相似。在制订放射治疗计划时，应注意避开如脊髓、肾、小肠和肝等重要结构。在治疗过程中可出现急性副反应，例如，恶心、体重减轻和疲乏。

几种联合化疗方案用于辅助治疗及治疗局部进展或转移性胃癌。多数Ⅱ期和Ⅲ临床期研究见于成人组的报道[101]。超过 20%的胃癌及高达 33%的胃食管结合部肿瘤存在 HER2 过表达[102]。这就带来了新的治疗选择，可在化疗基础上加入曲妥珠单抗[103]。

小肠

依据 SEER 数据显示，30 岁以下患者小肠恶性肿瘤的发生率低[104]。小儿最常见的小肠恶性肿瘤为非霍奇金淋巴瘤[105]，也可见小肠肉瘤及类癌。小肠腺癌可为自然发生或与 Peutz-Jeghers 综合征有关[106]。

临床治疗原则同成人组。辅助放疗用于治疗出现节段性腹膜后固定的十二指肠肉瘤或腺癌术后，或用于姑息治疗，如疼痛和出血。

结直肠癌

结直肠癌在儿童及青少年中罕见。依据 SEER 数据显示，在美国，每年大约有 145 000 新发结直肠癌病例。其中仅有 0.1%的患者小于 20 岁[107]。有长期溃疡性结肠炎的年轻患者发展成结直肠癌的风险增高[108]。几种遗传性状可能与儿童及青少年患结直肠癌有关，如家族性肠息肉病、Turcot 综合征、Oldfield 综合征和 Gardner 综合征[100-112]。Vogelstein 等[113]描述了与家族性腺瘤性息肉病综合征发展为结直肠癌相关的遗传事件，从上皮增生到腺瘤形成，最后发展为结直肠恶性肿瘤的过程。

与成人组相似，儿童及青少年结直肠癌临床症状及体征亦取决于肿块所在大肠的节段。由于该肿瘤在儿童及青少年中罕见，所以临床诊断常被延误，且常由于急腹症而需要进行急诊剖腹探查。在年轻患者中，诊断结直肠癌时常为晚期，远处转移包括网膜、腹膜、肠系膜淋巴结、肝、卵巢，有时见于肺、脑和骨，预后差[114]。

结直肠癌可直接通过结肠纤维镜检查进行诊断。影像学检查包括气钡双重造影、CT 扫描和放射性同位素检查(FDG-PET)以明确病变范围。术前的癌胚抗原(CEA)水平对于判断预后及随访非常重要。CA19-9 的价值相对较小，尽管某些肿瘤只表达 CA19-9 而无 CEA。

结直肠腺癌可分为较好、中等及较差等不同程度的分化。而出现多种黏蛋白及印戒细胞则提示预后极差。黏液腺癌是儿童患者组中最常见的病理类型[115]。60%的成人结肠癌患者肿块距离肛门 25cm 以内，直肠及乙状结肠是黏液腺癌的常见发病部位。与成人不同，小儿肿瘤可能出现在结肠的任意部位[95,116,117]。Andersson 和 Bergdahl[118]的一组报道显示横结肠(39%)为最常见发病部位。来自土耳其的 Karnak 等[119]的一组关于 20 例患者的报道显示直肠乙状结肠是原发肿瘤的最常见部位(65%，与成人组相同)。

手术切除是结直肠癌主要的也是最有效的治疗手段。由于在儿童患者中诊断往往较迟，手术完全切除率达不到最佳目标。Karnak 等[119]的一组调查表明，20 例患者中仅 6 例可能达到完全切除。外科治疗原则与成人组相似，化疗和放疗的使用亦相似于成人组。应特别关注放化疗对儿童生殖系统的影响。

阑尾

小儿阑尾部位最常见的恶性肿瘤为类癌。往往是因为急性阑尾炎行手术治疗或在其他腹部手术过程中偶然发现而诊断。手术完全切除是其治疗选择[120,121]。

胰腺

小儿胰腺肿瘤罕见。最主要的类型为功能性肿瘤、胰腺母细胞瘤和硬乳头上皮瘤[122,123]。成人类型的胰腺癌少见于儿童。

功能性胰岛细胞瘤以其激素活性为特征，其诊断和治疗遵循成人组的指南。

小儿胰腺癌，胰腺母细胞瘤，是一种罕见肿瘤，文献报道不到100例。欧洲协作组儿童罕见肿瘤组织分析了2000—2009年诊断的20例患者[124]。其病理组织特征为含有导管细胞、腺泡细胞、鳞片状小体的腺癌组织，有时可出现胰岛细胞的分化。过碘酸-希夫染色、α-抗胰蛋白酶和α-角蛋白染色阳性，在许多病例中还伴有AFP水平升高[125-127]。

肿瘤大多位于胰腺头部。对于孤立未浸润的病变，推荐局部切除而无须行胰十二指肠切除术。局部病变患者可通过局部切除术治愈。与此不同的是，很多患者其肿瘤具有明显的恶性表现，包括局部侵袭、局部复发、结节性和播散性转移，预后极差[128,129]。

放射治疗用于手术切除后、术后局部复发及新辅助治疗。推荐剂量为40~50Gy[127,130]。放射治疗原则同成人组。术中放射治疗亦用于复发患者。

化学治疗用于无法切除的肿瘤或肿瘤已发生远处转移，亦被当作辅助治疗手段。单药或联合使用包括5-氟尿嘧啶、环磷酰胺、放线菌素D、长春新碱、长春碱、丝裂霉素C、博来霉素、异环磷酰胺、依托泊苷、顺铂、阿霉素和吉西他滨等，已取得一定疗效[131,132]。由于儿童胰腺母细胞瘤罕见，目前未能在化疗方面制订统一的用药指南及治疗策略。

胰腺乳头状囊性瘤亦称作Frantz瘤，通常有包膜，可侵犯胰腺各部。其病理组织学特征为由瘤体组织包绕的囊性或伪囊性结构。该肿瘤仅15%为恶性，且常见于平均年龄为24岁的女性患者[133]。

临床表现常可见上腹部肿块。与其他胰腺恶性肿瘤不同，胰腺乳头状囊性瘤完全切除后预后良好[134]。

在儿童及青少年患者中，成人型胰腺癌罕见。其症状及体征与成人患者表现相似[130]。治疗原则遵照成人组。

肝胆管肿瘤

肝胆管肿瘤在小儿消化道肿瘤中最为常见，在欧美占小儿肿瘤的0.5%~2%。在非洲撒哈拉地区和东方国家，肝细胞癌(HCC)最常见[62,135-139]。这种地域性聚集可能由高乙型肝炎病毒感染率和乙型肝炎病毒血清抗原阳性来解释[140]。

在年龄较小的儿童中，肝脏良性肿瘤较恶性肿瘤常见。而在年龄稍大的儿童中，恶性肿瘤更常见。良性肿瘤依照细胞来源进行划分：间质细胞来源(血管瘤、血管内皮瘤、错构瘤、紫癜样肝病)或上皮细胞来源(囊性变、局限性结节性增生、腺瘤)[141]。在极少数情况下，放疗可能用于治疗肝血管瘤。

肝脏恶性肿瘤依据组织来源划分，以肝细胞肿瘤[肝母细胞瘤(HBL)和HCC]最为常见，构成儿童原发肝脏恶性肿瘤的75%~90%。其他肿瘤包括恶性间叶瘤、未分化胚胎癌肉瘤、具有棒状小体的原发肝脏恶性肿瘤、平滑肌肉瘤、血管肉瘤、肝窦瘤、类癌和非霍奇金淋巴瘤。

30岁之前，胆管腺癌(胆管癌)极其罕见。该肿瘤与某种罕见的先天性胆管异常、溃疡性结肠炎、囊性纤维病和硬化性胆管炎相关[141,142]。肝脏亦是肿瘤转移的常见部位。

在小儿肝脏恶性肿瘤中，HBL最为常见。尽管有儿童及青少年的个案报道，但HBL好发于婴幼儿，且常见于男性。

HBL与Beckwith-Wiedemann综合征、家族性腺瘤性息肉病，如偏身肥大和腭裂等的先天畸形，Wilms肿瘤和糖原沉积病相关[143-146]。尽管HBL与Beckwith-Wiedemann综合征的相关性提示11号染色体异常和11号染色体短臂上的杂合子丢失与该病发生有关，而在家族性腺瘤性息肉病患者中，HBL发病率增加与5号染色体长臂异常相关[145,147]。

临床症状和体征表现为腹胀、食欲减退、呕吐、贫血、发热和黄疸。某些病例可出现肿瘤分泌的人绒毛膜促性腺激素(HCG)所致的性早熟体征[146]。

HBL患者血清中由胚胎内胚层分泌的AFP增加84%~90%[148]。HCG和胱硫醚酶亦作为肿瘤标志物[149]。肝母细胞瘤(图90.2)的组织病理学类型分为5个亚型(表90.3)。这些亚型可同时存在，表现出多样性，但由于目前定义未考虑此情况，从而导致难以证明这种特殊病理组织学类型与预后的关系。单纯胎儿型预后较好，但“单纯胎儿型”定义不明确。罕见的小细胞未分化型(3%)预后差。在长期存活的HBL患者中，最常见的组织病理学类型以胎儿细胞型为主。一项由小儿肿瘤研究组(POG)和小儿癌症研究组(CCSG)联合进行的实验研究表明，在Ⅰ期患者中对胎儿型肝母细胞瘤与该病其他亚型进行鉴别非常重要[150]。一项德国研究 (HB 89-94)[151] 提出几个提示HBL预后不良的因素：远处转移、AFP>1 000 000ng/mL、侵犯肝内外血管、多发病灶、病变累及肝的两叶、TNM分期和低分化上皮来源组织学类型。

HCC是第二常见的小儿肝脏恶性肿瘤，占1/4~

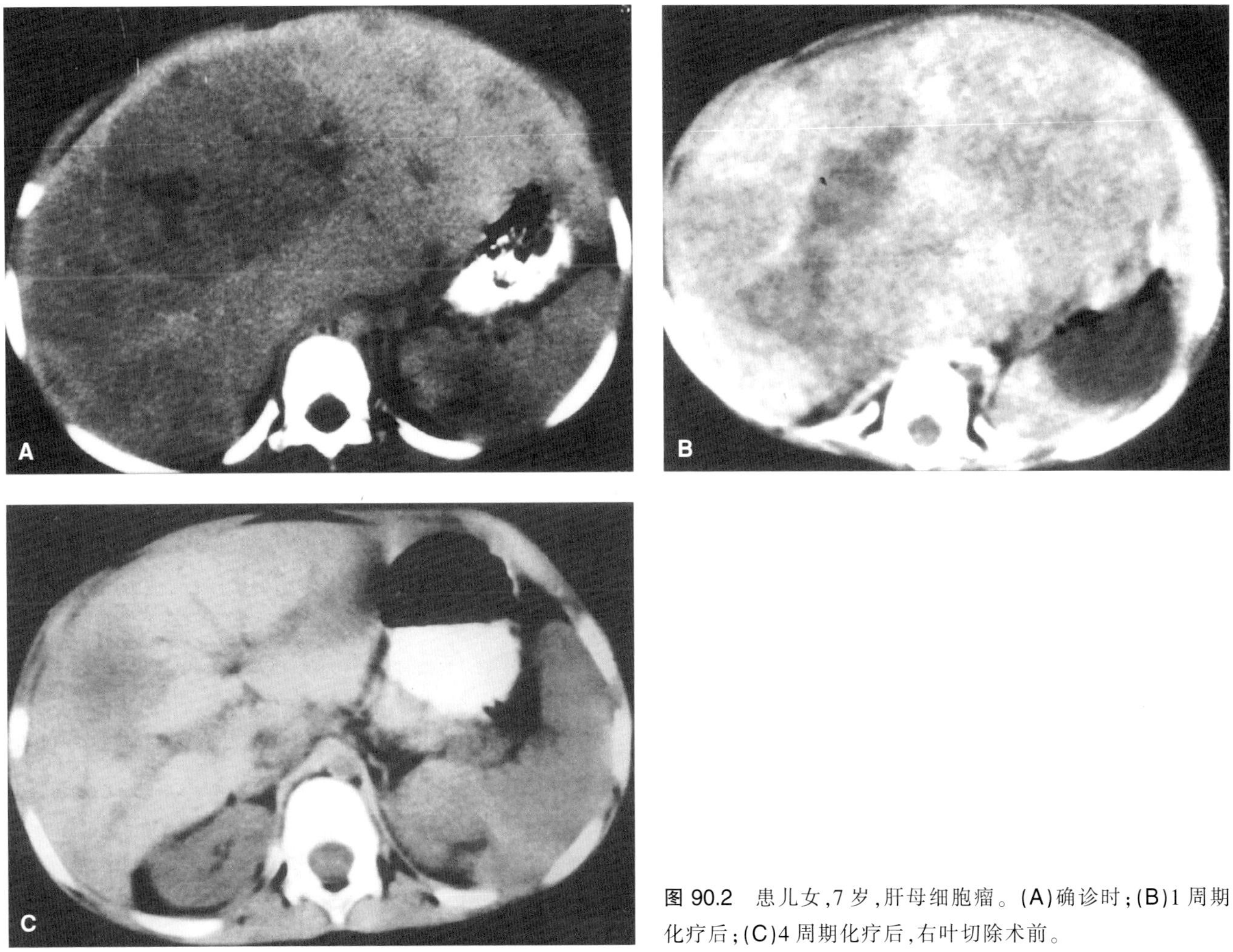

图 90.2 患儿女,7 岁,肝母细胞瘤。(A)确诊时;(B)1 周期化疗后;(C)4 周期化疗后,右叶切除术前。

表 90.3 肝母细胞瘤病理组织学分型

上皮型(56%)	上皮间质混合型(44%)
胎儿型(31%)	无畸胎样特征(34%)
胚胎胎儿型(19%)	畸胎样特征(10%)
巨骨小梁型(3%)	
小细胞未分化型(3%)	

Modified from Stocker.[350]

1/3。尽管有报道年龄最小的患者为 21 个月,但大多数报道显示 HCC 常发生于青春期早期[152,153]。HBL 不同,它多发于婴儿期,3 岁后很少见。与 HBL 相似的是,HCC 亦主要见于男性[154,155]。HCC 的变异类型纤维板层型肝癌主要见于 20 岁左右的年轻人,亦有报道见于儿童[156,157]。

近 25%的小儿 HCC 与继发于胆道闭锁的肝硬化、Fanconi 贫血、葡萄糖-6-磷酸酶缺乏和遗传性高酪氨酸血症相关[158]。目前已知最重要的 HCC 致病因素为在非洲和东方国家高发的乙型肝炎表面抗原的垂直传播率[159,160]。其他病因包括暴露于黄曲霉素、肝纤维化、促蛋白合成类固醇、遗传代谢性疾病和下腔静脉膜性梗阻,酗酒亦可能包括在内[139,155,161]。然而,这些病因主要适用于成人 HCC。在南非黑种成人患者中,发现 17 号染色体短臂上等位基因缺失,且 P53(密码子 249)已被鉴定[162,163],针对 HCC 发生的准确分子机制目前尚不明确。

与 HBL 相似,2/3 的 HCC 小儿患者血清 AFP 值升高[164]。健康新生儿 AFP 水平高,至 1 月龄迅速降低,2 岁后已检测不出[165]。初次检测的 AFP 值是一个重要的判断预后的因素:一项由肿瘤放射治疗组[166]进行的研究显示在 HCC 患者中 AFP 强阳性者的死亡率增加 1.8 倍。AFP 值反映肿瘤生长情况,并可作为一项评价疗效有价值的指标。肿瘤完全切除后,AFP 值应在 2 个月内降至正常水平[167]。术后 AFP 持续升高提示局部复发或远处转移[164]。

CCSG 和 POG 针对原发肝脏恶性肿瘤的分期系

统是基于肿瘤的可切除性和病理组织学亚型而制订的(表90.4[168,169]和表90.5[170])。

局限性HBL或HCC的成功治疗主要取决于手术完全切除的可行性[151]。目前,高达2/3的HBL患者肿瘤可切除,因为肿瘤瘤体通常表现为单个病灶或具有包膜。1/3成功行手术治疗的患者能达到治愈,尤其是胎儿型HBL患者[143,150,171]。相反,由于肿瘤的多灶性和瘤体大小原因,仅30%的HCC患者诊断时适合行手术完全切除。50%~75%的HCC纤维片状变异类型诊断时可行完全切除[172,173]。原则上来说,肿瘤的可切除性取决于瘤体的大小,累及肝两叶的病变需要行三个以上的肝段切除,血管侵袭,远处转移和播散等。不适宜行手术治疗的晚期患者可考虑行术前减轻瘤体负荷的新辅助化疗。在这些病例中,我们通过临床表现、影像学检查,还包括FDG-PET[174]扫描和肿瘤标志物获得诊断。亦可通过活体组织检查或CT/超声引导穿刺活检进行诊断,然而穿刺活检可能引起明显的出血。术前减轻瘤体负荷的新辅助化疗可让大多数HBL患者和相当一部分HCC患者的瘤体体积缩小,进而可行手术切除。化疗方案包括以下联合方案:顺铂、长春新碱、5-氟尿嘧啶[175];异环磷酰胺、顺铂、阿霉素[176];长春新碱、阿霉素、磷酰胺或长春新碱、环磷酰胺和顺铂-卡铂为基础的联合化疗[172,177];喜树碱类似物拓扑替康及伊立替康;一种新的铂类衍生物,奥沙利铂;多柔比星脂质体(Doxil)[151]。最近,索拉菲尼,一种多靶点抑制剂被用于HCC的一线治疗,贝伐株单抗在Ⅱ期试验中显示了生存优势[178,179]。如果患者接受化疗后无法行手术切除,我们仍有机会采取放疗使其具备手术切除的可能性[172]。在一些能提供改良的手术技术和现代麻醉及重症监护技术的专科中心,肝叶切除围术期死亡率为5%~10%[180]。

表90.4 CCSG关于原发肝脏恶性肿瘤分期系统

分期	描述
Ⅰ	全切除术
A	组织病理学分化良好(胎儿型HBL)
B	组织病理学分化不良(胚胎型HBL,HCC)
Ⅱ	显微镜下病变
A	肝内
B	肝外
Ⅲ	肉眼可见肿瘤±淋巴结受累±肿瘤外侵
A	肿瘤完全切除;肿瘤外侵,肉眼可见淋巴结节内有肿瘤残留,或两者皆有
B	肉眼可见肿瘤未完全切除±淋巴结阳性±外侵
Ⅳ	肿瘤转移
A	原发病灶完全切除
B	原发病灶未完全切除

HBL:肝母细胞瘤;HCC:肝细胞癌。

Data derived from Cohen et al.[168] and perilongo et al.[169]

表90.5 POG关于原发肝脏恶性肿瘤分期系统

分期	描述
Ⅰ	肿瘤完全切除
Ⅱ	镜下肿瘤残留
Ⅲ	肉眼可见肿瘤残留
Ⅳ	诊断时已出现转移

Modified from Bowman LC, Riely CA. Management of pediatric liver tumors. *Surg Oncol Clin North Am* 1996;5:451-459.

如果化疗后肺转移病灶持续存在且可完全切除,则可考虑对肺部转移灶行手术切除。Ⅰ期患者在成功行手术治疗后出现肺部孤立性转移灶亦适合行转移瘤切除术。

全肝切除联合肝脏移植可用于无法手术切除的HBL患者(化疗后约10%)和肿瘤局限在肝内未穿透包膜且无淋巴结受累及远处转移的HCC患者(诊断时>50%不能切除)。在最短的两年随访期内,总生存率为50%~83%。在"一线治疗采取肝脏移植"(即非手术未能成功切除者)后化疗有效的患者中获得最佳的治疗效果[151,181-183]。

尽管放疗用于儿童HBL和HCC术前和术后治疗,但其在根治性治疗中的作用有限。

首次化疗后仍无法行手术切除的儿童患者可给予术前放疗[172,184,185]。在手术后的治疗中,那些经手术切除但仍有病灶残留的患者可从术后放疗中获益。在POG-CCSG联合实验中[150],术后有镜下残留的患者行术后化疗和局野放疗,瘤床给予45Gy照射,其3年无进展生存率达到60%。行术前化疗后无法完全切除的患者,接受全肝照射,剂量为30Gy,其3年无进展生存率为22%。

依据古斯塔夫·鲁西研究所的实验研究[172],儿童患者在接受术前化疗后行手术治疗,如有证据显示术后镜下或肉眼肿瘤残留,可给予更进一步的化疗或残留病灶局野放疗,剂量为25~45Gy。Habrand等[172]报道了15例患者,其中11例HBL患者,2例HCC患者,2例无病理学诊断。9例原发病灶切除的患者接受术前或术后化疗,方案包括长春新碱、阿霉素和环磷酰胺,并与长春新碱、环磷酰胺和顺铂方案交替使用。8 例未完全手术切除的患者接受中位剂量为 40Gy 的放疗,其中 6 例从诊断时起中位生存期为 45 个月。1 例不能手术切除的患者在接受全肝照射(24Gy)联合 5-氟尿嘧啶及顺铂方案化疗后接受手术治疗。这例患者放疗后存活 68 个月。在 4 例原发病灶不能切除的患者中,1 例通过放疗病情得到控制,2 例儿童患者因肺部转移给予全肺照射,剂量为 18~20Gy,均未能控制,其中 1 例接受肺转移瘤切除术,术后无病生存期为 41 个月。

HBL 或 HCC 患儿给予放射治疗时,严格评估肿瘤靶区对于减少正常肝脏受量非常必要。高能射线对穿照射、3D 治疗计划或 IMRT 的多野照射技术均可使用。当限定放射治疗体积时,对于病灶较大的肿瘤可给予 35~45Gy 剂量的照射,对于镜下残留病灶给予 25~45Gy 剂量的照射。对于采用姑息治疗的儿童,2~2.5 周的 20~25Gy 剂量全肝照射较为适宜。

对于肉眼可见的肺脏转移灶进行全肺照射,其结果不乐观。化疗后或术后化疗后镜下残留肺部转移灶的患者可考虑给予总剂量为 12~13Gy 的全肺照射。

在由多个研究小组联合完成的一系列多中心试验中,对 HBL 和 HCC 患者术前和术后联合化疗的价值进行了评估。在这些研究中,放疗都被作为治疗的一部分包括在内。结果表明多数最初无法切除的肿瘤在化疗后可通过外科手术切除,且在完全切除术后行辅助化疗优于单纯的手术治疗。

在 CCG 831 试验[186]中,对术后某一肝叶中存在残留病灶的患者给予放线菌素 D、长春新碱和环磷酰胺方案联合化疗及累及野照射。肿瘤扩散的患者仅选择化学治疗。共 40 例儿童进入此项研究,只有 7 例长期生存。这 7 例患者中一部分为肿瘤Ⅰ期患者,另一部分是接受放射治疗后有微小残留病灶的患者。

在 CCG 881 试验[186]中,在 831 试验所使用的放线菌素 D、长春新碱和环磷酰胺化疗方案基础上加入阿霉素和 5-氟尿嘧啶。在有可测量病灶的患者中,发现治疗有效率达 44%,在接受联合化疗作为辅助治疗的患者中,83%的患者达到 30 个月的无病生存期。

在 CCG 823F 试验[186]中,HBL(33 例儿童)或 HCC(14 例儿童)患者在确定行手术前均予以阿霉素和顺铂肝脏局部化疗。在 14 例 HCC 患者中仅 2 例存活,而 25 例完成化疗并适时接受手术的 HBL 患者中 78%目前仍无病生存。16 例患者均给予肿瘤完全切除,术中 9 例患者未发现残存的肿瘤,其中 15 例患者无病生存。对于纳入该研究的无法切除或存在远处转移的 HBL 儿童患者,AFP 水平的早期变化是判断预后的可靠指标并能发现对治疗反应较差的患者。作者提示,如果患者术前两次 AFP 水平检测未能下降,则不适合采取手术治疗[187]。

在一项由小儿肝癌联合研究组(CCG 8881/POG 8945)完成的研究[188]中,患者分成两组,一组接受顺铂、长春新碱和 5-氟尿嘧啶方案化疗,另一组接受顺铂和阿霉素方案化疗,两组治疗方案在总生存与无病生存方面效果相同。然而,顺铂联合阿霉素方案毒性显著增强。

POG 8679 研究[189]包括分期Ⅰ~Ⅳ期的 HBL 儿童患者。Ⅰ期且组织病理学分化良好的患者仅予以手术切除。Ⅰ期但组织病理学分化不良或Ⅱ期患者接受手术治疗和辅助化疗,方案为顺铂、长春新碱和 5-氟尿嘧啶。Ⅲ~Ⅳ期患者予以 5 周期化疗,随后评价能否行手术治疗。不能切除的患者给予局限野照射,剂量为 33~39Gy,并予以化疗。Ⅰ期且病理组织学分化不良及Ⅱ期患者的 3 年无病生存率为 91%,Ⅲ期患者为 67%,Ⅳ期患者为 13%。5 例接受放射治疗的患者中有 3 例予以手术完全切除且无病生存。

国际小儿肿瘤研究机构(SIOP)设计了一系列基于与治疗原则相关的危险因素的实验研究,SIOPEL Ⅰ期实验中的患者接受了术前顺铂联合阿霉素方案(PLADO)的化疗[190]。研究者得出结论:治疗前肝脏病灶的范围和肺转移的情况是判断患者 5 年无病生存的重要预测因素。HCC 患者的生存率要显著低于 HBL 患者,肿瘤完全切除是唯一现实可行的治愈手段。目前新的分期系统已提出,称为 PRETEXT(治疗前病灶范围),对于导致治疗失败的两组危险因素进行分组:一组为"标准风险组",包括病变局限在肝内,累及不超过 3 个肝段的患者;另一组为"高危组",病变累及 4 个肝段或出现肝外转移。研究显示,PLADO 化疗后行手术治疗且术后予以在 SIOPEL Ⅰ期实验中应用过的短程化疗被认为是 HBL 儿童患者的最佳治疗方案,其他治疗计划将与上述标准方案进行比较研究[191,192]。

在 SIOPEL Ⅱ期实验中,依据标准风险组和高危组的标准将患者进行分层。对于高危组 HBL 患者来说,必须以一种快速交替顺序的给药方式在 SIOPEL Ⅰ期实验中所使用的顺铂/阿霉素方案中加入卡铂来强化治疗。

标准风险组 HBL 患者,3 年总生存率和无病生存率分别为 91%和 89%, 而高危组分别为 53%和 48%。尽管予以化疗强化治疗, 仅半数高危 HBL 患者能获得长期生存[193]。对于标准风险组 HBL 患者,顺铂单药治疗和顺铂与阿霉素联合治疗的有效性目前正在 SIOPEL Ⅲ期前瞻性随机实验中进行比较研究[151]。

来自美国的研究者分析了肝内化疗[194]和肝内化学栓塞治疗的疗效[195]。他们总结,这些治疗方式可阻止肿瘤进展并使晚期肝脏恶性肿瘤降期。

日本研究者使用碘化油和顺铂/依托泊苷经动脉化疗栓塞,他们发现这种治疗方法可显著强化抗肿瘤药物的杀肿瘤细胞效应且降低药物毒性[196]。

其他一些日本研究者分析了 HBL 患者在接受了术前和(或)术后顺铂和吡柔比星联合化疗的生存获益[197]。结果发现,术前化疗可提高肿瘤的可治愈性, 而术后化疗在提高那些肿瘤不能完全切除或出现远处转移的患者的治愈率方面起了重要作用。

在一项前瞻性、多中心、单臂的德国肝脏肿瘤 HB94 实验中, 对接受手术治疗的儿童给予异环磷酰胺、顺铂和阿霉素(IPA)联合化疗或依托泊苷和卡铂方案联合化疗。依据肿瘤分期进行危险分层来选择治疗: Ⅰ期患者接受 2 程 IPA 化疗; Ⅱ期患者接受 2~3 程 IPA 化疗; Ⅲ期或Ⅳ期患者予以 IPA 及卡铂/依托泊苷化疗。结果发现,肝脏肿瘤的生长模式、肿瘤侵犯血管、出现远处转移、初诊 AFP 水平和手术切除程度被认为是治疗前的预后相关因素[198]。

在一份德国肝脏肿瘤 HB 99 研究的中期分析中显示, 给予高危组 HBL 患者高剂量卡铂和依托泊苷化疗可取得较高的疗效,并能使大多数进展型或转移性高危组 HBL 患者获得诱导缓解[199]。

新的放射治疗方法包括术中放疗、微型源钇-90 动脉内放疗[200-202]和腔内铱-192 化疗联合或不联合局部热疗[203-205]。

朗格汉斯组织细胞增生症

病理

组织细胞增生症是由单核细胞系失调引起。通常情况下,单核细胞在骨髓中成熟后迁移到肝脏(枯否细胞)、骨髓(巨噬细胞),或结缔组织和皮肤(组织细胞)中。朗格汉斯细胞的特点是其胞浆内含有 Birbeck 颗粒。Birbeck 颗粒起源不明,仅在特异性抗原刺激下才产生。朗格汉斯组织细胞增生症(LCH)是一种增生性疾病, 渗入组织的朗格汉斯细胞会导致组织损伤。该病发病机制尚未完全明确,但已经证明在受侵骨组织中存在白介素 1、白介素 17a 前列腺素、金属蛋白酶 MM9、MM12[206]及前列腺素 E_2 的过度表达。这些因素在破骨细胞激活中起到重要作用。

LCH 可以分为三个亚类。Hand[207]在 1893 年第一次描述了脑垂体黄色瘤病。随后,Christian 和 Schuller 也分别报道了该病, 所以又称之为 Hand-Schuller-Christian 病。该病有颅骨破坏、突眼及尿崩三大特征,且多见于 2 岁以上儿童。

20 年后,Letterer 和 Siwe 描述了 LCH 的另一种亚类,该病发生于 2 岁以下儿童,临床表现为肝脾大、贫血和出血性体质。

此后又过了 20 年,Otani 和 Erblich 描述了 LCH的又一种类型——孤立性嗜酸性肉芽肿,此病通常发生于 2 岁以上儿童,且具有特征性的骨发病部位[90,167,208]。Lichtenstein[209]将以上三种病变命名为一种疾病——组织细胞增生症-X。应当强调的是, 目前仍不确定 LCH 为恶性疾病。尽管 LCH 是一种单克隆性疾病,但并不能因此而说明它的恶性本质。而且,LCH 不是非整倍体,有报道指出 LCH 的发生与霍奇金淋巴瘤相关。

临床表现

LCH 在儿童中的年发病率为 0.5~2/10 万[210],其临床表现与年龄相关。分散型(Letterer-Siwe 病)较常见于 2 岁以下的婴幼儿,表现为消瘦、肝脾大、全血象下降以及腹股沟和头皮出现的脂溢性皮炎。婴幼儿通常病情较严重且存活率低[211,212]。

LCH 在 2 岁以上儿童中症状相对较轻,可表现为广泛性嗜酸性肉芽肿骨病变引起的疼痛、耳炎、尿崩(42%)和突眼。嗜酸性肉芽肿的特点为单纯骨受侵及与肉芽肿部位相关的症状。

也有中枢神经系统受侵表现,最常见的是脑膜和垂体损伤,而脑实质也常受侵,尤其是下丘脑和小脑。

无论临床表现如何,只有病理活检发现朗格汉斯组织细胞中的 Birbeck 颗粒才能确诊。进行疾病分期时应做骨骼检查(不包括同位素骨扫描)。有研究提出了一些影响预后评分的因素,包括病变范围、诊断时的年龄和明显的器官功能异常[210]。Halperin 等[210]提议将患者划分为 3 组:

(1)预后较好:单一局灶性病变的患者,只需要局部治疗。

(2)预后较差:有器官功能异常的患者,需要全身治疗。

(3)其他,未定明确定义:可以接受手术、激素、化疗和(或)放疗。

治疗

许多 LCH 患者是无痛或自愈的,如果没有受累器官的功能障碍,无须过度治疗。

手术

POG 8047 研究指出,活检、刮除和肿瘤切除的控制率(70%~90%)没有显著差异[213]。锁骨、肋骨等可牺牲骨的病变,可行扩大切除术,其余部位病变可行活检术。发生于颈椎、股骨颈等有危险性或影响外形美容的部位,不建议行刮除术。

放疗

放疗在 20 世纪 60 年代被广泛应用,但目前对于大多数患者不推荐应用放疗。对位于脑部的 LCH,可给予放疗。一项国际性试验 LCH2 对比了长春新碱与依托泊苷,在后者未发现优势。由于依托泊苷有诱发白血病的风险,不推荐用于一线治疗[214]。

内科治疗

局部激素注射

该操作在全麻及透视引导下,将甲泼尼松直接注入瘤内[215]。但究竟是激素还是局部手术产生的治疗效果,目前还未有定论。

化疗

在疾病进程中选择化疗的时机目前仍有争论。对疾病预后形成的不良因素目前也没有统一意见。仅有器官功能障碍或多器官损伤可以作为化疗的适应证。首先使用大剂量皮质激素,随后应用长春新碱。LCH3 试验也未发现甲氨蝶呤有何优势[216]。目前没有证据表明在一线治疗方案中,多药联合化疗的效果优于单药化疗。此外,目前仍不确定是否早期治疗可以预防晚期尿崩症的出现[217,218]。最近有报道,使用沙利度胺治疗播散型 LCH 取得了较为满意的临床效果[219]。

对于治疗耐受的患者,尤其是婴儿患者,目前正在研究一些更有效的治疗方法,包括环孢霉素 A、肝移植、骨髓移植和(或)单克隆抗体治疗[220,221]。研究指出,帕米磷酸盐可以延缓因 LCH 引起的骨痛[222]。

内分泌肿瘤

肾上腺皮质癌

肾上腺皮质癌(ACC)占儿童肿瘤发病率的 0.2%。75%的患儿发病年龄<5 岁,女童更为常见[223-229]。肾上腺皮质癌常伴有 Beckwith-Wiedemann 综合征及偏身肥大[230]。

儿童肾上腺皮质癌常表现为腹痛及可触及的腹部包块,其中超过 75%的病例为功能性的,可分泌一种或多种激素:雄激素、肾上腺皮质激素、醛固酮或雌激素。最常见的临床表现为男性化、声音变粗、多毛症、阴毛早生、阴蒂增大、阴茎早熟、肌肉发达、骨龄偏大。较典型的库欣综合征(满月脸、面色红润、高血压、腹纹、体重增加、痤疮和“水牛背”)在儿童中较少见。女性化或醛固酮分泌性肿瘤也比较罕见[228]。

尿-17-生酮类固醇和 17-羟皮质类固醇通常增高,类固醇产物不受促肾上腺皮质激素抑制的影响。

影像学诊断方法包括 CT 和(或)MRI,通常鉴别肾上腺腺瘤和肾上腺皮质癌比较困难。然而,目前大多数肾上腺皮质癌>6cm,多伴有钙化,而肾上腺腺瘤的体积较小,且为非功能性的。在超声下,肾上腺皮质癌多观察到特征性的星状回声。CT 扫描下肿瘤密度常不均匀,伴有不均匀强化。最近有报道,使用 ^{18}FDG-PET 对于鉴别肾上腺病灶的良恶性也有效[231,232]。良性肾上腺腺瘤和肾上腺皮质癌都可以表现为异常有丝分裂及细胞和核的异形性,但恶性肿瘤特征为包膜受侵,侵及下腔静脉进而进入右房,淋巴结转移和远处转移[223]。

一般来说,肾上腺皮质癌的预后较差[233-235]。小的、包膜完整及容易切除的肿瘤可通过单一外科手术治愈。局部进展期病例具有很高的局部区域复发和远处转移率[228,229],再次完整切除局部复发和远处转移病灶可以改善生存率[236]。

关于肾上腺皮质癌切除术后放疗的研究相对较少,文献不新,且通常是一些小样本及个案报道。Stewart 等[237]对肾上腺皮质癌的患者行术后全腹放疗(15~30Gy),4 例接受放疗的患者有 3 例长期存活。Percarpio 和 Knowlton[238]对 2 例患者行术前放疗,剂量为 45~50Gy,对 4 例无法手术切除或术中出现播散的患者行术后放疗，其中1例行术前放疗后实施了手术。术后放疗的4例有3例出现野内复发,1例野外复发。

Magee等[239]报道了15例肾上腺皮质癌病例,9例接受术后放疗。接受放疗的患者中有3例为年龄<2岁的女童,DT 30Gy/4W。其中2例女童死于照射野内的第二原发癌。

基于上述研究及一系列相似的小样本回顾性研究[224,240-242],针对肾上腺皮质癌的放疗作用很难做出肯定性的判断。英国的一些研究者报道,肾上腺皮质癌发生第二原发癌的概率较高,尤其是那些接受过放射治疗的患者[243]。

对于复发或转移的肾上腺皮质癌,米托坦是一种很常见的化疗药物,有效率约为20%。其他一些化疗药物包括苏拉明、阿霉素、5-氟尿嘧啶、链佐星、顺铂和依托泊苷,单用或联合化疗,有效率为20%~30%[244]。辅助化疗的作用存有争议,一些研究者提倡术后给予米托坦辅助化疗[240]。然而,该药常伴有明显的胃肠道、神经肌肉、皮肤毒性及血小板异常聚集以及出血时间延长等副反应。尿-17-生酮类固醇和17-羟皮质类固醇明显降低。米托坦的有效率与其血清药物浓度高度相关(>10~14μg/mL)，而且在毒性和疗效之间的有效治疗窗很窄。因此,多数学者认为在缺乏随机对照临床实验确凿证据的情况下,很难确定放疗或化疗的辅助作用[154,243,245]。

嗜铬细胞瘤和副神经节瘤

嗜铬细胞瘤和副神经节瘤为儿童和青少年少见肿瘤[246-251]。儿童嗜铬细胞瘤通常的发病年龄为8~14岁,男童多见。肾上腺起源的病例约占成人的90%和儿童的70%，交感神经链的任何部位也均可发生，最常见于膈下。而肾上腺外则常见于上部的腹主动脉旁区、膈肌和肾下极间的副神经节区、祖卡坎德尔器官和膀胱。腹腔以外的肿瘤多发生于脑、胸部和膀胱[246,250,252,253]。大约10%的嗜铬细胞瘤是儿童患者，其临床特点与成人患者有所不同，如肿瘤常为双侧性,常伴发多发性内分泌瘤病综合征(MEN),恶性者较少[246,252,254-256]。

MEN Ⅱa和Ⅱb型的家族性嗜铬细胞瘤通常伴随一些其他内分泌肿瘤[252,257-259]。

除了家族性综合征中孤立的嗜铬细胞瘤,儿童的家族性嗜铬细胞瘤也常伴发一些遗传性疾病，如von Hippel-Lindau病(视网膜脑血管瘤病)、结节性硬化和von Recklinghausen神经纤维瘤病。

10%的儿童家族性嗜铬细胞瘤为恶性。肿瘤的恶性定义不仅根据病理类型,还需结合生物学行为和临床表现综合判定。

在儿童高血压中约1%为嗜铬细胞瘤所致,与成人不同的是，其高血压症状较持续而非间歇性。其他症状和体征包括发汗、面部潮红、疲劳、头痛和抽搐[260]。

肾上腺嗜铬细胞瘤分泌肾上腺素和去甲肾上腺素,但大多数肾上腺外嗜铬细胞瘤只分泌去甲肾上腺素。

尿液中的肾上腺素、去甲肾上腺素、3-甲基肾上腺素和香草基扁桃酸是生化检查的金标准。有时会出现尿儿茶酚胺正常而血清尿儿茶酚胺升高的情况。影像学检查方法包括B超、CT和(或)MRI。^{131}I-MIBG核素扫描是诊断肾上腺、肾上腺外或转移性嗜铬细胞瘤最准确、最直接的方法。因MIBG的分子结构与去甲肾上腺素相似,可以被嗜铬细胞内的儿茶酚胺存储囊泡所摄取[246,252,261-263]。

手术是根治性治疗方法。降低围术期死亡率主要是通过α、β受体阻滞剂控制患者高血压[25,264]。

外照射放疗只用于姑息性治疗淋巴结、骨、脑和脊髓的转移。高剂量的^{131}I-MIBG治疗转移也取得了一定的疗效。化疗药物链佐星、环磷酰胺、长春新碱及达卡巴嗪可以部分抑制恶性嗜铬细胞瘤患者儿茶酚胺的分泌[244]。恶性嗜铬细胞瘤患者通常需要长期使用药物控制高血压,如α、β受体阻滞剂或儿茶酚胺合成抑制剂α-甲基-副-酪氨酸[265-267]。

甲状腺癌

甲状腺癌占所有儿童和青少年肿瘤的1%~1.5%,发病率为4~15/10万。女童的发病率是男童的2~3倍[268,269]。1986年4月26日切尔诺贝利核事故发生后，该地区的儿童甲状腺癌发病率显著上升,系由放射性尘埃中的碘辐射导致[270,271]。在1989—1990年期间,白俄罗斯和乌克兰的甲状腺癌发生率显著上升:在成人,发病率上升到2~3倍,20岁以下的青少年，尤其是5岁以内的儿童发病率上升到20~30倍[270,272]。几乎所有的新发儿童患者病理类型都是甲状腺乳头状癌（94%~98%)。在确诊时,有很高的淋巴结转移率(65%)及肺(5%)转移(表90.6)[272]。

甲状腺滤泡状癌占甲状腺癌的 16%~20%，其具有侵袭血管的特性。

髓样癌比较少见。其起源于神经嵴的滤泡旁细胞或 C 细胞，较分化型癌有更高的侵袭性，预后极差。髓样癌含有血清学免疫反应性的降钙素标记物。由于其临床上具有很高的侵袭性，专家建议可疑患者行基因学检查，以检测癌基因 *ret* 的突变，协助诊断 MEN 综合征（多发性内分泌腺瘤综合征）。基因检测异常的患者，在形成早期癌及发现 C 细胞增生血清降钙素升高以前，就应行预防性的甲状腺切除术。当前，对可疑的 MEN 综合征Ⅱa 型患儿应在出生时进行基因检测，对可疑 MEN 综合征Ⅱb 型的患儿，基因检测最晚不迟于 1 岁[273-275]。

通常儿童甲状腺癌患者的甲状腺功能是正常的，常表现为结节性甲状腺肿或颈部淋巴结肿大。在常规 X 线片中，甲状腺结节区常显示钙化（砂砾体）。碘放射性核素扫描呈冷结节。

矛盾的是，虽然儿童及青少年分化性甲状腺癌在确诊时有 70%~80%的颈部淋巴结转移率，20%的远处转移，但预后却很好[1,275-277]。根据 Mayo 临床中心统计的数据，儿童甲状腺癌的生存率与 20~30 岁的成人对照组没有显著性差异[278]。英国皇家马斯登癌症中心研究的数据显示[279]，中位总生存时间为 53 年，中位无复发生存时间为 30 年。确诊时即发生转移是预后不良的唯一因素。根据儿童肿瘤外科学协会的一项研究报告，有远处转移的儿童甲状腺癌患者的 10 年总生存率为 100%，5 年和 10 年的无进展生存率分别是 76%和 66%。Mayo 临床中心治疗了 14 例有肺转移的甲状腺乳头状癌患儿[280]，予以手术、放射性碘治疗、外照射放疗（1 例）和抑制性内分泌治疗，平均随访 19.3 年后，有 50%的患儿无病生存，50%的患儿仍存活但伴有无症状的肺病灶。

表 90.6　儿童甲状腺癌的组织学类型

类型	构成比（%）	特征
1.分化型癌		
A.乳头状癌	70~80	浸润性和多中心性；70%~90%淋巴结转移；5%~10%血行转移（主要是肺）
B.滤泡状癌	16~20	血管浸润
2.髓样癌	少见	单发，常伴有 MEN 综合征，具有侵袭性，预后极差
3.未分化癌	少见	具有侵袭性，确诊后 6 个月内死亡
4.岛状癌	罕见	属于低分化癌的变异型；具有侵袭性，预后差

甲状腺癌的治疗主要依靠外科切除，对于原发肿瘤（次全叶切除、叶切除、全甲状腺切除术）和累及淋巴结（受累淋巴结切除术，改良或根治颈部淋巴结切除术）的切除范围仍有争议[281]。

支持甲状腺根治性全切术的理由是肿瘤的多灶性，降低颈部复发率，切除术后可以应用血清甲状腺球蛋白作为肿瘤标志物，可以使用放射性碘扫描早期发现肺转移。支持局限性外科切除的观点主要是因为根治性切除术的并发症多，且无明显的生存率获益[1,274-276,279,282-286]。

对那些不确定是否有远处转移的甲状腺患儿行外科局部切除术后，对于残留的甲状腺组织是否行核素治疗也存有争议。由于儿童甲状腺癌的病死率非常低，即使复发也是在术后多年发生，所以不太可能对其进行随机化试验来解答上述问题。然而多数学者赞成行放射性碘治疗，因为患儿有很高的颈部淋巴结及远处转移率[272,287]。

放射性碘治疗适用于有颈部淋巴结转移或远处转移的患者。分化较好的肿瘤可以摄取 50%~80%的药物，残余甲状腺组织受到局部高剂量照射。

放射性核素的副反应包括恶心、舌痛、味觉减退、甲状腺炎和胃肠不适，潜在但较少发生的远期并发症包括骨髓抑制、白血病、膀胱癌、唾液腺肿瘤、胃癌、乳腺癌和不孕不育。这些并发症主要见于过去的报道，尤其是当采用放射性核素剂量较高、重复治疗时容易发生。而在如今的治疗条件下很少发生[272,287]。

放射性碘治疗在涎腺内浓聚，并随唾液分泌。高剂量的放射性核素治疗后，常会导致唾液腺肿胀、疼痛（通常累及腮腺），且和放射性涎腺炎相伴。还有一些次要并发症，如口干综合征、味觉改变、放射性龋齿增多、口腔炎和念珠菌感染[288,289]。

给予外源性的甲状腺激素抑制促甲状腺激素合成，降低肿瘤复发率。在甲状腺切除术后，外源性甲状腺激素作为一种替代治疗，维持甲状腺正常功能[45,279,280]。

儿童分化性甲状腺癌外照射适用于手术无法切除的原发灶和颈部、纵隔淋巴结对碘不摄取的病例。在局部进展期疾病中，对甲状腺外广泛浸润或外科切除术后仍有肉眼肿瘤残余的病例或无法根治性切除的病例，外照射也有一定作用。尽管外照射对于那些晚期或转移性甲状腺癌是一种很有效的治疗手段，但缺乏随机性的对照研究来确定其辅助治疗地位，基本未把显微镜下残存肿瘤病灶作为外照射的指征之一。放疗伴或不伴化疗，可用于儿童甲状腺癌[277]。

甲状腺癌的外照射治疗通常需要精心而仔细的计划设计，以减少急性毒性反应并避免严重的远期并发症。放疗靶区根据手术和病理结果来制订，范围可以是全颈或上纵隔，或者仅照射甲状腺或瘤床。

该区的复杂解剖结构给照射带来一定困难，尤其是照射区域位于椎体附近时。为了给予肿瘤精确照射剂量，可以予以基于CT图像的治疗计划、三维治疗计划和调强放疗，在不危及脊髓时，靶区的剂量为55~65Gy。有多种放疗技术可以实现[290]。

生殖细胞肿瘤

儿童性腺和性腺外生殖细胞肿瘤(GCT)占所有儿童肿瘤的比例<2%。其治愈率非常高，与规范化的治疗密切相关。

病理

生殖细胞肿瘤起源于初级生殖细胞和全能胚胎干细胞的恶性转化(图90.3)[291]。胎儿期致瘤细胞在从脑至骶尾区的迁移全程中均可停留生长。最常见的部位是睾丸、卵巢、骶尾区、后腹膜及纵隔。当然也会发生在其他部位，这可解释一些不常见的发生部位[292]。儿童肿瘤学协会在一项纳入274例患者的病例对照研究中评估了家族性肿瘤病史与儿科生殖细胞肿瘤之间的关系，40年内有家族性肿瘤病史，尤其是家族性黑色素瘤病史的女性GCT的风险降低，而男性增高[293]。除一些3岁以下婴幼儿外，性腺和性腺外的生殖细胞瘤常发生等位染色体12p异常。男性患儿有时伴有克兰费尔特综合征[270]。颅内的生殖细胞瘤在第84章讨论。

临床表现

最常见的症状及体征是腹痛、腹胀和骶尾部或臀部肿胀[294]。疾病分期需对原发肿瘤及可能的转移部位(肺、肝、脑、骨)行全面的影像检查。治疗前应行血清AFP，β-HCG，LDH，CEA和PLAP的测定。血清AFP的正常值与年龄有关（1岁以前>1000mg/mL视为正常）。临床标记物的选取应根据疾病的组织学类

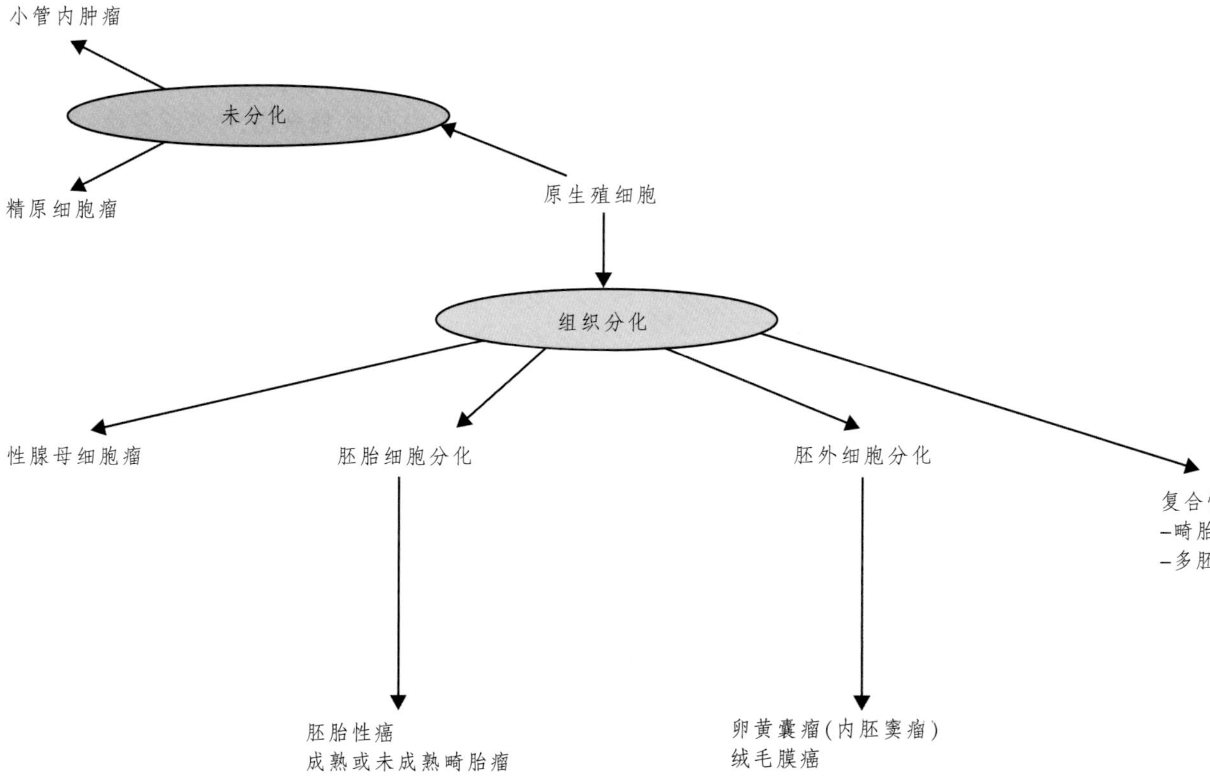

图90.3 生殖细胞肿瘤的分类。

型而定(表 90.7)。然而,AFP 的升高也可见于感染性肝病,β-HCG 的升高也可见于其他恶性肿瘤,如绒毛膜癌。AFP 的半衰期是 5~7 天,β-HCG 是 24~36 小时。二者均是治疗反应监测,评估疗效、进展和复发的良好指标[295]。

治疗

外科手术是治疗成熟性畸胎瘤和骶尾部肿瘤的标准治疗方法(完全切除肿瘤和尾骨)。有时要结合化疗来缩小放疗的照射范围。手术是治疗恶性性腺生殖细胞瘤的首选方法:睾丸切除术,或高位腹股沟管结扎,或卵巢切除伴腹膜腔探查术。早期的生殖细胞肿瘤不推荐行淋巴结清扫术,尤其是生殖细胞瘤。对于化疗后的残留(临床或生化)可行二次探查术。

自从应用以顺铂为基础的化疗方案后,生殖细胞肿瘤的生存率从 60%提高到了 90%[296],成人的化疗也与此类似。最近有一种趋势,用卡铂代替顺铂以减少晚期毒性反应[297]。血清肿瘤标记物的下降率是一种有价值的预后因子,应用于一般情况差的患者的评估[191]。除了青少年早期卵巢生殖细胞肿瘤(20~25Gy),放疗很少作为生殖细胞肿瘤常规治疗。对于年轻患者的卵巢生殖细胞肿瘤行放疗,需要与单独手术后的补救化疗进行选择对比。对晚期卵巢无性细胞瘤患者,完善术前检查后行保守切除加化疗但不结合放疗,整体生存率可高达 85%,且不影响今后的生育功能[50]。位于性腺外的生殖细胞肿瘤,当达到完全缓解后,不应再行放疗。根据意大利最近的一项研究,对于ⅠA 期卵巢无性细胞瘤患者,保守手术治疗为金标准,即使肿瘤分期不完整,化疗也仅在复发时才应用[298]。

表 90.7　生殖细胞肿瘤和临床标志物

肿瘤类型	β-HCG	AFP	LDH	CEA	PLAP
胚胎癌	+	+		+	
成熟性畸胎瘤					
非成熟畸胎瘤	+	+	+	+	
内胚窦瘤		+++	+	+	
绒癌	+++		+		
生殖细胞瘤	+		+	+	+++

AFP,α-甲胎蛋白;β-HCG,人绒毛膜促性腺激素;CEA,癌胚抗原;LDH,乳酸脱氢酶;PLAP,胎盘碱性磷酸酶。

血管瘤和淋巴管瘤

血管瘤

血管瘤是一种常见的婴儿血管异常性病变,当疾病发展到影响美观,存在难以接受的症状和器官受压甚至危及生命的情况下需要治疗。血管瘤有两种不同的类型[299],动力病变:包括细胞性血管瘤、毛细血管瘤和海绵状血管瘤。非动力病变:葡萄酒色痣、毛细血管扩张和静脉湖。放疗很少用于血管瘤的治疗,不能自愈的血管瘤或在其他治疗方法治疗失败的情况下才考虑放疗。有报道放疗治疗血管瘤而获得长期生存的患儿可发生继发性恶性肿瘤。类固醇皮质激素或干扰素都是血管瘤的一线治疗方法。只有海绵状血管瘤和毛细血管瘤适合放疗。婴儿患者的海绵状血管瘤的治疗总剂量为 7.5Gy/3F。在年龄稍大的患儿,一些较大和进展的病灶可以给予较高的剂量(30~40Gy)。值得关注的是卡-梅综合征(KMS)(图 90.4)。卡-梅综合征是指皮肤血管畸形,伴或不伴内脏累及和血管内凝血机制紊乱所致的血小板减少症。KMS 只与卡波西血管内皮细胞瘤或丛状血管瘤有关。卡波西血管内皮细胞瘤必须与婴儿血管瘤相鉴别,后者可自发性消失[300,301]。需要关注的是那些危及生命的血管瘤病变(累及纵隔、下肢、腹部),由于压迫或继发性的血小板凝血机制紊乱或高排性心力衰竭,可给予 10Gy/10F 的照射。靶区无须包括全部血管瘤区[302,303]。

海绵状血管瘤可位于硬膜外腔而引起脊髓受压,对此,外科手术是标准的治疗方法[304]。

γ 刀也已成功用于局限性脉络膜血管瘤[305]。

淋巴管瘤

从组织学上来说,淋巴管瘤是一种淋巴管良性增殖病变。公认的有四种类型:①毛细淋巴管瘤,②海绵状淋巴管瘤,③水囊状淋巴管瘤,④淋巴管炎性淋巴管瘤。对于淋巴管瘤的治疗,手术是首选。

尤其应重视的是 Gorham 综合征,也被称作骨溶解综合征或大块骨质溶解症[306]。Gorham 综合征是一种骨错构瘤,其内有淋巴管瘤和血管瘤成分。其特点就是散在分布的边界清楚的溶骨性病灶,随着病变的进展可以影响到骨皮质,但不侵及关节(图 90.5)。全身各骨均可受累(椎体、肋骨、肩胛骨),疾病的发展很难预料,或自愈或骨质吸收甚至死亡。一旦累及胸膜

巴结转移状况有关。放疗主要用于远处转移的姑息治疗及一些局部进展病灶的控制。

(张晓丽 译 岳金波 谢鹏 校)

部分参考文献

本章全部参考文献请登录网站:http://www.tsttpc.com/download_list.html

6. Al Sarraf M, LeBlanc M, Giri PG, et al. Chemoradiotherapy versus radiotherapy in patients with advanced nasopharyngeal cancer: phase III randomized Intergroup study 0099. *J Clin Oncol* 1998;16:1310–1317.
7. Cheng SH, Jian JJ, Tsai SY, et al. Long-term survival of nasopharyngeal carcinoma following concomitant radiotherapy and chemotherapy. *Int J Radiat Oncol Biol Phys* 2000;48:1323–1330
8. Wolden SL, Steinherz PG, Kraus DH, et al. Improved long-term survival with combined modality therapy for pediatric nasopharynx cancer. *Int J Radiat Oncol Biol Phys* 2000;46:859–864.
10. Uzel O, Yoruk SO, Sahinler I, et al. Nasopharyngeal carcinoma in childhood: long-term results of 32 patients. *Radiother Oncol* 2001;58:137–141.
13. Orbach D, Brisse H, Helfre S, et al. Radiation and chemotherapy combination for nasopharyngeal carcinoma in children: radiotherapy dose adaptation after chemotherapy response to minimize late effects. *Pediatr Blood Cancer* 2008;50: 849–853.
14. Cheuk DK, Billups CA, Martin MG, et al. Prognostic factors and long-term outcomes of childhood nasopharyngeal carcinoma. *Cancer* 2011;117:197–206.
15. Lai SZ, Li WF, Chen L, et al. How does intensity-modulated radiotherapy versus conventional two-dimensional radiotherapy influence the treatment results in nasopharyngeal carcinoma patients? *Int J Radiat Oncol Biol Phys* 2011;80: 661–668.
19. Rosenblatt E, Brook OR, Erlich N, et al. Late visual and auditory toxicity of radiotherapy for nasopharyngeal carcinoma. *Tumori* 2003;89:68–74.
23. Gregoire V, Levendag P, Ang KK, et al. CT-based delineation of lymph node levels and related CTVs in the node-negative neck: DAHANCA, EORTC, GORTEC, NCIC, RTOG consensus guidelines. *Radiother Oncol* 2003;69: 227–236.
26. Eich HT, Staar S, Micke O, et al. Radiotherapy of esthesioneuroblastoma. *Int J Radiat Oncol Biol Phys* 2001;49:155–160.
27. Broich G, Pagliari A, Ottaviani F. Esthesioneuroblastoma: a general review of the cases published since the discovery of the tumour in 1924. *Anticancer Res* 1997;17:2683–2706.
28. Demiroz C, Gutfeld O, Aboziada M, et al. Esthesioneuroblastoma: is there a need for elective neck treatment? *Int J Radiat Oncol Biol Phys* 2011;81:255–261.
30. Mishima Y, Nagasaki E, Terui Y, et al. Combination chemotherapy (cyclophosphamide, doxorubicin, and vincristine with continuous-infusion cisplatin and etoposide) and radiotherapy with stem cell support can be beneficial for adolescents and adults with estheisoneuroblastoma. *Cancer* 2004;101:1437–1444.
31. Sohrabi S, Drabick JJ, Crist H, et al. Neoadjuvant concurrent chemoradiation for advanced esthesioneuroblastoma: a case series and review of the literature. *J Clin Oncol* 2011;29:358–361.
34. Valanzano R, Curia MC, Aceto G, et al. Genetic evidence that juvenile nasopharyngeal angiofibroma is an integral FAP tumour. *Gut* 2005;54:1046–1047.
36. Enepekides DJ. Recent advances in the treatment of juvenile angiofibroma. *Curr Opin Otolaryngol Head Neck Surg* 2004;12:495–499.
37. Wormald PJ, Van Hasselt A. Endoscopic removal of juvenile angiofibromas. *Otolaryngol Head Neck Surg* 2003;129:684–691.
39. Chakraborty S, Ghoshal S, Patil VM, et al. Conformal radiotherapy in the treatment of advanced juvenile nasopharyngeal angiofibroma with intracranial extension: an institutional experience. *Int J Radiat Oncol Biol Phys* 2011;80: 1398–1404.
47. Dosios T, Stinios J, Nicolaides P, et al. Pleuropulmonary blastoma in childhood. A malignant degeneration of pulmonary cysts. *Pediatr Surg Int* 2004;20: 863–865.
48. Priest JR, Andic D, Arbuckle S, Gonzalez-Gomez I, Hill DA, Williams G. Great vessel/cardiac extension and tumor embolism in pleuropulmonary blastoma: a report from the International Pleuropulmonary Blastoma Registry. *Pediatr Blood Cancer* 2011;56:604–609.
50. Ayhan A, Bildirici I, Gunalp S, et al. Pure dysgerminoma of the ovary: a review of 45 well staged cases. *Eur J Gynaecol Oncol* 2000;21:98–101.
54. Parsons SK, Fishman SJ, Hoorntie LE, et al. Aggressive multimodal treatment of pleuropulmonary blastoma. *Ann Thorac Surg* 2001;72:939–942.
55. Pinarli FG, Oguz A, Ceyda K, et al. Type II pleuropulmonary blastoma responsive to multimodal therapy. *Pediatr Hematol Oncol* 2005;22:71–76.
62. Umanah IN, Akhiwu W, Ojo OS. Breast tumors of adolescents in an African population. *Afr J Paediatr Surg* 2010;7:78–80.
72. Bond SJ, Buchino JJ, Nagaraj HS, et al. Sentinel lymph node biopsy in juvenile secretory carcinoma. *J Pediatr Surg* 2004;39:120–121.
97. Brenner B, Ilson DH, Minsky BD. Treatment of localized esophageal cancer. *Semin Oncol* 2004;31:554–65.
98. Jaeger HJ, Schmitz-Stolbrink A, Albrecht M, et al. Gastric leiomyosarcoma in a child. *Eur J Radiol* 1996;23:111–114.
99. Harting MT, Blakely ML, Herzog CE, et al. Treatment issues in pediatric gastric adenocarcinoma. *J Pediatr Surg* 2004;39:8–10.
100. Macdonald JS, Smalley S, Bendedetti J, et al. Postoperative combined radiation and chemotherapy improves disease-free survival (DFS) and overall survival (OS) in resected adenocarcinoma of the stomach and G.E. junction. *N Engl J Med* 2001;345:725–730.
102. Albarello L, Pecciarini L, Doglioni C. HER2 testing in gastric cancer. *Adv Anat Pathol* 2011;18:53–59.
103. Yiang Y, Ajani JA. Multidisciplinary management of gastric cancer. *Curr Opin Gastroenterol* 2010;26:640–646.
109. Church JM, McGannon E, Burke C, et al. Teenagers with familial adenomatous polyposis: what is their risk for colorectal cancer. *Dis Colon Rectum* 2002;45: 887–889.
114. Hill DA, Furman WL, Billups CA, et al. Colorectal carcinoma in childhood and adolescence: a clinicopathologic review. *J Clin Oncol* 2007;25:5808–5814.
115. Kravarusic D, Feigin E, Dlugy E, et al. Colorectal carcinoma in childhood: a retrospective multicenter study. *J Pediatr Gastroenterol Nutr* 2007;44:209–211.
121. Moertel CG, Weiland LH, Nagorney DM, et al. Carcinoid tumor of the appendix: treatment and prognosis. *N Engl J Med* 1987;317:1699–1701.
123. Shorter NA, Glick RD, Klimstra DS, et al. Malignant pancreatic tumors in childhood and adolescence: the Memorial Sloan-Kettering experience, 1967 to present. *J Pediatr Surg* 2002;37:887–892.
124. Bien E, Godzinski J, Dall'igna P, et al. Pancreatoblastoma: a report from the European cooperative study group for paediatric rare tumors (EXPeRT). *Eur J Cancer* 2011;47:2347–2352.
131. Defachelles AS, Martin De Lassalle E, Boutard P, et al. Pancreatoblastoma in childhood: clinical course and therapeutic management of seven patients. *Med Pediatr Oncol* 2001;37:47–52.
172. Habrand J-L, Nehme D, Kalifa C, et al. Is there a place for radiation therapy in the management of hepatoblastoma and hepatocellular carcinomas in children. *Int J Radiat Oncol Biol Phys* 1992;23:525–531.
174. Mody RJ, Pohlen JA, Malde S, et al. FDG PET for the study of primary hepatic malignancies in children. *Pediatr Blood Cancer* 2006;47:51–55.
177. Casanova M, Massimino M, Ferrari A, et al. Etoposide, cisplatin, epirubicin chemotherapy in the treatment of pediatric liver tumors. *Pediatr Hematol Oncol* 2005; 22:189–198.
178. Cheng AL, Kang YK, Chen Z, et al. Efficacy and safety of soratenib in the Asia-Pacific region with advanced hepatocellular carcinoma: a phase III randomized, double blind, placebo-controlled trial. *Lancet Oncol* 2009;10:25–34.
190. Czauderna P, Mackinlay G, Perilongo G, et al. Liver Tumors Study Group of the International Society of Pediatric Oncology. Hepatocellular carcinoma in children: results of the first prospective study of the International Society of Pediatric Oncology group. *J Clin Oncol* 2002;15;20:2798–2804.
192. Pritchard J, Brown J, Shafford E, et al. Doxorubicin and delayed surgery for childhood hepatoblastoma: a successful approach—results of the first prospective study of the International Society of Pediatric Oncology. *J Clin Oncol* 2000;18: 3819–3828.
193. Perilongo G, Shafford E, Maibach R, et al. Risk-adapted treatment for childhood hepatoblastoma. Final report of the second study of the International Society of Paediatric Oncology-SIOPEL 2. *Eur J Cancer* 2004;40:411–421.
195. Arcement CM, Towbin RB, Meza MP, et al. Intrahepatic chemoembolization in unresectable pediatric liver malignancies. *Pediatr Radiol* 2000;30:779–85.
197. Suita S, Tajiri T, Takamatsu H, et al; Committee for Pediatric Solid Malignant Tumors in the Kyushu Area, Japan. Improved survival outcome for hepatoblastoma based on an optimal chemotherapeutic regimen—a report from the study group for pediatric solid malignant tumors in the Kyushu area. *J Pediatr Surg* 2004;39: 195–198.
198. Fuchs J, Rydzynski J, Von Schweinitz D, et al. Study Committee of the Cooperative Pediatric Liver Tumor Study Hb 94 for the German Society for Pediatric Oncology and Hematology. Pretreatment prognostic factors and treatment results in children with hepatoblastoma: a report from the German Cooperative Pediatric Liver Tumor Study HB 94. *Cancer* 2002;95:172–182.
199. Haberle B, Bode U, von Schweinitz D. Differentiated treatment protocols for high- and standard-risk hepatoblastoma—an interim report of the German Liver Tumor Study HB99 [in German]. *Klin Padiatr* 2003;215:159–165.
200. Goin JE, Salem R, Carr BI, et al. Treatment of unresectable hepatocellular carcinoma with intrahepatic yttrium 90 microspheres: a risk-stratification analysis. *J Vasc Interv Radiol* 2005;16:195–203
214. Gadner H, Grois N, Arico M, et al. A randomized trial of treatment for multisystem Langerhans' cell histiocytosis. *J Pediatr* 2001;138:728–734.
216. Gadner H, Grois N, Potschger U, et al. Improved outcome in multisystem Langerhans cell histiocytosis is associated with therapy intensification. *Blood* 2008;111:2556–2562.
220. Akkari V, Donadieu J, Piguet C, et al. French Langerhans Cell Study Group. Hematopoietic stem cell transplantation in patients with severe Langerhans cell histiocytosis and hematological dysfunction: experience of the French Langerhans Cell Study Group. *Bone Marrow Transplant* 2003;31:1097–1103.
231. Tenenbaum F, Groussin L, Foehrenbach H, et al. 18F-fluorodeoxyglucose positron emission tomography as a diagnostic tool for malignancy of adrenocortical tumours. Preliminary results in 13 consecutive patients. *Eur J Endocrinol* 2004; 150:789–792.
232. Zettinig G, Mitterhauser M, Wadsak W, et al. Positron emission tomography imaging of adrenal masses: (18)F-fluorodeoxyglucose and the 11beta-hydroxylase tracer (11)C-metomidate. *Eur J Nucl Ed Mol Imaging* 2004;31:1224–1230.
242. Zografos GC, Driscoll DL, Karakousis CP, et al. Adrenal adenocarcinoma: a review of 53 cases. *J Surg Oncol* 1994;56:160–164.
244. Norton JA. Adrenal tumors. In: DeVita V, Hellman S, Rosenberg S, eds. *Cancer principles and practice,* 7th ed. Philadelphia: Lippincott Williams & Wilkins, 2005:1528–1539.
257. Fassbender WJ, Krohn-Grimberghe B, Gortz B, et al. Multiple endocrine neoplasia (MEN): an overview and case report. Patient with sporadic bilateral pheochromocytoma, hyperparathyroidism and marfanoid habitus. *Anticancer Res* 2000; 20:4877–4887.
276. Vassilopoulou-Sellin R, Goepfert H, Raney B, et al. Differentiated thyroid cancer in children and adolescents: clinical outcome and mortality after long-term follow-up. *Head Neck* 1998;20:549–555.
278. Zimmerman D, Hay ID, Gough IR, et al. Papillary thyroid carcinoma in children and adults: long term follow-up of 1039 patients conservatively treated at one institution during three decades. *Surgery* 1988;104.1157–1166.
280. Brink JS, van Heerden JA, McIver B, et al. Papillary thyroid cancer with pulmonary metasteses in children: long term prognosis. *Surgery* 2000;128:881–887.
285. Ontai S, Straehley CJ. The surgical treatment of well-differentiated carcinoma of

the thyroid. *Am Surg* 1985;51:653–657.
294. Powles TB, Bhardwa J, Shamash J, et al. The changing presentation of germ cell tumours of the testis between 1983 and 2002. *BJU Int* 2005;95:1197–1200.
296. Einhorn LH, Williams SD, Loehrer PJ, et al. Evaluation of optimal duration of chemotherapy in favorable-prognosis disseminated germ cell tumors: a Southeastern Cancer Study Group protocol. *J Clin Oncol* 1989;7:387–391.
297. Pinkerton CR, Broadbent V, Horwich A, et al. 'JEB'—a carboplatin based regimen for malignant germ cell tumours in children. *Br J Cancer* 1990;62:257–262.
298. Mangili G, Sigismondi C, Lorusso D, et al. Is surgical restaging indicated in apparent stage IA pure ovarian dysgerminoma? The MITO group retrospective experience. *Gynecol Oncol* 2011;121:280–284.
304. Minh NH. Cervicothoracic spinal epidural cavernous hemangioma: case report and review of the literature. *Surg Neurol* 2005;64:83–85.
306. Moller G, Priemel M, Amling M, et al. The Gorham-Stout syndrome (Gorham's massive osteolysis). A report of six cases with histopathological findings. *J Bone Joint Surg Br* 1999;81:501–506.
314. Goodman KA, Wolden SL, La Quaglia MP, et al. Whole abdominopelvic radiotherapy for desmoplastic small round-cell tumor. *Int J Radiat Oncol Biol Phys* 2002;54:170–176.
315. Su MC, Jeng YM, Chu YC. Desmoplastic small round cell tumor of the kidney. *Am J Surg Pathol* 2004;28:1379–1383.
316. Gerald WL, Ladanyi M, de Alava E, et al. Clinical, pathologic, and molecular spectrum of tumors associated with t(11;22)(p13;q12): desmoplastic small round-cell tumor and its variants. *J Clin Oncol* 1998;16:3028–3036.
318. Lal DR, Su WT, Wolden SL, et al. Results of multimodal treatment for desmoplastic small round cell tumors. *J Pediatr Surg* 2005;40:251–255.
319. Aguilera D, Hayes-Jordan A, Anderson P, et al. Outpatient and home chemotherapy with novel local control strategies in desmoplastic small round cell tumor. *Sarcoma* 2008;2008:261589.
320. Hayes-Jordan A, Anderson PM. The diagnosis and management of desmoplastic small round cell tumor: a review. *Curr Opin Oncol* 2011;23: 385–389.
336. Berneburg M, Lehmann AR. Xeroderma pigmentosum and related disorders: defects in DNA repair and transcription. *Adv Genet* 2001;43:71–102.
340. Handerfield-Jones SE, Smith NP. Malignant melanoma in childhood. *Br J Dematol* 1996;134:607–616.

第 15 部分 良性肿瘤

第 91 章 非恶性疾病

Karen M. Winkfield, Jose G. Bazan, Iris C. Gibbs, Tony Y. Eng, Charles R. Thomas

良性疾病通常是指一类侵袭性低的局部肿瘤或肿物,其不会侵犯周围组织,亦不发生远处转移。病理学上,良性疾病由分化良好的非恶性细胞组成,通常无须治疗。然而在临床上,并非所有良性疾病都有好的预后。一些未经治疗的良性疾病可造成机体肿块或引起内泌效应。而其他良性疾病则可发生局部浸润并导致机体的继发性不良症状。例如,Graves 突眼病在无治疗干预下可导致患者局部疼痛和视觉障碍[1]。引起机体激素分泌活跃的垂体腺瘤可导致患者失明[2],也可造成机体生长异常。纤维瘤即使在手术切除后仍可存在局部残留, 因而可部分转化为侵袭性的肿瘤,需要在手术切除后行辅助放射治疗[3]。

1895 年,威廉伦琴发明 X 线,在此不久,放射治疗就开始被试验性地用于成像及良性疾病的治疗[4]。1920—1960 年,超过 100 万的美国人(主要是年轻人和儿童)接受了头颈部良性疾病的 X 线治疗[5,6]。X 线无痛治疗的特点及良好的治疗疗效使得许多良性疾病开始通过放射治疗治疗,如粉刺、体毛过多、头皮癣、扁桃体肿大、甲状腺肿大、颈部淋巴结肿大、百日咳以及其他疾病。此外,放射治疗也被应用于缺乏有效替代性治疗的疾病中[7]。

在过去的几十年中,药物治疗和手术治疗的进步为许多疾病提供了新的治疗选择。随着人们认识到放射治疗会引起正常组织的晚期后遗症,应用放射治疗技术治疗良性疾病曾逐渐减少。然而,在现代放射治疗技术及对放射生物学更好理解的前提下,合理应用放射治疗依然能够良好控制各种良性疾病,并缓解其相关症状。

良性疾病的放射生物学效应

应用放射治疗治疗良性疾病其准确的放射生物学机制还未明确。人们认为放射治疗的作用是通过复杂的多细胞相互作用体现的,进而影响到机体的不同细胞类型[8]。具体的细胞层面及功能层面的机制则取决于特定的疾病及发病部位。尽管大多数良性疾病都没有已明确的激发因素或诱因,一些良性病灶可由机体遭受创伤导致,如机体被刺伤后的瘢痕形成或手术后的异位骨化。在创伤过后,机体会发生局部炎症和自我修复,并刺激生长因子分泌和加速细胞增殖。例如,在瘢痕形成过程中,成纤维细胞的增殖起着主要作用。即使是应用于良性疾病的低剂量放射治疗也能有效抑制细胞增殖,并在不引起细胞死亡的情况下抑制细胞分化(通常,这一效应见于引起肿瘤细胞死亡的放射治疗剂量中)。然而,放射治疗可以通过影响巨噬细胞、白细胞、内皮细胞和其他细胞表达细胞因子,进一步调节炎症反应从而引起特定靶细胞的凋亡。

机体发生放射治疗效应的主要部位是血管,血管内皮细胞对放射治疗损伤反应迅速，通过上调细胞因子介导的细胞反应引起炎性组织应答。低剂量放射治疗(<12Gy)可造成毛细血管内皮细胞和免疫系统中的单核细胞产生抗炎性反应[9]。

细胞黏附分子，选择素募集到细胞膜表面，改变毛细血管的通透性，允许炎性细胞(淋巴细胞、巨噬细胞、单核细胞)迁移到细胞间隙中。抗炎反应主要通过调节活化的内皮细胞和白细胞其表达的细胞因子和黏附分子进行。这些细胞属于放射治疗敏感型细胞。它们表达促炎性细胞因子(如白介素-1、白介素-6)或是坏死因子(如肿瘤坏死因子-α)。这些因子可影响补体级联反应和炎性反应中酶的作用。白介素-1 激活促炎分子前列腺素的产生和分泌，从而影响氧化亚氮合成酶的正常合成。

放射治疗对活化的巨噬细胞及单核细胞中氧化亚氮合成、氧暴发效应可导致机体免疫应答、炎性过程和临床疼痛效应的改变。尽管内皮细胞具有高增殖特性且在高放射治疗剂量下对放射治疗损伤敏感，在低放射治疗剂量下，它们不会发生以迅速有丝分裂为特点的放射性死亡。

慢性炎症过程被抗原抗体反应所激发，并由免疫系统的外周血单核细胞介导。电离辐射可抑制或调节炎症过程中这些细胞亚群，如 T-细胞亚群。尽管低剂量放射治疗可引起抗炎效应，应用于恶性肿瘤的高剂量放射治疗可激发机体的促炎反应并引起正常组织的纤维化[10]。高单次剂量或总剂量可致内皮损伤，引起血管硬化和闭塞。在血管病症，如血管瘤或动静脉畸形(AVM)，高剂量照射可能引起病理血管闭塞。除了抑制细胞增殖，细胞杀伤在治疗良性脑膜瘤、垂体腺瘤或神经瘤中发挥重要作用，在这一条件下需要高的肿瘤杀伤性的放射治疗剂量。

引发继发性恶性肿瘤的风险

放射线暴露引起的肿瘤或基因缺损是一种随机效应，不存在明确的不引起继发性肿瘤或基因缺损的放射治疗剂量阈值。增加放射治疗剂量或照射体积会提高肿瘤或基因损伤的发生风险。有时，放射治疗所引起的效应和机体固有的基因作用很难分开。例如，成视网膜细胞瘤患者，其 *Rb1* 基因在放射治疗导致的肉瘤中发挥重要作用[11,12]。在一项入组了 384 例经放射治疗治疗的成视网膜细胞瘤患者的研究中，放射治疗 18 年后放射野内的肉瘤发生率为 6.6%[11]。在另一项入组了 693 例患者的研究中，放射治疗 50 年后发生肉瘤的累积风险为 13.1%[12]。尽管大多数肉瘤发生在放射野内，但在 69 例发生肉瘤的患者中，有 18 例患者其肉瘤发生在放射野外。*Rb1* 突变似乎代表了发生肉瘤的遗传倾向，尤其是在放射治疗后。

在过去，放射治疗引发继发性肿瘤的风险被过高估计[13]。Trott 和 Kamprad[14]分析了经放射治疗治疗的良性疾病患者的长期随访数据，获得了继发性肿瘤的发生率。将所有已知的器官特异性因素、放射治疗剂量、靶区体积及其他因素考虑在内，1Gy 的放射治疗剂量及 100cm² 的放射治疗体积所引起的终生肉瘤绝对发生率<0.0001%。表 91.1 列出了其他恶性肿瘤的绝对终生发生率。

Jansen 等[15]引入了有效剂量这一概念，并估计了良性疾病患者放射治疗后的肿瘤发生率(异位骨化、肩关节炎、膝关节病、脚跟骨刺及汗腺炎)。特定的风险变异因素，包括放射治疗时的年龄和性别也被考虑在内。对于一组年龄均等的人群而言，每 1000 人经放射治疗后引起致死性肿瘤的估算数量为 0.5~40 个。有效放射治疗剂量的范围也很大(5~400mSv)。除了年龄和性别，个体发生继发性肿瘤的风险也依赖于个体放射治疗固有的敏感性、良性疾病发生的解剖位置、疾病的类型和治疗技术，如放射治疗的剂量和分割模式。

表 91.1　良性疾病放射治疗后继发性恶性肿瘤的绝对终生发生率

类型	绝对终生发生率
皮肤(基底细胞肿瘤)	100cm² 照射野发生率为 0.1%
骨肉瘤	100cm² 照射野、1Gy 照射剂量发生率<0.0001%
白血病	1Gy TBI 发生率为 1%
颅脑肿瘤	20Gy 治疗内分泌眼病后发生率为 0.2%
甲状腺肿瘤	10 岁以下儿童每 1Gy 的放射治疗剂量其发生率为 1%
乳腺肿瘤	单乳房照射、1Gy、年龄<35 岁为 5%(年龄 35~45 岁发生率<3%)
肺部肿瘤	平均肺受量为 1Gy，25 年后发生率为 1%

良性疾病放射治疗的适应证

良性疾病主要分为炎性、退行性、高增殖性或功能性疾病。因此,不同良性疾病间治疗手段变化很大并具有区域特点,部分是因为地域传统或是临床培训上的区别导致。美国应用放射治疗治疗良性疾病较其他国家少,在这些国家,放射治疗的适应证也不尽相同,治疗方案也以各自医疗机构的标准为依据[16]。在德国,一项关于治疗方案的研究表示地域之间或医疗机构之间存在显著的治疗方案差别[17]。尽管良性疾病的放射治疗为低剂量照射(10~15Gy),但具体规定的剂量广泛不同,地区间、不同机构间的剂量也不一致。

肌腱、韧带和关节的退行性变可因慢性炎症而引起疼痛并导致相关骨骼肌肉系统出现继发性功能缺失。尽管放射治疗并不能减缓退行进程,但其可减轻炎症反应并可部分或完全缓解疼痛。这一临床效果在骨关节炎、滑膜炎、黏液囊炎的相关报告中得到证实:低剂量放射治疗可改善受累关节的功能[17,18]。

由于影响外貌,良性疾病对患者的自我形象和自尊有着重要影响(如面部瘢痕瘤、青少年血管瘤),并由于引起慢性疼痛或其他继发性症状而对患者的生活质量产生持续影响(如异位骨、黄斑变性)。当良性疾病出现局部浸润快速生长时,治疗干预可阻止或减少器官功能丢失。在罕见的大血管瘤伴血小板减少症和消耗性凝血障碍病例中,可发生潜在致死性的并发症,及时的治疗干预可挽救患者的生命[19]。

尽管缺乏国际共识,德国良性疾病放射治疗协作组发布了良性疾病放射治疗的共识指南。指南将作为质量评估、前瞻性临床研究和疗效研究的起点[18]。总之,当良性疾病引发症状或存在潜在症状时即应采取治疗。在其他治疗方案不可获得或失败的条件下,应考虑放射治疗。作为医学专家,我们仍要警觉治疗的效果、潜在副作用及并发症。一项全程的风险利益分析是必要的。器官特异性急慢性毒性作用,包括潜在的致死性及未来引发继发性肿瘤,必须向患者,尤其是年轻的生存期长的患者做出解释并与患者进行讨论。良性疾病的治疗同样,也必须要求在放射治疗开始前获得患者签署的知情同意书。

本章包括了放射肿瘤学实践中常见的一些良性疾病。在每种良性疾病相应的章节中总结了放射治疗的具体方法及放射治疗的剂量。

颅脑、头颈部良性肿瘤

中枢神经系统(CNS)及颈部的良性肿瘤对邻近重要结构产生的压力及肿块效应可导致严重的危及生命的症状。然而根据肿瘤的生长速度和部位,肿瘤周边组织可适应并延迟临床诊断。

脑膜瘤

背景和临床表现

脑膜瘤是CNS最常见的良性肿瘤。其发病率在70岁达到高峰,女性多见(2:1)。根据WHO的分级,大多数脑膜瘤(>90%)为Ⅰ级良性肿瘤[20]。WHO Ⅱ级脑膜瘤(非典型、透亮细胞或脊索样细胞)具有局部复发的较高风险,WHO Ⅲ级恶性脑膜瘤(间变性、杆状型或乳头型)极其罕见。

临床症状主要表现为头痛,但患者可能出现其他取决于肿瘤生长部位的局部症状。脑膜瘤的影像学诊断一般通过CT或MRI进行,表现为带或不带硬脑膜尾的均质增强肿块。

手术治疗

手术切除是大多数脑膜瘤患者的治疗选择,手术可减轻患者症状并可提供病理诊断。手术的主要目标是在尽可能减少神经损伤的前提下切除尽可能多的肿瘤负荷(最大化安全切除)。中央凸和嗅沟的病变通常要求肿瘤的完全切除(GTR)[21,22]。在GTR后,肿瘤的复发率低至10%,但这依赖于Simpson分级,即根据肿瘤切除程度和硬脑膜的累积范围划分的分级标准(表91.2)[23]。不全切除的患者其局部复发率高达40%[23],尽管应用辅助放射治疗可使这一风险大大降低。

脑膜瘤是血管丰富的肿瘤。在特定患者中,术前血管栓塞可用于减少出血并增加肿瘤切除范围[24,25]。

积极监护

对于脑膜瘤体积较小的无症状患者,可进行临床观察。当出现肿瘤生长或患者症状进展时,则应采取手术或放射治疗。这一治疗方案的安全性和可行性建立在日本一项大型回顾性研究的基础上,研究表示在短期内,大多数患者无须治疗干预[26]。

表 91.2 Simpson 术后脑膜瘤分级及相关复发风险

Simpson 分级	手术切除程度	复发率
Ⅰ	肿瘤全切除并切除肿瘤累及的硬膜和颅骨	8.9%(8/90)
Ⅱ	肿瘤全切除并用激光或电灼肿瘤附着硬膜	15.8%(18/114)
Ⅲ	肿瘤全切除，肿瘤附着的硬膜没有任何处理	29.2%(7/24)
Ⅳ	部分切除肿瘤，硬脑膜内肿瘤残留	39.2% (20/51)
Ⅴ	单纯肿瘤减压或活检	88.9%(8/9)

Adapted from Simpson D. The recurrence of intracranial meningiomas after surgical treatment. *J Neurol Neurosurg Psychiatry* 1957;20:22–39.

系统治疗

67%的脑膜瘤表达黄体酮受体或雄激素受体，10%的脑膜瘤表达雌激素受体，这一现象使得人们开始考虑应用药物治疗脑膜瘤[27]。然而，抗激素药物的缓解率很低。总之，相关研究显示，化疗药物，如羟基脲用于治疗复发性脑膜瘤效果不佳[27]。

放射治疗

放射治疗可用于因解剖位置不能完全切除的脑膜瘤患者(如视神经、海绵窦、静脉窦)或是手术耐受性差的患者。辅助放射治疗应用于肿瘤次全切、肿瘤复发或 WHO Ⅱ、Ⅲ级的脑膜瘤患者。放射治疗技术包括常规分割三维适形放射治疗(3D-CRT)、常规分割 IMRT、基于框架或基于线性加速器分割的立体定向放射治疗(FSRT)、立体定向放射治疗(SRS)或质子及重离子放射治疗。

准确勾画大体肿瘤体积(GTV)，需要 MRI 序列与实施治疗的计划 CT 图像进行配准。尤其是对于接受 FSRT 或 SRS 的患者，神经影像学医生和神经外科医生应同时参与肿瘤 GTV 的界定，因为残余肿瘤的影像学增强与肿瘤术后改变很难区分。

对于 3D-CRT 或 IMRT 治疗，考虑到肿瘤与正常组织的分界，临床靶区(CTV)要在 GTV 的基础上外扩 1~2cm。计划靶区(PTV)再外扩 3~5mm。这些外扩边缘可依据机构标准或其他考虑，如每日的引导图像(千伏图像或锥形束 CT)而适当调整。

对于良性脑膜瘤，常用的 PTV 处方剂量为 50~54Gy，每日单次剂量为 1.8~2.0Gy。回顾性研究数据显示，接受放射治疗剂量<52Gy 的患者其局部控制率较好[28]。WHO Ⅱ、Ⅲ级的脑膜瘤患者，GTV 只要外扩 2cm，总剂量需达 59.4~63Gy。几项当前的放射治疗研究显示，脑膜瘤 5 年局部控制率为 89%~98%，三维适形放射治疗的局部控制率>95%(表 91.2)[28-32]。

由于脑膜瘤通常是非浸润性的局部肿瘤，SRS 和 FSRT 在其治疗中逐渐增多。放射治疗分割取决于肿瘤的大小以及与重要结构的邻近程度，如视觉器官或脑干。FSRT 的典型处方剂量是 12~16Gy 包绕 50%等剂量曲线(IDL)，14~18Gy 包绕 80%等剂量曲线。如肿瘤需要分次治疗，分割剂量依据患者个体而定。例如，在美国斯坦福大学，中央凸和颅底的原发脑膜瘤或残留脑膜瘤采取 15~18Gy 的放射治疗总剂量，分 1~2 次完成。此外，一些眼周肿瘤，包括脑膜瘤，经 24~30Gy、3~5 次分割(包绕 80%IDL)治疗后，可获得较高的肿瘤控制率和较好的视觉保护 (图 91.1)[33]。近期非随机、前瞻性的证据表明，FSRT 能够高度保护患者的视觉敏锐度，因此，应作为视神经鞘脑膜瘤的治疗选择[34]。

应用 SRS 治疗脑膜瘤的研究显示了良好的结果，其 5 年局部控制率高达 98%~100%(表 91.3)[35-44]。DiBiase 等[45]的研究显示，男性靶区适形度<1.4，靶区大小<10mL 是 SRS 治疗预后不良的预测指标。这篇文章也指出治疗时靶区包括硬脑膜尾的患者其无病生存率得到改善。然而，靶区包含硬脑膜尾的受益应针对患者个体与靶区范围增大所导致的放射治疗毒性风险相权衡。

质子和重离子(如碳)的物理特性使其作为脑膜瘤的治疗选择，尤其是治疗那些邻近重要结构的脑膜瘤。一些研究已表明，质子治疗或质子和中子联合治疗可获得突出的局部控制率[46-49]。在 Weber 等[48]的研究中，患者接受了中位 56GyE，每日 1.8~2.0GyE 的治疗。

垂体腺瘤

背景和临床表现

垂体腺瘤占所有颅内肿瘤的 10%~15%，约 75%的肿瘤为功能性(分泌型肿瘤)，因此引起激素分泌增

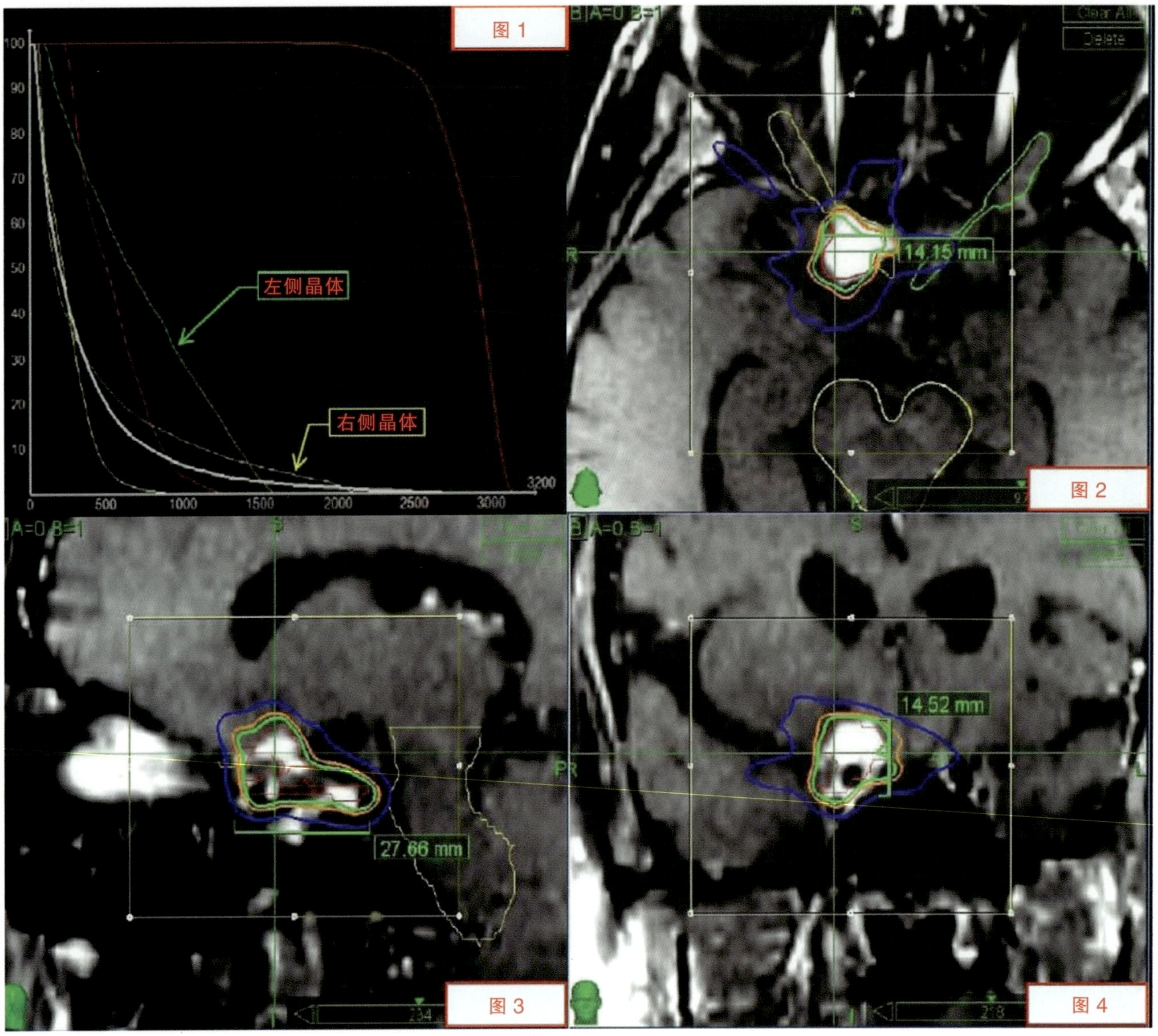

图 91.1　1例右视神经鞘脑膜瘤患者放射治疗剂量24Gy/3次的治疗计划。病灶在增强后的MRI序列上的增强成像。图1展示了剂量-容积曲线。患侧视神经的最大剂量为22.3Gy。图2~4展示了轴位、矢状位、冠状位的等剂量曲线。100%等剂量曲线(24Gy)为绿色,88%等剂量曲线(21Gy)为橘黄色,50%等剂量曲线(12Gy)为蓝色。

多。其中,最常见的是催乳素瘤和生长激素(GH)分泌型腺瘤。功能性腺瘤在女性中更常见,而非功能性腺瘤及GH分泌型腺瘤更常见于男性。

腺瘤通常根据大小而进行分类,极微腺瘤<0.3cm,微小腺瘤<1cm,大腺瘤>1cm。大的腺瘤可压迫视交叉引起标志性的双颞偏盲。约20%的患者伴头痛。如果腺瘤侵犯到静脉窦,会出现脑神经缺损。腺瘤侵犯下丘脑会导致垂体功能减退。

功能性腺瘤患者会表现出激素过多的症状和体征;催乳素瘤的患者可发生溢乳、闭经、性欲减退和不育;GH分泌型腺瘤患者可发生肢端肥大症或巨人症;促肾上腺皮质激素(ACTH)分泌型肿瘤的患者可发生库欣综合征;促甲状腺激素型腺瘤的患者可发生甲状腺功能亢进。双侧肾上腺切除的患者,其中可有40%的患者发生Nelson综合征,表现为ACTH分泌型腺瘤并由于α-黑色素细胞刺激激素分泌升高而致继发性皮肤色素沉着增加。

除了病史及仔细的体格检查外,垂体腺瘤的查体还包括垂体激素水平的实验室检测、垂体薄层对比增强MRI成像(图91.2A,B)和排除其他垂体肿块的组织学诊断,包括颅咽管瘤、脑膜瘤、蝶鞍生殖细胞瘤、转移瘤或良性病灶(如囊肿)。

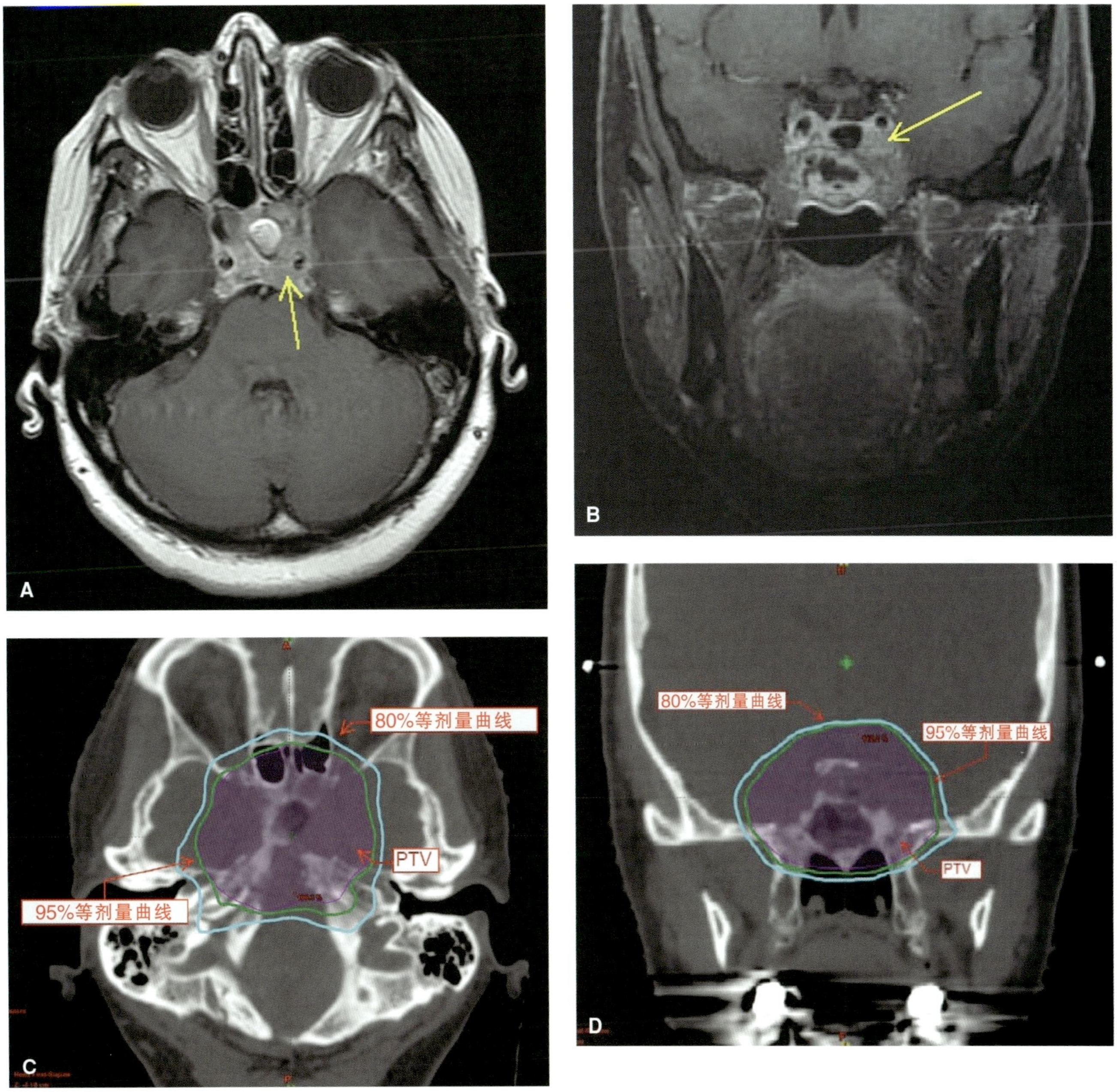

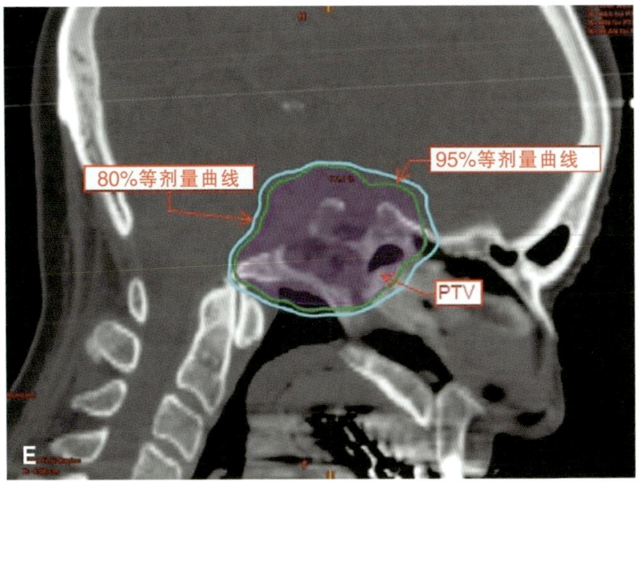

图 91.2　患儿，7 岁，非功能性垂体腺瘤术后复发。(A)轴位，(B)冠状位。黄箭示左侧静脉窦浸润。患者应用调强放射治疗(C)轴平面，(D)冠状面，(E)矢状面。计划靶区(紫色阴影区域)的剂量为 50.4Gy/28F。

表 91.3 现代研究中立体定向放射治疗或外照射放射治疗(联合或不联合手术)治疗脑膜瘤的临床结局

研究	患者例数	放射治疗	手术+放射治疗/放射治疗(%)	剂量(中位数或平均值 Gy)	局部控制率
Ganz 等(2009)[37]	97	SRS	NA	12	100(2 年)
Takanisha 等(2009)[43]	101	SRS	24/76	13.2	97(1 年)
Han 等(2008)[38]	98	SRS	36/64	12.7	90(5 年)
Iwai 等(2008)[40]	108	SRS	NA	12	93(5 年) 83(10 年)
Kondziolka 等(2008)[42]	972	SRS	49/51	14	87(10 年)
Davidson 等(2007)[35]	36	SRS	100/0	16	100(5 年) 95(10 年)
Feigl 等(2007)[36]	214	SRS	43/57	13.6	86.3(4 年)
Hasegawa 等(2007)[39]	115	SRS	57/43	13	87(5 年) 73(10 年)
Kollova 等(2007)[41]	368	SRS	30/70	12.5	98(5 年)
Zachenhofe 等(2006)[44]	36	SRS	70/30	17	94(9 年)
Goldsmith 等(1994)[28]	117	EBRT	100/0	54	89(5 年) 77(10 年)
Mendenhall 等(2003)[29]	101	EBRT	35/65	54	95(5 年) 92(10 年)
Nutting 等(1999)[31]	82	EBRT	100/0	55~60	92(5 年) 83(10 年)
Vendrely 等(1999)[32]	156	EBRT	51/49	50	79(5 年)

SRS,立体定向放射外科;EBRT,体外放射治疗。

Adapted from Minniti G, Amichetti M, Enrici RM. Radiotherapy and radiosurgery for benign skull base meningiomas. *Radiat Oncol* 2009; 4:42.

手术治疗

手术治疗是垂体肿瘤的常用治疗手段。手术能立即缓解患者压迫症状并减少激素分泌。最常用的手术技术为经蝶窦手术。在一些案例中,更具创伤性的手术(额部开颅手术)可以应用于存在颅内或颅底浸润的患者。总之,无论是功能性或非功能性腺瘤,手术后局部控制率可达 50%~80%[50]。对于术后激素水平仍异常升高的患者,可应用药物治疗或放射治疗进行辅助治疗。

药物治疗

药物治疗经常用于功能性腺瘤患者术后的辅助治疗,如催乳素瘤应用溴隐亭、卡麦角林治疗,GH 腺瘤和 TSH 腺瘤应用奥曲肽治疗,ACTH 腺瘤应用酮康唑治疗。除了催乳素瘤,单独应用这类药物并不能治愈患者。催乳素瘤可通过药物治疗而治愈,但多数患者不能长时间耐受溴隐亭引起的恶心、头痛及乏力。

放射治疗

放射治疗作为一线治疗用于临床中不能切除的腺瘤,此外,放射治疗通常作为辅助的治疗手段。其适应证有:术后肿瘤复发、术后持续激素分泌、STR 或减瘤术后残留病灶。对于非功能性腺瘤而言,放射治疗后肿瘤生长控制效果很好[51-53]。功能性腺瘤经治疗后激素分泌得到控制,表现为经过数年建立起来的垂体激素水平正常化。平均在放射治疗后的 2 年,生长激素稳定最快。TSH 分泌型的腺瘤激素稳定最慢[54]。药物治疗应在放射治疗前 1~2 个月使用,鉴于有证据表明同步治疗会降低肿瘤的放射治疗敏感性[55]。

放射治疗技术包括 3D-CRT、IMRT,单次分割 SRS 和 FSRT。GTV 的勾画(GTR 下的术前 GTV)应在术后 MRI 和计划 CT 图像配准的情况下进行。

对于 SD-CRT 和 IMRT,CTV 在 GTV 的基础上外

扩1~1.5cm，在CTV的基础上外扩3~5mm形成PTV。这些外扩边缘可依据机构标准或其他参考资料，如每日的引导图像。非功能性腺瘤通常给予45~50.4Gy的放射治疗剂量，每日分割剂量为1.8~2.0Gy(图91.2C~E)。对于分泌型腺瘤，推荐50.4~54Gy的高剂量放射治疗。

SRS仍然是治疗垂体腺瘤的有效治疗手段。对于大病灶(>3cm)或是病灶邻近重要结构(距离视交叉的距离<1mm或2mm)，FSRT治疗优选SRS。同样的，对于3D-CRT或IMRT，功能性腺瘤也较非功能性腺瘤需要更高的放射治疗剂量。大量回顾研究显示，对于非功能腺瘤，一次给予14~25Gy(肿瘤边缘剂量)的放射治疗剂量即可达到92%~100%的局部控制率[56]。通常情况下，在无框架机械放射外科平台中，对于非功能性腺瘤的处方剂量为16~20Gy，一次分割；对于功能性腺瘤的处方剂量为20~25Gy，一次分割。

颅咽管瘤

背景和临床表现

颅咽管瘤占儿童中枢神经系统肿瘤的6%~10%，在美国每年可发生300~350例。颅咽管瘤诊断的中位年龄为5~10岁，第二发病率高峰出现在年龄>40岁的患者。

这些良性肿瘤是上皮来源的，从拉特克囊(垂体-咽导管)生发，主要局限于蝶鞍上区域，但也经常位于蝶鞍区域。颅咽管瘤通常邻近下丘脑和第三脑室。组织学上，颅咽管瘤分为牙釉质型和鳞状细胞型。牙釉质亚型的特点为实性或囊性成分，并分泌“机油”样囊液。

患者呈现的症状和体征包括头痛、恶心、呕吐、双颞偏盲和内分泌异常(糖尿病尿崩症、侏儒症、脂肪组织代谢紊乱、肾上腺皮质功能不全)。最常见的内分泌缺陷是GH缺乏。颅咽管瘤的查体与垂体腺瘤相似，包括患者症状体征检查，还包括垂体激素水平的实验室检测、穿过蝶鞍的薄层颅脑MRI成像(图91.3)。

手术

手术治疗的主要目标是完全切除。然而，GTR可导致较高的神经后遗症发生率，包括视神经损伤和全垂体功能减退。为了使发病率降到最低，大多数患者接受最大安全切除并进行术后辅助放射治疗。在一些病例中，可直接囊内注射博来霉素，从而降低病灶复发的风险。

放射治疗

放射治疗通常作为辅助治疗的手段。在特定患者中(如<3岁)，STR后进行观察可作为一种治疗选择，因其疾病控制率与复发后应用放射治疗(SRT)相似，且并不会引起总生存降低[57]。

放射治疗技术包括3D-CRT、IMRT、FSRT、质子治疗和应用β-发射同位素(钇-90，磷-32)进行瘤内放射治疗。GTV为术后残留肿瘤病灶，包括囊壁。术后的MRI应与计划CT图像进行融合以勾画靶区。GTV边缘外扩1~1.5cm形成PTV。3D-CRT和IMRT的处方剂量通常是54Gy，每日1.8Gy。

质子放射治疗取得良好结果。Loma Linda对15例患者应用质子放射治疗，总剂量为50.4~59.4GyE，每次分割剂量为1.8GyE。15例患者中，14例疾病得到局部控制，并基本未发生长期并发症[58]。曼彻斯特总医院(MGH)的研究中，24例患者接受了总剂量为52.2~54GyE，每次分割剂量为1.8GyE的质子治疗，无患者出现治疗失败[59]。

为期数周的分次放射治疗结束后，囊性颅咽管瘤还会再次生长。MGH质子治疗的研究建议在治疗计划成像后2周内再次成像(CT、如果囊性病灶在CT显示不佳则进行MRI成像)，并每2周进行成像；大的囊性病灶或在放射治疗期间生长的病灶，推荐每周进行成像[59]。图像引导放射治疗可在患者治疗过程中应用锥形束CT对囊性病灶生长进行监测。

SRS和FSRT在颅咽管瘤的治疗中取得较大的成功。在斯坦福大学的一项研究中，16例患者在术后接受了75%等剂量曲线照射剂量为18~38Gy/3~10次分割的放射治疗[60]。这组患者的局部控制率为91%，并无视觉或神经内分泌并发症。应用框架基础放射治疗平台的研究也得到了相似的结果[61-64]。

囊性的颅咽管肿瘤也可应用β-发射同位素(钇-90，磷-32)囊内注射从而进行瘤内放射治疗。通常囊壁接受的处方剂量为200~250Gy。对于只有一个囊性病灶并缺乏大的实性成分的肿瘤效果较为理想[65,66]。

听神经瘤(前庭施万神经鞘瘤)

背景和临床表现

听神经瘤(AN)起源于前庭蜗神经(CN Ⅷ)施万细胞神经鞘，占原发神经系统肿瘤的5%~8%。绝大多数患者为单侧的散在病灶。双侧AN的发生率为

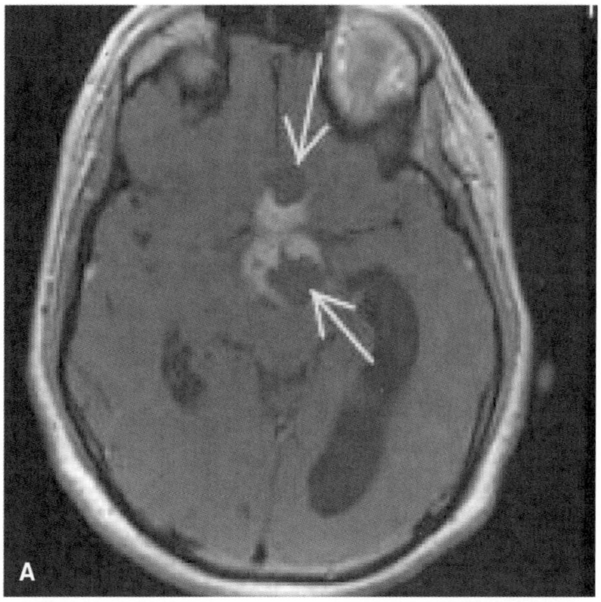

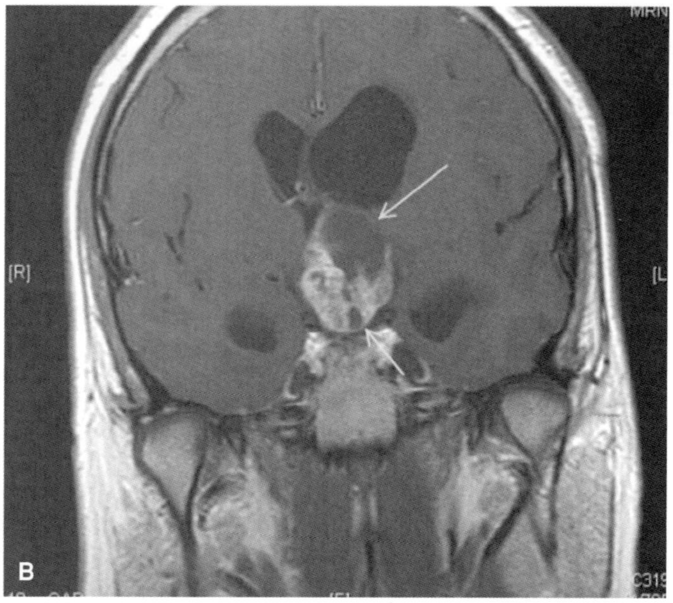

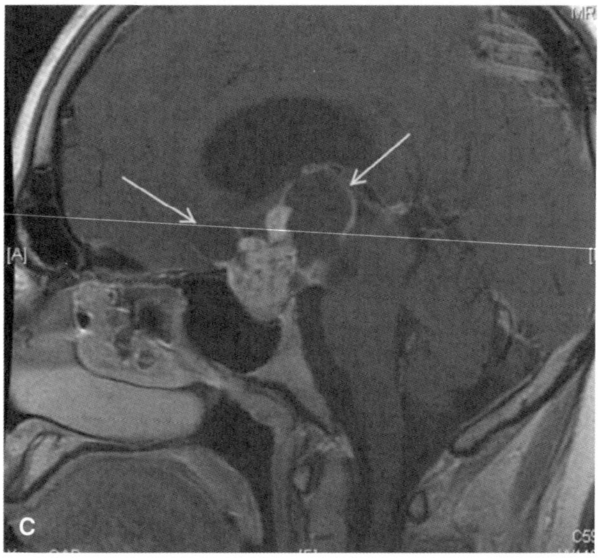

图 91.3 1例多囊(箭)颅咽管瘤患者治疗前的轴位、冠状位和矢状位MR图像。

10%,并与常染色体显性遗传性Ⅱ型神经纤维瘤相关。

症状包括感觉神经听觉损伤、耳鸣和眩晕。相较于肿瘤的大小,听觉损伤主要与肿瘤位置相关(颅内肿瘤)。少数患者(5%)可出现面神经症状。随着听神经瘤的生长,可累积三叉神经(CN Ⅴ)和脑干。

在查体过程中,体格检查应包括Rinne试验(患侧的空气传导优于骨传导)和Weber试验(健侧的震动声音更大),以检查听觉损伤,还有CN Ⅴ和CN Ⅶ的仔细检查。当怀疑AN时,所有患者都应进行听力测定,这一方法经常可发现无症状的听力损伤和语音辨别能力损伤。影响学检查应进行可显示内耳道的薄层增强MRI。对于Ⅱ型神经纤维瘤的患者,整个神经轴应进行成像。

手术

很多年来,听神经瘤患者的标准治疗方案为显微手术切除,通过筛窦或颅中窝。对于病灶较大、有症状的患者,手术仍作为首选的治疗方案。术后患者的听力保存率为50%~60%,面部神经的保护率为80%~90%[67,68]。

积极监护

对于无症状的小肿瘤患者,观察可作为一种合理的处理手段。对观察的患者要进行MRI成像和听力测试(至少每年一次)。当肿瘤出现快速显著生长,或患者出现症状时则需进行治疗。

放射治疗

SRS 或 FSRT 是 AN 治疗的首选放射治疗技术，相较手术有着较高的听力和面神经保护率。质子治疗也可应用于 AN 的治疗。

在应用框架基础平台的 SRS 中，通常 50%的等剂量曲线接受 12~13Gy 的处方剂量。尽管早期的研究表明，较高的 SRS 剂量可降低听觉保护率[69]，但现在的研究表明其听觉保护率显著提高。Flickinger 等[70]的研究表明，SRS 治疗 AN 的局部控制率为 98.6%，听觉保护率为 70.3%，三叉神经病变的发生率为 4.4%，无面神经损伤发生。斯坦福的一项研究应用框架基础平台的 SRS 治疗 383 例 AN 患者，处方剂量为 18~21Gy/3 次，其结果显示局部控制率为 98%，听觉保护率为 76%，三叉神经病变的发生率为 2%(8 例受累患者中 4 例患者为一过性现象)，无面神经损伤发生[71]。

应用 FSRT 时通常处方剂量可为 25Gy/5 次，30Gy/10 次，50~55Gy/25~30 次。一项非随机前瞻性研究比较了 SRS(10~12.5Gy)和 FSRT(20~25Gy/5 次)。研究结果显示了相似的局部控制率、听觉保护率及 CN Ⅴ和 CN Ⅶ保护率[72]。

质子束 SRS 已应用于 AN 的治疗中，尽管相较于其他放射治疗技术，其听力保护率较低。在 MGH 的一项研究中，88 例患者接受质子放射治疗，12GyE/次放射治疗剂量包绕 70%等剂量曲线。2 年、5 年的肿瘤控制率分别为 95.3%和 93.6%。面部及三叉神经保护率为 90%。只有 33%的患者保留了可用的听觉[73]。一项应用质子的 FSRT 研究显示，尽管肿瘤局部控制率十分突出但听觉保护率只有 42%[74]。

脊索瘤

背景和临床表现

脊索瘤是起源于胚胎脊索残余组织的少见、生长缓慢的中线肿瘤，好发于颅底(35%)、脊柱(15%)或骶尾部(50%)。颅底肿瘤最常见的部位包括斜坡、鞍背部及鼻咽部。

患者可表现出肿瘤原发位置相关的典型症状和体征。查体包括增强 MRI，CT 可作为 MRI 的补充以显示局部骨破坏。进行肿瘤活检以鉴别诊断脊索瘤、脊索肉瘤及其他恶性肿瘤十分重要，脊索瘤预后较好。在儿童中，对脊索瘤进行活检从而排除常发生于相同位置的横纹肌肉瘤十分必要。

手术

完全手术切除是治疗脊索瘤的主要手段。然而，受到位置影响，GTR 经常无法实现。即使术后切缘为阴性，肿瘤复发率也高达 50%[75]。不良预后因素包括肿瘤体积大、肿瘤复发、患者年龄大和活检标本中存在肿瘤坏死[76-78]。

系统治疗

大约 25%的脊索瘤会转移到肺、肝或骨。对于转移患者或手术及放射治疗后复发的患者，可考虑应用分子靶向药物。几个小型临床试验表明对这些患者应用伊马替尼或伊马替尼联合西罗莫司可获得收益[79-81]。

放射治疗

辅助放射治疗可以降低颅底脊索瘤的复发率。回顾性数据显示，挽救性放射治疗劣于辅助放射治疗。挽救性放射治疗其 5 年和 10 年生存率分别为 50%和 0%，而辅助性放射治疗其 5 年和 10 年生存率分别为 80%和 65%[82]。治疗颅底脊索瘤的放射治疗技术包括 3D-CRT 和 IMRT，分割的带电粒子治疗(质子、碳离子)和 FSRT。

GTV 的勾画需进行术前或术后 MRI 和治疗 CT 图像的配准。尤其是对于儿童，IMRT 可以缩小靶区边缘，在靶区勾画时神经影像学医生需在场协助确定 GTV。CTV 在 GTV 的基础上边缘外扩 1~2cm，再外扩 3~5mm 形成 PTV。患者接受中子治疗的 PTV 剂量至少为 60Gy，每日分割剂量为 1.8~2.0Gy。

以质子为基础的治疗较高的放射治疗剂量可获得较好的治疗结果，MGH 一项入组了 195 例脊索瘤的患者的研究显示，患者接受总剂量为 63~79.2GyE，每次分割剂量为 1.8~2.0GyE 的质子治疗，其 5 年无进展生存率为 70%[83]。Loma Linda 开展的研究中 33 例脊索瘤患者接受中位放射治疗剂量为 70GyE 的质子放射治疗，患者 5 年局部控制率为 76%，5 年总生存率为 79%[78]。

在海德堡大学的一项研究中，96 例脊索瘤患者接受了为期 3 周的碳离子放射治疗，中位总剂量为 60GyE(60~70GyE)/20 次，患者获得了良好的治疗效果，3 年局控率为 81%，5 年局控率为 70%[84]。放射治疗剂量>60GyE 倾向于改善患者生存。

在脊索瘤的治疗中，相较于带电粒子治疗，FSRT 和 SRS 较少被谈及。北美 γ 刀协作组发表了 71 例患者接受γ刀SRS作为颅底脊索瘤的原发肿瘤治疗、辅助治疗、挽救性治疗方案的相关经验[85]。肿瘤边缘的中位剂量为15Gy(9~25Gy)。患者的5年局控率为66%(非放射治疗优先组为69%，放射治疗优先组为62%)。Debus等[86]报告了37例脊索瘤患者接受中位剂量为66.6Gy,每日分割剂量为1.8Gy的放射治疗方案,90%等剂量曲线包绕靶区。结果显示患者的2年局控率为82%,5年局控率为50%。

血管球瘤、化学感受器瘤和副神经节瘤

背景和临床表现

血管球瘤是罕见的良性肿瘤,发生于邻近颈动脉的分叉处(颈动脉球)、颈静脉球或中耳(鼓室)。发病高峰年龄为50岁,10%~20%的患者可出现双侧或多发血管球瘤。

临床症状包括头痛、脑神经麻痹、吞咽困难、搏动性耳鸣、眩晕和颈部搏动性隆起。少数患者表现为偶发性高血压，这是由于肿瘤释放血管活性物质导致。在这种情况下，应检测患者尿及血浆中的肾上腺素。临床表现加上影像学表现(高分辨率CT、血管造影和MRI)可做出诊断。对于疑似多发血管球瘤的患者,可进行间碘苯甲胍成像。

手术

在颈动脉区，栓塞术后原发肿瘤切除是首选治疗。在颅底和鼓室区,神经外科手术因术后并发症风险较大,如脑卒中、脑神经损伤而被较少选用[87]。

放射治疗

放射治疗的适应证包括对肿瘤解剖位置不能手术(如颅底肿瘤)的患者行初始放射治疗、不全切除后辅助放射治疗或复发后挽救治疗。放射治疗技术包括常规分割的3D-CRT、IMRT、SRS和FSRT。

诊断MRI应与计划CT图像进行配置。GTV确定后,边缘外扩1~1.5cm为临床靶区边界。常规放射治疗技术下,治疗总剂量为45~55Gy,每日分割剂量为1.8~2.0Gy。很多研究表明,这一放射治疗方案的局部控制率接近或大于90%[88-91]。

研究表明,SRS的治疗效果也与常规放射治疗相当。在框架基础平台下,肿瘤边缘50%等剂量曲线的处方剂量为12.5~20Gy[92-94],而直线加速器基础的SRS,处方剂量为15~25Gy。在这些研究中,肿瘤的局控率为90%~100%。近期,约翰霍普金斯医院发表了一篇汇总了19项不同研究、共335例接受SRS治疗的患者的SRS相关荟萃分析[95]。在8项中位随访时间>3年的研究中，临床控制率为95%且肿瘤控制率为96%。接受直线加速器基础平台或框架基础平台治疗的患者,其控制率是一样的。在这些研究中很少发生并发症,且并发症经常为一过性的。在这些研究的基础上,研究者认为可将SRS作为血管球肿瘤的首要治疗手段[95]。

青少年鼻咽血管纤维瘤

背景和临床表现

青少年鼻咽血管纤维瘤(JNA)是头颈部少见良性血管化肿瘤,主要发生于男性青年,生长于蝶筛缝,从鼻腔向蝶腭孔扩散并进入翼腭窝。其他局部扩散的途径为进入鼻窦、颞下窝、眼眶和中颅窝。

症状包括反复发作的鼻出血和鼻腔阻塞。肿瘤局部扩张可导致患者出现面部肿胀、视觉症状(如失明)、脑神经障碍及颅内压力增高引发的头痛。

根据临床特征、CT和MRI成像可做出诊断。活检会引起大出血。大多数分期系统根据肿瘤局部累及的程度对肿瘤进行分期,包括Chandler[96]分期系统,Fisch[97]和Radkowski等[98]分期系统(表91.4)。

手术

手术联合栓塞术是首选治疗。无颅内播散的JNA(Chandler Ⅰ~Ⅲ期)通过手术可达100%的局部控制率。颅内浸润的JNA患者,其病灶通常不能完全切除。

放射治疗

有肿瘤颅内播散或病灶不能经手术切除的患者,

表91.4 鼻咽血管纤维瘤Chandler分期系统[a]

分期	描述
Ⅰ	局限于鼻咽
Ⅱ	累及鼻腔和(或)蝶窦
Ⅲ	累及≥1个以下结构:面颊、颞下窝、翼突上颌窝、筛窦,上颌骨
Ⅳ	颅内浸润

Adapted from Chandler JR, Goulding R, Moskowitz L, et al. Nasopharyngeal angiofibromas: staging and management. *Ann Otol Rhinol Laryngol* 1984;93(4 Pt 1):322-329.

[a] 见参考文献[97]和[98]关于Fisch和Radkowski分期。

放射治疗作为首要的治疗手段。术后放射治疗的适应证为肿瘤术后复发。IMRT 可作为当前限制靶区附近重要器官放射治疗受量的放射治疗技术选择。

通常，PTV 接受的放射治疗总剂量为 30~50Gy（单次剂量为 2~3Gy）。在当前研究中，局部控制率为 85%~100%（表 91.5）[99-102]。放射治疗结束后，JNA 的消退很缓慢，并且可发生晚期复发。

朗格汉斯细胞组织细胞增多症（组织细胞增多症-X）

背景和临床表现

朗格汉斯细胞组织细胞增多症（LCH）是一种罕见病，大约有 300 例患者发病，儿童的发病率（3~5/100 万）较成人（1~2/100 万）高。年龄是一个重要的预后因素，儿童比成人有更好的预后。在过去，人们认为 2 岁以下的幼儿其预后较差，但 LCH-Ⅱ研究数据推翻了这一观点[103]。

LCH 的发病机制是由于表型与朗格汉斯皮肤细胞相似的细胞不断累积或增殖，并通过产生细胞因子和引发炎症导致组织损伤。真正的朗格汉斯细胞是一种髓系树突状细胞，与朗格汉斯皮肤细胞表达一样的抗原（CD1a 和 CD207）[104]。在电子显微镜下，经典表现为 Birbeck 颗粒。

LCH 可影响多数器官系统。患者因疾病的累及程度可分成典型的几个亚组：病变累及一处的单系统疾病，病变累及多处的单系统疾病和多系统疾病。患者的临床表现取决于病变的位置。对于儿童而言，骨骼系统是最常见的受累部位，通常表现为疼痛、可触及肿块、运动缺陷或是在乳突或中耳受累后表现为慢性耳炎。LCH 的骨病灶主要呈溶骨性表现，颅骨是最常受累的骨结构。

皮肤受累主要影响的是头皮和腹股沟的皮肤，类似于溢脂性皮炎。颅脑受累及（垂体后叶或下丘脑）的患者可出现糖尿病型尿崩症（DI）。LCH 还可累及颈部淋巴结。肺受累在成年人中比较多见。疾病进展可引起肝大、脾大、骨髓浸润和胃肠道受累。

对疑似 LCH 患者的查体应包括完整的症状体征检查。常规实验室检查应包括白细胞分类计数。有 DI 症状的患者应进行水限制测试。需要进行骨检查来评估可能的溶骨性病变，骨成像可做或不做。若患者存在颅骨、眼眶或乳突受累时，需进行头部的进一步 CT 检查。头部 MRI 适用于存在 DI 的患者和怀疑脑实质受累的患者。若患者肺部受累即需进行胸部 CT。当患者存在明显的肝大或脾大时，应进行腹部的 MRI 检查。

处理原则

LCH 的治疗取决于病灶部位及疾病的扩散程度。无症状的病灶可观察处理。对于仅有骨骼系统受累的患者，治疗选择包括骨刮治术、骨切除或病灶内类固醇注射。骨刮治术或骨切除的有效率为 70%~90%[105]。单系统的多处骨病灶可通过皮质醇或化疗药物，如长春碱得到有效治疗。对仅累及皮肤的 LCH，局部应用氮芥或甲烷可作为有效的治疗手段。

对于伴有发热、疼痛、生长停滞症状或器官功能受损的多系统受累患者，需进行全身治疗。在 LCH-Ⅱ研究中，所有患者接受了泼尼松和长春碱的初始治疗并随机分到依托泊苷强化治疗组和无依托泊苷治疗组[103,106]。进行强化治疗的患者较标准治疗组的患者缓解迅速且死亡率低[106]。外源的抗利尿激素（ADH；血管升压素）用来治疗伴有 DI 的儿童患者。

表 91.5 青少年鼻咽血管纤维瘤放射治疗临床结果

研究	患者例数	时间	剂量（Gy）	局部控制	副作用
Chakraborty 等（2011）[99]	9	2006—2009	30~46	87.5（2 年）	无晚期毒副作用
McAfee 等（2006）[101]	22	1975—2003	30~36	90（10 年）	白内障（6），一过性的中枢神经系统症状（2），基底细胞癌（2）
Lee 等（2002）[100]	27	1960—2000	30~55	85（5 年）	15%晚期毒性（生长停滞，全垂体功能减退，颞叶坏死，白内障）
Reddy 等（2001）[102]	15	1980—1991	30~55	85（5 年）	白内障（3），一过性中枢神经系统症状（1），基底细胞癌（1）

放射治疗

由于非放射治疗可取得良好的有效率，放射治疗在治疗LCH骨病灶中的作用下降。对骨病灶进行放射治疗的适应证包括术后复发、在其他治疗干预后无临床康复的征象、减轻患者疼痛、病灶可能浸润损伤重要的机体结构（如脊髓压迫），或是骨病灶不适用其他局部治疗方法。椎体塌陷的骨病灶若非患者存在疼痛的症状不应进行放射治疗。DI是放射治疗的另一个潜在适应证。当进行放射治疗时，3D-CRT为首选的放射治疗技术。

患者骨病灶的靶区应包绕影像学图像中的异常病灶，并稍做外扩。对于儿童，5~10Gy的总量，每日1.5~2.0Gy分割的低剂量足以控制大多数骨病灶。成年人可接受更高的放射治疗剂量。在一项Smith等[107]早期的研究中，92%的患者接受了总剂量范围为4.5~10.0Gy的放射治疗，获得了87%的局部控制率。加利福尼亚-洛杉矶大学的一项研究发现对于初治病灶，6~15Gy的放射治疗可取得88%的局控率，而对复发灶，8~15Gy的放射治疗可取得相同的局控率[108]。

伴有DI患者的靶区应覆盖下丘脑和垂体。推荐的放射治疗剂量为15Gy，每日1.5Gy的分割剂量。一项梅奥诊所的研究指出，在28例可评估的患者中，36%的患者经放射治疗有效[109]。放射治疗剂量>15Gy的患者，其有效率为60%（3/5），而放射治疗剂量<15Gy的患者，其有效率为30%（7/23）。在这项研究中，有6例患者取得了病灶的完全缓解，其中5例在放射治疗14天后其DI消失。

放射治疗对于DI的治疗仍存在争议。在MGH的一项回顾性研究中，17例DI患者中有14例接受了下丘脑-垂体轴的放射治疗[110]。只有2例患者达到了疾病的完全缓解（ADH治疗终止），没有患者达到部分缓解。其他一些研究则认为应用放射治疗治疗DI是不合理的[110]。

血管疾病

血管疾病被广义地划分为血管肿瘤，大多数为良性血管瘤和血管畸形，包括动静脉畸形（AVM）和海绵状血管瘤。放射治疗是AVM常用的重要治疗手段。尽管放射治疗在过去常用于治疗儿童血管瘤，随着对放射治疗晚期副作用认识的加深以及继发性恶性肿瘤的发生，放射治疗在儿童血管瘤的应用普遍减少。

动静脉畸形

背景和临床表现

颅内动静脉畸形是一种增宽动脉与正常毛细血管床相连所形成的先天性血管异常。AVM病灶由紊乱的动脉和静脉通过一个或多个瘘管交通而形成。AVM发病率很低，10万人中约有18人发生AVM，发病年龄一般为20~40岁。

临床关注点主要在于动静脉畸形的高出血风险，年出血风险为2%~4%。约50%的患者会出现出血，50%的患者出现非病灶相关的症状（头痛、恶心）或偶发性神经功能损伤。每年因出血所致死亡的发生率高达10%，约30%的患者可能出现严重的出血。

影像学诊断包括血管造影，虽然是有创检查但能够通过Spetzler-Martin评分系统对AVM进行完整的评分。MRI、MR血管造影和CT造影可作为AVM的无创性补充性检查手段。

手术

任何AVM治疗手段的目的都是完全消除病灶。病灶的部分消除不会降低出血风险。手术治疗虽能立即治愈AVM，但也带来了术中出血、缺血性脑血管事件、感染和死亡的高风险。手术尤其适用于位置浅表的、非脑语言功能区域的AVM。血管内治疗（血管栓塞）不是根治性的治疗手段，但可以用于降低术中出血或在放射治疗前减少病灶的体积。

放射治疗

SRS是动静脉畸形的放射治疗技术选择。SRS适用于脑深部或脑语言功能区域的病灶放射治疗，尤其对于直径<3cm的病灶疗效肯定安全。不同于手术的迅速效果，SRS后AVM需1~4年的时间消退，所以在这一过程中患者持续存在出血风险。Maruyama等[111]表示即使经过更久的时间，患者的出血风险也不会完全消除，但可以降低88%。

根据Flickinger等[112]的剂量-效应相关数据，AVM常用框架基础手术外科放射治疗的处方剂量为21~22Gy包绕50%等剂量曲线（表91.6）。对于脑干附近或病灶较大（>3cm）的AVM，处方剂量要相应低一些。对于直线加速器基础的SRS，脊髓型AVM的处方剂量通常为16~24Gy，单次分割，或20~22Gy，2次分割（图91.4）[113]。

表 91.6　靶区最低放射治疗剂量下 AVM 消除 Flickinger 预测率

靶区最低放射治疗剂量(Gy)	AVM 消除预测率(%)
27	99
25	98
22	95
20	90
17	80
16	70
13	50

AVM,动静脉畸形。

Adapted from Flickinger JC, Pollock BE, Kondziolka D, et al. A dose-response analysis of arteriovenous malformation obliteration after radiosurgery. *Int J Radiat Oncol Biol Phys* 1996;36:873-879.

血管瘤和Kasabach-Merritt综合征

背景和临床表现

血管瘤是一种以先增殖期后退化期为特征的动态血管瘤。约 20%的血管瘤出现于患儿出生时,其余的 80%出现于出生几周之内。大多数血管瘤对患者无影响,无须治疗。每年自发退化率约为 10%[114]。然而,许多潜在的并发症可能需要治疗,如视力阻碍(眼睑血管瘤)、溃疡、感染、由面部血管瘤引起的畸形以及高输出量心力衰竭。

以前人们普遍认为,非常大的血管瘤使患者易患 Kasabach-Merritt 综合征(KMS)。该综合征常出现血管肿瘤中血小板诱捕和破坏,引起消耗性凝血病(弥散性血管内凝血),从而威胁患者生命。如今人们认识到,该现象与一种被称为卡波西血管内皮瘤的血管肿瘤有关,而非是一种典型的婴儿血管瘤[115]。

系统治疗

血管瘤的治疗方式包括局部和系统的化疗、激光疗法和手术。糖皮质激素是系统治疗血管瘤患者的主要化疗药物。然而,对儿童长期施用类固醇会导致很多并发症,包括生长阻滞、代谢紊乱、库欣面容、性格改变以及易受感染。最近,人们认为普萘洛尔可以作为血管瘤的潜在治疗试剂。第一例相关报道发表在 2008 年的新英格兰杂志医学版上。该报道描述了 2 例伴发心力衰竭的血管瘤患者, 在使用普萘洛尔后,有明显的变软和颜色改变,并最终病情好转[116]。这 2 例患儿即使在停止使用类固醇后,仍有该临床效果。又

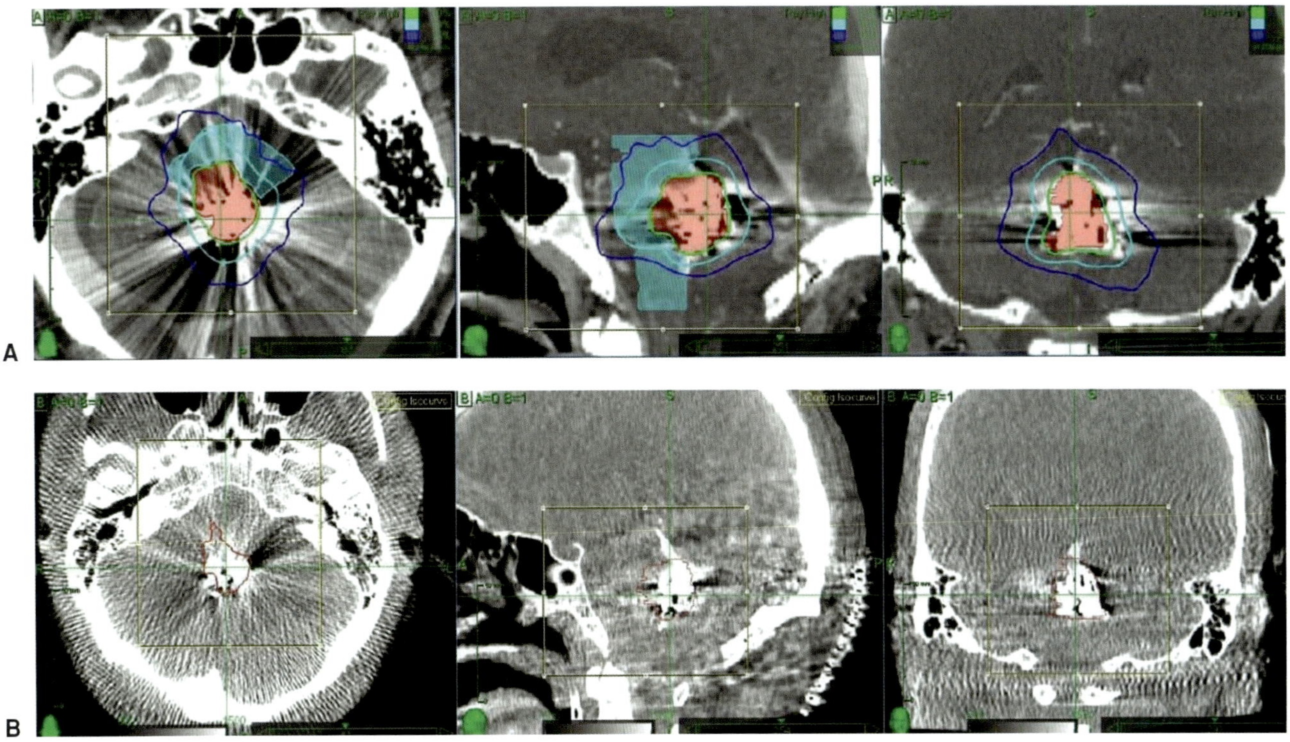

图 91.4　(A)1 例脑桥背部动静脉畸形(红色)的立体定向手术外科计划,总剂量为 22Gy/2F。图片中条纹影是放射治疗 1 年前进行血管栓塞所致。(B)计算机断侧血管成像用以协助确定 AVM 病灶(红色勾画)。

有一些研究展示了普萘洛尔这种可靠的疗效。该研究中,大部分儿童病情发生了极大的好转,并且在停止使用类固醇后没有产生反跳效应[117]。

对于合并有KMS的患者来说,长春新碱和α-干扰素是常被用于治疗的药物,尤其在那种急需临床疗效和对于类固醇和普萘洛尔耐药的病例中。如果需要,也常对合并有KMS的患者应用支持治疗,如输血和血小板。

损伤较小的患者可以尝试局部治疗,如病灶内或局部应用类固醇。考虑到普萘洛尔的良好疗效,局部应用噻吗洛尔也在研究中[118]。有些患者也可用脉冲染料激光或手术切除治疗。

放射治疗

放射治疗只适用于对其他疗法都无效的患者。应用放射治疗以后,患者通常有快速且显著的临床效果。低剂量放射治疗(<10Gy)时,瘢痕是很小的,但需要密切注意患者是否会出现继发恶性肿瘤。

CTV常包括临床可见并可触摸的含边界的损伤。受影响区域的MRI图像对区分疾病的深度和程度是很有帮助的。尽管没有指导总剂量和日剂量的前瞻实验,大多数报道采用了每天1~3Gy,总剂量≤10Gy的分级法[19,119]。当患者对于低剂量放射治疗没有明显疗效时,可以使用更高的剂量。

功能紊乱

SRS被广泛用于治疗良性肿瘤。然而,很大一部分患者可以从SRS用于治疗功能紊乱、类似三叉神经痛、战栗和癫痫中获益。过去几年中,有越来越多的关于用SRS治疗强迫症和重度抑郁症等难治性精神疾病的报道。

三叉神经痛

背景和临床表现

三叉神经痛(TN)在美国是一种常见疾病,每年约有15 000人患病,并有轻微的女性倾向(1.5∶1)。如今,该病按照疼痛特点被分为Ⅰ型TN和Ⅱ型TN,而传统的分类方式为先天型TN和继发TN[120-122]。Ⅰ型患者的特点主要(>50%)为间歇性锐痛、刺痛及电击样疼痛。Ⅱ型患者的特点主要为烧伤样痛、阵痛或搏动性疼痛。该分类系统也考虑了预后因素。Ⅰ型TN患者比Ⅱ型TN患者在解压后更容易出现疼痛缓解和疾病控制[120]。

典型临床特征为三叉神经感受器分布区域的突然、简短、剧烈、针刺或枪刺样疼痛的反复发作。大多数病例为单侧发作,部分病例双侧发作。常见诱发因素为谈话、咀嚼、刷牙和冷空气。诊断常依据以上临床症状,但MRI脑扫描常用来排除引起继发TN的结构异常。

药物治疗

TN首选药物治疗,卡马西平是最常见也是研究最为广泛的药物。奥卡西平常用于不能忍受卡马西平的患者。另外有许多药物用于卡马西平耐受的患者,如拉莫三嗪、加巴喷丁、哌咪清、替扎尼定和托吡酯。

手术

对于药物耐受的患者,微血管减压可用于立刻缓解症状。其他治疗方式包括神经根切断术联合射频消融、甘油注射或球囊减压。

放射治疗

SRS逐渐成为一种治疗典型TN效果明显且侵袭性小的方式。对比增强MRI应与治疗计划CT图像进行融合。SRS的靶点根据三叉神经进入半月神经节部分而定[123-129]。用于框架依赖的放射外科学平台的经典剂量为70~90Gy,包绕50%IDL。该剂量范围主要依据一项将患者分为低剂量(60~65Gy)或高剂量(70~90Gy)SRS的前瞻性临床试验。试验结果显示,高剂量治疗更有利于缓解疼痛(≥70Gy与<70Gy患者的缓解率分别为72%和9%),疼痛缓解的中位时间为1个月[125]。

是否用更高剂量治疗更大的神经范围取决于是否存在迟发的面部麻木。该结论依据Flickinger等所做的一项前瞻性研究[130]。他们将患者随机分为使用75Gy照射相对短(1个等中心点)和相对长(2个等中心)的三叉神经节段。两组患者的疼痛缓解率令人震惊。两个等中心点的患者麻木或感觉异常的发生率更高,总之,神经全长照射与麻木和感觉异常的发生密切相关。然而,在Adler[131]等的研究中,46例患者进行了立体定向治疗,患者6mm长的三叉神经接受了58.3Gy的平均处方剂量,73.5Gy的平均最大剂量。在此队列中,85%的患者达到完全缓解,经平均15个月的随访后,96%的患者治疗效果良好。只有15%的患者出现同侧面部麻木。

癫痫

背景和临床表现

癫痫是一种以反复发作为特点的疾病。发病率为 0.5%~1%，大多数病例的具体病因仍不清楚。患者发作时的临床表现多样，取决于发作的类型及疾病累及的大脑部位。发作通常分为小发作和大发作(失去意识)，广泛发作和局灶性发作(只影响大脑的一个区域)。

非放射治疗

抗癫痫药物是癫痫患者的一种治疗选择。手术可用于对药物抵抗的癫痫患者，尤其是颞叶癫痫[132]。

放射治疗

对于无法接受手术的癫痫患者，SRS 可作为药物抵抗性癫痫的替代治疗手段，Regis 等[133]应用 SRS 治疗了 20 例难治性颞叶癫痫患者。颞叶癫痫患者接受 γ 刀治疗的总剂量为 24~25Gy/单次分割。经过 2 年随访，65%的患者无发作。然而，从治疗到最大治疗效应出现之间有 1 年的延迟，在发作开始缓解前可有短暂的发作次数增加。在 Barbaro 等[134]的研究中，30 例患者随机接受低剂量(20Gy)或高剂量(24Gy)杏仁核、海马、海马旁回的放射治疗外科治疗。在治疗后的第 3 年，所有患者的无发作率为 67%，相较于低剂量放射治疗组，高剂量放射治疗组的患者倾向于获得更好的缓解率(77%对 59%)和更早的治疗应答。在这项研究中未发生严重的毒性作用。

SRS 并不是癫痫的常规治疗方案，非放射治疗应放在癫痫治疗的首位。SRS 在癫痫治疗中的长期安全性和疗效需要进一步的试验研究来证实。

帕金森病

背景和临床表现

帕金森病(PD)是脑黑质多巴胺能神经元减少的结果。它是一种逐步进展的神经退行性疾病。在美国约有 100 万人为帕金森病患者。PD 的典型症状包括面具脸、静止震颤、行动缓慢、慌张步态和肌肉强直。部分患者可出现痴呆。

非放射治疗

PD 患者的首选治疗是应用多巴胺激动剂和其他复合物进行药物治疗。若患者出现耐药，手术(丘脑切除术或苍白球切除术)可切除过度活跃的大脑核。深度大脑刺激是另一种在立体定向指导下的有创治疗，用于药物抵抗性 PD。

放射治疗

不能进行手术的药物抵抗性 PD 可接受 SRS 治疗。为了缓解患者震颤，可对腹内侧核进行 120~180Gy 的放射治疗。Young 等[135,136]报道了 PD 患者经放射治疗后其长期震颤缓解率为 80%~90%，并且不可逆性并发症发生率很低。

放射治疗用于治疗 PD 相关的运动障碍和强直却得到了不一致的结果。放射治疗靶区为内侧苍白球(苍白球损毁术)，剂量为 120~180Gy。在 Rand 等[137]的研究中，8 例患者中有 4 例患者的强直得到了缓解，并无并发症发生。然而，Friedman 等[138]发现仅在 4 例患者中获得反应，同时仅在 1 例患者中引起痴呆和精神病。Young 等[139]应用 SRS 对 29 例患者进行了苍白球放射治疗，2 年随访患者的强直缓解率为 80%，只有 1 例患者(3.4%)在第 9 个月出现了并发症(同侧偏盲)。

精神障碍

背景和临床表现

精神障碍，如强迫症(OCD)、躁郁症和抑郁症是衰竭性疾病。放射外科可应用到这些精神障碍的治疗中，主要是治疗 OCD 患者。OCD 的特点是强迫思维导致的重复性强迫行为。

非放射治疗

精神障碍和 OCD 患者的首选治疗为药物治疗(如选择性 5-羟色胺再摄取抑制剂)和行为治疗相联合。手术和深度脑刺激仅用于极端和严重病例的治疗。

放射治疗

精神障碍患者应用 SRS 治疗十分复杂。Friehs 等[140]建议患者应在多学科团队仔细评估后按照机构的研究计划入组。Kondziolka 等[141]也应用了相似严格的标准。

OCD 的治疗以双侧内囊为靶区，行 120~140Gy 的照射(图 91.5)。在 Kondziolka[141]等的研究中，3 例患者

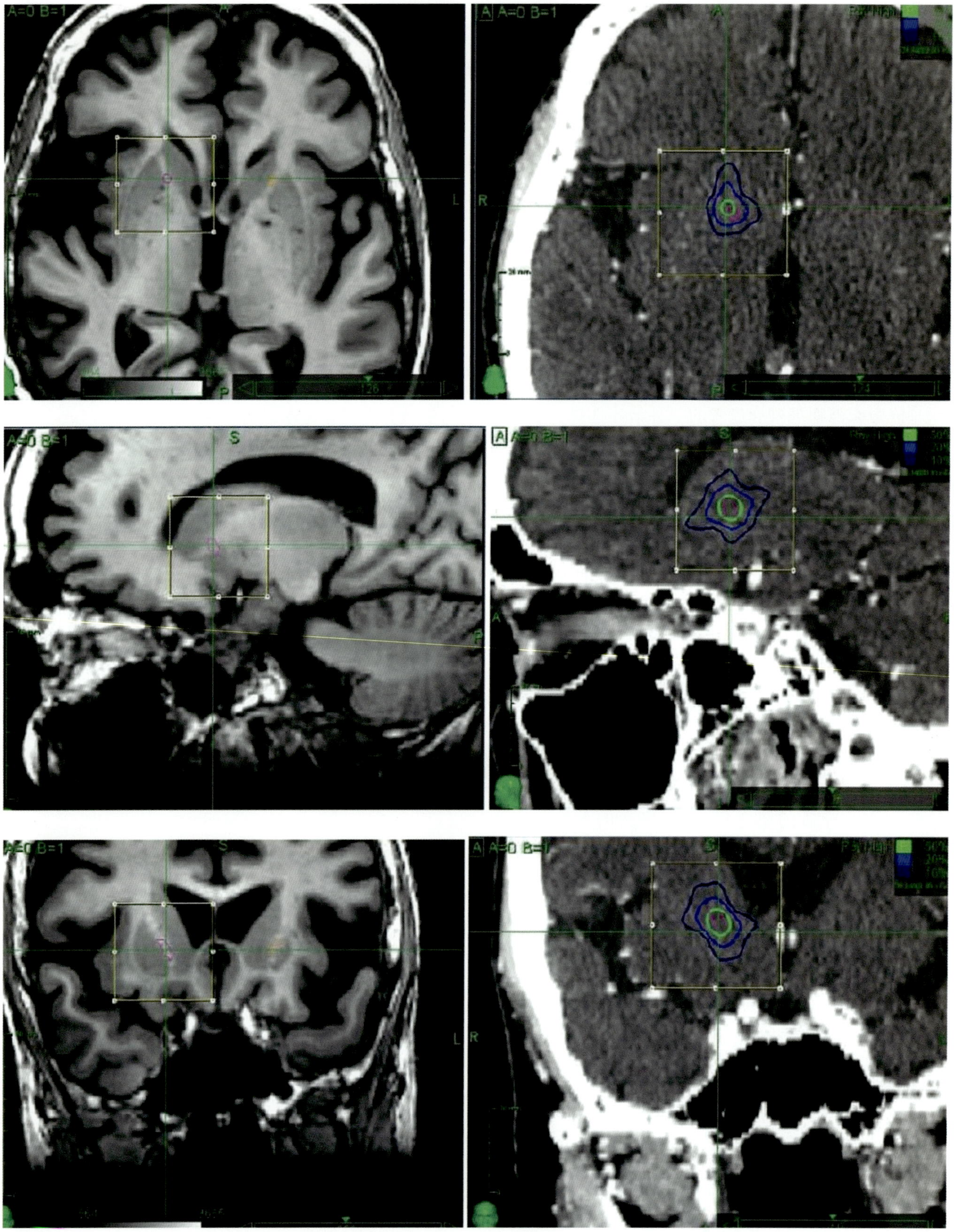

图91.5　立体定向MRI序列(左侧)展示1例强迫症患者经勾画的双侧内囊上肢及相应的右侧内囊治疗计划(右侧)。右侧内囊处方剂量为70Gy/单次分割包绕50%等剂量曲线(最大剂量为140Gy)。

接受了内囊上肢 140~150Gy 的最大照射剂量放射治疗。在 28 个月的随访中，患者均得到了功能改善，且无治疗相关并发症。在 Lopes[142]等的试验性研究中，5 例患者接受了内囊上肢 180Gy 的最大照射剂量放射治疗。3 年间，根据 OCD 评估工具，3 例患者得到了完全缓解，1 例患者得到了部分缓解。根据这些研究结果，Lopes 团队开展了一项双盲、随机对照研究，应用 SRS 来治疗抵抗性 OCD。

总结

SRS 是治疗三叉神经痛安全有效的治疗方法。SRS 在帕金森病、癫痫和精神障碍中的应用仍然有待探究，尚未有充足的数据支持 SRS 在这类疾病中广泛应用。但有些机构的条文严格规定，精神障碍患者只能接受 SRS 治疗。

眼及眼眶疾病

翼状胬肉

背景和临床表现

翼状胬肉是慢性血管纤维化和退行性变，起源于结膜-角膜交界，并从眼角内侧（鼻侧））侵犯到角膜。“翼状息肉”根据组织形状而命名，像翅膀一样。本病准确的流行分布尚不清楚，但目前已经明确的是，在热带地区发病率更高一些。绝大多数患者无明显症状，仅在考虑行美容性手术时临床发现此病。如有症状，一般为红眼和眼部不适感。翼状息肉生长至角膜时通过产生不规则散光可能损伤视力。

手术

当视力受威胁或通过美容手术视力不太能改善的情况下需要治疗。翼状息肉的治疗可通过手术切除息肉及附属物以提高局控率（如结膜瓣转移术、自体结膜瓣覆盖术、游离结膜或角膜缘移植术）。丝裂霉素-C 曾在术中或术后应用以提高局控率，尽管导致巩膜溃疡、继发性青光眼、虹膜炎和白内障的风险增加。

放射治疗

采用锶-90 进行局部放射治疗作为手术的辅助治疗对防止复发意义重大。放射治疗对降低复发率效果极好。

Keizer 等[143]进行了第一项对比术后放射治疗或术后观察的前瞻性随机研究。19 例仅接受暴露巩膜法切除术的患者在术后 4 个月时复发率为 68%，而 18 例接受术后放射治疗（3×10Gy，1 次/周）的患者未出现复发。大量回顾性研究表明，术后放射治疗阻止翼状胬肉复发疗效确切，包括 Van de Brenk[144]的大型回顾性研究（1300 例）和 Paryani 等[145]的研究（825 例），都证明用分割放射治疗法治疗复发率较低，仅为 1.7%。

2004 年，欧洲一项随机研究对比了单次剂量术后放射治疗 25Gy 和虚假性放射治疗[146]。接受放射治疗的患者局控率为 93.2%，而对照组为 33.3%，研究表明单次放射治疗有效。在另一项随机研究中，Viani[147]等对术后患者中采用 β 射线进行放射治疗，对比低分割放射治疗（2Gy/10 次）和高分割放射治疗（5Gy/7 次）。两组控制率相似（93.8% 对 92.3%），但在低分割剂量组美容效果差，畏光、眼部不适及巩膜软化症发生率显著降低。

脉络膜血管瘤

背景和临床表现

脉络膜血管瘤是起源于脉络膜的非常罕见的血管性肿瘤。脉络膜血管瘤分为两类，一类是局限性，发生于老年人，另一类是弥漫性，与 Sturge-Weber 综合征有关[148]。

临床上，这些病灶经常是无症状的，但患者常因许多因素（如视网膜脱离、黄斑水肿和视网膜色素改变等）导致视力障碍时就诊[149]。眼底镜检查可以直观地检测病灶。进一步的检查包括超声、眼底荧光造影以及 CT 或 MRI。

手术

在可用的手术治疗方案中，非邻近中心视觉结构（视网膜黄斑和视盘）的脉络膜血管瘤可以采用光动力疗法，并发症发生率较低[148]。其他治疗方法包括激光光凝术和经瞳孔温热疗法。一般而言，对弥漫型病变，放射治疗优于光动力疗法，尽管有一部分小样本研究报道光动力疗法结果要好一些[148]。

放射治疗

对邻近黄斑和视盘的病变以及对其他治疗方法

无效的患者采用放射治疗。放射治疗技术包括三维适形放射治疗、质子放射治疗和近距离放射治疗。

3D-CRT的经典处方剂量，局限性脉络膜血管瘤为18~20Gy，弥漫性30Gy，每日1次，每次剂量为1.8~2.0Gy。Schilling等[150]采用20Gy/10次的分割方式治疗36例局限性脉络膜血管瘤。结果发现，64%的患者视网膜复位，50%的患者视力提高，50%的患者视力稳定。

分割式质子放射治疗剂量为16.4~30Gy，采用4次照射[151-153]。在Zografos等[153]的研究中，54例患者出现视网膜复位，70%的患者视敏度提高。最近巴黎的一项研究表明，用质子放射治疗后，全部患者出现视网膜复位，视敏度也显著改善[154]。

敷贴照射(钴-60、碘-125和钌-106)曾用于治疗局限性病变[149,153,155,156]。经典剂量是在病变最高点给予25~50Gy。每一种照射方法都有其有利和不利因素，取决于物理特性(如能量和半衰期)，目前没有证据表明哪种方法优于其他方法。

年龄相关性黄斑变性

年龄相关性黄斑变性(AMD)在发达国家是导致失明的首要原因[157]。AMD的发生主要依赖于年龄，生存至80岁其发生率高达35%。光子或质子的体外放射治疗以及近距离放射治疗在过去曾用于治疗黄斑变性。总之，放射治疗对黄斑变性的治疗结果扑朔迷离。在2010年的一项荟萃分析中，纳入14项应用放射治疗治疗AMD的随机研究，结果发现放射治疗是治疗非血管性AMD的有效手段这一结论由于受到照射剂量的问题而存在争议[158]。考虑到放射治疗疗效不确切，因此采用放射治疗治疗AMD受到一定限制。

Graves眼病

背景和临床表现

Graves眼病(GO)，也称为Graves眼眶病或甲状腺眼病，是一种自体免疫紊乱影响眼眶肌肉的疾病。活化的T细胞导致炎性反应，继发性引起细胞因子释放。Graves眼病患者中约有50%将出现眼眶疾病，但10%的患者甲状腺功能正常，另外有一部分甲状腺功能减低[1]。吸烟是发生GO的最重要危险因素，并且预示治疗效果不佳[1]。

一个多学科团队，包括眼科医师、内分泌医师和放射治疗医师应共同评估GO患者状况。GO患者的临床特征包括眼球突出(体格检查时根据Hertel眼球突出计测量)、畏光、上眼睑皱缩、眶周水肿(由于胶原和透明质酸的积累，吸引水分)、结膜红斑、结膜撕裂以及视觉损伤(图91.6A，B)。患者可能抱怨眼睛有“粗砂”样感觉。有几种分类系统可用于记录疾病的侵犯程度，在斯坦福大学，最常应用的是SPECS眼科指数(表91.7)，其基于以下6个类别评为1~3分：软组织累及、眼球突出、眼外运动、角膜受累和视力(视敏度)。

影像学研究，如CT或MRI，可发现70%~80%病例中的异常，包括眼外肌增大和脂肪浸润[1]。最常受累的肌肉包括下直肌和内直肌[159]。

治疗总览

GO的治疗选择包括糖皮质激素，眼眶放射治疗和手术(眼眶减压，眼肌手术，眼睑手术)。应鼓励吸烟者戒烟。在开始治疗之前，患者的甲状腺功能应正常化，因为这可能有助于改善GO[160]。对患者进行放射性碘治疗而非抗甲状腺药物治疗，可能导致GO[161,162]恶化。一旦甲状腺功能稳定，GO的治疗手段取决于疾病的严重程度。

药物治疗(糖皮质激素)

糖皮质激素是治疗GO的主要手段。对于视力受到视神经病影响的患者，需立即进行大剂量类固醇(静脉给药或口服)治疗[163]。糖皮质激素也可用于中重度急性眼病的患者[163]。

手术

在糖皮质激素无法改善视神经病变的情况下，立即眼眶减压十分必要[164,165]。立即眼眶减压的另一种适应证是暴露性角膜炎没有通过局部治疗而减轻[164]。为了改善眼外肌功能和美容，可采取其他治疗手段，如斜视手术和眼睑手术。建议在进行这些治疗前至少6个月无GO发作[164]。

放射治疗

RT治疗GO的指征已由Donaldson[166]提出，包括诱导临床退缩、改善功能缺陷、美容和避免其他治疗的副作用(表91.8)。

RT通常以3D-CRT技术实施。两个眼眶，包括完整的眼外肌，使用对穿野给予20Gy的总剂量，分割剂量为2Gy，其中通过光束分离技术将等中心点放置在晶体后方几毫米处(图91.6C)。

在一项双盲、安慰剂对照研究中，未经治疗的 GO 患者随机分为口服类固醇组或 20Gy 眼眶照射组[167]。两组患者的反应率为 50%，放射治疗组的患者眼动力改善较好，并很少出现副作用。两项前瞻性研究已经证明类固醇与放射治疗联合较单一治疗模式具有优势[168,169]。

对于进展性 GO 患者，回顾性数据表明，眼眶 RT 是有效的治疗方式。Marquez 等[170]回顾了在斯坦福大学治疗的 197 例患者的记录，所有患者都接受了 20~30Gy 的双眼球后区放射治疗。评估结果包括 SPECS 评分和患者满意度。研究结果显示客观缓解率为 96%，患者满意率为 98%，且患者的软组织累及情况（89%）、眼外肌功能障碍（85%）和角膜异常（96%）得到极大改善。

活动性淋巴样增生和眼眶假性肿瘤

背景和临床介绍

眼眶淋巴组织相关疾病很罕见，其包括眼眶假性肿瘤（OP）或恶性淋巴瘤。OP 是一种病因不明的炎性疾病，影响眼眶的软组织，多见于单侧[159]。OP 多发于 50~60 岁[171]。

OP 的临床特征包括眶周水肿、眼球后疼痛、眼外肌肉功能障碍、可触及的肿块和眼球突出[159]。症状通常发展迅速。患者应进行眼眶 CT 或 MRI 成像，以用于进一步评估。影像学发现可包括增大的眼外肌、视神经增粗以及球后脂肪组织浸润，在施用碘对比剂或钆后，脂肪组织可被增强[159]。对患者病灶，特别是容易获取的病变，应进行活检以明确诊断。

药物治疗

皮质醇是大多数患者的治疗选择。应用皮质醇治疗，视神经病变患者的反应率高达 92%，患者总反应率为 78%[159]。然而，只有 33%的患者使用单一类固醇治疗可获得长期控制[172]。

手术

手术可用于易于切除的病灶。手术后复发很常见。

放射治疗

RT 的适应证包括术后复发病灶、类固醇抵抗性病灶和不适于其他治疗的病灶。RT 的实施技术为 3D-CRT。

当病变可见时，计划 CT 应与诊断 MRI 或诊断 CT 相融合，以勾画靶区体积。单侧治疗通常使用单侧野或更重侧于外侧野的前外侧野。双侧眼眶受累的治疗方式与 GO 类似。浅表病灶可用电子线治疗。通常处方剂量为 20Gy/10F[159]。

在俄克拉荷马大学的一项回顾性研究中，16 例 OP 患者的 20 个眼眶应用 RT 治疗[173]。患者接受的平均总剂量为 20Gy，10 次分割，其中 87.5%的患者治疗有效（临床改善或逐渐减少皮质醇剂量）。81%的患者停止或减少了皮质醇的使用。没有明显的晚期副反应出现。

软组织和骨骼的良性疾病

关节和肌腱炎性疾病概述

放射治疗在治疗有关关节或肌腱的良性炎症疾病中的作用是有争议的。骨关节炎（OA）、腱炎、滑囊炎、肩袖综合征和网球肘是过去放射治疗应用于炎性疾病的实例。这些软组织综合征可由导致关节区域的过度使用或损伤、不正确的姿势，由于异常或不良定位的关节或骨骼对软组织的应力或其他疾病（如自身免疫疾病或感染）的重复活动引起。

虽然各种疾病的病因可能各不相同，但临床表现和一般治疗方案通常是相似的。这些症状包括关节周围组织和结构（如肌腱、韧带、囊肿和肌肉）中的疼痛、肿胀或炎症。而治疗通常包括体育锻炼、改变生活方式和镇痛药的综合治疗。如果疼痛变得缓解，关节置换手术可用于提高患者的生活质量。在极少数情况下，可以使用低剂量放射治疗（<10~15Gy）。改善症状所需的低剂量表明放射治疗的可能作用机制（表 91.9）。

骨关节炎

OA 是最常见的关节疾病。它表现为与软骨破坏、骨修复，关节囊和滑膜的结构变化相关的疼痛。其症状是由关节面和关节囊壁（滑膜）的反应性炎症引起的。虽然在许多情况下 OA 的病因不明，但年龄是主要的危险因素。其他风险因素包括肥胖，以及无论是由于工作或运动的意外或过度使用，以及其他医学疾病引起的骨折或关节损伤。

非放射治疗

Hunter 和 Lo[174]对 OA 的诊断、检查和治疗等方

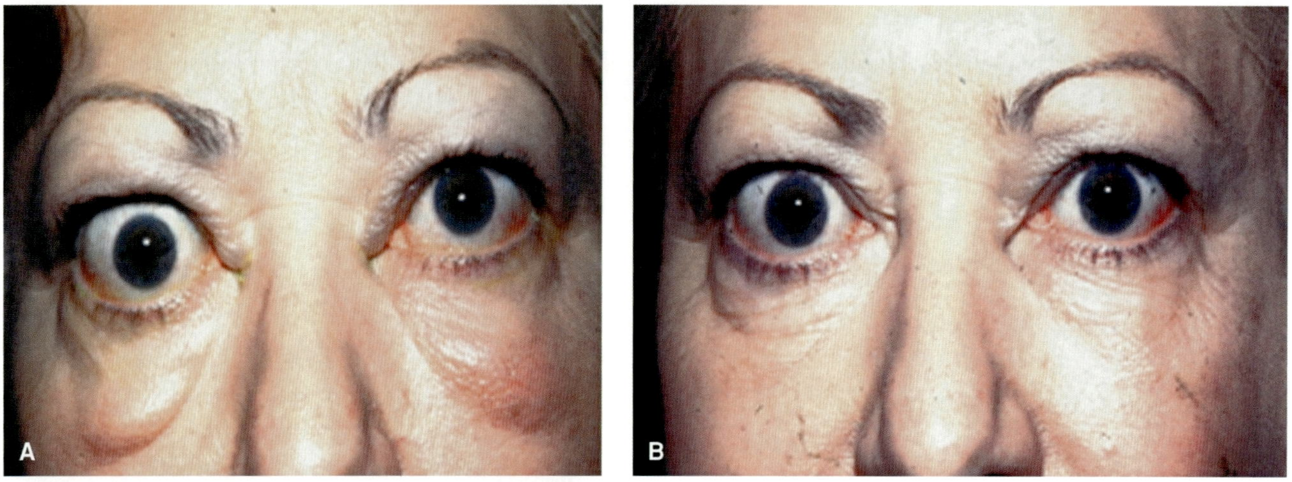

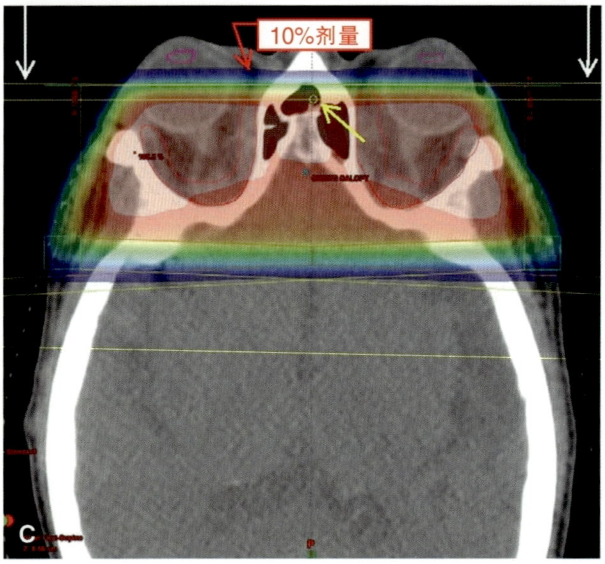

图 91.6　1 例 50 岁 Graves 眼病患者，因眼睑水肿和斜视行放射治疗和皮质激素治疗，放射治疗前(A)和治疗后(B)。(C)1 例 Graves 眼病患者的三维适形放射治疗计划，等中心点(黄箭)位于晶状体(洋红色)后几毫米。对穿野为从上射入的射线(白箭)。眼外肌用红色勾画。渐变的彩色代表<10%的放射治疗剂量照射到晶状体。

表 91.7　Graves 眼病 SPECS 分级系统

临床特征	1 级(1 分)	2 级(2 分)	3 级(3 分)
S(软组织受累)	轻度客观症状：发红、结膜水肿、轻度眶周水肿	中度客观眼症状：发红、结膜水肿、中度眶周水肿	重度客观眼症状：结膜暴露、严重眶周水肿
P(眼球突)	>20~23mm	24~27mm	>27mm
E(眼外肌功能)障碍	偶有复视；无活动障碍	经常复视；中度活动障碍	严重持续眼外肌功能障碍
C(角膜受累)	轻度角膜改变和临床症状	明显角膜改变和中度临床症状	角膜炎和其他严重眼症状
S(视力丧失)	20/25~20/40	20/45~20/100	>20/100

Adapted from Marquez SD, Lum BL, Mcdougall IR, et al. Long-term results of irradiation for patients with progressive Graves' ophthal-mopathy. *Int J Radiat Oncol Biol Phys* 2001;51(3):766–774.

面进行了总体概述。早期 OA 的治疗旨在减少关节疼痛和僵硬的主要症状，目的是维持和改善受累关节的功能[175]。体育锻炼、减轻体重和关节支架等措施已经在减轻损伤关节负荷和改善症状等方面起到一定作用[176,177]。对于髋关节和膝关节的骨关节炎，增强肌肉和改善有氧条件的体育锻炼是最有效的[178]。

口服镇痛药是 OA 的主要治疗药物。尽管对乙酰氨基酚由于其相对的安全性和有效性而经常使用，但

表 91.8 Graves 眼病的放射治疗临床指南

放射治疗目的	前提/适应证	禁忌证
临床退缩	治疗前诊断:有甲状腺自身免疫疾病证据;CT/MRI	无临床进展的稳定 GO
减轻/消除功能障碍	眼科诊断:有进展记录	无甲状腺炎
改善外观	主观/客观发现:有功能障碍和功能紊乱的证据	仅有美容适应证而无功能损伤
避免/减轻其他治疗的不良影响	去除危险因素:无其他眼疾病(如糖尿病视网膜病)	患者不同意放射治疗

Go,Graves 眼病。

Adapted from Donaldson SS. Radiotherapy of intraocular and orbital tumors. Berlin: Springer, 2002.

其他非甾体抗炎药(NSAID)也可添加或替代使用[179]。NSAID 可以用于有手、髋或膝的症状性 OA 患者。其使用目标是在最短用药时间内使用最低有效剂量。当其他方法无效或某些药物禁忌时,可以考虑使用效果更强的镇痛药,如弱阿片类药物和麻醉药[176]。葡萄糖胺和硫酸软骨素是经常用于减轻疼痛的非处方药,但它们的功效尚未得到证实[180]。皮质类固醇和其他止痛药可以直接注射到关节中,注射可暂时减轻肿胀和疼痛。针灸和其他补充以及替代治疗方法已被使用,但其功效尚未得到证实[181]。

手术治疗旨在用于严重 OA 和对非侵入性治疗没有反应的患者。全部或部分关节置换最常用于涉及膝、髋和肩的 OA,而当结构损伤在 X 线片上可见时也可被考虑。然而,还有一些可避免或延迟对关节置换需要的现代外科手术,包括截骨术和关节面置换术[182]。关节融合或关节固定术可用于治疗脊柱、踝、手和脚的关节炎。关节镜检查或关节镜手术是一种微创外科手术,可用于检查和治疗损伤关节的内表面。关节镜手术有助于在短期内缓解疼痛,并使关节活动更好。虽然关节镜可能会延迟对关节置换手术的需要,但它并不能改善关节炎本身[183]。

表 91.9 放射治疗起效剂量的作用机制

作用机制	单次剂量(Gy)	总剂量(Gy)
细胞基因和蛋白表达(如湿疹)	<2.0	<2
抑制淋巴细胞炎症反应(如眼眶假瘤)	0.3~1.0	2~6
抑制成纤维细胞增生(如瘢痕瘤)	1.5~3.0	8~12
抑制良性肿瘤增殖(如硬纤维瘤)	1.8~3.0	45~60

放射治疗

在非手术选择当中,如果药物治疗失败,可以考虑低剂量 RT。RT 能首先消除疼痛,继而改善关节功能[184]。一些已经发表的单中心研究报告 50%~75%的患者能够获得长期疼痛缓解和功能恢复。在 2006—2008 年德国进行的一项护理模式研究应用 RT 治疗膝关节 OA(膝关节病)[185]。德国几乎 80%的机构在这 2 年时间内应用 RT 治疗骨关节炎。每年在 188 家医疗机构治疗了 4544 例患者。其中位总剂量为 6Gy(3~12Gy),中位单剂量为 1Gy(0.25~3Gy)。5069 例能获得长期疗效。大多数患者至少能够有 3 个月时间的疼痛缓解,而控制疼痛可长达 12 个月。在 30%的患者中,第二疗程的 RT 用于疼痛缓解不足或早期疼痛复发。

与关节镜检查一样,放射治疗可以减轻疼痛和疼痛相关的功能障碍,但它不能改善关节炎本身。由于其功效和相对安全性,RT 可作为非手术患者进行传统保守治疗的替代方案。

结缔组织和皮肤疾病

硬纤维瘤

背景和临床表现

硬纤维瘤(也称为侵袭性纤维瘤病或深层肌肉松弛性纤维瘤病)是由肌肉筋膜、腱膜、腱和瘢痕组织引起的结缔组织肿瘤的良性肿瘤。该病女性更易受累,好发年龄为 30~40 岁,儿童和老年人亦能发生。硬纤维瘤在一般人群中罕见,发病率为每年 2~4/1 000 000。遗传因素、创伤或手术易导致纤维瘤的发生。大多数硬纤维瘤为散在发生,然而,约 2%与家族性腺瘤性息肉病(FAP)相关。硬纤维瘤影响 10%~20%的 FAP 患者。在FAP患者中发生的硬纤维瘤被称为Gardner综合征。

肿瘤可以发生在身体的任何部位，但最常见的是躯干或肢体，腹壁和腹腔内，包括肠和肠系膜。约30%的硬纤维瘤患者在肿瘤的发生部位既往存在创伤史[186,187]。散在病例通常发生在四肢、肩胛带和臀部[187]。在FAP患者中，腹内硬纤维瘤多见，并且好发于既往结肠切除术的手术部位和吻合口处[188]。女性硬纤维瘤可发生在妊娠期或产后，因此可能与高雌激素状态有关。而已妊娠的女性更可能在上次妊娠后的10年内发生腹部硬纤维瘤[189]。

虽然硬纤维瘤没有已知的转移或去分化的潜力，但它们具有局部侵袭性，甚至在完全切除后也经常有较高的复发率。利用MRI诊断检查有助于评估肿瘤大小和对其他器官的浸润情况，并应在获得切口活检确诊前进行。

非放射治疗

对于稳定、无症状的硬纤维瘤一般仅需观察。如果有邻近器官侵犯或为达更好的美容效果时，往往采取治疗。完全切除术（切缘阴性）是硬纤维瘤最常用的治疗方式。由于肿瘤大小和腹膜外肿瘤的渗透性，往往需要皮肤再植并重建。即使是完全切除后，硬纤维瘤的再复发率仍然很高，对于不完全切除术后的局部复发率尚未可知[190]。同时，对于良性的硬纤维瘤来说，手术切除并不会延长患者预后。综上所述，我们应尽量选择完全切除，同时尽可能地保持器官的正常功能，以减少术后并发症[191]。

尽管腹外的硬纤维瘤能被局部治疗有效控制，手术的效果却差强人意，特别是伴有FAP的患者。在一些临床病例中，系统的内科治疗已经可以达到较好的临床效果，手术的地位再次被怀疑。内科药物最常用的是非甾体类抗炎药，其中最常用的是舒林酸。他莫昔芬、雷洛昔芬、孕激素等激素类常与非甾体抗炎药联用，最常用的是他莫昔芬（10mg/d）。有的研究曾试用更高剂量的他莫昔芬（120mg/d），效果并不理想且会出现明显的临床反应[192]。

临床上也会用姑息化疗的方式来治疗硬纤维瘤[193-196]。由于硬纤维瘤的易变性，我们很难去确定化疗是否优于临床观察。在一项入组142例患者的临床试验中，74例患有原发硬纤维瘤，68例患有转移性硬纤维瘤。83例患者仅接受临床观察，59例患者接受激素治疗或化疗。两组患者的无病生存期并无统计学差异。

关于靶向治疗，酪氨酸激酶抑制剂伊马替尼对硬纤维瘤有效[197,198]。其疗效依赖于分子靶标Gleevec的表达，Gleevec是一种血小板驱动的生长因子受体[199]。在一个评价伊马替尼的二期临床研究中（伊马替尼的具体用法为400mg/d，使用1年），其2年的PFS和OS分别为55%和95%[198]。

病灶内灌注[200]和射频消融[201]也是常用的治疗方法。尽管这些技术会使肿瘤消退，但这方面的经验不多，且长期生存尚未可知。

放射治疗

放射治疗是不可手术患者的首选治疗，同时还常常和手术及化疗联用。Spear等[202]回顾性地比较了单纯手术、单纯放射治疗和放射治疗联合手术这3种治疗模式的疗效。5年的局部控制率分别为69%、93%和72%。该研究推荐放射治疗剂量为60~65Gy。但另外一个机构的研究发现，对于放射治疗剂量>56Gy的患者，治疗后的毒性反应明显增加[191,203]。

年龄≤30岁是晚期毒性的高危因素。在一项入组30例患者的回顾性研究中，18岁以下的患者在接受放射治疗后局部控制明显较差。尽管剂量≥55Gy的放射治疗局部控制更佳，但约有50%的患者经历了3级或4级的并发症，包括病理性骨折、运动功能受损、疼痛和皮肤癌症等[204]。尽管一些研究证明，56Gy的放射治疗的局部控制率约为75%，但由于副反应的发生，我们更推荐低剂量放射治疗。

当手术无法达到R0切除时，术后应给予50Gy的放射治疗来提高局部控制率。对于腹腔内的硬纤维瘤，由于放射导致的肠损伤发生率高，放射治疗需格外谨慎。所以对于这部分患者，我们建议多学科会诊，以为患者采取更合适的治疗[205]。

佩罗尼病

背景和临床表现

佩罗尼病（慢性阴茎海绵体炎）是一种引起阴茎海绵体炎性改变形成的纤维增厚肿块，使海绵体挛缩失去弹性及空隙，导致阴茎勃起时弯曲。造成性交时插入阴道困难，或者不能插入，勃起时可产生疼痛。如果纤维组织硬块过大、过深，阴茎可能完全不能勃起。

佩罗尼病发生在10%的男性中，尽管美国的一项研究证实发病率远低于这个数字[206]。该病的高发年龄为40~60岁,青少年也可发生。其发病原因未明,糖尿病、动静脉疾病是发病的高危因素。佩罗尼病可能在几个月后自愈。在受损部位注射皮质类固醇可能有帮助。有些患者用超声波治疗可以缓解症状。更多的情况需要手术切除纤维化的硬块。但有时也可能在术后产生更多的瘢痕,使病情加重。手术可能导致阳痿。主要的临床表现为疼痛、功能异常、勃起功能障碍、阴茎凹陷、包皮缺失和阴茎变短。往往在发病几个月后出现缓慢进展,但是也常常发生自愈。

非放射治疗

非放射治疗的地位一直饱受争议[207,208]。有人报道维生素E能治疗此病,但尚未有大型研究证实该结论[209]。联用维生素E和秋水仙碱可能会延缓疾病的进展[210]。其他药物,特别是针对致炎性通路的药物,如肿瘤生长因子β1抑制剂[211]、辅酶Q10[212]和西地那非等药物[213]。传统的治疗效果并不好,但阴茎内注射维拉帕米或胶原酶可能会有效地消除瘢痕[214]。物理治疗和体外超声波治疗效果仍不显著。

对于佩罗尼病的手术是一个复杂的决策过程,需要结合有经验的泌尿外科医生和患者本人的意愿[215]。尽管非外科治疗作用并不显著,但手术能有效祛除瘢痕并恢复阴茎功能。手术联合放化疗或许会有更明显的疗效[216]。

放射治疗

欧洲是放射治疗佩罗尼病最有经验的地区。回顾性研究证实,放射治疗能显著控制症状。尽管一些研究发现放射治疗能提高治愈率[217],但其最大的贡献是控制疼痛。这些数据证实,放射治疗最适用于早期疾病。一旦病灶成熟,放射治疗的作用甚微。

尽管放射治疗的地位显著,但不同机构的具体治疗方案不同[17]。欧洲最常用的放射治疗方案为总剂量20Gy,单次分割2Gy。大多数机构使用电子线(n=44),然而正电压放射线也有很多机构选择(n=32)。荷兰的一项回顾性研究证实,低剂量放射治疗,如总剂量为13.5Gy的放射治疗(9×1.5Gy,3F/W)或12Gy(6×2Gy),在入组的179例患者中疗效显著,疼痛明显缓解[217]。性功能异常是该研究中发生最多的不良反应,但佩罗尼病本身也会导致性功能异常,是否是由放射治疗引起尚未可知。

尽管一些基础实验模型提高了我们对佩尼罗病发病机制的认识,但由于放射易导致皮肤瘢痕,同时新的治疗手段不断出现,放射在佩尼罗病中的使用率还会下降[218,219]。

Dupuytren挛缩

背景和临床表现

Dupuytren挛缩,也称为Dupuytren病(MD)和Ledderhose病(ML),分别对应手受累和足受累,是影响手掌或足底筋膜的结缔组织疾病。Dupuytren挛缩的发病率在40岁后增加,并且男性发病率高于女性。虽然该病具有家族性倾向,酒精滥用、糖尿病、癫痫和其他疾病也与其相关。疾病开始是炎症增生期,伴成纤维细胞活动。

在早期阶段,患者出现皮下结节,结节可以固定到其表面的皮肤。随着疾病的进展,条索形成并明显可见。随着疾病的进一步进展,条索到达骨膜,并导致手掌或足底挛缩。手的第4或第5指(MD)或脚的第1或第2趾(ML)最常受累(图91.7)。随着筋膜增厚和进行性挛缩,手指和脚趾开始卷曲,导致功能受损。掌骨或近端指间关节的屈曲挛缩导致患者难以抓住(MD)或行走(ML)。

非放射治疗

通过限制性或选择性筋膜切除术切除疾病条索和筋膜被广泛认为是Dupuytren挛缩治疗的金标准[220,221]。对20年中Dupuytren挛缩的开放手术进行回顾分析显示,15.7%的病例发生了主要并发症的,22%的病例出现伤口的并发症[222]。即使手术切除效果良好,病情复发也很常见,患者3年复发率为30%~50%。

现代微创技术已经大大降低了并发症的发生率。经皮细针筋膜切开术可通过插入和操纵安装在10mL注射器上的小25号针来松解患者的条索[223]。该程序在局部麻醉下进行,患者肢体功能24小时内即可完全恢复。由于条索和结节未完全切除,微创手术具有比手术切除更高的复发率。一项随机研究比较了经皮细针筋膜切开术与有限筋膜切除术,结果显示微创手术组患者5年复发率为85%[224]。

在Dupuytren病的早期阶段,药物(类固醇、别嘌呤醇、非类固醇、维生素E)可能有效,但效果是暂时的。从溶组织梭菌中提取的注射胶原酶已被批准用于治疗Dupuytren挛缩。通过破坏胶原中的肽键,注射少量胶原酶可松解条索[225]。由于注射酶的剂量取决于受影响的关节,并且经治疗后疾病仍具有非常高的复发

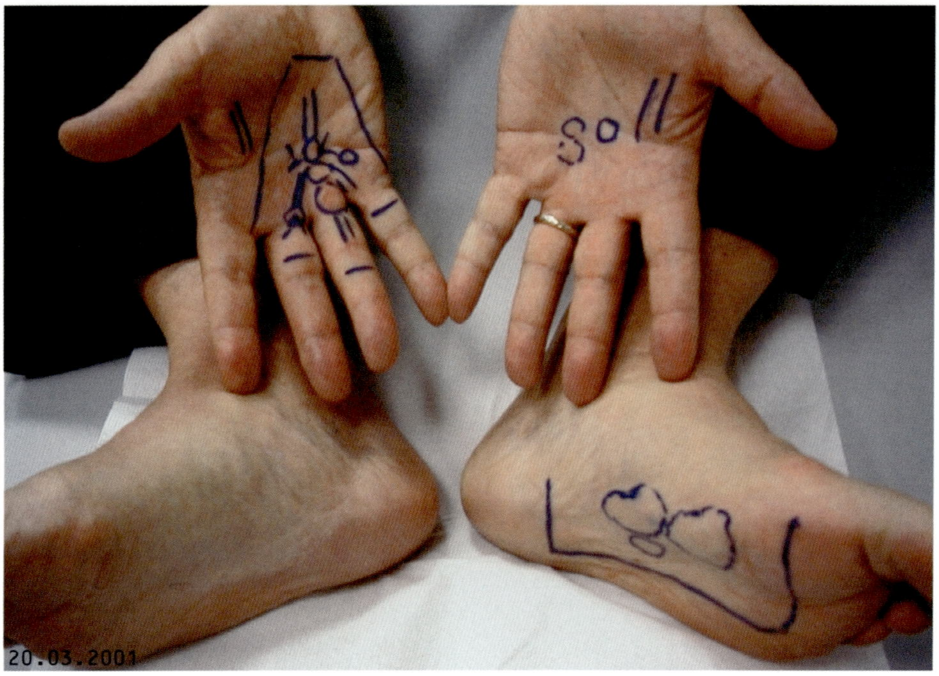

图 91.7 一例双手和左脚Dupuytren挛缩的患者。

率,因此治疗应仅由有经验的医生进行[226,227]。

放射治疗

几项临床试验已支持预防性放射治疗在Dupuytren挛缩的治疗中的应用[228-231]。放射治疗能在疾病只有小团块或条索，患者只表现中度伸展障碍(≤10度)的早期阶段有效预防疾病进展。治疗可以用电子或正电压放射治疗,在临床中已应用不同的剂量梯度。由于靶细胞是对射线敏感的增生性成纤维细胞和炎症细胞,可以应用低剂量放射治疗[228,230]。

在最近的一项涉及129例患者的前瞻性试验中,比较了两种不同剂量方案的安全性和有效性。在A组中,63例患者接受8周分开的分离疗程的放射治疗,10×3Gy(30Gy),分2个疗程进行,每个疗程的放射治疗剂量为5×3Gy,疗程之间间隔8周。在B组,66例患者接受了2周7×3Gy(21Gy)的放射治疗。结果显示两组之间无差异。不论剂量方案如何,约90%的患者达到疾病稳定或病情改善。在3个月和12个月时,患者结节、条索的总体和平均数目及皮肤变化均减少。患者的1年治疗失败率为8%。B组患者的急性毒性更明显,但长期毒性与A组患者相当,包括干燥、脱屑、皮肤萎缩和感觉改变。虽然这项研究的长期结果待定,但先前的回顾性数据表明患者可良好耐受预防性RT,并可有效预防疾病进展。若不考虑剂量方案,需要适当固定和屏蔽未受累的关节(图91.8)。

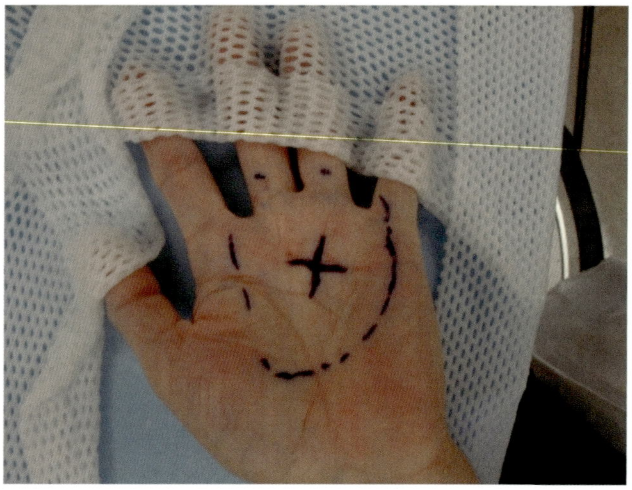

图 91.8 应用电子线治疗Dupuytren挛缩进行固定。

瘢痕瘤和增生性瘢痕

背景和临床表现

瘢痕瘤是手术、热、化学烧伤、炎症(如痤疮)所造成的皮肤损伤后的瘢痕周围的组织过度增殖或皮肤的自发性增殖。瘢痕瘤通过其典型的浸润性生长模式与增生性瘢痕相辨别，可引起局部疼痛和炎症反应,有时可导致病情长期进展。增生性瘢痕表现为不伴有周围反应的皮肤增厚,瘢痕可自发变平。瘢痕瘤通常位于上半身皮肤张力高处(如胸部、耳垂),病因不明,但在青少年中观察到遗传和人种易患性。穿刺后发生的耳垂瘢痕瘤具典型性。穿孔后耳垂的瘢痕疙瘩是典型的。在一些患者中,出现美容损伤并伴疼痛(图91.9)。治疗后可常见复发。

非放射治疗

硅胶绷带、压力敷料和冷冻手术都被用于瘢痕瘤的治疗,具有不同的功效[232-234]。病灶内注射仍然是瘢痕瘤的主要一线治疗方法。皮质类固醇、5-氟尿嘧啶和维拉帕米全部直接注射到瘢痕瘤病变内可改善患者症状。高达 70%的患者对瘢痕瘤病灶内注射皮质类固醇治疗有效,瘢痕瘤出现缩小,尽管在一些研究中显示此治疗方法患者复发率高(5 年复发率高达 50%)[235]。

如果单一注射治疗无效,可进行手术切除。对于只接受手术切除的患者,其复发率为 45%~100%[236]。因此,手术切除通常与围术期或术后曲安奈德或干扰素治疗相结合[235]。

放射治疗选项

在术后重复复发或存在复发高风险(如:边缘切除、大病变、不利位置)的情况下,应考虑放射治疗。对于再次切除可致功能缺陷及外伤后 6 个月内增生活跃的患者可以一线应用放射治疗。放射治疗的靶细胞为增殖期的成纤维细胞、间充质细胞和炎性细胞,所以放射治疗对完全成熟的瘢痕疙瘩有效率很低。切除后立即对患者进行预防性放射治疗是最有效的,并且在大多数研究中可将患者的复发风险降低至 20%或 25%。

放射治疗应于手术后 24 小时进行。放射治疗靶区为瘢痕加 1cm 的边界;可应用挡铅保护正常组织。多中心数据分析显示,耳垂瘢痕瘤术后放射治疗较高的单次剂量及使用穿透更深的电子线优于标准的 2Gy 分割方案或剂量快速衰减的近距离放射治疗[237]。放射治疗剂量通常为 12~20Gy,在 1 周内以 3 或 4 次分割进行[238]。7.5~10Gy 的单次放射治疗也是有效的[239]。临床终点是长期控制率、低复发率和良好的美容效果。

骨组织疾病

Gorham-Stout综合征

Gorham-Stout 综合征又称为大块骨溶解病,是一种病因不明的罕见骨病。其以小血管或淋巴管渐进性增生进而导致的无痛性骨质破坏为特征,并可能存在显著性破骨细胞活化。其临床症状缺乏特异性,主要包括肌无力、四肢压痛以及微小创伤后的病理性骨折。当颈椎或颅底受累则具有致命性。目前的病例报告表明全身治疗,如唑来膦酸和干扰素-α 的疗效有限[240,241]。放射治疗已在临床中得到应用[242,243]。Heyd 等[244]完成了一项国家护理模式研究和文献综述,对这种罕见疾病所能获得的有限数据进行了总结。其中列出的 38 篇文章提供了 44 例患者的治疗证据,表明常规分割照射放射治疗(总剂量为 36~45Gy)可以在 77%~80% 的病例中预防疾病进展。

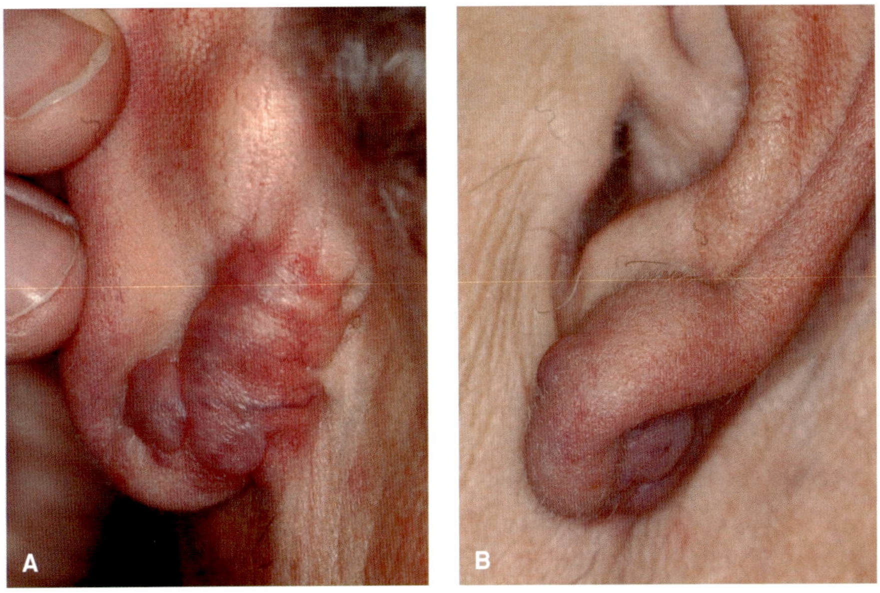

图 91.9 (A)左耳后瘢痕瘤。(B)手术切除联合 4×4Gy 放射治疗后的瘢痕瘤。

色素沉着绒毛结节性滑膜炎

色素沉着绒毛结节性滑膜炎或腱鞘巨细胞瘤是一种罕见的滑膜组织增生性疾病。其临床症状包括突然发作、不明原因的关节肿胀和疼痛,通常单一关节受累。膝关节和足关节是最常受累部位,但肩关节、手关节和髋关节受累亦有报道[245]。随着疾病进展,运动受限、关节僵硬和疼痛增加随之发生。联合滑膜切除或关节置换的手术切除是可选择的治疗方式[246,247]。

在一些弥漫性病变,大包块病变导致的骨质破坏或切除术后多灶性复发的罕见情况下,放射治疗是其治疗指征。虽然术后滑膜内注射放射性同位素在过去已被用于高危患者[248],但大多数机构外仍利用外束放射治疗[249,250]。MRI 对于术前和术后的病情评估至关重要。RT 的最终剂量则应根据残留情况进行调整[251]。

脊椎血管瘤

血管瘤是血管的良性增生,能够影响任何组织,通常无典型症状。约 50%的累及椎体的血管瘤与疼痛有关,因此可能需要治疗。治疗选择包括手术切除或更加保守的干预措施,如椎体成形术或病灶内注射[252]。单独或术后放射治疗已经成功用于减少由椎体血管瘤引起的疼痛[253]。在这项研究中,总计 84 例患者的 96 个症状性病变因有症状椎体血管瘤被放射治疗。在中位随访 68 个月时,90%的患者完全或部分缓解疼痛。放射剂量≥34Gy 可显著改善使疼痛缓解。因此,推荐剂量为 36~40Gy,2Gy/F[254]。

异位骨化

背景和临床表现

异位骨化(HO)是全髋关节置换术、髋关节创伤或髋臼骨折的一种常见并发症。当髋部周围的软组织僵化时,可发生 HO。在创伤后,周围软组织中的原始间充质细胞转化成成骨细胞组织,然后形成成熟骨。髋关节是最常受累的关节。HO 通常发生在股骨颈周围以及大转子的毗邻区。HO 发生的危险因素尚不明确,但男性的发生率更高,并且在具有同侧或对侧 HO 病史的患者中发生率超过 80%。而它在有骨关节炎、强直性脊柱炎和弥漫性和佩吉特病病史的患者中亦常见[255]。髋关节僵硬是首发症状,依靠放射学进行诊断。疼痛通常与 HO 无关。

非放射治疗

HO 的治疗是手术切除,然后进行某些形式的 HO 预防。预防仅适用于发生 HO 的高风险患者。一项荟萃分析显示,NSAID 可有效降低术后 HO 的风险[256]。吲哚美辛是最常用的用于 HO 预防的 NSAID 药物。吲哚美辛是一种前列腺素合成酶抑制剂,也能抑制间充质细胞。有限的数据尚未显示出应用选择性环氧酶-2 抑制剂能使 HO 预防显著获益[257,258]。由于能够延缓类骨质矿化,双磷酸盐已被用于 HO 预防,如果在恰当的时机应用,能够显示出一些预防 HO 的功效。一项研究显示,与吲哚美辛相比,双磷酸盐禁止常规使用[259]。

放射治疗

体外放射治疗是预防全髋关节置换术后 HO 的有效方法。自 20 世纪 70 年代,HO 的预防性放射治疗已被应用。一次照射 7Gy 或 8Gy 至临界剂量(图 91.10)被推荐应用,且应在围术期(术前 24 小时或术后 72 小时内)进行[260-262]。当比较放射治疗和 NSAID 时,对于使用一种模式与另一种模式没有明显区别。一项前瞻性随机研究表明,放射治疗和吲哚美辛在预防术后 HO 方面均有效[263]。虽然一项纳入 7 个随机研究的荟萃分析得出放射治疗比 NSAID 用于预防 HO 更加有效[264],但最近一项纳入 9 个研究(包括 1295 例患者)的分析发现两者在统计学上无显著差异[265]。一项应用上述相同 9 项研究和荟萃分析的经济分析表明,与使用非甾体抗炎药相比,放射治疗并不具备成本效益[266]。但该分析尚未得到证实。

结论

本章回顾了各种良性疾病和病变的治疗方法和支持数据。在一些情况下,放射治疗的应用已得到确认,并且文献提供了关于放射技术、剂量方案和结局的充足数据。在尚未有充足数据进行推荐应用的情况下,放射治疗应在临床试验的背景下进行谨慎优先使用。

放射治疗是一个强大的工具,必须始终安全和明智地使用。虽然放射肿瘤学家被训练以关注急性中毒、疾病结局和长期治疗后遗症,但当放射治疗用于良性疾病治疗时必须十分小心。当存在其他治疗选择时,应全方位考虑多学科方法,以确定何种方式符合患者的最佳利益。

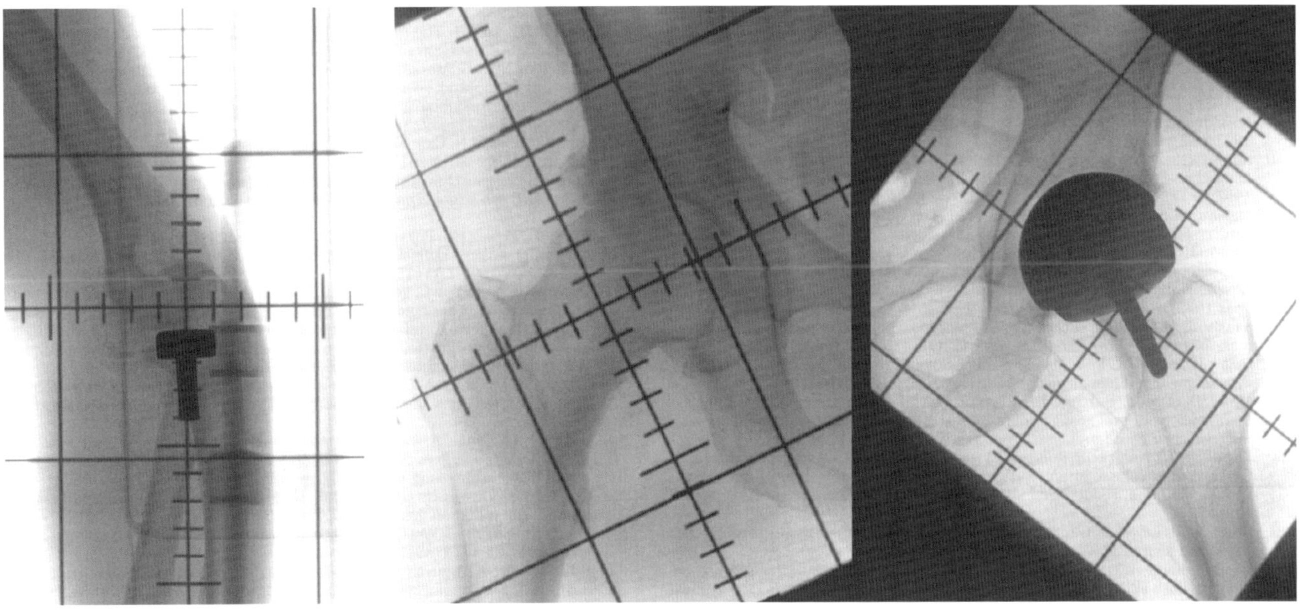

图 91.10　异位骨化的典型治疗区域。

（张娜莎 译　石芳 校）

部分参考文献

本章全部参考文献请登录网站:http://www.tsttpc.com/download_list.html

8. Trott KR, Kamprad F. Radiobiological mechanisms of anti-inflammatory radiotherapy. *Radiother Oncol* 1999;51(3):197–203.
9. Rodel F, Keilholz L, Herrmann M, et al. Radiobiological mechanisms in inflammatory diseases of low-dose radiation therapy. *Int J Radiat Biol* 2007;83(6): 357–366.
13. Leer JW, van Houtte P, Seegenschmiedt H. Radiotherapy of non-malignant disorders: where do we stand? *Radiother Oncol* 2007;83(2):175–177.
14. Trott KR, Kamprad F. Estimation of cancer risks from radiotherapy of benign diseases. *Strahlenther Onkol* 2006;182(8):431–436.
18. Micke O, Seegenschmiedt MH. Consensus guidelines for radiation therapy of benign diseases: a multicenter approach in Germany. *Int J Radiat Oncol Biol Phys* 2002;52(2):496–513.
20. Louis DN OH, Wiestler OD, et al. *WHO classification of tumours of the nervous system*. Lyon: IARC Press, 2007.
23. Simpson D. The recurrence of intracranial meningiomas after surgical treatment. *J Neurol Neurosurg Psychiatry* 1957;20(1):22–39.
26. Yano S, Kuratsu J. Indications for surgery in patients with asymptomatic meningiomas based on an extensive experience. *J Neurosurg* 2006;105(4):538–543.
28. Goldsmith BJ, Wara WM, Wilson CB, et al. Postoperative irradiation for subtotally resected meningiomas. A retrospective analysis of 140 patients treated from 1967 to 1990. *J Neurosurg* 1994;80(2):195–201.
29. Mendenhall WM, Morris CG, Amdur RJ, et al. Radiotherapy alone or after subtotal resection for benign skull base meningiomas. *Cancer* 2003;98(7):1473–1482.
30. Minniti G, Amichetti M, Enrici RM. Radiotherapy and radiosurgery for benign skull base meningiomas. *Radiat Oncol* 2009;4:42.
33. Adler JR Jr, Gibbs IC, Puataweepong P, et al. Visual field preservation after multisession cyberknife radiosurgery for perioptic lesions. *Neurosurgery* 2008; 62(Suppl 2):733–743.
34. Paulsen F, Doerr S, Wilhelm H, et al. Fractionated stereotactic radiotherapy in patients with optic nerve sheath meningioma. *Int J Radiat Oncol Biol Phys* 2012; 82(2):773–778.
42. Kondziolka D, Mathieu D, Lunsford LD, et al. Radiosurgery as definitive management of intracranial meningiomas. *Neurosurgery* 2008;62(1):53–60.
44. Zachenhofer I, Wolfsberger S, Aichholzer M, et al. Gamma-Knife radiosurgery for cranial base meningiomas: experience of tumor control, clinical course, and morbidity in a follow-up of more than 8 years. *Neurosurgery* 2006;58(1):28–36.
45. DiBiase SJ, Kwok Y, Yovino S, et al. Factors predicting local tumor control after Gamma Knife stereotactic radiosurgery for benign intracranial meningiomas. *Int J Radiat Oncol Biol Phys* 2004;60(5):1515–1519.
50. Laws ER, Sheehan JP, Sheehan JM, et al. Stereotactic radiosurgery for pituitary adenomas: a review of the literature. *J Neurooncol* 2004;69(1–3):257–272.
51. Brada M, Rajan B, Traish D, et al. The long-term efficacy of conservative surgery and radiotherapy in the control of pituitary adenomas. *Clin Endocrinol (Oxf)* 1993;38(6):571–578.
54. Littley MD, Shalet SM, Beardwell CG, et al. Hypopituitarism following external radiotherapy for pituitary tumours in adults. *Q J Med* 1989;70(262):145–160.
55. Landolt AM, Haller D, Lomax N, et al. Octreotide may act as a radioprotective agent in acromegaly. *J Clin Endocrinol Metab* 2000;85(3):1287–1289.
57. Stripp DC, Maity A, Janss AJ, et al. Surgery with or without radiation therapy in the management of craniopharyngiomas in children and young adults. *Int J Radiat Oncol Biol Phys* 2004;58(3):714–720.
59. Winkfield KM, Linsenmeier C, Yock TI, et al. Surveillance of craniopharyngioma cyst growth in children treated with proton radiotherapy. *Int J Radiat Oncol Biol Phys* 2009;73(3):716–721.
60. Lee M, Kalani MY, Cheshier S, et al. Radiation therapy and CyberKnife radiosurgery in the management of craniopharyngiomas. *Neurosurg Focus* 2008;24(5):E4.
62. Kobayashi T, Kida Y, Mori Y, et al. Long-term results of gamma knife surgery for the treatment of craniopharyngioma in 98 consecutive cases. *J Neurosurg* 2005;103(6 Suppl):482–488.
69. Kondziolka D, Lunsford LD, McLaughlin MR, et al. Long-term outcomes after radiosurgery for acoustic neuromas. *N Engl J Med* 1998;339(20):1426–1433.
70. Flickinger JC, Kondziolka D, Niranjan A, et al. Acoustic neuroma radiosurgery with marginal tumor doses of 12 to 13 Gy. *Int J Radiat Oncol Biol Phys* 2004;60(1): 225–230.
71. Hansasuta A, Choi CY, Gibbs IC, et al. Multi-session stereotactic radiosurgery for vestibular schwannomas: single institution experience with 383 cases. *Neurosurgery* 2011;69(6):1200–1209.
73. Weber DC, Chan AW, Bussiere MR, et al. Proton beam radiosurgery for vestibular schwannoma: tumor control and cranial nerve toxicity. *Neurosurgery* 2003; 53(3):577–588.
74. Vernimmen FJ, Mohamed Z, Slabbert JP, et al. Long-term results of stereotactic proton beam radiotherapy for acoustic neuromas. *Radiother Oncol* 2009;90(2): 208–212.
78. Hug EB, Loredo LN, Slater JD, et al. Proton radiation therapy for chordomas and chondrosarcomas of the skull base. *J Neurosurg* 1999;91(3):432–439.
82. Carpentier A, Polivka M, Blanquet A, et al. Suboccipital and cervical chordomas: the value of aggressive treatment at first presentation of the disease. *J Neurosurg* 2002;97(5):1070–1077.
84. Schulz-Ertner D, Karger CP, Feuerhake A, et al. Effectiveness of carbon ion radiotherapy in the treatment of skull-base chordomas. *Int J Radiat Oncol Biol Phys* 2007;68(2):449–457.
85. Kano H, Iqbal FO, Sheehan J, et al. Stereotactic radiosurgery for chordoma: a report from the North American Gamma Knife Consortium. *Neurosurgery* 2011; 68(2):379–389.
87. Li G, Chang S, Adler JR Jr, et al. Irradiation of glomus jugulare tumors: a historical perspective. *Neurosurg Focus* 2007;23(6):E13.
89. Hinerman RW, Amdur RJ, Morris CG, et al. Definitive radiotherapy in the management of paragangliomas arising in the head and neck: a 35-year experience. *Head Neck* 2008;30(11):1431–1438.
92. Foote RL, Pollock BE, Gorman DA, et al. Glomus jugulare tumor: tumor control and complications after stereotactic radiosurgery. *Head Neck* 2002;24(4):332–339.
95. Guss ZD, Batra S, Limb CJ, et al. Radiosurgery of glomus jugulare tumors: a meta-analysis. *Int J Radiat Oncol Biol Phys* 2011;81(4):e497–e502.
96. Chandler JR, Goulding R, Moskowitz L, et al. Nasopharyngeal angiofibromas: staging and management. *Ann Otol Rhinol Laryngol* 1984;93(4 Pt 1):322–329.
99. Chakraborty S, Ghoshal S, Patil VM, et al. Conformal radiotherapy in the treatment of advanced juvenile nasopharyngeal angiofibroma with intracranial extension: an institutional experience. *Int J Radiat Oncol Biol Phys* 2011;80(5):1398–1404.
101. McAfee WJ, Morris CG, Amdur RJ, et al. Definitive radiotherapy for juvenile nasopharyngeal angiofibroma. *Am J Clin Oncol* 2006;29(2):168–170.
103. Gadner H, Grois N, Arico M, et al. A randomized trial of treatment for multisystem Langerhans' cell histiocytosis. *J Pediatr* 2001;138(5):728–734.

到了与冠状动脉系统相似的结果。对于部分外周血管系统发生再狭窄的患者来说,VBT 看上去安全、有效。

历史回顾

自1990 年以来,Liermann 及其同事基于经验在德国法兰克福将 VBT 用于股动脉再狭窄的治疗。其中一小部分患者随访 10 年，没有长期不良事件发生[22]。Condado 等[23]1994 年在委内瑞拉的加拉卡斯首次进行冠状动脉近距离放射治疗，并在 1997 年报道了初步可行性实验的结果。随访 5 年,这项划时代的研究数据经受住了时间的考验,证实了近距离照射适用于预防冠状动脉再狭窄。Scripps Clinic 的研究人员 1995 年进行了关于 VBT 的第一个随机试验,试验的阳性结果随后被发表在新英格兰医学杂志上[24],从而引发了第一个使用 ^{192}Ir 的多中心随机双盲试验，即 GAMMA Ⅰ试验,并最终使得 Checkmate 系统(Cordis 公司,佛罗里达州,迈阿密湖)被批准用于冠状动脉支架植入术后再狭窄的治疗[25]。

20 世纪 90 年代中期，一个日内瓦小组和一个埃默里大学的小组开始研究用 β 放射源进行冠状动脉内照射的可行性[26,27]。由埃默里大学测试的 Beta-Cath 系统成为第二个关键试验，即 START 试验的核心内容。2000 年 11 月,该系统和 Checkmate 系统同时被批准用于支架植入后再狭窄的治疗[28]。对伽利略系统进行测试的 INHIBIT 试验代表了 VBT 用于支架植入后再狭窄的第 3 个重要试验，并使得该系统在 2001 年 11 月获得批准[29]。然而,唯一使用 Beta-Cath 系统治疗冠状动脉血管新生病变的 VBT 随机对照试验得出了阴性结果[30]。

在放射肿瘤领域,对 VBT 的批准使用从许多角度看都是独一无二的。在 VBT 用于常规临床应用之前,FDA 首次要求提供多中心随机试验支持的Ⅰ级证据。同样,根据 FDA 和原子能管理委员会法令,VBT 首次要求所有专家,包括放射肿瘤专家(从事治疗的放射学专家和肿瘤学专家)、从事介入治疗的心脏病专家以及医学物理学家作为 VBT 治疗小组的成员。自 1995 年以来,超过 6000 例患者入组参加了约 50 项研究方案,以验证 VBT 的有效性[31]。

冠状血管解剖学

(这部分改编自:Windecker S,Meier B. Basics of interventional cardiology. In: Tripuraneni P, Jani S,Minar E,et al.,eds. *Intravascular brachytherapy: from theory to practice*. London: Remedica,2001:83-86.)冠状动脉源自主动脉根部发出的升主动脉的唯一分支[32]。冠状动脉形成心外膜网络并终止于毛细血管网的小动脉。左、右冠状动脉围绕在心外膜表面,并在以心脏纤维骨架确定的两个相互垂直平面形成环状回路系统。因此,右冠状动脉(RCA)和冠状动脉左旋支(LCX)沿房室沟下行,并于心底位置在心房和心室之间形成回路。垂直于该平面,冠状动脉左前降支(LAD)和右冠状动脉后降支构成一个环绕室间沟的半圆形,并围绕左心室心尖。

左冠状动脉

左冠状动脉一般发源于左主动脉窦中部的独立出口(图 92.1)。如果该血管继续分为 LAD 和 LCX,来自左心门的血管被称为冠状动脉左总干(LM)。LM 直径为 3~10mm,长度一般不超 40mm。虽然有 20%~40%的人自根部分为 3 根血管,其中一根处于 LAD 和 LCX 中间,但 LM 一般直接分为 LAD 和 LCX,而不存在其他分支。

LAD 从冠状动脉左总干经前室间沟下行并延续到心尖部位,为左心室肌提供 40%~60%的血流。LAD 分为室间隔分支、对角分支和自由右心室壁的分支。

LCX 几乎以直角起始于冠状动脉左总干,随后以不同长度分布于左冠状沟,通过左心耳下面向心尖部位延伸。LCX 以钝角方向分为 3 个分支,供应自由横向左心室壁的血管，并拥有与 LAD 相同的对角分支分布。

右冠状动脉

一般情况下,右冠状动脉发自右主动脉窦并沿右房室沟向房室交点处延伸。从此出口成直角方向转为右冠状动脉垂直的部分被称为近端右冠状动脉,中段右冠状动脉定义为右冠状动脉的垂直部分,远端右冠状动脉自垂直部分远端直角转弯处分为冠状动脉后降支和后外侧支。

经皮冠状动脉介入治疗

(改编自:Windecker S,Meier B. Basics of interventional cardiology. In: Tripuraneni P,Jani S,Minar E, et al.,eds. *Intravascular brachytherapy: from theory to*

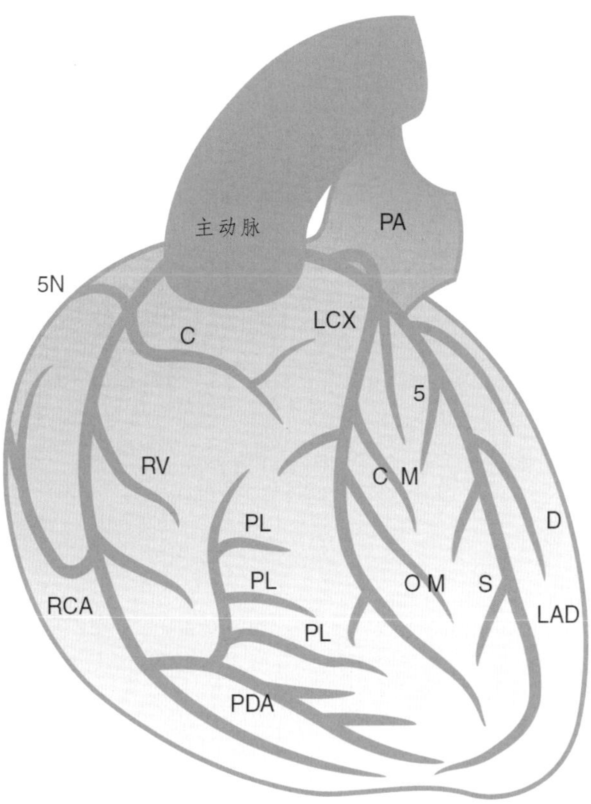

图 92.1　主要的心外膜冠状动脉前后位投影示意图。左冠状动脉发自被称为冠状动脉左主干(LM)的主动脉尖部,冠状动脉左主干在不同长度的位置分支为冠状动脉左前降支(LAD)和冠状动脉左旋支(LCX)。左前降支直接从冠状动脉左主干发出,沿前室间沟延伸到心室尖位置。左前降支分出间隔支,该分支成直角方向分出并立刻沿室间隔进入壁内。左前降支还分离出对角分支,该分支分布于前外侧游离壁的心外膜表面。左旋支在冠状动脉左主干几乎以直角分出后沿后方左房室沟走行。随后分出钝缘支,分布于心外膜并负责自由外侧壁的血液供应。右冠状动脉从前面起始于右冠状动脉瓣并沿右房室沟分布。右冠状动脉的第一个分支为圆锥支或漏斗状动脉支,随后发出第二个分支为窦房结支。右冠状动脉在房室沟的垂直部分分出右心室边缘支,负责右心室游离壁的血液供应。右冠状动脉走行于心脏后部,并在房室交点处分为后降支动脉(PDA)以及一系列的后外侧分支。后降支动脉沿后室间沟分布并向左心室尖部延伸。后降支动脉与左前降支在室间沟吻合,同时,右冠状动脉后外侧分支与左旋支在房室沟构成血液供应的第二个垂直吻合环。C,动脉圆锥支;D,对角分支;OM,钝缘支;PA,肺动脉;PL,后外侧支;RV,右心室支;S,室间隔支;SN,窦房结支。

practice. London: Remedica;2001:88–100.)经皮冠状动脉介入治疗(PCI)的适应证在过去 20 年中获得了拓展,迄今为止没有发现该技术的绝对禁忌证。一般采用 Seldinger 技术从右股动脉前壁穿刺建立动脉通道。冠状动脉导丝通过冠状动脉导引导管进入冠状动脉内,应小心操作通过狭窄段到达需要治疗血管的周围。在介入过程中,导丝建立了进入冠状动脉的通道并可以快速进行更换球囊、支架以及其他器械的操作(图 92.2)。

球囊导管不仅是球囊血管成形术的核心器械,同时也可以作为其他冠状动脉介入治疗的辅助装置,如支架输送、局部给药或放射源输送。球囊导管的作用包括在血管内推动球囊时提供支撑作用的支杆、用于冠状动脉导丝通过的中心腔以及用于球囊扩张的充气通道。

在传统的球囊血管成形术(经皮穿刺冠状动脉成形术)中,球囊导管沿已经插入到目标狭窄区域的冠状动脉导丝送入,随后扩张球囊直至完全膨胀。球囊血管成形术后无事件生存的主要限制条件是急性血管闭塞(近期并发症)和再狭窄(远期并发症)[6]。急性血管闭塞,是指在血管成形术过程中或成形术结束后,目标血管突然闭塞,发病率为 4%~8%。再狭窄是指在血管造影术随访中,血管直径狭窄比例超过 50%。它是应用球囊血管成形术技术最重要的远期限制指标,发生率为 30%~50%,其中 20%~30%的患者治疗部位的血管需要进行再成形术。大部分再狭窄发生在球囊血管成形术后的前 4 个月。

经皮冠状动脉血管成形术在扩张血管的同时常伴有不同程度的动脉损伤及致栓物质的暴露。这类损伤可能导致冠状动脉内血栓形成并继发局部缺血。因此,抑制血小板和凝血系统一直是介入研究的重点。对于接受经皮冠状动脉血管成形术的患者,推荐服用低剂量阿司匹林(每日服用 75~325mg),理想的服药时间为术前至少一天并持续到术后。典型的服药方式是术前及术后口服负荷剂量的噻氯匹定和氯吡格雷。此外,介入心脏病科医生常建议,VBT 后如果未放置新的支架,需口服药物至少 6 个月,如更换新支架,则需至少口服 12 个月[18]。

外照射研究

外照射研究的结果被混杂在了一起[33-38]。埃默里大学在猪冠状动脉球囊血管成形术模型中进行了外照射研究。研究发现,在球囊损伤之前、之后和 2 日后,立刻接受 14Gy 的照射,与对照组相比,照射组的血管新生内膜增生减少,但由于血管的负性重塑(挛缩),导致血管管腔较对照组的小。在血管成形术或支架植入术后,给予 21Gy 的外照射,结果表明,照射显

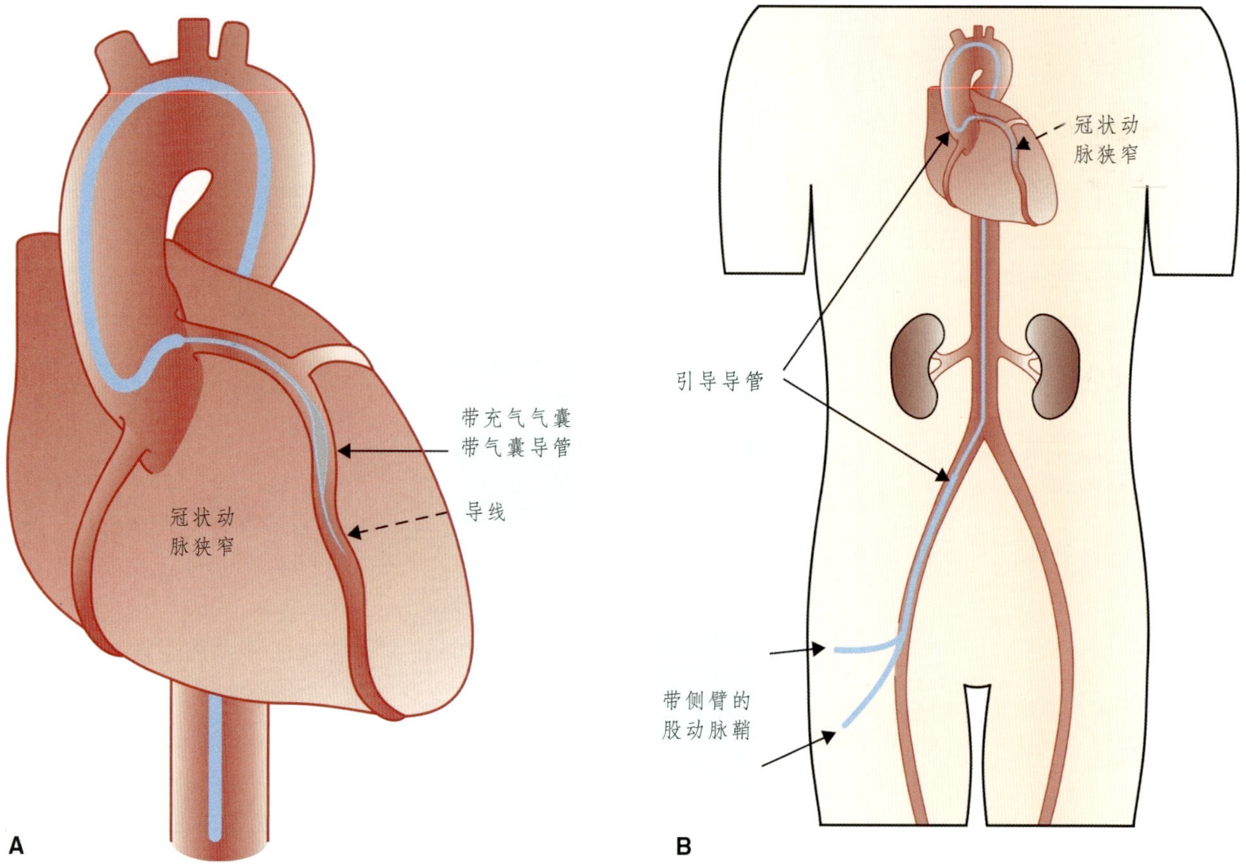

图 92.2 经皮冠状动脉介入治疗过程示意图。(A)在被选为血管通道的动脉内植入带侧壁的导管鞘,经导管鞘送入导引导管至目标冠状动脉的开口处。(B)经导引导管送入导丝,尝试使导丝越过拟治疗的冠状动脉狭窄段。随后,应用球囊导管扩张冠状动脉狭窄段。

著而持续抑制血管新生内膜增生[38,39]。与应用 VBT 对距离放射源周围 2mm 的半径区域照射 14Gy 相比较,使用外照射 14Gy 的抑制作用较差,这说明血管壁受照的最小剂量并不是决定治疗效果的唯一因素。在 14Gy 和 21Gy 外照射的研究组中出现局灶性心肌坏死,而采用血管内放射治疗的所有剂量组均无心肌坏死。建议外照射时采用先进技术,以减少正常组织的照射剂量。

血管内照射研究

与采用外照射研究获得的不同结果相反,大量研究证明使用不同的放射性同位素进行腔内照射均能够显著抑制新生血管内膜的形成。至少 3 项研究组证实使用大体相同剂量的 ^{192}Ir γ 射线源,在进行球囊血管成形术后再狭窄的猪冠状动脉模型中获得了相似的结果[40–42]。

VBT 能够显著减少血管新生内膜的形成并维持血管管腔的通畅。动脉扫描电镜的检查结果显示,14Gy 的照射在 2 周时与对照组相比没有形态学上的差异,在整个发生血管成形术损伤区域观察到了血管内皮的融合层和内皮样细胞。然而在 28Gy 和 56Gy 剂量组,几乎没有血管新生内膜形成,同时内皮细胞未完全覆盖。接受血管成形术后照射的动脉由于内皮细胞不完全覆盖可能导致管腔表面早期血栓化。在一系列生理刺激下,导致血栓形成,管腔阻塞。临床试验中观察到的晚期血栓与在动物研究中观察到的愈合延迟完全一致。

由于支架在冠状动脉狭窄治疗中的应用日益广泛,判断放射治疗是否能够作为冠状动脉血管支架植入的有效辅助手段变得十分重要。使用 β 和 γ 射线进行的研究得到的结论已经证实,支架植入前或植入后对局部的照射可以有效抑制支架术后血管内膜的过度增生[43]。

血管内近距离照射的物理学原理和装置

早期对再狭窄动物模型放射治疗的评估重点是对商用放射源的放射治疗效果进行测试。测试包括远距离照射和近距离治疗。虽然采用远距离照射再狭窄实验模型中偶尔报道阳性结果，但采用不同方式的近距离治疗获得了一致性的阳性结果。这些近距离治疗方法包括暂时性植入术(VBT)和永久性植入术(放射性支架)。虽然 VBT 曾计划使用多种同位素，但仅有约 6 种同位素被用于人类的临床试验，其中只有 3 种获得了广泛应用。在超过 95%的基于导管系统的临床试验中，应用的上述 3 种同位素为 ^{192}Ir、$^{90}Sr/Y$ 和 ^{32}P(表 92.1)。

应用于冠状动脉支架植入后再狭窄的Beta-Cath系统

Beta-Cath 系统是目前唯一生产的用于支架植入后再狭窄治疗的系统。^{90}Sr 为纯 β 放射源，半衰期为 28.8 年(10 519.25 天)，最大能量为 546KeV。衰变产物为同位素的 ^{90}Y 同样也是纯 β 放射源，半衰期为 64 小时，最大能量为 2.27KeV。由于 ^{90}Sr 产生的 β 粒子大部分被不锈钢外壳和周围的导管吸收，因此主要是 ^{90}Y 产生的 β 射线被用于临床治疗。Beta-Cath 系统中的放射源直径为 0.38mm，长 2.5mm，被放置在最大径为 0.495mm、长约 2.5mm 的不透辐射的端塞之间。商用提供的放射源链共有 12、16 和 24 源（实际长度分别为 30mm、40mm 和 60mm）三种型号。一个无放射性的标记粒子置放于带套的放射源的近端和远端（图 92.3）。该标记物应用荧光标记确认放射源到达治疗用输送导管的末端。对于加上边界长度超过目前可获取型号的损伤，采用“回拉牵引技术”保证损伤的最远端位置最先接受治疗，随后导管被小心牵引以治疗较近端的损伤。在 Scripps 诊所，我们可以用到 60mm 放射源链。60mm 的放射源链用回拉技术可以治疗长度为 120mm 的损伤。该技术还可用于分支血管的治疗[44]。应避免治疗区域出现明显的重叠区域或间隙。使用该技术时应仔细观察血管造影图像，对系统中不透辐射的标记的数量、间隔和位置有详尽的了解(例如：放射源链末端标记、输送导管末端标记、放射源链标志线可移动指示符等)。

Beta-Cath 系统包括 4 部分主要组件：放射源链、传送装置、输送导管和附件。放射源被储存在手持传送装置内，并通过使用无菌水的闭合环路水压系统运送(随后返回)放射源链。Beta-Cath 系统的优势是照射时间较短(3~5min)，同时可以使操作插管的工作人员免受辐射。同位素的长半衰期使总共 12 个月的保存期分为 2 个半年的使用周期，并使得在第二个半年的存放时间里有几秒钟的衰减校正时间。相对于 γ 射源而言，该系统的一个潜在缺点是存在较差的深度-剂量梯度，可被钙化灶或支架阻挡且不利于在大血管中应用(图 92.4)。

表 92.1　介入导管系统总结表

系统	同位素/半衰期	输送方式/放射源长度	中心定位系统	批准的损伤长度/直径/剂量
Checkmate (Cordis/Best)[a]	^{192}Ir γ 射线/74 天	手动(手动输送)6、10 和 14 个放射性粒子（分别为 23mm、39mm 和 55mm）	非中心(3.7F 输送导管)	≤45mm/2.75~4mm/血管内超声成像；外、中膜连接处最远点为 8Gy，最近点<30Gy
Beta-Cath (Novoste)[b]	$^{90}Sr/Y$ β 射线/28 天	手动（液压输送)12、16 和 24 个放射性粒子(分别为 30mm、40mm 和 6mm)	非中心(3.5F 输送导管)	≤60mm/2.7~4mm/距中心半径 2.0mm 内，剂量 16~23Gy(根据血管半径和支架而定)
Galileo (Guidant)[c]	^{32}P β 射线/14 天	计算机控制放射源，输入 27mm 的导线(手动前后步进达 54mm)	中心导管，2.5mm、3.0mm 和 3.5mm 直径，远端可侧壁分流	≤47mm/2.4~3.7mm/从球囊表面到血管壁 1.0mm 处固定剂量 20Gy

[a] 美国的临床试验中使用 18 个和 22 个放射性粒子(分别为 71mm 和 87mm)和固定剂量，现已停产。

[b] 现只生产 30mm、40mm 和 60mm 放射源链。

[c] 一条 20mm 长的放射源由计算机控制步进。现已停产。

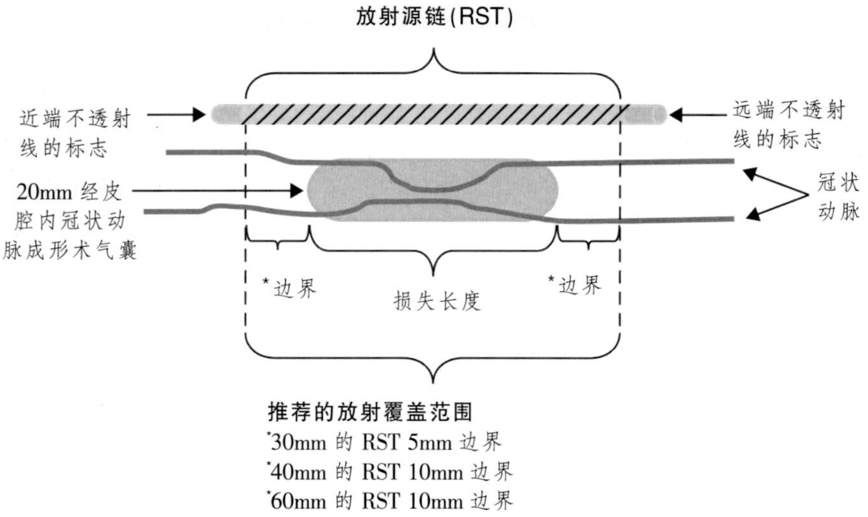

图 92.3 带近端、远端不透射线的标志的放射源链。(Courtesy of Novoste Corporation, Norcross, GA.)

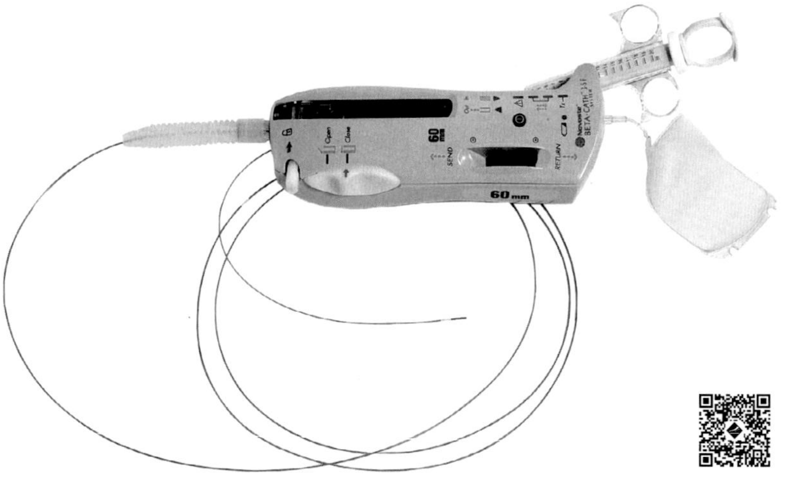

图 92.4 Beta-Cath 系统是一个配有 5F over-the-wire 输送导管的液压输送系统，可提供带有 24 个 ^{90}Sr 放射性粒子组成的放射源链(长度为 60mm)。输送系统见上图。(Courtesy of Novoste Corporation, Norcross, GA.)

对于直径为 2.7~3.35mm 的血管，需要在距放射源轴中心 2mm 的半径范围内提供 18.4Gy 的照射。对于大多数大隐静脉移植的直径为 3.35~4mm 的血管，推荐给予 23Gy 的照射。GTV 为狭窄区域。CTV 为血管的膨胀部分。对于 30mm 的放射源，PTV 应至少包括距离 CTV 近端和远端至少 5mm 的范围[45-47]。而对于 40mm 和 60mm 的放射源，PTV 应至少包括 10mm 的范围。尽管 Beta-Cath 系统的 START 试验证实至少 5mm 和 10mm 的治疗边界是安全有效的，5 年的治疗有效数据对比表明，治疗边界延长会有更低的靶血管血运重建(TVR)：5mm 边界是 51%，10mm 边界为 19%，而对照组为 55%；主要不良心血管事件发生(MACE)率没有显著差异：5mm 边界是 63%，10mm 边界为 67%，而对照组为 68%(用户手册，Novoste Beta-Cath 系统)。

角色和职责

(改编自 Tripuraneni P. In: Tripuraneni P, Jani S, Minar E, et al., eds. *Intravascular brachytherapy: from theory to practice*. London: Remedica, 2001: 272-274.) FDA 要求由一个治疗小组进行 VBT，小组成员应包括介入心脏病科医生/放射科医生、放射肿瘤科医生/放射治疗医生、肿瘤科医生和一名医学物理师。上述专家的角色和职责在下文章节中介绍[31]。

介入治疗心脏病专家/放射科专家

1.实施术前评估，并与放射肿瘤专家交流患者的一般状况(风险因素、介入方法)。

2. 必要时决定使用或不使用支架实施血管成形术。

3.确定需要进行介入治疗的患病血管的解剖学位

置、介入长度/体积、血管成形术和支架植入、参比血管直径(包括介入前和介入后血管直径),并与肿瘤放射治疗学专家交流。

4. 与放射肿瘤学家和医学物理师共同确定靶体积。

5.咨询放射肿瘤专家后,置放输送导管并完成最后调整。

6.在实施照射时,向放射肿瘤专家提供针对输送导管位置任何改变的建议。

7.在手术的具体工作中协助放射肿瘤医生。

8.在照射和医疗紧急情况中,协助放射肿瘤学家回收放射源。在照射和医疗紧急情况中,有适当的步骤能确保放射治疗能够有计划性并且没有遗漏。

放射治疗专家/肿瘤专家(获得授权的使用者)

1.审核术前评估,包括患者状态(包括风险因素、介入方法),与介入心脏病专家确认使用血管内照射的适当性。

2.与介入治疗心脏病专家复核需要进行介入治疗的患病血管的解剖学位置、介入长度/体积、血管成形术和支架植入、参比血管直径(包括介入前和介入后血管直径)。

3.与介入治疗心脏病专家共同确认靶体积。

4.与患者讨论后获取实施 VBT 的知情同意书。

5.审核输送导管的最终植入位置并审查是否需要调整。

6.开立放射治疗的处方剂量。

7.与医学物理学家共同计算治疗时间。

8.植入放射源。

9.提供适当的照射。

10.回收放射源。

11.全面指导放射源的照射。

12.在医疗或放射紧急事件中,参与放射源紧急回收的决定和实施。

医学物理学家

1.验收介入导管实验室或放射源照射室,按需要进行适当的准备和修改。

2.根据放射肿瘤专家的要求,订购放射源。

3.收货时校准放射源。

4.保证放射源的安全保管。

5.临床治疗前准备放射源。

6.计算治疗时间。

7.治疗前及治疗过程中,对患者进行放射监测。

8.在照射和医疗紧急情况中,协助放射肿瘤学家和介入治疗心脏病专家回收放射源。

9.回收放射源后,对患者进行放射监测。

10.当发生放射或医疗事故时,及时向管理机构报告。

11.参与 VBT 放射源用于医疗目的的执照申请的准备工作。

12.向放射肿瘤专家和介入心脏病专家咨询,建立并监督执行有效安全使用 VBT 放射源的质量保证和改进项目。

冠状动脉近距离治疗的临床试验

目前,近 5000 例患者参加了测试 VBT 安全性和有效性的临床试验[25,48,49]。共有 7 个双盲随机试验对支架植入后再狭窄的应用进行了研究[24,25,48,50-55]。上述试验结果直接导致了一种使用 ^{192}Ir 的 γ 射线系统和两种使用 ^{32}P 和 ^{90}Sr/Y 同位素的 β 射线系统获得了批准[25,56,57]。

值得注意的是,Rha 等[58]报道,商用可获得的 VBT 结果优于观察期间获得的 VBT 结果,并且商用可获得 VBT 的 MACE 更低。这可能是因为临床试验的经验使得剂量得到优化(更高的剂量,更大的边界),并且后续治疗减少了晚期血栓事件的发生。最近,^{188} 铼填充的气球在支架再狭窄的治疗中有效且能提高远期生存[59]。

γ射线照射治疗支架植入后再狭窄的试验

SCRIPPS Ⅰ是第一个双盲随机的放射治疗试验,评估放射治疗用于冠状动脉支架植入后再狭窄或无支架植入的再狭窄[24,43,52,60-62]。该试验为单中心试验,并采用非现场分析方法,在 9 个月内共有 55 例患者参加。26 例患者接受了 ^{192}Ir 的照射,29 例患者接受了安慰剂的治疗。随访 5 年,^{192}Ir 组目标损伤区域的再血管化率(TLR)明显低于对照组(分别为 23.1%和 48.3%,P=0.05)。在第 3~5 年期间,治疗组共发生 2 例 TLR,而安慰剂组未发生 TLR。^{192}Ir 治疗组患者无事件生存率(无死亡、心肌梗死或 TLR)明显较低(分别为 34.5%和 61.5%,P=0.028)。

第二项将放射治疗用于支架植入后再狭窄的单中心随机研究由华盛顿特区的华盛顿医院中心进行,

被称为WRIST试验[55,63]。在WRIST试验中，将130例患者随机分组分别接受^{192}Ir和安慰剂治疗。采用固定剂量，根据管腔直径对于长度≤47mm的病变，在2mm或2.4mm处的处方剂量为15Gy。随访时间为6个月，放射治疗组较安慰剂组的TLR发病率显著降低，分别为14%和63%，具有统计学意义，血管造影检查显示再狭窄的发生率分别为19%和58%。

GAMMA Ⅰ试验是第一个采用放射线治疗支架植入后再狭窄的多中心随机试验[25]。共有252例患者在12个研究中心登记参加了试验，对于长度≤45mm的病变，基于血管内超声(IVUS)剂量测定法进行放射治疗（类似于SCRIPPS试验的剂量测定方法）。应用IVUS在介质和心外膜最远端连接处提供8Gy的照射剂量，最近端连接处的照射剂量<30Gy。随访9个月，两组的TLR发生率均显著降低，发生率为45%~24%，随访6个月，血管造影检查显示再狭窄发生率为50.5%~21.6%，治疗组优于安慰剂组。

共有125例患者在12个研究中心注册参加GAMMA Ⅱ试验，对于长度≤45mm的病变(与GAMMA Ⅰ试验入选标准相同)采用固定剂量治疗，所有患者在2mm半径内处方剂量为14Gy[64]。随访6个月，血管造影检查显示再狭窄的发生率为25%。随访9个月，TLR发生率为23%。该实验显示^{192}Ir的治疗效果具有可重复性，并且与采用简化剂量测定法的GAMMA Ⅰ试验结果接近[65]。

LONG WRIST试验是由两个研究中心进行的包括120例患者参与的随机分组试验，对于长度为36~80mm的较长病变，在2~2.4mm半径的范围内予以15Gy的固定剂量照射。6个月时血管造影检查表明照射组再狭窄的发生率在统计学上显著降低[66](分别为32%和71%，P=0.0002)。120例参加PLAVIX WRIST试验的患者接受了6个月的氯吡格雷治疗。6个月的随访证实延期抗血小板治疗能够消除在WRIST和GAMMA研究中出现的晚期血栓形成问题[67](表92.2)。

β射线用于冠状动脉支架植入再狭窄治疗的试验

START试验(使用Beta-Cath系统)是50个研究中心参加的多中心、双盲随机试验，包括476例支架植入后再狭窄的患者[68]。对于病变长度≤20mm的患

表92.2 已出版或正在进行的冠状动脉支架内再狭窄的临床试验总结[a]

实验/方法	损伤长度(mm)/剂量(Gy)	目标损伤血管再生比例(放射对安慰剂)	支架内再狭窄的血管造影术比例(放射对安慰剂)
SCRIPPS Ⅰ/Checkmate	≤30/<8最远EEM，<30最近EEM	15对58	33对64
WRIST/Checkmate	2mm或2.4mm≤47/15	14对63	19对58
GAMMA Ⅰ/Checkmate	≤45/<8最远EEM，<30最近EEM	24对45	22对51
GAMMA Ⅱ Registry/Checkmate	2mm≤45/14	23	25
Long WRIST/Checkmate	2mm时36~80/15	30对60	32对71
Long WRIST HD Registry/Checkmate	2mm时36~80/18	17	24
SVG WRIST/Checkmate[b]	2mm或2.4mm≤80/15	10对48	10对48
START/Beta-Cath	2mm 20/18或23(最少5mm边界)	13.6对22.4 5年TVR减少 51对59	14对41
START 40/20 Registry/Beta-Cath	2mm ≤20/18或23(最少10mm边界)	12对24.4 5年TVR减少 19对59	15.4对41.2@240天
INHIBIT/Galileo	1mm<47/20	11对29	16对49
BETA WRIST Registry/Schneider	1mm≤47/20.6	16	22

EEM，外部弹性薄层；TVR，目标血管再血管化。

[a] 下面部分结果尚未发表。因为入组和报告标准不同这些结果可能不能直接对比。所有上述实验从统计学上都赞成放射。

[b] 隐静脉移植物。

者，使用 30mm 长的 $^{90}Sr/Y$ 放射源；对于血管直径≥2.7mm 且≤3.35mm 的患者，2mm 的半径处处方剂量为 18.4Gy；对于血管直径≥3.35mm 且≤4mm 的患者，2mm 的半径处处方剂量为 23Gy。随访 8 个月，TLR 的发生率从 22%降低到 13%，具有显著统计学意义（$P<0.008$），血管造影检查提示再狭窄的发生率显著降低（由 41%降至 14%），放射治疗组优于安慰剂组。

除放射源长度为 40mm 长以外，START 40/20 试验中 207 例患者的入选条件同 START 试验[69]。造影显示 8 个月时支架术后再狭窄的发生率为 16%。START 40/20 试验中使用较长放射源链时，区域遗漏的发生率为 6%，而 START 30 试验中为 15%。

PREVENT 试验（伽利略系统）是由 6 个研究机构和 105 例患者参加的可行性研究，70%的患者存在新生病变，61%的患者接受了支架植入术[51]。对于病变≤25mm 的患者进行随机分组，分别在距球囊表面 1mm 处予以安慰剂治疗或 16Gy、20Gy、24Gy 的照射。接受 ^{32}P 同位素治疗的患者相对于安慰剂组，TLR 的发生率从 24%降低到 10%，同时支架植入血管造影检查显示再狭窄发生率从 39%降低到 8%。INHIBIT 试验（伽利略系统）为多中心、双盲随机分组实验，共 332 例接受支架植入后再狭窄的患者在 27 个研究中心接受试验。对于病变长度≤47mm 的患者，采用固定剂量测定法在距球囊表面 1mm 处予处方剂量为 20Gy 的照射[29,49]。因放射源只有 27mm 长，需要对球囊导管进行重新定位以治疗较长的病变。随访 9 个月，重大心脏不良事件的发生率从 31%降低到 15%，在统计学上显著降低（$P=0.0006$）；血管造影检查显示再狭窄的发生率显著降低，从 49%降低到 16%（$P<0.0001$），照射组优于安慰剂组。照射组的 64 例患者和安慰剂组的 76 例患者采用回拉技术治疗超过 20mm 的病变。在连接处放射源发生明显重叠的患者没有观察到任何相关不良事件。

Beta WRIST 试验为 50 例支架植入术后再狭窄的患者在华盛顿医院接受 Boston Scientific/Schneider 系统的治疗，该试验的入选标准与 WRIST 试验相同[55]。6 个月血管影像学检查再狭窄的发生率为 22%，TLR 的发生率为 16%，与 WRIST 研究中照射组的结果类似（表 92.3 和表 92.4）。

药物洗脱支架治疗冠状动脉支架植入后再狭窄的试验

在使用了有效的药物洗脱支架（DES）后，VBT 用于冠状动脉支架植入后再狭窄治疗的地位明显改变。首次使用 DES 的试验是 31 例患者参加的 Brazilian 研究。患者在 4 个月的初期评价中未观察到明显的再狭窄的证据。随访 8 个月无相关的临床事件[15]。数据表明，VBT 后应用 DES 是安全有效的[70]。

238 例患者参加 RAVEL 试验（西罗莫司洗脱球囊扩张支架的随机对照研究）随机分组植入 DES 或 BMS[13]。3 年后，目标动脉再血管化后患者的无事件生存率为：DES 组为 93.7%，对照组为 75%（$P<0.001$）[71]。

TAXUS Ⅰ~Ⅳ期试验对紫杉醇洗脱支架进行了研究[11,72–74]。61 例患者入组 TAXUS Ⅰ 试验，随机分组植入 15mm 的 TAXUS NIRx 紫杉醇洗脱支架（Boston Scientific，马萨诸塞州，内蒂克）或无药物支架。6 个月时，DES 组患者未观察到明显的支架植入后再狭窄的情况，而 BMS 组有 3 例患者发生再狭窄（$P=0.112$）[11]。TAXUS Ⅱ 期试验对比了两个不同药物组的效果，并与 BMS 组进行比较。带有药物的两个试验组未见显著差异，但 DES 组相对 BMS 组具有统计学优势[72]。1314 例患者参加了 TAXUS Ⅳ 期试验，随机分组接受 EX-

表 92.3 冠状动脉支架植入后支架内再狭窄的多中心随机试验和病历信息总结

试验	同位素	病例数/研究中心数	随机性	球囊中心定位	病变最大长度/直径(mm)	剂量(Gy)
GAMMA Ⅰ	^{192}Ir	252/12	是	非	45/2.75~4.0	基于血管内超声成像 8~30
GAMMA Ⅱ	^{192}Ir	125/12	非	非	45/2.75~4.0	2mm 半径处 14
START	$Sr/^{90}Y$	476/50	是	非	20/2.7~4.0	2mm 半径处 18.4~23
START 40/20	$Sr/^{90}Y$	207/22	非	非	20/2.7~4.0	2mm 半径处 18.4~23
INHIBIT	^{32}P	332/27	是	是	47/2.4~3.7	距球囊表面 1mm 半径处 20

From Tripuraneni P, Teirstein P. Radiation therapy in coronary arteries: catheter based trials. In: Tripuraneni P, Janis P, Minar E, et al., eds. *Intravascular brachytherapy: from theory to practice*. London: Remedica, 2001:210.

表 92.4 冠状动脉支架植入后再狭窄的关键试验和病历信息的结果[a]

试验	目标病变血管再生百分比	重大心脏不良事件百分比	支架植入后再狭窄百分比	再狭窄百分比分析	支架植入后后期脱落(mm)
GAMMA Ⅰ	42:24	46:29	52:22	56:33[b]	1.14:073
GAMMA Ⅱ	23	30	25	34[b]	0.61
START	22:13	26:18	41:14	45:29	0.67:0.21
	5 年 TVR 59:51	5 年 MACE 68:63(ns)			
START 40/20	24:12	28:20	16	22	0.20
	5 年 TVR 59:19(*P*<0.0000)	5 年 MACE 68:67(ns)			
INHIBIT	29:11	33:22	49:16	52:26	

TVR,目标血管再生;MACE,主要不良冠状动脉事件。

[a] 因注册和报告的标准存在差异,上述结果无法用于直接对比。GAMMA Ⅱ 和 START 40/20 为单组试验,准入条件分别与 GAMMA Ⅰ 和 START 相同。对比结果为安慰剂组和照射组。

[b] 对于发生的病变。

From Tripuraneni P,Teirstein P. Radiation therapy in coronary arteries: catheter based trials. In: Tripuraneni P,Janis P,Minar E,et al., eds. *Intravascular brachytherapy: from theory to practice*. London: Remedica, 2001:210.

PRESS BMS 或 EXPRESS DES 支架植入。559 例患者在治疗后 9 个月时行血管造影检查。DES 组发生再狭窄的相对风险降低了 70%(*P*<0.001)[73]。TAXUS Ⅴ 和 TAXUS Ⅵ 试验对患有更复杂疾病的患者使用 EXPRESS DES 的效果进行了评价。

目前已经完成两项比较 DES 和 VBT 治疗效果的重要试验[75]。TAXUS Ⅴ 为 396 例患者参加的多中心随机试验。研究证明,紫杉醇洗脱支架与 VBT 相比,9 个月时可以将局部缺血目标病变血管再生的发生率显著降低 40%,DES 组为 6.3%,VBT 组为 13.9%。如果仅以局部缺血相关事件进行评价,紫杉醇洗脱支架组总目标病变区域(降低 61%)和目标血管血管再生(降低 49%)降低的相对百分比高于 VBT 组。此外,9 个月时冠状动脉不良事件发生率 DES 组较 VBT 组降低了 43%[17]。SISR 是一项由 384 例患者参与的前瞻性多中心随机对照试验。BMS 支架植入后发生再狭窄的患者随机分组, 接受西罗莫司洗脱支架或 VBT 治疗。与 VBT 组相比,6 个月时 DES 组获得了较好的临床和血管造影检查结果。3 年的随访表明,DES 组同 VBT 组相比提高了生存患者的 TLR 和 TVR。两组间的 MACE 和支架血栓发生率之间未达到统计学意义[18]。

尽管如此,仍有一些与 DES 相关的动脉疾病的报道,如迟发性支架异位、动脉瘤形成、超敏反应和 DES 导致的肌痉挛。而最近很多的 VBT 试验很少看到这些并发症[76,77]。总之,DES 的短期结果要好于 VBT,长期结果有望解决这些关注点。

DES植入后再狭窄的血管内近距离治疗

DES 失败后采用 VBT 治疗已被证实是安全有效的。10%的患者在接受 DES 支架植入后发生再狭窄。目前对于 DES 治疗失败的患者仍无明确的最佳治疗方法。可选的治疗方案有球囊血管成形术,再次使用带有相同或不同药物的 DES,或采用 VBT 治疗。

RESCUE Registry 是一个在 DES 治疗后发生再狭窄的患者通过电子注册接受 VBT 治疗的国际性多中心试验。实验目的是评价 DES 治疗失败后采用 VBT 技术处理的安全性和有效性,并与 DES 支架植入后再次接受 DES 治疗的安全性和有效性进行对比。

DES 治疗后发生再狭窄的患者中, 有 61 例接受 VBT 治疗,与 50 例再次接受 DES(Taxus 或 Cypher 支架)治疗的患者进行比较。上述两组患者的人口统计学和血管影像学检查指标接近。Torguson 等[78]在 2005 年美国心脏病协会科学年会上发表了上述数据。VBT 被认为是安全的。在第 6 个月,目标血管血管再生的发生率分别为 3.3%和 16%(*P*=0.04),VBT 效果优于 DES。TLR 发生率分别为 3.3%和 8%(*P*=0.24),VBT 效果同样优于 DES。在第 8 个月,MACE 发生率分别为 9.8%和 24%(*P*=0.044),VBT 少于反复的 DES[79]。

Scripps 诊所回顾性分析了 DES 治疗失败后接受 VBT 治疗的最初 41 例患者的临床经验。中位随访时间为 8 个月。TLR 率是 22%,TVR(目标血管失败)率是 2%。

支架植入后再狭窄大隐静脉移植物临床试验

大隐静脉移植物的管腔直径常>4mm。采用基于血管内超声影像剂量测定法或固定剂量法，应确定修正值以保证能够予以足够剂量。所有 SCRIPPS 试验中的患者均接受了大隐静脉移植。但由于参加 SCRIPPS Ⅰ试验的患者人数过少而无法得出任何结论。在 WRIST 试验中，130 例患者中有 30 例在支架植入后再狭窄中进行了大隐静脉移植。WRIST 亚组分析显示，放射治疗对于大隐静脉移植物和原有冠状动脉血管具有相同效果。SVG WRIST 是更有决定性的研究，病变长度<47mm 的 120 例患者进行多中心随机分组试验测试使用 ^{192}Ir Checkmate 系统的有效性[80]。对于半径为 2.5~4mm 的血管，2mm 半径处的照射剂量为 15Gy，对于半径为 4~5mm 的血管，2mm 半径处的照射剂量为 18Gy。支架植入后再狭窄的发生率照射组较安慰剂组显著降低，分别为 43%和 15%，具有统计学意义(P=0.004)。同样，照射组 6 个月 TLR 的发生率较安慰剂组显著降低(分别为 10%和 48%，P<0.01)。随访 36 个月，照射组的 TLR 发生率仍然较低(分别为 43%和 66%，P=0.02)[81]。大隐静脉移植物在进行适当的血管再通后应用一定剂量的近距离治疗，可以有效降低大隐静脉移植物的支架植入率。

综上所述，大量多中心随机对照试验证实了放射治疗在降低支架植入后再狭窄方面的有效性。GAMMA Ⅰ、START 和 INHIBIT 3 项关键性的研究使得 VBT 最终获得批准用于血管再通后冠状动脉血管支架植入术后再狭窄的治疗。根据 START 试验获得了批准商用的 Beta-Cath 系统是目前唯一可以应用的商用系统。该系统在临床上应用地非常成功，证明可以降低边缘再狭窄的发生率。该系统最初被批准用于长度为 20mm 的病变，在 2mm 半径处测定处方剂量。对于直径为 3~5mm 的较大血管需要调整剂量[82]。

新生冠状动脉狭窄的临床研究

目前，对于血管再通后应用常规放射治疗预防再狭窄的数据有限。然而，Beta-Cath 试验的数据显示放射治疗的确可以降低患者再狭窄的发生率。该试验为 1456 例患者参加的多中心双盲随机对照研究[30]。在接受球囊血管成形术后，根据血管直径的大小，患者接受了 14Gy 或 18Gy 的照射或不照射。8 个月血管造影检查显示照射组较不照射组的再狭窄发生率显著降低(分别为 34.3%和 21.4%，P=0.003)。但由于治疗区域边缘出现再狭窄，所以临床上未能获益。同样，在接受血管成形术而未接受支架手术的患者中，GENEVA 剂量研究试验[83,84]证实疗效随剂量增加而提高的剂量效应。然而，根据 DES 试验获得的数据，VBT 技术可能不太适用于常规的新生冠状动脉狭窄的治疗。但对于在植入支架后有新生血管狭窄高风险因素的情况，如血管直径过小、病变较长，或有分支血管，VBT 可能适用于上述情况。

放射性支架

目前大部分接受 PCI 治疗的患者均植入了冠状动脉支架。将放射治疗与支架联用变得十分具有吸引力，因为该方式可将放射治疗的方式简单化。大部分临床研究均使用了加载了 ^{32}P β 射线的支架[85]。试验中支架的放射性活度为 0.5~20μCi。上述支架放射性活度极低，使用 1mm 的丙烯酸外壳即可屏蔽。然而，带有 ^{32}P 的支架在临床试验中被证明发生再狭窄的概率接近 50%，这主要是因为支架边缘内膜增生造成的。上述情况常被称为糖纸边缘失败。上述临床失败推动了近期被覆 ^{32}P 的不同“冷”端、“热”端和低压球囊释放系统支架以及 ^{103}Pd(一种 γ 射线同位素)和 ^{198}Au 放射性支架的研究。迄今为止，研究显示放射性支架缺乏有效性，所以到目前仍未有评估放射性物质被覆支架有效性的临床试验。

外周血管近距离照射治疗的试验

外周血管疾病累及冠状动脉疾病(CAD)以外的更多器官，因此，存在更多的不同临床表现、症状和终点[86]。确定不同“主”器官(如四肢、肾脏和肝脏)组别的可测量临床终点具有挑战性，因为这不仅仅由其自身解剖位置决定，还由其功能决定。不同于冠状动脉血管，大部分外周血管直径均>3mm，实际上大部分血管直径接近于 7~10mm。外周血管的病变更长，同时具有多病灶特征。由于血管直径较大且血管壁厚度增加，外周血管的 VBT 治疗看起来需要使用更具有穿透性的 γ 射线源 (^{192}Ir) 或能够直接接触血管壁的 β 射线源。

大部分外周血管试验使用了 HDR 后装进行外周股动脉或腘动脉的治疗。在对这些动脉成功实施经皮腔内血管成形术(PTA)后,6个月时再狭窄的发生率为25%~77%[87,88]。在一项退伍军人管理的研究中,术后36个月时的再狭窄率为41%[89]。

德国法兰克福首先对VBT用于人类外周血管系统的适用性进行了研究[22]。在该项研究中,30例股腘动脉支架植入后发生再狭窄的患者再次行PTA、支架植入术及VBT治疗。通过5F非中心导管使用 ^{192}Ir HDR后装系统在3mm处予以12Gy的照射。28例患者的中位随访时间为32.9个月(7~84个月)。未观察到近距离照射的不良反应。经多普勒超声影像学检查,5年血管通畅率为82%(28例患者中有23例通畅)。28例患者中有3例出现治疗血管狭窄(11%),2例患者因在第16个月和第37个月发生血栓,导致血管完全闭塞。

奥地利维也纳的研究人员完成了将VBT用于类似患者的一系列试验[90,91]。Vienna Ⅱ试验中共有107例有症状的血管新生或狭窄患者在接受血管成形术治疗后,随机分组分别接受放射治疗或不进行任何处置。使用 ^{192}Ir HDR后装系统,在距放射源中心3mm的半径处以及受损伤部位各终端1cm边缘范围内,予以12Gy的固定剂量照射。6个月时,放射治疗组血管造影检查显示再狭窄的发生率明显低于对照组(分别为28%和54%,$P<0.05$),12个月时放射治疗组的累计通畅率高于对照组(分别为64%和35%,$P<0.005$)。亚组分析证明再狭窄病变、血管闭塞和较长的病变在接受VBT治疗后获得了最大收益。尽管经过了照射,但放射治疗组的复发率仍为28%。该情况被推测是由于给予了中等剂量的照射和未使用中心导管之故。5年随访发现,各组的狭窄发生率相似,均为72.5%($P>0.99$)[92]。这表明放射治疗只能延缓不能抑制再狭窄。

Vienna Ⅲ试验共有134例患者参加。该双盲随机对照研究将接受血管成形术的患者随机分组分别接受近距离照射或安慰照射。患者在接受股腘动脉血管成形术后,均发生了≥5cm的新生损伤或再狭窄。在距离中心球囊表面2mm处予以18Gy(γ辐射)的照射。经进一步治疗分析后,24个月血管通畅率近距离照射组为54%,而安慰剂组为27%($P<0.005$)。VBT降低了复发病变的再狭窄发生率,但对于新生损伤无效。

Vienna Ⅴ试验对股腘动脉病变并具有再狭窄[平均治疗长度为(16.8±7.3)cm]高风险的88例患者进行了研究。该双盲随机对照研究将患者随机分组接受 ^{192}Ir近距离照射(动脉血管壁内2mm处予以14Gy的照射)或接受安慰照射。该试验中,股腘动脉支架植入后的高风险患者第6个月的血管通畅率未获得改善,这主要是由于早期或迟发的血栓事件发生率较高[93]。

外周动脉放射治疗调查性研究(PARIS)是一项使用Nucletron HDR后装系统(Nucleotron,荷兰)的放射源将VBT技术用于外周股腘动脉治疗的多中心随机分组试验。该研究包括两个阶段:初期有40例患者参加,第二阶段有300例患者参加。在接受PTA治疗后,患者随机分组为接受或不接受放射治疗。初期阶段,参加试验的40例患者中有35例成功接受放射治疗同时未出现并发症[55]。第6个月血管造影检查再狭窄的发生率为17.2%,具有积极意义。第二阶段的试验开始于1998年初,是第一个多中心、多国家的前瞻性双盲随机对照试验。虽然初期的试验结果具有积极意义,但在第12个月,两个治疗组再狭窄的发生率接近(近距离照射组为28.6%,安慰剂组为27.5%)(表92.5)。

最近,Krueger等[94]报道了30例患者在对新生股腘动脉狭窄行经皮腔内血管成形术后分别接受了14Gy的放射治疗或不接受放射治疗。在第6个月($P=0.006$)和第12个月($P=0.042$),放射治疗组的再狭窄发生率显著降低。

与股腘动脉相比,胫腓动脉较小,因此,PTA术后再狭窄的发生率较高。长期的成功受限于血管新生内膜的异常增生。在对40例患者的55处PTA病变的研究中,随访25.8个月,44%患者的血管仍保持通畅[95]。目前尚无将放射治疗用于胫腓动脉的临床资料,但这是一个潜在的有价值的研究领域。

肾脏动脉血管狭窄有两种类型:肾动脉开口部狭窄(在肾动脉自腹主动脉发出的部位)和非开口部动脉狭窄(肾动脉开口部以远)。肾门动脉狭窄难以治疗并易于复发,一般采用支架治疗。通过血管造影检查显示,非肾门区再狭窄的发生率一般较低,约为23%,对于所有肾门动脉和非肾门动脉的血管再狭窄发生率为30%[96,97]。肾动脉狭窄仍会导致其需要接受VBT治疗。在一些临床亚组中,严重肾动脉血管疾病的发病率高达43%,尤其是年龄超过50岁具有动脉粥样硬化多种症状的患者[98],患病人数不断增加。在接受透析治疗、年龄超过50岁的肾衰竭患者中,肾动脉疾病的发病率为15%。上述患者的发病率和死亡率非常高,因此,应对VBT治疗肾动脉疾病的任何潜在获益进行调查。最近几年,已经有文献报道证明了对病例进行有条件的限制选择后应用VBT治疗肾动脉支架

表 92.5 股腘动脉近距离照射试验[a]

试验	病例数	随机性	中心导管	剂量(Gy)	剂量(mm)	血管通畅率
Frankfurt	40	非	非	12	3	82%
Vienna Ⅰ	10	非	非	12	3	60%
Vienna Ⅱ[b]	113	是	非	12	3	72%
						$P<0.004$
Vienna Ⅲ	200	是	是	18	R+2	—
Vienna Ⅳ		是	是	14	R+2	—
Vienna Ⅴ	88	是	是	14	R+2	—
Swiss	320	是	非	14	R+2	—
Paris[c]	300	是	是	14	R+2	—

R:血管半径。

[a] 外周动脉近距离照射的最近发展趋势是应用高剂量率的 ^{192}Ir γ 放射源远程后装系统和中心导管。

[b] 对高风险的新生狭窄病变和支架内再狭窄病变的单中心随机试验。12 个月时血管畅通率在统计学上有显著改善。

[c] 多中心随机试验评价高风险的新生血管狭窄。其适用性研究结果令人鼓舞。随机分组研究已经完成并将在 2002 年底发布结果。

植入术后再狭窄的有效性和安全性[99-102]。

美国有超过 120 000 例晚期肾病患者需要建立血管通道用于血液透析。最常见的血管通道为动静脉移植物(AV)和中心静脉插管。AV 移植物常在第 14~19 个月失败，据报道，1 年初期阻塞率为 15%~50%[103]。最常见的失败原因是吻合部位狭窄。最常见的吻合部位狭窄原因是血栓和血管内膜异常增生。血管吻合部位内膜异常增生的发生、发展与多个因素相关，包括高血流量紊流、顺应性不匹配、血管摆动和血小板激活等。接受 PTA 治疗后动静脉透析移植血管 3 个月的再狭窄发生率为 9%，6 个月为 29%，12 个月为 61%。单独接受 PTA 治疗后锁骨下静脉 6 个月的再狭窄发生率为 71%[104]。PTA 和支架植入术后 1 年锁骨下静脉再狭窄发生率为 30%~53%。纽约医院进行了一项 FDA 批准的外照射(8~12Gy，间隔 48 小时给予相同剂量)预防再狭窄的小型试验，共有 10 例患者入组。结果是所有患者在第 18 个月均发生了再狭窄，意味着该治疗没有任何获益[90]。一项包括 8 例发生动静脉瘘再狭窄的血液透析患者的可行性研究结果已于近期发表[105]。虽然上述患者在对瘘管狭窄行 PTA 治疗后使用 ^{192}Ir 进行放射治疗被证明是一个安全且有效的方法，但放射治疗似乎并不能降低再狭窄的发生率。目前正在进行不同放射治疗分割方案的研究。

与 CAD 的试验相比，外周血管疾病临床试验用不同的结果测试了 VBT 在疾病早期降低再狭窄发生率的有效性。VBT 已经尝试用于冠状动脉血管以外的多个部位的治疗，包括静脉移植物、肾动脉支架植入后再狭窄、股腘动脉甚至颈动脉[106]。Vienna Ⅱ和 Vienna Ⅲ试验为单中心随机试验，首先证实了 VBT 治疗外周血管疾病的有效性。然而，在 Vienna Ⅱ试验中，5 年的结果是令人失望的。可以肯定的是，仍然有机会可以将 VBT 用于外周动脉疾病的治疗。

其他临床考虑因素

边缘再狭窄

1/3~1/2 接受 VBT 治疗的患者在治疗区域边缘出现再狭窄。导致边缘区域再狭窄的病因是多因素的，但最重要的原因是在损伤区域边缘的照射剂量不足。多个因素都能导致高于预期的边缘再狭窄的发生率。上述因素包括几何区域遗漏，主要是由于放射源没有对准血管受伤区段[107,108]。在使用基于介入导管的放射治疗的多个研究中，谨慎的定量冠状动脉血管造影测量结果显示：放射源未完全覆盖损伤区域发生率非常高。开始用于打开狭窄区段的球囊导管可以向前或向后滑动(“西瓜籽仁”)，导致损伤区域的非预期伤害。同样，血管成形术和支架植入导致的动脉壁损伤超过球囊或支架正常长度[109]。由于心动周期中放射源相对于冠状动脉血管的移位，放射源纵向放置错位同样会导致损伤区域边缘高于预期的再狭窄发生率。在对 19 例血管造影检查显示的放射源移位分析中，观察到的放射源近端移位为 0~2mm，远端移位为 1~5mm[110]。除了在动脉远端出现更多的移位外，放射源的相对移动还因动脉血管的不同而不同(例如在弯曲的血管中可能发生更多放射源移位)。对损伤区域近端和远端视觉评估困难增加了对靶区域定位的不确定性。该不确定性主要由X线透视检查和血管造影检查中不同放大倍数和倾斜投影以及参考点相对较少造成(分支血管常常作为靶血管的参考点)。最后,特定同位素的剂量衰减和半影效应也可能导致边缘再狭窄[111]。

VBT对于无法进行照射的血管成形术或经皮腔内斑块旋切术发生的损伤区域无效。虽然发生边缘再狭窄的病因不明,可能由多因素造成,但仍可采用一系列的策略来降低边缘再狭窄的发生率。首先,仔细进行血管造影检查以确认每次进行球囊血管成形术或支架植入后血管损伤的部位和范围(减少迟发血栓的发生率)。其次,应仔细确定受损血管的最近和最远区域,最理想的情况是获得一个分支血管参考点。最后,应使用具有较宽边缘的放射源(如5~10mm),用于损伤血管各侧壁的治疗。上述措施无法消除边缘再狭窄,但可能在一定程度上降低其发生率[57]。

术语表

基于ICRU 50报告,VBT体积应考虑半径和长度的大小[111]。该术语能够帮助确定靶体积以及相应边缘,以降低边缘再狭窄的发生率。大体靶体积(GTV)使用血管狭窄部分的长度并根据该长度范围内相应的血管半径表示。临床靶体积(CTV)为支架介入长度,采用损伤发生的最近处和最远处的范围来描述,一般大于GTV。计划靶体积(PTV)为CTV加上考虑了心脏和导管相对移位的范围以及视觉上描述CTV两端的不确定性范围。边缘的不确定性或范围决定于血管内靶区域的位置、输送系统(中心性和偏心性)和心动周期。靶体积为基于PTV和同位素半影效应的受照体积,同位素半影效应决定于同位素种类、放射源设计和处方距离。在临床上,对于血管损伤的最大长度保留至少4~8mm的边缘是十分必要的(表92.6)。

表92.6 血管内近距离照射术语表[a]

靶体积定义	说明
大体靶体积(GTV)	狭窄或再狭窄区病变
临床靶体积(CTV)	介入或损伤(血管成形术、支架、支架释放、经皮血管内斑块旋切术)长度
计划靶体积(PTV)	CTV+心脏/导管移位的不确定性+靶区定位的不确定性
治疗体积(TV)	PTV+半影效应

[a]体积包括血管长度和半径。靶半径根据血管、血管内斑块以及血管腔内输送导管位置的不同而不同。血管超声成像检查有助于确定靶半径,但该技术开展不广泛,很多医院尚无相关的技术条件。在临床上,一般对于非中心定位系统,采用2mm半径;对于中心定位系统,则将血管壁内1mm作为靶半径。

Modified from Tripuraneni P, Parikh S, Giap H, et al. How long is enough? Defining the treatment length in endovascular brachytherapy. *Cathet Cardiovasc Intervent* 2000;51:147-153.

亚急性血栓

与首次进行支架植入类似,最初使用VBT的治疗效果会受到目标血栓的影响,特别是治疗后迟发性血栓(>30天)。早期试验中,VBT治疗后迟发性血栓的发生率为3%~10%,并且与同位素和测试的照射系统无关[67,112]。在照射后1~9个月,偶发性血栓事件常表现为靶血管急性闭塞并导致心肌梗死。对于迟发性血栓,目前仍没有正式的定义或标准。所有梗死可以分为两组:①有症状的迟发性血栓,在接受治疗30天以后发生,并导致心肌梗死,可以通过血管造影检查确认;②无症状的迟发性阻塞,在接受治疗30天以后发生。上述无心肌梗死临床症状的阻塞需要在随访中进行血管造影检查确认[113]。

该并发症严重影响放射治疗成为CAD有效的治疗模式。然而,经过仔细研究,最终发现两条线索有助于显著降低放射相关的迟发性血栓的发生率:①大多数发生迟发性血栓的患者在接受放射治疗时均植入了新的支架;②所有发生迟发性血栓的患者均中断了抗血小板治疗。因此,相应启动了两项措施以预防迟发性血栓。首先,强烈建议在接受近距离照射治疗中或治疗后不要立即植入支架;其次,在接受放射治疗后,抗血小板治疗应延长至6~12个月。上述措施在几个大型研究中获得了成功。在近期的多个试验中,经采取上述措施后,迟发性血栓的发生率与安慰剂组近似,为1%~3%。在目前进行的SCRIPPS Ⅲ试验中,迟发性血栓的发生率为0[114]。

在接受放射治疗时植入支架可以导致迟发性血栓的发生率升高,同时可能降低近距离照射的疗效。对SCRIPPS Ⅰ,WRIST和GAMMA Ⅰ试验中支架植入术后再狭窄患者进行回顾性分析，结果表明，未接受新支架植入术组近距离照射的疗效优于接受支架植入术组。日内瓦对新生血管狭窄的剂量测定研究证实了上述结论，即与进行血管成形术和支架植入术的患者比较，仅接受血管成形术患者的再狭窄发生率较低。

总结

VBT 为第一个被证明适用于支架植入后再狭窄的临床有效的治疗方法。使用 ^{90}Sr/Y 的 Beta-Cath 系统是目前可应用的治疗冠状动脉支架植入后再狭窄的血管内近距离照射系统。除已经确认的有效性外，该技术仍有改善的空间。目前仍未确定最佳照射剂量。

DES 试验的结果降低了 VBT 在冠状动脉支架植入术后再狭窄中的治疗地位。TAXUS Ⅴ研究和 SISR 随机对照试验证明 DES 在治疗冠状动脉支架植入术后再狭窄的方面优于 VBT[74]。然而，由于 DES 的远期并发症仍存在争议，VBT 不可能消失。DES 的长期随访研究开始提出这些关注点。

RESCUE 的注册试验结果表明，VBT 用于 DES 后支架后再狭窄是安全有效的。VBT 组总的 MACE 比 DES 组要低。此外，多种支架的花费问题和支架血栓增加了 DES 的失败和额外的介入治疗。同样，在小血管疾病中植入额外的 DES 是非常困难的。

VBT 正在寻找治疗冠状动脉血管疾病中的市场。虽然新一代的 DES 上市可能使得 DES 变得更加有效，但在以下情况仍应该首先选用 VBT，例如：DES 失败、弥漫性长病变、小血管、移植静脉、分叉部分、可能是血管起始部以及糖尿病患者。尽管 VBT 治疗的初始费用可能比较高，但 GAMMA Ⅰ 和 INHIBIT 试验的经济效益学分析表明，长期来看，随着额外的旁路手术及冠状动脉介入的减少，这些费用可以抵消。

VBT 在静脉移植物支架内再狭窄以及外周血管疾病的治疗中占有越来越重要的地位。VBT 治疗外周血管疾病的地位将主要根据现有的临床试验结果进行确认。应进一步优化治疗剂量和体积，以改善其有效性。VBT 已经取得了很大进展，并变得越来越简便、越来越划算。

（石芳 译 石芳 校）

参考文献

1. Babapulle NM, Joseph L, Belisle P, et al. A hierarchical Bayesian meta-analysis of randomized clinical trials of drug-eluting stents. *Lancet* 2004;364:583–591.
2. Lemos PA, Arampatzis CA, Saia F, et al. Treatment of very early vessels with 2.25mm diameter sirolimus-eluting stents. *Am J Cardiol* 2004;93:633–636.
3. Williams DO, Holubkov R, Yeh W, et al. Percutaneous coronary intervention in the current era compared with 1985–1986: the National Heart, Lung, and Blood Institute Registries. *Circulation* 2001;102:2945–2951.
4. Moses JW, Leon MB, Popma JJ, et al. Sirolimus-eluting stents versus standard stents in patients with stenosis in native coronary artery. *N Eng J Med* 2003; 349:1315–1323.
5. Dobesh PP, Stacy ZA, Ansara AJ, et al. Drug-eluting stents: a mechanical & pharmacologic approach to coronary artery disease. *Pharmacotherapy* 2004; 24:1554–1577.
6. Landau C, Lange RA, Hillis LD. Percutaneous transluminal coronary angioplasty. *N Engl J Med* 1994;330:981–983.
7. Hillegass WB, Ohman EM, Califf RM. Restenosis: the clinical issues. In: Topol EJ, ed. *Textbook of interventional cardiology*, vol 1, 2nd ed. Philadelphia: WB Saunders, 1994:415–435.
8. Klein LW, Rosenblum J. Restenosis after successful percutaneous transluminal coronary angioplasty. *Prog Cardiovasc Dis* 1990;32:365–382.
9. Ludbrook PA. Coronary restenosis: its mechanisms and modification—overview. *Coron Artery Dis* 1993;4:225–228.
10. Raja SG, Berg GA. Safety of drug eluting stents: current concerns and controversies. *Curr Drug Saf* 2007;2:212–219.
11. Grube E, Silber S, Hauptamann KE, et al. TAXUS I: six- and twelve-month results form a randomized double-blind trial on the slow release paclitaxel-eluting stent for de novo coronary lesions. *Circulation* 2003;107:38–42.
12. Degertekin M, Regar E, Tanabe K, et al. Sirolimus-eluting stent for treatment of complex in-stent restenosis: the first clinical experience. *J Am Coll Cardiol* 2003;41:184–189.
13. Morice MC, Serruys PW, Sousa JE, et al. A randomized comparison of a sirolimus-eluting stent with a standard stent for coronary revascularization. *N Engl J Med* 2002;346:1315–1323.
14. Saia F, Lemos PA, Sianos G, et al. Effectiveness of sirolimus-eluting stent implantation for recurrent in-stent restenosis after brachytherapy. *Am J Cardiol* 2003;41:184–189.
15. Sousa JE, Costa MA, Abizaid A, et al. Lack of neointimal proliferation after implantation of sirolimus-coated stents in human coronary arteries: a quantitative coronary angiography and three-dimensional intravascular ultrasound study. *Circulation* 2001;103:192–195.
16. Holmes DR, Teirstein P, Satler L, et al. Sirolimus-eluting stents vs. vascular brachytherapy for in-stent restenosis within bare-metal stents. *JAMA* 2006;295: 1264–1273.
17. Stone GW, Ellis SC, O'Shaughnessy CD, et al. Paclitaxel-eluting stents versus vascular brachytherapy for in-stent restenosis within bare metal stents: the TAXUS V ISR randomized trial. *JAMA* 2006;295:1253–1263.
18. Holmes DR, Teirstein P, Satler L, et al. 3-year follow-up of the SISR (sirolimus-eluting stents versus vascular brachytherapy for in-stent restenosis) trial. *J A Coll Crdiol Intv* 2008;1:439–448.
19. Mauri L, Hsieh WH, Massaro JM, et al. Stent thrombosis in randomized clinical trials of drug-eluting stents. *N Engl J Med* 2007;356:1020–1029.
20. Jahraus, CD, St Clair W, Gurley J, et al. Endovascular brachytherapy for the treatment of renal artery in-stent restenosis using a beta-emitting source: a report of five patients. *South Med J* 2003;96:1165–1168.
21. Waksman, R. an update on peripheral brachytherapy. *Endovasc Today* 2004;October:43–52.
22. Schopohl B, Leirmann D, Pohlit LH, et al. ^{192}Ir endovascular brachytherapy for avoidance of intimal hyperplasia after percutaneous transluminal angioplasty and stent implantation in peripheral vessels: 6 years of experience. *Int J Radiat Oncol Biol Phys* 1996;36:835–840.
23. Condado JA, Waksman R, Gurdiel O. Long-term angiographic and clinical outcome after percutaneous transluminal coronary angioplasty and intracoronary radiation therapy in humans. *Circulation* 1997;96:727–732.
24. Teirstein PS, Masullo V, Jani S, et al. Catheter-based radiotherapy to inhibit restenosis after coronary stenting. *N Engl J Med* 1997;336:1697–1703.
25. Leon MB, Teirstein PS, Moses JW, et al. Localized intracoronary gamma-radiation therapy to inhibit the recurrence of restenosis after stenting. *N Engl J Med* 2001;344:250–256.
26. King SB, Williams DO, Prakash C, et al. Endovascular beta-radiation to reduce restenosis after coronary balloon angioplasty: results of the Beta Energy Restenosis Trial (BERT). *Circulation* 1998;97:2025–2030.
27. Verin V, Urban P, Popowski Y, et al. Feasibility of intracoronary β-irradiation to reduce restenosis after balloon angioplasty. *Circulation* 1997;95:1138–1144.
28. Lansky A, Desai K, Costantino C, et al. Predictors of stent and stent-edge restenosis after Sr-90 radiation in the START trial. *J Am Coll Cardiol* 2001;37:54A.
29. Waksman R, Raizner A, Chiu K, et al. Beta radiation to inhibit recurrence of in-stent restenosis: clinical and angiographic results of the multicenter, randomized double blind study. *Circulation Online* 2000;102:e9046.
30. Kuntz RE, Speiser B, Joyal M, et al. Acute and midterm clinical outcomes after use of ^{90}Sr/^{90}Y beta radiation for the treatment of native coronary artery obstructions: acute results from the Novoste™ Beta-Cath™ System trial. Presented at the American College of Cardiology, 49th Annual Scientific Session, Anaheim, CA, March 12–16;2000.
31. Tripuraneni P, Berger B. Summary and future of vascular brachytherapy in 2000. In: Meyer JL, ed. *Radiation therapy for benign diseases: current indications and techniques*. Basel: Karger, 2001:211–215.

32. Windecker S, Meier B. Basics of interventional cardiology. In: Tripuraneni P, Jani S, Minar E, et al., eds. *Intravascular brachytherapy: from theory to practice.* London: Remedica, 2001:83–100.
33. Abbas MA, Afshari NA, Stadius ML, et al. External beam irradiation inhibits neointimal hyperplasia following balloon angioplasty. *Int J Cardiol* 1994;44: 191–202.
34. Marijianowski M, Crocker I, Styles T, et al. Fibrocellular tissue responses to endovascular and external beam irradiation in the porcine model of restenosis. *Int J Radiat Oncol Biol Phys* 1999;44:633–641.
35. Schwartz RS, Koval TM, Edwards WD, et al. Effect of external beam irradiation on neointimal hyperplasia after experimental coronary artery injury. *J Am Coll Cardiol* 1992;19:1106–1113.
36. Shimatokahara S, Mayberg MR. Gamma irradiation inhibits neointimal hyperplasia in rats after arterial injury. *Stroke* 1994;25:424–428.
37. Styles T, Marijianowski MMH, Robinson KA, et al. Effects of external irradiation of the heart on the coronary artery response to balloon angioplasty injury in pigs. *Proceedings from Advances in Cardiovascular Radiation Therapy* 1997;11.
38. Verheye S, Salame M, Cui J, et al. High-dose external beam irradiation prevents lumen loss and inhibits neointima formation in stented pig coronary arteries. *Int J Radiat Oncol Biol Phys* 2001;51:820–827.
39. Robinson KA, Verheye S, Salame MY, et al. External radiation for restenosis. *J Intervent Cardiol* 1999;12:235–241.
40. Waksman R, Robinson KA, Crocker IR, et al. Endovascular low dose irradiation inhibits neointima formation after coronary artery balloon injury in swine: a possible role for radiation therapy in restenosis prevention. *Circulation* 1955; 91:1553–1539.
41. Wiedermann JG, Marboe C, Amols H, et al. Intracoronary irradiation markedly reduces neointimal proliferation after ballon angioplasty in swine: persistent benefit at 6-month follow-up. *J Am Coll Cardiol* 1995;25:1451–1456.
42. Wiedermann JG, Marboe C, Schwartz A, et al. Intracoronary irradiation reduces restenosis after balloon angioplasty in a porcine model. *J Am Coll Cardiol* 1994; 23:1491–1498.
43. Massullo VM, Teirstein PS, Jani SK, et al. Endovascular brachytherapy to inhibit coronary artery restenosis: an introduction to the Scripps Coronary Radiation to inhibit proliferation post stenting trial. *Int J Radiat Oncol Biol Phys* 1996;36:973–975.
44. Costa R, Joyal M, Harel F, et al. Treatment of bifurcation in-stent restenotic lesions with beta radiation using strontium 90 and sequential positioning pullback technique: procedural details and clinical outcomes. *J Invasive Cardiol* 15: 2003;469–473.
45. Giap H, Massullo V, Teirstein P, et al. Theoretical assessment of late cardiac complication from endovascular brachytherapy for restenosis prevention. *Cardiovasc Radiat Med* 1999;1:233–238.
46. Giap H, Tripuraneni P, Teirstein P, et al. Theoretical assessment of dose-rate effect in endovascular brachytherapy. *Cardiovasc Radiat Med* 1999;1:227–232.
47. Tripuraneni P. Coronary artery radiation therapy for the prevention of restenosis after percutaneous coronary angioplasty, II: outcomes of clinical trials. *Semin Radiat Oncol* 2002;12:17–30.
48. Popma J, Suntharanlingam M, Lansky AJ, et al. Randomized trial of 90Sr/90Y b-radiation versus placebo control for treatment of in-stent restenosis. *Circulation* 2002;106:1090–1096.
49. Waksman R, Ajani A, White RL, et al. Two year follow up after beta and gamma intracoronary radiation therapy for patients with diffuse in-stent restenosis. *Am J Cardiol* 2001;88:425–428.
50. Grise MA, Massullo V, Jani S, et al. Five-year clinical follow-up after intracoronary radiation: results of a randomized clinical trial. *Circulation* 2002;105:2737–2740.
51. Raizner AE, Oesterle SN, Waksman R, et al. Inhibition of restenosis with beta-emitting radiotherapy: report of the proliferation reduction with vascular energy trial. *Circulation* 2000;102:951–958.
52. Teirstein PS, Masullo V, Jani S, et al. Three-year clinical and angiographic follow-up after coronary radiation: results of a randomized clinical trial. *Circulation* 2000;101:360–365.
53. Waksman R, Ajani AE, White RL, et al. Intravascular gamma radiation for in-stent restenosis in saphenous-vein bypass grafts. *N Engl J Med* 2002;346:1194–1199.
54. Waksman R, Raizer AE, Yeung AC, et al. Use of localized intracoronary β radiation in treatment of in-stent restenosis: the INHIBIT randomized controlled trial. *Lancet* 2002;350:551–557.
55. Waksman R, White L, Chan RC, et al., for the Washington Radiation for In-Stent Restenosis Trial (WRIST) Investigators. Intracoronary γ-radiation therapy after angioplasty inhibits recurrence in patients with in-Stent restenosis. *Circulation* 2000;101:2165–2171.
56. Silber S, Popma JJ, Suntharalingam M, et al. Two-year clinical follow-up of 90 Sr/90 Y beta-radiation versus placebo control for the treatment of in-stent restenosis. *Am Heart J* 2005;149:689–694.
57. Urban P, Serruys P, Baumgart D, et al. A multicentre European registry of intraluminal coronary beta brachytherapy. *Eur Heart J* 2003;24:604–612.
58. Rha SW, Kuchulakanti P, Pakala R, et al. Real-world clinical practice of intracoronary radiation therapy as compared to investigational trials. *Catheter Cardiovasc Interv* 2005;64:61–66.
59. Hang CL, Hsieh BT, Wu CJ, et al. Six-year clinical follow-up after treatment of diffuse in-stent restenosis with cutting balloon angioplasty followed by intracoronary brachytherapy with liquid rhenium-188-filled balloon via transradial approach. *Circ J* 2011;75:113–120.
60. Teirstein PS, Massullo V, Jani S. Radiation therapy to inhibit restenosis: early clinical results. *Mt Sinai J Med* 2001;68:192–196.
61. Teirstein PS, Masullo V, Jani S, et al. A subgroup analysis of the Scripps Coronary Radiation to Inhibit Proliferation Poststenting Trial. *Int J Radiat Oncol Biol Phys* 1998;42:1097–1104.
62. Teirstein PS, Masullo V, Jani S, et al. Two-year follow-up after catheter based radiotherapy to inhibit coronary restenosis. *Circulation* 1999;99:243–247.
63. Waksman R, Bhargava B, White LR, et al. Intracoronary beta radiation therapy inhibits recurrence of in-stent restenosis. *Circulation* 2000;101:1895–1898.
64. Tripuraneni P, Leon MB, Teirstein PS, et al. Gamma II, a prospective multicenter registry, with fixed dosing regimen compared to the gamma I trial, using Ir-192 in the treatment of coronary treatment of coronary in-stent restenosis. *Int J Radiat Oncol Biol Phys* 2000;48(Suppl 3):183–184.
65. Sanfilippo NJ, Tripuraneni P. Intravascular brachytherapy trials for coronary heart disease using gamma sources. *Front Radiat Ther Oncol* 2001;35:202–210.
66. Mehran R, Lansky A, Waksman R. Gamma radiation vs placebo in focal vs. diffuse in-stent restenosis: the length makes the difference. *J Am Coll Cardiol* 2001;35:82A.
67. Waksman R, Ajani AE, White RL, et al. Prolonged antiplatelet therapy to prevent late thrombosis after intracoronary gamma-radiation in patients with in-stent restenosis: Washington Radiation for In-Stent Restenosis Trial Plus 6 Months of Clopidogrel (WRIST PLUS). *Circulation* 2001;103:2332–2335.
68. Popma J, Heuser R, Suntharalingam M, et al., for the START Investigators. Late clinical and angiographic outcomes after use of ^{90}Sr/Y beta radiation for the treatment of in-stent restenosis. *J Am Coll Cardiol* 2000;36:311–312.
69. Suntharalingam M, Laskey W, Lansky W, et al. Analysis of clinical outcomes from the START and START 40 trials:the efficacy of Sr-90 radiation in the treatment of long lesion in-stent restenosis. *Int J Radiat Oncol Biol Phys* 2001;51(Suppl 3):142.
70. Zahn R, Hamm CW, Zeymer U, et al. Coronary stenting with the sirolimus-eluting stent in patients with restenosis after intracoronary brachytherapy: results from the prospective multicentre German Cypher Stent Registry. *Clin Res Cardiol* 2010;99:99–106.
71. Fajadet J, Morice MC, Bode C, et al. Maintenance of long-term clinical benefit with sirolimus-eluting coronary stents: three-year results of the RAVEL trail. *Circulation* 2005;111:958–960.
72. Colombo A, Drzewiecki J, Banning A, et al. Randomized study to assess the effectiveness of slow- and moderate-release polymer-based paclitaxel-eluting stent for coronary artery lesions. *Circulation* 2003;108:788–794.
73. Stone GW, Ellis SG, Cox DA, et al. A polymer-based, paclitaxel-eluting stent in patients with coronary artery disease. *N Engl J Med* 2004;350:221–231.
74. Tanabe K, Serruys PW, Grube E, et al. TAXUS III: in-stent restenosis treated with stent-based delivery of paclitaxel incorporated in a slow-release polymer formation. *Circulation* 2003;107:559–564.
75. Tripuraneni P. The future of CART in the era of drug-eluting stents: "It's not over until it's over." counterpoint. *Brachytherapy* 2003;2:74–76.
76. Park S-W, Lee S-W, Koo BK, et al. Treatment of diffuse intent restenosis with drug-eluting stents vs. intracoronary beta-radiation therapy: INDEED study. *Int J Cardiol* 2008;31:70–77.
77. Ellis SG, O'Shaughnessy CD, Martin SL, et al. Two-year clinical outcomes after paclitaxel-eluting stent or brachytherapy treatment for bare metal stent restenosis: the TAXUS V ISR trial. *Eur Heart J* 2008;29:1625–1634.
78. Torguson R, Sabate M, Okubagzi P, et al. Intravascular brachytherapy for the treatment of patients with drug-eluting stent restenosis: the RESCUE Registry. *Presented at Annual Meeting of the American Heart Association, November 13–16,* 2005, Dallas, Texas.
79. Xiong-Jie L, Rha SW, Wani SP, et al. Vascular brachytherapy revisited for in-stent restenosis in the drug-eluting stent era: current status and future perspective. *Chin Med J* 2009;122(18):2174–2179.
80. Castagna M, Mintz G, Weissman N, et al. Intravascular ultrasound analysis of the impact of gamma radiation on the treatment of saphenous vein graft in stent restenosis. *Am J Cardiol* 2002;90(12):1378–1381.
81. Rha SW, Kuchulakanti P, Ajani AE, et al. Three-year follow up after intravascular gamma radiation for in-stent restenosis in saphenous vein grafts. *Catheter Cardiovasc Interv* 2005;65:257–262.
82. Schiele TM, Regar E, Silber S, et al. Clinical and angiographic acute and follow up results of intracoronary beta brachytherapy in saphenous vein bypass grafts: a subgroup analysis of multicentric European registry of intraluminal coronary beta brachytherapy (RENO). *Heart* 2003;89:640–644.
83. Erbel R, Verin V, Popowski Y, et al. Intracoronary beta-irradiation to reduce restenosis after balloon angioplasty: results of a multicenter European dose-finding study (abstr). *Circulation* 1999;100:1–154.
84. Verin V, Popowski Y, de Bruyne B. Endoluminal beta-radiation therapy for the prevention of coronary restenosis after balloon angioplasty: the Dose-Finding Study Group. *N Engl J Med* 2001;344:243–249.
85. Albiero R, Colombo A. Radiation therapy in coronary arteries: radioactive stent trials. In: Tripuraneni P, Jani S, Minar E, et al., eds. *Intravascular brachytherapy: from theory to practice.* London: Remedica, 2001:215–224.
86. Tripuraneni P, Giap H, Jani S. Endovascular brachytherapy for peripheral vascular disease. *Semin Radiat Oncol* 1999;9:190–202.
87. Johnsons KW. Femoral and popliteal arteries: reanalysis of results of angioplasty. *Radiology* 1992;183:767–771.
88. Murray RRJ, Hewes RC, White RIJ, et al. Long-segment femoro-popliteal stenoses: is angioplasty a boon or a bust. *Radiology* 1987;162:473–476.
89. Wilson SE, Wolf GL, Cross AP. Percutaneous transluminal angioplasty versus operation for peripheral arteriosclerosis: report of a prospective randomized trial in a selected group of patients. *J Vasc Surg* 1989;9:1–9.
90. Minar E, Parikh S. Peripheral trials of radiation therapy for prophylaxis of restenosis. In: Tripuraneni P, Jani S, Minar E, et al., eds. *Intravascular brachytherapy: from theory topractice.* London:Remedica, 2001:225–242.
91. Pokrajac B, Potter R, Maca T, et al. Intra arterial high dose rate brachytherapy for prophylaxis of restenosis after femoropopliteal percutaneous transluminal angioplasty: the prospective randomized Vienna 2 trial radiotherapy parameters and risk factor analysis. *Int J Radiat Oncol Biol Phys* 2000;48:923–931.
92. Wolfram RM, Budinsky AC, Pokrajac B, et al. Endovascular brachytherapy for prophylaxis of restenosis after femoropopliteal angioplasty: five-year follow-up-prospective randomized study. *Radiology* 2006;240(3):878–884.
93. Wolfram RM, Budinsky AC, Pokrajac B, et al. Endovascular brachytherapy: restenosis in de novo versus recurrent lesions of femoropopliteal artery-the Vienna experience. *Radiology* 2005;236:338–342.
94. Krueger K, Zaehringer M, Bendel M, et al. De novo femoropopliteal stenoses: endovascular gamma irradiation following angioplasty—angiographic and clinical follow-up in a prospective randomized controlled trial. *Radiology* 2004;231: 546–551.
95. Brown KT, Moore ED, Getrajdman GI, et al. Infrapopliteal angioplasty: long-term follow up. *J Vasc Intervent Radiol* 1993;4:139–144.
96. Martin LG, Rees CR, O'Bryant T. Percutaneous angioplasty of the renal arteries. In: Strandness DE, vanBreda A, eds. *Vascular diseases: surgical and interventional therapy.* New York. :Churchill Livingstone, 1994:721–742.
97. Schwarten DE. Percutaneous transluminal angioplasty of the renal arteries: intravenous digital subtraction angiography for follow-up. *Radiology* 1984;150:369–373.
98. Holley KE, Hunt JC, Brown AL, et al. Renal artery stenosis: clinical pathologic study. *Am J Med* 1964;37:14–22.

99. Aslam MS, Balasubramanian J, Greenspahn BR. Brachytherapy for renal artery in-stent restenosis. *Catheter Cardiovasc Interv* 2003;58:151–154.
100. Chrysant GS, Goldstein JA, Casserly IP, et al. Endovascular brachytherapy for treatment of bilateral renal artery in-stent restenosis. *Catheter Cardiovasc Interv* 2003;59:251–254.
101. Ellis K, Murtagh B, Loghin C, et al. The use of brachytherapy to treat renal artery in-stent restenosis. *J Interv Cardiol* 2005;18:49–54.
102. Jahraus CD, Meigooni AS. Vascular brachytherapy: a new approach to renal artery in-stent restenosis. *J Invasive Cardiol* 2004;16:224–227.
103. Palder SR, Kirkman RL, Whittermore AD, et al. Vascular access for hemodialysis: patency rates and results of revision. *Ann Surg* 1995;202:235–239.
104. Beathard GA. Percutaneous transvenous angioplasty in the treatment of vascular access stenosis. *Kidney Int* 1992;42:1390–1397.
105. Krueger K, Bendel M, Zaehringer M, et al. Centered endovascular irradiation to prevent postangioplasty restenosis of arteriovenous fistula in hemodialysis patients; results of a feasibility study. *Cardiovasc Radiat Med* 2004;5:1–8.
106. Chan AW, Roffi M, Mukherjee D, et al. Carotid brachytherapy for in-stent restenosis. *Catheter Cardiovasc Interv* 2003;58:86–92.
107. Kim HS, Waksman R, Kollum M. Edge stenosis after intracoronary radiotherapy: angiographic, intravascular, and histological findings. *Circulation* 2001;103: 2219–2220.
108. Sabate M, Costa MA, Kozuma K, et al. Geographic miss: a cause of treatment failure in radio-oncology applied to intracoronary radiation therapy. *Circulation* 2000;101:2467–2471.
109. Giap H, Teirstein P, Massullo V, et al. Barotrauma due to stent deployment in endovascular brachytherapy for restenosis prevention. *Int J Radiat Oncol Biol Phys* 2000;47:1021–1024.
110. Giap HB, Bendre DD, Huppe GB, et al. Source displacement during the cardiac cycle in coronary endovascular brachytherapy. *Int J Radiat Oncol Biol Phys* 2001;49: 273–277.
111. Tripuraneni P, Parikh S, Giap H, et al. How long is enough? Defining the treatment length in endovascular brachytherapy. *Cathet Cardiovasc Intervent* 2000;51: 147–153.
112. Waksman R, Bhargava B, Leon MB. Late thrombosis following intracoronary brachytherapy. *Cathet Cardiovasc Intervent* 2000;49:344–347.
113. Waksman R, Bhargava B, Mintz GS, et al. Late total occlusion after intracoronary brachytherapy for patients with in-stent restenosis. *J Am Coll Cardiol* 2000; 36:65–68.
114. Teirstein PS, Moses JW, Casterella PJ, et al. Late thrombosis after coronary radiation may be eliminated by longer antiplatelet therapy and reduced stenting: the Scripps III results. *J Am Coll Cardiol* 2001;37(Suppl A):60 A.

第 4 篇　姑息治疗和支持治疗

第 93 章
脑和脊髓转移的姑息治疗

Elizabeth M. Nichols, Roy A. Patchell, William F. Regine, Young Kwok

脑转移

恶性肿瘤脑转移很常见，发病患者数每年为170 000~200 000。脑转移发病率的增加被认为和恶性肿瘤患者经系统治疗后生存时间延长以及 MRI 更加广泛的普及及应用有关。脑转移的原发灶最常见于肺癌，其次是乳腺癌。脑转移瘤的发病率是脑原发肿瘤的 10 倍，尸检证实 10%~30%的恶性肿瘤患者存在脑转移（表 93.1）[1,2]。

临床表现、诊断和预后

大部分脑转移瘤患者有神经系统症状和体征（表 93.2）[3]。尽管需要和脑脓肿以及卒中等疾病相鉴别，但对于已确诊的恶性肿瘤患者，新出现神经系统症状最常见的原因为发生脑转移。

表 93.1 脑转移的流行病学

原发灶	
肺	50%
乳腺	15%~20%
其他原发	10%~15%
原发不明	10%~15%
黑色素瘤	10%
结肠	5%
相关统计资料	
中位生存	<1 年
平均年龄	60 岁
美国年发病数	>170,000
尸检证实发病率	10%~30%
临床证实发病率	15%~30%
转移/原发	10:1

引自：参考文献[1,2]。

与 CT 相比，由于 MRI 多方位、多序列的成像技术，有更好的分辨率及准确性，它可发现 CT 上不能发现却对患者的预后和治疗方案影响较大的脑转移灶，已成为癌症患者中枢神经系统影像检查的标准[4]。随着 PET/CT 的广泛应用，原发灶不明转移癌的发生率随之减少，因此发现脑转移时，全身系统检查（如 PET 和 CT）非常重要。

患者一般状况以及颅外病变控制状态影响患者预后。Gaspar 等[5]通过美国肿瘤放射治疗协作组织（RTOG）报道了对 1200 例脑转移瘤患者预后相关因素的研究结果，用递归划分分析法（RPA）将脑转移瘤分为 3 个等级：Ⅰ级包括卡氏评分（KPS）≥70，原发灶可控制，年龄<65 岁，仅有脑转移；Ⅲ级为 KPS<70；Ⅱ级介于Ⅰ和Ⅲ之间。Ⅰ、Ⅱ、Ⅲ级脑转移患者的中位生存时间分别为 7.1 个月、4.2 个月和 2.3 个月。

治疗皮质激素

脑转移瘤的初始治疗一般都需要应用皮质激素（如地塞米松或甲强龙等），这一治疗可以改善 2/3 患者的脑水肿以及神经功能缺损症状[6]。唯一与剂量相关的随机研究来源于 Vecht 等[7]。该研究中第一组（$n=$

表 93.2 脑转移的临床表现

症状	患者比例(%)	体征	患者比例(%)
头痛	49	偏瘫	59
精神问题	32	认知障碍	58
局部无力	30	感觉障碍	21
共济失调	21	视盘水肿	20
癫痫	18	共济失调	19
言语问题	12	失用	18

Data from Posner JB. Brain metastases: 1995. A brief review. *J Neurooncol* 1996; 27:287–293.

47)比较静脉给予地塞米松 8mg/d 和 16mg/d 初始剂量,在4周之内逐渐减量;第二组(n=49)给予地塞米松 4mg/d 和 16mg/d 初始剂量,应用28天之后逐渐减量。患者同时进行全脑放射治疗(WBRT)以及口服雷尼替丁。在第7天(54%~70%)和28天(50%~81%)各组 KPS 均明显改善。该研究认为,4mg/d 的地塞米松剂量比较适合。但值得注意的是,这一试验结果分析中提到 4mg/d 的患者相比 8mg/d 或 16mg/d 的患者有更高的再就诊率,而且 16mg/d 的初始剂量及4周内逐渐减量组和其他组相比有最大的 KPS 改善(可能源于较高初始剂量有更充分的抗炎性作用),同时4周内逐渐减量可将皮质激素相关的晚期毒性降到最低。

脑转移合理的皮质激素用量是 10mg 静脉注射或口服,之后每6~8小时 4~6mg 地塞米松等效剂量维持(同时给予质子泵抑制剂),后再谨慎逐渐减量。水肿较轻、占位效应不明显的无症状患者,可只在有神经系统体征时给予皮质激素。

全脑放疗

全脑放疗仍是脑转移的标准治疗。脑转移进展常会直接导致死亡,所以一般在发现脑转移后应尽快进行全脑放疗,没有证据表明全脑放疗会延误系统化疗而影响生存。

目前关于全脑放疗的剂量和分次尚无一致定论。表93.3总结了有关全脑放疗剂量和分次的随机研究[8-12]。全脑放疗的有效率为 50%~75%,过去 25~30 年这些临床研究大部分都是阴性结果,总生存没有明显改善。绝大多数患者采用的是 30Gy/10F 的分割放射治疗。对化疗抗拒、RPA Ⅲ级患者,可考虑大分割放疗(如 20Gy/5F)。初次化疗的脑转移患者应避免使用大分割放疗,因为这类患者的自然病程很难预测,很多患者生存时间可能较长,大分割放疗可能会导致明显的晚期毒性反应[13]。

表 93.3　治疗脑转移瘤不同分次剂量的随机试验

作者以及研究组	剂量、分次数	例数	中位生存	*P* 值
Borgelt 等/RTOG[8]				
第一项研究	30Gy/10	233	21 周	NS
(1971—1973 年)	30Gy/15	217	18 周	
	40Gy/15	233	18 周	
	40Gy/20	227	16 周	
第二项研究	20Gy/5	447	15 周	NS
(1973—1976 年)	30Gy/10	228	15 周	
	40Gy/15	227	18 周	
Haie-Meder 等/法国[10]	25Gy/10	110	4.2 个月	NS
(1986—1989 年)	36Gy/6[a]	106	5.3 个月	
Priestman 等	30Gy/10	263	84 天	.04
皇家放射学院[12]	12Gy/2	270	77 天	
(1990—1993 年)				
Murray 等/RTOG-91-04[11]	30Gy/10	213	4.5 个月	NS
(1991—1995 年)	54.4Gy/34[b]	216	4.5 个月	
Graham 等/澳大利亚[9]	40Gy/20[c]	57	6.1 个月	NS
(1996—2006 年)	20Gy/4	56	6.6 个月	

NS,不显著;RTOG,肿瘤放射治疗学会。

[a] 第一程 18Gy/3F,1个月内再进行第2程 18Gy/3F。

[b] 全程的 54.4Gy /1.6Gy 每天2次的超分割。

[c] 全程的 40Gy /1.0Gy 每天2次的超分割。

手术切除

手术切除可以迅速解除肿瘤占位症状(图 93.1)。放疗一般需要数天才起效。从放射生物学角度而言,对于实体肿瘤(不包括放疗敏感的肿瘤),30Gy/10F 的放疗无法达到长期控制,这个问题至关重要,因为单纯行全脑放疗,近一半的患者仍然会因为脑转移导致神经系统问题而死亡。

有3项Ⅲ期临床研究已经证实单发脑转移灶手术切除的潜在获益。3项研究入组的患者均为单发脑转移,即患者诊为颅内单发转移而不管颅外转移情况,而孤立脑转移则定义为患者全身仅存在中枢神经系统转移。表 93.4 总结了这3项研究情况[14-16]。与 Mintz 等[14]的研究(KPS ≥50)相比,Patchell 等[16]的研究(KPS≥70)和 Noordijk 等[15]的研究(WHO 分级≤2)中患者有更好的一般状况,这是导致3项研究结果存在差异的主要原因。这些研究均表明,对能引起危及患者生命并发症的转移灶或具有良好一般状况(KPS≥70)的患者来说,应考虑手术。

立体定向放射外科局部加量

放射外科提供了一项可以替代传统外科手术的治疗手段。关于手术的3项随机分组研究均是在立体定向放射外科(SRS)发展之前。尽管还没有 SRS 与外科手术的随机对照研究,但 SRS 对脑转移的局控率并不比手术治疗低(SRS+WBRT 可达 80%~90%),因此,放射外科提供了一个替代传统手术的方法。除非脑转移引起的脑水肿和占位效应导致了严重脑水肿或脑疝且

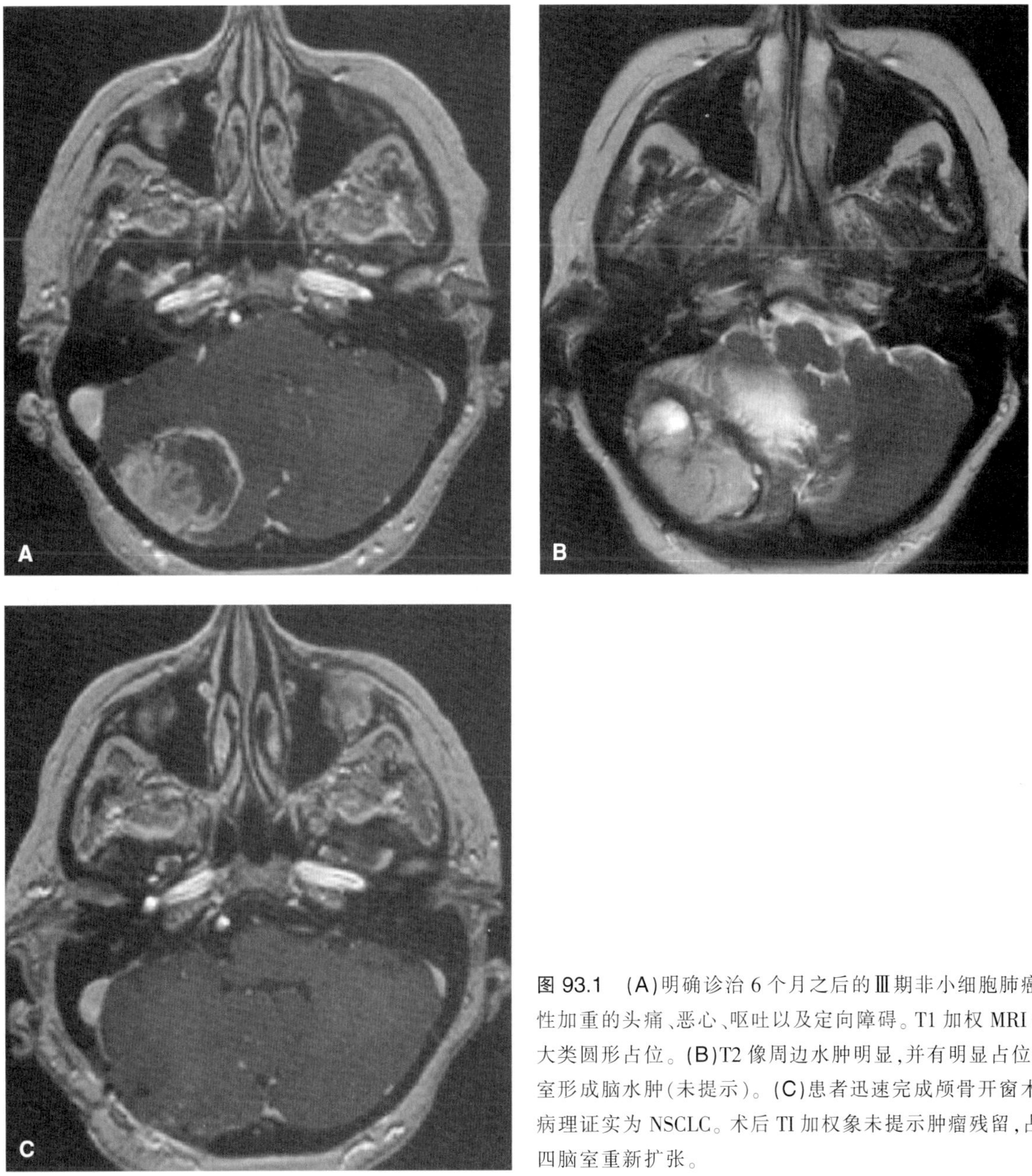

图 93.1　(A)明确诊治 6 个月之后的Ⅲ期非小细胞肺癌患者,出现进行性加重的头痛、恶心、呕吐以及定向障碍。T1 加权 MRI 提示右侧小脑巨大类圆形占位。(B)T2 像周边水肿明显,并有明显占位效应压迫第四脑室形成脑水肿(未提示)。(C)患者迅速完成颅骨开窗术及肿物切除术,病理证实为 NSCLC。术后 TI 加权象未提示肿瘤残留,占位效应减轻,第四脑室重新扩张。

没有手术禁忌 (肿瘤位于重要的功能区或其他手术禁忌如出血等)的患者可立即行传统开颅手术,其他情况下 SRS 均可作为开颅手术的非侵入性替代方法。尽管 3 项随机研究中有 2 项显示传统手术可使单发脑转移获得较好的生存获益,但对多发脑转移尚无相关研究,现有的回顾性资料分析显示结果相反。对于 SRS,3 项随机研究评估其对多发脑转移的有效性(表 93.5)。

第一项随机试验由匹兹堡大学的 Kondziolka 等[17]完成, 该项研究在分析到 60%的患者时就提前终止了,因为研究者声称得到了差异很大的局控率(92% 对 0%;P=0.0016)。遗憾的是,该研究判定复发的方法不标准:MRI 任何方向上病变的增大(而不是标准的肿瘤最大径超过 25%)即被认为复发,而且该研究也没有考虑激素、放疗以及其他一些可能引起 MRI 上病变大小变化的因素。因此,这一试验的结果很难评价和解释。

布朗大学的 Chougule 等[18]以摘要的形式发表了第 2 项研究, 该研究将患者随机分为单独 SRS-γ 刀(Elekta Corp, 斯德哥尔摩) 治疗,SRS+WBRT 和单独 WBRT 三组。该项研究存在严重的方法学问题。研究者结论认为各组生存时间相同,SRS 治疗的患者有较好的局控以及更低的新发脑转移, 但没有给出任何可能的解

表 93.4 手术治疗单发脑转移的随机分组实验

作者/研究组	手术 + RT	单独 RT	*P* 值
Patchell 等/肯塔基大学 (n=48)[16]			
主要观察终	(36Gy/12F)		
总生存	40 周	15 周	<0.01
次要观察终点			
局部控制			
局部失败	20%	52%	<0.02
局部失败时间	>59 周	21 周	<0.0001
神经系统死亡	62 周	26 周	<0.0009
KPS ≥70	38 周	8 周	<0.005
Noordijk 等/荷兰(n=63)[15]			
主要观察终点	(40Gy/20F)[a]		
总生存	10 个月	6 个月	0.04
FIS[1b]	7.5 个月	3.5 个月	0.06
Mintz 等/加拿大(n=84)[14]			
主要观察终点	(30Gy/10F)		
总生存	5.6 个月	6.3 个月	NS
次要观察终点			
FIS(平均存活天数百分比)[2b]	32%	32%	NS
生活质量(Spitzer 评分)			
1~3 个月(平均)	6.38	5.36	NS
4~6 个月(平均)	6.32	6.15	NS

RT,全脑放疗;KPS,卡氏评分;fx,分次数;FIS,功能存活时间;NS,不显著。

[a] 总量 40Gy,2Gy/2 次/天 超分割治疗。

[b] FIS(功能独立性评分)定义:

[1] WHO PS≤1,神经状况≤1。

[2] KPS ≥70。

释。该试验中有 51 例患者曾接受手术治疗,但没有对手术进行分层分析。而如果根据手术分层,该试验应将患者分为 6 组,在这种情况下,该研究样本量显然不足以得出有意义的结论。而且其 SRS 的放疗剂量并没有基于肿瘤数量或体积进行个体化,所以 SRS 组的放疗剂量也并不符合常规。

第 3 项研究(RTOG-95-08)显示,WBRT 组和 WBRT+SRS 组主要研究终点总生存率无统计学差异(6.5 个月以及 5.7 个月,P=0.1356),但 SRS 追加剂量组在单发脑转移亚组中有获益[19]。该研究次要研究终点局部控制率及一般状况改善率,SRS 追加剂量组均较高,但并没有降低脑转移导致神经症状进展相关的死亡率。这项研究中非预先设计的亚组分析(包括 RPA 分级Ⅰ级,肿瘤大小≥2cm,非小细胞肺癌或转自任何其他部位的鳞癌)经排除Ⅰ类错误对于 P 值影响的修正后也没有显示 SRS 有阳性获益结果[20]。而且,本研究中认为 SRS 能降低脑水肿发生率以及激素使用率,这和通常认为 SRS 增加脑水肿的结果相反。然而,就多发转移的大多数研究终点来看,这项研究应属于阴性研究结果。

尽管 SRS 追加剂量在单发脑转是推荐的(根据 RTOG-95-08 以及手术切除的数据推断),但这些模糊的Ⅲ期试验没有显示任何 SRS 追加剂量可使多发脑转移获益的证据。

SRS后或术后全脑放疗

Sneed 等[21]报告的多中心回顾性研究显示,术后或 SRS 后辅助 WBRT 并没有带来长期生存益处,但

表 93.5 SRS 治疗脑转移瘤患者随机分组研究

作者/研究组	RT + SRS	单独 RT	单独 SRS	*P* 值
Andrews 等/RTOG 95-08(n=333;1~3 处病灶)[19]				
主要终点(总生存)	(37.5Gy/10F)			
1~3 处病灶	5.7 个月	6.5 个月		NS
单发脑转移(预先设计的亚组分析)	6.5 个月	4.9 个月		0.04
次要终点				
局控(1 年)	82%	71%		0.01
神经系统死亡率	28%	31%		NS
转归				
KPS 稳定/改善				
3 个月	50%	33%		0.02
6 个月	43%	27%		0.03
精神状态				NS
非最初设计的亚组分析(总生存)				
最大肿瘤>2cm	6.5 个月	5.3 个月		0.04
RPA Ⅰ 级	11.6 个月	9.6 个月		0.05
鳞癌/非小细胞肺癌	5.9 个月	3.9 个月		0.05
其他转归				
反应率(3 个月)				
肿瘤	73%	62%		0.04
水肿	70%	47%		0.002
Kondziolka 等/匹兹堡大学(n=27;2~4 处病灶)[17]				
主要终点(30Gy/12F)				
局部控制(1 年)	92%	0%		0.0016
局控失败时间	36 个月	6 个月		0.005
任何脑部失败	34 个月	5 个月		0.002
次要终点				
总生存	11 个月	7.5 个月		NS
治疗相关死亡	0	0		
无进展生存	未报道			
需要再治疗	未报道			
Chougule 等/布朗大学(n=109;1~ 3 处病灶)[18]				
终点(仅摘要)	(30Gy+20Gy SRS)	(30Gy/10F)	30Gy SRS	
总生存	5 个月	9 个月	7 个月	未报道
局控	91%	62%	87%	未报道
新发脑病变	19%	23%	43%	未报道

RT,全脑照射;SRS,立体定向放射外科;RTOG,肿瘤放射治疗学会;RPA,递归分割分析;KPS,卡氏评分;F,分次数。

该研究仅做了总生存率分析,没有局控以及再治疗方面的数据。Sneed 等[22]之前还有一项来自加利福尼亚州旧金山大学的研究中显示 SRS 后未经 WBRT 治疗的患者临床转归较差,包括新发的脑转移和脑部症状进展,但总生存率没有差别(不考虑 SRS 组之间不同的预后因素)。基于这些数据的观点,对于 SRS 治疗后是否需要辅助 WBRT 持保守态度,而倾向于在复发进展后再次用 SRS 进行挽救治疗,但这样会增加治疗费用且脑转移治疗失败后会导致让人不能接受的后果。许多学者认为密切随访就可在患者出现症状之前发现复发。例如,Regine 等[23]报道 36 例脑转移瘤单纯 SRS 之后采用高分辨 MRI 密切随访发现 47%的患者颅内病灶治疗失败,分别有71%以及59%的患者再次出现症状和神经功能缺失。

对放疗不敏感的肿瘤(如肾细胞癌)不做WBRT可能会带来更严重的后果。SRS的剂量受肿瘤体积和大小的限制,并不受制于WBRT的剂量。WBRT+SRS比单纯SRS给予肿瘤更高的照射剂量。Manon等[24](ECOG6397)评价了SRS在放疗抗拒肿瘤(肾细胞癌、黑色素瘤、肉瘤)中的作用,这项Ⅱ期研究显示SRS治疗后6个月内颅内失败率为48.3%,结果令人失望。作者指出SRS前后是否放弃WBRT需要慎重。

有5项Ⅲ期临床试验显示了术后或SRS后WBRT的意义(表93.6)。Patchell等[25]报道术后未做WBRT治疗的脑转移瘤患者,治疗部位和全脑失败率分别达46%和70%。更为重要的是,44%的单纯接受手术的患者最终死于脑转移治疗失败带来的后遗症。但这一研究经常被误解。有人对这篇研究中WBRT治疗的两组生存率相同而对术后WBRT持有保守态度。该研究随访终点是颅内复发率而非生存率,若要以长期生存作为研究终点,则需要多于2000的样本量。事实上该研究只是确认了术后WBRT降低颅内复发率、并显示术后WBRT对减少因颅内复发导致脑衰竭及神经症状相关死亡的重要性。

另一项Ⅲ期研究来自日本JROSG-99-1。该研究包括1~4个病变的脑转移瘤,单纯SRS组1年颅内复发率较SRS+WBRT组高(P<0.001),而且更多的患者需要挽救治疗(P<0.001)[26]。而且,简易智能精神状态检查量表(MMSE)评价至出现恶化的平均时间SRS+WBRT组长于单纯SRS组(16.5个月对7.6个月,P=0.05)[27]。该项研究的主要缺陷在于将OS作为主要研究终点。术后辅助全脑放疗改善OS的证据有限。但该项研究证实了全脑放疗在降低脑转移治疗失败中的重要性,印证了Patchell等[25]的观点。

Muacevic等[28]对单发脑转移患者(KPS≥70,直径≤3cm,治疗后疾病稳定)单纯行SRS和手术+WBRT进行了随机对照研究。单纯SRS局部(P=0.06)和远转(P=0.04)均较差,但两组患者在神经系统相关死亡率或总生存率方面无差异。

EORTC-22952-26001研究结果将功能独立性评估作为主要研究终点[29]。在这项研究中,有1~3处脑转移灶的患者完成基本的手术或SRS治疗后随机分为全脑放疗和观察两组。全脑放疗并没有改善功能独立时间或总生存时间,但降低2年局部或其他部位脑转移概率约为30%,从而减少了16%的神经相关性死亡率。尽管两组间功能独立性时间无差异,但作者认为这可能与很多因素有关,包括功能状况评定的主观性、常规MRI影像未发现复发病灶,以及机体因素对神经功能状况的潜在影响。

最近,Chang等[30]报道了58例有1~3处脑转移灶的患者随机分为SRS和WBRT+SRS两组。主要研究终点为神经功能,治疗后4个月应用霍普金斯词汇学习测验-修订版标准来进行评估。他们发现治疗后4个月时联合治疗组学习和记忆功能均差于单纯SRS组。SRS组中位生存时间为15.2个月,而WBRT+SRS组则为5.7个月(P=0.003)。但局部控制(67%对45%,P=0.012)和颅内其他部位控制(100%对73%,P=0.02)单纯SRS组均差于WBRT+SRS组。对于这项研究,有下面几点值得商榷[31]。首先,本研究主要研究终点为神经功能,但作者未对基线神经功能或影响神经功能的其他因素进行分层分析。其次,作者仅应用单一测试方法在单一时间点对患者进行神经功能测定,对神经功能评价这样复杂的测试,选用多种测试方法在不同的时间点对患者进行测试更为理想。更重要的是,联合治疗组生存时间更短,这和之前提到的四项研究所报道的相似的生存时间有所不同。中位生存时间为5.7个月,离主要观察终点(4个月)不到2个月的时间,这段时间可能是很多患者认知功能恶化的时间[32,33]。尽管局控及颅内其他部位控制效果差但还有较长的生存期,这也是出乎意料的,可能的解释就是小型研究中的不合理随机分组所致。

总之,5项有关SRS加或不加WBRT的Ⅲ期研究中,就神经相关性死亡或颅内控制失败而言,有4项研究认为SRS+WBRT患者明显获益。很明显这些临床研究为我们提供了Ⅰ类证据:全脑放疗是术后或SRS后的标准治疗。

再程的WBRT

多发脑转移瘤WBRT有时会颅内控制失败,很有必要再程WBRT。Wong等[34]报道了86例患者再程的WBRT结果。首程的中位剂量是30Gy,再程的中位剂量是20Gy。70%的患者有了神经症状的改善,27%的患者完全缓解,43%部分缓解。大于20Gy的剂量和长期生存相关。只有一例患者出现痴呆,考虑和放射相关。

Son等[35]报道了类似的研究结果,17例患者接受再程全脑放射治疗。首程放疗中位剂量为35Gy,再程放疗中位剂量为21.6Gy。所有患者接受再程治疗后中

表 93.6　术后全脑照射的随机分组研究

研究	手术 + RT	单独手术	P 值
Patchell 等/肯塔基大学(n=95;单发病变)[25]			
主要终点(50.4Gy/28F)开颅手术			
脑肿瘤复发			
总的颅内复发	18%	70%	<0.001
仅原位复发	4%	33%	
仅远处复发	8%	24%	
原位及远处	6%	13%	
总远处复发	14%	37%	<0.01
总原位复发	10%	46%	<0.001
次要终点			
死亡原因			
神经系统	14%	44%	0.003
全身	84%	46%	<0.001
功能独立[a]	37 周	35 周	NS
总生存	48 周	43 周	NS
Aoyama 等/日本 JROSG-99-1(n=132;1~4 处病变)[26]			
主要终点(30Gy/10F)SRS			
总生存			
1 年[b]	39%	28%	NS
中位	7.5 个月	8.0 个月	NS
次要终点			
颅内复发(总)[b]	47%	76%	<0.001
功能保留[a,b]	34%	27%	NS
神经系统死亡	23%	19%	NS
需挽救治疗	10 例	29 例	<0.001
放射相关死亡			
急性	4 例	8 例	NS
慢性	7 例	3 例	NS
Muacevic 等/德国(n=70;1 处病变)[28]			
主要终点(40Gy/20F)	SRS 或开颅手术[c]		
总生存	9.5 个月	10.3 个月	NS
次要终点			
颅内复发			
原位复发(1 年)	3.4%	18%	0.06
远处复发(1 年)	3%	25.8%	0.04
Kocher 等/EORTC-22952-26001(n=359;1~3 处病变)[29]			
主要终点(30Gy/10F)SRS 或开颅手术			
功能独立性	9.5 个月	10 个月	NS
次要研究终点			
脑内肿瘤复发			
原位复发:SRS	31%	19%	0.040
远处复发:SRS	48%	33%	0.023
原位复发:S	59%	27%	<0.001
远处复发:S	42%	23%	0.008
无进展生存	4.6 个月	3.4 个月	NS
总生存	10.7 个月	10.9 个月	NS

(待续)

表 93.6(续)

研究	手术 + RT	单独手术	P 值
Chang 等/MDACC(n=58;1~3 处病变)[30]			
主要研究终点(30Gy/12F)SRS			
神经认知功能(HVLT-R 下降)	52%	24%	显著
次要研究终点			
局部控制(1 年)	100%	67%	0.012
颅内远处控制	73%	45%	0.02
总生存	5.7 个月	15.2 个月	0.003

F,分次数;NS,不显著;KPS,卡氏评分;RT,全脑照射;S,手术;SRS:立体定向外科放射治疗;HVLT-R:霍普金斯词汇学习测验-修订版;JROSG,日本放射肿瘤学会。

[a] 设定为 KPS≥70。

[b] 1 年统计率。

[c] 单独 SRS 对比开颅手术+全脑放射治疗。

位生存时间为 5.2 个月。颅外肿瘤控制稳定的患者,再程治疗后中位生存时间为 19.8 个月,而颅外肿瘤进展的患者则仅有 2.5 个月。80%的患者症状改善,但 70.5%的患者有急性中重度毒副反应。

总的来说,再程 WBRT 基本是安全的。由于 WBRT 之后脑转移复发及进展后生存率很差,再程 WBRT 一般推荐 20Gy,单次 1.8~2.0Gy。

放射治疗增敏剂

大部分脑转移患者最终死于全身疾病进展,但也有相当多的患者死于脑转移进展导致的神经系统衰竭。有多项试验(表 93.7)[25,36-43]研究放疗增敏是否可以提高放疗治疗脑转移的疗效,其中仅有少数试验显示放疗增敏剂可提高脑转移的近期疗效但不改善长期生存。替莫唑胺是一种含有烷化剂成分的中枢系统透过率很好的口服药物,可用于脑转移放疗的同期化疗,有 2 项研究的结果令人鼓舞,但仍需扩大样本进一步证实。替莫唑胺可以用于在脑转移瘤巨大而无法 SRS 治疗的患者 WBRT 同期化疗,其他放疗增敏剂只能用于前瞻性试验中。

脑转移瘤患者神经认知功能减退的原因分析

长久以来,脑放疗总被误认为是导致脑转移患者神经认知能力下降的主要原因。其中被误解最深的就是纪念斯隆-凯特琳癌症中心 DeAngelis 等[13]的研究,他们报告脑转移患者 WBRT 后有 11%发生放疗诱导的痴呆。实际上,这个 11%是被严重曲解的。这项研究中 47 例患者 WBRT 后存活 1 年以上,其中 5 例患者(11%)发生了严重的痴呆。但详细分析发现,这 5 例患者均有导致严重增加晚期放疗毒性的相关治疗史,包括过大的单次剂量或使用放疗增敏剂等。有 3 例患者每天接受 5~6Gy 的照射,1 例接受了单次剂量 6Gy 照射同步阿霉素治疗,只有 1 例为标准的常规 WBRT 放射治疗(30Gy/10F),但这例患者也同时使用了放疗增敏剂(lonidamine)。接受标准 WBRT(30Gy/10F)的患者没有 1 例出现痴呆。

11%的痴呆发生率的统计方法也受到质疑。尽管最初有 232 例患者入组,但仅研究了存活超过 1 年的 47 例患者,所以仅可以解释为生存超过 1 年的患者中有 11%患者有痴呆,这显然比大部分文献报道的存活时间长。实际上,该研究中放疗导致的痴呆率应为 2%(5/232),这个数字可能更能反映真实的风险。实际上, DeAngelis 等[44]进行的另一个大队列独立研究显示,放疗导致痴呆的风险是 1.9%~5.2%。本书作者认为这一水平的风险不足以证明 WBRT 会对脑转移长期生存患者的生活质量造成明显影响。

许多学者争议 WBRT 增加局控率但没有转化为生存获益,认为患者复发后再程 SRS 或暂缓 WBRT 是一种合理的治疗方案。事实上,WBRT 可以改善患者的神经认知功能,而脑转移的复发和进展则在很大程度上降低患者的神经认知功能[45]。Regine[46]等(RTOG-91-04)的分析证明,接近 1/3 的脑转移患者 WBRT 后 MMSE 评分改善;且局控差的脑转移患者,MMSE 评分平均降低 6 分。

DeAngelis 等[13]以及其他利用 MMSE 评分的研究并没有采用精确的神经认知功能测试。一些精细的神

表 93.7　脑转移放疗增敏剂的选择性随机实验

作者/研究组	方案	反应率(%)	P	中位生存	P值
Komarnicky 等/ RTOG 79-16[39] (n=859)	RT(30Gy/10F)	45[a]	NS	4.5 个月	NS
	RT + 米索硝唑	42[a]	NS	3.9 个月	NS
	RT(30Gy/6F)	42[a]		4.1 个月	
	RT + 米索硝唑	45[a]		3.1 个月	
Ushio 等/日本[42](n=88)	RT(40Gy/20F)	36	<0.05	27 周	NS
	RT + 硝基呋喃	69		31 周	
	RT + 硝基呋喃 + 替加氟	74		29 周	
Phillips 等/RTOG-89-05(n=72)	RT(37.5Gy/15F)	50	NS	6.1 个月	NS
	RT + BrdUrd	63		4.3 个月	
Guerrieri 等/澳大利亚[37]b(n=42)	RT(20Gy/5F)	10	NS	4.4 个月	NS
	RT + 卡铂	29		3.7 个月	
Antonadou 等/希腊[36](n=52)	RT(40Gy/20F)	67	0.017	7.0 个月	NS
	RT + 替莫唑胺	96		8.6 个月	
Verger 等/西班牙[43](n=82)	RT(30Gy/10F)	54[c]	0.03	3.1 个月	NS
	RT + 替莫唑胺	72[c]		4.5 个月	
Mehta 等/SMART 试验[40](n=401)	RT(30Gy/10F)	51	NS	4.9 个月	NS
	RT + MGd	46		5.2 个月	
Suh 等/REACH 试验[41](n=515)	RT(30Gy/10F)	38	NS	4.4 个月	NS
	RT + 乙丙昔罗	46		5.4 个月	
Knisely 等[38]/RTOG-01-18(n=175)	RT(37.5Gy/15F)			3.9 个月	NS
	RT + 反应停			3.9 个月	

RTOG，肿瘤放射治疗学会；RT，全脑照射；NS，不显著；F，分次数；BrdUrd，溴脱氧尿苷；MGd，莫特沙芬钆；.KPS，卡氏评分。

[a] 卡氏评分 90~100 的存活时间百分比。

[b] 只在肺癌患者中。

[c] 脑转后 90 天缓解。

经功能障碍可能的确是 WBRT 引起的，但最近一些研究的精确测量表明脑肿瘤（包括原发、复发或进展）对于神经认知下降影响更大。在一项大的关于莫特沙芬钆的 Ⅲ 期实验中，神经认知电池实验证实 21%~65.1%的脑转移患者的记忆唤醒、记忆认知、记忆延迟唤醒、言语流畅、手指插板康复以及管理功能[47]等在进行 WBRT 之前就已经下降，且 WBRT 后颅内病变进展的患者评分相比其他患者更差。

有说服力的数据表明，许多非放疗因素，如抗癫痫药物、苯二氮䓬类、阿片类、化疗、颅骨切除术以及颅内肿瘤等都显著影响患者的认知功能[48–52]。

抗癫痫药物

脑转移患者初诊时大部分都开始预防使用抗癫痫药物，这实际上是预防脑转移患者神经认知功能下降的一个重要因素。抗癫痫药物是熟知的可降低生活质量以及神经认知功能的药物。Klein 等[50]对 156 例低级别神经胶质瘤患者（85%有癫痫发作）的研究中，将癫痫和生活质量以及认知功能下降关联起来。Klein 的结果令人信服地表明，抗癫痫药物用量的增加（甚至包括癫痫发作减少）和生活质量以及神经认知功能下降相关。

在 4 项阴性随机实验的研究结果基础上，美国神经科学协会建议初诊脑转移瘤但没有癫痫发作的患者不要预防使用抗癫痫药物[53]。对于已经预防性应用抗癫痫药物的患者，安全的做法是应逐渐减量直至停药。

脊髓压迫(MSCC)

美国每年大约有超过 20 000 例的脊髓转移瘤压迫患者，在所有恶性肿瘤患者中发生率为 5%~14%[54,55]。

MSCC是恶性肿瘤的急症并发症,需要紧急医疗介入,而且即使有创性治疗也经常无法取得令人满意的效果。大部分MSCC患者生存时间有限,1/3的患者生存可达1年以上[56],一般不推荐有创性检查,主要考虑保守或改善生活质量的检查和治疗。

病理生理学

MSCC的3种发生途径包括:①椎骨转移持续生长蔓延导致硬膜外压迫;②脊椎外肿瘤侵入神经孔;③椎骨破坏造成椎体塌陷骨碎片进入髓外间隙。

MSCC导致脊髓损伤的主要病理生理学机制是脊髓血管的侵犯和破坏:硬膜外肿瘤的扩张导致硬膜外静脉丛压迫或局部转移病灶压迫血管增加静脉丛血管内压导致脊髓水肿;血管内渗透压升高和脊髓水肿进一步加重小动脉压迫,微血管血流减少,白质缺血;长期缺血最终导致白质功能丧失,形成脊髓功能永久损害[57]。

临床表现、诊断和预后

绝大部分MSCC患者有肿瘤病史。Fuller等[58]的综述中研究了超过1000例MSCC患者,最常见的类型是乳腺癌(29%)、肺癌(17%)和前列腺癌(14%),反映出这些肿瘤患者MSCC的高发性。在癌症患者中,新出现背痛的患者需要仔细检查,甚至之前没有癌症病史,但出现进行性加重的腰背疼痛、大小便失禁和截瘫的患者,在高风险人群中如长期吸烟患者都要怀疑存在MSCC的可能。MSCC患者的最常见受累是胸椎(59%~78%)、腰椎(16%~33%)和颈椎(4%~15%),高达一半的患者出现多部位受累[58-60]。背痛是最常见的症状(88%~96%),其次是乏力(76%~86%)、感觉异常(51%~80%)和自主神经功能缺失(40%~64%)[59,61-65]。

MRI是脊柱影像的标准检查,其在诊断MSCC方面具有很高的敏感性(93%)、特异性(97%)以及准确性(95%)[66,67]。由于MSCC可能有同时性、多发性,在怀疑MSCC的患者中需行全脊髓的平扫或增强MRI[68]。高分辨CT或CT脊髓重建成像可以用于有MRI检查禁忌的患者。

预后因素和以上所述的脑转移患者类似。其中最重要的一个因素是起病时的缓急程度。其他的预后因素包括肿瘤对放射是否敏感(如多发骨髓瘤、生殖细胞肿瘤、小细胞癌)以及治疗前的活动功能。在Rades等[69]进行的一项98例MSCC患者的前瞻性研究中,多因素分析显示,从最初症状出现发展到运动功能障碍时间被认为是评估运动功能恢复的最密切的一项预后因素($P<0.001$)。这项队列分析依据放疗前运动功能障碍出现的时间分为3组:A组:1~7天;B组:8~14天;C组:>14天。治疗后非卧床率分别为35%、55%和86%($P<0.001$),症状改善率分别为10%、29%和86%($P=0.026$)。另一个与治疗后运动能力恢复独立相关的预后因素是较轻的症状($P=0.005$)和治疗前运动状态的评分($P=0.076$)。结果显示,急性进展的脊髓功能恶化常提示脊髓不可逆的损伤,只有10%的A组患者症状改善。因此,MSCC早期诊断和治疗非常重要。

激素

皮质激素在诊断考虑MSCC时即应尽早使用,可以在影像学证实之前,若诊断不成立也可以及时停药。激素能迅速缓解脊髓水肿,为抗肿瘤治疗争取时间。多项回顾性分析显示皮质激素对MSCC有效,只有Sorensen等[70]的一项前瞻性随机对照研究($n=57$)显示大剂量皮质激素对实体瘤MSCC患者的脊髓功能恢复有益。治疗方案包括静脉给予96mg的地塞米松负荷量,之后连续3天每天96mg口服以及10天逐渐减量,对照组不应用激素,结果显示3个月以及6个月活动能力恢复比率为81%对63%以及59%对33%($P<0.05$),显示大剂量激素治疗对患者有利。

皮质激素的最佳维持剂量尚不清楚。Vecht等[71]报道了唯一的一项随机研究($n=37$),比较了MSCC患者的皮质激素的用量,但这篇研究仅比较了静脉的两个累积剂量10mg和100mg,之后均每天口服16mg,两组症状均明显改善($P<0.001$),疼痛、活动、膀胱功能恢复两组无差异。

皮质激素剂量太高有明显的不良反应,Sorensen等[70]Ⅲ期研究报道了治疗组11%的患者出现严重并发症。Heimdal等[72]报道了28例每天静脉给予96mg地塞米松的患者中14.3%出现严重胃肠道副作用,包括1例致死性溃疡出血、1例直肠出血以及2例小肠穿孔。随后研究的38例患者地塞米松剂量减到每天16mg,没有一例出现严重并发症($P<0.05$)。重要的是两组间活动能力改善率无明显差异。

基于以上数据,静脉给予10mg地塞米松负荷量后每6~8小时4~6mg的维持量是足够的。糖皮质激素有较好的口服生物利用度,患者可以在24~48h后改为口服给药。而且患者可以同时使用质子泵抑制剂预防消化道溃疡。尽管没有随机分组试验来研究接受激素治疗的患者应用 PPI 能起保护作用，但有多项Ⅲ期随机分组研究证明在使用非甾体类抗炎药物 NSAID 的患者中预防使用 PPI 能预防消化性溃疡[73]。NSAID 以及激素类药物均通过降低黏膜保护性前列腺素水平导致消化道黏膜损伤。因此，可以推断 PPI 能对应用激素患者的胃肠道黏膜起保护性作用。尤其有的消化道副作用是致命的。口服抑酸药半衰期短，每天需要摄入量大，应避免长期应用。非处方抗酸制剂的大量使用会导致钙补充剂需要的增加，从而成为近年来乳-碱综合征发病率上升和高钙血症发生的重要原因[74,75]。

手术

放疗对于放疗不敏感肿瘤的起效需要很多天，也不能稳定脊柱，而手术可以迅速解除压迫并能同时稳定脊柱。一些研究机构并不采取手术，因为一些回归性分析以及一项小的随机分组试验结果显示手术+放疗相比单独放疗并没有更多益处。Young 等[76]随机分组研究了 29 例 MSCC 患者，一组减压椎板切除手术后行放疗，一组仅做放疗。尽管这项研究显示手术在疼痛缓解、运动功能或括约肌功能恢复方面并无获益，但单就这项小样本研究很难下定论。所有这些研究均采用后联合椎板部分切除术，而大部分 MSCC 病灶累及椎体前半部[54]，因此，椎板切除术并不能有效缓解压迫，或许还会加重脊椎不稳。

最近，多位学者提倡直接手术解除压迫，去除肿瘤以及通过器械稳定脊椎等，以期改善单独放疗的结果。Patchell 等[77]报道了第一个Ⅲ期随机分组试验评价对 MSCC 患者直接进行去压迫手术(表 93.8)。研究比较了单纯放疗(标准的 30Gy/10F)以及诊断后 24 小时内进行减压固定手术再进行上述同样的放疗（术后 2 周内）。因主要研究终点行动功能改善效果明显试验提前终止，最终在每个观察终点均得到了显著性差异，手术组均占明显优势。对于没有活动能力的患者，联合治疗有更多机会在治疗后可以保留活动能力。

表 93.8 Patchell 等Ⅲ期试验[77]研究 MSCC 患者的主要发现

	手术加放疗中值(n=50)	单独放疗中值(n=51)	*P* 值
主要观察终点			
行走能力			
率(%)	84%(42/50)	57%(29/51)	0.001
时间(天)	122 天	13 天	0.003
次要终点			
二便控制能力	156 天	17 天	0.016
ASIA 评分稳定时间[a]	566 天	72 天	0.001
Frankel 评分稳定时间[a]	566 天	72 天	0.0006
总生存	126 天	100 天	0.033
其他终点			
吗啡类中位日用量[b]	0.4mg	4.8mg	0.002
地塞米松中位日用量[b]	1.6mg	4.2mg	0.0093
研究中有行动能力患者			
行走能力(维持)			
率	94%(32/34)	74%(26/34)	0.024
时间	153 天	54 天	0.024
研究中无行动能力患者			
行走能力(重新获得)			
率	62%(10/16)	19%(3/16)	0.012
时间	59 天	0	0.04

ASIA，美国脊椎损伤学会。

[a] 脊椎损伤后测量评分。

[b] 转化为等效剂量。

大小便功能、美国脊髓损伤(ASIA)以及Frankel评分(伤后脊椎评分)、中位生存、地塞米松以及吗啡类药物的中位日用量,手术组均较好。

若能手术,患者应在进行手术减压稳定脊柱后行放疗,甚至那些放疗敏感的肿瘤,手术都可以稳定脊柱。因此,所有MSCC患者都应由手术医生做评估。有效的多学科合作对于MSCC患者的评估和处理非常重要。

放射治疗

姑息性放疗被认为是MSCC患者的标准治疗。尽管最常用的治疗方案是30Gy/10F,但已经报道了多种分割方式,足以反映肿瘤患者及肿瘤组织的异质[66]。至今为止,最大的一项试验是Rades等[78]报道的1304例MSCC患者的试验。患者被分为5个方案组:8Gy×1F,1天(n=261,1组),4Gy×5F,1周(n=279,2组),3Gy×10F,2周(n=274,3组),2.5Gy×15F,3周(n=233,4组),2Gy×20F,4周(n=257,5组)。所有组治疗后均有类似的活动能力保持率(63%~74%)和运动功能改善率(26%~31%)。野内复发率随治疗时间的延长而逐渐降低。1,2,3,4,5组2年野内复发率分别为24%、26%、14%、9%以及7%(P<0.001)。因此,他们推荐单次8Gy的方案适合于预期生存时间短的患者,而其他患者仍然推荐30Gy/10F。

Maranzano等[56,79]报道了唯一一篇关于MSCC患者放疗方案的随机分组研究。他们比较了两组短程大分割放疗(8Gy×1F→休息6天→8Gy×1F;16Gy一周完成)和分割治疗(5Gy×3F→休息4天→3Gy×5F;30Gy,2周完成)。结果显示两种方案背痛缓解 (56%对59%),运动功能保持(68%对71%)和膀胱功能保持(90%对89%)均相似。因此该研究推荐8Gy×2F治疗方案。但临床医生在应用该推荐方案时应注意。当限定该治疗有效性为运动功能及括约肌功能恢复时,治疗成功率分别降至29%和14%。该研究中可能存在的混杂因素包括组织学类型、一般状况和非标准的大分割放疗等对疗效的影响[80]。发展成截瘫而无野内复发的患者约5%, 不除外是放疗相关的迟发反应引起的,但学者没有进一步分析。基于上述结果,作者又设计了另一项随机对照研究, 患者预期生存时间≤6个月,对照研究8Gy×1次,8Gy×1次→休息6天→8Gy×1次;16Gy,1周,两组的平均有效维持时间和生存时间均相似,通过该项研究,作者认为,8Gy×1次放疗可作为患者不良反应且治疗无需间断的有效姑息治疗手段[79]。该推荐也应注意,尤其对于那些初治或有较好预期的患者。这两项研究均未与30Gy/10F的标准方案进行对照。

对于实体瘤导致MSCC的患者接受放疗,30Gy/10F考虑为标准治疗。更短一些的分次方案,如8Gy×1F或4Gy×5F仅考虑用于明显进展并对系统治疗抗拒的患者。这些短期方案应避免用于新诊断、首次化疗的患者,因为这类患者病情多样且难以判断预料。化疗可用于新诊断、一般状况较好以及化疗敏感的肿瘤(如淋巴瘤、多发骨髓瘤和生殖细胞瘤),但这仍不是公认的标准治疗。若为无法切除或无法手术的肿瘤,或有较好的一般状况,寡转移以及原发疾病控制,可考虑进一步增强治疗。低于30Gy的总剂量对于肿瘤的长期控制还是不够。一些类似IMRT或SBRT可以考虑增加总剂量(图93.2)。但由于IMRT和SBRT价格昂贵,并不推荐常规应用,相比常规实施照射,中位生存在6个月或更短的患者仅有微小获益。

短期大分割放疗的注意事项

推荐大分割方案治疗MSCC (如8Gy×2F或4Gy×5F) 经常会有个误区, 即将这个方案的安全性等同于骨、肺转移方案,并用类似的标准来评价MSCC患者的应用。进行性加重的骨转移患者,疼痛的加重需要不停增加止痛药物,无论之前是否放疗过(如8Gy×1F),可再行放疗。而用于进行性加重的MSCC患者的适应证则是疼痛加重、瘫痪和大小便失禁,这些可能很快导致患者死亡的症状。部分研究表明,单次照射对于骨转移的患者可能有更高的再治疗率,对于MSCC患者的单次照射要谨慎[81]。

MSCC以及放疗诱导的脊髓损伤的主要机制均是血管损伤引起的缺血[82]。许多研究建立了高分次剂量对血管影响的学说。SRS单次8Gy即可引起动静脉结构变形闭塞,并且可能在放疗后6个月甚至更早就出现[83]。短程大分割治疗的应用可能会导致已经受压的脊髓放射性脊髓病阈值更低。Chow等[84]指出,肿瘤医生对于生存时间的推断并不是永远正确。随着系统性治疗改善了远转患者的病情,我们预测的生存时间准确性无疑会不准。因此,这些短疗程放疗应避免常规应用,除非肿瘤是化疗抗拒的,并有确切的证据提示患者预期寿命很短。

儿童脊髓受压

儿童MSCC患者的脊髓受压和成年人不同。儿童

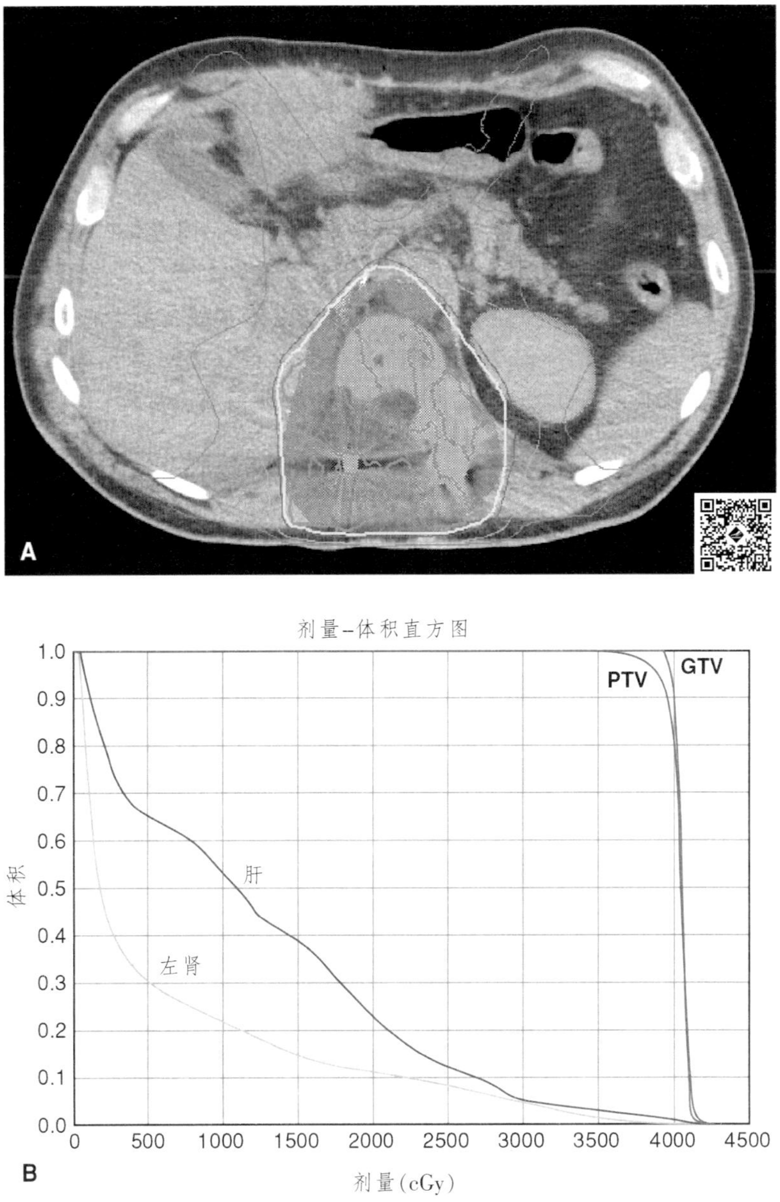

图 93.2　(A) Ⅰ期肾细胞癌肾切除术后 5 年，1 例患者出现进行性加重的中后背疼痛。MRI 提示脊椎 T11~T12 右侧椎旁肿块侵犯 T12 椎体两侧以及神经孔导致 T12 脊髓受压。患者完成了大体肿物切除以及脊椎固定术。结果为单独的肾细胞肾癌复发造成的椎体疾病。中度慢性肾功能不全，肌酐 2.1mg/dL。IMRT 计划降低了左肾受量。图片节选了 IMRT 计划中轴位 CT 图像，红色和蓝色分别代表肿瘤靶区(GTV)以及计划靶区(PTV)。(B) IMRT 计划的剂量体积图，PTV(GTV 外放 1cm)剂量为 40Gy/20F。外放成 PTV 后稍修改，椎体左侧缘紧靠左肾边缘修为 8mm。

常患肿瘤的组织学类型(如神经母细胞瘤、Wilms 瘤、Ewing 肉瘤)在成人中很少见。在成人，大部分 MSCC 是由椎体转移瘤直接侵入硬膜外腔引起的，而儿童则常是肿瘤直接侵犯神经孔，形成特征性的“哑铃(dumbbell)”状肿瘤。化疗为治疗儿童 MSCC 的主要治疗[85]。

神经母细胞瘤是儿童 MSCC 最常见的组织学类型[86]。Hayes 等[87](报道 9 例神经母细胞瘤、5 例 Ewing 肉瘤)和 Sanderson 等[88](报道 4 例神经母细胞瘤)的报道显示，所有病例经单独化疗可完全恢复脊髓功能。法国儿童肿瘤学会(French Society of Pediatric Oncology) NBL-90 治疗组报道了 42 例非远转神经母细胞瘤直接侵犯导致 MSCC[89]。所有患者均初始即用化疗，侵犯脊椎的肿瘤退缩，避免了手术，受损的神经系统功能分别改善了 58%、60%以及 92%，仅 6 例(15%)患者遗留了严重的神经系统后遗症。

急诊手术只适用于在开始化疗或化疗中神经症状迅速加重时，大多数情况下是在可靠的化疗之后。在稳定或症状较轻的患者中，化疗可以避免手术，手术可能带来长期的骨骼畸形。放疗仅用于多种治疗方案后失败进展的患者，无论最初的治疗是化疗和(或)手术后神经症状进展，以及难以手术的原发椎体肿瘤(如原发椎体的 Ewing 肉瘤)。

髓内转移瘤

髓内转移瘤(ISCM)少见，仅占髓内肿瘤的 1%。

13. DeAngelis LM, Delattre JV, Posner JB. Radiation-induced dementia in patients cured of brain metastases. *Neurology* 1989;39:789–796.
14. Mintz AH, Kestle J, Rathbone MP, et al. A randomized trial to assess the efficacy of surgery in addition to radiotherapy in patients with a single cerebral metastasis. *Cancer* 1996;78:1470–1476.
15. Noordijk EM, Vecht CJ, Haaxma-Reiche H, et al. The choice of treatment of single brain metastasis should be based on extracranial tumor activity and age. *Int J Radiat Oncol Biol Phys* 1994;29:711–717.
16. Patchell RA, Tibbs PA, Walsh JW, et al. A randomized trial of surgery in the treatment of single metastases to the brain. *N Engl J Med* 1990;322:494–500.
17. Kondziolka D, Patel A, Lunsford LD, et al. Stereotactic radiosurgery plus whole brain radiotherapy versus radiotherapy alone for patients with multiple brain metastases. *Int J Radiat Oncol Biol Phys* 1999;45:427–434.
18. Chougule PB, Burton-Williams M, Saris S, et al. Randomized treatment of brain metastases with gamma knife radiosurgery, whole brain radiotherapy or both. *Int J Radiat Oncol Biol Phys* 2000;48:114.
19. Andrews DW, Scott CB, Sperduto PW, et al. Whole brain radiation therapy with and without stereotactic radiosurgery boost for patients with one to three brain metastases: phase III results of the RTOG 9508 randomized trial. *Lancet* 2004;363:1665–1672.
20. Elveen T, Andrews DW. Summary of RTOG 95-01 phase III randomized trial of whole brain radiation with and without stereotactic radiosurgery boost, including presentation of a clinical case study. *Am J Oncol Rev* 2004;3:592–600.
21. Sneed PK, Suh JH, Goetsch SJ, et al. A multi-institutional review of radiosurgery alone vs. radiosurgery with whole brain radiotherapy as the initial management of brain metastases. *Int J Radiat Oncol Biol Phys* 2002;53:519–526.
22. Sneed PK, Lamborn KR, Forstner JM, et al. Radiosurgery for brain metastases: is whole brain radiotherapy necessary? *Int J Radiat Oncol Biol Phys* 1999;43: 549–558.
23. Regine WF, Huhn JL, Patchell RA, et al. Risk of symptomatic brain tumor recurrence and neurologic deficit after radiosurgery alone in patients with newly diagnosed brain metastases: results and implications [Erratum in: *Int J Radiat Oncol Biol Phys* 2002;53:259.] *Int J Radiat Oncol Biol Phys* 2002;52:333–338.
24. Manon R, O'Neill A, Knisely J, et al. Phase II trial of radiosurgery for one to three newly diagnosed brain metastases from renal cell carcinoma, melanoma, and sarcoma: an Eastern Cooperative Oncology Group study (E 6397). *J Clin Oncol* 2005;23:8870–8876.
25. Patchell RA, Tibbs PA, Regine WF, et al. Postoperative radiotherapy in the treatment of single metastases to the brain: a randomized trial. *JAMA* 1998;280: 1485–1489.
26. Aoyama H, Shirato H, Tago MK, et al. Stereotactic radiosurgery plus whole-brain radiation therapy vs stereotactic radiosurgery alone for treatment of brain metastases. *JAMA* 2006:295:2483–2491.
27. Aoyama H, Tago M, Kato N, et al. Neurocognitive function in patients with brain metastasis who received either who whole brain radiotherapy plus stereotactic radiosurgery or radiosurgery alone. *Int J Radiat Oncol Biol Phys* 2007;68:1388–1395.
28. Muacevic A, Wowra B, Siefert A, et al. Microsurgery plus whole brain irradiation versus Gamma Knife surgery alone for treatment of single metastases to the brain: a randomized controlled multicentre phase III trial. *J Neurooncol* 2008; 87:299–307.
29. Kocher M, Soffietti R, Abacioglu U, et al. Adjuvant whole-brain radiotherapy versus observation after radiosurgery or surgical resection of one to three cerebral metastases: results of the EORTC 22952-26001 study. *J Clin Oncol* 2011: 29(2):134–141.
30. Chang EL, Wefel JS, Hess KR, et al. Neurocognition in patients with brain metastases treated with radiosurgery or radiosurgery plus whole-brain irradiation: a randomized controlled trial. *Lancet Oncol* 2009:10(11):1037–1044.
31. Mahmood U, Kwok Y, Regine WF, et al. Whole-brain irradiation for patients with brain metastases: still the standard of care. *Lancet Oncol* 2010;11:221–222.
32. Lawlor PG, Gagnon B, Mancini IL, et al. Occurrence, causes, and outcome of delirium in patients with advanced cancer. *Arch Intern Med* 2000;160:786–794.
33. Pereira J, Hanson J, Bruera E. The frequency and clinical course of cognitive impairment in patients with terminal cancer. *Cancer* 1997;79(4):835–842.
34. Wong WW, Schild SE, Sawyer TE, et al. Analysis of outcome in patients reirradiated for brain metastases. *Int J Radiat Oncol Biol Phys* 1996;34:585–590.
35. Son CH, Jimenez R, Niemierko A, et al. Outcomes after whole brain re-irradiation in patients with brain metastases. *Int J Radiat Oncol Biol Phys* 2012;82(2):e167–e172.
36. Antonadou D, Paraskevaidis M, Sarris G, et al. Phase II randomized trial of temozolomide and concurrent radiotherapy in patients with brain metastases. *J Clin Oncol* 2002;20:3644–3650.
37. Guerrieri M, Wong K, Ryan G, et al. A randomised phase III study of palliative radiation with concomitant carboplatin for brain metastases from non-small cell carcinoma of the lung. *Cancer* 2004;46:107–111.
38. Knisely JPS, Berkey B, Chakravarti A, et al. A phase III study of conventional radiation therapy plus thalidomide versus conventional radiation therapy for multiple brain metastases (RTOG 0118). *Int J Radiation Oncology Biol Phys* 2008: 71(1):79–86.
39. Komarnicky LT, Phillips TL, Martz K, et al. A randomized phase III protocol for the evaluation of misonidazole combined with radiation in the treatment of patients with brain metastases (RTOG-7916). *Int J Radiat Oncol Biol Phys* 1991;20:53–58.
40. Mehta MP, Rodrigus P, Terhaard CH, et al. Survival and neurologic outcomes in a randomized trial of motexafin gadolinium and whole-brain radiation therapy in brain metastases. *J Clin Oncol* 2003;21:2529–2536.
41. Suh JH, Stea B, Nabid A, et al. Phase III study of efaproxiral as an adjunct to whole-brain radiation therapy for brain metastases. *J Clin Oncol* 2006;24:106–114.
42. Ushio Y, Arita N, Hayakawa T, et al. Chemotherapy of brain metastases from lung carcinoma: a controlled randomized study. *Neurosurgery* 1991;28:201–205.
43. Verger E, Gil M, Yaya R, et al. Temozolomide and concomitant whole brain radiotherapy in patients with brain metastases: a phase II randomized trial. *Int J Radiat Oncol Biol Phys* 2005;61:185–191.
44. DeAngelis LM, Mandell LR, Thaler T, et al. The role of postoperative radiotherapy after resection of single brain metastases. *Neurosurgery* 1989;24:798–805.
45. Taylor BV, Buckner JC, Cascino TL, et al. Effects of radiation and chemotherapy on cognitive function in patients with high-grade glioma. *J Clin Oncol* 1998;16: 2195–2201.
46. Regine WF, Scott C, Murray K, et al. Neurocognitive outcome in brain metastases patients treated with accelerated-fractionation vs. accelerated-hyperfractionated radiotherapy: an analysis from Radiation Therapy Oncology Group Study 91-04. *Int J Radiat Oncol Biol Phys* 2001;51:711–717.
47. Meyers CA, Smith JA, Bezjak A, et al. Neurocognitive function and progression in patients with brain metastases treated with whole-brain radiation and motexafin gadolinium: results of a randomized phase III trial. *J Clin Oncol* 2004;22:157–165.
48. Brezden CB, Phillips KA, Abdolell M, et al. Cognitive function in breast cancer patients receiving adjuvant chemotherapy. *J Clin Oncol* 2000;18:2695–2701.
49. Klein M, Engelberts NH, van der Ploeg HM, et al. Epilepsy in low-grade gliomas: the impact on cognitive function and quality of life. *Ann Neurol* 2003;54:514–520.
50. Klein M, Heimans JJ, Aaronson NK, et al. Effect of radiotherapy and other treatment-related factors on mid-term to long-term cognitive sequelae in low-grade gliomas: a comparative study. *Lancet* 2002;360(9343):1361–1368.
51. Sonderkaer S, Schmiegelow M, Carstensen H, et al. Long-term neurological outcome of childhood brain tumors treated by surgery only. *J Clin Oncol* 2003;21: 1347–1351.
52. Zacny JP, Gutierrez S. Characterizing the subjective, psychomotor, and physiological effects of oral oxycodone in non-drug-abusing volunteers. *Psychopharmacology (Berl)* 2003;170:242–254.
53. Glantz MJ, Cole BF, Forsyth PA, et al. Practice parameter: anticonvulsant prophylaxis in patients with newly diagnosed brain tumors: report of the Quality Standards Subcommittee of the American Academy of Neurology. *Neurology* 2000;54:1886–1893.
54. Byrne TN. Spinal cord compression from epidural metastases. *N Engl J Med* 1992; 327:614–619.
55. Quinn JA, DeAngelis LM. Neurologic emergencies in the cancer patient. *Semin Oncol* 2000;27:311–321.
56. Maranzano E, Bellavita R, Rossi R, et al. Short-course versus split-course radiotherapy in metastatic spinal cord compression: results of a phase III, randomized, multicenter trial. *J Clin Oncol* 2005;23:3358–3365.
57. Kato A, Ushio Y, Hayakawa T, et al. Circulatory disturbance of the spinal cord with epidural neoplasm in rats. *J Neurosurg* 1985;63:260–265.
58. Fuller BG, Heiss JD, Oldfield EH. Spinal cord compression. In: DeVita VT, Hellman S, Rosenberg SA, eds. *Cancer: principles and practice of oncology.* Philadelphia, PA: Lippincott Williams & Wilkins, 2001:2617–2633.
59. Heldmann U, Myschetzky PS, Thomsen HS. Frequency of unexpected multifocal metastasis in patients with acute spinal cord compression. Evaluation by low-field MR imaging in cancer patients. *Acta Radiol* 1997;38:372–375.
60. Schiff D, O'Neill BP, Wang CH, et al. Neuroimaging and treatment implications of patients with multiple epidural spinal metastases. *Cancer* 1998;83:1593–1601.
61. Gilbert RW, Kim JH, Posner JB. Epidural spinal cord compression from metastatic tumor: diagnosis and treatment. *Ann Neurol* 1978;3:40–51.
62. Maranzano E, Latini P, Checcaglini F, et al. Radiation therapy in metastatic spinal cord compression: a prospective analysis of 105 consecutive patients. *Cancer* 1991;67:1311–1317.
63. Martenson JA, Evans RG, Lie MR, et al. Treatment outcome and complications in patients treated for malignant epidural spinal cord compression (SCC). *J Neurooncol* 1985;3:77–84.
64. Torma T. Malignant tumors of the spine and spinal epidural space: a study based on 250 histologically verified cases. *Acta Chir Scand* 1957;225:1–176.
65. Helweg-Larsen S, Sorensen PS. Symptoms and sings in metastatic spinal cord compression: a study of progression from first symptom until diagnosis in 153 patients. *Eur J Cancer* 1994;30A:396.
66. Larson DA, Rubenstein JL, McDermott MW. Treatment of metastatic cancer. In: DeVita VT, Hellman S, Rosenberg SA, eds. *Cancer: principles and practice of oncology.* Philadelphia, PA: Lippincott Williams & Wilkins, 2005:2323–2336.
67. Loughrey GJ, Collins CD, Todd SM, et al. Magnetic resonance imaging in the management of suspected spinal canal disease in patients with known malignancy. *Clin Radiol* 2000;55:849–855.
68. Loblaw DA, Laperriere NJ. Emergency treatment of malignant extradural spinal cord compression: an evidence-based guideline. *J Clin Oncol* 1998;16:1613–1624.
69. Rades D, Heidenreich F, Karstens JH. Final results of a prospective study of the prognostic value of the time to develop motor deficits before irradiation in metastatic spinal cord compression. *Int J Radiat Oncol Biol Phys* 2002;53:975–979.
70. Sorensen S, Helweg-Larsen S, Mouridsen H, et al. Effect of high-dose dexamethasone in carcinomatous metastatic spinal cord compression treated with radiotherapy: a randomised trial. *Eur J Cancer* 1994;30A:22–27.
71. Vecht CJ, Haaxma-Reiche H, van Putten WL, et al. Initial bolus of conventional versus high-dose dexamethasone in metastatic spinal cord compression. *Neurology* 1989;39:1255–1257.
72. Heimdal K, Hirschberg H, Slettebo H, et al. High incidence of serious side effects of high-dose dexamethasone treatment in patients with epidural spinal cord compression. *J Neurooncol* 1992;12:141–144.
73. Lai KC, Lam SK, Chu KM, et al. Lansoprazole for the prevention of recurrences of ulcer complications from long-term low-dose aspirin use. *N Engl J Med* 2002; 346:2033–2038.
74. Scofield RH. Milk-alkali syndrome. Available at: http://www.emedicine.com/med/topic1477.htm.
75. Ziegler R. Hypercalcemic crisis. *J Am Soc Nephrol* 2001;12:S3–S9.
76. Young RF, Post EM, King GA. Treatment of spinal epidural metastases: randomized prospective comparison of laminectomy and radiotherapy. *J Neurosurg* 1980;53:741–748.
77. Patchell RA, Tibbs PA, Regine WF, et al. Direct decompressive surgical resection in the treatment of spinal cord compression caused by metastatic cancer: a randomised trial. *Lancet* 2005;366:643–648.
78. Rades D., Stalpers LJ, Veninga T, et al. Evaluation of five radiation schedules and prognostic factors for metastatic spinal cord compression. *J Clin Oncol* 2005;23: 3366–3375.
79. Maranzano E, Trippa F, Casale M, et al. 8 Gy single-dose radiotherapy is effective in metastatic spinal cord compression: results of a phase III randomized multicentre Italian trial. *Radiother Oncol* 2009:93:174–179.
80. Kwok Y, Regine WF, Patchell RA. Radiation therapy alone for spinal cord compression: time to improve upon a relatively ineffective status quo. *J Clin Oncol* 2005; 23:3308–3310.
81. Wu JS, Wong R, Johnston M, et al. Meta-analysis of dose-fractionation radio-

therapy trials for the palliation of painful bone metastases. *Int J Radiat Oncol Biol Phys* 2003;55:594–605.
82. St Clair WH, Arnold SM, Sloan AE, et al. Spinal cord and peripheral nerve injury: current management and investigations. *Semin Radiat Oncol* 2003;13:322–332.
83. Flickinger JC, Pollock BE, Kondziolka D, et al. A dose-response analysis of arteriovenous malformation obliteration after radiosurgery. *Int J Radiat Oncol Biol Phys* 1996;36:873–879.
84. Chow E, Davis L, Panzarella T, et al. Accuracy of survival prediction by palliative radiation oncologists. *Int J Radiat Oncol Biol Phys* 2005;61:870–873.
85. Klein SL, Sanford SA, Muhlbauer MS. Pediatric spinal epidural metastases. *J Neurosurg* 1991;74:70–75.
86. Phillips TL, Scott CB, Leibel SA, et al. Results of a randomized comparison of radiotherapy and bromodeoxyuridine with radiotherapy alone for brain metastases: report of RTOG trial 89–05. *Int J Radiat Oncol Biol Phys* 1995;33:339–348.
87. Hayes FA, Thompson EI, Hvizdala E. Chemotherapy as an alternative to laminectomy and radiation in the management of epidural tumor. *J Pediatr* 1984;104: 221–224
88. Sanderson IR, Pritchard J, Marsh HT. Chemotherapy as the initial treatment of spinal cord compression due to disseminated neuroblastoma. *J Neurosurg* 1989;70:688–690.
89. Plantaz D, Rubie H, Michon J, et al. The treatment of neuroblastoma with intraspinal extension with chemotherapy followed by surgical removal of residual disease. A prospective study of 42 patients—results of the NBL 90 Study of the French Society of Pediatric Oncology. *Cancer* 1996;78:311–319.
90. Kalayci M, Cagavi F, Gul S, et al. Intramedullary spinal cord metastases: diagnosis and treatment—an illustrated review. *Acta Neurochir (Wien)* 2004;146:1347–1354.
91. Boogerd W, Hart AAM, van der Sande JJ, et al. Meningeal carcinomatosis in breast cancer. *Cancer* 1991;67:1685–1695.
92. Chamberlain MC. Neoplastic meningitis. *J Clin Oncol* 2005;23(15):3605–3613.
93. Gleissner B, Chamberlain MC. Neoplastic meningitis. *Lancet Neurol* 2006;5:443–452.
94. Kaplan JG, DeSouza TG, Farkash A, et al. Leptomeningeal metastases: Comparison of clinical features and laboratory data of solid tumors, lymphomas and leukemias. *J Neurooncol* 1990;9:225–229.
95. Wasserstrom WR, Glass JP, Posner JB. Diagnosis and treatment of leptomeningeal metastases from solid tumors: experience with 90 patients. *Cancer* 1982;49: 759–772.
96. Collie DA, Brush JP, Lammie GA, et al. Imaging features of leptomeningeal metastases. *Clin Radiol* 1999;54(11):765–771.
97. Straathof CA, de Bruin HG, Dippel DW, et al. The diagnostic accuracy of magnetic resonance imaging and cerebrospinal fluid cytology in leptomeningeal metastasis. *J Neurol* 1999;246(9):810–814.
98. Central nervous system cancers. NCCN Clinical Practice Guidelines in Oncology. V.2. 2011. Available at: www.nccn.org/professionals/physician_gls/PDF/cns.pdf.
99. Seute T, Leffers P, ten Velde GPM, et al. Leptomeningeal metastases from small cell lung carcinoma. *Cancer* 2005;104:1700–1705.
100. Chamberlain MC, Kormanik P. Carcinoma meningitis secondary to non-small cell lung cancer. *Arch Neurol* 1998;55:506–512.
101. Boogerd W, van den Bent MJ, Koehler PJ, et al. The relevance of intraventricular chemotherapy for leptomeningeal metastasis in breast cancer: a randomised study. *Eur J Cancer* 2004;40:2726–2733.
102. Glantz MJ, Jaeckle KA, Chamberlain MC, et al. A randomized controlled trial comparing intrathecal sustained-release cytarabine (DepoCyt) to intrathecal methotrexate in patients with neoplastic meningitis from solid tumors. *Clin Cancer Res* 1999;5:3394–3402.
103. Grossman SA, Finkelstein DM, Ruckdeschel JC, et al. Randomized prospective comparison of intraventricular methotrexate and thiotepa in patients with previously untreated neoplastic meningitis. *J Clin Oncol* 1993;11:561–569.
104. Hitchins RN, Bell DR, Woods RL, et al. A prospective randomized trial of single-agent versus combination chemotherapy in meningeal carcinomatosis. *J Clin Oncol* 1987;5(10):1655–1662.
105. Kim DY, Lee KW, Yun T, et al. Comparison of intrathecal chemotherapy for leptomeningeal carcinomatosis of a solid tumor: methotrexate alone versus methotrexate in combination with cytosine arabinoside and hydrocortisone. *Jpn J Clin Oncol* 2003;33:608–612.

第 94 章 骨转移的姑息治疗

William F. Hartsell, Santosh Yajnik

背景和发病率

骨转移是疼痛的常见原因，也常常引起其他症状，这些均会影响生活质量。骨转移的确切发病率很难确定，据估计，在美国，每年有超过 10 万人发生骨转移[1,2]。根据原发肿瘤的位置不同，骨转移的发生率也不同，对于乳腺癌和前列腺癌，有 70%的患者会发生骨转移[3]。死于乳腺癌、前列腺癌和肺癌的患者中，有 85%的患者发现骨转移。其他倾向于骨转移的肿瘤包括甲状腺癌、黑色素瘤和肾癌。而原发于胃肠道的恶性肿瘤，其骨转移的发生仅占转移患者的 3%~15%[4]。一些血液系统的恶性肿瘤，如骨髓瘤和淋巴瘤也会发生剧烈疼痛和骨破坏。

骨转移患者的预后差，中位生存期以月计算。总生存情况与原发肿瘤、是否内脏转移有关。肺癌患者发生骨转移时生存期很短，一般不超过 6 个月。然而，乳腺癌或前列腺癌发生骨转移，其生存期相对较长。有报道表明，对于仅有骨转移的前列腺癌和乳腺癌患者，其中位生存期可达 2~4 年[3,5,6]。不管存活时间长短，从数月到几年，由于骨转移导致疼痛、活动障碍、高钙血症、病理性骨折、精神异常、焦虑、抑郁、脊髓或神经根压迫、生活质量恶化[4,7,8]，这些患者都需要积极治疗。

中轴骨是骨转移最常见的转移位置，最常发生于脊柱、骨盆和肋骨。腰椎是最常见的单发骨转移的部位[9-12]。在四肢骨骼中，近端股骨是最常见的转移位置，而肱骨转移也经常发生。肢端（手和足）骨骼很少受累。部分骨转移的位置也与原发肿瘤有关。如肩胛骨转移最常见于肾原发的肿瘤[13]，颅骨受累常见于乳腺癌，远端四肢骨骼（胫骨、腓骨）和肢端骨骼（尤其是手）转移最常见于肺原发肿瘤，脚趾转移常见于泌尿生殖系统原发的肿瘤（图 94.1）。

骨转移最常见的症状为隐匿出现、缓慢进展的疼痛，定位明确，常夜间加重。股骨或髋臼的骨转移在承重或活动时加重。相反，坐骨和骶骨转移时，端坐位引起疼痛加重，活动时影响较小。尽管疼痛定位明确，但可以放射到其他区域，尤其是下腰部、骨盆和髋部转移，常常可以放射到下肢。放射性痛并不代表神经侵犯，因为放射性痛也可以由于起至于该区域的肌肉痉挛引起（如髋部疼痛放射到膝盖）。

病理生理学

在成熟的骨中主要有三种细胞成分：骨细胞、成

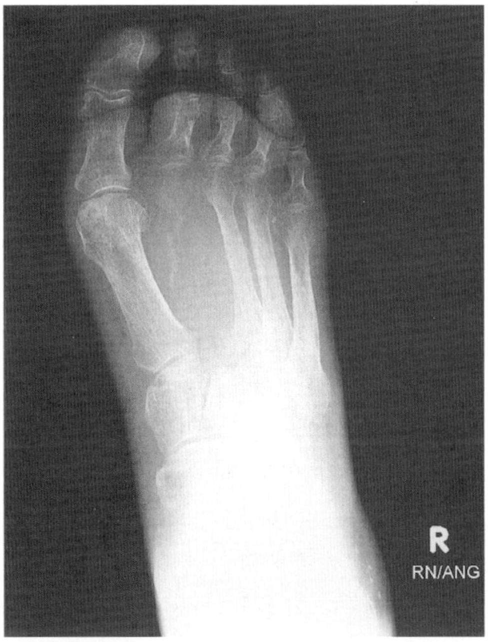

图 94.1 转移性膀胱移行细胞癌患者的右足 X 线片，显示第二跖骨的骨质破坏。

骨细胞和破骨细胞。成骨细胞来自骨原细胞，见于骨外膜和骨内膜。当由于重建或修复出现机械性或化学性刺激时，骨原细胞可以分化为成骨细胞。成骨细胞将Ⅰ型胶原沉积在细胞外间隙，从而形成骨组织。含钙磷的无机化合物-羟磷灰石在有机的基质中沉积，增加了骨的强度和硬度。成骨细胞成熟成为骨细胞，以维持骨结构。破骨细胞是多核巨细胞，来自骨髓中的多能造血干细胞，黏附在骨表面[14]。这些细胞形成酸性的环境，溶解羟磷灰石晶体，水解骨基质。

破骨细胞分化和激活与肿瘤坏死因子(TNF)相关的一些蛋白的作用有关，这些蛋白包括骨保护素、核因子 κB 的受体活化剂(RANK)和 RANK 配体(RANKL)。破骨细胞和基质细胞表达 RANKL，活化 T 细胞亦释放 RANKL。RANKL 结合到破骨细胞前体的 RANK 受体上，诱导破骨细胞的成熟。骨保护素是 RANKL 的假受体(decoy receptor)，抑制破骨细胞的分化和活化[14]。溶骨性骨转移的骨破坏是通过破骨细胞完成的，而不是肿瘤细胞。然而，活化破骨细胞的因子有可能是肿瘤细胞产生的，包括 RANKL、白介素-1、白介素-6 和巨噬细胞炎性蛋白 1α。破骨细胞活化的机制并没有很好的解释，但是可以看到，即使是前列腺癌的成骨性骨转移，最先也会发生骨吸收[15]。

正常骨常常存在重建，这个过程是一个持续 120~200 天(3~6 个月)的循环。在循环的最初 20~40 天，骨被破骨细胞吸收，在剩下的 100~150 天中，骨被成骨细胞重建[16]。

在生长和发育过程中，骨结构是不断变化的。出生时，所有骨骼均是不成熟的编织骨。编织骨细胞成分较多，而骨胶原纤维成分较少。当编织骨被吸收，它被板层骨替代。板层骨建立在神经血管通路的周围，以包围这些通路，这种圆筒状的结构有很好的应力，在各个方向上均要强于编织骨。大多数成人骨骼为板层骨。

骨的应力主要来自皮质骨，皮质骨质密，主要存在于长骨的骨干和扁骨的外表面。皮质骨组成了大部分骨骼系统，提供了大部分骨骼系统的应力。骨小梁属于松质骨，存在于扁骨的中心和长骨的干骺端和中心。骨小梁的重建要快得多，与骨皮质的 3%相比，每年有 25%的骨小梁被替换[17]。

长骨包括骨干、骨骺和干骺端。骨干是骨的长干，骨骺位于骨的两端。这些结构最开始均由透明软骨组成，在青春期完成骨化。干骺端是位于骨干和骨骺之间的区域，含有快速生长的骨小梁。

骨转移常常发生在红骨髓，红骨髓主要分布于中轴骨。这常常是通过血行播散的，不过也有直接侵犯的可能。肿瘤直接侵犯邻近骨骼(如口腔癌直接侵犯下颌骨)，并不预示远处骨转移的可能性，在治疗上也与血行播散引起的骨转移有很大不同。骨转移时对不同骨位置的倾向，可能与骨局部的生长因子情况有关，如转化生长因子 β、胰岛素样生长因子Ⅰ和Ⅱ、成纤维生长因子(FGF)，或血小板衍生生长因子(PDGF)，通过细胞黏附因子或骨的化学趋向性(如降钙素、Ⅰ型胶原)，优先地黏附在特定骨的内皮表面[4,14,18]。与身体其他部位相比，相对高比例的骨转移并不能用血流来解释，因为肺的血流要比红骨髓高 30 倍[19]。

骨转移常常被描述为成骨性的或溶骨性的，它们代表了肿瘤转移中正常骨的破坏和重建中的不同优势过程。乳腺癌和肺癌骨转移中常常以溶骨性过程为主，在前列腺癌和甲状腺癌骨转移中，成骨性改变常常占优势，只有骨髓瘤仅表现为单纯的溶骨性改变[14]。大多数其他肿瘤表现为成骨性和溶骨性的混合病变，即使是成骨性表现的前列腺癌骨转移，骨吸收的增加也确实存在。

骨转移引起疼痛的机制尚没有很好的解释。可能的机制包括：物理的不稳定性、骨膜牵张感受器的刺激、肿瘤引起的破骨细胞性骨溶解、肿瘤细胞本身，或肿瘤引起的神经损伤、神经因子的产生、其他细胞因子受体的活化[2,3,20,21]。疼痛的机制可能是多因素的，因此，联合治疗可能优于单一治疗[20]。

评估

体检是评估骨转移患者的重要一步，它可以帮助决定采用正确的影像学检查。用力触诊常常会发现疼痛区域，“压痛点”常常直接反映骨受侵的位置。仔细进行全部骨骼系统的检查很有必要，因为一个部位的剧烈疼痛常常会掩盖其他部位疼痛的主观感觉。仔细的体检会发现其他部位的隐性疼痛。系统的神经系统检查也很有必要，特别是对于脊柱转移的患者，要仔细评估是否有脊髓、马尾和神经根受压迫的可能。

对于有症状的患者，X 线片检查是最恰当的初步检查手段。骨转移的 X 线表现因原发肿瘤及病史的不同而有所不同。几乎所有的骨转移同时存在溶骨性和成骨性改变。大多数肺癌和乳腺癌的骨转移表现为溶骨性，而前列腺癌的骨转移表现为成骨性（图 94.2）。X 线片的主要缺点是小病变很难看到，在发展到 X 线片可见的病变以前，30%~50%的骨矿物质已丢失。

锝-99m 骨闪烁显像（核医学骨扫描）是筛查骨转移高危患者最好的手段，其还可用于评估骨转移病变的范围。骨扫描表现的是成骨的活性。由于骨扫描的假阳性率较高，因此其阳性发现通常需要其他影像检查的确认。确认检查对于承重骨尤为重要，如近端的股骨。假阳性可以出现于关节炎、外伤、佩吉特病等情况中。此外，治疗后愈合骨的成骨活性也会有疾病进展的表现。假阴性可能出现于快速增长和高侵袭性的肿瘤，尤其是这些肿瘤主要是溶骨性改变时，如多发性骨髓瘤常常为单纯的溶骨性改变，因此骨扫描很少用于骨髓瘤的检查和评价。

CT 扫描比 X 线片有更高的敏感性，可以更好地确定骨病变的位置，但不作为骨转移的筛查手段。CT 可以帮助确定骨皮质破坏的范围，并评估病理性骨折的风险[22]。此外，CT 可用于细针穿刺活检的定位，以获得组织病理学诊断。CT 对于骨髓受侵的诊断意义不大，但相对 X 线片，其可以较好地评估软组织受侵的情况。

MRI 在评估骨小梁（红骨髓）受侵，尤其是椎体病变时优于平片和骨扫描。病变在 T1 增强和 STIR 图像上最为清晰。前列腺癌骨转移在 STIR 图像上为高信号，可早于骨扫描发现[23]。此外，MRI 还可以评估神经和血管侵犯。MRI 并不用于骨转移的筛查，然而，MRI 对于椎体的骨转移比骨扫描要敏感（图 94.3）。有报道，MRI 的敏感性为 91%~100%，而骨扫描仅为 62%~85%[23,24]。MRI 还可用于判断椎体骨折的原因，是恶性肿瘤骨转移，还是骨质疏松。

PET 用于评估代谢活性增加的区域，常使用放射性同位素氟-18 标记的脱氧葡萄糖。该检查用于检查溶骨性骨转移，对成骨性骨转移敏感性较差。PET 无

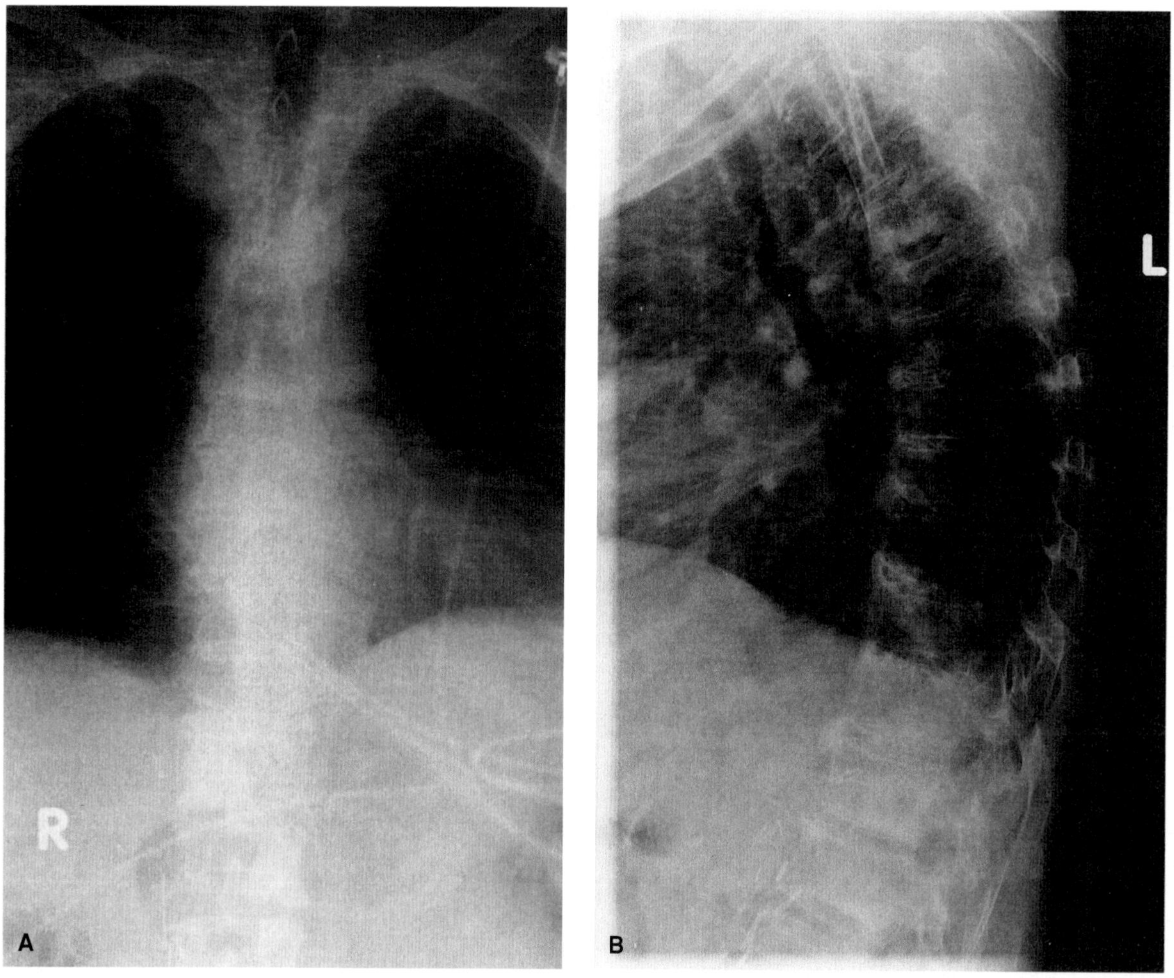

图 94.2 前列腺癌患者脊柱的前后位（A）和侧位（B）平片，T12 和 L1 可见成骨性病变。

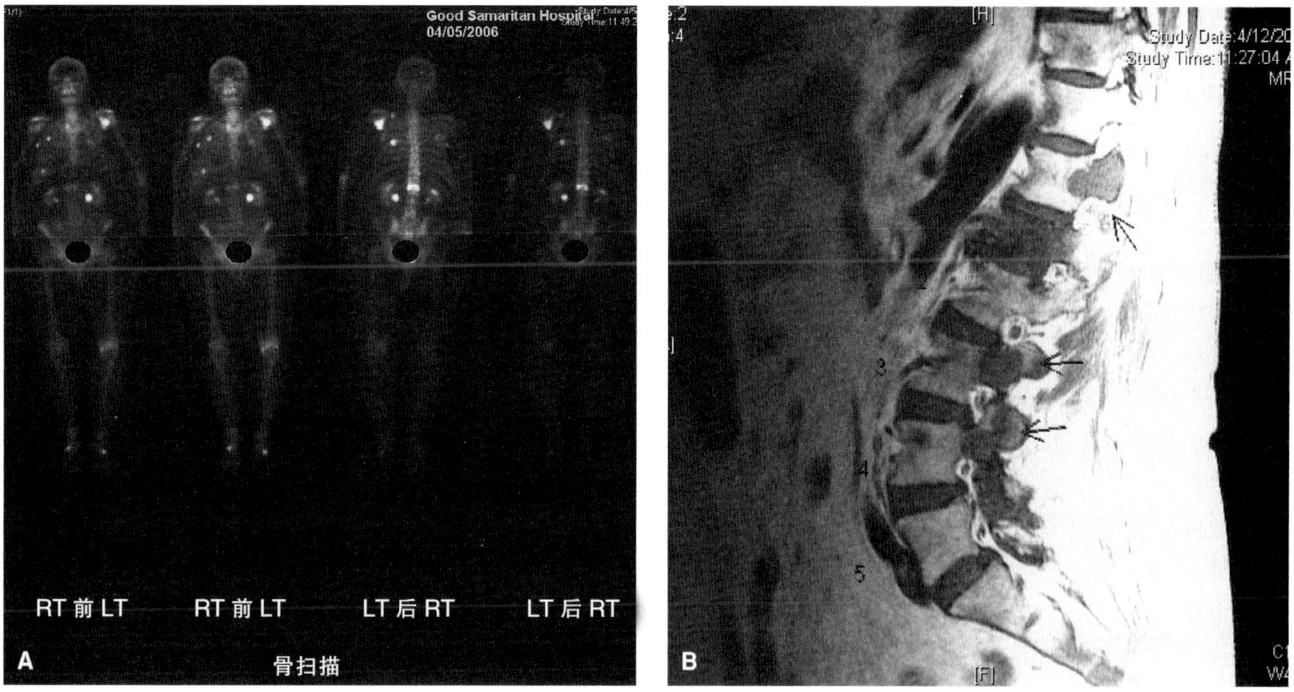

图 94.3 1 例女性转移性乳腺癌患者的核医学骨扫描(A)和磁共振(MRI)显像。骨扫描显示 L1 异常,而 MRI 显示多处病变,包括 T12、L3 和 L4 (箭)。

法精确定位,而同时的 CT 扫描可以帮助确定 FDG 摄取异常的确切位置[25]。PET 可以行全身扫描[25,26]。对比研究发现,PET 比锝-99m 骨扫描或全身 MRI 在检查骨转移方面都要敏感[27,28]。但在一些特殊区域,PET 的敏感性较差,如颅骨,因为脑组织的生理性高摄取使得颅骨小的转移病变被掩盖。

疼痛的治疗

大部分骨转移患者在病程中会出现疼痛,控制疼痛可以明显提高患者的生活质量。疼痛的治疗包括减小肿瘤的细胞毒性治疗和控制症状的药物治疗。

尽管对疼痛有效治疗的理解越来越深入,骨转移患者的疼痛并没有很好地得到治疗。疼痛治疗的阻碍包括医生低估患者的疼痛以及患者不愿汇报自己的疼痛[29]。在医生对患者的疼痛评估与患者自身评估之间还是有一定偏差的[30]。有效的疼痛评分手段的使用,如简化疼痛量表(Brief Pain Inventory)可以帮患者描述疼痛的强度以及疼痛对功能的影响,这一方法可同时被患者和医生理解[29]。这样还可以描述疼痛的变化,评价疼痛治疗的效果。

大部分患者的疼痛控制可以通过使用 WHO 疼痛治疗阶梯来完成。第一阶梯是使用非阿片类镇痛剂,如对乙酰氨基酚或非甾体抗炎药;第二阶梯是使用弱阿片类药物,如可卡因;第三阶梯是使用强阿片类药物,如吗啡。这些药物治疗在必要时需增加剂量,直到患者不再感觉疼痛。需注意的是,要按时给药,而不是按需给药, 这样,70%~76%的患者可以很好地控制疼痛[31,32]。辅助性药物,如加巴喷丁、阿米替林可用于治疗神经病理性疼痛。在有选择的患者中,抗焦虑药物或抗抑郁药物可能会有获益。

使用阿片类药物为基础的疼痛治疗常常会引起便秘,有可能出现恶心。使用阿片类药物的患者需常规进食含纤维的食物,可考虑使用大便软化剂,以减轻便秘。阿片类药物的其他副作用包括镇静作用、精神状态改变和情绪改变。

手术治疗

骨转移的手术治疗主要用于预防或治疗病理性骨折。手术治疗的目的是预防或减轻疼痛,提高活动能力,提高总体的生活质量。相对于已经发生病理性骨折的患者, 即将骨折处的预防性手术要更易施行、更有效。病理性骨折的风险与很多危险因素有关,包括病变的位置和范围,是成骨性、溶骨性还是混合性,以及原发肿瘤的位置。

承重骨的骨折常常会引起明显的功能损伤。近端股骨有较高的骨折倾向性，而有些学者认为，上肢骨折的风险性与股骨相似。不论是否在骨折风险上存在差异，股骨转子周围骨折最容易引起残疾，因此，其预防性治疗的阈值要相对低。股骨骨折占所有需要手术的病理性骨折的 65%[33]。肱骨和椎体也需要特别注意，因为这些部位的骨折常常引起功能损伤。

骨转移的大小是骨折风险的很重要的预测指标，特别是皮质破坏的范围。多个基于病变大小的模型被用来预测病理性骨折的风险。使用 X 线片评估时，股骨皮质病变≥2.5cm 时很容易发生骨折[34]。皮质破坏的比例也很重要。如果皮质破坏>50%，股骨病理性骨折显著增加；当>75%时，骨折的风险为 80%[35]。骨转移的位置也很重要。一个实验模型发现，当病变位于股骨颈的下面和内侧时，股骨的应力减少最多，而位于后侧的病变影响最小[36]。CT 可以提供骨强度的确切评估。股骨病变，轴向骨皮质受损超过 30mm，有 23%的骨折风险，而≤30mm 时风险仅为 3%[37]。

Mirels[38]提出了一个评分系统，其是基于病变位置、疼痛、皮质破坏范围和 X 线表现的一个 12 分表(表 94.1)。8 分时骨折风险为 15%，9 分时为 33%。作者指出，预防性固定需用于评分≥9 分的患者。

手术的决策还要基于一系列因素，包括但并不仅限于骨折风险的评估。对于生存期较短的患者，即使骨折风险较高，并没有手术的适应证[33]。生存期的预测需要较精确，需要参考一些特殊的因素，包括肿瘤原发部位的诊断、一般状况、骨转移的数量、是否有内脏转移，以及血红蛋白水平[39]。

股骨颈骨折可以行全髋关节置换术(置换全部股骨头和髋臼)或仅行近端股骨假体置换术[33]。转子间的骨折可以行切开固定+内固定术，而不使用假体。

表 94.1 Mirels 评分系统：病理性骨折风险预测 a

评分	疼痛	位置	皮质受损范围	影像学表现
1	轻	上肢	<1/3	成骨性
2	中	下肢	1/3~2/3	混合性
3	重	股骨转子周围	>2/3	溶骨性

a 在 4 个方面进行评分，总分用于评估病理性骨折的风险。

From Mirels H. Metastatic disease in long bones: a proposed scoring system for diagnosing impending pathologic fractures. *Clin Orthop Relat Res* 1989;249:256-264.

这样，保存了髋关节的屈肌和收肌，可以较好地保持步态[33]。转子间的溶骨性病变需要长的髓内柱固定，可以保证全部股骨的稳定性(图 94.4)。如果大转子和股骨颈或股骨头、转子下区域显著破坏，预防性置换术要比重建术更适合[40]。远端股骨的骨折可以选择加压板或加压螺钉固定，或使用髁内钉或螺钉加用髓内异丁烯酸甲酯水泥固定。后一种方法可以降低修复后晚期失败的风险，特别是对于要接受术后放疗的患者[33]。

肱骨病理性骨折的修复有很多争议，因为其骨髓腔小，邻近桡神经，手术需要广泛解剖[33]。肱骨近端的骨折常常需要假体置换[33]。骨干骨折需要使用加压板或加压螺钉修复。可以选择部分骨干假体置换装置，该装置包括灌入水泥的异体移植骨[40]。髁上骨折很难手术，因为骨的形状不适宜使用加压板和加压螺钉，这些病变需要用髓内钉逆行插入内髁和外髁，并需加用髓内水泥[33]。

大多数骨盆骨折无须手术治疗，除非影响到髋臼[33]。髋臼骨折的修复需要使用全髋关节假体，更广泛的病变需要进行重建，将压力负荷引向完整的骨骼，如髂骨或骶髂关节[33]。

介入治疗

椎体成形术是治疗椎体转移疼痛的最有效的姑息治疗手段，即使是对于接受过放射治疗的患者亦如此[41]。大多数患者在 48 小时内疼痛减轻。过程为 CT 或透视引导下经皮穿刺注射异丁烯酸甲酯。椎体后脱位、硬膜外肿瘤、压缩性骨折(小于椎体原高度的 1/3)是经皮椎体成形术的相对禁忌证，因为骨水泥压迫椎管有造成神经系统并发症的风险。对于一些硬膜外肿瘤的患者，经皮椎体成形术可以安全、有效地实施，并发症风险很低[42,43]。但该治疗要谨慎：对 987 例患者的系统性综述中，有 5 例死亡和 19 例发生严重并发症[44]。

经皮后凸成形术是将一气球样装置经皮置入引起症状的脊柱转移部位(绝大情况置入骨折或压缩性骨折部位)[45]。气球样装置充气膨胀修复椎体高度，随后将异丁烯酸甲酯注入该空腔内。这项操作能显著减轻疼痛并改善功能，尤其是对于椎体不稳定的患者[46,47]。对椎体壁缺损的患者，经皮后凸成形术可能比椎体成形术更好[46]。

消融术经常伴随椎体成形术或经皮后凸成形

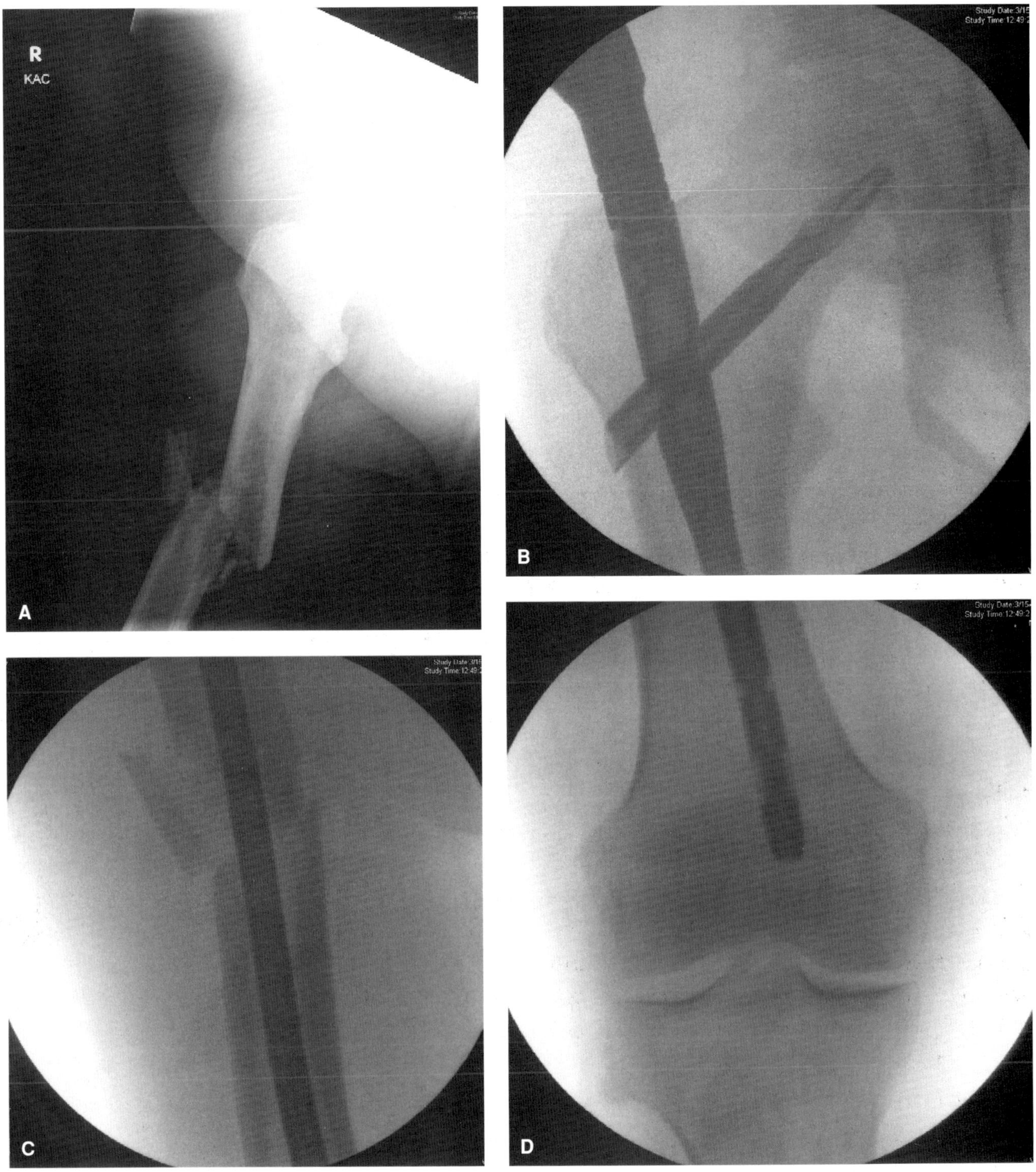

图 94.4　1 例弥漫大细胞淋巴瘤患者发生股骨干骨折的前后位 X 线片（A），术中透视像显示使用转子固定钉固定后的股骨近端(B)、股干中部(C)和远端(D)。

术[48]。射频消融(RFA)可用来消融肿瘤，但对溶骨性破坏或混合性骨质破坏患者更有效。射频消融对以硬化为主的骨转移可能效果差。冷冻消融术可用于肿块较大或硬化为主的骨转移灶。这两种手术尤其要注意控制脊髓和神经的温度，以降低并发症的发生风险。

全身治疗

理论上，骨转移的全身治疗是很有必要的。骨转移的病理生理学因素为血行播散，大多数患者同时有多处转移。理论上，系统给予细胞毒药物治疗可以对所有骨转移部位有姑息治疗作用。局部治疗，如外照射，对于症状局限的患者似乎更适合。另一方面，系统治疗对于症状广泛和肿瘤播散的患者有姑息效果。

系统治疗疗效的评价和实体转移瘤治疗疗效的评价使用相同的标准：可测量的影像学改变。该标准适用于肺和肝转移，并不适用于骨转移。对于骨转移，完全缓解的定义为影像学上所有病变消失，并持续至少4周。这不太可能出现，即使是所有肿瘤细胞均被清除。部分缓解需要溶骨性改变中出现再钙化，超过6个月时间不再变化[49]。PET扫描可以实时、精确地评估缓解情况，但其过于昂贵而不适宜用于常规的随诊。骨再吸收的标记物可以很好地用于评估对治疗的应答，但目前临床上无法应用。对其他治疗方式(如放射治疗、双磷酸盐)的应答使用疼痛缓解和生活质量来评价。遗憾的是，没有足够的关于骨转移姑息治疗疗效评价标准的准确性和可靠性方面的研究。大多数关于转移患者的化疗的研究包括了骨转移患者的同时也包括了内脏转移的患者。所有患者均可出现疼痛缓解，不仅仅限于骨转移患者。由于前列腺癌常常出现单发骨转移，关于前列腺癌转移患者的化疗疗效评价有更多的信息。化疗药物常常和双磷酸盐药物和糖皮质激素一起使用，这些可能影响缓解速度。

Tannock等[50]推荐使用更相关的姑息治疗的评价指标。他们进行了一项随机研究，使用米托蒽醌联合泼尼松组与单独使用泼尼松组对照，用于治疗激素抗拒的前列腺癌和疼痛。在接受化疗组中，有29%的患者疼痛改善，而单独使用泼尼松组仅为12%。在后续的研究中，选择了一组类似的患者，使用米托蒽醌和泼尼松，加或不加氯磷酸盐药物，对效果进行了比较。入组时大部分患者(160/209，77%)有轻度疼痛，其余患者为中度疼痛。中度疼痛的患者接受化疗和氯磷酸盐药物缓解率为58%(疼痛评分改善≥2分)，而仅接受化疗者缓解率为26%。疼痛缓解的中位时间为6个月。TAX327 Ⅲ期研究入组1006例激素抵抗的前列腺癌转移患者，随机分组：泼尼松联合多西他赛或泼尼松联合米托蒽醌组。多西他赛组改善总生存、骨转移疼痛发生率低，肿瘤客观缓解率高[51]。

对于骨转移患者，很少有证据证明需进行同步放化疗，因为同时给予两种治疗增加了治疗的毒性。

激素治疗可以用于转移性前列腺癌和乳腺癌患者。对于正确选择的转移性患者，激素治疗提供极好的姑息治疗效果，而并发症的发生有限。1984年，医学研究委员会(Medical Research Council)开始了一项前瞻性随机研究，938例患者，包括无症状的转移性前列腺癌患者和无法接受根治性治疗的患者，随机分为即刻去势治疗组和延迟去势治疗组。去势治疗可以使用黄体生成素释放激素抑制剂或选择睾丸切除术。该研究的亚组分析显示，与延迟组相比，即刻去势治疗组对于转移性前列腺癌患者可以预防严重并发症的发生。严重并发症，包括病理性骨折、脊髓压迫、骨骼系统外转移和泌尿系统的梗阻，其发病率在延迟组中是即刻治疗组的2倍[52]。

双磷酸盐是焦磷酸盐的类似物，对磷酸钙有高亲和力，影响骨的重吸收[53]。最新的证据表明，双磷酸盐药物还可以诱导肿瘤细胞凋亡[54]。氯磷酸盐属于第一代不含氮的双膦酸盐类。氯磷酸盐对骨盐有高亲和力，在骨重吸收时被活化的破骨细胞摄取，在破骨细胞中浓度升高[55]。含氮的双磷酸盐抑制甲羟戊酸通路的关键酶-法尼基双膦酸合成酶[56]，这样可以降低一些骨吸收所需的酶的活性。双磷酸盐包括帕米磷酸盐、阿伦磷酸盐、伊班磷酸盐、利塞磷酸盐和唑来膦酸。唑来磷酸盐效果优于其他双磷酸盐，部分是因为它可以抑制肿瘤细胞黏附在细胞外基质。

最早使用双膦酸盐类药物的研究来自女性转移性乳腺癌患者。一些随机前瞻性临床研究入组了发生溶骨性骨转移的女性乳腺癌患者，评估了帕米磷酸盐的作用。阿可达乳腺癌研究组计划(Aredia Breast Cancer Study Group Protocol)18和19入组了接受化疗(P19)或激素(P18)治疗的乳腺癌患者。在P18研究中，372例女性随机分为2组，一组接受安慰剂，另一组每4周用2小时输注帕米磷酸盐，共24周期[57]。主要终点为预防骨相关的并发症(病理性骨折、脊髓压迫、高钙血症，或需要骨的手术或放疗)。在帕米磷酸盐组，骨相关事件发生减少(475例事件对安慰剂组648例事件)，但必须治疗到18~24个月才会在减少病理性骨折和高钙血症方面有获益。主要的差异在于最初的6~12个月，安慰剂组因疼痛行姑息放疗的患者是帕米磷酸盐组的两倍。尽管接受帕米磷酸盐可以显著减轻疼痛、降低骨溶解标记物的水平，但在生存方面没有获益。

在P19研究中，Ⅳ期女性乳腺癌患者接受化疗，溶骨性骨转移患者接受帕米磷酸盐或安慰剂，每月一次，共12次[58]。与安慰剂组相比，帕米磷酸盐组患者骨并发症减少，至骨并发症中位时间延长。接受帕米磷酸盐的女性患者可以维持较好的一般状况，骨转移引起疼痛的发生率低。

Rosen 等[59]评价了 773 例实体瘤骨转移患者的治疗，包括肺癌、肾细胞癌、头颈部癌、甲状腺癌和其他一些部位（不包括乳腺癌和前列腺癌）。作者比较了安慰剂和唑来膦酸，唑来膦酸每 3 周使用 4mg 或 8mg，共 9 个月。主要终点为骨相关事件（SRE）的发生率，SRE 包括病理性骨折、脊髓压迫，或需要手术或放疗。安慰剂组 SRE 的比例为 44%，4mg 唑来膦酸组为 38%（P=0.127），8mg 唑来膦酸组为 35%（P=0.023）。唑来膦酸组至 SRE 时间与安慰剂组相比显著延长（230 天对 163 天，P=0.017）。出于安全性的考虑，在研究后程，8mg 组的剂量减少至 4mg，这样 25%的 8mg 组患者实际上仅接受了每次 4mg 的剂量。此外，仅 25%的患者接受了全部 9 个月的治疗，退出原因包括死亡（27%）、严重事件（21%）、患者决定退出（15%）或“疗效不够”（7%）。与安慰剂组相比，唑来膦酸组在骨手术和脊髓压迫这两个特殊事件中没有益处。此外，与基线水平相比，所有组别在第 9 个月时止痛药用量增加、机体功能下降，在唑来膦酸组和安慰剂组间没有差异。

英国医学研究委员会 PRO4 和 PRO5 是两项前瞻性、随机临床研究，用来评估氯磷酸在转移性前列腺癌患者中的应用价值。长期数据显示，氯磷酸能改善接受激素治疗的转移性前列腺癌患者的总生存，但对于无转移患者总生存无改善[60]。

使用双膦酸盐类药物支持治疗的并发症包括骨坏死（特别是颌骨）和肾功能不全[61]。双磷酸盐引起的骨坏死的机制还不清楚。危险因素包括静脉使用帕米磷酸盐和唑来膦酸 36 个月或更长时、老年的多发性骨髓瘤患者，以及有牙周病需要处理的患者[62]。

双磷酸盐不能被机体代谢，不被肾脏分泌。双磷酸盐治疗存在肾毒性。15 分钟内静脉使用 4mg 唑来膦酸的肾毒性发生率为 9%~15%[61]。肾毒性的发生率与基础肾病、双磷酸盐药物用量和输注时间有关。

全身治疗的另一种方式是针对 RANK 通路的靶向药物。狄诺塞麦（denosumab）是一种特异性结合 RANK 配体的人单克隆抗体。这种抗体与 RANKL 结合后抑制破骨细胞的形成、活化、成熟和存活[63]。一项随机前瞻性研究对比狄诺塞麦和唑来膦酸在转移性前列腺癌或乳腺癌中的应用，狄诺塞麦在延缓或防治骨相关事件的发生方面优于唑来膦酸[64,65]。

放射治疗

放射治疗对于骨转移引起的疼痛有很好的止痛效果，80%~90%的患者疼痛有部分缓解，50%的患者疼痛完全缓解（图 94.5）。这些数据主要来自临床医生对疼痛评估的研究。当让患者进行疼痛评估时，60%~80%的患者疼痛有改善，而 15%~40%的患者疼痛完全缓解[66]。疼痛对治疗的反应依赖于很多因素，包括性别、原发肿瘤的位置、病史、患者一般状况、骨转移病变的性质（溶骨性或成骨性）、转移的位置、是否是承重骨、病变的范围、疼痛位置的多少、婚姻状况、治疗前疼痛的程度。治疗效果还与治疗目的有关：姑息止痛、病理性骨折的预防、避免将来的治疗、肿瘤的局部治疗等。对于上述不同的治疗目的，放射治疗的范围和剂量是不同的。放疗后疼痛缓解的患者情绪也有所改善，失眠和便秘减少，生活质量评分改善[67]。放疗应作为骨转移患者姑息止痛和防治其他症状必不可少的治疗手段[68]。

对于少数几个孤立部位的骨转移疼痛，局部野的外照射放疗是最常用的姑息治疗手段。RTOG 74-02 研究是最早的大的随机研究，用来评价剂量和分割模式[69]。单发骨转移患者被随机分为两组，一组接受 40.5Gy/15F 放疗，另一组接受 20Gy/5F 放疗。有多处骨转移疼痛的患者接受 4 种治疗方案中的一种：30Gy/10F、15Gy/5F、20Gy/5F，或 25Gy/5F。1982 年，Tong 等[69]报道了最初结果，在不同的治疗组之间，治疗缓解情况没有显著差异，49%~61%的患者疼痛完全缓解。Blitzer[70]对结果提出了质疑，他使用对完全缓解不同的衡量标准重新分析了数据，排除了接受重复治疗的患者，定义完全缓解为没有疼痛且无须使用止痛药物。根据对缓解定义的调整发现，单发骨转移患者接受 40.5Gy/15F 放疗和多发转移患者接受 30Gy/10F 放疗的治疗效果好，差异有显著性。尽管一组接受高剂量放射治疗的患者（25Gy/5F）有较低的缓解率，仍建议对适合的需姑息治疗的患者选择高剂量的放射治疗。对数据的再分析显示再治疗的重要性，尤其是首程接受低剂量放疗的患者。

此外，还有很多随机前瞻性研究来评价不同放疗剂量和分割模式[69,71-83]。大多数早期研究用于评价不同的剂量分割方案（表 94.2）。对于总剂量较低的放疗，长疗程治疗和短疗程治疗之间没有显著差异。有两项随机研究评价了单次放射治疗骨转移的效果。Hoskin

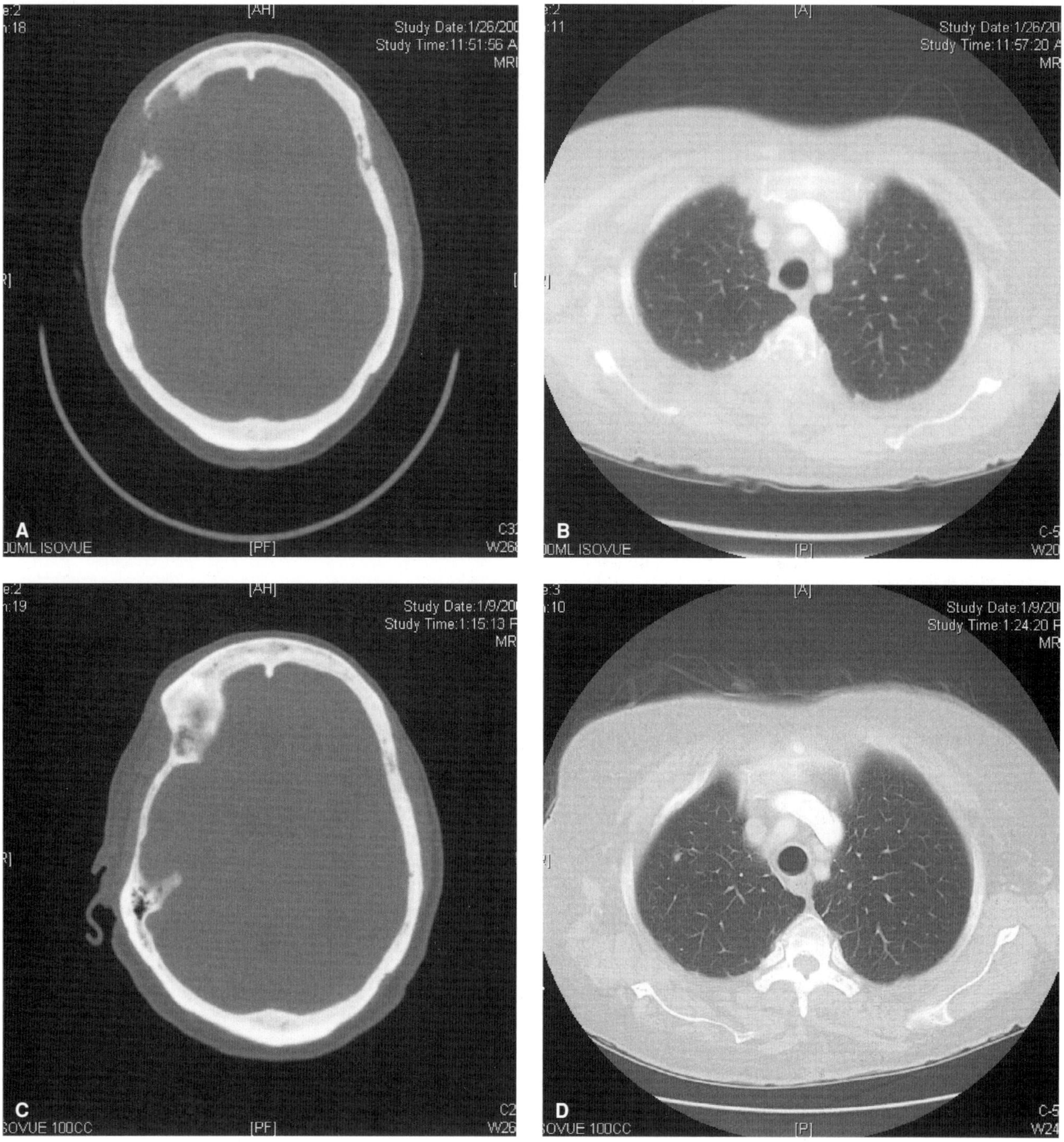

图 94.5 转移性乳腺癌患者 CT 轴位图像。颅骨额部(A)和胸椎(B)可见大的溶骨性病变。姑息外照射放疗 1 年后的图像(C,D)显示骨病变愈合。

等[84]将患者随机分为 4Gy 组和 8Gy 组，Jeremic 等[85]将患者随机分为 4Gy 组、6Gy 组和 8Gy 组。在这两项研究中，8Gy 组效果优于 4Gy 组，提示为获得充分的止痛效果，放射治疗需要超过一定的剂量阈值。在过去 15 年的大多数临床随机对照研究使用多次分割的放疗模式作为对照组，而单次 8~10Gy 的放疗作为研究组(表 94.3 和表 94.4)。

两项最近的大型研究比较了单次放射治疗和较长疗程的放射治疗的疗效。荷兰的研究评价了实体瘤骨转移的治疗，主要包括乳腺癌(39%)、前列腺癌(23%)和肺癌(25%)，转移性黑色素瘤和肾细胞癌被排除在外[83]。主要终点为患者疼痛缓解，使用 11 分的

表 94.2　骨转移姑息放疗的多次分割比较的随机研究(可评价患者数≥100)[a]

研究	患者例数(可评价患者例数)	剂量(Gy)/分割数	完全缓解率[a](%)	总缓解率[a](%)	病理性骨折发生率(%)
Tong 等[69],1982,美国(单发)	266(146)	20/5	53	82	4
		40/15	61	85	18
Tong 等[69],1982,美国(多部位)	750(613)	15/5	49	87	5
		20/5	56	85	7
		25/5	49	83	9
		30/10	57	78	8
Hirokawa 等[75],1988,日本	128(128)	25/5	NA	75	NA
		30/10		75	
Rasmusson 等[82],1995,丹麦	217(127)	15/3	NA	69	NA
		30/10		66	
Niewald 等[81],1996,德国	100(100)	20/5	33	77	8
		30/15	31	86	13

患者例数:纳入研究的患者例数;可评价患者数:可以评估缓解情况的患者;病理性骨折发生率:治疗后发生病理性骨折的比例;NA:出版的报告中无法获得的资料。

[a] 缓解率指疼痛缓解情况。

评估表(0=没有疼痛,10=想象中最疼痛的情况)。共有1171 例患者被随机分为单次 8Gy 组和 24Gy/6F 组。疼痛区域被包括在一个单一的治疗野中。脊柱(36%)和骨盆(30%)是前两位的治疗部位。疼痛的平均评分为6.3 分,最小值为 2 分。在放射治疗之前,大约 50%的患者接受镇痛治疗,53%的患者接受全身化疗。治疗后的中位生存时间为 30 周,两组没有显著性差异。两组在总缓解率和完全缓解率方面没有差异。总体上,71%的患者获得了缓解,35%的患者为完全缓解。大多数患者症状缓解发生在治疗后的 4~6 周。乳腺癌和前列腺癌的缓解率要高于肺癌和其他肿瘤(44%和 41%对 21%和 16%)。

在再治疗率和病理性骨折发生率方面,两组之间有显著性差异。在单次 8Gy 放疗组,放射野区域病理性骨折的发生率为 4%,而 24Gy/6F 组为 2%。两组的至骨折发生的中位时间是类似的,分别为 21 周和17 周。尽管在骨折发生率方面有显著性差异,但两组的骨折发生率还是相对很低。两组在再放疗率方面也有显著性差异,单次 8Gy 放疗组有较高的再放疗可能性。24Gy/6F 组接受再程放疗的比例为 7%,而单次 8Gy 放疗组为 25%。肺癌和其他肿瘤患者发生再放疗的可能性要高于乳腺癌和前列腺癌患者。此外,单次 8Gy 放疗组在较低的疼痛评分时(疼痛中位评分单次 8Gy 放疗组为 6.8,24Gy/6F 组为 7.5),较早地给予再程放疗(初次放疗至再程放疗的时间单次8Gy 放疗组为 14 周,24Gy/6F 组为 23 周)。这表示在接受单次 8Gy 放疗后,有更多的倾向需要再程放疗,初次放疗接受较高剂量时再程放疗的可能性低。

比较骨转移姑息放疗中单次放疗与较长疗程放疗差异的第二大研究是 RTOG 9714 研究,该研究在美国和加拿大完成[74]。入组患者仅限于乳腺癌或前列腺癌骨转移的疼痛患者,疼痛部位需要>3 个。疼痛评估使用简化疼痛量表,是一个 11 分的评分量表。随机分组时,患者疼痛评分需要≥5 分,或每天使用相当于>60mg 吗啡的止痛药物。70%以上的患者在入组时有重度疼痛(疼痛评分为 7~10 分)。患者随机分为单次 8Gy 放疗组和 30Gy/10 次放疗组。中位生存时间为9.3 个月。总的治疗副作用发生率较低,单次 8Gy 放疗组中很少有患者出现急性不良反应。两组之间完全缓解率(17%)和部分缓解率(49%)之间没有显著差异。疼痛完全缓解及无须镇痛药物(疼痛评分为 0,不使用镇痛药物)占 11%。上述疗效的评估是在治疗后 3 个月进行的。与荷兰的研究结果一致,再程治疗率在单次 8Gy 治疗组较高,为 18%,而 30Gy 组为 9%。尽管两组在疼痛稳定方面(26%对 24%)、疼痛进展方面(9%对 10%)以及镇痛药物剂量方面是相似的,但两组在再程治疗率的差异的确存在。

与荷兰的研究不同,两组在病理性骨折发生率方

表94.3 骨转移姑息放疗的单分割和多次分割比较的随机研究(可评价患者数≥100):患者统计资料和研究设计

研究	患者例数(可评价患者例数)	主要终点	次要终点(s)	原发部位	治疗部位	疗效评价时间[a]	治疗前严重疼痛比例[b](%)
Foro Arnalot 等[72], 2008,西班牙	160	疼痛缓解和止痛药	—	乳腺癌,27% 肺癌,26% 前列腺癌,25%	骨盆,39% 脊柱,36% 长骨,14%	—	50(平均疼痛评分7)
Kaasa 等,2006,挪威/瑞典[76]	376	疼痛缓解	乏力 生活质量	前列腺,38% 乳腺癌,30% 肺癌,11%	脊柱,38% 骨盆,35% 四肢,20%	—	35~41
Hartsell 等,2005,美国/加拿大[74]	949(898)	疼痛缓解	使用止痛药,治疗毒性,病理性骨折发生率,再治疗率	乳腺癌,50% 前列腺癌,50%	颈段椎体,5% 胸段椎体,19% 腰段椎体,27%	3个月	72~73
Kirkbride 等,2000,加拿大[77]	398(287)	疼痛缓解和止痛药	—	乳腺癌,40% 肺癌,26% 前列腺癌,23%	脊柱,30% 骨盆,29%	3个月	—
Steenland 等,1999,荷兰[83]	1171(1073)	疼痛缓解	生活质量	乳腺癌,39% 肺癌,25% 前列腺癌,23%	胸腰段椎体,30% 骨盆,36% 股骨,10% 肋骨,8% 肱骨,6%	在第1年	平均疼痛评分6.3(中度)
骨痛工作组,1999,美国/新西兰[71]	765	疼痛缓解	恶心和呕吐	乳腺癌,36% 前列腺癌,34% 肺癌,12%	骨盆/髋臼,28% 腰段椎体,20% 肋骨,11% 胸段椎体,9% 股骨,6%	—	22~23
Koswig Budach,1999,德国[78]	107	疼痛缓解	再钙化	乳腺癌,58% 肺癌,24% 前列腺癌,10% 肾癌,7%	脊柱,81% 四肢,13%	6周	—
Nielsen 等,1998,丹麦[80]	241(239)	疼痛缓解	生活质量 止痛药的使用	乳腺癌,39% 前列腺癌,34% 肺癌,13%	胸腰段椎体,42% 骨盆,21% 髋臼和股骨,18% 其他,19%	12周	—
Gaze 等,1997,英国[73]	265(240)	疼痛缓解	副作用 生活质量	任何上皮肿瘤	—	—	—

NA,出版报告中无法获得的资料。

[a] 从患者入组到评价疗效的时间。

[b] 入组时重度疼痛患者的比例。

面没有差异(8Gy组的5%对30Gy组的4%)。进一步的分析提示,有些亚组可能会从较长疗程的放疗中获益。Konski 等[86]的研究显示,已婚男性、单身和已婚女性在接受单次8Gy放疗后更易接受再程放疗,而单身男性接受再程放疗的比率在8Gy组与30Gy组之间没有差异。作者认为,社会支持因素可能显著影响一些患者获得疼痛性骨转移重复治疗的能力,尤其是在他们的健康状况恶化的情况下。这样亚组患者可能从10次较长疗程的放疗中获益。

这两项大型的前瞻性随机研究比较了单次与多次分割放疗治疗骨转移的结果,获得了相似的结果,可以帮助确定骨转移治疗中姑息放疗的地位和作用。

表 94.4　骨转移姑息放疗的单分割和多次分割比较的随机研究：结果

研究	患者例数(可评价患者例数)	剂量(Gy)/分割数	中位生存时间(月)	完全缓解[a]	总缓解[a]	再治疗率(%)	病理性骨折发生率(%)	副作用
Foro Arnalot 等[76], 2008,西班牙	160	8/1 vs. 30/10	6.5 7.6	15 13	75 86	2 28	NA	12% 18%
Kaasa 等[76],2006,挪威/瑞典	376	8/1 vs. 30/10	9.6 7.9	NA	无差异	16 4	4 11	NA
Hartsell 等[74],2005,美国/加拿大	949(898)	8/1 vs. 30/10	9.1 9.3	15 18	65 66	18 9	5 4	10% 2~4 级 17% P=0.002
Kirkbride 等[77], 2000,加拿大	398(287)	8/1 vs. 20/5	NA	22 29	51 48	NA	NA	NA
Steenland 等[83],1999,荷兰	1171(1073)	8/1 vs. 20/5	7	37 33	72 69	25 7	4 2	无差异
骨痛工作组[71],1999,英国/新西兰	761(681)	8/1 vs. 20/5[b]	NA	57 58	78 78	23 10	2 <1	无差异
Koswig 和 Budach[78],1999,德国	107(107)	8/1 vs. 30/10	NA	33 31	81 78	NA	NA	NA
Nielsen 等[80],1998,丹麦	241(239)	8/1 vs. 20/5	NA	15 15	73 76	21 12	NA	无差异
Gaze 等[73],1997,英国	265(240)	10/1 vs. 22.5/5	NA	37 47	81 76	NA	NA	21% P=NS 26%呕吐

NA：出版的报告中无法获得的资料；NS：无统计学差异。

[a] 治疗后病理性骨折患者的比例。

[b] 登记的缓解率指的是疼痛缓解。

[c] 30Gy/10F 的分割模式也可使用：98%的患者接受 20Gy/5F 的剂量。

疼痛的评估最好由患者自己完成，而不是医生或其他医疗工作者。获得较高缓解率的研究一般由医生进行疼痛的评估（如 RTOG 7402 研究）。当患者对疼痛进行评估时，单次分割治疗与多次分割治疗有相似的缓解率。在荷兰的研究中，患者多为中度疼痛，仅 50%的患者使用镇痛药物治疗；而在 RTOG 研究中，大部分患者为重度疼痛并使用高剂量的镇痛药物。这可能是荷兰研究中缓解率高的原因。在 RTOG 研究中，入组时仅一个部位疼痛或为中度疼痛的患者有较高的完全缓解率。这样，在骨转移病程中较早进行姑息性放疗似乎能获得较好的治疗效果，而不是等到出现重度疼痛或需要大量镇痛药物时才进行治疗。治疗后病理性骨折发生率相对较低，但高剂量放疗是否可更好地预防骨折还不清楚。单次放疗后再程放疗率较高，但差异中可能有一部分来自治疗者偏倚，对于接受单次放疗的患者，医生可能在较早时、疼痛水平较低时给予再程放疗。

在过去的 30 年间，有多项前瞻性随机研究比较短疗程低总剂量放疗和长疗程高总剂量放疗的差异。通过这些研究，可以得到以下结论：

- 单次 8Gy 的放疗与长疗程放疗（30Gy/10F 或 20~24Gy/5~8F）在疼痛缓解方面疗效相近。
- 接受短疗程治疗后局部进展而需要再放疗的比例比长疗程放疗高 2~3 倍。
- 与医生进行疼痛评分相比，当患者进行疼痛评分时，治疗缓解率要低。
- 当治疗前疼痛评分低时，即治疗中度疼痛的患者而不是重度疼痛的患者，治疗缓解率要高。
- 骨转移姑息放疗不存在固定的剂量效应关系。

骨转移姑息放疗不存在剂量效应关系，说明最初的疼痛缓解并不是肿瘤负荷的减少，更可能是局部微环境的改善，这种微环境引起破骨细胞的活化[2]。这可能可以解释骨转移放疗中的疑问：单次放疗与较高剂量长疗程放疗有相似的疼痛改善。骨转移的治疗模式可能与一些良性疾病的治疗模式相似，如预防异位骨化和瘢痕疙瘩形成。在这些情况下，单次或少数几次的放疗就可以清除活化的成骨细胞或成纤维细胞。

该机制亦可用于解释单次 8Gy 放疗后有较高的再治疗率的原因。与 30Gy/10F 放疗相比，单次 8Gy 放疗杀死的细胞少。这样，对于生存期长的患者，肿瘤再生长的概率较大，可能影响局部环境造成破骨细胞活化。

对于一般状况差、无法往返行多次治疗、广泛的非骨性转移和(或)生存预期短的患者，最恰当的治疗为单次 8Gy 放疗。即使对于生存预期有限(<3 个月)的患者，绝大部分患者仍可以缓解疼痛，姑息放疗对这些患者仍考虑应用[87,88]。而对于生存期长、转移仅限于骨、一般情况好的患者，长疗程的放疗(30Gy/10F)是适合的，以降低再治疗的概率。对于一些单发骨转移("寡转移")的患者，可以给予更高的剂量，因为周围正常骨组织有受侵的倾向。

单次大剂量放疗可能会造成骨转移部位疼痛短时加重("闪烁"效应)[89]，使用糖皮质激素或非甾体抗炎药可以缓解这种不良反应。尽管在随机临床研究中，有临床意义的副作用发生率很低，但另一个要注意的是当一部分胃在放射野内时(如放射野包括下胸部的椎体)，有发生恶心和呕吐的风险。放疗前 1~2 小时预防性给予止吐药可以减少恶心和呕吐的发生。

立体定向放射治疗用于骨转移治疗，尤其是脊柱转移患者也曾被评估。RTOG 0631 是一项评估立体定向放射用于脊柱转移患者价值的Ⅱ/Ⅲ期研究。入组这项研究的患者被随机分为单次 8Gy 外照射或单次 16Gy 图像引导的立体定向放疗。这项研究的主要研究终点为治疗部位的疼痛控制，这项研究结果待定。

匹兹堡大学的一项前瞻性非随机研究对 500 例脊柱转移患者进行单次放射外科治疗，肿瘤内最大剂量从 12.5~25Gy，86%的患者获得长期疼痛缓解，研究显示放射外科作为主要的治疗手段时，90%的患者获得长期肿瘤控制[90]。

外照射放疗的同时使用双膦酸盐类药物可以进一步提高止痛效果，促进骨愈合。Vassiliou 等[91]进行了前瞻性研究，入组单发疼痛性骨转移患者共 45 例，接受外照射放疗的同时，每月给予伊班磷酸盐治疗。所有患者疼痛均有改善，57%为完全缓解，43%为部分缓解，疼痛缓解的评价标准与 RTOG 9714 相同。平均疼痛评分从 6.3 分降至 0.8 分，阿片类药物使用率从治疗前的 84%降至治疗后的 24%。随诊 10 个月，转移区域的骨密度升高了 73%。还有一个类似的研究，女性乳腺癌疼痛性骨转移患者接受 30Gy 的外照射，同步使用帕米膦酸，应用国际抗癌联盟(UICC)标准，88%的患者达到影像学上的完全缓解[92]。

大多数骨转移患者为多发。放射治疗对于少数部位可以达到姑息止痛作用，但不能用于治疗广泛病变。有两种技术可以用于更广泛的转移，分别是半身放射治疗和静脉使用放射性药物内放疗。

半身放射治疗

半身放射治疗(HBI)或大野放射治疗指应用外照射治疗身体的大部分区域。尽管定义为半身放射治疗，但放射野常常并没有包括身体的 1/2，而实际上多为身体的 1/3。治疗目的是姑息减症治疗，并预防新的骨转移，主要用于多发的广泛骨转移患者。

治疗区域被分为上部、中部和下部 HBI。上部 HBI 的放射野包括胸腹部，从颈部到髂嵴上缘；中部 HBI 的放射野包括腹部和盆腔，从横膈水平到坐骨结节水平；下部 HBI 的放射野包括从骨盆上缘到股骨下缘的部分。不同野的治疗副作用与该野包括的重要结构有关。上部 HBI 最可能的风险为放射性肺炎，是上部 HBI 的剂量限制性毒性，放疗时对肺组织进行剂量非均一性校正可以降低致死性放射性肺炎的风险。相对于中部和下部 HBI，上部 HBI 所能接受的总剂量要低。

RTOG 78-10 是探索单次 HBI 最大耐受剂量(MTD)的前瞻性研究[93]。中部和下部半身放疗的 MTD 为 8Gy。上部 HBI 的 MTD，当不进行肺剂量校正时为 6Gy，而进行校正时为 7Gy。80%的乳腺癌患者和 90%的前列腺癌患者出现症状改善。总体来说，疼痛缓解率为 73%，19%的患者症状完全缓解。疼痛缓解可以较快出现，50%出现在 2 天内，95%出现在 2 周内。后来的研究 RTOG 82-06 使用 HBI 加局部放疗来评估 HBI 是否可以预防新病变的出现[94]。所有患者接受一个或多个疼痛部位的累及野放疗，然后随机分为两组，一组患者接受单次 HBI。中位至进展时间在局部治疗组为 6.3 个月，而加用 HBI 组为 12.6 个月。接受 HBI 的患者较少需要其他辅助治疗。严重血液毒性的发生率低，并且是一过性的，但仅见于合并 HBI 的患者。

RTOG 和国际原子能机构(International Atomic Energy Agency)均进行了临床研究来评价多次分割模式的 HBI[95,96]。每次分割的剂量为 2.5~4Gy，总剂量为 8~20Gy。RTOG 88-08 研究的最大耐受剂量为 17.5Gy/7F。在国际原子能机构的研究中，剂量为 3Gy/F，每天 2 次，治疗 2 天，总剂量 12Gy，或 3Gy 治疗 5 天，总剂量 15Gy，均优于每天 4Gy，治疗 2 天的分割模式。主要的副作用为血液学和胃肠道副作用。这些剂量分割模式的理论基础为减轻急性副作用。然而，所有这些方案均需要在几天内多次治疗，而急性副作用与单次治疗没有不同。在适当的预防性使用止吐药，并使用细胞因子帮助骨髓恢复的情况下，多次分割模式并不比单次 HBI 有更多获益。

预防性使用止吐药和抗炎药物可以明显减少急性副作用。在 5-HT3 受体拮抗剂应用以前，即使在治疗前和治疗后使用类固醇药物、丙氯拉嗪和静脉水化，恶心仍是常见的副作用。使用昂丹司琼、格雷司琼或其他 5-HT3 受体拮抗剂后，急性恶心和呕吐的发生率降到最低，HBI 可以很好地耐受[97]。标准的预防用药方案为 HBI 之前 1 小时给予地塞米松 8~16mg，昂丹司琼 8~16mg[98]。

放射性药物内放疗

放射性药物治疗是很令人注目的[99]。钙的类似物(和少部分磷的类似物)易聚集于骨，尤其是代谢旺盛的骨组织。放射性同位素、发射 β 射线或低能的 γ 射线通过在局部的聚集可以给予局部的治疗，减少副作用，有很好的疗效毒性比。放射性药物仅需一次性注射给药，很易完成，还可以联合其他治疗方案，包括化疗和外照射治疗。

最初用于治疗骨转移的放射性药物为磷-32(^{32}P)。应用 ^{32}P 治疗弥漫性骨转移可以获得主观的疼痛缓解，但骨髓毒性难以接受。其他放射性药物用于弥漫性骨转移的治疗，具有比 ^{32}P 好的疗效毒性比。锶-89(^{89}Sr)在化学性质上和钙相似，在骨基质中沉积，尤其是成骨活性的部位。^{89}Sr 只发射 β 射线，能量为 1.4MeV，半衰期为 50.6 天[100]。钐-153(^{153}Sm)主要发射 β 射线，有一部分为 γ 射线，可以用于显像。^{153}Sm 标记的乙二胺四甲撑膦酸(EDTMP)在骨代谢旺盛区域浓缩，在羟基磷灰石区聚积。^{153}Sm 的物理半衰期为 46.3 小时，但其生物半衰期要短，因为在注射后的 8 小时内，约 50%的药物通过尿液排泄[101]。有许多关于这两种放射性同位素的前瞻性研究。还有一些其他的新的放射性同位素，包括铼-186、铼-188 和锡-117m。所有这些同位素都会在具有成骨活性的区域聚积，尤其是骨扫描摄取增高的区域，因此，大部分参加前瞻性临床研究的患者为转移性前列腺癌的患者。

锶-89

Porter 和 McEwan[102]在 1993 年第一次报道了大样本的关于 ^{89}Sr 的前瞻性研究，该研究纳入 126 例转移性前列腺癌患者。患者在接受累及野放疗后，随机双盲分为 400MBq 的 ^{89}Sr 治疗组和安慰剂组。尽管在主要终点疼痛缓解方面没有显著差异，^{89}Sr 在几个次要终点方面是有获益的。使用 ^{89}Sr 的多数患者可以停止止痛药的使用(17%对 2%)，并且有较少部位因新发疼痛接受放疗。Smeland 等[103]报告了一组类似的研究，在接受累及野放疗后随机分为 ^{89}Sr 治疗组和安慰剂组，结果显示两组之间的结果没有差异。该研究中，^{89}Sr 的剂量仅为 150MBq。

还有两项关于 ^{89}Sr 治疗与外照射治疗的研究。Quilty 等[104]报道了英国的研究，为 200MBq 的 ^{89}Sr 治疗与外照射治疗的对比研究。对于少数骨转移患者，随机分为 ^{89}Sr 治疗组和局部野放疗组。对于广泛骨转移患者，随机分为 ^{89}Sr 治疗组和半身放射治疗组，下部半身放疗剂量为 8Gy，上部半身放疗剂量为 6Gy。两组之间在疼痛缓解、治疗副作用和中位存活时间上均无显著差异。对于广泛骨转移患者，应用 ^{89}Sr 治疗后新出现疼痛的发生率较半身放疗低。Oosterhof 等[105]的研究纳入了 203 例激素抗拒的转移性前列腺癌患者，随机分为两组，一组接受局部野的放射治疗，另一组静脉注射 150MBq 的 ^{89}Sr。两组之间的疼痛缓解和治疗副作用均无差异。

^{89}Sr 可以与化疗同时使用。两个随机前瞻性临床研究评价了化疗联合 ^{89}Sr 治疗激素抗拒的转移性前列腺癌的疗效。在 Sciuto 等[106]的研究中，70 例患者在第 0 天接受 148MBq 的 ^{89}Sr，化疗部分随机分为两组，一组在第 0 天静脉使用顺铂 18mg/m^2，在第 10 天和 11 天，静脉使用顺铂 16mg/m^2，另一组在相同时间给予安慰剂。联合用药组获得更好的疼痛缓解率（91%对 63%）、较长的疼痛缓解时间(120 天对 60 天)和较长的中位生存时间(9 个月对 6 个月)，大部分患者获得一般状态的改善(66%对 26%)，但在治疗副作用方面没有差异。Tu 等[107]进行了一项Ⅱ期临床研究，每周静脉使用多柔比星 20mg/m^2 并随机静脉给予 2.035MBq/kg 的 ^{89}Sr 或安慰剂。多柔比星联合 ^{89}Sr 治疗组中贫血和中性粒细胞减少较为常见，但其中位生存亦有获益(28 个月对 17 个月)。

加拿大的一项随机研究进行了经济评价，发现使用 ^{89}Sr 有更好的成本效益[108]。接受 ^{89}Sr 治疗的患者在姑息药物、激素治疗以及后来的放射治疗方面的费用明显降低。然而，Oosterhof 等[105]发现 ^{89}Sr 治疗比外照射费用要高。

钐-153

钐-153(^{153}Sm)与 EDTMP 螯合形成 ^{153}Sm EDTMP，该化合物可以优先被新形成的骨吸收。药物中非结合状态的组分通过尿液迅速排泄。Ⅰ期和Ⅱ期临床研究发现，超过 2.5mCi/kg 的剂量与中性粒细胞减少有关。在剂量提升研究中，Collins 等[109]评价了 0.5~3.0mCi/kg 的剂量。在临床缓解方面，1.0mCi 与 2.5mCi 之间没有差异。至少有 5 项随机前瞻性研究来评价 ^{153}Sm 治疗转移性癌的疗效(主要是前列腺癌)[101,110-113]。两项研究分别使用 1.0mCi/kg [112]或 0.5mCi/kg 和 1.0mCi/kg [101]与安慰剂进行对比。在这两项研究中，1.0mCi/kg 的剂量与安慰剂相比可以显著改善疼痛。接受 ^{153}Sm 治疗的患者阿片类药物用量下降，而使用安慰剂组的用量是增加的。可以观察到一过性骨髓抑制，最低点在 4~6 周，在第 8 周时恢复。最主要的副作用为≥3 的中性粒细胞减少(14%，安慰机组为 0%)。

另一项Ⅲ期临床研究评估了 ^{153}Sm 三个不同剂量水平 (0.5mCi/kg、1.0mCi/kg 和 1.5mCi/kg) 的疗效。Olea 等[110]报道在三个不同剂量水平中疼痛缓解率没有差异，总的疼痛缓解率为 73%。两项Ⅱ期临床研究比较了 0.5mCi/kg 和 1.0mCi/kg 这两个剂量组的疗效，未设安慰剂组[111,113]。在这两项研究中，缓解率和治疗副作用没有差异。尽管不同肿瘤患者的数量较少，不同肿瘤在缓解率方面没有差异。Tian 等的研究[113]是唯一一个不以转移性前列腺癌患者为主的研究。

患者选择

放射性药物，尤其是 ^{89}Sr 和 ^{153}Sm 可以有效用于弥漫性骨转移患者的止痛治疗。骨转移病变存在成骨的活性，一般情况下，如果 ^{99m}Tc 骨扫描显示局部区域的高摄取，患者可以从放射性药物治疗中获益。放射性同位素的治疗优点是可以和其他治疗方案同时执行，如外照射放疗、化疗。由于放射性药物和双磷酸盐药物有相似的作用位点，两者最好不同时使用，因为这样会降低两者的作用。治疗的相对禁忌证为肝、肾功能不全或骨髓造血功能不足。

放射性药物内放疗：总结

^{153}Sm 要优于 ^{89}Sr，这主要是因为 ^{153}Sm 安全性高(因为其半衰期短)，并能够显影来表示其分布。目前没有临床研究来比较 ^{89}Sr 和 ^{153}Sm，虽然 ^{153}Sm 的半衰期短，但两者在血液学副作用的发生率、严重程度、出现时间和持续时间等方面没有差异。这两种药物在骨转移止痛治疗的疗效方面是一致的。这两种放射性药物是骨转移患者止痛治疗和提高生活质量的有效治疗手段之一。

总结

姑息性止痛放疗可以缓解大部分骨转移患者的疼痛。止痛放疗对局限性骨转移的疼痛缓解率高于姑息性全身治疗，外照射是局限性骨转移止痛放疗的主要手段。单次分割的姑息性放射治疗方案(如 800cGy×1 次) 对部分骨转移患者可以更好地将放射治疗融入患者的综合治疗中，其疗效与常规疗程姑息放疗相当。^{153}Sm 和 ^{89}Sr 等核素内放疗可用于全身多发性成骨性骨转移，不影响局部外照射放疗和全身化疗。

(韩安勤 译 朱慧 韩安勤 校)

参考文献

1. Ratanatharathorn V, Powers WE, Moss WT, et al. Bone metastasis: review and critical analysis of random allocation trials of local field treatment. *Int J Radiat Oncol Biol Phys* 1999;44:1–18.
2. Smith HS. Painful osseous metastases. *Pain physician* 2011;14:E373–E405.
3. Coleman RE. Skeletal complications of malignancy. *Cancer* 1997;80(Suppl 8): 1588–1594.
4. Nielsen OS, Munro AJ, Tannock IF. Bone metastases: pathophysiology and management policy. *J Clin Oncol* 1991;9:509–524.
5. Coleman RE, Rubens RD. The clinical course of bone metastases from breast cancer. *Br J Cancer* 1987;55:61–66.
6. Singh D, Yi WS, Brasacchio RA, et al. Is there a favorable subset of patients with prostate cancer who develop oligometeastases? *Int J Radiat Oncol Biol Phys* 2004;58:3–10.
7. Khan L, Uy C, Nguyen L, et al. Self-reported rates of sleep disturbance in patients with symptomatic bone metastases attending an outpatient radiotherapy clinic. *J Palliat Med* 2011;14:708–714.
8. Nguyen J, Cramarossa G, Bruner D, et al. A literature review of symptom clusters in patients with breast cancer. *Expert Rev Pharmacoecon Outcomes Res* 2011; 11:533–539.
9. Asdourian PL, Weidenbaum M, DeWald RL, et al. The pattern of vertebral involvement in metastatic vertebral breast cancer. *Clin Orthop Relat Res* 1990; 250:164–170.
10. Hitchins RN, Philip PA, Wignall B, et al. Bone disease in testicular and extragonadal germ cell tumours. *Br J Cancer* 1988;58:793–796.
11. Matsuyama T, Tsukamoto N, Imachi M, et al. Bone metastasis from cervix cancer. *Gynecol Oncol* 1989;32:72–75.
12. Steinmetz MP, Mekhail A, Benzel EC. Management of metastatic tumors of the spine: strategies and operative indications. *Neurosurg Focus* 2001;11:e2.
13. Gurney H, Larcos G, McKay M, et al. Bone metastases in hypernephroma. Frequency of scapular involvement. *Cancer* 1989;64:1429–1431.
14. Roodman GD. Mechanisms of bone metastases. *N Engl J Med* 2004;350:1655–1664.
15. Roodman GD. Biology of osteoclast activation in cancer. *J Clin Oncol* 2001;19: 3562–3571.
16. Eriksen EF. Cellular mechanisms of bone remodeling. *Rev Endocr Metab Disord*

2010;11:219–227.
17. Manolagas SC, Jilka RL. Bone marrow, cytokines and bone remodeling. Emerging insights into the pathophysiology of osteoporosis. *N Engl J Med* 1995;332: 305–311.
18. Ratanatharathorn V, Powers WE, Temple HT. In: Perez CA, Brady LW, Halperin EC, et al., eds. *Principles and practice of radiation oncology*, 4th ed. Philadelphia: JB Lippincott, 2003:2385–2404.
19. Zetter BR. The cellular basis of site-specific tumor metastasis. *N Engl J Med* 1990;322:605–612.
20. Goblirsch MJ, Zwolak PP, Clohisy DR. Biology of bone cancer pain. *Clin Cancer Res* 2006;12:6231s–6235s.
21. Hoskin PJ, Stratford MRL, Folkes LK, et al. Effect of local radiotherapy for bone pain on urinary markers of osteoclast activity. *Lancet* 2000;355:1428–1429.
22. Schmidt GP, Schoenberg SO, Reiser MF, et al. Whole-body MR imaging of bone marrow. *Eur J Radiol* 2005;55:33–40.
23. Flickinger FW, Sanal SM. Bone marrow MRI: techniques and accuracy for detecting breast cancer metastases. *Magn Reson Imaging* 1994;12:829–835.
24. Hamaoka T, Madewell JE, Podoloff DA, et al. Bone imaging in metastatic breast cancer. *J Clin Oncol* 2004;22:2942–2953.
25. Evan-Sapr E, Mester U, Mishani E, et al. The detection of bone metastases in patients with high-risk prostate cancer: 99mTc-MDP Planar bone scintigraphy, single- and multi-field-of-view SPECT, 18F-fluoride PET, and 18F-fluoride PET/CT. *J Nucl Med* 2006;47:287–297.
26. Fujimoto R, Higashi T, Nakamoto Y, et al. Diagnostic accuracy of bone metastases detection in cancer patients: comparison between bone scintigraphy and whole-body FDG-PET. *Ann Nucl Med* 2006;20:399–408.
27. Daldrup-Link HE, Franzius C, Link TM. Whole-body MR imaging for detection of bone metastases in children and young adults: comparison with skeletal scintigraphy and FDG PET. *Am J Roentgenol* 2001;177:229–236.
28. Ohta M, Tokuda Y, Suzuki Y, et al. Whole body PET for the evaluation of bony metastases in patients with breast cancer: comparison with 99Tcm-MDP bone scintigraphy. *Nucl Med Commun* 2001;22:875–879.
29. Cleeland CS. The measurement of pain from metastatic bone disease: capturing the patient's experience. *Clin Cancer Res* 2006;12:6236s–6242s.
30. Cleeland CS, Gonin R, Hatfield AK, et al. Pain and its treatment in outpatients with metastatic cancer. *N Engl J Med* 1994;330:592–596.
31. Meuser T, Pietruck C, Radbruch L, et al. Symptoms during cancer pain treatment following WHO-guidelines: a longitudinal follow-up study of symptom prevalence, severity and etiology. *Pain* 2001;93:247–257.
32. Zech DF, Grond S, Lynch J, et al. Validation of World Health Organization guidelines for cancer pain relief: a 10-year prospective study. *Pain* 1995;63:65–76.
33. Harrington KD. Orthopaedic management of extremity and pelvic lesions. *Clin Orthop Relat Res* 1995;312:136–147.
34. Beals RK, Lawton GD, Snell WE. Prophylactic internal fixation of the femur in metastatic breast cancer. *Cancer* 1971;28:1350–1354.
35. Fidler M. Incidence of fracture through metastases in long bones. *Acta Orthop Scand* 1981;52:623–627.
36. Cheal EJ, Hipp JA, Hayes WC. Evaluation of finite element analysis for prediction of the strength reduction due to metastatic lesions in the femoral neck. *J Biomech* 1993;26:251–264.
37. Van der Linden Y, Dijkstra PD, Kroon HM, et al. Comparative analysis of risk factors for pathological fracture with femoral metastases. *J Bone Joint Surg Br* 2004;86:566–573.
38. Mirels H. Metastatic disease in long bones: a proposed scoring system for diagnosing impending pathologic fractures. *Clin Orthop Relat Res* 1989;249:256–264.
39. Nathan SS, Healey JH, Mellano D, et al. Survival in patients operated on for pathologic fractures: implication for end-of-life orthopedic care. *J Clin Oncol* 2005;23: 6072–6082.
40. Sim FH, Frassica FJ, Chao EYS. Orthopaedic management using new devices and prostheses. *Clin Orthop Rel Res* 1995;312:160–172.
41. Chow E, Holden L, Danjoux C, et al. Successful salvage using percutaneous vertebroplasty in cancer patients with painful spinal metastases or osteoporotic compression fractures. *Radiother Oncol* 2004;70:265–267.
42. Hentschel SJ, Burton AW, Fourney DR, et al. Percutaneous vertebroplasty and kyphoplasty performed at a cancer center: refuting proposed contraindications. *J Neurosurg Spine* 2005;2:436–440.
43. Shimony JS, Gilula LA, Zeller AJ, et al. Percutaneous vertebroplasty for malignant compression fractures with epidural involvement. *Radiology* 2004;232: 846–853.
44. Chew C, Craig L, Edwards R, et al. Safety and efficacy of percutaneous vertebroplasty in malignancy: a systematic review. *Clin Radiol* 2011;66:63–72.
45. Kassamali RH, Ganeshan A, Hoey ET, et al. Pain management in spinal metastases: the role of percutaneous vertebral augmentation. *Ann Oncol* 2011;22:782–6.
46. Qian Z, Sun Z, Gu Y, et al. Kyphoplasty for the treatment of malignant vertebral compression fractures caused by metastasis. *J Clin Neurosci* 2011;18:763–767.
47. Tancioni F, Lorenzetti MA, Navarria P, et al. Percutaneous vertebral augmentation in metastatic disease: state of the art. *J Support Oncol* 2011;9:4–10.
48. Callstrom MR, Charboneau JW. Image guided palliation of painful metastases using percutaneous ablation. *Tech Vasc Interv Radiol* 2007;10:120–131.
49. Houston SJ, Rubens RD. The systemic treatment of bone metastases. *Clin Orthop Relat Res* 1995;312:95–104.
50. Tannock IF, Osoba D, Stockler MR, et al. Chemotherapy with mitoxantrone plus prednisone or prednisone alone for symptomatic hormone-resistant prostate cancer: a Canadian randomized trial with palliative end points. *J Clin Oncol* 1996; 14:1756–1764.
51. Berthold, DR, Pond, GR, Soban, F, et al. Docetaxel plus prednisone or mitoxantrone and prednisone for advanced refractory prostate cancer: updated survival in the TAX327 study. *J Clin Oncol* 2008;26:242–245.
52. Medical Research Council Prostate Cancer Working Party Investigators Group. Immediate versus deferred treatment for advanced prostatic cancer: initial results of the MRC trial. *Br J Urol* 1997;79:235–246.
53. Michaelson MD, Smith MR. Bisphosphonates for treatment and prevention of bone metastases. *J Clin Oncol* 2005;23:8219–8224.
54. Senaratne SG, Pirianov G, Mansi JL, et al. Bisphosphonates induce apoptosis in human breast cancer cell lines. *Br J Cancer* 2000;82:1459–1468.
55. Green JR. Bisphosphonates: preclinical review. *Oncologist* 2004;9(Suppl):3–13.
56. Russell RG, Rogers MJ, Frith JC, et al. The pharmacology of bisphosphonates and new insights into their mechanisms of action. *J Bone Miner Res* 1999;14(Suppl 2): 53–65.
57. Theriault RL, Lipton A, Hortobagyi GN, et al. Pamidronate reduces skeletal morbidity in women with advanced breast cancer and lytic bone lesions: a randomized, placebo-controlled trial. Protocol 18 Aredia Breast Cancer Study Group. *J Clin Oncol* 1999;17:8464–8454.
58. Hortobagyi GN, Theriault RL, Porter L. Efficacy of pamidronate in reducing skeletal complications in patients with breast cancer and lytic bone metastases. Protocol 19 Aredia Breast Cancer Study Group. *N Engl J Med* 1996;335:1785–1791.
59. Rosen LS, Gordon L, Tchekmedyian NS, et al. Long-term efficacy and safety of zoledronic acid in the treatment of skeletal metastases in patients with nonsmall cell lung carcinoma and other solid tumors: a randomized, phase III, double-blind, placebo-controlled trial. *Cancer* 2004;100:2613–2621.
60. Dearnaley DP, Mason, MD, Parmar, MK, et al. Adjuvant therapy with oral sodium clodronate in locally advanced and metastatic prostate cancer: long-term overall survival results from the MRC PRO4 and PRO5 randomized controlled trials. *Lancet Oncol* 2009;10:872–876.
61. Mehrotra B, Ruggiero S. Bisphosphonate complications including osteonecrosis of the jaw. *Hematology* 2006;1:356–360.
62. Migliorati CA, Siegel MA, Elting LS. Bisphosphonate-associated osteonecrosis: a long-term complication of bisphosphonate treatment. *Lancet Oncol* 2006;7: 508–514.
63. Lipton A, Goessl C. Clinical development of anti-RANKL therapies for treatment and prevention of bone metastases. *Bone* 2011;48:96–99.
64. Fizazi K, Carducci M, Smith M, et al. Denusomab compared with zoledronic acid for treatment of bone metastases in men with castration-resistant prostate cancer: a randomized, double-blind study. *Lancet* 2011;377:813–822.
65. Stopeck AT, Lipton A, Body JJ, et al. Denusomab compared with zoledronic acid for the treatment of bone metastases in patients with advanced breast cancer: a randomized, double-blind study. *J Clin Oncol* 2010;28:5132–5139.
66. Wu JS, Wong R, Johnston M, et al. Meta-analysis of dose-fractionation radiotherapy trials for the palliation of painful bone metastases. *Int J Radiat Oncol Biol Phys* 2003;55:594–605.
67. Caissie A, Zeng L, Nguyen J, et al. Assessment of health-related quality of life with European Organization for Research and Treatment of Cancer QLQ-C15-PAL after palliative radiotherapy of bone metastases. *Clin Oncol (R Coll Radiol)* 2012; 24:125–133.
68. Lutz S, Berk L, Chang E, et al. Palliative radiotherapy for bone metastases: an ASTRO evidence-based guideline. *Int J Radiat Oncol Biol Phys* 2011;79:965–976.
69. Tong D, Gillick L, Hendrickson FR. The palliation of symptomatic osseous metastases: final results of the study by the Radiation Therapy Oncology Group. *Cancer* 1982;50:893–899.
70. Blitzer P. Reanalysis of the RTOG study of the palliation of symptomatic osseous metastasis. *Cancer* 1985;55:1468–1472.
71. Bone Pain Trial Working Party. 8 Gy single fraction radiotherapy for the treatment of metastatic skeletal pain: randomised comparison with a multifraction schedule over 12 months of patient follow-up. *Radiother Oncol* 1999;52:111–121.
72. Foro Arnalot P, Fontanals AV, Galcerán JC. Randomized clinical trial with two palliative radiotherapy regimens in painful bone metastases: 30 Gy in 10 fractions compared to 8 Gy in single fraction. *Radiother Oncol* 2008;89:150–155.
73. Gaze MN, Kelly CG, Kerr GR, et al. Pain relief and quality of life following radiotherapy for bone metastases: a randomized trial of two fractionation schedules. *Radiother Oncol* 1997;45:109–116.
74. Hartsell WF, Scott CB, Bruner DW, et al. Randomized trial of short-versus long-course radiotherapy for palliation of painful bone metastases. *J Natl Cancer Inst* 2005;97:798–804.
75. Hirokawa Y, Wadasaki K, Kashiwado K, et al. A multiinstitutional prospective randomized study of radiation therapy of bone metastases [in Japanese]. *Nippon Igaku Hoshasen Gakkai Zasshi* 1988;48:1425–1431.
76. Kaasa S, Brenne E, Lund JA, et al. Prospective randomized multicenter trial on single fraction radiotherapy (8 Gy × 1) versus multiple fractions (3 Gy × 10) in the treatment of painful bone metastases. *Radiother Oncol* 2006;79:278–284.
77. Kirkbride P, Warde RR, Panzarella T, et al. A randomized trial comparing the efficacy of a single radiation fraction with fractionated radiation therapy in the palliation of skeletal metastases. *Int J Radiat Oncol Biol Phys* 2000;48(Suppl 1]):185.
78. Koswig S, Budach V. Remineralization and pain relief in bone metastases after different radiotherapy fractions (10 time 3 Gy vs 1 time 8 Gy). A prospective study. *Strahlenther Onkol* 1999;175:500–508.
79. Madsen EL. Painful bone metastasis: Efficacy of radiotherapy assessed by the patients—a randomized trial comparing 4 Gy × 6 versus 10 Gy × 2. *Int J Radiat Oncol Biol Phys* 1983;9:1775–1779.
80. Nielsen OS, Bentzen SM, Sandberg E, et al. Randomized trial of single dose versus fractionated palliative radiotherapy of bone metastases. *Radiother Oncol* 1998;47:233–240.
81. Niewald M, Tkocz HJ, Abel U, et al. Rapid course radiation therapy vs. more standard treatment: a randomized trial for bone metastases. *Int J Radiat Oncol Biol Phys* 1996;36:1085–1089.
82. Rasmusson B, Vejborg I, Jensen AB, et al. Irradiation of bone metastases in breast cancer patients: a randomized study with 1 year follow-up. *Radiother Oncol* 1995;34:179–184.
83. Steenland E, Leer JW, van Houwelingen H, et al. The effect of a single fraction compared to multiple fractions on painful bone metastases: a global analysis of the Dutch Bone Metastases Study. *Radiother Oncol* 1999;52:101–109.
84. Hoskin PJ, Price P, Easton D, et al. A prospective randomized trial of 4 Gy or 8 Gy single doses in the treatment of metastatic bone pain. *Radiother Oncol* 1992;23:74–78.
85. Jeremic B, Shibamoto Y, Acimovic L, et al. A randomized trial of three single-dose radiation therapy regimens in the treatment of metastatic bone pain. *Int J Radiat Oncol Biol Phys* 1998;42:161–167.
86. Konski A, DeSilvio M, Hartsell W, et al. Continuing evidence for poorer treatment outcomes for single male patients: retreatment data from RTOG 97 14. *Int J Radiat Oncol Biol Phys* 2006;66:229–233.
87. Dennis K, Wong K, Zhang L, et al. Palliative radiotherapy for bone metastases in the last 3 months of life: worthwhile or futile? *Clin Oncol (R Coll Radiol)* 2011;23:709–715.
88. Meeuse JJ, van der Linden YM, van Tienhoven G, et al. Efficacy of radiotherapy for painful bone metastases during the last 12 weeks of life: results from the

Dutch Bone Metastasis Study. *Cancer* 2010;116:2716–2725.
89. Loblaw DA, Wu JS, Kirkbride P, et al. Pain flare in patients with bone metastases after palliative radiotherapy—a nested randomized control trial. *Support Care Cancer* 2007:15:451–455.
90. Gerszten PC, Burton SA, Ozhasoglu C, et al. Radiosurgery for spinal metastases: clinical experience of 500 cases from a single institution. *Spine* 2007;15:193–199.
91. Vassiliou V, Kalogeropoulou G, Christopoulos C, et al. Combination ibandronate and radiotherapy for the treatment of bone metastases: clinical evaluation and radiographic assessment. *Int J Radiat Oncol Biol Phys* 2007;67:264–272.
92. Kouloulias V, Matsopoulos G, Kouvaris J, et al. Radiotherapy in conjunction with intravenous infusion of 180 mg of disodium pamidronate in management of osteolytic metastases from breast cancer: clinical evaluation, biochemical markers, quality of life, and monitoring of recalcification using assessments of gray-level histogram in plain radiographs. *Int J Radiat Oncol Biol Phys* 2003;57:143–157.
93. Salazar OM, Rubin P, Hendrickson F, et al. Single dose half-body irradiation for palliation of multiple bone metastases from solid tumors: final Radiation Therapy Oncology Group Report. *Cancer* 1986;58:29–36.
94. Poulter C, Cosmatos D, Rubin P, et al. A report of RTOG 82–06: a phase III study of whether the addition of single dose hemibody irradiation is more effective than local field irradiation alone in the treatment of symptomatic osseous metastases. *Int Radiat Oncol Biol Phys* 1992;23:207–214.
95. Salazar OM, Sandhu T, da Motta NW, et al. Fractionated half-body irradiation (HBI) for the rapid palliation of widespread, symptomatic, metastatic bone disease: a randomized phase III trial of the International Atomic Energy Agency (IAEA). *Int J Radiat Oncol Biol Phys* 2001;50:765–775.
96. Scarantino CW, Caplan R, Rotman M, et al. A phase I/II study to evaluate the effect of fractionated hemibody irradiation in the treatment of osseous metastases—RTOG 88–22. *Int J Radiat Oncol Biol Phys* 1996;36:37–48.
97. Scarantino C, Omitz, RD, Hoffman LG, et al. On the mechanism of radiation induced emesis: the role of serotonin. *Int J Radiat Oncol Biol Phys* 1994;30: 825–830.
98. Sarin R, Budrukkar A. Efficacy, toxicity and cost-effectiveness of single-dose versus fractionated hemibody irradiation (HBI) [Letter]. *Int J Radiat Oncol Biol Phys* 2002;52:1146.
99. Bauman G, Charette M, Reid R, et al. Radiopharmaceuticals for the palliation of painful bone metastasis—a systemic review. *Radiother Oncol* 2005;75:258–270.
100. Siegel HJ, Luck JV Jr, Siegel ME. Advances in radionuclide therapeutics in orthopaedics. *J Am Acad Orthop Surg* 2004;12:55–64.
101. Serafini AN, Houston SJ, Resche I, et al. Palliation of pain associated with metastatic bone cancer using samarium-153 lexidronam: a double-blind placebo controlled clinical trial. *J Clin Oncol* 1998;16:1574–1581.
102. Porter AT, McEwan AJ. Strontium-89 as an adjuvant to external beam radiation improves pain relief and delays disease progression in advanced prostate cancer: results of a randomized controlled trial. *Semin Oncol* 1993;20: 38–43.
103. Smeland S, Erikstein B, Aas M, et al. Role of strontium-89 as adjuvant to palliative external beam radiotherapy is questionable: results of a double-blind randomized study. *Int J Radiat Oncol Biol Phys* 2003;56:1397–1404.
104. Quilty PM, Kirk D, Bolger JJ, et al. A comparison of the palliative effects of strontium-89 and external beam radiotherapy in metastatic prostate cancer. *Radiother Oncol* 1994;31:33–40.
105. Oosterhof GON, Roberts JT, De Reijke T, et al. Strontium89 chloride versus palliative local field radiotherapy in patients with hormonal escaped prostate cancer: a phase III study of the European organisation for research and treatment of cancer genitourinary group. *Eur Urol* 2003;44:519–526.
106. Sciuto R, Festa A, Rea S, et al. Effects of low-dose cisplatin on 89Sr therapy for painful bone metastases from prostate cancer: a randomized clinical trial. *J Nucl Med* 2002;43:79–86.
107. Tu S-M, Delpassand ES, Jones D, et al. Strontium-89 combined with doxorubicin in the treatment of patients with androgen independent prostate cancer. *Urol Oncol* 1996;2:191–197.
108. McEwan AJ, Amyotte GA, McGowan DG, et al. A retrospective analysis of the cost effectiveness of treatment with Metastron (89Sr-chloride) in patients with prostate cancer metastatic to bone. *Nucl Med Commun* 1994;15:499–504.
109. Collins C, Eary JF, Donaldson G, et al. Samarium-153-EDTMP in bone metastases of hormone refractory prostate carcinoma: a phase I/II trial. *J Nucl Med* 1993; 34:1839–1844.
110. Olea E, Riccabona G, Tian J, et al. Efficacy and toxicity of 153Sm EDTMP in the palliative treatment of painful skeleton metastases: results of an IAEA international multicenter study [Abstract]. *J Nucl Med* 2000;51:146P.
111. Resche I, Chatal JF, Pecking A, et al. A dose-controlled study of 153Sm-ethylenediaminetetramethylenephosphonate (EDTMP) in the treatment of patients with painful bone metastases. *Eur J Cancer* 1997;33:1583–1591.
112. Sartor O, Quick D, Reid R, et al. A double blind placebo controlled study of 153samarium-EDTMP for palliation of bone pain in patients with hormone-refractory prostate cancer [Abstract]. *J Urol* 1997;157:321.
113. Tian JH, Zhang JM, Hou QT, et al. Multicentre trial on the efficacy and toxicity of single-dose samarium-153-ethylene diamine tetramethylene phosphonate as a palliative treatment for painful skeletal metastases in China. *Eur J Nucl Med* 1999;26:2–7.

第 95 章
内脏器官转移复发的姑息治疗以及寡转移肿瘤的治疗

Ramji R. Rajendran, Siavash Jabbari, William F. Hartsell

近 40 年来，许多肿瘤患者的 5 年生存率及总治愈率明显提高。然而，仍然有部分患者肿瘤复发或转移。常见转移部位为骨、脑、肺和肝。此外，还有一些内脏部位的复发或转移会引起明显的症状。大量前瞻性随机研究表明，姑息性放疗对骨转移和脑转移效果最佳。尽管放疗医师认为放疗可以经常有效缓解内脏转移症状，但内脏转移治疗的相关研究资料仍较少。

肿瘤的治疗目的取决于症状、部位、患者功能状态及其他个体因素。治疗指征包括疼痛、梗阻、出血和其他降低生活质量的症状。总之，姑息治疗的目标是提高生活质量，而不是延长生存。因此，某些部位需要短程、低剂量放疗，某些部位需要更高的剂量以达到局部控制效果。

一些内脏转移可引起疼痛。例如，肝或肾上腺转移会引起明显疼痛。血源性脾转移会引起腹痛、饱腹感和腹部膨胀感。相反，肺转移就很少引起疼痛，而是会引起气道梗阻和咯血。胃肠道转移会引起出血和梗阻（食管梗阻、幽门梗阻、胃出血、胆道梗阻、直肠梗阻）。除直肠梗阻外，盆腔肿块可引起出血（阴道、膀胱、直肠）、尿道梗阻、骶骨或骶神经牵涉痛。

在过去十年中，我们对肿瘤转移过程有了革命性的认识。过去认为实体瘤中癌细胞是通过基因突变获得肿瘤细胞的特性，并传递给子代细胞，经淋巴管转移到淋巴结或经循环系统远处转移。然而，最近上皮-间质性肿瘤转化的研究证实，癌细胞由具有远处转移特性的类胚胎干细胞发育而来。原发灶和转移灶的微环境会影响转移过程。此外，在临床发现淋巴结肿大或有影像学、症状学证据证实发生远隔脏器转移之前，癌细胞就已经发生转移[1]。对于有内脏寡转移的患者，治疗既可以减轻疼痛，也进而提高了总生存率。

恶性下气道梗阻

下气道通常定义为第一气管环以下。上气道梗阻可以通过紧急气管切开治疗。原发性或转移性恶性肿瘤可累及下气道，包括来自支气管内肿瘤的内源性压迫或来自肺实质、淋巴结的巨大肿块引起的外源性压迫。临床症状、支气管镜和影像学可用于判断梗阻程度。为选择最佳治疗方式，判断气道梗阻为气道内还是气道外压迫显得尤为重要。对于支气管腔内肿瘤团块生长引起内源性压迫，患者可以从支气管镜介入技术直接获益。这项技术可以缓解呼吸困难、降低梗阻后肺炎的发生率、改善机体功能状态[2-4]。放疗加肿瘤激光切除或放疗加支气管支架植入可有效维持下气道开放[5,6]。其他治疗亦可加用，包括外照射疗法、支气管内短程放疗和光动力学疗法。对于外照射治疗后复发的患者，支气管内短程放疗为最佳选择。支气管内放疗推荐剂量为 7.5Gy×3 次或 10Gy×2 次[7]。

外照射主要用于治疗支气管外源性压迫引起的气道梗阻。而支气管内短程放疗不会改善外源压迫引起的症状[8,9]。由于气道内放疗最大剂量被（相对）正常的气道黏膜吸收，相当低的放射剂量到达气道外的肿瘤组织。

肺癌的姑息性外照射没有标准的分次计划和总剂量。Fairchild 等[10]的一项回顾性研究发现，就症状减轻而言，相对高剂量的放疗：每次 3Gy 总剂量达到 30~45Gy，或每次 2Gy 总剂量达到 50~60Gy 时效果最佳。而高剂量意味着急性食管炎的高发生率。美国放射肿瘤学会临床实践指南推荐分次≥10 次、总剂量 30Gy[11]。对于患者身体状况差或不能承受多次治疗者，可以缩短放疗次数，如 20Gy/5F。特殊情况下也可使用超短程方案（17Gy/2F 或 10Gy/1F），但有该方案（17Gy/2F）引起放射性脊髓炎的报道[11]。图95.1显示肺姑息性治疗数字重建影像。该治疗的主要副作用为吞咽困难。需小心谨慎划定放射区,以保护正常肺组织。

因肺部症状接受放疗的大多数患者,加用化疗无明显获益。联合放化疗可轻微提高有效率,但同时明显带来更严重的副作用[11]。

肝转移

肝为恶性肿瘤的常见转移器官，是胃肠道肿瘤，尤其是结直肠癌最常见的远隔转移部位，还包括食管、胃和胰腺肿瘤。肺癌、乳腺癌、黑色素瘤亦常见肝转移。肝转移患者可有厌食或饱胀感、体重减低、恶心、右上腹疼痛、黄疸和发热等症状。

12%~36%肝转移灶数目少且无肝外转移证据的患者可经外科手术切除[12]。良好预后相关因素包括:切缘干净、低水平癌胚抗原、单一转移灶、肝转移呈现异时性、(原发灶)淋巴结阴性[12]。对于肝脏单发或几个转移灶的患者,其他治疗方法有射频消融术、微波凝固治疗、经动脉化疗栓塞术和立体定向放射治疗[13]。

大多数肝转移患者因转移灶多发、肝外转移或其他高危因素,不适合手术治疗及介入治疗。这些患者在被放疗肿瘤医师接管及评估前,通常都经历多个疗程的系统治疗。多年来,转移性胃肠肿瘤患者唯一的化疗选择就是5-FU,常联合应用亚叶酸钙。近年来,包括奥沙利铂、伊立替康在内的多种给药方案明显提高有效率和中位生存期。靶向药物,如西妥昔单抗、贝伐珠单抗可以更进一步提高有效率。这些新型联合治疗使治疗目标从姑息治疗转为延长生存期,新辅助化疗的多种给药方案缩小肿瘤体积,使肿瘤能够被切除[14]。肝动脉灌注化疗提高局部化疗药物浓度,也有更高的有效率。一项肝转移瘤肝动脉灌注化疗药物的荟萃分析证实明显提高有效率但不延长生存期[15]。

放疗医师接诊肝转移患者时,往往出现了更多的并发症、有更大的肿瘤负荷,并且以前曾接受过多种其他治疗。尽管有这些不良预后因素,放射治疗仍可有效减轻症状(图95.2)[16]。

肝癌的姑息治疗受限于放射性肝损伤(RILD)。这种毒性在治疗后1周至3个月较为明显,并可能导致肝衰竭和死亡[17]。肝区照射剂量和体积对避免放射性肝损伤均很重要。全肝治疗RILD的阈值约为总剂量30Gy,2Gy/F或总剂量33Gy,1.5Gy/F,2次/天[18,19]。放疗

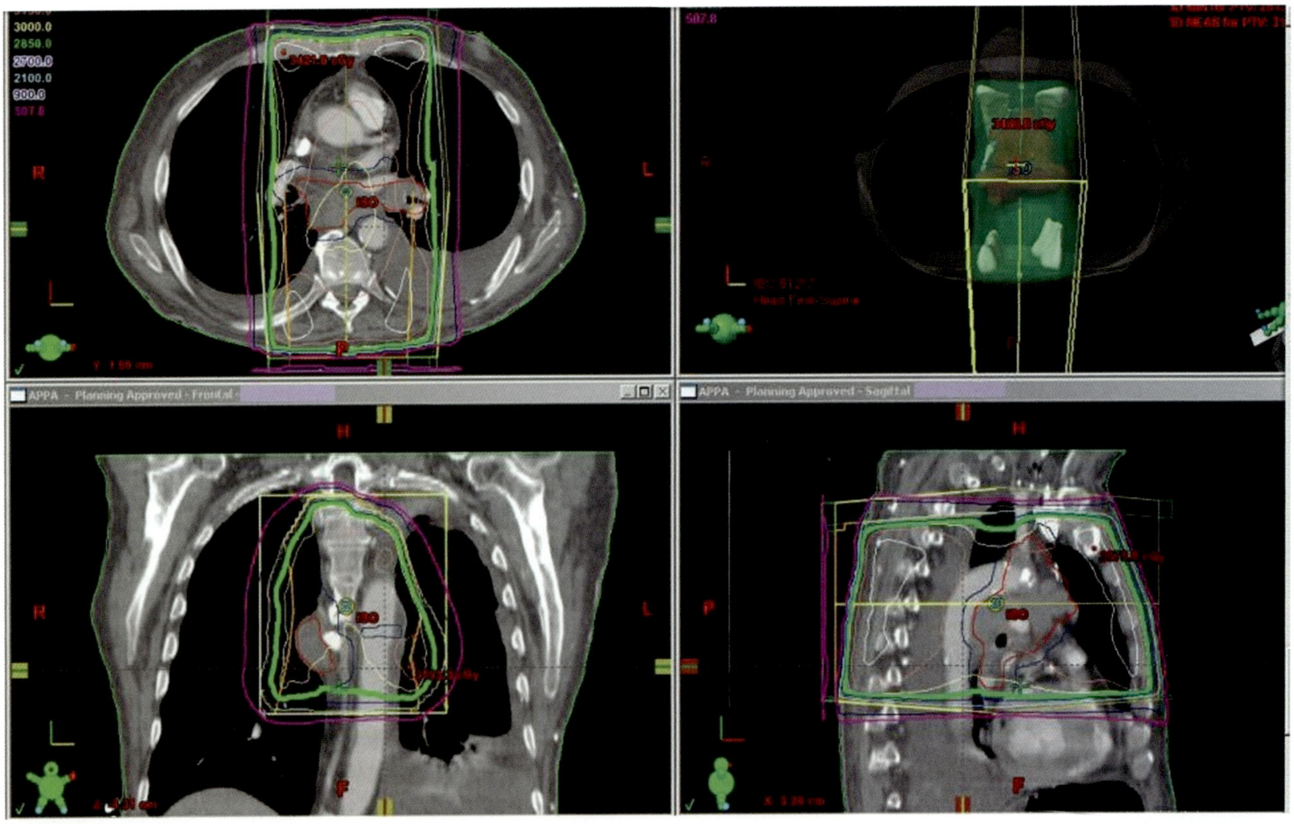

图95.1　计算机断层扫描数字重建图像轴位、矢状位和冠状位,示姑息性治疗肺野。患者有大气道来源的咯血,上腔静脉压迫。

肿瘤协作组的 RTOG-7605 试验评估了多种多发性肝转移治疗方案：30Gy/15F，25.6Gy/16F，20Gy/10F 和 21Gy/7F [20]。55%的患者症状改善，4 种治疗方案无差异。随后的 RTOG 试验评估了 21Gy/7F 的全肝放疗方案，患者随机接受单独或添加米索硝唑的照射[21]。大多数患者毒性反应轻微，症状快速改善。54%的患者疼痛完全缓解，80%的患者治疗后疼痛减轻。总的来说，添加米索硝唑没有明显获益。大肠癌原发患者缓解率最佳。Bydder 等[22]报道了一组纳入 28 例患者的研究，采用 10Gy/2F 的大分割全肝放疗。总缓解率为 54%，2 例患者出现 3 级毒性反应(呕吐和腹泻)。

弥漫性肝转移患者亦可选用选择性体内放射疗法(SIRT)。这一技术将钇-90(^{90}Y)离子或微小树脂球通过动脉注射到肝脏。一项结直肠癌肝转移的Ⅲ期临床研究比较了经动脉单独注射氟尿苷和动脉注射氟尿苷和 ^{90}Y 微小树脂球[23]。接受 SIRT 治疗的患者有更好的总缓解率、肿瘤进展时间和总生存时间延长。SIRT 治疗没有增加 3 级或 4 级毒性的风险。

总之，全肝放射治疗对多发肝转移患者姑息有效。大多数患者对于相对较低的剂量 21Gy/7F 或 30Gy/15F 一般耐受性良好，并可缓解症状[16,21]。

胆道梗阻

引起恶性胆道梗阻的原因可能是外部肿瘤压迫，也可能是胆管腔内肿瘤进展导致的压迫。梗阻可导致高胆红素血症和黄疸，从而引起皮肤瘙痒、厌食和体重减轻。胆道梗阻可能是一种危及生命的急症。胆管引流最初是通过外支架实现，这些支架后期换成内部支架。然而，这些导管通常保持开放仅 4~8 个月[24]。腔内近距离放疗、光动力疗法或外照射可以延长支架开放时间。腔内照射有利于支架通畅，可延长不能手术的胆管癌患者的生存期[25,26]。虽然外照射对转移性胆管梗阻的研究数据不多，但可能对肿瘤造成的胆管外压迫无其有效。

肾上腺转移

肾上腺是多种肿瘤的常见转移部位，主要是由于其丰富的血供。肺癌是最常见的肾上腺转移来源。转移瘤通常无症状，但偶尔会引起疼痛。一般状况良好且转移灶不多的患者可采用外科手术治疗。放射治疗也适用于姑息治疗。

姑息性放疗通常采用传统的体外照射。Soffen 等[27]报道了 16 例通过姑息放疗治疗肾上腺转移引起疼痛的患者。多数患者接受 30Gy/10~12F 的治疗。其中 12 例(75%)患者治疗有效，6 例患者生存期内完全缓解。接近 50%的患者(44%)出现恶心，可能与前后野的治疗技术有关。无明显晚期毒性反应，但中位生存期 仅 3 个月。多个近期研究报告评估了调强放疗技术或立体定向体部放疗技术在肾上腺转移瘤中的应用价值。大多数这些肾上腺转移瘤患者无症状，而不是姑息减症治疗。这些治疗局部控制率高，适用于病灶体积局限者(寡转移灶)。常规放疗 30Gy/10~12F 患者就能获益。

脾转移

实体瘤脾转移相对少见。脾大通常与血液系统恶性肿瘤和功能失调有关，如白血病或骨髓增生性疾病。脾可以明显增大，引起疼痛、饱胀、恶心或呕吐。骨髓衰竭导致髓外造血时引起的脾大也可产生这些症状[28]。

放射治疗可以有效地减轻脾脏肿大，缓解脾大的相关症状。缓解症状所需的剂量通常远低于缓解其他内脏转移瘤的放疗剂量。反应也可能相当迅速，这就需要经常评估治疗野大小(图 95.3)。该方案经常使用的剂量为 0.25~1Gy，每周 2~3 次。经常性评估血细胞计数很重要，因为贫血和血小板减少症可能在短期内迅速发生，且数值急剧下降。McFarland 等[29]报道了一个典型的方案。他们的患者每周 2 次治疗，第 1 周单次分割剂量 0.5Gy，第 2 周增至 0.75Gy，第 3 周增至 1Gy。每次治疗前进行一次完整的血细胞计数。总剂量<5Gy。即使如此低的剂量，16 例患者中 14 例有症状主观改善，12 例的脾大有客观改善。脾的治疗可能有远隔效应，脾的治疗的同时远处受累的淋巴结也有缩小[29]。

阴道出血或白带增多

阴道出血在妇科肿瘤的诊断中是一种常见的症状，尤其是宫颈、子宫和阴道肿瘤[30]。初期治疗包括阴道填塞[31]。放疗对控制这类阴道出血也有效。通常采取大分割放射治疗，单次剂量 2.5~4Gy。常用的治疗采用 30Gy/10F[30]。通常，3~5 次治疗后，出血会减少或停止。此时放疗可以继续使用标准分割，单次分割剂量为

1.8~2Gy(图95.4)。减少阴道出血和白带增多的另一种方法是使用单次10Gy的大剂量照射[32-34]。通常首次放疗后24~48小时内即很可能减少或停止出血。10Gy的剂量可以每隔1月重复1次。第3或第4次时出现并发症的风险增加,因此应限制在1~2次[35]。

骨盆复发

骨盆恶性肿瘤复发可导致明显的症状,如疼痛、流血或梗阻。姑息治疗方法的选择取决于多种因素,包括先前治疗的类型和剂量。与其他部位复发肿瘤的姑息治疗相比,外科手术联合物理治疗可为骨盆恶性肿瘤复发患者缓解症状提供机会。

复发的结直肠癌可因肠道梗阻而威及生命。对这种情况下的大多数患者而言,外科干预是最佳的治疗方式,可能包括肿瘤组织的完整切除(如有可能),或行结肠造瘘术以缓解梗阻症状[36]。这些患者围术期并发症的风险高,这可能是因为充分的术前肠道准备通常很困难。

肾积水和重度疼痛可能是更晚期肿瘤的表现,也是外科切除的相对禁忌证[37]。大部分直肠癌复发患者有骨盆后壁或后外侧壁受累,这使外科手术变得更困难[38]。存在重度疼痛提示骶骨或骶神经根侵犯。若肿瘤侵犯这些结构则完整切除更加困难。Melton等[39]和Wells等[40]报道了对局部复发直肠癌行积极外科切除的患者有发生严重并发症的高风险。那些将骶骨切除术作为手术一部分的患者发生严重并发症的风险为42%[40]。

以前未接受过放射治疗的盆腔复发大肿块患者适合放化联合治疗。丹麦的一项前瞻性随机性研究对比分析了单独放疗(50Gy/25F,加量10~20Gy/5~10F)与相同放疗同步每周静脉注射5-氟尿嘧啶[41]。这种治疗用于局部复发或不能手术的直肠癌患者。放疗联合化疗并未改善患者的生存,但急性并发症发生率却更高(放疗联合化疗33%对单独放疗13%)。在一些回顾性研究中,放疗联合化疗是有利的。Ito等[42]对30例有症状的盆腔内复发的直肠癌患者进行了报道。发现接受化疗的患者疼痛缓解率更高(100%对单纯放疗77%),中位生存期也增加了近1倍(7.8个月对4个月)。对这些局部复发的直肠癌患者,常推荐综合治疗以改善局部控制。

患者需要相对高的放疗剂量以缓解症状。Wong等[43]的一篇综述显示放疗总剂量对治疗效果很重要,放疗效果最好的见于接受≥50Gy剂量的患者。在他们的研究中,患者接受的放疗剂量越高,患者的预后越好。多变量分析显示,剂量-反应关系对局控及生存有预测价值。Bae等[44]也发现接受更高放射剂量的患者症状控制率和控制时间均有改善。他们推荐,在可能的情况下生物等效剂量可>40Gy。

接受放疗后发生局部复发的直肠癌患者常需要外科治疗、化疗或两者结合。然而在一些情况下,再次放疗也可获益。放疗可以为超分割外照射、术中放疗(IORT)或近距离放疗。Lingareddy等[45]对局部复发的直肠癌患者行再程放疗,采用超分割放疗,1.2Gy/F,每天2次,至中位剂量30.6Gy,这些患者初次治疗时已接受足剂量骨盆放疗。他们采用限制野再程放疗,不包括膀胱和小肠。大多数患者(90%)同步5-氟尿嘧啶化疗。65%的患者疼痛缓解,100%的出血停止。与单纯常规放疗相比,超分割放疗患者的晚期毒性率显著降低(47%对18%)。最常见的晚期毒性反应是小肠梗阻(17%)和瘘管形成(8%)。意大利的一项前瞻性研究对曾接受放疗的复发直肠癌患者进行了研究[46]。活检证实肿瘤复发的患者行术前综合治疗,包括超分割放疗(30.6Gy,1.2Gy/F,每天2次,追加剂量10.8Gy,1.2Gy/F,每天2次)和持续输注5-氟尿嘧啶。之后评估手术切除可能,在可能的情况下,于放化疗后4~6周行外科手术。51例(86%)患者按计划完成术前治疗,30例(50.8%)患者接受手术切除。总的中位生存期为42个月,5年生存率为39%。7例患者出现3级毒性反应,无患者出现4级毒性反应。

对于局部复发的直肠癌患者,术中放疗可能是有益的。那些不存在远处转移的晚期局部复发直肠癌患者可能从这一治疗中获益。Haddock等[47]系列报道了51例曾行放疗的复发直肠癌患者施以最大程度的切除继之以术中电子放疗。射线剂量为10~30Gy,中位剂量20Gy。37例患者在外科手术和术中放疗(IORT)之后另外接受外放射治疗(中位剂量25.2Gy)。2年生存率为48%,但5年生存率仅为12%。2年的局部控制率为60%,那些接受≥30Gy外照射联合IORT的患者显示出有更好的局控趋势(局部控制:81%对54%不接受外照射或剂量<30Gy)。就毒性反应而言,32%的患者出现外周神经病变,14%的患者出现输尿管狭窄或梗阻。

近距离放疗是相对有限体积的肿瘤进行放射治疗的另一种可选方法。Alektiar等[48]报道了74例局部复发的结直肠癌患者。对患者的复发灶行外科切除,然后给予高剂量率术中近距离放疗，剂量为 10~18Gy。5 年总生存率为 23%,5 年局部控制率为 39%。主要毒性反应是外周神经病变,见于 16%的患者。与那些手术切缘阳性的患者相比,切缘阴性的患者局部病灶控制的可能性更高(28%对 43%)。Kolotas 等[49]评估了 38 例行姑息性间质高剂量率近距离放疗的患者。仅 4 例患者行术中置管，大多数在 CT 引导下置管,导管经会阴或骶骨部位植入。该组患者在置管时存在巨大肿块。近距离放疗后中位生存期为 15 个月，大多数患者死于远处转移。38 例患者中 28 例病情稳定,89.5%的患者疼痛缓解。

总之,姑息性放疗在盆部恶性肿瘤复发患者的疼痛缓解或止血方面是有效的。由于盆部肿瘤复发的部位和特性,患者需要化疗、放疗和外科手术在内的综合治疗。为保证姑息治疗的效果,同样需要相对高剂量的放疗。

寡转移肿瘤的放射治疗

如前所述,转移肿瘤的放射治疗被传统用于缓解病情,典型应用包括使用相对低的总剂量和简短的治疗方案。治疗目标在于达到短到中期的缓解,同时减少治疗相关毒性反应并缩短疗程。直到最近,这一治疗模式已被推广应用到几乎所有发生转移的患者,这种本质上一致的治疗策略被应用于一组具有相当异质性、表现和疾病生物学的患者。这种局部治疗的"治疗性"模式的转变,包括选择"寡转移病变"进行放疗,由 Weichselbaum 和 Hellman[50]在 1995 年上首次刊登提出。基于这一理念,选择出那些可控性局部病灶以及有限数量转移病灶的患者进行有效的局部治疗,尤其是在有效的全身治疗的情况下,理论上这些患者可能被治愈。在 Weichselbaum 和 Hellman 所处的时代,由于放疗技术所限,大多数部位的寡转移灶的有效清除而不出现显著的毒性反应是不可能的。而且,可用的全身治疗在清除微转移肿瘤方面很大程度上是无效的。然而,随着影像引导下高度适形放疗的不断进步以及全身治疗和分子治疗疗效的改进,这一理论性概念能够转化为临床研究和实践。

对包括孤立肝转移灶在内的转移肿瘤进行有效放疗进行了早期研究[51]。密歇根大学对包括原发性肝癌和肝转移患者的研究中,首次倡导了高剂量三维适形放疗的模式,实现了可接受范围内的肿瘤局部控制以及毒性反应(图 95.5)。随着影像引导下 SBRT 技术的出现,孤立肝脏转移灶的有效治疗已成为大量临床研究和实践的焦点[52]。一项多机构参与的Ⅰ期和Ⅱ期研究中,47 例有 1~3 个肝脏病灶（每个直径<6cm)的患者进行剂量逐渐增加的 SBRT(36~60Gy/3F),并报道了所有病灶的总的 2 年局部控制率为 92%。在 60Gy 剂量的队列中，病灶直径≤3cm 以及病灶直径>3cm 的局部控制率分别达到 100%和 77%。中位随访 16 个月,总生存期 20.5 个月,未发生放疗诱导的肝脏疾病,3 级及以上毒性反应发生率为 2%[53]。最近一项来自 3 个机构的 65 例患者的合并分析也显示了结直肠癌肝转移治疗中 SBRT 的很好的疗效以及毒性反应,推荐 3 次至少 48Gy 的处方剂量,以达到最佳的局部控制[54]。

随着 SBRT 技术在原发性肺癌治疗中的快速进展,SBRT 治疗肺脏的寡转移肿瘤也已成为众多临床研究报道的热点[55,56]。在最近一项多机构的Ⅰ期和Ⅱ期研究中,以剂量递增的 SBRT(48~60Gy/3F)技术治疗 38 例肺转移癌患者(1~3 个病灶,累积最大肿瘤直径<7cm)，中位生存期为 19 个月,2 年局部控制率为 96%,有症状的放射性肺炎并不常见(2.6%),3 级及以上毒性反应发生率为 8%[57]。

除了肺脏和肝脏,其他部位的寡转移肿瘤的治疗也有出版报道。大多数情况下，寡转移被定义为 1~5 个转移病灶,不一致地把原发肿瘤状态、总的肿瘤体积或最大病灶体积等作为寡转移灶的限制因素。芝加哥大学的研究人员报道了一项对 29 例 1~5 个转移灶患者的剂量递增放疗研究,得出用该方法并未实现最小的毒性反应和潜在的临床获益[58]。另一项前瞻性研究对 121 例≤5 个寡转移灶的患者行旨在治愈的 SBRT,4 年生存率为 28%,无进展生存为 20%,局部控制率为 60%[59]。在最后的随访中,29 例患者一直存活且未显示存在病变的证据,导致作者得出"寡转移肿瘤是肿瘤远处播散的一种可治愈状态"的结论。

其他研究人员也已对特殊部位原发肿瘤的寡转移病灶能否治愈进行了研究。Milano 等[60]研究了 51 例转移性乳腺癌患者,探讨 SBRT 的治愈价值。他们得出结论,转移数目有限的患者经过治疗,生存期得以延长且具有潜在的治愈可能,对那些有症状或潜在有症状的部位行旨在姑息的 SBRT 也是如此。最近的国际指南也已经一致强调了对寡转移性乳腺癌患者的管理,指出"一组小的但非常重要的治愈性乳腺癌患者亚群,例如那些有孤立转移病灶的患者,能实现完全缓解和长期生存"。[61]早期的研究报告也指出在妇科

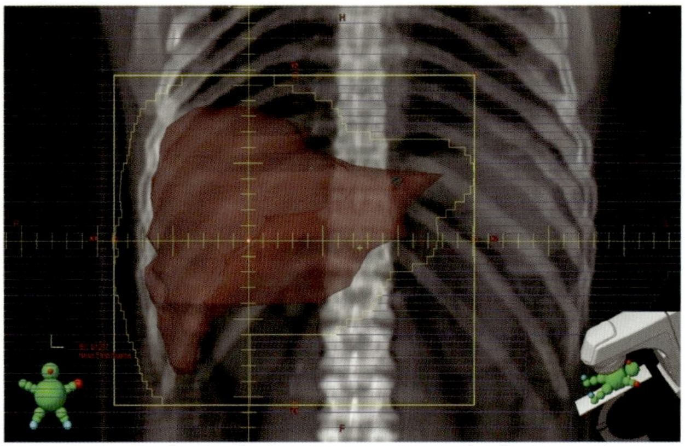

图 95.2 CT模拟数字重建图像。直肠癌多发性肝转移患者，治疗野覆盖整个肝脏。

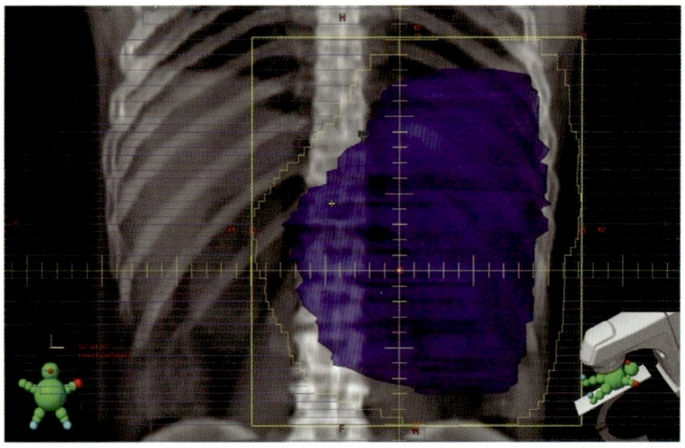

图 95.3 脾脏前后对穿野照射数字影像重建。脾大对放射治疗极为敏感，低剂量时便可产生快速应答。临床上应密切观察照射野，合理调整射野挡板或多页准直器。

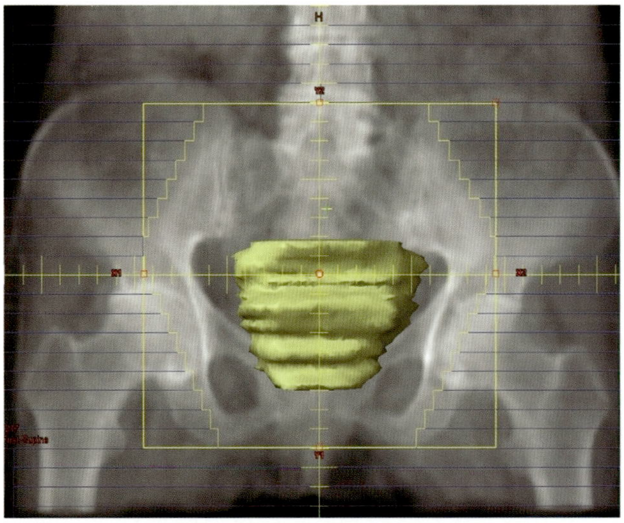

图 95.4 姑息性前后对穿野盆腔照射数字影像重建。姑息性放疗是出血性宫颈癌或膀胱癌患者较好的治疗方法。

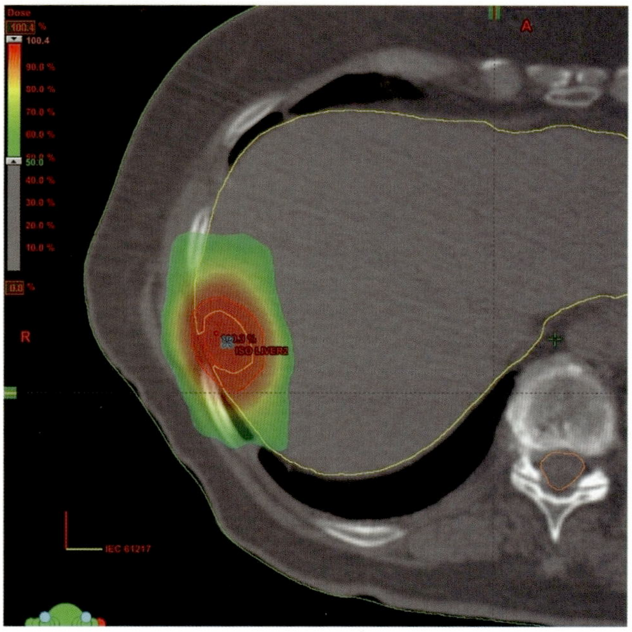

图 95.5 CT断层图像显示肝脏转移癌患者立体体部放射治疗的剂量分布。

肿瘤和非小细胞肺癌的寡转移病灶中SBRT的潜在治愈价值，所涉及的寡转移性部位也包括腹腔淋巴结转移和肾上腺转移[62-67]。

总之，SBRT对那些转移病灶数少的患者可能是获益的，应对这些患者进行前瞻性研究治疗，以获得对该技术合理运用的更好理解。

（刘奥 韩安勤 译 韩安勤 校）

参考文献

1. Hendrix MJC. Charting a course to a distant site. *Nat Rev Cancer* 2009;9:237.
2. Ferrell B, Koczywas M, Grannis F, et al. Palliative care in lung cancer. *Surg Clin North Am* 2011;91:403–417.
3. Jung B, Murgu S, Colt H. Rigid bronchoscopy for malignant central airway obstruction from small cell lung cancer complicated by SVC syndrome. *Ann Thorac Cardiovasc Surg* 2011;17:53–57.
4. Ranu H, Madden BP. Endobronchial stenting in the management of large airway pathology. *Postgrad Med J* 2009;85:682–687.
5. Canak V, Zarić B, Milivancev A, et al. Combination of interventional pulmonology techniques (Nd:YAG laser resection and brachytherapy) with external beam radiotherapy in the treatment of lung cancer patients with Karnofsky index ≤50. *J BUON* 2006;11:447–456.
6. Zarić B, Canak V, Milivancev A, et al. The effect of Nd:YAG laser resection on symptom control, time to progression and survival in lung cancer patients. *J BUON* 2007;12:361–368.
7. Nag S, Kelly JF, Horton JL, et al. Brachytherapy for carcinoma of the lung. *Oncology* 2001;15:371–381.
8. Suh J, Dass KK, Pagliaccio L, et al. Endobronchial radiation therapy with or without neodymium yttrium aluminum garnet laser resection for managing malignant airway obstruction. *Cancer* 1994;73:2583–2588.
9. Allen MD, Baldwin JC, Fish VJ, et al. Combined laser therapy and endobronchial radiotherapy for unresectable lung carcinoma with bronchial obstruction. *Am J Surg* 1985;150:71–77.
10. Fairchild A, Harris K, Barnes E, et al. Palliative thoracic radiotherapy for lung cancer: a systematic review. *J Clin Oncol* 2008;26:4001–4011.
11. Rodrigues G, Videtic GMM, Sur R, et al. Palliative thoracic radiotherapy in lung cancer: an American Society for Radiation Oncology evidence-based clinical practice guideline. *Pract Radiat Oncol* 2011;1:60–71.
12. Abbas S, Lam V, Hollands M. Ten-year survival after liver resection for colorec-

tal metastases: systematic review and meta-analysis. *ISRN Oncol* 2011;2011: 763245.
13. Qian J. Interventional therapies of unresectable liver metastases. *J Cancer Res Clin Oncol* 2011;137:1763–1772.
14. Alberts SR, Wagman LD. Chemotherapy for colorectal liver metastases. *Oncologist* 2008;13:1063–1073.
15. Mocellin S, Pilati P, Lise M, et al. Hepatic arterial infusion (HAI) compared to systemic chemotherapy for the treatment of unresectable liver metastases from colorectal carcinoma: a systematic review and meta-analysis of randomized controlled trials. *J Clin Oncol* 2007;25:5649–5654.
16. Malik U, Mohiuddin M. External-beam radiotherapy in the management of liver metastases. *Semin Oncol* 2002;29:196–201.
17. Lawrence TS, Robertson JM, Anscher MS, et al. Hepatic toxicity from cancer treatment. *Int J Radiat Oncol Biol Phys* 1995;31:1237–1248.
18. Ingold JA, Reed GB, Kaplan HS, et al. Radiation hepatitis. *Am J Roentgenol Radium Ther Nucl Med* 1965;93:200–208.
19. Russell AH, Clyde C, Wasserman TH, et al. Accelerated hyperfractionated hepatic irradiation in the management of patients with liver metastases: results of the RTOG dose escalating protocol. *Int J Radiat Oncol Biol Phys* 1993;27:117–123.
20. Borgelt BB, Gelber R, Brady LW, et al. The palliation of hepatic metastases: results of the Radiation Therapy Oncology Group pilot study. *Int J Radiat Biol Phys* 1981; 7:587–591.
21. Leibel SA, Pajak TF, Massullo V, et al. A comparison of misonidazole sensitized radiation therapy to radiation therapy alone for the palliation of hepatic metastases: results of a Radiation Therapy Oncology Group randomized prospective protocol. *Int J Radiat Oncol Biol Phys* 1987;13:1057–1064.
22. Bydder S, Spry NA, Christie DR, et al. A prospective trial of short-fractionation for the palliation of liver metastases. *Australas Radiol* 2003;47:284–288.
23. Gray B, Van Hazel G, Hope M, et al. Randomised trial of SIR-spheres plus chemotherapy vs. chemotherapy alone for treating patients with liver metastases from primary large bowel cancer. *Ann Oncol* 2001;12:1711–1720.
24. Shapiro MJ. Management of malignant biliary obstruction: nonoperative and palliative techniques. *Oncology* 1995;9:493–496.
25. Shinohara ET, Mitra N, Guo M, et al. Radiotherapy is associated with improved survival in adjuvant and palliative treatment of extrahepatic cholangiocarcinomas. *Int J Radiat Oncol Biol Phys* 2009;74:1191–1198.
26. Eschelman DJ, Shapiro MJ, Bonn J, et al. Malignant biliary duct obstruction: long-term experience with Gianturco stents and combined-modality radiation therapy. *Radiology* 1996;200:717–724.
27. Soffen EM, Solin LJ, Rubenstein JH, et al. Palliative radiotherapy for symptomatic adrenal metastases. *Cancer* 1990;65:1318–1320.
28. Barosi G, Rosti V, Vannucchi AM. Therapeutic approaches in myelofibrosis. *Expert Opin Pharmacother* 2011;12:1597–1611.
29. McFarland JT, Kuzma C, Millard FE, et al. Palliative irradiation of the spleen. *Am J Clin Oncol* 2003;26:178–183.
30. Mishra SK, Laskar S, Muckaden MA, et al. Monthly palliative pelvic radiotherapy in advanced carcinoma of uterine cervix. *J Cancer Res Ther* 2005;1:208–212.
31. Smith SC, Koh WJ. Palliative radiation therapy for gynaecological malignancies. *Best Pract Res Clin Obstet Gynaecol* 2001;15:265–278.
32. Adelson MD, Wharton JT, Delclos L, et al. Palliative radiotherapy for ovarian cancer. *Int J Radiat Oncol Biol Phys* 1987;13:17–21.
33. Onsrud M, Hagen B, Strickert T. 10-Gy single-fraction pelvic irradiation for palliation and life prolongation in patients with cancer of the cervix and corpus uteri. *Gynecol Oncol* 2001;82:167–171.
34. Tinger A, Waldron T, Peluso N, et al. Effective palliative radiation therapy in advanced and recurrent ovarian carcinoma. *Int J Radiat Oncol Biol Phys* 2001;51: 1256–1263.
35. Konski A, Feigenberg S, Chow E. Palliative radiation therapy. *Semin Oncol* 2005;32:156–164.
36. Hahnloser D, Nelson H, Gunderson LL, et al. Curative potential of multimodality therapy for locally recurrent rectal cancer. *Ann Surg* 2003;237:502–508.
37. deWilt JHW, Vermaas M, Ferenschild FTJ, et al. Management of locally advanced primary and recurrent rectal cancer. *Clin Colon Rectal Surg* 2007;20:255–263.
38. Moriya Y. Treatment strategy for locally recurrent rectal cancer. *Jpn J Clin Oncol* 2006;36:127–131.
39. Melton GB, Paty PB, Boland PJ, et al. Sacral resection for recurrent rectal cancer: analysis of morbidity and treatment results. *Dis Colon Rectum* 2006;49: 1099–1107.
40. Wells BJ, Stotland P, Ko MA, et al. Results of an aggressive approach to resection of locally recurrent rectal cancer. *Ann Surg Oncol* 2007;14:390–395.
41. Overgaard M, Bertelsen K, Dalmark M, et al. A randomized feasibility study evaluating the effect of radiotherapy alone or combined with 5-fluorouracil in the treatment of locally recurrent or inoperable colorectal carcinoma. *Acta Oncol* 1993;32:547–553.
42. Ito Y, Ohtsu A, Ishikura S, et al. Efficacy of chemoradiotherapy on pain relief in patients with intrapelvic recurrence of rectal cancer. *Jpn J Clin Oncol* 2003;33: 180–185.
43. Wong R, Thomas G, Cummings B, et al. In search of a dose-response relationship with radiotherapy in the management of recurrent rectal carcinoma in the pelvis: a systematic review. *Int J Radiat Oncol Biol Phys* 1998; 40:437–446.
44. Bae SH, Park W, Choi DH, et al. Palliative radiotherapy in patients with a symptomatic pelvic mass of metastatic colorectal cancer. *Radiat Oncol* 2011;6:52.
45. Lingareddy V, Ahmad NR, Mohiuddin M. Palliative reirradiation for recurrent rectal cancer. *Int J Radiat Oncol Biol Phys* 1997;38:785–790.
46. Valentini V, Morganti AG, Gambacorta MA, et al. Preoperative hyperfractionated chemoradiation for locally recurrent rectal cancer in patients previously irradiated to the pelvis: a multicentric phase II study. *Int J Radiat Oncol Biol Phys* 2006; 64:1129–1139.
47. Haddock MG, Gunderson LL, Nelson H, et al. Intraoperative irradiation for locally recurrent colorectal cancer in previously irradiated patients. *Int J Radiat Oncol Biol Phys* 2001;49:1267–1274.
48. Alektiar KM, Zelefsky MJ, Paty PB, et al. High-dose-rate intraoperative brachytherapy for recurrent colorectal cancer. *Int J Radiat Oncol Biol Phys* 2000;48: 219–226.
49. Kolotas C, Röddiger S, Strassmann G, et al. Palliative interstitial HDR brachytherapy for recurrent rectal cancer. Implantation techniques and results. *Strahlenther Onkol* 2003;179:458–463.
50. Hellman S, Weichselbaum RR. Oligometastases. *J Clin Oncol* 1995;13:8–10.
51. Dawson LA, McGinn CJ, Normolle D, et al. Escalated focal liver radiation and concurrent hepatic artery fluorodeoxyuridine for unresectable intrahepatic malignancies. *J Clin Oncol* 2000;18:2210–2218.
52. Sawrie SM, Fiveash JB, Caudell JJ. Stereotactic body radiation therapy for liver metastases and primary hepatocellular carcinoma: normal tissue tolerances and toxicity. *Cancer Control* 2010;17:111–119.
53. Rusthoven KE, Kavanagh BD, Cardenes H, et al. Multi-institutional phase I/II trial of stereotactic body radiation therapy for liver metastases. *J Clin Oncol* 2009;27: 1572–1578.
54. Chang DT, Swaminath A, Kozak M, et al. Stereotactic body radiotherapy for colorectal liver metastases: a pooled analysis. *Cancer* 2011;117:4060–4069.
55. Norihisa Y, Nagata Y, Takayama K, et al. Stereotactic body radiotherapy for oligometastatic lung tumors. *Int J Radiat Oncol Biol Phys* 2008;72:398–403.
56. Siva S, MacManus M, Ball D. Stereotactic radiotherapy for pulmonary oligometastases: a systematic review. *J Thorac Oncol* 2010;5:1091–1099.
57. Rusthoven KE, Kavanagh BD, Burri SH, et al. Multi-institutional phase I/II trial of stereotactic body radiation therapy for lung metastases. *J Clin Oncol* 2009;27: 1579–1584.
58. Salama JK, Chmura SJ, Mehta N, et al. An initial report of a radiation dose-escalation trial in patients with one to five sites of metastatic disease. *Clin Cancer Res* 2008;14:5255–5259.
59. Milano MT, Katz AW, Muhs AG, et al. A prospective pilot study of curative-intent stereotactic body radiation therapy in patients with 5 or fewer oligometastatic lesions. *Cancer* 2008;112:650–658.
60. Milano MT, Zhang H, Metcalfe SK, et al. Oligometastatic breast cancer treated with curative-intent stereotactic body radiation therapy. *Breast Cancer Res Treat* 2009;115:601–608.
61. Cardoso F, Winer EP, Fallowfield LJ. Metastatic breast cancer. Recommendations proposal from the European School of Oncology (ESO)-MBC Task Force. *Breast* 2007;16:9–10.
62. Higginson DS, Morris DE, Jones EL, et al. Stereotactic body radiotherapy (SBRT): technological innovation and application in gynecologic oncology. *Gynecol Oncol* 2011;120:404–412.
63. Yano T, Haro A, Yoshida T, et al. Prognostic impact of local treatment against postoperative oligometastases in non-small cell lung cancer. *J Surg Oncol* 2010; 102:852–855.
64. Khan AJ, Mehta PS, Zusag TW, et al. Long term disease-free survival resulting from combined modality management of patients presenting with oligometastatic, non-small cell lung carcinoma (NSCLC). *Radiother Oncol* 2006;81:163–167.
65. Bignardi M, Navarria P, Mancosu P, et al. Clinical outcome of hypofractionated stereotactic radiotherapy for abdominal lymph node metastases. *Int J Radiat Oncol Biol Phys* 2010;81:831–838.
66. Casamassima F, Livi L, Masciullo S, et al. Stereotactic radiotherapy for adrenal gland metastases: University of Florence experience. *Int J Radiat Oncol Biol Phys* 2012;82:919–923.
67. Scorsetti M, Bignardi M, Alongi F, et al. Stereotactic body radiation therapy for abdominal targets using volumetric intensity modulated arc therapy with RapidArc: feasibility and clinical preliminary results. *Acta Oncol* 2011;50:528–538.

第 96 章
疼痛的治疗

Gary Deng, Amitabh Gulati, Barrie R. Cassileth

无论在放疗期间还是在放疗后,疼痛均显著影响生活质量,但目前缺乏理想的癌痛止痛方案。超过半数的放疗患者可能经历疼痛[1],且多数患者和医师认为止痛治疗不够充分[2]。

疼痛可能由肿瘤对组织的破坏引起,如前列腺癌骨转移造成骨破坏、胰腺癌侵犯腹腔神经丛,也可能由放疗本身引起。正常组织照射,特别是那些生长更新迅速的组织,造成细胞死亡引发促炎性因子、血栓因子和生长因子的级联反应, 增强局部疼痛反应[3,4]。放射肿瘤科医生必须了解放疗中和放疗后癌痛的治疗。本章将讨论疼痛的病理生理学、治疗选择和治疗指南,以便医师制订完整的、阶梯式的癌痛治疗策略。

放疗也有非常好的止痛效果。放疗通常用于敏感性肿瘤侵犯骨、软组织和神经时的姑息治疗[5]。本书的其他章节介绍了不同肿瘤的姑息止痛放疗。

疼痛的种类

疼痛大致可分为伤害感受性和非伤害感受性疼痛两类。伤害感受性疼痛是指组织损伤后产生的、与损伤程度呈正比的神经系统反应。根据疼痛刺激的部位和症状分为躯干痛和内脏痛。典型的躯干痛表现为皮肤、肌肉和结缔组织损伤后产生的定位明确的锐痛和针刺样(刀割样)疼痛。相反,内脏痛则为定位不明确的痉挛痛或钝痛[6]。

非伤害感受性疼痛包括神经病理性疼痛和心理性疼痛。这类患者神经系统反应的并不是损伤引起的疼痛,事实上没有损伤患者也有疼痛反应。神经病理性疼痛包括来源于外周或中枢神经损害和功能障碍引起的疼痛。患者可表现为沿神经分布的烧灼痛、射穿痛、刺痛或麻木[7]。患者也可以表现为与躯体伤害不呈比例的疼痛。精神心理性疾病,如抑郁和焦虑可能加剧患者的疼痛感觉。

充分了解患者的症状有助于医生理解疼痛的病理生理机制。每种疼痛都有不同的治疗方式。例如,躯体痛对阿片类药物治疗的反应较好,而抗癫痫抗抑郁药物对于神经性疼痛效果较好。其他治疗手段,如针灸可以缓解任何一种疼痛[8]。

疼痛的治疗

许多国家和国际组织制订了疼痛的治疗指南。这些指南尽管在细节上可能有所不同,但总体原则是一致的。以下将讨论 WHO、美国疼痛协会(APS)和国家癌症协作网(NCCN)的治疗指南。

WHO阶梯止痛

WHO 在 20 世纪 80 年代[9,10]就提出了三阶梯癌痛治疗指南[11]。尽管其有效性存在争议[12],但该阶梯癌痛治疗方法被广泛应用。

第一阶梯为非阿片类药物和非甾体抗炎药(NSAID)(表 96.1),包括对乙酰氨基酚、非特异性环氧合酶抑制剂(布洛芬、双氯芬酸、阿司匹林)和环氧合酶-2 抑制剂(塞来昔布)[13]。NSAID 是治疗癌痛的第一阶梯药物。如果应用 NSAID 无法缓解疼痛,可以加用弱阿片类药物。若疼痛仍持续不缓解,可用强阿片类药物替代弱阿片类药物(图 96.1)。

我们建议遵循五个基本原则来实现高效的药物治疗:①尽可能应用口服止痛药;②止痛药应间隔固定时间规律使用;③应根据疼痛量表评估的疼痛程度应用止痛药; ④应根据个体差异决定止痛药物剂量;⑤开具止痛药物应注意细节[14]。

医生在使用 WHO 指南时,在选择初始药物(特别是阿片类药物)和更换药物时的剂量仍存在困难(表

表 96.1 非阿片类药物成人常规和起始剂量

药物	起始剂量(每日最大剂量)
对乙酰氨基酚	500,3~4 次/天(4000mg)
非甾体抗炎药物	
阿司匹林	325,3~4 次/天(4000mg)
布洛芬	200,3 次/天(2400mg)
萘普生	250,2 次/天(1250mg)
酮咯酸	IV 15~30 可达 4 次
双氯芬酸	50,3 次/天(150mg)
特异性 COX-2 抑制剂	
塞来考昔	100,2 次/天(400~800mg)

IV,静脉注射;COX-2,环氧合酶-2。

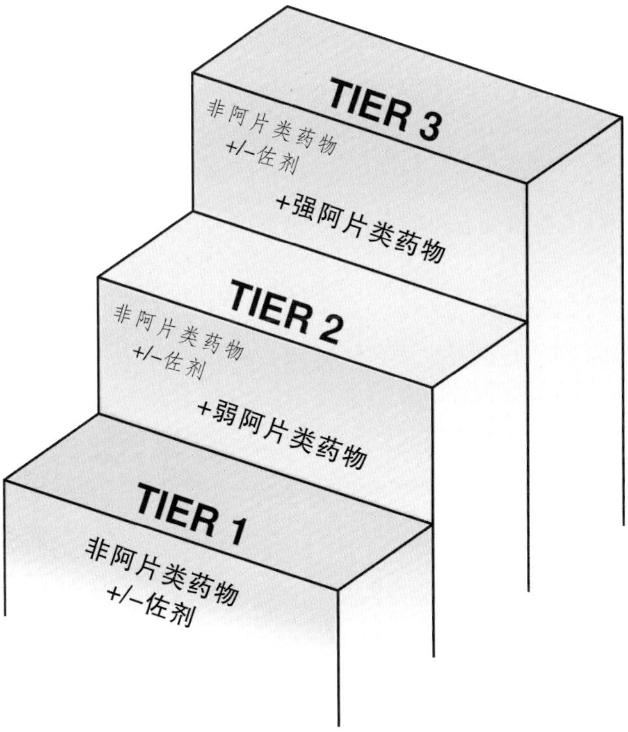

图 96.1 WHO 治疗癌痛初始用药指南。持续疼痛的控制须用阿片类药物,当疼痛加剧,须用更高阶梯药物。(Adapted from World Health Organization. *WHO guidelines cancer pain relief*, 2nd ed. Geneva: World Health Organization;1996.)

96.2)。弱阿片类药物无效的患者往往使用强阿片类药物有效。当某阶梯药物无法控制疼痛时,医生可以给予更高阶梯的治疗[14]。药物基因学研究发现,基因影响患者对止痛药物的敏感程度[15,16]。如果治疗药物对疼痛无效,则应加至最大耐受剂量或换药。

随着时间的推移,人们提出了对于 WHO 三级阶梯镇痛的修改意见。当面对顽固性疼痛或慢性疼痛危

表 96.2 阿片类药物及起始剂量建议[a]

阿片类药物	口服起始剂量(mg)	口服剂量(mg)	静脉滴注剂量(mg)
曲马朵	50,2~3 次/天	–	–
弱阿片类			
可待因	30,4~6 次/天	–	–
氢化可待因	5,4~6 次/天	–	–
强阿片类			
吗啡	15,4~6 次/天	30	10
氢吗啡酮	2~4, 4~6 次/天	8	2
美沙酮	2.5~5,2~3 次/天	2	1
芬太尼	透皮贴 25μg/d	不可用	0.2
羟考酮	5~15,4~6 次/天	20	不可用

[a] 使用阿片类药物应能够缓解患者疼痛同时尽量减小副作用。强阿片类药物的等效剂量转换。美沙酮的静滴起始剂量 1mg[73-75]。每个药物之间的口服剂量或静滴剂量转换系数不尽相同(例如,美沙酮口服剂量 2mg 相当于吗啡口服剂量 30mg)。美沙酮口服 2mg 相当于静滴 1mg。当阿片类药物换药时,考虑可能对原药物的耐药性,剂量应减少至原药物剂量的 25%~75%。例如,患者口服 60mg 吗啡 Q4h,换药为羟考酮时剂量调整为 40mg×50%,即 20mg Q4h。

机时,应考虑第四级镇痛。包括如神经阻滞、神经松解术或手术等有创性干预手段[9,17]。治疗神经性疼痛时可辅助应用类固醇、抗焦虑药、抗抑郁药、安眠药、抗惊厥药和抗癫痫药,如加巴喷丁类药物(加巴喷丁和普加巴林)、膜稳定剂、钠通道阻断剂、N-甲基-D-天冬氨酸受体拮抗剂和大麻等药物[18,19]。

APS和NCCN指南

随着疼痛生理学和治疗的进展,治疗策略也随之变化,因此其他组织在 WHO 指南的基础上做了改进,这些改进细化了药物的初始剂量、辅助药物以及加量原则,其更有助于放射治疗医生控制患者的疼痛。

2005 年版 APS 成人及儿童癌痛治疗指南详细讨论了癌痛的机制、药理、联合止痛、心理手段、支持治疗、药物+非药物治疗、物理手段、神经阻滞、外科手段、放疗、化疗和疼痛的治疗。该指南还提到,患者经过简单的训练后应积极配合治疗方案的执行方能提高疼痛治疗的质量[4]。

NCCN 最新版(2010)成人镇痛指南包括下面 5 条必需内容:①疼痛程度应由患者量化(只要可能);②必须进行正式、全面的疼痛评估;③应在用药后间隔一段时间进行疼痛程度的再次评估,以保证所选治疗

达到预期效果；④必须保证心理支持；⑤向患者提供特定的教材。指南中还指出了治疗患者时做出临床决策的复杂性，并提供了非甾体药物和阿片类药物的建议剂量，阿片类药物的更换替代策略，阿片类药物的剂量爬升，阿片类药物不良反应的处理以及何时如何应用其他干预措施治疗癌痛[20]。

所有癌症患者均应接受疼痛筛查，而后对于疼痛的特点、潜在病理生理学机制和病因、心理问题，以及疼痛治疗不足的风险因素进行全面评估。必须明确任何一个疼痛评分不为0(视觉模拟或数值评定量表)的患者的目标和预期。而后根据紧急程度和严重程度对患者进行分层，并给予逐步激进的治疗手段。应多次重复评估疼痛，直至满足患者的目标预期和身体功能。当需要确定能够达到镇痛效果的药物剂量时，最好将短效阿片类药物转换为长效阿片类药物。维持治疗时遭遇暴发痛时可给予解救剂量的短效药物。

阿片类药物的不良反应

使用阿片类药物应注意便秘并给予预防措施。药物的不良反应可能会限制药物剂量。止痛治疗实际上是最佳止痛效果和最小不良反应的平衡[21]。不良反应常见于胃肠系统(便秘、恶心和呕吐)、呼吸系统(呼吸抑制)、皮肤(瘙痒、唇干)和中枢神经系统(嗜睡、谵妄和发作性脑病)[22,23]。尽管缺乏共识，医师可采用以下建议减轻不良反应：

1.不良反应的药物治疗(如提高饮水量、膳食纤维、大便软化剂、泻药，或应用外周型阿片受体拮抗剂甲基纳曲酮治疗便秘)；

2.减量；

3.增加疼痛的辅助治疗(见以下讨论)，更换另一种阿片类药物。

换药应在同类药物中选择，例如，由于恶心，双氢可待因可换为可待因[24]。2~3个月更换药物有助于预防耐药。

辅助治疗

在WHO阶梯指南中，70%~85%的患者口服药物即能控制大部分癌痛[11,25]。在止痛治疗的任何阶段都可以加入辅助治疗，以支持NSAID或阿片类药物。辅助治疗有助于控制非伤害感受性疼痛（如神经性疼痛)的特定病因并降低阿片类药物的不良反应。

除非大剂量，神经性疼痛一般对阿片类药物不敏感，所以常用其他类药物治疗[26]。治疗神经性疼痛常用的抗惊厥药物有加巴喷丁、卡马西平和普瑞巴林[7]。加巴喷丁和普瑞巴林通过肾脏代谢，并且不易与其他药物发生反应，所以这两种药物作为治疗神经性疼痛的一线药物[7]。

与抗惊厥药物相似，抗抑郁药物作为另一大类药物能稳定神经性疼痛中的神经元从而起到止痛作用。很多研究证实了低剂量三环类抗抑郁药物缓解疼痛的作用[27]。虽然关于5-羟色胺重吸收抑制剂和新一代抗抑郁药物，包括选择性5-羟色胺和去甲肾上腺素重吸收抑制剂(米那普仑、度洛西汀和文拉法辛)的研究较少，但已经用于治疗神经痛。由于很多患者在神经性疼痛的同时伴焦虑和抑郁，所以抗抑郁药物起到双重作用，从而可提高疗效[27]。

临床遇到神经性疼痛病例，放射肿瘤医师可以给予抗惊厥药物，如加巴喷丁，从低剂量开始，逐步滴定，以不断提高止痛效果，同时监测不良反应。初始用药也可以选择抗抑郁治疗，尤其对伴随抑郁或焦虑症状的病例，然后再加用抗惊厥药物作为二线治疗。任何情况下，二者联合有协同作用，可以提高神经痛的治疗效果。

NMDA(N-甲基-D-门冬氨酸)受体在神经系统中参与调节疼痛信号。美沙酮是长效阿片类受体抑制剂，也是NMDA受体抑制剂，可以拮抗吗啡耐药和NMDA痛觉过敏[28]。特异性NMDA受体抑制剂氯胺酮也可以缓解癌痛和神经痛，特别是顽固性疼痛[29]。

其他镇痛辅助药物还包括局部麻醉药、糖皮质激素、肌松剂、苯二氮草类药、α肾上腺激动剂和双膦酸盐[29]。近年来应用大麻提取物和类似物来治疗顽固性癌痛的临床试验开始兴起[30]。这些药物中许多可用于特异性疼痛综合征的治疗，对放疗医师来说也是很好的选择(表96.3)。

常用非口服给药方式

化疗、手术和放疗常带来显著的治疗不良反应。口服制剂有时并非最佳给药方式。从口服转换为其他给药方式时必须注意等效剂量的转换。阿片类药物常见剂量转换表在文献中列出[22]。

某些药物可以通过公式计算来进行直肠、肌内注射、静脉给药或外用。NSAID和阿片类药物已有商品化的栓剂上市。肌内注射给药如吗啡的疗效各异，不做推荐[31]。自主控制止痛药物可以让患者无需护理协助即可规律地静脉给药，尤其适用于住院患者。芬太尼和利多卡因均有透皮贴制剂[32]。辣椒碱霜剂和一种新上市的透皮贴剂对于局部神经性疼痛有效[33,34]。

表 96.3　辅助药物起始剂量及常见不良反应

药物	起始剂量(除特别说明,均为口服)	不良反应
抗抑郁药物		
阿密曲替林	10~25mg 夜间服用	心脏、中枢神经系统
去甲替林	10~25mg 夜间服用	心脏、中枢神经系统
文拉法辛	37.5mg 每日服用	中枢神经系统
度洛西汀	60mg 每日服用	恶心、嗜睡
抗惊厥药物		
加巴喷丁	100mg,3 次/天	中枢神经系统、嗜睡
卡马西平	100mg,2 次/天	骨髓、肝、中枢神经系统
普瑞巴林	75mg,2 次/天	中枢神经系统、嗜睡
局部止痛		
5%利多卡因	每 12 小时 1~3 次	中枢神经系统、心脏
辣椒碱	0.025%外用	灼伤
肌松药		
巴氯芬	5,3 次/天	中枢神经系统
环苯扎林	5,3 次/天	困倦、唇干
替扎尼定	2 次/天(4mg tid)	乏力、唇干
N-甲基-D-门冬氨酸拮抗剂		
氯胺酮	静脉注射	幻觉、中枢神经系统

介入治疗

尽管多数癌痛可以通过药物缓解,但仍有部分患者需要介入治疗来缓解疼痛。介入治疗包括外周神经阻滞、神经融断和神经轴技术。

放疗期间的止痛措施

多数患者能耐受放疗,但有时患者因为疼痛不能耐受合适的治疗体位。多数患者可给予口服或静脉止痛药,阿片类药物,如吗啡或芬太尼作为首选。如果这些治疗失败,可请麻醉师会诊。

如果放疗区位于四肢,可对支配的神经进行局麻或行外周神经阻断术[35]。如果需要一段疗程的放疗,可以放置外周神经导管进行持续麻醉[36]。腹痛或胸痛患者可进行硬膜外局麻[37]。如果对上述治疗都有禁忌,只能选取全身麻醉。

神经损毁

尽管多数疼痛可以通过口服或静脉镇痛缓解,但有时仍疗效不佳(由于耐受性)或不能耐受毒副反应。这时止痛专家可提供多种神经松解术来降低患者对于止痛药的需求。

外周神经从脊髓分出,MRI、超声即可辨别并引导进行各种神经松解术。常用于松解止痛的神经包括:松解肋间神经用于缓解胸壁和腹壁疼痛,松解上颌、下颌神经用于缓解面部疼痛,正中神经支用于缓解椎间疼痛[38]。冷冻止痛法应用亚 0 度低温诱导神经沃勒变性而不影响轴突再生。射频技术加热神经使其损伤。苯酚和酒精可以造成化学神经松解。

会阴、盆腔和腹部的疼痛源于支配该区域的与交感神经伴随的疼痛神经纤维。沿着这些神经走行,交感神经交汇于神经节(分别是奇神经节、上下腹神经节和腹腔神经丛)。在这些部位实施图像引导的苯酚和酒精神经松解技术,可以达到区域去神经目的[39]。破坏痛觉纤维后,相应区域也丧失了交感神经功能。

并非所有癌症患者的疼痛均来自肿瘤和器质性改变。交感神经介导的疼痛,也称为复杂性区域疼痛综合征Ⅰ和Ⅱ,极端情况下最初症状可能表现为肿胀、发红和温度变化。这些症状一般是神经损伤以及交感神经后续障碍所导致的。也可能出现慢性皮肤改变、脱发、肌肉萎缩和失用性改变[40]。给予药物治疗的同时,于高位的星状神经节和低位的腰交感神经节实施神经损毁止痛术,可以缓解上述综合征[41]。

神经轴技术

当增加口服阿片类药物的剂量仍不能有效止痛或出现难以耐受的不良反应时,可以使用神经轴技术给药[42]。使用半永久性的硬膜外给药技术和永久性的鞘内给药技术都可以将局部麻醉药物和阿片类药物送至相应的脊髓神经根部位,并能在局部保持较低的药物浓度水平[43]。这些技术的好处在于可以保证局麻药物的浓度足够麻醉脊髓却不产生毒性,也可使辅助用药(可乐定、巴氯芬和齐考诺肽)的剂量达到等效口服剂型因不良反应限制而达不到的剂量水平[44]。

另一种阻断脊髓中疼痛信号传导的技术为电刺激技术。经皮神经电刺激、胸腰椎区脊髓刺激和丘脑运动皮层的深部刺激都可以干扰疼痛信号的传导[23]。刺激大的运动纤维束可以抑制小神经纤维束中的疼痛信号传导,从而达到良好的止痛效果[45]。

神经外科方法往往作为顽固性疼痛和特别情况下止痛的保留手段。损伤臂丛神经根可能对背神经根区域病灶的疼痛有缓解,但适应证窄且成功率不高[46]。更多的位于脊髓和中枢神经系统的特殊病灶(如丘脑和深脑刺激)的治疗成功率差别迥异且不良反应明显[47]。最后,可以鞘内注射多种化学松解性药物,以破坏特定的神经根或某一部位的脊髓,从而治疗顽固性癌痛[48]。

辅助疗法

常规治疗手段控制癌痛有可能不能尽如人意。多种辅助治疗手段,如催眠、生物反馈、按摩、音乐治疗、身心运动、膳食补充可减轻焦虑和慢性疼痛[49],然而,仍需要多机构随机对照研究证实这些辅助治疗手段的有效性[50]。

针灸也许是研究最为广泛的止痛手段[51]。针灸能缓解急性疼痛(如术后牙痛)和慢性疼痛(如头痛和骨关节炎)[52-54]。针灸对癌痛也有效。在一项随机、设置安慰剂对照组的研究中,耳针疗法用于治疗癌痛患者。治疗组经过2个月的治疗,疼痛强度较基线下降36%,与对照组疼痛改善甚微相比具有统计学意义[8]。这项研究中大部分患者患有常规治疗难以奏效的神经病理性疼痛。

神经生理学研究表明,针灸镇痛与介导内源性阿片类物质和其他神经递质释放有关[55]。脑功能影像学研究发现,针灸也可以调节情感-认知功能区对疼痛的感知[56]。功能磁共振信号强度与针灸镇痛作用的相关研究已有报道[57]。

特殊治疗

下面介绍放疗医师可能经常面对的一些特殊疼痛综合征。

肌肉痉挛

通常认为肌纤维比较能够耐受放疗,但在接受放疗之后数月也可能发生明显的改变[58]。肌肉接受单次10~20Gy剂量或分次累计剂量大于55Gy可能会导致肌肉震颤、疼痛、肌力下降和活动受限[58]。某些区域的放疗容易发生肌肉并发症,如头颈部肿瘤和软组织肉瘤(如尤文肉瘤)[58]。可通过早期功能锻炼和药物(如布洛芬)治疗。小剂量肉毒菌素(15~25单位)注射至肌肉作为新的治疗方法,可以缓解挛缩和痉挛[59,60]。

神经丛病变

类似于肌纤维,神经接受单次剂量28Gy或分次照射总剂量60Gy后,大神经束密度明显降低[61]。疼痛症状可能持续数月乃至数年,特别是臂丛神经[62]。放疗后神经丛病变的发生率为1%~5%,其中10%出现疼痛症状,如复杂性区域疼痛综合征、感觉迟钝和麻木等[63]。治疗包括早期理疗和职业疗法、联合止痛(阿片类和神经性止痛药物)、神经融断(星状神经节)以及电刺激疗法(经皮电刺激或脊髓刺激)[64]。

黏膜炎和直肠炎

黏膜炎造成的疼痛(可达放疗患者的75%)会导致患者体质虚弱并可造成放疗剂量受到限制[65]。可应用NSAID和口服阿片类药物止痛,对于住院患者,自主控制的止痛泵可很好地控制疼痛。局部治疗应用利多卡因、冰块、辣椒碱、苄达明(Gelclair,Sinclair Pharma Ltd,英国)和苯海拉明可以减轻症状并保证进食[66]。保持口腔卫生、蜂蜜、水解酶、锌、激光治疗、Gelclair和聚维酮也有一定的效果[67,68]。

与口腔黏膜炎类似,直肠也易于发生晚期放射损伤和直肠炎,表现为里急后重和疼痛。NSAID和激素,如氢化可的松软膏可减轻局部炎症反应,硫糖铝也可减轻症状[69]。治疗新进展包括高压氧治疗和热疗(激光治疗),上述方法可加速直肠黏膜愈合并减轻里急后重感[70-72]。

总结

疼痛是晚期癌症患者的常见症状。放疗可以治疗癌症所导致的疼痛(如骨转移灶的疼痛和治疗不良反应所致的疼痛)。此外还应注意综合应用多种止痛方法。初始治疗时可根据临床实践指南给予止痛药物口服。同时还必须解决伴随疼痛症状出现的心理问题。对于药物治疗无效的顽固性疼痛,介入治疗是必不可少的。尽管辅助治疗的疗效并不十分明确,但部分患者仍可从中获益。

(张竞泽 韩安勤 译 韩安勤 校)

参考文献

1. Pignon T, et al. Impact of radiation oncology practice on pain: a cross-sectional survey. *Int J Radiat Oncol Biol Phys* 2004;60(4):1204–1210.
2. Cleeland CS, et al. Cancer pain management by radiotherapists: a survey of radiation therapy oncology group physicians. *Int J Radiat Oncol Biol Phys* 2000;47(1):203–208.
3. Cherny N, et al. Strategies to manage the adverse effects of oral morphine: an evidence-based report. *J Clin Oncol* 2001;19(9):2542–2554.
4. Gordon DB, et al. American pain society recommendations for improving the quality of acute and cancer pain management: American Pain Society Quality of Care Task Force. *Arch Intern Med* 2005;165(14):1574–1580.
5. Friedland J. Local and systemic radiation for palliation of metastatic disease. *Urol Clin North Am* 1999;26(2):391–402.
6. Besson JM, Chaouch A. Peripheral and spinal mechanisms of nociception. *Physiol Rev* 1987;67(1):67–186.

7. Irving GA. Contemporary assessment and management of neuropathic pain. *Neurology* 2005;64(12 Suppl 3):S21–S27.
8. Alimi D, et al. Analgesic effect of auricular acupuncture for cancer pain: a randomized, blinded, controlled trial. *J Clin Oncol* 2003;21(22):4120–4126.
9. Jadad AR, Browman GP. The WHO analgesic ladder for cancer pain management. Stepping up the quality of its evaluation. *JAMA* 1995;274(23):1870–1873.
10. Ventafridda V, et al. WHO guidelines for the use of analgesics in cancer pain. *Int J Tissue React* 1985;7(1):93–96.
11. Zech DF, et al. Validation of World Health Organization Guidelines for cancer pain relief: a 10-year prospective study. *Pain* 1995;63(1):65–76.
12. Azevedo Sao Leao Ferreira K, Kimura M, Jacobsen Teixeira M. The WHO analgesic ladder for cancer pain control, twenty years of use. How much pain relief does one get from using it? *Support Care Cancer* 2006;14(11):1086–1093.
13. Bruera E. Mechanism of action of nonsteroidal anti-inflammatory drugs. *Cancer Invest* 1998;16(7):538–539.
14. World Health Organization. *WHO guidelines cancer pain relief.* 2nd ed. Geneva: World Health Organization, 1996.
15. Palmer SN, et al. Pharmacogenetics of anesthetic and analgesic agents. *Anesthesiology* 2005;102(3):663–671.
16. Stamer UM, Bayerer B, Stuber F. Genetics and variability in opioid response. *Eur J Pain* 2005;9(2):101–104.
17. Cahana A, et al. Do minimally invasive procedures have a place in the treatment of chronic low back pain? *Expert Rev Neurother* 2004;4(3):479–490.
18. Moulin DE, et al. Pharmacological management of chronic neuropathic pain - consensus statement and guidelines from the Canadian Pain Society. *Pain Res Manag* 2007; 12(1):13–21.
19. Dworkin RH, et al. Pharmacologic management of neuropathic pain: evidence-based recommendations. *Pain* 2007;132(3):237–251.
20. Swarm R, et al. Adult cancer pain. *J Natl Compr Canc Netw* 2010;8(9):1046–1086.
21. Cherny NI. The management of cancer pain. *CA Cancer J Clin* 2000;50(2):70–116; quiz 117–120.
22. Cherny NI, Portenoy RK. Cancer pain management. Current strategy. *Cancer* 1993; 72(11 Suppl):3393–3415.
23. McNicol E, et al. Management of opioid side effects in cancer-related and chronic noncancer pain: a systematic review. *J Pain* 2003;4(5):231–256.
24. Quigley C. Opioid switching to improve pain relief and drug tolerability. *Cochrane Database Syst Rev* 2004;(3):CD004847.
25. Ventafridda V, et al. A validation study of the WHO method for cancer pain relief. *Cancer* 1987;59(4):850–856.
26. Milch RA. Neuropathic pain: implications for the surgeon. *Surg Clin North Am* 2005;85(2):225–236.
27. Hainline B. Chronic pain: physiological, diagnostic, and management considerations. *Psychiatr Clin North Am* 2005;28(3):713–735.
28. Inturrisi CE. Pharmacology of methadone and its isomers. *Minerva Anestesiol* 2005;71(7–8):435–437.
29. Lussier D, Huskey AG, Portenoy RK. Adjuvant analgesics in cancer pain management. *Oncologist* 2004;9(5):571–591.
30. Farquhar-Smith WP. Do cannabinoids have a role in cancer pain management? *Curr Opin Support Palliat Care* 2009;3(1):7–13.
31. McQuay HJ, Carroll D, Moore RA. Injected morphine in postoperative pain: a quantitative systematic review. *J Pain Symptom Manage* 1999;17(3):164–174.
32. Priano L, Gasco MR, Mauro A. Transdermal treatment options for neurological disorders: impact on the elderly. *Drugs Aging* 2006;23(5):357–375.
33. Sawynok J. Topical analgesics in neuropathic pain. *Curr Pharm Des* 2005; 11(23):2995–3004.
34. Jones VM, Moore KA, Peterson DM. Capsaicin 8% topical patch (Qutenza)–a review of the evidence. *J Pain Palliat Care Pharmacother* 2011;25(1):32–41.
35. Marhofer P, Greher M, Kapral S. Ultrasound guidance in regional anaesthesia. *Br J Anaesth* 2005;94(1):7–17.
36. Grossi P, Allegri M. Continuous peripheral nerve blocks: state of the art. *Curr Opin Anaesthesiol* 2005;18(5):522–526.
37. Waurick R, Van Aken H. Update in thoracic epidural anaesthesia. *Best Pract Res Clin Anaesthesiol* 2005;19(2):201–213.
38. Trescot AM. Cryoanalgesia in interventional pain management. *Pain Physician* 2003;6(3):345–360.
39. de Leon-Casasola OA. Critical evaluation of chemical neurolysis of the sympathetic axis for cancer pain. *Cancer Control* 2000;7(2):142–148.
40. Aprile AE. Complex regional pain syndrome. *AANA J* 1997;65(6):557–560.
41. Mekhail N, Kapural L. Complex regional pain syndrome type I in cancer patients. *Curr Rev Pain* 2000;4(3):227–233.
42. Mercadante S. Neuraxial techniques for cancer pain: an opinion about unresolved therapeutic dilemmas. *Reg Anesth Pain Med* 1999;24(1):74–83.
43. Lordon SP. Interventional approach to cancer pain. *Curr Pain Headache Rep* 2002; 6(3):202–206.
44. Deer TR, et al. Comprehensive consensus based guidelines on intrathecal drug delivery systems in the treatment of pain caused by cancer pain. *Pain Physician* 2011;14(3): E283–E312.
45. Rushton DN. Electrical stimulation in the treatment of pain. *Disabil Rehabil* 2002; 24(8):407–415.
46. Sindou M, Mertens P. Neurosurgical management of neuropathic pain. *Stereotact Funct Neurosurg* 2000;75(2–3):76–80.
47. Slavik E, Ivanovic S. Cancer pain (neurosurgical management). *Acta Chir Iugosl* 2004;51(4):15–23.
48. Candido K, Stevens RA. Intrathecal neurolytic blocks for the relief of cancer pain. *Best Pract Res Clin Anaesthesiol* 2003;17(3):407–428.
49. Deng G, Cassileth BR. Integrative oncology: complementary therapies for pain, anxiety, and mood disturbance. *CA Cancer J Clin* 2005;55(2):109–116.
50. Bardia A, et al. Efficacy of complementary and alternative medicine therapies in relieving cancer pain: a systematic review. *J Clin Oncol* 2006;24(34):5457–5464.
51. Park J, et al. The status and future of acupuncture clinical research. *J Altern Complement Med* 2008;14(7):871–881.
52. Berman BM, et al. Effectiveness of acupuncture as adjunctive therapy in osteoarthritis of the knee: a randomized, controlled trial. *Ann Intern Med* 2004;141(12): 901–910.
53. NIH Consensus Conference. Acupuncture. *JAMA* 1998;280(17):1518–1524.
54. Melchart D, et al. Acupuncture for recurrent headaches: a systematic review of randomized controlled trials. *Cephalalgia* 1999;19(9):779–786; discussion 765.
55. Han JS. Acupuncture and endorphins. *Neurosci Lett* 2004;361(1–3):258–261.
56. Wu MT, et al. Central nervous pathway for acupuncture stimulation: localization of processing with functional MR imaging of the brain–preliminary experience. *Radiology* 1999;212(1):133–141.
57. Zhang WT, et al. Relations between brain network activation and analgesic effect induced by low vs. high frequency electrical acupoint stimulation in different subjects: a functional magnetic resonance imaging study. *Brain Res* 2003;982(2): 168–178.
58. Gillette EL, et al. Late radiation injury to muscle and peripheral nerves. *Int J Radiat Oncol Biol Phys* 1995;31(5):1309–1318.
59. Lou JS, Pleninger P, Kurlan R. Botulinum toxin A is effective in treating trismus associated with postradiation myokymia and muscle spasm. *Mov Disord* 1995; 10(5):680–681.
60. Van Daele DJ, et al. Head and neck muscle spasm after radiotherapy: management with botulinum toxin A injection. *Arch Otolaryngol Head Neck Surg* 2002; 128(8):956–959.
61. Vujaskovic Z, et al. Ultrastructural morphometric analysis of peripheral nerves after intraoperative irradiation. *Int J Radiat Biol* 1995;68(1):71–76.
62. Galecki J, et al. Radiation-induced brachial plexopathy and hypofractionated regimens in adjuvant irradiation of patients with breast cancer–a review. *Acta Oncol* 2006;45(3):280–284.
63. Jaeckle KA. Neurological manifestations of neoplastic and radiation-induced plexopathies. *Semin Neurol* 2004;24(4):385–393.
64. Schierle C, Winograd JM. Radiation-induced brachial plexopathy: review. Complication without a cure. *J Reconstr Microsurg* 2004;20(2):149–152.
65. Scully C, Epstein J, Sonis S. Oral mucositis: a challenging complication of radiotherapy, chemotherapy, and radiochemotherapy: part 1, pathogenesis and prophylaxis of mucositis. *Head Neck* 2003;25(12):1057–1070.
66. Scully C, Epstein J, Sonis S. Oral mucositis: a challenging complication of radiotherapy, chemotherapy, and radiochemotherapy. Part 2: diagnosis and management of mucositis. *Head Neck* 2004;26(1):77–84.
67. Marlow C, Johnson J. A guide to managing the pain of treatment-related oral mucositis. *Int J Palliat Nurs* 2005;11(7):338, 340–345.
68. Worthington HV, Clarkson JE, Eden OB. Interventions for preventing oral mucositis for patients with cancer receiving treatment. *Cochrane Database Syst Rev* 2006;(2):CD000978.
69. Denton AS, et al. Systematic review for non-surgical interventions for the management of late radiation proctitis. *Br J Cancer* 2002;87(2):134–143.
70. Colwell JC, Goldberg M. A review of radiation proctitis in the treatment of prostate cancer. *J Wound Ostomy Continence Nurs* 2000;27(3):179–187.
71. Jones K, et al. Treatment of radiation proctitis with hyperbaric oxygen. *Radiother Oncol* 2006;78(1):91–94.
72. Clarke RE, et al. Hyperbaric oxygen treatment of chronic refractory radiation proctitis: a randomized and controlled double-blind crossover trial with long-term follow-up. *Int J Radiat Oncol Biol Phys* 2008;72(1):134–143.
73. Malhotra V, Moryl N. *Palliative cancer care.* Sudbury, MA: Jones and Bartlett Publishers, 2006.
74. NCCN. *Practice guidelines in oncology: adult cancer pain (ver 1).* Available at: www.nccn.org (accessed December 15, 2011).
75. Society AP. *Principles of analgesic use in the treatment of acute pain and cancer pain.* Glenview, IL: International Association for the Study of Pain, 1999.

第 97 章
支持治疗的原则与生活质量

Gary Deng, Barrie R. Cassileth

支持治疗的原则与生活质量

1976 年，普利斯曼(Priestman)和鲍姆(Baum)首先提出“生活质量”的概念[1]。自 20 世纪 80 年代以来，人们对生活质量的关注日益增加。大量化疗药物抗肿瘤的疗效相当，为区分这些药物的实际疗效，人们开始关注药物对生活质量的影响，这也部分激发了生活质量研究的发展。1989 年，医学协会发布了《生活质量和评估方法》，自此确立生活质量的重要性，并明确了研究时应使用有效的、患者自主的评估形式[2]。当前，人们已经普遍认识到除疾病本身外，肿瘤治疗对患者的生理、心理、认知及其他方面都造成负面影响，即影响生活质量[3]。

评估生活质量时，应着重强调患者自主报告结果的重要性。因为只有患者才能最好地描述他们的症状及其对自身生活的影响。为此，美国 FDA 在 2009 年 12 月特别颁布了相关指导文件《患者自主报告结果的行业评估指导：在促进标注需求的医疗产品开发中的应用》[4]。

大量与生活质量相关的文献(Medline 上搜索“肿瘤生活质量”一词可查到数万篇文章)表明，认识、诊断和治疗影响肿瘤患者生活质量的各种因素，已经成为肿瘤多学科综合治疗中的一个重要方面。恶性肿瘤自身、抗肿瘤治疗及并发症可同时引发多种症状，人们更应该关注的是症状群而不是单个症状[5,6]。这些症状群常基于共同的病因学或致病机制，导致的后果也与单个出现时不同。这也包含了“带有症状生存”的概念，与患者的痛苦程度直接相关。

英国、加拿大和美国等国家癌症中心联合发布的关于支持治疗的报告强调了同时评估和治疗多种症状群的重要性，同时也指出有些常见的多发症状(如疼痛、疲劳和抑郁)可能具有某些共同的病理生理机制[7]。这一领域的研究刚刚开始，但已经有了一些数据。如一项分析将 922 例进展期肿瘤患者的 25 项症状分为了 7 个组群：疲劳、食欲减退、恶病质；精神神经症状；上消化道症状；恶心和呕吐；呼吸消化道症状；虚弱；疼痛。许多症状与放疗部位相关，如呕吐多见于胸部和上腹部接受照射的患者，腹泻和其他胃肠道症状多见于下消化道放疗的患者。

对症状群的认识有助于更好地理解其病理生理学机制，从而进行针对性治疗并改善生活质量，同时能减少重复给药，减轻药物副作用，提高药物经济学效益[8]。例如，“肿瘤食欲减退-恶病质综合征”包括了食欲减退、组织消耗、营养不良、体重下降和代偿性摄取增加降低等一系列症候群，是肿瘤生长和宿主反应相互复杂作用的结果[9]。用于识别症状群的统计技术仍处于研究阶段，而关于症状群潜在临床重要性的研究正在积极进行中[10,11]。

全身症状群：疲劳和相关的情绪障碍

疲劳是肿瘤患者的一个常见症状，即使在纠正贫血以后仍然存在[12]。放疗相关的疲劳与化疗相关的疲劳相比，持续时间较短且严重程度较轻，与抑郁、焦虑以及身体特殊部位的放疗有关。尽管大多数调查十分注意要求患者填写癌症相关的疲劳，实际上要求患者将其与其他包括并发症和生活问题的各种潜在病因进行区分是十分困难的。

对于疲劳病理生理学机制的认识尚不充分，一般认为可能是生理功能紊乱、疾病、个体抗焦虑、抑郁、疲劳和睡眠障碍的能力等多种因素之间相互复杂作用的结果。多数研究显示，放化疗结束后不久，疲劳就能恢复到诊断前的状态。但疲劳状态在诊断前并不一定意味着轻微或不存在,相反,其经常反映出一个人的人格、应激能力和其他生活影响因素。

放疗相关疲劳的发生率和严重程度

对 28 例接受根治性外照射的前列腺癌患者的前瞻性研究显示，中度疲劳的发生率从基线水平的 7%上升到放疗结束时的 32%。疲劳明显影响到了行走能力、日常工作、家务劳动和娱乐。疲劳在放疗结束后开始缓解，但随访 6 周半时仍高于基线水平。年龄、Gleason 评分、前列腺特异性抗原、T 分期、内分泌治疗时间、放疗剂量均与疲劳评分无显著相关性[13]。

对乳腺癌患者的研究得到了类似的结果。38 例局限期乳腺癌患者接受辅助放疗后无复发生存的 2.5 年内，慢性疲劳的程度与治疗前的水平没有显著差异。年龄和内分泌治疗与疲劳程度无关,但肿瘤相关的不适与疲劳评分有显著相关性。

性格能长时间保持稳定,且能显著预测患者如何应对癌症的确诊和治疗。在治疗前就有较高程度疲劳、焦虑和抑郁的患者,发生慢性疲劳的危险性增高。在这一类患者中，放疗未明显提高治疗后的疲劳评分。放射野的大小(全乳照射对部分乳腺照射)和年龄与最大限度的放疗所致疲劳呈正相关关系[14]。

接受辅助化疗的女性在治疗期间发生疲劳的概率是接受辅助放疗女性的 2 倍[15]。在一项研究中,接受辅助化疗的乳腺癌患者在放疗期间和放疗后 3 个月内疲劳的发生率从 33%增加到 93%,并在此后的 3 个月内缓慢增长[16]。115 例中国台湾的鼻咽癌患者中,正在接受放疗的患者比结束放疗 1~3 年的患者症状明显严重[17]。

晚期肿瘤患者放疗初始时疲劳程度可能加剧,在第 8 周进入平台期,第 27 周回到基线水平[18]。脑转移接受全脑放疗的患者可发生严重疲劳和认知障碍程度的加重(在 104 例患者中占 69%),但如果采用立体定向的局灶放疗,仅 34%的患者发生毒副反应,仅 5%主诉有疲劳[19]。

治疗

癌症相关疲劳(CRF)的治疗难度较大,且只有应用多学科的方法才能发挥最大作用。美国国家癌症综合网络制订了治疗 CRF 的实践指南。最新的 1.2012 版本对 CRF 做出了如下定义:身体上、情感上和(或)认知上的对于疲劳或疲惫的主观感受,这种感受令人苦恼且持续时间长，与患者最近的活动量不呈正比，且严重干扰患者的正常功能。

评估 CRF 时,应将癌症本质、治疗史、并发症、目前治疗、疼痛、精神上的苦闷、贫血、睡眠障碍、营养失衡以及下降的功能状态统统纳入考虑,从中筛选可能的潜在致病因素。治疗应从教育到行为改变,从非药物干预到药物干预。

对患者及其家属的宣教是 CRF 治疗的基础。应教导患者自行监测疲劳程度,学会减少体力消耗并转移注意力。日常生活中行为习惯的改变对减轻疲劳大有帮助。例如设定优先事项,调整日常活动的节奏,尽可能多地找人代劳,在精力充沛时安排活动以及有条理地安排日常生活来提高睡眠质量。

在确保需要特定干预的情况时，可以先尝试非药物干预。启动锻炼计划,接受物理治疗、职业治疗或康复医学治疗有助于提高活动量。心理干预,如认知行为疗法、教育疗法以及支持表达疗法可用于解决抑郁、焦虑和适应性障碍。这些患者经常会出现营养障碍或失衡的情况,而这些问题或许会被忽视。体重、卡路里摄入、液体摄入、电解质紊乱以及非均衡饮食所致的微量营养素缺乏这类问题应得到重视,并给予营养咨询。疲劳的最常见原因在于睡眠质和量的不足。减少外界刺激、改善睡眠环境以及提高睡眠卫生都很重要。按摩治疗通常有助于缓解紧张、痛苦的情绪。

当非药物干预无法得到预期效果时,应考虑谨慎地选择药物进行干预。应充分考虑到并发症及目前治疗的情况。哌甲酯或莫达非尼这一类精神兴奋剂的应用尚处于实验研究阶段，仅适用于症状严重的患者，并且应用时必须仔细排除治疗或并发症的用药禁忌。对于疼痛、情感苦闷以及贫血的药物治疗必须得到保证。还要确保睡眠障碍、营养失衡及其他并发症得到了最优治疗。

唾液腺损伤:口干症

口干症,即口干的主观感受,是肿瘤患者头颈部接受放射治疗后的常见主诉。其产生原因是位于照射野内的唾液腺损伤,导致功能障碍。组织学上表现为腺泡萎缩和慢性炎症、导管周围和小叶内的炎性改变和纤维化,导管则相对完好[20,21]。

唾液腺功能障碍的发生迅速且可预计。第一周，唾液流量减少 50%~60%，随着放疗的继续和总剂量的增加，唾液腺功能的减退呈现剂量依赖趋势。最初的衰退期后，可呈现一个恢复阶段，患者主诉口干有所缓解，但唾液流量仍然很低。这可能是由于对口干症状的适应和残存腺体组织的代偿反应。但在治疗结束的 6~8 个月内，唾液腺功能仍将继续减退，部分患者甚至在 12 个月时仍没有恢复[22,23]，部分患者的口干症可能持续终生。

除了口腔不适，放疗引起的唾液腺损伤还会导致全身症状，包括食欲下降、慢性食管炎、胃食管反流以及因频繁饮水和多尿而影响睡眠[24]。唾液的润滑、缓冲和杀菌作用维持了口腔组织（牙齿和黏膜）的完整性，对于发音、味觉、咀嚼、食团的形成和吞咽具有辅助功能[25]。唾液分泌功能的减退可导致龋齿、牙周疾病、口腔菌群的改变、牙齿修复和炎症耐受性的降低以及黏膜萎缩和溃疡。因而放疗引起的口干症对头颈部肿瘤患者和治愈者的健康以及生活质量都有负面影响[26]。

预防

放疗引起的唾液腺功能障碍受放射野、放射剂量、治疗前唾液腺的体积和分泌功能等因素的影响。许多方法可以用来预防或减少唾液腺损伤，包括唾液腺移植、调强放疗和氨磷汀治疗[27]。

早期研究显示，放疗前将下颌下腺移植到颏下可预防口干症的发生[28-31]。2 年的随访显示 83%的患者有正常的唾液流量[31,32]。三维适形放疗和 IMRT 技术的进步，使放疗时有效避开腺体得以实现。多项研究证实，唾液腺功能的主观和客观指标都得到保存。腮腺的平均剂量降低到≤26Gy 后远期口干症的发生率得到降低。局部控制失败率不受调强放疗的影响[33-37,38]。

一项开放性Ⅲ期临床试验显示，每日放疗前 15~30 分钟静脉应用细胞保护剂氨磷汀（一种含硫醇的放疗防护剂）200mg/m^2，可降低急性和慢性口干症的发生。抗肿瘤治疗的有效性不受影响，但黏膜炎的发生率没有降低。最主要的副作用是恶心、呕吐、低血压和过敏反应[39]。曾有研究尝试皮下注射细胞保护剂来减轻副反应[40-42]。一项多中心的Ⅲ期临床研究显示，在患者依从性和有效性上，皮下注射细胞保护剂并不优于静脉注射[43]。与之相比其他药物的前景不佳。在预防口干症方面，放疗期间给予毛果芸香碱不如唾液腺移植的作用明显[44,45]。胆碱能激动剂西维美林的随机对照研究得到的结果则前后矛盾[46,47]。

治疗

目前，治疗放疗引起的口干症的方法包括饮食和口腔卫生管理、唾液替代物、润滑剂或药物刺激唾液分泌[27,48,49]。推荐患者进食冷、温、软食和饮品，避免过硬、刺激性的食物。对唾液腺功能完全破坏的患者，唾液替代物可缓解口干症状。最常见也被患者广泛接受的是水，其他漱口液还包括盐水、碳酸氢盐、甘油和复方制剂等。人造唾液是模拟天然唾液制造的，含有碳水化合物、猪和牛的黏液素以及黄原胶。对唾液腺功能部分残留的患者，可通过咀嚼口香糖、吸吮药膏、无糖果糖、薄荷、酸、维生素 C 及锭剂来刺激唾液分泌，产生抑菌酶。

对一些全身使用的唾液腺刺激物——催涎剂，试验得到的结果不尽相同。这些物质通常为胆碱能激动剂，如毛果芸香碱、氯贝胆碱、卡巴胆碱或西维美林。其他级别的药物还有毒扁豆碱、新斯的明、盐酸、碘化钾、溴己新（一种黏液溶解剂）和茴三硫[21]。目前的数据支持毛果芸香碱的应用。西维美林和氯贝胆碱的长期效果及安全性有待更多的实验证实[27]。

治疗口干症的药物中毛果芸香碱的研究目前最为深入。口服的标准剂量为 5~10mg，每日 3 次。几个随机双盲对照试验证实了毛果芸香碱在治疗放疗口干症中的有效性和安全性[50-52]。在一项多中心的研究中，207 例研究者中有 54%报告口干症的总体严重程度下降，而安慰剂组仅有 25%有所改善。治疗组中 33%的患者发音有所进步，安慰剂组仅为 18%。唾液的分泌也有所增加，但与主观症状的改善没有显著相关性[50]。在另一项多中心研究中，162 例接受毛果芸香碱治疗后的患者的主观症状和唾液流量的测定都较安慰剂组显著改善，持续治疗 8~12 周的效果最佳[51]。

部分患者接受 2 个月或更长时间的毛果芸香碱治疗，以期得到最大获益。药物最主要的副作用为发汗，发生率为 37%~65%。一项研究指出，6%的接受 5mg 剂量的患者和 10%的接受 10mg 剂量的患者因药物副作用终止了用药[50]。因其胆碱能激动作用，心血管患者、未控制的青光眼患者和哮喘患者不宜应用[53]。

针灸被证明可促进唾液分泌[54-56]，对毛果芸香碱治疗无效的口干症患者能起到一定作用[57]。症状越严重的患者越能够从针灸治疗中获益更多[58]。研究表明，放疗时给予针灸可显著缓解口干症并提高生活质量[59]。然而放疗时在穴位处给予经皮电刺激神经治疗并没有取得相同的结果[60]。针灸可能调节了自主神经系统的功能，从而刺激了唾液腺功能并导致唾液分泌[61-64]。磁共振功能成像显示了针灸时大脑内相关的变化[65]。总而言之，针灸应该是一种低风险的干预措施，未来会在放疗所致口干症的治疗中有潜在价值[27,66]。

黏膜损伤：口腔黏膜炎、恶心、呕吐、腹泻和其他胃肠道毒性

放疗可引起黏膜损伤。头颈部接受放疗的患者常见的口腔黏膜损伤称为口腔炎或黏膜炎。当损伤发生于非口腔的消化道黏膜时，则为食管炎、胃炎、小肠炎、结肠炎或直肠炎，可表现为疼痛、吞咽困难、吞咽疼痛、恶心、呕吐和腹泻，称为"胃肠道毒性"。放疗引起的不同解剖部位的黏膜损伤有着共同的分子机制[67-69]，有学者用营养性黏膜炎这一术语来区分和概括口腔和胃肠道的黏膜毒性反应[70]。发生黏膜炎的概率随放疗部位、剂量和次数的不同各异。超过 50% 的头颈、腹部和盆腔放疗患者会发生中到重度的黏膜炎，发生率随放疗次数的增加而升高。因干细胞移植而接受全身放疗的患者症状更重、持续时间更长[71]，移植物抗宿主疾病加重了黏膜损伤。

最近的研究揭示，黏膜炎的发病机制并不仅仅是非特异的上皮细胞的死亡，而是更复杂的底层组织过程[72-74]，反映了组成上皮层和黏膜下层的所有不同细胞的组织间的相互作用。性别、生理周期的变化、上皮类型和特性以及局部微环境都影响了黏膜损伤的发生[75-77]。依据这些新的发现，新的治疗措施正在探索[76,78]。

支持治疗联合组织和口腔肿瘤学国际协会 2004 年发布了治疗指南，并在 2007 年进行了修订[73,79]，有关放疗的内容见表 97.1。

口腔黏膜炎的预防

中线挡块可保护食管，显著降低头颈部肿瘤患者放疗期间的急性毒性反应，并且不影响肿瘤控制率[80]。另一措施是三维计划设计和适形放疗，可减少接受照射的黏膜体积[81]，进而减少黏膜炎的发生。苄达明具有抗炎、镇痛及抗菌作用。若干随机对照试验证实局部应用苄达明可显著降低口腔溃疡和疼痛的发生率和严重程度。它可抑制包括肿瘤坏死因子 α 在内的前炎性细胞因子的生成[82,83]。氯己定漱口液并不能有效预防放射性口腔黏膜炎[84-86]（图 97.1）。

治疗口腔黏膜炎的基础是口腔护理。没有证据显示某一种治疗方法特别有效。因此，依照可行、依从、坚持的原则进行口腔护理比使用药物更加重要。3 个随机和 3 个非随机实验证实基础口腔护理可改善放射性口腔黏膜炎[87-92]。所有患者都应坚持刷牙，使用牙

表 97.1　口腔和胃肠道黏膜炎的预防和治疗推荐

	口腔黏膜炎	胃肠道黏膜炎
预防	应用中线挡块和三维放疗（推荐）	接受盆腔外照射的患者每日 2 次口服 500mg 柳氮磺胺吡啶可降低放射性小肠炎的发生率和严重程度（建议）
	接受中等剂量放疗的头颈部肿瘤患者予苄达明预防放射性黏膜炎（推荐）	接受标准剂量放疗的直肠癌患者接受最小剂量为 340mg/m² 的氨磷汀可预防放射性直肠炎的发生（建议）
		口服硫糖铝不能预防接受外照射的盆腔肿瘤患者急性腹泻的发生，与安慰剂相比增加了胃肠道副作用，包括直肠出血的发生（推荐）
	接受放疗的头颈部实体肿瘤患者不必用氯己定预防口腔黏膜炎（推荐）	5-氨基水杨酸及其复合物如美沙拉嗪和水杨酸不用于预防胃肠道黏膜炎（推荐）
	杀菌锭剂不用于预防放射性黏膜炎（推荐）	
治疗	口腔护理措施，包括对患者和医疗工作者的教育可用于减轻放化疗相关的口腔黏膜炎（建议）	应用硫糖铝灌肠剂处理慢性放射性直肠炎患者的直肠出血（建议）
	应综合使用各项措施，口腔护理和教育措施的效果应该评价（建议）	非小细胞肺癌同期放化疗患者应用细胞保护剂降低食管炎的发生（建议）
	口腔护理措施应包括使用软毛牙刷（建议）	
	硫糖铝不能用于治疗放疗所致的口腔黏膜炎（推荐）	

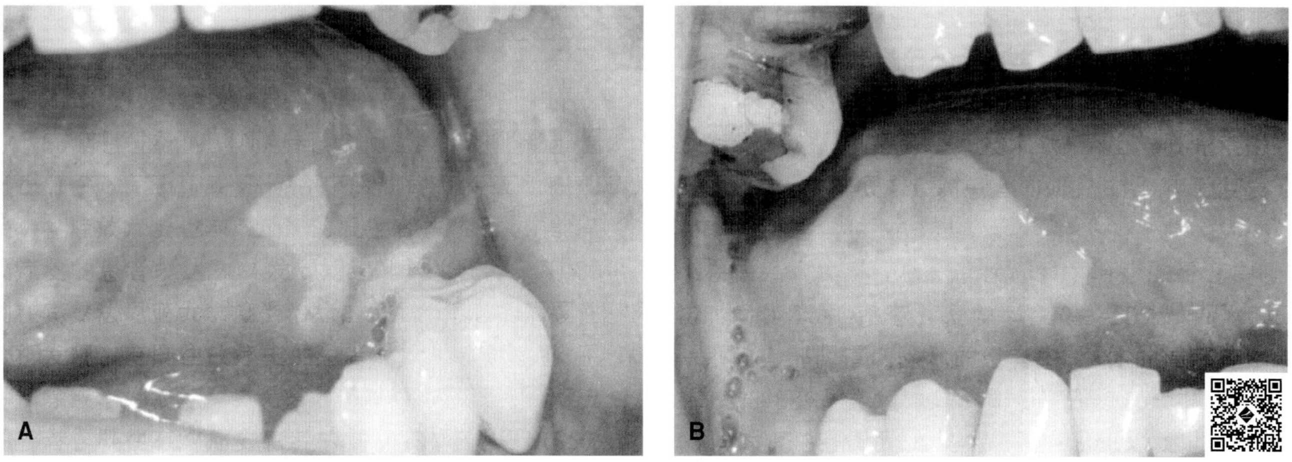

图 97.1 (A,B)放疗相关的口腔黏膜炎。

线,轻柔漱口并应用保湿霜。进行口腔护理时最好应用多学科综合的方法(包括护士、医生、牙医、牙科保健师、营养师、药剂师以及其他相关人员)。治疗癌症之前牙科检查和治疗十分重要,对于头颈部肿瘤患者尤其应该如此,并且应在整个治疗和随访过程中坚持如此[79]。

研究显示氨磷汀在防护口腔黏膜炎方面疗效不佳。虽然其对预防口干症有益,但对口腔黏膜炎疗效报道结果不一致[93]。

新药的研究也在进行。对自体干细胞移植后接受高剂量化疗和全身放疗的患者,重组人角化细胞生长因子 1(rhuKGF-1,帕利非明)可降低黏膜炎的发生[94]。同安慰剂相比,帕利非明降低了头颈部肿瘤患者标准放化疗后严重口腔黏膜炎的发生率,并延迟了严重症状的发生。然而在多重性调整后,这种差异就不显著了[95]。根据目前的数据,在非干细胞移植的情况下不建议应用该药物。

粒细胞-巨噬细胞集落刺激因子漱口液不可用于预防移植者口腔黏膜炎的发生。其他生长因子和细胞因子,包括表皮生长因子、转化生长因子 β、葡咣肽 2、乳铁蛋白、抗炎氨基酸十肽、重组人白介素 11 和类胰岛素生长因子 1[96]还处于临床前研究阶段。有研究报道,自然提取物和食物添加剂,如谷氨酸盐、PV701(牛乳蛋白提取物)、几种维生素(A、B_{12}、E)、叶酸、芦荟(植物提取物)和姜黄色素(姜黄提取物)可降低放射性黏膜炎的发生,但证据尚不充足。

口腔黏膜炎的治疗

疼痛治疗是口腔黏膜炎治疗的重要内容。大多数研究针对化疗相关的黏膜炎,而不是放疗相关的黏膜炎。全身和局部止痛剂都可使用,包括包被剂。镇静剂、非镇静剂和其他辅助用药的使用详见第 96 章。用药方式可为口服、肌内注射、皮下注射和静脉注射。局部止痛剂在临床中应用广泛,不同机构和组织有各自的推荐配方。通常这些复合混合物有着类似“魔力漱口水”之类的绰号。通常为一些包括黏性利多卡因、镁乳、洗必泰和苯海拉明的复方制剂,尽管在临床实践中很流行,但没有明确证据证实其有效性和耐受性[86,97-102]。近期的系统回顾不推荐使用杀菌锭剂和硫糖铝来预防放射性口腔黏膜炎。由于互相矛盾的研究结果和不充分的证据,目前还没有局部麻醉剂和止痛剂(吗啡、芬太尼)的应用指南[103]。

胃肠道黏膜炎的预防

已证实几种药物可显著降低放射性胃肠道黏膜炎的发生率和严重程度。胃肠道黏膜炎通常表现为腹泻和疼痛,根据部位不同命名为食管炎、胃炎、小肠炎、结肠炎、直肠乙状结肠炎和直肠炎。作为前列腺、直肠和宫颈肿瘤治疗的一部分,盆腔外照射可造成大部分患者下消化道的损伤。

在盆腔放疗的一项随机对照研究中,每日 2 次口服 1g 柳氮磺胺吡啶对比安慰剂组,可将胃肠道毒性的发生率从 93%降至 80%,腹泻的发生率从 86%降至 55%,4 度腹泻的发生率从 16%降至 0[104]。细胞保护剂是一种抗氧化剂,可保护正常细胞免受辐射损伤,优于其对肿瘤细胞的保护[105]。几项研究证实,在接受标准剂量放疗的直肠癌患者中应用细胞保护剂可预防直肠炎的发生[93],急性直肠毒性的发生率、出现和持续时间都有所下降[106-108]。非小细胞肺癌同步放化疗的患者应用细胞保护剂可显著降低因严重食管炎而需要应用吗啡止痛的概率[109],但这一结果也混杂了其他措施的效果[106,110,111]。静注细胞保护剂有副作用,正在研究采用其他给药方式可否降低副作用。

其他制剂包括谷氨酸盐[110]、硫糖铝口服[112,113]和硫糖铝灌肠[114],以及溃疡性结肠炎广泛使用的抗炎药,如 5-柳氮磺胺吡啶[115]、美沙拉嗪[116]和奥沙拉秦[117],并未显示出预防放射性胃肠道毒性的效果,不能用于预防放疗所致的胃肠黏膜毒性。

胃肠道黏膜炎的治疗

恶心和呕吐

为治疗放射性黏膜炎的潜在病理损伤,除上述讨论过的处理外,也应给予一些全身治疗。放疗引起的恶心和呕吐有治疗不足的倾向。与放疗引起的呕吐相关的因素包括单次剂量和总剂量、剂量率、次数、照射野的大小和体积、照射范围和照射野内的危及器官、患者体位、照射技术、能量和射线束的质量、前期或同期的有关治疗以及患者的一般状况[118]。各国家组织基于研究证据制订的指南在具体的推荐意见和执行时间上有所不同,反映了目前高水平证据的匮乏。最新版本的支持治疗联合组织[119]、美国临床肿瘤协会[120]和 NCCN[121]的指南总结见表 97.2。

腹泻

放疗腹泻的对症治疗与化疗腹泻的治疗类似,但通常无需住院处理[122,123]。腹泻通常发生在腹腔或盆腔放疗的第三周。专家小组制订的指南于 2004 年更新[124]。

对轻到中度腹泻,最基本的治疗是饮食调整[125]。患者需少量多次进食高蛋白饮食,并摄入足量的水[35mL/(kg·d)],液体主要在进餐之间摄入。可溶性纤维,如燕麦、果胶、瓜尔豆和籽粉可帮助大便成型。应避免食用含有香料、酒精、咖啡因、高渗饮料和高乳糖的食物[125]。

洛哌丁胺是最主要的药物治疗。首次给药 4mg,每 4 小时或每次排不成形便后给 2mg(单日最大量

表 97.2 放疗引起的恶心和呕吐的治疗指南

	危险程度			
	重度	中度	轻度	轻微
MASCC 危险程度分级	全身	上腹、半身、上身	颅脑(全)、全脑全脊髓、头颈部、下胸部、骨盆	乳房、四肢
MASCC 建议	预防使用 5-羟色胺阻滞剂+地塞米松	预防使用 5-羟色胺阻滞剂+选择性应用地塞米松	预防或挽救性使用 5-羟色胺阻滞剂	挽救使用多巴胺受体拮抗剂或 5-羟色胺阻滞剂
ASCO 危险程度分级	全身、不规则大野照射	上腹、半身、上身	颅脑、全脑全脊髓、头颈部、下胸部、骨盆	乳房、四肢
ASCO 建议	分次治疗前及治疗后至少 24 小时使用 5-羟色胺受体阻滞剂;第 1~5 次分割应用糖皮质激素	分次治疗前使用 5-羟色胺受体阻滞剂;第 1~5 次分割应用糖皮质激素	预防或挽救性使用 5-羟色胺阻滞剂	挽救性使用多巴胺或 5-羟色胺受体阻滞剂,之后应持续预防性应用直至放疗结束
NCCN 危险程度分级	全身	上腹/局部区域的放疗	—	—
NCCN 预防建议	预防性应用昂丹司琼 8mg PO bid-tid 或格雷司琼 2mg PO Qd±地塞米松 4mg PO 每天	昂丹司琼 8mg PO bid-tid 或地塞米松 2mg PO tid 或格雷司琼 2mg PO Qd	—	—
NCCN 治疗建议	与化疗引起的恶心和呕吐治疗相同	与化疗引起的恶心和呕吐治疗相同	—	与化疗引起的恶心和呕吐治疗相同

MASCC,支持治疗联合组织;ASCO,美国临床肿瘤协会;NCCN,美国国家综合癌症中心;PO,口服;bid,一天两次;tid,一天三次。

16mg)。化疗期间在洛哌丁胺起效后可终止给药，但放疗不同，在整个治疗期间都需要持续标准用药。这是因为分次放疗持续时间长，可造成小肠黏膜的重复损伤。如果腹泻持续超过 24 小时，剂量可增加到每 2 小时给药 2mg。

如果增加剂量后腹泻无法缓解超过 24 小时，维持洛哌丁胺的同时应合并二线药物，如鸦片酊(一种抗胃肠蠕动剂)。也可使用地芬诺酯和阿托品，但副作用明显。患者可能需要门诊评估或静脉输液。抗生素、全套的大便及血液检查在没有脱水和感染征象时通常不需要。研究显示应用奥曲肽及谷氨酰胺没有获益[126,127]。动物实验显示，补充益生菌可以预防并治疗放疗腹泻，但目前尚缺少高质量的临床研究。如果腹泻严重、持续不缓解或伴有其他并发症，可能需要住院治疗[124]。

皮肤损伤：急性皮炎和慢性皮肤改变

放疗引起的皮肤损伤可导致急性皮炎和(或)慢性皮肤改变[128,129]。这些改变可发生在射线束的入路和出路，严重程度由剂量、次数、射线束、体积和表面积决定。患者个体因素也起到一定作用，如营养状况差、既往血管状况及结缔组织疾病、过多的皮肤褶皱或遗传因素[130]，均可加重皮肤损伤。放射性皮肤损伤的病理生理机制包括射线直接损伤与继发炎性反应的共同作用。电离辐射产生的自由基改变 DNA、蛋白质、脂质和碳水化合物的结构，导致上皮基底细胞、血管内皮细胞和朗格汉斯细胞损伤。一系列前炎性因子、血栓形成因子、生长因子和其他分子被级联激活[131]，最终引发放射性皮肤损伤。

急性皮肤损伤可在 10~14 小时后被观察到。一级改变包括轻微的全身性红斑和干燥脱屑、瘙痒、脱屑、色素沉着以及脱发。放疗 4~5 周后或皮肤放疗剂量达到或超过 40Gy 时，可发展至二级放射性皮炎，症状包括轻微或红肿性红斑、皮肤皱褶处的湿性脱屑及显著的疼痛感。症状在末次照射后 1~2 周达峰值，放疗后 3~5 周开始恢复。完全恢复可能需要 1~3 个月。某些情况下，放射性皮炎可发展至 3 级，以融合性湿性脱屑为特征，甚至可以发展至 4 级，可出现溃疡、出血和坏死[128,132]。慢性损伤可能发生于初次照射后的数月到数年内，可表现为炎症后的色素脱失或色素沉着、组织改变(干燥症和角化过度)、毛囊和皮脂腺缺失、萎缩、毛细血管扩张和皮下纤维化。纤维化可导致组织牵拉、疼痛和运动受限。相较脸部、颈部、躯干及四肢的皮肤，头皮对放射性损伤耐受性更强。患处皮肤有发生溃疡和坏死的倾向[133,134]。在一些患者中可能发生放疗记忆性皮炎，指结束放疗的患者用药后产生类似急性皮炎的皮肤反应，通常为细胞毒性药物，可能是由于局部皮肤对药物的免疫反应导致(图 97.2)[135]。

轻度急性皮炎可对症治疗。用清水和温和的沐浴液清洁、穿着宽松无捆绑的衣物、避免刺激和紫外线辐射都有益处。当发生红斑和干性脱皮后，可使用护肤霜和药膏(凡士林、蓖麻油、秘鲁香脂、胰蛋白酶和三乙醇胺)。某些对照试验发现局部应用硫糖铝或透明质酸有益[136,137]。在一项关于接受术后放疗的乳腺癌患者的三期临床研究显示，一种金盏花植物提取物同非甾体类药物三乙醇胺相比，可将中度和重度放射性皮肤炎的发生率从 63%降至 41%[138]。此外还可以应用其他局部用药，如芦荟、D-泛醇和甘菊。这些药物的使用仅基于非对照研究或观察证据[139,140]。

局部使用抗氧化剂的价值未经证实，皮质激素的作用尚有争议。局部使用激素能减轻症状，但不能预防皮炎，其副作用包括感染和皮肤萎缩。皮质激素或许能够减轻症状，但不会防止放射性皮肤损伤的发生[141]。局

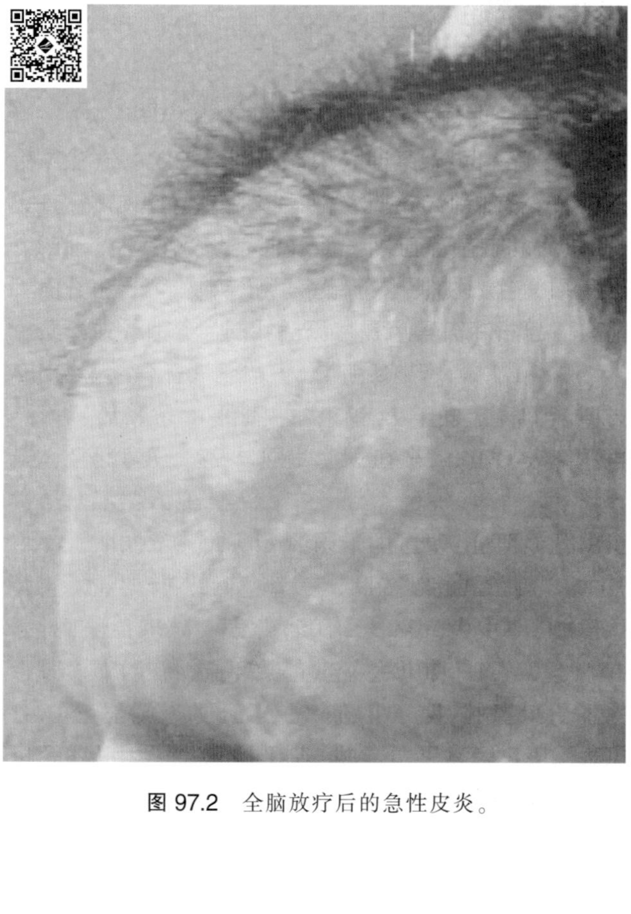

图 97.2 全脑放疗后的急性皮炎。

部使用抗坏血酸剂（维生素 C）并不能预防放射性皮炎[142]。

对重度急性皮炎，必须进行糜烂和溃疡的创面护理。关键措施是保持局部清洁干燥、止痛、避免污染、清创和控制感染[134,143]。在放疗期间，水凝胶敷剂、亲水胶体敷剂、烧伤衬垫或泡沫敷剂均可使用。如果创面感染，可加用银离子粉、局部抗生素、卡非氨酯碘酒或麦芽糖糊精粉。建议创面护理专家会诊[139]。近年来研制了更多特殊药物，包括局部使用粒细胞巨噬细胞集落刺激因子、他克莫司、吡美莫司和血小板源性生长因子[128]。

慢性放疗后皮肤改变难以治疗。慢性纤维化与皮肤坏死和感染有关。应采取包括伤口护理、理疗、深度按摩以及镇痛在内的系列治疗来解决美容和生活质量的问题。连续 6 个月口服己酮可可碱（800mg/d）和维生素 E（1000IU/d）可显著降低放疗引起的纤维化的发生[144]。随机对照研究显示预防使用己酮可可碱可显著降低晚期皮肤改变、纤维化和软组织坏死，可能是与其对血管的保护作用相关[145]。肌注脂质体超氧化物歧化酶、皮下注射干扰素 γ 及高压氧治疗也已经在使用。

泌尿生殖系统损伤

泌尿系统症状

前列腺、子宫、卵巢、宫颈、直肠和膀胱肿瘤盆腔照射过程中可出现黏膜、血管和平滑肌的损伤，从而引发泌尿系统症状[146,147]。急性反应在 3~6 个月内发生，以后为慢性改变。急性反应表现为放射性膀胱炎导致的排尿困难、尿频和尿急，但不如化疗引起的膀胱炎严重。放疗后数年内可发生膀胱挛缩和膀胱瘘[148,149]。

在没有合并感染的情况下，非那吡啶（尿通宁）为急性症状的一线对症治疗方案，通常剂量为 200mg 口服，每天 3 次。非那吡啶以原形在尿中积聚，起到膀胱局部止痛剂的作用。若症状缓解不明显，可加用止痉药物。应注意非那吡啶会将尿液变为亮橙色，可污染衣物。奥昔布宁（尿多宁）和黄酮哌酯（泌尿灵）可松弛平滑肌，减轻尿急和尿频[150]。托特罗定是胆碱能拮抗剂，作用于激惹的膀胱，较少引起口干症状但疗效较差[151]。曲司氯铵是 2004 年在美国上市的新药，已证实可改善放射性膀胱炎的症状且耐受性远高于即释性的奥昔布宁[152]。

膀胱灌注透明质酸或硫酸软骨素，膀胱壁注射 A 型肉毒毒素，高压氧治疗均具有一定疗效[153–156]。有报道显示静脉应用免疫调节剂 WF10（四氯+氧化物）也能起到治疗效果[157,158]。对于疼痛严重的患者，或许需要应用阿片类药物进行激进的镇痛治疗。

慢性改变的对症治疗与急性反应类似，严重阻塞的患者需要膀胱扩张术或永久性导尿管置入。如保守治疗失败，可考虑重建手术纠正挛缩、括约肌障碍和膀胱瘘。

女性性功能

高剂量的盆腔照射可引起卵巢和阴道损伤，导致不同程度的性功能障碍[159,160]。卵巢功能障碍可致绝经后改变。急性损伤发生在放疗期间和放疗结束后数月内，通常表现为阴道和外阴的黏膜炎、疼痛和溃疡。慢性改变发生率低于急性改变，于放疗结束 3 个月后发生，包括纤维化、弹性和感觉缺失、肿瘤和炎症的易感性、性交后出血以及性交困难[161–163]。

保持局部卫生、积极治疗炎症和定期扩张阴道可减少急性反应的发生。激素替代和润滑剂可用于治疗急性损伤。扩张阴道、润滑剂和补充雌激素可预防慢性改变。纤维化发生后，可考虑高压氧治疗或手术重建。尽管这些意见为临床共识，但支持证据的级别不尽相同[159]。

大多数研究证实了雌激素的效果[164,165]。放疗引起的上皮损伤可持续至放疗结束后的 3~6 个月。局部使用雌激素可促进上皮再生。苄达明是一种抗炎药物，也有止痛、局部麻醉和杀菌作用，局部用药可达到较高的局部组织浓度，它能改善阴道黏膜炎的主观症状和客观观察结果[166,167]。几项非对照研究探讨了高压氧治疗对会阴和阴道放疗引起的坏死创面的效果，证据强度是中等[168,169]。对于严重放疗损伤，如外阴缺陷和阴道闭锁的患者，应考虑手术重建。这些结果均为回顾性研究[159]。

男性性功能

放疗导致的勃起障碍较前列腺根治术低，但性功能障碍是影响患者治疗后生活质量的最重要因素之一[170]。因此，一旦计划对前列腺癌患者实施放疗，放疗对性功能的影响必须纳入考虑并与患者商议。调查显示，68%的 45~70 岁男性愿意牺牲 10%或更多的 5 年生存率的获益以保留性功能[171]。放疗后勃起功能障碍是渐进性的，常在放疗后 6 个月开始，持续加重达 4 年[172]。

放疗不降低雄激素的生成，也不导致盆腔神经的损伤[173]。除了心理因素，放疗后的血管改变是造成男性性功能障碍的最主要原因。同样的，吸烟和高血压也是危险因素[174,175]。外照射引发的勃起功能障碍发生率为7%~72%，因研究人群的不同差异显著。近距离照射有2%~89%的概率引发勃起功能障碍[176]。性需求减少、性快感降低和射精量减少是患者主诉的其他问题[177]。

放疗后性功能障碍的治疗应为多学科综合治疗，包括心理评估和咨询、药物干预和排查器质性损伤[176,178]。对于动脉性阳痿患者，最主要的药物为磷酸二酯酶抑制剂。一项随机双盲、安慰剂对照交叉实验显示了西地那非（万艾可）的有效性。然而总体反应率较低。仅有21%的人群在西地那非治疗过程中获益而并未从安慰剂中获益[179]。他达那非（希爱力）对这一人群同样有效[180,181]。

海绵体内注射前列腺素或酚特安罂粟碱也有效。对药物治疗无效的患者，可考虑阴茎假体植入，文献报道此手术的术中和术后并发症概率低，患者满意率高[182]。真空装置也可应用。

营养

营养支持对放疗患者非常重要。治疗开始时，患者就可能存在营养不良。肿瘤造成高分解状态，食欲减退、早饱、恶心和呕吐以及肿瘤侵犯消化道均可影响营养的摄入、消化和吸收。放疗开始后患者的营养状况会恶化，尤其是发生消化道毒性反应的患者。体重降低超过20%是癌症患者的不良预后因素。营养支持措施包括应用药物提高食欲、高质量膳食的提供、管饲以保证足够的肠内摄入和胃肠外静脉营养[183]。应由消化内科医生、营养师和护理人员对患者进行综合治疗。

系统回顾显示，证据支持应用黄体酮（甲地孕酮）和皮质激素（甲泼尼龙、泼尼松和地塞米松）对抗肿瘤相关的食欲减退。其他药物，包括甲氧氯普胺、赛庚啶、己酮可可碱、褪黑素、促红细胞生成素、十二碳五烯酸（鱼油）、雄激素（去甲睾酮或氟甲睾酮）、胃促生长素、干扰素和大麻酯（屈大麻酚）对抗肿瘤相关的食欲减退作用不确定[184,185]。

肿瘤患者的蛋白代谢率较高。对接受治疗的肿瘤患者，充足的蛋白摄入十分重要，通常每日摄入每理想千克体重1.5~2.0g蛋白可维持正氮平衡。能量摄入有助于维持体重，30%~90%的能量来源于碳水化合物。脂肪提供能量，为其他营养物质的载体，并完成其他重要的生物功能，它通常占肠内营养配方的30%。维生素、矿物质和其他微量元素应包括在内。充足的水的摄入是必需的，以补偿每天2.5L的液体丢失。在选择性人群中，营养咨询可改善预后[186]。体重和血浆标志物（白蛋白、转铁蛋白和前白蛋白）的监测可用于评估营养支持是否恰当[187-189]。

对于中-重度放射性口腔黏膜炎和食管炎的患者，口服营养支持困难，可采用管饲。鼻胃管和鼻空肠管可用于短期支持。长期管饲（>30天）应采用胃造瘘术、胃空肠吻合术和空肠造瘘，可通过内窥镜、放射线介入或手术实现。经皮内窥镜胃造瘘术被日益广泛地采用，预计会发生严重上消化道毒性的患者可预防性置入[190-193]。胃造瘘管置入也存在风险，并发症概率约为17%，严重并发症，如腹膜炎、败血症、穿孔和移位的发生率为3%[194,195]。但有报道由于肿瘤细胞的直接种植而发生经皮内镜胃造瘘处的转移的病例。对于反流性食管炎、胃轻瘫、吸入性肺炎或胃容积受限的患者，可使用空肠造瘘管。造瘘管需正确护理，避免移位和阻塞等故障。

在保证足够的营养摄入的情况下，肠内支持优于肠外支持，因为前者可利用并维持现有的营养功能，更便宜、更安全且副作用更少。梗阻、胃肠动力缺乏、难以控制的呕吐、严重腹泻、短肠综合征或严重胰腺炎造成胃肠道功能丧失的患者，全肠外营养更适合。全肠外营养需要特殊的技术，应由肿瘤治疗专家和营养支持专家协作完成[196,197]。

致谢

衷心感谢纪念斯隆-凯特琳癌症中心牙科主任医师Joseph Huryn博士和皮肤病科医师Liang Deng博士，为本章编写提供图片。感谢Jyothirmai Gubili为我们提供专业的编辑协助工作。

（张竞泽 韩安勤 译 韩安勤 校）

部分参考文献

本章全部参考文献请登录网站：http://www.tsttpc.com/download_list.html

4. McLeod LD, et al. Interpreting patient-reported outcome results: US FDA guidance and emerging methods. *Expert Rev Pharmacoecon Outcomes Res* 2011;11(2):163–169.
7. Hagen NA, et al. The Birmingham International Workshop on Supportive,

Palliative, and End-of-Life Care Research. *Cancer* 2006;107(4):874–881.
11. Kirkova J, et al. Cancer symptom clusters: clinical and research methodology. *J Palliat Med* 2011;14(10):1149–1166.
18. Brown P, et al. Will improvement in quality of life (QOL) impact fatigue in patients receiving radiation therapy for advanced cancer? *Am J Clin Oncol* 2006; 29(1):52–58.
27. Jensen SB, et al. A systematic review of salivary gland hypofunction and xerostomia induced by cancer therapies: management strategies and economic impact. *Support Care Cancer* 2010;18(8):1061–1079.
31. Zhang Y, et al. Prevention of radiation-induced xerostomia by submandibular gland transfer. *Head Neck* 2012;34(7):937–942.
38. Little M, et al. Reducing xerostomia after chemo-IMRT for head-and-neck cancer: beyond sparing the parotid glands. *Int J Radiat Oncol Biol Phys* 2012;83(3):1007–1014.
43. Bardet E, et al. Subcutaneous compared with intravenous administration of amifostine in patients with head and neck cancer receiving radiotherapy: final results of the GORTEC 2000–02 phase III randomized trial. *J Clin Oncol* 2011;29(2): 127–133.
44. Jha N, et al. Phase III randomized study: oral pilocarpine versus submandibular salivary gland transfer protocol for the management of radiation-induced xerostomia. *Head Neck* 2009;31(2):234–243.
45. Rieger JM, et al. Functional outcomes related to the prevention of radiation-induced xerostomia: oral pilocarpine versus submandibular salivary gland transfer. *Head Neck* 2012;34(2):168–174.
49. Kahn ST, Johnstone PA. Management of xerostomia related to radiotherapy for head and neck cancer. *Oncology (Williston Park)* 2005;19(14):1827–1832.
58. Pfister DG, et al. Acupuncture for pain and dysfunction after neck dissection: results of a randomized controlled trial. *J Clin Oncol* 2010;28(15):2565–2570.
59. Meng Z, et al. Randomized controlled trial of acupuncture for prevention of radiation-induced xerostomia among patients with nasopharyngeal carcinoma. *Cancer* 2012;118(13):3337–3344.
60. Wong RK, et al. Phase II randomized trial of acupuncture-like transcutaneous electrical nerve stimulation to prevent radiation-induced xerostomia in head and neck cancer patients. *J Soc Integr Oncol* 2010;8(2):35–42.
65. Deng G, et al. Functional magnetic resonance imaging (fMRI) changes and saliva production associated with acupuncture at LI-2 acupuncture point: a randomized controlled study. *BMC Complement Altern Med* 2008;8:37.
70. Peterson DE, et al. Alimentary tract mucositis in cancer patients: impact of terminology and assessment on research and clinical practice. *Support Care Cancer* 2006;14(6):499–504.
73. Sonis ST, et al. Perspectives on cancer therapy-induced mucosal injury: pathogenesis, measurement, epidemiology, and consequences for patients. *Cancer* 2004;100(9 Suppl):1995–2025.
74. Yeoh AS, et al. Nuclear factor kappaB (NFkappaB) and cyclooxygenase-2 (Cox-2) expression in the irradiated colorectum is associated with subsequent histopathological changes. *Int J Radiat Oncol Biol Phys* 2005;63(5):1295–1303.
75. Anthony L, et al. New thoughts on the pathobiology of regimen-related mucosal injury. *Support Care Cancer* 2006;14(6):516–518.
77. Peterson DE, Lalla RV. Oral mucositis: the new paradigms. *Curr Opin Oncol* 2010;22(4):318–322.
79. Keefe DM, et al. Updated clinical practice guidelines for the prevention and treatment of mucositis. *Cancer* 2007;109(5):820–831.
93. Bensadoun RJ, et al. Amifostine in the management of radiation-induced and chemo-induced mucositis. *Support Care Cancer* 2006;14(6):566–572.
94. Hensley ML, et al. American Society of Clinical Oncology 2008 clinical practice guideline update: use of chemotherapy and radiation therapy protectants. *J Clin Oncol* 2009;27(1):127–145.
95. Le QT, et al. Palifermin reduces severe mucositis in definitive chemoradiotherapy of locally advanced head and neck cancer: a randomized, placebo-controlled study. *J Clin Oncol* 2011;29(20):2808–2814.
96. von Bultzingslowen I, et al. Growth factors and cytokines in the prevention and treatment of oral and gastrointestinal mucositis. *Support Care Cancer* 2006;14(6):519–527.
115. Baughan CA, et al. A randomized trial to assess the efficacy of 5-aminosalicylic acid for the prevention of radiation enteritis. *Clin Oncol (R Coll Radiol)* 1993;5(1):19–24.
116. Resbeut M, et al. A randomized double blind placebo controlled multicenter study of mesalazine for the prevention of acute radiation enteritis. *Radiother Oncol* 1997;44(1):59–63.
117. Martenson JA Jr, et al. Olsalazine is contraindicated during pelvic radiation therapy: results of a double-blind, randomized clinical trial. *Int J Radiat Oncol Biol Phys* 1996;35(2):299–303.
118. Feyer PC, Stewart AL, Titlbach OJ. Aetiology and prevention of emesis induced by radiotherapy. *Support Care Cancer* 1998;6(3):253–260.
119. Feyer PC, et al. Radiotherapy-induced nausea and vomiting (RINV): MASCC/ESMO guideline for antiemetics in radiotherapy: update 2009. *Support Care Cancer* 2011;19(Suppl 1):S5–S14.
120. Basch E, et al. Antiemetics: American Society of Clinical Oncology clinical practice guideline update. *J Clin Oncol* 2011;29(31):4189–4198.
121. Urba S. Radiation-induced nausea and vomiting. *J Natl Compr Canc Netw* 2007; 5(1):60–65.
122. Gwede CK. Overview of radiation- and chemoradiation-induced diarrhea. *Semin Oncol Nurs* 2003;19(4 Suppl 3):6–10.
123. O'Brien BE, Kaklamani VG, Benson AB 3rd. The assessment and management of cancer treatment-related diarrhea. *Clin Colorectal Cancer* 2005;4(6):375–383.
124. Benson AB 3rd, et al. Recommended guidelines for the treatment of cancer treatment-induced diarrhea. *J Clin Oncol* 2004;22(14):2918–2926.
125. Stern J, Ippoliti C. Management of acute cancer treatment-induced diarrhea. *Semin Oncol Nurs* 2003;19(4 Suppl 3):11–16.
126. Martenson JA, et al. Phase III, double-blind study of depot octreotide versus placebo in the prevention of acute diarrhea in patients receiving pelvic radiation therapy: results of North Central Cancer Treatment Group N00CA. *J Clin Oncol* 2008; 26(32):5248–5253.
128. Hymes SR, Strom EA, Fife C. Radiation dermatitis: clinical presentation, pathophysiology, and treatment 2006. *J Am Acad Dermatol* 2006;54(1):28–46.
153. Shao Y, Lu GL, Shen ZJ. Comparison of intravesical hyaluronic acid instillation and hyperbaric oxygen in the treatment of radiation-induced hemorrhagic cystitis. *BJU Int* 2012;109(5):691–694.
154. Hazewinkel MH, et al. Prophylactic vesical instillations with 0.2% chondroitin sulfate may reduce symptoms of acute radiation cystitis in patients undergoing radiotherapy for gynecological malignancies. *Int Urogynecol J* 2011;22(6):725–730.
155. Smit SG, Heyns CF. Management of radiation cystitis. *Nat Rev Urol* 2010;7(4): 206–214.
156. Chuang YC, et al. Bladder botulinum toxin A injection can benefit patients with radiation and chemical cystitis. *BJU Int* 2008;102(6):704–706.
159. Denton AS, Maher EJ. Interventions for the physical aspects of sexual dysfunction in women following pelvic radiotherapy. *Cochrane Database Syst Rev* 2003;1:CD003750.
176. Incrocci L, Slob AK, Levendag PC. Sexual (dys)function after radiotherapy for prostate cancer: a review. *Int J Radiat Oncol Biol Phys* 2002;52(3):681–693.
179. Watkins Bruner D, et al. Randomized, double-blinded, placebo-controlled crossover trial of treating erectile dysfunction with sildenafil after radiotherapy and short-term androgen deprivation therapy: results of RTOG 0215. *J Sex Med* 2011;8(4): 1228–1238.
180. Ricardi U, et al. Efficacy and safety of tadalafil 20 mg on demand vs. tadalafil 5 mg once-a-day in the treatment of post-radiotherapy erectile dysfunction in prostate cancer men: a randomized phase II trial. *J Sex Med* 2010;7(8):2851–2859.
184. Davis MP, et al. Appetite and cancer-associated anorexia: a review. *J Clin Oncol* 2004;22(8):1510–1517.

第 5 篇　经济因素、道德规范和技术评定

济学分析并评估新技术获益人群的好处是必要的。美国医保管理中心得出结论,为了改进卫生医疗应用新技术的报销政策,成本-效果分析必须考虑进来。

Halperin[26]指出新技术评估在决定新设备和新模式的优势和由此对卫生医疗成本影响的重要性。在一篇引发热议的评论中,Lee[27]指出,尽管放射肿瘤学技术应用普遍,但专业人士仍然有责任严格评估新技术发展的价值。技术评估是件棘手、复杂的事情,许多放射肿瘤的新技术尚未在正式临床试验中对其价值进行严格验证。模拟技术、定位技术、治疗计划的计算机断层扫描、在线成像甚至是调强放疗都有多种剂量验证方法,但尚没有随机试验来记录它们对于多数患者的预后影响。尽管如此,缺乏证据仍然不能阻止我们中断其中任何一步,至少可以从某些方面(如减轻毒性)改进医疗服务质量。

医学新技术的推广与该领域中的专家数量相关。专家们从新技术中获取收入,并鼓励医院进一步研究。医院通过引进新设施来吸引专家加入医院团队进而增加医院收入。同时医疗服务提供者和供应商通过大量媒体广告宣传新技术也可能影响公众对于新技术的态度。

许多国家建立相关机构开展医疗技术评估,并建立国际网络来共享相关资源。但美国尚没有国家层面上的协调机构开展医疗技术评估。评估通常由一些组织机构,如退伍军人管理局、蓝十字蓝盾协会,或专业机构,如美国放射学会、医疗保险覆盖咨询委员会和健康维护组织(HMO)承担。

卫生医疗机构通过各种不同的模型评估并获取新技术,其中包括患者预后。利用标杆分析法获取可靠数据是非常少见的。尽管患者预后数据不多,但仍有人用新技术与现有技术进行比较。大部分研究所或个体购买医生、利益集团、慈善家和董事会想要的,并且将生产厂家和医师作为新技术的信息来源。Cowan和Berkowitz[24]指出在技术推广过程中的一些关键错误:

1.新技术被采用,仅仅因为是新技术而没有评估对预后的影响。

2.仅仅因为使用年限问题而更新设备。卫生医疗机构必须在有限的资源条件下与现有技术预期使用的能力匹配,以避免过度使用新技术。

3.缺乏足够疗效或成本考虑即广泛应用新技术。

4.大量商贩被使用,许多相同规格的产品模型被购买。减少设备品牌和设备模型数量可以进一步降低购买和库存成本,同时也可以降低维护和维修成本。但从另一方面讲,市场竞争可以降低设备价格,同时也是众多企业共存的原因。

5.由于服务整合的缺乏,技术决策区域化的规模经济已经丢失。这常常与缺乏不能将患者转运至治疗中心的体系有关。

6.重复医疗服务有时会在不增加工作量的情况下增加成本。

在放射治疗成本的研究中,成本由各种不同方式的相关成本表示,或者由替代实际成本的费用表示(账单费用、获得收益、允许的医疗保险费用)[28-31]。近期文献综述总结了文献中使用的各种成本信息和成本计算方法,指出需要一致性方法评估位置和意向特异性治疗成本[9,18,19,22,32]。在卫生医疗干预成本的评估中,包括成本分析、成本-效果分析、成本-效用分析、成本-效益分析在内的几种策略工具尝试定义单位成本支出所获得的单位医疗效果。在使用这些决策工具之前,合适地定义和计算成本至关重要。癌症粒子治疗成本-效果分析的文献不多,各研究之间无法进行比较,并且许多研究没有按公认的标准进行医疗评估,因此目前关于粒子治疗的成本-效果情况的证据非常有限。研究者希望有充足的费用对创新性的但价格昂贵的治疗方案进行研究,以确定这些治疗方案是否真的更加有效。

卫生医疗成本的类型

治疗期间的成本

直接医疗成本(direct medical costs)是指医疗干预或处理不良反应所消耗产品和服务的价值。这些成本包括所有资本和人力资源的消耗,如专业检查时间、诊断、治疗和药品等的费用。

直接非医疗成本(direct non-health care costs)是指接受治疗产生但与治疗本身无关的所有成本。例如患者接受治疗的转运成本,其他像非正式护理时间的费用(如家庭成员或其他家庭医疗护理提供者的成本)和患者的时间成本(指患者在接受医疗服务时所花费的时间,包括患者接受治疗、往返住院以及等待所消耗时间的价值)。

间接医疗成本(indirect medical costs)包括治疗结束后的时间成本以及晚期毒副作用、相关疾病产生的成本。在放疗中,如果不良反应不同或某种干预措施具有较高治疗潜力,各种不同放疗方法的成本也千差万别。但这些成本通常在治疗结束后许多年发生。

间接非医疗成本(indirect nonmedical costs)是指对社会至关重要的成本,这些成本主要估测由于长期劳动力丧失或过早死亡所造成的生产力损失。这些成本通常对家庭或社会十分重要,包括患者往返成本、患者或护理人员脱离工作的时间、护理人员的精神压力。这些也会产生“下游”效应。例如为了照顾生病配偶,妻子或丈夫就会抽出时间离开工作或放弃照顾小孩的责任。

放疗总成本估算(global cost estimates)是指在接受放疗服务的过程中所消耗的人力和资本资源的所有成本。当将放疗与某种治疗方案相比较时,通常无须涉及详细细节。尽管如此,在不同等级的医学干预措施中分配国家卫生医疗预算时,放疗总成本估算仍有参考价值。

数据显示即使在基础设施完备的国家,放疗在整个癌症治疗中的预算仅约为 5%[33]。20 世纪 90 年代初,欧盟预测放疗每个疗程的花费约为 3000 欧元,手术和化疗的费用则为 7000 欧元和 17 000 欧元。但人们对放疗仍有高额成本的感觉,另外个人成本在整个服务过程的预算中占多数(约 70%),而资本投资占少数(<30%)[3,14,34]。(1 欧元≈7.9 元)

医保基础上的成本

尽管经济学评估理论上提倡使用那些反映真实资源消耗的成本数据,但通常难以获得,因此一般使用医保费用作为替代。但我们应该意识到在治疗过程中,医保花费和资源消耗的成本是大不一样的。事实上,许多国家医保制订滞后于新技术的引入,因此新技术通常不在医保范围里。但在美国情况相反,新技术报销费用往往较高,尽管会随时间下降。

医保费用和成本除了在数值上差异巨大,当使用医保费用进行经济学评估时,更多实际和理论的问题也会产生。当使用从美国医保机构获取的每个患者的成本数据和临床试验数据进行经济学评估时,美国肿瘤放射治疗协作组发现了这些问题[35]。第一个问题是医保管理下的医疗服务并没有个人索赔项目,因为医保公司只接收账单,因此可能不会记录或报告个人索赔金额。行政赔偿数据库包含患者接受医疗后所有索赔申请,使用该数据库进行成本评估通常更加精确。另一个潜在问题是当仅使用癌症诊断这个代号时,成本会被低估,因为在接下来的随访中,治疗相关毒性的成本和间接医疗成本被忽略。相比于普通民众,在超过 65 岁人群中推广这些结果分析可能存在困难。最后获取行政赔偿数据本身也需要付出成本[36]。

作业成本(ABC)分析

作业成本(ABC)分析广泛应用于制造业,在卫生医疗系统中应用较少。ABC 分析法将提供给患者的整个医疗过程划分为若干个阶段任务,并计算每个任务的成本。因此,ABC 可以识别具体成本目标 (治疗方案、患者或医疗服务提供者)消耗的资源[12]。将这些任务和消耗的资源制成表格允许研究者对不同研究机构和不同时间点以一致可信的方式对成本值进行比较。研究可以量化制订政策时这些差异对经济的影响,卫生医疗成本的比较也会改进。

传统的成本模型已经过时,其无法提供特定医疗步骤的成本或患者从诊断到死亡全部医疗成本的详细信息。为监督财政并控制预算,成本模型将大的组织分解为小的部门, 这些成本模型的核心是部门预算,而不是特指某一患者或某一疗程,但实际上,只有具体到患者或疗程而不是某一部门时, 成本才会产生。例如医院会计系统可能会对放疗科总预算成本进行公平评估,但对某一患者,如放疗的前列腺癌患者的实际成本几无帮助。由于整个部门的成本分析不一定能转化为患者个体的数据,患者或治疗阶段水平上成本信息可利用性的缺乏经常导致错误的决策制订。

ABC 与患者个体资源消耗的计算有关。ABC 主要有两方面优势:增加成本计算的精确性和产生成本部门的透明度。第二个优势增加了会计透明度,使成本与行为的关系更加清晰明显。这有利于管理者评估治疗过程的每一步,认识到系统中的无效之处,量化疗程改进后的经济收益。

任何技术的成本数据都应该反映设施和设备成本(包括折旧成本和替代成本)、空间成本(包括仓储和基础设施)、医院专业人员治疗患者时记录的时间和操作成本。特殊的技术方法, 如标准二维 (2D)或 3D-CRT、IMRT 或 IGRT 需要确认。各阶段任务的时间和操作必须由相应的工作人员记录,这些记录的数据基本上代表了操作步骤。

技术成本定义为医院会计记录中的实际费用。某疗程总技术成本包括工作人员花费的时间和付出的工作量,其他费用支出包括额外福利、空间成本、基础设施、维护费用、设备折旧、供应方、后勤服务和管理间接费用。在治疗局限期前列腺癌的过程中，ABC法[37-40]可以将技术(医院)使用成本转化为治疗步骤成本[9,30]。这种成本计算方法包括以下四步：

1.制作标准放疗或3D-CRT流程图，流程图应该能够识别和定义治疗相关的所有操作步骤(图98.1)。

2.收集和记录工作人员每一步操作耗费的时间。

3.从会计分类账系统中识别并收集一定时期某放疗中心治疗患者的所有医院成本。

4.分配每个步骤的实际成本，进而将技术资源使用的所有特定成本导出为2D、3D-CRT、IMRT或IGRT的疗程。

ABC成本计算模型其中之一由Lievens等[34]发展而来。现代放疗趋向于更复杂的治疗计划、图像传输技术和质量控制程序，现有模型无法准确获取这些步骤，因此新版本的模型应运而生[41]。在过去几十年，放疗技术越来越复杂，人们发现IMRT成本是3D-CRT的2倍。ABC可以精确识别这些额外成本出处。研究者发现，IMRT使用更大的空间、实施更高的分割数目，更重要的是日常应用的位置验证的在线成像技术的引入，增加了额外的成本，与IMRT技术本身无关。但新技术，如IMRT，或门控放疗应用同步推量(SIB)，加速大剂量分割技术可能会减少放疗次数，这在降低成本的同时也会获得更好的治疗效果[36]。

时间和工作量分析

ABC不可缺少的部分是确定治疗流程，列举治疗过程中的每一名患者，利用电子或书面日常活动日志记录医疗工作人员进行一项任务耗费的时间。决定工作人员的工时必须遵循垄断规则：计时从患者要求员工开始工作始至工作结束终。患者是否仍处于工作区域内并不重要。例如诊所就诊，患者尚未到达或离开之后，护士准备患者文书的时间就已经开始或尚未结束。通过识别工作人员正常的无效时间，如工作休息时间，我们会发现实际工作时间是虚高的。放疗过程中各阶段任务，如记录和评估患者、制订放疗计划、实施外照射以及监督管理的时间和工作都会制作成表格展示，同时记录各种信息的文档，包括质控要求的文档也可以用表格展示。

从患者最初诊断至治疗结束后的第一次随访，整个治疗各阶段任务时间均会被记录。这些时间点用于分析计算患者接受某一特定技术治疗时间的平均值和标准差。

资源利用成本

每项工作有四类资源应列举测算：

1.人力资源(放疗科医师、物理师、技师、剂量测定员、护士、接待员)

2.物质资源(如空间、设备、机器)

3.辅助材料(如X线胶片、办公耗材)

4.后勤服务(如行政管理、集中信息系统)

与患者有关的花费包括工作人员的工资和福利、社会保险缴费、退休年金、健康保险、人寿保险和长期护理费用、牙科保险、学费和育儿津贴、残疾保险等。每名工作人员平均每小时工资和相关成本需要计算。

有许多像办公用纸、医用手套等物品，它们的成本微不足道，并且不值得跟踪它们的具体用途。将这些供应物品总成本除以患者数目可以计算出单个患者的平均成本率。但有些用于特定疾病或治疗阶段的物品(如造影剂、固定装置)应记录在患者个体身上。

对于医院科室，间接运营成本分为医院总运营费用和间接管理费用，包括医院责任保险和行政费用，如共享的行为(行政人员采购及薪资、人力资源、公共关系和财务运营)。间接运营成本在医院不同部门之间分配十分复杂。成本模型将它们作为人力成本或其他成本的一部分进行分配。许多医院成本分配是通过科室之间交叉补贴的机制完成的(如外科补贴社区医疗)。行政管理成本通过计算按比例分配，例如计算放疗中心预算占医院年度预算的比例决定医院间接费用分配给放疗中心的数额。

患者治疗的技术设备花费用美国医院协会标准折旧表展示，在患者治疗过程中，涉及计划制订和治疗实施的所有设备的折旧成本，都应该在一定比例基础上计算。

成本获益

如果有关治疗各方面都在减少花费，这种最低成本的治疗(或者不治疗)成为首选。成本获益将新技术对患者预后的边际效应也考虑进来，成本效用将额外成本与患者生存期、生活质量和生产能力联系起来，这两种方法是评估新技术的重要参数[9]。治疗后局部肿瘤控制后，无远处转移患者的预计成本大约是治疗失败患者预计成本的1/3[42]。

管理型医保控制的医疗保险市场比例正逐步增

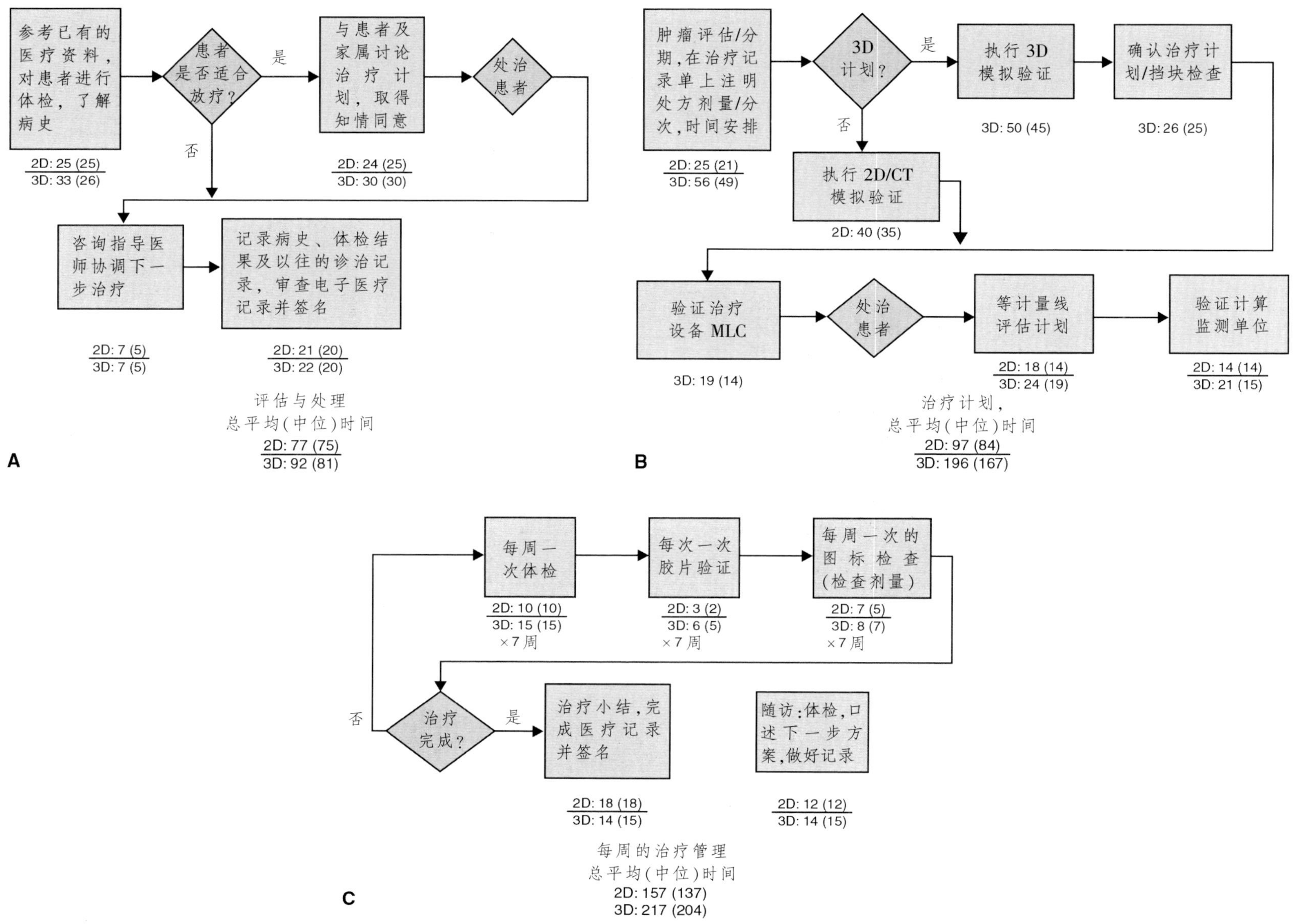

图 98.1 流程图。活动图以及对前列腺癌实施根治性放疗的相对平均(中位)时间。(A)评估和处理；(B)治疗计划；(C)每周处理。

加,同时伴随成本控制压力增加,因此更加强调医疗质量的重要性。相比传统外照射,3D-CRT、IMRT或质子治疗前列腺癌患者能够降低死亡率,记录这些获益仍很重要[43]。如果这种生存获益确实存在,将有重要的财政意义,因为治疗并发症花费巨大。

Owen等[44]对美国肿瘤放射治疗协作组(RTOG)开展的两项关于放疗分割方式比较的Ⅲ期临床研究进行经济学分析(1-04:颅脑转移和90-03:头颈部肿瘤)。现行程序术语码(CPTC)和相对价值单位(RVU)预期值放入模型中。研究机构提供的术语码、变量以及其他组成部分转化为RVU值用于医保支付。其中一项研究的两组患者,模型预测的中位和平均RVU值均在正常范围;另一项研究则高于正常范围。模型能够很好地预测完成每个方案治疗的资源使用情况。实际经济数据收集用以关键的成本相关事项。一些研究结构在收集回顾性数据方面存在困难,前瞻性研究对于验证这些研究真实性十分必要。

我们的医保观念必须从按服务收费(fee-for-service)向更关键和对财政更负责的卫生医疗系统转化,以便以更有竞争力的成本提供更高质量的服务。以目前的发展趋势,不久的将来,70%的医院收入将按分配的固定患者数目收取。未来卫生医疗发展的挑战是如何利用最小的成本实现患者的最大利益,包括减少治疗并发症和提高生活质量[45]。

更加复杂和昂贵的治疗方案对癌症治疗预后的潜在价值需要谨慎评估[46]。卫生医疗成本的增加与新技术的应用有一定关系;许多新技术广受欢迎,但成本-效益需要论证。如果我们证明新技术在肿瘤控制、患者生存、并发症治疗和生活质量方面产生积极影响,我们认为这些技术进步改进了卫生医疗水平并且在经济学上也是合理的。诊断和治疗程序的效力能够与预后研究相关联,成本必须从资本和医疗两方面认真评估。Doubilet等[47]警告制订医疗决策时不加选择地使用“成本-效果”作为标准是不恰当的,因此我们必须认真定义这些研究所规定的终点。

利用马尔可夫模型(Markov model)和获取的数据,如肿瘤自然史、预后因素、治疗方案的效力和并发症(疗效分析获得)、治疗特定患者群体费用的数据等构建各种模型。当使用失败模式数据,并结合治疗失败相关的费用,我们可以计算出治疗成功的患者和某一解剖部位(局部控制失败、远处转移或两者都有)治疗失败患者之间的成本差异。治疗并发症成本的加入使模型更完善和复杂。当前,美国患者信息和流行病学数据都是可以获取的,各种治疗方案的年度成本可以计算比较。利用蒙特-卡罗方法(Monte Carlo simulation)可以进行成本-效益的敏感性分析。

利用马尔可夫模型结合临床实践对总医疗成本进行预测,这将会为各种治疗选择提供更加精准的成本数据。当前疾病,尤其是乳腺癌和前列腺癌诊断和治疗方案的价值仍存在争议,当我们为患者评估这些方案选择时,有必要为患者提供成本-效益信息。

这些信息对于卫生医疗机构与第三支付方谈判协议、制订治疗指南和卫生医疗支出合法化同样有帮助。

成本-效用(cost-utility)分析用以计算某一干预措施边际成本除以边际生存获益的比值,生存获益以效用权重的生存期计算的QALY表示。仅20%的研究从社会角度开展,超过1/3的研究无法预先计算成本和QALY。效用计算方法的严谨性仍有较大的改善空间。许多治疗在巨大毒性代价下获取的治疗反应和生存期的改善十分有限。

Stinnett和Mullahy[48]引入了健康净效益(Net health benefit)的概念,来代替成本-效力比值在患者水平上对各干预措施的成本和疗效进行统计学分析。健康净效益设定获取单位健康效益的意愿支付(willingness-to-pay)值解决了与成本-效力比值相关的诸多问题。Willan[49]扩展了健康净效益的概念,进而证实标准统计学程序在分析统计学功效以及决定成本-效用数据的样本量方面可以利用。他发现改变意愿支付值可以确定边际成本-效用比值的点估计和可信区间。

3D-CRT、IMRT或IGRT的优势包括:由于特定剂量线能更好地包绕靶区,因此能够达到更佳的肿瘤局部控制;减少急性和晚期并发症;并发症可接受前提下开展剂量递增研究;改善生存预后[42]。某些研究机构、美国肿瘤放射治疗协作组(RTOG)和与美国国立癌症研究所合作的10所研究机构开展了关于前列腺癌剂量递增的Ⅰ/Ⅱ期临床研究,目前正在开展关于肺癌的相关研究。依据这些结果,3D-CRT、IMRT或IGRT剂量递增研究的成本-效益需进一步在大规模多中心Ⅲ期临床研究中评估,并且与传统治疗方案相比较,以证明这些技术的高成本是合理的。最有可能从3D-CRT、IMRT或IGRT治疗中获益的患者具有以下特征:①肿瘤所在位置具有复杂解剖结构;②肿瘤形状不规则;③邻近肿瘤正常组织的放射敏感性高;④治疗过程中肿瘤靶区变化明显;⑤肿瘤体积小或可以给予高剂量照射。

质子、重离子设施、设备和操作成本较高，在引入放疗领域后，对其成本-效力存在不同观点，其技术评估也存在争议。2008 年，一项文献综述显示在 777 篇关于质子治疗的文献中，只有 17 篇涉及经济方面，仅有 5 篇涉及成本-效力[50]。

许多文章比较质子或重离子和光子在物理学方面的优势。这种优势导致靶区剂量分布更好，正常组织受量更低，从而减少患者治疗并发症，最终降低第二肿瘤发生风险[51,52]。但目前仍缺乏记录这些粒子治疗优势的随机临床研究。

研究者表达了开展质子或重离子前瞻性临床研究的必要性和伦理学方面的考虑[53,54]。Perrier 等[55]利用如前所述类似 ABC 的分析方法评估碳离子的治疗成本。这种方法要求治疗准备成本和实际放疗成本有明确的定义，这取决于各种不同的参数，包括实际治疗时间和患者摆位时间。相反的，Peeter 等[56]的方法比较笼统，利用一种电子表格模型，该模型假定治疗成本范围与分割次数呈线性关系，这种方法仅在一定程度上与现实相似，因此评估的精确性不足[34]。

放疗新技术应用先进的工程技术，如直线加速器、锥面光束、螺旋断层放疗、传输技术，增加操作效率和精确性的配件，通过计算患者获得的生存期，可能会降低总的治疗成本。

美国放射治疗学和肿瘤学学会（ASTRO）持有这样的观点，代表转变治疗模式的新技术或现有技术的修订应该在保证安全性、有效性和理想成本-疗效的前提下应用到临床实践中[57]。

循证医学和循证肿瘤学

近年来，生命科学和卫生医疗领域研究取得巨大成果。与此同时，医疗责任越来越强，甚至在某些情况下试图限量提供医疗服务。为此，专门颁布了临床实践指南。并且还需要在新技术鉴定、分析设计合理的临床试验结果以及仔细评估当前技术的前提下，确定更为合理的、最佳的卫生医疗方法。更重要的是我们迫切需要稳固、可信的临床研究和循证医学帮助制订医疗决策。

近年来，用以指导临床实践的基础研究和转化研究数据越来越多，医生通过评估和利用这些数据制订临床决策。循证医学（EBM）秉持令人信服的观点，即某种治疗方案与其他方案相比患者疗效/毒性比更有优势时，这种医疗程序才会被推荐[43,58,59]。

循证医学帮助纠正现代医学中的一种不平衡，即医生的训练只注重方法学领域的培养以保持严谨的思维，却很容易忽略他们周围广发的历史和社会文化领域[60]。

循证卫生医疗有意地利用目前最好的证据制订个体医疗和卫生服务的决策。最好的证据是指来自相对正规有效研究的最新数据，这些数据涉及不同形式卫生医疗的影响、暴露给特定代理机构的潜在伤害、诊断试验的精确性和预后因子的预测功效。

循证临床实践是制订决策的一种方法，临床医生利用可获取的最好证据，并与患者沟通交流，最终选择最适合患者的治疗方案。循证医学在制订患者的医疗决策时，审慎地、明确地、明智地利用目前最好的证据。

循证医学或循证实践的目的是用科学方法获取最可靠的证据来制订医疗决策。循证医学试图评估这些治疗风险或治疗获益的证据力度，或缺乏临床和诊断试验时的力度。证据可以来自双盲安慰剂对照的临床试验，也有的来自传统经验医学，因此质量参差不齐。

已发表研究的系统综述是评估某种治疗方案的主要方法。考克兰协作组织（Cochrane Collaborations）是系统综述的典范。像其他做系统综述的组织一样，考克兰要求作者提供详细、可重复的文献检索计划和证据评估。所有证据评估后，治疗方案将会被分类为“最有可能获益”“最有可能造成伤害”和“既不支持获益也不支持伤害”。

根据各类临床试验的偏倚自由度强度，循证医学将试验证据划分为若干等级。最强等级证据由分配隐藏的、患者和医疗条件一致性好、能够完成随访的随机、三盲、安慰剂对照临床试验的系统综述提供。由于安慰剂影响、内在固有偏倚以及专家认定的困难，患者推荐、个案报道和经验医学几乎没有作为证据的价值。

随机对照研究在技术评估中解决许多问题，但不能一概而论。严格的回顾性对照研究只要收集到足够重要信息以保证患者标准化，就可以很好地预测随机对照研究结果。在回顾性研究中，排除标准也同样重要[61]。

美国放射学会（ACR）成立了适宜性标准（Appropriateness Criteria）工作组。该工作组担负制订独立临床实践指南的重任，美国医学会任命的卫生医疗研究和质量局（AQA）已经开始应用这些指南。ACR 采用了

AQA 中适宜性的概念[62]:卫生医疗中的适宜性是指对于特定患病个体,在可获取资源的背景下,平衡治疗方案或临床试验的风险和获益。适宜性标准指导临床医生判断患者是否适合接受某种治疗方案或参与临床试验。

ACR 适宜性标准工作组确定了 20 个专家组,10 个关于放射诊断学,10 个关于放射治疗学。放射治疗专家组涉及骨转移瘤、脑转移瘤、乳腺癌、生殖系统肿瘤、头颈部恶性肿瘤、霍奇金淋巴瘤、前列腺癌、直肠肛门癌和肺癌专业。每个专业组有一名学会认定具有领导才能和在专业领域认可度高的带头人,医生作为志愿者为标准改进贡献力量。专家组首先搜索文献、获取文章、制作表格、发放资料,进而开展德尔菲(Delphi)分析,验证结果,召开电话会议,记录整个过程。ACR 已经为多种肿瘤制订了适宜性放疗指南,研究者或临床医生可以咨询获取这些"一致性意见"[62]。

Delphi 法是达到适宜性标准级别的技术手段。系列调查问卷用以反映专家组成员对于特定临床情景下治疗方案的证据适宜性的理解。成员收到有证据图标和叙述的调查问卷。每一名成员要求对现有证据表达自己的理解,并将每种治疗方案分级。每名成员禁止询问其他成员,独立完成调查。等级分为 1~9,进一步分为三个类别,1~3:通常是不适宜的,4~6:可能是适宜的,7~9:通常是适宜的。成员要求每一轮调查都要对每周的放疗方案或干预措施分级。收集的调查结果制成表格、鉴定,然后重新分配后再进行下一轮调查,最多进行三轮调查。这种改良的 Delphi 分析法能够使每名成员在不受其他成员的干扰下,以简单、标准和经济的方式表达对这些证据的理解。80%的成员认同某一证据级别划分时定义为意见一致。

在循证医学实践过程中,患者经常被提问所接受的医疗方案是否是最合理、有效的。合理的临床问题包括四要素:①患者或问题;②治疗方法;③治疗方法的比较(如果必要的话);④治疗效果。循证医学实施主要包括以下重要步骤:

1.列出患者的临床问题;

2.对相关和可靠的临床数据进行文献检索;

3.评估数据的真实性和有效性;

4.证据评估与临床经验的整合;

5.有效信息的应用;

6.疗效评估,改进医疗实践。

一旦有合适的问题提出来,寻找各种最有力的最好资源包括 Medline(国家医学图书馆)、Pubmed(国家医学图书馆)、OVID、Cochrane 数据库或网络上相似的数据库。

证据有多种来源,包括精心设计的前瞻性临床试验的最可靠数据、一个或多个精心设计的荟萃分析、大型回顾性病例分析研究、专家意见甚至个人经验,根据来源将证据划分为不同级别,这些级别与证据的质量(力度)有关[63]。这些数据找到后,循证医学谨慎评估证据的力度,决定证据的重要性和精确性,最终应用于特定患者[64,65]。

作为国际性网络组织,Cochorane 协作网成立于 1993 年,其通过准备、更新和推动 Cochorane 系统综述,帮助卫生医疗提供者、政策制订者、患者以及他们的支持者、陪护者制订合理的卫生医疗决策。目前 Cochrane 图书馆已经在线发表了超过 4500 篇这样的系统评价研究[66]。

Cochrane 协作网最早可追溯至 1972 年英国流行病学家 A. Cochrane 出版的《药效与效率:对健康服务的随想》[67]。这本书唤起了人们对卫生医疗影响一无所知的注意。Cochrane 在 1979 年的一篇短文中写道:"我们专业理应受到强烈批评,因为我们没有以专业或相关专业的人员对所有随机对照研究进行适时的总结[68]。"作为对 Cochrane 的回应,Cochrane 协作网开展了这一重要且规模浩大的工作。

超过 100 个国家的 28 000 余人为 Cochrane 协作网工作。出版商用购买 Cochrane 图书馆文章的费用资助协作网的核心功能。Cochrane 协作网独立实体有多种经济来源,包括政府、研究机构和个人资助的经费,协作网有自己内部的组织规范限制使用赞助商的经费。

临床医生和其他专业人员共同努力,不断改进循证医学基于规则的医疗行为,以消除医疗实践的差别。然而,许多专家不按规则行事,即便某些情况下按规则办事是正确的,也总是以自己认为对的方式开展工作[69]。

循证医学实践(评估"最佳临床数据"的临床实践)必须要与"合适证据"的信息整理相区别。最佳信息的整理分析对于患者医疗有很大局限,这些数据全部来自随机对照试验和荟萃分析。许多其他类型的或患者在临床上见过的治疗方案不包括在这些数据中,这些结果通常展示的是对"共性"的随机患者的相对疗效,而不是针对具有特定临床特征(例如根据症状严重性、并发症或其他细微临床差异分组)的亚组患者。临床试验报告中的意向性治疗分析法不能反映一些可能改变治疗策略的随机分组后的事件,如果治疗措施是预防性的而不是治疗性的,这些结果几乎无法提供合适的背景数据。“信息整理”的权威光环可能导致这些信息滥用,从而导致不合适指南和临床实践中的教条主义[70]。循证医学应用于临床实践包括很多途径,如临床路径的公式化、实践指南、适宜性标准、共识会议、护理方式以及研究机构间的同行评议。循证医学的关键部分是通过临床医生的临床技巧过滤证据。证明我们需要哪种级别的证据十分困难,据估测现行实践中仅有 20%的治疗方案可能会被循证医学证明是正当的。此外,对应循证医学(EBM)概念,由 Bentzen 和 Wasserman[58]提出的英国国家临床优化研究所应用的缺乏循证医学(Lack of evidence based medicine) 的方法限制国家卫生医疗中的一些治疗方案。循证医学主要整理Ⅰ类证据来支持或反对某种干预措施,而缺乏循证医学主要关注某领域缺乏Ⅰ类证据的系统综述。

新的肿瘤治疗方案何时停止试验成为标准治疗方案?药品公司和医疗设备生产商亟待新技术或新药增加利润从而给股东、相关利益集团和政治家更多的财政回报,公众则希望下一个“癌症治疗新时代”的到来,这些都对临床试验停止的时间产生重要影响。因此,技术评估肿瘤治疗的公平体系对于循证肿瘤实践十分重要。

1993 年,美国临床肿瘤学会(ASCO)成立了卫生服务研究委员会(HSRC),开展肿瘤治疗的技术评估和指南修订。委员会由来自学术机构的研究人员和私人诊所的医生组成,在听取了专家意见后开展技术评估。委员会本身不会修订指南,而是通过组织专家组完成这项工作[71]。

HSRC 最重要的一项任务是成立疗效工作组,用以规范肿瘤治疗的疗效标准,这种疗效标准用肿瘤治疗的技术评估来帮助制订肿瘤治疗指南。患者、临床医生、研究人员、医疗费用支付方和政策制订者对于肿瘤治疗的疗效评价有不同的见解。ASCO 的技术评估和指南的重要目的是确定最佳肿瘤治疗方案,而不是帮助改进医疗政策和医保决策。疗效工作组主要从为指南寻找证据的临床研究者、决定治疗方案的患者和医生以及评估指南中治疗方案质量和成本的卫生服务研究者角度考虑成本。ASCO 的技术评估和指南同样也应用于政策制订,工作组也要确保医疗政策制订者相信 ASCO 的技术评估是合理的,指南中的治疗方案是最有价值的[25,71]。ASCO 选取 HSRC 成员和其他成员进行技术评估。他们进行文献检索,分析疗效基础上的证据。受邀专家和相关当事人提供证据。专家组通过评估信息提出一些专业性问题,确保提供的治疗方案可以帮助医生和患者制订合理的治疗决策,以此为条件提供报告概要。

工作组通过技术评估解决相关专业问题,制订方案完成整个评估,回顾性分析现有文献和证据。整个过程包括相关人员面对面的碰头会,不断修订技术评估的草稿,提供讨论的平台。工作组不会将临床实践方案定为铁律,他们只是通过评估现有证据,结合临床经验,推荐最佳的治疗方案。

选择合适的治疗方案涉及诸多因素,包括患者的一般条件、确定治疗方式及疗效、收集总结证据、患者的主观判断或个人意愿,应综合这些因素以达到最佳治疗方案[45]。随机对照临床试验是评估治疗方案的金标准。1966 年以来的 30 年,超过 80 000 篇随机对照试验的文章被 Medline 数据库收录。前 5 年收录的文献数量不足总量的 1%,而后 5 年超过前 25 年的总和(更多关于随机对照研究涉及原则的详细内容可参照 Bentzen[72]的总结)。临床试验指南给出了临床试验的结构化报告的建议,许多医学杂志采用了这些指南[73]。例如,*Radiotherapy and Oncology* 杂志采用了一系列临床研究报告的指南(表 98.2)[72]。治疗方式与已知治疗效果相联系或通过系统回顾分析这种相关性是目前通用的步骤(图 98.2)。

信息来源的多样性使临床决策变得复杂(图 98.3)[73]。患者治疗方式的选择是科学证据(临床医生、医疗服务提供者)和个人意愿(患者)共同作用的结果。改进临床研究结果报告的国际运动有利于临床决策的制订。分子生物学和遗传学研究的进展进一步开拓了循证肿瘤学视野。

Hunt 等[74]报告了 68 篇随机临床研究分析,其中 40 篇发表于 1992 年以后,这些分析评估了网络基础的临床决策支持系统对医生行为和患者预后的影响。在 65 篇关于医生行为研究的文献中, 有 43 篇(66%)观察到医生行为给患者带来获益,这些行为包括药物剂量系统、辅助检查应用、预防护理协助以及其他医疗护理行为。14 项研究评估患者预后,仅 6 项发现可以从预后分析中获益, 说明临床决策支持系统涉及患者预后的研究较少。很少有研究涉及肿瘤治疗相关问题的报告,大部分集中于肿瘤预防、医疗行为和肿瘤筛查[75,76]。

肿瘤学家、患者以及国家相关研究机构意识到肿瘤医疗领域交流的重要性,但目前循证基础上的数据

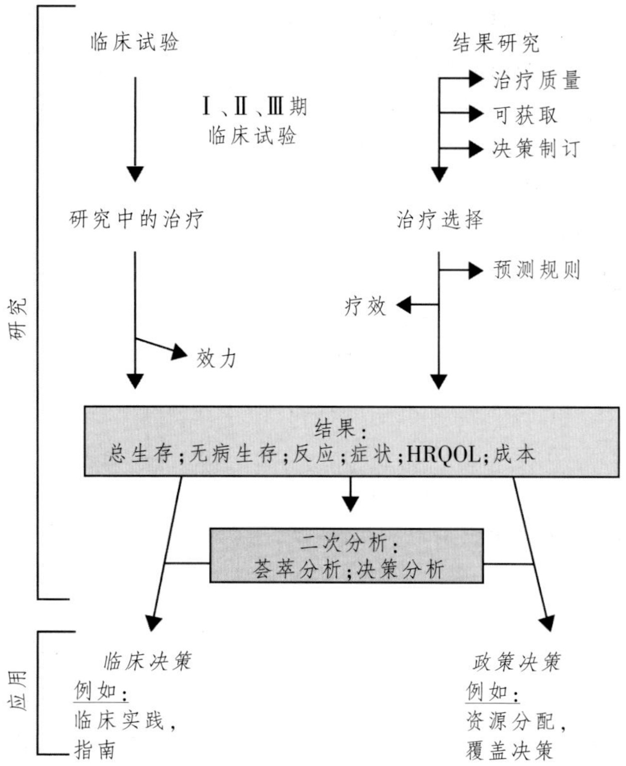

图 98.2 结果研究的概念框架。图中列出了定义结果研究当前的研究题目、终点、分析技术及应用等方面的相互关系。左上角描述的是经典的临床试验和分析技术，而不是结果研究。右上角展示的是研究题目、终点和分析技术，这些属于结果研究。中间框里的指标属于或不属于结果研究，取决于研究背景。如总生存在Ⅲ期临床研究中不属于结果研究范畴（效力），而在大样本的人群队列研究中属于结果研究（疗效）。症状既能对效力产生影响又能对结果产生影响。斜体表示临床试验或结果研究的应用。更详细内容可参考文献。(From Lee SJ, Earle CC, Weeks JC. Outcomes research in oncology: history, conceptual framework, and trends in the literature. *J Natl Cancer Inst* 2000; 92: 195-204.)

仍较为缺乏。肿瘤学家应利用以患者为中心的访问方法，询问患者在卫生医疗决策制订中的参与程度，改进工作态度，思考医患交流应提供患者理解和感情的可认知数据[77]。

卫生医疗质量和循证医学

生产部门通过减少产品错误不断改进质量。卫生医疗质量通过临床医学中可测量指标的科学精确度体现[78]。卫生医疗质量问题可分为三类：

1.不充分医疗(Underuse)：患者本能够从某项卫生医疗服务中获益但未获得该项服务，例如乳腺癌患者保乳术后未行放疗。

2.过度医疗(Overuse)：卫生医疗服务对患者造成的潜在伤害超过可能的益处。例如ⅠA期G1子宫内膜癌患者术后行盆腔放疗。

3.不当医疗(Misuse)：患者接受合适的医疗服务，但由于可预防并发症的发生，未能达到预期治疗效果。主要包括手术、药物和放疗中可避免的并发症[79]。

其他影响医疗服务使用不充分的问题包括使用率的地域差异，全科医生或专科医生的培训，非医疗工作人员的构成以及医疗服务机构的影响，这些都会决定医疗服务质量。

在卫生医疗领域，不断提高医疗质量作为改进临床实践科学方法的主要部分发挥最有效的作用。提高医疗质量，需要鼓励医疗服务参与者将重点放在不断开发新的方法上。这种局限是参与人仅从政府角度（与临床相对）看待卫生医疗，而没有关注过度医疗或不充分医疗带来的问题。一些主要策略用以推动卫生医疗输送系统，以提高质量。挑战包括：①确保能够从医疗服务中获益的患者接受服务；②严禁提供不合适的医疗服务；③防止所有可预防的并发症[80]。怀疑论者指出目前卫生医疗市场竞争没有建立在改善质量的基础上，经济学领域也缺乏理论基础预测医疗项目可以成功[79]。Mendelson 等[81]已经意识到目前许多团体参与到医疗预后和疗效研究中（图 98.4），未来卫生医疗服务提供者和支付方可以利用这些研究成果作为医保覆盖的基础，包括程序、设备或药物。

结果研究

结果研究的关键是确定医疗方案的变异以及相关的卫生医疗结果。图 98.2 显示临床试验和结果研究相互作用对临床和政策决策制订的影响。

“结果”一词通常用以描述一系列卫生医疗的终点事件或产品。结果分析的特定关键领域包括：

1.卫生医疗结构（包括卫生医疗设施、成员和设备的特点）；

2.卫生医疗程序（包括临床研究和医疗服务的种类）；

3.患者特征（性别、年龄、人种、种族）；

4.疾病相关特点（瘤种及发病部位、病史、病理特点）；

5.治疗相关因素（治疗方式、肿瘤反应、无病生存期、总生存期、治疗并发症）；

6.社会经济学（如成本效益、生活质量、疾病、恢

表 98.2　放射治疗和肿瘤学杂志中报道临床结果研究的指南

标题	副标题	条目	是否被报道过，是/否/NA[a]	如果是，页码？
题目		1.确定本研究是随机试验研究	—	—
前言		2.列出前瞻性的假设、临床目标、设计的亚组或协同分析	—	—
方法	研究设计	3.确定研究对象，制订入组和排除标准	—	—
		4.制订治疗计划与治疗时间	—	—
	放射治疗	5.放疗剂量、处方原则、剂量计算方法	—	—
		6.确定靶体积，认定危及器官，模拟和验证方法	—	—
		7.剂量分割细节	—	—
		8.放疗计划的质量保证方法	—	—
	终点和分析	9.主要和次要研究终点，特定的随访方法，临床相关的最小差别，样本量及其计算方法	—	—
		10.统计分析，目的和使用的方法，以及是否采用了意愿性治疗原则	—	—
		11.试验监督，提前终止的规定	—	—
	随机化	12.随机化的方法	—	—
		13.隐蔽方法和随机时间	—	—
		14.将随机治疗设计人员与治疗医生分开的方法	—	—
结果	避免患者流动和随访分析	15.盲法的描述(如果相关)	—	—
		16.提供总随机患者的数量，治疗的顺应性，放射治疗质量保证的结果	—	—
		17.列出原发和继发肿瘤的治疗效果，结果评价，包括用可信区间进行效果估计	—	—
		18.由治疗组描述治疗相关的早期和晚期毒性反应的发生情况及分级	—	—
		19.在允许的情况下列出具体的数值来表示频率(如 10/20，而不是只列出 50%)	—	—
		20.用适当的统计学方法给出当前数据的总结，以便于互相分析和解释，以及与其他试验在相同的问题上进行比较	—	—
		21.如果平衡，由治疗组描述和检查预后变量，如果不能描述，请尝试对其做出调整	—	—
		22.与结果一起，描述试验方案与原计划的差别	—	—
讨论		23.列出对试验结果的解释，包括资源的偏倚和不精确之处，将本研究与其他相似研究进行比较	—	—
结论		24.从文献中所有证据的角度列出对试验的总体解释	—	—

这些指南满足了报道随机临床试验要求的最低标准。

[a] NA：不适用；特定的条款仅用于随机试验。

From Bentzen SM. Towards evidence based radiation oncology: improving the design, analysis, and reporting of clinical outcome studies in radiotherapy. *Radiother Oncol* 1998; 46: 5–18; with permission.

复、康复的财政影响)。

荟萃分析是系统研究的另一种方式，通过收集发表/未发表的随机临床试验数据，总结一定数量结果评估客观疗效。这个过程应具备：①提出假设；②制订方案；③重复性和综合性。

荟萃分析也有其潜在局限，例如不可控的试验条件、样本异质性、没有记录的干预措施、终点模糊、独立决定因素缺乏、协同作用以及某些情况下相互矛盾的结果。

在过去 20 年，研究者不断努力促进肿瘤学的结

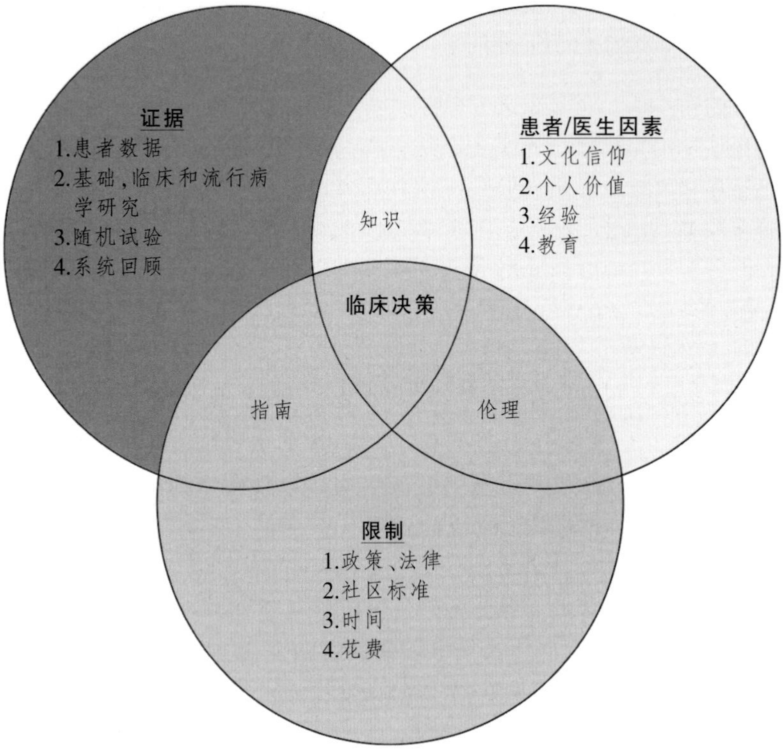

图 98.3 进入临床决策的因素。(From Mulrow CD, Cook DJ, Davidoff F. Systematic reviews; critical links in the great chain of evidence. In: *Systematic reviews: synthesis of best evidence for health care decisions*. Philadelphia: American college of Physicians, 1998:1–4.)

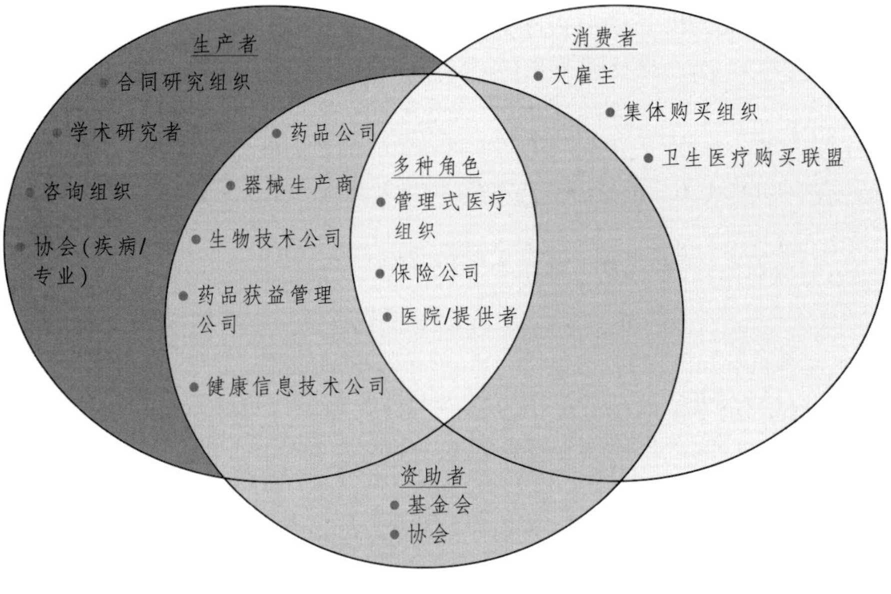

图 98.4 结果和疗效研究中的利益相关者。(Adapted from Lewin Group. Outcomes and effectiveness research in the private sector: final report. Fairfax, VA: Lewin Group, 1997; and Mulrow CD, Cook DJ, Davidoff F. Systematic reviews; critical links in the great chain of evidence. In: *Systematic reviews: synthesis of best evidence for health care decisions*. Philadelphia: American college of Physicians, 1998:1–4.)

果研究，这需要不断支持随机对照临床试验。患者和医生参与结果研究的意愿需要不断提高，因为仅有10%~20%的新发癌症患者愿意加入这些重要的研究中[82]。由于患者年龄和发病部位不同，参与到这些研究中的患者多种多样。总体来说，儿童患者参与研究的依从性高于成人患者。

应用最广泛的数据库是监测、流行病学和最终结果(SEER)计划，该计划是美国国立癌症研究所生物统计学部门的持续性项目，该计划从若干个人群基础上的癌症报告系统收集数据，这些系统覆盖约14%的美国人口。这些数据与老年医保或其他医保行政文件相结合，在评估老年人和其他参保人群医疗质量的评估方面显示巨大价值。SEER数据库表现优秀，但也有其弊端，如其不能反映整个国家卫生医疗的多样性，没有足够数据确定患者或肿瘤特异性的预后因素和治疗方案的细节。

国家癌症数据库是美国外科医师协会肿瘤委员会和美国癌症学会共同参与的项目,存有超过一半美国新发癌症患者的信息,包括人口统计的、临床的和卫生医疗系统的数据,这些数据对于医疗质量评估非常重要。国家癌症数据库的重要缺陷是缺乏门诊患者的完整数据,尽管这些数据还没有广泛应用于医疗质量评估,但潜力巨大。

美国必须建立有效的国家信息系统来收集这些信息:

1.癌症患者的人口特征(包括年龄、民族、社会经济状态、保险或健康计划保险);

2.癌症类型(分期、组织类型、分级、并发症情况);

3.治疗(包括治疗方案效果,如新辅助化放疗);

4.医疗服务提供者的专业训练;

5.医疗服务地点(如社区医院或专业肿瘤中心);

6.医疗服务系统的类型(如管理型医疗保险、按服务收费、政府机构);

7.结果(肿瘤控制情况、生存期、治疗并发症、生活质量、服务满意度)。

反映疗效的生存期和肿瘤缓解的评估方法

生存期包括计算总生存期、无病生存期、无进展生存期和无事件生存期。这是肿瘤治疗中反映治疗效果的最重要的指标。仅用生存期评估疗效是不全面的,还应评估生存质量、维持费用以及改善生存期[83]。

选择治疗方案时常会权衡生存期和生活质量。单纯计算生存期不能说明增加治疗毒性换取生存期延长的正当性。质量调整生存期通过调整绝对的生存期反映患者生存质量, 在医疗决策和成本-效率分析中评估不同治疗方案的有效性,为选择治疗方案提供了框架[71,73]。

生活质量评估

生活质量是癌症本身和癌症治疗对患者日常生活的生理、心理以及社会成员的影响。癌症相关生活质量涉及很多方面, 包括整体生活质量以及生理、心理和患者日常生活的社会构成,每一方面都可以单独评价。由于生活质量是患者的主观感受,因此生活质量评估由患者自己完成。生活质量评估必须具备可靠性和可信性的特点[73,81,84]。

治疗毒性评估

毒性反应既包括主观感受,也有客观指标或两者兼有。例如恶心是一种主观感受,没有明显症状或实验室检查异常。这种毒性反应评估取决于患者主诉。客观毒性反应主要通过查体和实验室检查评估。肿瘤治疗毒性反应评价标准根据反应严重性制订,这种评价体系在协作组试验中广泛应用。

肿瘤治疗缓解情况评价

肿瘤缓解评价指标包括完全缓解、放疗缓解以及进展时间。肿瘤缓解也可以通过标志物、肿瘤相关症状改变以及普通血液学检查评估。有些研究发现肿瘤缓解与生活质量呈正相关,但其他研究未发现这种相关性。无进展生存期如果无法预测明显生存改善或治愈,它可能不是反映治疗获益的可靠指标。仅评价无进展生存期对于评估生活质量是不够的[82]。

疗效对比研究必须以患者预后为主要指标。医生不能仅凭主观推测断定靶区更高剂量或更好适形度可以获得更好的疗效或耐受性。研究重点应放在患者预后指标上,如生存期、无病生存期、生活质量或特定不良反应[61]。对肿瘤放疗医师来说,最重要的是通过调强放疗、适形技术或粒子治疗获得的适形度改善并不代表患者预后改善。放疗医师必须证明靶区适形度改变导致疗效提高,而不是推测。

成本-疗效作为肿瘤疗效指标

成本本身不是一种疗效,是为达到某种疗效而付出的费用。成本疗效则属于疗效范畴,一般用延长每一年花费的成本或延长单位质量调整生命年的成本表示。临床实践指南制订时常会考虑成本-效益[71,73]。

如何利用疗效研究进行技术评估和指南改进?

预后的优势

患者预后对于技术评估和肿瘤治疗指南改进的作用较肿瘤治疗效果重要。如果一项新技术或治疗方式不能使患者生存更长或感觉更好,则其应用被认为不合理。收集必要的信息非常困难。随机对照试验是比较疗效的金标准,但经常招募不到足够的患者。这一现状一方面是由于医生主观相信某种治疗技术是最好的，不愿招募患者入组，另一方面则是患者偏爱某种治疗方案，拒绝加入随机化的临床试验，最后，招募患者加入临床试验需要很多额外的工作[61]。

多样化疗效评价的需要

没有一种疗效评价可以单独代表肿瘤治疗的结果。每种疗效评价仅从治疗的某个视角出发，因此有其自身局限性。因此，多样化疗效评价必须应用于技术评估。

癌症疗效研究的障碍

尽管研究者对疗效研究越来越感兴趣，仍然有许多障碍需要克服，包括亟须将不同于生物医学学科的科学学科应用于研究中（如调查研究、心理学、医疗服务研究、统计学和经济学），收集除标准医疗外更多的信息和数据，同一研究领域内各研究者协调和合作不足。特定肿瘤本身的障碍包括肿瘤患者异质性、组织类型、分期、种族和社会经济特点。此外，许多研究机构对疗效研究重视和资金支持不足，因为它们认为这种研究只是付出成本，不会增加收入，另外疗效研究能否降低医疗成本尚缺乏足够证据[79,85]。

卫生医疗提供者和疗效研究相关团队应不断加强数据收集、分析和共享的合作。医务人员和患者有合适的途径学习疗效研究相关的知识，并且能及时掌握疗效研究的相关成果。

治疗方案选择涉及掌握患者的一般情况、确定治疗方式和预期疗效、收集和总结证据，利用这些有价值的信息可确定最佳治疗方案[46]。随机对照临床试验最早发表于1952年，已成为评价卫生医疗干预措施效果的“金标准”。目前信息来源的多样化决定了医疗决策的复杂性(图98.3)[34]。患者治疗决策是科学证据和个人意愿共同影响的结果(医生、卫生医疗提供者和患者)。

肿瘤学家、患者以及国家相关机构已经意识到肿瘤医疗领域合作的重要性，但目前该领域循证医学数据仍很缺乏。肿瘤学家们应该完善以患者为中心的询问模式，确定患者想要在医疗决策制订中参与什么，改进医疗服务态度，思考医患交流应提供患者理解和感情的可认知数据[71]。

随机前瞻性临床试验的复杂性

随机前瞻对照临床试验是决定新技术应用于临床实践的金标准，但人们也应该认识到随机对照试验的普遍性带来的不利影响。如果试验中患者的年龄、性别、疾病严重程度、风险因素、并发症、种族和社会经济地位不能代表一般大众，这些试验结果应用于临床试验是不合适的。如果临床试验中患者的药物剂量、给药时间、治疗持续时间、医疗质量和联合用药与一般大众不同，这些试验结果同样不能应用[23]。

有个笑话说我们不需要随机前瞻试验去验证心脏支架的功效。医学领域中的许多新技术应用于日常实践是基于历史对照而不是随机前瞻性试验。例如甲状腺素应用于黏液腺瘤，胰岛素治疗糖尿病，维生素B_{12}用于恶性贫血，磺胺类药物治疗产后脓毒症，青霉素用于大叶性肺炎，链霉素治疗结核，心脏除颤用于心室颤动，顺铂、长春碱和博莱霉素用于播散性睾丸癌。分析随机临床试验时一般假设各治疗方案的疗效没有差异，为了验证假设真实性，研究者会评估治疗方案达到或超出某种治疗效果的可能性，这种治疗效果用现有技术可以达到。如果以往有研究证明这种治疗方案确实有益处，这种假设就毫无意义。批评随机前瞻试验的人会说：“以往没有随机前瞻试验证明直线加速器比钴治疗机效果好，也没有人证明射野照相是必要的，或者模拟机是最好的临床设施。”这些说法在一定程度上是正确的，但我们应该意识到，直线加速器对比2亿元质子机，比起用或不用射野照相，两者有巨大的财政差异[76]。

虽然如此，前瞻随机临床试验仍然在放射肿瘤学的临床研究中起到非常关键的作用。表98.3总结了公认的临床试验终点。遗憾的是许多已发表的文章对此定义模糊或缺乏基本的终点数据。

临床试验耗费大量的时间和财力。随机化是唯一确保治疗效果的比较无偏倚的手段。不是所有的临床试验都会出阳性结果，也不是所有新技术都优于标准治疗手段[58,64]。例如，最近关于1968—2002年RTOG开展的涉及12 734例患者的57个随机对照临床试验的结果分析显示，试验组和标准放疗组治疗效果不相上下（生存比值比：1.01，P=0.5）；但试验组的治疗相关死亡率明显高于对照组(比值比：1.76，P=0.008)[63]。评估放疗新技术的临床试验的缺点是通过改进所谓的剂量分布获取微弱的生存获益，为达此目的，大量患者需要入组并且随访相当长的时间。放射肿瘤学家需要认真考虑医疗技术评估的新模式，这种新模式在某些情况下并不是为了满足随机化的要求[63]。

实践指南

实践指南总结于可靠的、合适的疗效研究，保证医

表 98.3 放疗试验中最常用的临床终点

终点	事件的确定	评论
局部控制	原发灶的位置没有疾病存在的证据(T 的位置)	统计学上属于事件缺失(如局部复发),在给定的时间内等于局部无复发率
局部失败率	T 的位置复发	等于 1 或局部无复发率
局部区域控制	T 和 N 的位置都没有疾病存在的证据	见上,但如果 T 或 N 复发,无论哪一个在先,有时也被定义为区域控制(如治疗体积内控制)
生存率或总生存率	死于其他原因	—
癌症特异性生存率或其他特异性生存率	死于癌症	通常定义为死于癌症或癌症活动
无病生存率	任何复发或死于任何原因,无论哪一个在先	既有生存率又有疾病控制的混合终点
局部无复发生存率	局部复发或死于任何原因,无论哪一个在先	同上,但局部复发被视为相对事件
无病率	任何复发	无复发的死亡导致终止
局部无复发率	局部复发	同上
早反应	早反应的症状或体征。由测量尺度确定	典型地发生在时间窗内,通常不用精确的方法
晚反应	晚反应的症状或体征,由测量尺度确定	必须使用精确的方法测量
缓解	典型的由测量尺度确定	需要特殊的统计学考察
生活质量	典型的由测量尺度确定	需要特殊的统计学考察

所有局部复发均指经过推理获得的淋巴结复发(N)或远处转移(M)。

(From Bentzen SM. Towards evidence-based radiation oncology: improving the design, analysis, and reporting of clinical outcome studies in radiotherapy. *Radiother Oncol* 1998;46:5-18.)

疗行为一致性和医疗质量。美国临床实践指南由美国癌症学会、美国放射学会和美国临床肿瘤学会、国家癌症中心网络和其他专业机构共同颁布 (表 98.4)[61,84]。Sisk[85]观察到要使这些指南成功发挥作用,就必须在制订的过程中吸纳该领域的医生进来,听取他们的意见,并且最大程度地得到他们的支持。医学实践指南的价值包括最大程度减少不合适的实践活动, 为教育和实践提供参考点, 改进患者医疗服务并提高疗效,提供自我评价标准,为外部质量检查设定目标,帮助确定医保覆盖和费用,降低卫生医疗总成本。指南的不足之处则是医生和患者的过度管制和自主性的丧失。患者、医生、第三方参与者和社会对卫生医疗的不同需要演绎为不同的伦理学观点。尽管伦理学基金会对于卫生医疗资源问题有不同的解决方案, 但解决问题的最佳方法还是通过各方面专业人员合理的讨论[86]。

美国法院规定制订者应该为错误的指南承担责任,医生也不能因为遵守错误指南导致的决策失误逃避责任。规范和指南为法院提供了一系列医学实践的临床标准范本。但遵守指南并不代表实践是合理的,当然法院也不可能在没有评估指南的权威性、灵活性以及适用范围的前提下而盲目参照临床指南中所宣称的标准[87]。

美国医学研究模式

医学研究模式的基本概念基于结构、过程和疗效的分析[88]。起初,美国所有开展放射治疗的机构都需要经过鉴定之后再列出主要名单,根据放疗机构特点划分为若干类,如大学附属医院、社区医院或自主的放疗机构,以此确定放射治疗的类型。机构组成由调查

表 98.4 美国放射学会对文献证据的推荐指南

推荐强度(研究设计的质量)

- 支持所推荐治疗方案的充分证据
- 支持所推荐治疗方案的一般证据
- 支持所推荐治疗方案的较差证据, 但可能需要依据其他证据
- 支持不采纳所推荐治疗方案的充分证据
- 支持不采纳所推荐治疗方案的一般证据

From Leibel SA. ACR appropriateness criteria. Expert Panel on Radiation Oncology. American College of Radiology. *Int J Radiat Oncol Biol phys* 1999;43:125-168.

研究确定，包括设备、工作人员和主要工作制度。超过1000个结构在每阶段研究中调查，成千上万患者纳入数据库中。

10种根治性放疗在治疗中起重要作用的肿瘤纳入研究。相关医师广泛讨论最终对每种肿瘤的最佳治疗模式达成共识，并通过设计流程图确定放疗的合理应用。流程标准涉及三大类：患者检查、治疗和后勤服务。患者相关数据会被收集(隐私保护)，之后放疗机构会再次被要求记录治疗结果，包括局部/区域复发、靶区外的病灶情况、主要治疗并发症等，最后形成整个治疗过程的书面报告。一个范例就是由Eifel等[65]发表的宫颈癌放疗实践。

其他国家也有类似美国医疗研究模式的报道，例如瑞典的Ringborg等[31]。

结论

技术评估、结果分析、成本效益和循证医学支持的临床研究应大力发展，以竞争性的成本加强卫生医疗服务的质量和合理性，还要积极推动实验室基础和转化研究以及设计合理的、相关的、适时的前瞻性临床研究。应鼓励患者积极参加临床研究，以获取更准确的信息来发展创新性肿瘤治疗策略。应进一步完善卫生医疗成本计算和疗效比较研究。技术评估对稀缺的卫生医疗资源合理利用方面作用重大，在决定创新性治疗策略方面具有巨大价值。

(李振祥 李慧慧 译 李振祥 校)

参考文献

1. Doyle R. Health care costs. *Sci Am* 1999;280:36.
2. Bodenheimer T. High and rising health care costs. Part 2: Technologic innovation. *Ann Intern Med* 2005;142: 932–937.
3. Organisation for Economic Co-operation and Development. *OECD health data 2011*. Available at: http://www.oecd.org/document/16/0,3343,en_2649_34631_2085200_1_1_1_1, 00.html.
4. Borger C, Smith S, Truffer C, et al. Health spending projections through 2015: changes in the horizon. *Health Aff* (Millwood) 2006;25:w61–w73.
5. Forbes S. Dinosaur U. *Forbes* February 28, 2011, p. 13.
6. Emanuel EJ, Fuchs VR, Garber AM. Essential elements of a technology and outcome assessment initiative. *JAMA* 2007;298:1323–1325.
7. Centers for Medicare and Medicaid Services. Coverage with evidence development. Available at: http://www.cms.gov/Medicare/Coverage/Coverage-with-Evidence-Development/index.html.
8. Wallner PE, Konski A. A changing paradigm in the study and adoption of emerging health care technologies: coverage with evidence development. *J Am Coll Radiol* 2008;5:1125–1129.
9. Hayman J, Weeks J, Mauch P. Economic analyses in health care: an introduction to the methodology with an emphasis on radiation therapy. *Int J Radiat Oncol Biol Phys* 1996;35:827–841.
10. Detsky AS, Naglie IG. A clinician's guide to cost-effective analysis. *Ann Int Med* 1990;113:147–154.
11. Drummond M, Sculpher MJ, Torrance GW, et al. *Methods for the economic evaluation of health care programmes*. Oxford: Oxford University Press, 2005.
12. Harngren CT, Foster G, Datar SM. *Cost accounting. a managerial emphasis*, 9th ed. Upper Saddle River, NJ: Prentice-Hall, 1996.
13. EQ-5D. Available at: www.euroqol.org.
14. Perez CA. Methodology of research and practice for the third millennium: evidence-based medicine. *Rays* 2000;25:285–308.
15. Feeny D, Furlong W, Boyle M, et al. Multi-attribute health status classification systems. Health Utility Index. *Pharmacoeconomics* 1995;7:490–502.
15a. Meltzer MI. Introduction to health economics for physicians. *Lancet* 2001;358: 993–998.
16. Clancy CM, Kamerow DB. Evidence-based medicine meets cost-effectiveness analysis. *JAMA* 1996;276:329–330.
17. Neilson AR, Davies HT. Interpreting reported health-care costs. *Hosp Med* 1998; 59:803–806.
18. Siegel JE, Weinstein MC, Russell LB, et al. Recommendations for reporting cost-effectiveness analyses. Panel on Cost-Effectiveness in Health and Medicine. *JAMA* 1996;276:1339–1341.
19. Russell LB, Gold MR, Siegel JE, et al. The role of cost-effectiveness analysis in health and medicine. Panel on Cost-Effectiveness in Health and Medicine. *JAMA* 1996;276:1172–1177.
20. Rigby K, Silagy C, Crockett A. Health economic reviews. Are they compiled systematically?*Int J Technol Assess Health Care* 1996;12:450–459.
21. Smith JM. Effectively costing out options. *JAMA* 1996;276:1180.
22. Weinstein MC, Siegel JE, Gold MR, et al. Recommendations of the Panel on Cost-effectiveness in Health and Medicine. *JAMA* 1996;276:1253–1258.
23. Russell LB. Modelling for cost-effectiveness analysis. *Stat Med* 1999;18:3235–3244.
24. Cowan J, Berkowitz D. Technology assessment at work: part I—principles and a case study. *Physician Exec* 1996;22:5–6, 8–9.
25. Chlebowski RT, Collyar DE, Somerfield MR, et al. American Society of Clinical Oncology technology assessment on breast cancer risk reduction strategies: tamoxifen and raloxifene. *J Clin Oncol* 1999;17:1939–1955.
26. Halperin EC. Overpriced technology in radiation oncology. *Int J Radiat Oncol Biol Phys* 2000;48:917–918.
27. Lee WR. Technology assessment: vigilance required. *Int J Radiat Oncol Biol Phys* 2008;70:652–653.
28. Cotter GW. Surgery or radiation therapy: a comparative cost analysis for early carcinoma of the prostate and breast. *Appl Radiol* 1990;19:25–28.
29. Penn CR. Megavoltage irradiation in a district general hospital remote from a main oncology centre: the Torbay experience reviewed. *Clin Oncol (R Coll Radiol)* 1992;4:108–113.
30. Perez CA, Kobeissi B, Smith BD, et al. Cost accounting in radiation oncology: a computer-based model for reimbursement. *Int J Radiat Oncol Biol Phys* 1993; 25(5):895–906.
31. Ringborg U, Bergqvist D, Brorsson B, et al. The Swedish Council on Technology Assessment in Health Care (SBU) systematic overview of radiotherapy for cancer including a prospective survey of radiotherapy practice in Sweden 2001—summary and conclusions. *Acta Oncol* 2003;42:357–365.
32. Smith TJ, Hillner BE, Desch CE. Efficacy and cost-effectiveness of cancer treatment: rational allocation of resources based on decision analysis. *J Natl Cancer Inst* 993;85:1460–1474.
33. Norlund A. Cost of radiotherapy. *Acta Oncol* 2003;42:411–415.
34. Lievens Y, Van Den Bogaert W, Kesteloot K. Activity-based costing: a practical model for cost calculation in radiotherapy. *Int J Radiat Oncol Biol Phys* 2003; 57:522–535.
35. Konski A, Bhargavan M, Owen J, et al. Feasibility of economic analysis of Radiation Therapy Oncology Group (RTOG) 91-11 using Medicare data. *Int J Radiat Oncol Biol Phys* 2010;79:436–442.
36. Lievens Y, Dunscombe P, Konski A. Promises and pitfalls of health technology assessment. In: Levit SH, Purdy JA, Perez CA, et al., eds. *Technical basis of radiation therapy*, 5th ed. New York: Springer, 2012:549–564.
37. Antos J, Brimson JA. *Activity-based management for service industries, government entities and nonprofit organizations*. New York: Wiley, 1994.
38. Cooper R. *Elements of activity-based costing, emerging practices in cost management*. New York: Warren, Gorham & Lamont, 1990.
39. Cooper R, Kaplan RS. *The design of cost management systems*. Upper Saddle River, NJ: Prentice-Hall, 1991.
40. Foster G, Gupta M. Activity accounting: an electronics industry implementation. In: Kaplan RS, ed. *Measures for manufacturing excellence*. Boston: Harvard Business School Press, 1990:225–268.
41. Van der Werf E, Verstraete J, Lievens Y. The cost of radiotherapy in a decade of technology evolution. *Radiother Oncol* 2012;102(1):148–153.
42. Perez CA, Kobeissi BJ, Chao KSC, et al. *3-D conformal and intensity modulated radiation therapy: physics and clinical applications*. Madison, WI: Advanced Medical Publishing, 2001.
43. Sackett DL, Straus S, Richardson S, et al. *Evidence-based medicine: how to practice and teach EBM*, 2nd ed. London: Churchill Livingston, 2000.
44. Owen JB, Grigsby PW, Caldwell TM, et al. Can costs be measured and predicted by modeling within a cooperative clinical trials group? Economic methodologic pilot studies of the radiation therapy oncology group (RTOG) studies 90-03 and 91-04. *Int J Radiat Oncol Biol Phys* 2001;49:633–639.
45. Brook RH, Kamberg CJ, McGlynn EA. Health system reform and quality. *JAMA* 1996;276:476–480.
46. Fuchs VR, Garber AM. The new technology assessment. *N Engl J Med* 1990;323: 673–677.
47. Doubilet P, Weinstein MC, McNeil BJ. Use and misuse of the term "cost effective" in medicine. *N Engl J Med* 1986;314:253–256.
48. Stinnett AA, Mullahy J. Net health benefits: a new framework for the analysis of uncertainty in cost-effectiveness analysis. *Med Decis Making* 1998;18:S68–S80.
49. Willan AR. Analysis, sample size, and power for estimating incremental net health benefit from clinical trial data. *Control Clin Trials* 2001;22:228–237.
50. Pijls-Johannesma M, Pommier P, Lievens Y. Cost-effectiveness of particle therapy: current evidence and future needs. *Radiother Oncol* 2008;89:127–134.
51. Goitien M, Cox JD. Should randomized clinical trials be required for proton radiotherapy? *J Clin Oncol* 2008;26:175–176.
52. Lodge M, Pijls-Johannesma M, Stirk L, et al. A systematic literature review of the clinical and cost-effectiveness of hadron therapy in cancer. *Radiother Oncol* 2007;83:110–122.
53. Glatstein E, Glick J, Kaiser L, et al. Should randomized clinical trials be

required for proton radiotherapy? An alternative view. *J Clin Oncol* 2008;26: 2438–2439.
54. Suit H, DeLaney T, Goldberg S, et al. Proton vs carbon ion beams in the definitive radiation treatment of patients with cancer. *Radiother Oncol* 2010;95:3–22.
55. Perrier L, Combs SE, Aurberger T, et al. A decision-making tool for a costly innovative technology. The case for carbon ion radiotherapy. *J Econ Med* 2007; 25:367–380.
56. Peeters A, Grutters JP, Pijls-Johannesma M, et al. How costly is particle therapy? Cost analysis of external beam radiotherapy with carbon-ions, protons and photons. *Radiother Oncol* 2010; 95:45–53.
57. Buyyounouski MK, Price RA, Harris EER, et al. Stereotactic body radiotherapy for primary management of early stage low to intermediate risk prostate cancer: report of ASTRO Emerging Technology Committee. *Int J Radiat Oncol Biol Phys* 2010;76:1297–1304.
58. Bentzen SM, Wasserman TH. Balancing on a knife's edge: evidence-based medicine and the marketing of new technology. *Int J Radiat Oncol Biol Phys* 2008;72: 12–13.
59. Bigby M. Evidence-based medicine in a nutshell. A guide to finding and using the best evidence in caring for patients. *Arch Dermatol* 1998;134:1609–1618.
60. Berkwits M. From practice to research: the case for criticism in an age of evidence. *Soc Sci Med* 1998;47:1539–1545.
61. Newcomer LN. Finding the answers we need: comparative effectiveness. *Pract Radiat Oncol* 2011;1:83–84.
62. Leibel SA. ACR appropriateness criteria. Expert Panel on Radiation Oncology. American College of Radiology. *Int J Radiat Oncol Biol Phys* 1999;43:125–168.
63. Guyatt GH, Sinclair J, Cook DJ, et al. Users' guides to the medical literature: XVI. How to use a treatment recommendation. Evidence-Based Medicine Working Group and the Cochrane Applicability Methods Working Group. *JAMA* 1999;281: 1836–1843.
64. Bentzen SM Randomized controlled trials in health technology assessment: overkill or overdue? *Radiother Oncol* 2008;86:142–147.
65. Eifel PJ, Moughan J, Erickson B, et al. Patterns of radiotherapy practice for patients with carcinoma of the uterine cervix: a pattern of care study. *Int J Radiat Oncol Biol Phys* 2004;60:1144–1153.
66. Cochrane collaboration. *Preparing, maintaining, and promoting the accessibility of systemic reviews of the effects of healthcare interventions.* Oxford: Cochrane Collaboration, 1999.
67. Cochrane A. *Effectiveness and efficiency: random reflection on health services.* London: Royal Society of Medicine Press Limited; 2004.
68. Cochrane AL. 1931–1971: A critical review, with particular reference to the medical profession. In: *Medicine for the year 2000.* London: Office of Health Economics; 1979:1–11.
69. Tanenbaum SJ. Evidence and expertise: the challenge of the outcomes movement to medical professionalism. *Acad Med* 1999;74:757–763.
70. Feinstein AR, Horwitz RI. Problems in the "evidence" of "evidence-based medicine". *Am J Med* 1997;103:529–535.
71. American Society of Clinical Oncology. Outcomes of cancer treatment for technology assessment and cancer treatment guidelines. *J Clin Oncol* 1996;14:671–670.
72. Bentzen SM. Towards evidence based radiation oncology: improving the design, analysis, and reporting of clinical outcome studies in radiotherapy. *Radiother Oncol* 1998;46:5–18.
73. Mulrow CD, Cook DJ, Davidoff F. Systematic reviews; critical links in the great chain of evidence. In: *Systematic reviews: synthesis of best evidence for health care decisions.* Philadelphia: American College of Physicians, 1998:1–4.
74. Hunt DL, Haynes RB, Hanna SE, et al. Effects of computer-based clinical decision support systems on physician performance and patient outcomes: a systematic review. *JAMA* 1998;280:1339–1346.
75. McAlister FA, Straus SE, Guyatt GH, et al. Users' guides to the medical literature: XX. Integrating research evidence with the care of the individual patient. Evidence-Based Medicine Working Group. *JAMA* 2000;283:2829–2836.
76. Rawlins M. De testimonio: on the evidence for decisions about the use of therapeutic interventions. *Clin Med* 8: 579–588, 2008.
77. Back A. Patient-physician communication in oncology: what does the evidence show? *Oncology* 2006;20:67–74.
78. Pommier P, Lievens Y, Feschet F et al. Simulating demand for innovative radiotherapies: an illustrative model based on carbon ion and proton radiotherapy. *Radiother Oncol* 2010;96:243–249.
79. Sisk JE. Increased competition and the quality of health care. *Milbank Q* 1998; 76:687–707, 512.
80. Chassin MR, Galvin RW. The urgent need to improve health care quality. Institute of Medicine National Roundtable on Health Care Quality. *JAMA* 1998;280:1000–1005.
81. Mendelson DN, Goodman CS, Ahn R, et al. Outcomes and effectiveness research in the private sector. *Health Aff* (Millwood) 1998;17:75–90.
82. Newman L, ed. *Medical outcomes and guidelines sourcebook.* New York: Faulkner & Gray, 1999.
83. Panek WC. Ethical considerations related to outcome studies-based clinical practice guidelines. *J Glaucoma* 1999;8:267–272.
84. American Society of Clinical Oncology. Recommended breast cancer surveillance guidelines. *J Clin Oncol* 1997;15:2149–2156.
85. Sisk JE. How are health care organizations using clinical guidelines? *Health Aff* (Millwood) 1998;17:91–109.
86. Bentzen S. Radiation oncology health technology assessment—the best is the enemy of the good. *Nat Clin Pract Oncol* 2008;5:563.
87. Hurwitz B. Clinical guidelines and the law: advice, guidance or regulation? *J Eval Clin Pract* 1995;1:49–60.
88. Kramer S. An overview of process and outcome data in the patterns of care study. *Int J Radiat Oncol Biol Phys* 1981;7:795–800.

第 99 章
放射肿瘤学的伦理、职业价值和法律思考

Brian D. Kavanagh, Laurie J. Lyckholm, Jeremy Sugarman

20 世纪的美国,医学专业的社会经济地位不断上升[1]。医务工作者的收入增高了,并且更受人尊重。虽然医学研究取得的进步使得癌症及其他严重疾病患者的生存质量得以改善,寿命得以延长,但在过去的100 年中,医生社会地位的高涨却不单单是由于医疗技术的提高。

医生受到的尊重很大程度上是由患者对医生的高度信任决定的,这种信任来自医生为患者最大利益无私地付出,医生的这一角色有时又被称作道德信托(moral fiduciary)[2]。扮演好这个角色最必不可少的就是渊博的医学知识以及良好的道德规范。道德指的是在职业交流,特别是从患者的角度制订医疗决策过程中价值和原则的应用,它来自希腊语"气质",意为个性,目前大多数医学院校都已开设伦理道德课程,但目前许多临床医师从未接受过这方面的正式培训指导。为奠定正确的现代医学伦理基础,本章以针对伦理道德的学者探讨的总体分析开篇,接着是对一些被学术团体、联邦委员会和其他主管部门公布为医疗实践与研究的指导方针的宣言和道德准则进行讨论。最后讲述与放射肿瘤学有关的共同关注的道德问题,包括有关法医学的问题。

医学伦理学的界定

"生命伦理学"一词的提出始于 20 世纪 70 年代,指的是从人文主义角度解决科学和医学应用问题的学术探究和公共政策运动[3]。医学伦理学被普遍认为是生命伦理学的一个分支,但这两个术语经常交互使用。生命伦理学中较具影响力的伦理学理论方法包括功利主义、义务论、决疑法、美德论和原则主义。

功利主义的前提是在任何情况下,行为的最佳宗旨是产生最大的积极价值(或最小的消极价值)。功利主义可被应用于个体病例或医疗政策中,而后者为大多数人群创造最大的整体利益。

与功利主义不同,义务论是一种基于行为道德本身而非行为的最终结果的道德理论。义务论,也被称作康德哲学,因伊曼努尔·康德的学说颇具影响力而得名,它提倡无论结果如何,都应遵循统一的行为准则[4]。一个区别功利主义和义务论的简单例子就是如何让患者接受诊断,尤其是预后较差的诊断。义务论者总是被迫告知患者实情,即使此行为存在引起患者忧虑痛苦的风险,功利主义者却认为告知患者全部实情对患者不一定有好处。在实践中,类似情况下急需在纯粹的功利主义论和纯粹的义务论之间找到正确的平衡点。尊重患者的自主权是一种显而易见的道德原则,这将在下一节中讨论。告知实情是诊疗过程中必不可少的,越过此原则需要正常理由。

决疑法是一种在已建立的先例基础上重点进行归纳推理的道德方法,普遍应用于法律和医疗领域。每个患者合适治疗方案的确定都是根据对先前相似案例的回顾分析决定的。决疑法的主要缺点是对新技术缺乏参考基准或持固定不变的观点。

美德论的重点是道德行动者的特征,该理论认为,医师和其他卫生从业人员不应太注重行动或结果。照此说法,美德论者注重表现正确的美德行为的方式方法。例如,告知患者正确的诊断虽很重要,但同时抱有同情的态度告知患者也很重要。这样的话,美德就是怜悯,因此,美德论虽然本身具有很少的指导性,但却是评估道德行为的关键部分。

原则主义属于应用伦理学体系,在无任何强迫性行为驾驭时,核心原则理想地支配着行为。原则主义可以和前面提到的哲学方法相结合而产生一致影响。其主要特征将于后文提及。

伦理原则

一个明确的责任定义是“除非道义上的责任超越一切,否则都属于明显的责任”[4]。但在这里还是必须强调四个道德标准,即:尊重自主权、行善、无恶意、正义。

尊重患者的自主权是以尊重个体的特权为基础的。一位患者自主决定寻求医疗服务或被推荐给专家是医患关系建立的出发点,主管的患者在任何条件下都可以自由选择放弃治疗或调换医生,尊重患者自主权不仅建立在道德基础上,而且还建立在法律基础上。例如患者要求对建议给予的医学治疗获取知情同意书。在一项乳腺癌术后胸壁放疗的典型案例中,一位持续软组织坏疽的患者赢得了放疗学家对她疏于解释治疗中相关不良反应的诉讼,此案例具有里程碑的意义。堪萨斯州最高法院规定医生应当“以简明扼要的语言”解释与推荐治疗方案相关的不良反应[5]。

行善理论与无恶论是交联的,许多学者已经提出了两者之间的一些细微差别[4],但关键问题是:医师应当采取行动造福于患者,而不应伤害他们。行善和无恶具有典型的一致性,但有时一种治疗虽然有帮助,却存在治疗相关后遗症的高风险。例如,对一名因肺癌导致严重呼吸困难的患者注射吗啡时,虽然能够缓解症状,但同时却冒着抑制呼吸运动的致命危险,虽然以后的生活质量可得以改善,但却会因此加速死亡。这种行为有时被双重效应理论证明是得当的,早期的表述源自 St. Thomas Aquinas[6]。根据这个概念,对于某种行为,只要获益是其主要意图,同时远甚于其带来的严重不良事件风险,这种行为就是有价值的。高剂量化疗、骨髓移植以及许多高难度的手术,如 Whipple 手术就是典型的在肿瘤治疗中潜在负担和风险可能妨碍潜在利益的例子。

正义原则即指公平,特别是公平地分配卫生医疗资源。正义相关的问题常常在制订国家政策的情况下被提出。有两个例子来说明这种情况,即如何分配稀缺的移植器官和选择哪种类型的研究有益于政府的投资。在美国,更具普遍性的问题是如何为卫生医疗分配联邦资金。分配公正意味着提供给人们的卫生医疗应根据其医疗需求和政府的提供能力来供给。

正式誓言和伦理准则

目前,许多由医师创作的关于医学伦理的宣言已出版,这不足为奇,因为这些宣言反映了当时社会的道德观念和当时历史时期所发生的事件。

希波克拉底誓言

“我将根据我的判断并尽我所能来开具有益于患者的处方,并绝不做对患者有害的事情。”

《希波克拉底文集》是一部可以追溯到大约公元前 5 世纪的医疗论文集,由希腊 Cos 岛的哲学家兼医生希波克拉底所著(图 99.1)。其中包含著名的希波克拉底誓言,这是一部古老的医生职业标准誓言。奇怪的是,誓言和文集中的其他部分是不一致的,可能有的地方是后来补充的。例如,文集对于流产和手术的注解是变化不一的并带有说教色彩[7]。不过,永恒的主题延续下来了,而誓言直到如今仍在多次再版中被保留了下来,医学生在毕业时常引用该誓言,但对其内容并不能记忆犹新[8,9]。

Percival医学伦理学

“医院的内科和外科医生应给予患者帮助,此时要牢记其职责,并深知患者将他们的平安、健康甚至

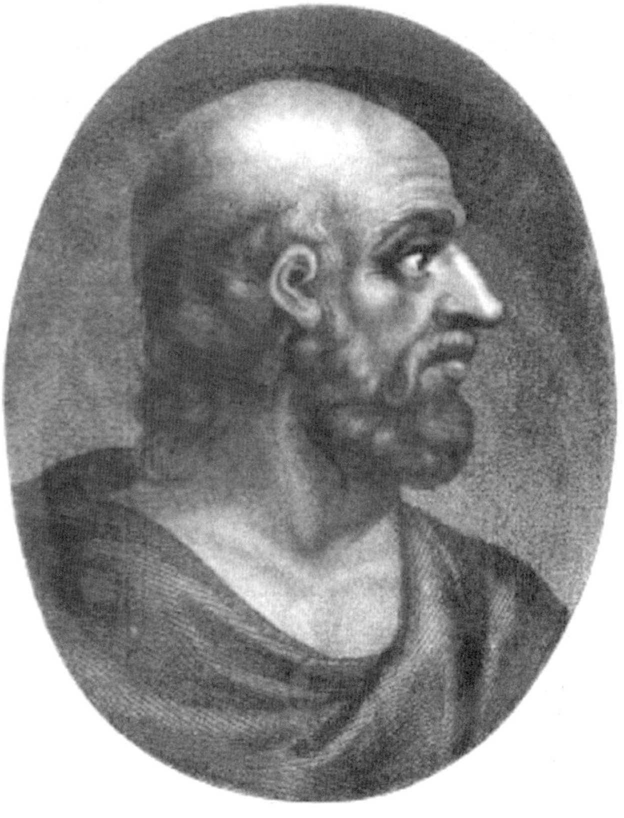

图 99.1 19 世纪早期雕刻描绘了希波克拉底的肖像,类似于科斯岛上发现的印有他肖像的古代硬币的图像。(Courtesy of the National Library of Medicine.)

生命寄托于医生的技能、关心和诚信之上。”

Thomas Percival（1740—1804）（图 99.2）编著的《医学伦理学》是在当时所处的社会医生内部之间关系严重紧张的局势下出版的[10]。18 世纪 60 年代，英格兰的曼彻斯特是一个繁荣的城市，其为公众卫生机构提供大力的支持，其中包括福利院和学校的医务室。但随着城市的发展，18 世纪 90 年代，人口增多以及医疗界越发紧张的竞争局势使得人们在关于增加医院工作人员的问题上颇有争议，对控制医生之间的派别也极为不利，这促使 Percival 起草了关于医疗道德的规范[11]。

在 Percival 撰写该道德规范时，他已经是非常有名的作家和道德模范了，他于 1775 年出版的《父亲对子女的教育》一书包括了提倡个人美德和对年轻读者进行社会监督等内容。当 Percival 完成医学伦理学时，他遭到了两个儿子夭折的致命打击，他将完成的著作用于指导第三个儿子学医。

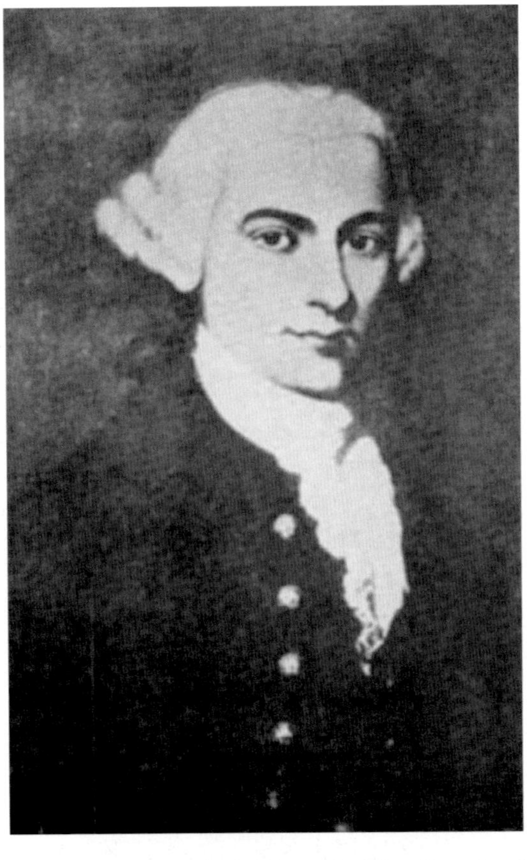

图 99.2 Thomas Percival（1740—1804 年）。(From Brockbank EM. *Sketches of the lives and work of the honorary medical staff of the Manchester Infirmary, from its foundation in 1752 to 1830 when it became the Royal Infirmary*. Manchester, UK: Manchester University Press, 1904, with permission.)

最后，在 19 世纪，Percival 的医学伦理学成为后来美国医学会（AMA）和其他社会团体采纳的伦理学模板。20 世纪初，权威专家批评 Percival 的著作仅仅是一部医学礼节规范用书，而不是一部真正的医学伦理学。尽管如此，以后的历史学家们经过争论认为，虽然 Percival 的著作主要是针对职业医师之间的相互关系，但它仍然告诉我们，对于患者来说，医生的职责超过了他作为医疗卫生保健人员在礼节上的义务。并且，Percival 提出了一个启迪性的观点，就是贫困的患者应该享有与富人同等质量的医疗服务[12]。

美国医学会伦理准则

美国医学会首先采用一部伦理准则作为 1847 年会议的开幕致辞，最初的法规就是以 Percival 的著作为模板，而其在以后的修订则影响了社会的变革和科技的进步，最近的修订版包括了四个部分[13]：

（1）医学伦理学原则；

（2）医患关系的基本要素；

（3）道德与司法审判案例委员会的当前意见；

（4）道德与司法审判案例委员会报告。

7 项原则是对医生的基本指示，在保证对患者个体的医疗能力及诚信的基础上，提高社区医疗服务的标准。基本要素拓展了医患关系的概念，特别提出了与患者进行良好的沟通以及患者隐私保密的要求。美国医学会倡导不论患者是否有能力付医药费，他们都有接受“必要治疗”的权利。同时，医生应该为患者维护该项权利。道德与司法审判案例委员会的当前意见和报告，即相关的权威报道规定了相关原则及基本要素的情况，它们经常被引用于司法程序。

纽伦堡法案和日内瓦宣言

二战期间，纳粹医生对集中营犯人进行令人毛骨悚然的实验以迫使犯人屈服，纽伦堡法案是对二战期间以医学研究为幌子进行人权暴行的正式回击[14]。军事法庭审问了一些进行那些实验的纳粹医生，纽伦堡法案承认医学研究非常重要，但医学研究要获得道德上的许可，至少需要满足以下 10 条标准：

- 受试者要自愿同意；
- 确保研究结果对社会有益；
- 实验设计适合所研究的疾病
- 避免不必要的身体和心理的伤害和痛苦；
- 确保不会出现致命和致残的伤害；
- 总体风险程度在拟解决的问题本质中所占比

例；

● 尽可能地避免受试者致伤、致残或致命的可能性；

● 由专业人员指导研究；

● 当受试者由于身体或心理上的原因无法继续接下来的实验时，应不受限制地结束实验；

● 只要发现继续实验有可能导致受试者受伤或死亡，实验者应主动停止该项研究。

战后，国际医疗界认识到普遍遵从高标准道德行为的必要性。1948 年，世界医学会采用了《日内瓦宣言》并对其进行了修订。正文包括医生誓言：在对患者的治疗中"不论年龄、疾病或残疾、宗教、民族血统、性别、国籍、政治关系、种族、性取向或社会地位"，并且支持"即使受到威胁……也最大限度维护人类生命的尊严"。

案例分析

尽管大力宣传纽伦堡法案和日内瓦宣言，但由政府发起的备受争议的大范围医疗研究在二战后的几年里还是发生了，冷战期间，当核战争的恐惧促使我们调查致癌物质和其他不利于身体健康的环境辐射暴露因素时，关于辐射暴露对人有影响的实验却在美国进行着。20 世纪 40 年代至 20 世纪 70 年代，公众对联邦基金支持的可能不道德实验的回应日益增多。1994 年，美国总统比尔·克林顿组建了人类放射实验咨询委员会(ACHRE)。ACHRE 由伦理学家、放射肿瘤学家和其他相关专家组成，主要负责评估实验伦理学及科技标准并建议采取行动以确保不再重蹈覆辙。委员会回顾了所有有价值的文献并口述了一个历史项目，即被科学家描述为：在兴盛时期关于人类伦理研究的主要观点的历史项目。

委员会发现，政府部门以及研究者在某些方面是该受到责备的，"可能不会从某些研究中获得医学利益前提下……没有合适的政策及措施来保护人类的权利及利益"[15]。一个观察研究案例就是铀矿工人暴露于氡的水平被了解到是致命的，但却没有警告工人和通过通风措施来降低矿石中氡的含量，结果，上百工人患上肺癌，为此，每个患者都被给予了适当的赔偿。

Belmont报告

1972 年，Jean Heller 揭露了亚拉巴马州[16]的塔斯基吉发生的不公平事件，即美国公共卫生署(USPHS)不予治疗黑人男性梅毒患者。20 世纪 30 年代后的 40 年间里，399 名患有梅毒的穷人和 200 名未患梅毒的非裔美国人被安排在一个研究该疾病自然历史进程的实验中，诊断性验血和腰椎穿刺只是单一地用来监测感染情况，而人们错误地相信其组合是治疗"坏血病"的方法。而且数年后，当盘尼西林被发现并证实对梅毒治疗有效时，却被故意拒绝将其用于治疗。少数民族不愿意参与临床试验很有可能归因于其对美国公共卫生署研究的了解，以及联邦政府激起的政治反抗[17,18]。

1974 年，国家研究行动小组建立国家委员会来保护生物医学及行为研究的人体试验者。该委员会在马里兰州史密森学会的贝尔蒙会议中心举行会议以期促成指导生物医学及行为研究的道德指导方针。1979 年，该委员会出版了《道德原则及人体试验保护指导方针》一书，即众所周知的 Belmont 报告[19]。

Belmont 报告将医学研究和临床实践明确区分开来。实践指的是有意"促进每个患者的健康……，拥有合理的对成功的期望"的干预措施，而研究则是"设计实验验证假设；对可能的结果进行预想；以及……拿出归纳的结论知识"。有时在特定情况下，临床医生利用好的判断并抛弃传统标准方法能使患者获益。尽管如此，如果建议以一个重要的革新方法取代标准技术，那么应该先进行正式的调查研究，评估其安全性和有效性。国家委员会对报告的起草拥有原则性的意见，特别强调尊重他人、善行及公正。Belmont 报告指出对人尊重即尊重其自主权，并特别关注那些无力行使其自主权的个体。囚犯案例引入研究就是一个例子，虽然取消囚犯在实验中可能获得的利益是不适宜的，但更应该避免囚犯参与临床试验所受到的任何直接或间接压力，例如不能轻易允诺让囚犯进行研究。该报告也说明了医学研究公正性的本质，强调必须仔细检测研究受试者的选择过程。研究者应尽量减少使社会经济贫困地区在卫生医疗环境中成为被操纵的弱者的可能性。

美国放射肿瘤协会伦理准则

美国放射肿瘤协会(ACRO)发布的伦理准则已经可以在其网站上(www.acro.org)浏览。该守则表达的和已被广泛接受的伦理标准相一致，包括尊重患者自主权，期望放射肿瘤学家总是以患者利益为重以及尊重患者的隐私。美国放射肿瘤协会伦理准则也禁止对患者提出欺骗性的付款要求，此外，不遵守道德守则的成员需接受组织惩罚。

国家电子生产协会伦理准则

为放射肿瘤服务的设备及软件制造商尚不允许阐明新设备或软件的临床效果，需按美国FDA的要求，像批准一项新药或植入性医疗设备一样对其进行类似临床测试。更确切地说，大多数治疗性设备在通过安全性或商业价值论证后都被正式批准(已被正式批准的用于商业上的设备)。按照1997年FDA现代化法案第510条，希望销售新设备的公司必须在正式销售前90天向食品药品监督管理局递交一个入市通知，这是因为被推荐到市场的新设备可能没有证实它在现有临床条件下的优越性，制造商们通过强调其直观的优点来给医生们提供产品，而并未证实它在临床上对患者是否有益。

2005年1月1日，国家电器制造协会(NEMA)的成员们采纳了一个关于医疗影像与治疗设备制造商及与医生之间关系的伦理准则(www.nema.org)。NEMA规则的个体化部分提出了主办成员相关产品：包括培训教育、第三方教育协商会的支持、销售和扩展会议、咨询者的安排、赠品、退货偿还和其他经济信息、慈善捐赠以及科研补助金等。指导方针本质上和美国医学协会在捐赠政策上是一致的，并且符合联邦条例。NEMA允许成员开展教育会议及在会议地点登载广告，也可以为个体消费者提供安全使用方面的教育。尽管如此，NEMA成员在讨论会及会议方面盛情的供应应该是“在价值上适度……时间不重要，重要的是会议目的”。当必须使用非便携式设备提供演示时，成员们作为真诚的专业参与者支付适当的交通费，而作为顾客则无需支付[20]。

放射肿瘤学共同的伦理问题

当今医生背负着太多的职责，除了平常的医生角色，人们还期望他成为研究员、财政顾问、行政管理者、准入人、法医界耐心的倡导者、伦理学家，甚至像上帝一样无所不知。

——Thomas J. Smith[21]

医院和相关医生的财政关系

放射肿瘤学方面的医疗服务或其他的相关医疗服务成为医院收入的主要来源，同时，辅助科室医生依靠其他医生对所提交的患者进行评估与管理。这种形式促使医院管理者奖励辅助科室医生应用设备，另一方面也促使辅助科室人员对推荐患者的医生给予财务回报。这导致推荐的治疗方式受到基于患者利益和医生的个人利益两方面的影响，此时就出现了利益冲突。在美国，反回扣条约和Stark法律规定认为如此肆无忌惮的医疗商业活动是违法的。

反回扣条约(42 U.S.C. §1320a-7b)制订了参加医疗保险或国家卫生医疗计划相关的违法活动的罚款，规定最高罚款25 000美元和最长5年监禁，以使其恳求或接受“任何报酬(包括任何赃款、贿赂或回扣)直接或间接地……，作为对于涉及个人的回报……，适用于任何条款或服务”，通过医疗保险或国家卫生医疗计划偿还全部或部分。反回扣条约还禁止其他相同资金的欺骗性交易。

加利福尼亚州的Rep.Pete Stark被指定为大会第一主席，Stark法律(42 U.S.C. §1395nn；仅限于某些相关医师)禁止涉及其他医疗保险和通过医保补偿而对患者做出其他不当处理。Stark法律禁止医生对患者谈及诊所或其他机构的“指定的医疗服务”，而此医生或其直系亲属恰好与该诊所有财务上的关系。放射治疗被认为是一项指定的医疗服务，但很明显，放射肿瘤学家要求的与非放射肿瘤学家相关医生共同会诊磋商所制订的放射疗法才被认为是完整的，在大多数情况下还没有形成自我推介。对违反Stark法律的众多事件包括民事起诉，在某些情况下，单个事件罚款可高达10万美元。

管理式医疗

早在20世纪90年代，超过70%有医保的美国人进入另外形式的管理式医疗计划中来[22]，该医疗计划限制患者对医生及医疗服务的选择以节约卫生医疗成本[23]。这个想法至少从1929年美国经济大萧条时期就遗留了下来，当时俄克拉荷马州的Michael Shadid博士组织了一个对外科、内科、牙科的预付和共付系统。为了保持利益率，管理式医疗组织通过策略影响患者和医生的行为以减少支出。直接针对患者的策略是发展预防医学知识，限制专家诊治，除非获得作为“准入者”的初级保健医师的批准以及选择那些低付款的医师，通过财政补贴和奖励医生，避免过度的资源利用，从而降低成本。

为患者提供公平的门槛以及提倡关注健康的人士重视预防医学，使管理式医疗在伦理上合情合理。尽管如此，管理式医疗也能破坏患者自主权，并且会对卫生医疗提供者制造利益冲突，从而威胁医患关系[24]。如果初级医师与管理式医疗组织共同承担财政风险，患有严重病症的患者几乎不可能被推荐到可能花费更高成本的专家那里。

医生对于管理式医疗的态度反映了他们对于伦理学的关注。一项对于初级医生的调查显示：大多数医生相信干扰患者的选择和将患者利益放在第一这一原则将使医生妥协，管理式医疗对医疗关系会产生消极的影响[25]。医学生和住院医生频繁接受学校老师们对于管理式医疗的消极评论[26]。

肿瘤服务常常被管理式医疗组织通过与独立执业者签订按服务收费协议提供。尽管如此，管理式医疗背景下的放射治疗有时是部分医疗并给患者带来不便，这给患者带来一些挑战性的问题，患者的管理式医疗组织可能已经和多家肿瘤中心为各种不同的肿瘤治疗签订合约，并且管理费用与获得患者放射治疗的批准文件有关[27]。

电子记录和计费方式

尊重自主权和非恶原则要求医患沟通中为患者保密。公开患者的详细病情可能会导致患者的社会和经济伤害，随着电子病历的应用和互联网通讯的普及，这是一个需要注意和警惕的重要问题。

1996 年颁布的美国健康保险流通与责任法案(HIPAA) 授权卫生与人类服务部门编纂患者个人健康信息存储与传输标准。视违反的不同比例和严重程度进行惩罚，对非法披露信息并企图将其出售者，最严重的，可实施高达 250 000 美元的罚款及长达 10 年的监禁。

提供虚假资料给政府以骗取医疗保健服务费是非法的。虚假陈述法(31 U.S.C. §3729)规定，任何故意提出虚假资料以欺骗美国政府者，将被处以 5000~10 000 美元的罚款，这一罚款额度是政府后续可能出现损害的 3 倍。

新技术的应用

创新的治疗–传输技术，如调强放疗和立体定向放疗为放射肿瘤学家们在每个患者的放疗计划中锻炼创造力提供了自由空间。理想的检验创新治疗的方法是正式的研究流程，首先确定一个临床问题，新技术作为解决该问题的方案被推荐，并且毒性和疗效可得到密切监控。伦理审查委员会批准和监督的前瞻性临床试验可以从伦理学角度推动该领域的知识进步[28]。在没有确切临床基本原理的前提下，应用先进的、昂贵的技术创造更高收入是不恰当的。美国医药协会道德守则称过度治疗对患者无益[29]。

临床试验管理

臭名昭著的不当临床试验案例玷污了医学历史的编年史。美国公共卫生署关于先前所提的梅毒研究和许多冷战期间所做的人类辐射实验并没有得到参与者的同意，这些事件隐晦地暗示后人对于试验的道德监督需求。

获取参与者的知情同意在大多数临床试验中是非常重要的。尽管知情同意被公认是非常重要的，但确切地说到底该给可能参与临床试验的人传递多少信息仍存争议。Belmont 报告提供了标准“信息的程度和性质，对患者来说，要知道实验程序对他们的治疗既不完全必要，也不需要详细，让他们能决定是否参与即可”。研究中，在某些条件下试验的性质要求不用告知参与者全部内容，以此来维持实验的公开性。Belmont 报告提供了标准“①非完全告知对完成研究目标确实必要的；②告知并不比尽量不告知风险高；③有准备地在适当时候告知参与者研究计划”。联邦规则指导研究(45 CFR 46)反映了这些争论。

生物科学的进步，如干细胞研究、克隆和人类基因组计划在公众间引起不同争议。对此类事件，联邦政府和专业政策在科技发展机遇和政治意识形态间采取折中处理[30]。某些情况下需要额外的防护措施，例如联邦政府要求转基因实验需要更高的评量标准[31]。

遗传学

某些肿瘤患者的治疗会涉及基因标志物的检测，这些标志物能够预测治疗反应，揭示家庭成员罹患某种肿瘤的遗传易感性。美国遗传咨询师协会公布了关于遗传性肿瘤评估、咨询和检测的指南[32]。指南推荐遗传学检测知情同意的获取过程必须包含在内，此外，遗传学检测对患者将来获取健康或失业保险的应用价值也应做出解释。

与生产商的关系

生产商代表的激励使开具药品处方或购买设备这些行为威胁医生对患者的责任。美国医学会道德守则称适当价值的回馈使患者产生直接或间接获益是可以接受的[33]，例如，给学生或研究员的课本或无限制的教育补助金。提供适当膳食或作为研讨会一部分的社交活动举办的补助是允许的，类似的情况还有作为演讲或合理咨询服务的谢礼。尽管如此，以现金或其他贵重物品促使公司产品的使用是禁止的,或者作为偿还债务使用产品也是不可以的。放疗科常会看到患者教育小册子和解剖模型印有赞助商的名称[34],对此医生应该清楚并预料到这些隐性的市场行为对医患关系产生的真实或潜在影响。

近年来,许多医药公司已经因给医生回扣或其他非法诱惑受到起诉。企业负责支付的民事或刑事处罚已经高达数亿美元[35]。Brennan 等[36]主张,因住院医生和药品及医疗产品销售员的紧密关系导致的利益冲突,医生、企业和政府的主动调节是不够的,这些权威者们争论认为医学中心应该通过制订相应政策为其他医疗团体树立典范,内容包括禁止给医生礼物、旅游花费资助、不正当的咨询费用、演讲参与费和代笔文章等。贯彻执行相关政策应引起足够重视[37,38]。

具体案例的困境:伦理咨询者或委员会的角色

放射肿瘤学相关伦理问题的讨论迄今主要涉及普遍的医疗和研究指导方针。但对于患者个体来说,我们仍无法确定某些特殊患者的合适治疗方案。

案例分析

患者女,37 岁,乳腺癌,病理分期为 T3N2M0,接受改良根治术,术后给予化疗和局部放疗,患者希望能定期中断治疗,采用她所说的"天然草药"疗法。

在该案例中,尊重患者自主权与被认为带给患者最大利益的治疗方案产生冲突,但医生不能简单因为对这些替代疗法不熟悉或对其价值有偏见而放弃对患者的责任[39]。当患者因宗教信仰或文化传统而不接受推荐的标准疗法时,可能就会出现类似的情况。虽然医生必须尊重患者的选择,但没有严格义务要求医生接收每个特殊患者,特别是由此带来的冲突会反过来影响医患关系时[40]。

儿童肿瘤也需要特别考虑。父母是主要的决策者,但有时他们的期望与孩子的利益不一致。不同情况下,如果患有遗传特性恶性肿瘤的患者的成年子女询问诊断结果,但患者已经通过医生不要将任何信息告诉子女,医生该怎么办?医患的保密义务与家庭成员可能受益于癌症筛查这一潜在的高于一切的义务产生冲突。

在这些案例中,医生很难在两种治疗方案中做出选择,个别在临床医疗伦理上有经验的医生可以提供所需要的专业知识,内容涉及道德、律法和社会问题[41]。

姑息医学

姑息医学已成为广为人知的临床实践的组成部分,许多医学中心提供该领域认可的奖学金项目。姑息医学重点是症状控制和以关怀为目的,不仅在生命结束而且在整个治疗过程中都发挥作用。当积极治疗无法耐受或无效时,姑息治疗在伦理上认为是正当的。

案例分析

患者女,92 岁,诊断为Ⅳa 期上颌窦癌,主诉上颌窦胀痛和颈部 4cm 大小的疼痛结节。患者接受原发灶和颈部转移灶根治性放疗,随后接受了经皮胃肠喂饲管植入术并遭受了牙齿全部脱落。患者因不能进食和严重黏膜炎要求延长住院期限。

回过头来,该患者身体状况差,无法承受强度大的放疗,为改善上颌窦和颈部症状,姑息性放疗可能是更好的选择。姑息医学更加关注患者个体要求、生活质量和以关怀目的的讨论。在一项关于转移性肺癌的前瞻性临床试验中,与标准治疗方案相比,尽早给予姑息治疗在改善生活质量和总生存方面无差异[42]。在许多病例中,积极控制症状并与患者、家属、付款方保持良好沟通可能会更好地改善生活质量,甚至生存期。相对应的,积极抗肿瘤治疗可能不会达到预期的治疗效果,并且会明显增加死亡风险[43]。

道德和医疗过失

100 年前 Wilhelm Röntgen 发现 X 线,不久美国司法系统报道了关于放射治疗应用玩忽职守的第一个案例[44]。20 世纪初,患者抱怨最多的是严重皮炎,这与当时应用低能量仪器有关。

1999 年,医学研究机构公布了一项关于医疗过失的报告,促使民众对这方面的担忧升级并引发对此问题的调查[45,46]。预计每年死于医疗过失的美国人为 44 000~98 000 人[47,48],每年用于预防不良事件发生的经费预计为 170~290 亿美元[49]。除了对提高患者安全尽量予以奖励外,医学研究机构建议制订保密的自发举报程序和规定,以避免来自司法调查的自发举报[50]。

医生们通常不愿讨论失误，有人称医生和患者“将事件隐瞒以期望医生会做得很好”[51]。另外的原因包括对于事件是否错误并不能肯定，这涉及患者的利益和诉讼的担忧[52]。每个案例都让人评论不休。

首先，如果患者对治疗结果不满意，仔细回顾病例对区分错误或是意外有帮助。例如，乳腺癌放疗后发生严重放射性肺炎不常见，但并不能确定是医生的疏忽。第二，担心披露错误导致患者焦虑与研究显示患者更愿意医生承认错误[53]并可能因未道歉而诉诸法律相矛盾[54]。最后，如果所谓的或可疑的错误导致伤害，应结合建议进行制度上的风险管理服务。尽管如此，对控诉的担忧应该被这样一个事实减轻，即遭受过失伤害要求医疗赔偿的患者比例仍是较低的[25,52]。

掩饰事故会弱化医患关系的核心——信任。当特殊的预防干预措施可能降低未来发生伤害的严重程度，对揭露错误的争论更加强烈。然而，问题仍然存在：即使患者没有立即受到伤害，医生也必须承认错误吗？

案例分析

分期为 T3N1M0 的左臼齿三角鳞状细胞癌患者接受同步西妥昔单抗联合肿瘤区域调强放疗，选择性覆盖靶点轨迹。利用同步推量技术，计划给予未受侵犯淋巴结总量 54Gy，1.8Gy/d；肿瘤区域 66Gy，2.2Gy 每天，计划分割 30 次完成治疗。脊髓作为危及器官勾画，但在制订计划时这个结构被忽视，靶区水平以下的所有 CT 层面被删除。当调强放疗反向计划软件通过脊髓最大剂量限值 50Gy 优化剂量分布时发现整个颈部 6cm 长的脊髓横断面接受了全部的处方剂量，某些脊髓区域因位于“热点”区域接受超过 70Gy 的剂量。这一错误于指导患者完成治疗后 1 周进行常规质量保证检查时发现。

在该案例中，损伤尚未出现，但患者发生放射性脊髓炎的风险增加。虽然目前尚缺乏行之有效的预防措施，但如果患者不知道这个逐步增加的脊髓炎风险，以后出现症状后，可能会被其他医生误诊。例如，如果患者发展为上肢或下肢软弱无力，磁共振扫描显示瘤体无明显进展和脊髓水肿，那么可能被认为是髓内转移或硬膜外肿瘤而不是放射性改变。如果不了解先前的治疗错误，患者就不可能告知其他医生可能与高风险放射性损伤有关。结果患者可能仅接受针对不能治愈复发疾病的最小限度的支持治疗，而不是针对脊髓放射损伤的康复治疗措施。

针对肿瘤放疗中出现的医学错误，Evans 和 Decker[55]提供解决这类问题的行之有效的建议。他们建议必须揭露导致影响临床效果、诊断和治疗方案改变、预期伤害发生的错误。他们推荐双阶段反应模式，即患者及时诉求的迅速响应和道歉以免给患者留下推脱责任的印象。随后，医院风险管控团队会对形式进行更加全面的分析，并且与患者和相关利益团体进行仔细讨论。Evans 和 Decker 同样鼓励放疗科医生保持积极、主动的自我纠错措施，作为提高患者医疗安全和质量的重要组成部分。

结论

社会对于医学伦理学的看法随时间而向更超前的知识转变，道德准则有时作为正式的文件或法律规定对待，但没有一个完整系统来预测和解决所有的两难情形。医疗道德核心原则仍然是行医必不可少的基础。

（李振祥　李慧慧　译　李振祥　校）

参考文献

1. Starr P. *The social transformation of American medicine.* New York: Basic Books, 1982.
2. Chervenak FA, McCullough LB. The moral foundation of medical leadership: the professional virtues of the physician as fiduciary of the patient. *Am J Obstet Gynecol* 2001;184:875–879.
3. Reich WT. The word “bioethics”: its birth and the legacies of those who shaped it. *Kennedy Inst Ethics J* 1994;4:319–335.
4. Beauchamp TL, Childress JF. *Principles of biomedical ethics,* 4th ed. New York: Oxford University Press, 1994.
5. *Natanson v Kline,* 350 P. 2d 1093 (Kan 1960).
6. Aquinas T. *Summa Theologica* II-II, Q64, art. 7, “Of Killing.” In: Baumgarth WP, Regan RJ, eds. *On law, morality, and politics.* Indianapolis: Hackett, 1988: 226–227.
7. Lyons AS. Hippocrates. In: Lyons AS, Petrucelli RJ, eds. *Medicine: an illustrated history.* Hong Kong: Abrams, 1987:207–217.
8. Halperin EC. Physician awareness of the contents of the Hippocratic Oath. *J Med Humanities* 1989;2:107–114.
9. Moffic HS, Coverdale J, Bayer T. The Hippocratic Oath and clinical ethics. *J Clin Ethics* 1992;1:287–289.
10. Leake CD, ed. *Percival' s medical ethics.* Huntington, NY: Krieger, 1975.
11. Pickstone JV. Thomas Percival and the production of medical ethics. In: Baker R, Porter D, Porter R, eds. *The codification of medical morality: historical and philosophical studies of the formalization of Western medical morality in the eighteenth and nineteenth centuries, vol 1. Medical ethics and etiquette in the eighteenth century (Philosophy and Medicine, vol 45.)* Boston: Kluwer Academic, 1993:164–176.
12. Baker R. Deciphering Percival's code. In: Baker R, Porter D, Porter R, eds. *The codification of medical morality: historical and philosophical studies of the formalization of Western medical morality in the eighteenth and nineteenth centuries, vol 1. Medical ethics and etiquette in the eighteenth century (Philosophy and Medicine, vol 45).* Boston: Kluwer Academic, 1993:188–214.
13. American Medical Association Council on Ethical and Judicial Affairs. *Code of medical ethics: current opinions with annotations.* (Annotations prepared by the Southern Illinois University Schools of Medicine and Law). Chicago: AMA Press, 2004.
14. *Trials of War Criminals before the Nuremberg Military Tribunals under Control Council Law No. 10.* Nuremberg, October 1946–April 1949. Washington, DC: U.S. Government Printing Office, 1949–1953.
15. Advisory Committee on Human Radiation Experiments. *Final Report of the Advisory Committee on Human Radiation Experiments (stock number 061-000-00-848-9).* Washington, DC: Government Printing Office, 1995.
16. Heller J. Syphilis victims in the U.S. study went untreated for 40 years. *The New York Times.* July 26, 1972:1, 8. [The story was also reported in part in *The Evening Star and Washington Daily News.* July 25, 1972:A1.]

17. Corbie-Smith G, Thomas S, Williams M, et al. Attitudes and beliefs of African Americans toward participation in medical research. *J Gen Intern Med* 1999;14: 537–546.
18. Corbie-Smith G. The continuing legacy of the Tuskegee Syphilis Study: implications for clinical research. *Am J Med Sci* 1999;317:5–8.
19. National Commission for the Protection of Human Subjects of Biomedical and Behavioral Research. *Belmont Report: Ethical Principles and Guidelines for the Protection of Human Subjects of Research.* Available at: www.hhs.gov/ohrp/humansubjects/guidance/belmont.html. Accessed January 17, 2013.
20. National Electronic Manufacturers Association. *NEMA Code of Ethics on Interactions with Health Care Providers.* Adopted November 30, 2004. Available at:www.nema.org/news/Documents/nema+codeofethics-faq-adopted.pdf.Accessed January 17, 2013.
21. Smith TJ. A piece of my mind: which hat do I wear? *JAMA* 1993;270:1657–1659.
22. Glied S. Managed care. National Bureau of Economic Research Working Paper no. W7205, 1999.
23. Rodwin MA. Conflicts in managed care. *N Engl J Med* 1995;332:604–607.
24. Emanuel EJ, Dubler NN. Preserving the physician-patient relationship in the era of managed care. *JAMA* 1995;273:323–329.
25. Harvard Medical Practice Study Group. *Patients, doctors, and lawyers: medical injury, malpractice litigation, and patient compensation in New York.* Cambridge, MA: Harvard Medical Practice Study Group, 1990.
26. Simon SR, Pan RJD, Sullivan AM, et al. Views of managed care: a survey of students, residents, faculty, and deans at medical schools in the United States. *N Engl J Med* 1999;340:928–936.
27. Egan C, Jewler D. The impact of managed oncology care: integration or disintegration? *Oncol Issues* 1997;12:22–27.
28. Dunn CM, Chadwick G. *Protecting study volunteers in research: a manual for investigative sites.* Boston: CenterWatch, 1999.
29. Opinion 8.20 "Invalid medical treatment." *AMA Code of Medical Ethics.* Chicago: AMA Press, 2001:192.
30. Marwick C. President Bush sidesteps critics in stem cell debate. *BMJ* 2001;323: 357.
31. *National Institutes of Health (NIH) Guidelines for Research Involving Recombinant DNA Molecules,* Appendix M. Washington, DC: Department of Health and Human Services, 2002.
32. Riley BD, Culver JO, Skrzynia C, et al. Essential elements of genetic cancer risk assessment, counseling, and testing: updated recommendations of the National Society of Genetic Counselors. *J Genetic Couns* 2012;21(2):151–161.
33. Opinion 8.061 "Gifts to physicians from industry." *AMA Code of Medical Ethics.* Chicago: AMA Press, 2001:160–163.
34. Hutchinson P, Halperin EC. The hidden persuaders: subtle advertising in radiation oncology. *Int J Rad Onc Biol Phys* 2002;54:989–991.
35. Studdert DM, Mello MM, Brennan TA. Financial conflict of interest in physician relationships with the pharmaceutical industry: self-regulation in the shadow of federal prosecution. *N Engl J Med* 2004;351:1891–1900.
36. Brennan TA, Rothman DJ, Blank L, et al. Health industry practices that create conflicts of interest: a policy proposal for academic medical centers. *JAMA* 2006; 295:429–433.
37. Wasserstein AG, Brennan PJ, Rubenstein AH. Institutional leadership and faculty response: fostering professionalism at the University of Pennsylvania School of Medicine. *Acad Med* 2007:82(11):1049–1056.
38. Coleman DL. Establishing policies for the relationship between industry and clinicians: lessons learned from two academic health centers. *Acad Med* 2008; 83(9):882–887.
39. Sugarman J, Burk L. Physicians' ethical obligations regarding alternative medicine. *JAMA* 1998;280:1623–1625.
40. Opinion 9.06 "Free choice." *AMA Code of Medical Ethics.* Chicago: AMA Press, 2001:207–209.
41. Lo B. *Resolving ethical dilemmas: a guide for clinicians,* 2nd ed. Philadelphia: Lippincott Williams & Wilkins, 2000.
42. Temel JS, Greer JA, Muzikansky A, et al. Early palliative care for patients with metastatic non-small-cell lung cancer. *N Engl J Med* 2010;363:733–742.
43. Ferris FD, Bruera E, Cherny N, et al. Palliative cancer care a decade later: accomplishments, the need, next steps—from the American Society of Clinical Oncology. *J Clin Oncol* 2009;27(18):3052–3058.
44. Halperin EC. X-rays at the bar, 1896–1910. *Invest Radiol* 1988;23:639–646.
45. Kohn LT, Corrigan JM, Donaldson MS, eds. *To err is human: building a safer health system* Washington, DC: Institute of Medicine, 1999.
46. Leape LL. Institute of medicine medical figures are not exaggerated. *JAMA* 2000; 284:95–97.
47. Brennan TA, Leape LL, Laird NM, et al. Incidence of adverse events and negligence in hospitalized patients: results of the Harvard Medical Practice Study I. *N Engl J Med* 1991;324:370–376.
48. Thomas EJ, Studdert DM, Burstin HR, et al. Incidence and types of adverse events and negligent care in Utah and Colorado. *Med Care* 2000;38:261–271.
49. Thomas EJ, Studdert DM, Newhouse JP, et al. Costs of medical injuries in Utah and Colorado. *Inquiry* 1999;36:255–264.
50. Kohn LT, Corrigan JM, Donaldson MS, eds. *To err is human: building a safer health system* Washington, DC: Institute of Medicine, 1999.
51. Hilfiker D. Facing our mistakes. *N Engl J Med* 1984;310:118–122.
52. Baylis F. Errors in medicine: nurturing truthfulness. *J Clin Ethics* 1997;8:336–340.
53. Whitman AB, Park DM, Hardin SB. How do patients want physicians to handle mistakes? A survey of internal medicine patients in an academic setting. *Arch Intern Med* 1996;156:2565–2569.
54. Vincent C, Young M, Phillips A. Why do people sue doctors? A study of patients and relatives taking legal action. *Lancet* 1994;343:1609–1613.
55. Evans SB, Decker R. Disclosing medical errors: a practical guide and discussion of radiation oncology-specific controversies. *Int J Radiat Oncol Biol Phys* 2011;

第 100 章 放射肿瘤学的经济学

Paul J. Schilling

局部区域治疗失败的经济学

2012 年,1 618 910 人被诊断为癌症,577 610 人死于癌症[1]。死亡患者中有一半是局部或区域治疗失败造成的。由于全身治疗的改善,局部治疗失败所导致的后果更加明显[2,3]。全身治疗的改善可能会使患者无远处转移的生存期延长,在此期间可能会出现局部复发。这是术后放射治疗可改善乳腺癌、小细胞肺癌、前列腺癌和直肠癌生存的主要原因之一[1-3]。局部治疗失败对于人的生命和精神方面的代价是惊人的。

对医保支付的了解

以医疗保险作为主要保障的患者(大多数接受放射治疗的肿瘤患者),医保对每个医疗流程的支付都有预定费用,称为 CPT(当前诊疗操作专用码)代码。医疗保险允许支付费用的 80%,而患者的二次保险支付余下的 20%。费用均为电子账单,周转时间为收到电子账单后 14 天内付款。有些保险将需要 6~9 个月支付余下的 20%。许多二次保险必须使用通过邮件发送的纸质账单而不是电子账单进行结算,因此延迟付款最多 6 个月[4]。

医院所有的和以医院为基础的放疗通常属于 A 类医保。这是支付给该医院的放疗技术部分;而支付给医师的服务费用由放射肿瘤医生单独记账,也属于 A 类医保。支付给医院放疗技术部分的称为非固定支付类 (APC)。APC 类根据放疗的复杂程度支付。APC 类的支付与那些支付给独立设施的门诊患者的保险有很大程度的不同。例如,编号为 77418 的调强适形放疗的支付,由 A 类医疗保险支付给医院的远低于由 B 类医保支付给独立医疗中心的费用。编号 77370, 支付给医院的专项医疗会诊费用大约是支付给独立医疗中心费用的 2 倍[4]。

独立放射肿瘤学中心支付所有费用并结算医疗保险 B 部分。这既包括专业医生的诊疗费也包括支付给设备所有者的技术费,两者被捆绑在一起。目前,CPT 代码只有一个专业的组件,一些代码只有一个技术的组件。其他代码有一个专业和一个技术组件,表明这些代码是由该医生和设备拥有人以医生观察时间或设备的所有权为基础来拆分。由于支付人组合以及患者治疗的复杂性,门诊患者的医师专业费用和所有人的技术费用很难分开计算。专业/技术的分开计算是利用贡献给每个 CPT 代码的相对价值单位(RVU)来评估的。RVU 是由医疗保险指定的赔付范围,各项工作都有一个标准赔偿。专业/技术的分割 RVU 详见图 100.1。可以看出,赔付比例的不同取决于治疗的复杂性和客观性。对于在独立医疗中心工作的有职业资格的医师,他们的专业/技术的分割相对价值的计算通常很难。一般来说,根据支付人的组成,全球的专业赔付组成部分占 11%~35%。如果我们考虑调强、三维适形和姑息放射治疗占相同的比率,那么医疗保险 B 部分支付的全球专业赔付组成部分占 22%。

可持续增长率与医疗经济指数

根据被称为可持续增长率(SGR)的国内生产总值,医疗保险 B 部分(医生服务)提供了医疗保险允许的收费的年度更新。从 2000 年至 2011 年,这项要求减少医疗保险费用支出,从而降低了医疗保险允许的收费。国会已经多次阻止这些削减[5]。

医疗保险经济指数(MEI)是指医疗保险 A 部分(医院服务)基于医疗通货膨胀率的年度更新。这就导致了根据自我报告的医疗保险通货膨胀率每年向医

CPT 代码	专业人员 RVVIS	技术设备 RVVIS	数量	专业人员总 RVU	技术设备总 RVU
前列腺癌调强放疗					
99205	5.86	0	1	5.86	0
77014	1.23	2.99	1	1.23	2.99
77263	4.65	0	1	4.65	0
77300	0.9	1.09	9	8.1	9.81
77301	11.57	46.74	2	23.14	93.48
77290	2.25	13.5	2	4.5	27
77470	3.02	2.08	1	3.02	2.08
77338	6.19	8.25	2	12.38	16.5
77418	12.84	0	45	0	577.8
77427	5.17	0	9	46.53	0
77336	1.37	0	9	12.33	0
77334	1.78	2.58	3	5.34	7.74
前列腺癌三维适形放疗			总计	127.08	737.4
99205	5.86	0	1	5.86	0
77263	4.65	0	1	4.65	0
77370	3.33	0	1	3.33	0
77014	1.23	2.99	2	2.46	5.98
77295	6.61	8.08	2	13.22	16.16
77315	2.25	1.79	1	2.25	1.79
77427	5.17	0	8	41.36	0
77414	7.95	0	40	0	318
77336	1.37	0	8	10.96	0
77470	3.02	2.08	1	3.02	2.08
辅助放疗(骨轻移)			总计	87.11	344.01
99205	5.86	0	1	5.86	0
77263	4.65	0	1	4.65	0
77300	0.9	1.09	5	4.5	5.45
77295	6.61	8.08	1	6.61	8.08
77427	5.17	0	2	10.34	0
77370	3.33	0	2	6.66	0
77414	7.95	0	10	0	79.5
77334	1.78	2.58	4	7.12	10.32
			总计	45.74	103.35
			共计	259.93	1184.76

图 100.1 每个放疗疗程中根据专业人员和技术设备划分的医疗保险 RVU。

院支付的费用大大增加[6]。如果医生服务按照 MEI 支付,我们将比现在多报销 40%。

放射肿瘤学的医疗保险拒付索赔

2006 年 1 月,医疗保险和医疗补助服务中心(CMS)把用于裁定否认主张要求的最长时限从 1000 天减少到 300 天。近 20%的医疗保险处理索赔被拒绝,其中仅有 5%提出上诉[7,8]。

医生们要求支付拒付款,有 60%以上获得成功,这表明申诉程序可以为你赢得回报。如果重新提交第一次的拒绝不能解决问题,第一个层次的上诉被称为公正听证会,通常是通过电话进行,只需给医疗保险承运人写一封要求公正听证会的信即可。所需的最低上诉被拒付的索赔数额是 100 美元即可。可将多个不同的拒付索赔加在起, 只要上诉额度大于 100 美元即可。还需提供适当的文件,并附上描述所需 CPT 医疗的说明,以及为什么你应该被赔付。令人吃惊的是,大多数审核人不熟悉放射肿瘤编码或 CPT 编码书。你的工作是教会这些审核人做他们的工作,并支付给你。

对于惯常拒绝相同代码的机构,以前的有利裁决可能会重复支付相同的代码。在这种情况下,我们的目标就是要利用之前的获益案例来达到成功索赔,这种方法行之有效,有时无需进行听证[8]。

对于所有公正听证会,医疗保险执行人要在 90 天内给你一份书面决策。如果公正听证会的结果又遭否决,下一步就是行政法律判决前的听证会。这是非常正式的,你可能需要请代理律师。在公正听证过程中,听证官将允许你解释为什么患者需要(或拒绝)该治疗,并提供你根据临床证据帮助患者的文件。在行政法律听证会上,法官只关心法律是否允许你支付。如果你确信否决是不合理的,就不必害怕上诉程序,大多数情况下你会赢[7,8]。

医疗保险的医学上不可能编辑

医学上不可能编辑(MUE)是限制对 1 天内为患者报告的 CPT 代码的单位数[9]。MUE 是基于临床判断开发的,并且由医疗保险和(或)医疗保险中介保险公司的医疗保险主任审核。MUE 用于筛选一天内完成的大量服务单元。例如,对患者只能进行一次阑尾切除术,因此在服务的同一天报告两个阑尾切除术是不可能的。医学作为一种职业,可以期望医疗保险在未来能够通过更多的 MUE[9]。这些也经常被私人保险项目采用。MUE 适用于放射肿瘤学中的很多程序,包括剂量计算(代码 77300)、装置费用(代码 77334)和 IMRT 计划(代码 77301),以及可用于药物总量的医学肿瘤学限值。如果你发现自己是由于 MUE 而未报销的受害者,则如上所述,第一级上诉是公正听证,第二级上诉是行政法听证会。如果临床上有必要,则可以进行额外付款。

捆绑编辑

医疗保险和一些管理型医疗机构将程序“捆绑”在一起,以便只支付一次费用,而不是两次单独费用。例如,每周物理管理(代码 77336)可能无法与特殊医疗物理咨询(代码 77370)在同一天付费。管理型医疗组织认为,特殊医学物理咨询可能被捆绑到每周物理管理中[10]。所以我们必须了解这些捆绑代码是什么,以及它们的冲突在哪里。很多时候,在签约过程中很难获得这些信息。了解捆绑编辑的最佳时机是在签订保险合同之前。有一个训练有素的计费人员很重要,以便他们可以了解将哪些代码捆绑在一起,并且需要做出关于患者对特定日期需要什么特定服务护理的决定。账单意外被拒绝可能预示着新的捆绑编辑。

自 2010 年 1 月 1 日起,代码 77338 替换了用于接受 IMRT 的医疗保险患者的每个多叶光栅装置的收费代码 77334。此代码每个 IMRT 计划(77301)使用一次,并替换多叶光栅的多项费用。遗憾的是,这一代码的报销低于以往。在 2010 年之前,如果头颈部癌症患者接受 10 束、10°角度的 IMRT 治疗,则代码 77334 针对在治疗中使用的 10 个单独的多叶图案的数量计费。目前,代码 77338 取代了所有这些费用,而且只能用数量 1 而不是 10 表示。在佛罗里达州,2011 年,代码 77338 的报销为 459 美元,代码 77334 的报销为 145 美元。因此,一个代码 77338 的费用相当于代码 77334 费用的 3.2 倍,足以支付前述头颈部癌症患者多叶图案费用的 3.2 倍。

放射治疗预授权的保险要求

私人保险公司和医疗保险 HMO 最近的一个特点是要求对放射治疗进行预授权。这可能非常具有限制性。通常会对立体定向放射外科以及调强放射治疗存在限制。一般来说,患者需要经历模拟,并且延迟治疗,直到评审者可以决定能否保证 IMRT 或 3D 适形治疗。不用说,我们不能报销两种模式的治疗计划费用,尽管这是保险公司要求的。保险公司制订了各种指南,以帮助其审查人员授权或拒绝复杂的放射肿瘤学治疗。如果被拒绝,如上所述,可以上诉,但患者要等待治疗。一定要确保审查员是董事会认证的放射肿瘤学家,而不是退休的全科医生。

医疗保险优势健康维护组织保险计划

2007 年,制订了医疗保险优势健康维护组织保险计划。管理医疗保险 HMO 的保险公司目前的报销率高达 19%,高于传统医疗保险对每个高级护理的支付额[4,11]。注册医疗保险优势计划的老年人通常获得的护理较少,但却支付较高的共付额和较高的免赔额,一半以上的医疗保险计划按照低于传统医疗保险率的价格支付医生费用。许多老年人没有意识到,通过医疗保险优势计划,他们需要辅助保险来支付医疗保险优势计划不包括的额外费用。超过2000名医生回应美国医学协会对医疗保险HMO的调查指出,医疗保险HMO常常拒绝传统医疗保险计划,包括结肠镜检查、前列腺特异性抗原(PSA)血液检查和其他癌症筛查程序通常覆盖的服务。关于参加医疗保险优势HMO患者的调查报告表明,80%的患者不了解这一计划,60%的患者没有意识到他们实际上放弃了传统的医疗保险[11]。一些老年人正在通过滥用营销做法出售医疗保险HMO计划。CMS挑选了采取滥用营销手段,包括United,Humana,Coventry和Cigna在内的保险公司,并建议这些公司采取措施,从而更加仔细地检查销售人员。医疗保险优势计划已经激励了保险公司赞助这些计划来注册健康的新患者。最低50%的医疗保险接受者只花费医疗保险的3%[11]。保险公司发现一些巧妙的方法来招收健康的老年人,同时使许多慢性疾病的患者招募不便,这可能会增加成本。这些激励措施包括:向注册的人提供免费的健身房会员资格(这吸引了最健康的、最易走动的老年人),并且天黑后在没有公共交通或需要上升几层楼梯的地方为预期的参加者举办晚餐研讨会。2004年医疗保险支付咨询委员会的调查发现,医疗保险HMO正在设计它们的计划,以避免支付肾脏透析、化疗药物、家庭护理和放射治疗的费用。《新英格兰医学杂志》文章指出,目前入选的医疗保险HMO成员在加入HMO之前一年只花费非医疗保险HMO患者平均成本的66%。这表明其选择了最健康的老年人。离开医疗保险HMO的老年人花费了平均水平的180%,表明更多的患者正在离开医疗保险HMO,这可能是由于更高的自付费用。遗憾的是,继续癌症治疗是非常昂贵的。我们必须了解未来的成本转移以及教育我们的老年人[11]。

居住在有专业护理设施的需要放射治疗的患者

专业的护理设施由医疗保险支付,因为老年人需要更多的护理,这种护理比养老院提供的护理多,但又比急症医院提供的护理少。专业护理设施由医疗保险按固定费率每天支付给患者。当居住在有专业护理设施的患者需要放射治疗时,如果放射设施账单在医疗保险B部分(医生和门诊服务)中,则专业护理从每天收到的固定金额中偿还放射肿瘤设施和医生。相反,如果放射设施由医院拥有且账单在医疗保险A部分中,则由医疗保险部分A单独支付到放射肿瘤学设施,因此不会从专业护理设施中花费其日常费用的任何部分。因此,有一个财政激励,将需要放射治疗的患者转诊或转移到医疗保险部分A下的基于医院的设施计费。当然,专业护理机构不希望因将患者转诊至医疗保险B部门而产生需要它们支付的账单。这使得门诊设施处于明显的不利地位,肯定是不公平的。放射肿瘤学界正在游说改变这种做法。

临终关怀患者的放射治疗

临终关怀护理中的患者需要姑息性放射治疗来控制疼痛,缓解神经症状等并不罕见。在医保B部分下,门诊机构可以直接向医保开具GV修改。GV修改表明放射肿瘤学设施与临终关系分离,并且咨询和监督放射肿瘤学护理的医生并非临终关怀部门雇佣。临终关怀福利包括放射治疗,这包括临终关怀护理计划。因此,如果临终关怀设施在其对患者的护理计划中包括放射治疗,则除日常报销外,还要支付额外的固定金额。目前临终关怀服务由医疗保险每日支付费用,每周支付7天,最多6个月。然而,临终关怀医院通常只提供每周1~3天的护理。临终关怀医院是从医疗保险获得报销的少数患者护理提供机构之一,依靠志愿服务提供一些护理,并接受公众的慈善捐赠。当把你的时间或金钱捐给一个营利或非营利的收容所时,请考虑这一点。

医学物理学家:他们应该直接为他们的服务计医保费用吗

许多医学物理学家认为他们是董事会认证的专业人士,所以应该能够直接对医疗保险计费;然而,如果他们这样做,他们的薪水将大大缩水。1960年,提供者的名单可以直接由医疗保险制订,物理学家不在这些专业人士之中。因此,立法机构必须向医学物理学家提供计费身份[12]。目前只有两个代码承认医疗物理学家的贡献:代码77336,持续的医疗物理学服务,代码77370,特殊医学物理学咨询。在医疗保险A部分或B部分中没有其他CPT代码用于识别任何医学物理学家工作的部分[12]。对于佛罗里达医疗保险费率,代码77336报销50.43美元,代码77370报销105.55美元。在繁忙的部门，30 例连续放射治疗的患者将接受 30 个继续医学物理学服务，每年 50 周的医疗保险报销水平为 50.93 美元，总共偿还 75 645 美元。如果 50%(这是较高的)的接受治疗的患者需要特殊的医疗咨询，这意味着每年报销 15 833 美元。这些服务的总价为 91 478 美元，远远低于美国平均医学物理学家服务的总数[12]。2007 年，CPT 代码 77336 提交给 CMS 475 000 次，报销金额为 50.93 美元。这将使医疗物理学家的总报销额为 24 191 750 美元。在同一年，CPT 代码 77370 提交了 25 000 次，报销费用为 105.55 美元，医疗保险费用总额为 2 638 750 美元。当我们结合这两个数字，我们得到物理服务的总报销为 2659.3 万美元。美国物理学家协会目前有 4700 名成员，有多少医学物理学家专门从事放射肿瘤学尚不确定，最多估计约占总数的 25%。如果我们将 1000 名美国医疗物理学家分配给美国医保患者接受物理学服务的总报销数，我们得到的每个物理学家的费率为 26 593 美元。再次重申，这显著低于美国平均医学物理学家。专业自主似乎对医学物理学家很重要。如果我们查找放射治疗过程发表的文献，很少提及作为患者医疗团队成员的医学物理学家。国家癌症研究所有关放射治疗的手册和美国癌症协会有关放射肿瘤学治疗过程的出版物也是如此。这令人遗憾。在医疗过程中，包括医学物理学家一定有改进的余地，因为他们是一个组成部分。患者应该了解他们的角色，也许进一步努力，可以认识到医学物理学家在治疗癌症患者中所做的贡献[12]。

放射肿瘤学与医疗管理计划的协调

1937 年，Sidney Garfield 博士为加利福尼亚州的亨利吉塞公司提供了预付医疗保健。这是管理式医疗在美国的开端。管理式医疗扩增，其目标是减少卫生保健计划所涵盖的由雇主支付的工人健康保健费用[4,10]。

很多医生有赔偿额合同谈判的经验。医疗公司可能不愿透露其费用表给其他医生。医生应该通过首先质询关于普遍使用的放射肿瘤学的 10 个编码开始谈判。通常，管理医疗公司将发送 10 个编码的总费用。由此也可以得出赔付率，以及是否需要继续谈判[4,10]。

许多私人保险合同试图对医疗保险报销比例进行限制。有些管理式医疗计划支付是以 100%区域管理式医疗公司习惯常用的费用为基础。通常，这低于医疗保险率，因此必须准确了解你的支付方式[4,10]。许多管理式医疗公司希望你全面降低所有放射肿瘤学 CPT 代码的费用。尝试只在几个代码(使用较少的频率)谈判时减少，这可能对你的实践产生较小的有害影响。应始终对所有合同附上一份综合费用表，并使保险公司签署作证。锁定你的报销率而不是根据医疗保险费率每年调整，可以明显防止以后的混乱。

一些管理式医疗保健公司将试图让你按照案例利率签约。在这种情况下，对于任何需要放射治疗的患者，无论有多复杂，都应支付一定的金额。案例利率安排有时会分层，允许在固定利率下 2~3 层的复杂性支付。案例利率偿还很难管理，而且常常不比上年同期增长，而治疗的复杂性却在增加。建议医生在接受任何税率结构情况下都必须谨慎[10]。

有一些医疗管理公司是按人头平均赔付的。在这种情况下，一定金额的费用按月支付给放射肿瘤学组，而不论所涉及人群的平均年龄或是否需要放射治疗。这类合约是非常难以协商和管理的。为了确保支付能力，首先你必须知道被保险人群的年龄、肿瘤发生率和肿瘤筛查的有效性等。然而，这些信息通常被保险公司掌握，并且很可能不告知医师。费率也可以从用于监测、流行病学和结果数据库(SEER)计算[4]。然而，这些数据低估了癌症发病率和接受放射治疗的肿瘤体积。

对医院的医疗方面，管理式医疗公司与医院必须拥有一份与放射治疗的技术组成部分相关的合同，以及与医院放射肿瘤医生的专业治疗相关的合同。要弥补赔付的缺陷，需要一个将放射技术和专业服务分开的应该在同一天记账的代码，医院和医师都可以获得赔付款。这使得医师不得不审计医院所收的住院费，这是一个影响恶劣的低效率程序[4]。

与管理医疗公司的合同应明确紧急医疗服务的部分。很多时候，医院将提供脊髓压迫或脑转移等的紧急治疗，而管理医疗公司稍后表示，这是在紧急情况下不包括在内的服务。因此，整个医疗过程可能会以这种方式被拒绝[10]。

管理型医疗组织可能希望通过保留权利来减少目前报销给你的预付款的错误支付。因此，它们可以通过过去的债务“抵销”当前的付款。但一些州法律不允许这样做，所以这些条款经常被滥用。例如，管理式医疗公司突然决定剂量计算(代码 77300)被“捆绑”或包括在特殊医学物理学咨询(代码 77370)中，它们将能够潜在地审查这些做法，以禁止你有许多 77300 代码,并调整计费以创建用于应对3年的77300账单的债务。

审计规定对谈判同样重要。关于关闭索赔程序的规定应同样适用于医生和管理型医疗组织。审计的时限应与没收付款的时间相似。例如,如果管理型医疗组织允许在提供服务后最多12个月提交账单,则你应该仅有12个月协商审计规定,较长的审计规定可能导致滥用。大型保险公司通常在紧急情况下聘请审计公司,旨在审计索赔和追回款项。偶尔,审计用于对请求未付费索赔仲裁的医生进行报复。

在谈判过程中评估你的优势和劣势很重要。管理式医疗公司意识到它们的合同可能会终止。因此,它们通常不依赖于单一的医疗服务提供者。你是提供放射性同位素治疗或放射性药物治疗的第二选择吗?你是你所在地区的高剂量率近距离放射疗法的两个提供者之一(避免住院)吗?你是唯一的调强放射治疗的提供者还是专业治疗儿童的实施者?所有这些都是谈判的优势,可以有效地确定与保险公司谈判的基调。

沉默的优选医疗机构

由于管理式医疗的兴起,形成了一种新的过程,即在没有医生的同意下将医生作为优选服务者签约的网络出售给另一个健康计划[13]。这创建了沉默的优选医疗机构(PPO),即在医师没有同意的情况下从医生的常规和习惯费用中提取折扣。最终结果是二次折扣,即保险公司(通常具有低数量的患者)支付医生的折扣费,而医生没有得到任何额外患者数量的益处。在向有损失补偿保险的患者提供服务之后,医生越来越意识到他们是沉默PPO的受害者。当代表保险公司付款时,即使患者不是PPO的成员,医生不是该保险组织的合同成员,也适用折扣。遗憾的是,尚缺乏《健康保险流通与责任法案》(HIPAA),这种法规用于管理销售医生名单及其相关的合同折扣的行为。美国医学协会估计,在美国,医生因沉默的PPO每年失去7.5~30亿美元[13,14]。美国医学协会成功禁止了所有联邦的雇员健康保险福利合同中的沉默PPO。然而,目前国家保险局逐渐实施保险法规。包括北卡罗来纳州、路易斯安那州、俄克拉荷马州、加利福尼亚州和得克萨斯州在内的几个州已通过立法禁止这种做法[14]。打击这种做法的一个简单步骤是仔细阅读所有合同。许多健康保险合同包含有允许他们与"其他代表医生纳税人"签订合同的条款。如果这种语言出现在你的合同中,请坚决打击。保护自己的其他条款可能包括:禁止没有你的许可通过出售、租赁、租赁网络向任何人提供有关费用表的信息[13]。当不恰当的折扣已经应用而你收到的支付不适当时,寻求法律程序是目前的唯一办法。正所谓"预防为主,治疗为辅",所以一定要游说你的州医学协会,通过将上述条款立法来保护医生的信息。

经济分析:保险公司确定费用最低的医疗提供者

经济分析跟踪医师医疗服务的开支,包括专科医师导诊、实验室测试以及其他有偿资源支出的利用率。保险公司允许医生继续那些利用率和成本水平基础上的保险计划。然而,提供给每个患者个体的支出是可变的[15]。患有复杂癌症的患者平均医疗成本较高,保险公司可能需要建立与专科医师导诊、处方习惯和整体资源利用率有关的多种咨询。平均医疗成本较高可能会导致取消选择"离群"利用率的保险计划。当在某个单一的地理环境下提供全面医疗服务时,保险公司知道疾病的定期管理计划使得患者的依从性提高,这会导致检查和治疗有所缺失。这种"缺失率"是根据医生医疗处方计算的,与患者无关[15]。高缺失率会降低保险公司的成本,但这只是暂时的。

经济认证:医院试图阻止患者选择

经济认证是指由美国医学协会确定的与医疗质量或职业能力无关的经济标准的使用,以决定医师的个人授予或更新医务人员的权利[16]。放射肿瘤学经济认证的目标是通过终止医院的特权来抓住收入主流,从而限制竞争。很多州认为,医院的规章制度是医院和医务人员之间的合同,其作为医生的行动准则并规定医生正当程序的概述[16]。应仔细阅读你所在医院的规章制度,并注意医院提出变更。当医院提出变更时,医务人员应该有自己的与医院分开的法律代表。

医院可能会寻求不同的资格认证机构,以防止只要是有资格的医生就可以成为医务人员,从而限制竞争。举例说明,要成为放射肿瘤科医师必须先做4年的住院医师,而1994年前只需要3年[16]。

医生团体和医院之间的合同建立了一种提供放射肿瘤治疗服务的业务关系。传统上,独家合同只是保证了患者能获得治疗,无其他用途。在美国,由于肿瘤治疗途径的增多,独家合同的情况在今天是不可能的。严格地说,大多数医院是为了财政因素加入了独家合同,而这使得医师处于被医院主导的财政计划控制的地位。独家合同可能剥夺患者的选择并限制新的医疗实践。一些独家合同中载有“霸王条款”,规定当一个团体失去与医院的独家合同时,每个医生同时丧失临床特权,而没有得到医院规章规定的正当程序的好处[16]。

同行评审过程可能被滥用以进一步达成医院的经济目标。由于大多数国家的同行评议程序是在法律保护范围以外的,如有必要,同行评议会为医生的医疗评估和重新认识提供机会。法律外的保护还使医院可以确定清除那些对它们的服务项目存在经济威胁的医师。这对于医院聘用医疗专家尤其如此,包括放射肿瘤医生。当医疗机构把放射肿瘤住院治疗转到门诊治疗时,有些放射肿瘤医生就无权使用该院设备或设施。这种情况可能会发生在医院的位置、设备或人员没有任何变化时。有一种纯粹的咨询行业,就是教会医院工作人员如何取代现有的放射肿瘤医生并把他们的工资发给替代的医生。不只是放射肿瘤学专科的医生,物理医学、放射诊断、外科及心胸外科医生也容易受到这些策略的影响[16]。

美国医学协会一直积极打击经济认证,并拥有长期进行资料积累和富于诉讼经验的部门,以协助那些就质疑存在这些问题的医疗机构的医生[16]。

放射肿瘤学与放射诊断学的社会经济联系

前些年,放射治疗既随意又相当简单。“放射治疗学”是放射诊断学的一个学科。随着辐射治疗变得更加精确、复杂,并且随着兆伏级线性加速器的应用,显然需要对放射肿瘤学家进行单独的训练以治疗癌症患者。最终,为放射肿瘤学创建了新的 CPT 代码,政府支付者开始认识到我们与放射诊断学是分开的。放射诊断科医生似乎被卷入一场运动,关闭“办公室辅助豁免”,允许非放射科医生在他们的办公室内进行成像。目前,产科医生执行妊娠相关的超声,心脏病专家执行心脏导管插入和核心程序,家庭医生在办公室内执行骨密度计算和平面电影。随着图像引导的放射治疗,正电子发射断层扫描 (PET)/计算机断层扫描(CT)模拟器和用于治疗计划的磁共振成像(MRI)模拟器的出现,放射肿瘤学家继续争取对我们的患者进行诊断、分期和制订癌症相关的治疗计划。我们的目标应该是证明 CMS 的成像是正确治疗癌症患者所必需的。

2009 年,医疗保险对诊断成像设备提出了 95%的“使用率”,然后提议将其扩展到所有价值超过 100 万美元的医疗设备。该建议由医疗保险支付咨询委员会提出,由于直线加速器的成本仅仅基于六个城市诊断放射学中心的样本规模但已扩展到放射肿瘤学[17]。美国肿瘤学收集的数据显示,在美国,50%的直线加速器的使用率为 50%或更低[17]。如果对放射肿瘤学采用这种使用率,如果每个直线加速器每天治疗更多的患者,技术补偿将会减少。减少技术报销将迫使许多农村机构的关闭, 使患者进行癌症治疗需要更远的路程。幸运的是,这个建议被否决了,因为像你这样的放射肿瘤学家会告诉国会,我们不同于诊断成像。放射肿瘤学家需要继续证明我们治疗癌症患者不同于诊断放射学的 CMS[17]。

医疗改革

2011 年,4860 万美国人没有医疗保险。根据 2007 年的人口普查数据,大约 1/3 没有医疗保险的人的工作提供健康保险且工资高于贫困水平 300%。由于成本考虑,这个团体选择不支付医疗保险。医疗法案将目前没有保险的患者纳入医疗补助计划。这对于医院是额外的付款,这将使急需报销的急诊患者得不到报销。由于报销率低,私人执业医生可能看不到更多的医疗补助患者,因此鼓励使用急诊室进行初级诊疗。

国会预算办公室估计,对非经济损失 25 万美元上限的侵权改革将在 10 年内节省 540 亿美元,每年减少国家卫生保健支出的 0.5%,并且由于医生需要预防性治疗而节省 410 亿美元的检测费用[18]。在医生接受医疗保险患者数量较少时,医疗补助金的扩张可能不是许多医生可以接受的答案。政府已经研究了捆绑的“批量”支付医院和医疗。有一项建议是商议一笔捆绑费用来支付给医院的一部分治疗(如肺癌)。这导致作为美国平价医疗法案一部分的可信赖医疗组织的产生。医生然后将与医院谈判他们的工资部分。一如往常,更大的议价能力在接受支票的实体手中。

责任医疗组织

2011年,卫生保健支出总额为2.6万亿美元。在美国,我们将17.6%的国内生产总值用于医疗保健,每人达到18 344美元,而日本则占国内生产总值的8.5%,每人2872美元。责任医疗组织(ACO)承诺:推进全民医疗,减少分散医疗,改善结果,降低医疗保健成本。新医疗改革法能否节省成本首先取决于它们的正确操作。根据可负担得起的医疗法案,ACO的医疗保险受益人的最低人数为5000例患者。ACO创建者可以是初级保健医生或独立实习协会。ACO的参与者包括医院和专业医生(如放射肿瘤学家)。患者被回顾性地分配到ACO。因此,在ACO中提供医疗的医生不知道哪些患者属于或不属于ACO。表面上,这是为了促进所有患者的成本节约,而不仅仅是为了那些分配到ACO的患者。在ACO人群中实现的任何节约(实际医疗费用与预期医疗费用相比)50%由医疗保险和ACO承担。如果人群的医疗费用比预期的医疗保险费高出2%以上,则ACO可能需要偿还这一损失。患者可以在其ACO之外自我选择另一个医疗保险提供者医生,并且由该医生或该医院提供的医疗对ACO的成本目标计数。

由于ACO由初级保健医师控制,其任务是节省成本,这对于放射肿瘤学专业可能是不好的。大多数初级保健医生很难理解放射治疗的益处,特别是在姑息治疗病例以及治愈率<50%的情况下。初级保健医生可以将放射治疗的决定留给医学肿瘤学家。一旦初级保健医生意识到接受化疗是癌症治疗中最昂贵的部分,由于癌症药物的成本极高,肿瘤学家的这种决策可能减少。可能的情况是,以姑息为目标的患者将自动登记在临终关怀中。我们可能会看到更多的髋部骨折、转移性顽固性疼痛和未治疗的脑转移,所有这些都以节约成本为目标,这些都有益于医疗保险和ACO中的医生合作伙伴。初级保健医生需要学习以了解放射治疗的益处。我们应该让他们知道,治疗髋转移完全可以避免花费更大的全髋关节置换。预防或缓解脊髓压迫可以预防瘫痪和长期发作的卧床护理。放射治疗比每个阶段成本超过1000美元的Mohs显微外科和重建更具性价比。这是我们未来的使命,考虑到医疗保健的变化,这将是一个挑战[19]。

这对护士执业者(没有医生监督)和护士麻醉师的独立实践有巨大的推动力[20]。由于回报低,很少有初级保健医生选择初级保健作为专业,前者或许可以用来缩小初级保健中的差距。

美国医学协会要求进行保险市场改革,以消除否认的先前存在条件,包括美国全民医保,保留在患者及其医生手中的医疗保健决定,同时废除触发医疗保险深度削减并威胁老年人获得医疗保险的可持续增长方案。美国医学协会也希望经证实的医疗责任改革能降低防护性医疗成本[21,22]。

放射肿瘤学家的游说和政治活动

美国人对医疗保险的质量和可利用率给予了高度评价。在这个国家,有庞大的政府项目提供的资金来支付穷人、残疾人和老人的医疗费用。不幸的是,美国所有医生大部分医疗实践的支付规则是由立法机关创建的[4,20]。认识到与政府付款人接触的重要性,使患者获益并提供新的医疗技术是不能被低估的。这可以通过获得成员资格和有组织的医疗财政各级的支持而完成。应认真谨慎地选择那些能为你和你的患者提供疏通能力的组织作为你支持的组织[23-26]。有多种组织与CMS有联系,其中包括美国放射肿瘤学院、美国近距离治疗协会、独立放射肿瘤学中心协会以及放射治疗和肿瘤学会[23-27]。

创办一个独立的癌症中心

创办一个独立的癌症中心需要大量时间、精力和耐心。独立癌症中心服务的人员必须由放射肿瘤医生明确界定。在一个没有癌症项目的地区,可以收集该区域的群体数据,完成群体的年龄范围以及在限定年龄范围内每个潜在患者的数量。SEER数据就可以应用基于人群的癌症发病率。2010年,新诊断癌症的年龄校正发病率为每1000名男性中有5.4例,每1000名女性中有4.1例[4,28,29]。SEER提供的原始癌症发病率的数据并没有告诉我们有多少患者可能会在其病程中接受放射治疗。以患者数目估计,然后应用约50%的收益率估算,这应该是新癌症中心可能服务的患者总数。另外25%的患者将需要为其他转移或其他新的原发癌接受再治疗[29]。模型放射治疗肿瘤学课程必须制订估计每个疗程的赔付额(表100.1)[4]。一定比例的患者将获得姑息治疗、三维适形治疗和调强放射治疗。如果平均疗程(包括姑息治疗和根治性治疗)约为 5 周，每天都在持续治疗 20 例患者，则每年将需要 200 名新患者。

估计服务人口的第二种方法是计算为该地区服务的医院的占用床位数。每个病床永久填补量大约为每年一个癌症患者，其中一半将需要放射治疗。

对于处于竞争性市场的癌症中心，必须正确认识到底有多少患者会到新的癌症中心接受治疗以及医生的医疗计划是怎样的。如果医院的医师小组建立自己独立的癌症中心，有些患者可能会跟随，因为这样可以得到原咨询医师的继续治疗。如果医院的放射肿瘤医生建立了一个独立的癌症中心来竞争，那么在转诊模式上肯定会有惊人的改变[4]。

一旦为患者建立了治疗编号，“治疗的平均疗程”的报销额通过他们的整个治疗疗程可以计算出来。这种治疗平均疗程当然要将调强放射治疗、姑息治疗和三维适形放疗考虑在内。保守估计并按照医疗保险比例设置总的医疗报销对许多贷款机构来说似乎是一个合理的办法。一旦建立总的服务人口数据，需要的总费用也随之确定。这包括还本付息和利息等相关因素、对设备安装时的销售税、电费、物理学和剂量费用，个人的消费包括护理和治疗师的费用、水的成本、建筑维修、职业责任、大厦保险、雇员福利、物理设备、加速器维修等。

所有这一切都可以打包成一个整体估算提供给你的财务部门。一般而言，银行要求 5%~20%总贷款金额的首付。此外还需要约 6 个月进行营运资本流通[4]。预估应该是保守的。我们的目标应该是超过该预计数字，而不只是为了达到这一数字。这也将使银行利益得到满足。中心运营成本的维持、有竞争优势的装备的配备、高素质人才吸引和保持的花费是巨大的[4]。人们往往低估癌症中心的运行成本。如果要添加肿瘤的内科治疗，还需要计算每月的药物费用。

放射肿瘤学实践营销

放射肿瘤学实践营销是对接诊医生而言的。应确定最有可能向你转诊的医生并制订一份清单。任何医生都可以是接诊医生[4,29]。我收到过两个精神科医生的转诊，他们的癌症患者对他们的治疗不满意，便说明了这一问题。

在当地医院的癌症会议上分享一些病例可使你的医疗实践营销形式得到时间和利用价值的验证[4,29]。护理人员常会参加，他们可以推荐患者。放射肿瘤影像有益于呈现肿瘤边界。等剂量计划和其他成像研究、MammoSite 描述、高剂量率近距离放射治疗计划等的勾画会在转诊医生脑海中呈现，而肿瘤内科医生不可能做到这些[29]。

与民间组织和癌症支持团体会谈也是有益的，但需要长期的耐心[4,29]。虽然我给很多团体做过演讲，却从未发生过在台下听了我的介绍后转而接受我的治疗的实例。然而，多次有新患者的家属说他们听到过我的介绍。这强调了另一位医生推荐的选择。

向公众宣传本身一般不会带来新患者。先进的广告技术可能会有所帮助，但通常只有当另一位首诊医生做出推荐而对医生和设备了解和熟悉时。在一些较大的城市市场，普及推广先进的技术可能会有所不同，一些患者会打电话咨询，并可能会自己转诊。

如果你的医院有教学计划，一或两次相关的演讲通常较有益[29]。出席会议的医生不久将成为向你推荐患者的医生，特别是他们在该地区行医时。

可以开通一个咨询电话回答相关信息，介绍你的医术和才能。因此，当患者和医生打来电话，正在等候接线员接听时，可以对你的癌症中心进行介绍。制订即时的传真或电子邮件表格，简要地让转诊医生知道为新患者做了什么有助于沟通，并可让他们及时了解你的患者的治疗和进展[4]。

互联网的发展也提供了一定帮助，其虽然不会带来新的患者，却加强了患者对推荐医生的选择。患者可以通过互联网了解该医生的治疗方法或完成表格的填写等。这些技术可能会有所帮助。然而，除非提供优质的医疗服务，否则这些技术无论是在社会还是在医学方面都毫无益处。

独立癌症中心的推销

近年来，私人或公开交易团体对购买放射肿瘤学中心感兴趣。公立或私营公司可以寻求购买放射肿瘤中心以形成规模经济，主导某一地区或州（从而从地区保险公司额外报销），或最终上市（发行公众可以购买的股票）。一般来说，推销要以折旧、利息、税收和推销前的收益（EBDITA）为依据。这个数值的倍数要支付给所有者，通常在 4~7.5 的范围内。这一范围将随着报销的削减而减少。一般来说，购买者要求所有者保留他或她建立的原癌症中心的一小部分。有时这可能只有几个百分点，有时高达 49%。采购实体可以提出在雇用后的 2~5 年自动支付最终百分比。重要的是谈判如何在未来重视收购。一个潜在的问题是，拥有超过50%股权的癌症中心的实体可能通过将家庭办公室中治疗患者发生的费用分配给你的办公室，这可能会大大降低该设施的盈利能力。这种盈利能力的下降可能会影响到最终的收购价格，并且不会向上调整。放射肿瘤学实践的卖方应该意识到这种可能性，保留尽可能小的百分比或根本不保留。一些购买者要求根据某些程序减少偿还的前景，降低最终购买价格。例如，IMRT或立体定向放射外科手术“付款”可以基于这两种模式的偿还未来支付价格的减少，其中一部分购买价格在稍后支付。预测未来的报销不属于我们大多数读者关注的范围。

非营利性医院和放射肿瘤学家

根据美国医院指南更新的《华尔街日报》分析，许多非营利医院的收入急剧增加，美国50家最大的非营利医院的收入在2001—2006年共增加了8倍，达到42.7亿美元。非营利医院的“超额现金流”(在营利部门我们称之为利润)用于新设施、高额行政薪酬以及新的和奢侈的癌症中心[30]。最大的非营利医院的首席执行官的薪酬为每年330万美元到1640万美元[30]。从历史上看，美国大多数非营利医院已被公认为慈善组织，并根据美国税法501(C)[3]免税。美国国税局(IRS)以前要求非营利医院为穷人提供大量的慈善医疗，作为免税的回报。然而，1965年，在创建医疗保险和医疗补助时，医院行业认为没有足够的慈善医疗需求来满足IRS豁免标准。通过大量的游说，非营利医院行业推动了更灵活的豁免，这被称为1969年IRS采用的社区福利标准。其允许医院提供与其所在地区的任何其他非营利医院一致的当地“社区福利”[30]。不同于营利医院，非营利医院不向股东支付股利。相反，它们使用从运营中赚取的“超额现金流”(利润)来支付新设施。其中包括中西部正在建设中的质子治疗中心，并且彼此相距几分钟车程，由非营利医院建造的各种癌症中心不缴纳任何税。虽然非营利医院对它们服务的社区有慈善义务，但它们会通过使用不公平的税收优势与执业医生竞争吗？

联邦斯塔克(Stark)法规对放射肿瘤学的影响

目前斯塔克法禁止自我转诊到指定的医疗服务中，包括放射肿瘤学。如果放射肿瘤医生拥有自己的设施和设备，则不属于违反斯塔克规则，因为当医生亲自执行一个指定的医疗服务时不被视为是自我转诊[31]。

还有一种办公室辅助豁免，适用于辅助服务的所有权和投资利益。诊所的辅助服务必须在推荐医师也提供实质性医疗服务的医疗机构内进行[31]。诊所的辅助豁免是一些泌尿科医师和放射肿瘤医生创造的“集体医疗”漏洞，并使其诊所业务直线上升。奇怪的是，这些参加这类企业的放射肿瘤医生往往在经济资格审查中成为医院战术的牺牲品(见下面的部分)。

美国国会根据它们的一些结论写出了斯塔克法律以研究为基础的部分，此研究是由非放射肿瘤医生和直接提供医疗服务的推荐医师对独立的放射肿瘤学的基础设施所有权的检查结果。美国佛罗里达州这些“合资企业”使用率为40%，超过美国的其他地区，而放射治疗的费用占60%，比其他地区都高[32]。此外，这些研究表明，提高癌症患者的医疗质量，其治疗会更难，却未能降低死亡率[31,32]。国家法律可以加强目前现有的联邦法律，重要的是要了解你的国家关于自我转诊的法律[4,31,32]。

“群体实践”，包括放射肿瘤学、泌尿科和其他专科

放射肿瘤学家已经越来越关注其他专科医生的自我转诊的放射治疗服务的增长，这些其他专业的专科医生寻求建立一个群体实践，以获得明显的经济收益。医生主导的财务安排可以具体地完成，可以促进调强放射治疗的进行，并且已经引起对放射治疗递送的质量和成本的关注。这些安排已经导致“多专业群体”的扩散，目的是向由泌尿科医师诊断的前列腺癌患者推广IMRT。在开始执行斯塔克法律之前，转诊医生拥有的放射肿瘤学设备的研究报告了癌症治疗费用较高，而没有改善预后[33]。根据“社会保障法”第1877条，放射肿瘤学是指定的卫生服务，并且禁止提供这些服务的医生和实体进行财务分配。国会建立了“办公室辅助豁免”以保护医疗服务，使办公室患者迅速得到医疗服务或测试的结果。作为解决和研究这种增长趋势的一项计划的一部分，美国放射肿瘤学院(ACRO)发布了一份关于自我转诊的医生声明，专门针对有明显财政原因的泌尿科和放射肿瘤学放射组。随后，ACRO调查了放射肿瘤学家，他们认为自己与泌尿科医生有财务关系。在电话验证后，有75位放射

肿瘤学家认为自己有包括泌尿科医生的实践模型。放射肿瘤学家都是该组中的金融合作伙伴。没有放射肿瘤学家对泌尿科医生回应说他们的实践模型未包括“块租赁”线性加速器时间。对于所有受访者,放射肿瘤学家接受了专业治疗部分。所有 75 名受访者在现有放射肿瘤学小组的某一地理区域经济上被取代，或在其所在地的一家医院被取代[33]。所有受访者均无法在放射肿瘤学小组中达到专业合作关系,98.6%无法得到放射肿瘤学小组中放射治疗技术部分的任何份额。

75 位医生中的 66 位每天利用设施治疗所有前列腺癌患者[29]。其范围是每天治疗 1 例(新开始的实践)到 48 例前列腺癌患者(成熟实践)[33]。平均每天治疗 17.1 例前列腺癌患者。该模型中 86%的放射肿瘤学家治疗前列腺癌和非前列腺癌患者。联合泌尿科–放射肿瘤学实践平均每天治疗 33 例非前列腺恶性肿瘤患者。因此,对我们的调查回应的治疗前列腺癌和非前列腺癌患者的放射肿瘤学家治疗的非前列腺癌患者是前列腺癌患者的 1.9 倍[33]。这表明,泌尿科医生可能在放射肿瘤学家已经建立转诊的地区寻求放射肿瘤学家的帮助[33]。2008 年 8 月 19 日,监察长办公室发表了一份关于泌尿科医生和放射肿瘤学家之间关系的意见,涉及租用辐射设备为泌尿科医生诊断的前列腺癌患者提供 IMRT。监察办关注的是,泌尿科能够选择 IMRT 而不是其他形式的照射方法，并确保合资企业的经济效益,同时承担最低的商业风险。然后放射肿瘤学家能够给予泌尿科医生一部分利润。所写的意见指出:“我们认为拟议的安排可能会产生反补偿法规所禁止的报酬。”[33]遗憾的是,这一意见仅适用于设备租赁安排。

一些医院的肿瘤内科医生、普外科医生和神经外科医生在与放射肿瘤医生合作提供放射治疗,包括机器人放射外科治疗时,也选择了这种商业合作模式的变体[33]。同样,放射肿瘤学家需要给予设备拥有者一定的利润。

针对新毕业生实习项目的经济问题

大多数新毕业生主要关心要成为专家需掌握的医疗知识量,以及如何努力通过放射肿瘤学考试。有关放射肿瘤学合同的专业文章寥寥无几[34]。合同仅仅是双方之间法律上承认的责任承诺。形成一个有效合同的五要素是:有资格的双方、达成共识、审议、法律的目的和责任、相互的义务。当评估第一个合同时,从医疗行业律师处获得法律意见至关重要。

合同的条款和规定条件应该写明工作条件、护理服务规定、文书、配套的帮助、待命安排、休假时间和工作范围。安排应详细阐明职业责任保险,包括任期限制,发生的雇佣合约终止事件的善后政策。具体职责应指定为放射肿瘤学而不应含糊措辞,以防新的医生将“履行董事会可指派的所有职责”[34]。雇主也应阐明可能的终止条件。自动终止合同合理的条件包括丧失医师执照、丧失医院患者的医疗特权、丧失药品执行机构的授权、丧失管制药物的处方权、定为重罪等。如果有一方提前终止合同，应明确告知双方。例如,“无论有无缘由,任何一方可以在 90 天内书面通知终止本合同”[34]。应至少每季度进行一次书面绩效评估,以帮助雇主和雇员找出潜在的冲突并得以解决。

限制性条款上应写明雇员的权利限制,以避免雇员与雇主竞争。其中应包括有效时间的限制以及地域限制。由于这些限制性条款在某些国家没有被强制执行,从业者中仍存在雇用终止仍在某地区残留竞争的损害[34]。估算损害赔偿条款为从业者提供了赔付,提前商讨,允许在职医生合同终止后仍在该地区工作并参与竞争[34]。

一段时间后,协会应邀成为合作伙伴,所需时间各地区有所不同。实际上与资深合伙人仍旧是原有的经济关系。许多医生都没有被确定为合理的伙伴关系。伙伴关系实际上仍旧是传统的投票和决策。一些机构提供的毕业后经济关系为:前 2 年可得到薪水,并在未来 3 年可能逐渐与高级合作伙伴以百分比增量方式得到收入。以独家合同提供专业服务的医院,买入应可减至最低,仅仅是因为维持合同和资本设备成本的费用微不足道。只应购买有实际价值的资产或支付维持合同时间的费用。应收账款通常是由医生在非合作伙伴期间创造的。问题是“买进”新医生帮助收款。聘用医生也起到积极的作用。我认为,这些具体的项目都不值得投入大量资金。

不到 1/3 的放射肿瘤医生仍处于第一个住院医生工作后的 5 年[4,34]。对于合同的谈判,仲裁或调解可以成为一种有效和具有成本效益的手段,以避免各方之间的争端[4,34]。

内科肿瘤经济学

作为资深者实现处方药物覆盖的一种方式,化疗药物支付成为一些收入的来源[35]。我们的目标是巨大的:医疗保健每年为化疗药物支出700亿美元。相比之下,放射肿瘤学专业和技术的费用总额仅为每年70亿美元,而我们的服务似乎非常符合成本效益[35,36]。门诊药品报销已经从支付的平均批发价(AWP)的百分比变成支付的平均销售价格(ASP)的百分比。ASP是门诊实际支付的销售价格,只增加了6%的额外利润。内科肿瘤学家认为化疗的管理不支付护理时间、废物处理和用品成本。医疗保险针对这一现实,2003—2004年间增加了270%的化疗输液第一个小时的管理费[36]。由于化疗第一个小时的赔付使肿瘤内科治疗赔付的医疗报销大幅增长,这使得肿瘤内科的同事们从需要多天的治疗方案中获得利润。其中包括每日或每周的放化疗[36]。因为化疗药物的平均销售价格由CMS重新计算,医疗保险和医疗中心每12周要更新一次新的药物报销。仍然有人建议通过医疗保险在平均销售价格加上3%利润率减少50%来报销化疗药物。

咨询组让内科肿瘤学家知道,他们可以从纳入的PET扫描仪、CT扫描仪和放射肿瘤学设备中获利。也许更现实的是,内科肿瘤学家将考虑通过联合放射肿瘤医生以减少他们的日常开销,在综合癌症中心提供每日的增敏化疗方案能够加强患者医疗。建立新的癌症中心时,至少要考虑到内科肿瘤学的空间。

肿瘤内科学的供给和需求:这将如何影响未来的放射肿瘤学

2020年,肿瘤科医生的需求将增长48%,但供应将仅增长14%,造成所需肿瘤医生人数的差额为34%。这些结论来自美国医学院校协会进行的一项研究,并在《肿瘤学实践杂志》上报道[37,38]。国家癌症研究所对SEER数据库进行分析,确定了医学肿瘤学的患者访问次数。对于姑息治疗或辅助化疗的永久延长治疗方案没有进行调整,对于因姑息治疗而可能寿命更长因此需要在将来增加患者就诊的转移性癌症患者也没有任何调整。在论文中,Erickson Salsberg博士建议增加更多的护士和医生助理,并延迟当前肿瘤学家退休。他还建议增加初级保健医生在化疗期间和之后监测患者[37,38]。由于美国初级保健医生不足,这似乎不太可能。我们最受尊敬的导师和放射肿瘤学的长期领导者Luther Brady博士教导住院医师,我们是第一个,也是最重要的使用辐射作为工具治疗癌症患者的医生。放射肿瘤学家在实体肿瘤学的所有方面接受培训,并且可以在癌症患者的疾病过程中指导医疗护理。鉴于需要,放射肿瘤学家有理由解答癌症患者的咨询,并设计恶性肿瘤的活检、检查和治疗,即使它不包括放射治疗。我们鼓励放射肿瘤学家比以往任何时候更多地开始行动,并提供更多的咨询服务、更直接的医疗、更多的住院护理和更多的监督。这一新角色可能是我们专业最重要的挑战之一。如果实现,它将在2020年之前惠及无数癌症患者[38]。

绩效薪酬

CMS正走向一个绩效薪酬制度。根据这一制度,一名医生在患者医疗质量上只要达到基本要求,医疗保险支付就不会减少。这一运动始于1999年,当时医学会公布了一份报告叫作“To Err is Human”[39]。该报告记载了我们的医疗制度关注的医疗质量,并指出所有医护专业人员每年造成9.8万人死于可预防的医疗事故。随后,随机研究发现,许多医院发生的死亡是可以避免的[40]。在我们立法者的头脑中,这些研究的结果坚定了他们改善我们医疗保健系统提供服务质量的决心。“绩效工资”把医生医疗质量和成果与服务的赔付挂钩来达到提高医疗质量的目标。绩效工资是首次在医院尝试。根据2005年的减少赤字法,如果他们不就10项质量措施和具有可接受的执行指标向CMS报告,医院将减少2%的收益。这与医院的试点项目,被国会认为是成功的。任何参与医院在这些地区服务质量措施的结果都可公布在CMS的网站上。

绩效工资措施在某些专业执行得更好。例如,糖尿病患者视网膜检查应作为其医疗的组成部分,否则就不是最佳医疗。然而,对癌症患者的医疗相当复杂。大家都知道,一些脑转移患者只存活几个月,其他的可以存活一年或更长。因此,对于癌症患者,执行结果的评估有可能不恰当。每名专科医师自己应确定与绩效工资挂钩的合适项目。在这方面,放射肿瘤学职业认证很可能是对医疗质量较好的评估。CMS迄今尚未采用,但目前在美国的几个州需要[41,42]。

放射肿瘤科:合适的职工和人员

放射治疗由一系列步骤组成,涉及许多不同的专业人员。每个放射肿瘤科应建立与该部门内患者医疗复杂性水平和其他因素相一致的人员配置方案。放射肿瘤学家每天可以在连续放射治疗下治疗 30~40 例患者。当同时考虑新患者就诊和患者随访,这意味着每周诊治 65~90 例患者,并允许我们有足够的时间进行治疗规划和临床行为[43]。必要时,应由医学物理学家咨询放射肿瘤学家,在计划治疗或开始治疗患者时提供技术人员的建议和指导。物理学家的图表检查应至少每周进行一次。在连续放射治疗下,每 30~40 例患者通常需要一名医学物理学家[43]。医疗剂量师在放射肿瘤学家和医学物理学家的监督下行动。对于连续治疗的 40 例患者,应该有一个全职剂量测试员。如果更多的患者接受更复杂的医疗,则可能需要更多的剂量师。放射治疗技术人员在放射肿瘤学家的指导下进行实践。他们应该在放射肿瘤学方面获得美国注册放射技术员(ARRT)的认证[43,44]。20 例持续治疗患者需要一名放射治疗师[43,44]。每个治疗机有两名治疗师并允许休假、会议、缺席等是比较理想的。放射肿瘤学支持人员可以包括放射治疗师治疗助手,其在放射治疗师和放射肿瘤学家的直接监督下工作,并且通常在现场训练以帮助和促进患者转运和流动。

招聘和保留放射肿瘤学工作人员

目前在美国存在放射治疗人员短缺的关键问题。治疗师、剂量测量师和物理学家区域性缺少创造了一个像抢椅子游戏般的竞争激烈的就业市场:铃声响起,每个人改变了职位[4]。这种情况既不利于患者的医疗,又不能为我们的财政缩减医疗投资。我们知道对于依赖临时工作人员的医疗机构而言,这既是一个昂贵的投入方式,又严重削弱员工的士气[44]。

据美国劳工统计局预测,到 2010 年,将有 7000 名放射治疗师短缺[4,44,45]。这一数量的短缺似乎没有实现。一种来稳定工作力量、树立良好的意志、在本领域创造卓越的方法是我们开始实施放射治疗专业的奖学金计划。目前,大多数奖学金项目支持放射技师参加一年培训,直至成为放射治疗师。在培训期间,向学生发放助学金,支付学费和书费。作为交换条件,同意的候选人毕业后将在癌症中心工作一段时期。候选人的来源可以是本地放射培训项目。与放射培训项目的主任联系,可让其得知你在为合格的候选人提供的奖学金计划。对于每月领取津贴的学生,确保他们认真对待将接受的资助的最好方法是让他们签署相关协议。如果他们不履行合同或超过了指定的注册时间,需偿还所接受的资助总额加上利息[4,44]。

虽然今天很多剂量测量师被培训为“能够工作”,仍有 1 年的全日制剂量测量训练课程。如果你有一个候选人愿意搬迁到有培训计划的城市,可以让他离开接受培训并带回一些新的想法,这是值得投资的。放射治疗师在放射治疗专业应有学士学位,如果个人有意愿参加医学物理培训,这可能是为你的项目培养医学物理学家的一个机会。

打开思路,奖学金和助学金将为你创建独特的营销机会[4,44]。这也增强了癌症中心的士气,其中经验丰富的员工可以向新毕业生传授技术[4,44]。

执业认证

执业认证是一种向公众以及第三方付款人证明放射肿瘤科医疗质量的方式。执业认证可能是一个途径,证明在绩效工资形式下的医疗质量。目前,美国放射肿瘤学院和美国放射学院是两个放射肿瘤学医疗认证机构。有些州(亚拉巴马州、新泽西州和纽约)需要国家认证作为执业认证[4,41,45]。

最重要的是,执业认证构成了评审机制的一部分,以医院或独立的放射肿瘤学实践公认的标准完成质量保证并顺利评估[4,41,45]。执业认证也可以是一个第三方付款人的增值资格,有些会在未来需要它。

认证标准应包括外部审查随机选择的放射肿瘤治疗过程、同行审查和定期进行质量保证活动、外照射治疗和近距离放射治疗初步标准组成的物理学和剂量学标准以及医学物理学质量保证[41,42,45]。由物理学家和医生都进行的现场验证是执业认证必不可少的[45]。

放射肿瘤学的经济学:选定的国际视角

在加拿大、德国和美国,兆伏级的放射治疗设备的安装率相差无几[4,46]。Rublee 等[4,46]认为,较高的辐射设备在美国迅速扩散使得先进的医疗服务得以推广,但结果不一定有很大的改善,不一定有更多的患者使用,也不能保证医疗保健资金的有效使用。他指出,在美国平均增长率为每百万人 10.3 套放射治疗设备,在德国为每百万人 4.6 套,在加拿大为每百万人 4.8 套。

加拿大的社会医疗体系造成了癌症患者的一些

使用权的问题。1982—1991年，加拿大放射治疗等待时间很长，尤其是安大略湖的设备。前列腺癌患者需要等待超过3个月的时间，喉癌患者等待超过1个月时间才能进行治疗。这段等待时间导致患者的分期变晚或需要进行比最初计划更广泛的治疗。在一系列发表的文章中，详细记载了乳腺癌、子宫颈癌、喉癌和前列腺癌的等待时间。加拿大放射肿瘤学协会建议治疗和确诊之间的间隔时间不超过2周。这促成一个评分系统，评价每个等待开始放射治疗的癌症患者的紧迫性和严重性。可治愈的头颈部癌症得分最高，而可治愈性前列腺癌得分最低。该系统用于放射治疗[47,48]。

中国的放射肿瘤学家指出，中国有一个单一的公费医疗制度的政府支付系统，其费用增长惊人。中国需要化疗的患者，须在治疗之前为他们的医疗支付现金。关于放射肿瘤学，放射肿瘤医生指出调强放射治疗、影像引导放射治疗以及三维适形放射治疗的应用缺乏。

Calvo 和 Santos[49]描述了西欧在放射治疗技术创新上的投资的货币限制。这些学者指出，在西欧国家公共卫生医疗保健制度中，成本遏制的需要减缓了立体定向放射投资、适形放射治疗、高剂量率近距离放射治疗及术中放射治疗的发展。他们报告了对这些技术的成本效益的逐一分析。他们的结论是，西欧没有足够迅速地采用新技术[49]。

英国接受我们调查的放射肿瘤医生认为，利用根治性放射肿瘤治疗是好的。而姑息性放射肿瘤治疗不太理想[4]。

荷兰的放射肿瘤医生认为他们的癌症项目不但阻碍新技术的使用，也限制了它的发展。荷兰放射肿瘤报道了开始放射治疗前患者的候诊时间的限制[4]。

南美洲和拉丁美洲放射肿瘤医生指出放射肿瘤学设施太少，特别是在墨西哥、玻利维亚和委内瑞拉。他们也注意到了放射肿瘤学设施数量的迅速增长，特别是在阿根廷[50]。后者往往是营利中心。拉丁美洲放射肿瘤学服务的不足是由于设备短缺。还需要约100台远程治疗机，约占14%。目前每个远程治疗机只有一名放射肿瘤学家，1000名新的需要放疗的患者只有不到一名放射肿瘤学家[50]。放射肿瘤学家需要增加69%才能填补这一空缺，放射治疗师的数量在拉丁美洲需要增加109%。目前，拉丁美洲安装的放疗设备69%没有荧光屏或CT模拟机[50]。然而，拉丁美洲放射肿瘤医生还自豪地指出了拉丁美洲放射治疗和肿瘤学协会目前为成员的需要服务、试图增加人员以及医生寻求更多的与拉美患者的合作进行前瞻性随机试验。

在丹麦和瑞典等北欧国家，放射肿瘤医生自豪地指出创新和大型癌症研究中心的建设。虽然强调了他们在地理位置上相距遥远，但他们对新技术的使用极少受限制，患者候诊时间也不长[4]。

执业认证在国际上并不常见。然而，美国放射肿瘤学院目前拥有一批国际认可的设施，而执业认证在其他国家继续更大的需求，并不断增长[4,45]。

一般而言，公费医疗制度的国家每年有一定资本投资的限制。我们的技术正在日益昂贵，这些问题需要在国内以及在国际上共同处理[4]。

（刘治超 李慧慧 译 李振祥 校）

参考文献

1. American Cancer Society. *Cancer prevention facts and figures 2012*. Atlanta, GA: American Cancer Society; 2012. Available at: www.cancer.org
2. Regaz J, Jackson SM, Le N. Adjuvant radiotherapy and chemotherapy in node-positive premenopausal woman with breast cancer. *N Engl J Med* 1997;337:956–962.
3. Gastrointestinal Study Group. Prolongation of the disease free interval in surgically treated rectal carcinoma. *N Engl J Med* 1985;312:1465–1472.
4. Schilling PJ. Economics of radiation oncology. In: Halperin EC, Perez CA, Brady LW, eds. *Perez and Brady's principles and practice of radiation oncology,* 5th ed. Philadelphia: Lippincott Williams & Wilkins, 2007:2043–2050.
5. Centers for Medicare and Medicaid Services. Sustainable growth rate. 2010. Available at: www.cms.gov
6. Centers for Medicare and Medicaid Services. Medical economic index. 2010. Available at: www.cms.gov
7. Schilling PJ. Managing the insurance denials and appeals process. In: *American College of Radiation Oncology practice management guide*. Bethesda, MD: American College of Radiation Oncology; 2004:67–69.
8. Schilling PJ. Tips on how to appeal denied medicare claims for radiation oncology. *ACROGRAM,* May 26, 2005.
9. Schilling PJ. Medically unlikely edits do not mean impossible reimbursement. *ACRO Alert*, 2009.
10. Schilling PJ. Radiation oncology negotiation for managed care. In: *American College of Radiation Oncology practice management guide*. Bethesda, MD: American College of Radiation Oncology; 2006:146–152.
11. Schilling PJ. Do Medicare HMOs cherry pick healthy seniors to enroll? *ACRO Alert,* 2010.
12. Schilling PJ. Should medical physicists bill governmental payers directly? *ACRO Alert.*
13. Schilling PJ. Beware of the silent preferred provider organization. *ACRO Alert,* 2006.
14. Tippet TN. Emergence of the silent preferred provider organization. *Fl Med Assoc Qtly J* 2006;6–7.
15. Schilling PJ. Code 77338 replaces 77434 multiple custom multileaf device charges for Medicare IMRT patients. *ACRO Alert,* 2010.
16. Schilling PJ. Economic profiling and economic credentialing: the increasing challenge for organized medicine. *Fl Med Assoc Qtly J* 2003;33–35.
17. Schilling PJ. More imaging limits: administration proposes a 95% usage rate for diagnostic imaging equipment; how will this affect radiation oncology? *ACRO Alert,* 2009.
18. Congressional Budget Office Department of Accounting.
19. Accountable care organizations: what does it mean for radiation oncologists and cancer patients? *ACRO Alert,* October 2011.
20. Schilling P. Nurse doctors. *ACRO Alert,* 2009.
21. AMA Meeting Policy, November 2009. AMA Meeting policy re-affirmed, June 2011.
22. Pcady DN. American Medical Association Board of Trustees report 19-A-06 health plan and insurer transparency Chicago, IL: American Medical Association; 2006.
23. Rubenstein J. American College of Radiation Oncology: political activity. In: *American College of Radiation Oncology practice management guide.* Bethesda, MD: American College of Radiation Oncology; 2004:87–88.
24. Rubenstein J. ACRO responds to proposed CMS payment cuts. *ACRO Alert,* October 6, 2002.
25. Woods A. ACRO supports Quality Care Preservation Act. *ACRO Alert,* April 23, 2003.
26. Woods A. The American College of Radiation Oncology lobbies Washington: our specialty succeeds in reversing payment cuts. *ACROGRAM,* December 1, 2003.
27. Rubinstein J. Political activity. In: *American College of Radiation Oncology practice management guide.* Bethesda, MD: American College of Radiation Oncology; 2004:87–88.
28. National Cancer Institute Survey Epidemiology and End Results 2008 data.

Available at: www.seer.cancer.gov.
29. Gillette R. Marketing a practice. In: *American College of Radiation Oncology practice management guide*. Bethesda, MD: American College of Radiation Oncology; 2005:39–46.
30. Schilling PJ. Nonprofit hospitals exploit tax breaks to outperform for-profit facilities. *ACRO Alert*, 2008.
31. Woods A. The impact of federal Stark laws on radiation therapy. In: *American College of Radiation Oncology practice management guide*. Bethesda, MD: American College of Radiation Oncology; 2004.
32. Mitchell JM. Consequences of physician ownership of healthcare facilities: joint ventures in radiation therapy. *N Engl J Med* 1992;327:1497–1501.
33. Schilling PJ. Formation of combined urology and radiation oncology practices: objective data from radiation oncologists for rationale. *Am J Clin Oncol* 2011; 34(3):289–291.
34. Schilling PJ, Woods A. Anatomy of a professional services' contract for radiation oncology. American College of Radiation Oncology website. Available at: www.acro.org
35. Schilling PJ. Radiation oncology and the prescription drug program: what does it mean to us? *ACROGRAM*, September 18, 2003.
36. Schilling PJ. AWP and ASP: what does the alphabet soup of medical oncology mean to the practicing radiation oncologist? *ACROGRAM*, June 2004.
37. Salsberg EC, Forte E, Bruinooge G,, et al. Future supply and demand for oncologists: challenges to assuring access to oncology service. *J Clin Oncol Pract* 2007;10–12.
38. Schilling PJ. Shortfall in the number of medical oncologists to reach 34% in the year 2020. *ACRO Alert*.
39. Kohn LT, Corrigan JM, Donalson MS, et al. *To err is human: building a safer healthcare system*. Washington, DC: National Academy Press, 1999.
40. Hayward RA, Hofer TP. Estimating hospital deaths due to medical errors. *JAMA* 2001;285:415–420.
41. American Society of Therapeutic Radiology and Oncology Government Relations update: pay for performance and quality of care. Alexandria VA: American Society of Clinical Oncology; 2006.
42. Dobelbower RR, Cotter GW, Schilling PJ, et al. Radiation oncology practice accreditation. *Rays* 2001;26(3):191–198.
43. Cotter GW, Dobelbower RR. *American College of Radiation Oncology red book: ACRO practice accreditation program, 2007–2008*. Bethesda, MD: American College of Radiation Oncology; 2008.
44. Schilling PJ. Your cancer center can benefit from starting a scholarship program for radiation therapy professionals. In: *American College of Radiation Oncology practice management guide*. Bethesda, MD: American College of Radiation Oncology; 2005.
45. Cotter GW, Dobelbower RR. The American College of Radiation Oncology practice accreditation program. *Crit Rev Oncol Hematol* 2005;55:93–102.
46. Rublee DA. Medical technology in Canada, Germany and the United States: an update. *Health Aff* 1994;113–117.
47. Mackillop WJ. Waiting for radiotherapy in Ontario. *Int J Radiat Oncol Biol Phys* 1994;30:221–228.
48. Brady LW. In response to waiting for radiotherapy in Ontario. *Int J Radiat Oncol Biol Phys* 1994;30:245–246.
49. Calvo FA, Santos M. Innovative techniques in modern radiation oncology: the economic and organizational impact. *Rays* 1999;24(3):379–389.
50. Zubizarreta EH, Poitevin A, Levin CV, et al. Overview of radiotherapy resources in Latin America: a survey by the International Atomical Energy Agency. *Radiother Oncol* 2004;73:97–100.

索 引

R

S

T

W

X

Y

Z

其他